Pschyrembel Klinisches Wörterbuch
259. Auflage

Pschyrembel
Klinisches Wörterbuch

259., neu bearbeitete Auflage

Walter de Gruyter
Berlin · New York 2002

Klinisches Wörterbuch
begründet 1894 von Otto Dornblüth

19.-254. Auflage herausgegeben von
Willibald Pschyrembel

ab der 255. Auflage bearbeitet von der
Wörterbuch-Redaktion des Verlages

Auflagenchronik

1. Auflage 1894	12. Auflage 1926	43.-47. Auflage 1942	251. Auflage 1972
2. Auflage 1901	13.-14. Auflage 1927	48.-53. Auflage 1942	252. Auflage 1975
3. Auflage 1907	15.-16. Auflage 1929	54.-60. Auflage 1943	253. Auflage 1977
4. Auflage 1911	17.-18. Auflage 1930	61.-84. Auflage 1944	254. Auflage 1982
5. Auflage 1914	19.-20. Auflage 1932	85.-99. Auflage 1951	255. Auflage 1986
6. Auflage 1916	21.-22. Auflage 1934	100.-106. Auflage 1952	256. Auflage 1990
7. Auflage 1917	23.-26. Auflage 1936	107.-116. Auflage 1955	257. Auflage 1994
8. Auflage 1918	27.-30. Auflage 1937	117.-122. Auflage 1958	258. Auflage 1998
9. Auflage 1919	31.-34. Auflage 1939	123.-153. Auflage 1959	
10. Auflage 1921	35.-38. Auflage 1940	154.-184. Auflage 1964	
11. Auflage 1922	39.-42. Auflage 1940	185.-250. Auflage 1969	

Das Buch enthält 1524 Abbildungen und 280 Tabellen.

Die Deutsche Bibliothek – CIP-Einheitsaufnahme

Pschyrembel Klinisches Wörterbuch : mit 250 Tabellen / bearb. von der Wörterbuch-Red. des Verl. - 259., neu bearb. Aufl. - Berlin : de Gruyter, 2002
ISBN 3-11-016522-8

Pschyrembel Klinisches Wörterbuch [Elektronische Ressource]. - [CD-ROM-Ausg. der 259. Printaufl.]. - Berlin : de Gruyter, 2002
ISBN 3-11-016523-6

Medienkombination
ISBN 3-11-017213-5

Wichtiger Hinweis:
Der Verlag hat für die Wiedergabe aller in diesem Buch enthaltenen Informationen (Programme, Verfahren, Mengen, Dosierungen, Applikationen usw.) mit Autoren und Herausgebern große Mühe darauf verwandt, diese Angaben genau entsprechend dem Wissensstand bei Fertigstellung des Werkes abzudrucken. Trotz sorgfältiger Manuskripterstellung und Korrektur des Satzes können Fehler nicht ganz ausgeschlossen werden. Autoren bzw. Herausgeber und Verlag übernehmen infolgedessen keine Verantwortung und keine daraus folgende oder sonstige Haftung, die auf irgendeine Art aus der Benutzung der in dem Werk enthaltenen Informationen oder Teilen davon entsteht.
Die Wiedergabe von Gebrauchsnamen, Handelsnamen, Warenbezeichnungen und dergleichen in diesem Buch berechtigt nicht zu der Annahme, dass solche Namen ohne weiteres von jedermann benutzt werden dürfen. Vielmehr handelt es sich häufig um gesetzlich geschützte, eingetragene Warenzeichen, auch wenn sie nicht eigens als solche gekennzeichnet sind.

Gedruckt auf VALOPAQUE Dünndruck 50 g/qm, chlorfrei, alterungsbeständig gemäß ANSI-Norm Z 39.48-1984, sowie DIN 6738. Hersteller: Arjo Wiggins Spezialpapiere, Werk Dettingen/Erms.

Entwicklung des Redaktionssystems: H/S/D systemconnect Berlin, Ronald Steinhau, Basem Zabaneh. Weiterentwicklung und Betreuung: Ingenieurbüro Zabaneh Softwareentwicklung und Beratung, Berlin.
Datenkonvertierung: Satz-Rechen-Zentrum Hartmann + Heenemann GmbH & Co KG, Berlin - A. Collignon GmbH, Berlin.
Zeichnungen: Helmut Holtermann, Dannenberg.
Druck und Bindung: Parzeller, Fulda.
Einbandgestaltung: +Malsy, Kommunikation und Gestaltung, Bremen.
Printed in Germany
Drq 5 4 3 2 1

ISBN 3-11-016522-8 Buch
ISBN 3-11-016523-6 CD-ROM
ISBN 3-11-017213-5 Buch mit CD-ROM

Vorwort

Diese 259. Auflage erscheint im 100. Geburtsjahr von Professor Willibald Pschyrembel. Der Verlag nimmt dies zum Anlass, an eine Persönlichkeit zu erinnern, die in einem Zeitraum von über 50 Jahren das Klinische Wörterbuch zu dem bekanntesten Nachschlagewerk der Medizin entwickelt hat.

Willibald Pschyrembel wurde am 1. Januar 1901 in Berlin geboren. Er promovierte 1924 in Physik zum Dr. phil. 1931 übernahm er die Herausgabe des Klinischen Wörterbuchs, das erstmalig 1894 von Dr. Otto Dornblüth unter dem Titel „Wörterbuch der Klinischen Kunstausdrücke" herausgegeben worden war. Pschyrembel war zum Zeitpunkt der Übernahme der Bearbeitung Medizinalpraktikant bei dem bekannten Berliner Chirurgen Professor August Bier. Die Bearbeitung des Klinischen Wörterbuchs erledigte Pschyrembel „zwischen Krankenbett, Laboratorium und Bibliothek" (Pschyrembel im Vorwort zur 23.-26. Auflage). 1935 promovierte er bei Professor Ferdinand Sauerbruch zum Dr. med. 1937 wurde er Oberarzt der Städtischen Frauenklinik Neu-Kölln, nach Kriegsende Chefarzt der Frauenklinik des Städtischen Krankenhauses Friedrichshain, seit 1952 war er Professor an der Berliner Humboldt-Universität.

Professor Pschyrembel ist es während seiner 50-jährigen Autoren- und Herausgeberschaft des Klinischen Wörterbuchs gelungen, das Werk jederzeit auf dem aktuellen Stand zu halten. Bei seiner Arbeit an diesem Werk ließ er sich insbesondere von zwei Grundsätzen leiten: Es sind nur die Begriffe aufzunehmen, die für den in Klinik und Praxis Tätigen besonders wichtig sind, und es werden nur Angaben gemacht, die unbedingt zuverlässig sind (Pschyrembel im Vorwort zur 19. Auflage).

Professor Pschyrembel übertrug nach Erscheinen der 254. Auflage im Jahre 1982 dem Verlag die Aufgabe der Weiterentwicklung dieser Enzyklopädie. Professor Pschyrembel starb am 26. November 1987, kurz vor Vollendung seines 87. Lebensjahres.

Die Grundsätze, die Professor Pschyrembel für die Arbeit an diesem Werk formulierte, sind eine Verpflichtung für die Wörterbuch-Redaktion des Verlages, die seit nunmehr 18 Jahren für die Bearbeitung des *Pschyrembel* verantwortlich zeichnet. So waren auch für diese 259. Auflage Entscheidungen darüber zu treffen, welche Begriffe neu aufzunehmen, welche zu bearbeiten und welche Stichwörter zu streichen sind. Die Aufnahme von 3000 neuen Fachbegriffen spiegelt die rasante Entwicklung der Medizin wider. Erwähnt sei hier nur der Bereich der Molekularmedizin und -biologie. Ebenso fanden die neuesten Erkenntnisse zu Prionkrankheiten Berücksichtigung.

Der Verlag dankt den Mitherausgebern, die die Artikel ihrer Fachgebiete aktualisiert haben, und den zahlreichen Autoren, die Beiträge für diese Neuauflage verfasst haben - und es klaglos hinnahmen, dass die Wörterbuch-Redaktion diese Beiträge aus Platzgründen oft nicht unerheblich kürzen musste. Auch hier wissen wir uns in der Tradition von Professor Pschyrembel, der in einem Korrekturexemplar vermerkte: „Auch Goethe wird durch Kürzen noch besser!".

Berlin, im September 2001 Der Verlag

Mitherausgeber

Redaktion

Mitarbeiter dieser Auflage

Die im folgenden aufgeführten Wissenschaftlerinnen und Wissenschaftler waren — in Zusammenarbeit mit der Wörterbuch-Redaktion des Verlages — an der Bearbeitung dieser Auflage beteiligt.

Dr. phil. Klaus Bader (K. Bad.)
Abteilung Klinische Psychologie
Psychiatrische Universitätsklinik Basel
Wilhelm-Klein-Str. 27
4025 Basel
Schweiz

Prof. Dr. med. James F. Beck (J. Bec.)
Abteilung Pädiatrische Onkologie/Hämatologie
Ernst-Moritz-Arndt-Universität Greifswald
Soldmannstr. 15
17487 Greifswald

Dr. Eni S. Becker (E. Bec.)
Klinische Psychologie und Psychotherapie
Technische Universität Dresden
01062 Dresden

Prof. Dr. Georg Bein (G. Bei.)
Lindenallee 14
14947 Nuthe-Urstromtal

Priv.-Doz. Dr. Wolfgang Berger (W. Ber.)
Max-Planck-Institut für
Molekulare Genetik
Ihnestr. 73
14195 Berlin

Prof. Dr. med. dent. Rainer Biffar
Zentrum für Zahn-, Mund- und Kieferheilkunde
Ernst-Moritz-Arndt-Universität Greifswald
Rotgerberstr. 8
17487 Greifswald

Univ. Prof. OMR Dr. Robert N. Braun (R. Bra.)
Lützowgasse 6/3/21
1140 Wien
Österreich

Priv.-Doz. Dr. med. Axel Brehmer
Anatomisches Institut/Lehrstuhl I
Universität Erlangen-Nürnberg
Krankenhausstr. 9
91054 Erlangen

Dr. med. Michael von Brevern (M. Bre.)
Neurologische Klinik und Poliklinik
Charité, Campus Virchow-Klinikum
Universitätsklinikum der Humboldt-Universität
Augustenburger Platz 1
13353 Berlin

Prof. Dr. med. Dieter Buck-Gramcko (D. Buc.)
Am Heesen 14a
21033 Hamburg

Prof. Dr. med. Volker Budach
Klinik für Strahlentherapie
Charité, Campus Charité Mitte
Universitätsklinikum der Humboldt-Universität
Schumannstr. 20/21
10117 Berlin

Dr. Sabine Bungart (S. Bun.)
bioscop - biologische Lehrmedien
Auf dem Helwe 9
44892 Bochum

Prof. Dr. med. Curt Diehm (C. Die.)
Innere Abteilung
Klinikum Karlsbad-Langensteinbach gGmbH
Akademisches Lehrkrankenhaus der
Universität Heidelberg
Guttmannstr. 1
76307 Karlsbad

Dr. med. Johannes Diermann (J. Die.)
Klinik für Allgemein-, Viszeral-
und Gefäßchirurgie
Wesermarsch-Klinik Nordenham
Albert-Schweitzer-Str. 43
26954 Nordenham

Dr. med. Alexander Diers
Kinderklinik/Neurologie
Charité, Campus Virchow-Klinikum
Universitätsklinikum der Humboldt-Universität
Augustenburger Platz 1
13353 Berlin

Prof. Dr. rer. nat. Klaus Dietz
Institut für Medizinische Biometrie
Universitätsklinikum der
Eberhard-Karls-Universität Tübingen
Westbahnhofstr. 55
72070 Tübingen

Priv.-Doz. Dr. med. Thomas Dörner (T. Dör.)
Medizinische Klinik mit Schwerpunkt
Rheumatologie/Klinische Immunologie
Charité, Campus Charité Mitte
Universitätsklinikum der Humboldt-Universität
Schumannstr. 20/21
10117 Berlin

Prof. Dr. med. Karl M. Einhäupl
Neurologische Klinik und Poliklinik
Charité, Campus Charité Mitte
Universitätsklinikum der Humboldt-Universität
Schumannstr. 20/21
10117 Berlin

Prof. Dr. med. Axel Ekkernkamp
Erwin-Payr-Lehrstuhl der
Ernst-Moritz-Arndt-Universität Greifswald
Unfallkrankenhaus Berlin
Warener Str. 7
12683 Berlin

Prof. Dr. med. habil. Jochen Fanghänel
Institut für Anatomie
Ernst-Moritz-Arndt-Universität Greifswald
Friedrich-Loeffler-Str. 23c
17487 Greifswald

Dr. med. Jutta Fanghänel
Zentrum für Zahn-, Mund- und Kieferheilkunde
Ernst-Moritz-Arndt-Universität Greifswald
Rotgerberstr. 8
17487 Greifswald

Dr. med. Eugen Feist (E. Fei.)
Medizinische Klinik mit Schwerpunkt
Rheumatologie/Klinische Immunologie
Charité, Campus Charité Mitte
Universitätsklinikum der Humboldt-Universität
Schumannstr. 20/21
10117 Berlin

Priv.-Doz. Dr. med. Joachim Feldkamp (J. Fel.)
Klinik für Endokrinologie
Heinrich-Heine-Universität Düsseldorf
Moorenstr. 5
40225 Düsseldorf

Prof. Dr. Klaus Fiedler (K. Fie.)
Institut für Allgemeine,
Krankenhaus- und Umwelthygiene
Klinikum der
Friedrich-Schiller-Universität Jena
Fürstengraben 23
07740 Jena

Prof. Dr. phil. Dr. paed. Heinz-Dietrich Fischer
Medizinpublizistik u. -kommunikation
Medizinische Fakultät der
Ruhr-Universität Bochum
Universitätsstr. 150
44780 Bochum

Prof. Dr. med. Christian Fleck (C. Fle.)
Institut für Pharmakologie und Toxikologie
Klinikum der Friedrich-Schiller-Universität Jena
Nonnenplan 4
07740 Jena

Dr. Eckhard Frick (E. Fri.)
Abteilung Psychotherapie u. Psychosomatik
Klinik für Psychiatrie und Psychotherapie
Klinikum Innenstadt der
Ludwig-Maximilians-Universität
Nußbaumstr. 7
80336 München

Univ.-Prof. Dr. med. habil.
Michael R. Gaab (M. Gaa.)
Klinik und Poliklinik für Neurochirurgie
Ernst-Moritz-Arndt-Universität Greifswald
Ferdinand-Sauerbruch-Straße
17487 Greifswald

Dr. Ingeborg Geisler (I. Gei.)
Bundesministerium für Gesundheit (BMG)
Mohrenstr. 66
10117 Berlin

Prof. Dr. med. H. J. Gerhardt (H. Ger.)
Pilsener Str. 81
12623 Berlin

Prof. Dr. med. Dietrich H. W. Grönemeyer
Institut für Mikrotherapie
Universität Witten-Herdecke
Universitätsstr. 142
44799 Bochum

Dr. med. A. Halder
Klinik für Endoprothetik
Waldhausstraße
16766 Sommerfeld

Prof. Dr. med. J. Harenberg (J. Har.)
Universitätsklinikum Mannheim
Ruprecht-Karls-Universität Heidelberg
Theodor-Kutzer-Ufer 1-3
68167 Mannheim

Dr. med. M. Heise
Chirurgische Klinik und Poliklinik
Charité, Campus Virchow-Klinikum
Universitätsklinikum der Humboldt-Universität
Augustenburger Platz 1
13353 Berlin

Dr. med. Martina Herzler (M. Her.)
Hortensienstr. 16
12203 Berlin

Prof. Dr. med. Dr. med. dent. Michael Herzog
Klinik für Mund-Kiefer-Gesichtschirurgie
Unfallkrankenhaus Berlin-Marzahn
Warener Str. 7
12683 Berlin

Prof. Dr. med. Roland Hetzer
Deutsches Herzzentrum Berlin
Augustenburger Platz 1
13353 Berlin

Dr. Beat Hörnlimann MPH
BSE 71-92 Ltd.
P.O. Box 106
6301 Zug
Schweiz

Hildegard Hofmann MPH (H. Hof.)
Ärztin und Gesundheitswissenschaftlerin
Blücherstr. 58
10961 Berlin

Univ.-Prof. mult. Dr. med. Dr. h. c.
Wildor Hollmann (W. Hol.)
Institut für Kreislaufforschung und Sportmedizin
Deutsche Sporthochschule Köln
Carl-Diem-Weg 6
50933 Köln

MR Dr. med. Dietrich Hoppe †

MR Dr. med. habil. Elfriede Hoppe-Wolfram
Koppenstr. 59
10243 Berlin

Prof. Dr. med. Georg Hübner (G. Hüb.)
Institut für Medizinische Biochemie
und Molekularbiologie
Ernst-Moritz-Arndt-Universität Greifswald
Ferdinand-Sauerbruch-Straße
17487 Greifswald

cand. med. Nils-Olaf Hübner
Walter-Rathenau-Str. 52
17489 Greifswald

Dr. med. Kerstin Irlbacher (K. Irl.)
Neurologische Klinik und Poliklinik
Charité, Campus Virchow-Klinikum
Universitätsklinikum der Humboldt-Universität
Augustenburger Platz 1
13353 Berlin

Dipl.-Phys. Ralf Juran
Institut für Radiologie
Charité, Campus Charité Mitte
Universitätsklinikum der Humboldt-Universität
Schumannstr. 20/21
10117 Berlin

Priv.-Doz. Dr. rer. nat. E. Kattner
Neonatologie
Kinderkrankenhaus Auf der Bult
Janusz-Korczak-Allee 12
30173 Hannover

Prof. Dr. Peter Kern
Sektion Infektiologie u. Klinische Immunologie
Universitätsklinikum Ulm
Robert-Koch-Str. 8
89081 Ulm

Univ.-Prof. Dr. Dr. H. Kiesewetter
Institut für Transfusionsmedizin
Universitätsklinikum der
Humboldt-Universität
Schumannstr. 20/21
10117 Berlin

Prof. Dr. Thomas Kocher
Zentrum für Zahn-, Mund- und Kieferheilkunde
Ernst-Moritz-Arndt-Universität Greifswald
Rotgerberstr. 8
17487 Greifswald

Dr. med. Andrea A. Kühn (A. Küh.)
Neurologische Klinik und Poliklinik
Charité, Campus Virchow-Klinikum
Universitätsklinikum der Humboldt-Universität
Augustenburger Platz 1
13353 Berlin

Prof. Dr. W. Kühn
Frauenklinik und Poliklinik
Universitätsklinikum Benjamin Franklin
Freie Universität Berlin
Hindenburgdamm 30
12200 Berlin

Prof. Dr. med. Jürgen Kunze (J. Kun.)
Institut für Humangenetik/Kinderklinik
Genetische Beratungsstelle
Charité, Campus Virchow-Klinikum
Universitätsklinikum der Humboldt-Universität
Augustenburger Platz 1
13353 Berlin

Regine Lehnert (R. Leh.)
Tennstedter Str. 1f
12249 Berlin

Prof. Dr. med. Christoph Lucke (C. Luc.)
Geriatrisches Zentrum Hagenhof
Rohdehof 3
30853 Langenhagen

Prof. Dr. Dr. Andreas Maercker (A. Mae.)
Institut für Psychologie II
Technische Universität Dresden
01062 Dresden

Prof. Dr. Jürgen Margraf (J. Marg.)
Institut für Psychologie und
Psychiatrische Universitätsklinik Basel
Wilhelm-Klein-Str. 27
4025 Basel
Schweiz

em. o. Prof. Dr. med. Joest Martinius (J. Mar.)
Institut und Poliklinik für
Kinder- und Jugendpsychiatrie
Ludwig-Maximilians-Universität München
Nußbaumstr. 7
80336 München

Dr. med. Maren Messinger (M. Mes.)
Laboratoriumsmedizin
Krankenhaus Nordwest
Steinbacher Hohl 2-26
60488 Frankfurt

Prof. Dr. med. Dr. med. dent.
Hans-Robert Metelmann
Klinik für Mund-,
Kiefer- und Gesichtschirurgie
Ernst-Moritz-Arndt-Universität Greifswald
Ferdinand-Sauerbruch-Straße
17487 Greifswald

Priv.-Doz. Dr. med. Bernd-Ulrich Meyer (B. Mey.)
Neurologische Klinik und Poliklinik
Charité, Campus Virchow-Klinikum
Universitätsklinikum der
Humboldt-Universität
Augustenburger Platz 1
13353 Berlin

Prof. Dr. med. dent. Georg Meyer
Zentrum für Zahn-,
Mund- und Kieferheilkunde
Ernst-Moritz-Arndt-Universität Greifswald
Rotgerberstr. 8
17487 Greifswald

Dr. med. Bärbel Miehe
Institut für Anatomie
Ernst-Moritz-Arndt-Universität Greifswald
Friedrich-Loeffler-Str. 23c
17487 Greifswald

Dr. med. Heinzpeter Moecke
Allgemeines Krankenhaus Barmbek
Rübenkamp 148
22291 Hamburg

Prof. Dr. med. Eberhard Mönch (E. Mön.)
Klinik Allgemeine Pädiatrie
Charité, Campus Virchow-Klinikum
Universitätsklinikum der Humboldt-Universität
Augustenburger Platz 1
13353 Berlin

Dr. med. Arpad von Moers (A. Moe.)
Kinderklinik/Neurologie
Charité, Campus Virchow-Klinikum
Universitätsklinikum der
Humboldt-Universität
Augustenburger Platz 1
13353 Berlin

Dr. phil. Andreas U. Monsch (A. Mon.)
Memory Clinic
Geriatrische Universitätsklinik
Hebelstr. 10
4031 Basel
Schweiz

Dr. phil. Simone Munsch (S. Mun.)
Abteilung Klinische Psychologie
Psychiatrische Universitätsklinik Basel
Wilhelm-Klein-Str. 27
4025 Basel
Schweiz

Dr. med. Ludwig B. Niehaus
Neurologische Klinik und Poliklinik
Charité, Campus Virchow-Klinikum
Universitätsklinikum der Humboldt-Universität
Augustenburger Platz 1
13353 Berlin

Prof. Dr. Dr. med. Franz Noll (F. Nol.)
Institut für Laboratoriumsmedizin Berlin
(IfLB)
Windscheidstr. 18
10627 Berlin

Dr. med. N. C. Nüssler
Klinik für Allgemein-, Viszeral- und
Transplantationschirurgie
Charité, Campus Virchow-Klinikum
Universitätsklinikum der Humboldt-Universität
Augustenburger Platz 1
13353 Berlin

Prof. Dr. phil. Klaus Opwis
Abteilung Allgemeine Psychologie
Universität Basel
Bernoullistr. 16
4056 Basel
Schweiz

Prof. Dr. med. Karl Paul
Klinik für Pädiatrie mit Schwerpunkt
Pneumologie/Immunologie
Charité, Campus Virchow-Klinikum
Universitätsklinikum der Humboldt-Universität
Augustenburger Platz 1
13353 Berlin

Dr. med. Valentin Pawlow (V. Paw.)
Karl-Marx-Allee 80
10243 Berlin

Prof. Dr. med. Wolfgang Pfister (W. Pfi.)
Institut für Medizinische Mikrobiologie
Klinikum der Friedrich-Schiller-Universität Jena
Semmelweisstr. 4
07740 Jena

Dr. med. Robert Pfitzmann (R. Pfi.)
Chirurgische Klinik und Poliklinik
Charité, Campus Virchow-Klinikum
Universitätsklinikum der Humboldt-Universität
Augustenburger Platz 1
13353 Berlin

Dr. med. A. Pruß (A. Pru.)
Institut für Transfusionsmedizin
Universitätsklinikum der
Humboldt-Universität
Schumannstr. 20/21
10117 Berlin

Prof. Dr. med. Michael Radke (M. Rad.)
Klinik für Kinder und Jugendliche — Pädiatrie
Klinikum Ernst von Bergmann
Charlottenstr. 72
14467 Potsdam

Prof. Dr. med. dent. Ralf J. Radlanski
Klinik und Polikliniken für
Zahn-, Mund- und Kieferheilkunde
Universitätsklinikum Benjamin Franklin
Freie Universität Berlin
Aßmannshauser Str. 4-6
14197 Berlin

Emil M. Reiling (E. Rei.)
Rechtsanwalt mit Tätigkeitsschwerpunkt
Medizinrecht
Zeppelinstr. 2
79185 Karlsruhe

Prof. Dr. med. Ingrid Reisinger
Klinik für Nuklearmedizin
Charité, Campus Charité Mitte
Universitätsklinikum der Humboldt-Universität
Schumannstr. 20/21
10117 Berlin

Prof. Dr. med. Walter Reisinger
Institut für Radiologie
Charité, Campus Charité Mitte
Universitätsklinikum der Humboldt-Universität
Schumannstr. 20/21
10117 Berlin

Prof. Dr. med. Wolfram Richter (W. Ric.)
Institut für Anatomie
Charité, Campus Charité Mitte
Universitätsklinikum der Humboldt-Universität
Schumannstr. 20/21
10117 Berlin

Priv.-Doz. Dr. rer. nat. Mike Rinck (M. Rin.)
Allgemeine Psychologie
Technische Universität Dresden
01062 Dresden

Dr. med. Simone Röricht (S. Rör.)
Neurologische Klinik und Poliklinik
Charité, Campus Virchow-Klinikum
Universitätsklinikum der Humboldt-Universität
Augustenburger Platz 1
13353 Berlin

Dr. med. Eva Schielke (E. Sch.)
Neurologische Klinik und Poliklinik
Charité, Campus Charité Mitte
Universitätsklinikum der Humboldt-Universität
Schumannstr. 20/21
10117 Berlin

Dr. med. Janko Schildt
Klinik für Kinder und Jugendliche - Pädiatrie
Klinikum Ernst von Bergmann
Charlottenstr. 72
14467 Potsdam

Dr. med. Thomas Schindler (T. Sch.)
Spenerstr. 31
10557 Berlin

Sybille Schmeißer (S. Schm.)
Senefelder Str. 14
63069 Offenbach

Priv.-Doz. Dr. Bettina Schmitz (B. Schm.)
Neurologische Klinik und Poliklinik
Charité, Campus Virchow-Klinikum
Universitätsklinikum der Humboldt-Universität
Augustenburger Platz 1
13353 Berlin

Dr. rer. nat. Silvia Schneider (S. Sch.)
Abteilung Klinische Psychologie
Psychiatrische Universitätsklinik Basel
Wilhelm-Klein-Str. 27
4025 Basel
Schweiz

Prof. Dr. med. Dr. h.c. Volkmar Schneider (V. Sch.)
Institut für Rechtsmedizin
Universitätsklinikum Benjamin Franklin
Freie Universität Berlin
Hittorfstr. 18
14195 Berlin

Prof. Dr. med. Bernd Schönberger (B. Sch.)
Klinik für Urologie
Charité, Campus Charité Mitte
Universitätsklinikum der
Humboldt-Universität
Schumannstr. 20/21
10117 Berlin

Dr. med. Matthias Schott (M. Sch.)
Klinik für Endokrinologie
Heinrich-Heine-Universität Düsseldorf
Moorenstr. 5
40225 Düsseldorf

Dr. med. Michael Schröder (M. Schr.)
Schlafmedizinisches Zentrum
Klinik und Poliklinik für
Psychiatrie und Psychotherapie
Technische Universität München
Ismaninger Str. 22
81675 München

Prof. Dr. med. habil. Ernst Schubert
ehem. Direktor des Physiologischen Institutes
der Charité Berlin
Elsternwinkel 53
09125 Chemnitz

Priv.-Doz. Dr. Christian Splieth
Zentrum für Zahn-,
Mund- und Kieferheilkunde
Ernst-Moritz-Arndt-Universität Greifswald
Rotgerberstr. 8
17487 Greifswald

Prof. Dr. phil. Günter Springer M.A. (G. Spr.)
Hoffeldstr. 270
70597 Stuttgart

Prof. Dr. rer. nat. Rolf-Dieter Stieglitz (R. Sti.)
Psychiatrische Universitätspoliklinik
Kantonsspital Basel
Petersgraben 4
4031 Basel
Schweiz

Prof. Dr. med. Michael Stimpel
Deutsches Zentrum für
Präventivmedizin Damp
Reha Klinik Damp GmbH
Seute-Deern-Ring 30
24349 Ostseebad Damp

Dr. med. Alexander Stölben
Gemeinschaftspraxis
Dres. Reinheimer, Simon, Stölben
St. Elisabeth-Krankenhaus
Koblenzer Straße 91
54516 Wittlich

Prof. Dr. med. Brigitte Stöver (B. Stö.)
Klinik für Strahlenheilkunde
Abteilung Pädiatrische Radiologie
Charité, Campus Virchow-Klinikum
Universitätsklinikum der Humboldt-Universität
Augustenburger Platz 1
13353 Berlin

Dr. phil. Dr. med.
Gabriele Stotz-Ingenlath (G. St.-I.)
Psychiatrische Klinik und Poliklinik
Ludwig-Maximilians-Universität München
Nußbaumstr. 7
80336 München

Prof. Dr. med. Eberhard Straube (E. Stra.)
Institut für Medizinische Mikrobiologie
Klinikum der
Friedrich-Schiller Universität Jena
Semmelweisstr. 4
07740 Jena

Prof. Dr. med. habil. Evamarie Straube (E. Str.)
Institut für Arbeitsmedizin
Ernst-Moritz-Arndt-Universität Greifswald
Ferdinand-Sauerbruch-Straße
17487 Greifswald

Prof. Dr. med. habil. Dr. h.c.
Wolfgang Straube (W. Str.)
Klinik und Poliklinik für
Frauenheilkunde und Geburtshilfe
Ernst-Moritz-Arndt-Universität Greifswald
Wollweberstr. 1-3
17487 Greifswald

Prof. Dr. med. Burghard Stück (B. Stü.)
Schulenburgring 126
12101 Berlin

Prof. Dr. med. habil. J. Thürauf (J. Thü.)
Landesgesundheitsamt
Baden-Württemberg
Uhlandstr. 14
70182 Stuttgart

Dr. med. Timo Ulrichs
Institut für Infektionsmedizin
Fachbereich Humanmedizin
Freie Universität Berlin
Hindenburgdamm 27
12203 Berlin

Dr. med. Thorsten Volgmann
Klinik und Poliklinik für
Frauenheilkunde und Geburtshilfe
Ernst-Moritz-Arndt-Universität Greifswald
Wollweberstr. 1-3
17487 Greifswald

Dr. Martin Voss
Neurologische Klinik und Poliklinik
Charité, Campus Virchow-Klinikum
Universitätsklinikum der Humboldt-Universität
Augustenburger Platz 1
13353 Berlin

Dr. Dr. med. U. Westermann D.A.L.M.
Institut für Ästhetische Chirurgie,
Implantologie und Lasermedizin
Möserstr. 46
49074 Osnabrück

Priv.-Doz. Dr. med. Frauke Zipp (F. Zip.)
Neurologische Klinik und Poliklinik Charité,
Neurowissenschaftliches Forschungszentrum
10098 Berlin

Prof. Dr. med. habil. Hartmut Zippel
Klinik für Orthopädie
Charité, Campus Charité Mitte
Universitätsklinikum der Humboldt-Universität
Schumannstr. 20/21
10117 Berlin

Mitarbeiter der 258. Auflage

Mitarbeiter der 258. Auflage, auf der Teile der vorliegenden Auflage basieren, waren die im folgenden aufgeführten Wissenschaftlerinnen und Wissenschaftler:

Priv.-Doz. Dr. med. Klaus Badenhoop
Medizinische Klinik I,
Zentrum der Inneren Medizin
Klinikum der
Johann Wolfgang Goethe-Universität
Theodor-Stern-Kai 7
60590 Frankfurt (Main)

Prof. Dr. med. Hans von Baeyer
Dialyse-Praxis Tiergarten
Genthiner Str. 30 i
10785 Berlin

Prof. Dr. Dr. med. habil. H. W. Bauer
Maximilianstraße 31
80539 München

Prof. Dr. med. Renate Baumgarten
Krankenhaus Prenzlauer Berg
II. Innere Abteilung (Infektion)
Danziger Str. 75
10405 Berlin

Univ.-Prof. OMR Dr. Robert N. Braun
Lützowgasse 6/3/21
A-1140 Wien

Dr. Martin Bührig
Westfälische Klinik für Psychiatrie,
Psychotherapie, Psychosomatik
und Neurologie Gütersloh
Hermann-Simon-Str. 7
33334 Gütersloh

Dr. med. Ulrich Büscher
Klinik für Geburtsmedizin
Virchow-Klinikum
Augustenburger Platz 1
13353 Berlin

Prof. Dr. med. Dr. h. c. mult.
Jorge Cervós-Navarro
Institut für Neuropathologie
Universitätsklinikum Benjamin Franklin
Hindenburgdamm 30
12200 Berlin

Dr. med. Petra Dejas-Eckertz
Bundesinstitut für Arzneimittel
und Medizinprodukte
Seestr. 10-11
13353 Berlin

Prof. Dr. med. Curt Diehm
Ärztlicher Direktor der Inneren Abteilung
Klinikum Karlsbad-Langensteinbach gGmbH
(Akademisches Lehrkrankenhaus
der Universität Heidelberg)
Guttmannstraße 1
76307 Karlsbad

Dr. med. Johannes Diermann
Robert-Rössle-Klinik
Virchow-Klinikum der Humboldt-Universität
Lindenberger Weg 80
13122 Berlin

Prof. Dr. jur. Dr. phil. Lutz Dietze
Bergstr. 23
27726 Worpswede

Prof. Dr. Dr. Klaus Dörner
Westfälische Klinik für Psychiatrie,
Psychotherapie, Psychosomatik und Neurologie
Gütersloh
Hermann-Simon-Str. 7
33334 Gütersloh

Prof. Dr. med. Fritz Dressler
Arysallee 1a
14055 Berlin

Prof. Dr. med. Joachim W. Dudenhausen
Leiter der Abt. für Geburtsmedizin
Virchow-Klinikum
Augustenburger Platz 1
13353 Berlin

Dipl.-Psych. Friedhelm Eickmann
Westfälische Klinik für Psychiatrie,
Psychotherapie, Psychosomatik und Neurologie
Gütersloh
Hermann-Simon-Str. 7
33334 Gütersloh

Dr. med. Dieter Eis
Leiter des Fachgebietes Umweltmedizin
Robert Koch-Institut
General-Pape-Str. 62-66
12101 Berlin

Priv.-Doz. Dr. med. Andreas Engelhardt
Chefarzt der Neurologischen Klinik
Evangelisches Krankenhaus Oldenburg
Steinweg 13-17
26122 Oldenburg

Prof. Dr. med. Jochen Fanghänel
Geschäftsführender Direktor des Instituts für
Anatomie

Ernst-Moritz-Arndt-Universität Greifswald
Friedrich-Loeffler-Straße 23 c
17487 Greifswald

Prof. Dr. Dr. Heinz-Dietrich Fischer
Sektion für Publizistik und Kommunikation/
Medizinische Fakultät
Ruhr-Universität Bochum
Universitätsstraße 150
44801 Bochum

Priv.-Doz. Dr. Dr. med. Jens Funk
Universitäts-Augenklinik
Albert-Ludwigs-Universität Freiburg
Killianstr. 5
79106 Freiburg

Dr. med. Ingeborg Geisler
Bundesministerium für Gesundheit
53108 Bonn

Dr. Uwe Gonther
Westfälische Klinik für Psychiatrie,
Psychotherapie, Psychosomatik und Neurologie
Gütersloh
Hermann-Simon-Str. 7
33334 Gütersloh

Priv.-Doz. Dr. med. J. Grabbe
Klinik für Dermatologie und Venerologie
Medizinische Universität zu Lübeck
Ratzeburger Allee 160
23538 Lübeck

Prof. Dr. rer. nat. habil. Hans Groß
Idunastr. 34
13089 Berlin

Prof. Dr. med. Lutz Lothar Hansen
Universitäts-Augenklinik
Albert-Ludwigs-Universität Freiburg
Killianstr. 5
79106 Freiburg

Priv.-Doz. Dr. med. Wolfgang Heide
Oberarzt der Klinik für Neurologie
Medizinische Universität zu Lübeck
Ratzeburger Allee 160
23538 Lübeck

Prof. Dr. med. Beate M. Henz
Hautklinik und Hautpoliklinik
Virchow-Klinikum
Augustenburger Platz 1
13353 Berlin

Prof. Dr. med. Günter Henze
Kinderklinik, Abt. Onkologie/Hämatologie
Charité - Virchow-Klinikum
Augustenburger Platz 1
13353 Berlin

Prof. Dr. med. Dr. h. c. Wildor Hollmann
Institut für Kreislaufforschung u. Sportmedizin
Deutsche Sporthochschule
Carl-Diem-Weg 6
52709 Köln

Dr. med. Hans Jäger
Internist
KIS Kuratorium für Immunschwäche
Mozartstr. 3
80336 München

Dr. med. Peter Janknecht
Universitäts-Augenklinik
Albert-Ludwigs-Universität Freiburg
Killianstr. 5
79106 Freiburg

Prof. Dr. med. Gabriele Kaczmarczyk
Biomedizinisches Forschungszentrum
Medizinische Fakultät Charité
Augustenburger Platz 1
13353 Berlin

Dr. Kirsten Kappert-Gonther
Westfälische Klinik für Psychiatrie,
Psychotherapie, Psychosomatik
und Neurologie Gütersloh
Hermann-Simon-Str. 7
33334 Gütersloh

Priv.-Doz. Dr. rer. nat. Evelyn Kattner
Abteilung Pädiatrie I
Kinderkrankenhaus auf der Bult
Janusz-Korczak-Allee 12
30173 Hannover

Prof. Dr. med. Herbert J. Kaufmann
Hauptstraße 56
01762 Ammelsdorf

Priv.-Doz. Dr. Dr. med. Dirk Knöbber
HNO-Klinik und Poliklinik
Universitätskliniken des Saarlandes
66421 Homburg/Saar

Priv.-Doz. Dr. med. C. Kölbel
Krankenhaus der Barmherzigen Brüder
I. Medizinische Abteilung
Nordallee 1
54292 Trier

Dipl.-Phys. Martin Krämer
Landeslehranstalt für
technische Assistenten
in der Medizin am Krankenhaus
im Friedrichshain
Leonorenstr. 35
12247 Berlin

Prof. Dr. med. J. Kunze
Kinderklinik und Institut
für Humangenetik
der Humboldt-Universität
Virchow-Klinikum
Augustenburger Platz 1
13353 Berlin

Prof. Dr. med. Dipl.-Psych. Christoph Lang
Ltd. Oberarzt der Neurologischen
Universitätsklinik Erlangen
Schwabachanlage 6
91054 Erlangen

Bettina Lieb, Orthoptistin
Universitäts-Augenklinik
Albert-Ludwigs-Universität Freiburg
Killianstr. 5
79106 Freiburg

Prof. Dr. med. H. Liehr
Chefarzt der Medizinischen Klinik I
Saarbrücker Winterbergkliniken
Theodor-Heuss-Straße 122
66119 Saarbrücken

Prof. Dr. med. Gerd Lorenz
Direktor des Instituts für Pathologie
Ernst-Moritz-Arndt-Universität Greifswald
Friedrich-Loeffler-Str. 23 e
17489 Greifswald

Prof. Dr. med. C. Lucke
Leitender Arzt
Geriatrisches Zentrum Hagenhof
Rohdehof 3
30853 Langenhagen

Prof. Dr. Alfred Maelicke
Institut für Physiologische Chemie
Johannes Gutenberg-Universität Mainz
Duesbergweg 6
55099 Mainz

Prof. Dr. rer. nat. Walter Maier
Institut für Medizinische Parasitologie
Rheinische Friedrich-Wilhelms-Universität
Sigmund-Freud-Str. 25
53105 Bonn

Dr. med. Heinzpeter Moecke
Chefarzt der Abteilung für Anästhesie
und operative Intensivmedizin
Klinikum Nord - Ochsenzoll
Langenhorner Chaussee 560
22419 Hamburg

Prof. Dr. med. Eberhard Mönch
Zentrum für Kinder- u. Jugendmedizin
Virchow-Klinikum
Augustenburger Platz 1
13353 Berlin

Dr. Peter Netz
Westfälische Klinik für Psychiatrie,
Psychotherapie, Psychosomatik und Neurologie
Gütersloh
Hermann-Simon-Str. 7
33334 Gütersloh

Prof. Dr. med. Bernhard Neundörfer
Direktor der Neurologischen Klinik
mit Poliklinik
der Universität Erlangen-Nürnberg
Schwabachanlage 6
91054 Erlangen

Prof. Dr. Dr. med. Franz Noll
Institut für Medizinische Diagnostik
Nicolaistr. 22
12247 Berlin

Prof. Dr. med. Gerd Offermann
Medizinische Klinik und Poliklinik
Universitätsklinikum Benjamin Franklin
Hindenburgdamm 30
12200 Berlin

Priv.-Doz. Dr. med. Karl Paul
Abteilung für Pädiatrische Pneumologie
Kinderklinik des Virchow-Klinikums
Augustenburger Platz 1
13353 Berlin

Dipl.-Psych. Peter Petereit
Klinischer Psychologe, Psychotherapeut,
Supervisor
Stefan-Zweig-Str. 49
48161 Münster

Prof. Dr. med. Eckhard Petri
Chefarzt der Frauenklinik
des Klinikums Schwerin
Wismarsche Str. 397
19049 Schwerin

Prof. Dr. med. Wolfgang Pfister
Institut für Medizinische Mikrobiologie
Klinikum der Friedrich-Schiller-Universität
Semmelweisstraße 4
07740 Jena

Dr. med. Jürgen Th. Poppinger
c/o Praxis Dr. Jäger
Karlsplatz (Stachus) 8
80335 München

Rechtsanwalt Emil Reiling
Kanzlei Dr. Rieger & Reiling
Tätigkeitsschwerpunkt Medizinrecht
Zeppelinstr. 2
76185 Karlsruhe

Karl Hubert Remlein
Leiter Abteilung Gerontopsychiatrie
Westfälische Klinik für Psychiatrie,
Psychotherapie, Psychosomatik und Neurologie
Gütersloh
Hermann-Simon-Str. 7
33334 Gütersloh

Dr. Peter Reuter
BILEX
Bilingual Medical Lexicography
Cherry Tree Farm, Low Road
Shipmeadow, Beccles Suffolk NR34 8HP, U.K.

Christine Reuter
BILEX
Bilingual Medical Lexicography
Cherry Tree Farm, Low Road
Shipmeadow, Beccles Suffolk NR34 8HP, U.K.

Dr. Andreas Richter
Klinik Hohe Mark
Postfach 1145
61401 Oberursel

Prof. Dr. med. Johann-Diederich Ringe
Leitender Arzt der Med. Klinik 4
Klinikum Leverkusen
Postfach 10 07 40
51307 Leverkusen

Priv.-Doz. Dr. med. Reimar Rudolph
Chefarzt der Nordseeklinik Norderney
Fachklinik für Hautkrankheiten
und Atemwegserkrankungen
Bülowallee 6
26548 Norderney

Prof. Dr. Berthold Schmidt
Institut für Physiologische Chemie
Johannes Gutenberg-Universität Mainz
Duesbergweg 6
55099 Mainz

Dr. Helmut Schmidt
Landeslehranstalt für technische Assistenten
in der Medizin am Krankenhaus
im Friedrichshain
Leonorenstraße 35
12247 Berlin

Prof. Dr. med. Volkmar Schneider
Institut für Rechtsmedizin
Freie Universität Berlin
Hittorfstr. 18
14195 Berlin

Prof. Dr. med. habil. Ernst Schubert
Institut für Physiologie
Humboldt-Universität zu Berlin
Tucholskystr. 2
10117 Berlin

Dr. Franz Schulte
Regensburger Str. 34
10777 Berlin

Prof. Dr. med. Hanns M. Seitz
Direktor des Instituts
für Medizinische Parasitologie
der Universität Bonn
Sigmund-Freud-Str. 25
53127 Bonn

Prof. Dr. Hans Konrad Selbmann
Institut für Medizinische
Informationsverarbeitung
Eberhard-Karls-Universität
Tübingen
Westbahnhofstr. 55
72070 Tübingen

Prof. Dr. med. Hermann Stefan
Neurologische Klinik mit Poliklinik
der Universität Erlangen
Nürnberg
Schwabachanlage 6
91054 Erlangen

Priv.-Doz. Dr. med. habil. Michael Stimpel
Arzt für Innere Medizin/Kardiologie
Frieding-Str. 13
40625 Düsseldorf

Prof. Dr. med. Eberhard Straube
Institut für Medizinische Mikrobiologie
Klinikum der
Friedrich-Schiller-Universität Jena
Semmelweisstraße 4
07740 Jena

Prof. Dr. med. Burghard Stück
Schulenburgring 126
12101 Berlin

Prof. Dr. med. habil. J. Thürauf
Am Pfalzbach 38
91413 Neustadt/Aisch

Theiß Urbahn
Arzt für Psychiatrie, Psychotherapie
Westfälische Klinik für Psychiatrie,
Psychotherapie, Psychosomatik und Neurologie
Gütersloh
Hermann-Simon-Str. 7
33334 Gütersloh

Prof. Dr. med. Joachim Wagner
Chefarzt der I. Med. Klinik/Kardiologie
Krankenhaus Neukölln
Rudower Str. 48
12351 Berlin

Prof. Dr. med. Karl Wessel
Klinik für Neurologie
Medizinische Universität zu Lübeck
Ratzeburger Allee 160
23538 Lübeck

Prof. Dr. med. Ulrich Wetterauer
Abteilung Urologie
Chirurgische Universitätsklinik
Hugstetterstr. 55
79106 Freiburg

Prof. Dr. med. Ernst Wiedemann
Babenhäuser Landstr. 49
60599 Frankfurt (Main)

Dr. med. Jutta Wiek
Universitäts-Augenklinik
Albert-Ludwigs-Universität Freiburg
Killianstr. 5
79106 Freiburg

Prof. Dr. med. Heinrich Witschel
Geschäftsführender Direktor
der Universitäts-Augenklinik
Albert-Ludwigs-Universität Freiburg
Killianstr. 5
79106 Freiburg

Dr. phil. Dipl.-Psych. Martin Wollschläger
Psychotherapeut u. Supervisor,
Ltr. der Forschungsst. am Lst.
für Psychiatrie, Univ. Witten/Herdecke
Westfälische Klinik für Psychiatrie, Psychotherapie, Psychosomatik und Neurologie Gütersloh
Hermann-Simon-Str. 7
33334 Gütersloh

Prof. Dr. med. habil. Kurt Ziegler
Klinik und Poliklinik für Innere Medizin
Universität Rostock
Ernst-Heydemann-Str. 6
18055 Rostock

Hinweise zur Benutzung

1. Alphabetische Ordnung

Die Stichwörter sind alphabetisch geordnet. Dabei werden die Umlaute ä, ö und ü so behandelt, wie es der Schreibweise ae, oe und ue entspricht; ß wird wie ss behandelt. Leerzeichen, Kommata und Bindestriche innerhalb des Stichworts werden bei der alphabetischen Einordnung nicht berücksichtigt; dies gilt auch für Zahlen, Indizes und Exponenten. Griechische Buchstaben werden in der Regel ausgeschrieben, wenn sie fester Bestandteil des Stichworts sind (z. B. Gammastrahlung).
Eine Ausnahme bilden Begriffe, für die eine festgelegte (z. B. chemische) Nomenklatur zu berücksichtigen ist (z. B. α-Acetyldigoxin, das entsprechend unter A eingeordnet wird). Bei Eigennamen gelten Silben wie Mc, Da, Le usw. als untrennbare Bestandteile, so dass der McBurney-Punkt unter M zu finden ist; demgegenüber sind Adelsprädikate (z. B. von, de) in den Stichwortbezeichnungen fast immer entfallen.
Bei Stichwörtern, die aus einem Adjektiv und einem Substantiv bestehen, ist stets das Substantiv maßgeblich für die alphabetische Position (z. B. Syndrom, apallisches); von dieser Regel ausgenommen sind wenige feststehende Begriffe wie Akutes Abdomen, Kieler Klassifikation, Rotes Kreuz u. a.

Man findet daher:

> α-Acetyldigoxin unter A
> Gammastrahlung unter G
> McArdle-Krankheit unter M
> apallisches Syndrom unter S

Grundsätzlich stehen Stichwörter im Singular; nur für Sammelbezeichnungen wird die Pluralform verwendet.

> statt Antibiotikum: Antibiotika
> statt Erythrozyt: Erythrozyten
> statt Virus: Viren

2. Schreibweise

Stichwörter sind groß geschrieben, lediglich Adjektive sind als Stichwörter klein geschrieben. Werden Adjektive mit Substantiven als untrennbare Einheit verstanden, ist auch das Adjektiv groß geschrieben (z. B. Akutes Abdomen). In fremdsprachlichen Wortfügungen wird das erste Wort groß, die weiteren werden klein geschrieben, es sei denn, bestimmte Nomenklaturen schreiben anderes vor.

> Ablatio retinae
> Actinomyces israelii
> Ductus Botalli
> Overhead extension

Bei Fachbegriffen, die aus nur einem Wort bestehen, wird grundsätzlich die deutsche bzw. eingedeutschte Schreibweise verwendet. Diese Begriffe werden mit wenigen Ausnahmen wie deutsche Substantive flektiert und können mit deutschen Nomina Komposita bilden.

> Appendizitis - Appendizitiden
> Duodenalulkus - Duodenalulzera
> Karzinom - Karzinome

Bei Fachbegriffen, die aus mehreren Wörtern bestehen, wird entweder eine konsequent lateinische oder eine konsequent deutsche bzw. eingedeutschte Schreibweise angewendet.

> entweder:
> Anaemia perniciosa
>
> oder:
> perniziöse Anämie

Die Unterscheidung zwischen deutscher und lateinisch-griechischer Schreibweise betrifft insbesondere die Schreibung k bzw. z statt c und ä oder ö statt ae oder oe, die Wortendungen sowie die Wortstellung.

> lateinische Schreibweise:
> Carcinoma in situ
> Ulcus duodeni
>
> eingedeutsche Schreibweise:
> Karzinom
> Duodenalulkus

Da die Transkription des griechischen k in das lateinische c zur (oft unzutreffenden) Aussprache als z Anlass geben könnte, ist in vielen Fällen dieses k in sonst konsequent lateinischen Fügungen beibehalten worden.

> Keratitis sicca

Bei Wörtern, die von einem lateinischen Partizip abgeleitet sind, wird das t der lateinischen Pluralform bei deutscher Pluralbildung zu z.

Expektorans - Expektoranzien
Laxans - Laxanzien
Reagens - Reagenzien

Anatomische Fachbegriffe folgen in der Schreibweise der Terminologia Anatomica, die frühere anatomische Begriffslisten ersetzt.
Chemische Fachbegriffe richten sich in der Schreibweise weitgehend nach internationalen Nomenklaturregeln; bei Komposita wird in der Regel der klinische Sprachgebrauch bevorzugt. Bei internationalen Freinamen wird die jeweilige Nomenklatur mit angegeben; Komposita mit -oxid werden konsequent mit i statt y geschrieben.

Calcium statt Kalzium
Hyperkalzämie statt Hypercalcämie
Oxidation statt Oxydation

3. Stichwortgruppen (Wortnester bzw. Wortnischen)

Die anatomischen Begriffe Arteria, Articulatio, Musculus, Nervus und Vena sind zu so genannten Wortnestern zusammengefasst. Diese umfassen Stichwörter, deren erster Teil jeweils gleich ist und nur bei dem ersten Stichwort des Wortnestes ausgeschrieben wird. Alle weiteren Stichwörter schließen sich ohne Absatz an und enthalten den gemeinsamen Wortteil durch seinen Anfangsbuchstaben abgekürzt. Zur besseren Auffindbarkeit der einzelnen Stichwörter werden Pluralformen wie Singularformen alphabetisch eingeordnet.

Nervus saccularis m: ... **Nn. sacrales et nervus coccygeus** m pl: ... **N. saphenus** m: ... **Nn. scrotales anteriores** m pl: ...

4. Betonungszeichen

Bei Stichwörtern, die aus dem Griechischen oder Lateinischen stammen, ist zur Erleichterung der Aussprache die Betonung angegeben. Lange Betonungen werden durch untergesetzten Strich, kurze Betonungen durch untergesetzten Punkt unter dem betonten Vokal oder Diphthong kenntlich gemacht.

Nẹrvus ac|cesso̲rius

5. Wortteiltrenner

Zur Erleichterung der Lesbarkeit und Aussprache und zum besseren Verständnis der medizinischen Terminologie sind zwischen Wortteilen von Stichwörtern Wortteiltrenner (|) eingefügt. Bei fremdsprachigen oder abgeleiteten Begriffen sind jeweils Vorsilben und Wortstämme einschließlich evtl. folgender Bindelaute durch Wortteiltrenner abgetrennt (Ab|duktions|frak|tur). Endsilben (-id, -itis, -om) sind nicht abgetrennt.

An|algesie
Ana|lyse
Anal|ekzem
An|alpha-Lipo|protein|ämie

6. Etymologische Angaben

Stichwörtern fremdsprachiger (v. a. griechischer oder lateinischer) Herkunft ist in Klammern eine Erklärung der ursprünglichen Bedeutung beigefügt, oder es wird auf andere Stichwörter verwiesen, bei denen diese Angaben gefunden werden.
Diese Verweise erfolgen entweder durch Asterisk (*) hinter einem Wort oder Wortteil, bei dem sich die etymologische Erklärung finden lässt, oder durch einen nach oben weisenden Pfeil, der anzeigt, dass sich an alphabetisch vorangehender Position eine entsprechende etymologische Angabe findet.

Ante-: Wortteil mit der Bedeutung vor, vorn; von lat. ạnte.
Ante|brạchium (↑; Brachi-*) n: ...
Ante|flẹxio ụteri (↑; lat. flẹctere biegen; Uter-*) f: ...
Ante|kurvatio̲n (↑; lat. curvare biegen) f: ...

Ohne etymologische Erklärung bleiben in der Regel Fremdwörter, die nicht spezifisch zur medizinischen Terminologie gehören (z. B. Methode), chemische Bezeichnungen sowie sehr häufig verwendete medizinische Begriffe, die als eigenes Stichwort aufgeführt und erklärt werden (z. B. Symptom, Syndrom).
Die etymologische Erklärung besteht in der Regel aus drei Elementen: Ursprungssprache, Ursprungswort und deutsche Bedeutung. Dabei werden alle durch Wortteiltrenner begrenzten Elemente des Stichworts einzeln erläutert und die Angaben durch Semikolon abgetrennt.
Das Ursprungswort wird nicht aufgeführt, wenn es mit dem Stichwort identisch ist.
Die deutsche Bedeutung wird nicht genannt, wenn sie mit dem erklärenden Text des Stichworts identisch ist.
Bei griechischen Begriffen wird das Ursprungswort in griechischer Schrift wiedergegeben.

7. Biographische Angaben

Sind Eigennamen fester Bestandteil eines Stichworts, werden in Klammern biographische Angaben nach folgendem Muster beigefügt: Vorname, Anfangsbuchstabe des Familiennamens, Fachrichtung, wichtige Orte der Tätigkeit, Geburts- und ggf. Todesjahr. In einer Folge von mehreren Zusammensetzungen mit demselben Eigennamen erfolgen diese Angaben bei dem alphabetisch ersten Stichwort, nachfolgende

Stichwörter verweisen auf dieses durch einen Pfeil.

> **Biermer-Anämie** (Anton B., Int., Bern, Breslau, 1827-1892; Anämie*) f: ...
> **Biermer-Schall|wechsel** (↑): ...

8. Angabe von Genus und Numerus

Aus Fremdsprachen abgeleitete Stichwörter tragen eine Genusangabe (m für masculinum, f für femininum, n für neutrum). Stichwörter im Plural sind durch den Zusatz pl gekennzeichnet; ist die Singularform nicht einfach abzuleiten, wird sie in Klammern angegeben.

9. Englische Stichwortübersetzung

Einer großen Anzahl von Stichwörtern ist eine englische Stichwortübersetzung beigefügt; in Fällen, wo das Stichwort einer internationalen Nomenklatur angehört, die Schreibweise der Übersetzung sich nicht vom deutschen Begriff unterscheidet oder es sich um eine Abkürzung handelt, wurde darauf verzichtet.

10. Abkürzungen

Spezifisch medizinische Abkürzungen sind in den Stichwortbestand aufgenommen und somit unter der entsprechenden Position im Alphabet nachzuschlagen. Allgemeine Abkürzungen sind im Abkürzungsverzeichnis (s. S. XXI) aufgeführt. Adjektive auf -isch und -lich können grundsätzlich abgekürzt erscheinen.

> ischäm. für ischämisch
> künstl. für künstlich

Stichwörter werden im erläuternden Text mit Anfangsbuchstaben abgekürzt. Bildet der erste Buchstabe mit den folgenden eine lautliche Einheit, wird mit diesen Buchstaben abgekürzt: Ch., Ph., Qu., Rh., Sch., Sp., St., Th.

11. Verweise

Eine Vielzahl von Verweisen erleichtert die Orientierung im Wörterbuch. Verweise mit s. (siehe) und vgl. (vergleiche) finden sich an der inhaltlich passenden Textstelle, bei allgemeineren Bezügen am Ende des Eintrags. Im fortlaufenden Text erfolgen Verweise durch Asterisk (*) hinter dem betreffenden Wort, wobei dieses Wort in syntaxbedingten Flexionsformen vorkommen kann. Wird auf ein Stichwort verwiesen, das aus mehreren Wörtern besteht, erscheint der Asterisk hinter dem ersten für die alphabetische Reihenfolge relevanten Wort.

> Antigen*-Antikörper-Reaktion
> aber auch: ... eines Antigens* ...
> α-Acetyldigoxin*
> N*-Nitrosoverbindungen

12. Sonderzeichen

Im Wörterbuch verwendete mathematische Sonderzeichen entsprechen den üblichen Regeln. Zusätzlich verwendete Sonderzeichen, insbesondere auch die in den anatomischen Wortnestern Arteria, Musculus, Nervus und Vena verwendeten Symbole, werden auf der folgenden Seite erläutert.

13. Autorenkürzel

Am Ende einiger Artikel werden die Autoren mit dem ersten Buchstaben des Vornamens und den ersten drei bis vier Buchstaben des Nachnamens genannt. Eine Zuordnung ist über die Liste der Mitarbeiter (S. VII-XII) möglich, in der das Kürzel in Klammern hinter den Namen des jeweiligen Autors gestellt ist.

14. Quellen der Abbildungen und Tabellen

Soweit zu Abbildungen Quellen genannt werden, finden sich Quellennummern am Ende der Legenden in eckigen Klammern, die in einem Verzeichnis am Ende des Bandes aufgelöst werden. Quellenangaben zu Tabellen finden sich in einem eigenen Verzeichnis am Ende des Bandes, geordnet nach den zugehörigen Stichwörtern.

Sonderzeichen

Neben den üblichen mathematischen Symbolen und Sonderzeichen werden verwendet:

↑	Erhöhung eines Parameters (vgl. Hinweise zur Benutzung, Abschnitt 6 und 7)
↓	Erniedrigung eines Parameters
→	Entwicklung, Abfolge, Reaktion in eine Richtung
⇌	Entwicklung, Abfolge, Reaktion in zwei Richtungen
∅	Durchmesser
♀	weiblich
♂	männlich
≈	ungefähr

In den anatomischen Wortnestern Arteria, Musculus, Nervus, Vena werden folgende Symbole zur Kennzeichnung der anatomischen Verhältnisse verwendet:

*	Ursprung, Wurzelgebiet (jeweils vor der entsprechenden anatomischen Struktur)
- - - →	Verlauf
- →	Äste (Arterien, Nerven) bzw. Zuflüsse (Venen)
← - - - →	Verlauf von Muskeln zwischen Ursprung und Ansatz
⊣	Einmündung von Venen
↔	Verbindung von Ligamenten

Griechisches Alphabet

groß	klein	Name	Aussprache	groß	klein	Name	Aussprache
Α	α	Alpha	a	Ν	ν	Ny	n
Β	β	Beta	b	Ξ	ξ	Xi	x
Γ	γ	Gamma	g	Ο	ο	Omikron	o
Δ	δ	Delta	d	Π	π	Pi	p
Ε	ε	Epsilon	e	Ρ	ρ	Rho	r
Ζ	ζ	Zeta	z	Σ	σ, ς	Sigma	s
Η	η	Eta	e	Τ	τ	Tau	t
Θ	θ	Theta	th	Υ	υ	Ypsilon	y
Ι	ι	Jota	i	Φ	ϕ, φ	Phi	ph
Κ	κ	Kappa	k	Χ	χ	Chi	ch
Λ	λ	Lambda	l	Ψ	ψ	Psi	ps
Μ	μ	My	m	Ω	ω	Omega	o

Abkürzungen

Medizinisch gebräuchliche Abkürzungen, die im folgenden Verzeichnis nicht aufgeführt sind, finden sich als Stichworteinträge. Vgl. auch Hinweise zur Benutzung (S. XVII).

A:	Abfluss (Lymphknoten)
a	annus (Jahr)
Abb.	Abbildung
abdom.	abdominalis
Abk.	Abkürzung
Abl.	Ableitung
Adj.	Adjektiv
adj.	adjektivisch
Ätiol.	Ätiologie
ätiol.	ätiologisch
ahd.	althochdeutsch
allg.	allgemein
Anästh.	Anästhesiologie, -loge
anästh.	anästhesiologisch
Anat.	Anatomie, Anatom
anat.	anatomisch
Androl.	Andrologie, Androloge
androl.	andrologisch
angeb.	angeboren
anschl.	anschließend
ant. (antt.)	anterior, -ius (anteriores, -a)
Anthrop.	Anthropologie, Anthropologe
anthrop.	anthropologisch
Anw.	Anwendung
App.	Apparat
arab.	arabisch
art.	arteriell
asc.	ascendens
ausschl.	ausschließlich
außerh.	außerhalb
Bact.	Bacterium
Bakt.	Bakterium, Bakterie
bakt.	bakteriell
Bakteriol.	Bakteriologie, Bakteriologe
bakteriol.	bakteriologisch
bd.	beide, beides
bds.	beiderseits
bes.	besonders
best.	bestimmt
betr.	betrifft, betreffen, betreffend
Bez.	Bezeichnung
bez.	bezeichnet
Biochem.	Biochemie, Biochemiker
Biol.	Biologie, Biologe
biol.	biologisch
bot.	botanisch
bzgl.	bezüglich
bzw.	beziehungsweise
ca.	circa
Chem.	Chemie, Chemiker
chin.	chinesisch
Chir.	Chirurgie, Chirurg
chir.	chirurgisch
comm.	communis
d	dies (Tag)
DD	Differentialdiagnose
dd	differentialdiagnostisch
Def.	Definition
degen.	degenerativ, degeneriert
Dermat.	Dermatologie, Dermatologe
dermat.	dermatologisch
desc.	descendens
desgl.	desgleichen
dext. (dextt.)	dexter, -a, -um (dextri, -ae, -a)
d. h.	das heißt
Diagn.	Diagnose
diagn.	diagnostisch
Dim.	Diminutivum
dist. (distt.)	distalis, -e (distales, -ia)
div	divisio (Einteilung von Skalen)
dors. (dorss.)	dorsalis -e (dorsales, -ia)
E:	Einzugsgebiet (Lymphknoten)
einschl.	einschließlich
Embryol.	Embryologie, Embryologe
embryol.	embryologisch
Endokrin.	Endokrinologie, -loge
endokrin.	endokrinologisch
Entf.	Entfernung
entspr.	entspricht, entsprechen
Entst.	Entstehung
Entw.	Entwicklung
entw.	entweder
Entz.	Entzündung
Epidemiol.	Epidemiologie, Epidemiologe
epidemiol.	epidemiologisch
Erkr.	Erkrankung
Err.	Erreger
evtl.	eventuell
ext. (extt.)	externus, -a, -um (externi, -ae, -a)
F:	Funktion (Muskeln)
f	femininum
Fam.	Familie
fam.	familiär
frz.	französisch
funkt.	funktionell
gastroenterol.	gastroenterologisch
Gastrol.	Gastrologie, Gastrologe
gastrol.	gastrologisch
geb.	geboren
Gebh.	Geburtshilfe, Geburtshelfer
gebh.	geburtshilflich
geg.	gegen

Genet.	Genetik, Genetiker
Gew.	Gewicht
ggf.	gegebenenfalls
Ggs.	Gegensatz
gr.	1. griechisch; 2. groß
Gyn.	Gynäkologie, Gynäkologe
gyn.	gynäkologisch
H:	Hilfsstrukturen (Gelenke)
h	hora (Stunde)
Hämat.	Hämatologie, Hämatologe
hämat.	hämatologisch
hebr.	hebräisch
Histol.	Histologie, Histologe
histol.	histologisch
Hyg.	Hygiene, Hygieniker
hyg.	hygienisch
I:	Innervation (Muskeln)
i. Allg.	im Allgemeinen
i. d. R.	in der Regel
i. e. S.	im engeren Sinne
Immun.	Immunologie, Immunologe
immun.	immunologisch
Ind.	Indikation
indiff.	indifferent
Inf.	Infektion
inf. (inff.)	1. (anat.) inferior, -ius (inferiores, -a); 2. infolge
Inj.	Injektion
Inkub.	Inkubationszeit
innerh.	innerhalb
insbes.	insbesondere
Insuff.	Insuffizienz
insuff.	insuffizient
Int.	Internist
int.	1. (anat.) internus; 2. internistisch
Intox.	Intoxikation
i. R.	im Rahmen
i. S.	im Sinne
ital.	italienisch
i. w. S.	im weiteren Sinne
jap.	japanisch
Kardiol.	Kardiologie, Kardiologe
kardiol.	kardiologisch
kl.	klein
Komb.	Kombination
Kompl.	Komplikation
kons.	konservativ
Konz.	Konzentration
Kp.	Kochpunkt
Krkh.	Krankheit
L:	Lage (Gelenke)
lat. (latt.)	1. lateralis, -e (laterales, -ia); 2. lateinisch
li.	links
Lj.	Lebensjahr
Lok.	Lokalisation
lt.	laut
m	masculinum
maj.	major
max.	maximal, maximus
Med.	Medizin
med. (medd.)	1. (anat.) medialis, -e (mediales, -ia); 2. medizinisch
Meth.	Methode
mhd.	mittelhochdeutsch
Mikrobiol.	Mikrobiologie, Mikrobiologe
mikrobiol.	mikrobiologisch
Min.	Minute
min	Minute
mind.	mindestens
mittl.	mittlerer
mlat.	mittellateinisch
Mon.	Monat
Morphol.	Morphologie
morphol.	morphologisch
n	neutrum
Nachw.	Nachweis
ndt.	niederdeutsch
neg.	negativ
Neurol.	Neurologie, Neurologe
neurol.	neurologisch
nlat.	neulateinisch
o. a.	oder anderes
o. Ä.	oder Ähnliches
oberh.	oberhalb
od.	oder
op.	operativ
Ophth.	Ophthalmologie, -loge
ophth.	ophthalmologisch
org.	organisch
Orthop.	Orthopädie, Orthopäde
orthop.	orthopädisch
Otol.	Otologie, Otologe
otol.	otologisch
Päd.	Pädiatrie, Pädiater
päd.	pädiatrisch
Pat.	Patient
Path.	Pathogenese
Pathol.	Pathologie, Pathologe
pathol.	pathologisch
Pharmak.	Pharmakologie, Pharmakologe
pharmak.	pharmakologisch
Pharmaz.	Pharmazie, Pharmazeut
pharmaz.	pharmazeutisch
Phys.	Physik, Physiker
physik.	physikalisch
Physiol.	Physiologie, Physiologe
physiol.	physiologisch
Pkt.	Punkt, Punkte
pl	Plural
port.	portugiesisch
pos.	positiv
post. (postt.)	posterior, -ius (posteriores, -a)
Präp.	Präparat
Präv.	Prävention
prof.	profundus
Progn.	Prognose
progn.	prognostisch
proktol.	proktologisch
Proph.	Prophylaxe
prox.	proximalis
Psychol.	Psychologie, Psychologe
psychol.	psychologisch
qual.	qualitativ
quant.	quantitativ
Radiol.	Radiologie, Radiologe
radiol.	radiologisch
re.	rechts
Rel.	Relation
rel.	relativ
Rez.	Rezeptur
rezidiv.	rezidivierend

Rhin.	Rhinologie, Rhinologe
rhin.	rhinologisch
Rö.	Röntgen, Röntgenbild, -befund
Röntg.	Röntgenologie, Röntgenologe
röntg.	röntgenologisch
S:	Sammelgebiet (Venen)
S.	Seite
s	Sekunde
s.	1. sive, seu (oder); 2. siehe
s. a.	siehe auch
Sek.	Sekunde
sek.	sekundär
Serol.	Serologie
serol.	serologisch
sin. (sinn.)	sinister, -a, -um (sinistri, -ae, -a)
sing	Singular
s. o.	siehe oben
sog.	so genannt
Soziol.	Soziologie, Soziologe
soziol.	soziologisch
spez.	speziell
splat.	spätlateinisch
Std.	Stunde
s. u.	siehe unten
subj.	subjektiv
sup. (supp.)	superior, -ius (superiores, -a)
superf.	superficialis, -e (superficiales, -ia)
Sympt.	Symptom, Symptomatik
syn.	synonym
Tab.	Tabelle
tbk.	tuberkulös
Temp.	Temperatur
Ther.	Therapie
therap.	therapeutisch
Toxikol.	Toxikologie, Toxikologe
toxikol.	toxikologisch

u.	und
u. a.	1. unter anderem; 2. und anderes
u. Ä.	und Ähnliches
ums.	umseitig
unterh.	unterhalb
Urol.	Urologie, Urologe
urol.	urologisch
Urs.	Ursache
usw.	und so weiter
u. U.	unter Umständen
u. v. a.	und viele andere
V:	Versorgungsgebiet (Arterien, Nerven)
v. a.	vor allem
ventr.	ventralis, -e
Verf.	Verfahren
versch.	verschieden
Verw.	Verwendung
Veterin.	Veterinärmedizin
veterin.	veterinärmedizinisch
vgl.	vergleiche
Virol.	Virologie, Virologe
virol.	virologisch
Vit.	Vitamin
Vork.	Vorkommen
wiss.	wissenschaftlich
Wo.	Woche
z. B.	zum Beispiel
zeitgen.	zeitgenössisch
Zool.	Zoologie, Zoologe
zool.	zoologisch
z. T.	zum Teil
Zus.	Zusammenhang
zus.	zusammen
zw.	zwischen
Zytol.	Zytologie, Zytologe
zytol.	zytologisch

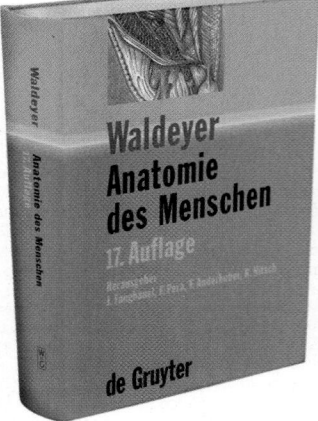

A

a: Vorsatzzeichen für Atto- (Faktor 10^{-18}); vgl. Einheiten.

A: Abk. für **1.** (ophth.) Akkommodation*; **2.** (biochem.) Alanin*, Adenin*, Adenosin*; **3.** (physik.) **a)** Einheitenzeichen für Ampere*; **b)** Formelzeichen für Aktivität*, Massenzahl*, Fläche.

A.: (anat.) Abk. für Arteria.

A-: auch An-; Wortteil mit der Bedeutung Un-, -los, -leer; von gr. ἀ (privativum).

A_h: Blutgruppe A_h; s. Para-Bombay-Blutgruppen.

aa (gr. ἀνά je)**:** auch ana; (Rez.) Abk. für ana partes aequales, zu gleichen Teilen, gleich viel; ältere Schreibweise āā.

Aa.: (anat.) Abk. für Arteriae (Arterien).

AAC: Abk. für **A**ntibiotika-**a**ssoziierte Kolitis* (**C**olitis); vgl. Colitis pseudomembranacea.

AAF: Abk. für **A**nti**a**telektase**f**aktor; s. Surfactant.

AAK: Abk. für **A**temluft**a**lkohol**k**onzentration; vgl. Alkoholbestimmung.

AAM: Abk. für **a**ngeborener **A**uslöse**m**echanismus*.

17-1A-Anti|körper (Anti-*)**:** s. Edrecolomab.

AAR: Abk. für **A**ntigen*-**A**ntikörper-**R**eaktion.

Aarskog-Syn|drom (Dagfinn A., Päd., Humangenet., Norwegen, geb. 1928) **n:** syn. faziogenitodigitales Syndrom; meist geschlechtsgebunden vererbte Erkr. mit geringer Expression im weibl. Geschlecht; ca. 100 Fälle bekannt; **Sympt.:** Minderwuchs, faziale Dysmorphie, Augenanomalien, Brachydaktylie mit partieller kutaner Syndaktylie, Inguinalhernien, Schalskrotum, Leistenhoden. Genlokalisation: X p11.21.

Aase-Syn|drom (Jon M. A., Päd., klin. Genet., Albuquerque, New Mexico) **n:** autosomal-rezessiv erbl. Störung der Erythropoese mit Daumentriphalangie u. a. Fehlbildungen; mehr als 200 Fälle bekannt; gute Progn. der Anämie bei Ther. mit Glukokortikoiden.

AAV: Abk. für **A**deno-**a**ssoziiertes **V**irus; s. Parvoviridae.

Ab-: auch Abs-, A-; Wortteil mit der Bedeutung entfernt von, weg von; von lat. a.

Abaca|vir (INN) **n:** Abk. ABC; Virostatikum (Nukleosidanalogon); **Ind.:** Infektion mit HIV* als Teil einer antiviralen Kombinationstherapie*; **Kontraind.:** schwere Leberfunktionsstörung; **UAW:** lebensbedrohl., z. T. tödl. Überempfindlichkeitsreaktion (bes. nach Reexposition), gastrointestinale Beschwerden, Laktatazidose. Vgl. Virostatika. R. Leh.

Abadie-Zeichen (Charles A., Ophth., Paris, 1842–1932)**:** (engl.) Abadie's sign; vermehrte Innervation des M. levator palpebrae superior mit Lidretraktion bei Basedow-Krankheit (s. Thyroiditis).

Abart: s. Varietas.

A|basie (A-*; Bas-*) **f:** (engl.) abasia; Unfähigkeit zu gehen; **Urs.:** Ataxie*, Beinlähmung, extrapyramidale Syndrome (z. B. Chorea Huntington, Wilson-Krankheit), ischämische Schädigung von Basalganglien od. Thalamus, psychogen (i. R. von dissoziativen Störungen od. Konversionsneurosen); vgl. Dysbasie.

Abbau|intoxikation (Intoxikation*) **f:** (engl.) endogenous autointoxication; Form der Selbstvergiftung inf. des Abbaus von Gewebe, z. B. von Karzinom- od. verbranntem Gewebe.

Abbau|syn|drom n: (engl.) organic brain syndrome; veraltete Bez. für die allmähliche, meist irreversible Abnahme der intellektuellen u. psych. Leistungsfähigkeit, z. B. als Folge von hirnorg. Veränderungen (org. Psychose*); **Sympt.:** Verminderung des Antriebs u. der geistigen Fähigkeiten u. Reduktion auf einfache, vital wichtige Vollzüge, Wesensveränderung, Persönlichkeitsentdifferenzierung, Störung der Integration versch. kognitiver u. affektiver Funktionen. Vgl. Defekt, Demenz.

Abblassung, temporale: (engl.) temporal pallor; Abblassung der temporalen Hälfte der Sehnervenpapille inf. isolierter Schädigung des papillomakulären Bündels* i. R. einer partiellen Optikusatrophie*; Vork. bei Retrobulbärneuritis (s. Neuritis nervi optici) sowie tox. od. hereditärer Optikusneuropathie.

Abbruch|blutung: (engl.) withdrawal bleeding; (gyn.) Auftreten einer uterinen Blutung inf. Abstoßung des Endometriums* durch Absinken der Östrogen- od. Progesteronkonzentration (sog. Hormonentzugsblutung); Vork. bei anovulatorischem Zyklus*, nach Verabreichung von weibl. Sexualhormonen; i. w. S. stellt die Menstruation* eine physiol. A. dar. Vgl. Durchbruchblutung.

ABC: Abk. für **Abac**avir*.

Abciximab (INNv) **n:** Thrombozytenaggregationshemmer, der durch selektive Bindung an den thrombozytären Glykoprotein-IIb/IIIa-Rezeptor die Bindung von Fibrinogen auf der Thrombozytenoberfläche verhindert u. damit die Aggregationsfähigkeit von Thrombozyten herabsetzt; außerdem wird die Bindung des extrazellulären Matrixproteins Vitronectin an Willebrand-Faktor-Rezeptoren des Endothels gehemmt (führt ggf. zu Blutungen); **Verw.:** bei instabiler Angina pectoris od. vor PTCA* zur Vermeidung von kardialen Ischämien (zusätzl. zu Acetylsalicylsäure u. Heparin); **UAW:** u. a. schwere Blutungen, Hypotonie, Thrombopenie (<50 000/µl; sehr selten), Bradykardie, Fieber.

ABC-Schema n: (engl.) ABC of resuscitation; Abfolge lebensrettender Maßnahmen nach Safar: **A:** Atemwege freimachen (vgl. Esmarch-Heiberg-Handgriff), **B:** Beatmung*, **C:** Cirkulation prüfen u. ggf. in Gang bringen (Herzdruckmassage*); einprägsames Lernschema zur Ausbildung von Laienhelfern in Herz-Lungen-Wiederbelebung (Reanimation*).

Abdeck|test m: (engl.) cover test; syn. Cover-Test; Untersuchung einer Fehlstellung der Augen; **Formen: 1.** einseitiger A.: bei manifestem

A

Schielen (Strabismus*) macht das abweichende Auge nach Abdecken des fixierenden Auges eine Einstellbewegung (Abk. EB) zur Fixation des beobachteten Gegenstands (Fixationsbewegung); die Richtung, aus der die EB erfolgt, lässt erkennen, ob es sich um ein Einwärts-, Auswärts- od. Höhenschielen handelt; EB bei Begleitschielen in allen Blickrichtungen gleich groß, bei Lähmungsschielen (s. Augenmuskellähmung) größter Schielwinkel bei Blick in Richtung des Wirkungsbereichs des gelähmten Muskels; **2.** alternierender A.: bei latentem Schielen (Heterophorie*) kommt es durch abwechselndes Abdecken des re. u. li. Auges (Unterbrechung des Binokularsehens) zu einer EB des freigegebenen Auges. **3.** Aufdecktest: Prüfung der Fusionsfähigkeit bei Heterophorie; beobachtet wird, ob u. wie rasch die durch alternierendes Abdecken provozierte Schielstellung überwunden werden kann.

Abderhalden-Fanconi-Syn|drom (Emil A., Physiol., Biochem., Zürich, 1877–1950; Guido F., Päd., Zürich, 1892–1979) n: s. Cystinose.

Ab|domen (lat.) n: Bauch, Unterleib; vgl. Bauchregionen.

Ab|domen, akutes (↑) n: s. Akutes Abdomen.

Ab|domen|übersichts|aufnahme (↑): (engl.) plain abdominal radiography; Leeraufnahme* des Bauchraums (in Rückenlage, stehend od. in Linksseitenlage); **Ind.:** Verdacht auf Perforation gastrointestinaler Organe (Nachweis von freier Luft), Ileusdiagnostik (Flüssigkeitsspiegel, luftgefüllte, „stehende" Darmschlingen), Nachweis Schatten gebender Konkremente (Galle, Pankreas, Nieren, Milz, Gefäße), Fremdkörpersuche, Verdacht auf intraabdominale Raumforderungen. Vgl. Urographie.

ab|dominal (lat.): abdominalis; zum Bauch, Unterleib gehörig, Bauch-.

Ab|dominal|atmung (↑): (engl.) abdominal breathing; syn. Zwerchfellatmung; s. Atmungstypen.

Ab|dominal|beschwerden, funktionelle (↑): (engl.) functional abdominal complaints; auch funktionelles Magen-Darm-Syndrom; Bez. für Bauchbeschwerden, für die sich kein pathol.-anat. Substrat an den intraabdominalen Organen nachweisen lässt; **Vork.:** eine der häufigsten gastrointestinalen Störungen, teilweise als psychovegetatives Syndrom od. i. R. von Neurose od. Depression auftretend; s. Reizkolon, Dyspepsie, funktionelle.

Ab|dominal|gravidität (↑; Graviditas*) f: (engl.) abdominal pregnancy; Bauchhöhlenschwangerschaft; s. Extrauteringravidität.

Ab|dominal|lavage (↑; Lavage*) f: s. Peritoneallavage, Etappenlavage.

Abdruck: (zahnmed.) nicht mehr gebräuchl. Bez. für Abformung*.

ab|ducens (lat. abducere wegführen): wegführend, von der Mittellinie wegziehend; vgl. Nervus abducens.

Ab|ductor-op|ponens-A|trophie (↑; lat. opponere entgegenstellen; Atrophie*) f: (engl.) atrophy of the m. abductor opponens; Atrophie des M. abductor pollicis brevis u. des M. opponens pollicis; **Urs.:** Wurzelkompressionssyndrom* im Bereich C_7, Schädigung des N. medianus, Karpaltunnelsyndrom*.

Ab|duktion (↑) f: (engl.) abduction; Wegführen eines Körperteils von der Medianebene; z. B. Heben des Arms nach außen, Bewegung des Auges zur Schläfe; vgl. Adduktion.

Ab|duktions|fraktur (↑; Fraktur*) f: s. Schenkelhalsfraktur.

Ab|duktions|kon|traktur (↑; Kontrakt-*) f: s. Kontraktur.

Ab|duktor (↑) m: abziehender Muskel; z. B. M. abductor hallucis.

Ab|duzens|lähmung (↑): (engl.) abducens nerve palsy; Form der Augenmuskellähmung* inf. Schädigung des N. abducens (VI. Hirnnerv) mit Lähmung des von ihm versorgten M. rectus lateralis, der das Auge horizontal nach außen bewegt; das betroffene Auge bleibt beim Blick zur Seite der Lähmung zurück (s. Abb.). **Klin.:** ungekreuzte Doppelbilder, deren Abstand beim Blick zur Seite der A. zunimmt; **Urs.:** lokale Kompression durch Aneurysma, Megadolichobasilaris od. Tumor (im Nasopharynxbereich od. an der Schädelbasis, z. B. Chordom), entzündl. bedingt (z. B. bei basaler Meningitis, Syphilis, Lyme-Borreliose, Sarkoidose), Sinus-cavernosus-Affektion (Fistel zw. A. carotis u. Sinus cavernosus, Kavernosusthrombose, Tolosa-Hunt-Syndrom), Trauma, erhöhter Hirndruck (einschl. Pseudotumor cerebri), Durchblutungsstörung, Wernicke-Enzephalopathie; A. inf. Hirnstammläsion geht i. Allg. mit weiteren Lähmungen (horizontale Blickparese, periphere Fazialisparese, kontralaterale Hemiparese) einher. M. Bre.

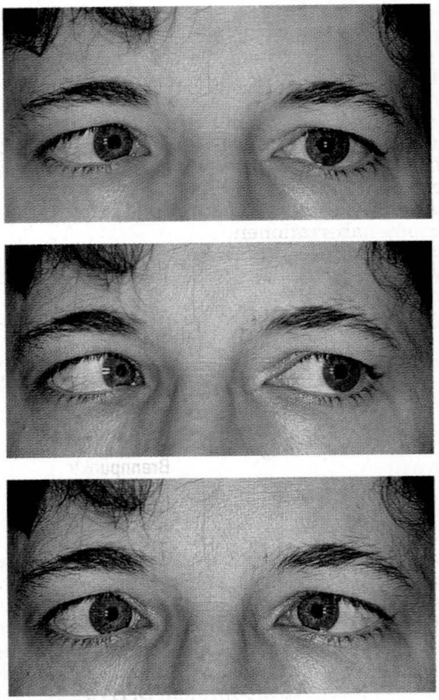

Abduzenslähmung:
Abduzenslähmung des rechten Auges:
oben: Geradeausblick, mäßige Einwärtsstellung des rechten Auges;
Mitte: Blick nach links ungestört;
unten: Blick nach rechts, fehlende Mitbewegung des rechten Auges [550]

Abernethy-Faszie (Fasc-*) f: (engl.) Abernethy's fascia; Pars iliaca der Fascia iliopsoas.

ab|errant (lat. aberrare abweichen): abweichend; z. B. aberrantes Gefäß.

Ab|erration (lat. aberratio) f: Abweichung; (genet.) s. Chromosomenaberrationen.

Ab|erration, chromatische (↑) f: (engl.) chromatic aberration; (physik.) opt. Abbildungsfehler von Linsen inf. der in Abhängigkeit von der

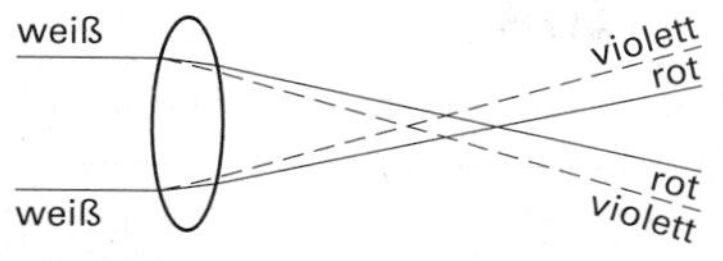

Aberration, chromatische

Frequenz unterschiedl. Brechung des Lichts (farbige Bildränder als Spektrum, das durch die Farbenzerstreuung entsteht); Korrektur durch Achromat* od. Apochromat*.

Ab|errationen, strukturelle (↑) f pl: s. Chromosomenaberrationen.

Ab|erration, sphärische (↑) f: (engl.) spheric aberration; (physik.) opt. Abbildungsfehler inf.

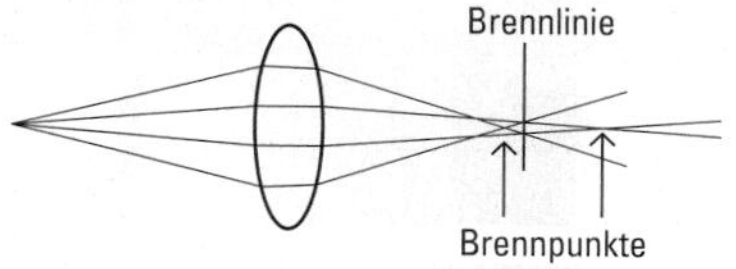

Aberration, sphärische

relativ stärkerer Brechung des Lichts in den Randpartien eines opt. Systems; Korrektur durch Linsenkombination.

A|beta-Lipo|protein|ämie (A-*; Lip-*; Prot-*; -ämie*) f: (engl.) abetalipoproteinemia; autosomal-rezessiv vererbte Erkr. (Genlokus 4q22-q24) mit Fehlen von Apolipoprotein B, Hypocholesterolämie u. Hypotriglyceridämie; s. Hypolipoproteinämien (Tab.).

Abfall, radio|aktiver: (engl.) radioactive waste; sog. Atommüll; sämtliche bei der Nutzung der Radioaktivität* in Kernindustrie, Forschung u. Nuklearmedizin anfallende radioaktive bzw. radioaktiv kontaminierte Substanzen u. Materialien, bei denen eine Dekontamination* bzw. Wiederverwendung nicht möglich ist. Nach dem Atomgesetz ist r. A. schadlos zu verwerten od. geordnet zu beseitigen. Die Endlagerung von r. A. muss durch geeignete Umschließung u. Isolation so gestaltet werden, dass eine Gefährdung von Mensch u. Umwelt für heute u. für alle Zukunft ausgeschlossen werden kann; sie ist weltweit jedoch noch ein kaum gelöstes Problem. Vgl. Dekontaminationsanlage.

Abformung: (engl.) impression; zahnmed. Verf. zur Herstellung eines Modells* (meist aus Gips) der Mundsituation des Pat.; Abformmaterialien sind Silikone, Polyether, Polysulfide, Alginate, Hydrokolloide, Gips, Wachse u. Zink-Oxid-Eugenolpasten. **Formen: 1.** Situationsabformung: anat. A. der Zahnreihen; **2.** Funktionsabformung: A. der Kieferkämme od. Zahnreihen einschl. der Bewegungen der angrenzenden Schleimhäute, der Zunge bzw. des Gaumens; **3.** Kauabformung: A. des zahnlosen Kiefers unter Kaubewegungen; **4.** Schluckabformung: A. des zahnlosen od. teilbezahnten Kiefers u. der angrenzenden Schleimhäute mittels Schluckbewegungen; **5.** phonetische A.: A. unter Sprechbewegungen; **6.** Korrekturabformung: A. von Kronenstümpfen durch ein zweiphasiges, zweizeitiges Verf., bei dem die Erstabformung aus knetbarem Silikon in einem zweiten Arbeitsgang durch eine dünn fließende Silikonmasse korrigiert wird; **7.** Doppelmischabformung: Anw. von zwei Abformmaterialien (dünn fließend auf die Kronenstümpfe, schwer fließend mit Stempelwirkung); Variante: Einphasenabformung, bei der nur ein Material, oft mit thixotropen Eigenschaften, benutzt wird.

Abführ|mittel: syn. Laxanzien*.

Abhängigkeit: (engl.) dependence; auch Sucht, Dependenz; Bez. für versch. Formen des Angewiesenseins auf best. Substanzen od. Verhaltensweisen; **Formen: 1.** körperliche (physische) A.: Merkmale sind Entw. einer Toleranz* bzgl. der konsumierten Substanz, Auftreten eines substanzspezif. Entzugssyndroms* bei Aussetzen der Substanzzufuhr bzw. die Einnahme der Substanz, um Entzugssymptome zu lindern od. zu vermeiden; **2.** seelische (psychische) A.: u. a. gekennzeichnet durch starkes, gelegentl. übermächtiges od. zwanghaft auftretendes Verlangen, eine Substanz zu konsumieren, um sich pos. Empfindungen zu verschaffen od. unangenehme zu vermeiden; verminderte Kontrollfähigkeit über Beginn, Beendigung u. Menge des Substanzgebrauchs einschl. erfolgloser Versuche, diesen zu verringern; Einengung u. Anpassung der Alltagsaktivitäten auf die Möglichkeit bzw. Gelegenheit zum Substanzkonsum; Vernachlässigung wichtiger sozialer bzw. berufl. Interessen; fortgesetzter Substanzgebrauch trotz Wissens über dessen schädl. Folgen. Das DSM IV unterscheidet mehrere, u. U. zur A. führende **Stoffgruppen:** Alkohol, Amphetamine od. ähnl. wirkende Sympathomimetika (vgl. Appetitzügler), Cannabis, Halluzinogene, Inhalanzien (z. B. Lösungsmittel; vgl. Schnüffelsucht), Coffein, Cocain, Nicotin, Opiate (s. Heroinabhängigkeit), Phencyclidin, Sedativa, Hypnotika, Anxiolytika. Multipler Substanzgebrauch (s. Polytoxikomanie) kann vorkommen. Eine einfachere Einteilung differenziert Alkohol- (A-Typ), Medikamenten- (M-Typ) u. Rauschmittelabhängigkeit (R-Typ). **Urs.:** Neben der Verfügbarkeit u. pharmak. Wirkung der Droge sind für die Entw. einer A. die Struktur der Persönlichkeit sowie das soziale Lebensumfeld des Betroffenen von Bedeutung; häufig geht eine Phase des Missbrauchs* voraus. Verwendung findet der Begriff der A. auch im Zus. mit best. Handlungen bzw. Verhaltensweisen (s. Spielabhängigkeit). Bei der sog. **low dose dependence** sind die Betroffenen trotz rel. niedriger Dosis u. geringer Dosissteigerung nicht in der Lage, ohne die Substanz auszukommen. Im Unterschied zur A. gibt es auch den gewohnheitsmäßigen Konsum best. Substanzen, bei dem die typ. Merkmale physischer bzw. psychischer A. jedoch fehlen. **Ther.:** s. Entziehung, Entwöhnung.

Abhängigkeits|potential n: (engl.) dependence potential; Bez. für das Vermögen eines Stoffs od. eines Pharmakons, Abhängigkeit* zu induzieren.

Abhärtung: (engl.) hardening; Bez. aus der Naturheilkunde, die i. e. S. die Verbesserung der

A

Abwehr gegen banale Infektionskrankheiten, i. w. S. eine Optimierung von Abwehr- u. Bewältigungsleistungen gegen physische u. psychische Stressoren durch die Anw. versch. Therapieverfahren (z. B. Hydrotherapie*, Klimatherapie*) umschreibt.

ABH-Substanzen (Substantia*) f pl: s. AB-Null-Blutgruppen, Witebsky-Substanzen.

A-Bild-Methode f: (engl.) A-scan; A-Methode; Verfahren der Ultraschalldiagnostik*.

Abklatsch|krebs: (engl.) contact cancer; s. Metastase.

Abklatsch|ulkus (Ulc-*) n: (engl.) kissing ulcer; syn. Abklatschgeschwür; durch Berührung zweier Schleimhäute übertragenes Ulkus; bes. bei Primäraffekt i. R. einer Syphilis*.

Abklatschung: Verf. der Hydrotherapie*; kurze, kräftige Schläge auf den Rücken mit einem nasskalten (10–15 °C) Handtuch, die reflektorisch eine gesteigerte kapillare Durchblutung der Lunge bewirken; **Anw.:** bei Bronchitis, Pneumonie im Lösungsstadium.

Abklatsch|verfahren: (engl.) 1. impression method, 2. impression preparation; **1.** Methode zum Nachw. von Bakterien an Oberflächen aller Art (z. B. Fußböden, Wände, Instrumente, Apparate, Klinikkleidung, Hände des Personals, s. Abb.), bes. im Rahmen der Krankenhaushygiene zur Verhütung von Nosokomialinfektionen*; **2.** vgl. Klatschpräparat.

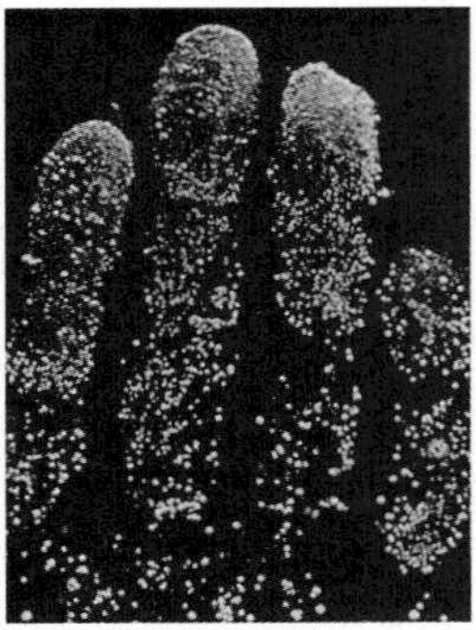

Abklatschverfahren: Ergebnis des Abklatsches der Handinnenfläche nach Kultur [235]

Abkling|quote f: (engl.) decay rate; **1.** (pharmak.) der pro Tag errechnete Wirkungsverlust eines Arzneimittels, i. e. S. der eines Herzglykosids; beträgt z. B. für Digitoxin ca. 7 %, für Digoxin ca. 30 % u. für Strophanthin ca. 40 %; **2.** (radiol.) der prozentuale Anteil eines radioaktiven Stoffs, der sich aufgrund des radioaktiven Zerfalls in einer best. Zeit in ein anderes i. d. R. stabiles Nuklid* umwandelt. Vgl. Kumulation, Halbwertzeit.

Ab|latio (lat. das Entfernen, Wegschaffen) f: **1.** Amputation*, Abtragung; z. B. A. mammae; **2.** Amotio, Ablösung; z. B. A. retinae.

Ab|latio choroideae (↑) f: syn. Amotio* choroideae.

Ab|latio falci|formis con|genita (↑) f: syn. Septum retinale congenitale; bei Frühgeborenen vorkommende, angeb. Faltenbildung der Netzhaut, meist von der Papille temporal nach oben verlaufend.

Ab|latio mammae (↑) f: Mammaamputation; s. Mastektomie.

Ab|latio placentae (↑) f: vorzeitige Plazentalösung*.

Ab|latio retinae (↑) f: syn. Amotio retinae, Netzhautablösung; Trennung von Netzhaut u. Pigmentepithel durch subretinale Flüssigkeit; **Formen: 1.** rhegmatogene (rissbedingte, idiopathische) A. r. mit (hufeisenförmigem) Einriss der Netzhaut inf. degenerativer Netzhaut- bzw. Glaskörperveränderungen im Äquatorbereich bei entspr. Disposition (v. a. Myopie, Aphakie); **2.** nichtrhegmatogene A. r. ohne Einriss durch Zug von innen (Traktionsablatio) bei Glaskörperschrumpfung od. -verlust (z. B. inf. proliferativer Vitreoretinopathie* bei diabetischer Retinopathie, nach Trauma od. Op.) bzw. Druck von hinten inf. pathol. Prozesse zw. Retina u. Choroidea (Exsudation, Tumoren); **Sympt.:** prodromale Flusen, Blitze, dann Schatten, Schleier (Skotom*); vermindertes Rotlicht; ophthalmoskop. blass-graue Netzhaut mit Fältelungen, Durchscheinen der roten Aderhaut im Lochbereich; **Ther.: 1.** prophylakt. Anheften von gefährdeten Arealen durch Hitze- (Photokoagulation*) od. Kälteanwendung; **2.** Annähern von Netz- u. Aderhaut durch eindellende Maßnahmen von außen (Plombe, Cerclage) mit Induktion einer Verklebung durch Kälteanwendung, evtl. in Komb. mit **3.** Vitrektomie* zur Beseitigung innerer Zugkräfte mit od. ohne innere Tamponade (Gas, Silikonöl); postop. Ruhigstellung durch Lochbrille.

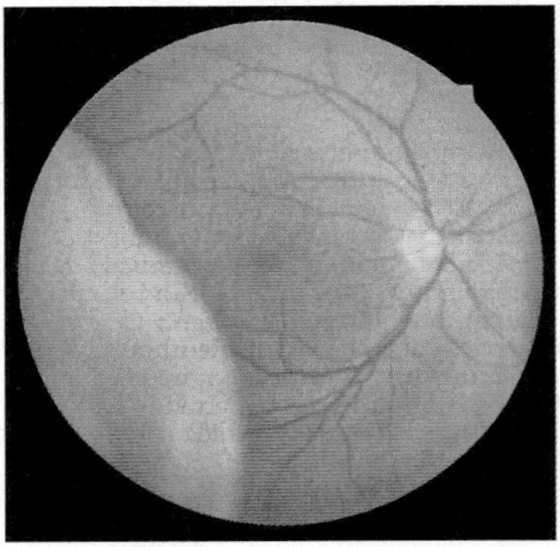

Ablatio retinae [550]

Ableitungen: (engl.) leads, recordings; s. Elektrokardiographie, Elektromyographie, Elektroenzephalographie.

Ableitungen, intra|kardiale: s. Elektrokardiographie, intrakardiale.

Ableitungen, prä|kardiale: s. Brustwandableitungen.

A|blepharie (A-*; Blephar-*) f: (engl.) ablephary; angeb. od. erworbenes, vollständiges od. teilweises Fehlen des Augenlids; bei angeb. A. gelegentlich Komb. mit Makrostoma*.

Abmagerung: (engl.) emaciation; starker Gewichtsverlust (Körpergewicht mehr als 15 % unter dem alters- u. größenspezif. Minimum); **Urs.:** exogen z. B. bei Mangelernährung u. Resorptionsstörung, psychogen v. a. bei Essstörung (z. B. Anorexia* nervosa), endokrinol. z. B. bei Hypophysenvorderlappen-Insuffizienz, Addison-Krankheit u. Hyperthyreose, chron. Infektionskrankheit (z. B. AIDS), Alkoholkrankheit u. Malignom; die extreme Form der A. mit allg. Atrophie* wird als Kachexie bezeichnet.

Abmagerungs|syn|drom, di|en|zephal-tu|moröses n: (engl.) diencephalic syndrome; syn. Russell-Syndrom; Gedeihstörung mit starker Abmagerung innerh. der ersten vier Lj.; **Ätiol.:** langsam wachsender Hirntumor am vorderen Hypothalamus od. Boden des 3. Ventrikels (meist Astrozytom, seltener Spongioblastom, Ependymom, Hamartom); **Klin.:** Kachexie trotz guter Nahrungsaufnahme; gesteigerter Hirndruck mit Erbrechen, Diabetes insipidus, Hypogonadismus, Hyperkinesie, Nystagmus, Doppelbilder, Gesichtsfelddefekte, vegetative Labilität (Schwitzneigung, verminderte Körpertemperatur, Blässe, Tachykardie); **Diagn.:** CCT, Kernspintomographie; **Ther.:** Strahlentherapie bei älteren Kindern u. Erwachsenen; neurochir. Eingriff u. Chemotherapie bei Kleinkindern.

Abnabelung: (engl.) cord clamping; asept. Abtrennung der Nabelschnur* nach der Geburt, etwa 2 Finger breit vom kindl. Nabel entfernt, nachdem vorher bds. der Schnittstelle abgebunden bzw. abgeklemmt wurde; **Einteilung** nach dem Zeitpunkt der A.: **1.** Sofortabnabelung unmittelbar nach Entwicklung des Kindes zur Vermeidung des Übertritts von Plazentablut; **2.** Frühabnabelung nach ca. 1–1½ Min.; **3.** Spätabnabelung nach ca. 5 Min. (nach Übertritt des Plazentabluts), Steigerung des neonatalen Bluthämoglobingehaltes um bis zu 30 % möglich.

ABNull-Blut|gruppen: (engl.) AB0 blood groups; AB0-Blutgruppen; System der sog. klassischen Blutgruppen, das durch das Vorhandensein regulärer Antikörper (sog. Alloagglutinine*) gegen diejenigen Blutgruppenantigene A bzw. B, die dem Individuum selbst fehlen, gekennzeichnet ist (Landsteiner*-Regel); **genetische Grundlagen:** Die Vererbung erfolgt autosomal durch multiple Allele auf dem Chromosom 9; A u. B verhalten sich zueinander kodominant u. gegenüber dem stummen Allel 0 dominant, A_1 gegenüber A_2 dominant (sechs Geno- u. vier Phänotypen, sind bei Blutgruppe 0 u. AB identisch). Die Allele codieren Transferasen, die die jeweilige spez. glykosidische Bindung an terminale Kohlenhydrate der H*-Substanz katalysieren; die antigene Determinante der Blutgruppe A ist N-Acetyl-D-galaktosamin, die der Blutgruppe B D-Galaktose. Durch das stumme (amorphe) Allel 0 wird die H-Substanz enzymatisch nicht verändert u. wirkt selbst als H-Antigen (endständige L-Fucose). Die volle A- u. B-Eigenschaft entwickelt sich im Laufe der ersten beiden Lebensjahre. Von den A- u. B-Antigenen sind versch. Varianten bekannt; wichtig sind die beiden häufigsten Subtypen A_1 u. A_2 als quant. Varianten von A (Antigenzahl pro Erythrozyt ca. 10×10^5 bzw. $2{,}5 \times 10^5$), daneben sind weitere A-Untergruppen (schwächere Varianten des A-Antigens mit geringerer Aktivität der jeweils codierten Transferase) beschrieben. Die ABH-Blutgruppenantigene kommen (als Glykolipide) nicht nur auf Erythrozyten, sondern auch auf anderen Zellen (Leuko- u. Thrombozyten, Epithel- u. Gewebezellen) u. (als lösliche Glykoproteine) im Serum sowie bei sog. Sekretoren (s. Sekretorsystem) auch in anderen Körperflüssigkeiten vor. **Häufigkeit** der AB0-Blutgruppen in Mitteleuropa: s. Tab. Zw. den AB0-

ABNull-Blutgruppen
Häufigkeit in Mitteleuropa

Blutgruppe	Erythrozyteneigenschaften		Häufigkeit	Alloagglutinine
0	[H]		≈ 40 %	Anti-A[1] Anti-B
A	A_1 A_2 (A_x)	≈37 % ≈7,5 % (selten)	≈44,5 %	Anti-B
B	B		≈10,5 %	Anti-A[1]
AB	A_1B A_2B (A_xB)	≈3,5 % ≈1,0 % (selten)	≈4,5 %	keine

[1] Individuen der Blutgruppen 0 und B besitzen regelmäßig A_1-Antikörper, der Titer gegen das Antigen A_2 ist dagegen variabel und meist niedrig.

Blutgruppen u. best. Erkr. besteht ein statistischer Zus.; überzufällig häufiges Vork. der Blutgruppe A bei Pat. mit Karzinomen des Dickdarms, Rektums, Uterus, Ovars u. der Mamma sowie mit ischämischen Herzkrankheiten, Gallenwegerkrankungen u. Cholezystitis, der Blutgruppe B bei Pat. mit Asthma bronchiale u. Meningeom, der Blutgruppe 0 bei Pat. mit Ulcus duodeni et ventriculi, der Blutgruppe AB bei Pat. mit malignen Speicheldrüsentumoren, Larynxkarzinom, chron. Leukämie u. Diabetes mellitus, der Blutgruppen A u. AB bei Pat. mit Kardiakarzinom, der Blutgruppen A, B u. AB bei Pat. mit Magenkarzinom, perniziöser Anämie u. Azoospermie. **Bedeutung:** Die AB0-Blutgruppen müssen bei Bluttransfusionen u. Transplantationen berücksichtigt werden; eine AB0-Imkompatibilität kann zu schweren Transfusionszwischenfällen* (bzw. Transplantatabstoßungsreaktionen) u. einem Morbus* haemolyticus neonatorum führen. Das AB0-System wird außerdem für forensische Untersuchungen wie Abstammungsbegutachtung od. Spurennachweise genutzt. Vgl. Blutgruppen, Blutgruppenbestimmung.

ABNull-Erythro|blastose (Erythr-*; Blast-*; -osis*) f: s. Morbus haemolyticus neonatorum.

ABNull-In|kompati|bilität (In-*; Kompatibilität*) f: (engl.) AB0 incompatibility; AB0-Inkompatibilität; Unverträglichkeit versch. ABNull*-Blutgruppen, z. B. als Urs. von Transfusionszwischenfällen*, hervorgerufen durch entspr. Alloagglutinine* des Empfängers, od. - am häufigsten in Form einer 0/A-Inkompatibilität - als Urs. eines Morbus* haemolyticus neonatorum inf. Sensibilisierung der Mutter gegenüber abweichenden kindl. Blutgruppenantigenen.

Abnutzungs|quote f: (engl.) consumption rate; s. Eiweißminimum.

AB0-: s. ABNull-.

ab|oral (Ab-*; Or-*): vom Mund wegführend.

Ab|ort (lat. abortus Fehlgeburt, Frühgeburt) m: (engl.) miscarriage, abortion; Fehlgeburt; vorzeitige Beendigung der Schwangerschaft durch spontanen od. künstlich herbeigeführten Verlust des Fetus mit einem Gewicht <500 g vor Eintritt seiner extrauterinen Lebensfähigkeit (vor Ende der 22.–24. SSW); es besteht im Ggs. zur Totgeburt* keine standesamtl. Meldepflicht. **Urs.** eines

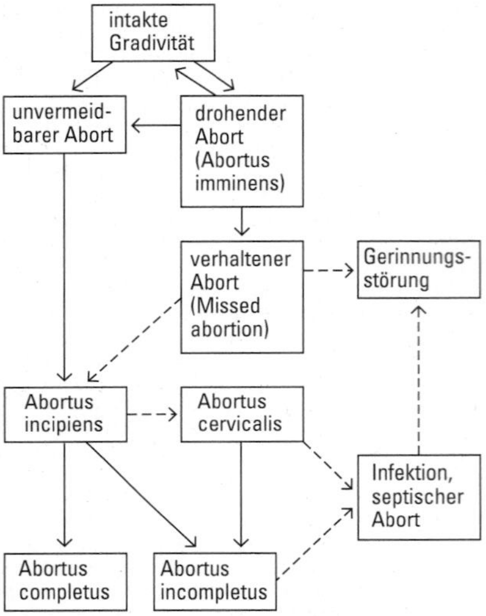

Abort:
Übersicht klinischer Verlaufsformen [252]

spontanen A.: **1.** genet. Anomalien der Elternteile od. der Fruchtanlage; **2.** lokale bzw. generalisierte Inf. (z. B. mit Chlamydia trachomatis, Toxoplasma gondii, Zytomegalie-Virus); **3.** mütterl. Störungen od. Erkr. (z. B. Corpus-luteum-Insuffizienz, uterine Fehlbildung, Diabetes mellitus); **4.** immun. (z. B. Antiphospholipid-Syndrom); **5.** exogene Noxen (z. B. radioaktive Strahlung, Pflanzenschutzgifte, Arzneimittel); **6.** psychosoziale Faktoren (z. B. Krieg, Flucht, Trennung); **Erscheinungsformen: 1.** einzeitiger od. vollständiger A. (Abortus completus): i. d. R. Frühabort (bis 16. SSW) unter Ausstoßung des Eis (Embryo, Amnionsack u. Chorionhülle) in toto; **2.** zweizeitiger od. unvollständiger A. (Abortus incompletus): i. d. R. Spätabort (16.-28. SSW) unter geburtsähnl. Ausstoßung (Blasensprung, wehenartige Schmerzen) von Fetus u. Plazenta, von der häufig Teile in utero verbleiben; **Ther.:** Kürettage*. Vgl. Frühgeburt, Lebendgeburt. W. Str.

Ab|ort, ein|zeitiger (↑) m: s. Abort.

Ab|ort, habitueller (↑) m: (engl.) habitual abortion; Abortus habitualis; mind. zum dritten Mal vorkommende spontane Fehlgeburt unklarer Urs.; meist konstitutionsbedingt; **Formen: 1.** primärer h. A.: drei od. mehr Fehlgeburten ohne ausgetragene Schwangerschaft; **2.** sekundärer h. A.: drei od. mehr Fehlgeburten, unterbrochen durch Geburt.

Ab|ort|in|duktion (↑; Induktion*) f: (engl.) induced abortion; Einleitung eines Schwangerschaftsabbruchs* mit Abortiva*.

ab|ortiv (↑): (engl.) abortive; unfertig, abgekürzt verlaufend, z. B. Typhus, der ungewöhnl. früh u. schnell in Besserung übergeht.

Ab|ortiva (↑) n pl: (engl.) abortifacients; meist wehenerzeugende Substanzen zur Herbeiführung eines Schwangerschaftsabbruchs*, z. B. Ergotalkaloide*, Chinin* (führen sicher zu einer Schädigung des Fetus **und** der Mutter!), Mifepriston* (RU 486) u. Prostaglandine*.

Ab|ortiv|ei (↑): (engl.) mole; Molenei, sog. Windei; Trophoblastmole ohne Embryonalanlage; entwicklungsunfähig; wird bis zur 8. SSW ausgestoßen (ovulärer Abort); **Urs.: 1.** endogene Faktoren (genet. bedingte Schäden, z. B. Chromosomenaberrationen*); **2.** exogene Faktoren (Schäden inf. von Sauerstoffmangel, Intoxikationen, Infektionen, Strahlen u. a.); vgl. Blutmole.

Ab|ort, komplizierter (↑) m: (engl.) infected abortion; Abort mit Entz. von Gebärmutter u. Adnexen.

Ab|ort|psychose (↑; Psych-*; -osis*) f: (engl.) post abortion psychosis; Bez. für psychische Erkr. nach Fehlgeburt od. Schwangerschaftsabbruch; i. e. S. symptomat. Psychose*, i. w. S. auch Depression (vgl. Depression, psychogene) u. a. Störungen.

Ab|ort, septischer (↑) m: (engl.) septic abortion; schwerste Verlaufsform des Abortus* febrilis.

Ab|ort, tubarer (↑) m: s. Tubargravidität.

Ab|ort, un|komplizierter (↑) m: (engl.) uncomplicated abortion; Abort ohne entzündl. Beteiligung der Nachbarorgane.

Ab|ortus (↑) m: s. Abort.

Ab|ortus arti|ficialis (↑) m: s. Schwangerschaftsabbruch.

Ab|ortus-Bang-In|fektion (↑; Bernhard L. B., Bakteriol., Tierarzt, Kopenhagen, 1848–1932; Infekt-*) f: s. Brucellosen.

Ab|ortus cervicalis (↑) m: Bez. für einen durch rigiden Muttermund (z. B. nach narbigen Veränderungen) verhaltenen Abort; selten.

Ab|ortus completus (↑) m: s. Abort.

Ab|ortus criminalis (↑) m: gesetzeswidriger Schwangerschaftsabbruch*.

Ab|ortus febrilis (↑) m: fieberhafter Abort; **Formen: 1.** unkomplizierter A. f. (lokale Endometriuminfektion); **2.** komplizierter A. f. (mit Adnexitis); **3.** sept. Abort mit Bakteriämie, Pelveoperitonitis, diffuser Peritonitis u. Gefahr eines septisch-toxischen Schocks*; als putrider A. f. mit Gasbildung.

Ab|ortus habitualis (↑) m: s. Abort, habitueller.

Ab|ortus im|minens (↑) m: drohender bzw. bevorstehender Abort mit leichter Blutung od. Wehen bei geschlossenem Zervikalkanal; die Schwangerschaft ist unter günstigen Umständen zu erhalten.

Ab|ortus in|cipiens (↑) m: beginnender, meist nicht aufzuhaltender Abort mit Blutung u. Wehen bei deutlicher Eröffnung des Muttermundes; konservativer Therapieversuch u. U. noch indiziert.

Ab|ortus in|completus (↑) m: s. Abort.

Ab|ortus spontaneus (↑) m: Spontanabort; Abort* ohne äußere Einwirkung.

Ab|ort, verhaltener (↑) m: s. Missed abortion.

Ab|ort, zwei|zeitiger (↑) m: s. Abort.

ABPA: Abk. für **a**llergische **b**roncho**p**ulmonale **A**spergillose*.

ABPI: Abk. für (engl.) **a**nkle **b**rachial **p**ressure **i**ndex; s. Knöchel-Arm-Index.

Abräum|zellen (Zelle*): (engl.) scavenger cells; Makrophagen*, i. e. S. Hortega-Zellen (s. Neuroglia).

Ab|rasio (lat. abradere, abrasus abkratzen) f: Abschabung, Ausschabung; s. Kürettage.

Ab|rasio corneae (↑) f: op. Abschabung des Hornhautepithels; z. B. bei rezidiv. Erosion.

Ab|rasio dentium (↑) f: Abschleifen der Zahnkauflächen; physiol. Alterserscheinung, pathol. in Zus. mit bes. physik. Belastungen (z. B. Bruxismus*).

Ab|rasions|zyto|logie (↑; Cyt-*; -log*) f: (engl.) exfoliative cytology; zytol. Untersuchung von Zellen, die durch Bürstenbiopsie* gewonnen wurden. Vgl. Zytodiagnostik.

Ab|rasio uteri (↑) f: s. Kürettage.

Abreibung, nasse: (engl.) wet rubbing; Verf. der Hydrotherapie*, wobei der ganze Körper od. Teile kurz in ein kaltes (10–15 °C) nasses Laken gehüllt, abgerieben u. anschließend abgetrocknet werden; bewirkt durch therm. u. mechan. Reizung eine reaktive Hyperämie* der Haut; **Anw.:** zur Abhärtung*, bei hypotoner Kreislaufdysregulation u. a.; vgl. Packung, Abklatschung, Waschung.

Abrikossoff-Tumor (Alexej I. A., Pathol., Moskau, 1875–1955; Tumor*) m: syn. Myoblastenmyom*.

Abriss|fraktur (Fraktur*) f: (engl.) strain fracture; s. Fraktur, vollständige.

Ab|ruptio graviditatis (lat. abruptio das Abreißen) f: Schwangerschaftsabbruch*.

Ab|ruptio placentae (↑) f: s. Plazentalösung, vorzeitige.

Ab|scessus (lat. Eitergeschwür) m: s. Abszess.

Ab|scher|fraktur (Fraktur*) f: (engl.) shearing fracture; s. Fraktur, vollständige.

Abschirmung: (engl.) screen; Einrichtung aus Strahlen absorbierendem Material (z. B. Blei) zum Schutz vor ionisierender Strahlung*; vgl. Strahlenschutz.

Absence (frz.) f: Form eines epilept. Anfalls mit plötzlich einsetzender u. (meist nach 10–30 Sek.) abrupt endender Bewusstseinsstörung u. nachfolgender Amnesie*; zusätzlich können milde motor. Begleitsymptome (z. B. Lidzuckungen, Änderungen des Muskeltonus, Automatismen) u. vegetative Phänomene auftreten. **Diagn.:** generalisierte Spike-wave-Komplexe (2,5–4/s) in der Elektroenzephalographie*. Vgl. Epilepsie.

Ab|sentia (lat.) f: Geistesabwesenheit.

Absidia f: Pilzgattung der Ordnung Mucorales; A.-Arten sind Saprophyten; A. corymbifera ist fakultativ humanpathogen: Err. der Mucor*-Mykosen insbes. bei abwehrgeschwächten Pat.; vgl. Mykosen (Tab. 3).

Absiedelung: s. Metastase.

Absinthismus m: (engl.) absinthism; s. Artemisia absinthium.

ab|solut (lat. absolutus abgeschlossen, unabhängig): (engl.) absolute; vollkommen.

Absonderung: s. Quarantäne.

Ab|sorber (lat. absorbere aufsaugen) m: **1.** (physik.) jede Materie, die eine Schwächung einer hindurchgehenden Strahlung wie z. B. ionisierende Strahlung* od. Röntgenstrahlung* bewirkt, z. B. durch Absorption*, Streuung*; **2.** (anästh.) Behälter mit Atemkalk* im geschlossenen od. halbgeschlossenen Narkosesystem* zur Absorption des CO_2 in der Ausatmungsluft; damit kann die ausgeatmete Luft nach O_2-Zugabe beim nächsten Atemzug wieder verwendet werden.

Ab|sorption (↑) f: **1.** (physik.) **a)** Schwächung der Intensität nichtionisierender u. ionisierender Strahlung* beim Durchgang durch Materie durch Umwandlung der Strahlungsenergie in andere Energieformen, z. B. Wärme, chem. Energie, Licht anderer Wellenlängen; die A. hängt von den Eigenschaften der Strahlung u. der durchstrahlten Materie ab u. nimmt mit der Dicke des durchstrahlten Mediums zu (vgl. Streuung). Durch A. bestimmter Wellenlängen des weißen Lichts werden Farben sichtbar (vgl. Absorptionsspektrum). Das Prinzip der A. von Strahlung wird genutzt in der Radiologie u. Nuklearmedizin bei der Durchführung bildgebender Verfahren (Röntgenbild, Computertomographie u. a.), dem Einsatz von Röntgenkontrastmitteln*, beim Nachw. ionisierender Strahlung mit geeigneten Detektoren für Untersuchungs- u. Strahlenschutzzwecke, zum Strahlenschutz für Pat. u. Personal (Strahlenschutzwände, Bleiglasfenster, Schutzkleidung, z. B. Bleischürzen) u. in der Labormedizin bei der Messung der Extinktion* zur Konzentrationsbestimmung von Analyten in Lösungen i. R. der Photometrie*; **b)** Lösung, d. h. molekulare gleichmäßige Verteilung eines Gases in einer Flüssigkeit od. in einem festen Körper; Zunahme mit der Erhöhung des Drucks, Abnahme mit zunehmender Temperatur; vgl. Adsorption; **2.** (physiol.) in der Verdauungsphysiologie international gebräuchl. Bez. für den im deutschen Sprachraum üblichen Begriff Resorption*; **3.** (serol.) Absättigung eines Antikörpers mit dem homologen gelösten Antigen*; **4.** (pharmak.) s. Resorption.

Ab|sorptions|spektrum (↑; Spektrum*) n: (engl.) absorption spectrum; Spektrum* elektromagnet. Wellen nach dem Durchdringen von gasförmigen, flüssigen od. festen Substanzen unter Absorption best. Wellenlängen, die sich bei Gasen als schmale Linien (Linienspektrum od. Bandenspektrum), bei Flüssigkeiten u. festen Körpern als breite u. oft unscharf begrenzte Bereiche (kontinuierl. Spektrum) darstellen. Ein A. ist charakterist. für eine best. Substanz u. ermöglicht die qual. u. quant. Analyse. Vgl. Emissionsspektrum.

Abstammungs|begutachtung: (engl.) paternity assessment; gerichtsmed. Verf. mit dem Ziel, durch Vaterschaftsausschluss zur Klärung der biol. Vaterschaft beizutragen; **Prinzip:** biostatist. Auswertung von z. B. Blutgruppen-, HLA-Gutachten u./od. molekulargenet. Analyse des Restriktionsfragmentlängen*-Polymorphismus; das gemeinsame Vork. eines Erbmerkmals bei Kind u. Eventualvater liefert bei gleichzeitigem Fehlen dieses Merkmals bei der Kindesmutter einen umso größeren Hinweis, je seltener das Merkmal ist. Mit der Zahl an Einzelinformationen steigt die Ausschlusswahrscheinlichkeit für den Nicht-Vater. V. Sch.

Abstammungs|lehre: s. Evolutionstheorie.

Abstands|quadrat|gesetz: (engl.) inverse square law; die Intensität der von einer (annähernd) punktförmigen Quelle ausgehenden Strahlung nimmt proportional zum Quadrat der Entfernung von der Strahlenquelle ab; dies gilt für Licht ebenso wie für Röntgenstrahlung, die von einem kleinen Brennfleck (Fokus), bzw. Beta- od. Gammastrahlung, die von einem kleinen radioaktiven Präparat ausgesandt wird. Bei ionisierender Strahlung lautet das A. für die Ener-

A

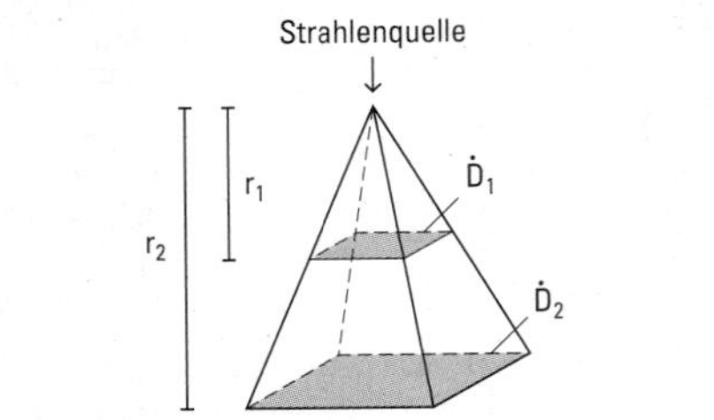

Abstandsquadratgesetz

giedosisleistungen (s. Dosisleistung) $\dot{D}_1$ bzw. $\dot{D}_2$ in den jeweiligen Abständen r_1 bzw. r_2: $\dot{D}_1 : \dot{D}_2 = (r_2 : r_1)^2$.

Abstill|dys|pepsie (Dys-*; -pepsie*) **f:** (engl.) ablactation dyspepsia; ungenaue Bez. für eine akute Ernährungsstörung des Säuglings nach dem Abstillen*; verursacht durch nicht altersgerechte künstl. Säuglingsnahrung (u. mikroökolog. Ungleichgewichte im Magen-Darm-Trakt; vgl. Bifidusflora), Infekte od. Nahrungsmittelunverträglichkeiten (z. B. Kuhmilchallergie*).

Abstillen: (engl.) ablactation, weaning; Übergang von der natürl. Brusternährung (Stillen*) auf künstl. Säuglingsernährung*; sollte wegen der Vorteile der Ernährung mit Muttermilch* für den Säugling möglichst nicht vor dem 5. Lebensmonat erfolgen. **Formen: 1.** primäres A.: Unterdrückung der Laktation, bevor sie eingesetzt hat; **2.** sekundäres A.: Unterdrückung einer bestehenden Laktation; **Ind.: 1.** kindlich (späte Fehlgeburt od. postnatal verstorbenes Kind, best. Medikation der Mutter, angeb. Stoffwechselstörungen des Kindes); **2.** mütterlich (Allgemeinerkrankung, Brusterkrankung od. -anomalie, Status nach Brustoperation, ungenügende Milchproduktion, Wunsch der Mutter). Ein Übergang zur künstl. Nahrung erfolgt meist schrittweise. Vgl. Prolaktinhemmer. W. Str.

Ab|stinenz (lat. abstinentia Enthaltsamkeit) **f:** (engl.) abstinence; Enthaltsamkeit, Enthaltung; z. B. von best. Speisen, Genuss- od. Arzneimitteln, sexueller Betätigung.

Ab|stinenz|erscheinungen (↑): s. Entzugssyndrom.

Abstoßungs|re|aktion **f:** (engl.) rejection reaction; Abk. AR; Zerstörung eines Transplantats inf. Immunantwort* des Empfängers; **Formen: I.** (pathol.): **1.** Erstabstoßungsreaktion (engl. first set reaction) nach Ersttransplantation (ohne Sensibilisierung des Empfängers); Verlauf: Einheilungsphase (bis 5. Tag), beginnende Lymphozyten- u. Granulozyteninfiltration nach vollendeter Vaskularisierung, verstärkte Entzündungsreaktion ab 11. Tag, u. U. Abstoßung; **2.** Zweitabstoßungsreaktion (engl. second set reaction) nach vorangegangener Sensibilisierung durch den gleichen Spender (rasche A. mit kurzer Latenz); **3.** sog. weiße A. inf. ungenügender Vaskularisierung einer Hautplastik; **II.** (klin.): **1.** perakut verlaufende A. (hyperakute Rejektion) mit irreversiblem, medikamentös nicht beeinflussbarem Transplantatversagen (Nekrotisierung) innerhalb von Stunden bis wenigen Tagen i. d. R. inf. präformierter zytotoxischer Antikörper; **2.** akzelerierte A. in der Frühphase nach Transplantation* mit schwerem, meist durch Glukokortikoide allein nicht beeinflussbarem Verlauf (steroidresistente Rejektion); **3.** akute A., am häufigsten eine Woche bis drei Monate nach Transplantation, später seltener bei zu niedrig dosierter Immunsuppression*; **4.** chron. A., jenseits des dritten Monats mit über Monate bis Jahre fortschreitendem, medikamentös kaum beeinflussbarem Funktionsverlust des Transplantats. **Proph.** u. **Ther.: 1.** Induktionstherapie: perioperative Immunsuppression bei Organtransplantation mit Glukokortikoiden, Ciclosporin bzw. Tacrolimus, Antimetaboliten od. Antilymphozyten-Antikörpern; simultane u. sequentielle Therapieschemata sind gebräuchlich. **2.** Rejektionstherapie: hohe Dosen von Glukokortikoiden bei Rejektionsepisoden; bei Steroidresistenz auch monoklonale Antikörper (Anti-CD3) od. Tacrolimus; **3.** Basistherapie: längerfristige Immunsuppression nach Transplantation, meist als Kombinationstherapie aus Ciclosporin od. Tacrolimus, Prednisolon u. Azathioprin od. Mucophenolat-Mofetil; **4.** Langzeittherapie: bei stabiler Transplantatfunktion auf ein od. zwei Immunsuppressiva* reduzierte Rejektionsprophylaxe. Vgl. Graft-versus-host-Reaktion.

Abstrich: (engl.) smear; Entnahme von Untersuchungsmaterial von Haut- u. Schleimhautoberflächen od. Wunden zur mikrobiol. od. zytol. Diagnostik; vgl. Zytodiagnostik.

Ab|szess (lat. abscessus Eitergeschwür) **m:** (engl.) abscess; Ansammlung von Eiter* in einem nicht vorgebildeten, sondern durch Gewebeeinschmelzung (Verflüssigung einer Nekrose) entstandenen, allseitig abgeschlossenen Gewebehohlraum; wird später oft von einer bindegewebigen Abszessmembran umgeben; **Err.:** meist Staphylo- u. Streptokokken, Escherichia coli, häufig Mischinfektion; **Lok.:** meist Körperoberfläche, selten intrakorporal; **Sympt.:** typ. Entzündungszeichen, Fluktuation, pulssynchroner Klopfschmerz; **Ther.:** ovaläre Exzision, Entfernung der Abszessmembran, Antiseptika, Wundspülung, ggf. Inzision mit Gegeninzision u. Drainage; **DD:** tuberkulöser, sog. kalter A. (ohne Rötung u. lokale Überwärmung), infizierte Zysten, erweichende Tumoren. Im klin. Sprachgebrauch werden häufig auch abgekapselte Empyeme als A. (z. B. subphrenischer Abszess*, Douglas-Abszess) bezeichnet. Vgl. Senkungsabszess, Empyem, Phlegmone.

Ab|szess, bartholinischer (↑) **m:** s. Bartholinitis.

Ab|szess, hepatischer (↑) **m:** s. Leberabszess.

Ab|szess, para|nephritischer (↑) **m:** (engl.) paranephritic abscess; Eiteransammlung in der Nierenfettkapsel; vgl. Paranephritis.

Ab|szess, peri|analer (↑) **m:** (engl.) perianal abscess; auch periproktitischer Abszess; Abszess im Analbereich durch eitrige Proktodealdrüseninfektion; bei chron. Verlauf Ausbreitung in die Verschiebeschichten des perianalen Raums u. Ausbildung einer Analfistel*; **Sympt.:** Schmerzen, fluktuierende Vorwölbung, Fieber; **Ther.:** ovaläre Exzision (evtl. mit Gegeninzision u. Drainage), ggf. Fistelspaltung; tägl. Wunddusche u. Verbandwechsel. Vgl. Kryptitis, Symptomenkomplex, analer.

Ab|szess, peri|nephritischer (↑) **m:** (engl.) perinephritic abscess; Abszess zw. Niere u. Nierenkapsel; vgl. Paranephritis, Perinephritis.

Ab|szess, peri|typhlitischer (↑) **m:** (engl.) perityphlitic abscess; Abszess im Bereich des Caecums; Vork. bei akuter, destruierender Appendizitis* od. als postop. Komplikation.

Ab|szẹss, pulmon<u>a</u>ler (↑) m: s. Lungenabszess.

Ab|szẹss, retro|mamm<u>ä</u>rer (↑) m: (engl.) retromammary abscess; hinter der Brustdrüse zw.

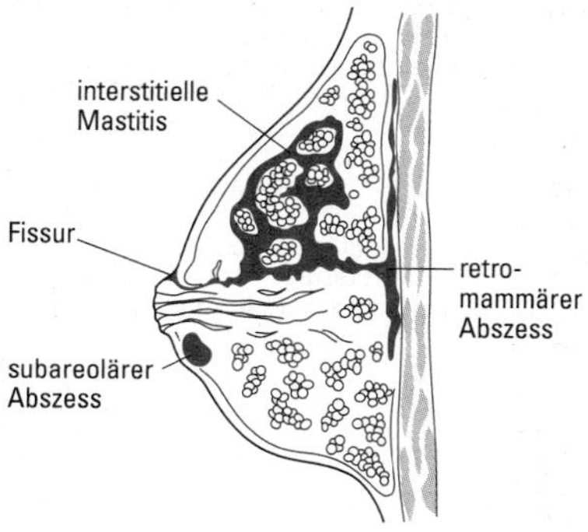

Abszess, retromammärer [385]

den Blättern der Fascia superficialis u. Fascia profunda lokalisierter Abszess; vgl. Mastitis, Bardenheuer-Bogenschnitt.

Ab|szẹss, sub|hep<u>a</u>tischer (↑) m: häufig iatrogen bedingter, unterhalb der Leber lokalisierter Abszess; vgl. Abszess, subphrenischer.

Ab|szẹss, sub|phr<u>e</u>nischer (↑) m: (engl.) subphrenic abscess; zw. Zwerchfell u. Colon transversum lokalisierter, häufigster intraabdominaler Abszess, links häufiger als rechts auftretend;

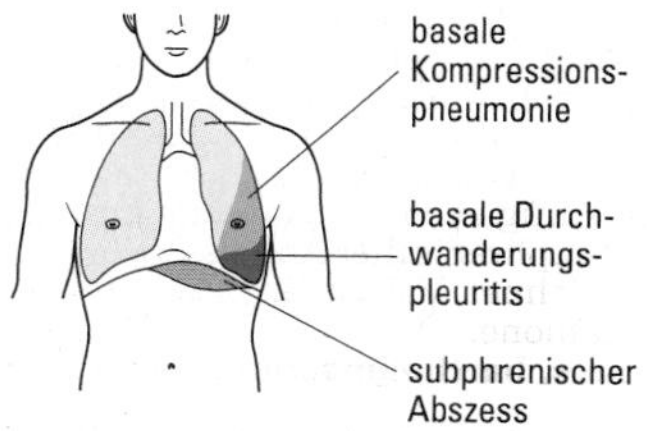

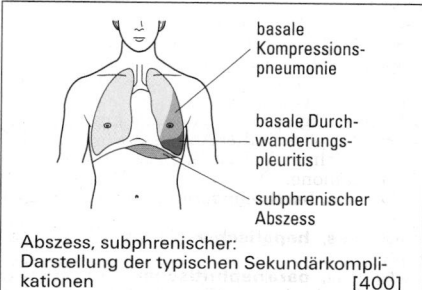

Abszess, subphrenischer:
Darstellung der typischen Sekundärkomplikationen [400]

Urs.: meist vorhergehender chir. Eingriff im Bauchraum, Hohlorganperforation (Ulkus, Karzinom), destruierende Entz., lymphogene od. hämatogene Streuung von Bakterien; **Sympt.:** Fieber, Leukozytose, atemabhängige Schmerzen, Schulterschmerz; **Diagn.:** Ultraschalldiagnostik (Sonographie), Computertomographie, röntg. eingeschränkte Zwerchfellbeweglichkeit u. subdiaphragmale Gasansammlung; **Ther.:** op. Entlastung u. Drainage, transkutane sono- od. computertomographisch gesteuerte Punktion u. Kathetereinlage, Antibiotika; **Kompl.:** Ruptur mit diffuser Peritonitis, Pleuraempyem, Leberabszess, Sepsis.

Abt-Letterer-Siwe-Krankheit: s. Letterer-Siwe-Krankheit.

Abtötungs|zeit: (engl.) death time; bei der Sterilisation* Zeit vom Erreichen der Solltemperatur im Kern des Sterilisierguts bis zur Abtötung der Mikroorganismen.

Abtreibung: (engl.) induced abortion; absichtlich herbeigeführter Schwangerschaftsabbruch*.

A|bul<u>ie</u> (A-*; gr. βουλή Wille) f: (engl.) abulia; Willenlosigkeit; **1.** (psychiatr.) Entschluss- u. Entscheidungsunfähigkeit bei fehlendem Willen u. Antriebslosigkeit; Vork. bei depressiven Zuständen, schizophrenen Psychosen, org. Hirnschäden, Frontalhirnerkrankungen; **2.** (logopäd.) völliges Sprechunvermögen durch den Verlust phonischer Innervation. Vgl. Mutismus, Syndrom, akinetisch-abulisches.

Ab|<u>u</u>sus (lat.) m: (engl.) abuse; syn. Missbrauch*.

Abutment (engl. Stützpfeiler): (zahnmed.) über die Schleimhaut ragender Aufbau auf einem im Knochen integrierten Dentalimplantat zur Befestigung von Suprastrukturen (z. B. Krone*) durch Schrauben od. Zementieren.

Abwehr|mechanismus m: (engl.) defence mechanism; **1.** (psychol.) Bez. für eine im Laufe der Persönlichkeitsentwicklung gelernte Methode zum Schutz vor Impulsen, Gefühlen u. Erfahrungen, die mit dem Bild von sich u. der Welt nicht übereinstimmen; im Ggs. zum Coping* richtet sich ein A. gegen unbewusste Konflikte, Ängste u. Phantasien u. bleibt selbst unbewusst. **Formen:** z. B. Verdrängung*, Projektion*, Rationalisierung*, Reaktionsbildung (s. Reaktion), Regression*, Ungeschehenmachen, Wendung gegen die eigene Person, Isolierung, Introjektion, Verleugnung*, Verkehrung ins Gegenteil, Sublimierung*, Transformation*; **2.** (immun.) s. Immunantwort.

Abwehr|phase, mono|zyt<u>ä</u>re f: (engl.) monocytic phase; s. Leukozyten.

Abwehr|phase|re|flexe (Reflekt-*) m pl: (engl.) withdrawal reflexes; polysynaptische Reflexe* zum Schutz des Individuums; z. B. Fluchtreflex*.

Abwehr|spannung: (engl.) guarding; Leitsymptom bei Akutem* Abdomen; zunächst lokal auf den Ort der Erkr. beschränkte, später auch generalisierte ständige Kontraktion der Bauchdeckenmuskulatur; **Pathophysiol.:** Die peritoneale Reizung bewirkt eine Erregung der afferenten somatosensiblen Fasern des Reflexbogens u. damit als Reizantwort eine Erregung der efferenten motorischen Fasern. Vgl. Peritonitis, Peritonismus. J. Die.

Abwehr, zellul<u>ä</u>re: (engl.) cellular defense; s. Infektionsabwehr.

Ac: chem. Symbol für Actinium*.

Ac.: Abk. für Acidum (Säure).

a. c.: (Rez.) ante cibum (cibos), vor dem Essen.

A|caerulo|plasm<u>i</u>n|ämie (A-*; lat. caerụleus bläulich; -plasma*; -ämie*) f: (engl.) ceruloplasmin deficiency; Verminderung des Caeruloplasmins, meist bei hepatolentikulärer Degeneration*.

Acampros<u>a</u>t (INN) n: NMDA-Rezeptorantagonist, der durch Blockade der NMDA-Rezeptoren u. agonist. Effekte an GABA-ergen Neuronen die neuronale Erregbarkeit vermindert; **Verw.:** zur Unterstützung u. Aufrechterhaltung der Abstinenz bei Alkoholkrankheit; **Kontraind.:** Nieren- u. Leberinsuffizienz, Schwangerschaft- u. Stillzeit; **UAW:** u. a. Diarrhö, Erbrechen, selten makulopapulöse Erytheme, Libidoveränderungen.

A

Acanth|amoeba (Akanth-*; Amöben*) f: Gattung frei lebender Amöben; vegetative Form mit spitz auslaufenden Pseudopodien*; einkernige Zysten als Dauerform (s. Abb.); einige Arten fakultativ humanpathogen; Err. der Amöben*-Meningoenzephalitis u. der Amöbenkeratitis.

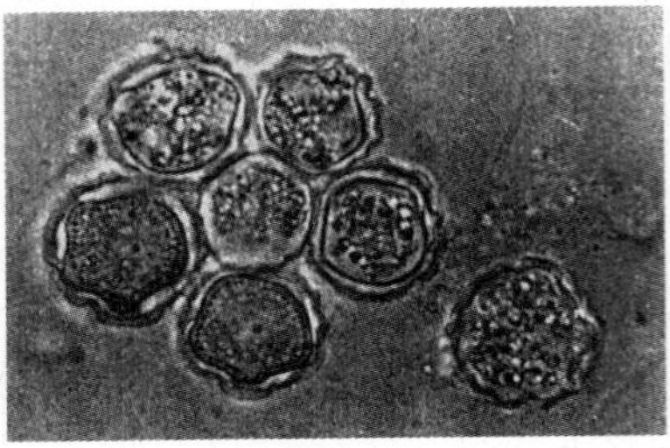

Acanthamoeba:
Zysten; Isolat aus einem Ulcus corneae [455]

Acantho|cephala (↑; Keph-*) n pl: Kratzwürmer; zu den Nemathelminthes* gehörende Endoparasiten (systemat. Stellung umstritten, z. T. auch als eigener Tierstamm angesehen); darmlos (vgl. Cestodes) mit hakenbewehrtem, retraktilem Rüssel zur Verankerung in der Darmwand des Wirts; **Gattungen:** Moniliformis, Macracanthorhynchus; **Verbreitung:** Macracanthorhynchus hirudinaceus (Riesenkratzer, bis 60 cm lang) ist kosmopolit. Darmparasit vorwiegend bei Schweinen (sehr selten bei Menschen); kann Darmperforation u. Aszites verursachen.

Acanthosis (↑; -osis*) f: s. Akanthose.

Acarbose (INN) f: Pseudotetrasaccharid, das Alphaglukosidasen hemmt (Alphaglukosidase-inhibitor), wodurch es zu einer verzögerten Verdauung von Kohlenhydraten (bes. Glukose) u. dadurch Verminderung des postprandialen Blutzuckeranstiegs kommt; **Verw.:** als orales Antidiabetikum bei Diabetes* mellitus; **Kontraind.:** chron. Darmerkrankungen mit erhebl. Resorptions- u. Verdauungsstörungen, Schwangerschaft u. Stillzeit; **UAW:** gastrointestinale Störungen.

A|cardius (A-*; Kard-*) m: nicht lebensfähiger (siamesischer) Zwilling ohne eigenes Herz; häufig weitere frühembryonale Störungen (z. B. VATER-Syndrom, Sirenomelie, Holoprosenzephalie); Inzidenz ca. 1% aller eineiigen Zwillinge.

Acari (gr. ἀκαρί Milbe) m pl: Milben*; Ordnung der Spinnentiere (Arachnida); vgl. Arthropoden, Zecken.

Acariasis (↑; -iasis*) f: durch Milben* hervorgerufene Hauterkrankung; s. Scabies, Trombidiose, Gamasidiose.

Acarus siro (↑) m: syn. Sarcoptes scabiei; Krätzmilbe; s. Milben.

Acc-: s. a. Akz-.

ac|celerans (lat.): beschleunigend.

ac|cessorius (lat.): hinzutretend, akzessorisch; z. B. Nervus* accessorius.

Ac|cretio peri|cardii (lat. Anwachsen; Peri-*; Kard-*) f: lokale Verwachsung des parietalen Blatts des Perikards* mit der Pleura im Bereich von Mediastinum, Brustbein, Zwerchfell od. der li. Lunge als Folge einer schweren Perikarditis*; **Sympt.:** Herz bei Lagewechsel unverschieblich, systol. Einziehung der Interkostalräume in der Herzspitzenregion (Jaccoud-Zeichen), oft protodiastol. Geräusch, paradoxer Puls bei diastol. Venenkollaps; Vork. häufig in Komb. mit Concretio* pericardii.

ACD-Stabilisator m: (engl.) ACD solution; Stabilisator* für Blutkonserven mit Zitronensäure (**A**cidum **c**itricum), Natrium**c**itrat u. **D**extrose als (wässrig gelösten) Bestandteilen; pH ca. 5,0; Mischungsverhältnis mit Blut ca. 1:4; weitgehend ersetzt durch Stabilisatoren mit Purinbasenzusatz (z. B. SAGM*-Additivlösung, PAGGS*-M). A. Pru.

ACE: Abk. für **A**ngiotensin*-**c**onverting-**E**nzym.

Ace|butolol (INN) n: s. Betarezeptorenblocker.

Ace|car|bromal (INN) n: Bromharnstoffderivat; **Ind.:** erektile Dysfunktion; als Sedativum obsolet; cave: Bromismus* u. Abhängigkeit .

Ace|clidin (INN) n: direkt wirkendes Parasympathomimetikum; **Verw.:** bei Glaukom; **UAW:** Bindehautreizung, Kopfschmerz.

Aceclofenac (INN) n: Analgetikum, nichtsteroidales Antirheumatikum; **Ind.:** aktivierte Arthrose, rheumatoide Arthritis, Spondylitis ankylosans; **UAW:** Stomatitis, Pruritus, Dermatitis, Gewichtszunahme u. a.

ACE-Hemmer: (engl.) ACE inhibitors; Kurzbez. für Hemmstoffe des Angiotensin*-converting-Enzyms (Abk. ACE), z. B. Captopril, Enalapril, Fosinopril, Lisinopril, Moexipril, Ramipril; **Wirkungen:** Blutdrucksenkung u. Senkung der Vor- u. Nachlast des Herzens durch Hemmung der Umwandlung von Angiotensin I in das (blutdruckwirksame) Angiotensin II (Vasokonstriktion); die nachfolgende Freisetzung von Aldosteron (Natrium- u. Wasserretention) wird dadurch verhindert, der system. Gefäßwiderstand nimmt in der Folge ab. **Ind.:** essentielle Hypertonie*, Herzinsuffizienz*, Sekundärprophylaxe nach Herzinfarkt; **UAW:** Geschmacksstörung, Hautreaktion, selten Granulozytopenie, cholestat. Ikterus; **cave:** starker Blutdruckabfall, reversible Einschränkung bzw. Verschlechterung der Nierenfunktion (v. a. bei vorgeschädigter Niere); **Kontraind.:** Schwangerschaft u. Stillzeit, Nierenarterienstenose, Aortenstenose u. a.; s. Antihypertensiva.

Ace|metacin (INN) n: Glykolsäureester des Indometacins*; **Verw.:** s. Antiphlogistika, nichtsteroidale.

Aceno|coumarol (INN) n: s. Cumarinderivate.

Ace|sulfam n: synthet. Süßstoff, dessen Süßkraft das ca. 200fache der Saccharose* beträgt; wird unverändert mit dem Harn ausgeschieden.

Acet-: s. a. Azet-.

Acetabulum (lat. Essignäpfchen) n: Gelenkpfanne des Hüftgelenks; wird gebildet von Darm-, Sitz- u. Schambein.

Acet|aldehyd m: (engl.) acetaldehyde; CH_3CHO; syn. Ethanal; im Intermediärstoffwechsel entstehender Metabolit, z. B. bei der Glykolyse durch Decarboxylierung von Pyruvat, beim Abbau von Threonin od. bei der enzymat. Oxidation von Ethanol durch Alkoholdehydrogenase.

Acet|aldehyd|syn|drom n: (engl.) acetaldehyde syndrome; bei Verzehr best. Speisepilze (Tintlinge, Hexenröhrlinge), Einnahme von Disulfiram* od. akzidenteller oraler Aufnahme von

Kalkstickstoff u. gleichzeitigem Genuss von Alkohol auftretende Alkoholintoleranz; gehäuft bei Japanern u. Mongolen auftretend (genet. Polymorphismus); **Urs.:** wahrscheinl. Blockierung der Aldehyddehydrogenase* mit resultierender Hemmung der Oxidation des beim Alkoholabbau entstehenden Acetaldehyds*, der dann in größerer Menge anfällt; gesteigerte Bildung von Hydroxylradikalen; **Sympt.:** u. U. lebensgefährl. sek. Vergiftungssyndrom mit Übelkeit, Flush, Kopfschmerz, Schwindel, Herzklopfen, Blutdruckabfall, Tachykardie, Tachypnoe; evtl. spontane Rückbildung nach ca. 24 Std. Vgl. Antabus-Syndrom.

Acetat n: (engl.) acetate; Salz der Essigsäure*.

Acet|azol|amid (INN) n: s. Carboanhydrasehemmer.

Acet|essig|ester m: (engl.) acetoacetic acid ester; CH_3—CO—CH_2—COO—C_2H_5; Ethylester der Acetessigsäure*, farblose Flüssigkeit, wenig lösl. in H_2O; mit verdünnten Alkalien Ketonspaltung in Ethylalkohol, CO_2 u. Aceton; Ausgangsmaterial für Synthesen von Heterocyclen (Arzneimittel u. Farbstoffe) u. a.

Acet|essig|säure: (engl.) acetoacetic acid; Betaketobuttersäure; CH_3—CO—CH_2—COOH; Ketonkörper*, der primär durch Ketogenese in der Leber als Produkt des Lipidstoffwechsels entsteht; vermehrt bei gestörtem Kohlenhydratmetabolismus (z. B. Diabetes mellitus, Hunger). G. Hüb.

Aceto|acetyl-Co|enzym A n: Zwischenprodukt der Cholesterolbiosynthese u. der Ketogenese (s. Ketonkörper) u. a. beim Abbau von Lysin u. Tryptophan; Bildung durch Ketolyse* aus Acetoacetat u. mitochondrialem Succinyl-CoA.

Aceton n: (engl.) acetone; Dimethylketon (H_3C—CO—CH_3); farblose Flüssigkeit von obstartigem Geruch; Ketonkörper*, der in der Ketogenese durch Decarboxylierung* von Acetessigsäure entsteht u. bei Ketonurie* zum großen Teil im Urin u. mit der Atemluft ausgeschieden wird.

Aceton|körper: s. Ketonkörper.

Acetum (lat.) n: Essig; klare, farblose bis gelbliche Flüssigkeit von saurem Geschmack u. typ. Geruch; Gewinnung durch Luftzutritt zu verdünnten alkoholhaltigen Flüssigkeiten bei Anwesenheit von Essigbakterien (Acetobacter aceti); durch die sog. Essigsäuregärung wird Ethanol zu Essigsäure* oxidiert.

Acetum sabadillae (↑) n: Sabadillessig, sog. Läuseessig; Darstellung durch Kochen von Sabadillsamen (Inhaltsstoffe: Steroidalkaloide mit stark insektizider Wirkung) mit Wasser u. Hinzufügen von Ethanol u. verdünnter Essigsäure; **Verw.:** früher gegen Kopfläuse.

Acetyl-: Wortteil bei chem. Verbindungen mit einer Acetylgruppe*.

Acetyl|cholin n: (engl.) acetylcholine; Abk. ACh; Essigsäureester des Cholins*, der als physiol. Neurotransmitter* an Nervenendigungen frei wird: **1.** an efferenten Synapsen des Parasympathikus; **2.** an allen prä- u. einigen postganglionären efferenten Synapsen des Sympathikus (Schweißdrüsen); **3.** an den motor. Endplatten in der Muskulatur. ACh wird durch die Cholinacetyltransferase synthetisiert, in präsynaptischen Bläschen gespeichert u. bei Nervenerregung in Quanten in den synaptischen Spalt freigesetzt. ACh bindet an Rezeptoren der postsynaptischen Membran (nicotin- od. muscarinerg), öffnet Na^+-Kanäle (nicotinerg), führt zu erhöhter Konzentration von Inositol-1,4,5-triphosphat u. Diacylglycerol (m_1-Subtyp des muscarinergen Rezeptors) od. hemmt die Adenylatcyclase* (m_2-Subtyp des muscarinergen Rezeptors). Die Wirkungsdauer von ACh ist wegen des schnellen Abbaus durch Acetylcholinesterase sehr kurz. **Pharmak. Wirkung:** Blutdrucksenkung durch Vasodilatation, Bronchokonstriktion, Tonussteigerung des Darms, Zunahme der Drüsensekretion, neg. chronotrope u. neg. inotrope Wirkung.

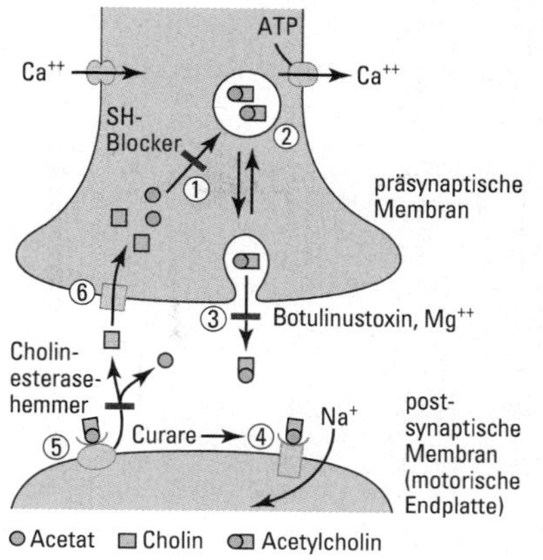

Acetylcholin:
Vorgänge an der Synapse:
1: Synthese durch die Cholinacetylase; 2: Speicherung in Vesikeln; 3: Freisetzung in den synaptischen Spalt; 4: Bindung an Rezeptoren der postsynaptischen Membran, Ioneneinstrom und Depolarisierung; 5: Spaltung durch Acetylcholinesterase; 6: Transport von Cholin durch die präsynaptische Membran

Acetyl|cholin|chlorid (INN) n: direkt wirkendes Parasympathomimetikum; s. Acetylcholin.

Acetyl|cholin|esterase f: Abk. AChE; eine insbes. im synaptischen Spalt (s. Synapse) vorkommende Cholinesterase, die sehr schnell Acetylcholin zu Cholin u. Acetat hydrolysiert; vgl. AChE-Test, Cholinesterasehemmer.

Acetyl|cholin|test m: **1.** kutaner A.: Bildung einer porzellanweißen Quaddel mit schmalem, erythematösem Saum (sog. Delayed-blanch-Phänomen) nach intradermaler Injektion 0,5–0,05%iger Acetylcholinlösung als Hinweis auf cholinerge Hyperreaktivität der Haut bei Verdacht auf atopisches Ekzem*; **2.** inhalativer A.: unspezif. Provokationstest zur Ermittlung bronchialer Hyperreaktivität*; positiv bis zur Schwellendosis von 2 mg. Vgl. Asthma bronchiale, Provokationstest, inhalativer.

Acetyl-CoA-Carb|oxylase f: erstes Enzym der Fettsäurebiosynthese*.

Acetyl-Co|enzym A n: kurz Acetyl-CoA; s. Coenzym A.

Acetyl|cystein (INN) n: syn. N-Acetyl-L-cystein; Mukolytikum (durch reduktive Spaltung von Disulfidbrücken der Mukoproteide) u. Antioxidans (über Glutathion-Synthese).

α-Acetyl|digoxin n: Herzglykosid aus Digitalis lanata; s. Digitalisglykoside.

A

β-Acetyl|digoxin n: Herzglykosid (halbsynthetisches Digoxinderivat); s. Digitalisglykoside; **Verw.:** s. Herzglykoside.

Acetylen n: HC≡CH; Grundkohlenwasserstoff der Gruppe der Acetylene*; großtechnisches Zwischenprodukt; brennbares Gas, explosiv.

Acetylene n pl: syn. Alkine; homologe Reihe von Kohlenwasserstoffen mit der allg. Summenformel C_nH_{2n-2} u. einer funktionellen Gruppe mit Dreifachbindung (—C≡C—); zu Additionsreaktionen neigend; z. B. Acetylen*, Propin, Butin.

Acetyl|gruppe: (engl.) acetyl group; syn. Acetylrest, Essigsäurerest; Bez. für die Atomgruppierung H_3C—CO—.

Acetyl|salicyl|säure: (engl.) acetylsalicylic acid; Abk. ASS; Ester der Salicylsäure* mit analgetischer, antipyretischer, antiphlogistischer u. thrombozytenfunktionshemmender Wirkung;

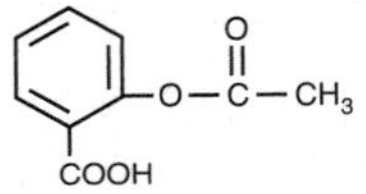

Acetylsalicylsäure

Verw.: 1. bei Schmerzen, Fieber, rheumat. Erkr.; **2.** bei instabiler Angina pectoris od. akutem Herzinfarkt, zur Reinfarktprophylaxe, nach op. (bes. arteriellen) gefäßchir. Eingriffen, zur Apoplexieprophylaxe nach zerebraler Durchblutungsstörung u. zur Prophylaxe eines art. Verschlusses bei einer Stenose in anderen Organsystemen; **UAW** u. **Kontraind.:** s. Antiphlogistika, nichtsteroidale; Anwendungsbeschränkungen bes. bei gleichzeitiger Gabe von Antikoagulanzien; vgl. Reye-Syndrom.

ACh: Abk. für **A**cetyl**ch**olin*.

A|chalasie (A-*; Chalasie*) f: (engl.) achalasia; neuromuskuläre Störung glattmuskulärer Hohlorgane, die durch fehlende Erschlaffung der (Sphinkter-)Muskulatur gekennzeichnet ist; z. B. Ösophagusachalasie*, A. des Musculus sphincter vesicae internus bei Blasenatonie.

Achard-Marfan-Syn|drom (Emile Ch. A., Int., Paris, 1860–1944) n: syn. Marfan*-Syndrom.

AChE: Abk. für **A**cetyl**ch**olin**e**sterase*.

Achenbach-Syn|drom (Walter A., Int., Köln, geb. 1921) n: (engl.) Achenbach syndrome; syn. paroxysmales Fingerhämatom*.

AChE-Test m: kolorimetrische Bestimmung von **A**cetyl**ch**olin**e**sterase* im Fruchtwasser; **Ind.:** Verdacht auf kindl. Anenzephalie* od. Spina* bifida. Dieser Test ist empfindlicher als die gebräuchl. Bestimmung von Alphafetoprotein*, da er nicht von ins Fruchtwasser gelangtem mütterl. od. kindl. Blut beeinträchtigt wird. Mittlere Aktivität bei normaler Schwangerschaft: 3 U/l (50 nkat/l).

Achilles|sehne: (engl.) Achilles tendon; Tendo calcaneus (Achilles); die am Tuber calcanei ansetzende Endsehne des M. triceps surae.

Achilles|sehnen|partial|riss: (engl.) Achilles tendon partial defect; Partialriss der oft vorgeschädigten, inf. langzeitiger Überlastung lipoiddegenerierten Achillessehne; diagn. schwierige, typ. Sportverletzung; Vork. häufiger als Achillessehnenruptur*.

Achilles|sehnen|re|flex (Reflekt-*) m: (engl.) Achilles tendon reflex; Abk. ASR; syn. Triceps-surae-Reflex; s. Reflexe (Tab.).

Achilles|sehnen|ruptur f: (engl.) Achilles tendon rupture; teilweise od. vollständige Kontinuitätsunterbrechung der Achillessehne durch äußere Gewalteinwirkung od. plötzl. körpereigene Kraftanstrengung; **Path.:** verminderte Belastbarkeit durch Vorschädigung, Diabetes mellitus, Hypercholesterolämie mit Xanthomatose, Ehlers-Danlos-Syndrom, rezidivierende Mikrotraumen od. intra- bzw. paratendinöse Glukokortikoidinjektionen; **Klin.:** lautes Rupturgeräusch, Bewegungsschmerz, Dellenbildung u. umschriebene Blutungen im Verlauf der Sehne, Wadenschwellung, Unfähigkeit zur aktiven Plantarflexion (Zehenstand) des betroffenen Fußes, komplette Ruptur unter heftigen Schmerzen mit lautem Geräusch; **Diagn.:** pos. Thompson*-Test, Rö. des oberen Sprunggelenks, Ultraschalldiagnostik (Sonographie), MRT; **Ther.:** Analgetika, Antiphlogistika, Thromboseprophylaxe, Kryotherapie, Spitzfußstellung zur narbigen Ausheilung; op. mittels Sehnennaht* od. Sehnenplastik (V-Y-Plastik, Griffelschachtelplastik).

Achillo|bursitis (Burs-*; -itis*) f: Bursitis* am Achillessehnenansatz, z. B. bei Haglund*-Exostose.

Achill|odynie (-odynie*) f: (engl.) achillodynia; Schmerzzustand im Bereich der Achillessehne; **Urs.:** Paratendinitis*, Tendovaginitis, Apophysitis* calcanei, Haglund*-Exostose, entzündl. Affektionen des Kalkaneus, Knick-Senkfuß. Vgl. Fersenschmerz.

Achillo|teno|tomie (Teno-*; -tom*) f: (engl.) achillotomy; op. Durchtrennung u. Verlängerung der Achillessehne zur Korrektur eines Spitz- (Pes* equinus), Hohl- (Pes* cavus) od. Klumpfußes (Pes* equinovarus); in leichten Fällen subkutane, sonst offene Durchführung (Z-strichförmig, sagittal od. frontal).

A|chlor|hydrie (A-*; Chlor*; Hydr-*) f: s. Achylia gastrica.

A|cholie (↑; Chol-*) f: (engl.) acholia; fehlende Sekretion von Galle in den Darm bei intra- od. extrahepatischem Cholestasesyndrom*; **Sympt.:** Ikterus, heller, kalkfarbener Stuhl, der reich an nicht resorbierten Fetten u. Fettsäuren ist. Vgl. Stuhluntersuchungen, Steatorrhö.

A|chondro|genesie (↑; Chondr-*; -genese*) f: (engl.) achondrogenesis; Sammelbez. für seltene, autosomal-rezessiv erbl. Fehlbildungssyndrome mit fehlender od. nur geringer Verkalkung der Knochen, großem Kopf, kurzem Thorax u. stummelförmigen Extremitäten; führen prä- od. kurz postnatal zum Tod.

A|chondro|plasie (↑; ↑; -plasie*) f: (engl.) achondroplasia; syn. Chondrodystrophie; dominant erbl. Störung der Knorpelbildung inf. Fehlens der Knorpelwachstumszone mit stark verzögerter enchondraler Ossifikation* u. dadurch bedingtem disproportioniertem Minderwuchs*. Das Krankheitsbild ist bei der Geburt voll ausgeprägt u. zeigt keine Progredienz. **Häufigkeit:** 10:100 000 Neugeborene, häufigste Mikromelie; **Klin.:** kurze, plumpe Glieder (rhizomele Mikromelie) mit dichter Kortikalis (normale periostale Ossifikation); Spreizung zw. 3. u. 4. Finger (sog. Dreizackhand); kurzer Hals, großer Schädel, schmales Mittelgesicht. Durch verzögertes Wachstum der Schädelbasis kann es zu Schädeldeformierungen mit Sattelnase kommen, daneben bestehen meist ein verengtes u. plattes Becken, Lordose u. verminderte Interpedikularabstände. Die geistige Entw. ist normal. Endgröße für Männer ca. 135 cm, für Frauen ca. 125 cm;

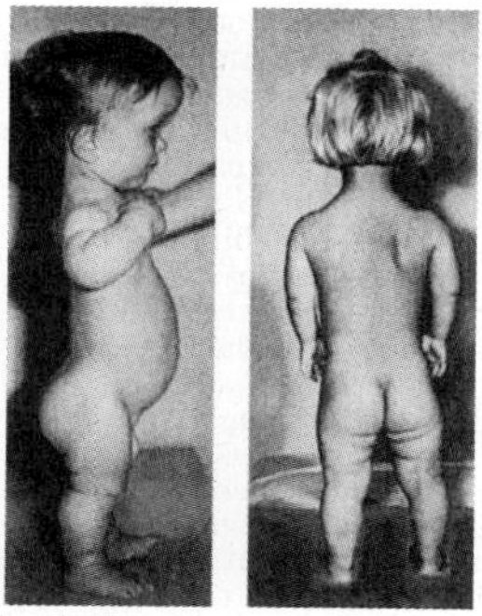
Achondroplasie [540]

Kompl.: Atemstörungen durch adenoide Vegetationen u. schmalen Thorax sowie zervikomedulläre Kompression bei zu kleinem Foramen magnum.

A|chromasie (↑; Chrom-*) f: Farbenblindheit*.

A|chromat (↑; ↑) m: (engl.) achromatic objective; Linsensystem (z. B. Objektiv eines Mikroskops), das die chromatische Aberration* korrigiert; vgl. Apochromat, Aplanat.

A|chromat|opsie (↑; ↑; Op-*) f: Farbenblindheit*.

A|chromo|zyten (↑; ↑; Zyt-*) m pl: (engl.) achromocytes; syn. Halbmondkörper, Achromoretikulozyten; durch Giemsa-Färbung im Blutausstrich darstellbare, halbmondförmige, blassrosa Zellschatten aus geschädigten Erythrozyten od. Retikulozyten ohne Hämoglobin; Vork. bei Anämien unterschiedl. Genese.

Achsel|drüsen|ab|szess (Abszess*) m: s. Schweißdrüsenabszess.

Achsel|lymph|knoten: Nodi lymphoidei axillares; **1.** Nll. apicales: med. der V. axillaris bis in die Spitze der Axilla; **E:** Brustdrüse, sonstige A.; **A:** Truncus lymphaticus subclavius od. jugularis od. direkt in den Venenwinkel; **2.** Nll. humerales (syn. Nll. latt.): an der A. axillaris; **E:** Arm; **3.** Nll. subscapulares (syn. Nll. postt.): an der A. subscapularis; **E:** hintere Brust-, Schulter- u. Nackengegend; **4.** Nll. pectorales (syn. Nll. antt.): am seitl. Rand des M. pectoralis major; **E:** Brustdrüse, vordere u. seitl. Rumpfwand bis zum Nabel; **5.** Nll. centrales: im Axillafettkörper; **E:** Arm, sonstige Achsellymphknoten; **A:** Nll. apicales. In der Gynäkologie von bes. Bedeutung bei Mammakarzinom*; Einteilung in die Regionen Level I-III (s. Abb.).

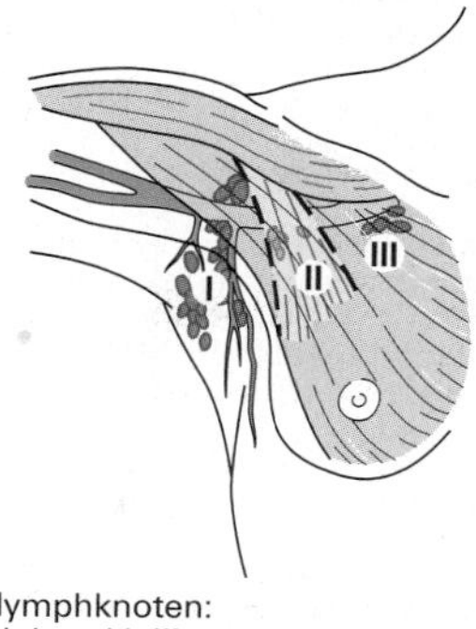

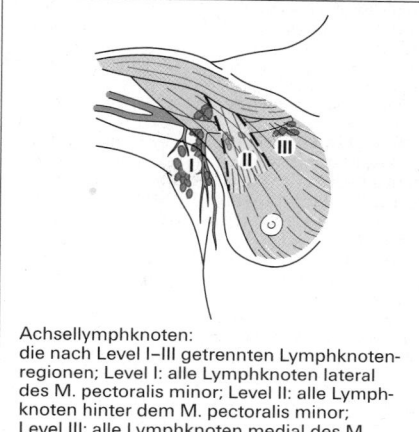

Achsellymphknoten: die nach Level I–III getrennten Lymphknotenregionen; Level I: alle Lymphknoten lateral des M. pectoralis minor; Level II: alle Lymphknoten hinter dem M. pectoralis minor; Level III: alle Lymphknoten medial des M. pectoralis minor [409]

Achsel|venen|thrombose (Vena*; Thromb-*; -osis*) f: s. Paget-Schroetter-Syndrom.

Achsen des Körpers: (engl.) axes of the body; **1.** kranio-kaudale Hauptachse (Longitudinal- od. Vertikalachse); **2.** dorso-ventrale Nebenachse (Sagittalachse); **3.** quere Nebenachse (Transversal- od. Horizontalachse); s. Abb. Vgl. Ebenen des Körpers.

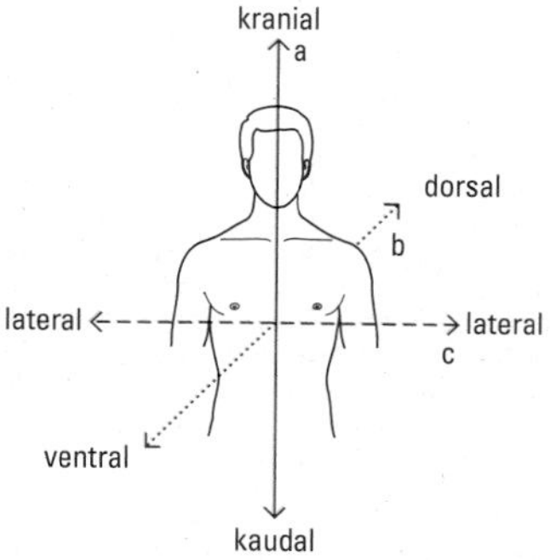

Achsen des Körpers:
a: kranio-kaudale Hauptachse (Vertikalachse);
b: dorso-ventrale Nebenachse (Sagittalachse);
c: quere Nebenachse (Horizontalachse)

Achsen|fehler der Ex|tremitäten: (engl.) angular limb deformity; Krümmungsfehlstellung der Gelenk- od. Röhrenknochenschaftachse in der Frontal- (X- od. O-förmige Abweichung), Sagittal- (Ante-, Rekurvation) od. Horizontalebene (Ante-, Retrotorsion); **Urs.: 1.** physiol. (<2 Jahre 10° Varus-, im Schulalter bis 10° Valgusstellung); **2.** Systemerkrankung: Rachitis, Osteomalazie, Osteogenesis imperfecta, Achondroplasie, Marfan-Syndrom, Down-Syndrom, Ehlers-Danlos-Syndrom; **3.** Entz.: Koxitis, Osteomyelitis*; **4.** Trauma: Fraktur, Bandruptur, Gelenkinstabilität, Epiphysenfugenverletzung; **5.** aseptische Knochennekrose; **6.** degenerativ, rheumatisch, tumorbedingt, idiopathisch; **Diagn.:** Rö., CT; **Ther.: 1.** konservativ: ggf. Einlagen, Schuhinnenranderhöhung, muskuläre Kräftigung der Antagonisten; **2.** operativ (ggf. Achsenkorrektur mit Hexapodfixateur-System): im Wachstumsalter Korrekturosteotomie, asymmetrische Kallusdistraktion od. Hemikallotasis bei Beinlängendifferenz*; bei Erwachsenen Korrekturosteotomie, Endoprothese, Arthrodese, Resektion-Interposition-Arthroplastik.

A

Achsen|syn|drom n: (engl.) axis syndrome; **1.** Bez. für Gruppe von Sympt., die bei best. Erkr. als Leit- od. Hauptsymptome regelmäßig auftreten; **2.** hirnorganisches A.: veraltete Bez. für chron. org. Psychose*.

Achsen|zylinder m: (engl.) axis-cylinder; Axon (Neurit); vom Zellkörper weg leitender Fortsatz der Nervenzelle; besteht aus dem oberflächl. Plasmalemm, den parallel angeordneten, längs verlaufenden Neurofibrillen u. dem Mitochondrien enthaltenden interfibrillären Zytoplasma; vgl. Nerven (Abb.), Nervenfaser.

A|chylia gastrica (A-*; Chyl-*) f: Magensaftmangel; Fehlen der gesamten Sekretbildung im Magen (Säure u. Enzyme); **Vork.:** bei perniziöser Anämie, chron. atrophischer Gastritis, Magenkarzinom; vgl. Anazidität.

A|chylia pan|creatica (↑; ↑) f: Fehlen des Pankreassekrets, meist inf. Verlegen der Pankreasausführungsgänge durch Tumor; **Sympt.:** Durchfälle, mangelhafte Fett-, KH- u. Eiweißverdauung. Vgl. Steatorrhö.

A|ciclo|vir (INN) n: Virostatikum; Nukleosidanalogon, das die virusspezif. DNA-Polymerase nach Aktivierung durch die virale Thymidinkinase hemmt; **Ind.:** Infektionen mit Herpes-simplex- od. Varicella-Zoster-Virus; **Kontraind.:** Nierenfunktionsstörung, Stillzeit; **UAW:** Magen-Darm-Störung, Hautausschlag, gelegentl. leichter Anstieg von Harnstoff- u. Kreatininkonzentration im Blut; vgl. Virostatika.

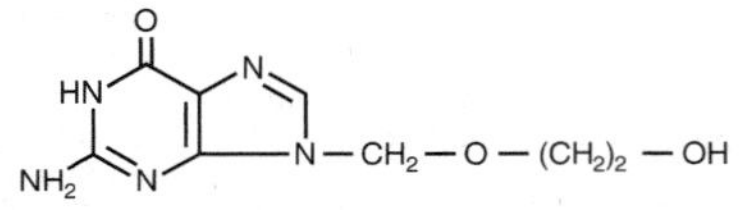

Aciclovir

Acid-: s. a. Azid-.

Acidum (lat.) n: Säure.

Acidum aceticum (↑) n: Essigsäure*.

Acidum acetylo|salicylicum (↑) n: Acetylsalicylsäure*.

Acidum ascorbicum (↑) n: Ascorbinsäure*.

Acidum barbituricum (↑) n: Barbitursäure*; s. Barbiturate.

Acidum boricum (↑) n: Borsäure*.

Acidum carbolicum (↑) n: Carbolsäure; s. Phenol.

Acidum carbonicum (↑) n: Kohlensäure*.

Acidum cholalicum (↑) n: Cholsäure; Choleretikum.

Acidum citricum (↑) n: Zitronensäure*.

Acidum formicicum (↑) n: Ameisensäure*.

Acidum hydro|chloricum (↑) n: Salzsäure*.

Acidum hydro|cyanicum (↑) n: Blausäure*.

Acidum lacticum (↑) n: Milchsäure*.

Acidum nicotinicum (↑) n: Nicotinsäure*.

Acidum nitricum (↑) n: Salpetersäure*.

Acidum nitrosum (↑) n: salpetrige Säure*.

Acidum oxalicum (↑) n: Oxalsäure*.

Acidum phosphoricum (↑) n: Phosphorsäure; s. Phosphorsäuren.

Acidum pi|crinicum (↑) n: Pikrinsäure*.

Acidum salicylicum (↑) n: Salicylsäure*.

Acidum sulfuricum (↑) n: Schwefelsäure*.

Acidum tannicum (↑) n: Gerbsäure, Tannin; s. Adstringenzien.

Acidum tartaricum (↑) n: Weinsäure*.

A|cineto|bacter (Bakt-*) m: aerobes, gramnegatives Stäbchenbakterium aus der Fam. der Neisseriaceae (s. Bakterienklassifikation); 17 Genospecies, viele Stämme kapselbildend; Nosokomialinfektionen* v. a. durch A. calcoaceticus, A. baumannii; z. T. mit ausgeprägter Antibiotikaresistenz.

Acinus (lat. Weinbeere) m: beerenförmiges Endstück seröser Drüsen; A. in der **Lunge**: syn. respiratorische Einheit; Verzweigungsgebiet eines Bronchiolus terminalis, bestehend aus Bronchioli respiratorii I., II. u. III. Ordnung, Ductuli u. Sacculi alveolares u. den Alveolen; vgl. Bronchiolen. A. in der **Leber**: Pfortaderläppchen; funkt. Einheit aus einem Glisson-Dreieck u. den daran angrenzenden Teilen benachbarter Lobuli; vgl. Leber.

Aci|tretin (INN) n: (orales) Vitamin-A-Säurederivat; **Verw.:** zur system. Behandlung schwerster, einer konventionellen Ther. nicht zugängl. Verhornungsstörungen wie Psoriasis*, Ichthyose* od. Darier*-Krankheit; vgl. Retinoide.

Acla|rubicin (INN) n: Antibiotikum aus Streptomyces galilaeus; **Verw:** als Zytostatikum bei akuter myeloischer Leukämie; **Kontraind.:** Schwangerschaft, Stillzeit, Herzerkrankungen; **UAW:** Magen-Darm-Beschwerden, Haarausfall, Kardiomyopathie; vgl. Zytostatika.

Acme (Acne*) f: s. Akme.

Acne (gr. ἀκμή Spitze, Blüte) f: Akne; i. e. S. Acne* vulgaris; i. w. S. versch. Erkrankungen der Talgdrüsenfollikel mit Sekretions- u. Verhornungsstörungen, nachfolgender Entz. u. evtl. Vernarbung.

Acne aestivalis (↑) f: syn. Mallorca-Akne; nach Exposition mit UV-Licht u. Gebrauch von Sonnencremes, meist zw. dem 20. u. 40. Lj. auftretendes akneiformes Exanthem (follikuläre Papeln mit entzündl. Randsaum); **Ther.:** lokal Tretinoin, Isotretinoin.

Acne con|globata (↑) f: s. Acne vulgaris.

Acne cosmetica (↑) f: nach lang dauernder Anw. zu fetthaltiger Kosmetika (v. a. Nachtcremes) bei Frauen jenseits des Altersgipfels der Acne* vulgaris auf dem Boden einer Seborrhö entstehendes akneiformes Exanthem mit kleinen, dicht stehenden Komedonen, v. a. im Gesicht; vgl. Acne venenata.

Acné excoriée des jeunes filles (↑; frz. excorier wund reiben; jeunes filles junge Mädchen): syn. Acne arteficialis; durch zwanghaftes dauerndes Ausdrücken od. Zerkratzen kleinster Akne-Effloreszenzen entstehende krustenbedeckte Exkoriationen u. eingezogene, hypopigmentierte Narben.

Acne fulminans (↑) f: seltene, schwere Akneform meist bei männl. Jugendlichen mit Acne conglobata; plötzl. Beginn mit Fieber, Leukozytose u. beschleunigter BKS, oft in Komb. mit Arthritiden; **Ther.:** Glukokortikoide, Isotretinoin; vgl. Arthritis, Akne-assoziierte.

Acne in|versa (↑) f: Form der Acne conglobata (s. Acne vulgaris) mit Entz. der Talgdrüsen u. Terminalhaarfollikel v. a. perianal, inguinal, axillär, an Nacken u. behaarter Kopfhaut, evtl. Pilonidalsinus; **Kompl.:** chron. progredienter Verlauf, maligne Entartung (Plattenepithelkarzinom) aufgrund der chron. Entz., Assoziation mit Enteritis regionalis Crohn; **DD:** Furunkel, Karbunkel, Tuberculosis cutis, Trichophytie, Analfistel; **Ther.:** Isotretinoin; möglichst früh Exzision des betroffenen Hautareals u. Deckung durch Transplantat.

Acne necroticans (†) **f:** syn. nekrotisierende lymphozytäre Follikulitis; chron. rezidiv., akneartige Papeln u. Pusteln mit zentraler, hämorrhagischer Nekrose, die nach Abstoßung eine ausgestanzte, varioliforme Narbe hinterlässt; **Lok.:** bes. Stirn-Haar-Grenze, Kopfhaut u. Nacken; Vork. meist bei Pat. mit Seborrhö jenseits des Aknealters; Ätiol. unbekannt.

Acne neo|natorum (†) **f:** 2–4 Wochen nach der Geburt auftretende Komedonen u. Papulopusteln durch bes. Empfindlichkeit der kindl. Talgdrüsen gegenüber mütterl. Androgenen; Jungen sind häufiger betroffen; Spontanheilung in Wochen bis Monaten.

Acne venenata (†) **f:** syn. Kontaktakne; akneiforme Exantheme, die durch halogenierte Kohlenwasserstoffe (z. B. Chlorakne*), Schmieröle (Ölakne*), Teer u. Pech hervorgerufen werden; i. w. S. auch durch Arzneimittel (z. B. Brom, Iod, ACTH, Glukokortikoide, Androgene, Thiamin u. Cobalamin, Isoniazid, Hydantoine, Phenobarbital); vgl. Acne cosmetica.

Acne vulgaris (†) **f:** in der Pubertät (selten später) auftretende, gelegentl. bis zum 30. Lj. anhaltende Hautkrankheit, bei der es an den talgdrüsenreichen Hautbezirken (Gesicht, Nacken, Brust, Rücken) durch Talgdrüsenhyperplasie u. eine Verhornungsstörung der Follikel zu deren Verstopfung mit Bildung von Komedonen, den für die A. v. typischen Effloreszenzen, kommt;

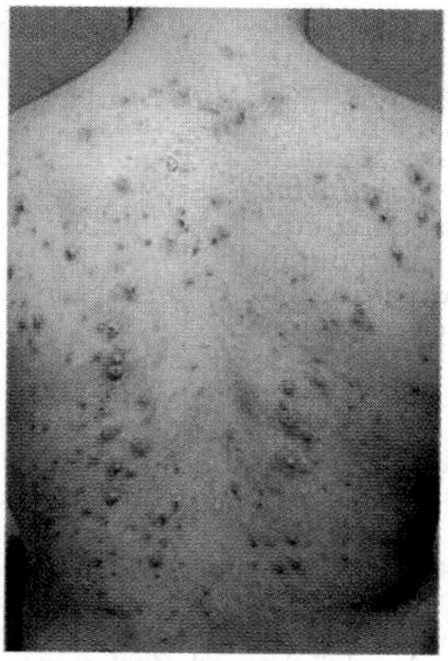

Acne vulgaris:
Acne papulopustulosa [3]

Ätiol.: Zusammenwirken von genet. Disposition (vermutl. autosomal-dominant mit unterschiedl. Expressivität), Seborrhö, best. Bakterien (Propionibacterium acnes, Propionibacterium granulosum u. Propionibacterium avidum), hormonellen Einflüssen u. Immunreaktion auf Entzündungsreize; **Formen: 1.** Acne comedonica: Auftreten von offenen u. geschlossenen Komedonen; **2.** Acne papulopustulosa: Übergang zu entzündl. Pusteln u. Papeln (Ruptur der Haarfollikel); **3.** Acne conglobata: schwerste Form der A. v. mit großen entzündl. Knoten, Abszessen, Fisteln, tiefen Narben u. Keloiden, auch an Extremitäten u. Gesäß; Männer sind häufiger betroffen als Frauen. **Ther.:** lokal: keratolytisch mit Benzoylperoxid od. (Iso-)Tretinoin, antimikrobiell mit Erythromycin, Clindamycin od. Azelainsäure; systemisch: antimikrobiell mit Tetracyclinen, antiseborrhoisch mit Antiandrogenen (Cyproteronacetat) od. Östrogenen (Mestranol); völlige Abheilung nur mit Isotretinoin p. o. möglich.

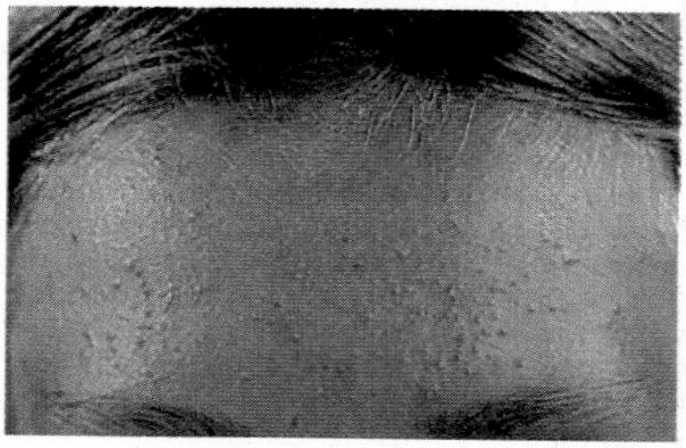

Acne vulgaris:
Acne comedonica [3]

Acokanthera n pl: Gattung der Familie Apocynaceae (Hundsgiftgewächse) aus dem südl. u. östl. Afrika, deren Holz u. Samen herzwirksame Glykoside (z. B. g-Strophanthin) enthalten.

Aconitase f: syn. Aconitathydratase; Hydrolasen des Citratzyklus*, die Citrat über cis-Aconitsäure zu Isocitrat isomerisieren.

Aconitin n: (engl.) aconitine; Hauptalkaloid in Aconitum* napellus (Blauer Eisenhut); eines der giftigsten Alkaloide; Sympt. der **Aconitinvergiftung:** anfänglich Parästhesien, dann starke Schmerzen, Erbrechen, Koliken, Diarrhöen, Paresen, Absinken der Körpertemperatur; Tod durch Herzversagen u. Atemlähmung.

Aconit|säure: (engl.) aconitic acid; 1-Propen-1,2,3-tricarbonsäure; **1.** als cis-A. Zwischenprodukt der Isomerisierung von Citrat zu Isocitrat im Citratzyklus*; **2.** Pflanzeninhaltsstoff (z. B. Aconitum-, Achillea-Arten).

Aconitum napellus n: Blauer Eisenhut; Knollen (Aconiti tuber; Wurzelknollen u. Wurzeln) u. Kraut (Aconiti herba) enthalten 0,1–3 % Diterpenalkaloide (insbes. Aconitin*).

ACP: Abk. für **A**cyl-**C**arrier-**P**rotein; s. Fettsäuresynthetase.

Acquired immune deficiency syndrome (engl.) **n:** Abk. AIDS*.

acquisitus (lat.)**:** erworben.

acralis (Akr-*)**:** die Akren betreffend.

Acridin|orange n**:** (engl.) acridine orange; 3,6-Tetramethyldiamino-Acridin; basischer Farbstoff, der in der Fluoreszenzmikroskopie z. B. bei der Zytodiagnostik von Karzinomen verwendet wird; färbt normale Zellen grünlich, maligne u. abgestorbene Zellen rötlich.

Acri|flavinium|chlorid (INN) n**:** schwaches Antiseptikum.

ACR-Kriterien n pl: (engl.) ACR criteria; Kriterien des **A**merican **C**ollege of **R**heumatism zur Klassifikation u. Diagnose rheumatischer Erkrankungen*.

Acromion (Akr-*; gr. ὦμος Schulter) n**:** Schulterhöhe; äußeres Ende der Spina scapulae.

Acryl|harze: (engl.) acrylic resins; Polymere aus Acrylsäure-, Methacrylsäureestern bzw. anderen Acrylsäurederivaten; Verw. z. B. für Lacke u. Materialien in der Chirurgie u. Zahnmedizin; vgl. Polymethylmetacrylat.

Acryl|säure: (engl.) acrylic acid; $CH_2{=}CH{-}COOH$; einfachste ungesättigte Fettsäure; ste-

A

chend riechende Flüssigkeit (Oxidationsprodukt von Acrolein), durch Polymerisation entsteht ein glasartiger, sehr widerstandsfähiger Kunststoff.

ACTH: Abk. für **a**drenocorticotropes **H**ormon (syn. Kortikotropin, Corticotropin); aus 39 Aminosäuren bestehendes glandotropes Proteohormon mit Wirkung auf die Nebennierenrinde (Abk. NNR), dessen Synthese im Hypophysenvorderlappen u. Ausschüttung durch CRH* gesteuert wird u. einem zirkadianen Rhythmus* unterliegt (höchste Werte am Morgen); für die physiol. Wirkung sind nur die ersten 23 Aminosäuren erforderl. (vgl. Tetracosactid). Aus dem ACTH-Prohormon Proopiomelanocortin* entstehen auch andere Peptidhormone. **Wirkungen:** ACTH fördert (über eine Aktivierung der Adenylatcyclase) die Synthese v. a. der Glukokortikoide* in der NNR, führt zu einer Steigerung der Lipolyse* u. indirekt zu einer vermehrten Ausschüttung von Insulin. Die Bildung wird u. a. durch hohe Glukokortikoidspiegel im Serum gehemmt, durch Kälte u. Stress (Adrenalin) gefördert; erhöhte Serumkonzentrationen v. a. bei Nebennierenrindeninsuffizienz*, Cushing*-Syndrom u., inf. ektoper Bildung von ACTH, bei paraneoplastischem Syndrom* (s. Tumormarker) u. ACTH bildendem Apudom*. Med. Anwendung v. a. als Diagnostikum (s. ACTH-Test) u. zur Nachbehandlung nach Kortikoidtherapie.

ACTH-Test m: Test zur Funktionsdiagnostik der Nebennierenrinde (Abk. NNR); versch. Verfahren (z. B. als Kurztest über 60 Min.) mit Bestimmung von Cortisol* bzw. Kortikoidmetaboliten (v. a. der 17-Hydroxykortikosteroide*) im Serum unmittelbar vor u. nach Stimulation der NNR mit parenteral (i.v. od. als Infusion) zugeführtem synthet. ACTH (z. B. Tetracosactid*); **Ind.:** Ausschluss einer bzw. DD zw. primärer (kein Anstieg) u. sek. (Anstieg) Nebennierenrindeninsuffizienz* od. Nebennierenrindenhyperplasie* (erhöhter Anstieg der Cortisolsekretion); bei Karzinom der NNR keine Reaktion, bei Adenom unterschiedl. Ergebnisse, bei adrenogenitalem Syndrom* basal hohes u. überschießend ansteigendes 17α-Hydroxyprogesteron* mit fehlendem Anstieg des Cortisols; **Kontraind.:** Überempfindlichkeit gegenüber ACTH. Vgl. Addison-Krankheit.

Actinium (gr. ἀκτίς, ἀκτῖνος Strahl) n: radioaktives Element, Symbol Ac, OZ 89, rel. Atommasse 227,028; zur Scandiumgruppe gehörendes Metall; ^{227}Ac, das stabilste bekannte Isotop, entsteht aus ^{235}U (Actinouran).

Actino|bacillus (↑; Bacill-*) m: Gattung gramnegativer, nicht sporender, unbewegl., mikroaerophiler Stäbchenbakterien der Fam. Pasteurellaceae (vgl. Bakterienklassifikation); mehrere Species; fakultativ pathogener Schleimhautkommensale der Mundhöhle; in Ausnahmefällen Err. einer Endokarditis; häufiger Begleitkeim von Actinomyces* israelii; resistent gegen Penicillin.

Actinoide (↑) n pl: (engl.) actinides; frühere Bez. Actinide; die Gruppe der im Periodensystem* der Elemente auf das Actinium folgenden 14 Elemente der Ordnungszahlen 90–103 (z. B. Thorium, Uran, Plutonium); sie bilden ca. 200 bisher bekannte Isotope, die sämtlich extrem toxisch sind u. radioaktiv zerfallen; vgl. Transurane.

Actino|myces (↑; Myk-*) m: Gattung grampositiver, unbewegl. Bakt. der Fam. Actinomycetaceae* (vgl. Bakterienklassifikation); obligat anaerob wachsend; wegen der Bildung verzweigter Fäden lange als Pilze angesehen; morphol. Ähnlichkeit zu Nocardia*; **Species:** A. bovis (Err. der Rinderaktinomykose), Actinomyces* israelii (Err. der Aktinomykose*); A. naeslundii, A. viscosus u. A. odontolyticus werden häufig als Err. milder Inf. der Tränenkanälchen isoliert u. sind an der Entstehung von Karies u. Parodontitis beteiligt.

Actino|myces israelii (↑; ↑) m: Err. der Aktinomykose*; **Morphol.:** auffällig pleomorph, gewellte Fäden bis 1 μm Dicke mit azidophilen Verzweigungen; **Kultur:** anaerobes, langsames Wachstum auf blut- od. serumhaltigen Nährböden; in Gewebe od. flüssigen Kulturen Bildung von Drusen*; **Epidemiol.** u. **Pathogenese:** Kommensalen der Mundhöhle; Voraussetzung für das Entstehen einer Aktinomykose sind anaerobe Gewebeverhältnisse (Quetschung, Fremdkörpereinwirkung, chron. Entzündungsherde der Zähne od. Tonsillen) u. enzymatische Unterstützung durch Begleitkeime (v. a. Staphylokokken, anaerobe Species von Bacteroides, Fusobacterium, Propionibacterium u. Actinobacillus).

Actino|mycetaceae (↑; ↑) f pl: Fam. grampositiver, unbewegl., fakultativ anaerober, fadenbildender Bakt. der Ordnung Actinomycetales (vgl. Bakterienklassifikation); säurelabil; keine Sporenbildung; fermentativer Kohlenhydratstoffwechsel; med. relevante Gattungen sind u. a. Actinomyces* u. Bifidobacterium*. **Verbreitung:** fakultativ pathogene Schleimhautkommensalen der Mundhöhle (selten Verdauungs- u. Genitaltrakt) des gesunden Erwachsenen u. a. warmblütiger Wirtsorganismen.

Actino|mycetales (↑; ↑) n pl: taxonom. Ordnung (vgl. Bakterienklassifikation) grampositiver, unbewegl., aerober (Ausnahme Actinomycetaceae) Fadenbakterien (Ø 0,5–2 μm) mit echten Verzweigungen; **Verbreitung:** Boden u. (seltener) Wasserkeime; einige Arten sind Schleimhautparasiten von Warmblütern. A. umfassen acht Fam.; humanpathogene Species finden sich v. a. in den Fam. Actinomycetaceae*, Mycobacteriaceae*, Nocardiaceae, Streptomycetaceae, Dermatophilaceae u. Micromonosporaceae.

Actino|mycin D (↑; ↑) n: syn. Dactinomycin*.

Actino|mycine (↑; ↑) n pl: (engl.) actinomycins; Chromoproteide als Stoffwechselprodukte versch. Streptomyces-Stämme (aerobe Actinomyces*: Streptomyces chrysomallus, Streptomyces antibioticus u. a.) mit antibiot., aber auch zytotox. Wirkung (durch Einlagerung in die DNA-Doppelhelix zw. zwei GC-Paaren); z. B. Dactinomycin*, Cactinomycin*. A. hemmen in niedriger Konz. die DNA-abhängige Synthese der RNA (Transkription*), in höherer auch die DNA-Replikation u. damit das Zellwachstum in proliferierenden Geweben; **Verw.:** als Zytostatika* bei malignem Chorionepitheliom, Hodenkarzinom, Wilms-Tumor, Rhabdomyosarkom.

Actino|quinol (INN) n: Chinolinderivat; **Verw.:** in Augentropfen gegen UV-Schäden.

acuminatus (lat.): spitz, gegipfelt.

Acusticus (gr. ἀκουστικός zum Hören) m: eigentl. Nervus statoacusticus (JNA); s. Nervus vestibulocochlearis.

a|cyclisch (A-*; Zykl-*): (engl.) acyclic; syn. aliphatisch; (chem.) Bez. für Verbindungen mit offenen Kettenformen.

Acyl-CoA-De|hydro|genase-De|fekt, über|lang|kettiger m: (engl.) very-long-chain acyl-

CoA dehydrogenase deficiency; autosomal-rezessiv erbl. Stoffwechselstörung der mitochondrialen Betaoxidation der sehr langkettigen Fettsäuren (Genlokus 17p11.2-p11.1); **Sympt.**: schwere Kardiomyopathie, Muskelschwäche, Hepatopathie; **Diagn.**: Vermehrung von Adipin- u. Suberinsäure im Urin, gelegentl. Hyperammonämie, Vermehrung von 14:1-Fettsäure u. Tetradecenoylcarnitin im Blut (Tandem-Massenspektrometrie-Screening); **Ther.**: kohlenhydratreiche u. fettreduzierte Diät mit Bevorzugung mittelkettiger Triglyceride; kein Carnitin. E. Mön.

Acyl-CoA-De|hydro|genasen f pl: (engl.) acyl-CoA dehydrogenases; Oxidoreduktasen der Betaoxidation*.

Acyl|glycerole n pl: (engl.) acylglycerols; syn. Glyceride; Ester aus Glycerol u. Fettsäuren; je nach Zahl der veresterten Hydroxylgruppen Einteilung in Mono-, Di- u. Triacylglycerole; vgl. Triglyceride.

Acyl|rest: (engl.) acyl group; R—CO—; Grundskelett der Carbonsäurederivate; bekanntester A. ist der Acetylrest CH_3CO—.

Ad-: auch App-, Acc-, Akk-; Wortteil mit der Bedeutung hinzu, nach; von lat. ad.

ADA: Abk. für **A**denosin**d**es**a**minase*.

ad|äquat (lat. adaequare angleichen): (engl.) adequate; passend, angemessen.

A|daktylie (A-*; Daktyl-*) f: (engl.) adactyly; angeb. Fehlen einzelner od. aller Finger bzw. Zehen; evtl. in Komb. mit anderen Fehlbildungen (z. B. Analatresie); vgl. Dysmelie.

Adamantinom (gr. ἀδάμας, ἀδάμαντος Stahl; -om*) n: syn. Ameloblastom*.

adamantinus (↑): stahlhart.

Adamanto|blasten (↑; Blast-*) m pl: syn. Enameloblasten*.

Adamkiewicz-Arterie (Arteria*) f: (engl.) artery of Adamkiewicz; Arteria radicularis anterior aus den Rr. spinales der Arteriae* intercostales posteriores.

Adams|apfel: (engl.) adam's apple; syn. Prominentia laryngea, auch Pomum Adami; Vorwölbung des Schildknorpels des Larynx* beim Mann; androgenabhängig.

Adams-Stokes-Syn|drom (Robert A., Chir., Dublin, 1791–1875; William St., Int., Dublin, 1804–1878) n: syn. Morgagni-Adams-Stokes-Anfall; Synkope* ohne Aura durch zerebrale Hypoxämie inf. akuter Herzrhythmusstörungen*; **Formen: 1.** Asystolie* od. extreme Bradykardie*; **2.** ventrikuläre Tachykardie*, Kammerflattern* od. Kammerflimmern*; **3.** Mischformen; **Urs.**: arteriosklerot. od. entzündl. Schädigung des Erregungsleitungssystems*, Medikamente (z. B. Digitalisintoxikation), Herzinfarkt, Ausfall eines künstl. Herzschrittmachers; **Sympt.**: Schwindel, kurzfristige tiefe Bewusstlosigkeit, Blässe; **Ther.**: Reanimation*, temporärer Herzschrittmacher.

Adapalen (INN) n: Dermatikum; **Ind.**: Acne vulgaris; **UAW:** Hautreizungen, Juckreiz.

Ad|aptation (lat. adaptare anpassen) f: auch Adaption; (physiol.) Anpassung, z. B. von Organen u. des Organismus an veränderte Bedingungen (vgl. Akkommodation); (chir.) Annäherung von getrenntem Gewebe zur primären Wundheilung*.

Ad|aptation des Auges (↑) f: (engl.) retinal adaptation; Anpassung des Auges an versch. Leuchtdichteverhältnisse; s. Helladaptation, Dunkeladaptation.

Ad|aptations|syn|drom (↑) n: syn. allgemeines Anpassungssyndrom*.

Ad|aption (↑) f: s. Adaptation.

Ad|apto|meter (↑; Metr-*) n: Gerät zur Bestimmung des zeitl. Verlaufs der Dunkeladaptation* u. der geringsten Lichtempfindlichkeit (eines Areals) der Retina; Anw. z. B. bei Verdacht auf Nyktalopie*.

ADCC: Abk. für (engl.) **a**ntibody **d**ependent **c**ell-mediated **c**ytotoxicity; antikörperabhängige zellvermittelte Zytotoxizität durch K-Zellen; s. Killerzellen.

Addison-An|ämie (Sir Thomas A., Klin., London, 1793–1860; Anämie*) f: veraltete Bez. für perniziöse Anämie*.

Addison-Ebene (↑): (engl.) Addison's plane; Planum transpyloricum; Transversalebene durch den Halbierungspunkt zw. den Oberkanten von Manubrium sterni u. Symphyse*.

Addison-Krankheit (↑): (engl.) Addison's disease; sog. Bronzehautkrankheit; primäre (chron.) Insuffizienz der Nebennierenrinde (Abk. NNR); **Ätiol.:** verminderte od. fehlende Produktion aller NNR-Hormone (Mineralo- u. Glukokortikoide, Androgene) durch Zerstörung der NNR (zu mind. 9/10) inf. einer gegen NNR-Zellen gerichteten Autoimmunreaktion (ca. 75 % der Fälle), Tuberkulose od. anderer Urs. (u. a. hämorrhag. Nekrose bei Sepsis bzw. Waterhouse-Friderichsen-Syndrom, NNR-Infektion bei AIDS, Arteriitis, hämorrhag. Diathese, Karzinommetastasen od. primärer maligner NNR-Tumor, Hämochromatose, Amyloideinlagerung, Adrenoleukodystrophie); **Folge:** Störungen des Mineral-, Wasser- u. Säure-Basen-Haushalts (Hyponatriämie, Hypochloridämie, Hyperkaliämie, Hypermagnesiämie, Hypovolämie durch hypotone Dehydratation bei intrazellulärer Hyperhydratation sowie Azidose) u. des (Kohlenhydrat-)Stoffwechsels (niedrige Blutzuckerkonzentration mit Neigung zu Hypoglykämie u. Hunger, erhöhte Insulinempfindlichkeit, Protein- u. Fettmobilisation), vermehrte Ausschüttung von ACTH (u. MSH); **Klin.:** Müdigkeit u. Schwäche (Adynamie), Übelkeit, Erbrechen, Gewichtsverlust, Pigmentierung von Haut u. Schleimhäuten, Vitiligo, orthostat. Hypotonie mit Kollapsneigung, Tachykardie, Herzrhythmusstörungen, Muskelkrämpfe od. Lähmungen, Atemstörungen (Hyperventilation), Apathie, Verwirrtheit u. a. Bewusstseinsstörungen, Konvulsionen, Halluzinationen, evtl. org. bedingtes Psychosyndrom, Muskelschwund u. Impotenz durch Androgenmangel, Amenorrhö, gelegentl. abdominale Schmerzen, Salzhunger, Diarrhö, Obstipation; **Diagn.:** Cortisolkonzentration im Serum sowie Ausscheidung von Cortisol u. Aldosteron im Harn vermindert, ACTH-Konz. im Serum u. Plasmareninaktivität erhöht, Hypocholesterolämie u. Ketoazidose; normozytäre Anämie, Leukopenie, Eosinophilie u. Lymhozytose; im EKG Zeichen der Hyperkaliämie, im EEG zerebrale Dysfunktion; Nachweis der NNR-Insuffizienz durch ACTH*-Test; **Ther.:** Substitution der fehlenden Kortikoide u. Elektrolyte; **Addison-Krise:** akute NNR-Insuffizienz mit Mangel an NNR-Hormonen; klin. Bild entspr. dem Ausfall der mineralo- od. glukokortikoiden NNR-Funktion, u. U. lebensbedrohl. (endokriner) Schock. Vgl. Nebennierenrindeninsuffizienz.

Ad|duktion (lat. adducere heranführen) f: (engl.) adduction; Bewegung eines Körperteils in

Richtung der Medianebene (bei der Hand zum Mittelfinger); vgl. Abduktion.

Ad|duktions|fraktur (↑; Fraktur*) f: s. Schenkelhalsfraktur.

Ad|duktions|kontraktur (↑; Kontrakt-*) f: s. Kontraktur.

Ad|duktoren (↑) m pl: (engl.) adductors; Adduktion bewirkende Muskeln; insbes. Mm. adductor brevis, longus et magnus, M. adductor hallucis, M. adductor pollicis.

Ad|duktoren|kanal (↑; Kanal*): (engl.) adductor canal; Canalis adductorius Hunteri; Rinne zw. den Mm. adductor longus et magnus u. dem M. vastus med. am Oberschenkel, überbrückt durch das Septum intermusculare vastoadductorium; enthält A. femoralis u. V. femoralis. Vgl. Adduktorenschlitz.

Ad|duktoren|re|flex (↑; Reflekt-*) m: (engl.) adductor reflex, adductor jerk; Abk. ADR; s. Reflexe (Tab.).

Ad|duktoren|schlitz (↑): (engl.) opening in the adductor magnus; Hiatus adductorius; Spalte zw. dem sehnigen u. fleischigen Ansatz des M. adductor magnus für den Durchtritt der A. u. V. femoralis in die Kniekehle.

Ad|duktoren|spasmus (↑; Spas-*) m: (engl.) adductor spasm; Tonussteigerung u. Spastik der Adduktorenmuskeln an der Innenseite der Oberschenkel mit innenrotierten u. aneinander gepressten (evtl. überkreuzten) Beinen u. Gangstörungen* i. S. einer beidseitigen Zirkumduktion; **Ätiol.:** Störung des 1. motorischen Neurons, z. B. bei infantiler Zerebralparese*, Multipler* Sklerose; **Ther.:** Krankengymnastik (Bobath-Methode); lokale Inj. von Botulinumtoxin; Baclofen, Benzodiazipinderivate; ggf. Adduktorentenotomie.

Ad|duktoren|teno|tomie (↑; Teno-*; -tom*) f: (engl.) adductor tenotomy; korrektive Sehnendurchtrennung bei Hüftadduktionskontraktur (Adduktorenspasmus*) zur Gangverbesserung sowie zur Proph. einer sekundären, spastischen Hüftgelenkluxation.

ADEM: Abk. für **a**kute **d**emyelinisierende **E**nzephalo**m**yelitis*.

Aden-: Wortteil mit der Bedeutung Drüse; von gr. ἀδήν, ἀδένος.

Adenin n: (engl.) adenine; Abk. A, Ade; 6-Aminopurin; Purinbase, Baustein in Adenosin* u. Adenosinphosphaten*; vgl. Purinbasen, Nukleinsäuren.

Adenin|arabinosid n: syn. Vidarabin*.

Adenitis (Aden-*; -itis*) f: Drüsenentzündung.

Adeno|akanthom (↑; Akanth-*; -om*) n: syn. Adenokankroid*.

Adeno|fibrom (↑; Fibr-*; -om*) n: (engl.) adenofibroma; benigner Mischtumor mit epithelialen (drüsigen) u. mesenchymalen Anteilen, evtl. mit zystischer Ausweitung von drüsigen Elementen u. Bildung von serösem od. schleimigem Sekret (Kystadenofibrom); **Vork.:** v. a. im Ovar, selten im Uterus (von der Zervixschleimhaut od. dem Endometrium ausgehend). Vgl. Ovarialtumoren.

Adeno|hypo|physe (↑; Hypophyse*) f: s. Hypophyse.

adenoid (↑; -id*): drüsenähnlich.

Adenoidal pharyngeal conjunctival viruses (engl. ↑; ↑; Pharyng-*; Conjunctiva*; Virus*): auch APC-Viren; v. a. die Schleimhäute der Mund- u. Rachenhöhle u. des Auges befallende Adenoviridae*.

Adenoide (↑; ↑) n pl: s. Vegetationen, adenoide.

Adeno|kankroid (↑; Cancer-*; -id*) n: (engl.) adenocancroid; syn. Adenoakanthom; meist im Corpus uteri, selten in der Zervix lokalisiertes Adenokarzinom des Endometriums*, das neben drüsigen Strukturen auch rein plattenepitheliale (verhornende) Anteile bildet; die histol. Abgrenzung von einem adenosquamösen Karzinom gleicher Abstammung mit unreifer Plattenepithelmetaplasie ist wegen der wesentl. besseren Progn. des A. klinisch von Bedeutung.

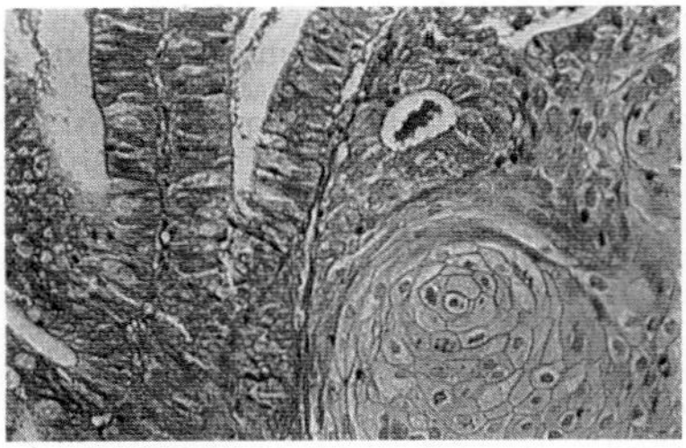

Adenokankroid:
Korpusendometrium, histol. Befund [65]

Adeno|karzinom (↑; Karz-*; -om*) n: (engl.) adenocarcinoma; vom Epithelgewebe v. a. exokriner, seltener endokriner Drüsen od. von zylinderzellhaltiger Schleimhaut ausgehendes Karzinom*. Vgl. Gallertkarzinom.

Adeno|kystom (↑; Kyst-*; -om*) n: s. Kystadenom.

Adeno|lymphom (↑; Lymph-*; -om*) n: (engl.) adenolymphoma; syn. Kystadenolymphoma papilliferum, Warthin-Tumor; s. Speicheldrüsentumoren.

Adenom (↑; -om*) n: (engl.) adenoma; Epithelioma adenomatosum; vom Epithelgewebe endokriner u. exokriner Drüsen* od. der Schleimhaut des Magen-Darm-Trakts ausgehendes, primär benignes Neoplasma, das maligne entarten kann (Adenokarzinom*, Adenosarkom*); **Formen: 1.** tubuläres A., enthält mit Epithelgewebe ausgekleidete Kanäle; Vork. z. B. als Polyp* des Magen-Darm-Trakts; **2.** trabekuläres A., enthält solide, balkenförmig angeordnete Epithelstränge; Vork. z. B. bei adenomatösen Nebennierenrindentumoren; **3.** follikuläres A. mit Bildung von Follikeln; Vork. z. B. als autonomes Adenom* der Schilddrüse; **4.** A. mit Ausbildung eines größeren Hohlraums; Vork. v. a. als Kystadenom* des Ovars; **5.** Fibroadenom mit Wachstum des Bindegewebes; Vork. v. a. in der weibl. Brust. Vgl. Myxadenom, Adenofibrom, Cystosarcoma phylloides, Adenom-Karzinom-Sequenz.

Adenoma sebaceum (↑; ↑) n: Angiofibrome (feste, hautfarbene od. gelbl. Knötchen) im Bereich von Nase, Wangen u. Kinn; **Vork.:** selten isoliert, meist multipel bei tuberöser Sklerose*; **Ther.:** Dermabrasion, Laserchirurgie.

Adenoma sebaceum senile (↑; ↑) n: syn. senile Talgdrüsenhyperplasie*.

Adenomatose der Brust|warze (↑; ↑; -osis*) f: (engl.) nipple duct adenomatosis; seltene gutartige Veränderung der Mamille (benignes Adenom) mit Rötung, Epitheldefekten, Sekretion u. Krusten; häufig auf den Warzenhof übergreifend; Brustwarze im Ganzen rundlich verdickt;

A

DD: Paget-Krankheit, Mamillenekzem, Psoriasis.

Adenomatose, multiple endo|krine (↑; ↑; ↑) f: s. MEN-Syndrome.

Adenomatosis coli (↑; ↑; ↑) f: syn. familiäre adenomatöse Polypose*.

Adenom, auto|nomes der Schild|drüse (↑; ↑) n: (engl.) toxic thyroid adenoma; Hormon bildendes, häufig solitäres, aber auch multifokales Adenom innerh. des normalen Schilddrüsenparenchyms, das von disseminierter Autonomie* der Schilddrüse abzugrenzen ist; knotige gutartige Geschwulst, die autonom Iod speichert, Schilddrüsenhormone synthetisiert u. sezerniert, weil sie nicht der Steuerung durch TSH* unterliegt. Szintigraphische **Formen**: **1.** kompensiertes (funkt. wenig wirksames) autonomes Adenom mit normaler Stoffwechsellage (Euthyreose); szintigraph. Speicherung im intakten Parenchym, gering vermehrt im autonomen Bezirk (s. Abb.); **2.** dekompensiertes (funkt. wirksa-

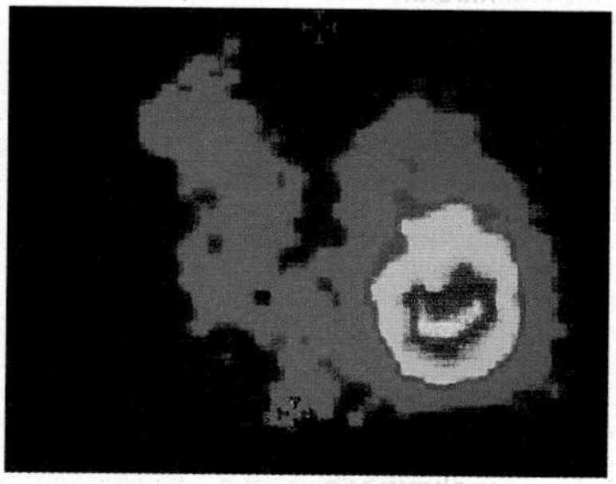

Adenom, autonomes der Schilddrüse: Szintigramm mit autonomem Bezirk [403]

mes) autonomes Adenom mit szintigraph. Speicherung nur im Bereich des Adenoms u. labordiagn. latenter (supprimiertes TSH bei normalen peripheren Schilddrüsenhormonen) od. manifester Hyperthyreose*; klin. Sympt. je nach funktioneller Ausprägung der Hyperthyreose; **Diagn.**: Ultraschalldiagnostik*, Schilddrüsenszintigraphie*, Suppressionsszintigraphie*. Vgl. Schilddrüsenknoten; Autonomie, multifokale der Schilddrüse.

Adenom-Karzinom-Sequenz (↑; ↑; Karz-*; -om*) f: (engl.) adenoma-carcinoma sequence; auch Polyp-cancer-Sequenz; Bez. für die Reihenfolge der genetischen Veränderungen (Mutationen bzw. Verlust von Genen), durch die aus normaler Dickdarmschleimhaut ein kolorektales Karzinom* entsteht. J. Die.

Adenom, meta|stasierendes (↑; ↑) n: (engl.) metastasizing thyroid adenoma; s. Schilddrüsentumoren.

Adenom, nephro|genes (↑; ↑) n: (engl.) nephrogenous adenoma; benigner seltener Tumor, der wahrscheinl. aus persistierenden mesonephrischen Zellresten entsteht; Vork.: Harnblase, Vagina, Urethra, Ovar, Cervix uteri.

Adenom, toxisches (↑; ↑) n: (engl.) toxic thyroid adenoma; klin. Bez. für ein dekompensiertes autonomes Adenom* der Schilddrüse.

Adeno|myo|epitheliom (↑; My-*; Epithel*; -om*) n: (engl.) adenomyoepithelioma; adenoidzystisches Karzinom; s. Speicheldrüsentumoren.

Adeno|myom (↑; ↑; -om*) n: (engl.) adenomyoma; seltener benigner Mischtumor aus glattem Muskel- u. Drüsengewebe; Vork. z. B. als Variante des Myoma* uteri.

Adeno|myose (↑; ↑; -osis*) f: (engl.) adenomyosis; syn. Adenomyosis uteri; ektopische, diffuse od. umschriebene Ansiedlung endometrialer Drüsen u. umgebendem Stroma im reaktiv hypertrophierten Myometrium; Auftreten bes. zw. 20. u. 53. Lj.; meist fehlendes Ansprechen

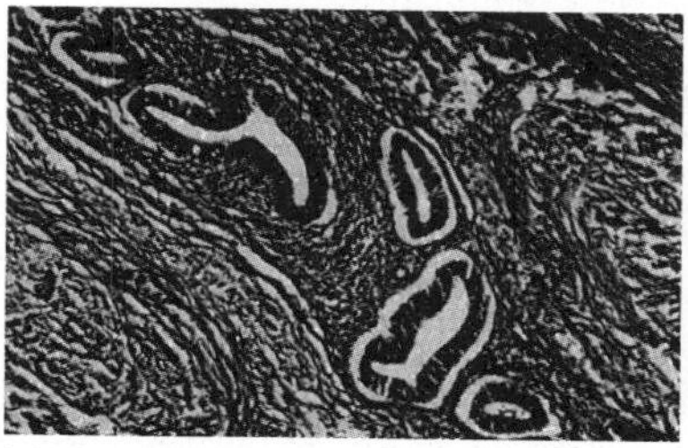

Adenomyose: diffuse Hypertrophie des Myometriums mit endometrialen Drüsen (Adenomyosis uteri) [65]

auf Progesteron; **Urs.**: wahrscheinl. ovarielle Dysfunktion mit östrogener Überstimulation; **Sympt.**: Uterusvergrößerung, Menorrhagie, Dysmenorrhö; oft auch asymptomatisch; **Vork.**: **1.** nach Endometriumablation zur Behandlung einer Menorrhagie; **2.** in Komb. mit Uterusmyomen; **3.** als histol. Nebenbefund bei anderweitig begründeter Hysterektomie; **Ther.**: meist Hysterektomie, evtl. unter Belassung der Ovarien.

Adeno|sarkom (↑; Sark-*; -om*) n: (engl.) adenosarcoma; maligner Mischtumor aus Drüsengewebe, dessen zellreiches Stroma ähnl. wie ein Spindelzellsarkom aufgebaut ist; embryonales A. der Niere: s. Wilms-Tumor.

Adenose, sklerosierende (↑; -osis*) f: (engl.) sclerosing adenosis; Sonderform der Mastopathie*.

Adenosin n: Abk. A, Ado; Nukleosid aus Adenin* u. Ribose; Baustein der Ribonukleinsäuren; Desoxyribonukleinsäuren enthalten Desoxyadenosin (Abk. dA; Nukleosid aus Adenin u. Desoxyribose). Aus Adeninnukleosiden entstehen durch Phosphorylierung Adenosinphosphate*. A wirkt peripher gefäßerweiternd u. vagotrop. **Verw.**: bei AV-Knotentachykardie. Vgl. DNA.

Adenosin|des|aminase f: Abk. ADA; Enzym, das Adenosin zu Inosin u. Desoxyadenosin zu Desoxyinosin desaminiert; inf. genet. Polymorphismus* gibt es mind. drei Enzymgruppen* (ADA 1, ADA 2, ADA 2–1).

Adenosin|des|aminase|mangel: (engl.) adenosine deaminase deficiency; Abk. ADA-Mangel; autosomal-rezessiv vererbter Stoffwechseldefekt (Genlokus 20q12-q13.11 mit zahlreichen Mutationen) mit Anhäufung von Desoxyadenosin u. Desoxy-ATP mit toxischer Lymphozytenschädigung u. einem schweren Immundefekt (A. oft Bestandteil eines schweren kombinierten Immundefekts*); **Klin.**: ab dem 2. Lj. Gedeihstörungen mit schweren Infekten;

A

evtl. Dysostosis mit kurzgliedrigem Minderwuchs (DD Chondrodysplasia* metaphysaria); **Ther.:** Knochenmarktransplantation (gesunde Geschwister od. Eltern), evtl. Gentherapie durch Transfektion des ADA-Gens in einem retroviralen Vektor in die Lymphozyten des erkrankten Kindes; Adenosindesaminase parenteral. Vgl. Immundefekte (Tab.).

Adenosin|phosphate n pl: (engl.) adenosine phosphates; Adeninnukleotide, Phosphorsäureester von Adenosin*; physiol. wichtig sind die an der 5′-OH-Gruppe der Ribose veresterten A.: **1.** Adenosin-5′-monophosphat (Abk. AMP); **2.** Adenosin-5′-diphosphat (Abk. ADP); **3.** Adenosin-5′-triphosphat (Abk. ATP), wichtigster Energielieferant der Zelle; die ATP-Synthese durch die ATP-Synthase (s. ATPase) findet an der inneren Membran der Mitochondrien durch oxidative Phosphorylierung* in der Atmungskette* od. durch Substratstufenphosphorylierung z. B. in der Glykolyse* statt. Die in ATP gespeicherte chemische Energie wird bei hydrolyt. Spaltung frei: **a)** ATP → ADP + Phosphat (P_i); das Phosphat wird bei Phosphorylierungen im Kohlenhydrat-, Lipid- u. Proteinstoffwechsel, bei Regenerierung von Triphosphaten aus Diphosphaten u. bei Regenerierung von Kreatinphosphat direkt auf ein Substrat übertragen (Phosphokinasen). **b)** ATP → AMP + Pyrophosphat (PP_i) mit anschl. Hydrolyse von PP_i zu 2 P_i; dabei wird AMP, z. B. bei Aktivierung von Aminosäuren, Fettsäuren u. Ribose übertragen. **4.** Adenosin-3′,5′-monophosphat (cyclisches AMP, Cyclo-AMP, cAMP*); **5.** Desoxyadenosinphosphate sind dAMP, dADP u. dATP; vgl. Nukleotide, Nukleinsäuren.

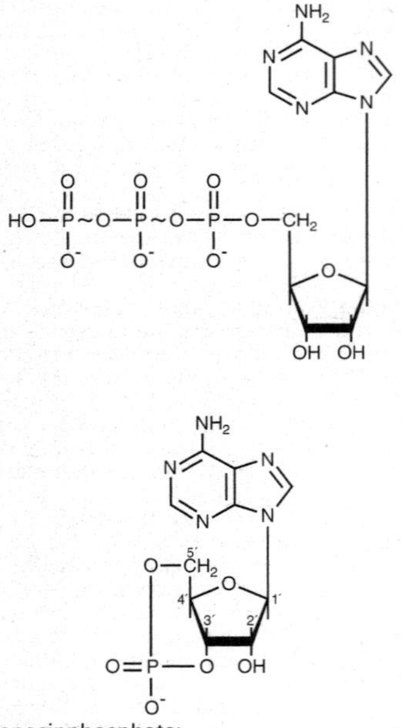

Adenosinphosphate:
Strukturformeln von Adenosintriphosphat (ATP) und Adenosin-3′,5′-monophosphat (cAMP)

Adenosin|tri|phosphatase f: Abk. ATPase*.

Adenosis (Aden-*; -osis*) f: syn. Adenopathie; **1.** (gyn.) wenig gebräuchl. Bez. für Endometriose*; **2.** Drüsenerkrankung, z. B. Whipple-Krankheit; **3.** Lymphadenose, Lymphadenosis cutis benigna.

Adenosis Schimmelbusch (↑; ↑; Curt Sch., Chir., Berlin, 1860–1895) f: (engl.) Schimmelbusch's disease; syn. sklerosierende Adenose; s. Mastopathie.

Adenosyl|methionin n: syn. S-Adenosylmethionin (Abk. SAM); sog. aktiviertes Methionin*, das aus Methionin u. ATP unter Abspaltung von Phosphat u. Pyrophosphat gebildet wird; Methylgruppendonator bei der Biosynthese von z. B. Adrenalin*, Kreatin*, Cholin*, Nukleotiden*.

Adeno|tomie (Aden-*; -tom*) f: (engl.) adenotomy; op. Entfernung einer hyperplast. Rachenmandel (s. Vegetationen, adenoide) mit dem Beckmann-Ringmesser in Vollnarkose.

adeno|trop (↑; -trop*): (engl.) adenotropic; auf Drüsen wirkend; z. B. adenotrope Hormone.

Adeno|viridae (↑; Virus*; Idio-*) f pl: Familie kub. DNA-Viren ohne Hüllmembran (Ø 60–90 nm, 252 Kapsomere, linear-doppelsträngige DNA mit ca. 50 Genen, Affinität zum retikuloendothelialen System); **Unterteilung** in zwei Genera: Mastadenovirus (ca. 80 Serotypen, davon 32 humanpathogene Typen in den Subgenera A-F) u. Aviadenovirus (v. a. Geflügelviren); **Übertragung:** Schmier- u. Tröpfcheninfektion; iatrogen (Glaukomuntersuchung, Tonometer, Corneatransplantation); **Verbreitung:** A. verursachen weltweit endem. (v. a. Typen 1, 2, 5 u. 6), epidem. (v. a. Typen 3, 4, 7, 7a, 14 u. 21) u. sporad. akute Inf. des Respirationstraktes meist mit leichten (häufig inapparenten) Verläufen u. Neigung zur Latenz. Einige Typen (v. a. Typen 12, 18, 31), die man v. a. bei Kindern mit Inf. des Magen-Darm-Traktes findet, sind bei Versuchstieren onkogen. A. verursachen Pharyngokonjunktivalfieber* (v. a. Typen 3, 7 u. 7a) mit anginaähnlichem Verlauf, Keratoconjunctivitis* epidemica (Typ 8, meist gutartiger Verlauf) u. atyp. Pneumonien (Typen 1–4, 7, 14 u. 21, meist gutartiger Verlauf); seltener Lymphadenitis, Gastroenteritis u. akute hämorrhag. Zystitis. **Nachw.:** Viruskultur aus Rachenspülwasser od. Stuhl; serol. Antikörpernachweis. **Infektionsprophylaxe:** z. B. Chlorierung des Wassers in Schwimmbädern; poly- u. monovalente Impfstoffe werden nur in Endemiebereichen eingesetzt, das onkogene Potential der A. spricht gegen eine Ausweitung der Impfung.

Adenylat|cyclase f: (engl.) adenylate cyclase; membrangebundenes Enzym (Lyase), das nach Bindung versch. Hormone an zelluläre Hormonrezeptoren* ATP in cAMP* überführt.

Adenylat|kinase f: (engl.) adenylate kinase; Abk. AK; syn. Myokinase; Enzym, das die Umsetzung der Adenosinphosphate* (2 ADP → ATP + AMP) katalysiert u. damit der Bereitstellung von Energie dient; inf. genet. Polymorphismus* lassen sich mind. drei Enzymmuster (AK 1, AK 2–1, AK 2) differenzieren.

Adeps (lat. adeps, adipis) m: Fett.

Adeps lanae an|hydricus (↑) m: Lanolinum anhydricum; Wollwachs, Salbengrundlage; **Lanolin** besteht aus A. l. a., Wasser u. flüssigem Paraffin.

A

Ader: (engl.) blood vessel; Blutgefäß (Arterie u. Vene).

Ader|figur: (engl.) Purkinje's figure; entoptische Wahrnehmung* der eigenen zentralen Netzhautgefäße bei seitlicher, wechselnder Beleuchtung.

Ader|geflechte: vgl. Plexus choroidei.

Ader|haut: Choroidea*.

Ader|lass: (engl.) phlebotomy; therap. Blutentnahme (ca. 500–800 ml) durch chir. Eröffnung (Venae* sectio) od. Punktion einer peripheren subkutanen Vene; in der Schulmedizin heute nur noch selten angewendet; **Ind.:** beginnendes Lungenödem, Hämochromatose, Polycythaemia rubra vera, drohende Urämie, Eklampsie.

Ader|lass, un|blutiger: (engl.) rotating tourniquets; histor. bzw. im Notfall behelfsmäßige Methode zur passageren Ausschaltung von Blutvolumen aus der Zirkulation, z. B. bei der Therapie des Lungenödems durch venöse Stauung von mehreren (i. d. R. drei) Extremitäten im Wechsel (meist ca. 10 Min.).

ADH: **1.** Abk. für **a**nti**d**iuretisches **H**ormon; syn. Adiuretin, Vasopressin; in den supraoptischen u. paraventrikulären Kernen des Hypothalamus* gebildetes u. im Hypophysenhinterlappen gespeichertes Nonapeptidhormon; die ADH-Sekretion wird durch Erhöhung des effektiven osmotischen Drucks, Verminderung des extrazellulären Flüssigkeitsvolumens, Durst, best. Medikamente (z. B. Barbiturate) u. emotionale Einflüsse gefördert. Durch niedrigen effektiven osmot. Druck, erhöhtes extrazelluläres Flüssigkeitsvolumen u. Alkohol wird sie verringert. **Wirkungen:** über einen Second messenger bes. an den distalen Tubuli u. Sammelrohren der Niere Wasserretention u. Harnkonzentrierung durch Permeabilitätssteigerung; Vasokonstriktion u. Förderung der Hämostase durch gesteigerte Synthese von Blutgerinnungsfaktor VIII; **ADH-Mangel** bei zentralem Diabetes* insipidus; vermehrte ADH-Bildung bei Syndrom* der inadäquaten ADH-Sekretion; verminderte ADH-Wirkung bei renalem Diabetes insipidus; **Verw.:** diagn. im ADH*-Test, therap. bei Diabetes insipidus (v. a. Desmopressin*), zur Vasokonstriktion insbes. bei Ösophagusvarizenblutungen (v. a. Terlipressin od. Ornipressin), bei Gerinnungsstörungen; **2.** Abk. für **A**lkohol**d**e**h**ydrogenase*.

ad|härent (lat. adhaerere anhaften)**:** (engl.) adherent; verwachsen, angewachsen; s. Adhäsion.

Ad|häsine (↑) n pl**:** (engl.) adhesins; bakt. Glykoproteine od. Glykolipide, die von Rezeptoren auf Epithelzellen erkannt u. die Adhäsion* von Bakterien an das Wirtsgewebe ermöglichen. Es besteht ein Gewebetropismus, d. h. die Rezeptoren der versch. Schleimhäute bevorzugen best. Bakterienspecies. Die A. sind entweder direkt auf der Bakterienzellwand (afimbriale A.) od. am distalen Ende der Pili lokalisiert.

Ad|häsio|lyse (↑; Lys-*) f**:** (engl.) adhesiolysis; op. Lösung von intraabdominalen Verwachsungen bei Ileus*, nach rezidiv. Darmentzündung, op. Eingriff im Bauchraum od. bei Tumorerkrankung.

Ad|häsion (↑) f**:** (engl.) adhesion; Anhaftung; **1.** (physik./chem.) Haftung fester Stoffe od. Flüssigkeiten an festen Stoffen bzw. einzelner Moleküle an Phasengrenzflächen aufgrund molekularer Anziehungskräfte; **2.** (chir.) Verwachsung od. fibrinöse Verklebung von intraperitonealen Organen; können zu Adhäsions- od. Bridenileus (s. Ileus) führen; **3.** (hämat.) Anhaftung der Thrombozyten an endothelfreien bzw. -fremden Flächen (bes. an kollagenen Fasern); vgl. Thrombozytenaggregation; **4.** (bakt.) Anhaftung von Bakt. an Epithelzellen als erster Schritt einer Infektion bzw. Sepsis; vgl. Adhäsine; **5.** (immun.) Immunadhärenz*; **6.** Anhaftung adhärenter Zellen (z. B. Monozyten, Makrophagen) an Glas- u. Plastikoberflächen; im Ggs. zu Zellen, die in Suspension bleiben.

Ad|häsionen, intra|uterine (↑) f pl**:** (engl.) intrauterine adhesions; syn. Asherman-Fritsch-Syndrom; partielle od. totale Verwachsungen innerh. der Cavitas uteri durch Bildung bindegewebiger, z. T. vaskularisierter Narbenzüge; **Urs.:** v. a. nicht kunstgerechte Kürettage*; selten inf. Genitaltuberkulose; **Sympt.:** Infertilität, Sterilität, Hypo- bzw. Amenorrhö (Amenorrhoea traumatica), Dysmenorrhö; **Diagn.:** Hysteroskopie, Hysterosalpingographie; **Ther.:** Dissektion mit der Mikroschere, elektrochir. od. mittels Laser; u. U. abdominale Metroplastik. W. Str.

Ad|häsions|proteine (↑; Prot-*) n pl**:** (engl.) adhesive proteins; der Zell-Zell-Interaktion (Zellerkennung, Adhäsion) dienende Liganden bzw. Rezeptoren (meist Glykoproteine) auf Zelloberflächen; **Funktion:** Träger ortsspezif. Informationen bei der Ontogenese; i. R. von Entz. wichtig für die Leukozytenmigration sowie die Interaktion zw. Neutrophilen u. Thrombozyten (Integrine*, Selektine*, A. aus der Immunglobulin*-Superfamilie, Cadherine*); zur Verankerung von Zellen untereinander bzw. mit der extrazellulären Matrix* (Fibronektine*, Thrombospondin* u. a. Glykoproteine u. Proteoglykane); vgl. Strukturproteine.

Ad|hesio inter|thalamica (↑) f**:** durch den 3. Hirnventrikel verlaufende, aus gliöser Substanz bestehende Brücke als Verbindung beider Thalami; keine Kommissur (vgl. Kommissurenbahnen).

ADH-Methode f**:** (engl.) alcohol dehydrogenase assay; Methode zur quantitativen Alkoholbestimmung* im Blut mittels **A**lkohol**d**e**h**ydrogenase* im optischen Test*.

ADH-Se|kretion, in|adäquate (Sekretion*) f**:** s. Syndrom der inadäquaten ADH-Sekretion.

ADH-Test m**:** syn. Vasopressintest; Methode zur DD zw. zentralem u. renalem Diabetes* insipidus; nach Gabe von ADH* od. synthetischen Analoga kommt es bei zentralem Diabetes insipidus aufgrund der Substitution von fehlendem ADH zum Anstieg der Harnosmolalität; bei renalem Diabetes insipidus keine od. nur geringe Wirkung. Vgl. Durstversuch.

ADI: Abk. für (engl.) **a**cceptable **d**aily **i**ntake; duldbare tägliche Aufnahmemenge (Abk. DTA); auch TDI (Abk. für engl. tolerable daily intake); diejenige Dosis* einer in Lebensmitteln enthaltenen Substanz (z. B. eines Pestizids), die bei tägl. Aufnahme nach gegenwärtigem Kenntnisstand als für die Gesundheit unbedenklich gilt; Festlegung durch die WHO als Quotient aus NOEL* u. einem Sicherheitsfaktor von mind. 100.

a|diabatisch: (engl.) adiabatic; Bez. für eine thermodynamische Reaktion ohne Wärmeaustausch mit der Umgebung bei Zufuhr od. Entzug von äußerer Arbeit.

A|diadocho|kinese (A-*; gr. διάδοχος aufeinander folgend; Kin-*) f**:** (engl.) adiadochokinesia; Unfähigkeit, antagonist. Bewegungen, z. B. Pronation u. Supination (wie das Einschrauben

A

einer Glühbirne), Beugung u. Streckung der Finger schnell abwechselnd auszuführen; **Vork.:** bei Störungen der Koordination*, Lähmung*.

Adie-Syn|drom (William J. A., Neurol., England, 1886–1935) **n:** sporadisch auftretende, selten auch autosomal-dominant erbl. Erkr., gekennzeichnet durch zunächst einseitige, mit Anisokorie einhergehende Pupillotonie* u. Akkommodationslähmung* sowie Fehlen od. Abschwächung einzelner od. mehrerer Muskeleigenreflexe, zunächst distal an den Beinen; evtl. segmentale Hypo- od. Anhidrose u. Kollapsneigung (Ross-Syndrom); Manifestation im 3.-5. Dezennium, bes. bei Frauen (70 % der Fälle); **Ätiol.:** Funktionsstörung im Ganglion ciliare unklarer Genese; **Diagn.:** s. Pupillotonie.

Adipo-: Wortteil mit der Bedeutung Fett; von lat. adeps, adipis.

Adipo|cire (↑; frz. cire Wachs) **f:** Leichenwachs, Fettwachs; entsteht bei Leichen nach langem Liegen in Wasser od. Gräbern mit feuchtem Erdboden inf. Spaltung des Neutralfetts des Unterhautfettgewebes in Glycerol u. Fettsäure (Saponifikation); Beginn meist 4–6 Wo. post mortem. Der Zerfall des Körpers wird dadurch lange aufgehalten.

Adipo|necrosis e frigore (↑; Nekr-*; -osis*; lat. e frigore inf. von Kälte) **f:** syn. Kältepannikulitis*.

Adipo|necrosis sub|cutanea neo|natorum (↑; ↑; ↑) **f:** subkutane Fettgewebenekrose bei Neugeborenen an Körperstellen, die bes. Druck ausgesetzt sind; evtl. auch nach Trauma od. Asphyxie; plattenartige, mit der rötlichen Oberhaut verbackene Induration in der Subkutis; meist spontane Rückbildung. Vgl. Pannikulitis.

Adipos|algie (↑; -algie*) **f:** syn. Dercum*-Krankheit.

Adipositas (↑) **f:** (engl.) obesity; krankhaftes Übergewicht*, das zu gesundheitl. Beeinträchtigung führt; Risikofaktor für Folgeerkrankungen (bes. metabolisches Syndrom* mit Diabetes mellitus, Hyperlipidämie, Hypertonie, Arteriosklerose; Gicht); **Ätiol.:** multifaktoriell; **Sympt.:** erhöhter Körperfettanteil (normal ca. 15–18 % beim Mann, 20–25 % bei der Frau), näherungsweise bestimmt mit Body*-mass-Index; **Ther.:** Reduktion der Fettzufuhr, Erhöhung körperl. Aktivität; ggf. Teilnahme an integrativen Gewichtsreduktionsprogrammen. S. Essstörungen, psychogene. S. Mun.

Adipositas-Oligo|menor|rhö-Par|otis-Syndrom (↑; Olig-*; gr. μήν Monat; -rhö*; Par-*; Ot-*) **n:** Kurzbez. AOP-Syndrom; kombiniertes Auftreten von Adipositas u. Oligomenorrhö mit bilateraler, rezidiv., nichtinfektiöser Parotisschwellung; häufig zusätzlich rezidiv., intermittierende Hyperthermien (AHOP-Syndrom) u. a. endokrine Störungen (Hypogenitalismus); **Urs.:** idiopath. Störung der Regio infundibularis des Hypothalamus, auch posttraumat. od. toxisch bedingt u. nach Meningoenzephalitis.

Adiposo|gigantismus (↑; gr. γίγας, γίγαντος Riese) **m:** (engl.) adiposogenital puberal obesity; konstitutionelle Adipositas; progn. gutartige Sonderform der Pubertätsfettsucht*, gekennzeichnet durch überdurchschnittl. Körpergröße u. -gewicht bei normaler Genitalentwicklung.

adiposus (↑)**:** fettreich, verfettet, adipös.

Adipo|zele (↑; -kele*) **f:** (engl.) adipocele; auch Lipozele, Steatozele; Hernie* mit Fettgewebe als Bruchinhalt.

Adipo|zyten (↑; Zyt-*) **m pl:** syn. Fettzellen*.

A|dipsie (A-*; gr. δίψα Durst) **f:** (engl.) adipsia; Durstlosigkeit.

Aditus (lat.) **m:** Zugang, Eingang.

Aditus ad antrum mastoideum (↑) **m:** in der hinteren Wand der Paukenhöhle gelegener Zugang zum Antrum mastoideum.

Aditus laryngis (↑) **m:** Kehlkopfeingang; begrenzt von Kehldeckel (vorn), Plicae aryepiglotticae (seitl.), Incisura interarytenoidea (hinten unten).

Aditus orbitalis (↑) **m:** vordere Öffnung der Augenhöhle; umrahmt von Stirn-, Joch- u. Oberkieferbein.

A|diuretin n: s. ADH.

Ad|juvans (lat. adiuvare unterstützen, helfen) **n: 1.** (immun.) Bez. für eine Substanz, die bei gemeinsamer Applikation (Injektion) mit einem Antigen die Antwort des Immunsystems* unspezif. verstärkt (z. B. erhöhte Bildung von Antikörpern) bzw. die Art der Immunantwort* verändert (z. B. Aufhebung einer Immuntoleranz*); als A. verwendet werden v. a. Aluminiumverbindungen, Mineralöle, inaktivierte Mykobakterien (z. B. Freund-A.), ISCOMs (Abk. für engl. immune stimulatory complexes) u. Liposomen; **2.** (pharmak.) Arzneimittel, das die Wirkung eines anderen Heilmittels unterstützt; vgl. Hilfsstoffe, pharmazeutische.

ADL: Abk. für (engl.) **a**ctivities of **d**aily **l**iving; Aktivitäten des täglichen Lebens (Abk. ATL); Bez. der Krankenpflege u. Gerontologie für immer wiederkehrende Tätigkeiten zur Erfüllung der phys. u. psych. menschlichen Grundbedürfnisse, die bei Erkr. u. im Alter Schwierigkeiten bereiten können; z. B. Körperhygiene, Sauberhalten der Wohnung, Zubereiten u. Einnahme von Mahlzeiten, Mobilität (Stehen, Gehen, Treppensteigen) sowie Kontinenz, Verlassen des Bettes, selbstständiges An- u. Auskleiden als Kriterium der Pflegebedürftigkeit*; i. w. S. auch Gestalten von Raum u. Zeit, Arbeiten, Spielen, Kommunizieren u. a.

Ad|miniculum (lat. Stütze) **n:** Sehnenverstärkung bzw. -verbreiterung.

Ad|miniculum lineae albae (↑) **n:** Anheftung der Linea alba an der Symphyse.

Ad|nexe (lat. adnectere, adnexus anknüpfen) **m pl:** (engl.) adnexa, appendages; Anhänge; als **weibliche** A. werden Tuben u. Ovarien, als **männliche** A. Prostata u. Bläschendrüse, i. w. S. auch Hoden, Nebenhoden u. Samenleiter bezeichnet.

Ad|nex|ek|tomie (↑; Ektomie*) **f:** syn. Salpingoophorektomie*.

Ad|nexitis (↑; -itis*) **f:** ein- od. beidseitig auftretende Entz. der weibl. Adnexe (Salpingitis* u. Oophoritis*) durch aus Vagina od. Uterus aufsteigende Erreger.

Ad|nex|tumor (↑; Tumor*) **m:** (engl.) adnexal tumour; Bez. für eine entzündl. od. echte Geschwulst des Eileiters bzw. des Eierstocks; s. Salpingitis, Ovarialtumoren.

Adoleszenten|kyphose (lat. adolescere heranwachsen; Kyphose*) **f:** s. Scheuermann-Krankheit.

Adoleszenten|struma (↑; Struma*) **f:** (engl.) juvenile goitre; harmlose Vergrößerung der Schilddrüse bei Mädchen in der Pubertät; vgl. Struma.

Adoleszenz (↑) **f:** (engl.) adolescence; zeitlich nicht einheitl. definierter Lebensabschnitt zw. (Beginn od. Ende) der Pubertät* u. dem Erwachsenenalter.

Adonis vernalis f: Adoniskraut, -röschen; die getrockneten oberirdischen Teile enthalten 0,2–0,5 % herzwirksame Glykoside (insbes. Adonitoxin u. Cymarin) mit pos. inotroper Wirkung; **Verw.:** bei leichter Herzleistungsschwäche; bei gleichzeitiger Gabe von Chinidin, Calcium, Saluretika, Laxanzien u. bei Langzeittherapie mit Glukokortikoiden kann eine Wirkungssteigerung auftreten.

Ad|option (lat. adoptio Annahme) **f:** Annahme als Kind; nach §§ 1741–1772 BGB haben Adoptierte die rechtl. Stellung eines ehelichen Kindes. Die Voraussetzungen einer A. u. ihr formeller Ablauf sind gesetzl. festgelegt.

ADP: Abk. für **A**denosin**d**i**p**hosphat; s. Adenosinphosphate.

ad|renal (Ad-*; lat. ren, renis Niere)**:** die Nebenniere(n) betreffend.

Ad|renal|ek|tomie (↑; ↑; Ektomie*) f: (engl.) adrenalectomy; syn. Epinephrektomie; op. Entfernung einer od. bd. Nebennieren, z. B. bei NNR-Hyperplasie od. -Tumor, Phäochromozytom, Conn-Syndrom, therapierefraktärem Cushing-Syndrom.

Ad|renalin (↑; ↑) n**:** (engl.) adrenaline, epinephrine; syn. Epinephrin (INN); zu den Katecholaminen* gehörender Neurotransmitter u. Hormon des Nebennierenmarks (Abk. NNM); Biosynthese aus Tyrosin* über DOPA, Dopamin* u. Noradrenalin* im chromaffinen Gewebe*, NNM u. in den Paraganglien des Sympathikus; Ausschüttung aus dem NNM wird durch Nervenimpulse über die Nn. splanchnici angeregt; bei Stress stark erhöht; A. bindet an adrenerge Rezeptoren, das Signal wird über ein G-Protein vermittelt, die Aktivität der Adenylatcyclase* erhöht u. cAMP gebildet. **Wirkung:** rasche Bereitstellung von Energie durch Steigerung von Pulsfrequenz, Herzminutenvolumen u. systol. Blutdruck, Verminderung der Darmperistaltik, Erschlaffung der Bronchialmuskulatur, Erweiterung der Bronchien u. Pupillen, Grundumsatzsteigerung durch Förderung des O_2-Verbrauchs, Hyperglykämie durch Mobilisierung von Glykogen, Steigerung der Lipolyse*; **therap. Verw.:** bei anaphylaktischem Schock, Reanimation, als Zusatz zu Lokalanästhetika; UAW: s. Sympathomimetika.

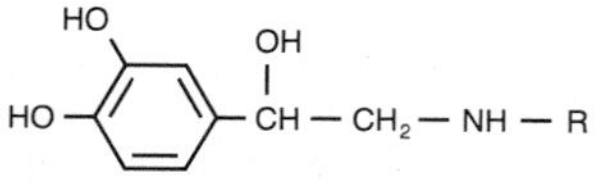

Adrenalin:
R = CH_3: Adrenalin
R = H: Noradrenalin [585]

Ad|renalin|glukos|urie (↑; ↑; Glyk-*; Ur-*) **f:** (engl.) adrenogenic diabetes; nach Adrenalininjektion einsetzende Zuckerausscheidung im Harn inf. Mobilisierung von Glykogendepots (sog. Adrenalindiabetes).

Ad|renalin|umkehr (↑; ↑)**:** (engl.) reverse epinephrine response; Bez. für die nach Blockade der Alpharezeptoren mit Phentolamin* blutdrucksenkende („umgekehrte") Wirkung von Adrenalin* inf. der erhalten gebliebenen betasympathomimetischen vasodilatatorischen Wirkung.

Adrenalon (INNv) n**:** Adrenalinderivat mit sympathomimetischer Wirkung; topische Anw. bei Blutung im Nasenraum; s. Hämostatika.

Ad|ren|arche (Ad-*; lat. ren, renis Niere; gr. ἀρχή Anfang) **f:** Beginn vermehrter Androgenproduktion in der Nebennierenrinde während der Pubertät* mit Wachstum der Achsel- u. Schambehaarung; bei Mädchen fast ausschl. durch die rel. schwachen NNR-Androgene, bei Knaben vorwiegend durch die testikulären Androgene bedingt. Vgl. Gonadarche.

ad|ren|erg (↑; ↑; Erg-*)**:** (engl.) adrenergic; die Wirkung des Adrenalins* u. des Noradrenalins* betreffend; vgl. cholinerg.

ad|reno|kortikal (↑; ↑; Kort-*)**:** (engl.) adrenocortical; zur Nebennierenrinde gehörig.

Ad|reno|leuko|dys|trophien (↑; ↑; Leuk-*; Dys-*; Troph-*) f pl**:** (engl.) adrenoleukodystrophies; familiär gehäuft auftretende, peroxisomale Lipidspeicherkrankheiten mit identischen biochem. Veränderungen im Fettstoffwechsel (Störung im peroxisomalen Abbau sehr langkettiger Fettsäuren; C_{24}, C_{26}); **Häufigkeit:** 1–2:100 000 Neugeborene; **Formen:** Unterscheidung anhand des unterschiedl. Phänotyps u. Manifestationsalters; **1.** konnatale A. (autosomal-rezessiv erbl., Genlokus 12p13); **2.** infantile/juvenile A. (klassische Form mit X-chromosomalem Erbgang, Genlokus Xq28 mit vielen Mutationen); **3.** A. im Erwachsenenalter u. **4.** A. bei Frauen (beide X-chromosomal erbl.); **Pathol./Anat.:** Atrophie der Nebennierenrinde, Entmarkung versch. Bezirke von Gehirn, Rückenmark u. peripheren Nerven; **Klin.:** Sympt. einer Addison*-Krankheit, neurol. Ausfälle (u. a. Seh- u. Hörstörungen, psychomotor. Retardierung, spast. Paresen, epilept. Anfälle u. Demenz im Endstadium); pränatale **Diagn.** durch Analyse der sehr langkettigen Fettsäuren. Vgl. Lipidosen, Refsum-Syndrom.

Ad|reno|lytika (↑; ↑; gr. λυτικός fähig zu lösen) n pl**:** syn. Sympatholytika*.

Ad|reno|zeptor|agonisten (↑; ↑; Rezeptoren*; Agonist*) m pl**:** syn. Sympathomimetika*.

Ad|reno|zeptor|ant|agonisten (↑; ↑; Antagonismus*) m pl**:** syn. Sympatholytika*.

Adria|mycin n**:** syn. Doxorubicin*.

ADS: Abk. für **A**ufmerksamkeits**d**efizit**s**yndrom; s. Aufmerksamkeitsdefizit-Hyperaktivitätsstörung.

Adson-Test (Alfred W. A., Neurochir., Rochester, 1887–1951) m**:** s. Thoracic-outlet-Syndrom (Tab.).

Ad|sorbenzien (lat. adsorbere an sich binden) n pl**:** (engl.) adsorbent agents; Granulate od. Pulver, die gelöste od. gasförmige Substanzen physik. binden (Adsorption*); v. a. Stoffe mit einer strukturbedingten großen Oberfläche u. spezif. od. selektiven Bindungsstellen zur Adsorption von unerwünschten, insbes. toxischen Substanzen (Aktivkohle, Antazida, Dextransulfat, Talkum, Zirconium, Tonerde, Kieselgur, Kaolin u. a.); Verw. z. B. bei der Hämoperfusion*.

Ad|sorption (↑) **f: 1.** (physik.-chem.) Konzentrationsverschiebung einer gelösten Substanz im Grenzschichtbereich zweier benachbarter Phasen, als **positive** A. (Anreicherung) od. **negative** A. (Verdrängung). A. ist bes. stark an festen Stoffen mit großer Oberfläche (Adsorbenzien*). Die A. einer Substanz ist u. a. von ihrer Konz. in der Flüssigphase (Adsorbendum) u. der Temperatur abhängig. Eine adsorbierte Substanz kann von einer anderen mit höherer Affinität zum

A

Adsorbens verdrängt werden (Adsorptionsverdrängung). **2.** (biochem.) Aktivierung von Enzymen durch A. an oberflächenaktive Stoffe, die Enzym u. Substrat in räumliche Nähe bringen (sog. komplexe A.); **3.** (serol.) unspezif. Bindung von Antigenen od. Antikörpern an feste Phasen (aus org. od. anorg. Substanzen); z. B. an Latexpartikel beim Latextest*, an Aluminiumhydroxid zur Erhöhung der Depotwirkung von sog. Adsorbatimpfstoffen, an die Innenfläche von Teströhrchen (z. B. Radio*-Immunassay), an Mikrotestplatten (z. B. Enzym*-Immunassay), an Nitrozellulosemembranen (z. B. Immunoblot*).

Ad|sorptions|chromato|graphie (↑; Chrom-*; -graphie*) **f:** (engl.) adsorption chromatography; Verf. der Chromatographie* zur Auftrennung von Stoffgemischen; **Prinzip:** unterschiedl. Adsorption* der Einzelkomponenten an ein Adsorbens (stationäre Phase).

Ad|stringenzien (lat. adstringere zusammenziehen) **n pl:** (engl.) adstringent agents; Substanzen, die durch Reaktion mit dem Eiweiß oberster Gewebeschichten zur Verdichtung des kolloidalen Gefüges mit Bildung einer fest zusammenhängenden oberflächl. Membran führen u. z. T. eine milde antibakt., antihydrotische u. juckreizstillende Wirkung haben; z. B. Tannin u. synthet. Gerbstoffe, best. Schwermetallsalze.

ad|ultus (lat.): erwachsen.

ad usum proprium (lat.): (Rez.) zum eigenen Gebrauch.

Ad|ventitia (lat. adventitius von außen hinzukommend) **f:** eigentl. Tunica adventitia; **1.** lockere Bindegewebehülle, die Organe (z. B. Speiseröhre, Luftröhre, Harnleiter) verschiebl. mit der Umgebung verbindet u. ihnen Blutgefäße u. Nerven zuführt; **2.** auch als Tunica externa bez. äußerste, aus Bindegewebe aufgebaute Schicht der Blutgefäßwandung (s. Arterien, Venen).

Ad|ventitia|de|generation, zystische (↑; Degeneratio*) **f:** (engl.) cystic adventitial degeneration; zystische Degeneration zwischen Tunica media u. Tunica adventitia mit Verlegung des Gefäßlumens; insbes. Befall gelenknaher Arterien (z. B. A. poplitea). Die Angiographie zeigt meist eine halbmondförmige Eindellung im Gefäßlumen. Vgl. Mönckeberg-Sklerose.

Ad|ventitial|zellen (↑; Zelle*)**:** (engl.) adventitial cells; syn. Perizyten, Rouget-Zellen; wahrscheinl. am Stoffaustausch zw. Kapillarblut u. Gewebe beteiligte Bindegewebezellen, deren platter Zellleib die Oberfläche der Blutkapillaren* mit seinen verzweigten Ausläufern überzieht. A. differenzieren keine fibrillären Strukturen u. gelten nicht mehr als kontraktile Elemente. Die sog. freien A. kommen in der Umgebung kleinerer Blutgefäße vor u. besitzen wahrscheinl. phagozytierende Eigenschaften.

Ad|versiv|anfall (lat. adversus entgegengesetzt)**:** veraltete Bez. für Versivanfall*.

A|dynamia ep|isodica hereditaria (A-*; gr. δύναμις Kraft) **f:** syn. periodische hyperkaliämische Lähmung*.

A|dynamie (↑; ↑) **f:** (engl.) adynamia; Schwäche, Kraftlosigkeit; vgl. Addison-Krankheit, Erschöpfungssyndrom, chronisches.

AE: Abk. für **A**ntitoxin**e**inheit*.

ÄAppO: Abk. für **Ä**rzte **App**robations**o**rdnung für Ärzte; s. Arzt.

Ae|des (gr. ἀηδής widrig) **f:** Wald- u. Wiesenmücke; Gattung der Culicidae, Ordnung Diptera (s. Mücken); Überträger versch. Tropenkrankheiten; blutsaugende Weibchen mit zapfenartigen Gebilden (Cerci) am Abdomenende; Stechaktivität tagsüber, meist morgens u. abends gehäuft. Die Eier werden am Boden abgelegt u. können viele Monate im Trockenen überdauern; Larven schlüpfen nach Überschwemmung des Eiablageplatzes. **Vork.:** in Europa als Überträger des Tahyňa*-Virus (im Mittelmeerraum des Dengue*-Virus); in warmen Ländern im menschl. Siedlungsbereich v. a. A. aegypti Überträger des Gelbfieber*-Virus u. von Filarien*; A. albopticus (sog. asiatisches Tigermoskito) in den USA, Brasilien u. Italien aus Südostasien eingeschleppt als Vektor des Dengue-Virus. Viren werden beim Stich mit dem Blut aufgenommen, passieren die Mückendarmwand u. erreichen nach 5–30 Tagen die Speicheldrüse; dann erst wird die Mücke infektiös. Weitere von A. übertragene Err.: Wuchereria bancrofti, Brugia malayi.

-ämie: Wortteil mit der Bedeutung Blut; von gr. αἷμα, αἵματος.

AEP: Abk. für **a**kustisch **e**vozierte **P**otentiale*.

Äpfel|säure: (engl.) malic acid; Acidum malicum, Monohydroxybernsteinsäure; Zwischenprodukt im Citratzyklus* u. bei der Glukoneogenese*; Salze: Malate.

Äquatorial|platte: (engl.) equatorial plate; Ansammlung der Chromosomen in der Meridianebene der Teilungsspindel während der Metaphase von Mitose* u. Meiose*.

Aequi-: auch Äqui-; Wortteil mit der Bedeutung gleich; von lat. aequus.

Äqui|librierung (lat. aequilibrium Gleichgewicht)**:** (engl.) equilibration; Einstellen eines Verteilungsgleichgewichts, z. B. zw. einer Flüssigkeit u. einem strömenden Gas.

Äqui|librium (↑) **n:** Gleichgewicht; vgl. Dysäquilibriumsyndrom.

äqui|molar (Aequi-*; lat. moles Gewicht, Masse)**:** (engl.) equimolar; von gleicher Stoffmengenkonzentration*.

Äqui|valent|dosis (↑; lat, valere wert sein; Dosis*) **f:** (engl.) dose equivalent; Formelzeichen H; im Strahlenschutz* verwendetes Maß für die biol. Wirkung ionisierender Strahlung*; wird ermittelt als Produkt aus der Energiedosis* u. dem dimensionslosen Bewertungsfaktor Q. Als **effektive Dosis** wird eine aus der Ä. abgeleitete Messgröße bezeichnet, bei der die Ä. durch einen Gewebewichtungsfaktor* korrigiert wird, der ausdrückt, wie hoch das aus der Organexposition resultierende stochastische Risiko im Vergleich zum stochastischen Risiko bei Ganzkörperexposition gegenüber der gleichen Ä. angesetzt wird. Die SI-Einheit ist Sievert (Sv); 1 Sv = 1 J/kg; frühere Einheit: Rem (1 Rem = 10^{-2} Sv). Vgl. Strahlungsmessgrößen.

Äqui|valent|dosis|leistung (↑; ↑; ↑)**:** (engl.) effective dose equivalent power; Formelzeichen $\dot{H}$; Äquivalentdosis* pro Zeiteinheit; SI-Einheit Sievert* pro Sekunde (Sv/s), auch mSv/h, µSv/min; vgl. Dosisleistung.

Äqui|valent, en|ergetisches (↑; ↑) **n:** (engl.) energy equivalent; syn. kalorisches Äquivalent, Wärmeäquivalent; bei der Umsetzung von Nährstoffen mit 1 l Sauerstoff freiwerdende Energiemenge; für Kohlenhydrate 21 kJ (5,0 kcal)/l O_2, Fette 19,7 kJ (4,7 kcal)/l O_2 u. Proteine 19,3 kJ (4,6 kcal)/l O_2. Der Mittelwert beträgt 20 kJ (4,8 kcal)/l O_2 bei normaler Zusammensetzung der Nahrung. Vgl. Brennwert, physiologischer; Grundumsatz.

A

Äqui|valenz|zone (↑; ↑): (engl.) equivalence zone; s. Präzipitationsreaktion.

Aer-: auch Aero-; Wortteil mit der Bedeutung Luft, Nebel; von gr. ἀήρ, ἀέρος.

Aer|ämie (↑; -ämie*) f: (engl.) aeremia; Bildung von Gasbläschen im Blut; s. Ebullismus.

aerob (↑): (engl.) aerobe; Sauerstoff zum Leben brauchend.

Aero|bier (↑; Bio-*) m pl: (engl.) aerobic bacteria; Bakterienarten, die ihren Energiebedarf nur in Gegenwart von Sauerstoff decken u. demnach nur aerob wachsen können. Sauerstoff dient als Elektronenakzeptor in der Atmungskette.

Aero|bilie (↑; Bili-*) f: (engl.) aerobilia; Vork. von Luft in den Gallenwegen; **Urs.:** Cholelithiasis mit biliodigestiver Fistel*, iatrogen nach Papillotomie i. R. einer ERCP*.

Aero|embolismus (↑; Embol-*) m: syn. Caisson*-Krankheit.

aero|gen (↑; -gen*): (engl.) airborne; von der Luft ausgehend.

Aero|monas (↑; gr. μόνος einzeln) f: Gattung gramnegativer, fakultativ anaerober, Gas bildender, monotrich begeißelter Stäbchenbakterien der Fam. Vibrionaceae (vgl. Bakterienklassifikation); Vork. in Oberflächenwasser; Krankheitserreger bei Fischen, Amphibien u. Reptilien; **A. hydrophila:** gefährl. Hospitalismuskeim (Dialysegeräte, Spülflüssigkeiten) u. opportunistischer Err. von Hornhautulzera, Tonsillitiden, Wundinfektionen, Aspirationspneumonien u. Durchfallerkrankungen; bei Abwehrgeschwächten peritonitische u. septische Verläufe; **Ther.:** Tetracycline, Aminoglykosid-Antibiotika, Cotrimoxazol.

Aero|monas shigelloides (↑; ↑) f: s. Plesiomonas shigelloides.

Aero|otitis (↑; Ot-*; -itis*) f: (engl.) aero-otitis; syn. Barootitis; Ödem der Mittelohrmukosa u. Paukenhöhlenerguss durch Tubenverschluss u. konsekutiven Unterdruck im Mittelohr; **Urs.:** plötzliche Luftdruckänderung bei Fliegern, Tauchern, Caisson-Arbeitern; **Sympt.:** heftige Ohrenschmerzen, pulsierende Ohrgeräusche, Schwerhörigkeit, Schwindel. Vgl. Barotrauma, Caisson-Krankheit.

Aero|phagie (↑; Phag-*) f: (engl.) aerophagia; Luftschlucken; häufig unbewusst auftretendes, manchmal zur Gewohnheit werdendes Sympt. bei psych. od. vegetativen Störungen, aber auch i. R. org. Magenerkrankungen od. beim Säugling während des Trinkens.

Aero|sol (↑; lat. solvere lösen) n: Gas mit kolloidalem (Kolloid*), festem (Staub*) od. flüssigem (Nebel*) Schwebstoff; Teilchengröße ca. 10 µm bis 1 nm.

Aero|sol|therapie (↑; ↑) f: (engl.) aerosol therapy; Inhalationstherapie mit Einatmung gelöster, zu Nebel zerstäubter Medikamente (Teilchengröße <10 µm); bei der A. werden z. B. Dosieraerosole (Medikament in Treibgas gelöst), Trockenaerosole (Medikament in Pulverform), Düsen- u. Ultraschallvernebler, Respiratoren (s. IPPV) angewendet; z. B. bei obstruktiven Atemwegerkrankungen*, Bronchiektasen, zystischer Fibrose u. a.; als Medikamente werden z. B. Beta-2-Sympathomimetika, Anticholinergika, Kortikosteroide, Cromoglicinsäure (DNCG), Pentamidin (zur Prophylaxe der Pneumocystis-carinii-Pneumonie bei AIDS), Lokalanästhetika (z. B. vor Bronchoskopie) u. Antibiotika eingesetzt.

Aero|zele (↑; -kele*) f: (engl.) aerocele; luftgefüllte Zyste; z. B. Laryngozele*.

Aeruginocin n: Bakteriozin (Pyozin) von Pseudomonas* aeruginosa; vgl. Bakteriozine.

Ärzte|kammer: (engl.) medical council; Berufsorganisation der Ärzte, der jeder Arzt* kraft Gesetzes angehört. Die Ä. (eine in jedem Bundesland, zwei in Nordrhein-Westfalen) unterliegen als Körperschaften des öffentl. Rechts staatlicher Rechtsaufsicht; sie sind in der **Bundesärztekammer**, deren Hauptversammlung der **Deutsche Ärztetag** ist, zusammengeschlossen. Die Ä. regeln aufgrund der ihnen durch die Kammer- u. Heilberufsgesetze der Länder eingeräumten Satzungsgewalt in den Berufsordnungen u. weiterem Standesrecht die Berufsausübung (z. B. in Bezug auf das Verhalten der Ärzteschaft gegenüber Pat. od. untereinander u. im Hinblick auf die pflichtgemäße Fortbildung u. die freiwillige Weiterbildung) u. überwachen die Einhaltung der Berufspflichten. Verstöße werden auf Antrag durch Berufsgerichte geahndet, die z. T. eigene Gerichte der Ä., z. T. anderen Gerichten angeschlossen sind.

Aescin n: (engl.) escin; aus ca. 30 Einzelsubstanzen zusammengesetztes Saponingemisch aus den Samen der Rosskastanie (Aesculus* hippocastanum); **Verw.:** Funktionsstörungen (Schmerzen, Schweregefühl, Juckreiz, Ödeme) u. trophische Veränderungen (Ulcus cruris) bei od. inf. von Erkr. der Beinvenen; **NW:** Schleimhautreizung des Magen-Darm-Trakts.

Aesculapius m: latinisierte Form des Namens des griech. Gottes der Medizin Asklepios.

Aesculin n: (engl.) esculin; $C_{15}H_{16}O_9$; Cumarinderivat aus Rinde u. Samen der Rosskastanie (Aesculus* hippocastanum); weiße, bitter schmeckende Nadeln; **Verw.:** in Salben als Lichtschutz u. in der Bakteriol. als Nährbodenzusatz zur Differenzierung von Kokken.

Aesculus hippo|castanum f: Rosskastanie; Baum aus der Fam. der Rosskastaniengewächse; Samen (Hippocastani semen) enthält Aescin* u. Flavonolglykoside; **Verw.:** innerlich u. äußerlich bei Funktionsstörungen u. troph. Veränderungen inf. von Erkr. der Beinvenen (s. Insuffizienz, chronisch-venöse); **NW:** Schleimhautreizung des Magen-Darm-Trakts.

-ästhesie: Wortteil mit der Bedeutung Empfindungs-, -empfindung; von gr. αἴσθησις.

Ästhesio|neuro|blastom (↑; Neur-*; Blast-*; -om*) n: (engl.) esthesioneuroblastoma; seltener, langsam wachsender, i. d. R. maligner Tumor, ausgehend vom Riechepithel der Area olfactoria; **Histol.:** z. T. in Rosetten angeordnete Neurozyten u. Neuroblasten, Neurofibrillen; **Sympt.:** einseitige Verlegung der Nase, Nasenbluten, Rhinorrhö, Anosmie, Tränenfluss.

Ästhesio|neuro|epitheliom (↑; ↑; Epithel*; -om*) n: (engl.) esthesioneuroepithelioma; Ästhesioneuroblastom* mit zusätzl. glandulären Zellelementen.

Ästivo|autumnal|fieber (lat. aestas Sommer; autumnus Herbst) n: syn. Malaria* tropica.

aestivus (lat.): sommerlich, im Sommer auftretend.

Aetas (lat.) f: Alter.

Äther (gr. αἰθήρ Himmelsluft) m: nach alter Nomenklatur Bez. für Ether*.

Aether aceticus (↑; lat. acetum Essig) m: Essigether; korrekt: Essigsäureethylester, Riech- u. Lösungsmittel.

Aether chloratus (↑) m: Chlorethan*.

A

Äthinyl|östradiol n: syn. Ethinylestradiol*.

Ätio|logie (gr. αἰτία Ursache; -log*) f: (engl.) etiology; die einer Krankheit zugrunde liegende Urs. bzw. Studium der od. Theorie über die Faktoren u. Ursachenbündel, die Krankheiten verursachen.

Ätz|mittel: (engl.) caustic agents; syn. Kaustika; Substanzen (v. a. Metallsalze u. Säuren), deren Gewebe zerstörende Wirkung früher therap. genutzt wurde; z. B. $AgNO_3$ (Höllenstein), Trichloressigsäure zum Entfernen von Warzen u. Tätowierungen.

Ätzung: (engl.) cauterization; syn. Kauterisation, Kaustik; Gewebezerstörung durch Brenn- od. Ätzmittel*; vgl. Verätzung, Koagulation.

A-Fasern: s. Nervenfaser.

Affekt (lat. affectus Gemütsverfassung) m: (engl.) affect; zeitl. kurze u. intensive Gefühlsregung, i. d. R. mit physiol. (vegetativem) Korrelat (z. B. Wut, Freude); vgl. Stimmung.

Affekt|handlung (↑): (engl.) affective, emotional act; Handlung aus einer unkontrollierten, intensiven Gemütsbewegung heraus; Kurzschluss- od. Explosivhandlung, heftige Entladung eines Affektstaus; Affekte mit meist aggressiv-destruktivem Inhalt können zu unbeherrschtem, unüberlegt-impulsivem Verhalten ohne Einsicht in die Folgen u. evtl. zu einer strafbaren Handlung (Affektdelikt) führen. Wenn nach vollbrachter A. der Affekt abgeklungen ist, wird das Verhalten meist krit. Einsicht zugänglich. Für die forens. Beurteilung ist wichtig, ob der Täter den Affektstau hätte vermeiden od. den Ablauf der Tat noch hätte steuern können.

Affekt|in|kontinenz (↑; Inkontinenz*) f: (engl.) emotional incontinance; verminderte Beherrschung der Affekte mit inadäquat starken Affektäußerungen (z. B. Tränen- od. Wutausbruch aus geringfügigem Anlass); Vork. v. a. bei hirnorganischen Erkrankungen; vgl. Affektlabilität.

Affektion (lat. afficere einwirken, befallen) f: (engl.) affliction; Befall durch eine Krankheit.

Affektivität (↑) f: (engl.) affectivity; (psychol.) Gesamtheit des Gefühls- u. Gemütslebens mit Stimmungen, Emotionen u. Trieben; als Lebensgrundstimmung bestimmt die A. die persönliche Tönung des Erlebens. Die Grundstimmung beeinflusst auch das Ausmaß u. die Qualität der Affekte.

Affekt|krämpfe, re|spiratorische (Affekt*): (engl.) breath holding spells; sog. Wutkrämpfe; bei Kleinkindern (Prävalenz: 2–5 %) auf einen emotionalen Auslöser hin auftretende funkt. Anfälle (i. d. R. ohne org. Grundlage) mit typischem Verlauf (initialer Schrei, Atemanhalten, Zyanose, Bewusstlosigkeit) u. einer Dauer von weniger als 1 Min.; **DD:** Synkope, Epilepsie. J. Mar.

Affekt|labilität (↑; lat. labilis schwankend) f: (engl.) affective instability; Bez. für die Senkung der Schwelle zur Affektauslösung mit raschem Wechsel der emotionalen Stimmung (z. B. plötzl. Übergang zw. Lachen u. Weinen); **Vork.:** z. B. bei org. Psychose*; vgl. Zwangsaffekte; Schwächezustand, hyperästhetisch-emotionaler.

Affekt|starre (↑): (engl.) affective flattening; Verminderung der affektiven Modulations- u. Schwingungsfähigkeit, herabgesetzte affektive Ansprechbarkeit; Zustand, bei dem Affektäußerungen unabhängig von der Situation beibehalten werden; **Vork.:** z. B. bei org. Psychose, Schizophrenie, depressivem Syndrom od. posttraumat. Belastungsreaktion.

Affen|hand: (engl.) monkey paw; Handform als Folge einer Parese u. Atrophie aller kleinen Handmuskeln, insbes. der Daumenballenmuskulatur, die die Griffstellung zw. Daumen u. Fingern unmögl. machen; **Vork.:** z. B. bei amyotrophischer Lateralsklerose*, Medianuslähmung*, spinaler Muskelatrophie*.

Affen|lücke: (engl.) true diastema; Primatenlücke; Bez. für physiol. Lücken im Milchgebiss; im Oberkiefer zw. seitl. Schneidezahn u. Eckzahn, im Unterkiefer zw. Eckzahn u. 1. (Milch-) Molaren.

Affen|pocken|virus n: (engl.) monkey-pox-virus; Orthopoxvirus der Poxviridae*; Err. pockenähnlicher Erkr. auch des Menschen; **Vork.:** v. a. in West- u. Zentralafrika; wird sporadisch von wild lebenden Affen od. durch Nagetiere auf den Menschen übertragen; Schutz vor Inf. durch Impfung mit Vacciniavirus*.

afferent (lat. afferens zuführend): syn. afferens; z. B. afferente Bahnen: Nerven, die Erregungen von peripheren Rezeptoren zum ZNS leiten. Vgl. efferent.

Afferent-loop-Syn|drom (engl. ↑; loop Schlinge) n: s. Syndrom der zuführenden Schlinge.

Af|finität (lat. affinitas Verwandtschaft) f: (engl.) affinity; **1.** (nuklearmed.) Eigenschaft eines Radiopharmakons, sich entspr. der chem. od. biol. Verwandschaft in best. Körpergeweben bzw. -organen anzureichern (z. B. knochenaffin); vgl. Bioakkumulation, Elemente, knochenaffine; **2.** (chem.) Bestreben von Atomen u. Molekülen, eine best. chem. Reaktion einzugehen; **3.** (immun.) Bindungsstärke zw. Antikörper (Paratop) u. Antigen (Epitop) im primären Antigen-Antikörper-Komplex; messbar durch die Gleichgewichtskonstante für ein gegebenes Ag/ Ak-System; **4.** (histol.) Eigenschaft von Geweben, Zellen od. Zellbestandteilen, sich mit best. Farbstoffen färben zu lassen; vgl. Färbung, Gewebe, chromaffines.

Af|finitäts|chromato|graphie (↑; Chrom-*; -graphie*) f: (engl.) affinity chromatography; Methode zur Isolierung u. Reinigung von Makromolekülen, z. B. Enzymen; **Prinzip:** ein Substrat od. -analogon mit hoher Affinität wird über einen Spacer an eine inerte Matrix* gekoppelt. Bei der Chromatographie eines Gemischs wird nur das gewünschte Makromolekül vom matrixgekoppelten Substrat gebunden u. kann anschl. z. B. durch kompetitive Verdrängung eluiert werden.

af|fixus (lat.): angeheftet.

af|fiziert (lat. afficere antun): (engl.) affected; ergriffen, befallen.

AFI: Abk. für **A**mniotic*-**f**luid-**I**ndex.

A|fibrino|gen|ämie (A-*; Fibr-*; -gen*; -ämie*) f: (engl.) afibrinogenemia; **1.** kongenitale A.: sehr seltene (mehr als 130 Fälle), autosomal-rezessiv erbl. Koagulopathie (Genlokalisation: 4q31) mit fehlender od. hochgradig verminderter Synthese von Fibrinogen in der Leber, klin. einer schweren Hämophilie entsprechend; Sympt.: häufig intrauteriner Fruchttod, postnatal verlängerte Nabelschnurblutung; verstärkte Verletzungs- u. Menstruationsblutungen, auch (Schleim-)Haut- sowie spontane intrazerebrale Blutungen, selten Gelenkblutungen; Diagn.: Die üblichen plasmat. Blutgerinnungstests (TPZ, PTZ, PTT) fallen pathol. aus, Fibrinogen fehlt im Plasma od. ist nur in Spuren nachweisbar. Ther.: Substitution mit Plasma- u. Bluttransfusionen

A

sowie Fibrinogenkonzentrat; cave: Antikörperbildung bei Fibrininfusionen; **2.** erworbene A.: bei gesteigerter Fibrinolyse*, primärer Hyperfibrinolyse*, Verbrauchskoagulopathie*, schwerem Leberparenchymschaden.

Afla|toxine (Tox-*) n pl: (engl.) aflatoxins; von Aspergillus-Pilzgattungen (insbes. Aspergillus flavus, Aspergillus parasiticus) gebildete, in höherer Dosis (tierexperimentell) letal, in geringerer Dosis toxisch u. karzinogen wirkende Mykotoxine* (chem. Cumarinderivate); Aflatoxin B_1 als stärkstes Gift dieser Gruppe wird bevorzugt auf Nüssen, Mandeln u. Getreide gebildet; weitere betroffene Lebensmittel sind Kokosraspel, Kastanien, geräucherte Schinken u. daraus hergestellte Erzeugnisse (A. B_1, B_2, G_1, G_2 u. a); durch Befall von Futtermitteln können A. z. B. in Milch u. Milchprodukte gelangen. In Nahrungsmitteln enthaltene A. sind für den Verbraucher häufig nicht festzustellen u. außerdem sehr hitzeresistent. **Nachweis:** biol. (Kükenembryonen), chem. (Dünnschichtchromatographie); mit Erfolg werden Verfahren zur Detoxifikation kontaminierter Produkte eingesetzt; Vgl. Leberzellkarzinom, primäres.

AFP: Abk. für **A**lpha**f**eto**p**rotein*.

AFP-Surveillance f: von der WHO empfohlene Überwachung zur Polio-Wildviruszirkulation; bei Kindern unter 15 Jahren mit akuter schlaffer Lähmung (engl. **a**cute **f**laccid **p**aralysis) ist innerhalb von 14 Tagen eine virol. Untersuchung von zwei Stühlen im Abstand von 24–48 Std. durchzuführen. Ausgenommen sind Fazialis- u. traumatische Lähmungen. In der Bundesrepublik Deutschland ist nach dem Infektionsschutzgesetz jede nicht traumatisch bedingte Lähmung als Verdacht auf Poliomyelitis* zu melden. B. Stü.

After m: s. Anus.

After-: s. a. Anal-, Ano-.

After|jucken: Pruritus* ani.

After, künstlicher m: s. Anus praeternaturalis.

Afterload (engl.): Nachbelastung, Nachlast*.

Afterloading-Verfahren (↑): (engl.) afterloading technique; sog. Nachladetechnik; Form der interstitiellen Strahlentherapie* mit Einlegen eines od. mehrerer leerer Applikatoren in das zu bestrahlende Körperteil u. anschl. automat. Einbringen des Radionuklids (meist Iridium-192); ermöglicht Bestrahlung des Tumors mit nur geringer Belastung des umliegenden Gewebes bei erheblich verbessertem Strahlenschutz für das beteiligte Personal; **Ind.:** Tumoren an Mundboden, Zunge, Nase, Ösophagus, Rektum, Karzinome an Uterus, Zervix u. Vagina, Rekanalisierung endobronchial stenosierender Tumoren.

Ag: **1.** (immun., serol.) Abk. für **A**nti**g**en*; **2.** (chem.) Symbol für Silber*.

A|galaktie (A-*; Galakt-*) f: (engl.) agalactia; syn. Alaktie; fehlende Milchsekretion während der Laktationsperiode* bei Anlage- u. Entwicklungsstörungen der Mamma od. Störungen im Hypothalamus-Hypophysen-System; sehr selten vorkommend, meist nur scheinbare A. (Hypogalaktie*) inf. fehlenden Saugreizes.

A|gamma|globulin|ämie (↑; Globuline*; -ämie*) f: (engl.) agammaglobulinemia; (weitgehendes) Fehlen der Gammaglobuline* im Blut; **Formen: 1.** sog. infantile, X-chromosomal-rezessiv erbliche A. (Bruton-Typ) inf. einer Reifungsstörung der B*-Lymphozyten mit Fehlen spezif. Antikörper* aller Immunglobulinklassen; Klin.: Manifestation mit rezidiv., überwiegend bakt. Infektionen durch Streptococcus pneumoniae, Haemophilus influenzae, Neisseria meningitidis, Streptokokken u. Staphylokokken (Otitis media, Sinusitis, eitrige Bronchitis, Pneumonie, Meningitis u. a.) meist erst im 6.-9. Lebensmonat (vorher besteht wahrscheinl. durch diaplazentar übertragene mütterliche Antikörper ein immun. Schutz). Virale Inf. (z. B. mit ECHO-Viren, Enterovirus, Varicella-Zoster-Virus) können trotz intakter Funktion der T-Lymphozyten schwerer verlaufen; eine Schutzimpfung gegen Poliomyelitis mit Lebendvakzine ist kontraindiziert. Diagn.: im Blut u. in den Organen des lymphatischen Systems fehlen B-Lymphozyten; IgG-Serumkonzentration <1 g/l; IgA, IgM u. IgE fehlen; Ther.: regelmäßige intravenöse Substitution aller Immunglobulinklassen in 4–6-wöchigem Abstand (Gesamtserumkonzentration sollte nicht unter 4 g/l abfallen); **2.** autosomal-rezessiv erbliche A. mit dem Bruton-Typ vergleichbarer klin. Manifestation; **3.** i. R. eines schweren kombinierten Immundefektes* auftretende A.; **4.** als sekundäre A. v. a. bei schweren Eiweißverlusten (z. B. exsudative Enteropathie, intestinale Lymphangiektasie) od. inf. von Virusinfektionen (z. B. mit Epstein-Barr-Virus). Vgl. Hypogammaglobulinämie, Immundefekte.

A|ganglionose (↑; Gangl-*; -osis*) f: (engl.) aganglionosis; Aplasie der intramuralen Ganglienzellen des Meissner*-Plexus u. Auerbach*-Plexus, meist im Bereich von Rektum u. Colon sigmoideum, selten des gesamten Colons; inf. einer sek. Hyperplasie präganglionärer parasympath. Nervenfasern mit erhöhter Aktivität der Acetylcholinesterase in der Lamina propria der Mukosa u. der Muscularis mucosae kommt es zur Dauerkontraktion der betroffenen Darmabschnitte. Vgl. Megakolon, kongenitales; Zuelzer-Wilson-Syndrom.

Agar m: auch Agar-Agar; Polysaccharidkomplex, der aus Agarophyten (Rotalgen u. a.) extrahiert wird; besteht aus neutraler, gelbildender Agarose (Polysaccharid aus D-3,6-Anhydrogalaktose u. L-Galaktose) u. sulfatiertem Agaropektin, das nicht geliert. A. ist geruch- u. geschmacklos, durchsichtig, quillt in kaltem, löst sich in heißem Wasser. 1%ige Lösung bildet ein starres Gel. A. hat keinen Nährwert u. wird zur Herstellung von Nährböden für Mikroorganismen u. als Geliermittel in der Nahrungsmittelindustrie verwendet.

Agar|dif|fusions|test (diffus*) m: (engl.) agar diffusion method; **1.** (serol.) Test mit Präzipitationsreaktion* von Antigen-Antikörper-Komplexen, bei dem Agar* als Trägersubstanz verwendet wird; vgl. Immundiffusion; **2.** (bakteriol.) syn. Bauer-Kirby-Test; halbquant. Meth. zur Bestimmung der Empfindlichkeit von Bakt. gegen Antibiotika bzw. von antibakt. Hemmstoffen; ermöglicht Einstufung in empfindlich, intermediär od. resistent; auf eine mit Bakt. beimpfte Agarplatte werden mit der Testsubstanz getränkte Filterpapierblättchen gelegt. Das Therapeutikum diffundiert in den Agar u. bildet einen Diffusionsgradienten aus. Empfindl. Bakt. bilden einen Hemmhof bis zu der noch verträgl. Konzentration. Vgl. Antibiogramm.

Agar|di|lutions|test (lat. diluere verdünnen) m: (engl.) agar dilution test; syn. Reihenverdünnungstest; Meth. zur Bestimmung der minimalen Hemmkonzentration* von Antibiotika für

Bakterien; Durchführung auf festen Nährmedien mit abgestuften Antibiotikakonzentrationen.

Agar|nähr|böden: (engl.) agar culture media; an Stelle des früher verwendeten Stangenagars heute Herstellung ausgehend von vorfabriziertem Agarpulver (s. a. Fertignährböden, Trockennährböden), das bereits die erforderl. Zusätze (z. B. Salze, Zucker, Fleischextrakte, Pepton) enthält.

A|genesie (A-*; -genese*) **f:** (engl.) agenesis; vollständiges Fehlen einer Gewebe- od. Organanlage als früheste u. schwerste Form einer Hemmungsfehlbildung*.

A|genesie, sakro|kokzygeale (↑; ↑) **f:** (engl.) sacral agenesis; Symptom der kaudalen Regression*.

A|genesis corporis callosi (↑; ↑) **f:** syn. Balkenmangel*.

Agent orange (engl.)**:** Herbizid, bestehend aus Butylestern von 2,4-Di- u. 2,4,5-Trichlorphenoxyessigsäure sowie TCDD* als Begleitsubstanz; vgl. 2,4,5-T.

Agenzien (lat. agere treiben, in Bewegung setzen) **n pl:** (engl.) agents; wirkende Mittel.

A|geusie (A-*; gr. γεῦσις Geschmack) **f:** (engl.) taste blindness, ageusia; Aufhebung der Geschmacksempfindung; vgl. Hypogeusie.

Ag|glomeration (lat. agglomerare zusammenballen) **f:** syn. Aggregation; unspezif. reversible Zusammenballung von (Blut-)Zellen; z. B. Geldrollenbildung* od. Pseudoagglutination* von Erythrozyten, Sludge*-Phänomen, reversible Thrombozytenaggregation*. Vgl. Agglutination.

Ag|glutination (lat. agglutinare anheften) **f:** durch spezif. od. unspezif. Agglutinine* hervorgerufene Verklumpung von Zellen (z. B. Erythro-, Leuko-, Thrombozyten, Bakterien) od. antigentragenden Partikeln (z. B. Latex-, Polystyrolpartikel); vgl. Hämagglutination, Antigen-Antikörper-Reaktion, Agglomeration.

Ag|glutinations|lysis|versuch (↑; Lys-*)**:** (engl.) agglutination-lysis test; serol. Untersuchung auf Antikörper gegen Bakt. der Gattung Leptospira*; mikroskop. zu beurteilendes Agglutinationsverfahren bei Leptospirosen* (ab 2. Woche), da der mikrobiol. Erregernachweis mind. 4 Wo. benötigt.

Ag|glutinations|re|aktion (↑) **f:** (engl.) agglutination test; zu einer Agglutination* führende Antigen*-Antikörper-Reaktion; auch Bez. für entsprechende serol. Nachweisreaktion.

Ag|glutinin|absättigung (↑) **f:** s. Castellani-Agglutininabsättigung.

Ag|glutinine (↑) **n pl:** (engl.) agglutinins; Bez. für Substanzen mit der Fähigkeit, korpuskuläre Antigene zu verklumpen (Agglutination*); als **spezifische** A. v. a. agglutinierende Antikörper*, als **unspezifische** A. u. a. die Lektine*; vgl. Immunglobuline.

Ag|glutino|gene (↑; Gen*) **n pl:** (engl.) agglutinogens; zellspezifische antigene Oberflächenstrukturen (u. a. Rezeptoren*), z. B. auf Blutzellen od. lebenden wie auch toten Bakterien, an die sich agglutinierende Antikörper* od. Lektine binden u. dadurch eine Agglutination* auslösen können; vgl. Agglutinine.

Ag|gravation (lat. aggravare schwerer machen) **f:** im Verhältnis zum objektiven Befund übertriebene, u. U. zweckgerichtete Präsentation von Sympt. durch den Pat.; im Ggs. zur Simulation* liegt ein pathol. Befund zugrunde.

Aggrecan n: Kurzbez. für (engl.) **aggre**gating proteogly**can**; Proteoglykan, dessen Monomere (MG ca. 230 000) im Knorpelgewebe an Hyaluronsäure* binden u. hochmolekulare Aggregate bilden; vgl. Proteoglykane. G. Hüb.

Ag|gre|gation (lat. aggregare versammeln) **f:** syn. Agglomeration*.

Ag|gre|gations|hemmer (↑)**:** (engl.) aggregation inhibitors; s. Thrombozytenaggregationshemmung.

Ag|gressine (lat. aggredi, aggressus angreifen) **n pl:** (engl.) aggressins; Virulenzfaktoren von Mikroorganismen; Exoenzyme, die die Interzellularsubstanz des Bindegewebes abbauen u. so das Eindringen von Mikroorganismen begünstigen (z. B. Hyaluronidase*, Kollagenase*, Neuraminidasen*), Exotoxine u. immunreaktionshemmende Oberflächenkomponenten (z. B. Kapselpolysaccharide).

Ag|gression (lat. aggressio Angriff, Attacke) **f:** allg. Bez. für jedes Angriffsverhalten des Menschen u. des Tiers, das gegen andere Lebewesen, sich selbst (Autoaggression) od. gegen Dinge gerichtet u. sowohl genet. angelegt als auch reaktiv auslösbar ist (z. B. bei Angst* od. drohendem Machtverlust); die Entstehung der A. wird unterschiedl. interpretiert: **1.** (psychoanalyt.) als Ausdruck des Narzissmus*; u. a. bei Frustration auftretend, oft verdeckt bzw. verdrängt (vgl. Trieb); **2.** (etholog.) als durch evolutionäre Selektionsmechanismen herausgebildete, genet. verankerte Instinkthandlung im Dienst der Selbst- u. Arterhaltung; dient z. B. als innerartliche A. dem Herausbilden u. Sichern einer Rangordnung in sozialen Gruppen (sog. Hackordnung), die u. a. durch aggressionsbegrenzende Signalhandlungen (z. B. Droh- u. Demutsgebärden) unter Kontrolle gehalten wird (vgl. Tötungshemmung); **3.** der Frustrationsaggressionshypothese (Miller, Dollard) zufolge als eine mögl. Reaktionsform auf Frustration* bei Wünschen u. Bedürfnissen; **4.** (lerntheoret.) als Folge von Lernprozessen, insbes. durch Lernen* am Erfolg (vgl. Konditionierung, Verstärkung) bzw. durch Lernen am Modell. Vgl. Aggressivität.

Ag|gressivität (↑) **f:** (engl.) aggressivity; relativ stabile Bereitschaft zur Aggression* i. S. individueller Persönlichkeitsdisposition.

Agieren (lat. agere handeln)**:** (engl.) to act out; Bez. für **1.** (psychoanalyt.) eine motor. Aktion als Abwehrmechanismus* gegen Bewusstwerdung u. sprachliche Bearbeitung; **2.** die Inszenierung einer belastenden od. konflikthaften Beziehungserfahrung in der Arzt-Patient-Beziehung, um Erinnerung zu vermeiden (s. Übertragung); **3.** (im Psychodrama*) ungerichtetes, Begegnung vermeidendes Handeln; **4.** i. w. S. neurot. determiniertes Handeln aufgrund unbewusster Impulse im tägl. Leben, z. B. als Symptombildung bei Konversionsneurose*. E. Fri.

agitans (lat. agitare antreiben)**:** erregend, agitiert, erregt.

Agitiertheit (↑)**:** (engl.) agitation; syn. Agitatio; motor. Unruhe als gesteigerter Bewegungsdrang, bei dem affektive Erregung unkontrolliert in Bewegung umgesetzt wird; **Vork.:** z. B. bei Delir, Katatonie, Angstneurose, agitierter Depression.

A|gnathie (A-*; gr. γνάθος Kinnbacken) **f:** (engl.) agnathia; angeb. Fehlen des Ober- bzw. Unterkiefers; vgl. Otozephalie.

Agni casti fructus m: s. Mönchspfeffer.

A

A|gnosie (A-*; -gnos*) f: (engl.) agnosia; Störung des Erkennens, die nicht durch Demenz, Aphasie od. Störung der elementaren Wahrnehmung verursacht ist; oft findet sich ein Funktionswandel* des betr. Sinnesorgans; **Formen: 1.** auditive A.: sog. Seelentaubheit, Worttaubheit, Hörstummheit; Geräusche od. Töne werden gehört, in ihrem Zus. (z. B. als Melodie od. Tierstimme) jedoch nicht erkannt; v. a. bei Schädigung im Bereich der hinteren Schläfenlappen (Heschl-Windungen); **2.** Autotopagnosie: Unfähigkeit, bei erhaltener Oberflächensensibilität Hautreize am eigenen Körper richtig zu lokalisieren; v. a. bei Läsionen des Parietallappens; **3.** visuelle A.: sog. Seelenblindheit, visuelle Amnesie; Störungen des Erkennens bei Schädigung im Bereich des Okzipitallappens; trotz normaler Sehleistung werden Zus. einzelner Details nicht erkannt (Simultanagnosie), z. B. Physiognomien (Prosopagnosie); **4.** Stereoagnosie od. taktile A.: Unvermögen, trotz erhaltener epikritischer u. Tiefensensibilität ohne Sichtkontrolle Gegenstände durch Tasten zu erkennen; Vork. bei zerebraler Schädigung, aber auch bei Läsionen der Hinterstrangbahn im Halsmarkbereich. Vgl. Sensibilitätsstörungen.

-agoga: Wortteil mit der Bedeutung leitend, veranlassend; von gr. ἀγωγός.

A|gonadismus (A-*; Gonaden*) m: (engl.) agonadism; extrem seltene Anomalie mit Fehlen der Gonadenanlage; nicht selten mit weiteren Fehlbildungen assoziiert; vgl. Gonadendysgenesie.

Agonie (gr. ἀγωνία Kampf) f: (engl.) agony; Sterbephase; Vorstadium des Exitus letalis mit reduzierten Lebensvorgängen. Vgl. Sterben.

Agonist (gr. ἀγωνιστής Wettkämpfer) m: **1.** (anat.) Muskel, der eine best., einem Antagonisten entgegengesetzte Bewegung bewirkt; **2.** (pharmak.) Substanzen, die ebenso wie der physiol. Mediator einen Rezeptor aktivieren können; vgl. Antagonist, Antagonismus.

Agora|phobie (gr. ἀγορά Marktplatz; Phob-*) f: (engl.) agoraphobia; Platzangst; Phobie*, bei der vermieden wird, sich auf öffentl. Straßen u. Plätzen aufzuhalten, öffentl. Verkehrsmittel zu benutzen od. einen schützenden Raum (Wohnung) zu verlassen; Folge einer Panikstörung*; **Ther.:** Verhaltenstherapie* (z. B. Konfrontation u. kognitive Therapie), tiefenpsychol. fundierte Psychotherapie (s. Tiefenpsychologie). Vgl. Sozialphobie.

A|grammatismus (gr. ἀγράμματος ungebildet) m: (engl.) agrammatism; Störung der Grammatik (einschl. Satzbau) nach abgeschlossener Sprachentwicklung mit Verw. von einfachen, fehlerhaften od. sehr kurzen Satzstrukturen (Telegrammstil) u. vielen Infinitivformen sowie Fehlen von Konjugationen u. Deklinationen; **Vork.:** bei Aphasie, geistiger Behinderung. Vgl. Dysgrammatismus.

A|granulo|zytose (A-*; Granulum*; Zyt-*; -osis*) f: (engl.) agranulocytosis; auch maligne od. perniziöse Neutropenie; u. U. innerh. von Stunden sich entwickelnde, allergisch bedingte od. allmählich einsetzende, toxische Granulozytopenie* mit schweren Krankheitssymptomen; **Urs.:** häufig durch best. Medikamente (Analgetika, Sedativa, Antidiabetika, Diuretika, Goldpräparate, Antibiotika u. a.) verursachte Allergie* vom zytotox. Typ od. dosisabhängige tox. Knochenmarkschädigung; **Klin.:** anfangs oft Schüttelfrost, dann kontinuierliches Fieber, Tachykardie, allg. schweres Krankheitsgefühl; charakterist. sind frühzeitig auftretende Schleimhautnekrosen (Rachen, Tonsillen, Anal- u. Genitalbereich) mit lokalen Lymphknotenschwellungen, evtl. Nekrosen im Bereich des Respirations- u. Magen-Darm-Trakts. **Diagn.:** (hämat.) Leukopenie (häufig $<2000/mm^3$) mit weitgehendem od. völligem Fehlen der Granulozyten, evtl. Verminderung der Thrombozyten; im Knochenmark anfangs Erhöhung der Promyelozyten; **Progn.:** früher häufig nach wenigen Tagen letaler Ausgang inf. Sepsis, Pneumonie od. Blutungen; **Ther.:** sofortiges Absetzen der auslösenden Medikamente, symptomat. Glukokortikoide, Antibiotika; innerh. weniger Tage Heilung unter schnellem Anstieg der Granulozyten im Blut (u. U. leukämoide Reaktion) sowie Zunahme u. Ausreifung der granulozytopoetischen Zellen im Knochenmark möglich. Vgl. Neutropenie, angeborene.

A|granulo|zytose, infantile (↑; ↑; ↑; ↑) f: syn. Kostmann*-Syndrom.

A|graphie (↑; -graphie*) f: (engl.) agraphia; Störung der (zuvor intakten) Schreibfähigkeit, meist kombiniert mit anderen fokal bedingten Hirnleistungsstörungen, insbes. mit Aphasie*; vgl. Syndrom, hirnlokales.

AGS: Abk. für **a**drenogenitales **S**yndrom*.

Ag-System n: Serumprotein mit zehn häufigen Varianten, die zu den Betalipoproteinen* zählen u. einem genet. Polymorphismus* unterliegen; autosomal-dominante Vererbung (codiert von mind. vier Genloci); **Bedeutung:** populationsgenetische Untersuchungen; evtl. besteht ein Zusammenhang zw. bestimmten Ag-Typen u. der Disposition für Arteriosklerose (erhöhte Cholesterol- u. Triglyceridwerte im Serum bei Individuen mit dem Merkmal Ag_x). Vgl. Serumgruppen. V. Sch.

AGW: Abk. für **A**tem**g**renz**w**ert*.

A|gyrie (A-*; Gyrus*) f: (engl.) agyria; Fehlbildung des Gehirns mit Fehlen der Hirnwindungen u. mangelhafter Ausbildung der Schichten in der Hirnrinde; vgl. Pachygyrie.

A|hapto|globin|ämie (↑; gr. ἅπτων bindend; Globus*; -ämie*) f: (engl.) ahaptoglobinemia; weitgehendes Fehlen von Haptoglobin* im Serum; selten genetisch bedingt (Allel Hp^0), häufiger erworben (z. B. bei gesteigerter Hämolyse od. Lebererkrankungen).

AHC: Abk. für **a**nti**h**ämophiler Faktor **C**; Faktor XI der Blutgerinnung*.

AHF: Abk. für **A**nti**h**ämophilie**f**aktor; s. Globulin, antihämophiles.

AHG: Abk. für **1. A**nti**h**uman**g**lobulin; s. Antiglobulintest; **2. a**nti**h**ämophiles **G**lobulin*.

AHG-Test m: Kurzbez. für **A**nti**h**uman**g**lobulin-Test; s. Antiglobulintest.

Ahlbäck-Krankheit: (engl.) Ahlbäck's disease; Form der aseptischen Knochennekrosen* des Erwachsenenalters; Lok. im medialen Femurkondylus.

Ahlfeld-Zeichen (Johann F. A., Gyn., Marburg, 1843–1929): (engl.) Ahlfeld's sign; **1.** s. Nabelschnurzeichen; **2.** Kontraktion des Uterus bei bimanueller gyn. Untersuchung als wahrscheinl. Schwangerschaftszeichen*.

AHLS: Abk. für **A**nti**h**uman**l**ymphozyten**s**erum; s. Antilymphozytenserum.

Ahorn|rinden|schäler|krankheit: (engl.) maple bark disease; syn. Towey-Krankheit; berufsbedingte exogen-allergische Alveolitis* mit Allgemeinsymptomen (Fieber, Gliederschmer-

A

zen) inf. Inhalation von Pilzsporen (Cryptostroma corticale).

Ahorn|sirup|krankheit: (engl.) maple syrup urine disease (Abk. MSUD); syn. Leucinose; autosomal-rezessiv erbl. Stoffwechselstörung (Häufigkeit <1:100 000) im Abbau der drei verzweigtkettigen Aminosäuren Leucin, Isoleucin u. Valin (Verzweigtketten-α-Ketosäuren-Dehydrogenasemangel); die Verzweigtketten-α-Ketosäuren-Dehydrogenase besteht aus vier Proteinen, deren Gene auf versch. Chromosomen lokalisiert sind (E1α: 19q13.1-q13.2; E1β: 6p21-p22; E2: 1p21-p31; E3: 7q31); **Pathol./Anat.:** Status spongiosus der Marksubstanz aufgrund defekter Myelinisierung; **Sympt.:** bereits im Neugeborenenalter Trinkschwäche, Erbrechen, Muskelhypotonie, Opisthotonus, Atemstörungen, Krampfanfälle bis zum Koma; **Diagn.:** stark erhöhte Konz. von Leucin, Isoleucin, Valin u. Allo-Isoleucin sowie der dazugehörigen Ketosäuren in Blut u. Urin (typischer, durch die Ketosäuren bedingter u. an Ahornsirup erinnernder Uringeruch); Neugeborenen-Screening u. pränatale Diagn. möglich; **Ther.:** lebenslange Diät mit verminderter Zufuhr von verzweigtkettigen Aminosäuren.

AHT: Abk. für **A**nti*-**H**yaluronidase-**T**est.

Ahumada-Syn|drom n: syn. Argonz-Ahumada-Castillo-Syndrom; s. Galaktorrhö-Amenorrhö-Syndrom.

Aicardi-Goutières-Syn|drom (J. A., zeitgen. Päd., Frankreich) n: autosomal-rezessiv erbl. Enzephalopathie* mit Beginn in den ersten Lebensmonaten u. rascher Progredienz (Genlokus 3p21); **Sympt.:** Spastik, extrapyramidale Symptome, psychomotor. Regression, Mikrozephalie; **Diagn.:** Pleozytose im Liquor; Kernspintomographie (Leukodystrophie), Computertomographie (Stammganglienverkalkung). A. Moe.

Aicardi-Syn|drom (↑) n: wahrscheinlich X-chromosomal vererbte (Genlokus Xp22), bei Knaben als Letalfaktor wirkende, daher vollständig gynäkotrope Erkr. mit Agenesie des Corpus callosum (s. Balkenmangel), tonisch-klonischen Krampfanfällen, choroidoretinaler Lakunenbildung u. kostovertebralen Fehlbildungen; mehr als 100 Fälle bekannt.

AICD: Abk. für (engl.) **a**utomatic **i**mplantable **c**ardioverter-**d**efibrillator; s. Kardioverter-Defibrillator, implantierbarer.

AIDS: Abk. für (engl.) **a**cquired **i**mmune(o) **d**eficiency **s**yndrome (erworbenes Immundefektsyndrom); erstmals 1981 beschriebenes Krankheitsbild, das durch eine ausgeprägte zelluläre Immunschwäche mit rezidiv. Erkrankungen an opportunistischen Erregern* u. Parasiten* sowie spezif. Malignome wie Kaposi*-Sarkom u. Lymphome gekennzeichnet ist; ausgelöst wird die zelluläre Immunschwäche durch die neuro- u. lymphotropen Viren HIV-1 u. HIV-2 (s. HIV). AIDS entspricht definitorisch dem Stadium 3 der HIV*-Erkrankung. **Diagn.:** klinisch bei HIV-Antikörper-positiven Personen; seit 1993 werden in den USA HIV-Antikörper-positive Personen mit einer Anzahl der Helferzellen unter 200/µl als an AIDS erkrankt klassifiziert. Diese Definition hat sich bisher in Europa nicht durchgesetzt. **Epidemiol.**, **Ther.** u. **Progn.:** s. HIV-Erkrankung.

AIDS-De|menz (lat. dementia Wahnsinn) f: (engl.) AIDS-dementia complex (Abk. ADC); s. HIV-Enzephalopathie.

AIDS-Phobie (Phob-*) f: (engl.) AIDS phobia; mit heftigen Angstreaktionen einhergehende Form der Hypochondrie*, die durch die unkorrigierbare Auffassung der Betroffenen gekennzeichnet ist, mit HIV* infiziert od. an AIDS* erkrankt zu sein; da auch wiederholt negative Testergebnisse häufig keine Änderung des Zustandsbildes bewirken, muss sich eine Psychotherapie v. a. auf die individuell zugrunde liegenden Störungen od. Konflikte richten. Vgl. Angstneurose, Phobie.

Ainhum n: in Afrika u. Lateinamerika bei Schwarzen beobachtete Krkh. mit schmerzloser, ringförmiger Einschnürung von Zehen u. Abstoßung ihres kolbig verdickten Endes. Der Prozess beginnt gewöhnl. an der Planta der li. Phalanx. Ätiol. noch unklar; evtl. erbl. Komponente; Heilungsversuch durch Inzision des umschnürenden Bandes.

AiP: Abk. für Arzt* im Praktikum.

Air-bloc-Technik f: s. Sklerotherapie.

Airport-Mal|aria (engl. airport Flughafen; ital. mala aria schlechte Luft) f: Malaria* bei heimischem Flughafenpersonal u. Personen, die in internationalen Flughäfen nahe liegenden Wohngebieten wohnen; verursacht durch infizierte (häufig Plasmodium falciparum) Anopheles-Mücken, die durch Flugzeuge importiert werden. Gefahr der Fehldiagnose, da anamnestisch diese Möglichkeit einer Exposition leicht übersehen werden kann.

Air trapping (engl. Luftfalle): Kompression der kleinen Atemwege (Bronchiolenkollaps) inf. starker Erhöhung des intrathorakalen Drucks bei forcierter Exspiration gegen Widerstand, bei obstruktiven Atemwegerkrankungen* evtl. schon bei normaler Exspiration; distal der komprimierten Bronchien bzw. Bronchiolen bleibt Luft in den Alveolen eingeschlossen (sog. trapped air). Dieser Mechanismus kann eine Vergrößerung der funkt. Residualkapazität (s. Lungenvolumina) bewirken. **Rö.:** Aufhellung umschriebener Lungenbezirke (gut darzustellen bei Aufnahme in max. Exspirationsstellung). Vgl. Closing volume.

AIS: Abk. für **A**mnion**i**nfektions**s**yndrom*.

Aitken-Fraktur|formen (Fraktur*): (engl.) Aitken's fracture classification; Einteilung gelenknaher u. gelenkbeteiligter Frakturen bei Kindern; s. Epiphysenfraktur.

Ajello|myces capsulatus (Myk-*; lat. capsa Kapsel) m: perfekte Form des Pilzes Histoplasma* capsulatum; Err. der Histoplasma*-Mykose; vgl. Mykosen.

Ajello|myces dermatitidis (↑; Derm-*; -itis*) m: sexuelle Form des Pilzes Blastomyces* dermatitidis; Err. der nordamerikan. Blastomykose; vgl. Blastomykosen.

Ajmalin n: Alkaloid aus den Wurzeln von Rauwolfia serpentina; Antiarrhythmikum vom Chinidintyp; vgl. Antiarrhythmika.

Ak: auch AK; Abk. für **1.** **A**nti**k**örper*; **2.** **A**denylat**k**inase*.

Ak-: s. a. Ac-.

A|kalkulie (A-*; lat. calculus Rechenstein, Berechnung) f: (engl.) acalculia; Rechenstörung bei intakter Intelligenz; Vork. z. B. bei hirnlokalem Syndrom* (meist linker Temporallappen, nahe dem Sulcus lateralis cerebri); auch kombiniert mit Alexie u. Agraphie.

Akanth-: auch Acanth-; Wortteil mit der Bedeutung Stachel, Dorn; von gr. ἄκανθα.

Akantho|lyse (↑; Lys-*) f: (engl.) acantholysis; Lösung des interzellulären Verbands der Keratinozyten im Stratum spinosum der Epidermis; Vork. z. B. bei Pemphigus* vulgaris, transitorischer akantholytischer Dermatose* u. Darier*-Krankheit.

Akanthom (↑; -om*) n: (engl.) acanthoma; benigner Tumor aus Keratinozyten der Haut; vgl. Keratoakanthom, Klarzellakanthom.

Akanthoma fissuratum (↑; ↑) n: syn. Granuloma* fissuratum.

Akanthose (↑; -osis*) f: (engl.) acanthosis; erhöhte Anzahl von Keratinozyten u. Verdickung des Stratum spinosum der Epidermis.

Akanthosis nigricans (↑; ↑) f: Gruppe klin. ähnlicher Hauterkrankungen unterschiedlicher Ätiol. mit Hyperpigmentierung u. Papillomatose bes. an Achseln, Nacken, Genitoanalbereich, Ellenbeugen u. Kniekehlen; **Formen: 1.** A. n. benigna: **a)** medikamentös bedingt durch Östrogene, Nicotinsäureester u. a.; **b)** bei versch. endokrinen Störungen, z. B. Insulinresistenz; **c)** als unregelmäßig-dominant vererbte Erkr. od. in Zus. mit anderen Fehlbildungssyndromen (Bloom*-Syndrom, Dysostosis* craniofacialis, Prader*-Labhart-Willi-Syndrom, Leprechaunismus* u. a.) auftretend; **2.** A. n. maligna: paraneoplastisches Syndrom bei Adenokarzinomen bes. im Bereich des Abdomens (90 %); meist mit der Tumorentwicklung synchron verlaufendes Auftreten im Erwachsenenalter, Befall auch der Handteller, Fußsohlen u. Mundschleimhaut; Rückbildung nach Entfernung des Tumors; **Diagn.:** Anamnese, labordiagn. Bestimmung von Blutzucker, CEA* u. Alphafetoprotein*; röntg. u. endoskopische Untersuchung des Magen-Darm-Trakts, Laparotomie, Bronchoskopie; **Ther.:** Behandlung der zugrunde liegenden Erkr.; symptomat. mit Retinoiden. Vgl. Pseudoakanthosis nigricans.

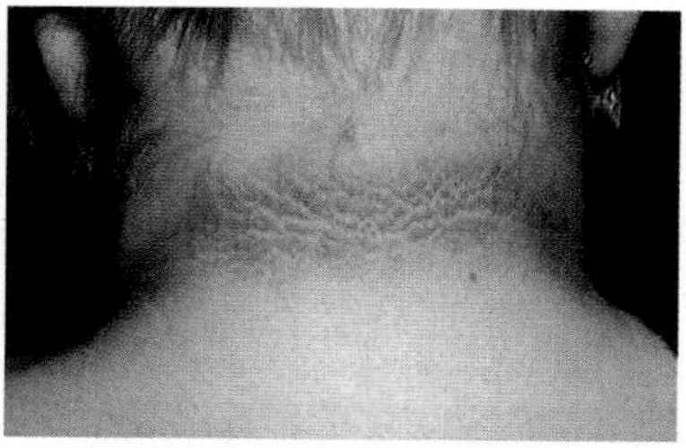

Akanthosis nigricans [60]

Akantho|zyten (↑; Zyt-*) m pl: (engl.) acanthocytes; Erythrozyten mit Stechapfelform* u. kleinen, zapfenförmigen Randzacken (ähnlich Akanthusblättern); **Vork.:** z. B. bei Abeta-Lipoproteinämie, Leberzirrhose, hämolytischer Anämie, nach Splenektomie; gelegentl. nach Anw. von Heparin.

Akari|zide (gr. ἀκαρί Milbe; -zid*) n pl: (engl.) acaricides; s. Pestizide.

A|katalas|ämie (A-*; -ämie*) f: (engl.) acatalasemia; syn. Takahara-Krankheit, Akatalasie; in Japan u. der Schweiz beobachtete autosomal-dominant vererbte Enzymopathie mit vollständigem Fehlen von Katalase* in Blut u. Geweben; **Sympt.:** maligne Stomatitis ulcerosa (s. Stomatitis) mit Alveolarpyorrhö, progressiver Gangrän der Gingiva u. putridem Zerfall des Peridontiums inf. fehlender Spaltung des von vergrünenden Streptokokken in der Mundhöhle gebildeten Wasserstoffperoxids (H_2O_2), evtl. gangräneszierende Prozesse im Bereich der Tonsillen; **Diagn.:** Nachweis des Katalasemangels; Blut schäumt bei Zusatz von H_2O_2 nicht auf u. verfärbt sich schwarzbraun. **Ther.:** Zahnextraktion (führt meist zur Abheilung der nekrot. Prozesse).

A|kathisie (↑; gr. καθίζειν sitzen) f: (engl.) acathisia; Unvermögen, ruhig zu sitzen, klin. häufig mit Umherlaufen (sog. Trippelmotorik); **Vork.:** v. a. als UAW von Neuroleptika*; als extrapyramidales Symptom (s. Symptome, extrapyramidale), bei Neuralgien u. i. R. von Zwangsneurosen. Vgl. Tasikinesie, Hyperkinese.

A|kinese (↑; Kin-*) f: (engl.) akinesia; auch Akinesie; Bewegungslosigkeit, Bewegungsstarre; **1.** (neurol.) herabgesetzte od. fehlende Bewegung des Rumpfs, der Extremitäten sowie der Gesichtsmuskulatur (z. B. als fehlende Mitbewegung der Arme beim Gehen, seltener Lidschlag u. Maskengesicht), i. e. S. vollständiges Fehlen von Bewegungen, auch von Schluck- u. Sprechbewegungen bei erhaltenen Blickbewegungen (sog. akinetischer Mutismus*); **Vork.:** u. a. bei Parkinson*-Syndrom, hepatolentikulärer Degeneration*, bei der hypokinetisch-rigiden Form der Chorea Huntington (s. Chorea), Multisystematrophie*; vgl. Krise, akinetische; **2.** (kardiol.) fehlende systol. Bewegung der Herzventrikelwand, nachweisbar z. B. in der Echokardiographie*.

A|kinesie, fetale (↑; ↑) f: (engl.) fetal akinesia; verringerte bzw. fehlende fetale Bewegung inf. Störung zentraler, spinaler od. muskulärer Strukturen; **Ätiol.:** Chromosomenaberrationen, neuromuskuläre u. zentrale Krankheiten, exogene Noxen; **Sympt.:** Oligo- bzw. Polyhydramnion, postnatal Gelenkfehlstellung bzw. -versteifung, Lungenhypoplasie mit Asphyxie, Gesichtsdysmorphie.

A|kino|spermie (↑; ↑; Sperm-*) f: syn. Nekrozoospermie*.

Ak|klimatisation (Ad-*; Klima*) f: (engl.) acclimatization; Anpassung an ein fremdes Klima*.

Ak|kommodation (lat. accommodare anpassen) f: (engl.) accommodation; Anpassung; **1. A. des Auges:** Fähigkeit des Auges, den Brechwert* der Linse der Entfernung des fixierten Gegenstandes so anzupassen, dass er in der Netzhautebene (in der Fovea centralis) scharf abgebildet wird. Dem passiven Streben der elastischen Linse zur Kugelform (hoher Brechwert, Naheinstellung) steht die Zugwirkung des radiären Aufhängeapparats (Zonulafasern der Zonula Zinii) entgegen, die eine Abflachung der Linse bewirkt (Ellipsenform; geringer Brechwert, Ferneinstellung). Durch aktive Kontraktion des Ziliarmuskels kommt es zur Erschlaffung der Zonulafasern (u. damit zur Scharfeinstellung im Nahbereich). Die Akkommodationsbreite (Akkommodationsvermögen) beträgt z. B. mit 10 Jahren 12 dpt, mit 30 Jahren 7,5 dpt, mit 60 Jahren 0 dpt (s. Presbyopie) inf. zunehmender Sklerosierung der Linse. Vgl. Konvergenzreaktion. **2. A. der Niere:** Harnkonzentrierungsfähigkeit; Fähigkeit der Niere, die Osmolalität des Endharns abweichend von der des Primärfiltrats einzustellen; bei Verlust Isosthenurie*; **3.** (elektrophysiol.) Summe der der Zellmembrandepolarisation entgegengerichteten Prozesse, abhängig von der Spannungsänderung pro Zeiteinheit dU/dt. Ist der Quotient klein (sog. Einschleichen der Reizspannung), kann sich die Membran dem Reiz anpassen, sie akkommodiert.

Ak|kommodations|krampf (↑): (engl.) accommodative spasm; Spasmus des Ziliarmuskels mit dauernder od. zeitweiser extremer Naheinstellung, die ein scharfes Netzhautbild bei entfernten Objekten verhindert (Pseudomyopie); oft verbunden mit Miosis u. inadäquat starker Konvergenz der Augachsen.

Ak|kommodations|lähmung (↑): (engl.) paralysis of accommodation, cycloplegia; Zykloplegie; teilweiser, selten vollständiger Ausfall des optosensorischen Regelvorgangs der Akkommodation*; tritt häufig zus. mit Pupillotonie* auf; **Urs.:** Iridozyklitis, Glaukom, Erkr. des dorsalen Mesenzephalons (Tumor, Entz.), Myasthenia gravis pseudoparalytica, Botulismus, Tetanus, Diphtherie, Diabetes mellitus, Anticholinergika. Vgl. Okulomotoriuslähmung.

Ak|kommodations|trias (↑; Trias*) f: syn. Konvergenzreaktion*.

Ak|kumulation (lat. accumulare anhäufen) f: (engl.) accumulation; Häufung, Ansammlung; (biol.) s. Bioakkumulation.

Akme (Akne*) f: (engl.) acme, peak; Höhepunkt im Verlauf einer (Fieber-)Kurve bzw. Krankheit.

Akne (gr. ἀκμή Spitze, Gipfel) f: s. Acne.

Akne|keloid (↑; -kele*; -id*) n: syn. Folliculitis* sclerotisans nuchae.

Akoasma (gr. ἄκουσμα das Gehörte) n: (engl.) acoasma; akust. Halluzination*, die in elementarer Form als Geräusch, Knallen, Zischen, Lispeln od. Wispern (nicht aber als eingebende Stimme) erlebt wird; Vork. bei Schizophrenie, epilept. Aura, symptomat. Psychose.

A|korie (A-*; gr. κόρη Pupille; ἄκορος unersättlich) f: (engl.) acorea; **1.** Fehlen der Pupille; vgl. Aniridie; **2.** Unersättlichkeit, Heißhunger; vgl. Bulimie.

Akr-: auch Acro-, Acral-, Akral-; Wortteil mit der Bedeutung Spitze, Extremität; von gr. ἄκρον.

akral (↑): (engl.) acral; die Akren* betreffend.

A|kranie (A-*; Krani-*) f: (engl.) acrania; angeb. vollständiges od. partielles Fehlen des knöchernen Hirnschädels (z. B. bei parasitärem Zwilling); vgl. Anenzephalie.

Akren (Akr-*) n pl: (engl.) acra; die distalen Teile des Körpers wie Finger, Zehen, Hände, Füße, Nase, Kinn, Augenbrauen- u. Jochbögen u. a.; vgl. Akromegalie.

Akr|enzephalon (↑; Enkephal-*) n: Endhirn; s. Telencephalon.

A|krinie (A-*; -krin*) f: (engl.) acrinia; Fehlen einer Sekretion.

Akro|angio|dermatitis (Akr-*; Angio-*; Derm-*; -itis*) f: syn. Pseudo*-Kaposi-Syndrom.

Akro|chordon (↑; gr. χορδή Darm) n: syn. Fibroma* molle.

Akro|cyanosis haemo|pathica Frank (↑; Zyan-*; -osis*) f: syn. Kälteagglutininkrankheit*.

Akro|dermatitis chronica a|trophicans (↑; Derm-*; -itis*) f: syn. Akrodermatitis atrophicans Herxheimer; seltene Hautmanifestation einer Lyme*-Borreliose; **Klin.:** Wochen bis Jahre nach der Inf. kommt es bes. an den Extremitäten zu einer Atrophie des subkutanen Fettgewebes u. der Haut mit blau-rötlicher, zigarettenpapierartiger Fältelung u. ausgeprägter Venenzeichnung; vgl. Erythema migrans.

Akro|dermatitis continua suppurativa (↑; ↑; ↑) f: Form der Psoriasis* pustulosa (Typ Hallopeau).

Akro|dermatitis entero|pathica (↑; ↑; ↑) f: syn. Brandt-Syndrom, Danboldt-Closs-Syndrom; seltene, autosomal-rezessiv vererbte chron. Hauterkrankung mit Beteiligung des Colons inf. Zinkmalabsorption; **Path.:** wahrscheinl. Mangel an einem niedermolekularen, Zink bindenden Protein, das von Pankreaszellen gebildet wird, aber auch in der Frauenmilch vorhanden ist; **Sympt.:** Manifestation im 1. Lj. (meist nach dem Abstillen); chron.-rezidiv. periorifizielle u. akrale Hautveränderungen mit vesikulobullösen, später schorfbedeckten u. lamellös-schuppenden Effloreszenzen, Alopezie, rezidiv. Durchfälle inf. einer erosiv-ulzerösen Kolitis; psychomotorische Entwicklungsstörung; **Diagn.:** erniedrigte Konzentration von Zink u. alkal. Phosphatase im Serum; **Ther.:** orale Substitution mit Zinksulfat; **Progn.:** bei adäquater Substitution gut.

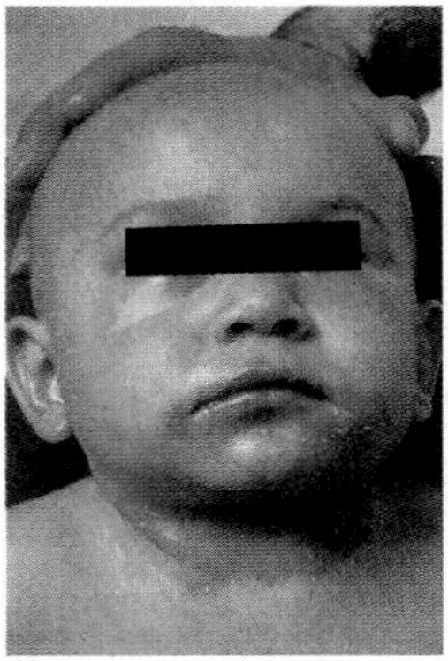

Akrodermatitis enteropathica [4]

Akro|dermatitis papulosa infantum (↑; ↑; ↑) f: syn. Gianotti*-Crosti-Syndrom.

Akr|odynie (↑; -odynie*) f: (engl.) acrodynia, pink disease; syn. Feer-Selter-Swift-Krankheit; toxisch-allergische Stammhirnenzephalopathie inf. chron. Quecksilbervergiftung* bei Kindern bis zum 5. Lj.; **Klin.:** Wesensveränderung, Reizbarkeit, Weinerlichkeit, Depressivität, Schlafstörungen; profuse Schweißausbrüche, grob lamellöse Schuppung u. blau-rötliche Verfärbung der Haut an Handinnenflächen u. Fußsohlen, Schwellung u. trophische Störung der Akren; Hypotonie der Muskulatur, Gangstörungen, Schmerzen an Händen u. Füßen; Hyperglykämie, Blutdruckanstieg u. Tachykardie; **Ther.:** BAL, Penicillamin.

Akro|gerie Gottron (↑; gr. γέρων Alter, Greis; Heinrich Adolf G., Dermat., Tübingen, 1890–1974) f: (engl.) progressive symmetrical verrucous erythrokeratodermia; syn. Gottron-Syndrom I, familiäre Akrogerie; lokalisierte Form der Progeria infantum (Schwachform des Hutchinson*-Gilford-Syndroms) mit Manifestation bereits in früher Kindheit v. a. bei Mädchen (w:m = 3:1); **Sympt.:** Akromikrie mit hochgradiger Lipatrophie u. evtl. Sklerodermie, runzelig-atrophische Gesichtshaut, oft Gesichtserythem, seltener Mikrogenie u. Zahnstellungsanomalien; **DD:** mandibulo-akrale Dysplasie.

Akro|kerato|elastoidosis (↑; Kerat-*; gr. ἐλαστός dehnbar; -id*; -osis*) f: autosomal-dominant erbl. Hauterkrankung mit zusammenstehenden, weißl. Papeln am Übergang vom Handrücken zur Handfläche bzw. vom Fußrücken zur Fußsohle; **Path.:** Desaggregation elast. Fasern in der Cutis mit reaktiver Akanthose u. Hyperkeratose, evtl. ausgelöst durch chron. Sonnenbestrahlung u. Mikrotraumen.

Akro|keratose Bazex (↑; ↑; -osis*; J. B., zeitgen. Med., Frankreich) f: (engl.) Bazex's acrokeratosis; androtropes, paraneoplastisches Syndrom* mit rötlich-violetter Hyperkeratose, bes. an den Akren, u. schweren Nagelveränderungen; **Vork.:** v. a. bei Karzinomen der oberen Atemwege u. des oberen Magen-Darm-Trakts.

Akro|keratosis verruci|formis Hopf (↑; ↑; ↑; Gustav H., Dermat., Hamburg 1900–1979) f: Sonderform der Darier*-Krankheit, bei der die umschriebenen Keratosen an Hand- u. Fußrücken im Vordergrund stehen.

Akro|megalie (↑; Mega-*) f: (engl.) acromegaly; ausgeprägte selektive Vergrößerung der Akren nach dem Wachstumsalter; **Ätiol.:** Überproduktion von Somatotropin (STH*) in den eosinophilen, seltener chromophoben Zellen des Hypophysenvorderlappens (Abk. HVL) meist durch HVL-Adenome, gelegentl. reine Zellhyperplasie; ektope STH-Produktion i. R. eines paraneoplastischen Syndroms* ist beschrieben. **Klin.:** charakterist. Vergröberung der Gesichtszüge inf. vermehrten Wachstums insbes. von Gesichtsweichteilen u. -skelett (Nase, Ohren, Jochbeine, Supraorbitalränder, Ober- u. insbes. Unterkiefer, Lippen u. Zunge), Fehlbiss, Vergrößerung der Extremitätenakren u. des Kehlkopfs (tiefe kloßige Stimme), Gelenkknorpelwucherungen (Arthrosen), Viszeromegalie, Zunahme der Hautdicke, Hypertrichose, euthyreote Struma diffusa sowie begleitend versch. endokrine Störungen (herabgesetzte Glukosetoleranz od. instabiler Diabetes mellitus, Abnahme von Libido u. Potenz, selten Amenorrhö, Galaktorrhö), in ca. 20–30 % der Fälle pathogenet. unklare Hypertonie. Die Pat. klagen häufig über Kopf- u. Gliederschmerzen (im Bereich der langen Röhrenknochen), Parästhesien an den Händen (Karpaltunnelsyndrom) u. Hyperhidrose; bei Vorliegen eines HVL-Adenoms ist im Spätstadium das Auftreten eines Panhypopituitarismus* durch weitgehende Verdrängung von Hypophysengewebe sowie eine Visusverschlechterung od. bitemporale Hemianopsie durch Kompression des Chiasma opticum möglich. **Diagn.:** Nachweis eines Hypophysenadenoms (Kernspintomographie, CT); Nachweis der erhöhten STH-Konz. im Blut, die durch orale Glukosebelastung nicht supprimiert werden kann (>5 µg/l), IGF-1 erhöht, Überprüfung der anderen Hypophysenhormone; **Ther.: 1.** mikrochir. transsphenoidale selektive Adenomexstirpation (Ther. der Wahl); **2.** Strahlentherapie (stereotakt. durch Linearbeschleuniger od. Gamma-knife, fraktionierte konventionelle Hochvolttherapie, stereotakt. Applikation von Radionukliden); **3.** medikamentös mit Somatostatinanaloga (z. B. Octreotid), ggf. kombiniert mit Dopaminagonisten (z. B. Bromocriptin); **4.** Korrektur des Fehlbisses durch kieferorthopädische Operationen u. der Wachstumsüberschüsse des Gesichtskeletts durch Korrekturosteotomien u. plast. Gesichtschirurgie; **Progn.:** unbehandelt führt die A. insbes. zu zerebro- u. kardiovaskulären Kompl., die Lebenserwartung der Pat. ist deutlich eingeschränkt; bei STH-Überproduktion vor Abschluss des Wachstums resultiert ein proportionaler Riesenwuchs (Gigantismus*). Vgl. Polyadenomatose-Syndrome, MEN-Syndrome.

Akro|mel|algie (↑; -melie*; -algie*) f: syn. Erythromelalgie*.

Akro|mikrie (↑; Mikr-*) f: (engl.) acromicria; abnorme Kleinheit der Akren u. des Skelettsystems (kl. Gesicht, kl. Hände) als Sympt. eines Wachstumshormonmangels; vgl. STH.

Akromio|klavikular|gelenk (↑; gr. ὦμος Schulter; Clavicula*): Articulatio* acromioclavicularis.

Akromio|klavikular|luxation (↑; ↑; ↑; Luxation*) f: s. Luxatio acromioclavicularis.

Akromion|fraktur (↑; ↑; Fraktur*) f: s. Skapulafraktur.

Akro|neurosen (↑; Neur-*; -osis*) f pl: (engl.) acroneuroses; vasomotorische Störungen der Akren; s. Angioneuropathien.

Akro|osteo|lyse (↑; Ost-*; -lys*) f: (engl.) acro-osteolysis; Knochenschwund durch Strukturauflösung an den Endphalangen der Finger u. Zehen u. am distalen Klavikularende; **Vork.:** bei primärem Hyperparathyroidismus u. Sklerodermie, selten nach Langzeitexposition gegenüber Vinylchlorid*.

Akro|pachie (↑; Pachy-*) f: (engl.) acropachy; derbe Weichteilschwellung z. T. mit unregelmäßiger Periostproliferation an Hand, Finger, Fuß u. Zehe mit Behinderung der Beweglichkeit; **Urs.:** Hyper- od. Hypothyreose, Basedow-Krankheit. J. Fel.

Akro|par|ästhesie (↑; Par-*; -ästhesie*) f: (engl.) acroparesthesia; Parästhesie (insbes. Kribbel- u. Taubheitsgefühl) im Bereich der Akren (Hände u. Zehen); Vork. v. a. bei Polyneuropathie*, seltener bei vasomotorisch-trophischer Dysregulation des vegetativen Nervensystems; vgl. Cassirer-Syndrom.

Akrosin n: (engl.) acrosin; proteolytisches Enzym im Akrosom der Spermien; physiol. Bedeutung bei der Penetration der Zona pellucida der Eizelle i. R. der Befruchtung*.

Akro|sklero|dermie (Akr-*; Skler-*; Derm-*) f: syn. limitierte kutane systemische Sklerose; Form der progressiven systemischen Sklerodermie* mit Hautveränderungen an den Akren (Raynaud-Syndrom, Calcinosis cutis, Teleangiektasien); Nachw. von Antizentromer-Antikörpern.

Akro|som (↑; Soma*) n: (engl.) acrosome; s. Spermien (Abb.).

akro|zentrisch (↑; Centr-*): (engl.) acrocentric; Bez. für Chromosomen*, deren Zentromer dicht an einem Ende lokalisiert ist.

Akro|zephalie (↑; Keph-*) f: (engl.) acrocephalia; Turm- od. Spitzschädel; s. Stenozephalie.

Akro|zephalo|poly|syn|daktylie-Syn|drome (↑; ↑; Poly-*; Syn-*; Daktyl-*) n pl: (engl.) acrocephalopolysyndactyly syndromes; Oberbegriff für eine Gruppe von Fehlbildungssyndromen, die durch Akrozephalie, Polydaktylie u. Syndaktylie gekennzeichnet sind; vgl. Akrozephalosyndaktylie-Syndrome.

Akro|zephalo|syn|daktylie-Syn|drome (↑; ↑; Syn-*; Daktyl-*) n pl: (engl.) acrocephalosyndactyly syndromes; Bez. für eine Gruppe von Fehlbildungssyndromen mit Schädeldeformitäten u. Syndaktylie; unterschieden werden das Apert*-

A

Syndrom u. die Nicht-Apert-Typen (Saethre*-Chotzen-Syndrom, Pfeiffer*-Syndrom). Vgl. Akrozephalopolysyndaktylie-Syndrome.

Akro|zyanose (↑; Zyan-*; -osis*) f: (engl.) acrocyanosis; periphere Zyanose*; blaurote Verfärbung der Haut an den Akren bei Umgebungstemperaturen unter 18 °C; **Urs.:** möglicherweise neurohormonale Regulationsstörung; Erweiterung des subpapillären Venenplexus bei maximaler Verengung der Arteriolen; **Vork.:** meist bei jungen Frauen mit spontaner Rückbildungstendenz nach einigen Jahren; Wiederauftritt in der Menopause möglich; **Sympt.:** kalte u. feuchte Haut (Hyperhidrose), gelegentl. teigige Schwellung u. Parästhesien. Die Verfärbung lässt sich wegdrücken, beim Loslassen tritt sie von der Peripherie her wieder auf (sog. Irisblendenphänomen). Auf der minderdurchbluteten Haut entstehen leicht Warzen, Mykosen u. Pernionen. **DD:** symptomat. A. bei Herz- u. Lungenkrankheiten, bei Kryoglobulinämie u. Kälteagglutininkrankheit.

Aktin (gr. ἀκτίς, ἀκτῖνος Strahl) n: (engl.) actin; Strukturprotein, das in Myofibrillen* u. Mikrofilamenten des Zytoskeletts* vorkommt; das Monomer mit MG 42 000 (globuläres od. G-Aktin) steht im Gleichgewicht mit dem Polymer (filamentäres od. F-Aktin). In Muskelzellen verbindet sich A. mit Myosin* reversibel zum A.-Myosin-Komplex (vgl. Muskelkontraktion).

aktinisch (↑): (engl.) actinic; durch Strahlen bewirkt.

Aktino|bazillus (↑; Bacill-*) m: s. Actinobacillus.

Aktino|mykose (↑; Myk-*; -osis*) f: (engl.) actinomycosis; sog. Strahlenpilzkrankheit; chronisch-fortschreitende Infektionskrankheit; **Err.:** Actinomyces* israelii u. verwandte Arten, meist aerob-anaerobe Mischinfektion mit Staphylo-

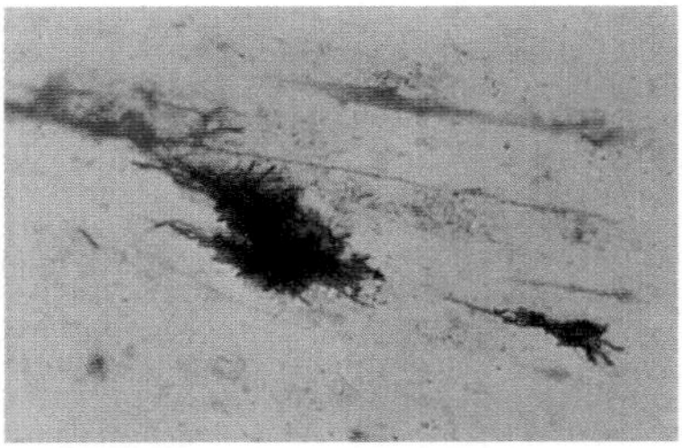

Aktinomykose:
Actinomyces-Species in einer bakteriellen Mischinfektion; Gram-Färbung [547]

kokken u. Actinobacillus; **Hauptformen: 1.** zervikofaziale A.: Inf. von der Mundhöhle (z. B. durch kariöse Zähne) auf dem Lymphweg in die Haut der Wangen u. des Halses mit blau-roten, bretharten, wulstförmigen Infiltraten, Abszess- u. multipler Fistelbildung; **2.** Lungenaktinomykose (Drusen im Sputum); **3.** Darmaktinomykose (meist Ileozökalgegend, oft auch Appendix befallen); **4.** selten A. anderer Organe, z. B. Haut, Knochen, Leber, Nieren, Hoden, Herzklappen u. Nervensystem (Hirnabszess); **Diagn.:** mikroskop. (Gram-Präparat aus Eiter, Quetschpräparat von Drusen*), kulturelle Anzucht (anaerobe Kultur); **Ther.:** chir. Eingriff, Penicilline.

Aktino|myzetom (↑; ↑; -om*) n: (engl.) actinomycetoma; chron., granulomatös-eitrige Inf. der Haut u. des subkutanen Bindegewebes mit Neigung zu Befall von Periost u. Knochen; **Err.:** Aktinomyzeten, Nocardia- u. Streptomyces-Arten; **Epidemiol.:** Hauptverbreitungsgebiet sind

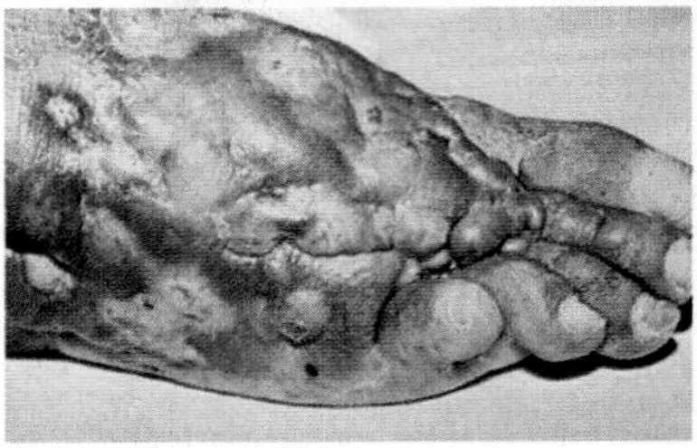

Aktinomyzetom:
sog. Madurafuß durch Infektion mit Nocardia brasiliensis [285]

Tropen u. Subtropen; **Übertragung:** Erregereintritt über Hautverletzungen; Befall v. a. der Beine (sog. Madurafuß der barfuß gehenden Bevölkerung); **Klin.:** Inkubationszeit 1 Wo. bis mehrere Monate; am Ort der Erregerinokulation schmerzloses Knötchen, das größer wird u. eitrig einschmilzt; multiple Abszesse u. Fistelbildung, Schwellung des Organs, proliferative u. destruktive Knochenveränderungen. Aktinomyzetomeiter enthält drusenartige Körnchen ohne Begleitkeime. **Ther.:** Antibiotika, ggf. radikale chir. Sanierung; vgl. Eumyzetom.

Aktions|potential (lat. actio Handlung) n: (engl.) action potential; Abk. AP; vorübergehende Änderung des Membranpotentials* einer erregbaren Zelle, die für jede Zellart (z. B. Nerven- od. Muskelzelle) immer gleichförmig u. nach dem Alles*-oder-Nichts-Gesetz verläuft. Auslösung u. Ablauf des A. beruhen auf einer raschen u. kurzzeitigen Veränderung der Membranleitfähigkeit v. a. für Na^+- u. K^+-Ionen; es tritt auf, sobald nach Einwirkung eines überschwelligen Reizes (vgl. Reizschwelle) das sog. Schwellenpotential erreicht wird u. besteht aus der **Depolarisationsphase** mit Anstieg des (negativen) Membranpotentials innerh. von ca. 0,1 ms durch schnellen Na^+-Einstrom in die Zelle auf bis +60 mV u. der **Repolarisationsphase** inf. Zunahme der K^+-Leitfähigkeit bis zur Wiederherstellung des Ruhemembranpotentials.

Aktions|strom (↑): (engl.) action current; durch Spannungsänderung an den Membranen von Muskeln od. Nerven erzeugter elektr. Strom, der bei Ableitung mit zwei Elektroden durch den Erregungsverlauf zweiphasig erscheint; einphasige Potentiale z. B. bei Verhinderung der Weiterleitung durch Verletzung; bildet die Grundlage für Elektroenzephalo-, -kardio-, -myo- u. -neurographie.

Aktivator (lat. activus tätig, handelnd) m: (engl.) activator; **1.** (chem.) Stoff, der ohne Katalysator* zu sein eine katalyt. Reaktion beschleunigt; **2.** (biochem.) Stoff, der eine Enzymreaktion auslöst od. beschleunigt; vgl. Allosterie, Cofaktoren, Plasminogenaktivatoren, Prothrombinaktivator; **3.** (kieferorthop.) herausnehmbares Behandlungsgerät zur Kieferregulierung, meist zur sagittalen Nachentwicklung des Unterkiefers, der in eine der neutralen Kieferstellung an-

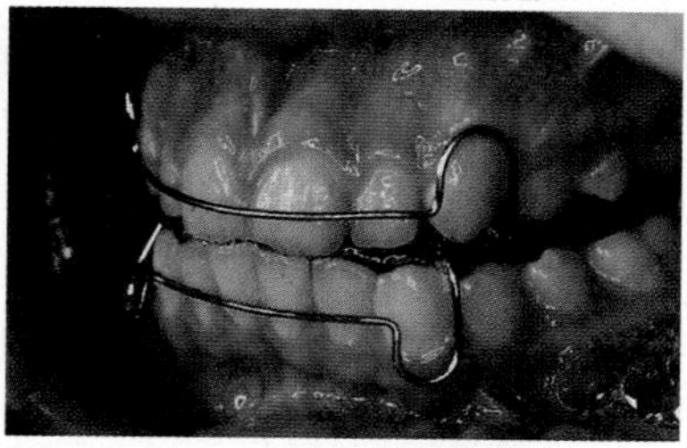

Aktivator [394]

genäherten (od. überkompensierten) Zwangshaltung geführt wird; bei ausreichender Tragezeit kommt es aufgrund der Knochenremodellierungsvorgänge u. unter Ausnutzung des präpubertalen Wachstumsschubes zum skelettalen Ausgleich der Dysgnathie. Wirkung auch auf die Zahnstellung, so dass Bissverbesserungen sowohl durch skelettale als auch dentale Effekte erreicht werden; Anw. in vielen Variationen (z. B. Bionator, Fränkel-Funktionsregler).

Aktivierung (↑): (engl.) activation; (kernphysik.) Methode zur Erzeugung v. a. künstlicher Radionuklide* durch Beschuss stabiler Atomkerne mit Neutronen od. geladenen Teilchen, z. B. in Teilchenbeschleunigern.

Aktivierungs|ana|lyse (↑) f: (engl.) activation analysis; (nuklearmed.) Analyseverfahren mit extrem hoher Nachweisempfindlichkeit durch Aktivierung* der Probe mittels Neutronen, Protonen od. Deuteronen; Anw. z. B. zur quant. Bestimmung von Spurenelementen, wobei mit Hilfe der Gammaspektrometrie* eine streng selektive Zuordnung der Strahlenenergie zu den gesuchten Atomarten mögl. ist (Nachweisgrenze bei 10^{-10}-10^{-12} g); wesentl. empfindlicheres Verfahren als konventionelle chem.-analyt. Methoden.

Aktivi|meter (↑; Metr-*) n: (engl.) activity ionization chamber; Schachtionisationskammer (Bohrlochkristall) zur Messung der Aktivität von Radionukliden; Messbereich von 400 kBq bis 50 GBq; vgl. Ionisationskammer.

Aktivine (↑)n pl: (engl.) activins; dimere Glykoproteine aus β-Untereinheiten der Inhibine* (βAβA, βAβB, βBβB), die (im Ggs. zu Inhibinen) stimulierend auf die Sekretion von FSH* wirken, ohne jedoch die LH-Biosynthese zu beeinflussen; beteiligt an der Regulation des Ovarialzyklus. W. Str.

Aktivität (↑) f: (engl.) activity; **1.** (kernphysik.) Größe, die angibt, wieviele Atomkerne einer Substanz pro Zeiteinheit zerfallen (Formelzeichen A; s. Radioaktivität); ist proportional der Anzahl instabiler Kerne im Präparat; SI-Einheit: Becquerel* (Bq). Der Zus. zw. der A. einer radioaktiven Substanz u. der durch diese in einem Organismus bei Bestrahlung von außen od. innen erzeugten Äquivalentdosis* muss für jede radioaktive Substanz einzeln ermittelt werden; vgl. Dosisfaktoren; **2.** (biochem.) Enzymaktivität; s. Enzyme.

Aktivitäten des täglichen Lebens (↑) f pl: s. ADL.

Aktivität, intrinsische sym|patho|mimetische (↑) f: (engl.) intrinsic sympathomimetic activity; Abk. ISA; (pharmak.) Bez. für die stimulierende Eigenwirkung einiger Betarezeptorenblocker* auf die von ihnen besetzten Rezeptoren.

Aktivität, optische (↑) f: (engl.) optical activity; Fähigkeit zur Änderung (Drehung) der Schwingungsebene des linear polarisierten Lichts; Eigenschaft von Substanzen mit chiralen (asymmetrischen) C-Atomen (z. B. Zucker); s. Isomerie.

Aktivität, radio|aktive (↑) f: s. Aktivität.

Aktivitäts|hyper|trophie (↑; Hyper-*; Troph-*) f: (engl.) exercise hypertrophy; durch vermehrte Anforderung bedingte Größenzunahme, z. B. eines Muskels, einer Drüse; vgl. Sportherz.

Aktivität, spezifische (↑) f: (engl.) specific activity; (biochem.) Enzymaktivität pro mg Protein (U/mg); vgl. Unit.

Aktiv|kohle (↑): (engl.) activated charcoal; syn. Carbo medicinalis, med. Kohle; eine aus pflanzl. Materialien gewonnene Substanz, die in Flüssigkeiten u. Gasen gelöste Teilchen absorbiert; 1 g A. besitzt eine innere Oberfläche von 1300 m^2. **Verw.:** Verhinderung der Resorption u. Beschleunigung der Elimination bei Vergiftungen mit Stoffen, die dem enterohepatischen Kreislauf unterliegen (z. B. Carbamazepin, Phenobarbital, Phenylbutazon, Theophyllin); als Wundauflage (z. B. bei Ulcus cruris) zur Absorption von Partikeln, Bakterien, Zelldetritus u. a.; **cave:** bei innerlicher Anw. in Einzelfällen mechan. Ileus nach Gabe sehr hoher Dosen (Gegenmaßnahme: Laxanzien).

Akto|myosin (Aktin*; My-*) n: (engl.) actomyosin; syn. Aktin-Myosin-Komplex; s. Aktin, Myosin, Myofibrillen.

Aku|punktur (lat. acus Nadel; pungere stechen) f: (engl.) acupuncture; chin. Originalbezeichnung Zhen, d. h. Nadelstechen u. Räuchern (Moxibustion); aus der traditionellen chin. Medizin stammende Therapiemethode (ca. 20 versch. Techniken), bei der an charakterist. Punkten der Körperoberfläche an Meridianen entlang Akupunkturnadeln unterschiedlich tief eingestochen werden, wodurch energetische Störungen innerh. des Organismus ausgeglichen bzw. einzelne Organsysteme angeregt od. gedämpft werden sollen. Die vorwissenschaftl. Medizin Chinas unterschied 14 Meridiane mit ca. 700 Hauptakupunkturpunkten, die histol. eine Anhäufung rezeptiver Hautelemente (wie Merkel-Tastscheiben, Meissner-Tastkörperchen) aufweisen. Klassische A. setzt eine an traditioneller Medizin orientierte Diagnostik u. Vorstellung von Krankheit voraus; neuere Interpretationen verstehen A. als lokalen Reiz mit reflexiver Wirkung entspr. neurophysiol. Grundlagen. **Anw.:** bei Schmerzsyndromen u. funkt. Erkr. mit Störungen vegetativer Regelvorgänge. Vgl. Elektroakupunktur.

Akustikus|neurinom (gr. ἀκουστικός zum Hören; Neur-*; -om*) n: (engl.) acoustic neurinoma; Neurinom* am N. vestibulocochlearis im Kleinhirnbrückenwinkel, meist ausgehend von der Pars vestibularis; **Sympt.:** Ohrgeräusche*, Hörminderung, Schwindel, Ausfälle der Hirnnerven VIII, VII, selten V, VI u. IX, homolaterale Kleinhirnhemisphärenzeichen (s. Symptome, zerebellare) nur bei extremer Ausdehnung, Eiweißvermehrung im Liquor cerebrospinalis; **Diagn.:** BERA (Abk. für brain stem evoked response audiometry) als Screening-Verfahren;

A

Akute-Phase-Proteine

Protein	Referenzbereich (g/l)	Anstieg	Reaktionszeit (Std.)	Bedeutung im Entzündungsgeschehen
C-reaktives Protein	<0,01	bis 1000fach	6–10	Opsonierung, Komplementaktivierung
Serum-Amyloid-A-Protein	<0,03			?
Alpha-1-Antichymotrypsin	0,3–0,6	10fach	10	Proteinaseinhibitor
saures Alpha-1-Glykoprotein	0,5–1,4			fördert Wachstum von Fibroblasten u. interagiert mit Kollagen
Alpha-1-Antitrypsin	1,9–3,5	2–3fach	24–48	Proteinaseinhibitor
Haptoglobin	0,7–3,8			Hämoglobinbindung u. -transport
Fibrinogen	2,0–4,5			Blutgerinnung u. Wundheilung
C3-Komplementkomponente	0,5–1,2			Opsonierung u. Chemotaxis
C4-Komplementkomponente	0,2–0,5	< 2fach	48–72	
Caeruloplasmin	0,15–0,6			hemmt Bildung freier Sauerstoffradikale

Kernspintomographie (höchste Erkennungsrate), Stenvers*-Aufnahme (Aufweitung des inneren Gehörgangs), Computertomographie; **Ther.:** mikrochir. vollständige Resektion subtemporal (kleines A., intrakanalikulär), subokzipital-retromastoidal od. otoneurochir. (>3 cm, translabyrinthär), bis 2 cm auch radiochir.; **Progn.:** bei rechtzeitiger Entfernung gut; **DD:** Meningeom* des Kleinhirnbrückenwinkels. Vgl. Hirntumoren.

akustisch (↑)**:** (engl.) acoustic; auf das Gehör bezogen, Gehör-.

akut (lat. acutus scharf, bedrohlich)**:** (engl.) acute; plötzl. auftretend, schnell, heftig verlaufend; Ggs. chronisch.

Akute Galle (↑)**:** (engl.) acute gallbladder disease; klin. Bez. für akuten Symptomenkomplex aus Spontanschmerz, Druckschmerz im rechten Oberbauch, lokaler bzw. diffuser Abwehrspannung, palpabler Resistenz unter dem Rippenbogen, Leukozytose, Fieber u. evtl. Sklerenikterus; **Urs.:** akute Cholezystitis* mit od. ohne Pericholezystitis, Gallenblasenempyem* sowie freie od. gedeckte Gallenblasenperforation.

Akute-Phase-Proteine (↑; gr. φάσις Erscheinung; Prot-*) n pl**:** (engl.) acute phase proteins; auch Akutphasenproteine; vorwiegend in der Leber gebildete Plasmaproteine, deren Serumkonzentration bei akuten entzündl. Prozessen u. in der akuten Phase chron. progredient verlaufender entzündlicher Erkr. erhöht ist (Akute*-Phase-Reaktion) u. die wahrscheinl. für die Infektionsabwehr wichtig sind; bis auf C-reaktives Protein* (CRP) u. Serum-Amyloid-A-Protein (SAA, Erhöhung bis auf das 1000fache des Referenzwerts) sowie Albumin (Verminderung der Serumkonzentration; Negativ-Akute-Phase-Protein wie auch Transferrin, Präalbumin, HDL u. LDL) handelt es sich um Glykoproteine*; u. a. Alpha-1-Antitrypsin (Erhöhung auf das 2–3fache), Caeruloplasmin (Erhöhung um das 1,5fache), saures Alpha-1-Glykoprotein, Haptoglobin, Fibrinogen; Normalisierung der Serumkonzentration i. R. des Krankheitsverlaufs deutet auf eine Heilung der Erkr. hin.

Akute-Phase-Re|aktion (↑; ↑) f**:** (engl.) acute phase reaction; komplexe Allgemeinreaktion, die durch Gewebeschädigungen verschiedenster Art u. Überlagerung mit dagegen gerichteten frühen u. unspezif. Reaktionen des Organismus verursacht wird u. häufig mit allg. (Fieber, Krankheitsgefühl, Appetitlosigkeit) od. lokalen Sympt. (Entzündung*, Nekrose) einhergeht; Körperreaktionen werden überwiegend ausgelöst durch Lymphokine* (Interleukin-1, TL-1, auch Tumor-Nekrose-Faktor); als zelluläre Reaktionen treten z. B. Leukozytose mit Linksverschiebung, Thrombozytenaggregation u. reaktive Thrombozytose, Permeabilitätserhöhung von Leukozytenmembranen u. Mastzelldegranulation mit Freisetzung von Mediatoren auf; als humorale Reaktionen u. a. ein Anstieg der Serumkonzentration von Akute*-Phase-Proteinen, die insgesamt zu einer Restitutio ad integrum beitragen.

Akutes Ab|domen (↑; Abdomen*) n**:** (engl.) acute abdomen; klin. Bez. für eine meist akut einsetzende Symptomatik bei (häufig lebensbedrohl.) Erkr. im Bereich der Bauchhöhle, die eine rasche dd Abklärung u. meist eine notfallmäßige operative Ther. erfordert; typische **Leitsymptome** sind akut auftretende heftige Schmerzen, Abwehrspannung, Peritonitis mit Störung der Darmfunktion (Paralyse), Veränderungen der Darmperistaltik mit Störung der Darmentleerung, abdominale Abwehrspannung, Verschlechterung des AZ, evtl. Fieber, klin. Zeichen einer inneren Blutung, Kreislaufstörungen u. Schock. **Urs.** u. topographische **DD:** s. Tab.; dd Abklärung unter Ausschluss extraabdominaler Erkr. (z. B. Herzinfarkt, Pneumonie, Pleuritis, diabetisches Koma) v. a. mittels spez. Laboruntersuchungen (u. a. Hämoglobin, Leukozyten, Enzymdiagnostik), Sonographie u. Röntgendiagnostik (z. B. Abdomenübersicht). **Cave:** bei A. A. sofortige Klinikeinweisung, keine Opiate u. keine orale Nahrungszufuhr!

Akutes Abdomen
Differentialdiagnose akuter abdominaler Beschwerden nach ihrer Lokalisation

Lokalisation	Erkrankung
Oberbauch	
rechts	perinephritischer, subhepatischer od. subphrenischer Abszess, Ulkusperforation, Appendizitis, Cholezystitis, Gallenblasenperforation, Leberruptur, Stauungsleber, Pankreatitis, Pleuritis, Pyelitis, Nierenbeckenstein
Mitte	Angina pectoris, Herzinfarkt, Ösophagusperforation, Pankreatitis, Pleuritis, Ulkusperforation
links	perinephritischer od. subphrenischer Abszess, Herzinfarkt, Milzinfarkt od. -ruptur, Pankreatitis, Pleuritis, Nierenbeckenstein, Pyelitis
Unterbauch	
rechts	Appendizitis, Enteritis regionalis Crohn, Meckel-Divertikel, Gallenblasenperforation, inkarzerierte Hernie, Psoasabszess, Hodentorsion, Invagination, Lymphadenitis mesenterica, Adnexitis, stielgedrehte Ovarialzyste, Tubargravidität, Ureterstein
Mitte	Bauchaortenaneurysma, Mesenterialinfarkt, mechanischer Ileus
links	inkarzerierte Hernie, Hodentorsion, Adnexitis, stielgedrehte Ovarialzyste, Tubargravidität, Psoasabszess, Rektosigmoidkarzinom, Sigmadivertikulitis, Ureterstein

Akz-: s. a. Acc-.

Ak|zeleration (lat. accelerare beschleunigen) f: (engl.) acceleration; Beschleunigung; **1.** (anthrop.) Beschleunigung der Entwicklungsgeschwindigkeit mit Zunahme der Endgröße bei bd. Geschlechtern; **Wachstumsakzeleration:** durchschnittl. Zunahme der Körperlänge* um 5–10 cm seit ca. 150 Jahren in Mitteleuropa, meist in Verbindung mit dem um 1–2 Jahre früheren Eintritt der Pubertät* (**Entwicklungsakzeleration**) in industrialisierten u. Agrarländern; Urs.: u. U. ein sog. Urbanisierungstrauma (erhöhte vegetative, endokrine u. zerebrale Reaktionsbereitschaft aufgrund von Einflüssen des städt. Lebens); **2.** (gebh.) in Abhängigkeit von Wehen (**periodische A.**) od. Kindsbewegungen auftretende Steigerung der fetalen Herzfrequenz in der Kardiotokographie*; prognostisch günstig.

Ak|zelerin (↑) n: (engl.) accelerin; Faktor Va bzw. VI der Blutgerinnung*; aktivierte Form von Faktor V (Proakzelerin*).

Ak|zeptor (lat. accipere, acceptus annehmen) m: (engl.) acceptor; aufnehmende Substanz od. Struktur.

ak|zessorisch (lat. accedere, accessus hinzutreten): (engl.) accessory; hinzutretend, z. B. akzessorische Mamma*.

Ak|zessorius|lähmung (↑): (engl.) accessory nerve paralysis; Lähmung des N. accessorius, führt zum Ausfall des M. sternocleidomastoideus u. M. trapezius; **Urs.:** Lymphknotenexstirpation bzw. -dissektion im Trigonum cervicale laterale; **Sympt.** bei einseitiger A.: Neigung des Kopfs zur gesunden Seite, Drehung des Kinns zur kranken Seite (Schiefhals), Schwäche der Kopfdrehung zur gesunden Seite, Tiefstand des Schulterblatts mit Drehung der unteren Skapulaspitze nach außen (sog. Schaukelstellung), beeinträchtigte Schulterhebung; keine Sensibilitätsstörung.

ak|zidentell (lat. accidere zufällig vorkommen): (engl.) accidental; zufällig, unwesentlich; nicht zum Krankheitsbild gehörend.

Al: chem. Symbol für Aluminium*.

Ala (lat.) f: (anat.) Flügel.

ALA: Abk. für (engl.) δ-aminolaevulic acid; s. Deltaaminolävulinsäure.

Alagille-Syn|drom (D. A., Päd., Frankreich, geb. 1925) n: syn. arteriohepatische Dysplasie; autosomal-dominant erbl. Krankheitsbild (in 15–50 % Neumutationen) mit Hypoplasie der Gallengänge, Pulmonalstenose, Gesichtsdysmorphie, Wirbelkörperanomalien; mehr als 100 Familien bekannt; Genlokus 20p12, Mutationen im JAG1-Gen; **Sympt.:** Ikterus, Pruritus, Embryotoxon posterius; evtl. Xanthome der Haut; Leberkomplikationen in 25 % der Fälle, periportale Fibrosen (39 %), Herzanomalien (15 %), intrakranielle Blutungen u. Schlaganfall (14 %), Kleinwuchs (50–90 %), leichte mentale Retardierung (16 %). **Ther.:** ggf. Lebertransplantation.

A|laktasie (A-*; Lakt-*) f: (engl.) alactasia; Laktoseintoleranz durch Laktasemangel; s. Kohlenhydratmalabsorption.

A|lalie (↑; gr. λαλεῖν reden) f: (engl.) alalia; Unfähigkeit zu artikulierter Lautbildung; Vork. v. a. bei gestörter od. verzögerter Sprachentwicklung*.

Ala lobuli cen|tralis cerebelli (lat. ala Flügel) f: Verbindung des Lobulus centralis des Kleinhirnwurms mit den Kleinhirnhemisphären.

Ala major ossis sphenoidalis (↑) f: großer Keilbeinflügel.

Ala minor ossis sphenoidalis (↑) f: kleiner Keilbeinflügel.

Ala nasi (↑) f: Nasenflügel.

Alanin n: (engl.) alanine; Abk. Ala, A; α-Aminopropionsäure, 2-Aminopropansäure; proteinogene Aminosäure; s. Aminosäuren.

Alanin|amino|trans|ferase f: (engl.) alanine amino transferase; Abk. ALT, ALAT; syn. Alanintransaminase; neue Bez. für Glutamat-Pyruvat-Transaminase (Abk. GPT); Enzym, das die Reaktion L-Alanin + α-Ketoglutarat ⇌ L-Glutamat + Pyruvat katalysiert; **Bestimmung** durch photometr. Messung der Pyruvatkonzentration (s. Pyruvate); **Vork.** v. a. in der Leber; erhöhte Serumwerte bei Lebererkrankung u. Cholestase. Inf. genet. Polymorphismus* lassen sich mind. zehn Enzymgruppen* mit drei häufigen autosomal-kodominant erbl. Enzymvarianten (ALT 1,

A

ALT 2, ALT 2-1) differenzieren. Vgl. Referenzbereiche (Tab.), Leberfunktionsproben, Transaminasen.

Ala ossis ilii (lat. ala Flügel) f: Darmbeinschaufel.

alaris (lat.): flügelförmig.

Alarm|re|aktion f: (engl.) alarm reaction; s. Anpassungssyndrom, allgemeines.

Alastrim (port. alastrarse sich ausbreiten) n: s. Variola.

ALAT: Abk. für **Al**anin**a**mino**t**ransferase*.

Alaun m: (engl.) alum; syn. Alumen; Doppelsalz der Schwefelsäure mit einem 1- u. 3-wertigen Metall; i. e. S. das als Styptikum u. Adstringens verwendete Kaliumaluminiumsulfat ($KAl[SO_4]_2 \cdot 12H_2O$).

Albarran-Drüse (Joaquin A. y Dominguez, Urol., Paris, 1860–1912): (engl.) Albarran's gland; inkonstanter Lobus medius der Prostata zw. Urethra u. Ductus ejaculatorius; kann bei Altershypertrophie den Harnfluss behindern.

Albarran-Ormond-Syn|drom (↑; John O., Urol., Detroit, geb. 1886) n: idiopathische Form der Retroperitonealfibrose*.

Albendazol (INN) n: Anthelmintikum (Benzimidazolderivat); **Verw.:** bei zystischer u. alveolärer Echinokokkose, Trichinose u. Befall mit Strongyloides stercoralis; **UAW:** Anstieg der Leberenzymwerte, Magen-Darm-Beschwerden, Blutbildveränderungen.

Albers-Schönberg-Krankheit (Heinrich A.-Sch., Röntg., Chir., Hamburg, 1865–1921): syn. Marmorknochenkrankheit*.

albicans (lat. albicare weiß machen): weißlich.

Albinismus (lat. albus weiß) m: (engl.) albinism; Sammelbez. für Störungen in der Biosynthese der Melanine*; **Einteilung: 1.** okulär-kutaner A. (Abk. OCA) mit Melaninmangel in Haut, Haar u. Augen; autosomal-rezessiv erbl.; bei OCA-1 Mutation im für Tyrosinase* codierenden Gen (Genlokus 11q14-q21); weitere Formen: OCA-2 (15q11.2-q12), OCA-3 (9p23), Hermansky*-Pudlak-Syndrom, Chediak*-Higashi-Syndrom; **2.** okulärer Albinismus (Abk. OA) mit Melaninmangel v. a. in den Augen; X-chromosomal assoziierte Vererbung (Genlokalisationen z. B. Xp22.3, Xq26.3-q27.1, Xp11.4-p11.23); **Sympt.:** weißblonde Kopf- u. Körperbehaarung, hellrosafarbige Haut u./od. hellblaue od. rötl. Iris; inf. Pigmentmangels von Retina u. Iris (Unterentwicklung der Macula lutea) Lichtscheu, Nystagmus u. verminderte Sehschärfe.

Albinismus con|genitus circum|scriptus partialis (↑) m: syn. Piebaldismus*.

Albinoidismus (↑; -id*) m: (engl.) incomplete albinism; inkompletter Albinismus* mit schwach pigmentierter Haut, nicht vollständig weißen Haaren u. ohne Augensymptome; sporadisches u. autosomal-dominant erbl. Auftreten.

Albright-Butler-Bloomberg-Syn|drom (Fuller A., Arzt, Boston, 1900–1969; Allan M. Bu., amerikan. Arzt, geb. 1894; Esther Bl., amerikan. Ärztin) n: syn. chron. Phosphatdiabetes; s. Phosphatstörungen, primäre.

Albright-Osteo|dys|trophie, hereditäre (↑; Ost-*; Dys-*; Troph-*) f: syn. Pseudohypoparathyroidismus*.

Albright-Syn|drom (↑) n: s. McCune-Albright-Syndrom.

Albuginea (lat. albugo weißer Fleck) f: Kurzbez. für Tunica* albuginea.

Album-: Wortteil mit der Bedeutung das Weiße, Eiweiß; von lat. albumen.

Albumine (↑) n pl: (engl.) albumins; in der Leber synthetisierte, gut wasserlösl. globuläre Proteine (MG ca. 66 000) mit hohem Gehalt an schwefelhaltigen Aminosäuren, die ca. 52–62 % des Gesamteiweißes im Blutplasma ausmachen (s. Elektrophorese, Abb.) u. in Körperflüssigkeiten (z. B. Liquor cerebrospinalis, Lymphe), als Laktalbumin* in Muttermilch sowie im Muskelgewebe vorkommen; **Bedeutung:** v. a. Regelung des onkot. Drucks, Transportprotein für wasserunlösl. Stoffe (z. B. Bilirubin, freie Fettsäuren); **Nachweis** durch Fällungs- (z. B. mit Neutralsalzen) u. Farbreaktionen (z. B. Biuretreaktion). Vgl. Hypalbuminämie, Humanalbumin, Globuline.

Albumin|test (↑) m: (engl.) albumin hemagglutination (assay); Form des Kolloidtests*.

Albumin|urie (↑; Ur-*) f: (engl.) albuminuria; Ausscheidung von Albumin im Urin; die sog. Mikroalbuminurie ist Risikoindikator für eine diabetische Glomerulosklerose*; A. i. R. eines nephrotischen Syndroms* kann zur Hypalbuminämie* führen. **Referenzbereich:** s. Tab. Vgl. Proteinurie.

Albuminurie

physiologische Albuminurie	<20 µg/min <30 mg/24 h
Mikroalbuminurie	20–200 µg/min 30–300 mg/24 h
Makroalbuminurie	>200 µg/min >300 mg/24 h

Albumin|urie, ortho|statische (↑; ↑) f: syn. lordotische Proteinurie*.

Alcalescens-Dispar-Bakterien (arab. al-kalij kalzinierte Asche; lat. dispar ungleich; Bakt-*) f pl: s. Veillonella.

Alcaligenes (↑; -gen*) m: Gattung gramnegativer, bewegl., aerober, stäbchenförmiger od. kokkoider Bakterien (noch keiner Fam. zugeordnet; vgl. Bakterienklassifikation), peritrich begeißelt, Oxidase-positiv; **Verbreitung:** Wasser- u. Bodenkeim; Intestinaltrakt von Vertebraten; isoliert aus Wund- u. eitrigem Ohrsekret sowie Blut, Urin u. Spinalflüssigkeit; opportunistische Erreger* v. a. von Harnweginfektionen; med. bedeutsame Species: A. faecalis, A. denitrificans (mit Subspecies xylosoxydans).

Alcian|blau-Färbung: (engl.) Alcian blue staining; histol. Färbemethode insbes. zur Darstellung der Muzine*.

Alclo|metason (INN) n: halogeniertes Glukokortikoid; **Verw.:** top. bei Dermatosen; vgl. Glukokortikoide.

Alcock-Kanal (Thomas A., Chir., London, 1784–1833; Kanal*): (engl.) pudendal canal; syn. Canalis pudendalis; Duplikatur der Fascia obturatoria in der Seitenwand der Fossa* ischioanalis; enthält die Vasa pudenda interna u. den N. pudendus. Vgl. Fascia pelvis.

Alcuronium|chlorid (INN) n: nichtdepolarisierendes, peripheres Muskelrelaxans; s. Muskelrelaxanzien, periphere.

ALD: Abk. für **1. Ald**olase*; **2. A**drenoleuko**d**ystrophien*.

Aldehyd m: (engl.) aldehyde; Abk. von **Al**coholus **dehyd**rogenatus; erstes Dehydrierungsprodukt primärer Alkohole, enthält als funkt. Gruppe die Aldehydgruppe; Benennung durch den Stammkohlenwasserstoff u. die Endung -al, häufig auch durch Trivialnamen, denen die lat. Bez. der Carbonsäure zugrunde liegt, die bei Oxidation aus dem A. entsteht; z. B. Methanal,

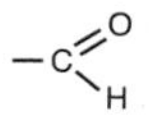

Aldehyd, funktionelle Gruppe

wird zu Acidum formicum (Ameisensäure) oxidiert u. daher auch als Formaldehyd* bezeichnet. A. besitzen ungesättigten Charakter durch das doppeltgebundene Sauerstoffatom (Carbonylgruppe) u. dadurch die Fähigkeit zu Additions-, Kondensations- u. Polymerisationsreaktionen; sie sind Reduktions- u. wichtige Synthesehilfsmittel. Vgl. Dialdehyd.

Aldehyd|alkohole m pl: (engl.) aldols; Kurzbez. Aldole; syn. Hydroxyaldehyde; durch Oxidation von 3-, 4-, 5- u. 6-wertigen Alkoholen am C1 entstandene Verbindungen; insbes. Aldehydzucker (Aldosen; s. Monosaccharide), z. B. Glyceral*.

Aldehyd|de|hydro|genase f: (engl.) aldehyde dehydrogenase; Molybdän(VI)-, Eisen/Schwefel- u. FAD-haltige Oxidoreduktase der Leber, die Aldehyde zu Carbonsäuren oxidiert; wichtig u. a. zum Abbau des aus Ethanol durch Alkoholdehydrogenase* gebildeten toxischen Acetaldehyds; Hemmung durch Disulfiram*; vgl. Acetaldehydsyndrom.

Aldehyd|oxidase f: s. Aldehyddehydrogenase.

Aldehyd|zucker: Aldose; s. Monosaccharide.

Aldermann-Nerv (Nervus*): Ramus auricularis des Nervus* vagus.

Alder-Reilly-An|omalie (Albert A., Hämat., Aarau, 1888–1951; W. A. R., frz. Arzt; Anomalie*) f: (engl.) Alder's anomaly; erbl. Anomalie der Leukozyten bei Störung des Stoffwechsels der Glykosaminoglykane* (Mukopolysaccharid*-Speicherkrankheiten Typ I-III); auffallend große, dunkel od. rötl. gefärbte Granula in neutrophilen Granulozyten, aber auch Monozyten u. Lymphozyten.

Aldo|hexose f: Aldose mit sechs C-Atomen; s. Monosaccharide.

Aldolase f: Abk. ALD; tetrameres Enzym (Lyase) der Glykolyse* u. des Fruktosestoffwechsels, dessen Untereinheiten aus drei versch. Typen (A, B, C) 12 Isoenzyme bilden; Isoenzym A_4 (syn. **Fruktose-1,6-bisphosphat-Aldolase**) kommt v. a. im Muskelgewebe vor u. katalysiert die reversible Spaltung von Fruktose-1,6-bisphosphat in Glyceral-3-phosphat (Glycerolaldehyd-3-phosphat) u. Glyceron-3-phosphat (Dihydroxyacetonphosphat). Das in Leber u. Niere lokalisierte Isoenzym B_4 (syn. **Fruktose-1-phosphat-Aldolase, 1-Phosphofruktaldolase**) mit hoher Affinität zu Fruktose-1-phosphat spaltet dieses reversibel in Glyceral u. Glyceron-3-phosphat. Labordiagn. Bestimmung im optischen Test*; erhöhte Werte u. a. bei Hepatitis, Leberzirrhose, Muskelerkrankung, Herzinfarkt, Prostatakarzinom; vgl. Referenzbereiche (Tab.).

Aldolase|mangel: s. Fruktose-1,6-Bisphosphatasemangel, Fruktoseintoleranz.

Aldole n pl: Kurzbez. für Aldehydalkohole*.

Aldose f: Aldehydzucker; s. Monosaccharide.

Aldo|steron n: (engl.) aldosterone; 11β,18-Epoxy-18,21-dihydroxy-4-pregnen-3,20-dion; wichtigstes Mineralokortikoid der Nebennierenrinde, das i. R. des Renin*-Angiotensin-Aldosteron-Systems den Elektrolyt- u. Wasserhaushalt

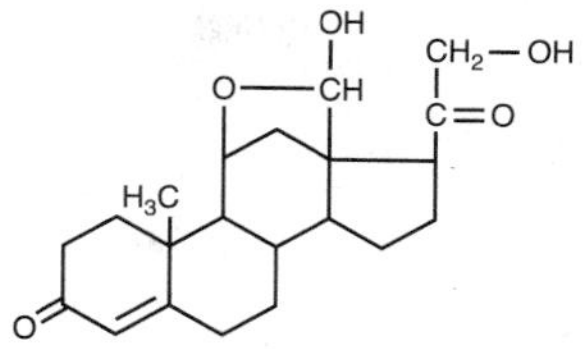

Aldosteron

reguliert u. somit Blutvolumen u. Blutdruck beeinflusst; A. erhöht v. a. die Na^+-Rückresorption in den distalen Nierentubuli u. fördert die K^+-Ausscheidung. S. Mineralokortikoide.

Aldosteron|antagonisten n pl: (engl.) aldosterone antagonists; Substanzen, die kompetitiv die Bindung von Aldosteron an intrazelluläre Mineralokortikoidrezeptoren hemmen; z. B. Spironolacton*, Kaliumcanrenoat; die Wirksamkeit der A. korreliert mit der endogenen Aldosteronkonzentration; therap. **Anw.** bei Hyperaldosteronismus, Hypertonie, arzneimittelinduzierter Hypokaliämie, bronchopulmonaler Dysplasie; als kaliumsparende Diuretika (z. B. bei Leberzirrhose u. Aszites) i. Allg. kombiniert mit Thiazid- od. Schleifendiuretika; cave: Hyperkaliämie.

Aldo|steronismus m: syn. Hyperaldosteronismus*.

Aldo|steron|mangel: s. Hypoaldosteronismus.

Aldo|steronom (-om*) n: (engl.) aldosteronoma; aldosteronproduzierendes Nebennierenrindenadenom (s. Conn-Syndrom), selten -karzinom od. Ovarialkarzinom; führt zum Hyperaldosteronismus*. Vgl. Nebennierenrindenhyperplasie.

Aldrich-Syn|drom (Robert A., Päd., Denver, geb. 1917) n: s. Wiskott-Aldrich-Syndrom.

Alendron|säure (INN) n: (engl.) alendronic acid; potentes Bisphosphonat der dritten Generation zur Ther. der postmenopausalen Osteoporose bzw. Osteopathie mit lokal od. generalisiert erhöhtem Knochenumbau.

Aleppo|beule: veraltete Bez. für kutane Leishmaniase; s. Leishmaniasen.

A|leukie (A-*; Leuk-*) f: s. Agranulozytose, Syndrom, aplastisches.

A|lexie (↑; gr. λέγειν lesen) f: (engl.) alexia; Unfähigkeit, den Sinn von Gelesenem bei intaktem Sehvermögen zu erfassen (Form der Agnosie*); bei der literalen A. werden Einzelbuchstaben, bei der verbalen A. Wörter nicht erkannt. Vgl. Aphasie.

A|lexi|thymie (↑; ↑; gr. θυμός Gefühl) f: (engl.) alexithymia; Unvermögen, Gefühle hinreichend wahrzunehmen, zu beschreiben u. von körperl. Folgen einer Belastungsituation zu unterscheiden; häufig Urs. einer Somatisierungsstörung*; **Urs.: 1.** (neuropsychol.) Werkzeugstörung i. S. einer Unfähigkeit, den emotionalen Gehalt in- od. externer Reize wahrzunehmen (Diskonnektionssyndrom); **2.** (lerntheoret.) frühe Defizite im

A

Erlernen der zwischenmenschl. Affektkommunikation; **Ther.**: psychoanalytisch orientierte Psychotherapie; **DD:** Konversion*. E. Fri.

Alfa|calcid<u>o</u>l (INN) n: Calciferolmetabolit; wird bei erster Leberpassage zu 1,25-Dihydroxycolecalciferol (Calcitriol*) aktiviert; **Verw.**: zur Prävention u. Ther. der renalen Osteopathie* u. Osteoporose*.

Alfen|tan<u>i</u>l (INN) n: synthetisches Opioid; **Verw.**: ultrakurz wirkendes, starkes Analgetikum, v. a. für die Neuroleptanalgesie* u. bei op. Eingriffen mit künstl. Beatmung. Vgl. Analgetika.

Alfuzos<u>i</u>n (INN) n: Alpha-1-Rezeptorenblocker; **Ind.**: benigne Prostatahyperplasie*; **UAW:** gastrointestinale Störung, Schwindel, orthostat. Hypotonie u. a.

Alges<u>i</u>e (-algie*) f: (engl.) algesia; physiol. Schmerzempfindung; vgl. Schmerz, Analgesie.

Algesio|log<u>i</u>e (↑; -log*) f: (engl.) algesiology; Teilgebiet der Medizin, das sich mit Erforschung von Schmerzentstehung u. Schmerztherapie* befasst.

-algie: auch -algesie; Wortteil mit der Bedeutung Schmerz, Leid; von gr. ἄλγος.

Algin<u>a</u>t n: (engl.) alginate; irreversibel elastischer Werkstoff aus Rot- u. Braunalgen zur Abformung* der Mundsituation; Vernetzungsreaktion in wässrigem Milieu durch Zugabe von 2-wertigen Metallsalzen; geringe Lagerungsstabilität wegen des hohen Wasseranteils; Verw. zur Herstellung von Situations-, Parodontal- u. Okklusionsmodellen.

Alg<u>i</u>n|säure (lat. alga Tang, Seegras): (engl.) alginic acid; syn. Algensäure; aus Algen gewonnene kolloidale Masse (hochmolekulares Polyuronid); in der Lebensmittelindustrie u. Pharmazie als Binde-, Emulgier- u. Verdickungsmittel, med. zur Blutstillung u. als chir. Wundverschluss, auch als Gelbildner für die Behandlung der Refluxösophagitis*.

Al|glucer<u>a</u>se (INN) f: deglykosylierte Form von Cerebrosidase; spaltet Glykocerebroside in Glukose u. Ceramide; **Verw.**: zur Dauerbehandlung der Gaucher*-Krankheit; **Kontraind.**: Prostatakarzinom u. a.; **UAW:** Flush, Atem- u. gastrointestinale Beschwerden.

Algo|dys|troph<u>i</u>e, sym|p<u>a</u>thische (-algie*; Dys-*; Troph-*) f: syn. sympathische Reflexdystrophie*.

Algo|lagn<u>i</u>e (↑; gr. λαγνεία Wollust) f: (engl.) algolagnia; Lust am Schmerz, insbes. als Sadismus* od. Masochismus*.

Algo|pareun<u>i</u>e (↑; Par-*; gr. εὐνή Lager, Bett) f: (engl.) pain with intercourse; Schmerzen beim Koitus*; **Urs.**: psychogen bzw. funkt. (z. B. Vaginismus*), org. (z. B. inf. von Narben, Verwachsungen, Entz. u. troph. Störungen im Genitalbereich) od. inf. mangelnder Lubrikation*. Vgl. Funktionsstörung, sexuelle.

Algor (lat.) m: Kälte.

Algor mortis (↑; lat. mors Tod) m: Leichenkälte.

Alg|ur<u>i</u>e (-algie*; Ur-*) f: (engl.) pain with urination; schmerzhafte Harnentleerung, z. B. bei Zystitis*.

A|libidin<u>i</u>e (A-*; lat. libido Lust) f: (engl.) chronic decreased libido; rel. selten u. bei beiden Geschlechtern vorkommendes chron. Fehlen sexuellen Interesses u. sexueller Bedürfnisse u. Wünsche; beim Mann manifestiert sich A. i. d. R. als Erektionsstörung, bei der Frau ggf. als Vaginismus*, bei bd. Geschlechtern als Anorgasmie*; vgl. Libidostörung.

Ali-Krogius-Kapsel|plastik (Frans Ali K., Chir., Helsinki, 1864–1939; -plastik*) f: (engl.) Ali-Krogius capsuloplasty; Operationsmethode bei habitueller Patellaluxation*; laterale Verpflanzung eines medial entnommenen Hautstreifens zur Verstärkung der lateralen Kniegelenkkapsel; Verpflanzung des M. gracilis auf die Patella, wodurch die Patella bei Anspannung nach medial gezogen wird.

Ali|memaz<u>i</u>n (INN) n: Phenothiazinderivat; Histamin-H_1-Rezeptorenblocker; **Ind.**: Pruritus; **UAW:** v. a. Sedierung; vgl. Phenothiazinderivate.

aliment<u>ä</u>r (lat. alimentum Nahrung): (engl.) alimentary; durch Nahrung hervorgerufen.

Aliment<u>ä</u>r|psathyrose (↑; gr. ψαθυρός zerbrechlich; -osis*) f: s. Osteopathie, alimentäre.

Alimentati<u>o</u>n (↑) f: Ernährung.

Aliza|pr<u>i</u>d (INN) n: Dopaminantagonist; **Verw.**: als Antiemetikum.

Alkali|äm<u>i</u>e (arab. al-kalij kalzinierte Asche; -ämie*) f: (engl.) alkalemia; syn. dekompensierte Alkalose*; lebensbedrohlicher Alkaliüberschuss im Blut mit Anstieg des pH-Wertes auf über 7,44.

Alkalien (↑) n pl: (engl.) alkalines; die in Wasser lösl. Hydroxide der Alkali- u. Erdalkalimetalle.

Alk<u>a</u>li|metalle (↑) n pl: (engl.) alkali metals; Gruppenbez. für die 1-wertigen Elemente Lithium, Natrium, Kalium, Rubidium, Caesium u. Francium (I. Hauptgruppe des Periodensystems* der Elemente).

Alk<u>a</u>li|reserve (↑) f: (engl.) alkali reserve; Kohlendioxid-Bindungsvermögen des Plasmas; der Bicarbonatgehalt von anaerob gewonnenem Plasma wird nach Äquilibrierung* bei einem pCO_2-Partialdruck von 40 mmHg volumetrisch gemessen; als Kenngröße zur Beurteilung des Säure-Basen-Gleichgewichts im Blut nicht mehr üblich, da andere Parameter (s. Säure-Basen-Status, Standardbicarbonat) aussagekräftiger sind.

Alkal<u>o</u>ide (↑; -id*) n pl: (engl.) alkaloids; meist alkal. reagierende, rel. kompliziert aufgebaute u. als kristalline Substanzen darstellbare stickstoffhaltige Naturstoffe, die in vielen Pflanzen (v. a. in tropischen u. subtropischen Dikotylen) fast ausschl. aus den Aminosäuren Prolin bzw. Ornithin, Lysin, Phenylalanin u. Tryptophan gebildet werden u. ausgeprägte pharmak. Wirkungen besitzen; bisher sind mehr als 3000 A. bekannt. Die **Alkaloidbasen** sind meist lipophil u. optisch aktiv, die durch Anlagerung von Säuren an die Stickstoffatome gebildeten **Alkaloidsalze** hydrophil.

Alkal<u>o</u>se (↑) f: (engl.) alkalosis; Störung im Säure*-Basen-Haushalt mit Anstieg des art. pH-Werts über 7,44; Eintreten u. Ausmaß der Alkaliämie (dekompensierte A.) hängen u. a. von den vorhandenen Kompensationsmöglichkeiten (durch Pufferung* u. renale Bicarbonatausscheidung) ab; **Formen: 1. metabolische A.** mit Anstieg von aktuellem Bicarbonat u. Standardbicarbonat* sowie positiver Basenabweichung*; **a)** Additionsalkalose durch übermäßige Zufuhr von Bicarbonat, Laktat od. Citrat (z. B. Transfusion großer Volumina); **b)** Subtraktionsalkalose durch Verlust an Wasserstoffionen; z. B. durch Magensaftverlust, bei Hypokaliämie (auch inf. Diuretikatherapie), endokrinen Störungen (Hyperaldosteronismus), Kortikoidtherapie u. a.; Kompensation: respiratorisch durch Hypoventilation (führt über eine Erhöhung des art. pCO_2 zur kompensierten A. mit normalem pH-Wert); Folgen: Hypokaliämie, Hypokalzämie, schlechte Gewebeoxygenierung (Verschiebung der Sauerstoff-Dissoziationskurve), Hypovolämie; Diagn.: art. Blutgasanalyse*, Säure*-Basen-Status; Ther.: bei ausgeprägter metabolischer A. Substitution von Chlorid u. Kalium durch Kaliumchloridlösungen, evtl. Protonenzufuhr in Form von Argininhydrochlorid od. ggf. Salzsäure

Berechnung des Säurebedarfs zur Korrektur einer metabolischen Alkalose: Säurebedarf (mmol) = positive Basenabweichung × 0,2 × kg Körpergewicht

(0,1–0,2 mol/l); **2. respiratorische A.** mit Abfall des CO_2*-Partialdrucks u. Anstieg des art. pH-Werts durch gesteigerte pulmonale Kohlendioxidabgabe inf. Hyperventilation* wegen Sauerstoffmangels (bei Lungenerkrankung, Anämie, Höhenatmung u. a.), bei direkter Reizung des Atemzentrums (z. B. bei Enzephalitis, Schädelhirntrauma, Leberkoma, Thyreotoxikose, psychischer Erregung) sowie u. U. (erwünscht) durch maschinelle Beatmung; Kompensation: bei länger bestehender respiratorischer A. gesteigerte renale Bicarbonatelimination; Folgen: Hyperventilationstetanie*, Bronchokonstriktion, bei chron. Hyperventilation Hyperchloridämie; Ther.: Beseitigung der Grundstörung, bei Hyperventilationssyndrom Rückatmung.

Alkalose, kon|genitale (↑) **f:** s. Chloriddiarrhö, familiäre.

Alk|apton|urie (↑; gr. ἅπτειν erfassen; Ur-*) **f:** (engl.) alkaptonuria; autosomal-rezessiv erbl. Anomalie des Aminosäurestoffwechsels (Genlokus 3q21-q23 mit vielen Mutationen); androtrope Erkr., bei der inf. einer verminderten od. fehlenden Aktivität der Homogentisinat-1,2-dioxygenase der Abbau von Tyrosin* nur bis zu Homogentisinsäure* erfolgt, die vermehrt im Urin

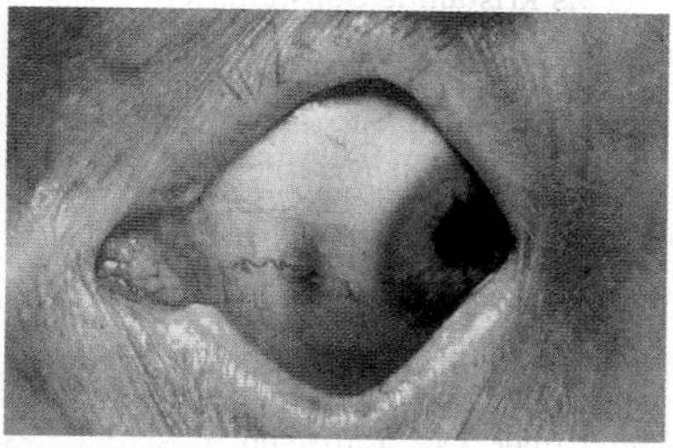

Alkaptonurie: Melaninablagerungen in der Sklera [244]

ausgeschieden wird. **Häufigkeit:** 1:250 000; **Sympt.:** bei Kleinkindern dunkle Verfärbung der Windeln; Pigmentablagerung in bradytrophem Gewebe (Ochronose) führt zu schwärzl. Verfärbung von Nase, Ohren u. Augen (Lidknorpel, Sklera, Hornhautrandgebiete); meist erst jenseits des 30. Lj. treten inf. Degeneration der Gelenkknorpel Schwellungen u. Bewegungseinschränkungen der großen Gelenke u. der Wirbelsäule auf. **Diagn.:** heller, frischer Harn, der sich nach Alkalizusatz sofort dunkelbraun färbt; **Ther.:** bisher ist keine kausale Ther. bekannt.

Alkohol m: (engl.) alcohol; **1.** (chem.) Bez. für Kohlenwasserstoffe, bei denen Wasserstoffatome durch Hydroxylgruppen ersetzt sind; **2.** gängige Kurzbez. für Ethylalkohol (syn. Ethanol), C_2H_5OH; entsteht durch Gärung aus Mono-, Di- od. Polysacchariden u. kann aus Acetylen od. Ethylen synthetisiert werden; **Verw.:** z. B. in Desinfektionsmitteln (Spiritus dilutus, ca. 70 %), Getränken (Bier 2–6 %, Wein 7–17 %, Likör 30–40 %, Schnaps ca. 45 %, Rum 40–70 %); med. Anwendung z. B. in der Dermat. (Einreibungen, Kühlung), als Lösungsmittel (Medikamente) u. zur chir. Händedesinfektion; **Metabolismus** nach oraler Aufnahme: Resorption in Magen u. Darm; Abbau durch Alkoholdehydrogenase* (Abk. ADH) zu Acetaldehyd u. durch Aldehyddehydrogenase weiter zu Essigsäure; 3–8 % werden durch Oxygenasen in den Mikrosomen abgebaut. Die Eliminationsgeschwindigkeit ist (außer bei sehr niedrigen Konz.) konstant. **Wirkung:** zerebellare Sympt., psychische Sympt. (Euphorie, Alkoholpsychose, Rausch), in geringen Konz. Blutdruckanstieg, in höheren Konz. Blutdruckabfall, Vasodilatation, Hyperventilation u. Zunahme der Atemfrequenz; Steigerung der Diurese; Alkoholbestimmung erfolgt nach der ADH*-Methode; die Widmark*-Formel erlaubt die Berechnung der aufgenommenen Alkoholmenge. Vgl. Alkoholkrankheit, Antabus-Syndrom, Abhängigkeit.

Alkohol, ab|soluter m: (engl.) absolute alcohol; 100%iger, wasserfreier Alkohol*.

Alkohol|ab|usus (Abusus*) **m:** (engl.) alcohol abuse; Missbrauch von Alkohol.

Alkohol|bestimmung: (engl.) alcohol assay; Bestimmung der Konz. von Ethanol in Blut od. Atemluft; **Methoden: 1.** ADH*-Methode; **2.** Gaschromatographie*; **3.** nach Widmark: colorimetr. Messung der reduzierten Chromverbindungen, die bei Oxidation von Ethanol zu Acetaldehyd entstehen; auch als orientierender Schnelltest der Atemluft (Verfärbung von Teströhrchen); **4.** physik. mit Atemtestgeräten. Bei Alkoholdelikten wird die A. aus der Atemluft von den Gerichten ohne weitere Beweisanzeichen zu Lasten des Täters zurzeit nicht als ausreichend zuverlässig anerkannt (§24a Straßenverkehrsgesetz).

Alkohol|de|hydrogenase f: (engl.) alcohol dehydrogenase; Abk. ADH; zinkhaltige Oxidoreduktase, die mit NAD^+ als Coenzym Alkohole zu Aldehyden oxidiert; labordiagn. Verw. zur Bestimmung des Blutalkoholgehalts; s. ADH-Methode.

Alkohol|delikt n: (engl.) crime committed under the influence of alcohol; Straftat im Zustand der Trunkenheit; die Schuldfähigkeit für eine unter Alkohol (od. anderen bewusstseinsverändernden Drogen) begangene Tat kann nach § 21 StGB vermindert od. nach § 20 StGB ausgeschlossen sein. Reflexbewegungen u. Bewegungen in voller Bewusstlosigkeit werden jedoch als gänzlich automat. Akte strafrechtl. nicht erfasst. Trieb- u. Affekthandlungen sind dagegen als willensgesteuerte Akte von §§ 20, 21 StGB umfasst. Den (möglicherweise) schuldunfähigen Rauschtäter bedroht § 323 a StGB mit Strafe (sog. Vollrausch). Wer inf. des Genusses von Alkohol (od. anderer berauschender Mittel) zur sicheren Führung eines Fahrzeugs im Verkehr außerstande ist, macht sich nach § 316 StGB, u. U. auch nach §§ 315 a Abs. 1 Nr. 1, 315 c Abs. 1

A

Nr. 1 a StGB strafbar. Fälle geringerer Alkoholeinwirkung werden von § 24 a StVG erfasst. Vgl. Rausch, Rauschmittel, Verkehrsmedizin.

Alkohole m pl: (engl.) alcohols; **1.** i. w. S. von Kettenkohlenwasserstoffen (Alkane, C_nH_{2n+2}) durch Ersatz eines od. mehrerer nicht am gleichen C-Atom stehender H-Atome durch Hydroxylgruppen abgeleitete Verbindungen; **2.** i. e. S. 1-wertige A. der Formel $C_nH_{2n+1}OH$, z. B. Ethylalkohol (C_2H_5OH); s. Alkohol.

Alkohol|embryo|pathie (Embryo-*; -pathie*) f: (engl.) alcohol embryopathy; syn. embryofetales Alkoholsyndrom, Embryofetopathia alcoholica; durch Alkoholkonsum der Mutter während der Schwangerschaft hervorgerufene pränatale Erkr. der Frucht; **Sympt.:** intrauterine u. postnatale Wachstumsretardierung, Mikrozephalie, Gesichts- u. Schädelfehlbildungen, statomotor. u. geistige Retardierung; häufig auch angeb. Herzfehler, Fehlbildungen an Skelett, Genitale u. inneren Organen, selten Hirsutismus; geschätzte Häufigkeit 1–3 : 1000 Neugeborene.

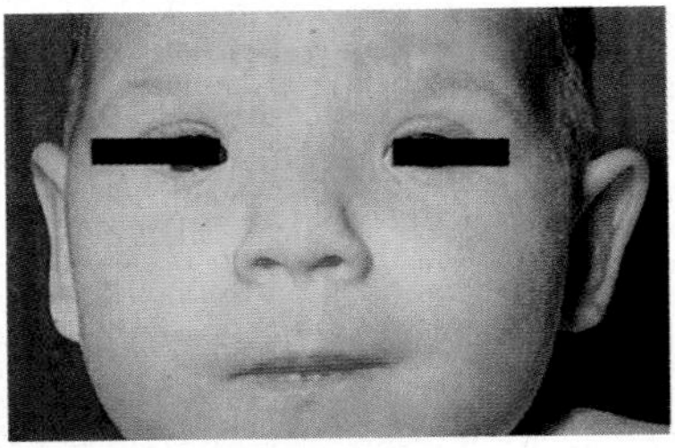

Alkoholembryopathie: typische Fazies mit breitem, kurzem Nasenrücken, kurzen Lidspalten, verstrichenem hohem Philtrum und schmalem Lippenrot [4]

Alkohol|halluzinose (lat. alucinari geistesabwesend sein; -osis*) f: (engl.) alcohol hallucinosis; meist nach Alkoholexzess i. R. einer chron. Alkoholkrankheit* auftretende symptomatische Psychose, gekennzeichnet durch Angst mit lebhaften akust. (beschimpfenden), selten opt. od. taktilen Halluzinationen* bei ungestörtem Bewusstsein.

Alkoholismus m: s. Alkoholkrankheit.

Alkohol|krankheit: (engl.) alcoholism, alcohol disease; sog. Alkoholismus; Missbrauch* od. Abhängigkeit* von Alkohol mit somat., psych. od. sozialen Folgeschäden; **Vork.:** in der Bundesrepublik Deutschland 2,5–3 Mill. Alkoholkranke; **Urs.:** multifaktoriell; diskutiert werden best. Persönlichkeitstypen im Zus. mit genet. (Defekt der Alkoholdehydrogenase*), lerntheoret. (Modelllernen) u. sozialen (begünstigende Situation in unterprivilegierten Gruppen) u. psych. Faktoren (z. B. Krisensituationen); **Klin.:** neben den Sympt. der Abhängigkeit z. B. Delirium* tremens u. Rausch*; **somatische Folgen:** z. B. Fettleber, Alkoholhepatitis, Leberzirrhose (vgl. Alkohollebersyndrom), Zieve-Syndrom, Pankreatitis, Ösophagitis, Gastritis, Mallory-Weiss-Syndrom, Kardiomyopathie, Kleinhirnrindenatrophie, Wernicke-Enzephalopathie, hirnorg. Krampfanfälle; **soziale Folgen:** Probleme am Arbeitsplatz, Isolation, fam. Konflikte, zivil- bzw. strafrechtl. Konsequenzen; **Diagn.:** klin. Bild, Eigen- u. Fremdanamnese, labordiagn. GGT, MCV u. Desialotransferrin erhöht; **Ther.:** mehrstufig; Entziehung* u. Entwöhnung*.

Alkoholkrankheit
Einteilung des Trinkverhaltens nach Jellinek

Alphatrinker	Alkoholkonsum ohne Kontrollverlust zur Bewältigung psychischer oder körperlicher Probleme
Betatrinker	Alkoholkonsum aus Anpassung und Gewohnheit, evtl. körperliche Folgen
Gammatrinker	Alkoholkonsum mit Kontrollverlust, Abhängigkeit und körperlichen und sozialen Problemen
Deltatrinker	Alkoholkrankheit mit Abhängigkeit und Abstinenzunfähigkeit
Epsilontrinker	exzessiver Alkoholkonsum mit Kontrollverlust, evtl. wochen- und monatelanger Alkoholkonsum

Alkohol|leber|syn|drom n: (engl.) alcoholic liver disease; zusammenfassende Bez. für die durch chron. Alkoholabusus mögl. Schädigungen der Leber (Zellverfettung, Zysten, entzündl. Infiltrate, Cholestase, Leberinsuffizienz). Es besteht eine enge Korrelation zw. konsumierter Gesamtalkoholmenge u. Leberschaden: ca. 80 g Alkohol/d über 25 Jahre gilt als zirrhogene Dosis; jeder zweite Alkoholkranke hat bei dieser Dosis mit einer kompletten Leberzirrhose* zu rechnen.

Alkohol|psychose (Psych-*; -osis*) f: (engl.) alcohol psychosis; org. Psychose als Kompl. einer Alkoholkrankheit* od. bei pathologischem Rausch*.

Alkohol|schmerz: (engl.) alcohol induced pain; bei Pat. mit Lymphogranulomatose* wenige Min. nach Genuss kleiner Alkoholmengen auftretende, bis Stunden dauernde schmerzhafte, brennende Empfindung in den erkrankten Geweben (bes. Lymphknoten u. Knochen); **Urs.:** unbekannt.

Alkohol|syn|drom, embryo|fetales n: syn. Alkoholembryopathie*.

Alkohol|vergiftung: (engl.) alcohol poisoning; akute Vergiftung durch orale Aufnahme von mehr als 100 g (Ethyl-)Alkohol; **Sympt.** (sog. Rausch): Hyperventilation, psychomotor. Erregung, später Lähmungen, Hypoglykämie u. erhöhte Hauttemperatur bei erniedrigter Körperkerntemperatur; ab ca. 2 ‰ Blutalkoholgehalt v. a. narkotische Wirkung; **Ther.:** Magenspülung (keine Aktivkohle!), Kontrolle von Atmung u. Kreislauf, Schutz vor Auskühlung, ausschlafen lassen.

Alkyl n: 1-wertiger, frei nicht vorkommender aliphatischer Rest ($—C_nH_{2n-1}$).

Alkylanzien n pl: (engl.) alkylating agents; syn. alkylierende Verbindungen; Gruppe zytotox. wirkender Stoffe durch Alkylierung (Einbau von Alkylgruppen) von Phosphat-, Amino-,

Sulfhydryl-, Carboxyl- u. Hydroxylgruppen der Nukleinsäuren sowie Proteine mit Hemmung der Zellteilung; wirken selbst kanzerogen; z. B. Stickstofflost (Kampfgas), Chlorambucil, Cyclophosphamid, Busulfan, Ifosfamid; **Anw.:** als Zytostatika* bei akuter u. chronischer Leukämie, Lymphogranulomatose, Lympho- u. Retikulosarkom, Mamma- u. Prostatakarzinom, Melanom, Lungentumoren.

Alkyl|phosphate n pl: aliphatische Phosphorsäureester*.

ALL: Abk. für **a**kute **l**ymphatische **L**eukämie*.

All|ästhesie (Allo-*; -ästhesie*) f: (engl.) allesthesia; Form der qual. Sensibilitätsstörungen*, bei der der Reiz als ungewöhnlich, fremd od. schlecht beschreibbar wahrgenommen wird.

All|ästhesie, visuelle (↑; ↑) f: (engl.) visual allesthesia; Wahrnehmung visueller Illusionen mit scheinbarer Verlagerung von Objekten von einer Gesichtsfeldhälfte in die andere; Vork. bei Migräne* u. Schädigung des Okzipitalhirns.

Allantoin n: Stickstoffspeicherverbindung einiger Pflanzen (z. B. Rosskastanie, Beinwell) u. Endprodukt des Purinabbaus bei vielen Wirbeltieren, die (im Ggs. zu Menschen, Primaten, Vögeln u. a.) Harnsäure* durch Uratoxidase* spalten können; therap. Anw. (Förderung von Zellproliferation u. Epithelisierung) als Dermatikum in Wundsalben, Hautcremes, Sonnenschutzmitteln, Antihidrotika u. a.

Allantois (gr. ἀλλᾶς, ἀλλᾶντος Wurst) f: (embryol.) etwa am 16. Tag entstehende blinde Ausstülpung des Dottersacks* in den Haftstiel am kaudalen Ende des Embryos, die sich z. T. zur embryonalen Kloake entwickelt; aus den im Haftstielmesenchym entstehenden Allantoisgefäßen gehen die Plazentagefäße hervor.

Allele (gr. ἀλλήλων gegenseitig, zueinander gehörig) n pl: syn. Allelomorphe; Ausprägungen eines Gens, die auf homologen Chromosomen am gleichen Genlokus lokalisiert sind; von vielen Genen sind nur zwei unterschiedl. Formen bekannt. Häufig treten jedoch Serien multipler A. auf, die je nach Größe u. Nukleotidfolge in der DNA drei u. mehr unterscheidbare Phänotypen hervorrufen. Ein Individuum mit diploidem Chromosomensatz kann nie mehr als zwei Gene haben, die zueinander im Verhältnis der Allelie stehen. Von einem Allelenpaar eines Elternteils wird immer nur ein Allel an dasselbe Kind weitergegeben (Ausnahme: Chromosomenaberrationen*).

Allelie, multiple (↑) f: (engl.) multiple allelomorphy; Vorhandensein von unterschiedl. Basensequenzen eines Gens an einem best. Genlokus, die zu Veränderungen des Phänotyps führen können; s. Polymorphismus.

Allen-Masters-Syn|drom (William M. A., Gyn., St. Louis, geb. 1904; William H. M., amerikan. Gyn.) n: Bez. für durch Schwangerschaft u. Geburt entstandene traumat. Schädigung des Beckenbindegewebes; **Sympt.:** orthostat. abdominale Schmerzen meist schon während des Wochenbetts, Menstruationsstörungen (Dysmenorrhö, Metrorrhagie), Schmerzen bei der Kohabitation; gyn. Befund: Retroversio uteri, Mobilisationsschmerz des Uterus, abnorme Beweglichkeit der Zervix.

Allen-Test (1. Dudley Peter A., Chir., Cleveland, 1852–1915; 2. Edgar V. A., 1892–1943) m: **1.** Methode zur Überprüfung der Funktion des Palmarkreislaufs vor Punktion der A. radialis zur kontinuierl. direkten Blutdruckmessung*; zunächst manuelle Kompression der A. ulnaris u. A. radialis unter Faustschluss bis zum Abblassen der Hand; beträgt die Dauer bis zum Eintritt der Wiederdurchblutung nach Freigabe der A. ulnaris mehr als 15 Sek. (negativer A.-T.), so ist eine unzureichende Funktion des Arcus palmaris anzunehmen u. eine Radialispunktion kontraindiziert; **2.** Methode zum Nachweis von Durchblutungsstörungen im Bereich des Unterarms inf. arterieller Verschlusskrankheiten*; ein diffuses Abblassen der Handfläche bei manueller Kompression der A. radialis od. A. ulnaris (u. Faustschluss) deutet auf einen Verschluss des nicht komprimierten Gefäßes hin.

All|ergen (Allo-*; Erg-*) n: Bez. für ein Antigen*, das eine allergische Immunantwort, i. e. S. (durch Induktion der Synthese von IgE-Antikörpern) eine allergische Reaktion vom Soforttyp (Typ I) an Haut u. Schleimhaut auslösen kann; A. sind meist Polypeptide od. Proteine (MG 5000-50 000), deren Sensibilisierungspotenz durch chem. Aufbau u. Komb. der allergenen Determinanten (Epitop*) bestimmt wird. In Abhängigkeit von der Häufigkeit, Bindungsaffinität zu basophilen Granulozyten u. Mastzellen sowie Stimulierungsfähigkeit der IgE-Synthese werden Major-, Intermediär- u. Minorallergene unterschieden. **Einteilung** nach der Art der Allergenexposition des Organismus: **1.** Inhalationsallergene, die primär Atemweg-, sekundär auch Haut- u. Darmsymptome auslösen; z. B. Pollen, Pilzkonidien, tierische Epithelien, Federstaub, Speichel-, Schweiß-, Urin- u. Kotproteine, Milbenkot, Insektenschüppchen, Holz- u. Mehlstaub, auch kleinmolekulare Substanzen wie Kolophonium, Formaldehyd, Phthalsäureanhydrid, Isocyanate u. Platinsalze; **2.** Ingestionsallergene, die oft erst durch enzymatische Abspaltung im Verdauungstrakt entstehen u. primär Obstipation, Brechdurchfall bzw. abdominale Koliken, auf hämatogenem Wege auch Haut- u. Atemwegsymptome verursachen; s. Nahrungsmittelallergie; **3.** Kontaktallergene, die die epidermale Barriere passieren u. eine Soforttypreaktion auslösen; s. Kontakturtikaria; **4.** Injektionsallergene; insbes. tierische Gifte (von Bienen, Wespen, Feuerameisen, Quallen, Seeanemonen, Feuerkorallen) u. Medikamente (z. B. Penicilline). Das Allergenisierungsrisiko wird durch die genet. fixierte Prädisposition des Individuums (Atopieneigung), die Häufigkeit u. Intensität der Allergenexposition, die Allergenpotenz der betr. Substanz u. die aktuelle Abwehrlage der Körpergrenzflächen bestimmt.

All|ergie (↑; gr. ἔργον Verrichtung) f: (engl.) allergy; angeb. od. erworbene spezif. Änderung der Reaktionsfähigkeit des Immunsystems* gegenüber körperfremden, eigentlich unschädlichen Substanzen, die als Allergen* erkannt werden; Entw. einer A. nach klin. stummem Erstkontakt in einer Sensibilisierungsphase (mind. fünf Tage bis mehrere Jahre); Auftreten von Entzündungsreaktionen nach erneutem Kontakt an den allergisierten Organsystemen (Haut, Konjunktiven, Nasen-, Rachen-, Bronchialschleimhaut, Magen-Darm-Trakt); **Einteilung** nach Coombs u. Gell (1963) in drei überwiegend durch humorale Faktoren unterhaltene Frühreaktionen u. eine zellulär vermittelte Spätreaktion (s. Tab.), wobei diese Formen nicht isoliert, sondern z. T. parallel ablaufen od. ineinander übergehen (häufigste Form: Typ I); **Urs.:** genet. Faktoren: Disposition zur überschießenden Bil-

A

Allergie
Die vier Typen der immunologischen Überempfindlichkeitsreaktion (nach Coombs u. Gell)

Typ	Mechanismus	Reaktionszeit	Klinisches Bild
Frühtyp (humorale Allergie)			
Typ I (Soforttyp, anaphylaktischer Typ)	unter Vermittlung zellständiger IgE-Antikörper Freisetzung von verschiedenen Mediatoren (u. a. Histamin, Leukotriene C4, D4, E4, Prostaglandine D2 und E2, Thromboxan A2, Kallikrein, ECF, NCF, PAF) aus Basophilen und Mastzellen	Sekunden bis Minuten; evtl. zweite Reaktion nach 4 bis 6 Stunden	allerg. Asthma, allerg. Konjunktivitis, Rhinitis allergica, allerg. Urtikaria, Angioödem, anaphylaktischer Schock, Jones-Mote-Reaktion
Typ II (zytotoxischer Typ)	Bildung von Immunkomplexen aus zellwandständigen Antigenen (z. B. Medikamente, Blutgruppenantigene) mit zirkulierenden IgG-, evtl. auch IgM-Antikörpern; durch Aktivierung von Komplement oder zytotoxischen Killerzellen kommt es zur Zytolyse körpereigener Zellen	6 bis 12 Stunden	allerg. bedingte hämolytische Anämien, Thrombopenie und Agranulozytose, Transfusionszwischenfälle
Typ III (Immunkomplextyp, Arthus-Typ)	Bildung gewebeständiger oder zirkulierender Immunkomplexe aus präzipitierenden Antikörpern (IgG, IgM) und Antigenen; Aktivierung von Komplementfaktoren, insbes. C3a und C5a, führt zur Phagozytose der Immunkomplexe durch Granulozyten unter Freisetzung gewebeschädigender Enzyme (z. B. Elastase, Kollagenase, Myeloperoxidase)	6 bis 12 Stunden	Serumkrankheit, allerg. Vaskulitis, exogen-allerg. Alveolitis, allerg. bronchopulmonale Aspergillose
Spättyp (zellvermittelte Allergie)			
Typ IV (verzögerter Typ)	Freisetzung von Lymphokinen aus spezifisch sensibilisierten T-Lymphozyten bei erneutem Kontakt mit Vollantigen (aus kleinmolekularem Hapten und großmolekularem Trägerprotein), die zur Aktivierung bzw. Proliferation von Makrophagen und mononukleären Zellen sowie deren Wanderung an den Ort der Antigenbelastung beitragen (Infiltration und Entzündungsreaktion)	12 bis 72 Stunden	allerg. Kontaktekzem, Tuberkulinreaktion, Arzneimittelexantheme, Transplantatabstoßung, persistierende granulomatöse Reaktion

dung von Gesamt-IgE u. allergenspezif. IgE sowie deren Fixierung bes. an Mastzellen u. basophile Granulozyten der Haut u. Schleimhaut (Atopie*), verminderte Aktivität der Suppressorzellen, HLA-assoziierte allergische Reaktionsbereitschaft; nicht erbl. Faktoren: intensive Allergenexposition (sog. aufgezwungene A.), erhöhte Permeabilität der Haut- u. Schleimhautbarriere durch bakt. bzw. virale Infekte od. chem. Irritation; veränderte Reaktionsbereitschaft von Mastzellen, Monozyten, basophilen u. eosinophilen Granulozyten bes. bei chron. Verlauf der Typ-I-A.; psychische Faktoren bei der allergenspezif. Sensibilisierung u. aktuellen Reaktionsbereitschaft. Vgl. Anaphylaxie, Hyposensibilisierung, Hauttestung, Radio-Allergo-Sorbent-Test, Radio-Immuno-Sorbent-Test, Antiallergika.

All|ergo|logie (↑; ↑; -log*) f: (engl.) allergology; Lehre von den immun., pharmak. u. biochem. Grundlagen, der Diagn. u. Ther. (Karenzmöglichkeiten, spezif. Hyposensibilisierung, Pharmakotherapie) der allergischen Erkr. sowie der spez. Ökologie der Allergene; als Zusatzbezeichnung i. R. der ärztl. Weiterbildung nach mind. zweijähriger allergolog. Tätigkeit zu erwerben.

All|ergose (↑; ↑; -osis*) f: (engl.) allergic disease; durch eine Allergie* hervorgerufene Erkrankung.

Alles-oder-Nichts-Gesetz: (engl.) all-or-none law; (physiol.) **1.** Bez. für die Gesetzmäßigkeit in der Reaktionsweise einer erregbaren Nerven- bzw. Muskelzelle i. S. eines sich entweder vollständig od. gar nicht ausbildenden Aktionspotentials* (Abk. AP) als Antwort auf einen Reiz*; wird das sog. Schwellenpotential (vgl. Reizschwelle) einer Zelle erreicht, läuft das AP je nach Zellart u. unabhängig von der Intensität des auslösenden überschwelligen Reizes i. d. R. gleichförmig u. vollständig ab; bei unterschwelligen Reizen kommt es nicht zur Ausbildung eines AP, auch nicht in abgeschwächter Form. **2.** Bez. für die Gesetzmäßigkeit, mit der sich das Herz bei überschwelliger Reizbildung aufgrund der funkt. Einheit der Herzmuskelzellen entweder vollständig erregt u. kontrahiert (die Glanzstreifen* zw. den Herzmuskelzellen ermöglichen eine rasche u. verlustfreie Fortleitung der AP) od. nicht reagiert, falls der Reiz unterschwellig bleibt; vgl. Erregungsleitungssystem.

Allgemein|in|fektion (Infekt-*) f: s. Sepsis.

Allgemein|medizin f: (engl.) general practice; eigenständige ärztl. Funktion (auch Gegenstand einer spezif. Grundlagenforschung), deren Hauptproblem im optimalen Umgang mit dem von Spezialfächern geschaffenen Wissen über Erkrankungen u. Syndrome, insbes. abwendbar gefährlicher Verläufe (vgl. Verlauf, abwendbar gefährlicher) besteht; in der allgemeinärztl. Praxis müssen die Diagnostik* u. sonstige Beratung durchschnittl. in wenigen Minuten u. möglichst unter Verzicht auf aufwendige techn. Mittel ablaufen. Nur in jedem 10. Fall kommt es zu einer exakten Diagnosestellung. Dennoch läßt sich die große Mehrheit der Fälle einigermaßen befriedigend versorgen. Das ärztl. Vorgehen ist dabei weitgehend individuell-intuitiv, sollte aber programmiert ablaufen (vgl. Diagnostik, programmierte).

Allgemein|narkose f: s. Narkose.

Alli|thiamine n pl: Sammelbez. für lipidlösliche Derivate von Thiamin* (z. B. Befotiamin, Betiamin, Fursultiamin, Octotiamin); Anw. als neurotrope Analgetika.

Allium (lat. Lauch) n: Pflanzengattung der Fam. Liliaceae (Alliaceae) mit versch. arzneilich verwendeten Arten, z. B. A. cepa (Zwiebel), A. sativum (Knoblauch), A. ursinum (Bärenlauch).

Allium cepa (↑) n: Zwiebel; frische od. getrocknete Blattscheiden u. -ansätze enthalten Alliin u. a. schwefelhaltige Verbindungen, etherisches Öl, Peptide u. Flavonoide; antibakterielle, lipid- u. blutdrucksenkende sowie die Thrombozytenaggregation hemmende Wirkung. **Verw.:** bei Appetitlosigkeit u. zur Proph. altersbedingter Gefäßveränderungen.

Allium sativum (↑) n: Knoblauch; die Sprosszwiebeln enthalten 0,1–0,3% sog. Lauchöl mit dem Hauptbestandteil Allicin, das aus dem geruchlosen Alliin (S-Allyl-L-Cysteinsulfoxid) entsteht u. zu Diallylsulfid, Vinyldithiin, Ajoene bis zu Tri- u. Polysulfiden mit ausgeprägtem Geruch abgebaut werden kann; antibakterielle, antimykotische, lipidsenkende (Allicin) Wirkung; Hemmung der Thrombozytenaggregation (Ajoene, Methylallyltrisulfid), Verlängerung der Blutungs- u. Gerinnungszeit, Steigerung der fibrinolytischen Aktivität (Alliin, Cycloalliin, S-Methyl- u. S-Propylcystein); **Verw.:** Unterstützung diätetischer Maßnahmen bei erhöhten Blutfettwerten, Proph. altersbedingter Gefäßveränderungen. Vgl. Garlicin.

Allo-: Wortteil mit der Bedeutung anders (beschaffen), verschieden; von gr. ἄλλος.

Allo|agglutinine (↑; Agglutination*) n pl: (engl.) alloagglutinins; auch Iso-(Häm-)Agglutinine; Alloantikörper*, die gegen die auf den eigenen Erythrozyten nicht vorhandenen Blutgruppenantigene A bzw. B der ABNull*-Blutgruppen gerichtet sind (Landsteiner*-Regel) u. physiol. im Serum vorkommen (reguläre Antikörper*): **Anti-A** (α) bei Blutgruppe 0 u. B, **Anti-B** (β) bei Blutgruppe 0 u. A. Vgl. Blutgruppenantikörper.

Allo|anti|gen (↑; Antigen*) n: auch Isoantigen; lösliches od. auf Zelloberflächen lokalisiertes Antigen, das nicht bei allen Individuen einer Species vorkommt u. deshalb bei Individuen, denen dieses Antigen fehlt, eine Immunantwort* auslösen kann; s. Blutgruppenantigene, HLA-System.

Allo|anti|körper (↑; Anti-*): (engl.) alloantibody; gegen ein Alloantigen* gerichteter Antikörper; z. B. Blutgruppenantikörper*.

Allo|anti|serum (↑; ↑; Sero-*) n: zur Blutgruppenbestimmung* verwendetes Testserum*, das (meist monoklonale) Blutgruppenantikörper* einer best. Spezifität enthält.

Allo|arthro|plastik (↑; Arthr-*; -plastik*) f: (engl.) alloarthroplasty; Gelenkersatz durch Fremdmaterial aus z. B. Chrom-Cobalt-Molybdän- od. Titanlegierungen; vgl. Plastik.

Allo|cortex (↑; Cort-*) m: stammesgeschichtl. alte Rindenareale des Großhirns, Archi- u. Paleocortex ohne den zytoarchitektonischen Aufbau in sechs Schichten des Isocortex*; besteht aus Bulbus olfactorius u. Tractus olfactorius, Trigonum olfactorium, Substantia perforata anterior (Area olfactoria), Area subcallosa, Gyrus paraterminalis, Indusium griseum, Gyrus fasciolaris, Gyrus dentatus, Gyrus parahippocampalis.

Allo|endo|prothese (↑; End-*; Prothese*) f: s. Endoprothese.

allo|gen (↑; -gen*): s. Plastik, Transplantation (Tab.).

Allo|im|munisierung (↑; immun*): (engl.) isoimmunization; auch Isoimmunisierung; die durch ein Alloantigen* induzierte Bildung von Alloantikörpern.

Allo|im|mun|thrombo|zyto|penie, neo|natale (↑; ↑; Thromb-*; Zyt-*; -penie*) f: (engl.) neonatal alloimmune thrombocytopenia; Abk. NAIT; Thrombopenie* inf. Inkompatibilität von fetalem u. mütterlichem HPA-System (s. HPA); **Pathophysiol.:** Sensibilisierung der Mutter vor der 18. SSW mit IgG-Antikörperbildung (in 80 % Anti-HPA-1a, in 15 % Anti-HPA-5b); diaplazentarer Übertritt der IgG-Antikörper u. Abbau der fetalen Thrombozyten; Blutungsneigung beim Fetus bzw. Neugeborenen; **Inzidenz** klinisch manifester Fälle: 1:2000 (-5000); **Sympt.:** petechiale Blutungen, evtl. mit Ekchymosen u. Hämatomen (v. a. an mechanisch belasteten Stellen), Melaena* neonatorum, blutige Aspiration (keine Hepatosplenomegalie); ggf. intrazerebrale Blutung; **Diagn.:** Thrombopenie (Blutbild), thrombozytenspezif. Antikörper (z. B. MAIPA*-Assay); **Ther.:** **1.** pränatal: bei Thrombozyten <30 000/µl Gabe von kompatiblem Thrombozytenkonzentrat* nach Leukozytendepletion, Blutbestrahlung u. Ausschluss einer Zytomegalie-Virus-Infektion des Spenders (Zielwert: 300 000/µl); **2.** postnatal: bei Verdacht auf intrazerebrale Blutung bzw. Thrombozyten <30 000/µl Gabe von kompatiblen mütterl. od. homologen Thrombozyten, ggf. Immunglobuline. A. Pru.

Allo|pathie (↑; -pathie*) **f:** (engl.) allopathy; aus der Homöopathie* stammende Bez. für Heilmethoden, die Erkr. mit Mitteln entgegengesetzter Wirkung behandeln, also die eigentl. Schulmedizin.

Allo|plasma (↑; Plasma-*) **n:** veraltete Bez. für Paraplasma*.

Allo|plastik (↑; -plastik*) **f:** s. Plastik, Endoprothese.

Allo|purinol (INN) **n:** Analogon des Hypoxanthins*; inf. Suizidhemmung der Xanthinoxidase* durch A. verminderte Harnsäuresynthese; **Verw.:** bei Hyperurikämie u. Gicht; **UAW:** selten Unverträglichkeitsreaktionen (inf. relativer Überdosierung bei Niereninsuffizienz).

Allor|rhythmie (Allo-*; Rhythmus*) **f:** (engl.) allorhythmia; Allodromie; Form der Herzrhythmusstörungen* inf. period. auftretender Extrasystolen (Abk. ES); pro Normalschlag eine (Bigeminie), zwei (Trigeminie) od. mehrere ES (Polygeminie) od. Wenckebach-Periodik.

allo|statisch (↑; statisch*)**:** (engl.) allostatic; s. Transplantation (Tab.).

Allo|sterie (↑; Stereo-*) **f:** (engl.) allosterism; Änderung der Konfiguration von Proteinen (z. B. Enzyme, Transportproteine) durch reversible Anlagerung eines Effektors am sog. allosterischen Zentrum; die Änderung der Quartärstruktur reguliert die Bindung von Substrat u. Enzym, so dass es zur Hemmung od. Steigerung der Enzymaktivität kommt; z. B. wird bei der Glykolyse die Aktivität der Phosphofruktokinase allosterisch durch Citrat od. ATP gehemmt bzw. durch ADP gesteigert.

Allo|trans|plantation (↑; Transplantation*) **f:** allogene Transplantation; s. Transplantation (Tab.).

Allo|typie (↑) **f:** (engl.) allotypy; genet. Polymorphismus* von Proteinstrukturen innerh. einer Species (v. a. von Plasmaproteinen); z. B. die allotypischen Variationen in den konstanten Regionen der Immunglobuline* u. der Serumgruppen*. Vgl. Idiotypie, Isotypie.

All|oxan **n:** (Name zusammengezogen aus Allantoin u. Oxalsäure) Mesoxalylharnstoff; Zwischenprodukt bei der Murexidprobe durch Oxidation der Harnsäure. A. dient in der experimentellen Diabetesforschung zur Erzeugung des sog. **Alloxandiabetes**, da es die B-Zellen der Pankreasinseln zerstört.

Alltags|kompetenz **f:** (engl.) everyday competence; Fähigkeit, den Anforderungen des Alltags (Ernährung, Hygiene, Kommunikation, Mobilität u. a.) gewachsen zu sein; wesentl. Kriterium zum Abschätzen der Pflegebedürftigkeit* u. des Rehabilitationspotentials. Vgl. ADL. C. Luc.

ALM: Abk. für **a**kro**l**entiginöses **M**elanom; s. Melanom, malignes.

Almitrin (INN) **n:** Antihypoxämikum; **Verw.:** bei chronisch-obstruktiven Erkr. der Atemwege.

Aloe **f:** eingedickter Saft der Blätter einiger Arten der Gattung Aloe mit stark bitterem Geschmack; Inhaltsstoffe: 1,8-Dihydroxyanthracenderivate (insbes. Aloin) u. Aloeresine; **Verw.:** dickdarmwirksames Laxans durch Blockade der Na^+-K^+-ATPase des Darmepithels (Hemmung der Wasser- u. Elektrolytresorption) sowie durch Steigerung der Wassersekretion in das Darmlumen; Bittermittel; **Kontraind.:** Subileus, Ileus, Schwangerschaft, Stillzeit.

A|logie (A-*; -log*) **f:** (engl.) alogia; Unvermögen, grammatikalisch richtige u. in sich logische Sätze zu bilden; Vork. bei Aphasie, schweren Psychosen, Intelligenzminderung. G. St.-I.

Alopecia andro|genetica (gr. ἀλωπεκία Fuchsräude, Haarausfall) **f:** Haarverlust im Bereich der Kopfhaut inf. einer polygen erbl. erhöhten Androgenempfindlichkeit der Haarfollikel bzw. einer Erhöhung des freien Testosterons im Blut; **Formen:** **1.** männl. Typ: Beginn im frühen Erwachsenenalter, u. U. bereits in der Pubertät (Alopecia praematura), beidseits frontotemporal; anfangs schnelle, später verlangsamte Ausdehnung über den Scheitelbereich u. Entstehung einer männl. Glatze (Calvities) mit Aussparung eines hinteren, seitl. Haarkranzes; **2.** weibl. Typ: Beginn später als beim Mann, meist nach dem Klimakterium; diffuse Lichtung im Scheitelbereich mit Aussparung eines frontalen Haarstreifens; **Ther.:** bei Männern u. U. Haartransplantation od. Reduktionsplastik der unbehaarten Kopfhaut; bei Frauen Antiandrogene, östrogenhaltige Haarwässer.

Alopecia areata (↑) **f:** syn. kreisrunder Haarausfall, Pelade; erworbener, nicht vernarbender Haarverlust an umschriebenen Stellen bes. der Kopfhaut; **Ätiol.:** möglicherweise Autoimmunkrankheit, fam. gehäuftes Auftreten; **Klin.:** plötzl. Entstehung einer od. mehrerer rund-ovaler, kahler Stellen mit kurzen, abgebrochenen Haaren am Herdrand, die sich zur Kopfhaut hin verjüngen (sog. Ausrufungszeichenhaare); gelegentl. Nagelveränderungen (Grübchen, Längsrillen) od. Vitiligo (Vogt*-Koyanagi-Harada-

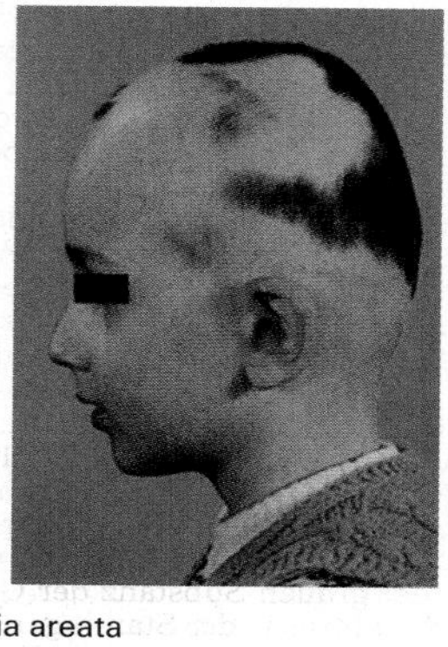

Alopecia areata [3]

Syndrom); **Ther.:** Versuch mit topischen Kortikoiden, Kontaktallergenen, PUVA u. a.; **Progn.:** meist Spontanremission innerh. von drei Jahren; Rezidive in 50 % der Fälle; **Sonderformen** mit ungünstiger Progn.: Ophiasis (breite, vom Nacken zur Schläfe ziehende kahle Streifen), A. a. totalis (völliger Verlust der Kopfbehaarung), A. a. universalis (Verlust der gesamten Körperbehaarung). Vgl. Alopezie.

Alopecia atrophicans (†) f: s. Pseudopelade, Pseudopelade Brocq.

Alopecia climacterica (†) f: Ausfall der Kopfhaare bei Frauen im Klimakterium inf. hormoneller Veränderungen; vgl. Alopecia androgenetica.

Alopecia hereditaria (†) f: kongenitale Alopezie od. meist totales Effluvium während der Kindheit; autosomal-dominant od. -rezessiv erblich; Vork. als isolierter Defekt od. i. R. versch. Ektodermaldysplasie*-Syndrome.

Alopecia mechanica (†) f: syn. Alopecia traumatica; Haarausfall durch Druck (Tragen von Lasten auf dem Kopf, spez. Kopfbedeckungen, länger dauerndes Aufliegen des Kopfs z. B. während einer Op. od. als Dekubitalalopezie bei Säuglingen) od. Zug (straff gekämmte Frisuren, Trichotillomanie); selten Ausbildung einer irreversiblen Alopezie inf. Atrophie der Haarfollikel.

Alopecia medicamentosa (†) f: reversibler, diffuser Ausfall der Kopf-, seltener auch der Körperhaare nach mehrwöchiger od. mehrmonatiger Einnahme von Zytostatika, Antikoagulanzien, Thyreostatika, selten auch von Vitamin A (50 000 I. E. tägl. u. mehr) bzw. Retinoiden, Lipidsenkern (Clofibrat, Nicotinsäure), Betarezeptorenblockern u. a.

Alopecia postpartualis (†) f: Haarausfall 2–4 Mon. nach der Entbindung als Folge eines während der Schwangerschaft verminderten Haarwechsels; i. d. R. spontane Normalisierung nach einigen Mon., bei entspr. Disposition Übergang in eine Alopecia* androgenetica.

Alopecia praematura (†) f: s. Alopecia androgenetica.

Alopecia seborrhoica (†) f: seborrhoische Form der Alopecia* androgenetica; die Seborrhö* ist ein häufiges Begleitsymptom der Alopezie, aber kein ursächlicher Faktor.

Alopecia specifica (†) f: Alopezie bei Syphilis*.

Alopezie (†) f: (engl.) alopecia; Alopecia; Kahlheit als Folge eines vermehrten Haarausfalls (Effluvium); hinsichtl. der Entstehung einer A. wird zw. angeborenen (Alopecia* hereditaria, Atrichie) u. erworbenen Formen differenziert, morphol. werden herdförmige od. totale von diffusen A. sowie vernarbende od. atrophisierende (z. B. Pseudopelade*, Pseudopelade* Brocq) von nicht vernarbenden A. (Alopecia* androgenetica, Alopecia* areata, Alopecia* mechanica, telogenes Effluvium*) unterschieden. Zur Objektivierung eines Effluviums dient der Haarwurzelstatus*.

Alpers-Krankheit (Bernhard J. A., Neurochir., Philadelphia, geb. 1900): (engl.) Alpers disease; syn. Alpers-Huttenlocher-Syndrom, Poliodystrophia progressiva corticalis, glioneurale juvenile Dystrophie; autosomal-rezessiv erbl. Degeneration der grauen Substanz der Großhirnrinde, des Kleinhirns u. der Stammganglien mit mitochondrialen Veränderungen (z. T. mit Störung der Atmungskette) auch in Muskeln, Herz u. Leber; **Klin.:** Beginn meist im Säuglingsalter mit fokalen Anfällen, Seh- u. Hörstörungen sowie zentralen Bewegungsstörungen (Spastik, Ataxie, Choreoathetose); Krankheitsdauer Monate bis Jahre; Tod in Enthirnungsstarre od. Status epilepticus.

Alphaactinin n: akzessorisches Muskelprotein, das das Aktinfilament stabilisiert.

Alphaamylase f: s. Amylasen.

Alpha-1-Antiproteinase f: syn. Alpha*-1-Antitrypsin.

Alpha-1-Antitrypsin n: Abk. α_1AT; in der Serum-Elektrophorese* mit der Alpha-1-Fraktion wanderndes Akute-Phase-Protein (Glykoprotein, MG 54 000) mit erbl. Polymorphismus (s. Pi-System); v. a. in Leber u. Lunge synthetisierter unspezif. Proteasehemmer*, der in allen Geweben u. im Plasma vorkommt; erhöhte Konz. bei akuten u. chron. Entzündungen, vermindert bei Lungen- u. Lebererkrankungen; Bestimmung: Immunnephelometrie, -turbidimetrie, radiale Immundiffusion. Vgl. Alpha-1-Antitrypsinmangel.

Alpha-1-Antitrypsinmangel: (engl.) $alpha_1$-antitrypsin deficiency; syn. Laurell-Eriksson-Syndrom, Proteaseinhibitor-(Pi-)Mangel; autosomal-rezessiv erbl. Stoffwechselstörung inf. Polymorphismus* des Pi*-Systems (Pi^{ZZ}, Pi^{SZ}; Genlokus 14q23.1 mit sehr vielen Mutationen); Häufigkeit: 1:1000 bis 1:2500; Proteolyse des Gewebes durch Proteasen v. a. aus neutrophilen Leukozyten; **Klin.:** Hepatopathie mit Cholestase schon im Neugeborenenalter, später Leberzirrhose mit Entartungsneigung zum Leberzellkarzinom; bei Erwachsenen: obstruktives panlobuläres Lungenemphysem (bei Rauchern früher als bei Nichtrauchern), Hepatopathie mit späterer Leberzirrhose; Assoziation mit rheumatoider Arthritis u. Glomerulonephritis; **Ther.:** Alpha-1-Antitrypsin-Substitution (Lunge), Leber- bzw. Lungentransplantation.

Alphablocker: syn. Alpharezeptorenblocker*.

Alphafetoprotein (Fet-*; Prot-*) n: Abk. AFP; einkettiges Glykoprotein (MG ca. 70 000), wandert in der Serumelektrophorese mit der Alpha-1-Fraktion; wird im Dottersack, in der fetalen Leber u. in Zellen des Verdauungstrakts (auch im Erwachsenenalter) produziert; biol. HWZ 4–5 Tage; erhöhte Serumwerte insbes. bei Lebererkrankungen (v. a. Leberzirrhose u. Hepatitis) u. Tumoren (v. a. primäres Leberzellkarzinom u. Keimzelltumor; s. Tumormarker, Tab.); physiol. erhöht in der Schwangerschaft u. beim Säugling (Bedeutung unbekannt); im fetalen Serum ab der 4. SSW nachweisbar, der Übertritt ins Fruchtwasser erfolgt durch den fetalen Urin. Bei Dysrhaphiesyndromen* gelangt AFP über den Liquor cerebrospinalis in das Fruchtwasser u. ist im Serum der Schwangeren pathol. erhöht. Erniedrigte Serumwerte der Schwangeren können ein Hinweis auf Down*-Syndrom des Fetus sein; Bestimmung von AFP zus. mit HCG u. Estriol (sog. Triple-Test) im Serum der Schwangeren zw. 16. u. 20. SSW zur Risikoabschätzung in Bezug auf chromosomale Aberrationen beim Fetus. Bestimmungsmethoden: Radio- od. Enzym-Immunassay. Vgl. AChE-Test.

Alphaglukosidase (Glyk-*) f: syn. Maltase; s. Disaccharidasen.

Alphaglukosidaseinhibitoren (†; lat. inhibere hemmen) m pl: (engl.) alpha-glucosidase inhibitors; Substanzen (z. B. Acarbose, Miglitol), die in der Dünndarmmukosa lokalisierte Maltasen u. damit die Spaltung von Disacchariden hemmen; **Ind.:** Diabetes mellitus; vgl. Antidiabetika.

Alpha|hämo|lyse (Häm-*; -lys*) f: s. Hämolysereaktionen.

Alpha-HBDH: Kurzbez. für Alpha**h**ydroxy**b**utyrat*-**D**e**h**ydrogenase.

Alpha-2-H-Globulin (Globuline*) n: Fetoprotein, dessen postnatales Auftreten im Serum eine tief greifende Störung des Eiweißstoffwechsels anzeigt. Vgl. Alphafetoprotein.

Alpha|hydroxy|butyrat-De|hydro|genase f: Abk. α-HBDH; Sammelbez. für die bei Elektrophorese rasch wandernden Isoenzyme LDH_1 u. LDH_2 der Laktatdehydrogenase*; A.-D. katalysiert beim Fettabbau die Reaktion:

$$\text{Alphahydroxybutyrat} + NAD^+ \rightleftharpoons \text{Alphaketobutyrat} + NADH + H^+$$

Vork.: v. a. in Herzmuskel, Gehirn u. Erythrozyten; Bestimmung im optischen Test*; erhöhte Werte v. a. bei Herzinfarkt*. Vgl. Referenzbereiche (Tab.).

Alpha|keto|glutar|säure: (engl.) alpha-ketoglutaric acid; syn. 2-Oxoglutarsäure; Zwischenprodukt im Citratzyklus* u. beim Abbau von Glutaminsäure durch oxidative Desaminierung*.

Alpha|keto|säure-De|hydro|genasen f pl: (engl.) alpha-keto acid dehydrogenases; syn. 2-Oxosäure-Dehydrogenasen; Multienzymkomplexe, die die oxidative Decarboxylierung* von Alphaketosäuren u. die Übertragung des dabei gebildeten Acylrests auf Coenzym A katalysieren; Coenzyme* sind Liponsäure, Thiamindiphosphat, NAD^+ u. FAD; A.-D. sind z. B. die Pyruvatdehydrogenase* u. die Alphaketoglutarat-Dehydrogenase (s. Citratzyklus).

Alpha|keto|säuren: (engl.) alpha-keto acids; syn. 2-Oxocarbonsäuren; Carbonsäuren*, die an dem der Carboxylgruppe benachbarten C-Atom eine Ketogruppe (vgl. Ketone) besitzen; Zwischenprodukte des Aminosäurestoffwechsels* bei Transaminierung u. oxidativer Desaminierung.

Alpha|ketten|krankheit: s. H-Ketten-Krankheit.

Alpha|ketten|marker: (engl.) alpha chain marker; s. Am-System.

Alpha|lipo|proteine (Lip-*; Prot-*) n pl: (engl.) alpha-lipoproteins; Fraktion der Lipoproteine*, die in der Elektrophorese mit den Alpha-1-Globulinen wandert u. den HDL* entspricht.

Alpha|methyl|dopa n: s. Methyldopa.

Alpha|moto|neurone (Mot-*; Neur-*) n pl: (engl.) alpha motor neurons; Ganglienzellen der motor. Hirnnervenkerne u. der Vorderhörner* des Rückenmarks, deren Achsenzylinder in motor. Nervenfasern liegen.

Alpha|rezeptoren (Rezeptoren*) m pl: (engl.) alpha-receptors; adrenerge Rezeptoren, an denen Noradrenalin, Adrenalin u. Isoprenalin wirksam werden u. bestimmte Pharmaka (sog. Alpharezeptorenblocker*) inhibitorisch wirken; Vork. z. B. in der Muskulatur von Arterien u. Venen (Vasokonstriktion), Auge (Mydriasis), Harnblase (Kontraktion) u. Magen-Darm-Trakt (Abnahme der Motilität, Kontraktion der Sphinkteren); **Typen:** Alpha-1-Rezeptoren (v. a. in glatter Muskulatur, Second* messenger ist Inositoltrisphosphat) u. Alpha-2-Rezeptoren (auch an präsynaptischen Membranen, Second messenger ist cAMP). Beim gleichzeitigen Vork. von A. u. Betarezeptoren* an einem Erfolgsorgan kommt es meist zu einem funkt. Antagonismus der jeweiligen Wirkungen. Vgl. Sympathikus, Sympathomimetika.

Alpha|rezeptoren|blocker (↑): (engl.) alpha-receptor blockers; syn. Alphablocker; Substanzen, die die Alpharezeptoren an den Erfolgsorganen blockieren; Angriffspunkte sind die Alpha-1-Rezeptoren (postsynaptisch an der glatten Muskulatur u. den Myokardzellen) u. die Alpha-2-Rezeptoren (präsynaptisch an den parasympath. Nervenfaserenden); nichtselektive A.: z. B. Phentolamin*; alpha-1-selektive A.: z. B. Prazosin*.

Alpha|rhythmus m: (engl.) alpha rhythm; s. Elektroenzephalographie.

Alpha|strahler: (engl.) alpha radiator; Radionuklide* hoher Ordnungszahl, die bei der radioaktiven Kernumwandlung Alphateilchen* emittieren; s. Alphastrahlung.

Alpha|strahlung: (engl.) alpha ray; α-Strahlung; Korpuskularstrahlen*, die beim Alphazerfall von Radionukliden* hoher Ordnungszahl emittiert werden; gehört zur ionisierenden Strahlung*; besitzt im Weichteilgewebe eine von der Anfangsenergie abhängige Reichweite von einigen μm u. wegen der hohen Ionisationsdichte eine im Vergleich zur Betastrahlung* bzw. Gammastrahlung* wesentlich höhere biol. Wirksamkeit. Vgl. Gewebe-Eindringtiefe.

Alpha|sym|patho|mimetika (Sympathikus*; mimetisch*) n pl: (engl.) alpha sympathomimetics; auch Alphamimetika, Alpha-Adrenozeptoragonisten; Sympathomimetika* mit überwiegender Wirkung auf Alpharezeptoren; **Verw.:** topisch (aufgrund der vasokonstriktor. Wirkung) insbes. Imidazolinderivate (z. B. Naphazolin, Oxymetazolin, Xylometazolin) bei Rhinitis u. Konjunktivitis, als Mydriatika (Phenylephrin) u. Zusatz zu Lokalanästhetika* (Noradrenalin u. Adrenalin) sowie systemisch (z. B. Norfenefrin) bei Hypotonie; **cave:** bei nasaler Langzeitanwendung Schädigung des Schleimhautepithels mit Rhinitis sicca.

Alpha|teilchen: (engl.) alpha particles; Korpuskel, die beim Alphazerfall* emittiert werden; bestehen aus zwei Protonen u. zwei Neutronen, sind zweifach positiv geladen, besitzen annähernd die vierfache Ruhemasse eines Protons u. entsprechen dem Kern des Heliumatoms.

Alpha|virus (Virus*) n: (engl.) alphavirus; Genus von ca. 20 RNA-Viren (Ø ca. 60 nm) der Togaviridae*; weltweit verbreitet, v. a. in Afrika u. Asien; nicht wirtsspezifisch; **Übertragung:** v. a. durch Mücken (Anopheles u. Culicinae) zw. Pferd, versch. Vogelarten u. Mensch. Alphaviren können bei Menschen endemisch-epidem. u. sporad. i. d. R. benigne fieberhafte Infekte verursachen, z. T. mit Exanthem u. Polyarthritis (z. B. durch Chikungunya-Virus, Ross-River-Virus, O'nyong-nyong-Virus, Mayaro-Fieber-Virus, Sindbis-Virus, Semliki-Forest-Virus, Mucambo-Virus, Everglades-Virus); evtl. auch letale Inf. mit Beteiligung des ZNS (z. B. durch Pferdeenzephalitis-Virus). Vgl. Arboviren.

Alpha|wellen: (engl.) alpha waves; s. Elektroenzephalographie.

Alpha|zellen (Zelle*): (engl.) alpha cells; **1.** s. Langerhans-Inseln; **2.** azidophile Zellen des Hypophysenvorderlappens (37–44 % des Zellbestandes), denen die Produktion von STH u. Prolaktin zugeschrieben wird; vgl. Hypophyse.

Alpha|zerfall: (engl.) alpha decay; radioaktiver Zerfall schwerer Atomkerne, bei dem ein Alphateilchen* emittiert wird; durch die Emission geht der Kern in ein Isotop des Elements mit einer um 2 niedrigeren Ordnungszahl über.

Alport-Syn|drom (Arthur C. A., Arzt, Südafrika, 1880–1959) n: syn. hereditäre chron. Nephritis; X-chromosomal-dominant (85 %; Genlokus Xq22.3), autosomal-rezessiv (Genlokus 2q36-q37) od. selten autosomal-dominant vererbtes Krankheitsbild mit Hämaturie inf. progressiver Glomerulopathie* mit struktureller Veränderung der Basalmembran, bilateraler Innenohrschwerhörigkeit u. Augenfehlbildungen (Lenticonus anterior, Katarakt, Fundus albipunctatus); **Progn.** bes. schlecht für Männer (terminale Niereninsuffizienz*).

Alpr|azolam (INN) n: Benzodiazepinderivat mit anxiolytischen, sedierenden sowie mäßigen antidepressiven Eigenschaften; **Verw.:** als Tranquilizer*; vgl. Benzodiazepinderivate.

Al|prenolol (INN) n: nichtselektiver Betarezeptorenblocker* mit ausgeprägtem First-pass-Effekt.

Al|prosta|dil (INN) n: syn. Prostaglandin E_1; s. Prostaglandine.

Alp|träume: (engl.) nightmares; syn. Angstträume; Form der Schlafstörung* mit sich wiederholenden, Angst erregenden Träumen, die typischerweise zum Erwachen führen; meist in der REM-Phase des Schlafs* auftretend; Trauminhalte werden i. d. R. lebhaft erinnert; Betroffene sind nach dem Erwachen rasch orientiert (im Ggs. zum Pavor* nocturnus).

ALS: Abk. für **1. A**minolävulinsäure; s. Deltaaminolävulinsäure; **2. a**myotrophische **L**ateralsklerose*; **3. A**nti**l**ymphozyten**s**erum*.

Alsever-Lösung: (engl.) Alsever's solution; Antikoagulans zur Aufbewahrung von Testerythrozyten; 2,05 % Glukose, 0,42 % NaCl, 0,8 % Trinatriumcitrat, 0,055 % Zitronensäure in Aqua destillata.

ALT: Abk. für **Al**aninamino**t**ransferase*.

Alten|pflege|berufe: Sammelbez. für die im „Gesetz über die Berufe in der Altenpflege" (Altenpflegegesetz; Abk. AltPflG) vom 17.11.2000 (BGBl. I S. 1513) normierten Berufe Altenpfleger u. Altenpflegerin sowie Altenpflegehelfer u. Altenpflegehelferin; die dreijährige Ausbildung in Altenpflege setzt i. d. R. eine abgeschlossene Realschulausbildung voraus. Die Altenpflegehilfeausbildung dauert mind. ein Jahr. E. Rei.

Alte|plase (INN) f: syn. rt*-PA.

Alteration (lat. alterare anders machen) f: ungewöhnliche Veränderung; **1.** (psychol.) Aufregung, starke Gemütserregung; **2.** (pathol.) Veränderung von Zellen od. Gewebe; s. Entzündung.

Altern: (engl.) aging; degenerativer biol. Prozess, der mit zunehmendem Lebensalter zu psych. u. phys. Abnutzungserscheinungen führt u. meist zw. 50. u. 65. Lj. beginnt (**Eugerie**); die Differenz zw. sog. chronologischem (entspr. Geburtsurkunde) u. biol. Lebensalter (entspr. Körperfunktion u./od. intellektueller Leistung) beeinflussen v. a. folgende Faktoren: sozioökonomische Bedingungen (v. a. Beruf, Lebensweise u. Ernährung), genet. Konstitution, emotionaler Umgang mit Problemen (s. Coping), lang dauernde Kontamination mit Schadstoffen (kann zu Akkumulation u. funkt. Stoffwechselveränderung führen), chron. Erkr.; **Sonderformen:** **1.** Progerie: genet. bedingtes A. vor dem 20. Lj.; **2.** Proterogerie: exogen verursachtes A. vor dem 50. Lj.; **3.** Diatrigerie: genet. bedingtes verzögertes A. (nach dem 65. Lj.); **Folgen:** geringere Hormonproduktion (z. B. Altershypothyreose, PADAM), oxidativ geschädigte Enzyme, evtl. Verlangsamung geistiger Funktionen, bei beeinträchtigtem Kurzzeitgedächtnis Vergesslichkeit, evtl. soziale Isolierung, Verarmung, depressive Stimmung, verminderte Wasserspeicherung im Gewebe (mit evtl. Abnahme der Körpergröße), reduzierte Regenerationsfähigkeit, Elastizitätsverlust der Haut (s. Altershaut), spröde Knochen (s. Osteoporose), nachlassende Leistungsfähigkeit der inneren Organe, Nerven, Muskeln, Sinnesorgane, z. B. der Augen (s. Akkommodation, Presbyopie), des Gehörs (s. Hörgrenze, Altersschwerhörigkeit). Vgl. Lebensabschnitte, Altersaufbau, Senium.

alternans (lat.): abwechselnd; z. B. Pulsus alternans, Hemiplegia alternans.

Alters|aufbau: (engl.) age structure; demograph. Merkmal einer Bevölkerungspopulation; war in der Bundesrepublik Deutschland in den letzten Jahrzehnten gekennzeichnet durch abnehmende Geburtenzahlen (seit 1989 auch in der DDR bzw. den neuen Bundesländern) sowie steigende Lebenserwartung* (s. Abb.); die steigende Lebenserwartung bedingt einen Wechsel des Krankheitsspektrums mit Zunahme von Alterserkrankungen u. Multimorbidität sowie eine erhebl. Versorgungsproblematik durch Überwiegen der älteren Bevölkerung. Vgl. Altern.

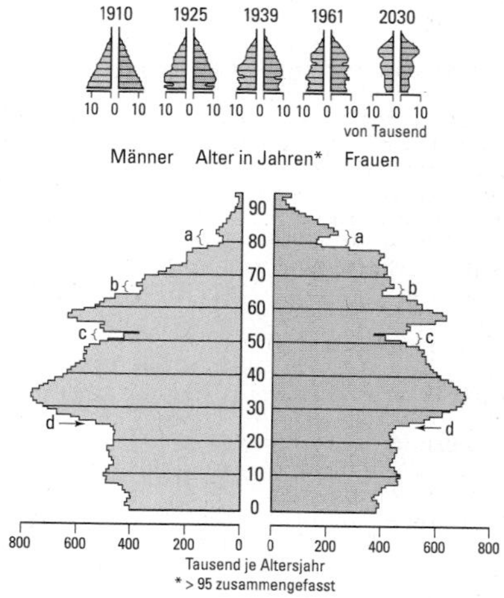

Altersaufbau:
Alter u. Geschlecht der Bevölkerung am 31.12.1998 in der Bundesrepublik Deutschland; oben zum Vergleich die Werte für 1910, 1925, 1939 (Reichsgebiet) u. 1961 (Bundesgebiet) sowie Prognose für 2030;
a: Geburtenausfall im Ersten Weltkrieg;
b: Geburtenausfall während der Wirtschaftskrise um 1932; c: Geburtenausfall Ende des Zweiten Weltkriegs; d: Einführung der hormonalen Kontrazeption [44]

A

Alters|dia|betes (Diabet-*) m: (engl.) adult-onset diabetes; Diabetes* mellitus im höheren Lebensalter.

Alters|flecke: s. Alterspigmentierungen.

Alters|gehirn: (engl.) senile brain; Gehirn im normalen Senium mit atrophischen Veränderungen v. a. aufgrund des Verlusts von Flüssigkeit, aber auch von Nervenzellen (ab 20. Lj. ca. 20 000/d); histol. senile Drusen, Alzheimer-Degenerationsfibrillen u. Polyglukosaneinschlüsse; vgl. Hirnatrophie.

Alters|haut: (engl.) senile skin; Bez. für die bei älteren Menschen auftretenden Veränderungen der Haut; **Formen: 1.** senile Atrophie: Verdünnung von Epidermis, Dermis u. Subkutis, Faltenbildung (s. Blepharochalasis) u. Abnahme des Hautturgors, Verminderung der Talg- u. Schweißsekretion (Austrocknung u. pityriasiforme Schuppung), der Sensibilität u. Wundheilung sowie verminderte entzündl. Reaktivität; Purpura* senilis, Alterspigmentierungen*; **2.** aktinische Elastose: verdickte, gelblich weiße Haut mit Vergröberung des Hautreliefs, bes. im Gesicht (Elastoidosis* cutanea nodularis) u. im Nacken (Cutis rhomboidalis nuchae) bei Männern; Urs.: Degeneration der kollagenen Fasern u. Einlagerung elastoiden Materials in die Dermis, insbes. inf. langzeitiger Sonnenexposition; vermehrtes Auftreten von Neubildungen (Keratosis* actinica, Verrucae* seborrhoicae, Lentigo* maligna, Basaliom*, Plattenepithelkarzinom*).

Alters|herz: (engl.) senile heart; Presbykardie; Bez. für das durch physiol. Alterungsprozesse veränderte Herz des alten Menschen; alterstyp. Veränderungen mit Krankheitswert entstehen v. a. inf. Mangeldurchblutung; vgl. Tab.

Altersherz
Veränderungen des Herzens im Alter

Faseratrophie
Lipofuszinose
Zunahme des interstitiellen Bindegewebes
Verbreiterung der Transitstrecke
Zunahme des Calciumgehalts
Abnahme des Kaliumgehalts
Koronararteriensklerose
Myolysen: Innenschichtinfarkte transmurale Infarkte
Herzklappensklerose
Herzskelettsklerose
Gefügedilatation

Alters|hyper|thyreose (Hyper-*; Thyreo-*; -osis*) f: (engl.) senile hyperthyroidism; Überfunktion der Schilddrüse bei alten Menschen mit oligo- bis monosymptomat. Verlauf (z. B. nur Herzrhythmusstörungen od. retrosternale Struma); inf. rel. geringer Ausprägung der für Hyperthyreose* typ. (z. B. Agitiertheit) u. unspezif. Sympt. (Müdigkeit, Antriebsarmut, evtl. Obstipation, Myalgie, trockene Haut) wird A. oft nicht erkannt. Bei funkt. Schilddrüsendiagnostik* evtl. normale Konz. der Schilddrüsen(gesamt)hormone, aber rel. erhöhte Konz. (biol. aktiver) freier Hormone; falschnormale Triiodthyroninwerte sind i. S. eines Low*-T_3-Syndroms od. als (periphere) Konversionshemmung von Thyroxin* zu Triiodthyronin* zu deuten.

Alters|hypo|thyreose (Hyp-*; Thyreo-*; -osis*) f: (engl.) senile hypothyroidism; Hypothyreose* im hohen Lebensalter, die inf. geringen Schilddrüsenhormonmangels u. U. rel. uncharakterist. verläuft u. häufig unter Stellung psychiatr. Fehldiagnosen verkannt wird.

Alters|pigmentierungen (Pigmente*): (engl.) senile pigmentation; syn. Lentigo senilis, Lentigo solaris; bei älteren Menschen auftretende, bis zu einigen Zentimetern große braune Hautflecken, evtl. gleichzeitig neben pigmentarmen Stellen (Leukomelanoderm); **Lok.:** lichtexponierte Areale, bes. Handrücken (s. Abb.), Streckseiten der Unterarme, Gesicht.

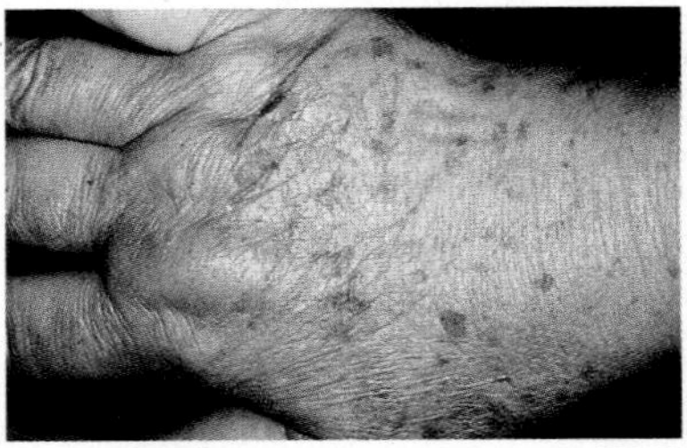

Alterspigmentierungen [580]

Alters|schwäche: (engl.) senility; Marasmus senilis; Bez. für allg. Abbauvorgänge im Alter; dd sollten immer behandelbare Erkr. (z. B. Depression, Dehydratation, Tuberkulose u. evtl. Tumorerkrankung) ausgeschlossen werden. Vgl. Altern.

Alters|schwer|hörigkeit: (engl.) presbycusis; syn. Presbyakusis; symmetrische Beeinträchtigung des Hörvermögens zunächst bei hohen, im weiteren Verlauf auch bei mittleren Frequenzen, die sich oft zw. 50. u. 60. Lj. manifestiert; Kommunikationsprobleme bei normal lauten Gesprächen treten auf, wenn die Hörschwelle* bei 3 kHz 40 dB überschreitet; verstärkt werden die Probleme durch meist tieffrequente Umgebungsgeräusche; **Urs.:** degen. Prozesse im Corti*-Organ (Haarzellen), überlagert durch die lebenslange Einwirkung anderer schädigender Einflüsse (Lärm, arteriosklerotische Mangeldurchblutung, ototoxische Arzneimittel, Stoffwechselerkrankungen) u. genetische Faktoren; der alterungsbedingte Funktionsverlust im ZNS führt zu stärkerem Sprachgehör-(Diskriminations-)verlust als bei jungen Menschen mit gleicher Hörschwelle, verstärkter Verdeckbarkeit von Nutzschall (Sprache) durch Störschall (Gesellschaftstaubheit, sog. Cocktailparty-Effekt), vermindertem Richtungs- u. Frequenzunterscheidungsvermögen, verlängerter Reaktions- u. Identifizierungszeit sowie geringerer Integrationsleistung (Komb. aus Bruchstücken); **Ther.:** Hörgeräte*; wegen der zentralen Komponente der Funktionsstörung kann der Effekt nicht immer befriedigen. Weitere Hilfen sind optische Wecker u. Alarmsignalgeber, tieffrequente Türglocke od. Summer, Telefonverstärker, Induktionsschleifen für Radio- u. Fernsehempfang, Kopfhörer. Vgl. Schwerhörigkeit. H. Ger.

Alters|sichtigkeit: Presbyopie*.

Alters|standardisierung: (engl.) age standardization; (statist.) Verf. zur Herbeiführung der Vergleichbarkeit von zwei od. mehr Untersuchungsgruppen mit unterschiedl. Alterszusammensetzung, die in Bezug auf ein altersabhängiges Merkmal (z. B. Vork. eines Tumors) verglichen werden sollen. Bei der **direkten A.** fragt man, wie groß od. häufig das Merkmal in den versch. Gruppen wäre, wenn diese die gleiche Altersverteilung hätten. Die altersstandardisierten Werte berechnet man nach der Formel:

$$y' = \frac{\sum_{i=1}^{K} x_i \cdot y_i}{\sum_{i=1}^{K} x_i}$$

y′ ist der altersstandardisierte Wert (relative Häufigkeit, Mittelwert) des Merkmals, x_i ist die Zahl der Personen in der i-ten Altersklasse einer Standardbevölkerung u. y_i der beobachtete Wert der i-ten Altersklasse in einer der Untersuchungsgruppen. Bei der **indirekten A.** fragt man, wie groß das Merkmal in versch. Gruppen wäre, wenn man die Ausprägungen des Merkmals in den Altersklassen der Standardbevölkerung zugrunde legt. Beide Verf. dienen dazu, altersabhängige Einflüsse zu eliminieren. Sie können auch zur Elimination anderer Einflüsse (z. B. Schweregrad, Expositionsgrad) eingesetzt werden.

Alters|star (mhd. starblint blind)**:** (engl.) senile cataract; Cataracta senilis; s. Katarakt.

Alters|stufen: s. Lebensabschnitte.

Alters|ulkus des Magens (Ulc-*) **n:** (engl.) senile gastric ulcer; sog. Riesenmagengeschwür des alten Menschen; tritt nach dem 60. Lj. auf u. ist häufig im Kardia-Fornix-Bereich lokalisiert; die Größe des Ulcus* ventriculi steht im Ggs. zu den geringen od. weitgehend fehlenden klin. Symptomen.

Alt|gedächtnis: (engl.) remote memory; s. Gedächtnis.

Althaea officinalis f: Eibisch*.

Altherr-Uehlinger-Syn|drom (Franz A., zeitgen. Arzt, Schweiz; Erwin U., Pathol., Zürich, 1899–1980) **n:** s. Polychondritis, rezidivierende.

Alt|insulin n: (engl.) regular insulin; s. Insulin.

Alt|lasten: (engl.) residual pollutions; Abfallablagerungen, Anlagenstandorte, an denen mit umweltgefährdenden Stoffen umgegangen wurde, od. durch diese kontaminierte Böden u. Grundwasserkörper, von denen erhebl. Gefahren für Mensch od. Umwelt ausgehen können. C. Fle.

Altret|amin (INN) **n:** Zytostatikum; **Verw.:** bei Ovarial- u. Bronchialkarzinom; vgl. Zytostatika.

Alt|tuberkulin (Tuberkel*) **n:** (engl.) old tuberculin; s. Tuberkuline.

Alumen (lat.) **n:** Alaun*.

Aluminium (↑) **n:** chem. Element, Symbol Al, OZ 13, rel. Atommasse 26,982; zur Borgruppe gehörendes 3-wertiges Metall. Al-Salze u. deren Lösungen dienen vorwiegend als Adstringenzien (z. B. Al-Acetat, essigsaure Tonerde) u. Antiseptika.

Aluminium|hydr|oxid (↑) **n:** (engl.) aluminium hydroxide; Antazidum; s. Antazida.

Aluminium|lunge (↑)**:** syn. Aluminose*.

Aluminium-Magnesium-Silikate (↑) **n pl:** (engl.) aluminium magnesium silicates; Antazidum; s. Antazida.

Aluminium|osteo|pathie (↑; Ost-*; -pathie*) **f:** (engl.) aluminum osteopathy; Mineralisationsstörung der Knochen i. S. einer Osteomalazie* durch toxische Wirkung von Aluminium auf die Osteoblasten*; **Urs.:** hoher Aluminiumgehalt der Spülflüssigkeit bei Hämodialyse* bzw. Einnahme von aluminiumhaltigen Antazida; **Diagn.:** Al-Konzentration im Plasma >75 µg/l; Beckenkammbiopsie. Vgl. Osteopathie, renale.

Aluminium|phosphat (↑) **n:** (engl.) aluminium phosphate; Antazidum; s. Antazida.

Aluminose (↑; -osis*) **f:** (engl.) aluminosis; syn. Aluminiumlunge; Form der Pneumokoniosen* (persistierend od. progredient mit diffus interstitieller Lungenfibrose, evtl. Pneumothorax); **Urs.:** Einatmen von Aluminium u. seinen Verbindungen (z. B. Korund); BK Nr. 4106; vgl. Korundschmelzerlunge.

Alvarez-Wellen: (engl.) Alvarez' contractions; s. Schwangerschaftswehen.

alveolär (lat. alveolus kleine Mulde)**:** (engl.) alveolar; mit kleinen Fächern, Hohlräumen versehen; insbes. auf Lungenalveolen bezogen.

Alveolar|druck (↑) **:** (engl.) alveolar pressure; Druck in den Alveolen, durch den die Ein- (negativer A.) u. Ausatmung (positiver A.) bewirkt wird; s. Druck, intrapulmonaler.

Alveolar|fortsatz (↑)**:** (engl.) alveolar process; der am Kieferkörper sitzende, mit Alveolen versehene Knochenbogen.

Alveolar|fortsatz|tumor (↑; Tumor*) **m:** s. Epulis.

Alveolar|kamm (↑)**:** (engl.) alveolar crest; die oft scharfe Restkante des zahnlosen Alveolarfortsatzes.

Alveolar|kamm|glättung (↑)**:** (engl.) alveolotomy; chir. Abtragung scharfer Knochenkanten am zahnlosen Alveolarfortsatz.

Alveolar|luft (↑)**:** (engl.) alveolar gas; Anteil der Atemluft, der sich in den Alveolen befindet u. am Gasaustausch* teilnimmt; entspricht in seiner Zusammensetzung dem zuletzt ausgeatmeten (endexspiratorischen) Gasgemisch; wichtige mittlere Partialdrücke in der A.: pO_2 100 mmHg, pCO_2 40 mmHg, pH_2O 47 mmHg, pN_2 573 mmHg. Vgl. Totraum.

Alveolar|makro|phage (↑; Makro-*; Phag-*) **m:** (engl.) alveolar macrophage; Antigen präsentierende Zelle in der Lichtung der Alveole*; entwickelt sich aus im Blut zirkulierenden Monozyten; fähig zur Phagozytose, bes. von überaltertem Surfactant* (vgl. Herzfehlerzellen), zum Zell-Zell-Kontakt sowie zur Sekretion von tox. Sauerstoffradikalen, Mediatoren u. Zytokinen; vgl. Lavage, bronchoalveoläre.

Alveolar|proteinose (↑; Prot-*; -osis*) **f:** (engl.) alveolar proteinosis; seltene Lungenkrankheit, bei der die Alveolen mit einem milchigen, protein- u. phospholipidhaltigen Exsudat angefüllt sind, vermutlich inf. Hypersekretion von Surfactant*; **Klin.:** erst bei fortgeschrittenem Krankheitsbild Dyspnoe, Husten u. viel Auswurf; **Diagn.:** positive PAS-Färbung des Sputumausstrichs; bilaterale wolkige Infiltrate im Röntgenbild; **Ther.:** Heparininhalation, in schweren Fällen Bronchiallavage*.

Alveolar|zell|karzinom (↑; Zelle*; Karz-*; -om*) **n:** (engl.) alveolar cell carcinoma; syn. bronchioloalveoläres Karzinom, Lungenadenomatose; seltener, primärer Lungentumor (ca. 1–3%); **Pathol./Anat.:** Auskleidung der Alveolen mit atypischem, hohem Zylinderepithel, Bildung von reichlich schleimigem Sekret; primär

A

häufig peripherer Rundherd; bei lokaler Ausbreitung Infiltration eines ganzen Lungenlappens, bei bronchogener Ausbreitung diffus-noduläres Bild bzw. multiple Rundherde; **Klin.:** u. U. jahrelang nur wenig, später zunehmender Husten u. Auswurf, terminal erhebliche Dyspnoe u. Kachexie; **Ther.:** u. U. Tumorresektion (evtl. Heilung in den Frühstadien). Vgl. Bronchialkarzinom.

Alveole (↑) f: (engl.) alveolus; **1. Alveolus pulmonis:** Lungenbläschen; seitl. Ausstülpungen der Ductuli alveolares, untereinander durch Poren der Alveolarwand (Kohn-Poren) verbunden; ⌀ 100–300 µm; Gesamtoberfläche 70–80 m^2. Die A. sind von elast., interstitiellem Fasergerüst u. dem Kapillarnetz der Arteria pulmonalis umgeben. Das Alveolarepithel besteht zu 95 % aus Pneumozyten I (Deckzellen), deren flache Zytoplasmaausläufer sich gegenseitig überlappen. Dazwischen liegen die Pneumozyten II (Nischenzellen), die reich an Organellen u. zur Synthese von Surfactant* befähigt sind. Der Gasaustausch erfolgt durch Diffusion an der alveolokapillären Membran (bestehend aus Surfactant, Alveolarepithel, gemeinsamer Basalmembran u. Kapillarendothel). **2. Alveolus dentalis:** knöchernes Zahnfach im Alveolarfortsatz bzw. -teil des Ober- u. Unterkiefers; Teil des Zahnhalteapparates*. In der A. ist der Zahn mittels der Sharpey*-Fasern, die in ihrer Gesamtheit die Wurzelhaut bilden, aufgehängt. Benachbarte A. werden durch knöcherne Septa interalveolaria, die einzelnen Wurzeln mehrwurzeliger Zähne durch Septa interradicularia getrennt. Bei der physiol. Mesialwanderung wird Knochensubstanz an den mesialen Alveolarwänden resorbiert u. an den distalen Wänden angelagert.

Alveolitis (↑; -itis*) f: (engl.) 1. alveolitis, 2. dry socket; **1.** (pulmol.) entzündliche Reaktion der Lungenalveolen u. des angrenzenden Interstitiums auf unterschiedl. Noxen (infektiös, allergisch, toxisch) od. i. R. immun. Systemerkrankungen; selten idiopathisch u. mit fam. Häufung; Pathol./Anat.: vermehrte Einwanderung von Entzündungszellen in die Alveolen (v. a. Alveolarmakrophagen, T- u. B-Lymphozyten u. neutrophile Granulozyten), über Mediatorfreisetzung Zerstörung von Parenchymzellen u. interstitiellem Kollagen, Fibroblasteneinsprossung, Übergang in Lungenfibrose*; Symptome: trockener Husten; u. U. Fieber, Belastungsdyspnoe, Trommelschlägelfinger, Hypoxämie; Diagn.: Rö-Thorax, Serologie, Lungenfunktionsprüfung*, bronchoalveoläre Lavage*, Lungenbiopsie; Ther.: Kortikosteroide, Sauerstoff; **2.** (zahnmed.) entzündliche Veränderung des Zahnfachs nach Zahnextraktion inf. mangelnder Stabilität des Koagulums u. trockener Alveole; Ther.: lokale Spülungen, desinfizierende Gazetamponaden; ggf. Antibiotikum, chir. Wundrevision u. -verschluss.

Alveolitis, diffuse fibrosierende (↑; ↑) f: (engl.) diffuse fibrosing alveolitis; syn. idiopathische progressive interstitielle Lungenfibrose, Hamman-Rich-Syndrom; Lungenfibrose ohne nachweisbare Ursache (Ausschlussdiagnose!); Auftreten zw. 30. u. 50. Lj., rascher Verlauf mit erheblicher respirator. Insuffizienz u. Cor pulmonale; Indikation zur Lungentransplantation*.

Alveolitis, exogen-allergische (↑; ↑) f: (engl.) extrinsic allergic alveolitis; Abk. EAA; sog. Hypersensitivitätspneumonitis; allergische Reaktion der Alveolen vom Typ III u. IV (vgl. Allergie); **Urs.:** Inhalation org. Stäube (v. a. Pilzsporen u. tierische Proteine), selten Chemikalien (z. B. Isocyanate); **Vork.:** häufig berufsbedingt, z. B. als Farmerlunge*, Vogelzüchterlunge*, Befeuchterlunge* (BK Nr. 4201) u. als allergische bronchopulmonale Aspergillose*; **Klin.:** 3–12 Std. nach Allergenexposition Husten, Schüttelfrost, Fieber, zunehmende Dyspnoe u. thorakales Engegefühl; Leukozytose, beschleunigte BKS; bei chron. Verlauf Übergang in Lungenfibrose; **Diagn.:** Anamnese, Nachw. präzipitierender Antikörper (IgG), bronchoalveoläre Lavage, Lungenbiopsie, inhalativer Provokationstest; **Ther.:** strikte Allergenkarenz, Glukokortikoide.

Alveus hippocampi (lat. alveus Mulde, Wanne) m: (engl.) alveus; weiße Substanz auf der Oberfläche des Hippocampus* mit überwiegend efferenten Fasern; setzt sich über die Fimbria hippocampi in den Fornix cerebri (s. Fornix) fort.

Alvus (lat.) m: Inhalt des Abdomens mit den Eingeweiden.

Alzheimer-Degenerationsfibrillen (Alois A., Neurol., Breslau, 1864–1915; Degeneratio*; Fibrilla*) f pl: (engl.) Alzheimer's neurofibrillary tangles; längliche od. lockenförmige, dicke Fibrillen aus zwei helixartig verbundenen Filamenten im Zytoplasma von Nervenzellen; enthalten

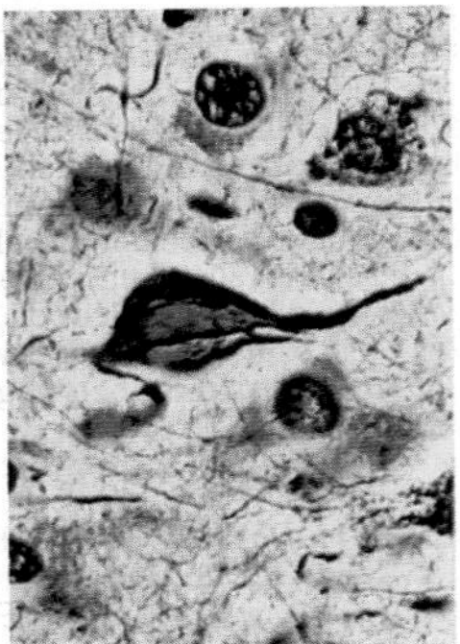

Alzheimer-Degenerationsfibrillen [89]

Tubulin, Beta-Amyloid u. Tau-Protein; **Vork.:** v. a. bei Alzheimer-Krankheit, auch bei Steele-Richardson-Olszewski-Syndrom, Down-Syndrom u. Altersgehirn.

Alzheimer-Krankheit (↑): (engl.) Alzheimer's disease; syn. Demenz vom Alzheimer-Typ; primär degenerative Hirnerkrankung mit progredienter Demenz*; Beginn in der 2. Lebenshälfte; bei Frauen doppelt so häufig wie bei Männern; fam. Häufung möglich; **Pathol./Anat.:** makroskopisch Hirnatrophie insbes. der Hirnrinde im fronto-temporalen u. parieto-okzipitalen Bereich; histol. neurofibrilläre Degeneration mit Alzheimer*-Degenerationsfibrillen, Amyloidplaques (s. Drusen), neuritische Degenerationen, Nervenzellverluste. Die morphol. Veränderungen treten weniger ausgeprägt auch während des normalen Alterungsprozesses auf (daher früher als präsenile Demenz bez.). Biochem. ist u. a. eine Störung des kortikalen cholinergen

Systems mit einer Verminderung der Cholinacetylase (reduzierte Acetylcholinsynthese) nachweisbar. **Urs.:** unklar; diskutiert werden v. a. genetische (Mutationen versch. Genorte auf den Chromosomen 14, 19 u. 21 bei familiärem Auftreten) od. metabolische Störungen sowie Slow*-virus-Infektionen. **Sympt.:** zu Beginn v. a. Gedächtnisstörungen; im weiteren Verlauf stehen Unruhe, Orientierungsstörungen, Aphasie, Agnosie, Apraxie, Reizbarkeit, Wahn, Halluzinationen od. Depression im Vordergrund. **Diagn.:** bei der neurol. Untersuchung nur selten diskrete extrapyramidale Symptome od. Pyramidenbahnzeichen; unspezif. od. normales EEG, in der kranialen Computertomographie Normalbefund od. innere u. äußere Hirnatrophie, in der Positronenemissionstomographie typ. Hirnstoffwechselstörungszeichen; **Ther.:** Cholinesterasehemmer (z. B. Donepezil), Nootropika, kognitiven Trainingsverfahren; bei psychomotor. Unruhe Neuroleptika (UAW beachten!); **DD:** Demenz anderer Ätiol., Binswanger*-Krankheit, Creutzfeldt*-Jakob-Krankheit, Pick*-Krankheit, zerebrale Durchblutungsstörung; Hydrozephalus, Hypothyreose od. Cobalaminmangel (als kausal zu therapierende Erkrankungen).

Am: chem. Symbol für Americium*.

AMA: Abk. für **a**nti**m**itochondriale **A**ntikörper*.

Amalgam n: Legierung von Quecksilber mit anderen Metallen; in der Zahnmedizin Anw. als Füllungsmaterial unter Verw. von Silber, Zinn u. Kupfer als Legierungspartner. Moderne A. haben verbesserte mechan. Eigenschaften u. eine geringe Korrosionsanfälligkeit. Die Quecksilberfreisetzung aus A. erreicht auch bei zahlreichen großflächigen Füllungen nur einen Bruchteil der mittleren tägl. Quecksilberbelastung aus Nahrung u. Atemluft (20–25 μg). Allergische Reaktionen auf A. sind bekannt, jedoch sehr selten.

Amanita (gr. ἀμανῖται Erdschwämme) f: Wulstling; Pilzgattung, die überwiegend giftige Arten umfasst.

Amanita muscaria (↑) f: Fliegenpilz; s. Giftpilze.

Amanita pantherina (↑) f: Pantherpilz; gefährl. Giftpilz, führt zu einer der Atropinvergiftung ähnlichen Pilzvergiftung* (Pantherina-Syndrom).

Amanita phalloides (↑) f: grüner Knollenblätterpilz; gefährlichster Giftpilz, enthält neben Muscarin hochtoxische, kochfeste Mykotoxine*, die auf Leber u. Gehirn wirken. Der Verzehr eines Pilzes kann bereits tödl. wirken. Bei Pilzvergiftung* treten gastroenteritische, hämolytische u. zerebrale Störungen erst mit einer Latenz von etwa 12 Std. auf. Letalität >50 %, bei Therapie (mit Silibinin) <20 %.

Amanitine (↑) n pl: s. Mykotoxine.

Aman|tadin (INNv) n: Antiparkinsonmittel (mit dopaminerger Wirkung) u. Virostatikum gegen Influenza*-Virus Typ A zur Grippeprophylaxe u. -therapie; **UAW:** gelegentl. Übelkeit, Harnretention bei Prostatahyperplasie, Ataxie, Tremor, selten psych. Störungen.

Amara (lat. amarus bitter) n pl: (engl.) bitters; Bittermittel, Bitterstoffe.

A|mastie (A-*; Mast-*) f: (engl.) amastia; syn. Aplasia mammae; angeb., ein- od. beidseitiges Fehlen der Brust bei Frauen mit normalem Menstruationszyklus u. Konzeptionsfähigkeit, evtl. kombiniert mit Fehlen der Brustwarze (Athelie); vereinzelt bei Müttern u. Töchtern in dominanter Erbfolge über mehrere Generationen beobachtet. Vgl. Hypomastie.

Amaurose (gr. ἀμαυρός dunkel; -osis*) f: (engl.) amaurosis, blindness; totale Erblindung, bei der inf. Ausfalls sämtl. optischer Funktionen jegliche Lichtempfindung aufgehoben ist; objektives Kennzeichen: amaurotische Pupillenstarre*. Vgl. Blindheit, Rindenblindheit.

Amaurose, hysterische (↑; ↑) f: (engl.) hysterical blindness; Bez. für eine psychogene, meist reversible Sehstörung bzw. Erblindung i. R. einer Konversionsneurose*. Vgl. Hysterie, Blindheit, funktionelle.

Amaurose, kortikale (↑; ↑) f: s. Rindenblindheit.

Amaurosis fugax (↑; ↑; lat. flüchtig) f: reversible, Sek. bis wenige Min. andauernde, meist einseitige Erblindung; **Urs.:** embolischer od. spastischer Verschluss der A. centralis retinae; Leitsymptom einer ipsilateralen Arteria*-carotis-interna-Stenose. Vgl. Schlaganfall, Migraine ophtalmique, Durchblutungsstörung, zerebrale.

Ambi|dextrie (lat. ambo beidseitig; dexter*) f: (engl.) ambidexterity; gleiche Geschicklichkeit bd. Hände.

Ambi|tendenz (↑) f: (engl.) ambitendency; Bez. (Bleuler) für eine Ambivalenz* des Wollens; gleichzeitiges Vorhandensein gegensätzl. Bestrebungen u. Antriebe; daraus resultierend Abbruch einer Handlung od. Entschlussunfähigkeit; Vork. v. a. bei Schizophrenie*.

Ambi|valenz (↑; Valenz*) f: (engl.) ambivalence; Bez. für das Nebeneinander gegensätzlicher Vorstellungen, Wünsche od. Absichten, u. U. mit der Folge einer Handlungsunfähigkeit; **Vork.:** als normale Erlebensweise ohne pathol. Bedeutung (Sich-nicht-entscheiden-Können); bei Schizophrenie* (als eines der Grundsymptome* nach E. Bleuler) u. a.; vgl. Ambitendenz.

Ambly-: Wortteil mit der Bedeutung stumpf, schwach; von gr. ἀμβλύς.

Ambly|omma (↑; gr. ὄμμα Auge) n: Buntzecken; s. Zecken.

Ambly|opie (↑; Op-*) f: (engl.) amblyopia; Schwachsichtigkeit eines od. seltener beider Augen mit Veränderungen im Corpus geniculatum laterale u. Funktionsdefekten in der Sehrinde; A. ist die Folge einer Entwicklungsstörung des Sehvermögens entw. inf. sehr schlechter Abbildungsleistungen eines bzw. beider Augen od. inf. zentraler Unterdrückung der visuellen Informationen eines Auges bei massiven Differenzen zw. den Netzhautbildern beider Augen; Ther. entspr. der zugrunde liegenden Störung nur bei rechtzeitigem Beginn im Kindesalter erfolgreich; **Formen: 1.** Deprivationsamblyopie (Amblyopia ex anopsia); entsteht am betroffenen Auge bei Sehbehinderung, z. B. Medientrübung (Hornhaut, Linse), Ptosis od. Aphakie; **2.** Refraktionsamblyopie (Amblyopia ex anisometropia); entsteht bei Anisometropie* am höher ametropen Auge u. bei beidseitig hoher Hyperopie; Ther. mittels Brillenkorrektion; **3.** Schielamblyopie; entsteht bei Strabismus* am Schielauge; Ther. mittels Okklusionstherapie* od. Penalisation*. Vgl. Intoxikationsamblyopie.

Amboss: (engl.) incus, anvil; Incus; das mittl., zw. Hammerkopf u. Steigbügel liegende Gehörknöchelchen.

Amboss|falte: Plica* incudalis.

Am|broxol (INN) n: Metabolit des Bromhexins* mit sekretolyt. u. sekretomotor. Wirkung; **Verw.:** als Sekretolytikum bei akuten u. chron. bronchopulmonalen Erkr.; **UAW:** selten Haut- u.

A

Schleimhautreaktionen, gastrointestinale Störungen.

ambulant (lat. ambulare hin u. her gehen): (engl.) outpatient; ohne stationäre Aufnahme erfolgend.

AMCHA: Abk. für (engl.) trans-4-aminomethylcyclohexan-1-carbonic acid; s. Tranexamsäure.

Am|cinonid (INN) n: halogeniertes Glukokortikoid zur topischen Anw. bei Dermatosen; vgl. Glukokortikoide.

AMDP-System n: Kurzbez. für ein von der Arbeitsgemeinschaft für Methodik u. Dokumentation in der Psychiatrie entwickeltes, auf der klin. Psychopathologie aufbauendes System zur Dokumentation psychiatrischer Anamnese- u. Befunddaten; vgl. DSM.

AME: Abk. für atomare Masseneinheit*.

Ameisen|säure: (engl.) formic acid; syn. Acidum formicicum, Methansäure, HCOOH; einfachste Monocarbonsäure; Oxidationsprodukt des Formaldehyds*; farblose, stechend riechende, bei 100,5 °C siedende u. bei 8,4 °C erstarrende Flüssigkeit; Vork. in Ameisen, Brennnesseln u. Prozessionsraupen; **Verw.:** Futtermittelzusatz, Konservierung von Lebensmitteln.

A|melie (A-*; -melie*) f: (engl.) amelia; s. Dysmelie.

Amelo|blasten (engl. enamel Zahnschmelz; Blast-*) m pl: s. Enameloblasten.

Amelo|blastom (↑; ↑; -om*) n: (engl.) ameloblastoma; syn. Adamantinom; von Enameloblasten* ausgehender, meist benigner dysontogenetischer Tumor im Kieferbereich (v. a. im Bereich der Molaren der Mandibula bzw. im Unterkieferast); häufig expansives u. lokal infiltratives Wachstum od. Zystenbildung; Rezidivgefahr aufgrund der lokalen Infiltration; **Ther.:** chirurgisch; **DD:** Kieferzyste.

Amelo|genesis im|perfecta (↑; -genese*) f: Gruppe von autosomal-dominant, autosomal-rezessiv od. X-chromosomal gebunden vererbten Erkr. mit gestörter Bildung des Zahnschmelzes*.

A|menor|rhö (↑; gr. μήν Monat; -rhö*) f: (engl.) amenorrhea; Ausbleiben der monatl. Regelblutung (Menstruation*); **Formen: 1.** physiologische A. vor der Menarche, während Schwangerschaft u. Laktation (sog. Laktationsamenorrhö*) u. nach der Menopause; **2.** pathologische A.: **a)** primäre A. bei Nichteintreten der Regelblutung über das vollendete 15. Lj. hinaus; zu einem Drittel bedingt durch chromosomale Anomalien (z. B. Ullrich-Turner-Syndrom, Swyer-Syndrom, Triplo-X-Syndrom), zu zwei Drittel durch org. Störungen wie genitale Fehlbildungen (Gynatresie), Gonadendysgenesie, Ovarialhypoplasie u. Intersexualität; **b)** sekundäre A. bei Ausbleiben der Regelblutung über einen Zeitraum von mehr als 3 Mon. nach vorherigem normalem Verlauf des Menstruationszyklus* ohne Vorliegen einer Schwangerschaft; meist als funkt. Störung inf. hypothalamisch-hypophysärer Dys- od. Unterfunktion mit konsekutiver Ovarialinsuffizienz; ätiol. orientierte **Einteilung** versch. Formen der A. nach

Amenorrhö
Ätiologie und diagnostische Merkmale der verschiedenen Formen der Amenorrhö nach WHO

Formen	Ätiologie	Gestagen-test	Östrogen-Gestagen-Test	FSH	LH	Prolaktin	WHO-Gruppe
hypogonadotrope Amenorrhö	hypothalamo-hypophysäre Insuffizienz	negativ	positiv	niedrig bis normal	niedrig bis normal	normal	I
	hypothalamo-hypophysäre Insuffizienz inf. Tumor	negativ	positiv	niedrig bis normal	niedrig bis normal	normal	VII
normogonadotrope Amenorrhö	Endometriumdefekt (Uterusfehlbildungen, Asherman-Fritsch-Syndrom)	negativ	negativ	normal	normal	normal	VI
hypergonadotrope Amenorrhö	Ovarialinsuffizienz	negativ	positiv	stark erhöht	mäßig erhöht	normal	III
hyperprolaktinämische Amenorrhö	hypophysäres Prolaktinom	negativ	positiv	niedrig bis normal	niedrig bis normal	erhöht	V
	unbekannt	negativ	positiv	niedrig bis normal	niedrig bis normal	erhöht	IV
Amenorrhö u. a. Zyklusstörungen inf. hypothalamohypophysärer Dysregulation	Rückkopplungsdefekt	positiv	positiv	normal	normal	normal	II
	polyzystisches Ovarialsyndrom	positiv	positiv	normal	erhöht	normal	II

WHO: s. Tab.; Einteilung nach dem Ort (Organ) der zugrunde liegenden Störung: **1.** zentral bedingte A.: **a)** hypothalamische A.: am häufigsten psychogen-psychoreaktiv inf. psychosomat. Funktionsstörungen bzw. Erkr. mit Hemmung der Gonadotropinfreisetzung (z. B. Notstandsamenorrhö, Anorexia nervosa, Scheinschwangerschaft), auch rein funkt. bedingt (z. B. postpartale A., Oversuppression-Syndrom nach Beendigung hormoneller Kontrazeption, Chiari-Frommel-Syndrom), selten org. Ursache (z. B. Hirntumoren, Entz., Traumen, olfaktogenitales Syndrom); **b)** hypophysäre A.: i. d. R. org. bedingt (z. B. Prolaktinom u. a. Hypophysentumoren, Sheehan-Syndrom); **2.** ovarielle A.: funkt. (z. B. Ovarialinsuffizienz) od. org. bedingt (z. B. Ovarialhypoplasie, Ovarialtumoren, polyzyst. Ovarien); **3.** uterine A.: org. verursacht (z. B. inf. Uterusfehlbildung, Asherman-Fritsch-Syndrom); **4.** A. bei Erkr. anderer endokriner Organe, insbes. der Nebennierenrinde (v. a. Addison-Krankheit, adrenogenitales Syndrom, Nebennierenrindentumoren), Schilddrüse (Hypo- u. Hyperthyreose) u. bei Diabetes mellitus. Eine A. kann auch i. R. schwerer konsumierender Allgemeinerkrankungen u. als (u. U. erwünschter) Nebeneffekt einer medikamentösen Behandlung (z. B. mit Hormonpräparaten, Phenothiazinen, Reserpin, Sulpirid) auftreten. **Diagn.:** eingehende gyn. Untersuchung, hormonelle Diagn. zur Abklärung der endokrinen Urs. mittels Gestagentest, Östrogentest, Östrogen-Gestagen-Test, Clomifentest u. a. Stimulationstests, ggf. Bestimmung der Sexualhormone u. von Prolaktin im Serum; **Ther.:** in Abhängigkeit von der Diagn., ggf. Östrogen-Gestagen-Substitution, Ovulationsinduktion*, stimulierende Behandlung mit Gonadotropinen, Psychotherapie bzw. Behandlung des Grundleidens.

A|menor|rhoea traumatica (↑; ↑; ↑) f: s. Adhäsionen, intrauterine.

A|menor|rhö-Galaktor|rhö-Syn|drom (↑; ↑; ↑; Galakt-*; -rhö*) n: s. Galaktorrhö-Amenorrhö-Syndrom.

A|menor|rhö, post|partale (↑; ↑; ↑) f: (engl.) postpartum amenorrhea; Ausbleiben der Menstruation* nach der 10. Wo. post partum od. 6 Wo. nach dem Abstillen; vgl. Chiari-Frommel-Syndrom, Sheehan-Syndrom.

A|mentia (↑; lat. mens Verstand) f: s. Syndrom, amentielles.

Americium n: Symbol Am, OZ 95, rel. Atommasse 243; zur Gruppe der Actinoide* gehörendes künstl., radioaktives Element.

Ames-Test (Bruce N. A., Molekularbiol., Berkeley, geb. 1928) m: Nachweis des mutagenen Effekts versch. Substanzen mit Hilfe einer histidinnegativen (his^-) Mutante von Salmonella typhimurium; die Anzahl der durch die mutagene Substanz erzeugten his^+-Revertanten ist ein Maß für deren Mutagenität. Der Nährboden für die Bakterien enthält ein Rattenleberextrakt, um mögliche aktivierende Eigenschaften des Säugetierstoffwechsels auf die zu untersuchende Substanz mitzuerfassen. Da ein Zusammenhang zw. Mutagenität u. Kanzerogenität angenommen wird, kann dieser Test potentiell kanzerogene Substanzen (vgl. Kanzerogene) identifizieren.

Ametho|pterin n: syn. Methotrexat*.

A|metr|opie (A-*; Metr-*; Op-*) f: (engl.) ametropia; Fehlsichtigkeit inf. Brechungsfehler (Refraktionsanomalie) des Auges bei abnormem axialem Durchmesser des Augapfels (Achsenametropie), seltener bei abnormem Brechwert von Hornhaut bzw. Linse (Brechungsametropie); der Brennpunkt parallel verlaufender Strahlen liegt im nicht akkommodierten Auge vor (Myopie*) od. hinter (Hypermetropie*) der Retina. Vgl. Astigmatismus, Aphakie.

Amezinium|metil|sulfat (INN) n: indirekt u. überwiegend peripher wirkendes Sympathomimetikum; **Verw.:** bei Hypotonie; **Kontraind.:** 1. Schangerschaftstrimenon, Glaukom, Phäochromozytom; **UAW:** s. Sympathomimetika.

Amfe|pramon (INN) n: syn. Diethylpropion; mit Amphetamin verwandtes Sympathomimetikum; **Verw.:** s. Appetitzügler.

Am|fetaminil (INN) n: indirekt wirkendes Sympathomimetikum (indirekter Noradrenalinagonist); starkes Abhängigkeitspotential; s. Psychostimulanzien.

AMG: Abk. für **Arzneimittelgesetz***.

Amidasen f pl: Enzyme (Hydrolasen*), die aus Säureamiden NH_3 abspalten; z. B. Glutaminase, Asparaginase.

Amide n pl: s. Säureamide.

Amido|trizoe|säure: (engl.) amidotrizoic acid; iodhaltiges, wasserlösliches (ionisches) Röntgenkontrastmittel*; **Verw.:** zur Darstellung des Magen-Darm-Trakts (orale Anw.), der Nieren u. Harnwege sowie der Blutgefäße (parenterale Anw.).

Amifostin (INN) n: Zytoprotektivum; schützt selektiv nicht tumorbefallene Zellen vor Strahlung u. Zytostatika; **Verw.:** zur Reduktion des Infektionsrisikos aufgrund Neutropenie inf. Kombinationstherapie mit Cyclophosphamid u. Cisplatin bei Ovarialkarzinom; **UAW:** Hypotonie, Übelkeit, allerg. Reaktionen u. a.

Amika|cin (INN) n: Aminoglykosid-Antibiotikum (Derivat des Kanamycins); **Verw.:** sog. Reserveantibiotikum zur Anw. bei Resistenzen gegen andere Aminoglykosid*-Antibiotika.

Amilorid (INN) n: kaliumsparendes Diuretikum; s. Diuretika.

A|mimie (A-*; mimetisch*) f: (engl.) amimia; Fehlen der Mimik* als pathol. Zustand; **Formen:** **1.** motorische A.; Unbeweglichkeit in den Gesichtszügen, insbes. i. R. von extrapyramidalen Syndromen (z. B. Parkinson-Syndrom); **2.** sensorische A.: Unfähigkeit, Mimik u. Gestik (anderer) zu verstehen u. sich selbst darin auszudrücken (bei globaler Aphasie*). Vgl. Maskengesicht. G. St.-I.

Amine n pl: (engl.) amines; Derivate des Ammoniaks, bei denen ein od. mehrere H-Atome durch Alkyl- od. Arylreste ersetzt sind; **primäre** A. mit der Gruppe $—NH_2$ (Methylamin, $CH_3—NH_2$) entstehen durch Ersatz eines, **sekundäre** mit der Gruppe $=NH$ (Dimethylamin, $(CH_3)_2NH$) durch Ersatz von zwei, **tertiäre** mit $\equiv N$ (Trimethylamin, $(CH_3)_3N$) durch Ersatz aller drei H-Atome; **quartäre** Ammoniumbasen* mit der Gruppe $=N^+=$ (Tetramethylammoniumhydroxid, $(CH_3)_4N^+OH^-$) leiten sich von Ammoniumhydroxid (NH_4OH) ab.

Amine, bio|gene n pl: (engl.) biogenic amines; durch Decarboxylierung* von Aminosäuren* entstehende Verbindungen mit vielfältigen physiol. Funktionen (s. ums. Tab.); aus Tyrosin u. Tryptophan entstehen direkte Decarboxylierungsprodukte sowie b. A. ihrer Derivate.

Amin|kolpitis (Kolp-*; -itis*) f: gebräuchliche, aber irreführende Bez. für die durch eine atypische Scheidenflora* bedingte Freisetzung von Aminen aus der Vaginalflüssigkeit mit typ. fischigem Geruch; s. Vaginose, bakterielle.

Amine, biogene

Biogenes Amin bzw. Derivat	Biologische Bedeutung bzw. Vorkommen	Decarboxylierungsprodukt der Aminosäure
Tyramin Dopamin Noradrenalin Adrenalin	Neurotransmitter, Hormone bzw. Gewebehormone	Tyrosin
Tryptamin Serotonin Melatonin	Neurotransmitter, Hormone bzw. Gewebehormone	Tryptophan
Histamin	Gewebehormon	Histidin
Cysteamin	CoA-Baustein	Cystein
Betaalanin	CoA-Baustein	Asparaginsäure
Gamma-amino-buttersäure	Neurotransmitter	Glutaminsäure
Propanolamin	Cobalamin	Threonin
Ethanolamin	Phosphatide	Serin
Cadaverin	bakterielles Abbauprodukt	Lysin
Spermidin Spermin Putrescin	Regulation der DNA-, RNA-Synthese, Zellproliferation	Ornithin
Agmatin	bakterielles Abbauprodukt	Arginin

Amino|azid|urie (Azid-*; Ur-*) f: (engl.) aminoaciduria; Ausscheidung von Aminosäuren mit dem Harn; physiol. 3 % der Gesamtstickstoffausscheidung; s. Hyperaminoazidurie.

p-Amino|benzoe|säure: (engl.) p-aminobenzoic acid; Abk. PAB; para-Aminobenzoesäure; Bestandteil der Folsäure*; für zur Folsäurebiosynthese befähigte Mikroorganismen ist PAB als unentbehrl. Wuchsstoff, bis zur Verdünnung von $1 \cdot 10^{-11}$ wirksam. Die für Bakterien selektiv toxischen Sulfonamide* blockieren als Antagonisten der PAB die bakt. Folsäuresynthetase, so dass Bakeriostase* ohne Wirtschädigung eintritt. PAB ist ferner der Grundkörper einer Reihe von Lokalanästhetika*.

Amino|capron|säure (INN): s. Epsilonaminocapronsäure.

Amino|essig|säure: syn. Glycin*.

Amino|gluthet|imid (INN) n: Zytostatikum (Aromatasehemmer*); **Verw.:** als Antiöstrogen bei metastasierendem Mammakarzinom, Cushing-Syndrom I (NNR-Tumor); **UAW:** Benommenheit, gastrointestinale Störung; vgl. Zytostatika.

Amino|glykosid-Anti|biotika (Glyk-*; Anti-*; Bio-*) n pl: (engl.) aminoglycoside antibiotics; Sammelbez. für Antibiotika*, die aus untereinander sehr ähnl. glykosidisch verknüpften Aminozuckern, z. T. auch aus N-freien Zuckern, bestehen u. aus Streptomyces-Arten (Endung -mycin) od. Micromonospora-Arten (Endung -micin) gewonnen werden; bakterizide Wirkung durch Anlagerung an 30 S-Untereinheiten der bakt. Ribosomen u. damit Fehlsteuerung der Proteinsynthese; ältere A.-A. (Framycetin, Kanamycin, Neomycin, Paromomycin, Spectinomycin, Streptomycin) werden bei spez. Ind. eingesetzt u. sind weitgehend abgelöst durch A.-A. des Gentamicintyps (Amikacin, Gentamicin, Netilmicin, Sisomicin, Spectinomycin, Tobramycin). **Wirkungsspektrum:** Enterobacter, Pseudomonas, Staphylococcus aureus, ferner Klebsiella, Serratia, E. coli u. Proteus; geringe orale Resorption (daher parenterale Anw.), geringe therap. Breite; **UAW:** Ototoxizität, Nephrotoxizität, selten neuromuskuläre Blockade (bei lokaler Hochdosistherapie), allerg. Reaktionen.

Amino|gruppe: $—NH_2$.

p-Amino|hippur|säure: (engl.) p-aminohippuric acid; para-Aminohippursäure, Abk. PAH; vgl. Clearance.

Amino|krebs: (engl.) amino carcinoma; nach Einwirkung von aromat. Aminen (z. B. 2-Naphthylamin, Benzidin, 4-Aminodiphenyl, 2-Acetoamidofluoren) auftretendes Urothelkarzinom (Nierenbecken, Harnleiter, -blase); Vork. v. a. bei Chemiearbeitern; BK Nr. 1301. Vgl. Blasenkarzinogene.

5-Amino|lävulin|säure: syn. Deltaaminolävulinsäure*.

p-Amino|methyl|benzoe|säure: (engl.) p-aminomethylbenzoic acid; Abk. PAMBA; synthet. Antifibrinolytikum; **Verw.:** s. Fibrinolyseinhibitoren.

Amino|peptidasen f pl: (engl.) aminopeptidases; metallhaltige Proteasen*, die von Peptiden u. Proteinen die N-terminale Aminosäure abspalten (z. B. Leucinaminopeptidase*); Vork. z. B. in Darmmukosa, Niere, Leber, Augenlinse.

Amino|phyllin n: syn. Theophyllin*-Ethylendiamin.

Amino|pterin-Embryo|pathie (Embryo-*; -pathie*) f: (engl.) aminopterin embryopathy; Embryopathie* mit zerebralen Anomalien (Hydrozephalus, Anenzephalie), fazialer Dysmorphie sowie Knochen- u. Extremitätenfehlbildungen nach Applikation von Folsäureantagonisten* (Aminopterin bzw. Methotrexat) während der 4.-12. SSW.

Amino|quinurid (INN) n: syn. Aminochinurid; Desinfektionsmittel* u. Bestandteil von Verzögerungsinsulinen (bildet mit Insulin unlösl. Komplexe).

Amino|säure|aryl|amidase f: syn. Leucinaminopeptidase*.

Amino|säure|dia|betes (Diabet-*) m: (engl.) amino acid diabetes; s. Debré-Toni-Fanconi-Syndrom.

Amino|säuren: (engl.) amino acids; Carbonsäuren mit Aminogruppe(n); i. e. S. die 20 proteinogenen Alphaaminocarbonsäuren, die die Primärstruktur der Peptide* u. Proteine* bilden; außer Glycin liegen sie in L-Form vor (s. Isomerie). Allg. Formel:

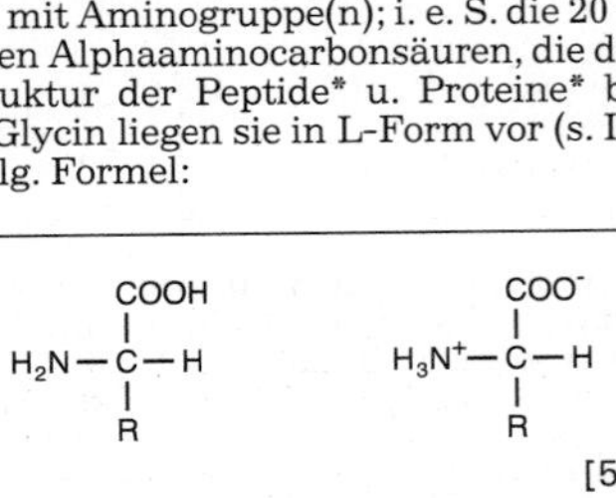

[585]

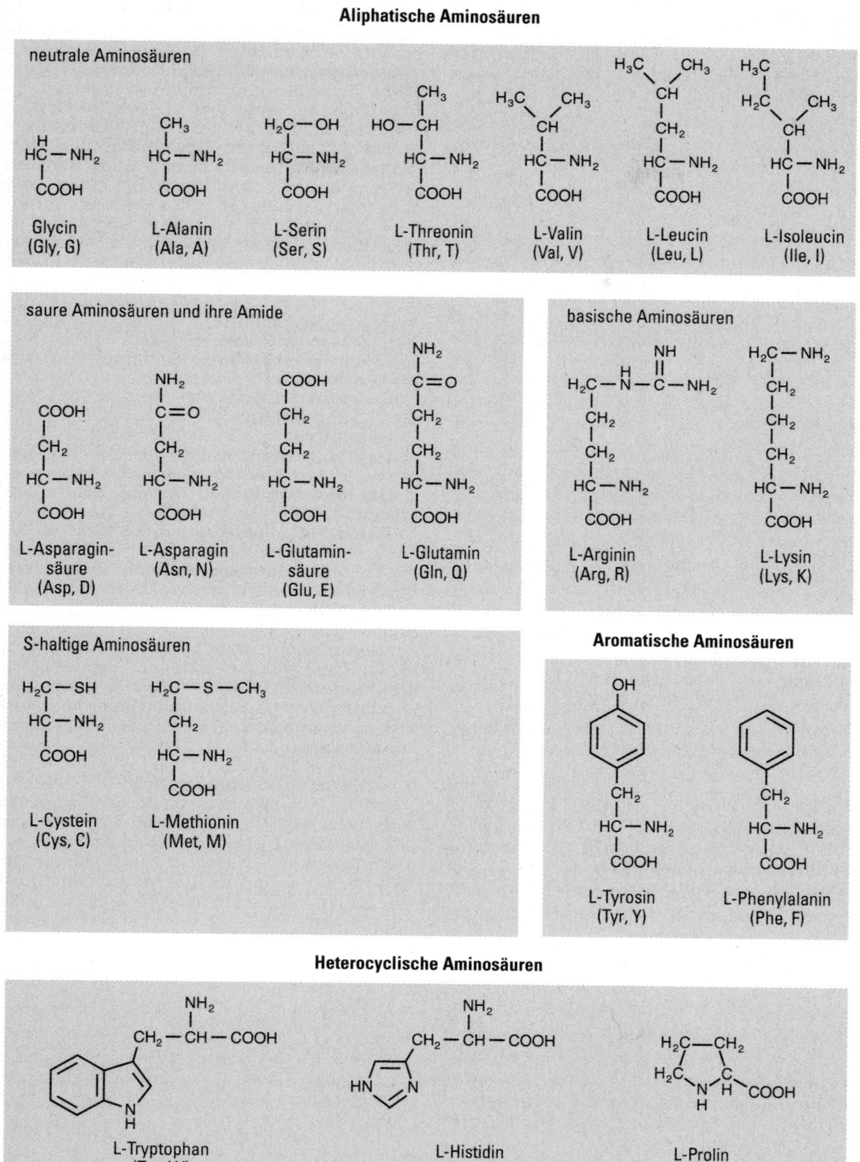

Aminosäuren

Nomenklatur u. **Strukturformeln:** s. Abb.; **Einteilung:** nach chem. Struktur (aliphat., aromat., heterocycl. u. S-haltige A.) u. Eigenschaften (saure u. bas. A.), nach der Funktion (essentielle A.; s. ums. Tab. 1) u. nach katabolischen Endprodukten (glukoplastische, ketoplastische A.; s. ums. Tab. 2); bei der Glukoneogenese* entsteht aus glukoplast. A. Glukose; aus ketoplast. A. entstehen Ketonkörper*.

Amino|säuren, gluko|plastische: (engl.) glucoplastic amino acids; Aminosäuren, die im katabolen Stoffwechsel zu Tri- u. Tetracarbonsäuren abgebaut werden, aus denen durch Glukoneogenese* Glukose entsteht; wichtig v. a. zur

A

Aminosäuren Tab. 1
Minimalbedarf (g/d) an für den Menschen essentiellen Aminosäuren; die empfohlene Tageszufuhr beträgt das Doppelte.

Isoleucin	0,7
Leucin	1,1
Lysin	0,8
Methionin	1,1
Phenylalanin	1,1
Threonin	0,5
Tryptophan	0,25
Valin	0,8
Histidin, Arginin	nur im Säuglingsalter essentiell
Tyrosin	abhängig von der Phenylalaninzufuhr

Aminosäuren Tab. 2
Gluko- und ketoplastische Aminosäuren

glukoplastisch	Ala, Arg, Asp, Cys, Glu, Gly, His, Met, Pro, Ser, Thr, Val, Hydroxyprolin
ketoplastisch	Leu, Lys
gluko- und ketoplastisch	Ile, Phe, Trp, Tyr

Aufrechterhaltung des Blutzuckerspiegels bei lang dauernder unzureichender Kohlenhydratzufuhr (Hunger, Fasten); s. Aminosäuren (Tab.).

Amino|säuren, keto|plastische: (engl.) ketoplastic amino acids; Aminosäuren, die nach katabolem Abbau zu Acetoacetyl- u. Acetyl-CoA Ketonkörper* bilden; s. Aminosäuren (Tab.).

Amino|säuren|sequenz f: (engl.) amino acids sequence; Primärstruktur der Peptide* u. Proteine*.

Amino|säure|oxido|re|duktasen f pl: (engl.) amino acid oxidoreductases; Enzyme, die die oxidative Desaminierung* von Aminosäuren katalysieren; physiol. von Bedeutung ist die Glutamatdehydrogenase (Abk. GLDH*). Vgl. Aminosäurestoffwechsel.

Amino|säure|stoff|wechsel: (engl.) amino acid metabolism; zusammenfassende Bez. für Reaktionen des katabolen u. anabolen Umbaus von Aminosäuren*; die wichtigsten **Formen**: **1.** Transaminierung: von Transaminasen* katalysierter Austausch der Amino- durch eine Ketogruppe (vgl. Aspartataminotransferase, Alaninaminotransferase); dabei entstehende Ketocarbonsäuren werden z. T. zur Glukoneogenese* (glukoplastische Aminosäuren) u. Ketogenese (ketoplastische Aminosäuren) genutzt. **2.** Decarboxylierung*: Biosynthese biogener Amine*; **3.** oxidative Desaminierung (z. B. durch GLDH*): Bildung von Alphaketosäuren; das frei werdende NH_4^+ geht in den Harnstoffzyklus* ein.

p-Amino|salicyl|säure: (engl.) para-amino salicylic acid; para-Aminosalicylsäure (Abk. PAS); syn. 4-Aminosalicylsäure; Antituberkulotikum der 2. Wahl; vgl. Antituberkulotika.

5-Amino|salicyl|säure: s. Mesalazin.

Amino|trans|ferasen f pl: syn. Transaminasen*.

Amino|zucker: (engl.) amino sugars; Monosaccharide*, bei denen die Hydroxylgruppe am C2 durch eine Aminogruppe ersetzt ist; biol. Bedeutung haben Glukosamin u. Galaktosamin, die meist in N-acetylierter Form vorliegen. N-Acetylglukosamin ist bei Insekten u. Krustentieren Baustein des Chitins, Bestandteil der bakteriellen Zellwand (vgl. Murein) u. bei Wirbeltieren zus. mit N-Acetylgalaktosamin Bestandteil der Glykosaminoglykane* u. Glykoproteine*.

Amio|daron (INN) n: repolarisationsverlängerndes Antiarrhythmikum; **Verw.**: bei tachykarden (ventrikulären u. supraventrikulären) Herzrhythmusstörungen; **Kontraind.**: Sinusbradykardie, Reizleitungsstörungen, Schilddrüsenerkrankungen, Iodallergie u. a.; **UAW:** Pigmenteinlagerungen in Haut u. Cornea, Photosensibilisierung, Schilddrüsen- u. Leberfunktionsstörungen u. a.; vgl. Antiarrhythmika.

Ami|phenazol (INN) n: Analeptikum mit zentraler Wirkung auf das Atemzentrum; wurde

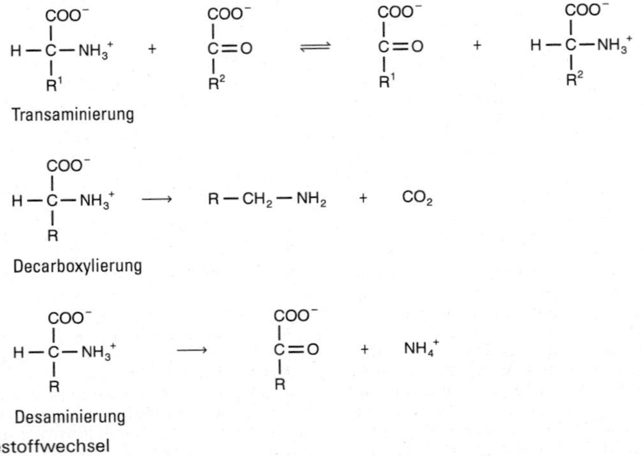

Aminosäurestoffwechsel [585]

früher auch als Antidot bei Barbituratvergiftungen eingesetzt.

Amisulprid (INN) **n:** Neuroleptikum zur Behandlung akuter u. chron. schizophrener Störung; selektiver Dopamin-D_2/D_3-Rezeptorantagonist; s. Neuroleptika.

A|mitose (A-*; gr. μίτος Faden) **f:** (engl.) amitosis; direkte Kernteilung; einfache Durchschnürung des Zellkerns u. Aufteilung des genet. Materials ohne vorangehendes Sichtbarwerden der Chromosomen; führt zu Mehrkernigkeit der Zelle, da die Teilung des Zelleibes meist unterbleibt; **Vork.** in hochdifferenzierten, stoffwechselaktiven Geweben, z. B. Leber, Niere, Nebenniere, vegetativen Ganglienzellen, Herzmuskulatur. Vgl. Mitose.

Ami|tri|ptylin (INN) **n:** tricyclisches Antidepressivum (Dibenzocycloheptadien-Derivat) mit breitem Wirkungsspektrum; **Ind.:** Depressionen (insbes. vom ängstlich-agitierten Typ), Ther.

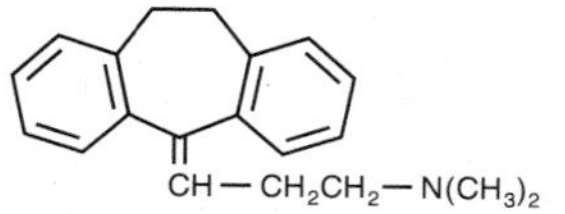

Amitriptylin

chron. Schmerzen; **Kontraind.:** akute Intox. mit MAO-Hemmern, zentral dämpfenden Pharmaka od. Alkohol, akutes Delir, Engwinkelglaukom; **UAW:** Tachykardie, Herzbeklemmung, Herzrhythmusstörungen u. a.; vgl. Antidepressiva.

Ami|tri|ptylin|oxid (INN) **n:** s. Amitriptylin.

AML: Abk. für **a**kute **m**yeloische **L**eukämie*.

Amlodipin (INN) **n:** s. Calciumantagonisten.

Ammi visnaga **n:** Ammei; Pflanze aus der Fam. der Doldengewächse; Früchte (Doppelachänen, Ammeos visnagae fructus, Khellafrüchte) enthalten Khellin u. Visnagin (Furanochrome) u. Visnadin (Pyranocumarine); **Wirkung:** Steigerung der Koronar- u. Myokarddurchblutung, leicht positiv inotrop, spasmolytisch; **Verw.:** bei leichten Formen koronarer Durchblutungsstörungen u. obstruktiven Atemwegerkrankungen, zur postoperativen Behandlung einer Nephrolithiasis.

Ammoidin **n:** syn. Methoxsalen, Methoxypsoralen; Furanocumarin zur oralen od. lokalen Anwendung; **Ind.:** s. PUVA; **Kontraind.:** Xeroderma pigmentosum, Lupus erythematodes, Porphyria cutanea tarda, schwere Leber- u. Nierenerkrankungen, Schwangerschaft u. Stillzeit. Vgl. Psoralene.

Ammoniak **n:** (engl.) ammonia; NH_3; farbloses Gas mit charakterist. stechendem Geruch, in Wasser als NH_4^+ leicht löslich (Salmiakgeist, reagiert alkalisch); Zellgift, das beim Menschen überwiegend durch Bildung von Harnstoff in der Leber (s. Harnstoffzyklus) eliminiert wird. Bei oxidativer Desaminierung* freiwerdendes NH_4^+ kann in die Synthese von Glutaminsäure (vgl. GLDH) u. Glutamin eingehen. Im Darm durch bakt. Proteinabbau gebildetes NH_4^+ gelangt über den Pfortaderkreislauf zur Leber. **Bestimmung:** enzymatisch mit GLDH durch photometrische Messung der NADPH-Abnahme; erhöhte Werte v. a bei gestörter Harnstoffbiosynthese inf. Lebererkrankung, Umgehung des Leberkreislaufs, proteinreicher Diät od. Enzymdefekt (s. Hyperammonämie). Vgl. Referenzbereiche (Tab.), Leberfunktionsproben, Koma, hepatisches.

Ammoniak|in|toxikation (Intoxikation*) **f:** (engl.) ammonia intoxication; s. Enzephalopathie, hepatische.

Ammonio|genese (-genese*) **f:** (engl.) ammoniogenesis; Fähigkeit der Nieren, aus Glutamin NH_4^+ zu bilden, um Protonen u. Stickstoff auszuscheiden; vgl. Azidogenese, Säure-Basen-Haushalt.

Ammonium **n:** NH_4^+; nur bekannt als 1-wertige Gruppe od. Ion, während Ammoniak* (NH_3) ein elektroneutrales, für sich allein existenzfähiges Molekül ist.

Ammonium|basen, quartäre **f pl:** (engl.) quarternary ammonium bases; Abk. Quats; org. Basen od. Salze, bei denen alle H-Atome des Ammoniumions (NH_4^+) durch org. Reste ersetzt sind; **Anw.:** als Detergenzien (Invertseifen), Konservierungs- u. Desinfektionsmittel.

Ammonium|bitumino|sulfonat **n:** s. Schieferöl, sulfoniertes.

Ammonium carbonicum **n:** Ammoniumcarbonat; Hirschhornsalz; Riech- u. Backmittel.

Ammonium chloratum **n:** Ammoniumchlorid; Salmiak; Expektorans.

Ammonium|magnesium|phosphat **n:** syn. Magnesiumammoniumphosphat*.

Ammonium|salze: (engl.) ammonium salts; aus Ammoniak u. Säuren entstehende Salze; z. B. Ammoniumchlorid ($NH_3 + HCl \rightarrow NH_4Cl$).

Ammons|horn: (engl.) Ammon's horn; Cornu ammonis; Vorderende des Hippocampus*.

Ammons|horn|sklerose (Skler-; -osis*) **f:** (engl.) Ammon's horn sclerosis; syn. Hippokampussklerose; Verhärtung u. weißliche Verfärbung im Ammonshorn wahrscheinl. als Folge epileptischer Anfälle; histol. Verlust von Nervenzellen u. Gliose v. a. im Bereich CA_1 u. CA_4; häufigster histopathol. Befund bei Temporallappenepilepsie.

A|mnesie (A-*; -mnese*) **f:** (engl.) amnesia; Form der Gedächtnisstörung*; zeitl. od. inhaltl. definierte Erinnerungsbeeinträchtigung, oft nach Bewusstseinsstörungen u. symptomat. Psychose, auch inf. von Hirntraumen, epilept. Anfällen, Intoxikationen od. bei Demenz.

A|mnesie, antero|grade (↑; ↑) **f:** (engl.) anterograde amnesia; Amnesie für eine best. Zeit nach einem schädigenden Ereignis; nach dem Erwachen aus der Bewusstlosigkeit können die Pat. trotz a. A. ansprechbar sein u. unauffällig reagieren; Vork. bei Unfällen mit Schädelhirntrauma*.

A|mnesie, dis|soziative (↑; ↑) **f:** (engl.) dissociative amnesia; auch psychogene Amnesie; zu den dissoziativen Störungen* gehörende Form einer meist unvollständigen u. selektiven Amnesie*, die sich i. d. R. auf best., häufig traumat. Ereignisse (z. B. Unfälle) bezieht. Vgl. Belastungsreaktion, akute.

A|mnesie, kon|grade (↑; ↑) **f:** (engl.) congrade amnesia; Amnesie für die Zeit der eigentl. Bewusstlosigkeit.

A|mnesie, psycho|gene (↑; ↑) **f:** (engl.) psychogenic amnesia; s. Amnesie, dissoziative.

A|mnesie, retro|grade (↑; ↑) **f:** (engl.) retrograde amnesia; Amnesie für den Zeitraum (Sek. bis Tage od. Wochen) vor Eintritt eines schädigenden Ereignisses; meist kürzer als die anterograde Amnesie; vgl. Commotio cerebri, Schädelhirntrauma.

A

A|mnesie, transitorisch-globale (↑; ↑) f: (engl.) transitory global amnesia; Episode mit Gedächtnisstörung*, retrograder u. anterograder Amnesie u. Orientierungsstörung; **Urs.**: vertebrobasiläre Durchblutungsstörung*, Migräne*, Epilepsie*.

a|mnestisch (↑): (engl.) amnestic; die Amnesie* betreffend.

Amnion (gr. ἀμνίον Schafshaut, Haut um die Leibesfrucht) n: (embryol.) im Stadium der zweiblättrigen Keimscheibe* zw. Trophoblast* u. Ektoderm entstehende Zellschicht, die zusammen mit dem Ektoderm des Embryos die Amnionhöhle bildet. Während der weiteren Embryogenese stülpt sich das A. von dorsal nach ventral über den Embryo u. bildet so die innerste der Eihäute*. Amnionzellen sezernieren Amniflüssigkeit (Fruchtwasser*).

Amnion|in|fektions|syn|drom (↑; Infekt-*) n: (engl.) amniotic infection syndrome; Abk. AIS; unspezifische Inf. der Eihöhle, Plazenta, Eihäute u. evtl. des Fetus während Schwangerschaft od. Geburt; **Vork.**: bes. bei vorzeitigem Blasensprung u. protrahiertem Geburtsverlauf; **Ätiol.**: aszendierende Inf. aus den Geburtswegen, v. a. mit aeroben u. anaeroben Bakterien, Mykoplasmen, Chlamydien u. Gonokokken; **Sympt.**: Fieber u. Leukozytose, Anstieg des C-reaktiven Proteins, fötid riechendes Fruchtwasser, IL-6- u. Leukozytennachweis nach Amniozentese; bei Erkr. des Kindes (nicht regelmäßig) fetale Tachykardie; **Kompl.**: Puerperalfieber* u. Gefährdung des Neugeborenen (evtl. Allgemeininfektion bis zur Sepsis).

Amnion|in|fusion (↑; Infusion*) f: Auffüllen eines Oligohydramnions* mit physiol. Kochsalzlösung; **1.** präpartal: zur Vermeidung von Gelenkversteifungen u. Lungenhypoplasie des Fetus sowie aufsteigender Inf. bei vorzeitigem Blasensprung; **2.** während der Geburt: zur Vermeidung von Nabelschnurkompression u. Mekoniumaspiration. W. Str.

Amnion|in|fusions|syn|drom (↑; ↑) n: syn. Fruchtwasserembolie*.

Amnionitis (↑; -itis*) f: entzündl. Veränderung des Amnions bei Amnioninfektionssyndrom*.

Amnion|nabel (↑): (engl.) amniotic umbilicus; s. Nabelanomalien.

Amnio|skopie (↑; -skopie*) f: (engl.) amnioscopy; Fruchtwasserspiegelung; kaum noch verwendete Methode der Besichtigung des Fruchtwassers am unteren Eipol durch die intakten Eihäute mit einem durch Vagina u. Zervix eingeführten Endoskop (Amnioskop); klares od. durch Emulsion von Vernix milchig aussehendes Fruchtwasser werden als Zeichen eines normalen Schwangerschaftsverlaufs gewertet, Verfärbung des Fruchtwassers als Zeichen einer Gefährdung des Kindes; Grünverfärbung wird durch Mekoniumbeimengung, Gelbverfärbung durch Hämoglobinabbaustoffe verursacht; vgl. Fruchtwasserdiagnostik.

Amniotic-fluid-In|dex (↑; Index*) m: Abk. AFI; Maß zur Beurteilung der Fruchtwassermenge im letzten Drittel der Schwangerschaft; in den vier Quadranten der Cavitas uteri wird die ventro-dorsale Ausdehnung des jeweils größten Fruchtwasserdepots sonographisch gemessen u. addiert; Referenzbereich: 8–18 cm; Polyhydramnion >18 cm, Oligohydramnion 5–8 cm, Anhydramnion <5 cm. Vgl. Fruchtwasserdiagnostik. W. Str.

Amnio|zentese (↑; Kent-*) f: (engl.) amniocentesis; syn. Amnionpunktion; Punktion der Amnionhöhle, meist transabdominal (durch die Bauchdecken der Mutter) od. transzervikal (bei Geburtsbeginn durch den Zervixkanal) bzw. posteriofornikal (durch das hintere Scheidengewölbe); **Kompl.** (Verletzungen von Fetus, Nabelschnurgefäßen od. Plazenta, fetomaternale Transfusion) lassen sich auf ein Minimum reduzieren, wenn die A. unter Ultraschallsicht erfolgt. **Anw.: 1.** zur Bestimmung der Bilirubinkonzentration als Maßstab für die Schwere eines Morbus* haemolyticus fetalis (s. Fruchtwasser-Spektrophotometrie); **2.** zur opt. Fruchtwasserdiagnostik* (Grünverfärbung, Vernixgehalt); **3.** zur klin.-chem. Fruchtwasserdiagnostik (pränatale Lungenreifediagnostik*, Kreatinin-, Estriol-, Insulinbestimmung); **4.** Pränataldiagnostik*; **5.** Amnioninfusion*; **6.** Entlastungspunktion, z. B. bei akutem Hydramnion od. Zwillingstransfusionssyndrom.

Amöben (gr. ἀμοιβός wechselnd) f pl: (engl.) amoebae; Protozoen* der Klasse Rhizopoda, die sich durch ständige Formveränderung u. Ausbildung von Pseudopodien* fortbewegen; zur Ordnung Amoebida gehörend mit den Gattungen Entamoeba, Endolimax, Pseudolimax, Dientamoeba, Iodamoeba, Acanthamoeba, Hartmannella, Naegleria u. a. Die meisten Arten leben im Süßwasser, teils aber auch im menschl. Darmtrakt; nur wenige sind fakultativ pathogen; s. Entamoeba histolytica.

Amöben-Meningo|en|zephalitis (↑; Mening-*; Enkephal-*; -itis*) f: (engl.) amoebic meningoencephalitis; seltene, akut verlaufende nekrotisierende od. granulomatöse primäre Meningoenzephalitis; hervorgerufen durch Amöben* der Gattungen Naegleria, Acanthamoeba od. Balamuthia mit meist tödl. Verlauf; Infektion über den Nasen-Rachen-Raum, meist beim Baden in freien Gewässern od. auch Hallenbädern; **Ther.**: Versuch mit Amphotericin B in hoher Dosierung (i.v. u. intrathekal), kombiniert mit Rifampicin u. Tetracyclin; Isolierung des Erkrankten nicht erforderlich.

Amöben|ruhr (↑): s. Amöbiasis.

Amöbiasis (↑; -iasis*) f: (engl.) amoebiasis; Inf. mit dem fakultativ pathogenen Darmprotozoon Entamoeba* histolytica; **Epidemiol.**: weltweit verbreitet, in warmen Ländern weit häufiger als in gemäßigtem Klima; unhyg. Zustände begünstigen die Verbreitung; **Inkubationszeit:** wenige Tage bis Jahre, meist 2–4 Wo.; **Formen: 1.** sog. Darmlumeninfektion ohne Gewebeinvasion, meist symptomlos; **2.** intestinale invasive A. mit intestinalen u. extraintestinalen Kompl.; Inf. durch orale Aufnahme von Amöbenzysten, die sich im Dickdarmlumen zu kommensalen Trophozoiten (Minutaform) entwickeln, durch Teilung vermehren, wiederum Zysten bilden u. mit dem Stuhl ausgeschieden werden (epidemiol. wichtige Infektionsquelle); durch auslösende Faktoren (konkomitierende Darminfektion, Veränderung der Darmflora, Resistenzminderung, Diätwechsel) kann sich die Minutaform zur invasiven Magnaform (hämatophager Trophozoit) entwickeln. Diese führt zu Zellnekrosen der Dickdarmmukosa, Ulzerationen u. klin. zum Bild der **Amöbenruhr** (Amöbendysenterie). Klin.: Beginn meist langsam u. ohne Fieber; Obstipation od. leichter Durchfall, zunächst kotig, später evtl. glasig-schleimig, nichteitrig mit Blut- u. Schleimbeimengungen, Tenesmen, flüssig-eitrige Durchfälle durch begleitende bakt. Superinfektion verschleiern das Bild. Diagn.: Erregernachweis im frischen Stuhl (dd zu unterscheiden sind die apathogenen Darmamöben Entamoeba coli, Entamoeba hartmanni, Iodamoeba bütschlii, Dientamoeba fragilis, Endolimax nana); Nachw. der Zysten bei symptomlosen Ausscheidern durch MIFC*; Serol. bei intestinaler A. ohne Gewebeinvasion zweifelhaft; Ther.: Metronidazol, Dehydroemetin; intestinale Kompl.: Neigung zu Chronizität u. Rezidiven; granulomatöse Infiltrate (Amöbom), Darmblutung, Perforation, Kolonfistel; **3.** extraintestinale A.: **a)** unspezif. Leberbeteiligung im Verlauf einer akuten intestinalen A.; **b)** hämatogene embolische Verschleppung der Err. (auch bei klin. symptomarmer Amöbenruhr) in die Leber führt zu disseminierten, meist jedoch herdförmigen Leberzellnekrosen (Leberabszess) vorwiegend im re. Leberlappen; Verlauf: ruhend chron., invasiv perakut mit Perforationsgefahr od. Durchwanderung in Pleurahöhle, Perikard od. Peritoneum; Diagn.: s. Leberabszess; Ther.: Metronidazol, Tinidazol, Ornidazol, Chloroquin, Dehydroemetin; zur Beseitigung der oft gleichzeitig bestehenden Darmlumeninfektion Diloxanidfuroat; **c)** seltene extraintestinale Kompl.: A. des Perikards, des Gehirns, der Haut u. a. Organe.

Amoebida (↑) n pl**:** Amöben*.

amöboid (↑; -id*)**:** (engl.) amoeboid; amöbenähnlich; z. B. die durch chemotaktische Reize ausgelöste Zellbewegung von Leukozyten u. Makrophagen.

Amok: (engl.) amuck; reaktiver Erregungszustand, bei dem es zu plötzlichen ungerichteten Gewaltausbrüchen (massive fremd- u. autoaggressive Handlungen) mit Hypermotorik (sog. Bewegungssturm) kommt, denen ein schwerer Erschöpfungszustand folgt; meist mit Amnesie für die Episode; Vork. bei cholerischen, leicht zu kränkenden Personen u. entspr. Persönlichkeitsstörungen. Vgl. Störungen, dissoziative. G. St.-I.

Amor|bogen (lat. amor Liebe)**:** (engl.) Cupid's bow; syn. Kupidobogen; der geschwungene Bogen der Oberlippe.

a|morph (A-*; -morph*)**:** (engl.) amorphous; formlos, unkristallin, ohne scharfe Begrenzung.

Amoss-Zeichen (Harold L. A., Int., Baltimore, 1886–1957)**:** syn. Dreifußzeichen*.

A|motio (Ab-*; Mot-*) f**:** syn. Ablatio; Ablösung.

A|motio choroideae (↑; ↑; Chorio-*; -id*) f**:** syn. Ablatio choroideae; Aderhautabhebung; **Urs.:** Exsudation unter die Aderhaut bei länger andauerndem niedrigem Augeninnendruck* (z. B. nach Glaukomoperation), Entz. der Aderhaut od. Sklera, Unterblutung (inf. Op., Trauma).

Amoxi|cillin (INN) n**:** halbsynthet. Breitband-Penicillin (Ampicillin-Derivat); s. Ampicillin; vgl. Penicilline.

AMP: Abk. für **1.** (biochem.) **A**denosin**m**ono**p**hosphat; s. Adenosinphosphate (Abb.), cAMP; **2.** (pharmaz.) **A**rznei**m**ittel**p**rüfung*.

Ampere (André Marie Ampère, Phys., Mathematiker, Paris, 1775–1836) n**:** SI-Basiseinheit der elektrischen Stromstärke*; Einheitenzeichen A; 1 A ist die Stärke eines durch zwei im Vakuum parallel im Abstand von 1 m angeordneten Leitern von vernachlässigbar kleinem Querschnitt kontinuierl. fließenden elektr. Stroms, der zw. den Leitern pro Meter Leiterlänge eine Kraft von $F = 2 \times 10^{-7}$ Newton hervorruft. Vgl. Einheiten.

Amphet|amin n**:** (engl.) amphetamine; Phenylethylaminderivat; indirekt wirkendes Sympathomimetikum, dessen Wirkung weitgehend dem Noradrenalin* entspricht; **cave:** Suchtgefahr! **Verw.:** bei Narkolepsie*; vgl. Psychopharmaka, Abhängigkeit, Doping, Ecstasy.

Amphi-: Wortteil mit der Bedeutung beidseitig, ringsum; von gr. ἀμφί.

Amphi|arthrosis (↑; Arthr-*; -osis*) f**:** s. Gelenkformen.

amphi|bol (gr. ἀμφίβολος)**:** (engl.) amphibolic; zweideutig, schwankend.

amphi|trich (Amphi-*; Trich-*)**:** (engl.) amphitrichous; Form der Begeißelung von Bakt., bei der sich die Geißeln* an den gegenüber liegenden Polen des Bakt. befinden; z. B. bei Spirillen; vgl. lophotrich, peritrich, monotrich.

Amphi|zyten (↑; Zyt-*) m pl**:** veraltete Bez. für Mantelzellen*.

Ampho|lyte n pl**:** Kurzbez. für **ampho**tere Elektro**lyte**; s. Stoffe, amphotere.

Ampho|tericin B n**:** Antimykotikum aus der Gruppe der Polyene (vgl. Antimykotika); therap. wirksam bei Candidose, tropischen Mykosen durch Histoplasma capsulatum, Coccidioides immitis, Blastomyces-Arten u. Paracoccidioides brasiliensis sowie bei Sporothrix-Mykose, Cryptococcus-Mykose u. Systemmykosen durch Schimmelpilze der Gattung Aspergillus u. der Ordnung Mucorales; auch in Komb. mit Flucytosin* verwendet; **UAW:** Fieber, Schüttelfrost, Kopfschmerz, Blutbildveränderungen, Nephro-, Neuro- u. Hepatotoxizität.

Ampi|cillin (INN) n**:** syn. D-(-)-α-Aminobenzylpenicillin; halbsynthet. Breitband-Penicillin (s. Penicilline) mit bakterizider Wirkung auf grampositive Bakterien (Ausnahme: Penicillinasebildner), ferner auf gramnegative Kokken, Haemophilus, E. coli, Salmonellen u. Shigellen;

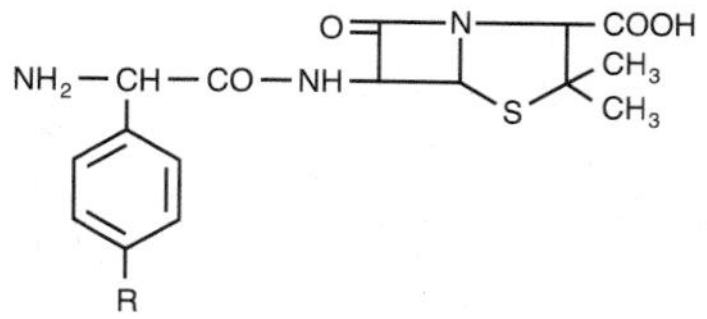

Ampicillin:
R = H: Ampicillin
R = OH: Amoxicillin

Verw.: bei akuten u. chron. bakteriellen Inf. mit ampicillinempfindl. Erregern, z. B. Sepsis, Meningitis, Inf. des HNO-Bereichs, der Atemwege, des Urogenital- u. Magen-Darm-Trakts; **Kontraind.:** Penicillinallergie; **UAW:** gastrointestinale Störungen, allerg. Reaktionen, Ampicillinexanthem.

Ampi|cillin|ex|anthem (Exanthem*) n**:** (engl.) ampicillin rash; pathogenetisch unklares, makulöses (nicht IgE-mediertes) Exanthem, das zu 5–20 % während od. nach Ampicillintherapie auftritt (begünstigt durch gleichzeitige Gabe von Allopurinol, Bestehen von Niereninsuffizienz od. chron. lymphat. Leukämie u. zu fast 100 % bei gleichzeitiger Mononucleosis* infectiosa u. Zytomegalie-Virus-Infektion); Abklingen meist unter der Ther.; nicht identisch mit Penicillinallergie*.

A

Am|pli|fikation (lat. amplificare erweitern) f: (engl.) amplification; **1.** (molekulargenet.) Vervielfältigung einer Basensequenz* (eines DNA-Abschnitts), z. B. i. R. der Polymerase*-Kettenreaktion; **2.** (psychol.) in der Psychoanalyse Erweiterung des Trauminhalts durch assoziativen Vergleich der Traumbilder mit mythischen od. religiösen Bildern.

Amplitude (lat. amplitudo Umfang, Größe, Weite) f: größter vorkommender Momentanwert einer Wechselgröße; bei Schwingungen u. Wellen max. Auslenkung aus der Ruhelage (Schwingungsweite); z. B. Pulsamplitude*, Blutdruckamplitude*.

Amprena|vir (INN) n: Abk. APV; Virostatikum (Proteasehemmer); **Verw.:** bei Infektion mit HIV* als Teil einer antiviralen Kombinationstherapie*; **UAW:** gastrointestinale Störungen, z. T. schwer wiegende Hautausschläge; **Kontraind.:** zeitgleiche Behandlung mit Substanzen, die eine geringe therap. Breite besitzen u. Substrat des Zytochrom-P-4503A4-Isoenzyms der Leber sind; **cave:** vielfältige Wechselwirkungen mit anderen Substanzen aufgrund der Beeinflussung des Leberstoffwechsels. Vgl. Virostatika. R. Leh.

Ampulla (lat.) f (pl Ampullae): bauchiges Gefäß, Kolben; (anat.) Erweiterung.

Ampulla canaliculi lacrimalis (↑) f: kleine Erweiterung an der Umbiegungsstelle der Tränenkanälchen.

Ampulla. ductus de|ferentis (↑) f: Erweiterung des Samenleiters vor dem Übergang in den Ductus ejaculatorius.

Ampulla epi|phrenica (↑) f: Erschlaffung des unteren Ösophagussegments zu einer etwa 1,5-2,5 Sek. nach dem Schluckakt röntg. sichtbaren ampullären Figur; kein pathol. Befund; **DD:** Hiatushernie*.

Ampulla hepato|pan|creatica (↑) f: Erweiterung des gemeinsamen Endstücks des Ductus choledochus u. Ductus pancreaticus innerh. der Papilla duodeni major.

Ampulla membranacea anterior, lateralis, posterior (↑) f: Erweiterung der häutigen Bogengänge in der Nähe des Utriculus.

Ampulla ossea anterior, lateralis, posterior (↑) f: Erweiterung der Crura ampullaria der knöchernen Bogengänge.

Ampulla recti (↑) f: erweiterter Abschnitt des Mastdarms oberh. des Canalis analis; vgl. Darm.

Ampulla tubae uterinae (↑) f: erweiterter Abschnitt des Eileiters zwischen Tubentrichter u. Tubenenge.

Ampulle (↑) f: (engl.) ampule; (pharmaz.) Glasbehältnis mit Hals für zu injizierende Arzneimittel.

Amputat (lat. amputare ringsum abschneiden) n: (engl.) amputated limb; abgetrennter Extremitätenteil.

Amputation (↑) f: syn. Ablatio, Absetzung; **Formen: 1.** traumatisch bedingte A. von Gliedmaßen(teilen); auch subtotal (partiell) mit Durchtrennung wichtiger anat. Strukturen, v. a. der Gefäße, unter Bestehenbleiben einer schmalen Gewebebrücke; **2.** op. Absetzen eines Körperteils bzw. einer Gliedmaße bei nicht rekonstruktionsfähigen arteriellen Durchblutungsstörungen, Tumorleiden od. schweren Verletzungen; **a)** Grenzzonenamputation: A. in Höhe der Demarkation von durchblutetem Gewebe zur Nekrose; **b)** Gliedmaßenamputation: A. einer Extremität; Lokalisation auch abhängig von der Weichteildurchblutung; als Exartikulation A. einer Gliedmaße im Gelenk. Vgl. Mastektomie, Pirogoff-Operation.

Amputations|neurom (↑; Neur-*; -om*) n: (engl.) amputation neuroma; s. Neurom.

Amrinon (INN) n: Phosphodiesterasehemmer*; **Verw.:** zur Kurzzeitbehandlung der schweren Herzinsuffizienz; **Kontraind.:** schwere Niereninsuffizienz, Thrombopenie, schwere Hypovolämie; **UAW:** Herzrhythmusstörungen, Thrombopenie, gastrointestinale Störungen u. a.

AMS: Abk. für **A**ntikörper**m**angel**s**yndrom*.

Am|sacrin (INNv) n: Zytostatikum; **Verw.:** zur Induktions- u. Erhaltungstherapie bei akuter myeloischer u. lymphatischer Leukämie; **UAW:** Knochenmarkschädigung, Leberfunktionsstörung, Magen-Darm-Beschwerden; vgl. Zytostatika.

Amsler-Netz (Marc A., Ophth., Schweiz, 1891–1968): syn. Gitternetz*.

Am-System n: abgeleitet von **A**lphaketten**m**arker; genet. Polymorphismus* der Alpha-2-Ketten der IgA_2-Immunglobuline. Die sich in ihrer Aminosäuresequenz unterscheidenden Varianten A_2m (1) u. A_2m (2) werden autosomal-kodominant vererbt; Häufigkeit von A_2m (1) bei Weißen fast 100 %, bei Asiaten 50–80 %, bei Schwarzen 30–50 %. Vgl. Serumgruppen.

Amts|arzt: (engl.) medical officer; der beamtete Leiter eines staatl. od. kommunalen Gesundheitsamts, dessen Funktionen seine Aufgaben bestimmen: Aufsicht über Einrichtungen u. Berufe des Gesundheitswesens, ferner Aufgaben im Bereich der Hygiene, gesundheitl. Vorsorge, Beratung od. Begutachtung. Ein A. ist kaum therap. tätig. Grundlage der amtsärztl. Tätigkeit in der Bundesrepublik Deutschland ist das Reichsgesetz über die Vereinheitlichung des Gesundheitswesens mit den Durchführungsverordnungen von 1934/35, soweit nicht durch Landesgesetze (Bayern, Bremen, Berlin, Mecklenburg-Vorpommern, Rheinland-Pfalz, Saarland, Sachsen, Sachsen-Anhalt, Schleswig-Holstein) abgelöst. Die Ausbildung der Amtsärzte erfolgt in Akademien für Staatsmedizin bzw. öffentliches Gesundheitswesen.

AMV: Abk. für **A**tem**m**inuten**v**olumen*.

Amygdala (gr. ἀμυγδάλη) f: Mandel; s. Telencephalon.

Amygdalae oleum (↑) n: Mandelöl*.

Amygdalin (↑) n: cyanogenes pflanzl. Glykosid aus Mandelsäurenitril u. Gentiobiose (z. B. in Bittermandeln, Steinobstkernen, Bambussprossen, Maniok); Emulsin* u. bakterielle Glykosidasen* hydrolysieren A., Glukose, Benzaldehyd u. Blausäure (HCN) entstehen dabei. Die Aufnahme von 5–10 bitteren Mandeln ist für Kleinkinder tödlich! Vgl. Blausäurevergiftung.

Amylasen (gr. ἄμυλον Stärkemehl) f pl: (engl.) amylases; Enzyme (Hydrolasen), die alpha-1,4-glykosidische Bindungen von Stärke* (Amylum) u. Glykogen* intramolekular spalten; **1.** Alphaamylasen (syn. Endoamylasen) hydrolysieren im Inneren der Polyglukosekette; Dextrine*, Maltose* u. Isomaltose entstehen als Endprodukte; Vork. beim Menschen v. a. im Pankreas- u. Parotissekret; Bestimmung im Serum u./od. Urin zur Diagn. von Pankreatitis u. Parotitis mittels zusammengesetztem optischem Test*; **2.** Betaamylasen (syn. Exoamylasen) spalten vom nichtreduzierenden Ende Maltose ab; Vork. nur in Pflanzen (z. B. Getreidekeimen) u. Mikroorganismen; **3.** Gammaamylase (Exo-1,4-α-Glu-

Amyloidose
Einteilung nach Art des beteiligten Proteins

Amyloidtyp	Vorläuferprotein im Serum	Klinisches Syndrom
AL A-Kappa A-Lambda	monoklonale leichte Immunglobulinketten (Lambda od. Kappa)	B-Zell-Tumoren wie multiples Myelom (5–11%), Bence-Jones-Plasmozytom, Waldenström-Krankheit, benigne Gammopathie; entspricht der früheren Bez. primäre Amyloidose
AA	Serum-Amyloid-A (SAA)	Amyloidose reaktiv bei chronischen Entzündungen wie rheumatoide Arthritis (5–12%), Spondylitis ankylosans, Colitis ulcerosa, Osteomyelitis, Tuberkulose, Lepra, familiäres Mittelmeerfieber oder Tumoren (Hypernephrom, Morbus Hodgkin); entspricht der früheren Bez. sekundäre Amyloidose idiopathische Amyloidose vom AA-Typ
AB	Beta-2-Mikroglobulin	Dialyse-Arthropathie
AF_p	Präalbumin-Homolog	hereditäre Amyloidose bei portugiesischen familiären Polyneuropathien
AE_t	Calcitonin-Homolog	idiopathisch bei medullärem Schilddrüsenkarzinom
AS_{c1}	Präalbumin-Homolog	idiopathische senile Herzamyloidose
ASb	unbekannt	idiopathische senile und präsenile Gehirnamyloidose
unbekannt	unbekannt	Haut-, Corneaamyloid, Knorpelamyloid u. a.

kosidase, syn. Glukoamylase, saure Maltase): spaltet vom nichtreduzierenden Molekülende Glukose ab; Vork. v. a. in den Lysosomen von Leber- u. Nierenzellen. Vgl. Referenzbereiche (Tab.).

Amylin n: (engl.) amyline, islet amyloid polypeptide (Abk. IAPP); Polypeptid (37 Aminosäuren), das mit Insulin in den B-Zellen der Langerhans*-Inseln gespeichert wird (Amylin:Insulin 1:100); physiol. **Funktion:** z. T. noch unklar; verlangsamt die Magen-Darm-Passage, hemmt die Glukagonfreisetzung u. verursacht wahrscheinl. Ablagerungen von Amyloid* bei Pat. mit Diabetes* mellitus Typ 2.

Amyl|nitrit n: (engl.) amyl nitrite; Ester der salpetrigen Säure, flüchtige, explosive Flüssigkeit mit gefäßerweiternder, kurzfristig blutdrucksenkender u. spasmolytischer Wirkung; **Verw.:** früher zur Inhalation bei Angina pectoris, Asthma bronchiale u. Migräne; missbräuchlich zur sexuellen Stimulation (sog. Poppers).

Amylo-1,6-Glukosidase (gr. ἄμυλον Stärkemehl; Glukosidasen*) f: syn. Debranching*-Enzym.

Amyloid (↑; -id*) n: i. R. der Amyloidose* extrazellulär sich ablagernder Glykoproteinkomplex; definiert durch histochem. Affinität zu Kongorot u. grüne Doppelbrechung im polarisierten Licht; ultrastrukturell starre, nicht verzweigte Fibrillen mit einem Durchmesser von ca. 10-15 nm u. einer Länge von 1000 nm, deren Filamente sich in β-Faltblattstruktur anordnen. Zur weiteren Differenzierung einzelner Subtypen können die unterschiedlichen antigenen Eigenschaften der versch. Amyloidformen herangezogen werden. **Klassifizierung: 1.** Amyloid-A (Abk. AA): MG 8500, 76 linear angeordnete Aminosäuren; antigenisch verwandt mit Serum-Amyloid-A, das sich im Serum bei akuten u. chron. Infektionen, Tumoren u. im Alter findet (s. Akute-Phase-Proteine); **2.** Amyloid-L (Abk. AL): Homolog zum N-terminalen Ende von variablen Leichtketten der Immunglobuline; MG 5000–25 000; **3.** Amyloid-B (Abk. AB): Homolog zum Beta-2-Mikroglobulin, das Strukturbestandteil der Klasse-1-Antigene des HLA*-Systems ist; **4.** Amyloid-F (Abk. AF) u. Amyloid-S (Abk. AS): Homologe zum Präalbumin; **5.** hereditäre Formen: hier finden sich versch. Proteinstrukturen mit Homologien zu Präalbumin.

Amyloidose (↑; ↑; -osis*) f: (engl.) amyloidosis; bindegewebige u. perivaskuläre Ablagerung von fibrillären Proteinen (Amyloid*) u. nachfolgende Störung des Stoffaustauschs an einer od. mehreren Körperstellen; betroffene Organe sind vergrößert, konsistenzvermehrt, hart u. im Autopsiematerial speckig-glänzend. Bei Befall von Organen (Leber, Herz, Niere, Knochenmark, Magen-Darm-Trakt, Atemwege u. Lunge, Haut) resultiert Insuffizienz u. ggf. Funktionsverlust, am peripheren Nervensystem kommt es zu Ausfällen (Polyneuropathien); Befall ligamentärer Strukturen führt zu Kompressionen (z. B. Karpaltunnelsyndrom), an Gelenken zu arthritischen Bildern. **Diagn.:** zuverlässig nur aus Biopsiematerial möglich aufgrund des typ. Färbeverhaltens mit Kongorot u. charakterist. Doppelbrechung im polarisierten Licht. Weitere Diffe-

A

renzierung erfolgt immunhistochemisch an Gewebeschnitten mit Hilfe von spezif. Antikörpern. Primäre Biopsieorte sind Rektumschleimhaut (Trefferquote ca. 85 %), Retinaculum flexorum (Trefferquote ca. 100 %) u. Knochenmark (Trefferquote ca. 40 %); zusätzlich befallene Organe. **Serol.:** Im Serum findet sich gelegentl. ein abnormes Protein (Vorläuferprotein), das entw. ein Akute-Phase-Protein (Serum-Amyloid-A) od. ein Homolog physiol. Proteine od. Lambda-Ketten der Immunglobuline (AL-Protein) dar-

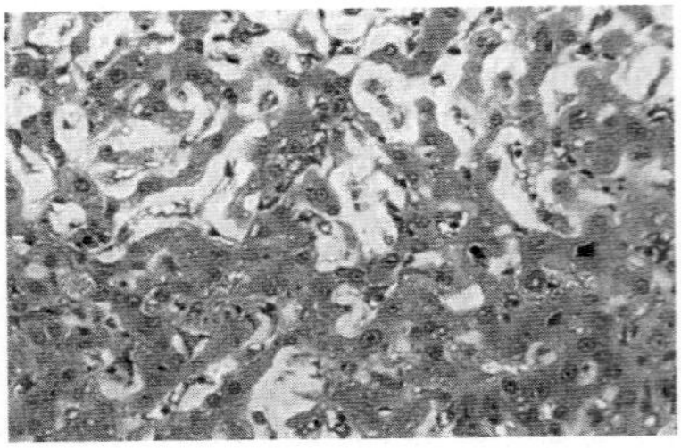

Amyloidose:
histologisches Bild bei Amyloidose der Leber [62]

stellt. **Einteilung** nach Art des beteiligten Proteins (s. ums. Tab.). **Klin.:** sehr unterschiedlich; insbes. Herzbeteiligung führt über zunehmende Herzmuskelschwäche od. schwer beherrschbare Rhythmusstörungen rasch zum Tod. Bei Nierenbeteiligung stehen ein nephrotisches Syndrom od. Zeichen der terminalen Niereninsuffizienz im Vordergrund. **Ther.:** i. d. R. wenig Erfolg versprechend; neben organbezogenen symptomatischen Maßnahmen sollte bei der AA-A. die Grundkrankheit behandelt werden. Eine Mobilisierung der abgelagerten Amyloidmassen mit Hilfe von DMSO kann versucht werden. Die lebenslange Gabe von Colchicin kann im Fall des fam. Mittelmeerfiebers das Amyloidoserisiko senken. Bei der A. vom AL-Typ kann die zytostatische Behandlung des ursächlich verantwortl. B-Zell-Tumors erwogen werden. Umschriebene Amyloidablagerungen bedürfen für gewöhnl. keiner Therapie. **Progn.:** abhängig vom Befallmuster, insbes. bei Herzbeteiligung ungünstig; lokal umschriebene A. sind i. d. R. harmlos.

Amyloidosis cutis (↑; ↑; ↑; Cut-*) f: Amyloidablagerung in der Haut; **Vork.: 1.** primär kutan als Lichen amyloidosus (stark juckende, graubraune Papeln meist an den Unterschenkeln) od. makulöse Hautamyloidose (juckende, hyperpigmentierte, ovale Flecken); **2.** sekundär kutan in Hauttumoren od. altersbedingten Hautveränderungen; **3.** i. R. einer systemischen Amyloidose*.

Amylo|pektin (↑) n: (engl.) amylopectin; der inf. alpha-1,6-glykosidischen Bindungen verzweigte Anteil der Stärke* neben Amylose*; in Kartoffel- u. Kornstärke zu 70–80 % enthalten; Spaltung durch Maltase (s. Disaccharidasen) u. Isomaltase.

Amylo|pektinose (↑; -osis*) f: (engl.) amylopectinosis; Glykogenose Typ IV; s. Glykogenosen.

Amylose (↑) f: linear alpha-1,4-glykosidisch verknüpfte Polyglukose; Bestandteil von Stärke* u. Glykogen*; Spaltung durch Amylasen*.

Amylum (↑) n: Stärke*.

A|myo|plasia con|genita (A-*; My-*; -plasie*) f: sporadisch auftretende eigenständige klinische Erscheinungsform der Arthrogryposis*-multiplex-congenita-Syndrome mit weitgehendem Fehlen der Muskulatur. J. Kun.

A|myo|tonie (↑; ↑; Ton-*) f: (engl.) amyotonia; syn. Myatonie; verringerter bis fehlender Muskeltonus; vgl. Floppy infant.

A|myo|trophie (↑; ↑; Troph-*) f: (engl.) amyotrophy; Muskelatrophie*.

An-: auch A-; Wortteil mit der Bedeutung Un-, -los, -leer; von gr. ἀ (privativum).

-an: Endung, die in der systemat. Nomenklatur der org. Chemie das Vorliegen eines gesättigten Kohlenwasserstoffs anzeigt; z. B. Butan: CH_3—CH_2—CH_2—CH_3; vgl. -en, -in.

ANA: Abk. für **a**nti**n**ukleäre **A**ntikörper*.

Ana-: Wortteil mit der Bedeutung auf(wärts), nochmals; von gr. ἀνά.

Anabolika (gr. ἀναβάλλειν aufwerfen) f pl: (engl.) anabolics; Substanzen, die eine pos. Stickstoffbilanz* erzielen u. Wachstumsprozesse beschleunigen; **1.** A. i. e. S.: von Androgenen abgeleitete (anabole) Steroide, z. B. Nandrolon, Clostebol, Metenolon; **2.** Aromatasehemmer*; **3.** Betasympathomimetika, z. B. Clenbuterol; **Verw.:** anabole Steroide z. B. bei aplast. Anämie u. Osteoporose; häufiger Missbrauch von A. zum Muskelaufbau (s. Doping); **Kontraind.:** Schwangerschaft, Prostatakarzinom, Leberfunktionsstörung; **UAW:** Virilisierung bei Frauen, Hodenatrophie u. Azoospermie bei Männern, Leberfunktionsstörung, Aggressivität.

Ana|bolismus (↑) m: (engl.) anabolism; syn. Assimilation; Aufbaustoffwechsel; i. e. S. Proteinaufbau; Gegenteil: Katabolismus; vgl. Stoffwechsel.

Ana|chorese (gr. ἀναχώρησις Rückzug) f: (engl.) anachoresis; **1.** (infektiolog.) Absiedelung pathol. Mikroorganismen an einem bereits sanierten Herd; **2.** (psychiatr.) Rückzug od. Abkapselung von der Mitwelt; vgl. Kontaktstörung.

An|aemia perniciosa (Anämie*) f: s. Anämie, perniziöse.

An|ämie (gr. ἀν- -los, -leer; αἷμα Blut) f: (engl.) anemia; sog. Blutarmut; Verminderung von Erythrozytenzahl, Hämoglobinkonzentration u./od. Hämatokrit unter die altersentsprechenden u. geschlechtsspezif. Referenzwerte; da sich diese drei Parameter nicht immer gleichsinnig verändern, empfiehlt sich bei Verdacht auf eine A. deren gleichzeitige Bestimmung. Die Verminderung eines dieser Parameter ist nur dann ein Zeichen für eine A., wenn das Blutvolumen normal ist (meist bei chron. A.), nicht jedoch bei akuten stärkeren Blutverlusten, Exsikkose* (Pseudopolyglobulie) u. Hydrämie* (Pseudoanämie). Die Berechnung der Erythrozytenindizes (MCV, MCH, MCHC) erlaubt eine **Einteilung** der A. nach **Morphol.** u. **Hämoglobingehalt** der Erythrozyten (mikro-, normo- od. makrozytär, hypo-, normo- od. hyperchrom); Einteilung nach der **Ätiol.** z. B. in posthämorrhagische A., Schwangerschaftsanämie*, Tumoranämie*, Infektanämie*, Mangelanämien*; Einteilung nach der **Pathogenese:** s. Tab. **Klin.:** inf. der verminderten Sauerstofftransportkapazität des Bluts v. a. Störungen sauerstoffabhängiger Stoffwechsel- u. Organfunktionen; bei akuter Entw. (z. B. Blutverlust) Sympt. des Schocks*; bei chron. Entw. oft langsam progredienter Verlauf mit Leistungsabfall, Müdigkeit, Ruhe- u. Belastungsdyspnoe, Tachykardie, großer Pulsamplitude u. funktionellen systolischen Herzgeräuschen, selten Angina pectoris, Claudicatio intermittens u. Zeichen einer Herzinsuffizienz.

An|äm|ie, alimentäre (↑; ↑) f: (engl.) nutritional anemia; s. Mangelanämien.

An|äm|ie, a|plastische (↑; ↑) f: (engl.) aplastic anemia; auch aregeneratorische Anämie; durch Verminderung des blutbildenden Knochenmarks hervorgerufene Panzytopenie* mit normochromer Anämie inf. Störung der Stammzellproliferation; **Vork.: 1.** angeboren (z. B. Fanconi*-Anämie); **2.** erworben, z. B. nach Einnahme best. Medikamente (Chloramphenicol, Phenylbutazon, Methimazol, Goldsalze u. a.) od. Kontakt mit Insektiziden, i. R. von Infektionen (Hepatitis), Schwangerschaft, immun. Störungen u. bei Thymomen. Vgl. Syndrom, aplastisches.

An|äm|ie, auto|im|mun|hämo|lytische (↑; ↑) f: (engl.) autoimmune hemolytic anemia; s. Anämie, hämolytische.

An|äm|ie, chronisch-refraktäre (↑; ↑) f: (engl.) refractory sideroblastic anemia; s. Anämie, sideroachrestische.

An|äm|ie, dys|erythro|poetische (↑; ↑) f: s. Anämie, kongenitale dyserythropoetische.

An|äm|ie, enzymo|penische (↑; ↑) f: (engl.) enzyme deficiency hemolytic anemia; Anämie inf. von Erythrozytenenzymopathien*.

An|äm|ie, hämo|lytische (↑; ↑) f: (engl.) hemolytic anemia; durch beschleunigten Erythrozytenabbau bzw. verkürzte Erythrozytenlebensdauer od. Hämolyse* bedingte Anämie mit kompensator. gesteigerter Erythropoese*, Retikulozytose* u. Anstieg des indirekten Bilirubins* im Serum, evtl. Hämoglobinämie* u. Hämoglobinurie*; **Formen: 1.** erythrozytär bedingte h. A., z. B. bei hereditärer Sphärozytose, hereditärer Elliptozytose, Thalassämie, Akantho- u. Stomatozytose, Hämoglobinopathien u. Erythrozytenenzymopathien; **2.** extraerythrozytär bedingte h. A.: **a)** bei Infektionen, z. B. Malaria; **b)** physik. bedingt, z. B. nach Verbrennungen, Herzklappenersatz, bei Marschhämoglobinurie; **c)** chem. bedingt, z. B. durch Arsenwasserstoff, Phenylhydrazin, bei Methämoglobinämie; **d)** immun. bedingte h. A. durch reguläre (Alloagglutinine*) od. irreguläre Blutgruppenantikörper* (sog. serogene erworbene h. A.), z. B. bei Morbus hae-

Anämie
Einteilung nach der Pathogenese

I. Anämien durch übermäßigen Blutverlust
- akute Blutungsanämie
- chronische Blutungsanämie

II. Anämien inf. verminderter od. ineffektiver Erythropoese
- hypochrome mikrozytäre Anämien
- Eisenmangelanämie
- Anämie bei Eisentransportstörungen durch Atransferrinämie
- Anämie bei Eisenverwertungsstörungen (sideroachrestische Anämie)
- Anämie bei Eisenwiederverwertungsstörungen inf. chronischer Krankheiten
- normochrome normozytäre Anämien
- hypoproliferative Anämie
  - Anämie bei Nierenkrankheiten (nephrogene Anämie)
  - Anämie bei Endokrinopathien (Myxödem) und Hypophysenunterfunktion
  - Anämie bei Eiweißmangel (Eiweißmangelanämie)
- hypoplastische od. aplastische Anämie
- myelopathische Anämie (bei Erkrankungen des Knochenmarks)
- megaloblastäre Anämien
- Anämie durch Vitamin-B_{12}-Mangel (perniziöse Anämie)
- Anämie durch Folsäuremangel (Folsäuremangelanämie)
- Anämie durch Kupfermangel
- Anämie durch Ascorbinsäure-Mangel

Anämie (Fortsetzung)
Einteilung nach der Pathogenese

III. Anämien inf. übermäßigen Erythrozytenabbaus (hämolytische Anämie)
- hämolytische Anämien durch vorwiegend extraerythrozytäre Störungen
  - Anämie inf. Hyperaktivität des Monozyten-Makrophagen-Systems
  - Anämie inf. Hypersplenismus, Splenomegalie
  - immunhämolytische Anämie
    - immunologisch bedingte hämolyt. Anämie
    - autoimmunhämolytische Anämie
      - durch Wärmeantikörper
      - durch Kälteantikörper
        - Kälteagglutininkrankheit
        - paroxysmale Kältehämoglobinurie
    - paroxysmale nächtliche Hämoglobinurie (durch Komplementaktivierung)
  - Anämie inf. mechanischer Schädigungen der Erythrozyten
    - traumatische hämolytische Anämie (mikroangiopathische hämolytische Anämie)
    - Hämolyse durch Infektionserreger
- hämolytische Anämien durch vorwiegend intraerythrozytäre Defekte
  - Anämien durch Veränderungen an der Erythrozytenmembran
    - angeb. Erythrozytenmembrandefekte
      - erythropoetische Porphyrie
      - hereditäre Sphärozytose
      - hereditäre Elliptozytose
    - erworbene Erythrozytenmembrandefekte
      - Stomatozytose
      - Anämie inf. Hypophosphatämie
  - Anämien inf. Störungen des Erythrozytenstoffwechsels bei angeborenen Erythrozytenenzymopathien
    - Defekte der Glykolyse
    - Defekte des Pentosephosphatzyklus (Glukose-6-phosphat-Dehydrogenasemangel)
  - Anämien durch Hämoglobinsynthesestörungen (Hämoglobinopathien)
    - Sichelzellenanämie
    - Hämoglobin-C-Krankheit
    - Hämoglobin-S-C-Krankheit
    - Hämoglobin-E-Krankheit
    - Thalassämien
    - Hämoglobin-S-Beta-Thalassämie

A

molyticus, paroxysmaler Kältehämoglobinurie, Kälteagglutininkrankheit, Transfusionshämolyse; **e)** autoimmun. bedingte h. A. durch antierythrozytäre Autoantikörper*; Vork. in ca. 50 %

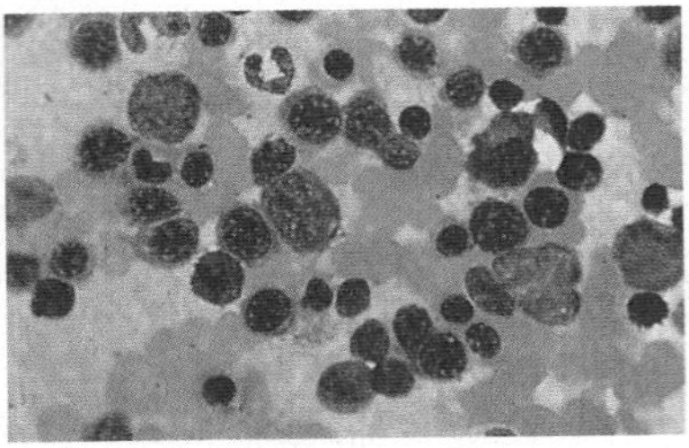

Anämie, hämolytische: autoimmunhämolytische Anämie, Knochenmarkausstrich (Pappenheim-Färbung); im Vergleich zur Granulozytopoese erheblich gesteigerte Erythropoese [181]

symptomat., z. B. bei Kollagenosen, chronisch-lymphat. Leukämie od. als idiopath. autoimmunhämolytische Anämie mit inkompletten, meist gegen Rhesus-Blutgruppenantigene gerichteten Wärmeantikörpern (sog. erworbene h. A. Typ Widal), selten akut verlaufend (Typ Lederer-Brill) mit Fieber, abdominalen Schmerzen, Oligurie u. günstiger Progn., häufiger als chron. makrozytäre h. A. (Typ Dyke-Young) mit schleichender Entw., oft Splenomegalie, evtl. Normoblasten im Blutausstrich, häufig Erythrozytenphagozytose im Sternalpunktat, sehr variablem Verlauf u. zweifelhafter Progn.; **f)** immun. bedingte, medikamentös induzierte h. A. inf. einer Induktion von antierythrozytären Antikörpern durch best. Medikamente bzw. von Antikörpern, die gegen den Erythrozyten-Medikamenten-Komplex gerichtet sind od. durch Immunadsorption von komplementbindenden Immunkomplexen (Medikament-Antikörper-Komplexe) an die Erythrozytenoberfläche; kann z. B. auftreten nach therap. Anw. von Alphamethyldopa u. Mefenaminsäure (medikamentös induzierte autoimmunhämolyt. Anämie), Penicillinen, Stibophen, Chinin, Chinidin, PAS, Phenacetin, Antistin, Sulfonamiden, INH, Chlorpromazin, Pyramidon, Dipyron. Der zeitliche Zus. mit der Medikamentenanwendung ist diagn. wichtig (serol. Antikörpernachweis ist meist nur während dieser Zeit mögl.); die medikamentös bedingte h. A. ist nur selten stark ausgeprägt u. verschwindet i. d. R. nach Absetzen des auslösenden Medikaments spontan.

An|ämie, hyper|chrome (↑; ↑) f: (engl.) hyperchromic anemia; s. Anämie.

An|ämie, hypo|chrome (↑; ↑) f: (engl.) hypochromic anemia; s. Anämie.

An|ämie, kon|genitale dys|erythro|poetische (↑; ↑) f: (engl.) congenital dyserythropoetic anemia; seltene, fam. vorkommende, therap. nicht beeinflussbare Anämie mit hochgradig ineffektiver Erythropoese*; Einteilung nach der Morphologie der Erythroblasten* in drei **Formen: Typ I:** Megaloblasten* mit internukleären Chromatinbrücken; **Typ II:** Vielkernigkeit u. Karyorrhexis der Erythroblasten ohne megaloblastäre Veränderungen; **Typ III:** Megalozyten* im Blut u. Auftreten von vielkernigen Gigantoblasten im Knochenmark.

An|ämie, leuko|erythro|blastische (↑; ↑) f: (engl.) leukoerythroblastic anemia; normo- bis hypochrome Anämie bei Osteomyelofibrose* (Anämie Typ Heuk-Assmann) od. Knochenmarkkarzinose*; im Blut Vorstufen der Granulozyto- u. Erythropoese inf. extramedullärer Blutbildung.

An|ämie, megalo|blastäre (↑; ↑) f: (engl.) megaloblastic anemia; hyperchrome, makrozytäre Anämie mit Megaloblasten* bei ineffektiver Erythropoese* inf. Folsäure- bzw. Cobalaminmangels; vgl. Anämie, perniziöse.

An|ämie, nephro|gene ↑; ↑) f: (engl.) nephrogenic anemia; syn. renale Anämie; Anämie bei chron. Niereninsuffizienz*, deren Schwere mit dem Ausmaß der Nierenfunktionseinschränkung korreliert (bei Harnstoffwerten über 100 mg/dl Serum Hämatokrit meist unter 30 %); **Urs.:** verminderte Produktion von Erythropoetin*, Eisenverlust bei Dialyse-Behandlung, Folsäuremangel, verkürzte Erythrozytenlebensdauer.

An|ämie, osteo|sklerotische (↑; ↑) f: (engl.) osteosclerotic anemia; leukoerythroblastische Anämie* bei Osteomyelofibrose*.

An|ämie, perniziöse (↑; ↑) f: (engl.) pernicious anemia; syn. Morbus Biermer, Perniciosa, Vitamin-B_{12}-Mangelanämie, sog. genuine p. A.; megaloblastäre Anämie* als häufigste Folge eines Mangels an Cobalamin* (Serumkonzentration <150 pg/ml); **Pathogenese:** v. a. verminderte Cobalaminresorption inf. verminderter od. fehlender Sekretion von Intrinsic*-Faktor durch Magenschleimhautatrophie (autoimmun. bedingt bei Gastritis* Typ A), auch beim Syndrom der blinden Schlinge, Fischbandwurminfektion, Ileitis, selten bei chron. Pankreatitis, Malabsorptionssyndrom sowie medikamentös bedingt (z. B. durch p-Aminosalicylsäure, Biguanide), evtl. auch durch unzureichende Zufuhr bei reinen Vegetariern. Bei vielen Pat. (ca. 90 %) sind im Serum versch. Autoantikörper gegen Parietalzellen der Magenschleimhaut u. häufig auch gegen den Intrinsic-Faktor sowie antithyroidale Antikörper nachweisbar. Ein gemeinsames Vork. mit Hypogammaglobulinämie ist beschrieben. Die p. A. tritt meist nach dem 45. Lj. auf; die seltene, sich bereits im Kindesalter manifestierende sog. juvenile p. A. wird durch eine isolierte Störung der Intrinsic-Faktor-Produktion, eine angeb. selektive Cobalaminresorptionsstörung im Ileum od. eine Resorptionsstörung durch einen biol. inaktiven Intrinsic-Faktors hervorgerufen. **Klin.:** meist langsam progrediente Entw. der Anämie mit entspr. schleichender Symptomatik, u. U. Hepatosplenomegalie; als häufiges Frühsyndrom Hunter*-Glossitis, zusätzl. meist gastrointestinale Beschwerden (Appetitlosigkeit, intermittierende Durchfälle, Obstipation, diffuse Bauchschmerzen) u. neurol. Sympt. (s. Myelose, funikuläre); häufig Gewichtsverlust, selten Fieber; **Diagn.:** makrozytäre Anämie (MCV >100 fl); im Blutausstrich Megalozyten, Aniso- u. Poikilozytose, basophile Tüpfelung der Erythrozyten, Jolly-Körperchen, verminderte Retikulozytenzahl, im Knochenmarkausstrich viele Megaloblasten* bei gesteigerter Erythropoese; in ca. 50 % Thrombopenie, spätere Entw. einer Leukopenie, Hyperbilirubinämie, Gastroskopie mit Biopsie zum Nachweis einer Gastritis, bei Magensaftuntersuchung his-

A

taminrefraktäre Achlorhydrie; zum Nachweis der Cobalaminresorptionsstörung v. a. Schilling-Test (Urinexkretionstest* I u. II); **cave:** gehäuftes Vork. eines Magenkarzinoms*; **Ther.:** parenterale Substitution von Cobalamin; evtl. lebenslange Erhaltungstherapie, wenn die Urs. der Resorptionsstörung nicht beseitigt werden kann; die alleinige Zufuhr von Folsäure ist kontraindiziert (evtl. fulminante Verschlechterung der neurol. Symptome).

An|ämie, renale (↑; ↑) f: syn. nephrogene Anämie*.

An|ämie, sidero|a|chrestische (↑; ↑) f: (engl.) sideroachrestic anemia; syn. sideroblastische Anämie, sog. chronisch-refraktäre Anämie; uncharakterist. verlaufende, unterschiedl. ausgeprägte Anämie mit partiell ineffektiver Erythropoese*; **Urs.:** Störung beim Einbau von Eisen in den Protoporphyrinring od. Störung der Protoporphyrinsynthese; **Formen: 1.** angeborene, geschlechtsgebunden-rezessiv erbl. s. A.; **2.** erworbene s. A.: **a)** primär (idiopathisch), geht in ca. 15–20 % der Fälle terminal in eine Leukämie über (sog. präleukämisches Syndrom); **b)** sekundär (symptomatisch), ausgelöst durch Pyridoxinmangel, Alkoholkrankheit, Bleiintoxikation, best. Medikamente (z. B. Antituberkulotika, Chloramphenicol), i. R. von rheumatischen Erkrankungen, Tumor- u. Knochenmarkerkrankungen (z. B. Plasmozytom, Osteomyelofibrose, Panmyelopathie) od. anderen Anämien (Thalassämie) u. chron. entzündl. Erkrankungen. **Diagn.:** mikrozytäre hypochrome od. makrozytäre Anämie, im Knochenmarkausstrich erythropoetische Hyperplasie mit Vermehrung von Sideroblasten >15 % (sog. Ringsideroblasten), normales od. erhöhtes Serumeisen, histol. Eisenablagerungen im Gewebe (z. B. Hämosiderose der Leber); **Ther.:** bei positivem Tryptophanbelastungstest* Pyridoxin oral, evtl. Eisenentzugsbehandlung mit Deferoxamin, bei lebensbedrohl. Anämie Bluttransfusion; **cave:** wegen mögl. Übergangs in eine Leukämie regelmäßige hämat. Überwachung!

An|ämie, sidero|blastische (↑; ↑) f: s. Anämie, sideroachrestische.

An|ämie Typ Dyke-Young (↑; ↑; Sidney C. D., zeitgen. Pathol., Großbritannien; Freida Y., Mitarbeiterin von D.) f: (engl.) Dyke-Young anemia; chron. verlaufende Form der idiopathischen autoimmun. bedingten hämolytischen Anämie*.

An|ämie Typ Heuk-Assmann (↑; ↑) f: s. Anämie, leukoerythroblastische.

An|ämie Typ Lederer-Brill (↑; ↑; Max L., amerikan. Pathol., 1885–1952; Nathan E. B.) f: (engl.) Lederer's anemia; akut verlaufende Form der idiopathischen, autoimmun. bedingten hämolytischen Anämie*.

An|ämie Typ Widal (↑; ↑; Georges F. W., Int., Pathol., Paris, 1862–1929) f: (engl.) Widal's anemia; idiopathische, autoimmun. bedingte hämolytische Anämie*.

an|aerob (An-*; Aer-*; Bio-*): (engl.) anaerobic; ohne Sauerstoff lebend.

An|aerobier (↑; ↑; ↑) m pl: (engl.) anaerobes; Bez. für Bakterienarten, die ausschl. in Abwesenheit von Sauerstoff (obligate A.) wachsen können; die Energiegewinnung erfolgt durch Gärung. Fakultative A. sind sowohl unter Sauerstoffabschluss als auch in dessen Gegenwart lebensfähig; Sauerstoff wird über Flavoenzyme als Elektronenakzeptor verwendet.

An|aero|biose (↑; ↑; ↑; -osis*) f: (engl.) anaerobiosis; syn. Anoxybiose; Leben unter absolutem Sauerstoffmangel mit Vergärung von Kohlenhydraten (s. Gärung); z. B. bei Mikroorganismen im Darm; bei Warmblütern 3,5–5 Min. ohne irreversible Organschäden mögl. (führt zu Milchsäureanhäufung im Blut; Tod inf. Herzinsuffizienz), Toleranzzeit kann durch Hypothermie* verlängert werden.

An|aesthesia dolorosa (Anästhesie*) f: lokaler Schmerz trotz völligen Ausfalls der Oberflächensensibilität im gleichen Areal; Vork. bei vollständiger Unterbrechung der Nervenleitung (z. B. bei Spinalnervenwurzelausriss).

An|ästhesie (gr. ἀναισθησία Unempfindlichkeit) f: (engl.) anesthesia; völlige Unempfindlichkeit gegen Schmerz-, Temperatur- u. Berührungsreize als erwünschtes Ergebnis einer Narkose*, Regionalanästhesie* od. Lokalanästhesie* od. inf. einer Störung des peripheren od. zentralen Nervensystems; vgl. Sensibilitätsstörungen.

An|ästhesie, balancierte (↑) f: (engl.) balanced anesthesia; Narkose* unter kombiniertem Einsatz von: **1.** kurzwirksamen Injektionsnarkotika* (z. B. Barbiturate) zur Einleitung; **2.** Analgetika* (Opioide, z. B. Fentanyl); **3.** peripheren Muskelrelaxanzien*; **4.** Inhalationsanästhetika* (z. B. Lachgas, Isofluran). Durch Verw. geringer Dosen der einzelnen Substanzen können UAW minimiert werden.

An|ästhesie, rücken|mark|nahe (↑) f: s. Kaudalanästhesie, Periduralanästhesie, Spinalanästhesie.

An|ästhesio|logie (↑; -log*) f: (engl.) anesthesiology; Lehre von den wissenschaftl. Grundlagen u. prakt. Erfordernissen der Allgemeinanästhesie (Narkose*) bzw. rückenmarknaher od. örtl. Betäubungsverfahren (Lokalanästhesie*); die **Aufgaben** des Anästhesiologen umfassen: präoperative Untersuchung des Pat., Wahl u. Durchführung des Narkoseverfahrens, Überwachung der Narkose (ggf. Blutersatz u. Schockbehandlung während einer Op.) u. postoperative Überwachung des Pat.; weiterhin Versorgung vital bedrohter Notfallpatienten (s. Notfallmedizin), Intensivmedizin* u. Schmerztherapie*.

An|ästhetika (↑) n pl: (engl.) anesthetics; Medikamente zur Erzeugung einer allgemeinen, regionalen od. lokalen Anästhesie*; s. Lokalanästhetika, Oberflächenanästhetika.

Ana|gen|haare (Ana-*; -gen*): (engl.) anagen hairs; Haare in der Wachstumsphase (mit Wurzelscheide); vgl. Haarwurzelstatus.

Ana|krotie (↑; gr. κροτεῖν klopfen, schlagen) f: (engl.) anacrotism; Schwankung, Erhebung im aufsteigenden Ast der Pulskurve.

An|akusis (An-*; gr. ἀκούειν hören) f: Taubheit*; vgl. Dysakusis.

Anal-: Wortteil mit der Bedeutung zum After gehörend, den After betreffend; von lat. anus.

Anal|ab|szess (↑; Abszess*) m: s. Abszess, perianaler.

Anal|a|tresie (↑; Atresie*) f: (engl.) anal atresia; angeb. Verschluss des Anorektums; Häufigkeit ca. 1:5000; s. Fehlbildung, anorektale.

An|albumin|ämie (An-*; Album-*; -ämie*) f: (engl.) analbuminemia; seltene rezessiv erbl. Anomalie mit Fehlen der Albumine* im Blutplasma; kaum klin. Erscheinungen; bei Frauen Neigung zu periodisch, meist prämenstruell, auftretenden Ödemen, gelegentlich Hydrops fetalis; Genlokalisation: 4q11-q13.

Anal|ek|zem (Anal-*; Ekzem-*) n: (engl.) anal eczema; akute bis chron. Intertrigo* im Analbereich, meist mit Juckreiz; **Urs.:** innere Hämorrhoiden mit Begleitproktitis, Candidose, Analprolaps, Proktitis, Analfistel, chron. Enteritis, Enterobiasis, Kontaktallergie gegen Salben u. a.; prädisponierend ist auch ein besonders tief eingezogener Anus. **Ther.:** Behandlung der Urs., Analhygiene, Trockenhalten der Analfalte; **DD:** Psoriasis, extramammäre Paget-Krankheit u. a.

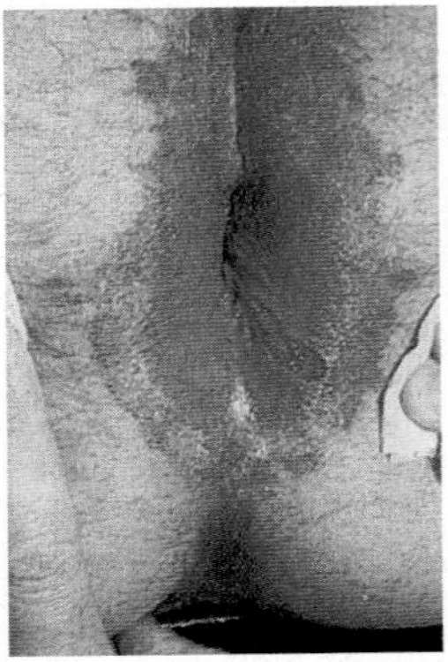

Analekzem, akute Form [3]

Ana|leptika (gr. ἀναληπτικός erfrischend) n pl: (engl.) analeptics; Substanzen mit direkt zentral erregender Wirkung auf best. Funktionszentren (Atem-, Vasomotorenzentrum) od. das ZNS; z. B. Pentetrazol, Nicethamid; in höherer Dosierung sind A. Krampfgifte*.

Anal|falten, hyper|trophe (Anal-*): s. Marisken.

Anal|fissur (↑; Fissur*) f: (engl.) anal fissure; schmerzhafter, längsverlaufender Einriss der Analkanalhaut, meist im Bereich der hinteren Kommissur, mit Blutung u. Sphinkterkrampf; bei Chronifizierung Ausbildung eines fibrotischen Hautanhangs (sog. Wachposten) am äußeren Ende der A.; **Urs.:** vermutl. zu harte Stuhlkonsistenz, Spasmus des Sphinkters, Infektion; **Ther.:** bei akuter A. anästhesierende u. antiphlogistische Salben u. Suppositorien, Stuhlregulierung mit Laxanzien; evtl. Inj. von Lokalanästhetika; bei Persistenz u. Chronifizierung Analdehnung od. Sphinkterotomie*.

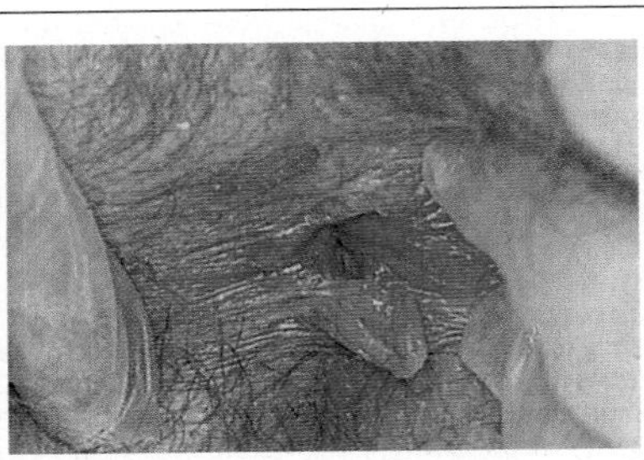

Analfissur [3]

Anal|fistel (↑; Fistel*) f: (engl.) anal fistula; syn. Fistula ani, Anorektalfistel; **Formen: 1.** komplette A., führt von der Darmschleimhaut zur äußeren Haut (s. Abb.); **2.** inkomplette A. mit nur einer Mündung, als äußere (Mündung nach der Hautseite) od. innere Fistel (Mündung nur nach der Schleimhautseite); man unterscheidet ferner subkutane, intersphinktere sowie ischio- u. pelvirektale A. **Urs.:** meist proktodeale Inf. mit perianalem Abszess*, seltener Enteritis regionalis Crohn, Colitis ulcerosa, Diabetes mellitus; **Sympt.:** Nässen, Pruritus ani, Inkontinenz; **Diagn.:** Sondierung, Fisteldarstellung, Rektoskopie; **Ther.:** op., falls möglich einzeitige Fistelspaltung. Vgl. Darmfistel, Goodsall-Regel.

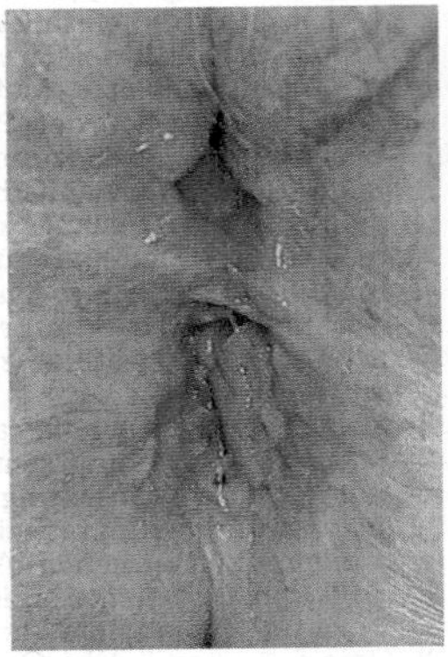

Analfistel [3]

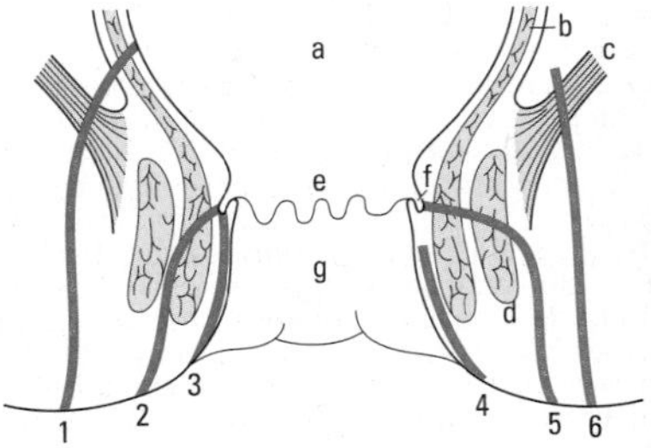

Analfistel:
topographische Darstellung (vereinfacht);
a: Rektum; b: Musculus sphincter ani internus; c: Musculus levator ani; d: Musculus sphincter ani externus; e: Linea dentata; f: Proktodealdrüse; g: Analkanal;
1: komplette pelvirektale (extrasphinktäre) Fistel; 2: komplette intermuskuläre (intersphinktäre) Fistel; 3: komplette subkutane Fistel; 4: inkomplette subkutane Fistel;
5: komplette ischiorektale (transsphinktäre) Fistel; 6: inkomplette pelvirektale Fistel
[155]

An|algesie (An-*; -algie*) f: (engl.) analgesia; Aufhebung der Schmerzempfindung: **1.** durch Medikamente (s. Analgetika) bei schmerzhaften Zuständen inf. Krankheit, Verletzung od. chir. Eingriffs (vgl. Anästhesie, Schmerztherapie); **2.** durch Schädigung sensibler Leitungsbahnen des zentralen od. peripheren Nervensystems.

An|algesie, patienten|gesteuerte (↑; ↑) f: (engl.) patient controlled analgesia (Abk. PCA); auch On-demand-Analgesie; bei Tumorpatienten u. postoperativ eingesetzte Methode der Schmerztherapie*, bei der sich der Pat. selbstständig bei auftretenden bzw. zunehmenden Schmerzen Opiate u./od. Lokalanästhetika intravenös od. epidural verabreichen kann; eine elektronisch gesteuerte Medikamentenpumpe (sog. PCA-Pumpe) erlaubt es dem Pat., innerh. vorprogrammierter Grenzen Verabreichungszeitpunkt u. Dosis der Analgetika* zu bestimmen. Vgl. Periduralanästhesie.

An|algetika (↑; ↑) n pl: (engl.) analgetics; schmerzstillende Arzneimittel mit zentralem od. peripherem Angriffspunkt; **Einteilung: 1.** Nichtopioid-A., können zusätzl. antipyretisch (Antipyretika*) u. antiphlogistisch wirken: **a)** Anilinderivate, z. B. Paracetamol*; **b)** nichtsteroidale Antiphlogistika*; **c)** andere Nichtopioid-A.: Flupirtin, Nefopam; **2.** Opioid-A. sind i. Allg. Opiatagonisten, die an Opiatrezeptoren* endogene Opioidpeptide imitieren; Ind.: Tumorschmerzen, starke postop. Schmerzen; cave: Abhängigkeit; **a)** natürl. Opiumalkaloide; **b)** halb- u. vollsynthetische Analoga des Morphins; vgl. Opioide, Opiate. I. Gei.

An|algetika-Asthma (↑; ↑; Asthma*) n: (engl.) analgesic asthma; s. Asthma bronchiale.

An|algetika-In|toleranz (↑; ↑; Intoleranz*) f: (engl.) analgetics intolerance; nichtimmun. bedingte Haut-, Schleimhaut- u. Kreislaufreaktion (sog. Intoleranztrias) nach systemischer od. topischer Applikation von Acetylsalicylsäure u. anderen nichtsteroidalen Antiphlogistika; die Symptome imitieren den Verlauf einer Allergie* vom Soforttyp u. kommen wahrscheinlich durch eine chem. Hemmung der Cyclooxygenase* mit nachfolgender Überproduktion von Leukotrienen zustande. Vgl. Intoleranz.

An|algetika-Kopf|schmerz (↑; ↑): veraltete Bez. für medikamenteninduzierten Dauerkopfschmerz*.

An|algetika-Nephro|pathie (↑; ↑; Nephr-*; -pathie*) f: (engl.) analgesic nephropathy; interstitielle Nephropathie inf. kontinuierlichen Missbrauchs peripher wirkender Analgetika vom Typ der Cyclooxygenaseinhibitoren über mind. 10 Jahre mit einer konsumierten Gesamtmenge von über 3 kg; Vork. bes. bei Frauen (7:1); Entw. von Schrumpfnieren u. einer dialysepflichtigen terminalen Niereninsuffizienz*, evtl. eines Urothelkarzinoms.

An|algo|sedation (↑) f: kombinierte Gabe eines Analgetikums mit einem Sedativum zur Durchführung kleiner diagn. od. op. Eingriffe (z. B. Endoskopie od. Reposition). J. Die.

analis (lat.): zum After gehörend, anal.

Anal|karzinom (Anal-*; Karz-*; -om*) n: (engl.) anal carcinoma; am Analrand bzw. Analkanal lokalisiertes Karzinom* (zu über 90 % Plattenepithelkarzinom) mit frühzeitiger lymphogener Metastasierung in inguinale (Analrand u. Analkanalkarzinome), perirektale u. iliakale Lymphknoten (Analkanalkarzinome); **Epidemiol.:** gehäuft nach dem 60. Lj.; Häufigkeit: ca. 0,5 Erkrankte auf 100 000 Einwohner, 1–3 % aller Tumoren des unteren Verdauungstrakts; **Sympt.:** relativ spät; Juckreiz, Inkontinenz, Schmerzen, Blutungen; **Diagn.:** Inspektion, Palpation, Proktoskopie mit Biopsie, Endosonographie, CT, MRT; **Ther.:** kombinierte Radiochemotherapie, kleine Karzinome ohne Metastasierung evtl. primär chir.; bei großen Tumoren chir. Tumorverkleinerung u. anschl. Radiochemotherapie; **Progn.:** Fünf-Jahres-Überlebensrate 85-100 %. Vgl. Karzinom, kolorektales.

Anal|papille, hyper|trophe (↑; Papilla*) f: syn. Analpolyp*.

An|alpha-Lipo|protein|ämie (An-*; Lip-*; Prot-*; -ämie*) f: (engl.) analphalipoproteinemia; syn. Tangier-Krankheit; seltene, autosomal-rezessiv vererbte Fettstoffwechselstörung (Genlokus 9q22-q31), die vermutl. auf einem intrazellulären Fetttransportdefekt mit verminderter Synthese von Apolipoprotein A_1 beruht u. zu Mangel an HDL*, Hypocholesterolämie u. Cholesterolablagerungen in versch. Organen (bes. Monozyten*-Makrophagen-System) führt; **Klin.:** langsam progredienter Verlauf mit Beginn im Kindes- bzw. Erwachsenenalter; Hepatosplenomegalie, periphere Polyneuropathie mit Muskelatrophie; vgl. Hypolipoproteinämien.

Anal|phase (Anal-*) f: (engl.) anal phase; s. Entwicklungsphasen.

Anal|polyp (↑; Polyp*) m: (engl.) anal polyp; syn. hypertrophe Analpapille; reaktive Vergrößerung von Proktodealmembranresten (histol. Analfibrom); **Urs.:** Hämorrhoiden, partieller Analprolaps, Papillitis; **Ther.:** Polypektomie, Hämorrhoidektomie. Vgl. Symptomenkomplex, analer.

Anal|prolaps (↑; Prolaps*) m: (engl.) anal prolapse; Vorfall der Analschleimhaut; **Urs.:** Hämorrhoiden 3. Grades, Analsphinkterschwäche, mangelnde Fixation der Analhaut auf dem Schließmuskel; **Klin.:** Schleimhautvorfall mit typ. radiärer Schleimhautfältelung, Pruritus ani, Stuhlinkontinenz; **Ther.:** bes. im Kindesalter Sklerosierungstherapie, sonst Hämorrhoidektomie. Vgl. Rektumprolaps.

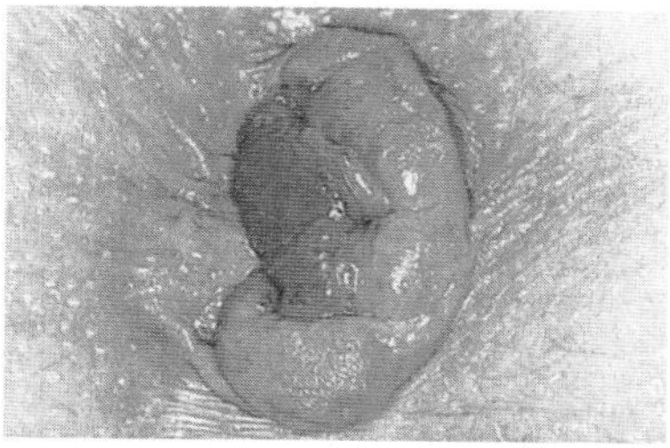

Analprolaps [3]

Anal|pruritus (↑; Pruritus*) m: s. Pruritus ani.

Anal|re|flex (↑; Reflekt-*) m: (engl.) anal reflex; s. Reflexe (Tab.).

Anal|rhagaden (↑; Rhagaden*) f pl: (engl.) anal fissures; oberflächliche, strichförmige, meist radiär zum Anus verlaufende, oft schmerzende, brennende u. juckende Epitheldefekte; nicht selten in Komb. mit Analekzem, Hämorrhoiden od. Pilzinfektionen (v. a. Candidose); **DD:** Analfissur*.

Anal|stenose (↑; Steno-*; -osis*) f: (engl.) imperforate anus; s. Fehlbildung, anorektale.

A

Anal|thrombose (↑; Thromb-*; -osis*) f: (engl.) anal thrombosis; syn. perianale Thrombose, perianales Hämatom; durch erhöhten Druck auf den Anus entstehende Ruptur kleiner perianaler Venen mit Einblutung in das subkutane Gewebe der Linea anocutanea u. Ausbildung eines subkutan gelegenen schmerzhaften Blutgerinnsels; **Ther.:** Inzision des Hämatoms, Exzision der Hautränder u. Ausräumung des Hämatoms. Vgl. Hämorrhoiden, Thrombose. J. Die.

Anal|verkehr (↑): (engl.) anal sex; anogenitaler Geschlechtsverkehr* mit Einführen des Penis in den Anus.

Ana|lyse (gr. ἀναλύειν auflösen) f: (engl.) 1. analysis, 2. psychoanalysis; **1.** (chem.-physik.) Zerlegung, Untersuchung; Ermittlung der Zusammensetzung eines Stoffgemisches durch chem. od. physik. Methoden; **2.** Kurzbez. für Psychoanalyse*.

Ana|lyse, bio|en|ergetische (↑) f: (engl.) bioenergetic analysis; auf den Lehren von Lowen u. Reich basierende Form der Körpertherapie*, die von der funktionalen Identität psych. u. somat. Prozesse u. deren unterschiedl. energet. Potential ausgeht. Seelische Störungen finden der b. A. zufolge ihren Ausdruck u. a. in Muskelverspannungen, Körperhaltung u. Körpersprache (sog. schützender Charakter- u. Muskelpanzer). Behandlungsziel ist die Auflösung seelischer u. entspr. körperlicher Blockierungen mittels Hingabe an die Welle der Atemströmung (sog. orgast. Reflex) u. die Wiederherstellung der Selbsterneuerungskraft der Lebensenergie (sog. orgast. Potenz).

Analyt (↑) m: (engl.) analyte; der in einer (chem., serol., immun.) Analyse nachzuweisende od. zu bestimmende Stoff.

Ana|mnese (gr. ἀνάμνησις Erinnerung) f: (engl.) anamnesis; Krankengeschichte; Art, Beginn u. Verlauf der aktuellen Beschwerden, die im ärztl. Gespräch mit dem Kranken (Eigenanamnese) u./od. dessen Angehörigen (Fremdanamnese) erfragt werden; neben der aktuellen A. lassen sich die frühere, spez., allg., soziale, biographische u. familiäre A. erheben. In der Allgemeinmedizin* ist meist nur die Erhebung einer gezielten Kurzanamnese möglich, bes. unter Berücksichtigung abwendbar gefährlicher Verläufe (vgl. Verlauf, abwendbar gefährlicher) schwerer Krankheiten im Umgang mit überwiegend leichten Befindlichkeitsstörungen.

ana|mnestisch (↑): (engl.) anamnestic; in Bezug auf die Krankengeschichte*.

Ananase f: s. Bromelaine.

Anankasmus (gr. ἀνάγκη Zwang) m: (engl.) anancasm; Bez. für ängstliches u. äußerst gewissenhaftes Verhalten; i. e. S. Auftreten von Zwangsphänomenen (Zwangsgedanken* od. Zwangshandlung*), die als unsinnig od. unnötig erkannt werden; Vork. bei Zwangsstörung*, auch bei Schizophrenie u. a. psych. Störungen.

Ana|phase (Ana-*) f: s. Meiose, Mitose.

Ana|phylatoxine (↑; gr. φύλαξις Schutz; Tox-*) n pl: (engl.) anaphylatoxins; Spaltprodukte (C3a, C5a), die bei anaphylakt. Reaktion durch die Aktivierung von Komplement* aus C3 u. C5 entstehen; bewirken Mastzelldegranulation mit Freisetzung von Mediatoren u. Kontraktion der glatten Muskulatur.

Ana|phylaxie (↑; ↑) f: (engl.) anaphylaxis; durch Antikörper der Klasse IgE vermittelte Überempfindlichkeitsreaktion vom Soforttyp (Typ I der Allergie*), die nach einer Sensibilisierungsphase bei erneutem Kontakt mit dem spezif. Allergen* auftritt. Vgl. Atopie, Schock, anaphylaktischer.

Ana|phylaxie, passive kutane (↑; ↑) f: (engl.) passive cutaneous anaphylaxis (Abk. PCA); tierexperimentelle Auslösung einer lokalen anaphylaktischen Reaktion zum Nachweis von IgE-Antikörpern; **Meth.:** intrakutane Injektion des zu untersuchenden Serums bei einem artgleichen Versuchstier; nach einer Latenzperiode von 4–24 Std., in der die IgE-Antikörper im Gewebe fixiert bzw. nicht zellgebundene Antikörper ausgeschwemmt werden, wird das spezif. Antigen zusammen mit einem Farbstoff (z. B. Evans-Blau) i. v. injiziert, der bei positiver Reaktion aufgrund der lokal erhöhten Gefäßpermeabilität in das umliegende Gewebe austritt (Anfärbung im Bereich der Injektionsstelle). Bei der **umgekehrten** p. k. A. wird das Antigen intrakutan u. die Serumprobe intravenös injiziert. Vgl. Prausnitz-Küstner-Reaktion.

Ana|plasie (↑; -plasie*) f: (engl.) anaplasia; Übergang höher differenzierter Zellen in weniger differenzierte; vgl. Metaplasie, Prosoplasie.

An|arthrie (↑; gr. ἀρθροῦν artikulieren) f: s. Dysarthrie.

Ana|sarka (↑; Sark-*) f: (engl.) anasarca; ausgedehntes, lagerungsabhängiges Ödem* (z. B. Lid-, Gesichts-, Flankenödem) in der Subkutis v. a. inf. eines Nieren- od. Herzversagens.

Ana|spadie (↑; gr. σπαδών Spalte) f: (engl.) anaspadia; Harnröhrenöffnung auf dem Rücken des Penis; vgl. Epispadie, Hypospadie.

Ana|stomose (gr. ἀναστόμωσις Einmündung, Öffnung) f: (engl.) anastomosis; **1.** (anat.) natürl. Verbindung zw. Blut- (z. B. arteriovenöse A.) od. Lymphgefäßen; **2.** (chir.) op. angelegte Verbindung von Hohlorganen (z. B. Enteroanastomose, Gastroenterostomie, Choledochoduodenostomie) od. Blut- (z. B. gefäßchirurgischer Shunt) u. Lymphgefäßen; **Formen: 1.** End-zu-End-A.: Wiedervereinigung von Hohlorganstümpfen nach Teilresektion bzw. zwecks Interposition; **2.** End-zu-Seit-A.: seitliches Einnähen eines endständigen Hohlorganstumpfs in einen anderen Organabschnitt od. in ein anderes Hohlorgan; **3.** Seit-zu-Seit-A.: op. Verbindung von zwei jeweils seitlich eröffneten Hohlorganabschnitten.

Ana|stomose, arterio|venöse (↑) f: (engl.) arteriovenous anastomosis; (anat.) Anastomose zw. Arterien u. Venen ohne Zwischenschaltung eines Kapillarnetzes; die beteiligten Gefäße weisen anat. Besonderheiten wie Längsmuskelwülste im Bereich der Intima zur Steuerung der Durchblutung (sog. Sperrarterien, Sperr- od. Drosselvenen) sowie epitheloide Zellen innerh. der Media auf. **Lok.:** u. a. Schwellkörper, inkretor. Organe, Lunge, Magen, Darm, Uterus, Haut; vgl. Glomusorgan, Corpus coccygeum.

Ana|stomose, bilio|digestive (↑) f: (engl.) biliodigestive anastomosis; op. Verbindung zw. Gallengängen bzw. Gallenblase u. Jejunum (z. B. Choledochojejunostomie) od. Duodenum (z. B. Choledochoduodenostomie), selten Magen; **Ind.:** v. a. Abflussbehinderungen im Bereich der Papilla duodeni major od. des Gallengangs durch (maligne) Tumoren von Ductus choledochus, Papille od. Pankreas, Narbenstrikturen im Bereich der Gallenwege. Vgl. Dreiecklappenplastik.

Ana|stomose, gastro|duo|denale (↑) f: (engl.) gastroduodenal anastomosis; s. Magenresektion.

Ana|stom<u>o</u>se, kavo|pulmon<u>a</u>le (↑) f: (engl.) cavopulmonary anastomosis; s. Fontan-Operation, Glenn-Operation.

Ana|stom<u>o</u>sen, inter|kav<u>a</u>le (↑) f pl: (engl.) intercaval anastomoses; (anat.) Anastomosen zw. Vena* cava superior u. Vena* cava inferior; z. B. über Vv. thoracoepigastricae u. V. epigastrica inferior bzw. V. epigastrica superficialis od. über die V. lumbalis ascendens dextra bzw. V. lumbalis ascendens sinistra u. V. azygos bzw. V. hemiazygos.

Ana|stom<u>o</u>sen|karzinom (↑; Karz-*; -om*) n: (engl.) anastomotic carcinoma; **1.** intraluminales an der Anastomose gelegenes Tumorrezidiv nach Operation eines Karzinoms von Hohlorganen; Urs.: mikroskopisch kleine Tumoraussaat in die Abtragungsebene des Hohlorgans, mangelnder Sicherheitsabstand vom Tumor; **2.** s. Magenstumpfkarzinom. J. Die.

Ana|stom<u>o</u>sen, porto|kav<u>a</u>le (↑) f pl: (engl.) portacaval anastomoses; **1.** (anat.) Anastomosen zw. Ästen der V. portae u. Ästen der V. cava superior u. V. cava inferior; können bei portaler Hypertension* einen Kollateralkreislauf (klin. v. a. als Ösophagusvarizen*, Caput* medusae u. Hämorrhoiden*) ausbilden u. ermöglichen dadurch den Abfluss des gestauten Pfortaderbluts; **2.** (chir.) s. Shunt, portosystemischer.

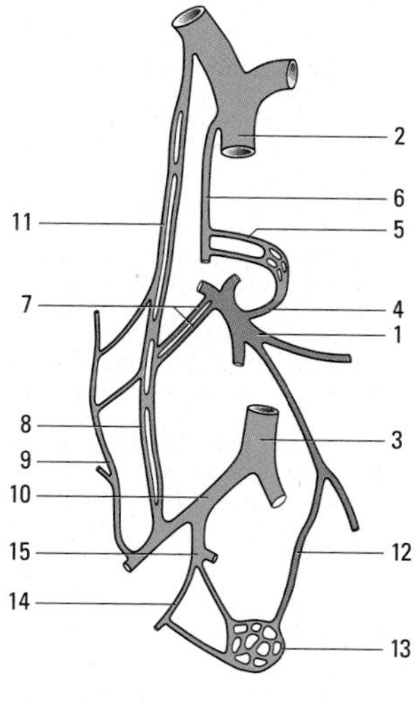

Anastomosen, portokavale:
1: V. portae hepatis; 2: V. cava superior; 3: V. cava inferior; 4: Vv. gastricae; 5: Vv. oesophageales; 6: V. azygos; 7: Vv. paraumbilicales; 8: V. epigastrica inferior; 9: V. epigastrica superficialis; 10: V. iliaca communis; 11: Vv. thoracicae internae; 12: V. rectalis superior; 13: Plexus venosus rectalis; 14: V. pudenda interna; 15: V. iliaca interna [532]

Ana|stom<u>o</u>sen|ulkus (↑; Ulc-*) n: (engl.) anastomotic ulcer; (Rezidiv-)Ulkus in der Anastomosenregion als postoperative Kompl. einer gastroduodenalen bzw. -jejunalen Anastomosierung (Gastroenterostomie*, Magenresektion*); **Urs.:** ungenügende Resektion (verbleibende Antrumschleimhaut), Kontamination mit Helicobacter pylori, erhöhter Gallereflux in den Magen (bes. bei Magenresektion nach Billroth II u. fehlender Braun-Enteroanastomose sowie Ausbildung einer Anastomositis), extragastrale Faktoren (Hyperparathyroidismus, Zollinger-Ellison-Syndrom); **Sympt.:** häufig asymptomatisch; evtl. Schmerzen, Erbrechen, Blutung; **Kompl.:** Perforation, Penetration, gastrojejunokolische Fistel; **Diagn.:** Endoskopie, Röntgenkontrastuntersuchung; **Ther.:** Protonenpumpenhemmer (Omeprazol), Histamin-H_2-Rezeptorenblocker, Eradikationstherapie, u. U. Nachresektion des Magens, Umwandlung einer Magenresektion nach Billroth II in eine Gastrojejunostomie nach Roux.

Ana|stom<u>o</u>se, spleno|ren<u>a</u>le (↑) f: (engl.) splenorenal shunt; syn. splenorenaler Shunt; s. Shunt, portosystemischer (Abb.).

Ana|stomos<u>i</u>tis (↑; -itis*) f: Entzündung einer op. angelegten Anastomose* bes. von Hohlorganen.

Ana|tom<u>ie</u> (gr. ἀνατέμνειν zerschneiden) f: (engl.) anatomy; Lehre vom Bau der Körperteile; Kunst des Zergliederns.

Ana|tom<u>ie</u>, topo|gr<u>a</u>phische (↑) f: (engl.) topographic anatomy; Beschreibung der Körpergegenden u. der gegenseitigen Lageverhältnisse der Organe.

Ana|tox<u>i</u>ne (Ana-*; Tox-*) n pl: veraltete Bez. für Toxoide*.

An|azidit<u>ä</u>t (An-*; Azid-*) f: (engl.) anacidity; Fehlen von freier Salzsäure im Magensaft; **Vork.** bei zahlreichen chron. Magenkrankheiten (Magenkarzinom u. a.). Die A. wird als Pentagastrin-(Histamin-)negativ, refraktär, absolut od. komplett bez., wenn auch nach Gabe von Pentagastrin* keine Säureproduktion einsetzt. Bei perniziöser Anämie* ist A. ein obligates Symptom. Vgl. Azidität, Achylia gastrica.

An|azido|gen<u>e</u>se (↑; ↑; -genese*) f: (engl.) anacidogenesis; Unfähigkeit der Nieren, freie Wasserstoffionen auszuscheiden u. Bicarbonationen aus dem Primärfiltrat rückzuresorbieren; vgl. Azidogenese, Azidose, renale tubuläre.

ANCA: Abk. für (engl.) **anti**neutrophil **c**ytoplasmic **a**ntibodies; Autoantikörper* zur serol. Diagn. autoimmuner Vaskulitiden; **Einteilung** entspr. dem Muster, das durch indirekte Immunfluoreszenz auf humanen Leukozyten erzeugt wird; **1.** zytoplasmatische ANCA (Abk. cANCA): gegen Proteinase-3 gerichtet; Vork. bei Wegener*-Granulomatose in Korrelation mit der Krankheitsaktivität; **2.** perinukleäre ANCA (Abk. pANCA): u. a. gegen Peroxidasen myeloischer Zellen gerichtet; krankheitsunspezif. Vork. u. a. bei system. Vaskulitis, Churg-Strauss-Syndrom, mikroskop. Polyangiitis; **3.** atyp. ANCA (Abk. xANCA): z. B. gegen Elastase, Laktoferrin, Lysozym, Kathepsin G gerichtet (nicht gegen Proteinase-3 u. Peroxidasen); krankheitsunspezif. Vork. z. B. bei chron.-entzündl. Darmerkrankung, autoimmuner Lebererkrankung; **Nachw.:** ELISA mit rekombinanten Antigenen. E. Fei.

Anchy-: s. a. Anky-.

ancon<u>e</u>us (gr. ἀγκών Ellenbogen): zum Ellenbogen gehörend; z. B. Musculus anconeus; vgl. cubitalis.

Ancr<u>o</u>d (INN) n: fibrinogenspaltendes Enzym aus dem Gift der malayischen Grubenotter Agkistrodon rhodostoma; **Verw.:** bei chron. peripheren art. Durchblutungsstörungen; **UAW:** s. Batroxobin.

A

Andersch-Ganglion (Gangl-*) n: (engl.) ganglion of Andersch; Ganglion inferior des Nervus* glossopharyngeus.

Andersch-Nerv (Nervus*): syn. Nervus* tympanicus.

Andersen-Krankheit (Dorothy H. A., Pathol., New York, 1901–1963): (engl.) Andersen disease; Glykogenose Typ IV; s. Glykogenosen.

Andrews-Bakterid (George C. A., Dermat., New York, 1891–1934; Bakt-*; -id*) n: syn. Pustulosis* palmaris et plantaris.

Andro-: Wortteil mit der Bedeutung Mann; von gr. ἀνήρ, ἀνδρός.

Andro|blastom (↑; Blast-*; -om*) n: (engl.) androblastoma; syn. Sertoli-Leydig-Zelltumor, frühere Bez. Arrhenoblastom; seltener, Androgen produzierender (ca. 80 % der A.), fast ausschl. einseitig auftretender Sex-cord-Tumor des Ovars, der aus unreif gebliebenem bzw. männlich angelegtem Keimepithel hervorgeht; Vork. v. a. zw. 20. u. 30. Lj.; **Histol.:** versch. Reifegrade; gut differenzierte Formen bestehen aus tubulär angeordneten Sertoli*-Zellen mit dazwischenliegenden Gruppen von Zellen ähnl. den Leydig*-Zwischenzellen. Eine maligne Entartung (v. a. von undifferenzierten Formen) ist möglich. **Sympt.:** v. a. Androgenisierung* u. Defeminisierung*; **Ther.:** op. Entfernen unter Erhalt von Uterus u. kontralateralem Ovar; **Progn.:** geringe maligne Potenz; **DD:** adrenogenitales Syndrom*. Vgl. Ovarialtumoren.

Andro|gene (↑; -gen*) n pl: (engl.) androgens; Sammelbez. für männl. Sexualhormone* (C19-Steroidhormone), die in Leydig-Zwischenzellen des Hodens, Nebennierenrinde u. in kleiner Menge im Ovar synthetisiert werden; die Bildung wird durch LH* gesteuert (vgl. Hormonrezeptoren, Hypothalamus-Hypophysen-System); der Abbau erfolgt zu 80 % in der Leber sowie in Haut u. Prostata; renale Ausscheidung v. a. in Form der 17-Ketosteroide* Androsteron* u. Etiocholanolon* bzw. nach Glukuronierung, bei Kindern in sulfatierter Form; physiol. HWZ ca. 12 Min. Die wichtigsten A. sind Testosteron* (höchste Serumkonzentration) u. seine Metaboliten 5α-Dihydrotestosteron (wirksame Form), Androstendion u. Androsteron. Im Blut sind A. zu ca. 98 % an das Transportprotein SHBG* gebunden. **Wirkungen:** s. Tab. Androgenmangel: s. PADAM. Vgl. Steroidhormone.

Andro|genisierung (↑; ↑): (engl.) androgenization; Sammelbez. für Folgen verstärkter Androgenwirkung; **Urs.:** erhöhte periphere Umsetzung von Androgenvorstufen, Sensitivität der Zielorgane, Androgenbiosynthese in Ovar u. Nebennierenrinde, verminderte Androgenbindung an Serumproteine, iatrogener Einfluss; **Klin.:** s. Virilisierung; **Diagn.:** Bestimmung von Testosteron u. DHEAS (s. Dehydroepiandrosteron) im Serum zum Ausschluss Androgen produzierender Tumore; **Ther.:** symptomat. mit Antiandrogenen, bei Frauen in Komb. mit Östrogenen.

Andro|gen|re|sistenz (↑; ↑; Resistenz*) f: (engl.) androgen insensitivity (syndrome); s. Feminisierung, testikuläre.

Andro|gynie (↑; Gyn-*) f: (engl.) male pseudohermaphroditism; maskuline Form des Pseudohermaphroditismus*.

Andro|logie (↑; -log*) f: (engl.) andrology; Männer(heil)kunde; Lehre von Bau u. Funktion der männl. Geschlechtsorgane, hauptsächl. in Bezug auf die Zeugungs- u. Fortpflanzungsfähigkeit u. deren Störungen. Die androl. **Untersuchung** umfasst Sexualanamnese, Beurteilung des Körperbaus u. Behaarungsmusters, morphol. u. funkt. Untersuchung der Genitalorgane, Bestimmung der Basiswerte von Testosteron, LH u. FSH sowie evtl. dynamische Hormontests, Sperma*-Untersuchung, Karyogramm* mit Bestimmung des Kerngeschlechts u. Hodenbiopsie* mit histol. Untersuchung.

Andro|stendion (↑) n: (engl.) androstendione; 4-Androsten-3,17-dion; schwach androgenes Steroidhormon, das in geringer Menge in Nebennierenrinde u. Ovar durch Reduktion von Dehydroepiandrosteron entsteht; kann im peripheren Fettgewebe, bes. bei primärem polyzystischem Ovarialsyndrom*, im Klimakterium* u. durch best. Karzinome zu Estron* metabolisiert werden. Vgl. Androgene.

Andro|steron (↑) n: (engl.) androsterone; 3α-Hydroxy-5α-androstan-17-on; erstes, von Adolf Butenandt (1931) aus männl. Harn isoliertes Steroidhormon; Metabolit beim Abbau von Testosteron*; vgl. Androgene.

Androgene
Physiologische Wirkungen

Funktion, Organ	Wirkung
Stoffwechsel	allgemein: anabole Wirkung durch vermehrte Nukleinsäure- und Proteinsynthese in Zielorganen: Stimulation spezifischer Stoffwechselleistungen
männliches Genitale	Beeinflussung der Ausbildung von Penis, Samenleiter, Samenblase und Prostata; Förderung bestimmter Stadien der Spermatogenese
Haut, Haare	Ausbildung des virilen Behaarungstyps (bei Frauen evtl. Hirsutismus); Beeinflussung von Acne vulgaris u. a. Hauterkrankungen
Skelett	in niedriger Dosis: Proliferation des epiphysären Knorpels, Förderung des Längenwachstums in höherer Dosis: Schluss der Epiphysenfugen und Kalzifizierung
Zentralnervensystem	Rückkopplung auf die hypophysäre Gonadotropinsekretion
Enzyme	Expression geschlechtsspezifischer Enzymmuster in verschiedenen Organen und Beeinflussung der Differenzierung des Sexualzentrums in der Embryonalperiode und postnatal

Andro|tropie (↑; -trop*) f: (engl.) androtropism; syn. Androtropismus; das gehäufte Vorkommen bestimmter Erkr. u. (erbl.) Syndrome beim männl. Geschlecht; vgl. Gynäkotropie.

An|e|jakulation (An-*; Ejaculatio*) f: syn. Aspermie*.

An|elektro|tonus (↑; Elektro-*; Ton-*) m: s. Elektrotonus.

An|enzephalie (↑; Enkephal-*) f: (engl.) anencephaly; sog. Froschkopf, Krötenkopf; schwerste, rel. häufige Fehlbildung (ca. 1:1000 Lebendgeborene, Gynäkotropie) mit Fehlen des Schädeldachs (Akranie) u. Fehlen bzw. Degeneration wesentl. Teile des Gehirns inf. Ausbleiben des Neuralrohrschlusses in der Gehirnregion; der Defekt setzt sich fast immer mit einer Spaltbildung im Zervikalbereich fort. Da die Reflexmechanismen für den Schluckakt fehlen, tritt in den letzten beiden Monaten der Schwangerschaft meist ein Hydramnion* auf.

An|eosino|philie (↑; Eosin*; -phil*) f: (engl.) aneosinophilia; Fehlen der eosinophilen Granulozyten im Blut; Vork. bei Infektionskrankheiten, insbes. Typhus abdominalis.

An|ergie (↑; Erg-*) f: (engl.) anergy; **1.** (psych.) Energielosigkeit u. Fehlen von Initiative; vgl. Abulie; **2.** (immun.) fehlende Reaktion von B- u. T-Lymphozyten auf Antigene; vgl. Allergie.

An|erythr|opsie (↑; Erythr-*; Op-*) f: (engl.) red blindness; Rotblindheit; s. Farbenfehlsichtigkeit.

Anethol n: (engl.) anethole; Bestandteil des Anisöls (80–90 %) u. des Fenchelöls (50–60 %); **Verw.:** Sekretolytikum; vgl. Expektoranzien.

An|ethol|tri|thion n: (engl.) anethole trithione; syn. Trithioanethol; wirkt stimulierend auf die Sekretion der Glandula submandibularis; Choleretikum. **Verw.:** bei medikamentös bedingter Mundtrockenheit in Zus. mit Strahlentherapie, bei Sjögren-Syndrom.

Aneto|dermie (gr. ἄνετος schlaff; Derm-*) f: (engl.) anetoderma; syn. Dermatitis atrophicans maculosa; durch umschriebenen Schwund der elast. Fasern in der Dermis bedingte rundl. od. ovale, bis markstückgroße, anfangs rötl., später weiße Herde mit verdünnter, zigarettenpapierartiger Haut; u. U. hernienartige Vorwölbung des Fettgewebes.

An|eu|ploidie (An-*; Eu-*; -ploid*) f: (engl.) aneuploidy; Abweichung vom euploiden Chromosomensatz, bei der einzelne Chromosomen nicht in normaler Anzahl vorhanden sind; s. Monosomie, Disomie, Euploidie.

A|neurin n: syn. Thiamin*.

An|eurysma (gr. ἀνεύρυσμα Erweiterung) n: (engl.) aneurysm; umschriebene Ausweitung eines art. Blutgefäßes inf. angeborener od. erworbener Wandveränderung; morphol. als sackförmiges (A. sacciforme), spindelförmiges (A. fusiforme sive cylindricum), kahnförmiges (A. naviculare sive cuneiforme) od. geschlängeltes A. (A. serpentinum) bzw. Trauben- od. Rankenaneurysma (A. cirsoideum sive racemosum); pathol.-anat. **Formen: 1.** A. verum (echtes A.) mit Ausdehnung aller Wandschichten bei erhaltener Gefäßwandkontinuität; **2.** A. spurium (falsches A.), bei dem ein perivasales, z. T. endothelialisiertes u. organisiertes Hämatom mit der Gefäßlichtung in Verbindung steht; **3.** A. dissecans inf. Einrisses der Intima mit Wühlblutung u. Kanalisierung innerh. der Gefäßwand (Media), evtl. distaler Wiedereinmündung in das Gefäßlumen; **4.** A. arteriovenosum inf. aneurysmatischer Verbindung zw. Arterie u. Vene (Sonderform der arteriovenösen Fistel*); **Ätiol.:** angeb. Fehlbildung v. a. im Bereich der Hirnbasisarterien (s. Aneurysma, intrakranielles), Arteriosklerose* (v. a. Aorta abdominalis u. Beckenarterien), Medianekrose*, system. Vaskulitis* (z. B. Periarteriitis nodosa), Syphilis* (Mesaortitis luica), rheumatisches Fieber*, Marfan*-Syndrom, inf. Arrosion von außen (z. B. der Aorta bei perforierendem Ulcus ventriculi), nach gefäßchir. Eingriffen od. idiopathisch u. posttraumatisch; **Klin.:** häufig Zufallsbefund, je nach Lok. evtl. Pulsation u. Kompressionserscheinungen (bei großem A.), Schmerzen inf. Durchblutungsstörungen (zunehmende Thrombosierung, akuter Aortenverschluss, als absteigendes Ischämiesyndrom inf. Verlegung von Seitenästen der Aorta bei dissezierendem Aortenaneurysma, Thoraxschmerz, Angina pectoris, Angina abdominalis, akutes Abdomen); Hypertonie (bei Beteiligung der A. renalis); **Diagn.:** Palpation (pulsierender Tu-

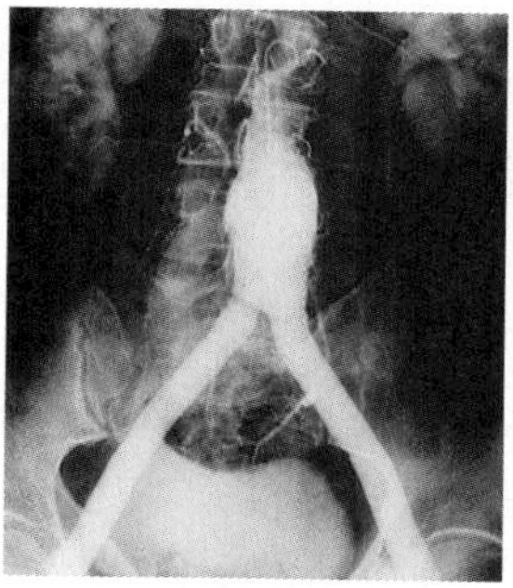

Aneurysma:
Angiogramm eines Bauchaortenaneurysmas [69]

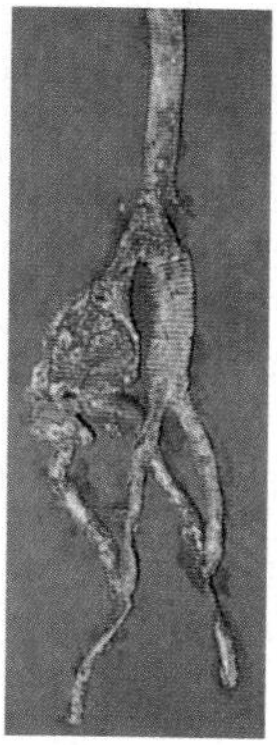

Aneurysma der Aorta abdominalis:
Das in situ belassene Aneurysma wird durch eine oberhalb und unterhalb implantierte, gegabelte Kunststoff-Gefäßprothese überbrückt. [471]

A

mor), Auskultation (Gefäßgeräusch), Ultraschalldiagnostik, Röntgen, Computertomographie, Angiographie, Angio-MRT; **Ther.:** Behandlung der Grunderkrankung, evtl. chir. Entfernung u. Überbrückung des aneurysmatischen Gefäßabschnitts; **Kompl.:** periphere arterielle Embolie*, Ruptur (z. B. Aortenruptur*). Vgl. Herzwandaneurysma.

An|eurysma, basales (↑) n: (engl.) basal aneurysm; Aneurysma im Bereich des Circulus*

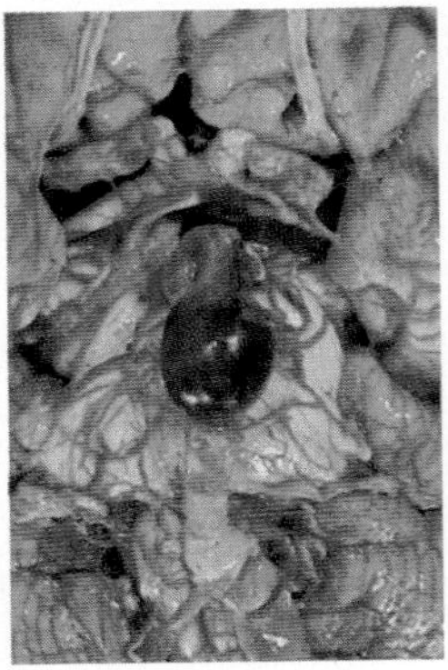

Aneurysma, basales:
Aneurysma der A. basilaris [89]

arteriosus cerebri od. der von ihm abgehenden Gefäße; vgl. Subarachnoidalblutung, Aneurysma, intrakranielles.

An|eurysma, intra|kranielles (↑) n: (engl.) intracranial aneurysm; Aneurysma an einem Gefäß innerh. des Schädels; meist (ca. 90 %) im Stromgebiet der A. carotis interna (bes. an den Aufzweigungen mit den Aa. communicantes anterior et posterior des Circulus arteriosus cerebri); **Sympt.:** bis zur Ruptur meist asymptomatisch; Zeichen von Subarachnoidalblutung* u. Schlaganfall*; **Diagn.:** (konventionelle) Angiographie, CT-Angiographie od. Magnetresonanzangiographie der Zerebralarterien; **Ther.:** neurochirurgisch (mikrochir. Aneurysma-Clipping), bei ungünstiger Lok. auch interventionell-neuroradiol. (Ausschaltung des Aneurysmas durch Platinspiralen, ggf. auch endovaskulärer Verschluss); **Kompl.:** frühe Rezidivblutung (ca. 40 %), zerebraler Gefäßspasmus (ca. 25–35 %).

ANF: Abk. für **1.** (immun.) **a**nti**n**ukleäre **F**aktoren; s. Antikörper, antinukleäre; **2.** (physiol.) **a**trialer **n**atriuretischer **F**aktor; s. ANP.

Anfall, fokaler: s. Epilepsie.

Anfall, fokal-motorischer: (engl.) focal motor seizure; epileptischer Anfall mit Muskeltonuserhöhung, Myoklonien* od. klonischen Bewegungen; je nach Lok. des Fokus in der kontralateralen Zentralregion (motorische Hirnrinde) sind best. Körperabschnitte (z. B. Finger, Hand, Gesicht) betroffen. Bei Auftreten der epilept. Erregung im unteren Teil der Zentralregion der dominanten Hemisphäre treten entw. Artikulationsstörungen od. (als Hemmungsphänomen) Sprechunfähigkeit (sog. speech arrest) auf, bei Ausbreitung über die gesamte Zentralregion kommt es zum March* of convulsion bis zum Halbseitenanfall (vgl. Jackson-Anfall). Bei Mastikatoriusanfall setzen schnelle Mahl-, Leck- u. Kaubewegungen der Kiefer bei klarem Bewusstsein ein. Ein epilept. Nystagmus kann bei fokalen Entladungen in versch. Hirnregionen vorkommen. Ein- u. beidseitige tonische Extremitätenbewegungen (sog. posturale od. Haltungsanfälle) werden im Frontalhirn ausgelöst. Häufig folgt auf einen f.-m. A. eine vorübergehende Lähmung der betreffenden Muskeln (sog. Todd-Lähmung). Vgl. Versivanfall, Epilepsie.

Anfall, komplex-partieller: (engl.) complex partial seizure; frühere Bez. psychomotor. Anfall; fokaler epilept. Anfall (s. Epilepsie) mit Bewusstseinsstörung, der durch die Sympt. od. den Beginn der Anfallsaktivität im EEG auf die initiale Aktivierung eines umschriebenen Neuronensystems einer Hirnhemisphäre hinweist; Entw. zu einem sekundär-generalisierten Anfall mit ton.-klon. Konvulsionen möglich; Anfallsymptomatik häufig mit charakterist., stadienhaftem Ablauf: zunächst Aura* (sensor., sensibel, motor., psych., vegetativ), danach unterschiedl. starke paroxysmale Bewusstseinstrübung mit unwillkürl. Bewegungsabläufen (z. B. orale, gestische od. sprachliche Automatismen*), an die sich allmähl. eine Minuten od. länger dauernde Reorientierungsphase anschließt.

Anfall, psycho|gener: (engl.) psychogenic seizure, pseudoepileptic seizure; Bez. für nichtepileptischen Anfall mit psych. Ursache (Erlebniskonflikt); i. d. R. motor. Erscheinungen (z. B. Arc* de cercle); bei hysterischem Anfall ist der theatralische Ablauf u. das Vermeiden von Verletzungen auffallend (vgl. Hysterie).

Anfall, psycho|motorischer: nicht mehr gebräuchl. Bez. für fokalen Anfall mit komplexer Symptomatik od. komplex-partiellen Anfall* i. R. einer Epilepsie*.

Anfall, sensorischer einfach-partieller: (engl.) simple partial sensory seizure; epilept. Anfall mit abnormen Sinnesempfindungen (visuell, auditiv, olfaktorisch, gustatorisch, vertiginös) als Ausdruck der fokalen Entladung in sensorischen Arealen des zerebralen Cortex. Vgl. Epilepsie. B. Schm.

Anfall|serie f: (engl.) repeated seizures; (neurol.) in kurzen Abständen aufeinander folgende epileptische Anfälle bei zwischenzeitlich erhaltenem Bewusstsein; **DD:** Status epilepticus; s. Epilepsie.

Anfalls|leiden: i. e. S. zerebrales A.; s. Epilepsie.

Anfall, somato|sensorischer einfach-partieller: (engl.) simple partial somatosensory seizure; syn. sensibler Anfall; epilept. Anfall mit Sympt. abnormer Sensibilität (Taubheitsgefühl, Kribbeln) als Ausdruck fokaler Entladungen in der Postzentralregion (sensible Projektionsfelder im Parietallappen des Cortex cerebri). Vgl. Epilepsie. B. Schm.

Anfall, supplementär-motorischer: (engl.) supplementary motor seizure; einfach-partieller epilept. Anfall bei erhaltenem Bewusstsein mit Erregungsbildung in der supplementär-motorischen Region im Frontallappen; **Sympt.:** kurze (10–40 Sek. dauernde) Anfälle mit tonischen, schablonenhaften Bewegungen, Vokalisationen od. Sprechhemmung u. vegetativen Veränderungen; s. Epilepsie.

Anfall, vestibulärer epi|leptischer: syn. Vertigo* epileptica.

angeboren: (engl.) inborn; zum Zeitpunkt der Geburt vorhanden; angeborene, biologisch prädeterminierte Krankheiten od. Defizitsyndrome sind entw. **kongenital** (d. h. durch Schädigung bzw. Fehlerhaftigkeit des genetischen Materials entstanden) od. **konnatal** (d. h. intrauterin od. während des Geburtsvorgangs durch äußere Noxen entstanden).

Angehörigen|betreuung: (engl.) relative care; Einbeziehung der Angehörigen in Ther. u. Betreuung von Pat. (bes. in der Geriatrie u. Tumortherapie); evtl. von großer Bedeutung, da das Umfeld für den Krankheitsverlauf mitbestimmend sein kann.

Angehörigen|gruppe: (engl.) relative group; Bez. für eine Gruppe Angehöriger von an einer best. Krankheit Leidenden, in der die Teilnehmer die im Zus. mit der Erkr. entstehenden Probleme besprechen u. Entlastung erfahren können; besteht als Angebot einer therap. Institution (dann meist unter professioneller Leitung) od. als Selbsthilfegruppe*.

Angelchik-Prothese (Prothese*) f: (engl.) Angelchik's antireflux prosthesis; syn. Antirefluxprothese*.

Angel|haken|form: (engl.) J-shape; Formvariante des kontrastgefüllten Magens im Röntgenbild des stehenden Patienten.

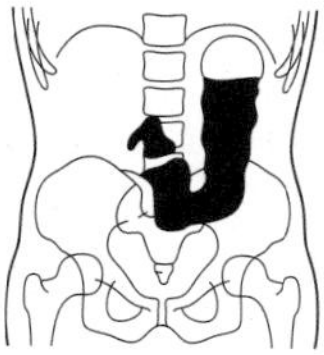
Angelhakenform

Angelman-Syn|drom (Harry A. A., zeitgen. Päd., England) n: engl. happy puppet syndrome; psychomotor. Retardierung mit spezif. Verhaltensauffälligkeiten; **Ätiol.:** in 60–80 % Deletion im proximalen Abschnitt des langen Arms des mütterl. Chromosoms 15 (Genlokus 15q11.2-q13); in 6 % Imprinting-Mutationen, in 5 % UBE3A-Gen-Mutationen, in 1 % paternale Disomien, in 1 % chromosomale Strukturanomalien; **Häufigkeit:** 1:15–20 000 Neugeborene; **Sympt.:** fehlende Sprachentwicklung, steifer, breitbeiniger Gang, verminderter Muskeltonus, unmotiviertes Lachen, Epilepsie, Mikrozephalie, Schädel- u. Gesichtsdysmorphien, evtl. Optikusatrophie od. Pigmentstörungen von Choroidea u. Iris; typische EEG-Veränderungen. Vgl. Prader-Labhart-Willi-Syndrom, Imprinting, genomisches.

Anger-Kamera (Hal O. A., amerikan. Elektroingenieur, geb. 1920) f: (engl.) Anger camera; Einkristall-Gammakamera; s. Gammakamera.

Angi|ek|tasie (Angio-*; -ektasie*) f: (engl.) angiectasis; Erweiterung von Blutgefäßen; z. B. Aneurysma*, Teleangiektasien*, Varizen*. Vgl. Lymphangiektasie.

Angiitis (↑; -itis*) f: Gefäßentzündung, z. B. Arteriitis*, Thrombophlebitis*, Lymphangitis*.

Angiitis, kutane leuko|zyto|klastische (↑; ↑) f: (engl.) cutaneous leukocytoclastic angiitis; isolierte Entz. der Hautgefäße, meist ohne systemische Beteiligung; **Urs.:** exogen zugeführte Substanzen (Arzneimittel), oft vorausgegangener Virusinfekt; **Klin.:** Manifestationsalter >16 Jahre; distal betonte palpable Purpura, makulopapulöses Exanthem, Arthralgien, Myalgien, selten Glomerulonephritis; **Ther.:** Vermeiden des Allergens, bei systemischer Manifestation Glukokortikoide; **Progn.:** selten Chronifizierung. Vgl. Vasculitis allergica. E. Fei.

Angina (lat. angere verengen, erdrosseln) f: Enge, Beklemmung; i. e. S. A. tonsillaris; s. Tonsillitis.

Angina ab|dominalis (↑) f: syn. Angina intestinalis, Ortner-Syndrom II, auch Claudicatio intermittens abdominalis, Dysbasia intestinalis; Symptomatik bei chron. intestinaler Durchblutungsstörung meist aufgrund einer Arteriosklerose der A. mesenterica sup., A. mesenterica inf. od. des Truncus coeliacus, auch beim sog. Truncus*-coeliacus-Kompressionssyndrom; **Stadieneinteilung: 1.** asymptomatisch, Zufallsbefund; **2.** intermittierende postprandial auftretende Schmerzen; **3.** wechselnder Dauerschmerz mit Hyperperistaltik, Meteorismus u. Abmagerung; **4.** Akutes* Abdomen mit paralytischem Ileus, Durchwanderungsperitonitis u. Darmgangrän. Vgl. Mesenterialgefäßverschluss.

Angina a|granulo|cytotica (↑) f: nekrotisierende Tonsillitis* mit Fieber, Schüttelfrost u. starkem Foetor ex ore bei Agranulozytose*.

Angina de|cubitus (↑) f: Form der instabilen Angina* pectoris mit insbes. nachts im Liegen auftretenden, sich in Abständen von ca. 20 Min. (Typ I) od. alle 2–4 Std. (Typ II) wiederholenden typ. Schmerzanfällen; **Urs.:** Überlastung der vorgeschädigten Herzmuskulatur inf. vermehrten venösen Blutrückstroms.

Angina intestinalis (↑) f: syn. Angina* abdominalis.

Angina lacunaris (↑) f: s. Tonsillitis.

Angina Ludovici (↑; Wilhelm F. von Ludwig, Chir., Stuttgart, Tübingen, 1790–1865) f: Phlegmone* des Mundbodens; **Urs.:** Inf. von Rhagaden im Bereich der Mund- od. Zungenschleimhaut, fortgeleitete dentogene Inf., Tonsillitis, evtl. Fremdkörper; bakterielle **Err.:** Staphylokokken, Streptokkokken, Bacteroides u. a.; **Sympt.:** plötzlicher Beginn mit starken Schluckbeschwerden, Schmerzen bei Zungenbewegung, Schwellung des Mundbodens, evtl. Atembeschwerden; **Kompl.:** Ödem am Kehlkopfeingang, Mediastinitis*; **Ther.:** Antibiotika i. v., Abszesseröffnung von submental; **DD:** Aktinomykose, Gumma, Malignom. Vgl. Mundbodeninfektion.

Angina mes|enterica (↑) f: s. Angina abdominalis.

Angina pectoris (↑; lat. pectus, pectoris Brust) f: syn. Stenokardie; auch Brustenge, Herzenge; Bez. für die typ. Symptome einer akuten Koronarinsuffizienz* mit plötzlich einsetzenden, Sek. bis Min. anhaltenden **Schmerzen** im Brustkorb (meist retrosternal), die in die li. (seltener re.) Schulter-Arm-Hand-Region bzw. in die Hals-Unterkiefer-Region sowie auch in den Rücken ausstrahlen (s. ums. Abb.); häufig besteht ein gürtelförmiges Engegefühl um den Brustkorb mit Erstickungsanfall u. Atemnot bis zu Vernichtungsgefühl u. Todesangst; **Auslösung** durch körperl. Anstrengung, Aufregungen, Kälte, evtl. schwere Mahlzeiten; **Urs.:** Missverhältnis von Sauerstoffangebot u. Sauerstoffbedarf bei koronarer Herzkrankheit, Koronarspasmen (Prinzmetal*-Angina), seltener Störungen der Hämodynamik (Aortenstenose*, Hypertonie*, Hypotonie*, Herzrhythmusstörun-

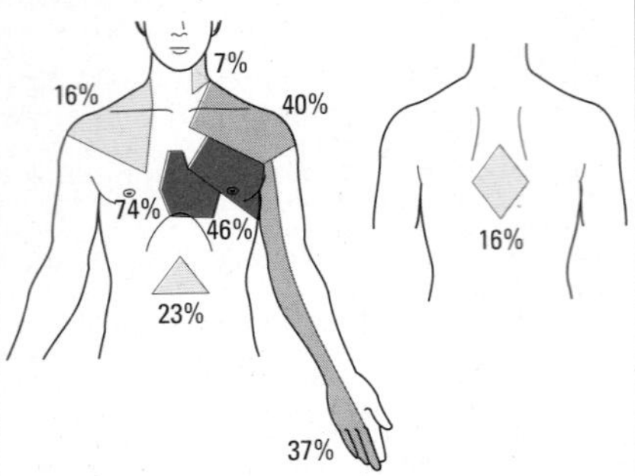

Angina pectoris:
Schmerzlokalisation [531]

gen). **Klin.** unterscheidet man die **stabile** A. p. (Schmerzen treten nur bei körperl. Belastung auf u. sind über Mon. konstant), die **instabile** A. p. (neu auftretende, sich ändernde, zunehmende bzw. bei leichten körperl. Belastungen od. auch schon in Ruhe auftretende Schmerzen), die als potentielle Vorstufe eines Herzinfarkts* anzusehen u. entspr. zu behandeln ist, sowie die **Prinzmetal-Angina**. Die A. p. ist nicht der Ausdruck einer beginnenden Koronarerkrankung, sondern meist Zeichen einer bereits bestehen-

Die Angina pectoris ist prinzipiell als Vorbotin eines Herzinfarkts anzusehen.

den krit. Koronarstenose (>70 % Lumeneinengung)! **Ther.:** (symptomat.) Nitroglycerol (häufig prompte Besserung), Betarezeptorenblocker, Calciumantagonisten; kausale op. Ther.: s. Herzkrankheit, koronare. **DD:** funkt. Herzbeschwerden, Herzrhythmusstörungen, Aneurysma dissecans, Pleuritis sicca, Pleuraerguss, Spontanpneumothorax, Interkostalneuralgie, Tietze-Syndrom, Roemheld-Syndrom. Vgl. Status anginosus, Angina decubitus.

Angina phlegmonosa (↑) **f:** Peritonsillarabszess; s. Tonsillitis.

Angina Plaut-Vincent (↑) **f:** s. Plaut-Vincent-Angina.

Angina tonsillaris (↑) **f:** s. Tonsillitis.

Angina, vaso|spastische (↑) **f:** syn. Prinzmetal*-Angina.

Angio-: auch Angi-; Wortteil mit der Bedeutung Gefäß; von gr. ἀγγεῖον.

Angio|blastom (↑; Blast-*; -om*) **n:** (engl.) angioblastoma; Neoplasma des Gefäßgewebes; s. Angiom, Phakomatosen.

Angio|dyno|graphie (↑; gr. δύναμις Kraft; -graphie*) **f:** syn. farbcodierte Duplexsonographie*.

Angio|dys|plasie (↑; Dys-*; -plasie*) **f:** (engl.) angiodysplasia; angeb. Gefäßfehlbildung; z. B. Hypertrophie od. Fehlen von Gefäßen (arteriell, venös, lymphatisch, auch kombiniert) bzw. Gefäßteilen (z. B. Fehlen der Venenklappen); vgl. Syndrom, angiodysplastisches.

Angio|endo|theliom (↑; Endothel*, -om*) **n:** s. Hämangiosarkom.

Angio|graphie (↑; -graphie*) **f:** (engl.) angiography; röntg. Darstellung der (Blut-)Gefäße nach Inj. eines Röntgenkontrastmittels* durch direkte perkutane od. (häufiger) indirekte Punktion eines Gefäßes unter Anw. der Seldinger*-

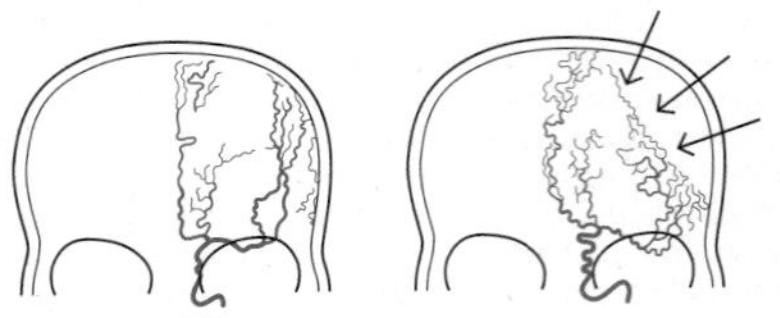

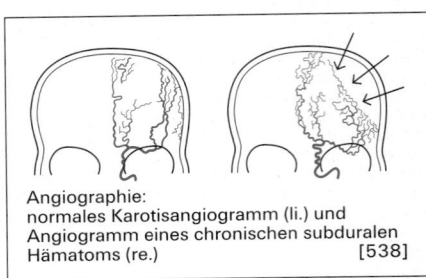

Angiographie:
normales Karotisangiogramm (li.) und Angiogramm eines chronischen subduralen Hämatoms (re.) [538]

Methode; **Formen: 1.** Arteriographie: Zugangswege sind A. femoralis, A. axillaris, A. brachialis u. A. carotis; Ind.: v. a. präoperativ bei art. Verschlusskrankheiten, Mesenterialarterienverschluss, Aortenaneurysma, Nierentumoren (s. Renovasographie); zur Darstellung extra- u. intrakranieller Hirngefäße vor Op. zerebraler (Gefäß-)Prozesse u. zur Feststellung des Hirntods; thorakale A. v. a. bei angeb. od. erworbenen Anomalien der Aortenklappen u. Koronararterien (als Koronarangiographie*), des Aortenbogens u. der brachiozephalen Gefäße; **2.** Phlebographie (Venographie): Darstellung der Venen nach direkter Punktion einer Hand- od. Fußrückenvene bzw. als Kavographie*; Ind.: v. a. Thrombosen bzw. Störung des venösen Abflusses durch Kompression des Gefäßes von außen; **3.** Lymphoszintigraphie*; **Technik:** konventionelle Durchführung od. als digitale Subtraktionsangiographie* (vgl. Lymphographie); **Kontraind.:** Kontrastmittelallergie, hämorrhagische Diathese, schwere Niereninsuffizienz u. dekompensierte Herzinsuffizienz; **Kompl.:** anaphylaktischer Schock, Blutungen, Gefäßwanddissektion, Thromboembolie.

Angio|hämo|philie (↑; Häm-*; -phil*) **f:** s. Willebrand-Jürgens-Syndrom.

Angioid streaks (engl.)**:** gefäßähnl. Streifen; meist i. R. von Systemerkrankungen (z. B. Pseudoxanthoma* elasticum) auftretende Veränderungen des Augenhintergrunds* mit Einrissen der Bruch-Membran u. des retinalen Pigmentepithels (evtl. mit subretinalen Gefäßneubildungen); bei Befall der Macula lutea Beeinträchtigung der zentralen Sehschärfe.

Angio|kardio|graphie (Angio-*; Kard-*; -graphie*) **f:** (engl.) angiocardiography; Röntgenkontrastdarstellung der Herzhöhlen u. der großen Gefäße nach Herzkatheterisierung*; ermöglicht die Beurteilung von Form, Größe u. Veränderungen der Herzhöhlen, Herzklappen sowie der großen Gefäße; **Formen: 1.** selektive Dextrokardiographie: Kontrastmittelinjektion in die Spitze des re. Ventrikels od. in den Einflusstrakt des re. Herzens über einen venösen Herzkatheter; **2.** selektive Pulmonalarteriographie zum Nachweis u. evtl. interventioneller Lyse großer Emboli sowie zum Ausschluss der Gefäßarrosion durch zentrale Bronchialkarzinome; **3.** selektive Lävokardiographie: **a)** retrograde art. Lävokardiographie; erfolgt nach Punktion der A. femoralis (evtl. auch der A. brachialis) u. Vorschieben des Katheters entgegen dem Blutstrom durch die Aorta in den li. Ventrikel; **b)** transseptale Lävokardiographie; nach Einführung in den re. Vorhof Punktion des Vorhofseptums mit einem venösen Herzkatheter, der in den li. Vorhof u. weiter durch die Mitralklappe in den li. Ventrikel vorgeschoben wird, wo die Kontrastmittelinjektion erfolgt; **c)** direkte perkutane Lävokardiographie; nur noch selten angewendet. Vgl. Kinekardiographie, Koronarangiographie.

Angio|kardio|pathie (↑; ↑; -pathie*) **f:** (engl.) angiocardiopathy; Erkrankung des Herz-Kreislauf-Systems.

Angio|keratom (↑; Kerat-*; -om*) **n:** (engl.) angiokeratoma; sog. Blutwarze; Kapillarerweiterung in der oberen Dermis mit sek. Hyperkeratose; vgl. Hämangiom, kavernöses.

Angio|keratoma circum|scriptum naeviforme (↑; ↑; ↑) **n:** syn. verruköses Hämangiom; meist angeb., solitäres, streifen- u. netzförmig angeordnetes, blaurotes Knötchen mit Hyperkeratose (s. Abb.), bes. an den Beinen.

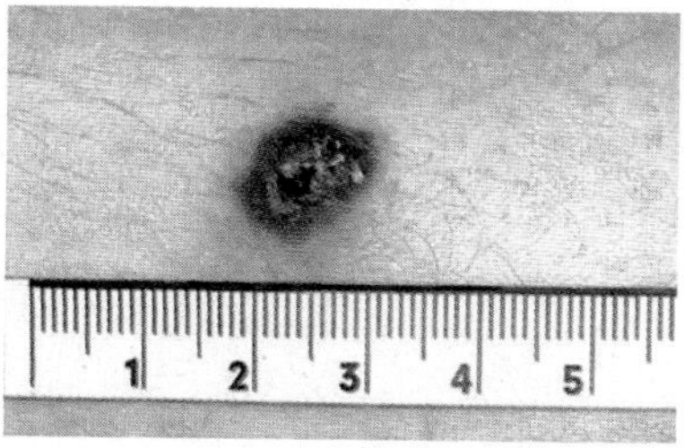

Angiokeratoma circumscriptum naeviforme [3]

Angio|keratoma corporis diffusum (↑; ↑; ↑) **n:** syn. Fabry-Syndrom, Cerebrosidspeicherkrankheit, Angiomatosis miliaris; seltene, X-chromosomal vererbte (Genlokus Xq21.33-q22) Enzymopathie mit verminderter od. fehlender lysosomaler Alphagalaktosidaseaktivität u. Speicherung des nicht abbaubaren Ceramidtrihexosids in den Endothel- u. glatten Muskelzellen der Blutgefäße sowie in den Nervenzellen des zentralen u. peripheren Nervensystems; **Klin.:** erste Sympt. meist nach der Pubertät; makulopapulöse, blaurot bis schwärzl. Haut- u. Schleimhautveränderungen (Angiokeratome) bes. der Lippen u. Wangen, der Axilla, des Nabels, des Skrotums u. der Endphalangen; Parästhesien, ischäm. Insulte mit Hemiplegie, Aphasie u. zerebellaren Ausfällen; kardiovaskuläre Sympt. mit Herzdilatation u. Hypertension (EKG-Veränderungen); nephrologische Sympt. inf. einer progredienten Niereninsuffizienz; gelegentl. zeigen auch Merkmalsträgerinnen milde Formen der Krankheit. **Diagn.:** verminderte od. fehlende Alphagalaktosidaseaktivität u. erhöhte Ceramidtrihexosid-Konzentration im Blut; Nierenbiopsie: Speicherphänomene u. strukturelle Veränderungen der Glomerulazellen u. Tubulusepithelien; **Progn.:** eingeschränkte Lebenserwartung inf. kardiovaskulärer u. nephrolog. Komplikationen.

Angio|keratoma Mibelli (↑; ↑; ↑; Vittorio M., Dermat., Parma, 1860–1910) **n:** bis stecknadelkopfgroße, dunkelrote, warzenähnliche Angiome, bes. bei Jugendlichen mit Akrozyanose; **Lok.:** stets symmetrisch, bes. Finger- od. Zehenrücken, selten Nasenspitze, Ohrläppchen u. Mammae; langsame Progredienz, gelegentl. Rückbildung im Erwachsenenalter.

Angio|keratoma scroti (↑; ↑; ↑) **n:** syn. Angiokeratoma Fordyce; ab dem 4. Dezennium auftretende, bis stecknadelkopfgroße Angiome im Bereich des Skrotums mit geringer Hyperkeratose; keine pathol. Bedeutung.

Angio|keratoma vulvae (↑; ↑; ↑) **n:** dem Angiokeratoma* scroti entsprechende Hauterscheinungen bei der Frau.

Angio|kymo|graphie (↑; gr. κῦμα Welle; -graphie*) **f:** (engl.) angiokymography; nicht mehr gebräuchliche Methode der kymograph. Registrierung der Füllungsvorgänge, Strömungsverhältnisse u. Fließgeschwindigkeiten innerh. eines großen Gefäßgebietes; vgl. Flächenkymographie.

Angio|lipom (↑; Lip-*; -om*) **n:** (engl.) angiolipoma; meist druckschmerzhafte Form des Lipoms* mit ausgeprägter hämangiomatöser Komponente; kann solitär od. multipel u. familiär gehäuft auftreten.

Angio|lipo|matosis (↑; ↑; ↑; -osis*) **f:** möglicherweise autosomal-rezessiv erbl. Erkr. mit Auftreten multipler gelenknaher Angiolipome in der Subkutis u. Knochendeformationen nahe der betroffenen Gelenke ab der frühen Kindheit.

Angio|logie (↑; -log*) **f:** (engl.) angiology, vascular medicine; Lehre von den Blut- u. Lymphgefäßen; Schwerpunktfach in der Inneren Medizin.

Angiolo|pathien (↑; -pathie*) **f pl:** (engl.) angiolopathies; die Endstromgefäße betreffende Krankheiten u. Störungen; **Urs.: 1.** organisch: diabetische, hypertonische, entzündliche od. lokale (z. B. durch Kälte) Schädigung; **2.** funktionell: essentielle Akrozyanose, Erythrozyanose, Erythromelalgie, Livedo reticularis; **3.** nicht vaskulär bedingt: Erythrozytenaggregation (Sludge*-Phänomen) od. -agglutination (Kälteagglutinine), Thrombozytenaggregation (Thrombozytose) u. Leukämie.

Angio|lupoid (↑; lat. lupus Wolf; -id*) **n:** bohnengroßer, halbkugeliger, blauroter Knoten im Nasenbereich; Hautmanifestation der Sarkoidose*.

Angiom (↑; -om*) **n:** (engl.) angioma; durch Gefäßsprossung entstandene geschwulstartige Neubildung von Gefäßgewebe; s. Lymphangiom, Hämangiom, kavernöses.

Angioma racemosum (↑; ↑) **n:** sog. Rankenangiom; Knäuel aus erweiterten Gefäßen; **Vork.:** angeboren z. B. als arteriovenöse Fistel* (Typ II) od. venöses A. r. bei Foix*-Alajouanine-Syndrom; **DD:** Hämangiom.

Angioma senile (↑; ↑) **n:** syn. eruptives Hämangiom*.

Angioma serpiginosum (↑; ↑) **n:** im Kindesalter bes. an den Beinen auftretende, bis glasstecknadelkopfgroße, hell- bis dunkelrote, scharf begrenzte Punkte, die in Gruppen, Ringen u. Wirbeln liegen, unter Glasspateldruck abblassen, aber nicht schwinden; histol. Kapillarektasien; Gynäkotropie.

Angiomatose, bazilläre (↑; ↑; -osis*) **f:** (engl.) bacillary angiomatosis; syn. epitheloide Angiomatose, Peliosis hepatis; überwiegend durch Bartonella henselae, selten durch Bartonella quintana hervorgerufene Infektionskrankheit; Vork. bei immungeschwächten Pat. (mit HIV*-Erkrankung); **Sympt.:** einzelne od. multiple, rotblaue Papeln od. Knoten an Haut u. Schleim-

A

häuten sowie inneren Organen (bes. Leber); Knochenläsionen; Fieber u. Sepsis; **Diagn.:** histol. angiomatöse Konvolute mit durch Spezialfärbung (Warthin-Starry) nachweisbaren Err.; **Ther.:** Makrolid-Antibiotika, Tetracycline. Vgl. Kaposi-Sarkom.

Angiomatosis cerebelli et retinae (↑; ↑; ↑) f: syn. Hippel*-Lindau-Syndrom.

Angiomatosis en|cephalo|facialis (↑; ↑; ↑) f: syn. Sturge*-Weber-Krabbe-Syndrom.

Angio|myo|neurom (↑; My-*; Neur-*; -om*) n: (engl.) angiomyoneuroma; s. Glomustumoren.

Angio|neo|genese (↑; Neo-*; -gen*) f: (engl.) angioneogenesis; Neubildung von Gefäßen, hervorgerufen durch Ischämie bzw. experimentell durch Wachstumsfaktoren; vgl. Kollateralkreislauf.

Angio|neuro|pathien (↑; Neur-*; -pathie*) f pl: (engl.) angioneuropathies; syn. Gefäßneurosen, Akroneurosen, zirkulator. Dystonie; durch spast. Dysregulation der Endstrombahn* bedingte Durchblutungsstörungen; z. B. Raynaud-Syndrom, i. w. S. Akroparästhesie, Akrozyanose, Angioödem; **Ätiol.:** evtl. konstitutionelle Faktoren, nervale u. hormonale Fehlregulation.

Angio|ödem (↑; Ödem*) n: (engl.) angio-edema; syn. angioneurotisches Ödem, Quincke-Ödem; schmerzhafte, mehrere Tage anhaltende subkutane Schwellung von Haut u. Schleimhaut; **Formen: 1.** A. bei Urtikaria*: plötzlich auftretende Schwellung, häufig im Gesicht; **2.** hereditäres A.: seltene, autosomal-dominant erbl. Erkr. durch Mangel eines C1-Esteraseinhibitors (C1-INH; s. Komplement) od. Bildung eines defekten C1-INH; rezidiv., häufig durch Trauma ausgelöste akute Anfälle mit Schwellungen v. a. im Gesicht u. an den Extremitäten, Kopfschmerz, Übelkeit u. Erbrechen; Erstickungsgefahr bei Larynxödem; Ther.: Danazol, Tranexamsäure od. Epsilonaminocapronsäure zur Proph., C1-INH i. v. im Anfall; **3.** erworbenes A. durch C1-INH-Mangel i. R. von Tumorleiden od. Autoimmunkrankheiten; **4.** physik. (Druck od. Vibration) verursachtes A.; vgl. Urtikaria, physikalische; **5.** A. als UAW der ACE*-Hemmer.

Angio|pathia retinae traumatica (↑; -pathie*) f: syn. Purtscher-Netzhautschädigung; Mischbild von Netzhautblutung, Glaskörperblutung, Netzhautveränderung (ähnlich Cotton-wool-Herden), Gefäßspasmus u. Netzhautödem; **Urs.:** vermutlich nicht direkt das Auge betreffende Gewalteinwirkung, z. B. bei Polytrauma mit Thoraxkompression.

Angio|pathie (↑; ↑) f: (engl.) angiopathy; Angiopathia; Oberbegriff für Gefäßkrankheiten.

Angio|pathien, dia|betische (↑; ↑) f pl: (engl.) diabetic angiopathies; durch Diabetes* mellitus verursachte Gefäßerkrankungen; **1.** diabet. Mikroangiopathie (Basalmembranverbreiterung im Bereich der Arteriolen u. Kapillaren) als Urs. v. a. von Retinopathia* diabetica, diabetischer Glomerulosklerose*, diabetischer Neuropathie (s. Polyneuropathie) sowie diabetischer Gangrän*; **2.** diabet. Makroangiopathie: früh einsetzende, verstärkte Arteriosklerose*.

Angio|phako|matosen (↑; Phako-*; -osis*) f pl: (engl.) angiophakomatoses; Fehlbildungskrankheiten mit kongenitalen Gefäßveränderungen an Haut, Augen, ZNS u. a. Organen; z. B. Hippel*-Lindau-Syndrom, Klippel*-Trénaunay-Weber-Syndrom, Maffucci*-Syndrom, Sturge*-Weber-Krabbe-Syndrom, tuberöse Sklerose*, Ataxia* teleangiectatica.

Angio|plastie (↑; -plastik*) f: (engl.) angioplasty; klin. gebräuchliche Bez. für ergänzende od. alternative (radiol.) Verf. der Gefäßchirurgie* zur Beseitigung kurz- u. mittelstreckiger Gefäßstenosen u. -verschlüsse; **Prinzip:** intravasale Gefäßaufdehnung durch wiederholtes Einbringen von Kathetern mit zunehmendem Durchmesser (Dotter-Technik) od. unter Verw. von Ballonkathetern (v. a. Grüntzig*-Katheter), die in kollabiertem Zustand im Bereich der Gefäßstenose platziert u. dort aufgeblasen werden, wodurch das Gefäßvolumen erweitert u. die Gefäßinnenwand geglättet wird; ggf. Komb. mit Thrombolyse* u./od. Stent-Einlage; anschl. Antikoagulanzientherapie, um Rethrombosierung zu vermeiden; **Formen: 1.** perkutane transluminale (geschlossene, indirekte) A. (Abk. PTA) i. R. einer Angiographie*; **2.** intraoperative (offene, direkte) Gefäßdilatation; **3.** Beseitigung der Stenose mittels Laser* od. Ultrafräse (sog. Rotablationsangioplastie); **Ind.:** Stenosen u. Verschlüsse der Becken- u. Beinarterien i. R. arterieller Verschlusskrankheiten*, Stenosen der Aa. subclaviae (z. B. Subclavian*-steal-Syndrom), Verschlüsse (max. 10 cm Länge) der Oberschenkel- u. Kniearterien, Nierenarterienstenosen, Mesenterialarterienverschluss, Stenosen der Koronararterien i. R. der koronaren Herzkrankheit (s. PTCA); **Kontraind.:** sehr ausgeprägte Verkalkung der Stenose, Störung der Blutgerinnung*, ungünstige anat. Lage des Gefäßes; **Kompl.:** Nachblutung, Thrombosierung, Embolie, Perforation, Dissektion, Restenose.

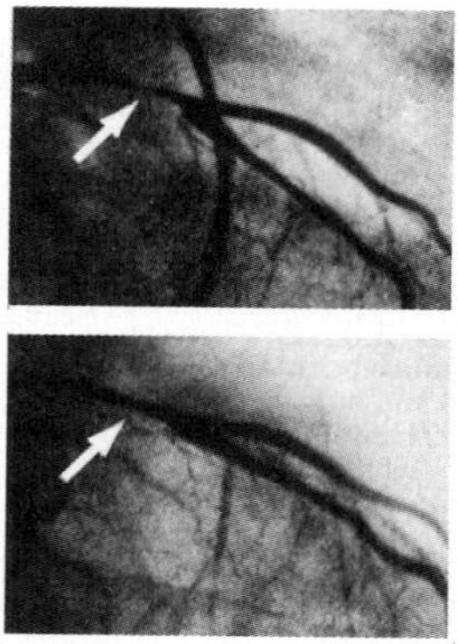

Angioplastie:
kritische Stenose des Ramus interventricularis anterior der linken Koronararterie bei einem 38-jährigen Patienten direkt vor (oben) und nach der Dilatation (unten)

Angio|re|zeptoren (↑; Rezeptoren*) m pl: (engl.) angioreceptors; Presso- u. Chemorezeptoren (nervale Reizempfänger) in Blutgefäßen (v. a. Aorta u. Karotis).

Angio|sarkom (↑ Sark-*; -om*) n: s. Hämangiosarkom.

Angio|skopie (↑; -skopie*) f: (engl.) angioscopy; visuelle Beurteilung von Gefäßen; i. e. S. Endoskopie* der re. Herzkammer, des Pulmonalarteriensystems sowie der großen Koronararterien unter Verw. eines flexiblen Spezialendoskops, das über eine periphere Vene od. Arterie in das Gefäßsystem eingeführt wird; vgl. Kapillarmikroskopie.

Angio|spasmus (↑; Spas-*) m: Vasospasmus*.

Angio|strongylus cantonensis (↑; gr. στρογγύλος rund, sphärisch) m: Rattenlungenwurm; parasit. Nematode in Lungenarterien von Ratten; ♂ 16–20 mm, ♀ 20–25 mm lang; verursacht im Fehlwirt* Mensch eosinophile Meningoenzephalitis; Larvenentwicklung z. T. in Schnecken; Befall des Menschen nach Verzehr infizierter Schnecken od. anderer infizierter Tiere (z. B. Krebse); **Vork.:** Südostasien u. Pazifische Inseln.

Angio|tensin-II-Blocker (↑; ↑): (engl.) angiotensin II antagonist; syn. Angiotensin-II-Rezeptorantagonisten; Bez. für Antagonisten des Angiotensins II (z. B. Losartan, Valsartan) mit blutdrucksenkender Wirkung; s. Antihypertensiva, ACE-Hemmer.

Angiotensin-converting-En|zym (↑; Tend-*; engl. to convert umwandeln; gr. ἐν hinein, innerhalb; ζύμη Sauerteig) n: Abk. ACE; Peptidyl-Dipeptidase A; sog. Konversionsenzym; Hydrolase mit Zn^{2+} als Cofaktor, die durch Abspaltung des C-terminalen Dipeptids Angiotensin I in das vasokonstriktorisch wirkende Angiotensin II umwandelt (s. Angiotensine); identisch mit der Kininase II, die das vasodilatierend wirkende Bradykinin inaktiviert; **Vork.:** im Blut; lokal bes. in der Lunge sowie in Herz, Niere, Nebenniere, Leber, Gefäßwänden u. Gehirn. Vgl. ACE-Hemmer.

Angio|tensine (↑; ↑) n pl: (engl.) angiotensins; Gruppe von Peptidhormonen; **Angiotensin I**, ein wahrscheinl. biol. inaktives Dekapeptid, das aus Angiotensinogen* durch proteolytische Spaltung (durch Renin* katalysiert) entsteht. Angiotensin I ist die Vorstufe des Oktapeptids **Angiotensin II** (Hypertensin), das durch Angiotensin*-converting-Enzym gebildet wird. Als Agonist des Renin*-Angiotensin-Aldosteron-Systems wirkt es direkt an den Arteriolen stark vasokonstriktorisch u. stimuliert die Freisetzung von Aldosteron* aus der Zona glomerulosa der Nebennierenrinde; HWZ 1–2 Min.; Abbau durch Angiotensinasen zu **Angiotensin III** u. anderen inaktiven Peptiden.

Angio|tensino|gen (↑; ↑; -gen*) n: syn. Reninsubstrat, Hypertensinogen; in Leber u. Fettgewebe gebildetes Alpha-2-Globulin, aus dem Renin* Angiotensin I abspaltet; erhöhte Werte z. B. in der Schwangerschaft, bei hormonaler Kontrazeption u. maligner Hypertonie; erniedrigt z. B. bei Lebererkrankung. Vgl. Angiotensine.

Angle-Klassifikation (Edward Hartley A., Kieferorthop., Minneapolis, 1855–1930) f: (engl.) Angle classification; kieferorthop. Einteilung der sagittalen Lagebeziehungen der Zahnbögen zueinander; **Klassen: I:** Neutralbiss*; **II:** Distalbiss*; **III:** Mesialbiss*.

Angry-back-Syn|drom (engl. angry verärgert; back Rücken) n: Syndrom der gereizten Rückenhaut; Bez. für eine falschpositive Mitreaktion beim Epikutantest* in der Nachbarschaft einer stark positiven Reaktion mit Streuphänomenen od. bei ausgeprägtem Ekzem anderer Körperregionen, die bei isolierter Nachuntersuchung nicht reproduzierbar ist.

Angst: (engl.) anxiety, fear; unangenehm empfundener, eine Bedrohung od. Gefahr signalisierender emotionaler Gefühlszustand; erhält u. U. Krankheitswert, wenn sie ohne erkennbaren Grund bzw. inf. inadäquater Reize ausgelöst u. empfunden wird. A. kann in unterschiedl. Schweregraden auftreten u. ist i. d. R. begleitet von psych. u. phys. **Sympt.:** Unsicherheit, Unruhe, Erregung (evtl. Panik), Bewusstseins-, Denk- od. Wahrnehmungsstörungen, Anstieg von Puls- u. Atemfrequenz, verstärkte Darm- u. Blasentätigkeit, Übelkeit, Zittern, Schweißausbruch; **Formen: 1.** realistische A. (Furcht) als Reaktion des Ich auf eine objektive Gefahr; nach Extremsituationen ggf. Traumatisierung u. bei wiederholter Konfrontation mit der Gefahr Auftreten der A. als sog. Signalangst, die Abwehrmechanismus* u. Coping* auslöst; **2.** frei flottierende A.: nicht auf ein best. Objekt od. eine best. Situation gerichtet; **3.** neurotische A.: stammt aus einem unbewussten Konflikt* u. tritt i. R. neurot. Störungen (z. B. bei Phobie* bzw. Angstneurose*) auf. A. kommt bei fast allen Psychosen vor. **Ther.:** Psychotherapie*, insbes. Verhaltenstherapie*; u. U. Anxiolytika.

Angst-Glück-Psychose (Psych-*; -osis*) f: (engl.) affective borderline disorder; Form der zykloiden Randpsychose* mit sich abwechselnden Phasen ausgeprägter Angst u. ekstat. Glücksgefühls.

Angst|neurose (Neur-*; -osis*) f: (engl.) anxiety neurosis; **1.** i. e. S. Neurose* mit primär vegetativen Sympt., bei der eine generalisierte, elementare Angst* im Vordergrund steht, ohne dass eine objektiv bedrohl. Situation vorliegt (generalisierte Angststörung nach ICD-10); **2.** i. w. S. Oberbegriff für alle Syndrome, die durch neurotische Angst als Symptom geprägt sind; Formen: generalisierte A. (entspr. der A. i. e. S.), Panikstörung*, Phobie*, Hypochondrie*. E. Fri.

Ångström (Anders J. Å., Astronom u. Phys., Uppsala, 1814–1874) n: nicht mehr zugelassene Längeneinheit; Einheitenzeichen Å; Umrechnung: 1 Å = 0,1 nm = 10^{-10} m.

Angst|störung: (engl.) anxiety disorder; psych. Störung mit im Vordergrund stehenden Sympt. der Angst; häufig zus. mit Vermeidungsverhalten (v. a. bei Phobie* u. Zwangsstörung*) u. körperl. Sympt. einschl. ihrer katastrophisierenden Fehlinterpretation (v. a. bei Panikstörung*); **Ther.:** kognitive u. verhaltenstherap. Verfahren (Konfrontation*); Anxiolytika u. Antidepressiva. J. Marg.

Angst|störung, generalisierte: (engl.) generalized anxiety disorder; exzessive Furcht od. Sorgen von mind. 6 Mon. Dauer in versch. Lebensbereichen; **Sympt.:** erhöhtes Erregungsniveau, Nervosität, Anspannung, Hypervigilanz, vegetative Beschwerden; **DD:** Depression, Sozialphobie, Panik- u. Zwangsstörung; **Ther.:** Verhaltenstherapie, Entspannungstechnik. J. Marg.

Angularis|syn|drom (Angulus*) n: (engl.) angular gyrus syndrome; dem Gerstmann*-Syndrom ähnl. Erkr. mit zusätzlicher amnestischer Aphasie u. Alexie.

Angulus (lat.) m: Winkel.

Angulus in|fectiosus oris (↑) m: syn. Perlèche, Cheilitis angularis, sog. Faulecke; schmerzhafter, schlecht heilender Einriss in den Mundwinkeln, der ulzerieren u. mit Krusten bedeckt sein kann; häufigste **Urs.** bei Erwachsenen Inf. mit Candida albicans, bei Kindern mit Streptokokken; gefördert durch Diabetes mellitus, Eisenmangelanämie, Riboflavin-Mangel, Zahnlosigkeit (Faltenbildung), schlecht sitzenden Zahnersatz; **Ther.:** Behandlung der Grunderkrankung, Antimykotika, austrocknende Maßnahmen (z. B. Farbstoffe).

Angulus infra|sternalis (↑) m: epigastrischer Winkel, zw. rechtem u. linkem Rippenbogen.

Angulus irido|cornealis (↑) m: s. Kammerwinkel, Fontana-Räume.

A

Angulus oculi (↑) m: äußerer (lateralis) u. innerer (medialis) Augenwinkel.

Angulus oris (↑) m: Mundwinkel.

Angulus sterni (↑) m: tast- und sichtbarer Knick zw. Manubrium u. Corpus des Brustbeins, Ansatz der 2. Rippe; Orientierungspunkt.

Angulus sub|pubicus (↑) m: der vom re. u. li. Ramus inf. des Schambeins gebildete spitze Winkel (70–75°) am männl. Becken; vgl. Arcus pubicus.

Angulus venosus (↑) m: Venenwinkel; gebildet durch den Zusammenfluss der V. subclavia u. der V. jugularis interna; Mündungsstelle des Ductus thoracicus (links) u. des Ductus lymphaticus dexter (rechts).

angustus (lat.): eng.

An|hidrose (An-*; Hidr-*; -osis*) f: (engl.) anhydrosis; fehlende Schweißsekretion* durch angeb. Fehlen der ekkrinen Schweißdrüsen (Christ*-Siemens-Touraine-Syndrom); segmentale Anhidrose bei Ross-Syndrom (s. Adie-Syndrom); vgl. Hypohidrose.

An|hidrosis hypo|trichotica (↑; ↑; ↑) f: syn. Christ*-Siemens-Touraine-Syndrom.

An|hydrid n: (engl.) anhydride; chem. Verbindung, die durch Wasserentzug aus einem od. zwei Molekülen entsteht; i. e. S. **Säureanhydrid** ($H_2SO_4 \rightarrow SO_3 + H_2O$) u. **Basenanhydrid** ($Ca(OH)_2 \rightarrow CaO + H_2O$). In der org. Chemie entstehen Säureanhydride entweder aus zwei Molekülen Monocarbonsäuren od. aus einem Molekül Dicarbonsäure unter Wasseraustritt.

an|ikterisch (An-*; Ikterus*): (engl.) anicteric; ohne Ikterus* verlaufend.

Anilin n: (engl.) aniline; $C_6H_5NH_2$, Phenylamin, Aminobenzol; aromatisches, primäres Amin mit charakterist. Geruch; giftig, reagiert basisch, bildet mit anorganischen u. org. Säuren kristallisierende Salze; Grundsubstanz zur Synthese von Arzneimitteln u. Farbstoffen (Fuchsin, Methylenblau, Gentianaviolett u. a.); MAK: 2 ppm; BAT: 100 µg/l Blut; vgl. Anilinvergiftung.

Ani|lingus (Anal-*; lat. lingere lecken) m: (engl.) anilinction; auch Anilinctus; anooraler Geschlechtsverkehr* mit oraler Stimulation des Anus.

Anilin|vergiftung: (engl.) aniline poisoning; bei Arbeit mit Anilin u. dessen Derivaten (z. B. Paracetamol) vorkommende Intoxikation, früher meist in der Farben-, Pharma- u. Gummiindustrie; **Formen: 1.** akute A.: rauschähnl. Symptome, erhöhte Reizbarkeit; Sympt. der Methämoglobinämie*; **2.** chronische A.: hypochrome Anämie, Zyanose, Bradykardie, Magen-Darm-Symptome, Blasenpapillome, Hämaturie, evtl. Paresen; BK Nr. 1304; vgl. Ursolasthma.

Anima (lat.) f: Seele.

An|ionen (Ana-*; gr. ἰών wandernd) n pl: (engl.) anions; negativ geladene Ionen(komplexe), die bei Anlegen einer elektr. Spannung zur pos. Elektrode (Anode) wandern; bei Säuren u. Salzen z. B. Cl^-, NO_3^-, SO_4^{2-}; bei Basen OH^- (Hydroxylgruppe); s. Ionen.

An|ionen|lücke (↑; ↑): (engl.) anion gap; Differenz zw. den im Plasma bestimmten Anionen u. Kationen, die aus den routinemäßig nicht gemessenen Elektrolyten besteht (z. B. Proteinate, Salze org. Säuren); Formel:

$$[Na^+] - ([Cl^-] + [HCO_3^-])$$

Referenzbereich: 7–16 mmol/l; die Berechnung der A. dient der groben Beurteilung von Azidosen; Vergrößerung bei Urämie, Laktatazidose, Salicylatvergiftung u. a.; Verkleinerung z. B. bei Hypalbuminämie, Plasmozytom, Bromismus. Vgl. Elektrolythaushalt, Flüssigkeitskompartimente (Abb.).

An|ionen|tauscher (↑; ↑): s. Ionenaustauscher.

An|iridie (An-*; Irid-*) f: (engl.) aniridia; vollständiges od. teilweises Fehlen der Iris; **Formen: 1.** angeborene A.: autosomal-dominant erbl. od. sporadisch auftretende, nicht erbl. Fehlbildung; häufig zus. mit Glaukom, Mikrocornea, Katarakt, Makula- u. Optikushypoplasie sowie Nystagmus, gelegentl. assoziiert mit Wilms*-Tumor (vgl. WAGR-Syndrom); Häufigkeit: 1:100 000 Neugeborene; zwei Genorte sind bekannt: 11p13 (PAX6-Gen) u. Chromosom 2; bei Homozygotie entsteht ein Anophthalmus* congenitus; **2.** traumatisch bedingte A.

Anis m: Pimpinella anisum; Pflanze aus der Fam. der Doldengewächse; Spaltfrüchte (Anisi fructus) enthalten expektorierend, spasmolytisch u. antibakteriell wirkendes etherisches Öl (Anethol); **Verw.:** dyspeptische Beschwerden, Bronchitis; **NW:** allergische Reaktionen der Haut, der Atemwege u. des Magen-Darm-Trakts.

Ani|sak|iasis (-iasis*) f: Heringswurmkrankheit; **Err.:** Larven von Anisakis* u. verwandten Nematoden; **Klin.:** eosinophiles Granulom des Magen-Darm-Trakts mit Ileus, Abszess, Schleim- u. Blutabgang, mögliche Perforation des Darms (DD: maligner Tumor).

Ani|sakis f: Heringswurm; Gattung der Nematodes* mit mehreren Arten; Darmparasit von fischfressenden Meeressäugern; Larven in Fischen (z. B. Hering, Makrele) od Krebsen (Zwischenwirt); durch Genuss roher od. ungenügend konservierter Fische (Gefahr beim Selbsträuchern) auf Menschen (Fehlwirt) übertragbarer Err. der Anisakiasis*; **Vork.:** Japan, Europa, Amerika.

An|is|eikonie (Aniso-*; gr. εἰκών Bild) f: (engl.) aniseiconia; störende, zu Doppelbildern führende ungleiche Bildgröße beider Netzhautbilder, meist als Folge größerer Refraktionsunterschiede (Anisometropie über 3–4 dpt bzw. einseitige Aphakie); geringere Größenunterschiede können durch Fusion* ausgeglichen werden.

An|iso-: Wortteil mit der Bedeutung ungleich; von gr. ἄνισος.

An|iso|chromie (↑; Chrom-*) f: (engl.) anisochromia; Ungleichheit von Hämoglobingehalt u. Farbe der Erythrozyten*.

An|is|odontie (↑; Odont-*) f: syn. Heterodontie*.

An|iso|gamie (↑; gr. γαμεῖν heiraten) f: (engl.) anisogamy; Fortpflanzung durch morphol. ungleiche Gameten*; vgl. Isogamie.

An|iso|karyose (↑; Karyo-*; -osis*) f: syn. Kernpolymorphie*.

An|iso|korie (↑; gr. κόρη Pupille) f: (engl.) anisocoria; seitendifferente Weite der Pupillen; **Ätiol.: 1.** angeb. Anomalie (sog. essentielle od. physiol. A.; Pupillendifferenz selten >0,6 mm), Vork. bei 10–20 % aller Menschen; **2.** Störung der parasympathischen Efferenz (Sphinkterstörung) bei Okulomotoriuslähmung*, Pupillotonie* od. Anw. lokaler Parasympatholytika; **3.** Störung der sympathischen Efferenz (Dilatatorstörung) bei Horner*-Syndrom; **4.** ophth. Erkr. (z. B. Iritis, Glaukom, traumat. Läsion des M. sphincter pupillae). Vgl. Pupillenprüfung.

An|iso|makro|zyt|ose (↑; Makro-*; Zyt-*; -osis*) f: (engl.) anisomacrocytosis; Vorherrschen großer Erythrozyten* im Blutausstrich bei Anisozytose*.

An|iso|metropie (↑; Metr-*; Op-*) f: (engl.) anisometropia; ungleiche Refraktion* beider Augen, z. B. bei einseitiger Aphakie.

an|iso|trop (↑; -trop*): (engl.) anisotropic; Bez. für physik. Eigenschaften best. Substanzen od. Körper, die richtungsabhängig veränderlich sind; neben der elektr. od. Wärmeleitfähigkeit z. B. die Änderung der Geschwindigkeit des Lichts in Abhängigkeit von der Ausbreitungsrichtung in doppeltbrechenden Kristallen.

An|iso|zyt|ose (↑; Zyt-*; -osis*) f: (engl.) anisocytosis; **1.** (zytol.) Vielgestaltigkeit des Zytoplasmaleibs; z. B. als Merkmal best. Formen des Plattenepithelkarzinoms; vgl. Tumorzellen; **2.** (hämat.) Vorhandensein unterschiedl. großer Erythrozyten im Blutausstrich (s. Abb.); Vork. bei vielen Anämien.

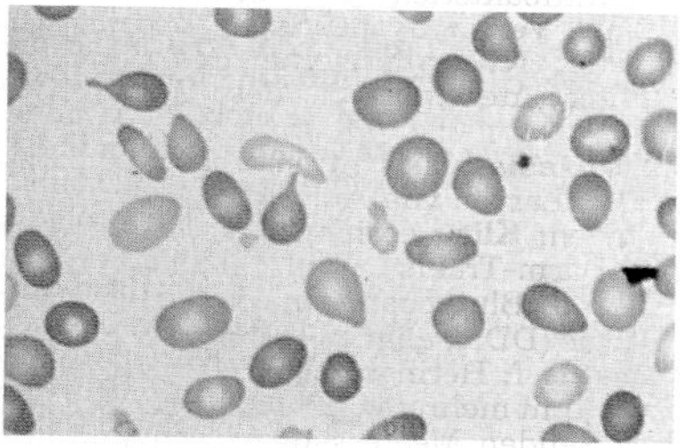

Anisozytose:
Blutausstrich (Pappenheim-Färbung); Anisozytose der Erythrozyten, daneben Poikilozytose und Polychromasie [181]

Anitschkow-Zellen (Nikolaj N. A., Pathol., Moskau, 1885–1964; Zelle*): (engl.) Anitschkow cells; basophile mononukleäre Zellen histiozytären Ursprungs mit eigenartig spiraligem Chromatinfaden im Zellkern (sog. Eulenauge); **Vork.:** rheumat. Myokarditis*.

Anker|krone: s. Krone.

Ankleide|a|praxie (Apraxie*) f: (engl.) dressing apraxia; s. Apraxie.

Anky-: auch Anchy-; Wortteil mit der Bedeutung **1.** gekrümmt, verschlungen; von gr. ἀγκύλος; **2.** Ellenbogen; von gr. ἀγκύλη.

Ankylo|blepharon (↑; Blephar-*) n: angeb. Verkürzung der Lidspalte inf. Verwachsung der Lidränder, meist der temporalen Seite; häufig mit anderen Fehlbildungen des Auges kombiniert.

Ankylo|daktylie (↑; Daktyl-*) f: (engl.) ankylodactyly; syn. hereditäre Ankylose; angeb. Versteifung der Finger od. Zehen (sehr selten auch größerer Gelenke) in Streckstellung (Geradfingerigkeit) inf. Aplasie od. Hypoplasie der Gelenke; Vork. meist symmetrisch in den Interphalangealgelenken III–V; bei Jugendlichen Synchondrosen, nach der Pubertät Synostosen.

Ankylo|glosson (↑; Gloss-*) n: (engl.) ankyloglossia; auch Ankyloglossum; Verwachsen der Zunge mit dem Boden der Mundhöhle; **Urs.:** angeboren durch ein zu kurzes Zungenbändchen od. erworben durch Narben.

Ankylo|glossum-superius-Syn|drom (↑; ↑) n: syn. oroakraler Fehlbildungskomplex*.

Ankylose (↑; -osis*) f: (engl.) ankylosis; fibröse od. knöcherne Versteifung mit vollständigem Bewegungsverlust; vgl. Kontraktur, Spondylitis ankylosans.

Ankylo|stoma (↑; Stoma*) n: Hakenwurm; zu den Nematodes* gehörender Dünndarmparasit; Vork. in den Tropen u. Subtropen; tierpathogen sind A. brasiliense (Hunde u. Katzen) u. A. caninum (Hunde), deren Larven beim Menschen (Fehlwirt) als Larva* migrans (cutanea) auftreten können. Humanpathogen ist **A. duodenale:** auch als Grubenwurm bezeichneter, blutsaugender Parasit im Jejunum (nicht im Duodenum!) des Menschen; Verbreitung insbes. in Nordafrika; ♂ mit glockenförmiger Ausweitung des Hinterendes, ♀ mit spitz zulaufendem Hinterende; Eiausscheidung mit dem Stuhl; Larvenentwicklung im Erdboden (zwei Häutungen); Infektion (meist beim Barfußgehen) durch perkutanes Eindringen der Larven; gelangen durch die Blutbahn über Lunge, Trachea, Pharynx ins Jejunum, wo die Ansiedlung u. die Entw. bis zur Geschlechtsreife erfolgt; Err. der Ankylostomiasis (s. Hakenwurmkrankheit).

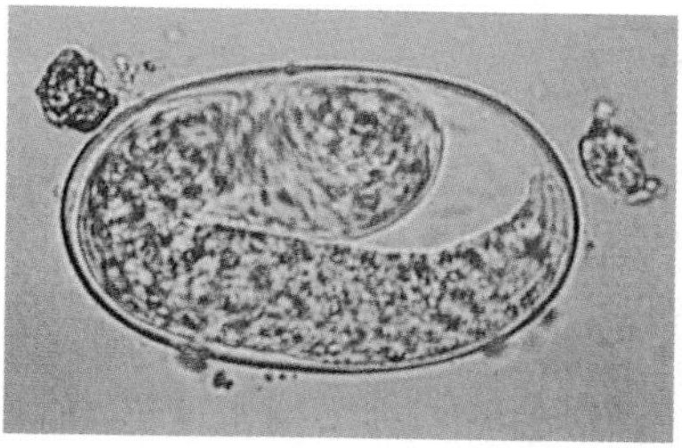

Ankylostoma:
Ei von Ankylostoma duodenale mit ausgebildetem Embryo [442]

Anlage/Umwelt-Pro|blem n: (engl.) nature-nurture-problem; syn. Erbe/Umwelt-Problem; (psychol.) Bez. für die Schwierigkeit einer eindeutigen kausalen Zuordnung z. B. psychischen Erlebens, Reagierens u. Verhaltens zur genet. Anlage bzw. zur Umwelt des Individuums. Vgl. Zwillingsmethode.

Ann-Arbor-Klassifikation f: (engl.) Ann-Arbor classification; pathol.-anat. Stadieneinteilung der Lymphogranulomatose* (Tab.).

Annelida n pl: Ringelwürmer; med. bedeutsam sind Vertreter der Hirudinea* (Blutegel), z. B. Hirudo medicinalis.

An|nex (lat. annectere anknüpfen, verbinden) m: Anhang; s. Adnexe.

An|nihilations|strahlung (lat. nihil nichts): syn. Vernichtungsstrahlung*.

Annulus (lat. anulus) m: Ring; auch Anulus.

Ano-: Wortteil mit der Bedeutung Ring od. After; von lat. anus.

An|ode (gr. ἄνοδος Aufweg) f: pos. Elektrode des elektr. Stromkreises, die Elektronen* u. Anionen* anzieht. Vgl. Kathode.

An|odontie (An-*; Odont-*) f: (engl.) anodontia; angeb. Zahnlosigkeit, die meist gemeinsam mit ektodermalen Entwicklungsstörungen auftritt, z. B. dem Christ*-Siemens-Touraine-Syn-

A

drom. Die echte A. ist zu trennen von der scheinbaren A. (Anodontia spuria), bei der die Zahnkeime angelegt, aber nicht durchgebrochen sind. Im Ggs. zur völligen A. fehlen bei der Hypodontie nur einige u. bei der Oligodontie eine größere Zahl von Zähnen.

An|omalie (gr. ἀνωμαλία Ungleichheit) f: (engl.) anomaly; Unregelmäßigkeit; geringgradige Entwicklungsstörung.

An|omalo|skop (↑; Skop-*) n: (engl.) anomaloscope; spektraler Farbenmischapparat zur Prüfung auf Farbenfehlsichtigkeit* (für Rot od. Grün) mittels Einstellung einer farbidentischen Mischung von spektralem Rot (λ = 671 nm) u. Grün (λ = 546 nm) mit definiertem Gelbton (λ = 589 nm); das eingestellte Mischungsverhältnis Grün/Rot wird als Anomalquotient angegeben (normal 0,7–1,4; protanomal 0,02–0,6; deuteranomal 2,0–20,0). Vgl. Nagel-Farbtäfelchen.

An|omal|quotient (↑) m: (engl.) anomaly index; Abk. AQ; s. Anomaloskop.

An|onychie (An-*; Onych-*) f: (engl.) anonychia; Fehlen der Nägel als Ausdruck einer anlagebedingten Agenesie bei Epidermolysis* bullosa hereditaria, Dyskeratosis* congenita od. i. R. einer Trichophytie*.

An|onyma (gr. ἀνώνυμος unbenannt) f: A. anonyma, unbenannte Schlagader; neue Bez.: Truncus brachiocephalicus. Vv. anonymae; neue Bez.: Vv. brachiocephalicae.

Anonymisierung (↑): (engl.) anonymization; Maßnahme zum Persönlichkeitsschutz bei der Verarbeitung personenbezogener Daten*; **1.** einfache A. im sozialwissenschaftl. Sinn: Beseitigung der administrativen Identifikationsdaten; **2.** faktische A.: über die einfache A. hinausgehende Anw. von Verfahren, die den Personenbezug von Daten derart reduzieren, dass sie als anonym i. S. der Datenschutzgesetze* gelten können; dies erfordert ihre Veränderung dergestalt, dass Einzelangaben über persönl. od. sachl. Verhältnisse nicht mehr od. nur mit einem unverhältnismäßig großen Aufwand an Zeit, Kosten u. Arbeitskraft einer bestimmten od. bestimmbaren Person zugeordnet werden können.

An|opheles (gr. ἀνωφελής schädlich) f: Gabel-, Fieber-, Malariamücke; weltweit verbreitete Stechmücke; zur Gattung der Culicidae, Ordnung der Diptera gehörend; Überträger von Tropenkrankheiten (Malaria*, Filariosen* u. Viruserkrankungen, z. B. O'nyong*-nyong-Fieber); versch. Arten als Imago morphol. oft nicht zu unterscheiden, im Ggs. zu anderen Stechmücken sitzt die Imago jedoch mit von der Unterlage weggestrecktem Abdomen; zur gezielten Vektorbekämpfung ist die Artbestimmung durch moderne taxonom. Methoden (Zytotaxonomie, Isoenzymelektrophorese, DNA-Hybridisierung) erforderlich. Der Entwicklungszyklus der A. ist an stehende Gewässer gebunden; Eier mit Schwimmeinrichtung; die Larve haftet mit Wasser abstoßenden Haaren an der Wasseroberfläche. Adulte A. leben von Pflanzensäften; ♀ saugen menschl. (anthrophil) od. tier. (zoophil) Blut, das sie nachts im Haus (endophil) od. Freien (exophil) aufnehmen. Vgl. Mücken.

An|ophthalmus con|genitus (An-*; Ophthalm-*) m: Embryopathie mit völligem Fehlen meist beider Augäpfel sowie des N. opticus u. Tractus opticus; höhere zentrale Anteile der Sehbahn sind manchmal angelegt.

Ano|plastik (Ano-*; -plastik*) f: (engl.) anoplasty; syn. Proktoplastik; **1.** Sammelbez. für op. Techniken zur Deckung von Substanzdefekten im Analkanal durch perianale Haut od. Transplantat; **2.** op. Anlage einer Analöffnung bei anorektaler Fehlbildung* des Neugeborenen.

An|oplura: taxonomische Bez. für Läuse*; vgl. Arthropoden.

An|opsie (An-*; Op-*) f: (engl.) anopia; syn. Anopie; völliger od. partieller Ausfall des Sehsinns; vgl. Amaurose, Hemianopsie.

An|orchie (↑; Orch-*) f: (engl.) anorchidism; angeb. Fehlen der Hoden; die beidseitige A. (Vork. ca. 1:20 000) ist mittels HCG*-Test von der Retentio testis abdominalis (s. Maldescensus testis) dd abgrenzbar (die infantile Plasmatestosteronkonzentration bleibt bei A. <20 ng/ml).

ano|rektal (Ano-*; Rect-*): (engl.) anorectal; After u. Mastdarm betreffend.

An|orektika (gr. ἀνορεξία ohne Appetit sein) n pl: s. Appetitzügler.

An|orexia nervosa (↑) f: syn. Anorexia mentalis; auch Pubertätsmagersucht, Magersucht; psychogene Essstörung mit beabsichtigtem, selbst herbeigeführtem Gewichtsverlust; betrifft v. a. junge Frauen (in westl. Industrieländern), Altersgipfel zw. dem 10. u. 25. Lj. (geschätzte Prävalenz: 1 % weibl. u. 0,08 % männl. Pat.); **Sympt.:** Nahrungsvermeidung, u. U. bis zur Kachexie (mit Lebensgefahr), Erbrechen, Abführen, übertriebene körperl. Aktivitäten, gestörtes Körperschema*, Amenorrhö, Wachstumsstopp, ausbleibende Brustentwicklung, Körpergewicht um >15 % unter der Norm (bzw. Body-mass-Index ≤17,5 kg/m^2); **Verlauf:** Letalität ca. 5 %, Übergang in eine Bulimia* nervosa mögl.; **Ther.:** Gewichtsrekonstruktion, Verhaltenstherapie, systemische Psychotherapie, Pharmakotherapie. Vgl. Essstörungen, psychogene.

An|orexia senilis (↑) f: (engl.) senile anorexia; im Alter auftretende Anorexie*; **Vork.:** z. B. bei Depression od. zerebrovaskulärer Insuffizienz mit herabgesetztem Hunger- u. Durstempfinden.

An|orexie (↑) f: (engl.) anorexia; Appetitlosigkeit, Herabsetzung des Triebs zur Nahrungsaufnahme; z. B. bei Mund-, Magen-, Darm-, Infektionskrankheit, Schwangerschaft; meist als Anorexia* nervosa.

An|orgasmie (An-*; Orgasmus*) f: (engl.) anorgasmia; v. a. bei Frauen verwendete Bez. für sexuelle Funktionsstörung* mit Fehlen des Orgasmus beim Geschlechtsverkehr od. bei der Masturbation; **Formen: 1.** primäre A.: besteht seit jeher u. immer; **2.** sekundäre (situative) A.: besteht nur in best. Situationen bzw. mit best. Partnern; **Ther.:** Sexualtherapie*; bei sek. A. i. Allg. mit besserer Prognose.

Ano|skopie (Ano-*; -skopie*) f: (engl.) anoscopy; Inspektion des Analkanals mit einem (seitl. gefensterten) Darmspekulum; s. Proktoskopie.

An|osmie (An-*; gr. ὀσμή Geruch) f: (engl.) anosmia; völlige Aufhebung des Geruchsvermögens; z. B. bei Hirntumoren im Bereich von Stirnhirn, Olfaktoriusrinne u. Sella turcica sowie nach traumat. od. infektiöser Schädigung des Sinnesepithels (Virusgrippe) od. der Riechbahn (Meningitis); vgl. Hyperosmie.

A|noso|gnosie (A-*; Noso-*; -gnos*) f: (engl.) anosognosia; Unfähigkeit, eine eigene Erkr. bzw. Funktionsausfälle zu erkennen; Vork. selten, v. a. i. R. einer org. Hirnschädigung, z. B. als Nichtwahrnehmen einer Halbseitenlähmung nach Apoplexie od. beim Anton*-Syndrom; i. w. S. auch Nicht-wahrhaben-Wollen einer Krankheit od. Störung. Vgl. Agnosie.

An|otie (An-*; Ot-*) f: (engl.) anotia; angeb. Anomalie des äußeren Ohrs mit ein- od. beidseitig rudimentärer od. fehlender Ohrmuschel (s. Abb.); immer verbunden mit Gehörgangatresie

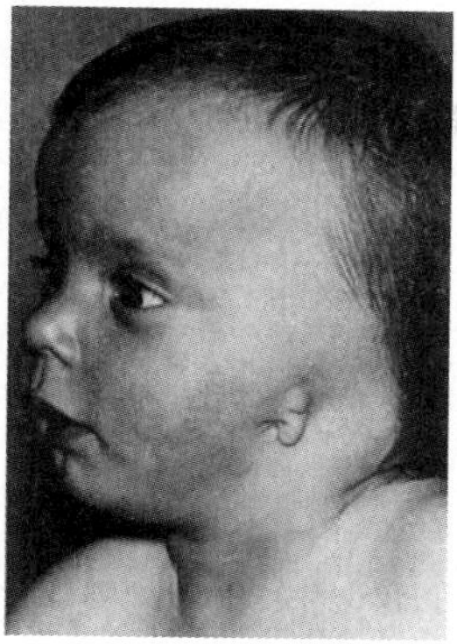
Anotie:
Fehlen der linken Ohrmuschel [540]

u. Mittelohrfehlbildung (bei intaktem Innenohr); Vork. z. B. bei Retinoid*-Embryopathie. Vgl. Mikrotie.

An|oxie (↑; Ox-*) f: (engl.) anoxia; (weitgehendes) Fehlen von Sauerstoff; kann den Gesamtorganismus od. Teile desselben betreffen; s. Hypoxie.

An|oxy|biose (↑; ↑; Bio-*) f: syn. Anaerobiose*.

ANP: Abk. für **a**triales **n**atriuretisches **P**eptid (syn. atrialer natriuretischer Faktor, natriuretisches Hormon); Polypeptid aus 151 Aminosäuren, das v. a. in den Myozyten des linken Herzvorhofs synthetisiert u. nach Vorhofdehnung in das zirkulierende Blut sezerniert wird; Vork. auch in Gehirn, Aortenbogen, Nebenniere u. Niere; **Wirkung:** Regelung des Blutvolumens u. Salzhaushalts durch Steigerung der Natriurese u. Diurese, Gefäßdilatation, Senkung des art. Blutdrucks u. des Herzschlagvolumens; bei Herz- u. Niereninsuffizienz sowie Leberzirrhose erhöhte ANP-Konzentration im Plasma; Nachw. mittels Radio-Immunassay. Vgl. Aldosteron.

Anpassungs|störung: (engl.) adjustment disorder; Bez. (ICD-10) für subjektive Bedrängnis u. emotionale Beeinträchtigung (mit Behinderung sozialer Funktionen), die i. Allg. innerhalb eines Monats nach kritischen Lebensereignissen* auftreten u. meist nicht länger als 6 Monate dauern; **Sympt.:** Angst, Depression, Trauer, Dissoziation; vgl. Belastungsreaktion, akute; Belastungsstörung, posttraumatische. E. Fri.

Anpassungs|syn|drom, allgemeines n: (engl.) general adaptation syndrome; syn. Adaptationssyndrom, Selye-Syndrom; Bez. für den Anpassungsmechanismus des Organismus auf starke äußere Reize (Anstrengung, Trauma, Hitze, Bestrahlung, Infektion u. a.) mit möglichen pathol. Folgeerscheinungen; neben lokalen Wirkungen am Angriffsorgan treten Allgemeinreaktionen auf, die hauptsächlich durch die Nebennierenrindenaktivität bestimmt sind u. in drei Phasen verlaufen: **1. Alarmreaktion** mit erhöhter Ausscheidung von ACTH u. Glukokortikoiden; die NNR ist vergrößert; es kann zum Schock* kommen. **2. Widerstandsstadium:** STH u. Mineralokortikoide werden vermehrt sezerniert; die entzündl. Reaktion nimmt zu. **3. Erschöpfungsstadium:** erfolgt im Stadium 2 keine Heilung, wird die NNR regressiv transformiert. Bei ungenügenden od. überschießenden Reaktionen sollen sog. **Anpassungskrankheiten** wie gastrointestinale Ulzera u. Panarteriitis nodosa entstehen. Vgl. Postaggressionssyndrom, Stress. Vgl. Psychosomatose.

Anregung: (engl.) stimulus; durch Energiezufuhr (Licht, Wärme, ionisierende Strahlung*) erfolgende Anhebung von Elektronen im äußeren Teil der Hülle eines Atoms aus energet. tieferen in Zustände höherer Energie (höhere Schalen); die zugeführte Energie wird i. Allg. beim Rücksprung des Elektrons in einen energet. tieferen od. den ursprüngl. Energiezustand wieder abgegeben (z. B. als Lichtquant).

Anreicherung: s. Bioakkumulation.

Anreicherungs|nähr|medien n pl: (engl.) enrichment culture media; bakteriol. Nährböden* zur Wachstumsförderung schwer kultivierbarer Bakterien durch Zusatz von Blut, Serum, Hefeextrakt, Vitaminen od. Aktivkohle; ermöglichen auch selektive Anreicherung best. Mikroorganismen z. B. Salmonellen in Tetrathionatbouillon, Shigellen in Selenitbouillon.

Anreicherungs|verfahren: (engl.) enrichment processes; (bakteriol.) Methoden zum Nachw. schwierig erkennbarer Mikroorganismen; **1.** mechanisch: **a)** Zentrifugation, **b)** Membranfiltration; **2.** biologisch: **a)** Anreicherungsnährmedien*, **b)** Tierversuch*; **3.** Anreicherung bei best. Inkubationstemperatur (z. B. Kälteanreicherung von Listerien bei 4 °C).

ANS: Abk. für **A**tem**n**ot**s**yndrom* des Neugeborenen.

Ansa (lat.) f: Schleife, Schlinge.

Ansa cervicalis (↑) f: motorische Nervenschlinge an der Außenseite der gr. Halsgefäße; *Plexus cervicalis, Radix sup. aus C_1, C_2 über den N. hypoglossus, Radix inf. aus C_1-$C_{3(4)}$; - → R. thyrohyoideus; **V:** untere Zungenbeinmuskeln.

Ansa lenticularis (↑) f: Bahnen vom Pallidum zum Thalamus, Nucleus subthalamicus u. den Kernen des extrapyramidal-motor. Systems im Mittel- u. Rautenhirn.

Ansa peduncularis (↑) f: Hirnschenkelschlinge; Fasern vom medialen Thalamus im inneren Teil der Capsula interna zur Verbindung mit der Insula u. dem Lobus temporalis.

Ansa sub|clavia (↑) f: Schlinge von Nervenfasern des Truncus sympathicus um die A. subclavia.

Anschluss|heilbehandlung: Bez. für die von den Trägern der gesetzlichen Rentenversicherung zu erbringenden med. Rehabilitationsleistungen, bei denen sich zur Vereinfachung der Verfahrensabläufe in dringenden Fällen die stationäre Heilbehandlung nach § 15 Abs. 2 SGB VI nahtlos an eine unter die Leistungspflicht der gesetzlichen Krankenversicherung fallende Krankenhausbehandlung anschließt.

Anschoppung: (engl.) congestion, engorgement; erstes Stadium der lobären Pneumonie*.

Anspannungs|phase f: (engl.) isovolumic contraction interval; s. Systole.

Ansteckung: s. Infektion.

Ansteckungs|verdächtigter: laut Infektionsschutzgesetz* eine Person, von der anzunehmen ist, dass sie Krankheitserreger aufgenommen hat, ohne krank, krankheitsverdächtig od. Ausscheider* zu sein. K. Fie.

Anstrengungs|asthma (Asthma*) n: (engl.) exercise-induced asthma; s. Asthma bronchiale.

Anstrengungs|urtikaria (Urtica*) f: (engl.) cholinergic urticaria; s. Urtikaria, cholinergische.

Antabus-Syn|drom n: inf. der Einnahme von Disulfiram* (Präparat Antabus) bei gleichzeitigem od. nachfolgendem Genuss von Alkohol auftretendes Acetaldehydsyndrom*.

Ant|agonismus (gr. ἀνταγωνιστής Gegner) m: (engl.) antagonism; entgegengesetzte Wirkung von zwei funktionellen Einheiten (Agonist/Antagonist), z. B. Muskeln (Extensor/Flexor) od. Nerven (Sympathikus/Parasympathikus); (pharmak.) Hemmung od. Aufhebung der Wirkung eines (physiol.) Transmitters durch ein Pharmakon; **Formen: 1.** kompetitiver A.: durch Blockierung des Rezeptors wird je nach Rezeptortyp die Aktivität der Zelle gehemmt od. gesteigert, eine Konzentrationserhöhung des Agonisten bewirkt Verdrängung des kompetitiven Antagonisten vom Rezeptor; **2.** nichtkompetitiver A.: durch Veränderung der molekularen Rezeptorstruktur wird eine Reaktion der Zelle verhindert, die Bindung des Agonisten an den Rezeptor wird nicht beeinflusst; **3.** funktioneller A.: Aktivierung eines anderen Systems mit entgegengesetzter Wirkung, das an anderen Rezeptoren derselben Zelle od. vermittelt über andere Zellen hemmen kann.

Ant|agonist (↑) m: **1.** (anat.) Gegenspieler eines Agonisten* in einem dualen funkt. System (z. B. Flexion/Extension); **2.** (pharmak.) Pharmakon, das aufgrund seiner Struktur an eine inaktive Konformation eines Rezeptors angepasst ist u. dadurch seine Aktivierung verhindert; vgl. Antagonismus.

Ant|agonisten|tremor (↑; Tremor*) m: (engl.) antagonist tremor; s. Tremor.

Ant|azida (Anti-*; Azid-*) n pl: (engl.) antacids; Pharmaka zur Neutralisation u. Adsorption der Magensalzsäure; enthalten meist Hydroxide od. Carbonate von Aluminium, Magnesium od. Calcium, z. T. in Komplexverbindungen; **Verw.:** v. a. zur symptomat. Ther. bei Ulkuskrankheit, Sodbrennen u. a. säurebedingten Magenbeschwerden.

Ante-: Wortteil mit der Bedeutung vor, vorn; von lat. ante.

Ante|brachium (↑; Brachi-*) n: Vorderarm, Unterarm; vgl. Brachium.

Ante|flexio uteri (↑; lat. flectere biegen; Uter-*) f: s. Flexio uteri.

Ante|kurvation (↑; lat. curvare biegen) f: (engl.) anterior bowing; Verbiegung nach vorn, z. B. des Femurs od. der Tibia (bei Rachitis, Paget-Krankheit, als Fehlstellung nach Frakturen).

ante|ponierend (lat. anteponere vorsetzen): (engl.) occuring prematurely; verfrüht auftretend.

Ante|positio uteri (Ante-*; lat. positio Stellung, Lage; Uter-*) f: s. Positio uteri.

anterior (lat.): Abk. ant.; vorderer.

Ante|systolie (Ante-*; Systole*) f: syn. Präexzitationssyndrom*.

Ante|torsion (↑; Torsion*) f: abgewinkelte Stellung der Schenkelhalsachse gegenüber der Achse der Femurkondylen in der Transversalebene; Bestimmung des Winkels durch röntg. Spezialaufnahme (AT-Aufnahme) od. Computertomographie; altersabhängige Veränderung (s. Tab.), vergrößerter Winkel bei angeb. Hüftgelenkluxation od. Hüftdysplasie.

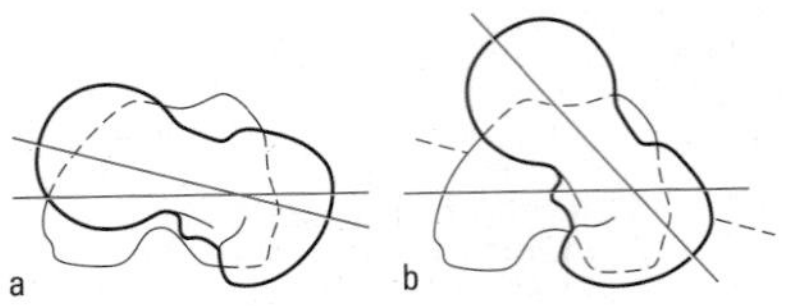

Antetorsion:
Antetorsion des Schenkelhalses;
a: normal; b: vermehrt [61]

Antetorsion
Altersabhängige Änderung des Antetorsionswinkels

Neugeborenes	30°–50°
Kleinkind	30°–45°
Schulkind	25°–30°
Jugendlicher	15°
Erwachsener	12°

Ante|versio-ante|flexio uteri (↑; lat. vertere wenden; flectere biegen; Uter-*) f: Bez. für die physiol. Lage des Uterus im Becken; s. Uteruslagen.

Ante|versio uteri (↑; ↑; Uter-*) f: s. Versio uteri.

Ant|helminthika (↑; gr. ἔλμινς, ἔλμινθος Wurm) n pl: Wurmmittel*.

Anthracen n: (engl.) anthracene; kondensierter aromat. Kohlenwasserstoff (tricyclisch, 1,2,4,5-Dibenzo-benzol).

Anthra|chinon n: (engl.) anthraquinone; Oxidationsprodukt des Anthracens; in vielen Abführmitteln (Senna, Rheum u. a.) enthalten u. Grundsubstanz versch. Farbstoffe; vgl. Emodine.

Anthrakose (gr. ἄνθραξ Kohle; -osis*) f: (engl.) anthracosis, black lung; syn. Kohlenstaublunge; Form der persistierenden, nicht kollagenösen Pneumokoniosen* durch Ablagerung eingeatmeten Kohlenstaubs in den Aveolen; **Formen: 1.** einfache A.: in Abhängigkeit von der Luftverschmutzung bei allen Menschen nachweisbar, ohne pathol. Bedeutung; **2.** A. der Kohlenarbeiter: Vork. nach massiver Kohlenstaubinhalation mit Bildung von Kohlenstaubmakulae an den Bronchiolen, die zur Vernarbung u. Ausbildung fokaler Emphyseme führen; i. Allg. keine Berufskrankheit i. S. der BKV (ggf. BK Nr. 4111).

Anthrako|silikose (↑; lat. silex Kiesel, Feuerstein; -osis*) f: (engl.) anthracosilicosis; Mischstaub-Pneumokoniose (s. Pneumokoniosen) v. a. der Bergarbeiter durch Inhalation von Kohlen- u. Quarzstaub; BK Nr. 4101; vgl. Silikose.

Anthranil|säure|derivate n pl: (engl.) anthranilic acid derivatives; s. Antiphlogistika, nichtsteroidale.

Anthrax (gr. ἄνθραξ Kohle) m: Milzbrand*.

Anthra|zykline n p: (engl.) anthracyclins; Antibiotika aus Kulturen von Streptomyces peuce-

Antiarrhythmika
Einteilung nach elektrophysiologischen Wirkungen

Klasse	Elektrophysiologische Wirkungen	Stoffe (Beispiele)
I	membranstabilisierende Antiarrhythmika Natriumkanalblockade: Leitungsverzögerung	
IA	verlängerte Aktionspotentialdauer u. effektive Refraktärperiode	Chinidin, Procainamid
IB	verkürzte Aktionspotentialdauer u. verlängerte effektive Refraktärperiode	Lidocain, Mexiletin, Tocainid
IC	Dauer des Aktionspotentials u. effektive Refraktärperiode kaum beeinflusst	Flecainid, Propafenon
II	Betarezeptorenblocker	Propranolol
III	repolarisationsverlängernde Antiarrhythmika (verlängern Dauer des Aktionspotentials)	Amiodaron, Sotalol
IV	Calciumantagonisten	Verapamil, Diltiazem

ticus mit antineoplastischen (zytostat.) Eigenschaften; z. B. Daunorubicin, Doxorubicin; **UAW:** Kardiotoxizität u. a.; vgl. Zytostatika. R. Leh.

Anthropo|logie (gr. ἄνθρωπος Mensch; -log*) f: (engl.) anthropology; allg. Bez. für die Wissenschaft vom Menschen; je nach Berücksichtigung best. Gesichtspunkte lässt sich eine philosophische von einer med., natur- od. sozialwissenschaftl. A. unterscheiden.

Anthropo|metrie (↑; Metr-*): (engl.) anthropometry; Messung des menschl. Körpers zw. anat. u. nach biomechan. Daten festgelegten Punkten; **Formen: 1.** Somatometrie*; **2.** Kephalometrie (Kraniometrie): Messung des Kopfes (des Schädels); **3.** Nekrometrie: Messungen an der Leiche. Die Auslegung von Gebrauchsgegenständen u. Arbeitsplätzen in der nationalen u. internationalen Normung beziehen sich i. Allg. auf Körpermaße von Erwachsenen vom 6. bis 95. Perzentil; Sicherheits- u. Schutzmaßnahmen berücksichtigen i. d. R. das 2. bis 99. Perzentil. Körpermaßwerte sind in der DIN 33402 ausgewiesen; Einflüsse der Akzeleration* sind ggf. zu addieren (z. B. bei Körperhöhe pro Jahrzehnt ca. 10–20 mm). E. Str.

Anthropo|nosen (↑; Noso-*) f pl: (engl.) anthroponoses; syn. Monoanthroponosen; Erkrankungen, die nur beim Menschen auftreten.

Anthropo|zoo|nosen (↑; gr. ζῷον Tier; Noso-*) f pl: (engl.) anthropozoonoses; Infektionen u. Krankheiten, die vom Tier auf den Menschen od. umgekehrt übertragbar sind; s. Zoonosen.

Anti-: Wortteil mit der Bedeutung gegen, entgegen; von gr. ἀντί.

Anti-A (↑): s. Alloagglutinine.

Anti-A_1 (↑): s. Blutgruppenantikörper.

Anti|adren|ergika (↑; adrenal*; Erg-*) n pl: syn. Adrenozeptorblocker, Sympatholytika*.

Anti|all|ergika (↑; Allergie*) n pl: (engl.) antiallergics; Substanzen, die auf Teile der allergischen Reaktionskaskade einwirken u. den klin. Symptomen vorbeugen, sie abschwächen od. unterdrücken; z. B. Cromoglicinsäure, Nedocromil, Ketotifen, Antihistaminika, topisch u. systemisch applizierbare Glukokortikoide, i. w. S. auch Allergenextrakte zur spezif. Hyposensibilisierung.

Anti|andro|gene (↑; Andro-*; -gen*) n pl: (engl.) antiandrogens; die Wirkung von Androgenen* an den Erfolgsorganen hemmende Substanzen, z. B. Cyproteron, Flutamid; **Verw.:** bei Androgenisierung der Frau; beim Mann bei Pubertas praecox, Prostatakarzinom, zur Behandlung Transsexueller, bei Straftätern zur (reversiblen) Dämpfung des Sexualtriebs (sog. chem. Kastration), wenn Sozio- u. Psychotherapie versagt haben. Vgl. Kastration.

Anti|ar|rhythmika (↑; A-*; Rhythmus*) n pl: (engl.) antiarrhythmics; Sammelbez. für über versch. Mechanismen antiarrhythmisch wirkende Stoffe; die Anw. wird bestimmt durch das klin. Wirkungsspektrum, erfolgt nach Diagnose, häufig aber empirisch (Auslöser wie Medikamente od. Elektrolytstörungen sind zuvor zu beseitigen). **Einteilung** entsprechend dem elektrophysiol. Wirkungsspektrum (nach Vaughan Williams): s. Tab.; **Verw.:** bei tachykarden Herzrhythmusstörungen; vgl. Adenosin, Digitalisglykoside; **UAW:** u. U. Herzrhythmusstörungen (v. a. membranstabilisierende A.); vgl. Betasympathomimetika, Parasympatholytika.

Anti|a|tel|ektase|faktor (↑; gr. ἀτελής unvollständig; -ektasie*) m: syn. Surfactant*.

Anti|azidotika (↑; Azid-*) n pl: (engl.) antiacidotics; alkalisierende Mittel zur Korrektur einer (metabol.) Azidose*; v. a. Natriumbicarbonat* (cave bei Erkr., die eine restriktive Natriumzufuhr erfordern, z. B. Herzinsuffizienz u. Ödeme) sowie Tris*-Puffer.

Anti-B (↑): s. Alloagglutinine.

Anti|baby|pille (↑): (engl.) birth control pill; umgangssprachliche Bez. für oral wirksame Ovulationshemmer zur hormonalen Kontrazeption*.

Anti|basal|membran-Anti|körper (↑; Bas-*; Membran*): (engl.) anti basement membrane antibodies; gegen die glomeruläre, alveoläre u. epidermale Basalmembran gerichtete Autoantikörper*; Vork. z. B. bei best. Formen der Glomerulopathie* (Goodpasture*-Syndrom, rapid-progressive Glomerulonephritis) u. bullösen Hauterkrankungen (bullöses Pemphigoid*, Epidermolysis* bullosa acquisita); Nachweis mittels indirektem Immunfluoreszenztest.

Anti|bio|gramm (↑; Bio-*; -gramm*) n: (engl.) antibiotic sensitivity pattern; Ergebnis versch. bakteriol. Untersuchungsmethoden zur Resistenzbestimmung von Bakterien; **Methoden: 1. a)** Reihenverdünnungstest: in unterschiedl. Konz. werden Chemotherapeutika od. Antibiotika in festen od. flüssigen Nährmedien gelöst, die mit einer definierten Keimzahl beschickt werden; Auswertung durch Vergleich mit einem Kontrollmedium, das keine Chemotherapeutika enthält. Als minimale Hemmkonzentration (Abk. MHK) gilt die Konz., bei der nach 20 Std. kein

A

sichtbares Wachstum nachweisbar ist; die minimale bakterizide Konzentration (Abk. MBK) ist die Konz., bei der nach 20 Std. keine lebensfähigen Bakterien mehr nachweisbar sind. **b)** Brakepoint-Methode: Reihenverdünnungstest mit nur 3–4 Antibiotikakonzentrationen, die im Bereich

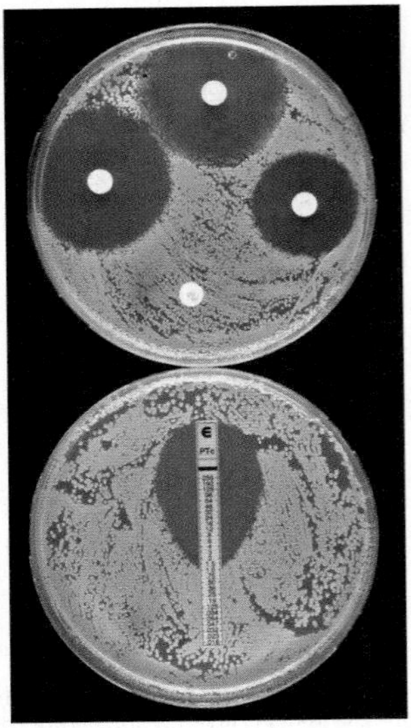

Antibiogramm:
Agardiffusionstest: oben: qualitativ; unten: quantitativ; der Teststreifen enthält ein zu prüfendes Antibiotikum in aufsteigender Konzentration. [488]

der Resistenzgrenze liegen. **2.** Agardiffusionstest, Hemmhoftest: Die Arzneimittel werden in Form von imprägniertem Filterpapier (Blättchentest) auf die Nährböden aufgebracht, die mit Bakterien beschickt wurden. Die Substanzen diffundieren in den Nährboden; bei Empfindlichkeit der Err. bilden sich um die aufgelegten Filterpapierblättchen Hemmhöfe. Die Größe der Hemmhöfe korreliert mit der Empfindlichkeit der Erreger. Der Agardiffusionstest kann auch verwendet werden, um die Konz. antibakterieller Substanzen in Körperflüssigkeiten zu bestimmen. Vgl. Resistenz, Untersuchungsmethoden, bakteriologische.

Anti|bi̲o̲se (↑; ↑) f**:** (engl.) antibiosis; Wachstumshemmung od. Abtötung von Mikroorganismen durch Stoffwechselprodukte anderer Bakterien, Pilze u. z. T. auch höherer Pflanzen; biol. Grundlage für die Anw. von Antibiotika; Ggs. Symbiose*.

Anti|bi̲o̲tika (↑; ↑) n pl**:** (engl.) antibiotics; i. e. S. Bez. für best. Stoffwechselprodukte von Schimmelpilzen, Streptomyzeten od. Bakt., i. w. S. auch für deren (semi-)synthetische Derivate mit bakteriostatischer (z. B. Tetracycline*, Chloramphenicol*, Makrolid*-Antibiotika) od. bakterizider (z. B. Penicilline*, Cephalosporine*, Aminoglykosid*-Antibiotika, Polymyxine*) Wirkung; **Wirkungsmechanismen** (sog. Angriffspunkte)**: 1.** Hemmung der Zellwandsynthese (Mureinsynthese), z. B. durch Penicilline, Cephalosporine; **2.** Beeinflussung der Zellmembran (Permeabilität), z. B. durch Polymyxine; **3.** Hemmung der DNA- u. RNA-Synthese, z. B. durch Chinolone u. Rifampicin; **4.** Hemmung der Proteinsynthese, z. B. durch Aminoglykosid-Antibiotika, Tetracycline, Makrolid-Antibiotika; **5.** Antimetabolitenwirkung, z. B. durch Trimethoprim; **Verw.:** bei bakt. Infektionskrankheiten; in eindeutigen Fällen erfolgt die Anw. von A. klin.-empirisch nach der Wahrscheinlichkeit des Erregers (z. B. Err. der Tonsillitis acuta meist betahämolysierende Streptokokken), sonst nur nach bakteriol. Diagnostik u. Resistenzbestimmung der Bakterien (vgl. Antibiogramm); Fieber allein ist keine Indikation für eine Antibiotikagabe! Die lokale Anw. von A. ist bei den meisten Infektionen nicht indiziert! Vgl. Antibiotikaprophylaxe, Chemotherapeutika.

Anti|bi̲o̲tika|pro|phylaxe (↑; ↑; Prophylaxe*) f**:** (engl.) antibiotic prophylaxis; kurzzeitige (oft einmalige), perioperative Gabe von Antibiotika bei elektiven Eingriffen am Verdauungstrakt u. bei Implantation von alloplastischen Gefäß- od. Gelenkprothesen zur Vermeidung lokaler postoperativer Inf.; **cave:** strenge Indikationsstellung bei Gefahr der Resistenzentwicklung; vgl. Chemoprophylaxe.

Anti|cholin|ergika (↑; Chol-*; Erg-*) n pl**:** (engl.) anticholinergics; Substanzen, die die Wirkung von Acetylcholin* unterdrücken; die Acetylcholinwirkung wird an postganglionären parasympath. Nervenendigungen durch atropinartige Substanzen, an intermediären Ganglien durch Ganglienblocker*, an der motorischen Endplatte durch curareartige Stoffe blockiert. I. Allg. werden Stoffe mit atropinartiger Wirkung als A. bezeichnet. Vgl. Parasympatholytika.

Anti|cod̲o̲n (↑; engl. code Verschlüsselung) n**:** zum Codon* der Messenger-RNA komplementäres Triplett der Transfer*-RNA; vgl. Proteinbiosynthese.

Anti|depress̲i̲va (↑; Depression*) n pl**:** (engl.) antidepressants; chem. heterogene, antriebssteigernd u. stimmungsaufhellend bzw. anxiolytisch u. antriebsdämpfend wirkende Psychopharmaka, die in der Ther. der Depression* Verw. finden; **Wirkungsmechanismus:** wahrscheinlich Hemmung der Wiederaufnahme od. des Abbaus von Noradrenalin od. Serotonin im ZNS. Verwendet werden v. a. **tricyclische A.** (Amitriptylin, Amitriptylinoxid, Clomipramin, Desipramin, Doxepin, Imipramin, Nortriptylin, Trimipramin u. a.) u. **nicht tricyclische A.** (Nomifensin, Trazodon, Viloxazin, die tetracyclischen A. Maprotilin u. Mianserin u. a.); auch best. Monoaminoxidasehemmer* (z. B. Moclobemid mit reversibler Hemmung; Tranylcypromin mit irreversibler Hemmung), selektive Serotoninwiederaufnahme*-Hemmer (z. B. Citalopram, Fluvoxamin, Fluoxetin, Paroxetin) sowie neuere Substanzen mit dualem (serotonergem u. noradrenergem) Wirkungsmechanismus (z. B. Mirtazapin, Nefazodon, Venlafaxin) bzw. spezif. Noradrenalinwiederaufnahme-Hemmer (z. B. Reboxetin) (schwache Neuroleptika*). **Kontraind.:** akute Vergiftung mit zentral wirkenden Pharmaka; bei v. a. anticholinerg wirksamen (tricyclischen) Antidepressiva Harnverhalt, Prostatahyperplasie, Pylorusstenose, Engwinkelglaukom, Überleitungsstörungen im EKG; bei Monoaminoxidasehemmern schwere Leber- u. Nierenschäden; **UAW:** bei tricyclischen A. anticholinerge Wirkungen (Herzrhythmusstörungen, Blutdruckveränderungen, Tremor, Mundtrockenheit, Schweißausbruch, Blasenentleerungsstörungen); bei Monoaminoxidasehemmern Schlafstörungen, Übelkeit, Kopfschmerz, (z. T. gravierende) Blutdruckveränderungen (tyraminarme Diät beachten!); bei Serotoninwiederaufnahme-Hemmern Kopfschmerz, Übelkeit, Schwindel u. a.; **cave:** Komb. von Monoaminoxidasehemmer u. Serotoninwiederaufnahme-Hemmer; insbes. bei Ther. mit überwiegend antriebssteigernden A. besteht Suizidgefahr!

Anti-D-Hilfe|gesetz (↑)**:** Abk. AntiDHG; „Gesetz über die Hilfe für durch Anti-D-Immunprophylaxe mit dem Hepatitis-C-Virus infizierte Personen“ vom 2.8.2000 (BGBl. I S. 1270), gewährleistet allen Frauen, die inf. einer in den Jahren 1978 u. 1979 in der ehemaligen DDR mit bestimmten Chargen durchgeführten Anti-D-Immunprophylaxe mit dem Hepatitis-C-Virus infiziert wurden, sowie deren Kontaktpersonen u. Hinterbliebenen Behandlung u./od. finanzielle Hilfe. Vgl. HIV-Hilfegesetz. E. Rei.

Anti|diabetika (↑; Diabet-*) n pl**:** (engl.) antidiabetics; blutzuckersenkende Mittel zur Ther. des Diabetes* mellitus; **1.** Insulin*; **2.** orale A.: Sulfonylharnstoffe*, Alphaglukosidaseinhibitoren*, Biguanide*, Thiazolidindione*, Glinide*.

Anti|diarrhoika (↑; Dia-*; -rhö*) n pl**:** (engl.) antidiarrheals; gegen Durchfall wirksame Medikamente, z. B. Quellstoffe (Pektine, Mucilaginosa), Adsorbenzien (Aktivkohle u. a.), Adstringenzien (Tannin u. a.), Peristaltikhemmer (Loperamid u. a.); bei bakt. Diarrhö Darmdesinfizienzien u. Antibiotika.

Anti-DNA-Anti|körper (↑) m**:** (engl.) anti-DNA antibodies; in Serum vorkommende antinukleäre Antikörper*; **Formen: 1.** Anti-dsDNA-Antikörper gegen doppelsträngige DNA; Vork. spezif. bei systemischen Lupus* erythematodes; Bestimmung mit Radio-Immunassay, ELISA od. indirektem Immunfluoreszenztest; **2.** Anti-ssDNA-Antikörper gegen einzelsträngige DNA; krankheitsunspezif. Vork. bei medikamenteninduziertem Lupus* erythematodes, rheumatoider Arthritis* u. a. chron. entzündl. Erkrankungen. E. Fei.

Anti-DNase-B-Test (↑) m**:** syn. Antistreptodornase-B-Test; Nachweis von Antikörpern gegen das Isoenzym DNase-B von Streptococcus pyogenes; hohe Antikörperkonzentrationen bes. nach Haut- u. Wundinfektionen, Erysipel* u. Fasciitis* necroticans.

Anti|dot (gr. ἀντίδοτος dagegen gegeben) n**:** (engl.) antidote; Gegengift; Substanz, die ein Gift direkt (durch chem. od. physik. Reaktion) inaktiviert bzw. die Wirkungen des Gifts an Rezeptoren u. Organen herabsetzt od. aufhebt; Anw. v. a. gegen Schwermetalle, Insektizide, Opiate u. Blutgifte. Vgl. Vergiftung.

Antidot
Pharmaka bei ausgewählten Vergiftungen

Gifte	Spezifische Antidote
Antidiabetika	Glucagon
Benzodiazepine	Flumazenil
Dicumarol	Vitamin K
Herzglykoside	Digitalis-Antitoxin (Fab-Fragment)
Morphin u. ä.	Levallorphan, Naloxon
Neuroleptika	Biperidin
Paracetamol	N-Acetylcystein
Blausäure	Amylnitrit, Natriumnitrit, Dimethylaminophenol, Ca-EDTA u. a.
Methanol	Ethanol
Detergenzien	Silikone
Organophosphate	Atropin, PAM, Obidoximchlorid
Laugen	Milch, Zitronensaft
Säuren	Antazida
Fluorid	Calciumsalze
Schwermetalle	Chelatbildner (z. B. EDTA)
Kohlenmonoxid	Sauerstoff
Knollenblätterpilz	Silibinin, Penicillin
Schlangen- u. Spinnengifte	spezifische Antiseren

Anti-D-Pro|phylaxe (Anti-*; Prophylaxe*) f**:** (engl.) anti-D-prophylaxis; Verhinderung der Rhesus-Sensibilisierung einer Rh-negativen Frau in der Schwangerschaft durch parenterale (i. m. od. i. v.) Verabreichung von Anti-D-Immunglobulin (IgG); **1.** 300 µg IgG prophylaktisch in der 28.-30. SSW (routinemäßig gemäß Mutterschaftsrichtlinien bei neg. Anti-D-Nachweis in der 24.-27. SSW); **2.** 300 µg IgG je 30 ml geschätzten transfundierten fetalen Blutes innerh. von 72 Std. nach Geburt des Rh-positiven Kindes; auch bei Extrauteringravidität, nach Schwangerschaftsabbruch, Fehl- od. Frühgeburten, Amniozentese, Chorionpunktion, Nabelschnurpunktion, nach Wendung sowie bei fehlerhafter, Rhesus-inkompatibler Bluttransfusion; die D-Antigene der in den mütterl. Kreislauf eingeschwemmten kindl. Erythrozyten werden durch die blockierenden Anti-D-Antikörper besetzt, wodurch eine Basisimmunisierung der Mutter verhindert wird, die bei einer erneuten Rhesus-inkompatiblen Schwangerschaft wegen des Booster*-Effekts zu einer Anti-D-bedingten Schädigung eines Rh-positiven Kindes i. S. eines Morbus haemolyticus fetalis bzw. Morbus haemolyticus neonatorum führen kann. Vgl. Rhesus-Blutgruppen.

anti|drom (↑; gr. δρόμος Lauf)**:** (engl.) antidromic; gegenläufig; i. e. S. die Erregungsleitung in einem Nerv entgegen der natürl. Leitungsrichtung; vgl. orthodrom.

Anti|emetika (↑; gr. ἐμεῖν erbrechen) n pl**:** (engl.) antiemetics; Mittel zur Verhinderung des Erbrechens u. der vorhergehenden Übelkeit, z. B. Scopolamin, Antihistaminika u. Phenothiazinderivate; **Verw.:** bei Kinetosen, Hyperemesis gravidarum, Urämie, zytostat. Therapie u. therap. Bestrahlung.

Anti|epi|leptika (↑; Epilepsie*) n pl**:** (engl.) antiepileptics; syn. Antikonvulsiva; Pharmaka, die die neuronale Aktivität über verschiedene, z. T. noch ungeklärte Mechanismen vermindern u. dadurch Anfälle unterdrücken od. deren Entstehung verhindern können; z. B. Barbiturate* u. strukturverwandte Stoffe, Carbamazepin*, Hydantoine*, Succinimidderivate (z. B. Ethosuximid*), Valproinsäure (strenge Indikationsstellung in der Schwangerschaft; s. Antiepileptika-Embryofetopathie), Benzodiazepinderivate* sowie Felbamat, Gabapentin, Lamotrigin, Tiagabin, Topiramat, Vigabatrin*; s. Epilepsie.

A

Anti|epi|leptika-Embryo|feto|pathie (↑; ↑; Embryo-*; Fet-*; -pathie*) f: (engl.) fetal hydantoin (valproate) syndrome; seltener Fehlbildungskomplex durch Exposition des Feten mit Antiepileptika (Hydantoine, Phenobarbital, Carbamazepin, Valproinsäure, Trimethadion); **Sympt.:** intrauterine u. frühkindl. Wachstumsverzögerung, Neuralrohrdefekte, kleine Anomalien im Gesicht, Lippenkiefergaumenspalte u. Meningomyelozele (durch Valproinsäure u. Carbamazepin), Herzfehler, Hypoplasien der Nägel u. Fingerendphalangen (durch Hydantoine), psychomotor. Störungen; **Proph.:** Monotherapie u. keine Einnahme von Valproinsäure od. Trimethadion während der Schwangerschaft.

Anti|fibrillanzien (↑; Fibrilla*) n pl: (engl.) antifibrillatory drugs; Arzneimittel, die die Erregbarkeit des Herzens herabsetzen u. zur Behandlung des Vorhof- u. Kammerflimmerns eingesetzt werden; s. Antiarrhythmika.

Anti|fibrino|lysine (↑; Fibr-*; Lys-*) n pl: syn. Antiplasmine*.

Anti|fibrino|lytika (↑; ↑; gr. λυτικός fähig zu lösen) n pl: syn. Fibrinolyseinhibitoren*.

Anti|gen (↑; -gen*) n: Abk. Ag; Substanz, die von einem Organismus als fremd erkannt wird u. eine spezif. Immunantwort* (Bildung von Antikörpern* od. immunkompetenten Lymphozyten) auslöst. Ein Ag verfügt i. d. R. über mehrere antigene Determinanten (Epitope), die mit den induzierten Immunprodukten reagieren (z. B. Antigen*-Antikörper-Reaktion). Vgl. Hapten, Alloantigen, Allergen.

Anti|gen-Anti|körper-Komplex (↑; ↑) m: s. Immunkomplexe.

Anti|gen-Anti|körper-Re|aktion (↑; ↑) f: (engl.) antigen-antibody reaction; Abk. AAR; Anlagerung des Paratops eines Antikörpers* (Abk. Ak) an das Epitop des Antigens* (Abk. Ag), das seine Bildung induziert hat, bzw. an ein Ag mit ähnl. Struktur (Kreuzreaktion*); im ersten Schritt (primäre AAR) erfolgt die schnelle, reversible, nichtkovalente Bindung über Wasserstoffbrücken, durch elektrostat. u. Van-der-Waals-Kräfte sowie hydrophobe Interaktionen. Im zweiten Schritt (sekundäre AAR) entstehen dann (bei Bivalenz von Ag u. Ak) irreversible, unlösliche Immunkomplexe, die i. d. R. die Elimination des Ag induzieren, z. B. durch Präzipitation, Agglutination, Opsonisierung, Immobilisation od. Lyse von Zellen u. Mikroorganismen, durch Aktivierung von Komplement u. Stimulation der Phagozyten. Ag-Ak-Reaktionen sind das Prinzip vieler diagn. Tests (vgl. Immunassay) zur Bestimmung der Konz. eines Antigens od. Antikörpers.

Anti|gen, carcino|em|bryonales (↑; ↑) n: Abk. CEA*.

Anti|gen|drift (↑; ↑) f: (engl.) antigen drift; allmähliche, über Jahre entstehende, meist nur geringgradige Veränderung der Struktur eines Antigens, wodurch i. R. einer vorausgegangenen Immunisierung gebildete Antikörper* ihre Spezifität für das Antigen u. damit ihre Schutzwirkung verlieren können. Beim Influenza*-Virus z. B. entstehen durch punktuelle Mutationen in der Aminosäuresequenz des Hämagglutinins neue Varianten desselben Subtyps. Vgl. Antigenshift.

Anti|gene, familiäre (↑; ↑) n pl: (engl.) private antigens; auch private bzw. infrequente Antigene; Alloantigene, die sehr selten (nur bei einzelnen Individuen od. in Familien) vorkommen; z. B. erbl. Blutgruppenantigene, die keinem der bekannten Blutgruppensysteme zugeordnet werden können; f. A. können v. a. nach Bluttransfusion sowie i. R. von Schwangerschaften die Bildung von Antikörpern induzieren, die ihrerseits unter best. Umständen Transfusionszwischenfälle* od. einen Morbus* haemolyticus neonatorum u. Totgeburten verursachen können.

Anti|gene, hetero|genetische (↑; ↑) n pl: s. Antigene, heterophile.

Anti|gene, hetero|phile (↑; ↑) n pl: (engl.) heterogenic antigens; auch heterogenetische Antigene; Antigene von nicht artverwandten Tieren od. Pflanzen mit partiell ident. Antigenstrukturen, z. B. Forssman*-Antigen. Die Entstehung der Alloagglutinine* beruht wahrscheinl. auf der partiellen Antigengemeinschaft zw. Blutgruppensubstanzen u. Darmbakterien (Kreuzreaktion*). H. A. sind labordiagn. u. a. bei der Weil*-Felix-Reaktion u. Paul*-Bunnell-Reaktion von Bedeutung.

Anti|gene, onko|fetale (↑; ↑) n pl: s. Tumorantigene, Tumormarker.

Anti|gene, thymus|abhängige (↑; ↑) n pl: (engl.) thymus-dependent antigens (Abk. TD); Antigene (bes. Proteine), die nur unter Zusammenwirken von B- u. T-Lymphozyten zu einer Immunantwort* führen.

Anti|gene, thymus|un|abhängige (↑; ↑) n pl: (engl.) thymus-independent antigens (Abk. TI); Antigene, die ohne Mitwirkung von T-Lymphozyten (Helferzellen) durch direkte Stimulation von B-Zellen eine Immunantwort* (meist nur IgM-Synthese) auslösen; überwiegend Polysaccharide u. D-Aminosäure-Polymere mit zahlreichen gleichartigen antigenen Determinanten.

Anti|gene, tumor|assoziierte (↑; ↑) n pl: s. Tumorantigene.

Anti|gene, ubiquitäre (↑; ↑) n pl: (engl.) ubiquitous antigens; (serol.) bei praktisch allen Menschen vorkommende Antigene auf Erythrozyten, die keiner der bekannten Blutgruppen* zuzuordnen sind; spezif. Antikörper gegen einige dieser ubiquitären Antigene können (selten) i. R. einer Schwangerschaft u. nach Bluttransfusion* gebildet werden u. einen Morbus* haemolyticus neonatorum bzw. Transfusionszwischenfälle verursachen (Beschaffung geeigneter Blutkonserven dann häufig sehr schwierig).

Anti|gen|gemeinschaft (↑; ↑): (engl.) antigen sharing; gemeinsames Vork. eines anteiligen Antigenbestands bei versch. Bakterienspecies (Partialantigene, Epitope); gegen eine Bakterienart gewonnene diagn. Seren reagieren dann auch mit Stämmen anderer Arten; vgl. Castellani-Agglutininabsättigung.

Anti|gen, pro|stata|spezifisches (↑; ↑) n: Abk. PSA*.

Anti|gen|shift (↑; ↑; engl. shift Verschiebung) m: (engl.) antigen shift; plötzl. auftretende, meist erhebl. Veränderung der Spezifität eines Antigens bei Mikroorganismen (insbes. Viren), wodurch neue Subtypen entstehen können; z. B. wird bei Influenza*-Virus (Typ A) durch den Austausch von RNA-Segmenten zwischen zwei Subtypen ein A. ausgelöst, der i. d. R. zu einer neuen Pandemie führt (vgl. Grippe). Vgl. Antigendrift, Antigenwechsel.

Anti|gen|wechsel (↑; ↑): (engl.) antigen variation; syn. Antigenvariabilität; Änderung der Antigenstruktur von Bakt. u. Viren i. S. einer Variation*; **1.** bei Bakt. unterscheidet man: **a)** S-R-

Formenwechsel: Übergang der Glattform (engl. smooth) mit O-spezif. Seitenkette in die Rauform (engl. rough) ohne O-spezif. Seitenkette; serol. S-R-Formen entsprechen nicht immer den morphol. Glatt-Rau-Formen; Glattform: feuchte, glänzende, glatte Kolonie; Rauform: trockene, matte, gezackte Kolonie. **b)** S-M-Formenwechsel: Übergang der Glattform in die Mukosusform (Schleimform) mit M-Antigen u. Verlust des H-Antigens (gleichbleibendes O-Antigen); morphol. Schleim- od. Schleimwallkolonie; **c)** O-Formenwechsel: Änderungen innerh. der O-Antigene, z. B. bei Borrelia* recurrentis; **d)** Phasenwechsel: Übergang der spezif. H-Phase des H-Antigens in die unspezif. H-Phase u. umgekehrt; auch bei der Fimbrienexpression versch. Bakterien (E. coli, Gonokokken) beobachtet; **e)** Variation von Peptidketten in der Glykokalyx von Trypanosoma führt bei den Erregern der afrikanischen Trypanosomiasis* zum Antigenwechsel; **2.** bei Viren kommt es durch Rekombination* zur Veränderung virusspezif. Antigene in der viralen Hülle; vgl. Influenza-Virus, Antigendrift, Antigenshift.

Anti|gestagene (↑; lat. gestare tragen; -gen*) n pl**:** (engl.) antigestagens; Progesteron- u. Glukokortikoidrezeptoren kompetitiv hemmende Substanzen; leiten sich von den 19-Norsteroiden ab, z. B. Mifepriston*.

Anti|globuline (↑; Globuline*) n pl**:** (engl.) antiglobulins; gegen (art)fremde Serumglobuline gerichtete Antikörper* (i. e. S. Antikörper gegen Immunglobuline); werden u. a. eingesetzt bei der indirekten Hämagglutination* (z. B. im Antiglobulintest) u. beim indirekten Immunfluoreszenztest*.

Anti|globulin|test (↑; ↑) m**:** (engl.) Coombs' test; Test nach Coombs, Mourant u. Race, Antihumanglobulin-Test, AHG-Test; serol. Nachweis inkompletter, gegen menschl. Erythrozyten gerichteter Antikörper* (inkomplette Hämagglutinine) mittels Antiglobulinen*, die gegen die beteiligten Antikörper gerichtet sind; als **direkter** A. durch Agglutination* von Patientenerythrozyten nach Zusatz von Antiglobulinen als Nachw. von bereits an die Erythrozytenoberfläche gebundenen Antikörpern (z. B. bei hämolytischer Anämie, Morbus haemolyticus neonatorum; Spezifizierung der inkompletten Antikörper durch entspr. Antiglobuline mögl.); als **indirekter** A. unter Verw. von zunächst mit Patientenserum (od. Eluat aus einer Antikörperelution*) inkubierten Testerythrozyten zum Nachw. zirkulierender (bzw. eluierter) Antikörper (z. B. bei einer Rh-sensibilisierten Mutter, i. R. des Majortests bei der Kreuzprobe* od. der Spezifizierung von bereits nachgewiesenen Antikörpern). Vgl. Gelzentrifugationstest.

Anti|gramm (↑; -gramm*) n**:** (engl.) antigram; graph. Darstellung des Ergebnisses eines Antikörpersuchtests*.

Anti-H (↑)**:** auch Anti-0, Anti-H0; gegen die H*-Substanz gerichtete Antikörper, z. B. als irreguläre Blutgruppenantikörper* (Kälteagglutinine) im Serum von Individuen mit der Blutgruppe A_1, A_1B u. B, als komplementbindende Wärmeantikörper bei der seltenen Bombay*-Blutgruppe, auch als Autoantikörper; i. w. S. Agglutinine pflanzl. (Lektine*) od. tierischer Herkunft (z. B. im Aalserum) mit entspr. Spezifität. Anti-H kann bei der Blutgruppenbestimmung von A-Untergruppen als „Anti-A_2" verwendet werden.

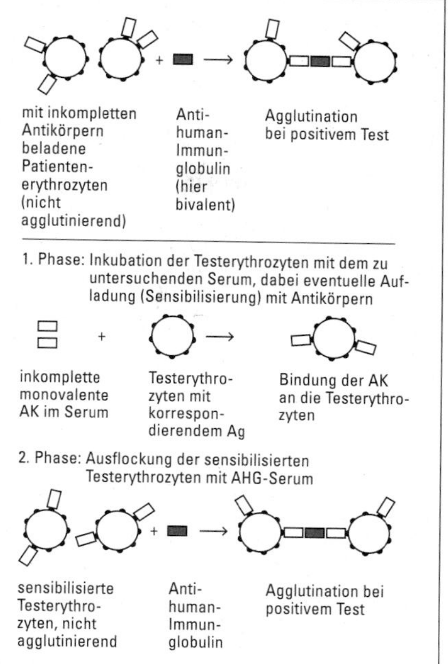

Antiglobulintest:
direkter (oben) und indirekter (unten) Test

Anti|hämo|philie|faktor (↑; Häm-*; -phil*) m**:** Abk. AHF; s. Globulin, antihämophiles.

Anti-HBs (↑)**:** Antikörper gegen HBsAg; s. Hepatitis-Viren.

Anti|helix (↑; Helix*) f**:** die der Helix der Ohrmuschel gegenüber liegende Windung; s. Ohr, äußeres.

Anti|heparin|faktor (↑) m**:** syn. Plättchenfaktor 4; s. Plättchenfaktoren (Tab.).

Anti|hidrotika (↑; Hidr-*) n pl**:** (engl.) antiperspirants; Mittel gegen übermäßige Schweißsekretion; z. B. Aluminiumsalze (Aluminiumchlorid, Aluminiumchloridhexahydrat), Tannin, Anticholinergika (Propanthelinbromid).

Anti|hist|aminika (↑; Hist-*) n pl**:** (engl.) antihistamines; syn. Histaminantagonisten, Histaminrezeptorenblocker; pharmak. Substanzen unterschiedl. Struktur, die die Wirkungen von Histamin* abschwächen bzw. aufheben, indem sie die Histaminrezeptoren in den Geweben reversibel blockieren (kompetitive Hemmung*); **Einteilung: 1.** Histamin-H_1-Rezeptorenblocker: sog. klassische A. (Alkyl- u. Ethanolamine, Ethylendiamine u. a. Stoffe), hemmen mit unterschiedl. Spezifität alle über H_1-Rezeptoren vermittelten Histaminwirkungen, besitzen z. T. antiadrenerge, anticholinerge u. serotoninantagonistische (z. B. Cyproheptadin), einige außerdem antiemetische (v. a. Meclozin) od. lokalanästhetische Wirkungen. Die meisten älteren A. wirken zentral dämpfend (v. a. Promethazin); nur sehr geringe sedierende Wirkung haben Astemizol, Azelastin, Cetirizin, Loratadin, Mequitazin u. Terfenadin; **Verw.:** v. a. bei Allergie (Heufieber, Urtikaria), z. T. als Sedativa* u. Antiemetika*; **UAW:** häufig Müdigkeit (cave bei

A

gleichzeitiger Einnahme von Sedativa, Psychopharmaka u. Alkohol); bei Leberschäden od. gleichzeitiger Einnahme von P_{450}-metabolisierten Arzneimitteln (z. B. Ketoconazol, Erythromycin) kann es insbes. bei höherer Dosierung von Astemizol u. Terfenadin zur Verlängerung der QT-Strecke im EKG mit evtl. lebensbedrohl. Herzrhythmusstörungen kommen. Vergiftung führt zu Sedierung, zentralnervösen Sympt. (Halluzinationen, Koordinationsstörungen, Krämpfe) u. Sympt. ähnlich der Atropinvergiftung (inf. der anticholinergen Wirkungskomponente), evtl. Koma mit respirator. Insuffizienz; **2.** Histamin*-H_2-Rezeptorenblocker.

Anti-Histon-Anti|körper (↑): (engl.) anti-histone antibodies; antinukleäre Antikörper ohne Krankheitsspezifität; Vork. bei medikamenteninduziertem Lupus* erythematodes; s. Autoantikörper (Tab.).

Anti|hormone (↑; Horm-*) n pl: (engl.) antihormones; natürl. od. synthet. Antagonisten der Hormone, die Hormonrezeptoren* blockieren od. hemmen, z. B. Aldosteronantagonisten, Antiandrogene, Histamin-Rezeptorenblocker.

Anti|human|globulin (↑; Human-*; Globuline*) n: Abk. AHG; s. Antiglobulintest.

Anti-Hyal|uronidase (↑; Hyal-*) f: gegen die Hyaluronidase hämolysierender Streptokokken gebildeter Antikörper.

Anti-Hyal|uronidase-Test (↑; ↑) m: (engl.) antihyaluronidase test; Abk. AHT; serol. Reaktion zum Nachw. von Hyaluronidase-Antikörpern, die die von hämolysierenden Streptokokken der Gruppen A, B, C, G, H u. L gebildete Hyaluronidase* hemmen; **Bestimmung:** Mucingerinnsel-Verhinderungstest, Trübungs- u. Viskositätsverminderungstest; **Prinzip:** Verminderung des Hyaluronidase-vermittelten Hyaluronsäureabbaus durch die im Patientenserum enthaltenen Hyaluronidase-Antikörper; **Bedeutung:** Ergänzung der Antistreptolysintiter-Bestimmung (s. Antistreptolysine).

Anti|hyper|tensiva (↑; Hyper-*; Tend-*) n pl: (engl.) antihypertensives; syn. Antihypertonika; zur Senkung eines pathol. erhöhten Blutdrucks* eingesetzte Arzneimittel, insbes. zur symptomat. Behandlung einer Hypertonie* (s. Tab.).

Anti|hyper|tonika (↑; ↑; Tonika*) n pl: syn. Antihypertensiva*.

Anti-Jo1-Syn|drom n: Überlappungssyndrom bei Kollagenosen* mit Leitantikörper Anti-Jo1.

Anti|kardio|lipin-Anti|körper (↑; Kard-*; Lip-*): s. Antiphospholipid-Antikörper.

Anti|kardio|lipin-Syn|drom (↑; ↑; ↑) n: syn. Antiphospholipid*-Syndrom.

Anti|ko|agulanzien (↑; Koagul-*) n pl: (engl.) anticoagulants; Sammelbez. für Hemmstoffe der Blutgerinnung* (Heparin*, Heparinoide*, Hirudin*, Cumarinderivate*); **Verw.:** zur Thromboseprophylaxe*, bei Phlebothrombose, Lungenembolie, instabiler Angina pectoris, Herzinfarkt, ischämischem Hirninfarkt; bei PTCA od. nach gefäßchirurgischen Eingriffen; ggf. in Komb. mit Thrombozytenfunktionshemmern (insbes. Glykoprotein-IIb/IIIa-Rezeptor-Antagonisten) od. Fibrinolytika.

Anti|ko|agulanzien in vitro (↑; ↑) n pl: (engl.) anticoagulants in vitro; gerinnungshemmende Substanzen für entnommenes Blut; v. a. lösliche Salze der Oxal- u. Flusssäure (zur Fällung von Ca^{2+}) u. als Chelatbildner Salze der Zitronensäure sowie wasserlösl. Dinatrium- od. Dikaliumsalz der Ethylendiamintetraessigsäure* (EDTA); auch Heparin*, Lithiumheparinat, Hirudin* u. Heparinoide* als Antithrombine.

Antihypertensiva
Einteilung nach Wirkungsmechanismus

Diuretika
- Thiazide u. wirkungsgleiche Stoffe (z. B. Hydrochlorothiazid)
- Schleifendiuretika (z. B. Furosemid)
- kaliumsparende Diuretika (z. B. Triamteren)
- Aldosteronantagonisten (z. B. Spironolacton)

Sympatholytika
- postsynaptische Alpharezeptorenblocker (z. B. Prazosin)
- Betarezeptorenblocker (z. B. Propranolol)
- Antisympathotonika (z. B. Clonidin, Guanethidin, Methyldopa, Reserpin)

Calciumantagonisten
z. B. Nifedipin, Verapamil, Diltiazem

ACE-Hemmer
z. B. Captopril, Enapril, Fosinopril

Angiotensin-II-Antagonisten
z. B. Losartan, Valsartan

andere Vasodilatanzien
z. B. Kaliumkanalöffner (Diazoxid, Minoxidil), Dihydralazin; Nitroprussidnatrium

Anti|körper (↑): (engl.) antibodies; Abk. Ak; zu den Gammaglobulinen gehörende heterogene Gruppe von Glykoproteinen (Immunglobuline*), die als mögliche Antwort des Immunsystems* nach Kontakt des Organismus mit Antigenen von B*-Lymphozyten u. Plasmazellen* gebildet u. in Körperflüssigkeiten sezerniert werden u. mit dem entspr. Antigen spezif. (selektiv) reagieren (Antigen*-Antikörper-Reaktion). Ak besitzen zwei (bivalente Ak, z. B. IgG) bis zehn (sog. multivalente Ak, z. B. IgM) Antigenbindungsstellen; monovalente Ak kommen natürlicherweise nicht vor. **Funktion:** als Träger der humoralen Immunität* v. a. Bindung von fremden (v. a. pathogene Mikroorganismen) u. körpereigenen Antigenen (z. B. Tumorzellen) mit Neutralisation (Präzipitationsreaktion*) z. B. von Toxinen u. Viren, Agglutination* od. Lyse korpuskulärer Antigene durch Aktivierung von Komplement* od. Stimulation der Phagozytose* durch Opsonisierung der Antigene sowie Freisetzung biol. wirksamer Mediatoren* aus aktivierten Mastzellen* (durch zytophile Ak). Ak können (häufig sekundär) auch nachteilige Auswirkungen auf den Organismus haben u. spielen z. B. in der Pathogenese der Allergie* vom Soforttyp, bei Immunkomplexkrankheiten*, Autoimmunkrankheiten*, Abstoßungsreaktionen nach einer Transplantation* u. Transfusionszwischenfällen* sowie bei Morbus* haemolyticus fetalis u. Morbus* hamolyticus neonatorum eine Rolle. Vgl. Autoantikörper.

Anti|körper, anti|mito|chondriale (↑): (engl.) antimitochondrial antibodies; Abk. AMA; Autoantikörper* der IgG-, IgA- u. IgM-Klasse, die gegen an der inneren Mitochondrienmembran lokalisierte Alphaketosäure*-Dehydrogenasen gerichtet sind; hohe diagn. Sensitivität von AMA-M2 bei primär biliärer Zirrhose*. E. Fei.

Anti|körper, anti|nukleäre (↑): (engl.) antinuclear antibodies; Abk. ANA; syn. antinukleäre Faktoren (Abk. ANF); Autoantikörper* gegen Zellkernbestandteile, die zu Störungen der Kern- u. Zellfunktion führen können; dd **Bedeutung** bei Kollagenosen* u. Autoimmunkrankheiten*; bei ca. 10 % der Gesunden treten ANA nach dem 60. Lj. auf; **Nachweis:** mit indirektem Immunfluoreszenztest, Immunoblot, ELISA od. Gegenstromelektrophorese.

Anti|körper, anti|ribosomale: (engl.) antiribosomal antibodies; Autoantikörper*, die v. a. die Phosphoproteine P0, P1 u. P2 der ribosomalen 60-S-Untereinheit als Antigene erkennen; a. A. können lebende Zellen penetrieren u. evtl. deren Proteinbiosynthese beeinflussen; hohe diagn. Spezifität, aber geringe Sensitivität bei systemischem Lupus* erythematodes. E. Fei.

Anti|körper, bi|spezifische (↑): (engl.) bispecific antibodies; experimentell hergestellte, meist monoklonale Antikörper, die zwei versch. Antigenbindungsstellen (s. Paratop) besitzen u. damit zwei versch. Epitope bzw. Antigene erkennen u. binden können. F. Nol.

Anti|körper, bi|valente (↑): (engl.) bivalent antibodies; komplette od. inkomplette Antikörper (v. a. der Klasse IgG) mit zwei Bindungsstellen (Paratope) für die antigenen Determinanten (Epitope).

Anti|körper, blockierende (↑): s. Antikörper, inkomplette.

Anti|körper|e|lution (↑) f: (engl.) elution of antibodies; Trennung reversibel gebundener Antikörper von der Erythrozytenmembran unter Anw. von Wärme, Säure od. Ether (z. B. Kälteantikörper durch Inkubation bei 0–4 °C u. anschl. rascher Erwärmung). Die im Eluat vorliegenden Antikörper können differenziert werden. A. Pru.

Anti|körper, hetero|genetische (↑): s. Antikörper, heterophile.

Anti|körper, hetero|loge (↑): (engl.) heteroantibodies; **1.** auch Xenoantikörper; gegen artfremde Antigene gerichtete spezif. Antikörper; vgl. Antikörper, homologe; **2.** von einer anderen Tierspecies stammende Antikörper.

Anti|körper, hetero|phile (↑): (engl.) heterophilic antibodies; spezif. Antikörper, die mit partiell identischen (heterophilen) Antigenen (z. B. Forssman*-Antigen) einer anderen Species reagieren können.

Anti|körper, hetero|zyto|trope (↑): s. Antikörper, zytophile.

Anti|körper, homo|loge (↑): (engl.) homologous antibodies; **1.** mit dem korrespondierenden Antigen spezif. reagierende Antikörper; **2.** gegen arteigene Antigene gerichtete Antikörper.

Anti|körper, homo|zyto|trope (↑): s. Antikörper, zytophile.

Anti|körper, humanisierte (↑): (engl.) humanized antibodies; gentechnisch veränderte monoklonale Antikörper* der Maus, deren variable Domänen (bzw. deren hypervariable Abschnitte) der L- u. H-Kette des Antikörpers von der Maus, alle andere Domänen vom Menschen stammen; die Humanisierung soll eine Immunantwort des Pat. gegen die als fremd erkennbaren Maus-Antikörper verhindern. Vgl. Arzneimittel, rekombinante. F. Nol.

Anti|körper, in|kom|plette (↑): (engl.) incomplete antibodies; auch blockierende od. konglutinierende Antikörper; bivalente Antikörper (häufig der Klasse IgG), die sich mit nur einer Antigenbindungsstelle an das entspr. Antigen anlagern (es „blockieren" u. dadurch z. B. eine allergische Reaktion verhindern); benötigen in physiol. Kochsalzlösung ein Supplement zur sichtbaren Agglutination; Nachw. durch Antiglobulintest*, im kolloidalen Milieu durch Kolloidtest* od. Enzymtest*; Unterteilung v. a. in inkomplette Agglutinine (z. B. inkomplette Hämagglutinine, Wärmeautoantikörper bei der autoimmunhämolyt. Anämie) u. inkomplette Präzipitine.

Anti|körper, ir|reguläre (↑): (engl.) isoantibodies; sog. Immunantikörper; durch nachweisbare Immunisierung* gebildete Antikörper; blutgruppenserol. v. a. irreguläre Alloantikörper gegen Alloantigene der Erythrozyten (Rhesus-, Kell-, Duffy-System u. a.; s. Blutgruppenantikörper) nach Übertragung von fremdem, im AB0-System jedoch verträglichem Blut; bei einer zweiten Bluttransfusion mit dem gleichen Alloantigen können sie zu einem Transfusionszwischenfall führen; während der Schwangerschaft bei hohem Titer Gefährdung des Fetus; Nachweis mittels Antikörpersuchtest*.

Anti|körper, kom|plette (↑): (engl.) complete antibodies; bi- od. multivalente Antikörper, die nach Bindung ihres homologen Antigens Sekundärreaktionen wie Agglutination, Präzipitation od. Zytolyse in Gang setzen; werden auch als Kochsalz- od. saline Antikörper bez., da sie im Milieu physiol. Kochsalzlösung eine sichtbare Reaktion hervorrufen.

Anti|körper|mangel|syn|drom (↑) n: (engl.) antibody deficiency syndrome; Abk. AMS; angeborener Immundefekt mit Immunglobulinmangel* aufgrund einer Fehlentwicklung der B*-Lymphozyten.

Anti|körper, mono|klonale (↑): (engl.) monoclonal antibodies; Abk. mAk od. MAK; von einem Klon reaktiv (benigne) od. autonom (neoplastisch) proliferierter Plasmazellen* gebildete bzw. mittels Hybridom-Zellklonen (meist murinen Ursprungs) hergestellte, homogene u. monospezifische Antikörper; **Verw.: 1.** zum qual. u. quant. Antigen- u. Antikörpernachweis mit versch. Immunassays; **2.** nach radioaktiver Markierung zur Tumorlokalisation in vivo; **3.** therap. versuchsweise bei malignem Melanom, kolorektalem Karzinom u. Brustkrebs; auch in Form von Immunotoxinen u. Immunzytostatika. Vgl. Gammopathie.

Anti|körper, mono|valente (↑): (engl.) univalent antibodies; Antikörper mit nur einem Paratop* (z. B. Fab-Fragmente) od. zwei versch. Paratopen (bispezifische Antikörper*).

Anti|körper, natürliche (↑): s. Antikörper, reguläre.

Anti|körper, poly|klonale (↑): (engl.) polyclonal antibodies; Abk. pAk; durch unterschiedl. B-Zell-Klone (Plasmazellen*) gebildete, gegen versch. (heterogene) antigene Determinanten eines Antigens gerichtete Antikörper; können allen Klassen der Immunglobuline* angehören. Vgl. Antiserum.

Anti|körper, reguläre (↑): (engl.) normal antibodies; sog. Normalantikörper, auch natürliche Antikörper; ohne nachweisbare Immunisierung im Serum Gesunder regelmäßig vorkommende Antikörper v. a. der Klasse IgM; primär v. a. gegen bakt. Antigene aus keimbesiedelten Körperregionen (insbes. der Darmflora) gerichtet; werden in den ersten Lebensmonaten gebildet u. re-

A

agieren mit best. körpereigenen Antigenen (Alloantigene, insbes. Blutgruppenantigene; s. Kreuzreaktion); vgl. Alloagglutinine.

Anti|körper-Spezifitäts|index (↑; Index*) m: Abk. ASI*.

Anti|körper|such|test (↑) m: (engl.) antibody detection test; Methode zum Nachw. kompletter bzw. inkompletter irregulärer Blutgruppenantikörper* im Serum, die für Transfusionszwischenfälle od. die Entstehung eines Morbus haemolyticus fetalis bzw. Morbus haemolyticus neonatorum relevant sein können; **Testverfahren:** s. Kolloidtest, Enzymtest, Antiglobulintest; bei positivem Ergebnis Antikörperdifferenzierung durch Prüfung der Reaktion mit best. Erythrozytenantigenen; **Verw.:** v. a. vor Bluttransfusionen, in der Schwangerenvorsorge. Vgl. Kreuzprobe.

Anti|körper|über|schuss (↑): (engl.) antibody excess; s. Präzipitationsreaktion.

Anti|körper, uni|valente (↑): s. Antikörper, monovalente.

Anti|körper, zyto|phile (↑): (engl.) cytophilic antibodies; Antikörper, die sich mit ihrem nicht-antigenbindenden Molekülende (Fc-Fragment) über spezif. Fc-Rezeptoren an Zellen (u. a. Mastzellen, Makrophagen) der gleichen (homozytotrope Antikörper) od. einer anderen Species (heterozytotrope Antikörper) anlagern können u. dabei ihre Fähigkeit zur Bindung von Antigen behalten; z. B. Immunglobuline vom Typ IgE. Vgl. Anaphylaxie.

Anti|körper, zyto|toxische (↑): (engl.) cytotoxic antibodies; syn. zytolytische Antikörper, Zytolysine; Antikörper, die antigentragende Zellen unter Verbrauch von Komplement* lysieren; gegen körpereigene Zellen gerichtete z. A. werden als Autolysine bezeichnet.

Anti|kon|vulsiva (↑; Konvulsionen*) n pl: syn. Antiepileptika*.

Antikus|lähmung (lat. anticus vorderer): s. Kehlkopflähmung.

Anti-La/SS-B-Anti|körper (↑): (engl.) anti-La/SS-B antibodies; antinukleäre Antikörper*, die gegen ein in Zellkern u. Zytoplasma lokalisiertes Ribonukleoprotein (MG 48 000) gerichtet sind; diagn. Bedeutung bei primärem Sjögren*-Syndrom u. neonatalem Lupus* erythematodes (häufig zus. mit Anti-Ro/SS-A-Antikörpern). E. Fei.

Anti|lipid|ämika (↑; Lip-*; -ämie*) n pl: syn. Lipidsenker*.

Anti-LKM-Anti|körper (↑): (engl.) anti-LKM antibodies; Autoantikörper*, die sich gegen **L**eber- u. Nieren(engl. **k**idney)**m**ikrosomen richten; Anti-LKM1-A. erkennen Zytochrom-P450-IID6 als Antigen u. sind typ. bei autoimmuner Hepatitis Typ 2; Anti-LKM2-A. können nach medikamenteninduzierter Hepatitis auftreten; Anti-LKM3-A. richten sich gegen UDP-Glukuronyltransferase; Vork. bei chron. Hepatitis D. E. Fei.

Anti|lympho|zyten|serum (↑; Lymph-*; Zyt-*; Sero-*) n: (engl.) antilymphocyte serum; Abk. ALS; gegen Lymphozyten* gerichtetes Antiserum*; wird durch Immunisierung von Tieren (z. B. Pferde) gegen humane Lymphozyten gewonnen u. ist v. a. gegen zirkulierende T-Lymphozyten gerichtet, die wahrscheinl. unter Beteiligung von Komplement zerstört bzw. durch Phagozytose* eliminiert werden (Unterdrückung insbes. der zellvermittelten Immunität*); **Verw.:** **1.** zur Unterdrückung der Transplantatabstoßung; **2.** in der Behandlung von (zellvermittelten) Autoimmunkrankheiten* (z. B. aplastische Anämie). Durch Schwächung der immun. Abwehr kann es zur Entw. von bakt. u. viralen Infektionen u. Tumoren kommen. Die Gefahr der Entw. einer Serumkrankheit* kann durch alleinige Verabreichung der Gammaglobulinfraktion des ALS gemindert werden. Vgl. Immunsuppression.

Anti-MAS (↑): gegen 4S-rRNA gerichtete Autoantikörper*; Nachweis bei autoimmuner Myositis*.

Anti|meta|boliten (↑; metabolisch*) m pl: (engl.) antimetabolites; Substanzen, die aufgrund struktureller Ähnlichkeit od. Fähigkeit zur Bindung einen Stoffwechselprozess blockieren od. beeinträchtigen; **Einteilung:** **1.** strukturähnl. A.: konkurrieren aufgrund chem. Ähnlichkeit mit dem Metaboliten ohne Übernahme der Funktion; **2.** strukturverändernde A.: binden den Metaboliten, was dessen Funktion od. Resorption verhindert od. den Metaboliten chem. modifiziert; **3.** indirekt wirkende A.: beeinträchtigen die Funktion des Metaboliten z. B. über Bindung von Ionen; **Verw.:** als Folsäureantagonisten*, Aminosäureantagonisten sowie Purin- u. Pyrimidinantagonisten, spez. in der Chemotherapie maligner Tumoren; vgl. Zytostatika.

Anti-Mi2-Anti|körper (↑): (engl.) anti-Mi2 antibodies; Autoantikörper* gegen ein Kernprotein (MG 220 000) unbekannter Funktion; Vork. bei autoimmuner Myositis*.

Anti|mitotika n pl: syn. Mitosehemmstoffe*.

Antimon n: (engl.) antimony; chem. Element, Symbol Sb (Stibium), OZ 51, rel. Atommasse 121,75; zur Stickstoffgruppe gehörendes, -3-, 3- u. 5-wertiges unedles Metall; Anreicherung in der Leber (bis zu 20fach) u. in der Schilddrüse (bis zu 200fach); biol. Halbwertzeit bezogen auf Knochen u. Lungen 100, auf versch. andere Organe 4-40 u. auf den ganzen Körper durchschnittlich ca. 38 Tage; **Verw.:** begrenzt als Legierungsbestandteil; 5-wertige Antimonverbindungen wie Natrium-Stibogluconat u. Meglumin-Antimonat bei Leishmaniasen* (spez. Kala-Azar); wegen ihrer Toxizität werden 3-wertige Antimonverbindungen therap. (z. B. bei Schistosomiasis) nicht mehr verwendet; MAK: 0,5 mg/m^3.

Antimon|vergiftung: (engl.) antimony poisoning; seltene, der Arsenvergiftung* sehr ähnliche Vergiftungsform nach Einnahme von Antimonverbindungen.

Anti|muta|gene (Anti-*; lat. mutare verändern; -gen*) n pl: (engl.) antimutagens; Agenzien mit der Fähigkeit, die spontane od. induzierte Mutationsrate herabzusetzen; **Hauptgruppen:** **1.** Sulfhydrylverbindungen; **2.** stark reduzierend wirkende Substanzen; **3.** Alkohole; **4.** Salze von Carbonsäuren.

Anti|mykotika (↑; Myk-*) n pl: (engl.) antimycotics; das Wachstum von Pilzen beeinflussende (fungistatisch od. fungizid wirkende) Substanzen, die zur Behandlung systemischer u./od. lokaler Mykosen* eingesetzt werden; **Stoffklassen:** **1.** Wirkstoffe zur topischen Anw.: **a)** Azolderivate, z. B. Bifonazol, Clotrimazol, Econazol, Isoconazol, Ketoconazol, Miconazol, Oxiconazol; **b)** Polyene, z. B. Nystatin, Natamycin; **c)** Thiocarbamate, z. B. Tolnaftat, Tolciclat; **d)** Ciclopiroxolamin; **e)** Allylamine, z. B. Naftifin, Terbinafin; **2.** Wirkstoffe zur systemischen Anw.: **a)** Azolderivate, z. B. Fluconazol, Itraconazol, Ketoconazol, Miconazol; **b)** das Polyen Amphotericin B; **c)** Flucytosin; **d)** Griseofulvin, Terbinafin;

Wirkungsmechanismen: Azolderivate, Allylamine u. Thiocarbamate hemmen die Ergosterolsynthese von Pilzen. Amphotericin B beeinflusst wie die übrigen Polyene die Integrität der Zytoplasmamembran durch direkte Wechselwirkung mit Ergosterol. Ciclopiroxolamin komplexiert zweiwertige Ionen u. hemmt dadurch essentielle Transportvorgänge in der Membran. Flucytosin wirkt auf die Nukleinsäurebiosynthese. Griseofulvin hemmt die Ausbildung des Spindelapparats bei der Kernteilung. **Verw.:** bei Haut-, Schleimhaut- u. Systemmykosen (s. Candidosen); in vielen Fällen ermöglicht die mikroskop. Untersuchung zus. mit dem klin. Bild eine vorläufige Zuordnung zu einer Erregergruppe u. damit die Wahl des Antimykotikums. Eine Bestätigung durch kulturellen Erregernachweis ist mit wenigen Ausnahmen (z. B. Malassezia furfur) stets erforderlich (vgl. Pilzdiagnostik). Für die lokale u. perorale Behandlung von Mykosen ist das enge therap. Wirkungsspektrum einiger A.-Klassen zu berücksichtigen; **Kontraind.:** bei systemischer Anw. Schwangerschaft u. Stillzeit, Allergie, schwere Lebererkrankung u. a.; **UAW:** bei systemischer Anw. selten gastrointestinale Störungen u. a. (Azolderivate, Flucytosin, Griseofulvin); häufig Fieber, Schüttelfrost, Kopfschmerz, Übelkeit, Erbrechen, Blutbildveränderung, seltener Nephro- u. Neurotoxizität u. a. (Amphotericin B); Leberzellschädigung, Thrombo- u. Neutropenie, vereinzelt Agranulozytose (Flucytosin); Kopfschmerz, Photosensibilisierung (Griseofulvin); bei topischer Anw. vorwiegend lokale Reaktionen.

Anti|neutrino (↑; lat. neuter keiner von beiden) **n:** Elementarteilchen*, das beim radioaktiven Beta-minus-Zerfall (s. Betazerfall) entsteht; Antiteilchen des Neutrinos*.

Anti-Null (↑)**:** s. Anti-H.

Anti|östro|gene (↑; Oestr-*; -gen*) **n pl:** (engl.) antiestrogens; Substanzen, die die Wirkung der Östrogene* an den Erfolgsorganen kompetitiv hemmen; z. B. Tamoxifen; vgl. Hormonrezeptoren.

Anti|oxidanzien (↑; Ox-*) **n pl:** (engl.) antioxidants; leicht oxidierbare Stoffe, die durch ihr niedriges Redoxpotential andere Stoffe (z. B. in Lebensmitteln) vor unerwünschter Oxidation* schützen; natürl. A. sind z. B. Tocopherole*, Ascorbinsäure*, zu den synthet. A. zählt z. B. Schwefeldioxid. Da A. inf. ihrer antioxidativen Wirkung u. U. die Entstehung von Freien* Radikalen verhindern können, wird ihnen eine gewisse präventive Funktion hinsichtl. bestimmter Erkrankungen zugeschrieben. Verw. auch als Konservierungsstoffe für Lebensmittel u. Kosmetika.

Anti-PCNA-Anti|körper (↑)**:** (engl.) anti-PCNA antibodies; antinukleäre Antikörper*, die gegen im Zellzyklus während des Übergangs der G_1- zur S-Phase exprimierte Antigene, u. a. gegen das Hilfsprotein der DNA-Polymerase delta u. Zyklin, gerichtet sind; Vork. bei systemischem Lupus erythematodes u. a. Kollagenosen. E. Fei.

Anti|peri|staltik (↑; Peristaltik*) **f:** (engl.) antiperistalsis; syn. Anisoperistaltik; der physiol. von oral nach anal gerichteten Peristaltik (Isoperistaltik) entgegengesetzte Bewegung des Verdauungstrakts.

Anti|phlogistika (↑; Phlogistika*) **n pl:** (engl.) antiphlogistics; i. w. S. Mittel mit entzündungshemmender Wirkung (einschl. Kortikoide*); i. e. S. nichtsteroidale Antiphlogistika*.

Anti|phlogistika, nicht|steroidale (↑; ↑) **n pl:** (engl.) nonsteroidal antiinflammatory drugs (Abk. NSAID); syn. nichtsteroidale Antirheumatika (Abk. NSAR); antiphlogistisch, analgetisch u. antipyretisch wirkende Derivate org. Säuren; Salicylsäure- (z. B. Acetylsalicylsäure) u. Pyrazolonderivate* (z. B. Phenylbutazon) wirken v. a. antipyretisch; Derivate der Arylessigsäure, Arylpropionsäure (z. B. Diclofenac, Ibuprofen, Indometacin), Anthranilsäure (z. B. Flufenaminsäure, Mefenaminsäure), Oxicame* u. selektive Cyclooxygenase*-2-Inhibitoren wirken v. a. antiphlogistisch; **Wirkungsmechanismus:** Hemmung der an der Prostaglandinsynthese beteiligten Cyclooxygenase*; **Verw.:** systemisch u. lokal bei entzündl. u. schmerzhaften Erkrankungen; s. Antirheumatika; **Kontraind.:** Blutbildungsstörungen, cave bei Magen- u. Duodenalulzera, Analgetikaintoleranz, Asthma bronchiale, Leber- u. Nierenschäden, Hypertonie, Schwangerschaft u. Stillzeit; **UAW:** gastrointestinale Störungen unterschiedl. Schweregrades (u. U. Ulcus ventriculi, evtl. parallele Gabe von Prostaglandin-E-Analoga od. Histamin-H_2-Rezeptorenblocker), Asthma-Anfälle, Kopfschmerz, Ödeme, Störungen der Hämatopoese, Leber- u. Nierenfunktion (selten nephrot. Syndrom), Überempfindlichkeitsreaktionen (Exanthem, Bronchospasmus, Blutdruckabfall, Ödeme, selten Schock).

Anti|phospho|lipid-Anti|körper (↑; Phosphor*; Lip-*; -id*)**:** (engl.) antiphospholipid antibodies; Abk. APA; Autoantikörper* der IgG-, IgA- u. IgM-Klasse, die sich gegen Phospholipide im Komplex mit Beta-2-Glykoprotein I u. Prothrombinkomplex richten; klin. assoziiert mit Antiphospholipid*-Syndrom; Nachweis im ELISA (Antikardiolipin-Antikörper) od. funktionell durch verlängerte partielle Thromboplastinzeit (vgl. Lupusantikoagulans). E. Fei.

Anti|phospho|lipid-Syn|drom (↑; ↑; ↑; ↑) **n:** (engl.) antiphospholipid syndrome; Abk. APLS; syn. Antikardiolipin-Syndrom; eigenständiges od. bei Kollagenosen* (v. a. bei systemischem Lupus* erythematodes) vorkommendes Krankheitsbild (meist bei jungen Frauen) mit Auftreten von Antiphospholipid-Antikörpern, v. a. Antikardiolipin-Antikörpern; **Sympt.:** habituelle Aborte (inf. Plazentainfarkt), art. Verschlusskrankheiten, massive Thromboseneigung (Schlaganfall, psychiatr.

Antiphospholipid-Syndrom
Diagnosekriterien

Hauptkriterien

1. Klinik:
   venöse Thrombosen
   arterielle Thrombosen
   Thrombozytopenie
2. Laborbefund:
   Lupusinhibitor (verlängerte partielle Thromboplastinzeit)
   Antikardiolipin-Antikörper (IgG, IgM od. IgA)

weitere Befunde

endokardiale Klappenvegationen, Livedo reticularis, migräneartiger Kopfschmerz, transverse Myelopathien, Chorea, Beinulzera

Störungen, Demenz, Lungenembolie, Herzinfarkt, Niereninsuffizienz, Beinvenenthrombose), Hautveränderungen (Livedo racemosa, Raynaud-Syndrom, Purpura, Ekchymosen, periunguale Splitterblutungen, Ulcus cruris, periphere Gangrän); vom Gefäßverschluss ist bei Rezidiven meist der gleiche Abschnitt betroffen; **Sonderform:** Sneddon*-Syndrom; **Diagn.:** ein Hauptkriterium mit einem persistierendem pos. Laborbefund (s. ums. Tab.); **Ther.:** Thromboseprophylaxe mit oralen Antikoagulanzien, ggf. Heparin; bei akuten Sympt. Glukokortikoide; Immunoglobuline (bei habituellem Abort).

Anti|plasmine (↑; -plasma*) n pl: (engl.) antiplasmins; syn. Antifibrinolysine; körpereigene Inhibitoren der Fibrinolyse*; durch Komplexbildung mit Plasmin wird dessen fibrino- bzw. proteolytische Wirkung gehemmt; **1.** spontane Inhibitoren: Alpha-2-Antiplasmin (vgl. PAP-Komplex), Alpha-2-Makroglobulin; **2.** progressive Inhibitoren: Alpha-1-Antitrypsin, Alpha-1-Antiplasmin; **3.** Antithrombin III. Vgl. Blutgerinnung, Fibrinolyseinhibitoren.

Anti-PM/Scl-Anti|körper (↑): (engl.) anti-PM/Scl antibodies; antinukleäre Antikörper* gegen unbekannte Antigene; diagn. relevant bei Überlappungssyndrom* aus Polymyositis u. Sklerodermie. E. Fei.

Anti|port (↑) m: s. Transport.

Anti|pyretika (↑; gr. πῦρ Fieber) n pl: (engl.) antipyretics; symptomat. Pharmaka gegen Fieber*, die entweder über eine Hemmung der Prostaglandin-E-Synthese wirken (unwirksam bei Hyperthermie*) od. (wie die Anilinderivate, z. B. Paracetamol) wahrscheinl. über die Hemmung eines Isoenzyms im Gehirn; Substanzgruppen: s. Analgetika, Antiphlogistika, nichtsteroidale.

Anti|re|flux|plastik (↑; Reflux*; -plastik*) f: (engl.) antireflux surgery; op. Korrektur der Ureterostien zur Verhinderung eines vesikoureteralen Refluxes*; s. Lich-Grégoire-Operation, Politano-Leadbetter-Operation.

Anti|re|flux|pro|these (↑; ↑; Prothese*) f: (engl.) antireflux prosthesis; syn. Angelchik-Prothese; Meth. zur Behandlung der Refluxösophagitis* bei Hiatushernie*, wobei ein Silikonschlauch kragenförmig um den distalen Ösophagus platziert wird.

Anti|rheumatika (↑; gr. ῥεῦμα das Fließen) n pl: (engl.) antirheumatic drugs; Arzneimittel zur Behandlung rheumat. Erkrankungen mit unterschiedl. Therapieansätzen: **1.** zur symptomatischen Ther.: v. a. nichtsteroidale Antiphlogistika*, Analgetika* (kurzzeitig!), u. U. Muskelrelaxanzien u. Lokalanästhetika; **2.** Glukokortikoide*; **3.** Basistherapeutika zum Verzögern des chron.-progredienten Verlaufs: z. B. Goldpräparate, Hydroxychloroquin, Penicillamin, Sulfasalazin sowie Immunsuppressiva* (z. B. Methotrexat, Azathioprin, Ciclosporin, Cyclophosphamid, Leflunomid u. die Tumor-Nekrose-Faktor-Inhibitoren Infliximab, Etanercept); **4.** sog. (immunsuppressiv wirkende) Biologicals (in Erprobung, keine Zulassung als A.): Antikörper gegen Entzündungsmediatoren (Anti-TNF-alpha, Anti-Interleukin-1) u. Rezeptoren (Anti-CD4, Anti-CD154, Anti-ICAM); **5.** kausale Ther.: z. B. Antibiotika bei Infektion, harnsäuresenkende Mittel bei Gicht.

Anti-Rh-Serum (↑; Sero-*) n: s. Anti-D-Prophylaxe.

Anti-Ro/SS-A-Anti|körper (↑): (engl.) anti-Ro/SS-A antibodies; antinukleäre Antikörper*, die sich gegen zwei in Zellkern u. Zytoplasma lokalisierte Ribonukleoproteine richten; Einteilung nach MG in Anti-Ro/SS-A-52- u. Anti-Ro/SS-A-60-kDa-Antikörper; diagn. **Bedeutung** bei primärem Sjögren-Syndrom, neonatalem Lupus erythematodes (meist zus. mit Anti-La/SS-B-Antikörpern), systemischem Lupus erythematodes u. subakut kutanem Lupus erythematodes (häufiger Anti-Ro/SS-A-60-kDa-Antikörper). E. Fei.

Anti-Scl70-Anti|körper (↑): (engl.) anti-Scl70 antibodies; antinukleäre Antikörper*, die sich gegen DNA-Topoisomerase I (denaturiert MG 70 000) richten; hoch spezif. u. sensitiv zur Diagn. der progressiven systemischen Sklerodermie*. E. Fei.

Anti|sense-Nukleotide (↑) n pl: (engl.) antisense nucleotides; kurzer synthetischer DNA- od. RNA-Einzelstrang (ca. 15–25 Nukleotide), der sich sequenzspezif. an RNA*, in einer Tripelhelix an doppelsträngige DNA* od. unspezif. an Proteine anlagert u. die Entstehung best. Proteine bzw. ihre Wirkung blockiert; experimentelle Anw. in der Tumortherapie u. bei HIV- od. Zytomegalie-Virus-Infektionen zur Bindung viraler Nukleinsäuren.

Anti|sepsis (↑; Sepsis*) f: auch Antiseptik; Maßnahmen zur Abtötung, irreversiblen Inaktivierung u. Wachstumshemmung von an lebenden Geweben haftenden Mikroorganismen unter Verw. chem. Substanzen; dient der Proph. u. Bekämpfung von Infektionen; vgl. Antiseptika, Asepsis, Desinfektion. K. Fie.

Anti|septika (↑; ↑) n pl: (engl.) antiseptics; mikrobizide od. viruzide Wirkstoffe zur prophylakt. Antisepsis auf Haut- u. Schleimhäuten sowie zur Ther. lokaler Infektionen (auch mikrobiostat. wirkende Substanzen); vgl. Desinfektionsmittel. I. Gei.

Anti|serum (↑; Sero-*) n: Bez. für ein Serum, das Antikörper gegen ein (monospezifisches A.) od. mehrere (polyspezifisches A.) best. Antigene bzw. Epitope enthält; wird gewonnen von spez. zu diesem Zweck immunisierten Tieren od. von Menschen, die eine best. Erkr. durchgemacht haben. Aufgrund der Heterogenität der Immunantwort enthält das A. gegen ein Antigen unterschiedl. Antikörper (von versch. Plasmazellklonen produziert, sog. polyklonale Antikörper*). **Verw.:** zur Diagn. (z. B. Blutgruppenbestimmung*, Identifizierung von Krankheitserregern), Serumprophylaxe* u. Serumtherapie*, i. R. von Transplantationen (z. B. als Antilymphozytenserum*). Vgl. Serumkrankheit, Antikörper, monoklonale.

Anti|skabiosa (↑; Scabies*) n pl: (engl.) scabiecides; Mittel gegen Scabies*, z. B. Lindan, Benzylbenzoat, Crotamiton, Malathion, Schwefel (10 %).

Anti-SMA-Anti|körper (↑): (engl.) anti-SMA antibodies; gegen glatte Muskulatur (engl. **s**mooth **m**uscle **a**ntigen) gerichtete Autoantikörper*, die v. a. F-Aktin als Antigen erkennen; Vork. bei autoimmuner u. Virushepatitis. E. Fei.

Anti|spasmodika (↑; Spas-*) n pl: s. Spasmolytika.

Anti|staphylo|lysin (↑; gr. σταφυλή Traube; Lys-*) n: Antikörper gegen Staphylolysin (Alphahämolysin der Staphylokokken); kann nach Inf. mit Staphylokokken im Serum nachgewiesen werden.

Anti|strepto|dornase-B-Test (↑; Strept-*) m: syn. Anti*-DNase-B-Test.

Anti|strepto|kinase (↑; ↑; Kin-*) f: Bez. für spezif. Antikörper gegen Streptokinase*; Erfassung im Streptokinaseresistenztest*.

Anti|strepto|lysine (↑; ↑; Lys-*) n pl: (engl.) antistreptolysins; Abk. ASL od. ASO; gegen Toxine (Streptolysine*, v. a. Streptolysin O) von (hämolysierenden) Streptokokken der serol. Gruppen A, C u. G gerichtete neutralisierende Antikörper; Angabe des Antistreptolysintiters (Abk. AST) in Antistreptolysineinheiten (Abk. ASE); **Normalwerte** für Antistreptolysin O (ASE/l Serum): max. 150 (bis 5 Jahre), 200 (6–20 Jahre); 160–180 (>60 Jahre); erhöht bei Streptokokkeninfekt (z. B. Tonsillitis, Scharlach) u. Folgeerkrankung (z. B. rheumatisches Fieber, Glomerulonephritis). Bestimmung der A. im Serum zum Nachweis einer Inf. od. als Verlaufsparameter. Vgl. Rheumatests.

Anti|sympatho|tonika (↑; Sympathikus*; Tonika*) n pl: Stoffe, die die Aktivität noradrenerger Neurone im ZNS od. den peripheren Sympathikotonus herabsetzen insbes. durch: **1.** Entspeicherung od. Hemmung der Wiederaufnahme von Noradrenalin* in die Vesikel der präsynaptischen sympathischen Nervenendigungen (z. B. Reserpin*); **2.** Verhinderung der Freisetzung von Noradrenalin durch Hemmung der Weiterleitung der Impulse vom Zellkörper zur Nervenendiging; **3.** zentrale α-adrenerge Wirkung (z. B. Methyldopa*, Clonidin*); **4.** Ganglienblocker*; **Verw.:** u. a. als Antihypertensiva*.

Anti|synthetase-Anti|körper (↑): (engl.) antisynthetase antibodies; Autoantikörper*, die Transfer-RNA-Synthetasen als Antigene erkennen; am häufigsten sind Anti-Jo1-Antikörper, die sich gegen Histidyl-tRNA-Synthetase richten; diagn. spezifisch bei Antisynthetase*-Syndrom. E. Fei.

Anti|synthetase-Syndrom (↑) n: Überlappungssyndrom bei Kollagenosen*, das nach den gegen tRNA-Synthetasen gerichteten Leitantikörpern benannt ist (z. B. Überlappung von Polymyositis* u. Sklerodermie* mit Nachweis von Anti-PM/Scl, Anti-Jo1, Anti-Ku u. Anti-SRP); Gynäkotropie (w:m = 3:1). T. Dör.

Anti|teilchen (↑): (engl.) antiparticles; zu jedem Elementarteilchen* existierendes Teilchen gleicher Masse u. unterschiedl. Ladung bzw. Richtung des magnetischen Moments (bei Teilchen ohne Ladung); nicht beständig, zerstrahlt zus. mit dem entspr. Elementarteilchen (Paarvernichtung*).

Anti|thrombine (↑; Thromb-*) n pl: (engl.) antithrombins; Abk. AT; im Plasma physiol. vorhandene Substanzen, die Thrombin* inaktivieren u. dadurch die Blutgerinnung* hemmen; **Einteilung: AT I:** aus Fibrinogen entstehendes Fibrin, das Thrombin adsorptiv anlagert; **AT II:** syn. Heparin-Cofaktor II; Cofaktor für Heparin u. Dermatansulfat; **AT III:** bindet Thrombin im TAT*-Komplex; bildet einen Komplex mit Heparin (essentiell für die Heparinwirkung), der die AT-III-Wirkung (auf Thrombin) beschleunigt u. die Blutgerinnungsfaktoren VIIa, Xa, IXa, XIa, XIIa u. Plasmin* inaktiviert; **AT IV:** aus Prothrombin entstehendes AT; **AT V:** Gammaglobulin; **AT VI:** Fibrinspaltprodukte*; **AT VII:** Alpha-2-Makroglobulin. Vgl. AT-III-Test.

Anti|thrombin-III-Mangel (↑; ↑): (engl.) antithrombin III deficiency; autosomal-dominant erbl. (syn. hereditäre Thrombophilie; Vork. v. a. bei jungen Erwachsenen; Prävalenz 1:5000) od. erworbener (z. B. inf. Leberzirrhose, bei Verbrauchskoagulopathie u. Sepsis) Mangel an Antithrombin III (Abk. AT III) mit Thrombose- bzw. Embolieneigung; liegt ca. 0,3 % aller Thrombosen od. Embolien zugrunde; die Einnahme oraler Kontrazeptiva ist kontraindiziert; **Formen: Typ I:** serol. AT-III-Konz. <70 % des Normalwertes; **Typ IIa:** gerinnungsphysiol. Aktivität von AT III <70 % der Norm bei normaler serol. Konz. u. erhaltener Heparinbindungsstelle; **Typ IIb:** gerinnungsphysiol. Aktivität von AT III <70 % der Norm mit normaler serol. Konz. u. defekter Heparin-Bindungsstelle; **Typ III:** verminderte gerinnungsphysiol. Aktivität u. AT-III-Konzentration.

Anti|thrombo|plastine (↑; ↑; Plast-*) n pl: (engl.) antithromboplastins; Bez. für Substanzen, die als Inhibitoren auf die Prothrombinkomplexbildung einwirken.

Anti|thrombose|strumpf (↑; ↑; -osis*): s. Thromboseprophylaxe.

Anti|thrombotika (↑; ↑) n pl: (engl.) antithrombotics; gerinnungshemmende Substanzen; vgl. Heparin, Cumarinderivate.

Anti|toxine (↑; Tox-*) n pl: (engl.) antitoxins; (immun.) Bez. für mikrobielle, pflanzl. od. tierische, Toxine neutralisierende Antikörper (meist Immunglobuline* der Klasse IgG); therap. Einsatz bei Botulismus, Diphtherie, Gasbrand, Tetanus od. gegen Schlagengift; Nachw. durch Schutzversuch am Tier od. Präzipitation.

Anti|toxin|einheit (↑; ↑): (engl.) antitoxin unit; Abk. AE; auch Immunitätseinheit (Abk. IE); die Serummenge, die aufgrund ihres Gehalts an spezif. Antitoxinen* 100 tödl. Dosen eines best. Toxins (bei Diphtherietoxin z. B. bezogen auf ein 250 g schweres Meerschweinchen) neutralisieren kann. Als Standard dient lyophilisiertes Trockenserum mit bekanntem Antitoxingehalt.

Anti|tragus (↑; Tragus*) m: Gegenbock; der dem Tragus gegenüber liegende Teil der Ohrmuschel zw. Antihelix u. Ohrläppchen; s. Ohr, äußeres.

Anti-Trendelenburg-Lagerung (↑; Friedrich T., Chir., Rostock, Bonn, Leipzig, 1844–1924): (engl.) anti-Trendelenburg's position; syn. Fußtieflagerung; Schräglagerung des Pat. (ca. 20–30°) mit hoch gelagertem Kopf u. Oberkörper sowie tief liegenden Beinen; Anw. i. R. der Narkoseeinleitung (Ileuseinleitung; s. Aspirationsprophylaxe) od. bei arteriellen Verschlusskrankheiten*. Vgl. Trendelenburg-Lagerung.

Anti|trypsin (↑) n: s. Alpha-1-Antitrypsin, Trypsininhibitoren.

Anti|tuberkulotika (↑; Tuberkel*) n pl: (engl.) antituberculotics; Chemotherapeutika mit bakteriostat. bzw. bakterizider Wirkung gegen Mycobacterium tuberculosis u. atyp. Mykobakterien; man unterscheidet Medikamente der ersten Wahl (z. B. Isoniazid, Rifampicin, Pyrazinamid, Ethambutol, Streptomycin) u. Medikamente der zweiten Wahl (z. B. Protionamid, Ciprofloxacin, Teridizon, p-Aminosalicylsäure) sowie die in der Bundesrepublik Deutschland nicht im Handel befindl. Substanzen Capreomycin, Cycloserin, Ethionamid, Thioacetazon. In der Behandlung der Tuberkulose* werden stets mehrere Medikamente in Komb. eingesetzt, wodurch hinsichtl. des Wachstums (schnell bzw. langsam, in saurem bzw. neutralem Milieu) u. der Lage (extra-

A

bzw. intrazellulär) unterschiedl. Bakterienpopulationen gleichzeitig erfasst werden u. zusätzl. einer Resistenzentwicklung vorgebeugt wird. Einsatz der Medikamente der zweiten Wahl z. B. bei komplizierten Rezidivbehandlungen, bei multiplen Unverträglichkeiten sowie in der Ther. von Infektionen mit atypischen Mykobakterien.

Anti|tussiva (↑; Tussis*) n pl: (engl.) antitussives; hustenhemmende Medikamente; wirken über eine Hemmung der reflektorischen Erregbarkeit des Hustenzentrums in der Medulla oblongata; überwiegend Morphinderivate, z. B. Codein, Dihydrocodein, Hydrocodon. A. wirken auch analgetisch u. atemdepressiv sowie in unterschiedl. Maß suchterzeugend.

Anti-U1-RNP-Anti|körper (↑): (engl.) anti-U1 RNP antibodies; antinukleäre Antikörper*, die in dem am Spleißen beteiligten U1-Ribonukleoproteinkomplex Antigene erkennen; Vork. bei versch. Kollagenosen, bes. Sharp-Syndrom. E. Fei.

Anti|vitamine (↑; lat. vita Leben) n pl: syn. Vitaminantagonisten*.

Anti-Zentro|mer-Anti|körper (↑; Centr-*; gr. μέρος Teil; Anteil): (engl.) anti-centromer antibodies; antinukleäre Antikörper mit diagn. Bedeutung bei CREST*-Syndrom; vgl. Autoantikörper.

Anti|zipation (lat. anticipere vorwegnehmen) f: (engl.) anticipation; Vorwegnahme; (psychol.) u. U. verhaltensbeeinflussende Vorwegnahme von Handlungsfolgen.

Anti|zipation, genetische (↑) f: (engl.) genetic anticipation; Bez. für das bei einigen genetischen Krankheiten (z. B. myotonische Dystrophie*, Syndrom* des fragilen X-Chromosoms) vorkommende Phänomen, das durch immer früheres Auftreten od. schwerere Ausprägung der Sympt. in nachfolgenden Generationen gekennzeichnet ist.

Antoni-Typen m pl: (engl.) Antoni type neurilemomas; Formen des Neurinoms* mit unterschiedl. histol. Erscheinungsbildern.

Anton-Syn|drom (Gabriel A., Neurol., Graz, Halle, 1858–1933) n: Anosognosie* einer kortikalen Blindheit durch zusätzl. Läsionen v. a. in der rechten parietotemporalen Hemisphäre.

Antr-: Wortteil mit der Bedeutung Höhle; von lat. antrum.

antral (↑): das Antrum pyloricum betreffend.

Antrieb: (engl.) impulse; innere treibende Kraft i. S. von Energie u. Initiative zur zielgerichteten Aktivität als Voraussetzung psychischer u. physischer Leistungen; vgl. Antriebsstörung.

Antriebs|störung: (engl.) impulsion impairment; (psych.) Änderung des Antriebverlaufs, z. T. als typ. Bestandteil best. psych. Erkrankungen; z. B. Antriebssteigerung bei Manie* u. maniformen Zustandsbildern od. org. Psychose*, Antriebsminderung bei Residualzuständen schizophrener Erkr. od. depressivem Syndrom*, bei dem häufig auch eine völlige Antriebshemmung auftritt.

Antritis (Antr-*; -itis*) f: Entz. des Antrum* mastoideum; vgl. Mastoiditis, okkulte.

Antro|skopie (↑; -skopie*) f: (engl.) antroscopy; endoskop. Untersuchung der Kieferhöhle, entw. vom unteren Nasengang aus od. nach Perforation der fazialen Kieferhöhlenwand; häufigste Form der Sinuskopie*.

Antro|tomie (↑; -tom*) f: (engl.) antrotomy; nicht mehr durchgeführter Entlastungseingriff bei Mastoiditis*; ersetzt durch Mastoidektomie*.

Antrum (lat.) n: Höhle.

Antrum mastoideum (↑) n: mit Schleimhaut ausgekleideter Hohlraum, der mit den Cellulae* mastoideae des Warzenfortsatzes u. über den Aditus* ad antrum mastoideum mit der Paukenhöhle verbunden ist.

Antrum pyloricum (↑) n: an der Incisura angularis der kl. Magenkurvatur beginnender, präpylor. Abschnitt der Pars pylorica gastricae; vgl. Magen, Gastrin.

Anulo|plastik (lat. anulus Ring; -plastik*) f: (engl.) anuloplasty; s. Merendino-Technik.

Anulo|zyten (↑; Zyt-*) m pl: (engl.) anulocytes; Bez. für ringförmige Erythrozyten inf. Hämoglobinmangels bei Eisenmangelanämie.

Anulus (lat.) m: Ring.

Anulus femoralis (↑) m: Schenkelring; medial in der Lacuna vasorum gelegener, durch das bindegewebige Septum femorale verschlossener Eingang in den Canalis* femoralis, begrenzt von Leistenband, Pecten ossis pubis, Lig. lacunare u. Vena femoralis; Inhalt: Rosenmüller-Cloquet-Lymphknoten.

Anulus fibrosus (↑) m: **1.** Faserknorpelring um den Nucleus pulposus der Bandscheibe*; **2.** bindegewebiger Faserring um die Herzostien, an denen die Segelklappen entspringen; vgl. Herzskelett.

Anulus inguinalis (↑) m: innerer (A. i. profundus) bzw. äußerer Leistenring* (A. i. superficialis); innere bzw. äußere Pforte des Leistenkanals.

Anulus lymphaticus cardiae (↑) m: inkonstanter lymphatischer Ring um die Kardia*.

Anulus tendineus communis (↑) m: Sehnenring um den Canalis opticus u. med., Teil der Fissura orbitalis sup., Ansatz äußerer Augenmuskel.

Anulus umbilicalis (↑) m: Nabelring; s. Nabel.

An|urie (An-*; Ur-*) f: (engl.) anuria; Harnausscheidung unter 100 ml/24 h (häufig nach Oligurie*); **Urs.:** **1.** prärenal, z. B. Exsikkose, Hypovolämie (Schock), Crush-Syndrom; **2.** renal (echte A.), z. B. Glomerulopathie, akute Pyelonephritis, Gestose, Vergiftung (z. B. mit Quecksilber); **3.** postrenal, bei Obstruktion der Ureteren (sog. falsche A.); **Klin.:** Retention harnpflichtiger Substanzen, Entw. einer Urämie*; Störungen im Elektrolyt-, Säurebasen- (Hyperkaliämie mit Herzrhythmusstörungen) u. Wasserhaushalt (Überwässerung mit Lungenödem); allg. Mattigkeit, Somnolenz, Durst, Kopfschmerz, Meteorismus, Übelkeit, Erbrechen, trockene bräunl. Zunge, urinöser Fötor; **Diagn.:** Messung der Harnausscheidung, Blasenkatheterisierung, Ultraschalldiagnostik (Harnstauung, Form- u. Größenveränderung der Nieren). Für die **Progn.** ist die dd Abgrenzung des akuten Nierenversagens* (potentiell reversibel) von der chron. Niereninsuffizienz* (oft nur partiell reversibel) wichtig. Die Normalisierung der Harnausscheidung geht i. d. R. mit Polyurie* einher. Die physiol. A. am ersten Lebenstag des Neugeborenen steht in Zus. mit der postpartalen Adaptation u. bedarf keiner Therapie.

Anus (lat.) m: After; untere Öffnung des Magen-Darm-Kanals.

Anus perinealis (↑) m: s. Fehlbildung, anorektale.

Anus praeter|naturalis (↑) m: künstl. Darmausgang, sog. Kunstafter, Kotfistel; op. angelegter, doppelläufiger od. endständiger Darmausgang (äußere Darmfistel) im Bereich des Abdomens (mit unterschiedl. Lokalisation) zur Stuhlentleerung in einen Auffangbeutel; **Ind.:** v. a. zur Entlastung od. passageren Ausschaltung eines Darmabschnitts (z. B. bei Ileus, Peritonitis, nach Darmresektion) bzw. als permanenter A. p. zur definitiven Stuhlableitung (z. B. bei inoperablem Kolon- u. Rektumkarzinom, nach Rektumexstirpation). Vgl. Enterostomie, Darmfistel.

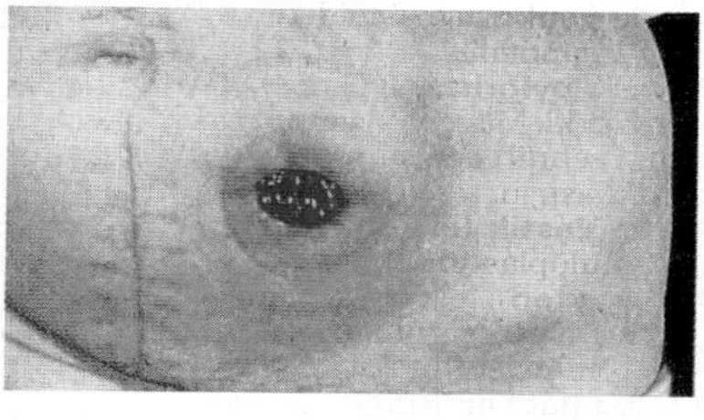

Anus praeternaturalis sigmoideus [153]

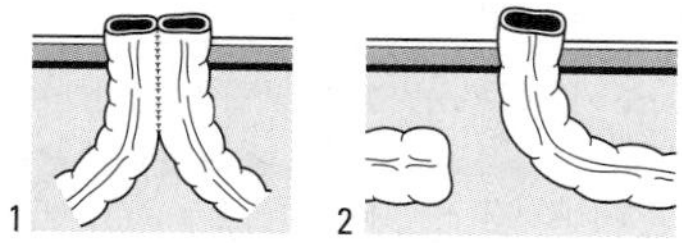

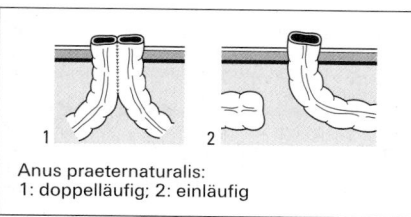

Anus praeternaturalis:
1: doppelläufig; 2: einläufig

Anus vesti|bularis (↑) m: s. Fehlbildung, anorektale.

ANV: Abk. für **a**kutes **N**ieren**v**ersagen*.

Anwesenheits|drang, patho|logischer: Ableisten von Überstunden (auch durch alleiniges Absitzen von Zeit), in der Meinung, dadurch das berufl. Fortkommen befördern zu können; zeitgeistgeprägte Erscheinung einer Arbeitskultur v. a. in der Bürokratie u. im Management, in der die Anwesenheitsdauer als einzig sicherer Anhaltspunkt für Leistungsvermögen erscheint; die Effizienz der Leistung während dieser Zeit ist umstritten. E. Str.

Anxio|lytika (lat. anxius angstvoll; gr. λυτικός fähig zu lösen) n pl: (engl.) anxiolytics; teilweise syn. mit Tranquilizer* verwendete Bez. für Medikamente, die bei best. Angst- u. Spannungszuständen lösend u. dämpfend wirken; vgl. Benzodiazepinderivate.

Anzapf|syn|drom n: s. Steal-Phänomen.

Anzeige|recht: (engl.) right to report; in Zus. mit der Führung von Krebsregistern* zurzeit nur vom saarländischen „Gesetz über das Krebsregister" (SKRG vom 17.1.1979, ABl. S. 105) dem behandelnden Arzt unter Befreiung von der Schweigepflicht generell eingeräumtes Recht, Krankheitsfälle u. relevante Daten namentlich an die registerführende Stelle weiterzuleiten, ohne dass es hierzu der Unterrichtung u. Einwilligung des Pat. bedarf; in Hamburg u. Nordrhein-Westfalen sowie nach Bundesrecht ist eine Datenübermittlung an das Krebsregister ohne Information od. Einwilligung des Pat. nur ausnahmsweise zulässig (s. Krebsregistergesetz). Vgl. Meldepflicht, Offenbarungspflicht, Selbstbestimmungsrecht.

AO: Abk. für **A**rbeitsgemeinschaft für **O**steosynthese*.

AOK: Abk. für **A**llgemeine **O**rts**k**rankenkasse; s. Krankenversicherung.

AOP-Syn|drom n: Kurzbez. für **A**dipositas*-**O**ligomenorrhö-**P**arotis-Syndrom.

Aorta (gr. ἀορτή Schlauch, Schlagader) f: die große Körperschlagader; *linke Herzkammer; **Abschnitte:** Pars asc. innerhalb des Herzbeutels mit Bulbus aortae, durch die Sinus* aortae bedingte Erweiterung; Arcus aortae mit inkonstanter Enge (Isthmus* aortae) proximal des Ansatzes des Lig. arteriosum; Pars desc., unterteilt in Pars thoracica vom Isthmus aortae bis zum Zwerchfelldurchtritt u. Pars abdom. bis zur Bifurcatio aortae in Höhe des 4. Lendenwirbels, hier Aufteilung in A. iliaca comm. dextra, sinistra.

Aorten|an|eurysma (↑; Aneurysma*) n: (engl.) aortic aneurysm; Aneurysma* meist im infrarenalen Bereich (ca. 85 %) der Aorta; **Vork.:** bei ca. 1–2 % der Bevölkerung mit deutlicher Androtropie (5:1), Altersgipfel bei 70 Jahren; **Urs.:** Arteriosklerose, selten Syphilis (Mesaortitis luica); **Klin.:** häufig asymptomatische Größenzunahme; Bauch-, Rücken- u. Flankenschmerzen, Aortenruptur* in ca. 10 %; **Diagn.:** tastbare Pulsation, Sonographie, CT, Angiographie; **Ther.:** möglichst elektive Op. mit partieller Resektion u. Gefäßprotheseninterposition, Stent-Einlage (interventionell über Leistengefäße).

Aorten|anzapf|syn|drom, dia|stolisches (↑) n: (engl.) diastolic aortic-run-off syndrome; Bez. für einen angeborenen (z. B. bei Ductus arteriosus apertus) od. erworbenen (z. B. nach op. Anlegen einer aortopulmonalen Anastomose) Defekt im Aortenbogen mit diastol. Blutabfluss inf. des Links-Rechts-Shunts; **Klin.:** Pulsus celer et altus, kontinuierl. systol.-diastol. Herzgeräusch, Linksherzhypertrophie, Symptome der koronaren od. zerebralen Mangeldurchblutung (Stenokardie, Schwindel, Bewusstseinstrübung u. a.); bei Frühgeborenen evtl. abdominale Sympt. (nekrotisierende Enterokolitis). Vgl. Steal-Phänomen.

Aorten|bi|furkations|syn|drom (↑; Bi-*; lat. furca Gabel) n: s. Leriche-Syndrom.

Aorten|bogen (↑): (engl.) aortic arch; Arcus aortae; vgl. Aorta.

Aorten|bogen|an|omalien (↑; Anomalie*) f pl: (engl.) aortic arch anomalies; Variationen der normalen Aortenbogenentwicklung bei Entwicklungsstörung der 4. Kiemenbogenarterien (oft unter Beteiligung des aus der 6. Kiemenbogenarterie hervorgehenden Ductus arteriosus bzw. des Ligamentum arteriosum Botalli); **Klassifizierung** (nach Edwards): **1.** doppelter Aortenbogen (Arcus aortae duplex), häufig mit unterschiedl. weiten Gefäßlumina; **2.** linker (normaler) Aortenbogen (Arcus aortae sinister) mit aberrierenden Arterien, v. a. des Truncus brachiocephalicus od. der rechten A. subclavia (sog. Arteria* lusoria); **3.** rechter Aortenbogen (hohe Rechtslage, Arcus aortae dexter) ohne od. mit aberrierenden Arterien; **4.** im distalen Abschnitt retroösophageal zur Gegenseite ziehender linker od. rechter Aortenbogen (Arcus aortae circumflexus); **5.** seltene A., z. B. Unterbrechung des Aortenbogens inf. segmentaler Aplasie od. Pseudocoarctatio* aortae (sog. Kinking); **Klin.:**

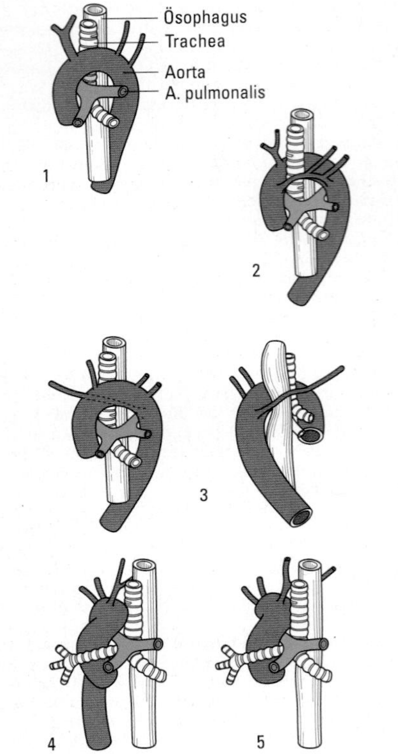

Aortenbogenanomalien:
1: normale Konfiguration; 2: doppelter Aortenbogen; 3: Linksabgang der rechten A. subclavia (A. lusoria) von vorn (li.) u. von hinten (re.); 4 u. 5: Aortenbogenverlagerungen [239]

u. U. Beschwerdefreiheit (Zufallsbefund), ggf. Dysphagie, Husten, Heiserkeit, in- u. exspiratorischer Stridor bis zu schwerer Dyspnoe u. Apnoeanfällen inf. Verlagerung u. Einengung von Trachea u. Ösophagus; **Diagn.:** Ösophagographie, Aortographie, MRT, Angiographie, evtl. Tracheoskopie; **Ther.:** Ind. zur Op. bei Auftreten erheblicher Drucksymptome (u. U. lebensbedrohl. Notfall im Neugeborenen-, Säuglings- u. Kindesalter); op. Durchtrennung meist des li. vorn gelegenen Bogens bei doppeltem Aortenbogen, bei den anderen Anomalien Durchtrennung u. Resektion des funkt. jeweils unbedeutendsten Abschnitts des einengenden Gefäßrings.

Aorten|bogen|syn|drom (↑) n: (engl.) pulseless disease, aortic arch syndrome; klin. Oberbegriff für stenosierende bzw. obliterierende Prozesse an einer od. mehreren vom Aortenbogen abgehenden Stammarterien (Truncus brachiocephalicus bzw. A. carotis communis u. A. subclavia), die zu art. Hypotension im Bereich der oberen u. Hypertension im Bereich der unteren Körperhälfte führen (Syndrom der umgekehrten Aortenisthmusstenose, „umgekehrtes" Koarktationssyndrom); **Urs.:** obliterierende Arteriosklerose* (Schultergürteltyp der arteriellen Verschlusskrankheiten*), selten Syphilis (Mesaortitis luica), schwere Thoraxtraumen, dissezierendes thorakales Aortenaneurysma, Kompression von außen (mediastinale Tu.); bei jüngeren Frauen (v. a. in Asien) häufig chron. unspezif. Aortitis (Autoimmunkrankheit?) mit Mediazerstörung, Intimaproliferation u. sekundären thrombot. Gefäßverschlüssen (Thrombarteriitis obliterans subclavio-carotica, Arteriitis brachiocephalica, Takayasu-Syndrom, Marto-

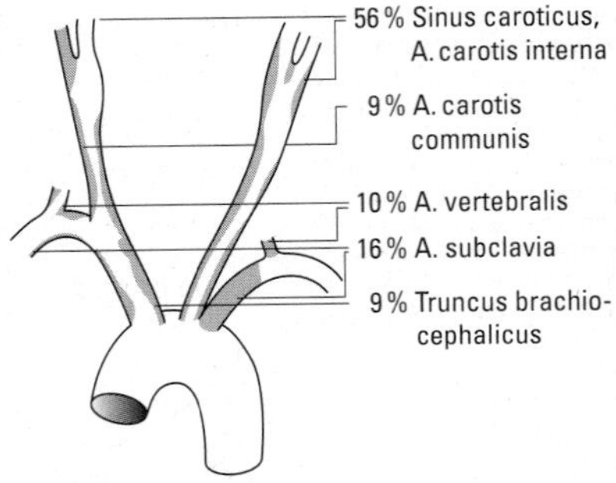

Aortenbogensyndrom: Häufigkeitsverteilung supraaortischer Astverschlüsse [470]

rell-Fabré-Syndrom); **Klin.:** progrediente Durchblutungsstörungen im Bereich des Kopfes (s. Durchblutungsstörung, zerebrale) u. der oberen Extremitäten (Beschwerden ähnl. einer Claudicatio* intermittens); bei Thrombarteriitis meist schwere Beeinträchtigung des AZ u. stark beschleunigte BKS; **Diagn.:** palpator. abgeschwächte od. fehlende Karotis- u. Armpulse, auskultator. Gefäßgeräusch im Halsbereich; Blutdruckmessung, Ultraschalldiagnostik, Aortographie; **Ther.:** bei Arteriitis Glukokortikoide, Antikoagulanzien; evtl. rekonstruktive Gefäßchirurgie; **DD:** intrakranieller Gefäßverschluss, Zervikobrachialsyndrom*, Thoracic*-outlet-Syndrom, Tumor.

Aorten|dehnungs|ton (↑): (engl.) aortic diastolic tone; über dem Auskultationspunkt der Aorta bis zur Herzspitze hörbarer zusätzl. Herzton als Zeichen vermehrter Auswurfleistung des li. Ventrikels in die Aorta; entsteht durch verstärkte Anspannung der Aortenwand u. fällt zeitlich mit dem Beginn der Austreibungsphase zusammen. Vgl. Herztöne, Herzgeräusche.

Aorten|dis|sektion (↑; dissecans*) f: (engl.) aortic dissection; Aneurysma dissecans der Aorta; Riss der Tunica intima der Aorta u. Eindringen des Bluts in die tieferen Wandschichten; die Trennung der Schichten kann sich meist distal u. in die Seitenäste der Aorta fortsetzen u. zu einem akuten art. Verschluss führen (s. DeBakey-Klassifikation); **Klin.:** heftige Schmerzen im Rücken, Thorax u. Epigastrium; Mangeldurchblutung der betr. Organe u. Körperregionen; **Ther.:** Blutdrucksenkung, sofortige gefäßchir. Rekonstruktion (op. Letalität 10–30 %); **Progn.:** Fünf-Jahres-Überlebensrate 50 %. Vgl. Aortenaneurysma, Marfan-Syndrom.

A

Aorten|druck|kurve (↑): (engl.) aortic pressure curve; Aufzeichnung der mittels Herzkatheterisierung* gemessenen Druckwerte in der Aorta; Druckanstieg mit Öffnung der Aortenklappe, sog. Inzisur beim Schluss der Aortenklappe, danach langsamer Druckabfall; vgl. Karotispulskurve.

Aorten|fehl|bildungen (↑): s. Aortenbogenanomalien.

Aorten|herz (↑): s. Aortenkonfiguration.

Aorten|in|suffizienz (↑; Insuffizienz*) f: s. Aortenklappeninsuffizienz.

Aorten|isthmus (↑; Isthm-*) m: s. Aorta.

Aorten|isthmus|stenose (↑; ↑; Steno-*; -osis*) f: (engl.) coarctation of the aorta; Isthmusstenose der Aorta (Abk. ISTA) als häufigste Form der Coarctatio* aortae (ca. 5 % der angeb. Angiokardiopathien); wird bei zusätzl. bestehendem Ductus* arteriosus apertus (in ca. 60 %) u. a. kardialen Fehlbildungen (z. B. bikuspidale Aortenklappe in 50–80 %, Ventrikelseptumdefekt in 30–50 %, Vorhofseptumdefekt in 6–13 %, Transposition der großen Arterien in 2,5–17 %) als **Koarktationssyndrom** bez.; Vork. auch in Komb. mit extrakardialen Fehlbildungen (z. B. bei Ullrich*-Turner-Syndrom); **Formen: 1.** präduktaler Typ (früher irreführend als infantile Form bez.); **2.** postduktaler Typ (früher als Erwachsenenform bez.); **Klin.:** Erhöhung des Blutdrucks in den prästenotischen Arterien (gemessen an beiden Armen wegen mögl. Einbeziehung der linken A. subclavia in den Stenosebereich); bei obliteriertem Ductus arteriosus Erniedrigung distal der Stenose (oszillometr. Bestimmung auch bei Neugeborenen mögl.); eingeschränkte Blutversorgung der unteren Körperhälfte bei höher gradiger ISTA mit Kollateralkreislauf v. a. über die Aa. mammariae internae u. Interkostalarterien (führt zu Rippenusuren; s. Abb.); bei offenem Ductus arteriosus u. präduktaler ISTA Mischungszyanose der unteren Körperhälfte inf. Rechts-Links-Shunt bei fast normalem Blutdruck; bei offenem Ductus arteriosus u. postduktaler ISTA Links-Rechts-Shunt mit Volumen- u. Druckbelastung des Lungenkreislaufs; bei Koarktationssyndrom u. U. bereits in den ersten Lebenswochen kardiale Dekompensation mit Lungenödem, Hepatosplenomegalie u. Ödemen; **Kompl.:** (hochdruckbedingte) arteriosklerot. Veränderungen, Aneurysmabildungen, intrakranielle Blutungen, bakt. Endokarditis, Linksherzinsuffizienz bis zum kardiogenen Schock (bei Neugeborenen); **Diagn.:** vergleichende Palpation von A. radialis u. A. femoralis bzw. A. dorsalis pedis u. A. tibialis posterior, ggf. palpator. verstärkte Pulsationen der erweiterten Interkostalarterien; Blutdruckmessung; auskultator. uncharakterist. systolische Herzgeräusche, EKG häufig normal od. Zeichen einer Linksherzhypertrophie bzw. Rechtsherzhypertrophie bei Säuglingen mit Koarktationssyndrom; präoperativ Herzkatheterisierung u. Angiokardiographie bzw. Aortographie; **DD** bei Neugeborenen: Sepsis, septisch-toxischer Schock; **Ther.:** op. Resektion, bei kürzeren Stenosen End-zu-End-Anastomosierung, sonst Überbrückung durch Gefäßtransplantat od. -implantat, ggf. Implantation der erweiterten linken A. subclavia in die poststenot. Aorta (Park-Operation), Ballondilatation, Stent-Implantation. Vgl. Pseudocoarctatio aortae.

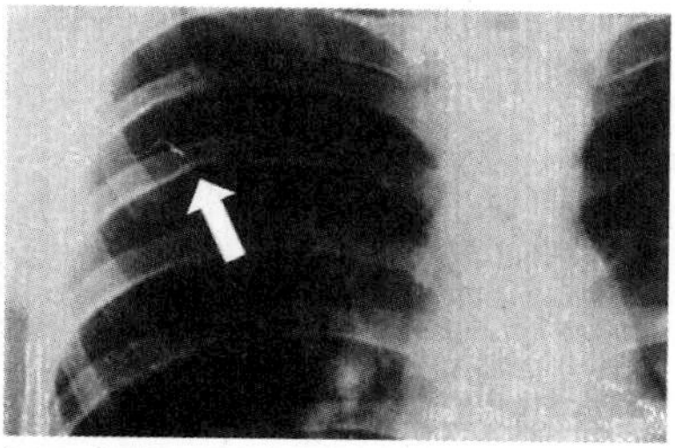

Aortenisthmusstenose: Rippenusuren [79]

Aorten|klappe (↑): (engl.) aortic valve; s. Herz.

Aorten|klappen|in|suffizienz (↑; Insuffizienz*) f: (engl.) aortic valve insufficiency; Herzklappenfehler mit Schlussunfähigkeit der Aortenklappen; hämodynam. Folgen: Blutrückfluss in der Diastole von der Aorta in die li. Herzkammer u. damit erhöhte Volumenbelastung, Dilatation u. Hypertrophie, schließl. Linksherzinsuffizienz, meist mit rel. Mitralinsuffizienz; **Urs.:** entzündl. Schrumpfung der Klappentaschen nach Endokarditis* od. (selten) Mesaortitis luica (s. Syphilis); **Sympt.:** durch die veränderte Hämodynamik Neigung zu orthostat. Kollaps, Schwindel, Angina* pectoris; positives Musset*-Zeichen, vergrößerte Blutdruckamplitude mit raschem Druckanstieg bei erhöhtem systol. u. niedrigem diastol. Blutdruck, Duroziez*-Doppelgeräusch, Kapillarpuls*, schnellender, hoher Puls (Pulsus celer et altus), erst rel. spät Zeichen der Linksherzinsuffizienz*; **Diagn.:** auskultatorisch bei normalem 1. Herzton u. leisem 2. Herzton frühdiastol., decrescendoförmiges, leises (hochfrequentes) Geräusch mit Punctum maximum im 3. ICR links parasternal, durch hohes Schlagvolumen meist zusätzl. funkt. mesosystolisches Geräusch; bei hochgradiger Insuffizienz Flint*-Geräusch durch funkt. u. rel. Mitralstenose; (röntg.) Dilatation der li. Herzkammer (sog. Schuhherz) u. der Aorta ascendens durch Pendelblut; im EKG Zeichen der Linksherzhypertrophie, später zunehmende Erregungsrückbildungsstörungen; **Ther.:** prothetischer Herzklappenersatz. Vgl. Herzchirurgie.

Aorten|klappen|stenose (↑; Steno-*; -osis*) f: valvuläre Aortenstenose*.

Aorten|knopf (↑): s. Aortenkonfiguration.

Aorten|ko|arktation (↑; lat. coarctatio Zusammenpressen) f: Coarctatio* aortae.

Aorten|kon|figuration (↑) f: (engl.) aortic configuration; auch Aortenherz; (röntg.) charakterist. Herzform (s. ums. Abb.) bei Aortenvitium durch Linksherzvergrößerung u. Erweiterung der Aorta ascendens; vgl. Herzformen, Holzschuhherz.

Aorten|ruptur (↑; Ruptur*) f: (engl.) aortic rupture; Zerreißung der Aorta aufgrund traumat. (selten) od. aneurysmat. Gefäßwandschädigung (s. Aortenaneurysma), meist unterh. der Abzweigung der Nierenarterien; **Klin.:** freie od. gedeckte innere Blutung mit hämorrhagischem Schock*; **Diagn.:** Sonographie, ggf. Computertomographie; **Ther.:** sofortige Op. mit Interposition einer Gefäßprothese (op. Letalität 40–70 %). Vgl. Aortendissektion.

Aorten|schlitz (↑): syn. Hiatus* aorticus.

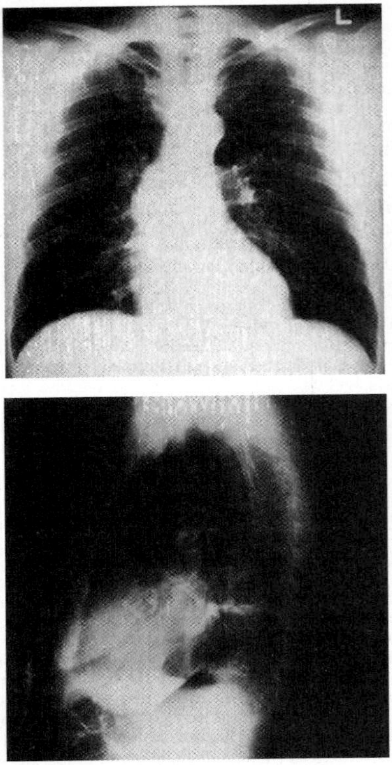

Aortenkonfiguration:
Aortenklappeninsuffizienz, frontaler (oben) und seitlicher Strahlengang [530]

Aorten|sklerose (↑; Skler-*; -osis*) f: (engl.) aortic sclerosis; Arteriosklerose* der Aorta; **Lok.:** in ca. 15 % im Aortenbogen, in ca. 85 % im Bereich der Bauchaorta.

Aorten|stenose (↑; Steno-*; -osis*) f: (engl.) aortic stenosis; angeborene (ca. 6 % der angeborenen Herzfehler*) od. erworbene Einengung des aortalen Ausflusstrakts; **Formen: 1.** valvuläre A. (Aortenklappenstenose) mit Einengung der Aortenklappenöffnungsfläche, erworben inf. Endokarditis* od. angeboren (ca. 75 % der angeborenen A. mit deutlicher Androtropie, m:w = 4:1), häufig mit deformierten (bikuspidalen) Herzklappen; hämodynam. Folgen: vermehrte Druckbelastung des li. Ventrikels zur Aufrechterhaltung des systol. art. Blutdrucks, führt zu Linksherzhypertrophie* u. Koronarinsuffizienz*; typ. ist eine kleine Blutdruckamplitude mit verzögertem Druckanstieg sowie Pulsus parvus et tardus. **Klin.:** rel. lange Beschwerdefreiheit; Manifestation häufig mit Schwindelattacken od. Synkopen, Herzinsuffizienz, Lungenödem, Herzrhythmusstörungen (cave: plötzl. Auftreten von Kammerflimmern* bei körperl. Belastung); **Diagn.:** auskultator. leiser 1. u. 2. Herzton mit paradoxer Doppelung des 2. Herztons bei schwerer Klappenstenose, lautes holosystol., spindelförmiges Austreibungsgeräusch mit Punctum maximum im Bereich der Aorta u. Fortleitung in die Karotiden, frühsystolischer Extraton als sog. Ejektionsklick (s. Herztöne); röntg. zunehmende Vergrößerung der li. Kammer, evtl. poststenotische Ektasie der Aorta ascendens; im EKG Zeichen einer Linksherzhypertrophie; Echokardiographie*, Farbdoppler-Echokardiographie; **Ther.:** ggf. op. Klappensprengung, Klappenersatz od. Ross*-Operation (unter Anw. der Herz-Lungen-Maschine); Ballonvalvuloplastie*; **2.** supravalvuläre ringförmige Stenose (ca. 5 % der angeb. A.); Vork. als autosomal-dominant erbl. Form mit peripheren Pulmonalstenosen (Genlokus 7q11.2) od. als Leitsymptom bei Williams*-Beuren-Syndrom; **3.** subvalvuläre A. durch fibrösen Membranring (ca. 20 % der angeb. A.); im Ggs. zur valvulären Stenose fehlender Ejektionsklick; Sympt. ähnlich der funkt. bedingten muskulären Stenose bei hypertrophischer obstruktiver Kardiomyopathie*. Vgl. Herzklappenfehler, Aortenisthmusstenose.

Aorten|verschluss, totaler ab|dominaler (↑): (engl.) aortoiliac occlusive disease; s. Verschlusskrankheiten, arterielle.

Aortitis (↑; -itis*) f: (engl.) aortitis; Entz. der Aorta durch Übergreifen einer Endo- od. Perikarditis auf den Anfangsteil der Aorta od. bei einer entzündl. Allgemeinerkrankung.

Aorto|graphie (↑; -graphie*) f: (engl.) aortography; s. Angiographie.

AP: Abk. für **1. a**lkalische **P**hosphatase; s. Phosphatasen; **2. A**ktions**p**otential*.

a.-p.: (röntg.) Abk. für **a**nterior-**p**osterior; Strahlengang von vorn nach hinten.

APA: Abk. für **A**nti**p**hospholipid*-**A**ntikörper.

APACHE: Abk. für (engl.) **a**cute **p**hysiology **a**nd **c**hronic **h**ealth **e**valuation; operationalisiertes Verf. zur Bewertung des Schweregrades der Erkrankung u. Prognoseabschätzung bei Intensivpatienten unter Berücksichtigung von akuten Funktionsstörungen, Alter u. vorbestehendem Gesundheitszustand; vgl. Intensivmedizin.

Apalliker (A-*; gr. πάλλειν schwingen) m: (engl.) apallic; Bez. für einen Pat. mit apallischem Syndrom*.

A|pathie (gr. ἀπάθεια Fühllosigkeit) f: (engl.) apathy; Teilnahmslosigkeit, Leidenschaftslosigkeit, Abwesenheit von Affekten.

a|patho|gen (A-*; Patho-*; -gen*): (engl.) nonpathogenic; nicht krank machend.

Apatite n pl: (engl.) apatites; Mineralien, die aus tertiärem Calciumphosphat ($Ca_3(PO_4)_2$) u. Calciumfluorid od. Calciumhydroxid (Doppelsalze) bestehen; Knochenasche setzt sich zu 80 % aus Apatit u. zu 20 % aus Calciumcarbonat zusammen. Vgl. Hydroxylapatit.

APC: Abk. für (engl.) **a**ntigen **p**resenting **c**ells; s. Zellen, Antigen-präsentierende.

APC-Re|sistenz (Resistenz*) f: (engl.) APC resistance; Kurzbez. für Resistenz gegen **akti**viertes **P**rotein* **C**; autosomal-dominant erbl. Erkr. (zu 80 % inf. Punktmutation R506Q des Faktor-V-Gens, sog. Faktor-V-Leiden-Mutation) mit verminderter proteolyt. Inaktivierung des Blutgerinnungsfaktors V durch aktiviertes Protein C; häufigster genet. bedingter Risikofaktor für die Entw. von Thromboembolien; Prävalenz in der Normalbevölkerung 3–8 %, sehr häufig Urs. für familiär (60 %) u. in der Schwangerschaft auftretende Thrombose*; **Diagn.:** Polymerase-Kettenreaktion; vgl. Protein-C-Mangel.

APC-Viren (Viren*) n pl: Abk. für (engl.) **a**denoidal* **p**haryngeal **c**onjunctival viruses; s. Adenoviridae.

Aperto|gnathie (lat. aperire, apertum öffnen; gr. γνάθος Kinnbacke) f: syn. offener Biss*.

Apert-Syn|drom (Eugène A., Päd., Paris, 1868–1940) n: den Akrozephalosyndaktylie*-Syndromen zugeordneter autosomal-dominant erbl. Fehlbildungskomplex mit Mutationen im FGFR2-Gen, Genlokus 10q26; **Häufigkeit:** 1:130 000 Neugeborene; **Sympt.:** Turmschädel inf. prämaturer Synostose der Koronarnähte, multiple Gesichtsdeformierung (flache Orbitae mit Exophthalmus, Hypertelorismus, Gaumenspalte), komplexe Syndaktylie an Händen (oft Löffelhände) u. Füßen mit Synostose, Symphalangie, Brachydaktylie; oft gemeinsame Fingernägel; geistige Behinderung (in 80 %); **Ther.:** op. Schädelnahtsprengung, Syndaktylietrennung, sek. Stellungskorrektur der Finger u. Großzehe.

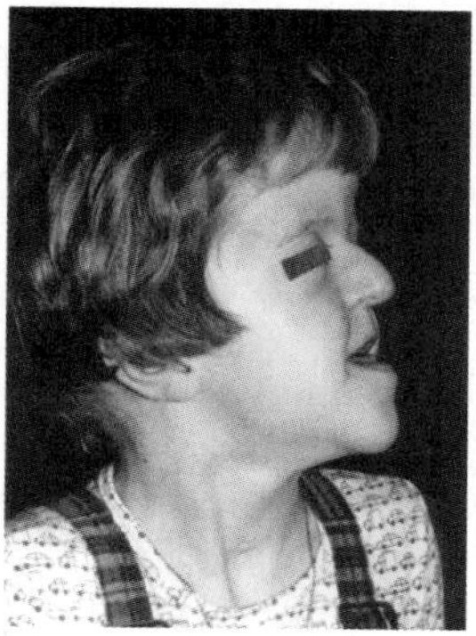

Apert-Syndrom:
typische Gesichtsschädelform [37]

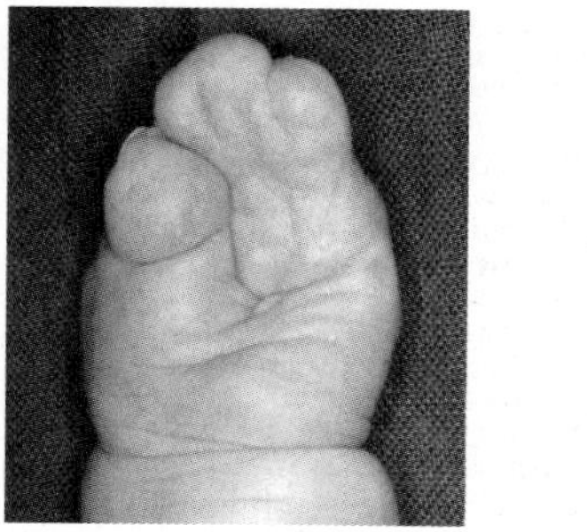

Apert-Syndrom:
Löffelhand durch Syndaktylie [37]

Apertura (lat.) f: Öffnung.

Apertura canaliculi cochleae (↑) f: Öffnung des Canaliculus cochleae an der äußeren Schädelbasis.

Apertura canaliculi vestibuli (↑) f: Öffnung des Aqueductus vestibuli an der Hinterfläche der Felsenbeinpyramide.

Apertura lateralis ventriculi quarti (↑) f: auch Apertura Luschkae; paarige seitl. Öffnungen des 4. Ventrikels zum Subarachnoidalraum.

Apertura mediana ventriculi quarti (↑) f: mediane unpaare Öffnung, durch die der 4. Ventrikel mit der Cisterna cerebellomedullaris in Verbindung steht.

Apertura pelvis inferior (↑) f: Beckenausgang, begrenzt durch Os coccygis, Arcus pubicus, Ligg. sacrotuberalia; vgl. Beckenboden.

Apertura pelvis superior (↑) f: Beckeneingang, begrenzt durch die Linea terminalis.

Apertura piri|formis (↑) f: vordere birnenförmige Öffnung der knöchernen Nasenhöhle.

Apertura sinus frontalis (↑) f: in den mittl. Nasengang mündende Öffnung der Stirnhöhle.

Apertura sinus sphenoidalis (↑) f: in den Recessus* sphenoethmoidalis mündende Öffnung der Keilbeinhöhle.

Apertura thoracis (↑) f: untere (inferior) bzw. obere (superior) Öffnung des Brustkorbs.

Apertura tympanica canaliculi chordae tympani (↑) f: am hinteren Trommelfellrand gelegene knöcherne Öffnung für die Chorda* tympani in der Paukenhöhle.

Apex (lat.) m: Spitze, bei vielen Organen deren spitze Ausziehung.

Apex auriculae (↑) m: Darwin*-Höcker.

Apex cordis (↑) m: die von der li. Herzkammer gebildete Herzspitze.

Apex cornu posterioris medullae spinalis (↑) m: Spitze des Hinterhorns des Rückenmarks.

Apex|kardio|graphie (↑; Kard-*; -graphie*) f: (engl.) apex cardiography; nur noch selten angewendetes indirektes, mechanokardiographisches Verf. zur Registrierung der auf die Brustwand übertragenen Schwingungen des Herzens im Bereich des max. Herzspitzenstoßes mit einem piezoelektr. Pulsmikrophon.

Apex linguae (↑) m: Spitze der Zunge*.

Apex nasi (↑) m: Nasenspitze.

Apex ossis sacri (↑) m: Spitze des Kreuzbeins.

Apex partis petrosae ossis temporalis (↑) m: Spitze des Felsenbeins.

Apex patellae (↑) m: Spitze der Kniescheibe.

Apex pro|statae (↑) m: Spitze der Vorsteherdrüse.

Apex pulmonis (↑) m: Lungenspitze, ragt in die Oberschlüsselbeingrube.

Apex radicis dentis (↑) m: Wurzelspitze des Zahns; enthält Öffnung, die in die Pulpahöhle mündet u. dem Durchtritt der den Zahn versorgenden Gefäße u. Nerven dient.

Apfelsinen|schalen|haut: s. Orangenschalenhaut.

APGAR-Schema (Virginia Apgar, Anästh., 1909–1974) n: (engl.) APGAR-score; Punkteschema für die Zustandsdiagnostik* des Neugeborenen unmittelbar nach der Geburt; Bez. heute mnemotechnisch als Abk. für **A**tmung, **P**uls, **G**rundtonus, **A**ussehen, **R**eflexe (s. ums. Tab.); der sog. APGAR-Index wird 1, 5 u. 10 Min. nach der Geburt bestimmt; optimal: 9–10 Punkte pro Erhebungszeit; <7 Punkte: Depressionszustand* des Neugeborenen; bei Frühgeborenen nur eingeschränkt verwendbar; ohne Korrelation zur späteren neurol. Entwicklung.

A

APGAR-Schema

Beurteilungs-kriterium	0 Punkte	Bewertung 1 Punkt	2 Punkte
Atembewegungen	keine	flach, unregelmäßig	gut, Schreien
Puls	nicht wahrnehmbar	langsam (unter 100)	über 100
Grundtonus (Muskeltonus)	schlaff	wenige Beugungen der Extremitäten	aktive Bewegung
Aussehen (Kolorit)	blau, blass	Körper rosa, Extremitäten blau	vollständig rosa
Reflexerregbarkeit	keine Reaktion	Schrei	kräftiger Schrei

A|phagie (A-*; Phag-*) f: (engl.) aphagia; Unvermögen zu schlucken; **Urs.:** meist Bolusobstruktion der Speiseröhre im Bereich des Schatzki*-Rings od. diffuser Ösophagospasmus*; cave: Ösophaguskarzinom. Vgl. Dysphagie.

A|phakie (↑; Phako-*) f: (engl.) aphakia; Fehlen der Linse im Auge nach Verletzung od. Op. (v. a. Staroperation*); optische Korrektur durch: **1.** Linsenimplantation*; **2.** Kontaktlinsen*; **3.** Starglas* (nur bei beidseitiger A. möglich wegen sonst eintretender Aniseikonie*).

A|phasie (↑; gr. φάσις Sprechen) f: (engl.) aphasia; zentrale Sprachstörung* nach (weitgehend) abgeschlossener Sprachentwicklung*; **Urs.:** Schädigung der Sprachregion* (meist der li. Hemisphäre), z. B. bei zerebrovaskulärer Insuffizienz, Apoplexie, Schädelhirntrauma, Hirntumoren, Hirnatrophie, Enzephalopathie. Eine A. kann in unterschiedl. Ausprägung auftreten u. versch. Komponenten des Sprachsystems (Phonologie, Syntax, Lexikon, Semantik) betreffen; sprachabhängige Leistungen wie Lesen, Schreiben u. Rechnen können beeinträchtigt sein (s. Alexie, Agraphie, Akalkulie), evtl. Komb. mit Apraxie*, Agnosie* od. Dysarthrie*. **Klassifikation:** Während heute weitgehende Übereinstimmung in bezug auf die Einteilung der Sympt. besteht, gibt es unterschiedl. Auffassungen hinsichtlich der Terminologie; nach pathol.-anat. Befunden ist folgende Zuordnung möglich: **1.** motorische A. (Broca-A.): Läsionen im Versorgungsgebiet der A. precentralis führen zu stark gestörter, verlangsamter u. mühsamer Sprachproduktion, undeutlicher, oft dysarthrischer Artikulation, Agrammatismus*, eingeschränktem Wortschatz u. phonemat. Paraphasie* bei nur leicht gestörtem Sprachverständnis. **2.** sensorische A. (Wernicke-A.): Läsionen im Versorgungsgebiet der A. temporalis post. verursachen eine starke Störung des Sprachverständnisses bei flüssiger Sprachproduktion (bis zur Logorrhö*), meist gut erhaltener Artikulation, Paragrammatismus*, Paraphasie u. Verw. von Neologismen* bis hin zum Jargon*. **3.** amnestische A.: temporoparietale Läsionen führen zu Wortfindungsstörung*, Paraphasie u. leicht gestörtem Sprachverständnis bei meist flüssiger Sprachproduktion. **4.** globale A.: Läsionen im Versorgungsgebiet der A. cerebri media verursachen eine starke Störung des Sprachverständnisses u. der Sprachproduktion, bei der häufig nur einzelne Wörter, aber auch Paraphasien, Neologismen u. sog. Sprachautomatismen (vgl. Automatismen) vorkommen. **Sonderformen: 1.** Leitungsaphasie (Nachsprechaphasie) mit eingeschränkter Fähigkeit nachzusprechen; das Sprachverständnis ist i. Allg. erhalten, während die Sprachproduktion v. a. phonematisch gestört ist. **2.** transkortikal-sensorische A.: ausgeprägte Neigung zu Perseveration* u. Echolalie*, während Spontansprache u. Sprachverständnis der sensorischen A. entsprechen. **3.** transkortikal-motorische A.: Störung der Spontansprache wie bei der motorischen A., jedoch erhaltene Fähigkeit nachzusprechen u. gutes Sprachverständnis. Bei Kindern auftretende A. unterscheiden sich in Pathogenese u. Verlauf von Erwachsenenformen; differenzierte Formen wie beim Erwachsenen sind selten, die Rückbildungsfähigkeit ist besser. **Diagn.:** bei Verdacht auf A. dd Abgrenzung der verschiedenen Urs. hirnlokaler Syndrome. Der Token-Test ermöglicht Aussagen über den Schweregrad einer Leistungsstörung bei A., der Aachener Aphasietest als psychometrischer Test eine Beurteilung sprachl. Fähigkeiten; **Ther.:** neben der Behandlung einer evtl. bestehenden Grundkrankheit v. a. logopädische Ther., je nach Form der A. unter Anw. direkter, syndromspezifischer od. indirekter, stimulierender Methoden, z. B. mit Deblockierung durch Verbindung von beeinträchtigten mit intakten Leistungen u. das Einüben von Umwegmethoden.

Apherese (↑; gr. φέρεσθαι sich fortbewegen, hingetragen werden) f: (engl.) apheresis; s. Plasmapherese.

A|phonie (↑; Phono-*) f: (engl.) aphonia; Stimmlosigkeit; **Urs.:** Entz., Tumoren, Stimmlippenlähmungen u. a.; vgl. Dysphonie.

A|phonie, funktionelle (↑; ↑) f: (engl.) functional aphonia; auch psychogene Aphonie; Stimmstörung als Reaktion auf psychische Belastung, Stress od. Schreckerlebnisse, die sich als Tonlosigkeit od. Schonstimme manifestiert; **Urs.:** fehlender Stimmlippenschluss bei Phonationsversuch; **Formen: 1.** hypofunktionelle Aphonie mit entspannten Taschenfalten u. Glottis; **2.** hyperfunktionelle Aphonie mit krampfartiger Kontraktur von Taschenfalten u. Glottis; **Ther.:** Logopädie mit Stimm- u. Atemübungen, Entspannungsübungen u. Psychotherapie. Vgl. Dysphonie.

Aphrodisiaka (gr. ἀφροδίσιος die sinnliche Liebe betreffend) n pl: (engl.) aphrodisiacs; den Geschlechtstrieb u. die Potenz stärkende Mittel.

A

Aphthen (gr. ἄφθα Mundausschlag) f pl: (engl.) aphthae; von einem entzündl. Randsaum umgebene Erosionen der Mundschleimhaut mit

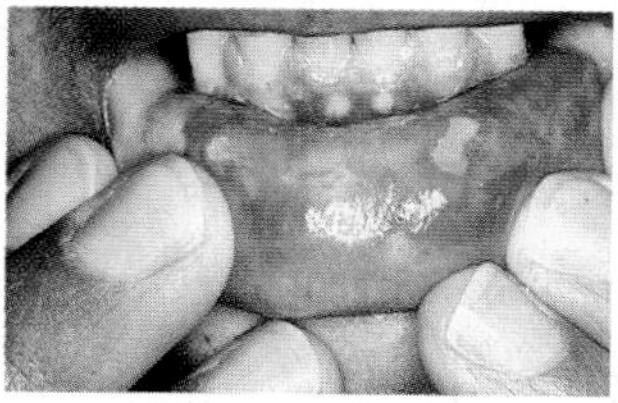
Aphthen [580]

weißl. Fibrinbelag; **Formen: 1.** rezidiv. benigne A. mit unbekannter Urs.; evtl. Immunreaktion gegen Schleimhautgewebe, gefördert durch best. Hormone, Nahrungsmittel, Trauma od. Inf.; meist narbenlose Abheilung nach Tagen bis Wochen; Ther.: im Frühstadium Versuch mit lokalen Kortikoiden od. Desinfektionsmitteln; **2.** klar definierte Krankheitsbilder mit A. sind Gingivostomatitis* herpetica, Hand*-Fuß-Mund-Krankheit, Zoster*, Behçet*-Krankheit, Maul*- und Klauenseuche; vgl. Bednar-Aphthen.

Aphthoid Pospischill-Feyrter (↑; -id*; Friedrich F., Pathol., Göttingen, 1895–1973) n: schwere Verlaufsform der Gingivostomatitis* herpetica bei Kleinkindern, die durch Masern, Röteln, Varizellen, Mumps u. a. geschwächt sind; **Klin.:** Allgemeinbefinden stark beeinträchtigt; Aphthen an Mundschleimhaut, Pharynx u. Ösophagus, dickwandige Bläschen im Gesicht, an Fingern u. Genitale; **Ther.:** Analgetika, Antiphlogistika, Virostatika.

A|phthongie (A-*; gr. φθόγγος Stimme, Klang) f: (engl.) aphthongia; fehlerhafte Anspannung der Zungen- u. Schlundmuskulatur mit Sprechbehinderung; **Urs.:** tonisch-klon. Krämpfe der Zunge (N. hypoglossus); vgl. Glossospasmus.

apikal (Apex*): (engl.) apical; den Scheitel, die Spitze (in der Zahnmedizin die Wurzelspitze) betreffend.

Apiol|vergiftung: (engl.) apiol intoxication; Intoxikation nach Aufnahme von Petersilienkampfer (Hauptbestandteil des ether. Öls der Petersilienfrüchte); s. Trikresylphosphat-Vergiftung.

A|planat m: (engl.) aplanatic system; Linsensystem, bei dem die Abbildungsfehler der Einzellinsen so korrigiert werden, dass das System streng punktförmig (aplanatisch) abbildet; z. B. Mikroskopobjektiv mit hoher Apertur (Auflösungsvermögen); vgl. Achromat, Apochromat.

A|plasia cutis con|genita (A-*; -plasie*; Cut-*) f: bei der Geburt scharf begrenzte Hautdefekte (Ø 1–2 cm), nach Epithelisierung als narbiger, haarfreier, unter dem umgebenden Hautniveau liegender Herd (s. Abb.); **Lok.:** bes. in der Nähe der kl. Fontanelle od. paramedian am Hinterkopf; meist einzeln, selten zwei Herde z. B. symmetrisch an den Schläfen; Vork. z. B. bei Trisomie 13.

A|plasia pilorum inter|mittens (↑; ↑) f: syn. Monilethrix; s. Haarveränderungen.

A|plasia unguinis con|genita totalis seu partialis (↑; ↑) f: angeb. vollständiges od. teilweises Fehlen der Finger- u. Zehennägel inf.

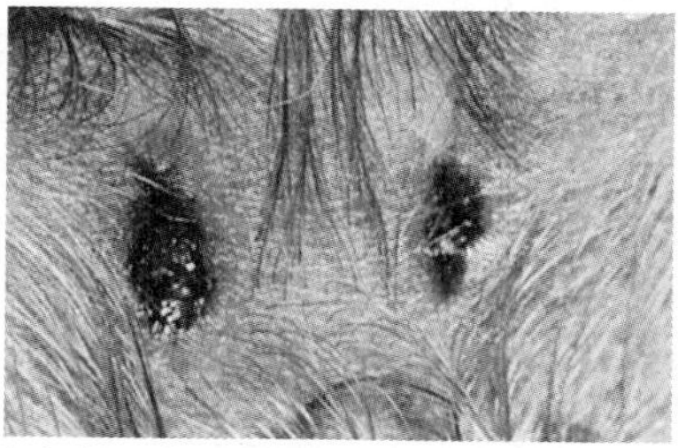
Aplasia cutis congenita: Befund im Bereich der kleinen Fontanelle [540]

funktionsunfähiger Nagelmatrix; weitere ektodermale Auffälligkeiten (z. B. Zahnanomalien) können assoziiert sein. Vgl. Anonychie.

A|plasie (↑; ↑) f: (engl.) aplasia; vorhandene Gewebe- od. Organanlage mit ausgebliebener Entwicklung; vgl. Agenesie, Atresie.

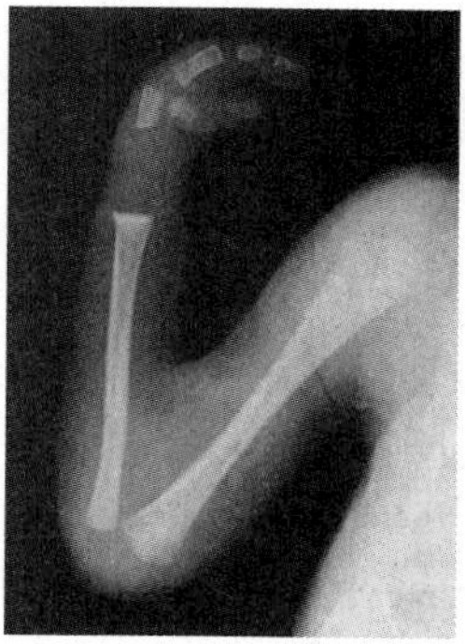
Aplasie: Aplasie der Ulna und der ulnaren Anteile des Handskeletts (hemimele Extremitätenanlage) [540]

Apley-Zeichen: (engl.) Apley sign; Auftreten von Schmerzen inf. von Außenmeniskusriss bei Innenrotation, inf. von Innenmeniskusriss bei Außenrotation des Knies; dabei wird das Knie in Bauchlage rechtwinklig gebeugt u. ein axialer Druck auf die Fußsohlen in Richtung Knie ausgeübt. Vgl. Meniskusriss.

APLS: Abk. für **A**nti**p**hospho**l**ipid*-**S**yndrom.

A|pnoe (gr. ἄπνους atemlos) f: (engl.) apnea; Atemstillstand*.

A|pnoe|test (↑) m: (engl.) apnea test; erst nach Ausfall der Hirnstammreflexe durchzuführendes Verf. zur Prüfung des Atemstillstands i. R. der Feststellung des Hirntods*; nach Beatmung des Pat. mit 100 % Sauerstoff wird das Ventilationsvolumen auf ca. ein Viertel des Ausgangswerts reduziert, bis der arterielle CO_2-Partialdruck mind. 60 mmHg erreicht hat; unter Zuführung von Sauerstoff in den Endotrachealtubus wird der Pat. vom Beatmungsgerät getrennt. Treten innerh. einer best. Frist keine spontanen Atemzüge auf, ist die Apnoe bewiesen.

A

Apo-: Wortteil mit der Bedeutung Ab-, Weg-; von gr. ἀπό.

Apo|chromat (↑; Chrom-*) n: (engl.) apochromatic system; Linsensystem (z. B. Objektiv eines Mikroskops), das die chromatische Aberration* (insbes. die Farbabhängigkeit der Brennweite) für mind. drei Spektralbereiche des sichtbaren Lichts korrigiert; vgl. Achromat, Aplanat.

Apo|en|zym (↑; gr. ἐν hinein, innerhalb; ζύμη Sauerteig) n: s. Coenzyme.

Apo|ferritin (↑; lat. ferrum Eisen) n: Protein, das 3-wertiges Eisen binden kann (z. B. in Mukosazellen des Dünndarms) u. in diesem Zustand Ferritin* genannt wird.

apo|krin (↑; -krin*): (engl.) apocrine; ausscheidend, absondernd; vgl. Drüsen.

Apo|lipo|proteine (↑; Lip-*; Prot-*) n pl: (engl.) apolipoproteins; Proteinkomponenten der Lipoproteine*, die nach immun. Eigenschaften, Aminosäurensequenz u. Kohlenhydratanteil differenziert werden können. Alle A. kommen in unterschiedl. Mengen in den versch. Lipoproteinen vor. Apo-A_I: v. a. in HDL* u. Chylomikronen*; Apo-A_{II}: v. a. in HDL; Apo-B: v. a. in LDL*; Apo-C: v. a. in VLDL* u. in Chylomikronen, auch in HDL; Apo-D: v. a. in HDL; Apo-E: v. a. in VLDL u. in Chylomikronen, auch in HDL. In geringerer Konz. sind weitere A. (Apo-A_{IV}, Apo-F, Apo-G u. a.) nachweisbar. **Funktion:** Strukturproteine der Lipoproteine, Beteiligung an Lipidresorption, Aktivierung der Lipoproteinlipase, Steuerung der Lipolyse. Vgl. Hyperlipoproteinämien, Hypolipoproteinämien.

Apo|morphin n: (engl.) apomorphine; tetracyclisches Dibenzochinolinderivat, entsteht durch säurekatalytische Umlagerung von Morphin*, bindet nicht an Opiatrezeptoren u. hat emetische Wirkung; **Verw.:** als Antidot bei akuter Vergiftung.

Apo|neurose (Apo-*; Neur-*) f: (engl.) aponeurosis; Sehnenhaut, flächenhafte Sehne.

Apo|neurosis epi|cranialis (↑; ↑) f: s. Galea aponeurotica.

Apo|neurosis linguae (↑; ↑) f: derbe kollagenfaserige Platte unter der Zungenschleimhaut; dient der Zungenbinnenmuskulatur zum Ansatz.

Apo|neurosis musculi bicipitis brachii (↑; ↑) f: syn. Lacertus fibrosus; oberflächl. nach ulnar in die Fascia antebrachii einstrahlende Nebensehne des M. biceps brachii.

Apo|neurosis palatina (↑; ↑) f: Gaumensehne, v. a. durch M. tensor veli palatini gebildet.

Apo|neurosis palmaris (↑; ↑) f: sehnige Platte unter der Haut der Hohlhand; s. Palmaraponeurose.

Apo|neurosis plantaris (↑; ↑) f: sehnige Platte unter der Haut der Fußsohle.

Apo|phänie (gr. ἀποφαίνειν ans Licht bringen) f: (engl.) apophenia; Bez. für die veränderte subjektive Erlebensweise des Kranken bei beginnender akuter Schizophrenie* i. S. einer Wahnwahrnehmung od. eines wahnhaften Bedeutungserlebens.

Apo|physe (gr. ἀπόφυσις Auswuchs) f: (engl.) apophysis; bei der Ossifikation* epiphysennahmetaphysär auftretende Nebenkerne, entwickeln sich zu Knochenvorsprüngen, die meist als Ansatz von Muskeln u. Bändern dienen; z. B. Dornfortsatz, Gelenkfortsatz der Wirbelkörper. Die A. verschmelzen später mit dem Hauptknochenkern (Diaphyse*). Vgl. Epiphyse.

Apo|physen|lösung (↑) f: (engl.) apophysial avulsion; syn. Apophyseolyse; traumat. Lösung des Apophysenknorpels von der Diaphyse bei Jugendlichen. Vgl. Epiphyseolyse.

Apo|physeo|nekrosen, a|septische (↑; Nekr-*; -osis*) f pl: s. Knochennekrosen, aseptische.

Apo|physeosen (↑; -osis*) f pl: (engl.) apophyseopathy; Verknöcherungsstörungen der Apophyse* im Wachstumsalter mit lokalisierter Schmerzhaftigkeit ohne stärkere röntg. Veränderungen; vgl. Epiphyseosen.

Apo|physe, per|sistierende (↑) f: (engl.) persistent apophysis; Ausbleiben der physiol. Verschmelzung einer Apophyse* mit der Diaphyse*; oft als traumat. Knochenausrisse verkannt.

Apo|physitis calcanei (↑; -itis*) f: syn. Sever-Krankheit; Entz. des Achillessehnenansatzes mit Schmerz u. Schwellung; **Vork.:** bei Jugendlichen, bes. bei Knickfußbildung (s. Achillodynie); **Diagn.:** (röntg.) Verbreiterung des Apophysenspalts, Sklerose od. klumpige Knochenverdichtung u. vermehrte Fragmentierung des Apophysenkerns (evtl. Vergleichsbilder der anderen Seite); bei geringen od. fehlenden röntg. Veränderungen den Apophyseosen*, sonst den asept. Apophyseonekrosen zuzurechnen; **Ther.:** symptomatisch, evtl. zeitlich begrenzte Absatzerhöhung; **Progn.:** harmloses Krankheitsbild, das immer folgenlos ausheilt.

Apo|plexia cerebri (gr. ἀποπληξία Schlag, -anfall) f: s. Schlaganfall.

Apo|plexia pan|creatis (↑) f: s. Pankreatitis.

Apo|plexia papillae (↑) f: syn. anteriore ischämische Optikusneuropathie*.

Apo|plexia spinalis (↑) f: durch Rückenmarkblutung od. -ischämie verursachtes Syndrom, das einer Querschnittläsion* entspricht; s. Hämatomyelie, Myelomalazie, Arteria-spinalis-anterior-Syndrom.

Apo|plexia uteri (↑) f: symptomarme Rissblutung in der Basal- od. Myometriumschicht des Uterus in der Postmenopause; evtl. Ausbreitung in das Beckenbindegewebe (A. uteroparametrica); vgl. Couvelaire-Syndrom.

Apo|plexie (↑) f: syn. Schlaganfall*.

Apo|plexie, utero|plazentare (↑) f: s. Couvelaire-Syndrom.

Apo|proteine (Apo-*; Prot-*) n pl: (engl.) apoproteins; Proteine ohne ihre prosthetische Gruppe* (i. Allg. biol. inaktiv); z. B. Apolipoproteine*, Apoferritin*.

Apo|ptose (↑; -ptose*) f: (engl.) apoptosis; sog. programmierter Zelltod; Zelluntergang, der im Ggs. zur Nekrose* durch genet. Informationen der betroffenen Zelle selbst reguliert wird; A. ist die Grundlage einer geregelten Embryogenese (Absterben überflüssiger Organanlagen), Gewebehomöostase (Schutz vor Neubildungen) u. Funktion des Immunsystems (Auslösung von A. bei Zielzellen durch zytotoxische T-Lymphozyten u. natürliche Killerzellen) u. wird durch versch. Mechanismen (z. B. Rezeptorbindung, Proteasenwirkung) ausgelöst. Daneben spielt A. vermutl. auch eine Rolle bei der Zytostatikawirkung, Strahlentherapie u. anderen therap. Prinzipien.

Apo|trans|ferrin n: eisenfreies Transferrin*.

Apparat, juxta|glomerulärer (lat. apparare bereitmachen, ausrüsten) m: (engl.) juxtaglomerular apparatus; zelluläres System der Nieren, anat. bestehend aus: **1.** den sog. Macula-densa-Zellen (schlanke Zellen mit großen Zellkernen), die im aufsteigenden Teil der Henle-Schleife im distalen Tubulus lokalisiert sind u. in engem räuml. Kontakt zum Gefäßpol des zum gleichen

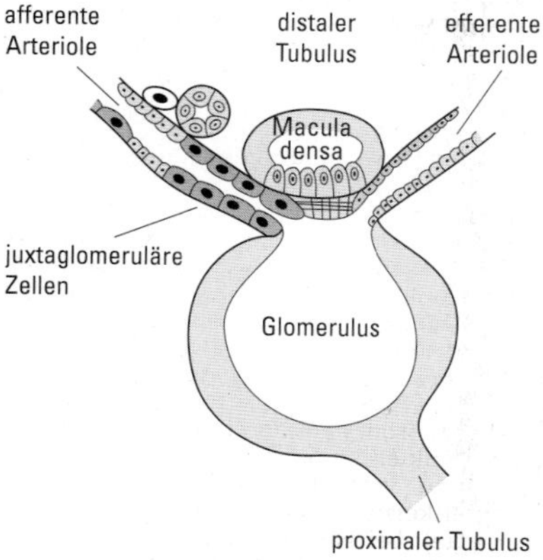

Apparat, juxtaglomerulärer: schematische Darstellung der beteiligten Strukturelemente [290]

Nephron* gehörenden Glomerulus* stehen; **2.** in der Wand des Vas afferens (u. Vas efferens) als Kontaktzone zum distalen Tubulus liegenden granulahaltigen epitheloiden Zellen, die Renin* produzieren; **3.** dazwischen liegendem extraglomerulärem Mesangium (sog. Polkissen); **Funktion:** Regulation der glomerulären Durchblutung u. des Filtrationsdrucks, Hauptbildungsort von Renin. Vgl. Niere.

Apparat, ortho|pädischer (↑) m: (engl.) orthopedic apparatus; s. Orthese.

Apparatus (↑) m: Organsystem; Organe mit gleichgerichteter Funktion.

Apparatus lacrimalis (↑) m: Tränenapparat; dient dem Feuchthalten der Cornea u. Conjunctica; **1.** Tränendrüse (Glandula lacrimalis); **2.** Tränenabflusssystem (Canaliculus u. Saccus lacrimalis, Ductus nasolacrimalis); durch den Lidschlag wird die Tränenflüssigkeit auf der Bulbusvorderfläche verteilt.

ap|parent (lat. apparere sichtbar werden): **1.** manifest; **2.** sichtbar (vom Verlauf einer Krkh.); z. B. Infektion.

Append-: Wortteil mit der Bedeutung Anhang, Anhängsel; von lat. appendix.

Append|ek|tomie (↑; Ektomie*) f: (engl.) appendectomy; op. Entfernung der Appendix vermiformis bei Appendizitis* durch Abtragung an der Basis u. Versenkung des Stumpfs z. B. durch Tabakbeutelnaht; auch i. R. einer Laparoskopie möglich.

Appendices epi|ploicae (↑; sing Appendix) f pl: syn. A. e. omentales; kleine fettgefüllte Ausstülpungen der Serosa des Dickdarms.

Appendices vesiculosae epoophori (↑) f pl: gestielte Bläschen an der Mesosalpinx; Rudimente der Urniere.

Appendicitis (↑; -itis*) f: Appendizitis*.

Appendicitis larvata (↑; ↑) f: symptomarme, chron. Appendizitis*.

Appendix (↑) f: Anhangsgebilde; i. e. S. Appendix* vermiformis.

Appendix epi|didymidis (↑) f: gestieltes Bläschen (Hydatide) am Nebenhodenkopf; Rest des Urnierengangs (Wolff*-Gang).

Appendix testis (↑) f: syn. Morgagni*-Hydatide.

Appendix|tumoren (↑; Tumor*) m pl: (engl.) tumours of the appendix; Geschwülste des Wurmfortsatzes; v. a. Karzinoide.

Appendix vermi|formis (↑) f: Wurmfortsatz des Blinddarms; Abgangsstelle an der medialen Seite des Caecums*, unterh. des Ostium ileale; entspricht auf der Bauchwand dem Sonnenburg-(Lanz-)Punkt (s. Appendizitis); sehr variabel in Form, Größe u. Lage. Die drei Tänien des

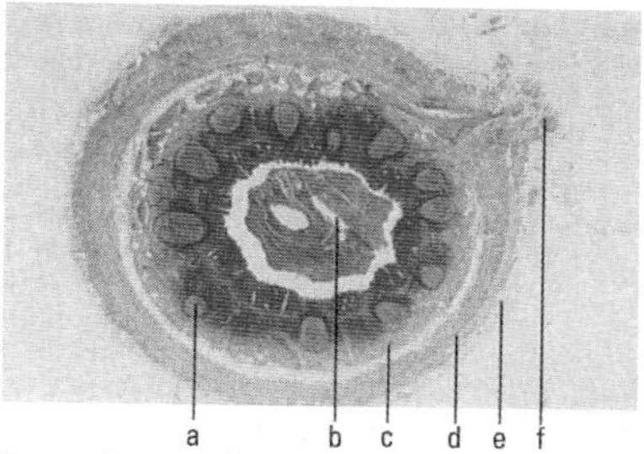

Appendix vermiformis: histologischer Schnitt; a: Tunica mucosa mit Lymphfollikeln (Noduli lymphoidei aggregati); b: Reste eines Madenwurms; c: Tela submucosa; d: Tunica muscularis; e: Tunica serosa; f: Mesoappendix (Mesenteriolum) [470]

Dickdarms setzen sich als geschlossene Längsmuskelschicht auf der A. v. fort, daher Aufsuchen durch Verfolgen der Taenia libera des Colon ascendens. A. v. wird von Serosa umfasst, die an der Anheftungsstelle in die Duplikatur der Mesoappendix (Mesenteriolum) übergeht; vgl. Darm.

Appendizitis (↑; -itis*) f: (engl.) appendicitis; Entz. des Wurmfortsatzes (Appendix vermiformis); **Ätiol.:** meist enterogene (selten hämatogene) Inf., begünstigt durch Stauung des Wurmfortsatzinhalts inf. Verengung od. Verlegung des Appendixlumens durch Abknickung, Narbenstränge, entzündl. Schleimhautschwellung, Kotsteine, Würmer od. Fremdkörper (selten); **Formen: 1. akute A.:** häufigste Abdominalerkrankung mit Häufigkeitsmaximum im Kindes- u. Jugendalter; **Klin.:** unvermittelter Beginn mit Übelkeit, Erbrechen, evtl. kolikartigen Bauchschmerzen (meist im Epigastrium beginnend, erst nach Std. im rechten Unterbauch), belegter Zunge, Fieber; bei alten Pat. u. U. geringe Symptome; pathol.-anat. katarrhalische, phlegmonöse, ulzerierende, eitrig abszedierende od. nekrotisierende (gangränöse) Verlaufsformen; **Diagn.:** häufig Leukozytose mit relativer Lymphopenie, BKS anfangs normal, nach 12–24 Std. beschleunigt; palpator. Druckschmerz an typischen Punkten, im Bereich der Verbindungslinie zw. Nabel u. re. Spina iliaca ant. sup. am McBurney-Punkt (5 cm vom re. Darmbeinstachel), ferner am Morris- u. Kümmell-Punkt (4 bzw. 2 cm vom Nabel entfernt); in der Verbindungslinie der bd. Spinae iliacae ant. sup. am Lanz-Punkt (rechtsseitiger Drittelpunkt), ferner am Lenzmann-

A

Punkt (5 cm vom re. Darmbeinstachel); Loslassschmerz (Blumberg-Zeichen) mit vermehrten Schmerzen der Ileozökalgegend beim Eindrücken u. Loslassen der kontralateralen Seite; Schmerzempfindung beim Ausstreichen des Dickdarms in Richtung des Caecums (Rovsing-Zeichen) sowie bei der (obligaten) rektalen Untersuchung; Dehnungsschmerz in li. Seitenlage (Sitkowski-Zeichen) bzw. evtl. bei Zug am Samenstrang (Ten-Horn-Zeichen); Schmerz im Psoasgebiet beim Heben des re. Beins gegen Widerstand (Psoaszeichen); lokale Abwehrspannung*, fehlt bei Empyem (Druckschmerz), Lage der Appendix im kl. Becken (Schmerzen bei rektaler Untersuchung) u. retrozökaler Lage (Lum-

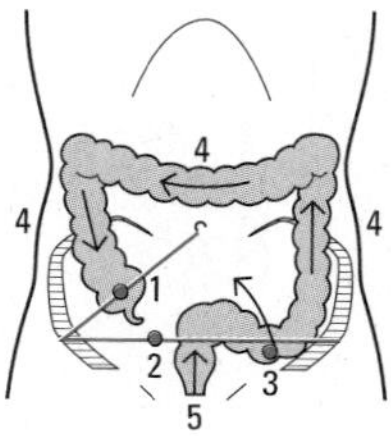

Appendizitis:
typische Palpationsbefunde: 1: Schmerzen am McBurney-Punkt; 2: Schmerzen am Lanz-Punkt; 3: Loslass-Schmerz (Blumberg-Zeichen); 4: Rovsing-Zeichen; 5: Schmerzen bei rektaler Untersuchung

balspannung, Psoaskontraktur); **cave:** atypische, höhere Schmerzlokalisation bei Schwangeren; **Ther.:** Appendektomie*; möglichst Frühoperation im sicheren akuten Stadium innerh. der ersten 48 Std. (Methode der Wahl); im Intermediärstadium nur ausnahmsweise, wenn der entzündl. Prozess in der Bauchhöhle weiter fortschreitet; im Intervall, d. h. wenn der Pat. symptomfrei ist (ca. 6–8 Wo. nach akuter A.); konservative Ther. nur in Ausnahmefällen; **Kompl.:** perityphlitischer Abszess*, Perforation mit umschriebener bzw. diffuser Peritonitis (bes. bei Säuglingen u. Kleinkindern, auch zeitgleich mit Masern u. Windpocken), Douglas-Abszess, pylephlebitischer Leberabszess, Verwachsungen mit Nachbarorganen, Ileus; **Progn.:** Letalität unter 1 %, bei Perforation u. eitriger Peritonitis ca. 10 %; **DD:** Akutes* Abdomen anderer Urs.; Ausschluss einer sog. Pseudoappendizitis i. R. einer akuten Entz. im Bereich der oberen Atemwege (Brenneman*-Syndrom), durch enterale Yersiniosen bzw. stenosierendes Rektosigmoidkarzinom (bei alten Pat.); **2. chronische** (rezidivierende) **A.:** i. d. R. Folgezustand nach akuter A.; **Sympt.:** uncharakteristische, intermittierende Beschwerden im rechten Unterbauch; **Diagn.:** (röntg.) in der Magen-Darm-Passage evtl. fehlende Kontrastmittelfüllung der Appendix (negatives Appendikogramm) inf. entzündlicher Verklebungen; **Ther.:** Appendektomie.

Ap|perzeption (Ad-*; Perzeption*) f: (engl.) apperception; bewusste Erfassung äußerer u. innerer Eindrücke.

Ap|petenz|verhalten (lat. appetere verlangen): (engl.) appetent behaviour; (psychol.) unruhiges, aber zielstrebiges Suchen nach einem Objekt zur Reduktion einer Bedürfnisspannung; vgl. Bedürfnis, Trieb.

Ap|petit (↑) m: (engl.) appetite; Allgemeingefühl, das durch das Bedürfnis nach Nahrungsaufnahme gekennzeichnet ist u. durch exogene Stimulation, Hunger*, Sättigungsreize u. Völlegefühl beeinflusst wird.

Ap|petit|zügler (↑): (engl.) appetite depressants; (pharmak.) zentralnervös wirkende indirekte Sympathomimetika* (z. B. Ephedrin, Norpseudoephedrin), denen eine direkte Wirkung auf das wahrscheinl. im Hypothalamus gelegene appetitregulierende Zentrum i. S. einer Appetitminderung zugesprochen wird; **UAW:** zentrale Erregung, Beeinträchtigung der Schlafbereitschaft; bei kritikloser Anw. besteht Gefahr der Abhängigkeit*. Vgl. Sibutramin, Orlistat.

Ap|planations|tono|meter (Ad-*; lat. planus eben, flach; Ton-*; Metr-*) n: (engl.) applanation tonometer; Gerät zur Bestimmung des Augeninnendrucks*; misst die Kraft, die erforderlich ist, um mit einem planen Messkörperchen (Radius = 3 mm) die gekrümmte, zentrale Hornhaut in gleicher Größenordnung zur Abflachung zu bringen; zuverlässiges Messverfahren, bei welchem die Rigidität des Auges vernachlässigt werden kann. Vgl. Tonometrie.

Ap|plikation (lat. applicare anlegen, verwenden) f: (engl.) application; Verabfolgung eines Arzneimittels; **1.** orale A. in Form von Pulver, Tabletten, Saft, Tropfen, Kapseln u. a.; **2.** rektale A. in Form von Zäpfchen, Lösungen (Klistier*, rektale Instillation) u. a.; **3.** parenterale A. durch Injektion* od. Infusion* einer Lösung, Inhalation* eines Aerosols* u. Pflaster (s. TTS); **4.** lokale A. in Form von Salben, Pflastern, Umschlägen (Pasten), Bädern, Spülungen, Gurgelflüssigkeiten. Vgl. Instillation.

Ap|position (lat. appositio das Hinzusetzen) f: Auflagerung, Anbau (Anlagerung).

Ap|positions|thrombose (↑; Thromb-*; -osis*) f: (engl.) appositional thrombosis; syn. Pfropfthrombose*.

Ap|prehensions|test (lat. apprehendere anfassen, ergreifen) m: (engl.) apprehension test; s. Schultergelenkuntersuchungen, funktionelle.

Ap|probation (lat. approbatio Zustimmung, Anerkennung) f: staatl. Erlaubnis zur Ausübung des Berufs als Arzt*, Zahnarzt, Apotheker od. Tierarzt.

Ap|probations|ordnung (↑): (engl.) medical act; s. Arzt.

ap|proximal (Ad-*; lat. proximus sehr nahe): (zahnmed.) benachbart.

Apra|clonodin (INN) n: Alphasympathomimetikum zur Senkung des Augeninnendrucks bei chron. Glaukom; **Kontraind.:** schwere Herz-Kreislauf-Erkr.; **UAW:** häufig Hyperämie, Augenirritationen.

A|praxie (gr. ἀπραξία Untätigkeit) f: (engl.) apraxia; Störung von Handlungen od. Bewegungsabläufen u. Unfähigkeit, Gegenstände bei erhaltener Bewegungsfähigkeit, Motilität u. Wahrnehmung sinnvoll zu verwenden; **Urs.:** Erkr. od. Schädigungen des Gehirns od. der Kommissurenbahnen*; **Formen: 1.** ideomotorische A.: Bewegungen werden fragmentarisch ausgeführt od. durch fehlerhafte ersetzt (Parapraxie), evtl. besteht zusätzl. Aphasie*; v. a. bei Läsionen des Parietallappens u. der Kommissurenbahnen; **2.** ideatorische A.: komplexe u. differenzierte Handlungen können inf. einer Störung des Bewegungsentwurfs (Ideation) nicht richtig aneinander gereiht werden; v. a. bei Läsion der temporoparietalen Region der dominanten Hemisphäre; **Sonderformen: 1.** gliedkinetische A. als zentrale Bewegungsstörung (zentrale motor. Lähmung inf. kontralateraler Schädigung des motor. Gyrus precentralis); **2.** okulomotorische A. als Störung willkürlicher od. visuell ausgelöster rascher Augenbewegungen (Sakkaden) mit Kompensation durch entsprechende, ruckartige Kopfbewegungen; angeb. als Cogan*-Syndrom II, erworben z. B. bei Chorea Huntington, Hirnstammtumor, Gaucher-Krankheit, bilateraler frontoparietaler Läsion; **3.** Beeinträchtigungen der visuell-räuml. Orientierung v. a. bei Läsionen des Parietallappens der nicht sprachdominanten Hemisphäre; **a)** konstruktive A.: bei gestaltenden Handlungen unter visueller Kontrolle (z. B. Zeichnen) misslingt die räuml. Formgebung (s. Abb.), ohne dass

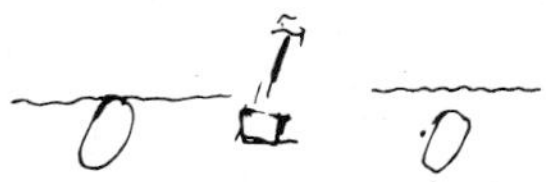

Apraxie:
Zeichnung eines Fahrrads von einem Patienten mit konstruktiver Apraxie [380]

eine Beeinträchtigung elementarer Bewegungsabläufe vorliegt; **b)** sog. Ankleideapraxie: Störung der Fähigkeit, räuml. Beziehungen zw. Objekt u. Körper herzustellen. Vgl. Agnosie, Gedächtnisstörung, Syndrom, hirnlokales.

Aprindin (INN) n**:** Antiarrhythmikum vom Lidocaintyp; s. Antiarrhythmika.

A|pros|exie (A-*; gr. πρόσεξις Aufmerksamkeit) f**:** (engl.) attention defect; Bez. für Aufmerksamkeitsschwäche i. S. einer Störung von Vigilität* od. Tenazität*; Vork. z. B. bei org. Psychose* od. bei Kindern, deren Nasenatmung inf. adenoider Vegetationen* behindert ist. Vgl. Hyperprosexie.

Aprotinin (INN) n**:** (engl.) bovine basic pancreatic trypsin inhibitor; polyvalenter Proteinasen-(Kallikrein-)Inhibitor; hemmt die Gerinnungsfaktoren XIIa, XIa, VIIIa sowie Plasmin u. Plasminaktivatoren, Trypsin, Chymotrypsin u. Kallikrein; **Verw.:** bei Hyperfibrinolyse*, als Antidot bei Überdosierung von Fibrinolytika*; u. U. bei schwerer Pankreatitis; ggf. intraoperativ lokal bei infektiöser Peritonitis u. Bridenileus.

A|ptya|lismus (A-*; -ptoe*) m**:** (engl.) aptyalism; fehlende Speichelsekretion; s. Xerostomie.

Apudom (-om*) n**:** (engl.) apudoma; von Zellen des APUD*-Systems ausgehender, endokrin aktiver Tumor; häufigste Lok. im Pankreas; Vork. v. a. als Gastrinom, Glucagonom, Insulinom, Karzinoid, Vipom u. als ACTH-bildendes A. (z. B. kleinzelliges Bronchialkarzinom); s. Tab.

APUD-System n**:** Kurzbez. für (engl.) **a**mine **p**recursor **u**ptake and **d**ecarboxylation system; syn. diffuses neuroendokrines System (Abk. DNES); älterer Begriff: Helle-Zellen-System; gemeinsame Merkmale der APUD-Zellen sind Aufnahme u. Decarboxylierung von Aminvorstufen. Es sind etwa 40 APUD-Zellarten bekannt, die sich alle vom Neuroektoderm ableiten lassen u. den peripheren endokrinen Anteil des Nervensystems bilden. Wegen ihres neuralen Ursprungs können sie in versch. Richtungen sezernieren: direkt in eine Ganglienzelle (neurokrin), über Axone in den Blutstrom (neuroendokrin), direkt in die Blutbahn (endokrin) u. schließl. in die unmittelbare Nachbarschaft (parakrin). Zum APUD-Zellsystem gehören sowohl Zellen in Hypothalamus, Hypophyse, Pinealdrüse, Nebenschilddrüse u. endokrinaktive Zellen der Plazenta, die Zellen des Pankreasinselsystems, die endokrinaktiven Zellen der Magen-Darm-Schleimhaut u. der Lunge, die C-Zellen der Schilddrüse sowie Zellen des Nebennierenmarks, des Sympathikus u. die Melanoblasten.

APV: Abk. für **Amprenavir***.

AQ: Abk. für **A**nomal**q**uotient; s. Anomaloskop.

Apudom
Wichtige hormonproduzierende Tumoren des Gastrointestinaltrakts

Apudom (Apudom-assoziiertes Syndrom)	Leitsymptome	Diagnostik	Therapie
Gastrinom (Zollinger-Ellison-Syndrom)	peptische Ulzera Diarrhö	Gastrin-RIA, ggf. mit Sekretin- u. Calcium-Infusionstest	Protonenpumpenhemmer, Histamin-H_2-Rezeptorenblocker ggf. Gastrektomie
Glucagonom	Diabetes mellitus Hautsymptome	Glucagon-RIA	subtotale Pankreasresektion
Insulinom	neurovegetative Beschwerden, Hypoglykämie	Insulin-RIA, Hungertest, Tolbutamidtest	chir. Resektion des Primärtumors
Karzinoid (Karzinoidsyndrom)	Diarrhö Flush-Syndrom	Bestimmung von 5-Hydroxy-Indolessigsäure im Urin Serotonin-RIA	Somatostatinanaloga, Serotoninantagonisten, palliativ Resektion von Lebermetastasen
Vipom (Verner-Morrison-Syndrom)	Diarrhö Achlorhydrie Hypokaliämie	VIP-RIA, Bestimmung von GIP, Kalium u. Chlorid im Serum	subtotale Pankreasresektion

A

Aqua (lat.) f: Wasser.

Aqua bi|destillata (↑) f: doppelt destilliertes Wasser*.

Aqua destillata (↑) f: destilliertes Wasser*.

Aquae|ductus (lat.) m: Wasserleitung.

Aquä|dukt|stenose (↑; Steno-*; -osis*) f: (engl.) aqueductal stenosis; Einengung des Aqueductus cerebri; s. Hydrozephalus.

Aquä|dukt|syn|drom (↑) n: (engl.) sylvian aqueduct syndrome; syn. dorsales Mittelhirnsyndrom; vertikale Blickparese, insbes. nach oben (Parinaud-Syndrom), u. Licht*-Nah-Dissoziation, häufig zus. mit Lidretraktion, klon. Konvergenzspasmus od. Konvergenz-Retraktionsnystagmus; **Urs.:** Läsionen in der dorsalen Mittelhirnhaube, im Bereich der Commissura posterior, meist durch Hirntumoren* od. Hydrozephalus*.

Aqua|porine n pl: (engl.) aquaporins; Abk. AQP; sog. Poren- od. Kanalproteine; multimere Membranproteine, die selektiv Wasser (AQP-1, -2, -4, -5, -6) u. kleine ungeladene Moleküle (z. B. Glycerol, Harnstoff; AQP-3, -7, -9) in die Zelle u. aus der Zelle transportieren; AQP-0 ist in der Augenlinse lokalisiert, Mutationen führen zu Katarakt*. ADH beeinflusst AQP-2 (intrazellulär in Vesikelmembranen der Nierentubuli) u. reguliert zus. mit AQP-3 u. -4 das Harnvolumen. Mutationen im AQP-2-Gen führen zu Diabetes* insipidus.

Aque|ductus cerebri (Aquaeductus*) m: s. Aqueductus mesencephali.

Aque|ductus cochleae (↑) m: Verbindung des Perilymphraums des Innenohrs* mit dem Subarachnoidalraum.

Aque|ductus mes|en|cephali (↑) m: syn. Aqueductus cerebri; im Mesencephalon gelegene Verbindung zw. 3. u. 4. Hirnventrikel.

Aque|ductus vestibuli (↑) m: Kanälchen im Felsenbein; enthält den Ductus* endolymphaticus.

Ar: chem. Symbol für Argon*.

Arabinose f: s. Pentosen.

Arabin-Pessar (Hans A., Gyn., Siegen, 1920–1990) n: (engl.) Arabin pessary; Pessar aus weichem Kunststoff; als Würfelpessar zur Behandlung des Descensus* uteri et vaginae, als Cerclage-Pessar bei Zervixinsuffizienz*, als Urethrapessar bei leichtem Descensus u. Harninkontinenz.

Arachidon|säure: (engl.) arachidonic acid; Eikosatetraensäure (ω-6); $C_{19}H_{31}COOH$; vierfach ungesättigte Fettsäure; Zwischenprodukt in der Biosynthese der Leukotriene*, Prostaglandine*, Thromboxane*; Bestandteil der Phospholipide* (bes. Inositolphosphate); **Vork.:** in Membranen, tier. Fett; endogene Synthese aus Linolsäure* u. Linolensäure* möglich.

Arachnida (gr. ἀράχνη Spinne; -id*) f pl: Spinnentiere; taxonom. Klasse der Chelicerata (s. Arthropoden); med. bedeutsam: Zecken* u. Milben*.

Arachno|daktylie (↑; Daktyl-*) f: (engl.) arachnodactyly; sog. Spinnenfingerigkeit; Vork. i. R. genet. Syndrome (z. B. Marfan-Syndrom, kontrakturelle Arachnodaktylie) u. als isolierte familiäre Besonderheit.

Arachno|daktylie, kon|trakturelle (↑; ↑) f: (engl.) contractural arachnodactyly; syn. Beals-Hecht-Syndrom; autosomal-dominant erbl. Erkr. mit multiplen (reversiblen) Gelenkkontrakturen, progredienter (Kypho-)Skoliose, grazilen, leicht frakturierenden Röhrenknochen, Arachnodaktylie, Ohrhelixanomalien sowie u. U. angeborenen Herzfehlern; mehr als 100 betroffene Familien bekannt.

Arachnoidal|zyste (↑; -id*; Kyst-*) f: (engl.) arachnoid cyst; syn. Subarachnoidalzyste; liquorgefüllte Duplikatur der Arachnoidea mater mit z. T. raumforderndem Charakter; **Ätiol.:** meist kongenital (Ausbildung oft nach der Geburt), auch postentzündl. als meningeale Verklebung, selten traumatisch. S. Rör.

Arachnoidea mater (↑; ↑) f: (engl.) arachnoid mater; Spinnwebenhaut; bindegewebige Membran, die über die Furchen u. Windungen des Gehirns u. Rückenmarks hinwegzieht; bildet zus. mit der Pia mater die weiche Hirn- u. Rückenmarkshaut (Leptomeninx). Die Außenfläche der A. m. liegt der Dura mater an u. begrenzt von innen her den kapillaren Subduralspalt. Die Innenfläche ist mit der Pia mater durch ein bindegewebiges Bälkchenwerk verbunden. Zw. A. m. u. Pia mater befindet sich der Subarachnoidalraum (Spatium subarachnoideum) mit dem Liquor* cerebrospinalis. Der Deckzellenüberzug der Außenfläche neigt zu kugeligen Zellverdichtungen (Granulationes arachnoideae), von denen Meningeome ausgehen können. Vgl. Cisterna.

Arachnoiditis (↑; ↑; -itis*) f: auch Arachnitis; Entz. der Arachnoidea* mater, z. B. bei Syphilis.

Arachnoiditis optico-chiasmatica (↑; ↑; ↑) f: umschriebene, meist produktiv-hyperplast. basale Meningitis* im Bereich der Cisterna chiasmatis mit Narbenbildung u. Kompression von Sehnervenkreuzung u. N. opticus; **Ätiol.:** meist unklar, evtl. Syphilis od. Trauma; **Sympt.:** binasale (sonst selten!) od. bitemporale Hemianopsie*, Abnahme der Sehfunktion u. beginnende Stauungspapille bds., Übergang in Optikusatrophie; **Ther.:** Prednison, Antiphlogistika; neurochir. Beseitigung des arachnoiden Entzündungs- u. Narbengewebes.

Arachnoiditis ossi|ficans (↑; ↑; ↑) f: verkalkende Entz. der Arachnoidea mater mit Bevorzugung der Thorakolumbalregion.

Aräo|meter (gr. ἀραιός dünn; Metr-*) n: (engl.) hydrometer; syn. Senkwaage, Senkspindel; einfaches Messgerät zur Bestimmung der Dichte* von Flüssigkeiten anhand der (dichteabhängigen) Eintauchtiefe; Anw. z. B. als Urometer*.

Aran-Duchenne-Muskel|a|trophie (François A. A., Arzt, Paris, 1817–1861; Guillaume D., Neurol., Paris, 1806–1875; Musculus*; A-*; Troph-*) f: s. Muskelatrophie, spinale.

Aran-Gesetz (↑): (engl.) Aran's law; Gesetz der fortgeleiteten od. ausstrahlenden („irradiierenden") Frakturen, insbes. an der Schädelbasis: Schädelbasisfrakturen* setzen sich auf dem kürzesten Weg fort.

Arantius-Band (Giulio Cesare Aranzio, Anat., Bologna, 1530–1589): Ligamentum* venosum.

Arantius-Knötchen (↑): syn. Valsalva-Knötchen; Noduli valvularum semilunarium der Aortenklappe.

ARAS: Abk. für **a**ufsteigendes **r**etikuläres **a**ktivierendes **S**ystem*.

Arbeit: (engl.) work; (physik.) Formelzeichen W (von engl. work); Produkt aus Kraft* (F) u. Weg (s); $W = F \times s$; bei inkonstanter Kraft über den Weg wird A. als Integral definiert; abgeleitete SI-Einheiten: Joule* (J), Newtonmeter (Nm); 1 J = 1 Nm. Vgl. Energie, Leistung.

Arbeits|hyper|trophie (Hyper-*; -troph*) f: s. Aktivitätshypertrophie.

A

Arbeits|medizin f: (engl.) occupational medicine; med. Fachgebiet, das sich mit den Wechselbeziehungen zw. der beruflichen Arbeit einerseits u. dem Menschen, seiner Gesundheit u. seinen Krankheiten andererseits befasst. Aus Arbeitsbelastung u. Beanspruchungsreaktionen des Menschen werden Erkenntnisse über Erkrankungen gewonnen u. Schlüsse für Begutachtung u. Vorbeugung von Berufskrankheiten*, Arbeitsunfällen u. anderen arbeitsbedingten Gesundheitsstörungen gezogen. Weitere Aufgabe der A. ist die Förderung von Gesundheit u. Leistungsfähigkeit des arbeitenden Menschen. Dabei wird in der betriebsärztlichen Praxis ein umfangreiches gesetzliches Regelwerk angewendet. Vgl. Arbeitsschutz, Unfallverhütung. E. Str.

Arbeits|platz|konzentration, maximale f: (engl.) maximal allowable workplace concentration; Abk. MAK*.

Arbeits|schutz: (engl.) industrial safety; umfasst einerseits Maßnahmen zur menschengerechten Gestaltung der Arbeit, des Arbeitsplatzes u. des Arbeitsverhältnisses sowie andererseits Maßnahmen zum Schutz des Arbeitnehmers gegen Unfälle u. arbeitsbedingte Erkrankungen. Der bisher in einer Vielzahl von Einzelgesetzen u. -verordnungen geregelte A. ist seit dem 21.8.1996 in seinen Grundzügen in einem Arbeitsschutzgesetz* zusammengefasst. Vgl. Arbeitsmedizin, Arbeitssicherheitsgesetz, Arbeitsstättenverordnung, Berufskrankheiten, Biostoffverordnung, Druckluftverordnung, Gefahrstoffverordnung, Jugendarbeitsschutzgesetz, MAK, Mutterschutzgesetz, Unfallversicherung, Vorsorgeuntersuchungen.

Arbeits|schutz|gesetz: Abk. ArbSchG; auf dem „Gesetz zur Umsetzung der EG-Rahmenrichtlinie Arbeitsschutz u. weiterer Arbeitsschutz-Richtlinien" vom 7.8.1996 (BGBl. I S. 1246) beruhendes, am 21.8.1996 in Kraft getretenes „Gesetz über die Durchführung von Maßnahmen des Arbeitsschutzes zur Verbesserung der Sicherheit u. des Gesundheitsschutzes der Beschäftigten bei der Arbeit", zuletzt geändert durch Gesetz vom 27.12.2000 (BGBl. I S. 2048); das ArbSchG ergänzt die bereits bestehenden spez. Vorschriften zum Arbeitsschutz durch arbeitsschutzrechtl. Grundregeln zugunsten nahezu aller Beschäftigter (Arbeitnehmer mit Ausnahme der in Heimarbeit od. in privaten Haushalten Beschäftigten, Auszubildende, Beamte u. a.); es verpflichtet jeden Arbeitgeber zur kontinuierlichen Vornahme aller erforderlichen Maßnahmen zur Verhütung von Arbeitsunfällen u. arbeitsbedingten Gesundheitsgefahren sowie zur menschengerechten Gestaltung der Arbeit; insbes. hat er Erste Hilfe- u. sonstige Notfallmaßnahmen zu treffen sowie den Beschäftigten arbeitsmed. Vorsorgeuntersuchungen* zu ermöglichen (§§ 10 u. 11); darüber hinaus begründet das ArbSchG auch eine Mitverantwortung der Beschäftigten für ihre Arbeitssicherheit (§§ 15 ff.).

Arbeits|sicherheits|gesetz: Abk. ASiG; „Gesetz über Betriebsärzte, Sicherheitsingenieure u. andere Fachkräfte für Arbeitssicherheit" vom 12.12.1973 (BGBl. I S. 1885), zuletzt geändert durch Gesetz vom 21.12.2000 (BGBl. I S. 1983); verpflichtet Arbeitgeber, sofern dies nach Art od. Umfang ihres Betriebs zur Gewährleistung der Arbeitssicherheit erforderlich ist, zur Bestellung von Betriebsärzten u. anderen Fachkräften für Arbeitssicherheit (od. Inanspruchnahme entspr. überbetrieblicher Dienste) mit den Aufgaben der Beratung u. Beobachtung der Durchführung von Arbeitsschutz- u. Unfallverhütungsmaßnahmen sowie der Durchführung u. Auswertung arbeitsmedizinischer Untersuchungen der Beschäftigten. Vgl. Arbeitsschutz.

Arbeits|stätten|verordnung: Abk. ArbStättV; nach dieser Durchführungsverordnung zur Gewerbeordnung vom 20.3.1975 (BGBl. I S. 729; letzte Änderung vom 4.12.1996, BGBl. I S. 1841) sind Betriebe verpflichtet, Gesundheitsgefährdungen von den Beschäftigten fern zu halten, z. B. werden maximale Schallpegel (s. Lärm) vorgeschrieben. Vgl. Druckluftverordnung, Gefahrstoffverordnung.

Arbeits|stoffe, bio|logische (Bio-*; -log*): lt. Biostoffverordnung* Bez. für Mikroorganismen, einschl. gentechnisch veränderter Mikroorganismen, Zellkulturen u. humanpathogener Endoparasiten, die bei Kontakt i. R. einer berufl. bedingten Tätigkeit beim Menschen Infektionen od. sensibilisierende bzw. toxische Reaktionen hervorrufen können; hierzu zählt auch das mit den Prionkrankheiten* assoziierte Agens. E. Str.

Arbeits|stoff|toleranz, bio|logische f: Abk. BAT*.

Arbeits|therapie f: s. Ergotherapie.

Arbeits|toxiko|logie (Tox-*; -log*) f: syn. Gewerbetoxikologie*.

Arbeits|unfähigkeit: (engl.) inability to work; Abk. AU; liegt vor, wenn der Betreffende bedingt durch Krankheit sofort u. gegenwärtig nicht in der Lage ist, vertragsgemäß seiner Arbeit nachzugehen, od. die Gefahr besteht, dass sich durch weitere Arbeit in absehbarer Zeit sein gesundheitl. Status verschlechtert; AU wird von einem Arzt unter Angabe ihrer voraussichtl. Dauer befristet bescheinigt. I. d. R. sind 5–8 % der Pflichtmitglieder der gesetzl. Krankenversicherung u. 2–5 % der freiwilligen Mitglieder als arbeitsunfähig ausgewiesen. Krankenstände variieren nach Alter u. Geschlecht, arbeitsrechtl. Status u. der Nationalität der Versicherten, aber auch nach Beschäftigungsbereichen u. Arbeitsmarktsituation. Vgl. Berufskrankheiten, Berufsunfähigkeit, Erwerbsunfähigkeit, Unfallversicherung, Dienst, medizinischer.

Arbeits|unfall: (engl.) occupational accident; s. Unfallversicherung.

Arbeits|zeit|gesetz: Abk. ArbZG; auf dem „Gesetz zur Vereinheitlichung und Flexibilisierung des Arbeitszeitrechts" vom 6.6.1994 (BGBl. I S. 1170) beruhende, zuletzt durch Gesetz vom 21.12.2000 (BGBl. I S. 1983) geänderte Rechtsvorschrift mit verbindl. Vorgaben für die max. Dauer der werktägl. Arbeitszeit von Arbeitnehmern (§ 3: 8 Std., unter bes. Voraussetzungen bis zu 10 Std.), die Mindestruhezeit nach Beendigung der tägl. Arbeitszeit (§ 5 Abs. 1: 11 Std.), die Nacht- u. Schichtarbeit u. die Sonn- u. Feiertagsruhe sowie für Mindestruhepausen währen der Arbeitszeit (§ 4: 30 bzw. 45 Min. bei einer Arbeitszeit von mehr als 6 bzw. 9 Std.). Das ArbZG gilt mit Modifikationen (§ 5 Abs. 2 u. 3: Möglichkeit zur Verkürzung der Mindestruhezeit um bis zu eine Stunde, Zulässigkeit von Bereitschaftsdienst u. Rufbereitschaft im Anschluss an den tägl. Regeldienst) auch für das med. Personal in Krankenhäusern u. anderen Einrichtungen zur Behandlung, Pflege u. Betreuung von Personen (mit Ausnahme der Chefärzte, vgl. § 18 Abs. 1 Nr. 1).

A

arborescens (lat.): baumartig wachsend.

Arborisations|block (↑): (engl.) arborization block; syn. Verzweigungsblock*.

Arborisations|phänomen (↑) n: syn. Farnkrautphänomen*.

Arbor vitae (lat. arbor Baum; vita Leben) f: Bez. für die Zeichnung der Kleinhirnmarksubstanz auf dem Medianschnitt.

Arbo|viren (Viren*) n pl: (engl.) ARBO viruses; Abk. für (engl.) **ar**thropode-**bo**rne viruses; Viren, die durch Biss od. Stich blutsaugender Arthropoden* auf Wirbeltiere übertragen werden; führen sowohl in den Epithelzellen des Darms od. der Speicheldrüsen der Insekten u. Spinnentiere als auch in Säuegetierzellen einen produktiven Infektionszyklus durch; ca. 400 (80 humanpathogene) A. sind bekannt; sie sind **klassifiziert** als Togaviridae* (z. B. Sindbis-Fieber-Virus, Ross-River-Virus) u. Bunyaviridae* (z. B. Hantaan-Virus), als Genus Orbivirus* der Reoviridae (z. B. Colorado-tick-Virus) u. Flavivirus* der Flaviviridae (z. B. Gelbfieber-Virus, Dengue-Virus, FSME-Virus). I. w. S. werden auch (nicht durch Arthropoden übertragene) Viren der Arenaviridae*, Filoviridae* u. Rhabdoviridae* als A. bezeichnet. **Verbreitung:** v. a. Subtropen u. Tropen, auch Steppen u. Savannengebiete; Vögel sind häufig natürl. Wirte u. tragen zur weltweiten Verbreitung bei.

Arbo|virosen (↑; -osis*) f pl: (engl.) arthropode-borne virus diseases; endemisch-epidem., sporad., manchmal saisonal gehäuft auftretende Inf., verursacht durch Arboviren*; Auftreten meist im Verbreitungsgebiet entspr. Vektoren; vgl. Gelbfieber, Dengue-Fieber, FSME.

ARC: Abk. für (engl.) **A**IDS-**r**elated **c**omplex; auf einem durch HIV bedingten Immundefekt beruhendes Krankheitsbild, das der Erkr. an AIDS zeitlich vorausgehen kann; **Diagn.:** HIV-Infektion u. mind. zwei der folgenden Sympt.: chron. Lymphknotenschwellungen (>2 Mon.) an mind. zwei Körperpartien, chron. Durchfälle (>7 Tage), Gewichtsverlust (>10 % des Körpergewichts), anhaltende od. schubweise auftretende (sub-)febrile Temp., Nachtschweiß u. Allgemeinsymptome wie Müdigkeit, Leistungsabfall. Die Bez. ist weitgehend obsolet u. durch die CDC-Kategorie B der HIV*-Erkrankung ersetzt worden.

Arc de cercle (frz. Kreisbogen): (engl.) hysterical arching; Aufstützen des Hinterkopfs u. der Fersen unter gleichzeitigem Emporheben der Körpermitte; Vork.: selten, i. R. eines psychogenen Anfalls*; vgl. Opisthotonus.

Arche|typ (gr. ἀρχή Anfang) m: s. Psychologie, analytische.

Archi|cortex (↑; Cort-*) m: stammesgeschichtl. alte Bezirke der Großhirnrinde mit nur dreischichtiger Lamination, aus denen die Hippokampusformation hervorgeht; vgl. Allocortex, Neocortex, Hippocampus, Paleocortex.

Archo|plasma (↑; -plasma*) n: veraltete Bez. für Zentrosphäre*.

Arcus (lat.) m: Bogen.

Arcus alveolaris mandibulae, maxillae (↑) m: freier Randbogen des Alveolarfortsatzes des Ober- u. Unterkiefers.

Arcus aortae (↑) m: Aortenbogen; vgl. Aorta.

Arcus costalis (↑) m: Rippenbogen, Verschmelzung der 7.-10. Rippenknorpel.

Arcus dentalis mandibularis (↑) m: syn. Arcus dentalis inferior; Zahnbogen des Unterkiefers.

Arcus dentalis maxillaris (↑) m: syn. Arcus dentalis superior; Zahnbogen des Oberkiefers.

Arcus ilio|pectineus (↑) m: von der Unterseite des Leistenbands zur Eminentia iliopubica ziehender Verstärkungszug der Fascia iliaca; trennt Lacuna musculorum u. Lacuna vasorum.

Arcus lipoides corneae (↑) m: ringförmige, weißl. Trübung der Hornhautperipherie, die durch eine klare Zone vom Limbus corneae abgesetzt ist; **Urs.:** Lipid- u. Kalkeinlagerung; Auftreten im jugendl. Alter (Arcus lipoides juvenilis, Embryotoxon) meist in Zus. mit Hyperlipoproteinämie vom Typ II, im höheren Alter häufig unabhängig von erhöhten Serumlipiden (Arcus lipoides senilis, Gerontoxon).

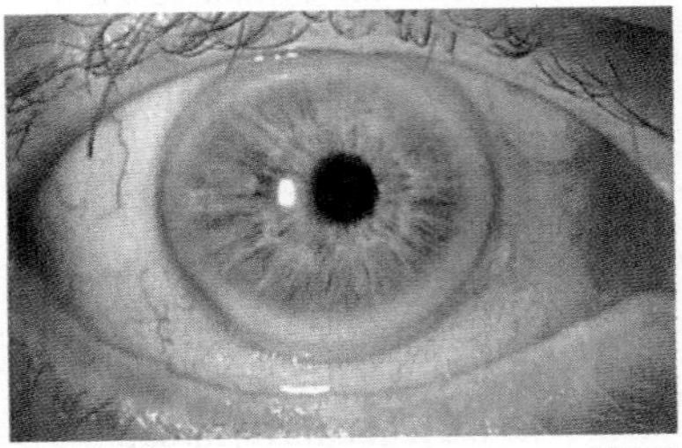

Arcus lipoides corneae [362]

Arcus palato|glossus (↑) m: vorderer Gaumenbogen, Gaumenzungenbogen.

Arcus palato|pharyngeus (↑) m: hinterer Gaumenbogen, Gaumenschlundbogen.

Arcus palmaris profundus (↑) m: tiefer Hohlhandbogen; *Anastomose zw. A. radialis u. Ramus palmaris profundus der A. ulnaris; - - - → auf den Mm. interossei palmares; - → Aa. metacarpales palmares, Rr. perforantes; **V:** Mittelhand.

Arcus palmaris super|ficialis (↑) m: oberflächlicher Hohlhandbogen; *Anastomose zw. A. ulnaris u. Ramus palmaris superficialis der A. radialis; - - - → zw. Palmaraponeurose u. Beugersehnen; - → Aa. digitales palmares comm.; **V:** Mittelhand, Finger.

Arcus palpebralis (↑) m: Anastomose zw. den Aa. palpebrales latt. u. medd. auf dem Tarsus des Unterlids (inferior) bzw. des Oberlids (superior).

Arcus pedis longitudinalis (↑) m: Längswölbung des Fußes.

Arcus pedis trans|versus (↑) m: Querwölbung des Fußes.

Arcus plantaris (↑) m: Sohlenbogen; Anastomose zw. Arteria plantaris lat. u. Ramus plantaris prof. der A. dorsalis pedis; zw. Mm. interossei plantares u. Caput obliquum des M. adductor hallucis.

Arcus plantaris profundus (↑) m: tiefer arterieller Sohlenbogen; *A. plantaris lateralis mit Verbindung zur A. plantaris profundus; - - - → zw. Mm. interossei plantares u. schrägem Kopf des M. adductor hallucis; - → Aa. metatarsales plantares; **V:** tiefer Mittelfuß, Plantarflächen der Zehen.

Arcus plantaris superficialis (↑) m: (inkonstant) oberflächlicher arterieller Sohlenbogen, gelegentlich Verbindung zw. A. plantaris med. u. lat.

Arcus pubicus (↑) m: Schambogen; der von den Rami inff. des Schambeins gebildete stumpfe Winkel (100°) des weibl. Beckens; vgl. Angulus subpubicus.

Arcus senilis (↑) m: s. Arcus lipoides corneae.

Arcus super|ciliaris (↑) m: Knochenwulst der Stirnbeinschuppe oberh. des Augenhöhlenrands.

Arcus tendineus fasciae pelvis (↑) m: Verstärkungszug der Fascia pelvis, in dem Gefäße die Beckenwand verlassen.

Arcus tendineus musculi levatoris ani (↑) m: Sehnenzug von der Symphyse zur Spina ischiadica; dient Teilen des Musculus* levator ani als Ursprung.

Arcus tendineus musculi solei (↑) m: Sehnenbogen des M. soleus zw. Tibia u. Fibula.

Arcus venae a|zygos (↑) m: Venenbogen auf dem re. Hauptbronchus vor Einmündung in die V. cava superior.

Arcus venosus dorsalis pedis (↑) m: Venenbogen auf dem Fußrücken, anastomosiert mit Rete venosum dors. pedis; -→ Vv. metatarsales dorss.; ⊣ V. saphena parva u. magna, Vv. tibiales antt.; **S:** Fuß.

Arcus venosus jugularis (↑) m: suprasternale Verbindung zw. li. u. re. V. jugularis ant; ⊣ V. jugularis anterior.

Arcus venosus palmaris profundus (↑) m: Begleitvene des arteriellen Arcus palmaris prof.; ⊣ Vv. radiales, Rete venosum dorsale manus.

Arcus venosus palmaris super|ficialis (↑) m: Begleitvene des arteriellen Arcus palmaris superf.; ⊣ Vv. ulnares, Rete venosum dorsale manus.

Arcus venosus plantaris (↑) m: Venenbogen, begleitet arteriellen Arcus plantaris prof.; ⊣ V. saphena magna, Vv. tibiales posteriores.

Arcus vertebrae (↑) m: Wirbelbogen.

Arcus zygomaticus (↑) m: Jochbogen; gebildet vom Proc. zygomaticus des Schläfen- u. Proc. temporalis des Jochbeins.

ARD: Abk. für (engl.) **a**cute **r**espiratory **d**isease, akute respirator. Erkr. (Abk. ARE); s. Adenoviridae.

ARDS: Abk. für (engl.) **a**dult **r**espiratory **d**istress **s**yndrome; syn. Schocklunge, akutes Lungenversagen, akutes Atemnotsyndrom; akute respiratorische Insuffizienz durch diffuse Schädigung der alveolokapillären Membran* v. a. in den abhängigen Lungenarealen; **Urs.:** Sepsis, Polytrauma, Verbrennung, Verbrauchskoagulopathie, Schock, Massentransfusion, Hypoxie u. a.; **Stadien: 1.** akutes (exsudatives) Stadium: Schädigung der alveolokapillären Membran mit Permeabilitätsstörung, interstitiellem bzw. intraalveolärem Lungenödem, Ausbildung hyaliner Membranen, Mikroatelektasen u. -thromben durch Freisetzung vasoaktiver Substanzen (freie Sauerstoffradikale, proteolytische Enzyme, Prostaglandine, Gerinnungsfaktoren, Komplement) aus zerfallenen Leukozyten u. Thrombozyten; **2.** subakutes od. chron. (proliferatives) Stadium: Ersatz der Pneumozyten Typ I durch Typ II, Ausbildung von Infiltraten aus mononukleären Zellen u. Alveolarmakrophagen; **3.** Endstadium: Lungenfibrose*; Lungenödem, Atelektasen u. Mikrozirkulationsstörungen führen zur Verminderung des Luftgehalts u. der Compliance der Lungen, einem massiven Rechts-Links-Shunt, erhöhtem alveolärem Totraum u. erhöhtem pulmonalvaskulärem Widerstand. **Sympt.: 1.** Frühphase: leichte Hypoxämie, Hyperventilation, respirator. Alkalose, Hypokapnie; **2.** Spätphase: zunehmende Hypoxämie mit respirator. Azidose u. Hyperkapnie; **Diagn.:** im Rö.-Thorax anfangs perivaskuläres Ödem mit typischer Schmetterlingsfigur, später diffuse Infiltrationen, bei Rückbildung netzartige Strukturen; **Ther.:** möglichst frühzeitige Beatmung mit PEEP*; bei Misserfolg IRV*, evtl. ECMO* u. Gabe von Surfactant*; Antibiotika, Heparinisierung, evtl. kontinuierliche arteriovenöse Hämofiltration*; **Progn.:** Letalität 30–90 %, mit Dauer der Ateminsuffizienz zunehmend.

Area (lat.) f: Fläche, Feld, umschriebener Bezirk.

Area cribrosa papillae renalis (↑) f: durch die Mündungen der Harnkanälchen siebartig durchlöcherte Oberfläche der Nierenpapillen.

Areae gastricae (↑) f pl: (engl.) gastric areas; durch flache Furchen netzartig begrenzte Felder der Magenschleimhaut.

Areale, stumme (↑) n pl: (engl.) silent areas; Rindenbezirke des Großhirns, die keine spezif. Leistungen repräsentieren u. bei Verletzungen keine hirnlokalen Syndrome zur Folge haben.

Area nuda faciei dia|phragmaticae hepatis (↑) f: bauchfellfreie Verwachsungsfläche der Facies diaphragmatica der Leber mit dem Zwerchfell.

Area par|olfactoria (↑) f: s. Area subcallosa.

Area striata (↑) f: (engl.) striate area; Großhirnrindengebiet um den Sulcus calcarinus (Sehrinde*) mit makroskop. sichtbarer Tangentialfaserschicht (Vicq*-d'Azyr-Streifen), heterotypischer Isocortex.

Area sub|callosa (↑) f: an der medialen Stirnhirnoberfläche vor dem Rostrum corporis callosi gelegenes Rindenfeld.

Area vestibularis (↑) f: seitl. der Rautengrube gelegenes Feld, unter dem die Endkerne der Pars vestibularis des VIII. Hirnnervs liegen.

Area vestibularis inferior acustici interni (↑) f: Durchtrittsöffnung am Grund des inneren Gehörgangs für den N. saccularis.

Area vestibularis superior (↑) f: Durchtrittsöffnung am Grund des inneren Gehörgangs für den N. utriculoampullaris.

Areca catechu f: Betelnusspalme (Südostasien); Samen: Betelnuss; Hauptalkaloid Arekolin, das beim Kauen der Nuss zus. mit Betelblättern u. Kalk zu Arekaidin mit zentral stimulierender Wirkung verseift wird; toxische **NW:** Entw. eines Oropharyngealkarzinoms*.

A|reflexie (A-*; Reflekt-*) f: (engl.) areflexia; Fehlen aller od. einzelner Eigenreflexe; vgl. Reflexe.

Arekolin n: (engl.) arecoline; Alkaloid aus der Betelnuss (Areca* catechu) mit Wirkung wie Muscarin*.

Arena|viridae (lat. arena Sand; Virus*; Idio-*) f pl: (engl.) arena viruses; Fam. pleomorpher, 50–300 nm großer RNA-Viren mit Hüllmembran u. einsträngiger, segmentierter RNA neg. Polarität; im Innern der Virionen befinden sich „sandige" Körnchen (Ø 20–30 nm), die als Ribosomen der Wirtszelle identifiziert wurden. **Einteilung** aufgrund der geograph. Verteilung in Viren der „alten" (Lassa-Virus u. LCM*-Virus als einziges in Europa vorkommendes humanpathogenes Virus dieser Familie) u. der „neuen" Welt (Tacaribe*-Viren). A. verursachen fieberhafte, hämorrhagische Erkrankungen (vgl. Lassa-Fieber).

Areol-: Wortteil mit der Bedeutung kleiner Hof; von lat. areola.

Areola (↑) f: kleiner Hof; vgl. Halo.

A

Areola mammae (↑; Mamma*) f: (anat.) Warzenhof; die gerunzelte pigmentierte Umgebung der Brustwarze*; 10–15 im Kreis angeordnete kleine Erhebungen (Tubercula areolae) werden durch die Glandulae areolares (apokrine, ekkrine u. Talgdrüsen) aufgeworfen, die während der Laktation* die Haut vermehrt befeuchten u. einfetten.

Areolitis (↑; -itis*) f: Entz. des Brustwarzenhofs; Auftreten meist im Puerperium, mitunter bei Scabies; **DD:** Entz. der Montgomery-Drüsen, Paget-Krankheit, Ekzem, Psoriasis.

Argasidae (gr. ἀργᾶς Schlangenart; -id*) f pl: Lederzecken; s. Zecken; med. bedeutsam als Vektoren von Bakterien, Viren, Rickettsien u. Helminthen.

Argent|af|finität (lat. argentum Silber; Affinität*) f: (engl.) argentaffinity; Eigenschaft best. Strukturelemente der Zellen u. Gewebe, ammoniakal. Silbernitratlösung von sich aus ohne Anw. eines weiteren Reduktionsmittels zu reduzieren, wobei ein schwarzer Silberniederschlag entsteht. Vgl. Argyrophilie.

Argentum (↑) n: Silber*.

Argentum|katarrh (↑; Katarrh*) m: (engl.) silver conjunctivitis; auch Silberkatarrh; Bez. für spontan heilende Konjunktivitis des Neugeborenen als Folge der Credé*-Prophylaxe; **DD:** bakterielle Konjunktivitis; vgl. Blennorrhö.

Argentum nitricum (↑) n: $AgNO_3$, Silbernitrat, Höllenstein, Lapis infernalis; **Verw.:** als Antiseptikum u. (früher) als Ätzmittel*; vgl. Credé-Prophylaxe.

Arginase f: Hydrolase des Harnstoffzyklus*, die Arginin zu Ornithin u. Harnstoff umsetzt; vgl. Argininämie.

Arginin n: (engl.) arginine; Abk. Arg, R; α-Amino-δ-guanidinovaleriansäure, 2-Amino-5-guanidinopentansäure; stark basische, proteinogene u. glukogene Aminosäure (s. Aminosäuren); Zwischenprodukt im Harnstoffzyklus*; Ausgangsstoff der Biosynthese von Stickstoffmonoxid*.

Arginin|ämie (-ämie*) f: (engl.) argininemia; syn. Hyperargininämie, Arginasemangel; seltene, autosomal-rezessiv erbl. Störung des Harnstoffzyklus (Genlokus 6q23); **Klin.:** s. Hyperammonämie; **Diagn.:** Messung der Arginaseaktivität in Erythrozyten; **Ther.:** argininarme Diät.

Arginin|bernstein|säure-Krankheit: (engl.) argininosuccinic aciduria; seltene autosomal-rezessiv erbl. Stoffwechselstörung des Harnstoffzyklus* (Mangel an Argininosuccinatlyase) mit Anhäufung von Argininosuccinat in Plasma, Urin u. Liquor sowie Hyperammonämie; Genlokus 7cen-q11.2; **Klin.:** s. Hyperammonämie; geistige Retardierung, häufig Trichorrhexis nodosa; **Ther.:** proteinarme Diät, Citrat- u. Argininsubstitution.

Arginin-Harn|stoff-Zyklus m: syn. Harnstoffzyklus*.

Argininо|succinat n: (engl.) argininosuccinate; syn. Argininbernsteinsäure; Zwischenprodukt im Harnstoffzyklus*.

Argininо|succinat|syn|thetase-Mangel: s. Citrullinämie.

Argon (gr. ἀργός träge) n: chem. Element, Symbol Ar, OZ 18, rel. Atommasse 39,948; Edelgas; **Verw.:** (techn.) Schweiß- u. inertes Schutzgas.

Argon|ko|agulation (↑; Koagul-*) f: s. Gaskoagulation.

Argon-Laser (↑): s. Laser.

Argonz-Ahumada-Castillo-Syn|drom (J. Ar., zeitgen. Arzt, Argentinien; E. B. C., zeitgen. Arzt, Argentinien) n: (engl.) del Castillo syndrome; idiopathische Form des Galaktorrhö*-Amenorrhö-Syndroms.

Argyll-Robertson-Zeichen (Douglas A.-R., Ophth., Edinburgh, 1837–1909): (engl.) Argyll Robertson pupil; Licht*-Nah-Dissoziation u. Miosis, anfangs unilateral (mit einhergehender Anisokorie), später bilateral; Vork. bei Tabes dorsalis, Lues cerebrospinalis u. progressiver Paralyse.

Argyrie (gr. ἄργυρος Silber) f: (engl.) argyria; syn. Argyrose; Ablagerung von Silbersalzen in Haut, Schleimhaut u. versch. Organen (z. B. Niere); irreversible schiefergraue Verfärbung v. a. nach Anw. silberhaltiger Medikamente (z. B. bei Rollkur*).

Argyro|philie (↑; -phil*) f: (engl.) argyrophilia; Neigung verschiedener Substanzen, sich bei den üblichen Silberimprägnationsmethoden durch Einwirkung eines Reduktionsmittels zu schwärzen; z. B. Neurofibrillen; vgl. Gitterfasern.

Argyrose (↑; -osis*) f: syn. Argyrie*.

A|rhin|enzephalie (A-*; Rhin-*; Enkephal-*) f: (engl.) arhinencephaly; Fehlen von Riechbahn u. Riechhirn sowie häufig auch der Stirnlappen des Gehirns durch frühzeitige Entwicklungsstörungen nach Schluss des Neuralrohrs; Vork. z. B. bei Holoprosenzephalie*, Trisomie* 13 od. 18, Zellweger*-Syndrom.

Arias-Stella-Phänomen (Javier A. - S., Pathol., Peru, geb. 1924) n: (engl.) Arias-Stella phenomenon; Bez. für atypische Zellkernveränderungen (s. Abb.) in hoch sezernierendem Drüsenepithel des Endometriums als Folge einer erhöhten Gonadotropinstimulation; gelegentl. Verwechslung mit Karzinomzellen; **Vork.:** bei intrauterinem Fruchttod* mit Weiterproliferation des Trophoblasten, Extrauteringravidität*, Trophoblasttumoren* od. nach Gonadotropintherapie.

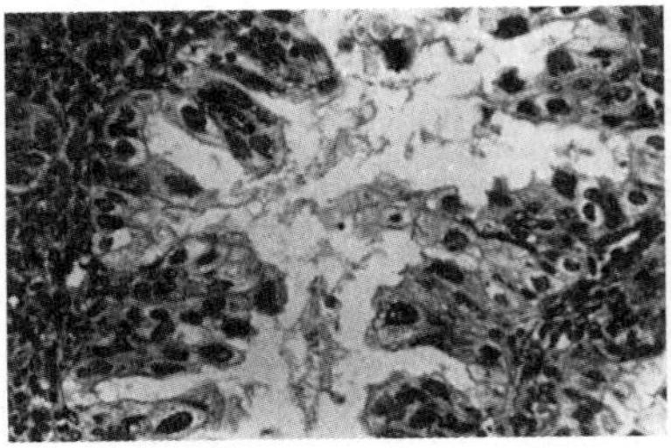

Arias-Stella-Phänomen: hyperchromat., entrundete Zellkerne [65]

Aribo|flavinose f: (engl.) ariboflavinosis; durch Mangel an Riboflavin* ausgelöste Stoffwechselerkrankung, die bes. in trop. Ländern auftritt; **Klin.:** Anämie, Vaskularisierung der Cornea, Katarakt, Dermatitis; leichter Mangel mit Cheilitis vulgaris, Glossitis entsteht meist durch Resorptionsstörungen (chron. Gastroenteritis, Zöliakie, Antibiotikatherapie) od. Leberkrankheiten; während der Schwangerschaft Fehlbildungen des Feten (z. B. Gesichtsspalten, Syndaktylie); **Diagn.:** Bestimmung des Riboflavingehalts der Erythrozyten, der Riboflavinausscheidung im Urin u. der FAD-Aktivierbarkeit der Glutathionreduktase in den Erythrozyten, Tryptophanbelastungstest*; **Ther.:** ausreichende Zufuhr.

Arithm|a|sthenie (gr. ἀριθμός Zahl; Asthenie*) **f:** (engl.) dyscalculia; Rechenstörung; Schwierigkeiten beim Ausführen einfacher Rechenoperationen bei normaler Gesamtintelligenz (Teilleistungsschwäche) inf. Störung der visuellen Anschauung u. räumlichen Wahrnehmung; durch spez. Förderunterricht positiv zu beeinflussen; vgl. Legasthenie.

Arizona arizonae f: syn. Salmonella enterica, Serovar Arizonae; Subgenus III der Bakteriengattung Salmonella*; Err. akuter Gastroenteritiden.

Arlt-Re|position (Benno A., Chir., Klagenfurt, geb. 1874; lat. reponere, repositus zurückstellen) **f:** s. Schultergelenkluxation.

Armaturen|brett|verletzung: s. Dashboard injury.

Armillifer (lat. armilla Armreif) **m:** syn. Porocephalus; zu den Pentastomida* gehörender Zungenwurm; **Formen: 1.** A. armillatus: Lungenparasit von Schlangen (Python, Bitis) in Afrika; ♀ 10 cm, ♂ 4 cm lang. Larven in Nagetieren, nicht selten im Menschen (Fehlwirt*), wo sie in Leber u. a. Organen (auch im Auge) in Zysten eingeschlossen werden u. schließlich verkalken (afrikan. Pentastomiasis; vgl. Porozephalose); **2.** A. moniliformis im trop. Asien.

Arm|lösung, klassische: (engl.) classic arm delivery; gebh. Verf. zur Entw. der Schultern u. Arme bei Beckenendlage*; das bis zu den Schultern geborene Kind wird an den Knöcheln zuerst bodenwärts u. dann scharf nach oben gezogen u. der kindl. Arm aus der Kreuzbeinhöhle genommen. Dann wird das Kind um 180° gedreht u. der andere Arm analog entwickelt; heute selten durchgeführt.

Arm|ödem (Ödem*) **n:** (engl.) arm edema; s. Lymphödem.

Arm|plexus (Plexus*) **m:** Plexus* brachialis.

Arm|plexus|an|ästhesie (↑; Anästhesie*) **f:** (engl.) brachial plexus anesthesia; Plexusanästhesie* der oberen Extremität mit Blockade des Plexus brachialis durch Inj. eines Lokalanästhetikums in die Gefäßnervenscheide im Bereich der A. u. V. subclavia bzw. A. u. V. axillaris (perivaskuläre Blockade des Plexus brachialis). Unter zahlreichen Modifikationen sind folgende **Formen** am gebräuchlichsten: **1.** Axillarisblock mit Zugang von der Axilla bei abduziertem Oberarm (einfachste u. am häufigsten angewendete Form); **2.** Interskalenusblock mit Eingang in der Skalenuslücke (Kompl.: hohe Peridural-, totale Spinalanästhesie); **3.** supraklavikuläre A. (auch Kulenkampff-Plexusanästhesie) mit Einstich über dem Schlüsselbein u. Inj. in Richtung der tiefer gelegenen 1. Rippe (Kompl.: Pneumothorax).

Arm|plexus|lähmung (↑)**:** (engl.) brachial plexus paralysis; Läsion des Plexus cervicobrachialis; **Formen: 1.** obere A. (Erb- od. Duchenne-Erb-Lähmung, C_5-C_6): Lähmung von Abduktion u. Außenrotation im Schultergelenk, Flexion im Ellenbogengelenk u. Sensibilitätsstörung über dem M. deltoideus u. an der Radialseite des Unterarms; **2.** erweiterte obere A. (C_5-C_7): zusätzl. Lähmung von Flexion u. Extension im Ellenbogen u. der Finger sowie Dorsalextension der Hand; **3.** untere A. (Klumpke- od. Déjerine-Klumpke-Lähmung, C_8-Th_1): Lähmung der Fingerbewegungen u. Sensibilitätsstörung an der Ulnarseite des Unterarms, evtl. kombiniert mit Horner*-Syndrom; **Urs.:** z. B. Geburtstrauma, Unfall (oft bei Motorradfahrern), Schlüsselbeinfraktur, nach Röntgenbestrahlung wegen Mammakarzinom u. Tumoren.

Arm|pro|these, elektrische (Prothese*) **f:** (engl.) electrical arm prosthesis; s. Handersatz, myoelektrischer.

Arm|vorfall: (engl.) arm prolapse; Vorfall eines Arms unter der Geburt bei gesprungener Fruchtblase; **Vork.:** häufig bei Querlage*, selten bei Kopflage.

Arm|vorliegen: (engl.) low lying arm; (gebh.) regelwidrige Lage von Arm od. Hand neben bzw. vor dem vorangehenden Kindsteil bei noch nicht gesprungener Fruchtblase.

Arndt-Schulz-Gesetz (Rudolf A., Psychiater, Greifswald, 1835–1900; Hugo Sch., deutscher Pharmak., 1853–1932)**:** (engl.) Arndt-Schulz law; sog. biol. Grundgesetz, wonach kleine Reize fördern, große hemmen u. größte lähmen.

Arneth-Leuko|zyten|schema (Joseph A., Hämat., Münster, 1873–1955; Leuk-*; Zyt-*) **n:** (engl.) Arneth's formular; Schema zur Einteilung der granulopoet. Reifungsreihe in Myelozyten, leicht u. stark eingebuchtete, nichtsegmentierte u. segmentierte Granulozyten u. in zahlreiche Unterklassen.

Arnika f: Arnica montana, Bergwohlverleih; Pflanze aus der Fam. der Korbblütler; Blütenköpfe, auch von Arnica chamissonis (Arnicae flos) enthalten Sesquiterpene vom Helenanolidtyp, Flavonoide, etherische Öle, Phenolcarbonsäuren u. Cumarine mit antiphlogistischer, antiseptischer u. granulationsfördernden Wirkung; **Verw.:** äußerl. bei Entz. von Haut, Mund- u. Rachenschleimhaut, Prellung, Quetschung, rheumatischen Muskel- u. Gelenkbeschwerden, oberflächl. Phlebitis; **Kontraind.:** Arnikaallergie, Anw. bei Kindern; **NW:** bei langer Anw. od. hoher Dosierung ödematöse Dermatitis mit Bläschenbildung, evtl. Ekzem od. Nekrose.

Arnold-Chiari-Syn|drom (Julius A., Pathol., Heidelberg, 1835–1915; Hans Ch., Pathol., Straßburg, 1851–1916) **n:** (engl.) Arnold-Chiari malformation; Verschiebung von Kleinhirnteilen

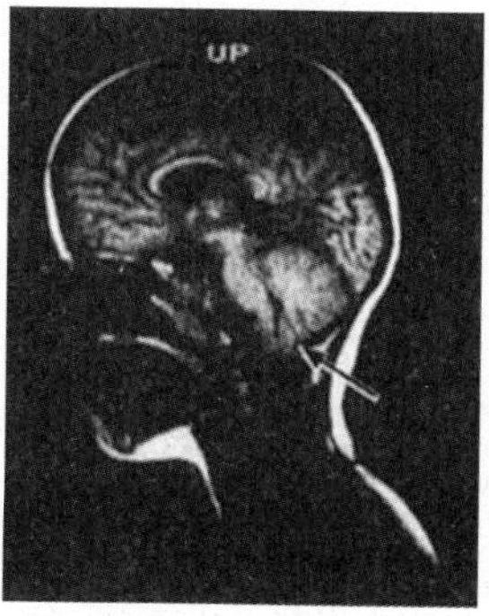

Arnold-Chiari-Syndrom: Herniation von Kleinhirnteilen durch das Foramen magnum (Pfeil) (Kernspintomographie) [52]

A

sowie Medulla oblongata durch das Foramen magnum in den Spinalkanal mit mögl. Entstehung eines Hydrocephalus internus occlusivus (s. Hydrozephalus); Vork. bes. bei Meningomyelozele*; Einteilung in vier versch. Typen (je nach verlagerten Anteilen); **Klin.:** Hirnnervenausfälle, Atemstörung, Herzrhythmusstörungen, Nystagmus, Daumenballenatrophie; **Diagn.:** Kernspintomographie, Schädelsonographie, somatosensibel evozierte Potentiale des N. medianus, akustisch evozierte Potentiale, Polysomnographie.

Arnold-Ganglion (↑; Gangl-*) n: Ganglion* oticum.

Arnold-Nerven (↑; Nervus*): (engl.) Arnold's nerves; **1.** Ramus meningeus recurrens n. ophtalmici; s. Ramus meningeus; **2.** Ramus auricularis n. vagi; **3.** Nervus* occipitalis major.

Arnold-Strang (↑): Tractus frontopontinus.

Aromat m: (engl.) aromatic compound; cyclische, planare, organische Verbindung mit ringförmig konjugierten Doppelbindungssystemen, die ein niedriges Energieniveau u. damit eine hohe chem. Stabilität bewirken; Beispiel: Benzol*, Naphthalin*, Anthracen*; Verw. als Grund- u. Rohstoffe in der chem. u. pharmaz. Industrie.

Aromatase f: Zytochrom-P-450-abhängiges Enzym, das die Synthese von Östrogenen durch Aromatisierung androgener Steroidhorme (z. B. Testosteron, Androstendion) katalysiert; vgl. Zytochrom-P-450-Isoenzyme.

Aromatase|hemmer: (engl.) aromatase inhibitors; Stoffe, die durch Hemmung der Aromatase die Östrogenbiosynthese unterbinden; wirken als Antiöstrogene*; z. B. Aminogluthetimid, Formestan, Letrozol, Testolacton; **Verw.:** als Zytostatika* bei Mammakarzinom.

Aroma|therapie f: (engl.) aromatherapy; Anw. von Geruchsstoffen versch. Pflanzen unter der Vorstellung, dass deren metaphysische Kräfte auf den Menschen übertragen werden; olfaktorisch vermittelte Wirksamkeit nur für einige etherische Öle* nachgewiesen.

Arousal-Ef|fekt m: (engl.) arousal effect; mittels Elektroenzephalographie* bzw. Polysomnographie festgestellter abrupter Wechsel von einem tieferen zu einem leichteren Stadium des Schlafs (Frequenzbeschleunigung des EEG), hervorgerufen durch äußere od. innere Reize; je nach Begleitreaktion (phasische Muskelaktivität bzw. transiente Veränderung vegetativer Parameter, z. B. der Herzfrequenz) unterscheidet man sog. motorisches bzw. vegetatives Arousal. M. Schr.

Array (engl. Anordnung): Bez. für die räumliche Anordnung von mehreren Schallkopfelementen (linear, ringförmig, kreisförmig) beim B-Bild-Verfahren der Ultraschalldiagnostik*.

Array-De|tektor (↑; lat. detegere, detectus entdecken) m: flächige Anordnung mehrerer Festkörperdetektoren zur digitalen Erfassung von Bildinformationen; Anw. bei digitaler Projektionsradiographie u. Mehrschicht-Computertomographie.

Ar|rector (lat. arrigere, arrectum aufrichten) m: Aufrichter; z. B. Musculus* arrector pili.

Arrhen-: Wortteil mit der Bedeutung männlich, stark; von gr. ἄρρην.

Ar|rhythmia ab|soluta (A-*; gr. ῥυθμός Takt, Gleichmaß) f: absolute Arrhythmie; s. Vorhofflimmern, Tachyarrhythmie, Bradyarrhythmie.

Ar|rhythmie (↑; ↑) f: (engl.) arrhythmia; unregelmäßiger od. fehlender Rhythmus, i. e. S. zeitl. Unregelmäßigkeit der elektr. Herz- od. Hirntätigkeit; s. Herzrhythmusstörungen, Elektroenzephalographie.

Ar|rhythmien, ventrikuläre (↑; ↑) f pl: (engl.) ventricular arrhythmias; Herzrhythmusstörungen*, die ihren Ursprung in den Herzkammern haben.

Ar|rosion (lat. arrodere, arrosus benagen, annagen) f: sog. Annagen, Anfressen, bes. von Gefäßwänden u. Knochen durch Entzündungsvorgänge, Geschwüre, Aneurysmen.

Arsen n: (engl.) arsenic; Symbol As, OZ 33, rel. Atommasse 74,92; zur Stickstoffgruppe gehörendes -3-, 3- u. 5-wertiges Element; Spurenelement; wichtigste anorg. Verbindung: weißes Arsenik*.

Arsenik, weißes n: (engl.) white arsenic; Acidum arsenicosum; As_2O_3 (od. As_4O_6), Arsentrioxid, auch Giftmehl; weißes, geschmack- u. geruchloses Pulver; **Wirkung:** in sehr kleinen Dosen Steigerung der Oxidation (Gewichtszunahme), Anregung der Harnbildung; bei größeren, längeren Arsenikgaben: Gewichtsabnahme, Organverfettung, Gewebezerfall, bes. in Leber, Niere u. Blutkapillaren; toxische Arsenikdosis 0,01–0,05 g. Als tödl. Dosis gilt 0,1–0,3 g (bei Gewöhnung mehr). Die früher übliche interne od. externe Anw. von Arsenpräparaten ist wegen karzinogener Wirkungen (Plattenepithelkarzinom, Bowen-Karzinom) obsolet.

Arsen|keratosen (Kerat-*; -osis*) f pl: (engl.) arsenic keratoses; nach längerer Einnahme von anorg. Arsen (Latenzzeit bis zu 30 Jahre) auftretende warzenartige Hyperkeratosen bes. an Handflächen u. Fußsohlen bzw. flächenhafte Hyperkeratosen mit Rhagaden; oft Übergang in Plattenepithelkarzinom*.

Arsen-Poly|neuro|pathie (Poly-*; Neur-*; -pathie*) f: (engl.) arsenic polyneuropathy; durch Arsen hervorgerufene toxische Polyneuropathie*.

Arsen|vergiftung: (engl.) arsenic poisoning; Intoxikation, v. a. durch das hochgiftige weiße Arsenik*; **Formen: 1.** akute A.: ca. 2 Std. nach peroraler bzw. inhalativer Aufnahme einsetzende Symptome, v. a. Schleimhautreizungen (Augen, Respirationstrakt), heftiger Bauchschmerz, blutige Diarrhö, evtl. Erbrechen, Wadenkrämpfe, inf. von starkem Wasser-, Elektrolyt- u. Proteinverlust Schock u. akutes Nierenversagen, evtl. Koma u. zentrale Atemlähmung; Ther.: induziertes Erbrechen, Magenspülung (außer bei Kollapsneigung), BAL*, Elektrolyt- u. Wassersubstitution, evtl. künstliche Beatmung; **2.** chron. A. (gewerbl. A., insbes. sog. Winzerkrebs; BK Nr. 1108): Arsenmelanose (gesteigerte Melaninsynthese mit dunkelbrauner Pigmentierung bes. des Stamms), Arsenkeratosen*, Mees-Streifen, akneartige Gesichtseffloreszenzen, evtl. Tumoren der Haut (Rumpfhautbasaliome, Bowen-Krankheit, Plattenepithelkarzinom) u. a. Organe (Lunge, Leber, Pankreas, Niere), Polyneuropathie, Enzephalopathie.

Arsine n pl: (engl.) arsines; chem. Verbindungen, abgeleitet durch Ersatz eines od. mehrerer H-Atome des Arsenwasserstoffes AsH_3 durch org. Radikale; z. B. Diphenylarsinchlorid (sog. Blaukreuz, Gaskampfstoff): $(C_6H_5)_2AsCl$.

Art.: Abk. für Articulatio (pl Artt.).

Arte|fakt (lat. ars, artis Kunst; facere machen) m: (engl.) artifact; Kunstprodukt; **1.** Auffälligkeit in einem Untersuchungsbefund ohne physiol. bzw. pathol. Korrelat; **2.** Trauma, bes. Hautveränderung, durch Selbstbeschädigung; vgl. Münchhausen-Syndrom.

Arte|misia absinthium f: Wermut; Inhaltsstoffe im Wermutkraut: etherische Öle (insbes. Thujon), Bitterstoffe, Flavonoide, Ascorbinsäure u. Gerbstoffe; **Verw.:** Bittermittel; aromatisches Karminativum u. Choleretikum bei Appetitlosigkeit, dyspeptischen Beschwerden, Dyskinesie der Gallenwege. Thujon führt in tox. Dosierung zu Krämpfen bzw. Lähmungen u. Verwirrtheitszuständen, bei chron. Zufuhr zu degenerativen Prozessen am ZNS (Absinthismus). Zur Herstellung wermuthaltiger Spirituosen werden heute thujonfreie Wermutarten verwendet.

Arte|misinin (pINN) n: syn. Arteannuin, Qinghaosu; Sesquiterpenlacton aus Artemisia annua (einjähriger Beifuß); halbsynthetische Derivate sind Artemether, Arteether, Artesunate u. a.; **Verw.:** als Schizontozid, bes. bei zerebraler Malaria* u. Chloroquin-Resistenz von Plasmodium* falciparum.

Arteri-: Wortteil mit der Bedeutung Schlagader; von gr. ἀρτηρία.

Arteria (gr. ἀρτηρία) f (pl Arteriae): Abk. A. (pl Aa.); Schlagader; s. Arterien. **A. alveolaris inferior** (↑) f: *A. maxillaris; - - - → im Canalis mandibulae; - → Rr. dentales, Rr. peridentales, R. mentalis, R. mylohyoideus; **V:** Mandibula, untere Zähne u. Zahnfleisch, Mundboden, Kinn, Unterlippe. **Aa. alveolares superiores anteriores** (↑) f pl: vordere Oberkieferschlagadern; *A. infraorbitalis; - - - → Knochenkanälchen im Oberkiefer; - → Rr. dentales, Rr. peridentales; **V:** vordere obere Zähne, Zahnfleisch. **A. alveolaris superior posterior** (↑) f: *A. maxillaris; - - - → Facies infratemporalis maxillae, durch die Foramina alveolaria; - → Rr. dentales, Rr. peridentales; **V:** Mahl- u. Vormahlzähne des Oberkiefers, Zahnfleisch, Kieferhöhle, Maxilla. **A. angularis** (↑) f: *Endast der A. facialis; **V:** innerer Augenwinkel. **A. appendicularis** (↑) f: *A ileocolica - - - → im Mesoappendix; **V:** Wurmfortsatz. **A. arcuata** (↑) f: inkonstant; *A. dorsalis pedis; - - - → auf den Basen der Mittelfußknochen; **V:** Fußrücken u. Zehen. **Aa. arcuatae renis** (↑) f pl: *A. interlobaris; - - - → an der Markrindengrenze; - → Aa. interlobulares, Arteriolae rectae; **V:** Nierenmark u. -rinde. **A. ascendens** (↑) f: *A. mesenterica inf., Anastomose zur A. marginalis coli der A. mesenterica superior. **A. auricularis posterior** (↑) f: *A. carotis ext.; - - - → mit dem M. stylohyoideus aufsteigend, zw. Warzenfortsatz u. Ohrmuschel; - → A. stylomastoidea, A. tympanica post., R. auricularis, R. occipitalis, R. parotideus; **V:** Paukenhöhle, Innenfläche des Trommelfells, Cellulae mastoideae, M. stapedius, Hinterfläche der Ohrmuschel, Warzenfortsatz, Glandula parotidea, Muskeln des Warzen- u. Griffelfortsatzes. **A. auricularis profunda** (↑) f: *A. maxillaris; - - - → nach hinten an dem Kiefergelenk; **V:** Kiefergelenk, äußerer Gehörgang, Trommelfell. **A. axillaris** (↑) f: *Fortsetzung der A. subclavia vom Unterrand der Clavicula bis Unterrand des M. pectoralis major, danach A. brachialis; - - - → in der Fossa axillaris umgeben von Sekundärsträngen des Plexus brachialis; - → Rr. subscapulares, A. thoracica suprema, A. thoracoacromialis, A. thoracica lat., A. subscapularis, A. circumflexa humeri ant. et post.; **V:** Muskeln von seitl. Brustwand, Schultergegend u. Oberarm. **A. a|zygos vaginae** (↑) f: *Rr. vaginales der A. uterina; inkonstant; **V:** Vagina. **A. basilaris** (↑) f: *durch Vereinigung der zwei Aa. vertebrales; - - - → zwischen Pons u. Clivus, Aufteilung in zwei Aa. cerebri postt.; - → A. inf. ant. cerebelli, Aa. pontis, Aa. mesencephalicae, A. sup. cerebelli, R. med. et lat.; **V:** Brücke, Innenohr, Teile von Klein- u. Mittelhirn.

Arteria-basilaris-In|suf|fizienz (↑; Bas-*; Insuffizienz*) f: s. Durchblutungsstörung, vertebrobasiläre.

Arteria-basilaris-Thrombose (↑; ↑; Thromb-*; -osis*) f: (engl.) basilar artery thrombosis; syn. Basilaristhrombose; Thrombose* (bzw. embolischer Verschluss) der A. basilaris; führt zu ischäm. Insult des Hirnstamms u. der Okzipitallappen (lebensbedrohlich!); **Sympt.:** akut auftretende Hirnnervenausfälle, Blickparesen, Bewusstseinsstörung, Hemianopsie, kortikale Blindheit, evtl. Locked*-in-Syndrom; **Diagn.:** zerebrale Angiographie, Computertomographie; **Ther.:** bei frischen Verschlüssen lokale intraarterielle Fibrinolyse* mit Plasminogenaktivatoren. Vgl. Schlaganfall, Durchblutungsstörung, vertebrobasiläre.

Arteria brachialis (↑) f: *Fortsetzung der A. axillaris ab Unterrand des M. pectoralis major bis zur Aufteilung in A. radialis u. A. ulnaris; - - - → Sulcus bicipitalis medialis; - → A. profunda brachii, A. collateralis ulnaris sup. et inf.; **V:** Oberarm. **A. brachialis super|ficialis** (↑) f: inkonstant; A. brachialis liegt auf statt unter dem N. medianus **A. buccalis** (↑) f: Wangenschlagader; *A. maxillaris; - - - → auf dem M. buccinator; **V:** Wange, Zahnfleisch. **A. bulbi penis** (↑) f: *A. pudenda interna; - - - → am Hinterrand des Diaphragma urogenitale; **V:** Bulbus penis, Urethra, Glandula bulbourethralis, M. transversus perinei profundus. **A. bulbi vestibuli** (↑) f: *A. pudenda interna; - - - → am Hinterrand des Diaphragma urogenitale; **V:** Bulbus vestibuli. **A. caecalis anterior** (↑) f: *A. ileocolica - - - → in der Plica caecalis vascularis zur Vorderfläche des Caecums. **A. caecalis posterior** (↑) f: *A. ileocolica - - - → hinter dem Ileum; **V:** Caecumrückfläche. **A. callosa mediana** (↑) f: s. Arteria cerebri anterior. **A. calloso|marginalis** (↑) f: s. Arteria cerebri anterior; - → Rr. frontales, R. cingularis, Rr. paracentrales. **A. canalis pterygoidei** (↑) f: zwei anastomisierende Arterien: *A. maxillaris, *A. carotis int. (Pars petrosa); - - - → Canalis pterygoideus; - → R. pharyngeus; **V:** Tuba auditiva, Paukenhöhle, Rachen. **Aa. carotico|tympanicae** (↑) f pl: *A. carotis int. (Pars petrosa); **V:** Paukenhöhle. **A. carotis communis** (↑) f: gemeinsame Halsschlagader; *rechts: Truncus brachiocephalicus, links: Arcus aortae; - - - → beiderseits von Luftröhre u. Kehlkopf, in Mediastinum sup., in Vagina carotica, bis zur Bifurcatio carotidis in Höhe des vierten Halswirbels (65 %); - → A. carotis ext. u. int.; **V:** Teile des Halses, Kopf. **A. carotis externa** (↑) f: *A. carotis communis; - - - → in Vagina carotica, unter dem M. stylohyoideus u. dem hinteren Bauch des M. digastricus, in der Gandula parotidea (Fossa retromandibularis); - → A. thyroidea sup., A. lingualis, A. facialis, A. occipitalis, A. pharyngea ascendens, A. auricularis post., A. temporalis superficialis, A. maxillaris; **V:** Schädel, Gesicht, Teile von Schilddrüse, Kehlkopf u. Pharynx.

Arteria-carotis-externa-Stenose (↑; Carotis*; externus*; Steno-*; -osis*) f: vgl. Durchblutungsstörung, zerebrale.

Arteria carotis interna (↑) f: *A. carotis communis; - - - → vier Abschnitte: Pars cervicalis im

Spatium lateropharyngeum ohne Äste, Pars petrosa im Canalis caroticus des Os temporale, Pars cavernosa im Sinus cavernosus, Pars cerebralis intradural nach Durchbohrung der Dura mater neben dem Proc. clinoideus ant. bis zur Aufteilung in Aa. cerebri ant. u. media; - → Pars petrosa: Aa. caroticotympanicae, A. canalis pterygoidei, Pars cavernosa: R. basalis tentorii, R. marginalis tentorii, R. meningeus, R. sinus cavernosi, A. hypophysialis inferior, Rr. ganglionares trigeminales, Rr. nervorum, Pars cerebralis: A. ophtalmica, A. hypophysialis sup., A. communicans post., A. choroidea ant., A. uncalis, Rr. clivales, R. meningeus; **V:** Paukenhöhle, Hirnhaut, Ganglion trigeminale, Hypophyse, Augenhöhle einschl. Bulbus, Teile des Gehirns, vordere Teile der Nasenhöhle, Stirn.

Arteria-carotis-in|terna-Stenose (↑; Carotis*; internus*; Steno-*; -osis*) **f:** (engl.) internal carotid artery stenosis; Stenose* der A. carotis interna, meist im Bereich von Karotisgabel u. -siphon; **Urs.:** v. a. Arteriosklerose* mit arterioarterieller Embolie (vgl. Durchblutungsstörung, zerebrale); **Sympt.:** inf. Mangeldurchblutung der A. ophthalmica u. A. cerebri media Amaurosis* fugax, Parese der kontralateralen Gesichts- u. Körperhälfte, Sensibilitätsstörungen; **Diagn.:** auskultator. Stenosegeräusche, Doppler- u. Duplexsonographie, evtl. Angiographie; **Ther.:** medikamentöse Prävention (Thrombozytenaggregationshemmung*), bei symptomat. Stenose (Stenosierungsgrad >70 %) chir. mittels intramuraler Desobliteration* od. perkutaner transluminaler Angioplastie*.

Arteria caudae pancreatis (↑) f: *Rr. pancreatici der A. splenica, von deren distalem Ende; **V:** Pankreasschwanz. **Aa. centrales antero|laterales** (↑) f pl: s. Arteria cerebri media. **Aa. centrales antero|mediales** (↑) f pl: s. Arteria cerebri anterior, Arteria communicans anterior. **A. centralis brevis** (↑) **f:** *A. cerebri ant., Pars precommunicalis; - - - → medialer Teil der Substantia perforata ant.; **V:** Chiasma opticum. **A. centralis longa** (↑) **f:** syn. A. recurrens; *A. cerebri ant. im Bereich der A. communicans ant.; - - - → zurück zur Substantia perforata ant.; **V:** Teile der Substantia perforata, des Nucleus lentiformis, Kopf des Nucleus caudatus, vorderer Schenkel der Capsula interna. **Aa. centrales postero|laterales** (↑) f pl: s. Arteria cerebri posterior. **Aa. centrales postero|mediales** (↑) f pl: s. Arteria cerebri posterior. **A. centralis retinae** (↑) **f:** *A. ophthalmica; - - - → Pars extraocularis tritt 1 cm hinter dem Bulbus in den Sehnerv ein, Pars intraocularis nach Durchtritt durch Discus n. optici; **V:** Netzhaut des Auges. **Aa. cerebri** (↑) f pl: Gehirnschlagadern. **A. cerebri anterior** (↑) **f:** *A. carotis int.; - - - → drei Abschnitte: Pars precommunicalis (Segmentum A1), A. communicans ant., Pars postcommunicalis (Segmentum A2), - → Pars precommunicalis: Aa. centrales anteromedd. mit Aa. striatae medd. proximales, A. supraoptica, Aa. perforantes antt., Aa. preopticae; A communicans ant., Aa. centrales anteromediales mit A. suprachiasmatica, A. commissuralis mediana, A. callosa mediana, Pars postcommunicalis: A. striata med. dist., A. frontobasalis med. (syn. A. oribitofrontalis med.), A. polaris frontalis, A. callosomarginalis, A. pericallosa; **V:** med. Hirnoberfläche, basale Teile v. End- u. Zwischenhirn.

Arteria cerebri media (↑) **f:** *A. carotis int; - - - → vier Abschnitte: Pars sphenoidalis (syn. Pars horizontalis, Segmentum M1) zur Ala minor ossis sphenoidalis parallel verlaufend, Pars insularis (syn. Segmentum M2) auf der Insel ziehend, Rr. terminales inff. (syn. Rr. corticales inff., Segmentum M2), Rr. terminales supp. (syn. Rr. corticales supp., Segmentum M2); - → Pars sphenoidalis: Aa. centrales anterolaterales mit Rr. proximales latt. striati, Rr. distales latt. striati, A. uncalis (inkonstant), A. polaris temporalis, A. temporalis ant.; Pars insularis: Aa. insulares; Rr. terminales inff.: R. temporalis ant., medius et post., R. temporooccipitalis, R. gyri angularis; Rr. terminales supp.: A. frontobasalis lat. (syn. A. orbitofrontalis lat), A. prefrontalis, A. sulci precentralis, A. sulci centralis, A. sulci postcentralis, A. parietalis ant., A. parietalis post.; **V:** seitliche Hirnoberfläche.

Arteria cerebri posterior (↑) **f:** *A. basilaris; - - - → vier Abschnitte: Pars precommunicalis (syn. Segmentum P1), Pars postcommunicalis (syn. Segmentum P2), A. occipitalis lat. (Segmentum P3), A. occipitalis medialis (syn. Segmentum P4); - → Pars precommunicalis: Aa. centrales posteromedd., Aa. circumferentiales breves, A. thalami perforans, A. collicularis (syn. A. quadrigeminalis); Pars postcommunicalis: Aa. centrales posterolatt., A. thalamogeniculata, Rr. choroidei postt. medd. et latt., Rr. pedunculares; A. occipitalis lat.: Rr. temporales antt., intermedii et postt.; A. occipitalis med.: R. corporis callosi dors., R. parietalis, R. parietooccipitalis, R. calcarinus, R. occipitotemporalis; **V:** Hinterhauptlappen, basale u. mediale Fläche des Schläfenlappens. **A. cervicalis ascendens** (↑) **f:** *Truncus thyrocervicalis; - - - → auf dem M. scalenus ant.; - → Rr. spinales; **V:** Wirbelkanal, Rückenmarkhäute, tiefe Hals- u. Nackenmuskeln. **A. cervicalis profunda** (↑) **f:** *Truncus costocervicalis; - - - → zw. dem Querfortsatz des 7. Halswirbels u. der 1. Rippe nach dorsal, auf dem M. semispinalis aufwärts; **V:** Nackenmuskeln. **A. choroidea anterior** (↑) **f:** *A. carotis int. (Pars cerebralis); - - - → zw. Hirnschenkel u. Schläfenlappen; - → Rr. choroidei ventriculi lat., Rr. choroidei ventriculi tertii (inkonstant), Rr. substantiae perforatae ant., Rr. chiasmatici, Rr. tractus optici, Rr. corporis geniculati lat., Rr. genus capsulae int., Rr. cruris post. capsulae int., Rr. partis retrolentiformis capsulae int., Rr. globi pallidi, Rr. caudae nuclei caudati, Rr. hippocampi, Rr. uncales, (inkonstant), Rr. corporis amygdaloidei, Rr. tuberis cinerei (inkonstant), Rr. nucleorum hypothalami (inkonstant), Rr. nucleorum thalami, Rr. substantiae nigrae, Rr. nuclei rubri, Rr. cruris cerebri; **V:** Tela choroidea der Seitenventrikel, Strukturen der Hirnbasis, Rindenanteile des Endhirns, Kerne von End-, Zwischen- u. Mittelhirn. **Aa. ciliares anteriores** (↑) f pl: *Aa. musculares; - - - → durch die Sklera zur Choroidea; **V:** Sklera, Choroidea, Corpus ciliare. **Aa. ciliares posteriores breves** (↑) f pl: *A. ophthalmica; - - - → neben dem Sehnerveneintritt durch die Sklera; **V:** Choroidea. **Aa. ciliares posteriores longae** (↑) f pl: *A. ophthalmica; - - - → zw. Sklera u. Choroidea; **V:** Corpus ciliare, Iris. **Aa. circum|ferentiales breves** (↑) f pl: s. Arteria cerebri posterior. **A. circum|flexa femoris lateralis** (↑) **f:** *A. profunda femoris; - - - → unter dem M. rectus femoris nach lateral zum Trochanter major; - → R. ascendens, R. descendens, R. transversus; **V:** vordere Oberschenkelmuskeln. **A. circum|flexa femoris medialis** (↑) **f:** *A. prof. femoris; - - - → zw. M. iliopsoas u. M. pectineus nach dorsal zur Fossa trochanterica femoris; - → R. superficialis, R. profundus, R. acetabularis, R. ascendens, R. descendens; **V:** Adduktoren u. Flexoren des Oberschenkels, Hüftgelenk. **A. circum|flexa humeri anterior** (↑) **f:** *A. axillaris; - - - → unter dem M. coracobrachialis u. dem kurzen Bizepskopf vor dem Collum chirurgicum humeri, Anastomose mit A. circumflexa humeri post.; **V:** M. deltoideus, Humerusperiost, Schulterglelenk. **A. circum|flexa humeri posterior** (↑) **f:** *A. axillaris; - - - → durch die laterale Achsellücke hinter dem Collum chirurgicum humeri; **V:** M. deltoideus, M. trizeps brachii, Schultergelenk. **A. circum|flexa ilium profunda** (↑) **f:** *A. iliaca externa; - - - → hinter dem Leistenband, entlang des Darmbeinkamms nach dorsal; - → R. ascendens; **V:** seitliche Bauchmuskulatur. **A. circum|flexa ilium super|ficialis** (↑) **f:** *A. femoralis; - - - → unterh. des Leistenbands zur Spina iliaca ant. sup.; **V:** Haut u. Faszien der Leistengegend. **A. circum|flexa scapulae** (↑) **f:** *A. subscapularis; - - - → durch die mediale Achsellücke in die Fossa infraspinata, Anastomose mit A. suprascapularis; **V:** M. subscapularis, M. teres minor, M. teres major, M. infraspinatus. **A. colica dextra** (↑) **f:** *A. mesenterica sup.; - - - → nach rechts zum oberen Teil des Colon ascendens; **V:** Colon ascendens. **A. colica media** (↑) **f:** *A. mesenterica sup.; - - - → im Mesocolon transversum; **V:** Colon transversum. **A. colica sinistra** (↑) **f:** *A. mesenterica inf.; - - - → nach links; **V:** Colon descendens. **A. col|lateralis media** (↑) **f:** *A. prof. brachii; - - - → unter dem medialen Trizepskopf zum Rete articulare cubiti; **V:** M. triceps brachii, Ellenbogengelenk. **A. col|lateralis radialis** (↑) **f:** *A. profunda brachii; - - - → mit dem N. radialis durch das Septum intermusculare brachii lat. zum Rete articulare cubiti; **V:** M. trizeps brachii, Ellenbogengelenk. **A. col|lateralis ulnaris inferior** (↑) **f:** *A. brachialis; - - - → auf dem M. brachialis durch das Septum intermusculare brachii med. zum Rete articulare cubiti; **V:** Ellenbogengelenk. **A. col|lateralis ulnaris superior** (↑) **f:** *A. brachialis; - - - → mit dem N. ulnaris zum Rete articulare cubiti; **V:** Ellenbogengelenk, M. brachialis, medialer Trizepskopf. **A. collicularis** (↑) **f:** s. Arteria cerebri posterior. **A. comitans nervi ischiadici** (↑) **f:** Begleitschlagader des N. ischiadicus; *A. glutea inf.; **V:** N. ischiadicus. **A. comitans nervi mediani** (↑) **f:** *Arteria interossea anterior; **V:** begleitet u. versorgt N. medianus. **A. commissuralis mediana** (↑) **f:** s. Arteria communicans anterior. **A. communicans anterior** (↑) **f:** *verbindet Aa. cerebri antt. beider Seiten; vgl. Circulus arteriosus cerebri; - → Aa. centrales anteromediales mit A. suprachiasmatica, A. commissuralis mediana, A. callosa mediana; **V:** basale Teile von End- u. Zwischenhirn. **A. communicans posterior** (↑) **f:** *A. carotis int., Verbindung zur A. cerebri post.; - → Aa. centrales posteromedd. mit Rr. antt. et postt., R. chiasmatis, Aa. tuberis cinerei mit Rr. medd. et latt., A. thalamotuberalis, R. hypothalamicus, Aa. mammillares, R. n. oculomotorii; **V:** basale Anteile des Zwischenhirns. **Aa. con|junctivales anteriores** (↑) **f pl:** *Aa. musculares; **V:** Bindehaut. **Aa. con|junctivales posteriores** (↑) **f pl:** *Aa. palpebrales mediales; **V:** Bindehaut. **A. coronaria dextra** (↑) **f:** rechte Kranzschlagader; *Sinus aortae, gegenüber der re. Semilunarklappe der Valva aortae; - - - → zw. Conus arteriosus u. re. Herzohr, im Sulcus coronarius, im Sulcus interventricularis post.; - → Rr. atrioventriculares, R. coni arteriosi, R. nodi sinuatrialis, Rr. atriales, R. marginalis dext., R. atrialis intermedius, R. interventricularis post. mit Rr. interventriculares septales, R. nodi atrioventricularis, R. posterolateralis dext. (inkonstant); **V:** (bei ausgeglichenem Versorgungstyp) re. Vorhof u. Kammer, Teil der Hinterwand der li. Kammer u. des Kammerseptums, Sinusknoten, Atrioventrikularknoten, Hauptstamm des Erregungsleitungssystems; vgl. Koronararterien. **A. coronaria sinistra** (↑) **f:** linke Kranzschlagader; *Sinus aortae, gegenüber der li. Semilunarklappe der Valva aortae; - - - → zw. Truncus pulmonalis u. li. Herzohr; - → R. interventricularis ant. (im Sulcus interventricularis ant.) mit R. coni arteriosi, R. lateralis, Rr. interventriculares septales; R. circumflexus (im Sulcus coronarius) mit R. atrialis anastomoticus, Rr. atrioventriculares, R. marginalis sin., R. atrialis intermedius, R. posterior ventriculi sin., R. nodi sinuatrialis (inkonstant), R. nodi atrioventricularis (inkonstant), Rr. atriales, **V:** (bei ausgeglichenem Versorgungstyp) li. Vorhof u. Kammer, vorderer Teil des Kammerseptums, Teil der Vorderwand der re. Kammer, Schenkel des Erregungsleitungssystems;vgl. Koronararterien. **A. cremasterica** (↑) **f:** *A. epigastrica inf.; - - - → mit dem Samenstrang durch den Leistenkanal; **V:** M. cremaster, Samenstrang. **A. cystica** (↑) **f:** *R. dexter der A. hepatica propria; **V:** Gallenblase. **A. descendens genus** (↑) **f:** *A. femoralis; - - - → aus dem Canalis adductorius durch das Septum intermusculare vastoadductorium zum Kniegelenk; - → R. saphenus, R. articularis; **V:** M. vastus med., Kniegelenk. **Aa. digitales dorsales manus** (↑) **f pl:** *Aa. metacarpales dorsales; **V:** Rücken der Grund- u. Mittelglieder des 2.-5. Fingers. **Aa. digitales dorsales pedis** (↑) **f pl:** *Aa. metatarsales dorsales pedis; **V:** Dorsalflächen der Zehen. **Aa. digitales palmares communes** (↑) **f pl:** *Arcus palmaris superficialis; - → Aa. digitales palmares propriae; **V:** gesamte Palmarfläche u. Dorsalfläche der Mittel- u. Endglieder des 2.-5. Fingers. **Aa. digitales palmares propriae** (↑) **f pl:** s. Arteriae digitales palmares communes. **Aa. digitales plantares communes** (↑) **f pl:** *Aa. metatarsales plantares; - - - → zw. den Köpfen der Mittelfußknochen; - → Aa. digitales plantares communes. **Aa. digitales plantares propriae** (↑) **f pl:** *Aa. digitales plantares communes; - - - → gegenüberliegende plantare Ränder der Zehen; **V:** Plantarfläche der Zehen. **A. dorsalis clitoridis** (↑) **f:** *A. pudenda interna; **V:** Klitoris. **A. dorsalis nasi** (↑) **f:** *A. ophthalmica; - - - → durch den M. orbicularis oculi zur äußeren Nase; **V:** Nasenrücken, Anastomose mit A. facialis. **A. dorsalis pedis** (↑) **f:** *Fortsetzung der A. tibialis ant.; - - - → lateral der Sehne des M. extensor hallucis longus; - → A. tarsalis lat., Aa. tarsales medd., A. arcuata (inkonstant), Aa. metatarsales dorss.; **V:** Fußrücken, Verbindung zum Arcus plantaris der Fußsohle. **A. dorsalis penis** (↑) **f:** *A. pudenda int.; - - - → zw. Lig. transversum perinei u. pubicum inf. subfaszial auf dem Penisrücken; **V:** Peniswurzel, Skrotum, Glans u. Preputium penis. **A. dorsalis scapulae** (↑) **f:** *A. subclavia (wenn nicht als R. profundus aus A. transversa colli); - - - → zus. mit N. dorsalis scapulae; **V:** Mm. rhomboidei. **A. ductus de|ferentis** (↑) **f:** *A. iliaca int.; - - - → am Blasengrund, am Samenleiter; **V:** Bläschendrüsen, Samenstrang,

A

Leistenkanal. **A. epigastrica inferior** (↑) f: *A. iliaca ext.; - - - → medial des inneren Leistenrings, in der Plica umbilicalis lat.; - → R. pubicus m. R. obturatorius bzw. A. obturatoria accessoria (inkonstant; vgl. Corona mortis), A. cremasterica bzw. A. ligamenti teretis uteri; **V:** M. rectus abdominis, Schambein, Samenstrang u. Skrotum bzw. rundes Mutterband u. große Schamlippen. **A. epi|gastrica super|ficialis** (↑) f: *A. femoralis; - - - → durch den Hiatus saphenus zur vorderen Bauchwand; **V:** Bauchhaut u. -faszien bis zum Nabel. **A. epi|gastrica superior** (↑) f: *A. thoracica int.; - - - → hinter dem M. rectus abdominis in der Rektusscheide; **V:** Zwerchfell, M. rectus abdominis. **Aa. epi|sclerales** (↑) f pl: *Aa. musculares; **V:** Sklera. **A. ethmoidalis anterior** (↑) f: *A. ophthalmica; - - - → durch das Foramen ethmoidale ant. in die vordere Schädelgrube, dann durch Lamina cribrosa ossis ethmoidalis zur Nasen- u. Stirnhöhle u. vorderen Siebbeinzellen; - → R. meningeus ant., Rr. septales antt., Rr. nasales antt. latt.; **V:** Dura mater, Nasennebenhöhlen, Nasenseptum u. seitl. Nasenwand. **A. ethmoidalis posterior** (↑) f: *A. ophthalmica; - - - → durch das Foramen ethmoidale post. zu den hinteren Siebbeinzellen; **V:** Siebbeinzellen, seitl. Nasenwand. **A. facialis** (↑) f: Gesichtsschlagader; *A. carotis ext.; - - - → im Trigonum caroticum, unter M. stylohyoideus u. hinterem Bauch des M. digastricus, medial der Glandula submandibularis, über dem Unterkieferrand, vor dem Masseteransatz zu Wange u. medialem Augenwinkel; - → A. palatina asc., R. tonsillaris, A. submentalis, Rr. glandulares, A. labialis inf., A. labialis sup., R. lateralis nasi, A. angularis; **V:** oberer Teil des Pharynx, Gaumenbögen, Tonsilla palatina, M. mylohyoideus, Glandula submandibularis, Lippen, vorderer Teil des Nasenseptums, äußere Nase, Teile der mimischen Muskulatur u. der Gesichtshaut. **A. femoralis** (↑) f: Oberschenkelschlagader; *Fortsetzung der A. iliaca externa, vom Leistenband bis zum Hiatus adductorius (s. Arteria poplitea); - - - → im Trigonum femorale, unter dem M. sartorius, im Canalis adductorius; - → A. epigastrica superficialis, A. circumflexa ilium superficialis, A. pudenda ext., A. superficialis et profunda, A. descendens genus, A. prof. femoris; **V:** Bein, äußere Genitalien, Bauchhaut. **A. fibularis** (↑) f: syn. A. peronea; *A. tibialis post.; - - - → an der inneren Kante der Fibula; - → R. perforans, R. communicans, Rr. malleolares latt. mit Rr. calcanei; **V:** tiefe Beugermuskeln des Unterschenkels, laterale Knöchel, Fersenbein. **A. flexurae dextrae** (↑) f: *A. mesenterica sup.; **V:** rechte Kolonflexur. **A. fronto|basalis lateralis** (↑) f: s. Arteria cerebri media. **A. fronto|basalis medialis** (↑) f: s. Arteria cerebri anterior. **Aa. gastricae breves** (↑) f pl: *A. splenica; **V:** Magenfundus. **A. gastrica dextra** (↑) f: *A. hepatica comm.; - - - → Pars pylorica des Magens, im kleinen Netz an der kleinen Magenkurvatur; **V:** Magen. **A. gastrica posterior** (↑) f: *A. splenica; **V:** Magenhinterwand. **A. gastrica sinistra** (↑) f: *Truncus coeliacus; - - - → in der Plica gastropancreatica zur Pars cardiaca des Magens, an der kleinen Magenkurvatur; - → Rr. oesophageales; **V:** Magen. **A. gastro|duodenalis** (↑) f: *A. hepatica communis; - - → hinter dem Pylorus; - → A. supraduodenalis (inkonstant), A. pancreaticoduodenalis sup., post. et ant., Aa. retroduodenales, A. gastroomentalis dextra; **V:** Duodenum, Pankreas, Magen, großes Netz. **A. gastro|epiploica dextra** (↑) f: s. Arteria gastroomentalis dextra. **A. gastro|epi|ploica sinistra** (↑) f: s. Arteria gastro-omentalis sinistra. **A. gastroomentalis dextra** (↑) f: *A. gastroduodenalis; - - - → im großen Netz an der großen Magenkurvatur; **V:** Magen, großes Netz. **A. gastroomentalis sinistra** (↑) f: syn. A. gastroepiploica; *A. splenica; - - - → im großen Netz zur großen Magenkurvatur; - → R. gastrici, Rr. omentales; **V:** Magen, großes Netz. **A. glutea inferior** (↑) f: *A. iliaca int.; - - - → unter dem M. piriformis durch das Foramen ischiadicum majus; - → A. comitans nervi ischiadici; **V:** Hüftmuskeln, N. ischiadicus. **A. glutea superior** (↑) f: *A. iliaca int.; - - - → über dem M. piriformis durch das Foramen ischiadicum majus; - → R. superficialis u. prof.; **V:** Hüftmuskeln, Hüftgelenk, Hüftbein. **A. gyri angularis** (↑) f: *A. cerebri media, Pars terminalis; Ast zum Gyrus angularis. **Aa. haemor|rhoidales** (BNA; ↑) f pl: s. Arteria rectalis inferior, media, superior. **Aa. helicinae** (↑) f pl: *A. profunda penis; - - - → gewunden im Corpus cavernosum penis; **V:** Penisschwellkörper. **A. hepatica communis** (↑) f: *Truncus coeliacus; - - - → nach rechts zum Lig. hepatoduodenale; - → A. gastroduodenalis, A. gastrica dextra, A. hepatica propria; **V:** Leber, Magen, Duodenum, Pankreas, Gallenwege, großes Netz. **A. hepatica propria** (↑) f: *A. hepatica comm.; - - - → im Lig. hepatoduodenale zur Leberpforte; - →R. dexter mit A. cystica, A. lobi caudati, A. segmenti anterior et posterior, R. sinister mit A. lobi caudati, A. segmenti medialis et lateralis, R. intermedius; **V:** Leber, Gallenblase. **A. hyaloidea** (↑) f: Glaskörperschlagader (nur beim Feten); *A. centralis retinae; - - - → durch den Glaskörper zur Linse. **A. hypo|physialis inferior** (↑) f: *A. carotis int. (Pars cavernosa); **V:** Hypophysenhinterlappen. **A. hypo|physialis superior** (↑) f: *A. carotis int. (Pars cerebralis); **V:** Hypophysenstiel mit Infundibulum, unterer Hypothalamus. **Aa. ileales** (↑) f pl: *A. mesenterica sup.; - - - → im Mesenterium; **V:** Ileum. **A. ileo|colica** (↑) f: *A. mesenterica sup.; - - - → Caecum; - → A. caecalis ant. et post., A. appendicularis, R. ilealis, R. colicus; **V:** Endteil des Ileums, Blinddarm, Wurmfortsatz, unterster Teil des Colon ascendens. **A. iliaca communis** (↑) f: *an der Bifurcatio aortae in Höhe des 4. Lendenwirbels (Höhe des Bauchnabels), Teilung in A. iliaca int. et ext. vor der A. sacroiliaca; **V:** Bauchwand, Becken, untere Extremität. **A. iliaca externa** (↑) f: *A. iliaca comm.; - - - → am medialen Rand des M. psoas major, zur Lacuna vasorum retroinguinalis; - → A. epigastrica inf., A. circumflexa ilium profunda; **V:** M. psoas major, Bauchwandmuskeln, Samenstrang, Hodensack bzw. große Schamlippen. **A. iliaca interna** (↑) f: *A. iliaca comm.; - - - → in das kl. Becken; - → A. iliolumbalis, Aa. sacrales latt., A. obturatoria, A. glutea sup. et inf., A. umbilicalis, A. vesicalis inf., A. uterina, A. vaginalis, A. rectalis media, A. pudenda int.; **V:** Eingeweide des kl. Beckens, äußere Genitalien, Beckenwand, Gesäßregion; Adduktoren des Oberschenkels. **A. ilio|lumbalis** (↑) f: *A. iliaca int.; - - - → hinter dem M. psoas major in der Fossa iliaca; - → R. lumbalis, R. spinalis, R. iliacus; **V:** Hüftmuskeln, Darmbein, Wirbelkanal. **A. inferior anterior cerebelli** (↑) f: *A. basilaris; - → A. labyrinthi; **V:** vordere untere Kleinhirnfläche, Innenohr. **A. inferior lateralis genus** (↑) f: *A. poplitea; **V:** Rete articulare genus. **A. inferior medialis genus** (↑) f: *A. poplitea; **V:** Rete articulare genus. **A. inferior posterior cerebelli** (↑) **f:** *A. vertebralis (Pars intracranialis), -→ A. spinalis post., R. tonsillae cerebelli, R. choroideus ventriculi quarti; **V:** hintere untere Fläche des Kleinhirns. **A. infra|orbitalis** (↑) **f:** *A. maxillaris; ---→ Fossa pterygopalatina, Fissura orbitalis inferior, Canalis infraorbitalis; -→ Aa. alveolares supp. antt.; **V:** Augenhöhle, Kieferhöhle, Oberkiefer, Wange. **Aa. insulares** (↑) **f pl:** s. Arteria cerebri media. **Aa. inter|costales posteriores** (↑) **f pl:** *Pars thoracica aortae; ---→ im Sulcus der 3.-11. Rippe; zw. M. intercostales intt. u. extt.; -→ R. dorsalis (mit Ästen für Haut, Wirbelkanal), R. collateralis (im Zwischenrippenraum), R. cutaneus lat.; **V:** Rückenmuskeln, Wirbelkanal, Rückenmark, Interkostalräume, Haut, Brustdrüse. **A. inter|costalis posterior prima, secunda** (↑) **f:** s. Arteria intercostalis suprema. **A. inter|costalis suprema** (↑) **f:** *Truncus costocervicalis; ---→ vor dem Hals der ersten u. zweiten Rippe in die beiden obersten Interkostalräume; -→ A. intercostalis posterior prima et secunda, letztere mit Rr. dorsales et spinales; **V:** tiefe Hals- u. Rückenmuskeln, erster, zweiter Zwischenrippenraum, Wirbelkanal. **Aa. inter|lobares renis** (↑) **f pl:** *A. renalis; ---→ zw. den Nierenpyramiden; -→ Aa. arcuatae, interlobulares; **V:** Nierenparenchym. **Aa. inter|lobulares hepatis** (↑) **f pl:** Äste der A. hepatica propria zw. den Leberläppchen, verlaufen zusammen mit den Vv. u. Ductuli interlobulares. **Aa. inter|lobulares renis** (↑) **f pl:** *A. arcuata; ---→ radiär zw. den Markstrahlen der Niere; -→ A. intralobularis, Arteriolae glomerulares afferentes. **A. inter|ossea anterior** (↑) **f:** *A. interossea comm.; ---→ Vorderfläche der Membrana interossea antebrachii; -→ A. comitans nervi mediani; **V:** Beuger des Unterarms, Handgelenk. **A. inter|ossea communis** (↑) **f:** *A. ulnaris; ---→ zw. M. flexor digitorum prof. u. M. flexor pollicis long. auf der Membrana interossea antebrachii; -→ A. interossea ant. et post.; **V:** Unterarmknochen, tiefe Unterarm- u. Handmuskeln. **A. inter|ossea posterior** (↑) **f:** *A. interossea comm.; ---→ durch die Membrana interossea antebrachii, zw. oberflächl. u. tiefen Streckmuskeln; -→ R. perforans, A. interossea recurrens; **V:** Streckmuskeln am Unterarm, Handwurzel, Ellenbogengelenk. **A. inter|ossea recurrens** (↑) **f:** *Arteria interossea posterior; ---→ unter dem M. anconeus zum Rete articulare cubiti; **V:** M. anconeus, Ellenbogengelenk. **Aa. intra|renales** (↑) **f pl:** Verzweigungen der Segmentarterien der A. renalis in der Niere. **Aa. iridis** (JNA; ↑) **f pl:** s. Arteriae ciliares posteriores longae. **Aa. jejunales** (↑) **f pl:** *A. mesenterica sup.; ---→ im Mesenterium; **V:** Jejunum. **A. labialis inferior** (↑) **f:** *A. facialis; ---→ zw. M. orbicularis oris u. Schleimhaut der Unterlippe; **V:** Unterlippe. **A. labialis superior** (↑) **f:** *A. facialis; ---→ zw. M. orbicularis oris u. Schleimhaut der Oberlippe; **V:** Oberlippe, vordere untere Nasenscheidewand. **A. labyrinthi** (↑) **f:** *A. inf. ant. cerebelli; ---→ im Meatus acusticus int.; **V:** Innenohr. **A. lacrimalis** (↑) **f:** *A. ophthalmica; ---→ am oberen Rand des M. rectus lat. bulbi zur Tränendrüse -→ R. anastomoticus cum a. meningea med., Aa. palpebrales latt.; **V:** Augenmuskel, Tränendrüse, lat. Augenwinkel mit Bindehaut. **A. laryngea inferior** (↑) **f:** *A. thyroidea inf.; ---→ durchbohrt den M. constrictor pharyngis inf.; **V:** Hinterfläche des Kehlkopfs, M. cricoarytenoideus post., M. constrictor pharyngis inf., oberer Teil des Ösophagus. **A. laryngea superior** (↑) **f:** *A. thyroidea sup.; ---→ durch die Membrana thyrohyoidea in den Kehlkopf; **V:** Schleimhaut u. Muskeln des Kehlkopfs, untere Zungenbeinmuskeln. **A. lienalis** (↑) **f:** s. Arteria splenica. **A. ligamenti teretis uteri** (↑) **f:** *A. epigastrica inf.; ---→ durch den Leistenkanal; **V:** Lig. teres uteri, große Schamlippen. **A. lingualis** (↑) **f:** Zungenschlagader; *A. carotis ext.; ---→ im Trigonum caroticum am großen Zungenbeinhorn, medial des M. hyoglossus u. lateral des M. genioglossus zur Zungenspitze; -→ R. suprahyoideus, Rr. dorsales linguae, A. sublingualis, A. prof. linguae; **V:** obere Zungenbeinmuskeln, Glandula sublingualis, Mundbodenschleimhaut u. Zahnfleisch, Zunge, Kehldeckel.

Arterialisation (↑) **f:** (physiol.) Bez. für die Umwandlung venösen Bluts in arterielles (durch Oxygenierung) i. R. der Atmung od. im Oxygenator*; auch Maß für den Grad der Sauerstoffsättigung im Blut nach Lungen- bzw. Oxygenatorpassage (max. 20–22 Vol.%). Vgl. Shunt.

Arteria lobi caudati (↑) **f:** s. Arteria hepatica propria. **Aa. lumbales** (↑) **f pl:** *Pars abdominalis aortae; ---→ über die vier oberen Lendenwirbelkörper nach lateral, hinter den M. psoas major zw. M. transversus u. M. obliquus int. abdominis; -→ R. dorsalis et spinalis, A. medullaris segmentalis; **V:** Bauch- u. Rückenmuskeln, Wirbelkanal. **Aa. lumbales imae** (↑) **f pl:** *A. sacralis mediana; ---→ zum M. iliopsoas; **V:** M. iliopsoas. **A. lusoria** (↑) **f:** abnorm aus der Pars desc. aortae entspringende A. subclavia dextra mit retro- od. präösophagealem od. prätrachealem Verlauf; Häufigkeit nach anat. Statistiken 0,4–2,6%; oft zus. mit anderen Angiokardiopathien sowie mit kongenitaler Ösophagusatresie od. ösophagotrachealer Fistel. Vgl. Dysphagia lusoria. **Aa. malleolares anteriores** (↑) **f pl:** *A. tibialis ant.; ---→ zum Rete malleolare lat. (A. malleolaris ant. lateralis) bzw. med. (A. malleolaris ant. medialis); **V:** Gegend des äußeren bzw. inneren Knöchels, oberes Sprunggelenk. **A. malleolaris anterior lateralis** (↑) **f:** *A. tibialis ant.; **V:** äußerer u. innerer Knöchel, oberes Sprunggelenk. **A. malleolaris anterior medialis** (↑) **f:** *A. tibialis ant.; **V:** äußerer u. innerer Knöchel, oberers Sprunggelenk. **A. marginalis coli** (↑) **f:** syn. A. juxtacolica, Arcus marginalis coli; *A. mesenterica sup., Anastomose zur A. ascendens der A. mesenterica inferior. **A. masseterica** (↑) **f:** *A. maxillaris; ---→ durch die Incisura mandibulae; **V:** M. masseter. **A. maxillaris** (↑) **f:** Oberkieferschlagader; *A. carotis ext.; ---→ in der Glandula parotidea, in der Fossa infratemporalis med. od. lat. des M. pterygoideus lat., in die Fossa pterygopalatina; -→ A. auricularis prof., A. tympanica ant., A. alveolaris inf., A. meningea media, A. pterygomeningea, A. masseterica, A. temporalis prof. ant., A. temporalis prof. post., A. buccalis, A. alveolaris sup. post., A. infraorbitalis, A. canalis pterygoidei, A. palatina desc., A. sphenopalatina; **V:** äußerer Gehörgang, Trommelfell, Paukenhöhle, Kiefergelenk, Dura mater, Schädelknochen, Zähne, Unter- u. Oberkiefer, Zahnfleisch, Mundschleimhaut, Kiefer- u. Nasenhöhle, Kaumuskeln, Gaumen, Tonsillen. **A. media genus** (↑) **f:** *A. poplitea; ---→ **V:** Kreuzbänder. **A. medullaris segmentalis** (↑) **f:** *A. vertebralis (Pars transversaria), Aa. intercostales postt., Aa. lumbales; **V:** segmentale Zuflüsse zum art. Längssystem des Rückenmarks. **A. meningea media** (↑) **f:** *A. maxillaris; ---→

A

durch das Foramen spinosum in die mittl. Schädelgrube; - → R. accessorius, R. frontalis, R. orbitalis, R. parietalis, R. petrosus, A. tympanica sup., R. anastomoticus cum a. lacrimali; **V:** Hauptarterie der Dura mater, Schädelknochen, Paukenhöhle, Ganglion trigeminale, M. tensor tympani, Antrum mastoideum. **A. meningea posterior** (↑) **f:** *A. pharyngea asc.; - - - → durch das Foramen jugulare in die hintere Schädelgrube; **V:** Dura mater. **Aa. mes|encephalicae** (↑) **f pl:** *A. basilaris; **V:** Mittelhirn. **A. mesenterica inferior** (↑) **f:** *Pars abdominalis aortae, unpaar in Höhe des 3.-4. Lendenwirbels; - - - → nach links; - → A. ascendens, A. colica sin., Aa. sigmoideae, A. rectalis sup.; **V:** Colon descendens, Sigmoideum, Rektum. **A. mesenterica superior** (↑) **f:** *Pars abdominalis aortae; - - - → unpaar 1 cm unter dem Truncus coeliacus entspringend, hinter dem Pankreaskopf, vor der Pars inferior duodeni, im Mesenterium; - → A. pancreaticoduodenalis inf., Aa. jejunales, Aa. ileales, A. ileocolica, A. colica dextra, A. flexurae dext.; A. colica media, A. marginalis coli; **V:** untere Teile von Duodenum u. Pankreas, Jejunum, Ileum, Colon bis zur linken Flexur, hier Anastomose mit A. mesenterica inferior. **Aa. meta|carpales dorsales** (↑) **f pl:** *Rete carpalis dors. der A. radialis; - - - → auf den Mm. interossei dorss.; - → Aa. digitales dorsales; **V:** Rücken der Mittelhand, des Grund- u. Mittelglieds der Fingerrücken. **Aa. meta|carpales palmares** (↑) **f pl:** *Arcus palmaris prof.; - - - → auf den Mm. interossei palmares; - → Rr. perforantes; verbinden sich meist mit den Aa. digitales palmares communes. **Aa. meta|tarsales dorsales** (↑) **f pl:** *A. dorsalis pedis; - - - → auf den Mm. interossei dorsales; **V:** Dorsalflächen der Zehen. **Aa. meta|tarsales plantares** (↑) **f pl:** *Arcus plantaris prof.; - - - → auf den Mm. interossei plantares; - → Rr. perforantes, Aa. digitales plantares communes; **V:** Plantarfläche von Mittelfuß u. Zehen, Dorsalflächen der Zehenmittel- u. -endglieder. **A. meta|tarsea cremasteris** (JNA; ↑) **f:** s. Arteria cremasterica. **Aa. musculares** (↑) **f pl:** *A. ophthalmica; - - - → Aa. ciliares antt., Aa. conjuctivales antt., Aa. episclerales; **V:** äußere Augenmuskeln. **A. musculo|phrenica** (↑) **f:** *A. thoracica int.; - - - → auf den Rippenansätzen des Zwerchfells nach lateral; **V:** Zwerchfell, untere Interkostalräume, Ansätze der Bauchmuskeln. **Aa. nasales posteriores laterales** (↑) **f pl:** *A. sphenopalatina; **V:** Schleimhaut der hinteren lateralen Nasenwand. **A. nasi externa** (↑) **f:** syn. Arteria* dorsalis nasi. **A. nutricia** (↑) **f:** syn. Arteria nutriens; der Ernährung von Knochen dienende Arterie, bes. bei Röhrenknochen u. großflächigen platten Knochen. Die Bez. wird ergänzt um den Namen des Knochens. **Aa. nutriciae femoris** (↑) **f pl:** syn. Aa. nutrientes femoris; *Aa. perforantes; **V:** Femur. **A. nutricia fibulae** (↑) **f:** syn. A. nutriens fibulae; *A. fibularis; **V:** Wadenbein. **Aa. nutriciae humeri** (↑) **f pl:** syn. Aa. nutritientes humeri; *A. prof. brachii; **V:** Knochenmark des Humerus. **A. nutricia radii** (↑) **f:** syn. A. nutriens radii; *A. radialis; **V:** Knochenmark des Radius. **A. nutricia tibiae** (↑) **f:** syn. A. nutriens tibiae; *A. tibialis post.; - - - → unter der Linea m. solei in die Tibia; **V:** Tibia. **A. nutricia ulnae** (↑) **f:** syn. A. nutriens ulnae; *A. ulnaris; **V:** Knochenmark der Ulna. **A. obturatoria** (↑) **f:** *A. iliaca int.; - - - → an der Innenwand des kl. Beckens, durch den Canalis obturatorius; - → R. pubicus (vgl. Corona mortis), R. acetabularis, R. anterior, R. posterior; **V:** M. psoas major, Symphyse, tiefe Hüftmuskeln, Hüftgelenk, Adduktoren des Oberschenkels. **A. obturatoria ac|cessoria** (↑) **f:** gelegentl. aus dem R. pubicus der A. epigastrica entspringende Arteria* obturatoria. **A. occipitalis** (↑) **f:** Hinterhauptschlagader; *A. carotis ext.; - - - → unter hinterem Bauch des M. digastricus, über Massa lat. des Atlas, medial des Warzenfortsatzes unter den Ansatz des M. splenius capitis, durchbohrt M. trapezius, zum Hinterhaupt; - → R. mastoideus, R. auricularis, Rr. sternocleidomastoidei, Rr. occipitales, R. meningeus (inkonstant), R. desc.; **V:** Nacken- u. Kopfschwartenmuskulatur, Hinterfläche der Ohrmuschel, Haut des Hinterhaupts, Diploe u. Dura mater. **A. occipitalis lateralis** (↑) **f:** s. Arteria cerebri posterior. **A. occipitalis medialis** (↑) **f:** s. Arteria cerebri posterior. **A. ophthalmica** (↑) **f:** *A. carotis int. (Pars cerebralis); - - - → medial des Proc. clinoideus ant., unter dem Sehnerv durch den Canalis oticus in die Orbita, den Sehnerv kreuzend nach medial unter den M. obliquus sup. bulbi; - → A. centralis retinae, A. lacrimalis, Aa. palpebrales latt., R. meningeus recurrens, Aa. ciliares postt. breves et longae, Aa. musculares, A. supraorbitalis, A. ethmoidalis ant. et post., Aa. palpebrales medd., A. supratrochlearis, A. dors. nasi; **V:** Dura mater, Auge, Augenhöhle, Tränenapparat, Augenmuskeln, Siebbeinzellen, Stirnhöhle, vorderer Teil der Nasenhöhle, Oberlid, Stirnhaut. **A. ovarica** (↑) **f:** *Pars abdominalis aortae; - - - → retroperitoneal auf dem M. psoas major schräg abwärts, Ureter u. A. iliaca ext. überkreuzend; im Lig. latum uteri zum Eierstock; Anastomosen mit A. uterina; - → Rr. unterici, Rr. tubarii; **V:** Ovarium, Tuba uterina. **A. palatina ascendens** (↑) **f:** *A. facialis; - - - → an der Seitenwand des Pharynx; **V:** oberer Teil des Pharynx, Gaumenbögen, Tonsilla palatina, Tuba auditiva. **A. palatina descendens** (↑) **f:** *A. maxillaris; - - - → Fossa pterygopalatina, Canalis palatinus major; - → A. palatina major, Aa. palatinae minores, R. pharyngeus; **V:** Gaumen, Rachen. **A. palatina major** (↑) **f:** *A. palatina descendens; - - - → durch das Foramen palatinum majus; **V:** harter Gaumen, Zahnfleisch. **Aa. palatinae minores** (↑) **f pl:** *A. palatina descendens; - - - → durch die Foramina palatina minora; **V:** weicher Gaumen. **Aa. palpebrales laterales** (↑) **f pl:** *A. lacrimalis; **V:** laterale Augenlider, Anastomosen zur Aa. palpebrales medd.; vgl. Arcus palpebralis. **Aa. palpebrales mediales** (↑) **f pl:** *A. ophthalmica; - → Aa. conjunctivales postt., Arcus palpebralis inf. et sup.; **V:** Augenlider. **A. pancreatica dorsalis** (↑) **f:** *Rr. pancreatici der A. splenica; - - - → hinter dem Pankreashals abwärts; **V:** Corpus pancreatis. **A. pancreatica inferior** (↑) **f:** *Rr. pancreatici der A. splenica; - - - → hinter dem Pancreas abwärts; **V:** Corpus pancreatis. **A. pancreatica magna** (↑) **f:** *Rr. pancreatici der A. splenica; - - - → abwärts auf der Rückseite des Pankreaskörpers; **V:** Pankreas. **A. pancreatico|duodenalis inferior** (↑) **f:** *A. mesenterica inf.; - - - → hinter dem Pankreas entspringend, zw. diesem u. Duodenum aufsteigend; - → R. anterior, R. posterior, **V:** Pankreas, Duodenum. **A. pancreatico|duodenalis superior anterior** (↑) **f:** *A. gastroduodenalis; - - - → zw. Pankreaskopf u. Duodenum; - → Rr. pancreatici, Rr. duodenales; **V:** Pankreaskopf, Duodenum. **A. pancreatico|duodenalis superior posterior** (↑) **f:** *A. hepatica comm.; - - - → hinter dem Pankreas, dem Duodenum folgend; Anastomose mit A. pancreaticoduodenalis inferior; - → Rr. pancreatici, Rr. duodenales; V: Pankreaskopf, Duodenum. **A. para|centralis** (↑) f: *A. callosomarginalis; Ast für das Feld hinter dem Sulcus centralis an der Mantelkante. **A. parietalis anterior, posterior** (↑) f: *Pars terminalis der A. cerebri media; V: vordere u. hintere Teile des Lobus parietalis, obere Hälfte des Gyrus postcentralis, Lobulus parietalis inferior. **A. parieto-occipitalis** (↑) f: *A. cerebri ant.; Pars postcommunicalis. **Aa. perforantes** (↑) f pl: *A. prof. femoris; - - - → durch die Adduktorenansätze nach dorsal; - → Aa. nutriciae femoris; V: Muskeln u. Haut der Oberschenkelrückseite, Femur. **Aa. per|forantes anteriores** (↑) f pl: s. Arteria cerebri anterior. **Aa. perforantes penis** (↑) f pl: *A. pudenda int.; V: Schwellkörper. **A. peri|callosa** (↑) f: s. Arteria cerebri anterior; - → Rr. paracentrales (inkonstant), Rr. precuneales, Rr. parietooccipitales. **A. peri|cardiaco|phrenica** (↑) f: *A. thoracica int.; - - - → mit dem N. phrenicus an der Seitenwand des Herzbeutels; V: Herzbeutel, Zwerchfell. **A. perinealis** (↑) f: *A. pudenda int.; - - - → auf od. unter dem Diaphragma urogenitale; V: M. bulbospongiosus, M. ischiocavernosus. **A. peronea** (↑) f: s. Arteria fibularis. **A. pharyngea ascendens** (↑) f: *A. carotis ext.; - - - → an seitl. Pharynxwand; - → A. meningea post., Rr. pharyngeales, A. tympanica inf.; V: Pharynxmuskulatur, Tuba auditiva, Rachenmandel, Paukenhöhle, Dura mater der hinteren Schädelgrube. **A. phrenica inferior** (↑) f: *Pars abdominalis aortae; - - - → paarig unter dem Hiatus aorticus; - → Aa. suprarenales supp.; V: Zwerchfell, Nebennieren. **Aa. phrenicae superiores** (↑) f pl: *Pars thoracica aortae; V: obere Fläche des Zwerchfells. **A. plantaris lateralis** (↑) f: *A. tibialis post.; - - - → zw. M. flexor digitorum brevis u. M. quadratus plantae; - → Arcus plantaris prof., Arcus plantaris superf. (inkonstant); V: laterale Fußsohlenseite. **A. plantaris medialis** (↑) f: *A. tibialis post.; - - - → zw. M. abductor hallucis u. M. flexor digitorum brevis; - → R. superficialis, R. profundus; V: Muskeln u. Haut der Fußsohleninnenseite. **A. plantaris profunda** (↑) f: * A. metatarsalis dors.; - - - → perforiert Raum zw. Metatarsalknochen zur Verbindung mit dem Arcus plantaris; V: Fußsohle. **A. polaris frontalis** (↑) f: s. Arteria cerebri anterior. **A. polaris temporalis** (↑) f: s. Arteria cerebri media. **Aa. pontis** (↑) f pl: *A. basilaris; - → Rr. medd. et latt.; V: Brücke. **A. poplitea** (↑) f: *Fortsetzung der A. femoralis vom Hiatus adductorius bis zur Aufteilung am M. popliteus; - - - → Fossa poplitea; - → A. sup. lat. et med. genus, A. media genus, Aa. surales, A. inf. lat. et med. genus; V: Beuger am Oberschenkel, Kniegelenk, Unterschenkel, Fuß. **A. pre|cunealis** (↑) f: *A. cerebri ant., Pars postcommunicalis callosi; V: Teile des Gyrus cinguli, Precuneus. **A. pre|frontalis** (↑) f: s. Arteria cerebri media. **Aa. pre|opticae** (↑) f pl: s. Arteria cerebri anterior. **A. pre|pancreatica** (↑) f: *Rr. pancreatici der A. splenica; - - - → zw. Corpus u. Proc. uncinatus pancreatis zur Vorderfläche des Pankreas, Anastomose mit A. pancreaticoduodenalis sup. ant.; V: Proc. uncinatus pancreatis. **A. princeps pollicis** (↑) f: *A. radialis; - - - → unter dem M. opponens pollicis; V: Daumen. **A. profunda brachii** (↑) f: *A. brachialis; - - - → im Sulcus n. radialis unter dem lateralen Trizepskopf; - → Aa. nutriciae humeri, R. deltoideus, A. collateralis media et radialis; V: M. triceps brachii, Humerus, Ellenbogengelenk. **A. profunda clitoridis** (↑) f: *A. pudenda int.; - - - → V: in den Schwellkörpern. **A. profunda femoris** (↑) f: *A. femoralis; - - - → variabel zw. Adduktoren u. M. vastus med.; - → A. circumflexa femoris lat. u. med., Aa. perforantes; V: Oberschenkel. **A. profunda linguae** (↑) f: *A. lingualis; - - - → lateral des M. genioglossus; V: Zunge, Anastomose zur Gegenseite. **A. profunda penis** (↑) f: *A. pudenda int.; - - - → im Corpus cavernosum; V: Corpus cavernosum. **A. pterygo|meningea** (↑) f: *A. maxillaris (A. meningea med.); - - - → durch das Foramen ovale; V: Mm. pterygoidei, M. tensor veli palatini, Tuba auditiva, Ganglion trigeminale, Dura mater. **A. pterygo|palatina** (JNA; ↑) f: s. Arteria sphenopalatina. **A. pudenda externa profunda** (↑) f: *A. femoralis; - - - → durch den Hiatus saphenus; - → Rr. labiales bzw. scrotales antt.; V: äußeres Genitale. **A. pudenda externa super|ficialis** (↑) f: *A. femoralis; - - - → durch den Hiatus saphenus; V: äußeres Genitale. **A. pudenda interna** (↑) f: *A. iliaca int.; - - - → unter dem M. piriformis durch das Foramen ischiadicum majus, durch das Foramen ischiadicum minus in den Canalis pudendalis; - → A. rectalis inf., A. perinealis, Rr. labiales bzw. scrotales posteriores, A. urethralis, A. bulbi vestibuli bzw. penis, A. dorsalis clitoridis bzw. penis, A. profunda clitoridis bzw. penis, Aa. perforantes penis; V: Anus u. Dammregion, äußere Genitalien, Harnröhre. **A. pulmonalis dextra, sinistra** (↑) f: rechte u. linke Lungenschlagader, führen sauerstoffarmes Blut zu den Lungen; *Truncus pulmonalis; - - - → rechts hinter der Aorta asc. u. V. cava sup., links vor der Aorta descendens zum Lungenhilum; - → Aa. lobares der Lungenlappen, weitere Aufteilung in Aa. segmentales.

Arteria-pulmonalis-Katheter (↑; Pulmo*; Katheter*) m: s. Pulmonaliskatheter.

Arteria quadrigeminalis (↑) f: s. Arteria cerebri posterior. **A. radialis** (↑) f: *A. brachialis; - - - → über den M. pronator teres, zw. M. brachioradialis u. M. flexor carpi radialis, unter den Sehnen der Mm. abductor pollicis longus u. extensor pollicis brevis, durch den M. interosseus dorsalis I zur Hohlhand; - → A. recurrens radialis, A. nutricia radii, R. carpalis palmaris, R. palmaris superficialis, R. carpalis dorsalis, A. princeps pollicis, A. radialis indicis, Arcus palmaris profundus; V: benachbarte Muskeln des Unterarms u. der Hand, Finger; s. Arcus palmaris profundus, Arcus palmaris superficialis. **A. radialis indicis** (↑) f: *A. radialis; V: ulneare Seite des Zeigefingers.

Arteria-radialis-Lappen (↑): (engl.) forearm flap; kutaner Gewebelappen aus der radialen, distalen Unterarmhaut mit definierter Gefäßversorgung über die A. radialis u. der mit ihr verlaufenden Venen; Verw. zur Lappenplastik* in der plastischen Gesichtschirurgie.

Arteria radicularis anterior (↑) f: *R. dorsalis der Aa. intercostales postt.; V: vordere Spinalnervenwurzel. **A. radicularis posterior** (↑) f: *R. dorsalis der Aa. intercostales postt.; V: hintere Spinalnervenwurzel. **A. rectalis inferior** (↑) f: *A. pudenda int.; - - - → in der Fossa ischioanalis zum Anus; V: Haut u. Muskeln des Anus. **A. rectalis media** (↑) f: *A. iliaca int.; - - - → oberh. des M. levator ani; - → Rr. vaginales, Rr. prostatici; V: M. levator ani, Bläschendrüsen u. Prostata bzw. unterer Teil der Scheide, Rektum. **A. rectalis superior** (↑) f: *A. mesenterica inf.; - - - → hinter dem Rektum; V: Hauptarterie für das

Rektum. **A. recurrens** (†) f: syn. Arteria* centralis longa. **A. recurrens radialis** (†) f: *A. radialis; - - - → rückläufig zw. Mm. brachialis u. brachioradialis aufsteigend, zum Rete articulare cubiti; **V:** M. brachialis, M. brachioradialis, Ellenbogengelenk. **A. recurrens tibialis anterior** (†) f: *A. tibialis ant.; **V:** Kniegelenk. **A. recurrens tibialis posterior** (†) f: inkonstant; *A. tibialis ant.; **V:** Kniegelenk. **A. recurrens ulnaris** (†) f: *A. ulnaris; - - - → vor bzw. hinter dem Epicondylus med. humeri ins Rete articulare cubiti; - → R. anterior et posterior; **V:** Ellenbogengelenk. **A. renalis** (†) f: *Pars abdominalis aortae, in Höhe des 1. Lendenwirbels; - - - → rechts hinter der V. cava inf., links hinter dem Pankreaskörper; - → Rr. capsulares, A. suprarenalis inf., R. ant. mit A. segmenti sup., A. segmenti ant. sup., A. segmenti ant. inf., A. segmenti inf., R. post. mit A. segmenti post., Rr. ureterici, Aa. intrarenales; **V:** Niere, Nebenniere, Harnleiter. **A. retro|auricularis** (JNA; †) f: s. Arteria auricularis posterior. **Aa. retro|duodenales** (†) f pl: *A. gastroduodenalis; - - - → Rückfläche von Duodenum u. Pankreaskopf, kreuzen Ductus choledochus; **V:** Gallengang. **Aa. sacrales laterales** (†) f pl: *A. iliaca int.; - - - → seitl. an der Vorderfläche des Kreuzbeins nach unten; - → Rr. spinales; **V:** Kreuz-, Steißbein, Wirbelkanal, Beckenmuskulatur. **A. sacralis mediana** (†) f: *mediane Fortsetzung der Pars abdominalis aortae; - - - → vor dem Kreuzbein zur Spitze des Steißbeins; - → Aa. lumbales imae, Rr. sacrales latt.; **V:** Kreuz- u. Steißbein. **A. segmenti anterioris hepatici** (†) f: s. Arteria hepatica propria. **A. segmenti anterioris inferioris renalis** (†) f: s. Arteria renalis. **A. segmenti anterioris superioris renalis** (†) f: s. Arteria renalis. **A. segmenti inferioris renalis** (†) f: s. Arteria renalis. **A. segmenti lateralis hepatici** (†) f: s. Arteria hepatica propria. **A. segmenti medialis hepatici** (†) f: s. Arteria hepatica propria. **A. segmenti posterioris hepatici** (†) f: s. Arteria hepatica propria. **A. segmenti posterioris renalis** (†) f: s. Arteria renalis. **A. segmenti superioris renalis** (†) f: s. Arteria renalis. **Aa. sigmoideae** (†) f pl: *A. mesenterica inf.; - - - → nach links abwärts; **V:** Colon sigmoideum. **A. spheno|palatina** (†) f: *A. maxillaris; - - - → durch das Foramen sphenopalatinum; - → Aa. nasales postt. latt., Rr. septales postt.; **V:** hintere Nasenhöhlenschleimhaut. **A. spinalis anterior** (†) f: *A. vertebralis (Pars intracranialis); - - - → vor der Fissura mediana ant. des Rückenmarks; **V:** Rückenmark, -häute.

Arteria-spinalis-anterior-Syn|drom (†; Spina*; anterior*) n: Ischämie* des Rückenmarks inf. Verschlusses der A. spinalis ant.; **Urs.:** meist Arteriosklerose*, evtl. Kompression der A. spinalis ant. durch Bandscheibenvorfall* od. Rückenmarktumoren*; **Sympt.:** Schmerzen, dissoziierte Sensibilitätsstörung, Paraplegie, Blasen- u. Mastdarmstörungen.

Arteria spinalis posterior (†) f: *A. inf. post. cerebelli; - → im Suclcus posterolat. des Rückenmarks; **V:** Rückenmark, -häute. **A. splenica** (†) f: syn. A. lienalis; *Truncus coeliacus; - - - → am Oberrand des Pankreas zur Milz; - → Rr. pancreatici, A. gastro-omentalis sin., Aa. gastricae breves, Rr. splenici, A. gastrica post.; **V:** Pankreas, Magen, Milz, großes Netz. **A. striata medialis distalis** (†) f: s. Arteria cerebri anterior. **Aa. striatae mediales proximales** (†) f pl: s. Arteria cerebri anterior. **A. stylo|mastoidea** (†) f: *A. auricularis post.; - - - → durch das Foramen stylomastoideum, im Canalis nervi facialis; **V:** Schleimhaut von Paukenhöhle u. Cellulae mastoideae, M. stapedius. **A. sub|clavia** (†) f: *rechts: Truncus brachiocephalicus, links: Arcus aortae; - - - → Mediastinum sup., über der Pleurakuppel, zw. M. scalenus ant. u. M. scalenus med., zwischen 1. Rippe u. Clavicula, Fortsetzung in der A. axillaris; - → A. vertebralis, A. thoracica int., Truncus thyrocervicalis, Truncus costocervicalis; **V:** Teile von Kopf, Gehirn, Hals, Rückenmark, Brust, Arm; vgl. Subclavian-steal-Syndrom, Subklaviapunktion. **A. sub|costalis** (†) f: *Pars thoracica aortae; - - - → unter der 12. Rippe; **V:** Bauchwandmuskeln. **A. sub|lingualis** (†) f: Unterzungenschlagader; *A. lingualis; - - - → zw. M. mylohyoideus u. Glandula sublingualis; **V:** Mundbodenmuskeln, Glandula sublingualis, Mundbodenschleimhaut u. Zahnfleisch. **A. sub|mentalis** (†) f: *A. facialis; - - - → an der Unterseite des M. mylohyoideus; **V:** Mundbodenmuskeln, Glandula submandibularis, Mandibula. **A. sub|scapularis** (†) f: *A. axillaris; - - - → um den Unterrand des M. subscapularis; - → A. thoracodorsalis, A. circumflexa scapulae; **V:** Mm. subscapularis, latissimus dorsi, teres major. **A. sulci centralis** (†) f: s. Arteria cerebri media. **A. sulci post|centralis** (†) f: s. Arteria cerebri media. **A. sulci pre|centralis** (†) f: s. Arteria cerebri media. **A. superior cerebelli** (†) f: *A. basilaris; - - - → unter dem Tentorium cerebelli; - → R. med. et. lat.; **V:** obere Fläche des Kleinhirns. **A. superior lateralis genus** (†) f: *A. poplitea; **V:** Rete articulare genus. **A. superior medialis genus** (†) f: *A. poplitea; **V:** Rete articulare genus. **A. supra|chiasmatica** (†) f: s. Arteria communicans anterior. **A. supra|duodenalis** (†) f: inkonstant; *A. gastroduodenalis; **V:** Pars pylorica des Magens, Duodenum. **A. supra|optica** (†) f: s. Arteria cerebri anterior. **A. supra|orbitalis** (†) f: *A. ophthalmica; - - - → unter dem Orbitadach durch die Incisura supraorbitalis zur Stirn; - → R. diploicus; **V:** Os frontale, Stirn. **A. supra|renalis inferior** (†) f: *A. renalis; **V:** Nebenniere. **A. supra|renalis media** (†) f: *Pars abdominalis aortae; **V:** Nebenniere. **Aa. supra|renales superiores** (†) f pl: *A. phrenica inf.; **V:** Nebenniere. **A. supra|scapularis** (†) f: *Truncus thyrocervicalis; - - - → vor dem M. scalenus ant., unter der Clavicula, über das Lig. transversum scapulae superius in die Fossa supra- u. infraspinata; - → R. acromialis; **V:** Acromion, M. supra- u. infraspinatus. **A. supra|trochlearis** (†) f: *A. ophthalmica; - - - → durch die Incisura frontalis zur Stirn; **V:** Weichteile der Stirn. **Aa. surales** (†) f pl: *A. poplitea; **V:** Wadenmuskeln. **A. tarsalis lateralis** (†) f: *A. dorsalis pedis; - - - → unter dem M. extensor digitorum brevis; **V:** M. extensor digitorum brevis, laterale Zehen. **Aa. tarsales mediales** (†) f pl: *A. dorsalis pedis; - - - → unter der Sehne des M. extensor hallucis longus; **V:** medialer Fußrand. **A. temporalis anterior** (†) f: *Pars sphenoidalis der A. cerebri media; **V:** Gyri temporales. **A. temporalis media** (†) f: *A. temporalis superf.; - - - → oberhalb des Jochbogens unter den M. temporalis, auf der Schläfenbeinschuppe; **V:** M. temporalis, Periost der Schläfenbeinschuppe. **A. temporalis profunda anterior, posterior** (†) f: *A. maxillaris; - - - → im M. temporalis aufwärts; - → Rr. pterygoidei; **V:** M. temporalis, laterale Augenhöhlenwand, Mm. pterygoidei. **A. temporalis super|ficialis** (†) f: *A. carotis ext.; - - - → in der Glandula parotidea, vor dem äußeren Gehörgang, über dem Jochbogen, auf der Fascia temporalis; - -→ R. parotideus, A. transversa faciei, Rr. auriculares anteriores, A. zygomaticoorbitalis, A. temporalis media, R. frontalis, R. parietalis; **V:** Glandula parotidea, mimische Muskeln, vorderer Teil der Ohrmuschel, äußerer Gehörgang, Schläfe. **A. testicularis** (↑) f: *Pars abdominalis aortae; - - - -→ retroperitoneal auf dem M. psoas major schräg abwärts, Ureter u. A. iliaca ext. überkreuzend, im Samenstrang durch den Leistenkanal; - -→ Rr. ureterici, Rr. epididymales; **V:** Ureter, Hoden, Nebenhoden. **A. thalami per|forans** (↑) f: s. Arteria cerebri posterior. **A. thalamo|geniculata** (↑) f: s. Arteria cerebri posterior. **Aa. thalamo|striatae antero|laterales** (↑) f pl: s. Arteria cerebri media. **Aa. thalamo|striatae antero|mediales** (↑) f pl: syn. Arteriae* centrales anteromediales. **A. thoracica interna** (↑) f: *A. subclavia; - - - -→ parallel dem Brustbeinrand zw. Pleura u. Rippenknorpeln, am 7. Rippenknorpel durch Trigonum sternocostale des Zwerchfells, weiter als A. epigastrica sup.; - -→ Rr. mediastinales, Rr. thymici, Rr. bronchiales (inkonstant), Rr. tracheales (inkonstant), A. pericardiacophrenica, Rr. sternales, Rr. perforantes mit Rr. mammarii medd., R. costalis lat. (inkonstant), Rr. intercostales antt., A. musculophrenica, A. epigastrica sup.; **V:** Thymus, Mediastinum ant., Brustdrüse, Brustwand, Zwerchfell, M. rectus abdominis. **A. thoracica lateralis** (↑) f: *A. axillaris; - - - -→ am lateralen Rand des M. pectoralis minor, auf dem M. serratus ant.; - -→ Rr. mammarii latt.; **V:** M. pectoralis minor, M. serratus ant., Brustdrüse. **A. thoracica superior** (↑) f: *A. axillaris; - - - -→ unter dem M. subclavius; **V:** M. subclavius, Mm. intercostales I, II, M. serratus anterior. **A. thoraco|acromialis** (↑) f: *A. axillaris; - - - -→ im Trigonum deltopectorale; - -→ R. acromialis, Rete acromiale; R. clavicularis, R. deltoideus, Rr. pectorales; **V:** Acromion, Schultergelenk, Schlüsselbein, Mm. deltoideus, serratus ant., pectoralis major. **A. thoraco|dorsalis** (↑) f: *A. subscapularis; - - - -→ zw. Mm. serratus ant. u. teres major zum M. latissimus dorsi; **V:** genannte Muskeln. **A. thyroidea ima** (↑) f: *Truncus brachiocephalicus od. *Arcus aortae; **V:** Schilddrüse; inkonstant 10 %. **A. thyroidea inferior** (↑) f: *Truncus thyrocervicalis; - - - -→ vor dem 6. Halswirbel unter der A. carotis comm. nach medial u. abwärts, kreuzt N. laryngeus recurrens; - -→ A. laryngea inf., Rr. glandulares, Rr. pharyngeales, Rr. oesophageales, Rr. tracheales; **V:** Schilddrüse, Kehlkopf, Pharynx, Oesophagus, Trachea. **A. thyroidea superior** (↑) f: *A. carotis ext.; - - - -→ bogenförmig abwärts zu Oberrand u. Vorderfläche der Schilddrüse; - -→ R. infrahyoideus, R. sternocleidomastoideus, A. laryngea sup., R. cricothyroideus, R. glandularis ant., R. glandularis post., R. glandularis lat.; **V:** Zungenbein, Zungenbeinmuskeln, M. sternocleidomastoideus, Kehlkopf, Schilddrüse. **A. tibialis anterior** (↑) f: *A. poplitea; - - - -→ durch die Membrana interossea cruris, auf deren Vorderfläche zw. M. tibialis ant. u. extensor hallucis longus; - -→ A. recurrens tibialis ant., post. (inkonstant), Aa. malleolaris ant. lat. et med.; **V:** Kniegelenk, Unterschenkelvorderfläche, Fußrücken. **A. tibialis posterior** (↑) f: *A. poplitea; - - - -→ unter dem Arcus tendineus m. solei, am medialen Rand des M. tibialis post. hinter den medialen Knöcheln; - -→ R. circumflexus fibularis, Rr. malleolares medd., Rr. calcanei, A. nutricia tibiae; **V:** Kniegelenk, Tibia, Unterschenkelbeugeseite, Fußsohle. **A. trans|versa cervicis** (↑) f: syn. A. transversa colli; *Truncus thyrocervicalis, oft direkt aus der A. subclavia; - - - -→ zw. den Wurzeln des Plexus brachialis, im Trigonum omoclaviculare nach dorsal zum Angulus sup. scapulae; - -→ R. superf. (auch als A. cervicalis superf.), R. prof. (auch als A. dorsalis scapulae); **V:** M. levator scapulae, splenius, benachbarte Nackenmuskeln, M. trapezius, serratus ant., latissimus dorsi, Mm. rhomboidei. **A. trans|versa colli** (↑) f: *Truncus thyrocervicalis; - - - -→ oft zw. Primärsträngen des Plexus brachialis zum Angulus sup. scapulae; - -→ R. superf. mit R. asc. u. desc., R. prof. (A. dors. scapulae, wenn separat entspringend); **V:** Schulterblatt- u. benachbarte Nackenmuskeln. **A. trans|versa faciei** (↑) f: *A. temporalis superf.; - - - -→ in der Glandula parotidea, unterhalb des Jochbogens; **V:** Glandula parotidea, mimische Muskeln. **A. tympanica anterior** (↑) f: *A. maxillaris; - - - -→ durch die Fissura sphenopetrosa zur Paukenhöhle; **V:** Kiefergelenk, Paukenhöhle. **A. tympanica inferior** (↑) f: *A. pharyngea asc.; - - - -→ durch den Canaliculus tympanicus; **V:** Paukenhöhle. **A. tympanica posterior** (↑) f: *A. auricularis post.; - - - -→ durch den Canaliculus chordae tympani; **V:** Schleimhaut von Paukenhöhle u. Cellulae mastoideae. **A. tympanica superior** (↑) f: *A. meningea media; - - -→ durch den Hiatus canalis n. petrosi minoris in die Paukenhöhle; **V:** Paukenhöhle. **A. ulnaris** (↑) f: *A. brachialis; - - - -→ zw. M. pronator teres u. M. flexor digitorum prof., mit dem M. flexor carpi ulnaris zur Hohlhand; - -→ A. recurrens ulnaris, Rete articulare cubiti, A. nutricia ulnae, A. interossea communis, R. carpalis dorsalis, R. carpalis palmaris, R. palmaris profundus, Arcus palmaris superficialis, Aa. digitales palmares communes; **V:** Ellenbogengelenk, Palmarseite von Unterarm, Hand u. Fingern; s. Arcus palmaris superficialis. **A. umbilicalis** (↑) f: beide Arterien führen im fetalen Kreislauf das Blut zur Plazenta; *A. iliaca int.; - - - -→ Pars patens bleibt arteriell durchströmt, Pars occlusa verödet zur Chorda arteriae umbilicalis; - -→ Pars patens: A. ductus deferentis, Rr. ureterici, Aa vesicales supp.; **V:** Harnblasenscheitel, Harn- u. Samenleiter. **A. uncalis** (↑) f: *A. carotis int. (Pars cerebralis); **V:** Uncus des Gyrus parahippocampalis. **A. urethralis** (↑) f: *A. pudenda int.: - - - -→ im Corpus spongiosum penis bis zur Glans; **V:** Harnröhre, Penis. **A. uterina** (↑) f: *A. iliaca int.; - - - -→ in der Basis des Lig. latum uteri zur Cervix uteri, geschlängelt am seitlichen Uterusrand aufwärts; - -→ Rr. helicini, Rr. vaginales, R. ovaricus, R. tubarius; **V:** Uterus, Ovarium, Tuba uterina, Vagina. **A. vaginalis** (↑) f: *A. iliaca int.: - - - -→ an der Cervix uteri; **V:** oberer Bereich der Scheide. **A. vermis superior** (↑) f: *R. medialis der A. sup. cerebelli; **V:** Wurm des Kleinhirns. **A. vertebralis** (↑) f: *A. subclavia; - - - -→ vier Abschnitte: Pars prevertebralis durch die tiefe Halsfaszie, Pars transversaria (syn. Pars cervicalis) durch Foramina transversaria vertebrae cervicales 6–1 (90 %), Pars atlantica im Sulcus arteriae vertebralis des Atlas, nach medial durch die Membrana atlantooccipitalis post., Pars intracranialis nach Durchtritt durch das Foramen magnum; - -→ Pars transversaria: Rr. spinales mit Rr. radiculares, A. medullaris segmentalis, Rr. musculares; Pars intracranialis: Rr. meningei, A. inf. post. cerebelli, A. spinalis ant., Rr. medullares medd. et

A

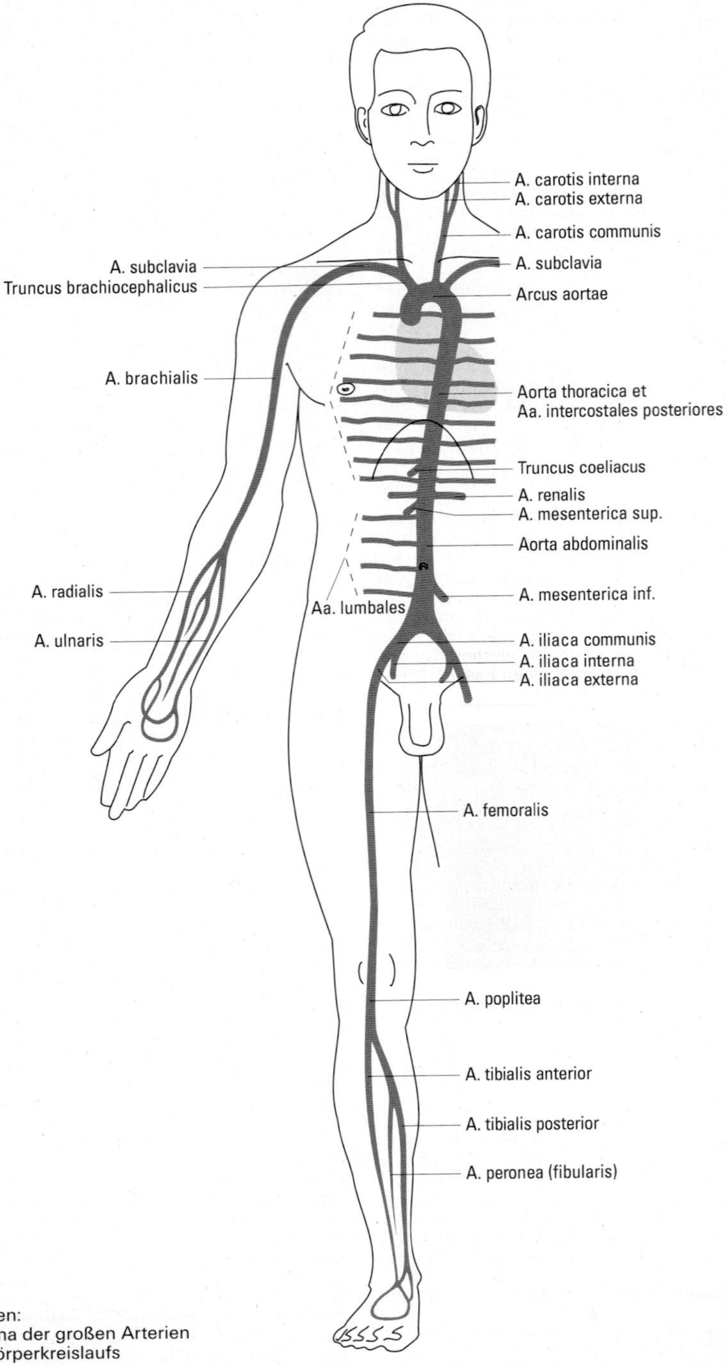

Arterien:
Schema der großen Arterien
des Körperkreislaufs

[533]

latt.; **V:** Halsmuskeln, Wirbelkanal, Rückenmark, Dura mater, Unterfläche des Kleinhirns.

Arteria-vertebralis-In|suffizienz (↑; Vertebra*; Insuffizienz*) f: s. Durchblutungsstörung, vertebrobasiläre.

Arteria vesicae felleae (↑) f: s. Arteria cystica. **A. vesicalis inferior** (↑) f: *A. iliaca comm.; - - - → lateral der Bläschendrüsen zum Harnblasengrund; - → Rr. prostatici; **V:** Bläschendrüsen, Prostata, Harnblase. **A. vesicalis superior** (↑) f: *A. umbilicalis, später A. iliaca int.; **V:** oberer u. mittl. Bereich der Harnblase, Beckenabschnitt des Harnleiters. **A. zygomatico|orbitalis** (↑) f: *A. temporalis superf.; - - - → über den Jochbogen zum seitlichen Augenhöhlenrand; **V:** M. orbicularis oculi.

Arteri|ektasie (↑; -ektasie*) f: (engl.) arteriectasia; diffuse Arterienerweiterung im Ggs. zur lokalisierten (Aneurysma*).

Arterien (↑) f pl: (engl.) arteries; Arteriae, Schlagadern, Pulsadern; Blutgefäße mit vom Herzen wegleitender Strömungsrichtung des

Anatomische Bezeichnung der Arterien siehe unter Arteria.

Bluts; **Histol.** (s. Abb.): Tunica interna (Intima) mit einschichtigem Endothel, dem lockeren bindegewebigen Stratum subendotheliale u. der bei A. des muskulären Typs deutlich ausgeprägten Membrana elastica interna; Tunica media (Media): besteht bei A. des muskulären Bautyps (periphere A.) aus dichtgefügten Lagen ring- od. schraubenförmig angeordneter glatter Muskelzellen u. feinen elast. u. kollagenen Fasern; bei A.

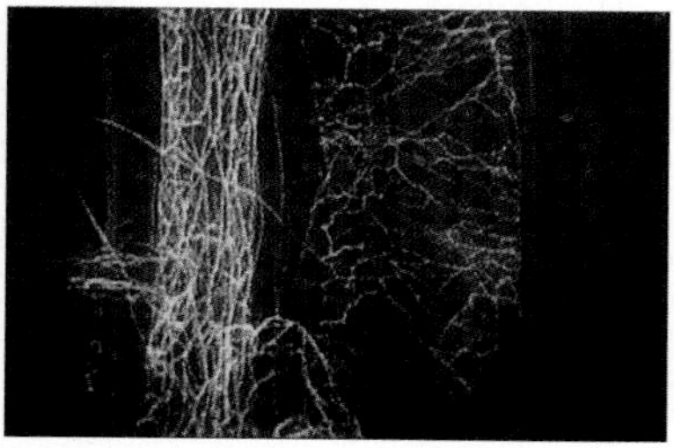

Arterien:
Im Vergleich zur Vene ist die kleinkalibrigere Arterie von einem viel dichteren perivaskulären Nervengeflecht umgeben (Glyoxylsäurefluoreszenz). [395]

des elast. Bautyps (große herznahe A.) aus zahlreichen gefensterten elast. Membranen u. eingelagerten glatten Muskelzellen (Spannmuskeln) u. kollagenen Fasern; Tunica externa (Adventitia): kollagenes Bindegewebe u. elast. Fasern; enthält ernährende Gefäße (Vasa vasorum) u. Gefäßnerven. Zwischen Media u. Adventitia kann eine Membrana elastica externa ausgebildet sein.

Arterien|chirurgie (↑; Chirurgie*) f: s. Gefäßchirurgie.

Arterien|geräusch (↑): syn. Strömungsgeräusch; s. Gefäßgeräusch.

Arterien|klemme (↑): s. Gefäßklemme.

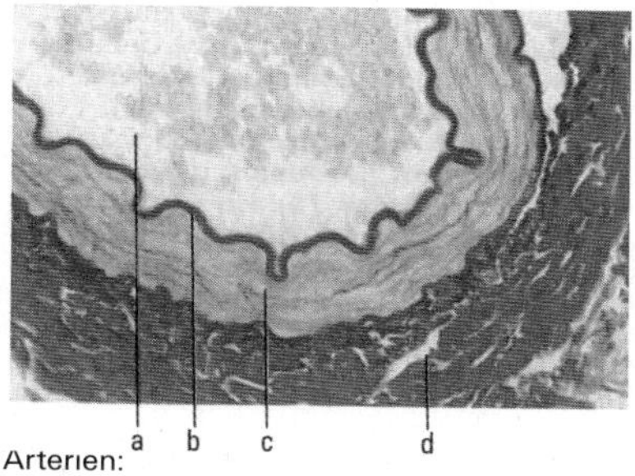

Arterien:
histologischer Schnitt durch eine Arterie vom muskulären Typ (Kombination von Elastica- und Gieson-Färbung);
a: Lumen; b: Membrana elastica interna;
c: Tunica media; d: Tunica adventitia

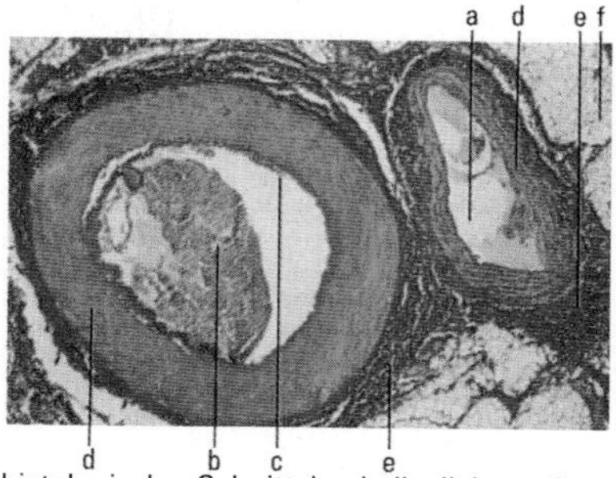

histologischer Schnitt durch die dickwandige Arteria und dünnwandige Vena radialis (Gieson-Färbung); a: Venenlumen; b: Arterienlumen; c: Membrana elastica interna; d: Tunica media; e: Tunica adventitia; f: univakuoläres Fettgewebe [134]

Arterien|verkalkung (↑): umgangssprachl. Bez. für Arteriosklerose*.

Arterien|verschluss, aorto|iliakaler (↑): s. Verschlusskrankheiten, arterielle.

Arterien|verschluss, akuter (↑): (engl.) acute arterial occlusion; plötzl. Verlegung einer (annähernd) normal weiten Arterie mit akutem Ischämiesyndrom* im nachgeschalteten Gewebe bzw. Organbezirk; **Urs.:** Embolie* (v. a. aus dem li. Vorhof, insbes. bei Vorhofflimmern u. Mitralklappenfehlern) od. Thrombose*; selten Aneurysma dissecans, Vasospasmus, Trauma; **Lok.** u. **Sympt.: 1.** zerebrale Arterien, meist als Schlaganfall*; **2.** Gefäßverzweigungen, v. a. Femoralis-, Iliaka- u. Aortenbifurkation; **3.** Extremitätenarterien, v. a. A. poplitea u. A. brachialis, mit plötzl. heftigen Schmerzen, Blässe, Abkühlung u. Verfärbung (Marmorierung) der Haut distal des Gefäßverschlusses, Taubheitsgefühl, Ruheschmerzen inf. Mangeldurchblutung der Muskulatur, fehlenden peripheren Arterienpulsen, Schock durch Hypovolämie, Azidose u. Einschwemmung von Proteinzerfallsprodukten bei Reperfusion; **4.** viszerale Arterien, bes. A. mesenterica superior (s. Mesenterialgefäßverschluss), A. renalis (s. Nierenembolie), Truncus coeliacus; **Diagn.:** Angiographie, Ultraschalldiagnostik; **Ther.:** Embolektomie*, Heparinisierung, Analgesie, Hämodilution, Fibrinolyse*, postop. Embolieprophylaxe*; **Progn.:** abhängig von der Ischämietoleranz*, dem Kollateralkreislauf* u. dem Zeitfaktor (bei Extremitätenembolie Amputationsrate innerh. 6 Std. ca. 4 %, innerh. 48 Std. ca. 25 %). Vgl. Phlegmasia coerulea dolens, Verschlusskrankheiten, arterielle.

Arterien|verschluss, supra|aortaler (↑): s. Aortenbogensyndrom, Verschlusskrankheiten, arterielle.

Arteriitis (↑; -itis*) f: (engl.) arteritis; Entzündung einer Arterie; vgl. Vaskulitis.

Arteriitis brachio|cephalica (↑; ↑) f: s. Aortenbogensyndrom.

Arteriitis temporalis (↑; ↑) f: syn. Arteriitis cranialis, Morbus Horton, Horton-Magath-Brown-Syndrom; granulomatöse Arteriitis der Aorta u. ihrer großen Äste mit bevorzugtem Befall extrakranieller Äste der A. carotis, bes. der Arteria temporalis; häufig assoziiert mit Polymyalgia* rheumatica; i. d. R. nach dem 50. Lj. auftretend; Inzidenz 17:100 000, m:w = 1:2; **Ätiol.:** Autoimmunprozess unklarer Genese, getriggert durch Virusinfekte (Grippe, Hepatitis B); **Sympt.:** Kopfschmerz (75 %), Visusstörung (Schleiersehen, einseitiger Gesichtsfeldausfall), Kauschmerz, geschwollene u. indurierte Temporalarterien mit reduzierter od. fehlender Pulsation, Fieber, Schwäche, Gewichtsverlust; **Kompl.:** plötzl. Erblindung, Schlaganfall; **Diagn.:** stark erhöhte BKS, bilaterale Biopsie der A. temporalis (granulomatöse Panarteriitis mit Riesenzellgranulomen od. Infiltration mit $CD4^+$-T-Lymphozyten), Farbduplexsonographie (Halo-Effekt bei Stenosierung); **Ther.:** Glukokortikoide; Immunsuppressiva, z. B. Methotrexat od. Azathioprin bei Therapieresistenz; **Progn.:** gut. Vgl. Vaskulitis. E. Fei.

Arterio|graphie (↑; -graphie*) f: (engl.) arteriography; röntg. Darstellung von Arterien; s. Angiographie.

Arteriola (Dim. ↑) f (pl Arteriolae): (engl.) arteriole; Arteriole; letzter Gefäßabschnitt der Arterien, dem Kapillaren folgen; besitzt Endothel, ein Gitterfasernetz u. einschichtig u. zirkulär angeordnete, glatte Muskelzellen; die Membrana elastica interna fehlt, so dass myoendotheliale Kontakte entstehen; reguliert als Widerstandsgefäß den Blutfluss in der Kreislaufperipherie.

Arteriolae mediales retinae (↑) f pl: Äste der A. centralis retinae für den zw. dem Discus nervi optici u. der Macula liegenden Teil der Retina.

Arteriolae rectae renis (↑) f pl: Äste der Aa. arcuatae u. der Vasa efferentia; versorgen das Nierenmark.

Arteriola glomerularis af|ferens renis (↑) f: aus der A. interlobularis kommendes, zuführendes Gefäß der Nierenglomeruli.

Arteriola glomerularis ef|ferens renis (↑) f: abführendes Gefäß der Nierenglomeruli, geht über in das Gefäßnetz zw. den Tubuli contorti.

Arteriola macularis inferior, media et superior (↑) f: *A. centralis retinae; **V:** Macula.

Arteriola nasalis retinae inferior et superior (↑) f: *A. centralis retinae; **V:** nasale Netzhautanteile.

Arteriola temporalis retinae inferior et superior (↑) f: *A. centralis retinae; **V:** temporale Anteile der Retina*.

Arteriolitis all|ergica cutis (↑; -itis*) f: syn. Small* vessel vasculitis.

Arteriolo|sklerose (↑; Skler-*; -osis*) f: (engl.) arteriolosclerosis; Atherosklerose (Hyalinisierung) der Arteriolen; **Vork.:** bei der genuinen arteriolosklerot. Schrumpfniere, auch an den kleinsten Arterien des Gehirns, Pankreas, der Milz, Retina u. peripheren Arterien. Vgl. Arteriosklerose.

Arterio|pathia calci|ficans in|fantum (↑; -pathie*; Calc-*; lat. facere machen; infans Kind) f: sehr seltene, bereits bei Geburt bestehende Verkalkung der Lamina elastica interna kleinerer u. größeren Arterien (insbes. der Koronararterien); **Ätiol.:** unklar, vereinzelt fam. Häufung; **Klin.:** schwere arterielle Hypertonie mit meist foudroyantem Verlauf (Infarktsymptomatik u. Tod im 1. Lj.); **DD:** Bland*-White-Garland-Syndrom.

Arterio|sklerose (↑; Skler-*; -osis*) f: (engl.) arteriosclerosis; syn. Atherosklerose, umgangssprachl. Bez. Arterienverkalkung; wichtigste u. häufigste krankhafte Veränderung der Arterien mit Verhärtung, Verdickung, Elastizitätsverlust

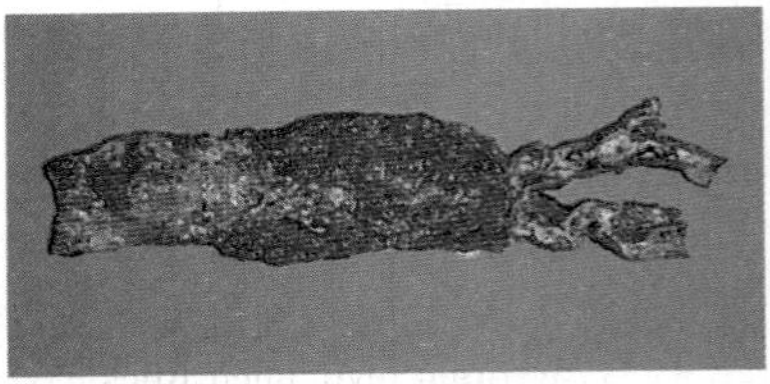

Arteriosklerose:
ulzeröse Plaques und Thromben in den Innenflächen der aufgeschnittenen Aorta abdominalis und den beiden Aa. iliacae communes hinter der Aortengabelung [471]

u. Lichtungseinengung; **Ätiol.:** zahlreiche exogene u. endogene Noxen bzw. Krankheiten werden, z. T. durch tierexperimentelle, klin. u. epidemiol. Beobachtungen gestützt, für die Auslösung bzw. Förderung der A. verantwortlich gemacht, z. B. Hypertonie, Hyperlipidämie, Hyperfibrinogenämie, Diabetes mellitus, Toxine, Nicotin, Antigen-Antikörper-Komplexe, Entzündungen, Hypoxie, Wirbelbildungen, psych. Stress, Alter, fam. Belastung. **Pathogenese** (Histogenese, Theorien): **1.** Veränderungen des Gefäßinhalts (Druck, Wirbel, Hyperlipidämie usw.) bewirken Läsionen des Endothels, gesteigerten Stoffeinstrom (Infiltrationstheorie, Anitschkow; Perfusionstheorie, Doerr) u. dadurch ausgelöste metabol. u. zelluläre Reaktionen der Gefäßwand: Intimaödem, Synthesesteigerung saurer Mukopolysaccharide, Ausfällung von Lipoproteinen, Fibrinogen u. Albumin, Proliferation von Bindegewebe- u. Muskelzellen mit gesteigerter Kollagen- u. Elastinsynthese (Fibrose, Elastose), evtl. Hyalinose; zunehmende Lipidose, oft Nekrose, Ulzeration u. Verkalkung. **2.** Primäre Veränderungen der Intima od. des Endothelfilms mit Ablagerungen von Blutplättchen u. Fibrin lösen Bindegewebeproliferation aus; sklerotische Beete als organisierte parietale Thromben (Duguid); Lipidose der Gefäßwand usw. als sek. Veränderungen; **3.** A. als Folge einer primären krankhaften Veränderung der Gefäßwand (Disposition); Blutdruckerhöhung u. Hyperlipidämie können den Prozess intensivieren. Die intimalen Myozyten bzw. Bindegewebezellen proliferieren aus unbekannter Ursache u. bilden vermehrt kollagene Fasern u. Mukopolysaccharide sowie Lipide (Hauss). **4.** Nach neueren Erkenntnissen wird der Wechselwirkung zw. Thrombozyten („Hyperaktivität") u. der Gefäßwand eine maßgebliche Rolle in der Pathogenese der A. bei-

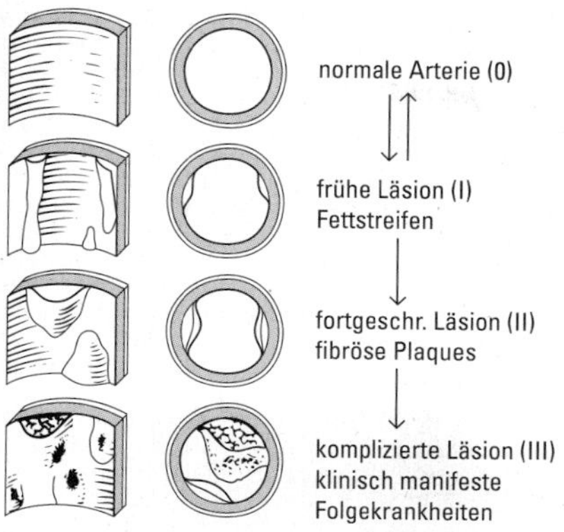

Arteriosklerose:
Stadieneinteilung nach der WHO

gemessen. **Prävention** (evtl. auch Rückbildung der Frühstadien) durch Ausschalten bzw. Reduktion atherogener Noxen. Vgl. Mönckeberg-Sklerose, Aortensklerose.

arteriosus (↑): **1.** reich an Arterien; **2.** zur Arterie gehörend, arteriös.

Arterio|tomie (↑; -tom*) **f:** (engl.) arteriotomy; op. Eröffnung einer Arterie, z. B. zur Embolektomie*.

Arthr-: Wortteil mit der Bedeutung Gelenk, Glied; von gr. ἄρθρον.

Arthr|algie (↑; -algie*) **f:** (engl.) joint pain, arthralgia; Gelenkschmerz, z. B. bei Arthrose*.

Arthr|ek|tomie (↑; Ektomie*) **f:** (engl.) arthrectomy; vollständige od. teilweise Resektion eines Gelenks (z. B. von Kapsel- od. Knochenanteilen).

Ar|thritis (↑; -itis*) **f:** Gelenkentzündung; **Sympt.:** Schmerzen, Schwellung, Überwärmung, Bewegungseinschränkung, Gelenkerguss* (seröse Formen), Gelenkempyem (eitrige Formen), Rötung (v. a. akute Formen); bei chron. Verlauf steht der Funktionsverlust mit Destruktionen, Fehlstellungen, Kontrakturen u. Ankylosen im Vordergrund. **Pathol./Anat.:** Synovialitis*; **Einteilung: I.** nach Anzahl betroffener Gelenke: Monarthritis, Oligoarthritis, Polyarthritis; **II.** nach Verlauf: **1.** akute A. (v. a. septische A., kristallinduzierte A., reaktive A., akute Sarkoidose); **2.** subakute A.; **3.** chronische A. (v. a. rheumatoide A., A. bei seronegativer Spondylarthropathie); **III.** nach Ursache: **1.** infektiös (septische A., Gelenkempyem); **a)** direkte Inf. durch penetrierende Wunde (Punktion od. Injektion), am häufigsten mit Staphylokokken; **b)** fortgeleitete Inf., v. a. septisch-metastatisch (hämatogen) bei bakt. Infektionskrankheiten (Gonorrhö, Sepsis), selten i. R. einer Tuberkulose bzw. durch Pilze, Brucellen, Parasiten; **2.** para- od. postinfektiös ohne Nachweis lebender Err. im Gelenk (vgl. Arthritis, reaktive): **a)** nach bakteriellen Inf. (meist akute Mon- od. Oligoarthritis, BKS oft stark erhöht, häufig Fieber, granulozytäre Leukozytose im peripheren Blutbild); Vork. v. a. nach Inf. mit Yersinien, Chlamydien, Mykoplasmen, Gonokokken (auch i. R. der Reiter*-Krankheit), Borrelien (Lyme*-Borreliose) sowie Campylobacter, Mykobakterien, Brucellen; i. R. einer Streptokokkeninfektion seltener bei rheumatischem Fieber*, häufiger bei subakuter bakterieller Endokarditis*; Rheumafaktor oft pos. (Gefahr der Verwechslung mit rheumatoider A.); **b)** bei od. nach Virusinfektionen (oft eher subakute Polyarthritiden, normale Leukozytenzahlen od. Leukopenie, rel. Lymphozytose im peripheren Blutbild); insbes. bei Hepatitis B (A. verschwindet beim Auftreten des Ikterus), Röteln, Mumps, infektiöser Mononukleose, Windpocken, Pocken, Coxsackie-Virus-Infektionen, Adenovirus-Infektionen (v. a. bei Kindern mit Pharyngitis, makulopapulösem Exanthem, symmetr. Polyarthritis) u. Arbovirus-Infektionen, aber auch Inf. durch Alphaviren, ECHO-Viren, Zytomegalie-Virus, Herpes-Viren, evtl. HIV; chronische Verläufe wahrscheinl. bei Inf. mit EBV, Parvoviren (u. U. Zus. mit chron. Polyarthritis); **c)** bei Infektion mit Parasiten (Leitsymptom: Eosinophilie), v. a. Filarien (Wuchereria bancrofti, Loa loa), Onchocerca caecutiens; **3.** A. bei seronegativen Spondylarthropathien* u. verwandten Erkr.; v. a. als Spondylitis ankylosans, A. psoriatica, A. bei entzündl. Darmerkrankungen (sog. enteropathische A.), z. B. Enteritis regionalis Crohn, Colitis ulcerosa, Whipple-Krankheit, Behçet-Krankheit; auch nach intestinaler Bypass-Op. u. Magenresektion nach Billroth II (Polyarthritis, episodisches Fieber, Hautläsionen ähnlich dem Sweet*-Syndrom); **4.** rheumatoide Arthritis*; **5.** juvenile chronische Arthritis*; **6.** A. bei entzündl. Bindegewebeerkrankungen u. Vaskulitiden; v. a. bei systemischem Lupus* erythematodes, Kollagenosen, Purpura* Schoenlein-Henoch, Panarteriitis* nodosa; **7.** allergische A.; rel. häufige Urs.: Medikamente (Beginn 1–2 Wochen nach Einnahmebeginn); Sympt.: Fieber, Tachykardie, Kopfschmerz, Übelkeit, Bauchschmerzen, Lymphadenopathie, Exanthem; BKS normal, evtl. Leukopenie, Eosinophilie; Dauer einige Tage über das Absetzen des Medikaments hinaus; Vork. häufig in Komb. mit Vaskulitis (vgl. Arzneimittelallergie); **8.** A. in Verbindung mit Stoffwechselerkrankungen u. ernährungsbedingten Störungen: A. urica (Gicht*), A. bei Chondrokalzinose* (sog. Pseudogicht), Hydroxylapatitkristall*-Ablagerungskrankheit (Kristallarthropathie*); Hämochromatose, Hyperlipoproteinämien (v. a. familiäre Formen, Typ II: hohes Fieber, migratorische Polyarthritis kleiner u. großer Gelenke, Xanthome), Ochronose (vgl. Arthropathia alcaptonurica), Lipoidkalzinogranulomatose (Teutschländer), Osteochondropathia endemica (Kaschin-Beck), Amyloidose (vgl. Dialyse-Arthropathie); **9.** A. bei endokrinen Störungen: Hyper- u. Hypothyreose, Hyper- u. Hypoparathyroidismus, Diabetes mellitus, Cushing-Syndrom, Akromegalie, Phäochromozytom; **10.** A. bei granulomatösen Erkr.: **a)** Sarkoidose (akut: Löfgren*-Syndrom); **b)** Langerhans*-Zellhistiozytose; **11.** A. bei Gelenkblutungen inf. Störungen der Blutgerinnung: **a)** Koagulopathien: Hämophilien (hämophile Arthropathie, Blutergelenk*); **b)** Antikoagulanzientherapie; **12.** A. bei Erkr. des hämatopoetischen Systems: **a)** hämolytische Anämien (Sichelzellenanämie, Thalassämie); **b)** Leukosen (reaktiv ohne synoviale leukämische Infiltration); **13.** neoplastische A.: **a)** primäre Gelenktumoren: benignes (villonoduläre Synovialitis) od. malignes Synovialom (Synovialsarkom); Chondromatose; **b)** synoviale Infiltration bei bösartigen Systemerkrankungen: v. a. Leukosen, maligne Lymphome (im Kindesalter v. a. ALL); **14.** paraneoplastische A.: v. a. bei Plasmozytom, Bronchial-, Prostata-, Mammakarzinom; **15.** (post-)traumatische A. (auch postop. Synovialitis); **16.** A. bei Erkr. des Gelenkknorpels: sog. aktivierte Arthrosen, Chondropathia* patellae, freie Gelenkkörper (v. a. Osteochondrosis* dissecans), rezidivierende Polychondritis*; **17.** A. bei Neuropathien (Arthropathia neuropathica, Charcot-Arthropathie): Tabes dorsalis (Arthropathia tabica), Syringomyelie (Arthropathia syringomyelica), diabetische Neuropathie, Spina bifida mit Meningomyelozele (Arthropathia myelodysplastica), hereditäre sensible Neuropathie, angeborene Analgesie, Lepra; **18.** A. bei pustulösen, abszedierenden, nekrotisierenden od. mit Gewebeneutrophilie einhergehenden Dermatosen: v. a. Sweet-Syndrom, Akne-assoziierte Arthritis* (s. a. Psoriasis-Arthropathie, Hyperostosis sternoclavicularis); **19.** A. bei sonstigen extraartikulären Grunderkrankungen: z. B. familiäres Mittelmeerfieber*.

Ar|thritis, Akne-assoziierte (↑; ↑) **f:** (engl.) acne associated arthritis; bei den entzündl. Akneformen (Acne papulopustulosa, Acne conglobata, Acne fulminans) mit hohem Fieber, starker Senkungsbeschleunigung u. Leukozytose einhergehende asymmetrische, selten erosiv verlaufende Oligoarthritis, bes. der Kniegelenke; daneben Sakroileitis, entzündliche Beteiligung von Wirbelsäule (Spondylitis, Spondylodiszitis) u. sterno-kosto-klavikulären Knochenverbindungen; Rückbildung mit Besserung der Akne.

Ar|thritis all|ergica (↑; ↑) **f:** s. Hydrops articulorum intermittens.

Ar|thritis, Chlamydien-in|duzierte (↑; ↑) **f:** s. Arthritis, reaktive; Chlamydia.

Ar|thritis dys|enterica (↑; ↑) **f:** s. Reiter-Krankheit.

Ar|thritis gonor|rhoica (↑; ↑) **f:** s. Gonorrhö.

Ar|thritis, juvenile chronische (↑; ↑) **f:** (engl.) juvenile rheumatoid arthritis; Abk. JRA; Oberbegriff für eine Gruppe chronisch-rheumatischer Erkr. im Kindes- u. Jugendalter mit Beginn vor dem 16. Lj.; Häufigkeit ca. 1:1000 Geburten; **Einteilung** nach Art u. Umfang des Gelenkbefalls u. des Vorhandenseins extraartikulärer Organmanifestationen: **1.** polyartikulär-systemische JRA: ca. 10–15 % der Fälle; s. Still-Syndrom; **2.** polyartikulär-nichtsystemische JRA: ca. 40 % der Fälle; **a)** polyartikulär-seronegative JRA: häufigste Form beim Kind; Erkrankungsbeginn im frühen Schulalter; Gelenkbefall symmetrisch unter möglicher Beteiligung sämtlicher Extremitätengelenke u. der HWS; unterschiedl. stark ausgeprägte radiol. Veränderungen, keine Beteiligung innerer Organe, kein Nachweis des Rheumafaktors im Serum; **b)** polyartikulär-seropositive JRA: Erkrankungsbeginn im 2. Lebensjahrzehnt, v. a. Mädchen betroffen; nosolog. Ähnlichkeit mit der rheumatoiden Arthritis* des Erwachsenen, oft erosiver Verlauf mit funktionell ungünstiger Prognose; Rheumafaktor u. antinukleäre Antikörper im Serum in bis zu 85 % positiv; **3.** mono- od. oligoartikuläre JRA: ca. 50 % der Fälle; Gelenkbefall asymmetrisch; Progn. im Vergleich zu den polyartikulären Formen deutlich günstiger; **a)** Typ I (frühkindlicher Typ): Erkrankungsbeginn vor dem 5. Lj., v. a. Mädchen betroffen; asymmetrischer Befall großer Gelenke; antinukleäre Antikörper im Serum oft positiv; in ca. einem Drittel der Fälle mit chronisch-rezidivierender Iridozyklitis; wegen Erblindungsgefahr ist eine engmaschige augenärztliche Kontrolle aller Pat. mit JRA auch bei Symptomfreiheit obligat. **b)** Typ II (Sakroiliitis-Typ): Erkrankungsbeginn um das 10. Lj., v. a. Jungen betroffen mit Befall bes. der unteren Extremitäten, häufig enthesiopathische Sympt. (Fersenschmerz, Achillodynie u. a.); radiol. Sakroiliitis; häufig Nachweis von HLA-B27; oft Iridozyklitis; im Ggs. zur frühkindlichen Form jedoch meist akut verlaufend mit Abheilung ohne Dauerschäden. Zu dieser Gruppe wird auch die juvenile Spondylitis* ankylosans gerechnet. **Ther.:** in Abhängigkeit von Manifestationsart u. Progn. individuelles Vorgehen in Zusammenarbeit mit kinderrheumatologischen Zentren; mehrdimensionale Therapieansätze mit Krankengymnastik, Ergotherapie, lokalen physik. Anwendungen, nichtsteroidalen Antiphlogistika, Analgetika, langwirkenden Antirheumatika; bei schweren Verläufen u. ungünstiger Progn. Zytostatika unter strenger Indikationsstellung; präventive u. rekonstruktive rheumachirurgische Eingriffe, psychol. Hilfen, Sozialarbeit u. rehabilitative Maßnahmen.

Ar|thritis mutilans (↑; ↑) **f:** Arthritis mehrerer kleiner Gelenke mit schweren Schädigungen, die zu Verkrüppelungen u. Verstümmelungen der Hände u. Füße führen; **Urs.:** rheumatoide Arthritis*, Psoriasis*-Arthropathie, Arthropathia* neuropathica.

Ar|thritis psoriatica (↑; ↑) **f:** syn. Psoriasis*-Arthropathie.

Ar|thritis, re|aktive (↑; ↑) **f:** (engl.) reactive arthritis; syn. postinfektiöse Arthritis; nichtseptische Arthritis*, die durch extraartikuläre Inf. ausgelöst wird u. bei Err. nicht direkt im Gelenk nachweisbar sind; **Path.:** bakterielle Inf. (Chlamydia, Borrelia, Yersinia, Salmonella, Shigella); genet. Prädisposition (bei 60–90 % der Pat. HLA-B27 nachweisbar); die Erregerpersistenz löst molekulares Mimikry* aus, so dass die Synovialflüssigkeit gegen Bakterienantigen, HLA-B27 u. Autoantigene (z. B. Hitzeschockproteine) gerichtete T-Zellen enthält; junge Männer sind häufiger als Frauen betroffen; **Klin.:** 1–4 Wochen nach Inf., z. T. nach beschwerdefreiem Intervall, akute bis subakute Arthritis mit steriler Synovialitis; meist asymmetrischer Gelenkbefall v. a. der unteren Extremitäten u. Iliosakralgelenke; häufig Enthesiopathie u. extraartikuläre Begleitmanifestation (Reiter*-Krankheit, Urethritis, Balanitis); bei HLA-B27-positiven Pat. häufig Beteiligung des Achsenskeletts; **Diagn.:** BKS-Beschleunigung, negativer Rheumafaktor, Synoviaanalyse, serol. od. mikrobiol. Nachweis der Infektion; **Ther.:** Sanierung der Infektion, nichtsteroidale Antirheumatika; **Progn.:** oft günstig, häufig Spontanheilung; chron. Verlauf möglich.

Ar|thritis, rheumatoide (↑; ↑) **f:** (engl.) rheumatoid arthritis; Abk. RA; syn. chronische Polyarthritis (Abk. cP); entzündl. Allgemeinerkrankung mesenchymaler Gewebe, meist Manifestation als Synovialitis; bisher ungeklärte Ätiologie (evtl. Autoimmunkrankheit); **Häufigkeit:** Punktprävalenz zw. 0,5 u. 1,0 %, ein Neuerkrankungsfall je 2000 Einwohner u. Jahr; mit steigendem Alter (linear?) zunehmende Inzidenz u. Prävalenz, Frauen sind etwa dreimal häufiger betroffen als Männer. **Verlauf:** unvorhersehbar, meist chronisch-progredient, z. T. mit ausgeprägten Schüben, selten Totalremission; in 10-15 % maligner Verlauf mit rascher Invalidität;

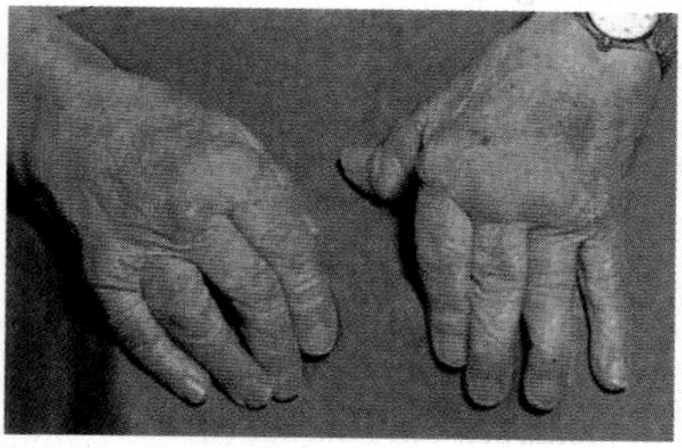

Arthritis, rheumatoide: ulnare Deviation der linken Hand, Schwanenhals-Deformität der Finger, besonders deutlich am 3. und 4. Finger links [364]

relatives Mortalitätsrisiko ca. 3 %; **Diagn.:** Kriterien zur Diagnosestellung: s. Tab. 1; **Klin.:** Leitsymptome sind Arthralgien, Morgensteifigkeit, Inappetenz, Abgeschlagenheit u. Myalgien; symmetr. Synovialitis kleiner stammferner Gelenke (v. a. Fingergrund- u. -mittelgelenke, Zehengrundgelenke); weiche fluktuierende, oft spindelförmige Gelenkschwellungen; extraartikuläre Organmanifestationen: Pleuritis, Lungenfibrose, Perimyokarditis, Polyneuropathie, Hepatitis, Anämie, Thrombozytose, Keratoconjunctivitis sicca, Lymphadenopathie, Rheumaknoten (hochspezif.), generalisierte Vaskulitis (evtl. lebensbedrohlich); **Labor:** erhöhte BKS u. Akute-Phase-Proteine; bei 80 % der Fälle Nachw. des Rheumafaktors*, bei 50–80 % von HLA-DR4; **Rö.:** gelenknahe Osteoporose, Gelenkspaltverschmälerung, Arrosionen, Erosionen, seltener Ankylosen (s. Tab. 2); **Histol.** der Synovialis: selten (pathognomonische) Granulome, sonst Fibrinexsudation, Hyperplasie der Synovialdeckzellschicht, Rundzellinfiltrate, Vaskulitis, villöse Hyperplasie, Proliferation unreifer Zellverbände (pannöse Destruktion); **Ther.:** Ruhe, dosierte Bewegung, Krankengymnastik, Kryotherapie, Ergotherapie, nichtsteroidale Antiphlogistika, sog. Basistherapeutika (z. B. Chloroquin, Penicillamin, Goldverbindungen, Methotrexat), Glukokortikoide, Anti-TNFα-Therapie, prophylakt. u. rekonstruktive Op. (Synovek-

Arthritis, rheumatoide Tab. 1
Diagnostische Kriterien

Morgensteifigkeit von wenigstens einer Stunde[1]
Gelenkschwellungen an > 3 von 14 möglichen Gelenkregionen (rechte und linke Fingermittel-, Fingergrund- und Handgelenke, Ellenbogen, Knie, obere Sprunggelenke, Zehengrundgelenke)[1]
wenigstens eine Schwellung im Bereich der genannten Handregionen[1]
symmetr. Befall von Gelenkregionen[1]
Rheumaknoten
Rheumafaktor im Serum
typische radiologische Veränderungen im Bereich der Hände (wenigstens unzweifelhafte gelenknahe Osteoporose)

[1] seit wenigstens 6 Wochen vorhanden

Arthritis, rheumatoide Tab. 2
Stadieneinteilung der klinischen, funktionellen und röntgenologischen Symptomatik nach Steinbrocker et al.; eine Progression muss nicht zeitgleich alle drei genannten Ebenen betreffen.

Stadium	Klinik	Funktion	Röntgenbefund
I	geringe Schwellungen	keine Beeinträchtigung bei alltäglichen Anforderungen	höchstens gelenknahe Entkalkung
II	konstante Synovitiden; keine Gelenkdeformierungen	leichte Behinderung durch Bewegungseinschränkung eines oder mehrerer Gelenke, jedoch ausreichende Funktionskapazität bei normalen Tätigkeiten	gelenknahe Entkalkung, beginnende Knorpel- und Knochendestruktion
III	Gelenkdeformierungen; Muskelatrophien; Tendinitiden (Rheumaknoten)	eingeschränkte Funktionskapazität mit erheblicher Behinderung bei den Tätigkeiten in Beruf, Haushalt und bei der Selbstversorgung	Knochendestruktionen, Osteoporose, Subluxationen
IV	ausgeprägte Gelenkdeformierungen; Gelenkinstabilität; Ankylosen	hochgradige Einschränkung der Funktionskapazität, Rollstuhlabhängigkeit oder Bettlägerigkeit; geringe Selbstversorgungsmöglichkeiten, ständiges Angewiesensein auf fremde Hilfe	fortgeschrittene Gelenkzerstörungen und -deformierungen, Gelenkluxationen, -instabilitäten, Ankylose (bindegewebig oder knöchern)

A

tomie*, Arthrodese); **Kompl.** u. **Folgekrankheiten:** zervikale Myelopathie, Sepsis, AA-Amyloidose, gastrointestinale Ulzera.

Ar|thritis sicca (↑; ↑) **f:** s. Arthritis tuberculosa.

Ar|thritis syphilitica (↑; ↑) **f:** Arthritis bei Syphilis*.

Ar|thritis tuberculosa (↑; ↑) **f:** Arthritis als sekundäre Organmanifestation einer Tuberkulose*, ausgehend von einer gelenknahen Knochentuberkulose* od. einer hämatogen entstandenen, synovialen Gelenktuberkulose; **Klin.:** häufig mäßige Gelenkschwellung v. a. an den unteren Extremitäten bei primär chron. Verlauf; bei Erwachsenen meist Einzelläsion, bei Kindern häufig Hände u. Füße betroffen (Daktylitis); **Diagn.:** röntg. anfangs Weichteilverschattung, später Trias aus juxtaartikulärer Osteoporose, marginalen Erosionen, Gelenkspaltverschmälerung; Knochendestruktion; histol. u. mikrobiol. Untersuchung des Synoviums; **Ther.:** Antituberkulotika, ggf. Synovektomie, Herdausräumung, Arthroplastik, Arthrodese; **Kompl.:** kalter Senkungsabszess; **Progn.:** bei frühzeitiger Behandlung Erhalt der Gelenkfunktion möglich.

Ar|thritis urica (↑; ↑) **f:** s. Gicht.

Arthro|derma (↑; Derm-*) **f:** Pilzgattung; s. Dermatophyten.

Arthro|dese (↑; gr. δέσις das Binden) **f:** (engl.) arthrodesis; op. Gelenkversteifung, z. B. bei Schlottergelenken, schmerzhaften Gelenkreizungen inf. posttraumatischer Veränderungen, Entzündungen od. schweren Arthrosen mit dem Ziel, eine schmerzfreie Belastung zu ermöglichen. Vgl. Tripelarthrodese.

Arthro|graphie (↑; -graphie*) **f:** (engl.) arthrography; Röntgenkontrastdarstellung einer Gelenkhöhle durch Injektion von negativem (z. B. Luft) od. positivem (wasserlösl.) Röntgenkontrastmittel* bzw. durch Doppelkontrastmethode*; **Ind.:** Verdacht auf Meniskusschäden, Bandverletzungen (v. a. des oberen Sprunggelenks), Periarthropathia humeroscapularis, Rotatorenmanschettenläsionen, Gelenkchondromatose, Baker-Zyste u. a. Vgl. Arthroskopie.

Arthro|gryposis (↑; Gryposis*) **f:** Versteifung eines Gelenks in Beugestellung.

Arthro|gryposis-multiplex-con|genita-Syndrome (↑; ↑; lat. multiplex vielfach; Co-*; genitus geboren) **n pl:** Gruppe von erblich od. sporadisch auftretenden Erkr. mit angeborenen, meist symmetrischen Gelenkfehlstellungen u. -versteifungen; z. B. Guérin-Stern-Syndrom, Amyoplasia* congenita, Arthromyodysplasia congenita, fetale Akinesie*.

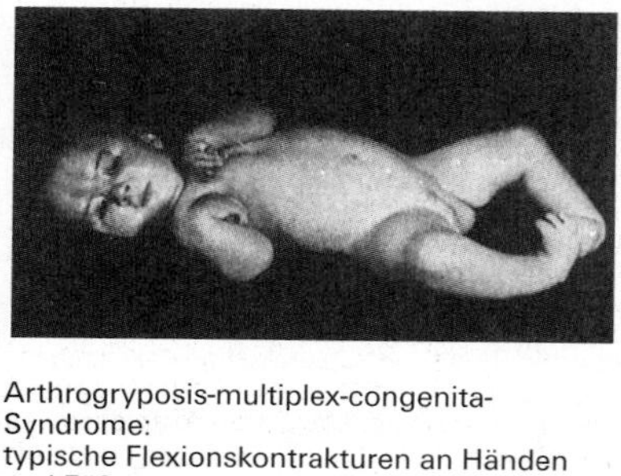

Arthrogryposis-multiplex-congenita-Syndrome:
typische Flexionskontrakturen an Händen und Füßen [540]

Arthro|lith (↑; Lith-*) **m:** Gelenkmaus; s. Gelenkkörper, freier.

Arthro|lyse (↑; Lys-*) **f:** (engl.) arthrolysis; op. Gelenkmobilisation durch Lösung von intra- od. extraartikulären Verwachsungen od. Durchtrennung einer geschrumpften Gelenkkapsel.

Arthro|myo|dys|plasia con|genita (↑; My-*; Dys-*; -plasie*) **f:** s. Arthrogryposis-multiplex-congenita-Syndrome.

Arthro-Ophthalmo|pathie, erbliche progressive (↑; Ophthalm-*; -pathie*) **f:** (engl.) hereditary arthro-ophthalmopathy; syn. Stickler-Syndrom; autosomal-dominant erbl. Erkrankung mit Augen- u. Gelenkveränderungen; **Häufigkeit:** 1:20 000 Neugeborene; **Urs.:** heterogenetisch; Mutationen in drei versch. Genen für Kollagen*; **Typ I:** COL2A1-Gen, Genlokus 12q13.11-q13.2; **Typ II:** COL11A1-Gen, Genlokus 1p21; **Typ III** (ohne ophth. Anomalien): COL11A2-Gen, Genlokus 6p21.3. **Sympt.:** Myopie, Glaskörperverflüssigung, Netzhautablösung, später Katarakt, Keratopathien, chron. Uveitis, an den Gelenken epiphysäre Entwicklungsstörungen, degenerative Knorpel- u. Bindegewebeveränderungen, Hypermotilität, Minderwuchs, Mitralklappenprolaps.

Arthro|pathia (↑; -pathie*) **f:** s. Arthropathie.

Arthro|pathia alc|apton|urica (↑; ↑) **f:** chron. Arthropathie* bei Alkaptonurie* inf. Homogentisinsäureablagerung im Knorpel.

Arthro|pathia deformans (↑; ↑) **f:** s. Arthrose.

Arthro|pathia neuro|pathica (↑; ↑) **f:** Arthropathie* mit schwerster atrophischer od. hypertrophischer Gelenkverformung; **Urs.:** mechan. Gelenkschädigung durch rezidiv. Traumatisierung bei Verlust der schützenden Schmerzempfindung u. Propriozeption, u. U. auch trophische Störungen; **Sympt.:** schmerzlose Gelenkschwellungen, Bandlockerung, Gelenkinstabilität, rasch progrediente Knorpel- u. Knochenzerstörung; **Formen: 1.** Arthropathia myelodysplastica: starke Gelenkverformung, insbes. der Füße, mit Geschwürbildung (Malum* perforans pedis); z. B. bei Spina* bifida; **2.** Arthropathia syringomyelica: meist hypertrophische Gelenkveränderungen u. trophische Ulzera v. a. an den oberen Extremitäten (Schulter, Ellenbogen, Hand) bei Syringomyelie*; **3.** Arthropathia tabica: Gelenkveränderungen bes. an den unteren Extremitäten mit Neigung zu Schlottergelenkbildung, Frakturen u. Paraosteoarthropathie* bei Tabes* dorsalis. Vgl. Arthritis.

Arthro|pathia ovari|priva (↑; ↑) **f:** wahrscheinlich hormonell bedingte Arthropathie der Iliosakralgelenke (meist im Klimakterium, nach Kastration); bei Ausheilung Ankylose.

Arthro|pathia psoriatica (↑; ↑) **f:** s. Psoriasis-Arthropathie.

Arthro|pathia urica (↑; ↑) **f:** s. Gicht.

Arthro|pathie (↑; ↑) **f:** (engl.) arthropathy; Gelenkerkrankung mit heterogenen entzündlichen u. nichtentzündlichen Komponenten; v. a. bei metabolischen, hämostaseologischen, hämatopoetischen u. neuropathischen Störungen (vgl. Arthritis); **Formen: 1.** vorwiegend nichtentzündlicher Typ: zunehmende Knorpel- u. Knochendestruktion, osteophytäre Randanbauten, wie bei destruierenden Formen der Arthrose*; Vork. bei Tabes dorsalis, Syringomyelie, Diabetes mellitus mit auffallender Diskrepanz zw. ausgedehnter Destruktion u. Schmerzlosigkeit; **2.** vorwiegend entzündlicher Typ: chronisch-proliferierende Synovialitis* mit Pannusbildung, oft Nebeneinander von erosiven u. proliferativen Veränderungen, Periostitis; Vork. v. a. bei Hämophilie (sog. Blutergelenk*). Vgl. Psoriasis-Arthropathie, Osteoarthropathie, hyperostotische.

Arthro|plạstik (↑; -plastik*) f: (engl.) arthroplasty; Gelenkersatz; **Formen: 1.** Alloarthroplastik mittels Endoprothese*; **2.** nicht mehr gebräuchl. Autoarthroplastik mit körpereigenem Gewebe (Faszie, Fett, Haut) als Interponat zw. neugebildeten Gelenkflächen.

Arthro|pode-borne diseases (engl.): durch Arthropoden übertragene Erkr. aufgrund einer Inf. mit Viren (s. Arbovirosen) od. Bakterien (z. B. Lyme*-Borreliose).

Arthro|poden (Arthr-*; gr. πούς, ποδός Fuß) m pl: (engl.) arthropods; Gliederfüßer; wechselwarme Bewohner von Land u. Wasser, v. a. warmer u. feuchter Regionen; formenreichster Tierstamm; bilateral-symmetr., segmentäre Körper; Gliedmaßen mit Gelenken, Außenskelett aus Chitin; keine echte Leibeshöhle, kein geschlossenes Blutgefäßsystem; Atmung über Körperoberfläche, Kiemen bzw. Tracheen u. Stigmen; **Entw.:** Mehrzahl der A. legt Eier (lebend gebärend z. B. Skorpion, Tsetsefliege); da Wachstum des Außenskeletts nicht möglich, Häutungen im Larvenstadium u. bei Übergang zu Nymphe bzw. Imago, evtl. mit Einschalten eines Puppenstadiums u. Metamorphose bei Insekten. Für den Menschen wichtige Parasiten, Zwischenwirte od. Krankheitsüberträger in folgenden Unterstämmen: **1. Diantennata** (Krebstiere, Branchiata, Crustacea; Dreiteilung des Körpers: Kopf, Thorax, Abdomen; Wasseratmer mit Kiemen, Spaltfüßen u. zwei Antennenpaaren): Zwischenwirte sind z. B. Krabben (für Lungenegel) u. Hüpferlinge (für Dracunculus medinensis). **2. Chelicerata** (Fühlerlose; Zweiteilung des Körpers: Cephalothorax u. Abdomen; Luftatmer mit Tracheen u. Tracheenlunge; vier Beinpaare): giftig sind Biss bzw. Stich einiger Vertreter der Ordnungen Araneae (Webspinnen) u. Scorpiones (Skorpione); Acari (Milben) sind wichtige Parasiten bzw. Krankheitsüberträger. **3. Tracheata** (Antennata; durch Tracheen atmend, ein Paar Antennen): giftig ist der Biss einiger Myriapoden (Doppel- od. Hundertfüßer). Wichtigste Parasiten u. Krankheitsüberträger der Tracheata sind Insekten (Hexapoden, drei Körperabschnitte, drei Beinpaare am Thorax) in den Ordnungen Anoplura (Läuse*), Heteroptera (Wanzen*), Siphonaptera (Flöhe*) u. Diptera (Zweiflügler; Mücken* u. Fliegen*). Auch zu den A. zählende Parasiten des Respirationstrakts von Wirbeltieren sind Pentastomida*.

Arthro|rise (↑; gr. ἔρεισις das Stützen, Schieben) f: (engl.) arthro-ereisis; Hemmung der Gelenkbeweglichkeit in einer Richtung durch op. Bildung einer Anschlagsperre (Einsetzen eines Knochenspans, s. Abb.); Anw. bes. am oberen Sprunggelenk bei Lähmungs-, Spitz- od. Hackenfuß.

Arthrose (↑; -osis*) f: (engl.) osteoarthritis; syn. Arthrosis deformans; degen. Gelenkerkrankung, die vorwiegend bei einem Missverhältnis zw. Beanspruchung u. Belastbarkeit der einzelnen Gelenkanteile u. -gewebe entsteht (Form-Funktions-Problem); **pathogenet. Einteilung: I.** primäre Formen: direkte (Schwerarbeit, Sport, hohes Körpergewicht) od. indirekte (Verminderung der Leistungsfähigkeit der bradytrophen

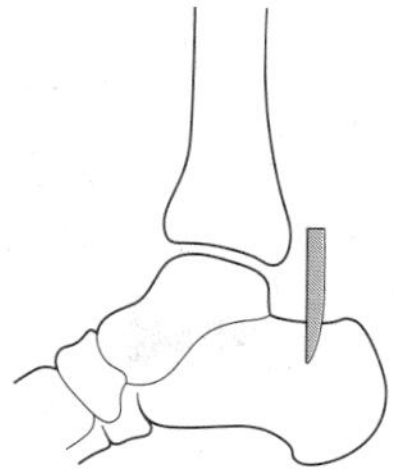

Arthrorise

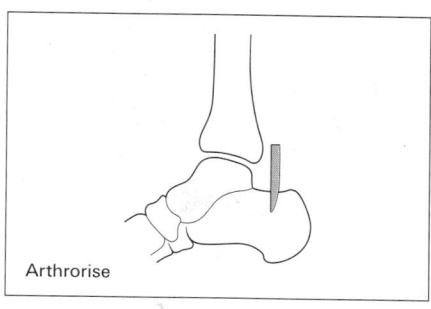

Gewebe durch endogene Veränderungen: Alterung, Stoffwechselstörung) Überbeanspruchungsschäden; **II.** sekundäre Formen: **1.** bei kongenitalen dysplast. Zuständen: **a)** flache Pfannenbildung (Coxa valga luxans); **b)** Subluxation (Hüfte, Knie); **c)** Luxation (versch. Gelenke, v. a. Hüfte); **d)** Folge einer Wachstumsstörung im Epiphysenbereich (z. B. Osteochondrosis deformans juvenilis coxae, Scheuermann-Krankheit; Osteochondrosis dissecans, Epiphyseolyse); **2.** bei erworbener Gelenkdeformierung: **a)** Folge von entzündl. Gelenkkrankheiten; **b)** nach rheumatischem Gelenkleiden; **c)** nach Gelenktrauma; **d)** nach Gelenkachsenverschiebung (Skoliose, Beckenschrägstand, Coxa vara, X-Bein, Knickfuß, Plattfuß); **e)** Folge chron., nicht entzündl. Arthropathie*; **Pathophysiol.:** mechan. Stress verändert den Chondrozytenmetabolismus (verstärkter Proteoglykanabbau, erhöhte Aktivität der Matrixmetalloproteinasen). Durch Mikrofrakturen u. Erosion des degenerierten Gelenkknorpels werden Knorpelpartikel durch Druck u. Reibung bei der Gelenkbewegung mobilisiert u. führen zu schmerzhafter Sy-

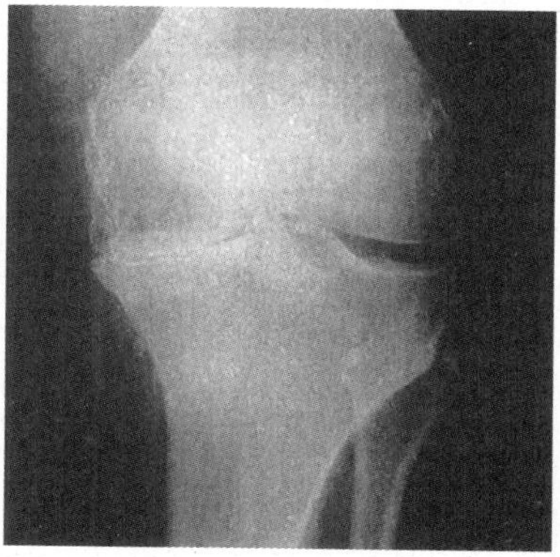

Arthrose:
Gonarthrose mit ausgeprägter Verschmälerung des medialen Gelenkspalts [372]

novialitis*. **Pathol./Anat.:** Auffaserung, Demarkierung der Knorpelsubstanz, Hyalinisierung, Abschliff bis zum vollständigen Aufrieb; im subchondralen Knochengewebe Sklerosierungen u. Zystenbildungen; reaktive osteophytäre Wucherungen, degen. Kapselveränderungen (Atrophie,

A

Arthroskopie
Beispiele für arthroskopische Diagnostik und ggf. Therapie

Gelenkregion	Erkrankung	Therapeutischer Eingriff
Kniegelenk	Knorpelläsion Meniskusverletzung Kreuzbandschaden posttraumat. Hämarthrose Gonarthrose	Refixation eines Knorpeldissekats Meniskusteilresektion od. -naht Kreuzbandplastik Punktion Abrasionsarthroplastik Plicaresektion, Synovektomie
Schultergelenk	Impingement-Syndrom Bankart-Läsion Rotatorenmanschettenläsion	Akromioplastik Kapsuloraphie
oberes Sprunggelenk	Osteochondrosis dissecans Synovitis, Arthrose Exostosen an Talus und Tibia	
Ellenbogen	Exostosen, Synovialitis	
Handgelenk	Arthrose, Diskusläsion	

Hyalinose, obliterierende Gefäßprozesse); **klin. Sympt.:** anfangs Spannungsgefühl u. Steifigkeit in den Gelenken, dann Anfangsschmerz, Belastungsschmerz, Dauerschmerz; klin. Befunde: Gelenkgeräusche, Gelenkinstabilität, Kontrakturen, Fehlstellungen, Muskelatrophien; **Rö.:** Gelenkspaltverschmälerung, Inkongruenz der Gelenkflächen, Sklerosierungen, Zystenbildungen, Randwülste (s. Abb.); **Ther.: 1.** konservativ: Vermeidung von Belastung (durch Nässe, Kälte, Übergewicht); Bewegungsübungen (Krankengymnastik, Radfahren, Schwimmen, Wandern), Massage, ggf. Wärmeanwendung (z. B. Balneotherapie, Elektrothermotherapie), Kryotherapie nur bei aktiver A.; medikamentös durch Analgetika bzw. (nichtsteroidale) Antiphlogistika; Glukokortikoide (intraartikulär) nur bei strenger Indikationsstellung; u. U. Myotonolytika, Superoxiddismutase od. Chondroprotektiva; orthop. Hilfsmittel (Gehstock, Schuherhöhung, Orthese); **2.** operativ nach erfolgloser kons. Ther.: **a)** bei Achsenfehler* der Extremitäten gelenknahe Umstellungsosteotomie; **b)** Arthroskopie mit Spülung, Gelenktoilette (Cheilotomie), Pridie-Bohrung (Eröffnung des subchondralen Markraums), Abrasionsarthroplastik, Arthrodese*, Gelenkersatz (Endoprothese*); **c)** Röntgenbestrahlung; Radiosynoviorthese nur bei häufigen Schüben. Vgl. Arthritis.

Arthrosis mutilans (↑; ↑) **f:** s. Arthritis mutilans.

Arthro|skopie (↑; -skopie*) **f:** (engl.) arthroscopy; Untersuchung eines Gelenkraums mit einem spez. Endoskop* (Arthroskop), das nach Auffüllen des Gelenks mit Flüssigkeit (Ringer-Lösung), selten auch Gas (CO_2), über eine Stichinzision in Lokalanästhesie od. Narkose eingeführt wird; **Ind.: 1.** diagn. bei unklaren Gelenkbeschwerden, auch zur Probeexzision aus der Synovialis; **2.** therap. i. R. arthroskopischer Op. (mit Einführung spez. Instrumente in das Gelenk durch eine zusätzl. Stichinzision), s. Tab.; **Kompl.:** Knorpelverletzung, Gasemphysem, Infektion.

Arthro|sono|graphie (↑; Sonographie*) **f:** (engl.) arthrosonography; Ultraschallverfahren zur Diagn. von Gelenkerkrankungen (z. B. Pannus, Bursitis, Verkalkung, Sehnenruptur, Synovialitis), zur Lok. von Ergüssen u. Weichteilprozessen sowie vor Punktion od. Injektion. Vgl. Ultraschalldiagnostik. E. Fei.

Arthro|sporen (↑; Spora*) **f pl:** (engl.) arthrospores; syn. Arthrokonidien; entstehen bei Pilzen durch Zerfall vegetativer Hyphen u. sind im Ggs. zu Blastosporen* zylindrisch geformt; vgl. Sporen.

Arthro|tomie (↑; -tom*) **f:** (engl.) arthrotomy; op. Eröffnung eines Gelenks.

Arthus-Re|aktion (Nicolas M. A., Physiol., Lausanne, 1862–1945) **f:** (engl.) Arthus reaction; auch Arthus-Phänomen; durch Injektion ausreichender Mengen eines Antigens in die Haut eines spezif. sensibilisierten Organismus hervorgerufene Immunkomplexvaskulitis mit lokalen Entzündungsreaktionen (max. Ausprägung nach 4-10 Std.) inf. intravasaler Bildung von Immunkomplexen zw. den Antigenen u. zirkulierenden präzipitierenden Antikörpern (IgG u. IgM), Aktivierung von Komplement* u. chemotaktisch induzierter paravaskulärer Infiltration mit neutrophilen Granulozyten u. Mastzellen, die bei Phagozytose der Immunkomplexe lysosomale Enzyme u. Entzündungsmediatoren freisetzen; makroskop. mit lokalem Ödem u. Hämorrhagie, evtl. Ulzeration u. Nekrose inf. Thrombosierung von Blutgefäßen; Form der Überempfindlichkeitsreaktion vom Arthus-Typ (Typ III); s. Allergie.

Arti|cain (INN) **n:** Lokalanästhetikum zur Infiltrations- u. Regionalanästhesie; vgl. Lokalanästhetika.

Articul-: Wortteil mit der Bedeutung Gelenk, Knöchel; von lat. articulus.

Articulatio (↑) f (pl Articulationes)**:** Abk. Art. (pl Artt.); s. Gelenk. **A. acromio|clavicularis** (↑) **f:** laterales Schlüsselbeingelenk; **L:** zw. Acromion scapulae u. Facies articularis acromialis claviculae; **H:** Ligg. acromioclaviculare, coracoclaviculare (mit Ligg. trapezoideum, conoidum), Discus articularis (inkonstant); **F:** Heben, Senken, Vor- u. Zurückschieben, Kreiseln der Schulter. **A. atlanto|axialis lateralis** (↑) **f:** unteres Kopfgelenk, seitl. Abteilung; **L:** zw. unteren Gelenkflächen des Atlas u. oberen Gelenkflächen des Axis; **F:** Kopfdrehen. **A. atlanto|axialis mediana** (↑) **f:** unteres Kopfgelenk, mittl., unpaare Abteilung; **L:** zw. Dens axis u. Fovea dentis des vorderen Atlasbogens; **H:** Ligg. alaria, apicis dentis, cruciforme atlantis, Membrana tectoria; **F:** Kopfdrehen. **A. atlanto|occipitalis** (↑) f: oberes Kopfgelenk; **L:** zw. Hinterhauptkondylen u. oberen Gelenkflächen des Atlas; **H:** Membrana atlantooccipitalis ant., post., Lig. atlantooccipitale lat.; **F:** Seitwärtsneigung, Nickbewegungen des Kopfs. **A. calcaneo|cuboidea** (↑) f: Teil der Chopart-Gelenklinie; **L:** zw. Calcaneus u. Os cuboideum; **F:** gering beweglich. **A. capitis costae** (↑) f: mediale Abteilung der Artt. costovertebrales; **L:** Fovea costalis sup., inf. übereinandergelegener Wirbel einschl. Zwischenwirbelscheibe (1., 11., 12. Rippe nur mit einem Brustwirbelkörper) u. Rippenköpfchen; **H:** Ligg. capitis costae radiatum, intraarticulare; **F:** durch Drehung um die Achse des Rippenhalses: Heben u. Senken der Rippen. **Articulationes carpi** (↑) f pl: syn. Articulationes intercarpales; Handwurzelgelenke; zw. den Handwurzelknochen der proximalen u. der distalen Reihe. **Articulationes carpo|meta|carpales** (↑) f pl: Handwurzelmittelhandgelenke; **L:** zw. distaler Handwurzelknochenreihe u. Ossa metacarpalia II-V; **H:** Ligg. carpometacarpalia dorss., palmaria; **F:** kaum beweglich. **A. carpo|meta|carpalis pollicis** (↑) f: Daumensattelgelenk; **L:** zw. Os trapezium u. Os metacarpale I; **F:** Ab- u. Adduktion, Opposition u. Reposition des Daumens. **A. composita** (↑) f: aus mehr als zwei Knochen zusammengesetztes Gelenk. **Articulationes costo|chondrales** (↑) f pl: Verbindungen zw. knöchernem u. knorpeligem Rippenteil ohne Gelenkspalt. **A. costo|trans|versaria** (↑) f: laterale Abteilung der Artt. costovertebrales; **L:** zw. Tuberculum costae der 1.-10. Rippe u. Brustwirbelquerfortsatz; **H:** Ligg. costotransversarium sup., lat.; **F:** durch Drehung um die Achse des Rippenhalses: Heben u. Senken der Rippen. **Articulationes costo|vertebrales** (↑) f pl: Rippenwirbelgelenke; bestehen aus: Art. capitis costae u. Art. costotransversaria. **A. cotylica** (↑) f: Nussgelenk (BNA, JNA: Enarthrosis); heute als Articulatio spheroidea betrachtet.

Articulatio coxae (↑) f: syn. Articulatio coxofemoralis; Hüftgelenk; **L:** zw. Acetabulum ossis coxae u. Caput femoris; **H:** Labrum acetabuli, Zona orbicularis, Ligg. ileofemorale, ischiofemorale, pubofemorale, transversum acetabuli, capitis femoris; **F:** Beugung u. Streckung, Ab- u. Adduktion, Innen- u. Außenrotation; s. Abb.

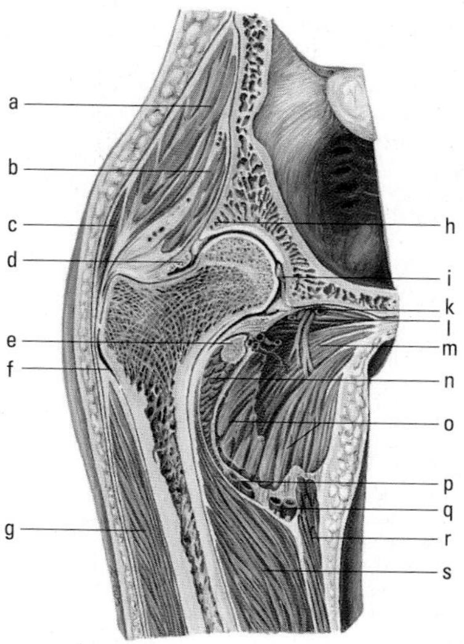

Articulatio coxae:
a: M. gluteus medius; b: M. gluteus minimus; c: M. gluteus maximus; d: Zona orbicularis; e: M. iliopsoas (Tendo); f: Bursa trochanterica; g: M. vastus lateralis; h: Pfannendach; i: Lig. capitis femoris; k: N. obturatorius, Vasa obturatoria; l: M. obturatorius externus; m: M. adductor brevis; n: M. pectineus; o: M. adductor longus; p: Vasa profunda femoris; q: Vasa femoralia; r: M. sartorius; s: M. vastus medialis [532]

Articulatio crico|arytenoidea (↑) f: zylindr. Gelenk zw. Ringknorpelplatte u. Stellknorpel; verbunden durch Ligg. cricoarytenoideum, cricopharyngeum; Dreh- u. Gleitbewegungen: führen zu Öffnung bzw. Verengung u. Schluss der Stimmritze. **A. crico|thyroidea** (↑) f: zw. Ringknorpel u. den unteren Hörnern des Schildknorpels; verbunden durch Ligg. ceratocricoideum, cricothyroideum medianum, cricotracheale; Kippbewegungen zw. Ring- u. Schildknorpel: führen zur Spannung bzw. Entspannung der Stimmbänder. **A. cubiti** (↑) f: Ellenbogengelenk; zusammengesetztes Gelenk, drei Teilgelenke; **L:** 1. Art. humeroulnaris zw. Trochlea humeri u. Incisura trochlearis ulnae, 2. Art. humeroradialis zw. Capitulum humeri u. Fovea articularis radii, 3. Art. radioulnaris proximalis zw. Circumferentia articularis radii u. Incisura radialis ulnae; **H:** Ligg. collaterale ulnare radii, anulare radii, quadratum, Recessus sacciformis; **F:** Beugung u. Streckung, Pro- u. Supination. **A. cuneo|navicularis** (↑) f: **L:** zw. Os naviculare u. Ossa cuneiformia; **F:** gering beweglich. **A. ellipsoidea** (↑) f: Ellipsoid- od. Eigelenk. **A. genus** (↑) f: Kniegelenk; **L:** zw. Femurkondylen, Meniscus med., lat., Facies artt. supp. der Tibiakondylen u. Patella; **H:** Ligg. meniscofemorale ant. u. post., transversum genus, cruciatum ant. u. post., collaterale fibulare u. tibiale, popliteum obliquum u. arcuatum, patellae, Plica synovialis infrapatellaris (mit Plica alares), Retinaculum patellae med. u. lat., Corpus adiposum infrapatellare; **F:** Beugung u. Streckung, bei Beugung: Innen- u. Außenrotation. **A. humeri** (↑) f: syn. Articulatio glenohumeralis; Schultergelenk; **L:** zw. Humeruskopf u. Facies glenoidalis scapulae; **H:** Labrum glenoidale, Ligg. glenohumeralia, coracohumerale, transversum humeri; **F:** Ab- u. Adduktion, Ante- u. Retroversion, Innen- u. Außenrotation. **A. humero|radialis** (↑) f: s. Articulatio cubiti. **A. humero|ulnaris** (↑) f: s. Articulatio cubiti. **A. incudo|mallearis** (↑) f: Verbindung zw. Hammerkopf u. Ambosskörper. **A. incudo|stapedialis** (↑) f: Verbindung zw. Proc. lenticularis des langen Ambossfortsatzes u. dem Steigbügelkopf. **Articulationes inter|carpales** (↑) f pl: s. Articulationes carpi. **Articulationes inter|chondrales** (↑) f pl: meist zw. 6.-9. Rippenknorpel gelegene Gelenke. **Articulationes inter|meta|carpales** (↑) f pl: Gelenke zw. den Basen der Mittelhandknochen; **H:** Ligg. metacarpalia dorss., palmaria, interossea. **Articulationes inter|phalangeae manus** (↑) f pl: Mittel- u. Endgelenke zw. den Fingergliedern; **F:** Beugung u. Streckung. **Articulationes inter|phalangeae pedis** (↑) f pl: Mittel- u. Endge-

A

lenke zw. den Zehengliedern; **H:** Ligg. collateralia, plantaria; **F:** Beugung u. Streckung. **A. lumbo|sacralis** (↑) f: einem Wirbelgelenk entspr. Verbindung; **L:** zw. 5. Lendenwirbel u. Os sacrum; **H:** Lig. iliolumbale; **F:** Rotation, Vor- u. Rückwärts- sowie geringfügige Seitwärtsneigung. **Articulationes manus** (↑) f pl: zwei Handgelenke: Art. radiocarpalis (proximales Handgelenk), Art. mediocarpalis (distales Handgelenk). **A. medio|carpalis** (↑) f: distales Handgelenk; **L:** zw. Ossa scaphoideum, lunatum, triquetrum u. Ossa trapezium, trapezoideum, capitatum, hamatum; **H:** Ligg. carpi radiatum, intercarpalia dorss., palmaria, interossea; **F:** Dorsal- u. Palmarflexion. **Articulationes meta|carpo|phalangeae** (↑) f pl: Fingergrundgelenke, Daumengrundgelenk; **L:** zw. Köpfen der Mittelhandknochen u. Basen der proximalen Phalangen; **H:** Ligg. collateralia, palmaria, metacarpale transversum prof.; **F:** Beugung, Streckung, Ab- u. Adduktion, geringfügige Rotation; Daumengrundgelenk: nahezu reines Scharniergelenk (Beugung u. Streckung). **Articulationes meta|tarso|phalangeae** (↑) f pl: Zehengrundgelenke; **L:** zw. den Köpfen der Mittelfußknochen u. den Basen der Grundphalangen; **H:** Ligg. collateralia, plantaria, metatarsale transversum prof.; **F:** Beugung u. Streckung, Ab- u. Adduktion, geringfügige Rotation. **Articulationes ossiculorum auditus** (↑) f pl: Gelenke zw. den Gehörknöchelchen: 1. Art. incudomallearis, 2. Art. incudostapedialis. **A. ossis pisi|formis** (↑) f: Gelenk zw. Os triquetrum u. Os pisiforme; **H:** Lig. pisohamatum. **Articulationes pedis** (↑) f pl: Fußgelenke; 1. Art. talocruralis (oberes Sprunggelenk), 2. Art. subtalaris (hinterer Teil des unteren Sprunggelenks), 3. Art. tarsi transversa (Chopart-Gelenklinie) mit 4. Art. talcocalcaneonavicularis (vorderer Teil des unteren Sprunggelenks) u. 5. Art. calcaneocuboidea, 6. Art. cuneonavicularis, 7. Artt. intercuneiformes, 8. Artt. tarsometatarsales, 9. Artt. intermetatarsales, 10. Artt. metatarsophalangeae (Zehengrundgelenke), 11. Artt. interphalangeae pedis. **A. plana** (↑) f: Gelenk mit ebenen Gelenkflächen. **A. radio|carpalis** (↑) f: proximales Handgelenk; **L:** zw. Ossa scaphoideum, lunatum, triquetrum u. Facies articularis carpalis radii, Discus articularis; **H:** Ligg. radiocarpale dors., palmare, ulnocarpale dors., palmare, collaterale carpi ulnare, radiale; **F:** Palmar- u. Dorsalflexion, Ulnar- u. Radialabduktion. **A. radio|ulnaris distalis** (↑) f: distales Radioulnargelenk; **L:** zw. Incisura ulnaris radii u. Circumferentia articularis ulnae; **H:** Discus articularis (verankert Radius u. Ulna aneinander), Recessus sacciformis; **F:** Pro- u. Supination. **A. radio|ulnaris proximalis** (↑) f: s. Articulatio cubiti. **A. sacro|coccygea** (↑) f: Verbindung zw. Kreuz- u. Steißbein, teils auch als Knorpelhaft; **H:** Ligg. sacrococcygeum anterius, laterale, posterius superficiale u. profundum. **A. sacro|iliaca** (↑) f: Kreuzbein-Darmbeingelenk; **L:** zw. den Facies auriculares beider Knochen; **H:** Ligg. sacroiliaca ant., interosseum, post., sacrotuberale, sacrospinale; **F:** nahezu unbeweglich. **A. sellaris** (↑) f: Sattelgelenk. **A. simplex** (↑) f: einfaches, von zwei Knochen gebildetes Gelenk. **A. spheroidea** (↑) f: Kugelgelenk. **A. sterno|clavicularis** (↑) f: mediales Schlüsselbeingelenk; **L:** zw. Incisura clavicularis sterni u. Facies articularis sternalis claviculae; **H:** Discus articularis, Ligg. sternoclaviculare ant., post., costoclaviculare, interclaviculare; **F:** Heben, Senken, Vor- u. Zurückschieben, Kreiseln der Schulter. **Articulationes sterno|costales** (↑) f pl: Brustbein-Rippengelenke; **L:** zw. Rippenknorpel u. Incisurae costales; **H:** Ligg. sternocostale intraarticulare, sternocostalia radiata, costoxiphoidea, Membrana sterni; **F:** Heben u. Senken der Rippen. **A. sub|talaris** (↑) f: syn. Articulatio talocalcanea; hinterer Teil des unteren Sprunggelenks; **L:** zw. Talus u. Calcaneus; **H:** Ligg. talocalcaneum lat., med. u. post.; **F:** Pro- u. Supination; s. Articulatio talocalcaneonavicularis. **A. talo|calcaneo|navicularis** (↑) f: vorderer Teil des unteren Sprunggelenks; **L:** zw. Taluskopf u. Calcaneus, Os naviculare, Lig. calcaneonaviculare plantare; **F:** Pro- u. Supination; s. Articulatio subtalaris. **A. talo|cruralis** (↑) f: oberes Sprunggelenk; **L:** zw. Malleolengabel (Tibia, Fibula) u. Trochlea tali; **H:** Ligg. collaterale med. u. lat.; **F:** Dorsal- u. Plantarflexion. **A. tarsi trans|versa** (↑) f: Chopart*-Gelenklinie; **L:** zw. Talus, Calcaneus u. Ossa cuboideum, naviculare; **H:** u. a. Lig. bifurcatum; **F:** gering beweglich. **Articulationes tarso|meta|tarsales** (↑) f pl: Fußwurzelmittelfußgelenke, Lisfranc-Gelenklinie; **L:** zw. Ossa cuneiforme, Os. cuboideum u. Basen der Mittelfußknochen; **H:** Ligg. tarsometatarsalia dorss., plantaria, imterossea; **F:** gering beweglich. **A. temporo|mandibularis** (↑) f: Kiefergelenk; **L:** zw. Os temporale mit Fossa mandibularis, Tuberculum articulare (Os temporale) u. Caput mandibulae (Condylus mandibulae); **H:** Discus articularis, Ligg. lat. med., sphenomandibulare, stylomandibulare; **F:** Kieferöffnung. **A. tibio|fibularis** (↑) f: Schienbein-Wadenbeingelenk; **L:** zw. Caput fibulae u. Condylus lat. tibiae; **H:** Ligg. capitis fibulae ant. u. post.; **F:** nahezu unmöglich. **A. trochoidea** (↑) f: Rad- od. Drehgelenk. **Articulationes zygapo|physiales** (↑) f pl: Wirbelgelenke; **L:** zw. den Proc. articulares übereinanderliegender Wirbel; **F:** Rotation, Vor- u. Rück- sowie Seitwärtsneigung in den versch. Abschnitten der Wirbelsäule in unterschiedl. Ausmaß möglich.

arti|fiziell (lat. artificialis): (engl.) artificial; künstlich, künstlich entstanden.

Artikulation (Articul-*) f: (engl.) articulation; **1.** (anat.) gelenkige Verbindung von Knochen, Articulatio; **2.** (logopäd.) Sprechlautbildung; durch Veränderung des Mund-Nase-Rachen-Raums (sog. Ansatzrohr) werden die bei der Phonation gebildeten Töne moduliert u. in Sprechlaute umgeformt. Störungen der A.: s. Dysarthrie, Dyslalie, Dysglossie; **3.** (zahnmed.) nicht mehr gebräuchliche Bez. für Gleitbewegungen des Unterkiefers unter Zahnkontakt; s. Okklusion.

Artikulator (↑) m: (engl.) articulator; zahnmed. Gerät, mit dem anhand individuell montierter Ober- u. Unterkiefergipsmodelle (s. Abb.) statische u. dynamische Okklusion* nachgeahmt werden können; Anw. für Kaufunktionsdiagnostik u. indirekt herzustellenden Zahnersatz.

Ary|knorpel: Cartilago* arytenoidea.

Arytenoid|ek|tomie (gr. ἀρύταινα Gefäß für Flüssigkeiten; -id*; Ektomie*) f: (engl.) arytenoidectomy; op. Entfernung eines Stellknorpels, z. B. bei beidseitiger Stimmlippenlähmung zur Glottiserweiterung.

aryteno|ideus (↑; ↑): gießbeckenartig; z. B. Cartilago arytenoidea.

Arznei|buch: (engl.) pharmacopoeia; Pharmakopoe; amtliche Vorschriftensammlung für

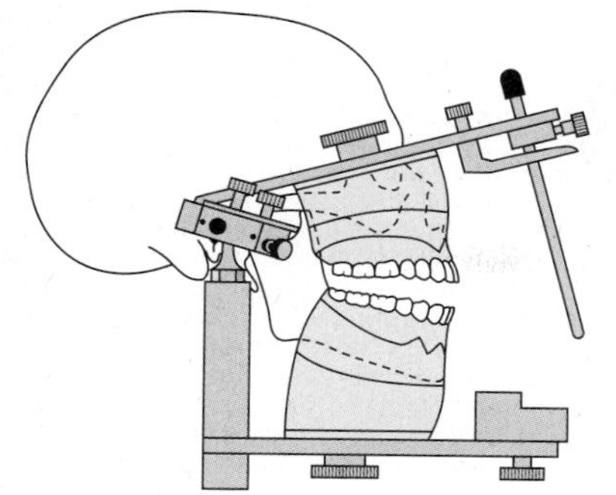

Artikulator [246]

die Zubereitung, Prüfung u. Aufbewahrung von Arzneimitteln, die in Apotheken hergestellt werden können (sog. offizinelle Mittel). In der Bundesrepublik Deutschland sind gültig: Deutsches* Arzneibuch (DAB 2000), Europäisches Arzneibuch (Pharmacopoea Europaea, Grundwerk 1997 mit Nachtrag 2000), Homöopathisches Arzneibuch (HAB 2000), Deutscher Arzneimittelcodex (DAC 1986 mit Ergänzung 2000).

Arznei|formen: (engl.) drug forms; Zubereitungen von Arzneistoffen; i. Allg. in Komb. mit pharmaz. Grund- u. Hilfsstoffen*; vgl. Arzneimittel, Galenik.

Arznei|mittel: (engl.) drugs; Medikamente, Pharmaka; zu diagn., therap. u. prophylaktischen Zwecken verwendete, aus natürl. Grundstoffen od. synthet. hergestellte u. ggf. (pharmaz.) spez. zubereitete Wirksubstanzen (sog. echte A.) sowie chir. Nahtmaterial, Desinfektionsmittel, Diagnostika u. versch. Hilfsmittel*, z. B. Herzschrittmacher u. Kontaktlinsen (sog. fiktive A.). Herstellung u. Umfang sind geregelt im Arzneimittelgesetz* u. in der Apothekenbetriebsordnung. A. sind insbes. vor Kindern zu sichern, Arzneimittelreste als Sondermüll zu behandeln. Vgl. Wirkstoff, Radiopharmaka, Heilmittel.

Arznei|mittel|all|ergie (Allergie*) f: (engl.) drug allergy; durch Arzneimittel ausgelöste Allergie*; manifestiert sich an zahlreichen Geweben u. Organen, in ca. 80 % der Fälle an Haut u. Schleimhäuten (s. Arzneimittelexantheme) als Überempfindlichkeitsreaktion: **1.** vom Soforttyp (Typ I), z. B. nach Einnahme von Penicillinen, Pyrazolonderivaten, Applikation von Procain od. Röntgenkontrastmitteln, klin. als Anaphylaxie*; **2.** vom zytotox. Typ (Typ II), z. B. durch Sulfonamide, Thiazide, klin. u. a. als thrombozytopenische Purpura, hämolytische Anämie, Leukopenie, Agranulozytose; **3.** vom Arthus-Typ (Typ III), z. B. durch Penicilline, Sulfonamide, Salicylate, Barbiturate, klin. u. a. als Serumkrankheit, Vasculitis allergica, Purpura anaphylactoides, Purpura Schoenlein-Henoch; **4.** vom verzögerten Typ (Typ IV), z. B. nach Anw. von Externa als Kontaktekzem, nach Einnahme von Phenothiazinderivaten, Sulfonamiden u. a., auch als photoallergische Reaktion (s. Lichtdermatosen). Vgl. Intoleranz.

Arznei|mittel|ex|antheme (Exanthem*) n pl: (engl.) drug rashs; unerwünschte Arzneimittelwirkungen an Haut u. Schleimhäuten aufgrund einer Arzneimittelallergie*, -intoleranz od. -idiosynkrasie mit makulösen bzw. makulopapulösen, urtikariellen, morbilli-, scarlatini- od. rubeoliformen Exanthemen; Auftreten bei erstmaliger Medikamenteneinnahme (z. B. von Penicillinen, Sulfonamiden, Barbituraten, Pyrazolonderivaten) meist zw. dem 7. u. 12. Behandlungstag, bei vorheriger Sensibilisierung bereits innerh. 48 Std.; best. Arzneimittel (z. B. Phenothiazinderivate, Sulfonylharnstoffe, Nalidixinsäure, Tetracycline) können zu einer Photosensibilisierung führen. Als **fixe (toxische)** A. werden rundl., münzen- bis handtellergroße, violette bis tiefrote, leicht ödematöse (blasige) Exantheme bez., die bei erstmaliger Medikamenteneinnahme häufig solitär, bei wiederholter Medikamenteneinnahme oft an mehreren (u. stets identischen) Körperstellen auftreten (spezif. sensibilisierte Gewebe) u. bei Abheilung eine schiefergraue Pigmentierung hinterlassen. **Lok.:** v. a. Mund-, Genital- u. Analbereich u. an den Händen. Der Epikutantest im Bereich der Exantheme mit dem auslösenden Medikament ist in einem Teil der Fälle positiv. **DD:** Exanthem* bei Masern, Scharlach, Röteln u. a. Virusinfektionen. Vgl. Erythema nodosum, Erythema exsudativum multiforme, Lyell-Syndrom, Lupus erythematodes, medikamenteninduzierter.

Bei unklaren Exanthemen ist immer auch an Arzneimittelexantheme zu denken.

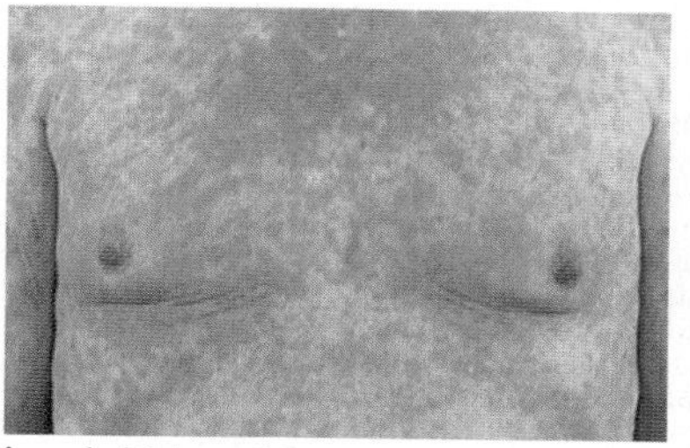

Arzneimittelexanthem [27]

Arznei|mittel|gesetz: (engl.) medicines act; Abk. AMG; am 1.1.1978 in Kraft getretenes „Gesetz über den Verkehr mit Arzneimitteln" vom 24.8.1976 (BGBl. I S. 2445) in der Fassung der Bekanntmachung vom 11.12.1998 (BGBl. I S. 3586), zuletzt geändert durch Gesetz vom 20.7.2000 (BGBl. I S. 1045). Das AMG enthält insbes. Vorschriften für die Herstellung, Prüfung, Zulassung, Registrierung, Kontrolle, Verschreibung u. Abgabe von Arzneimitteln* sowie für die Verbraucheraufklärung (Packungsbeilage gemäß § 11) u. die (verschuldensunabhängige) Gefährdungshaftung pharmaz. Unternehmer. Die §§ 40 ff. beinhalten an der Deklaration* von Helsinki orientierte Maßgaben zum Schutz von Personen, die an einer klin. Arzneimittelprüfung* teilnehmen. Vgl. Betäubungsmittelgesetz, Standardzulassung.

Arznei|mittel|ikterus (Ikterus*) m: (engl.) drug-induced jaundice; Ikterus* als Symptom einer durch tox. od. allerg. Arzneimittelwirkungen (z. B. von Chloroform od. Phenothiazinderivaten) ausgelösten degenerativen od. cholestatischen Leberparenchymschädigung.

Arznei|mittel|in|kompatibilität f: (engl.) drug incompatability; s. Inkompatibilität.

Arznei|mittel|inter|aktion f: (engl.) drug interaction; s. Interaktion.

Arznei|mittel|inter|ferenz f: (engl.) drug interference; s. Interferenz.

Arznei|mittel|prüfung: (engl.) drug study; Abk. AMP; namentlich vor einer Erst- od. einer erweiterten Zulassung durch die zuständige Bundesoberbehörde (§ 77 AMG; i. d. R. das Bundesinstitut für Arzneimittel u. Medizinprodukte) entspr. den Grundsätzen des Bundesministers für Gesundheit für die ordnungsgemäße Durchführung der klin. Prüfung von Arzneimitteln* (Good clinical practices vom 9.12.1987, BAnz. Nr. 243, S. 16617, vom 30.12.1987) u. der Empfehlung der EG-Kommission „Good Clinical Practice for Trials on Medical Products in the European Community" (EG-Komm. Doc. III/3976/88 vom Juli 1990) stattfindende Prüfung von Arzneimitteln zu dem Zweck, über den einzelnen Anwendungsfall hinaus Erkenntnisse über deren therap. Wert, insbes. hinsichtl. ihrer Wirksamkeit u. Unbedenklichkeit zu gewinnen (unter Einhaltung der §§ 40 ff. AMG bezüglich des Versuchsteilnehmerschutzes bei klin. AMP). Der Ablauf kann vier Phasen umfassen: **Phase I:** vorklin. Verträglichkeitsprüfung an wenigen (10–50) Probanden; **Phase II:** klin. Wirksamkeitsprüfung an einer größeren Anzahl (100–200) ausgewählter Pat.; **Phase III:** Wirksamkeitsprüfung an einer großen Anzahl (bis zu mehreren 1000) von Pat. in der Klinik u. beim niedergelassenen Arzt; **Phase IV:** nach erfolgter Zulassung in deren Grenzen nochmalige systemat. Beobachtung der therap. u. der unerwünschten Wirkungen. Vgl. Blindversuch, Ethik-Kommissionen.

Arznei|mittel, re|kom|binante: (engl.) recombinant drugs; gentechnolog. gewonnene Biomoleküle (Proteine, DNA) u. a. zur Impfung, Substitutions-, Tumor- u. Gentherapie (z. B. HBV-Impfstoff, Humaninsulin, Interferone, Interleukine, Wachstumsfaktoren); das codierende Gen bzw. die cDNA wird in Expressionsvektoren (s. Plasmide) kloniert, in Wirtszellen eingebracht, vermehrt, exprimiert u. translatiert; das so entstandene r. A. wird aus den Wirtszellen isoliert. Vgl. Rekombination, Gentechnologie.

Arznei|mittel|sucht: (engl.) drug dependence, drug addiction; syn. Medikamentenabhängigkeit; s. Abhängigkeit.

Arznei|mittel|wirkung, unerwünschte: (engl.) undesirable drug interactions; Abk. UAW; auch Nebenwirkung; die Wirkung eines Pharmakons, die (neben der erwünschten Hauptwirkung) diesem Medikament ebenfalls eigentümlich, aber nicht erwünscht ist und u. U. zur Änderung od. Absetzung der Ther. zwingen kann.

Arznei|stoff: s. Arzneimittel, Wirkstoff.

Arznei|stoff|freisetzung: (engl.) drug release; Abgabe des Arzneistoffs aus einem Arzneimittel, die von der Darreichungsform abhängig ist; vgl. Galenik.

Arzt: (engl.) physician; A. u. Ärztin sind geschützte Berufsbezeichnungen für diejenigen, die nach einem Krankenpflegedienst von zwei Monaten, einer Ausbildung in Erster Hilfe, einem med. Studium von sechs Jahren (einschl. einer viermonatigen Famulatur), von dem im letzten Ausbildungsjahr 48 Wochen auf eine zusammenhängende praktische Ausbildung in einer Krankenanstalt entfallen müssen (sog. praktisches Jahr), einer 18-monatigen Tätigkeit als Arzt* im Praktikum u. nach Bestehen aller Prüfungen entspr. der in der Neufassung vom 16.4.1987 (BGBl. I S. 1218; letzte Änderung vom 27.9.1993, BGBl. I S. 1666) vorliegenden **Bundesärzteordnung** (Abk. BÄO; Berufszulassungsrecht) u. der zuletzt 1999 (BGBl. I S. 2162) geänderten **Approbationsordnung für Ärzte** (Abk. ÄAppO) in der Fassung vom 14.7.1987 (BGBl. I S. 1593) die staatliche Zulassung zur Ausübung des ärztlichen Heilberufs erhalten haben. Die Berufsausübung wird durch die Ärztekammer* geregelt, der jeder Arzt kraft Gesetzes angehört; bei vertragsärztlicher Tätigkeit ist die Zugehörigkeit zur Kassenärztlichen* Vereinigung obligatorisch. Med. Versorgung 1999 in der Bundesrepublik Deutschland: 354 Ärzte u. Ärztinnen sowie 76 Zahnärzte u. Zahnärztinnen pro 100 000 Einwohner. Vgl. Amtsarzt, Belegarzt, Durchgangsarzt, Gewerbearzt, Vertragsarzt, Vertrauensarzt.

Arzt|haftung: Bez. für die den Arzt od. Krankenhausträger aus dem Arzt- od. Krankenhausvertrag (§§ 611 ff. BGB) u. aus unerlaubter Handlung (§§ 823 ff. BGB) namentl. bei Vorliegen eines Behandlungsfehlers* od. eines Einwilligungsmangels (s. Aufklärungspflicht, Einwilligung) kumulativ od. alternativ nach dem Verschuldensprinzip treffende Schadensersatzpflicht. Vertrags- u. Deliktshaftung unterscheiden sich hinsichtl. der Verjährung (§§ 195, 852 BGB), des Einstehenmüssens für Hilfspersonen (§§ 278, 831 BGB) u. des Umfangs des Schadensersatzes (§§ 844, 847 BGB: Ersatz für Unterhaltsverlust bei Tod u. Schmerzensgeld kann nur auf deliktischer Grundlage verlangt werden). Arzthaftpflichtprozesse haben in den letzten Jahren erhebl. zugenommen u. sind durch verfahrens- u. beweisrechtl. Besonderheiten (Erleichterung der Beweislast für den Pat. in best. Fällen) gekennzeichnet.

Arzt, hygiene|beauftragter: erfahrener Arzt mit Kenntnissen in Hygiene u. Mikrobiologie, der insbes. den Krankenhaushygieniker* unterstützt u. Maßnahmen zur Verhütung u. Bekämpfung von Nosokomialinfektionen* im zugewiesenen Krankenhausbereich durchführt. K. Fie.

Arzt im Praktikum: (engl.) preregistration house officer; Abk. AiP; nach § 10 der Bundesärzteordnung Bez. für Medizinstudenten, die nach erfolgreichem Abschluss des 3. Abschnitts der Ärztlichen Prüfung eine Erlaubnis zur vorübergehenden Ausübung der Funktion als Arzt u. a. in Krankenhäusern od. hierzu ermächtigten Arztpraxen erhalten u. unter Aufsicht von approbierten Ärzten (§ 34 b der Approbationsordnung) ärztlich tätig werden dürfen. Die 18-monatige Tätigkeit als AiP ist Voraussetzung für die Erteilung der Approbation als Arzt.

Arzt-Patient-Beziehung (Patient*): (engl.) doctor-patient-relationship; Verhältnis zw. Arzt u. Pat. i. Allg., im Besonderen i. S. einer therap. Beziehung, die u. a. durch die jeweils angenommene Arztrolle* bzw. Krankenrolle* geprägt ist (vgl. Compliance); die A.-P.-B. kann asymmetrisch (traditionell paternalistisch) od. symmetrisch (partnerschaftlich an der Autonomie des Pat. orientiert) gestaltet sein. Die Reflexion der A.-P.-B. ist zentraler Bestandteil der Gespräche i. R. einer Balint*-Gruppe od. Supervision*.

Arzt|rolle: (engl.) doctor role; soziale Rolle* des Arztes, die u. a. fachliche Kompetenz, funkt. Spezifität seiner Handlungen gegenüber dem Pat., affektive Neutralität sowie Hilfsbereitschaft ohne Unterschiede der Person beinhaltet.

As: chem. Symbol für Arsen*.

ASAT: Abk. für **As**partat**a**mino**t**ransferase*.

Asbest (gr. ἄσβεστος unauslöschlich) m: (engl.) asbestos; Sammelbegriff für versch. faserförmige silikatische Mineralien; am häufigsten verwendet wurde Chrysotil (Weißasbest), ein magnesiumhaltiger Serpentinasbest. Wegen seiner Hitzebeständigkeit, Festigkeit, Elastizität, Laugenbeständigkeit u. Spinnbarkeit fand A. verbreitete Anw. in zahlreichen Industriezweigen, z. B. als Feuerschutz- u. Isoliermaterial, Asbestzement, in Autoreifen, Brems- u. Kupplungsbelägen. Durch Bearbeitungs- u. Verschleißvorgänge entsteht Asbestfaserstaub mit fibrogenen u. v. a. kanzerogenen Eigenschaften. Inzwischen besteht ein vollständiges Import- u. Verwendungsverbot; Gefährdungen bei Abbruch-, Sanierungs- u. Instandhaltungsarbeiten; Schutzmaßnahmen bei Asbestfaserkonzentration in der Atemluft >15 000/m^3 (technische Nachweisgrenze). Vgl. Asbestose, Pleuramesotheliom.

Asbest|körperchen (↑): (engl.) asbestos body, ferruginous body; Asbestfaser mit (insbes.) polständiger eisenhaltiger Proteinhülle u. aufge-

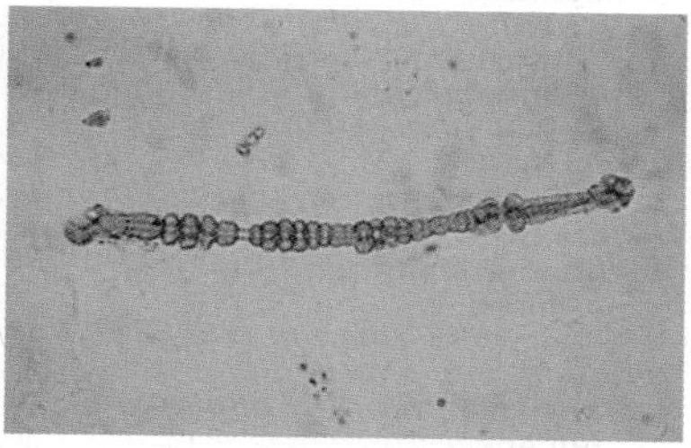

Asbestkörperchen [488]

reihten Makrophagen, so dass Hantel-, Bambusrohr- od. Schaschlikspießformen entstehen (s. Abb.); Indikatoren einer Asbestexposition. E. Str.

Asbestose (↑; -osis*) f: (engl.) asbestosis; syn. Asbeststaublunge, Bergflachslunge; Form der progredienten, kollagenösen Pneumokoniosen* durch Inhalation asbestfaserhaltiger Stäube; **Pathol./Anat.:** diffuse, interstitielle Lungenfibrose* v. a. basal, meist mit Schrumpfungsneigung u. Pleurafibrose; terminal Entw. eines Cor* pulmonale; **Sympt.:** Dyspnoe, trockener Husten, spärlicher Auswurf (kann Asbestfasern enthalten), später Bronchitiden, allg. Schwäche, Sympt. einer Rechtsherzinsuffizienz*; **Diagn.:** Rö.-Thorax (s. ILO-Klassifikation), Computertomographie. Die **pleurale A.** mit diffusen Pleuraverdickungen, hyalinen bzw. verkalkten Plaques (s. Abb.) u. rezidiv. Pleuraergüssen wird durch die Pleurotropie eingeatmeter Asbestfasern hervorgerufen u. kann den Lungenveränderungen vorausgehen od. gleichzeitig auftreten. Bronchial-, Kehlkopfkarzinome u. Mesotheliome der Pleura (Pleuramesotheliom*), des Peritoneums od. Perikards kommen in Verbindung mit A. gehäuft vor. Zur Abschätzung von Gesundheitsri-

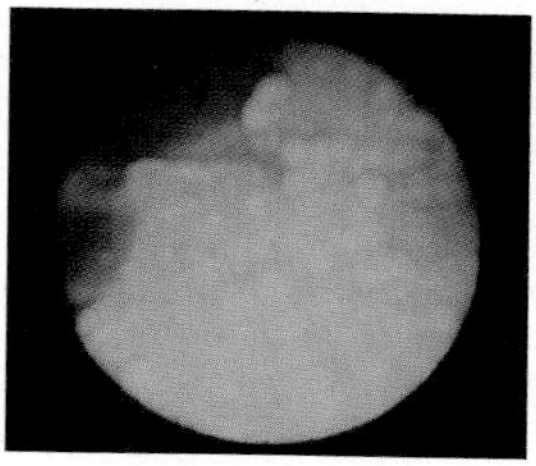

Asbestose:
Pleuraplaque [488]

siken u. Progn. werden individuell sog. Faserjahre* berechnet. BK Nr. 4103, 4104, 4105.

Asbest|warze (↑): (engl.) asbestos wart; durch eingespießte Asbestfasern hervorgerufene Hautwarze; keine Präkanzerose.

A-Scan m: Kurzbez. für Amplituden-Scan; Verf. der Ultraschalldiagnostik*.

Ascaris lumbricoides (gr. ἀσκαρίς Spulwurm; lat. lumbricus Regenwurm; -id*) f: Spulwurm (Stamm Nemathelminthes*); ♂ 15–17 cm, ♀ 20–25 cm lang, bleistiftdick, an den Enden zugespitzt (s. Abb.). **Entw.:** über Organwechsel; ge-

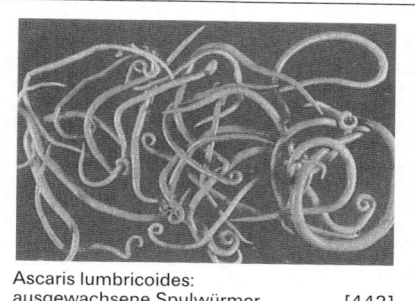

Ascaris lumbricoides:
ausgewachsene Spulwürmer [442]

schlechtsreife Form im Dünndarm des Menschen (Hauptorgan), Eier vom begatteten Weibchen gelangen ins Freie; Entw. zu infektionsfähigen Larven je nach Außentemperatur in weni-

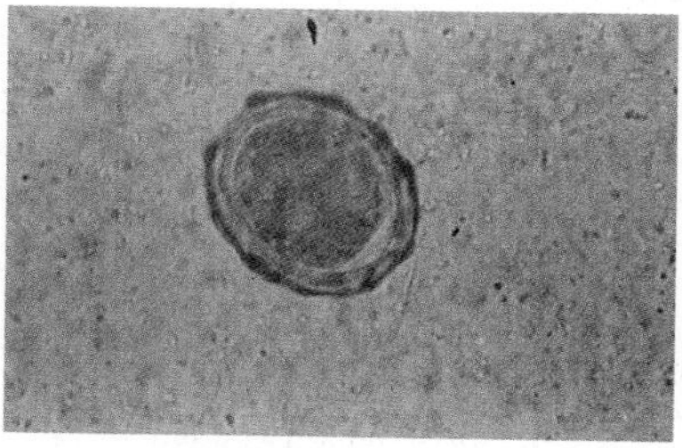

Ascaris lumbricoides:
Nativpräparat eines befruchteten Eis [442]

gen Wo., unter +8 °C Stillstand; **Inf.** des Menschen per os durch larvenhaltige Eier (mit Gartenerde verschmutzte Hände, verunreinigtes Trinkwasser, Gemüse usw.; Fliegen übertragen Eier von Kot auf Lebensmittel; keine Autoinfektion); **Larvenwanderung:** Larven verlassen im Dünndarm die Eihüllen, durchbohren die Darmwand u. wandern auf dem Blutweg durch die Leber in die Lunge (Zwischenorgan; eosinophile Infiltrate als Reaktion auf die Parasiten 10–15 Tage nach Inf. röntg. nachweisbar) u. nach Eindringen in das Alveolarlumen über Trachea u. Pharynx erneut in den Dünndarm; nach mehreren Häutungen Auswachsen zum geschlechtsreifen Parasiten 6–8 Wo. nach Inf.; Lebensdauer wenigstens 1 Jahr; Wurmbefall des Menschen: Askariasis*; **Diagn.: 1.** Stuhl: makroskop. Wurmnachweis*, mikroskop. Wurmeiernachweis*; **2.** Sputum: Larven (selten).

ascẹndens (lat.): aufsteigend.

Asc|hẹlminthes (gr. ἀσκός Schlauch; ἕλμινς, ἕλμινθος Wurm) f pl: syn. Nemathelminthes*.

Ascher-Syn|drom (Karl W. A., Ophth., Cincinnati, 1887–1971) n: gemeinsames Auftreten von Blepharochalasis*, Doppellippe (Makrocheilie), chron. Lippenödem u. (meist euthyreoter) Struma mit fraglich genet. Ursache.

Aschner-Dagnigni-Versuch (Bernhard A., Gyn., Wien, New York, 1883–1960; Giuseppe D., Bologna, 1866–1928): (engl.) Aschner-Dagnini test; s. Reflex, okulokardialer.

Aschoff-Geipel-Knötchen (Ludwig A., Pathol., Freiburg, 1866–1942): (engl.) Aschoff-Geipel nodules; Granulom aus großkernigen Riesenzellen mit zentraler fibrinoider Nekrose (Aschoff- u. Anitschkow-Zellen), die Lymphozyten, eosinophile Leukozyten sowie Plasmazellen enthält u. zu Narbenbildung führt; **Ätiol.:** immunpathol. Reaktion gegen Streptokokken (M-Protein); **Vork.:** bes. bei Myokarditis i. R. eines rheumatischen Fiebers* im interstitiellen Gewebe des Herzmuskels als perivaskulär gelegene Granulome.

Aschoff-Tawara-Knoten (↑; Sunao T., Pathol., Tokio, Marburg, 1873–1952): (engl.) Aschoff-Tawara node; syn. Nodus atrioventricularis, AV-Knoten; s. Erregungsleitungssystem.

Ascites (gr. ἀσκίτης Bauchwassersucht) m: s. Aszites.

Ascoli-Test (Alberto A., Veterin., Mailand, 1877–1957) m: syn. Thermopräzipitationstest; Präzipitationsreaktion zum Nachweis von Milzbrandantigenen, die durch Aufkochen des Untersuchungsmaterials extrahiert werden; vgl. Ringtest.

Asco|mycetes (gr. ἀσκός Schlauch; Myk-*) m pl: Klasse der Ascomycota; s. Askomyzeten.

Ascorbin|säure (INN): (engl.) ascorbic acid; Acidum ascorbicum; syn. Vitamin C; wasserlösliches, leicht oxidierbares Vitamin, das L-Threohex-2-enono-1,4-lacton u. dessen Derivate mit

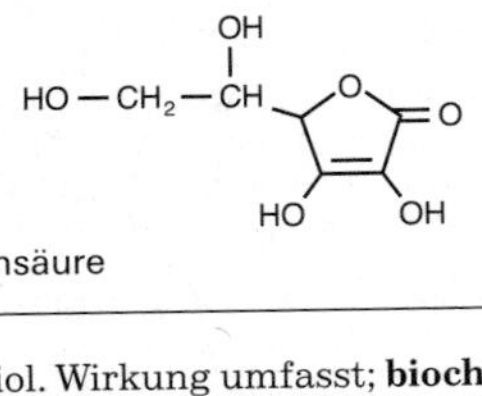

Ascorbinsäure

gleicher biol. Wirkung umfasst; **biochem. Funktion:** Radikalfänger; dient als Redoxcofactor bei Hydroxylierungen (z. B. in der Kollagen-, Carnitin-, Tyrosin-, Katecholamin- u. Steroidbiosynthese), ist am mikrosomalen Elektronentransport beteiligt, fördert die Eisenresorption, hemmt die Nitrosaminbildung u. stärkt evtl. das Immunsystem. **Vork.:** in pflanzl. u. tier. Lebensmitteln; **Bedarf** für Erwachsene: ca. 75 mg/d; **Mangelerscheinungen:** bei Fehl- od. Mangelernährung (z. B. bei Alleinstehenden u. Älteren, bei Extremdiät od. Alkoholkrankheit), erhöhtem Bedarf (z. B. inf. Schwangerschaft, Dialyse, Nicotinkomsum) u. Malabsorption kann es zu Skorbut* kommen; **Hypervitaminose:** nach lang dauernder Einnahme hoher Dosen (>1 g/d) Oxalatsteinbildung in den ableitenden Harnwegen möglich.

ASD: Abk. für **A**trium**s**eptum**d**efekt (Vorhofseptumdefekt*).

ASE: Abk. für **A**nti**s**treptolysin**e**inheiten; s. Antistreptolysine.

A|semie (A-*; Semen*) f: syn. Aspermie*.

A|sẹpsis (↑; Sepsis*) f: (Prinzip der) Keimfreiheit zur Vermeidung einer Infektion* od. Kontamination* durch Anw. von Desinfektion* bzw. Sterilisation*; vgl. Aseptik, Antisepsis, Nosokomialinfektionen.

A|sẹptik (↑; ↑) f: (engl.) asepsis, asepticism; Bez. für Maßnahmen zur Keimverminderung od. Herstellung von Keimfreiheit (s. Desinfektion, Sterilisation) sowie zur Verhinderung von Kontamination* u. Infektion*; vgl. Nosokomialinfektionen. K. Fie.

Asherman-Fritsch-Syn|drom (Joseph G. A., zeitgen. Gyn., Tel-Aviv; Heinrich F., Gyn., Breslau, 1844–1915) n: s. Adhäsionen, intrauterine.

ASI: Abk. für **A**ntikörper-**S**pezifitäts**i**ndex; auch Antikörperindex (Abk. AI) od. organismenspezifischer Antikörperindex (Abk. OSAI); Verhältnis des erregerspezifischen Antikörperquotienten (Liquor/Serum) zum Immunglobulinquotienten (Gesamt-IgG im Liquor/Gesamt-IgG im Serum) zur Diagn. einer Infektion des ZNS, z. B. mit Herpes-simplex-, Varicella-Zoster-, Cytomegalie-Virus od. Treponema pallidum. Ein ASI >1,5 weist auf eine erregerspezif. Antikörpersynthese im ZNS hin. **MRZ-Reaktion:** gleichzeitiges Vork. von erhöhten erregerspezif. Antikörperquotienten gegen **M**asern-, **R**öteln- u. Varicella-**Z**oster-Virus; typisch für Multiple* Sklerose. **Bestimmung:** Immunassay. Vgl. Eiweißquotient. M. Mes

A|sialie (A-*; Sial-*) f: (engl.) asialia; fehlende Speichelsekretion; s. Xerostomie.

Askarịasis (gr. ἀσκαρίς Spulwurm; -iasis*) f: Befall des Menschen mit dem Spulwurm Ascaris* lumbricoides; weltweit verbreitet, v. a. in ländl. Gebieten mit Gemüseanbau, Kopfdüngung u. Oberflächenberieselung, in den Tropen eine der häufigsten Helminthiasen (vgl. Wurmerkrankung). Die **Inf.** erfolgt alimentär durch Aufnahme der sehr widerstandsfähigen Wurmeier. Einzelne Askariden machen kaum Beschwerden (selten Austritt eines Wurms aus Mund, Nase od. Anus als erstes Zeichen); Massenbefall führt zu klin. **Sympt.: 1.** toxisch-allergische Wirkung durch Stoffwechselprodukte der Askariden bes. während der Lungenpassage der Larven; Bronchitis, eosinophiles Lungeninfiltrat, Magen-Darm-Störungen, Eosinophilie; **2.** mechanische Störungen durch Verstopfung der Gallen- bzw. Pankreasgänge, des Dünndarms, bes. des terminalen Ileums (Askaridenileus); **3.** Einbohren in die Darmmukosa führt zu Vereiterung, Abszessen, Pankreatitis, Cholangitis. **Ther.:** Albendazol, Mebendazol.

A

Asken (gr. ἀσκός Schlauch) m pl: (engl.) asci; zylindrische, keulige od. kugelige Zellen, die sich meist innerh. von Fruchtkörpern der Schlauchpilze (Askomyzeten*) entwickeln. In den A. entstehen nach sexueller Vermehrung die Askosporen*. Vgl. Fungi.

Asko|myzeten (↑; Myk-*) m pl: syn. Ascomycetes (Schlauchpilze); Klasse der Ascomycota; mit Thallus aus septierten Hyphen; bilden auf sexuellem Weg die Hauptfruchtform (Askosporen*) u. asexuell die Nebenfruchtform (Konidiosporen*); vgl. Fungi.

Askorbin|säure: s. Ascorbinsäure.

Asko|sporen (↑; Spora*) f pl: (engl.) ascospores; Hauptfruchtform der Askomyzeten; im Sporenschlauch gebildete geschlechtl. Sporen; s. Asken.

Ask-Upmark-Niere: (engl.) Ask-upmark kidney; seltene, gynäkotrope Form der Nierenfehlbildungen* mit segmentaler Hypoplasie einer Niere u. Hypertonie.

ASL: Abk. für **A**nti**s**trepto**l**ysine*.

ASO: Abk. für **A**nti**s**treptolysin **O**; s. Antistreptolysine.

A|somnie (A-*; lat. somnus Schlaf) f: syn. Insomnie*.

Asparagin (gr. ἀσπάραγος Spargel) n: (engl.) asparagine; Abk. Asn od. Asp(NH_2), N; 2-Aminobernsteinsäure-4-amid; proteinogene Aminosäure, Semiamid der Asparaginsäure; freies A. kommt z. B. im Spargel vor; s. Aminosäuren.

Asparaginase (↑) f: syn. L-Asparaginamidohydrolase, Colaspase; Enzym, das von L-Asparagin Ammoniak abspaltet; therap. **Anw.** als Zytostatikum (Hemmung der späten S-Phase des Zellzyklus*) in Tumorzellen mit defekter Asparaginsynthetase (z. B. bei akuter lymphatischer Leukämie*), die von der Zufuhr von Asparagin abhängig sind. Vgl. Zytostatika.

Asparagin|säure (↑): (engl.) aspartic acid; Abk. Asp, D; α-Aminobernsteinsäure, 2-Aminobutandisäure; saure proteinogene Aminosäure; Aminogruppendonor bei Transaminierung (wichtig im Harnstoffzyklus* u. zur Biosynthese der Purin- u. Pyrimidinbasen); s. Aminosäuren, Aminosäurestoffwechsel.

Aspartam n: (engl.) aspartame; L-Aspartyl-Phenylalanin-Methylester; synthet. Süßstoff (ca. 200-mal süßer als Glukose); **Verw.:** diätetisch bei Diabetes mellitus u. Fettstoffwechselstörungen; nicht geeignet bei Phenylketonurie*.

Aspartat n: (engl.) aspartate; Salz der Asparaginsäure*; als exzitatorischer Neurotransmitter* dem Glutamat* eng verwandt (Ligand der Glutamatrezeptoren).

Aspartat|amino|trans|ferase f: Abk. AST, ASAT; neue Bez. für Glutamat-Oxalacetat-Transaminase (Abk. GOT); Enzym, das die Aminogruppe von Aspartat auf Alphaketoglutarsäure überträgt, so dass Oxalacetat u. L-Glutamat entstehen; **Vork.:** in Leber, Herz, Skelettmuskel, Niere, Gehirn (Isoenzyme); Bestimmung im gekoppelten optischen Test*; erhöhte Werte u. a. bei Lebererkrankung, Herzmuskelschädigung. Vgl. Referenzbereiche (Tab.), Transaminasen, Leberfunktionsproben, Ritis-Quotient.

Asperger-Syn|drom (Hans A., zeitgen. Päd., Wien, geb. 1906) n: Form des Autismus* mit Kontaktstörung, eingeschränktem Repertoire an Interessen u. sich in gleicher Weise wiederholenden Aktivitäten u. Verhaltensweisen, z. T. mit außergewöhnl. unabhängigem u. kreativem Denkvermögen; im Ggs. zum frühkindlichen Autismus* besteht keine Entwicklungsverzögerung; **Vork.:** v. a. bei Jungen; Diagn. im Allg. erst im Schulalter; **Urs.:** wahrscheinl. genetisch.
J. Mar.

Aspergillom (lat. aspergillum Gefäß zum Besprengen; -om*) n: (engl.) aspergilloma; lokalisierte Infektion mit Aspergillus* (s. Aspergillose) unter Ausbildung eines Hyphengeflechts in einer präformierten Höhle der Lunge (z. B. Kaverne, Zyste, Bronchiektase, Abszess); **Klin.:** rezidiv. Hämoptysen, reduzierter AZ; **Diagn.:** Lungenerkrankung in der Anamnese; im Rö.-Thorax typische halbmondförmige Luftsichel über dem Rundherd (Image en grelot); Aspergillusserologie; im Sputum u. Bronchialsekret häufig kein Aspergillusnachweis; **Ther.:** chir. Segment- od. Lappenresektion.

Aspergillose (↑; -osis*) f: (engl.) aspergillosis; syn. Aspergillus-Mykose; opportunistische Inf. des stark abwehrgeschwächten Organismus, meist durch Aspergillus* fumigatus; am häufigsten Befall der Lungen (im Ggs. zum Aspergillom* disseminiert), des ZNS od. Magen-Darm-Trakts, seltener von Herz, Leber u. Haut; trotz rechtzeitiger Diagnose u. Ther. Sepsis* mit letalem Ausgang möglich; **Ther.:** Amphotericin B, Flucytosin.

Aspergillose, all|ergische broncho|pulmonale (↑; ↑) f: (engl.) allergic bronchopulmonary aspergillosis; Abk. ABPA; Erkr. der Lunge u. der Bronchien durch eine duale allerg. Reaktion (Typ I, Typ III i. S. einer allergischen Alveolitis*) auf die Besiedlung des Bronchialsystems mit Aspergillus*; betrifft meist Pat. mit langjährigem Asthma* bronchiale; **Klin.:** schubweiser Krankheitsverlauf mit Fieber, bräunlich-purulentem Auswurf u. U. mit festen Schleimpfröpfen (Mucoid* impaction), Thoraxschmerzen, selten Hämoptysen; **Diagn.:** (röntg.) rezidiv., teils wandernde Infiltrate, sakkuläre, zentrale Bronchiektasen, evtl. Pleuraerguss; Nachw. von Aspergillus im Bronchialsekret, Eosinophilie in Blut u. Sputum, hohes Gesamt-IgE, RAST u. präzipitierende IgG-Antikörper auf Aspergillus positiv; **Ther.:** Absaugen, Glukokortikoide, Bronchodilatatoren, Mukolytika.

Aspergillus (↑) m: Gießkannen-Schimmelpilz; Gattungsbegriff für weit verbreitete Fungi* imperfecti mit kolbenförmigen Anschwellungen der Konidienträger; die Konidiosporen* stehen strahlenförmig angeordnet. Saprophyten auf org. Stoffen, die Aflatoxine* produzieren; einzelne Arten bilden z. T. Antibiotika*; selten opportunistische Krankheitserreger (z. B. nach Organtransplantation).

Aspergillus flavus (↑; lat. flavus gelb) m: Gießkannen-Schimmelpilz, der auf Sabouraud-Glukoseagar mit unterschiedl. Farbton wächst (gelb, gelb-grün bis braun); Err. von Dermato-, Pneumo- u. Keratomykosen; Aflatoxine* werden nur von wenigen Isolaten gebildet. Vgl. Mykosen.

Aspergillus fumigatus (↑; lat fumus Rauch) m: rauchgrauer Gießkannen-Schimmelpilz; wächst mit rauchgrauer bis brauner Koloniefärbung auf Sabouraud-Glukoseagar bei 37 °C u. mit dunkelgrüner Färbung bei 28 °C; häufigster opportunistischer Err. von Aspergillosen u. des Aspergilloms*.

Aspergillus niger (↑; lat. niger schwarz) m: schwarzer Gießkannen-Schimmelpilz; schwarz bis schwarz-braun gefärbte Konidienköpfe; ver-

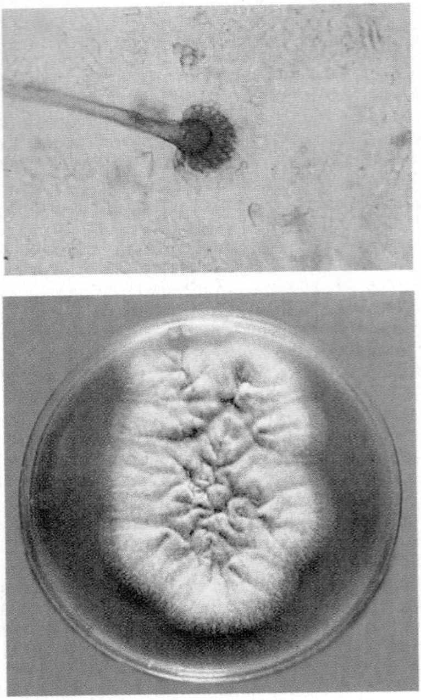

Aspergillus fumigatus:
Mikroskopie eines Konidienträgers mit Konidiosporen (oben) und Kultur [12]

ursacht Sensibilisierung der tiefen Atemwege. Gelegentl. Err. von Aspergillose* der Haut (Dermatomykose), des Gehörgangs (Otomykose) u. der Lunge; dient der industriellen Herstellung von Zitronen- u. Kojisäure.

A|spermie (A-*; Sperm-*) **f:** (engl.) aspermia; syn. Asemie, Anejakulation; fehlender Samenerguss trotz Orgasmus; **Urs.:** neurofunktionelle od. organische Störung, z. B. bei Läsion der sympathischen Innervation der Genitalorgane durch radikale Tumorchirurgie im kleinen Becken (abdominoperineale Rektumamputation, radikale Zystoprostatektomie, retroperitoneale Lymphadenektomie) od. bei retrograder Ejakulation*.

A|sphyxie (gr. ἀσφυξία Aufhören des Pulsschlags) **f:** (engl.) asphyxia; Atemdepression bzw. Atemstillstand (Apnoe) u. Herz-Kreislauf-Versagen bei Atemwegverlegung od. Atemlähmung; führt zu Hypoxie*, Hyperkapnie*, Zyanose* u. Bewusstlosigkeit; Notfallsituation, die eine Reanimation* erfordert; **fetale A.:** s. Fetal distress, Azidose, intrauterine; **Neugeborenenasphyxie:** s. Depressionszustand des Neugeborenen.

A|spiration (lat. aspirare anhauchen) **f:** Ansaugen von Gasen od. Flüssigkeiten; i. e. S. (anästh.) Eindringen flüssiger od. fester Stoffe (Mageninhalt, Blut, Fremdkörper) in die Atemwege während der Inspiration inf. fehlender Schutzreflexe, z. B. bei Bewusstlosen, bei Narkoseeinleitung am nicht nüchternen Pat. od. bei Ileus*; mögliche **Folgen:** Verlegung der Atemwege, Hypoxie, Aspirationspneumonie*, ARDS*; vgl. Aspirationsprophylaxe.

A|spirations|bi|opsie (↑; Bio-*; Op-*) **f:** (engl.) aspiration biopsy; Biopsie* mit Gewinnung von Zellmaterial durch Aspiration nach Punktion bzw. Sondierung des entspr. Gewebes od. Organs; v. a. als Saugbiopsie*, Form der Feinnadelbiopsie* u. bei Knochenmarkbiopsie*.

A|spirations|em|bol|ek|tomie, per|kutane (↑; Embol-*; Ektomie*) **f:** (engl.) percutaneous aspiration embolectomy; Katheterverfahren, bei dem Anteile eines Gefäßthrombus durch großlumige Katheter abgesaugt werden; Anw. meist in Komb. mit medikamentöser Thrombolyse*; vgl. Angioplastie.

A|spirations|kürettage (↑; Kürettage*) **f:** (engl.) suction curettage; nach dem Prinzip der Saugkürettage* mit einer Aspirationskürette durchgeführte Kürettage der Cavitas uteri zu diagn. Zwecken; kann ohne Narkose u. Dilatation des Zervikalkanals ambulant ausgeführt werden; Nachteil: fehlende Lokalisationsmöglichkeit, z. B. bei Karzinomen u. unvollständiger Kürettage; vorherige Hysteroskopie* erhöht die Treffsicherheit.

A|spirations|pneumonie (↑; Pneum-*) **f:** (engl.) aspiration pneumonia; Pneumonie* inf. Aspiration von Flüssigkeiten, Partikeln od. infiziertem Sekret; **Formen: 1.** akute A. durch Aspiration von Erbrochenem bei Bewusstlosen (z. B. bei Alkohol- u. Barbituratvergiftung, Schlaganfall, Epilepsie) od. während u. nach einer Narkose (s. Mendelson-Syndrom) sowie durch Aspiration von Wasser bei Ertrinkenden od. Petroleum bei Feuerschluckern; **2.** chronische A. bei Ösophagusachalasie, ösophagotrachealer Fistel od. Bulbärparalyse.

A|spirations|pro|phylaxe (↑; Prophylaxe*) **f:** (engl.) aspiration prophylaxis; (anästh.) präoperative Maßnahmen zur Vermeidung einer Aspiration bei Narkoseeinleitung bzw. zur Milderung von deren Folgen; hierzu gehören präoperative Nahrungs- u. Flüssigkeitskarenz (mind. 6–8 Std.) sowie orale Gabe von Antazida; bei Noteingriffen am nicht nüchternen Pat. u. bei best. Abdominaloperationen (bes. bei Ileus, Peritonitis) Absaugen des Mageninhalts über Magensonde u. Durchführen der sog. Ileuseinleitung: Präoxygenierung, Oberkörperhochlagerung u. Sellick*-Handgriff, schnell wirksame Einleitungsnarkotika, Verzicht auf Maskenbeatmung.

A|spirations|zytologie (↑; Zyt-*; -log*) **f:** s. Punktionszytologie.

A|spiration, trans|tracheale (↑) **f:** (engl.) transtracheal aspiration; Verfahren zur mikrobiol. optimalen Sputumgewinnung; **Technik:** Lig. cricothyroideum mit einer Kanüle durchstechen, feinen Kunststoffkatheter einführen (10–15 cm tief), Inj. steriler Kochsalzlösung, Sekret absaugen; **Vorteil:** keine Kontamination des Untersuchungsmaterials durch oropharyngeale Keime; **Kontraind.:** Störung der Blutgerinnung, Kehlkopftiefstand, unstillbarer Husten, Struma.

A|splenie (A-*; Splen*) **f:** (engl.) asplenia; Fehlen der Milz; angeb. bei Milzagenesie od. nach Splenektomie; vgl. OPSI-Syndrom.

ASR: Abk. für **1. A**chilles**s**ehnen**r**eflex; s. Reflexe; **2. A**nti**s**treptolysin**r**eaktion; s. Antistreptolysine.

ASS: Abk. für **A**cetyl**s**alicyl**s**äure*.

Assessment (engl.): Abschätzung; Zusammentragen von Informationen anhand standardisierter Schemata, um das Ausmaß vorhandener bzw. verlorener Fähigkeiten einschätzen zu können; z. B. bei Schlaganfall, seniler Demenz, nach wiederholten Stürzen od. zur Beurteilung der Selbstständigkeit älterer Menschen (s. ADL), der Pflegebedürftigkeit bzw. Notwendigkeit einer Heimunterbringung.

As|similation (lat. assimilare angleichen) f: **1.** (physiol.) Umwandlung körperfremder Ausgangsstoffe in körpereigene Substanzen; i. e. S. Aufbau körpereigener Substanzen aus Bestandteilen, die nach der Verdauung* von Nahrungsstoffen resorbiert wurden; vgl. Dissimilation; **2.** (psychiatr.) Angleichen neuer Bewusstseinsinhalte an vorhandene Vorstellungen (C. G. Jung).

As|similations|becken (↑): (engl.) transitional pelvis; durch Einbeziehung des letzten Lumbal- bzw. des ersten Sakralwirbels entstandene Beckenanomalie; Grundlage des Trichterbeckens; vgl. Beckenformen.

As|similations|wirbel (↑): s. Übergangswirbel.

As|sistent, pharmazeutisch-technischer (lat. assistere helfen, beistehen) m: (engl.) pharmaceutical medical technician; Abk. PTA; im „Gesetz über den Beruf des pharmazeutisch-technischen Assistenten" vom 18.3.1968 (BGBl. I S. 228) in der Fassung der Bekanntmachung vom 23.9.1997 (BGBl. I S. 1997), geändert durch Verordnung vom 21.9.1997 (BGBl. I S. 2390), u. in der entspr. Ausbildungs- u. Prüfungsverordnung vom 23.9.1997 (BGBl. I S. 2352) geregelter Ausbildungsberuf im Apothekenbereich. Die 2½-jährige Ausbildung (2 Jahre Lehrgang an einer staatl. anerkannten Schule, ½ Jahr Praktikum) setzt i. d. R. eine abgeschlossene Realschulbildung voraus. Vgl. Assistenzberufe, medizinisch-technische.

As|sistenz|berufe, medizinisch-technische (↑): Bez. für die bis 1972 unter medizinisch-technische(r) Assistent(in) (Abk. MTA) zusammengefassten Berufe, für die es seitdem getrennte Ausbildungsgänge gibt; Ausübende der m.-t. A. sind die med.-techn. Laboratoriumsassistenten (Abk. LTA), die med.-techn. Radiologieassistenten (Abk. RTA), die med.-techn. Assistenten für Funktionsdiagnostik u. die veterinärmed.-techn. Assistenten (Abk. VTA). Ausbildung u. Prüfung sind geregelt im „Gesetz über technische Assistenten in der Medizin" (Abk. MTAG) vom 2.8.1993 (BGBl. I S. 1402), geändert durch Verordnung vom 21.9.1997 (BGBl. I S. 2390); der dreijährigen Ausbildung an staatl. anerkannten, zumeist an einem Krankenhaus eingerichteten Schulen geht i. d. R. eine abgeschlossene Realschulausbildung voraus. Tätigkeiten, deren Ergebnisse der Erkennung einer Krankheit u. der Beurteilung ihres Verlaufs dienen, dürfen von Angehörigen der m.-t. A. nur auf Anforderung eines Arztes od. Heilpraktikers ausgeübt werden (§ 9 Abs. 3 MTAG). Vgl. Assistent, pharmazeutisch-technischer; Dokumentationsassistent, medizinischer.

Assmann-Herd (Herbert A., Int., Königsberg, 1882–1950): (engl.) Assmann focus; s. Frühinfiltrat.

As|soziation (lat. associare verbinden) f: (engl.) association; Verknüpfung; **1.** (chem.) Zusammenlagern gleichartiger Moleküle zu Aggregaten durch ionische od. hydrophobe Wechselwirkung, Van-der-Waals-Kräfte od. koordinative Bindung; Beispiele: Cluster in H_2O inf. Wasserstoffbrückenbindung, Zusammenlagern monomerer Proteine; **2.** (psychol.) Verknüpfung von Gedächtnisinhalten (z. B. Ideen, Vorstellungen, Gefühle od. Bewegungen); das Auftreten eines Inhalts begünstigt die Erinnerung an assoziierte Inhalte.

As|soziation, mammo|renale (↑) f: s. Syndrom, mammorenales.

As|soziations|bahnen (↑): (engl.) association pathways, tracts; Nervenfasern, die sowohl benachbarte (kurze A.) als auch weit auseinander liegende Hirnbezirke (lange A.) derselben Hirnhemisphäre miteinander verbinden.

As|soziations|felder (↑): (engl.) association areas; Areale des Cortex cerebri ohne direkte Verbindung zu motor. od. sensiblen Bahnen; sind über Assoziationsbahnen* miteinander verbunden u. dienen der integrativen Funktion des ZNS. Vgl. Rindenarchitektonik.

As|soziations|versuch (↑): (engl.) association test; projektives psychol. Testverfahren zur Beurteilung von Assoziationsvermögen, Vorstellungsablauf u. Erkennung von Komplexen. Beim verbalen A. soll der Proband auf ein Reizwort mit dem ersten ihm einfallenden Wort reagieren (sog. freie Assoziation) od. mit einem gegensätzlichen Begriff antworten (sog. kontrollierte Assoziation). Ausgewertet werden Reaktionszeit u. Inhalt der Antwort.

AST: Abk. für **1. As**partataminotransferase*; **2.** Antistreptolysintiter; s. Antistreptolysine.

A|stasie (A-*; -stase*) f: (engl.) astasia; völlige Unfähigkeit zu stehen; meist psychogen; vgl. Abasie.

Astat n: auch Astatin(um); radioaktives Element, Symbol At, OZ 85, rel. Atommasse 210; Halogen.

Ast|block: s. Hemiblock, Verzweigungsblock.

A|steatose (A-*; Stear-*; -osis*) f: (engl.) asteatosis; fehlende Talgdrüsenabsonderung; vgl. Sebostase.

Astemizol (INN) n: Histamin-H_1-Rezeptorenblocker; **Verw.:** s. Antihistaminika; wegen der sehr langen Halbwertzeit (>228 Std.) zur Dauertherapie bei allergischer Rhinitis od. juckenden Hautkrankheiten erst nach Abschluss der Diagnostik.

Aster (gr. ἀστήρ Stern) m: **1.** s. Astrosphäre; **2.** sternförmige Gruppierung der Chromosomen während der Metaphase der Mitose*; vgl. Diaster.

A|sterixis (gr. ἀστήρικτος nicht stillhaltend) f: sog. Flattertremor (engl. flapping tremor); Abfolge arrhythmischer Unterbrechungen des Haltetonus der Muskulatur von jeweils 35–200 ms Dauer mit unregelmäßigen Korrekturbewegungen („negativer Myoklonus"; kein Tremor* im eigentl. Sinne); **Vork.:** bei metabolischer od. tox. Enzephalopathie, hepatolentikulärer Degeneration, strukturellen Hirnläsionen od. als UAW z. B. von Phenytoin, Valproinsäure, Tocainid. K. Irl.

A|sthenie (gr. ἀσθένεια Schwäche) f: (engl.) asthenia; schnelle Ermüdbarkeit, Kraftlosigkeit, Schwäche (auch psychisch); als Asthenisierung wird eine durch Extremsituationen ausgelöste allg. Schwächung bezeichnet; vgl. Adynamie; Erschöpfungssyndrom, chronisches; KZ-Syndrom.

A|sthen|opie (↑; Op-*) f: (engl.) asthenopia; syn. Hebetudo visus; okulär bedingte Störungen des Sehens u. des Allgemeinbefindens, die bei Entlastung des Sehsystems nachlassen; **Urs.:** nicht od. falsch korrigierte Refraktionsanomalien, Missverhältnis zw. akkommodativer Konvergenz u. Akkommodation*, Heterophorie*, beginnende Presbyopie*.

A

A|stheno|zoo|spermie (↑; Sperm-*) f: (engl.) asthenospermia; herabgesetzte Beweglichkeit der Spermien; s. Sperma-Untersuchung (Tab.).

Asthen|urie (↑; Ur-*) f: (engl.) asthenuria; Unvermögen der Niere, konzentrierten Harn auszuscheiden; vgl. Isosthenurie.

Asthma (gr. ἆσθμα das schwere Atemholen, Atemnot) n: anfallsweise auftretende hochgradige Atemnot.

Asthma bronchiale (↑) n: anfallsweises Auftreten von Atemnot inf. variabler u. reversibler Bronchialverengung durch Entz. u. Hyperreaktivität der Atemwege (s. Hyperreaktivität, bronchiale); **Epidemiol.:** eine der häufigsten chron. Erkr.; betrifft ca. 4–5 % der Bevölkerung bei insgesamt zunehmender Inzidenz bes. des gemischtförmigen u. infektbedingten A. b.; **Pathol./Anat.:** kennzeichnend ist die Trias Bronchospasmus, Schleimhautschwellung u. Dyskrinie, ausgelöst durch versch. Mechanismen (Allergene, Inf., chem.-physik. Inhalationsreize) auf unterschiedl. Reaktionswegen (IgE-vermittelte Sofortreaktion, Freisetzung von Histamin, Leukotrienen, PAF u. anderen Mediatoren aus Mastzellen u. anderen Entzündungszellen, direkte nervale Wirkung); **Formen: 1.** allergisches A. b. (syn. extrinsisches A. b.): IgE-vermittelte Sofortreaktion durch Inhalation von Allergenen (meist Pollen sowie Hausstaubmilben, Tierhaare u. -schuppen, Bettfedern u. Schimmelpilzsporen), seltener durch Nahrungsmittel, Medikamente, Insektengifte u. Hautkontakt mit Allergenen; Diagn.: ausführliche Anamnese, Hauttestung, Bestimmung von Gesamt-IgE u. spezif. IgE (Radio*-Allergo-Sorbent-Test); **2.** infektbedingtes A. b. (syn. intrinsisches A. b., endogenes A. b.): erstmals auftretend im Anschluss an einen bronchopulmonalen Infekt; direkte Stimulierung sensibler Nervenendigungen durch Viren u. Bakterien; **3.** gemischtförmiges A. b.: Bez. für das gleichzeitige Vorhandensein mehrerer Auslösemechanismen, z. B. infektbedingte Exazerbation eines allergischen A. b.; **4.** analgetikabedingtes A. b.: nach Einnahme von Acetylsalicylsäure od. anderen in den Prostaglandinstoffwechsel eingreifenden Antiphlogistika; **5.** anstrengungsbedingtes A. b. (engl. exercise induced asthma): ca. 5 Min. nach Ende einer körperl. Belastung auftretend; **6.** berufsbedingtes A. b.: durch Inhalation allergisierender, chem.-irritativ od. toxisch wirkender Substanzen am Arbeitsplatz (s. Bäckerasthma, Isocyanate); **Klin.:** Dyspnoe, Husten, meist zäher Auswurf (enthält eosinophile Granulozyten, Curschmann-Spiralen, Charcot-Leyden-Kristalle); verlängertes Exspirium, trockene Rasselgeräusche (Giemen u. Brummen, oft sogar auf Distanz hörbar), hypersonorer Klopfschall; Abnahme der Sekundenkapazität u. der Vitalkapazität sowie Zunahme des Residualvolumens; in schweren Fällen Ausbildung eines Status* asthmaticus; **Ther.:** Beta-2-Sympathomimetika, Kortikosteroide, Parasympatholytika, Theophyllin, Antiallergika; Vermeidung der auslösenden Noxe, Allergenkarenz, evtl. Hyposensibilisierung*; **Progn.:** bei Kindern u. Jugendlichen häufig spontane Remissionen, bei Erwachsenen meist chron. Verlauf, u. U. Übergang in ein obstruktives Lungenemphysem* mit Cor pulmonale.

Asthma cardiale (↑) n: Herzasthma; anfallsweise, bes. nachts auftretende Atemnot, die durch eine Lungenstauung als Folge einer Linksherzinsuffizienz* ausgelöst wird u. durch einen zusätzl. Bronchospasmus charakterisiert ist. Pat. sitzen aufrecht (Orthopnoe) u. haben starken Husten mit dünnflüssigem, manchmal blutig tingiertem Auswurf sowie eine verlängerte Ausatmungszeit.

A|stigmatismus (A-*; Stigma*) m: (engl.) astigmatism; Brennpunktlosigkeit, Stabsichtigkeit; inf. nicht rotationssymmetr. Brechwert von Hornhaut od. Linse werden parallel einfallende Strahlen nicht in einem Brennpunkt vereinigt; **Formen: 1.** regulärer A.: häufigste Form; die einzelnen Meridiane der Hornhautoberfläche besitzen untereinander versch., jedoch in sich gleichmäßige Krümmungen mit jeweils definierter Brennlinie (unterschiedl. Brennweiten); **2.** irregulärer A.: die Wölbung der Hornhaut ist auch in einem festen Meridian nicht gleichmäßig, so dass jeder einzelne Meridian keine feste Brennlinie hat. **Urs.:** Infiltration, Ulzeration od. Narben der Hornhaut, Keratokonus, vorausgegangene Op.; **Diagn.:** Messung der Krümmungsradien mit dem Ophthalmometer*; **Ther.:** Zylindergläser, in extremen Fällen v. a. bei irregulärem A. Kontaktlinsen* od. perforierende Keratoplastik* erforderlich.

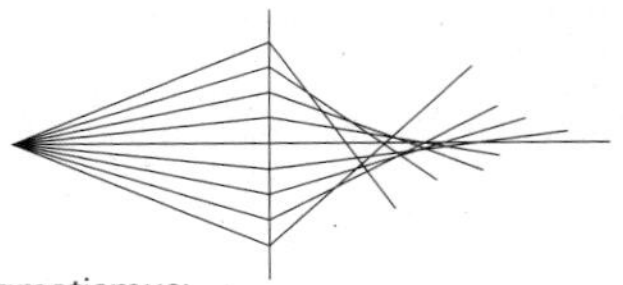

Astigmatismus:
Brechung bei irregulärem Astigmatismus

A-Streifen: (engl.) A band; s. Myofibrillen.

A-Strepto|kokken (Strept-*; Kokken*) f pl: s. Streptococcus.

Astro|blastom (gr. ἄστρον Stern; Blast-*; -om*) n: (engl.) astroblastoma; sehr seltene Form des Astrozytoms* mit radiärer Anordnung der Tumorzellen um die zahlreich vorkommenden Blutgefäße.

Astro|sphäre (↑; Sphäre*) f: (engl.) astrosphere; Polstrahlen; typische Anordnung von Mikrotubuli in der Umgebung des Zentriols während der Prophase der Mitose*.

Astro|virus (↑; Virus*) n: sphärisches RNA-Virus der Fam. Astroviridae (∅ 28–30 nm), Kapsid ohne Hülle; Vork. bei Vögeln u. Säugetieren; humane Astroviren sind Err. von gastrointestinalen Infektionen.

Astro|zyten (↑; Zyt-*) m pl: (engl.) astrocytes; s. Neuroglia.

Astro|zytom (↑; ↑; -om*) n: (engl.) astrocytoma; von den Astrocyten abstammendes Gliom*; nach Histologie u. Malignitätsgrad werden mehrere Formen mit unterschiedl. typischem Manifestationsalter unterschieden; s. Hirntumoren (Tab.).

Astrup-Methode f: (engl.) Astrup's method; sog. Äquilibriermethode zur indirekten Erfassung des CO_2*-Partialdrucks einer Blutprobe unter Verw. eines Nomogramms nach Siggard-Andersen; heute durch direkte Messung mit Elektroden ersetzt; vgl. Blutgase.

A|symbolie (A-*; gr. σύμβολον Kennzeichen, Merkmal) f: (engl.) asymbolia; Störung des Erkennens od. Gebrauchs von Symbolen bzw. Zeichen; s. Agraphie, Aphasie, Apraxie, Alexie.

a|sym|ptomatisch (↑; gr. σύμπτωμα Begleiterscheinung): (engl.) asymptomatic; ohne Krankheitserscheinungen, ohne Symptome.

A|syn|ergie (↑; Syn-*; Erg-*) f: (engl.) asynergy; Störung der Koordination*, bei der das exakte Zusammenspiel versch. Muskelgruppen zur Durchführung einer best. Bewegung nicht mehr gelingt; Vork. bei Kleinhirnschädigung; vgl. Symptome, zerebellare.

A|syn|klitismus (↑; gr. συγκλίνειν zusammenliegen) m: (engl.) asynclitism; (gebh.) Lateralflexion des kindl. Schädels, Scheitelbeineinstellung; Anpassungsvorgang bei engem Becken*; **Formen: 1.** regelrechter vorderer A.: Naegele*-Obliquität; **2.** verstärkte Naegele-Obliquität: vorderer A., Vorderscheitelbeineinstellung; **3.** regelrechter hinterer A.: Litzmann*-Obliquität; **4.** verstärkte Litzmann-Obliquität: hinterer A., Hinterscheitelbeineinstellung*, führt meist zum Geburtsstillstand. Vgl. Synklitismus (Abb.).

A|systolie (↑; Systole*) f: (engl.) asystoly; Form des Herz*-Kreislauf-Stillstands durch fehlende Kontraktion des Herzens; **Urs.:** Herzinfarkt*, Herzrhythmusstörungen*, Vagusreizung, Karotissinus-Syndrom, Elektrolytstörungen (z. B. Hypokaliämie), Hypothermie; **Diagn.:** Pulslosigkeit, im EKG keine elektrische Aktivität; bei ventrikulärer A. finden sich nur P-Wellen als Ausdruck der Vorhofaktivität ohne Kammerkomplexe; bei elektromechan. Entkoppelung liegt trotz relativ normaler EKG-Muster eine mechanische A. vor. **Ther.:** sofortige Reanimation* erforderlich; vgl. Herzschrittmacher.

aszendierend (lat. ascendere hinaufsteigen): (engl.) ascending; aufsteigend.

Aszites (gr. ἀσκίτης) m: (engl.) ascites; Bauchwassersucht; Ansammlung von Flüssigkeit in der freien Bauchhöhle; **Formen: 1.** entzündlicher A. (Exsudat*) bei Peritonitis* od. Polyserositis*; **2.** nichtentzündlicher A. (Transsudat*) bei portaler Hypertension, Leberzirrhose, Tumoren des Magen-Darm-Trakts, Herzinsuffizienz, Erniedrigung des kolloidosmotischen Drucks bei Hypalbuminämie, nephrotischem Syndrom, exsudativer Enteropathie, Peritonealkarzinose, Meigs-Syndrom; **3.** chylöser A. (s. Abb.) inf. Austritts von Lymphflüssigkeit bei Lymphabflussstörungen im Bereich des Ductus thoracicus (z. B. nach Trauma); **4.** hämorrhagischer A. mit Blutbeimengung (z. B. bei tuberkulöser Peritonitis, Peritonealkarzinose) od. inf. einer Blutung in die freie Bauchhöhle (z. B. nach Trauma od. Gefäßruptur); **Diagn.:** Messung des zunehmenden Bauchumfangs; Perkussion u. Ultraschalldiagnostik (auch zum Nachweis kleiner Aszitesmengen); evtl. Bauchpunktion* zur Bestimmung des Proteingehalts, zytol. u. bakteriol. Diagnostik; **Ther.** bei Leberzirrhose: Kochsalz- u. Flüssigkeitsrestriktion, Spironolacton (evtl. in Komb. mit Schleifendiuretika), u. U. therap. Aszitespunktion, bei therapierefraktärem A. Anlage eines transjugulären intrahepatischen portosystemischen Shunts* od. eines peritoneovenösen Shunts*.

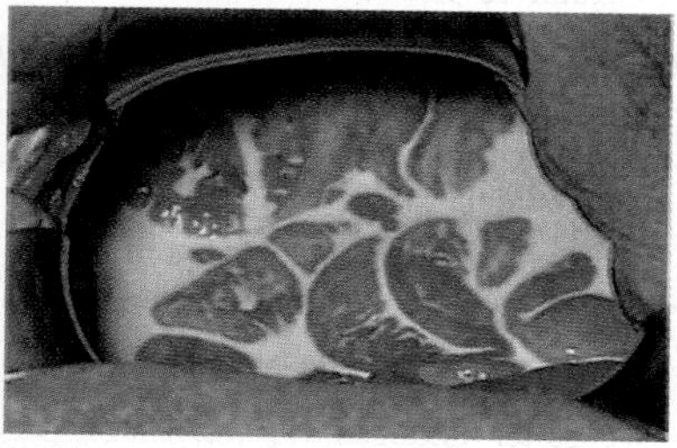

Aszites:
chylöser Aszites (Operationssitus) [62]

AT: Abk. für **1. A**lt**t**uberkulin; **2. A**orten**t**on; s. Herztöne; **3. A**nti**t**hrombine*; **4. A**deno**t**omie*; **5. A**ustausch**t**ransfusion*; **6. A**utogenes* **T**raining.

At: chem. Symbol für Astat*.

a|taktisch (gr. ἄτακτος ungeordnet): (engl.) ataxic, atactic; unregelmäßig; s. Ataxie.

A|taraktika (gr. ἀτάρακτος nicht beunruhigt) n pl: syn. Tranquilizer*.

Atavismus (lat. atavus Vorfahre) m: (engl.) atavism; Rückschlag; spontanes Wiederauftreten von phylogenet. frühen Formbildungen (starke Körper- u. Gesichtsbehaarung, Polymastie, Uterus duplex, Uterus bicornis usw.); vgl. Degeneration.

A|taxia tele|angi|ectatica (gr. ἀταξία Unordnung) f: (engl.) ataxia teleangiectasia; syn. Louis-Bar-Syndrom; autosomal-rezessiv erbl. Erkr. (Genlokalisation 11q23.3, sog. ATM-Gen) mit Defekt von Reparatursystemen* der DNA u. erhöhter spontaner Chromosomenbrüchigkeit; **Häufigkeit:** 1:50 000 Lebendgeborene; **Sympt.:** früh beginnende progrediente zerebellar-extrapyramidal-motorische Störungen, okulokutane Teleangiektasien*, Pigmentflecken, Polyneuropathie* sowie komb. Immundefekt mit Immunglobulinmangel* (Serum- u. sekretorisches IgA, IgE, evtl. IgG) u. Störung der zellvermittelten Immunität* inf. eines Defekts der Helferzellen. Wichtiges **Frühsymptom** sind Augenbewegungsstörungen (z. B. okuläre Apraxie, internukleäre Ophthalmoplegie, Fixationsnystagmus). I. d. R. findet sich eine erhöhte Konz. von Alphafetoprotein im Serum, bei einigen Pat. wurden Anti-IgA-Autoantikörper nachgewiesen. **Kompl.:** häufig rezidiv. Sinusitiden u. bronchopulmonale Inf. mit Ausbildung von Bronchiektasen u. respiratorischer Insuff. sowie Prädisposition zu bösartigen Neubildungen v. a. des Monozyten-Makrophagen-Systems; beim weibl. Geschlecht fakultativ Gonadeninsuffizienz, Hypogenitalismus u. Disposition zur Dysgerminomentstehung; Heterozygote entwickeln 5-mal häufiger Malignome als die Normalbevölkerung (Genfrequenz: 1,4 %). **Ther.:** konsequente antibiot. Behandlung bakterieller Inf., evtl. Substitution von Immunglobulinen; **Progn.:** insgesamt ungünstig; bei initial normaler Intelligenz zunehmende geistige Retardierung; die Pat. sterben meist zw. dem 20. u. 30. Lj. **Prävention:** genetische Beratung*. Vgl. Phakomatosen, Symptome, zerebellare.

A|taxie (↑) f: (engl.) ataxia; Störung der Koordination* von Bewegungsabläufen, meist inf. von Asynergie* u. Dysmetrie*; Zeichen einer A. sind Störungen der Okulomotorik, Dysarthrie, Dysdiadochokinese, Intentionstremor, Stand-, Gang- u. Rumpfataxie. **Formen: 1.** zerebellare A. durch Erkr. des Kleinhirns, z. B. Tumoren, Intoxikationen, Kleinhirnatrophie*; **2.** afferente A. inf. Läsionen der Hinterstrangbahnen des Rückenmarks (z. B. bei funikulärer Myelose*, Multipler* Sklerose, Friedreich*-Ataxie) od. peripherer Nerven bei Polyneuropathie*; klin. dominieren Störungen der Tiefensensibilität. **3.** vestibuläre A. durch Schädigung des Vestibularapparats; **4.** A. bei Hydrozephalus* od. Läsionen der Hirnhemisphären (Gangapraxie). Vgl. Hinterstrangsymptome, Symptome, zerebellare.

A|taxie, auto|somal-dominante zerebellare (↑) f: (engl.) autosomal dominant cerebellar ataxia; Abk. ADCA; syn. Nonne-Marie-Krankheit; autosomal-dominant erbl. Form der Kleinhirnatrophie*; Erkrankungsbeginn meist im 3.–5. Lebensjahrzehnt mit progressiver zerebellarer Ataxie; **Anat./Pathol.:** spinozerebellare Atrophie (Abk. SCA für engl. spinocerebellar atrophy) mit Degeneration von Kleinhirn, Pons, spinalen Bahnen, Vorderhörnern, Substantia nigra (vgl. Atrophie, olivopontozerebellare) u. auch Großhirnkortex od. reine zerebellare Atrophie; klin. **Einteilung: Typ I:** progressive Ataxie mit Sakkadenverlangsamung, Pyramidenbahnzeichen, Muskelatrophien, Sensibilitätsstörungen, Optikusatrophie, Demenz; **Typ II:** progressive Ataxie mit pigmentärer Retinadegeneration; **Typ III:** rein zerebellare Ataxie; **Typ IV:** zerebellare Ataxie mit Myoklonien u. Taubheit. Bisher sind sieben versch. verantwortliche Gene lokalisiert bzw. identifiziert worden: für Typ I auf Chromosom 6 (SCA1), 12 (SCA2), 14 (SCA3),16 (SCA4) u. 19 (SCA6), für Typ II auf Chromosom 3 (SCA7) u. für Typ III wahrscheinl. auf Chromosom 11 (SCA5). Vgl. Atrophie, dentatorubropallidolysische.

A|taxie, idiopathische zerebellare (↑) f: (engl.) idiopathic cerebellar ataxia; Abk. IDCA; Bez. für eine sporadisch auftretende neurodegenerative Erkr. unbekannter Ätiol. mit progressiver zerebellarer Ataxie im Erwachsenenalter; ähnlich wie bei der (selteneren) autosomal-dominanten zerebellaren Ataxie* können eine olivopontozerebellare u. eine rein zerebellare Form unterschieden werden.

A|taxie, spino|zerebellare (↑) f: (engl.) spinocerebellar ataxia; Gruppe degenerativer Erkr. mit Gangunsicherheit, Gleichgewichtsstörungen u. Dysarthrie; bisher werden 13 versch. Typen unterschieden, die alle molekular identifiziert u. genet. lokalisiert sind; die beiden wichtigsten **Typen** sind: **1.** sp. A. Typ I: autosomal-dominant erbl. (Genlokus 6p23); Beginn im 3.-4. Lebensjahrzehnt; später auch Optikusatrophie, Störungen der Augenbewegungen bis Ophthalmoplegie u. Schluckstörungen; erhöhte Cytosin-Adenin-Guanin-Kopien (>40) molekulargenetisch nachweisbar; **2.** Friedreich*-Ataxie.

A|tel|ektase (gr. ἀτελής unvollständig; -ektasie*) f: (engl.) atelectasis; nicht belüfteter Lungenabschnitt, in dem die Wände der kollabierten Alveolen aneinanderliegen; **Formen: 1.** fetale od. angeborene A.: Lunge des Neugeborenen vor dem ersten Atemzug nicht lufthaltig (Schwimmprobe negativ); auch bei Ersticken ante- od. postnatal inf. Verlegung der Luftwege z. B. durch aspirierten Schleim, bei Schädigung des Atemzentrums (meningeale Blutung) od. Surfactantmangel*-Syndrom; **2.** erworbene A.: **a)** Resorptions-, Obturationsatelektase: Kollaps der Lunge durch Resorption der in den Alveolen enthaltenen Luft bei Verlegung der Bronchien durch angesammelten Schleim (z. B. bei Bronchitis, zystischer Fibrose; bei zur Unterdrückung des Hustenreizes führenden Thoraxschmerzen inf. Traumata, Rippenfrakturen, Thorakotomie) bzw. bei Bronchialverschluss durch Tumoren od. aspirierte Fremdkörper; **b)** Kompressionsatelektase inf. Drucks von außen durch Ergüsse, Tumoren, große Bullae, Pneumothorax, starke Herzvergrößerung, Zwerchfellhochstand; ferner A. nach Laparotomien inf. Zwerchfellatonie mit -hochstand u. hypostat. Anschoppung basaler Lungenteile (Klin.: initiale Knistergeräusche); meist als sog. Streifen- od. Plattenatelektasen (multiple, horizontal leicht gebogen verlaufende, linien- bzw. streifenförmige Verdichtungsfiguren); **Sympt.:** Dämpfung im normalen Bereich des Lungenschalls, auskultatorisch abgeschwächte Atmungsgeräusche; röntg. verdichteter, nicht transparenter Bezirk mit verringertem Volumen; **Folgen:** Entzündung mit Ödem, dann Fibrosierung; **Ther.** der Obturationsatelektase: bronchoskopische Absaugung; **Proph.:** Atemtherapie, Schmerzbehandlung, Mukolyse. Vgl. Dystelektase.

Atem|äqui|valent (lat. aequivalere ebenso stark sein, ebensoviel Gewicht haben) n: (engl.) ventilatory equivalent; syn. Ventilationsäquivalent; wichtiges leistungsdiagn. Kriterium in der spiroergometrischen Untersuchung; Quotient aus Atemminutenvolumen u. Sauerstoffaufnahme (jeweils in ml/min); je größer das A., desto geringer die noch vorhandene Leistungsreserve (physiol. 28 ± 5). Vgl. Ventilation, spezifische.

Atem|antriebe: (engl.) respiratory stimuli; Faktoren, die eine Zunahme der Ventilation bewirken; **1.** rückgekoppelte A.: wirken über zentrale bzw. periphere Chemorezeptoren* u. werden durch die Zunahme der Ventilation selbst wieder vermindert; hierzu zählen: Erhöhung des art. u. zentralen CO_2*-Partialdrucks (vermittelt über Veränderung des Liquor-pH), Erhöhung der art. Wasserstoffionenkonzentration* (z. B. bei metabolischer Azidose), Verminderung des art. Sauerstoffpartialdrucks*; **2.** nicht rückgekoppelte A.: wirken nach Zunahme der Ventilation weiter (z. B. Schmerz).

Atem|arbeit: (engl.) respiratory work; während der Atmung* geleistete Druck-Volumen-Arbeit, die von den Atemmuskeln gegen visköse u. elast. Widerstände (der Lunge) v. a. bei der Inspiration erbracht wird (normale Exspiration passiver Vorgang); durch Flächenberechnung aus dem Druck*-Volumen-Diagramm zu ermitteln.

Atem|beutel: s. Handbeatmungsbeutel.

Atem|de|pression, zentrale (Depression*) f: (engl.) central respiratory depression; Ansprechbarkeit des Atemzentrums auf Atemantriebe* herabsetzen; z. B. durch Narkotika*, zentrale Hypoxie, schwere Hyperkapnie, Schädelhirntrauma, Erkr. des ZNS.

Atem|frequenz (lat. frequentia Häufigkeit) f: (engl.) respiratory rate; Zahl der Atemzüge pro Zeiteinheit; vom Lebensalter abhängig, beträgt in Ruhe beim Neugeborenen ca. 50/min, beim 6 Mon. alten Säugling 40/min, beim einjährigen Kind 35/min, beim sechsjährigen Kind 20–22/min, beim Erwachsenen 12–16/min. Das Verhältnis von Pulsfrequenz zu A. beträgt vom 3. Lj. an ca. 4:1. Vgl. Dyspnoe.

Atem|gas|ana|lyse f: (engl.) analysis of respiratory gases; Messung des Kohlensäure-, Sauerstoff- u. Stickstoffgehalts in der Ausatemluft, deren endexspirator. Anteil der Alveolarluft* entspricht; verwendet z. B. in der Leistungsdiagnostik (Ergospirometrie*); versch. Methoden: Mikrogasanalyse nach Scholander, Wärmeleitverfahren (meist mit Helium als Testgas), Ultrarotabsorption (URAS), Massenspektralanalyse.

Atem|gas|fraktionen (lat. fractio Bruch, Bruchstück) f pl: (engl.) fractions of respiratory gases; Volumenanteile von Sauerstoff, Kohlendioxid, Stickstoff u. Edelgasen am inspirator. (20,9 % O_2, 0 % CO_2, 79,1 % N_2), alveolären (14 % O_2, 5,6 % CO_2, 79,4 % N_2) u. exspirator. (16 % O_2, 4 % CO_2, 80 % N_2) Gasgemisch unter Standardbedingungen (STPD*). Edelgase nehmen nur einen sehr kleinen Anteil ein. Vgl. Atemspende, Partialdruck

Atem|gifte: (engl.) respiratory poisons; **1.** über die Lunge in Gas-, Dampf- od. Aerosolform aufgenommene Substanzen mit lokal schädigender Wirkung auf Atemwege u. Lungenparenchym (Reizgase wie Schwefeldioxid, Stickoxide, nitrose Gase, Phosgen, Chlor, Ozon) u. Gefahr des tox. Lungenödems (s. ARDS); **2.** über die Lunge aufgenommene Gifte, die den Sauerstofftransport od. die Sauerstoffutilisation beeinträchtigen (Kohlenmonoxid, Blausäure); **3.** Stoffe, die durch orale, parenterale od. perkutane Aufnahme auf das Atemzentrum (z. B. Narkotika), den Sauerstofftransport od. die Sauerstoffutilisation (z. B. Cyanide) hemmend wirken.

Atem|grenz|wert: (engl.) maximum ventilation volume; Abk. AGW; durch willkürliche Hyperventilation (theoretisch) maximal erreichbares Atemminutenvolumen*; wird bestimmt mittels Spirometrie (Proband ventiliert 6 od. 10 s maximal, das Ergebnis wird auf 1 Min. extrapoliert); Referenzbereich bei Erwachsenen: 100–170 l/min; erniedrigte Werte bei (restriktiven u. obstruktiven) Ventilationsstörungen.

Atem|hilfs|muskulatur (Musculus*) f: (engl.) auxiliary respiratory muscles; Atemmuskeln, die bei forcierter Atmung (Auxiliaratmung) willkürlich aktiviert werden können; zur inspiratorischen A. gehören die Mm. scaleni, Mm. sternocleidomastoidei u. Mm. pectorales, zur exspiratorischen A. die äußere Bauchmuskulatur. Aktivierung v. a. bei Dyspnoe*, aber auch bei Lähmung eines Teils der Atemmuskeln z. B. bei systemischen Muskelerkrankungen od. Querschnittläsion in Höhe des Rückenmarksegments C_4.

Atem|kalk: (engl.) carbon dioxide absorbent lime; harte, poröse Granula aus $Ca(OH)_2$, NaOH od. BaOH, Silikaten u. Wasser; Verw. im Absorber* von Narkosekreissystemen zur Bindung des ausgeatmeten CO_2. Ein zugesetzter Indikator zeigt durch Blaufärbung den verbrauchten A. an.

Atem|lähmung: (engl.) respiratory paralysis; Ausfall der Atemtätigkeit; **Formen: 1.** zentrale A. inf. Schädigung des Atemzentrums* (z. B. bei Arteria-basilaris-Thrombose, Tumoren u. Blutungen im Bereich der Medulla oblongata); **2.** periphere A. durch Lähmung der Atemmuskeln (z. B. bei Querschnittläsion oberh. von C_4, Myasthenia gravis pseudoparalytica, Polyneuropathie, Poliomyelitis, Muskelrelaxierung); **Ther.:** Reanimation*, Beatmung*.

Atem|luft|befeuchter: (engl.) respiratory humidifier; Vorrichtung zum Anfeuchten der Inspirationsluft bei längerdauernder Intubation (z. B. bei Beatmung, Narkose); versch. Prinzipien: Verdampfer*, Vernebler*, künstliche Nase*.

Atem|maske: (engl.) respiratory mask; auch Beatmungsmaske; Nasen- u. Mundöffnung dicht umschließende Gesichtsmaske aus Kunststoff od. Gummi mit eingearbeitetem Anschlussstück für Handbeatmungsbeutel* od. Narkoseschlauch; Anw. bei Narkose*, Beatmung* u. Atemtherapie*.

Atem|minuten|volumen n: (engl.) minute volume; Abk. AMV; Luftvolumen, das in einer Minute geatmet wird; Berechnung: Atemzugvolumen × Atemfrequenz/Minute; in Ruhe ca. 8 l, unter 50 Watt Belastung 20–25 l, unter 100 Watt 40–45 l; vgl. Lungenfunktionsprüfung.

Atem|mittel|lage: syn. Atemruhelage*.

Atem|muskeln (Musculus*) m pl: (engl.) respiratory muscles; Muskeln, die bei Inspiration eine aktive Vergrößerung u. bei Exspiration eine Verkleinerung des Thoraxinnenraums bewirken; inspiratorisch wirkende A. sind v. a. Zwerchfell u. Mm. intercostales externi, exspiratorisch wirkende A. v. a. Mm. intercostales interni u. M. transversus thoracis. Vgl. Atemhilfsmuskulatur.

Atem|not: (engl.) dyspnea; als bedrohlich empfundener Luftmangel; vgl. Dyspnoe, Orthopnoe.

Atem|not|syn|drom des Neugeborenen n: (engl.) infant respiratory distress syndrome (Abk. IRDS); Abk. ANS; Bez. für alle mit Zyanose, Dyspnoe od. Tachypnoe einhergehenden Zustände des Neugeborenen; häufig syn. mit Surfactantmangel*-Syndrom verwendet; **Urs.:** Erkr. des Respirationstrakts (z. B. Surfactantmangel-Syndrom, Wet*-lung-Syndrom, Fruchtwasser- od. Mekoniumaspiration, Pneumothorax, Pneumonie), Zwerchfellhernie, Phrenikuslähmung, auch Choanalatresie, angeb. Herzfehler, zerebrale Störungen u. a.; **Sympt.**: Tachypnoe (Atemfrequenz >60/min), Zyanose, Einziehungen des Thorax u. Abdomens, Nasenflügeln, exspiratorisches Stöhnen. Vgl. Depressionszustand des Neugeborenen, Hyperoxietest.

Atem|phasen-Zeit-Verhältnis: (engl.) inspiratory-expiratory time ratio; Verhältnis von Inspirations- zu Exspirationszeit bei Spontanatmung od. maschineller Beatmung*; bei Spontanatmung in Ruhe beträgt das A.-Z.-V. ca. 0,7–0,9; bei obstruktiven Ventilationsstörungen* ist die Exspiration verlängert. Die Wahl des A.-Z.-V. bei maschineller Beatmung (normal 0,5) hängt von der zugrunde liegenden Lungenfunktionsstörung ab. Vgl. IRV.

Atem|reserve f: (engl.) respiratory reserve; Differenz zw. Atemgrenzwert* u. Atemminutenvolumen* in Ruhe.

Atem|ruhe|lage: (engl.) resting expiratory position; Zustand des Atemapparats (Lunge u. Thorax) am Ende einer normalen Exspiration, bei dem sich die elast. Rückstellkräfte von Lunge u. Thorax gegenseitig aufheben; das intrapulmonale Luftvolumen in A. wird als funktionelle Residualkapazität (s. Lungenvolumina) bezeichnet; der intrapulmonale Druck in A. ist gleich Null.

Atem|spende: (engl.) mouth-to-mouth respiration; einfach durchführbare Notfallmaßnahme i. R. einer Reanimation* bei insuffizienter bzw. vollständig fehlender Spontanatmung (Atem- od. Herzstillstand, Atemlähmung); **Technik:** Freimachen der Atemwege durch Überstrecken des Kopfes u. Anheben des Kinns, Einblasen der eigenen Ausatemluft (beim Erwachsenen 800–1200 ml, Sauerstoffgehalt ca. 17 Vol.%) über Nase (sog. Mund-zu-Nase-Beatmung, Mund geschlossen!), Mund (sog. Mund-zu-Mund-Beatmung, Nase zuhalten!) od. selten Tracheostoma mit einer Beatmungsfrequenz von 12–15/min; bei Säuglingen u. Kleinkindern A. über Mund u. Nase mit verringertem Volu-

A

men u. erhöhter Frequenz; es kann dabei auch ein Safar-Tubus od. Orotubus verwendet werden; bei wirksamer A. hebt sich der Brustkorb

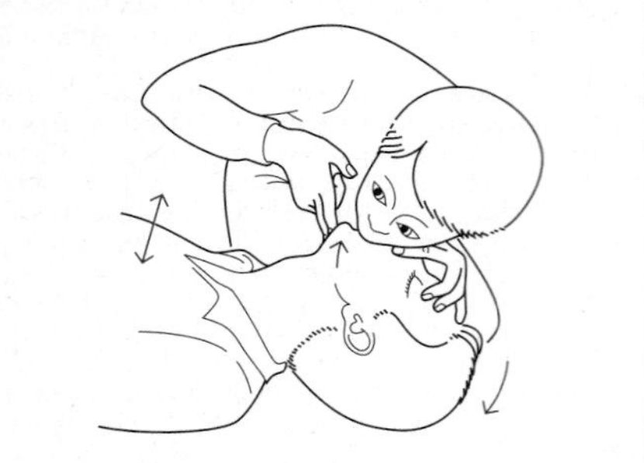

Atemspende:
Notfallbeatmung am Beispiel der Mund-zu-Mund-Beatmung

des Beatmeten. **Kompl.:** Überblähung des Magens bei zu hohem Druck (ab 15 cm H_2O); **cave:** bei Vorliegen von Kontaktgiftintoxikationen od. Infektionskrankheiten ist auf adäquaten Schutz des Helfers zu achten. Vgl. Beatmung, Reanimation.

Atem|still|stand: (engl.) respiratory arrest; Apnoe; Folge einer zentralen od. peripheren Atemlähmung* od. einer Fremdkörperaspirati-

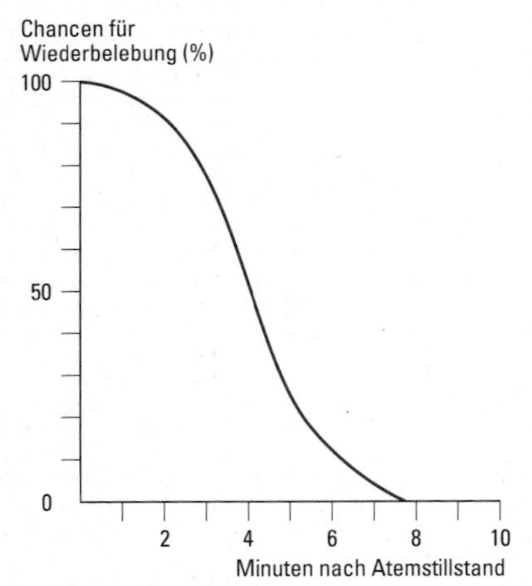

Atemstillstand:
Erfolgschancen einer Reanimation nach Atemstillstand in Abhängigkeit von der Dauer des Atemstillstands [90]

on*; **Soforttherapie:** Freimachen u. Freihalten der Atemwege, Atemspende* bzw. Beatmung*, ggf. Reanimation. Vgl. Asphyxie, Atmungstypen, Schlafapnoesyndrom.

Atem|stoß|test m: syn. Tiffeneau*-Test.

Atem|therapie f: (engl.) respiratory therapy; physiotherap. Behandlungsverfahren, bes. zur Ökonomisierung der Atemarbeit u. zur Bronchialdrainage; **Ind.:** v. a. bei bronchopulmonalen Erkr., Thorax- u. Wirbelsäulendeformitäten, prophylakt. auch prä- u. postoperativ sowie i. R. der Schwangerengymnastik; neben Atemschulung, Atemgymnastik u. physik. Therapie (Klopfmassage*, Vibration) kommen auch pharmak. u. apparative Hilfsmaßnahmen, z. B. Aerosoltherapie*, assistierte Spontanatmung (CPAP*), maschinelle Beatmung*, zur Anwendung.

Atem|wege: (engl.) respiratory tract; Respirationstrakt bis zu den Alveolen; die oberen Abschnitte umfassen die Nasenhöhle mit ihren Nebenhöhlen u. den Rachen, wo sich der Luftweg mit dem Nahrungsweg kreuzt. Die unteren A. beginnen mit dem Kehlkopf, es folgt die Luftröhre u. danach die gesamte Aufzweigung des Bronchialbaums.

Atem|weg|erkrankungen, ob|struktive: (engl.) obstructive airways diseases, obstructive pulmonary diseases; Sammelbez. für Krankheiten des bronchopulmonalen Systems, die mit obstruktiven Ventilationsstörungen* einhergehen; **Formen: 1.** akute reversible o. A., z. B. Asthma* bronchiale; **2.** chronische o. A.; syn. (engl.) chronic obstructive airways diseases (Abk. COAD); z. B. chronische Bronchitis*, Lungenemphysem*.

Atem|weg|widerstand: (engl.) airway resistance; Resistance; Symbol R_{aw}; endobronchialer Widerstand, den der Luftstrom bei der Atmung überwinden muss; Bestimmung mittels Ganzkörperplethysmographie*; Referenzwert: $<3{,}0\ cmH_2O \times l^{-1} \times s$ ($0{,}3\ kPa \times l^{-1} \times s$), abhängig von Alter u. Körpergewicht; erhöht bei obstruktiven Atemwegerkrankungen*. Vgl. Ventilationsstörungen.

Atem|zeit|volumen n: Abk. AZV; s. Atemminutenvolumen.

Atem|zentrum n: (engl.) respiratory centre; in der Formatio reticularis der Medulla oblongata gelegene Gruppe von Neuronen, deren wechselndes Aktivitätsniveau (bei gegenseitiger Hemmung) Rhythmus u. Automatie der Atmung* bewirken. **Einteilung: 1.** Inspiratorische Neurone bewirken die Inspiration* durch Erregung der spinalen motorischen Neurone der Inspirationsmuskulatur (v. a. Zwerchfell). **2.** Exspiratorische (nichtinspiratorische) Neurone bewirken die Exspiration* durch Hemmung der inspiratorischen Neurone, d. h. keine aktive Betätigung der Exspirationsmuskulatur (in Ruhe). Enge anat. Verbindungen zu den zentralen Chemorezeptoren* an der Ventralseite der Medulla oblongata betonen die Bedeutung des art. CO_2*-Partialdrucks für die Regulation der Atmung; arterieller pH u. Hypoxie wirken dagegen nur auf periphere Chemorezeptoren; vgl. Atemantriebe, Hering-Breuer-Reflex.

Atem|zug|volumen n: (engl.) tidal volume; syn. Atemvolumen, Atemzugtiefe, Atemhubvolumen; Luftmenge, die pro Atemzug eingeatmet wird; in Ruhe beim Erwachsenen 400–600 ml. Vgl. Lungenvolumina.

Atenol<u>o</u>l (INN) n: (relativ) beta-1-selektiver Betarezeptorenblocker*.

Ather|ek|tom<u>ie</u> (gr. ἀθήρη Mehlbrei; Ektomie*) f: (engl.) atherectomy; Herausschneiden atheromatösen Materials aus Arterien; **Verf.:** offen (gefäßchirurgisch).

athero|g<u>e</u>n (↑; -gen*): (engl.) atherogenic; arteriosklerot. Gefäßveränderungen fördernd; s. Arteriosklerose.

Atherom (↑; -om*) n: (engl.) atheroma; sog. Grützbeutel; Bez. für Zysten der Epidermis im Bereich der Haarfollikel mit unterschiedl. Ätiol. u. Histol.; s. Epidermalzyste, Trichilemmalzyste, Steatokystom; vgl. Milien.

Atheromatose (↑; ↑; -osis*) f: (engl.) atheromatosis; allg. Bez. für die Intimaveränderungen bei Arteriosklerose* mit Bildung sog. atheromatöser Plaques.

Athero|sklerose (↑; Skler-*; -osis*) f: (engl.) atherosclerosis; syn. Bez. für Arteriosklerose* mit Betonung der histopathol. Veränderungen.

Athero|thrombose (↑; Thromb-*; -osis*) f: (engl.) atherothrombosis; arterielle Thrombose* durch Aufbrechen eines atherosklerot. Beetes u. nachfolgender Aktivierung der Thrombozyten; **Folgen:** Herzinfarkt, Apoplexie, Claudicatio intermittens. C. Die.

Athetose (gr. ἄθετος nicht an seiner Stelle; -osis*) f: (engl.) athetosis; Erkr. des extrapyramidalen Systems mit langsamen, bizarr geschraubten Bewegungen v. a. an den distalen Extremitätenabschnitten (s. Abb.), evtl. mit Hy-

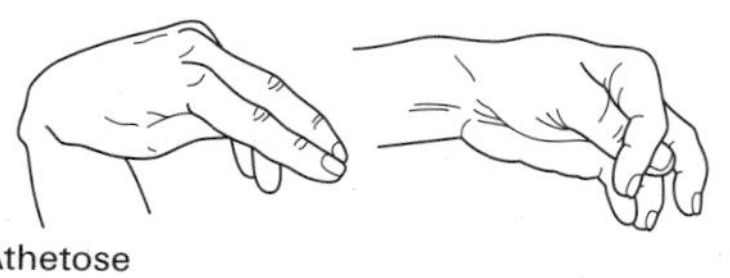
Athetose

perextension od. Subluxation; tritt sowohl bei willkürl. als auch bei unwillkürl. Bewegungen auf; **Urs.:** Schädigung von Putamen, Nucleus caudatus od. Pallidum, z. B. inf. Kernikterus* bei prolongiertem Icterus neonatorum, nach Hypoxie od. Schlaganfall* (häufig mit einseitiger Symptomatik, sog. Hemiathetose) od. inf. Intoxikation; oft in Komb. mit anderen extrapyramidalen Bewegungsstörungen (vgl. Symptome, extrapyramidale), z. B. als Choreoathetose*. Vgl. Athétose double.

Athétose double (frz. ↑; ↑; frz. doppelt) f: (engl.) double athetosis; syn. Hammond-Syndrom; beidseitig auftretende Athetose*; Urs.: v. a. frühkindlicher Hirnschaden*, z. B. durch Kernikterus*; vgl. Status marmoratus.

A|thyreose (A-*; Thyreo-*; -osis*) f: (engl.) athyreosis; angeborenes völliges Fehlen von Schilddrüsengewebe; anlagebedingte Agenesie; verläuft unbehandelt tödlich; vgl. Hypothyreose.

Atlas (gr. Ἄτλας der Träger des Himmelsgewölbes in der gr. Sage) m: oberster Halswirbel (CI); hat keinen Wirbelkörper; Teile: Massa lateralis, Arcus anterior, Arcus posterior; s. Vertebra.

Atlas-Axis|gelenk (↑; lat. axis Achse): (engl.) atlanto-axial joint; unteres Kopfgelenk; s. Articulatio atlantoaxialis mediana u. gleichnamige laterale Gelenke.

Atlas|dys|plasie (↑; Dys-*; -plasie*) f: (engl.) atlantal dysplasia; auch Atlasdissimilation; Fehlbildung des Atlas.

Atmen, amphorisches: (engl.) amphoric respiration; s. Atmungsgeräusche.

Atmen, meningitisches: s. Biot-Atmung.

Atmen, pueriles: (engl.) juvenile breathing; s. Atmungsgeräusche.

Atmung: (engl.) respiration; **Einteilung: 1.** äußere A. od. Lungenatmung (Respiration); Gasaustausch, gekennzeichnet durch: **a)** Ventilation: Lungenalveolen im Wechsel von Inspiration* u. Exspiration* (gesteuert vom Atemzentrum*) belüften; **b)** Perfusion: der Ventilation angepasste Durchblutung der Lungenkapillaren; **c)** Diffusion: Sauerstoffaufnahme u. Kohlendioxidabgabe über die alveolokapilläre Membran; **d)** Konvektion: Gastransport im Blut; s. Atmungstypen; **2.** innere A. od. Zellatmung: Energie durch Redoxreaktionen u. oxidative Phosphorylierung* in den Mitochondrien* bereitstellen (vgl. Atmungskette). Unter Verbrauch von 6 Mol O_2 liefert z. B. 1 Mol Glukose 6 Mol CO_2, 6 Mol H_2O u. 38 Mol ATP.

Atmung, in|verse: (engl.) inverted breathing; umgekehrte Atmung; bei Atemwegobstruktion im Bereich von Kehlkopf od. Luftröhre durch Fremdkörper, Schwellung od. Laryngospasmus kommt es durch maximale Zwerchfellexkursionen zu passiven (paradoxen) Thoraxbewegungen: Vorwölbung des Abdomens u. Senkung des Thorax während der versuchten Einatmung bzw. Einziehen u. Hebung während der versuchten Ausatmung, ohne dass eine Ventilation stattfindet (funktioneller Atemstillstand); **Sympt.:** Zyanose, fehlendes Atemgeräusch, maximale Atemexkursionen. Vgl. Atmungstypen, Flankenatmung.

Atmung, para|doxe: (engl.) paradoxical respiration; **1.** inspiratorische Einwärts- u. exspiratorische Auswärtsbewegung eines pathol. beweglichen Thoraxwandanteils (paradoxe Atembewegung, sog. Brustwandflattern) inf. Rippenserienfraktur*; führt zu Pendelluft* u. damit zu respiratorischer Insuffizienz; Ther.: Analgesie, evtl. sog. innerpneumatische Schienung durch Beatmung* mit PEEP* bis zur bindegewebigen Organisation od. (selten) op. Thoraxwandstabilisierung; **2.** Sympt. bei Phrenikuslähmung* mit inspirator. Senkung der gesunden u. Hebung der kranken Zwerchfellhälfte; **3.** Zwerchfell-Thorax-Antagonismus (auch Czerny-Atmung, sog. Schaukelatmung): inf. Ermüdung der Atemmuskulatur inspiratorische (statt physiol. exspiratorischer) Bauchmuskelkontraktion; führt inf. fehlender Vordehnung des Zwerchfells zu unökonomischer Atemarbeit; **4.** Wechsel von Zwerchfellatmung u. thorakaler Atmung (sog. respiratorischer Alternans); tritt meist bei Pat. mit zentralnervösen Störungen auf. Vgl. Atmungstypen, Atmung, inverse.

Atmung, peri|odische: (engl.) periodic respiration; Atmung mit abwechselnd auftretend mehreren tiefen Atemzügen u. darauf folgender kurzer apnoischer Pause als Zeichen einer Regelabweichung des bulbären Atemzentrums*; **Vork.:** meist pathol. (z. B. Biot*-Atmung, Cheyne*-Stokes-Atmung), beim Neugeborenen auch als normale Atmung im Schlaf; vgl. Atmungstypen.

Atmungs|geräusche: (engl.) breath sounds; Schallzeichen über den Lungen bei der Auskultation*; **Einteilung: 1.** vesikuläres Atmen: Bläschenatmen, Atmen von schlürfendem Charakter (Einatmen klingt wie „f", Ausatmen wie „w"); über normalen Lungenteilen, beim Gesunden nur bei der Inspiration zu hören; abgeschwächte A. bei Emphysem, Pleuritis u. Schwartenbildung; verschärfte A. bei Bronchitis; verschärfte u. (im Exspirium) verlängerte A. bei Erschwerung des Luftaustritts, z. B. bei Asthma bronchiale u. Bronchitis; **2.** pueriles Atmen: normales Atmen v. a. bei schlanken Kindern mit deutlich hörbarem Exspirium inf. geringer Dicke der Thoraxwand; **3.** bronchiales Atmen: sog. Röhrenatmen; hauchendes Geräusch (klingt beim Ein- u. Ausatmen wie „ch"), in In- u. Exspiration gleich stark od. bei Exspiration stärker; physiol. über luftröhrennahen Abschnitten (Larynx, Trachea, Interskapularraum); pathol. bei luftarmen Lungenabschnitten inf. Infiltration (Pneu-

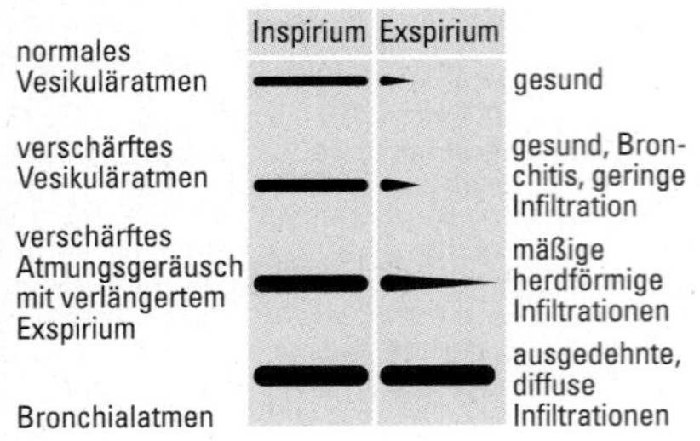

Atmungsgeräusche bei der Auskultation

monie) od. Atelektase; **4.** sakkadiertes Atmen: abgehackte A., häufig harmlos, manchmal bei Pleuritis (sicca) bzw. Bronchitis; **5.** amphorisches A.: sog. Höhlenatmen, Krugatmen; sausendes, metallisch klingendes Atemgeräusch (ähnlich dem Geräusch, das entsteht, wenn man über die Öffnung einer großen Flasche bläst); pathognomon. für glattwandige Kavernen; **6.** Bronchophonie*; **7.** Nebengeräusche: v. a. Rasselgeräusche* u. Reibegeräusche*.

Atmungs|in|suffizienz (Insuffizienz*) **f:** (engl.) respiratory insufficiency; Bez. für alle Formen eines gestörten Gasaustauschs im menschl. Organismus; **1.** Störung der inneren Atmung* (Zellatmung) bei Anämie od. Vergiftung des Sauerstofftransportsystems (Kohlenmonoxidvergiftung) od. der Enzyme der Atmungskette (z. B. bei Blausäurevergiftung); **2.** Störung der äußeren Atmung: s. Insuffizienz, respiratorische.

Atmungs|kette: (engl.) respiratory chain; in den Mitochondrien* der Zellen lokalisiertes Multienzymsystem mit versch. Redoxsystemen*, das die Übertragung von Reduktionsäquivalenten u. Elektronen auf Sauerstoff mit Energiegewinn in Form von ATP (oxidative Phosphorylierung*) koppelt; **Komponenten** der A.: die löslichen Elektronen-Carrier Ubiquinon* u. Zytochrom c, das Membranenzym Succinat-CoQ-Reduktase, drei Transmembrankomplexe (NADH-CoQ-Reduktase, Zytochromreduktase, Zytochromoxidase*) u. ATPase*; über eine Elektronentransportkette wird an der inneren Mitochondrienmembran ein Protonengradient aufgebaut, dessen Ausgleich zur Phosphorylierung von ADP führt (s. Abb.). Einige Substanzen (z. B. Dinitrophenol, Thyroxin, Triiodthyronin) führen zur **Entkoppelung** von Elektronentransport u. ATP-Bildung, es entsteht nur Wärme. Toxische **Hemmstoffe** der A. sind Rotenon, Amytal, Antimycin A, Cyanide (vgl. Blausäurevergiftung), Kohlenmonoxid (vgl. Kohlenmonoxidvergiftung) u. Azid.

Atmungs|typen: (engl.) patterns of respiration; Formen der äußeren Atmung; **1.** physiol. A.: Eupnoe: unbewusste Ruheatmung des Erwachsenen mit regelmäßigen Atemzügen gleicher Atemtiefe; in Anpassung an gesteigerten Sauerstoffbedarf (z. B. bei Arbeit, Fieber) kommt es durch Hyperpnoe (erhöhtes Atemzugvolumen) u. Tachypnoe (Zunahme der Atemfrequenz) zu einem Anstieg des Atemminutenvolumens. Bei Normalatmung wird weiter die Bauchatmung (abdominaler Atmungstyp) mit Überwiegen der Zwerchfellatemarbeit von der Brustatmung (kostaler Atmungstyp) mit vor-

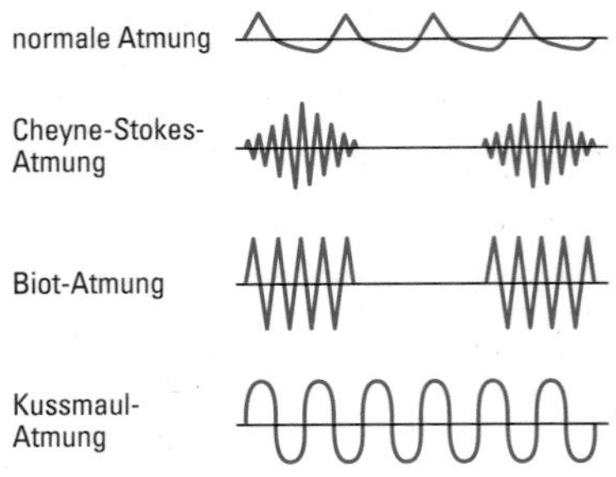

Atmungstypen: schematische Darstellung verschiedener pathologischer Atmungsformen im Vergleich zur normalen Atmung; die Exkursionen der spirometrischen Kurven sind der Atemtiefe proportional.

herrschender Thoraxatemarbeit unterschieden. **2.** pathol. A.: erschwerte Atmung: Dyspnoe*, Orthopnoe*; Kussmaul*-Atmung, Schnappatmung*, paradoxe Atmung*, inverse Atmung*, Bradypnoe*; periodische Atmung wie Cheyne*-Stokes-Atmung, Biot*-Atmung; Apnoe (fehlende Atmung): s. Atemstillstand.

Atom (gr. ἄτομος unteilbar) **n:** kleinste mit chem. Methoden herstellbare Einheit der Materie; besitzt noch die typischen chem. Eigenschaften des betreffenden Elements* u. ist mit physik. Methoden weiter in Elementarteilchen* zerlegbar, wobei die elementtypischen Eigenschaften des A. verlorengehen. Nach Rutherford u. Bohr besteht das A. aus einem positiv geladenen Kern, der fast die gesamte Masse enthält u. einer negativen Elektronenhülle. Der Durchmesser des A. liegt in der Größenordnung von 10^{-10} m, der des Kerns bei 10^{-14} m. **Aufbau: 1. Atomkern:** besteht aus Protonen* u. Neutronen*; die Anzahl der Protonen (Kernladungszahl*) ist bestimmend für die chem. Eigenschaften u. die Stellung im Periodensystem* der Elemente (Ordnungszahl). A. mit gleicher Protonen-, aber unterschiedl. Neutronenzahl gehören zum gleichen Element u. werden als Isotope* bezeichnet; vgl. Kernspaltung; **2. Atomhülle** (Elektronenhülle des A.): in ihr befinden sich beim neutralen A. genauso viele Elektronen wie Protonen im Kern, so dass sich die Ladungen gegenseitig kompensieren; die Elektronen können nach dem Bohr*-Sommerfeld-Atommodell bzw. dem Bändermodell versch. Energieniveaus einnehmen. In der Atomhülle finden u. a. die Vorgänge statt, die mit chem. Bindung, Emission* u. Absorption* von Licht, Emission von charakterist. Röntgenstrahlung*, Anregung* u. Ionisierung* durch Wechselwirkungsprozesse zw. energiereicher Strahlung u. Materie sowie mit der Strahlenwir-

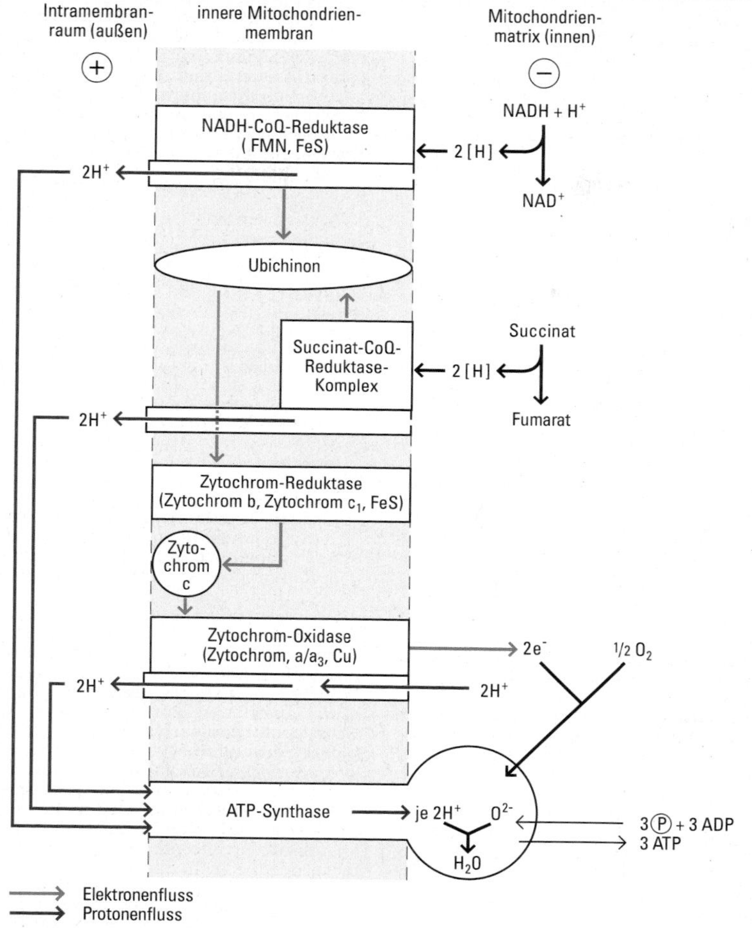

Atmungskette:
Elektronen- u. Protonentransport sowie ATP-Bildung [40]

kung* auf biol. u. biochem. Vorgänge zusammenhängen. Die Masse eines A. wird durch die **relative Atommasse** (früher Atomgewicht) beschrieben; sie gibt an, um welchen Faktor ein A. eines Elements schwerer ist als 1/12 der Masse eines Kohlenstoff-12-Atoms; vgl. Masseneinheit, atomare.

Atom|ab|sorptions|spektro|metrie (↑; Absorption*; lat. spectrum Erscheinung, Bild; Metr-*) f: (engl.) atomic absorption spectrometry; Abk. AAS; Konzentrationsbestimmung von in die Gasphase überführten Atomen best. Substanzen durch Messung des von ihnen absorbierten Lichts; Analyseverfahren mit hoher Empfindlichkeit u. guter Spezifität bzw. Selektivität; Anw. bes. zur Analyse von Elektrolyten u. Spurenelementen in Körperflüssigkeiten, Geweben (z. B. Haare) u. Ausscheidungen. Vgl. Spektralanalyse.

Atom|bindung (↑): (engl.) atomic bond; s. Bindung, chemische.

Atom|gesetz (↑): Abk. AtG; „Gesetz über die friedliche Verwendung der Kernenergie u. den Schutz gegen ihre Gefahren" in der Fassung vom 15.7.1985 (BGBl. I S. 1565, mit späteren Änderungen); bildet die Rechtsgrundlage u. a. der Strahlenschutzverordnung* u. der Röntgenverordnung*.

Atom|gewicht (↑): (engl.) atomic weight; s. Atom.

Atom|masse, relative (↑): (engl.) relative atomic mass; s. Atom.

Atom|re|aktor (↑) m: (engl.) atomic reactor; syn. Kernreaktor; technische Einrichtung zur kontrollierten Durchführung der Kernspaltung*, insbes. zur Gewinnung von (Kern-)Energie (Stromerzeugung); kleinere A. dienen als Neutronenquellen Forschungszwecken sowie

A

der Erzeugung von Radionukliden* zur med. Anwendung.

A|tonia uteri (gr. ἀτονία Abspannung, Schlaffheit) f: mangelhafte Zusammenziehung der Gebärmutter unter u. nach der Geburt mit dadurch bedingter atonischer Nachblutung*.

A|tonie (↑) f: (engl.) atonia; Schlaffheit, Erschlaffung inf. fehlender Gewebespannung; s. Hypotonie.

A|topie (↑) f: (engl.) atopy; zusammenfassende Bez. für die auf einer (möglicherweise an das HLA-System gekoppelte) genet. Prädisposition beruhenden klin. Manifestationen der Überempfindlichkeitsreaktion vom Soforttyp (Typ I der Allergie*); Auslösung durch Degranulation von Mastzellen nach Bindung von Allergen-spez. IgE-Molekülen an deren Fc-Rezeptoren; klin. **Erscheinungsformen:** v. a. atopisches Ekzem*, Rhinitis* allergica, exogen-allergisches Asthma* bronchiale, allergische Konjunktivitis, allergische Enteritis, selten in Form einer Urtikaria*; Vork. in unterschiedl. starker Ausprägung bei 10–15 % der Bevölkerung; vgl. Anaphylaxie.

A|topie-Patch-Test (↑) m: (engl.) atopy patch-test; syn. Aeroallergen-Patch-Test; Epikutantest* mit Typ-I-Allergenen; bei Pat. mit atopischer Hautdiathese* entwickeln sich innerh. von 24–72 Std. nach Exposition Typ-IV-Kontaktreaktionen (insbes. auf Hausstaubmilben, Tierepithelien u. Pollen); in der arbeitsmed. Begutachtung wichtiges Kriterium zur Differenzierung anlagebedingter u. berufsbezogener Ekzeme.

A|topie-Score (↑; Score*) m: (engl.) atopic score; Punktebewertungssystem zur Erkennung einer atopischen Hautdiathese* als Kriterium bei der arbeitsmed. Beurteilung von Handekzemen.

Atorvastatin (INN) n: HMG-CoA-Reduktasehemmer; Lipidsenker*; **Verw.:** bei Hypercholesterolämie zur Senkung der Konz. an LDL-Cholesterol, Apolipoprotein-B u. Triglyceriden im Plasma.

Atosiban (INN) n: Oxytocinantagonist; hemmt als Oxytocinanalogon kompetitiv myometriale u. deziduale Oxytocinrezeptoren; **Verw.:** Hemmung vorzeitiger Wehen; s. Tokolyse. W. Str.

Atovaquon (INN) n: Antiprotozoenmittel (Hydroxynaphtichinon); **Ind.:** Pneumocystis-carinii-Pneumonie u. zerebrale Toxoplasmose; **UAW:** Anstieg der Transaminasen, Exanthem, Fieber, Neutropenie, Anämie.

ATP: Abk. für **A**denosin**tri**p**h**osphat; s. Adenosinphosphate.

ATPase f: Kurzbez. für **A**denosin**tri**p**h**ospha**tase**; syn. ATP-Synthase; Enzym, das mit Mg^{2+} als Cofaktor ATP zu ADP u. anorg. Phosphat (P_i) spaltet (energieliefernde Reaktion) od. aus ADP u. P_i mittels der protonenmotor. Kraft ATP synthetisiert (Energiebereitstellung); **Bedeutung: 1.** bei aktivem Transport* durch Membranen; versch. Transportsysteme sind mit einer membranständigen ATPase gekoppelt, z. B. Na^+/K^+-ATPase (sog. Natriumpumpe; Transport von Na^+ aus u. K^+ in die Zelle; wichtig für Osmoregulation u. Membranpotential) u. Ca^{2+}-abhängige ATPase (aktive Resorption von Ca^{2+} u. Phosphat aus dem Darm bei Na^+-Gegentransport); **2.** bei der Muskelkontraktion; **3.** in der Atmungskette*; **4.** bei Biosynthesen.

Atra|curium|besilat (INN) n: nichtdepolarisierendes, peripheres Muskelrelaxans; s. Muskelrelaxanzien, periphere.

A|trans|ferrin|ämie (A-*; Trans-*; lat. ferrum Eisen; -ämie*) f: (engl.) atransferrinemia; erworbener od. angeb. (dominant vererbter) Mangel an bzw. Fehlen von Transferrin* im Serum; führt inf. von Eisentransportstörung zu einer normo- bis hypochromen Anämie (Eisenmangelanämie) u. zur Überladung von Leber, Milz, Pankreas, Nieren u. Herzmuskel mit Eisen (sog. Organsiderose).

A|tresie (gr. ἄτρητος ohne Öffnung) f: (engl.) atresia; angeb. Verschluss von Hohlorganen od. natürl. Körperöffnungen; z. B. Darmatresie*, Ösophagusatresie*, Choanalatresie*, Gallengangatresie*.

A|tresie, hymenale (↑) f: (engl.) imperforate hymen; Form der Gynatresie* mit Verschluss der Vagina durch nicht perforierten Hymen.

A|tresie, multiple in|testinale (↑) f: (engl.) multiple intestinal atresia; autosomal-rezessiv erbl. Fehlbildungssyndrom mit multiplen Blindverschlüssen u. Stenosen im Verdauungstrakt sowie Hydramnion*.

atrialis (lat. atrium Vorhof): den Vorhof (i. e. S. des Herzens) betreffend, atrial.

A|trichie (A-*; Trich-*) f: (engl.) atrichia; angeborenes Fehlen der Haare; vgl. Alopezie.

atrio|ventrikular (lat. atrium Vorhof; Ventriculus*): (engl.) atrioventricular; zw. Herzvorhof u. Herzkammer gelegen bzw. beide betreffend.

Atrio|ventrikular|bündel (↑; ↑): (engl.) atrioventricular bundle; syn. His-Bündel; s. Erregungsleitungssystem.

Atrio|ventrikular|klappen (↑; ↑): (engl.) atrioventricular valves; Herzklappen zw. Vorhöfen u. Kammern (Mitral- u. Trikuspidalklappe); s. Herz.

Atrio|ventrikular|knoten (↑; ↑): (anat.) Nodus atrioventricularis; s. Erregungsleitungssystem.

Atrio|ventrikular|rhythmus (↑; ↑) m: Kurzbez. AV*-Rhythmus.

Atrium (↑) n: Vorhof; A. cordis dextrum et sinistrum: rechter u. linker Vorhof des Herzens.

Atropa bella|donna (gr. Ἄτροπος Parze, die den Lebensfaden abschneidet) f: Tollkirsche; Blätter u. Wurzeln enthalten Alkaloide (L-Hyoscyamin, Atropin, Scopolamin) mit parasympatholytischer u. anticholinerger Wirkung über eine kompetitive Antagonisierung insbes. der muscarinähnlichen Wirkungen von Acetylcholin*; **Verw.:** bei Spasmen u. kolikartigen Schmerzen im Bereich des Magen-Darm-Trakts u. der Gallenwege; **Kontraind.:** tachykarde Arrhythmien, benigne Prostatahyperplasie mit Restharnbildung, Engwinkelglaukom, akutes Lungenödem, mechan. Stenosen im Bereich des Magen-Darm-Trakts, Megakolon; **NW:** Mundtrockenheit, Abnahme der Schweißsekretion, Akkommodationsstörungen, Tachykardie, Miktionsbeschwerden; Halluzinationen u. Krämpfe v. a. bei Überdosierung.

A|trophia nervi optici (gr. ἀτροφία Ernährungsmangel) f: Optikusatrophie*.

A|trophia spinalis progressiva (↑) f: veraltete Bez. für spinale Muskelatrophie*.

A|trophie (↑) f: (engl.) atrophy; Rückbildung eines Organs od. Gewebes, **pathol.-anat.** als einfache A. mit Verkleinerung der Zellen od. als numerische bzw. hypoplastische A. mit Abnahme der Zellzahl; **klin. Einteilung: 1.** physiol. A. (z. B. Altersatrophie) od. Involution (z. B. des Thymus in der Pubertät); **2.** pathol. A.; **a)** generalisierte A., z. B. metabolisch bedingt bei Unterernährung od. endokrin bedingt bei Hypophysenvorderlappen-Insuffizienz; **b)** lokalisierte A., z. B. inf. lokaler Durchblutungsstörungen, als Druckatrophie bei Gefäßkompression od. Inaktivitätsatrophie*.

A|trophie blanche (frz. ↑) **f:** syn. Capillaritis* alba.

Atrophie cérébelleuse tardive (frz. ↑; Cerebello-*; frz. tardif spät) **f:** syn. lokalisierte Kleinhirnrindenatrophie; sporadisch auftretende od. toxisch (Alkohol) bedingte, auf die medialen Anteile der Kleinhirnrinde u. den rostralen Anteil des Vermis cerebelli beschränkte Atrophie (vorwiegend Degeneration von Purkinje-Zellen) mit sich über Mon. entwickelnden zerebellaren Symptomen* (insbes. Gang- u. Standunsicherheit, seltener Augenbewegungsstörungen); vgl. Kleinhirnatrophie.

A|trophie, dentato|rubro-pallido|lysische (↑) **f:** (engl.) dentatorubral-pallidolysian atrophy; Abk. DRPLA; seltene neurodegenerative Systemerkrankung mit variabler Ausprägung von Symptomen (dystone od. choreoathetotische Bewegungsstörungen, Myoklonien, Demenz, Epilepsie; progrediente zerebellare Ataxie); **Urs.:** sporadisch auftretende od. autosomal-dominant vererbte Mutation mit Trinukleotid-Repeatvermehrung auf Chromosom 12. A. Küh.

A|trophie, horizontale (↑) **f:** (engl.) horizontal atrophy; (zahnmed.) syn. Höhenabbau; gleichmäßiger Abbau der Alveolenwand an Zähnen bei marginalen Zahnbetterkrankungen. Im Röntgenbild liegen die Kuppen aller interdentalen Knochensepten auf einer Ebene, welche mehr od. weniger senkrecht zu den Zahnachsen verläuft. Vgl. Atrophie, vertikale.

A|trophie, olivo|ponto|zerebellare (↑) **f:** (engl.) olivopontocerebellar atrophy; Abk. OPCA; hereditäre (autosomal-dominanter Vererbungsmodus; Menzel-Typ) od. sporadische (Déjerine-Thomas-Krankheit als Multisystematrophie*) Multisystemdegeneration* mit Degeneration insbes. von Kleinhirn u. Hirnstamm, weniger ausgeprägt auch von Großhirn u. Rückenmark; **Sympt.:** v. a. zerebellare Symptome*, evtl. extrapyramidale Symptome* u. Pyramidenbahnzeichen*, neurogene Blasenstörung, Entwicklung einer Demenz, retinale Degeneration u. Polyneuropathie; vgl. Ataxie, autosomaldominante zerebellare; Ataxie, idiopathische zerebellare.

A|trophie, spino|zerebellare (↑) **f:** s. Ataxie, autosomal-dominante zerebellare.

A|trophie, vertikale (↑) **f:** (engl.) vertical atrophy; (zahnmed.) syn. Knocheneinbruch, Knochentasche; trichterförmiger Abbau der Alveolenwand bei marginalen Zahnbetterkrankungen. Im Röntgenbild imponieren dreieckige durchscheinende Abbaubereiche, die apikalwärts gerichtet sind. Vgl. Atrophie, horizontale.

A|tropho|dermia idio|pathica Pasini-Pierini (↑; Derm-*; Agostino Pa., Dermat., Mailand, 1875–1944; Luis Pi., Dermat., Argentinien) **f:** Sonderform der Sclerodermia* circumscripta mit fliederfarbenen, oberflächlichen Herden bes. am Stamm.

A|tropho|dermia vermiculata (↑; ↑) **f:** im Kindesalter auftretende Erkr. mit stecknadelkopfgroßen, meist follikulären, netz- u. streifenförmig angeordneten, wurmstichartigen Einsenkungen an den Wangen; **Ther.:** evtl. Dermabrasion.

Atropin n: (engl.) atropine; DL-Hyoscyamin; Tropansäureester des basischen sek. Alkohols Tropin, kommt neben dem L-Hyoscyamin u. Hyoscin (Scopolamin) u. a. Tropanalkaloiden in Solanazeen (Nachtschattengewächse) vor, z. B. in der Tollkirsche (Atropa belladonna), im Stechapfel (Datura stramonium) u. Bil-

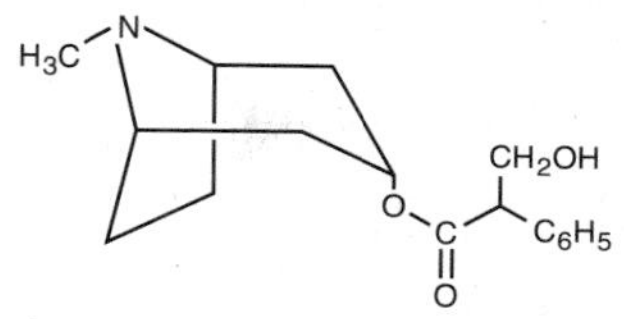

Atropin

senkraut (Hyoscyamus niger); **Wirkung:** Antagonist der muscarinartigen Wirkung des Acetylcholins* (Parasympatholytikum); Anw. vorwiegend als Atropinsulfat; **Auge:** Pupillenerweiterung, Akkommodationslähmung, Steigerung des Augeninnendrucks mögl., Lähmung des M. sphincter pupillae u. des M. ciliaris; **Drüsen:** Hemmung der Speichel- u. Schweißsekretion; **Bronchien:** Erweiterung, Spasmolyse; **Herz:** Steigerung der Sinusknotenfrequenz u. der AV-Überleitung (bei höheren Dosen auch Frequenzsenkung, Auftreten von Vorhofarrhythmien u. AV-Dissoziation); **Magen** u. **Darm:** Peristaltikhemmung; **Blase** u. **Mastdarm:** Spasmolyse; **ZNS:** zentrale vagale Erregung.

Atropin|vergiftung: (engl.) atropine poisoning; individuell toxische Dosis sehr variabel, Kinder reagieren empfindlicher als Erwachsene. **Sympt.:** trockene Schleimhäute (Sprech- u. Schluckstörung), weite starre Pupillen (Akkommodationslähmung, Lichtempfindlichkeit), trockene gerötete Haut, Fieber, Tachykardie, Darmatonie, zentralnervöse Erregung (Ruhelosigkeit, Verwirrtheit, evtl. Halluzinationen u. Krämpfe), später Somnolenz, Koma u. Atemstillstand; bei Kindern Verwechslung mit Infektionskrankheit möglich; **Ther.:** Magenspülung, medikamentös mit Physostigmin. Vgl. Syndrom, anticholinerges zentrales.

Attachment (engl. Befestigung)**:** (zahnmed.) bindegewebige Verankerung des Zahns im Alveolarknochen über die Fasern der Wurzelhaut*; der Abschluss nach koronal erfolgt über die dentogingivale Verbindung des inneren Saumepithels mit der Zahnoberfläche.

Attachment|verlust (↑)**:** (engl.) loss of attachment; Rückgang aller parodontalen Strukturen einschl. der dentogingivalen Verbindung; durch gesteuerte Geweberegeneration* kann versucht werden, parodontale Strukturen zu regenerieren.

At|tacken, trans|itorische isch|ämische **f pl:** (engl.) transient ischemic attacks; Abk. TIA; Stadium IIa der zerebralen Durchblutungsstörung*.

At|tenuierung (lat. attenuere dünn machen, schwächen)**:** (engl.) attenuation; Abschwächung der Virulenz* von Krankheitserregern unter Erhaltung der antigenen Eigenschaften, z. B. durch häufige Kulturpassagen, Tierpassagen od. chemisch; Verf. zur Herstellung von Lebendimpfstoffen (Masern-, Röteln-, Mumps-, Gelbfieber-Impfstoff, BCG-Stamm zur Tuberkuloseschutzimpfung u. a.).

A

Attest (lat. attestari bezeugen) n: (engl.) certificate; Gesundheitszeugnis; ärztl. Bescheinigung über den Gesundheitszustand eines Pat., insbes. über den Untersuchungsbefund im Krankheitsfall; nach der Berufsordnung hat der Arzt bei der Ausstellung eines A. mit der notwendigen Sorgfalt zu verfahren u. nach bestem Wissen seine ärztl. Überzeugung innerh. einer angemessenen Frist auszusprechen. Das Ausstellen unrichtiger A. od. von Gefälligkeitsattesten ist gemäß § 278 StGB strafbar. Vgl. Arbeitsunfähigkeit.

AT-III-Test m: Bestimmung von Antithrombin III; **Meth.: 1.** (immun.) radiale Immundiffusion, nephelometrischer Immunassay, Immunelektrophorese; **2.** (gerinnungsphysiol.) Messung der Gesamtthrombinaktivität od. der Umsatzgeschwindigkeit; **3.** (chem.) Aktivitätsmessung mit chromogenen Substraten; s. Antithrombine.

Attik|antro|tomie (gr. ἀττική; Antr-*, -tom*) f: (engl.) atticantrotomy; eingeschränkte Radikaloperation* des Mittelohrs.

Attikus (↑) m: (engl.) attic; syn. Recessus epitympanicus; Kuppelraum der Paukenhöhle.

At|tonität (lat. attonitus betäubt) f: (engl.) catatonic immobility; Starrheit; nicht mehr gebräuchl. Bez. für die Bewegungslosigkeit bei der Katatonie*; vgl. Stupor.

Attribution f: Zuschreibung; (psychol.) Prozess, durch den einem Verhalten, Handlungsresultat od. einer Emotion ein Motiv (Finalattribution) od. eine Ursache (Kausalattribution) zugeschrieben wird. Bei der **internalen A.** werden Ursache od. Motiv auf die eigene Person, bei der **externalen A.** auf die Umwelt zurückgeführt. Attributionsstile sind individuell verschieden u. beeinflussen wesentlich das Verhalten; z. B. tendieren Pat. mit Depression dazu, neg. Ereignissen Internalität, Unveränderbarkeit u. Globalität zuzuschreiben. Durch Änderung der A. (Reattribution) wird u. U. eine bessere Kontrolle der Realität erreicht. Vgl. Verhaltenstherapie.

A|typie (A-*; gr. τύπος Geprägtes) f: (engl.) atypia; vom Normalen abweichend, nicht der typischen Form entsprechend; i. e. S. **zelluläre A.** mit zytologischen Veränderungen von Zellkern (z. B. Kernatypie*) u. Zytoplasma (z. B. pathol. intrazelluläre Einlagerung von Pigmenten) od. **epitheliale A.** mit Veränderungen im Aufbau des Zellverbandes (z. B. im Bereich einer Umwandlungszone*). Vgl. Zytodiagnostik, Zytohistologie, Tumorzellen.

AU: Abk. für **A**rbeits**u**nfähigkeit*.

Au: chem. Symbol für Gold*.

Au^a^: dominant erbl. Blutgruppenantigen, kommt bei ca. 82% der Weißen vor. Vgl. Lutheran-Blutgruppen.

Audi-: auch Audio-; Wortteil mit der Bedeutung hören, vernehmen; von lat. audire.

Audi|mutitas (↑; Mutismus*) f: sog. Hörstummheit; s. Sprachstörung, zentrale.

Audio|gramm (↑; -gramm*) n: (engl.) audiogram; graph. Darstellung der Hörschwelle* in Abhängigkeit von der Frequenz; vgl. Audiometrie.

Audio|logie (↑; -log*) f: (engl.) audiology; Teilgebiet der Hals-Nasen-Ohren-Heilkunde, das sich mit der Funktion u. den Störungen des Gehörorgans befasst; vgl. Phoniatrie, Pädaudiologie.

Audio|metrie (↑; Metr-*) f: (engl.) audiometry; Verfahren zur Prüfung der Gehörfunktion mittels elektroakust. Tongeneratoren, die Einzelfrequenzen von definierter Lautstärke erzeugen (Audiometer); **1.** Tonaudiometrie, Tonschwellenaudiometrie: bei best. Frequenzen im Bereich von 0,125–12 kHz werden die Lautstärken in Dezibel (dB) bestimmt, die beim Untersuchten gerade eine Hörempfindung hervorrufen. Die nötigen Lautstärken bei Luft- bzw. Knochenleitung werden getrennt ermittelt, im Audiogramm eingetragen u. mit einer Nulllinie (Normalschwelle) verglichen (s. Abb.). Die Hörschwelle bei Knochenleitung (Schallempfindung) erlaubt eine Beurteilung der Innenohrleistung, die Kurve der Luftleitung (Schallleitung) Aussagen über Mittelohrveränderungen. **2.** Überschwellige tonaudiometrische Prüfungen: ermöglichen bei Schallempfindungsschwerhörigkeit die Differenzierung zw. einer Schädigung der Haarzellen des Labyrinths (Knalltrauma, Ototoxikose) od. des Hörnervs (Akustikusneurinom); **a)** Fowler-Test: Lautstärkevergleich bei einseitiger Schwerhörigkeit; Voraussetzung: die Schwellendifferenz muss mind. 30 dB betragen; bei positivem Recruitment-Phänomen wird bei schrittweiser Erhöhung der Intensität des gleichen Tons bds. auf dem schwerhörigen Ohr eine geringere Verstärkung benötigt, um z. B. bei 90 dB den gleichen Lautheitseindruck hervorzurufen; die Lautheitsempfindung wird mit zunehmender Tonintensität ausgeglichen (Lautheitsausgleich); typisch für einen Haarzellenschaden; bei Schallempfindungsstörung (z. B. durch Hörnervschaden, Akustikusneurinom) ist das Recruitment negativ. **b)** Geräuschaudiometrie nach Langenbeck bei Schallempfindungsstörung mit überwiegendem Hochtonverlust: eine Tonempfindung wird normalerweise durch ein gleichzeitig einwirkendes Geräusch verdeckt; Tonschwellenbestimmung bei genau definiertem gleichzeitig einwirkendem Hintergrundgeräusch (Breitbandgeräusch od. Schmalbandgeräusche mit etwa gleicher Mittelfrequenz wie der Testton); der Messbereich wird meist auf die Frequenzen 1000–4000 Hz beschränkt, als Geräuschlautstärke werden ca. 60 dB gewählt; bei Normalhörenden verläuft die Geräuschtonschwelle in Höhe der gewählten Geräuschlautstärke (der Ton taucht plötzlich aus dem Geräusch auf; sog. Klartonpunkt); bei Innenohrschwerhörigkeit mit Hochtonsenke mündet die Geräuschtonschwelle im Senkenbereich in die Tonschwelle ein. Bei neuraler Schwerhörigkeit ist die Verdeckungswirkung des Geräuschs größer als bei Innenohrschädigung; die Geräuschschwelle liegt um 10 dB od. mehr über der gewählten Geräuschintensität. **c)** SISI-Test (Abk. für engl. short increment sensitivity index): Lautstärkeschwankungen werden von Innenohrgeschädigten deutlicher wahrgenommen als von Normalhörenden; Messpunkt i. d. R. 20 dB über der Schwelle für die jeweilige Frequenz; 1-dB-Lautstärkeerhöhungen (increments) von 250 ms Dauer werden im Abstand von 5 Sek. (insgesamt 20) angeboten; werden 60–100 % erkannt, spricht das für einen Innenohrschaden, bei 0–15 % kann eine neurale Schwerhörigkeit angenommen werden. **3.** Sprachaudiometrie: **a)** über Kopfhörer werden dem Pat. von einem Tonträger Gruppen (je zehn) von mehrsilbigen Zahlen od. einsilbigen Wörtern (meist Freiburger Sprachverständlichkeitstest) von definiertem Sprachschallpegel angeboten; gewählte Lautstärke u. Prozentsatz der verstandenen Testwör-

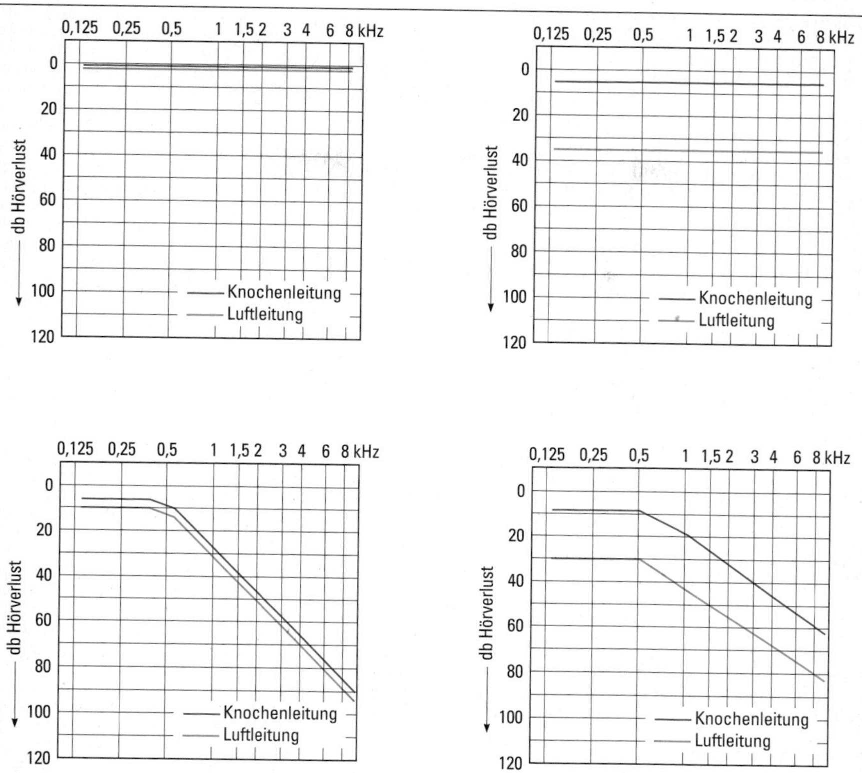

Audiometrie:
links oben: normales Gehör; Knochen- und Luftleitungskurve liegen im Bereich der Nulllinie.
rechts oben: Mittelohrschwerhörigkeit (Schallleitungsschwerhörigkeit); die Luftleitungskurve liegt unter der Knochenleitungskurve (Otosklerose).
links unten: Innenohrschwerhörigkeit (Schallempfindungsschwerhörigkeit); Luft- und Knochenleitungskurve verlaufen in Deckung (z. B. Altersschwerhörigkeit, Hörsturz, Lärmtrauma).
rechts unten: kombinierte Schwerhörigkeit

ter werden in ein entspr. Diagramm eingetragen; **b)** Bestimmung des dB-Wertes, bei dem 50%iges Zahlenverständniss erreicht wird; **c)** Prüfung des Einsilbenverständnisses bei 60, 80 u. 100 dB; **4.** Simulationsproben, bes. bei Begutachtungsfällen; **a)** Lombard-Test zur Überprüfung einer behaupteten beidseitigen Taubheit: während der Untersuchte einen Text laut vorliest, wird über Kopfhörer ein starkes Geräusch zugeschaltet. Wegen Wegfall der Eigenkontrolle verstärkt der normal Hörende seine Stimme; bei Ertaubung hingegen erfolgt keine Veränderung des Leseflusses. **b)** Lee-Test zur Überprüfung bzw. zum Nachweis einer beidseitigen Taubheit: der Untersuchte liest einen Text laut vor u. bekommt mit zeitl. Verzögerung denselben Text über Kopfhörer eingespielt; ein normal Hörender wird dadurch beim Lesen gestört. **c)** Stenger-Versuch zur Überprüfung bzw. zum Nachweis einer einseitigen Taubheit od. Schwerhörigkeit: dem als taub angegebenen Ohr wird ein Ton mit großer Lautstärke angeboten, dem gesunden Ohr der gleiche Ton mit etwas geringerer Lautstärke; bei einseitiger Hörstörung wird nur auf der gesunden Seite gehört, eine behauptete, aber nicht vorhandene Hörstörung dagegen zeigt sich in der Behauptung des Untersuchten, gar nichts zu hören (Annahme, nur das als taub angegebene Ohr werde überprüft). **5.** objektive Hörprüfung: akustische Reize führen zu akustisch evozierten Potentialen* u. Veränderungen in einem gleichzeitig abgeleiteten EEG (Electric-response-Audiometrie, Abk. ERA). Vgl. Impedanzaudiometrie, Hörprüfungen, Pädaudiologie. H. Ger.

auditivus (↑)**:** zum Gehörorgan gehörend, dem Hören dienend.

Auditus (lat.) m**:** Gehör.

Auerbach-Plexus (Leopold A., Anat., Breslau, 1828–1897; Plexus*) m**:** Plexus myentericus, flächenhaft ausgebreitetes Nervennetz mit zahlreichen zu Ganglien zusammengelagerten Nervenzellen zw. Längs- u. Ringmuskelschicht des Magen-Darm-Kanals; vgl. Nervensystem, enterisches.

Auer-Stäbchen (John A., Pharmak., St. Louis, 1875–1948)**:** (engl.) Auer's bodies; stäbchenförmige, bei Pappenheim-Färbung rotviolette

A

Zellorganellen, die aus azurophilen Granula gebildet werden; Enzymgehalt u. Struktur der A.-St. gleichen Lysosomen. Vork. überwiegend in Leukämiezellen bei akuter myeloischer Leukämie*.

Aufbewahrungs|frist: (engl.) period for safekeeping; die A. für Krankengeschichten u. a. ärztliche Aufzeichnungen ergibt sich aus der Berufsordnung; sie beträgt 10 Jahre (nach Abschluss der Behandlung), es sei denn, eine längere A. ist nach ärztl. Erfahrung geboten od. nach anderen (gesetzl.) Bestimmungen wie der Röntgen- u. der Strahlenschutzverordnung (30 Jahre nach der letzten Strahlenbehandlung, 10 Jahre nach der letzten Untersuchung) vorgeschrieben. A. enthalten ferner das Infektionsschutzgesetz (10 Jahre für Behandlungsunterlagen) u. die Betäubungsmittel-Verschreibungsverordnung (3 Jahre für Teil III des ausgefertigten u. die Teile I-III des fehlerhaft ausgefertigten Betäubungsmittelrezepts); weitere A. sind landesrechtlich od. einrichtungsspezifisch festgelegt. Bei gleichzeitiger Geltung mehrerer Vorschriften gilt die längere A. Im Hinblick auf die Verjährungsfrist von 30 Jahren für vertragliche Schadensersatzansprüche von Patienten empfiehlt sich die Einhaltung einer 30-jährigen Aufbewahrungsfrist. Vgl. Dokumentationspflicht.

Aufbiss|behelf: (engl.) splint; syn. Bissplatte, Knirscher-, Okklusions-, Relaxierungsschiene; zw. dem Ober- u. Unterkieferzahnbogen wirkende, den Zähnen individuell angepasste Kunststoffplatte; **Ind.:** Ausgleich kaufunktioneller, insbes. okklusaler Interferenzen, um dadurch bedingte Parafunktionen (z. B. Bruxismus*) auszuschalten; Festigung gelockerter Zähne, Entlastung einzelner Zähne od. Zahngruppen, Gelenkschonung bei Kieferarthropathie*.

Aufdeck|test m: s. Abdecktest.

Auf|füll|zysto|metrie f: s. Zystomanometrie.

Aufhärtung: (engl.) hardening; (radiol.) Bez. für die Veränderung der Röntgenstrahlung* durch die Röntgenröhre sowie zusätzl. Filter; die energiearmen Anteile der Röntgenbremsstrahlung (weiche Strahlung) werden stärker geschwächt als die energiereichen, wodurch der rel. Anteil hochenerget. Strahlung steigt.

Aufklärungs|pflicht: (engl.) obligation to inform; ethische u. rechtliche Verpflichtung des Arztes zur Information u. Aufklärung des Pat. über alle relevanten Umstände seiner Erkr. u. ihrer Behandlung aus therap. u. rechtl. Gründen; die Pflicht zur **therap. Aufklärung** (od. Sicherungsaufklärung) ergibt sich aus der ärztl. Fürsorgepflicht; der Arzt muss dem Pat. erläutern, welche Besonderheiten mit seiner Erkr. verbunden sind u. welche Maßnahmen zu ihrer Beseitigung ärztlicherseits u. seitens des Pat. erforderl. sind, um drohende Schäden von ihm abzuwenden. Von der therap. Aufklärung zu unterscheiden ist die im Interesse der verfassungsrechtl. gewährleisteten Entschlussfreiheit des Pat. liegende **Selbstbestimmungsaufklärung:** Die Erfüllung der A. ist Voraussetzung für die Wirksamkeit der Einwilligung* zum ärztl. Eingriff, von deren Vorliegen die Rechtmäßigkeit des Eingriffs abhängt (s. Körperverletzung). Ohne ausreichende Aufklärung ist ein Eingriff auch bei Einwilligung des Pat. rechtswidrig, weil dieser eine sinnvolle Entscheidung nur treffen kann, wenn er über deren Bedeutung u. Tragweite hinreichend aufgeklärt worden ist. Ein sog. therap. Privileg hat die Rechtsprechung bislang nicht anerkannt; ein Unterlassen der Aufklärung wird vielmehr nur dann für zulässig gehalten, wenn die ernste Gefahr eines schweren seel. od. körperl. Schadens besteht. Der Umfang der A. richtet sich nach deren Zweck, dem Pat. eine abwägende Wahrnehmung seines Selbstbestimmungsrechts* zu ermöglichen; die A. bezieht sich mithin nicht nur auf die Risiken des „Ob“, sondern auch auf das „Wie“ des Eingriffs: Sie muss z. B. den Hinweis auf erhebl. Schmerzen einschließen. Der Pat. muss ggf. über mehrere, konkret zur Wahl stehende Behandlungsmöglichkeiten u. deren Für u. Wider unterrichtet werden. Generell ergibt sich die Intensität der A. aus den Umständen des Einzelfalls; maßgebend sind dabei die Schwere der Auswirkungen, ferner die sachl. u. zeitl. Notwendigkeit des Eingriffs, die allg. Bekanntheit der Eingriffsumstände u. -folgen sowie der Bildungs- u. Erfahrungsstand des Patienten. Die Vermittlung eines im Großen u. Ganzen zutreffenden Bildes von Schwere u. Risiko reicht aus, wenn der Pat. dadurch in die Lage versetzt wird, weitere Informationen gezielt abzufragen. Nicht die prozentuale Komplikationsdichte eines mit einer Therapie verbundenen Risikos entscheidet letztl. über das Ausmaß der A., sondern die Bedeutung, die dieses Risiko für den Pat. haben kann. Auch bei einer vital indizierten Therapie, bei der ein Risiko selten ist u. sich bei Nichtanwendung der Therapie krankheitsbedingt voraussichtl. mit höherer Wahrscheinlichkeit verwirklichen wird, kann daher eine A. bestehen, wenn das Risiko im Falle seiner Verwirklichung den Pat. schwer belastet u. trotz seiner Seltenheit für den Eingriff spezifisch, für den Laien überraschend ist. Eine erhöhte A. gilt insbes. bei diagn. Eingriffen ohne therap. Eigenwert. Bes. Maßgaben gelten im Bereich der sog. Neulandmedizin, z. B. bei einer Therapiestudie. Der Arzt muss schließlich wissen, dass ihn im Haftpflichtprozess die Beweislast dafür trifft, dass der Pat. genügend aufgeklärt worden ist; Versäumnisse bei der therap. Aufklärung hat indessen grundsätzl. der Pat. nachzuweisen.

Weitere bes. Informations- u. Auskunftspflichten ergeben sich für den Arzt u. U. im Hinblick auf wirtschaftl. Bewandtnisse u. in Zus. mit der Datenverarbeitung (s. Auskunftsanspruch). Bei begründetem Verdacht eigener Fehler mit nicht nur unwesentl. Folgen trifft den Arzt nach vordringender Rechtsauffassung eine Offenbarungspflicht, die i. d. R. mit dem Ende des Vertragsverhältnisses entfällt; nachträglich hat er dagegen nur dann zu informieren, wenn dem unwissenden Pat. schwere Gesundheitsgefahren drohen.

Aufmerksamkeits|defizit-Hyper|aktivitätsstörung (lat. deficere abnehmen, fehlen; Hyper-*; activus tätig, handelnd)**:** (engl.) attention deficit hyperactivity disorder; Komb. von Aufmerksamkeitsstörung mit überaktivem, impulsivem Verhalten, häufig auch mit Störung des Sozialverhaltens; Beginn vor dem 7. Lj.; 3–5 % der Schulkinder (v. a. Jungen) sind betroffen. Biol. u. konstitutionelle Faktoren sind für die Entstehung, psychosoziale Faktoren für die Aufrechterhaltung verantwortlich. **Ther.:** Verhaltenstherapie (Aufmerksamkeits- u. Strategietraining, operante Techniken); evtl. pharmak. Psychostimulation zur Steigerung der Aufmerksamkeit; **Progn.:** meist Abschwächung der

Sympt. im jungen Erwachsenenalter; **DD:** geistige Behinderung, tiefgreifende Entwicklungsstörung, psychot. Störung. s. Sch.

Aufnahme|menge, duldbare tägliche: s. ADI.

Aufstoßen: s. Ruktus.

Aufwach|epi|lepsie (Epilepsie*) f: (engl.) awakening epilepsy; meist idiopathisch bedingte, generalisiert auftretende epileptische Anfälle in der Aufwachphase mit günstiger Progn.; s. Epilepsie.

Aufwach|raum: (engl.) recovery room; klin. Funktionseinheit zur intensiven Überwachung des Pat. nach Narkose* u. Op., ggf. zur Behandlung postoperativer Funktionsstörungen u. Kompl. bzw. zeitl. begrenzter Rest- u. Nebenwirkungen von Anästhetika mit evtl. Antagonisierung.

Aufwach|temperatur f: syn. Basaltemperatur*.

AUG: 1. Abk. für **A**usscheidungs**u**ro**g**raphie; s. Urographie; **2.** Codon für Methionin.

Augapfel|prellung: Contusio* bulbi.

Auge: (engl.) eye; Sehorgan; liegt in der knöchernen Augenhöhle (Orbita), besteht aus dem Bulbus oculi (Augapfel, annähernd kugelförmig, Ø 2,4 cm) mit dem N. opticus (II) sowie den Hilfsstrukturen: **1.** äußere Augenmuskeln (Mm. externi bulbi oculi); **2.** Augenbrauen (Supercilia); **3.** Augenlidern (Palpebrae); **4.** Bindehaut (Tunica conjunctiva); **5.** Tränenapparat (Apparatus lacrimalis); **6.** sonstige bindegewebige Strukturen der Augenhöhle. Vgl. Sklera, Cornea, Iris, Retina, Choroidea, Ziliarkörper, Augeninnendruck.

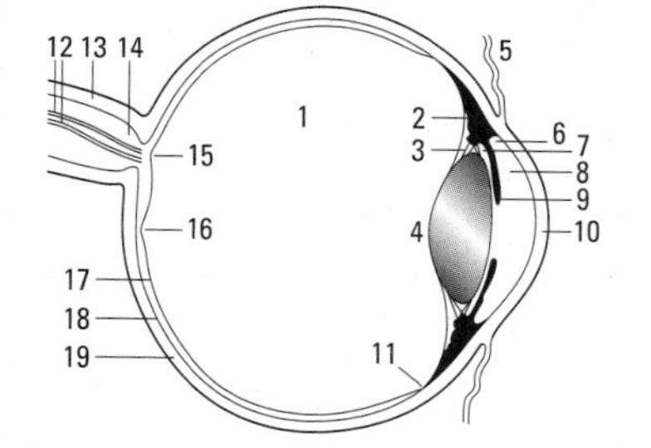

Auge:
1: Glaskörperraum; 2: Corpus ciliare u. M. ciliaris; 3: Zonulafasern; 4: Linse; 5: Conjunctiva bulbi; 6: Iridokornealwinkel; 7: hintere Augenkammer; 8: vordere Augenkammer; 9: Iris; 10: Cornea; 11: Ora serrata retinae; 12: Zentralgefäße; 13: Sehnervenscheiden; 14: Sehnerv; 15: Papille; 16: Fovea centralis; 17: Netzhaut; 18: Aderhaut; 19: Sklera [125]

Augen-: s. a. Ophthalmo-.

Augen|abstand: (engl.) interpupillary distance; Entfernung der Hornhautmittelpunkte beider Augen; beim Mann im Mittel 63 mm, bei der Frau 61 mm; gemessen wird die sog. Pupillendistanz (Abstand der Pupillenmitten), die inf. individueller anat. Besonderheiten nicht immer mit der Hornhautmitte identisch sein muss; wichtig bei Brillenanpassung.

Augen|bewegungen: (engl.) eye movements; Okulomotorik; willkürliche od. unwillkürliche Bewegungen der Augen, die i. d. R. gleichzeitig verlaufen u. die Fixierung eines Gegenstands ermöglichen; **Formen: 1.** konjugierte A.: **a)** Sakkade*; **b)** Folgebewegung; **c)** optokinetischer Nystagmus*; **d)** vestibulärer Nystagmus; **2.** nichtkonjugierte A.: Vergenzbewegungen (Konvergenz, Divergenz); **3.** pathol. A. (z. B. Opsoklonus*, pathol. Nystagmus, Blicklähmung*) kommen u. a. bei zerebellaren u. Hirnstammsyndromen sowie bei Augenmuskellähmung* vor. Vgl. Strabismus.

Augen|bohren: s. Zeichen, digito-okuläres.

Augen|druck|versuch: (engl.) eyeball compression reflex; s. Reflex, okulokardialer.

Augen|durchleuchtung, dia|sklerale: s. Diaphanoskopie.

Augen|fundus (Fundus*) m: syn. Augenhintergrund*.

Augen, halonierte: (engl.) halo eyes; tief liegende, von ringförmigen Schatten umgebene Augen.

Augen|hinter|grund: (engl.) ocular fundus; Fundus oculi; syn. Augenfundus; innere Oberfläche des Augapfels; **Untersuchung** mittels indirekter u. direkter Ophthalmoskopie* unter Beurteilung von Retina, retinalem Pigmentepithel, Choroidea, Discus nervi optici u. Macula lutea; direkte Visualisierung der Mikrozirkulation durch Gefäßbeobachtung (vgl. Fluoreszenzangiographie); wichtig für die Verlaufsbeobachtung zahlreicher Allgemeinerkrankungen (z. B. Diabetes mellitus, Arteriosklerose, Hypertonie, Erkr. des ZNS).

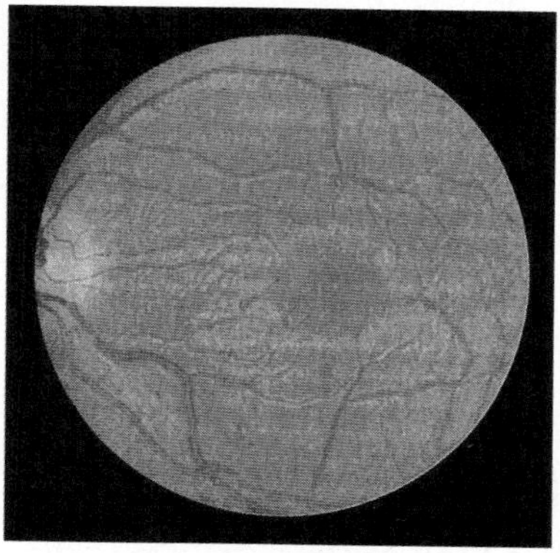

Augenhintergrund:
normaler Befund mit Papille und Macula [362]

Augen|innen|druck: (engl.) intra-ocular pressure; syn. intraokulärer Druck; der auf der Augeninnenwand lastende Druck; beträgt beim Gesunden durchschnittlich 17 ± 3 mmHg (gemessen mit dem Applanationstonometer*) u. ist bei Pat. mit Glaukom* häufig erhöht (Mittelwert 20,8 ± 2,9 mmHg).

Augen|kammern: (engl.) chambers of eyeball; (anat.) Camerae bulbi; **1.** vordere Kammer (Camera ant.) zw. Hornhaut, Regenbogenhaut u. Linse; von Kammerwasser (Humor vitreus) gefüllt; **2.** hintere Augenkammer (Camera post.) zw. Iris, Ziliarkörper, Linse u. Glaskörper; von

Kammerwasser (Humor vitreus) gefüllt; **3.** Camera postrema, vom Glaskörper gefüllter Raum innerhalb des Bulbus, hinter der Linse.

Augen|lid: (engl.) eyelid, lid; Lid; s. Palpebrae.

Augen|migräne (Migräne*) f: s. Migraine ophtalmique.

Augen|muskel||lähmung (Musculus*): (engl.) ocular muscle paralysis; Ophthalmoplegie; Lähmung eines od. mehrerer Augenmuskeln; durch den reduzierten Zug des gelähmten Muskels resultiert Lähmungsschielen (Strabismus paralyticus), meist mit Doppelbildern (Diplopie); der Schielwinkel nimmt in Blickrichtung des gelähmten Muskels zu (Inkomitanz); zur Vermeidung von Doppelbildern wird die Blickrichtung bevorzugt, in der keine Abweichung besteht (Torticollis ocularis). **Klin. Einteilung** (entspr. der Lok.): **1.** nukleäre A.; **2.** faszikuläre A.; **3.** periphere A.; **Urs.:** angeb. Störung (z. B. Aplasie der Augenmuskelkerne bei Stilling-Türk-Duane-Syndrom) od. erworbene neurol. (z. B. intrakranielle Tumoren, Blutungen od. Ischämien, Polyneuropathien, Multiple Sklerose, Enzephalitis, Meningitis, Schädelhirntrauma) bzw. muskuläre Erkr. (z. B. Myositis, endokrine Ophthalmopathie); **Lähmungstypen:** Abduzenslähmung*, Trochlearislähmung*, Okulomotoriuslähmung*. Vgl. Blicklähmung.

Augen|muskeln (↑) m pl: (engl.) ocular muscles; sechs **äußere A.** (vier gerade, zwei schräge): M. rectus sup., M. rectus inf., M. rectus med. et obliquus inf. (Innervation durch N. oculomotorius), M. rectus lat. (N. abducens), M. obliquus sup. (N. trochlearis); drei **innere A.:** M. ciliaris mit meridional verlaufenden Müller-Fasern (vollzieht über dem Mechanismus der Linsenkrümmungsänderung die Akkommodation), M. sphincter pupillae (N. oculomotorius) sowie den sympath. innervierten M. dilatator pupillae (Pupillenbewegung u. zu einem kleinen Teil auch Akkommodation).

Augen|reiz|stoffe: (engl.) eye irritants; flüssige od. feste Substanzen, die im Auge sofort Tränenfluss, Brennen, Lidkrampf u. Lidschluss verursachen. Die sehr starken Beschwerden verlieren sich bald in reiner Luft; Schädigungen erst bei höherer Konzentration. Die wichtigsten A. sind Bromaceton, Benzylbromid, Cyanide, Chlor- bzw. Bromacetophenon, Chlorpikrin* sowie Bromessigester, Xylylbromid u. Acrolein (z. T. als Tränengas verwendet).

Augen|spiegel: (engl.) ophthalmoscope; syn. Ophthalmoskop (nach Helmholtz); Instrument zur Untersuchung des Augenhintergrunds; moderne A. zur direkten Ophthalmoskopie* verfügen i. d. R. über eine elektrische Lichtquelle, evtl. mit vorschaltbaren Lochmasken bzw. Filtern. Der Sichtöffnung können bei Bedarf Linsen vorgeschaltet werden, z. B. zum Ausgleich von Refraktionsfehlern des Pat. od. des Arztes.

Augen|wurm: s. Loa loa.

Augen|zittern: Nystagmus*.

Augen|zittern der Berg|leute: (engl.) miner's nystagmus; horizontale, vertikale od. rotierende Zitter- u. Rollbewegungen des Augapfels nach jahrelanger Untertagearbeit; **Urs.:** wahrscheinl. Noxen der Grubenluft (z. B. Methan) u. mangelnde Helligkeit am Arbeitsplatz; i. Allg. Rückbildung nach Arbeitsplatzwechsel; BK Nr. 6101.

Auge, trockenes: (engl.) dry eye; unzureichende Benetzung der Augen durch Sekretionsstörung einer od. mehrerer Phasen des Tränenfilms mit möglicher Entw. einer Keratoconjunctivitis* sicca; **Formen: 1.** Störung der Schleimschicht (Xerophthalmie*); **2.** Störung der wässrigen Phase inf. verminderter Tränensekretion (trockenes Auge i. e. S.), z. B. bei Sjögren*-Syndrom; **3.** Störung des Lipidfilms (z. B. bei Entz. der Meibom-Drüsen); **4.** verfrühtes Aufreißen des Tränenfilms (z. B. inf. Lidfehlstellung od. Veränderung der Bindehaut- u. Hornhautoberfläche).

Augmentatio̱ns|plastik (nlat. augmẹntum Vergrößerung; -plastik*) f: (engl.) augmentation; plastische Op. zur Defektfüllung v. a. im Gesichtsbereich zum Aufbau eines atrophierten Kiefers, auch zum Mammaaufbau bei Mikromastie; vgl. Plastik.

Augmentatio̱ns|zysto|plastik (↑; Zyt-*; Plastik*) f: syn. Blasenerweiterungsplastik*.

AUL: Abk. für **a**kute **u**ndifferenzierte **L**eukämie; Stammzellenleukämie*.

Aur-: Wortteil mit der Bedeutung Ohr; von lat. a̱uris.

Aura (gr. αὔρα Hauch) f: **1.** Bez. für die sensiblen (z. B. Taubheitsgefühl, Kribbeln), sensorischen (z. B. Geruchs- od. Geschmacksaura), vegetativen (epigastrische A.) od. psychischen (Glücks-, Angstgefühl, Déjà-vu-Erlebnis) Wahrnehmungen unmittelbar vor einem epileptischen Anfall; s. Epilepsie; **2.** Bez. für neurologische Erscheinungen (z. B. Seh- od. Sensibilitätsstörungen, Paresen, Aphasie), die einer Migräne* vorangehen.

Aura con|ti̱nua (↑) f: Stunden bis Tage anhaltender, im EEG nachweisbarer einfach-partieller Anfall; entspricht einem nonkonvulsiven Status epilepticus; s. Epilepsie.

aura̱l (Aur-*): zum Ohr gehörend, auf das Ohr bezogen.

Auranofi̱n (INN) n: Goldpräparat (zur oralen Anw.); **Ind.:** bei rheumatoider Arthritis; s. Antirheumatika; vgl. Chrysose.

Aurantị̱asis cụtis (lat. aura̱re vergolden; -iasis*) f: syn. Carotinikterus*.

Aurạntii peri|cạrpium n: Pomeranzenschale*.

Auri̱asis (lat. a̱urum Gold; -iasis*) f: syn. Chrysose*.

Auri̱cula (lat.) f: Ohrmuschel, auch Ohrläppchen; s. Ohr, äußeres (Abb.).

Auri̱cula a̱trii dẹxtra (↑) f: rechtes Herzohr.

Auri̱cula a̱trii sini̱stra (↑) f: linkes Herzohr.

Aurikula̱r|anhänge (↑): (engl.) auricular appendages; angeb. Fehlbildung des äußeren Ohrs im Bereich des Tragus bei 0,2–0,5 % aller Neugeborenen; meist einseitige Hauptduplikaturen, z. T. mit Knorpeleinlagerungen; evtl. Komb. mit Fistula auris congenita u. Mikrotie; Vork. häufig bei kraniomandibulofazialen Dysmorphien (z. B. Dysostosis* mandibulofacialis, Goldenhar*-Symptomenkomplex). Vgl Darwin-Höcker. H. Ger.

Aurikulo|temporal|punkt (↑; temporal*): (engl.) auriculotemporal point; Druckpunkt bei Trigeminusneuralgie* (vor dem Ohr in Höhe des Jochbogens).

A̱uris (lat.) f: Ohr; Gehörorgan: **1.** Auris ext. (s. Ohr, äußeres); **2.** Auris media (s. Mittelohr); **3.** Auris interna (s. Innenohr).

A̱uris ex|tẹrna (↑) f: äußeres Ohr*.

A̱uris in|tẹrna (↑) f: Innenohr*.

A̱uris mẹdia (↑) f: Mittelohr*.

Auro|thio|glukose f: syn. Goldthioglykose; Goldpräparat (zur parenteralen Anw.); **Ind.:** bei rheumatoider Arthritis (s. Antirheumatika), als

A

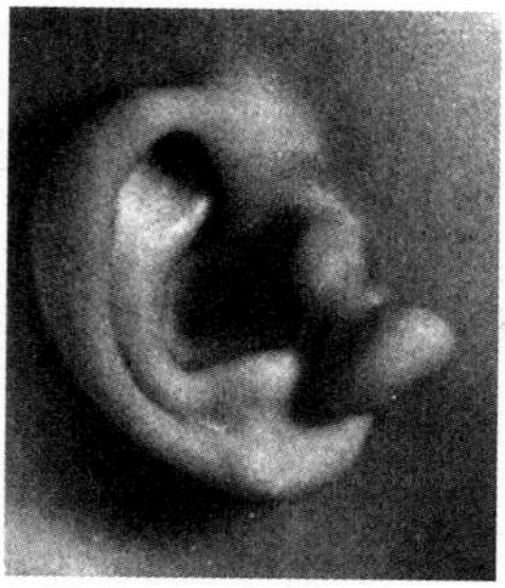
Aurikularanhänge [540]

Antiphlogistikum bei chron. Gelenkentzündung (s. Antiphlogistika), Polyarthritis; vgl. Chrysose.

Ausdauer|training, aerobes n: (engl.) aerobic stamina training; zentrale Maßnahme in der präventiven, kurativen u. rehabilitativen Medizin zur Aufrechterhaltung u. Steigerung der Leistungsfähigkeit von Herz-Kreislauf-, Atemsystem u. Stoffwechsel; Übung der allgemeinen (Einsatz von Muskelgruppen, die mehr als 1/6 der gesamten Skelettmuskulatur ausmachen; z. B. mehr als ein Bein), aeroben (direkte Deckung des Sauerstoffbedarfs durch das Sauerstoffangebot in der Skelettmuskulatur) u. dynamischen Ausdauer (Laufen, Radfahren u. a.). W. Hol.

Ausfluss: Fluor; i. e. S. Fluor* genitalis.

Ausguss|stein: (engl.) staghorn calculus; großer, die ganze Lichtung des Nierenbeckens u. der -kelche ausfüllender Nierenstein; korallenförmige Gebilde aus Magnesiumammoniumphosphat, das bei bakt.-entzündl. Nierenerkrankungen durch bakt. Urease* (z. B. von Proteus) entsteht u. zu Urosepsis* führen kann; vgl. Blasenstein, Nephrolithiasis.

Auskultation (lat. auscultare horchen) f: (engl.) auscultation; Abhorchen der im Körper entstehenden Geräusche u. Töne (Atmungs-, Darm-, Gefäß- u. Herzgeräusche, Herztöne), meist mit einem Stethoskop.

Auskunfts|anspruch: (engl.) right to demand information; neben dem Einsichtsrecht* des Pat. in die ihn betr. Krankenunterlagen besteht bei EDV-gestützter u. auch bei manueller Patientendokumentation, sofern die Patientendaten auf einheitl. u. gleichartig aufgebauten Karteikarten erfasst werden, nach den geltenden Datenschutzgesetzen* - vgl. u. a. §§ 19, 34 Bundesdatenschutzgesetz (BDSG) - eine Auskunftspflicht der speichernden Stelle gegenüber dem Patienten. Sie umfasst insbes. die Tatsache der Datenspeicherung u. den Inhalt der gespeicherten Daten, ferner die Herkunft u. Empfänger der Daten sowie den Zweck der Speicherung. Für Sozialdaten (s. Sozialdatenschutz) folgt der A. des Versicherten gegenüber dem speichernden Sozialversicherungsträger aus § 83 SGB X (mit modifizierender Ausgestaltung u. a. durch die §§ 305 SGB V, 201, 203 SGB VII, 108 SGB XI). Vgl. Datenschutz.

Auskunfts|pflicht: s. Offenbarungspflicht.

Auslöse|mechanismus, angeborener m: (engl.) inborn releasing mechanism; Bez. für den physiol. Mechanismus, der bei einer spezif. Reizsituation eine i. d. R. adäquate Reaktion auslöst; z. B. Pflegeverhalten bei Konfrontation mit dem sog. Kindchenschema*.

Auslöse|situation f: (psychoanalyt.) psych. Belastungssituation in zeitl. Zusammenhang mit der Manifestation einer (psychogenen) somatoformen Störung*, durch die ein unbewusster Konflikt od. ein Trauma reaktualisiert werden. E. Fri.

Ausnutzungs|ko|ef|fizient m: (engl.) absorption ratio; Verhältnis der im Darm resorbierten zur Gesamtmenge der mit der Nahrung aufgenommenen Nährstoffe.

Auspitz-Phänomen (Heinrich A., Dermat., Wien, 1835–1886) n: (engl.) Auspitz' sign; s. Psoriasis.

Ausräumung, digitale: (engl.) curage; Entleerung der Rektumampulle mit dem Finger; z. B. bei hartnäckiger Obstipation* mit Bildung von Kotballen. H. Hof.

Ausrenkung: s. Luxation.

Aussatz: veraltete Bez. für Lepra*.

Ausschabung: Kürettage*.

Ausschäl|plastik (-plastik*) f: (engl.) endarterectomy; s. Thrombendarteriektomie.

Ausscheider: (engl.) carrier; laut Infektionsschutzgesetz* Bez. für eine Person, die durch Ausscheidung von Krankheitserregern eine Infektionsquelle darstellt, ohne selbst krank od. krankheitsverdächtig zu sein; A. bestimmter Err. (z. B. Hepatitis-Viren, Salmonella, Shigella) muss dem Gesundheitsamt gemeldet werden. Vgl. Dauerausscheider, Keimträger.

Ausscheider|system n: s. Sekretorsystem.

Ausscheidungs|uro|graphie (Ur-*; -graphie*) f: s. Urographie.

Ausschlag: s. Exanthem.

Außen|band|ruptur (Ruptur*) f: (engl.) lateral ligament rupture; Bänderriss des oberen Sprunggelenks; häufigste Bandverletzung des Bewegungsapparats; durch Umknicken mit dem Fuß (Supination) entstehende isolierte od. kombinierte Zerreißung des Lig. fibulotalare anterius, Lig. fibulocalcaneare, evtl. des Lig. fibulotalare posterius; **Sympt.:** Schwellung, Hämatom u. Druckschmerz am Außenknöchel; **Diagn.:** (röntg.) Frakturausschluss, gehaltene Aufnahmen (Taluskippung u. -vorschub); **Ther.:** kons. zunächst durch Wattekompressionsverband, Hochlagerung u. Kühlung, dann Gehgips, Tape-Verband, Schiene od. orthop. Spezialschuh; bei erhebl. Gelenkinstabilität op. durch Bandnaht od. Bandplastik (meist bei Komb. mit alten Läsionen).

Außen|rotations|gang (lat. rotatio Umdrehung, Kreisbewegung): (engl.) helicopod gait; s. Gangstörungen.

Ausstrich|prä|parat (lat. praeparatum zubereitet) n: (engl.) smear preparation; s. Untersuchungsmethoden, bakteriologische.

Austastung: (engl.) palpation; Palpation* von Körperhöhlen ohne Sichtkontrolle; z. B. rektale od. vaginale Untersuchung.

Austausch|trans|fusion (Transfusion*) f: (engl.) exchange transfusion; Bluttransfusion* mit dem Ziel der Entfernung schädigender Bestandteile im Patientenblut durch dessen weitgehenden Ersatz mit Spenderblut; erfolgt als Einwegmethode (Blutzufuhr u. -entnahme im Wechsel aus dem gleichen, meist venösen Gefäß) od. Zweiwegmethode (kontinuierl. Blutentnahme aus einem anderen Blutgefäß); **Anw.:** v. a. bei Morbus haemolyticus fetalis bzw. Morbus haemolyticus neonatorum mit Hyperbilirubinämie

A

des Neugeborenen (Zugang über die Nabelgefäße, v. a. Gabe von Erythrozytenkonzentrat der Blutgruppe 0 u. AB-Plasma); evtl. auch bei schweren Intoxikationen, Infektionen, Transfusionszwischenfällen u. hepatischem Koma. Vgl. Plasmapherese.

Austin-Flint-Geräusch: s. Flint-Geräusch.

Austin-Syn|drom (James A., zeitgen. Neurol., USA) n: adulte Form der metachromatischen Leukodystrophie*.

Australia-Anti|gen (Antigen*) n: frühere Bez. für HBsAg; s. Hepatitis-Viren.

Australian-Murray-Valley-Virus (Virus*) n: syn. AXD-Virus, Murray-Valley-Virus; Flavivirus* der Flaviviridae; Vork. in Australien u. Neuguinea; wird durch Mücken (Culex) übertragen u. verursacht eine akute Inf. des ZNS (milde Meningoenzephalitis bis letale Enzephalitis od. Enzephalomyelitis); vgl. Arboviren.

Austreibungs|geräusch: (engl.) ejection murmur; systolisches Herzgeräusch bei organisch od. funktionell bedingten Stenosen; vgl. Herzgeräusche.

Austreibungs|peri|ode f: (engl.) expulsive stage; s. Geburt.

Austreibungs|phase: (engl.) 1. ejection period, 2. expulsion period; **1.** (kardiol.) s. Systole; **2.** (gebh.) syn. Austreibungsperiode; s. Geburt.

Austreibungs|wehen: (engl.) expulsive contractions; s. Wehen.

Auswurf: s. Sputum.

Auswurf|fraktion (lat. fractio Brechen) f: (engl.) ejection fraction; syn. Ejektionsfraktion; Anteil des Schlagvolumens (Abk. SV) an der Blutmenge, die sich am Ende der Diastole in der Herzkammer befindet (enddiastolisches Volumen, Abk. EDV); A. = SV/EDV (normal ca. 0,4–0,5); Bestimmung durch Echokardiographie* u. i. R. der Herzkatheterisierung*.

Autismus (gr. αὐτός für sich) m: (engl.) autism; Kontaktstörung* mit Rückzug in die eigene Vorstellungs- u. Gedankenwelt u. Isolation von der Umwelt; **Vork.:** z. B. bei Schizophrenie, Neurose od. best. Persönlichkeitsstörungen. Vgl. Autismus, frühkindlicher; Asperger-Syndrom; Denken, autistisches.

Autismus, früh|kindlicher (↑) m: (engl.) early infantile autism; Form des Autismus, die sich meist vor dem 3. Lj. als tief greifende Entwicklungsstörung manifestiert; **Sympt.:** schwere Kontaktstörung u. Kommunikationsstörung, aufgehobene od. verzögerte Sprachentwicklung, Stereotypien, häufig geistige Behinderung sowie unspezif. Sympt. (Angst od. Wut, Aggressivität, Selbstverletzung; **Ther.:** Förderung von kommunikativem Verhalten u. sozialer Integration. Vgl. Asperger-Syndrom.

Auto-: Wortteil mit der Bedeutung selbst, unmittelbar; von gr. αὐτός.

Auto|ag|glutinine (↑; Agglutination*) n pl: s. Autohämagglutinine.

Auto|aggression (↑; Aggressio*) f: **1.** (immun.) s. Autoimmunkrankheiten; **2.** (psychol.) gegen das Individuum selbst gerichtete Aggression*.

Auto|anti|körper (↑; Anti-*): (engl.) autoantibodies; gegen körpereigene Antigene versch. zellulärer Strukturen (z. B. Oberflächenantigene, Rezeptoren, Nukleinsäuren, Proteine, Glykoproteine) gerichtete Antikörper* (Immunglobuline) mit physiol. u. pathol Bedeutung; **Entstehung:** multifaktoriell; genet. (z. B. HLA-Typ), immun. (z. B. defekte Apoptose, Kreuzreaktivität) u. exogene (z. B. Infektion, molekulares Mimikry*, chron. Entz., Arzneimittel) Faktoren; **Nachw.** bei Autoimmunkrankheiten* (s. Tab.). Vgl. Autoimmunisierung.

Autoantikörper
Diagnostisch relevante Autoantikörper (Auswahl)

Autoantikörper	Diagnostische Bedeutung (Beispiele)
ANCA	Wegener-Granulomatose
Antibasalmembran-Antikörper	Goodpasture-Syndrom
	bullöses Pemphigoid
	Epidermolysis bullosa aquisita
Anti-DNA-Antikörper	systemischer Lupus erythematodes
Anti-Histon-Antikörper	evtl. medikamenteninduzierter Lupus erythematodes
Anti-LKM-Antikörper	Hepatitis
Anti-MAS-Antikörper	autoimmune Myositis
Anti-SMA-Antikörper	Hepatitis
Antimitochondriale Antikörper	primär biliäre Zirrhose
antinukleäre Antikörper	primäres Sjögren-Syndrom
	systemischer Lupus erythematodes
	neonataler Lupus erythematodes
	Kollagenosen
	Sharp-Syndrom
Antiphospholipid-Antikörper	Antiphospholipid-Syndrom
antiribosomale Antikörper	systemischer Lupus erythematodes
Anti-Scl70-Antikörper	progressive systemische Sklerodermie
Antisynthetase-Antikörper	Antisynthetase-Syndrom
Anti-Zentromer-Antikörper	CREST-Syndrom
Rheumafaktor	rheumatoide Arthritis
	Kollagenosen
	chronisch-entzündliche Erkrankungen
TG-AK	Hashimoto-Thyroiditis
	primäre Hypothyreose
TRAK	Basedow-Krankheit

autochthon (gr. αὐτόχθων eingeboren): (engl.) autochthonous; an Ort u. Stelle bzw. ohne äußere Einwirkung entstanden.

Auto|erotismus (Auto-*; gr. ἔρως Liebe) m: (engl.) autoerotism; **1.** übersteigertes Verliebtsein in sich selbst; vgl. Narzissmus; **2.** auch syn. Masturbation*.

auto|gen (↑; -gen*): (engl.) autogenous; s. Transplantation (Tab.).

Auto|genes Training (↑; ↑) n: (engl.) autogenous training; konzentrative Selbstentspannung u. Selbsthypnose (vgl. Hypnose) nach J. H. Schultz, bei der durch verbale Affirmation das Empfinden von Schwere, Kühle, Wärme, Luftströmung u. ä. eingeübt u. dadurch eine Entspannung herbeigeführt wird; **Anw.:** i. R. der psychosomat. Grundversorgung bei den meisten psychogenen Störungen (z. B. psychogene Schlafstörung, Somatisierungsstörung od. Angstneurose) u. als Entspannungsmethode in der Stimmtherapie (bei Stimmstörungen). A. T. kann nach Einübung auch ohne Arzt bzw. Therapeut durchgeführt werden. Vgl. Entspannungsverfahren, psychotherapeutische.

Auto|häm|agglutinine (↑; Häm-*; Agglutination*) n pl: (engl.) autohemagglutinins; Autoantikörper*, die körpereigene Erythrozyten agglutinieren; z. B. Kältehämagglutinine*; können hämolytische (erworbene) Anämie verursachen.

Auto|hämo|lysine (↑; ↑; Lys-*) n pl: hämolysierende Autoantikörper*.

Auto|im|mun|hepatitis (↑; immun*; Hepar*; -itis*) f: s. Hepatitis, chronische.

Auto|im|munisierung (↑; ↑): (engl.) autoimmunization; syn. Autosensibilisierung; gegen körpereigene antigene Substanzen (sog. Autoantigene) gerichtete Immunisierung mit Bildung von Autoantikörpern* u. spezif. sensibilisierten Lymphozyten*; **Urs.:** Aufhebung der normalerweise gegenüber körpereigenen Geweben bestehenden Immuntoleranz* (sog. Selbsttoleranz) inf. von Störungen der „Selbst"-Erkennung bzw. der Kontroll- u. Regulationsmechanismen des Immunsystems* zur Begrenzung von Autoimmunreaktionen (v. a. durch Suppressorzellen); Kontakt mit körpereigenen antigenen Substanzen (z. B. bei Verletzung, Entz.), gegen die keine sog. Selbsttoleranz besteht, da sie normalerweise vom Kontakt mit dem Immunsystem ausgeschlossen sind (z. B. Augenlinsenproteine, Gehirnbestandteile) bzw. erst nach der Embryonalentwicklung entstehen (z. B. Spermien); Veränderung körpereigener Substanzen durch Medikamente od. Mikroorganismen i. S. von Autoantigenen bzw. Bildung neuer Proteine i. R. von Neoplasien. Antikörper gegen körperfremde Antigene (z. B. Mikroorganismen) können mit körpereigenen Geweben kreuzreagieren u. daher wie Autoantikörper wirken. A. kann zur Schädigung von Organsystemen bzw. des Gesamtorganismus führen. Vgl. Mimikry, molekulares.

Auto|im|mun|krankheiten (↑; ↑): (engl.) autoimmune diseases; syn. Autoaggressionskrankheiten; i. e. S. Erkrankungen, bei denen durch Autoimmunisierung* gegen körpereigene Substanzen (Autoantigene) gerichtete Autoantikörper* bzw. spezif. sensibilisierte B*- u. T*-Lymphozyten auftreten. A. treten fam. gehäuft auf; Beteiligung genet. Faktoren wahrscheinl., da A. oft mit Eigenschaften des HLA*-Systems assoziiert sind. **Einteilung: 1.** organspezifische A. mit Immunreaktion ausschl. gegen spezif. Antigene eines Organs bzw. Organsystems, v. a. von Schilddrüse (z. B. Hashimoto-Thyreoiditis), Magen (z. B. perniziöse Anämie, chron. Gastritis), Pankreas (z. B. juveniler Diabetes mellitus) u. Nebenniere (z. B. Addison-Krankheit); **2.** nicht organspezifische A. (Erkr. des sog. rheumatischen Formenkreises) mit Immunreaktion gegen Autoantigene versch. Körpergewebe u. systemischer Ablagerung der Immunkomplexe* v. a. in Gelenken (z. B. bei rheumatoider Arthritis), Niere (z. B. systemischer Lupus erythematodes), Haut (z. B. Sklerodermie) u. Muskel (z. B. Dermatomyositis); **3.** Misch- od. Übergangsformen, z. B. Goodpasture-Syndrom, Myasthenia gravis pseudoparalytica, Pemphigus vulgaris, bullöses Pemphigoid, Ophthalmia sympathica, phakogene Uveitis, autoimmunhämolytische Anämie, Werlhof-Krankheit, primäre biliäre Zirrhose, chronisch-aggressive Hepatitis, Colitis ulcerosa, Sjögren-Syndrom, evtl. Multiple Sklerose; **Diagn.:** immun. Nachweis von Autoantikörpern (z. B. mittels Immunfluoreszenztest) bzw. Immunkomplexen; **Ther.: 1.** bei organspezifischen A. häufig Substitutionsbehandlung, ggf. Implantation (z. B. Endoprothese) od. Transplantation (z. B. einer Niere); symptomatisch Antiphlogistika; **2.** bei system. A. Immunsuppressiva*. Vgl. Immunkomplexkrankheiten.

Auto|im|mun-Poly|endo|krino|pathie (↑; ↑; Poly-*; End-*; -krin*; -pathie*) f: syn. polyglanduläres Autoimmunsyndrom*.

Auto|im|mun|syn|drom, poly|glanduläres (↑; ↑) n: (engl.) polyendocrine autoimmune disease; Abk. PAS, PGA-Syndrom; syn. pluriglanduläre Insuffizienz, Autoimmun-Polyendokrinopathie; autoimmun. bedingte Insuff. mehrerer endokriner Drüsen; **Formen: Typ I:** v. a. in Finnland vorkommende, im Kindesalter beginnende autosomal-rezessiv erbl. Erkr. (ohne HLA-Assoziation; Genlokus 21q22.3) mit Nebennierenrindeninsuffizienz, Hypoparathyroidismus u. mukokutaner Candidose sowie gelegentl. chron.-aggressiver Hepatitis, perniziöser Anämie, Hypothyreose, Hypogonadismus, Basedow-Krankheit, Vitiligo, totaler Alopezie u. Malabsorption; **Typ II:** syn. Schmidt-Syndrom; Hashimoto-Thyroiditis, Diabetes mellitus Typ 1, Addison-Krankheit, Vitiligo, perniziöse Anämie u. Alopezie; **Typ III:** Hashimoto-Thyroiditis u. weitere Endokrinopathien ohne Nebennierenrindeninsuffizienz. Vgl. MEN-Syndrome.

Auto|im|mun|toleranz (↑; ↑) f: (engl.) self-tolerance; sog. Selbsttoleranz; s. Immuntoleranz.

Auto|infektion (↑; Infekt-*) n: (engl.) autoinfection; Selbstübertragung; Wiedereindringen von bereits im Körper vorhandenen apathogenen od. pathogenen Mikroorganismen u. Auftreten von Symptomen; vgl. Infektion.

Auto|in|toxikation (↑; Intoxikation*) f: (engl.) autointoxication; Selbstvergiftung durch Stoffwechselprodukte des eigenen Körpers, z. B. bei schwerer Leber- u. Niereninsuffizienz od. diabetischem Koma; vgl. Vergiftung.

Auto|klav (↑; lat. clavis Schlüssel, Riegel) m: (engl.) autoclave; Hochdrucksterilisator; Druckkessel zur Sterilisation* im gespannten u. gesättigten Wasserdampf; Richtwerte der Einwirkungszeit (Abtötungszeit* u. Sicherheitszuschlag): 121 °C bei 1 bar Überdruck für 15–20 Min. od. 134 °C bei 2 bar für 5 Min.

auto|log (↑; -log*): (engl.) autologous; frühere Bez. für autogen; s. Transplantation (Tab.).

Auto|lyse (↑; Lys-*) f: (engl.) autolysis; Selbstverdauung; Abbau von Organprotein durch frei gewordene Zellenzyme.

Auto|lysine (↑; ↑) n pl: s. Antikörper, zytotoxische.

Auto|matie|zentren (gr. αὐτόματος aus eigenem Antrieb; Centr-*) n pl: (engl.) automatism centers; s. Herzautomatismus.

Auto|matismen (↑) m pl: (engl.) automatisms; unkontrollierte u. z. T. auf einen auslösenden Reiz hin automat. ablaufende Handlungen od. Sprachäußerungen, die nicht bewusst intendiert sind; **Formen: 1.** Bewegungsautomatismen (auch als Bewegungsstereotypien bez.; vgl. Stereotypien), z. B. als orale (Schlucken, Kauen, Schlecken, Schnalzen), mimisch-gestische (Wischen, Nesteln, Grimassieren) bzw. ambulatorische (Gehen od. Weglaufen) A. u. a. beim komplex-partiellen Anfall*, als sog. Tic* z. B. bei Neurose*, als Echopraxie* od. als Befehlsautomatie*; **2.** Sprachautomatismen, z. B. als Echolalie*; **3.** spinale A. als reflexartige Bewegungsphänomene nach Querschnittläsion*.

Auto|nomie, dis|seminierte der Schild|drüse (gr. αὐτόνομος selbständig) f: (engl.) diffuse toxic goitre; verminderte Ansprechbarkeit des gesamten Parenchyms der Schilddrüse* auf die hypophysäre TSH-Kontrolle mit vermehrter Bildung von Schilddrüsenhormonen, meist i. R. einer vorbestehenden diffusen Struma*; **Urs.:** meist unklar, z. T. konstitutionell aktivierende Mutationen im TSH-Rezeptorgen; **Diagn.:** erhöhte, nicht supprimierbare Iodspeicherung in der Szintigraphie; **DD:** Basedow-Krankheit (s. Thyroiditis) bei klin. Sympt. einer Hyperthyreose* mit diffuser Speicherung. Vgl. Adenom, autonomes der Schilddrüse; Autonomie, multifokale der Schilddrüse.

Auto|nomie, multi|fokale der Schild|drüse (↑) f: (engl.) multinodular toxic goitre; Krankheitsbild, bei dem mehrere umschriebene Bezirke der Schilddrüse* der hypophysären TSH-Kontrolle entzogen sind; klin. vergleichbar mit der disseminierten Autonomie* der Schilddrüse; **Urs.:** z. T. konstitutionell aktivierende Mutationen im TSH-Rezeptorgen od. G-Protein-stimulierenden Gen. Vgl. Hyperthyreose; Adenom, autonomes der Schilddrüse.

Auto|phonie (Auto-*; Phono-*) f: (engl.) autophony; Tympanophonie; Widerhall der eigenen Stimme bei Offenstehen der Ohrtrompete. Vgl. Ohrgeräusche.

Auto|plastik (↑; -plastik*) f: (engl.) autografting; s. Plastik.

Aut|opsie (↑; Op-*) f: s. Sektion.

Auto|radio|graphie (↑; Radio-*; -graphie*) f: (engl.) autoradiography; photograph. Verf. zum Nachweis von Radioaktivität in (biol.) Proben od. Objekten; das sich nach Entw. der photographischen Schicht ergebende Schwärzungsbild (Autoradiogramm) spiegelt die Häufigkeit u. lokale Verteilung der radioaktiven Atome wider (s. Abb.). Eine radioaktive Markierung* von Proben erfolgt gewöhnlich mit Alpha- od. Betastrahlern, da Photoemulsionen gegenüber Gammastrahlen relativ unempfindlich sind. **Med. Anwendung:** u. a. zur histol. Untersuchung von Geweben nach Speicherung eines für das zu untersuchende Gewebe „selektiven" Radionuklids; werden dünne Gewebeschnitte in direkten Kontakt mit einer photographischen Schicht gebracht (Kontaktverfahren der A.), entsteht eine exakte Abbildung der lokalen Häufigkeitsverteilung des Radionuklids, die funkt. histol. Aussagen gestattet. Auch zur Untersuchung von Stoffwechselvorgängen (z. B. nach Applikation von tritiummarkierten Substanzen), lokalen Durchblutungsverhältnissen (in Komb. mit der Densitometrie*) u. a.

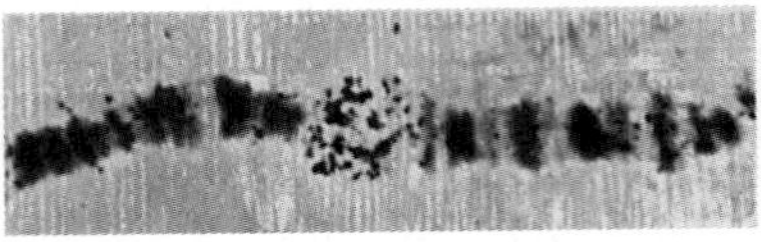

Autoradiographie: Sichtbarmachen eines transkriptionsaktiven Bereichs (Chromosomenpuff) in den Riesenchromosomen der larvalen Speicheldrüsen von Drosophila virilis durch Einbau von Tritium-markiertem Uridin in die neu synthetisierte RNA. Nach Überzug des Präparats mit einer Photoemulsion kann man an den entstehenden Silberkörnern erkennen, wo die RNA-Synthese stattfand (Chromosomenbreite ca. 10 m). [262]

Auto|rhythmie (↑; Rhythmus*) f: (engl.) automatic rhythmicity; auch Automatie; Fähigkeit, ohne Einwirkung eines äußeren Reizes rhythmische Erregungen auszulösen; zur A. sind z. B. die Neuronen des Atemzentrums* u. die spezif. Herzmuskelzellen des Erregungsleitungssystems* des Herzens befähigt (s. Herzautomatismus).

Auto|sit m: (engl.) autosite; Teil einer asymmetrischen Doppelfehlbildung bzw. Mehrfachbildung, der nahezu normal ausgebildet ist u. dem der Parasit (vgl. Parasiten) anhängt. Verbindungen zw. A. u. Parasit befinden sich bes. im Gesicht (Junctura gnathalis parasitica), am Thorax (Junctura thoracoepigastrica parasitica) sowie am Abdomen (Junctura abdominalis parasitica).

Auto|skopie (Auto-*; -skopie*) f: (engl.) autoscopy; direkte Laryngoskopie*.

Auto|somen (↑; Soma*) n pl: (engl.) autosomes; Bez. für alle Chromosomen, die keine Geschlechtschromosomen (Heterosomen) sind; der Mensch besitzt 22 homologe Autosomenpaare u. 2 Geschlechtschromosomen (XX od. XY). Vgl. Gonosomen.

Auto|splen|ek|tomie (↑; Splen*; Ektomie*) f: (engl.) autosplenectomy; nicht korrekte Bez. für Zerstörung der Milz durch Infarkte, Blutungen, Fibrosierung u. Involution bei Pat. mit Sichelzellenanämie*.

Auto|stereo|typ (↑; Stereo-*) n: s. Stereotyp.

Auto|top|a|gnosie (↑; gr. τόπος Ort; A-*; -gnos*) f: s. Agnosie.

Auto|trans|fusion (↑; Transfusion*) f: **1.** klin. Bez. für die durch Anheben der Beine bzw. Kopftieflagerung mögliche Blutumverteilung von peripheren zu zentralen venösen Blutgefäßen; erfolgt v. a. bei Pat. mit Orthostasesyndrom od. Schocksymptomatik; **2.** autologe Transfusion*.

Auto|trans|plantation (↑; Transplantation*) f: s. Replantation, Transplantation.

Auxiliar|atmung (lat. auxiliaris helfend): (engl.) auxiliary breathing; forcierte Atmung mit Aktivierung der Atemhilfsmuskulatur* bei schwerer Dyspnoe* u. Orthopnoe*.

Auxo|chrome (gr. αὔξη Ausdehnung, Vermehrung; Chrom-*) n pl: (engl.) auxochromes; (physik.-chem.) farbverstärkende Gruppen im Molekül einer farbigen Substanz.

A

Auxo|logie (↑; -log*) f: (engl.) auxology; interdisziplinäre Fachrichtung, die sich endokrinol., genet., sozioökonomischen, med. u. therap. Aspekten menschl. Wachstums widmet, z. B. Akzeleration* u. Wachstumsstörungen*.

auxo|troph (↑; Troph-*): (engl.) auxotrophic; Bez. für Mikroorganismen, bei denen durch Genmutation bestimmte, für die Synthese von Körperbausteinen notwendige Enzyme nicht mehr gebildet werden können, so dass entspr. Stoffwechselzwischenprodukte mit der Nahrung zugeführt werden müssen; Ggs. prototroph*; vgl. Mangelmutante.

AV-Block: Kurzbez. für **a**trio**v**entrikulärer Block; Erregungsleitungsstörung zw. Vorhöfen u. Kammern des Herzens (sog. Überleitungsstörung); **Vork.:** physiol. bei Vagotonie, Sportherz (AV-B. I. Grades u. II. Grades Typ 1); pathol. bei Koronarinsuffizienz, Kardiomyopathie, angeb. Herzfehlern, Intoxikationen, Myokarditis, Herzinfarkt; **Einteilung: AV-Block I. Grades:** Leitungsverzögerung; im EKG (PQ-Zeit >0,21 s), evtl. Überlagerung von T- u. P-Welle; asymptomatisch; **AV-Block II. Grades:** intermittierende Leitungsunterbrechung; Typ 1: Wenckebach-Periodik (syn. Typ Mobitz 1) mit progredient zunehmender PQ-Zeit bis zum Ausfall einer Herzaktion; Typ 2: Typ Mobitz (syn. Typ Mobitz 2) mit meist regelmäßig intermittierender Blockierung der AV-Überleitung, nur jede zweite (2:1-), dritte (3:1-) od. vierte (4:1-Block) Erregung wird weitergeleitet; bei Frequenzen <40/min evtl. bradykarde Herzinsuffizienz, bei Typ 2 Adams*-Stokes-Syndrom möglich; **AV-Block III. Grades:** vollständige Leitungsunterbrechung; im EKG P-Wellen ohne QRS-Komplexe (nicht zu unterscheiden von einem trifaszikulären Block; s. Schenkelblock); nach Einsetzen eines Ersatzrhythmus* Dissoziation zw. Vorhof- u. Kammeraktionen (voneinander unabhängige P-Wellen u. schenkelblockartig deformierte QRS-Komplexe); bei zu langer Latenz bis zum Einspringen eines tiefer gelegenen Automatiezentrums Adams-Stokes-Syndrom; **Diagn.:** Ruhe-, Langzeit-, His-Bündel-Elektrokardiographie; **Ther.:** akut symptomat., evtl. Atropin i. v.; bei wiederholtem Auftreten höhergradiger AV-Blockierungen trotz behandelter Grundkrankheit Implantation eines künstlichen Herzschrittmachers*. Vgl. Erregungsleitungsstörungen.

AV-Bündel: (engl.) AV bundle; syn. His-Bündel; s. Erregungsleitungssystem.

AV-De|fekt (Defekt*) m: Kurzbez. für **a**trio**v**entrikulärer Septumdefekt; s. Vorhofseptumdefekt.

AV-Dis|soziation (Dissoziation*) f: (engl.) AV dissociation; Kurzbez. für **a**trio**v**entrikuläre Dissoziation; Form der Pararhythmie, bei der Vorhöfe u. Kammern des Herzens mit ähnl. niedriger Frequenz für einige Herzaktionen voneinander unabhängig schlagen; die Kammerfrequenz wird dabei von einem heterotopen Erregungsbildungszentrum im AV-Knoten od. Ventrikel bestimmt, die Vorhofkontraktion wird vom bradykarden Sinusknoten gesteuert. **Vork.:** z. B. bei Vagotonie, Sportherz, Hirndrucksteigerung; i. d. R. nicht behandlungsbedürftig; vgl. Parasystolie, AV-Block, Interferenzdissoziation.

$AVDO_2$: Abk. für **a**rterio**v**enöse Sauerstoff**d**ifferenz*.

Avellis-Stellung (Georg A., Laryngol., Frankfurt/M., 1864–1916): (engl.) Avellis position; Kopfstellung des Pat. bei indirekter Laryngoskopie*; Seitwärtsneigung zur Inspektion des subglottischen Raums u. seitlicher Kehlkopfanteile.

Avellis-Syn|drom (↑) n: s. Hirnstammsyndrome (Tab.).

AV-Fistel (Fistel*) f: Kurzbez. für **a**rterio**v**enöse Fistel*.

Avidität (lat. avidus begierig) f: (engl.) avidity; Bindungskraft; (immun.) die Stärke, mit der polyklonale Antikörper (Antiserum*) ein multivalentes Antigen binden. Vgl. Affinität.

AV-Inter|vall n: syn. AV*-Überleitungszeit.

A|vitaminose (A-*; Vita-*) f: (engl.) avitaminosis; schwere Form des Vitaminmangels (leichte Formen: Hypovitaminosen*); **Urs.: 1.** ungenügende Zufuhr bei Malnutrition*; **2.** Zerstörung der Darmflora (z. B. durch Antibiotika); **3.** Störung der Resorption (starke Durchfälle, Darmresektion, Schleimhautatrophie mit Fehlen von Intrinsic*-Faktor). Vgl. Vitamine.

A|vitaminosen, tropische (↑; ↑) f pl: (engl.) tropic avitaminoses; aufgrund schlechter Ernährungslage in den trop. u. subtrop. Entwicklungsländern häufig vorkommende Mangelerscheinungen vorwiegend bei Kindern; wichtigste t. A.: Ariboflavinose*, Beriberi*, Pellagra* u. Xerophthalmie*. Rachitis* ist trotz der starken Sonnenstrahlung in den Tropen u. Subtropen sehr viel häufiger als in Ländern mit gemäßigtem Klima (bessere Lebensbedingungen); Skorbut* ist in den Tropen ausgesprochen selten.

AVK: Abk. für **a**rterielle **V**erschluss**k**rankheiten*.

AV-Kanal: (engl.) AV canal; Kurzbez. für **A**trio**v**entrikularkanal; s. Canalis atrioventricularis.

AV-Knoten: (engl.) AV node; Kurzbez. für **A**trio**v**entrikularknoten; s. Erregungsleitungssystem.

AV-Knoten|rhythmus m: s. AV-Rhythmus.

AV-Knoten|tachy|kardie (Tachy-*; Kard-*) f: (engl.) AV nodal tachycardia; Kurzbez. für **A**trio**v**entrikularknotentachykardie; häufigste Form der supraventrikulären Tachykardie*; **Urs.:** kreisende Erregungen durch Reentry*-Mechanismus inf. funktionell getrennter Anteile des AV-Knotens mit unterschiedl. Erregungsleitungsgeschwindigkeiten u. Refraktärzeiten bzw. akzessorischer Leitungsbahnen bei Präexzitationssyndrom*; **Vork.:** zu ca. 70 % bei Herzgesunden; bei Mitralklappenprolapssyndrom u. a. Herzklappenfehlern, Hyperthyreose, Präexzitationssyndrom; **EKG:** Frequenz 180–220/min, Beginn u. Ende abrupt, i. d. R. normale QRS-Komplexe, meist fehlende P-Wellen u. AV-Blockierungen; bei retrograder Vorhoferregung können P-Wellen kurz vor, in od. nach dem QRS-Komplex sichtbar sein. **Klin.:** bei Herzgesunden als sog. Herzjagen wahrgenommen, bei Herzkranken u. U. Kompl. wie kardiogener Schock u. Angina pectoris; **Ther.:** Vagusreizung durch Valsalva-Versuch bzw. Karotissinus-Druckversuch, Verapamil, Adenosin bzw. Ajmalin (bei Präexzitationssyndrom) i. v., hochfrequente Elektrostimulation; **Proph.:** Verapamil od. Betarezeptorenblocker, Katheterablation, implantierbarer Kardioverter-Defibrillator. Vgl. Vorhoftachykardie.

Avogadro-Zahl (Amadeo von A., Phys., Turin, 1776–1856): (engl.) Avogadro's number; syn. Loschmidt-Zahl; die Konstante N_A, die die Zahl der Atome od. Moleküle in einem Mol* angibt; $N_A = 6{,}023 \times 10^{23}\ mol^{-1}$; z. B. enthalten 18 g Wasser $6{,}023 \times 10^{23}$ Moleküle.

A

AV-Rhythmus m: (engl.) AV rhythm; Kurzbez. für Atrioventrikularrhythmus; auch AV-Knotenrhythmus, junktionaler Rhythmus, Knotenrhythmus; vom AV-Knoten als sek. Automatiezentrum (s. Herzautomatismus) gesteuerter Ersatzrhythmus* (z. B. bei Sinusknotenausfall) mit einer Frequenz von 40–60/min. Die Erregungen werden antegrad in die Kammern u. retrograd in die Vorhöfe des Herzens weitergeleitet; EKG-Veränderungen im Bereich der P-Welle. Vgl. Kammerautomatie.

AV-Überleitungs|störungen: (engl.) AV conduction impairments; s. AV-Block.

AV-Überleitungs|zeit: (engl.) AV conduction time; Kurzbez. für atrioventrikuläre Überleitungszeit; syn. AV-Intervall; Zeit zw. dem Beginn der Erregung der Vorhöfe u. der Kammern; entspricht der PQ-Zeit (normal 0,12–0,21 s) im EKG u. setzt sich aus der Vorhoferregung u. der Erregungsleitung im AV-Knoten u. im His-Bündel zusammen; vgl. Elektrokardiographie.

A|vulsio bulbi (lat. avellere, avulsum ausreißen; gr. βολβός Knolle, Zwiebel) f: Ausriss des Augapfels (z. B. durch Unfall); Avulsio nervi optici: Ausriss der Sehnerven.

Axenfeld-An|omalie (Karl Th. A., Ophth., Freiburg, 1867–1930; Anomalie*) f: s. Embryotoxon.

Axenfeld-Schürenberg-Syn|drom (↑) n: s. Okulomotoriuslähmung.

axial (lat. axis Achse): in Richtung der Achse.

Axilla (lat.) f: Achsel.

Axillaris|block (↑): (engl.) axillary block; Form der Armplexusanästhesie*.

Axillaris|lähmung (↑) f: (engl.) axillary paralysis; Lähmung des N. axillaris; führt zum Ausfall des M. deltoideus (Atrophie, Wegfall der Schulterwölbung, Behinderung der Armhebung über die Horizontale hinaus) u. zu sensiblen Ausfällen an der Außenseite des proximalen Drittels des Oberarms; **Vork.:** u. a. nach Schultergelenkluxation, Fraktur des Collum chirurgicum humeri; **DD:** Ruptur der Rotatorenmanschette, arthrogene Muskelatrophie.

Axillar|linien (↑): (engl.) axillary lines; Orientierungslinien an der seitl. Brustwand; **1.** Linea axillaris media: Senkrechte vom höchsten Punkt der Achselgrube nach kaudal; **2.** Linea axillaris anterior u. posterior: Senkrechte durch die Punkte, an denen sich M. pectoralis major bzw. M. latissimus dorsi bei abduziertem Arm von der Brustwand abheben; s. Linea (Abb.).

Axis (lat.) m: **1.** (allg.) Achse; **2.** (anat.) zweiter Halswirbel (CII); besitzt auf dem Wirbelkörper den Zahn (Dens axis) mit Gelenkflächen für das untere Kopfgelenk u. ragt in den vorderen Umfang des Wirbellochs des Atlas*; s. Vertebra.

Axis externus bulbi oculi (↑) m: äußere Augenachse; verbindet den vorderen u. den hinteren Augenpol.

Axis internus bulbi oculi (↑) m: innere Augenachse; Entfernung zw. Hornhauthinterfläche u. Netzhautvorderfläche.

Axis lentis (↑) m: Linsenachse; Verbindungslinie zw. vorderem u. hinterem Linsenpol.

Axis opticus (↑) m: Sehachse; durch die Krümmungsmittelpunkte von Hornhaut, Linse u. Glaskörper führende Linie, die zw. Papilla nervi optici u. Fovea centralis auf die Netzhaut trifft.

Axis pelvis (↑) m: Beckenachse; Führungslinie des Beckens.

Axo|lemm (gr. ἄξων Achse; λέμμα Schale, Rinde) n: veraltete Bez. für Plasmalemm des Achsenzylinders*.

Axon (↑) m: s. Achsenzylinder.

Axono|tmesis (↑; gr. τμῆσις Schnitt) f: schwere Schädigung eines Nervs durch Kontinuitätsunterbrechung endoneuraler Strukturen u. der Axone bei erhaltener Nervenhülle; distal der Schädigung unterliegen die Nervenfasern einer Waller*-Degeneration, die Bedingungen für eine Regeneration sind jedoch wegen der erhaltenen Hüllstrukturen günstig. Vgl. Neurapraxie, Neurotmesis.

Axon|re|flex (↑; Reflekt-*) m: (engl.) axon reflex; antidrome Impulsübertragung innerh. eines Nervs über dessen Verzweigungen nach peripher, ohne Überschreiten einer Synapse (kein Reflex i. e. S.); z. B. die nach starker mechan. Reizung der Haut als Teilreaktion des Dermographismus ruber auftretende Arteriolendilatation (diffuse Rötung) inf. antidromer Erregungsübertragung auf Nervenverbindungen zw. afferenten Hautnerven u. den Blutgefäßen.

Axo|plasma (↑; -plasma*) n: veraltete Bez. für Zytoplasma des Achsenzylinders*.

Ayerza-Krankheit (Abel A., Int., Buenos Aires, 1861–1918): s. Pulmonalsklerose.

Ayre-T-Stück: (engl.) Ayre-T-piece; ventilloses Verbindungsstück zw. Narkosesystem (z. B. Kuhn*-System) u. Pat.; wegen des geringen Atemwiderstands u. kleinen funkt. Totraums in Modifikationen häufig zur Narkose* bei Kindern eingesetzt.

AZ: Abk. für **A**llgemein**z**ustand.

Azan-Färbung: (engl.) azan staining; s. Heidenhain-Färbung.

Aza|thioprin (INN) n: syn. Azothioprin; Antimetabolit (Purinanalogon, Imidazolderivat von 6-Mercaptopurin) zur Hemmung der zellulären Immunantwort (Interleukin-2-Sekretion); **Verw.:** zur Immunsuppression nach Transplantationen, bei Autoimmunkrankheiten; s. Immunsuppressiva, Antirheumatika; **Kontraind.:** Schwangerschaft u. Stillzeit, schwere Knochenmarkdepression, Leber- u. Nierenfunktionsstörung; **UAW:** Störung der Hämatopoese (Leuko-, Thrombopenie), gastrointestinale Beschwerden u. a.; **cave:** Komb. mit Allopurinol führt zu tox. Abbauprodukten.

Azelain|säure (INN): (engl.) azelaic acid; 1,7-Heptan-dicarbonsäure; melanotoxische Substanz (von Malassezia furfur gebildet u. verantwortl. für das Leukoderm bei Pityriasis* versicolor); wirkt antikomedogen u. antimikrobiell; **Verw.:** als Lokaltherapeutikum bei milden Formen von Acne* vulgaris; **UAW:** irritative Dermatitis v. a. bei Behandlungsbeginn.

Azelastin (INN) n: Histamin-H_1-Rezeptorenblocker; **Verw.:** s. Antihistaminika.

A-Zellen (Zelle*): s. Langerhans-Inseln.

Azet-: s. a. Acet-.

Azetabulum|fraktur (Acetabulum*; Fraktur*) f: (engl.) acetabular fracture; s. Beckenfrakturen.

Azetyl-: s. Acetyl-.

Azid n: Salz der Stickstoffwasserstoffsäure (HN_3).

Azid-: auch Acid-; Wortteil mit der Bedeutung sauer, scharf; von lat. acidus. Vgl. Azid.

Azid|ämie (↑; -ämie*) f: (engl.) acidemia; syn. dekompensierte Azidose*; Säureüberschuss im Blut mit Abfall des pH-Wertes unter 7,36.

Azid|amfenicol (INN) n: Antibiotikum (Derivat des Chloramphenicols*) zur lokalen Anw. bei bakt. Inf. von Konjunktiven u. Cornea.

Azidität (Azid-*) f: (engl.) acidity; Säuregrad; **1.** wahre A. (aktuelle Reaktion) entspr. der Wasserstoffionenkonzentration*; **2.** stöchiometrische A.: durch Titration* bestimmte A.; **3.** potentielle A.: ausgedrückt durch die dissoziierbare Wasserstoffionenkonzentration; Beziehung: stöchiometrische A. = wahre A. + potentielle A.

Aziditäts|bestimmung (↑): (engl.) acidity test; s. Magensaftuntersuchung.

Azido|cillin (INN) n: penicillinaseempfindliches, halbsynthet. Oralpenicillin; s. Penicilline.

Azido|genese (Azid-*; -genese*) f: (engl.) acidogenesis; Elimination von freien u. gebundenen Wasserstoffionen aus dem Intermediärstoffwechsel (tägl. Anfall 60–100 mmol) durch Ausscheidung im Urin; nach Sekretion der Wasserstoffionen in den Tubulusharn Bindung in Form von Kohlensäure (zerfällt sofort zu CO_2 u. H_2O), primären Phosphationen (ca. 30 mmol/24 Std.) u. Ammoniumionen (ca. 30 mmol/24 Std.); der Anteil der dissoziierten H^+-Ionen bestimmt den Urin-pH. Vgl. Ammoniogenese, Pufferung, Säure-Basen-Haushalt.

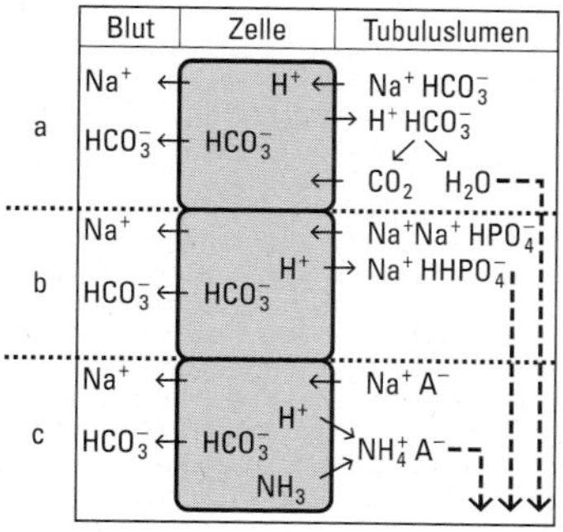

Azidogenese:
Schema der renalen Elimination saurer Valenzen: a: im Bicarbonat-Puffersystem mit Bildung von CO_2; b: als Phosphat (titrierbare Azidität); c: als Ammonium-Ionen; jeweils mit Reabsorption von HCO_3^- und Na^+;
A^-: Anion, z. B. Cl^- [378]

azido|phil (↑; -phil*): (engl.) acidophilic; syn. oxyphil; mit sauren Farbstoffen anfärbbar.

Azido|phile (↑; ↑) m pl: eosinophile Leukozyten*.

Azidose (↑; -osis*) f: (engl.) acidosis; Störung im Säure*-Basen-Haushalt mit Abfall des art. pH-Werts unter 7,36; durch Gegenregulation kann eine manifeste Azidämie (dekompensierte A.) u. U. verhindert u. die Entgleisung kompensiert bleiben; **Formen: 1. metabolische A.** mit Abfall des aktuellen Bicarbonats bzw. Standardbicarbonats* sowie negativer Basenabweichung*; **a)** Additionsazidose durch vermehrte Zufuhr od. Bildung von Säuren mit Überforderung der Säureausscheidungskapazität der intakten Nieren; die Wasserstoffionenbilanz wird positiv; häufigste Formen: Ketoazidose*, Laktatazidose*; i. w. S. auch Retentionsazidose mit Einschränkung der renalen Wasserstoffionenelimination (bei Nierenversagen); **b)** Subtraktionsazidose durch vermehrte Bicarbonatverluste (durch Galle- od. Pankreasfisteln, bei Diarrhö, Ileus u. a.); **c)** Verteilungsazidose: entw. Verdünnungsazidose (Dilutionsazidose) durch unphysiol. hohe Zufuhr an neutralen Lösungen u. damit rel. Verminderung von Bicarbonat od. hyperkaliämische (extrazelluläre) A. mit Verdrängung von Wasserstoffionen aus der Zelle inf. von Kaliumüberschuss; Kompensation: v. a. respiratorisch durch Hyperventilation*; die vermehrte pulmonale CO_2-Elimination führt über einen Abfall des art. pCO_2 zur Kompensation der A. mit Normalisierung des pH-Werts. Klin.: vertiefte Atmung (Kussmaul*-Atmung), Blutdruckabfall, Schock u. a.; Diagn.: art. Blutgasanalyse*, Säure*-Basen-Status; Ther.: teilweise Korrektur (Gefahr der Alkalose) durch Zufuhr von Puffersubstanzen (v. a. Natriumbicarbonatlösung, Tris-Puffer); Sonderform: intrauterine Azidose*; **2. respiratorische A.** mit Zunahme des art. pCO_2 auf über 45 mmHg (Hyperkapnie*) inf. Retention von Kohlendioxid bei alveolärer Hypoventilation* durch zentrale Atemdepression, Behinderung der Atemarbeit (z. B. bei Rippenserienfrakturen, neuromuskulären Erkr.), beim Pickwick*-Syndrom u. bei Lungenerkrankungen mit Störungen des Gasaustauschs; Kompensation: kurzfristig nur durch Pufferung*; die metabolische renale Gegenregulation reagiert nur längerfristig bei chron. respiratorischer A. Klin.: Zyanose, Dyspnoe, Tachykardie u. a.; Ther.: Steigerung der Ventilation, bei akuter respiratorischer A. ggf. kontrollierte Beatmung, bei chron. Störungen (z. B. inf. obstruktiver Ventilationsstörungen) v. a. Bronchospasmolyse, Sekretolyse.

Berechnung des Bedarfs an Pufferbasen zur Korrektur einer metabolischen Azidose:
1. Bicarbonatbedarf (mmol) = negative Basenabweichung (mmol/l) × 0,3 × kg Körpergewicht
2. Trispufferbedarf (ml) = negative Basenabweichung × kg Körpergewicht

Azidose|atmung (↑; ↑): s. Kussmaul-Atmung.

Azidose, intra|uterine (↑; ↑) f: (engl.) intrauterine acidosis; durch Mikroblutuntersuchung* des Fetus nachweisbare fetale Azidose; **Formen: 1.** metabol. i. A.: Störung des Säure-Basen-Haushalts mit Absinken der O_2-Konzentration im Blut u. Stimulation des anaeroben, glykolyt. Stoffwechsels; **2.** respiratorische i. A.: Erhöhung des CO_2-Partialdrucks auf >45 mmHg durch eingeschränkte CO_2-Abgabe; bei gleichzeitigem Vorliegen beider Formen: intrauterine Asphyxie; **Urs.:** verminderte Versorgung mit Sauerstoff vor u. während der Geburt, z. B. inf. Plazentainsuffizienz, Nabelschnurkomplikation, unregelmäßiger Gabe von Wehenmitteln, Vena-cava-inferior-Syndrom, langer Geburtsdauer; **Progn.:** pH <7,20 ist pathol. u. progn. ungünstig.

Azidose, kon|genitale (↑; ↑) f: syn. renale tubuläre Azidose*.

Azidose, renale tubuläre (↑; ↑) f: (engl.) renal tubular acidosis; Abk. RTA; syn. nephrogene Azidose, Butler-Albright-Lightwood-Syndrom;

A

durch Anazidogenese* der renalen Tubuli bedingte Azidose; **Ätiol.:** erbl. u. symptomat. Formen (bei Wilson-Krankheit, Debré-Toni-Fanconi-Syndrom, Galaktosämie, Cystinose, Pyelonephritis, Intoxikation mit Calciferolen, Hyperparathyroidismus u. a.); **Formen** je nach Lok. im Tubulus: **Typ I:** distale Formen (Abk. DTRA), autosomal-dominant (Genlokus 17q21-q22) od. autosomal-rezessiv erbl. (Genlokus 7q33-q34); es kann kein ausreichend großer pH-Gradient zw. Blut u. Urin aufrechterhalten werden; H^+ u. Ammoniumionen sind im Urin erniedrigt. Sonderform: DRTA mit bilateraler Taubheit (Genlokus 2cen-q13); **Typ II:** proximale Form (Abk. PTRA), autosomal-dominant u. -rezessiv erbl. (Genlokus 4q21); weitere Sympt.: bilateral Glaukom, Katarakt, bandförmige Keratopathie; **Typ III:** RTA mit Bicarbonatverlust inf. gestörter HCO_3^--Reabsorption u. herabgesetzter Plasmabicarbonatschwelle (16 mmol/l); autosomal-rezessiv erbl.; **Klin.:** Beginn im Säuglingsalter (infantile RTA) od. später (Erwachsenenform); periodische Lähmung u. Muskelschwäche (Hypokaliämie), rezidiv. Nierensteine (Hyperkalzurie), Nephrokalzinose (in 50 % der Fälle), Osteomalazie od. Rachitis (Calciummangel, Calciferol-Stoffwechselstörung), Minderwuchs, Hypophosphatämie u. Hyperchloridämie. Bei inkompletter RTA kann die Azidose fehlen u. wird erst bei Säurebelastung manifest. Hyperkalzurie; der pH-Wert des Urins bleibt trotz Säuregaben >5,3. **Ther.:** Alkalisierung mit Natriumbicarbonat od. Natriumcalciumcitrat; Behandlung der Hypokaliämie, Osteomalazie u. Harnweginfektion; **Progn.:** die zunehmende Niereninsuffizienz (v. a. bei Typ II) kann durch konsequente Dauertherapie verhindert od. verzögert werden. Vgl. Stoffwechselanomalien, Säure-Basen-Haushalt.

Azido|thymidin n: Abk. AZT; syn. Zidovudin*.

Azinus (lat. acinus Weinbeere) m: s. Acinus.

Azithro|mycin (INN) n: Makrolid-Antibiotikum mit bakteriostat. Wirkung u. langer Halbwertzeit; s. Makrolid-Antibiotika.

Azlo|cillin (INN) n: Breitspektrum-Penicillin; s. Penicilline.

Azo|farb|stoffe: (engl.) azo dyes; Gruppe von versch. für die Medizin wichtigen Farbstoffen u. Arzneimitteln (Derivate des Azobenzols); z. B. Chrysoidin*, Kongorot*, Benzidin*, Scharlachrot mit seinem Derivat Pellidol u. die chemotherap. wirksamen Farbstoffe Trypanrot u. Trypanblau mit ihrem Derivat Suramin*; Grundstruktur der A.: s. Abb.

A|zoo|spermie (A-*; gr. ζῷον Lebewesen; Sperm-*) f: (engl.) azoospermia; Fehlen reifer Spermien im Sperma; s. Sperma-Untersuchung (Tab.).

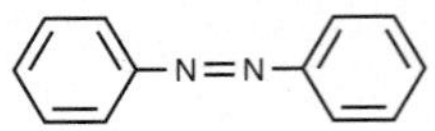

Azofarbstoffe:
Grundstruktur (Azobenzol)

Azo|semid (INN) n: Schleifendiuretikum, Derivat des Furosemids*; s. Diuretika.

Azot|ämie (frz. azote Stickstoff; -ämie*) f: (engl.) azotemia; pathol. Vermehrung stickstoffhaltiger Proteinstoffwechselprodukte im Blut bzw. Serum (Reststickstoff* >12 mmol/l); **Formen: 1.** Produktionsazotämie (metabolische, extrarenale A.), meist nur vorübergehende Erhöhung der Rest-N-Substanzen; Urs.: indirekt inf. verminderter Proteinbiosynthese (z. B. bei Cushing*-Syndrom) od. bei erhöhtem Proteinabbau (z. B. nach schweren Blutungen, Verbrennungen, Bestrahlungen, Crush-Syndrom); **2.** Retentionsazotämie inf. Niereninsuffizienz mit stark eingeschränkter Ausscheidung von Rest-N-Substanzen (vgl. Urämie).

Azo|thioprin n: syn. Azathioprin*.

Azot|urie (↑; Ur-*) f: (engl.) azoturia; übermäßige Stickstoffausscheidung (>20 g/d, bes. als Harnstoff) im Harn inf. eines Hyperkatabolismus z. B. beim Postaggressionssyndrom*.

AZT: Abk. für **Azidothymidin**; s. Zidovudin.

Az|treonam (INN) n: synthet. Betalaktam-Antibiotikum aus der Gruppe der Monobactame* mit bakterizider Wirkung gegen aerobe, gramnegative Erreger (parenterale Anw.); **UAW:** allerg. Hautreaktionen, lokale Reaktion an der Injektionsstelle, Candidiasis, Kopfschmerz, Schwindel, EKG-Veränderungen.

Azur m: (engl.) azure; Farbstoff der Thioninreihe, der sich in alkal. Methylenblaulösungen bildet u. Metachromasie bewirkt (Romanowsky*-Effekt). Eine bes. Anfärbbarkeit mit A. (Azurophilie) besitzen u. a. Protozoen, Spirochäten, Mastzellen, Thrombozyten, Chromatin, Granula im Zytoplasma von Mono- u. Lymphozyten; vgl. Giemsa-Färbung.

Azur|granula (Granula*) n pl: (engl.) azurophilic granules; mit Azur rötlich färbbare Körnchen in Lymphozyten, Monozyten u. Vorstufen der Granulozyten; werden mit der Romanowsky*-Giemsa-Färbung sichtbar.

A|zygo|graphie (A-*; Zyg-*; -graphie*) f: (engl.) azygography; (radiol.) selektive Kontrastdarstellung der V. azygos u. ihrer Äste zur Beurteilung dorsaler mediastinaler Raumforderungen; durch Schnittbildverfahren (Computertomographie*, Kernspintomographie*) ersetzt.

a|zyklisch (↑; Zykl-*): (engl.) acyclic; **1.** nicht periodisch auftretend; **2.** (chem.) acyclisch*.

B

B: chem. Symbol für Bor*.

B I: Abk. für **B**illroth **I**; s. Magenresektion.

B II: Abk. für **B**illroth **II**; s. Magenresektion.

B_h: Blutgruppe B_h; s. Para-Bombay-Blutgruppen.

Ba: chem. Symbol für Barium*.

BAA: Abk. für **B**auch**a**orten**a**neurysma; s. Aneurysma.

Baastrup-Zeichen (Christian I. B., Röntg., Kopenhagen, 1885–1950)**:** (engl.) kissing syndesmophytes, kissing spine; (radiol.) Berührung von Dornfortsätzen, v. a. im LWS-Bereich, inf. verstärkter Lordosierung u. (verschleißbedingter) Bandscheibenverschmälerung mit Ausbildung reaktiver Sklerosen u. Nearthrosen; i. w. S. Bez. für Rückenschmerzen inf. Quetschung des interspinalen Bandapparats (sog. Baastrup-Syndrom). Vgl. Osteochondrosis intervertebralis.

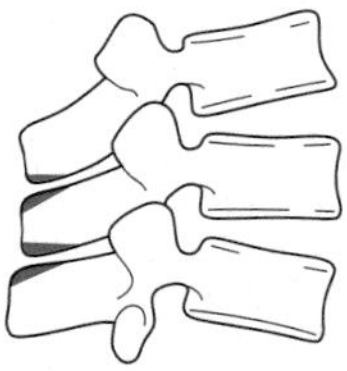

Baastrup-Zeichen [414]

Babcock-Methode (William W. B., Chir., Philadelphia, 1872–1963) **f:** s. Varizenstripping.

Babes-Ernst-Körperchen (Viktor B., Bakteriol., Bukarest, 1854–1926; Paul E., Pathol., Zürich, Heidelberg, 1859–1937)**:** s. Volutin.

Babesia (↑) **f:** Gattung der Sporozoa; durch Zecken übertragene intraerythrozytäre Parasiten; Err. der Babesiose* bei Tieren; ausnahmsweise (z. B. nach Splenektomie) humanpathogen sind B. microti, B. divergens; vgl. Protozoen.

Babesiose (↑) **f:** (engl.) babesiosis; syn. Piroplasmose; durch Babesia ausgelöste Malariaähnliche Infektion; **Klin.:** Fieber, Anämie, Hämoglobinurie, Ikterus; bei splenektomierten Pat. kann es zu schweren Verläufen mit Nierenversagen u. tödlichem Ausgang kommen. **Ther.:** symptomatisch, Chloroquin, Chinin, Clindamycin; evtl. Austauschtransfusion.

Babès-Knötchen (↑)**:** (engl.) Babes' nodules; Ansammlung von Gliazellen um degenerierende Ganglienzellen im Rückenmark; Vork. bei Tollwut u. a. Virusenzephalitiden.

Babinski-Nageotte-Syn|drom (Joseph F. B., Neurol., Paris, 1857–1932; Jean N., Anat., Paris, 1866–1948) **n:** s. Hirnstammsyndrome (Tab.).

Babinski-Zeichen (↑)**:** (engl.) Babinski's phenomenon; syn. Babinski-Phänomen; s. Pyramidenbahnzeichen (Tab.).

Babkin-Re|flex (P. S. B., zeitgen. russ. Neurol.; Reflekt-*) **m:** syn. Hand*-Mund-Reflex.

Bac|ampi|cillin (INN) **n:** Ethoxycarbonylester des Ampicillins* mit verbesserter Resorption (dadurch seltener Diarrhö) u. erweitertem Wirkungsspektrum (zusätzl. Enterokokken, Listerien, Haemophilus influenzae).

Bachmann-Bündel (J. G. B., amerikan. Physiol., geb. 1877)**:** (engl.) Bachmann's bundle; auch Interaurikularbündel; zw. den beiden Herzohren verlaufende akzessorische Leitungsbahn des Erregungsleitungsssystems*.

Bacill-: auch Bazill-; Wortteil mit der Bedeutung Stäbchen; von lat. bacillus.

Bacillaceae (↑) **f pl:** Fam. grampositiver, Sporen bildender Stäbchenbakterien u. a. mit den med. bedeutsamen Gattungen Bacillus* u. Clostridium*. Vgl. Sporen, Plectridiumform, Bakterienklassifikation.

Bacille-Calmette-Guérin (frz. ↑; Albert C., Bakteriol., Paris, 1863–1933; Camille G., Bakteriol., Paris, 1872–1961) **m:** Abk. BCG*; s. Schutzimpfung.

Bacilli (↑) **m pl: 1.** (pharmaz.) Arzneistäbchen (Cereoli, Wundstäbchen; Styli caustici, Ätzstifte) für enge Kanäle, z. B. Fisteln; **2.** (bakt.) Bazillen; s. Bacillus.

Bacillus (↑) **m:** Gattung grampositiver, in der Mehrzahl bewegl., aerob od. fakultativ anaerob wachsender Sporenbildner der Fam. Bacillaceae*. Die Gattung umfasst 48 Species; wichtige Funktion bei der Umsetzung org. Substanzen in der Mikrobiol. des Bodens; med. relevant: Bacillus* anthracis, Bacillus* cereus, Bacillus* subtilis. B. polymyxa bildet Polymyxin-Antibiotika (s. Polymyxine); weitere für die mikrobiol. DD wichtige apathogene Vertreter: B. mesentericus (Kartoffelbazillus), B. megaterium, B. mycoides (Wurzelbazillus).

Bacillus anthracis (↑) **m:** syn. Milzbrandbazillus; Err. des Milzbrands*; **Morphol.:** sehr große unbewegl., grampositive Stäbchen; in der Mitte bambusstabähnl. verjüngt; Lagerung meist in Ketten u. Fäden; mittelständige Sporen; **mikrobiol. Charakteristika:** obligat aerobes Wachstum, keine od. nur geringe Hämolyse auf Blutagar, biochemisch sehr aktiv (s. Bunte Reihe), Kapselbildung; Nachweis der Sporen mittels Ascoli*-Test; **Tierversuch:** pathogen für Mäuse, Kaninchen u. Meerschweinchen; **Epidemiol.:** Zoonose*; Weiterverbreitung v. a. durch sporenhaltige Ausscheidungen Pflanzen fressender Säugetiere (Rinder, Schweine, Schafe usw.); Anwesenheit der extrem resistenten B.-a.-Sporen auch in Fellen, Häuten, Haaren u. Wolle. Erkr. beim Menschen stehen in Zus. mit Behandlung, Beförderung, Lagerung u. Verarbeitung erkrankter Tiere bzw. von Tierprodukten.

Bacillus cereus (↑) **m:** grampositives, bewegl., Hämolysin bildendes Stäbchen; ubiquitärer Bodenkeim; häufiges Vork. in versch. Nah-

B

rungsmitteln, bes. Reisprodukten; produziert zwei Enterotoxine*; verursacht bei massenhaftem Vork. Lebensmittelvergiftung mit wässriger Diarrhö, Tenesmen, Nausea u. Erbrechen; gelegentl. auch Ursache von Wund- u. Augeninfektionen, Pneumonie, Endokarditis u. Meningitis; B. c. ist resistent gegen Penicillin aufgrund Bildung von Betalaktamasen*.

Bacillus stearo|thermophilus (↑) m: thermophiles Bakterium (Wachstumsoptimum bei 55 °C, unter 30 °C kein Wachstum); Sporen von B. st. sind sehr hitzeresistent u. dienen zur Prüfung von Sterilisatoren.

Bacillus subtilis (↑) m: syn. Heubazillus; weit verbreitete Stäbchen, die auf Blutagar in matten, trockenen Kolonien mit starker Hämolyse wachsen; einzelne Stämme sind Antibiotikabildner (s. Bacitracin); früher als apathogen, heute als opportunistischer Erreger* betrachtet, der häufig bei unspezif. Lebensmittelvergiftung isoliert wird; bei Augenverletzung durch Stroh kann B. s. zur Erblindung führende Entzündung hervorrufen; Verw. zum Nachweis von Hemmstoffen u. Antibiotika in Körperflüssigkeiten.

Baci|tracin (INN) n: bakterizid wirkendes Polypeptid-Antibiotikum aus Kulturen von Bacillus subtilis; **Wirkungsspektrum:** grampos. Bakt., Neisserien u. Haemophilus influenzae; keine Resorption nach oraler Gabe, parenterale Anw. wegen erhebl. Nephrotoxizität nicht zu vertreten; **Verw.:** Lokalbehandlung bakt. Infekte.

Baci|tracin-Test m: Verf. zur diagn. Differenzierung von betahämolysierenden Streptokokken der serol. Gruppe A (sensitiv gegenüber Bacitracin*) u. Streptococcus agalactiae (Gruppe B) od. anderen betahämolysierenden Streptokokken.

Backen|zähne: s. Prämolaren.

Baclofen (INN) n: zentrales Muskelrelaxans (bei zerebral u. spinal ausgelöster Spastik); s. Muskelrelaxanzien, zentrale.

Bact-: s. a. Bakt-.

Bacterium (Bakt-*) n: s. Bakterien.

Bacteroidaceae (↑; -id*) f pl: Fam. gramnegativer, sporenloser, obligat anaerober Stäbchenbakterien (vgl. Bakterienklassifikation); 17 Gattungen, darunter Bacteroides*, Fusobacterium*, Prevotella u. Porphyromonas mit bes. Bedeutung für die klin. Med.; Produktion org. Säuren (Succinat, Lactat, Format, Propionat, Buttersäure).

Bacteroides (↑; ↑) m: Gattung gramnegativer, unbewegl., sporenloser, obligat anaerober Stäbchenbakterien der Fam. Bacteroidaceae* mit 39 Bacteroides-Species, die in die Bacteroides-fragilis-Gruppe u. die der pigmentbildenden Bacteroides-Arten unterteilt werden (vgl. Bakterienklassifikation); **Charakteristika:** Produktion org. Säuren (gewöhnlich keine Buttersäure, DD Fusobacterium*); Aufbau von Sphingolipoiden; optimales Wachstum bei 37 °C, pH 7,0; **Verbreitung:** Körperflora von Mensch u. Tier, Insekten u. Abwasser.

Bacteroides fragilis (↑; ↑) m: Bakterium, das Namensgeber der Bacteroides-fragilis-Gruppe ist (vgl. Bacteroides); **Morphol.:** kleine, nicht pleomorphe Stäbchen; **Kultur:** auf eiweißhaltigen Nährböden mit Zusatz best. Antibiotika zur Unterdrückung der Begleitflora; **Epidemiol.:** wichtiger Bestandteil der Dickdarmflora des Menschen, auch auf der Gingiva u. anderen Schleimhäuten nachweisbar; außerh. seines physiol. Standorts echter bzw. opportunistischer Krankheitserreger; isoliert aus Blut, Eiterproben von Hirnabszessen, Pleuraempyemen, Adnexitiden u. Osteomyelitiden meist in Mischkultur; **Ther.:** Clindamycin, Metronidazol, Tinidazol; resistent gegen Penicilline.

Bacteroides melanino|genicus (↑; ↑) m: syn. Prevotella melaninogenica; unbewegliche, zarte Kurzstäbchen oft mit deutl. Polfärbung; Fadenbildung möglich; **Kultur:** hohe Nährstoffansprüche (Hämin- u. Vitamin-K-Zusatz); glatte, konvexe, runde Kolonien verfärben sich auf Blutagar braun-schwarz; übel riechend; starke Betahämolyse; große Enzymaktivität; **Epidemiol.:** beim Menschen in Mundhöhle, Dickdarm, äußerem Genitale u. Zwischenzehenraum; verursacht Aspirationspneumonie, Lungen- u. Hirnabszesse, Pleuraempyem; **Ther.:** Penicillin, Cephalosporin.

Bad: (engl.) bath; **1. natürl. Heilbad:** Form der Balneotherapie* unter Verw. von Quellwasser mit darin enthaltenen Mineralien, Iod, Schwefel, Kohlensäure, radioaktiven Elementen od. Wildwasser (s. Heilwasser) sowie Peloiden wie Torf (Moor), mineral. Schlamm (Fango) od. Schlick (Zubereitung meist am Fundort); **2. künstliches B.** (medizinisches B.) zur Hydrotherapie* mit Zusätzen von Mineralien, Kohlensäure, Sauerstoff (Luftperlbad) od. pflanzl. Auszügen; Anw. als Voll-, Dreiviertel-, Halb- od. Teilbad (Hand-, Fuß-, Sitzbad). Mit auf- od. absteigender Temp. wird der therm. Wirkungsfaktor gesteuert (vgl. Hauffe-Schweninger-Armbad).

Bade|dermatitis (Derm-*; -itis*) f: (engl.) swimmer's dermatitis; **1.** (balneolog.) entzündl. Hautreaktion, die nach einer Serie von Heilbädern, insbes. Sol- u. Schwefelbädern sehr langer Dauer, als Zeichen einer Überdosierung auftreten kann (vgl. Kurkrise); **2.** (tropenmed.) s. Schistosomiasis, Zerkariendermatitis.

Bade|meister, medizinischer: (engl.) medical bath attendant; s. Masseur.

Bade|re|aktion f: unerwünschte Reaktion des Organismus während einer Badekur; vorübergehende, krisenhafte Beeinträchtigung des Wohlbefindens (vgl. Kurkrise).

Bade|tod: (engl.) sudden death in water; Tod im Wasser aus innerer Urs. (v. a. plötzl. Kreislaufschwäche od. Bewusstseinsstörung); meist kein Hinweis auf Ertrinken*; vgl. Wasserleiche.

Bad, in|differentes: (engl.) neutral bath; Bad mit indifferenter Temperatur, die von den thermophysik. Eigenschaften des Bademediums abhängig ist (Wasserbad 36 °C; Luftbad 25 °C, bekleidet 20 °C, Moorbad 38 °C); dabei wird die Thermoregulation nicht verändert, es erfolgt kein Wärmeaustausch zw. Bademedium u. Körper, Temperaturempfindungen fehlen.

Bäcker|asthma (Asthma*) n: (engl.) baker's asthma; syn. Bäckerkrankheit; allergische obstruktive Atemwegerkrankung durch Inhalation von Mehl- u. Kleiestaub, Backhilfsstoffen, Schimmelpilzen, Verunreinigungen (z. B. Insekten); **Klin.:** Beginn meist als Rhinitis* allergica (sog. Bäckerrhinitis), gefolgt von der Entw. einer unspezif. bronchialen Hyperreaktivität* mit Übergang zum Asthma* bronchiale (sog. Etagenwechsel); BK Nr. 4301.

Bäcker|ekzem (Ekzem-*) n: (engl.) baker's eczema; durch Aroma-, Backhilfs- u. Konservierungsstoffe sowie Mehle verursachtes Kontaktekzem* der Hände u. Unterarme; BK Nr. 5101.

Bäcker|karies (Karies*) f: (engl.) baker's caries; syn. Zuckerbäckerkaries; Sonderform der Zahnkaries* mit außergewöhnlicher Intensität u. rascher Genese bes. an Front- u. Schneidezähnen bei Bäckern u. Konditoren; **Urs.:** Gärungsprozesse in der Mundhöhle, bei denen durch berufsbedingte Zucker- u. Mehlstaubablagerungen Karies induzierende Milch-, Butter- u. Brenztraubensäure entstehen; aufgrund verbesserter Zahnpflege u. entspr. Arbeitsschutzmaßnahmen (Be- u. Entlüftung) nur noch selten vorkommend; vgl. Zahnschäden, berufliche. E. Str.

Bändelungs|operation f: s. Muller-Dammann-Operation.

Bänder|modell n: (engl.) band theory; Erweiterung des für ein ungestörtes Einzelatom geltenden Bohr*-Sommerfeld-Atommodells zur Beschreibung der mögl. Energiezustände von Elektronen in einem Kristallgitter; dient insbes. zur Darstellung der Leitfähigkeitsverhältnisse in Halbleitern.

Bänder|riss: syn. Bandruptur*.

Bären|traube: (engl.) bearberry; Arctostaphylos uva ursi; Strauch aus der Fam. der Heidekrautgewächse; Laubblätter (Uvae ursi folium) enthalten Hydrochinonderivate (Arbutin), die nach Umwandlung zu Hydrochinon-Glukuroniden u. -Schwefelsäureestern in alkalischem Harn bakteriostatisch wirken; **Verw.:** bei entzündl. Erkr. der ableitenden Harnwege; **Kontraind.:** Schwangerschaft u. Stillzeit; **NW:** gelegentl. Übelkeit u. Erbrechen.

Baer-Hand|griff (Joseph L. B., Gyn., Chicago, 1880–1954): (engl.) Baer's method; Handgriff zum Herauspressen der gelösten Plazenta durch Verkleinerung des Bauchraums, indem man die Bauchdecken beidhändig in der Mittellinie rafft.

Bagassose (frz. bagasse ausgepresstes Zuckerrohr; -osis*) f: (engl.) bagassosis; syn. Zuckerrohrlunge; Form der persistierenden Pneumokoniosen* mit exogen-allergischer Alveolitis* bei Zuckerrohrarbeitern durch Inhalation von Sporen der in feuchtem Zuckerrohrstroh (Bagasse) wachsenden Thermoaktinomyzeten*; BK Nr. 4201.

Bag-in-bottle-System (engl. bag Sack, Beutel; bottle Flasche) n: techn. Konzept eines pneumatisch betriebenen Respirators*, bei dem Antriebsgas (Druckluft) u. Beatmungsgas (Narkosegas, mit Sauerstoff angereicherte Luft) getrennt sind. **Prinzip:** Der Beatmungsbalg, der mit dem Beatmungsgas gefüllt ist, befindet sich in einer Druckkammer. Durch Druckerhöhung in der Druckkammer wird der Beatmungsbalg entleert u. das Beatmungsgas dem Pat. zugeführt.

Bag-Technik (↑) f: (gyn.) Meth. zur Bergung von Ovarial- od. Adnextumoren i. R. laparoskop. Operationen mittels eines Kunststoffbeutels, um eine Streuung von Tumorzellen zu vermeiden.

Bahn, motorische: (engl.) motor tract; Bez. für pyramidale u. extrapyramidale Leitungsbahnen, die vom motorischen Zentrum im Gehirn bis zu den Erfolgsorganen in der peripheren Muskulatur verlaufen. In der Pyramidenbahn* endet das sog. 1. Neuron an den Vorderhornzwischenneuronen des Rückenmarks. Die Zwischenneurone integrieren hemmende u. aktivierende Impulse des extrapyramidal-motorischen Systems. In den Alphamotoneuronen* des Vorderhorns erfolgt die Umschaltung der m. B. auf das sog. 2. Neuron, das aus den motorischen Nervenfasern des peripheren Nervs u. der motorischen Endplatte* (neuromuskuläre Synapse) besteht. An der motorischen Endplatte verzweigen sich die Nervenfasern, um die Muskelfasern der quer gestreiften Muskulatur zu versorgen.

Baillarger-Streifen (Jules G. B., Psychiater, Paris, 1809–1890): (engl.) Baillarger's stripes; tangentiale Lage markhaltiger Nervenfasern in der 4. u. 5. Schicht (äußerer u. innerer B.-S.) der Großhirnrinde; vgl. Isocortex.

Bailliart-Index (Paul B., Ophth., Chicago, 1877–1969) m: (engl.) Bailliart's index; Verhältnis von ophthalmometrisch ermitteltem Netzhautarteriendruck zum peripheren diastolischen Blutdruck (physiol. 1:2).

Bainbridge-Re|flex (Francis A. B., Physiol., London, 1874–1921; Reflekt-*) m: (engl.) Bainbridge reflex; reflektor. Verminderung des Vagotonus bei Stauung u. damit Druckerhöhung in den herznahen Venen u. dem re. Vorhof, wodurch es zu einer Erhöhung der Herzfrequenz kommt. Vgl. Bezold-Jarisch-Reflex.

Baird-Parker-Medium (lat. medium das Vermittelnde) n: Elektivnährboden zur Isolierung u. Zählung koagulasepositiver Staphylokokken in Lebensmitteln.

Bajonett|stellung: (engl.) bayonet deformity; **1.** bei Radiusfraktur* an typischer Stelle im a.-p. Röntgenbild erkennbare dorsale Abwinkelung u. stufenförmige Verschiebung des distalen Fragments; **2.** durch Schlag od. Stoß auf die gestreckten Finger bedingte Luxation meist in den Interphalangealgelenken mit federnder Fixation; **3.** Stellungsanomalie der Finger mit Überstreckung im Grund- u. Mittelgelenk bei leichter Beugung der übrigen Gelenke; häufig Zeichen einer Hirnstammschädigung; **4.** bajonettartige Abknickung der Hand nach volar bei Madelung*-Deformität.

BAK: Abk. für **B**lut**a**lkohol**k**onzentration; vgl. Alkoholbestimmung.

Baker-Zyste (William M. B., Chir., London, 1839–1896; Kyst-*) f: (engl.) Baker's cyst; auch Poplitealzyste; Ausstülpung der dorsalen Gelenkkapsel am Kniegelenk (Synovialhernie) zw. M. gastrocnemius u. M. semimembranosus, meist inf. einer Läsion des medialen Meniskus;

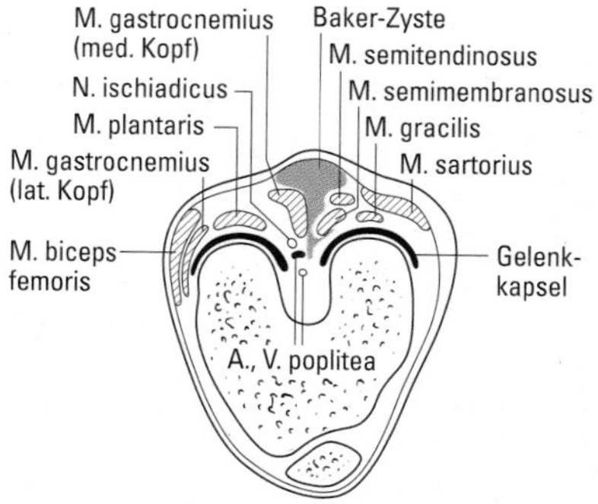

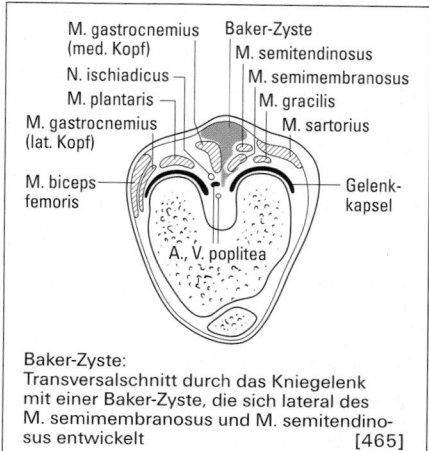

Baker-Zyste:
Transversalschnitt durch das Kniegelenk mit einer Baker-Zyste, die sich lateral des M. semimembranosus und M. semitendinosus entwickelt [465]

B

Sympt.: Schwellung, Fluktuation; **Diagn.:** Ultraschalldiagnostik (Sonographie), Kernspintomographie; **Ther.:** Resektion; **DD:** Zyste der Bursa musculi semimembranosi, Phlebothrombose.

Keine Zystenoperation ohne arthroskopische oder arthrographische Abklärung einer Kniegelenkbinnenläsion.

Bakt-: auch Bact-; Wortteil mit der Bedeutung Stab, Stock; von gr. βακτηρία.

Bakteri|ämie (↑; -ämie*) f: (engl.) bacteremia; zeitweiliges Vorhandensein von Bakt. im Blut, u. a. nach bestimmten diagn. u. therap. Eingriffen auftretend, wobei es definitionsgemäß weder zur Vermehrung der Bakt. im Blut noch zur Absiedelung der Inf. in andere Organe kommt. Der Übergang einer B. in eine septische Inf. kann jedoch nicht ausgeschlossen werden. Je nach Zahl u. Virulenz der Err. u. der Abwehrlage des Organismus entwickeln sich Folgekrankheiten. Vgl. Pyämie, Sepsis.

Bakterid (↑; -id*) n: s. Mikrobid.

Bakterien (↑) f pl: (engl.) bacteria; einzellige Kleinlebewesen ohne echten Zellkern, die das Organismenreich der Procaryotae bilden (vgl. Prokaryont); morphol. Kugeln, Stäbchen u. Schrauben mit äußerer Membran (bei gramnegativen B.), Murein, Zytoplasmamembran, Zytoplasma u. Kernäquivalenten (Nukleoid); z. T.

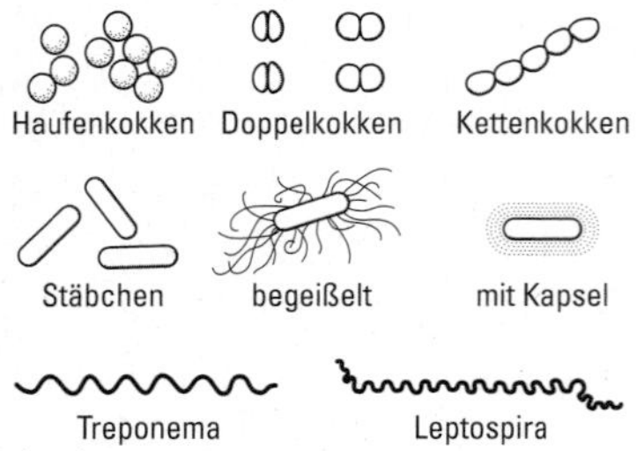

Bakterien: verschiedene typische Formen

Geißeln u. Kapseln (s. Abb.); autotropher od. heterotropher, aerober od. anaerober Stoffwechsel; vielfältige Enzymsysteme, daher auf künstl. Nährböden züchtbar. Fortpflanzung durch Querteilung nach Längenwachstum, z. T. Sporenbildung. Das Reich der Procaryotae wird seit 1984 in vier Divisiones (I Gracilicutes, II Firmicutes, III Tenericutes, IV Mendosicutes) eingeteilt. Zu den Gracilicutes rechnen gramnegative Bakterien, u. a. die med. wichtigen Fam. Enterobacteriaceae, Pseudomonadaceae, Neisseriaceae, Bacteroidaceae, Rickettsiaceae u. Chlamydiaceae, u. zu den Firmicutes grampositive Bakterien (u. a. die Fam. Micrococcaceae u. Mycobacteriaceae sowie die Gattungen Clostridium, Actinomyces u. Nocardia). In der Division Tenericutes sind zellwandlose bakterienähnliche Einzeller (u. a. Mycoplasma- u. Ureaplasma-Arten), in der Division Mendosicutes die neu abgegrenzte Klasse der Archaeobacteria (thermophile Bakterien mit atypischem Zellwandaufbau) klassifiziert. Vgl. Bakterienklassifikation (Tab.).

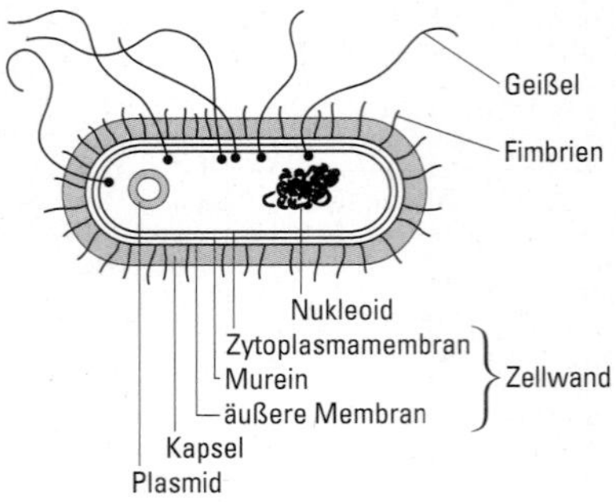

Bakterien: Schema des Aufbaus gramnegativer Stäbchenbakterien

Bakterien|ant|agonismen (↑; Antagonismus*) m pl: (engl.) bacterial antagonisms; Bez. für gegenseitige Entwicklungshemmung von Bakterien durch deren Stoffwechselprodukte z. B. Bakteriozine* zur Regulation der Bakterienflora; vgl. Antibiose.

Bakterien|em|bolie (↑; Embol-*) f: (engl.) bacterial embolism; s. Sepsis; vgl. Embolie.

Bakterien|en|zyme (↑; Enzyme*) n pl: (engl.) bacterial enzymes; von Bakterien* gebildete Enzyme, die ihrem Stoffwechsel dienen; das Vorkommen od. Fehlen best. Enzyme gestattet eine Unterscheidung versch. Bakteriengruppen: z. B. Laktose spaltende u. nicht spaltende, Urease-positive u. -negative, Indol bildende, Plasmakoagulase-positive, Oxidase-positive Bakterien (vgl. Bunte Reihe); best. Antibiotika hemmen B., z. B. Chinolone*.

Bakterien|flora (↑; lat. Flora röm. Blumengöttin) f: (engl.) bacterial flora; die physiol. Besiedlung der Körperoberfläche (Standort- u. Anflugflora der Haut) sowie best. Körperhöhlen (Mundhöhle, Nasen-Rachen-Raum) bzw. Hohlorgane (Jejunum, Ileum, Colon, Urethra, Vagina) des gesunden Makroorganismus mit versch. Mikroorganismen; in der Mehrzahl apathogene Bakterien, aber auch pathogene Keime, die unter best. Voraussetzungen (z. B. Veränderung der natürl. Standortbedingungen, Schwächung des Wirtsorganismus, Antibiotikatherapie) selektiert werden können; **Bedeutung:** Schutz- u. Barrierefunktion („Kolonisationsresistenz"), Stimulierung unspezif. Abwehrfaktoren; vgl. Bifidusflora, Darmbakterien, Darmflora, Hautflora, Mundflora, Scheidenflora.

Bakterien|klassifikation (↑) f: (engl.) bacteriological classification; Zweig der systematischen Bakteriologie; neben Nomenklatur u. Identifizierung umfasst die B. v. a. die Beschreibung u. Ordnung der Bakt. in einem hierarchischen System nach ihren Verwandtschaftsbeziehungen, beruhend auf morphol., färberischen, physiol., biochem. (s. Bunte Reihe), antigenen u. genet. Merkmalen (DNA-Homologie u. a.); med. wichtig, weil auf einer genauen B. die Genauigkeit der Erregeridentifizierung beruht. **Beispiel:** Mycoplasma pneumoniae: **Reich** (Procaryotae), **Division** (Tenericutes), **Klasse** (Mollicutes), **Ordnung** (Mycoplasmatales), **Familie** (Mycoplasmataceae), **Gattung** (Mycoplasma), **Species**

B

Bakterienklassifikation
Morphologische und biologische Merkmale

Ordnungen Familien	Gattungen
I. Bakterien mit dünner Zellwand (Gracilicutes, meist gramnegativ)	
1. Spirochäten Spirochaetales	
Spirochaetaceae	Borrelia
	Treponema
Leptospiraceae	Leptospira
2. andere spiralige Bakterien	
	Aquaspirillum
	Bdellovibrio
	Campylobacter
	Helicobacter
	Spirillum
3. aerobe Stäbchen und Kokken	
Pseudomonadaceae	Pseudomonas
	Xanthomonas
Legionellaceae	Legionella
Neisseriaceae	Acinetobacter
	Branhanella
	Kingella
	Moraxella
	Neisseria
–	Alcaligenes
–	Bordetella
–	Brucella
–	Flavobacterium
–	Francisella
4. fakultativ anaerobe Stäbchen	
Enterobacteriaceae	Citrobacter
	Edwardsiella
	Enterobacter
	Erwinia
	Escherichia
	Hafnia
	Klebsiella
	Morganella
	Proteus
	Providencia
	Salmonella
	Serratia
	Shigella
	Yersinia
Vibrionaceae	Aeromonas
	Photobacterium
	Plesiomonas
	Vibrio
Pasteurellaceae	Actinobacillus
	Haemophilus
	Pasteurella
–	Calymmatobacterium
–	Cardiobacterium
–	Chromobacterium
–	Eikenella
–	Gardnerella
–	Streptobacillus
–	Zymomonas
5. anaerobe Stäbchen	
Bacteroidaceae	Bacteroides
	Porphyromonas
	Prevotella
	Leptotrichia
6. anaerobe Kokken	
Veillonellaceae	Veillonella
Peptococcaceae	Peptococcus
	Peptostreptococcus
7. Rickettsiales	
Rickettsiaceae	Coxiella
	Rickettsia
	Rochalimaea
Bartonellaceae	Bartonella
8. Chlamydiales	
Chlamydiaceae	Chlamydia
II. Bakterien mit fester Zellwand (Firmicutes, meist grampositiv)	
1. aerobe u. fakultativ anaerobe Kokken	
Micrococcaceae	Micrococcus
	Staphylococcus
Streptococcaceae	Streptococcus
	Enterococcus
2. Endosporenbildner	
Bacillaceae	Bacillus
	Clostridium
3. aerobe Stäbchenbakterien	
Lactobacillaceae	Lactobacillus
–	Listeria
–	Erysipelothrix
4. unregelmäßig geformte Stäbchen	
	Corynebacterium
	Eubacterium
	Propionibacterium
5. Verzweigung- od. fadenbildende Bakterien	
Actinomycetaceae	Actinomyces
	Bacterionema
	Bifidobacterium
Mycobacteriaceae	Mycobacterium
Dermatophilaceae	Dermatophilus
Nocardiaceae	Nocardia
	Pseudonocardia
Streptomycetaceae	Streptomyces
III. Bakterien ohne feste Zellwand (Tenericutes)	
Mycoplasmatales	
Mycoplasmataceae	Mycoplasma
	Ureaplasma
Acholeplasmataceae	Acholeplasma

IV. Bakterien mit defekter Zellwand (Mendosicutes)

Gruppe phylogenetisch alter Bakterien (Archaebacteria) mit Zellwänden ohne Murein, teils aerob, meist anaerob, z. T. extrem thermophil, azidophil, halophil od. methanogen; Bakterien v. a. extremer ökologischer Bereiche

– keiner Familie zugeordnet

B

(pneumoniae). Eine Species (Art) ist in **Serovarianten** unterteilbar (z. B. Vibrio cholerae Serovar eltor). Die Benennung folgt dem International Code of Nomenclature of Bacteria. Vgl. Taxonomie.

Bakterien, meso|phile (↑) f pl: s. Mesothermobakterien.

Bakterien|poly|saccharide (↑; Poly-*; gr. σάκχαρ Zucker; -id*) n pl: (engl.) bacterial polysaccharides; Bauelement vieler Bakterienkapseln, bedingen die Spezifität der Bakterientypen.

Bakterien, psychro|phile (↑) f pl: s. Psychrobakterien.

Bakterien|ruhr (↑): (engl.) shigellosis; syn. Dysenterie, Shigellose; anzeigepflichtige Infektionskrankheit, die durch Bakterien der Gattung Shigella verursacht wird u. hauptsächlich den Dickdarm befällt; **Übertragung:** Aufnahme der Bakt. mit Wasser, Milch od. anderen Lebensmitteln; **Epidemiol.:** s. Shigella; **Inkubationszeit:** 2–7 Tage; **Pathogenese:** Die Err. gelangen in den Darm, dringen in die Schleimhaut ein u. verursachen katarrhalisch-ulzeröse Schleimhautveränderungen bis zu tiefer Geschwürbildung. Die sog. toxischen Ruhrbakterien (Shigella dysenteriae Gruppe A) bilden ein Exotoxin (Shiga-Toxin 1), das allg. Schäden (Kreislaufinsuffizienz, zentralnervöse Intoxikation u. a.) auslöst. Die in unseren Breiten viel häufigeren Shigellen der Gruppen B, C u. D bilden das Shiga-Toxin 1 nicht, so dass die durch sie bedingten Erkr. weniger akut u. leichter verlaufen. **Klin.:** zwei Verlaufsformen: **1.** toxische B. (ähnl. dem Paratyphus*): plötzl. Beginn mit Fieber, Appetitlosigkeit, Abgeschlagenheit, Bauchschmerzen bis Koliken; häufiges Erbrechen u. sehr zahlreiche blutig-schleimige, durchfallartige Stühle mit heftigen Tenesmen; Exsikkose* u. Schock* durch den raschen Wasser- u. Mineralverlust sowie die Einschwemmung von Toxinen ins Blut; evtl. zentralnervöse Sympt. (Meningismus, Krämpfe, Apathie: typhöses Bild); bei Säuglingen u. Kindern entsteht das Bild einer foudroyanten Toxikose. **2.** Leichtere Verlaufsform (ähnl. der infektiösen Gastroenteritis): meist auch plötzl. Beginn mit Fieber, Erbrechen, Tenesmen u. blutig-schleimigen Durchfällen; tox. Erscheinungen weniger ausgeprägt; Kollaps u. zentralnervöse Sympt. nur in seltenen Fällen; **Kompl.:** Ulkusperforation kann zu Peritonitis führen u. die Progn. sehr verschlechtern. Gelenkschmerzen nach Abklingen der akuten Erkr. werden als reaktiv gedeutet; sie verschwinden meist spontan. Postinfektiöse Arthritis (v. a. in Zus. mit Shigella flexneri od. als Reiter*-Krankheit) u. hämolytisch-urämisches Syndrom durch Shigella dysenteriae sind selten. Evtl. chron. Verlaufsform im Anschluss an die akute Symptomatik mit Durchfällen u. Veränderung der Schleimhaut von Colon u. Rektum. **Diagn.:** Erregernachweis aus den Faeces; **Progn.:** bei leichten Verlaufsformen relativ günstig; Rekonvaleszenz u. Bakterienausscheidung selten länger als 3 Monate; bei klin. schweren Formen Letalität bis 10 %.

Bakterien, säure|feste (↑) f pl: (engl.) acid-fast bacteria; von einer dicken Lipidschicht (Mykolsäuren, Wachse) umhüllte Bakt., die die üblichen Farblösungen nur schlecht od. langsam annehmen bzw. einmal angenommene Farblösungen bei Behandlung mit starken Entfärbungsmitteln (Salz-Schwefelsäure, Salzsäure-Alkohol) kaum wieder abgeben (vgl. Ziehl-Neelsen-Färbung); Nachw. von Säurefestigkeit v. a. bei Species der Gattungen Mycobacterium*, Nocardia*, Rhodococcus.

Bakterien, thermo|phile (↑) f pl: s. Hyperthermobakterien.

Bakterien|wachstum, dys|gonisches (↑): (engl.) dysgonic bacterial growth; auch Dysgonie; typisches Wachstum von Mycobacterium* bovis auf festen Spezialnährböden (flache, zarte, feuchtglänzende, konfluierende, nicht pigmentierte Kolonien), das durch Zusatz von Glycerol zum Nährboden gehemmt werden kann; vgl. Eugonie.

Bakteriid (↑; -id*) n: auch Bakterid; s. Mikrobid.

Bakterio|logie (↑; -log*) f: (engl.) bacteriology; Lehre von den Bakterien; vgl. Mikrobiologie.

Bakterio|lysine (↑; ↑) n pl: (engl.) bacteriolysins; Bez. für spezif. Antikörper*, die Bakt. unter Aktivierung von Komplement* lysieren; vgl. Pfeiffer-Versuch.

Bakterio|phagen (↑; Phag-*) m pl: (engl.) bacteriophages; syn. Phagen; Viren*, die sich in Bakterien* vermehren. Der Wirtsbereich eines Phagenstammes ist sehr beschränkt. Damit ein Phage in eine Bakterienzelle eindringen kann, muss diese für den betr. Phagen einen **Rezeptor** besitzen, an den er sich festsetzen kann. Der Besitz des Phagenrezeptors ist eine erbl. Eigenschaft, die durch Mutation* verloren gehen kann. Nach der Anhaftung wird die Nukleinsäure (DNA od. RNA) in das Bakterieninnere eingeschleust, während die Phagenhülle (das Phagenprotein) an der Zellwand verbleibt. Die Phagennukleinsäure führt zur Produktion phageneigener Proteine u. Nukleinsäuren, aus denen wieder Phagenteilchen (pro Zelle 100–300) zusammengebaut werden. Unter dem Einfluss eines neu gebildeten Enzyms (Lysozym*) platzt die Bakterienzelle, die reifen Phagenpartikel werden frei u. können sich an eine neue Bakterienzelle anheften (virulenter Zyklus).

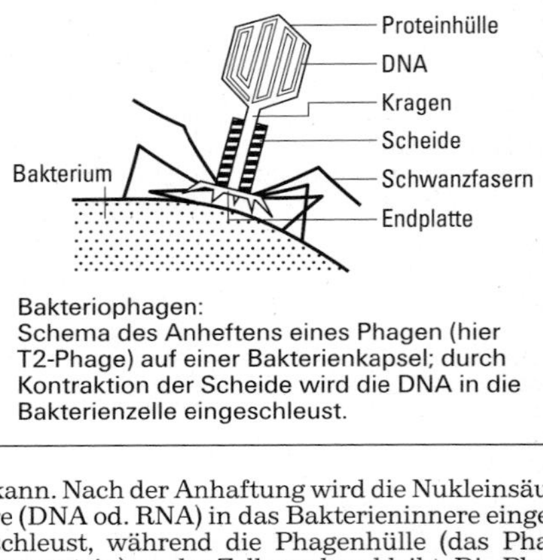

Bakteriophagen:
Schema des Anheftens eines Phagen (hier T2-Phage) auf einer Bakterienkapsel; durch Kontraktion der Scheide wird die DNA in die Bakterienzelle eingeschleust.

Neben diesen sog. virulenten Phagen (vgl. Virulenz) gibt es sog. **temperente Phagen**, deren Nukleinsäure sich nach dem Eindringen in die Zelle in das Bakterienchromosom integriert u. synchron mit dem Chromosom vermehrt wird. Bakterienzellen mit solchen Phagen werden lysogen genannt, der Vorgang selbst Lysogenie* u. die Phagen-Nukleinsäuren Prophagen*. Diese bilden einen Repressor, der die Vermehrung neu eindringender Phagen derselben Art verhindert u. den Zustand der Integration im Bakterienchromosom aufrechterhält. Nach Inaktivierung des Repressors (z. B. mit Hilfe von UV-Strahlen) können Prophagen wieder zu virulenten Phagen werden u. sich wie beschrieben in der Bakterienzelle vermehren. Beim Lösen aus dem Chromosom können Prophagen bakterieneigene Gene mitnehmen u. diese in neue Bakterienzellen übertragen. Diese Transduktion* ist an das Wirtsspektrum des Phagen gebunden. Mit Hilfe best. Phagen können die zugehörigen Wirtsbakterien erkannt werden (Bakteriendiagnostik). Das Verf. wird Lysotypie* (Phagentypisierung) genannt.

Bakterio|stase (↑; -stase*) f: (engl.) bacteriostasis; konzentrationsabhängige Fähigkeit einer chem. Substanz (Bakteriostatikum) zur Verhinderung der Keimvermehrung ohne Abtötung; die geschädigten Keime vermehren sich wieder nach Einbringen in frische Nährmedien. Vgl. Bakterizidie.

Bakterio|zine (↑) n pl: (engl.) bacteriocins; spezif. Proteine als Stoffwechselprodukte von Bakterien, die für andere Stämme derselben od. einer nah verwandten Bakterienart abtötend wirken. Die über 20 bekannten Kolizine aus E. coli haben z. B. jeweils hohe antibakterielle Spezifität. Weiter kennt man Pyozine aus Pseudomonas aeruginosa, Megazine aus Bacillus megaterium, Monozine aus Listeria monocytogenes, Streptozine aus Streptococcus pyogenes, Enterozine aus Enterokokken sowie B. aus zahlreichen Bakterienarten, die neuerdings meist mit der lateinischen Speciesbezeichnung charakterisiert werden. B. werden von extrachromosomalen Erbträgern (Plasmiden*) determiniert u. können für die Taxonomie von Bakterienstämmen wichtig sein (s. Bakterienklassifikation).

Bakteri|urie (↑; Ur-*) f: (engl.) bacteriuria; Ausscheidung von Bakt. im Urin; wird bei Keimzahlen ab 10^5/ml als signifikante B. bezeichnet, da Spontanurin häufig mit Bakt. kontaminiert ist, die aus der physiol. Bakterienflora* der Urethra od. vom äußeren Genitale stammen (Blasenurin ist normalerweise steril); bei bakt. Zersetzung des Harns häufig Trübung, unangenehmer Geruch (scharf, fade); **Vork.:** v. a. bei Harnweginfektion*; **Diagn.:** bakteriol., Antibiogramm; eine grobe Keimzahlbestimmung ist mittels handelsübl. Eintauchnährboden möglich (s. Eintauchverfahren); **Ther.:** eine asymptomatische B. erfordert meist ledigl. eine Steigerung der Diurese durch Erhöhung der Trinkmenge, muss in der Schwangerschaft jedoch wegen der Gefahr aszendierender Inf. (v. a. Pyelonephritis) antibiotisch behandelt werden; eine symptomatische B. mit klin. Manifestation (Dysurie, Leukozyturie, Fieber) ist behandlungsbedürftig. Vgl. Harngewinnung, Harnuntersuchung, klinische.

Bakterizidie (↑; -zid*) f: (engl.) bacteriocidity; Fähigkeit einer chem. Substanz (Bakerizid), Bakterien abzutöten; Messungen der B. dienen zur Beurteilung der Wirksamkeit antibakterieller Substanzen. Antibiotika gelten als bakterizid wirksam, wenn sie in therap. erreichbarer Konzentration Bakterien ihres Wirkspektrums abtöten. Vgl. Bakteriostase.

BAL: Abk. für **1. B**ritish **A**nti-**L**ewisit; Dimercaptopropanol, Dithioglycerol; ursprüngl. als Schutzmittel gegen den arsenhaltigen Kampfstoff Lewisit entwickelt; wegen der Bildung sehr fester Verbindungen mit versch. Metallen (Quecksilber, Gold, Cadmium, Wismut, Chrom, Kupfer) bei entspr. Vergiftungen als Antidot angewendet (ölige Lösung nur i. m., als Dimercaptopropansulfonsäure* auch i. v.); **2. b**roncho**al**veoläre **L**avage*.

Balanitis (gr. βάλανος Eichel; -itis*) f: Entz. der Glans penis, meist zus. mit Entz. des inneren Vorhautblatts (Balanoposthitis).

Balanitis candido|mycetica (↑; ↑) f: Entz. der Glans penis u. des inneren Vorhautblatts durch Candida albicans; die Entstehung wird gefördert durch Diabetes mellitus.

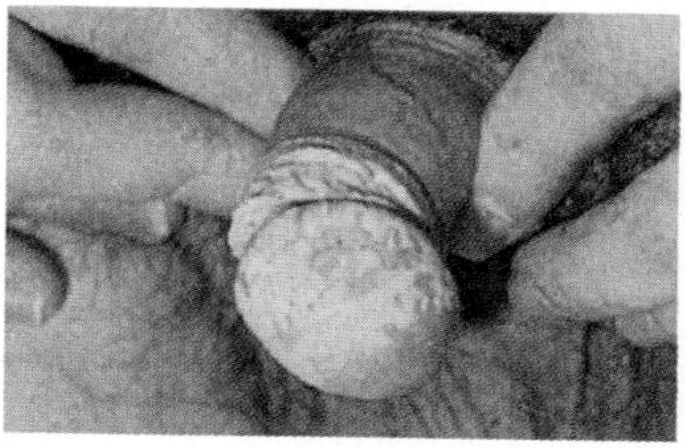

Balanitis candidomycetica [26]

Balanitis diabetica (↑; ↑) f: Entz. der Glans penis mit Juckreiz u. Rötung bei Diabetes mellitus; meist als Balanitis candidomycetica.

Balanitis erosiva circinata (↑; ↑) f: Symptom der Reiter*-Krankheit mit polyzyklischen, durch einen weißl. Randsaum begrenzten Erythemen u. Erosionen an der Glans penis.

Balanitis medicamentosa (↑; ↑) f: Teilerscheinung von Arzneimittelexanthemen*.

Balanitis plasma|cellularis Zoon (↑; ↑) f: vorwiegend im 5.-8. Dezennium auftretende rotbraune, lackartig glänzende, glatte Herde an der Glans penis bzw. am inneren Vorhautblatt; **Histol.:** plasmazelluläre Infiltrate mit kleinen Blutungen u. Hämosiderinablagerungen; **Ätiol.:** unklar, evtl. chron. Reizfaktoren; **DD:** Erythroplasie* Queyrat.

Balanitis sebor|rhoica (↑; ↑) f: Entz. der Glans penis inf. mangelnder Hygiene u. starker Smegmasekretion.

Balanitis specifica syphilitica (↑; ↑) f: spez. Manifestation der Syphilis* 8–28 Tage p. i.; **Diagn.:** Nachw. von Treponema* pallidum im Sekret.

Balanitis vulgaris simplex (↑; ↑) f: entzündl. Rötung u. Schwellung sowie evtl. Erosion u. Ulzeration im Bereich der Glans penis; **Urs.:** Phimose, mechanische Noxen (z. B. Masturbation), mangelnde Hygiene, häufiges Reinigen u. Auftragen von Desinfektionsmitteln (sog. Reinlichkeitsbalanitis); **DD:** Psoriasis, Stevens-Johnson-Syndrom, Kontaktallergie gegen Kondome u. a. Formen der Balanitis.

Balanitis xerotica ob|literans (↑; ↑) f: s. Lichen sclerosus et atrophicus penis.

Balano|posthitis (↑; Posthitis*) f: s. Balanitis.

Balantidiose (gr. βαλαντίδιον kleiner Beutel; -osis*) f: (engl.) balantidiosis; syn. Balantidiasis, Balantidienruhr; durch das Protozoon Balantidium coli hervorgerufene Koloninfektion; in den Tropen häufiger als in gemäßigten Zonen; **Klin.:** häufig symptomlos; bei interkurrierenden Erkr. (Darminfektionen), Resistenzminderung usw. Entw. einer ulzerösen Kolitis mit Tenesmen u.

B

schleimig-blutigen Stühlen, die denen bei Amöbiasis* ähneln; **Diagn.:** Nachweis der Balantidien im Stuhl od. in der Darmbiopsie; **Ther.:** Tetracycline, Paromomycin, Metronidazol.

Balantidium coli (↑) n: eiförmiges, Zilien tragendes Protozoon (s. Abb.), 20–50 × 50–100 μm; runde Zysten (∅ 50 μm); Dickdarmkommensale des Schweins, beim Menschen Err. der Balantidiose* (gelegentl. auch harmloser Dickdarmparasit); **Übertragung:** oral durch zystenkontaminierte Nahrungsmittel; Infektionsquelle Schwein, daher v. a. Befall von Schweinezüchtern u. Schlachtern; **Nachw.:** mikroskop. **1.** frische, noch körperwarme Stuhlproben (spärl. Vorkommen der Trophozoiten sowie ihrer Zysten in geformten Stühlen, daher besser diarrhoische Stühle bzw. durch Klistiere od. Laxanzien provozierte, dünnflüssige Stühle untersuchen); Nativpräparat; Ausstrichpräparat nach Eisenhämatoxylin-Färbung; Zystennachweis mit Konzentrationstechniken; **2.** in Aspirationsmaterial aus koloskopisch sichtbaren Läsionen.

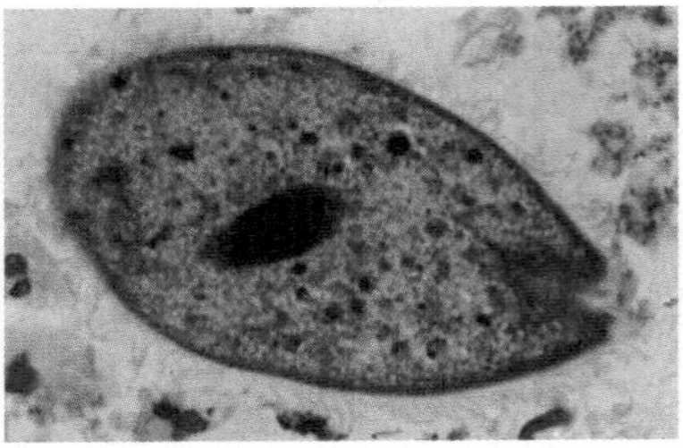

Balantidium coli:
Gewebebiopsie (HE-Färbung) [455]

Balbuties (lat. balbutio) f: Stottern*.

Baldrian: (engl.) valerian; Valerina officinalis; Staude aus der Fam. der Baldriangewächse; Wurzeln (Valerianae radix) enthalten etherisches Öl mit Mono- u. Sesquiterpenen, die beruhigend wirken u. die Schlafbereitschaft fördern; **Verw.:** bei Unruhezuständen, Einschlafstörungen.

Balint-Gruppe (Michael B., Psychoanalytiker, Biochem., Budapest, London, 1896-1970)**:** (engl.) Balint group; patientenzentrierte Selbsterfahrungsgruppe*; Ärzte u. Angehörige helfender Berufe finden sich über einen längeren Zeitraum zusammen, um unter psychotherap. Supervision Fälle aus der eigenen Praxis zu diskutieren. Im Mittelpunkt dieser Gruppenarbeit stehen Gespräche über die Beziehung zw. dem Behandelnden u. seinen Pat. hinsichtl. aufgetretener Störmomente u. positiver Einflüsse. Der Gruppenprozess (Reaktionen, Einfälle, Phantasien anderer Gruppenteilnehmer) dient dazu, sich eigener Haltungen u. Reaktionen in Bezug auf den Pat. bewusst zu werden. Vgl. Gruppendynamik, Arzt-Patient-Beziehung, Supervision.

Balint-Syn|drom (↑) n: Störung der Aufmerksamkeit u. optische Ataxie (Danebengreifen) inf. Läsion parietookzipitaler Leitungsbahnen v. a. der rechten Hemisphäre; vgl. Rindenblindheit.

Balkan-Grippe: s. Q-Fieber.

Balkan-Nephro|pathie (Nephr-*; -pathie*) f: (engl.) Balkan nephritis; syn. chron. endemische Nephropathie; chron.-interstitielle, sehr langsam progrediente Nephropathie; im Balkan regional endemisch; **Ätiol.:** bisher unbekannt; vermutet wird eine chron. Intoxikation mit Umweltgiften (Blei, Kieselsäure, Pilztoxine); **Pathol./Anat.:** Fibrose der äußeren Nierenrinde mit Hyalinisierung der Glomeruli, Nekrose der Tubulusepithelien, im Interstitium Narben u. Rundzelleninfiltrate; **Klin.:** langsamer Beginn nach dem 20. Lj. mit Müdigkeit, Kopf- u. Oberbauchschmerzen; häufig Beschwerden wie bei Nierensteinkoliken; meist geringe Hämaturie u. tubuläre Proteinurie (Alpha-1-Mikroglobulin); selten Hypertonie u. Ödeme; hochgradige normochrome Anämie, die nicht mit dem Ausmaß der Niereninsuffizienz korreliert; häufig Komb. mit Tumoren der ableitenden Harnwege; Fortschreiten der Erkr. bis zur terminalen Niereninsuffizienz*.

Balken: s. Corpus callosum.

Balken|arterien (Arteri-*) f pl**:** (engl.) trabecular branches of splenic artery; syn. Trabekelarterien; innerh. der bindegewebigen Milzbalken (Trabekel) verlaufende Äste der A. splenica.

Balken|blase: (engl.) trabeculated bladder; syn. Trabekelblase, Pseudodivertikelblase; stark erweiterte, nicht mehr vollständig kontraktionsfähige Harnblase* mit kompensator. Hypertrophie der Blasenmuskulatur; **Pathol./Anat.:** netzartige, sich in das Blaseninnere vorwölbende Muskelbündel (Bälkchen) mit dazwischen liegenden Schleimhautmulden (Pseudodivertikel); **Urs.:** lange bestehende, mechan. Harnabflussbehinderung (z. B. benigne Prostatahyperplasie*, Sphinktersklerose*, Harnröhrenverengung*) od. Blasendysfunktion*.

Balken|mangel: (engl.) callosal agenesis; syn. Agenesis corporis callosi, Balkenagenesie; angeb. vollständiges od. teilweises Fehlen des Corpus* callosum; meist sporadisch auftretend, manchmal autosomal-dominant od. X-chromosomal-rezessiv vererbt; häufig assoziiert mit weiteren Fehlbildungen des Gehirns; **Vork.** z. B. bei Meningomyelozele*, i. R. einer septooptischen Dysplasie* od. eines Aicardi*-Syndroms; **Sympt.:** variabel; zerebrale Krampfanfälle, Koordinationsstörungen, evtl. geistige Retardierung; bei isoliertem B. häufig symptomlos; **Diagn.:** Kernspintomographie, Schädelsonographie.

Balken|venen (Vena*) f pl**:** (engl.) trabecular veins; syn. Trabekelvenen; Lage wie die der Balkenarterien*. B. haben keine muskuläre Media u. münden in die Äste der V. splenica.

Ballance-Zeichen (Sir Charles A. B., Chir., London, 1856–1936)**:** (engl.) Ballance's sign; perkutor. Dämpfung in der linken Flanke bei Milzruptur*.

Ballard-Score m: Punktsystem zur Ermittlung des Gestationsalters auf Basis des neuromuskulären Entwicklungsstatus beim Neugeborenen (Prüfung der Position u. Flexionsmöglichkeit der Extremitäten) in Komb. mit einer phys. Reifebewertung (Haut, Lanugobehaarung, plantare Falten, Brustwarzen, Augen u. Ohren, äußeres Genitale); die Zuordnung der Untersuchungsergebnisse der 12 Kategorien zu Punktwerten (-1 bis 5) ermöglicht eine Abschätzung der Schwangerschaftsdauer (20–44 SSW). Vgl. Reifezeichen des Neugeborenen, Petrussa-Index.

Ballast|stoffe: (engl.) dietary fibres; Gesamtheit der unverdaulichen Nahrungsbestandteile (z. B. Zellulose, Keratin), die durch ihr Volumen

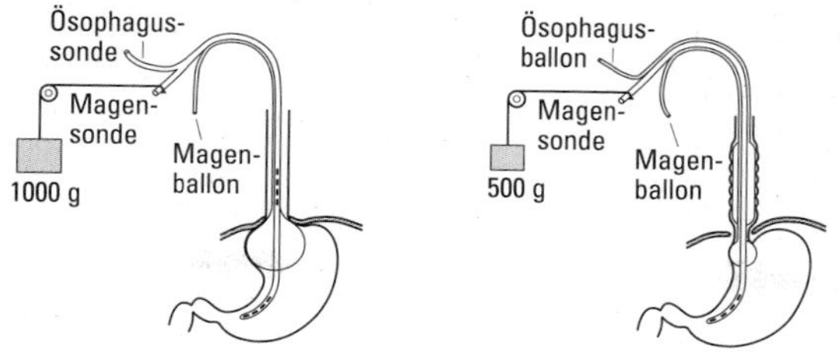

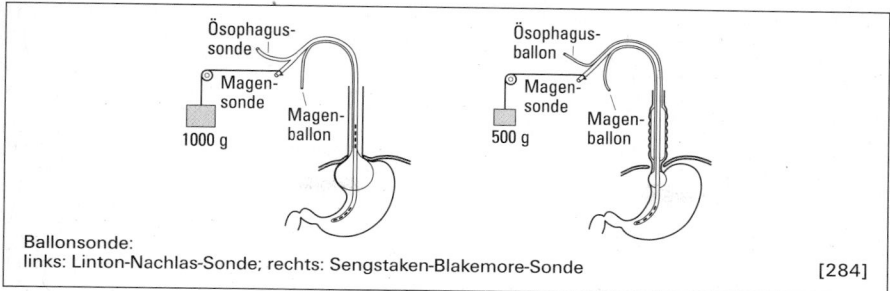

Ballonsonde:
links: Linton-Nachlas-Sonde; rechts: Sengstaken-Blakemore-Sonde [284]

die Darmperistaltik anregen u. den Transport des Darminhalts fördern. Ein Mangel an B. begünstigt Obstipation* u. verschiedene Erkr. des Magen-Darm-Trakts; empfohlene tägl. Aufnahmemenge mind. 30 g; Oligofruktoside als lösl. B.: s. Inulin.

Ballen|hohl|fuß: s. Pes cavus.

Ballen|zeh: s. Hallux valgus.

Ball-Falten: Valvulae* anales.

Ballismus (gr. βαλλισμός das Tanzen) m: (engl.) ballism; meist einseitig (Hemiballismus), selten beidseitig (Paraballismus) vorkommende Hyperkinese*, die vorwiegend die proximale Extremitätenmuskulatur betrifft; **Urs.:** Schädigung im Bereich des Nucleus subthalamicus inf. Schlaganfall, Enzephalitis od. Kernikterus, seltener bei Hirntumoren; **Sympt.:** plötzlich einsetzende u. mit großer Kraft ablaufende Schleuderbewegungen der Arme od. Beine; vgl. Symptome, extrapyramidale.

Ballon|atrio|septo|stomie (atrialis*; Septum*; -stomie*) f: (engl.) atrial balloon septostomy; Herstellung eines Defekts im Vorhofseptum i. R. einer interventionellen Herzkatheterisierung als Palliativmaßnahme bei Neugeborenen mit Transposition* der großen Arterien (nach W. J. Rashkind) od. Lungenvenenfehlmündung; nachdem ein Ballonkatheter leer über die V. cava inferior u. den re. Vorhof durch das Foramen ovale in den li. Vorhof vorgeschoben wurde, wird er in aufgeblasenem Zustand durch das Septum ruckartig zurückgezogen. Durch die Vergrößerung des interatrialen Blutaustauschs kommt es zu sofortiger Verbesserung der art. Sauerstoffsättigung.

Ballon|dilatation (Dilatation*) f: (engl.) balloon dilatation; Sprengung bzw. Dehnung einer Herzklappen- od. Gefäßstenose i. R. einer interventionellen Herzkatheterisierung*; vgl. Ballonvalvuloplastie, Angioplastie.

Ballon|gegen|pulsation, intra|aortale (pulsans*) f: (engl.) intra-aortic balloon counterpulsation; Abk. IABP; Verf. der Intensivmedizin*, bei dem ein Ballon, der am distalen Ende eines Katheters über die A. femoralis in der Aorta descendens platziert wird, EKG-gesteuert (getriggert) in der Diastole aufgeblasen u. in der Systole entleert wird; **Wirkung:** diastolisch Anstieg des art. Drucks u. verbesserte Durchblutung der Koronararterien, systolisch Senkung der Nachlast; insgesamt ergibt sich eine verbesserte Entleerung der li. Herzkammer u. eine Erhöhung des Herzminutenvolumens um 10–20 %; **Ind.:** mit anderen Mitteln nicht beeinflussbarer kardiogener Schock*, akutes Herzversagen (z. B. bei Ventrikelseptumdefekt*, Papillarmuskelabriss inf. Herzinfarkt*), nach Herzoperation bei fortbestehender Abhängigkeit von der Herz*-Lungen-Maschine.

Ballon|katheter (Katheter*) m: (engl.) balloon catheter; Katheter aus Kunststoff mit meist endständigem aufblasbarem Ballonsegment; z. B. Fogarty*-Ballonkatheter, Grüntzig*-Katheter, Pulmonaliskatheter*. Vgl. Ballonsonde, Blasenkatheter.

Ballon|sonde f: (engl.) balloon probe; Sonde* mit endständigem aufblasbarem od. mit Flüssigkeit füllbarem Ballonsegment (als Ein- od. Doppelballonsonde); **Anw.:** zur Blockierung best. Intestinalabschnitte (z. B. als Duodenalsonde* zur Gewinnung von Darminhalt od. als Ablaufsonde), v. a. zur notfallmäßigen Ballontamponade bei akuter Ösophagusvarizenblutung* (temporäre Blutstillung für 24–28 Std. bei limitiertem Kompressionsdruck von 35–40 mmHg, sonst Gefahr der Ulzeration od. Perforation) unter Verw. einer Doppelballonsonde (**Sengstaken-Blakemore-Sonde** mit unterem Ballon zur Sondenfixierung im Magen u. oberem Ballon zur Kompression) od. einer birnenförmigen Einballonsonde (**Linton-Nachlas-Sonde**, zur gleichzeitigen Kompression u. Fixierung in der Kardiaregion) insbes. bei Blutungen im Bereich des Fundus ventriculi. Eine zusätzl. Fixierung beider Sondentypen erfolgt durch kontinuierl. Gewichtzug von außen (s. Abb.). Über die Magensonde ist zusätzl. das Absaugen von (blutigem) Mageninhalt (zur Prophylaxe eines hepatischen Komas), die Zufuhr von Therapeutika sowie eine Sondenernährung möglich. Vgl. Ballonkatheter.

Ballon|valvulo|plastie (lat. valvula kleine Klappe; Plast-*) f: (engl.) balloon valvuloplasty; syn. perkutane transluminale Ballondilatation; Sprengung bzw. Dilatation einer valvulären Aortenstenose*, Pulmonalstenose* od. Mitralstenose* durch einen Ballonkatheter; vgl. Herzkatheterisierung.

Ballottement (frz. Hin- u. Herschütteln, -rollen): tastbare Beweglichkeit eines in einem flüssigkeitsgefüllten Raum eingeschlossenen festen Körpers; z. B. die sog. tanzende Patella bei Kniegelenkerguss od. der kindl. Kopf vor der Geburt bei Anw. des 3. Leopold-Handgriffs.

Balneo|logie (lat. balneum Bad; -log*) f: (engl.) balneology; Wissenschaft von den Grundlagen, Methoden u. Wirkungen der Balneotherapie*.

Balneo|therapie (↑) f: (engl.) balneotherapy; Behandlung mit Bädern aus natürlichen Heilquellen, mit Peloiden u. Gasen an einem Kurort; auch Seebäder (Thalassotherapie*), Trinkkuren u. Inhalationen; vgl. Bad, Hydrotherapie, Heilwasser.

B

Baló-Krankheit (József B., Neuropathol., Budapest, geb. 1896): (engl.) Baló's disease; syn. konzentrische Sklerose, Leucoencephalitis periaxialis concentrica; Entmarkungskrankheit (wahrscheinl. Sonderform der chron. progredienten Multiplen* Sklerose), bei der die Entmarkungsherde schichtförmig-konzentrisch um Blutgefäße im zentralen Marklager beider Großhirnhemisphären liegen; **Klin.:** anfangs evtl. fokale Ausfälle, im weiteren Verlauf rasch progrediente Paresen u. Demenz; Progn. infaust.

Balsamum peruvianum n: Peru-Balsam; braune, zähflüssige Masse, die aus geschwelten Stämmen des in Mittelamerika beheimateten Baums Myroxylon balsamum gewonnen wird; Inhaltsstoffe: Estergemisch, insbes. von Benzylestern der Benzoe- u. Zimtsäure (typ. Geruch); antibakterielle, antiseptische, antiparasitäre (bes. gegen Krätzemilben) u. granulationsfördernde Wirkung; **Verw.:** zur äußeren Anw. (nicht länger als eine Wo.) bei infizierten u. schlecht heilenden Wunden, Verbrennungen, Dekubitus, Pernio, Ulcus cruris, Prothesendruckstellen, Hämorrhoiden; **NW:** allergische Hautreaktionen.

BALT: Abk. für (engl.) **b**ronchus **a**ssociated **l**ymphoid **t**issue; Immunsystem* des Respirationstrakts; vgl. MALT.

Bamberger Zange: (engl.) Bamberger forceps; syn. Divergenzzange; Geburtszange* mit automatischer Begrenzung der Anpresskraft u. Fixierung der Zangenlöffelweite.

Bambus|stab|wirbel|säule: (engl.) bamboo spine; s. Spondylitis ankylosans.

Bamipin (INN) n: Histamin-H_1-Rezeptorenblocker; **Verw.:** s. Antihistaminika.

Bancroft-Filarie (Joseph B., Arzt, Brisbane, 1836–1894; lat. filum Faden) f: Filaria bancrofti; s. Wuchereria bancrofti.

Band: s. Ligamentum.

Banden|spektrum n: (engl.) line spectrum; s. Spektrum.

Banding (engl. Bändelung): syn. Muller*-Dammann-Operation.

Band|in|suffizienz (Insuffizienz*) f: (engl.) ligament insufficiency; syn. Bandlaxität; Bandschlaffheit mit geringer Gelenkstabilität, Neigung zu Subluxationen u. vorzeitigen Abnutzungsveränderungen an den Gelenken (Arthrose*); **Urs.: 1.** posttraumat. durch unzureichende Adaptation der gerissenen Bänder inf. Interposition von Narbengewebe, Überdehnung durch unphysiol. Beanspruchung, z. B. des Außenbandes des Kniegelenks beim Genu varum; **2.** angeboren; **Ther.:** Schienung, Arthrodese*, ggf. Bandplastik*.

Band|kerato|pathie (Kerat-*; -pathie*) f: (engl.) band keratopathy; bandförmige, am Limbus beginnende Hornhauttrübung im Lidspaltenbereich durch Kalkeinlagerungen in die Bowman-Membran; **Urs.:** chron. Augenerkrankungen (z. B. Iridozyklitis, Glaukom), Verletzungen u. Hyperkalzämie.

Bandl-Kon|traktions|ring (Ludwig B., Gyn., Wien, Prag, 1842–1892; Kontrakt-*): (engl.) Bandl's ring; aufgrund starker Kontraktion des oberen Uterinsegments entstehender, häufig durch die Bauchdecke sichtbarer Wulst auf der Grenze zum unteren Uterinsegment; Emporsteigen des B.-K. zeigt drohende Uterusruptur* an.

Band|plastik (-plastik*) f: (engl.) ligament reconstruction; plastische Op. am Bandapparat unter Verw. auto-, allo- od. xenogenen Materials zur Beseitigung einer chron. Gelenkinstabilität od. Bandruptur; vgl. Plastik.

Band|ruptur (Ruptur*) f: (engl.) ligament rupture; syn. Bänderriss; durch indirekte Gewalteinwirkung auf ein Gelenk entstehende komplette od. teilweise Zerreißung einer, oft mehrerer Bandstrukturen mit charakterist. Untersuchungsbefunden bei Gelenkinstabilität; häufige Formen: Außenbandruptur*, Kniegelenkbandruptur*, Skidaumen*. Vgl. Distorsion.

Band|scheibe: (engl.) intervertebral disc; syn. Zwischenwirbelscheibe, Discus intervertebralis; Bez. für die knorpelige Verbindung zw. zwei Wirbelkörpern, korrekte Bez.: Wirbelsynchondrose; besteht aus Anulus fibrosus (bindegewebiger u. knorpeliger äußerer Ring) u. Nucleus pulposus (innerer Gallertkern); **Funktion:** elast. Puffer.

Band|scheiben|operation f: (engl.) intervertebral disc operation; op. Entfernung des Nucleus* pulposus ohne Ersatz (lumbale B.) od. mit anschl. Wirbelkörperfusion (zervikale B.) durch Knochenspan bzw. Titan- od. Carbonfaserimplantat zur Entlastung komprimierten Nervengewebes (Rückenmark, Nervenwurzeln, Cauda equina); **Ind.:** absolut bei Kaudasyndrom*, sequestriertem Bandscheibenvorfall* mit Schmerzen, chronisch-rezidiv. Wurzelkompressionssyndrom*; **Methoden:** Laserdiskotomie, mikrochir. Verfahren, Flavektomie, (Hemi-)Laminektomie, Facettektomie, Foraminektomie, dynamische transpedikuläre Fixation, Spondylodese. Ca. 10–15 % der Pat. leiden nach dem op. Eingriff an weiter bestehenden od. wiederkehrenden schmerzhaften Beschwerden (sog. Postdiskotomiesyndrom*) u. müssen erneut operiert werden. Alternative Verf. zur B. sind unter best. Voraussetzungen u. a. die konservativ-orthop. Behandlung, periradikuläre Therapie, Chemonukleolyse od. perkutane Nukleotomie (Absaugmethode, Laserkoagulation).

Band|scheiben|schaden: (engl.) intervertebral disc lesion, discopathy; Bez. für alle degen. u. (selten) traumatischen Veränderungen im Bandscheibenbereich (Bandscheibenvorfall*, Chondrosis* intervertebralis, Osteochondrosis* intervertebralis, schwere Wirbelsäulenfrakturen) sowie deren Folgezustände.

Band|scheiben|vorfall: (engl.) slipped disc, disc prolaps; syn. Bandscheibenprolaps, Diskushernie, Diskusprolaps; Verlagerung bzw. Austritt von Gewebe des Nucleus pulposus der Bandscheibe durch Risse im Anulus fibrosus; **Schweregrade: 1.** Protrusion mit Vorwölbung des Anulus fibrosus; **2.** Prolaps in die Foramina intervertebralia (Zwischenwirbellöcher) bzw. (seltener) in den Spinalkanal nach Perforation des Lig. longitudinale posterior; **3.** Sequestration; die prolabierten Anteile (Sequester) haben keine Verbindung mit der Bandscheibe; **Lok.:** am häufigsten (97 %) L_4-L_5 u. L_5-S_1, in 1 % der Fälle C_6-C_7; **Klin.:** oft akut u. nach mechan. Belastung auftretende Sympt., die v. a. durch Kompression von Wurzeln der Spinalnerven (Wurzelkompressionssyndrom*) verursacht werden, je nach Lok. v. a. als Ischiassyndrom*, evtl. Konussyndrom*, Kaudasyndrom* od. Zervikobrachialsyndrom*; allg. Sympt. sind Schmerzen u. Sensibilitätsstörungen* in dem betroffenen Dermatom, Abschwächung der Reflexe, evtl. Lähmungen u. Atrophie der Kennmuskeln* sowie Bewegungseinschränkungen der Wirbelsäule u. schmerzbedingte Schonhaltung; **Kompl.:** irreversible Druckschädigung

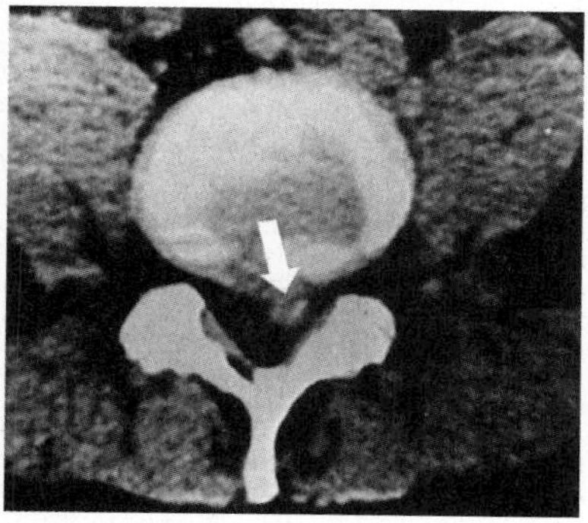

Bandscheibenvorfall:
lumbaler CT-Befund (Pfeil) [89]

von Nervenwurzeln (sog. Wurzeltod), Querschnittläsion*; **Diagn.:** bei lumbalem B. meist Lasègue*-Zeichen u. Schober*-Zeichen positiv, Valleix*-Punkte druckschmerzhaft; röntg. Nachweis eines B. v. a. mittels Kernspintomographie* od. Computertomographie*, u. U.

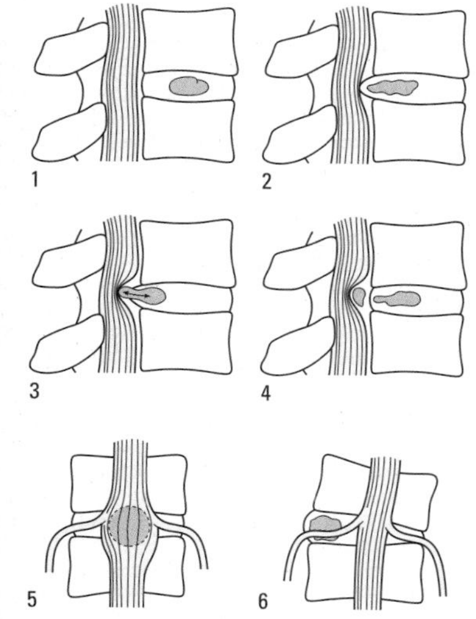

Bandscheibenvorfall:
1: normale Verhältnisse; 2: Vorwölbung des Nucleus pulposus (Protrusion); 3: pendelnder B.; 4: freier oder sequestrierender B.; 5: medialer bzw. dorsalmedialer B.; 6: lateraler B.

durch Myelographie*; **Ther.: 1.** konservativ: zuerst Bettruhe, später Physiotherapie (Krankengymnastik), evtl. in Komb. mit nichtsteroidalen Antiphlogistika, zentral wirkenden Analgetika, Muskelrelaxanzien, Tranquilizern, Lokalanästhetika u. Glukokortikoiden; **2.** operativ: Bandscheibenoperation* od. Laminektomie* v. a. bei drohendem Wurzeltod, Sphinkterstörungen von Blase u. Mastdarm, kompletter od. inkompletter Querschnittsymptomatik u. Sequestration; Chemonukleolyse* nur bei nicht sequestriertem B. durchführbar; **DD:** Schädigung peripherer Nerven, Rückenmarktumoren*, andere Wirbelsäulenaffektionen*.

Band|würmer: Cestodes*; vgl. Taeniasis.

Band|wurm|an|ämie (Anämie*) **f:** (engl.) Diphyllobothrium anemia; s. Diphyllobothriose.

Band|wurm|mittel: (engl.) taeniacides; syn. Taenicida, Taenifuga; Mittel zur Abtötung bzw. Austreibung von Bandwürmern (Cestodes*); s. Wurmmittel.

Bang-Krankheit (Bernhard L. B., Arzt, Tierarzt, Kopenhagen, 1848–1932): frühere Bez. für Brucellose; s. Brucellosen.

Bankart-Läsion (Arthur S. B., Chir., London, 1879–1951; Läsion*) **f:** (engl.) Bankart's lesion; Abriss des Labrum glenoidale bei der vorderen Schultergelenkluxation*.

Bannayan-Riley-Ruvalcava-Syn|drom (G. B., amerikan. Arzt; Harris D. R., amerikan. Arzt; R. R., Päd., Seattle) **n:** autosomal-dominant erbl. Krankheitsbild; Mutationen im PTEN-Gen, Genlokus 10q23.3; **Sympt.:** Megalenzephalie, Hamartome, Polyposis intestinalis, Pigmentanomalien des Penis, Hochwuchs im Kindesalter, verzögerte psychomotorische Entw.; **DD:** Neurofibromatose*.

Bannwarth-Syn|drom (Alfred B., Neurol., München, 1903–1970) **n:** nichteitrige, lymphozytäre Meningoradikulitis (s. Abb.) mit Beteiligung des peripheren Nervensystems u. bes. schmerzhaftem u. langwierigem Verlauf als Manifestation einer Inf. mit Borrelia* burgdorferi nach Zeckenbiss (s. Lyme-Borreliose); vgl. Meningitis.

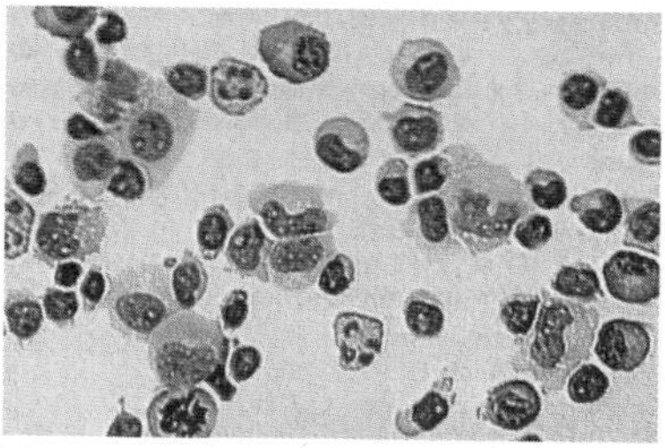

Bannwarth-Syndrom:
mikroskopischer Liquorbefund mit lymphoplasmazellulärer Pleozytose, einzelnen Granulozyten und Monozyten [89]

Banti-Syn|drom (Guido B., Pathol., Florenz, 1852–1925) **n:** primär od. sekundär splenogen bedingter, mit Spleno- u. Hepatomegalie einhergehender Symptomenkomplex; **1. Stadium:** Störung des hämopoetischen Systems: sog. splenomegale Markhemmung (Thrombopenie, Leukopenie, Anämie); **2. Stadium** (Übergangsstadium): Subikterus u. Urobilinurie; **3. Stadium:** Leberzirrhose, Aszites, Kachexie. Vgl. Hypertension, portale.

BAO: Abk. für (engl.) **b**asal **a**cid **o**utput; Basalsäuresekretion des Magens; s. Magensaftuntersuchung.

Bar: Einheitenzeichen bar; Einheit des Drucks*: 1 bar = 10^5 Pa.

Bárány-Lärm|trommel (Robert B., Otol., Wien, Uppsala, 1876–1936): (engl.) Bárány's

B

noise box; Apparat zur Erzeugung von Lärm i. R. von Hörprüfungen*; durch Ausschaltung der akust. Wahrnehmung eines Ohrs ist die isolierte Prüfung des Gegenohrs möglich. Vgl. Lombard-Zeichen.

Bárány-Versuch (↑): (engl.) Bárány's test; thermische Prüfung der Labyrinthfunktion; s. Gleichgewichtsprüfungen.

Bárány-Zeige|versuch (↑): (engl.) Bárány's pointing test; (neurol.) Test zur Prüfung der vestibulo-spinalen Funktion; der Pat. hält bei offenen Augen den gestreckten Arm senkrecht nach oben u. senkt ihn dann langsam nach vorn in die Horizontale. Wiederholung bei geschlossenen Augen führt bei einseitiger akuter vestibulärer Störung (vgl. Vestibularisschädigung) zu einer seitlichen Abweichung zur betroffenen Seite.

Barba (lat.) f: Bart.

Barb|exa|clon (INN) n: Barbitursäurederivat; **Verw.:** als Antiepileptikum; s. Antiepileptika.

Barbiturate n pl: (engl.) barbiturates; Derivate der Barbitursäure (Diureide) mit sedierender, hypnotischer u. narkotischer Wirkung; unterschieden werden lang wirkende (z. B. Phenobarbital), mittellang wirkende (z. B. Cyclobarbital) u. kurz wirkende (z. B. Methohexital, Thiopen-

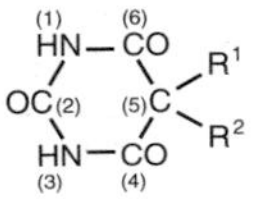

Barbiturate [585]

tal) B.; **Verw.:** wegen der Risiken (Abhängigkeit*, Toxizität) nicht mehr als Schlafmittel, sondern nur noch als Injektionsnarkotika* (kurz wirkende B.) u. Antiepileptika*; **UAW:** Sedierung, Schwindel, Amnesie, Übelkeit, Erbrechen, Hautreaktionen, Leberfunktionsstörungen u. a.; **cave:** Abhängigkeit bei Langzeitbehandlung; bei Entzug können Übererregbarkeit, Angst u. Krampfanfälle auftreten. Die Vergiftung mit B. führt zu Atem- u. Herzstillstand.

Barbitur|säure: (engl.) barbituric acid; Malonylharnstoff (Ureid der Malonsäure); schwer wasserlösl. Grundsubstanz vieler Schlafmittel, selbst nicht hypnotisch wirkend; s. Barbiturate.

Barbotage (frz. Plätschern) f: Turbulenzen durch wiederholte Aspiration von Liquor u. Lokalanästhetikum bei der Spinalanästhesie* zur schnelleren Ausbreitung des Anästhetikums erzeugen.

Bardenheuer-Bogen|schnitt (Bernhard B., Chir., Köln, 1839–1913): (engl.) Bardenheuer's incision; halbkreisförmiger Hautschnitt etwas oberh. der submammären Falte zum Eröffnen der Mamma bei Mastitis (insbes. bei retromammärem Abszess) mit postop. kosmetisch günstigen Narbenverhältnissen. Vgl. Schnittführung.

Bardet-Biedl-Syn|drom (Georges Ba., Arzt, Frankreich, geb. 1885; Arthur Bi., Pathol., Endokrinol., Wien, Prag, 1869–1933) n: komplexes, autosomal-rezessiv erbl. Fehlbildungssyndrom mit postaxialer Polydaktylie, Adipositas, Hypogenitalismus, Retinopathia pigmentosa (bis zum 5. Lj. in 15 % der Fälle retinale Dystrophie, im 20. Lj. in 73 % Blindheit), Nierenfunktionsstörungen, Hypertonie, Minderwuchs u. geistiger Behinderung; mehr als 300 Fälle beschrieben; bekannt sind fünf versch. Genlokalisationen (11q13, 16q21, 3p13-p12, 15q22.3-q23, 2q31). Vgl. Laurence-Moon-Syndrom, Fröhlich-Syndrom.

Barium (gr. βαρύς schwer) n: chem. Element, Symbol Ba, OZ 56, rel. Atommasse 137,33; 2-wertiges Erdalkalimetall; biol. Halbwertzeit bezogen auf Knochen 65, auf die Lunge 6500, auf Muskelgewebe 2000, auf versch. andere kritische Organe 8–1000 u. auf den ganzen Körper durchschnittlich 65 Tage. Alle lösl. Ba-Verbindungen sind giftig. Med. wichtigste Ba-Verbindung: Ba-Sulfat ($BaSO_4$), B. sulfuricum (purissimum), unlöslich auch in Salzsäure, ungiftig; wegen des hohen Schwächungskoeffizienten für Röntgenstrahlung Anw. als Röntgenkontrastmittel zur Untersuchung des Magen-Darm-Trakts, muss chem. rein u. frei von lösl. Ba-Verbindungen sein; akute Vergiftung meist wegen Verwechslung von B. sulfuricum mit lösl. Ba-Salzen (Sympt.: Erbrechen, Diarrhö, Schwindel, Blutdruckabfall, Extrasystolen, Kammerflimmern); MAK: 0,5 mg/m^3.

Barkan-Membran (Otto B., Ophth., San Francisco, 1887–1958) f: (engl.) Barkan's membrane; bei Hydrophthalmus* mit der Spaltlampe zu beobachtende membranartige Struktur im Kammerwinkel; histol. keine echte Membran, sondern inf. einer mesektodermalen Reifungsstörung plumpes uveales Maschenwerk.

Barlow-Syn|drom (Sir Thomas B., Päd., London, 1845–1945) n: **1.** s. Möller-Barlow-Krankheit; **2.** syn. Mitralklappenprolapssyndrom*.

Baro|rezeptoren (gr. βάρος Schwere, Gewicht; Rezeptoren*) m pl: s. Pressorezeptoren.

Baro|trauma (↑; Trauma*) n: durch plötzl. Luftdruckveränderungen bei mangelndem Druckausgleich verursachte Verletzung; z. B. Trommelfellruptur, Lungenschädigungen bei Beatmung mit hohem Druck; B. u. dadurch ausgelöste Erkr. (z. B. Aerootitis, Aerosinusitis) sind anerkannte Berufskrankheiten (BK Nr. 2201) z. B. bei Tauchern (s. Caisson-Krankheit) u. Beschäftigten im Tunnelbau.

Barré-Liéou-Syn|drom (Jean A. B., Neurol., Straßburg, 1880–1967; Yang-Choen L., zeitgen. Neurol., Frankreich) n: syn. Migraine* cervicale.

Barré-Syn|drom (↑) n: syn. Guillain*-Barré-Syndrom.

Barrett-Öso|phagus (Norman R. B., Chir., London, 1903–1979) m: (engl.) Barrett's esophagus; Bez. für die Defektheilung der Speiseröhre bei chron. Refluxösophagitis* durch Umwandlung der Schleimhaut von Plattenepithel in Zylinderepithel vom Magentyp; **Epidemiol.:** Vork. bei 10–20 % aller Pat. mit Refluxkrankheit*; Prävalenz 7,5:1000 Einw.; 90 % der Pat. haben gleichzeitig eine Hiatushernie; Präkanzerose* mit hohem Krebsrisiko, da ein Drittel aller Pat. mit hochgradigen Dysplasien ein Karzinom entwickeln; **Diagn.:** endoskopisch u. pathohistol. (Nachw. der Veränderung u. des Grades der Dysplasie), regelmäßige endoskop. Kontrollen; **Ther.:** je nach Schweregrad konsequente Antirefluxtherapie, Mukosektomie, Ösophagusresektion; **Kompl.:** Barrett-Ulkus, Striktur. J. Die.

Barrett-Ulkus (↑; Ulc-*) n: (engl.) Barrett's ulcer; im Übergangsbereich zw. Ösophagus u. Magen durch Refluxkrankheit* od. durch lokale Säureproduktion von dislozierten Parietalzellen entstehendes Ulkus als Kompl. i. R. des Barrett*-Ösophagus; **Kompl.:** Blutung, Striktur. J. Die.

Barr-Körper (Murray L. B., Anat., Ontario, geb. 1908): s. Geschlechtschromatin, Kerngeschlecht.

Bársony-Teschendorf-Syn|drom (Theodor B., Röntg., Budapest, 1887–1942; Werner T., Röntg., Köln) n: veraltete Bez. für einen diffusen Ösophagospasmus*.

Bart|flechte: s. Folliculitis barbae, Trichophytie.

Bartholin-Ab|szess (Caspar B., Anat., Kopenhagen, 1655–1738; Abszess*) m: s. Bartholinitis.

Bartholin-Drüsen (↑): (engl.) Bartholin's glands; Glandulae vestibulares majores; zwei kl., tubulöse, muköse Drüsen im unteren Drittel der gr. Labien; Sekretdrüsen für das Vestibulum vaginae. Die Ausführungsgänge münden auf der Grenze zw. dem unteren u. mittleren Drittel der kl. Labien. Die B.-D. entsprechen den Cowper-Drüsen beim Mann (Glandulae bulbourethrales). Vgl. Genitale.

Bartholin-Gang (↑): (anat.) Ductus* sublingualis major.

Bartholinitis (↑; -itis*) f: meist einseitige Entz. der Bartholin*-Drüsen u. ihrer Ausführungsgänge; **Err.:** Neisseria gonorrhoeae, Staphylococcus aureus, Chlamydia trachomatis, Escherichia coli; Ausbildung eines bis hühnereigroßen Empyems (sog. Bartholin-Abszess) im unteren Drittel der gr. Schamlippe durch entzündl. Verklebung des Ausführungsgangs; bei chron. rezidivierender B. Entwicklung einer Bartholin*-Zyste; **Ther.:** Umschläge, Sitzbäder, Antibiotika, u. U. Inzision.

Bartholin-Zyste (↑; Kyst-*) f: (engl.) Bartholin's cyst; Retentionszyste inf. Sekretansammlung im Ausführungsgang der Bartholin-Drüse (Pseudozyste); Endzustand einer Bartholinitis*; **Sympt.:** meist einseitige, im unteren Drittel der gr. Labie lokalisierte, kugelige, mobile, prallelast. u. nicht druckdolente Schwellung bis zu Hühnereigröße; **Ther.:** vollständige Exstirpation der Drüse; bei gr. Zysten Marsupialisation*.

Bart|mücken: Culicoides; Gattung der Ceratopogonidae*.

Bartonella (Alberto L. Barton, Lima, 1871–1950) f: Gattung gramnegativer, kugel-, stäbchen- od. diskusförmiger Bakt. der Fam. Bartonellaceae (Ordnung Rickettsiales; vgl. Bakterienklassifikation); drei pathogene Species (Err. von Bartonellosen*): B. bacilliformis, B. quintana u. B. henselae; **Charakteristika:** in Giemsa-Färbung rot-violett; in Kultur monotrich begeißelt; Vermehrung im Innern von Erythrozyten u. Endothelzellen; empfindlich gegenüber Penicillin, Oxytetracyclin, Streptomycin.

Bartonellosen (↑; -osis*) f: (engl.) bartonelloses; Infektionskrankheiten, die durch Bakt. der Gattung Bartonella* hervorgerufen werden; **1.** Oroyafieber* u. Verruga* peruana durch Bartonella bacilliformis (Carrión-Krankheit, Bartonellose i. e. S.); **2.** wolhynisches Fieber*, bazilläre Angiomatose* u. evtl. eine kultur-negative Endokarditis durch Bartonella quintana; **3.** Katzenkratzkrankheit*, bazilläre Angiomatose, Endokarditis u. Sepsis durch Bartonella henselae; **Diagn.:** mikroskop. Erregernachweis in spezialgefärbten Gewebeproben, spezif. DNA-Amplifikation in Gewebe od. Blut durch Polymerase-Kettenreaktion mit anschl. Sequenzierung, ELISA u. Immunfluoreszenztest zum Nachw. von Antikörpern; **Ther.:** Tetracycline, Chloramphenicol, Penicillin, Streptomycin, Cotrimoxazol.

Barton-Fraktur (John R. B., Chir., Philadelphia, 1794–1871; Fraktur*) f: (engl.) Barton's fracture; Abscherung der dorsalen (Barton I) bzw. palmaren (Barton II) Gelenklippe des distalen Radius mit Gelenkbeteiligung u. Dislokation der Handwurzel nach dorsal bzw. palmar u. proximal; **Ther.:** meist op. bei instabilen B.-F.; vgl. Radiusfraktur an typischer Stelle. D. Buc.

Bartter-Schwartz-Syn|drom (Frederic B., Endokrin., Bethesda, 1914–1983; William Sch., zeitgen. Kardiol., Boston) n: s. Syndrom der inadäquaten ADH-Sekretion.

Bartter-Syn|drom (↑) n: hyperreninämischer Hyperaldosteronismus* mit Aktivierung des Kallikrein*-Kinin-Systems u. Synthesesteigerung der Prostaglandine* (PGE_2); **Ätiol.:** autosomal-rezessiv erbl. Erkr.; **Histol.:** Hyperplasie des juxtaglomerulären Apparats; **Formen: 1.** hypokaliämische Alkalose mit Hypokalzurie u. Hypomagnesiämie, häufigere Form (Gitelman-Syndrom); **2.** metabol. Alkalose, Normo- bis Hyperkalzurie, normale Magnesiumwerte (sog. true Bartter's syndrome); **Sympt.:** Überwässerung, Adynamie, Lähmungen, Schwindel bei Normo- od. Hypotonie; **Diagn.:** verminderter Blutdruckanstieg nach Angiotensin-II-Gabe; gesteigerte Sekretion von PGE_2, Prostacyclinen, Kininen u. Kallikrein im Harn; **Ther.:** Hemmstoffe der Prostaglandinsynthese, ACE-Hemmer, kaliumreiche Kost. Vgl. Pseudo-Bartter-Syndrom, Renin-Angiotensin-Aldosteron-System.

Baryonen (gr. βαρύς schwer) n pl: (engl.) baryons; Gruppe schwerer Elementarteilchen* mit Ruhemassen >1800 × Elektronenmasse u. halbzahligem Kernspin; z. B. Nukleonen*.

Barytose (↑; -osis*) f: (engl.) barytosis; syn. Barytstaublunge, Schwerspatstaublunge; Form der persistierenden, nicht kollagenösen Pneumokoniosen* durch Inhalation von Barytstaub ($BaSO_4$).

Bas-: auch -basie, Basal-; Wortteil mit der Bedeutung Schritt, Grundlage; in Zusammensetzungen: an der Grundfläche eines Organs od. Körperteils liegend, grundlegend; von gr. βάσις.

basal (↑): **1.** an der Basis (z. B. des Gehirns) liegend; **2.** den Ausgangswert bezeichnend; z. B. bei Temperatur; **3.** (zahnmed.) schädelbasiswärts.

Basal|fibroid (↑; Fibr-*; -id*) n: syn. Nasenrachen*-Angiofibrom.

Basal|frequenz (↑; lat. frequentia Häufigkeit) f: (engl.) baseline rate; auch Basisfrequenz; mittl. fetale Herzschlagfrequenz in der Wehenpause (Ruhefrequenz) bzw. zw. zwei Dezelerationen; **Referenzbereich:** 110–150/min; vgl. Kardiotokographie.

Basal|ganglien (↑; Gangl-*) n pl: s. Stammganglien.

Basaliom (↑; -om*) n: (engl.) basalioma, basal cell epithelioma; syn. Epithelioma basocellulare; semimaligner Tumor der Haut, ausgehend vom embryonalen Haarkeim; langsames, infiltrierendes Wachstum ohne Metastasierung, meist an chron. lichtexponierten Stellen; **Formen:** vielgestaltige Ausprägungen, z. B. **1.** knotiges, solides B.: durchscheinende, wachsgelbe bis graurötliche, halbkugelige Tumoren, überzogen von Teleangiektasien u. umgeben von perlschnurartig aufgereihten kleinen Knoten; evtl. zentrale Ulzeration; **2.** oberflächliches B. (Rumpfhautbasaliom): erythematöse, mit Schüppchen bedeckte Oberfläche, von einem feinknotigen Saum begrenzt; Auftreten auch schon in jungen Jahren am Rumpf; ätiol. Faktor für multiple Rumpfhautbasaliome kann neben

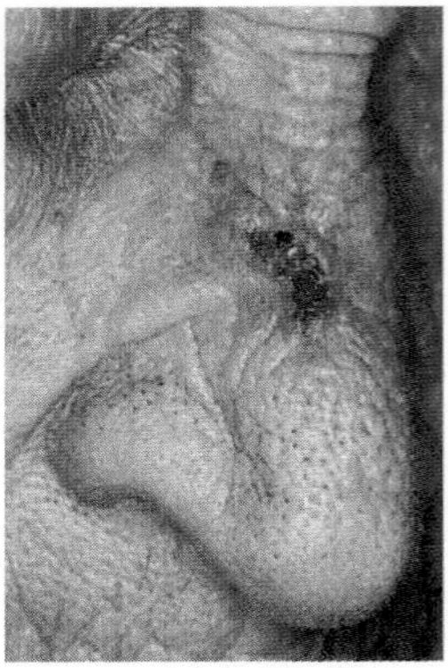

Basaliom [3]

UV-Licht eine Arsenexposition sein; **3.** pigmentiertes B.: stark pigmentiertes knotiges od. oberflächliches B.; DD: malignes Melanom; **4.** sklerosierend wachsendes B. (Basalioma cicatricans): narbenähnliche Herde mit kleinen Knoten im Randbereich, die häufig rezidivieren; **5.** exulzerierend wachsendes B. (Ulcus rodens): oberflächl. exulzerierende Ausbreitung ohne Infilt-

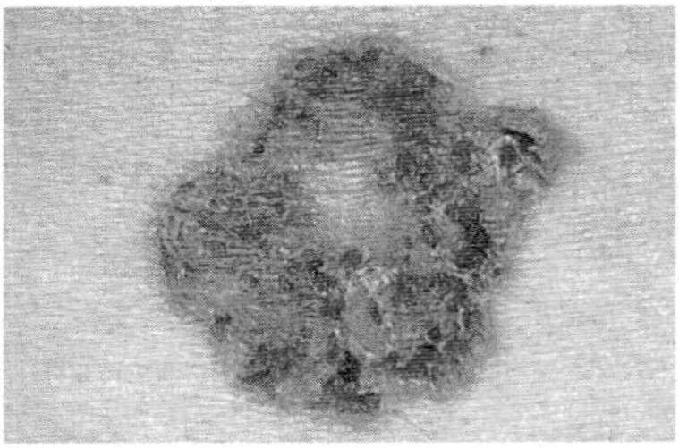

Basaliom:
typisches Rumpfhautbasaliom [3]

ration tieferer Strukturen; **6.** destruierend wachsendes B. (Ulcus terebrans): in die Tiefe einbrechend, Zerstörung von Knorpel, Knochen, Dura mater u. a.; **7.** eine Sonderform des B. ist der Pinkus*-Tumor. **Ther.:** chir. Exzision im Gesunden, evtl. Röntgenbestrahlung.

Basalis (↑) **f:** s. Endometrium.

Basalis|schicht (↑)**:** (engl.) basal layer of endometrium; s. Endometrium.

Basal|körperchen (↑)**:** s. Kinetosomen.

Basal|membran (↑; Membran*) **f:** (engl.) 1. basement membrane, 2. basal membrane; **1.** lichtmikroskop. homogenes Häutchen als Grenzfläche zw. Epithelien bzw. Endothelien u. Bindegewebe (Grundhäutchen); elektronenmikroskop. in drei Schichten geteilt; Aufbau v. a. aus Kollagen (Typ IV), Glykoproteinen (Laminin, Fibronektin, Entaktin) u. sauren Proteoglykanen (Heparansulfat); **2.** ophth.: Lamina basalis; spezialisierte, bes. dicke Membranen im Auge: **a)** Descemet-Membran (12 µm dick) als B. des Endothels; **b)** Linsenkapsel (15–20 µm) als B. des Linsenepithels; **c)** Teile der Bruch-Membran (s. Choroidea).

Basal|platte (↑)**:** (engl.) basal plate; s. Plazenta.

Basal|sekretion (↑; Sekretion*) **f:** (engl.) basal acid output (Abk. BAO); Bez. für die nicht stimulierte (basale) Säuresekretion der Magendrüsen; Bestimmung i. R. der Magensaftuntersuchung*.

Basal|streifung (↑)**:** (engl.) basal striation; basale Zytoplasmastreifung (Plasmalemmeinfaltungen u. Mitochondrien) mancher Drüsen- u. Nierentubuluszellen.

Basal|temperatur (↑) **f:** (engl.) basal body temperature; Abk. BT; syn. Aufwachtemperatur, Morgentemperatur; sofort nach dem Erwachen vor dem Aufstehen vaginal, rektal od. oral gemessene Körpertemperatur der Frau mit typ. Schwankungen; Anstieg um ca. 0,4–0,6 °C etwa ein Tag nach der Ovulation als Zeichen des sog. thermogenet. Effekts des Progesterons, gleich bleibende Erhöhung in der Sekretionsphase des Menstruationszyklus* u. Abfall kurz vor der Menstruation* mit niedrigem Niveau in der Pro-

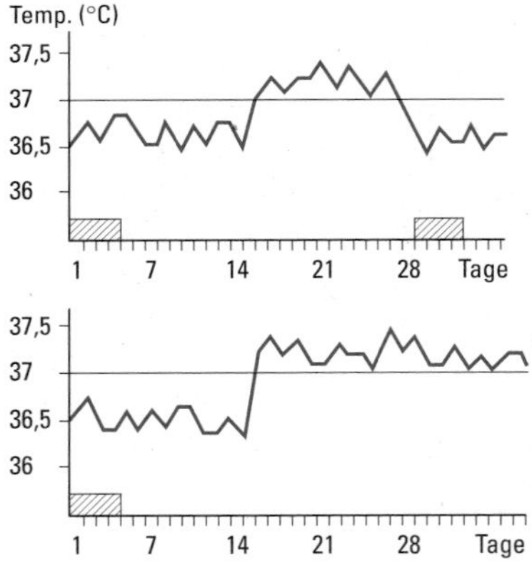

Basaltemperatur:
normaler Verlauf (oben) und Verlauf bei Schwangerschaft (unten) [385]

liferationsphase (biphas. Zyklus, s. Abb.); wichtiger Parameter in Diagn. u. Ther. von Zyklusstörungen* u. Sterilität* u. Voraussetzung für die Temperaturmethode* zur Konzeptionsverhütung. Bei Ausfall der Regelblutung u. fehlendem Temperaturabfall ist mit großer Wahrscheinlichkeit eine Schwangerschaft eingetreten.

Basal|zellen (↑; Zelle*)**:** (engl.) basal cells; Zellen im mehrschichtigen Epithel, die teilungsaktiv sind u. der Epithelregeneration dienen.

Basal|zell|karzinom (↑; ↑; Karz-*; -om*) **n:** (engl.) syn. Basaliom*.

Basal|zell|nävus|syn|drom (↑; ↑; Nävus*) **n:** (engl.) basal cell nevus syndrome; syn. Gorlin-Goltz-Syndrom; sog. fünfte Phakomatose; gynäkotrope, autosomal-dominant erbl. Form der Phakomatosen* (Genlokalisationen 9q31, 9q22.3 u. 1p32); **Inzidenz:** mehr als 300 Fälle in den letzten 10 Jahren; **Sympt.:** meist schon in frühester Jugend im Gesicht u. am Stamm auftretende zahlreiche Basalzellnävi (oberflächl. Basaliome), die später in echte Basaliome übergehen; punktierte, grübchenförmige Keratosen der Palmae u. Plantae, Skelettveränderungen (Kieferzysten, Rippen- u. Wirbelanomalien), Augenveränderungen (Hypertelorismus, Katarakt u. a.), org. Gehirnveränderungen.

Basedow-Koma (Karl A. von B., Arzt, Merseburg, 1799–1854; Koma*) n: syn. thyreotoxisches Koma*.

Basedow-Krankheit (↑): (engl.) Basedow's disease, Graves' disease; syn. Morbus Basedow; s. Thyroiditis.

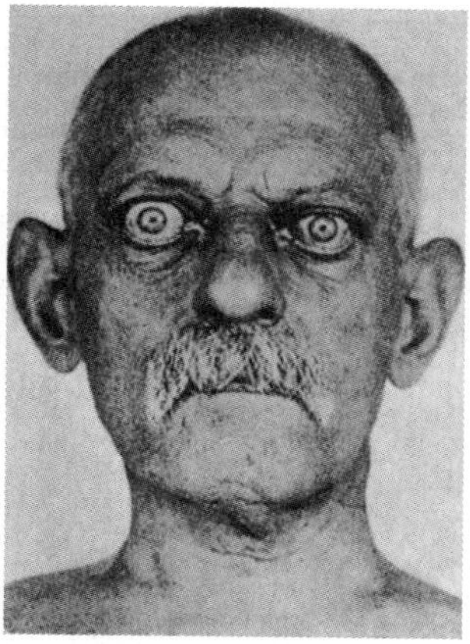

Basedow-Krankheit: endokrine Ophthalmopathie [411]

Base excess (engl. Basenüberschuss): Abk. BE; s. Basenabweichung.

Baseline (engl. Grundlinie): s. Basalfrequenz.

Basen (Bas-*) f pl: (engl.) bases; syn. Laugen; alkalisch (basisch) reagierende Verbindungen, die in wässriger Lösung negativ geladene OH-Ionen (s. Ionen) abspalten können u. mit Säuren basische, neutrale od. saure Salze bilden, wobei Wasser entsteht; färben rotes Lackmuspapier blau, Phenolphthaleinlösung rot (alkalische Reaktion, pH >7); auch Sammelbez. für Purin- u. Pyrimidinbasen; vgl. Pufferbasen.

Basen|abweichung (↑) f: (engl.) base excess (Abk. BE); syn. Basenüberschuss; Basenkonzentration der Extrazellulärflüssigkeit in mmol/l; ermittelt unter Sauerstoffsättigung u. einem CO_2-Partialdruck von 5,3 kPa (40 mmHg) bei 37 °C durch Titration mit starker Säure od. Base bis pH 7,40; Referenzbereich: ±3 mmol/l; Bestimmung meist mit der Astrup*-Methode; Teil des Säure*-Basen-Status u. wichtiger Parameter zur Bestimmung metabolischer Faktoren bei Störungen im Säure*-Basen-Haushalt; vgl. Standardbicarbonat.

Basen|analoga (↑) n pl: (engl.) base analogues; den Purinbasen* bzw. Pyrimidinbasen* chem. ähnl. Verbindungen, die natürlicherweise nicht in Nukleinsäuren vorkommen; bei Zufuhr anstelle natürl. Basen werden sie in Nukleinsäuren eingebaut od. wirken als Hemmstoffe der DNA-Synthese. Viele B. leiten sich von natürl. Basen durch Ersatz der H-Atome durch Halogene ab od. eines Ring-C-Atoms durch Stickstoff (sog. Aza-Verbindungen). Der Einbau von B. in die DNA führt zur Erhöhung der Mutationsrate*. **Anw.:** z. B. Bromuracil bzw. Bromdesoxyuridin zur Dichtemarkierung von DNA; als Antimetaboliten* werden z. B. Fluoruracil, Cytarabin u. Mercaptopurin (Zytostatika), Azathioprin (Immunsuppressivum) u. Flucytosin (Antimykotikum) genutzt.

Basen|paarung (↑): (engl.) base pairing; Ausbildung von Wasserstoffbrückenbindungen zw. zwei komplementären Basen; stabilisiert die sek. bzw. räuml. Struktur der Nukleinsäuren; in der DNA kombinieren ausschl. best. Basen der beiden Stränge (Adenin mit Thymin, Guanin mit Cytosin). In der RNA besteht eine intramolekulare B. (bevorzugt A=U u. G≡C; jedoch kommen auch andere Basenpaare vor), die je nach Verknäuelung des RNA-Moleküls zw. einzelnen,

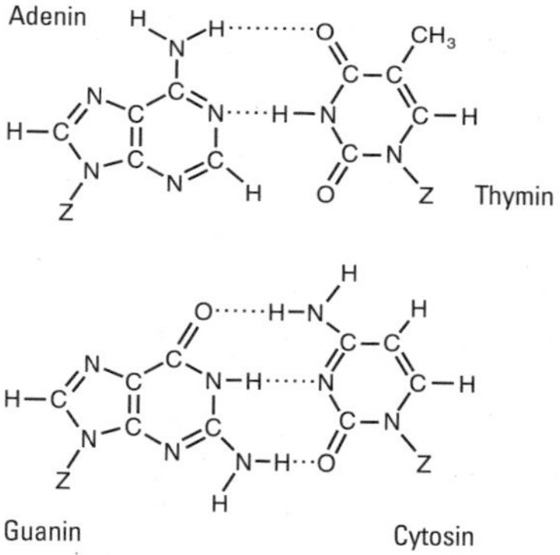

Basenpaarung: Paare komplementärer Basen

in der Sequenz weit auseinanderliegenden, Basen mögl. ist (s. Transfer-RNA). Wasserstoffbrückenbindungen können auch zw. drei Basen hergestellt werden (Basentripel). Basenpaare bilden sich bei der Reduplikation* der DNA, der Transkription, während der Proteinbiosynthese* (Codon-Anticodon) u. zw. den komplementären Basen eines DNA- u. RNA-Stranges bei der Hybridisierung*.

Basen|sequenz (↑; lat. sequentia Folge) f: (engl.) base sequence; Aufeinanderfolge von Purinbasen* u. Pyrimidinbasen* in DNA* u. RNA*; die B. codiert die spezif. Information eines Gens. Vgl. Codon, Code, genetischer.

Basen|triplett (↑) n: s. Codon.

Basen|überschuss (↑): s. Basenabweichung.

Basidien (↑; Idio-*) n pl: (engl.) basidia; Fruchtkörper von Basidiomycetes, in denen nach Karyogamie u. Meiose Basidiosporen entstehen; vgl. Fungi, Sporen.

Basidio|myzeten (↑; ↑; Myk-*) m pl: syn. Basidiomycetes (Ständerpilze), Klasse der Basidiomycota; z. B. viele Speisepilze, Giftpilze u. Antibiotikaproduzenten; bilden in Basidien* Sporen (Basidiosporen); vgl. Fungi.

basilaris (↑): zur Basis gehörend.

Basilaris|in|suf|fizienz (↑; Insuffizienz*) f: s. Durchblutungsstörung, vertebrobasiläre.

Basilaris|thrombose (↑; Thromb-*; -osis*) f: s. Arteria-basilaris-Thrombose.

B

Basilar|membran (↑) f: (engl.) basilar membrane; Lamina basilaris; Bindegewebeplatte zw. Scala tympani u. Ductus cochlearis, die das Corti*-Organ trägt.

Basis (gr. βάσις) f: Grund, Grundlage, -fläche.

Basis cerebri (↑) f: Hirnbasis; untere Fläche des Großhirns.

Basis cordis (↑) f: Herzbasis; obere, nach rechts u. hinten weisende Fläche des Herzens mit dem Abgang der großen Gefäße.

Basis cranii externa (↑) f: äußere Schädelbasis.

Basis cranii interna (↑) f: innere Schädelbasis.

Basis|einheiten (↑): (engl.) fundamental units; Einheiten*, die in einem Einheitensystem unabhängig von anderen Einheiten dieses Systems sind; B. des Système International d'Unités (SI-B.): Meter, Kilogramm, Sekunde, Kelvin Ampere, Candela, Mol. G. Spr.

Basis|frequenz (↑; lat. frequentia Häufigkeit) f: s. Basalfrequenz.

Basis|im|munität (↑; immun*) f: (engl.) basic immunity; Empfänglichkeit bzw. Unempfänglichkeit des Makroorganismus; s. Infektion.

Basis mandibulae (↑) f: unterer Teil des Corpus mandibulae.

Basis prostatae (↑) f: dem Blasengrund anliegende obere Fläche der Vorsteherdrüse.

Basis pulmonis (↑) f: Zwerchfellfläche der Lunge.

baso|phil (↑; -phil*): (engl.) basophilic; mit basischen Farbstoffen anfärbbar.

Baso|philen|leuk|ämie (↑; ↑; Leuk-*; -ämie*) f: (engl.) basophilic leukemia; seltene Form der chronisch-myeloischen Leukämie* mit Vermehrung insbes. der basophilen Granulozyten in Blut u. Knochenmark; bes. ungünstige Prognose.

Baso|philie (↑; ↑) f: (engl.) basophilia; **1.** (hämat.) Vermehrung der basophilen Leukozyten im Blut; nicht selten bei chronisch-myeloischer Leukämie, manchmal bei Lymphogranulomatose u. nach Splenektomie, aber auch bei Krankheiten mit erhöhten Blutfettwerten (Myxödem, Diabetes mellitus, Nephrose); stark erhöht bei Basophilenleukämie*; **2.** (zytol.) Anfärbbarkeit von Zellen od. Gewebe mit basischen Farbstoffen; vgl. Polychromasie.

Bassen-Kornzweig-Syn|drom (Frank A. B., amerikan. Arzt, geb. 1903; Abraham L. K., amerikan. Arzt, geb. 1900) n: syn. Abeta-Lipoproteinämie; s. Hypolipoproteinämien (Tab.).

Bassini-Operation (Eduardo B., Chir., Padua, 1844–1924) f: Methode zum op. Bruchpfortenverschluss bei Leistenhernie (s. Hernie); Reposition des Bruchinhalts in die Bauchhöhle, Resektion des Bruchsacks (Herniotomie), Rekonstruktion des Leistenkanals durch Fixation des M. obliquus internus, des M. transversus abdominis sowie der Fascia transversalis an das Leistenband; **Modifikationen: 1.** (nach Kirschner) Verlagerung des Samenstrangs in die Subkutis durch Verschluss der Externusaponeurose unterh. desselben; **2.** (nach Hackenbruch) wie bei 1., jedoch unter zusätzl. Fasziendoppelung der Externusfaszie; **3.** (nach Girard) Doppelung der Externusfaszie über dem Samenstrang. Vgl. Shouldice-Operation.

Bassi-Vene (G. B., ital. Phlebologe, geb. 1914; Vena*) f: (engl.) Bassi's communicating perforating vein; chir. wichtige Vena perforans, die die V. saphena parva mit der V. fibularis verbindet; sie befindet sich am dorsolateralen Unterschenkel 5 cm über dem Fersenbein. Chir. Ausschaltung der insuffizienten B.-V. zus. mit der V. saphena parva bei chronisch-venöser Insuffizienz*. Vgl. Venae perforantes.

BAT: Abk. für **b**iologische **A**rbeitsstoff**t**oleranz; Richtwert für die höchstzulässige Menge von Arbeitsstoffen bzw. Arbeitsstoffmetaboliten od. die durch sie ausgelöste Abweichung eines sog. Beanspruchungsindikators in biol. Proben, die auch bei regelmäßiger Exposition keine Gesundheitsschäden verursacht; dient der Abschätzung des individuellen Gesundheitsrisikos bei Belastung mit Gefahrstoffen am Arbeitsplatz. Vgl. EKA, MAK, TRK, Gefahrstoffverordnung.

Batavia|fieber: (engl.) Weil's syndrome; zu den Leptospirosen* gehörende Erkrankung; **Err.:** Leptospira bataviae (s. Leptospira); Trägertiere sind Ratten, Katzen, Hunde; in Europa meist anikterischer, außerh. dagegen ikterischer Verlauf (sog. indonesische Weil-Krankheit); in Italien als Reisfeldfieber bekannt (durch Mäuse übertragen).

Bateman-Funktion f: (engl.) Bateman function; mathemat. Beschreibung der Konz. als Funktion der Zeit bei einer Folgereaktion vom Typ A → B → C; findet Anw. beim radioaktiven Zerfall u. bes. in der Pharmakokinetik* (offenes Einkompartimentmodell* mit Resorption u. Elimination nach 1. Ordnung).

bathmo|trop (gr. βαθμός Schwelle; -trop*): (engl.) bathmotropic; die Reizschwelle des Herzens verändernd; pos. bathmotroper Effekt: die Reizschwelle herabsetzend (Erregbarkeit steigernd), neg. bathmotroper Effekt: die Reizschwelle heraufsetzend (Erregbarkeit mindernd).

Batista-Operation (Randas J. B., brasilan. Herzchirurg) f: (engl.) Batista procedure; partielle linksventrikuläre Ventrikuloektomie (Myokardresektion); Volumenreduktion des linken Ventrikels (Masse u. Durchmesser) bei dilatativer Kardiomyopathie zur Verbesserung der Pumpleistung des Herzens; alternative Op. bei Kontraind. zu Herztransplantation od. bei Spenderorganmangel. R. Pfi.

Batracho|toxin (gr. βάτραχος Frosch; Tox-*) n: Gift des südamerikan. Pfeilgiftfrosches; wirkt an Nervenfasern, die es für Natriumionen durchlässig macht; Antagonist: Tetrodotoxin*.

Batroxobin (INN) n: die Blutgerinnung förderndes Gemisch proteolyt. Enzyme u. thromboplastin- u. thrombinähnlicher Faktoren aus dem Gift der Schlange Bothrops atrox; **Verw.:** bei peripheren art. Durchblutungsstörungen; **Kontraind.:** u. a. hämorrhag. Diathese; in der Bundesrepublik Deutschland nicht zugelassen; **UAW:** Unverträglichkeitsreaktionen u. a.; vgl. Reptilasezeit.

Battarismus (gr. βατταρίζειν sich überstürzen) m: (engl.) battarism; überstürzte, polternde Sprechweise; s. Poltern.

Batten-Spielmeyer-Vogt-Syn|drom (Frederic E. B., Neurol., Päd., London, 1865–1918) n: (engl.) Batten disease; juvenile Form der neuronalen Ceroidlipofuszinose*.

Battered child syndrome (engl.): s. Kindesmisshandlung.

BAuA: Abk. für **B**undesanstalt* für **A**rbeitsschutz **u**nd **A**rbeitsmedizin.

Bauch: (anat.) Abdomen.

Bauch, akuter: s. Akutes Abdomen.

Bauch|aorta f: (engl.) abdominal aorta; s. Aorta.

Bauch|bruch: (engl.) laparocele; Hernia ventralis; s. Hernie.

Bauch|decken|ab|szess (Abszess*) m: (engl.) abdominal wall abscess; subkutan od. subfaszial gelegener Abszess im Bereich der Bauchdeckenmuskulatur; **Urs.:** posttraumatisch bzw. postoperativ bei infizierter Wunde, infiziertem Hämatom, Serom od. nach Injektionen.

Bauch|decken|a|plasie-Syn|drom (A-*; -plasie*) n: syn. Prune*-belly-Syndrom.

Bauch|decken|desmoid (desmal*; -id*) n: (engl.) abdominal desmoid; Desmoid* im Bereich der Aponeurose* der Bauchmuskulatur, v. a. des M. rectus abdominis; Vork. v. a. bei Mehrgebärenden zw. 30. u. 50. Lebensjahr.

Bauch|decken|fistel (Fistel*) f: (engl.) abdominal fistula; syn. Bauchwandfistel; in der Bauchwand lokalisierte äußere Fistel*; **Urs.:** Entzündung, Tumor, postop. Kompl. bei subfaszial od. intraabdominal gelegenem Abszess, Anastomoseninsuffizienz od. Vorhandensein von Fremdkörpern.

Bauch|decken|haken: s. Fritsch-Bauchdeckenhaken.

Bauch|decken|halter: (engl.) abdominal retractor; chir. Instrument zum Auseinanderspreizen der Bauchdecken bei der Operation.

Bauch|decken|spannung: s. Abwehrspannung.

Bauch|fell: s. Peritoneum.

Bauch|fell|entzündung: s. Peritonitis.

Bauch|haut|re|flex (Reflekt-*) m: (engl.) abdominal reflex; Abk. BHR; syn. kutaner Bauchdeckenreflex; s. Reflexe (Tab.).

Bauch|hoden: (engl.) abdominal testis; s. Maldescensus testis.

Bauch|höhle: s. Cavitas abdominis.

Bauch|höhlen|schwangerschaft: (engl.) abdominal pregnancy; s. Extrauteringravidität.

Bauch|presse: (engl.) abdominal muscular pressure; Zusammendrücken des Bauchinhalts durch Kontraktion der Bauchmuskeln bei festgestelltem Zwerchfell (inspirator. geblähte Lunge, Schluss der Stimmritze) zur Unterstützung der Austreibung des Inhalts der abdominalen Hohlorgane (Darm, Blase, Uterus).

Bauch|punktion (Punktion*) f: (engl.) abdominocentesis; Punktion zur Entleerung von Flüssigkeit aus der Bauchhöhle, z. B. bei Aszites*; nach Desinfektion u. Lokalanästhesie Aufsuchen der Punktionsstelle (z. B. Monro*-Punkt) im linken Mittel- od. Unterbauch u. Punktion des Peritonealraums mit Kanüle od. Trokar. Vgl. Peritoneallavage.

Bauch|regionen f pl: (engl.) abdominal regions; Regiones abdominales; **Einteilung: 1.** Regio hypochondriaca dextra, Regio hypochondriaca sin.; **2.** Regio epigastrica (Epigastrium); **3.** Regio umbilicalis; **4.** Regio lateralis dextra, Regio lateralis sin.; **5.** Regio pubica (Hypogastrium); **6.** Regio inguinalis dextra, Regio inguinalis sin.; vgl. Regio (Abb.).

Bauch|schnitt: syn. Laparotomie*.

Bauch|speichel|drüse: s. Pankreas.

Bauch|spiegelung: s. Laparoskopie.

Bauch|spülung: s. Peritoneallavage, Peritonealdialyse.

Bauch|wand: (engl.) abdominal wall; anat. Aufbau: s. Abb.

Bauch|wasser|sucht: s. Aszites.

Baudelocque-Durch|messer (Jean-Louis B., Geburtshelfer, Paris, 1746–1810): (engl.) Baudelocque's diameter; Conjugata externa; Distanz zw. Symphyse u. Dornfortsatz des 5. Lendenwirbels; s. Beckenmaße.

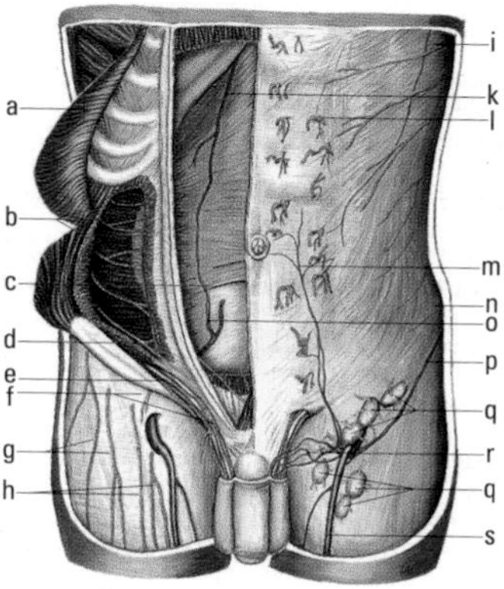

Bauchwand:
a: M. obliquus externus abdominis; b: Nn. intercostales IX, X, XI; c: N. intercostalis XII (N. subcostalis); d: N. iliohypogastricus; e: N. ilioinguinalis; f: R. femoralis u. R. genitalis des N. genitofemoralis; g: N. cutaneus femoris lateralis; h: Rr. cutanei anteriores des N. femoralis; i: R. cutaneus lateralis eines N. intercostalis; k: Vasa epigastrica superiora; l: Rr. cutanei anteriores; m: V. epigastrica superficialis; n: R. cutaneus des N. iliohypogastricus; o: Vasa epigastrica inferiora; p: Vasa circumflexa ilium superficialia; q: Nodi lymphatici inguinales superficiales; r: Vasa pudenda externa; s: V. saphena magna [532]

Bauer-Kirby-Methode f: s. Agardiffusionstest.

Bauhin-Klappe (Caspar B., Anat., Basel, 1560–1624): (engl.) Bauhin's valve; syn. Ostium ileale; zwei Schleimhautfalten an der Mündung des Dünndarms in den Dickdarm, normalerweise nur in Richtung Dickdarm durchgängig. Vgl. Caecum.

Baumgarten-Syn|drom (Paul C. von B., Pathol., Tübingen, 1848–1928) n: s. Cruveilhier-Baumgarten-Krankheit.

Bauxit|fibrose (Fibr-*; -osis*) f: syn. Korundschmelzerlunge*.

Baxter-Regel: s. Parkland-Formel.

Bayliss-Ef|fekt (Sir William M. B., Physiol., London, 1860–1924) m: (engl.) Bayliss effect; reaktive Kontraktion der glatten Muskulatur der Gefäßwände bei intravasaler Druckerhöhung; ein Faktor der Autoregulation des Kreislaufs. Vgl. Hagen-Poiseuille-Gesetz.

Bazillen (Bacill-*) f pl: s. Bacillaceae.

Bazillen|ruhr (†): korrekte Bez. Bakterienruhr*.

Bazin-Krankheit (Antoine P. B., Dermat., Paris, 1807–1878): syn. Tuberculosis cutis indurativa; s. Tuberkulid.

B-Bild-Methode f: (engl.) B-mode; Verfahren der Ultraschalldiagnostik* zur Darstellung zweidimensionaler Ultraschallbilder.

BCG: Abk. für **B**acille-**C**almette-**G**uérin; Bez. für attenuierten Lebendimpfstoff zur Schutzimpfung* gegen Tuberkulose aus Mycobacterium* bovis; wird auch i. R. einer Immuntherapie bei Blasenkarzinom, malignem Melonom u. a. eingesetzt.

BCR-ABL: Abk. für (engl.) **b**reakpoint **c**luster **r**egion-**Abl**eson oncogene; s. Philadelphia-Chromosom.

BD: Abk. für **B**lut**d**ruck*.

Bdello|vibrio (gr. βδέλλα Blutegel, Schmarotzer; Vibrio*) m: Bakteriengattung gramnegativer, aerober, monotrich begeißelter Vibrionen, die in anderen Bakt. (v. a. Pseudomonas- u. Enterobacter-Species) parasitieren; charakterist. biphasischer Entwicklungszyklus (Ruhephase u. intrazelluläre Reproduktionsphase); nicht humanpathogen; **B. bacteriovorus** befällt u. lysiert im Unterschied zu Bakteriophagen auch nicht wachsende Zellen. Vgl. Bakterienklassifikation.

BDSG: Abk. für **B**undes**d**aten**s**chutz**g**esetz; s. Datenschutzgesetze.

BE: Abk. für **1. B**ecken**e**ndlage*; **2. B**rot**e**inheit*; **3.** (engl.) **b**ase **e**xcess; s. Basenabweichung.

Be: chem. Symbol für Beryllium*.

Beals-Hecht-Syn|drom (Rodney K. B., Orthop., Oregon, geb. 1930; Frederick H., Genet., Tempe, Arizona) n: syn. kontrakturelle Arachnodaktylie*.

Beam's-eye-view (engl. to beam abstrahlen; eye Auge; to view erblicken): Bez. für die Darstellung von Bestrahlungsfeld u. Patientenmodell aus der Perspektive des Strahlenquellpunktes zur Vorbereitung einer Strahlentherapie*.

Beanspruchungs|formen, motorische: (engl.) motoric stress forms; dem Körper mögliche Formen der Beanspruchung (Koordination, Flexibilität, Kraft, Schnelligkeit u. Ausdauer) mit unterschiedl. akuten Reaktionen u. Adaptationen durch Belastung. W. Hol.

Bean-Syn|drom (William B., Int., Iowa-City, 1909–1989) n: syn. Blue*-rubber-bleb-nevus-Syndrom.

Beatmung: (engl.) artificial ventilation; bei nicht vorhandener od. insuffizienter Spontanatmung durch Hilfsmittel (maschinell mittels Respirator*, manuell durch Handbeatmungsbeutel*) od. auch allein durch Atemspende* bewirkte Belüftung (Ventilation) der Lungen; **Formen: 1. kontrollierte B.:** durch entspr. Einstellung am Respirator, angepasst an die jeweiligen Atmungserfordernisse des Pat. (unter bes. Berücksichtigung pathol. Lungenfunktionsparameter), werden Beatmungsfrequenz, Hubvolumen, inspiratorischer Flow, Dauer der In- u. Exspirationsphase sowie endexspiratorischer Druck festgelegt; Voraussetzung: erfolgreiche Anpassung des Pat., d. h. kein Gegenatmen, Husten usw.; kann eine veränderte Respiratoreinstellung diese Kompl. nicht verhindern, müssen ggf. die Atemantriebe des Pat. ausgeschaltet werden (z. B. durch Narkotika, Muskelrelaxanzien). Im Ggs. zur physiol. Atmung erfolgt die Inspiration durch Erzeugung eines Überdrucks (s. Inspirationsdruck) zw. Beatmungsgerät u. Lungenalveolen, die Exspiration erfolgt passiv durch die elastischen Rückstellkräfte der Lungen u. des Thorax bei endexspiratorisch atmosphärischem (bei IPPV*) od. positivem Druck (bei CPPV* mit PEEP*); hinzu kommen intermittierende Seufzereinstellung (s. Seufzeratmung), Erwärmung u. Befeuchtung des Atemgases sowie regelmäßige Bronchialtoilette*. **2. assistierte B.:** auch synchronisierte maschinelle B. (S-IPPV, S-CPPV, IRV*); ein vorgegebener Beatmungshub wird durch den Inspirationssog des Pat. ausgelöst (getriggert); Hubvolumen, Inspirationsflow u. -zeit sind durch die Respiratoreinstellung vorge-

Beatmung
Nomenklatur zur maschinellen Beatmung und Atmungsunterstützung

Kurzbez.	englische Bezeichnung; deutsche Bezeichnung
ASV	assisted spontaneous ventilation; unterstützte Spontanatmung
CPAP	continuous positive airway pressure; kontinuierlicher positiver Atemwegdruck
CPPV	continuous positive pressure ventilation; kontinuierliche Überdruckbeatmung
EPAP	expiratory positive airway pressure; positiver exspiratorischer Atemwegdruck
HFPPV	high frequency positive pressure ventilation; Hochfrequenzüberdruckbeatmung
HFV	high frequency ventilation; Hochfrequenzbeatmung
IPPV	intermittent positive pressure ventilation; intermittierende Überdruckbeatmung
IRV	inversed ratio ventilation; Beatmung mit umgekehrtem Atemphasen/Zeit-Verhältnis
LFPPV	low frequency positive pressure ventilation; Niedrigfrequenzüberdruckbeatmung (kombiniert mit extrakorporaler CO_2-Eliminierung)
MB	maschinelle Beatmung
MMV	mandatory minute volume; (vorgegebenes) maschinelles Minutenvolumen
PEEP	positive endexpiratory pressure; positiver endexspiratorischer Druck
PNPV	positive negative pressure ventilation; Wechseldruckbeatmung
(S)IMV	(synchronized) intermittent mandatory ventilation; (synchronisierte) intermittierende maschinelle Beatmung
ZAP	zero airway pressure; Spontanatmung unter Atmosphärendruck

geben, Beatmungsfrequenz u. Exspirationszeit werden vom Pat. bestimmt. **3. spontane Ventilation:** Unterstützung einer nicht ausreichenden Spontanatmung, z. B. in Narkose durch atemsynchrone Kompression des Atembeutels od. bei Intensivpatienten, die Atemfrequenz u. -zugvolumen i. R. der maschinellen Beatmung selbst bestimmen; s. CPAP. **4. Mischformen:** zwischen der kontrollierten B. kann der Pat. spontan atmen; sog. intermittierende maschinelle B. (IMV*) od. B. mit vorgegebenem maschinellem Minutenvolumen (Abk. MMV); können auch synchronisiert erfolgen u. mit anderen Beatmungsformen kombiniert werden. **Ind.:** v. a. bei respiratorischer Insuffizienz, zentraler od. peripherer Atemlähmung, zur intraop. Narkosebeatmung, Langzeitbeatmung in der Intensivmedizin, als Notfallmaßnahme bei Reanimation, als sog. Assistorbeatmung i. R. der Atemtherapie*; **Erfolgskontrolle:** Überwachung durch regelmäßige arterielle Blutgasanalyse*, Kapnographie* od. Pulsoxymetrie (s. Oxymetrie). Bei Langzeitbeatmung wegen schlechter Lungenfunktion ist ein schnelles Absetzen der B. zum Teil schwierig, daher Entwöhnung vom Respirator durch entspr. Entwöhnungsphasen (gleichzeitige Anw. von IMV bzw. intermittierender CPAP).

Beatmungs|geräte: (engl.) respirators, resuscitators; **1.** Handbeatmungsbeutel* zur kurzfristigen Behebung einer Ateminsuffizienz; **2.** versch. Modelle für die Langzeit- u. Narkosebeatmung (s. Respirator).

Beatmungs|mittel|druck: (engl.) mean respiratory pressure; Quotient aus der Fläche unter der Druckkurve u. der Zeitdauer des Atemzyklus.

Beau-Reil-Quer|furchen (Joseph H. B., Int., Paris, 1806–1865)**:** (engl.) Beau's lines; rissartige, von einem zum anderen Rand über alle Nägel hinweg verlaufende Vertiefungen nach schweren Inf. (Pneumonie, Typhus), Intoxikationen (Thallium, Arsen, Zytostatika) od. akuten Schüben einer Hautkrankheit inf. einer Unterbrechung des Nagelwachstums; bei Säuglingen normal gegen Ende des 1. Monats.

Becher-Zahl (Friedrich E. B., Int., Frankfurt, Halle, 1890–1947)**:** (engl.) Becher's number; Summe aus tägl. Urinvolumen dividiert durch 100 u. den beiden letzten Ziffern der Dichte (z. B. bei 1200 ml mit 1,018 g/ml ist die B.-Z. 12 + 18 = 30); kaum noch durchgeführte Bestimmung aus 24-Std.-Urin zur Abschätzung der Nierenfunktion; **Referenzbereich:** ≥30; <30 bei oligurischem, akutem Nierenversagen noch vor eindeutigem Anstieg von Kreatinin im Plasma. Vgl. Nierendiagnostik.

Becher|zellen (Zelle*)**:** (engl.) goblet cells; schleimbildende Drüsenzellen im Epithel des Darmkanals u. der Atemwege.

Bechterew-Kern (Wladimir M. von B., Neurol., St. Petersburg, 1857–1927): s. Nuclei vestibulares.

Bechterew-Strümpell-Marie-Krankheit (↑; Adolf v. S., Int., Leipzig, 1853–1925; Pierre M., Neurol., Paris, 1834–1950)**:** syn. Spondylitis* ankylosans.

Beck-Bohrung (Alfred B., Chir., Kiel, geb. 1889)**:** (engl.) 1. Beck's operation, 2. Beck's method; **1.** Anlage eines Bohrlochs in der Vorderwand der Stirnhöhle zur Drainage, Spülung od. Instillation von Medikamenten nach Einsetzen einer stumpfen Kanüle od. zur Sinuskopie*; **2.** veraltete Methode zur Anregung der Ossifikation durch Anbringen multipler Bohrlöcher; Anw.: bei verzögerter Kallusbildung od. Pseudarthrose nach Frakturen, auch bei aseptischen Knochennekrosen.

Beck-De|pressions|inventar (Depression*) **n:** (engl.) Beck depression inventory; psychol. Selbstbeurteilungsverfahren aus 21 Elementen zur Quantifizierung des depressiven Syndroms*. R. Sti.

Becken: Pelvis; Knochenring aus unpaarigem Os sacrum u. paarigem Os coxae; Os sacrum u. Os coxae stehen über die nahezu unbewegliche Articulatio sacroiliaca, die beiden Ossa coxae über die Symphysis pubica in Verbindung; die Linea terminalis, am Promontorium ossis sacri beginnend u. nach vorn zum Tuberculum pubicum der Symphyse verlaufend,

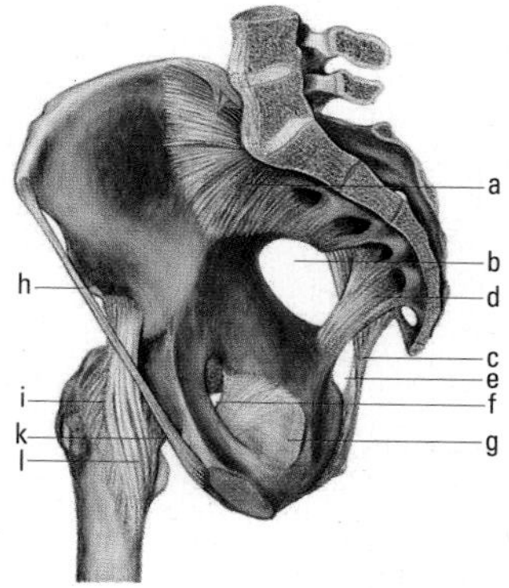

Becken:
Bänder des Beckens und des Hüftgelenks;
a: Ligg. sacroiliaca anteriora; b: Foramen ischiadicum majus; c: Lig. sacrotuberale; d: Lig. sacrospinale; e: Foramen ischiadicum minus; f: Canalis obturatorius; g: Membrana obturatoria; h: Lig. inguinale; i: Lig. iliofemorale (Querzug); k: Lig. pubofemorale; l: Lig. iliofemorale (Längszug) [532]

grenzt das oberhalb gelegene große Becken (Pelvis major) vom kleinen Becken (Pelvis minor) ab; nach oben ist das Becken über die Apertura pelvis superior zur Bauchhöhle offen, die untere Öffnung (Apertura pelvis inferior) ist durch den muskulären Beckenboden verschlossen.

Becken|achse: s. Führungslinie des Beckens.

Becken|anomalien (Anomalie*) **f pl:** s. Beckenformen.

Becken|arterio|graphie (Arteri-*; -graphie*) **f:** (engl.) pelvic arteriography; Röntgenkontrastdarstellung der Beckenarterien; Zugang meist transfemoral (Seldinger*-Methode); s. Angiographie.

Becken|ausgang: (engl.) pelvic outlet; (anat.) Apertura pelvis inf.; längsoval.

Becken|binde|gewebe: (engl.) pelvic connective tissue; Bindegewebepfeiler, die von der seitl. Beckenwand zu den Beckenorganen ziehen u. Blutgefäße u. Nerven heranführen: Paracystium (zur Harnblase), Paracolpium (zur Scheide), Parametrium* (zur Gebärmutter), Paraproctium (zum Mastdarm).

Becken|boden: (engl.) pelvic floor; muskulöser Verschluss des Beckenausgangs (s. Abb.); gebildet durch das Diaphragma pelvis (Musculus* levator ani, M. coccygeus) u. den M. transversus perinei superf. sowie den quergestreiften M. transversus perinei prof. (beim Mann) bzw. dessen glattmuskuläre Entsprechung bei der Frau

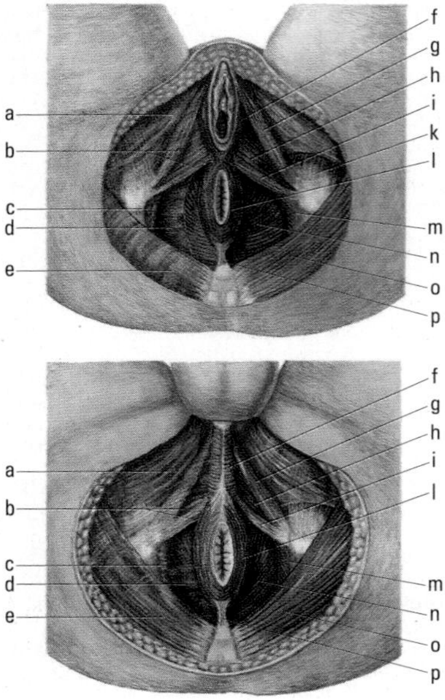

Beckenboden:
Muskulatur der Frau (oben) und des Mannes (unten), vom Damm aus gesehen; in der linken Bildhälfte jeweils die Faszien;
a: Fascia lata; b: Fascia diaphragmatis urogenitalis inferior; c: Fascia obturatoria mit Alcock-Kanal; d: Fascia diaphragmatis pelvis inferior; e: Fascia glutea; f: M. bulbospongiosus; g: M. ischiocavernosus; h: M. transversus perinei profundus; i: M. transversus perinei superficialis; k: M. semitendinosus u. M. biceps femoris; l: M. sphincter ani externus; m: M. obturatorius internus; n: M. levator ani; o: M. gluteus maximus; p: Ligamentum anococcygeum [532]

(Mm. compressor urethrae u. sphincter urethrovaginalis), die sich von kaudal dem Spalt zw. den Mm. levatores ani (Levatortor: Durchtritt von Darm, Harn- u. Geschlechtswegen) anlagern. Vgl. Saccus subcutaneus perinei, Compartimentum superficiale perinei, Saccus profundus perinei.

Becken|durch|messer: (engl.) pelvic diameter; (gebh.) **1.** querer B.; I. schräger B. (von li. vorn nach re. hinten); II. schräger B. (von re. vorn nach li. hinten); **2.** gerader B. (von vorn nach hinten); s. Kindslage (Abb.).

Becken|dys|tokie (Dys-*; Toko-*) f**:** s. Dystokie.

Becken|ebenen: (engl.) pelvic planes; **1.** O-Ebene: obere Schoßfugenrandebene, Beckeneingangsebene; **2.** U-Ebene: untere Schoßfugenrandebene; **3.** I-Ebene: Interspinalebene; **4.** BA: Beckenausgangsebene (s. Abb.).

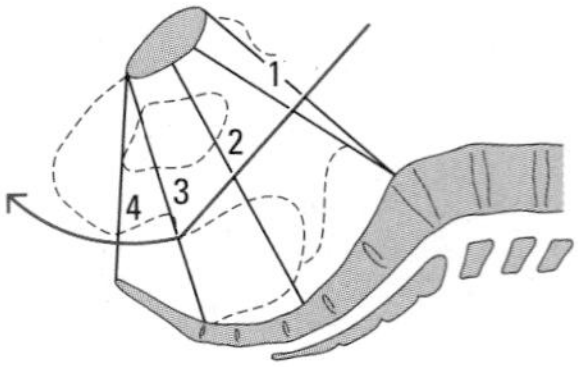

Beckenebenen:
medianer Sagittalschnitt durch das Becken mit dem klassischen Ebenensystem; die Führungslinie des Beckens ist durch einen Pfeil veranschaulicht. 1: Beckeneingang; 2: Beckenweite (Beckenmitte); 3: Beckenenge; 4: Beckenausgang [386]

Becken|eingang: (engl.) pelvic inlet; (anat.) Apertura pelvis sup.; queroval.

Becken|end|lage: (engl.) breech presentation; Kindslage*, bei der das Beckenende vorausgeht (3–5 % aller Termingeburten); **Einteilung** nach dem vorangehenden Teil in reine Steißlage/ Steißfußlage, Fußlage u. Knielage; **Urs.:** Ausbleiben der kindl. Drehung in utero, Frühgeburt, Weichteil- u. Beckenanomalien, Zwillinge, tief sitzende Plazenta; **Ther.: 1.** Versuch der äußeren Wendung* ab der vollendeten 37. SSW unter Tokolyse in Sectio-Bereitschaft (Erfolgsquote ca. 26–44 % bei Erstgebärenden, 71–80 % bei Mehrgebärenden); **2.** alternative od. Naturheilverfahren (Moxibustion, Akupunktur, indische Brücke); **3.** vaginale Entbindung mit Manualhilfe* od. Schnittentbindung.

Becken, enges: (engl.) narrow pelvis; (gebh.) bezogen auf die Kopfgröße des Kindes zu geringe Beckenmaße der Mutter; kann sowohl durch die Kopfgröße u. -form (funktionell e. B.) als auch durch Beckenverengung (anatomisch e. B.) bedingt sein; häufige Urs. regelwidriger Geburten; evtl. durch Roederer*-Kopfeinstellung kompensierbar; s. Beckenformen.

Becken|formen: (engl.) pelvic types; **1.** normales Becken; **2.** allg. verengtes Becken als infantiles bzw. juveniles Becken, Zwergbecken (Minderwuchs), viriles, androides Becken, hohes Assimilationsbecken*; **3.** gerad verengtes Becken als plattes Becken (bei Rachitis, Osteomalazie), Wirbelgleitbecken (spondylolisthet. Becken); **4.** allg. verengtes u. plattrachit. Becken als Komb. von 2. u. 3.; **5.** schräg verengtes Becken bei Koxitis, Skoliose, Rachitis, Luxation, Naegele*-Becken, Klaudikationsbecken, (einseitig) ankylot. od. ostit.-synostotisches Becken; **6.** quer verengtes Becken als Robert-Becken (beidseitige Ankylose der Iliosakralgelenke), Protrusionsbecken; **7.** unregelmäßig verengtes Becken bei Osteomalazie, Osteodystrophie, Exostosen, Frakturen, Rachitis; **8.** Trichterbecken*, Verengung im Beckenausgang bei infantilem Becken, virilem Becken, Kyphose. Vgl. Michaelis-Raute, Beckenmaße, Becken, enges.

Becken|frakturen (Fraktur*) f pl**:** (engl.) pelvic fractures; Einteilung nach der Lok. (s. Abb.): **1.** Beckenrandfrakturen (einschl. Abrissfrakturen): durch direkte Gewalteinwirkung entste-

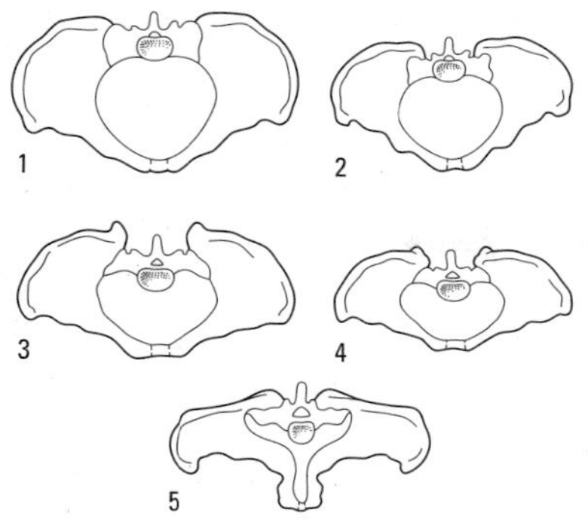

Beckenformen:
1: normales Becken; 2: allgemein verengt;
3: gerad verengt; 4: allgemein verengt und plattrachitisch (Kombination von 2 u. 3);
5: unregelmäßig verengt [384]

hende Brüche mit Kontinuitätserhaltung des Beckenrings (intakte Statik); Ther.: evtl. kurzzeitige Bettruhe, frühzeitige Mobilisation unter Vollbelastung; bei Abrissfrakturen u. U. Schraubenosteosynthese; **2.** Beckenringfrakturen: u. a. durch Sturz, Einklemmung od. Überfahrenwerden entstehende Frakturen; Klin.: Beckenkompressions-, ggf. Spontanschmerz, funkt. Beinverkürzung, Beckeninstabilität, meist großes Frakturhämatom, evtl. innere Begleitverletzungen u. a. des ableitenden Harnsystems od. des

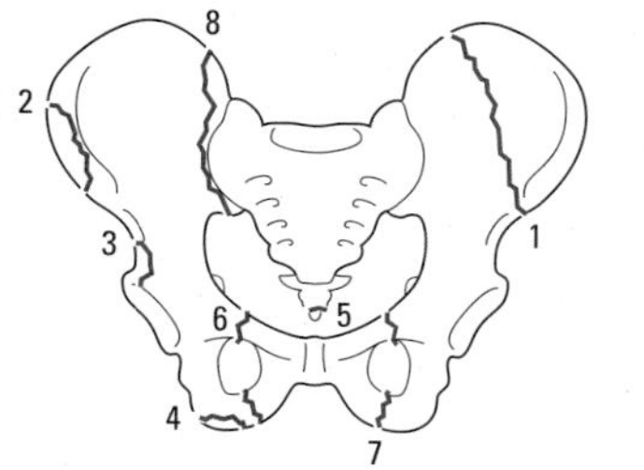

Beckenfrakturen:
Beckenrandfrakturen: 1: Beckenschaufelfraktur; 2 u. 3: Abriss der Spina iliaca anterior superior bzw. inferior; 4: Abriss des Tuber ossis ischii; 5: Steißbeinfraktur; Beckenringfrakturen; 6: vordere Ringfraktur; 6 u. 7: doppelte vordere Ringfraktur (sog. Schmetterlingsfraktur); 6 u. 8: doppelte Vertikalfraktur nach Malgaigne [154]

Darms; Unterformen: **a)** vordere Ringfraktur mit Bruch des Sitz- bzw. Schambeinasts; **b)** doppelte Vertikalfraktur nach Malgaigne (syn. vordere u. hintere Vertikalfraktur) mit hinterer Längsfraktur des Darm- bzw. Kreuzbeins neben der Iliosakralfuge in Komb. mit vorderer Ringfraktur; **c)** Schmetterlingsfraktur mit beidseitiger vorderer Ringfraktur; **d)** Symphysen- u. Iliosakralfugensprengung; Diagn.: Röntgen in zwei Ebenen, CT, Kernspintomographie; Ther.: inf. langer Immobilisationsdauer bei konservativer Ther. häufig op. Anlage eines Fixateur* externe od. Plattenosteosynthese, bei d) Osteosynthese, evtl. Rauchfuß*-Schwebe; **3.** Azetabulumfrakturen: durch seitl. Gewalteinwirkung od. Dashboard* injury entstehende Frakturen; Unterformen: **a)** meist Fraktur des dorsokranialen Pfannenrandes; **b)** Fraktur des dorsalen Pfeilers; **c)** Fraktur des ventralen Pfeilers; **d)** Querfraktur der Pfanne; Diagn.: Trochanterdruckschmerz, Röntgen in drei Ebenen u. Schrägaufnahmen (Ala- u. Obturatoraufnahmen); Ther.: offene Reposition u. Stabilisierung mit Schrauben u. Platten; **Kompl.:** bei dorsalen Frakturen evtl. Läsion des N. ischiadicus, v. a. bei komb. Azetabulumfrakturen Gefahr der posttraumat. Koxarthrose.

Becken|hörner-Syn|drom n: syn. Nagel*-Patella-Syndrom.

Becken|kamm|lappen: (engl.) iliac bone flap; knöchernes, auch osteokutanes Gewebetransplantat aus der Beckenkammregion; **Verw.:** bei rein knöcherner Zusammensetzung u. kleiner Knochenmasse als freies Transplantat ohne Gefäßversorgung (Augmentationsplastik*); als osteokutaner Lappen od. bei größerer Knochenmasse durch mikrochirurgische Gefäßanastomose mit der A. u. V. circumflexa ilium profunda zur Lappenplastik* in der plastischen Gesichtschirurgie.

Becken|kamm|punktion (Punktion*) **f:** (engl.) punch biopsy of the iliac crest; Punktion der Crista iliaca zur Gewinnung von Knochenmark zur Zytodiagnostik*; s. Knochenmarkbiopsie.

Becken, kleines: (engl.) small pelvis, true pelvis, lesser pelvis, pelvis minor; gebh. wichtigster Teil des Beckens; nach kranial begrenzt durch die Linea terminalis, nach kaudal durch den Beckenausgang.

Becken|lymph|knoten (Lymph-*)**:** (engl.) pelvic lymph nodes; Sammelgebiete u. Abfluss: s. ums. Abb.; wichtig bei malignen Tumoren des weiblichen Genitale.

Becken|maße: (engl.) pelvic measurements; (s. ums. Abb.) **1. äußere B.: a)** Distantia interspinosa (Abstand der beiden vorderen oberen Darmbeinstachel) 25–26 cm; **b)** Distantia intercristarum (größter Abstand der Darmbeinkämme) 28–29 cm; **c)** Distantia intertrochanterica (Abstand der Trochanteren) ca. 31 cm; **d)** Conjugata externa: Diameter Baudelocque (oberer Rand der Symphyse bis letzter Lendenwirbeldorn) 18–21 cm. Die äußeren B. sind Maße des großen Beckens, geben jedoch Hinweise auf die Verhältnisse im gebh. wichtigen kleinen Becken. **2. innere B.: a)** Conjugata anatomica (Promontorium bis Symphysenoberrand); **b)** Conjugata vera: engste Stelle zw. Promontorium u. Symphyse, 11 cm; **c)** Conjugata diagonalis: Verbindungslinie vom untersten Rand der Symphyse, Promontorium ca. 13 cm; **d)** Diameter obliqua (12,5 cm) zw. Articulatio sacroiliaca u. Eminentia iliopubica der Gegenseite (Diameter obliqua prima von re. hinten nach li. vorn, Diameter obliqua secunda von li. hinten nach re. vorn); **e)** Diameter transversa (13,5 cm): größter Abstand zw. beiden Lineae terminales (s. Becken).

Becken|neigung: Inclinatio* pelvis.

Becken|niere: (engl.) pelvic kidney; im Becken lokalisierte Niere (pelvine Dystopie), häufig als (fehlgebildete) Einzelniere, evtl. mit atyp. Gefäßversorgung, meist aber ausreichender Funk-

B

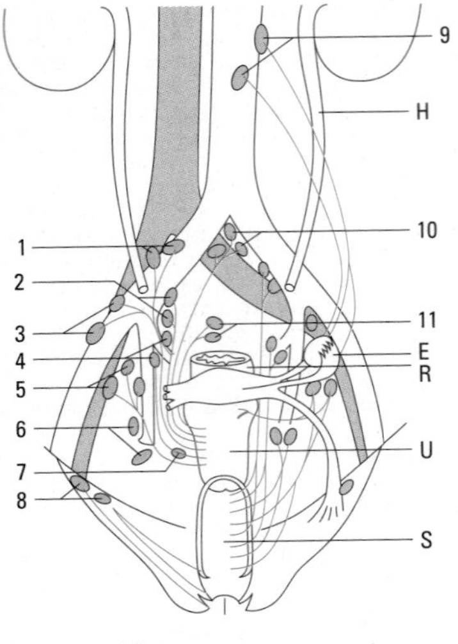

Beckenlymphknoten:
1, 2, 3: Nll. iliaci communes, Nll. iliaci interni, Nll. iliaci externi; 4: Nll. gluteales superiores; 5: Nll. interiliaci; 6: Nll. gluteales inferiores; 7: Nl. parauterinus; 8: Nll. inguinales superficiales; 9: Nll. lumbales; 10: Nll. subaortici; 11: Nll. sacrales
E: Eileiter; R: Rektum; U: Uterus; S: Scheide; H: Harnleiter [172]

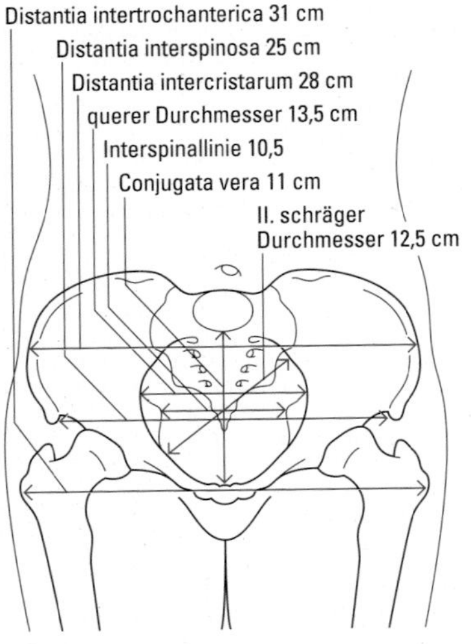

Beckenmaße

tion; oft in Komb. mit genitalen Fehlbildungen (z. B. Rokitansky*-Küster-Hauser-Syndrom); **Kompl.:** Entz., Hydronephrose, Nephrolithiasis, bei Frauen evtl. Geburtshindernis. Vgl. Nierenfehlbildungen.

Becken|osteo|tomie (Ost-*; -tom*) f: (engl.) pelvic osteotomy; s. Chiari-Operation, Salter-Operation.

Becken|ring|fraktur (Fraktur*) f: (engl.) fracture of the pelvic ring; s. Beckenfrakturen.

Becken|ring|lockerung: (engl.) widening of pelvic ligaments; physiol. Lockerung des Beckenrings im Bereich der Symphyse u. der Iliosakralgelenke in der Schwangerschaft (hormonell bedingt).

Becken|schief|stand: (engl.) pelvis obliquity; Fehlstellung des Beckens inf. angeb. Hypoplasie* einer Beckenhälfte u. einseitiger Beinverkürzung (z. B. Luxatio coxae congenita, angeb. Coxa vara) od. erworbener (Krankheit, Verletzung) wirkl. od. scheinbarer einseitiger Beinverkürzungen (z. B. Poliomyelitis, mit Verkürzung od. Achsenfehlstellung, verheilte Frakturen, Coxitis); **Folge:** statische Skoliose*. Vgl. Beinlängendifferenz.

Becken|venen|sporn (Vena*): (engl.) iliac vein proliferation; fibröse Intimaproliferation der V. iliaca communis sinistra durch pulssynchrone Einklemmung zw. Lendenwirbel u. A. iliaca communis dextra; häufige lokale Urs. für eine Beckenvenenthrombose*, meist auf der li. Seite.

Becken|venen|thrombose (↑; Thromb-*; -osis*) f: (engl.) iliac vein thrombosis; ein- od. beidseitige Thrombose* der großen Beckenvenen (V. iliaca interna u. V. iliaca externa); **Urs.:** aszendierende Oberschenkelvenenthrombose, Kompression bzw. Wandinfiltration von Tumoren (z. B. Lymphknotenmetastasen), paraneoplastisch, Beckenvenensporn*, Vena*-cava-inferior-Syndrom od. Einschwemmung thromboplastinhaltigen Materials bei Entbindung (aus Plazenta u. Dezidua); **Sympt.:** leichte Blaufärbung, Schwellung des Oberschenkels, Spontan- u. Druckschmerz des betroffenen Beins, Druck- u. Völlegefühl im Unterbauch; evtl. Miktions- u. Defäkationsstörungen, Mahler*-Zeichen, erhöhte Temperatur; **Diagn.:** farbcodierte Duplexsonographie, Phlebographie, serol. D-Dimere; **Ther.:** sofortige Heparinisierung, ggf. Lyseversuch mit Fibrinolytika; bei erfolgloser Lyse od. Kontraind. venöse Thrombektomie evtl. mit Korbhenkel-Shunt (s. Palma-Operation); **Kompl.:** schnelles Thrombenwachstum deszendierend in die V. femoralis (bis zur Phlegmasia* coerulea dolens) u. (seltener) aszendierend in die V. cava inferior; Lungenembolie, postthrombotisches Syndrom.

Becker-Melanose (Samuel W. B., amerikan. Arzt, geb. 1924; Melan-*; -osis*) f: (engl.) Becker's nevus; syn. Becker-Nävus, Melanosis naeviformis; oft mehr als handtellergroßer, behaarter Pigmentfleck; Entstehung meist bei Männern zw. dem 10. u. 20. Lj., einseitig im Bereich der Schulter; deutl. Hervortreten nach Sonnenbestrahlung.

Becker-Muskel|dys|trophie (Peter E. B., Humangenet., Göttingen, geb. 1908; Musculus*; Dys-*; Troph-*) f: (engl.) Becker type muscular dystrophy; X-chromosomal-rezessiv erbl. Form der progressiven Muskeldystrophien* inf. Mangel an Dystrophin* (Genlokus Xp21.2); **Klin.:** proximal betonte Mukelschwäche mit Beginn zw. 5. u. 20. Lj. u. langsamer Progredienz, Verlust der Gehfähigkeit meist zw. 20. u. 40. Lj.; evtl. schwere Kardiomyopathie; leicht verkürzte Lebenserwartung. A. Moe.

Becker-Myo|tonie (My-*; Ton-*) f: s. Myotonia congenita.

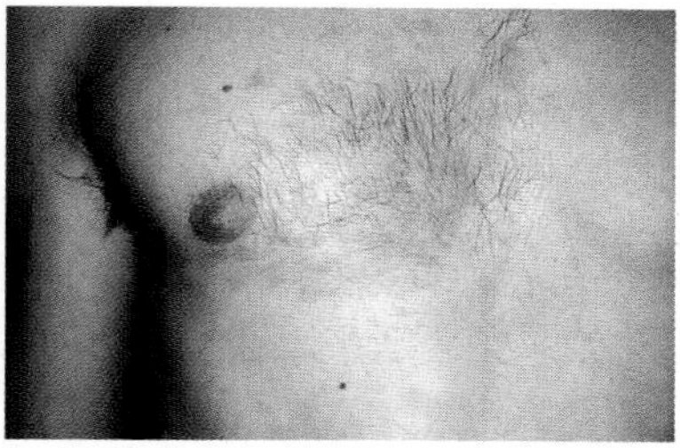

Becker-Melanose [580]

Beck-Trias (Claude B., Chir., Cleveland, 1894–1971; Trias*) f: (engl.) Beck's triad; Symptomentrias bei Perikardtamponade* u. Pericarditis constrictiva (s. Perikarditis): leise Herztöne, erniedrigter art., erhöhter venöser Blutdruck.

Beckwith-Wiedemann-Syn|drom (J. Bruce B., Päd., Pathol., Seattle, geb. 1933; Hans-Rudolf W., Päd., Kiel, geb. 1915) n: syn. Exomphalos-Makroglossie-Gigantismus-Syndrom (Abk. EMG-Syndrom); Häufigkeit ca. 1:15 000; **Urs.:** versch. genetische Anomalien am Genlokus 11p15; in 15 % der Fälle autosomal-dominante Vererbung; z. T. liegen Chromosomenaberrationen mit Bruchpunkt in 11p15 (Translokationen, maternale Inversionen od. paternale Duplikationen), uniparentale Disomien mit erhöhtem Tumorrisiko od. Mutationen im p57-Gen vor; evtl. auch biallele Expression des normalerweise vom genomischen Imprinting* betroffenen IGF-II-Gens; **Sympt.:** konnatale od. postnatale Makrosomie bei ausgeprägter Wachstums-, Knochenreifungs- u. Dentitionsbeschleunigung sowie Splanchnomegalie (Nieren, Leber, Pankreas), die sich im weiteren Verlauf zurückbilden (normale Endlänge); Nabelschnurbruch, ggf. mit Herniation der Baucheingeweide; Makroglossie; Ohrmuscheldysplasie mit auffälliger Y-förmiger Kerbung der Ohrmuscheln; Störungen des Kohlenhydratstoffwechsels mit Hypoglykämie im Neugeborenen- u. Säuglingsalter u. später prädiabetischer Stoffwechsellage; erhöhte Malignomdisposition (insbes. Wilms-Tumor, Nebennierenrindenkarzinom); häufige sonographische Verlaufsuntersuchungen im Kindesalter wegen des erhöhten Malignomrisikos erforderlich; **DD:** Embryofetopathia diabetica, konnatale Hypothyreose, Sotos-Syndrom.

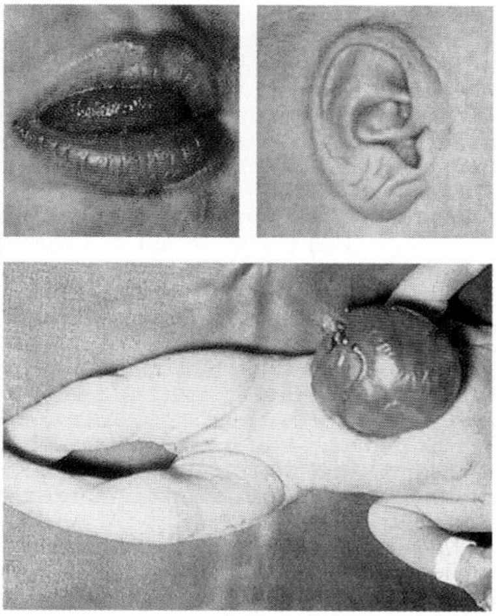

Beckwith-Wiedemann-Syndrom: Makroglossie (li.) und typische Furchenbildung an der Ohrmuschel (re.) sowie Exomphalos (unten) [264]

Béclard-Knochen|kern (Pierre A. B., Chir., Paris, 1785–1825): s. Ossifikationskern.

Beclo|metason (INN) n: halogeniertes Glukokortikoid zur topischen Anw. bei Asthma bronchiale u. Rhinitis allergica; vgl. Glukokortikoide.

Becquerel (Henri-Antoine B., Phys., Paris, 1852–1908) n: SI-Einheit der Aktivität* radioaktiver Substanzen; Einheitenzeichen Bq; 1 Bq = 1 Zerfall pro Sekunde (1 Bq = 1 s^{-1}); nicht mehr zugelassene Einheit: Curie* (Ci); 1 Ci = 3,7 × 10^{10} Bq. Vgl. Radioaktivität.

BED: Abk. für (engl.) **b**inge **e**ating **d**isorder; Form der psychogenen Essstörungen*, bei der subjektiv unkontrollierbare Essanfälle mind. zweimal pro Woche über 6 Mon. auftreten; in kurzer Zeit wird viel u. wahllos gegessen bis zu unangenehmem Völlegefühl, das von Schuld- u. Schamgefühlen begleitet ist; Vork. oft in Komb. mit Adipositas* u. depressiver Episode*; Gynäkotropie (w:m = 3:2); geschätzte Prävalenz: 2 %; **Ther.:** Verhaltenstherapie, interpersonelle Psychotherapie. S. Mun.

Bedeutungs|erlebnis, wahnhaftes: (engl.) interpretative delusion; Wahnphänomen, bei dem Gegenständen u. Ereignissen eine neue, meist auf die eigene Person bezogene Bedeutung beigemessen wird; Vork. z. B. zu Beginn einer Schizophrenie. Vgl. Wahn, Wahnwahrnehmung.

Bednar-Aphthen (Alois B., Päd., Wien, 1816–1888; Aphthen*) f pl: (engl.) Bednar's aphthae; traumat. verursachte aphthenähnliche Epitheldefekte am harten Gaumen bei Säuglingen (z. B. als Sauggeschwüre, durch Auswischen des Mundes); **DD:** Epstein*-Perlen; vgl. Aphthen.

Bednar-Parrot-Pseudo|para|lyse (↑; Joseph Marie P., Päd., Paris, 1839–1883; Pseud-*; Par-*; Lys-*) f: (engl.) Parrot's pseudoparalysis; ein- od. beidseitige, schmerzhafte Bewegungseinschränkung bzw. Lähmungserscheinungen an Beinen od. Armen inf. luischer Osteochondritis, Periostitis bzw. Osteomyelitis sofort nach der Geburt bei intrauterin erworbener Syphilis*.

Bedside teaching (engl.): klin. Unterricht am Krankenbett.

Bedside-Test (engl.): Kontrolle der ABNull*-Blutgruppen von Spender- u. Empfängerblut unmittelbar vor einer Bluttransfusion* (am Krankenbett) insbes. zur Vermeidung von Verwechslungen; das Patientenblut (Testung obligat) ist direkt aus dem venösen Zugang, das Spenderblut (Testung fakultativ, bei der Eigenblutspende obligat) aus dem Transfusionsbesteck der vorbereiteten Blutkonserve zu entnehmen. Die Blutgruppenbestimmung* erfolgt meist mit kommerziell erhältlichen Testkits (sog. Identitätskarten; Dokumentation des Ergebnisses in der Patientenakte). Vgl. Kreuzprobe.

B

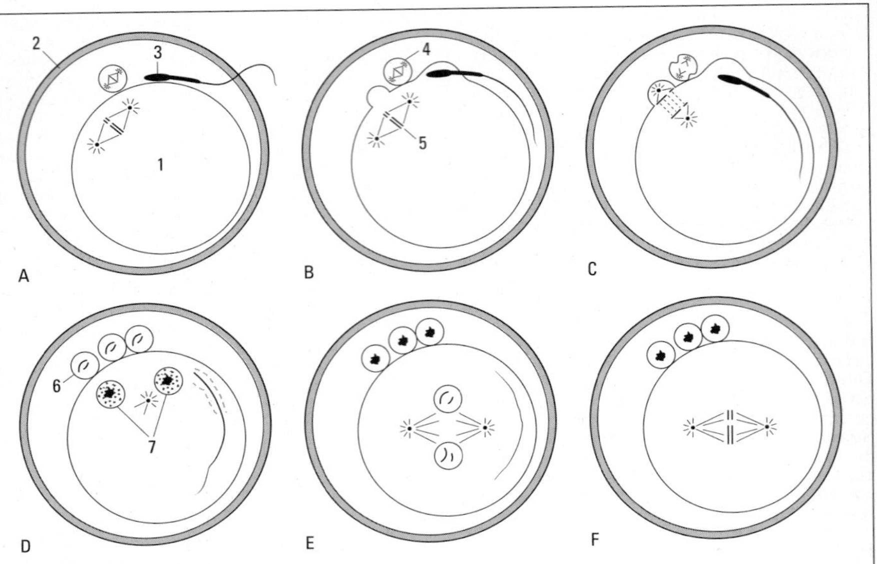

Befruchtung:
A–B: Imprägnation; C: 2. Reifeteilung; D: Bildung der Vorkerne; E: Konjugation;
F: Einleitung der 1. mitotischen Teilung
1: Eizelle; 2: Zona pelluocida; 3: Spermium; 4: Polkörper; 5: Teilungsspindel; 6: 3 Polkörper;
7: männl. u. weibl. Vorkern [28]

Bed|so̲nien f pl: s. Chlamydia.

Bedürfnis: (engl.) need; mit dem Erleben von Mangel verbundener intrapsychischer Spannungszustand, der über das Streben (z. B. als Appetenzverhalten*) nach Beseitigung des Mangels zu Entspannung führt (sog. Bedürfnisbefriedigung); ein primäres B. ist physiol. bedingt (z. B. Hunger, Durst); ein sekundäres B. ist erlernt bzw. kulturell geformt (z. B. B. nach Anerkennung). Vgl. Trieb, Motiv.

Befehls|auto|matie f: (engl.) command automatism; Bez. für das unkritische Ausführen befohlener Handlungen (auch gegen den eigenen Willen) od. ein mechanisches Handeln i. S. einer Echolalie* od. Echopraxie*; Vork. z. B. bei Schizophrenie od. unter Drogeneinfluss; vgl. Automatismen.

Befeuchter|lunge: (engl.) humidifier lung; Bez. für eine exogen-allergische Alveolitis*, ausgelöst durch Inhalation von bakteriellen od. Schimmelpilzallergenen, die über Luftbefeuchter, Wasserverdunster, Klimaanlagen od. Kühlsysteme in die Atemluft gelangen.

Befindlichkeit: (engl.) sensitivities; grundlegende, nicht willentlich steuerbare Gestimmtheit des Menschen, die sein Verhalten u. Empfinden prägt. G. St.-I.

Befruchtung: (engl.) fertilization; Fecundatio; Verschmelzung haploider Geschlechtszellen (Spermium u. Eizelle*) zu diploider Zygote*; i. e. S. Verschmelzung der Gametenkerne (Konjugation, Karyogamie); nach Imprägnation (aktives Eindringen des Spermiums in das Ei) vollendet der Kern der Eizelle die 2. Reifeteilung mit Ausstoßung eines Polkörperchens (s. Abb.); der Spermienkopf wandelt sich zum Vorkern um. Nach der Konjugation liegt die entwicklungsfähige Zygote mit diploidem Chromosomensatz vor.

Befruchtung, extra|korpora̲le: s. In-vitro-Fertilisation, ICSI, Embryonentransfer.

Begattung: (engl.) copulation; Koitus* zum Zweck der Befruchtung*.

Begleit|arthritis (Arthr-*; -itis*) f: (engl.) accompanying arthritis; symptomat. Arthritis* i. R. einer Allgemeininfektion, z. B. als flüchtige Koxitis*.

Begleit|otitis (Ot-*; -itis*) f: (engl.) accompanying otitis; im Säuglings- u. Kleinkindesalter häufig symptomarme Otitis* media i. R. anderer Infektionskrankheiten (z. B. Masern, Grippe); vgl. Mastoiditis, okkulte.

Begleit|venen (Vena*) f pl: (engl.) accompanying veins; Venae comitantes.

Behaarung, ab|no̲rme: (engl.) excessive hair growth, alopecia; s. Hypertrichose, Alopezie.

Behaglichkeits|temperatur f: (engl.) comfort zone; syn. Indifferenztemperatur*.

Behandlung, ex|spektati̲ve: (engl.) watchful expectancy; abwartendes Offenlassen von Symptomengruppen, Symptomen u. Krankheitsbildern während evtl. weiterlaufender Diagnostik*; die Behandlung beschränkt sich auf Beobachtung des weiteren Verlaufs, auf Diät sowie allg. bzw. symptomat. Maßnahmen (um einen abwendbar gefährlichen Verlauf* nicht zu verschleiern) u. kann bei entspr. Indikation od. nach Diagnosestellung z. B. in eine spezif. od. andere bes. Behandlung übergehen.

Behandlung, gnoto|bio̲tische: (engl.) gnotobiotic treatment; Behandlung in kompletter Isolation, bei der die (noch) vorhandenen Krankheitserreger bekannt sind; klin. relevant bei angeb. Immundefekt, Knochenmarktransplantation u. Hochdosischemotherapie. Vgl. Life island.

Behandlung, kon|servative: (engl.) conservative treatment; nichtoperative Behandlung; i. w. S. auch schonende chir. Behandlung unter weitgehender Erhaltung z. B. von verletzten Organen od. Gliedmaßen; vgl. Methoden, invasive.

Behandlung, palliative: (engl.) palliative treatment; lindernde Behandlung im Ggs. zur kurativen (heilenden); z. B. bei inoperablem od. metastasierenden Tumor.

Behandlungs|fehler: (engl.) treatment error; der Arzt begeht einen B., wenn er bei Diagn., Therapie od. einer sonstigen med. Maßnahme (z. B. Einsatz med.-techn. Geräte) die nach den Erkenntnissen der med. Wissenschaft unter den jeweiligen Umständen objektiv erforderl. Sorgfalt außer acht lässt, d. h. diejenige Sorgfalt, die der Verkehr von einem ordentl., pflichtgetreuen Durchschnittsarzt des Faches in der konkreten Situation erwartet. Die übliche Sorgfalt hingegen reicht nicht aus, wenn sie den geforderten Standard nicht erreicht. Verfügt der Arzt über den zu verlangenden Standard hinaus über Spezialkenntnisse, so hat er diese einzusetzen. Soweit allgemein anerkannte Regeln der med. Wissenschaft gelten, hat der Arzt grundsätzlich danach zu handeln. Handlungsempfehlungen u. Hilfen für den sorgfältig handelnden Arzt geben die Leitlinien für Diagnostik u. Therapie der wissenschaftlichen med. Fachgesellschaften, die an den med. Fortschritt angepasst sind u. den aktuellen Stand ärztl. Wissens widerspiegeln. Leitlinien sind jedoch weder haftungsbefreiend noch -begründend. Die Methodenfreiheit besteht nur innerh. enger Grenzen. Die Anw. neuer Behandlungsmethoden verpflichtet zu gesteigerter Sorgfalt. Eine Sorgfaltspflichtverletzung begeht der Arzt, der eine Behandlung übernimmt, die sein Können überfordert (sog. Übernahmeverschulden). Der Arzt schuldet höchste Sorgfalt auch beim arbeitsteiligen Dienst. Soweit es sich um die Zusammenarbeit gleichrangiger Ärzte handelt (horizontale Arbeitsteilung, z. B. zw. Anästhesist u. Chirurg), gilt der Vertrauensgrundsatz. Danach darf jeder Beteiligte darauf vertrauen, dass der Partner seine Aufgaben mit der gebotenen Sorgfalt erfüllt, solange nicht konkrete Umstände Anlass zu Zweifeln geben. Bei der vertikalen Arbeitsteilung, die das hierarch. Prinzip der fachlichen Über- u. Unterordnung prägt, gilt der Vertrauensgrundsatz nur eingeschränkt: Der leitende Arzt hat Überwachungs- u. Weisungspflichten gegenüber seinen nachgeordneten ärztl. u. nichtärztl. Mitarbeitern wahrzunehmen. Zu den Sorgfaltspflichten des Arztes gehört auch die berufliche Fortbildung. Ein B., der durch Tun od. Unterlassen zum Tod führte, stellt eine nichtnatürliche Todesart* dar. Vgl. Medizin, evidenzbasierte.

Behandlung, spezifische: (engl.) specific treatment; Kausalbehandlung; Ther. mit Heilmitteln od. Maßnahmen, die gegen die Urs. einer Erkr. wirksam sind.

Behandlungs|pflege: Pflegemaßnahmen, die durch Erkr. od. Verletzung notwendig werden u. i. d. R. nach ärztl. Anordnung erfolgen; vgl. Krankenpflege, häusliche. H. Hof.

Behandlungs|pflicht: (engl.) obligation to treat; schlechthin besteht keine allgemeine B. des Arztes. Vielmehr gilt der Grundsatz der **Behandlungsfreiheit:** Der Arzt ist in der Ausübung seines Berufs frei. Er kann die ärztl. Behandlung, wenn sie unzumutbar ist, ablehnen, insbes. dann, wenn er der Überzeugung ist, dass das notwendige Vertrauensverhältnis zw. ihm u. dem Pat. nicht besteht. Seine Verpflichtung, gemäß § 323 c StGB in Notfällen zu helfen, bleibt hiervon unberührt (§ 2 Abs. 28.2 Musterberufsordnung für die deutschen Ärzte). Auch andere Gründe können die Behandlungsfreiheit des Arztes einschränken. So trifft den Vertragsarzt mit der Zulassung zur Teilnahme an der vertragsärztl. Versorgung auch die Pflicht zur Behandlung von Sozialversicherten nach den Vorschriften des Kassenarztrechts. Damit trägt er allerdings nicht die Pflicht, alle Kassenpatienten, die zu ihm kommen, zu behandeln; eine gewünschte Behandlung kann er jedoch nur in begründeten Fällen ablehnen, etwa bei Überlastung. Ähnliches wie für die Behandlungsübernahme gilt für die Weiterbehandlung. Nach erfolgter Behandlungsübernahme (eine telefon. Konsultation ist hierfür u. U. bereits ausreichend) kann den Arzt eine Besuchspflicht treffen. Für **Krankenhäuser** besteht nach den Krankenhausgesetzen der Bundesländer i. R. ihrer planerischen Aufgabenstellung u. Leistungsfähigkeit eine allg. Aufnahme- u. Versorgungspflicht, sofern bei einem Pat. stationäre Behandlungsbedürftigkeit vorliegt. Die nach § 108 SGB V zugelassenen Kliniken sind darüber hinaus i. R. ihres Versorgungsauftrags zur ambulanten u. stationären Krankenhausbehandlung (i. S. von § 39 SGB V) sozialversicherter Personen verpflichtet.

Behandlung, sym|ptomatische: (engl.) symptomatic treatment; Beeinflussung einzelner Krankheitssymptome bei Erkr. bekannter od. unbekannter Urs., wenn keine spezif. Heilmittel verfügbar sind.

Behaviorismus (engl. behavior Verhalten) m: (engl.) behaviorism; in den USA begündete psychol. Schule (Watson, Skinner), die das tier. u. menschl. Verhalten untersucht u. die Bedeutung des Lernens* in den Mittelpunkt rückt; Grundlage des B. ist die Überzeugung, dass auch komplexe Verhaltensweisen auf Reiz-Reaktionsverbindungen zurückzuführen sind. Der methodologische B. ist durch das Festlegen von Prinzipien (bzgl. Suche nach Gesetzmäßigkeiten, Beobachtbarkkeit, Operationalisierbarkeit, experimentelle Prüfung) in der empir. Psychologie etabliert u. betont im Ggs. zur Ethologie* die Bedeutung standardisierter Laborexperimente. Vgl. Konditionierung, Psychologie, Verhaltenstherapie. J. Marg.

Behçet-Krankheit (Hulushi B., Dermat., Istanbul, 1889–1948): (engl.) Behçet's syndrome; syn. (frz.) grande aphtose Touraine; schubartig verlaufende systemische Vaskulitis* mit Befall venöser u. arterieller Gefäße bes. der Haut, Schleimhaut u. am Auge; gehäuftes Auftreten in der Türkei u. Japan; Manifestationsgipfel zw. dem 20. u. 35. Lj.; **Ätiol.:** Autoimmunkrankheit mit Auftreten von Autoantikörpern (Antiendothelzell-, antimitochondriale u. Hitzeschockprotein-Antikörper) u. HLA-B51-Assoziation; evtl. Überempfindlichkeitsreaktion, molekulares Mimikry* (Herpesviren, Streptokokken); **Sympt.:** orale u. genitale Aphthen, Dysphagie, gastrointestinale Beteiligung, rezidiv. bilaterale Uveitis, Erythema nodosum der unteren Extremität, Akne u. Vaskulitis, selten ZNS-Beteiligung (vgl. Devic-Krankheit), Arthritis; **Kompl.:** Erblindung, Meningoenzephalitis, Aneurysmaruptur,

B

Darmperforation, Amyloidose; **Diagn.:** hyperergische Hautreaktion (Pustel, Papel) nach intrakutaner NaCl-Injektion (sog. Pathergie-Reaktion nach 24–48 Std. in 60 % der Fälle); **DD:** Reiter-Krankheit, Stevens-Johnson-Syndrom, chron.-entzündl. Darmerkrankung; **Ther.:** Glukokortikoide, Immunsuppression (z. B. mit Azathioprin od. Cyclophosphamid); Colchicin bei Erythema nodosum u. Arthritis, Sulfasalazin bei gastrointestinaler Manifestation; **Progn.:** ungünstig bei frühem Manifestationsalter u. männl. Geschlecht. E. Fei.

Behen|säure: (engl.) behenic acid; Dokosansäure; $C_{23}H_{43}COOH$; gesättigte nichtessentielle Fettsäure, die in Pflanzensamen u. Sphingolipiden* vorkommt; pathol. vermehrt bei Lipidosen*.

Behinderung: (engl.) impairment, handicap, disability; **1.** (allg.) Bez. für Einschränkung des Wahrnehmungs-, Denk-, Sprach-, Lern- u. Verhaltensvermögens; **2.** von der WHO in Impairment (Schädigung), Disability (Funktionsbeeinträchtigung) u. Handicap (Benachteiligung, Behinderung) differenzierte Bez.; **3.** im rechtl. Sinn die Auswirkung einer od. mehrerer regelwidriger, d. h. vom alterstyp. Zustand abweichender Funktionsbeeinträchtigungen von mind. sechsmonatiger Dauer (§ 3 Schwerbehindertengesetz, SchwbG, in der Fassung vom 26.8.1986, BGBl. I S. 1421, 1550, mit späteren Änderungen; dazu auch § 10 SGB I, §§ 26 ff. BVG, § 39 BSHG), die, unabhängig vom Grad der Minderung der Erwerbsfähigkeit* u. i. d. R. ohne Rücksicht auf die Urs. der B., zur Folge hat, dass der Betroffene Hilfe braucht, um diesen Zustand zu beseitigen, zu bessern, seine Verschlimmerung zu verhüten od. seine Folgen zu mindern u. um ihm einen angemessenen Platz insbes. im Arbeitsleben zu sichern (vgl. Rehabilitationsrecht). Die B. wird aufgrund der 1996 vom Bundesarbeitsministerium in einer überarbeiteten Fassung herausgegebenen „Anhaltspunkte für die Gutachtertätigkeit im sozialen Entschädigungsrecht u. nach dem SchwbG" festgestellt u. in nach Zehnereinheiten abgestuften Graden der Behinderung (Abk. GdB, § 3 Abs. 2 u. 3 SchwbG in Verbindung mit § 30 BVG) gemessen. Bei mehreren B. wird ggf. auswirkungsgemäß ein Gesamt-GdB festgestellt. Schwerbehinderte haben einen GdB von 50 % u. mehr u. die diesen gleichgestellten Personen einen GdB von mind. 30 %. Vgl. Pflegebedürftigkeit, Rehabilitation, Normalisierungsprinzip.

Behinderung, geistige: (engl.) mental handicap; Bez. für angeb. od. frühzeitig erworbene Intelligenzminderung, die mit einer Beeinträchtigung des Anpassungsvermögens einhergeht; Einteilung nach dem Schweregrad der Intelligenzminderung* in leichte bis schwerste g. B.; Prävalenz in der Gesamtbevölkerung: 0,5–0,7 %; häufg in Zus. mit anderen (psych. od. körperl.) Störungen; **Sympt.:** Beeinträchtigung von Kognition, Sprache, sozialen Fähigkeiten u. Motorik; **Urs.:** genetisch (z. B. angeb. Stoffwechselstörung, Chromosomenaberration), traumatisch, toxisch (z. B. Alkoholembryopathie), infektiös (z. B. Embryopathia rubeolosa) od. sozial (Deprivation); **Ther.:** Frühförderung, soziale Integration, Psychotherapie (bei Verhaltensstörung), Mototherapie, ggf. Stoffwechselkorrektur (möglichst frühzeitiger Beginn) od. Pharmakotherapie. Entscheidend für die individuelle Entw. bei g. B. sind rechtzeitige Diagnosestellung (s. Kinderfrüherkennungsuntersuchungen) u. Frühförderungsmaßnahmen. Vgl. Normalisierungsprinzip, Besonderungsprinzip.

Behinderung, psychische: (engl.) psychogenic disability; syn. seelische Behinderung; durch eine psychische Störung bedingte chron. Beeinträchtigung der Alltagsbewältigung, der Erwerbstätigkeit u. der sozialen Integration; die p. B. ist rechtlich der körperlichen bzw. geistigen Behinderung gleichgestellt u. kann nach amtl. Feststellung u. U. zur Inanspruchnahme best. Sozialleistungen (z. B. nach dem Bundessozialhilfegesetz*) berechtigen.

Bei|eier|stock: Paroophoron*.

Bei|hoden: Paradidymis*.

Bein|geschwür: s. Ulcus cruris.

Bein|längen|differenz f: (engl.) limb length discrepancy; angeb. (z. B. bei partiellem Riesenwuchs) od. erworbener (z. B. bei Lähmungen, nach Frakturen mit Beteiligung der Wachstumsfuge, Gelenkerkrankungen wie Hüftluxation, Perthes-Krankheit, Koxitis, Epiphyseolyse, Hüftkopfnekrosen) Unterschied der Beinlänge; **Folge:** Beckenschiefstand, Skoliose der Wirbelsäule, Spitzfußstellung des gesunden Beins; **Formen: 1.** echte B.: absolute Beinverkürzung, Verkürzung des Abstands Hüftkopfmitte - Mitte des oberen Sprunggelenks auf der röntg. Ganzaufnahme des Beins; **2.** scheinbare B.: z. B. bei Hüftluxation durch Verkürzung des Abstands Hüftkopf - Beckenkamm; **3.** funktionelle B.: bei Hüft- u. Kniebeugekontraktur, Adduktionskontraktur der Hüfte, Genu recurvatum; **Ther.:** abhängig von Ausmaß der B. u. Alter des Pat.; konservativ durch Schuheinlage bzw. -erhöhung, orthop. Schuhe; op. u. U. durch (komb.) Beinverlängerung od. -verkürzung.

Bein|plexus|lähmung: (engl.) lumbosacral plexus paralysis; Lähmung* inf. Schädigung des Plexus lumbosacralis; vgl. Entbindungslähmung, mütterliche.

Bein|test m: (engl.) leg sign; Methode zum Nachweis einer psychogenen Lähmung eines Beins am liegenden Pat.; das angebl. paretische Bein zeigt bei Hochhalten des anderen Beins gegen Widerstand die volle Kraft der unwillkürl. Abstützung auf der Unterlage.

Bein|venen|thrombose (Vena*; Thromb-*; -osis*) f: (engl.) phlebothrombosis of the leg; (oberflächl.) Thrombophlebitis* od. (tiefe) Phlebothrombose; s. Thrombose.

Bein|well: (engl.) comfrey; Symphytum officinale; Staude aus der Fam. der Raublattgewächse; Wurzel (Symphyti radix) enthält Allantoin* u. geringe Mengen an kanzerogen wirkenden Pyrrolizidinalkaloiden; entzündungshemmende, antimitotische Wirkung, Förderung der Kallusbildung; **Verw.:** zur äußerlichen Anw. bei Prellung, Zerrung, Verstauchung; **Kontraind.:** Schwangerschaft.

Bei|schild|drüsen: s. Nebenschilddrüsen.

Bei|schlaf: syn. Koitus*.

Bejel (arab.): syn. endemische Syphilis*.

Békésy-Hör|theorie (György von B., Biophysiker, Boston, 1899–1974) f: (engl.) Békésy's theory; Theorie zur Erklärung der beim Hören im Innenohr ablaufenden hydromechan. Prozesse; die vom Schall ausgelösten Wellen (sog. Wanderwellen) in der Endolymphe wandern vom Stapes in Richtung Helicotrema u. lenken die Basilarmembran des Corti-Organs aus; entspr. ihrer Frequenz wird an einer best. Stelle ein Amplitudenmaximum aufgebaut (Dispersionstheorie), das dort die Sinneszellen erregt (Einorttheorie).

Schallwellen hoher Frequenzen haben dieses Maximum in der Nähe des Stapes, solche niedriger Frequenzen im Bereich des Helicotremas. Vgl. Helmholtz-Resonanztheorie.

Belastung: (engl.) load; Kontakt des Organismus mit Schadstoffen od. Strahlung; **Formen: 1.** äußere B.: durch Einwirkung von außen; **2.** innere B.: durch Einwirkung vom Körperinneren aus (abhängig von Konzentration u. Verweildauer des Schadstoffs od. der Strahlungsquelle im Körper). C. Fle.

Belastungs|blut|druck: (engl.) exercise blood pressure; systolischer u. diastolischer Blutdruck* während körperlicher Arbeit; Untersuchung z. B. auf dem Fahrradergometer mit dosierter Belastung. Ein relativ zu hoher systolischer B. ist oft ein erster Hinweis auf eine später zu erwartende Ruhehypertonie (s. Hypertonie).

Belastungs|elektro|kardio|graphie (Elektro-*; Kard-*; -graphie*) f: (engl.) exercise electrocardiography; Kurzbez. Belastungs-EKG; Form der Ergometrie* (meist als Fahrradergometrie im Sitzen od. Liegen), bei der vor, während u. nach möglichst genau dosierter u. reproduzierbarer Belastung eine EKG-Aufzeichnung

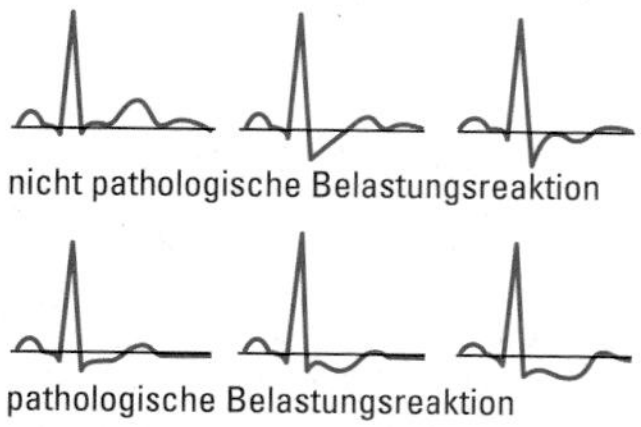

Belastungselektrokardiographie [174]

erfolgt; **Ind.:** v. a. zur Diagn. der koronaren Herzkrankheit*. Den Veränderungen der ST-Strecke im EKG kommt die diagn. größte Bedeutung zu: deszendierende od. horizontale ST-Streckensenkungen (gemessen 0,04 s nach dem J*-Punkt) gelten ab 0,1 mV als pathol., ab 0,2 mV als hochpathol. (Untersuchung ist abzubrechen). **Cave:** falschpos. Belastungs-EKG unter Digitalismedikation! **Kontraind.:** Angina pectoris bzw. pathol. EKG-Veränderungen bereits in Ruhe, maligne Hypertonie, manifeste Herzinsuffizienz, frischer Herzinfarkt.

Belastungs|in|kontinenz (Inkontinenz*) f: s. Stressinkontinenz.

Belastungs|re|aktion, akute f: (engl.) acute stress reaction; Bez. für eine kurzdauernde, aber schwer wiegende psych. Störung mit einem Zustand von emotionaler Betäubung, Angst, Depression, Desorientiertheit, Verzweiflung, Rückzug u. a. als normale Reaktion auf eine außergewöhnliche körperl. bzw. psych. Belastung, die i. d. R. eine ernsthafte Bedrohung der eigenen Sicherheit bzw. der einer nahestehenden Person darstellte (z. B. Unfall, Naturkatastrophe, Kriegserlebnis). Nach Abklingen der a. B. können sich dissoziative Störungen* ausbilden. Vgl. Belastungsstörung, posttraumatische.

Belastungs|störung, post|traumatische: (engl.) post-traumatic stress disorder; akute od. chron. psych. Störung nach extrem belastendem Ereignis (z. B. Folter, Vergewaltigung, Unfall, Katastrophe), die mit starker Furcht u. Hilflosigkeit einhergeht; **Sympt.:** häufiges u. intensives Wiedererleben des Traumas (drängende Erinnerungen, Alp- u. Tagträume, phobische Ängste), emotionale Taubheit (bes. Teilnahms- u. Freudlosigkeit, Gleichgültigkeit) bei gleichzeitig erhöhter Erregung (mit Schlafstörung, Reizbarkeit, Schreckhaftigkeit, Vigilanzsteigerung), Vermeiden von Erinnerungsstimuli; **Kompl.:** depressives Syndrom*, Suizidalität; **Ther.:** kognitive u. verhaltenstherapeutische Verf., gesprächstherapeutische u. tiefenpsychol. Methoden, soziotherapeutische Betreuung, evtl. kurzfristig Sedativa. Vgl. KZ-Syndrom, Belastungsreaktion, akute. J. Marg.

Belastungs|uro|graphie (Ur-*; -graphie*) f: (engl.) washout urography; nicht mehr gebräuchl. Form der Ausscheidungsurographie (s. Urographie) zur Feststellung von Nierenarterienstenosen; ersetzt durch die Renovasographie*.

Beleg|arzt: Bez. für einen niedergelassenen Arzt, der aufgrund eines mit einem Klinikträger geschlossenen privatrechtl. Vertrages berechtigt ist, seine Pat. (i. d. R. in Fortführung einer ambulant eingeleiteten Therapie) im Krankenhaus (das reines Belegkrankenhaus od. Anstaltskrankenhaus mit Belegabteilungen für best. Disziplinen sein kann) unter Inanspruchnahme der vom Träger bereitgestellten Dienste, Einrichtungen u. Mittel voll- od. teilstationär zu behandeln, ohne von diesem hierfür ein Entgelt zu erhalten; gegenüber dem ihm zugeordneten Klinikpersonal ist er fachlich weisungsbefugt. Hinsichtl. seiner ärztl. Leistungen ist der B. alleiniger Vertragspartner des Pat., während das Krankenhaus die sonstigen stationären Leistungen (insbes. Krankenpflege, Verpflegung u. Unterkunft) schuldet. Ein Vertragsarzt* bedarf für eine belegärztl. Tätigkeit der Anerkennung als B. durch die Kassenärztliche* Vereinigung.

Beleg|knochen: (engl.) membrane bones; syn. Deckknochen; Knochen, die entwicklungsgeschichtl. aus Bindegewebe entstehen (desmale Ossifikation*); z. B. Stirn- u. Scheitelbein, Schlüsselbein; vgl. Desmocranium.

Beleg|zellen (Zelle*): (engl.) parietal cells; s. Magen.

Beleuchtung, fokale: (engl.) focal illumination; Untersuchungsmethode für die vorderen Teile des Auges mittels schmalem Lichtbündel od. -punkt, die mit Hilfe einer seitl. aufgestellten Lampe u. einer starken Konvexlinse (13 dpt) erzeugt werden.

Beleuchtungs|stärke: (engl.) luminous intensity; Formelzeichen E; photometr. Maß für den auftreffenden Lichtstrom* (in lm) pro Fläche (in m^2); abgeleitete SI-Einheit: Lux (lx).

Bella|donna f: s. Atropa belladonna.

Bell-Lähmung (Sir Charles B., Chir., London, 1774–1842): idiopathische periphere Fazialislähmung*.

Bell-Magendie-Regel (↑; François M., Physiol., Paris, 1783–1855): (engl.) Bell-Magendie law; die überwiegende Mehrzahl der sensiblen afferenten Bahnen tritt durch die hinteren Wurzeln der Spinalnerven* in das Rückenmark ein, die der motor. efferenten Bahnen durch die vorderen Wurzeln aus.

Bell-Nerv (↑; Nervus*): Nervus* thoracicus longus.

Bellocq-Tamponade (Jean-Jacques B., Chir., Paris, 1730–1807) f: (engl.) Bellocq's technique; auch Choanaltamponade; hintere Nasentamponade bei Epistaxis* mit Blutungsquelle in den hinteren Nasenabschnitten, in Komb. mit vorderer Nasentamponade*; Einführen eines Gaze- od. Schaumstofftampons vom Mund aus möglichst in Intubationsnarkose (s. Abb.); Antibiotikaprophylaxe zur Vermeidung von Inf. (z. B. Otitis media, Sinusitis); **Kompl.:** Drucknekrosen; einfacher u. für den Pat. weniger belastend ist die Tamponade unter Verw. eines Ballonkatheters*.

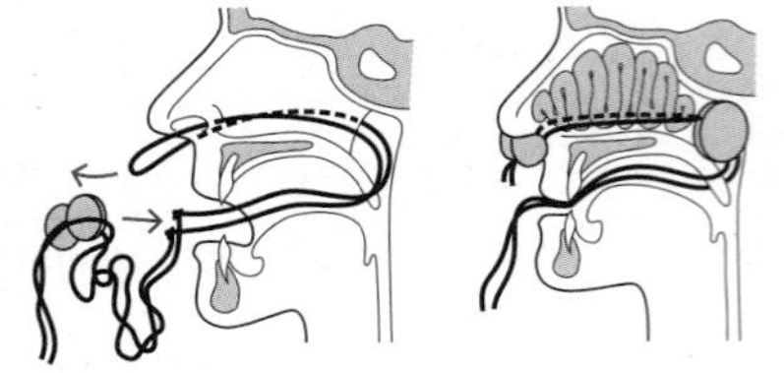

Bellocq-Tamponade [35]

Bell-Phänomen (Sir Charles B., Chir., London, 1774–1842) n: (engl.) Bell's phenomenon; Sichtbarwerden des nach oben rotierten Augapfels (physiol. Schutzfunktion) durch die beim Versuch, das Auge zu schließen, offen gebliebene Lidspalte der gelähmten Gesichtshälfte bei peripherer Fazialislähmung*.

Bemetizid (INN) n: Thiaziddiuretikum; s. Diuretika.

Bence-Jones-Plasmo|zytom (Henry B.-J., Arzt, London, 1813–1873; -plasma*; Zyt-*; -om*) n: (engl.) Bence-Jones myeloma; sehr seltene Form des Plasmozytoms* mit Bildung eines ausschl. aus leichten Ketten der Immunglobuline bestehenden niedermolekularen Paraproteins, Bence*-Jones-Proteinurie u. häufig früher Nierenschädigung.

Bence-Jones-Protein|urie (↑; Prot-*; Ur-*) f: (engl.) Bence-Jones proteinuria; Ausscheidung niedermolekularer, nephrotoxischer Paraproteine* im Urin (leichte Ketten der Immunglobuline*, MG 22 000); Nachweis im Urin durch SDS-PAGE, Immunfixation, Immunelektrophorese; **Vork.:** bei ca. 60–70 % der Pat. mit Plasmozytom*; **Kompl.:** progrediente Niereninsuffizienz* inf. Glomerulosklerose u. Verlegung der distalen Tubuli durch präzipitierte Paraproteine.

Ben|cyclan (INN) n: Vasodilatator; **Verw.:** bei peripheren u. zentralen Durchblutungsstörungen, Migräne u. als Tromboseprophylaxe .

Bendro|flume|thiazid (INN) n: Thiaziddiuretikum; s. Diuretika.

Benedikt-Syn|drom (Moritz B., Neurol., Wien, 1835–1920) n: s. Hirnstammsyndrome (Tab.).

Benfo|tiamin (INN) n: s. Allithiamine.

benignus (lat.): gutartig, benigne.

Bennet-Kiefer|bewegung (Sir Norman G. B., Kieferchir., London, 1870–1947): (engl.) Bennet's movement; körperlicher Seitversatz des Unterkiefers bei Seitwärtsbewegungen, bei denen der Gelenkkopf auf der Mediotrusionsseite nach innen unten u. vorn u. gleichzeitig der Gelenkkopf der Laterotrusionsseite nach außen geht.

Bennett-Luxations|fraktur (Edward H. B., Chir., Dublin, 1837–1907; Luxation*; Fraktur*) f: (engl.) Bennett's fracture-dislocation; Luxationsfraktur an der Basis des ersten Mittelhandknochens durch Stauchung des adduzierten Daumens in seiner Längsachse; der Schaft wird durch Zug des M. abductor pollicis longus nach proximal-radial verrenkt, während ein dreieckiges Stück an seiner normalen Stelle am ulnaren Rand der Basis bleibt (s. Abb.). **Ther.:** Reposition durch Abduktion des Daumens, Gipsverband in dieser Stellung u. Röntgenkontrolle; bei nicht stufenloser Reposition op. Versorgung (Verschraubung, Kirschner-Drahtspickung). Vgl. Mittelhandfraktur, Rolando-Fraktur.

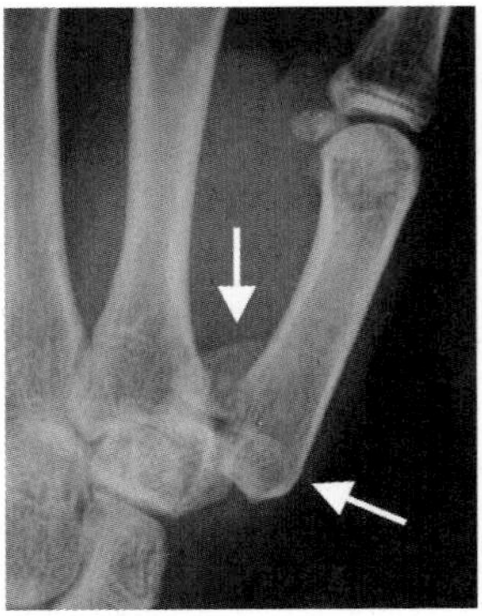

Bennett-Luxationsfraktur [37]

Benninghoff-Spann|muskel (Alfred B., Anat., Kiel, Marburg, 1890–1953; Musculus*): (engl.) aortic tensor; glatte Muskelzellen in der Media der Aorta, die die Wandspannung regulieren.

Benommenheit: (engl.) numbness; leichte Form der quant. Bewusstseinsstörung* mit verlangsamtem Denken, Handeln u. erschwerter Orientierung.

Ben|peridol (INN) n: Butyrophenonderivat; blockiert die prä- u. postsynapt. Dopaminrezeptoren (spezif. Dopaminantagonist); s. Neuroleptika.

Ben|properin (INN) n: Antitussivum mit peripherer u. zentraler Wirkung; **UAW:** Beeinflussung des Reaktionsvermögens.

Ben|serazid (INN) n: DOPA-Decarboxylasehemmstoff, der die katalyt. Umsetzung von DOPA* in Dopamin in der Peripherie verhindert, so dass die Konz. von DOPA im Blut steigt; **Verw.:** in Komb. mit Levodopa bei Parkinson*-Syndrom.

Ben|tiamin (INN) n: s. Allithiamine.

Bentley-Filter: s. Bluttransfusionsfilter.

Benz|alkonium|chlorid (INN) n: (engl.) benzalkonium chloride; quarternäre Ammoniumverbindung (Invertseife) mit oberflächendesinfizierender Eigenschaft; Verw. als Antiseptikum; aufgrund dermaler Resorption keine großflächige Anw. u. keine Wundbehandlung; vgl. Desinfektionsmittel.

Benzathin-Peni|cillin G n: syn. Benzylpenicillin*-Benzathin.

Benz|atropin (INN) n: Tropinbenzhydrylether; Antiparkinsonmittel (mit anticholinerger Wirkung); s. Parasympatholytika.

Benz|bromaron (INN) n: Urikosurikum, das die tubuläre Rückresorption der Harnsäure hemmt; **Verw.:** bei Hyperurikämie u. Gicht; s. Urikosurika.

B-En|zephalitis (Enkephal-*; -itis*) f: (engl.) encephalitis B; s. Enzephalitis, japanische.

Benz|ethonium|chlorid (INN) n: quarternäre Ammoniumverbindung mit oberflächendesinfizierender Eigenschaft; vgl. Benzalkoniumchlorid.

Benzidin n: (engl.) benzidine; Diphenyldiamin; kanzerogene Substanz, Stammsubstanz wichtiger Farbstoffe (z. B. Kongorot); früher Verw. als Reagens zum Blutnachweis.

Benzidin-Kupfer|acetat-Probe: (engl.) benzidine cupric acetate test; Probe zum Nachw. von Blausäurespuren in der Luft; mit dem Reagens getränktes Filtrierpapier wird im positiven Fall innerh. von 7 Sek. blau; Chlor u. Stickoxide ergeben falschpositive Reaktion.

Benzidin|probe f: (engl.) benzidine test; nicht mehr gebräuchl. qual. Blutnachweis* in Stuhl, Urin u. Liquor cerebrospinalis, der auf der Peroxidasewirkung von Hämoglobin (Oxidation von Benzidin zu Benzidinblau) beruht; Benzidin heute ersetzt durch z. B. o-Toluidin.

Benzin n: (engl.) petrol, benzine; bei der Erdöldestillation zw. 50 u. 180 °C in Dampfform übergehendes Gemisch gesättigter aliphatischer (v. a. Pentane, Hexane, Heptane u. Oktane) u. geringer Anteile ungesättigter u. aromatischer Kohlenwasserstoffe; wasserhelle, äußerst feuergefährl. u. leicht verdunstende Flüssigkeit; **Verw.:** als Lösungsmittel, Extraktionsmittel, Kraftstoff, Brennstoff u. a.; med. als Wasch- u. Lösungsmittel; **Vergiftung: 1.** akut: durch Inhalation (gewerbl. u. häusl. Exposition) bzw. orale Aufnahme (Kinder); Sympt.: Übelkeit u. Erbrechen, Störung der Wärmeregulation, rauschähnliche Zustände (Euphorie), zentralnervöse Exzitationen u. generalisierte Krämpfe, Bewusstlosigkeit, Atemlähmung; bei Aspiration Benzinpneumonie (evtl. mit Lungenödem); LD: 10–50 g; **2.** chronisch: bes. durch Missbrauch zu Rauschzwecken (sog. Benzinsucht; vgl. Schnüffelsucht); Sympt.: Kopfschmerz, Übelkeit, Anämie, Koronarschäden, Polyneuritis, Zwangslachen, Gedächtnisschwund, Verfall der Persönlichkeit u. a.; Ekzem bei Einwirkung auf die Haut; **Ther.:** akut Paraffinöl (provoziertes Erbrechen kontraindiziert), sonst symptomatisch.

Benz|nid|azol (INNv) n: Imidazolderivat zur Behandlung der Chagas*-Krankheit.

Benzo|cain (INN) n: Oberflächenanästhetikum vom Estertyp; s. Lokalanästhetika.

Benzo|diazepin|derivate n pl: (engl.) benzodiazepins; Psychopharmaka aus der Gruppe der Tranquilizer* mit anxiolytischer, sedativer, muskelrelaxierender u. antikonvulsiver Wirkung; **Verw.:** bei Angst- u. Spannungszuständen, Schlafstörungen; in der Anästhesie z. B. zur Prämedikation; in der Neurologie als Antikonvulsiva, Muskelrelaxanzien u. a.; **Substanzen:** Alprazolam, Bromazepam, Camazepam, Chlordiazepoxid, Clobazam, Clotiazepam, Diazepam, Dikaliumclorazepat, Flunitrazepam, Flurazepam, Ketazolam, Lorazepam, Medazepam, Oxazepam, Oxazolam, Prazepam, Tetrazepam; **Kontraind.:** Myasthenia gravis pseudoparalytica, Schlafapnoesyndrom, spinale u. zerebellare Ataxien, akute Vergiftung mit Alkohol od. zentral dämpfenden Pharmaka; **UAW:** allg. Apathie, Schläfrigkeit, anterograde Amnesie, Verwirrtheit u. a., ferner sog. paradoxe Phänomene wie Euphorie, Agitiertheit, Schlaflosigkeit u. Erregung; nach abruptem Absetzen können als Entzugssymptome Erbrechen, Kopfschmerz, Unruhe, Tremor, selten Krampfanfälle u. a. auftreten. **Cave:** Der Gebrauch von B. kann zur Abhängigkeit* führen! Antagonist: Flumazenil*.

Benzoe|säure: (engl.) benzoic acid; Acidum benzoicum (C_6H_5COOH); fungizides u. bakterizides Konservierungsmittel (für Lebensmittel) u. Antiseptikum, Ausgangsstoff wichtiger Lokalanästhetika; früher auch Anw. als Expektorans; vgl. Konservierung.

Benzol n: (engl.) benzene; Benzen, C_6H_6; leicht entzündl., wasserhelle, giftige Flüssigkeit, Grundkörper der aromatischen Verbindungen*, die sich vom B. durch Ersatz von H-Atomen durch Nitro-, Sulfo-, Carboxylgruppen usw. ableiten. Die C-Atome des Benzols sind in einem Sechserring angeordnet (Benzolring, Benzolkern). Die sechs H-Atome sind gleichwertig, es kann somit keine isomeren Monosubstitutionsprodukte geben. Bei den Disubstitutionsprodukten treten jeweils drei Isomere auf. Man bezeichnet die Stellung 1,2 (1,6) als **Ortho**-Stellung (o-), 1,3 (1,5) als **Meta**-Stellung (m-) u. 1,4 als **Para**-Stellung (p-). **Verw.:** Beimischung zu Motorkraftstoffen; Rohstoff für die chem. Industrie zur Herstellung von Textilien, Arznei-, Farb- u. Kunststoffen.

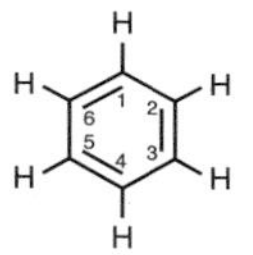

Benzol

Benzol|vergiftung: (engl.) benzene poisoning; Intoxikation mit Benzol durch Inhalation od. Ingestion; **Sympt.:** bei akuter B. Haut-, Schleimhautreizung, Erbrechen, Rauschzustand, u. U. Koma, zentrale Atemlähmung, Herzrhythmusstörungen (LD: 0,2 g/kg KG); bei chron. B. (meist als Berufskrankheit, BK Nr. 1303) Kopfschmerz, Schwindel, Erbrechen, Blutungsneigung durch Panmyelopathie, später auch Hämoblastosen, Leber-, Nieren- u. Gefäßschäden; **Ther.** der akuten Form: Aktivkohle u. Paraffinöl (verminderte Resorption).

Benzo|thia|diazin|derivate n pl: (engl.) benzothiadiazines; Kurzbez. Thiazide; syn. Thiaziddiuretika; Sulfonamidderivate, entwickelt aus Carboanhydrasehemmern; s. Diuretika.

Benz|oxonium|chlorid (INN) n: quarternäre Ammoniumverbindung (Invertseife) mit oberflächendesinfizierender Eigenschaft; **Verw.:** als Antiseptikum, Desinfektionsmittel*.

Benzoyl|per|oxid n: (engl.) benzoyl peroxide; syn. Benzoylsuperoxid, Dibenzoylperoxid; oxidierende Substanz, wirkt antimikrobiell; Verw. als Lokaltherapeutikum bei (milden Formen von) Acne* vulgaris; **UAW:** irritative Dermatitis. I. Gei.

Benz|pyren n: (engl.) benzpyrene; $C_{20}H_{12}$; aromatischer Kohlenwasserstoff; Benzanthrenderivat mit höchster kanzerogener Wirkung; Verw. zur Erzeugung tierexperimenteller Tumoren; Vork. in Tabakteer; s. Kanzerogene. C. Fle.

Benzyd|amin (INN) n: topisches Antiphlogistikum; s. Antiphlogistika, Antipyretika.

Benzyl|alkohol (INN) m: syn. Phenylcarbinol, α-Hydroxytoluol, Phenylmethanol; **Verw.:** als

B

Desinfektionsmittel* zur Haut- u. Händedesinfektion.

Benzyl|benzoat n: (engl.) benzylbenzoate; Benzoesäurebenzylester; **Verw.:** als Lösungsmittel in Chemikalien, med. als Antiscabiosum, als Hilfsstoff zur Konservierung.

Benzyl|bromid (Brom*) n: s. Augenreizstoffe.

Benzyl|nicotinat n: (engl.) benzyl nicotinate; Nicotinsäurebenzylester; **Verw.:** s. Nicotinsäure.

Benzyl|peni|cillin (INN) n: syn. Penicillin G; s. Penicilline.

Benzyl|peni|cillin-Benz|athin (INN) n: Dibenzylethylendiaminsalz von Benzylpenicillin; syn. Benzathin-Penicillin G, Benzathin-Benzylpenicillin; Depotpenicillin; s. Penicilline.

Benzyl|peni|cillin-Clemizol (INN) n: Verbindung von Benzylpenicillin mit Clemizol; Depotpenicillin; s. Penicilline.

Benzyl|peni|cillin-Pro|cain n: Salz des Benzylpenicillins mit Procain*; Depotpenicillin; s. Penicilline.

Beobachtung: (engl.) observation; (soziol.) planmäßige Erfassung sinnlich wahrnehmbarer Vorgänge u. Umstände; im Ggs. zu anderen Datenerhebungsverfahren wie Interview* u. Experiment verhält sich der Beobachter weitgehend rezeptiv, greift nicht steuernd in das beobachtete soziale Geschehen ein u. vermeidet, durch verbale u. nonverbale Reize best. Reaktionen auszulösen; **Formen: 1.** teilnehmende B., bei der der Beobachter die Rolle eines regulären Mitglieds der beobachteten sozialen Situation einnimmt; **2.** nichtteilnehmende B. mit einer Position außerh. des Handlungsablaufs. Beide Verfahren können jeweils kontrolliert (unter Anleitung durch einen Beobachtungsplan) od. unkontrolliert (der Beobachter fühlt sich nur der allg. gestellten Untersuchungsfrage verpflichtet) ablaufen.

Berardinelli-Seip-Syn|drom (W. B., Endokrinol., Rio de Janeiro, 1903–1956; M. S., Päd., Oslo, geb. 1921) n: (engl.) congenital lipoatrophic diabetes; syn. progressive Lipodystrophie; autosomal-rezessiv erbl., hormonell-metabolische Erkr. mit hypothalamischer bzw. hypophysärer Störung; **Klin.:** Manifestation im frühen Kindesalter; Hochwuchs mit athlet. Konstitution, Akromegalie u. Muskelhypertrophie; polyzystische Ovarien, Hyperlipidämie, Lipodystrophie, Hepatosplenomegalie, akzelerierte Knochenentwicklung, insulinresistenter, aketotischer Diabetes mellitus mit Akanthosis nigricans; **DD:** Leprechaunismus*.

Beratung, genetische (Gen*): (engl.) genetic counselling; Beratungsprozess zw. Eltern u. Arzt mit dem Ziel, den Eltern eine individuelle Hilfe bei der Entscheidung zu bieten, bei einem Risiko für das gewünschte Kind entw. auf eigene Kinder zu verzichten (ggf. eine heterologe Insemination* vornehmen zu lassen bzw. ein Kind zu adoptieren) od. das Risiko zu akzeptieren. Unter Berücksichtigung von familienanamnest. Daten bzgl. angeb. Fehlbildungen, genetischer Krankheiten sowie nichterblicher Krankheitsbilder, der Mendel*-Gesetze, der exakten bzw. empirischen Erkrankungswahrscheinlichkeiten, der Prognose v. a. seltener Krankheitsbilder, der möglichen diagn. u. ggf. möglichen (häufig geringen) therap. Maßnahmen sind insbes. die Vielzahl der genetischen Krankheiten (zurzeit sind ca. 11 500 monogenetische Krankheitsbilder bekannt) u. die unterschiedliche soziale u. med. Situation der zu Beratenden (z. B. Herkunft, Überzeugungen, Ausbildung u. Qualifikation, Religionszugehörigkeit, Vorurteile, aber auch fortgeschrittenes Alter u. a.) in Betracht zu ziehen. Vgl. Risikofamilien, genetische; Pränataldiagnostik; Blutsverwandtschaft.

Beratungs|ergebnis: in der Allgemeinmedizin verwendete Bez. für klassifizierte od. diagnostizierte Beratungsfälle; Definitionen der regelmäßig häufigen B. finden sich in der Kasugraphie. Vgl. Fall.

Beratungs|ursache: allgemeinmed. Bez. für diejenigen Beschwerden u. Krankheitszeichen, die den Pat. zum Arztbesuch veranlassen; auch **multiple** B. bei derselben Konsultation (zwei od. mehr von einander unabhängige Gesundheitsprobleme); **vorgeschobene** B. bezeichnen Beschwerden, über die anfänglich geklagt wird, wobei der wahre Grund für den Arztbesuch zunächst unerwähnt bleibt.

Bereitschafts|dienst: s. Notfalldienst.

Bereitschafts|potential n: (engl.) readiness potential; (neurophysiol.) vor Ausführung einer Bewegung elektroenzephalographisch ableitbares ansteigendes neg. Potential, das mit dem Entwurf eines Bewegungsprogramms im motor. Cortex in Zus. steht; vgl. Erwartungspotential.

Berg|arbeiter|nystagmus (Nystagmus*) m: (engl.) miner's nystagmus; s. Nystagmus.

Berger-Ef|fekt (Hans B., Psychiater, Jena, 1873–1941) m: (engl.) Berger's effect; Unterdrückung der okzipitalen Alphawellen in der Elektroenzephalographie* bei Augenöffnen (On-Effekt) u. Aktivierung derselben bei Augenschluss (Off-Effekt); vgl. Reagibilität, visuelle.

Berger-Nephritis (Nephr-*; -itis*) f: syn. IgA-Nephropathie; s. Glomerulopathie.

Berger-Rhythmus (Hans B., Psychiater, Jena, 1873–1941) m: (engl.) Berger's rhythm; Bez. für den Alpharhythmus (ca. 10 Hz) in der Elektroenzephalographie*.

Berg|krankheit: (engl.) altitude sickness; syn. Höhenkrankheit; Oberbegriff für psychische u. physische Symptome, die bei Aufenthalt in Höhen ab ca. 3000 m auftreten können u. wahrscheinl. durch Hypoxie* bedingt sind; **Sympt.:** Kopfschmerz, Reizbarkeit, Erbrechen u. Übelkeit, Schlaflosigkeit, Atemnot, evtl. Bewusstseinsstörungen. Die Sympt. treten in Abhängigkeit von Akklimatisation u. Geschwindigkeit des Aufstiegs auf. Vgl. Höhenreaktion, Monge-Krankheit, Höhenlungenödem.

Bergonié-Tribondeau-Gesetz (Jean Alban B., Radiol., Bordeaux, 1857–1925; L. M. T., Radiol., 1872–1918): (engl.) Bergonié-Tribondeau law; Zellen mit schneller Proliferation u. niedrigem Differenzierungsgrad reagieren empfindlicher auf ionisierende Strahlung als Zellen mit langsamer Proliferation u. hohem Differenzierungsgrad. Vgl. Strahlensensibilität.

Bergstrand-Syn|drom (Hilding B., Pathol., Stockholm, 1886–1967) n: syn. Osteoidosteom*.

Beriberi f: Thiamin-Mangelkrankheit insbes. inf. ausschließl. Ernährung mit maschinell geschältem u. poliertem Reis; früher vorwiegend in Plantagen, Minen u. Gefängnissen Südost- u. Ostasiens, in Europa gelegentlich im Winter bei ausschließl. Ernährung mit weißem Mehl; **Klin.: 1.** akute Säuglingsberiberi bei brustgestillten Kindern von Müttern mit Thiaminmangel, führt zur akuten Herzinsuffizienz (häufig mit letalem Ausgang); **2.** chron. B., charakterisiert durch Ödeme, periphere Nervenlähmung u. Herzinsuffizienz; **3.** zerebrale B. (neurol. Symptomatik,

Wernicke-Enzephalopathie), häufig auch als Kompl. der chron. Alkoholkrankheit. Vgl. Avitaminosen, tropische.

Berkelium n: Symbol Bk, OZ 97, rel. Atommasse 247; zur Gruppe der Actinoide* gehörendes radioaktives Element.

Berliner Blau: (engl.) Berlin-blue; syn. Preußisch Blau; Eisen(III)hexacyanoferrat(II), $Fe_4[Fe(CN)_6]_3$; unlösl. blaues Salz; **Verw.:** als Antidot bei Thalliumvergiftung*, zur Verhinderung der Resorption von Radiocäsium (anschließend Gabe von Laxanzien zum Abführen entstehender Metallkomplexe).

Berliner-Blau-Re|aktion f: (engl.) Berlin-blue reaction; Reaktion zum Nachweis von Eisen; **Prinzip:** mit Kaliumhexacyanoferrat(II) entsteht bei Anwesenheit von Ferrisalzen das Eisen(III)-Salz der Hexacyanoeisen(II)-Säure. Blut- od. Knochenmarkausstriche werden mit Kaliumhexacyanoferrat-Salzsäurelösung überschichtet. In den rötl. gefärbten Zellen sind die blauen Eisengranula z. B. in den Erythrozyten (sog. Siderozyten) od. Erythroblasten (sog. Sideroblasten), aber auch in anderen Zellen gut sichtbar (s. Abb.). Mit der gleichen Reaktion (andere Technik) auch Eisennachweis in den Herzfehlerzellen* möglich.

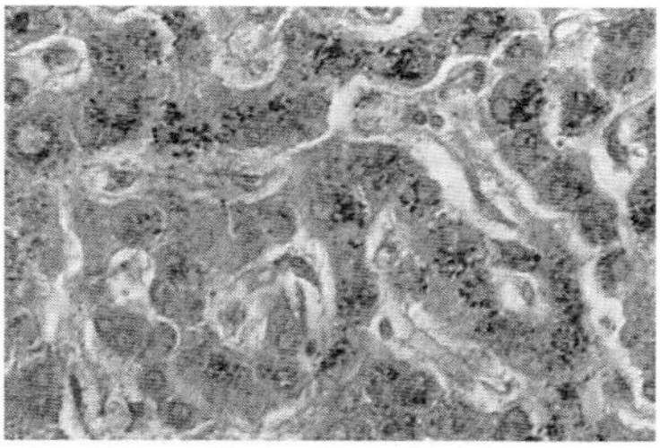

Berliner-Blau-Reaktion:
Siderose der Leber (Leberhistologie) [62]

Berlin-Ödem (Rudolf B., Ophth., Rostock, 1833–1897; Ödem*) n: (engl.) Berlin's edema; grau-weißliche Verfärbung der zentralen od. peripheren Retina nach stumpfem Augentrauma (Contusio* bulbi); kein echtes Ödem, sondern Verfärbung durch Untergang der Außenglieder der Photorezeptoren; führt zu vorübergehender, selten bleibender Sehschärfenminderung; mögl. Spätfolgen: Netzhautlöcher u. Ablatio retinae.

Berloque-Dermatitis (frz. berloque Uhrkettenanhänger; Derm-*; -itis*) f: s. Lichtdermatosen.

Bernard-Soulier-Syn|drom (Claude B., Physiol., Paris, 1813–1878; Jean P. S., frz. Hämat., geb. 1913) n: syn. makrothrombozytäre Thrombopathie*.

Bernhardt-Formel: (engl.) Bernhardt's formula; Formel zur Berechnung der Obergrenze des Normalgewichts*: Körperlänge multipliziert mit dem mittleren Brustumfang geteilt durch 240; vgl. Body-mass-Index, Broca-Formel, Körpergewicht.

Bernheim-Syn|drom (Bertram M. B., Chir., Nordamerika, geb. 1880) n: Rechtsherzinsuffizienz* durch rechtskonvexe Vorwölbung der Kammerscheidewand inf. linksseitiger Herzerkrankungen (Aortenstenose u. -isthmusstenose, art. Hypertonie); dadurch soll es zur Verengung des re. Ventrikels mit Störung der Hämodynamik ohne Lungenstauung kommen.

Bernoulli-Gleichung (Jakob B., schweizer Math., 1654–1705): (engl.) Bernoulli's equation; in idealen Flüssigkeiten od. Gasen ist die Summe aus stat. Druck, dynam. Druck u. Schweredruck konstant u. gleich dem Gesamtdruck.

Bernstein|säure: (engl.) succinic acid; $HOOC—CH_2—CH_2—COOH$, Butandisäure; Salze: Succinate; Vork. in Pflanzen, tierischen u. menschlichen Zellen als Metabolit im Fett- u. Kohlenhydratstoffwechsel; Oxidation zu Fumarsäure* durch Succinatdehydrogenase*. Vgl. Citratzyklus.

Berry-Band: (engl.) Berry's ligament; Lig. suspensorium glandulae thyroideae; Teil der Lamina pretrachealis der Fascia* cervicalis.

Bertiella f: Bandwurmgattung (Cestodes*); Affenparasit, Zwischenwirt sind Milben; beim Menschen seltenes Vork. von B. studeri (50 cm lang) in Afrika u. Asien.

Bertin-Band (E. J. B., frz. Anat., 1712–1781): Ligamentum* iliofemorale.

Bertin-Knochen (↑): Concha* sphenoidalis; Teil des Keilbeinkörpers.

Bertin-Säulen (↑): Columnae* renales.

Berufs|geheimnis: (engl.) professional secrecy; s. Schweigepflicht.

Berufs|genossenschaften: (engl.) trade cooperative association; Träger der gesetzlichen Unfallversicherung; s. Unfallversicherung.

Berufs|gericht: (engl.) professional tribunal; s. Ärztekammer.

Berufs|krankheiten: (engl.) occupational diseases; Abk. BK; durch bes. Einwirkungen (z. B. chem., physik., infektiöse) bei berufl. Tätigkeiten verursachte od. wesentl. verschlimmerte, meist chron. Erkrankung insbes. von Haut, Halte- u. Bewegungsapparat, Atemwegen u. Innenohr, die als Versicherungsfälle i. S. der gesetzl. Unfallversicherung (§ 9 SGB VII) gelten u. den Unfallversicherungsträger zur Finanzierung med. Behandlung sowie zu Rehabilitations- u. Entschädigungsleistungen verpflichten; bei begründetem Verdacht auf das Vorliegen einer BK besteht für den behandelnden Arzt Anzeigepflicht beim Unfallversicherungsträger od. Gewerbearzt (§ 202 SGB VII); eine Entschädigung setzt eine Minderung der Erwerbsfähigkeit* von mind. 20 % voraus. Vgl. Arbeitsschutzgesetz, Berufskrankheitenverordnung.

Berufs|krankheiten|verordnung: (engl.) ordinance on occupational diseases; Abk. BKV; Verordnung vom 31.10.1997 (BGBl. I S. 2623), zuletzt geändert durch Gesetz vom 21.12.2000 (BGBl. I S. 1983), die das Berufskrankheitenverfahren regelt u. in einer Anlage eine Auflistung der Berufskrankheiten* (s. ums. Tab.) enthält. Vgl. Unfallversicherung.

Berufs|krebs: (engl.) occupational cancer; Bez. für eine als Berufskrankheit anerkannte bösartige Neubildung, die v. a. durch kanzerogene Stäube (z. B. Asbestose* mit ca. 70 % aller entschädigten Fälle von B.), Gefahrstoffe (z. B. Aminokrebs*) u. ionisierende Strahlung (z. B. Schneeberger* Lungenkrebs) verursacht wird.

Berufs|ordnung: (engl.) occupational regulations; s. Ärztekammer.

Berufs|recht: syn. Standesrecht; s. Ärztekammer.

Berufs|stigmata (Stigma*) n pl: (engl.) characteristic occupational marks; auf fortgesetzte

B

Berufskrankheitenverordnung
Liste der Berufskrankheiten (Stand November 1997)

BeKV-Nr.	Krankheiten
1	**Durch chemische Einwirkungen verursachte Krankheiten**
11	**Metalle oder Metalloide**
1101	Erkrankungen durch Blei oder seine Verbindungen[1]
1102	Erkrankungen durch Quecksilber oder seine Verbindungen[1]
1103	Erkrankungen durch Chrom oder seine Verbindungen[1]
1104	Erkrankungen durch Cadmium oder seine Verbindungen[1]
1105	Erkrankungen durch Mangan oder seine Verbindungen[1]
1106	Erkrankungen durch Thallium oder seine Verbindungen[1]
1107	Erkrankungen durch Vanadium oder seine Verbindungen[1]
1108	Erkrankungen durch Arsen oder seine Verbindungen[1]
1109	Erkrankungen durch Phosphor oder seine anorganischen Verbindungen[1]
1110	Erkrankungen durch Beryllium oder seine Verbindungen[1]
12	**Erstickungsgase**
1201	Erkrankungen durch Kohlenmonoxid[1]
1202	Erkrankungen durch Schwefelwasserstoff[1]
13	**Lösemittel, Schädlingsbekämpfungsmittel (Pestizide) u. a. chem. Stoffe**
1301	Schleimhautveränderungen, Krebs oder andere Neubildungen der Harnwege durch aromatische Amine
1302	Erkrankungen durch Halogenkohlenwasserstoffe
1303	Erkrankungen durch Benzol, seine Homologe[1] oder Styrol
1304	Erkrankungen durch Nitro- oder Aminoverbindungen des Benzols oder seiner Homologe oder ihrer Abkömmlinge[1]
1305	Erkrankungen durch Schwefelkohlenstoff[1]
1306	Erkrankungen durch Methylalkohol (Methanol)[1]
1307	Erkrankungen durch organische Phosphorverbindungen[1]
1308	Erkrankungen durch Fluor oder seine Verbindungen[1]
1309	Erkrankungen durch Salpetersäureester[1]
1310	Erkrankungen durch halogenierte Alkyl-, Aryl- oder Alkylaryloxide
1311	Erkrankungen durch halogenierte Alkyl-, Aryl- oder Alkylarylsulfide
1312	Erkrankungen der Zähne durch Säuren
1313	Hornhautschädigungen des Auges durch Benzochinon
1314	Erkrankungen durch para-tertiär-Butylphenol
1315	Erkrankungen durch Isocyanate
1316	Erkrankung der Leber durch Dimethylformamid
1317	Polyneuropathie oder Enzephalopathie durch organische Lösungsmittel oder deren Gemische
2	**Durch physikalische Einwirkungen verursachte Krankheiten**
21	**Mechanische Einwirkungen**
2101	Erkrankungen der Sehnenscheiden oder des Sehnengleitgewebes sowie der Sehnen- oder Muskelansätze
2102	Meniskusschäden nach mehrjährigen andauernden od. häufig wiederkehrenden, die Kniegelenke überdurchschnittlich belastenden Tätigkeiten
2103	Erkrankungen durch Erschütterung bei Arbeit mit Druckluftwerkzeugen oder gleichartig wirkenden Werkzeugen oder Maschinen
2104	vibrationsbedingte Durchblutungsstörungen an den Händen
2105	chronische Erkrankungen der Schleimbeutel durch ständigen Druck
2106	Drucklähmungen der Nerven
2107	Abrissbrüche der Wirbelfortsätze
2108	bandscheibenbedingte Erkrankungen der Lendenwirbelsäule durch langjähriges Heben oder Tragen schwerer Lasten oder durch langjährige Tätigkeiten in extremer Rumpfbeugehaltung
2109	bandscheibenbedingte Erkrankungen der Halswirbelsäule durch langjähriges Tragen schwerer Lasten auf der Schulter
2110	bandscheibenbedingte Erkrankungen der Lendenwirbelsäule durch langjährige, vorwiegend vertikale Einwirkung von Ganzkörperschwingungen im Sitzen
2111	erhöhte Zahnabrasionen durch mehrjährige quarzstaubbelastende Tätigkeit
22	**Druckluft**
2201	Erkrankungen durch Arbeit in Druckluft
23	**Lärm**
2301	Lärmschwerhörigkeit

(Fortsetzung nächste Seite)

B

Berufskrankheitenverordnung (Fortsetzung)
Liste der Berufskrankheiten (Stand November 1997)

BeKV-Nr.	Krankheiten
24	**Strahlen**
2401	grauer Star durch Wärmestrahlung
2402	Erkrankungen durch ionisierende Strahlen
3	**Durch Infektionserreger oder Parasiten verursachte Krankheiten sowie Tropenkrankheiten**
3101	Infektionskrankheiten, wenn der Versicherte im Gesundheitsdienst, in der Wohlfahrtspflege oder in einem Laboratorium tätig oder durch eine andere Tätigkeit der Infektionsgefahr in ähnlichem Maße besonders ausgesetzt war
3102	von Tieren auf Menschen übertragbare Krankheiten
3103	Wurmkrankheit der Bergleute, verursacht durch Ankylostoma duodenale oder Strongyloides stercoralis
3104	Tropenkrankheiten, Fleckfieber
4	**Erkrankungen der Atemwege und der Lungen, des Rippenfells und Bauchfells**
41	**Erkrankungen durch anorganische Stäube**
4101	Quarzstaublungenerkrankung (Silikose)
4102	Quarzstaublungenerkrankung in Verbindung mit aktiver Lungentuberkulose (Silikotuberkulose)
4103	Asbeststaublungenerkrankung (Asbestose) oder durch Asbeststaub verursachte Erkrankung der Pleura, des Peritoneums oder des Perikards
4104	Lungenkrebs in Verbindung mit Asbeststaublungenerkrankung (Asbestose) oder mit durch Asbeststaub verursachter Erkrankung der Pleura oder bei Nachweis der Einwirkung einer kumulativen Asbestfaserstaubdosis am Arbeitsplatz von mindestens 25 Faserjahren [25×10^6 (Fasern/m^3) $\times$ Jahre]
4105	durch Asbest verursachtes Mesotheliom
4106	Erkrankungen der tieferen Atemwege und der Lungen durch Aluminium oder seine Verbindungen
4107	Erkrankungen an Lungenfibrose durch Metallstäube bei der Herstellung oder Verarbeitung von Hartmetallen
4108	Erkrankungen der tieferen Atemwege und der Lungen durch Thomasmehl (Thomasphosphat)
4109	bösartige Neubildungen der Atemwege und der Lungen durch Nickel oder seine Verbindungen
4110	bösartige Neubildungen der Atemwege und der Lungen durch Kokereirohgase
4111	chronische obstruktive Bronchitis oder Emphysem von Bergleuten unter Tage im Steinkohlebergbau bei Nachweis der Einwirkung einer kumulativen Dosis von in der Regel 100 Feinstaubjahren [(mg/m^3) $\times$ Jahre]
42	**Erkrankungen durch organische Stäube**
4201	exogen-allergische Alveolitis
4202	Erkrankungen der tieferen Atemwege und der Lungen durch Rohbaumwoll-, Rohflachs- oder Rohhanfstaub (Byssinose)
4203	Adenokarzinome der Nasenhaupt- und Nasennebenhöhlen durch Stäube von Eichen- oder Buchenholz
43	**Obstruktive Atemwegerkrankungen**
4301	durch allergisierende Stoffe verursachte obstruktive Atemwegerkrankungen
4302	durch chemisch-irritativ oder toxisch wirkende Stoffe verursachte obstruktive Atemwegerkrankungen
5	**Hautkrankheiten**
5101	schwere oder wiederholt rückfällige Hauterkrankungen
5102	Hautkrebs oder zur Krebsbildung neigende Hautveränderungen durch Ruß, Rohparaffin, Teer, Anthracen, Pech oder ähnliche Stoffe
6	**Krankheiten sonstiger Ursache**
6101	Augenzittern der Bergleute

[1] Zu den Nummern 1101 bis 1110, 1201 und 1202, 1303 bis 1309 u. 1315: ausgenommen sind Hauterkrankungen. Diese gelten als Krankheiten im Sinne dieser Anlage zur BeKV nur insoweit, als sie Erscheinungen einer Allgemeinerkrankung sind, die durch Aufnahme der schädigenden Stoffe in den Körper verursacht werden, oder gemäß Nummer 5101 zu entschädigen sind.

B

gleichartige Belastung i. S. einer extremen Beanspruchung der physiol. Anpassung zurückzuführende lokale körperl. Veränderung, die für einen Beruf od. eine Tätigkeit chrakterist. ist; keine Krankheit im versicherungsrechtl. Sinn; **Formen: 1.** Abnutzung od. Untergang von Geweben (Zahnabschliffe bei Schneidern, Dekorateuren); **2.** Verfärbung der Haut (z. B. Argyrose bei Juwelieren); **3.** Vermehrung von Körpergewebe (Muskelhypertrophie bei Bauarbeitern, Melkerschwielen).

Berufs|unfähigkeit: (engl.) occupational disability; bestand nach der bis zum 31.12.2000 gültigen Fassung des § 43 SGB VI bei einem Versicherten in der gesetzl. Rentenversicherung, wenn dessen Erwerbsfähigkeit durch Krankheit od. Behinderung auf weniger als die Hälfte der Erwerbsfähigkeit eines gesunden Versicherten mit ähnl. Ausbildung u. gleichwertigen Kenntnissen u. Fähigkeiten abgesunken war. Mit Wirkung zum 1.1.2001 ist in der gesetzl. Rentenversicherung an die Stelle der B. der Begriff der Erwerbsminderung* getreten. Vgl. Arbeitsunfähigkeit, Erwerbsunfähigkeit.

Berylliose (Beryllium*; -osis*) f: (engl.) berylliosis; Form der kollagenösen, progredienten Pneumokoniosen* durch Inhalation von Beryllium* u. seinen Verbindungen; akut kommt es zu Nasopharyngitis, Tracheobronchitis u. tox. Pneumonie; bei chron. Einwirkung Entw. einer Lungenfibrose*, evtl. Leber- u. Nierenbeteiligung sowie Knochenveränderungen; **Klin.:** Dyspnoe, trockener Husten, Spontanpneumothorax, Gewichtsverlust u. allg. Schwäche, Fieber; **Ther.:** symptomatisch; BK Nr. 1110.

Beryllium (gr. βήρυλλος Halbedelstein) n: chem. Element, Symbol Be, OZ 4, rel. Atommasse 9,012; 2-wertiges, sehr leichtes, aber hartes Erdalkalimetall mit hohem Wärmeleitvermögen; Anw. von Berylliumsalzen, -oxiden u. -legierungen in der keram. Industrie, Reaktor- u. Raketentechnik, früher auch zur Leuchtstoffröhrenherstellung. Vgl. Berylliose.

Beryllium|fenster (↑): (engl.) beryllium shield; absorptionsarmes Strahlenaustrittsfenster an Röntgenröhren zur Erzeugung einer sehr weichen Strahlung*; bes. vor Spezialröhren mit Molybdänanode in Geräten zur Mammographie*.

Beschäftigungs|neuritis (Neur-*; -itis*) f: (engl.) occupational neuritis; auch Beschäftigungsneuropathie; durch best. Tätigkeiten auftretende mechan. Irritation od. Läsion peripherer Nerven (z. B. Karpaltunnelsyndrom*).

Beschäftigungs|therapeut m: (engl.) occupational therapist; aufgrund einer dreijährigen Ausbildung zur Durchführung der Beschäftigungstherapie u. Arbeitstherapie (s. Ergotherapie) befähigte u. zur Führung der geschützten Berufsbezeichnung (B. u. Arbeitstherapeut) berechtigte Person. Ausbildung u. Prüfung sind geregelt im „Gesetz über den Beruf des Beschäftigungs- und Arbeitstherapeuten" vom 25.5.1976 (BGBl. I S. 1171).

Beschäftigungs|therapie f: (engl.) occupational therapy; s. Ergotherapie, Beschäftigungstherapeut.

Beschleuniger: s. Teilchenbeschleuniger.

Beschleunigung: (engl.) acceleration; Formelzeichen a; Änderung der Geschwindigkeit (Δv, in m/s) pro Zeit (Δt, in s): $a = \Delta v/\Delta t$; SI-Einheit m/s^2; eine spez. B. ist die Erdbeschleunigung g (9,81 m/s^2).

Beschneidung: s. Zirkumzision, Klitoridektomie.

Besen|reiser|varizen (Varix*) f pl: (engl.) spider veins; **1.** (dermat.) dicht unter der Haut fast parallel verlaufende, erweiterte kleinste Venen; bes. am Oberschenkel, v. a. beim weibl. Geschlecht; Ther.: Farbstofflaser, Sklerotherapie;

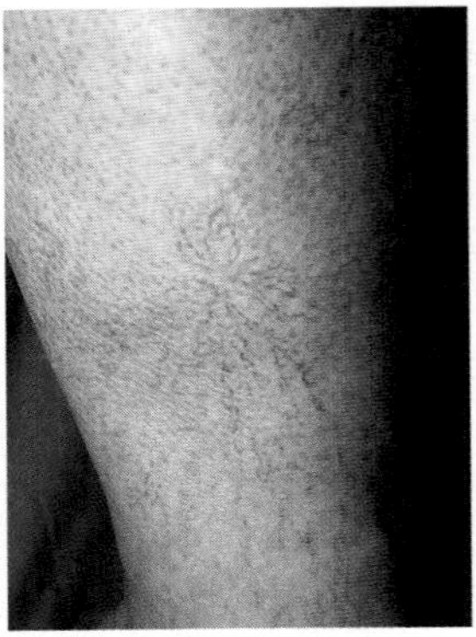

Besenreiservarizen [69]

2. (neuroradiol.) dünne Gefäße im Bereich einer intrazerebralen Raumforderung, pathognomon. für ein malignes Gliom*.

Besnier-Boeck-Schaumann-Krankheit (Ernest B., Dermat., Paris, 1831–1909): s. Sarkoidose.

Besonderungs|prinzip n: Bez. für ein den Umgang mit Behinderten regelndes, dem Normalisierungsprinzip* komplementäres Postulat, das fordert, die besondere Situation der Behinderten zu berücksichtigen; dazu gehört z. B. die Forderung nach Ermöglichung individueller Lernprozesse, nach Aufhebung der Isolation in sozialen Systemen (z. B. Familie, Schulen, Heime) u. deren behindertengerechte Gestaltung zur Ermöglichung der Entwicklung normaler Fähigkeiten. Vgl. Behinderung, Rehabilitation.

Bestätigungs|re|aktionen f pl: (engl.) confirmative tests; in der serol. Diagnostik angewendete Tests, die den in Screening*-Verfahren gefassten Verdacht erhärten od. beweisen sollen.

Best-Karmin|färbung (Franz B., Pathol., Rostock, 1878–1920): (engl.) Best's carmine staining; Färbemethode zur Darstellung von Glykogen (rot).

Bestrahlung, fraktionierte: (engl.) fractionated radiation; Strahlentherapie* mit mehreren, in festgelegten zeitl. Abständen applizierten Teildosen.

Bestrahlung, iso|zentrische: (engl.) isocentric radiation; Form der Strahlentherapie* mit konstantem Abstand zw. dem Strahlenfokus u. einem festen Punkt im od. außerh. des Pat., der bei Teilchenbeschleunigern i. d. R. 1 m beträgt.

Bestrahlungs|methoden f pl: (engl.) methods of radiation; s. Strahlentherapie.

Bestrahlungs|plan: (engl.) radiation schedule; Teil der strahlentherap. Verordnung, der die Dokumentation zur Dosisverteilung u. Durchführung der Bestrahlung beinhaltet.

Bestrahlungs|planung: (engl.) radiation therapy planning; in der Strahlentherapie* Voraussetzung für die Durchführung einer Bestrahlung mit den Schritten: **1.** Therapiekonzept, Zielvolumina u. Risikoorgane mittels klin. Befunde u. bildgebender Verf. festlegen; **2.** geeignete Bestrahlungstechniken unter Nutzung eines Bestrahlungsplanungssystems finden; **3.** Bestrahlungstechnik anhand der Dosisverteilung, der therap. Zielstellung u. techn. Möglichkeiten bewerten u. auswählen; **4.** Dokumentation der Bestrahlungsanweisung (Bestrahlungsplan). Bei der **inversen** B. werden nach Vorgabe der Dosisverteilung im Planungszielvolumen* u. den Risikoorganen die erforderl. Dosisprofile der intensitätsmodulierten Bestrahlungsfelder berechnet.

Beta|amino|iso|butter|säure-Ausscheidung: (engl.) urinary excretion of beta-aminoisobutyric acid; relativ häufiger, autosomal-rezessiv vererbter Stoffwechseldefekt ohne klin. Relevanz; dd abzugrenzen ist eine erhöhte Ausscheidung von Betaaminoisobuttersäure inf. vermehrten Zellkernzerfalls (z. B. bei entzündl. Erkr., Leukämie), Störung des tubulären Transports der Betaaminosäuren (Hyperbetaaminoazidurie) bzw. Pyridoxinmangel. Vgl. Stoffwechselanomalien.

Beta|amylase f: s. Amylasen.

Beta|blocker: Kurzbez. für Betarezeptorenblocker*.

Beta|caroten (INN) n: β-Carotin; Provitamin von Vitamin* A; **Verw.:** bei erythropoetischer Protoporphyrie, polymorphen Lichtdermatosen, Vitiligo.

Betäubung: s. Narkose, Regionalanästhesie, Lokalanästhesie.

Betäubungs|mittel: (engl.) anesthetics, narcotics; Abk. BtM, BTM; Sammelbez. für die in den Anlagen I, II u. III des Betäubungsmittelgesetzes* abschließend aufgezählten Wirkungssubstanzen mit psychotropen, bewusstseins- u. stimmungsverändernden Wirkungen, die zu phys. u. psych. Abhängigkeit führen können u. daher Anwendungsverboten bzw. -beschränkungen unterliegen. Im BtMG wird unterschieden zw. nicht verkehrsfähigen (Anlage I), verkehrs-, aber nicht verschreibungsfähigen (Anlage II) u. verkehrs- u. verschreibungsfähigen Substanzen (Anlage III). Die Anlagen werden in regelmäßigen Abständen aktualisiert.

Betäubungs|mittel|gesetz: Abk. BtMG; „Gesetz über den Verkehr mit Betäubungsmitteln" in der Fassung der Bekanntmachung vom 1.3.1994 (BGBl. I S. 358), zuletzt geändert durch Verordnung vom 27.9.2000 (BGBl. I S. 1414); stellt den ungesetzlichen Gebrauch von in den Anlagen zum Gesetz abschließend aufgezählten Betäubungsmitteln* unter Strafe u. regelt zusammen mit der Betäubungsmittel*-Verschreibungsverordnung die ärztl. indizierte Verwendung von Betäubungsmitteln.

Betäubungs|mittel|rezept (Rezept*) n: (engl.) prescription form for controlled drugs; gesetzlich (Betäubungsmittelgesetz*, Betäubungsmittel*-Verschreibungsverordnung) vorgeschriebenes dreiteiliges amtliches Formblatt zum Verschreiben von Betäubungsmitteln*; die numerierten Vordrucke werden mit der BtM-Nummer des Arztes u. dem Ausgabedatum versehen vom Bundesinstitut für Arzneimittel u. Medizinprodukte auf Anforderung ausgegeben u. sind vom Arzt gegen Entwendung zu sichern; die Teile I u. II werden dem Apotheker vorgelegt (Teil II dient der Abrechnung). Teil III verbleibt beim Arzt; für ihn gilt eine dreijährige Aufbewahrungspflicht, auf Verlangen muss er den zuständigen Behörden zugesandt od. vorgelegt werden; gleiches gilt für Teil I-III eines fehlerhaft ausgefertigten B. Bei der Ausstellung von B. sind eine Reihe gesetzlich vorgeschriebener formaler Regeln zu beachten.

Betäubungs|mittel-Verschreibungs|verordnung: Abk. BtMVV; „Verordnung über das Verschreiben, die Abgabe u. den Nachweis des Verbleibs von Betäubungsmitteln" vom 20.2.1998 (BGBl. I S. 74), zuletzt geändert durch Gesetz vom 19.12.1998 (BGBl. I S. 3853); regelt zus. mit dem Betäubungsmittelgesetz (BtMG) u. a. die Verschreibungsmodalitäten der in der Anlage III zum BtMG aufgelisteten verschreibungsfähigen Betäubungsmittel durch einen Arzt (§ 2) od. Zahnarzt (§ 3). Insbes. sind für die jeweiligen Substanzen Höchstmengen festgesetzt, auch wird ein spez. Betäubungsmittelrezept* vorgeschrieben. Für das Verschreiben von Substitutionsmitteln durch den Arzt gelten besondere Maßgaben (§ 5).

Beta|galaktosidase f: syn. Laktase; s. Disaccharidasen.

Beta|globuline (Globuline*) n pl: s. Elektrophorese.

Beta|gluk|uronidase|mangel: syn. Mukopolysaccharidose Typ VII; s. Mukopolysaccharid-Speicherkrankheiten (Tab.).

Beta|hämo|lyse (Häm-*; Lys-*) f: (engl.) beta-hemolysis; s. Hämolysereaktionen.

Beta-HCG n: β-HCG; Untereinheit des HCG*, die während der Frühschwangerschaft (Maximum in der 10. SSW) vom Trophoblast u. von Trophoblasttumoren* frei gebildet wird; Nachw. mittels Immunassay (z. B. ELISA); vgl. Tumormarker.

Beta|histin (INN) n: mit Histamin strukturverwandter Vasodilatator; **Verw.:** als Diaminoxidasehemmer, Antiemetikum bei Menière-Krankheit.

Beta|hydr|oxy|butter|säure: (engl.) β-hydroxybutyric acid; $CH_3—CH(OH)—CH_2—COOH$; Ketonkörper*, der als physiol. u. pathol. Metabolit bes. beim Abbau von Fett u. ketoplastischer Aminosäuren entsteht (i. R. der Betaoxidation* od. durch Reduktion von Acetessigsäure*); vgl. GABA.

Beta|laktam-Anti|biotika (Anti-*; Bio-*) n pl: (engl.) beta-lactam antibiotics; Antibiotika mit Betalaktamring; **Wirkungsweise: 1.** inf. selektiver Hemmung der Mureinbiosynthese bakterizide Wirkung auf wachsende Bakterien durch Penicilline*, Cephalosporine*, Monobactame u. Carbapeneme; **2.** kompetitive Hemmung von Betalaktamasen* durch Betalaktamaseninhibitoren*.

Beta|lakt|amasen f pl: (engl.) beta-lactamases; meist durch Penicillin selbst induzierte Bakterienenzyme (Penicillinasen), die den Betalaktamring von Betalaktam*-Antibiotika hydrolyt. öffnen u. dadurch dessen Wirkung aufheben; die genet. Information kann im Bakterienchromosom od. extrachromosomal in Plasmiden* lokalisiert sein. Vgl. Betalaktamaseninhibitoren.

Beta|lakt|amasen|in|hibitoren m pl: (engl.) beta-lactamase inhibitors; zu den Betalaktam*-Antibiotika gehörende Substanzen (Clavulansäure, Sulbactam, Tazobactam), die kaum antibakterielle Aktivität aufweisen u. irreversibel best. Betalaktamasen hemmen; **Verw.:** in Komb. mit Betalaktam-Antibiotika bei mittelschweren

B

u. schweren Inf. mit Betalaktamasen bildenden Erregern.

Beta|lipo|proteine (Lip-*; Prot-*) n pl: (engl.) beta-lipoproteins; Lipoproteine*, die in der Elektrophorese im Bereich der Betaglobuline wandern u. zu den Low-density-Lipoproteinen (Abk. LDL*) zählen. Vgl. Hyperlipoproteinämien, Hypolipoproteinämien.

Beta|methason (INN) n: fluoriertes Glukokortikoid ohne relevante mineralokortikoide Wirkung mit langer Halbwertzeit; s. Glukokortikoide; vgl. Dexamethason (Abb.).

Beta|methyl|digoxin n: syn. Metildigoxin*.

Beta-2-Mikro|globulin (Mikr-*; Globuline*) n: (engl.) beta-2 microglobulin; Protein (MG 11 815), das auf der Zellmembran kernhaltiger Zellen vorkommt u. dort als leichte Kette zusammen mit einer schweren Kette das HLA-Klasse-I-Molekül bildet (s. HLA-System); Auftreten als freies Protein im Serum inf. natürl. Zellabbaus, Ausscheidung überwiegend renal; Bestimmung mittels Immunassay; **Referenzbereich:** 0,8–2,4 mg/l Serum; erhöht bei Tumorwachstum (bes. maligne Lymphome), Abstoßungsreaktion nach Transplantation sowie bei Infekten durch erhöhte Aktvität der Immunabwehr u. progredienter HIV-Erkrankung; Bestimmung im Harn zur Beurteilung der glomerulären Filtrationsrate* bei Kindern.

Beta|oxidation (Ox-*) f: Hauptweg des enzymat. Fettsäureabbaus in den Mitochondrien in sechs zyklisch aufeinanderfolgenden Schritten mit Spaltung der Fettsäuren* zu Acetyl-CoA, das entw. für Biosynthesen verwendet od. in Citratzyklus* u. Atmungskette* vollständig zu CO_2 u. H_2O oxidiert wird: **1. Acyl-CoA-Synthetase:** ATP-abhängige Aktivierung der Fettsäure zu Acyl-CoA; **2. Carnithin-Acyltransferase:** Carnitin* übernimmt den Acylrest u. schleust ihn in die Mitochondrien ein. Die Einschleusung kurzkettiger Acyl-CoA (<10 C-Atome) erfolgt ohne Carnitin. **3. Dehydrierung** durch FAD-abhängige spezif. Acyl-CoA-Dehydrogenasen zu ungesättigten Fettsäuren mit trans-ständiger Doppelbindung; **4. Hydratisierung** durch Enoyl-CoA-Hydratase (syn. Crotonase), die H_2O an die Doppelbindung addiert, so dass 3-Hydroxyacyl-CoA entsteht; **5. Dehydrierung** durch 3-Hydroxyacyl-CoA-Dehydrogenase mit NAD^+. Das entstehende Ketoacyl-CoA wird durch **6. thioklastische Spaltung** mit Betaketothiolase (syn. Thiolase) in Acetyl-CoA u. den um 2 C-Atome kürzeren Acylrest gespalten. Dieser wird auf CoA übertragen u. kann erneut oxidiert werden. Die vollständige Oxidation eines Moleküls Steroyl-CoA liefert 148 Moleküle ATP. In Peroxisomen unterliegen Fettsäuren mit >20 C-Atomen einer modifizierten, weniger Energie liefernden B., bei der im dritten Schritt H_2O_2 entsteht, das durch Katalase* abgebaut wird. **Pathol.:** Beim Zellweger*-Syndrom reichern sich wegen genet. bedingten Fehlens von Peroxisomen C_{26}- bis C_{30}-Fettsäuren v. a. im Gehirn an. Vgl. Fettstoffwechsel.

Beta|pyridyl|carbinol n: syn. Pyridylmethanol*.

Beta|rezeptoren (Rezeptoren*) m pl: (engl.) beta receptors; Hormonrezeptoren*, die Signale des sympathischen Nervensystems übertragen; nach Bindung von Isoprenalin, Adrenalin od. Noradrenalin an B. wird (vermittelt durch ein stimulierendes G-Protein) cAMP* gebildet; Vork. z. B. in der Muskulatur von Gefäßen, Herz, Bronchien u. Magen-Darm-Trakt; **Typen:** Beta-1-, Beta-2-, Beta-3-Rezeptoren unterscheiden sich in ihrer Wirkungsspezifität. Am Herzen bewirken Beta-1-Rezeptoren die Erhöhung der intrazellulären Ca^{2+}-Konzentration. Nach Aktivierung von Beta-2-Rezeptoren der glatten Muskulatur strömen Ca^{2+}-Ionen ins Sarkoplasma, so dass die intrazelluläre Ca^{2+}-Konz. sinkt. Struktur u. Funktion der Beta-3-Rezeptoren sind bisher nicht geklärt. Das gleichzeitige Vork. von B. u. Alpharezeptoren* an einem Erfolgsorgan führt meist zu funkt. Antagonismus. Vgl. Betarezeptorenblocker, Sympathomimetika.

Beta|rezeptoren|blocker (↑): (engl.) beta blockers; syn. Betablocker, Betasympatholytika, Betaadrenolytika; Arzneimittel, die die sympathomimetisch wirkenden Neurotransmitter Noradrenalin u. Adrenalin an den zellulären Betarezeptoren des jeweiligen Erfolgsorgans kompetitiv hemmen. Bei hohem Sympathikotonus ist die Wirkung der B. bes. stark ausgeprägt. **Einteilung: 1.** (relativ) beta-1-**selektive** B. (sog. kardioselektive B., z. B. Acebutolol, Atenolol, Betaxolol, Bisoprolol, Metoprolol); **2. nichtselektive** B. (z. B. Alprenolol, Nadolol, Oxyprenolol, Pindolol, Propranolol, Sotalol); **3.** einige B. mit sympathomimetischer „Restaktivität" (sog. intrinsische sympathomimetische Aktivität, Abk. ISA), begründet durch Strukturverwandtschaft mit Sympathomimetika* (z. B. Acebutolol, Pindolol). **Wirkungen** (organspezif.): am Herzen (überwiegend Beta-1-Rezeptoren) Verminderung der Kontraktilität (negative Inotropie), Abnahme der Herzfrequenz (Hemmung der Reizbildung, negative Chronotropie), Verlangsamung von Sinusknotenrhythmus u. Überleitungsgeschwindigkeit im AV-Knoten (negative Dromotropie) sowie Abnahme der Erregbarkeit des Myokards (negative Bathmotropie); an der Niere (Beta-1-Rezeptoren) Verminderung der Freisetzung von Renin* aus dem juxtaglomerulären Apparat*; an der glatten Muskulatur (überwiegend Beta-2-Rezeptoren) Erhöhung des Muskeltonus (z. B. als Konstriktion von Bronchien, peripheren Gefäßen u. Uteruskontraktion); an Leber u. Skelettmuskel (Beta-2-Rezeptoren) Verminderung der Glykogenolyse, am Fettgewebe Hemmung der katecholaminabhängigen Lipolyse, am Auge Senkung der Kammerwasserproduktion; **Verw.:** v. a. bei arterieller Hypertonie* (Mechanismus der antihypertensiven Wirkung bisher nicht völlig geklärt) u. koronarer Herzkrankheit*, ferner bei tachykarden Herzrhythmusstörungen, hyperkinetischem Herzsyndrom, Hyperthyreose, zur Prophylaxe der Migräne, lokal bei Glaukom; **UAW:** Bradykardie, Müdigkeit, gastrointestinale Beschwerden, bei Diabetikern erhöhte Gefahr einer Hypoglykämie, selten Exantheme, Verschlechterung einer Herzinsuffizienz, periphere art. Durchblutungsstörungen, Reizleitungsstörungen, obstruktive Atemwegerkrankungen u. a.; **Kontraind.:** obstruktive Atemwegerkrankungen, ausgeprägte Bradykardie od. Hypotonie, schwere Herzinsuffizienz, AV-Block II. od. III. Grades u. a.

Beta|strahlung: (engl.) beta radiation; β-Strahlung; Korpuskularstrahlen* in der Größe von Elektronen, die beim Betazerfall* von Radionukliden* emittiert werden; je nach Zerfallsvorgang (abhängig von der Neutronenzahl) entsteht Beta-minus-Strahlung od. Beta-plus-Strahlung (nur bei künstl. hergestellten Radionukliden). B. gehört wegen ihrer Ladung zu den direkt ionisierenden Strahlen, wegen der geringen Korpuskelmasse zu den locker ionisierenden Strahlen u. besitzt im Weichteilgewebe eine von der Anfangsenergie unabhängige Reichweite von einigen mm u. praktisch gleiche relative biologische Wirksamkeit* wie Gammastrahlung*. Aus Beta-plus-Strahlung entsteht wegen der Paarzerstrahlung der Beta-plus-Teilchen immer Gammastrahlung mit 511 keV Quantenenergie (Vernichtungsstrahlung*).

Beta|sym|patho|lytika (Sympathikus*; gr. λυτικός fähig zu lösen) n pl: s. Sympatholytika, Betarezeptorenblocker.

Beta|sympatho|mimetika (↑; mimetisch*) n pl: (engl.) beta sympathomimetics; auch Betamimetika; Sympathomimetika* mit überwiegender Wirkung auf die Betarezeptoren; am Herzen (Beta-1-Rezeptoren) mit positiv chronotroper, dromotroper u. inotroper Wirkung durch Zunahme des Calciumeinstroms bei Steigerung des myokardialen Sauerstoffverbrauchs; führen an der glatten Muskulatur (Beta-2-Rezeptoren) zur Erschlaffung, damit zur Bronchodilatation u. Uterusrelaxation; **Verw.:** bei bradykarden Herzrhythmusstörungen* (z. B. Orciprenalin), beta-2-selektive Sympathomimetika (z. B. Fenoterol, Salbutamol, Terbutalin) als Bronchospasmolytika* u. Wehenhemmer (s. Tokolyse).

Beta|teilchen: (engl.) beta particles; negativ bzw. positiv geladene Korpuskeln*, die bei radioaktiver Kernumwandlung emittiert werden. **Beta-minus-Teilchen** (β^--Teilchen) sind Elektronen*, **Beta-plus-Teilchen** (β^+-Teilchen) sind Positronen*, die beim Betazerfall* von Radionukliden entstehen.

Beta|thalass|ämie (gr. θάλασσα Meer; -ämie*) f: s. Thalassämie.

Beta|thrombo|globulin (Tromb-*; Globuline*) n: in den Alphagranula der Thrombozyten* enthaltenes Protein, das die Prostacyclinsynthese der Endothelzellen hemmt; vermehrte Freisetzung (erhöhte Plasmakonzentration) bei Thrombozytenaggregation i. R. einer Verbrauchskoagulopathie, Gefäßerkrankung od. Thrombose.

Betatron n: syn. Kreisbeschleuniger; Teilchenbeschleuniger* zur Erzeugung hochenerget. Elektronen u., mit Hilfe von Streufolien, von Gammastrahlen; aus versch. Gründen (u. a. zu geringe Gammadosisleistung) wird das B. in der Strahlentherapie* heute in zunehmendem Maß vom Linearbeschleuniger* abgelöst. Vgl. Röntgenstrahlung.

Beta|wellen: s. Elektroenzephalographie.

Beta|xolol (INN) n: (relativ) beta-1-selektiver Betarezeptorenblocker*; **Verw.:** bei Glaukom.

Beta|zellen (Zelle*): (engl.) beta cells; **1.** Immunzellen, Bone-marrow-Zellen (Knochenmarkzellen), Knochenmarklymphozyten; s. Lymphozyten; **2.** s. Langerhans-Inseln; **3.** basophile Zellen des Hypophysenvorderlappens (ca. 10 % des Zellbestandes), die TSH, Gonadotropine u. ANP produzieren.

Beta|zerfall: (engl.) beta decay; radioaktiver Zerfall, bei dem ein negatives (Beta-minus-Zerfall) od. positives (Beta-plus-Zerfall) Betateilchen* emittiert u. evtl. Gammastrahlung* abgegeben wird.

Betel|nuss: (engl.) betel nut; syn. Semen arecae; s. Areca catechu.

Betreuung: (engl.) care; Bez., die nach dem Betreuungsgesetz* seit dem 1.1.1992 an die Stelle von Entmündigung, Vormundschaft u. Pflegschaft über Volljährige getreten ist; die Bestellung eines Betreuers kommt gemäß § 1896 BGB grundsätzl. nur für Volljährige in Betracht, die aufgrund einer psych. Krankheit od. einer körperl., geistigen od. seel. Behinderung ihre Angelegenheiten ganz od. teilweise nicht besorgen können; sie erfolgt auf Antrag od. von Amts wegen durch das Vormundschaftsgericht. Umfang u. Dauer der B. bestimmen sich nach dem konkret Erforderlichen; die Bestellung eines Betreuers im Bereich der Gesundheitsfürsorge wird dabei insbes. dann notwendig sein, wenn beim Betroffenen die Einsicht in die Behandlungsbedürftigkeit fehlt. Die Angelegenheiten des Betreuten sind vom Betreuer so zu besorgen, wie es dessen Wohl entspricht, wobei den Wünschen u. Fähigkeiten des Betreuten soweit als möglich u. zumutbar zu entsprechen ist. Dem Betreuer kommt die Stellung eines gesetzl. Vertreters zu (§ 1902 BGB); auf die Geschäftsfähigkeit des Betreuten hat die Betreuung grundsätzl. keinen Einfluss. Fehlt einem leidenden od. kranken Betreuten die natürl. Einwilligungsfähigkeit (s. Einwilligung), so willigt der Betreuer, sofern dessen Aufgabenkreis die Gesundheitsfürsorge umfasst, in die erforderlichen diagn. u. therap. Maßnahmen ein. Begründen diese die ernstl. od. konkrete Gefahr, dass der Betreute aufgrund der Maßnahmen stirbt od. einen schweren od. länger dauernden gesundheitl. Schaden erleidet, so bedarf die Einwilligung des Betreuers nach § 1904 BGB der Genehmigung des Vormundschaftsgerichts. Bes. Vorschriften gelten für die Sterilisation* u. die Unterbringung* eines Betreuten.

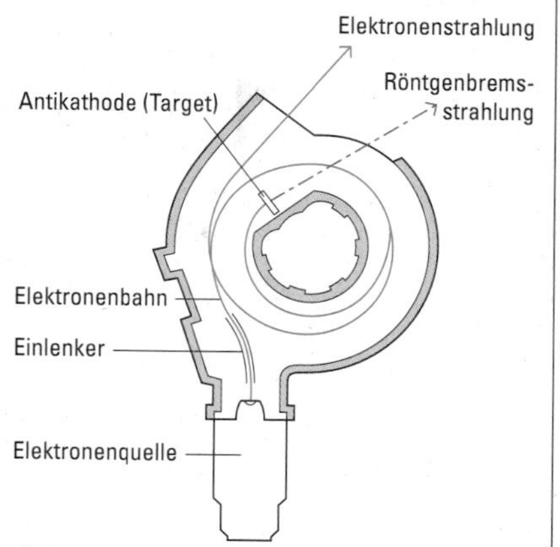

Betatron

Betreuungs|gesetz: am 1.1.1992 in Kraft getretenes „Gesetz zur Reform des Rechts der Vormundschaft u. Pflegschaft für Volljährige" vom 12.9.1990 (BGBl. I S. 2002); das B. regelt unter Änderung zahlreicher gesetzl. Bestimmungen (v. a. aus BGB, FGG u. ZPO) die Voraussetzungen der Betreuung*, die Aufgaben u. die Stellung der Betreuer, das Unterbringungsverfahren u. die Tätigkeit der Betreuungsbehörden.

Betriebs|arzt: (engl.) company doctor; Arzt mit Fachkunde gemäß § 3 VBG 123 (Vorschriften zur Unfallverhütung der Berufsgenossenschaften) u. der Gebietsbezeichnung Arbeitsmedizin od. der Zusatzbezeichnung Betriebsmedizin; s. Arbeitssicherheitsgesetz.

Bett|nässen: syn. Enuresis*.

Bett|wanzen: Cimicidae; s. Wanzen.

Betulae folium (†) n pl: Birkenblätter; s. Birke.

Bet|urie (Ur-*) f: s. Chromurie.

Betz-Zellen (Wladimir A. B., Anat., Kiew, 1834–1894; Zelle*): (engl.) Betz's cells; Riesenpyramidenzellen im motor. Teil der Großhirnrinde.

Beuge|kon|traktur (Kontrakt-*) f: (engl.) flexion contracture; s. Kontraktur.

Beuge|re|flex (Reflekt-*) m: (engl.) flexor reflex; physiol. Schutzreflex; eine Aktivierung von Schmerzrezeptoren im Fuß bewirkt über spinale Verschaltung der Afferenzen eine Erregung von Motoneuronen der ipsilateralen Beugemuskeln u. der kontralateralen Streckmuskeln (sog. gekreuzter Streckreflex) sowie eine Hemmung von Motoneuronen der ipsilateralen Streckmuskeln u. der kontralateralen Beugemuskeln des Beins; Ergebnis dieses Fremdreflexes (vgl. Reflexe) ist eine Entlastung des betroffenen Fußes.

Beugung: (engl.) 1. diffraction, 2. flexion; **1.** (physik.) syn. Diffraktion; Abweichung von der geradlinigen Ausbreitungsrichtung von Wellen inf. Interferenz* beim Auftreffen auf Hindernisse od. spaltförmige Öffnungen (z. B. eines optischen Gitters), insbes. wenn deren Abmessungen in der Größenordnung der Wellenlänge od. darunter liegen; vgl. Spektrum; **2.** (anat.) syn. Flexion; aktive (mit Hilfe der Beugemuskulatur durchgeführte) od. passive Bewegung einer Extremität in einem Gelenk.

Beulen|pest: (engl.) bubonic plague; s. Pest.

Bewältigungs|verhalten: (psychol.) syn. (engl.) Coping*.

Bewegungs|bad: (engl.) kinetotherapeutic bath; Wasserbad mit Bewegungstherapie* in Wannen od. großen Becken; durch Auftrieb, Wärme u. Viskosität bietet das B. Vorteile gegenüber der Trockengymnastik, v. a. bei Pat. mit Einschränkungen der körperl. Beweglichkeit. **Anw.:** bei entzündl. u. degen. Erkrankungen des Bewegungsapparats, neurol. Bewegungsstörungen sowie i. R. der Rehabilitation nach Unfall od. Operation.

Bewegungs|bestrahlung: (engl.) moving field irradiation; s. Strahlentherapie.

Bewegungs|krankheiten: s. Kinetosen.

Bewegungs|re|flexe (Reflekt-*) m pl: s. Labyrinthreflexe.

Bewegungs|schiene: (engl.) dynamic splint; Extremitätenlagerungsschiene mit Halterungsgestell zur postop. frühfunktionellen Übungsbehandlung u. Kontrakturenprophylaxe* durch passive kontinuierl. Gelenkbewegung.

Bewegungs|therapie f: (engl.) kinesitherapy; Behandlung u. günstige Beeinflussung von Erkr. des Herz-Kreislauf-Systems, der Atemwege, des Bewegungsapparats, des Stoffwechsels u. psychosomatischer Erkr. durch allg. körperliche Aktivität; vgl. Krankengymnastik, Körpertherapie.

Bewegungs|unruhe: syn. Akathisie*.

Bewertungs|maß|stab, einheitlicher: Abk. EBM; auf Grundlage von § 87 Abs. 1 SGB V zw. der Kassenärztlichen Bundesvereinigung u. den Spitzenverbänden der gesetzl. Krankenversicherung vereinbartes System zur Bewertung ärztl. Leistungen für Abrechnungszwecke. Der EBM definiert den Inhalt abrechnungsfähiger Leistungen u. ihr (in Bewertungspunkten ausgedrücktes) Verhältnis zueinander. Er wird in best. Abständen überprüft u. ist Grundlage für den „Bewertungsmaßstab für vertragsärztliche Leistungen", anhand dessen Vertragsärzte Abrechnungen vornehmen. Vgl. Gebührenordnung für Ärzte, Vertragsarzt.

Bewusstlosigkeit: (engl.) unconsciousness; Fehlen jedes bewussten psychischen Geschehens mit aufgehobener Kontakt- u. erhebl. eingeschränkter Reaktionsfähigkeit bei erhaltenen somatischen Funktionen; kurz dauernde B.: s. Synkope; länger dauernde B.: s. Koma.

Bewusstsein: (engl.) consciousness; Bez. für die Gesamtheit von Bewusstseinsinhalten (z. B. Wahrnehmungen, Gedanken) i. S. von Wissen um die umgebende Welt sowie um das Selbst (Ich) als Träger der Bewusstseinsinhalte (Selbst- bzw. Ich-B.); zu den Qualitäten des B. werden z. B. Wachheit, Orientierung (nach Zeit, Raum u. Person), Zielgerichtetheit, Aktivität, Aufmerksamkeit, Auffassung, Denkablauf u. Merkfähigkeit gerechnet. Grade des B. reichen von klarem B. über Bewusstseinstrübung bis zur Bewusstlosigkeit.

Bewusstseins|einengung: (engl.) narrowed consciousness; Form der qualitativen Bewusstseinsstörung*; Fokussierung des Denkens, Fühlens u. Wollens auf wenige Themen mit verminderter Ansprechbarkeit auf Außenreize; Vork. bei Dämmerzustand*, Hypnose*, posttraumatischer Belastungsstörung* u. intensiver Konzentration. G. St.-I.

Bewusstseins|spaltung: s. Schizophrenie.

Bewusstseins|störung: (engl.) disorder of consciousness; Störung des Bewusstseins*; **Formen: 1.** qualitative B. als Bewusstseinstrübung*, Bewusstseinseinengung* od. Bewusstseinsverschiebung*, v. a. bei org. Psychose; **2.** quantitative B. (Störung der Vigilanz od. Bewusstseinsverminderung) als Benommenheit*, Somnolenz*, Sopor*, Koma*; intrakraniell bedingt (z. B. bei Schädelhirntrauma, Schlaganfall, intrakranieller Blutung od. Tumor) od. inf. Stoffwechsel- od. Regulationsstörungen bzw. Vergiftungen; quantifizierbar nach der Glasgow*-Komaskala; kurze B.: s. Synkope. Nach B. besteht eine Amnesie*. Vgl. Hypnose; Störungen, dissoziative; Syndrom, hirnlokales.

Bewusstseins|trübung: (engl.) clouding of consciousness; Form der qualitativen Bewusstseinsstörung*; Beeinträchtigung der Bewusstseinsklarheit u. damit der Fähigkeit, versch. Aspekte der eigenen Person u. der Umwelt zu erfassen, sie sinnvoll miteinander zu verbinden, entsprechend zu handeln u. sich mitzuteilen; Vork. bei Delir*, Oneirismus* od. Dämmerzustand*, i. R. symptomatischer Psychosen* od. Vergiftungen. G. St.-I.

Bewusstseins|verschiebung: (engl.) displacement of consciousness; Form der qualitativen Bewusstseinsstörung*; subjektives Erleben gesteigerter Wachheit sowie erweiterte, intensivierte Wahrnehmung von Raum u. Zeit, Sinnesempfindungen u. Erfahrungshorizont; Vork. bei Meditation, Hypnose, Schizophrenie, Manie. G. St.-I.

Beza|fibrat (INN) n: s. Lipidsenker.

Beziehungs|wahn: (engl.) delusion of reference; Wahn*, in dem objektiv belanglose Ereignisse auf die eigene Person bezogen werden u. ihnen eine bes. Bedeutung beigemessen wird, meist i. S. einer Beeinträchtigung od. Beeinflussung; **Vork.:** z. B. bei Schizophrenie, org. Psychose od. wahnhafter Depression.

B

Beziehungs|wahn, sensitiver: (engl.) sensitive delusion of reference; bei sensitiver (d. h. selbstunsicherer, leicht kränkbarer, affektiv gehemmter, aber auch anerkennungsbedürftiger) Persönlichkeitsstruktur inf. situativer Einflüsse (z. B. Insuffizienzerlebnisse, berufl. od. soziale Fehlleistungen) reaktiv auftretende Wahnentwicklung.

Beziehung, therapeutische: (engl.) therapeutical relationship; (psychol.) Interaktion zw. Psychotherapeut u. Pat. mit großem Einfluss auf den Therapieerfolg; Maßnahmen zur Etablierung od. Verbesserung der th. B. sind glaubwürdiger Erklärungsansatz für Störung u. Intervention u. pos. Rückmeldungen; krit. Situationen (Reaktanz, Widerstand) werden gelöst, wenn der Therapeut den Pat. in seinem Erfahrungszustand anerkennt u. nicht überfordert. A. Mae.

Bezoar m: syn. Gastrolith; Fremdkörper aus einem Konvolut verschluckter unverdaubarer Materialien im Magen (auch im Dünn- u. Dickdarm); **Formen: 1.** Laktobezoar aus geronnener, eingedickter Milch (bei Säuglingen); **2.** Trichobezoar aus verschluckten Haaren (i. R. psych. Erkr.); **3.** Phytobezoar aus ungenügend gekauten Pflanzenfasern (bei schlechtem Gebiss); **4.** Medikamentenbezoar: Vork. bes. i. R. einer Ther. mit Antazida; **Kompl.:** Ileus*. J. Die.

Bezold-Jarisch-Re|flex (Albert von B., Physiol., Jena, Würzburg, 1836–1868; Adolf J., Physiol., Wien, Innsbruck, 1891–1965; Reflekt-*) **m:** sog. Depressorreflex, Schonreflex; reflektor. ausgelöste Hypotonie inf. Vasodilatation (verminderter peripherer Widerstand) u. Bradykardie bei Erregung von Dehnungs- u. Chemorezeptoren des ventrikulären Myokards (z. B. bei Herzversagen inf. von Herzinfarkt u. Myokarditis), adäquate Reize können Hypoxie, pharmak. Substanzen sowie die Dehnung durch Volumenzunahme sein.

Bezold-Mastoiditis (Friedrich B., Otol., München, 1842–1908; Mast-*; -id*; -itis*) **f:** Mastoiditis* mit Durchbruch des Eiters im Bereich der Mastoidspitze (Ansatz des M. sternocleidomastoideus); Vork. bei älteren Jugendlichen u. Erwachsenen nach Pneumatisation der Mastoidspitze; **Sympt.:** entzündl. Schiefhals (Schonkontraktur), Schwellung u. Druckschmerz im oberen seitl. Halsbereich. H. Ger.

BfArM: Abk. für **B**undesinstitut* für **Ar**zneimittel und **M**edizinprodukte.

B-Faser: s. Nervenfaser.

BgVV: Abk. für **B**undesinstitut* für **g**esundheitlichen **V**erbraucherschutz und **V**eterinärmedizin.

BHI: Abk. für **b**iosynthetisches **H**uman**i**nsulin*.

BHR: Abk. für **B**auch**h**aut**r**eflex; s. Reflexe (Tab.).

Bi: chem. Symbol für Bismut*.

Bi-: Wortteil mit der Bedeutung zweifach, doppelt; von lat. bis.

Bias (engl. Verzerrung)**:** (statist.) Verfälschung: **1.** von Messergebnissen durch nichtzufällige (d. h. systematische) Messfehler; **2.** von Studienergebnissen durch nichtzufällige Stichprobengenerierung (Selektion, Selbstwahlstichprobe, geringe Beteiligung, hohe Ausfälle usw.); **3.** von Sammelstatistiken bzw. Meta-Analysen von Studien durch Nichtpublizieren von einzelnen Studien (z. B. wegen eines nicht erwünschten Studienergebnisses).

Biblio|therapie (gr. βίβλος Buch; Therapie*) **f:** (engl.) bibliotherapy; Form der Psychotherapie*, bei der der Pat. durch die Lektüre einer gezielten Auswahl geeigneter Literatur darin unterstützt werden soll, seine Probleme zu verbalisieren, klarer zu reflektieren u. evtl. die Begrifflichkeit des Therapeuten besser zu verstehen. G. St.-I.

Bibro|cathol (INN) **n:** wismuthaltiges Antiseptikum; **Verw.:** lokal bei Blepharitis u. a.

Bicalut|amid (INN) **n:** nichtsteroidales Antiandrogen; **Ind.:** fortgeschrittenes Prostatakarzinom; **UAW:** Hitzewallung, verminderte Libido, Potenzstörung, Gynäkomastie; vgl. Antiandrogene.

Bi|carbonate n pl: (engl.) bicarbonates; syn. Hydrogencarbonate, doppelkohlensaure Salze; saure, wasserlösliche Salze der Kohlensäure, z. B. Natriumbicarbonat ($NaHCO_3$).

Bi|carbonat|ion **n:** HCO_3^-; bildet als Base mit H^+-Ionen die Säure H_2CO_3; Haupttransportform des im Gewebe anfallenden CO_2; vgl. Standardbicarbonat.

Bi|carbonat|puffer: (engl.) bicarbonate buffer system; Pufferlösung aus Bicarbonat (HCO_3^-) u. Kohlensäure (H_2CO_3); pK 6,1 (s. pK); wichtiges offenes (durch die Abatmung von CO_2) Puffersystem (ca. ⅔ der Pufferkapazität), das im Blut den pH 7,38 aufrechterhält; Konz. 24 mmol/l; CO_2-Partialdruck (durch Atmung) u. Bicarbonatkonzentration (Ausscheidung durch Niere u. Leber) werden weitgehend unabhängig voneinander reguliert. Vgl. Pufferung.

Bi|ceps (lat. doppelköpfig, zweigipfelig) **m:** Kurzbez. für Musculus* biceps brachii, zweiköpfiger Armmuskel.

Bi|ceps-brachii-Re|flex (↑; Reflekt-*) **m:** s. Reflexe (Tab.).

Bichat-Fett|pfropf (Marie François B., Anat., Paris, 1771–1802)**:** Corpus* adiposum buccae.

Bichel-Bing-Harboe-Syn|drom **n:** syn. Bing*-Neel-Syndrom.

bi|cipitalis (lat.)**:** zum Biceps gehörend.

Bickenbach-Arm|lösung: (engl.) Bickenbach's arm delivery; gebh. Handgriff zur Entw. der Schultern u. Arme bei Beckenendlage*; Komb. von klassischer Armlösung* zur Entw. des hinteren Arms u. der Müller*-Armlösung zur Entw. des vorderen Arms; vgl. Manualhilfe. W. Str.

Bickerstaff-En|zephalitis (Enkephal-*; -itis*) **f:** (engl.) Bickerstaff brainstem encephalitis; syn. benigne Hirnstammenzephalitis; umschriebene Enzephalitis* des Hirnstamms mit günstiger Progn.; **Ätiol.:** unklar, oft postinfektiös; **Klin.:** Ophthalmoplegie, Ataxie; **DD:** Fisher*-Syndrom, Hirnstammenzephalitis infektiöser Genese. E. Sch.

bi|cuspidalis (Bi-*; lat. cuspis Spitze)**:** zweizipfelig; z. B. Valva bicuspidalis, Mitralklappe.

Bidder-Haufen (Heinrich F. B., Anat., Dorpat, 1810–1894)**:** s. Remak-Ganglien.

Biedl-Syn|drom (Arthur B., Pathol., Endokrinol., Wien, Prag, 1869–1933) **n:** s. Bardet-Biedl-Syndrom.

Biegungs|fraktur (Fraktur*) **f:** (engl.) bending fracture; s. Fraktur, vollständige.

Bielschowsky-Färbung (Max B., Neuropathol., Berlin, 1869–1940)**:** (engl.) Bielschowsky's staining; Silberimprägnationsmethode zur histol. Darstellung von Neurofibrillen*.

Bielschowsky-Körper (↑)**:** (engl.) Bielschowsky's bodies; Polyglukosaneinschlüsse*, die bei degenerativen Erkr. der Stammganglien histol. nachweisbar sind.

B

Bielschowsky-Syn|drom (↑) n: Jansky-Bielschowsky-Krankheit; spätinfantile Form der neuronalen Ceroidlipofuszinose*.

Bielschowsky-Zeichen (↑): (engl.) Bielschowsky head-tilt phenomenon; Abweichung des paretischen Auges nach oben u. Auftreten vertikaler Doppelbilder als Zeichen einer Trochlearislähmung* bei Kopfneigung zur betroffenen Seite.

Bienen|gift: (engl.) bee venom; Gift der Honigbiene (Apis mellifica); enthält Proteine (z. B. Phospholipase A_2, Hyaluronidase, saure Phosphatase), Peptide (z. B. Melittin, Apamin) u. Mediatoren (Histamin, Leukotriene B u. C); Bienengiftallergie ist neben der Wespengiftallergie die häufigste Hymenopterenallergie*. Vgl. Wespengift.

Bier-Block (August B., Chir., Berlin, 1861–1949) m: Regionalanästhesie* durch i. v. Injektion eines Lokalanästhetikums in eine vorher blutleer gemachte Extremität. D. Buc.

Bier|hefe: s. Faex medicinalis.

Biermer-An|ämie (Anton B., Int., Bern, Breslau, 1827–1892; Anämie*) f: s. Anämie, perniziöse.

Biermer-Schall|wechsel (↑): syn. Gerhardt*-Schallwechsel.

Bietti-Syn|drom (Giambattista B., Ophth., Rom) n: ätiol. unklarer Symptomenkomplex aus Xerophthalmie, Pupillenverformung inf. mesodermaler Stränge zw. Iris u. Cornea u. sekundärem Glaukom; vgl. Rieger-Syndrom.

Bi|fido|bacterium (bifidus*; Bakt-*) n: syn. Bifidusbakterien; Gattung grampositiver, unbewegl., sporenloser, überwiegend anaerober Stäbchenbakterien der Familie Actinomycetaceae; Ähnlichkeit mit Corynebakterien; spalten Kohlenhydrate unter Bildung von Essig- u. Milchsäure im Verhältnis 3:2; 11 Species. Zur Normalflora von Intestinaltrakt, Appendix u. Vagina bzw. zur Muttermilch gehören B. bifidum (früher Lactobacillus bifidus), B. adolescentis, B. breve, B. longum u. B. infantis; keine Pathogenität; vgl. Bifidusflora.

bi|fidus (lat. in zwei Teile gespalten): zweigeteilt.

Bi|fidus|flora (↑; Flora röm. Blumengöttin) f: traditioneller Name für intestinale Arten von Bifidobacterium*, die in allen Altersstufen des Menschen einen quantitativ großen Anteil der bakt. Darmflora bilden. Bei muttermilchernährtem Säugling ist Bifidobacterium infantis neben Bifidobacterium bifidum vorherrschend; der Stuhl des mischkosternährten Kindes u. Erwachsenen enthält vorwiegend Bifidobacterium longum. Vgl. Bakterienflora.

Bi|fokal|gläser (Bi-*; Focal-*): (engl.) bifocals; s. Brillengläser.

Bi|fonazol (INN) n: Imidazolderivat; **Verw.**: lokales Antimykotikum; s. Antimykotika.

Bi|furcatio carotidis (Bi-*; lat. furca Gabel) f: Teilungsstelle der A. carotis communis; vgl. Glomus caroticum, Sinus caroticus.

Bi|furkation (↑; ↑) f: (engl.) bifurcation; Gabelung; z. B. Bifurcatio tracheae: Gabelung der Luftröhre in den Hauptbronchien in Höhe des 4. Brustwirbelkörpers.

Bi|furkations|syn|drom (↑; ↑) n: syn. Leriche*-Syndrom.

Bi|furkations|winkel (↑; ↑): (engl.) angle of tracheal bifurcation; Winkel zw. linkem u. rechtem Hauptbronchus nach Aufteilung der Trachea; normal 70–75°, verbreitert bei Lymphknotenvergrößerung im Bifurkationsbereich, Herzvergrößerung, Tumorwachstum.

Bigelow-Band (Henry Jacob B., Chir., Boston, 1818–1890): Ligamentum* iliofemorale.

Bi|geminie (↑; lat. geminus doppelt) f: (engl.) bigeminy; Doppelschlägigkeit; Herzrhythmusstörung, bei der jeder Systole über längere Zeit regelmäßig eine (meist ventrikuläre) Extrasystole folgt; diese fällt zeitl. vor der zu erwartenden nächsten regulären Systole ein, so dass auf je zwei dicht aufeinanderfolgende Herzaktionen (v. a. bei ventrikulären Extrasystolen*) eine postextrasystolische kompensatorische Pause folgt; vgl. Trigeminie, Polygeminie.

Bi|guanide n pl: (engl.) biguanides; orale Antidiabetika mit z. T. noch unklaren Wirkungsmechanismen; B. verzögern die enterale Glukoseresorption, hemmen die hepatische Glukoneogenese u. stimulieren die Glykolyse. Da B. auch die Atmungskette hemmen, kann die Milchsäurekonzentration so ansteigen, dass es u. U. zu lebensbedrohl. Laktatazidose* kommt. Zur **Verw.** bei Diabetes mellitus Typ 2 ist nur noch Metformin zugelassen. **Kontraind.**: Zustände, die zur Gewebehypoxie disponieren; **UAW:** Laktatazidose, Magen-Darm-Beschwerden u. a.

Bi|kuspidal|klappe (Bi-*; lat. cuspis Spitze): (engl.) bicuspid valve; syn. Mitralklappe; s. Herz.

Bilanzierung: (engl.) equilibration; (intensivmed.) Wiederherstellung u. Erhaltung eines ausgeglichenen Wasserhaushalts* u. Elektrolythaushalts* durch Erstellen eines individuellen Infusionsplans für jeweils 24 Std. unter Gegenüberstellung von Einfuhr (ggf. parenterale Ernährung) u. Ausfuhr.

Bilanz|suizid (Suizid*) m: (engl.) balance suicide; als bewusst vollzogene Willenshandlung beschriebener Suizid; wird ausgeführt, nachdem die Bilanz des bisherigen Lebens im Zus. mit der gegenwärtigen Lebenssituation so negativ ausfällt, dass ein Weiterleben nicht sinnvoll erscheint. Es wird diskutiert, ob der B. tatsächlich aus freiem Willen begangen wird od. nicht situative Bedingungen bzw. seelische Erkrankungen ausschlaggebend sind.

bi|lateral (Bi-*; lateralis*): beidseitig.

Bild|erleben, kata|thymes: s. Psychotherapie, katathym-imaginative.

Bild, inner|seelisches: (engl.) inner picture; szenischer, affektiv gefärbter Vorstellungskomplex, der Ausdruck der bewussten u. unbewussten Gesamtsituation der Person ist; **Vork.:** bei Psychose (z. B. als optische Halluzination bei Delir od. Schizophrenie), posttraumat. Belastungs- od. Persönlichkeitsstörung (sich aufdrängende, sog. intrusive Bilder); **Anw.** bei best. psychotherapeutischen Verfahren (vgl. Imagination). E. Fri.

Bild|schirm|arbeit: (engl.) work with screen; Tätigkeit an Bildschirmgeräten unter Beanspruchung insbes. der Augen; mögl. Folgen: Augenbeschwerden u. Auftreten von Verspannungen der Nacken- u. Schultermuskulatur; Regelungen zur B. in der **Bildschirmarbeitsverordnung** vom 4.12.1996 (BildscharbV; BGBl. I S. 1841): regelmäßige Unterbrechung durch andere Tätigkeiten od. Pausen (Anteil an Gesamtarbeitszeit nicht definiert); angemessene Augenuntersuchung vor Aufnahme der Beschäftigung u. in regelmäßigen Zeitabständen; ggf. spez. Sehhilfen bereitstellen; ergonomische Gestaltung der Bildschirmarbeitsplätze. E. Str.

Bild|verstärker: s. Röntgenbildverstärker.

B

Bild|wandler: (engl.) image converter; elektron. Einrichtung, die ein Bild aus einem für das Auge nicht sichtbaren Wellenlängenbereich in ein Bild im sichtbaren Bereich umwandelt; Beispiele aus dem med. Bereich: Thermographie* u. Röntgenbildverstärker*.

Bil|hämie (Bili-*; -ämie*) f: (engl.) cholemia; Vork. von Galle in der Blutbahn; selten nach Bauchtrauma mit Verletzung im Bereich der Leber; vgl. Hämobilie.

Bilharzia (Theodor M. Bilharz, Arzt, Kairo, 1825–1862) f: nach dem Entdecker des Err. der ägypt. Hämaturie (Distomum haematobium) benannte Parasitengattung, die heute als Schistosoma* bezeichnet wird.

Bilharziose (↑; -osis*) f: syn. Schistosomiasis*.

Bili-: Wortteil mit der Bedeutung Galle, Gallenflüssigkeit; von lat. bilis.

biliär (↑): (engl.) biliary; gallig, Galle betreffend, durch Gallenwegerkrankung bedingt.

bili|fer (↑; lat. ferre tragen): Galle leitend.

Bili|fuszin (↑; Fuscin*) n: (engl.) bilifuscin; bakterielles Abbauprodukt von Bilirubin* im Darm, das aus der farblosen Vorstufe Bilileukan entsteht u. dem Stuhl seine normale Farbe gibt. Vgl. Gallenfarbstoffe.

Bili|leukan (↑; Leuk-*) n: s. Bilifuszin.

biliös (↑): (engl.) bilious; gallig, mit Ikterus* verbunden.

Bili|rubin (↑; lat. ruber rot) n: Abbauprodukt des Häms*; das aus dem primär anfallenden Biliverdin (s. Gallenfarbstoffe) durch Reduktion entstehende wasserunlösliche **unkonjugierte** B. (indirektes B.) wird reversibel an Albumin gebunden u. in der Leber nach Bindung an Ligandin od. Z-Protein durch mikrosomale UDP-Glukuronyltransferase mit Glukuronsäure konjugiert. Das **konjugierte** B. (direktes B., Bilirubindiglukuronid) ist wasserlöslich u. wird durch aktiven Transport mit der Galle ausgeschieden. B. wirkt antioxidativ, da es zwei Hydroperoxyradikale aufnehmen kann u. dabei zu Biliverdin oxidiert. Im Darm erfolgt die reduktive Spaltung des Bilirubindiglukuronids zu Mesobilirubin, das zu Urobilinogen reduziert wird. Urobilinogen wird weiter zu Urobilin u. über Sterkobilinogen auch zu Sterkobilin abgebaut, die mit dem Stuhl ausgeschieden bzw. zu geringen Anteilen auch rückresorbiert (enterohepatischer Kreislauf*, ca. 20 %) od. über die Niere eliminiert werden (Urobilinogen). Konjugiertes B. wird teilweise auch in die Dipyrrole Mesobilileukan, Bilileukan u. Bilifuszin, die dem Stuhl ihre normale gelbbraune Farbe verleihen, umgesetzt. Störungen im Bilirubinabbau od. vermehrte Entstehung von B. führen zu Hyperbilirubinämie* u. Ikterus*. Bei Hyperbilirubinämie inf. erhöhtem konjugiertem B. (z. B. bei Verschluss. u. Parenchymikterus) tritt kovalent an Albumin gebundenes **Deltabilirubin** im Blut auf. **Bestimmung** im Blut: **1.** direkte Bestimmung durch Spektralphotometrie bei zwei Wellenlängen (um evtl. vorhandenes Hämoglobin auszuschließen) bei Neugeborenen; später interferieren im Plasma vorhandene Carotine*. **2.** Diazoreaktion; Prinzip: B. ergibt mit diazotierter Sulfanilsäure einen Azofarbstoff mit Indikatoreigenschaften (rot bei neutralem, blau bei alkalischem pH). Konjugiertes B. u. Deltabilirubin reagieren sofort (daher Bez. als direktes B.), unkonjugiertes B. erst nach Zusatz eines Akzelerators (z. B. Methanol od. Coffein/Natriumacetat); unkonjugiertes B. u. Deltabilirubin sind bei Gesunden im Serum nicht vorhanden, jedoch kann durch Messungenauigkeit ein Wert von max. 5,1 μmol/l (0,30 mg/dl) vorgetäuscht werden. Deltabilirubin ist wegen seiner Halbwertzeit von 18 Tagen lange nachweisbar. Vgl. Bilirubinurie, Referenzbereiche (Tab.).

Bili|rubin|en|zephalo|pathie (↑; ↑; Enkephal-*; -pathie*) f: syn. Kernikterus*.

Bili|rubin|urie (↑; ↑; Ur-*) f: (engl.) bilirubinuria; Ausscheidung von Bilirubin im Harn, die auftritt, wenn das Bilirubin* im Blut über 34 μmol/l (2 mg/dl) erhöht ist. Der Urin ist dunkelbraun u. gibt beim Schütteln gelben Schaum. Nachweis mit Schnelltestverfahren u. Diazoreaktion; **Vork.:** bei hepatozellulärem u. cholestatischem Ikterus*, Dubin*-Johnson-Syndrom, Rotor*-Syndrom; ohne gleichzeitige Urobilinogenurie bei vollständigem Gallenwegverschluss (vgl. Cholestasesyndrom). Vgl. Urobilin.

Bilis (lat.) f: Galle, Gallenflüssigkeit.

Bili|verdin (↑; lat. viridis grün) n: s. Bilirubin, Gallenfarbstoffe.

Billings-Ovulations|methode (John u. Evelyn B., zeitgen. austral. Ärzte; Ov-*) f: (engl.) Billings' ovulation method; syn. Zervixschleimmethode; Methode der Empfängnisverhütung durch Beobachtung des Zervixschleims* zur Bestimmung fruchtbarer (Beginn fadenziehender Schleimabsonderung bis vier Tage nach deren Höhepunkt) u. unfruchtbarer Tage innerh. des Menstruationszyklus*. Vgl. Kontrazeption, natürliche.

Billroth-Magen|re|sektion (Christian B., Chir., Zürich, Wien, 1829–1894; Resektion*) f: s. Magenresektion.

Bi|lob|ek|tomie (Bi-*; lobär*; Ektomie*) f: (engl.) bilobectomy; Entfernung zweier benachbarter Lungenlappen.

bi|locularis (↑; lat. loculus Kästchen, Fach): zweikammerig.

Binde|gewebe: (engl.) connective tissue; aus dem mittleren Keimblatt (Mesoderm*) hervorgegangenes Gewebe, das weitmaschige Zellverbände mit viel Interzellularsubstanz bildet; **Bestandteile: 1.** Zellen: **a)** ortsständig (Fibroblasten, Fibrozyten, Retikulumzellen, Fettzellen, Sehnenzellen); **b)** mobil (Makrophagen, Monozyten, Histiozyten, Mastzellen, Plasmazellen, Granulozyten, Lymphozyten); **2.** Interzellularsubstanz: **a)** Grundsubstanz (Mukopolysaccharide); **b)** kollagene, retikuläre od. elastische Fasern; **Einteilung: 1.** embryonales B. (Mesenchym*); **2.** gallertiges B.: Wharton-Sulze der Nabelschnur, Zahnpulpa; **3.** retikuläres B.: lymphat. Organe, Knochenmark; **4.** Fettgewebe; **5.** lockeres (kollagenes) B.: interstitielles B.; **6.** straffes (kollagenes) B.: **a)** irregulär od. geflechtartig als Faszien, Organkapseln; **b)** regulär od. parallelfaserig: Bänder, Aponeurosen, Sehnen; **7.** elastisches B.: Ligg. flava. W. Ric.

Binde|gewebe|massage f: (engl.) connective tissue massage; Form der Reflexzonenmassage, bei der durch langsames u. ausgedehntes Streichen der Haut u. des subkutanen Bindegewebes mit einer Fingerkuppe ein tangentialer Zugreiz ausgeübt wird u. damit eine segmental-reflektor. Beeinflussung innerer Organe u. der peripheren art. Durchblutung erzielt werden soll; vgl. Nervenpunktmassage, Segmenttherapie.

Binde|gewebe|nävus (Nävus*) m: (engl.) connective tissue nevus; syn. Pflastersteinnävus; angeb. od. im Kindesalter auftretende, einzeln od. gruppiert stehende Knötchen in der

Dermis (s. Abb.); Vork. isoliert od. i. R. von erbl. Syndromen (z. B. Buschke*-Ollendorf-Syndrom, tuberöse Sklerose*).

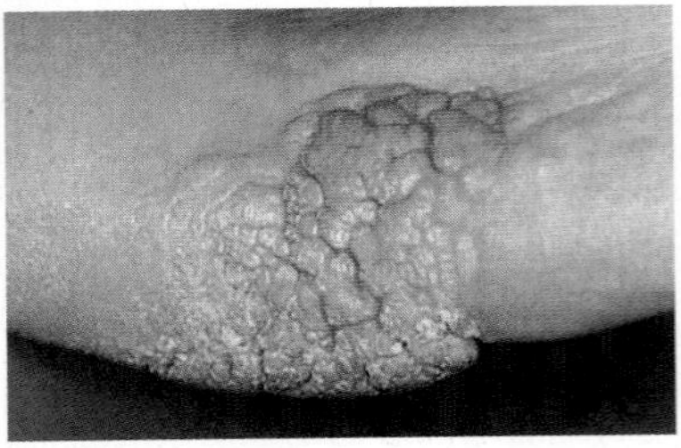

Bindegewebenävus:
Befund an der Ulnarseite der Handinnenfläche [3]

Binde|haut: Conjunctiva*.

Binde|haut|blutung: Hyposphagma*.

Binde|haut|chemose f: s. Chemosis.

Binde|haut|deckung: (engl.) conjunctival flap; op. Überdeckung von Cornea u. Sklera mit Teilen der Conjunctiva bulbi bei schlecht heilenden entzündl. od. trophischen ulzerativen Hornhauterkrankungen (sog. Bioverband).

Binde|haut|entzündung: Konjunktivitis*.

Binde|haut|phlyktäne f: s. Keratoconjunctivitis phlyktaenulosa.

Bindung, chemische: (engl.) chemical bond; Anziehungskräfte zw. Atomen, Ionen u. Molekülen, die für die Entstehung chem. Verbindungen verantwortl. sind; **1. Ionenbindung:** syn. heteropolare Bindung; starke u. ungerichtete elektrostatische Anziehungskräfte (Coulomb-Kräfte; s. Coulomb-Gesetz) zw. Ionen*; typ. Verbindungen mit Ionenbindungen sind die Halogenide der Alkali- u. Erdalakalimetalle (z. B. NaCl); Vork. meist in Form sehr stabiler kristalliner Gitterstrukturen, die gut wasserlösl. sind u. elektr. Strom leiten; **2. Atombindung:** syn. homöopolare Bindung, kovalente Bindung; gerichtete ch. B. zwischen Nichtmetallatomen, die durch Überlappung von Molekülorbitalen der Bindungspartner zustande kommt; bei der apolaren Atombindung haben die Partner die gleiche Elektronegativität, die Elektronenladung ist symmetr. verteilt (z. B. H_2); bei der polaren Atombindung zw. Partnern versch. Elektronegativität entstehen pos. u. neg. Teilladungen, die zur Bildung eines permanenten Dipols* führen (z. B. H_2O); typ. Verbindungen mit Atombindungen sind die Gase Wasserstoff, Sauerstoff u. Stickstoff, Wasser u. Kohlenwasserstoffe*, sie leiten keinen elektr. Strom. **3. Metallische Bindung**: ch. B. zwischen Metallatomen eines chem. Elements, die ihre Valenzelektronen in Form eines sog. Elektronengases dem entstehenden Metallgitter aus Metallkationen zur Verfügung stellen; hohe elektr. Leitfähigkeit; **4. Wasserstoffbindung**: syn. Wasserstoffbrückenbindung; nichtkovalente inter- od. intramolekulare Bindung zw. H-Atomen in OH- od. NH-Gruppen (Wasserstoff- bzw. Protonendonatoren) u. Sauerstoff- od. Stickstoffatomen (Wasserstoff- bzw. Protonenakzeptoren) inf. elektrostat. Anziehung zw. dem positiv polarisierten Donator-H-Atom u. dem freien Elektronenpaar des negativ polarisierten Akzeptors. Außer bei H_2O finden sich Wasserstoffbindungen auch bei Alkoholen, Carbonsäuren, Aminen u. Säureamiden, sie bedingen die Wasserlöslichkeit von hydrophilen Stoffen u. die räuml. Anordnung (Sekundärstruktur) von Peptiden u. Proteinen. **5. Van-der-Waals-Kräfte**: schwache elektrostat. Anziehungskräfte zw. temporären Dipolen, die aus Fluktuationen der ansonsten symmetr. Ladungsdichteverteilungen in den Elektronenhüllen resultieren u. zw. allen Atomen, Ionen u. Molekülen nur über sehr kurze Distanzen wirksam werden.

Bindung, en|ergie|reiche: (engl.) high-energy bond; (chem.) Bindung z. B. in Phosphorsäureestern, bei deren Spaltung Energie frei wird: ATP → ADP + Phosphat + 29,3 kJ/mol.

Binge eating disorder (engl.)**:** Abk. BED*.

Bing-Horton-Syn|drom (Robert B., Neurol., Basel, 1878–1956; Bayard T. H., Int., Rochester, 1895–1980) n: syn. Cluster*-Kopfschmerz.

Bing-Neel-Syn|drom (Jens B., Int., Kopenhagen, geb. 1906; Axel van N., Psychiater, Kopenhagen) n: syn. Bichel-Bing-Harboe-Syndrom; veraltete Bez. für neurol. Veränderungen bei Makroglobulinämie*.

Bing-Re|flex (Robert B., Neurol., Basel, 1878–1956; Reflekt-*) m: s. Pyramidenbahnzeichen (Tab.).

Bin|oculus (Bi-*; lat. oculus Auge) m: beidseitiger Augenverband.

Bin|okular|sehen (lat. bini je zwei; Ocularis*): s. Sehen, binokulares.

Bin|okulus|verband (↑; lat. oculus Auge): (engl.) binocular bandage; Verband über beide Augen zu deren Ruhigstellung; vgl. Lochbrille.

Binswanger-Krankheit (Otto B., Nervenarzt, Jena, 1852–1929): (engl.) Binswanger's dementia; syn. subkortikale arteriosklerot. Enzephalopathie; Mikroangiopathie des Gehirns; **Urs.:** art. Hypertonie u. Arteriosklerose* mit umschriebenen, multiplen Herden i. S. einer Enzephalomalazie* v. a. im periventrikulären Marklager u. in den Stammganglien; spongiöse Demyelinisierung u. lakunäre Infarkte inf. ischäm. Schädigung bei Hyalinose u. Intimaproliferation von kleinen Arterien u. Arteriolen; **Sympt.:** progrediente Gedächtnis- u. Konzentrationsstörungen, zerebrale Herdstörungen*, Hydrozephalus, präsenile Demenz* (sog. Multiinfarktdemenz), evtl. Affektlabilität, Dysarthrie, Gangstörung, Mono- od. Hemiparesen (sog. Status lacunaris); **Diagn.:** Nachw. lakunärer Infarkte, periventrikulärer Demyelinisierung u. Hirnvolumenminderung in der kranialen Computertomographie od. Kernspintomographie. Vgl. Durchblutungsstörung, zerebrale.

Bio-: Wortteil mit der Bedeutung Leben, Lebensvorgänge; von gr. βίος.

Bio|äqui|valenz (↑; Aequi-*; Valenz*) f: (engl.) bioequivalence; therap. Identität bzw. Identität der Bioverfügbarkeit* von Arzneimitteln.

Bio|ak|kumulation (↑; lat. accumulare anhäufen) f: (engl.) bioaccumulation; Anreicherung chem. Substanzen in belebten Komponenten des Ökosystems, wobei steigende Konz. der Substanzen resultieren; meist i. S. der selektiven Aufnahme unphysiol. od. toxischer Elemente od. chem. Verbindungen aus der unbelebten Natur u. Weitergabe über eine Nahrungskette* (Pflanze, Tier, Mensch). Voraussetzung der B. ist eine relativ lange Verweildauer der Substanzen im Organismus (lange biol. Halbwertzeit*) bzw.

eine insgesamt geringe od. selektive Elimination (z. B. Speicherung in best. Organen od. Elimination über die Milch). Für die B. relevante chem. Substanzen sind Cadmium (s. Itai-Itai-Krankheit), Quecksilber (s. Minamata-Krankheit) u. a. Schwermetalle, polychlorierte Biphenyle (s. Yusho-Krankheit) u. a. halogenierte Kohlenwasserstoffe (z. B. DDT*), die z. T. über die Muttermilch in erheblich konzentrierter Form ausgeschieden werden. Die B. von Radionukliden* führt über Nahrungsketten u. U. zu einer deutl. Steigerung der inkorporierten Aktivität u. entspr. hoher Strahlenbelastung*, z. B. durch Iod, das in der Schilddrüse selektiv gespeichert wird (vgl. Organdosis). Von bes. Interesse sind auch knochenaffine Radioisotope (s. Elemente, knochenaffine) u. die Radioisotope von Caesium (Speicherung bes. in Muskelgeweben) u. Cadmium (Speicherung bes. in Lebergewebe). Vgl. Umwelttoxikologie.

Bio|aktivierung: (engl.) activated efficacy; Umwandlung eines an sich unschädl. Fremdstoffes im Organismus in einen tox. od. kanzerogenen Metaboliten; vgl. Giftung.

Bio|chemie (↑) f: (engl.) biochemistry; physiologische Chemie, biologische Chemie; Grundlagenwissenschaft, die mit chem., biol. u. physik. Meth. die Basis der Lebensvorgänge untersucht; da sich B. mit den chem. Bestandteilen der Zellen u. den darin ablaufenden Reaktionen beschäftigt, umfasst sie Teilgebiete der Zellbiologie, Molekularbiologie und -genetik. G. Hüb.

Bio|chirurgie f: (engl.) biosurgery; syn. Madentherapie; Einsatz von Fliegenmaden (z. B. der Species Lucilia sericata) zur Reinigung von Wunden; das Sekret der Maden löst Nekrosen u. Wundbeläge u. frischt die Wundoberfläche an; **Ind.:** Ulkus am diabetischen Fuß, Dekubitus mit Gewebedefekt, arteriell u. venös bedingte Ulzeration der Haut.

Bio|energetik (↑; gr. ἐνέργεια Tätigkeit, Wirksamkeit) f: (engl.) bioenergetics; s. Analyse, bioenergetische.

Bio|feed|back (↑; engl. feedback Rückkopplung) n: apparative Rückmeldung von Körperfunktionen, die normalerweise bewusster Wahrnehmung unzugängl. sind, z. B. Herz- u. Atemfrequenz, Blutdruck, EEG-, EMG-, EKG-Signale, Hauttemperatur u. -widerstand; operante Konditionierung* dient als Erklärungsmodell der therap. Wirksamkeit. **Anw.** in Psychophysiologie u. Verhaltenstherapie* (z. B. bei Migräne, essentieller Hypertonie, neuromuskulärer Verspannung, psychosomat. Erkrankungen). Vgl. Verhaltensmedizin. J. Mar.

Bio|kata|lysatoren (↑; gr. καταλύειν auflösen) m pl: (engl.) biocatalysts, enzymes; syn. Enzyme*, i. w. S. auch Hormone* u. Vitamine*.

Bio|klimato|logie (↑; Klima*; -log*) f: (engl.) bioclimatology; Wissenschaft, die sich mit der Wirkung des Klimas u. Wetters auf Menschen (Tiere u. Pflanzen) befasst. Vgl. Wetterfühligkeit.

Bio|logie (↑; -log*) f: (engl.) biology; Wissenschaft von den Lebensvorgängen.

Bio|lumineszenz (↑; lat. lumen Licht) f: s. Lumineszenz.

Bio|mathematik (↑) f: (engl.) biomathematics; Wissenschaft von Theorie u. Anwendung mathematischer Methoden in Biologie u. Medizin; vgl. Biometrie, Biostatistik.

Bio|metrie (↑; Metr-*) f: (engl.) biometry; **1.** Zählung u. Messung an Lebewesen; **2.** Wissenschaft von den Methoden der Planung, Durchführung u. statistischen Auswertung von Studien in Biologie u. Medizin; vgl. Biostatistik.

Bio|monitoring (↑): Messung von Schadstoffen od. deren Metaboliten in biol. Proben (Blut, Serum, Muttermilch, Harn, Haare, Ausatmungsluft u. a.) bzw. von biol. Parametern, deren Änderungen sich aus einer Exposition mit Schadstoffen od. einer Belastung durch chem., physik. od. biol. Faktoren (z. B. Blei-, Lärm-, Strahlen-, Dioxinbelastung) ergeben; Untersuchung sowohl einzelner Personen, bei denen Belastungen vermutet werden, als auch von Bevölkerungsgruppen i. R. epidemiol. Studien. Vgl. Umwelttoxikologie.

Bi|omphalaria (Bi-*; Omphal-*) f: Gattung der Posthorn-(Teller-)Schnecken; Zwischenwirt von Schistosoma* mansoni.

Bionator m: herausnehmbares Behandlungsgerät zur Kieferregulierung; Modifikation des Aktivators*; durch die grazilere Konstruktion kommt es zu einer geringeren Interferenz mit dem Sprechen.

Bi|opsie (↑; Op-*) f: (engl.) biopsy; Entnahme einer Gewebeprobe am Lebenden durch Punktion* mit einer Hohlnadel, unter Anw. spezieller Instrumente (Zangen, Stanzinstrumente, Biopsiesonden, Bürsten, Schlingen u. a.) od. operativ mit dem Skalpell (Probeexzision*), als ungezielte B. (sog. Blindpunktion) od. gezielt unter Ultraschall- od. Röntgenkontrolle bzw. i. R. einer Endoskopie* od. Laparoskopie* (Vorteil: makroskop. Organbeurteilung mit Auffinden verdächtiger Bereiche, geringeres Blutungsrisiko); z. B. Feinnadelbiopsie*, Knipsbiopsie*, Stanzbiopsie*, Aspirationsbiopsie*, Bürstenbiopsie*, transbronchiale Zangenbiopsie*, als endoskopische Polypektomie*. Das gewonnene bioptische Material kann histol., zytol. (Punktionszytologie*), immunhistol. (z. B. bei Nierenbiopsie*), histochem. (z. B. bei Muskelbiopsie*) od. gentechnolog. (z. B. bei Chorionbiopsie*) untersucht werden. Vgl. Kürettage.

Bio|pterin n: s. Tetrahydrobiopterin.

Bio|rhythmus (Bio-*) m: (engl.) biorhythm; Schwankungen von Körperfunktionen in versch. Perioden (z. B. Minute, Tag, Monat), die durch äußere (z. B. Licht) u. innere (z. B. Hormone) Faktoren gesteuert werden u. meist unter Einfluss des Zentralnervensystems stehen; Beispiele sind Schwankungen der Herzfrequenz, Schlaf-Wach-Rhythmus, Menstruationszyklus; vgl. Chronobiologie.

Bio|statistik (↑) f: (engl.) biostatistics; Lehre von Theorie u. Anwendung statistischer Methoden in Biologie u. Medizin; vgl. Biomathematik, Biometrie.

Bio|stoff|verordnung (↑): Abk. BioStoffV; „Verordnung über Sicherheit u. Gesundheitsschutz bei Tätigkeiten mit biologischen Arbeitsstoffen" vom 27.1.1999 (BGBl. I S. 50), zuletzt geändert am 18.10.1999 (BGBl. I S. 2059); Einteilung von Tätigkeiten mit biologischen Arbeitsstoffen* in „gezielte" (Arbeitsstoff bekannt, Tätigkeit unmittelbar darauf ausgerichtet, Exposition abschätzbar) u. „nicht gezielte" (mind. eine Bedingung nicht erfüllt); Einstufung biol. Arbeitsstoffe in vier Risikostufen u. entspr. Zuordnung von Schutzstufen mit zu ergreifenden Sicherheitsmaßnahmen für „gezielte" Tätigkeiten; nach Möglichkeit analoge Maßnahmen für „nicht gezielte" Tätigkeiten, mind. aber allg. Hygienemaßnahmen; Regelung einer Anzeige- u. Aufzeichnungspflicht sowie arbeitsmed. Vorsorge (Untersuchungen, ggf. Schutzimpfungen). E. Str.

Bio|syn|these (↑; Synthese*) f: (engl.) biosynthesis; Aufbau org. Verbindungen durch lebende Zellen zur Aufrechterhaltung der physiol. Funktionen des Gesamtorganismus; vgl. Stoffwechsel.

Biot-Atmung (Camille B., frz. Arzt, 1774–1862): (engl.) Biot's respiration; auch intermittierende Atmung; Form der periodischen Atmung*; kräftige Atemzüge von gleicher Tiefe werden von plötzl. auftretenden Atempausen unterbrochen. **Vork.:** bei Störungen des Atemzentrums durch direkte Hirnverletzung od. erhöhten intrakraniellen Druck (z. B. inf. intrakranieller Blutungen, Meningoenzephalitis, Hirnödem); bisweilen bei gesunden Neugeborenen, bes. Frühgeborenen; s. Atmungstypen (Abb.).

Biotin n: 2′-Keto-3,4-imidazolin-2-tetrahydrothiophen-n-valeriansäure; wasserlösliches Vitamin; cyclisches Harnstoffderivat mit einem Thiophanring u. drei asymmetrischen C-Atomen; nur D-(+)-Biotin ist biol. aktiv. Biosynthese durch die Darmflora; Vork. in Nahrungsmitteln häufig nur in geringer Konzentration; B. ist Coenzym u. Carboxycarrier der Carboxylasen*, an die es amidartig über einen ε-Lysinrest gebunden ist. Bei der Katalyse entsteht unter ATP- u. Hydrogencarbonatverbrauch N-Carboxybiotin. Bei Glukoneogenese (Pyruvatcarboxylase), Fettsäurebiosynthese (Acetyl-CoA-Carboxylase) u. Betaoxidation ungeradzahliger Fettsäuren (Propionyl-CoA-Carboxylase) werden COO^--Gruppen übertragen. **Bedarf** inf. mikrobieller Biosynthese nicht abschätzbar; bis 200 µg/d werden je zur Hälfte über Urin u. Faeces ausgeschieden. **Mangelerscheinungen:** Bei extremer Ernährung, z. B. häufigem Verzehr roher Eier (inf. des im Eiklar enthaltenen Avidins, das B. bindet), Alkoholkrankheit u. parenteraler Ernährung (gestörte Darmflora) kann die Bedarfsdeckung gefährdet sein. Folgen: Dermatitis, Haarausfall, Anorexie, Übelkeit u. Depressionen. Angeb. Mangel an Holocarboxylase-Synthase (bindet B. an den Lysinrest) führt zu multiplem Carboxylasemangel. **Hypervitaminose:** weder alimentär noch bei therap. Anwendung hoher Dosierungen bekannt.

Biotinidase|defekt m: (engl.) biotinidase deficiency; autosomal-rezessiv erbl. Stoffwechselanomalie mit nicht messbarer Biotinidaseaktivität (Genlokus 3p25); **Sympt.:** bereits im Säuglingsalter zerebrale Krampfanfälle, muskuläre Hypotonie, Alopezie, Hörverlust (Akustikusatrophie), Ataxie, Laktazidämie, Propionazidämie; **Diagn.:** Bestimmung der Biotinidaseaktivität in Erythrozyten; pränatale Diagn. ist möglich, Neugeborenen-Screening empfohlen; **Ther.:** Gabe von Biotin. Vgl. Carboxylasedefekt, multipler.

Bio|top (Bio-*; gr. τόπος Ort) m od. n: (engl.) biotope; Lebensraum; i. e. S. ein durch spezif., rel. konstante physik.-chem. Bedingungen (Klima, Terrain- u. Lichtverhältnisse u. a.) charakterisierter Lebensbereich od. Standort von Mikro- u. Makroorganismen, die an die dort herrschenden Bedingungen evolutiv angepasst (u. U. hochspezialisiert) sind u. eine Lebensgemeinschaft (Biozönose) aus Produzenten, Konsumenten u. Destruenten bilden. Störungen des dynam. Gleichgewichts solcher Ökosysteme haben meist nachteilige Auswirkungen auf alle Mitglieder des Systems. Vgl. Ökologie.

Bio|trans|formation (↑) f: Metabolisierung v. a. in der Leber durch enzymat. Umsetzung lipophiler körpereigener Stoffe, sek. Pflanzeninhaltsstoffe, mikrobieller Abbauprodukte (in Lebensmitteln enthalten od. durch Eiweißfäulnis* entstanden) u. Xenobiotika* (z. B. Pharmaka, Konservierungsstoffe, Pestizide) in wasserlösl. Metaboliten, die mit Galle od. Harn ausgeschieden werden; inf. B. werden Substanzen in ihrer Wirkung abgeschwächt od. entgiftet, aber auch aktiviert (sog. Giftung). **Phase 1:** Oxidation (z. B. von Alkohol, Barbituraten, Anilinderivaten) v. a. durch Zytochrom*-P-450-Isoenzyme, Alkoholdehydrogenase*, Aldehydoxidase u. Monoaminoxidase*; auch Reduktion (z. B. von Aldehyden, Azo- u. Nitroverbindungen) u. Hydrolyse (z. B. von Estern, Amiden, Epoxiden, Glykosiden); **Phase 2:** Konjugation durch Kopplung mit v. a. aktivierter Glucuron- (s. Glukuronide), Schwefel- od. Essigsäure, mit N-Adenosylmethionin, Glutathion, Glycin od. Glutamin. Auch hier können sich tox. Metaboliten bilden, die bei hoher Dosierung, eingeschränkter Leber- od. Nierenfunktion zu hepatischem Koma od. Urämie führen können.

Bio|typ (↑): s. Biovar.

Bio|var (↑) n: **1.** genet.: Bakterienstamm mit einem Phänotyp aus Individuen eines Genotyps; **2.** biochem.: Bakterienstämme, die durch biochem. Untersuchungsmethoden voneinander abgegrenzt werden können; vgl. Varietas.

Bio|verfügbarkeit (↑): (engl.) bioavailability; Bez. für Geschwindigkeit u. Ausmaß, in denen der therap. wirksame Anteil eines Arzneimittels* aus den jeweiligen Arzneiformen* freigesetzt u. resorbiert bzw. am Wirkungsort verfügbar wird; lässt sich durch Messung der Arzneistoffkonzentration in den Körperflüssigkeiten sowie des akuten pharmak. Effekts bestimmen; vgl. Bioäquivalenz.

Bio|verfügbarkeit, absolute (↑): (engl.) absolute bioavailability; Bioverfügbarkeit eines Arzneistoffs aus einer Arzneiform mit Bezug auf i. v. Gabe als Referenz.

Bio|verfügbarkeit, relative (↑): (engl.) relative bioavailability; Bioverfügbarkeit eines Arzneistoffs aus einer Arzneiform mit Bezug auf die Gabe einer Vergleichsarzneiform als Referenz.

Bio|zönose (↑; gr. κοινός gemeinsam) f: (engl.) biocoenosis; Lebensgemeinschaft von Organismen innerh. eines Biotops*.

bi|partitus (lat.): in zwei Teile geteilt.

Biperiden (INN) n: vorwiegend zentral wirkendes Anticholinergikum; **Verw.:** bei Parkinson-Syndrom, bei z. B. durch Neuroleptika bedingten extrapyramidalen Symptomen u. a.; s. Parasympatholytika.

Bi|phenyle, poly|chlorierte n pl: (engl.) polychlorinated biphenyls; Abk. PCB; stabile, öl- bis wachsartige fettlösl. Substanzen mit einem Chlorgehalt von 20–60 %; früher vielfach in der Industrie (als Transformatorflüssigkeit, Weichmacher für Lacke u. Klebstoffe, Bestandteil von Pestiziden) verwendet; hohe Persistenz in der Umwelt u. Bioakkumulation*; p. B. erzeugen Chlorakne* u. Leberschäden; Herstellung u. Verwendung in der Bundesrepublik Deutschland verboten. Vgl. Yusho-Krankheit.

bi|polaris (Bi-*; gr. πόλος Achsenende, Pol): mit zwei Polen, Fortsätzen.

Birke: (engl.) birch; Betula pendula (Hängebirke) bzw. Betula pubescens (Moorbirke); Baum aus der Fam. der Birkengewächse; Blätter

(Betulae folium) enthalten Flavonoide, Saponine, Gerbstoffe u. etherische Öle; aquaretische Wirkung; **Verw.:** bei bakt. u. entzündl. Erkrankungen der Harnwege, Nierengrieß, rheumat. Beschwerden.

Birkhäuser-Tafeln: (engl.) Birkhäuser charts; s. Sehprobentafeln.

Bisabolol n: s. Levomenol.

Bisacodyl (INN) n: Laxans aus der Gruppe der Triarylmethane; s. Laxanzien.

Bi|sexualität (Bi-*; Sexual-*) f: (engl.) bisexuality; auch Ambisexualität; Bez. für sexuelle Aktivität, Erregbarkeit u. Orientierung gegenüber Frauen u. Männern ohne deutl. Präferenz eines Geschlechts. Bis Ende der Pubertät ist B. die Regel (psychoanalyt. wird eine sog. prinzipielle B. des Menschen angenommen); bei Erwachsenen im Vergleich zu überwiegend heterosexuellem od. überwiegend homosexuellem Verhalten eher die Ausnahme.

Bisgaard-Zeichen: (engl.) Bisgaard's sign; s. Thrombose (Abb.).

Bishop-Score m: gebh. Index zur progn. Beurteilung des Geburtsverlaufs, in den Position, Länge u. Konsistenz der Portio, Muttermundweite u. Höhe der Leitstelle* eingehen. W. Str.

Bismut n: (engl.) bismuth; Wismut; chem. Element, Symbol Bi, OZ 83, rel. Atommasse 208,98; zur Stickstoffgruppe gehörendes -3-, 3- u. 5-wertiges Halbmetall.

2,3-Bis|phospho|glycerat-Zyklus m: (engl.) 2,3-bisphosphoglycerate cycle; syn. Rapoport-Luebering-Shunt; Umgehung der durch Phosphoglyceratkinase* katalysierten Reaktion der Glykolyse*; 1,3-Bisphosphoglycerat wird durch eine Mutase in Anwesenheit von 3-Phosphoglycerat zu 2,3-Bisphosphoglycerat (Abk. 2,3-BPG) umgesetzt, von dem durch eine Phosphatase ein Phosphatrest abgespalten wird. Das entstandene 3-Phosphoglycerat geht in die Glykolyse ein. In Erythrozyten reguliert 2,3-BPG als allosterischer Effektor des Hämoglobins den Sauerstofftransport (vgl. Sauerstoff-Dissoziationskurve).

Bis|phosphonate n pl: (engl.) bisphosphonates; früher Diphosphonate; pharmak. Substanzgruppe mit struktureller Ähnlichkeit zur Pyrophosphorsäure (im Ggs. zu dieser aber nicht enzymatisch abbaubar); **Wirkung:** Hemmung der osteoklastären Knochenresorption u. Rekrutierung neuer Osteoklasten; **Ind.:** Knochentumoren*, Hyperkalzämiesyndrom*, Osteodystrophia* deformans u. Osteoporose*; s. Alendronsäure, Etidronat.

Biss|an|omalie (Anomalie*) f: (engl.) malocclusion; angeb. od. erworbene Fehlstellung der Zähne od. Kiefer.

Biss|höhe: (engl.) vertical dimension; Entfernung des Unterkiefers zum Oberkiefer bei Schlussbiss*; durch Zahnverlust kann die B. deutlich absinken.

Biss|lage: (engl.) occlusion; Verhältnis der Zahnbögen zueinander in sagittaler, transversaler u. vertikaler Ebene.

Biss, offener: (engl.) open bite; syn. Hiatodontie, Apertognathie; Klaffen der Zahnbereich; **Urs.:** Lutschgewohnheiten, Divergenz der Kieferbasen (skelettal o. B.); rachitische Deformierung der Kiefer heute selten.

Biss|sperre: (engl.) closed bite; syn. Kiefersperre; vollständiges od. teilweises Auseinandersperren der Zahnreihen inf. totaler Kieferluxation* ohne Reposition od. Kieferfehlbildungen.

Bitot-Flecke (Pierre A. B., Arzt, Bordeaux, 1822–1888): (engl.) Bitot's spots; mattweiße, schaumartige Flecken im Lidspaltenbereich der Conjunctiva (meist am temporalen Kornealrand) bei Xerophthalmie*.

Bitter|salz: Magnesiumsulfat*.

Bitumino|sulfonat n: s. Schieferöl, sulfoniertes.

Bi|uret n: $NH_2—CO—NH—CO—NH_2$; farblose, feste Verbindung; entsteht bei trockenem Erhitzen aus zwei Molekülen Harnstoff unter Abspaltung eines Moleküls Ammoniak (Harnstoffnachweis durch Geruch des NH_3!).

Bi|uret|re|aktion f: (engl.) biuret reaction; sog. allg. Eiweißreaktion; Substanzen, die wie Biuret* zwei Peptidbindungen od. mehr besitzen, bilden in alkal. Lösung mit Kupferionen einen rosaroten bzw. blau-violetten Komplex, dessen Farbintensität ihrer Konz. proportional ist; **Anw.:** zur quant. Proteinbestimmung*.

Bi|zeps|re|flex (lat. biceps zweiköpfig; Reflekt-*) m: syn. Biceps-brachii-Reflex; s. Reflexe (Tab.).

Bi|zeps|sehnen|re|flex (↑; Reflekt-*) m: Abk. BSR; syn. Biceps-brachii-Reflex; s. Reflexe (Tab.).

Bi|zeps|syn|drom (↑) n: (engl.) biceps muscle syndrome; eigentl. Bizeps-brevis-Syndrom bzw. Bizeps-longus-Syndrom; s. Periarthropathia humeroscapularis.

Bjerrum-Schirm (Jannik B., Ophth., Kopenhagen, 1829–1892): (engl.) tangent screen; zur Kampimetrie* verwendeter schwarzer Tuchschirm mit zentralem Fixierpunkt u. konzentr. (weißen) Ringen.

Bjerrum-Zeichen (Jannik Petersen B., Ophth., Kopenhagen, 1851–1920): (engl.) Bjerrum's scotoma; syn. Bjerrum-Skotom; durch Druckschädigung von Nervenfaserbündeln am Papillenrand bei Glaukom* auftretendes, ring- od. bogenförmiges Skotom*.

Björk-Shiley-Klappe: (engl.) Björk-Shiley valve; s. Herzklappen, künstliche.

BK: Abk. für **B**erufs**k**rankheiten*.

Bk: chem. Symbol für Berkelium*.

BK-mole-Syn|drom (engl. mole Muttermal) n: Kurzbez. nach den Initialen der erstbeschriebenen Pat. mit Nävusdysplasie*-Syndrom.

BKS: Abk. für **B**lut**k**örperchen**s**enkung*.

BKV: Abk. für **B**erufs**k**rankheiten**v**erordnung*.

BK-Virus (Virus*) n: s. Polyomavirus.

Blackfan-Diamond-An|ämie (Kenneth D. B., Päd., Boston, 1883–1941; Louis K. D., Päd., Boston, geb. 1902; Anämie*) f: (engl.) Blackfan-Diamond anemia; s. Pure red cell aplasia.

Black heel (engl. schwarze Ferse): syn. Basketballferse, Tennisferse; Bez. für intrakoriale Hämatome, die bei best. Sportarten (Tennis, Basketball) nach wiederholten kleinen Traumen an den Fersen auftreten.

Blacklight-Therapie (engl. Schwarzlicht) f: ungebräuchl. Bez. für PUVA*.

Blackout (engl. Verdunkelung): plötzlich einsetzendes, kurzfristiges Aussetzen der Gedächtnis-, Sprach- u. Denkfunktion bei starker psychischer Anspannung bis hin zur Bewusstlosigkeit; vgl. Amnesie.

Bläh|hals: s. Laryngozele.

Blähungen: (engl.) flatulence; Flatus, Flatulenz*.

Bläschen|atmen: (engl.) vesicular breathing; Vesikuläratmen; s. Atmungsgeräusche.

B

Bläschen|drüse: (engl.) seminal gland, seminal vesicle; Glandula vesiculosa, auch Glandula seminalis, Vesicula seminalis, Samenbläschen; beim Mann zw. Blasengrund u. Rektum gelegene paarige blindsackförmige Ausstülpungen lateral von der Ampulle des Samenleiters. Ihr Ausführungsgang (Ductus excretorius) mündet zus. mit dem Samenleiter als Ductus ejaculatorius in die Pars prostatica der Harnröhre. Die B. produziert ein alkal., fruktosereiches Sekret. Vgl. Sperma.

Bläschen|drüsen|entzündung: Spermatozystitis*.

Bläschen|drüsen|fehl|bildung: (engl.) spermatocystic aplasia; Aplasie des Ausführungsgangs der Bläschendrüsen bzw. deren Verschmelzung zu einem unpaarigen Organ.

Bläschen|drüsen|fistel (Fistel*) f: (engl.) spermatocystic fistula; von den Bläschendrüsen ausgehende Fistel mit variabler Endung (häufig Rektum od. Harnblase); z. B. nach Op., Pfählungsverletzung, Beckenfraktur.

Bläschen|drüsen|tumor (Tumor*) m: (engl.) spermatocystic tumour; Neubildung im Bereich der Bläschendrüsen; selten primäres Karzinom, Sarkom od. Metastase, meist Infiltration eines Blasen- od. Prostatakarzinoms.

Blässe, peri|orale: (engl.) circumoral pallor; für Scharlach* charakterist. Blässe um den Mund herum.

Blakemore-Sonde (Arthur H. B., Chir., New York, 1897–1970) f: (engl.) Sengstaken-Blakemore tube; Sengstaken-Blakemore-Sonde; s. Ballonsonde.

Blalock-Hanlon-Operation (Alfred B., Chir., Baltimore, 1899–1964) f: op. Herstellung eines künstl. Vorhofseptumdefekts; nicht mehr gebräuchl. Palliativoperation bei Transposition* der großen Arterien; vgl. Ballonatrioseptostomie.

Blalock-Taussig-Operation (↑; Helen B. Taussig, amerikan. Päd., 1898–1986) f: End-zu-Seit-Anastomosierung einer A. subclavia mit dem gleichseitigen Hauptast der A. pulmonalis jenseits der Stenose bei angeb. zyanotischen Herzfehlern mit verminderter Lungendurchblutung (z. B. Fallot*-Tetralogie, Trikuspidalatresie*); ein Teil des hypoxämischen Aortenbluts wird so erneut der Lunge zugeführt; meist modifiziert durch Implantation eines Conduits* zw. A. subclavia u. A. pulmonalis od. durch zentralen aortopulmonalen Shunt.

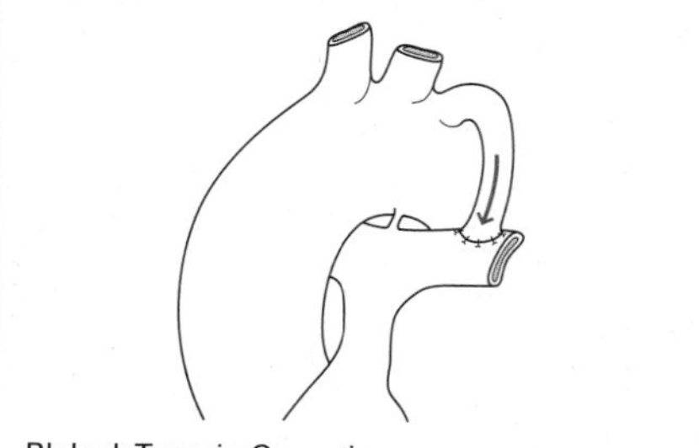
Blalock-Taussig-Operation

blande (lat. blandus schmeichelnd, freundlich): (engl.) bland; nicht entzündlich, mild verlaufend.

Blandin-Nuhn-Drüse (Philippe F. B., Chir., Paris, 1798–1849; Anton N., Anat., Heidelberg, 1814–1889): syn. Glandula* lingualis anterior.

Bland-White-Garland-Syn|drom (Edward F. B., amerikan. Kardiol., geb. 1901; Paul D. W., Kardiol., Boston, 1886–1973; Hugh G., zeitgen. Kardiol., USA) n: Kurzbez. BWG-Syndrom; seltene angeb. Herzgefäßfehlbildung mit Ursprung der A. coronaria sin. aus der A. pulmonalis; **Klin.:** nach 1- bis 2-monatigem unauffälligem Verlauf typ. Angina-pectoris-Anfälle u. rezidiv. anteroseptale Infarkte; **Ther.:** Ligatur der fehlabgehenden A. coronaria sinistra (als Voraussetzung ausreichende Anastomosen zw. beiden Koronararterien u. großer aortopulmonaler Shunt) od. Anastomosierung mit der A. subclavia bzw. Koronarreimplantation in die Aorta; **Progn.:** oft letaler Ausgang im zweiten Lebenshalbjahr; bei ausreichender Kollateralentwicklung jahrzehntelange Beschwerdefreiheit möglich.

Blaschko-Linien (Alfred B., Dermat., Berlin, 1858–1922): (engl.) Blaschko lines; Liniensystem der Haut, das durch die Auswanderung des Ektoderms entsteht u. dessen Verlauf viele kongenitale Dermatosen (z. B. epidermaler Nävus, Ichthyosen, ILVEN, Incontinentia pigmenti, Goltz-Gorlin-Syndrom, Porokeratosis Mibelli) folgen.

Blase: (engl.) 1. bulla, blister; 2. bladder; **1.** (dermat.) syn. Bulla*; **2.** (anat.) Kurzbez. für Harnblase*; vgl. Gallenblase.

Blasen|a|tonie (Atonie*) f: (engl.) atonic bladder; veraltete Bez. für Areflexie od. Akontraktilität des M. detrusor vesicae inf. Blasenlähmung* od. chron. überdehnter Blase; vgl. Blasenentleerungsstörung. B. Sch.

Blasen|auto|matie (Automatismen*) f: s. Reflexblase.

Blasen|auto|nomie (gr. αὐτόνομος selbständig) f: (engl.) autonomous bladder; veraltete Bez. für Blasenlähmung* inf. kompletter Läsion im sakralen Miktionszentrum (S_2-S_4), in Cauda equina od. Plexus hypogastricus inferior.

Blasen|di|vertikel (Divertikel*) n: (engl.) bladder diverticulum; sackartige Ausstülpung der Blasenwand mit reduziertem M. detrusor vesicae od. der Blasenschleimhaut mit versch. weiten Verbindungen zum Blasenlumen; **Urs.:** idiopath. od. erworbene Blasenwandschwäche inf. mechan. Blasenentleerungsstörung (Striktur

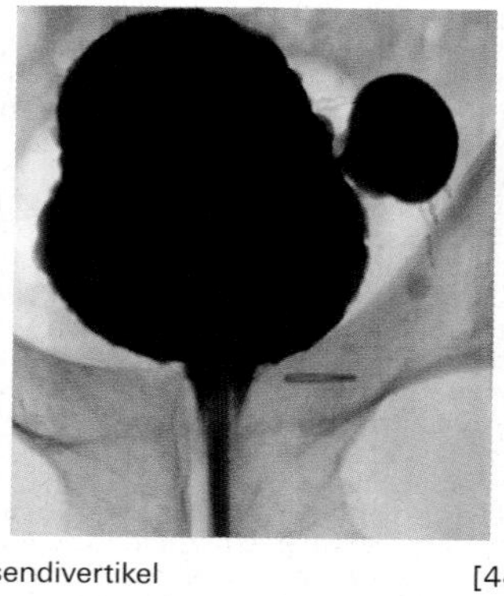
Blasendivertikel [443]

der Urethra, Blasenhalsstarre, chron. Prostatitis, benigne Prostatahyperplasie) od. Zug benachbarter Organe (Traktionsdivertikel) nach op. Eingriff od. Verletzung der Umgebung; selten kongenital; **Sonderformen: 1.** Blasenscheiteldivertikel: Reste des Urachus; **2.** Uretermündungsdivertikel: B. oberh. des Ostium ureteris, oft in Komb. mit vesikoureteralem Reflux; **Sympt.:** zweizeitige Miktion mit Strangurie; **Diagn.:** Palpation, Sonographie, Zystoskopie, Miktionszystourethrographie; **DD:** Pseudodivertikel (vgl. Balkenblase); **Kompl.:** Restharnbildung, Inf., Steinbildung, Kompression von Ureter od. Urethra.

Blasen|drainage (Drainage*) f: (engl.) drainage of the bladder; künstl. Harnableitung bei persistierender od. passagerer Blasenentleerungsstörung* mittels transurethralem od. suprapubischem Blasenkatheter*.

Blasen|druck: (engl.) bladder pressure; Innendruck der Harnblase, hervorgerufen durch Abdominaldruck u. Druck des M. detrusor vesicae; s. Zystomanometrie.

Blasen|dys|funktion f: (engl.) bladder disfunction; Sammelbez. für Harnspeicher- u. Blasenentleerungsstörung; **Vork.: 1.** Harnspeicherstörung bei hypersensitiver (Reizblase*), hyperbarer (Schrumpfblase*) u. hyperaktiver Blase (inf. Instabilität des M. detrusor vesicae) sowie bei Insuffizienz des M. sphincter vesicae (inf. mechan. Schadens, funktioneller od. neurogener Störung); **2.** Blasenentleerungsstörung* bei hyposensitiver od. -aktiver Blase (bei a- od. hypokontraktilem M. detrusor vesicae) u. subvesikaler Obstruktion (bei mechan. Hindernis, funktioneller Dyskoordination od. neurogener Dyssynergie). B. Sch.

Blasen|ek|strophie (Ekstrophie*) f: (engl.) bladder exstrophy; Spaltblase; seltene Hemmungsfehlbildung mit mesodermaler Entwicklungsstörung von muskulärer Bauchwand, knöchernem Beckens (klaffende Symphyse), Blase u. Penis (Epispadie) bzw. Klitoris (zweigeteilt), Labien (klaffend) u. Introitus (oft stenosiert); die Blasenplatte ist Teil der Bauchwand, die Urethra eine Rinne; Häufigkeit 1:10 000–50 000 Lebendgeburten; Androtropie (m:w = 2:1); evtl. zus. mit weiteren Fehlbildungen (z. B. Retentio testis, Inguinalhernie, anorektaler Defekt); **Ther.:** Blasenaufbauplastik mit Harnröhren- u. Sphinkterrekonstruktion od. künstl. Harnableitung. Vgl. Blasenfehlbildungen. B. Sch.

Blasen|ek|topie (Ek-*; gr. τόπος Ort) f: (engl.) pseudoexstrophy of the bladder; für Blasenekstrophie* typ. Muskel- u. Skelettdefekt mit tief stehendem u. lang gezogenem Nabel u. Blasenvorverlegung unter die Bauchhaut, jedoch ohne Defekt am unteren Harntrakt. B. Sch.

Blasen|entleerungs|störung: (engl.) voiding dysfunction; Sammelbez. für mechan., funktionelle, neuro- od. psychogene Miktionsstörung mit Dysurie*, Harnverhaltung* u./od. Bildung von Restharn*.

Blasen|entzündung: Zystitis*.

Blasen|ersatz, ortho|toper: (engl.) bladder substitution; Bildung einer Dünndarmersatzblase* zur Harnspeicherung bei niedrigem Blasendruck u. Kontinenzerhaltung (im Ggs. zum Conduit*). B. Sch.

Blasen|erweiterungs|plastik f: (engl.) bladder augmentation; syn. Augmentationszystoplastik; Erweiterung der Schrumpfblase* mit detubularisierten Darmsegmenten od. als Autoaugmentation (Schaffung eines Divertikels nach teilweiser Entfernung der fibrosierten Muskulatur am Blasendach). B. Sch.

Blasen|fehl|bildungen: (engl.) malformations of the bladder; **1.** Aplasie bzw. Agenesie der Blase, sehr selten; **2.** Blasenekstrophie*; **3.** Blasenektopie*; **4.** Doppel- od. Sanduhrblase (Vesica duplex od. Vesica partita), Blase mit vollkommener od. unvollkommener Scheidewand; **5.** Blasenfistel*.

Blasen|fistel (Fistel*) f: (engl.) bladder fistula; Verbindung zw. Harnblase u. Körperoberfläche (äußere B.) bzw. anderen Hohlorganen (innere B.); **Vork.: 1.** (selten) angeboren, z. B. als Urachusfistel od. Fissura vesicalis superficialis (Sonderform der Blasenekstrophie*); **2.** erworben inf. Trauma, Entz., Tumor od. nach Op.; vgl. Urogenitalfistel, Darmfistel; **3.** therap. i. R. künstlicher Harnableitung*; vgl. Blasenpunktion, suprapubische.

Blasen|funktion, normale f: (engl.) normal bladder function; Speicherung von 300–500 ml Harn bei stabilem, niedrigem Blasendruck u. willkürl. Harnentleerung durch Druckerhöhung im M. detrusor vesicae u./od. Relaxation des M. sphincter vesicae. B. Sch.

Blasen|geschwür: s. Ulcus vesicae.

Blasen|hals: (engl.) neck of the bladder; Gegend des Übergangs der Harnblase in die Harnröhre; bei der Frau die vom Blasenschließmuskel umhüllte Urethra, beim Mann die Pars prostatica urethrae.

Blasen|hals|obstruktion (Obstructio*) f: (engl.) bladder outlet obstruction; mechan. od. funktionelle Behinderung des Harnflusses, die häufig zu Blasenentleerungsstörung führt; Vork. z. B. bei benigner Prostatahyperplasie, chron. Prostatitis, Prostatakarzinom, Blasensteinen od. Detrusor-Blasenhals-Dyssynergie. Vgl. Blasenhalsstenose.

Blasen|hals|sklerose (Skler-*; -osis*) f: s. Blasenhalsstenose.

Blasen|hals|stenose (Steno-*; -osis*) f: (engl.) bladder neck stenosis; Verengung des Blasenhalses, die zu Blasenentleerungsstörung mit zunehmendem Restharn* führt; **Urs.: 1.** angeb. Fehlbildung (Klappen od. Engen); **2.** vernarbende Entz. (z. B. Blasenhalssklerose inf. chron. Prostatitis); **3.** postop. Narbenkontraktur (sog. Prostatalogenstriktur). Vgl. Blasenhalsobstruktion, Harnröhrenfehlbildungen, Sphinktersklerose.

Blasen|hernie (Hernie*) f: (engl.) hernia of the bladder; Hernie* mit Harnblasenanteilen im Bruchsack; Vork. v. a. bei direkter Leistenhernie des Mannes u. Schenkelhernie der Frau.

Blasen|in|kontinenz (Inkontinenz*) f: s. Harninkontinenz.

Blasen|in|stabilität f: (engl.) unstable bladder; ungewollte, nicht unterdrückbare Kontraktionen des M. detrusor vesicae in der Füllungsphase der Blase; vgl. Dranginkontinenz. B. Sch.

Blasen|in|stillation (Instillation*) f: (engl.) bladder instillation; therap. Einbringen von Flüssigkeit in die Harnblase, z. B. bei Blasenkarzinom*. Vgl. Formalininstillation, intravesikale.

Blasen|karzino|gene (Karz-*; -gen*) n pl: (engl.) bladder carcinogen; Substanzen, die die Tumorentstehung in der Blase fördern; klin. u. experimentell gesicherte B. sind aromatische Amine (z. B. 2-Naphthylamin, Benzidin, Phenacetin, Cyclophosphamid), die industriell zur Herstellung von Azofarbstoffen verwendet wer-

B

den, in Kosmetika enthalten sind u. mit Zigarettenrauch sowie als Arzneimittel inkorporiert werden. B. Sch.

B

Blasen|karzinom (Karz-*; -om*) n: (engl.) bladder carcinoma; Karzinom* der Harnblase, das nach dem 60. Lj. v. a. bei Männern auftritt (m : w = 3 : 1); mögl. **Urs.:** aromat. Amine (s. Blasenkarzinogene), chron. Zystitis (z. B. bei Schistosomiasis*);

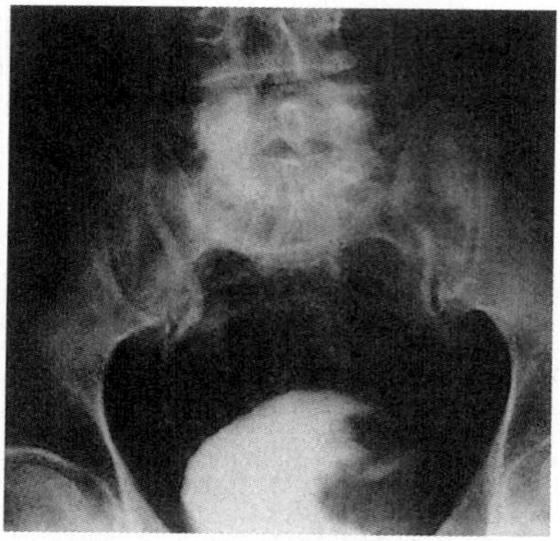

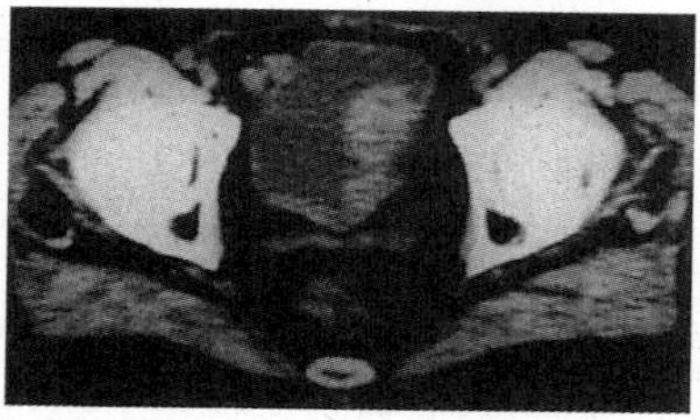

Blasenkarzinom:
Karzinom der linken Seitenwand im Infusionsurogramm (oben) und im CT (unten) [27]

Histopathol.: meist papilläres Urothelkarzinom, seltener anaplastisches Karzinom, Plattenepithel- od. Adenokarzinom; Metastasierung in regionäre Lymphknoten u. hämatogen in Leber, Lunge, Skelett u. Peritoneum; Stadien nach TNM-Klassifikation: s. Tab.; **klin.** Leitsymptom ist schmerzlose Hämaturie, evtl. Dysurie u. Pollakisurie, Pyurie, Schmerzen in der Lendengegend, Harnstauung bei Verlegung eines Ureterostiums;

Leitsymptom des Blasenkarzinoms ist die schmerzlose Hämaturie.

Diagn. u. **DD:** s. Blasentumor; **Ther.:** je nach Stadium transurethrale Resektion bei oberflächl. B. od. radikale Zystektomie* mit Lymphadenektomie bei muskelinfiltrierendem B.; Immuntherapie mit BCG zur Senkung der Rezidivrate bei oberflächl. Tumor, Blaseninstillation von Zytostatika (z. B. Mitomycin, Doxorubicin, Epirubicin) od. Radio-Chemotherapie im fortgeschrittenem Stadium; **Progn.:** je nach Stadium, Eindringtiefe (Überschreiten der Lamina propria), Differenzierung der Karzinomzellen u. Ther.; Fünf-Jahres-

Blasenkarzinom
TNM-Klassifikation

Ta	nicht invasives papilläres Karzinom
Tis	Carcinoma in situ
T1	Tumor infiltriert subepitheliales Bindegewebe
T2	Tumor infiltriert Muskulatur
	T2 a oberflächlich
	T2 b tief
T3	Tumor infiltriert perivesikales Fett
	T3 a mikroskopisch
	T3 b makroskopisch
T4	Tumor infiltriert Nachbarorgane
	T4 a Prostata bzw. Uterus oder Vagina
	T4 b Becken- oder Bauchwand
Nx	regionäre Lymphknoten nicht beurteilbar
N0	keine regionären Lymphknotenmetastasen
N1	Metastasen in einem solitären Lymphknoten ≤2 cm
N2	Lymphknotenmetastase(n) >2 cm, aber <5 cm
N3	Lymphknotenmetastase(n) >5 cm

T: Primärtumor; N: regionäre Lymphknoten

Überlebensrate bei infiltrierendem B. ohne Fernmetastasen nach radikaler Zystektomie ca. 45 %.

Blasen|katheter (Katheter*) m: (engl.) bladder catheter; Instrument zur künstlichen Harnableitung* bei Blasenentleerungsstörung, zu diagn. Zwecken (z. B. Restharnbestimmung), postop. bei Harnverhaltung, in der Intensivmedizin zur Flüssigkeitsbilanzierung; **Formen: 1.** transurethraler B.: **a)** Einmalkatheter aus Gummi od. Kunststoff; gebräuchlich sind für den Mann B. nach Tiemann od. Mercier, für die Frau B. nach Nélaton; **b)** Blasenverweilkatheter (sog. Dauerkatheter) aus Kunststoff mit aufblasbarem Ballon an der Spitze; hohes Infektionsrisiko durch Keimaszension entlang der Harnröhre (nach 48 Std. ist zu 100 % mit Bakteriurie zu rechnen!); **2.** suprapubischer B.; Einführung in die Harnblase über eine suprapubische Blasenpunktion*; ist dem transurethralen B. bei Dauerkatheterisierung vorzuziehen. Die Angabe des Durchmessers des B. erfolgt in Charrière*. Vgl. Intimpflege.

Blasen|lähmung: (engl.) neurogenic vesicourethral dysfunction; teilweise od. vollständige Lähmung der Harnblasenmuskulatur inf. Querschnittläsion* des Rückenmarks; **Urs.:** v. a. Trauma, Bandscheibenvorfall, Rückenmarktumor, Querschnittmyelitis, periphere Nervenverletzung des Plexus hypogastricus inferior (z. B. nach radikaler Tumorchirurgie im kleinen Becken); **Klin.:** im akuten Stadium (spinaler Schock*) Schockblase* mit Harnverhaltung; nach 6–12 Wo. entwickelt sich je nach Höhe der Querschnittläsion eine Reflexblase* (sog. obere Läsion, oberh. S_2) od. eine persistierende Blasenareflexie (sog. untere Läsion, im sakralen Miktionszentrum in S_2-S_4) od. bei inkomplettem Querschnitt eine teilweise B. mit Hypokontraktilität des M. detrusor vesicae. B. Sch.

Blasen|mole (Mole*) f: (engl.) cystic mole; syn. Mola hydatiformis, auch Traubenmole;

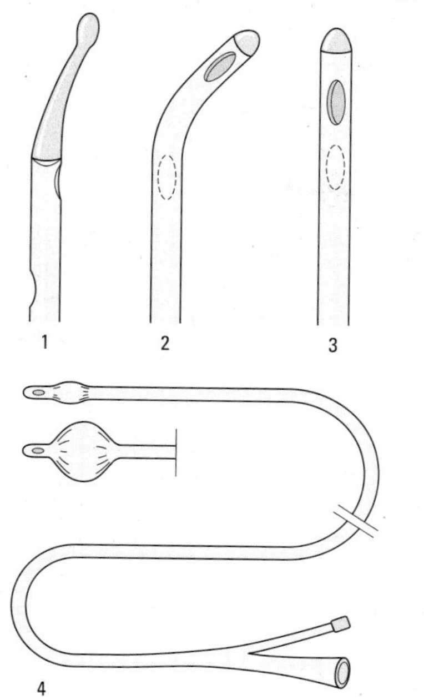

Blasenkatheter:
1: Tiemann-Katheter; 2: Mercier-Katheter;
3: Nélaton-Katheter; 4: Ballonkatheter [5]

partielle od. komplette hydropisch-ödematöse Degeneration der Chorionzotten der Plazenta* unter Umwandlung in bis traubengroße u. traubenförmig angeordnete, mit heller Flüssigkeit gefüllte Bläschen (s. Abb.) bei gleichzeitiger

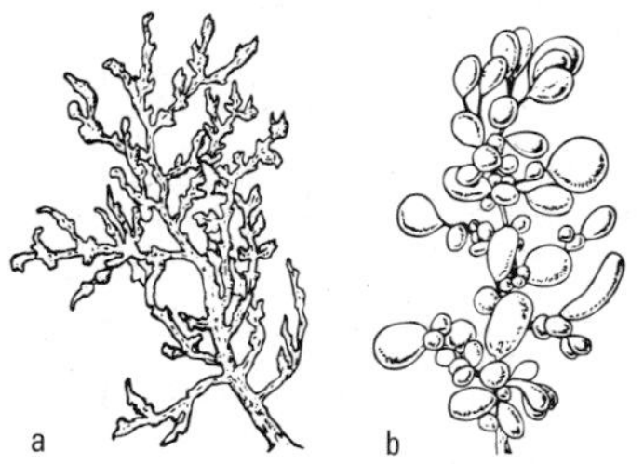

Blasenmole:
a: normales Zottenbäumchen; b: entartetes Zottenbäumchen bei Blasenmole

Proliferation des Zyto- u. Synzytiotrophoblasten unterschiedl. Ausprägung (Form der Trophoblasttumoren*). Bei Bestehenbleiben der normalerweise auf die Phase der Nidation begrenzten invasiven Eigenschaften des Trophoblasten* kann sich eine invasive B. (Chorioadenoma* destruens) entwickeln. **Urs.:** wahrscheinlich defekte Embryonalanlage; der pathol. veränderte Trophoblast persistiert, während der Embryoblast* verkümmert. Die Entwicklungsstörung beginnt etwa einen Monat nach der Empfängnis. **Sympt.:** gegenüber der Norm vergrößerter Uterus (Fundusstand*), Fehlen von kindl. Herztönen u. Kindsbewegungen, evtl. uterine Blutungen mit Abgang von Bläschen; erhöhte Serumkonzentration von HCG*, evtl. mit Ausbildung von Luteinzysten* im Ovar, Zeichen einer Gestose*; **Ther.:** medikamentöse Austreibung mit Wehenmitteln, Vakuumabsaugung, Kürettage (cave: Uterusperforation, massive Blutungen). Wegen der Möglichkeit der Entw. eines malignen Chorionepithelioms* aus (Resten) einer B. müssen die Pat. längere Zeit regelmäßig nachuntersucht werden (HCG-Kontrollen, Scheideninspektion, Röntgen der Lungen).

Blasen|papillom (Papilla*; -om*) **n:** (engl.) bladder papilloma; vom Urothel der Harnblase ausgehendes benignes Papillom*; keine Präkanzerose*, obwohl es trotz fehlender zytol. Malignitätskriterien nach ICD als Urothelkarzinom Ta G0 klassifiziert wird (vgl. Blasenkarzinom); **Formen: 1.** invertiertes B.: v. a. im Bereich von Trigonum u. Blasenhals lokalisiert, histol. Unterscheidung in trabekuläre (leiten sich von der Basalzellschicht ab) u. glanduläre Formen (vom Zylinderepithel, z. T. auch von Becherzellen ausgehend); geringes Entartungsrisiko; **2.** exophytisches B.: schmalbasiger papillärer Tumor aus regelhaft geschichtetem Urothel mit typ. oberflächl. Deckzellen (sog. Umbrellazellen); **Leitsymptom:** schmerzlose Hämaturie*; **Diagn.** u. **DD:** s. Blasentumor; **Ther.:** transurethrale Resektion, (partielle) Blasenresektion.

Blasen|punktion, supra|pubische (Punktion*) **f:** (engl.) suprapubic bladder puncture; Punktion der Harnblase mittels Kanüle od. Trokar (10–12 Charr) zur (sterilen) Harngewinnung* zu diagn. Zwecken, als Entlastungspunktion bei Harnverhaltung, zur künstlichen Harnableitung* (Dauerdrainage) bei Harnabflussbehinderung unterh. der Blase od. zur Harnblasenspülung; nach Ermittlung des Blasenstands (Blase muss palpabel sein, u. U. Ultraschallkontrolle) Desinfektion u. ggf. Lokalanästhesie der Einstichstelle; Einstich senkrecht zur Bauchdecke 1–2 Querfinger vom oberen Rand der Symphyse. Zur Dauerdrainage kann ein Blasenkatheter über das Lumen der Hohlnadel in die Blase geschoben werden. **Kontraind.:** ungenügend gefüllte Blase, Narben im Unterbauch, Frühschwangerschaft, Blutungsneigung.

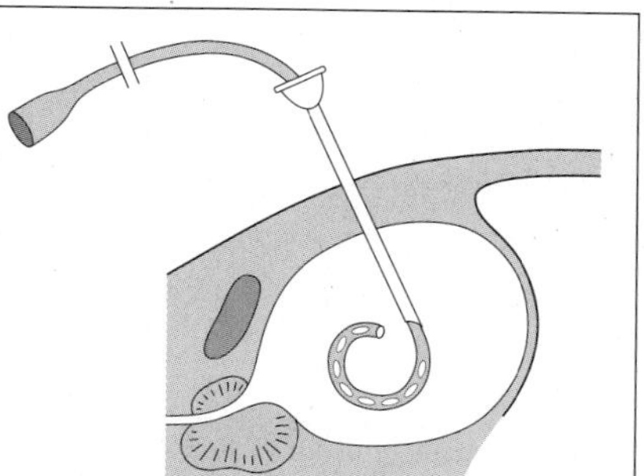

Blasenpunktion, suprapubische [539]

B

Blasen|re|sektion (Resektion*) f: (engl.) (partial) cystectomy; partielle Exzision veränderter Harnblasenabschnitte unter Belassen von Blasenboden, Sphinkter u. Trigonum mit Ostien über einen transvesikalen, extraperitonealen Zugang (Sectio* alta); Anw. bei Tumoren, umschriebenen ulzerösen Prozessen, Fisteln, hypotoner Blase.

Blasen|ruptur (Ruptur*) f: (engl.) bladder rupture; Riss der Harnblasenwand inf. stumpfer Gewalteinwirkung auf die gefüllte (Schlag, Stoß, Fall) od. leere Blase durch Eindringen von Knochensplittern (z. B. bei Beckenfraktur) o. a. Fremdkörper (Pfählung, Stich, Schuss); **Einteilung** in intra- u. extraperitoneale B. sowie spontane B. bei Cystitis necroticans; **Sympt.:** Hämaturie, Miktions- u. Unterbauchschmerz, Peritonismus, Peritonitis, Akutes Abdomen inf. Urinaszites; **Diagn.:** Sonographie, Zystographie, Ausscheidungsurographie, CT; **Ther.:** op. Verschluss, Harnableitung. Vgl. Harninfiltration. B. Sch.

Blasen|scheiden|fistel (Fistel*) f: Fistula vesicovaginalis; s. Urogenitalfistel.

Blasen|speicher|störungen: (engl.) urine storage disorder; Sammelbez. für Störungen mit ungewolltem Urinverlust; vgl. Harninkontinenz.

Blasen|spiegelung: s. Zystoskopie.

Blasen|sprengung: (engl.) amniotomy; syn. Amniotomie; vaginale Sprengung der Fruchtblase* unter der Geburt mit einer Kugelzange od. Klemme.

Blasen|sprung: (engl.) rupture of the fetal membranes; (gebh.) Zerreißen der Eihäute mit nachfolgendem Abfließen des Fruchtwassers*; **Einteilung** nach dem Zeitpunkt: **1.** rechtzeitiger B.: (regelrecht) am Ende der Eröffnungsperiode*; **2.** früher vorzeitiger B.: vor der 37. SSW; **3.** vorzeitiger B.: vor Wehenbeginn (cave: Amnioninfektionssyndrom*); **4.** frühzeitiger B.: während der Eröffnungsperiode; **5.** verspäteter B.: während der Austreibungsperiode. Weitere Formen sind hoher (oberh. des unteren Eipols), doppelter (zweizeitiger B., Einriss am unteren Eipol nach hohem B.) u. falscher B. (vorübergehender, wieder verklebender Einriss nur des Chorions). Vgl. Vorwasser.

Blasen|stein: (engl.) bladder stone; bis hühnereigroßes Konkrement in der Harnblase; entsteht primär, z. B. bei Harnabflussbehinderung* des unteren Urogenitaltrakts mit Restharnbildung, in Divertikeln (mit Begleitinfektion), als Fremdkörperstein (nicht resorbierbare Fäden, abgerissenes Katheterstück) od. (meist) sekundär nach Bildung in der Niere u. Abgang in die Blase; Vork. bes. bei älteren Männern; **Sympt.:** Pollakisurie, Hämaturie, Harnstottern, Schmerzen; **Diagn.:** Sonographie, Rö., Zystoskopie; **Ther.:** transurethrale Lithotripsie*, Zystotomie. Vgl. Nephrolithiasis, Urolitholyse.

Blasen|störung, frontale: (engl.) frontal lobe bladder disorder; Dranginkontinenz* inf. Funktionsstörung des Blasenzentrums im Gyrus frontalis superior; Vork. z. B. bei Parkinson-Syndrom od. Hydrozephalus. B. Mey.

Blasen|stottern: s. Harnstottern.

Blasen|tamponade (Tampon*) f: (engl.) bladder tamponade; vollständige Ausfüllung der Harnblase durch geronnenes Blut mit Verstopfung des Blasenausgangs; **Urs.:** Blutung aus Blase, oberen Harnwegen od. Prostata; **Sympt.:** akute Harnverhaltung; **Ther.:** Absaugen der Koagula durch weitlumigen Katheter od. Resektoskopschaft.

Blasen|training n: (engl.) bladder training; Übungen zum Verbessern, Aufrechterhalten, Unterstützen od. Wiederherstellen der kontrollierten Blasenentleerung bei zentral u./od. peripher bedingter Blasendysfunktion*. H. Hof.

Blasen|tumor (Tumor*) m: (engl.) bladder tumor; Tumor der Harnblase*; meist vom Urothel ausgehend, häufig im Fundus vesicae lokalisiert (auch multiples Vork. möglich) u. bes. im höheren Lebensalter auftretend; pathol.-anat. **Formen:** v. a. Blasenpapillom* u. Blasenkarzinom*, seltener Fibrom, Myom, Neurofibrom od. embryonales Rhabdomyosarkom; **Klin.:** Hämaturie, Harnweginfektionen, Pollakisurie, evtl. Schmerzen od. Druckgefühl; **Diagn.:** Harnzytologie, Ultraschalldiagnostik, bimanuelle Untersuchung (evtl. in Narkose), Zystoskopie, transurethrale Biopsie, Computertomographie; **DD:** Prostatakarzinom, benigne Prostatahyperplasie mit nekrotisch infiziertem Mittellappen, Blasensteine, Endometriose der Blase, penetrierende gyn. Tumoren, penetrierendes Rektumkarzinom.

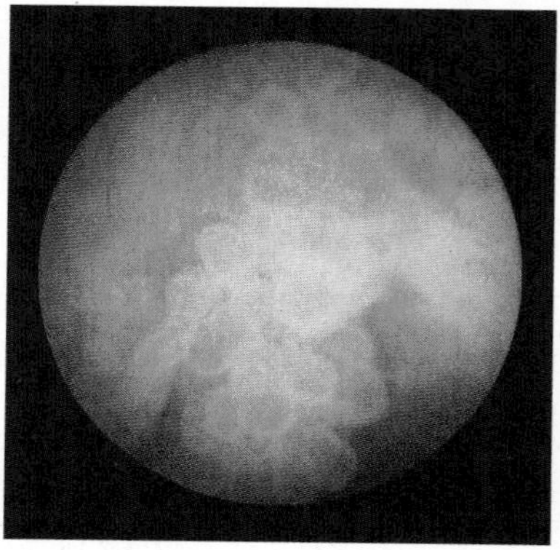

Blasentumor:
endoskopisches Bild eines papillären Harnblasentumors [27]

Blasen|wurm: Zystizerkus*; auch Bez. für die Finne des Echinococcus* granulosus.

Blast-: auch Blasto-; Wortteil mit der Bedeutung Spross, Trieb; von gr. βλαστός.

Blastem (gr. βλάστημα Keim) n: (engl.) blastema; indifferentes Keimgewebe aus teilungsfähigen Stammzellen, aus dem sich in der Embryonalentwicklung od. bei Regenerationsvorgängen differenziertes Gewebe bildet.

Blasten|krise (Blast-*; Krisis*) f: s. Myeloblastenkrise.

Blasten|krise, terminale (↑; ↑) f: (engl.) terminal blast crisis; Bez. für akute Myeloblastenkrise* als Endphase der chronisch-myeloischen Leukämie*, i. d. R. nach längerem chron. Verlauf (5 Jahre) mit letalem Ausgang.

Blasto|cystis hominis (↑; Zyst-*) f: strikt anaerobes Protozoon, kommensal im Darm des Menschen vorkommend od. fakultativ pathogen; s. Blastozystose. Verwechslung mit Zysten von Flagellaten (v. a. Trichomonas u. Giardia lamblia) u. Amöben möglich.

Blasto|genese (↑; -genese*) f: (engl.) blastogenesis; (embryol.) Keimentwicklung; Entwicklung der Zygote* u. Blastozyste* zw. 1. u. 15. Gestationstag, d. h. bis zum Beginn der Embryogenese*; vgl. Morula.

Blastom (↑; -om*) n: (engl.) blastoma; echte Geschwulst i. S. eines eigenständigen, ungehemmten Wachstums von körpereigenem Gewebe od. organismusfremdem, parasitärem Gewebe (z. B. Teratom).

Blastomatose (↑; ↑; -osis*) f: (engl.) blastomatosis; Krankheitsbild mit Auftreten zahlreicher echter Geschwülste; z. B. Geschwulsterkrankung eines Organsystems (Hämoblastose, Lymphogranulomatose*).

Blasto|meren (↑; gr. μέρος Teil) f pl: (engl.) blastomeres; (embryol.) durch Furchung* der Zygote* entstehende Zellen; teilen sich äquatorial u. meridional ohne Wachstum u. werden so bei jeder Teilung kleiner, das Plasma/Kern-Verhältnis verschiebt sich zugunsten der Kerne.

Blasto|myces dermatitidis (↑; Myk-*) m: Err. der nordamerikanischen Blastomykose (s. Blastomykosen); primärpathogener, dimorpher Pilz, der bei 22 °C in der saprophytären Myzelphase u. bei 37 °C in der parasitären Hefephase wächst; Nebenfruchtform von Ajellomyces dermatitidis.

Blasto|mykosen (↑; ↑; -osis*) f pl: (engl.) blastomycoses; chron., oft schwer verlaufende Systemmykosen*; **Formen: 1.** nordamerikanische B.: Err.: Blastomyces dermatitidis; befallen werden primär die Lungen, sekundär durch hämatogene Streuung andere Organe u. die Haut (Papeln, Ulzerationen). Die Krankheit beginnt als schleichende Bronchopneumonie; bei Generalisierung u. Entw. einer Systemmykose kommt es zu progredienter Kachexie u. nicht selten zu tödlichem Ausgang. **2.** südamerikanische B. (Paracoccidioides-Mykose): Err.: Paracoccidioides brasiliensis; vielgestaltige Hauterscheinungen nach hämato- od. lymphogener

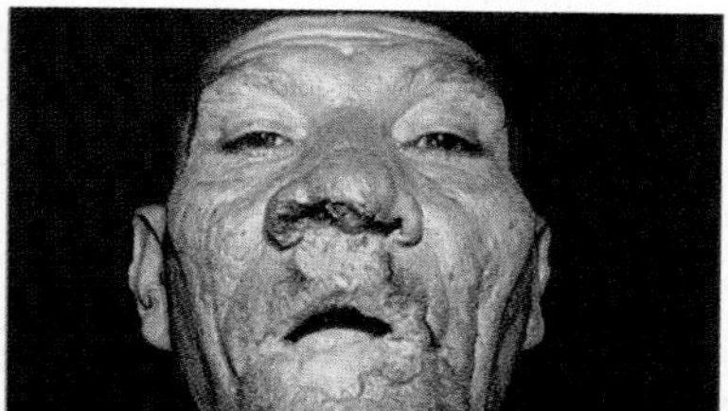

Blastomykosen:
Befall mit Paracoccidioides brasiliensis im Gesicht [285]

Dissimination (s. Abb.), Mundschleimhautgeschwüre, die meist nach einem primären Befall der Lungen auftreten; unbehandelte B. sind fast immer letal; **Diagn.:** mikroskop. u. kultureller Erregernachweis, Antikörpertiter in der Komplementbindungsreaktion; **Ther.:** Ketoconazol, Amphotericin B.

Blasto|pathie (↑; -pathie*) f: (engl.) blastopathy; intrauterine Entwicklungsstörung der Frucht in den ersten zwei Wochen nach der Konzeption; führt inf. Umorganisation des Keims i. d. R. zu tief greifenden Fehlbildungen, unvollständigen Spaltungen (Entstehung der Mehrfachbildungen) od. intrauterinem Fruchttod. Restitutio ad integrum möglich durch hohes Reparationsvermögen.

Blasto|sporen (↑; Spora*) f pl: (engl.) blastospores; sog. Knospensporen; asexuell aus vegetativen Pilzhyphen (s. Fungi) durch Knospung entstandene Sporen*; vgl. Candida.

Blasto|zyste (↑; Kyst-*) f: (engl.) blastocyst; Keimblase, die sich etwa am 4. Tag nach Befruchtung aus der Morula* bildet; eine Blastozystenhöhle, eine äußere Zellschicht (Trophoblast*) u. eine innere Zellmasse (Embryoblast*) können unterschieden werden; außen liegt die Zona* pellucida (s. Abb.).

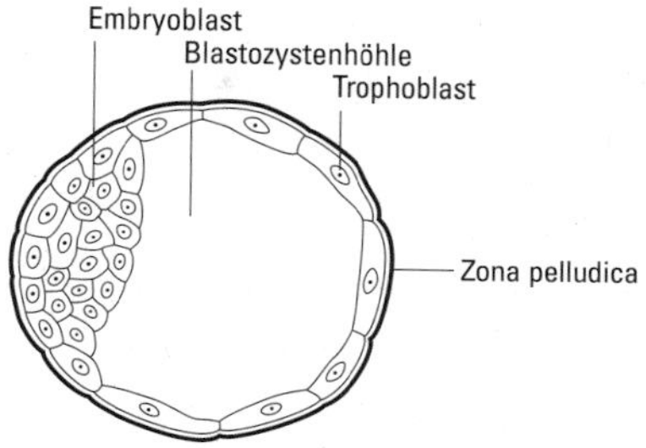

Blastozyste:
Struktur etwa am 4. Tag der Entwicklung des menschlichen Embryos [100]

Blasto|zystose (↑; ↑; -osis*) f: (engl.) blastocystosis; Infektion mit Blastocystis* hominis, bes. i. R. einer HIV*-Erkrankung; fäkal-orale Übertragung durch kontaminiertes Wasser, spez. in trop. Regionen; **Sympt.:** Diarrhö, abdominale Schmerzen, Gewichtsverlust, Obstipation, Blähung; **Ther.:** Metronidazol, Iodoquinol, Furazolidon.

Blast|zellen (↑; Zelle*): s. Immunoblasten.

Blattern: syn. Variola*.

Blatt|film|kamera f: (engl.) recording camera; bei der Röntgendurchleuchtung* verwendetes Aufnahmegerät zur Dokumentation von Befunden.

Blau|an|omalie (Anomalie*) f: (engl.) blue-yellow blindness; syn. Tritanomalie, Blauschwäche; s. Farbenfehlsichtigkeit.

Blaue-Windeln-Syn|drom n: s. Blue-diaper-Syndrom.

Blau|kreuz: (engl.) diphenylchlorarsin; Diphenylarsinchlorid; giftiger Gaskampfstoff des Ersten Weltkriegs; starke Reizwirkung auf Nasen- u. Rachenschleimhäute; s. Arsine.

Blau|säure: (engl.) hydrocyanic acid; Acidum hydrocyanicum; Cyanwasserstoff, HCN; farblose, bei 26 °C siedende Flüssigkeit mit Bittermandelgeruch (im Amygdalin* von Bittermandeln, Steinobstkernen od. Bucheckern enthalten); schon in niedriger Dosierung (1 mg/kg KG) tödl. Gift durch Blockierung der Zytochromoxidase; **Verw.** zur Schädlingsbekämpfung, Raumdurchgasung (10 g/m^3 Raumluft für 1–3 Std.).

Blau|säure|vergiftung: (engl.) cyanide poisoning; Cyanidvergiftung; Vergiftung durch Einatmen, Eindringen in die Haut od. orale Aufnahme von Blausäure od. deren Verbindungen (Cyanide, Glykoside); **Sympt.:** rosiges Aussehen, Bittermandelgeruch des Atems, Erbrechen, Krämpfe,

B

Bewusstlosigkeit, Atemnot, u. U. Ersticken durch Blockade des Eisens der Zytochromoxidase (Venenblut hellrot); **Ther.:** Sauerstoffüberdruckbeatmung, Natriumthiosulfat i. v.

Blau|sehen: Zyanopsie*.

Blau|sucht: (engl.) cyanosis; auch Morbus caeruleus; hochgradige Zyanose* des ganzen Körpers, bes. bei angeborenen Herzfehlern* (sog. Blue baby).

Blei: (engl.) lead; chem. Element, Symbol Pb (Plumbum), OZ 82, rel. Atommasse 207,2; zur Kohlenstoffgruppe gehörendes 2- u. 4-wertiges, blaugraues, weiches u. dehnbares Schwermetall (Dichte 11,34 g/cm^3, Schmelzpunkt 327,4 °C, Siedepunkt 1751 °C); ubiquitäres, jedoch nicht lebenswichtiges Element; **Verw.:** (med.) in der Radiologie zur Abschirmung* gegen ionisierende Strahlung* (vgl. Bleigleichwert, Gonadenschutz); (kernphysik.) zur Abschirmung in kerntechn. Versuchs- u. Leistungsanlagen; (techn.) in der Akkumulatorenindustrie, für Kabelummantelungen u. Formgussteile. **Toxikol.:** Bei Aufnahme über den Verdauungstrakt, die Atemwege, Haut u. Schleimhäute sind Pb u. seine Derivate akut giftig; auch eine Langzeitinkorporation geringer Dosen, z. B. aus Bleirohren, ist toxisch (vgl. Bleivergiftung). Bereits Spuren führen zu Beeinträchtigung der Blutbildung u. Funktion des Nervensystems. Pb reichert sich als Summationsgift im Organismus an u. wirkt embryotoxisch. In der Bundesrepublik Deutschland werden zurzeit durchschnittlich 200–300 µg Pb/Tag oral mit der Nahrung aufgenommen, von denen 10 % resorbiert werden (von der WHO vorgeschlagener Grenzwert ca. 430 µg/Tag oral); dazu kommen tägl. ca. 6–12 µg über die Atemwege resorbiertes Pb. Das vom Organismus resorbierte Pb wird zu 90 % in den Knochen abgelagert. Die biol. Halbwertzeit bezogen auf Knochengewebe beträgt ca. 10 Jahre (vgl. Elemente, knochenaffine). MAK: 0,1 mg/m^3.

Blei|an|ämie (Anämie*) f: (engl.) lead poisoning anemia; normo- od. evtl. hypochrome Anämie* bei Bleivergiftung inf. partieller Blockierung der Synthese von Häm* (stark erhöhte Ausscheidung von Deltaaminolävulinsäure im Harn; Anhäufung von Protoporphyrin in den Erythrozyten) u. einer verstärkten Hämolyse; basophile Tüpfelung* der Erythrozyten, Polychromasie*, Anisozytose* u. Nachweis von Siderozyten* im Blutausstrich; aschgraue Hautblässe inf. zusätzl. bleibedingter Gefäßspasmen).

Blei|en|zephalo|pathie (Enkephal-*; -pathie*) f: (engl.) lead encephalopathy; s. Enzephalopathie.

Blei|gleich|wert: (engl.) lead equivalent; syn. Schwächungsgleichwert; strahlenschutztechn. Begriff zur Kennzeichnung der Abschirmwirkung eines Materials in Abhängigkeit von der Strahlenqualität*; der B. gibt diejenige Dicke einer Bleischicht in Millimetern an, die für Photonenstrahlung die gleiche Schwächung der Dosisleistung* hervorruft wie die betrachtete Materialschicht (z. B. Türen od. Wände in der Umgebung von Röntgeneinrichtungen).

Blei|lähmung: syn. Bleipolyneuropathie*.

Blei|poly|neuro|pathie (Poly-*; Neur-*; -pathie*) f: (engl.) lead neuropathy; syn. Bleilähmung; Polyneuropathie* inf. Bleivergiftung* mit charakterist. Verlauf der Lähmung von den Händen zu Oberarmen u. Schultern; bei Jugendlichen häufig auch einseitige Beinlähmung. C. Fle.

Blei|saum: (engl.) lead line; s. Bleivergiftung.

Blei|stift|kot: (engl.) ribbon stool, pencil-shaped stool; durch Stenosen im Rektumbereich (z. B. bei Karzinom) entstehende Stuhlform.

Blei|tetra|ethyl n: (engl.) tetraethyl lead; $Pb(C_2H_5)_4$; farblose ölige Flüssigkeit; früher Verw. als Antiklopfzusatz in Treibstoffen; Intox. durch Resorption über Atemwege u. Haut, akut mit Blutdruck- u. Temperaturabfall, Psychose (motorische Unruhe, Verwirrtheit, Delir u. Koma), häufig Tod; bei chron. Intox. Schlafstörung, Kopfschmerz, Hypotonie, Abmagerung, Lähmungen u. Parkinson-Syndrom. Bei Verbrennung von B. entstehen anorg. Bleiverbindungen (Bleichlorid, -bromid, -oxid), die Bedeutung als Umweltgifte haben. MAK: 0,075 mg/m^3. Vgl. Bleivergiftung.

Blei|vergiftung: (engl.) lead poisoning; sog. Saturnismus; Vergiftung v. a. durch chron. Inhalation von bleihaltigem Staub, Rauch od. Dampf (Schmelztemperatur 327,4 °C) in Zink- u. Bleihütten, Akkumulatorfabriken u. bei Arbeiten mit Bleifarben u. -glasuren sowie Bleistabilisatoren in der Kunststoffindustrie; **Sympt.:** schleichender Beginn mit Müdigkeit, Inappetenz, Magendruck, Kopf- u. Gliederschmerzen, Obstipation, gastrointestinalen Koliken u. blassfahlem Hautkolorit (Bleikolorit); später inf. von Vasokonstriktion evtl. Entw. von Schrumpfnieren, Angina pectoris, Gangrän der Akren, chron. Encephalopathia saturnina, am wachsenden Skelett Spongiosaverdichtung an den Schaftenden der langen Röhrenknochen (Bleibänder, Bleilinien), beim Erwachsenen Bleiosteosklerose mit Gelenkschmerzen (sog. Bleigicht); oft auch Lähmungen peripherer Nerven, insbes. Radialis-, selten Fibularislähmung (Bleipolyneuropathie*), u. Kachexie; bei Resorption von Bleitetraethyl* auch akuter Verlauf. **Diagn.:** schwarzblauer bis schiefergrauer Bleisaum des Zahnfleischs (Bleisulfid) als Expositionszeichen, Anämie (s. Bleianämie), erhöhte Deltaaminolävulinsäure-Ausscheidung im Harn (>115 µmol/d bzw. 10 mg/l), Erhöhung des Blutbleispiegels auf 2,9–4,8 µmol/l bzw. 60–100 µg/dl (normal bis 1,45 µmol/l bzw. 30 µg/dl); **Ther.:** Ethylendiamintetraessigsäure, Penicillamin; BK Nr. 1101.

Blende: (engl.) diaphragm, aperture; konstruktive Komponente radiol. Apparaturen zur variablen Eingrenzung des Strahlenbündels auf die erforderl. sog. Feldgröße; die nicht erwünschten Strahlenanteile werden von Metalllamellen der B. absorbiert. Zum Einstellen der B. wird die gewünschte Feldgröße durch ein entspr. Lichtbündel simuliert. Feste, nicht verstellbare B. werden als Tubus* od. Kollimator* bezeichnet. Vgl. Streustrahlenraster.

Blendung: (engl.) blinding; meist reversible Minderung des Sehvermögens inf. eines dem Adaptationszustand des Auges (v. a. bei Dunkeladaptation) unangemessenen Lichteinfalls zu hoher Leuchtdichte*; Dauerschäden der Netzhaut bei starker B. (Retinopathia* actinica).

Blenn-: Wortteil mit der Bedeutung Schleim; von gr. βλέννος.

Blennor|rhö (↑; -rhö*) f: (engl.) blennorrhea; **1.** (allg.) schleimige bzw. eitrige Schleimhautabsonderung; **2.** (ophth.) syn. Ophthalmoblennorrhö; schleimige bzw. eitrige Bindehautentzündung; bei Neugeborenen als Gonoblennorrhö, bakterielle Konjunktivitis durch andere Err., Dakryozystitis, Einschlusskonjunktivitis od. Argentumkatarrh. Vgl. Konjunktivitis.

Blennor|rhoea neo|natorum (↑; ↑) **f:** syn. Gonoblennorrhö*.

Bleo|mycin (INNv) **n:** Gemisch von Glykopeptiden aus Kulturen von Streptomyces verticillus mit antibiot. u. zytotox. Wirkung durch spezif. Bindung an DNA, die zu DNA-Fragmentierung u. Strangbruch führt; **Ind.:** maligne Lymphome, Hodentumoren, Plattenepithelkarzinome; **UAW:** gelegentl. interstitielle plasmazelluläre Pneumonie, hohes Fieber, schwere Überempfindlichkeitsreaktionen u. a.; vgl. Zytostatika.

Blephar-: Wortteil mit der Bedeutung Augenlid; von gr. βλέφαρον.

Blephar|itis (↑; -itis*) **f:** Entz. der Lidränder inf. mechan. Reizung (Rauch, Staub), Seborrhö od. bakt. Besiedlung (meist Staphylokokken); **Formen: 1.** B. squamosa mit trockener Schuppung am Wimperngrund u. Ausfall der Wimpern (Madarosis); evtl. Übergang in: **2.** B. ulcerosa mit entzündlich verdickten, oft von Borken besetzten Lidrändern, mit Madarosis bzw. Fehlstellung der nachwachsenden Wimpern (Trichiasis);

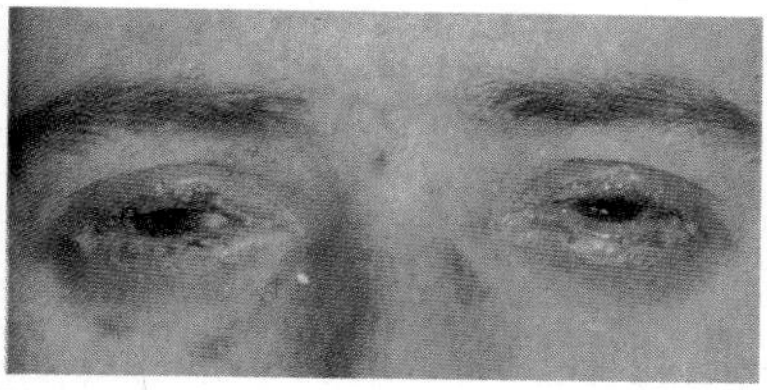
Blepharitis [362]

Sonderform: B. angularis: s. Diplobakterienkonjunktivitis; **Ther.:** je nach Urs. Vermeiden der Exposition (Schutzbrille), Schuppenentfernung, desinfizierende Augensalben, ggf. lokal Antibiotika; **DD:** Talgdrüsenkarzinom der Lider.

Blepharo|chalasis (↑; Chalasie*) **f:** Atrophie u. Erschlaffung der Oberlidhaut, die über den Lidrand hängen u. die Pupillen verdecken kann; **Vork.:** sek. nach entzündl. Hauterkrankung, idiopathisch, i. R. des Ascher*-Syndroms, im Senium; **Ther.:** Blepharoplastik. Vgl. Cutis laxa.

Blepharo|phimose (↑; Phimose*) **f:** (engl.) blepharophimosis; angeb. (Waardenburg-Syndrom) od. erworbene Verengung der Lidspalte in horizontaler Richtung; z. B. bei Trachom u. Pemphigoid durch Narbenzug.

Blepharo|plastik (↑; -plastik*) **f:** (engl.) blepharoplasty; Straffung des Oberlids durch Ausschneidung überschüssiger Haut bei Blepharochalasis*.

Blepharor|rhaphie (↑; Rhaph-*) **f:** (engl.) blepharorrhaphy; syn. Tarsorrhaphie; teilweise od. völlige Vernähung von Ober- u. Unterlid zur Verkürzung bzw. zum Verschluss der Lidspalte (z. B. bei Fazialislähmung).

Blepharo|spasmus (↑; Spas-*) **m:** (engl.) blepharospasm; Lidkrampf; Krampf des M. orbicularis oculi u. des M. corrugator supercilii (u./od. Inhibition des M. levator palpebrae superioris); **Vork.: 1.** einseitig (od. beidseitig): bei Reizerscheinungen am Auge (z. B. durch Ultraviolettstrahlung od. Erkr. der vorderen Augenabschnitte; **2.** beidseitig: als extrapyramidales Symptom (klonisch od. tonisch; insbes. als fokale Dystonie, s. Torsionsdystonie; häufig verbunden mit oromandibulärer Dystonie*), idiopathisch, selten psychogen; **Ther.:** Inj. von Botulinumtoxin in den M. orbicularis oculi, evtl. Suspensionsoperation; **DD:** Spasmus* facialis. Vgl. Niktation.

Bleuler-Krankheit (Eugen B., Psychiater, Zürich, 1857–1939): alte Bez. für Schizophrenie*.

Blick|feld: (engl.) field of gaze; der bei unbewegtem Kopf durch Blickbewegungen optisch (maximal) erfassbare Teil des Raums; als monokulares od. als binokulares B. mit dem im Überlagerungsbereich gelegenen gemeinsamen B., in dem stereoskopisches Sehen möglich ist. Vgl. Gesichtsfeld.

Blick|krampf: (engl.) oculogyric crisis; syn. okulogyre Krise; Min. bis Std. andauerndes unwillkürl. Verdrehen der Augen i. S. einer tonischen Blickdeviation, meist nach oben (frz. déviation verticale) od. nach einer Seite; **Vork.:** als Sonderform einer Neuroleptika-induzierten Frühdyskinesie, bei Erkr. des extrapyramidalen Systems od. postenzephalitischem Parkinson*-Syndrom.

Blick|lähmung: (engl.) gaze palsy; Beeinträchtigung od. Verlangsamung konjugierter Augenbewegungen; **Urs.:** Schädigung supranukleärer Strukturen; **Formen: 1.** diskonjugierte B.: **a)** Konvergenzlähmung (s. Konvergenzschwäche); **b)** Divergenzlähmung*; **2.** konjugierte B.: **a)** horizontale B. bei ipsilateraler Läsion der Brücke (paramediane Formatio reticularis; im akuten Stadium mit Déviation* conjuguée nach kontralateral); **b)** vertikale B. bei Läsion des Mittelhirns (z. B. i. R. des Steele-Richardson-Olszewski-Syndroms od. bei Parinaud-Syndrom).

Blick|lähmung, pro|gressive supra|nukleäre: syn. Steele*-Richardson-Olszewski-Syndrom.

Blick|richtungs|nystagmus (Nystagmus*) **m:** s. Nystagmus.

Blind|bremse: s. Chrysops.

Blind|darm: syn. Caecum*.

Blind|darm|entzündung: Typhlitis*; umgangssprachl. meist (nicht korrekt) für Appendizitis* verwendet.

Blindheit: (engl.) blindness; i. e. S. angeborenes od. erworbenes völliges Fehlen des Sehvermögens (Amaurose*); i. w. S. starke Sehschwäche od. hochgradige Gesichtsfeldeinschränkung, durch die sich Personen in unvertrauter Umgebung nicht zurechtfinden; häufigste Urs. erworbener B.: senile Makuladegeneration, Glaukom, Retinopathia diabetica u. a. retinale Gefäßerkrankungen; Blinde haben u. a. Anspruch auf Rehabilitationsmaßnahmen, z. B. Erlernen der Blindenschrift, Mobilitätstraining, bei Spätgeschädigten ggf. Umschulungen. Vgl. Farbenfehlsichtigkeit.

Blindheit, funktionelle: (engl.) functional blindness; psychogen bedingte Blindheit ohne objektivierbaren pathol. Befund an Auge od. Sehbahn; Vork. z. B. bei Schock* od. i. R. einer Konversionsneurose*; vgl. Agnosie, Amaurose, hysterische.

Blindheit, kortikale: s. Rindenblindheit.

Blindheit, psycho|gene: s. Blindheit, funktionelle.

Blind|schlingen|syn|drom **n:** s. Syndrom der blinden Schlinge.

Blind|versuch: (engl.) blind trial; Versuchsanordnung z. B. bei einer klin. Therapiestudie, bei der zur Vermeidung von unbewussten u. unge-

B

wollten Verfälschungen der Ergebnisse die Probanden od. Patienten nicht wissen, welche der getesteten Mittel (z. B. Wirksubstanz od. Plazebo) bei ihnen angewendet werden. Beim **Doppelblindversuch** kennt auch der Versuchsleiter die Zuordnung Mittel/Versuchsteilnehmer nicht; sie wird ihm erst nach Studienabschluss bekannt. Die Zuteilung der Probanden od. Patienten zur Test- od. Kontrollgruppe erfolgt nach dem Zufallsprinzip (Randomisierung*) anhand bes. statist.-mathemat. Auswahlverfahren; beim Crossover-Versuch werden Test- u. Kontrollgruppe vertauscht. Die Zulässigkeit des B. hängt u. a. von der Einwilligung* des Versuchsteilnehmers ab. Vgl. Arzneimittelprüfung.

Blitz-Nick-Salaam-Krämpfe: (engl.) salaam seizure, infantile spasms; Kurzbez. BNS-Krämpfe; syn. West*-Syndrom.

Blitz|schlag: (engl.) lightning stroke; natürl. Entladung entlang eines Kanals aus elektr. leitenden Luftmolekülen; das Treffen eines B. führt zu Zerfetzen u. Verbrennen von Kleidung, Schmelzen von Metall, verzweigten Figuren in der Haut, Verbrennung 1.-3. Grades, z. T. schwere Traumatisierung (Frakturen), Blitzaustrittsstellen an Fußsohle u. Schuh; ca. 5–10 Todesfälle jährlich in der Bundesrepublik Deutschland; vgl. Elektrounfall.

Blitz|star: (engl.) electric cataract; Cataracta electrica; meist stationäre, selten reversible Trübung der Linsenkapsel u. der äußeren Rinde Wochen nach Blitzschlag od. Einwirkung von Starkstrom; vgl. Katarakt, Starkstromverletzung.

Bloch-Sulzberger-Syn|drom (Bruno B., Dermat., Basel, Zürich, 1878–1933; Marion Baldur S., amerikan. Dermat., 1895–1983) **n:** syn. Incontinentia* pigmenti.

Bloch-Zeichen (Martin B., Neurol., Berlin, 1866–1908)**:** (engl.) Bloch's sign; das unwillkürl. Emporziehen der Kniescheibe beim Stehen mit geschlossenen Augen; Vork. bei Ataxie*.

Block: (engl.) 1. block, 2. blockade, 3. block; Unterbrechung einer Leitung bzw. einer Leitungsfunktion; **1.** Herzblock; s. Erregungsleitungsstörungen; **2.** Strömungshindernis in einem Gefäß, i. e. S. Behinderung des venösen Blutstroms im Leberkreislauf; s. Hypertension, portale; **3.** Unterbrechung einer Nervenleitung; s. Nervenblockade.

Block, alveolo|kapillärer: (engl.) alveolocapillary block; Verlängerung der Diffusionsstrecke für Sauerstoff in der Lunge mit der Folge einer pulmonalen Diffusionsstörung*; **Urs.:** Verdickung der Alveolar- u. Kapillarwand z. B. durch interstitielles Ödem (od. Fibrose), intraalveoläres Ödem; **Sympt.:** Dyspnoe, Hyperpnoe, herabgesetzte Vitalkapazität, Zyanose durch verminderte art. O_2-Sättigung; **Vork.:** bei Lungenfibrose, Sarkoidose, Alveolitis, chron. Staungslunge u. a.; **Diagn.** durch Lungenfunktionsprüfung*.

Block, atrio|ventrikulärer: Kurzbez. AV*-Block.

Block, bi|faszikulärer: s. Schenkelblock.

Blockierung: (engl.) block, blockade, blockage; s. Arthrodese.

Block, intra|ventrikulärer: s. Erregungsleitungsstörungen.

Block|re|sektion (Resektion*) **f:** s. En-bloc-Resektion.

Block, sinu|atrialer: Kurzbez. SA*-Block.

Block, sinu|aurikulärer: Kurzbez. SA*-Block.

Block, tri|faszikulärer: s. Schenkelblock.

Block, uni|faszikulärer: s. Schenkelblock.

Block|wirbel: (engl.) fused vertebrae; vollständige od. unvollständige Verschmelzung zweier Wirbelkörper unter entspr. Verlust des Wirbelsynchondrosengewebes; **Urs.:** angeb. durch Störung der Chordaentwicklung bei intrauterinem Sauerstoffmangel, bei Erbkrankheiten, Systemerkrankungen (s. Klippel-Feil-Syndrom) od. erworben nach Spondylitis* u. Spondylodiszitis*.

Blood patch, auto|loger (engl. blood patch Blutfleck)**:** Methode zur Beseitigung von Kopfschmerz, der nach Spinalanästhesie*, akzidenteller Duraperforation bei Periduralanästhesie* od. diagn. Lumbalpunktion* auftreten kann (Liquorverlustsyndrom); **Vorgehen:** unter strengsten sterilen Kautelen werden 5–10 ml Eigenblut des Pat. mittels Periduralnadel in die Nähe der Duraperforation in den Epiduralraum eingebracht. Das Blut bewirkt eine Verklebung u. einen Verschluss der Duraperforation.

Bloom-Syn|drom (David B., Dermat., New York, geb. 1892) **n:** seltene, autosomal-rezessiv vererbte Erkr. mit teleangiektatischem Erythem im Gesicht (Schmetterlingsform) bereits im 1. Lj.; Lichtempfindlichkeit, proportionierter Minderwuchs (Mikrozephalie), verstärkte Anfälligkeit gegenüber Infekten (partielle Hypogammaglobulinämie), Chromosomenanomalien in peripheren Leukozyten mit Austauschfiguren homologer Chromosomen u. erhöhter Schwesterchromatid-Austauschrate; häufig spätere Erkr. an Karzinomen od. Leukämie; ichthyosiforme Hautbeschaffenheit, Naevi spili; Knochenanomalien. Von bisher 165 Pat. sind 90 % Ashkenasi-Juden; Genlokalisation: 15q26.1. Vgl. Poikilodermie.

Blount-Krankheit (Walter P. B., orthop. Chir., Milwaukee, geb. 1900)**:** (engl.) Blount's disease; aseptische Epiphyseonekrose der medialen, proximalen Tibiaepiphyse; Folge: schwerstes Crus varum; vgl. Knochennekrosen, aseptische.

Blount-Verband (↑)**:** syn. Cuff*-and-collar-Verband.

Blow out (engl. to blow out herausbrechen, -schlagen)**:** Bez. für die Aussackung des Abgangsbereiches einer insuffizienten Perforansvene durch Blutfluss vom tiefen ins oberflächliche Venensystem; s. Varizen (Abb.).

Blow-out-Fraktur (↑; Fraktur*) **f:** (engl.) blow-out fracture; Fraktur des Orbitabodens durch isolierte Gewalteinwirkung (z. B. Squash- od. Tennisball, Faustschlag) mit möglicher Einklemmung von Orbitainhalt u. Absinken des Orbitabodens in die Kieferhöhle; **Sympt.:** Enophthalmus*, Doppelbilder, eingeschränkte Augenbeweglichkeit (Einklemmung des M. rectus inf.), Monokelhämatom, u. U. Mitverletzungen

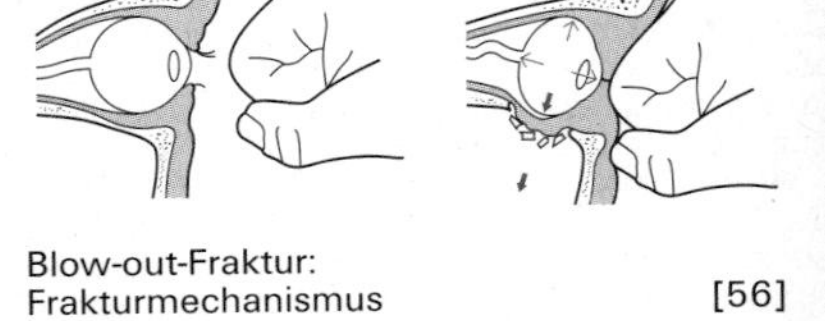

Blow-out-Fraktur: Frakturmechanismus [56]

des Auges; **Diagn.:** Rö. von Gesichtsschädel u. Nasennebenhöhlen, Computertomographie; **Ther.:** bei persistierenden Doppelbildern u. Irritation des N. infraorbitalis op. Reposition u. Stabilisierung mit lyophilisierter Dura od. durch Platzieren eines Kunststoffstempels in die Kieferhöhle.

Blue bloater (↑; engl. to bloat schwellen): bronchitischer Typ des Lungenemphysematikers mit Zyanose, Dyspnoe, Hypoxämie, Hyperkapnie, erhöhtem Hämatokrit u. Polyglobulie durch Atemwegobstruktion u. respiratorische Globalinsuffizienz inf. chronischer Bronchitis*; vgl. Pink puffer, Lungenemphysem.

Blue-diaper-Syn|drom (↑; engl. diaper Windel) n: Blaue-Windeln-Syndrom, Tryptophanmalabsorptionssyndrom; sehr seltene, autosomal-rezessiv erbl. intestinale Resorptionsstörung von Tryptophan*; Blaufärbung der Windeln durch Indigoblau (oxidative Konjugation von zwei Molekülen Indikan zu Indigoblau) führte zum Namen des Syndroms. **Klin.:** Gedeihstörungen mit rezidiv. Fieberschüben, Hyperkalzämie, Nephrokalzinose.

Blue-rubber-bleb-nevus-Syn|drom n: syn. Blaue-Gummiblasen-Nävus-Syndrom, Bean-Syndrom; seltene, sporadisch auftretende od. autosomal-dominant erbl. Erkr. mit versch. großen, an blaue Gummiblasen erinnernden, ausdrückbaren, kavernösen Hämangiomen der

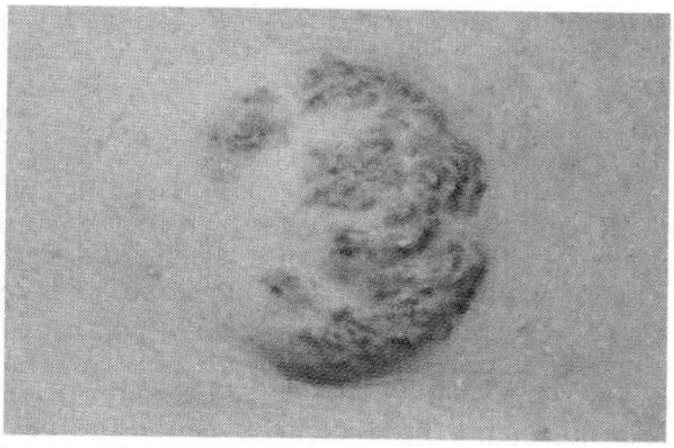

Blue-rubber-bleb-nevus-Syndrom [3]

Haut (s. Abb.), des Magen-Darm-Trakts mit Hämatemesis, Melaena u. Anämie, des ZNS u. des Bewegungsapparats; **DD:** Maffucci-Syndrom, Osler-Rendu-Weber-Krankheit, periphere u. generalisierte Glomustumoren. Vgl. Polyadenomatose-Syndrome.

Blue-toe-Phänomen (engl. blue blau; toe Zeh) n: (engl.) blue toe phenomenon; durch akrale Durchblutungsstörung hervorgerufene Blauverfärbung einer od. mehrerer Zehen; **Vork.:** z. B. bei Embolien (kardiale, arterio-arterielle, Cholesterolkristall-Embolie), peripherer arterieller Verschlusskrankheit, paraneoplastisch (durch gestörte Hämorrheologie) od. als UAW einer Ther. mit Ciclosporin.

Blumberg-Zeichen (Jacob M. B., Chir., Berlin, London, 1873–1955): (engl.) Blumberg's sign; kontralateraler Loslassschmerz (Erschütterungsschmerz) bei Appendizitis*.

Blumenbach-Hügel (Johann F. B., Physiol., Göttingen, 1752–1840): Clivus* Blumenbachii.

Blumensaat-Linie: (engl.) Blumensaat's line; im seitl. Röntgenbild des Kniegelenks sichtbare linienartige Sklerosierung, die durch den Sulcus intercondylicus bedingt ist; bei 150° Beugung

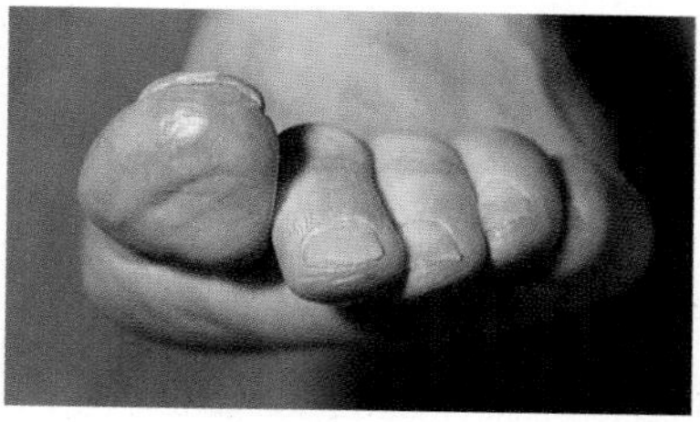

Blue-toe-Phänomen [69]

schneidet deren Verlängerung normalerweise den unteren Patellarpol; zur Diagn. des Patellahochstands bei habitueller Patellaluxation* geeignet.

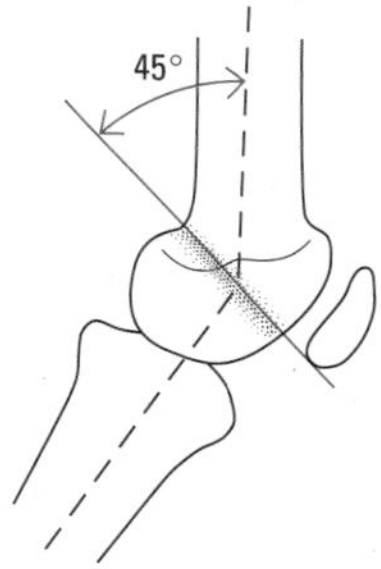

Blumensaat-Linie (rot)

Blut: (engl.) blood; Sanguis; in den Blutgefäßen zirkulierende Körperflüssigkeit; dient der Versorgung des Gewebes mit Sauerstoff u. Nährstoffen, dem Abtransport von Kohlendioxid u. Stoffwechselprodukten, der Wärmeregulation sowie der Verteilung von Enzymen, Hormonen u. a. Die normale Blutmenge des Erwachsenen beträgt ca. 1/12 des Körpergewichts, bei einem 70 kg schweren Menschen also ca. 5–6 l. pH 7,41; Temp. 37 °C; kolloidosmotischer Druck* des Serums bei 37 °C ca. 2,7–4,7 kPa (20,6–35 mmHg); rel. Dichte 1,05–1,06; Gefrierpunkterniedrigung 0,56 °C. **Bestandteile: 1. Blutplasma** (55 % des Gesamtblutvolumens); enthält **a)** Proteine (7–8 %), die sich zusammensetzen aus Albuminen (60–80 %), Globulinen (20–40 %) u. Fibrinogen (ca. 4 %); Blutplasma ohne Fibrinogen wird als **Blutserum** bez.; Aufgaben: Wasserbindung, Transport-, Puffer- u. Immunfunktionen; **b)** Wasser; **c)** Ionen: Na, Ca, K, Cl, Mg, Fe, Br, I, Kohlen-, Phosphor- u. Schwefelsäure; **d)** Transportstoffe: Nahrungsstoffe (Aminosäuren, Kohlenhydrate, Fette), Rest-N, Hormone, Enzyme u. a.; **2. korpuskuläre Bestandteile:** Blutkörperchen (Erythrozyten*, Leukozyten*, Thrombozyten*), ca. 45 % des Gesamtblutvolumens (sog. Hämatokrit*); vgl. Blutbild (Tab.).

Blut-Alkali|agar m: (engl.) blood-alkali agar; Nährboden zur Züchtung von Choleravibrionen.

Blut|alkohol|konzentration f: (engl.) blood alcohol concentration; s. Alkoholbestimmung.

Blut|armut: s. Anämie.

Blutbild
Referenzbereiche

Parameter	in SI-Einheiten		in alten Einheiten
Erythrozyten			
Männer	4,6–6,2	T/l	4,6–6,2 Mill./mm³
Frauen	4,2–5,4	T/l	4,2–5,4 Mill./mm³
Retikulozyten	0,8–1	%	
Thrombozyten	150–400	G/l	150 000–400 000/mm³
Leukozyten	4,8–10	G/l	4 800– 10 000/mm³
stabkernige neutrophile Granulozyten	<3	%	
segmentkernige neutrophile Granulozyten	60–70	%	
eosinophile Granulozyten	1–5	%	
basophile Granulozyten	<1	%	
Lymphozyten	20–30	%	
Monozyten	2–6	%	
Hämoglobin (Hb)			
Männer	140–180	g/l	14–18 g/dl
Frauen	120–160	g/l	12–16 g/dl
Methämoglobin	<1	%	
Hämatokrit (Hk)			
Neugeborene	45–65	%	
Männer	40–52	%	
Frauen	37–47	%	
Färbekoeffizient (Hb_E, MCH)	1,7–2,0	fmol	28–32 pg

Blut, arteriẹlles (Arteri-*): (engl.) arterial blood; in den Arterien des Körperkreislaufs u. in den Lungenvenen zirkulierendes Blut, das durch Oxygenierung heller ist als venöses Blut; Sauerstoffgehalt bei normaler Hämoglobinkonzentration u. 100%iger Sauerstoffsättigung* ca. 200 ml/l Blut.

Blut|ausstrich m: (engl.) blood smear; gleichmäßige dünne Verteilung von Blut mit einem geschliffenen Deckglas auf einem Objektträger zur mikroskop. Beurteilung u. Blutbilddifferenzierung nach Färbung.

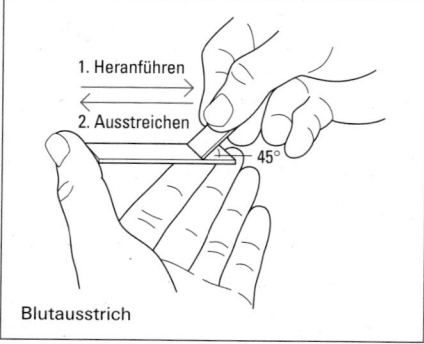

Blutausstrich

Blut|austausch: s. Austauschtransfusion.

Blut|bestrahlung: (engl.) blood radiation; Bestrahlung von Blutprodukten* (nach Leukozytendepletion) mit Gammastrahlen (30 Gy) zur Verhinderung einer mit einer Bluttransfusion* assoziierten Graft*-versus-host-Reaktion; **Anw.:** bei fehlender Immunkompetenz (z. B. Fetus bei intrauteriner Transfusion, Frühgeborene, i. R. einer Hochdosis-Chemotherapie od. Knochenmarktransplantation) od. gerichteten Blutspenden von genetisch Verwandten. A. Pru.

Blut|bild: (engl.) blood count, hemogram; syn. Hämogramm, Blutstatus; die aus einer Blutprobe durch Zählung ermittelten Erythrozyten-, Leukozyten-, Thrombozyten- u. Retikulozytenwerte sowie die durch Auszählung eines Blutausstrichs (Differentialblutbild*) festgestellten Prozentzahlen kernhaltiger Blutkörperchen werden nebeneinander gestellt; Referenzbereiche für Erwachsene: s. Tab.

Blut|bild|differenzierung: syn. Differentialblutbild*.

Blut|bild, leuko|erythro|blastisches: (engl.) leukoerythroblastic blood count; Vork. von unreifen granulopoet. (Myeloblasten bis Myelozyten) u. erythropoet. (Erythroblasten) Zellen im Blut bei myeloischer Metaplasie u. Knochenmarkkarzinose*.

Blut|bild, pseudo|re|generatives (Pseud-*; Regeneration*): (engl.) pseudoregeneration; Blutbild bei der Pelger*-Huet-Kernanomalie.

Blut|bildung: (engl.) hematopoiesis; syn. Hämopoese, Hämatopoese; **1. embryonale B.: a)** mesoblastische Periode: bis Ende des 3. Embryonalmonats mit Bildung von Megaloblasten* im Mesenchym des Dottersacks u. in den Gefäßsprossen des Embryos; **b)** hepatische Periode: vom 2. Embryonalmonat an (Leberanlage) mit Auftreten von Myeloblasten u. ihren Abkömmlingen; **c)** hepatolienale Periode: ab 4. Fetalmonat B. auch in Milz u. Thymus; erstmals Granulozyten, Megakaryozyten u. Thrombozyten; **d)** lienomyelopoetische Periode: ab 6. Fetalmonat B. in Milz u. Knochenmark; **e)** myelopoetische Periode: ab 6. bis 7. Monat B. v. a. im Knochenmark (in Milz, Thymus u. Lymphknoten werden vorwiegend Lymphozyten gebildet). **2. beim Erwachsenen:** im Mark der kleinen u. platten Knochen (myeloisches System) sowie im lymphatischen System; in den sog. Stammzellenspeichern befinden sich diejenigen Zellen, die die nachgeordneten Blutbildungsspeicher beliefern, damit der Zellverlust in den einzelnen Blutzelllinien (Erythropoese*, Granulozytopoese*, Thrombozytopoese*, Lymphozytopoese) durch entspr. Zellneubildung ausgeglichen wird; der Stammzellenbestand wird durch Reduplikation aufrechterhalten. Die undeterminierten Stammzellen besitzen die Fähigkeit, in alle Blutzelllinien auszureifen, ihre Teilungsaktivität ist gering (sog. sleeper cells). Die determinierten Stammzellen sind nur noch eingeschränkt, d. h. in Richtung einer Blutzelllinie, entwicklungsfähig u. füllen die nachgeordneten Proliferationsspeicher auf (sog. feeder cells). Morphol. sind Stammzellen nicht identifizierbar, sie gleichen Lymphozyten. In den einzelnen Proliferationsspeichern vermehren sich die erythropoet. Zellen vom Proerythroblasten bis zum oxyphilen Erythroblasten, die granulopoetischen Zellen vom Myeloblasten bis zum reifen Myelozyten, die thrombopoetischen Zellen vom Megakaryoblasten bis zum Megakaryozyten. Im angeschlossenen Reifungsspeicher reifen die Zelllinien aus u. beliefern den Funktionsspeicher mit funktionsfähigen ausgereiften Zellen (Erythrozyten, Granulozyten, Lymphozyten, Thrombozyten), die in das Blut ausgeschwemmt werden.

Blut|bildung, extra|medullä̲re: (engl.) extramedullary hematopoiesis; Blutbildung außerh. des Knochenmarks in Leber u. Milz; physiol. während der Embryonalzeit, pathol. bei best. Blutkrankheiten, z. B. Hämoblastosen, Osteomyelofibrose.

Blut-Dextro̲se-Zysti̲n|agar m: (engl.) blood-dextrose-cystine agar; Nährboden zur Züchtung von Francisella tularensis; s. Zuckernährböden.

Blut|doping (Doping*) n: (engl.) blood doping; Verabreichung von Vollblut od. Zubereitungen, die Erythrozyten enthalten, zur unerlaubten Leistungssteigerung (insbes. der Ausdauerleistungsfähigkeit) im Sport; ebenso bewirkt Inj. von Erythropoetin* eine erhöhte Bildung von Erythrozyten u. vermehrte Sauerstoffbindung im Blut. Vgl. Doping.

Blut|druck: (engl.) blood pressure; Abk. BD; Druck* in Blutgefäßen u. Herzkammern; i. e. S. der in bzw. an einer peripheren Arterie in mmHg od. kPa (1 mmHg = 133,322 Pa) gemessene arterielle B., der die Blutzirkulation bewirkt, abhängig von Herzleistung u. Gefäßwiderstand (Tonus u. Elastizität der Gefäßwand) ist u. durch die Blutdruckregelung* gesteuert wird; **systolischer B.:** B. während der Herzsystole (höchster Punkt der Druckkurve bei direkter Blutdruckmessung*, s. Abb.); **diastolischer B.:** B. während der Herzdiastole (niedrigster Punkt der Druckkurve). Angaben des gemessenen B. werden in der Reihenfolge systol. B./diastol. B. gemacht. Der B. ist in den einzelnen Kreislaufabschnitten sehr unterschiedlich. Die vom li. Ventrikel erzeugten pulsatorischen Druckschwankungen (ca. 16/1,6 kPa bzw. 120/12 mmHg) werden durch die Windkesselfunktion* der Aorta gedämpft (ca. 16/10,7 kPa bzw. 120/80 mmHg). In den peripheren Arterien wird die pulsatorische Druckschwankung größer, der systol. Druck steigt durch Wellenreflexion an. In den Arteriolen findet inf. der Vergrößerung des Gesamtquerschnitts der Gefäße ein steiler Druckabfall statt, der sich in den Kapillaren fortsetzt. Der B. fällt in den großen Venen weiter ab, in den Hohlvenen tritt ein Venenpuls auf, im re. Vorhof besteht der sog. zentrale Venendruck*. Die Kontraktion des re. Ventrikels (ca. 2,9/0,7 kPa bzw. 22/5 mmHg) treibt das Blut durch die A. pulmonalis (ca. 2,9/1,3 kPa bzw. 22/10 mmHg) u. das Lungengefäßbett in den li. Vorhof, in dem ca. 1,1 kPa bzw. 8 mmHg als Füllungsdruck für den li. Ventrikel vorhanden sind (s. Abb.).

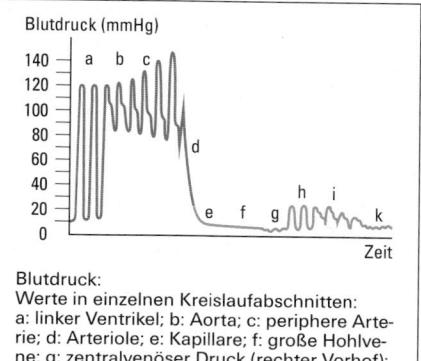

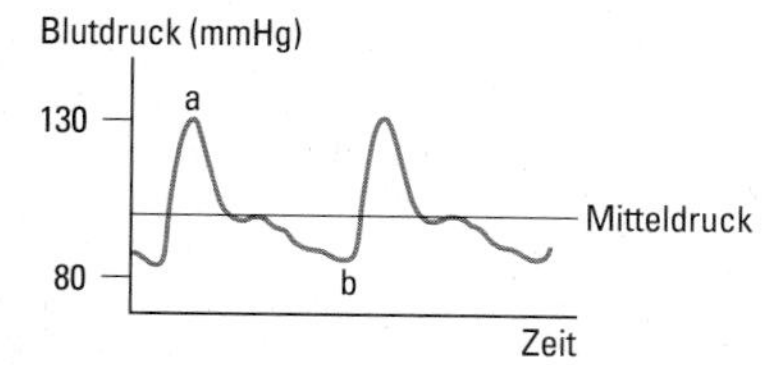

Blutdruck:
phasische Registrierung; a: systolischer Druck; b: diastolischer Druck [233]

Blutdruck
Referenzbereiche

Alter	Systolisch (mmHg)	Diastolisch (mmHg)
0–3 Monate	70–86	–
3–12 Monate	86–93	60–62
1–9 Jahre	95–101	65–69
9–14 Jahre	101–110	68–74
≥18 Jahre:		
optimal	<120	<80
normal	<130	<85
hochnormal	130–139	85–89

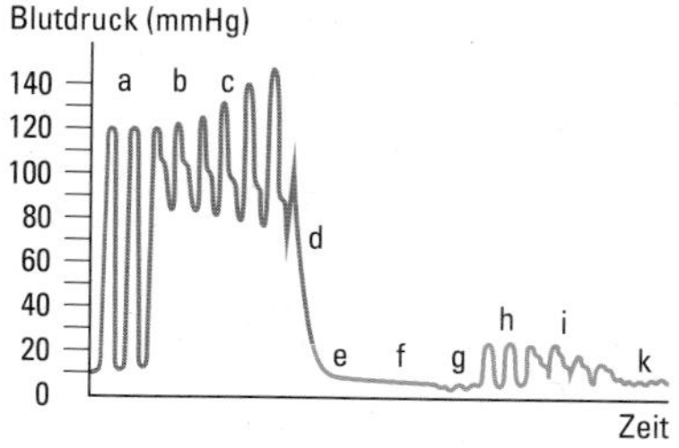

Blutdruck:
Werte in einzelnen Kreislaufabschnitten:
a: linker Ventrikel; b: Aorta; c: periphere Arterie; d: Arteriole; e: Kapillare; f: große Hohlvene; g: zentralvenöser Druck (rechter Vorhof); h: rechter Ventrikel; i: Lungenarterie; k: linker Vorhof [146]

Blut|druck|amplitude f: (engl.) pulse pressure; Differenz zw. maximalem (systol.) u. minimalem (diastol.) Blutdruckwert einer Herzaktion; abhängig von der Elastizität der Gefäßwand, höhere B. bei sklerosierten Gefäßen (z. B. im Alter) u. in peripheren Arterien (stärker ausgeprägte Membrana elastica interna).

Blut|druck|krise (Krisis*) f: syn. hypertensive Krise*.

Blut|druck|messung, direkte: (engl.) invasive blood pressure monitoring; syn. invasive bzw. blutige Blutdruckmessung; Messung des Blutdrucks während großer Op. od. bei Intensivpatienten über einen arteriell (z. B. A. radialis, A.

B

dorsalis pedis) liegenden Katheter mit Hilfe eines Kathetertipmanometers*; größere Genauigkeit als bei indirekter Blutdruckmessung*, kontinuierl. Registrierung möglich. Vgl. Allen-Test.

Blut|druck|messung, in|direkte: (engl.) indirect hemodynamometry; syn. noninvasive bzw. unblutige Blutdruckmessung; die i. B. nach Riva-Rocci (1896, Abk. RR) erfolgt mittels einer (meist) um den Oberarm gelegten aufblasbaren Gummimanschette, die mit einem Manometer verbunden ist u. aufgepumpt wird, bis der Puls an der A. radialis nicht mehr tastbar ist. Bei langsamer Verminderung des Manschettendrucks durch das Ablassen von Luft wird der systol. Blutdruck durch Palpation des Radialispulses (erster Pulsschlag tastbar, wenn der art. Blutdruck den Manschettendruck gerade überwindet) bzw. der systol. u. diastol. Blutdruck durch Auskultation des Korotkow*-Tons an der A. cubitalis ermittelt. Für die Selbstmessung durch den Pat. stehen semiautomat. bzw. elektron. Blutdruckmessgeräte (heute v. a. mit oszillator. Messmethode) zur Verfügung; eine kontinuierl. ambulante Blutdruckmessung (24-Stunden-Registrierung) in best. Intervallen ermöglicht eine Beurteilung des Blutdruckverlaufs unter für den Probanden normalen Bedingungen. Vgl. Hypertonie.

Blut|druck, mittlerer: (engl.) mean arterial blood pressure; zu berechnender Wert, der die Größe des Blutdrucks als treibende Kraft im Körperkreislauf angibt; bestimmbar durch Division des Flächenintegrals unter der aufgezeichneten Druckkurve durch die Pulsdauer. In herznahen Arterien fast identisch mit dem arithmet. Mittel von systol. u. diastol. Blutdruck, in herzfernen Arterien etwas niedriger.

Blut|druck|regelung: (engl.) blood pressure control; komplexes Regelsystem (vgl. Regelkreis) zur Einstellung des arteriellen Blutdrucks; akute Änderungen (z. B. bei orthostat. Belastung) werden von den Pressorezeptoren* an sympathische u. parasympath. Kreislaufzentren in der Medulla oblongata vermittelt, die bei Abweichung der gemessenen Druckwerte vom Sollwert den Tonus der Widerstandsgefäße, die Herzfrequenz u. die Herzkraft nerval so beeinflussen, daß der arterielle Blutdruck durch Änderung des peripheren Widerstandes u. des Herzminutenvolumens* entsprechend eingestellt wird (neg. Rückkopplung*). Überlagerung mit anderen Regelsystemen (Renin*-Angiotensin-Aldosteron-System, Volumenregulation u. a.).

Blut|druck|senkung, kontrollierte: (engl.) controlled hypotension; gezielte kontinuierl. medikamentöse Blutdrucksenkung auf subnormale Werte (kontrollierte Hypotension) zur Verringerung von Blutungen im Operationsgebiet, z. B. bei Op. in der Neurochirurgie, plastischen Chir., Mikrochirurgie. Zur Anw. kommen z. B. Nitroprussidnatrium, Glyceroltrinitrat od. Isofluran; direkte Blutdruckmessung ist erforderlich. Der art. Mitteldruck sollte langfristig nicht unter 50 mmHg, bei vorbestehender Hypertonie nur um ein Drittel des Ausgangswerts gesenkt werden. **Kontraind.:** zerebrovaskuläre Insuffizienz, koronare Herzkrankheit, Hypovolämie u. a.

Blut|druck|wellen: (engl.) blood pressure waves; rhythmische Schwankungen des arteriellen Blutdrucks; **B. 1. Ordnung:** pulsatorisch (systolisch-diastolisch), synchron mit der Herzaktion; **B. 2. Ordnung:** respiratorisch (inspiratorisch-exspiratorisch), synchron mit der Atmung; **B. 3. Ordnung:** vasomotorisch im Rhythmus von ca. 10 s (sog. Hering-Traube-Meyer-Wellen). Cave: B. 2. Ordnung müssen bei der indirekten Blutdruckmessung als mögliche Urs. von Fehlmessungen berücksichtigt werden.

Blut|egel: Hirudinea*; vgl. Hirudo medicinalis, Haementeria officinalis.

Blut|entnahme: (engl.) blood sampling; **1.** kapillär durch Einstich mit einer sterilen Lanzette zum Einmalgebrauch in Fingerbeere od. Ohrläppchen für geringe Mengen; **2.** venös durch Punktion; **3.** arteriell durch Punktion, im Allg. zur Blutgasanalyse*; z. B. aus der A. femoralis.

Blut|erbrechen: s. Hämatemesis.

Bluter|gelenk: (engl.) hemophilic arthropathy, bleeder's joint; syn. hämophile Arthropathie; allmähliche Zerstörung von Knorpel u. Knochen mit Gefahr der Gelenkversteifung in Fehlstellung (Beugekontrakturen) inf. rezidivierender intraartikulärer Blutungen bei Hämophilie*; **Lok.:** v. a. Knie u. Ellenbogen; **Klin.:** meist chronisch-destruierender Verlauf mit rezidiv. entzündlichen Schüben. Vgl. Arthritis.

Blut|erguss: s. Hämatom.

Bluter|krankheit: s. Hämophilie.

Blut|ersatz: s. Hämotherapie.

Blut|farb|stoff: s. Hämoglobin.

Blut|formel f: (engl.) serotype; syn. Serotyp; Gesamtheit der bei einem Individuum gefundenen erblichen Erythrozyten-, Plasmaprotein- u. Enzymeigenschaften; meist verwendet in Zus. mit Blutgruppengutachten*.

Blut|gas|ana|lyse f: (engl.) blood gas analysis; Messung der Partialdrücke der Atemgase (Sauerstoffpartialdruck*, CO_2*-Partialdruck) u. des pH* (evtl. auch der Sauerstoffsättigung) meist im arteriellen, u. U. auch im kapillären od. zentral- bzw. gemischtvenösen Blut möglichst unmittelbar nach anaerober Blutentnahme; nach Berechnung od. zusätzl. Messung weiterer Kenngrößen (z. B. Hb, Bicarbonatkonzentration, Basenabweichung) erlaubt die B. eine Beurteilung des pulmonalen Gasaustauschs u. des Säure-Basen-Haushalts (z. B. bei Intensivpatienten, Lungenerkrankungen); Referenzbereiche: s. Tab.

Blutgasanalyse
Referenzbereiche im arteriellen Blut

Parameter	Referenzbereich
pH	7,38–7,42
Standard-bicarbonat	20–28 mmol/l
Basen-abweichung	±2 mmol/l
pO_2 (arteriell)	10–13 kPa (75–98 mmHg)
pCO_2	4,7–6,0 kPa (35–45 mmHg)
Sauerstoff-sättigung	95–97 %

Blut|gase n pl: (engl.) blood gases; Gase, die im zirkulierenden Blut in gebundener bzw. physik. gelöster Form vorhanden sind, hauptsächl. O_2, CO_2, N_2.

Blut|gefäße: (engl.) blood vessels; s. Arterien, Venen, Blutkapillaren, Arteriola, Venulen; vgl. Endstrombahn.

Blut|gerinnsel: (engl.) blood clot; Blutkoagulum; geronnenes Blut, das aus einem Fibrinnetz mit eingelagerten Blutkörperchen besteht; **Formen: 1.** Thrombus*; **2.** Cruor sanguinis (Blutkuchen): rotes, überwiegend Erythrozyten enthaltendes B.; entsteht in vitro od. direkt postmortal; **3.** Cruor phlogisticus (Speckhautgerinnsel, Leichengerinnsel): gelblich-weißes, überwiegend Thrombozyten u. Leukozyten enthaltendes B., das i. R. der langsamen postmortalen Blutgerinnung entsteht.

Blut|gerinnsel|re|traktion (Retraktion*) f: (engl.) clot retraction; in der Nachphase der Blutgerinnung* erfolgende Zusammenziehung des Blutgerinnsels unter Auspressung von Serum durch die Wirkung von Thrombasthenin*, v. a. abhängig von Thrombozytenzahl u. -funktion sowie der Fibrinpolymerisation; Verstärkung durch Thrombin u. Adrenalin, Hemmung durch Antithrombine. Prüfung der B. (Retraktiometrie): thrombozytenhaltiges Plasma wird durch Zusatz von Plasmin bei 37 °C zur Gerinnung gebracht; Messung der Zeit bis zum Eintritt der max. B. (normal bis 60 Min.); verzögert bei Thrombopenie u. -pathie, Polyglobulie u. Dysproteinämie; beschleunigt bei Thrombozytose u. Anämien.

Blut|gerinnung: (engl.) blood coagulation; sekundäre Hämostase*; komplexer, in Phasen ablaufender Vorgang, der durch physiol. u. pathol. Prozesse ausgelöst wird u. in vivo v. a. der anhaltenden Blutstillung dient; an der B. sind versch. Gerinnungsfaktoren beteiligt (s. Tab. 1). **Ablauf der B.** (Kaskadentheorie nach Macfarlaine): **Vorphase:** Die B. wird nach einer Gewebeläsion auf exogenem Weg (**extrinsisches System**; Voraussetzung: Freisetzung von Gewebefaktor; Ablauf in Sek.) u. auf endogenem Weg (**intrinsisches System**; Voraussetzung: Freilegung von Fremdoberflächen od. Kollagenfasern in verletztem Endothel, Thrombozytenzerfall; Ablauf in Min.) ausgelöst. Im exogenen System wird Faktor VII durch seinen spezif. Aktivator (ubiquitärer, zellständiger Gewebefaktor) in die aktive Form (VIIa) überführt; Faktor VIIa verbindet sich unter Mitwirkung von Calciumionen mit Phospholipidmizellen der verletzten Gewebezellen. Dieser Komplex stellt den Faktor-X-Aktivator des exogenen Systems dar. Im endogenen System beginnt die Reaktionsfolge mit der Kontaktaktivierung des Faktors XII; Faktor XIIa bildet mit Faktor XI u. Plättchenfaktor 3 (haftet an Thrombozytenoberfläche) einen Komplex, der die Umwandlung des Faktors IX in die aktive Form katalysiert; Faktor IXa bildet mit Faktor VIII, Calciumionen u. Phospholipiden den Faktor-X-Aktivator des endogenen Systems. **I. Phase:** In dem folgenden, beiden Systemen gemeinsamen Reaktionsablauf bildet der aktivierte Faktor X mit Faktor V, Phospholipiden u. Calciumionen einen Komplex (Prothrombinaktivator), der Prothrombin in Thrombin umwandelt. **II. Phase:** Thrombin führt die Fibrinogenmoleküle unter Abspaltung der Fibrinopeptide A u. B in Fibrinmonomere über, die spontan zu Fibrinpolymeren aggregieren. Aus diesem (in Monochloressigsäure noch löslichen) Komplex entsteht unter der Wirkung von aktiviertem Faktor XIII Fibrin. **Nachphase:** Blutgerinnselretraktion*. **Feedback-Mechanismen: 1.** positiv: Thrombin aktiviert Faktoren XI, V, IX u. X bzw. Faktor IX; **2.** negativ: Thrombin inaktiviert Faktor Va bzw. VIIIa (über den Protein-C-Thrombomodulin-Mechanismus); **Hemmung der B.:** physiol. durch intaktes Gefäßendothel, Antithrombin III, Fibrinspaltprodukte, Heparin* (vgl. Fibrinolyse); pharmak. durch Antikoagulanzien* u. Fibrinolytika*. Vgl. Thrombus.

Blutgerinnung Tab. 1
Blutgerinnungsfaktoren

I	Fibrinogen
II	Prothrombin
III	Gewebethromboplastin
IV	Calciumionen (Ca^{2+})
V	Proakzelerin, Plasma-Akzelerator-Globulin, labiler Faktor
VI	Akzelerin, syn. Faktor Va
VII	Prokonvertin, stabiler Faktor, Prothrombinogen, Serum prothrombin conversion accelerator (SPCA)
VIII	antihämophiles Globulin (AHG), antihämophiler Faktor (AHF)
IX	Christmas-Faktor, Plasma thromboplastin component (PTC), antihämophiles Globulin B
X	Stuart-Prower-Faktor
XI	Rosenthal-Faktor, Plasma thromboplastin antecedent (PTA)
XII	Hageman-Faktor
XIII	fibrinstabilisierender Faktor (FSF), Laki-Lorand-Faktor, Fibrinoligase
PF 3	Plättchenfaktor 3 (Phospholipide)

Die Faktoren II, VII, IX, X, XI, XII, XIII und Plasmapräkallikrein sind Proenzyme, die (in Gegenwart von HMW-Kininogen) zu den **enzymatischen Faktoren** II a, VII a, IX a, X a, XI a, XII a, XIII a und Plasmakallikrein aktiviert werden können. I, III, V, VI, VIII, PF 3 sind **Substratfaktoren** (Proteine oder Lipide). Enzymatische Faktoren und Substratfaktoren bilden in Gegenwart von Ca^{2+} gerinnungsaktive Komplexe.

Blutgerinnung Tab. 2
Referenzbereiche

Blutungszeit	120–300 s
Blutgerinnungszeit	180–660 s
Thrombinzeit (TZ)	18–22 s
partielle Thromboplastinzeit (PTT)	25–38 s
Thromboplastinzeit (TPZ, PT)	
Quick-Wert, normal	70–125%
bei Cumarintherapie	13–35%
INR, normal	um 1
bei Cumarintherapie	2,0–4,0
Fibrinogen	2–4 g/l

Blut|gerinnungs|zeit: (engl.) coagulation time; Zeit zw. Blutentnahme u. Fibrinbildung außerh. des Gefäßsystems; kaum noch durchgeführte Bestimmung der B. frisch entnommenen Bluts bei 37 °C im Glasröhrchen als Suchtest für Störungen im endogenen Gerinnungssystem od. bei Verbrauchskoagulopathie*; Referenzbereich: s. Blutgerinnung (Tab.).

Blut|gifte: (engl.) hemotoxins; Hämotoxine; Bez. für Faktoren, die zu Hämolyse (Membranschädigung durch Chinin, Digitonin, Saponin, Schlangengifte u. a.), Hemmung der Sauerstoff-

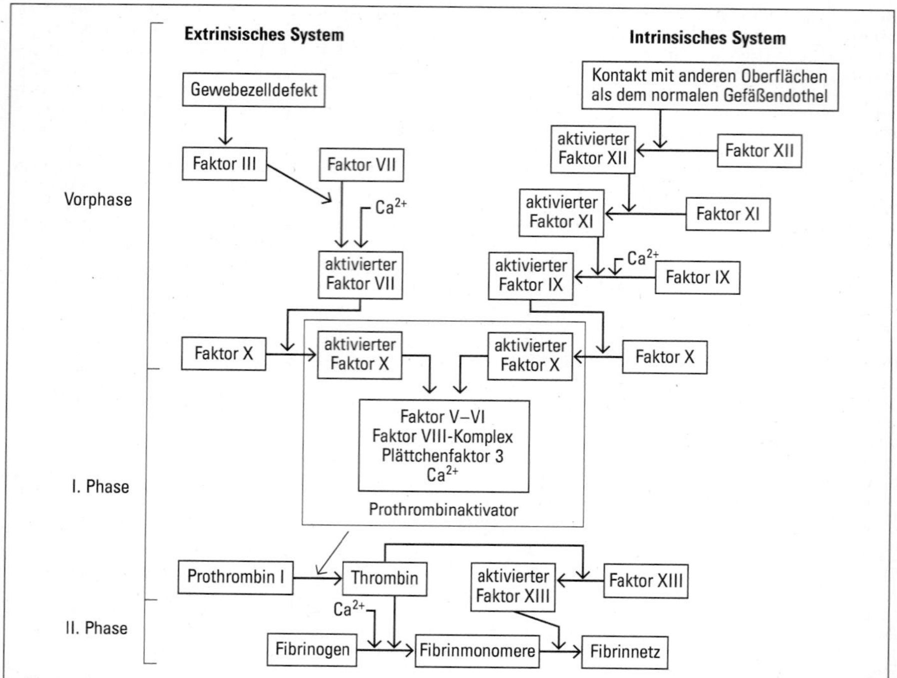

Blutgerinnung [430]

bindung an Hämoglobin (CO, HCN, Kalium chloricum, Arsen, Blei, Methämoglobinbildner wie z. B. Nitrite od. Anilin) od. Störung der Blutbildung (ionisierende Strahlung; Benzol) führen.

Blut|gruppen: (engl.) blood groups; erbliche, meist stabile strukturelle Eigenschaften (antigene Determinanten) von Blutbestandteilen, die sich aufgrund eines genet. Polymorphismus* bei versch. Individuen bzw. Gruppen (z. B. Familien, ethnische Gruppen, menschl. Rassen) unterscheiden u. mit Hilfe spezif. Antikörper nachgewiesen (Blutgruppenbestimmung*) u. systematisiert werden können; i. e. S. Blutgruppenantigene* auf der Oberfläche von Erythrozyten (s. Tab.), i. w. S. auch erbl. polymorphe Serumproteine (Serumgruppen*), intrazelluläre Komponenten (v. a. Enzymgruppen*) u. membranassoziierte Glykoproteine (HLA*-System); **Bedeutung: 1.** (klin.) v. a. in der Transfusions- u. Transplantationsmedizin sowie in der Geburtshilfe (serol. Schwangerenvorsorge). Vor jeder Bluttransfusion u. Transplantation muss zur Vermeidung von Transfusionszwischenfällen bzw. einer primären Transplantatabstoßung die Kompatibilität zw. den B. des Spenders u. Empfängers garantiert werden (in abnehmender Bedeutung insbes. ABNull-B., Rhesus-B., Kell-B., Duffy-B. u. MNSs-B.). Eine Blutgruppeninkompatibilität zw. einer Schwangeren u. ihrem ungeborenen Kind (s. ABNull-Inkompatibilität, Rhesus-Inkompatibilität) kann einen Morbus haemolyticus fetalis bzw. Morbus haemolyticus neonatorum verursachen. Autoantikörper gegen eigene Blutgruppenantigene (Autohämagglutinine, Autohämolysine) spielen eine Rolle bei autoimmunhämolytischen Anämien. **2.** (forens.) Blutgruppengutachten* zur Vaterschaftsuntersuchung u. Spurenanalyse; **3.** für genetische u. anthrop. Untersuchungen.

Blutgruppen (Übersicht)

ABNull-Blutgruppen
Bombay-Blutgruppen
Cartwright-Blutgruppen
Colton-Blutgruppen
Diego-Blutgruppen
Dombrock-Blutgruppen
Duffy-Blutgruppen
Gerbich-Blutgruppe
Kell-Blutgruppen
Kidd-Blutgruppen
Lewis-Blutgruppen
Lutheran-Blutgruppen
MNSs-Blutgruppen
P-Blutgruppen
Rhesus-Blutgruppen
Scianna-Blutgruppen
Vel-Blutgruppe
Wright-Blutgruppen
Xg-Blutgruppe

Blut|gruppen|anti|gene (Antigen*) n pl**:** (engl.) blood group antigens; sog. Blutgruppenmerkmale; genet. determinierte, auf der Zellmembran von Erythrozyten (häufig auch anderen Blut- u. Gewebezellen) lokalisierte makromolekulare Substanzen (v. a. Phospho- u. Glykolipide u. -proteine) mit spezif. antigenen Eigenschaften, die durch serol. Methoden nachweisbar u. für die einzelnen Blutgruppen* charakteristisch sind. B. spielen als „Rezeptoren" bei der Bindung von Viren, Bakterien od. Parasiten eine Rolle. Vgl. Leukozytenantigene, Thrombozytenantigene.

Blut|gruppen|anti|körper: (engl.) blood group antibodies; gegen Blutgruppenantigene* gerichtete Alloantikörper*; **Vork.: 1.** als **reguläre** Antikörper* der ABNull*-Blutgruppen die „natürlichen" Alloagglutinine* Anti-A u. Anti-B; **2.** als **irreguläre** Antikörper*, die inf. Immunisierung v. a. durch Blutgruppen-inkompatible Bluttransfusionen u. Schwangerschaften gebildet werden; z. B. Anti-D, Anti-M, Anti-N, Anti-K, Anti-IK (a), Anti-Fy(a). Als irreguläre ABNull-B. werden auch Anti-A_1 (relativ häufig im Serum bei Blutgruppe A_2 u. A_2B) u. Anti*-H (selten bei Blutgruppe A_1, A_1B u. B) bezeichnet. **Bedeutung:** B. können Transfusionszwischenfälle* u. einen Morbus haemolyticus neonatorum verursachen; vor einer Bluttransfusion müssen v. a. irreguläre B. durch die Kreuzprobe* erfasst bzw. durch einen Antikörpersuchtest* nachgewiesen werden, i. R. einer Schwangerschaft erfolgt hierzu die serol. Schwangerenvorsorge.

Blut|gruppen|bestimmung: (engl.) blood typing; Bestimmung von Blutgruppen* durch serol. Nachweis der Blutgruppenantigene* auf den Erythrozyten mit Hilfe spezif. Testseren bzw. Testreagenzien (z. B. Lektine, Phythämagglutinine). Die B. ist von einem Arzt bzw. von qualifiziertem med. Assistenzpersonal unter ärztl. Aufsicht durchzuführen, es besteht Dokumentationspflicht*. Die Bestimmung der ABNull*-Blutgruppen erfolgt meist als Agglutinationsreaktion im Milieu physiol. Kochsalzlösung (s. Abb.) unter gleichzeitiger Prüfung auf Vorhandensein der nicht korrespondierenden Alloagglutinine* Anti-A bzw. Anti-B im Serum mit Hilfe von Testerythrozyten der Blutgruppe A_1, A_2 u. B (sog. Serumkontrolle od. umgekehrte Typisierung; Negativkontrollen mit 0-Testerythrozyten bzw. AB-Testserum obligat). Zum Nachw. irregulärer Blutgruppenantikörper* im Serum dient der Antikörpersuchtest*. Vor jeder Bluttransfusion* sind zusätzl. die Kreuzprobe* u. der sog. Bedside*-Test durchzuführen.

Blutgruppe	Testseren			
	Anti-B(β)	Anti-A(α)	Anti-A u. Anti-B(α, β)	Agglutination durch
A	○	●	●	B- und 0-Serum
B	●	○	●	A- und 0-Serum
AB	●	●	●	A-, B- und 0-Serum
0	○	○	○	kein Serum

○ keine Agglutination ● Agglutination

Blutgruppenbestimmung:
Bestimmung der AB0-Blutgruppen mittels Testseren

Blut|gruppen|gutachten: (engl.) analysis of blood groups; i. R. einer Abstammungsbegutachtung* od. Spurenanalyse erstelltes Gutachten mit serol. Nachweis der genetisch bestimmten Eigenschaften von Blutgruppen, i. w. S. auch von Serum- u. Enzymgruppen mit statistisch-mathemat. Auswertung der Befunde (sog. serostatistisches Gutachten); Blutgruppensysteme eignen sich bes. für die Begutachtung aufgrund günstiger Häufigkeitsverteilung der Allele des polymorphen Genlokus, gesicherten Erbgangs, großer Seltenheit von Ausnahmen im Erbgang, Umweltstabilität der Merkmale u. günstiger method. Voraussetzungen. I. R. einer Vaterschaftsfeststellung* können Ausschlüsse bewertet werden (Vaterschaft unwahrscheinlich, sehr unwahrscheinlich, offenbar unmöglich) u. ca. 90 % der Nichtväter identifiziert werden. Die Erhöhung der Ausschlusssicherheit ist möglich durch Analyse des genetischen Materials mit der DNA*-Fingerprint-Methode. V. Sch.

Blut|gruppen|in|kom|patibilität (In-*; Kompatibilität*) f: (engl.) blood group incompatibility; Unverträglichkeit von Blutgruppen; z. B. AB-Null*-Inkompatibilität, Rhesus*-Inkompatibilität.

Blut|gruppen, klassische: s. ABNull-Blutgruppen.

Blut|gruppen|sero|logie (Sero-*; -log*) f: (engl.) blood group serology; Teilgebiet der Serologie*, das sich mit den immun. Eigenschaften der versch. Blutgruppen*, i. w. S. auch mit erbl. Serumgruppen* u. Enzymgruppen*, sowie deren klin. Bedeutung befasst.

Blut|gruppen|substanzen (Substantia*) f pl: (engl.) blood group substances; Blutgruppenantigene*; i. e. S. die H*-Substanz mit den spezif. Zuckern für die A- u. B-Substanzen der AB-Null*-Blutgruppen.

Blut-Hirn-Schranke: (engl.) blood-brain barrier; selektiv durchlässige Schranke zw. Blut u. Hirnsubstanz, durch die der Stoffaustausch mit dem ZNS einer aktiven Kontrolle unterliegt; als morphol. Substrat werden Kapillarendothel u. perivaskuläre Gliastrukturen (Membrana gliae limitans perivascularis) angesehen. Schutzeinrichtung, die schädliche Stoffe von den Nervenzellen abhält; erhöhte Durchlässigkeit durch Bakterientoxine, Fieber, Hypoxie sowie im Bereich mancher Hirntumoren. Vgl. Blut-Liquor-Schranke.

Blut|hoch|druck: s. Hypertonie.

Blut-Hoden-Schranke: (engl.) testicular-blood barrier; Barriere zw. Blutgefäßen u. Lumina der Hodenkanälchen, wahrscheinlich vermittelt durch Sertoli*-Zellen; verhindert u. a. die Bildung von Autoantikörpern gegen Spermien.

Blut|husten: s. Hämoptyse, Hämoptoe.

Blut im Stuhl, ok|kultes (lat. occultus verborgen) n: (engl.) occult blood in faeces; Bez. für nicht sichtbare Blutbeimengungen im Stuhl; **Vork.:** v. a. bei kolorektalen Neoplasien (z. B. Darmpolyp, kolorektales Karzinom), manifestiert sich i. d. R. lange vor dem Auftreten sichtbarer Blutbeimengungen od. einer Tumoranämie; **Nachweis:** v. a. mit der Guajakprobe*; falschpositive Ergebnisse z. B. bei Zahnfleischbluten od. nach Verzehr von Fleisch. Eine Untersuchung auf o. B. i. St. erfolgt i. R. der Krebsfrüherkennungsuntersuchungen. Vgl. Blutstuhl, Stuhluntersuchungen.

Blut|kapillaren (Capillus*) f pl: (engl.) capillaries; Vas capillare; Haargefäße, ⌀ 6–20 (30) µm;

B

Blutkonserve
Auswahl gebräuchlicher Blutkonserven u. Blutpräparationen

Bezeichnung	Lagerungsdauer	Lagerungstemperatur	Indikationen (Auswahl)
Erythrozytenkonzentrat (buffy-coat-frei in additiver Lösung)	42–49 Tage	2–6 °C	akute u. chronische Anämieformen, akuter Blutverlust, Massivtransfusion
Leukozytendepletiertes Erythrozytenkonzentrat	42–49 Tage (bei In-line-Filtration)	2–6 °C	chronisch transfusionsbedürftige Pat., CMV-negative Pat. unter Immunsuppression, aplastische Anämie, Panmyelopathien, Leukämien, Osteomyelosklerose, Knochenmarkempfänger, Organtransplantation, Transfusion bei Frühgeborenen, intrauterine Transfusion
bestrahltes Erythrozytenkonzentrat	max. 14 Tage nach Bestrahlung	2–6 °C	Knochenmarktransplantation, schweres Immundefektsyndrom, Hochdosis-Chemotherapie, intrauterine Transfusion, Frühgeborene, gerichtete Blutspenden aus der engen Familie
Einzelspender-Thrombozytenkonzentrat	max. 5 Tage	20–24 °C; unter ständiger Agitation	als Ersatz für Thrombozytapheresekonzentrate
Thrombozytapheresekonzentrat	max. 5 Tage	20–24 °C; unter ständiger Agitation	Thrombozytopenien inf. Bildungsstörungen, Massivtransfusion, in Ausnahmefällen für Thrombozytenfunktionsstörungen
gefrorenes Frischplasma	1 Jahr, nach Auftauen unverzügliche Transfusion	unter −30 °C	komplexe Störungen des Hämostasesystems, Verlust- u./od. Verdünnungskoagulopathie, DIC, thrombotisch-thrombozytopenische Purpura, Austauschtransfusion, Faktor V- u. XI-Mangel
Granulozytenkonzentrat	max. 3–5 Stunden	20–24 °C	adjuvante Behandlung bei schweren Neutropenien (Therapie-resistente lebensbedrohliche, nicht virale Infektionen)

Wandaufbau: Endothel, das einer Basalmembran (Grundhäutchen) innen aufsitzt; dem Grundhäutchen liegen außen verzweigte Zellen (Adventitialzellen) an. Vgl. Endstrombahn.

Blut|ko|agulum (Koagul-*) n: Blutgerinnsel*.

Blut|körperchen: (engl.) blood corpuscles; geformte Bestandteile des Blutes*; Erythrozyten, Leukozyten (Granulozyten, Lymphozyten, Monozyten) u. Thrombozyten.

Blut|körperchen|senkung: (engl.) erythrocyte sedimentation rate; Abk. BKS, auch Blutkörperchensenkungsreaktion (Abk. BSR) bzw. -geschwindigkeit (Abk. BSG); Bez. für die Sedimentationsgeschwindigkeit von Erythrozyten in ungerinnbar gemachtem Blut; **Prinzip:** in eine 2ml-Spritze werden 0,4 ml einer 3,8%igen Natriumcitratlösung u. anschl. 1,6 ml Blut aufgezogen u. nach dem Vermischen in ein in Millimetern graduiertes, senkrecht aufgestelltes Röhrchen bis zur Höhe von 200 mm gefüllt; die BKS wird in mm nach einer Std. u. zusätzlich u. U. nach zwei Std. abgelesen. **Referenzbereiche** (1-Std.-Wert): Männer unter 50 Jahren <15 mm; Männer über 50 Jahren ≤20 mm; Frauen unter 50 Jahren ≤20 mm; Frauen über 50 Jahren ≤30 mm; beschleunigte BKS v. a. bei Entz., Tumoren, Dys- u. Paraproteinämie u. Amyloidose; verlangsamte BKS v. a. bei Polyglobulie, Polycythaemia rubra vera u. Anomalien der Erythrozytenform.

Blut|körperchen|zähl|gerät n: (engl.) blood cell counter; Gerät zur automatisierten Zählung von Blutkörperchen unter Verw. von Verf. der Durchflusszytometrie* (v. a. Impedanzsignalzählung u. photoelektron. Zählung); vgl. Zählkammer, FACS, Differentialblutbild.

Blut|kom|partiment (ital. compartimento Abteilung, Abschnitt) n: (engl.) blood compartment; **1.** Teil des Dialysators*; **2.** definierter Verteilungsraum der zirkulierenden Blutmenge (Intravasalraum) für Pharmaka od. Stoffwechselmetaboliten.

Blut|konserve f: (engl.) stored blood; unter sterilen Bedingungen gewonnenes menschl. (Voll-)Blut, das nach Auftrennung in Komponenten (Erythrozyten, Thrombozyten, Plasma) unter definierten Temperaturbedingungen in geeigneten Behältnissen (im Allg. Kunststoffbeutel) aufbewahrt wird; zur Konservierung erfolgt der Zusatz gerinnungshemmender u. stoffwechselerhaltender Substanzen (z. B. CPD-Stabilisator). **Verw.:** je nach Indikation zur Blut-

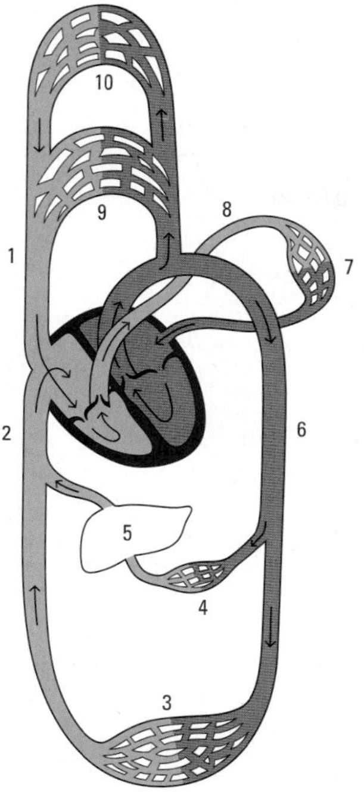

Blutkreislauf:
postnataler Blutkreislauf;
1: V. cava superior; 2: V. cava inferior;
3: Rumpf u. untere Extremitäten; 4: Darm;
5: Leber; 6: Aorta; 7: Lunge; 8: A. pulmonalis;
9: obere Extremitäten; 10: Kopf

transfusion* u. Substitution best. Blutbestandteile (s. Tab.).

Blut|kreislauf: (engl.) blood circulation; aus den Gefäßen (Arterien, Venen, Kapillaren) bestehendes Strömungssystem für das Blut zur Versorgung der Körpergewebe; **1. postnataler B.:** vom re. Vorhof des Herzens fließt das Blut durch die Trikuspidalklappe in die re. Herzkammer, die es in die A. pulmonalis mit ihren rechten u. linken Ästen pumpt. In den Lungenkapillaren erfolgt der Gasaustausch; das oxygenierte Blut fließt dann durch die Vv. pulmonales zum li. Vorhof (kleiner od. Lungenkreislauf). Von diesem gelangt es durch die Mitralklappe in die li. Herzkammer, die das Blut in die Aorta u. ihre Verzweigungen pumpt. Nach Sauerstoffabgabe u. Kohlendioxidaufnahme im Kapillargebiet der Organe u. Gewebe fließt das Blut durch die Venen zu den Vv. cavae u. dem rechten Vorhof zurück (großer od. Körperkreislauf).

2. Pränataler B.: Das in der Plazenta oxygenierte Blut gelangt über die Nabelvene u. den Ductus venosus (Arantii), z. T. durch den Pfortaderkreislauf, in die V. cava inferior u. zum re. Vorhof. Hier vereinigt sich dieser Strom mit dem aus der V. cava superior aus der Kopfgegend u. gelangt zum größten Teil durch das offene Foramen ovale in den li. Vorhof u. die li. Kammer, zur Aorta, um sich über die Karotiden zum Kopf, die

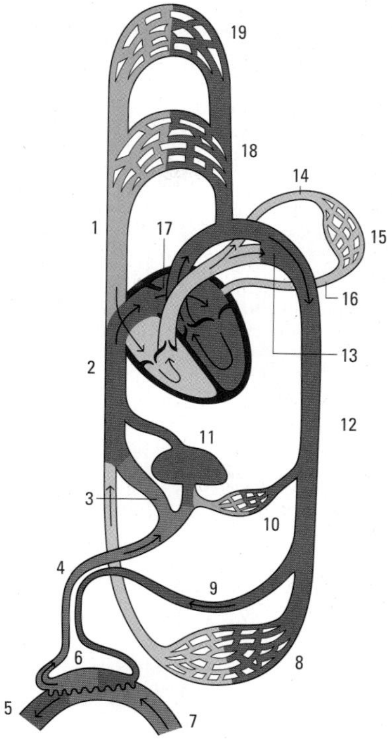

Blutkreislauf:
pränataler Blutkreislauf; 1: V. cava superior;
2: V. cava inferior; 3: Ductus venosus;
4: V. umbilicalis; 5: V. uterina; 6: Plazenta;
7: A. uterina; 8: untere Extremitäten;
9: Aa. umbilicales; 10: Darm; 11: Leber;
12: Aorta; 13: Ductus arteriosus (Botalli);
14: A. pulmonalis; 15: Lunge; 16: V. pulmonalis; 17: Foramen ovale; 18: obere Extremitäten; 19: Schädelkreislauf

Aorta descendens zur unteren Körperhälfte u. die Nabelarterien (Aa. umbilicales) zurück zur Plazenta zu verteilen. Das in die re. Herzkammer gelangte Blut läuft über das Anfangsstück der A. pulmonalis zu einem kleinen Teil in die Lungen u. zum größten Teil durch den Ductus arteriosus (Botalli) ebenfalls in die Aorta. Ductus arteriosus u. Foramen ovale schließen sich innerh. weniger Std. postnatal, wodurch Lungen- u. Körperkreislauf getrennt werden. Unter pathol. Bedingungen (O_2-Mangel) können die pränatalen Kreislaufverhältnisse für mehrere Tage nach der Geburt persistieren u. ein PFC*-Syndrom verursachen. Vgl. Blutdruck, Hämodynamik.

Blut|kuchen: Cruor sanguinis; s. Blutgerinnsel.

Blut|kultur (lat. cultura Züchtung) f: (engl.) blood culture; Keimanzüchtungsversuch aus einer venösen Blutprobe zum Nachweis einer Bakteriämie* od. Sepsis*; das wegen des schubweisen Auftretens der Erreger evtl. mehrfach u. möglichst bei Fieberanstieg u. Schüttelfrost unter sterilen Bedingungen entnommene Blut wird in flüssigem Nährmedium bei 37 °C inkubiert. B. von Blut, das während einer Antibiotikatherapie entnommen wurde, führt meist nicht zum Bakteriennachweis.

Blut|lanzette f: (engl.) blood lancet; kl. lanzettförmiges Instrument in steriler Einmalpackung zur Blutentnahme* (nach Michaelis).

Blut|laugen|salze n pl: (engl.) prussiate (salts); Cyankomplexsalze; **1.** gelbes Blutlaugensalz; Kaliumhexacyanoferrat II, $K_4[Fe(CN)_6]$; Verw. z. B. bei der Berliner*-Blau-Reaktion; **2.** rotes Blutlaugensalz; Kaliumhexacyanoferrat III, $K_3[Fe(CN)_6]$; Verw. z. B. bei der Hämoglobinbestimmung*.

Blut|leere: s. Esmarch-Blutleere, Blutsperre.

Blut-Liquor-Schranke (lat. liquor Flüssigkeit): (engl.) blood-cerebrospinal fluid barrier; in den Plexus choroidei u. den Blutgefäßen des ZNS lokalisierte funkt. Barriere zw. Blut u. Liquor cerebrospinalis, die für die Liquorzusammensetzung mitbestimmend ist. In die Blutbahn eingebrachte Stoffe erscheinen nur z. T. u. dann meist in anderer Konz. im Liquor. Auf die unterschiedl. Liquorgängigkeit muss bei der Verabreichung von Medikamenten (Antibiotika) geachtet werden. Durch z. B. entzündliche Erkr., Tumoren u. Hirninfarkte kann es zu einer veränderten Durchlässigkeit u. zum Übertritt von Substanzen aus dem Blutplasma kommen (Protein, Zellen). Vgl. Blut-Hirn-Schranke, Liquorstopp.

Blut-Luft-Schranke: (engl.) blood-air barrier; s. Alveole, Membran, alveolokapilläre.

Blut|mast|zellen (Mast-*; Zelle*): s. Mastzellen.

Blut|mole (Mole*) f: (engl.) blood mole; toter Embryo od. Fetus, der in den ersten 12 SSW gestorben ist, nicht abgestoßen wurde u. von Blut umhüllt ist; durch Hämolyse mit Auslaugen des Blutfarbstoffs entsteht die sog. Fleischmole, sehr selten durch Kalkablagerung die sog. Steinmole. Vgl. Abortivei, Missed abortion.

Blut|nachweis m: (engl.) blood test; Nachweis von Blut u. Blutbestandteilen in Harn, Stuhl, Liquor cerebrospinalis u. a. Proben sowie gerichtsmed. Nachweis von Blutspuren; **Verf.: 1.** Farbreaktionen: Guajakprobe*, Berliner*-Blau-Reaktion; **2.** mikroskop. Nachweis von Teichmann*-Kristallen; **3.** Blutgruppenbestimmung* mit Hilfe spezif. Antiseren.

Blut|plättchen: Thrombozyten*.

Blut|plättchen|mangel: Thrombopenie*.

Blut|plasma (-plasma*) n: s. Blut.

Blut|pool|szinti|graphie (Szinti-*; -graphie*) f: (engl.) bloodpool szintigraphy; Szintigraphie*, bei der nach radioaktiver Markierung patienteneigener Erythrozyten (i. d. R. in vivo mit Technetium*-99m) eine intravasale Gleichverteilung der Aktivität erzielt wird u. damit der Blutpool dargestellt werden kann; **Anw.:** Radionuklidventrikulographie*, Diagn. von Hämangiomen, Suche nach Blutungsquelle.

Blut|probe: (engl.) blood sample; kleine Menge (ca. 0,1–50 ml) venös, arteriell od. kapillär entnommenen Bluts, die mit versch. labormed. Methoden auf ihre Inhaltsstoffe u. korpuskulären Bestandteile untersucht werden kann; i. e. S. Blutentnahme zum Nachweis von Alkohol im Blut; vgl. Alkoholbestimmung, ADH-Methode, Mikroblutuntersuchung des Fetus.

Blut|produkte: (engl.) blood products; i. S. des Arzneimittelgesetzes* Blutzubereitungen (aus Blut gewonnene Blut-, Plasma- od. Serumkonserven, Blutbestandteile od. Zubereitungen aus Blutbestandteilen mit arzneilich wirksamen Bestandteilen) u. Sera aus Blut mit spezif., therap. einzusetzenden Antikörpern. A. Pru.

Blut|reinigungs|verfahren: (engl.) blood purification methods; Verfahren zur Entfernung von harnpflichtigen, toxischen od. pathogenen Substanzen aus dem Blut; hierzu gehören die Peritonealdialyse*, Hämodialyse*, Hämofiltration* u. Hämodiafiltration* (Anwendung v. a. bei Nierenerkrankungen), die Plasmaseparation* (z. B. bei immun. Erkrankungen) u. Hämoperfusion* (v. a. bei Intoxikationen). Vgl. Leberperfusion, extrakorporale.

Blut|schande: Inzest*.

Blut|schatten m pl: (engl.) erythrocytes ghosts; enthämoglobinisierte Erythrozyten im Blut bzw. Urin; erscheinen bei mikroskop. Betrachtung als kleine blasse Ringe; vgl. Gumprecht-Schatten, Achromozyten.

Blut|schwamm: s. Hämangiom, kavernöses.

Blut|senkung: s. Blutkörperchensenkung.

Blut|serum (Sero-*) n: s. Blut.

Blut-Sludge (engl. Schlamm) m: s. Sludge-Phänomen.

Blut|sperre: (engl.) blood barrier; verminderte Blutfülle durch Anheben u. Ausstreichen einer Extremität ohne Auswickeln mittels einer Binde herstellen; durch anschl. Aufpumpen einer Manschette wird der Blutzufluss unterbunden. **Ind.:** Op. bei Infektionen u. Tumoren; vgl. Esmarch-Blutleere. D. Buc.

Blut|spiegel m: (engl.) blood level; Konzentration physiol. od. körperfremder (z. B. pharmak. od. tox.) Substanzen im Blut, Blutplasma od. -serum.

Blut|spucken: syn. Hämoptyse*.

Blut|spuren: (engl.) blood traces; (forens.) s. Blutgruppenbestimmung, Präzipitine, Blutnachweis.

Blut|stillung: (engl.) hemostasis; Beenden einer Blutung*; **1.** (physiol.) s. Hämostase; **2.** (therap.) Verschluss eines inf. Traumas od. op. Eingriffs verletzten blutenden Gefäßes; Formen: **a)** mechan.-physik. z. B. durch digitale Kompression, Druckverband, temporäres Abbinden einer Extremität, chir. Gefäßligatur (Gefäßklemmen, Clips, Naht u. a.), Elektrokoagulation*, Laser*, ggf. therapeutische Embolisation*; **b)** medikamentös durch Hämostatika* od. Fibrinkleber*. Vgl. Koagulation.

Blut|stuhl: (engl.) hematochezia; Melaena; Blutbeimengung im Stuhl mit roter Färbung bei Blutungen aus unteren bzw. starken Blutungen in höheren Darmabschnitten od. mit schwärzlicher Färbung (sog. Teerstuhl*) bei Blutung in oberen Abschnitten des Verdauungstrakts; **Urs.:** s. Blutung, gastrointestinale; eine rötliche bis schwärzliche Stuhlverfärbung kann auch durch pflanzl. Farbstoffe (z. B. in roten Beten, Spinat, Heidelbeeren, Rotkohl) verursacht werden sowie nach Einnahme best. Medikamente (z. B. Eisen- u. wismuthaltige Präparate, Carbo medicinalis) auftreten; bei Durchführung des Bromsulfaleintests kann sich der Stuhl vorübergehend rötlich verfärben. Vgl. Melaena neonatorum, Stuhluntersuchungen, Blutnachweis, Blut im Stuhl, okkultes.

Blut|sturz: (engl.) hemorrhage; Hämatorrhö; starke (meist plötzl. auftretende) Blutung; s. Hämoptoe, Hämatemesis.

Bluts|verwandtschaft: (engl.) consanguinity; syn. Konsanguinität; Gemeinsamkeit von

Erbfaktoren; B. **1. Grades** zw. Eltern u. Kindern bzw. Geschwistern; B. **2. Grades** zw. Onkeln, Tanten u. Neffen, Nichten bzw. Halbgeschwistern; B. **3. Grades** zw. Cousins u. Cousinen. Für Kinder aus den Verbindungen dieser Verwandtschaftsgrade besteht ein erhöhtes Risiko für geistige Behinderungen od. Fehlbildungen, insbes. bei B. 1. Grades mit über 50 %. Deutlich geringeres Risiko bei B. 2. u. 3. Grades mit 4 % bzw. 2 % zusätzlich zum normalen Risiko von 4 %. In den Mittelmeerländern, Japan u. Indien sind ca. 25 % aller Ehen Cousin-Cousine-Verbindungen, in Saudi-Arabien über 50 %.

Blut-Tellur|it|agar (lat. tellus, telluris Erdboden) m: s. Clauberg-Nährböden.

Blut|trans|fusion (Transfusion*) f: (engl.) blood transfusion; Übertragung von Blutbestandteilen, die aus Vollblut eines (menschlichen) Blutspenders präpariert u. konserviert wurden, auf einen anderen Menschen (Empfänger) durch i. v. Infusion; Voraussetzung ist die Blutgruppenkompatibilität zw. Spender u. Empfänger (s. Blutgruppenbestimmung, Kreuzprobe); **Ind.:** z. B. akuter u. chron. Blutverlust (v. a. mit Hypovolämie u. hämorrhagischem Schock), Anämie, Hämoblastose, Blutgerinnungsstörung (Substitution von Blutgerinnungsfaktoren); **Kompl.:** Transfusionszwischenfälle*, Hämosiderose* bei häufigen B.; Übertragung von Krankheitserregern, z. B. Hepatitis-Viren (sog. Transfusionshepatitis durch Hepatitis-C- od. -B-Virus), Treponema pallidum, Malariaplasmodien, HIV; Sensibilisierung des Empfängers gegen Alloantigene (v. a. Blutgruppenantigene) des Spenders. Vgl. Blutkonserve (Tab.), Universalempfänger, Universalspender, Austauschtransfusion.

Blut|trans|fusion, fetale (↑) f: (engl.) intrauterine blood transfusion; intrauterine od. transuterine Bluttransfusion von 0-Rh-negativem Spenderblut; **Formen: 1.** Transfusion in die freie Bauchhöhle des in utero befindl. Feten. Die Rh-negativen Erythrozyten, die durch Rh-Antikörper der Mutter nicht zerstört werden können, gelangen über den peritonealen Lymphabfluss in die Blutbahn des Feten; **2.** intravasale Transfusion in die Nabelschnurvene; **Ind.:** bei Verdacht auf schwerste Schädigung eines Kindes inf. Rh-Unverträglichkeit bei Morbus* haemolyticus fetalis; vgl. Fruchtwasser-Spektrophotometrie.

Blut|trans|fusions|filter (↑): (engl.) transfusion filter; Filter im Transfusionsbesteck zur Verhinderung der Transfusion größerer Zellaggregate od. Gerinsel (Porengröße von Standardfiltern 170–230 µm). Spezialfilter dienen der Leukozytendepletion* u. werden entw. während der Herstellung der Blutkonserve (sog. In-line-Filtration) od. integriert in das Transfusionsbesteck beim Transfusionsvorgang (sog. Bedside-Filtration) verwendet. A. Pru.

Blutung: (engl.) bleeding, hemorrhage; Hämorrhagie; Austritt von Blut aus den Gefäßen in das umgebende Gewebe od. an die Körperoberfläche; **Formen: 1.** Rhexisblutung (Zerreißungsblutung) als Folge von Gefäßeinrissen, bedingt durch Traumen (s. Wunde), Arrosion, Gefäßwanderkrankungen (z. B. Arteriosklerose), Ruptur inf. starker Druckunterschiede (z. B. bei Hypertonie); **2.** Diapedeseblutung (sog. Durchtrittsblutung); Austritt von Blutbestandteilen durch die äußerlich intakte Gefäßwand inf. Hämostase bzw. bei hämorrhagischer Diathese*; **Sympt./Diagn.:** bei äußerer B. sichtbar: **1.** arterielle B.: helles, pulssynchron spritzendes Blut; **2.** venöse B.: dunkelrotes Blut im Schwall; **3.** parenchymatöse B. bei flächenhaften Schnitt- od. Risswunden mit B. aus allen eröffneten Gefäßen; bei innerer B. (z. B. gastrointestinale Blutung*) Blutdruckabfall inf. von Volumenverlust, Tachykardie, Hb-Abfall, evtl. hämorrhagischer Schock*; **4.** bei chron. B. Anämie* als Leitsymptom; **Ther.:** lokale Blutstillung*, ggf. Volumenersatz* u. Behandlung der zugrunde liegenden Störung. Vgl. Nachblutung.

Blutung, an|ovulatorische: s. Abbruchblutung.

Blutung, a|tonische: s. Nachblutung.

Blutung, a|zyklische: s. Metrorrhagie.

Blutung, dys|funktionelle: (engl.) dysfunctional bleeding; durch hormonelle Störungen (in Hypothalamus, Hypophyse od. Ovarien) verursachte gyn. Blutung; **Vork.:** v. a. bei Follikelpersistenz*, im Klimakterium*, als sog. juvenile Blutung*.

Blutung, epi|durale: s. Hämatom, epidurales.

Blutung, funktionelle: normale Menstruation*.

Blutung, gastro|in|testinale: (engl.) gastrointestinal hemorrhage; auch Magen-Darm-Blutung; okkulter bis massiver Blutabgang aus dem Verdauungstrakt; **Formen** nach Lok. der Blutungsquelle: **1.** obere g. B. mit Blutungsquelle oberh. der Flexura duodenojejunalis (Ösophagus, Magen, Duodenum, i. w. S. auch Pharynx); Urs. v. a. Ösophagusvarizen, Ulcus duodeni bzw. Ulcus ventriculi, erosive Gastritis, Mallory-Weiss-Syndrom; **2.** untere g. B. mit Blutungsquelle aboral der Flexura duodenojejunalis (bes. im Dickdarm); Urs. v. a. Karzinome, Polypen, Hämorrhoiden, Divertikel, Angiodysplasien, Kolitis, Proktitis, Analfissur; **Klin.:** je nach Schweregrad Anämie*, okkultes Blut* im Stuhl, Blutstuhl*, Teerstuhl*, Hämatemesis*, Hypotonus, hypovolämischer Schock; **Diagn.:** Nachweis der Blutungsquelle meist durch Endoskopie (vgl. Forrest-Klassifikation); Röntgenkontrastdarstellung, Angiographie, Szintigraphie, selten Laparotomie; **Ther.:** s. Blutung.

Blutung, in|testinale: s. Blutung, gastrointestinale.

Blutung, intra|abdominale: (engl.) intra-abdominal bleeding; Blutung in die freie Bauchhöhle.

Blutung, intra|kranielle: s. Hämatom, intrakranielles.

Blutung, intra|zerebrale: (engl.) intracerebral bleeding; Blutung in das Gehirn; s. Schlaganfall.

Blutung, juvenile: (engl.) juvenile bleeding; unregelmäßig auftretende, häufig lang andauernde u. sehr starke gyn. Blutung bei jungen Mädchen inf. ovarieller Dysfunktion in den ersten Jahren nach der Menarche*; vgl. Zyklus, anovulatorischer.

Blutung, klimakterische: (engl.) climacteric bleeding; während des Klimakteriums* auftretende gyn. Blutung, in der Prä- u. frühen Postmenopause oft als dysfunktionelle Blutung bei anovulatorischem Zyklus; dd u. bes. bei Wiederauftreten nach der Menopause ist eine org. Ursache (Zervixkarzinom*, Korpuskarzinom*, Myom*, Polyp*, Endometritis*) auszuschließen.

Blutung, post|menstruelle: (engl.) postmenstrual bleeding; Schmierblutung im Anschluss an die eigentl. Menstruation*; **Urs.: 1.** hormonell, z. B. Östrogenmangel bei Zyklusbeginn, verspätete Rückbildung des Corpus* lute-

B

um; **2.** organisch, z. B. bei Uterusmyom, Endometritis, Endometriose, Korpuskarzinom, -polyp sowie bei mangelhafter Regeneration des Endometriums z. B. nach wiederholter Kürettage. Vgl. Zyklusstörungen.

Blutung, prä|menstruelle: (engl.) premenstrual bleeding; Vorblutung; einige Tage (bis zu 10 Tagen) vor Beginn der eigentl. Menstruation* einsetzende, meist leichte Blutung (Schmierblutung) aus den Spiralarterien des Endometriums; **Urs.:** meist Corpus*-luteum-Insuffizienz im Prämenstruum; vorzeitiger Rückgang der Östrogenbildung; **Diagn.:** bei Verdacht auf org. Ursache fraktionierte Kürettage*. Vgl. Zyklusstörungen.

Blutungs|krankheiten: s. Diathese, hämorrhagische.

Blutungs|schock: hämorrhagischer Schock*.

Blutung, sub|durale: s. Hämatom, subdurales.

Blutung, sub|kon|junktivale: Hyposphagma*.

Blutungs|zeit f: (engl.) bleeding time; Abk. BZ; Zeit zw. einer Stichinzision u. dem Blutungsstillstand (primäre Hämostase); Bestimmung als globaler Suchtest bei Verdacht auf Störung der Thrombozytenfunktion od. der Blutgerinnung*; **Methoden: 1.** subaquale B. nach Marx: Eintauchen des blutenden Ohrläppchens od. Fingers in eine Wasserschale, bis der sich bildende Blutfaden abreißt (Referenzbereich bis 6 Min.); **2.** B. nach Duke: Abtupfen des blutenden Ohrläppchens bis zum Auftreten von Fibrinfäden (Referenzbereich 3–4 Min.); **3.** B. nach Ivy: Schnitt an Innenseite des Unterarms (2 mm tief, 2 mm lang) bei Stauung am Oberarm mit 40–50 mmHg (Gummimanschette); Abtupfen des Bluts bis zum Auftreten von Fibrinfäden (Referenzbereich bis 6 Min.). Die B. ist erhöht bei Thrombozytopenie, Störung der Thrombozytenfunktion (z. B. durch Acetylsalicylsäure), Verminderung des Faktor-VIII-assoziierten Antigens (normale Werte bei Hämophilie A od. B bzw. Afibrinogenämie) u. Willebrand-Jürgens-Syndrom. J. Har.

Blutungs|zysten (Kyst-*) f pl: s. Geröllzysten.

Blutung, zerebrale: (engl.) hematencephalon; s. Schlaganfall, Geburtsschäden, Hämatom, intrakranielles.

Blut|unterlaufung: Hämatom*.

Blut|vergiftung: s. Sepsis, Lymphangitis.

Blut|volumen n: (engl.) blood volume; Abk. BV; Gesamtmenge des zirkulierenden Bluts; setzt sich zus. aus Plasmavolumen* u. Volumen der korpuskulären Blutbestandteile (entspricht annähernd dem Erythrozytenvolumen*); Referenzbereich: ♀ 57–64 ml/kg KG, ♂ 69–70 ml/kg KG. Vgl. Blut.

Blut|wäsche: s. Hämodialyse.

Blut|warze: s. Angiokeratom.

Blut|zucker: (engl.) blood sugar, serum glucose; Glukose* im (venösen) Vollblut, Kapillarblut, Blutplasma od. -serum; s. Referenzbereiche (Tab.)

Blut|zucker-Belastungs|probe: s. Glukose-Toleranztest.

Blut|zucker-Bestimmungs|methoden f pl: (engl.) blood sugar assays; enzymat. Methoden zur Bestimmung der Glukosekonzentration im Blut; **1.** semiquantitativer Schnelltest (Teststreifen), evtl. mit reflexionsphotometrischer Auswertung (Prinzip: Glukoseoxidase-Peroxidase-Methode); **2.** quant. B.-B. **a)** Hexokinasemethode: optischer Test* nach Umsetzung von Glukose durch Hexokinase* u. Glukose*-6-phosphat-Dehydrogenase; **b)** Glukose-Dehydrogenase-Methode: opt. Test nach Umsetzung mit Glukose-Dehydrogenase (akzeptiert als Substrat nur β-Glukose); **c)** Glukoseoxidase-Peroxidase-Methode: Nachw. von H_2O_2 (entsteht bei Umsetzung von Glukose durch Glukoseoxidase*) mit einer Peroxidase-gekoppelten Farbreaktion; **d)** Glukoseoxidase-Methode: amperometr. Bestimmung von H_2O_2, das von membrangebundener Glukoseoxidase in einer Durchflusszelle gebildet wird. Vgl. Referenzbereiche (Tab.).

B-Lympho|zyten (Lymph-*; Zyt-*) m pl: (engl.) B lymphocytes; **B**ursa-abgeleitete Lymphozyten bzw. **b**one-marrow-derived lymphocytes (engl. für Knochenmark, das Bursaäquivalent der Säugetiere), kurz B-Zellen; Lymphozyten*, die sich ab der 8.-9. Entwicklungswoche im blutbildenden Gewebe der fetalen Leber, später im Knochenmark entwickeln u. sich danach in den sek. Organen des lymphatischen Systems* ansiedeln. Sie tragen charakterist. Zellmarker* auf der Zelloberfläche u. können sich bei Stimulation durch das entspr. Antigen über eine klonale Expansion zu antikörperbildenden Plasmazellen* od. sog. Gedächtniszellen (Memory* cells) entwickeln. Vgl. Bursa Fabricii, CD-Nomenklatur.

BMI: Abk. für **B**ody*-**m**ass-**I**ndex.

BMR: Abk. für (engl.) **b**asal **m**etabolic **r**ate; Grundumsatz*.

BNA: Abk. für **B**aseler **N**omina **A**natomica; die 1895 von der Deutschen Anatomischen Gesellschaft angenommene Zusammenstellung der Nomina Anatomica (der anat. Fachausdrücke). Vgl. JNA, PNA, Terminologia Anatomica.

BNS-Krämpfe: Kurzbez. für **B**litz-**N**ick-**S**alaam-Krämpfe; syn. West*-Syndrom.

Boari-Plastik (Achille B., ital. Chir., geb. 1894; -plastik*) f: (engl.) Boari's operation; Ersatz des distalen Ureters durch einen gestielten röhrenförmigen Lappen aus der Blasenvorderwand; **Ind.:** prävesikale Ureterstenosen, Verletzungen.

Boas-Druck|punkt (Ismar I. B., Arzt, Berlin, 1858–1938): (engl.) Boas' point; druckempfindl. Stelle links neben dem 10.-12. BWK bei Ulcus* ventriculi; vgl. Head-Zonen.

Bobath-Methode (Karel B., Neurol., London, 1905–1991; Bertie B., Krankengymnastin, London, 1907–1991) f: (engl.) Bobath method; therap. Verfahren, das zur konservativen Behandlung der infantilen Zerebralparese* entwickelt wurde; systemat. Training zur Herstellung der normalen Tonuslage, Anbahnung höherintegrierter Bewegungs- u. Haltungsreflexe u. zur Unterdrückung pathol. bzw. primitiver Reflexmechanismen. Die B.-M. wird auch als krankengymnastische Behandlungsmethode zur Verhinderung bzw. Abschwächung spastischer Lähmungserscheinungen bei Pat. mit Schlaganfall* erfolgreich angewendet. Vgl. Krankengymnastik.

Bochdalek-Blumen|körbchen (Vincent A. B., Anat., Prag, 1801–1883): (engl.) flower spray of Bochdalek; durch die Aperturae laterales in die Cisterna pontocerebellaris ragende Teile des Adergeflechts des 4. Ventrikels.

Bochdalek-Dreieck (↑): (engl.) Bochdalek's triangle; Trigonum lumbocostale; dreieckige Spalte zw. Pars lumbalis u. Pars costalis des Zwerchfells*.

Bochdalek-Hernie (↑; Hernie*) f: (engl.) Bochdalek's hernia; durch das Trigonum lumbocostale (Bochdalek-Dreieck) hindurchtretende Zwerchfellhernie*, bei der es schon intrauterin zur Verlagerung von Darm, Milz u. Teilen der Leber in den Brustraum kommen kann; im Erwachsenenalter selten; **Folge:** Kompressionsatelektase u. Verdrängung von Herz u. Mediastinum auf die Gegenseite; Atemnotsyndrom* des Neugeborenen aufgrund Lungenhypoplasie (selten beim Kleinkind).

Bochdalek-Zyste (↑; Kyst-*) **f:** (engl.) Bochdalek's cyst; nicht zurückgebildeter Teil des Ductus thyroglossalis im Bereich des Foramen caecum linguae; kann zu Atem- u. Schluckbeschwerden führen.

Bockhart-Krankheit (Max B., Dermat., Wiesbaden, 1883–1921)**:** s. Folliculitis staphylogenes superficialis.

Body-mass-In|dex (engl. Körpermassenzahl) **m:** Abk. BMI; syn. Quetelet-Index; Verhältniszahl zur Beurteilung des Körpergewichts*:

$$\text{BMI} = \frac{\text{Körpergewicht (kg)}}{\text{Körperlänge}^2\ (\text{m}^2)}$$

Die Ermittlung erfolgt mit Hilfe eines Nomogramms (s. Abb.); der Normalbereich liegt bei 20–25 kg/m^2; vgl. Bernhardt-Formel, Broca-Formel.

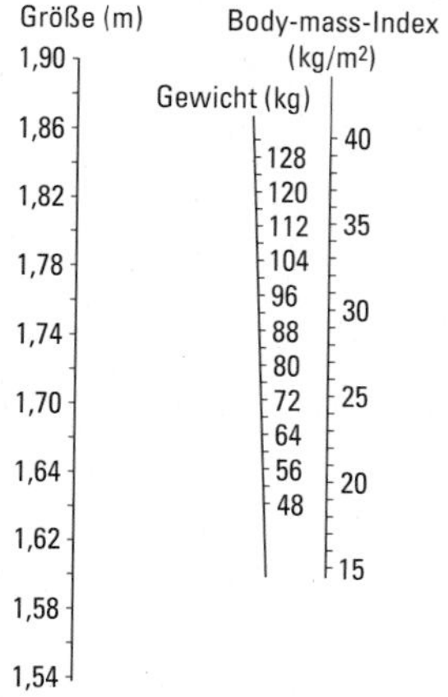

Body-mass-Index: Nomogramm zur Ermittlung des BMI durch Verlängerung der Geraden, die sich durch Körpergröße und -gewicht ergibt [237]

Body-Plethysmo|graphie (engl. Körper; gr. πληθύς Fülle, Menge; -graphie*) **f:** s. Ganzkörperplethysmographie.

Boeck-Krankheit (sprich buhk; Caesar B., Dermat., Oslo, 1845–1917)**:** s. Sarkoidose.

Böhler-Aufrichtungs|behandlung (Lorenz B., Chir., Wien, 1885–1973)**:** (engl.) Böhler's traction; ventraler bzw. dorsaler Durchhang zur Aufrichtung eines komprimierten Wirbels; heute meist durch funkt. Übungsbehandlung ersetzt; vgl. Extensionsmethoden, Wirbelsäulenverletzungen.

Böhler-Geh|bügel (↑)**:** (engl.) Böhler's stirrup; U-förmiges Bandeisen zum Schutz des Gehgipsverbandes.

Böhler-Hüft|gelenk|re|position (↑) **f:** (engl.) Böhler's manœuvre; Manöver zur Reposition einer traumatischen Hüftgelenkluxation* am auf einer festen Unterlage liegenden, angegurteten

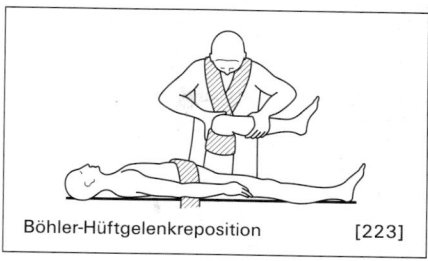
Böhler-Hüftgelenkreposition [223]

u. narkotisierten Pat. (s. Abb.). Ein Tuch od. Gurt dient als Schlinge, die achterförmig den Hals des Arztes u. das Knie des luxierten Oberschenkels umfasst. Aufrichten des Oberkörpers des Arztes bewirkt bei rechtwinklig gebeugtem Hüft- u. Kniegelenk des Pat. einen gleichmäßigen Zug, der bei gleichzeitiger Rotation im Hüftgelenk die Reposition ermöglicht.

Böhler-Mieder (↑)**:** s. Gipskorsett.

Böhler-Schiene (↑)**:** (engl.) Böhler's splint; gepolsterte Drahtschiene zur Immobilisation z. B. bei Panaritium, Finger- u. Zehenfraktur.

Böhler-Zeichen (↑)**:** (engl.) Böhler's meniscus sign; Ab- od. Adduktionschmerz bei gestrecktem Kniegelenk inf. Läsion des Außen- bzw. Innenmeniskus od. des lateralen bzw. medialen Kollateralbandes. Vgl. Meniskusriss.

Boenninghaus-Syn|drom (Hans-Georg B., Otol., Heidelberg, geb. 1921) **n:** sog. akustischer Unfall; Schwerhörigkeit* durch Lärmeinwirkung von mehr als 90 dB(A) bei gleichzeitiger Minderdurchblutung des Ohrs durch Torsion der Halswirbelsäule, z. B. mit Lärm verbundene Tätigkeit bei ungünstiger Körperhaltung. H. Ger.

Boerhaave-Syn|drom (Hermann B., Arzt, Leiden, 1668–1738) **n:** spontane Ösophagusruptur* mit Wandeinrissen meist im unteren Drittel des Ösophagus inf. eines massiven intraösophagealen Druckanstiegs (bis zu 200–400 mmHg) während explosionsartigem Erbrechen; schwerste Form des Mallory*-Weiss-Syndroms; **Vork.:** v. a. bei männl. Alkoholabhängigen ab dem 50. Lj., häufig nach opulenter Mahlzeit; **Sympt.:** plötzliches Erbrechen, retrosternaler Vernichtungsschmerz, Dyspnoe, Zyanose, Schock, Abwehrspannung, Haut- u. Mediastinalemphysem; **Diagn.:** (röntg.) Abdomenübersicht (Luftsichel unter beiden Zwerchfellkuppen), Ösophagoskopie bzw. -graphie; **Ther.:** Thorakotomie, Naht des Einrisses u. Sicherung durch plastische Deckung (Einscheidung z. B. durch Zwerchfell, Pleura od. Lunge); **Progn.:** Letalität 20–40 %; **DD:** Spontanpneumothorax, Herzinfarkt, Aortendissektion, Ulkusperforation, akute Pankreatitis, inkarzerierte Hiatus- bzw. Zwerchfellhernie.

Börjeson-Forssman-Lehmann-Syn|drom (Mats G. B., Päd., Stockholm, geb. 1922; Hans F., zeitgen. Psychiater, Ulleraker; Orla L., Pathol., Göteborg, geb. 1927) **n:** X-chromosomal-rezessiv erbl. Syndrom (Genlokus Xq26.3) aus schwerster geistiger Behinderung, Mikrozephalie, Hypogonadismus, Minderwuchs, Epilepsie, Myxödem u. morphol. Besonderheiten (große Ohr-

B

muscheln, Genu valgum, Sandalenlücke, buschige Augenbrauen, Ptose, mongoloide Lidachse); **DD:** Prader-Labhart-Willi-Syndrom, Bardet-Biedl-Syndrom.

Bogaert-Bertrand-Krankheit (Ludo Baron van Bo., Neuropathol., Amsterdam, 1897–1989): syn. Canavan*-Krankheit.

Bogaert-En|zephalitis (↑) f: s. Panenzephalitis, subakute sklerosierende.

Bogaert-Scherer-Epstein-Krankheit (↑; Hans Joachim Sch., österr. Arzt, geb. 1906; Emil E., Experimentalpathol., Wien, 1875–1951): syn. zerebrotendinöse Xanthomatose*.

Bogen: (anat.) Arcus.

Bogen|gang|apparat m: (engl.) semicircular canals and ducts; zum Vestibularapparat* des Innenohrs* gehörendes System; gebildet von den senkrecht aufeinander stehenden drei knöchernen Bogengängen (Canalis semicircularis ant., post., lat.), in denen die vom Utriculus* ausgehenden häutigen Bogengänge (Ductus semicircularis ant., post., lat.) exzentrisch aufgehängt sind. Die Bogengänge bestehen aus einem einfachen u. einem kolbig erweiterten Schenkel: Crus simplex u. ampullare. Crus simplex des vorderen u. hinteren Bogengangs sind zum Crus commune verschmolzen. In jeder häutigen Ampulle befindet sich eine quere, ins Lumen vorspringende Leiste (Crista* ampullaris), die das Stütz- u. Sinnesepithel des Gleichgewichtsorgans trägt. Vgl. Gleichgewichtsprüfungen.

Bogen|schnitt: (engl.) curved incision; bogenförmiger Hautschnitt, z. B. Kocher*-Kragenschnitt, Bardenheuer*-Bogenschnitt, Radiärschnitt*; vgl. Schnittführung.

Bogros-Raum: Spatium retroinguinale; Teil des Spatium extraperitoneale.

Bohn-Drüsen (Heinrich B., Päd., Königsberg, 1832–1888): (engl.) Bohn's epithelial pearls; syn. Bohn-Perlen, Epithelperlen; bei Neugeborenen parallel der Gaumennaht liegende Schleimretentionszysten.

Bohr-Ef|fekt (Christian B., Physiol., Kopenhagen, 1855–1911) m: (engl.) Bohr effect; Abhängigkeit des Verlaufs der Sauerstoff*-Dissoziationskurve vom pH u. CO_2-Partialdruck des Bluts; sinkt der pH od. steigt der CO_2-Partialdruck, nimmt die Affinität des Sauerstoffs zum Hämoglobin (prozentuale Sättigung) ab u. umgekehrt. Der B.-E. erleichtert die Sauerstoffbindung im Lungenkreislauf u. die Sauerstoffabgabe im Gewebe sowie die Sauerstoffaufnahme des Feten über die Plazenta.

Bohr-Sommerfeld-Atom|modell (Niels B., Phys., Kopenhagen, 1885–1962; Arnold S., Phys., München, 1868–1951) n: (engl.) Bohr-Sommerfeld model of the atom; Modell, das in seiner ersten Version die in der Elektronenhülle des Wasserstoffatoms vorliegenden Energieverhältnisse beschreibt (Bohr, 1913); für komplexere Atome wurde das Modell erweitert (Sommerfeld 1915). Danach können sich Elektronen nur auf diskreten, stationären Bahnen um den positiv geladenen Atomkern bewegen. Diese Bahnen werden auch als Energieniveaus od. Schalen bez., durch die sog. Hauptquantenzahl $n = 1, 2, 3,...$ beschrieben u. mit den Buchstaben K (für $n = 1$), L (für $n = 2$), M, N usw. benannt. Auf einer Schale mit der Hauptquantenzahl n können sich höchstens $2n^2$ Elektronen aufhalten, d. h. auf der K-Schale 2, auf der L-Schale 8 Elektronen usw. Zur genaueren Unterscheidung der Elektronenzustände innerh. der einzelnen Schalen dienen weitere Nebenquantenzahlen. Elektronen in der K-Schale sind am stärksten an den Atomkern gebunden; diese Bindung nimmt zur L-, M-, N-Schale hin ab. Um ein Elektron auf eine Schale mit einer höheren Hauptquantenzahl zu heben, muss Energie aufgewendet werden. Wenn ein Elektron auf einen freien Platz in einer tieferen Schale springt, wird die Energiedifferenz zw. diesen beiden Energieniveaus in Form elektromagnetischer Wellen* abgegeben. Je nach dem frei werdenden Energiebetrag ist dies u. a. Licht*, Ultraviolettstrahlung* od. charakterist. Röntgenstrahlung*. Vgl. Elementarteilchen, Spektrum, Bändermodell.

Bolus (gr. βῶλος Klumpen) m: **1.** Bissen; **2.** (pharmak.) große Pille.

Bolus alba (↑) f: Argilla; weißer Ton; wasserhaltiges Aluminiumsilikat unterschiedl. Zusammensetzung; **Verw.:** als Pillenmasse u. Adsorbens.

Bolus|in|jektion (↑; Injektion*) f: (engl.) bolus injection; intravenöse Schnellinjektion*.

Bolus|ob|struktion (↑; Obstructio*) f: (engl.) bolus obstruction; Verlegung der Speise- od. Luftröhre durch einen größeren Fremdkörper, verbunden mit heftigen retrosternalen u. epigastr. Schmerzen, übermäßiger Speichelabsonderung bzw. Luftnot; u. U. Bolustod*; **Ther.:** Heimlich*-Handgriff, endoskop. Bolusentfernung.

Bolus|tod (↑): (engl.) bolus death; Tod bei Verlegung der oberen Luftwege durch Fremdkörper (z. B. Zahnersatz, große Bissen); reflektor. Herz-Kreislauf-Stillstand durch Reizung des N. laryngeus superior u. N. vagus, gekennzeichnet durch blitzartiges Zusammenbrechen; oft besteht hochgradige Alkoholisierung. Vgl. Heimlich-Handgriff. V. Sch.

Bolus|toko|lyse (↑; Toko-*; Lys-*) f: s. Tokolyse.

Bombay-Blut|gruppe: (engl.) Bombay blood group; Blutgruppe 0_h; seltene Blutgruppe, die durch das rezessive Allel h am H/h-Genlokus gesteuert wird; Individuen mit der Blutgruppe 0_h (Genotyp h/h) fehlt nicht nur das H-Antigen, sondern auch die Blutgruppenantigene A u. B (s. ABNull-Blutgruppen, H-Substanz) im gesamten Organismus, es sind sog. Non-Sekretoren (Genotyp se/se; s. Sekretorsystem); im Serum kommen die regulären Alloagglutinine* Anti-A u. Anti-B sowie Anti*-H als komplementbindende Wärmeantikörper vor; exakte Blutgruppenbestimmung u. Auswahl geeigneter Blutkonserven (cave: akute intravasale Hämolyse bei inkompatibler Transfusion) problematisch. Vgl. Para-Bombay-Blutgruppen.

Bombesin n: aus Krötenhaut isoliertes Peptidhormon (14 Aminosäuren), das in ähnlicher chem. Struktur (27 Aminosäuren) in Zellen des APUD*-Systems vorkommt u. die Sekretion von Magensäure, Cholecystokinin u. Gastrin anregt.

Bone splitting (engl. bone Knochen; to split spalten): Osteotomieverfahren zur Verbreiterung des Kieferknochens; meist als Vorbereitung zur Implantateinbringung.

Bonnet-Dechaume-Blanc-Syn|drom (Paul B., frz. Arzt, 1884–1959; Jean D., frz. Arzt, 1896–1968; E. B., frz. Arzt) n: (engl.) Bonnet's syndrome; angeborene Gefäßanomalien mit intrakranieller u. retinaler Aneurysmabildung; **Sympt.:** unilateraler (pulsierender) Exophthalmus, variable neurol. Symptomatik (Hemianopsie, Paresen der Hirnnerven III, VI, VII u. VIII), im Gesichtsbereich Angiome, Teleangiektasien sowie subkutane arteriovenöse Aneurysmen; **DD:** Hippel*-Lindau-Syndrom, Sturge*-Weber-Krabbe-Syndrom.

Bonnet-Zeichen (Amédée B., Chir., Lyon, 1802–1858): (engl.) Bonnet's sign; s. Ischiassyndrom.

Bonnevie-Ullrich-Syn|drom (Kristine B., Zool., Oslo, 1872–1950; Otto U., Päd., Bonn, 1894–1957) n: syn. Pterygiumsyndrom; Bez. für unterschiedl. Fehlbildungskomplexe mit Pterygium* colli als Leitsymptom; vgl. Noonan-Syndrom, Ullrich-Turner-Syndrom.

Bonney-Probe (William Francis Victor B., Gyn., London, 1872–1953): (engl.) Bonney test; Anhebung der Blasenhalsregion mit in den Fornix vaginae eingeführten, gespreizten Fingern od. einem gestielten Tupfer; die Verhinderung einer durch Husten auslösbaren Harninkontinenz durch dieses Manöver soll für das Vorliegen einer Stressinkontinenz* sprechen.

Booster-Ef|fekt (engl. to boost verstärken) m: (engl.) booster effect; Sekundärantwort, Erinnerungsreaktion; verstärkte u. im Ggs. zur Primärantwort des Immunsystems beschleunigte sekundäre Immunantwort* bei wiederholtem, nach einer Latenzzeit erfolgendem Antigenkontakt inf. Wiedererkennung des Antigens durch die für das sog. immun. Gedächtnis verantwortlichen Memory* cells. Der B.-E. wird z. B. bei Auffrischungsimpfungen zur Erhöhung der Immunität gegenüber best. Erkr. ausgenutzt.Vgl. Schutzimpfung.

Bor n: (engl.) boron; chem. Element, Symbol B, OZ 5, Atomgewicht 10,82; -3- u. 3-wertiges, schwarzgraues Halbmetall (spezif. Gewicht 2,34), nach dem Diamant das härteste Element; natürl. Vork. als Borsäure (H_3BO_3) u. deren Salze (Borate), z. B. Borax ($Na_2B_4O_7 \cdot 10\ H_2O$).

Borborygmus (gr. βορβορυγμός Bauchknurren) m: kollernde u. gurrende Darmgeräusche, bedingt durch die Bewegungen des aus Gas u. Flüssigkeit gemischten Darminhalts; Vork. bes. bei Maldigestion*; fehlt bei paralytischem Ileus. Vgl. Meteorismus.

Borchardt-Syn|drom n: bes. im 1. Trimenon u. Schulkindalter auftretende Magenkompression u. -torsion durch Fehlinsertion u. Fehlrotation des sigmoidalen Übergangs mit sek. Ausbildung eines Megakolons* u. Kompression des Colon transversum. J. Die.

Borderline (engl.): Grenze, Grenzlinie, Grenzfall z. B. Bereich zw. normal u. pathologisch; Gewebe an der Grenze zum Bösartigen.

Borderline-Hyper|tonie (↑; Hyper-*; Ton-*) f: syn. Grenzwerthypertonie*.

Borderline-Persönlichkeits|störung (↑) f: (engl.) borderline personality disorder; Bez. für eine strukturelle Schwäche des Ich, die sich durch Instabilität im Erleben, Verhalten u. in den zwischenmenschl. Beziehungen äußert u. die Disposition für das Borderline*-Syndrom bildet; **Sympt.:** Wutausbrüche, häufig scheiternde Beziehungen, Tendenz zu Spaltung*. Vgl. Persönlichkeitsstörung. E. Fri.

Borderline-Syn|drom (↑) n: akute psych. Erkrankung, die durch Dekompensation einer Borderline*-Persönlichkeitsstörung entsteht; **Sympt.:** frei flottierende Angst, Affektlabilität, Kontaktinstabilität, Autoaggression, Zwangshandlung, Konversionsreaktion, dissoziative Bewusstseinsstörung, ggf. Panneurose; im Ggs. zur Psychose* ist die Realitätsprüfung nur erschwert, nicht aufgehoben. **Ther.:** modifizierte Psychoanalyse, Verhaltenstherapie; u. U. stationär. E. Fri.

Borderline-Tumor (↑) m: klin. Bez. für einen nichtinvasiven Tumor mit potentieller Malignität; z. B. Ovarialkystom, das von atypischem, jedoch einer (noch) intakten Basalmembran aufsitzendem Epithel ausgekleidet ist. Vgl. Präkanzerose, Carcinoma in situ.

Borderline-Typ (↑) m: s. Lepra.

Bordetella f: Gattung gramnegativer, i. d. R. unbeweglicher, kokkoider Kurzstäbchen (noch keiner Fam. zugeordnet; vgl. Bakterienklassifikation); **Kultur:** strikt aerob; Temperaturoptimum 35–37 °C; Kolonien auf Bordet-Gengou-Agar sind weich, leicht konvex, perlig, fast durchsichtig; leichte Betahämolyse; Bildung versch. Toxine. **Verbreitung:** Säugetierparasiten; Vermehrung an epithelialen Zilien des Respirationstrakts; drei Species: B. pertussis (Err. des Keuchhustens), B. parapertussis u. B. bronchiseptica (Err. von Inf. des tiefen Respirationstrakts).

Bordetella bronchi|septica f: frühere Bez. Brucella bronchiseptica, Haemophilus bronchisepticus; ein der Bordetella* pertussis ähnl., aber bewegl. (peritrich begeißeltes) Stäbchenbakterium; **Vork.:** bei Nagern, Hunden (Zoonose); beim Menschen selten isolierter Err. einer dem Keuchhusten ähnl. Erkrankung.

Bordetella para|pertussis f: syn. Haemophilus parapertussis; Err. der Parapertussis*.

Bordetella per|tussis f: syn. Haemophilus pertussis, Bordet-Gengou-Bakterium; Err. des Keuchhustens*; **Morphol.:** kokkoide, unbewegl., gramnegative Stäbchen, ähnl. Haemophilus* influenzae; **Kultur:** aerob; für die Erstkultur Kartoffel*-Glycerol-Blutagar; grau-weiße kl. glänzende Kolonien (wie Quecksilbertropfen); zarte Hämolyse; **Serol.:** Komplementbindungsreaktion*; direkt-mikroskop. Nachweis mittels fluoreszierender Antikörper.

Bordet-Gengou-Agar (Jules J. B., Bakteriol., Brüssel, 1870–1961; Octave G., Bakteriol., Brüssel, 1875–1957) m: syn. Kartoffel*-Glycerol-Blutagar.

Bordet-Gengou-Bakterien (↑; ↑; Bakt-*) f pl: frühere Bez. für Bordetella* pertussis.

Bordet-Kon|glutinations|re|aktion (↑; Konglutination*) f: (engl.) complement fixation; Komplement-verbrauchende Konglutination* von Zellen (z. B. Bakterien, Erythrozyten) unter Beteiligung komplementbindender Antikörper; vgl. Konglutinine, Komplementbindungsreaktion.

Bornaprin (INN) n: vorwiegend zentral wirkendes Anticholinergikum; **Verw.:** u. a. bei Parkinson*-Syndrom; s. Parasympatholytika.

Borna|viridae f pl: Fam. von RNA-Viren mit Hüllmembran (Ø 90 nm, helikales Nukleokapsid, einsträngige RNA); weltweit verbreitet v. a. in Pferden, Schafen, Ziegen, Katzen u. Rindern, aber auch in anderen Säugetieren (Nager, Rhesusaffen) u. Vögeln; **Übertragung**: Tröpfcheninfektion; Bornavirus verursacht bei Pferden u. Schafen eine plötzl. auftretende Enzephalomyelitis mit Lethargie, Adipositas u. Blindheit, die bis zu Lähmungen, Koma u. Tod führen kann (sog. Borna-Krankheit); vermutl. auch humanpathogen u. für manisch-depressive Symptome verantwortlich.

Borneol n: $C_{10}H_{17}OH$, Alkohol der Camphenreihe; Bestandteil versch. etherischer Öle, entw. als (-)-B. z. B. in Fichtennadelöl od. als (+)-B. z. B. in Rosmarin od. Lavendelöl.

Bornholmer Krankheit: syn. epidemische Pleurodynie*.

Borrelia (Amédée Borrel, Bakteriol., Strasbourg, 1867–1936) f: Gattung großer, bewegl., schraubenförmiger Bakt. der Fam. Spirochaetaceae mit relativ breiten, unregelmäßigen Windungen; nach Giemsa gut anfärbbar; Kultur mit spez. Nährmedien; **1. B. recurrentis:** syn. Spirochaeta obermeieri; Err. des epidem. Läuserückfallfiebers (s. Rückfallfieber); Morphol.: 4–10 flache Windungen (s. Abb.); im Nativpräparat*

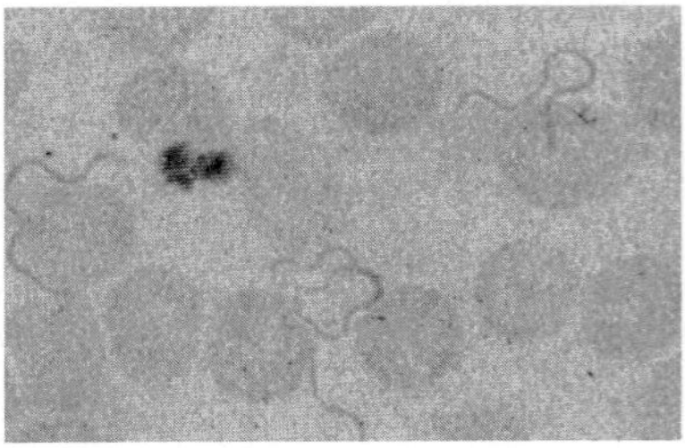

Borrelia:
Borrelia recurrentis im Blutausstrich von der Maus, Giemsafärbung [547]

(Dunkelfelduntersuchung) lebhafte, schlangenartige Bewegung; Nachw.: direkte Züchtung in Kultur gelingt selten; indirektes Verf. (Xenodiagnose) durch Vermehrung entspr. des Läusetests* bei Rickettsiosen; Agglutinationsreaktion; Epidemiol.: globale Verbreitung, Übertragung durch Läuse; Epidemien v. a. in Notzeiten. **2. B. duttoni:** syn. Spirochaeta duttoni; Err. des endem. Zeckenrückfallfiebers; Morphol., Kultur u. Serol. wie B. recurrentis; statt Läusetest Vermehrung in Zecken; Tierversuch: intraperitoneale Inj. von Patientenblut in junge Ratten od. Mäuse; Epidemiol.: Übertragung des Err. durch zahlreiche Zeckenarten; auf wärmere Länder beschränkt. **3. B. burgdorferi:** Err. der Lyme*-Borreliose, Übertragung durch Zeckenbiss; **4.** zahlreiche weitere ortsständige Borreliaspecies (in allen Erdteilen), die Rückfallfieber auslösen können; **5. B. vincenti:** syn. Treponema vincentii; s. Treponema.

Borreliosen (↑; -osis*) f pl: (engl.) borrelioses; durch Bakt. der Gattung Borrelia* verursachte Inf. des Menschen; s. Lyme-Borreliose, Rückfallfieber.

Borrowing-lending-Phänomen (engl. to borrow entleihen; to lend verleihen) n: Blutverteilungsstörung mit Verminderung der Zirkulation in einem durchblutungsgestörten Areal; diese kann dadurch auftreten, dass bei einer allg. Vasodilatation (z. B. durch Medikamente induziert) gleichzeitig eine Blutdrucksenkung verursacht wird u. für den gefäßgeschädigten Bezirk ein ungünstiger Druckgradient entsteht, ggf. sogar i. S. eines Steal*-Phänomens.

Bor|säure: (engl.) boric acid; Acidum boricum; schwache Säure, in ca. 3%iger wässriger Lösung schwaches Antiseptikum; Perborate, z. B. $NaBO_2 \cdot H_2O_2 \cdot 3H_2O$ od. Perborax ($Na_2B_4O_7 \cdot H_2O_2 \cdot 9H_2O$) dienen als Bleichmittel. Borsäurehaltige Pflegepräparate dürfen nach der Kosmetikverordnung* aufgrund der Resorptionstoxizität nicht für Säuglinge u. Kleinkinder verwendet werden.

Boston-Korsett n: (engl.) Boston brace; Orthese* zur Derotation einer thorakolumbalen Skoliose.

Botallo-Band (Leonardo B., ital. Anat., Chir.): (engl.) Botallo's ligament; auch Botallo-Gang; Ligamentum arteriosum; Rest des Ductus* arteriosus.

Botallo-Foramen (↑; Foramen*) n: Foramen* ovale (cordis).

Botallo-Knoten (↑): Nodus* lymphoideus ligamenti arteriosi; inkonstant.

Bothrio|zephalose (gr. βόθρος Loch, Grube; Keph-*; -osis*) f: syn. Diphyllobothriose*.

Botryo|mykom (gr. βότρυς Weintraube; Myk-*; -om*) n: syn. Granuloma* pyogenicum.

Botryo|mykose (↑; ↑; -osis*) f: (engl.) botryomycosis; Bez. für eine chron. granulomatöse Reaktion der Haut u. a. Organe nach bakt. Infektion (z. B. mit Staphylococcus aureus) bei Störung der zellvermittelten Immunität.

Botulinum|toxine (lat. botulus Darm, Wurst; Tox-*) n pl: (engl.) botulinum toxins; Toxine von Clostridium* botulinum.

Botulismus (↑) m: (engl.) botulism; durch Toxine von Clostridium* botulinum verursachte Intoxikation (meldepflichtige Erkr.); meist Lebensmittelvergiftung*, auch Inhalation von Toxinen mögl.); selten Wundbotulismus od. Säuglingsbotulismus durch Aufnahme von Sporen mit der Nahrung, die im Darm Toxin produzieren; **Klin.:** 12–36 Std. nach Intoxikation zunächst gastroenteritische Sympt. (Übelkeit, Erbrechen, Obstipation), dann zentralnervöse Störungen (v. a. Augenflimmern, Lichtscheu, Ptosis, Akkommodationslähmung, Doppeltsehen, Schluckstörungen) u. verminderte Speichelsekretion, in schweren Fällen Bulbärparalyse*; hohe Letalität inf. zentraler Atemlähmung* (meist nach ca. 8 Tagen); **Diagn.:** Toxinnachweis in Patientenblut, Mageninhalt od. ggf. in kontaminierten Lebensmitteln (mikrobiol. Erregernachweis darf nicht abgewartet werden!); **Ther.:** sofortige Applikation von antitox. Botulismus*-Serum, Magenspülung, Laxanzien, ggf. Schockbehandlung u. Beatmung; antibakt. Chemotherapie ist wirkungslos.

Botulismus-Serum (↑; Sero-*) n: (engl.) botulism antitoxin; polyvalentes Immunserum mit neutralisierenden Antikörpern gegen Botulinumtoxine; vgl. Serumtherapie.

Bouchard-Arthrose (Charles J. B., Pathol., Paris, 1837–1915; Arthr-*; -osis*) f: (engl.) Bouchard's nodes; Arthrose* der Fingermittelgelenke unbekannter Ätiol. mit diffuser, knöcherner Auftreibung des Fingers (Osteophyten), evtl. Gelenkkapselschwellung (Begleitsynovitis); häufig zus. mit Heberden*-Polyarthrose; **DD:** rheumatoide Arthritis*.

Bouchet-Gsell-Krankheit: s. Schweinehüterkrankheit.

Bougierung (frz. bougie Kerze): (engl.) bougienage; Aufdehnen u. Weiten narbiger Strikturen u. tumorbedingter Verengungen bzw. Verlegungen von Hohlorganen unter Verw. von konisch zulaufenden, flexiblen Kunststoffstäben, Ballonkathetern (sog. pneumatische B.) od. starren Metallstäben; vgl. Hegar-Stifte.

Bouillon (frz.) f: s. Nährbouillon.

Bouin-Lösung (Pol A. B., frz. Anat., 1870–1962): (engl.) Bouin's solution; Mischung aus Pikrinsäure, Formalin u. Eisessig zur Fixierung von Hodenbiopsiematerial.

Bourgery-Band: syn. Winslow-Band; Ligamentum* popliteum obliquum.

Bourneville-Pringle-Syn|drom (Désiré-Magloire B., frz. Neurol., 1840–1909; John J. P., brit. Dermat., 1855–1922) n: syn. tuberöse Sklerose*.

Boutonneuse-Fieber (frz. boutonneux pickelig): (engl.) boutonneuse fever; syn. Mittelmeer-Zeckenfleckfieber, Kenya-Fieber; durch Rickettsia conorii (s. Rickettsiosen) verursachte u. durch Schildzecken (meist Rhipicephalus od. Haemophysalis) übertragene Infektionskrankheit, die durch plötzl. Fieber, Kopf- u. Gliederschmerzen, Konjunktivitis, makulopapulöses Exanthem, Gelenkschmerzen u. Lymphadenitis charakterisiert ist; Krankheitsbez. aufgrund des Primäraffekts an der Zeckenbissstelle (schwarzes Ulkus mit rotem Hof, tâche noire); **Verbreitung:** Mittelmeerraum, Ost- u. Südostafrika, Indien; **Progn.:** i. d. R. gut.

Boutonnière (frz. Knopfloch) f: s. Knopflochdeformität.

bovin (lat. bos, bovis Rind): zum Rind gehörend, aus dem Rind stammend.

Bovine pustular stomatitis virus (engl. bovine Rinder-; pustule Eiterpickel; Stoma*; -itis*; Virus*): s. BPSV.

Bowen-Karzinom (John T. B., Dermat., Boston, 1857–1941; Karz-*; -om*) n: (engl.) Bowen's carcinoma; aus der Bowen*-Krankheit hervorgegangenes Karzinom mit infiltrierendem, destruierendem Wachstum u. lymphogener Metastasierung; vgl. Plattenepithelkarzinom.

Bowen-Krankheit (↑): (engl.) Bowen's disease; syn. Morbus Bowen; Carcinoma* in situ der Epidermis mit histol. zahlreichen Kern- u. Zellatypien; **Ätiol.:** berufl. od. iatrogene Arsenexposition sowie sporadisch; **Klin.:** langsam wachsender, scharf begrenzter, ein bis mehrere Zentimeter großer, entzündl. geröteter Herd mit psoriasiformer Schuppung bes. an Stamm, Gesicht, Hand- u. Fingerrücken, auch an der Schleimhaut; Übergang in ein invasives Bowen-Karzinom mit Metastasierungsneigung möglich; häufig zus. mit internen Tumoren auftretend; **Ther.:** Exzision im Gesunden, Kryotherapie, lokale Zytostatikatherapie, Röntgenweichstrahlentherapie. Vgl. Erythroplasie Queyrat.

Bowman-Drüsen (Sir William B., Anat., Chir., Ophth., London, 1816–1892): Glandulae* olfactoriae.

Bowman-Kapsel (↑): (engl.) Bowman's capsule; Capsula glomeruli; der den Glomerulus der Niere umgebende becherförmige Anfang des Harnkanälchens mit äußerem u. innerem Blatt; vgl. Malpighi-Körperchen.

Bowman-Membran (↑) f: Lamina limitans anterior der Cornea*.

Bowman-Sonde (↑) f: (engl.) Bowman's sound; Instrument zum Sondieren des Tränenkanals.

Boxer|en|zephalo|pathie (Enkephal-*; -pathie*) f: (engl.) punch drunk encephalopathia; syn. Dementia pugilistica; chron. Enzephalopathie mit neuraler Degeneration inf. traumat. Hirnschädigung durch häufige Kopftreffer bei Berufsboxern, evtl. auch nach einem schweren Kopftrauma; **Klin.:** Auftreten meist Jahre nach Beendigung der Sportkarriere mit progressivem Verlauf (verminderte Gedächtnisleistung bis zur Demenz), selten als sek. Parkinson*-Syndrom.

Boxer-Muskel: (anat.) Musculus* serratus anterior.

Boxer|stellung: (engl.) left anterior oblique position; (röntg.) Bez. für den Strahlengang im 2. schrägen Durchmesser (von rechts hinten nach links vorn); vgl. Fechterstellung.

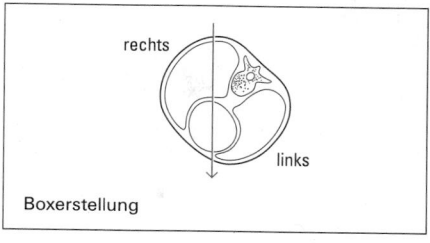

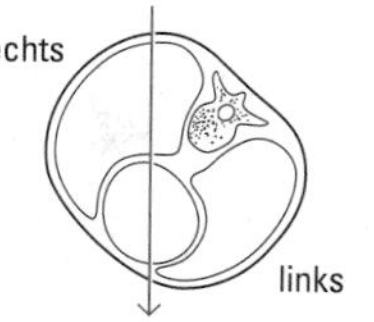

Boxerstellung

Boyden-Sphinkter, vier|teiliger m: (engl.) four-part sphincter of Boyden; Musculus* sphincter ductus choledochi (inf., sup.), Musculus* sphincter ampullae hepatopancreaticae, Musculus* sphincter ductus pancreatici.

Boyden-Technik f: (engl.) Boyden's test; indirekte Hämagglutination* zum Nachweis von Autoantikörpern* mit Hilfe von Testerythrozyten, die nach Tanninbehandlung mit Gewebeantigenen beladen wurden.

Boyd-Vene (A. M. B., zeitgen. Phlebol., England; Vena*) f: (engl.) Boyd's communicating perforating vein; Perforansvene der V. saphena magna in Höhe der Tuberositas tibiae, medial, handbreit unterhalb des Kniegelenks; s. Venae perforantes.

Boyer-Bursa f: (engl.) Boyer's bursa; Bursa retrohyoidea; Schleimbeutel zw. Zungenbein u. Lig. thyrohyoideum medianum.

Boyle-Mariotte-Gesetz (Sir Robert B., engl. Phys., 1627–1691; Edme M., Phys., Dijon, Paris, 1620–1684): (engl.) Boyle's law; das Produkt aus Druck (p) u. Volumen (V) eines idealen Gases bleibt konstant, wenn sich die Temp. nicht ändert. Vgl. Isotherme, Isobare.

BPH: Abk. für **b**enigne **P**rostata**h**yperplasie*.

BPSV: Abk. für (engl.) **b**ovine **p**ustular **s**tomatitis **v**irus; Parapoxvirus* bovis 1; Stomatitis-pustulosa-Virus des Rindes; Erkr. ähnlich der Maul*- und Klauenseuche; Inf. des Menschen beschrieben.

Bq: Einheitenzeichen für Becquerel*.

Br: chem. Symbol für Brom*.

Brachi-: Wortteil mit der Bedeutung Arm; von lat. bracchium.

Brachi|algia par|aesthetica nocturna (↑; -algie*) f: Beschwerdebild, das in seiner typ. Ausprägung pathognomonisch für ein Karpaltunnelsyndrom* ist; Erwachen aus dem Nachtschlaf mit diffusem Schwellungsgefühl u. Parästhesien der Hand (evtl. ausstrahlend in den gesamten Arm) sowie Steifigkeit der Finger, wobei Ausschütteln der Hand Erleichterung verschafft.

Brachi|algie (↑; ↑) f: (engl.) brachialgia; Schmerzen im Bereich der Arme; i. e. S. Bez. für neuralgiforme Schmerzen, verursacht durch eine Irritation der zervikalen Spinalnervenwurzeln i. R. von degen. Halswirbelsäulenveränderungen, zervikalem Bandscheibenvorfall* (Zervikobrachialsyndrom*) od. neuralgischer Schulteramyotrophie* bzw. durch Schädigung eines peripheren Nervs (z. B. bei Karpaltunnelsyndrom*).

Brachialis|lähmung (↑): Lähmung des Plexus brachialis; s. Armplexuslähmung.

Brachio|radialis|re|flex (↑; radiär*; Reflekt-*) m: s. Reflexe (Tab.).

Brachium (lat.) n: Arm, Oberarm; im ZNS: Bindearm.

Brachium colliculi inferioris (↑) n: vom unteren Paar der Vierhügel der Lamina tecti des Mittelhirns nach lateral zum Corpus geniculatum med. verlaufende Wülste; enthalten Anteile des Hörbahnsystems.

Brachium colliculi superioris (↑) n: vom oberen Paar der Vierhügel der Lamina tecti des Mittelhirns zum Corpus geniculatum lat. ziehende Bahnen für den Pupillenreflex.

Bracht-Hand|griff (Erich F. B., Gyn., Berlin, geb. 1882): (engl.) Bracht's maneuver; (gebh.) Handgriff bei Entw. der Beckenendlage*; Umfassen u. Zusammenhalten des Rückens u. der hochgeschlagenen Beine des schon geborenen Teils des Kindes (s. Abb.), wobei gleichzeitig von

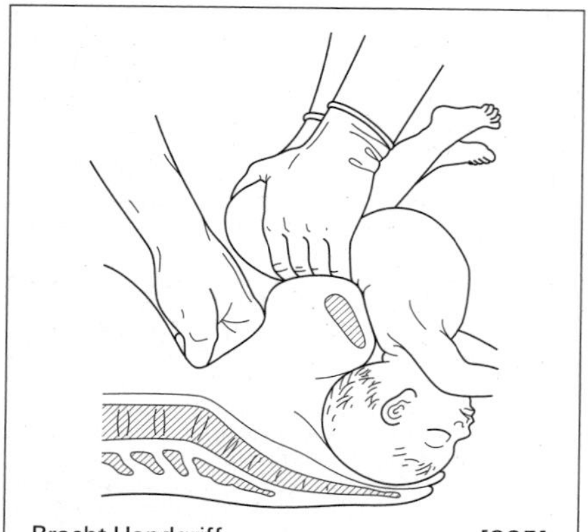

Bracht-Handgriff [385]

oben her kräftig gedrückt werden muss u. der Körper des Kindes um die Symphyse rotierend auf den Bauch der Mutter geführt wird. Dadurch können oft Arme u. Kopf ohne weitere Manualhilfe entwickelt werden.

Brachy-: Wortteil mit der Bedeutung kurz, klein; von gr. βραχύς.

Brachy|basie (↑; Bas-*) f: (engl.) brachybasia; trippelnder kleinschrittiger Gang; z. B. beim Parkinson*-Syndrom.

Brachy|daktylie (↑; Daktyl-*) f: (engl.) brachydactyly; Oberbegriff für erbl. Verkürzungen einzelner od. mehrerer Finger od. Zehen, meist seitensymmetrisch; unterschieden werden mehrere Typen mit versch. weiteren Deformationen der Phalangen; isoliertes Auftreten od. in Komb. mit Fehlbildungen anderer Organe.

Brachy|genie (↑; gr. γένειον Kinn) f: syn. Mikrogenie*.

Brachy|gnathie (↑; gr. γνάθος Kiefer) f: syn. Mikrognathie*.

Brachy|menor|rhö (↑; gr. μήν, μηνός Monat; -rhö*) f: (engl.) brachymenorrhea; verkürzte u. meist schwache Regelblutung (Hypomenorrhö*) über wenige Stunden bis 1½ Tage; vgl. Zyklusstörungen.

Brachy|meta|podie (↑; Met-*; gr. πούς, ποδός Fuß) f: (engl.) brachymetapody; angeborene Verkürzung der Mittelhand- bzw. -fußknochen.

Brachy|ösophagus (↑; Ösophagus*) m: (engl.) short esophagus; abnorme Kürze des Ösophagus* mit Verlagerung des gastroösophagealen Übergangs in das untere Mediastinum; meist besteht eine Kardiainsuffizienz; **Urs.:** meist sekundär nach entzündlich bedingter Längsschrumpfung der Speiseröhre; beim seltenen angeborenen B. fehlt dem oberh. des

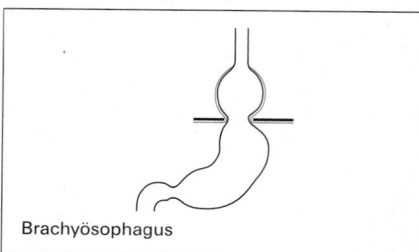

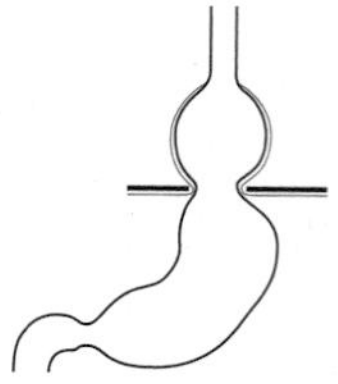

Brachyösophagus

Zwerchfells lokalisierten Magenanteil der Peritonealüberzug; er wird wie der Ösophagus von Segmentarterien aus der Aorta versorgt. **DD:** Endobrachyösophagus*, Hiatushernie*.

Brachy|olmie (↑) f: (engl.) brachyolmia; syn. Dreyfus-Syndrom; seltenes, autosomal-rezessiv erbl. Minderwuchssyndrom mit generalisierter Platyspondylie*; **Klin.:** Manifestation im Kleinkindesalter zur Zeit des Laufenlernens mit Verstärkung der physiol. Sagittalkrümmungen der Wirbelsäule (Kyphose, Hyperlordose) u. Rückenschmerzen; Verkürzung der Wirbelsäule bei normaler Extremitätenlänge.

Brachy|phalangie (↑; Phalanx*) f: (engl.) brachyphalangia; Verkürzung der Phalangen der Finger; Vork. bei versch. erbl. Fehlbildungssyndromen; oft syn. mit Brachydaktylie* gebraucht.

Brachy|therapie (↑) f: (engl.) brachytherapy; kurative od. palliative Behandlung von Tumoren mit ionisierender Strahlung auf kurze Entfernung; meist interstitielle Applikation von temporären od. permanenten Implantaten; **Einteilung: 1.** nach Dosisleistung in LDR (Abk. für low dose rate; 0,4–2 Gy/h), MDR (Abk. für middle dose rate; 2–12 Gy/h) u. HDR (Abk. für high

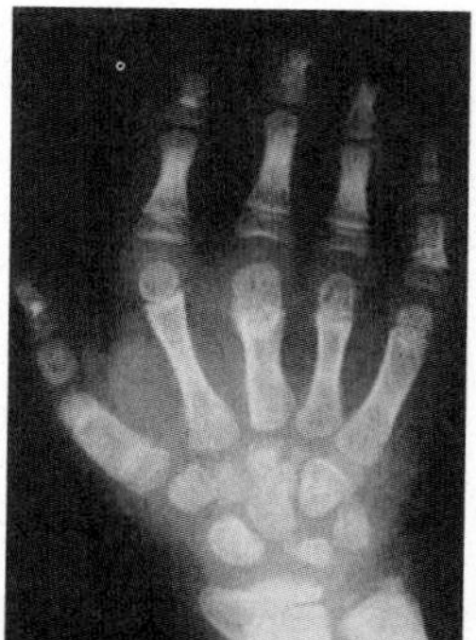

Brachydaktylie [540]

dose rate; >12 Gy/h); **2.** nach Strahlungsart u. verwendeten Radionukliden (^{125}I, ^{103}Pd, ^{192}Ir, ^{133}Cs, ^{60}Co). Vgl. Afterloading-Verfahren, Strahlentherapie, Telestrahlentherapie.

Brachy|zephalus (↑; Keph-*) m: (engl.) brachycephaly; Bez. für einen Kurz- od. Rundkopf mit abgeflachtem Hinterkopf mit u. ohne Koronarnahtsynostose; Vork. primär bei vielen genetischen Erkrankungen (z. B. Down-Syndrom), sekundär bei Kindern mit Bewegungsstörungen, die in den ersten Lebensjahren viel auf dem Rücken liegen. Vgl. Dyszephalie.

Bracket (engl. Träger): kieferorthop. Behandlungsmittel aus Stahl, Keramik od. Kunststoff; zum Aufkleben auf die Zähne, mit Schlitzen versehen für die Aufnahme von Drahtbögen zur Korrektur von Zahnfehlstellungen; vgl. Multibandapparatur.

Brady-: Wortteil mit der Bedeutung langsam, träge; von gr. βραδύς.

Brady|ar|rhythmie (↑; A-*; gr. ῥυθμός Takt, Gleichmaß) f: (engl.) bradyarrhythmia; arrhythmische Bradykardie*; meist als absolute Arrhythmie (Bradyarrhythmia absoluta) ohne erkennbaren Grundrhythmus bei Vorhofflattern* od. Vorhofflimmern* mit AV-Blockierungen.

Brady|arthrie (↑; Arthr-*) f: (engl.) bradyarthria; syn. Bradylalie; Sprechstörung mit Verlangsamung der Artikulation; vgl. Dysarthrie, Sprache, skandierende.

Brady|dia|docho|kinese (↑; gr. διάδοχος aufeinanderfolgend; Kin-*) f: verlangsamte Diadochokinese*; vgl. Adiadochokinese.

Brady|kardie (↑; Kard-*) f: (engl.) bradycardia; Form der Herzrhythmusstörungen*, die durch einen Abfall der Herzfrequenz unter 60/min gekennzeichnet ist; **Vork.:** physiol. als Sinusbradykardie*, pathol. bei Erregungsbildungs- u. Erregungsleitungsstörungen, häufig medikamentös bedingt (z. B. durch negativ chronotrop u. dromotrop wirkende Pharmaka wie Herzglykoside, Verapamil u. Betarezeptorenblocker), bei Koronarinsuffizienz u. a.; **Diagn.:** EKG, Langzeitelektrokardiographie; **Ther.:** bei akuten Erregungsleitungsstörungen medikamentös, z. B. mit Atropin; evtl. Herzschrittmacher bei ausgeprägten Formen. Vgl. Sick-Sinus-Syndrom, Adams-Stokes-Syndrom.

Brady|kardie, fetale (↑; ↑) f: (engl.) fetal bradycardia; mittels Kardiotokographie* nachweisbare Absenkung der fetalen Herzfrequenz <110/min über mehr als 3 Min.; Hinweis auf schwere fetale Beeinträchtigung. W. Str.

Brady|kardie|re|aktionen (↑; ↑) f pl: s. Nicoladoni-Israel-Branham-Zeichen, Karotissinus-Druckversuch.

Brady|kardie-Tachy|kardie-Syn|drom (↑; ↑; Tachy-*) n: syn. Sick*-Sinus-Syndrom.

Brady|kinesie (↑; Kin-*) f: (engl.) bradykinesia; allg. Verlangsamung der Bewegungsabläufe; s. Hypokinese, Parkinson-Syndrom.

Brady|kinin (↑; ↑) n: syn. Kallidin I, Kinin 9; zu den Kininen* zählendes Nonapeptid, das im Plasma durch proteolyt. Spaltung entsteht; bewirkt Gefäßerweiterung u. Kontraktion glatter Muskulatur (z. B. in Uterus, Bronchien, Magen-Darm-Trakt).

Brady|lalie (↑; gr. λαλεῖν reden) f: syn. Bradyarthrie*.

Brady|pnoe (↑; -pnoe*) f: (engl.) bradypnea; verlangsamte Atmung (4–8 Atemzüge pro Min.); **Vork.:** z. B. bei Opiatvergiftungen; vgl. Atmungstypen.

Brady|teleo|kinese (↑; Tele-*; Kin-*) f: (engl.) bradyteleokinesia; unwillkürl. vorzeitige Verlangsamung einer beabsichtigten Bewegung; Vork. bei Kleinhirnerkrankungen; Prüfung durch Finger-Finger- od. Finger-Nase-Versuch.

B

brady|troph (↑; Troph-*): (engl.) bradytrophic; s. Gewebe, bradytrophes.

Bragard-Gowers-Zeichen (Karl B., Orthop., München, 1890–1973; Sir William R. G., Int., Neurol., London, 1845–1915): (engl.) Bragard's sign; s. Ischiassyndrom.

Brain|mapping (engl. brain Gehirn; map Landkarte): bildliche Darstellung der durch Elektroenzephalographie* über den einzelnen Hirnregionen abgeleiteten Frequenzkomponenten (Anteile einzelner Frequenzbänder am Gesamtfrequenzspektrum) od. evozierten Potentiale; den unterschiedl. Intensitäten der Komponenten bzw. Amplituden der evozierten Potentiale werden best. Farben zugeordnet.

Branchial|bogen (gr. βράγχια Kiemen): (engl.) branchial arch; Kiemenbogen; s. Kiemenbögen.

Branchiata (↑) n pl: Krebstiere; s. Arthropoden.

Branching-En|zym (engl. to branch off abzweigen; gr. ἐν hinein, innerhalb; ζύμη Sauerteig) n: syn. Amylo-1,4→1,6-Transglykosidase; Enzym (Transferase), die bei der Glykogenese* die Verzweigung im Glykogenmolekül katalysiert. Vgl. Debranching-Enzym.

Brand: umgangssprachl. Bez. für Gangrän*.

Brand|blase: (engl.) blister; subepidermal gelegene Blase bei Verbrennung* 2. Grades.

Brand|narben|karzinom (Karz-*; -om*) n: (engl.) burn scar carcinoma; Plattenepithelkarzinom* in alten Brandnarben.

Brand|pilze: (engl.) smuts; Getreideschädlinge, die schwarze Sporen bilden (Klasse Ustomycetes); produzieren Mykotoxine u. verursachen Pilzekzeme u. Pilzasthma bei Erntearbeitern (spez. Malassezia); vgl. Fungi.

Brand-Probe f: (engl.) nitroprusside test; Nachw. von Cystin* im Harn als orientierende Untersuchung bei Verdacht auf Cystinurie*; **Prinzip:** Aufspaltung der Disulfidbindung mit Natriumcyanid; die Sulfhydrylgruppen des entstehenden Cysteins ergeben mit Nitroprussidnatrium eine Purpurfärbung.

Brandt-Syn|drom (Thore E. B., Dermat., Malmö, geb. 1901) n: syn. Akrodermatitis* enteropathica.

Brand|verletzung: s. Verbrennung.

Branhamella catarrhalis f: früher Neisseria catarrhalis (morphol. Ähnlichkeit zu Neisserien); gramnegativer Diplococcus; wächst kulturell aerob in weißl., instabilen Kolonien; häufig Betalaktamase bildend; **Vork.:** Bestandteil der Normalflora des oberen Respirationstrakts; fakultativ pathogen, bes. bei Älteren u. Pat. mit humoralem Immundefekt; Err. von Entzündungen des Respirationstrakts, Sinusitis, chron. Bronchitis, Pneumonie, Otitis media v. a. bei Kindern, selten Meningitis, Endokarditis, Arthritis u. a.; s. Moraxella.

Braun-Entero|ana|stomose (Heinrich B., Chir., Göttingen, 1847–1911; Enter-*; Anastomose*) f: (engl.) Braun's enteroanastomosis; syn. Braun-Fußpunktanastomose; Seit-zu-Seit-Anastomose zw. zu- u. abführendem Schenkel einer Jejunumschlinge bei Gastroenterostomie* u. Magenresektion* nach Billroth II.

Braun-Röhre (Karl F. B., Phys., Marburg, Straßburg, Tübingen, 1850–1918): (engl.) cathod

B

ray tube; Kathodenstrahlröhre mit Leuchtschirm* u. magnet. bzw. elektrostat. Ablenkung des beschleunigten Elektronenstrahls; Verw. z. B. im Oszilloskop.

Braun-Schiene (Heinrich F. B., Chir., Zwickau, 1862–1934): (engl.) Braun's frame; Schaumstoffschiene od. Metallgestell zur Lagerung der unteren Extremität mit funktionsgerechter Stellung des Kniegelenks (160°) u. oberen Sprunggelenks (90°).

Braxton-Hicks-Kontraktionen (John B.-H., Gyn., London, 1825–1897; Kontrakt-*) f pl: (engl.) Braxton-Hicks contractions; s. Schwangerschaftswehen.

Brech|durch|fall: (engl.) diarrhea and vomiting; s. Cholera nostras; Enteritis.

Brech|durch|fall des Säuglings: (engl.) infantile dyspepsia; akute infektionsbedingte Ernährungsstörung des Säuglings mit rezidiv. Erbrechen u. wässrigen Durchfällen sowie der Gefahr einer schweren Exsikkose mit pathol. Elektrolytverschiebungen (sog. Säuglingstoxikose*); **Urs.:** bes. virale Infektion v. a. durch Rota- u. Adenoviren, bakt. durch Staphylokokken u. E. coli; vgl. Ernährungsstörung des Säuglings, Gastroenteritis, infektiöse.

Brech|kraft: veraltete Bez. für Brechwert*.

Brech|mittel: Emetika*.

Brechungs|fehler: s. Ametropie.

Brechungs|gesetz: (engl.) law of refraction; (opt.) Gesetz über die Lichtbrechung beim Übergang von einem durchsichtigen Medium in ein anderes in Abhängigkeit von ihrem Brechungsindex* (n); für den Winkel α zw. einfallendem Licht u. Einfallslot u. den Winkel β zw. gebrochenem Strahl u. Einfallslot sowie die Brechungsindizes der zwei Medien (n_1, n_2) gilt: $\sin\alpha/\sin\beta = n_2/n_1$ (s. Abb.); vgl. Brechwert, Dispersion.

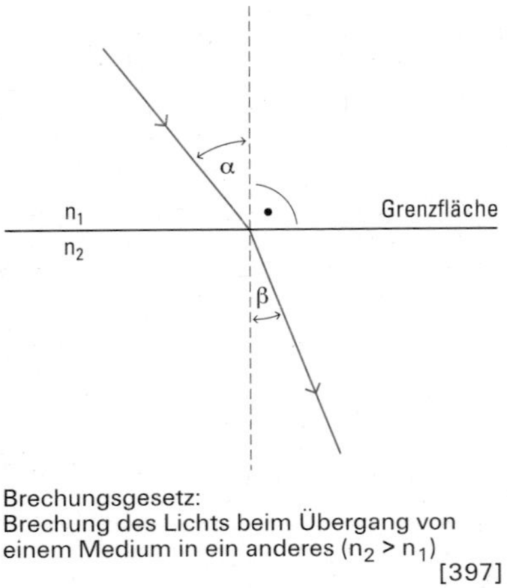

Brechungsgesetz:
Brechung des Lichts beim Übergang von einem Medium in ein anderes ($n_2 > n_1$) [397]

Brechungs|in|dex (Index*) m: (engl.) refractive index; Formelzeichen n; physik. Größe, die die Verlangsamung der Lichtgeschwindigkeit (c) beim Übertritt vom Vakuum (c_0) in ein Medium (c_M) beschreibt; abhängig von der Materialbeschaffenheit des Mediums sowie der Frequenz des Lichts; es gilt $n = c_0/c_M$; vgl. Brechungsgesetz.

Brech|wert: (engl.) refractive power; Formelzeichen D; Kehrwert der Brennweite* (f) eines opt. Systems, z. B. einer Linse*; D = 1/f; SI-Einheit: 1/Meter (m^{-1}), weitere Einheit: Dioptrie* (dpt); der B. von Sammellinsen wird als positiv, der von Zerstreuungslinsen als negativ bezeichnet. Bei einer Sammellinse mit f = 0,2 m ist D = 1/0,2 m = +5 dpt. Vgl. Refraktion.

Brech|zentrum n: (engl.) vomiting centre; in der Formatio reticularis der Medulla oblongata nahe dem Atemzentrum gelegenes, Erbrechen* koordinierendes Zentrum.

Bregma (gr.) n: Vorderkopf; nach Aristoteles Schnittpunkt von Kranz- u. Pfeilnaht.

bregmaticus (↑): zum Scheitel gehörend.

Brei|kost: (engl.) pap, puree; üblicher Bestandteil der Säuglingsernährung*; Beginn im 4.-6. Lebensmonat; die Milchbreie (Milch-Getreide-Breie) werden nach ihrem Milchgehalt als Halb- (Milch u. Wasser zu gleichen Teilen) od. Vollmilchbreie bezeichnet. Die breiige Konsistenz erhalten sie durch Zusatz von Stärke, Grieß, Mehl o. ä. Die milchfreien Breie bestehen meist aus Gemüse od. Obst.

Breit|band-Anti|biotika (Anti-*; Bio-*) n pl: (engl.) broad-spectrum antibiotics; syn. Breitspektrum-Antibiotika; Antibiotika* mit breitem Wirkungsspektrum gegen die Mehrzahl der grampositiven u. gramnegativen Bakt. sowie z. T. Chlamydien u. Mykoplasmen; z. B. Tetracycline, Chloramphenicol, viele Cephalosporine u. die Acylamino- u. Carboxy-Penicilline.

Breite, therapeutische: (engl.) therapeutic index; syn. therapeutischer Index; Begriff der klin. Pharmakologie, der den Abstand der Empfindlichkeitskurven eines Arzneimittels für seine therap. u. letale Wirkung kennzeichnet. Wegen der Unterschiede in der Steilheit der Wirkungskurven (vgl. Dosis/Wirkungsbeziehung) empfiehlt es sich, zur Beurteilung der th. B. den Quotienten LD_5/ED_{95} (anstelle LD_{50}/ED_{50}) heranzuziehen.

Bremsen: (engl.) tabanid flies; Tabanidae; s. Fliegen.

Brems|strahlung: (engl.) braking radiation; s. Röntgenstrahlung.

Brenneman-Syn|drom (Joseph B., Päd., Chicago, 1872–1944) n: i. R. einer akuten Entz. im Bereich der oberen Atemwege bei Kindern auftretende Bauchschmerzen inf. Begleitreaktion mesenterialer u. retroperitonealer Lymphknoten (Pseudoappendizites); **DD:** Appendizitis.

Brenner-Tumor (Fritz B., Pathol., Frankfurt, geb. 1877; Tumor*) m: meist benigner, fast immer einseitiger, evtl. endokrin-aktiver Ovarialtumor (Östrogenbildung), der vom Zölomepithel abstammt (heterotope Determinierung zu Urothel); histol. faserreiches Stroma u. rundliche, u. U. schleimbildende Epithelnester, sehr selten maligne Entartung der epithelialen Komponente. Vgl. Ovarialtumoren.

Brenn|fleck: (engl.) focus; (radiol.) Fläche auf der Anode einer Röntgenröhre (s. Röntgenstrahler), von der Röntgenstrahlung* emittiert wird; der Mittelpunkt des B. wird als Fokus bezeichnet.

Brenn|nessel|kraut: (engl.) nettle herbage; Urticae herba; die oberirdischen Teile von Urtica dioica, Urtica urens u. deren Hybriden enthalten Mineralsalze (v. a. Kalium- u. Calciumsalze, Kieselsäure). **Verw.:** als Aufguss od. in anderer Zubereitung zus. mit reichl. Flüssigkeitszufuhr bei entzündl. Erkr. der ableitenden Harnwege sowie zur Proph. u. Ther. von Nierengrieß;

Brennnesselspiritus zur unterstützenden Behandlung rheumat. Beschwerden.

Brenn|nessel|wurzel: (engl.) nettle root; Urticae radix; die unterirdischen Teile der Brennnesseln enthalten 3-β-Sitosterol u. Scopoletin; **Verw.:** zur Erhöhung des Miktionsvolumens u. max. Harnflusses sowie zur Erniedrigung der Restharnmenge gegen Miktionsbeschwerden bei benigner Prostatahyperplasie* (Stadium I u. II); **NW:** evtl. leichte Magen-Darm-Beschwerden.

Brenn|punkt: (engl.) focal point, focus; (physik.) Schnittpunkt achsenparalleler Strahlen nach Brechung od. Reflexion durch ein sphärisches optisches System (Linse od. Spiegel); vgl. Brennweite.

Brenn|weite: (engl.) focal distance; syn. Fokaldistanz; Entfernung des Brennpunkts* von der Hauptebene des brechenden Systems; Formelzeichen f, Einheit Meter (m); übl. ist die Angabe in Millimetern (mm); bei dünnen Linsen gleich der Entfernung des Brennpunkts von der Linsenmitte. Vgl. Brechwert.

Brenn|wert, physikalischer: (engl.) physical fuel value; bei vollständiger Reaktion eines (Nähr-)Stoffs mit O_2 zu CO_2 u. H_2O frei werdende Energie; Bestimmung anhand der Wärmebildung im sog. Verbrennungskalorimeter; bei Fetten u. Kohlenhydraten identisch mit dem physiologischen Brennwert*; bei Proteinen geringer, da das Endprodukt des Proteinstoffwechsels (Harnstoff) selbst noch einen ph. B. besitzt.

Brenn|wert, physio|logischer: (engl.) physiological caloric value; für den Organismus verfügbarer Energiegehalt der Nährstoffe; beträgt für 1 g Protein 17,5 kJ (4,2 kcal), für 1 g Kohlenhydrat 17,5 kJ (4,2 kcal), für 1 g Fett 38,5 kJ (9,2 kcal). Vgl. Äquivalent, energetisches.

Brenz|katechin n: (engl.) catechol; 1,2-Dihydroxybenzol, o-Diphenol; chem. Grundgerüst der Katecholamine*; katalyt. Entstehung durch pflanzl. u. tier. Phenoloxidasen; sek. Pflanzeninhaltsstoff (z. B. in Harzen).

Brenz|trauben|säure: (engl.) pyruvic acid; 2-Oxopropionsäure, Alphaketopropansäure, CH_3—CO—COOH, Salze: Pyruvate; Endprodukt der Glykolyse*; Verbindungsglied zw. Aminosäuren- u. Glukosestoffwechsel; Pyruvatdehydrogenase* katalysiert die Umwandlung von B. in Acetyl-Coenzym A, das in den Citratzyklus* eingeht. Bei der Glukoneogenese* wird B. Biotin-abhängig zu Oxalacetat carboxyliert.

Breschet-Venen (Gilbert B., Anat., Paris, 1784–1845; Vena*) f pl: Venae* diploicae.

Brescia-Cimino-Fistel (Michael J. B., amerikan. Nephrologe, geb. 1933; James E. C., amerikan. Nephrologe, geb. 1928; Fistel*) f: (engl.) Brescia-Cimino shunt; s. Shunt zur Hämodialyse.

brevis (lat.): kurz.

Bricker-Blase (Eugene M. B., amerikan. Chir., geb. 1908): syn. Ileum*-Conduit.

Bride (frz. Zügel) f: bindegewebiger Verwachsungsstrang; vgl. Adhäsion.

Briden|ileus (↑; Ileus*) m: (engl.) adhesive strangulation of intestines; Adhäsionsileus; s. Ileus.

Brightness-Scan (engl. brightness Helligkeit; to scan abtasten, -suchen) m: sog. B-Scan; Verfahren der Ultraschalldiagnostik*.

Brillant|kresyl|blau: (engl.) brilliant cresyl blue; künstl. Farbstoff; bes. zur Vitalfärbung*, z. B. von Retikulozyten.

Brille (gr. βήρυλλος Halbedelstein): (engl.) eyeglasses, spectacles; vor den Augen getragenes, mit Brillengläsern* versehenes opt. Hilfsmittel; **Formen: 1.** B. zur Korrektur von Brechungsfehlern des Auges, bestehend aus Konvex-(Sammel- od. Plus-)Gläsern zur Korrektur von Hypermetropie* od. Presbyopie*, Konkav-(Zerstreuungs- od. Minus-)Gläsern zur Korrektur der Myopie*, Zylindergläsern bei Astigmatismus*, Prismengläsern bei Motilitätsstörungen (v. a. Höhenabweichungen); Bifokal- u. Trifokalbrille mit separatem Nah- u. Fernteil; Gleitsichtbrille mit stufenlosem Übergang zw. Nah- u. Fernteil; Starbrille zur Korrektur der Aphakie*; Fernrohr- od. Lupenbrille zur opt. Vergrößerung bei hochgradiger Sehschwäche; **2.** Lochbrille, v. a. zur Ruhigstellung des Auges z. B. bei Ablatio* retinae; **3.** Schutzbrille aus unzerbrechl. Glas mit Seitenschutz gegen Fremdkörper od. Zugwind; mit farbigen od. partiell absorbierenden Gläsern gegen Strahleneinwirkung; **4.** B. für diagn. Zwecke, z. B. Frenzel*-Brille zur Nystagmusprüfung, Rot-Grün-B. zur Prüfung des stereoskop. Sehens; **5.** spez. Sehhilfe für Bildschirmarbeit*. Vgl. Kontaktlinsen, Linse.

Brillen|gläser (↑): (engl.) lenses; opt. wirksame Teile der Brille*; Bez. der B. nach ihrem Brechwert u. prismat. Wirkung; **Einteilung: 1.** Einfachbrillengläser, bestehen aus einer Glasart; beide Durchblickseiten bilden jeweils eine einheitl. Fläche; **2.** Bifokal- od. Trifokalbrillengläser mit Fern- u. Nahteil, bestehen entweder aus einer Glasart, bei der eine Durchblickseite in zwei bzw. drei Flächen aufgeteilt ist, od. aus Gläsern mit einheitl. Durchblickfläche, die aber eine od. mehrere kleinere Linsen einer anderen Glasart einschließen; **3.** Gleitsichtbrillengläser mit fließendem Übergang zw. Fern- u. Nahteil. Vgl. Kontaktlinsen, Zylindergläser.

Brillen|hämatom (↑; Häm-*; -om*) n: (engl.) bilateral periorbital hematoma; Hämatom* im Bereich der Ober- u. Unterlider; ein- (Monokelhämatom) od. beidseitiges Auftreten v. a. bei Schädelbasisfrakturen*.

Brill-Symmers-Krankheit (Nathan E. B., Int., New York, 1860–1925; Douglas S., Pathol., New York, 1879–1952): s. Lymphom, malignes.

Brill-Zinsser-Krankheit (↑; Hans Z., Bakteriol., Boston, 1878–1940): (engl.) Brill-Zinsser disease; mildes, sporad. auftretendes Spätrezidiv des epidemischen Fleckfiebers*.

Brimonidin (INN) n: Agonist von Alpha-2-Rezeptoren; **Verw.:** lokal zur Senkung des Augeninnendrucks bei Offenwinkelglaukom od. okularer Hypertension.

Brisement forcé (frz. briser zerbrechen; forcer erzwingen): gewaltsame (geschlossene) Lösung fibröser Teilsteifen von Gelenken in Narkose; bes. Schulter- u. Kniegelenk, mit anschließendem Durchbewegen; **cave:** bei starker Inaktivitätsatrophie des Knochens Fraktur- u. Fettemboliegefahr! Vgl. Arthrolyse.

Brissaud-Skoliose (P. Edouard B., Pathol., Paris, 1852–1909; gr. σκολιός krumm, gebogen; -osis*) f: (engl.) Brissaud's scoliosis; Schonhaltung der Wirbelsäule bei Ischiassyndrom* durch reflektorisches Ausweichen zur Entspannung der gereizten Nervenwurzel.

Brissaud-Syn|drom (↑) n: s. Hirnstammsyndrome (Tab.).

Brittle-Diabetes (engl. brittle labil; Diabet-*) m: Sonderform des Diabetes* mellitus (Typ 1).

Brivudin (INN) n: Virostatikum; Nukleosidanalogon; **Ind.:** Infektion mit Herpes-simplex- od. Varicella-Zoster-Virus; vgl. Virostatika.

B

Broad-beta disease (engl. broad breit; disease Krankheit)**:** syn. Hyperlipoproteinämie Typ III; s. Hyperlipoproteinämien.

Broca-A|phasie (Pierre P. B., Chir., Anthropol., Paris, 1824–1880; Aphasie*) **f:** motorische Aphasie*.

Broca-Band, diagonales (↑)**:** (engl.) Broca's diagonal band; Stria diagonalis; markhaltige Fasern auf der Substantia perforata ant.

Broca-Formel (↑)**:** (engl.) Broca's formula; Formel zur Bestimmung des Normalgewichts* bei Erwachsenen (in kg): Körpergröße (in cm) minus 100; die physiol. Variationsbreite des Körpergewichts* wird mit 10–20 % angegeben; vgl. Bernhardt-Formel, Body-mass-Index.

Broca-Zentrum (↑) **n:** (engl.) Broca's area; motor. Sprachregion* im unteren Bereich des Gyrus frontalis inferior (Area 44 u. 45) der dominanten Hemisphäre des Gehirns.

Brodie-Bursa (↑) **f:** Bursa* musculi semimembranosi.

Brodie-Knochen|ab|szess (Sir Benjamin C. B., Chir., London, 1783–1862) **m:** (engl.) Brodie's abscess; chron. verlaufender, umschriebener Herd einer hämatogenen Osteomyelitis* in der Metaphyse eines langen Röhrenknochens; Vork. meist bei jungen Patienten; **Ther.:** Ausmuldung des Herdes u. Spongiosaplastik od. Auffüllen mit Knochenzement; Einlegen einer Antibiotikakette; bei infizierter Defektpseudarthrose herdferne externe Fragmentfixation. V. Paw.

Brodmann-Areale (Korbinian B., Neurol., Berlin, 1868–1918; Area*) **n pl:** (engl.) Brodmann's areas; fortlaufend nummerierte Gebiete der Großhirnrinde, die entspr. einer unterschiedl. Zytoarchitektur eingeteilt sind; die Zuordnung best. Hirnfunktionen zu B.-A. ist nur sehr begrenzt möglich.

Brom (gr. βρῶμος Gestank) **n:** (engl.) bromine; -1-, 1-, 3- u. 5-wertiges Element, Symbol Br, OZ 35, rel. Atommasse 79,90; Halogen, sehr giftig; vgl. Bromide.

Brom|akne (↑; Akne*) **f:** (engl.) bromide acne; syn. Acne bromica; akneähnliche Erscheinungen im Gesicht u. am Oberkörper nach längerer Einnahme von Bromsalzen; vgl. Acne venenata, Bromoderma tuberosum.

Brom|azepam (INN) **n:** Benzodiazepinderivat mit mittellanger Halbwertzeit; **Verw.:** als Tranquilizer*; s. Benzodiazepinderivate; **cave:** primäres Abhängigkeitspotential!

Bromelaine (INN) **n pl:** Gemisch von proteolytischen Enzymen (Bromelin, Ananase, Extranase) aus Ananas comosus; **Verw.:** in der Substitutionstherapie zur Verdauungsförderung; als Antiphlogistikum.

Brom|hexin (INN) **n:** synthet. Derivat des pflanzl. Wirkstoffs Vasicin mit sekretolyt. u. sekretomotor. Eigenschaften; **Verw.:** bei bronchopulmonalen Erkrankungen; **UAW:** selten allerg. Reaktionen u. gastrointestinale Störungen.

Brom|hidrose (Brom*; Hidr-*; -osis*) **f:** (engl.) bromhidrosis; Absonderung von unangenehm riechendem Schweiß (insbes. der apokrinen Schweißdrüsen) durch bakt. Zersetzung inf. mangelnder Hygiene.

Bromide **n pl:** (engl.) bromides; Salze der Bromwasserstoffsäure; z. B. KBr, NaBr; nicht mehr gebräuchl. Sedativa; vgl. Carbromal.

Bromismus (Brom*) **m:** (engl.) bromism; Zustand akuter od. (häufiger) chron. Überdosierung bromhaltiger Pharmaka (meist Schlafmittel) bei einer Plasmabromidkonzentration von >6 mmol/l (Referenzwert: 0,125 mmol/l); **Symptome:** in leichten Fällen Nachlassen der Merkfähigkeit, Konzentrationsabnahme, Schlaflosigkeit, Bromakne; in schweren Fällen Verwirrtheitszustände, Delir, Halluzinationen, Tremor, Stottern, Gangunsicherheit.

Bromo|criptin (INN) **n:** halbsynthet. Ergotalkaloidderivat; Prolaktinhemmer*, der bei Akromegalie auch die STH-Sekretion hemmt; **Verw.:** bei Parkinson-Syndrom (zus. mit Levodopa), zum Abstillen, zur zusätzl. Ther. bei Akromegalie; **UAW:** bei hoher Dosis u. a. Übelkeit u. Erbrechen, Appetitlosigkeit, Kopfschmerz, Schwindel, Müdigkeit, bei Langzeittherapie gelegentl. Durchblutungsstörungen in Zehen u. Fingern.

Bromo|derma tuberosum (Brom*; Derm-*; lat. tuber Höcker, Auswuchs) **n:** rotbrauner bis bräunlich-schwarzer, weicher, plateauförmiger Granulationstumor, der zentral einschmelzen kann; **Lok.:** bes. Streckseiten der Beine, Gesicht; **Urs.:** lang andauernde Bromeinnahme (Medikamente).

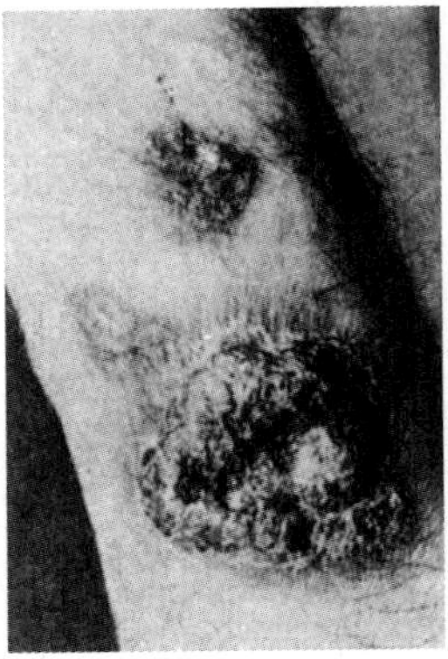

Bromoderma tuberosum: Befund am Unterschenkel [540]

Bromo|prid (INN) **n:** Benzimidazolonderivat mit antiemetischer Eigenschaft u. stimulierender Wirkung auf die Motilität des oberen Magen-Darm-Trakts (Beschleunigung der Magenentleerung); **Ind.:** Übelkeit u. Erbrechen, Motilitätsstörungen des oberen Magen-Darm-Trakts; **Kontraind.:** zerebrale Krampfbereitschaft, prolaktinabhängige Karzinome, Alter unter zwei Jahren, Schwangerschaft (1. Trimenon); **UAW:** selten, insbes. bei Kindern, dyskinet. Syndrom; nach längerer Anw. Gynäkomastie, Galaktorrhö od. Menstruationsstörungen.

Brom|peridol (INN) **n:** Butyrophenonderivat mit dem Haloperidol weitgehend vergleichbaren Eigenschaften; s. Neuroleptika.

Brom|phenir|amin (INN) **n:** Histamin-H_1-Rezeptorenblocker; **Verw.:** s. Antihistaminika.

Brompton-Tubus (Tubus*) **m:** s. Endobronchialtubus.

Brom|sulfalein|test **m:** (engl.) bromsulphalein test; auch Bromsulfophthaleintest, Bromthaleintest; selten angewendeter Test zur Prüfung der exkretorischen Leberfunktion; **Prinzip:** i. v. injiziertes Bromsulfalein wird in der Leber aus dem Blut resorbiert u. mit der Galle ausgeschieden. Bei normaler Leberfunktion sind nach

45 Min. ca. 95 % des Bromsulfaleins aus dem Blut entfernt; pathol. erhöhte Werte z. B. bei Leberparenchymschäden od. Störungen der Gallensekretion; **Kontraind.:** Ikterus, Allergie gegen Brom. Vgl. Leberfunktionsproben.

Brom|uracil n: Abk. 5′-BU; chem. Mutagen, das als Basenanalogon statt Thymidin in Desoxyribonukleinsäure (DNA*) eingebaut werden kann; benutzt zur Dichtemarkierung der DNA od. zur Selektion von Mutanten*.

Bronchi-: Wortteil mit der Bedeutung Luftröhre; von gr. βρόγχος.

Bronchial-: s. a. Bronchus-.

Bronchial|adenom (Bronchi-*; Aden-*; -om*) n: (engl.) bronchial adenoma; von der Wand der großen Bronchien ausgehender, benigner, epithelialer Tumor mit unterschiedl. histol. Aufbau u. sehr langsamem Wachstum; kann zum Verschluss des Bronchiallumens mit retrostenotischer Pneumonie* führen; vgl. Bronchialkarzinom, Karzinoid.

Bronchial|asthma (↑; Asthma*) n: syn. Asthma* bronchiale.

Bronchial|atmen (↑): (engl.) bronchial breathing; s. Atmungsgeräusche.

Bronchial|baum (↑): (engl.) bronchial tree; Gesamtheit der sich verzweigenden Bronchiäste; vgl. Bronchus, Lungensegmente.

Bronchial|fremitus (↑; Fremitus*) m: (engl.) bronchial fremitus; Erschütterung der Brustwand durch Rasselgeräusche*; vgl. Fremitus.

Bronchial|karzinom (↑; Karz-*; -om*) n: (engl.) bronchial carcinoma; syn. bronchogenes Karzinom, Lungenkarzinom; zweithäufigster maligner Tumor des Mannes mit steigender Inzidenz bei Frauen; Häufigkeitsgipfel zw. 50. u. 60. Lj.; **Urs.:** sog. Inhalationskarzinogene, v. a. im Tabakrauch (Raucher sind 10–20-mal häufiger betroffen als Nichtraucher), Asbest, Arsen, radioaktive Stoffe (Uranbergbau). **Pathol./Anat.:** Die Einteilung der B. richtet sich nach histol. Kriterien (s. Tab. 1) u. nach der anat. Ausbreitung (TNM-Klassifikation, s. Tab. 2). Die Metastasierung erfolgt v. a. in regionäre Lymphknoten im Bereich des Hilus u. des Mediastinums, in umgebende Strukturen wie Pleura, Perikard u. andere Lungenabschnitte sowie hämatogen bes. in Leber, Nebennieren, Skelett u. Gehirn. **Sympt.:** abhängig von Lok. u. Größe des Tumors; anfangs Reizhusten u. evtl. Hämoptysen (jeder länger als 3 Wo. dauernde Husten ist auf ein B. verdächtig!); später Leistungsknick, Gewichtsverlust, Nachtschweiß, Fieber, Thoraxschmerzen, Dyspnoe, evtl. retrostenotische Pneumonien; ferner Horner*-Syndrom (Pancoast*-Tumor), Vena*-cava-superior-Syndrom, Rekurrensparese u. versch. paraneoplastische Syndrome; **Diagn.:** s. ums. Kasten; **Ther.:** Operation (Lobektomie, Bilobektomie, Pneumektomie), Strahlentherapie u. Zytostatika (bes. beim kleinzelligen Karzinom), je nach Tumorhistologie u. -stadium sowie körperl. Gesamtzustand des Pat. einzeln od. in Kombination; **Progn.:** durchschnittliche Fünf-Jahres-Überlebensrate ca. 10 %; bei günstigen Stadien 40–60 %.

Bronchial|katarrh (↑; Katarrh*) m: veraltete Bez. für Bronchitis*.

Bronchialkarzinom Tab. 1
Histologische Klassifikation nach der WHO

Plattenepithelkarzinom
 spindelzellig
kleinzelliges Karzinom
 Oat-cell-Karzinom
 intermediärer Typ
 kombinierter Oat-cell-Typ
Adenokarzinom
 azinär
 papillär
 broncho-alveolär
 solide mit Schleimbildung
großzelliges Karzinom
 Riesenzellkarzinom
 klarzelliges Karzinom
adenosquamöses Karzinom
Karzinoid
Bronchialdrüsenkarzinom
 adenoidzystisch
 mukoepidermoid
 andere Formen
andere Karzinomarten

Bronchialkarzinom Tab. 2
TNM-Klassifikation (Kurzfassung)

TX	positive Zytologie
T1	≤3 cm
T2	>3 cm, Ausbreitung in Hilusregion, Invasion von viszeraler Pleura, partielle Atelektase
T3	Brustwand, Zwerchfell, Perikard, mediastinale Pleura u. a., totale Atelektase
T4	Mediastinum, Herz, große Gefäße, Trachea, Speiseröhre u. a., maligner Erguss
N1	peribronchiale, ipsilaterale hiläre Lymphknoten
N2	ipsilaterale mediastinale Lymphknoten
N3	kontralaterale mediastinale, Skalenus- oder supraklavikuläre Lymphknoten

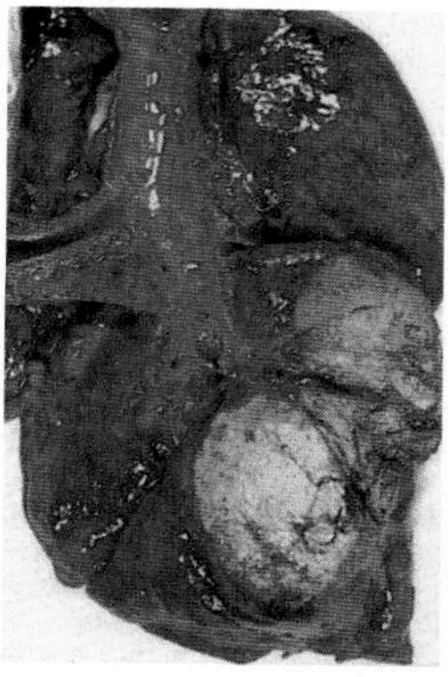

Bronchialkarzinom: pflaumengroßer, verdrängend wachsender Tumor im Lungenunterlappen [471]

Diagnostisches Vorgehen bei Verdacht auf Bronchialkarzinom:

1. **Lokalisationsdiagnostik und Ausschluss von Metastasen:**
   - Röntgenaufnahme des Thorax in zwei Ebenen, Tomographie und thorakale Computertomographie mit Tumornachweis bei einer Größe von ca. 1,5 cm. Eine unauffällige Röntgen-Thoraxaufnahme schließt ein Bronchialkarzinom nicht aus!
   - Bronchoskopie mit Biopsie und Bronchiallavage, vor allem bei Verdacht auf zentralen Tumor; evtl. transthorakale Feinnadelbiopsie bei peripherem Tumor, Pleurapunktion, Thorakoskopie
   - Mediastinoskopie zum Staging und Ausschluss von Lymphknotenmetastasen
   - Probethorakotomie; nur selten indiziert
   - Ultraschalldiagnostik des Abdomens, kraniale Computertomographie, Lungen- und Skelettszintigraphie zum Ausschluss von Metastasen
2. **Artdiagnostik:**
   - Sputumuntersuchung mit zytologischer Untersuchung zum Nachweis von Tumorzellen
   - histologische Untersuchung von Gewebe, das durch Bronchoskopie, Punktion oder Thorakotomie gewonnen wird
3. **Funktionsdiagnostik der Lunge:**
   - Lungenfunktionsprüfung vor chirurgischer Therapie

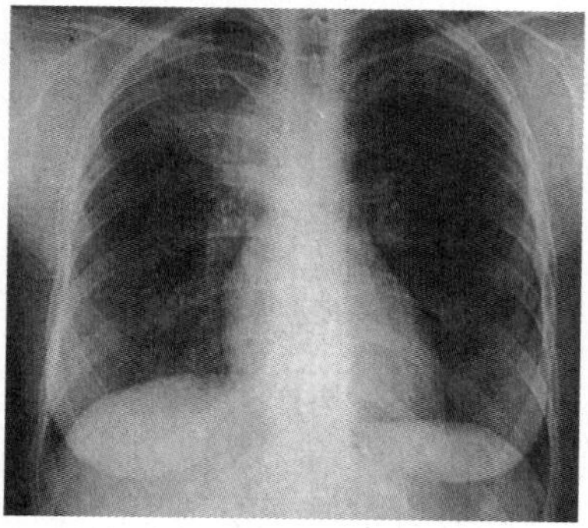

Bronchialkarzinom:
zentraler Tumor im rechten Oberlappen mit besenreiserartigen Ausläufern [154]

Bronchial|lavage (↑; frz. Reinigung) f**:** (engl.) bronchial lavage; therap. Spülung der Bronchien i. R. einer Bronchoskopie* mit physiol. Kochsalzlösung, evtl. unter Zusatz von Sekretolytika; **Ind.:** Alveolarproteinose, Aspiration größerer Mengen ätzender Flüssigkeiten, Mucoid* impaction, u. U. Status asthmaticus; vgl. Lavage, bronchoalveoläre.

Bronchial|lymph|knoten (↑; Lymph-*)**:** (engl.) bronchopulmonary lymph nodes; Nodi lymphoidei bronchopulmonales, Nodi lymphoidei tracheobronchiales inff. u. supp.; Sammelgebiete u. Abfluss: s. Abb.

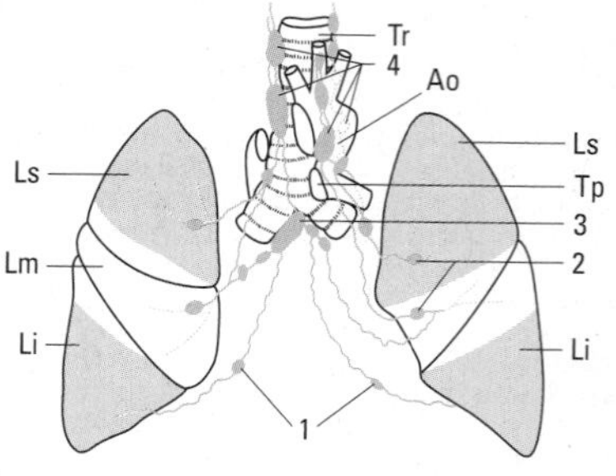

Bronchiallymphknoten:
Schema der trachealen und bronchialen Lymphbahnen; 1: Nll. prepericardiaci; 2: Nll. intrapulmonales; 3: Nll. tracheobronchiales; 4: Nll. paratracheales;
Ls, Lm, Li: Lobus superior, Lobus medius, Lobus inferior der Lunge; Ao: Arcus aortae; Tp: Truncus pulmonalis; Tr: Trachea [413]

Bronchial|lymph|knoten|tuberkulose (↑; ↑; Tuberkel*; -osis*) f**:** (engl.) hilar tuberculosis; syn. Hilustuberkulose; Tuberkulose der Lymphknoten, die um die Bronchien an der Lungenpforte (Hilus) liegen; s. Lungentuberkulose.

Bronchial|muskel|tonus (↑; Musculus*; Ton-*) m**:** (engl.) bronchial tone; Spannungszustand der Bronchialmuskulatur, der (neben dem Schwellungszustand der Schleimhaut) den Durchmesser des Bronchuslumens bestimmt u. sich aus dem Zusammenwirken bronchokonstriktor. u. -dilatator. Kräfte ergibt; Senkung des B. durch Substanzen, die den Gehalt an cAMP in der Muskelzelle erhöhen (Beta-2-Sympathomimetika, Phosphodiesterasehemmer, Cortison), Erhöhung des B. durch Substanzen, die den Gehalt an cGMP erhöhen (Parasympathomimetika, Alphasympathomimetika); vgl. Bronchospasmolytika, Asthma bronchiale.

Bronchial|sekret (↑; Sekret*) n**:** (engl.) bronchial secretion; schleimiges Produkt der sezernierenden Zellen der unteren Atemwege (Pneumozyten II, Clara-Zellen, Becherzellen, submuköse Bronchialdrüsen); dient der Reinigung des Bronchialsystems von inhalierten Partikeln (mukoziliäre Clearance*) sowie dem Schutz der Bronchialschleimhaut vor Austrocknung; übermäßige Produktion von B. (z. B. bei Bronchitis) kann obstruktive Ventilationsstörungen* verursachen. Vgl. Sputum.

Bronchial|toilette (↑; frz. Pflege, Waschung) f**:** (engl.) bronchial suctioning; Absaugen von Bronchialsekret bei Pat., deren bronchiale Selbstreinigungsmechanismen gestört sind; kann blind od. gezielt (unter bronchoskopischer Sicht), oro- bzw. nasotracheal, über Tubus od. Tracheostoma durchgeführt werden.

Bronchi|ektasen (↑; -ektasie*) f pl**:** (engl.) bronchiectases; irreversible, zylindrische, sackförmige (zystische) od. variköse (Übergang zw. zylindrisch u. sackförmig) Erweiterungen der Bronchien; **Formen: 1.** erworbene B. inf. chron. Bronchitis*, Bronchiolitis* od. Pneumonie*, Masern, Keuchhusten u. a. kindl. Atemweginfekte bzw. einer lang bestehenden bronchialen Stenose (Fremdkörper, benigne Tumoren, tuberkulöse Lymphknoten); **2.** angeborene B. inf. unvollständiger fetaler Differenzierung der Bronchien (u. a. beim Williams*-Campbell-Syndrom), häufig in Komb. mit anderen Fehlbildungen (z. B. Kartagener*-Syndrom) od. Erbkrankheiten (zystische Fibrose); **Sympt.**: chron. Husten mit Auswurf, häufig mit Hämoptysen; rezidiv. Fieber, Schwäche, Trommelschlägelfinger. Das klassische maulvolle, dreischichtige Sputum ist durch die Antibiotikatherapie seltener geworden. **Diagn.**: Messung der mukoziliären Clearance durch Lungenventilationsszintigraphie*; Bronchographie*; **Ther.**: bei klar abgrenzbarer Lokalisation op. Resektion, sonst konservativ (Atemgymnastik, Drainagelagerung, Antibiotika, medikamentöse Ther. wie bei chron. Bronchitis).

Bronchien (↑) f pl: s. Bronchus.

Bronchiolen (Dim. ↑) f pl: (engl.) bronchioles; Bronchioli; feinere Verzweigungen der Bronchien; ∅ 0,7–1 mm; Wand knorpel- u. drüsenfrei, enthält reichlich elast. Fasern u. schraubig angeordnete glatte Muskulatur; Auskleidung durch einreihiges Flimmerepithel ohne Becherzellen, das in den Bronchioli respiratorii in kubisches

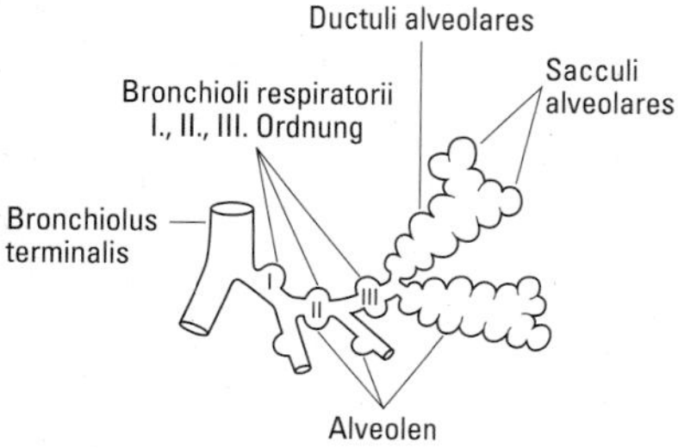

Bronchiolen [172]

Epithel übergeht. **Bronchioli terminales** (syn. Sternbronchi) teilen sich dichotomisch in **Bronchioli respiratorii** (I., II., III. Ordnung), deren Wand bereits vereinzelt mit Alveolen besetzt ist. Vgl. Acinus.

Bronchiolen|kollaps (Dim. ↑; Kollaps*) m: (engl.) bronchiolar collapse; durch intrapulmonale Drucksteigerung bei forcierter Exspiration* hervorgerufener Bronchiolenverschluss, der die Ausatmung behindert; s. Air trapping.

Bronchiolitis (Dim. ↑; -itis*) f: akute Entz. der kleinen u. kleinsten Bronchien; **Formen: 1.** infektiöse B.: meist viral ausgelöst (v. a. durch Respiratory syncytial virus, Abk. RSV); betroffen sind v. a. Säuglinge u. Kleinkinder; Sympt.: schweres, lebensbedrohl. Krankheitsbild mit rasch zunehmender Dyspnoe, Hypoxämie u. Hyperkapnie, Nasenflügelatmen, Fieber, Somnolenz; Diagn.: (auskultator.) Knisterrasseln u. verschärftes Atemgeräusch, hypersonorer Klopfschall; (röntg.) u. U. Überblähung u. flaue Verschattungen bds. basal; Ther.: O_2-Zufuhr, bei respirator. Insuffizienz Beatmung; Antibiotika, Glukokortikoide, Bronchospasmolytika; bei Risikopatienten mit RSV-Infektion anfangs Ribavirin; **2.** toxische B.: 4–6 Wo. nach Inhalation tox. Dämpfe (z. B. Chlor, Chlorwasserstoff) auftretende B. mit oft letalem Verlauf; **3.** B. obliterans: **a)** meist viral ausgelöste Atemwegobstruktion bei kollagenen Gefäßkrankheiten; **b)** i. R. interstitieller Lungenerkrankungen; **c)** als Abstoßungsreaktion nach Herz-Lungen-, Lungen- od. Knochenmarktransplantation; **d)** i. R. eines Stevens-Johnson-Syndroms; **4.** B. obliterans mit organisierender Pneumonie (Abk. BOOP): B. mit Epitheldestruktion u. fibrinreichem Exsudat in Broncheolen u. angrenzenden Alveolen.

Bronchitis (Bronchi-*; ↑) f: Entz. der Bronchialschleimhaut, ausgelöst durch versch. exogene Reize (infektiös, allergisch, chemisch-irritativ, toxisch); betrifft überwiegend die größeren Bronchien; **Formen: 1. akute B.:** meist in Verbindung mit Rhinitis, Laryngitis u. Tracheitis i. R. eines viralen Infekts mit Myxo-, ECHO-, Adeno- od. Rhinoviren. Primär bakt. Bronchitiden sind eher selten, häufig ist dagegen die bakt. Superinfektion einer vorbestehenden B. (v. a. mit Streptococcus pneumoniae, Haemophilus influenzae, Branhamella catarrhalis); auch andere Infektionskrankheiten (Masern, Keuchhusten, Windpocken, Scharlach, Diphtherie, Typhus) können mit einer akuten B. beginnen. Bronchitiden durch Pilze (z. B. Candida) betreffen v. a. immunsupprimierte Patienten. Die nichtinfektiöse akute B. kann allergisch (vgl. Asthma bronchiale), toxisch (durch Inhalation von z. B. Schwefeldioxid, nitrosen Gasen, Ozon, Kohlenwasserstoffen) od. durch eine akute Linksherzinsuffizienz (Stauungsbronchitis) bedingt sein. Klin.: Husten, Auswurf, leichte Temperaturerhöhung, Thoraxschmerzen; zähes Sputum, zunächst weißlich-schleimig, später gelblich (Granulozyten, Eosinophile) od. grünlich (Bakterien), evtl. bräunlich durch Blutbeimengung (hämorrhagische B.); auskultatorisch trockene Rasselgeräusche, bei starker Sekretion auch feuchte, mittel- bis grobblasige Rasselgeräusche; Ther.: Flüssigkeitszufuhr, Expektoranzien, evtl. Bronchospasmolytika, Antibiotika; bei Fortbestehen der Symptomatik über 2–3 Wo. unbedingt weitere Diagn. erforderlich (Rö.-Thorax, Bronchoskopie); DD: Bronchialkarzinom*, Tuberkulose*; **2. chronische B.:** Def. der WHO (1966): „Husten u. Auswurf an den meisten Tagen während mind. je drei Monaten in zwei aufeinander folgenden Jahren"; Urs.: insbes. chron. Inhalationsrauchen; beruflich od. umweltbedingte Noxen; Pathophysiol.: Zunahme der Becherzellen mit Hyperkrinie, Abnahme der Zahl u. Beweglichkeit der Zilien bei erhöhter Viskosität des Sputums (Dyskrinie). Durch Störung von Sekretschichtung u. -transport (vgl. Clearance, mukoziliäre) werden bakt. Superinfektionen begünstigt; durch die i. R. der entzündl. Vorgänge freigesetzten Mediatoren kann eine obstruktive Ventilationsstörung entstehen, die zu respirator. Partial- od. Globalinsuffizienz führt (vgl. Blue bloater, Lungenemphysem). Klin.: bei der sog. einfachen B. Husten mit u. ohne Auswurf (weißlich-schleimig), normale Lungenfunktion; **3. Sonderformen: a) mukopurolente B.** mit rezidiv. eitrig-schleimigem Auswurf; auskultatorisch trockene u. feuchte Rasselgeräusche; **b) obstruktive B.** mit einer obstruktiven Ventilationsstörung versch. Schweregrades, Belastungs-, später Ruhedyspnoe u. Entw. eines Cor pulmonale; Ther.: strikte Tabakrauchabstinenz, reichlich Flüssigkeitszufuhr, Expektoranzien, frühzeitig ungezielt Antibiotika; Atemgymnastik, Klopfmassage; Beta-2-Sympathomimetika,

Theophyllin, Parasympatholytika, Kortikosteroide; bei schwerer respirator. Insuffizienz Sauerstoff, evtl. intensivmed. Behandlung.

Broncho|graphie (↑; -graphie*) f: (engl.) bronchography; röntg. Darstellung des Bronchialsystems in mind. zwei Ebenen durch Injektion eines iodhaltigen Kontrastmittels in die zu untersuchenden Bronchialabschnitte über einen halbstarren Katheter (z. B. Metras-Katheter) od. ein flexibles Bronchoskop; durch Einblasen von Luft Doppelkontrastdarstellung des Bronchialbaums.

Broncho|kon|striktions|test (↑; lat. constrictio das Zusammenziehen, -binden) m: s. Provokationstest, inhalativer.

Broncho|lith (↑; Lith-*) m: Bronchialstein; entsteht durch Verkalkung abgestoßener Epithelien, Schleimmassen u. Bakterienhaufen, bes. in Bronchiektasen.

Broncho|phonie (↑; Phono-*) f: (engl.) bronchophony; sog. Bronchialstimme; auskultatorisch deutl. Fortleitung der Sprache des Pat. über die Brustwand (v. a. höherer Frequenzen wie beim Flüstern von „sechsundsechzig"); entsteht bei Verdichtung des zwischenliegenden Lungengewebes. Vgl. Atmungsgeräusche, Fremitus.

Broncho|pneumonie (↑; Pneum-*) f: s. Pneumonie.

Broncho|sinusitis (↑; Sinus*; -itis*) f: s. Sinubronchitis.

Broncho|skopie (↑; -skopie*) f: (engl.) bronchoscopy; endoskopische Untersuchung des Tracheobronchialsystems mit einem starren od. flexiblen Endoskop* in Lokalanästhesie od. Vollnarkose (Beatmungsbronchoskopie); **Ind.:** Diagnostik unklarer Lungenkrankheiten (Tumor, Verletzung, Infektion, interstitielle Veränderungen) durch direkte Betrachtung u. Materialgewinnung mit Hilfe von Spezialzangen, -nadeln, -bürsten od. -absaugkathetern; zur Instillation eines Röntgenkontrastmittels zur Bronchographie*, v. a. bei Verdacht auf Bronchiektasen*; als therap. Maßnahme z. B. zur Fremdkörperentfernung, Abtragung von Tumoren (mechanisch od. mit Laser*), zur endobronchialen Bestrahlung (Afterloading*-Verfahren) u. zum Absaugen von Sekret, z. B. bei beatmeten Intensivpatienten; vgl. Bronchiallavage, Lavage, bronchoalveoläre.

Broncho|spasmo|lytika (↑; Spas-*; Lys-*) n pl: (engl.) bronchodilators; Stoffe, die den Bronchialmuskeltonus* herabsetzen, z. T. die Freisetzung von Mediatorsubstanzen aus den Mastzellen hemmen u. die mukoziliäre Clearance steigern; **1.** Beta-2-Sympathomimetika (s. Betasympathomimetika); **2.** Methylxanthine (Theophyllin); **3.** Parasympatholytika*. Vgl. Asthma bronchiale, Bronchitis.

Broncho|spasmus (↑; ↑) m: (engl.) bronchospasm; Krampf der Bronchialmuskeln bei Asthma bronchiale u. obstruktiver Bronchitis.

Broncho|spiro|metrie (↑; lat. spirare blasen; Metr-*) f: (engl.) bronchospirometry; Spirometrie*, bei der die ventilatorischen (Lungenvolumina) u. die respiratorischen (Sauerstoffaufnahme) Größen beider Lungen getrennt geprüft werden können; meist mit Hilfe eines Doppellumentubus.

Broncho|tomie (↑; -tom*) f: (engl.) bronchotomy; op. Eröffnung eines Bronchus i. R. thoraxchirurgischer Eingriffe.

Bronchus (↑) m (pl Bronchi): Ast der Luftröhre; diese teilt sich vor dem 4. Brustwirbelkörper (Bifurcatio tracheae) in den re. u. li. Stammbronchus (**B. principalis dexter et sinister**). Die Stammbronchien verzweigen sich entspr. den Lungenlappen re. in drei, li. in zwei Lappenbronchien (**B. lobares**), diese wiederum in die Segmentbronchien (**B. segmentales**) entspr. der Zahl der Lungensegmente*. **Wandbau:** Flimmerepithel mit Becherzellen auf dicker Basalmembran, glatte, zirkuläre, in kl. Bronchien schraubig angeordnete Muskulatur, Knorpelplatten, zahlreiche gemischte Drüsen. Vgl. Bronchiolen, Trachea.

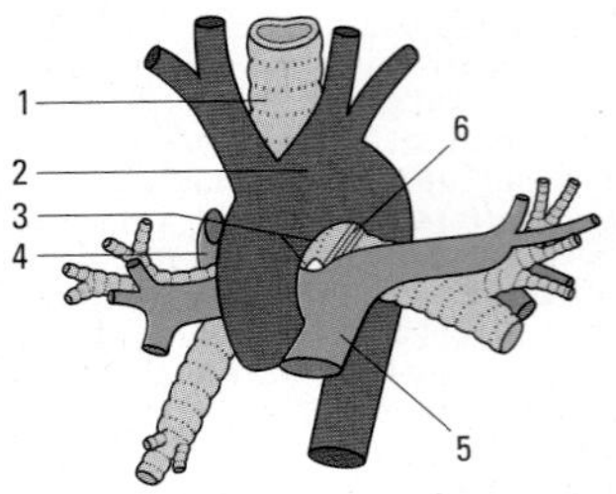

Bronchus, anatomische Verhältnisse:
1: Trachea; 2: Arcus aortae; 3: Bronchi principales; 4: V. azygos; 5: Truncus pulmonalis; 6: Ligamentum arteriosum [532]

Bronchus|blockade (↑) f: (engl.) bronchial blockage; isolierte Blockade eines Bronchus mittels Ballonkatheter; z. B. zur Verhinderung der Ausbreitung von Inf. (Abszess, Bronchiektasen, infizierter Tu.), bei Bronchospirometrie, Lobektomie.

Bronchus|fistel (↑; Fistel*) f: (engl.) bronchial fistula; **1.** innere B. mit Kommunikation zu Hohlorganen der Nachbarschaft u. Pleurahöhle bei intakter Wand des Thorax; s. Fistel, bronchopleurale; **2.** äußere B. mit Kommunikation zur Körperoberfläche inf. spontaner od. operativ gesetzter Perforation einer eitrigen Entz. der Lunge, Bronchiektasie, Echinokokkose der Lunge, Verletzung, Bronchusstumpfinsuffizienz, Pleuraempyem (gefährlichste Spätkomplikation einer Thoraxverletzung), als indirekte B. nach interkurrenter Ausbildung eines Pleuraempyems (im Ggs. zur direkten B.); **Diagn.:** In- u. Exspiration von Luft durch Fistelöffnung, rückläufige Atmung bei geschlossenen Mund- u. Nebenhöhlen, Hustenreiz bei Inj. von Iodtinktur od. Ether in die Fistel, Röntgenkontrastdarstellung. Vgl. Lungenfistel.

Bronchus|riss (↑): (engl.) bronchial rupture; traumatisch bedingter (in)kompletter Abriss eines Bronchus; Vork. bei stumpfem Thoraxtrauma (häufig im Kindesalter); führt zu Mediastinalemphysem* u. Hautemphysem* bzw. Spannungspneumothorax.

Bronchus|stenose (↑; Steno-*; -osis*) f: (engl.) bronchostenosis; Verengung eines Bronchus durch Tumor, Schrumpfung, Fremdkörper u. a.

Bronchus|stumpf|in|suffizienz (↑; Insuffizienz*) f: (engl.) bronchial stump insufficiency; nach Lungenresektion als Kompl. auftretende spontane Eröffnung eines zuvor op. verschlossenen Bronchus; nach Übertritt von Luft, Sekret u. Keimen durch eine innere Bronchusfistel* kann es zu Pneumothorax* u. Pleuraempyem* kommen.

Bronze-Baby-Syn|drom n: Bez. für eine dunkle, grau-braune Verfärbung der Haut, die bei Neugeborenen mit Hyperbilirubinämie* (Erhöhung des konjugierten Bilirubins durch z. B. Cholestasesyndrom od. Hepatitis) während der Phototherapie* auftreten kann.

Bronze|dia|betes (Diabet-*) m: (engl.) bronze diabetes, hemochromatosis; Spätsymptom der Hämochromatose* mit Bronzefärbung der Haut; aufgrund der Eisenablagerung im Pankreas kommt es zur Pankreasfibrose u. zum Diabetes mellitus, der sich oft sehr schwer mit Insulin einstellen lässt.

Bronze|haut|krankheit: s. Addison-Krankheit.

Brooke-Spiegler-Syn|drom (Henry A. B., Dermat., Manchester, 1854–1919; Eduard S., österreich. Dermat., 1860–1908) n: syn. Epithelioma* adenoides cysticum Brooke.

Brot|einheit: (engl.) bread exchange unit; Abk. BE; auch Berechnungseinheit; Hilfsrechengröße zur Berechnung der Diät bei Diabetes mellitus; 1 BE ist eine Menge von insgesamt 12 g an Kohlenhydraten mit blutzuckersteigernder Wirkung.

Broti|zolam (INN) n: Benzodiazepinderivat; **Verw.:** als Schlafmittel*; vgl. Benzodiazepinderivate.

Browne-Operation (Sir Denis J. B., Chir., London, 1892–1967) f: Bildung einer Harnröhre bei Hypospadie* durch einen versenkten Epithelstreifen.

Browne-Schiene (↑): (engl.) Denis Browne's splint; orthop. Hilfsmittel zur aktiven funkt. Behandlung best. Formen des angeb. Pes* equinovarus; die Füße werden in Überkorrekturstellung auf sohlenförmigen, durch Querstreben miteinander verbundenen Metallplatten befestigt; durch Strampeln des Säuglings wird die Schiene, die bei gebeugten Kniegelenken in Fußhöhe hängt, bewegt.

Brown-Séquard-Syn|drom (Charles E. B.-S., Physiol., Neurol., Paris, 1817–1894) n: halbseitige Querschnittläsion* des Rückenmarks mit spast. Lähmungen u. Störung der Tiefensensibilität distal der Unterbrechung auf der Seite der Läsion sowie Herabsetzung od. Aufhebung der Schmerz- u. Temperaturempfindung (dissoziierte Sensibilitätsstörung) auf der Gegenseite. Die Berührungsempfindung ist meist bds. ungestört.

Brown-Syn|drom (Harold W. B., Ophth., New York, geb. 1898) n: syn. Jaensch-Brown-Syndrom; eingeschränkte Hebung des Auges in Adduktion inf. angeb. od. erworbener Störung des Gleitens der Sehne des M. obliquus superior in der Trochlea; evtl. mit ruckartiger Aufwärtsbewegung des Auges nach Überwindung eines Widerstandsmaximums (sog. Obliquus-superior-Klick-Syndrom).

Brucella (Sir David Bruce, Mikrobiol., London, 1855–1931) f: Gattung gramnegativer, aerober, unbewegl., ellipsoider od. kokkoider Stäbchen (noch keiner Fam. zugeordnet; vgl. Bakterienklassifikation); sechs Species bekannt; B. abortus, B. canis, B. melitensis u. B. suis sind Err. von Zoonosen, die vom erkrankten Tier auf den Menschen übertragen werden (s. Brucellosen*); **Charakteristika:** auf Blutagar kultivierbar, Katalase-positiv, Voges*-Proskauer-Reaktion negativ; Endotoxinbildung; intrazelluläre Parasiten; wichtigstes Erregerreservoir bilden landwirtschaftliche Nutztiere.

Brucella abortus (↑) f: syn. Bang-Bakterium; Err. der Bang-Krankheit (s. Brucellosen); einzige Brucella-Species, die durch den B.-a.-spezif. Bakteriophagen Tb (Tbilisi) lysiert werden kann; **Epidemiol.:** wichtigstes Erregerreservoir ist das Rind. Pasteurisieren* tötet B. a. Der Mensch infiziert sich direkt an kranken Tieren od. deren Ausscheidungen. Auch kontaminierte Lebensmittel sind potentielle Infektionsquellen. Bes. gefährdet sind Landwirte, Tierärzte, Melker, Metzger, Laborangestellte, Tierpfleger u. Schäfer (meldepflichtige Berufskrankheit); **Kultur** unter 5–10%iger CO_2-Atmosphäre u. Zusatz von Thiamin, Nicotinamid u. Biotin; **Diagn.:** meist nur serol. möglich.

Brucella canis (↑) f: Brucella-Species, deren Erregerreservoir Hunde sind u. die beim Menschen nur äußerst selten eine Brucellose* hervorruft.

Brucella melitensis (↑) f: syn. Bacterium melitense, Maltafieber-Bakterium, Err. des Maltafiebers (s. Brucellosen); wichtigstes Erregerreservoir bilden Schafe u. Ziegen.

Brucella suis (↑) f: syn. Bacterium abortus suis; Err. von Brucellosen*; wichtigstes Erregerreservoir bilden Schweine.

Brucellosen (↑; -osis*) f pl: (engl.) brucelloses; Sammelbez. für meldepflichtige, subakut-rezidiv. Infektionskrankheiten bei Mensch u. Tier, die durch Brucellen ausgelöst werden. Die Err. sind weltweit verbreitet u. pathogen für zahlreiche Haustiere wie Rind, Schaf, Ziege, Schwein, Pferd, Hund u. Katze, die die Hauptinfektionsquelle für den Menschen darstellen. Die beim Menschen beobachteten B. haben das undulierende Fieber als einheitliches Krankheitsbild u. werden in Mitteleuropa am häufigsten durch Brucella* abortus (Bang-Krankheit), vereinzelt auch durch Brucella* melitensis (Maltafieber) u. nur sehr selten durch Brucella suis (Schweinebrucellose) hervorgerufen. **Epidemiol.:** B. sind meist Lebensmittelinfektionen (vgl. Lebensmittelvergiftung) bzw. Berufskrankheiten, die in einigen trop. u. subtrop. Regionen häufiger als in gemäßigten Zonen auftreten. **Pathol.:** generalisierte Granulomatose od. lokalisierte Form; **Klin.:** Inkubationszeit 1–3 Wo., häufig schleichender Beginn; Fieber, rel. Bradykardie, allg. Krankheitsgefühl, Schweißausbrüche, bisweilen Hepatosplenomegalie, Lymphadenopathie; Inf. mit Brucella melitensis sind meist klin. schwer wiegender als andere B.; Verlauf akut, subakut od. chronisch; lang andauernde (Mon., Jahre) generalisierte Inf. sind bei inadäquater Chemotherapie möglich; Err. können intrazellulär persistieren. **Diagn.:** Erregernachweis durch Blutkultur od. aus Biopsiematerial, serol. (Agglutinationsreaktion nach Widal, Komplementbindungsreaktion); **Ther.:** Tetracycline kombiniert mit Streptomycin, Gentamycin od. Rifampicin, alternativ Cotrimoxazol.

Bruce-Septik|ämie (↑; Sepsis*; -ämie*) f: syn. Maltafieber; s. Brucellosen.

Bruch: (engl.) 1. fracture, 2. u. 3. hernia; **1.** Knochenbruch, Fraktur*; **2.** Eingeweidebruch, Hernie*; **3.** Muskelbruch, Muskelhernie*.

Bruch|einklemmung: s. Inkarzeration.

Bruch-Membran (Karl W. L. B., Anat., Basel, 1819–1884) f: (engl.) Bruch's membrane; Lamina basalis der Choroidea*; trennt die Choroidea von der Retina*.

Bruch|operation f: s. Herniotomie, Hernioplastik.

B

Bruch|pforte: (engl.) hernial canal; s. Hernie.

Bruch|sack: (engl.) hernia sac; s. Hernie.

Brucin (James Bruce, schott. Forscher, 1730–1794) n: chem. dem Strychnin* verwandtes u. auch in den gleichen Pflanzen enthaltenes Indolalkaloid mit abgeschwächter Strychninwirkung.

Brudzinski-Nacken|zeichen (Józef von B., Päd., Warschau, 1874–1917): (engl.) Brudzinski's sign; syn. Nackenzeichen; am liegenden Pat. reflektor. Beugung der Beine in den Knie- u. Hüftgelenken bei passivem Vorbeugen des Kopfs; positiv bei Meningitis, Subarachnoidalblutung, evtl. bei Enzephalitis.

Brücke: 1. (anat.) Pons*; **2.** (zahnmed.) s. Brückenzahnersatz.

Brücke-Muskel (Ernst W. von B., Physiol., Königsberg, Wien, 1819–1892; Musculus*) m: (engl.) Brücke's muscle; Fibrae meridionales; Faserpartie des glatten M. ciliaris.

Brücken|hauben|syn|drom n: (engl.) tegmental syndrome; s. Hirnstammsyndrome (Tab.).

Brücken|kallus (Kallus*) m: (engl.) bridging callus; Ausbildung einer knöchernen Verbindung zw. zwei nebeneinander liegenden Knochen (Synostose), häufig im Bereich des Unterarms od. -schenkels, mit Funktionseinschränkung; **Urs.:** überschießende Kallusbildung mit Verknöcherung der Membrana interossea nach Fraktur; **Ther.:** Resektion; wegen hoher Rezidivquote i. d. R. Interposition einer Silastikmembran od. von Muskelgewebe. Vgl. Frakturheilung.

Brücken|kolobom (Kolobom*) n: (engl.) bridge coloboma; von normal gebildetem Gewebe unterbrochenes Kolobom* der Netz- bzw. Aderhaut, meist im nasalen unteren Quadranten lokalisiert.

Brücken|lappen: (engl.) brigde flap; s. Hautlappen.

Brücken|syn|drom n: (engl.) pontine syndrome; Ponssyndrom; s. Hirnstammsyndrome (Tab.).

Brücken|zahn|ersatz: (engl.) bridge; syn. Brücke, Brückenersatz; i. d. R. fest sitzender, durch Überkronung noch vorhandener Zähne bzw. aufgebauter Zahnwurzeln od. implantierter, alloplastischer Pfeiler verankerter Zahnersatz. Variante: herausnehmbarer B., der durch teleskopierende Elemente (Kronen, Geschiebe, Stege) an noch vorhandenen Zähnen, Zahnwurzeln, Implantaten verankert ist.

Brueghel-Syn|drom n: syn. Meige*-Syndrom.

Brugia malayi f: syn. Wuchereria malayi, Filaria malayi; Malayenfilarie; zu den Nematodes* gehörender Parasit im Lymphgefäßsystem des Menschen; ♂ bis 22 mm, ♀ bis 55 mm lang. Mikrofilarien* treten meist nachts im peripheren Blut auf; Übertragung durch Stechmücken (Mansonia*, Anopheles*, Aedes*); **Verbreitung:** Süd- u. Südostasien; s. Filariosen.

Brugia timori f: mit Brugia* malayi nahe verwandter Parasit des Menschen auf den Kleinen Sunda-Inseln.

Bruit (frz.): Geräusch.

Bruit de diable (↑): Nonnensausen*.

Bruit de moulin (↑): Mühlradgeräusch*.

Bruit de rappel (↑): Mitralöffnungston*.

Bruit du pot fêlé (↑): Geräusch des gesprungenen Topfes; s. Münzenklirren.

Brunhilde-Stamm: (engl.) Brunhilde virus; Typ I der Poliomyelitis*-Viren.

Brunner-Drüsen (Johann C. B., Anat., Mannheim, Heidelberg, 1653–1727): (engl.) Brunner's glands; Glandulae duodenales; mukoide Drüsen* in der Submukosa des Duodenums*.

Brunneriom (↑; -om*) n: (engl.) Brunner's gland tumor; von den Brunner*-Drüsen im Bulbus duodeni ausgehendes Adenom, das ca. 90% aller benignen Duodenaltumoren ausmacht; **Klin.:** meist asymptomatisch, evtl. Blutung, Behinderung der Darmpassage; **Diagn.:** Duodenoskopie; **Ther.:** bei Beschwerden op. Exzision.

Brushfield-Flecken (Thomas B., Arzt, London, 1858–1937): (engl.) Brushfield's spots; kleine weiße Flecken der Iris bei Down*-Syndrom.

Brust|bein: Sternum*.

Brust|bein|punktion (Punktion*) f: s. Sternalpunktion.

Brust|drüse: (anat.) Mamma*.

Brust|drüse, ak|zessorische: s. Mamma, akzessorische.

Brust|drüsen|entzündung: Mastitis*.

Brust|ernährung: s. Stillen.

Brust|fell: (anat.) Pleura*.

Brust|fell|entzündung: s. Pleuritis.

Brust|höhle: (anat.) Cavitas thoracis; s. Cavea thoracis.

Brust|korb: Cavea* thoracis.

Brust|korb|prellung: (engl.) chest contusion; syn. Contusio thoracis; stumpfes Thoraxtrauma* mit Atemnot u. evtl. Herzrhythmusstörungen; inf. plötzlicher Druckerhöhung im Thorax bei reflektorischem Verschluss der Glottis kann es zu Blutrückstrom in die Hals- u. Kopfvenen mit petechialen Hautblutungen, subkonjunktivalen Blutungen, u. U. intraokulären Einblutungen kommen; **Ther.:** symptomatisch (Analgetika), ggf. Sauerstoffzufuhr u. Behandlung meist vorhandener Begleitverletzungen. Vgl. Herzkontusion, Lungenkontusion.

Brust|krebs: s. Mammakarzinom.

Brust|lymph|knoten (Lymph-*): (engl.) thoracic lymph nodes; (anat.) Nodi lymphoidei pectorales; s. Achsellymphknoten (Abb.), Sorgius-Lymphknotengruppe.

Brust|milch|gang: (anat.) Ductus* thoracicus.

Brust|muskeln: (anat.) Mm. pectorales.

Brust|nerven: (anat.) Nn. thoracici.

Brust|suchen, reflektorisches: (engl.) rooting reflex; s. Reflexe, frühkindliche.

Brust|umfang, kindlicher: (engl.) chest circumference of the child; Körperumfang auf der Höhe der Mamillen; bei Säuglingen kleiner als der kindliche Kopfumfang*, am Ende des 1. Lj. etwa gleich (ca. 46 cm); danach raschere Zunahme.

Brust|wand|ableitungen: (engl.) precordial leads; Abk. BWA; auch präkardiale Ableitungen; Registrierung eines EKG durch horizontale Ableitung des Erregungsablaufs mit Hilfe von auf die Brustwand aufgesetzten Saugelektroden (selten Nadelelektroden); i. d. R. als unipolare Ableitungen nach Wilson (s. Abb.) od. als bipolare Ableitungen nach Nehb. Vgl. Elektrokardiographie, Nehb-Ableitungen, Frank-Ableitungen.

Brust|wand|flattern: (engl.) flail chest; s. Atmung, paradoxe.

Brust|wand|tumoren (Tumor*) m pl: (engl.) chest wall tumors; im Bereich der Brustwand lokalisierte, in ca. 60 % maligne Tu.; **1.** von den Weichteilen ausgehende B.: **a)** benigne: Lipom, Rhabdomyom, Fibrom, Neurinom, Angiom; **b)** maligne: malignes Melanom, Sarkom, Metastasen; **2.** vom Skelett ausgehende B.: **a)** benigne: Chondrom, Osteochondrom, Riesenzelltumor,

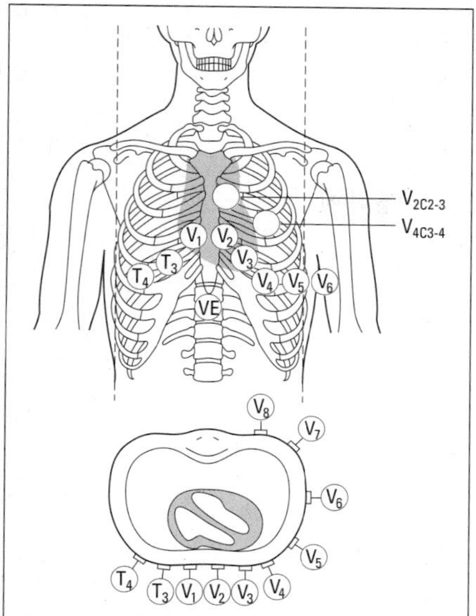

Brustwandableitungen: unipolare Brustwandableitungen nach Wilson

Knochenzyste, benigne Knochentumoren; **b)** maligne: osteogenes Sarkom, Ewing-Sarkom, Myelom, Metastasen; **Diagn.:** Palpation, Röntgenuntersuchung (spez. Computertomographie, Kernspintomographie), Biopsie u. histol. Untersuchung.

Brust|warze: (engl.) nipple; (anat.) Papilla mammaria, Mamilla, Mamille; etwas unterh. der Brustmitte gelegene, meist leicht nach obenaußen gerichtete gerunzelte pigmentierte Erhebung, umgeben vom Warzenhof (Areola* mammae). Nahe der helleren Warzenspitze münden die 12–20 Milchgänge (Ductus* lactiferi) in den sog. Milchporen. Gefäßfüllung u. Kontraktion glatter Muskelzellen unter B. u. Warzenhof führen zur Erektion der Mamille.

Brust|warzen|plastik (-plastik*) f: (engl.) theleplasty; rekonstruierende Mamillenplastik*, z. B. nach Mastektomie*.

Brust|wasser|sucht: s. Pleuritis.

Brust|wirbel: (engl.) thoracic vertebrae; (anat.) Vertebrae thoracicae (thoracales); s. Vertebra.

Bruton-Syn|drom (Ogden C. B., Päd., Washington, geb. 1908) n: (engl.) X-linked infantile agammaglobulinemia; X-chromosomal-rezessiv erbl. Antikörpermangelsyndrom (Typ der Agammaglobulinämie*, Genlokus Xq21.3-q22) mit bes. Anfälligkeit gegenüber bakt. Infektionen; Fehlen von B-Lymphozyten in Blut u. Organen sowie von Plasmazellen im Knochenmark; **Häufigkeit:** 1:50 000 Neugeborene; Pränataldiagnostik durch Fetoskopie u. fetale Nabelschnurvenenpunktion möglich.

Brut|schrank m: (engl.) incubator; Wärmeschrank mit thermostat. Regulation z. B. zur Aufbewahrung von Blut- u. Zellkulturen od. zur Bakterienanzüchtung; vgl. Inkubator.

Bruxismus (gr. βρυγμός das Knirschen) m: (engl.) bruxism; Bez. für meist unbewusstes, oft nächtl. Zähneknirschen, das zu Schädigungen an Zähnen u. Kiefergelenken führen kann; **Urs.:** psychisch (Stress), kaufunktionell (Okklusionshindernisse), orthop. (z. B. zu Schiefhaltungen führende Skeletterkrankungen) od. neurol. (z. B. Multiple Sklerose); **Ther.:** Behandlung der Grunderkrankung, u. U. Psychotherapie, Aufbissbehelf*, Krankengymnastik.

Bryant-Dreieck (Sir Thomas B., Chir., London, 1828–1914): (engl.) Bryant's triangle; nahezu gleichschenkliges Dreieck aus Verbindungslinie Spina iliaca anterior superior - Trochanter-

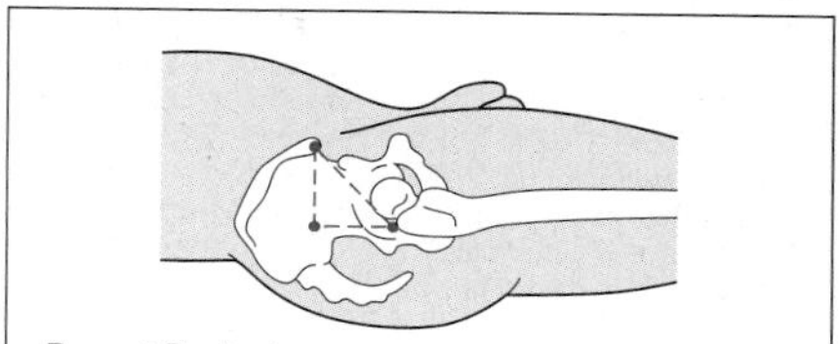

Bryant-Dreieck

spitze, Verlängerungslinie der Femurachse über den Trochanter hinaus u. einer Senkrechten von der Spina auf diese Linie zur Messung des Trochanterstands; bei Trochanterhochstand ist die durch die Femurachse gebildete Kathete verkürzt. Vgl. Roser-Nélaton-Linie.

Bryce-Smith-Salt-Tubus (Tubus*) m: s. Doppellumentubus.

BSA: Abk. für **b**ovines **S**erum**a**lbumin*.

B-Scan (engl. to scan absuchen, -tasten) m: Abk. für **B**rightness-Scan; s. Ultraschalldiagnostik.

BSE: Abk. für (engl.) **b**ovine **s**pongiform **e**ncephalopathy; sog. Rinderwahnsinn; bei Rindern vorkommende Form der Prionkrankheiten*; seit 1985 epidem. Auftreten v. a. in Großbritannien (bis 2000 mehr als 178 000 Fälle) mit deutl. Rückgang der Neuerkrankungen seit 1993; **Urs.:** die Verfütterung unzureichend sterilisierten Tiermehls, das aus Kadavern von Scrapie-infizierten Schafen (s. Scrapie) hergestellt wurde; eine Übertragung auf den Menschen durch den Verzehr insbes. von sog. spezifizierten Rinderschlachtprodukten (v. a. Gehirn, Rückenmark, Innereien), aber auch durch Muskelfleisch, das bei industrieller Fleischgewinnung über Rückenmark kontaminiert wurde, ist nicht auszuschließen. Vgl. Creutzfeldt-Jakob-Krankheit, Kuru.

BSG: Abk. für **1. B**lutkörperchen**s**enkungs**g**eschwindigkeit; s. Blutkörperchensenkung; **2. B**undes**s**ozial**g**ericht.

BSHG: Abk. für **B**undes**s**ozial**h**ilfe**g**esetz*.

BSR: Abk. für **B**izeps**s**ehnen**r**eflex; s. Reflexe.

B-Strepto|kokken (Strept-*; Kokken*) f pl: Streptococcus* agalactiae.

BT: Abk. für **1. B**asal**t**emperatur*; **2. B**eschäftigungs**t**herapie; s. Ergotherapie.

BtM: auch BTM; Abk. für **B**e**t**äubungs**m**ittel*.

BtMG: Abk. für **B**e**t**äubungs**m**ittel**g**esetz*.

BtMVV: Abk. für **B**e**t**äubungs**m**ittel*-**V**erschreibungs**v**erordnung.

BTPS: Abk. für (engl.) **b**ody **t**emperature **p**ressure, **s**aturated; Bedingungen, die für die in der Lunge befindlichen Gasvolumina gelten:

T = 310 K, P = aktueller Barometerdruck, Wasserdampfpartialdruck = 47 mmHg. Vgl. STPD.

BU: Abk. für **B**erufs**u**nfähigkeit*.

Bubble-Oxy|genator (Ox-*; -gen*) m: s. Oxygenator.

Bubo (gr. βουβών Leistengegend) m: entzündl. Schwellung der Lymphknoten in der Leistenbeuge; z. B. Syphilis (B. indolens, nicht schmerzhaft), Ulcus molle, Lymphogranuloma venereum.

Bubonen|pest (↑): (engl.) bubonic plague; syn. Beulenpest; s. Pest.

Bụcca (lat. Mund, Backe) f: Wange; erstreckt sich von Mundwinkel u. Ohr zu Jochbogen u. Unterrand der Mandibula, seitlich vom Vestibulum oris begrenzt; passiv u. aktiv beweglich durch den zur mimischen Muskulatur gehörigen M. buccinator. Durch Erhöhung des Luftdrucks in der Mundhöhle kann die Wange stark gedehnt werden (sog. Pausbacken). Aus dieser Stellung kann durch Kontraktion des M. buccinator ein gut dosierbarer Luftstrom erzeugt werden (sog. Trompetermuskel).

Buccinator (lat. Hornbläser) m: Kurzbez. für Musculus* buccinator.

Buchem-Syn|drom (F. S. P. van B., Int., Groningen, 1898–1979) n: syn. Hyperostosis* corticalis generalisata.

Buck-Faszie (Gordon B., Chir., New York, 1807–1877; Fasc-*) f: (engl.) Buck's fascia; **1.** derbes fibröses Gewebe, das die Corpora cavernosa u. das Corpus spongiosum des Penis als Fascia penis umgibt; **2.** (anat.) Fascia* perinei.

Bucky-Tisch (Gustav P. B., Radiol., Berlin, New York, 1880–1963): (engl.) Bucky table; Röntgenaufnahmetisch mit beweglicher (sog. schwimmender) Tischplatte u. eingearbeitetem, bewegtem Streustrahlenraster*; Verw. in Komb. mit einer Übertischröhre.

Buclizin (INN) n: Histamin-H_1-Rezeptorenblocker; **Verw.:** bei Migräne; s. Antihistaminika.

Buday-Krankheit (Kálmán B., Chir., Budapest, 1863–1937): (engl.) Buday's disease; mit multiplen Leber-, Lungen-, Milz- u. Muskelabszessen einhergehendes septisches Krankheitsbild, das sich durch Eindringen von Fusobacterium necrophorum über Knochenverletzungen, entzündete Tonsillen od. puerperalen Uterus in die Blutbahn entwickelt; subakut bis chron. Verlauf mit günstiger Prognose; **Ther.:** Penicillin.

Budd-Chiari-Syn|drom (George B., Int., London, 1808–1882; Hans Ch., Pathol., Strasbourg, 1851–1916) n: syn. (engl.) venous occlusive disease (Abk. VOD); sog. posthepatischer Block bei Abflussstörung im Bereich der Vv. hepaticae als Form der portalen Hypertension*; **Urs.:** z. B. Thrombose, Tumor, Vaskulitis, Trauma, Rechtsherzinsuffizienz; **Sympt.:** akute Form mit Übelkeit, Erbrechen, Hämatemesis, Schmerzen im Oberbauch, Aszites, Lebervergrößerung; chron. Form mit Zirrhose, Ösophagusvarizen(-Blutung); **Ther.:** portokavaler Shunt, Lebertransplantation.

Budesonid (INN) n: Glukokortikoid; **Verw.:** topisch bei Asthma bronchiale, Rhinitis allergica; s. Glukokortikoide.

Büdinger-Ludloff-Läwen-Syn|drom (Konrad B., Chir., Wien, 1867–1944; Karl Lu., Chir., Breslau, 1864–1945; Arthur Lä., Chir., Marburg, 1876–1958) n: syn. Chondromalacia patellae; mit Schmerzen u. bisweilen intraartikulärer Ergussbildung sowie rezidiv. Luxationen einhergehende Destruktion des Patellakerns bei Jugendlichen; wird zu den aseptischen Knochennekrosen* gerechnet. Vgl. Larsen-Johansson-Krankheit, Polychondritis, rezidivierende.

Bülau-Drainage (Gotthard B., Int., Hamburg, 1835–1900; Drainage*) f: (engl.) siphon drainage; Pleuradrainage, Thoraxdrainage; Meth. zum fortlaufenden Entfernen von Luft od. Flüssigkeit aus der Pleurahöhle; **Prinzip:** Einführen eines Drainageschlauchs ggf. über einen Führungsspieß; bei Pneumothorax meist im 2. od. 3. ICR medioklavikular (Lagerung des Schlauchs in Höhe der oberen Thoraxapertur); vgl. Monaldi-Saugdrainage; bei Sero-, Hämato-, Pyothorax im 5. od. 6. ICR der vorderen od. mittleren Axillarlinie; Drainage anstelle der ursprüngl. Heberdrainage* durch permanenten Sog von 5–20 cm H_2O (Saugdrainage*).

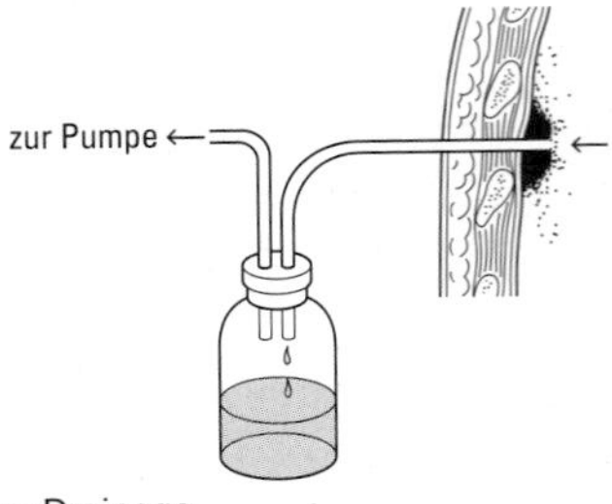

Bülau-Drainage

Bündel, papillo|makuläres: (engl.) papillomacular bundle; von den Ganglienzellen der Macula lutea der Retina* zum Discus nervi optici ziehende Nervenfasern, die geschlossen axial im Sehnerv weiterziehen u. sich teils gekreuzt, teils ungekreuzt bilateral auf die Sehrinde projizieren; vgl. Sehbahn, Abblassung, temporale.

Büngner-Bänder (Otto von B., Chir., Hanau, 1858–1905): syn. Hanken*-Büngner-Bänder.

Bürette (frz. buire Kanne) f: (engl.) burette; durch Hahn verschließbare, graduierte Glasröhre zur Maßanalyse.

Bürger-Grütz-Krankheit (Max B., Int., Leipzig, 1885–1966; Otto G., Dermat., Bakteriol., Elberfeld, Bonn, 1886–1963): syn. primäre Hyperlipoproteinämie Typ I; s. Hyperlipoproteinämien.

Buerger-Syn|drom (Leo B., Chir., Wien, New York, 1879–1943) n: s. Thrombangiitis obliterans.

Bürger-Zeichen (Max B., Int., Leipzig, 1885–1966): (engl.) Bürger's sign; schmerzhafte Schwellung des Ductus parotideus z. B. bei Virusinfektionen; vgl. Parotitis epidemica.

Bürker-Zähl|kammer (Karl B., Physiol., Gießen, Tübingen, 1872–1957): s. Zählkammer.

Bürsten|bi|opsie (Bio-*; Op-*) f: (engl.) brush biopsy; Biopsie* mit Gewinnung von Zellmaterial insbes. aus Hohlorganen (Bronchien, Ösophagus, Magen, Ureter, Nierenbecken u. a.) zur zytol. Untersuchung unter Anw. kleiner Kunststoff- od. Stahlbürsten, die über einen Führungskatheter bzw. den Instrumentenkanal eines Endoskops in das Organ eingeführt werden.

Bürsten|saum: (engl.) brush border; von der freien Zelloberfläche ausgehende Zytoplasmafortsätze aller sekretorisch od. resorptiv tätigen Epithelien zur Vergrößerung der Oberfläche; Vork. z. B. im proximalen u. distalen Nierentubulus, Dünndarmepithel, in den Pankreasausführungsgängen, an den Plexus choroidei u. am Synzytium des fetalen Teils der jungen Plazenta; vgl. Mikrovilli.

Bürsten|schädel: (engl.) hair-on-end appearance; Verbreiterung der Schädelkalotte mit Verschmälerung der Kortikalis u. erhebl. Erweiterung der Diploe; **Diagn.:** (röntg.) radial angeordnete streifenförmige Trabekelzeichnung (radiäre Knochenbälkchen) zw. den beiden Kompaktalamellen, bedingt durch schon im Kindesalter vorhandene Zunahme des hämatopoetisch aktiven Knochenmarks; **Vork.:** bes. bei Thalassaemia* major, selten bei hereditärer Sphärozytose* u. Sichelzellenanämie*.

Bufexamac (INN) n: Antiphlogistikum zur topischen Anw. u. a. bei Ekzemen; **UAW:** gelegentl. Überempfindlichkeitsreaktionen, gastrointestinale Störungen u. a.

Buffy coat (engl. buffy lederfarben; coat Überzug): Schicht aus Leukozyten u. Thrombozyten zw. Plasma u. (sedimentierten) Erythrozyten, z. B. in einer frischen Vollblutkonserve; bildet sich nach längerem Stehen od. Zentrifugieren von ungerinnbar gemachtem Blut. Vgl. Blutkonserve.

Buflo|medil (INN) n: Vasodilatator; **Verw.:** bei peripheren art. Durchblutungsstörungen; **Kontraind.:** schwere art. Blutungen u. a.; **UAW:** Kopfschmerz, Blutdruckabfall, Schwindel u. a.

bukkal (lat. bucca Wange): (engl.) buccal; Wangen-, wangenwärts.

Bulbär|hirn|syn|drom, akutes (gr. βολβός Zwiebel) n: (engl.) acute bulbar syndrome; Abk. BHS; zu den Dezerebrationssyndromen* gehörendes Krankheitsbild inf. schwerer diffuser Schädigung der Medulla* oblongata; evtl. Entw. aus einem akuten Mittelhirnsyndrom*; **Einteilung** nach Schweregrad in **BHS I:** tiefes Koma bei erloschener Spontanmotorik u. fehlender Reaktion auf Schmerzreize, abnehmender Muskeltonus, zunehmende Pupillenerweiterung, flache unregelmäßige Atmung, erloschener okulozephaler Reflex; **BHS II:** völlige Reglosigkeit bei allg. muskulärer Atonie, Pupillen max. erweitert, Areflexie, Atemstillstand; rascher Übergang in den Hirntod*. Vgl. Syndrom, apallisches.

Bulbär|para|lyse (↑; Paralyse*) f: (engl.) bulbar paralysis; Sammelbegriff für neurol. Krankheitsbilder, die durch umschriebene bilaterale Schädigung motor. Hirnnervenkerne in der Medulla oblongata entstehen; **Formen: 1.** akute B. inf. Blutung bzw. Embolie (apoplektische B.) od. Entzündung; **2.** familiäre infantile B.: im Allg. zwischen 2. u. 12. Lj. beginnende progressive B.; selten, wahrscheinlich autosomal-rezessiv erbl.; **3.** progressive B. (Duchenne-Krankheit): Erkr. des höheren Lebensalters durch degen. Veränderung im Kerngebiet des N. hypoglossus, N. glossopharyngeus, N. vagus, N. facialis u. des motor. N. trigeminus; **Sympt.:** Dysarthrie, Aphonie, Störung der Schluck- u. Kaubewegungen, Zungenatrophie; Vork. bulbärer Sympt. auch bei neurogener Muskelatrophie, amyotrophischer Lateralsklerose, Poliomyelitis, Medullatumoren, Neurosyphilis u. Botulismus; **DD:** Myasthenia gravis pseudoparalytica. Vgl. Pseudobulbärparalyse.

Bulbär|para|lyse, infektiöse (↑; ↑) f: syn. Pseudowut*.

bulbi|formis (↑; -formis*): zwiebelförmig, auch bulboides, bulboideus.

Bulbo|spongiosus|re|flex (↑; gr. σπογγιά Schwamm; Reflekt-*) m: auch Bulbocavernosusreflex; Fremdreflex mit an der Peniswurzel tastbarer Kontraktion des M. bulbospongiosus durch Reizung der Penishaut über afferente sensible Fasern des N. dorsalis penis u. efferente motorische Fasern des N. pudendus; fällt aus bei Läsion der Rückenmarksegmente S_1-S_4 u. dient der DD von neurol. u. urol. Blasenstörungen; vgl. Ejakulationsreflex.

B

Bulbo|urethral|drüsen (↑): s. Glandula bulbourethralis.

Bulbus (↑) m: s. Medulla oblongata.

Bulbus aortae (↑) m: s. Aorta.

Bulbus|druck|versuch (↑): s. Reflex, okulokardialer.

Bulbus duo|deni (↑) m (pl Bulbi): der kurze erste Abschnitt (Pars superior) des Duodenums.

Bulbus inferior venae jugularis (↑) m: Erweiterung der V. jugularis int. vor dem Venenwinkel, krankialwärts durch eine Klappe verschlossen.

Bulbus oculi (↑) m: Augapfel; s. Auge.

Bulbus olfactorius (↑) m: auf der Lamina cribrosa des Siebbeins gelegene Anschwellung am Beginn des Tractus olfactorius; nimmt die Riechnerven auf.

Bulbus penis (↑) m: dem Diaphragma urogenitale anliegender Anfangsteil des Corpus spongiosum penis.

Bulbus pili (↑) m: (engl.) hair bulb; Haarzwiebel; s. Haare.

Bulbus superior venae jugularis (↑) m: Erweiterung der V. jugularis int. im Foramen jugulare.

Bulbus vestibuli (↑) m: paariger, dem unpaaren männl. Corpus* spongiosum penis entspr. Schwellkörper an der Basis der kleinen Schamlippen.

Bulbus|zeichen (↑): (engl.) eyeball sign; verminderte Druckempfindlichkeit des Augapfels bei Tabes* dorsalis.

Bulimia nervosa (gr. βουλιμία Heißhunger) f: syn. Essbrechsucht; psychogene Essstörung, bei der exzessive, meist hochkalorische Nahrungsmengen in kurzer Zeit zugeführt (Essanfall) u. anschl. Maßnahmen ergriffen werden, um das Körpergewicht in einem (sub)normalen Rahmen zu halten (z. B. periodisches Fasten, exzessive körperl. Aktivität, selbstinduziertes Erbrechen od. Missbrauch von Laxanzien u. Diuretika mit entspr. Kompl.); geschätzte Prävalenz: 1–3 % der Frauen u. ca. 0,01 % der Männer zw. 18. u. 35. Lj.; häufig gehen extremes Übergewicht od. Anorexia* nervosa der Entw. einer B. n. voraus. **Ther.:** Psychotherapie (z. B. Verhaltenstherapie). Vgl. Essstörungen, psychogene.

Bulimie (↑) f: (engl.) bulimia; syn. Hyperorexie, Heißhunger, Esssucht, Fresssucht; vieldeutiges Sympt. mit org. (z. B. Hypoglykämie) od. psychischen Urs. (z. B. i. R. einer Anorexia* nervosa), u. U. Leitsymptom der Bulimia* nervosa. Vgl. Essstörungen, psychogene.

Bulinus m: Gattung der Wasserlungenschnecken; Zwischenwirt von Schistosoma*.

Bulla (lat.) f: Blase; primäre Effloreszenz; über das Hautniveau erhabener, mit Flüssigkeit gefüllter Hohlraum; entsteht durch einfache Spaltung der Hautschichten, meist einkammerig; mind. 5 mm groß; man unterscheidet nach Lok. u. Urs.: **subkorneale B.** (unter der Hornschicht), **intraepidermale B.** (in der Epidermis), **subepidermale B.** (zw. Epidermis u. Dermis) u. **akantholytische B.** (in der Epidermis durch Auflösung der Zellverbindungen); **B. inflammatoris** (entzündl. Blase durch tox. Noxen, Inf., allerg. Reaktionen u. a.), **B. mechanica** (durch mechan. Trauma bei Epidermolysis), **B. actinica** (durch Sonnenstrahlen, z. B. bei Hydroa vacciniformia), **B. spontanea** (z. B. bei Pemphigus). Vgl. Effloreszenzen.

Bulla ethmo|idalis (↑) f: bes. große vordere Siebbeinzelle, die sich unter der mittl. Nasenmuschel vorwölbt.

Bulla rodens (↑) f: syn. Bulla repens; eitrig gefüllte Blase unter verhornter Haut, die sich zur Peripherie hin ausbreiten kann; **Err.:** Staphylococcus aureus, selten Streptococcus; **Lok.:** meist an Handinnenfläche od. Fußsohle od. um den Nagel herum (sog. Umlauf) als periunguales Panaritium*; vgl. Paronychie.

BUN: Abk. für (engl.) **b**lood **u**rea **n**itrogen; Stickstoff aus dem Blut-Harnstoff; normal 10–20 mg/dl (7,1–14,2 mmol/l); vgl. Harnstoffbestimmung.

Bunazosin (INN) n: Alpha-1-Rezeptorenblocker; **Verw.:** bei Hypertonie.

Bundes|ärzte|kammer: s. Ärztekammer.

Bundes|ärzte|ordnung: s. Arzt.

Bundes|anstalt für Arbeits|schutz und Arbeits|medizin: Abk. BAuA; nicht rechtsfähige Anstalt des öffentl. Rechts im Geschäftsbereich des Bundesministers für Arbeit und Sozialordnung mit Sitz in Dortmund; **Aufgaben:** nationale u. internationale Kooperationen, Analysen, Veröffentlichungen, Veranstaltungen auf dem Gebiet der Arbeitsmedizin* u. des Arbeitsschutzes*; Anmeldestelle nach dem Chemikaliengesetz.

Bundes|gesundheits|amt: 1994 aufgelöste Bundesbehörde; Nachfolgeeinrichtungen sind Bundesinstitut* für Arzneimittel und Medizinprodukte, Robert*-Koch-Institut, Bundesinstitut* für gesundheitlichen Verbraucherschutz und Veterinärmedizin sowie Institut für Wasser-, Boden- und Lufthygiene im Umweltbundesamt.

Bundes|immissions|schutz|gesetz: Abk. BImSchG; Gesetz zum Schutz vor schädlichen Umwelteinwirkungen durch Luftverunreinigungen, Geräusche, Erschütterungen u. ähnliche Vorgänge; aktuelle Fassung vom 14.5.1990 (BGBl. I S. 880), letzte Änderung vom 17.3.1998 (BGBl. I S. 502); mit Vorschriften zu Genehmigung, Betrieb u. Überwachung von umweltgefährdenden Anlagen.

Bundes|institut für Arznei|mittel und Medizin|produkte n: Abk. BfArM; selbständige Bundesoberbehörde im Geschäftsbereich des Bundesministeriums für Gesundheit mit Sitz in Bonn; zuständig bes. für Zulassung von Arzneimitteln, Registrierung homöopathischer Arzneimittel, Risikobewertung von Arzneimitteln u. Medizinprodukten (z. B. Herzschrittmacher, Implantate, Computertomographen) sowie Überwachung des legalen Verkehrs mit Betäubungsmitteln u. Grundstoffen. Vgl. Arzneimittelgesetz, Arzneimittelprüfung, Betäubungsmittelrezept, Medizinproduktegesetz.

Bundes|institut für gesundheitlichen Verbraucher|schutz und Veterinär|medizin n: Abk. BgVV; selbständige Bundesoberbehörde im Geschäftsbereich des Bundesministeriums für Gesundheit mit Sitz in Berlin; mit acht **Fachbereichen** ist das BgVV zuständig für Toxikologie der Lebensmittel u. Bedarfsgegenstände, Ernährungsmedizin (1), Chemie u. Technologie Lebensmittel u. Bedarfsgegenstände (2), Hygiene Lebensmittel u. Bedarfsgegenstände (3), bakterielle Tierseuchen u. Bekämpfung von Zoonosen (4), Diagnostik u. Epidemiologie (5), Tierarzneimittelzulassung (6), Pflanzenschutz- u. Schädlingsbekämpfungsmittel (7), Chemikalienbewertung (8); außerdem gehören die Zentralstelle zur Erfassung u. Bewertung von Ersatz- u. Ergänzungsmethoden zum Tierversuch (Abk. ZEBET) sowie die Zentrale Erfassungs- u. Bewertungsstelle für Umweltchemikalien (Abk. ZEBS) zum BbVV.

Bundes|seuchen|gesetz: s. Infektionsschutzgesetz.

Bundes|sozial|hilfe|gesetz: Abk. BSHG; regelt in der Fassung vom 23.3.1994 (BGBl. I S. 646, 2975), zuletzt geändert durch Gesetz vom 21.12.2000 (BGBl. I S. 1983), die Ansprüche Bedürftiger auf Hilfe zum Lebensunterhalt (auch in bes. Lebenslagen) u. umfasst z. B. vorbeugende Gesundheits- u. Krankenhilfe sowie Hilfe bei Sterilisation, zur Familienplanung, Pflege u. a. Im Krankheitsfall sollen die Leistungen nach dem BSHG i. d. R. denen der GKV entsprechen; im Rehabilitationsbereich besteht subsidiäre Leistungspflicht, d. h., Rehabilitationsmaßnahmen werden nur dann nach dem BSHG geleistet, wenn andere Leistungsträger nicht leistungspflichtig sind.

Bunnell-Re|aktion (Walls W. B., Arzt, Farmington, 1902–1966) f: s. Paul-Bunnell-Reaktion.

Bunte Reihe: (labormed.) Bez. für Meth. zur Identifizierung von Bakterien anhand biochem. Leistungen wie Kohlenhydratspaltung unter Säurebildung, Aminosäurenabbau (z. B. Indolbildung aus Tryptophan), Hydrolaseaktivität usw.; Indikatoren als Zusatz in den meist flüssigen Nährböden* reagieren durch Farbumschlag (z. B. inf. pH-Verschiebung) bzw. durch Farbreaktion (s. Abb.). Neben konventionell hergestellten Nährsubstraten sind im Handel sog. miniaturisierte Systeme erhältlich, die Codierung der Reaktionsausfälle u. computergestützte Auswertung ermöglichen.

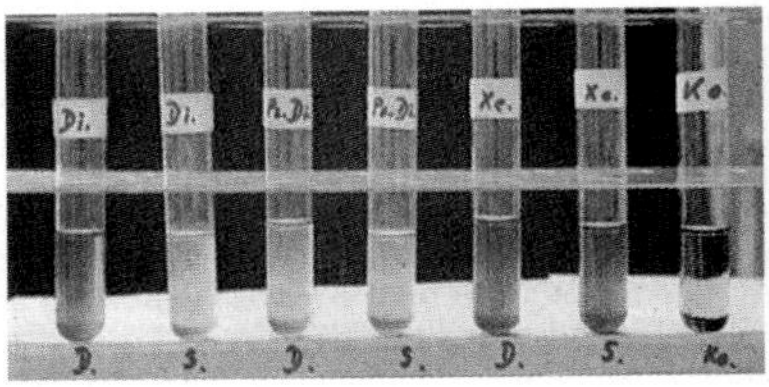

Bunte Reihe:
Differenzierung von Corynebakterien nach ihrer Fähigkeit, Dextrose (D) oder Saccharose (S) zu metabolisieren. Der blaue Indikator zeigt Zuckerspaltung an.
Di.: Corynebacterium diphtheriae; Ps. Di.: Corynebacterium pseudodiphthericum; Xe.: Corynebacterium xerosis; Ko.: Kontrolle [547]

Bunyamwera-Virus (Virus*) n: Bunyavirus der Fam. Bunyaviridae*; Vork. in Afrika; Übertragung durch Mücken (Culicinae); verursacht akutes Fieber, Kopfschmerz, Myalgie; häufig verbunden mit Exanthem, Arthralgie, Lymphadenopathie, nur selten mit Hämorrhagie od. ZNS-Beteiligung.

Bunya|viridae (↑; Idio-*) f pl: Fam. kubischer RNA-Viren mit Membranhülle (Ø 90–100 nm, zykl., segmentierte einsträngige RNA, hexagonal angeordnete Oberflächenprojektionen); bisher werden den B. ca. 350 Virustypen zugerechnet. **Verbreitung:** weltweit, v. a. Tropen u. Subtropen; Nachw. bei Wirbeltieren u. Arthropoden (v. a. Mücken, Zecken), die die hauptsächl. Vektoren sind; **Unterteilung** in fünf Genera: Bunyavirus (ca. 145 Viren in 16 serol. Untergruppen), Phlebovirus (ca. 36 Viren), Nairovirus (acht Viren), Hantavirus u. Tospovirus (pflanzenspezif.); **wichtige Vertreter:** Bunyamwera-, Ilhesa-, California-Enzephalitis-, Oropouche-, Rift-Tal-Fieber-, Sandmücken-, Krim-Kongo-hämorrhagisches-Fieber-, Chagres-, Nairobi-Schaf- u. Hantaan-Virus; B. können beim Menschen fiebrige Infekte verursachen, z. T. mit Hämorrhagien u. Beteiligung des ZNS. Vgl. Arboviren.

Buphenin (INN) **n:** Betasympathomimetikum; **Verw.:** bei peripheren Durchblutungsstörungen; Wehenhemmer; **UAW:** s. Sympathomimetika.

Bu|phthalmus (gr. βοῦς Rind, Ochse; Ophthalm-*) **m:** syn. Hydrophthalmus*.

Bupiva|cain (INN) **n:** Lokalanästhetikum vom Amidtyp; **Verw.:** s. Lokalanästhetika.

Bu|pranolol (INN) **n:** nichtselektiver Betarezeptorenblocker*.

Bu|prenorphin (INN) **n:** halbsynthet. Thebainderivat mit 30-mal stärkerer analget. Potenz als Morphin; besitzt neben morphinagonist. auch morphinantagonist. Eigenschaften; **Ind.:** starke Schmerzen; **UAW:** s. Opioide.

Burch-Cowan-Operation f: (engl.) Burch-Cowan operation; s. Kolposuspension.

Burdach-Kern (Karl F. B., Anat., Physiol., Königsberg, 1776–1847)**:** Nucleus* cuneatus.

Burdach-Strang (↑)**:** (engl.) Burdach's tract; Fasciculus cuneatus; lateraler Teil des Hinterstrangsystems des Rückenmarks; aufgebaut aus den Hinterwurzelfasern aus der oberen Körperhälfte (von Th_4 kranialwärts); vgl. Hinterstrang, Goll-Strang.

Bureau-Barrière-Syn|drom (Yves Bu., frz. Dermat.; Henri Ba., frz. Dermat.) **n:** bei Alkoholkranken zw. dem 40.-60. Lj. auftretende, akral beginnende Polyneuropathie* multifaktorieller Genese mit dissoziierter Empfindungsstörung, trophischen Ulzera, Hyperkeratose, Hyperhidrose sowie häufig Osteolysen.

Burgio-Syn|drom (R. B., zeitgen. Arzt, Pavia) **n:** syn. pseudodiastrophische Dysplasie*.

Burkard-Pollen|falle: (engl.) Burkard's apparatus; Messgerät zur Identifizierung u. Quantifizierung des regionalen Pollenaufkommens in der Luft; mittels Vakuumpumpe werden 10 l Luft auf eine Klebefolie gesaugt, die lichtmikroskop. ausgewertet wird. Auf den Ergebnissen dieser Messung beruht der Pollenwarndienst. Vgl. Heufieber.

Burkholderia f: Gattung gramnegativer Stäbchen, die früher Pseudomonas* zugerechnet wurde; med. bedeutsame Species: B. cepacia (Err. von Lungeninfektionen bei Pat. mit zystischer Fibrose*), B. mallei (Err. des Malleus*), B. pseudomallei (Err. der Melioidose*), B. pickettii (selten in Infusions- u. Inhalationslösungen für Inf. der Blutbahn u. Atemwege verantwortl.). E. Stra.

Burkholderia mallei f: früher als Pseudomonas mallei od. Malleomyces mallei bezeichnet; unbewegliches, pleomorphes, gramnegatives Stäbchen; obligat parasitär; Oxidase nur schwach positiv; Err. des Rotz (s. Malleus); **Epidemiol.:** natürliches Erregerreservoir bilden erkrankte Einhufer (Pferde, Esel od. Maultiere); Übertragung auf den Menschen durch Kontakt mit erkrankten Tieren.

Burkholderia pseudo|mallei f: früher als Pseudomonas pseudomallei od. Malleomyces pseudomallei bezeichnet; lophotrich begeißeltes Stäbchen; ungewöhnlich stark metabolisch aktiver Err. der Melioidose*.

Burkitt-Tumor (Denis P. B., Tropenarzt, Edinburgh, Kampala, Uganda, 1911–1993; Tumor*) **m:** (engl.) Burkitt's lymphoma; syn. Burkitt-Lymphom, epidemisches Lymphom; im trop. Afrika, in Lateinamerika u. Neuguinea vorkommendes malignes Lymphom* von hohem Malignitätsgrad, das wahrscheinl. durch das onkogene Epstein*-Barr-Virus verursacht wird u. fast ausschl. bei Kindern u. Jugendlichen (m:w = 3:1) auftritt; perinatale Epstein-Barr-Virusinfektionen gelten als Risikofaktor. **Lok.:** meist im Gesicht (v. a. Kiefer) od. am Hals (häufig starke Größenzunahme innerhalb weniger Mon.), auch an inneren Organen (Nieren, Nebennieren, Ovarien, Speicheldrüsen, Leber), im Spätstadium Beteiligung von Knochenmark, ZNS u. Meningen (vgl. Hirntumoren); **Histopathol.:** „Sternenhimmel"-Muster durch zahlreiche, zw. lymphoide Tumorzellen eingestreute „helle" Makrophagen; **Ther.:** unter Chemotherapie v. a. mit Cyclophosphamid, Methotrexat meist rasche Remissionen; **Progn.:** unbehandelt infaust, nach Behandlung mit Kombinationschemotherapien Heilungsraten >80 %.

Burn-Band: (engl.) Burn's ligament; Margo falciformis an der seitl. Begrenzung des Hiatus* saphenus.

Burned-out-Tumor (engl. burned out ausgebrannt; Tumor*) **m:** sog. ausgebrannter Tumor; Bez. für die Zerstörung bzw. Regression von primärem Tumorgewebe inf. reaktiver Entzündung; Vork. z. B. beim Seminom des Hodens.

Burnett-Syn|drom (Charles H. B., amerikan. Arzt, 1913–1967) **n:** (engl.) milk-alkali syndrome; syn. Milch-Alkali-Syndrom; Hyperkalzämie, Hyperphosphatämie u. Blutalkalose inf. längerer Zufuhr von Antazida* sowie größerer Mengen Milch; **Sympt.:** Übelkeit, Erbrechen, Schwindel, Ataxie, Stupor, Gelenkschmerzen u. Polydipsie; **Diagn.:** (röntg.) Kalkablagerung in den Nieren u. im periartikulären Gewebe; **Progn.:** führt unbehandelt zu progredienter Niereninsuffizienz.

Burning-feet-Syn|drom (engl. to burn brennen; feet Füße) **n:** anfallsweise, meist nachts auftretende schmerzhafte Parästhesie* (Brennen) der Füße inf. Polyneuropathie*; vgl. Restless legs.

Burn|out-Syn|drom (engl. to burn brennen; out aus; Syndrom*) **n:** auch Burned-out-Syndrom, sog. Ausbrennen, Durchbrennen; Zustand emotionaler Erschöpfung, reduzierter Leistungsfähigkeit u. evtl. Depersonalisation inf. Diskrepanz zw. Erwartung u. Realität bei Personen, die Arbeit mit od. am Menschen ausführen (z. B. Krankenschwestern, Ärzte, Sozialarbeiter, Lehrer); Endzustand eines Prozesses von idealistischer Begeisterung über Desillusionierung, Frustration u. Apathie; **Sympt.:** psychosomatische Erkrankungen, Depression od. Aggressivität, erhöhte Suchtgefahr; geschätzte **Prävalenz**: ca. 10 % der Arbeitnehmer mit entspr. Berufen (20–30 % aller Arbeitnehmer sind gefährdet). E. Str.

B

Burow-Dreieck (Karl A. von B., Chir., Königsberg, 1809–1874)**:** (engl.) Burow's triangle; s. Hautlappen.

Burow-Venen (↑; Vena*) f pl**:** (engl.) Burow's veins; Venae* renales.

Burri-Ein|zell|kultur (Robert B., Bakteriol., Liebefeld, 1867–1952; Zelle*; lat. cultura Züchtung) f**:** s. Einzellkultur.

Burri-Verfahren (↑)**:** s. Tuscheverfahren.

Burs-: Wortteil mit der Bedeutung Tasche, Sack; von lat. bursa.

Bursa (↑) f (pl Bursae)**:** Beutel, Tasche, Schleimbeutel.

Bursa|äqui|valent (↑; Aequi-*; Valenz*) n**:** s. Bursa Fabricii.

Bursa Fabricii (↑; Hieronymus Fabricius, Chir., Anat., Padua, 1533–1619) f**:** lymphoretikuläres Organ bei Vögeln, das sich während der Embryonalentwicklung divertikelartig aus dem Enddarm ausstülpt u. nach Erreichen der Geschlechtsreife involviert; Bildungsstätte Immunglobulin produzierender Bursalymphozyten nach Ansiedlung zirkulierender Stammzellen in einer empfänglichen Periode der frühen Embryonalentwicklung. Die tierexperimentelle Entfernung der B. F. führt zur Insuffizienz der humoralen bei erhaltener zellvermittelter Immunität. Bei Menschen u. Säugetieren, die keine B. F. besitzen, entwickeln sich die „**B**ursa-abhängigen" B*-Lymphozyten direkt aus lymphoiden Stammzellen in Inseln von blutbildendem Gewebe der fetalen Leber u. im fetalen u. adulten Knochenmark (sog. Bursaäquivalent).

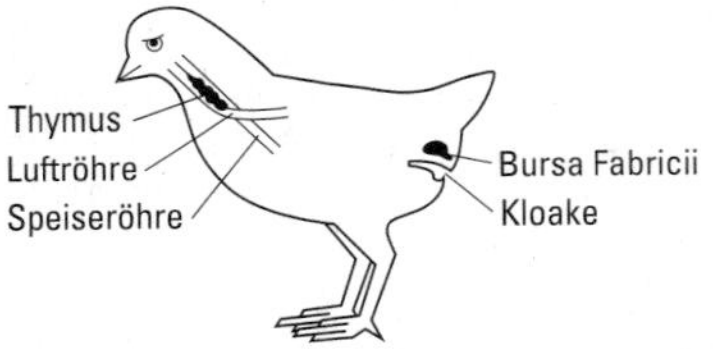

Bursa Fabricii beim Vogel [144]

Bursa ilio|pectinea (↑) f**:** zw. M. iliopsoas u. Vorderwand der Hüftgelenkkapsel; kann mit dem Gelenk kommunizieren.

Bursa infra|patellaris (↑) f**:** zw. Lig. patellae u. Tibia (B. i. profunda) bzw. zw. Haut u. Lig. patellae (B. i. subcutanea).

Bursa musculi popliteі (↑) f**:** zw. Kapsel des Kniegelenks u. M. popliteus; kommuniziert meist mit dem Kniegelenk; Gelenkhöhle der Articulatio tibiofibularis kann einbezogen sein.

Bursa musculi semi|membranosi (↑) f**:** zw. Kniegelenkkapsel u. Ansatzsehne des M. semimembranosus; kann mit dem Gelenk kommunizieren.

Bursa omentalis (↑) f**:** Netzbeutel, Bauchfelltasche; Wände: vorn: kl. Netz u. hintere Fläche des Magens; hinten: Zwerchfell, li. Nebenniere, oberer Pol der li. Niere, Pankreas (bedeckt von Peritoneum parietale); unten: Mesocolon u. Colon transversum; oben: Lobus caudatus der Leber; li.: Lig. gastrosplenicum u. Milz; Zugang von re. durch das Foramen omentale (epiploicum); Unterteilung durch die Plica gastropancreatica (mit A. gastrica sin.) in einen (re.) Vorraum u. einen (li.) Hauptraum. Ausbuchtungen der B. o. zw. Ösophagus u. V. cava inf. zum Milzhilum, zum Colon transversum (evtl. zw. den Blättern des gr. Netzes) werden als Recessus sup., splenicus, inf. omentalis bezeichnet (s. Abb.).

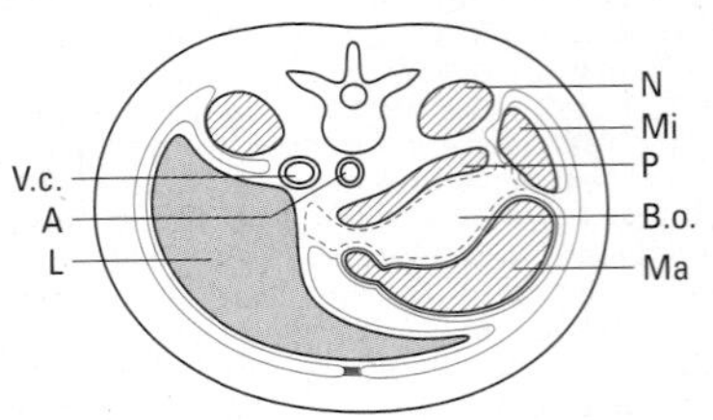

Bursa omentalis, anatomische Verhältnisse: B.o.: Bursa omentalis; L: Leber; Ma: Magen; Mi: Milz; N: Niere mit Nebenniere; P: Pankreas; A: Aorta abdominalis; V.c.: Vena cava inferior; blaue Linien: Peritoneum [532]

Bursa pharyngea (↑) f**:** blinde Tasche am Rachendach, die als Mittelfurche der Rachenmandel bis ins Erwachsenenalter persistieren kann; s. Bursitis pharyngealis.

Bursa sub|acromialis (↑) f**:** zw. Acromion u. Schultergelenkkapsel.

Bursa sub|cutanea ole|crani (↑) f**:** zw. Olecranon u. Haut.

Bursa sub|cutanea pre|patellaris (↑) f**:** vor der Kniescheibe gelegen; Bursa subcutanea: unter der Haut; Bursa subfascialis: unter der Faszie; Bursa subtendinea: unter dem Lig. patellae.

Bursa sub|deltoidea (↑) f**:** zw. M. deltoideus u. Schultergelenkkapsel.

Bursa sub|tendinea musculi gastrocnemii lateralis et medialis (↑) f**:** zw. Gastroknemiusköpfen u. Kniegelenkkapsel (medial evtl. mit der Gelenkhöhle kommunizierend).

Bursa sub|tendinea musculi sub|scapularis (↑) f**:** zw. Ansatzsehne des M. subscapularis u. Schultergelenkkapsel; kommuniziert mit der Gelenkhöhle.

Bursa supra|patellaris (↑) f**:** oberh. der Kniescheibe, zw. Quadrizepssehne u. Femur; kommuniziert regelmäßig mit der Kniegelenkhöhle.

Bursa syn|ovialis (↑) f**:** Schleimbeutel; spaltartiger, Gelenkschmiere enthaltender Hohlraum an bes. druckbelasteten Stellen zw. Knochen u. Muskeln od. Sehnen, zw. Gelenkkapseln u. Sehnen, zw. Haut u. Sehnen, der den Druck gleichmäßig verteilt u. das Aufeinandergleiten der Schichten erleichtert; in der Nähe von Gelenken Ausstülpung der eigentl. Gelenkhöhle, z. B. Bursa suprapatellaris des Kniegelenks. Vgl. Gelenk.

Bursitis (↑; -itis*) f**:** akute (seröse od. eitrige) bzw. chron. (Wandverdickung, Fibrinstränge, Hygrom) Schleimbeutelentzündung durch stumpfes Trauma, sekundäre Inf. bei penetrierenden Verletzungen, dauerndem Druckreiz mit Mikrotraumatisierung (z. B. bei Fliesenlegern, Putzfrauen), degen. Prozesse u. selten bei Infektionskrankheiten (Tuberkulose, Gonorrhö, Arthritis); **Vork.:** v. a. als B. praepatellaris, B. olecrani, B. subdeltoidea, B. subachillea; **Sympt.:** (druckschmerzhafte) Schwellung, evtl. Hautrötung u. palpable Fluktuation; **Ther.:** bei akuter B. Ruhigstellung u. Antiphlogistika, evtl. Punktion eines Hygroms, bei chronischer B. Exstirpation des Schleimbeutels; Anerkennung als BK Nr. 2105 bei chronischer B. inf. berufl. Tätigkeit.

Bursitis pharyngealis (↑; ↑; Pharyng-*) f: syn. Tornwaldt-Krankheit; selten vorkommende Entz. der Bursa pharyngea mit fötidem Auswurf u. möglicher Zystenbildung; vgl. Pharyngitis.

Buruli-Ulkus (Ulc-*) n: (engl.) Buruli ulcer; durch Mycobacterium ulcerans hervorgerufene, chron. ulzerierende Hauterkrankung; Vork. in vielen tropischen Ländern, am häufigsten in Ost- u. Zentralafrika; unbehandelt Selbstheilung nach Mon. bis Jahren mit schweren Defekten, Narbenkontrakturen u. Lymphödemen; im Ulkus können säurefeste Stäbchen nachgewiesen werden; **Ther.:** frühzeitig Exzision im Gesunden u. Hauttransplantation, Chemotherapie wenig erfolgreich (Versuch mit Rifampicin); BCG-Impfung verleiht möglicherweise Schutz.

Busch|fleck|fieber: s. Tsutsugamushi-Krankheit.

Buschke-Löwenstein-Tumoren (Abraham B., Dermat., Berlin, 1868–1943; Ludwig W. L., amerikan. Med., 1885–1959; Tumor*) m pl: Riesenkondylome; s. Condylomata gigantea.

Buschke-Ollendorff-Syn|drom (↑; Helene O., Mitarbeiterin Buschkes, deutsche Dermat.) n: syn. Osteopoikilose, Osteopathia condensans disseminata; seltene, autosomal-dominant vererbte Erkr. mit Veränderungen an Haut u. Skelett; **Häufigkeit:** 1:20 000; **Sympt.:** bis ca. 5 mm große Bindegewebenävi an Stamm u. Extremitäten (Dermatofibrosis lenticularis); ovale od. runde Knochenverdichtungen in longitudinaler Ausrichtung bes. im Schultergürtel- u. Beckenbereich sowie den Epi- u. Metaphysen der langen Röhrenknochen; **DD:** Pseudoxanthoma elasticum, Metastasen, Melorheostose, Osteopathia strata.

Buse|relin (INN) n: synthet. GnRH-Agonist; Zytostatikum; **Verw.:** bei Prostatakarzinom zur Unterdrückung der testikulären Hormonproduktion, bei Endometriose; s. GnRH-Agonisten.

Buspiron (INN) n: Serotoninagonist (5-HT_{1A}-Rezeptoren); **Verw.:** als Anxiolytikum; **Kontraind.:** schwere Leber- u. Nierenfunktionsstörungen, Engwinkelglaukom, Myasthenia gravis pseudoparalytica u. a; **UAW:** Übelkeit, Durchfall, Kopfschmerz, Schwindel, Schwächegefühl, Schlafstörungen, Gynäkomastie u. a.

Busse-Buschke-Krankheit (Otto B., Pathol., Posen, Zürich, 1867–1922; Abraham B., Dermat., Berlin, 1868–1943): syn. Kryptokokkose.

Bu|sulfan (INN) n: alkylierende Substanz (Lost-Derivat; s. Alkylanzien); **Verw.:** bei chron. myeloischer Leukämie, Polycythaemia rubra vera; s. Zytostatika.

Butal|amin (INN) n: Vasodilatator; **Verw.:** bei peripheren u. zerebralen Durchblutungsstörungen; **UAW:** gastrointestinale Störungen.

Butamirat (INN) n: Antitussivum, Bronchospasmolytikum.

Butanol|gärung: s. Gärung.

Butinolin (INN) n: Spasmolytikum mit anticholinerger Wirkung; **Ind.:** Spasmen u. Schmerzen bei Hyperazidität, Gastritis, Ulcus ventriculi u. Ulcus duodeni.

Butizid (INN) n: syn. Thiabutazid; Thiaziddiuretikum; s. Diuretika.

Butler-Albright-Lightwood-Syn|drom (Allan B., zeitgen. Arzt, Boston; Fuller A., Arzt, Boston, geb. 1900; Reginald L., zeitgen. Päd., London) n: syn. renale tubuläre Azidose*.

Butter|gelb: s. Dimethylaminoazobenzol.

Butter|milch: (engl.) buttermilk; die nach weitgehender Entfettung (Buttergewinnung) aus saurer Milch verbleibende Flüssigkeit (Fettgehalt weniger als 1 g%).

Butter|säure: (engl.) butyric acid; Butansäure; C_3H_7COOH; gesättigte Fettsäure (s. Fettsäuren) mit ranzigem Geruch; Salze: Butyrate; Vork. bei Tieren u. Pflanzen: als n-B. (CH_3—CH_2—CH_2—COOH) in Butter u. Schweiß, als i-B. ($(CH_3)_2CH$—COOH) in Kamillenöl.

Butter|säure|gärung: s. Gärung.

Butyl|scopolaminium|bromid n: quartäre Ammoniumverbindung; **Verw.:** als Spasmolytikum mit parasympatholyt. u. ganglionär hemmender Wirkung; **UAW:** s. Parasympatholytika.

Butyrate (gr. βούτυρον Butter) n pl: (engl.) butyrates; Salze der Buttersäure*.

Butyro|meter (↑; Metr-*) n: graduiertes Zentrifugenglas zur Bestimmung des Fettgehalts von Milch u. a. Lebensmitteln.

Butyro|phenone (↑) n pl: (engl.) butyrophenones; Gruppe von neuroleptisch wirkenden Substanzen (z. B. Droperidol, Haloperidol, Trifluperidol); blockieren die prä- u. postsynaptischen Dopaminrezeptoren; s. Neuroleptika.

Butyrum Cacao (↑) n: (engl.) cocoa butter; auch Cacao Oleum; Kakaobutter; Fett aus den Samen von Theobroma cacao, das nach Fermentation, Trocknung u. Zermahlen der Kerne ausgepresst wird; **Verw.:** als Suppositoriengrundmasse mit einem Schmelzpunkt bei 32–34 °C.

BV: Abk. für **B**lut**v**olumen*.

BVG: Abk. für **B**undes**v**ersorgungs**g**esetz.

BW: Abk. für **1. B**rust**w**irbel; **2. B**rust**w**and.

BWA: Abk. für **B**rust**w**and**a**bleitungen* im EKG.

BWG-Syn|drom n: Kurzbez. für **B**land*-**W**hite-**G**arland-Syndrom.

BWK: Abk. für **B**rust**w**irbel**k**örper.

BWS: Abk. für **B**rust**w**irbel**s**äule.

Byler-Krankheit: (engl.) Byler's disease; autosomal-rezessiv erbl. intrahepatisches Cholestasesyndrom* mit Manifestation im 1. Lj. (Genlokus 18q21); Übergang in biliäre Zirrhose* u. tödl. Verlauf im 1. Lebensjahrzehnt; **Ther.:** Choleretika* u. fettadaptierte Ernährungstherapie; Kasai*-Operation, ggf. Lebertransplantation.

Bypass (engl. Umgehung) m: **1.** Umgehung eines Gefäßverschlusses mittels autologer (z. B. V. saphena magna) od. alloplastischer (Kunststoffe) Gefäßprothese; **2.** Kurzschlussverbindung zur Umgehung von inoperablen Tumoren mit Verschluss eines Hohlorgans; z. B. als Seit-zu-Seit-Verbindung zw. oberhalb des Verschlusses gelegenem Dünndarm u. unterhalb dessen gelegenem tumorfreiem Dickdarm; s. Gastroenterostomie, Ileotransversostomie, Ileumausschaltung, Palliativoperation. J. Die.

Bypass, aorto|koronarer (↑) m: (engl.) aortocoronary bypass; Umgehung einer Stenose (>50 %) od. eines Totalverschlusses einer od. mehrerer Koronararterien durch Bypass*-Operation zw. Aorta (seltener alternativ A. mammaria interna) u. Koronararterie, meist unter Verw. eines autologen Vena-saphena-Transplantats; **Ind.:** koronare Herzkrankheit*, absolute Ind.: instabile Angina* pectoris bzw. Präinfarktsyndrom*, ausgeprägte (Stamm-)Stenose des proximalen Ramus interventricularis ant. der li. Koronararterie sowie 3-Gefäßerkrankungen bei gut durchbluteter Peripherie (präoperative Koronarangiographie); elektive Ind.: stabile, medikamentös beeinflussbare Koronarinsuffizienz; bei kurzstreckigen proximalen Stenosen ggf. zuvor Versuch der Koronarangioplastie (s. PTCA);

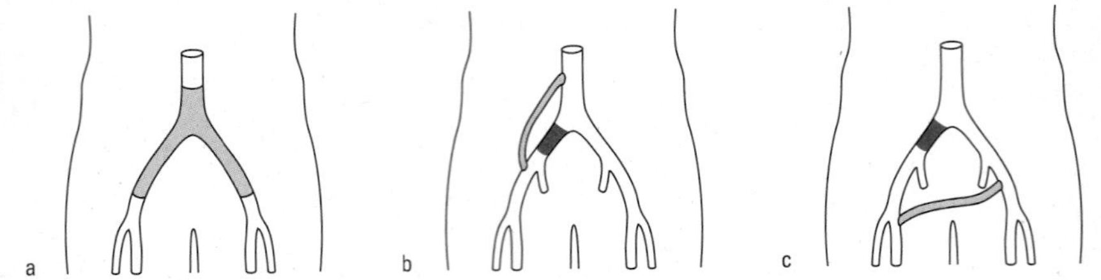

Bypass-Operation:
Technik bei Verschluss der Aorta abdominalis bzw. der A. femoralis;
a: aorto-bifemoral (Y-Bypass); b: aorto-femoral; c: femoro-femoral (Cross-leg-Bypass) [69]

Letalität: 1–2 % (erhöht im hohen Alter); **Progn.:** offener a. B. nach einem Jahr mit Besserung der klin. Symptomatik bei 80–90 % der Pat.; danach jährl. Verschlussrate 2–3 %.

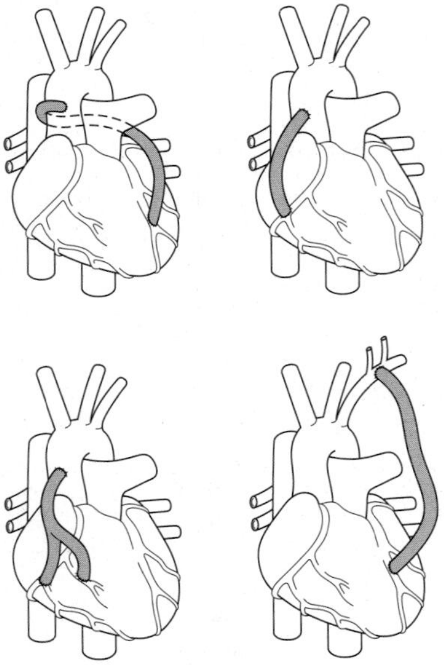

Bypass, aortokoronarer: verschiedene Typen [531]

Bypass-Operation (↑) f: **1.** Umgehungsplastik; Gefäßtransplantation* zur Umgehung bzw. Überbrückung eines Gefäßverschlusses od. stenot. Prozesses durch proximale u. distale seitl. Anastomosierung; funkt. Rekonstruktion durch Schaffung eines künstl. Kollateralkreislaufs mittels autologer Vene od. alloplastischen Materials; Formen: **a)** anat. Bypass: dem normalen Gefäßverlauf entsprechend, z. B. aorto-bifemoral, durch Anastomosierung einer Y-förmigen Gefäßprothese aus Kunststoff oberh. der Aortenbifurkation u. den Aa. femorales (z. B. bei Leriche*-Syndrom); **b)** extraanat. Bypass: nicht dem natürl. Gefäßverlauf folgend; z. B. als Cross*-leg-Bypass; **2.** Anlage einer Kurzschlussverbindung zur Umgehung einer Stenose od. eines inoperablen, ein Hohlorgan verschließenden Tumors.

Byssi|nose (gr. βύσσος Flachs, Leinen; Noso-*) f: (engl.) byssinosis; sog. Weberhusten; chronische obstruktive Atemwegerkrankung* inf. meist mehrjähriger Inhalation von Staub aus ungereinigter Rohbaumwolle, Hanf od. Flachs; **Urs.:** toxische Eigenschaften u. Histamingehalt der Pflanzenteile; **Klin.:** typisches Auftreten einer Bronchospastik nach mindestens eintägiger Arbeitspause (sog. Montagsfieber); BK Nr. 4202.

BZ: Abk. für **1. B**lutungszeit*; **2. B**lutzucker*.

B-Zellen (Zelle*): (engl.) 1. B-lymphocytes, 2. B-cells; **1.** Kurzbez. für **B**-Lymphozyten*; **2.** s. Langerhans-Inseln.

B-Zell-Wachstums|faktor (↑) m: (engl.) B-cell growth factor (Abk. BCGF); Bez. für die Proliferation u. Differenzierung von B*-Lymphozyten stimulierende Interleukine* (Il-1, -2, -4, -5, -6) sowie Tumor*-Nekrose-Faktor u. Interferon-γ; Bildung durch aktivierte T-Helfer-Lymphozyten.

C

C: **1.** (physik.) Einheitenzeichen für Coulomb*, Grad Celsius (korrekt: °C); **2.** (biochem.) Abk. für Cytosin*, Cytidin*, Cystein*, Komplement*; **3.** (chem.) Symbol für Kohlenstoff*; **4.** (serol.) Symbol für ein Hauptantigen der Rhesus*-Blutgruppen; **5.** (physik.) Formelzeichen für die elektrische Kapazität* eines Kondensators.

C_n: Abk. für zervikales spinales Segment* (C_1-C_8).

c: Vorsatzzeichen für Zenti- (Faktor 10^{-2}) vor Einheiten*.

CA: Abk. für **C**arbo**a**nhydrase*.

Ca: chem. Symbol für Calcium*.

Ca.: (klin.) Abk. für **Ca**rcinoma, Krebs; s. Karzinom.

Cabergolin (INN) n: Prolaktinhemmer* mit selektiver Wirkung auf D_2-Rezeptoren u. rel. langer HWZ.

Ca-Blocker: s. Calciumantagonisten.

Cabot-Ringe (Richard C. C., Arzt, Boston, 1868–1939) f: (engl.) Cabot's bodies; seltene, bei schweren Anämien auftretende ring- od. schleifenförmige, bei Giemsa-Färbung rotviolette Gebilde in Erythrozyten; vermutl. Reste der Kernmembran.

Cabrera-Kreis: (engl.) Cabrera's circle; didaktisches Hilfsmittel zur Bestimmung des Lagetyps* des Herzens im EKG.

Cactino|mycin (INN) n: syn. Actinomycin C; hochtoxisches Antibiotikum aus Streptomyces chrysomallus; vgl. Actinomycine.

CADASIL: Abk. für zerebrale (**c**erebrale) **a**utosomal-**d**ominante **A**rteriopathie mit **s**ubkortikalen **I**nfarkten u. **L**eukenzephalopathie; autosomal-dominant erbliche Erkr. des mittl. Lebensalters; **Urs.:** Mutationen im NOTCH3-Gen, Genlokus 19p13.2-p13.1; **Pathol.:** degen. Veränderungen kleiner Arterien, bes. im Gehirn; **Klin.:** Migräne mit Aura, rezidiv. transitorische ischämische Attacken, Entw. einer Demenz mit spast. Tetraparese u. Pseudobulbärparalyse, affektive Störungen; **Diagn.:** Haut- od. Muskelbiopsie, Kernspintomographie, DNA-Diagnostik; **Ther.:** symptomatisch; vgl. Entmarkungskrankheiten.

Cadaverin (lat. cadaver, cadaveris Leiche) n: (engl.) cadaverine; 1,5-Diaminopentan; übel riechendes Amin, das durch Decarboxylierung von Lysin z. B. bei Eiweißfäulnis* entsteht; eines der sog. Leichengifte (s. Ptomaine).

Cadherine n pl: (engl.) cadherins; Ca^{2+}-abhängige Adhäsionsproteine*, die untereinander Zellkontakte in versch. Geweben herstellen; Einteilung in E-C. (Epithel), P-C. (Plazenta), N-C. (Nervensystem) u. L-C. (Leber); bei Pemphigus* vulgaris Auftreten von Autoantikörpern gegen E-C. mit charakterist. Blasenbildung.

Cadmium (gr. καδμεία Galmei) n: Kadmium; chem. Element, Symbol Cd, OZ 48, rel. Atommasse 112,41, spezif. Gewicht 8,64; zur Zinkgruppe gehörendes, silberweißes, bei 321 °C schmelzendes, weiches Metall; physiol. Funktionen nicht bekannt, zunehmende Bedeutung als Umweltgift (s. Cadmiumvergiftung).

Cadmium|vergiftung (↑): (engl.) cadmium poisoning; Schwermetallvergiftung durch Einatmen von cadmiumhaltigem Aerosol od. Ingestion von Cadmium; Giftwirkung beruht auf einer Hemmung der SH*-Enzyme (LD 30–50 mg Cd p. o.); **Sympt.: 1.** akute Vergiftung: bei Inhalation ähnl. einer Vergiftung mit nitrosen Gasen* mit Entw. eines Lungenödems, bronchopneumon. Prozessen u. gelegentl. Leberschädigung nach Latenzphase von 1-30 Std.; bei peroraler C. nach ½-1 Std. Speichelfluss, Übelkeit, Erbrechen, Bauchschmerzen, Schwindel, Krämpfe, Kollaps; **2.** chron. Vergiftung: Rhinitis (sog. Cadmiumschnupfen), Anosmie u. goldgelbe, ringförmige Verfärbung am Zahnhals; später sog. Cadmiumnephropathie (interstitielle Nephritis u. Tubulusnekrose mit Proteinurie), rheumatoide Schmerzen in Becken, LWS u. Gliedmaßen, Ausbildung einer Osteoporose mit transversaler Knochenspaltung (Milkman*-Syndrom), Anämie, Kachexie; **Ther.:** bei akuter C. kurzzeitig BAL*, sonst symptomatisch; BAT für nephrotoxische Effekte: 15 µg/l Blut od. Urin; BK Nr. 1104. Vgl. Itai-Itai-Krankheit.

caducus (lat.): hinfällig; z. B. Dens caducus: Weisheitszahn.

Caec-: Wortteil mit der Bedeutung blind; von lat. caecus.

Caecitas (↑) f: Blindheit*.

Caecitas verbalis (↑) f: Wortblindheit; s. Alexie.

Caecum (↑) n: Zäkum, Blinddarm; unterh. der Einmündung des Dünndarms intraperitoneal gelegener, ca. 7 cm langer blinder Anfangsteil des Dickdarms; besitzt wie der übrige Dickdarm Haustren u. Tänien, jedoch keine Appendices* epiploicae. Vgl. Bauhin-Klappe, Darm.

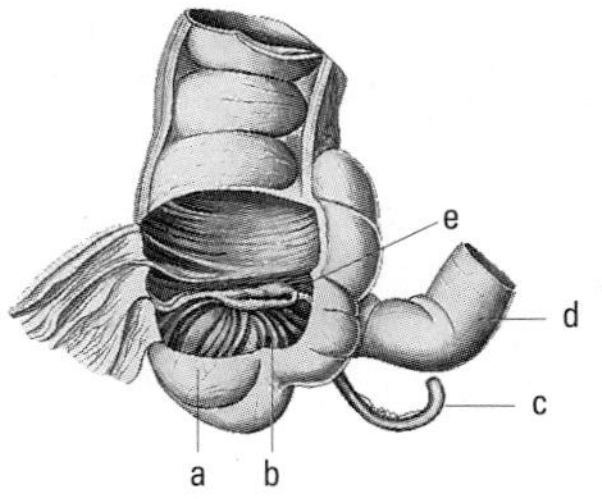

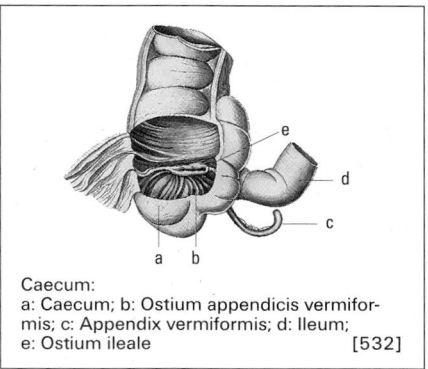

Caecum:
a: Caecum; b: Ostium appendicis vermiformis; c: Appendix vermiformis; d: Ileum; e: Ostium ileale [532]

Caecum altum con|genitum (↑) n: angeb. Hochstand des Caecums, das in der Duodenalgegend liegen bleibt; entsteht nach unvollständiger Drehung der Nabelschleife u. gehemmtem Eigenwachstum; Einmündung des Ileums von kaudal.

Caecum cupulare (↑) n: Kuppelblindsack; blindes Ende des Schneckengangs in der Spitze der knöchernen Schnecke.

Caecum mobile (↑) n: abnorm langer, bes. beweglicher Blinddarm.

Caerulo|plasmin (lat. caeruleus dunkelblau; -plasma*) n: (engl.) ceruloplasmin; auch Zäruloplasmin bzw. (nicht korrekt) Coeruloplasmin od. Zöruloplasmin; Abk. Cp; syn. Ferroxidase I; blaues Glykoprotein (der Alpha-2-Globulinfraktion) aus der Gruppe der Akute*-Phase-Proteine, das Kupfer (8 Cu^{2+}/mol) bindet u. einem genet. Polymorphismus* unterliegt; MG ca. 160 000; Vork. in Körperflüssigkeiten; über 95 % des Serumkupfers sind an Cp gebunden. Cp ist enzymat. als Phenoloxidase aktiv u. oxidiert im Serum Fe^{2+} zu Fe^{3+}. **Referenzbereich:** 48–192 IU/ml (15–60 mg/dl); **klin. Bedeutung:** Cp-Typisierung für genet. Untersuchungen; quant. immunchem. Bestimmung bei Verdacht auf hepatolentikuläre Degeneration* od. Menkes*-Syndrom.

Cäsaren|hals: (engl.) bull neck; Bez. für starkes periglanduläres Ödem bei primärtoxischer Diphtherie*.

Caesium (lat. caesius bläulich) n: chem. Element, Symbol Cs, OZ 55, rel. Atommasse 132,91; Alkalimetall; sehr reaktiv, selbstentzündlich, reagiert explosionsartig mit Wasser; wichtige Radionuklide: Caesium-134 (physik. Halbwertzeit 2,06 Jahre), Caesium-137 (physik. Halbwertzeit 30,1 Jahre); biol. Halbwertzeit durchschnittlich 70 Tage; Verw. in der Strahlentherapie* u. als Prüfstrahler in der Nuklearmedizin.

Café-au-lait-Fleck (frz. Milchkaffee): (engl.) café-au-lait spot; epidermaler, melanozytischer Nävus; umschriebener, milchkaffeefarbener Fleck (s. Abb.), der isoliert u. mit der Geburt vor-

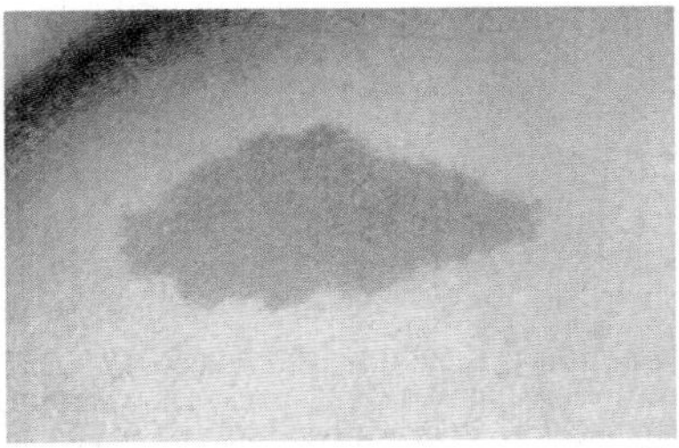

Café-au-lait-Fleck [3]

handen sein kann od. in größerer Zahl bei Neurofibromatose*, McCune*-Albright-Syndrom u. a. erblichen Erkr. auftritt. Vgl. Naevus spilus.

Caffey-Silverman-Syn|drom (John P. C., Päd., Röntg., New York, 1895–1978; William A. S., Röntg., New York, geb. 1917) n: (engl.) Caffey disease; syn. Hyperostosis corticalis infantilis; autosomal-dominant erbl., bereits im Säuglingsalter (vor dem 6. Lebensmonat) auftretende Weichteilschwellung; **Klin.:** unregelmäßige, schmerzhafte Periostverdickung im Diaphysenbereich, v. a. von Mandibula, Tibia, Radius, Ulna, Clavicula u. Rippen; Zeichen einer Allge-

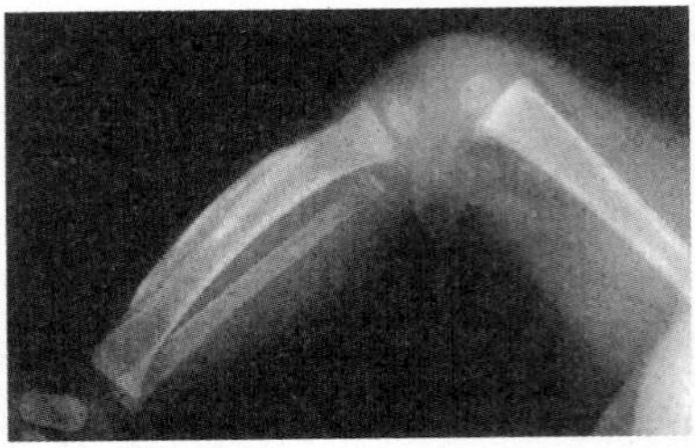

Caffey-Silverman-Syndrom [540]

meininfektion; Spontanheilung nach wenigen Wochen; **DD:** Vitamin-A-Hypervitaminose, Camurati*-Engelmann-Syndrom, Osteomyelitis des Säuglingsalters, kongenitale Syphilis.

CAH: Abk. für **c**hronisch-**a**ggressive **H**epatitis; s. Hepatitis, chronische.

Caisson-Krankheit (frz. caisson Kasten): (engl.) diver's paralysis, caisson disease; syn. Aeroembolismus, Dekompressionskrankheit, Druckfallkrankheit, Taucherkrankheit; bei zu raschem Druckabfall (Dekompression) nach Aufenthalt in Überdruck (z. B. als Taucher in großen Tiefen, im Caisson-Senkkasten) od. zu schnellem Aufsteigen mit einem Flugzeug ohne Druckausgleichkabine auftretendes Krankheitsbild; der im Blut u. Gewebe physik. gelöste Stickstoff wird in Bläschenform frei (Ebullismus) u. kann Embolien, lokale Gewebeschädigungen u. Nekrosen verursachen. **Sympt.:** Juckreiz (sog. Taucherflöhe), Hautmarmorierung; Zahn-, Muskel-, Gelenk- u. Knochenschmerzen; Herz-, Kreislauf- od. Atembeschwerden mit Pneumothorax, Pneumoperikard, Haut- u. Mediastinalemphysem; Schwindel, Epilepsie, Bewusstlosigkeit, evtl. Euphorie u. a. neuropsychol. Störungen; Querschnittläsion* mit Lähmungen u. Sensibilitätsstörungen; als Spätschäden aseptische Knochennekrosen, bes. in Femur u. Humerus; **Ther.:** sofortige Rekompression u. Sauerstoff-Überdrucktherapie in Überdruckkammer; BK Nr. 2201; ärztl. Vorsorgeuntersuchungen gemäß Druckluftverordnung*. Vgl. Barotrauma.

Cajal-Kern, inter|stitieller (Santiago Ramón y C., Anat., Madrid, 1852–1934): Nucleus* interstitialis im Tegmentum des Mittelhirns.

Calabar-Schwellung: s. Kalabar-Beule.

Calamus scriptorius (gr. κάλαμος Rohr) m: kaudales Ende der Rautengrube.

Calc-: auch Kalz-, Kalk-; Wortteil mit der Bedeutung Kalk(stein); von lat. calx, calcis.

Calcaneo-: Wortteil mit der Bedeutung Ferse, Fersenbein; von lat. calcaneus.

Calcaneus (↑) m: Fersenbein; s. Ossa tarsi.

Calcar avis (lat. calcar Sporn) n: in das Hinterhorn des Hirnseitenventrikels vorspringender Wulst; erzeugt durch tiefes Eindringen des Sulcus calcarinus.

Calcife|diol (INN) n: Calcidiol; biol. aktiver Metabolit des Colecalciferols; s. Calciferole.

Calci|ferole n pl: (engl.) calciferols; syn. Vitamin D, antirachitisches Vitamin; Bez. für fettlösliche steroidähnl. Wirkstoffe zur Regulation des Calcium- u. Phosphathaushalts; die wichtigsten C. sind Ergocalciferol (Vitamin D_2) u. Cholecalciferol (Vitamin D_3), die bei UV-Bestrahlung in der Haut aus Ergosterol (Provitamin D_2) bzw. tier. 7-Dehydrocholesterol (Provitamin D_3) synthetisiert werden. In Leber u. Niere entsteht das biol. aktive Calcitriol*. **Vork.:** in Nahrungsmitteln v. a. tier. Herkunft (z. B. Fischleberöl u. Fisch, geringe Mengen in Fleisch, Eigelb, Milch u. Milchprodukten) u. Avocado; **Bedarf** für Erwachsene: 5 µg/d; für Gesunde genügt bei ausreichender Sonnenexposition die Eigensynthese. Die Zufuhr durch Lebensmittel ist nur unter krit. Bedingungen (Klima, Lebensweise, Pigmentgehalt der Haut) wichtig. **Mangelerscheinungen** können bei unreifen Frühgeborenen, länger als 6 Mon. ausschließl. gestillten Kindern, die keine Ca^{2+}-haltige Beikost erhalten, u. streng vegetarisch ernährten Kindern vorkommen u. zu schweren Mineralisationsstörungen des Skelettsystems (Rachitis*) mit irreversibler Deformierung der weichen Knochen führen. Bei Erwachsenen kann es inf. ungenügender UV-Exposition od. alimentärer Zufuhr, Malabsorption, Maldigestion, Leberzirrhose od. Niereninsuffizienz zu Osteomalazie* kommen. Zur **Proph.** wird für reif geborene Säuglinge die tägl. Gabe von 500 I. E. (12,5 µg) Cholecalciferol (evtl. in Komb. mit Fluorid als Kariesprophylaxe) empfohlen. **Hypervitaminose:** selten bei tägl. Zufuhr von >25 µg mit Appetitlosigkeit, Übelkeit, Polyurie, Entkalkung der Knochen u. erhöhter Ca^{2+}-Konzentration im Plasma; im Extremfall Calciumablagerungen in der Intima von Gefäßen, in Herz, Lungen u. Nierentubuli.

Calci|ficatio (Calc-*; lat. facere machen) f: Kalzifikation*.

Calcinosis (↑; -osis*) f: Kalzinose; Kalkreichtum.

Calcinosis cutis (↑; ↑) f: lokalisierte od. generalisierte Kalksalzablagerungen in Haut u. darunter liegendem Gewebe; **Formen: 1.** Calcinosis metastatica bei Störungen des Calcium-Phosphat-Stoffwechsels (Hyperkalzämie* inf. vermehrten Abbaus von Knochen, bei Hyperparathyroidismus, D_3-Hypervitaminose, Dihydrotachysterol-Dauermedikation, Knochenmetastasen); Ablagerungen auch in Nieren, Magen u. Lunge; **2.** Calcinosis metabolica: **a)** universale Form (syn. Lipokalzinogranulomatose*); **b)** umschriebene Form (bes. an den Akren) bei peripheren Durchblutungsstörungen (Raynaud-Syndrom, Akrozyanose) u. diffusen Erkr. des Bindegewebes; **3.** Calcinosis* dystrophica.

Calcinosis dys|trophica (↑; ↑) f: Kalkablagerung in pathol. verändertem Gewebe ohne nachweisbare Störung des Calciumstoffwechsels; umschriebene Kalzifizierung z. B. in Tumoren (Epithelioma calcificans, Hämangiom, Lipom, Karzinom u. a.), in der Wand von Varizen, in organisierten Thromben (Phlebolithen), selten im Bereich einer chron. Thrombophlebitis (Calcinosis subcutanea postphlebitica), in tuberkulösen Lymphomen, im perichondritisch veränderten Gewebe der Ohrmuschel nach Kälteschaden (Pernio); ausgedehnte Veränderungen z. B. bei progressiver systemischer Sklerodermie, CREST-Syndrom u. Dermatomyositis. Vgl. Calcinosis cutis.

Calcinosis inter|vertebralis (↑; ↑) f: Kalkablagerungen in den Disci intervertebrales (meist Gallertkern, selten Faserring) inf. degen. od. entzündl. rheumatischer (bei Kindern) Erkr. sowie meist bei Ochronose.

Calcinosis meta|bolica (↑; ↑) f: s. Calcinosis cutis.

Calcinosis meta|statica (↑; ↑) f: s. Calcinosis cutis.

Calci|potriol (INN) n: Vitamin-D_3-Derivat (Calciferolanalogon) zur top. Anw. bei Psoriasis*, auch in Komb. mit UV-B-Bestrahlung; **UAW:** Hautirrtationen.

Calci|tonin (INN) n: syn. Thyreocalcitonin; Abk. CT; auch Kalzitonin; speciesspezif. Polypeptidhormon (32 Aminosäurereste; MG 3420), das bei Säugern in den parafollikulären Zellen (C-Zellen) der Schilddrüse gebildet wird; Ausschüttung proportional zur Calciumkonzentration des Blutplasmas; **Wirkung:** schnelle u. kurz dauernde Senkung der Calcium- u. Phosphatkonzentration (antagonistische Wirkung zu Parathormon*); analgetischer Effekt; während des Wachstums hemmt CT v. a. die Osteoklastenaktivität, im Erwachsenenalter fördert es den Ca^{2+}-Einbau ins Osteoid u. wirkt v. a. auf Nieren u. Darm (erhöhte Ausscheidung von Calcium-, Phosphat- u. Natriumionen). Pathol. Überproduktion: s. C-Zellkarzinom; therap. **Verw.** bei Osteodystrophia deformans, sympathischer Reflexdystrophie, Hyperkalzämiesyndrom, Osteoporose; **UAW:** Hitzegefühl, gastrointestinale Störungen.

Calci|triol (INN) n: 1α,25-Dihydroxycolecalciferol; Hormon des Calcium- u. Phosphatstoffwechsels mit steroidähnl. Wirkung; Biosynthese aus Cholecalciferol (s. Calciferole) durch Hydroxylierung in der Leber (an C25) u. Niere (an C1); zus. mit Parathormon* u. Calcitonin* reguliert C. die Calciumresorption durch Bildung eines Ca^{2+}-bindenden Proteins in der Darmmukosa; extrarenale Synthese von C. bei granulomatösen Erkr. (Sarkoidose u. a.); **Referenzbereich** im Serum: 80–180 pmol/l; therap. **Verw.** bei Erkrankungen mit Hypokalzämie (z. B. renale Osteopathie, Hypoparathyroidismus) u. Osteoporose.

Calcium (lat. calx, calcis Kalk) n: Kalzium; chem. Element, Symbol Ca, OZ 20, rel. Atommasse 40,08; mit Sauerstoff u. Wasser heftig reagierendes, an der Luft unbeständiges, weiches, silberweiß glänzendes, 2-wertiges Erdalkalimetall (spezif. Gewicht 1,54); im menschl. Organismus v. a. im Knochengewebe (als Hydroxylapatit*) deponiert. Der Calciumbestand (ca. 1,5 % des Körpergewichts) wird durch das Zusammenwirken von Parathormon*, Calcitriol* u. Calcitonin* normalerweise in engen Grenzen konstant gehalten. Im Serum liegt C. zu ca. 55 % in ionisierter Form als Ca^{2+} (funkt. wichtig) u. zu ca. 40 % an Proteine sowie zu ca. 5 % an org. Säuren gebunden vor; Azidose führt zu Zunahme des ionisierten C. im Blut, Alkalose zu Abnahme u. evtl. zu Tetanie*. **Funktion:** C. ist u. a. für die Blutgerinnung u. normale Erregbarkeit von Nerven- u. Muskelgewebe sowie für die Muskelkontraktion (elektromechan. Koppelung) von Bedeutung. Teilweise antagonistisch zu C. verhalten sich Kalium-, Magnesium- u. Phosphationen. Bei der Osteoporose* werden Calciumsalze in Komb. mit anderen Substanzen therap. eingesetzt. **Bestimmung:** Nachweis z. B. mittels Spektralanalyse*; quant. Bestimmung des Gesamtcalciums z. B. mittels Atomabsorptionsspektrometrie* (Referenzmethode) u. Flammenemissionsphotometrie*, des ionisierten C. potentiometrisch mit einer ionenselektiven Elektrode od. photometr. Vgl. Referenzbereiche (Tab.), Hyperkalzämie, Hypokalzämie, Elektrolythaushalt.

Calcium|ant|agonisten (↑; Antagonismus*) m pl: (engl.) calcium antagonists; syn. Calcium-

Kanalblocker; Substanzen, die den Einstrom von Calcium in die Zellen (u. damit die elektromechan. Koppelung) hemmen; **Wirkung:** Verminderung des Tonus der Gefäßmuskulatur (Vasodilatation), der Kontraktilität des Herzmuskels u. des Sauerstoffverbrauchs; Phenylalkylaminderivate (z. B. Verapamil, Gallopamil) u. Benzothiazepinderivate (z. B. Diltiazem) hemmen zudem die Erregungsbildung im Sinus- u. AV-Knoten, bei C. vom Dihydropyridintyp (z. B. Nifedipin) überwiegt die gefäßdilatierende Wirkung. Nichtselektive C. wie Etafenon, Fendilin, Lidoflazin u. Perhexelin besitzen relativ gering ausgeprägte calciumantagonistische Wirkungen. **Verw.:** allein od. in Komb. mit org. Nitraten u. Betasympatholytika zur Proph. u. Ther. von Angina pectoris u. bei Hypertonie*, koronarer Herzkrankheit*, zerebralen Vasospasmen (z. B. nach Subarachnoidalblutung); Diltiazem, Gallopamil u. Verapamil zusätzl. bei supraventrikulären tachykarden Arrhythmien; **Kontraind.:** AV-Block, schwere Hypertonie, frischer Herzinfarkt; **UAW:** Flush, Kopfschmerz, Ödeme, gastrointestinale Störungen, Schwindel, starker Blutdruckabfall, pektanginöse Beschwerden, bradykarde Herzrhythmusstörungen u. a.

Calcium|cyanid (↑) n: (engl.) calcium cyanide; Calciumsalz der Blausäure; Wirkung wie Kaliumcyanid (s. Cyankalium).

Calcium|folinat (INN) n: 5-Formylderivat der Tetrahydrofolsäure; **Verw.:** zur Prophylaxe von Nebenwirkungen bei der Therapie mit Folsäureantagonisten*.

Calcium-Kanal|blocker (Calcium*): syn. Calciumantagonisten*.

Calcium/Phosphor-Quotient (↑) m: (engl.) calcium/phosphorus ratio; Verhältnis von Calcium zu Phosphor in der Nahrung (normal 1,5–2); bei höheren Werten entsteht im Tierexperiment Rachitis*.

Calcium|pyro|phosphat-Ablagerungs|krankheit (↑): syn. Chondrokalzinose*-Krankheit.

Calcium-tri|natrium-pentetat (INN) n: Komplexbildner bei Schwermetallvergiftungen (z. B. durch Zn, Mn, Cr); problematisch bei Cd, da Komplexe in der Niere wieder dissoziieren.

Calcium|wolframat (Calcium*) n: (engl.) calcium tungstate; Substanz, die nach Anregung durch Röntgenstrahlung* Fluoreszenzlicht aussendet; **Anw.:** früher als Leuchtstoff in Verstärkerfolien; ersetzt durch Elemente aus der Gruppe der Lanthanoide*.

Calculus (lat.) m: Steinchen, Konkrement.

Calculus felleus (↑) m: Gallenstein.

Calculus renalis (↑) m: Nierenstein; s. Nephrolithiasis.

Calculus salivalis (↑) m: Speichelstein; s. Sialolithen.

Calculus vesicae (↑) m: Blasenstein*.

Caldesmon n: Protein (MG 87 000) v. a. der glatten Muskulatur, das an Aktin*, Calmodulin*, Tropomyosin* u. Myosin* bindet u. funktionell z. T. dem Troponin* der quergestreiften Muskulatur entspricht. G. Hüb.

Caldwell-Luc-Operation (George W. C., amerikan. Arzt, 1834–1918; Henri L., Otolaryngologe, Paris, 1855–1925) f: Radikaloperation der Kieferhöhle bei chron. Sinusitis maxillaris; op. Eröffnung des Sinus maxillaris in Lokalanästhesie od. Intubationsnarkose vom Mundvorhof (Fossa canina) aus, Ausräumung der erkrankten Schleimhaut u. Anlage eines Fensters zum unteren Nasengang in der lateralen Nasenwand.

Calendula (↑) f: C. officinalis; Ringelblume; Pflanze aus der Fam. der Korbblütler; Zungenblüten od. Blütenköpfe (Calendula flos) enthalten Triterpensaponine u. -alkohole, Carotinoide u. etherisches Öl; **Verw.:** lokal zur Förderung der Wundheilung (entzündungshemmend, granulationsfördernd), bei Entz. im Mund-Rachen-Raum.

Calices renales (lat. calix, calicis Becher, Kelch) m pl: (engl.) renal calices; Nierenkelche des Nierenbeckens zur Aufnahme der Nierenpapillen.

Calici|viridae (↑; Virus*; Idio-*) f pl: kubische RNA-Viren ohne Membranhülle (⌀ 30–40 nm, ikosaedrisches Kapsid aus 180 Einheiten eines einzigen Proteins, einsträngige RNA mit 20–30 Genen); **Einteilung** in zwei humanpathogene Genera: Calicivirus* u. Hepatitis-E-Virus (s. Hepatitis-Viren).

Calici|virus (↑; ↑) n: Virusgattung der Fam. Caliciviridae*; weltweite Verbreitung beim Menschen; humanpathogener Vertreter: Norwalk-Virus, verursacht Gastroenteritis nach fäkal-oraler Übertragung.

Caliculi gustatorii (Dim. von Calix*) m pl: Geschmacksknospen*.

California-En|zephalitis (Enkephal-*; -itis*) f: (engl.) California encephalitis; Inf. des ZNS durch Viren der Familie Bunyaviridae*; Verbreitung in ländl. Gebieten der USA; meist symptomlos od. als milde Enzephalitis bzw. Meningitis ablaufend.

Californium n: Symbol Cf, OZ 98, rel. Atommasse 251; zur Gruppe der Actinoide* gehörendes künstliches, radioaktives Element.

Calix (lat.) m: Kelch.

Calleja-Riech|inseln: (engl.) olfactory islets of Calleja; Insulae olfactoriae der Pars basalis des Telencephalons*.

Call-Exner-Körperchen (Friedrich von C., Arzt, 1844–1917; Sigmund E., Physiol., Wien, 1846–1926): (engl.) Call-Exner bodies; von radiär angeordneten Granulosazellen umgebene Hohlräume in der Membrana granulosa reifer Follikel im Ovarium*; Vork. auch im Granulosazelltumor* in wahlloser Anordnung.

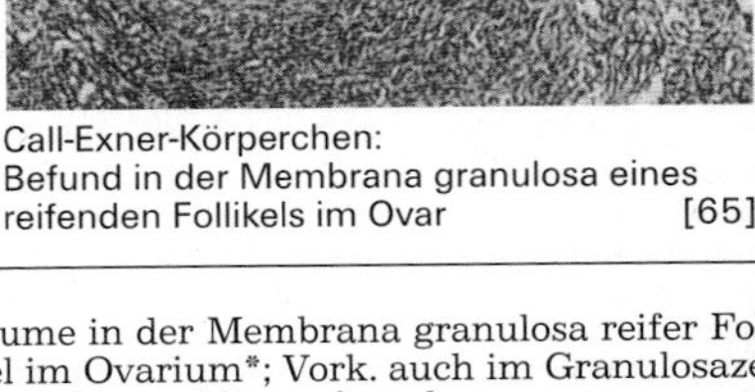

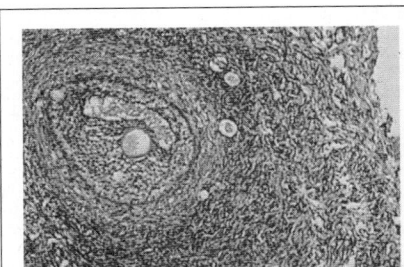

Call-Exner-Körperchen: Befund in der Membrana granulosa eines reifenden Follikels im Ovar [65]

Calliphora (gr. κάλλος Schönheit; -phor*) f: Schmeißfliege; s. Fliegen.

Callositas (lat. callus harte Haut) f: (engl.) callosity; Hautschwiele; umschriebene Hyperkeratose* mit Verdickung des Stratum corneum der Epidermis ohne Beteiligung tiefer Hautschichten; vgl. Clavus.

callosus (lat.): schwielig.
Callus (lat. harte Haut) m: Kallus*.
Callus luxurians (↑) m: übermäßige Bildung von Kallus* bei ungenügender Ruhigstellung von Frakturen; **Vork.: 1.** häufig bei Behandlung kindl. Frakturen in Extension (völlig reversibel); **2.** bei entzündl. lokalen Begleiterscheinungen (z. B. Hämatom).
Calmette-Re|aktion (Albert C., Bakteriol., Paris, 1863–1933) f: Tuberkulinreaktion*; vgl. BCG.
Calmette-Serum (↑; Sero-*) n: antitox. Pferdeserum zur Ther. von Schlangenbissen (Vipern, Kobra).
Cal|modulin n: calciumbindendes Protein (148 Aminosäuren, MG 17 000), das die Wirkungen von intrazellulärem Ca^{2+} vermittelt; der Komplex aus C. u. 4 Ca^{2+}-Ionen aktiviert Proteinkinasen, Ionenpumpen, Synthese u. Spaltung von cGMP u. cAMP, z. B. bei Glykogenolyse u. Muskelkontraktion.
Calomel n: s. Hydrargyrum chloratum mite.
Calor (lat.) m: Hitze; vgl. Entzündung.
Calot-Dreieck (Jean-François C., frz. Chir., 1861–1944): (engl.) Calot's triangle; Trigonum cystohepaticum; Bauchfellareal an der Leberunterseite.
Calpaine n pl: (engl.) calpains; zytoplasmat. Ca^{2+}-abhängige Proteasen*.
Calvaria (lat. Schädel) f: knöchernes Schädeldach.
Calvé-Krankheit (Jacques C., Orthop., Chir., Frankreich, 1875–1954): (engl.) Calvé's disease; syn. Vertebra plana osteonecrotica; aseptische Epiphyseonekrose eines Wirbelkörpers, die akut od. schleichend, gehäuft bei Knaben auftritt u. häufig mit einer mehr od. weniger starken Kyphosierung der Wirbelsäule in diesem Bereich (Keilwirbel*) ausheilt; **Diagn.:** (röntg.) Grund- u. Deckplatte erhalten, Verbreiterung u. Abplattung (Platyspondylie) des Wirbelkörpers sowie Verdichtung der Spongiosastruktur; angrenzende Bandscheiben ohne Veränderungen; **DD:** Vertebra plana inf. eines eosinophilen Granuloms (Kümmell-Verneuil-Krankheit); vgl. Knochennekrosen, aseptische.
Calvé-Legg-Perthes-Krankheit (↑): s. Perthes-Calvé-Legg-Krankheit.
Calvities (lat.) f: Kahlheit; s. Alopecia androgenetica.
Calymmato|bacterium granulomatis (gr. κάλυμμα Hülle; Bact-*) n: syn. Donovan-Körperchen; gramneg., sporenloses, unbewegl., kokkoides Stäbchen mit Kapselbildung u. Klebsiella-ähnlichen Antigeneigenschaften; fakultativ anaerobe Kultur auf eidotterhaltigem Medium; Err. von Granuloma* inguinale.
Cam|azepam (INN) n: Benzodiazepinderivat mit langer HWZ; **Verw.:** als Tranquilizer*; s. Benzodiazepinderivate.
Camera (lat.) f: Kammer.
Camera anterior bulbi oculi (↑) f: (engl.) anterior chamber; vordere Augenkammer zw. Hornhaut, Regenbogenhaut u. Linse.
Camerae bulbi (↑) f pl: s. Augenkammern.
Camera posterior bulbi oculi (↑) f: (engl.) posterior chamber; hintere Augenkammer zw. Regenbogenhaut, Strahlenkörper, Linse u. Glaskörper.
cAMP: Abk. für **C**yclo-**A**denosin**m**ono**p**hosphat; Second* messenger bei der Signalvermittlung v. a. hydrophiler Hormone (ACTH, ADH, Adrenalin, Calcitonin, FSH, Glucagon, HCG, Lipotropin, LH, MSH, Noradrenalin, Parathormon, TSH); Biosynthese mittels Adenylatcyclase* aus ATP; Abbau durch spezif. Phosphodiesterase zu AMP; vgl. Adenosinphosphate.
Camper-Faszien (Fasc-*) f pl: Fasciae investientes abdominis intermediae; mittlere Abteilungen der die Bauchwand umgebenden Bindegewebeschichten.
Camphora f: syn. Kampfer*.
CAMP-Test m: Abk. nach **C**hristie, **A**tkins u. **M**unch-**P**etersen (1944); Meth. zur Identifizierung von Streptokokken der Gruppe B (Streptococcus* agalactiae) anhand eines Stoffwechselprodukts, das in Anwesenheit von Betahämolysin zur vollständigen Hämolyse auf Blutagar führt.
Campylo|bacter (gr. καμπύλος gekrümmt; Bakt-*) n: früher den Vibrionen (s. Vibrio) zugerechnet, neuerdings mit der med. bedeutungslosen Gattung Arcobacter die Fam. der Campylobacteriaceae bildend (vgl. Bakterienklassifikation); Gattung von mono- od. bipolar begeißelten, spiralig gewundenen, gramneg. Stäbchenbakterien; fünf Species, normalerweise bei Tieren vorkommend; einige sind Err. best. Zoonosen*. Inf. des Menschen erfolgt durch tier. Nahrungsmittel u. Trinkwasser, durch Kontakt mit erkrankten Tieren od. direkt von Mensch zu Mensch. Drei C.-Species sind nachweisl. humanpathogen: **C. jejuni** u. **C. coli**, beide als weltweit häufige thermophile Err. (mit Wachstumsoptimum bei 42 °C) von Enterokolitis u. Proktitis, sowie einige klin. weniger relevante Subspecies (Abk. ssp.) von **C. fetus** (Wachstumsoptimum bei 25 °C); C. fetus ssp. jejuni kann Gastroenteritis hervorrufen, C. fetus ssp. fetus ist rel. selten Err. insbes. extraintestinaler Inf. wie Sepsis mit od. ohne Enteritis, auch Meningitis, Thrombophlebitis, sept. Arthritis od. Salpingitis. C. fetus ssp. intestinalis ist als Verursacher u. a. von Aborten beschrieben worden. **Diagn.:** Erregeranzüchtung auf antibiotikahaltigen Selektivnährböden, Serodiagnostik (KBR); **Ther.:** die unkomplizierte C.-Enterokolitis sollte symptomat. behandelt werden. Bei schweren Verläufen u. Kompl. sowie bei extraintestinalen Inf. Erythromycin, Tetracycline, Aminoglykosid-Antibiotika, ggf. Chloramphenicol.
Campylo|bacter pylori (↑; ↑) n: veraltete Bez. für Helicobacter* pylori.
Camurati-Engelmann-Syn|drom (Mario C., Orthop., Bologna, 1896–1948; Guido E., Orthop., Wien, 1876–1934) n: syn. progressive diaphysäre Dysplasie, Osteopathia hyperostotica multiplex infantilis; autosomal-dominant erbl. Störung der Ossifikation* (bes. im Bereich der Diaphysen) mit Muskelschwäche; Genlokus 19q13.1 (DPD-1-Gen); **Klin.:** bereits in früher Kindheit starke Muskelschwäche u. -schmerzen (sog. Entengang), zerebellare Ataxie, Hirnnervenausfälle; röntg. diaphysäre Osteosklerose u. (auch kraniale) Hyperostose bei normaler Struktur von Meta- u. Epiphysen; **Progn.:** mit Ausnahme der sehr frühzeitig manifesten Fälle gut.
Canales alveolares (lat. canalis Kanal) m pl: Knochenkanälchen im Oberkiefer für Aa. u. Nn. alveolares superiores zu den hinteren Zähnen.
Canales diploici (↑) m pl: Kanäle in der Diploe des Schädelknochens für die Vv. diploicae.
Canales incisivi (↑) m pl: vor dem Gaumenfortsatz des Oberkiefers; enthalten den N. nasopalatinus.
Canales semi|circulares (↑) m pl: knöcherne Bogengänge; vgl. Bogengangapparat.

Canales ventriculi (↑) m pl: Magenstraße an der kleinen Kurvatur des Magens.

Canaliculi carotico|tympanici (lat. canaliculus kleiner Kanal) m pl: in der Wand des Karotiskanals; führen Äste der A. carotis int. u. des Plexus caroticus in die Paukenhöhle.

Canaliculi lacrimales (↑) m pl: Tränenkanälchen; s. Apparatus lacrimalis.

Canaliculus (↑) m: kleiner Kanal.

Canaliculus chordae tympani (↑) m: vom Fazialiskanal zur Paukenhöhle führendes Kanälchen für die Chorda tympani.

Canaliculus cochleae (↑) m: Knochenkanal für den Aqueductus* cochleae zw. Vestibulum labyrinthi u. Unterfläche der Pars petrosa ossis temporalis.

Canaliculus mastoideus (↑) m: im Schläfenbein von der Fossa jugularis zum äußeren Gehörgang, für den R. auricularis des N. vagus.

Canaliculus tympanicus (↑) m: im Schläfenbein von der Fossula petrosa zur Paukenhöhle, für den N. tympanicus u. die A. tympanica inf.

Canalis (lat.) m: Kanal.

Canalis adductorius (↑) m: s. Adduktorenkanal.

Canalis alimentarius (↑) m: Verdauungskanal.

Canalis analis (↑) m: Analkanal; letzter Abschnitt des Darmrohrs, von den Columnae anales bis zum Anus reichend; konstante, nach vorn konvexe Krümmung in der Sagittalebene: Flexura perinealis, um die innersten Fasern des M. levator ani biegend; s. Darm.

Canalis atrio|ventricularis (↑) m: partieller od. totaler atrioventrikulärer (AV-)Kanal od. besser Septumdefekt; bei tief sitzendem Vorhofseptumdefekt* (vom Ostium-Primum-Typ) Hemmungsfehlbildung des ventrikulären Einflusstraktseptums ohne od. mit Anomalie der AV-Klappen; **Klin.:** meist großer Links-Rechts-Shunt mit pulmonaler Hypertension, häufig frühzeitig Herzinsuffizienz u. Eisenmenger*-Reaktion; **Diagn.:** charakteristische EKG-Veränderungen (linksanteriorer Hemiblock u. Rechtsschenkelblock), Echokardiographie, Herzkatheterisierung, Angiokardiographie; **Ther.:** Korrekturoperation, palliativ ggf. Muller*-Dammann-Operation.

Canalis caroticus (↑) m: Karotiskanal; in der Pars petrosa des Schläfenbeins; enthält die A. carotis interna u. den Plexus caroticus.

Canalis carpi (↑) m: Handwurzelkanal; palmar zw. Handwurzelknochen u. dem Retinaculum m. flexorum; enthält Sehnen der langen Fingerbeuger u. N. medianus.

Canalis centralis medullae spinalis (↑) m: Zentralkanal des Rückenmarks in der Substantia intermedia centralis; meist verödet.

Canalis cervicis uteri (↑) m: Gebärmutterhalskanal; s. Cervix uteri.

Canalis condylaris (↑) m: hinter den Hinterhauptkondylen; enthält die V. emissaria condylaris.

Canalis cranio|pharyngeus (↑) m: inkonstanter Kanal im Keilbeinkörper; kann Reste des Hypophysengangs enthalten.

Canalis egestorius (↑) m: zusammenfassende Bez. für distales Antrum u. Pylorus.

Canalis femoralis (↑) m: Schenkelkanal; reicht vom Anulus femoralis bis zum Hiatus saphenus.

Canalis gastricus (↑) m: Magenstraße an der Innenfläche der Curvatura minor, durch Längsfalten der Schleinhaut gebildet.

Canalis hyalo|ideus (↑) m: gewundener Kanal im Glaskörper; Rest der Arteria* hyaloidea.

Canalis infra|orbitalis (↑) m: im Boden der Augenhöhle; enthält A., V. u. N. infraorbitalis.

Canalis inguinalis (↑) m: Leistenkanal; enthält beim Mann den Samenstrang, bei der Frau das runde Mutterband.

Canalis mandibulae (↑) m: im Unterkiefer; enthält A., V. u. N. alveolaris inferior.

Canalis musculo|tubarius (↑) m: Doppelkanal für die Tuba auditiva (Semicanalis tubae auditivae) u. den M. tensor tympani (Semicanalis m. tensoris tympani) in der Pars petrosa ossis temporalis; führt von der Paukenhöhle zur Unterfläche des Schläfenbeins vor den Canalis caroticus.

Canalis naso|lacrimalis (↑) m: Tränen-Nasen-Gang; syn. Ductus nasolacrimalis; s. Tränenwege.

Canalis nervi facialis (↑) m: Knochenkanal in der Pars petrosa des Schläfenbeins für den N. facialis, in 3 Abschnitten vom Fundus meatus acustici int. zum Foramen stylomastoideum.

Canalis nervi hypo|glossi (↑) m: seitl. des Foramen magnum im Hinterhauptbein; enthält den XII. Hirnnerv.

Canalis neur|entericus (↑) m: während der Embryonalentwicklung vorübergehend bestehende Verbindung zw. Amnionhöhle u. Dottersack.

Canalis nutricius (↑) m: syn. Canalis nutriens; Kanal für die ernährenden Blutgefäße in der Kompakta der langen Röhrenknochen.

Canalis ob|turatorius (↑) m: lateral oben im Foramen obturatum des Hüftbeins; enthält A., V. u. N. obturatorius.

Canalis opticus (↑) m: im kleinen Keilbeinflügel von der mittl. Schädelgrube in die Orbita; enthält N. opticus u. A. ophthalmica.

Canalis-opticus-Syn|drom (↑; Optico-*) n: ein- od. beidseitige, selten reversible Sehstörung bzw. Erblindung, die als Folge einer Verletzung des Gesichtsschädels (Stirn-, Nasen- u. Jochbeingegend) akut auftritt; **Urs.:** Parenchymnekrose im Fasciculus opticus (Unterbrechung der Leitungsfähigkeit der Nervenfasern); **Ther.:** evtl. op. Dekompression des N. opticus.

Canalis palatinus major (↑) m: zw. Gaumenbein u. Oberkiefer; enthält N. palatinus major u. A. palatina descendens.

Canalis pterygoideus (↑) m: in der Basis des Flügelfortsatzes des Keilbeins; enthält Nn. petrosus major u. profundus.

Canalis pudendalis (↑) m: Alcock*-Kanal.

Canalis radicis dentis (↑) m: Wurzelkanal des Zahns.

Canalis sacralis (↑) m: Sakralkanal; Fortsatz des Wirbelkanals im Kreuzbein.

Canalis spiralis cochleae (↑) m: (engl.) spiral canal of cochlea; Schneckengang im Felsenbein; unterteilt in Scala vestibuli, Scala tympani u. Ductus cochlearis; s. Innenohr.

Canalis ulnaris (↑) m: syn. Guyon*-Loge.

Canalis vertebralis (↑) m: Wirbelkanal.

Canavan-Krankheit (Myrtelle M. C., amerikan. Neuropathol., 1879–1953): (engl.) Canavan's disease; syn. spongiforme Leukodystrophie, Bogaert-Bertrand-Krankheit; autosomal-rezessiv erbl. Erkr. des ZNS (Genlokus 17pter-p13) mit diffuser Vakuolisierung u. Atrophie kortikaler Hirnareale u. der subkortikalen weißen Substanz (vgl. Leukodystrophie); **Path.:** in 85 % der Fälle A-nach-C-Wechsel im Nukleotid 854; Aspartoacylasemangel; **Formen:** Unterteilung je nach Krankheitsbeginn in eine kongenitale, infantile, juvenile u. adulte Form mit Überlebenszeiten von wenigen Tagen (kongenital) bis zu Jahrzehnten (adult); **Klin.:** Makrozephalie, Muskelhypotonie, Saug- u. Trinkstörung, Spastik, Blindheit, motor. Störungen, Hyperreflexie; **Diagn.:** erhöhte N-Acetylaspartat-Konzentration in Plasma (bis zu 20fach im Vergleich zur Norm) u. Urin (bis zu 80fach) sowie im ZNS (Messung mittels Magnetresonanzspektroskopie).

Cancer (Cancer-*) m: Krebs; s. Karzinom.

Cancer-: Wortteil mit der Bedeutung Krebs; von lat. cancer.

Cancer en cuirasse (frz.): Panzerkrebs; heute selten vorkommendes Endstadium eines fortgeschrittenen Mammakarzinoms* mit Umklammerung der betroffenen Brustseite durch einen Geschwürpanzer inf. regionärer, lymphogener u. intrakutaner karzinomatöser Ausbreitung.

Candela f: SI-Basiseinheit der Lichtstärke*; Einheitenzeichen cd.

Candesartan (INN) n: Angiotensin*-II-Blocker; **Ind.:** essentielle Hypertonie.

Candida (lat. candidus glänzend weiß) f: Gattungsbegriff für Sprosspilze der Fungi imperfecti, die den Endomycetes nahestehen; die Gattung C. umfasst zahlreiche Arten, von denen nur ein Teil med. relevant ist; wichtigste fakultativ pathogene Art ist Candida* albicans. Weitere C.-Arten als Err. von Candidosen* sind C. tropicalis, C. glabrata, C. krusei, C. parapsilosis u. C. guilliermondii. C. kommt als Kommensale auf der Schleimhaut von Mensch u. Tier vor, daher handelt es sich, mit Ausnahme der Candidose beim Neugeborenen, um endogene Infektionen. Einige C.-Arten bilden auf Reisagar charakterist. Pseudomyzel; bei C. albicans zeigen sich terminal am Pseudomyzel Chlamydosporen*. Vgl. Fungi.

Candida albicans (↑) f: grampositive, kapsellose, sprossende Hefe von ovaler bis rundl. Form; teils mit grampositiven Pseudohyphen; fakultativ pathogen für Mensch, Meerschweinchen, Maus, Ratte, Geflügel u. a.; häufigster Err. der Candidosen*; in Kultur vermehrt sich C. a. durch Sprossung (Blastosporen, Sprosszellen); Nachweis auf Reisagarplatten (Ausbildung von Pseudomyzel mit Chlamydosporen, terminale, dickwandige Sporen). In Gewebeschnitten ist neben Sprosszellen u. Pseudomyzel auch echtes Myzel* zu beobachten.

Candida-Granulom (↑; Granulum*; -om*) n: (engl.) candida granuloma; syn. Soorgranulom; meist i. R. von Immundefekten auftretende Candidose mit Hyperkeratose u. Infiltration der Dermis (Lymphozyten, Plasmazellen, Fremdkörperriesenzellen); **Formen: 1.** disseminiert bei Kindern bes. am Kopf, selten an Stamm u. Extremitäten; **2.** isoliert bei Erwachsenen bes. an den Lippen; **DD:** Epitheliom, Pyodermien.

Candida-Häm|ag|glutinations|test (↑; Häm-*; Agglutination*) m: (engl.) Candida hemagglutination test; Nachw. von Candida-albicans-Antikörpern im Serum; zur Verlaufsbeobachtung u. Therapiekontrolle von Candidosen* innerer Organe (Pneumonie, Peritonitis, Sepsis).

Candida-Mykosen (↑; Myk-*; -osis*) f pl: s. Candidosen.

Candidid (↑; -id*) n: durch eine Candidose induzierte allergische Reaktion nach Art eines Mykids*.

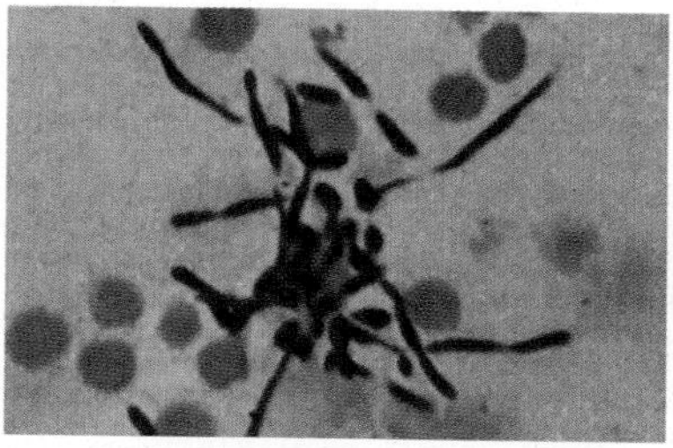

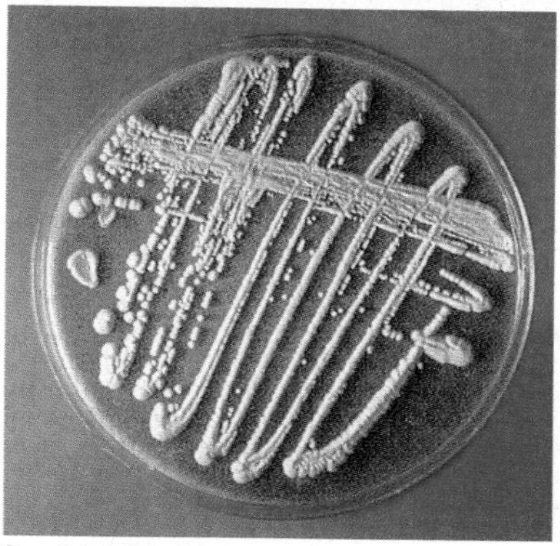

Candida albicans:
oben: Mikroskopie von Pseudomyzel und ovalen Sprossformen; unten: Kultur [547, 12]

Candidose der Eichel (↑; -osis*) f: s. Balanitis candidomycetica.

Candidose der Körper|falten (↑; ↑) f: (engl.) candida intertrigo; syn. Candida-Intertrigo; Candidose* der Haut, bes. inguinal, perianal, perigenital, axillär u. submammär; wird durch Übergewicht u. feuchtes Milieu mit hoher Umgebungstemperatur begünstigt; **Sympt.:** Erytheme u. Erosionen, die von einem polyzykl. Saum mit nach innen gerichteter weißl. Schuppenkrause (Ort der Materialentnahme für Pilzkultur) begrenzt werden; in der Umgebung meist solitäre rote Papeln u. Pustulationen. Die C. d. K. kann sich auch auf eine einzelne Rhagade, z. B. in der Rima ani od. in der Ohrumschlagfalte, beschränken; generalisierte Hautmykosen durch Candida albicans weisen stets auf eine Immunschwäche hin; s. Intertrigo.

Candidose der männlichen Urethra (↑; ↑; Urethra*) f: (engl.) candidiasis of the male urethra; Urethritis durch Candida albicans od. Candida glabrata; **Urs.:** Sekundärinfektion der primär durch Bakt., Trichomonaden od. Viren irritierten Schleimhaut; wiederholter Geschlechtsverkehr mit infizierten Personen, Diabetes mellitus, langdauernde Antibiotikatherapie od. Fremdkörper (z. B. Katheter) fördern die Entstehung. **Sympt.:** Juckreiz in der Urethra, Brennen beim Urinieren, geringer morgendl. Ausfluss; selten Harndrang, Schmerzen in der Urethra. Vgl. Urethritis non gonorrhoica.

Candidose der Mund|schleim|haut (↑; ↑) f: (engl.) oral candidiasis, oral thrush; Inf. durch Candida albicans od. andere Candida-Arten;

C

weißliche, stippchen- bis flächenförmige, abkratzbare Beläge bes. beim Säugling u. im Alter bei Gebissträgern od. bei Zahnlosigkeit; bei ver-

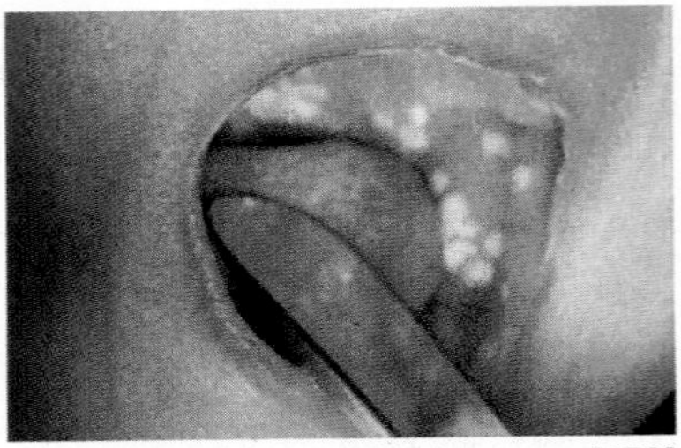

Candidose der Mundschleimhaut [179]

minderter Immunabwehr Ausbreitung auf Pharynx u. Ösophagus möglich; **DD:** Leukoplakie*, Lichen* ruber planus.

Candidose der Mund|winkel (↑; ↑) f: s. Angulus infectiosus oris.

Candidose der Nägel (↑; ↑) f: (engl.) candida onychia; durch Candida* albicans verursachte Onychomykose, meist sek. i. R. einer Paronychie*.

Candidose der Säuglings|haut (↑; ↑) f: (engl.) candidiasis of infant skin, infantile candidiasis; syn. Soor-Windeldermatitis; Mykose in der Analregion i. R. intestinaler Besiedelung mit Candida* albicans; Ausbreitung auf Genitale, Leisten, Oberschenkel u. Unterbauch; **Sympt.:** Erythem, Schuppung, Bläschen, Pusteln; **DD:** Artefakte, Enterobiasis; vgl. Windeldermatitis.

Candidose der Scheide (↑; ↑) f: s. Vulvovaginitis candidomycetica.

Candidose des Barts (↑; ↑) f: s. Folliculitis barbae candidomycetica.

Candidosen (↑; ↑) f pl: (engl.) candidiases; auch Candida-Mykosen, Soormykosen; Sammelbez. für Inf. durch Sprosspilze der Gattung Candida* (in über 90 % Candida albicans, seltener Candida tropicalis, Candida krusei u. a.); **Formen: 1.** saprophytäre Besiedlung der Haut u. Schleimhäute (äußere Genitalien, Mund, Nasen-Rachen-Raum, Magen-Darm-Trakt); **2.** Inf. der Haut u. Schleimhäute, begünstigt durch Faktoren wie feuchtes, okklusives Milieu, Schwangerschaft, Diabetes mellitus, Immundefekte, schwere Erkr. od. Traumen, Zytostatika- u. Antibiotikatherapie, Alkoholkrankheit u. a.; **3.** tiefe Organmykose bei immunsupprimierten Pat. mit zellulärer Immunschwäche, bes. im Bereich der Atemwege, seltener als Candida-Endokarditis, -Meningitis, -Nephritis od. -Endophthalmitis; **Diagn.:** typ. Hautbefund mit Papeln u. Pusteln im Randbereich des Herds; Nativpräparat u. kultureller Nachw.; vgl. Pilzdiagnostik; **Ther.:** bei C. der Haut Nystatin; bei C. der Schleimhäute u. inneren Organe Nystatin od. Amphotericin B, Gentianaviolett 0,5 % an der Mundschleimhaut; bei durch Candida verursachter Systemmykose Amphotericin B (kombiniert mit Flucytosin), Fluconazol, Ketoconazol, Itraconazol; Therapiekontrolle durch Candida-Hämagglutinationstest.

> Bei Candidosen an Mund- u. Zungenschleimhäuten Erwachsener immer an konsumierende Grundkrankheit (u. a. AIDS) denken.

> Der Nachweis von Hefen in Blasenpunktaten, im Blut oder im Liquor erfordert sofortige Maßnahmen: Absicherung durch serologische, möglichst auch histologische Untersuchungen und systemische Therapie.

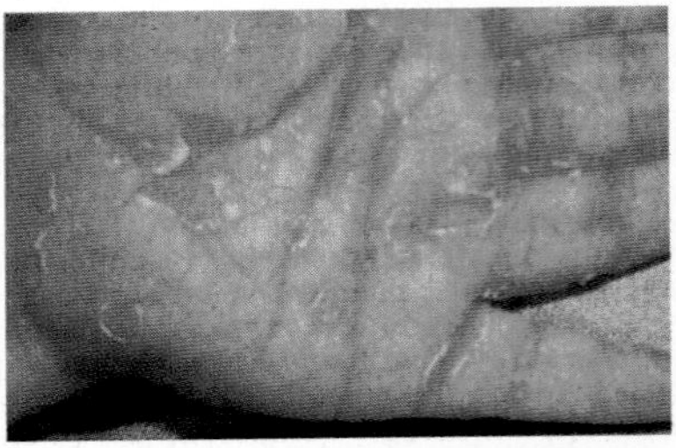

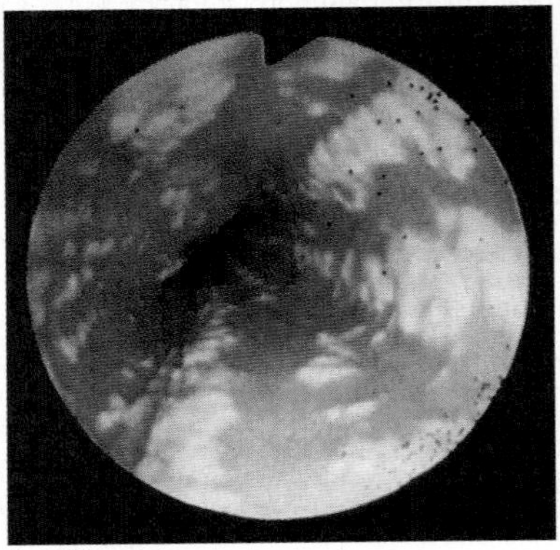

Candidosen:
oben: oberflächlich an der Hand;
unten: ösophagoskopischer Befund [12, 62]

Canicola|krankheit (lat. canicula Hündchen): s. Kanikolafieber.

caninus (lat. canis Hund): Hunds-; z. B. Dens caninus, Eckzahn (Reißzahn).

Canities (lat. canus grau) f: Ergrauen der Haare; s. Haarveränderungen.

Canna|biose (gr. κάνναβις Hanf; -osis*) f: (engl.) hemp fever; syn. Hanffieber, Hechelfieber; Sonderform der Byssinose*, ausgelöst durch Hanfstaub.

Cannabis sativa (↑) f: Indischer Hanf; im harzigen Sekret der weibl. Pflanze sind versch. Cannabinoide (z. B. Cannabidiol, Δ^9-Tetrahydrocannabinol, Cannabinol) enthalten, die wegen ihrer psych. Effekte zur Erzeugung von Rauschzuständen benutzt werden. Aufnahme meist durch Rauchen von Haschisch od. Marihuana.

Cannizzaro-Re|aktion (Stanislao C., Chem., Rom, 1826–1910) f: (engl.) Cannizzaro's reaction;

Reaktion in alkal. Milieu, bei der aus 2 mol Aldehyd 1 mol Alkohol u. 1 mol Carbonsäure entstehen (Dismutation*).

Cannon-Böhm-Punkt (Walter B. C., Physiol., Boston, 1871–1945; Gottfried B., Röntg., München, 1880–1952): (engl.) Cannon-Böhm's point; Grenze zw. dem Innervationsgebiet des N. vagus u. dem sakralen Parasympathikus zw. mittlerem u. linkem Drittel des Colon transversum; beide Innervationsgebiete überlappen sich jedoch beträchtlich.

Canthus (gr. κανθός) m: Augenwinkel; vgl. Kanthoplastik.

Cantrell-Penta|logie (James R. C., zeitgen. Kinderchirurg, Baltimore; gr. πέντε fünf; -log*) f: (engl.) pentalogy of Cantrell; syn. Cantrell-Sequenz; Fehlbildungskomplex mit Rektusdiastase (bis Omphalozele), Sternumspalte, medianem Zwerchfell- u. partiellem Perikarddefekt sowie angeborenem Herzfehler; fakultativ zusätzl. Hirnfehlbildung, Gaumenspalte; **Ther.:** chir. Korrektur.

Canyon-Varizen (lat. varix Krampfader) f pl: (engl.) canyon varicose veins; Bez. für unter dem Hautniveau in der stark sklerosierten Unterhaut liegende Krampfadern; operative Entfernung u. Sklerosierung problematisch; s. Varizen.

Capdepont-Syn|drom (C. C., Zahnarzt, Paris, 1867–1917) n: (engl.) Capdepont-Hodge syndrome; syn. Dentinogenesis imperfecta, Stainton-Syndrom; hereditäre Zahndysplasie, dem Formenkreis der Ektodermaldysplasie*-Syndrome zugehörig; seltene autosomal-dominant vererbte Erkr. (Genlokus 4q13-q21) mit Hypoplasie ektodermaler Zahnanteile (Schmelz) durch verminderte Kalkeinlagerung u. Dysplasie mesodermaler Zahnanteile (Dentin) mit Pulpaobliteration; oft verkürzte Wurzeln mit Hyperzementose; **Sympt.:** transparente Braun- od. Graublaufärbung der Milchzähne u. der bleibenden Zähne (sog. Glaszähne); vorzeitiger Verfall des Gebisses inf. Abnutzung des Kronenanteils beim Kauen; fakultative Begleitsymptome (Knochenbrüchigkeit, Polydaktylie); **Diagn.:** typischer Röntgenbefund mit transparentem Dentin u. Pulpaobliteration.

Capgras-Syn|drom (Jean M. J. C., Psychiater, Paris, 1873–1950) n: syn. Doppelgängersyndrom; Personenverkennung, bei der der Pat. eine ihm bekannte Person nicht identifizieren kann, sondern für einen Doppelgänger hält; nahe stehende Personen erscheinen wie durch Schauspieler ersetzt; Vork. bei paranoidem Syndrom, hirnorganischen Erkrankungen u. Angststörungen. G. St.-I.

Capillaria hepatica (Capillus*) f: Fadenwurm (s. Nematodes) in der Leber der Ratte; selten beim Menschen.

Capillaria philippinensis (↑) f: zu den Nematodes* gehörender Dünndarmparasit des Menschen in Südostasien, bes. Philippinen; ♂ 2,3–3,2 mm, ♀ 2,5–4,3 mm lang; Larvenentwicklung in Fischen; Infektionswege beim Menschen unklar, wahrscheinlich z. T. durch Verzehr von rohen Fischen; Err. der **Capillariasis philippinensis** mit akutem Durchfall u. Malabsorptionssyndrom, bei schwerem Befall (z. B. bei endogener Autoinfektion) häufig letaler Ausgang; **Ther.:** Tiabendazol.

capillaris (kapillar*): haarförmig, haarfein.

Capillaritis alba (↑; -itis*) f: syn. Atrophie blanche; oberflächl. Arteriolitis bzw. Kapillaritis; z. T. kleine rundl.-ovale, z. T. bis handtellergroße, bizarr gestaltete, oft netzförmige, leicht eingesunkene weiße atrophische Herde mit Teleangiektasien bzw. bis zu stecknadelkopfgroßen, randständigen Kapillaren; **Lok.:** meist Knöchelregion, Fußrücken; bes. Manifestation im Stadium II der chronisch-venösen Insuffizienz*.

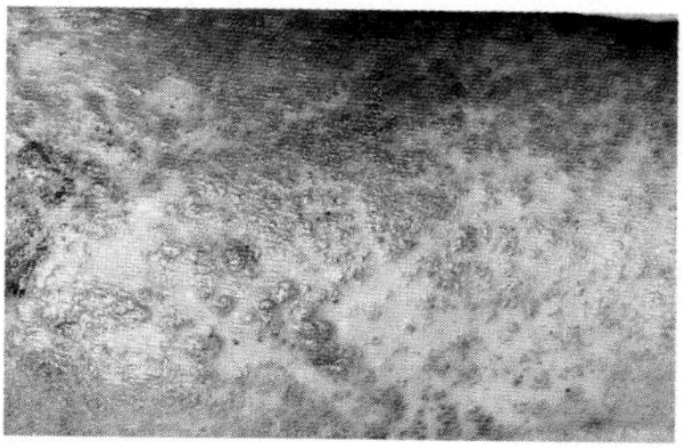

Capillaritis alba [580]

Capillitium (lat.) n: behaarte Kopfhaut.

Capillus (lat. Haupthaar, Barthaar) m: Kopfhaar; vgl. Haare.

Capistrum (lat. Halfter) n: Halfterverband, Kopfbindenverband; als C. duplex aus senkrechten Wangentouren u. waagerechten Hals- u. Stirntouren. Beim C. simplex bleiben Ohr u. Wange der einen Seite frei. Vgl. Verbände.

capitatus (lat. caput, capitis Kopf): mit Kopf versehen.

Capitulum (Dim. ↑) n: Köpfchen; z. B. Capitulum humeri, Humerusköpfchen für Art. humeroradialis.

Caplan-Syn|drom (Anthony C., Arzt, Cardiff, 1907–1976) n: s. Silikoarthritis.

Capping: s. mRNA-Editierung.

Capreo|mycin (INN) n: cyclisches Polypeptid-Antibiotikum, ursprünglich aus Kulturen von Streptomyces capreolus gewonnen; **Verw.:** früher als Alternative zu Streptomycin bei Tuberkulose; wegen potentiell schwerer UAW (Nephro-, Oto- u. Neurotoxizität) kaum noch angewendet.

Capron|säure: (engl.) caproic acid; Hexansäure; $C_5H_{11}COOH$; gesättigte Fettsäure in Butter u. a. Fetten; vgl. Epsilonaminocapronsäure, Fettsäuren.

Capryl|säure: (engl.) caprylic acid; Oktansäure; $C_7H_{15}COOH$; spez. riechende, gesättigte Fettsäure (s. Fettsäuren) in pflanzl. (Kokusnussöl) u. tier. Fetten (Milchfett); Absonderung auch aus apokrinen Schweißdrüsen; techn. Anw. als Fungizid u. Insektizid.

Caps.: (Rez.) Abk. für Capsula*.

Capsaicin n: Inhaltsstoff aus Paprikafrüchten (Capsicum annum L.); Hyperämisierungsmittel zur externen Anw. bei Muskelverspannungen im Schulter-Arm- u. Wirbelsäulenbereich; **UAW:** Hautirritationen.

Capsicum n: Paprika (C. annuum), Cayennepfeffer (Capsicum frutescens); Pflanzen aus der Fam. der Nachtschattengewächse; Früchte (Capsici fructus) enthalten unterschiedl. große Mengen an Capsaicinoiden (Scharfstoffen) mit lokal hyperämisierender Wirkung; **Verw.:** äußerlich bei Muskelverspannungen im Schulter-Arm- u. Wirbelsäulenbereich; **NW:** selten Überempfindlichkeitsreaktionen (urtikarielles Exanthem); Anwendungsdauer max. zwei Tage.

C

Capsid (lat. capsa Kapsel; -id*) n: s. Kapsid.
Capsula (Dim. ↑) f: Kapsel; häufig bindegewebige Umhüllung von Organen od. Organteilen; Gelenkkapsel.
Capsula adiposa peri|renalis (↑) f: Fettkapsel der Niere.
Capsula articularis (↑) f: Gelenkkapsel.
Capsula externa (↑) f: Markschicht zw. Putamen u. Claustrum des Gehirns.
Capsula extrema (↑) f: weiße Substanz zw. Inselrinde u. Claustrum.
Capsula fibrosa glandulae thyroideae (↑) f: zweischichtige bindegewebige innere Hülle der Schilddrüse.
Capsula fibrosa peri|vascularis hepatis (↑) f: bindegewebige Kapsel der Leber; setzt sich mit den Blutgefäßen zw. den Leberläppchen fort.
Capsula fibrosa renis (↑) f: bindegewebige Kapsel der Niere.
Capsula glomeruli (↑) f: s. Bowman-Kapsel.
Capsula interna (↑) f: innere Kapsel; Markschicht mit somatotopisch gegliederten auf- u. absteigenden Projektionsfasern zw. Linsenkern u. Thalamus sowie Nucleus caudatus, Crus ant., Genu, Crus post. (s. Abb.). Vgl. Hemianästhesie.

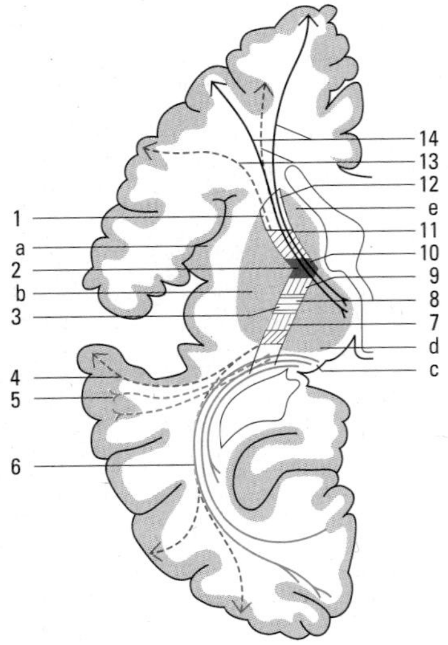

Capsula interna:
Horizontalschnitt durch das Gehirn auf Höhe der Kerne mit schematisch eingezeichneten Bahnen; 1: Crus anterius capsulae int.; 2: Genu capsulae int.; 3: Crus posterius capsulae int.; 4: Radiatio acustica; 5: Fibrae temporopontinae; 6: Radiatio optica, Fibrae occipitopontinae; 7: oberer Thalamusstiel; 8: Tractus corticospinalis (Bein); 9: Tractus corticospinalis (Arm); 10: Tractus corticonuclearis; 11: Fibrae frontopontinae (Querschnitt); 12: vorderer Thalamusstiel (Querschnitt); 13: Fibrae frontopontinae; 14: vorderer Thalamusstiel; a: Insula; b: Nucleus lentiformis; c: Corpus geniculatum laterale; d: Thalamus; e: Nucleus caudatus [532]

Capsula lentis (↑) f: Linsenkapsel.
Capto|pril (INN) n: s. ACE-Hemmer.
Capture beat (engl.): Eroberungsschlag; s. Tachykardie, ventrikuläre.
Caput (lat.) n: Kopf; v. a. Gelenk- od. Muskelkopf; aber auch bei Organen.
Caput galeatum (↑) n: sog. Glückshaube; Eihautteile, die den kindl. Kopf bei der Geburt wie eine Haube bedecken.
Caput medusae (↑) n: sog. Medusenhaupt; paraumbilikale Venenerweiterung in der Bauchdecke mit deutl. Venenzeichnung bei Behinderung des Blutabflusses innerh. der Bauchhöhle; **Urs.:** Ausbildung eines Umgehungskreislaufs von der Pfortader zur V. cava inferior bei Pfortaderstauung; s. Hypertension, portale.
Caput membranaceum (↑) n: sog. Kautschukschädel; unvollständige Verknöcherung der Schädelknochen mit Kraniotabes u. weit offenen Fontanellen bei Osteogenesis* imperfecta, Dysostosis* cleidocranialis u. Frühgeborenen mit fetaler-postnataler Hypokalzämie.
Caput ob|stipum (↑) n: veraltete Bez. für Torticollis*.
Caput quadratum (↑) n: Frons quadrata; Vorspringen von Stirn u. Scheitelhöcker mit Hinterhauptabflachung; z. B. bei Rachitis*.
Caput suc|cedaneum (↑) n: Kopfgeschwulst; s. Geburtsgeschwulst.
Carabelli-Höcker (Georg C., Zahnmed., Wien, 1787–1842): Tuberculum* anomale dentis.
Carate f: syn. Pinta*.
Cara|zolol (INN) n: nichtselektiver Betarezeptorenblocker*.
Carb-: s. a. Karb-.
Carb|achol (INN) n: direktes Parasympathomimetikum mit Wirkung auf Muscarin- u. Nicotinrezeptoren; **Verw.:** lokal bei Glaukom*; **UAW:** Sehstörungen, Ziliarkörperspasmen (dadurch Kopfschmerz) u. a.; s. Parasympathomimetika.
Carbachol|test m: unspezif. inhalativer Provokationstest* zur Ermittlung bronchialer Hyperreaktivität*; positiv bis zu einer Schwellendosis von 0,5 mg.
Carbamate n pl: (engl.) carbamates; Ester der Carbaminsäure, die als Insektizide od. als indirekt wirkende Parasympathomimetika* verwendet werden; hemmen die Cholinesterase ähnlich wie Phosphorsäureester* (ggf. toxischer Effekt), im Ggs. zu diesen aber reversibel; Sympt. der Vergiftung wie bei Phosphorsäureestervergiftung*.
Carb|amazepin (INN) n: mit den tricyclischen Antidepressiva strukturverwandte Substanz, soll u. a. die Fortleitung konvulsiver Entladungen reduzieren u. die synapt. Reizübertragung im spinalen Trigeminuskern hemmen; **Ind.:** Epilepsie*, Trigeminusneuralgie*, Glossopharyngeusneuralgie, diabet. Neuropathie, nichtepileptische Anfälle, Multiple Sklerose; **Kontraind.:** AV-Block, schwere Leberfunktionsstörungen, gleichzeitige Gabe von MAO-Hemmern; **UAW:** initial Kopfschmerz, Schwindel, Sehstörungen, Somnolenz, selten allerg. Reaktionen. Vgl. Antiepileptika.
Carb|amid n: syn. Harnstoff*.
Carb|amoyl|phosphat n: (engl.) carbamoyl phosphate; Zwischenprodukt der Arginin-, Pyrimidin- u. Harnstoffsynthese; De-novo-Synthese in Leber u. Niere durch Carbamoylphosphatsynthetase aus NH_4HCO_3 unter ATP-Verbrauch mit N-Acetylglutaminsäure als Cofaktor. Vgl. Proteinstoffwechsel, Harnstoffzyklus.

Carb|amoyl|phosphat|syn|thetase f: s. Carbamoylphosphat.

Carb|amoyl|phosphat|synthetase-Mangel: (engl.) carbamoyl phosphate synthetase deficiency; seltene, autosomal-rezessiv erbl. Stoffwechselstörung im Harnstoffzyklus mit schwerer Hyperammonämie*, erhöhter Konz. von Glutamin u. Alanin im Serum sowie niedriger Harnstoff- u. Orotsäurekonzentration im Urin; Veränderung im Genort 2q24.3-q31; **Ther.**: Senkung des Ammoniakspiegels, Eiweißreduktion, Substitution von Arginin u. Natriumbenzoat.

Carb|apeneme n pl: (engl.) carbapenems; Gruppe der Betalaktam*-Antibiotika mit sehr breitem Wirkungsspektrum, z. B. Imipenem*.

Carb|azo|chrom (INN) n: Oxidationsprodukt des Adrenalins; **Verw.**: als Hämostatikum.

Carbi|dopa (INN) n: DOPA-Decarboxylasehemmstoff, der die katalyt. Umsetzung von DOPA* zu Dopamin in der Peripherie verhindert, so dass die Konz. von DOPA im Blut steigt; **Verw.**: Antiparkinsonmittel; vgl. Benserazid.

Carb|imazol (INN) n: Thioamid-Thyreostatikum; s. Thyreostatika.

Carb|inox|amin (INN) n: Histamin-H_1-Rezeptorenblocker; **Verw.**: s. Antihistaminika.

Carbo (lat.) m: Kohle.

Carbo|an|hydrase f: (engl.) carbonic anhydrase; Abk. CA; syn. Carbonat- od. Kohlensäureanhydrase; zinkhaltiges Enzym (Lyase), das Kohlensäure reversibel zu CO_2 u. H_2O spaltet; Vork. in Erythrozyten, Magenschleimhaut (Bildung von Salzsäure*), Lunge; in den Tubuluszellen der Niere beschleunigt CA die Bildung von Kohlensäure, die schnell dissoziiert. Das

$$H_2O + CO_2 \overset{CA}{\rightleftarrows} H_2CO_3 \rightleftarrows H^+ + HCO_3^-$$

Proton wird im Austausch gegen Na^+ in den Tubulusharn sezerniert, bildet dort mit HCO_3^- Kohlensäure, die in CO_2 u. H_2O dissoziiert. Nach Rückdiffusion von CO_2 ins Tubuluslumen erneute Kohlensäurebildung durch CA, deren Aktivität in den Tubuluszellen der limitierende Schritt der Bicarbonatrückresorption ist. Bei Hemmung der CA kommt es zu Bicarbonatdiurese, Natriurese u. hyperchlorämischer Azidose.

Carbo|an|hydrase|hemmer: (engl.) carbonic anhydrase inhibitors; syn. Carboanhydraseinhibitoren; aromat. Sulfonamide (z. B. Acetazolamid*), die über eine Hemmung des Enzyms Carboanhydrase den Austausch von H- u. Na-Ionen (im proximalen Tubulus) hemmen, wodurch es zu einer vermehrten Ausscheidung von Na-, K-, Bicarbonationen u. Wasser kommt; der Basenverlust führt zu einer Azidose, die die diuret. Wirkung der C. nach wenigen Tagen aufhebt. **Verw.**: bei Glaukom zur Reduzierung des intraokulären Drucks (Hemmeffekt auf die Kammerwasserproduktion); als Diuretika keine therap. Bedeutung; **UAW:** Hypokaliämie, metabolische Azidose u. a.

Carbo|cistein (INN) n: Mukolytikum (s. Expektoranzien); **Verw.**: bei bronchopulmonalen Erkr.; **Kontraind.**: Schwangerschaft u. Stillzeit, Magen-Darm-Ulzera u. a.; **UAW:** gastrointestinale Störungen, allerg. Reaktionen.

Carbol n: Carbolsäure; s. Phenol.

Carbo medicinalis (lat. carbo Kohle) m: med. Kohle, Aktivkohle*.

Carbonate n pl: (engl.) carbonates; Salze der Kohlensäure (H_2CO_3); **1.** saure C.: z. B. Natriumbicarbonat ($NaHCO_3$); **2.** neutrale C.: z. B. Natriumcarbonat (Na_2CO_3).

Carboneum n: Kohlenstoff*.

Carbon|säuren: (engl.) carboxylic acids; org. Verbindungen mit Carboxylgruppe(n), die in wässriger Lösung dissoziieren:

$$R{-}COOH \rightleftarrows R{-}COO^- + H^+$$

C. entstehen u. a. durch Oxidation primärer Alkohole*, wobei Aldehyde* als Zwischenprodukt auftreten. Je nach Zahl der Carboxylgruppen unterscheidet man Mono-, Di-, Tricarbonsäuren usw. Vgl. Fettsäuren.

Carbonyl|gruppe: s. Ketone.

Carbo|platin (INN): Zytostatikum (Akylans, anorg. Schwermetallkomplex); **Ind.**: Bronchial-, Zervix- u. Ovarialkarzinom; **Kontraind.**: schwere Knochenmarkdepression; schwerer Nierenschaden; **UAW:** Thrombopenie, Nierenfunktionsstörung, gastrointestinale Beschwerden, Blutbildstörungen u. a.; vgl. Alkylanzien, Zytostatika. R. Leh.

Carb|oxy|hämo|globin (Häm-*; Globus*) n: s. Hämoglobin, Kohlenmonoxidvergiftung.

Carb|oxylase|defekt, multipler m: (engl.) multiple carboxylase deficiency; syn. Holocarboxylasesynthetasedefekt; autosomal-rezessiv erbl. Stoffwechselanomalie (Genlokus 21q22.1) mit verminderter Aktivität von vier Biotin-sensiblen Carboxylasen (Propionyl-CoA-, 3-Methylcrotonyl-CoA-, Pyruvat-, Acetyl-CoA-Carboxylase); Erhöhung von Laktat, Pyruvat, Propionat, 3-Hydroxypropionat, 3-Hydroxyisovaleriansäure, 3-Methylcrotonylglycin u. Methylcitrat im Urin; **Sympt.**: episodisch auftretendes, schuppiges Exanthem, metabolische Azidose, Leuko- u. Thrombopenie, u. U. Ataxie u. Krampfanfälle; **Ther.**: Gabe von Biotin. Vgl. Biotinidasedefekt.

Carb|oxylasen f pl: (engl.) carboxylases; Enzyme (Lyasen od. Ligasen), die meist mit Biotin* als Coenzym die Einführung von COO^- in org. Verbindungen katalysieren (**Carboxylierung**), z. B. Pyruvatcarboxylase; die Kontrolle der Blutgerinnung* erfolgt durch Vitamin-K-abhängige Carboxylierung von Glutamylresten der Gerinnungsfaktoren II, VII, IX u. X, die so die für ihre Wirksamkeit erforderl. Ca^{2+}-Ionen binden können. Vgl. Vitamin K.

Carb|oxyl|gruppe: (engl.) carboxyl radical; s. Carbonsäuren.

Carb|oxy|peptidasen f pl: (engl.) carboxypeptidases; Proteasen*, die von Peptiden die C-terminale Aminosäure abspalten (Exopeptidasen); das Pankreas produziert zwei C. versch. Spezifität (A u. B), die als inaktive Vorstufen (Procarboxypeptidasen) in das Duodenum sezerniert u. dort aktiviert werden. C. finden sich u. a. auch in Niere u. Milz. Vgl. Chymotrypsin, Trypsin.

Car|bromal (INN) n: Bromharnstoffderivat; **Verw.**: als Schlafmittel (hohes Abhängigkeitspotential); vgl. Bromismus.

Carbunculus (lat. kleine Kohle, Geschwür) m: Karbunkel*.

Car|buterol (INN) n: Beta-2-Sympathomimetikum; **Verw.**: als Bronchospasmolytikum, bei Asthma bronchiale u. chron. obstruktiver Bronchitis; **UAW:** s. Sympathomimetika.

C

Carc-: s. a. Karz-, Karzino-.

Carcinoma (Karz-*; -om*) n: Krebs; s. Karzinom.

Carcinoma em|bryonale (↑; ↑) n: syn. Teratokarzinom*.

Carcinoma in situ (↑; ↑; lat. in natürlicher Lage, Stellung) n: präinvasives Karzinom (der Gruppe 0), sog. Oberflächenkarzinom; Karzinom*, das die Basalmembran* noch nicht durchbrochen hat (intraepitheliale Neubildung mit hochgradigen zellulären u. epithelialen Atypien, histol. weder in Aufbau noch Struktur von einem karzinomatös entarteten Epithel zu unterscheiden). Im Einzelfall ist nicht vorauszusagen, wann ein C. i. s. in ein invasives Karzinom übergeht (oft lange Latenz). Das C. i. s. gilt als obligates Anfangsstadium eines Karzinoms u. ist vom Mikro- bzw. sog. Frühkarzinom (Basalmembran bereits durchbrochen) histol. abzugrenzen. Vgl. Dysplasie, epitheliale; Präkanzerose.

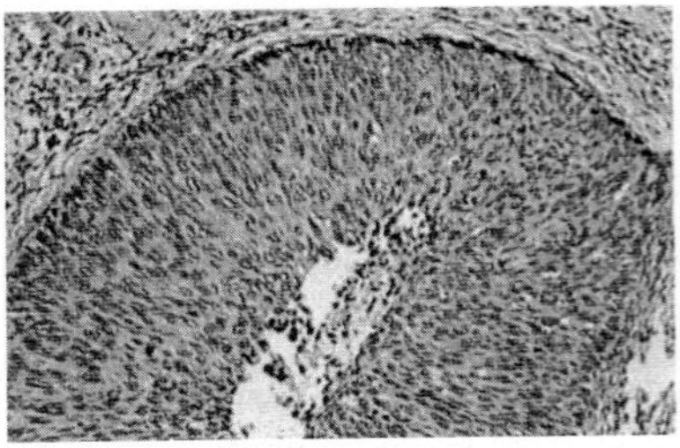

Carcinoma in situ:
Befund der Portio, innerhalb einer Zervixdrüse [65]

Cardia (gr. καρδία Herz) f: **1.** Herz; **2.** anat. Nomenklatur; Magenmund; s. Kardia.

Cardiac index (engl. ↑): Abk. CI; Herzindex*.

Cardiac output (engl. ↑; Ausstoß, Ausgabemenge): (engl.) Bez. für Herzminutenvolumen*.

cardiacus (↑): zum Herzen od. Magenmund gehörend, Herz-.

cardialis (↑): zum Herzen gehörend, das Herz betreffend.

Cardio-: s. a. Kardia-, Kardio-.

Cardio|green (engl. Kard-*; grün): syn. Indocyanin, Foxgreen; grüner Farbstoff, der v. a. zur Bestimmung des Herzminutenvolumens* mittels Farbstoffverdünnungsmethode* verwendet wird.

Cardio|virus (↑; Virus*) n: Genus säurestabiler RNA-Viren der Picornaviridae*; Name leitet sich ab vom Prototypvirus dieses Genus, dem Err. der Enzephalomyokarditis der Maus (EMC-Virus).

Carey-Coombs-Geräusch (Carey F. C., engl. Arzt, 1879–1932): s. Coombs-Geräusch.

Caries (lat.) f: Fäulnis; s. Zahnkaries.

Caries dentium (↑) f: s. Zahnkaries.

Caries sicca (↑) f: trockener Schwund; Form der Gelenktuberkulose, häufig am Schulter- u. Hüftgelenk; s. Knochentuberkulose.

Carina (lat.) f: Kiel.

Carina tracheae (↑) f: an der Gabelung der Luftröhre nach innen vorspringende Leiste.

Carina urethralis vaginae (↑) f: durch die Harnröhre bedingte Erhebung am unteren Ende der Columna rugarum ant. der vorderen Scheidenwand.

Car|iso|prodol (INN) n: zentrales Muskelrelaxans, strukturverwandt dem Meprobamat* (Abhängigkeitspotential); s. Muskelrelaxanzien, zentrale.

Carlens-Tubus (Eric C., zeitgen. Otol., Stockholm; Tubus*) m: s. Doppellumentubus.

Carleton-Flecken (Bukk G. C., amerikan. Arzt, 1856–1914): (engl.) Carleton's spots; auf Röntgenaufnahmen als Flecke sichtbare, herdförmige Osteoperiostitis i. R. einer Gonorrhö* als Zeichen einer septischen Absiedelung.

Carminativa (lat. carminare reinigen) n pl: Karminativa*.

Car|mustin (INN) n: Zytostatikum (Alkylans); **Verw.:** bei primären Hirntumoren, multiplem Myelom, meningealer Leukämie, malignem Lymphom u. Melanom; nur beschränkte Anw. wegen erhebl. NW; vgl. Alkylanzien.

Carn-: Wortteil mit der Bedeutung Fleisch; von lat. caro, carnis.

carneus (↑): fleischig.

Carnitin n: (engl.) carnitine; vitaminähnlicher Wirkstoff (alte Bez. Vitamin T) aus der Gruppe der Betaine; wird im tier. u. menschl. Organismus synthetisiert u. dient bei der Betaoxidation* als Carrier aktivierter Acylgruppen; hohe Konz. im Nebenhoden; diagn. Bestimmung i. R. einer Sperma*-Untersuchung. Vgl. Fettstoffwechsel.

Carnitin-Acyl|carnitin-Trans|lokase-Mangel: (engl.) carnitine-acylcarnitine translocase deficiency; autosomal-rezessiv vererbte Störung eines in der Mitochondrienmembran gelegenen Transportproteins (Genlokus 3p21.31 mit mehreren Mutationen); **Sympt.:** schon im Neugeborenenalter Muskelschwäche, Kardiomyopathie, Bradykardie, Hepatopathie; **Diagn.:** Hypocarnitinämie (Tandem-Massenspektrometrie-Screening), hyoketotische Hypoglykämie, gelegentl. Hyperammonämie, Dicarbonazidurie; **Ther.:** fettreduzierte Diät. E. Mön.

Carnitin|mangel|krankheiten: (engl.) carnitine deficiency diseases; Stoffwechselstörungen mit Carnitinmangel; **Formen: 1.** autosomal-rezessiv erbl.: **a)** myopathische Form: (schubförmig) progrediente Myopathie* mit Lipidspeicherung in den Typ-I-Muskelfasern; Beginn meist im Kindesalter mit proximaler, durch Belastung sich verstärkender Muskelschwäche; Carnitinkonzentration im Serum kann normal sein; **b)** system. Form: Defekt der renalen Reabsorption u. intestinalen Aufnahme von Carnitin (Carnitin-Transporter-Defekt, Genlokus 5q33.1); Muskelschwäche mit zusätzl. Leberfunktionsstörung u. Enzephalopathie, u. U. Kardiomyopathie; **2.** sek. Carnitinmangel z. B. bei versch. angeborenen Stoffwechselstörungen (durch vermehrte Esterbindung), Nierenfunktionsstörungen, Dialyse-Behandlung, ungenügender oraler Zufuhr u. Eisenmangel, sowie Einnahme von Valproinsäure; **Ther.:** L-Carnitin in hoher Dosierung.

Carnitin|palmitoyl|trans|ferase-Mangel: (engl.) carnitine palmitoyltransferase deficiency; Kurzbez. CPT-Mangel; autosomal-rezessiv erbl. Stoffwechselstörung; **Formen: 1.** CPT-I-Mangel: Mangel an hepatischem CPT-I-Isoenzym, (Genlokus 11q13); Sympt.: Nüchternhypoglykämie mit hypoketotischer Dicarbonazidurie; Carnitinkonzentration im Serum stark erhöht; **2.** CPT-II-Mangel (Genlokus 1p32) : Erhöhung der Konz. langkettiger Acylcarnitine in den Muskelzellen; Sympt.: schwere Form mit Nüchternhypoglykämie, Kardiomyopathie u. Muskelschwäche im Säuglings- u. Kleinkindesalter; milde Form ohne Hypoglykämie, mit episodischer Rhabdomyolyse, Muskelschmerzen u. Myoglobinurie bei Muskeltraining; starke Erhöhung der Kreatinkinase im Serum; im Screening mit Tandem-Massenspektrometrie erfassbar; **Ther.** von CPT-I- u. -II-Mangel: Diät zur Vermeidung von Hypoglykämien.

Carni|vora (Carn-*; lat. vorare verschlingen) n pl: Karnivoren*.

Caroli-Syn|drom (Jaques C., Gastrol., Paris, geb. 1908) n: (engl.) Caroli's disease; seltene, autosomal-dominant erbl. Erkr. mit Ektasie der intrahepatischen Gallenwege mit Disposition zu Cholangitis u. Leberabszess; **Diagn.**: Ultraschalldiagnostik, Computertomographie; **Kompl.**: sekundäre biliäre Zirrhose, Ikterus; **Ther.**: ggf. Kasai*-Operation, Lebertransplantation. Vgl. Fibrose, kongenitale hepatische.

Caro luxurians (lat.) f: wucherndes Fleisch, wildes Fleisch, überschießendes Granulationsgewebe*.

Carotine n pl: (engl.) carotenes; fettlösl. Pflanzenfarbstoffe aus der Gruppe der Carotinoide*; Provitamine des Vitamin* A sind Alpha-, Beta- u. Gammacarotin; das antioxidativ wirkende Betacarotin beseitigt tox. Sauerstoffradikale in Geweben mit niedrigem pO_2.

Carotin|ikterus (Ikterus*) m: (engl.) xanthoderma, carotinemia; syn. Carotinodermie, Xanthodermie, Aurantiasis cutis; Gelbfärbung der Haut, bes. der Handinnenfläche, Fußsohle u. Nase bei übermäßigem Genuss carotinhaltiger Nahrungsmittel (z. B. Karotten, Tomaten, Mandarinen) od. durch Einnahme von Provitamin A; **Vork.**: v. a. bei Säuglingen; bei nephrotischem Syndrom, Hypothyreose u. a. auch ohne erhöhte Zufuhr inf. ungenügenden Abbaus der Carotinoide u. Ablagerung in der Haut.

Carotinoide n pl: (engl.) carotenoids; intensiv rot- od. gelbfarbene Isoprenderivate mit 8–9 konjugierten Doppelbindungen; Unterteilung in sauerstofffreie Carotine (z. B. Lycopin in Tomaten, Alpha- u. Betacarotin in Karotten) u. gelbe sauerstoffhaltige Xanthophylle. C. werden nur von höheren Pflanzen (in den Blättern enthalten schützen sie die Zellen vor Lichtschäden) u. Mikroorganismen synthetisiert. Als Provitamin A werden sie im tierischen u. menschl. Organismus zu Retinol* umgewandelt. Die wichtigsten Provitamin-A-C. sind Alpha-, Beta- u. Gammacarotin. Betacarotin besitzt die höchste Vitamin-A-Wirksamkeit. Einige C. werden Lebensmitteln als Farbstoffe zugesetzt. Vgl. Vitamin A.

Carotis (gr. καρωτίς Hauptschlagader) f: eigentl. Arteria carotis (communis, interna, externa); s. a. Karotis.

Carotis-Sinus-cavernosus-An|eurysma (↑; Sinus*; Caverna*; Aneurysma*) n: (engl.) carotid-cavernous aneurysm; traumat. entstandenes Aneurysma* zw. A. carotis int. u. Sinus cavernosus; führt zum Kavernosussyndrom*.

Carotis-Sinus-cavernosus-Fistel (↑; ↑; ↑; Fistel*) f: (engl.) carotid-cavernous fistula; arteriovenöse Fistel zw. A. carotis interna u. Sinus cavernosus; **Urs.**: meist traumatisch, nach Schädelbasisfrakturen*, seltener spontan (z. B. durch intrakavernöse Aneurysmaruptur); **Sympt.**: Augenmuskellähmung*, pulsierender Exophthalmus*, Chemosis*, Sehstörungen; **Diagn.**: CCT, MRT, Angiographie; **Ther.**: therap. Embolisation* od. mikroneurochir. Verschluss der Fistel od. der A. carotis interna.

Carotis|sinus-Syn|drom (↑; ↑) n: s. Karotissinus-Syndrom.

Carpenter-Ef|fekt (William C., Physiol., London, 1813–1885) m: syn. ideomotorisches Gesetz; (psychol.) unwillkürliche, ansatzweise od. teilweise Ausführung einer Bewegung inf. von Wahrnehmung od. Vorstellung dieser Bewegung; vgl. Psychomotorik.

Carpus (Karp-*) m: Handwurzel; s. Ossa carpi.

Carrier (engl.) m: Träger, Transporter; **1.** (physiol.-biochem.) Modell zur Erklärung des aktiven Transports*; der C. verbindet sich unter ATP-Verbrauch mit dem zu transportierenden Ion od. Molekül u. setzt es in einer exergonen Reaktion wieder frei. **2.** (mikrobiol.) Krankheitsüberträger; **3.** (immun.) hochmolekulare Substanz (häufig ein Protein), die zus. mit einem Hapten* zum Antigen wird.

Carrión-Krankheit (Daniel A. C., cand. med., Lima, 1850–1885): (engl.) Carrión's disease; durch Bartonella bacilliformis hervorgerufene Infektionskrankheit; Verlauf in zwei Pasen: Oroyafieber* u. Verruga* peruana; s. Bartonellosen.

Car|teolol (INN) n: nichtselektiver Betarezeptorenblocker*.

Carter-Robbins-Test m: Verf. zur DD von psychogener Polydipsie u. Diabetes* insipidus durch Infusion hypertonischer NaCl-Lösung u. anschl. Messung der Plasmakonzentration von ADH* u. Urinosmolarität.

Cartilagines laryngis (lat. cartilago Knorpel) f pl: Kehlkopfknorpel.

Cartilagines nasi (↑) f pl: Nasenknorpel.

Cartilagines tracheales (↑) f pl: Knorpelspangen der Luftröhre.

cartilagineus (↑): knorpelig.

Cartilago (↑) f : Knorpel*.

Cartilago articularis (↑) f: Gelenkknorpel.

Cartilago arytenoidea (↑) f: Gießbecken- od. Stellknorpel des Kehlkopfs (paarig); gelenkig mit der Ringknorpelplatte verbunden; regulieren bei Drehung die Stellung u. Spannung der Stimmbänder.

Cartilago auriculae (↑) f: Ohrknorpel.

Cartilago corniculata (↑) f: Santorini-Knorpel des Kehlkopfs, elast. Knorpel auf der Stellknorpelspitze (paarig); bilden die Tubercula in den Plicae aryepiglotticae.

Cartilago costalis (↑) f: Rippenknorpel.

Cartilago cricoidea (↑) f: Ringknorpel des Kehlkopfs.

Cartilago cunei|formis (↑) f: Wrisberg-Knorpel des Kehlkopfs (paarig); bilden die Tubercula cuneiformia in der Plica aryepiglottica.

Cartilago epi|glottica (↑) f: elast. Kehldeckelknorpel.

Cartilago epi|physialis (↑) f: Epiphysenfugenknorpel.

Cartilago meatus acustici (↑) f: Gehörgangknorpel.

Cartilago thyroidea (↑) f: Schildknorpel des Kehlkopfs.

Cartilago triticea (↑) f: Weizenknorpel; elast. Knorpelstückchen im Lig. thyrohyoideum, paarig.

Cartilago tubae auditivae (↑) f: der im Querschnitt hakenförmige, z. T. elastische, z. T. hyaline Knorpel der Ohrtrompete.

Cartwright-Blut|gruppen: (engl.) Cartwright's blood groups; Symbol Yt; seit 1956 bekanntes Blutgruppensystem. Die Vererbung der Allele Yt^a (Häufigkeit bei Weißen u. bei Schwarzen in den USA fast 100%) u. Yt^b erfolgt autosomal-kodominant (drei Phänotypen). Vgl. Blutgruppen.

Caruncula (lat. kleines Stück Fleisch) f (pl Carunculae): sog. Fleischwärzchen; Knötchen aus lockerem Bindegewebe mit gewundenem u. erweitertem Gefäß.

C

Carunculae hymenales (↑) f pl: Reste des zerstörten Hymens; i. Allg. nach Geburten.

Caruncula lacrimalis (↑) f: Tränenkarunkel; Schleimhauthöcker im medialen Augenwinkel.

Caruncula sub|lingualis (↑) f: Schleimhauthöcker neben dem Frenulum linguae, auf dem die Ausführungsgänge der Glandula sublingualis u. der Glandula submandibularis münden.

Carvi fructus m: s. Kümmel.

Caryo|phylli aether|oleum n: Nelkenöl*.

CAS: Abk. für (engl.) **c**omputer **a**ssisted **s**urgery; s. Roboterchirurgie.

Casal-Hals|band (Gaspar C., Arzt, Madrid, 1679–1759): s. Pellagra.

Casein (lat. caseus Käse) n: auch Kasein; phosphorhaltiges Milchprotein (25 g/l Milch); elektrophoret. in α-, β-, γ- u. δ-Casein trennbar; Gewinnung mittels Säurefällung od. Labferment*.

CAS-Nummer: (engl.) CAS-number; kurz CAS-Nr.; von (engl.) **C**hemical **A**bstracts **S**ervice; System von international verbindl. numerischen Kennzeichnungen für chem. Reinstoffe.

Casper-Katheter (Leopold C., Urol., Berlin, New York, 1859–1959; Katheter*) m: (engl.) Casper catheter; selbsthaltender Blasenverweilkatheter, der mit Hilfe eines Spanners eingeführt wird.

Casper-Regel (Johann L. C., Gerichtsmed., Berlin, 1796–1864): (engl.) Casper's rule; (forens.) Regel zur Abschätzung der Todeszeit bzw. Leichenliegezeit: vergleichbare Fäulnisveränderungen treten an der Luft nach einer Woche, im Wasser nach zwei, im Erdgrab nach acht Wochen ein. Vgl. Leichenerscheinungen.

Casserio-Band: (engl.) Casserio's ligament; Ligamentum mallei anterius; s. Ligamentum mallei anterius, laterale, superius.

Casserio-Muskel (Musculus*) m: Musculus* brachialis.

Casserio-Nerv (Nervus*) m: Nervus* musculocutaneus.

Cassia angusti|folia f: s. Sennesblätter.

Cassirer-Syn|drom (Richard C., Neurol., Berlin, 1868–1925) n: syn. Acroasphyxia chronica hypertrophica; Akrozyanose* mit vasomotorisch-trophischer Störung der Haut u. Sensibilitätsstörungen inf. Dysregulation des vegetativen Nervensystems.

Castañeda-Färbung (M. Ruiz C., Virol., Mexiko): (engl.) Castañeda's staining; Spezialfärbung zur Darstellung von Rickettsien u. Chlamydien; Erreger blau, Zellkerne u. -plasma rot.

Castellani-Agglutinin|absättigung (Sir Aldo C., Bakteriol., Tropenarzt, Rom, geb. 1878; Agglutination*): (engl.) Castellani's test; Verf. zur **1.** Prüfung der Antigengemeinschaft eines fragl. Bakterienstamms mit bekannten Bakterienstämmen anhand spezif. Immunseren (Gruber-Reaktion); **2.** Prüfung eines Patientenserums auf das Vorhandensein von Mitagglutininen od. Heteroagglutininen anhand bekannter Bakterienstämme (Widal*-Reaktion); **3.** Herstellung spezif. Immunseren, sog. Faktorenseren*; vgl. Kauffmann-White-Schema.

Castellani-Lösung (↑): (engl.) Castellani's paint; ethanol. Fuchsinlösung mit Phenolum liquefactum u. Resorcin zur Ther. ekzematöser u. mikrobieller Hauterkrankungen; mäßig antisept. wirksam.

Castillo-Syn|drom (E. B. del C., argentin. Arzt) n: (engl.) testicular dysgenesis syndrome; **1.** Germinalzellaplasie, sog. Sertoli-cell-only-Syndrom; normogonadotroper Hypogonadismus* des (geno- u. phänotypischen) Mannes mit Sterilität inf. von Azoospermie; in der Hodenbiopsie Fehlen des Keimepithels mit mäßiger Sklerose der Tubuli seminiferi; Urs.: unklar; embryonale Entwicklungsstörung od. exogene Schädigung postnatal (z. B. durch ionisierende Strahlung, Zytostatika) werden angenommen. **2.** syn. Argonz-Ahumada-Castillo-Syndrom; s. Galaktorrhö-Amenorrhö-Syndrom.

Castle-Faktor (William B. C., Int., Boston, geb. 1897) m: syn. Intrinsic*-Faktor.

Castleman-Tumor (Benjamin C., Pathol., Massachusetts, 1906–1982; Tumor*) m: (engl.) Castleman's lymphoma; benignes hyalinisierendes Lymphom*, ausgehend von den Plasmazellen; unklare Genese.

Cat: s. Kat.

Cataracta (Katarakt*) f: Katarakt*.

Cataracta brunescens (↑) f: auch Cataracta nigra, sog. schwarzer Star; v. a. beim Altersstar vorkommender bräunlich-schwärzlicher Kernstar.

Cataracta myo|tonica (↑) f: Katarakt bei myotonischer Dystrophie*.

Cataracta senilis (↑) f: Altersstar; häufigste Form einer Katarakt*, meist in Form eines Rinden- bzw. Kernstars.

CATCH 22: Abk. für (engl.) **c**ardiac malformation, **a**bnormal facies, **t**hymic hypoplasia, **c**left palate, **h**ypocalcemia; syn. DiGeorge*-Syndrom.

C-13-Atem|test m: s. Kohlenstoff-13-Exhalationstest.

Catgut (engl. Katzendarm): chirurgisches Nahtmaterial* aus Darmsaiten (Kollagenfasern) von Säugetieren, das während der Wundheilung* resorbiert wird.

Cathin n: (engl.) cathine; Alkaloid des Kat*, chem. Norpseudoephedrin*.

C-Atom, alpha|ständiges n: (engl.) alpha-constant carbon atom; das der charakterist. Gruppe einer aliphatischen Verbindung benachbarte erste (β: zweite, γ: dritte usw.), charakterist. C-Atom; dadurch werden die Stellungen von durch H-Substitution eingeführten neuen Atomen od. Gruppen charakterisiert; z. B. $CH_3—CH_2—CH_2—COOH$ (Buttersäure); $BrCH_2—CH_2—CHNH_2—COOH$ (α-Amino-γ-brombuttersäure).

Cat scratch disease (engl.): syn. Katzenkratzkrankheit*.

Cauda (lat.) f: Schwanz.

Cauda equina (↑) f: aus den unteren drei Lendenwurzeln u. allen Sakral- u. Kokzygealwurzeln gebildetes Nervenfaserbündel, das vom Ende des Rückenmarks etwa in Höhe des 2. Lendenwirbels nach kaudal sich verjüngend den untersten Teil des Wirbelkanals durchläuft.

Cauda|syn|drom (↑) n: s. Kaudasyndrom.

caudatus (↑): geschwänzt.

Causa (lat.) f: Ursache.

Cava|filter m: (engl.) inferior vena cava filter; in die Vena cava inferior einsetzbarer Filter zur zeitlich begrenzten Prävention einer Lungenembolie*.

Cava-inferior-Syn|drom (Cavum*) n: Kurzbez. für Vena*-cava-inferior-Syndrom.

Cava|katheter (↑; Katheter*) m: s. Venenkatheter, zentraler.

Cava-superior-Syn|drom (↑) n: Kurzbez. für Vena*-cava-superior-Syndrom.

cave (lat.): Vermeide! Hüte dich vor ...! Vorsicht! Beachte!

Cavea thoracis (Cavum*) f: Brustkorb; Teile: Vertebrae thoracicae (TI-TXII), Costae (I-XII), Sternum; formgebend für Cavitas thoracis (Brusthöhle), Apertura thoracis superior et inferior (obere u. untere Brustkorböffnung).

Caverna (lat.) f: **1.** (anat.) Hohlraum; **2.** (klin.) Kaverne*, Hohlgeschwür.

cavernosus (↑): Hohlräume enthaltend; z. B. Corpora cavernosa, Schwellkörper von Penis u. Klitoris.

Cavitas (lat. cavus hohl) f: Höhlung, Höhle; auch Cavum.

Cavitas abdominis (↑) f: Bauchhöhle; untergliedert in: **1.** Cavitas peritonealis (Peritonealhöhle); **2.** Spatium extraperitoneale (Extraperitonealraum) mit Spatium retroperitoneale, Spatium retropubicum, Spatium retroinguinale.

Cavitas articularis (↑) n: Gelenkhöhle, -spalt.

Cavitas dentis (↑) n: (engl.) pulp cavity; syn. Cavitas pulparis; Zahnhöhle; s. Zahn.

Cavitas glenoidalis scapulae (↑) f: Gelenkpfanne für den Humeruskopf am Schulterblatt.

Cavitas infra|glottica (↑) n: Raum unterh. der Stimmritze; geht über in die Luftröhre.

Cavitas laryngis (↑) f: Kehlkopfinnenraum vom Kehlkopfeingang (Aditus laryngis) bis zur Höhe des Ringknorpels (Übergang in die Trachea); besteht aus dem Vestibulum laryngis (bis zur Plica vestibularis), dem Ventriculus laryngis (zw. Taschen- u. Stimmfalten) u. der Cavitas infraglottica (unterhalb der Stimmfalten); Glottis ist der stimmbildende, aus den Stimmfalten (Plicae vocales) bestehende Teil.

Cavitas medullaris (↑) n: Markhöhle des Knochens.

Cavitas nasi (↑) n: Nasenhöhle.

Cavitas oris (↑) n: Mundhöhle einschl. Vestibulum* oris.

Cavitas oris propria (↑) n: eigentliche Mundhöhle; von den Zähnen bis zur Schlundkopfenge.

Cavitas pelvis (↑) f: Beckenhöhle.

Cavitas peri|cardiaca (↑) f: Spalt zw. den beiden Blättern des Perikards*.

Cavitas peritonealis (↑) f: Peritonealhöhle; s. Cavitas abdominis.

Cavitas pharyngis (↑) n: Schlundhöhle.

Cavitas pleuralis (↑) f: s. Pleurahöhle.

Cavitas thoracis (↑) n: Brusthöhle; s. Cavea thoracis.

Cavitas tympani (↑) n: s. Paukenhöhle.

Cavitas uteri (↑) n: Gebärmutterhöhle.

Cavum (lat.) n: Höhle, Hohlraum; auch Cavitas.

Cavum Douglasi (↑) n: Douglas*-Raum.

Cavum epi|durale (↑) n: Epiduralraum; zw. innerem Blatt der Dura mater spinalis u. dem Periost des Wirbelkanals; enthält Bindegewebe, die Plexus venosi vertebrales interni u. Fett; vgl. epidural.

Cavum Meckeli (↑; Johann F. Meckel, Anat., Berlin, 1724–1774) n: s. Cavum trigeminale.

Cavum septi pellucidi (↑) n: Spalt zw. den beiden Blättern des Septum* pellucidum; vgl. Septum-pellucidum-Zyste.

Cavum tri|geminale (↑) n: Meckel-Höhle; die das Ganglion trigeminale umschließende Duratasche an der Vorderfläche der Felsenbeinpyramide.

Cayenne|pfeffer: s. Capsicum.

CBG: Abk. für **C**orticosteroid-**b**inding-**G**lobulin; s. Transcortin.

C-Bogen: (engl.) C-shaped frame; fahrbares od. an Decke bzw. Fußboden montiertes, für die Durchleuchtung* verwendetes Röntgengerät mit bogenförmiger, fester Verbindung zw. Röntgenröhre u. Röntgenbildverstärker*; **Verw.:** bei Operationen, Plazierung von Kathetern od. kleineren diagn. Eingriffen; v. a. bei Herzkatheterisierung* u. Interventionsradiologie*.

CCD: Abk. für (engl.) **c**harged **c**ouple **d**evice; Halbleiterdetektor mit der Fähigkeit, Licht in eine Punktmatrix umzuwandeln u. die Helligkeitswerte jedes einzelnen Punkts als digitales Signal wiederzugeben; röntg. Einsatz anstelle einer Röntgen-Fensehkamera.

CCD-Winkel: (engl.) femoral neck-shaft angle; Abk. für **C**entrum-**C**ollum-**D**iaphysen-Winkel (auch Kollodiaphysenwinkel); (röntg.) der von der Schenkelhalsachse (ausgehend vom Zentrum des Hüftkopfes) u. der Achse der Femurdiaphyse gebildete Winkel (sog. projizierter Schenkelhalsneigungswinkel), beträgt altersabhängig zw. 125° u. 150° (s. Tab.).

CCD-Winkel
Altersabhängigkeit

Neugeborenes	140°–150°
Kleinkind	135°–140°
Schulkind	130°–140°
Jugendlicher	130°
Erwachsener	125°

CCK: Abk. für **C**hole**c**ysto**k**inin*.

CCNU: Abk. für (engl.) 1-(2-**c**hlorethyl)-3-**c**yclohexyl-1-**n**itrosour**u**rea; s. Lomustin.

CCT: Abk. für **c**raniale **C**omputer**t**omographie; s. Computertomographie.

CCTR: Abk. für (engl.) **C**ochrane **c**ontrolled **t**rials **r**egister; systemat. ausgewertete Ergebnisse evidenzbasierter Medizin* zur Verbreitung als Entscheidungsgrundlage für med. Maßnahmen. J. Thü.

Cd: (chem.) Symbol für Cadmium*.

cd: (physik.) Einheitenzeichen für Candela*.

CDC: Abk. für **1.** **C**heno**d**eoxy**c**holsäure*; vgl. Gallensäuren; **2.** **C**enters for **D**isease **C**ontrol (Zentren für Gesundheitsüberwachung); Institution des US Public Health Service in Atlanta/Georgia, in der Daten über Krkh. aus allen amerikan. Bundesstaaten erfasst u. ausgewertet werden. Die CDC geben wöchentl. den Morbidity Mortality Weekly Report heraus (Bericht zur aktuellen epidemiol. Situation in den USA mit spez. Empfehlungen zu Diagnostik, Therapie, Prophylaxe u. a.).

CD4/CD8-Quotient m: (engl.) CD4/CD8 ratio; frühere Bez. T_4/T_8-Quotient; Verhältnis der Helferzellen* ($CD4^+$-T-Lymphozyten) zu den Suppressorzellen* ($CD8^+$-T-Lymphozyten), normal 2,13 ± 0,92; v. a. als immun. Verlaufsparameter bei HIV*-Erkrankung von prognost. Bedeutung; Bestimmung mittels Durchflusszytometrie.

CDE-System n: s. Rhesus-Blutgruppen.

C

CDG-Syn|drome n pl: Kurzbez. nach (engl.) carbohydrate-deficient glycoprotein syndromes; kohlenhydratdefiziente Glykoproteinsyndrome; Gruppe von Multisystemerkrankungen durch autosomal-rezessiv vererbte Störungen in der Synthese von Glykoproteinen; **Klin.:** Entwicklungsverzögerung, muskuläre Hypotonie (Floppy* infant), schwere geistige Retardierung, Hepatopathie, Endokrinopathie, eingezogene Mamillen; später Minderwuchs, Muskelatrophie, Skelettdeformierungen (bes. der Wirbelsäule), Hypogonadismus, z. T. Retinopathia pigmentosa; **Diagn.:** Nachweis der veränderten Glykoproteine (z. B. Transferrin, Alpha-1-Antitrypsin).

CDLE: Abk. für chronischer diskoider Lupus* erythematodes.

cDNA: Abk. für (engl.) complementary DNA; mittels reverser Transkriptase* von der mRNA kopiertes DNA-Fragment, das z. B. zur DNA*-Klonierung u. Herstellung einer Genbibliothek* verwendet wird.

CD-Nomen|klatur (Nomenklatur*) f: internationales System für die Bez. von Differenzierungsantigenen (engl. cluster of differentiation bzw. cluster determinants) auf der Zelloberfläche von Leukozyten* u. Zellen, deren Zellmembran-Antigene mit denen von Immunzellen identisch sind; die Differenzierung erfolgt durch monoklonale Antikörper* in der Durchflusszytometrie; vgl. Zellmarker.

CDP: Abk. für Cytidindiphosphat; s. Cytidin.

CDT: Abk. für (engl.) carbohydrate deficient transferrin; s. Desialotransferrin.

Ce: chem. Symbol für Cer*.

CEA: Abk. für carcinoembryonales Antigen; zur Gruppe der onkofetalen Tumorantigene* gehörendes, normalerweise nur von embryonalen Zellen synthetisiertes u. sezerniertes Glykoprotein; empfindlicher, jedoch nicht spezif. Tumormarker* insbes. bei kolorektalem Karzinom, Bronchial- u. Mammakarzinom zum Nachweis von Tumorprogredienz bzw. Metastasierung sowie zur Verlaufskontrolle nach Tumorresektion od. während zytostatischer Therapie. Zw. dem Serumspiegel von CEA u. der Tumormasse besteht eine statist. Korrelation, wobei der Konzentrationsanstieg im Serum auf einen individuellen, für jeden Pat. gesondert zu ermittelnden Basiswert zu beziehen ist. **Referenzbereich** beim Gesunden 1,5–5 ng/ml Serum; bei gesunden Rauchern u. Pat. mit Lebererkrankungen falschpositive Ergebnisse möglich.

Ceelen-Krankheit (Wilhelm C., Pathol., Bonn, 1884–1964): (engl.) Ceelen's disease; idiopathische Form der Lungenhämosiderose*.

CEE-Virus (Virus*) n: Abk. für (engl.) Central-European-Encephalitis-Virus; s. FSME.

Cefa|clor (INN) n: Cephalosporin der 2. Generation zu oraler Anw.; s. Cephalosporine.

Cefa|droxil (INN) n: mit Cefalexin u. Cefradin vergleichbares Cephalosporin der 2. Generation zu oraler Anw.; s. Cephalosporine.

Cefa|lexin (INN) n: dem Cefalotin vergleichbares Cephalosporin der 1. Generation mit guter Wirksamkeit gegen grampositive Kokken zu oraler Anw.; s. Cephalosporine.

Cefa|lotin (INN) n: Cephalosporin der 1. Generation zu parenteraler Anw.; s. Cephalosporine.

Cefa|mandol (INN) n: Cephalosporin der 2. Generation zu parenteraler Anw.; s. Cephalosporine.

Cefa|zedon (INN) n: Cephalosporin der 2. Generation zu parenteraler Anw.; s. Cephalosporine.

Cefa|zolin (INN) n: Cephalosporin der 1. Generation zur parenteralen Anw.; s. Cephalosporine.

Cefe|pim (INN) n: Cephalosporin mit sehr breitem Wirkungsspektrum insbes. gegen grampositive Bakt.; s. Cephalosporine.

Cefe|tamet (INN) n: Cephalosporin mit breitem Wirkungsspektrum insbes. im gramneg. Bereich; s. Cephalosporine.

Cef|men|oxim (INN) n: Cephalosporin der 3. Generation mit guter Wirkung gegen Anaerobier; s. Cephalosporine.

Cefo|perazon (INN) n: dem Cefotaxim vergleichbares Piperazin-Cephalosporin der 3. Generation zur parenteralen Anw.; s. Cephalosporine.

Cefo|taxim (INN) n: Cephalosporin der 3. Generation zur parenteralen Anw.; s. Cephalosporine.

Cefo|tetan (INN) n: Cephalosporin der 2. Generation mit Wirksamkeit gegen gramneg. Bakt. zur parenteralen Anw.; s. Cephalosporine.

Cefo|tiam (INN) n: Cephalosporin der 2. Generation mit guter Wirksamkeit gegen Haemophilus influenzae zur parenteralen Anw.; s. Cephalosporine.

Cef|oxitin (INN) n: dem Cefazolin vergleichbares Cephalosporin der 2. Generation mit guter Wirksamkeit gegen Anaerobier zur parenteralen Anw.; s. Cephalosporine.

Cef|radin (INN) n: Cephalosporin der 1. Generation zur oralen Anw.; s. Cephalosporine.

Cef|sulodin (INN) n: Schmalspektrum-Cephalosporin mit ausschl. Wirksamkeit gegen Pseudomonas aeruginosa; s. Cephalosporine.

Cefta|zidim (INN) n: dem Cefotaxim vergleichbares Cephalosporin der 3. Generation mit bes. Wirksamkeit gegen Pseudomonas aeruginosa; s. Cephalosporine.

Cefti|buten (INN) n: Cephalosporin der 3. Generation mit breitem Wirkungsspektrum insbes. im gramneg. Bereich; s. Cephalosporine.

Ceftiz|oxim (INN) n: dem Cefotaxim vergleichbares Cephalosporin der 3. Generation; s. Cephalosporine.

Cef|triaxon (INN) n: dem Cefotaxim vergleichbares Cephalosporin der 3. Generation; s. Cephalosporine.

Cefur|oxim (INN) n: Cephalosporin der 2. Generation; s. Cephalosporine.

Ceiling-Ef|fekt m: Sättigungseffekt; **1.** (pharmak.) nach max. Wirkung kann trotz Dosiserhöhung keine stärkere Wirkung erzielt werden; lediglich UAW nehmen zu; Vork. bes. bei Opioiden* (z. B. verminderte analget. Wirkung von Levomethadon* bei Morphinkonsumenten); **2.** (psychol.) trotz max. Förderung nehmen kognitive Fähigkeiten nicht zu.

Cele (-kele*): Bruch, Zele.

Cele|coxib (INN) n: Benzolsulfonamidderivat, das als nichtsteroidales Antiphlogistikum selektiv die enzymat. Aktivität von COX-2 (s. Cyclooxygenase) hemmt; **Ind.:** Arthrose, chron. Polyarthritis; s. Cyclooxygenase-2-Inhibitoren.

celer (lat.): schnell; z. B. Pulsus celer.

Celestin-Tubus (Tubus*) m: (engl.) celestin tube; endoskopisch zu platzierender, röhrenförmiger Platzhalter zur Wiederherstellung der Speisepassage im Ösophagus bei inoperablem Tumor od. zur Überbrückung einer Fistel; vgl. Häring-Tubus. J. Die.

Cella (lat.) f: Hohlraum, Zelle.

Cellano-Faktor m: (engl.) Cellano factor; Symbol k; ein Hauptantigen der Kell*-Blutgruppen; Häufigkeit bei Weißen >99 % (Beschaffung kompatibler Blutkonserven bei Vorhandensein von Anti-k problematisch).

Cellula (lat.) f (pl Cellulae): (kleine) Zelle.

Cellulae ethmoidales (↑) f pl: Siebbeinzellen; luftgefüllte, mit Schleimhaut ausgekleidete Hohlräume im Siebbein; vordere u. mittl. Gruppe münden im mittl. Nasengang, hintere Gruppe im oberen Nasengang. Vgl. Nasennebenhöhlen.

Cellulae mastoideae (↑) f pl: die mit Schleimhaut ausgekleideten, luftgefüllten Warzenfortsatzzellen, stehen über das Antrum* mastoideum in Verbindung mit der Paukenhöhle.

Cellulae tympanicae (↑) f pl: Vertiefungen des Bodens der Paukenhöhle*.

Celsius (Anders C., Astronom, Uppsala, 1701–1744) n: s. Temperatur.

Cementum (lat. caementum Bruchstein, Baustein) n: Zement; s. Zahn.

Centi-Morgan (Zenti-*; Thomas H. M., amerikan. Genetiker, 1866–1945) n: Abk. cM; Einheit für die Rekombinationshäufigkeit zw. Allelen zweier Genorte; 1cM entspricht einer Rekombinationshäufigkeit von 1 %. Vgl. Allele, Genkartierung.

Centr-: auch Zentr-; Wortteil mit der Bedeutung Mittelpunkt, Stachel; von gr. κέντρον.

Central core disease (↑; engl. core Kern, Mark; disease Krankheit): syn. Zentralfibrillenmyopathie; autosomal-dominant erbl. Myopathie mit Störung der intrazellulären Calciumregulation (inf. Ryanodinrezeptordefekt; Genlokus 19q13.1); im Unterschied zum Multicore* disease sind die zentralen Regionen in der ganzen Länge der Muskelzellen degenerativ betroffen (hauptsächl. Muskelfasern vom Typ II); **Klin.:** meist milde, nichtprogressive (proximal betonte od. generalisierte) Muskelschwäche mit Manifestation in den ersten Lebensjahren; Muskelkontrakturen an Knie u. Hüfte; Skelettauffälligkeiten (angeborene Hüftgelenkluxation, Kyphoskoliose, Pes cavus); Kardiomyopathie; evtl. Entw. einer malignen Hyperthermie. A. Moe.

Centrum ciliospinale (↑) n: vegetatives Zentrum im Rückenmarkgrau in Höhe des 8. Zervikal- bis 2. Thorakalsegments, von dem efferente sympath. Bahnen ausgehen; Reizung bewirkt eine Erweiterung der Pupillen u. Lidspalten sowie Gefäßverengerung, Lähmung das Horner*-Syndrom.

Centrum genitospinale (↑) n: s. Genitalzentren.

Centrum perinei (↑) n: s. Corpus perineale.

Centrum tendineum diaphragmatis (↑) n: kleeblattförmige zentrale Zwerchfellsehne; vgl. Zwerchfell.

Ceph-: s. a. Keph-.

Cephaelin n: neben Emetin wichtigstes Alkaloid aus Ipecacuanhae radix.

Cephalaea (gr. κεφαλή Kopf) f: Kopfschmerz*.

Cephalgia (↑; -algie*) f: Kopfschmerz*.

cephalicus (↑): Kopf-.

Cephalo-: s. a. Kephalo-, Zephalo-.

Cephalocele (Keph-*; -kele*) f: s. Kephalozele.

Cephalosporinasen (↑; Spora*) f pl: (engl.) cephalosporinases; von best. gramnegativen Bakt. (z. B. einigen Bacteroides-fragilis-Subspecies) gebildete Enzyme mit einer den Betalaktamasen* ähnl. Wirkung auf best. Cephalosporine*.

Cephalosporine (↑; ↑) n pl: (engl.) cephalosporins; Gruppe von Breitband*-Antibiotika, die auf Stoffwechselprodukte des Schimmelpilzes Cephalosporium acremonium zurückzuführen sind; chem. Abkömmlinge der 7-Aminocephalosporansäure mit naher Verwandtschaft zu den Penicillinen*; **Wirkungsweise:** Hemmung der Bakterienzellwandsynthese, bakterizide Wirkung nur während der Wachstumsphase der Bakt.; **Wirkungsspektrum:** entspricht bei grampos. Err. dem Penicillin G u. den Staphylokokken-Penicillinen, bei gramneg. Keimen dem Ampicillin mit einer etwas besseren Wirkung bei Klebsiella, aber einer wesentl. geringeren Wirkung gegen Haemophilus influenzae u. Enterokokken (Streptokokken der Serogruppe D); keine Wirkung gegen Indol-positive Arten von Proteus, Enterobacter, Pseudomonas u. Serratia marcescens; unempfindlich gegenüber Penicillinasen* (vgl. Cephalosporinasen); **Einteilung** in parenteral (z. B. Cefalotin, Cefaloridin, Cefazolin, Cefotaxim, Latamoxef) u. oral anwendbare C. (z. B. Cefalexin, Cefradin) u. in mehrere Generationen mit unterschiedl. antibakterieller Aktivität (z. B. wird die Cefalotin/Cefazolin-Gruppe zur 1., die Cefuroxim-Gruppe zur 2. u. die Cefotaxim-Gruppe zur 3. Generation der C. gezählt); **Verw.:** bei Infektionen mit cephalosporinempfindl. (insbes. penicillinunempfindl.) Erregern, bei Penicillinallergie; **UAW:** Nephrotoxizität, allerg. Reaktionen (in Einzelfällen bis zum anaphylakt. Schock), gastrointestinale Störungen, (Thrombo-)Phlebitis, Blutbildveränderungen, Colitis pseudomembranacea; **Kontraind.:** Allergie gegen C.; für Cefalexin Magen-Darm-Erkrankungen wegen Veränderung der Absorption.

> Kombination von Cephalosporinen mit anderen potentiell nephrotoxischen Antibiotika (z. B. Gentamicin) nur unter Überwachung der Nierenleistung.
> Bei Niereninsuffizienz reduzierte Dosen oder Verlängerung des Applikationsintervalls nach Maßgabe von Nierenfunktion und Antibiotikablutspiegel.

Cephalosporium-Mykose (↑; ↑; Myk-*; -osis*) f: s. Mykosen.

-ceps: Wortteil mit der Bedeutung Kopf, Spitze; von lat. caput.

Cer (lat. Ceres Fruchtbarkeitsgöttin) n: Symbol Ce, OZ 58, rel. Atommasse 140,12; zu den Lanthanoiden* gehörendes chem. Element; 14 Isotope (davon 10 radioaktiv).

Ceramidasemangel: (engl.) ceramidase deficiency; syn. Farber-Krankheit, disseminierte Lipogranulomatose; seltene, autosomal-rezessiv erbl. Lipidstoffwechselstörung (Genlokus 8p22-p21.3) mit granulomatösen Ceramidablagerungen in allen Körpergeweben inf. eines Defekts der lysosomalen Ceramidase; **Klin.:** schmerzhafte Gelenkschwellungen im Säuglingsalter, zunehmende Heiserkeit u. Dyspnoe, psychomotorische Retardierung; Tod innerh. der ersten beiden Lebensjahre.

Ceramide n pl: (engl.) ceramides; N-Acylsphingosine; Säureamide aus Sphingosin* u. einer langkettigen Fettsäure; Vorstufen der Ganglioside* u. Sphingolipide*.

Ceramid|poly|hexoside n pl: (engl.) ceramide polyhexosides; zu den Cerebrosiden* zählende Glykolipide*, bei denen Ceramide* glykosidisch an Polysaccharid (aus Hexosen) gebunden sind.

Cerasin n: zu den Cerebrosiden* zählendes Glykolipid aus Sphingosin, Galaktose u. Lignocerinsäure.

C

Cerato|pogonidae (gr. πώγων Bart, Schweif; Idio-*) f pl: syn. Heleidae; Gnitzen; 1–2 mm große, stechende Mücken; wegen ihrer geringen Größe oft mit Thripsen, Sand- od. Kriebelmücken verwechselt; Larven entwickeln sich in Schlamm, Kuhdung u. sich zersetzenden pflanzl. Resten; Weibchen stechen v. a. in der Dämmerung, bei schwülem Wetter auch tagsüber; massenhaftes, plageartiges Auftreten z. B. in Schottland, Florida, Kalifornien u. der Karibik (Schutz durch mit Insektiziden imprägnierte Moskitonetze); Überträger von Filarien* u. Viren; vgl. Mücken.

Cerclage (frz.) f: Kreisnaht, Umschlingung; **1.** (chir.) **a)** Verf. zur osteosynthet. Versorgung einer Fraktur*; Drahtumschlingung an Röhrenknochen zur Fixierung fugenlos reponierter, meist kleinerer Knochenfragmente (lediglich adaptations- u. lagerungsstabil) bzw. eines angelegten Knochenspans; vgl. Osteosynthese; **b)** Afterumschlingung (Thiersch-Ring) bei Rektumprolaps*; **2.** (gebh.) op. Verschluss des Zervikalkanals in der Schwangerschaft bei Zervixinsuffizienz*; Formen: **a)** Zervixumschlingung ohne Kolpotomie (McDonald); **b)** Zervixumschlingung mit Kolpotomie (Shirodkar), wobei die Blase bis in Höhe des inneren Muttermunds abpräpariert u. eine zirkuläre Naht angelegt wird; **c)** Zervixverschluss (Wurm-Hefner) durch Legen zweier um 90° versetzter U-Nähte; **d)** totaler Muttermundverschluss (Szendi) durch sagittal gestellte Einzelknopfnähte (Abstand ca. 1 cm); **e)** totaler mehrschichtiger Muttermundverschluss (Saling) nach Zervixabrasio zur Vermeidung aufsteigender Infektionen; **3.** (ophth.) Anlegen eines Silikonbandes um die Sklera bei Ablatio* retinae.

Cerebello-: Wortteil mit der Bedeutung Kleinhirn; von lat. cerebellum.

Cerebellum (lat.) n: Kleinhirn*.

Cerebr-: auch Zerebr-; Wortteil mit der Bedeutung Gehirn; von lat. cerebrum.

cerebralis (↑): das Gehirn betreffend.

Cerebron (↑) n: syn. Phrenosin*.

Cerebron|säure (↑): (engl.) cerebronic acid; α-Hydroxylignocerinsäure, 2-Hydroxytetrakosansäure; gesättigte Fettsäure; Bestandteil von Phrenosin; s. Cerebroside.

Cerebroside (↑) n pl: (engl.) cerebrosides; auch Zerebroside; komplexe Glykolipide* (Glykoside von Ceramiden* bzw. Acylderivate von Psychosin), die ca. 11 % der Trockenmasse der weißen Hirnsubstanz bilden; Bausteine: Sphingosin* od. Dihydrosphingosin, Fettsäuren, Zucker (im Gehirn meistens D-Galaktose). Je nach veresterter Fettsäure werden Cerasin (Lignocerinsäure), Phrenosin (Cerebronsäure), Nervon (Nervonsäure) u. Oxynervon (Oxynervonsäure) unterschieden. **Klin. Bedeutung: 1.** Träger antigener Eigenschaften; die Antigeneigenschaften der Erythrozyten (Blutgruppe A u. B) bestimmen den Ceramidpolyhexosiden ähnliche Verbindungen. **2.** pathol. Speicherung bei Cerebrosidosen*.

Cerebrosidosen (↑; -osis*) f pl: (engl.) cerebrosidoses; syn. Cerebrosidlipidosen; zu den Sphingolipidosen* zählende erbl. Fettspeicherkrankheiten inf. Speicherung von Cerebrosiden*.

cerebro|spinalis (↑; Spina*): Gehirn u. Rückenmark betreffend.

Cerebrum (↑) n: syn. Telencephalon*.

Cerivastatin (INNv) n: HMG-CoA-Reduktasehemmer; s. Lipidsenker.

Ceroid (gr. κηρός Wachs; -id*) n: wachsähnliches Pigment (Abnutzungspigment, braune Substanz, Hämofuszin); Ablagerung z. B. in der Gefäßwand bei Arteriosklerose*.

Ceroid|lipo|fuszinose, neuronale (↑; ↑; Lip-*; Fuszin*; -osis*) f: (engl.) neuronal ceroid lipofuscinosis (Abk. NCL); hereditäre Lipidspeicherungskrankheit mit elektronenmikroskop. sichtbaren Ceroidlipofuszin-Pigmenteinschlüssen in den Lysosomen aller Organe u. Neurodegeneration; **Formen:** s. Tab.; Vererbungsmodus meist autosomal-rezessiv; die adulte Form wird auch autosomal-dominant vererbt u. geht nicht mit Erblindung einher. **Klin.:** Form der progressiven Myoklonusepilepsiesyndrome* mit zentraler Bewegungsstörung, Demenz u. (meist) Erblindung; **Diagn.:** Biopsie von Haut, Rektumschleimhaut u. a., histol. Nachweis morphol. de-

Ceroidlipofuszinose, neuronale
Formen

Name (alternative Bez.)	Genlokus	Manifestationsalter	Lebenserwartung
kongenitale NCL	?	kongenital	Wochen
infantile NCL Typ Santavuori	1p32	6–18 Mon.	<14 Jahre
spätinfantile NCL (Janski-Bielschowski-Krankheit)	11p15	2–3 Jahre	10–15 Jahre
spätinfantile NCL finnischer Typ	13q22	4–5 Jahre	10–30 Jahre
Northern Epilepsy	8p23	5–10 Jahre	normal
juvenile NCL (Spielmeyer-Vogt-Krankheit)	16p11.2–p12.1	8–16 Jahre	20–40 Jahre
juvenile NCL mit granulären osmophilen Ablagerungen	1p32		
adulte NCL (Kufs-Hallervorden-Krankheit)	?	30 Jahre	normal

finierten Speichermaterials, bei der spätinfantilen Form vakuolisierte Lymphozyten; Elektroretinogramm; bei Formen mit bekanntem Gendefekt molekulargenet. Nachweis (auch pränatal). A. Moe.

Ceruletid (INN) n: synthetisches Caerulein; Dekapeptid, das die Kontraktion der Gallenblase stimuliert u. den Tonus des Sphinkter Oddi herabsetzt sowie die Motilität des Magen-Darm-Trakts aktiviert; **Verw.:** Röntgendiagnostikum (Gallenblase u. -wege, Verdauungstrakt, Pankreasfunktion).

Cerumen ob|turans (gr. κήρωμα Wachssalbe) n: den Gehörgang vollständig verschließender Ohrenschmalzpfropf; s. Zerumen.

Cerv-: Wortteil mit der Bedeutung Nacken, Hals; von lat. cervix.

cervicalis (↑): s. a. Zervikal-, Hals-.

Cervicitis (↑; -itis*) f: Zervizitis*.

Cervix (↑) f: Nacken, Hals.

Cervix dentis (↑) f: Zahnhals*.

Cervix score (↑; engl. score Treffer): **1.** (gyn.) Bewertung der funkt. Veränderungen an Zervix u. Zervixschleim* (s. Zervixfaktor) zur indirekten Erfassung des Ovulationszeitpunkts; vier Kriterien: Menge des Zervixschleims, Spinnbarkeit, Farnkrautphänomen*, Weite des Muttermunds (Gradeinteilung von 0–3); semiquant. Bestimmungsmethode für die Östrogenisierung als Zeichen der Follikelreifung; vgl. Konzeptionsoptimum; **2.** (gebh.) Beurteilung des Übergangs in die aktive Geburtsphase durch Untersuchung von Stand, Länge, Konsistenz u. Weite der Zervix; vgl. Bishop-Score.

Cervix uteri (↑) f: Gebärmutterhals; ca. 3 cm langer Kanal, unterteilt in Portio supravaginalis (Endozervix, beginnend am Isthmus uteri) u. die zapfenförmig in die Scheide ragende Portio vaginalis (Ektozervix, Portio i. e. S.) mit geschichtetem, nicht verhornendem Plattenepithel. Die Schleimhaut der Portio supravaginalis mit einschichtigem Zylinderepithel besitzt Falten (Plicae palmatae) u. verzweigte Drüsen, die zyklusabhängig Zervixschleim* bilden. Vgl. Epithelgrenze.

Cervix vesicae (↑) f: Blasenhals*.

Cestan-Chenais-Syn|drom (Raymond J. C., Neurol., Toulouse, 1872–1934; Louis Ch., frz. Arzt, 1872–1950) n: s. Hirnstammsyndrome (Tab.).

Cestan-Raymond-Syn|drom (↑; Fulgence R., frz. Neurol., 1844–1910) n: s. Hirnstammsyndrome (Tab.).

C1-Esterase|inhibitor (Inhibition*) m: Abk. C1-INH; körpereigener Hemmstoff des aktivierten Komplementfaktors C1 (sog. C1-Esterase); vermindert od. defekt bei hereditärem Angioödem*; vgl. Komplement.

Cestodes (gr. κεστός Gürtel) f pl: Bandwürmer (s. a. Helminthes); dorsoventral abgeplattete Würmer, gegliedert in Kopfabschnitt (Skolex), der mit Haftorganen (Haken, Sauggruben, Saugnäpfen) ausgestattet sein kann, Hals u. Gliederkette (Strobila); Haken häufig als Kranz an vorstülpbarem Rüssel (Rostellum); Bandwurmglied (Proglottide) jeweils mit männl. u. weibl. Gonaden (Zwitter); kein Darmtrakt, Nahrungsaufnahme resorptiv durch das Tegument der Strobila; med. wichtige **Gattungen:** Taenia*, Echinococcus*, Diphyllobothrium, Multiceps*, Dipylidium, Hymenolepis, Spirometra*, Bertiella*, Inermicapsifer, Raillietina; **Entw.** meist über Wirtswechsel*: geschlechtsreife Würmer im Darm des Endwirts (Mensch, Wirbeltiere); befruchtete Eier gelangen als solche (bei den Gattungen Diphyllobothrium, Hymenolepis) od. in den Proglottiden (bei den Gattungen Taenia, Echinococcus, Dipylidium, Multiceps) mit dem Kot ins Freie, danach durch p. o. Aufnahme in den Darm des Zwischenwirts (Mensch: Echinococcus, Multiceps; Pflanzenfresser: Taenia, Echinococcus, Multiceps; Hunde- u. Menschenfloh: Dipylidium; Mehlkäfer, Flöhe: Hymenolepis). Auflösung der Embryonalschalen durch Verdauungsenzyme u. Schlüpfen der Hakenlarven (Onkosphären); Hakenlarven durchbohren Darmwand, gelangen mit Blut- u. Lymphstrom in die versch. Organe (v. a. Leber, Lunge, Muskulatur, Gehirn) u. entwickeln sich zur Finne* (Larvenform, je nach Bau als Zystizerkus*, Zystizerkoid*, Zönurus*, Echinococcus* bezeichnet). Entw. der Finne zum geschlechtsreifen Bandwurm im Endwirt nach Genuss von rohem finnigem Fleisch; Ausstülpung u. Anheftung des Kopfes an der Darmwand; abweichend hiervon die Entw. von Diphyllobothrium* latum (Endwirt Mensch u. Fischfresser): Eier müssen ins Wasser gelangen; dort Entw. zu bewimperter, frei schwimmender Hakenlarve (Korazidium*); nach oraler Aufnahme durch 1. Zwischenwirt (Hüpferlinge*), Entw. zur Vorfinne (Prozerkoid, 1. Finnenstadium); Vorfinnen werden zus. mit 1. Zwischenwirt gefressen (Süßwasserfische wie Lachs, Forelle, Hecht, Barsch, Aal), durchbohren die Darmwand u. entwickeln sich in versch. Organen (Eingeweide, Muskeln) zur Vollfinne (Plerozerkoid, 2. Finnenstadium). Entw. im Endwirt nach Genuss von rohem Fischfleisch u. Fischleber. Vgl. Taeniasis, Zystizerkose.

Cetaceum (lat. cetus großer Seefisch) n: Walrat; Inhalt best. Körperhöhlen des Pottwals (besteht v. a. aus Palmitinsäureester); Salbengrundlage; heute durch synthet. Walrat ersetzt.

Cet|alkonium|chlorid (INN) n: Antiseptikum, Desinfektionsmittel*; aufgrund dermaler Resorption nur mit Einschränkungen anwendbar.

Cetirizin (INN) n: Hauptmetabolit von Hydroxyzin*; Histamin-H_1-Rezeptorenblocker mit antieosinophilotaktischen u. antisekretorischen Eigenschaften bei der Freisetzung allergischer Mediatoren; **Verw.:** s. Antihistaminika.

Cetrimid|agar m: (engl.) cetrimide agar; wichtigster Elektivnährboden zur Isolierung u. vorläufigen Identifizierung von Pseudomonas* aeruginosa.

Cetrimonium|bromid (INN) n: Antiseptikum, Desinfektionsmittel*.

Cetrorelix (INN) n: GnRH-Antagonist; **Verw.:** zur Verhinderung eines vorzeitigen Eisprungs bei Pat. unter kontrollierter ovarieller Stimulation i. R. assistierter Reproduktion*; **Kontraind.:** Postmenopause, Leber- u. Nierenfunktionsstörung. Vgl. GnRH.

Cetyl|pyridinium|chlorid (INN) n: Antiseptikum, Desinfektionsmittel*.

CE-Winkel: (engl.) center-edge angle; Abk. für **C**entrum-**E**cken-Winkel nach Wiberg; Winkel zw. einer Parallelen der Körperlängsachse durch das Zentrum des Hüftkopfs u. einer Geraden vom äußeren Pfannenerker zum Hüftkopfmittelpunkt (s. ums. Abb.) zur genauen (röntg.) Beurteilung der Pfannendachentwicklung bei Hüftgelenkluxation* od. -dysplasie; beträgt bei Kindern normalerweise mind. 15° u. nimmt mit steigendem Alter zu.

Cf: chem. Symbol für Californium*.

C-Faser: s. Nervenfaser.

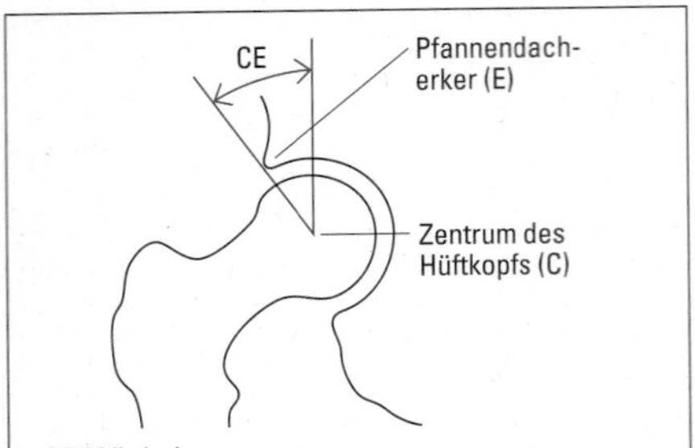

CE-Winkel

CFS: Abk. für (engl.) **c**hronic **f**atigue **s**yndrome, s. Erschöpfungssyndrom, chronisches.

CFU: Abk. für (engl.) **c**olony **f**orming **u**nit; koloniebildende Einheit; **1.** (bakteriol.) auf einem Medium gebildete Bakterienkolonie, die auf ein Bakterium zurückzuführen ist; Maßzahl zur Quantifizierung bakt. Wachstums; **2.** (hämat.) in Medium od. Tiermodell gewachsene Zellkolonie; ermöglicht die Einschätzung der Funktionsfähigkeit von Stammzellen, bes. i. R. der In-vitro-Testung antineoplastischer Agenzien.

cGMP: Abk. für **c**yclisches 3′,5′-**G**uanosin**mo**no**p**hosphat; cycl. Derivat von GMP (s. Nukleotide, Abb.); unter Katalyse der Guanylatcyclase* gebildeter Second* messenger, der wie cAMP* Hormonwirkungen vermittelt (vgl. Hormonrezeptoren), z. B. von Acetylcholin, Histamin u. Prostaglandinen; außerdem Beteiligung bei NO-vermittelten Wirkungen (s. Stickstoffmonoxid) u. biochem. Sehprozessen.

CGRP: Abk. für (engl.) **C**alcitonin-**g**ene **r**elated **p**eptide; Peptid, das v. a. im Gehirn durch alternatives Spleißen der für Calcitonin* codierenden mRNA entsteht; Regulator der Gehirndurchblutung. G. Hüb.

Chaddock-Zeichen (Charles Ch., Neurol., St. Louis, 1861–1936)**:** (engl.) Chaddock's sign; s. Pyramidenbahnzeichen (Tab.).

Chagas-Krankheit (Carlos Ch., Bakteriol., Rio de Janeiro, 1879–1934)**:** (engl.) Chagas' disease; syn. amerikan. Trypanosomiasis; durch Trypanosoma* cruzi hervorgerufene chron. Infektionskrankheit; **Vork.:** Südamerika, bes. in ländl. Regionen, v. a. bei Kindern; **Pathol.:** die Err. treten als Blut- u. als Zellparasiten auf, es werden insbes. Skelett- u. Herzmuskelzellen, Zellen des Monozyten-Makrophagen-Systems u. Gliazellen befallen; primäre od. sekundäre Veränderungen an den neurovegetativen Nervenzellen. **Klin.:** dreiphasiger Verlauf; ödematöse Primärläsion an der Infektionsstelle (Chagom), als einseitiges Oberlidödem (Romaña-Zeichen), Lymphknotenschwellung, Fieber, selten Parasitämie; akute Myokarditis, chron. Kardiomyopathie u. Herzdilatation od. Meningoenzephalitis können zum plötzlichen Tod führen. Vergrößerung von Hohlorganen mit glatter Muskulatur (Megaösophagus, Megakolon) i. S. einer Hirschsprung-Krankheit; in Endemiegebieten gehäuft klin. stumme Fälle; **Diagn.:** Parasitennachweis im Blut (evtl. durch Xenodiagnose*), Muskelbiopsie, Serodiagnostik; **Ther.:** Nifurtimox, Benznidazol (nur im akuten Stadium); **Proph.:** Raubwanzenbekämpfung, Verbesserung der Wohnverhältnisse.

Chagrin|leder|haut: (engl.) chagrin patch; Hautveränderungen mit dicht beieinander liegenden kleinen Fibromen; **Vork.:** z. B. bei tuberöser Sklerose*.

Chalasie (gr. χάλασις Nachlassen) f**:** (engl.) chalasia; Insuffizienz od. Entspannung eines Sphinkters, z. B. der Kardia; eine vorübergehende Ch. der Kardia kommt häufig bei Neugeborenen u. jungen Säuglingen vor; dabei besteht Neigung zu Erbrechen bzw. Regurgitation, bes. im Liegen od. bei Palpation des Abdomens. Vgl. Erbrechen, habituelles; Achalasie.

Chalazion (gr. χαλάζιον kleines Hagelkorn) n**:** sog. Hagelkorn; bis erbsengroßes, an den Augenlidern lokalisiertes Granulom, meist von den Glandulae tarsales (Meibom-Drüsen) ausgehend; **Urs.:** Sekretstauung nach Verschluss der Ausführungsgänge durch Entz., Tumor od. spontan; **Klin.:** anfangs leichte, im Ggs. zum Hordeolum* schmerzfreie Entz., später indolenter derber Knoten; **Ther.:** op. Ausschälung, lokale Cortisoninjektion.

Chalko|gene (gr. χαλκός Erz, Kupfer, -gen*) n pl**:** (engl.) chalcogens; sog. Erzbildner; Gruppenbez. für die Elemente Sauerstoff, Schwefel, Selen, Tellur u. Polonium (VI. Hauptgruppe des Periodensystems* der Elemente).

Chalkose (↑; -osis*) f**:** (engl.) chalcosis; sog. Verkupferung des Auges durch intraokuläre kupferhaltige Fremdkörper; je nach Größe rasche Erblindung od. langsame Vergiftung der Netzhaut mit Erlöschen des Elektroretinogramms (s. Elektroretinographie); Chalkosis lentis: olivgrüne bis bräunliche Linsentrübung (sog. Sonnenblumenstar).

Chalo|dermie (gr. χαλᾶν erschlaffen; Derm-*) f**:** (engl.) chalazodermia; Faltenhaut; vgl. Cutis laxa.

Chalone n pl**:** (engl.) chalones; endogene zellspezif. Mitosehemmstoffe*, die die normale Zellteilung regeln; nachgewiesen für die Epidermis (Glykoprotein, MG 25 000); Ch. werden in dem Gewebe gebildet, auf das sie einwirken u. bringen das Zellwachstum nach Erreichen der vorgegebenen Organform zum Stillstand. Verminderung der Ch. führt zu gesteigerter Zellteilung. Möglicherweise regulieren die Ch. auch den Ersatz abgestorbener bzw. funktionsunfähiger Zellen durch Proliferation aus Stammzellen.

Chamä|konchie (gr. χαμαί niedrig; κόγχη Muschel) f**:** (engl.) chamaeconchia; Bez. für eine flache, niedrige Öffnung der Augenhöhle.

Chamomilla recutita f**:** Kamille*.

Changri-Krebs: s. Kangri-Krebs.

Chaperone n pl**:** (engl.) chaperons; intrazelluläre Hitzeschockproteine (s. Stressproteine), die meist ATP-abhängig die Bildung der Sekundärstruktur neusynthetisierter Polypeptidketten beschleunigen.

Chapman-Agar m**:** (engl.) Chapman's agar; Selektivnährboden zur Isolierung u. Differenzierung pathogener Staphylokokken aufgrund von Gelatineabbau bzw. -verflüssigung (pos. Stone-Reaktion), Mannitolspaltung, NaCl-Toleranz u. Pigmentbildung.

Charakter (gr. χαρακτήρ das Eingeprägte) m**:** (engl.) character; sog. Wesensart; Bez. für die Gesamtheit von Affektivität*, Gewohnheiten, Erleben u. Wollen; vgl. Persönlichkeit.

Charakter|neurose (↑; Neur-*; -osis*) f**:** s. Persönlichkeitsstörung.

Charcot-Gelenk (Jean M. Ch., Neurol., Paris, 1825–1893)**:** (engl.) Charcot's joint; Bez. für schmerzlose Arthropathie (bes. des Kniegelenks) z. B. bei Chondrokalzinose*-Arthropathie od. Tabes* dorsalis; vgl. Arthropathia neuropathica.

Charcot-Krankheit (↑): alte Bez. für amyotrophische Lateralsklerose* od. Multiple* Sklerose.

Charcot-Leyden-Kristalle (↑; Ernst V. van L., Int., Berlin, Königsberg, 1832–1910) m pl: (engl.) Charcot-Leyden crystals; spitze, oktaedrische Kristalle im Auswurf bei Asthma bronchiale; kommen zus. mit eosinophilen Leukozyten vor u. treten im Sputum bes. bei akutem Asthmaanfall auf.

Charcot-Marie-Tooth-Hoffmann-Krankheit (↑; Pierre M., Neurol., Paris, 1853–1940; Howard H. T., Arzt, Neurol., Brighton, 1856–1925; Johann H., Neurol., Heidelberg, 1857–1919): s. Neuropathie, hereditäre motorisch-sensible.

Charcot-Trias (↑; Trias*) f: (engl.) Charcot's triad; **1.** (neurol.) Nystagmus, Intentionstremor u. skandierende Sprache; galt früher als charakteristisch für Multiple* Sklerose, kommt jedoch nur in etwa 15 % der Fälle vor; **2.** (int.) rechtsseitiger Oberbauchschmerz, Fieber mit Schüttelfrost u. passagerer Ikterus bei akuter Cholangitis*.

Charcot-Weiss-Baker-Syn|drom (↑; Soma W., Arzt, Boston, 1898–1942; James P. B., Arzt, Boston) n: syn. Sick*-Sinus-Syndrom

CHARGE-As|soziation (Assoziation*) f: (engl.) CHARGE association; Kurzbez. für charakteristischen, meist sporadisch auftretenden Fehlbildungskomplex mit Kolobom (**c**oloboma), angeborenem **H**erzfehler, Choanal**a**tresie, psychomotorischer **R**etardierung, **G**enitalhypoplasie u. Anomalien des Ohrs (engl. **e**ar); u. U. mit weiteren unspezif. Fehlbildungen; mehr als 200 Fälle bekannt; **Ätiol.:** polytoper Entwicklungsdefekt zw. dem 35.-45. Tag der Schwangerschaft; **Progn.:** 30 % der Betroffenen sterben im 1. Lj.

Charles-Bonnet-Syn|drom (Charles B., schweizer. Naturforscher, 1720–1793) n: bei normalem Bewusstsein auftretende visuelle Trugwahrnehmungen bei älteren Menschen mit Visuseinschränkung ohne nachweisbare neurol. od. psychiatr. Grunderkrankung; vgl. Halluzination.

13C-Harn|stoff-Atem|test m: syn. Kohlenstoff*-13-Exhalationstest.

Charr: s. Charrière.

Charrière (Joseph F. Ch., Instrumentenmacher, Paris, 1803–1876) n: Abk. Charr; Einheit für die Dicke von Kathetern (bes. in der Urol.), Nadeln, Tuben u. Führungsdrähten; 1 Charr = ⅓ mm Durchmesser; vgl. Gauge, French.

Chassaignac-Höcker (Charles M. Ch., Chir., Paris, 1805–1879): Tuberculum* caroticum.

Chassaignac-Lähmung (↑): (engl.) Chassaignac's paralysis; syn. Pronatio dolorosa, Subluxatio radii perianularis; charakterist. Pseudoparese des Unterarms kleiner Kinder inf. Subluxation des Radiuskopfs durch das Lig. anulare radii beim plötzl. Hochreißen der Kinder am Arm; **Sympt.:** schmerzhafte Unterarmfixation in Pronation; Beugung u. Streckung im Ellenbogengelenk aufgehoben; **Ther.:** Reposition.

Chauffard-Minkowski-Syn|drom (Anatole Ch., Int., Paris, 1855–1932) n: s. Sphärozytose, hereditäre.

ChE: Abk. für **Ch**olin**e**sterase; s. Cholinesterasen.

Chediak-Higashi-Syn|drom (Alexander Moisés Ch., zeitgen. Serol., Havanna; Otakata H., zeitgen. Med., Japan) n: (engl.) Chediak-Higashi syndrome; seltene (ca. 100 Familien), autosomal-rezessiv erbl. Stoffwechselanomalie mit Störungen der Hautpigmentierung u. der zellulären Immunität (Genlokus 1q42.1-q42.2); **Klin.:** Manifestation im Kindesalter; Disposition zu rezidiv. Infektionen; allg. Hypopigmentation, partieller Albinismus u. Albinismus fundi oculi, Hepatosplenomegalie, Lymphadenopathie; **Diagn.:** im peripheren Blutbild Granulationsanomalie der Leukozyten u. Lymphozyten (Riesengranula), im Knochenmark plasmat. Einschlusskörperchen in den myeloischen Zellen; pränatal durch fetale Blutuntersuchung u. Haut-Haar-Biopsie; **Ther.:** Knochenmarktransplantation; **Progn.:** aufgrund der Disposition zu sept. Prozessen im Kindesalter ungünstig.

Cheil-: auch Chil-; Wortteil mit der Bedeutung Lippe, Rand; von gr. χεῖλος.

Cheilitis (↑; -itis*) f: Lippenentzündung.

Cheilitis angularis (↑; ↑) f: syn. Angulus* infectiosus oris.

Cheilitis ab|rasiva prae|cancerosa (↑; ↑) f: hartnäckig persistierende erosive Veränderungen an der Unterlippe, meist als Folge einer chron. Cheilitis actinica; es besteht die Möglichkeit des Übergangs in ein Plattenepithelkarzinom*.

Cheilitis actinica (↑; ↑) f: strahlenbedingte Entz. der Unterlippe; **Formen: 1.** akute Ch. a.: Sonnenbrand im Lippenbereich; **2.** chron. Ch. a.: durch chron. Sonnenbestrahlung hervorgerufene Atrophie des Lippenrots mit Hyperkeratose;

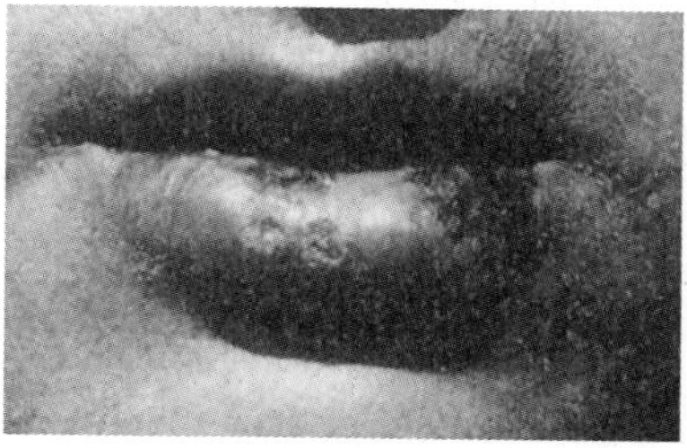

Cheilitis actinica [540]

Übergang in ein Plattenepithelkarzinom* (tastbare Infiltration) möglich; **Ther.:** Lippenpflege mit Fettstiften, Sonnenschutz; evtl. Exzision der betroffenen Areale.

Cheilitis ex|foliativa (↑; ↑) f: hochrote, schuppende, krustöse u. geschwollene Lippen i. R. eines atopischen Ekzems* od. als chron. irritatives Ekzem (sog. Leckekzem).

Cheilitis glandularis apo|stematosa (↑; ↑) f: syn. Myxadenitis labialis; progrediente eitrige Entz. der kleinen Schleimdrüsen am Lippensaum.

Cheilitis glandularis cystica (↑; ↑) f: Hyperplasie labialer Schleim- u. Speicheldrüsen meist im Bereich der Unterlippe; Bildung von Pseudozysten mit Retention visköser Flüssigkeit, die sich auf Druck entleert; durch Sekundärinfektion kann selten eine Cheilitis glandularis apostematosa mit Schwellung, Abszedierung u. Ulze-

Chelatbildner
Wirksamkeit bei Schwermetallvergiftungen

Metall	Natrium-calcium-edetat	Calcium-trinatrium-pentetat	Deferoxamin	Dimercaptopropan-sulfonsäure	Penicillamin
Antimon				+	
Arsen				+++	
Blei	+++	+++			++
Cadmium	+	+			
Cobalt					+
Eisen	+		+++		
Gold	+	+		+	++
Kupfer	+			+	+++
Mangan	+	+			
Nickel			+		
Plutonium		++			
Quecksilber				++	++
Uran	+				
Zink		+			++

+++ stark wirksam ++ mäßig wirksam + schwach wirksam

ration entstehen; **Ther.:** Keilexzision nach antibiotischer Behandlung.

Cheilitis granulomatosa (↑; ↑) **f:** chron., diffus entzündl. Lippenschwellung, meist der Oberlippe u. oft einseitig; **Vork.:** idiopathisch od. i. R. einer Enteritis* regionalis Crohn bzw. als Teilsymptom bei Melkersson*-Rosenthal-Syndrom.

Cheilitis vulgaris (↑; ↑) **f:** syn. Cheilitis simplex; sog. aufgesprungene Lippen; entzündl. Schwellung, Desquamation u. Rhagaden der Lippen; **Urs.:** häufiges Ablecken der Lippen, trockenes Klima, Wind, Kontaktekzem durch Lippenstift od. Zahnpasta, hohe Dosen von Vitamin A, Retinoiden od. Vitamin-A-Säure (lokal), Riboflavinmangel u. Plummer*-Vinson-Syndrom.

Cheilo|gnatho|palato|schisis (↑; gr. γνάθος Kinnbacke; Palatum*; gr. σχίσις Spaltung) **f:** Lippenkiefergaumenspalte, sog. Wolfsrachen; s. Gaumenspalte; vgl. Gesichtsspalten.

Cheilo|phagie (↑; Phag-*) **f:** s. Morsicatio.

Cheilo|plastik (↑; -plastik*) **f:** Lippenplastik*.

Cheilo|schisis (↑; gr. σχίσις Spaltung) **f:** syn. Lippenspalte*.

Cheilose (↑; -osis*) **f:** syn. Cheilitis* vulgaris.

Cheir-: auch Chir-; Wortteil mit der Bedeutung Hand; von gr. χείρ.

Cheiro|pom|pholyx (↑; Pompholyx*) **f:** s. Dyshidrose.

Chelat|bildner (gr. ξηλή Klaue)**:** (engl.) chelating agents; org. Verbindungen, die mit Metallen Chelate* bilden; therap. wichtige, bei Metallvergiftungen angewendete Ch. sind Ethylendiamintetraessigsäure*, BAL*, Deferoxamin*, Dimercaptopropansulfonsäure* u. Penicillamin* (s. Tab.).

Chelate (↑) n pl**:** (engl.) chelates; mehrwertige, meist sehr stabile, wasserlösliche Komplexe, bei denen Moleküle als sog. mehrzähnige Liganden od. Chelatbildner* (z. B. Aminocarboxylate, Hydroxyaminocarboxylate u. Hydroxycarbonsäuren) jeweils mehrere semipolare Bindungen mit einem Zentralatom (mehrwertige Metallionen) eingehen (vgl. Komplex); **Verw.:** zur Detoxikation von Schwermetallvergiftungen (z. B. Cu, Fe, Ni, Mn, As, Hg), technisch auch zur Bindung der Härtebildner des Wassers (Ca^{2+}- u. Mg^{2+}-Ionen); physiol. vorkommendes Ch. ist das Häm*. C. Fle.

Cheli|cerata f pl**:** Fühlerlose; Unterstamm der Arthropoden*.

Chelidonium majus n**:** Schöllkraut*.

Chemi|lumineszenz (arab. al-kimija Chemie; lat. lumen Licht, Glanz) **f:** s. Lumineszenz.

Chemo|dektom (↑; gr. δέχεσθαι, δεκτός annehmen, standhalten; -om*) **n:** (engl.) chemodectoma; veraltete Bez. für (nicht chromaffines) Paragangliom; s. Glomustumoren.

Chemo|kine n pl**:** v. a. auf Phagozyten u. T-Lymphozyten chemotaktisch u. entzündl. wirkende Zytokine*, die von Makrophagen u. Gewebezellen als Reaktion auf eine Inf. od. Verletzung gebildet werden; z. B. RANTES, MCP-1, IL-8, MIP-1β, Fractalkine u. Lymphotaktin; Untergruppen: CXC, CC, CXXXC u. C. Ch. wirken über spezif. Chemokinrezeptoren der Zellmembran. Vgl. Chemotaxis. F. Nol.

Chemo|ko|agulation (Koagul-*) **f:** (engl.) chemical coagulation; Koagulation* von Gewebe mit chem. Mitteln; vgl. Ätzmittel.

Chemo|litho|lyse (Lith-*; Lys-*) **f:** (engl.) chemolitholysis; medikamentöse Steinauflösung; s. Urolitholyse, Cholelitholyse.

Chemo|nukleo|lyse (Nucl-*; Lys-*) **f:** (engl.) chemonucleolysis; neurochir. od. orthop. Verfahren zur chemisch-enzymat. Auflösung des degenerierten gallertigen Bandscheibenkerns (Nucleus* pulposus); erfolgt mittels perkutaner Punktion in Lokalanästhesie unter röntg. Kontrolle (Durchleuchtung); verwendet werden Chymopapain (Spaltung der Mukopolysaccharide des Gallertkerns) u. Kollagenasen*; **Ind.:** Pat. mit nichtsequestriertem lumbalem Bandscheibenvorfall* ohne akute neurol. Ausfälle u. ohne zusätzl. knöcherne Wirbelsäulenveränderungen. Vgl. Bandscheibenoperation.

Chemo|pro|phylaxe (Prophylaxe*) **f:** (engl.) chemoprophylaxis; prophylakt. Anwendung von Chemotherapeutika* vor erfolgter Infektion; sinnvoll nur bei gegebener Indikation; die unkrit. Routineprophylaxe mit Chemotherapeutika (Antibiotika) ist meist sinnlos u. nicht selten gefährlich. Vgl. Antibiotikaprophylaxe, Malaria.

Chemo|re|sistenz (Resistenz*) **f:** (engl.) chemoresistance; besser Chemotherapeutika-Re-

C

sistenz; Resistenz von Bakterien gegenüber Chemotherapeutika*; vgl. Resistenz.

Chemo|re|zeptoren (Rezeptoren*) m pl: (engl.) chemoreceptors; spezialisierte Zellen u. Nervenendigungen, die chem. Reize in elektr. Erregungen umwandeln; z. B. Geruchsrezeptoren in der Riechschleimhaut* u. Geschmacksknospen* auf der Zunge; periphere, arterielle Ch.: stark vaskularisierte u. innervierte Strukturen an der Teilungsstelle der A. carotis (Glomus caroticum) u. im Aortenbogen (Glomus aorticum); Abfall des art. pO_2, Anstieg des art. pCO_2, Anstieg der art. H-Ionen-Konzentration führen über eine Erregung der Ch. zur Atmungssteigerung; zentrale Ch.: chemosensible Areale an der ventralen Seite der Medulla oblongata in der Nähe des bulbären Atemzentrums, die Änderungen der Zusammensetzung des Liquors (z. B. nach Anstieg des art. pCO_2) registrieren u. reflektorisch die Atmung beeinflussen. Pharmak. Beeinflussung der Ch. (z. B. durch Narkotika u. Analgetika) setzt ihre Empfindlichkeit herab u. kann u. U. zu einer zentralen Atemdepression* führen.

Chemosis (gr. χήμωσις entzündliche Augenkrankheit) f: Ödeme der Bulbusbindehaut mit blasenartiger Abhebung von der Lederhaut.

Chemo|sup|pression (Suppression*) f: Anwendung von Chemotherapeutika* direkt nach der Inf. in der Inkubationszeit*; kann eine bakt. bedingte Erkrankung u. U. verhindern od. abschwächen; Anw. z. B. bei Laborinfektionen (Typhus, Tularämie, Brucellosen, Tbc usw.); vgl. Chemoprophylaxe.

Chemo|taxis (Taxis*) f: zielgerichtete Zellbeweglichkeit von Phagozyten* entlang eines Gradienten aus chemotaktischen Faktoren (sog. Chemotaxine, z. B. das Komplementspaltprodukt C5a, Leukotrien B_4 od. Chemokine*) in das Gebiet mit deren höchster Konzentration; setzt einen an den Bewegungsapparat der Phagozyten gekoppelten sensor. Mechanismus (Rezeptoren) voraus, der u. a. durch Adhäsionsproteine* auf den Phagozyten u. Endothelzellen organisiert wird.

Chemo|therapeutika n pl: (engl.) chemotherapeutic substances; Sammelbez. für natürl. vorkommende od. synthet. hergestellte niedermolekulare Substanzen mit (weitgehend) selektiv schädigender Wirkung auf Krankheitserreger u. Tumorzellen durch Blockade des Stoffwechsels; **Einteilung:** Antibiotika*, Antimetaboliten*, Antimykotika*, Antituberkulotika*, Mittel gegen Parasiten*, Sulfonamide*, Wurmmittel*, Zytostatika*.

Chemo|therapie f: (engl.) chemotherapy; Einsatz von Chemotherapeutika* zur spezif. Hemmung von Infektionserregern od. Tumorzellen im Organismus; i. R. der Krebsbehandlung unterscheidet man **adjuvante** Ch. im Anschluss an eine Operation od. Strahlentherapie zur Verhinderung von Rezidiven od. Metastasen u. **neoadjuvante** Ch. vor einer geplanten Operation od. Strahlentherapie zur Schädigung des Tumors od. der Metastasen bzw. Reduzierung der Tumormasse.

Chenau-Korsett n: (engl.) Chenau brace; Orthese* zur Derotation einer doppelbogigen thorakolumbalen Skoliose.

Cheno|de|oxy|chol|säure (INN): auch Chenodesoxycholsäure; natürlich vorkommende Gallensäure, hemmt die Cholesterolsynthese in der Leber u. vermindert die biliäre Sekretion von Cholesterol; **Ind.:** Cholesterolsteine der Gallenblase; **Kontraind.:** akute entzündl. Erkr. der Gallenblase u. -wege, Leber- u. Magen-Darm-Erkr., Schwangerschaft; **UAW:** häufig Durchfall, erhöhte Serumtransaminasen. Vgl. Cholelitholyse.

Cherubismus (hebr. cherubin Engel) m: (engl.) cherubism; beidseitige, meist symmetrische Auftreibungen der Unter- u. evtl. auch der Oberkiefer mit Wangenverdickung, progressiver Exophtalmus, Prognathie; Beginn im Alter von 1–3 Jahren, Höhepunkt in der Pubertät, im 3. Lebensjahrzehnt Reossifikation; autosomal-dominanter Erbmodus; **Histol.:** multinukleäre Riesenzellen u. zellreiches fibröses Gewebe; ausgiebige lakunäre Resorptionen an den Zahnwurzeln im Erkrankungsbereich, Oligodontie.

Chevassu-Katheter (Maurice Ch., Urol., Paris, 1877–1957; Katheter*) m: (engl.) Chevassu catheter; Ureterkatheter* mit olivenartiger Spitze, die das Ureterostium bei retrograder Kontrastmitteldarstellung des Ureters abdichtet, damit das Kontrastmittel nicht in die Blase zurückfließen kann.

Cheyne-Stokes-Atmung (John Ch., Arzt, Dublin, 1777–1836; William St., Arzt, Dublin, 1804–1878): (engl.) Cheyne-Stokes breathing; Form der periodischen Atmung* mit rhythmisch wechselnder, zu- u. abnehmender Atemfrequenz u. -amplitude sowie Atempausen (s. Atmungstypen, Abb.); **Vork.:** bei Enzephalitis u. zerebralen Durchblutungsstörungen als Ausdruck einer Schädigung des bulbären Atemzentrums (Unterbrechung hemmender Nervenbahnen); pharmak. Sedierung mit Hemmung des Atemzentrums; Herzerkrankungen mit verlangsamter Blutzirkulation; kann auch bei gesunden Personen nach kurzfristigem Aufstieg in große Höhe u. im Schlaf auftreten (Abnahme des pO_2 bei gleichzeitiger Dämpfung des Atemantriebs im Schlaf).

Chiari-Arnold-Syn|drom (Hans Ch., Pathol., Straßburg, 1851–1916; Julius A., deutscher Pathol., 1835–1915) n: s. Arnold-Chiari-Syndrom.

Chiari-Frommel-Syn|drom (Johann B. Ch., Gyn., Wien, 1817–1854; Richard J. E. F., Gyn., Erlangen, 1854–1912) n: syn. Laktationsatrophie des Genitale; Uterusatrophie u. sekundäre Amenorrhö bei postpartal verlängerter od. (u. U. monate- od. jahrelang) persistierender Laktation*; **Sympt.:** Leib-, Rücken- u. Kopfschmerzen, psych. Verstimmungen; als Urs. der Hemmung der vegetativen u. germinativen Ovarialfunktion wird eine Regulationsstörung im Zwischenhirn-Hypophysen-System, evtl. auch eine gestörte Nebennierenrinden- od. Schilddrüsenfunktion angenommen; **Diagn.:** erhöhte Ausscheidung von Prolaktin, verminderte Ausscheidung von FSH im Harn; die Basaltemperatur verläuft monophasisch. **Progn.:** Restitutio ad integrum ist möglich, oft jedoch persistiert die Amenorrhö. Vgl. Galaktorrhö-Amenorrhö-Syndrom.

Chiari-Operation (Karl Ch., Orthop., Wien, geb. 1912) f: Beckenringosteotomie zur Bildung eines künstl. Pfannendachs bei angeb. Hüftgelenkluxation*; durchführbar ab 4.–6. Lebensjahr (s. ums. Abb.).

Chiasma opticum (gr. χίασμα Zeichen des Chi, Kreuzung; Optico-*) n: s. Sehnervenkreuzung.

Chiasma-opticum-Tumoren (↑; ↑; Tumor*) m pl: (engl.) optic chiasm tumors; im Bereich des Chiasma opticum sich entwickelnde Tumoren; hierzu gehören Hypophysenadenome, suprasel-

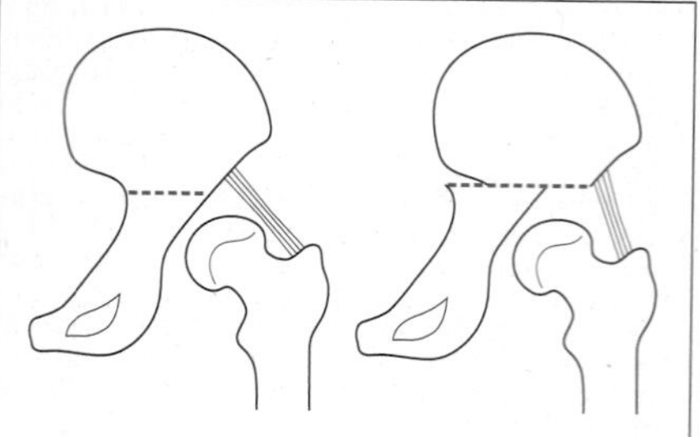
Chiari-Operation [209]

läre Meningeome, Epidermoide, Kraniopharyngeome u. das pilozytische Astrozytom des N. opticus. S. Hirntumoren (Tab.).

Chiasma|syn|drom (↑) n: (engl.) chiasmal syndrome; bitemporale Hemianopsie* u. beidseitige (u. U. anfangs einseitige) einfache Optikusatrophie*; **Vork.:** bei Hypophysen(gang)tumoren (Rathke-Tasche), suprasellären u. Chiasmatumoren (intraselläre Tu. häufig ohne Ch.), Meningeom im Bereich des vorderen Chiasmawinkels, Hirntumoren, primärem Hydrocephalus int., Hämorrhagien, Meningitis u. Arachnoiditis in dieser Region. Vgl. Arachnoiditis opticochiasmatica.

Chiasmata (↑) n pl: Überkreuzungen von Nicht-Schwesterchromatiden, die im Pachytän der ersten Reifungsteilung auftreten; Ch. sind die morphol. Grundlage des Crossing* over. Ihre Häufigkeit zeigt Beziehungen zur Länge der Chromosomen, aber auch zu Umwelteinflüssen wie Temperatur, Wassergehalt, best. Chemikalien sowie zu genet. Faktoren. Vgl. Meiose.

Chiasma tendinum (↑) n: Sehnenkreuzungen an Hand, Unterschenkel u. Fuß.

Chicken pox (engl.): s. Varizellen.

Chiclero-Geschwür: (engl.) chiclero ulcer; s. Leishmaniasen.

Chien-de-fusil-Stellung (frz. chien de fusil Jagdhund): (engl.) meningitic posture; Jagdhundstellung; Streckstellung des Nackens u. Rückens bei angezogenen Beinen; **Vork.:** v. a. bei Meningitis*, Enzephalitis*. Vgl. Opisthotonus.

Chievitz-Organ n: (engl.) organ of Chievitz; Organum juxtaorale; unter dem Wangenfettpfropf gelegener weißl. Strang mit vielen sensorischen Endformationen; Funktion unbekannt.

Chikungunya-Fieber: (engl.) Chikungunya fever; erstmals 1952 in Tansania beobachtete fiebrige Virusinfektion (Alphavirus* der Togaviridae) mit dem Dengue*-Fieber ähnlichen Sympt.; Name leitet sich ab von lokaler Bez. des Leitsymptoms „sich zusammenkrümmen" (wegen der ca. eine Woche andauernden starken Gelenkschmerzen).

Chilaiditi-Syn|drom (Demetrius Ch., Röntg., Wien, Istanbul, geb. 1883) n: Dickdarmdrehung beim Kleinkind mit Interposition der Flexura coli dextra zw. Leber u. Bauchdecke; **Pathophysiol.:** Torsion der Flexura coli dextra um die Längsachse des Mesenteriums u. konsekutive Gefäßtorsion durch intermittierende Kompression des Darms; **Sympt.:** je nach Grad der Drehung asymptomatisch, Druckgefühl im Oberbauch od. Ileus*. J. Die.

Chilblain-Lupus (engl. Frostbeule; lat. lupus Wolf) m: eigene Form od. Teilsymptom des chronischen diskoiden Lupus* erythematodes mit bläulichen, keratotischen Knoten im Bereich der Akren.

Child-Pugh-Klassifikation f: (engl.) Child-Pugh score; Bewertungssystem zur Beurteilung der Leberfunktion bei Leberzirrhose* u. portaler Hypertension* u. zur päoperativen Risikoabschätzung bei Pat. mit eingeschränkter Leberfunktion; Messung der Serumkonzentration von Albumin u. Bilirubin sowie der Thromboplastinzeit, sonographische Bestimmung des Aszites u. Abschätzung der Enzephalopathie mittels EEG; Einteilung nach den erreichten Punkten in drei Gruppen (A, B, C).

Chilo|mastix mesnili (Cheil-*; Mastix*) f: Cercomonas intestinalis; birnenförmiger, apathogener parasitär im Dickdarm des Menschen vorkommender Flagellat; **Nachw.:** s. Giardia lamblia; vgl. Protozoen.

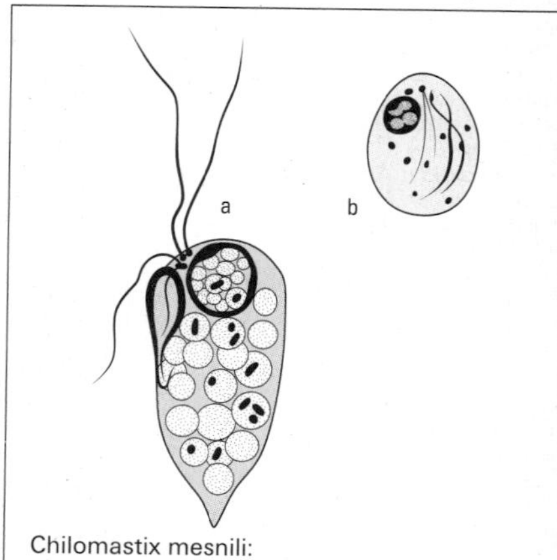

Chilomastix mesnili:
a: vegetative Form; b: Zyste

Chimärismus (gr. Χίμαιρα nach der gr. Mythologie ein dreiköpfiges Ungeheuer) m: (engl.) chimerism; **1.** Immunchimärismus: die Infusion von lymphatischen Zellen in neonatalen, zur Immunität befähigten Organismen führt zur Immuntoleranz* gegenüber den Histokompatibilitätsantigenen (s. HLA-System) des Spenders. Nach Etablierung der immun. Kompetenz kann sich kein Ch. mehr ausbilden. **2.** Blutchimärismus: Vork. von zwei versch. Blutgruppen bei einem Menschen durch den Austausch von erythropoetischen Stammzellen bzw. Primordialerythrozyten zw. zweieiigen Zwillingen über Gefäßanastomosen der gemeinsamen Plazenta; die gegen die aufgenommenen Erythrozyten gerichteten Iso- bzw. Alloagglutinine fehlen. **3.** Bestrahlungschimärismus: Nach Bestrahlung u. Zerstörung des körpereigenen Immunsystems können allo- od. xenogene Knochenmarkzellen toleriert werden; diese transplantierten Zellen rekolonialisieren Milz, Lymphknoten u. Knochenmark (vgl. Stammzelltransplantation). **4.** Genetischer Ch.: gentechnolog. Herstellung rekombinierter DNA-Moleküle aus der DNA* versch. Species; die Verw. menschl. Embryonen, Eizellen od. Spermien ist nach dem Embryonenschutzgesetz* verboten. Vgl. Mosaik.

China|blau|agar m: (engl.) China blue agar; Nährmedium mit den Indikatoren Laktose u. Chinablau zur Keimzahlbestimmung u. Unterscheidung von säurebildenden (blaue Kolonien) u. nichtsäurebildenden Bakterien in best. Nahrungsmitteln (z. B. Milch u. Eis).

China-Restaurant-Syn|drom n: reversible Glutamatintoxikation mit Hitze- u. Engegefühl sowie Missempfindungen (Kribbeln) im Halsbereich nach Genuss von Speisen, die L-Mononatriumglutamat als Geschmacksverstärker enthalten (bes. in chines. Gerichten); **DD:** Nahrungsmittelallergie, Lebensmittelvergiftung.

China|rinde: (engl.) cinchona bark; getrocknete Rinde von Cinchona pubescens (syn. Cinchona succirubra) od. deren Varietäten u. Hybriden; enthält ca. 30 Alkaloide (bes. Cinchonidin, Cinchonin, Chinin, Chinidin), Bitter- u. Gerbstoffe; **Verw.:** Bittermittel, Tonikum u. Adstringens v. a. zur Appetitanregung; **Kontraind.:** Schwangerschaft, Überempfindlichkeit gegenüber Cinchonaalkaloiden; **NW:** Überempfindlichkeitsreaktionen (Hautallergien, Fieber), selten Thrombopenie.

Chinidin n: (engl.) quinidine; syn. Quinidin; Diastereomer des Chinins*; membranstabilisierendes Antiarrhythmikum mit parasympatholyt. u. alpha-sympatholyt. Wirkung; **Verw.:** bei

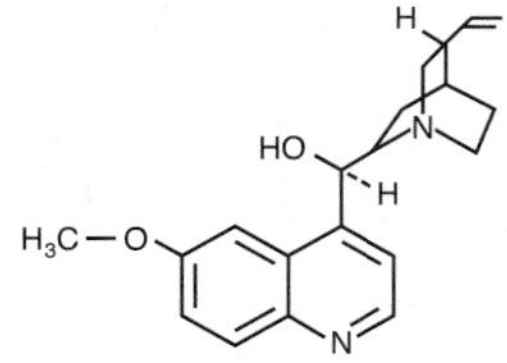

Chinin

tachykarden Herzrhythmusstörungen; **Kontraind.:** AV-Block, schwere Herzinsuffizienz, Digitalisüberdosierung, Bradykardie; **UAW:** häufig Erbrechen, Übelkeit, gelegentl. Unverträglichkeitsreaktionen; vgl. Antiarrhythmika.

Chinin n: (engl.) quinine; syn. Quinin; Chinolinderivat (Alkaloid versch. Cinchonaarten) mit blutschizontozider Wirkung; **Verw.:** bei Malaria tropica mit chloroquin- bzw. multiresistenten Plasmodien; **UAW:** gastrointestinale Störungen, Neurotoxizität, Hautreaktionen u. a.; **Kontraind.:** Schwangerschaft, Chininallergie, Glukose-6-phosphat-Dehydrogenase-Mangel u. a. Vgl. Chinidin.

Chinin|vergiftung: (engl.) quinine poisoning; Vergiftung mit Chinin* (in sehr hoher Dosierung); **Sympt.:** Schwindel, Erbrechen, Schwerhörigkeit, Ohrensausen, Erregungszustände, Zyanose, Herztod; ferner skarlatiniforme Exantheme (s. Arzneimittelexantheme), Sehstörungen, Netzhautgefäßspasmen u. Optikusschädigung bis zur Erblindung.

Chinoline n pl: (engl.) quinolines; Substanzen mit Chinolinstruktur, z. B. Malariamittel (Chinin, Primaquin, Chloroquin); früher auch als Darmdesinfizienzien u. Amöbenmittel angewendet.

Chino|linol: Hautantiseptikum; wegen irritativen Reaktionen Anw. im Mund-, Rachen- u. Vaginalbereich obsolet.

Chinolone n pl: (engl.) quinolones; syn. Gyrasehemmer (veraltete Bez.); Gruppe bakterizid wirkender Antibiotika*, deren Wirkungsprinzip die Hemmung der DNA-Topoisomerase II (Gyrase) ist, die die Bildung der Tertiärstruktur der DNA-Helix i. R. der Reduplikation in Bakterien steuert; **Einteilung:** Ausgangssubstanz ist Nalidixinsäure*; neuere Ch. gehören zur Gruppe der Fluorchinolone (s. Tab.). **Pharmakokinetik:** hohe Bioverfügbarkeit bei oraler Applikation; z. T. Metabolisierung in der Leber; Elimination erfolgt renal u. gering intestinal. **Ind.:** Harnweginfektionen, schwere gastrointestinale Infektionen (bes. Salmonellosen, auch Sanierung von Dauerausscheidern), komplizierte Infektionen der Atemwege, Knochen u. Gelenke durch multiresistente Bakterien, nachgewiesene Pseudomonasinfektion, Gonorrhö, Prostatitis, Infektionsprophylaxe bei akut-nekrotisierender Pankreatitis, Haut- u. Weichteilinfektionen; **Kontraind.:** Schwangerschaft u. Stillzeit; Kinder u. Jugendliche bis zum Abschluss der Wachstumsphase; Erkr. des ZNS; bekannte Überempfindlichkeit gegen Ch.; **UAW:** gastrointestinale Beschwerden (Übelkeit, Magenschmerzen, Diarrhö), Phototoxizität, Wirkungen auf ZNS (Kopfschmerz, Krampfanfälle, Halluzinationen, psychotische Erscheinungen) u. Sinnesorgane

Chinolone
Einteilung der Fluorchinolone

	Gruppe	Beispiel	Wirkungsspektrum
I	orale Fluorchinolone mit im Wesentlichen auf Harnweginfektionen eingeschränkter Indikation	Norfloxacin Pefloxacin	gramnegative Bakterien wie Enterobakterien, Salmonellen, Gonokokken
II	systemisch anwendbare Fluorchinolone mit breiter Indikation	Enoxacin Flerofloxacin Ofloxacin Ciprofloxacin	gramnegative Bakterien, einschließlich vieler Pseudomonasstämme, Haemophilus influenzae, E. coli u. andere Enterobakterien
III	Fluorchinolone mit verbesserter Aktivität gegen grampositive u. atypische Erreger	Levofloxacin Sparfloxacin	zusätzlich auch grampositive Erreger (Staphylokokken, Streptokokken, Pneumokokken, Enterokokken), Mykoplasmen, Chlamydien, Legionellen
IV	Fluorchinolone mit verbesserter Aktivität auch gegen Anaerobier	Moxifloxacin	zusätzlich Anaerobier

(Seh-, Geschmacksstörungen); vorübergehender Anstieg von Laborparametern (Transaminasen, alkalische Phosphatase, Bilirubin) u. Blutbildveränderungen.

Chinone n pl: (engl.) quinones; carbocyclische aromat. Verbindungen mit zwei Ketogruppen in o- (Orthochinone) od. p-Stellung (Parachinone); Ch. entstehen z. B. durch Oxidation von Hydrochinon od. Brenzkatechin. Natürl. Ch. sind z. B. Vitamin* K (Phyllochinone) u. Ubichinon*.

Chir-: s. a. Cheir-.

Chir|agra (Cheir-*; gr. ἄγρα Falle, in Zusammensetzungen: Gicht) f: Gicht* in den Handgelenken.

Chiralität (↑) f: (engl.) chirality; Händigkeit; s. Isomerie.

Chiro|praktik (↑; gr. πρακτικός tätig, wirksam) f: (engl.) chiropractic; schulmed. anerkannte, auf Handgrifftechniken beruhende Heilmethode (Chirotherapie) zum Einrichten (Adjustieren) von durch Verschiebung der Wirbel gegeneinander entstandenen Einklemmungen (Subluxationen) im Zwischenwirbelbereich. Die Meth. ist nicht ungefährl. u. kann u. U. zu Plegien führen.

Chirurgie (gr. χειρουργία Handtätigkeit, Wundarzneikunst) f: (engl.) surgery; med. Fachgebiet zur Erkennung u. Behandlung von Erkr., die ohne chir. Intervention zu gesundheitl. Schäden od. zum Tod führen würden; umfasst neben konservativen (mechan., physik., pharmak.) bes. op. Verfahren zur kausalen Therapie org. Leiden od. zur Verkürzung des Heilungsverlaufs bzw. Verbesserung des funkt. Ergebnisses; **Unterteilung** in spezialisierte Fachdisziplinen wie Thorax- u. Viszeralchirurgie, Herz- u. Gefäßchirurgie, Traumatologie (Unfallchirurgie), Kinder-, Kiefer-, Neurochirurgie, plastische Chirurgie (Wiederherstellungschirurgie, kosmetische Ch.). Vgl. Operation.

Chirurgie, kiefer|orthopädische (↑) f: (engl.) orthognatic surgery; Aufgabengebiet der Mund*-Kiefer-Gesichtschirurgie zus. mit der Kieferorthopädie zur op. Behandlung funkt. u. ästhet. Störungen des stomatognathen Systems* u. des Gesichts (Umstellungs- u. Korrekturosteotomien der zahntragenden Kieferknochensegmente).

Chirurgie, minimal-invasive (↑) f: (engl.) minimal invasive surgery; Abk. MIC; sog. Videoassistierte Telechirurgie, Knopfloch od. Schlüssellochchirurgie; schonende u. wenig belastende op. Methode, die sich mehrerer kleiner Zugangswege (∅ 3–12 mm) bedient u. dazu spez. Apparate u. entspr. Instrumentarium benötigt; „minimal" ist der Operationszugang, nicht die eigentl. Organpräparation u. -resektion. **Ind.:** Op. im Kopf- u. Halsbereich (endotransnasal bei Op. der Nase, Nebenhöhlen u. Schädelbasis, transoral bei Stenosen u. Tumoren in Pharynx, Larynx u. Trachea), in der Bauchhöhle (z. B. Cholezystektomie, Appendektomie, Ulkusübernähung, Abtragen eines Meckel-Divertikels, Lösen von Briden) u. im Thorax, arthroskop. Eingriffe bei Gelenkläsion, Eingriffe am Ligamentum carpi transversalis; neurochir. Op. an der Wirbelsäule bei Bandscheibenleiden, stereotaktische Gehirnoperationen, gyn. Op.; **Kontraind.:** für laparoskop. Eingriffe schwere pulmonale Erkr. (CO_2-Insufflation), Leberzirrhose mit portaler Hypertension, Gerinnungsstörung, ausgedehnte Adhäsionen nach vorausgegangenen Laparotomien, Schwangerschaft; **Vorteile** im Vergleich zu konventioneller Operationstechnik: geringere postoperative Sympt., kürzerer Klinikaufenthalt, kürzere Arbeitsunfähigkeit, kosmetisch günstigere Narben; **Nachteile:** längere Operations- u. Narkosezeiten, Gasinsufflation, begrenzter Indikationsbereich, erhöhtes Thromboserisiko; keine Unterschiede bzgl. der Letalität.

Chirurgie, re|fraktive (↑) f: (engl.) refractive surgery; chir. Veränderung des Krümmungsradius der Hornhaut zur Behebung von Refraktionsanomalien des Auges; **Formen: 1.** lamellierende Keratoplastik mit Einfügen von bearbeitetem Spenderhornhautgewebe in die Hornhaut des Pat.; als Keratophakie (Einsetzen in das gespaltene Hornhautstroma) od. Epikeratophakie (Aufnähen auf die intakte Hornhaut); **2.** radiäre Keratotomie mit meist acht tiefen, radiären Einschnitten in das Hornhautstroma unter Freilassung eines opt. Zentrums von ca. 3 mm Durchmesser; **3.** photorefraktive Keratektomie mit flächiger Abtragung subepithelialer Hornhautschichten mittels Excimer-Laser (Photoablation); **4.** Abtragung einer Hornhautlamelle, die nach Photoablation des frei liegenden Hornhautstromas (Laser-intrastromale-Keratektomie) od. in bearbeiteter Form (Laser-in-situ-Keratomileusis) wieder eingesetzt wird.

Chirurgie, zahn|ärztliche (↑) f: (engl.) oral surgery; syn. Oralchirurgie; zahnärztl., auch fachzahnärztl. Spezialdisziplin, die sich ursprünglich der chir. Behandlung der Zahnerkrankungen u. ihrer Auswirkungen auf das stomatognathe System* widmet; vgl. Mund-Kiefer-Gesichtschirurgie.

Chlamydia (gr. χλαμύς, χλαμύδος Mantel) f: Abk. Chl.; früher Miyagawanella, Bedsonien, TRIC-(Trachom-Inclusion-Conjunctivitis-)Erreger; Gattung gramnegativer, unbewegl., kokkoider, pleomorpher Bakt. der Fam. Chlamydiaceae (vgl. Bakterienklassifikation); obligate Zellparasiten; Vermehrung nur in zytoplasmat. Vakuolen der Wirtszelle (benötigen Energie liefernde Enzyme); charakteristische morphol. **Entwicklungsstadien:** infektiöse **Elementarkörper** (∅ ca. 0,3 μm) werden durch Endozytose von der Wirtszelle aufgenommen, werden in einem endozytot. Membranvesikel innerh. von Stunden zu nichtinfektiösen **Initialkörper** (Retikulärzelle, ∅ ca. 1 μm), die sich durch Querteilung vermehren; nach Ende der Teilungsphase bilden die Initialkörper wieder Elementarkörper, die nach Platzen der Wirtszelle andere Zellen infizieren können. Kultur von Chlamydien aufgrund der Defekte im Energiestoffwechsel nur im Dottersack des Hühnerembryos od. in Versuchstieren möglich. Med. bedeutsame Species: Chl. trachomatis, Chl. pneumoniae, Chl. psittaci.

Chlamydia pneumoniae (↑) f: humanpathogene Species der Chlamydiaceae, die meist leichte Infekte der Atemwege verursacht, aber auch zu chron. verlaufenden Infektionen führen kann; Nachweis auch in atherosklerot. Läsionen der Koronararterien (evtl. Faktor bei der Entstehung einer Koronarsklerose*). **Übertragung** durch Tröpfcheninfektion; hoher Durchseuchungsgrad ab Schulkindalter; **Ther.:** Tetracycline, Makrolid-Antibiotika.

Chlamydia psittaci (↑) f: Err. der Ornithose*; **Epidemiol.:** weltweit verbreitet; in Staub u. Sekreten lange haltbar; Hitze-, Formalin-, Phenol- u. Ether-empfindlich; Übertragung durch Inhalation von getrocknetem Kot u. Sekret von mit Ch. p. infizierten Vögeln (bes. Papageienvögel u. Tauben, aber auch Geflügel); Übertragung von

Mensch zu Mensch sehr selten. Err. zerstören das Alveolarepithel u. führen zu einer interstitiellen Pneumonie (s. Pneumonie, atypische). **Diagn.:** Erregernachweis aus Sputum nach Anzüchtung in Gewebekultur; serol. KBR, Mikroimmunfluoreszenz.

Chlamydia trachomatis (↑) f: Chlamydienspecies mit mehreren, in ihrer Pathogenität deutlich versch. Serovaren: **Serovare A-C** verursachen das Trachom*; **Serovare B-L (ohne J)** sind die häufigsten Err. der Urethritis* non gonorrhoica u. der nichtgonorrhoischen Zervizitis*; außerdem der Salpingitis*, Perihepatitis*, Epididymitis*; **Serovare D-K** verursachen Einschlusskonjunktivitis*; **Serovare L_1-L_3** sind die Err. des Lymphogranuloma* venereum. **Morphol.:** lichtmikroskop. kaum zu erkennen; zwei Formen: 0,2–0,4 µm messende sog. Elementarkörperchen (infektiös, überwiegend extrazellulär), die sich in 0,5–0,7 µm messende sog. Retikular- od. Initialkörperchen (intrazellulär) umwandeln; letztere bilden intraplasmat. Einschlüsse in der Wirtszelle. **Kultur:** wächst nicht auf künstl. Nährböden, Isolierung erfolgt mit der Zellkultur (z. B. McCoy-Zellen); Nachw. der Einschlüsse mit monoklonalen Antikörpern od. mit chem. Färbemethoden (z. B. mit Lugol-Lösung od. nach Giemsa); in Sepharosephosphat-Transportmedium bei 4 °C 1–2 Tage haltbar; Direktnachweis im Abstrichpräparat mit Immunfluoreszenz od. Enzymimmunassay möglich; Nachweis in Abstrichen od. Urin mit PCR od. LCR; **Serol.:** KBR nur bei Lymphogranuloma venereum positiv; in diesen Fällen sowie bei chron. u. schweren Inf. mit den Serovaren D-K vielfach Antikörper im Serum mittels Immunfluoreszenztest nachweisbar; speciesspezif. Antikörper nur mit Mikroimmunfluoreszenztest nachweisbar; **Epidemiol.:** Erregerreservoir ist der Mensch, Übertragung durch Kontaktinfektion (häufigste sexuell übertragene Infektion).

Chlamydien (↑) f pl: (engl.) chlamydiae; Gattung kokkoider bakterienähnl. Mikroben der Fam. Chlamydiaceae; s. Chlamydia.

Chlamydo|sporen (↑; Spora*) f pl: (engl.) chlamydospores; syn. Gammen, Gemmen; große, runde, vegetativ gebildete Sporen bei Pilzen; entstehen durch Zellwandverdickung am Myzel, entw. zwischenständig (interkalar) od. endständig (terminal); sind bei ungünstiger Umweltbedingung resistent; vgl. Sporen, Fungi, Candida albicans.

Chloasma (gr. χλοάζειν grünlich od. gelblich aussehen) n: syn. Melasma; meist symmetr. auftretende, scharf begrenzte, unregelmäßig gestaltete gelblich-braune Flecken an Stirn, Wangen u. Kinn, bes. bei Frauen; Verstärkung der Hyperpigmentierung durch Sonnenbestrahlung; **Formen: 1.** Ch. gravidarum (syn. Ch. uterinum): Vork. bei Schwangeren; Beginn meist im 2. Mon. p. c., Rückbildung nach der Entbindung; zuweilen von längerer Dauer; **2.** Ch. hormonale: verursacht durch Östrogene (auch Östrogen produzierende Tumoren) u. Gestagene; **3.** Ch. medicamentosum: ausgelöst durch Arzneimittel, z. B. Hydantoin, Phenytoin, Chlorpromazin od. hormonale Kontrazeptiva; **4.** Ch. cosmeticum: Photosensibilisierung durch Furanocumarine (Psoralene, Bergapten); vgl. Lichtdermatosen; **Ther.:** Azelainsäure evtl. in Komb. mit Tretinoin.

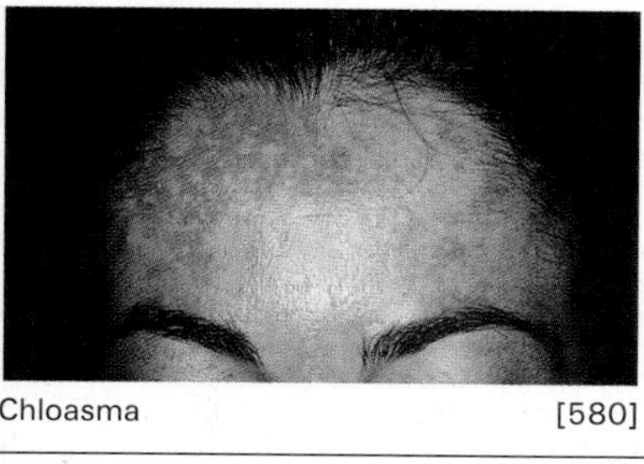
Chloasma [580]

Chlor (gr. χλωρός grünlich-gelb) n: (engl.) chlorine; Chlorum; Symbol Cl; -1-, 1-, 3- bis 7-wertiges Element, OZ 17, rel. Atommasse 35,453; stechend riechendes (schleimhautreizendes), gelbgrünes, wasserlösliches, gasförmiges Halogen; sehr giftig (Kampfstoff); bildet bei Reaktion mit Metallen Salze (Chloride*); Anw. von z. B. Chlorkalk* als Desinfektionsmittel.

Chlor|akne (↑; Akne*) f: (engl.) chlorine acne; auch Chlorarylakne; Hauterkrankung mit follikulären Hyperkeratosen, Komedonen, evtl. Knoten, Abszessen u. Zysten, bes. im Gesicht, an den Ohren u. a. exponierten Hautstellen; **Urs.:** v. a. Exposition durch berufl. Tätigkeit (BK Nr. 1310) mit Chlorphenol (TCDD*), Perchlornaphthalin (sog. Pernakrankheit), polychlorierten Biphenylen (Yusho*-Krankheit) u. a. chlorhaltigen org. Chemikalien in der Elektro- u. Chemieindustrie, bei Industrieunfällen sowie im Haushalt (Holzschutzmittel). Vgl. Acne venenata.

Chloral|hydrat n: (engl.) chloral hydrate; wasser- u. ethanollösl. bitteres Kristallpulver mit stechendem Geruch u. örtl. Reizwirkung auf Haut- u. Schleimhäute; **Verw.:** als Schlafmittel* u. Sedativum (selten); **cave:** Gefahr der Entw. einer Abhängigkeit*. Die seltene Vergiftung durch Missbrauch ähnelt in ihrer Symptomatik einer Barbituratvergiftung.

Chlor|ambucil (INN) n: Zytostatikum (Alkylans); hemmt die Bildung von Lymphozyten; **Verw.:** bei chronisch-lymphatische Leukämie, Lymphogranulomatose; vgl. Alkylanzien.

Chlor|amphenicol (INN) n: bakteriostat. wirkendes Antibiotikum mit rel. breitem **Wirkungsspektrum:** grampos. u. gramneg. Bakterien einschl. Rickettsien, Chlamydien u. Mykoplasmen; resistent sind Mykobakterien, Pilze, Protozoen, fast immer Pseudomonas aeruginosa; prakt. keine Resistenzentwicklung empfindl. Erreger unter der Therapie; **Verw.:** bei Typhus u. Paratyphus, bei schweren Inf. (wenn andere Antibiotika nicht in Frage kommen) u. best. Formen bakt. Meningitis; **UAW:** v. a. aplast. Anämie, Störungen der Hämatopoese; beim Säugling: Grey*-Syndrom (Verw. im ersten Lebensmonat nur bei strengster Ind.); während Ch.-Therapie Blutbildkontrollen! **Kontraind.:** schwere Leberfunktionsstörungen, Störungen der Hämatopoese, akute intermittierende Porphyrie.

Chlor|diazep|oxid (INN) n: Benzodiazepinderivat mit langer HWZ; **Verw.:** als Tranquilizer*; s. Benzodiazepinderivate.

Chlor|ethan (Chlor*) n: (engl.) ethyl chloride; Ethylchlorid; C_2H_5Cl; flüchtiger Chlorkohlenwasserstoff (Siedepunkt: 13 °C); **Verw.:** als Spray zur Analgesie v. a. bei Sportverletzung u. rheumatischen Erkr.; selten zur Kälteanästhesie (geringe therap. Breite!); **UAW:** Herz- u. Lungeninsuffizienz, Leberfunktionsstörung. Vgl. Kryotherapie.

C

Chlor|hexid̲in (INN) n: Antiseptikum mit breitem Wirkungsspektrum; **Verw.:** zur Desinfektion von Haut- u. Schleimhäuten sowie zur Karies- u. Parodontalprophylaxe; **UAW:** u. a. reversible Geschmacksirritationen, Verfärbungen von Zunge u. Zahnfleisch.

Chlorid̲|bestimmung f: (engl.) chloridimetry; quant. Bestimmung von Chloridionen in Körperflüssigkeiten; **Methoden: 1.** coulometrische (amperometrische) Titration in saurer Pufferlösung mit elektrolytisch freigesetzten Silberionen, die mit Chloridionen als schwerlösl. AgCl ausfallen; die Dauer des Stromflusses ist der Cl^--Konz. in der Probe proportional. **2.** merkurimetrische Titration mit Quecksilber-II-Nitrat bis zur Bildung eines violetten Farbkomplexes mit dem Indikator Diphenylcarbazon; **3.** photometrische Bestimmung von **a)** Chloranilsäure nach Reaktion von Chlorid mit Quecksilberchloranilat, **b)** Eisen-III-Thiocyanat nach Reaktion von Chlorid mit Quecksilberthiocyanat u. Eisen; **4.** potentiometrische Bestimmung mit einer chloridselektiven Elektrode. Vgl. Elektrolythaushalt, Referenzbereiche (Tab.).

Chlorid̲|diar|rhö, familiä̲re (Diarrhö*) f: (engl.) familial chloride diarrhea; syn. kongenitale Alkalose mit Diarrhö; autosomal-rezessiv erbl. Stoffwechselanomalie (Genlokus 7q22-q31.1) mit Störung der aktiven Chloridabsorption im distalen Ileum u. Colon; **Sympt.:** bereits wenige Tage nach der Geburt Durchfälle mit stark saurer Reaktion, Entwicklungsverzögerung; **Ther.:** frühzeitige NaCl- u. KCl-Substitution ermöglichen eine weitgehend normale körperl. u. geistige Entwicklung.

Chlori̲de n pl: (engl.) chlorides; Salze der Salzsäure; physiol. z. B. NaCl (Kochsalz, in dissoziierter Form hauptsächl. im Extrazellulärraum); Blutplasma enthält 100–107 mmol/l Chloridionen (Cl^-); von großer Bedeutung u. a. für den Wasser- u. Säure-Basen-Haushalt u. die Salzsäurebildung im Magen; vgl. Elektrolythaushalt, Hyperchloridämie, Hypochloridämie.

Chlo̲r|kalk (gr. χλωρός grünlich-gelb): (engl.) chlorinated lime; Calcaria chlorata, Calciumchloridhypochlorit; Desinfektionsmittel mit chlorähnl. Geruch u. bleichender, desinfizierender u. desodorierender Wirkung; **Verw.:** zur Desinfektion von Wasser u. org. Material (z. B. Fäzes). Vgl. Desinfektion.

Chlor|madino̲n (INN) n: vom Hydroxyprogesteron abgeleitetes Gestagen; s. Gestagene.

Chlor|mezano̲n (INN) n: zentrales Muskelrelaxans; s. Muskelrelaxanzien, zentrale.

Chloro|butano̲l (INN) n: Antiseptikum, Lokalanästhetikum, topisches Analgetikum in der Zahnheilkunde.

Chloro|creso̲l (INN) n: Phenolderivat; Bestandteil von Flächendesinfektionsmitteln u. der Castellani*-Lösung.

Chlor|odonti̲e (gr. χλωρός grünlich-gelb; Odont-*) f: (engl.) chlorodontia; grün-gelbl. Verfärbung der Milchzähne durch Einlagerung von Bilirubin nach Morbus* haemolyticus neonatorum; z. T. mit Schmelzhypoplasien u. -defekten kombiniert. Das bleibende Gebiss wird nicht betroffen.

Chloro|fo̲rm (↑; lat. fo̲rmica Ameise) n: Trichlormethan; $CHCl_3$; Halogenkohlenwasserstoff, der früher als Inhalationsnarkotikum u. innerlich bei Erbrechen, Singultus u. Typhus bzw. als Anthelmintikum verwendet wurde.

Chloro̲m (↑; -om*) n: (engl.) chloroma, green cancer; auch Chlorosarkom; bei akuter Leukämie* selten auftretende, oft multiple, tumoröse Infiltration aus Myelo- od. Lymphoblasten v. a. im Bereich von Haut, Gingiva, Periost (als evtl. grünlich durchschimmernder od. palpabler Tumor) sowie im Knochenmark u. a. blutbildenden Organen.

Chloro|phy̲ll (↑; gr. φύλλον Blatt) n: Blattgrün, grüner Farbstoff der Pflanzen; Gruppe von versch. Chromoproteinen mit Porphyrin-Magnesiumkomplex als Chromophor (chem. dem Häm* ähnlich), die in der Photosynthese* Lichtenergie in chem. Energie umwandeln.

Chloro|phylli̲n (↑; ↑): durch Esterverseifung aus Chlorophyll* gewonnener wasserlöslicher Porphyrinkörper (Na- od. K-Salz); **Verw.:** Mund- u. Rachentherapeutikum, Farbpigment für die Dragierung.

Chloro|qui̲n (INN) n: Derivat von 4-Aminochinolin mit blutschizontozider u. antirheumat. Wirkung; **Verw.:** bei Malaria* (Ther. u. Proph.); bei rheumat. Erkr. (systemischer Lupus erythematodes, rheumatoide Arthritis einschließl. der juvenilen Form) wird Hydroxychloroquin bevorzugt; **UAW:** reversible Hornhauttrübung, u. U. irreversible Netzhautveränderung mit Gesichtsfeldausfall u. Visusverlust (Augenkontrolle!), gastrointestinale Störungen, Schlafstörungen, Unruhe, Benommenheit, Hautreaktionen u. a.; **Kontraind.:** Glukose-6-phosphat-Dehydrogenasemangel, Myasthenia gravis pseudoparalytica, Retinopathie u. a.; cave bei Porphyrie, Epilepsie, schwerer Leber- od. Nierenerkrankung.

Chloro|tri|anise̲n (INN) n: synthetisches (nichtsteroidales) Östrogen.

Chlor|phen|ami̲n (INN) n: Histamin-H_1-Rezeptorenblocker; **Verw.:** s. Antihistaminika.

Chlor|pheno̲n n: s. Augenreizstoffe.

Chlor|pikri̲n n: (engl.) vomiting gas; auch Klop; Trichlornitromethan, Cl_3CNO_2; giftige Flüssigkeit, die zu den Augenreizstoffen* zählt; führt an der Haut zu Blasenbildung; Verw. als Schädlingsbekämpfungsmittel; MAK: 0,1 ml/m^3 (0,68 mg/m^3). C. Fle.

Chlor|promazi̲n (INN) n: Phenothiazinderivat; **Verw.:** v. a. als Neuroleptikum, auch als Antiemetikum u. bei schwerem Singultus; s. Neuroleptika, Phenothiazinderivate.

Chlor|pro|thixe̲n (INN) n: Thioxanthenderivat mit neuroleptischer u. zusätzl. antidepressiver Wirkung (in niedriger Dosierung); s. Neuroleptika.

Chlor|quin|aldo̲l (INN) n: lokales Antiseptikum.

Chlor|talido̲n (INN) n: analog zu den Benzothiadiazinderivaten (länger) wirkendes Diuretikum; s. Diuretika.

Chlor|tetra|cycli̲n (INN) n: Antibiotikum der Tetracyclin-Gruppe; s. Tetracycline.

Choa̲na (gr. χόανος Trichter) f: Choane; hintere Öffnungen der Nasenhöhle in den Nasenrachenraum.

Choana̲l|a|tresie (↑; Atresie*) f: (engl.) choanal atresia; angeb. knöcherner od. membranöser Verschluss der hinteren Nasenöffnung, ein- od. beidseitig; bedingt schwerste Atemnot des Neugeborenen bei doppelseitigem Verschluss, da es noch nicht fähig ist, spontan durch den Mund zu atmen (zunächst Rachentubus einführen, später op. Korrektur).

Choanal|polypen (↑; Polyp*) m pl: (engl.) choanal polyps; meist von einer Kieferhöhle ausgehende lang gestielte Nasenpolypen*, die zur Verlegung einer Choane führen können; **Vork.:** häufig bei Kindern; **Sympt.:** Behinderung der Nasenatmung, Epiphora*, Rhinolalia clausa (s. Rhinolalie) u. a.; **Diagn.:** Rhinoskopie, Computertomographie.

Choanal|tamponade (↑; frz. tampon Stöpsel) f: s. Bellocq-Tamponade.

Chol-: Wortteil mit der Bedeutung Galle; von gr. χολή.

Chol|ämie (↑; -ämie*) f: (engl.) cholemia; Übertritt von Gallenflüssigkeit in das Blut mit Gelbfärbung des Serums; z. B. bei mechan. Choledochusverschluss. Vgl. Hyperbilirubinämie, Ikterus.

Chol|agoga (↑; -agoga*) n pl: (engl.) cholagogues; sog. galletreibende Mittel; frühere, unspezif. Bez. für Cholekinetika* u. Choleretika*.

Chol|angio|graphie (↑; Angio-*; -graphie*) f: (engl.) cholangiography; auch Cholegraphie; Sammelbez. für die versch. Verf. zur Röntgenkontrastdarstellung der Gallenblase bzw. Gallenwege (s. Tab.); **Verfahren: 1.** deszendierende Ch. unter Verw. gallengängiger (iodhaltiger) Röntgenkontrastmittel (als orale od. meist als intravenöse Ch.); zur besseren Beurteilung parenterale Zufuhr ausreichend hoher Kontrastmittelmengen (Infusion), Gabe einer Reizmahlzeit (Gallenblasenkontraktionen auslösen) sowie Anw. der Tomographie; Auswertung: röntgenneg. Gallensteine* stellen sich durch Kontrastmittelaussparungen ggf. mit Erweiterung des jeweiligen Gallengangs dar; bei röntg. nicht dargestellter Gallenblase (neg. Cholezystogramm) ist ein (Stein-)Verschluss des Ductus cysticus anzunehmen (Darstellbarkeit nimmt mit steigenden Bilirubinwerten ab, insbes. bei Werten über 34 µmol/l bzw. 2 mg%); Kontraind.: Kontrastmittelallergie (cave: anaphylaktischer Schock), Hyperthyreose; **2.** direkte Ch. durch unmittelbares Einbringen des Kontrastmittels in das Gallenwegsystem über versch. Zugangswege: **a)** perkutane transhepatische Ch.; s. PTC; **b)** endoskopische aszendierende Ch. mit transpapillärem Zugang; s. ERC; **c)** intraoperative Ch., z. B. während Cholezystektomie* zur Überprüfung der freien Gallenpassage nach Entfernen eines Hindernisses, auch zum Nachw. einer Choledochuszyste, Gallengangatresie od. eines Gallepfropfsyndroms. **3.** Indirekte Darstellung des Gallengangsystems mittels Kernspintomographie* (s. MRCP) ohne Verw. von intravasalen Kontrastmitteln.

Cholangiographie
Direkte Cholangiographieverfahren

endoskopische retrograde Cholangiographie	**ERC**
endoskopische retrograde Cholangiopankreatographie	**ERCP**
perkutane transhepatische Cholangiographie	**PTC**
perkutane transjugulare (transvenöse) Cholangiographie	**PTJC**
laparoskopische transhepatische Cholangiographie	
intraoperative Cholangiographie	

Chol|angio|litis (↑; ↑; -itis*) f: Entz. der Gallenkapillaren u. kleinsten Gallengänge in der Leber.

Chol|angiom (↑; ↑; -om*) n: (engl.) cholangioma; **1.** benignes Ch.: intrahepatisches Gallengangadenom*; **2.** malignes Ch.: Gallengangkarzinom*.

Chol|angio|mano|metrie (↑; ↑; gr. μανός gasförmig; Metr-*) f: (engl.) cholangiomanometry; kaum noch gebräuchl. diagnostisches Verf. zur Druckmessung in den extrahepat. Gallenwegen sowie zur Registrierung von Kontraktionen des Sphincter Oddi unter Verw. eines Messkatheters, der entweder mit Hilfe eines Endoskops od. i. R. eines op. Eingriffs in die Gallenwege eingeführt wird.

Chol|angio|pankreatiko|graphie, endo|skopische retro|grade (↑; ↑; Pankreas*; -graphie*) f: (engl.) endoscopic retrograde cannulation of the papilla; Abk. ERCP*.

Chol|angio|pathie (↑; ↑; -pathie*) f: (engl.) cholangiopathy; zusammenfassende klin. Bez. für Erkr. der Gallenwege (z. B. Cholangitis); vgl. Cholezystopathie.

Chol|angio|phytiasis (↑; ↑; Phyt-*; -iasis*) f: Ansammlung unverdaulicher (pflanzl.) Nahrungsbestandteile im Ductus choledochus durch fehlerhafte od. fehlindizierte Choledochoduodenostomie; tritt bes. bei Schrumpfung einer biliodigestiven Anastomose u. Blindsackbildung auf u. kann zu Cholangitis od. Leberabszess führen; **Ther.:** op. Wiederherstellung der Gallenwege od. Choledochojejunostomie*.

Chol|angio|skopie (↑; ↑; -skopie*) f: (engl.) cholangioscopy; auch Choledochoskopie; Endoskopie* der Gallenwege (insbes. des Ductus hepaticus communis u. des Ductus choledochus bis zur Papilla duodeni major) mit einem starren od. flexiblen Endoskop; **Formen: 1.** perkutane transhepatische Ch. analog der PTC*; **2.** retrograde endoskopische Ch. wie bei ERC* unter Vorschieben eines kleinen Spezialendoskops durch den Instrumentierkanal des Duodenoskops; **3.** intraoperative Ch. i. R. einer Cholezystektomie*. Die Komb. mit einer Röntgenkontrastdarstellung ist bei allen Verf., eine Biopsie bzw. Steinextraktion bei den beiden letzten Verf. möglich. Vgl. Cholangiographie.

Chol|angitis (↑; ↑; -itis*) f: auch Cholangiitis; Entz. der Gallenwege; **Urs.:** meist Gallengangobstruktion, v. a. durch Gallengangsteine, auch Gallengangstriktur, Papillenstenose, Tumorkompression, Parasitenbefall u. a.; **Formen: 1.** akute Ch.: durch bakt. Besiedlung bedingte Inf.; Err.: v. a. Escherichia coli, Klebsiellen, Enterokokken; Sympt.: rechtsseitiger Oberbauchschmerz, Fieber mit Schüttelfrost, passagerer Ikterus (sog. Charcot-Trias), acholische Stühle; bei schwerer eitriger Ch. septisches Krankheitsbild mit Schock, zentralnervösen Ausfallerscheinungen, Einschränkung der Nierenfunktion; Ther.: Antibiotika, op. Entfernung des Hindernisses (ggf. Notfalloperation); Kompl.: sekundäre (cholangitische) biliäre Zirrhose*, Leberabszess, Pylephlebitis; **2.** chronisch-sklerosierende Ch. (selten): **a)** primär; s. Zirrhose, biliäre; **b)** sekundär bei Cholelithiasis*, nach chir. Eingriffen, bei Leberzirrhose; Sympt.: zu Beginn häufig asymptomat., später schmerzloser Verschlussikterus (DD maligne Tumoren).

Chol|angitis, nicht eitrige destruierende (↑; ↑; ↑) f: s. Zirrhose, biliäre.

C

C

Chol|askos (↑; Asken*) n: syn. Choleperitoneum; Übertritt von Galle in die Bauchhöhle; z. B. bei perforierter Cholezystitis*, Trauma, iatrogen (Leberblindpunktion); Gefahr der galligen Peritonitis*.

Chole|calci|ferol n: syn. Colecalciferol, Vitamin D_3; s. Calciferole.

Chole|cysto|kinin (Chol-*; Kyst-*; Kin-*) n: Abk. CCK; syn. Pancreozymin, Cholecystokinin-Pankreozymin (Abk. CCK-PZ); in Zellen der Dünndarmschleimhaut gebildetes gastrointestinales Hormon (Polypeptid, das als Spaltprodukt von Präprocholecystokinin entsteht); wird hauptsächl. durch Lipide, daneben durch Proteine, H^+-Ionen u. Calcium aus dem Duodenum freigesetzt; **Wirkung:** Stimulation der Sekretion von Pankreasenzymen, Förderung der Gallenblasenkontraktion; **Verw.:** diagn. Testsubstanz zum Nachw. einer exokrinen Funktionsstörung des Pankreas (Pancreozymin*-Secretin-Test).

Chole|docho|duodeno|stomie (gr. χοληδόχος die Galle aufnehmend; Duodenum*; -stomie*) f: (engl.) choledochoduodenostomy; biliodigestive Anastomose* zw. Ductus choledochus u. Duodenum unter Umgehung der Papilla duodeni major; **Kompl.:** Cholangiophytiasis*; vgl. Dreiecklappenplastik.

Chole|docho|jejuno|stomie (↑; jejunalis*; -stomie*) f: (engl.) choledochojejunostomy; biliodigestive Anastomose* zw. Ductus choledochus u. einer ausgeschalteten Jejunumschlinge.

Chole|docho|lithiasis (↑; Lith-*; -iasis*) f: s. Cholelithiasis.

Chole|docho|skopie, intra|operative (↑; -skopie*) f: s. Cholangioskopie.

Chole|dochus (↑) m: (engl.) common bile duct; eigentl. Ductus choledochus; galleableitender Kanal nach Vereinigung des Ductus cysticus u. hepaticus; mündet an der Papilla* duodeni major in d. Duodenum.

Chole|dochus|karzinom (↑; Karz-*; -om*) n: (engl.) carcinoma of the choledochal duct; s. Gallengangkarzinom.

Chole|dochus|revision (↑) f: (engl.) bile duct revision; chir. Längseröffnung des D. hepatocholedochus u. Extraktion von Gallengangsteinen durch Spülung, Gallenganglöffel bzw. Papillendilatation mit anschl. direkter Cholangiographie* od. Choledochoskopie zum Ausschluss verbliebener Steine u. Verschluss der Choledochotomie über eine Kehr-T-Drainage; **Ind.:** Unmöglichkeit des therap. Splitting bei Cholelithiasis*, Gallenwegverletzung u. a. J. Die.

Chole|dochus|zyste (↑; Kyst-*) f: (engl.) choledochal cyst; angeb. Fehlbildung mit zystischer Erweiterung des Ductus choledochus; **Klin.:** Manifestation im Neugeborenenalter; Verschlussikterus, Schmerzen, Fieber, palpabler Tumor im re. Oberbauch; **Diagn.:** sonograph. meist schon pränatal; **Ther.:** biliodigestive Anastomose*.

Chole|globin (Chol-*; Globus*) n: syn. Verdoglobin*.

Chole|graphie (↑; -graphie*) f: s. Cholangiographie.

Chole|in|säuren (↑): (engl.) choleic acids; Emulsion aus Desoxycholsäure u. Fettsäuren in Mizellen*, die bei der Emulgierung der Fette im Dünndarm entsteht; vgl. Gallensäuren, Fettstoffwechsel.

Chole|kinetika (↑; Kin-*) n pl: (engl.) cholekinetics; Substanzen, die eine Kontraktion der Gallenblase u. der Gallengänge bewirken u. damit die Entleerung der Galle fördern; s. Cholecystokinin; vgl. Choleretika.

Chole|lithiasis (↑; Lith-*; -iasis*) f: (engl.) gallstone disease; Gallensteinleiden; durch Gallensteine* hervorgerufene, häufigste Erkr. der Gallenblase (Cholezystolithiasis) u. der Gallengänge (Choledocholithiasis); **Epidemol.:** ca. 12 % aller Einw. der Bundesrepublik Deutschland sind betroffen, Frauen doppelt so häufig wie Männer; linearer Anstieg der Ch. mit steigendem Alter; **Sympt.: 1.** zu 75 % symptomloser Zufallsbefund bei Sonographie (stumme Gallensteine); **2.** durch Steinpassage od. Steineinklemmung im Gallenblasenhals bzw. im D. cysticus ausgelöste Gallenkolik (Leitsymptom) mit plötzl. einsetzenden heftigen Bauchschmerzen zumeist im re. Oberbauch, evtl mit Ausstrahlung in die re. Schulter (s. Head-Zonen); **3.** Dyspepsie*; **Diagn.: 1.** palpatorisch Murphy*-Zei-

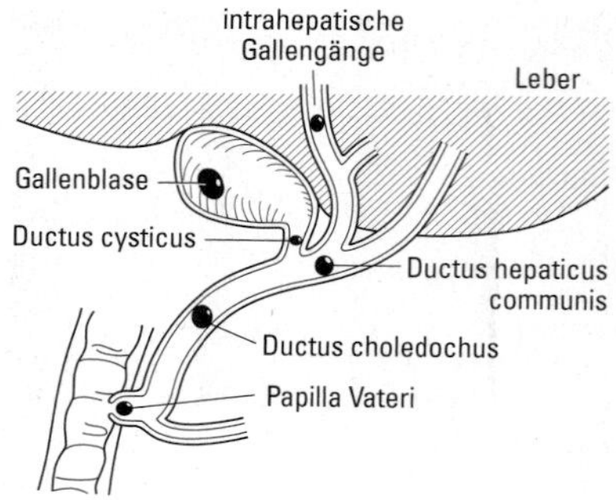

Cholelithiasis:
Lokalisation der Gallensteine

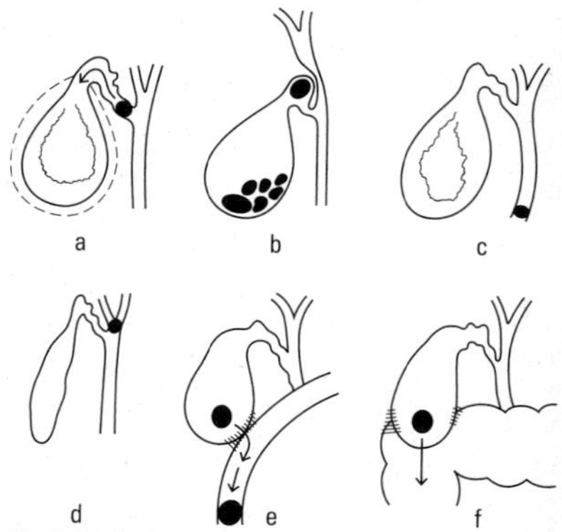

Cholelithiasis:
Komplikationen (gestrichelte Linie: Gallenblasenhydrops; gezackte Linie: Schrumpfgallenblase);
a: Zystikusverschluss; b: Mirizzi-Syndrom;
c: Papillenstein mit Schrumpfgallenblase;
d: Hepatikusgabelstein; e: Perforation ins Duodenum, Möglichkeit eines Gallensteinileus;
f: Perforation in die Flexura coli dextra [306]

chen, evtl. Druckschmerz im re. Oberbauch; **2.** Ultraschalldiagnostik mit Nachweis von Steinen bereits ab 3 mm Größe; **3.** Kernspintomographie der Gallenwege u. des D. pancreaticus (MRCP*); endoskopische retrograde Cholangiographie (ERC*) bei Verdacht auf Gallengangsteine; **4.** labordiagn. bei Choledocholithiasis Anstiege der eine Cholestase anzeigenden Enzyme; **5.** selten indizierte Röntgendiagnostik (Abdomenleeraufnahme zum Nachweis kalkhaltiger Steine, Cho-

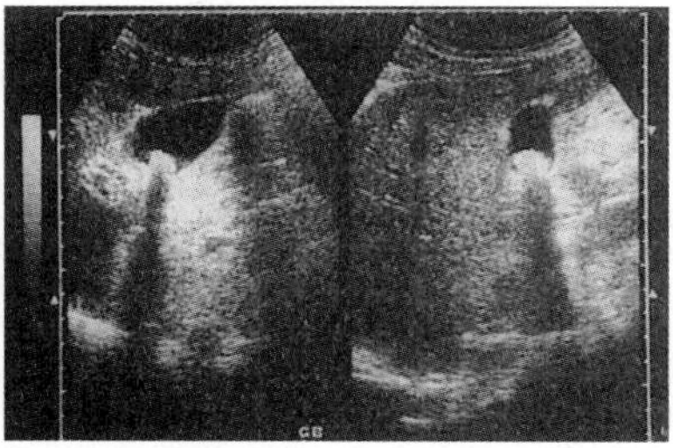

Cholelithiasis:
Sonographiebefund [153]

lezystocholangiographie*); **Ther.: 1.** laparoskopische Cholezystektomie*; **2.** ERC bei Verdacht auf Choledocholithiasis mit endoskopischer Papillotomie* u. Steinextraktion; **3.** therap. Splitting bei Cholezystocholedocholithiasis: präop. ERC, anschl. laparoskopische Cholezystektomie*; **4.** Cholelithotripsie*; **5.** medikamentöse Cholelitholyse* bei Cholesterolsteinen u. Kontraindikationen zur Operation. J. Die.

Chole|litho|lyse (↑; ↑; Lys-*) f: (engl.) cholelitholysis; medikamentöse Auflösung (Chemolyse) von überwiegend cholesterolhaltigen Gallensteinen* durch Einsatz von Chenodeoxy- od. Ursodeoxycholsäure; **Formen: 1.** orale Medikamentengabe zur Steinauflösung bei Gallenblasensteinen, auch als Rezidivprophylaxe nach op. Behandlung einer Cholelithiasis; **2.** Auflösung von Gallengangsteinen durch postoperative Spülbehandlung über T-Drain od. endoskop. in den Ductus choledochus eingeführte nasobiliäre Verweilsonde*, ggf. nach endoskop. Spaltung der Papilla* duodeni major; **Ind.:** bei Pat. mit erhöhtem Operationsrisiko od. Inoperabilität u. funktionstüchtiger Gallenblase; **Nachteile:** lange Behandlungsdauer, Gefahr des Auftretens von Cholezystitis, Verschlussikterus u. a.

Chole|litho|tripsie (↑; ↑; gr. τρῖψις Reiben) f: (engl.) cholelithotrypsy; Zertrümmerung (Lithotripsie*) von Gallensteinen*; z. B. elektrohydraulisch, mittels Ultraschall od. Laser.

Chole|peritoneum (↑; Peritoneum*) n: s. Cholaskos.

Cholera (gr. χολέρα Gallenbrechdurchfall) f: akute, durch Vibrio* cholerae (heute meist Biovar eltor) hervorgerufene meldepflichtige Infektionskrankheit, die durch plötzl. Auftreten, profuse Durchfälle u. Erbrechen, rasche Exsikkose mit Elektrolytverlust u. eine hohe Letalität (bis 70 %) gekennzeichnet ist; asymptomat. Infektionen sind häufig. **Verbreitung:** Asien, seit 1970 Afrika (Biovar eltor), 1990 Ausbruch einer von Peru ausgehenden Epidemie in Lateinamerika; Übertragung meist durch kontaminiertes Trinkwasser u. rohen Fisch; einziges Erregerreservoir ist der Mensch. Gesunde Bakterienausscheider kommen vor (bes. bei Biovar eltor). **Inkubationszeit:** wenige Stunden bis 5 Tage (meist 2–3 Tage). **Pathogenese:** Vibrio cholerae (Serovare 01 u. 0139) bilden das Choleratoxin (Exotoxin), das durch Aktivierung der Adenylcyclase die Dünndarmzellen zu Hypersekretion von Cl^--Ionen u. als Folge Wasser anregt, was zu schwerem reiswasserähnlichem Durchfall u. Erbrechen führt. **Sympt.** als Folge des plötzl. Wasser- u. Elektrolytverlusts: Kollaps, Azidose, Tachykardie, Krämpfe, Oligurie, Urämie, Herzrhythmusstörungen, Koma; bei bes. foudroyantem Verlauf Tod vor dem Auftreten der Durchfälle (Cholera sicca); **Diagn.:** klin. Befund, Erregernachweis aus Stuhl od. Erbrochenem; **Ther.:** orale u. parenterale Rehydrierung, Tetracycline od. Cotrimoxazol; **Progn.:** bei rechtzeitiger Rehydrierung gute Progn., schnelle Diagn. entscheidend; unbehandelt sehr ungünstig; **Proph.:** Choleraimpfung; s. Schutzimpfung. Trinkwassersanierung u. allg. sanitäre Maßnahmen, Ausscheider erfassen.

Cholera nostras (↑) f: syn. einheimische Cholera, auch Cholera aestiva; Enteritis*, häufig viral bedingt; vgl. Enterovirus, Parvoviridae.

Cholera, pan|kreatische (↑) f: s. Verner-Morrison-Syndrom.

Cholera sicca (↑) f: s. Cholera.

Cholera|typhoid (↑; typhoid*) n: typhusähnl. Spätstadium der Cholera* mit fiebrigen Rückfällen, entw. durch Toxinwirkung od. durch diphtheroide Veränderungen im Darm hervorgerufen.

Cholera|vibrionen (↑; Vibrio*) m pl: s. Vibrio cholerae.

Chol|eretika (↑; gr. ἐρέθειν reizen) n pl: (engl.) choleretics; Substanzen, die die Leberzellen zu vermehrter Sekretion von Gallensäuren (Cholerese) anregen; z. B. Dehydrocholsäure, Ursodeoxycholsäure.

Choleriker (↑) m: (engl.) choleric person; s. Temperament.

Cholerine (↑) f: syn. Choleradiarrhö; leichter bzw. atypischer Verlauf der Cholera*; meist nicht über das Stadium der Brechdurchfälle hinausgehend u. daher oft nicht als Cholera erkannt.

Cholestane n pl: (engl.) cholestanes; Steroide* mit 27 C-Atomen; Grundgerüst vieler Sterole*.

Chole|stase|syn|drom (Chol-*; -stase*) n: (engl.) cholestasia syndrome; Gallestauung; Re-

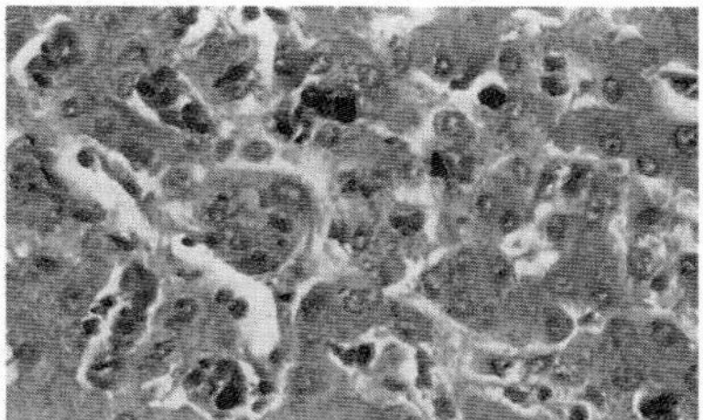

Cholestasesyndrom:
histologisches Bild der Leber bei ausgeprägter Cholestase [62]

tention von Bilirubin, Gallensäuren u. anderen Gallenbestandteilen (Cholesterol, alkal. Phosphatase) durch zu geringen od. fehlenden Abfluss von Galle in den Darm; **Formen: 1.** extrahepat. Cholestase: Folge eines mechan. Abflusshindernisses in den großen ableitenden Gallenwegen (Ductus hepaticus communis od. Ductus choledochus), am häufigsten durch Gallensteine, Tumoren der Gallenwege, Papillenstenose, Pankreastumoren; **2.** intrahepat. Cholestase: Urs. meist Störung der Galleausscheidung, die zum Einfluss des Gallenfarbstoffs ins Blut führt, Vork. bei Virushepatitis, Arzneimittelschädigung od. erbl. bedingt (Byler-Krankheit); **Sympt.:** Ikterus*, generalisiertes Hautjucken, dunkler Harn, entfärbter, grauer Stuhl; **Diagn.:** Hyperbilirubinämie, alkal. Phosphatase, LAP u. GGT erhöht, Quick-Wert erniedrigt. Vgl. Gallenblasenhydrops, Mirizzi-Syndrom.

Chole|steatom (↑; Stear-*; -om*) n: (engl.) cholesteatoma; sog. Perlgeschwulst; überwiegend aus zwiebelschalenartig angeordneten, abgeschilferten Hornlamellen bzw. Cholesterolbrei bestehender Tumor, umgeben von einer Matrix aus verhornendem Plattenepithel; **Formen: 1.** intrakraniell, bes. im Subarachnoidalraum an der Hirnbasis, im Kleinhirnbrückenwinkel, supra- u. parasellär; seltener intraspinal, bes. lumbosakral sich entwickelnde Zysten, ausgehend von embryonal versprengter Epidermis; **2.** selten im pneumatisierten Schläfenbeinbereich u. Mittelohr als Folge von Epithelverlagerungen i. R. der Ontogenese (keine Verbindung zu Bereichen, die mit verhornendem Plattenepithel ausgekleidet sind); **3.** erworbenes Ch. des Mittelohrs: **a)** genuines (primäres) Ch. inf. Epithelproliferation im Bereich der Pars flaccida des Trommelfells in den Prussak-Raum hinein; begünstigend wirken Reste von embryonalem Bindegewebe u. eine permanente Tubenunterfunktion. **b)** sekundäres Ch.: Einwachsen von verhornendem Gehörgangepithel durch einen randständigen Trommelfelldefekt in die Mittelohrräume mit nachfolgender Verhaltung der abgeschilferten Hornlamellen; **c)** posttraumatisches Ch.: Einklemmen od. Einwachsen von Gehörgangepithel in einen Frakturspalt (Pyramidenlängsfraktur), der bis in den Gehörgang hineinreicht; **d)** als Kompl. nach Tympanoplastik: Plattenepithelteile werden nach z. B. unvollständiger Entepithelisierung des Trommelfelldefektrands mit einem Transplantat abgedeckt; **e)** sog. Gehörgangcholesteatom: Retention von im Gehörgang abgeschilferten Epithelmassen; begünstigt durch Gehörgangstenosen; **Kompl.:** Druckarrosion des umgebenden Knochens, Labyrinthfistel, Fazialisparese, bei Inf. der Detritusmassen Übergreifen auf den endokraniellen Raum (Meningitis, Hirnabszess, Sinusthrombose); **Ther.:** op. vollständiges Entfernen; Gestaltung der Operationshöhle so, dass erneute Verhaltungen vermieden werden; vgl. Radikaloperation des Mittelohrs. H. Ger.

Chole|steatose (↑; ↑; -osis*) f: (engl.) cholesteatosis; auch Cholesterosis; (mikroskop.) Cholesterolspeicherung in subepithelial herdförmig angesammelten Makrophagen der Gallenblasenschleimhaut (sog. Lipoidflecke). Vgl. Stippchengallenblase.

Chole|sterin (↑; ↑) n: syn. Cholesterol*.

Chole|sterol (↑; ↑) n: auch Cholesterin; Sterol (s. Sterole), das bei Eukaryonten u. im Gewebe aller Säuger vorkommt; Bestandteil der Zellmembranen, Myelinscheide u. Lipoproteine*; biosynthet. Präkursor von Steroidhormonen*, Gallensäuren* u. Calciferolen*; das mit der Nahrung (v. a. in Eidotter u. tier. Fett) aufgenommene od. endogen produzierte (bei Mischkost jeweils ca. 50 %) Ch. wird an Lipoproteine gebunden u. mit Fettsäuren verestert transportiert: nach Resorption im Darm in Chylomikronen*, sonst in LDL*, VLDL*, IDL* u. HDL*. Speicher- u. Transportform des Ch. sind v. a. seine Ester mit ungesättigten Fettsäuren. Die De-novo-**Biosynthese** aus Acetyl-CoA beginnt mit Isoprenylpyrophosphat, findet v. a. in Leber u. Mukosa des Darms statt u. unterliegt über Aktivität u. Menge der HMG*-CoA-Reduktase der Rückkopplung. Nicht verestertes Ch. wird biliär sezerniert. **Bestimmung:** Cholesteroloxidase-Reaktion nach Röschlau: enzymat. Spaltung von Cholesterolester u. Oxidation von freiem Ch. zu Δ-4-Cholestenon, photo- od. fluorimetrische Bestimmung des frei werdenden H_2O_2. Pathol. **Bedeutung**: bes. bei Arteriosklerose* (Ablagerung v. a. von LDL-Ch. in der Arterienwand); erhöhtes HDL-Ch. soll protektiv bzgl. des Arterioskleroserisikos sein; Bestandteil von Gallensteinen*; Speicherung von Ch. bei der Lipokalzinogranulomatose*. Vgl. Hypercholesterolämie, Hypocholesterolämie, Hyperlipoproteinämien, Lipide, Referenzbereiche (Tab.).

Chole|sterol|esterase (↑; ↑) f: syn. Cholesterase; Pankreasenzym (Hydrolase), das im Darm von Gallensäuren emulgierte Cholesterolester in Cholesterol* u. Fettsäure spaltet. Vgl. Verdauung.

Chole|sterol|ester|mangel, familiärer (↑; ↑): s. Norum-Krankheit.

Chole|sterol|ester-Trans|fer|protein (↑; ↑; Transfer*; Prot-*) n: syn. Apolipoprotein D; unterstützt die Übertragung von HDL-Cholesterolestern auf LDL*; vgl. Apolipoproteine.

Chole|sterol|kristall-Em|bolie (↑; ↑; Embol-*) f: (engl.) cholesterol embolism; disseminierte Verlegung von Arteriolen durch große Kristalle, die sich spontan von der Gefäßwand lösen od. iatrogen durch Katheter abgelöst werden (z. B. als Kompl. einer Arterienpunktion); s. Embolie.

Chole|sterol|stein (↑; ↑): (engl.) cholesterol calculus; s. Gallensteine.

Cholestyr|amin n: syn. Colestyramin*.

Chole|thorax (Chol-*; Thorax*) m: (engl.) cholothorax; gallenhaltiger Pleuraerguss*; z. B. nach Durchbruch eines Leberabszesses.

Chole|zyst|a|tonie (↑; Kyst-*; Atonie*) f: (engl.) cholecystatony; primäre Atonie der Gallenblase mit Ektasie u. verminderter Kontraktilität, meist in Komb. mit Hypotonie von Gallenwegen u. Sphinkteren.

Chole|zyst|ektomie (↑; ↑; Ektomie*) f: (engl.) cholecystectomy; op. Entfernung der Gallenblase, in 95 % der Fälle durch minimal-invasive Chirurgie*; **Formen: 1.** retrograde Ch.: laparoskopisch od. konventionell über einen Rippenbogenrand- bzw. Pararektalschnitt vom Ductus cysticus aus mit Unterbinden u. Durchtrennen des Ductus cysticus u. der A. cystica nach Spaltung des Lig. hepatoduodenale; bei nicht entzündl. veränderter Gallenblasenserosa subseröse Ausschälung der Gallenblase; **2.** antegrade Ch.: vom Fundus aus; insbes. bei stark entzündl. od. narbiger Veränderung von Ductus cysticus u. Lig. hepatoduodenale; Unterbinden u. Durchtrennen des Ductus cysticus erst bei einwandfreier Übersicht über den Verlauf des Ductus choledochus u. Ductus hepaticus; ggf. Komb. mit intraoperativer Cholangiographie* od. Cholangioskopie*, bei Steinnachweis entw. ERC* mit Papillotomie* u. Steinextraktion od. Choledochusrevision*; **Kompl.:** Verletzung bzw. Einengung des Ductus choledochus, Verletzung der Leber, Stumpfinsuffizenz des Ductus cysticus, Nachblutung aus der A. cystica u. a.; vgl. Postcholezystektomiesyndrom. J. Die.

Chole|zyst|entero|ana|stomose (↑; ↑; Enter-*; Anastomose*) **f:** (engl.) cholecysto-enteroanastomosis; selten ausgeführte, biliodigestive Anastomose* zw. Gallenblase u. Dünndarm (z. B. hohe Jejunumschlinge) bes. bei inoperablem Tumor.

Chole|zystitis (↑; ↑; -itis*) **f:** (engl.) cholecystitis; Entz. der Gallenblase; **Ätiol.:** überwiegend sekundär bei Cholelithiasis*, selten vaskuläre, infektiöse od. chem.-toxische Ursachen; **Formen: 1.** akute Ch. v. a. durch Steineinklemmung im Ductus cysticus; zunächst abakterielle Entz. der überdehnten Gallenblase, i. d. R. mit nachfolgender bakt. Infektion inf. Keimaszension aus dem Duodenum, hämatogener od. lymphogener Inf. (bes. durch E. coli sowie Enterokokken, Proteus-Arten, Klebsiellen); pathol.-anat. als serofibrinöse, serös-eitrige, phlegmonöse, ulzerös-nekrotisierende od. empyematöse Cholezystitis; Sympt.: Koliken im re. Oberbauch mit Ausstrahlung in die re. Schulter, Übelkeit, Erbrechen, Hyperalgesie im Bereich des 6.-9. BWK paravertebral re. (sog. Mackenzie-Zeichen), pos. Murphy*-Zeichen, systemische Entzündungszeichen; Ther.: Bettruhe, Nahrungskarenz, Antibiotika, Cholezystektomie*; DD: s. Akutes Abdomen; **2.** chron. Ch. durch andauernde mechan. Irritation bei Cholelithiasis als Vor- od. Folgezustand der akuten Ch.; Sympt.: häufig symptomlos, dyspeptische Beschwerden od. dumpfer Oberbauchschmerz; Ther.: Cholezystektomie; **Diagn.:** Ultraschalldiagnostik (Sonographie), CT, Cholangiographie*; **Kompl.:** Gallenblasenhydrops, Perforation, Cholangitis, Begleitpankreatitis, biliäre Sepsis, Gallensteinileus.

Chole|zysto|chol|angio|graphie (↑; ↑; Chol-*; Angio-*; -graphie*) **f:** (engl.) cholecystocholangiography; Röntgenkontrastdarstellung der Gallenblase u. -gänge; vgl. Cholangiographie.

Chole|zysto|chol|angio|pathie (↑; ↑; ↑; ↑; -pathie*) **f:** (engl.) cholecystocholangiopathy; Bez. für eine Erkr., die vom Gallengangsystem ausgeht (Steine, Abflussbehinderung in den Gallenwegen, entzündl. Prozesse).

Chole|zysto|gastro|ana|stomose (↑; ↑; Gastr-*; Anastomose*) **f:** (engl.) cholecystogastrostomy; selten ausgeführte, biliodigestive Anastomose* zw. Magen u. Gallenblase.

Chole|zysto|graphie (↑; ↑; -graphie*) **f:** (engl.) cholecystography; (röntg.) Darstellung der Gallenblase nach oraler Kontrastmittelgabe; heute durch die Ultraschalldiagnostik* weitgehend ersetzt; vgl. Cholangiographie.

Chole|zysto|kinin (↑; ↑; Kin-*) **n:** Cholecystokinin*.

Chole|zysto|lithiasis (↑; Zyst-*; Lith-*; -iasis*) **f:** s. Cholelithiasis.

Chole|zysto|pathie (↑; ↑; -pathie*) **f:** (engl.) cholecystopathy; zusammenfassende klin. Bez. für funktionelle (s. Dyskinesie des Gallensystems) u. organische (z. B. Cholelithiasis) Veränderungen der Gallenblase (Stippchengallenblase, Septengallenblase, Phrygische* Mütze).

Chole|zysto|stomie (↑; ↑; -stomie*) **f:** (engl.) cholecystostomy; kaum noch gebräuchl., i. R. einer Notoperation ausgeführte Eröffnung u. Ausräumung einer entzündeten steingefüllten Gallenblase; Öffnung am Fundus, Einlegen eines dicken Drains u. Vernähen des Fundus der Gallenblase am Peritoneum parietale.

Cholin n: (engl.) choline; Trimethyl-β-hydroxyethyl-ammoniumhydroxid; quartäre Ammoniumbase*, die aus 2-Aminoethanol durch Methylierung entsteht; Bestandteil von Acetylcholin*, Lecithin u. a. Phospholipiden*; Ch. gehört zu den lipotropen Substanzen*, fungiert als Emulgator u. Methylgruppendonator (z. B. in der Biosynthese von Sarkosin* aus Glycin). Ernährungsbedingter Mangel führt zu Fettleber* (da Triglyceride nicht emulgiert werden) u. zu erhöhter Empfindlichkeit gegenüber Kanzerogenen. Bei Lebererkrankung können erhöhte Serumwerte vorkommen. Vgl. Lipide.

cholin|erg: (engl.) cholinergic; auf die Wirkung des Acetylcholins* bezogen; vgl. adrenerg.

Cholin|ergika n pl**:** syn. Parasympathomimetika*.

Cholin|esterase|hemmer: (engl.) cholinesterase inhibitors; syn. Cholinesteraseinhibitoren; indirekt wirkende Parasympathomimetika*, die durch Hemmung des Enzyms Cholinesterase die Acetylcholinwirkung verlängern; **1.** reversible Ch. (z. B. Neostigmin, Physostigmin): Verw. bei Myasthenia gravis pseudoparalytica u. a.; **2.** irreversible Ch.: Phosphorsäureester*; Verw. v. a. in Insektiziden, daher überwiegend von toxikol. Bedeutung.

Cholin|esterasen f pl**:** (engl.) cholinesterases; Enzyme (Esterasen*), die Cholinester mit unterschiedl. Spezifität spalten; **1.** Acetylcholinesterase* (zwei substratspezif. Isoenzyme); **2.** Cholinesterase (11 Isoenzyme, Abk. ChE); auch Pseudocholinesterase, Serumcholinesterase, falsche Cholinesterase; v. a. in der Leber gebildete relativ substratunspezif. Ch., die Acetylcholin u. a. Cholinester (z. B. Succinylcholin) hydrolysiert. Hereditäre ChE-Varianten können einen verlängerten neuromuskulären Block durch Succinylcholinchlorid (Suxamethoniumchlorid*) bedingen. **Vork.:** in Serum, Pankreas, einigen Schlangengiften; erniedrigte Serumkonzentration bei eingeschränkter Leberfunktion, Phosphorsäureestervergiftung* u. a.; vgl. Referenzbereiche (Tab.), Cholinesterasehemmer.

Cholin|esterase|re|aktivatoren m pl**:** (engl.) cholinesterase reactivators; Antidote bei Phosphorsäureestervergiftung*; reaktivieren aufgrund einer größeren Affinität zu den Alkylphosphaten die gehemmten Cholinesterasen*; z. B. Obidoximchlorid, Pralidoximiodid (PAM).

Cholin|salicylat (INN) **n:** lokales Antirheumatikum u. Antiphlogistikum.

Cholin|succinat n: s. Suxamethoniumchlorid.

Cholin|theo|phyllinat (INN) **n:** Salz des Theophyllins*.

Chol|säure: s. Gallensäuren.

Chondr-: Wortteil mit der Bedeutung Knorpel, Korn; von gr. χόνδρος.

chondral (↑)**:** Knorpel-.

Chondritis (↑; -itis*) **f:** Knorpelentzündung, z. B. Chondritis typhosa (Entz. der Rippenknorpel bei Typhus od. Paratyphus); vgl. Polychondritis, rezidivierende.

Chondro|blasten (↑; Blast-*) **m pl:** (engl.) chondroblasts; Knorpelbildungszellen.

Chondro|blastom, epi|physäres (↑; ↑; -om*) n: (engl.) epiphyseal chondroblastoma; sog. kalzifizierende Riesenzellgeschwulst; Sonderform des Chondroms*; zu Nekrose u. Verkalkung neigender osteolyt. Tumor, meist in der proximalen Humerus-, distalen Femur- u. proximalen Tibiaepiphyse lokalisiert; **Diagn.:** Computertomographie, Knochenszintigraphie (Mehrspeicherung am Rand der Läsion); **Ther.:** Kürettage u. Auffüllen mit autologer Spongiosa.

Chondro|calcinosis poly|articularis (↑; Calc-*; -osis*) f: multiple, röntg. nachweisbare Gelenkverkalkungen unbekannter Ätiol.; **Klin.:** rezidivierende Gelenkbeschwerden; **DD:** gehäuftes Auftreten bei Hyperparathyroidismus*, wobei Calciumpyrophosphatkristalle in der Synovia ausfallen (bes. im Kniegelenk).

Chondro|dermatitis nodularis helicis (↑; Derm-*; -itis*) f: 2–4 mm großes, druckschmerzhaftes Ohrknötchen meist am oberen Helixrand; entsteht auf der Basis einer umschriebenen aseptischen Knorpelnekrose v. a. bei älteren Männern; **Urs.:** unklar; **Ther.:** ovaläre Exzision.

Chondro|dys|plasia meta|physaria (↑; Dys-*; -plasie*) f: Sammelbez. für Fehlbildungssyndrome mit Störung der metaphysären enchondralen Ossifikation; **Sympt.:** Knochendeformitäten u. Minderwuchs; unterschieden werden sechs Typen mit versch. Erbgang u. zusätzl. Veränderungen anderer Organe: Knorpel-Haar-Hypoplasie (Ch. m. Typ McKusick), Shwachman*-Diamond-Syndrom, Adenosindesaminasemangel* (Ch. m. mit Thymolymphopenie), Ch. m. Typ Murk-Jansen, Ch. m. Typ Schmid, Ch. m. Typ Vaandrager-Pena.

Chondro|dys|plasia-punctata-Syn|drom (↑; ↑; ↑) n pl: Oberbegriff für versch. erbliche Knochendysplasien mit dem gemeinsamen Leitsymptom intra- od. extraepiphysärer spritzerartiger Verkalkungen (sog. stippled epiphyses); **Formen: 1.** rhizomeler Typ (autosomal-rezessiv erbl.) mit schwerer symmetrischer Verkürzung von Femur u. Humerus, ichthyosiformen Hautveränderungen, Kontrakturen, Katarakt u. psychomotor. Retardierung; stark verkürzte Lebenserwartung; **2.** Conradi-Hünermann-Syndrom (X-chromosomal-dominant erbl., Manifestation nur bei heterozygoten weibl. Pat.) mit bereits kongenital auftretenden Verkalkungen an Röhrenknochen, Wirbelsäule, Hand- u. Fußwurzelknochen u. Gelenken; Minderwuchs mit asymmetr. Extremitätenverkürzung, Kontrakturen u. Skoliose; flache, breite Nase, Haut- u. Augenveränderungen (Katarakt); **3.** Typ Sheffield (möglicherweise autosomal-dominant erbl.) mit symmetrischen Verkalkungsherden an Hand- u. Fußwurzelknochen u. flacher, breiter Nase; **4.** durch eine Deletion im Bereich des kurzen Arms des X-Chromosoms hervorgerufene Form (tritt nur bei männl. Pat. auf); Minderwuchs durch Verkürzung der Endphalangen, flache, breite Nase, Katarakt, geistige Behinderung; **5.** bei definierten, ätiopathogenetisch unterschiedl. Syndromen wie Trisomie* 18 od. Zellweger*-Syndrom; **6.** Chondrodysplasia punctata embryopathica bei Warfarin-, Antiepileptika- od. Alkoholembryopathie u. versch. pränatalen Infektionen.

Chondro|dys|trophia myo|tonica (↑; ↑; Troph-*) f: syn. Schwartz*-Jampel-Syndrom.

Chondro|dys|trophie (↑; ↑; ↑) f: syn. Achondroplasie*.

Chondro|ekto|dermal|dys|plasie (↑; Ekto-*; Derm-*; Dys-*; -plasie*) f: syn. Ellis*-Creveld-Syndrom.

Chondroitin|sulfate n pl: (engl.) chondroitin sulfates; mit Schwefelsäure veresterte Glykosaminoglykane* (MG ca. 250 000), die in vivo als Proteoglykane* vorkommen; Chondroitinsulfat A (Chondroitin-4-sulfat) u. C (Chondroitin-6-sulfat) bestehen aus glykosid. (β-1,3- u. β-1,4-) verknüpfter Glukuronsäure u. N-Acetylgalaktosamin; bei Chondroitinsulfat B (Dermatansulfat) ist Glukuronsäure durch L-Iduronsäure ersetzt. Inf. der hohen anionischen Ladung haben Ch. ein hohes Wasserbindungsvermögen. **Vork.:** im Knorpel (bis 40 % Trockenmasse), Nabelschnur, Haut, Sehnen, Arterienwänden u. a. Bindegewebe. Vgl. Keratansulfat.

Chondro|kalzinose (Chondr-*; Calc-*; -osis*) f: (engl.) chondrocalcinosis; klin. meist asymptomat. Ablagerung von Calciumpyrophosphat-Dihydrat ($Ca_2P_2O_7 \cdot 2H_2O$) bes. im Faserknorpel (Menisken u. Bandscheiben), hyalinen Gelenkknorpel, selten im periartikulären Bandapparat u. in Sehnenansätzen; Zunahme im hohem Lebensalter; disponierende Erkr.: s. Tab.

Chondrokalzinose Disponierende Erkrankungen
Stoffwechselerkrankungen
Hyperparathyroidismus (primär, sekundär)
familiäre hyperkalzämische Hypokalzurie
Hämochromatose
Hämosiderose
Hypothyroidismus
Hypomagnesiämie
Hypophosphatasie
Gicht
hepatolentikuläre Degeneration
Ochronose
Gelenkveränderungen und -schädigungen
Trauma
Operationen
Gelenkfehlstellungen
Gelenkinstabilität
chronische Arthropathien
Gelenkinfektionen
Akromegalie
Steroidinjektionen

Chondro|kalzinose-Arthro|pathie (↑; ↑; ↑; Arthr-*; -pathie*) f: (engl.) chondrocalcinosis arthropathy; artikuläre Manifestation der Chondrokalzinose*-Krankheit, angeb. od. erworbene Kristallarthropathie mit Calciumpyrophosphatablagerung in Faserknorpel (Menisken) u. oberflächl. hyalinen Knorpelschichten; Alter bei Erstmanifestation: 50–60 Jahre; Gynäkotropie (w:m = 3:2); 50 % der Pat. >90 Jahre leiden an Ch.-A.; **Formen: 1.** primäre Ch.-A.; familiär gehäuft mit autosomal-dominantem Erbgang; **2.** sekundäre Ch.-A. bei Stoffwechselstörungen (Hyperparathyroidismus, Nephrolithiasis, Hämochromatose, hepatolentikuläre Degeneration, Hypo- u. Hyperthyreose, Spondylitis, Gicht, Ochronose, Hypomagnesiämie, Hypophosphatämie, Hämophilie); klin. **Einteilung** (McCarty): **1.** sog. Pseudogicht (ca. 25–30 %): plötzliche, sich selbst limitierende, meist monarthritische Attacke von durchschnittl. 10 (1–31) Tagen

Dauer, vorwiegend im Kniegelenk u. in stammnahen Gelenken (selten in Zehengrundgelenken), Fieber; v. a. Männer betroffen; **2.** pseudochronische Polyarthritis (ca. 5–10 %): subakute, der rheumatoiden Arthritis* ähnelnde Entz. zahlreicher Gelenke mit häufiger Beteiligung der Hand- u. Metakarpophalangealgelenke; oft chron. Verlauf mit Proliferation u. Hyperplasie der Synovialmembran, nichterosiven Gelenkdestruktionen, -fehlstellungen u. Beugekontrakturen (bes. Hand-, Ellenbogengelenke u. Knie); häufig bei Frauen; **3.** Pseudoarthrose (ca. 50–70 %): gewöhnlich bilateral-symmetrischer Gelenkbefall, hauptsächlich der Kniegelenke, seltener der Hand- u. Fingergelenke, Hüft-, Schulter-, Ellenbogen- u. Sprunggelenke; oft Beugekontrakturen; überwiegend bei Frauen; **4.** pseudoneuropathische Arthropathie (selten): stark destruierende, chron. Arthropathie mit schneller Zerstörung großer Knochenpartien (vgl. Charcot-Gelenk); **Pathogenese:** Auslösen akuter arthritischer Attacken durch Freisetzung abgelagerter Calciumpyrophosphatkristalle nach frustaner Phagozytose u. Ausschüttung lysosomaler Enzyme; entzündl. Reaktion u. Proliferation der Synovia nach Phagozytose durch synoviale Deckzellen; auch freies Ca^{2+} wirkt mitogen; **Diagn.:** polarisationsmikroskop. Nachweis von pos. doppeltbrechenden Calciumpyrophosphatkristallen, röntg. streifenförmige, zur Gelenkkontur parallel verlaufende Verkalkungen in der mittleren Zone von Menisken u. hyalinem Gelenkknorpel; **DD:** Gicht, Arthrose, rheumatoide Arthritis; **Ther.:** Behandlung der Grunderkrankung; symptomatisch nichtsteroidale Antiphlogistika, lokale Glukokortikoidinjektion; ggf. Colchicin, Magnesiumcarbonat, Synoviorthese (bei therapierefraktären Fällen).

Chondro|kalzinose-Krankheit (↑; ↑; ↑): (engl.) calcium pyrophosphate dihydrate deposition disease; syn. Calciumpyrophosphat-Ablagerungskrankheit; klin. symptomatische (Schmerz, Entz., destruierende Gewebeveränderungen) Chondrokalzinose*; **Einteilung 1.** nach Lok.: **a)** Chondrokalzinose*-Arthropathie; **b)** Chondrokalzinose-Periarthropathie; **c)** Chondrokalzinose*-Spondylopathie; **2.** nach Ätiol.: **a)** familiär: meist autosomal-dominant vererbt, Beginn oft im Jungendalter, häufig schwerer Verlauf; **b)** sporadisch: sog. idiopathische Form, Zunahme im hohen Lebensalter; **c)** assoziiert mit Stoffwechselkrankheiten; **d)** assoziiert mit vorbestehenden Gelenkschädigungen.

Chondro|kalzinose-Spondylo|pathie (↑; ↑; ↑; gr. σπόνδυλος Wirbel; -pathie*) **f:** (engl.) chondrocalcinosis spondylopathy; Wirbelsäulenmanifestation der Chondrokalzinose*-Krankheit; **Lok.:** v. a. untere Halswirbelsäule u. gesamte Lendenwirbelsäule; Zunahme mit dem Lebensalter; Verkalkungen v. a. in den äußeren Faserschichten der Zwischenwirbelscheiben, Ablagerungen um Dens axis, gelegentl. fortschreitende degen. u. destruierende Veränderungen; **Klin.:** chron. Rückenschmerzen; **DD:** Spondylarthrose, hyperostotische Spondylosen, selten ankylosierende Spondylitis.

Chondro|klasten (↑; gr. κλάσμα Zerbrechen) **m pl:** (engl.) chondroclasts; knorpelabbauende Zellen, die bei der enchondralen Ossifikation* den Blasenknorpel phagozytieren.

Chondro|kostal-Prä|kordial|syn|drom (↑; lat. costa Rippe; Prä-*; Cor*) **n:** s. Präkordialsyndrom, chondrokostales.

Chondrom (↑; -om*) **n:** (engl.) chondroma; syn. Chondroblastom; meist gutartige Geschwulst aus Knorpelgewebe, von Knorpel od. Knochen od. von knorpelfreiem Gewebe (heterotopes Ch.) ausgehend, mit Neigung zu schleimiger od. fettiger Erweichung, Zystenbildung, Verkalkung u. Verknöcherung (Mischformen: Chondrofibrom, -myxom, -angiom, -osteom); Übergang in Chondrosarkom* kommt vor. Vgl. Ekchondrom, Enchondrom, Chondroblastom, epiphysäres.

Chondro|malacia patellae (↑; -malazie*) **f:** syn. Büdinger*-Ludloff-Läwen-Syndrom.

Chondro|malazie (↑; ↑) **f:** s. Polychondritis, rezidivierende.

Chondro|matose (↑; -om*; -osis*) **f:** (engl.) chondromatosis; multiple Chondrombildung in Knochen od. Gelenken (Gelenkchondromatose*); s. Ekchondrom, Enchondrom.

Chondro|matose, ein|seitige multiple (↑; ↑; ↑) **f:** s. Enchondromatose Ollier.

Chondro|mukoid (↑; Muc-*; -id*) **n:** (engl.) chondromucoid; Grundsubstanz des hyalinen Knorpels mit hohem Gehalt an Chondroitinsulfaten* u. gleichem Brechungsindex wie Kollagenfasern, die deswegen mikroskop. unsichtbar („maskiert") bleiben.

Chondron (↑) **n:** (engl.) isogenic group; funktionelle Baueinheit des Knorpels, die aus einem Knorpelzellnest u. der umgebenden fibrillenfreien Grundsubstanz besteht.

Chondro|pathia patellae (↑; -pathie*) **f:** Kniescheibenchondropathie; degen. Knorpelveränderungen an der Kniescheibe, meist in Form der Erweichung (Chondromalazie), die mit einer Reizsynovitis einhergeht, bis hin zur sog. Knorpelglatze; **Urs.:** Trauma od. angeb. Fehlbildung der Patella od. des Gleitlagers mit ungleicher Druckverteilung im Patellofemoralgelenk; **Sympt.:** Schmerzen beim Aufrichten aus der Hocke, Patellaverschiebeschmerz, Kapselschwellung u. Gelenkerguss; **Diagn.:** (röntg.) axiale Patellaaufnahme, Defilé-Aufnahmen; Arthroskopie; **Ther.:** Antiphlogistika u. Physiotherapie; Gelenkspülung; laterale Retinakulumspaltung u. Ventralisation der Tuberositas tibiae; Wiederherstellung der Knorpeloberfläche durch Chondoprotektiva u. Wachstumsfaktoren; reparative Meth.: Pridie-Bohrung, Carbonfaserstift-Implantation; regenerative Meth.: Transplantation von Knorpel- u. Knochengewebe, gentherapeutisch. durch In-vitro-Gentransfer.

Chondros|amin (↑) **n:** syn. Galaktosamin*.

Chondro|sarkom (↑; Sark-*; -om*) **n:** (engl.) chondrosarcoma; syn. Knorpelsarkom; zweithäufigster (nach dem Osteosarkom*) maligner Knochentumor; entwickelt sich aus embryonalem od. ausgereiftem knorpeligem Gewebe; **Formen: 1.** primäres Ch., häufig im Metaphysengebiet der langen Röhrenknochen, Becken u. Rippen (s. ums. Abb.); keine benigne Chondromvorstufe; **2.** sekundäres Ch., Gelenkchondrosarkomatose; entwickelt sich aus solitären od. multiplen Chondromen; **Diagn.:** (röntg.) großflächige Osteolyse mit intratumoralen Verkalkungen; **Ther.:** möglichst radikale chir. Entfernung. Vgl. Knochentumoren, Sarkom.

Chondrosis inter|vertebralis (↑; -osis*) **f:** beginnender Bandscheibenschaden* mit degen. Veränderung der Wirbelsynchondrose (s. Bandscheibe) inf. Gewebealterung, spez. der Kollagenfaserfibrillen durch Verlust des Wasserbindungsvermögens.

C

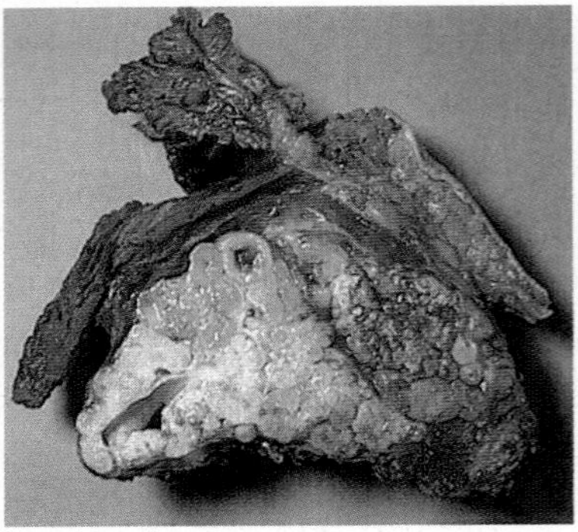

Chondrosarkom:
knorpelig-graublaue, glasige Schnittfläche eines in das Fett- und Muskelgewebe des M. gluteus eingebrochenen Chondrosarkoms der Beckenschaufel [471]

Chondro|zyten (↑; Zyt-*) m pl: (engl.) chondrocytes; in Höhlen (Lacunae) der Interzellularsubstanz des Knorpels* eingelagerte Knorpelzellen; reich an endoplasmatischem Retikulum, Glykogen u. Fetttropfen.

Chopart-Band (François Ch., Chir., Paris, 1743–1795): Ligamentum* bifurcatum.

Chopart-Gelenk|linie (↑): (engl.) Chopart's line; Articulatio tarsi transversa; zw. Taluskopf u. Calcaneus einerseits u. Os naviculare u. Os cuboideum andererseits (s. Fußskelett); kein einheitl. Gelenk; vgl. Ligamentum bifurcatum.

Chopart-Operation (↑) f: Exartikulation* in der Chopart*-Gelenklinie.

Chor|angiom (Chorio-*; Angio-*; -om*) n: (engl.) chorangioma; Hamartom* der Plazenta (Häufigkeit 1:250); führt gelegentlich zu Komplikationen: fetale Anämie, Hydrops fetalis, chron. Plazentainsuffizienz, vorzeitige Plazentalösung, Hydramnion. W. Str.

Chor|angi|osis placentae (↑; ↑; ↑; -osis*) f: auch Chorangiomatosis placentae (bei multiplem Auftreten); kapilläre Differenzierungs- u. Reifungsstörung der Plazenta; Übergang zu Chorangiom* möglich; vgl. Plazentationsstörungen. W. Str.

Chorda (lat.) f (pl Chordae): Saite, Strang.

Chorda arteriae umbilicalis (↑) f: aus der Pars occlusa der A. umbilicalis entstehender Bindegewebestrang zum Nabel.

Chorda dorsalis (↑) f: (engl.) notochord; auch Notochorda, Rückensaite; frühembryonales Achsenorgan, das aus Zellen im Dach des Chorda(kopf)fortsatzes entsteht; liegt zw. Entoderm u. Medullarrohr, von dessen Differenzierung die Wirbelsäulenentwicklung abhängt, u. induziert das Ektoderm zur Bildung des Neuroektoderms; bei Störung (bes. inf. intrauterinen Sauerstoffmangels) angeb. Wirbelfehlbildungen (Keil-, Halb-, Spaltwirbel u. a.), persistierender Chordakanal (innerh. eines Wirbelkörpers); normalerweise beim Neugeborenen nur noch im Gallertkern der Wirbelsynchondrose (s. Bandscheibe) Chordazellen nachweisbar, die während des Wachstums allmähl. verschwinden. Vgl. Keimblätter.

Chordae tendineae cordis (↑) f pl: Sehnenfäden zw. der Innenwand der Herzkammern u. den Segelklappen; s. Musculi papillares cordis.

Chorda|fortsatz (↑): (engl.) chordal process; syn. Kopffortsatz; Mesodermstreifen, der als Vertiefung der Primitivgrube bis zur Prächordalplatte der Keimscheibe nach vorn reicht; am Boden des Ch. befindliche Zellen verschmelzen mit darunter liegenden Endodermzellen u. degenerieren mit diesen; dadurch entstehen Perforationen u. eine offene Verbindung zw. Amnionhöhle u. sek. Dottersack. Die Zellen am Dach dieses Kanals bilden die Chordaplatte, aus der sich die Chorda dorsalis entwickelt.

Chordata (↑) f pl: Tierstamm; bestehend aus Kopelaten (kl. marine Arten), Akraniern (Schädellose), Tunikaten (Manteltiere) u. Vertebraten (Wirbeltiere); gemeinsam ist allen die Chorda dorsalis (elast. Stützstab ventral vom Neuralrohr).

Chorda tympani (↑) f: Paukensaite; *N. facialis (Intermediusanteil); - - - → verlässt N. facialis im Canalis facialis kurz vor dem Foramen stylomastoideum, durch die Paukenhöhle, durch die Fissura sphenopetrosa in die Fossa infratemporalis, senkt sich von hinten in den N. lingualis; **V:** parasympatisch (nach Umschaltung der prä- auf postganglionäre Fasern hauptsächlich im Ganglion submandibulare): Glandula submandibularis, sublingualis, Zungendrüsen; sensorisch: Geschmacksfasern der vorderen zwei Drittel der Zunge.

Chord|ek|tomie (↑; Ektomie*) f: (engl.) chordectomy; s. Kehlkopfoperationen.

Chordom (↑; -om*) n: (engl.) chordoma; zu den primären Knochentumoren* zählender, etwa kirschgroßer (selten maligner) Tumor an der Schädelbasis (meist am Clivus Blumenbachii), von Resten der Chorda* dorsalis ausgehend; vgl. Hirntumoren.

Chordo|tomie (↑; -tom*) f: (engl.) chordotomy; op. Durchtrennung des Tractus spinothalamicus zur selektiven Schmerzausschaltung; als **offene** Ch. v. a. die direkte thorakale Ch., als **perkutane** Ch. die Thermo- bzw. Elektrokoagulation* im Zervikalbereich; **Ind.:** therapieresistente Schmerzsyndrome; **Kompl.:** Ausbildung eines Ödems mit Hemiparese, Atemfunktions- u. Blasenentleerungsstörungen. Vgl. Foerster-Operation.

Chordo|zentese (↑; Kent-*) f: (engl.) chordocentesis; transabdominale Punktion der Nabelschnurgefäße i. R. der Pränataldiagnostik* (Bestimmung von Hämoglobin, Blutgruppe, Antikörper, Viren-DNA, Erstellung eines Karyogramms) u. Ther. (bei Anämie od. Herzrhythmusstörung).

Chorea (gr. χορεία Tanz) f: sog. Veitstanz; extrapyramidales Syndrom mit Hyperkinesen u. allg. Hypotonie der Muskulatur; **Sympt.:** regellose, plötzlich einschießende unwillkürliche u. häufig asymmetrische Bewegungen, v. a. an den distalen Extremitäten, die gestischen Charakter annehmen können u. im Schlaf sistieren; **Formen: 1.** Ch. major od. Ch. Huntington: autosomal-dominant erbl. Erkr. mit einem Defekt (CAG-Expansion) auf dem kurzen Arm des Chromosoms 4 (4p16.3), die sich meist zw. dem 30. u. 50. Lj. manifestiert u. mit progressiver Demenz verbunden ist; Häufigkeit: in Europa 1:20 000; Path.: progressiver Neuronenverlust in Basalganglien (bes. ausgeprägt im Striatum) u. Cortex; **2.** benigne familiäre Ch.: autosomal-dominant erbl. Erkr. ohne Progredienz u. Entw. einer Demenz mit Manifestation im Kindesalter; **3.** Ch. minor Sydenham: gynäkotrope Erkr., die nach Streptokokkeninfektionen v. a. zw. dem 6. u. 13. Lj., insbes. in Zus. mit rheumatischem Fieber*, auftritt; **4.** Ch. gravidarum: meist zw. dem 3. u. 5. Mon. v. a. der ersten Schwangerschaft auftretende Erkr.; wahrscheinl. eine Erwachsenenform der Ch. minor; **5.** Ch. senilis: im Alter auftretendes choreatisches Syndrom mit Beteiligung der Gesichtsmuskulatur; Urs.: zerebrale Durchblutungsstörung*; auch als Hemichorea* z. B. nach Schlaganfall; **6.** Ch. electrica: Form der Encephalitis* lethargica mit synchronen Myoklonien v. a. der Nacken- u. Schultergürtelmuskulatur. Weitere mit einer Ch. einhergehende Erkr. sind Neuroakanthozytose* u. dentatorubro-pallidolysische Atrophie*, evtl. auch Hyperthyreose, Polycythaemia rubra vera u. HIV-Erkrankung (Stadium 3); auch als UAW von Neuroleptika, Phenytoin, Carbamazepin od. Isoniazid.

Choreo|athetose (↑; Athetose*) f: (engl.) choreoathetosis, neostriatic syndrome; Komb. von choreatischer u. athetotischer Hyperkinese; **Vork.:** z. B. bei Status* marmoratus od. fortgeschrittener Chorea* bzw. als paroxysmale Dyskinesie.

Chorio-: Wortteil mit der Bedeutung Haut, Fell; von gr. χόριον; s. a. Choro-.

Chorio|adenoma de|struens (↑; Aden-*; -om*) n: syn. destruierende invasive Blasenmole, auch Chorionepitheliose; Trophoblasttumor, der aus einer kompletten Blasenmole* durch Invasion des Zyto- u. Synzytiotrophoblasten in das Myometrium entsteht, häufig unter Zerstörung des Myometriums bis unter den Serosaüberzug des Uterus; **Ther.:** Chemotherapie (Methotrexat, Actinomycine), u. U. Hysterektomie*; **Progn.:** günstiger als die des malignen Chorionepithelioms*; selten Metastasierung (u. meist spontan reversibel), komplette Rückbildung auch nach Lokalexzision möglich; anhaltende erhöhte HCG-Konz. im Serum weist auf verbliebenes Tumorgewebe hin.

Chorio|amnionitis (↑; Amnion*; -itis*) f: s. Amnioninfektionssyndrom.

Chorio|meningitis (↑; Mening-*; -itis*) f: Meningitis* unter Beteiligung der Plexus choroidei.

Chorio|meningitis, lympho|zytäre (↑; ↑; ↑) f: (engl.) lymphocytic choriomeningitis; Abk. LCM; syn. Armstrong-Krankheit; Viruserkrankung mit i. d. R. günstiger Progn., verläuft häufig inapparent; **Err.:** LCM*-Virus; **Übertragung:** Kontakt (z. B. von Tierpflegern, Laborpersonal, Kindern) zu Mäusen od. Goldhamstern; **Klin.:** Inkubationszeit 5–15 Tage; biphas. Verlauf mit Fieber, Myalgie, (retroorbitalen) Kopfschmerzen, Konjunktivitis, Lymphknotenschwellungen u. (evtl. nach kurzem beschwerdefreiem Intervall) Meningitis* unter Beteiligung der Plexus choroidei mit Übergang in meningoenzephalit. od. (seltener) enzephalomyelit. Form, selten Pneumonie, Arthritis, Orchitis; Dauer 2–3 Wo., mitunter lange Rekonvaleszenz; **Diagn.:** im Liquor cerebrospinalis lymphozytäre Pleozytose*; Virusnachweis, Antikörpernachweis; **Ther.:** symptomatisch.

Chorion (↑) n: Zottenhaut, mittlere Eihaut; entwickelt sich aus Trophoblast* u. dem ihm innen anliegenden extraembryonalen Mesenchym; zunächst ganz mit Zotten besetzt; **Ch. villosum:** gegen Ende des 2. Schwangerschaftsmonats atrophieren die der Decidua capsularis zugewandten Zotten. Dieser Teil des Ch. entwickelt sich zum **Ch. laeve** (Zottenglatze), dem Teil der künftigen Eihäute*. Die in der Decidua basalis wurzelnden Zotten hypertrophieren; dieser Teil des Ch. entwickelt sich zum **Ch. frondosum:** Die einzelnen Zottenbäume treten in enge Verbindung mit der darunter liegenden Decidua basalis, woraus die Plazenta* entsteht. Chorionepithelien bilden HCG, Östrogene u. Progesteron.

C

Chorion|bi|opsie (↑; Bio-*; Op-*) f: (engl.) chorion biopsy; auch Chorionzottenbiopsie; transzervikale od. transabdominale Biopsie* des Chorion frondosum der Plazenta in der 7.–12. SSW unter Verw. spezieller Katheter unter Ultraschallkontrolle zur Gewinnung von Trophoblastzellen; **Ind.:** zur Pränataldiagnostik*.

Chorion|epi|theliom, malignes (↑; Epithel*; -om*) n: (engl.) chorion carcinoma; syn. Chorionkarzinom, Placental-site-Tumor; maligne Form der Trophoblasttumoren* aus extraembryonalen fetalen Zellen; wächst ohne Zottenstroma invasiv u. destruierend in das Myometrium ein; ausgeprägte Blutungsneigung durch Eröffnung von u. Einwachsen in Gefäße; häufige u. frühzeitige Metastasierung in Lungen u. Vagina; **Lok.:** v. a. im Uterus nach Geburten, Aborten u. insbes. kompletter Blasenmole*, selten (fortgeleitet od. metastatisch) in Tube, Ovar (auch primär als Keimzellgeschwulst) u. extragenital (Mediastinum, Hoden); **Sympt.:** wie bei Blasenmole, evtl. Sympt. durch Fernmetastasen; **Diagn.:** erhöhte HCG-Konzentration im Serum, Kürettage. Die histol. Abgrenzung vom Chorioadenoma* destruens ist mitunter schwierig. **Ther.:** op. Entfernung; Chemotherapie mit Methotrexat, evtl. Polychemotherapie; **Progn.:** Fünf-Jahres-Überlebensrate >50 %.

Chorion|epi|theliose (↑; ↑; -osis*) f: s. Chorioadenoma destruens.

Chorion|gon|ado|tropin (↑; Gonaden*; -trop*) n: syn. Choriongonadotrophin (INN); s. HCG.

Chorion|gonado|tropin, humanes (↑; ↑; ↑) n: s. HCG.

Chorion|karzinom (↑; Karz-*; -om*) n: syn. malignes Chorionepitheliom*.

Chorion|somato|mammo|tropin (↑; Soma*; Mamma*; -trop*) n: Abk. HCS; syn. HPL*.

Chorion|somato|tropin, humanes (↑; ↑; -trop*) n: Abk. HCS; s. HPL.

Chorion|thyreo|tropin, humanes (↑; Thyreo-*; ↑) n: Abk. HCT*.

Chorion|zotten|biopsie (↑; Bio-*; Op-*) f: s. Chorionbiopsie.

Choristie (gr. χωριστός getrennt) f: syn. Keimdislokalisation, Keimversprengung; angeb. Versprengung embryonalen Gewebes, z. B. von Nebennierenkeimgewebe in Niere od. Samenstrang, Epidermiskeimen im Ovarium; vgl. Choristom.

Choristom (↑; -om*) n: (engl.) choristoma; dysontogenetische Geschwulst, entsteht durch tumorartige Proliferation versprengten ortsfremden Gewebes (Choristie*); kein echter Tumor. Vgl. Hamartom.

Choroidea (Chorio-*; -id*) f: (engl.) choroid; Aderhaut des Auges; gefäß- u. pigmentreicher Teil der mittl. Augenhaut (Tunica vasculosa bulbi), wegen ihres dunklen Aussehens auch als Uvea bezeichnet; reicht vom Sehnervaustritt zur Ora serrata der Netzhaut; **Schichten** von außen nach innen: **1.** Lamina suprachoroidea: lamelläres Bindegewebe mit Lymphspalten (Spatium perichoroideum) u. reichl. Pigmentzellen; **2.** Lamina vasculosa: dichtes art. u. venöses Gefäßnetz (Aa. ciliares postt. breves et longae). Die Venen sammeln sich strahlenförmig am Bulbusäquator u. bilden die vier Vv. vorticosae (Wirbelvenen). **3.** Lamina choroidocapillaris: Kapillarnetz, dient der Ernährung der angrenzenden Netzhautschichten; **4.** Lamina basalis: Basalmembran (Bruch-Membran) an der Grenze zum Pigmentepithel der Netzhaut. Vgl. Fuszin.

Choro|idea|sklerose (↑; ↑; Skler-*; -osis*) **f:** (engl.) choroidal sclerosis; Aderhautsklerose; **Formen: 1.** altersbedingte Ch.: v. a. durch Atrophie des Kapillarnetzes der Choroidea bedingte bessere Sichtbarkeit der großen Aderhautgefäße, die keine wesentl. Wandveränderungen aufweisen; selten Abnahme der zentralen Sehschärfe; **2.** primäre Ch.: diffuse od. fokale, genetisch bedingte Atrophie des Kapillarnetzes u. der kleinen Aderhautgefäße mit schwerer Sehschärfenminderung bei Befall der Macula lutea; **3.** sekundäre Ch.: Folge schwerer entzündl., traumat. od. degenerativer Vorgänge in der Choroidea.

Choro|idea|tumoren (↑; ↑; Tumor*) **m pl:** (engl.) choroidal tumors; benigne u. maligne Tumoren der Aderhaut; **Formen: 1.** primäre Ch.: z. B. Nävus, malignes Melanom, Hämangiom;

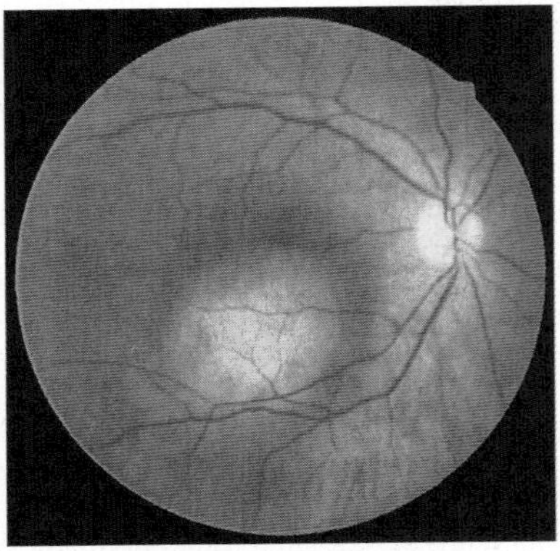
Choroideatumoren: Aderhautmetastase [550]

2. sekundäre Ch.: z. B. Metastasen von Mamma- od. Bronchialkarzinom; **Ther.:** je nach Ätiol. Photokoagulation, Strahlentherapie, (transsklerale) chir. Exstirpation, u. U. Zytostatika.

Choro|id|epi|theliom (↑; ↑; Epithel*; -om*) **n:** syn. Plexuspapillom*.

Choro|id|eremie (↑; ↑; gr. ἐρῆμος verlassen, entblößt) **f:** (engl.) choroideremia; syn. tapetochorioidale Dystrophie; X-chromosomal-rezessiv erbl. progressive Aderhautdystrophie mit Nyktalopie (Frühsymptom), zunehmender Gesichtsfeldeinengung u. Erblindung bei Männern; bei Frauen als Konduktorinnen nur Pigmentstörungen des Augenhintergrunds ohne Funktionseinschränkung. Vgl. Degeneration, tapetoretinale.

Choro|iditis (↑; ↑; -itis*) **f:** Entz. der Aderhaut (Choroidea); **Einteilung** nach Lok. (zentral, juxtapapillär, disseminiert), Err. (z. B. bei Toxoplasmose, Tuberkulose, Lues, Borreliosen, Candida-Mykosen) od. Entstehungsart (Ch. metastatica

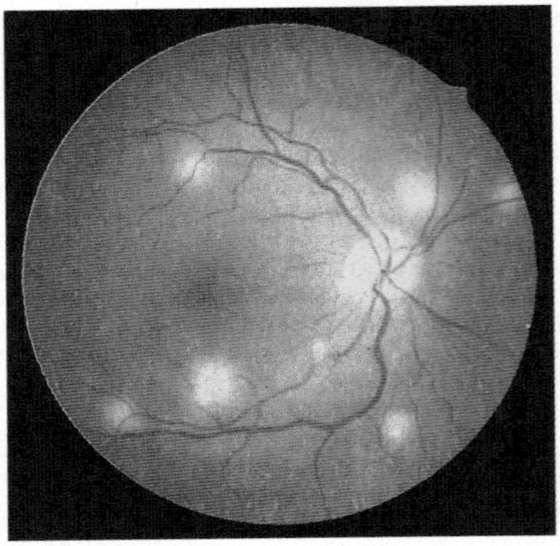
Choroiditis: metastatische Form bei Miliartuberkulose [550]

bei Sepsis od. generalisierter Inf.); **Sympt.:** gelblich-weißes, unscharfes Infiltrat (frische Entz.) od. scharf begrenzter pigmentierter Herd (alte Entz.) am Augenhintergrund; oft mit Befall der Retina als Chororetinitis* vorkommend; häufig Rezidive am Rand alter Narben, bei zentraler Lage in Richtung Macula lutea Sehschärfenverlust; **Ther.:** Behandlung der Grunderkrankung, evtl. Vitrektomie. Vgl. Uveitis.

Choro|retinitis (↑; Retina*; -itis*) **f:** primäre Aderhautentzündung mit nachfolgender Netzhautentzündung; Retinochoroiditis mit umge-

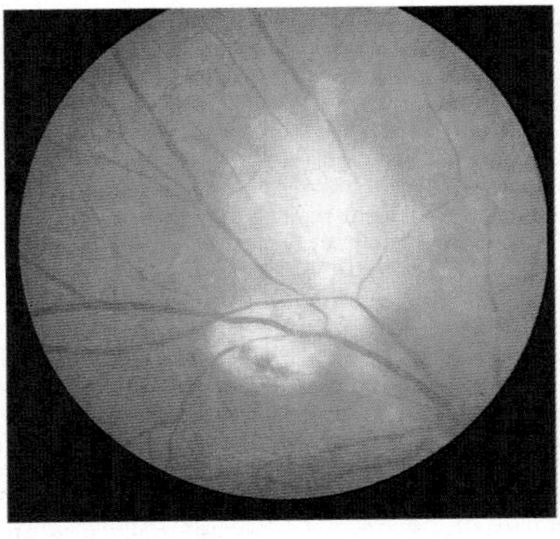
Chororetinitis: Narbe und neuer Herd [550]

kehrtem Verlauf (meist inf. einer Toxoplasmose); oft zellige Infiltration des Glaskörpers; vgl. Choroiditis.

Choro|retino|pathia centralis serosa (↑; ↑; -pathie*) **f:** Makulopathie inf. subretinaler Flüssigkeitsansammlung mit plötzlich einsetzendem, mäßigem Sehschärfeverlust, zentralem Skotom* u. Metamorphopsie*; **Ätiol.:** unbekannt; **Vork.:** bes. bei Männern zw. dem 20. u. 45 Lj.; Spontanheilung in 80–90 % der Fälle, Wiederherstellung der ursprüngl. Sehschärfe meist innerhalb von 1–6 Mon.; hohe Rezidivrate (ca. 40 %); **Ther.:** Laserkoagulation. Vgl. Makulaödem.

Chotzen-Syn|drom (F. Ch., zeitgen. Psychiater, Breslau) n: s. Saethre-Chotzen-Syndrom.

Christian-Schüller-Krankheit (Henry Ch., Arzt, Boston, 1876–1951): s. Hand-Schüller-Christian-Krankheit.

Christmas disease (engl.): die auf Fehlen des Christmas-Faktors (Faktor IX der Blutgerinnung*) beruhende Hämophilie B; s. Hämophilie.

Christmas-Faktor m: syn. (engl.) plasma thromboplastin component (Abk. PTC); Faktor IX der Blutgerinnung*.

Christ-Siemens-Touraine-Syn|drom (Josef Ch., Dermat., Wiesbaden, 1871–1948; Herrmann W. S., Dermat., Berlin, Leiden, 1891–1969; Henri T., Dermat., Paris, 1883–1961) n: syn. Anhidrosis hypotrichotica, anhidrotische ektodermale Dysplasie; Ektodermaldysplasie-Syndrom mit überwiegend X-chromosomal-rezessivem (Genlokus Xq12-q13.1), aber auch autosomal-rezessivem (Genlokus 2q11-q13) Erbmodus; **Häufigkeit:** 1:2000; **Pathol./Anat.:** Hypoplasie od. Aplasie der ekkrinen Schweißdrüsen, der Talgdrüsen sowie der Speichel- u. Schleimdrüsen vom Mund bis zu den Bronchien; **Sympt.:** allg. Hypo- od. Anhidrose mit Hitzeintoleranz u. Gefahr der Hyperpyrexie, insbes. im Säuglingsalter; generalisierte Hypo- od. Atrichose (feines helles Kopfhaar, Augenbrauenhypoplasie); Hypo- od. Anodontie bei nahezu fehlenden Alveolarleisten (Milchgebiss u. bleibendes Gebiss), rezidiv. Entzündungen der Schleimhäute, Störungen des Geruchssinns; charakterist. sog. Old-man-Facies mit prominenter Supraorbitalregion, tief liegender Nasenwurzel, wulstigen Lippen, Pseudoprogenie u. Ohrmuscheldysplasie; bei Konduktorinnen fehlen die Schweißdrüsen in umschriebenen Hautarealen. **Progn.:** i. d. R. unbeeinträchtigte psychomotor. u. somatische Entw., jedoch im Säuglings- u. Kleinkindesalter Gefährdung durch rezidiv. Hyperthermiezustände.

Chrobak-Zeichen (Rudolf Ch., Gyn., Wien, 1843–1910): (engl.) Chrobak's sign; syn. Chrobak-Sondenversuch; tiefes Einsinken einer Sonde in nekrot. Gewebe bei Vorliegen eines Zervixkarzinoms*.

Chrom (Chrom-*) n: (engl.) chromium, chrome; chem. Element, Symbol Cr, OZ 24, rel. Atommasse 52,0; zur Chromgruppe gehörendes 2-, 3-, 4- u. 6-wertiges Metall; essentielles Spurenelement; biozykl. Anreicherung in der aquat. (in Fischen bis zu 200fache Konz.) u. terrestr. Nahrungskette* (Pflanze → Milch) u. Konz. beim Menschen in Gehirn u. Lunge; **Verw.:** (techn.) in der Metallurgie als Korrosionsschutz, Grundstoff zur Herstellung von Farben; (zahnmed.) Beimetall von Dentallegierungen auf Nickel- u. Cobaltbasis; (nuklearmed.) Chrom-51 zur Markierung von Erythrozyten zur Messung der Erythrozytenkinetik u. des Blutverlusts über den Darm sowie als Cr-51-EDTA bei der Clearance* zur Messung der glomerulären Filtrationsrate; Chromtrioxid (Chrom(VI)-oxid, CrO_3) ist, bes. in saurer Lösung, ein starkes Oxidationsmittel; Chromsäure (Acidum chromicum, H_2CrO_4) wird als Ätzmittel in der Zahnheilkunde verwendet. Die biol. Halbwertzeit*, auf einzelne krit. Organe bzw. auf den ganzen Körper bezogen, beträgt durchschnittl. 616 Tage.

Chrom-: auch Chromato-; Wortteil mit der Bedeutung Farbe, Haut; von gr. χρῶμα, χρώματος.

Chromatiden (↑; -id*) n pl: (engl.) chromatids; Bez. für die zwei identischen Hälften eines Chromosoms, die durch das Zentromer* zusammengehalten werden (Schwesterchromatiden); Ch. bestehen aus Chromatin*. Vgl. Chiasmata.

Chromatin (↑) n: mit spezif. Farbstoffen anfärbbare Substanz im Karyoplasma, die im Wesentl. aus DNA*, RNA* u. Kernproteinen (Histone* u. Nichthistone*) besteht; der nicht anfärbbare Teil wird als Achromatin (Linin) bezeichnet. Je nach Isolierungsbedingungen werden etwas unterschiedl. Zusammensetzungen gefunden (im Durchschnitt, bezogen auf DNA = 100: Histone 114, Nichthistone 33, RNA 7). Histone u. DNA bilden einen definierten Komplex, dessen strukturelle Einheit das sog. Nukleosom ist. Aus dem Ch. gehen die in der Zellteilungsphase sichtbaren Chromosomen* hervor. **Ch.-positiv** nennt man Individuen, bei denen die Zellkerne Geschlechtschromatin* enthalten. **Ch.-negativ** heißen Individuen, denen das Geschlechtschromatin fehlt. Alle Menschen mit zwei od. mehr X-Chromosomen sind Ch.-positiv, alle Menschen mit nur einem X-Chromosom sind Ch.-negativ. Vgl. Euchromatin, Heterochromatin.

Chromato|graphie (↑; -graphie*) f: (engl.) chromatography; physik.-chem. Verfahren zur Trennung von Stoffgemischen für analytische u. präparative Zwecke; das zu trennende Gemisch verteilt sich durch Austauschvorgänge auf zwei Hilfsphasen u. wird dadurch in einer für seine jeweiligen Komponenten typ. Weise aufgetrennt; Voraussetzung für die Anw. ist, dass die im Gemisch enthaltenen Stoffe sich ohne Veränderung lösen bzw. verdampfen lassen; der eigentl. Trennungsvorgang erfolgt durch versch. Prinzipien (Adsorptionschromatographie, Verteilungschromatographie bzw. Ionenaustauschchromatographie) zw. den Einzelkomponenten u. Phasen; bei den meisten Chromatographieverfahren bewegt sich eine die Probe mitführende flüssige od. gasförmige mobile Phase (Elutionsmittel) über eine feste od. flüssige stationäre Phase (Sorptionsmittel); bei flüssiger mobiler Phase spricht man von Flüssigkeitschromatographie*, die je nach Anordnung der stationären Phase auch als Säulenchromatographie*, Dünnschichtchromatographie* od. Papierchromatographie* bezeichnet wird; ist die mobile Phase gasförmig, spricht man von Gaschromatographie*. Nach erfolgter Trennung sind für eine Identifizierung od. Quantifizierung evtl. weitere Analyseschritte (z. B. Photometrie, Radioaktivitätsmessung) erforderlich.

Chromato|lyse (↑; Lys-*) f: (engl.) chromatinolysis; syn. Tigrolyse; Schwinden der Nissl*-Schollen bei Nervenzellschädigungen.

chromato|phil (↑; -phil*): (engl.) chromatophilic; leicht färbbar.

Chromato|phoren (↑; -phor*) n pl: (engl.) chromatophores; Pigmentzellen, die regelrecht nur in Haut, Iris u. Choroidea vorkommen; vgl. Melanozyten.

Chromato|phoren|nävus, familiärer (↑; ↑; Nävus*) m: veraltete Bez. für Naegeli*-Syndrom.

Chromat|opsie (↑; Op-*) f: syn. Chromopsie*.

Chromat|ose (↑; -osis*) f: (engl.) chromatodermatosis; abnorme Pigmentierung der Haut; s. Hyperpigmentierung, Melanosis.

Chrom|hidrose (↑; Hidr-*; -osis*) f: (engl.) chromhidrosis; Absonderung von farbigem Schweiß aus apokrinen Schweißdrüsen; **Urs.:** unklar; evtl. Aufnahme von Metallverbindungen, Medikamenten u. a.; vgl. Trichomycosis palmellina.

Chromo|bacterium (↑; Bakt-*) n: Gattung gramnegativer, peritrich begeißelter, fakultativ anaerober, farbstoffbildender Stäbchenbakterien (vgl. Bakterienklassifikation); Boden- u. Wasserkeime; bilden in Kulturen blau-violetten Farbstoff (vgl. Leuchtbakterien); selten Err. eitriger od. septikämischer Infektionen. Aus **Ch. violaceum** wird die Grundsubstanz für Aztreonam* gewonnen.

Chromo|blasto|mykose (↑; Blast-*; Myk-*; -osis*) f: syn. Chromomykose*.

Chromo|endo|skopie (↑; End-*; -skopie*) f: (engl.) chromoendoscopy; Verf. der Endoskopie*, bei dem durch Aufsprühen von Vitalfarbstoffen (z. B. Lugol- od. Methylenblaulösung) die diagn. Treffsicherheit v. a. bei kleinen, flachen Karzinomen bes. im Ösophagus u. Magen-Darm-Trakt erhöht werden soll.

chromo|gen (↑; -gen*): (engl.) chromogenic; farbstoffbildend.

Chromo|mere (↑; gr. μέρος Teil) n pl: (engl.) chromomeres; heterochromat. Verdickungen in Chromatiden mit erhöhtem DNA-Gehalt; vgl. Nukleosom.

Chromo|mykose (↑; Myk-*; -osis*) f: (engl.) chromomycosis; syn. Chromoblastomykose; nach Hautverletzung übertragene, durch sog. Schwärzepilze (Chromomyzeten, v. a. Cladosporium carrionii, Fonsecaea pedrosoi, Phialophora verrucosa u. Wangiella dermatitidis) verursachte Pilzinfektion in trop. u. subtrop. Ländern; mit chron., ulzerierenden od. papillomatösen, granulomatösen Hautveränderungen meist an den unteren Extremitäten; hämatogene Dissemination ist selten; **Ther.:** Fluconazol od. Flucytosin oral, auch kombiniert mit Amphotericin B; evtl. chirurgisch.

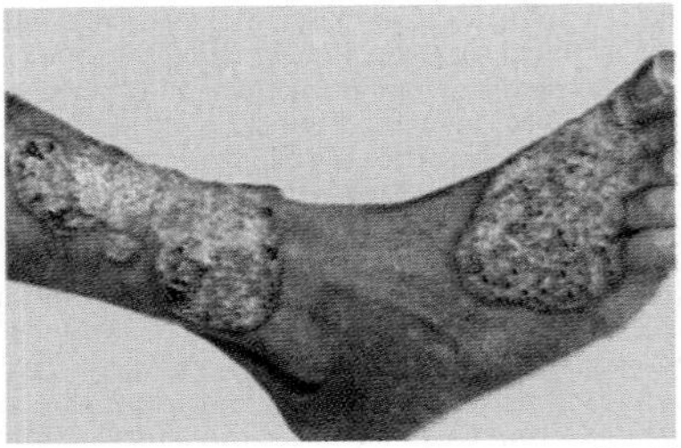
Chromomykose [285]

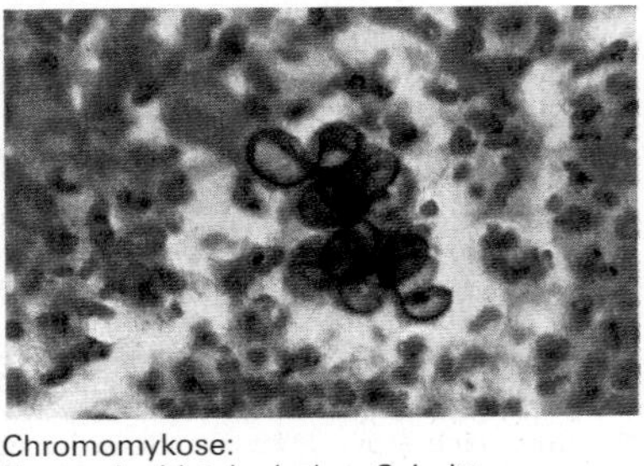
Chromomykose:
Erreger im histologischen Schnitt;
Hämatoxylin-Eosin-Färbung [285]

Chromo|myzeten (↑; ↑) m pl: (engl.) chromomycetes; sog. Schwärzepilze; Err. der Chromomykose*.

Chromo|per|tubation (↑; Per-*; Tube*) f: (engl.) chromoinpertubation; (gyn.) aszendierende Füllung der Eileiter mit Farblösung (z. B. Indigokarmin) zur Prüfung der Tubendurchgängigkeit i. R. einer Laparoskopie*.

chromo|phob (↑; Phob-*): (engl.) chromophobic; ohne Affinität zu Farbstoffen.

Chrom|opsie (↑; Op-*) f: (engl.) chromopsia; syn. Chromatopsie; Farbigsehen; Sehstörung, bei der Objekte in einer best. Farbe erscheinen; z. B. als Erythropsie*, Xanthopsie*, Zyanopsie*.

Chromo|somen (↑; Soma*) n pl: (engl.) chromosomes; sog. Erbkörperchen; sichtbare Träger der genet. Information (Ideoplasma), intensiv färbbare, faden- od. schleifenförmige Bestandteile des Zellkerns; auf den Ch. sind die Gene (Erbanlagen) linear angeordnet. Sie sind in der befruchteten Eizelle (Zygote) u. in allen Körperzellen doppelt vorhanden (diploider Chromosomensatz), mit Ausnahme der Geschlechtschromosomen des heterogamet. Geschlechts (beim Menschen das männl. Geschlecht). In den Keimzellen ist nach den Reifungsteilungen nur ein einfacher (haploider) Chromosomensatz vorhanden. Die Ch. bestehen hauptsächl. aus Desoxyribonukleinsäure (DNA*) u. Histonen. Sie haben die Fähigkeit, sich identisch zu verdoppeln. Jedes Chromosom hat ein Zentromer, an dem während der Mitose* od. Meiose* die Spindelfaser ansetzt, um die durch ident. Verdoppelung entstandenen Tochterchromosomen (bzw. die homologen Ch. bei der Meiose) auseinander zu ziehen. Ch. u. Spindelapparat dienen der gleichmäßigen Verteilung des genet. Materials auf die beiden durch Mitose entstehenden Tochterzellen. Bei der Meiose wird der diploide Chromosomensatz zum haploiden Satz der reifen Keimzellen (Gameten) reduziert. Die Anzahl der Ch. ist ein artspezif. Merkmal. Der Mensch besitzt 23 Chromosomenpaare (homologe Ch.), also im diploiden Satz 46 Ch. (s. Karyogramm, Abb.). Neben 22 Paaren von **Autosomen,** die sich aufgrund der Lage des Zentromers u. des Vorhandenseins od. Fehlens von Satelliten größtenteils unterscheiden lassen, sind als **Gonosomen** (Geschlechtschromosomen, sog. Heterochromosomen) das relativ große X-Chromosom u. das sehr viel kleinere Y-Chromosom vorhanden (männl.: XY, weibl.: XX). Vgl. Chromatiden, Chromatin, Isochromosomen, Ringchromosomen, Kerngeschlecht, Geschlechtsdeterminierung, chromosomale.

Chromo|somen|ab|errationen (↑; ↑; Aberration*) f pl: (engl.) chromosome aberrations; Abweichungen von der normalen Chromosomenzahl (44 Autosomen* u. 2 Gonosomen*) od. strukturelle Abweichungen einzelner Chromosomen (z. B. Chromosomenbrüche, s. Abb.); wahrscheinlich häufig durch eine Störung der Meiose* bedingt, können aber auch nach Störungen in den Furchungsteilungen der Zygote auftreten. Bei numerischen Ch. entsteht nach der Befruchtung ein Keim, dessen Zellen entweder hyperdiploid (trisom) od. hypodiploid

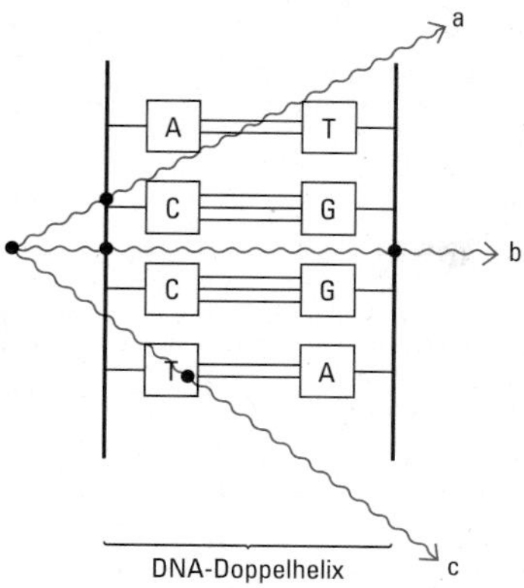

Chromosomenaberrationen: Wirkungen ionisierender Strahlung an der DNA; a: Einzelstrangbruch; b: Doppelstrangbruch; c: Basenschaden; A, T, C, G: korrespondierende Purin- und Pyrimidinbasen der DNA

(monosom) sind. Diese aberranten Zellen sind meist nicht lebensfähig (s. Letalfaktor), können jedoch u. U. auch ausreifen. Dadurch geht der um ein Chromosom vermehrte od. verminderte Chromosomensatz in alle Zellen des neu entstandenen Organismus über. Ch. der Geschlechtschromosomen liegen z. B. beim Klinefelter*-Syndrom u. bei der Gonadendysgenesie*, als autosomale Aberration beim Down*-Syndrom vor. Das Risiko chromosomaler Aberrationen steigt mit dem Alter der Mutter (s. Tab.). Vgl. Mutation.

Chromosomenaberrationen

Alter der Mutter	Häufigkeit
35 Jahre	1%
40 Jahre	2,3%
45 Jahre	6,2%

Chromo|somen|deletion (↑; ↑; Deletion*) **f:** s. Deletion.

Chromo|somen|duplikation (↑; ↑; Duplikation*) **f:** s. Duplikation.

Chromo|somen|klassifikation (↑; ↑) **f:** s. Denver-Klassifikation.

Chromo|somen|mutation (↑; ↑; Mutation*) **f:** s. Mutation.

Chromo|somen|satz, di|ploider (↑; ↑)**:** s. Euploidie.

Chromo|somen|zählung (↑; ↑)**:** (engl.) chromosome counting; Sichtbarmachung der Chromosomen im Mikroskop (durch versch. Färbungen, auch mit fluoreszierenden Farbstoffen) nach Anreicherung von Mitosen durch Zusatz mitogener Substanzen zur Zellkultur (bei menschlichen Leukozyten z. B. Phytohämagglutinin) u. Hemmung der Mitose durch Mitosegifte (z. B. Colchicin) in der Metaphase; in dieser Phase liegen die Chromosomen am weitesten auseinander u. können deshalb am besten gezählt werden. Vgl. Karyogramm.

Chromo|som-1q$^-$-Syn|drom (↑; ↑) **n:** strukturelle Chromosomenaberration mit Materialverlust am distalen Abschnitt des langen Arms von Chromosom 1; **Sympt.:** Wachstums- u. psychomotor. Retardierung, Mikro- u. Brachyzephalie mit Gesichtsdysmorphien, Brachydaktylie sowie Genitalhypoplasie.

Chromo|som-3p$^-$-Syn|drom (↑; ↑) **n:** strukturelle Chromosomenaberration mit Verlust des kurzen Arms von Chromosom 3; **Sympt.:** intrauteriner Wachstumsrückstand, Trigono- u. Mikrozephalie mit psychomotor. Retardierung, Krämpfe, faziale Dysmorphie, postaxiale Hexadaktylie, präaurikuläre Anhängsel u. Fisteln.

Chromo|som-4p$^-$-Syn|drom (↑; ↑) **n:** syn. Wolf*-Syndrom.

Chromo|som-4q$^-$-Syn|drom (↑; ↑) **n:** strukturelle Chromosomenaberration mit Verlust chromosomalen Materials am langen Arm von Chromosom 4; **Sympt.:** faziale Dysmorphie mit Mikrogenie, Gaumenspalte, angeborene Herzfehler (in über 50 %), Genitalhypoplasie, postaxiale Polydaktylien mit Gelenkkontrakturen, allgemeine Retardierung.

Chromo|som-5p$^-$-Syn|drom (↑; ↑) **n:** syn. Katzenschrei*-Syndrom.

Chromo|som-7q$^-$-Syn|drom (↑; ↑) **n:** strukturelle Chromosomenaberration mit Verlust des langen Arms von Chromosom 7; **Sympt.:** intrauterine Wachstumsverzögerung, Mikrozephalie u. Hirnfehlbildung mit psychomotor. Retardierung, faziale Dysmorphie, Gaumenspalte sowie Genitalhypoplasie.

Chromo|som-8p$^-$-Syn|drom (↑; ↑) **n:** strukturelle Chromosomenaberration mit Materialverlust am kurzen Arm von Chromosom 8; **Sympt.:** intrauterine Wachstumsverzögerung, Mikrozephalie mit psychomotor. Retardierung, charakterist. Gesichtsanomalien (u. a. prominente Nasenwurzel mit breiter Nasenspitze), Genitalhypoplasie, Ventrikelseptumdefekt.

Chromo|som-9p$^-$-Syn|drom (↑; ↑) **n:** strukturelle Chromosomenaberration mit Verlust des terminalen Abschnitts am kurzen Arm von Chromosom 9; **Sympt.:** psychomotor. Retardierung, zerebrale Krampfanfälle, Trigonozephalie mit fazialer Dysmorphie, weiter Mamillenabstand, Genitalhypoplasie, Hypospadie, Finger mit langen Mittelphalangen u. akzessor. Beugefalten.

Chromo|som-10p$^-$-Syn|drom (↑; ↑) **n:** strukturelle Chromosomenaberration mit teilweisem Materialverlust des kurzen Arms von Chromosom 10; **Sympt.:** intrauterine Wachstumsverzögerung, verspäteter Fontanellenschluss, psychomotor. Retardierung, Gesichtsdysmorphie (z. B. Ptosis), Genitalhypoplasie, Ventrikelseptumdefekt.

Chromo|som-10q$^-$-Syn|drom (↑; ↑) **n:** strukturelle Chromosomenaberration mit Materialverlust am langen Arm von Chromosom 10; **Sympt.:** intrauterine Wachstumsverzögerung, psychomotor. Retardierung, amtimongoloide Lidachsenstellung, Lippenkiefergaumenspalte, breiter Hals, partielle Syndaktylie der 2. u. 3. Zehe.

Chromo|som-11p$^-$-Syn|drom (↑; ↑) **n:** syn. WAGR*-Syndrom.

Chromo|som-11q$^-$-Syn|drom (↑; ↑) **n:** strukturelle Chromosomenaberration mit terminalem Verlust des langen Arms von Chromosom 11; **Sympt.:** leichte psychomotor. Retardierung, Trigonozephalie mit prominenter Stirn, Brachydaktylie, Linksherzhypoplasie; weitere assoziierte Fehlbildungen möglich.

C

Chromo|som-18p⁻-Syn|drom (↑; ↑) n: syn. Grouchy-Syndrom I; strukturelle Chromosomenaberration mit Verlust des kurzen Arms von Chromosom 18; **Sympt.:** ausgeprägte geistige Behinderung, muskuläre Hypotonie, sekundärer Minderwuchs, rundes Gesicht mit breitem Hals (wie bei Ullrich*-Turner-Syndrom), Genitalhypoplasie, Brachydaktylie sowie IgA-Mangel, Thyroiditis, rheumatoide Arthritis, juveniler Diabetes mellitus Typ 1.

Chromo|som-18q⁻-Syn|drom (↑; ↑) n: syn. Grouchy-Syndrom II; strukturelle Chromosomenaberration mit Materialverlust am langen Arm von Chromosom 18; **Sympt.:** ausgeprägte geistige Behinderung mit verzögerter Sprachentwicklung, primordialer Minderwuchs, Mittelgesichtshypoplasie mit schmaler Nase u. Oberlippe, Ohranomalien, Mikrophthalmie mit Iriskolobom, Wirbelsäulenverbiegungen, Genitalhypoplasie sowie IgA-Mangel.

Chromo|zentren (↑) n pl: (engl.) chromocentres, karyosomes; gut anfärbbare Strukturen im Ruhekern, die mit heterochromat. Chromosomenabschnitten identisch sein sollen; vgl. Geschlechtschromatin.

Chrom|säure (↑): s. Chrom.

Chrom|urie (↑; Ur-*) f: (engl.) chromaturia; farbiger Urin; **Urs.:** Ausscheidung **1.** endogener Farbstoffe: Urobilinogen, Bilirubin, Porphyrin, Tryptophan, Homogentisinsäure, Hämoglobin (vgl. Hämolyse), Myoglobin; **2.** exogener harnfähiger Farbstoffe, z. B. der roten Bete (Beturie), diagn. od. therap. verabreichter Farbstoffe (z. B. Methylenblau, Arzneimittel).

Chrom|vergiftung (↑): (engl.) chromium poisoning; meist bei berufl. Kontakt mit Chromaten (Chrom-VI-Verbindungen) in der Galvanik, Gerbereien u. Färbereien auftretende Reizungen, Verätzungen u. Ulzerationen der Haut u. Schleimhäute (insbes. perforierendes Nasenscheidewandulkus), oft allerg. Berufsekzeme; Inhalation von Chromstäuben verursacht Bronchitis, ggf. Chromatstaublunge (vgl. Pneumokoniosen), nach jahrelanger Latenzzeit evtl. ein Bronchialkarzinom. Chromresorption kann bei schwerer akuter Vergiftung zu hämorrhagischer Nephritis führen (evtl. unter Mitbeteiligung von Leber, Knochenmark u. ZNS); LD für Chromsäure 1–2 g, für Kaliumdichromat 6–8 g; BK Nr. 1103.

Chron|axie (gr. χρόνος Zeit; ἄξιος angemessen) f: (engl.) chronaxy; syn. Kennzeit; die minimale Reizdauer, die bei doppelter Rheobase noch einen Nervenimpuls hervorruft. Die **Rheobase** ist die Mindeststromstärke, die bei lang andauernder Reizung mit galvan. Strom zur Auslösung eines Nervenimpulses notwendig ist. Ch. ist das Maß für die Erregbarkeit eines Nervs; Bestimmung z. B. als Verlaufskontrolle bei Schädigungen von peripheren Nerven. Darstellung der Ch. in der Reizzeit-Intensitätskurve (s. Abb.).

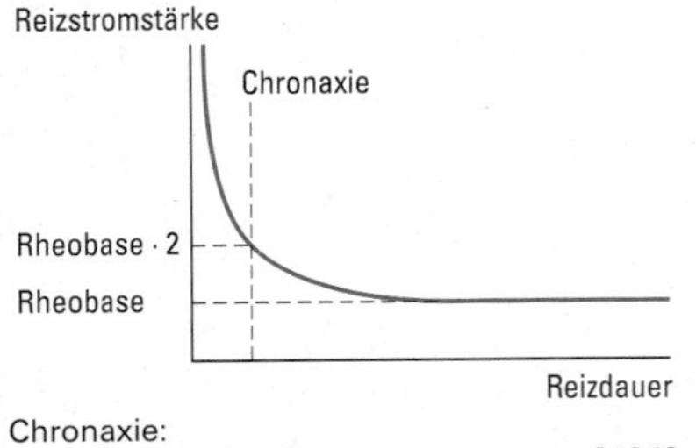

Chronaxie:
Reizzeit-Intensitätskurve [124]

chronisch (↑): (engl.) chronic; langsam sich entwickelnd, langsam verlaufend.

Chrono|bio|logie (↑; Bio-*; -log*) f: (engl.) chronobiology; Wissenschaft vom zeitl. Ablauf u. Rhythmus der Körperfunktionen; vgl. Biorhythmus.

chrono|trop (↑; -trop*): (engl.) chronotropic; den Zeitablauf, i. e. S. die Schlagfrequenz des Herzens beeinflussend; positiv ch. (z. B. Sympathikus): Frequenz steigernd; negativ ch. (z. B. Parasympathikus): Frequenz mindernd. Vgl. Herzglykoside.

Chrysanthemum vulgare n: Rainfarn*.

Chrysoidin (gr. χρυσός Gold; -id*) n: (engl.) chrysoidine; Azofarbstoff; verwendet zur Neisser-Färbung.

Chrysops (gr. χρυσοειδής goldfarbig) m: sog. Blindbremse; Gattung der Tabanidae mit leuchtend goldgrünen Augen; Ch. dimidiatus (Mangrovefliege), Überträger von Loa* loa; Ch. discalis (amerikan. Pferdebremse), Überträger von Francisella tularensis (s. Francisella); vgl. Fliegen.

Chrysose (gr. χρυσός Gold; -osis*) f: (engl.) chrysosis; syn. Auriasis; irreversible Ablagerung von Goldpartikeln in Haut (bläulich-graue Verfärbung lichtexponierter Bezirke), Skleren, Schleimhäuten (Stomatitis) u. inneren Organen nach hoch dosierter Goldbehandlung.

Churg-Strauss-Syn|drom (Jacob Ch., amerikan. Pathol., geb. 1910; Lotte St., amerikan. Pathol., geb. 1913) n: eosinophilenreiche u. granulomatöse Entz. des Respirationstrakts u. nekrotisierende Vaskulitis* der kleinen bis mittelgroßen Gefäße, die mit Asthma u. Bluteosinophilie assoziiert sind; **Klin.:** asthmatische Beschwerden u./od. allergische Rhinitis, rezidiv. Sinusitis, Mononeuritis multiplex, Lungeninfiltrate, palpable Purpura, subkutane Knötchen; **Kompl.:** Beteiligung der Koronar- od. Mesenterialarterien, Kardiomyopathie, Glomerulonephritis; **Diagn.:** Biopsie; Eosinophilie >10 %, IgE-Erhöhung, ANCA; **Ther.:** Glukokortikoide, Immunsuppressiva (Azathioprin, Cyclophosphamid). E. Fei.

Chutta-Krebs: s. Oropharyngealkarzinom.

Chvostek-Zeichen (Franz Ch., Int., Wien, 1835–1884): (engl.) Chvostek's sign; syn. Fazialiszeichen; Kontraktion der gleichseitigen Gesichtsmuskulatur durch Beklopfen des Fazialisstamms vor dem Ohr; Zeichen neuromuskulärer Übererregbarkeit bei Tetanie*; vgl. Lippenzeichen.

Chyl-: Wortteil mit der Bedeutung Saft, Milchsaft; von gr. χυλός.

Chyl|askos (↑; Asken*) m: syn. Chyloperitoneum*.

Chylo|mediastinum (↑; Mediastinum*) n: Eindringen von Chylus* in das Mediastinum nach Perforation des Ductus thoracicus inf. Trauma od. Tumor.

Chylo|mikronen (↑; Mikr-*) n pl: (engl.) chylomicrons; Lipomikronen, Chylusträpfchen; Lipoproteinpartikel geringer Dichte (<0,95 g/ml; Ø 180–500 nm) mit hohem Lipidanteil (98–99,5 %; Rest: Apolipoproteine*); in der Darmmukosa synthetisierte Ch. gelangen über das Lymphsystem ins Blut, transportieren aus fetthaltiger

Nahrung aufgenommene Triglyceride* u. werden durch Lipoproteinlipase* zu Chylomikronresten (Remnants) abgebaut, die in der Leber Vorstufen von VLDL* u. HDL* sind. Vgl. Lipoproteine, Hyperlipoproteinämien.

Chylo|peri|kard (↑; Peri-*; Kard-*) n: (engl.) chylopericardium; Ansammlung von Chylus* im Perikard; **Urs.:** idiopathisch od. (als primäres Ch.) durch Traumen (Op.), Entz. od. Tu. mit Beteiligung des Ductus* thoracicus, evtl. (lymphograph. nachweisbare) Fehlbildungen des Lymphgefäßsystems.

Chylo|peri|toneum (↑; Peritoneum*) n: syn. Chylaskos, Chylaszites; Ansammlung von chylöser Flüssigkeit od. Chylus in der Bauchhöhle; **Urs.: 1.** angeboren: z. B. Ruptur einer chylösen Zyste; **2.** erworben: durch Herniation u. Inkarzeration bedingter Chylusstau od. Verletzung chylöser Gefäße. Vgl. Aszites.

Chylo|thorax (↑; Thorax*) m: (engl.) chylothorax; ein- od. beidseitige intrapleurale Ansammlung von Chylus* nach (Spontan-)Ruptur bzw. Perforation des Ductus* thoracicus iatrogen inf. einer Verletzung der Lymphbahnen od. durch Verlegung ableitender Lymphgefäße (z. B. bei Lymphangioleiomyomatose*); vgl. Pleuraerguss.

Chylo|zele (↑; -kele*) f: (engl.) chylocele; Hydrozele* mit chylösem Inhalt; Vork. i. R. einer Elephantiasis*.

Chyl|urie (↑; Ur-*) f: (engl.) chyluria; milchige Trübung des Harns inf. Fettbeimengungen (Chylomikronen*) in feinster Verteilung; selten bei angeb. Anomalie der Lymphbahnen mit Anschluss an das Nierenbecken, häufig mit Anomalie der Nierenvenen (Hämaturie, Nierenkoliken) od. erworben bei Lymphabflussstörungen, z. B. bei Lymphknotenmetastasen, in den Tropen bei Filariosen*. Vgl. Lipurie.

Chylus (↑) m: (engl.) chyle; Milchsaft; vorwiegend ungespaltene Fette enthaltender, milchigtrüber Inhalt der Darmlymphgefäße; wird von den Dünndarmzotten über den Ductus thoracicus in den Angulus venosus sinister geleitet.

Chymo|papain (INN) n: proteolytisches Enzym aus Papaya-Saft; **Verw.:** lokale Anwendung zur Auflösung des Nucleus pulposus; vgl. Chemonukleolyse.

Chymosin n: syn. Labferment*.

Chymo|trypsin (INN) n: Enzym (Protease) mit Serin im aktiven Zentrum, dessen inaktive, im Pankreas gebildete Vorstufen Chymotrypsinogen A u. B im Darmlumen durch trypsinkatalysierte Spaltung aktiviert werden. Ch. A ist substratspezifischer als Ch. B; beide spalten bei pH 8–8,5 Peptide nach Tryptophan- u. Tyrosinresten; therap. Substitution bei exokriner Pankreasinsuffizienz*.

Chymo|trypsin|test m: (engl.) chymotrypsin test; veralteter Suchtest bei Verdacht auf exokrine Pankreasinsuffizienz*; ersetzt durch Elastase*-1-Test; **Prinzip:** homogenisierter Stuhl wird mit N-Acetyl-L-tyrosinethylester inkubiert; die enzymatische Hydrolyse des Substrats durch Chymotrypsin führt zu einer der Enzymaktivität proportionalen Freisetzung von H-Ionen (Bestimmung durch Titration mit NaOH-Lösung). **Referenzwert:** >120 ng/g; erniedrigte Werte z. B. bei Malabsorptionssyndrom, chron. Pankreatitis, nach Magenresektion.

Chymus (gr. χυμός Saft) m: Speisebrei im Magen.

Ci: Einheitenzeichen für Curie*.

CIC: Abk. für (engl.) clean intermittent catheterization; s. Katheterismus, intermittierender.

Cicatrix (lat.) f: Narbe*.

Cicle|tanin (INN) n: Diuretikum, Antihypertensivum; **UAW:** Kaliumverlust, Kopfschmerz, Hautrötung.

Ciclo|piroxol|amin (INN) n: Antimykotikum zur top. Anw.; s. Antimykotika.

Ciclo|sporin (INN) n: cyclisches Polypeptid aus 11 Aminosäuren; wird von Pilzen (z. B. Trichoderma polysporum u. Tolypocladium inflatum) gebildet u. zur therap. Verw. synthetisch hergestellt; immunsuppressive Wirkung durch reversible Hemmung der T-Zell-Aktivierung u. a. durch Blockierung der Lymphokinproduktion (Interleukin-2-Inhibitor); **Verw.:** zur Immunsuppression bei Transplantationen (zus. mit Azathioprin u. Glukokortikoiden als sog. Triple-drug-Ther.) u. Autoimmunkrankheiten, z. B. Psoriasis; **UAW:** Nephro- u. Hepatotoxizität, Hypertonie u. a.; vgl. Immunsuppressiva.

Cidofo|vir (INN) n: Virostatikum (Antimetabolit); **Verw.:** bei Retinitis durch Infektion mit dem Zytomegalie*-Virus bei Pat. mit AIDS; **Kontraind.:** vorbestehende Nierenschädigung, Anw. anderer nephrotoxischer Substanzen; **UAW:** Nierenversagen, Neutropenie, gastrointestinale Störung, Iritis, Uveitis, Hautausschlag u. a.; mögliche karzinogene Wirkung; vgl. Virostatika.

Cignolin: syn. Dithranol*.

Ciguatera (span. cigua Muschel) f: Vergiftung durch Verzehr von Meerestieren, die das Nervengift Ciguatoxin enthalten (eigentl. Toxinbildner: Dinoflagellaten der Gattung Gambirdiscus toxicus, über die Ciguatoxin in die Nahrungskette gelangt); **Klin.:** u. a. Umkehr der Sinnesempfindung für kalt u. heiß; nach einer Latenzzeit von 1–30 Std. zunächst kribbelndes Gefühl im Mund, gefolgt von Schwäche, Muskel- u. Kopfschmerzen, evtl. Sympt. Krämpfe, Übelkeit, Durchfall, Lähmungserscheinungen; **Ther.:** symptomatisch, da kein spezif. Antidot zur Verfügung steht; Letalität ca. 7 %; vollständige Genesung in Mon. bis Jahren. I. w. S. wird der Begriff auch für andere Formen der Fischvergiftung* (v. a. in der Karibik) verwendet.

Cilia (lat.) n pl: Zilien*.

Ciliar-: auch Ziliar-; Wortteil mit der Bedeutung die Wimpern betreffend, wimpernähnlich; von lat. cilium.

Ciliata (↑) n pl: auch Ciliophora; Ziliaten, Wimperntierchen; s. Protozoen.

Cilien (↑) f pl: s. Zilien.

Cime|tidin (INN) n: Histamin*-H_2-Rezeptorenblocker.

Cimex lectularius (lat. cimex Wanze) m: gemeine Bettwanze; kann Cimicosis* verursachen; s. Wanzen.

Cimicifuga racemosa f: Traubensilberkerze, Wanzenkraut; Wurzelstock u. anhängende Wurzeln enthalten Triterpenglykoside mit östrogenartiger Wirkung; **Verw.:** v. a. in Tinkturen bei prämenstruellen, dysmenorrhoischen u. klimakterisch bedingten neurovegetativen Beschwerden.

Cimicosis (lat. cimex Wanze; -osis*) f: Befall durch Bettwanzen; vgl. Wanzen.

Cimino-Fistel (James E. C., amerikan. Nephrologe, geb. 1928; Fistel*) f: (engl.) Cimino shunt; Brescia-Cimino-Fistel; s. Shunt zur Hämodialyse.

Cinae flos m: Zitwerblüten*.

C

Cincho|cain (INN): Lokalanästhetikum vom Amidtyp mit langer Wirkungsdauer u. hoher Toxizität; **Verw.:** v. a. in Hämorrhoidenmitteln.

Cineol n: (engl.) cineole; syn. Eucalyptol; Monoterpen; häufigster Inhaltsstoff etherischer Öle; Hauptbestandteil des Eucalyptusöls (70 %); **Verw.:** Sekretolytikum; vgl. Expektoranzien.

Cingulum (lat.) n: Gürtel; **1.** (anat.) **a)** C. prosencephali: vom Stirnlappen des Gehirns ausgehende Assoziationsfasern, die im Gyrus cinguli verlaufen u. im Bogen um das Corpus callosum in die Schläfenlappen gelangen; **b)** C. membri inferioris: Beckengürtel; **c)** C. membri superioris: Schultergürtel; **2.** (klin.) breiter zirkulärer Heftpflasterverband zur Behandlung der unkomplizierten Rippenfraktur; obsolet.

C1-INH: Abk. für **C1***-Esterase**inh**ibitor.

Cinnamomi aether|oleum n: Zimtöl*.

Cinnarizin (INN) n: Piperazinderivat mit antihistamin. u. calciumantagonist. Wirkung; **Verw.:** bei zerebralen Durchblutungsstörungen, vestibulären Störungen u. a.

Cin|oxacin (INN) n: Antibiotikum aus der Gruppe der Chinolone*.

Cipro|floxacin (INN) n: Antibiotikum aus der Gruppe der Fluorchinolone; s. Chinolone.

circinatus (lat.): kreisförmig, zirzinär.

Circulus (lat.) m: Kreis.

Circulus arteriosus cerebri (↑) m: auch Circulus arteriosus Willisii; an der Hirnbasis gelegene Gefäßverbindungen zw. A. basilaris u. Arteria carotis int. (s. Abb.).

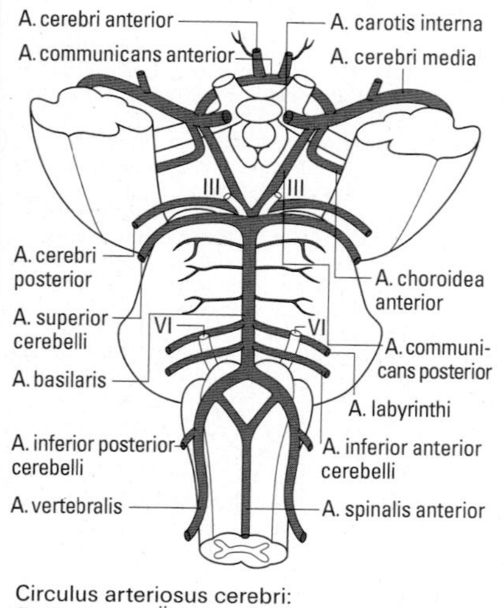

Circulus arteriosus cerebri: Zuflüsse und Äste; III: N. oculomotorius; VI: N. abducens [172]

Circulus arteriosus iridis (↑) m: Gefäßringe (C. a. i. major u. C. a. i. minor) an der Wurzel u. am Pupillarrand der Regenbogenhaut des Auges; gespeist aus den Aa. ciliares postt. breves et longae.

Circulus vasculosus nervi optici (↑) m: s. Haller-Gefäßring.

Circulus vitiosus (↑) m: Teufelskreis; in der Medizin gleichzeitiges Vorhandensein zweier od. mehrerer krankhafter Zustände, die sich gegenseitig ungünstig beeinflussen; auch die Verschlimmerung einer Störung durch die zweckmäßige Behandlung einer anderen Störung.

Circum-: auch Zirkum-; Wortteil mit der Bedeutung um – herum, ringsum; von lat. circum.

Circum|cisio (lat. circumcidere beschneiden) f: s. Zirkumzision.

Circum|ferentia (lat. circumferre herumbewegen) f: Umfang; z. B. C. articularis: knorpelüberzogener Umfang einer Gelenkfläche; auch Bez. für Umfänge des kindl. Kopfs (s. Kopfmaße).

circum|flexus (lat.): (um etwas) gebogen.

circum|scriptus (lat. eng begrenzt, bündig): umschrieben.

Cirrhose cardiaque (frz. herzbedingte Zirrhose): Verbreiterung der Periportalsepten der Leber (keine Zirrhose* i. e. S.) als Folge lang anhaltender venöser Stauung bei Rechtsherzinsuffizienz z. B. i. R. einer Pulmonalstenose od. einer venösen Einflussstauung bei Pericarditis constrictiva (sog. perikarditische Pseudoleberzirrhose); vgl. Stauungsleber.

Cisaprid (INN) n: Antiemetikum, Prokinetikum mit peristaltikanregender Wirkung über Freisetzung von Acetylcholin; **Ind.:** gastrointestinale Motilitätsstörung; strenge Indikationsstellung wegen **UAW:** Herzrhythmusstörungen, Bauchkrämpfe u. Diarrhö v. a. bei gleichzeitiger Anw. mit anderen Medikamenten od. Genuss von Grapefruit.

Cisatracurium|besilat (INN) n: Muskelrelaxans; s. Muskelrelaxanzien, periphere.

cis-Kon|figuration (Konfiguration*) f: s. Isomerie.

Cis|platin (INN) n: cis-Diamindichloroplatin; anorg. Schwermetallkomplex; Zytostatikum (Alkylans); **Verw.:** v. a zur Chemotherapie von Bronchialkazinom u. Tumoren des Urogenitaltrakts; **Kontraind.:** schwere Nierenfunktionsstörung, eingeschränktes Hörvermögen, Exsikkose; **UAW:** Nephro- u. Neurotoxizität, Hörstörung, Erbrechen; vgl. Alkylanzien.

Cisterna (lat. unterirdischer Wasserbehälter) f: **1.** (intrakranial) Cisternae subarachnoideae: Liquor cerebrospinalis enthaltende Erweiterungen des Subarachnoidalraums; man unterscheidet: C. cerebellomedullaris post., lat., zw. Kleinhirn u. verlängertem Mark; C. fossae lateralis cerebri in der Tiefe des Sulcus lat. cerebri, in Verbindung mit der C. interpeduncularis zw. den Hirnschenkeln; C. chiasmatica am Chiasma opticum; **2.** C. chyli: Erweiterung beim Zusammenfluss der Trunci lumbales u. intestinales dicht am Hiatus aorticus des Zwerchfells; enthält Chylus* u. bildet den Ausgangspunkt des Ductus* thoracicus.

Cisterna chyli (↑) f: inkonstante Erweiterung am Zusammenfluss der Trunci lymphaticus lumbalis u. intestinales zw. 2. Lendenwirbelkörper u. Aorta, Beginn des Ductus thoracicus; enthält Chylus.

Cisterna magna (↑) f: syn. Cisterna cerebellomedullaris post.; s. Cisterna.

Cis-Trans-Iso|merie (Trans-*; Iso-*; gr. μέρος Teil) f: s. Isomerie.

Cis-Trans-Position (↑; lat. positio Stellung) f: s. Positionseffekt.

Cistron n: derjenige DNA-Abschnitt in einem Genom*, der ein einzelnes Genprodukt* (eine Polypeptidkette od. ein RNA-Molekül) determiniert; ein C. kann aus einem od. mehreren Genen bestehen.

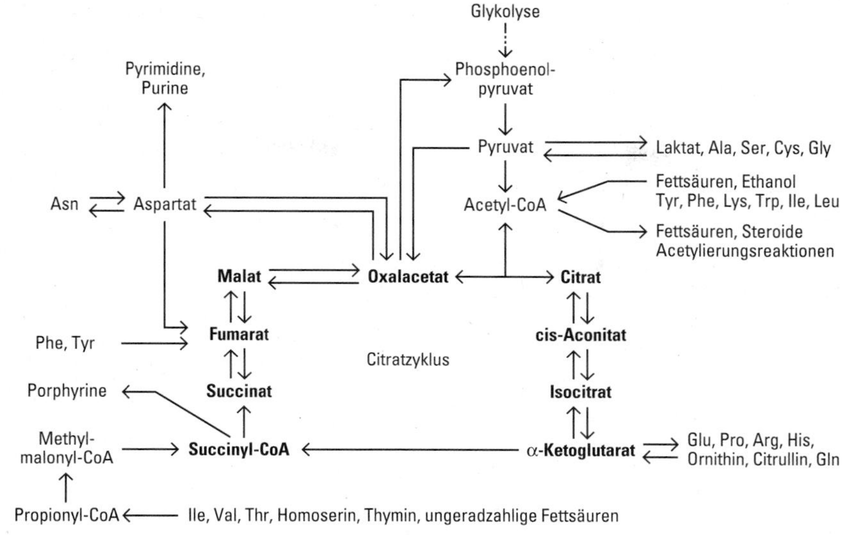

Citratzyklus:
Citratzyklus mit anabolen und katabolen Stoffwechselwegen [40]

Citalopram (INN) n**:** Serotoninwiederaufnahme*-Hemmer.

Citr-: s. a. Zitr-.

Citrat|blut (lat. citrus Zitronenbaum)**:** (engl.) citrated blood; durch Zugabe von Natriumcitratlösung (Calciumbindung) ungerinnbar gemachtes Blut; z. B. zur Bestimmung der Blutkörperchensenkung* od. Messung versch. Schritte der Blutgerinnung*; vgl. Oxalatblut.

Citrate (↑) n pl**:** (engl.) citrates; Salze der Zitronensäure*.

Citrat|zyklus (↑; Zykl-*) m**:** (engl.) citric acid cycle; syn. Zitronensäurezyklus, Tricarbonsäurezyklus (Kurzbez. TCA-Zyklus), Krebs-Zyklus; zyklische Reaktionsfolge des intermediären Stoffwechsels in Mitochondrien; **Funktion: 1.** oxidativer Abbau von Kohlenhydraten, Amino- u. Fettsäuren; **2.** Bereitstellung von Biosynthese-Zwischenprodukten; **Prinzip:** durch oxidative Decarboxylierung wird Acetyl-CoA schrittweise in 2 Moleküle Kohlendioxid gespalten; die bei Dehydrierung von Zwischenprodukten (Isocitrat, Alphaketoglutarat, Succinat, Malat) entstehenden 8 Reduktionsäquivalente werden über NAD^+ od. FAD auf Ubichinon übertragen u. in der Atmungskette* zur Energiegewinnung durch oxidative Phosphorylierung genutzt. Vgl. Pentosephosphatzyklus.

Citri aether|oleum (↑) n**:** Zitronenöl*.

Citro|bacter (Bakt-*) m**:** Gattung gramnegativer, peritrich begeißelter Stäbchenbakterien der Fam. Enterobacteriaceae*; Voges*-Proskauer-Reaktion negativ; benutzt Citrat als alleinige Kohlenstoffquelle; wichtigste Species: C. freundii, C. diversus u. C. amalonaticus; **Verbreitung:** Boden, Wasser, Abwasser; fakultativ pathogen im Magen-Darm-Trakt von Mensch u. Tier; verursacht Nosokomialinfektionen*; isoliert bei Inf. der Harnwege u. des Respirationstrakts, selten bei Säuglingsmeningitis u. -sepsis; **cave:** Verwechslung mit Species der Gattungen Salmonella* u. Escherichia*.

Citrullin n**:** (engl.) citrulline; α-Amino-δ-ureidovaleriansäure; basische, nicht proteinogene Aminosäure; Intermediärprodukt im Harnstoffzyklus*.

Citrullin|ämie (-ämie*) f**:** (engl.) citrullinemia; seltene autosomal-rezessiv erbl. Störung des Harnstoffzyklus mit erhöhter Citrullinkonzentration in Plasma u. Urin (Citrullinurie) sowie Hyperammonämie* aufgrund eines Argininosuccinatsynthetase-Mangels; unterschieden werden je nach Manifestationsbeginn eine konnatale, meist kurz nach der Geburt letale od. subakute, infantile Form mit psychomotor. Retardierung (Typ I, Genlokus 9q24) u. eine symptomarme, adulte Form (Typ II, Genlokus 7q21.3); **Ther.:** Vermeidung (bzw. Beseitigung) der Hyperammonämie, proteinarme Diät, Argininsubstitution.

CJD: Abk. für (engl.) **C**reutzfeldt-**J**akob **d**isease; s. Creutzfeldt-Jakob-Krankheit.

CK: Abk. für **1.** (biochem.) **C**reatin**k**inase; s. Kreatinkinase; **2.** (gyn.) **C**ervikal**k**anal; s. Cervix uteri.

Cl: chem. Symbol für Chlor*.

Clado|sporium (lat. clades Seuche; Spora*) n**:** Pilzgattung aus der Gruppe der Fungi imperfecti (Deuteromycetes); Vertreter dieser Gattung lassen sich aus Erde u. von Pflanzen isolieren. C. carrionii ist ein Err. der Chromomykose*. C.-herbarum-Sporen werden häufig als Allergene identifiziert.

Clado|sporium werneckii (↑; ↑) n**:** neuere Bez. Exophilia* werneckii.

Clad|ribin (INN) n**:** Zytostatikum (Purinanalogon); **Verw.:** bei Haarzell-Leukämie; **Kontraind.:** akute Infektion; **UAW:** Fieber, Nephrotoxizität, Tumorzerfallssyndrom u. a.; vgl. Zytostatika. R. Leh.

Clara-Zellen (Max C., Anat., Leipzig, Istanbul, 1899–1966; Zelle*)**:** (engl.) Clara cells; sekretbildende, flimmerhaarfreie Zellen in den Bronchioli terminales u. Bronchioli respiratorii.

Clarithro|mycin (INN) n**:** Makrolid-Antibiotikum; s. Makrolid-Antibiotika.

Clarke-Säule (Jacob A. C., Neurol., Arzt, London, 1817–1880)**:** (engl.) Clarke's column; syn. Stilling-Clarke-Säule, Clarke-Nukleus, Nucleus thoracicus post.; Ganglienzellhaufen an der Basis der Columna post. des Rückenmarks* zw. den Segmenten C_7 u. L_3. Die Neuriten reichen in den Seitenstrang u. bilden die hintere Seitenstrang-Kleinhirnbahn (Tractus spinocerebellaris post., Flechsig-Bahn).

Clatworthy-Operation f**:** mesenterikokavaler Shunt; s. Shunt, portosystemischer (Tab.).

Clauberg-Nähr|böden (Karl-Wilhelm C., Bakteriol., Berlin, 1893–1985)**:** (engl.) Clauberg's culture media; tellurithaltige Elektivnährböden* bzw. Indikatornährböden zur makroskop. Erkennung von Corynebacterium* diphtheriae; heute meist Verwendung modifizierter Clauberg-Medien in Form von Fertignährböden* bzw. Trockennährböden*.

Claude-Bernard-Syn|drom (Claude B., Physiol., Paris, 1813–1878) n**:** syn. oberes Grenzstrang*-Quadrantensyndrom.

Claude-Syn|drom (Henri Ch. J. C., Psychiater, Paris, 1869–1945) n**:** s. Hirnstammsyndrome (Tab.).

Claudicatio (lat.) f**:** Hinken.

Claudicatio inter|mittens (↑) f**:** auch Dysbasia intermittens, sog. intermittierendes Hinken; Auftreten heftiger Wadenschmerzen nach dem Gehen einer best. Wegstrecke (verstärkt bei schnellem Gehen u. Aufwärtssteigen), die zum Stehenbleiben zwingen u. wegen der in Ruhe noch ausreichenden Durchblutung der Muskulatur nach einigen Min. verschwinden, um bei erneuter Belastung wieder aufzutreten (sog. Schaufensterkrankheit, da die Pat. häufig das Verschwinden der Schmerzen vor Schaufenstern abwarten); **Urs.:** arterielle Verschlusskrankheiten* der Beine. Vgl. Fontaine-Stadien.

Claudicatio inter|mittens abdominalis (↑) f**:** s. Angina abdominalis.

Claudicatio inter|mittens spinalis (↑) f**:** passager auftretende neurol. Symptome (Schmerzen, Lähmungen, Sensibilitätsstörungen) in den Beinen beim Gehen u. Stehen, die sich erst beim Liegen od. Sitzen bessern; **Urs.:** enger lumbaler Spinalkanal (oft konstitutionell bedingt) in Verbindung mit degen. Veränderungen der LWS u. verstärkter Lordose bei Belastung.

Claudicatio venosa (↑) f**:** bes. bei proximaler Beckenvenenthrombose* auftretender, belastungsinduzierter Beinschmerz inf. einer venösen Druckerhöhung; Abklingen der Beschwerden durch Hochlagerung der Beine; **Diagn.:** Venenverschlussplethysmographie* unter Belastung.

Clauß-Zeichen: s. Pyramidenbahnzeichen (Tab.).

Claustrum (lat. Verschluss) n**:** Vormauer; (anat.) graue Substanz zw. Linsenkern u. Insel.

Clava (lat. Knoten, Knüppel) f**:** Keule; (anat.) Vorwölbung des Nucleus gracilis der medialen Hinterstrangbahn an der Hinterseite der Medulla oblongata.

Clavi|ceps purpurea (↑; lat. caput Kopf) f**:** Mutterkornpilz aus der Klasse der Askomyzeten*; befällt meist Roggen (s. Mykotoxine), zunehmend auch andere Gräser. Die Askosporen bildende Dauerform (Sklerotium, Secale* cornutum) enthält Ergotalkaloide*, die therap. angewendet werden u. in höherer Konz. in befallenem Getreide Vergiftungserscheinungen (Ergotismus*) verursachen können.

Clavicula (lat.) f**:** Schlüsselbein; Bestandteil des Schultergürtels; Teile: Extremitas sternalis mit Gelenkfläche zum Sternum, Corpus claviculae, Extremitas acromialis mit Gelenkfläche zum Acromion scapulae.

Clavulan|säure (INN)**:** s. Betalaktamaseninhibitoren.

Clavus (lat. Nagel) m**:** sog. Hühnerauge; bis zu einige Zentimeter große Hornverdickung mit zentralem, in die Subcutis vordringendem Zapfen; entsteht durch wiederholten Druck (Schuhwerk) auf Hautpartien, die einen Knochen überziehen, bes. an der Dorsalfläche der 5. Zehe; **Ther.:** Aufweichen (Salicylsäure) u. vorsichtiges Entfernen; mechan. Druckentlastung, gut sitzende Schuhe.

Clearance (engl. Reinigung, Klärung)**:** Abk. C; Bez. für diejenige Plasmamenge, die pro Zeiteinheit von einer best. Substanzmenge befreit wird; die renale C. ist ein Maß für die exkretor. Nierenleistung u. wird mit Hilfe der Formel $C = (U \times V)/P$ berechnet, wobei C dem Klärwert in ml/min, U der Urinkonzentration der Testsubstanz in mmol/l, V dem Harnzeitvolumen in ml/min u. P der Plasmakonzentration der Testsubstanz in mmol/l entspricht. Man kann unterscheiden zw. exogener C. von körperfremden Substanzen wie Inulin, p-Aminohippursäure u. a. sowie endogener C. von körpereigenen Stoffen wie Harnstoff,

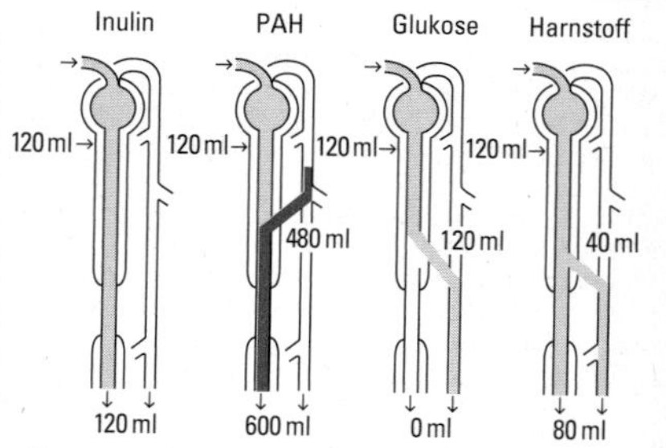

Clearance:
Verhalten einiger exogener und endogener Substanzen [441]

Kreatinin, Phosphat u. a. **Bestimmungsmethoden:** Die **direkte C.-Methode** mit Blasenkatheterisierung u. Dauerinfusionstechnik (klassische C.) wird nicht mehr angewendet. Bei der **indirekten C.-Methode** erfolgt die Beurteilung der Nierenfunktion nach einmaliger Teststoffinjektion durch die Messung der Abnahme der Serumkonzentration ohne Harnanalyse. Die **Inulin-C.** (C_{In}) ist ein Maß für die glomeruläre Filtrationsrate (Abk. GFR) beim Menschen, da Inulin* ausschl. durch Glomerulusfiltration ausgeschieden u. weder rückresorbiert noch tubulär sezerniert od. metabolisiert wird. Die C. von Substanzen wie **p-Aminohippursäure** (Abk. PAH), die sowohl durch glomeruläre Filtration als auch durch tubuläre Sekretion ausgeschieden werden (C_{PAH}), ist ein Maß für den renalen Plasmafluss (Abk. RPF). Aus der GFR (≙ C_{IN}) u. dem RPF (≙ C_{PAH})

Clearance

Funktionsparameter	Messsubstanzen
glomuläre Filtrationsrate	Inulin ^{51}Cr-EDTA ^{99m}Tc-DTPA
renaler Plasmafluss	p-Aminohippursäure ^{99m}Tc-MAG3
maximale tubuläre Transportleistung	p-Aminohippursäure D-Glukose

lässt sich die **Filtrationsfraktion** (Abk. FF) berechnen: FF = GFR/RPF ≙ C_{In}/C_{PAH}. Die C.-Werte sind neben der Nierenfunktion auch vom Alter des Pat. abhängig. Klin. wichtig für die Bestimmung der GFR ist die endogene **Kreatinin-C.**: einmalige gleichzeitige Bestimmung von Kreatinin in Plasma u. Urin, Messung des Harnvolumens in 24 Std. Bei chron. Niereninsuffizienz ist diese Methode wegen steigender Serumkonzentration von Kreatinin nicht mehr verlässlich. Kreatinin wird zusätzl. tubulär sezerniert u. über die Darmschleimhaut ausgeschieden, was zur Überschätzung der GFR führen kann; zuverlässiger ist hier die Serumbestimmung von Cystatin* C. Zur Bestimmung der C. werden auch radioaktiv markierte Substanzen eingesetzt: für die GFR Cr-51-EDTA od. Tc-99m-DTPA; für den RPF Iod-123-Hippursäure, Tc-99m-MAG3 (weniger genau als Hippursäure); die sog. **Radioisotopen-C.** ist gegenüber der konventionellen chem. Untersuchung zeitsparend.

Mit Hilfe der C. kann die **tubuläre Transportfunktion** quantitativ bestimmt werden. Sowohl die tubuläre Sekretion (z. B. von PAH) als auch die Reabsorption (z. B. von Glukose) aus dem Tubulusharn sind durch sog. Transportmaxima begrenzt. Von einer best. Konzentration des Substrats an ist der Transportmechanismus gesättigt (maximale tubuläre Transportleistung, Abk. Tm). Die rechnerische Beziehung der Inulin-C. bzw. PAH-C. zu der max. tubulären Transportleistung für Glukose (Tm_G) ist ein Maß für das funktionstüchtige reabsorptive Nierengewebe, die entspr. Beziehung zur Größe Tm_{PAH} ein Maß für das funktionstüchtige sekretor. Nierengewebe. Die Referenzwerte sind alters- u. geschlechtsabhängig. Vgl. Nierendiagnostik.

Clearance, muko|ziliäre (↑) f: (engl.) mucociliar clearance; Abtransport von inhalierten Partikeln durch Schleimsekretion u. wellenförmig koordinierten adoralen Zilienschlag; neben dem Husten* wichtigster Selbstreinigungsmechanismus der Atemwege. Verlangsamung der Geschwindigkeit der m. C. führt zu einer längeren Einwirkzeit schädigender (auch karzinogener) Substanzen u. kommt i. R. respiratorischer Infekte, bei best. Lungenerkrankungen (Asthma* bronchiale, Bronchitis* u. a.) u. bei Rauchern vor; Messung der Geschwindigkeit der m. C. durch Lungenventilationsszintigraphie. Medikamentös kann die m. C. durch Beta-2-Sympathomimetika u. Sekretolytika verbessert werden. Vgl. Bronchialsekret.

CLED-Agar m: Kurzbez. für (engl.) **c**ystine **l**actose **e**lectrolyte **d**eficient Agar; Differentialnährboden zur Kultur von Erregern, die für Harnweginfektionen typisch sind.

Cleido- (gr. κλείς, κλειδός Schlüssel) f: Schlüsselbein-; s. a. Kleido-.

Clemastin (INN) n: Histamin-H_1-Rezeptorenblocker; **Verw.:** s. Antihistaminika.

Clements-Test m: s. Lungenreifediagnostik, pränatale.

Clen|buterol (INN) n: direktes Sympathomimetikum mit Beta-2-Selektivität; **Verw.:** als Bronchospasmolytikum bei Asthma bronchiale u. chron. obstruktiver Bronchitis (Langzeittherapie); **UAW:** s. Sympathomimetika; **cave:** Missbrauchpotential aufgrund anaboler Wirkung!

Click m: s. Klick, systolischer.

Click-Phänomen n: (engl.) click phenomenon; fühl- u. evtl. hörbares Phänomen beim Durchtritt der im Winkel von 45° angeschliffenen Nadelspitze durch eine Faszie; Orientierungshilfe z. B. bei Leitungsanästhesie (Plexusanästhesie*, Periduralanästhesie*).

Clifford-Syn|drom (Stewart C., Päd., Brooklin, geb. 1900) n: (gebh.) inf. Übertragung* mit komplexer respirator. u. trophischer Dysfunktion der Plazenta beim Neugeborenen auftretendes Krankheitsbild; **Gradeinteilung: I:** reduzierte Fettpolster, atrophe Haut, fehlende Vernix caseosa; **II:** zusätzl. Grünfärbung der Haut u. Eihäute durch mekoniumhaltiges Fruchtwasser; **III:** hellgelbe Haut mit Mazeration bei gelb-bräunlich verfärbtem Fruchtwasser; **Progn.:** bei Überleben der Neugeborenenperiode relativ gut.

Clinda|mycin (INN) n: 7-Chlor-7-desoxy-lincomycin; Antibiotikum aus der Gruppe der Lincosamide; Derivat des Lincomycins*.

Clio|quinol (INN) n: halogeniertes Hydroxychinolin mit antibakteriellen u. antifungalen Eigenschaften; **Verw.:** bei infizierten Hauterkrankungen; **cave:** neurotox. Wirkung bei oraler Einnahme; vgl. SMON-Krankheit.

Clips (engl.): auch Klips; Klammern, z. B. zur Tubensterilisation, Ligatur von Gefäßen u. operativen bzw. endoskopischen Blutstillung.

Clitoris (gr. κλειτορίς Kitzler) f: anat. Nomenklatur; s. Klitoris.

Clivus (lat.) m: Hügel, Abhang.

Clivus Blumenbachii (↑; Johann F. Blumenbach, Physiol., Göttingen, 1752–1840) m: vom Keil- u. Hinterhauptbein gebildeter Teil der inneren Schädelbasis, der von der Türkensattellehne zum Foramen magnum abfällt.

Clivus|kanten|syn|drom (↑) n: s. Klivuskantensyndrom.

CLL: Abk. für **c**hronisch-**l**ymphatische **L**eukämie*.

Clo|bazam (INN) n: Benzodiazepinderivat mit langer HWZ; **Verw.:** als Tranquilizer* u. Zusatzmedikation bei Anfallsleiden; s. Benzodiazepinderivate.

Clo|betasol (INN) n: halogeniertes Glukokortikoid; **Verw.:** zur topischen Anw. bei Dermatosen; s. Glukokortikoide.

Clo|butinol (INN) n: zentral wirkendes Antitussivum; **Kontraind.:** Schwangerschaft (1. Trimenon); **UAW:** selten Schwindel, Übelkeit u. a.

Clo|cortolon (INN) n: halogeniertes Glukokortikoid; **Verw.:** zur topischen Anw. bei Dermatosen; s. Glukokortikoide.

Clo|fazimin (INN) n: Chemotherapeutikum; wirkt entzündungshemmend u. schwach bakterizid gegen Mycobacterium leprae (Kombinationstherapie zus. mit Dapson, Rifampicin).

Clo|fibrat (INN) n: Ethylester der Clofibrinsäure; s. Lipidsenker.

C

Clo|fibrin|säure: (engl.) clofibric acid; pharmak. aktiver Metabolit des Clofibrats; s. Lipidsenker.

Clo|methiazol (INN) n: syn. Chlorethiazol, Chlormethiazol; Thiazolderivat mit sedierender, hypnotischer u. antikonvulsiver Wirkung; **Verw.:** zur Behandlung (stationär) von Sympt. des Delirium* tremens, bei Schlafstörungen, Eklampsie; **UAW:** Exantheme, Nies- u. Hustenreiz, Magenbeschwerden, u. U. Blutdruckabfall, Atem- u. Kreislaufdepression (selten, insbes. bei i. v. Gabe).

Clomi|fen (INN) n: Triphenylethylen-Derivat mit schwach östrogener u. antiöstrogener Wirkung; **Verw.:** bei funkt. Sterilität (Ovulationsauslösung).

Clomi|fen|test m: Verf. zur Differenzierung einer zentral bedingten Amenorrhö* (Funktionsprüfung), auch zur Ovulationsinduktion* bei anovulatorischem Zyklus*; **Prinzip:** Blockade der dienzephalen Östrogenrezeptoren durch Clomifen*, was (normalerweise) zu einer kompensatorisch vermehrten Ausschüttung von LH* u. FSH*, zur Stimulation der Produktion von Östrogenen u. Progesteron* u. zur Ovulation* führt (positiver C.). Bei negativem C. kann die gonadotrope Partialfunktion des Hypophysenvorderlappens (Ausschüttung von LH u. FSH) durch Stimulation mit GnRH* geprüft werden.

Clomi|pramin (INN) n: tricyclisches Antidepressivum mit geringer sedierender u. antinozeptiver Wirkung; s. Antidepressiva.

Clon m: s. Klon.

Clon|azepam (INN) n: Benzodiazepinderivat mit ausgeprägter antikonvulsiver Wirkung (soll u. a. die Hemmwirkung von GABA* steigern); **Verw.:** bei Epilepsie*; s. Antiepileptika, Benzodiazepinderivate.

Clo|nidin (INN) n: Alphasympathotonikum (Imidazolderivat) mit blutdrucksenkender Wirkung (v. a. über Stimulierung zentralnervöser adrenerger Alpharezeptoren; s. Antisympathotonika); **Verw.:** v. a. bei Hypertonie*, als Migränephrophylaxe, auch zur symptomat. Ther. bei sympathoadrenerger Hyperaktivität (z. B. bei akutem Opiatentzugssyndrom), lokal bei Glaukom*; **Kontraind.:** Sinusknotensyndrom u. a.; **UAW:** häufig Sedierung u. Mundtrockenheit, selten Halluzinationen, depressive Verstimmungen, Potenzstörungen u. a.; nach plötzl. Absetzen Rebound-Phänomen.

Clo|nidin-Hemm|test m: (engl.) clonidin inhibition test; pharmak. Test zum Nachweis od. Ausschluss einer autonomen Katecholaminproduktion bei klin. Verdacht auf Phäochromozytom*; **Ind.:** nur mäßig erhöhte Katecholaminkonzentration in Urin u. Serum bei wiederholter Messung; **Prinzip:** Clonidin bewirkt durch Stimulation zentraler präsynaptischer Alpha-2-Rezeptoren eine Unterdrückung der physiol. Katecholaminsekretion; fehlende Suppression der Katecholamine, gemessen im Plasma 3 Std. nach oraler Gabe von 300 µg Clonidin od. im nächtlichen Sammelurin nach abendl. Gabe von 150 µg Clonidin (sog. Clonidin-Übernachttest), spricht für das Vorliegen eines Phäochromozytoms (Test nur verwertbar bei erhöhten Basalwerten).

Clon|orchis sinensis (gr. κλών Zweig; ὄρχις Hoden) m: chinesischer Leberegel (5 mm × 25 mm); Endwirte: Katze, Hund, Schwein, Mensch; **Vork.:** Russland, China, Korea, Taiwan, Japan; Inf. beim Menschen verursacht ein der Opisthorchiasis* entspr. Krankheitsbild. Vgl. Trematodes.

Clop|amid (INN) n: analog zu den Benzothiadiazinderivaten wirkendes Diuretikum; s. Diuretika.

Clo|penthixol (INN) n: Thioxanthenderivat; tricyclisches Antidepressivum; **Ind.:** Psychosen u. Schizophrenie; **Kontraind.:** akute Vergiftung mit zentral dämpfenden Pharmaka od. Alkohol, Leber- u. Nierenschäden, cave bei kardiovaskulären Erkr., org. Hirnschaden u. Thromboseneigung; **UAW:** zu Beginn orthostat. Regulationsstörungen u. Müdigkeit, extrapyramidale Symptome, selten allerg. Dermatosen; vgl. Antidepressiva, Neuroleptika.

Clopidogrel (INN) n: Thienopyridin; Thrombozytenaggregationshemmer; **Verw.:** bei Arteriosklerose u. arteriellen Verschlusskrankheiten zur Reduktion des Herzinfarkt- u. Schlaganfallrisikos; **Kontraind.:** Leberfunktionsstörung, akute pathol. Blutung; **UAW:** Blutung, selten Neutropenie u. Thrombopenie, gastrointestinale Beschwerden; vgl. Thrombozytenaggregationshemmung.

Cloquet-Drüse (Baron Jules G. C., Chir., Paris, 1790–1883): s. Rosenmüller-Cloquet-Lymphknoten.

Cloquet-Hernie (↑; Hernie*) f: s. Hernie.

Cloquet-Kanal (↑; Kanal*): (engl.) Cloquet's canal; Canalis hyaloideus; Rest der embryonalen Arteria* hyaloidea im Glaskörper des Auges.

Cloquet-Septum (↑; Septum*) n: syn. Septum femorale.

Closed loop system (engl. closed geschlossen; loop Schlinge, Schleife): s. Insulininfusionssysteme.

Closing volume (engl. schließendes Volumen): Lungenvolumen, das am Ende der Exspiration inf. Bronchiolenkollaps* in der Lunge eingeschlossen (u. so dem exspiratorischen Reservevolumen entzogen) wird; kann zur Bildung von Atelektasen beitragen, z. B. bei Störung der Seufzeratmung*. Vgl. Lungenvolumina, Air trapping.

Clo|stebol (INN) n: anaboles Steroid; s. Anabolika.

Clostridien-Tumor|phänomen (gr. κλωστήρ Spindel; -id*; Tumor*) n: (engl.) clostridium tumor phenomenon; Bez. für selektive Auskeimung u. Vermehrung von Clostridien (z. B. Clostridium tetani, Clostridium butyricum) in malignem Tumorgewebe.

Clostridium (↑) n: Gattung grampositiver, streng anaerober, bis auf wenige Species peritrich begeißelter Sporenbildner der Fam. Bacillaceae*; Bildung von Sporen* zentral, subterminal od. terminal, meist unter spindelförmiger Auftreibung des Zellleibes (vgl. Plectridiumform); **Verbreitung:** ubiquitär im Boden, Straßen- u. Hausstaub, Meer- u. Süßwasser; als apathogene Saprophyten; im Intestinaltrakt von Mensch u. Tier; **med. bedeutsam** (v. a. durch Bildung von Exotoxinen u./od. Exoenzymen): C. perfringens (C. septicum, C. novyi, C. histolyticum), C. tetani, C. botulinum, C. difficile; **Kultur:** anaerob auf Blutagar, Gram-Festigkeit kann bei Färbung älterer Zellen verlorengehen.

Clostridium botulinum (↑) n: obligat anaerober Erreger des Botulismus*; **Morphol.:** peritrich begeißeltes Stäbchen; ovale mittel- bis endständige Sporen; **Vork.** in mangelhaft konservierten Lebensmitteln; **Toxine:** 7 antigenetisch versch. Botulinumtoxine (A-G); humantoxisch sind die Typen A, B u. E (Stämme, die Toxin G produzieren, werden C. argentinense zugeordnet); blockieren die Freisetzung von Acetylcholin an cholinergen Synapsen; im Ggs. zu den C.-b.-Sporen sind die Toxine thermolabil (Inaktivierung bei 80 °C während 6 Min.); gekochte Speise (15 Min., 100 °C) kann keinen Botulismus verursachen. Botulinumtoxin ist das stärkste aller bakt. Toxine (LD: oral 0,1 μg, i. v. 0,003 μg); Toxinnachweis im Tierversuch; therap. **Verw.** von Botulinumtoxin A bei Blepharospasmus, Ösophagusachalasie, Torticollis spasmodicus, Hyperhidrose.

Clostridium dif|ficile (↑) **n:** Err. der Antibiotika-induzierten pseudomembranösen Kolitis (s. Kolitis, Antibiotika-assoziierte); bei den meisten Pat. mit unter Antibiotikatherapie auftretenden Durchfällen sind zwei Toxine (Enterotoxin: führt zur Elektrolytsekretion, Zytotoxin: schädigt das Kolonepithel) von C. d. nachweisbar. **Ther.:** Metronidazol, Vancomycin.

Clostridium per|fringens (↑) **n:** syn. Emphysembazillus, Welch-Fraenkel-Gasbrandbazillus; C. p. bildet mit Clostridium novyi (Novy-Bazillus des malignen Ödems), Clostridium septicum (Pararauschbrandbazillus) u. Clostridium histolyticum (Bacillus histolyticus) die Gasödemgruppe; klin. lassen sich drei Manifestationsformen unterscheiden: Besiedlung von Wundflächen (z. B. Dekubitus), Zellulitis ohne Ausbreitung in gesundes Gewebe, Myonekrose mit Toxinämie (Gasbrand*); **Morphol.:** große, häufig in der Mitte od. am Ende aufgetriebene Stäbchen; meistens ovale, mittel- bis endständige Sporen*, peritrich (außer C. p.) begeißelt; **Kultur:** (Menschenblut-)Traubenzucker-Blutagar- od. Spezialnährböden; Wachstumsoptimum bei 37 °C; Anaerobier-Kolonieformen auf festen Nährböden unterschiedl., ebenso Hämolyse*; aktive Proteolyse* u. Zuckerspaltung; vgl. Bunte Reihe; **Toxine:** Gasbrandbazillen bilden eine Vielzahl von Exotoxinen (z. B. C. p. mind. 12) sowie Aggressine*, die als Proteasen*, Kollagenase*, Phospholipasen* u. DNasen (s. Nukleasen) wirksam sind. Sie führen nicht nur zu schweren ödematösen u. nekrotisierenden Prozessen innerh. des infizierten Muskelgewebes, sondern auch zur Allgemeinintoxikation.

Clostridium tetani (↑) **n:** syn. Tetanusbazillus; Err. des Tetanus*; **Morphol.:** peritrich begeißelte, schlanke Stäbchen mit kugelförmigen Sporen*, die zu endständiger Anschwellung führen (sog. Trommelschlägelform); in Kulturen Fadenbildung; **Toxine:** Tetanospasmin (neurotoxisch), Tetanolysin (hämolytisch); zweitstärkstes bakt. Gift; Toxinnachweis im Tierversuch (Maus); **Epidemiol.:** C. t. u. dessen Sporen sind ubiquitär verbreitet u. v. a. im Boden u. im Darm von Mensch u. Tier zu finden. Jede verschmutzte od. infizierte Wunde kann zum Tetanus führen. C. t. verbleibt im Infektionsgebiet, seine Toxine wandern entlang der motor., sensiblen u. vegetativen Nervenbahnen zu den Vorderhörnern des Rückenmarks u. werden dort bzw. im Hirnstamm gebunden; anaerobe Wundverhältnisse, Fremdkörper u. Mischinfektionen begünstigen die Toxinproduktion.

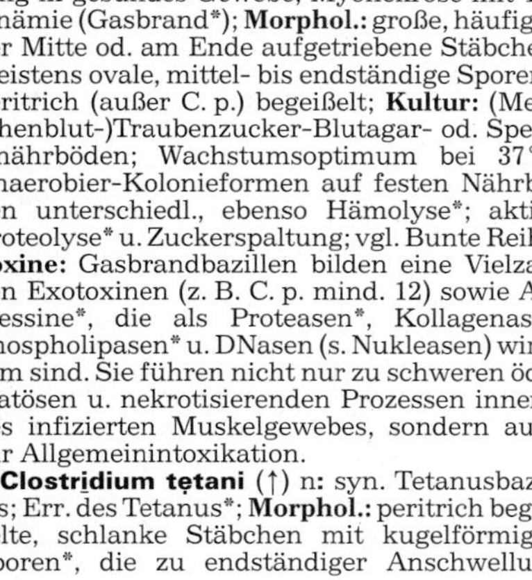

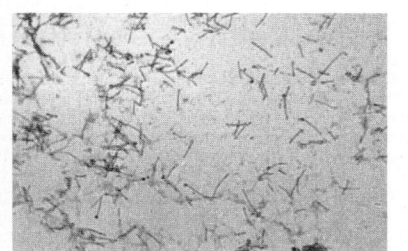

Clostridium tetani:
Kulturpräparat von endständig Sporen bildenden Clostridien (tetanomorphe Clostridien) [547]

Clo|tiazepam (INN) **n:** Benzodiazepinderivat mit mittellanger HWZ; **Verw.:** als Tranquilizer* u. Schlafmittel*; s. Benzodiazepinderivate.

Clot-observation-Test (engl. clot Klumpen, Gerinnsel; observation Beobachtung) **m:** nicht mehr gebräuchl. Suchtest bei Verdacht auf Afibrinogenämie* od. Hyperfibrinolyse* durch Messung der Gerinnungszeit von 1 ml Vollblut, das in einem Glasröhrchen bewegt wird (Referenzwert bei 22 °C: 8–12 Min.); das Wiederauflösen des Gerinnsels innerh. 1 Std. spricht für eine Hyperfibrinolyse.

Clo|trim|azol (INN) **n:** Azolderivat; Antimykotikum zur top. Anw. bei Haut- u. Genitalmykosen; s. Antimykotika.

Cloward-Operation (Ralph B. C., Neurochir.) **f:** ventrale Verblockung u. Stabilisierung der HWS mit einem Knochenspan od. techn. Implantat nach Ausfräsung u. Ausräumung der Bandscheibe; **Ind.:** zervikaler Bandscheibenvorfall*; vgl. Bandscheibenoperation.

Cloxa|cillin (INN) **n:** Isoxazolyl-Penicillin mit bakterizider Wirkung gegen grampositive Bakt. u. gramnegative Kokken; s. Penicilline.

Clozapin (INN) **n:** Phenothiazinderivat; s. Neuroleptika; vgl. Phenothiazinderivate.

Clumping-Faktor m: (engl.) clumping factor; Virulenzfaktor von Staphylococcus* aureus.

Clupanodon|säure: (engl.) clupanodonic acid; Dokosapentaensäure (ω-3); $C_{21}H_{33}COOH$; 5fach ungesättigte Fettsäure in Fischölen; als Omegafettsäure für die Biosynthese der Eikosanoide* essentiell; vgl. Fettsäuren, essentielle.

Cluster-Kopf|schmerz (engl. cluster Anhäufung, Häufungsstelle): syn. (engl.) cluster headache, Bing-Horton-Syndrom, Erythroprosopalgie, Histaminkopfschmerz, Horton-Neuralgie, Horton-Syndrom; bes. bei Männern auftretende schwerste Schmerzattacken von 15–180 Min. Dauer bis zu achtmal pro Tag (häufig nachts) über Wo. bis Mon. mit monate- bis jahrelangen beschwerdefreien Intervallen; **Ätiol.:** unklar (evtl. ähnlich wie bei Migräne*), gelegentl. auch i. R. einer Sluder*-Neuralgie od. Nasoziliarisneuralgie*; **Klin.:** halbseitige Schmerzen im Augen-Schläfen-Bereich, evtl. mit Rötung des Auges u. des Gesichts, Hyperhidrose, vermehrte Nasensekretion u. Tränenfluss, Horner-Syndrom; ein Anfall ist durch Histamininjektion auslösbar. **DD:** s. Kopfschmerz (Tab.); **Ther.:** im Akutstadium Inhalation von reinem Sauerstoff, Ergotaminaerosol, Sumatriptan p. o. od. s. c.; im Intervall Verapamil, Lithium, Prednison. Vgl. Gesichtsneuralgie.

Cm: chem. Symbol für Curium*.

cM: Abk. für **C**enti*-**M**organ.

CML: Abk. für **c**hronisch-**m**yeloische **L**eukämie*.

CMP: Abk. für **C**ytidin**m**ono**p**hosphat; s. Cytidin.

CMV: Abk. für **1. C**yto**m**egalie-**V**irus; s. Zytomegalie-Virus; vgl. Herpesviridae, Zytomegalie; **2.** (engl.) **c**ontrolled **m**echanical **v**entilation; s. Beatmung.

CNV: Abk. für (engl.) **c**ontingent **n**egative **v**ariation; s. Erwartungspotential.

CO: 1. (chem.) Formel für Kohlenmonoxid*; **2.** (kardiol.) Abk. für (engl.) **c**ardiac **o**utput; s. Herzminutenvolumen.

Co: 1. (anat.) Abk. für das Rückenmarksegment, aus dem der N. **co**ccygeus entspringt; **2.** (chem.) Symbol für Cobalt*; **3.** (serol.) Symbol der Colton*-Blutgruppen.

CO_2: chem. Formel für Kohlendioxid*.

Co-: auch Ko-, Kon-, Kol-, Kom-; Wortteil mit der Bedeutung mit, zusammen (auch Verstärkung der Bedeutung); von lat. cum.

CoA: Abk. für **Co**enzym* **A**.

COAD: Abk. für (engl.) **c**hronic **o**bstructive **a**irways **d**isease; s. Atemwegerkrankungen, obstruktive.

Co|alitio (lat. coalere, coalitus zusammenwachsen) **f:** Verschmelzung von Knochenkernen der Hand- u. Fußwurzel; s. Synostose.

Co|alitio calcaneo|navicularis (↑) **f:** angeb. Synostose zw. Fersen- u. Kahnbein des Fußes; oft Urs. für schmerzhaften Pes* planus.

Co|arctatio aortae (lat. das Zusammendrängen; Aorta*) **f:** Aortenkoarktation; angeb. Verengung der Aorta* von unterschiedl. Ausprägung u. Längenausdehnung; **Lok.:** meist am Übergang von Aortenbogen zur Aorta descendens als sog. Aortenisthmusstenose*; selten als C. a. abdominalis (s. Abb.).

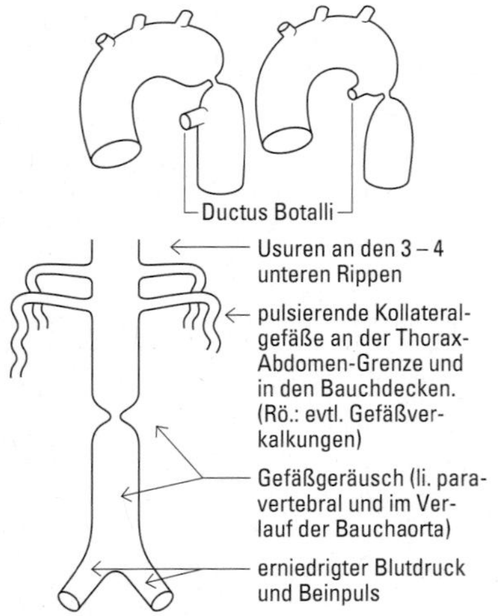

Coarctatio aortae:
oben: Aortenisthmusstenose vom präduktalen (li.) und postduktalen Typ (re.); unten: Coarctatio aortae abdominalis; Hauptsymptome und diagnostische Kriterien [407]

Cobal|amin n: syn. Vitamin B_{12}; Sammelbez. für wasserlösliche Corrinoide, deren Pyrrolringsystem Cobalt als Zentralatom enthält; der sechste Ligand des Cobaltatoms kann eine 5'-Desoxyadenosyl-, Cyano-, Methyl- od. Hydroxylgruppe sein. **Biochem. Funktion:** Methylcobalamin ist Coenzym bei der Methylierung von Homocystein zu Methionin (u. a. wichtig für die Biosynthese der Folsäure*). 5'-Desoxyadenosyl-C. ist Coenzym bei der intramolekularen Umlagerung von Methylmalonyl-CoA zu Succinyl-CoA (beim Abbau ungeradzahliger Fettsäuren u. von Methionin, Valin u. Isoleucin). **Vork.** in Nahrungsmitteln: C. wird ausschließl. von Prokaryonten synthetisiert u. kommt daher insbes. in tierischen Lebensmitteln (Leber, Niere, Muskelfleisch, Fisch, Eier, Milch u. Milchprodukte) vor; in geringen Mengen auch in vergorenen pflanzl. Produkten (z. B. Sauerkraut, Bier) sowie in Wurzeln von Pflanzen, die C. aus Bodenbakterien aufnehmen. **Bedarf** für Erwachsene: 3,0 µg/d; während Schwangerschaft u. Stillzeit wird eine um 0,5 µg/d höhere Zufuhr empfohlen. **Mangelerscheinungen:** sehr selten nach 5–10-jähriger cobalaminfreier Ernährung bei sich streng vegetarisch Ernährenden u. Alkoholkranken; bei Mangel- u. Fehlernährung, Resorptionsstörungen (z. B. Intrinsic-Faktor-Mangel) od. angeb. C.-Transportstörung kann es zu perniziöser Anämie* mit Leuko- u. Thrombopenie sowie zur Degeneration der Hinter- u. Seitenstränge des Rückenmarks (funikuläre Myelose*) od. zu epithelialen Veränderungen der Mucosa des Verdauungstrakts kommen. **Hypervitaminose:** weder alimentär noch bei therap. Anw. hoher Dosierungen bekannt.

Cobalt n: Kobalt; chem. Symbol Co, OZ 27, rel. Atommasse 58,93; zur Eisengruppe gehörendes 2- u. 3-, seltener 1- u. 4-wertiges Element (Schwermetall); essentielles Spurenelement; Anw. von radioaktiven Isotopen in der Strahlentherapie als Quellenmaterial für Bestrahlungsanlagen (Co-60) u. in der Nuklearmedizin zur Bestimmung der Vitamin-B_{12}-Resorption unter Verw. von Co-58-Vitamin B_{12} u. an Intrinsic-Faktor gebundenes Co-57-Vitamin B_{12} (s. Urinexkretionstest).

Cobalt-Bestrahlung: (engl.) cobalt radiation; Strahlentherapie* oberflächl. Läsionen mit dem Radionuklid Cobalt-60 über Stehfelder od. Pendelbestrahlungen; dabei werden wesentlich geringere Energien frei (ca. 1 MeV) als im Teilchenbeschleuniger* (ca. 45 MeV).

Coca|blätter: Cocae folium; Blätter von Erythroxylon coca; enthalten Alkaloide wechselnder Zusammensetzung, bis zu 1 % (2R, 3S)-(-)-Cocain; **Verw.:** zur Herstellung von Cocain*; bei der Urbevölkerung der Anden als Genussmittel zum Kauen (mit Kalk od. alkalischer Pflanzenasche gemischt) zur Aktivitätssteigerung u. Unterdrückung des Hunger- u. Durstgefühls; im Ggs. zur parenteralen Anw. nur selten Suchtentwicklung.

Cocain n: (engl.) cocaine; Cocainum; Methylester des Benzoylekgonins, wirksames Alkaloid der Cocablätter; **Wirkung** (Cocainum hydrochloricum, salzsaures C.): lokale Anästhesie, zentral euphorisierend u. stimulierend; Verordnung u.

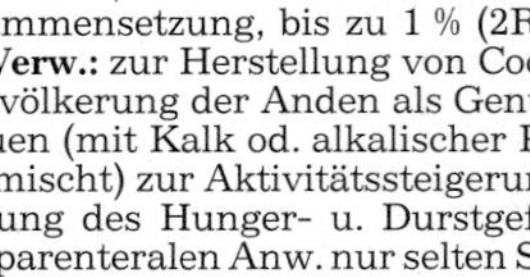

Cocain

Abgabe nur nach bes. Bestimmungen der Betäubungsmittelverordnung. Vgl. Cocainismus.

Cocainismus m: (engl.) cocaine addiction; chron. Cocainabusus, bei dem Cocain* geschnupft od. inhaliert, selten i. v. appliziert wird; **Sympt.:** motorische Unruhe, Euphorie u. Halluzinationen, Schwindel, Lähmungen; bei Schnupfen von Cocain evtl. Entz., Ulzeration od. Perforation der Nasenscheidewand. Chron. Cocainabusus ruft eine psych. Abhängigkeit hervor, bei Entzug treten evtl. extremes Schlafbedürfnis, Tremor, Angst u. Misstrauen bis zum Verfolgungswahn auf. Vgl. Abhängigkeit.

Cocainum hydro|chloricum n: s. Cocain.

Coccaceae (Kokken*) f pl: s. Kokken.

Coc|cidia (Dim. ↑) f pl: Kokzidien*.

Coc|cidioides immitis (↑) m: dimorpher Pilz aus der Gruppe der Fungi imperfecti; im parasitären Stadium bei 37 °C 20–80 µm große, doppelt konturierte Zellen, die zu Sporangien mit Endosporen heranwachsen; im saprophytären Stadium bei 22 °C weiß-graues Myzel mit Arthrosporen* u. Sphärulen; primär-pathogener Err. der Coccidioides*-Mykose bei Mensch u. Tier; **Vork.:** in den Südstaaten u. im Westen der USA, in Mittel- u. Südamerika sowie endemisch in China.

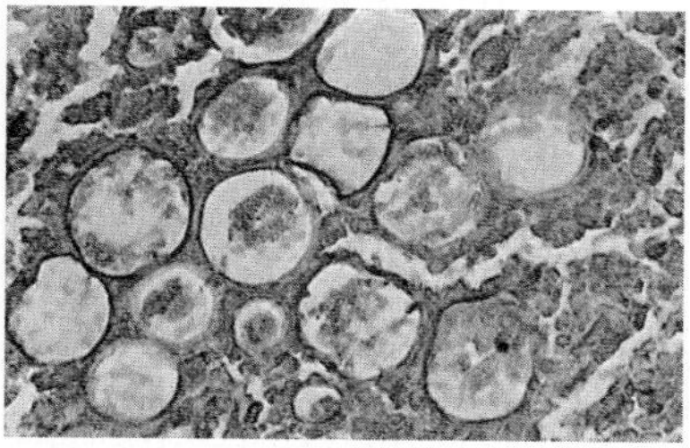

Coccidioides immitis:
Sphärulen im histologischen Schnitt;
Gridley-Färbung [285]

Coc|cidioides-Mykose (↑; -id*) f: (engl.) coccidioidomycosis; durch Einatmen von Arthrosporen von Coccidioides immitis hervorgerufene Inf. der oberen Luftwege; mit klinisch inapparentem, grippeähnlichem od. zur Pneumonie führendem Verlauf; Auftreten von Erythema nodosum od. Erythema exsudativum multiforme u. Arthralgie (sog. Wüstenrheumatismus) als allergische Manifestation; häufig mit anschl. Spontanheilung; nach hämatogener Dissemination können an inneren Organen, Haut, Skelett u. ZNS granulomatöse u. tuberkuloseähnliche Prozesse (mit häufig letalem Ausgang) auftreten. **Vork.:** Trockengebiete Amerikas; in den USA ca. 100 000 Primärinfektionen/Jahr; Zunahme der disseminierenden Form insbes. bei Pat. mit AIDS; **Diagn.:** mikroskop. Erregernachweis (Sphärulen) in Sputum, Eiter, Liquor od. Biopsien, Antikörpernachweis durch KBR od. Gelpräzipitation; **Ther.** der disseminierten Form mit Amphotericin B. Vgl. Systemmykosen.

Coccidiosis (↑; -osis*) f: s. Kokzidiose.

Cocculi fructus m: Kokkelskörner*.

Coccus m: s. Kokken.

Coccygo-: s. a. Kokzygo-.

Cochlea (lat.) f: Schnecke; Teil des Innenohrs*.

Cochlear implant (engl.): Cochlearimplantat, Innenohrprothese; **funkt. Prinzip:** Überbrückung der Haarzellfunktion (Umwandlung des aus der Schwingung der Basilarmembran resultierenden mechan. Reizes in einen Nervenreiz) durch direkte elektr. Reizung der Ganglienzellen im Ganglion spirale der Cochlea über eine in die Scala tympani implantierte mehrkanalige Elektrode; das aus der Umwelt als Schwingungsmuster auf das Ohr einwirkende Signal wird über Mikrophon u. Prozessor in ein komplexes elektr. Signal umgewandelt u. nach zentral fortgeleitet; das Reizmuster u. die für die Erregung der Neurone erforderliche Energie werden von dem außen platzierten Prozessor nach dem Sender-Empfänger-Prinzip auf eine implantierte Empfängerspule induktiv übertragen. **Ind.:** keine für die Kommunikation (auch mit Hörgerät) noch nutzbaren Hörreste durch Ausfall der kochleären Sinneszellen, aber noch im Ganglion spirale erhaltene, stimulierbare Neurone (die versuchsweise elektr. Reizung löst Höreindruck aus). H. Ger.

Cochrane Collaboration (Archie C., brit. Epidemiol., Cardiff, 1909–1988; engl. Zusammenarbeit): Bez. für das internationale Netzwerk von Wissenschaftlern u. Zentren für evidenzbasierte Medizin* mit dem Cochrane Collaboration Center (England), durch die auf wissenschaftl. Daten basierend (z. B. Metaanalysen randomisierter, kontrollierter Studien) diagn. u. therap. Empfehlungen erarbeitet u. veröffentlicht werden. Die Online-Datenbanken der C. C. ermöglichen ärztl. Personal neben dem systemat. Umgang mit großen Datenmengen die objektive Meinungsbildung u. stellen verlässliche Informationen zur patientenorientierten Anwendung bereit.

Cochrane-Syn|drom (W. A. C., zeitgen. Päd., London) n: s. Hypoglykämie Cochrane, leucinempfindliche.

Cockayne-Syn|drom (Edward A. C., Päd., London, 1880–1956) n: seltene (ca. 100 Fälle bekannt), autosomal-rezessiv vererbte Erkr. ungeklärter Pathogenese (möglicherweise DNA-Reparaturstörung, Mutation des humanen Reparaturgens ERCC6); drei versch. verlaufende Formen (von leicht bis schwer bereits von Geburt an); **Sympt.:** Minderwuchs, progeroider Aspekt, Mikrozephalie, trockene Haut (nach Sonnenbestrahlung entstehen narbig abheilende Blasen), raue Stimme, geistige Behinderung, Taubheit, tief liegende Augen, Retinopathia pigmentosa, Progenie, Ohrmuscheldysplasie.

Cockett-Vene (F. B. C., zeitgen. engl. Arzt; Vena*) f: (engl.) Cockett vein; zu den Venae* perforantes der Waden gehörige Vene; bei Insuffizienz Ausbildung einer Varikose*, evtl. einer chronisch-venösen Insuffizienz*.

Cocktail, lytischer m: (engl.) lytic cocktail; Komb. versch. Arzneimittel mit starker Wirkung auf das vegetative Nervensystem; meist Mischung eines Neuroleptikums, Antihistaminikums u. Opiats, ggf. mit einem Vasodilatator; **Ind.:** v. a. gezieltes Durchbrechen von (febrilen) Zentralisationszuständen.

Code (engl. Chiffrierung, Verschlüsselung) m: Kode; s. Code, genetischer.

Code, genetischer (↑) m: (engl.) genetic code; Schema der Zuordnung aller möglichen, aus den vier hauptsächl. Basen* der RNA (A, G, C u. U) gebildeten Basentripletts (Codons) zu den 20 biogenen Aminosäuren der Proteinbiosynthese* (s. ums. Tab.); während der Translation* werden die

Code, genetischer

1:	2: 3:	U	C	A	G
U	U	Phe	Ser	Tyr	Cys
	C	Phe	Ser	Tyr	Cys
	A	Leu	Ser	**Stopp**	**Stopp**
	G	Leu	Ser	**Stopp**	Trp
C	U	Leu	Pro	His	Arg
	C	Leu	Pro	His	Arg
	A	Leu	Pro	Gln	Arg
	G	Leu	Pro	Gln	Arg
A	U	Jle	Thr	Asn	Ser
	C	Jle	Thr	Asn	Ser
	A	Jle	Thr	Lys	Arg
	G	Met	Thr	Lys	Arg
G	U	Val	Ala	Asp	Gly
	C	Val	Ala	Asp	Gly
	A	Val	Ala	Glu	Gly
	G	Val	Ala	Glu	Gly

U, C, A und G bezeichnen die RNA-Basen Uracil, Cytosin, Adenin und Guanin; die Ziffern 1, 2 und 3 bezeichnen die Stellung der jeweiligen Base im Triplett; in den Tabellenfeldern stehen die Abkürzungen der mit dem jeweiligen Triplett codierten Aminosäuren. Beispiel: das Triplett U(1)–A(2)–A(3) bedeutet „Stopp", das Triplett AGG codiert die Aminosäure Arginin.

entspr. Aminosäuren an den Ribosomen zu Polypeptiden verknüpft. Einige Aminosäuren werden von mehreren Codons determiniert (sog. degenerierter Code). Der g. C. enthält ein Signal für den Kettenstart der Proteinsynthese (AUG, entspr. Methionin) u. drei Signale (Stopp) für den Abbruch. Er ist **kommafrei** u. **überlappungsfrei** (Codons folgen lückenlos aufeinander) sowie **universell**, d. h. bei allen Lebewesen gleich.

Codein n: (engl.) codeine; syn. Methylmorphin; aus dem Schlafmohn gewonnenes Phenanthrenalkaloid; wirkt stärker antitussiv u. schwächer analget. als Morphin* (bei geringerer Suchtgefahr); **Verw.:** als Analgetikum (v. a. in Komb.), als Antitussivum; s. Opiate; vgl. Morphin (Abb.).

Codeinum phosphoricum n: phosphorsaures Methylmorphin; s. Codein.

Codon n: Abfolge von drei Basen (Basentriplett) in der DNA, Messenger-RNA u. Transfer-RNA; s. Code, genetischer.

Coecum (lat. caecus blind) n: Caecum*.

Coel|enteron (gr. κοιλία Bauchhöhle; Enter-*) n: s. Urdarm.

Coeliakie (↑) f: Zöliakie*.

Coeliako|graphie (↑; -graphie*) f: Zöliakographie*.

Coeloma (↑; -om*) n: Zölom*.

Coenurus m: s. Zönurus.

Co|en|zym A (Co-*; Enzyme*) n: (engl.) coenzyme A; Abk. CoA, CoASH; Wirkungsform des Vitamins Pantothensäure*; **biochem. Funktion:** Übertragung von Acylgruppen; org. Säuren (z. B. bei der Betaoxidation) sind in Acyl-CoA inf. der energiereichen Thioesterbindung aktiviert. Acetyl-CoA besitzt eine Schlüsselstellung im Metabolismus, es verbindet Citratzyklus*, Glykolyse* u. Fettstoffwechsel*. Vgl. Coenzyme.

Co|en|zyme (↑; ↑) n pl: (engl.) coenzymes; niedermolekulare, bei Enzymreaktionen am Transfer von Elektronen, Protonen od. Molekülgruppen beteiligte Substanzen, die sich strukturell meist von Vitaminen* ableiten; Coenzym u. Enzymprotein (Apoenzym) bilden das enzymatisch aktive (Holo-)Enzym. C. nehmen stöchiometrisch an der Reaktion teil. Es gibt nichtkovalent (syn. Cosubstrate) u. kovalent gebundene C. (syn. prosthetische Gruppen). Im Ggs. zu Enzymen*, die für ein einziges Substrat spezif. sind, wirken C. mit vielen Enzymen unterschiedl. Substratspezifität zusammen. **Einteilung:** s. Tab. Vgl. Cofaktoren.

Co|en|zym Q (↑; ↑) n: (engl.) coenzyme Q; syn. Ubichinon*.

Coerulo|plasmin n: s. Caeruloplasmin.

Cœur en sabot (frz.): Holzschuhherz*.

Co|faktoren m pl: (engl.) cofactors; (biochem.) für die Wirkung von Enzymen* benötigte Substanzen, die nicht kovalent an das Enzymprotein gebunden sind; häufig auch Oberbegriff für alle bei enzymkatalysierten Reaktionen wichtigen niedermolekularen Stoffe (Vitamine, Coenzyme u. a.); C. i. e. S. sind Metallionen, z. B. Fe^{2+}, Fe^{3+} (Peroxidasen, Zytochromoxidase), Mg^{2+} (Kinasen), Zn^{2+} (Alkoholdehydrogenase, Carboanhydrase), Mn^{2+} (Aminopeptidasen), sowie Gallensäuren (z. B. Pankreaslipase) u. a.

Coffein n: (engl.) caffeine; Koffein; Purinderivat (Methylxanthin); leicht wasserlösl. weiße Kristallnadeln mit schwach bitterem Geschmack, enthalten in den Samen des Kaffeestrauchs u. in den Blättern des Teestrauchs (dort früher als Thein bezeichnet, Thein ist mit C. chemisch identisch), ferner in Mate, Colanuss, Kakao usw. 1 Tasse Kaffee enthält ca. 100 mg, 1 Tasse Tee ca. 30 mg u. 1 l Colagetränk ca. 120 mg C. **Wirkung:** Stimulation des ZNS (vergleichbar mit Theophyllin*), Steigerung der Diurese, Relaxation der glatten Muskulatur (Bronchodilatation, Vasodilatation) schwächer als Theophyllin; Analeptikum; **Verw.:** bei Ermüdungserscheinungen, in Komb. mit Analgetika bes. bei Kopfschmerz u. Migräne. Vgl. Theobromin.

Coffey-Mayo-Operation (Robert C. C., Chir., Portland, 1869–1933; William J. M., amerikan. Chir., 1861–1939; Charles H. M., amerikan. Chir., 1865–1939) f: Operation zur künstlichen Harnableitung* mit Implantation der Ureteren in das Colon sigmoideum.

Cogan-Syn|drom I (David G. C., Ophth., Boston, 1908–1993) n: seltener Symptomenkomplex mit rezidiv. Keratitis* parenchymatosa, Innenohrschwerhörigkeit, Schwindel u. Ohrgeräuschen; **Urs.:** unklar, evtl. Autoimmunkrankheit; **Ther.:** Glukokortikoide.

Cogan-Syn|drom II (↑) n: seltene, angeb. Augenbewegungsstörung mit Störung der Initiation u. Amplitude horizontaler Sakkaden bei ungestörten vertikalen Augenbewegungen; bei Anvisieren eines seitl. Objekts bleiben die Augen zurück, es kommt zu typ. kompensator. rascher Kopfwendung in Richtung des Objekts. M. Bre.

Cohn-Fraktionierung (Erwin J. C., physiol. Chem., Cambridge, USA, 1892–1953; lat. fractio Bruch, -stück): (engl.) Cohn's fractionation; schonende Auftrennung der Plasmaproteine* mittels Ethanol, meist zur Gewinnung therap. Präparationen; **Hauptfraktionen:** Fibrinogen (I), Gammaglobuline (II), Beta-1-Lipoproteine

Coenzyme
Auswahl

Coenzym	Funktion	Vitamin	Enzyme (Beispiele)
Gruppentransfer			
Nukleosidphosphate (ATP, CTP, GTP, UTP, CPP, UDP)	Transphosphorylierung, Monosaccharidtransfer	–	Phosphotransferasen, Nukleotidyltransferasen, Ligasen
Thiamindiphosphat	oxidative Decarboxylierung, Aldehydtransfer	Thiamin	Decarboxylasen, Transketolase
Pyridoxalphosphat	Transaminierung, Decarboxylierung	Pyridoxin	Transaminasen, Lyasen
Biotin	Carboxylierung	Biotin	Carboxylasen
Tetrahydrofolsäure	Übertragung von C_1-Gruppen (Formyl-, Methylen-, Methylreste)	Folsäure	Methyltransferasen, Formyltransferasen, Carbamyltransferasen
Coenzym A	Übertragung von Acylgruppen, Synthese und Oxidation von Fettsäuren	Pantothensäure	Acyltransferasen, CoA-Transferasen
5-Desoxy-adenosyl-Cobalamin	Isomerisierung	Cobalamin	Methylmalonyl-CoA-Mutase
Methylcobalamin	Übertragung von C_1-Gruppen	Cobalamin	Methioninsynthetase
Redox-Coenzyme			
Pyridinnukleotid-Coenzyme		Nicotinsäure	Oxidoreduktasen
Flavinnukleotide		Riboflavin	Oxidoreduktasen
Liponsäure		–	Acyltransferasen, Pyruvatdehydrogenase
Ubichinon		–	Oxidoreduktasen

(III-0), Isoagglutinine (III-1), Prothrombin (III-2), Alpha- u. Betaglobuline (IV), Albumine (V).

Coiling (engl. to coil sich winden): Bez. für Schlingenbildung von Arterien (z. B. im Bereich der A. carotis interna).

Coitus (lat. coire, coitum sich vereinigen) m: syn. Kohabitation; s. Koitus.

Coitus condomatus (↑) m: Koitus* unter Verw. eines Präservativs*.

Coitus interruptus (↑) m: älteste Meth. der Kontrazeption*, bei der der Penis beim Koitus* kurz vor der Ejakulation aus der Vagina gezogen wird; Zuverlässigkeit gering (Pearl-Index: um 25).

Coitus per os (↑) m: nicht korrekte Bez. für Fellatio*.

Colamin n: (engl.) colamine; 2-Aminoethanol, β-Ethanolamin, $NH_2—CH_2—CH_2—OH$; biogenes Amin, das durch Decarboxylierung von Serin entsteht; Zwischenprodukt der Biosynthese von Cholin* u. Kephalinen*.

CO_2-Laser: s. Laser.

Colchicin n: (engl.) colchicine; Alkaloid aus Colchicum autumnale (Herbstzeitlose), bes. in Knollen u. Samen; starkes Mitosegift; **Verw.:** im akuten Gichtanfall; Herabsetzung der Phagozytoseaktivität der Leukozyten; **NW:** bereits in therap. Dosen Gastroenteritis (Letaldosis bei Erwachsenen ca. 20 mg).

COLD: Abk. für (engl.) **c**hronic **o**bstructive **l**ung **d**isease; s. Lungenerkrankungen, chronisch-obstruktive.

Cold-pressure-Test (engl. cold kalt; pressure Druck) m: Abk. CP-Test; Kälte-Druck-Test zur Beurteilung der individuellen Kreislaufregulation durch Blutdruckmessung vor, während u. nach Eintauchen einer Hand in Eiswasser (1 Min.); max. Druckanstieg meist 30 Sek. nach Beginn des Kältereizes, Wiedererreichen des Ausgangswerts nach 2–3 Min.; **Reaktionstypen: 1.** Hyporeaktor (diastol. RR-Steigerung <10 mmHg); **2.** Normoreaktor (diastol. RR-Steigerung 10–20 mmHg); **3.** Hyperreaktor (diastol. RR-Steigerung >20 mmHg, verzögerte Rückkehr zum Ausgangswert), z. B. bei Hypertonie, Hyperthyreose, vegetativer Dystonie, evtl. bei Phäochromozytom*. Bei Pat. vom Hyperreaktortyp mit Verdacht auf Phäochromozytom ist der Glucagontest* zur Bestätigung der Diagn. ungeeignet.

Cold-punch-Methode (↑; engl. punch Stanze) f: Kaltstanztechnik; transurethrale Resektion von Prostatagewebe bei benigner Prostatahyperplasie* mit einem scharfen Messer bzw. Stanzresektoskop. Vgl. Prostataadenomektomie.

Colecalciferol (INN) n: syn. Cholecalciferol, Vitamin D_3; s. Calciferole.

Cole-Rezessus (Lewis G. C., Röntg., New York, 1874–1954; lat. recessus entlegener Ort) m: (engl.) Cole recess; (röntg.) kaum gebräuchliche Bez. für den Raum, der bei der Magen*-Darm-Passage unterh. des Bulbus duodeni sichtbar wird.

C

Colestipol (INN) n: Copolymer von Diethylentriamin u. Chlormethyloxiran; Ionenaustauscher; s. Lipidsenker.

Colestyr|amin (INN) n: Mischpolymerisat aus Styrol u. Divinylbenzol; Anionenaustauscher; **Verw.:** Lipidsenker*, zur Ther. des Pruritus bei Cholestase, bei Intoxikation (z. B. mit Digitoxin od. Antidepressiva) zur Unterbrechung des enterohepatischen Kreislaufs.

Cole-Tubus (Tubus*) m: (engl.) Cole's endotracheal tube; Endotrachealtubus* für Säuglinge u. Kleinkinder.

Col-Faktoren m pl: (engl.) colicinogenic factors; auch Col-Plasmide; Bez. für konjugierende (s. Konjugation) u. nicht konjugierende Plasmide*, die Gene für die Produktion von antibakteriell wirksamen Proteinen (Kolizine; s. Bakteriozine) durch Escherichia coli besitzen; vgl. Konjugationsfaktor.

Coli-: s. Escherichia coli.

Colica f: Kolik*.

Colica gastrica (↑) f: Magenkolik.

Colica hepatica (↑) f: Gallenkolik.

Colica mucosa (↑) f: s. Reizkolon.

Colica renalis (↑) f: Nierenkolik; s. Nephrolithiasis.

Colicine n pl: Kolizine; s. Bakteriozine.

Colinet-Syn|drom n: s. Silikoarthritis.

Co|lipase (Co-*; Lip-*) f: Hilfsprotein, das Pankreaslipase (s. Lipasen) durch Bindung an die C-terminale Domäne aktiviert u. ihre Anlagerung an Lipidgrenzflächen mit Phospholipiden u. Gallensäuren* vermittelt. G. Hüb.

Colistin (INN) n: Polymyxin E; zur Gruppe der Polymyxine* gehörendes Polypeptid-Antibiotikum.

Colitis (Kol-*; -itis*) f: Entzündung des Dickdarms; s. a. Kolitis.

Colitis cystica (↑; ↑) f: Auftreten von schleimhaltigen Zysten in der Wand von Colon u. Rektum; bei der C. c. superficialis liegen die Zysten im Schleimhautniveau u. können unter die Serosa reichen.

Colitis gravis (↑; ↑) f: schwere Verlaufsform der Colitis* ulcerosa.

Colitis haemor|rhagica (↑; ↑) f: Entzündung des Dickdarms mit Blutentleerung, z. B. bei Colitis ulcerosa.

Colitis ischaemica (↑; ↑) f: s. Kolitis, ischämische.

Colitis mucosa (↑; ↑) f: Colica mucosa; s. Reizkolon.

Colitis pseudo|membranacea (↑; ↑) f: schwerste Form der Antibiotika-assoziierten Kolitis* mit weißlich-gelben Plaques (Pseudomembranen).

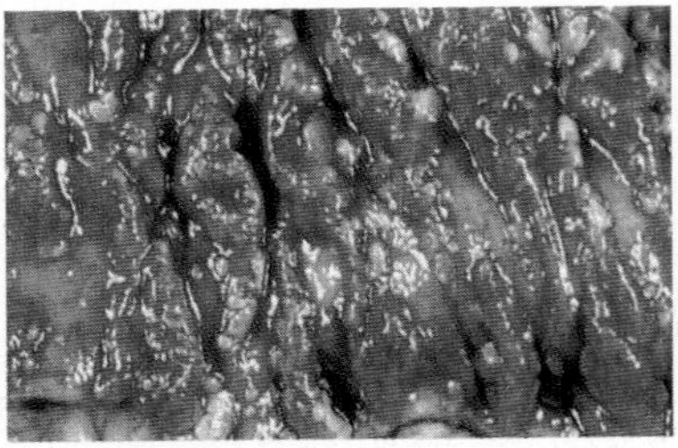
Colitis pseudomembranacea [156]

Colitis ulcerosa (↑; ↑) f: chron., meist in Schüben verlaufende Entz. der Dickdarmschleimhaut, die sich vom Rektum ausgehend kontinuierlich nach proximal ausdehnt (vgl. Enteritis regionalis Crohn); bei ca. 40–50 % nur auf

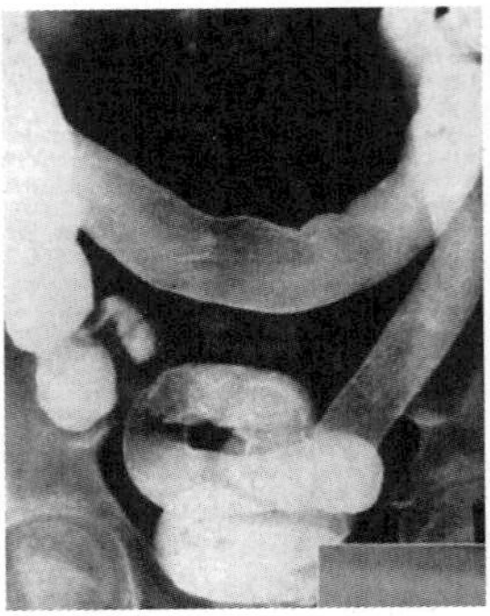
Colitis ulcerosa:
typisches Röntgenbild mit fehlender Haustrierung des gesamten Colons, herabgesetzter Elastizität der Darmwand und fehlender regulärer Schleimhautzeichnung; an einzelnen Abschnitten pseudopolypöse Veränderungen [115]

das Rektum u. Sigmoid beschränkt, bei 30–40 % als linksseitige u. bei 20 % als Pancolitis verlaufend; **Ätiol.:** unklar; vermutl. Autoimmunkrankheit, familiär gehäuft auftretend; **Anat./Pathol.:** entspr. der Aktivität granulierte Schleimhaut, punktförmige Blutungen, Ulzerationen u. Spontanblutungen; nach wiederholten Schüben Entw. von Pseudopolypen u. Dehaustrierung; **Klin.:** schleimig-blutige Diarrhö mit schmerzhaften Entleerungen; in Abhängigkeit von Aktivität u. Ausdehnung des Krankheitsgeschehens Fieber, Dehydratation, Gewichtsverlust, Anämie, allg. Entzündungszeichen; toxisches Megakolon* als schwerste Form; nach mehr als 10-

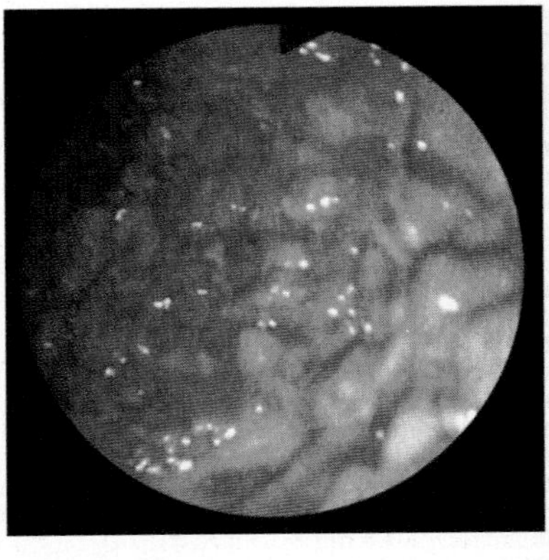
Colitis ulcerosa:
koloskopischer Befund [62]

jährigem Verlauf steigt das Kolonkarzinomrisiko. **Extraintestinale Manifestationen:** Pyoderma gangraenosum (1–2 %), Episkleritis u. Uveitis (5 %), Stomatitis aphthosa (10 %), Arthritis (15 %), ankylosierende Spondylitis (1 %, Pat. meist HLA-B27 pos.), primär sklerosierende Cholangitis; **Diagn.:** Stuhluntersuchung, Rektosigmoidoskopie, Koloskopie, Ultraschalldiagnostik (Sonographie, verdickte Darmwand), Kolondoppelkontrasteinlauf; **Ther.:** Glukokortikoide, Sulfasalazin u. Mesalazin (je nach Ausdehnung evtl. auch nur topisch mittels Klysmen); bei chron. aktivem Verlauf auch Azathioprin, bei fulminantem Verlauf zusätzl. Cyclosporin; bei Versagen der kons. Maßnahmen Koloproktektomie mit Erhalt des Kontinenzorgans u. Anlage eines ileoanalen Pouch; **DD:** Enteritis regionalis Crohn, Divertikulitis, Enterokolitis anderer Ursache.

Colla|gen (Kolla*; -gen*) **n:** s. Kollagen.

col|lateralis (Co-*; lateralis*)**:** gleichseitig, seitlich.

Collerette (frz. Halskrause) **f:** (engl.) collarette; schmale, kragenförmige Abschuppung als Rest eines Bläschens od. nach Abblättern einer Effloreszenz; typ. bei Pityriasis* rosea.

Colles-Band (Abraham C., Chir., Dublin, 1773–1843)**:** s. Ligamentum reflexum.

Colles-Faszie (↑; Fasc-*) **f: 1.** Tela subcutanea penis; **2.** Tunica dartos scroti; **3.** Stratum membranosum telae subcutaneae perinei.

Colles-Fraktur (↑; Fraktur*) **f:** (engl.) Colles' fracture; Radiusextensionsfraktur; s. Radiusfraktur an typischer Stelle.

Colliculus (Dim. von lat. collis Hügel) **m:** Hügelchen.

Colliculus facialis (↑) **m:** Vorwölbung in der oberen Hälfte der Rautengrube, die durch das Umkreisen der Nervenfasern des Nucleus nervi facialis um den Nucleus nervi abducentis bedingt ist.

Colliculus inferior, superior (↑) **m:** an Hör- bzw. Sehbahn angeschlossener unterer bzw. oberer Hügel der Lamina tecti.

Colliculus seminalis (↑) **f:** Samenhügel in der dorsalen Wand der Pars prostatica der männl. Harnröhre; Mündungsstelle des Ductus ejaculatorius u. der Mehrzahl der Prostataausführungsgänge.

Collier-Syn|drom (James S. C., brit. Ophth., 1870–1935) **n:** syn. Pseudotumor* orbitae.

Collin-Spekulum (Anatole C., Instrumentenmacher, Paris, 1831–1923; Spekulum*) **n:** (engl.) Collin's speculum; selbsthaltendes Scheidenspekulum.

Collins-Test m: syn. Toluidinblau*-Probe.

Collodium n: dickflüssige Lösung von Zellulosedinitrat (Colloxylinum) in einem Alkohol-Ether-Gemisch, hinterlässt beim Verdunsten einen dünnen Film; **Verw.:** zum Wundverschluss.

Collodium-Baby n: s. Ichthyosis congenita.

Collum (lat.) **n:** syn. Cervix; Hals.

Collum-: Wortteil mit der Bedeutung Hals; von lat. collum.

Collum anatomicum humeri (↑) **n:** Hals des Humerus* zw. Caput u. Tuberculum majus u. minus.

Collum chirurgicum humeri (↑) **n:** distal von Tuberculum majus u. minus gelegener (bruchgefährdeter) Hals des Humerus*.

Collum dentis (↑) **n:** Zahnhals*.

Collum femoris (↑) **n:** Hals des Femur* zw. Caput u. Trochanter major u. minor.

Collum uteri (↑) **n:** syn. Cervix* uteri.

Colo-: s. a. Kolo-.

Colombo radix f: Kolombowurzel*.

Colon (Kol-*) **n:** auch Kolon; Grimmdarm; Hauptanteil des Dickdarms; beginnt oberh. der Einmündung des Ileums u. geht am Ende in das Rektum über; Abschnitte (s. Abb.): **1.** C. ascen-

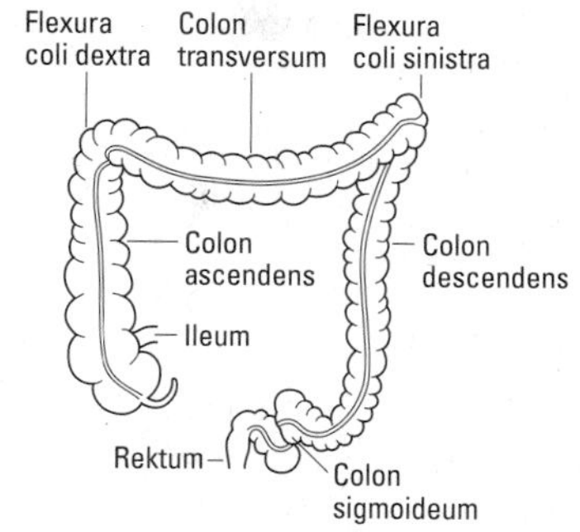

Colon [172]

dens (sekundär retroperitoneal); **2.** C. transversum (intraperitoneal, mit Mesocolon transversum); **3.** C. descendens (sek. retroperitoneal); **4.** C. sigmoideum (intraperitoneal, mit Mesosigmoideum); Flexura coli dextra u. sinistra; Merkmale des C.: drei Längsmuskelstreifen (Tänien), regelmäßige Ausbuchtungen (Haustren), Appendices omentales (syn. epiploicae); **Histol:** verstreichbare Falten, an denen auch die Muscularis beteiligt ist; Schleimhaut mit tiefen schlauchförmigen Krypten, Epithel enthält zahlreiche Becherzellen.

Colon irritabile (↑) **n:** s. Reizkolon.

Colon spasticum (↑) **n:** s. Reizkolon.

Colony-stimulating-Faktor m: Abk. CSF*.

Colostrum n: s. Kolostrum.

Colp-: s. a. Kolp-, Vaginal-.

Colpitis senilis (Kolp-*; -itis*) **f:** s. Kolpitis.

Colton-Blut|gruppen: (engl.) Colton blood groups; Symbol Co; seit 1967 bekanntes Blutgruppensystem (v. a. in der Abstammungsbegutachtung relevant); autosomal-kodominante Vererbung der Allele Co^a (Häufigkeit bei Weißen über 99 %) u. Co^b, der Phänotyp Co^{a-b-} ist beschrieben; Antikörper gegen C.-B. sind sehr selten u. führen ggf. zur Auslösung von Transfusionszwischenfällen bzw. Morbus haemolyticus neonatorum.

Columella|ef|fekt (Dim. von lat. columna Säule) **m:** s. Tympanoplastik.

Columna (lat.) **f** (pl Columnae)**:** Säule.

Columnae anales (↑) **f pl:** längsverlaufende Schleimhautfalten des Canalis* analis; enthalten starke Venenpolster.

Columnae griseae (↑) **f pl:** s. Rückenmark.

Columnae renales (↑) **f pl:** die zw. den Markpyramiden der Niere gelegene Rindensubstanz.

Columna fornicis (↑) **f:** s. Fornix.

Columna grisea anterior medullae spinalis (↑) **f:** s. Rückenmark.

Columna grisea inter|media medullae spinalis (↑) **f:** s. Rückenmark.

Columna grisea posterior medullae spinalis (↑) **f:** s. Rückenmark; vgl. Clarke-Säule.

C

Columna rugarum (↑) **f:** von Venengeflechten unterpolsterte Längswülste in der vorderen (C. r. anterior) u. hinteren (C. r. posterior) Scheidenwand.

Columna vertebralis (↑) **f:** Wirbelsäule*.

Coma **n:** s. Koma.

Coma vigile (↑) **n:** Wachkoma; s. Syndrom, apallisches.

Com|bustio (lat. comburere, combustus völlig verbrennen) **f:** syn. Verbrennung*.

Comedo (Co-*; lat. edere essen) **m:** s. Komedonen.

comitans (lat.)**:** (engl.) concomitant, accompanying; auch concomitans; begleitend.

Commissura (lat.) f (pl Commissurae)**:** Verbindung.

Commissura alba (↑) **f:** weiße Substanz vor dem Zentralkanal des Rückenmarks*.

Commissura anterior (↑) **f:** weiße Substanz zw. re. u. li. Großhirnhemisphäre in der Vorderwand des 3. Ventrikels.

Commissurae supra|opticae (↑) f pl**:** beim Menschen nicht sicher nachgewiesene Projektionsfasern der Retina zu hypothalamischen Kernen; man unterscheidet: C. s. dorsalis, auch Commissura suprachiasmatica (Gudden), u. C. s. ventralis.

Commissura fornicis (↑) **f:** zw. den Fornixschenkeln unter dem hinteren Balkenabschnitt kreuzende Fasern aus den Fimbriae hippocampi beider Seiten.

Commissura habenularum (↑) **f:** zw. den Zirbelstielen kreuzende Fasern aus den Nuclei habenulares beider Seiten.

Commissura labiorum (↑) **f:** vordere (C. l. ant.) u. hintere (C. l. post.) Verbindung der großen Schamlippen.

Commissura posterior (↑) **f:** Brücke weißer Substanz zw. Zirbelstielen u. oberer Mündung des Aqueductus mesencephali.

Common cold virus (engl. gemeines Erkältungsvirus)**:** s. Rhinovirus.

Commotio (lat.) **f:** Erschütterung von Organen durch stumpfe Gewalteinwirkung; evtl. vorübergehende funktionelle Störungen ohne morphol. Veränderungen; vgl. Kontusion.

Commotio cerebri (↑) **f:** sog. Gehirnerschütterung; leichtes Schädelhirntrauma* (SHT I); traumat. bedingte, reversible Schädigung des Gehirns i. S. einer Funktionsstörung ohne morphol. fassbares Substrat; **Sympt.:** retrograde u. evtl. anterograde Amnesie*, bis max. 60 Min. andauernde Bewusstseinsstörung*, Durchgangssyndrom*, Kopfschmerz, Schwindel, Übelkeit u. Erbrechen; evtl. passagere posttraumatische Hirnleistungsschwäche*; Spätschäden: s. Syndrom, postkommotionelles; **Diagn.:** nur im Kindesalter verändertes EEG; röntg. Ausschluss einer Schädelfraktur; **Ther.:** kurzfristige Bettruhe, Analgetika, Antiemetika, Frühmobilisation. Vgl. Contusio cerebri.

Commotio retinae (↑) **f:** Ischämie umschriebener Netzhautbezirke als Folge einer prellungsbedingten spastischen Kontraktur der Netzhautarterien mit Ausbildung eines Berlin*-Ödems; vgl. Contusio bulbi.

Commotio spinalis (↑) **f:** (engl.) spinal cord concussion; Rückenmarkerschütterung; traumat. Schädigung des Rückenmarks mit reversibler Sympt. einer Querschnittläsion*.

com|municans (lat.)**:** verbindend.

com|munis (lat.)**:** gemeinsam.

com|pactus (lat.)**:** zusammengedrängt, fest.

Compartimentum super|ficiale perinei (↑) **n:** syn. Spatium superficiale perinei; in sich geschlossene Loge des Beckenbodens* zw. der Fascia perinei (kaudal) u. der Membrana perinei (kranial).

com|pletus (lat.)**:** vollständig.

Compliance (engl. Einwilligung, Bereitschaft)**: I.** (physiol.) Maß für die volumenabhängige Dehnbarkeit der Lunge (pulmonale C.), des Thorax (thorakale C.) bzw. von Lunge u. Thorax (Gesamtcompliance); Berechnung: $C = \Delta V/\Delta P$ (l/cmH_2O bzw. l/kPa); erniedrigte Werte bei restriktiven Ventilationsstörungen* (z. B. Lungenfibrose), erhöhte Werte u. a. beim Lungenemphysem; **Bestimmungsmethoden: 1.** statische C. als Quotient aus Volumenänderung der Lungen (gemessen während möglichst langsamer Exspiration der Vitalkapazität) u. gleichzeitiger Änderung von intrapleuralem Druck* (ergibt thorakale C.), intrapulmonalem Druck* (ergibt Gesamtcompliance) bzw. der Differenz zw. intrapulmonalem u. intrapleuralem Druck (ergibt pulmonale C.); Berechnung anhand der max. Steigung des linearen Teils der Ruhedehnungskurve im Druck*-Volumen-Diagramm (meist zw. 35 u. 70 % der Totalkapazität); sog. spezifische C. ist statische C., bezogen auf die funkt. Residualkapazität; **2.** dynamische C. als Quotient aus dem Betrag des Atemzugvolumens* u. Differenz zw. dem intrapleuralen Druck (gemessen mittels Ösophagusdruckmethode*) zu Beginn u. bei Erreichen des max. Atemzugvolumens (ergibt annähernd pulmonale C.); Berechnung anhand der Steigung einer gedachten Geraden zw. den Punkten der Strömungsumkehr im dynamischen Druck-Volumen-Diagramm.

II. Bereitschaft eines Pat. zur Zusammenarbeit mit dem Arzt bzw. zur Mitarbeit bei diagn. od. therap. Maßnahmen, z. B. Zuverlässigkeit, mit der therap. Anweisungen befolgt werden (sog. Verordnungstreue). Die C. ist u. a. abhängig von Persönlichkeit, Krankheitsverständnis u. Leidensdruck* des Pat., der Arzt*-Patient-Beziehung, Anzahl u. Schwierigkeit der Anweisungen, Art der Therapie u. evtl. erforderlichen Verhaltensänderungen.

Composite graft (engl.)**:** aus mehreren versch. Geweben zusammengesetztes Transplantat; z. B. aus der Ohrmuschel entnommenes Haut-Knorpel-Transplantat zur rekonstruktiven Rhinoplastik*.

com|positus (lat.)**:** zusammengesetzt.

Com|pressio (lat.) **f:** Druck, Quetschung.

Com|pressio cerebri (↑) **f:** sog. Hirnquetschung; Schädigung des Gehirns durch Druck, v. a. durch Hirndrucksteigerung*, auch Liquorstau, seltener als Folge einer intrakraniellen Blutung od. als direkte traumat. Schädigung. Vgl. Schädelhirntrauma.

Compton-Ef|fekt (Arthur Holly C., Physiker, Chicago, 1892–1962) **m:** (engl.) Compton effect; Wechselwirkung ionisierender Photonenstrahlung mit Materie, bei der ein auftreffendes Photon ein locker gebundenes Elektron aus dem äußeren Teil der Atomhülle löst u. ihm dabei einen Teil seiner Energie überträgt. Der C.-E. nimmt mit zunehmender Photonenenergie ab u. hängt kaum von der Ordnungszahl des Absorbermaterials ab. Er ist der vorherrschende Wechselwirkungsprozess z. B. bei der med. Megavolttherapie. Das durch den C.-E. freigesetzte Sekundärelektron überträgt seine Energie durch Ionisierung* auf das Absorbermaterial; das Photon

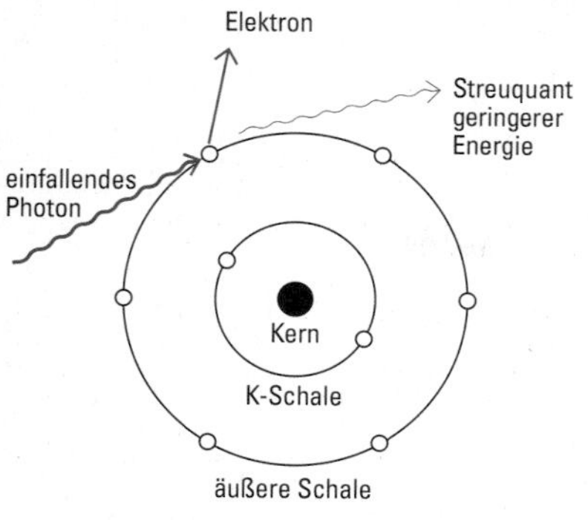

Compton-Effekt

fliegt mit geänderter Richtung als energieärmeres Streuquant weiter (s. Abb.).

Computer (engl. Rechner) m**:** Gerät zur programmgesteuerten elektron. Datenverarbeitung (Abk. EDV); die mechan. u. elektron. Bauteile werden als Hardware, die Betriebs- u. Anwendungsprogramme als Software bezeichnet. Die Dateneingabe erfolgt z. B. über Tastaturen, Disketten od. Scanner, die Speicherung der Daten geschieht im Hauptspeicher des Rechners od. in externen Massenspeichern, die Verarbeitung übernimmt ein Steuer- u. Rechenwerk. Als Ausgabeeinheiten fungieren z. B. Drucker, Bildschirme od. Disketten. Einsatz bei rechnerischen u. administrativen Anwendungen, zu Steuerungs- u. Überwachungsfunktionen (Prozessdatenverarbeitung), zur Text- u. Bildverarbeitung usw. Als Personal Computer (Abk. PC) werden Mikrocomputer bezeichnet, die als individuelle Arbeitsplatzgeräte eingesetzt werden (z. T. erfolgt zusätzl. Einbindung in PC-Netze). Vgl. Informatik, medizinische.

Computer|tomo|graphie (↑; -tom*; -graphie*) f**:** (engl.) computer tomography; Abk. CT; röntgendiagn., computergestütztes bildgebendes Verf.; mittels einer Röntgenröhre u. eines spez. Blendensystems wird ein schmaler Fächerstrahl erzeugt, der innerh. der durchstrahlten Körperschicht des Pat. in Abhängigkeit von den vorhandenen Strukturen versch. stark geschwächt wird. Mittels eines mit einer Vielzahl von Detektoren bestückten Detektorkranzes wird diese abgeschwächte Röntgenstrahlung als Signal empfangen, elektron. aufbereitet u. einem Rechner zugeführt. Während der Signalakquisition dreht sich das System aus Röhre u. Detektoren gemeinsam um die Mitte des kreisförmigen Messfeldes. Auf diese Weise werden viele versch. Projektionen derselben Schicht erzeugt u. im Rechner zu einem Bild verarbeitet, das die Verteilung der Schwächungswerte in der durchstrahlten Körperschicht darstellt. Die Schwächungswerte werden als Hounsfield-Einheiten (Abk. HE) angegeben, sind auf Wasser bezogen (0 HE) u. sollten in Form einer Grautonskala jedem Bild beigeordnet sein; die Dichtewerte erlauben in gewissen Grenzen eine Gewebeerkennung (Luft: -1000 HE, Fett: -50 HE, koaguliertes Blut: 20–30 HE, kalzifizierter Knochen: bis 500 HE). Beim Vergleich mit den übl. Röntgenbildern weisen CT-Bilder eine wesentlich höhere Kontrast-, jedoch geringere Struktur- u. Formauflösung auf. Die CT dient insbes. zum Nachw. umschriebener u. diffuser morphol. Veränderungen (z. B. Tumoren, Metastasen, Abszesse, lymphatische Systemerkrankungen) in Ergänzung zur Ultraschalldiagnostik, Szintigraphie, konventionellen Röntgendiagnostik u. Kernspintomographie*.

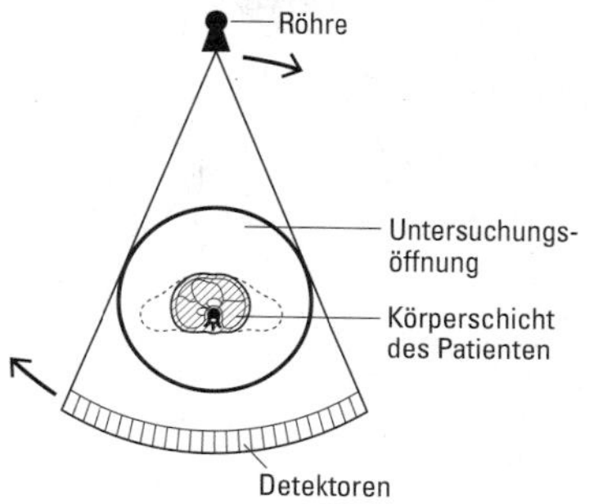

Computertomographie: Prinzip der Bilderzeugung [397]

Die **kraniale CT** (Abk. CCT) ist heute in weiten Bereichen von der Kernspintomographie abgelöst worden, bei der Diagn. einer frischen Subarachnoidalblutung od. eines subduralen Hämatoms (nicht älter als 10 Std.), von Schädelbasisfrakturen sowie Schädelbasistumoren mit knöchernem Defekt dieser allerdings überlegen. Häufig wird die **Wirbelsäulen-CT** durchgeführt mit der Frage nach Bandscheibenvorfällen (insbes. HWS u. LWS), Spondylose od. Spondylodiszitis bzw. Tumoren. Die **Ganzkörper-CT** ist zu einem festen Bestandteil der Röntgendiagnostik v. a. im Thorakal- u. Abdominalbereich geworden, bes. bei der Suche von Tumoren bzw. Metastasen. Die Nebennieren u. Nieren z. B. sind ohne Kontrastmittel abgrenzbar, die Relation Nierenbecken-Nierenparenchym kann bestimmt werden. Ein raumfordernder Prozess ist bzgl. seiner räuml. Ausdehnung diagnostizierbar, wobei eine Differenzierung zw. Zyste u. Tumor mögl. ist; ferner kann ein Aortenaneurysma abgegrenzt werden. In der Diagn. des Retroperitonealraums ist

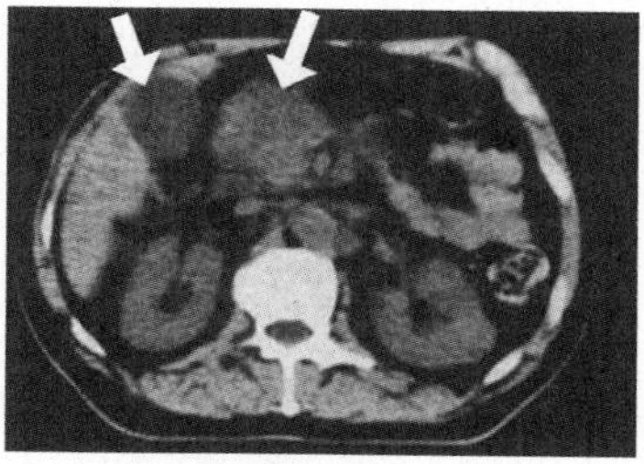
Computertomographie: Körpercomputertomogramm mit ausgedehntem Pankreaskopfkarzinom (rechts) und gestauter Gallenblase (links) [102]

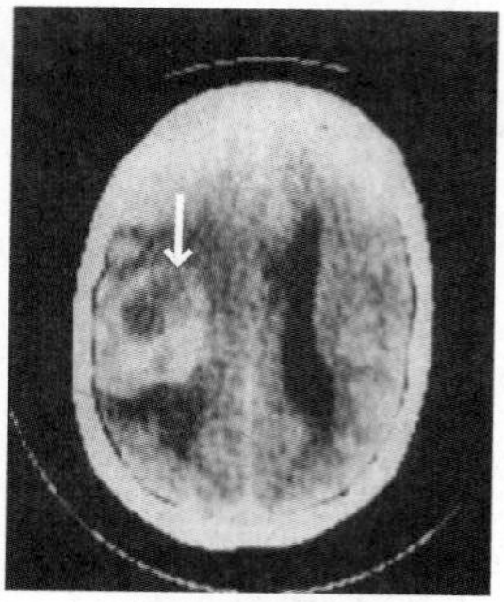

Computertomographie:
kraniales Computertomogramm mit großem raumforderndem Prozess und umgebendem Ödem in der linken Hemisphäre (Glioblastoma multiforme) [102]

die Methode weitgehend konkurrenzlos. Vgl. Emissionscomputertomographie.

COMT: Abk. für **C**atechol-**O**-**M**ethyl**t**ransferase; auch Katechol-O-Methyltransferase; Enzym, das in den sympathischen Nervenenden der Zielorgane die Neurotransmitter Noradrenalin u. Adrenalin methyliert (Hauptabbauweg mit der anschl. oxidativen Desaminierung durch die Monoaminoxidase*).

COMT-Hemmer: (engl.) COMT inhibitors; Kurzbez. für **C**atechol-**O**-**M**ethyl**t**ransferase-Hemmer; Substanzen, die durch Hemmung der enzymat. Aktivität von COMT Bioverfügbarkeit u. Wirkungsdauer von Levodopa* bei der Ther. des Parkinson*-Syndroms erhöhen (z. B. Entacapon).

ConA: Kurzbez. für **Con**canavalin* **A**.

Conamen sui|cidii (lat. Versuch; Suizid*) n: Selbsttötungsversuch; s. Suizidversuch.

Concanavalin A n: Kurzbez. ConA; Lektin der Jack-Bohne (Canavalia ensiformis), das an Polymere (z. B. Polysaccharide*, Glykoproteine*, Glykolipide*) mit inneren u. endständigen nichtreduzierenden Alpha-Mannosylresten bindet, die in bakt. Zellwänden (z. B. Teichonsäuren*) u. in der Glykokalyx* (z. B. der Erythrozyten) vorkommen. ConA wirkt als Mitogen bes. auf Suppressorzellen*. Vgl. Lektine.

Concern level (engl. concern Besorgnis; level Niveau): Konzentration einer Umweltchemikalie in Luft, Wasser od. Boden, bei der gemäß Freilandversuch mit einer Schädigung von Populationen zu rechnen ist.

Concha (gr. κόγχη Muschel) f: Muschel.

Concha auriculae (↑) f: Ohrmuschel; s. Ohr, äußeres (Abb.).

Concha nasalis (↑) f: Nasenmuschel; die C. n. inf. (untere Nasenmuschel) ist ein eigenständiger Schädelknochen mit Processus lacrimalis, Processus maxillaris, Processus ethmoidalis; C. n. media (mittlere Nasenmuschel) u. C. n. sup. (obere Nasenmuschel) gehören dem Os* ethmoidale an.

Concha nasalis suprema (↑) f: rudimentäre oberste Nasenmuschel.

Concha sphenoidalis (↑) f: muschelförmige Knochenlamelle, bildet die Vorderwand der Keilbeinhöhle.

con|comitans (lat.): begleitend.

Con|cretio peri|cardii (lat. concretio Zusammenwachsen) f: partielle od. totale (Obliteratio pericardii) schwielige Verwachsung der Perikardblätter als Folge einer chron. Perikarditis*; **Sympt.:** Atemnot, Zyanose, starke venöse Einflussstauung (gestaute Halsvenen auch bei aufrechter Körperhaltung), Leberstauung, Stauungsniere, periphere Ödeme, Hypotonie; Herzbefund oft unauffällig. Vgl. Accretio pericardii.

Con|cussio (lat.) f: Erschütterung.

Conduit (engl. Röhre) n: **1.** Gefäßprothese aus Kunststoff zur Verbindung zweier Gefäße (s. Blalock-Taussig-Operation) od. zur Überbrückung von atretischen bzw. funktionsuntüchtigen Abschnitten des Herzens u. der großen Gefäße; vgl. Bypass, Gefäßtransplantation; **2.** Ersatzblase aus einem Darmsegment als Meth. der künstlichen Harnableitung; s. Ileum-Conduit, Kolon-Conduit, Sigma-Conduit.

Con|duplicato-corpore-Geburt (lat. conduplicato corpore mit verdoppeltem Körper): (engl.) conduplicato corpore evolution; Art der Selbstentwicklung* bei Querlage durch spitzwinklige

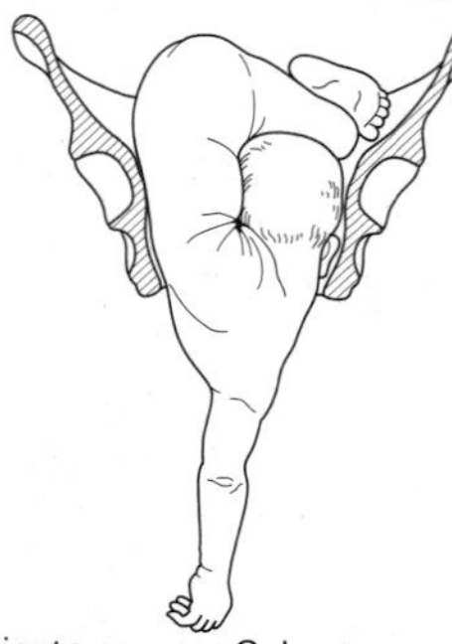

Conduplicato-corpore-Geburt

Abknickung der kindl. Brustwirbelsäule; bei ausgetragener lebender Frucht ausgeschlossen, ausnahmsweise bei sehr kleinem Fetus (<800 g) möglich.

Condurango cortex (↑) m: Rinde der Zweige u. Stämme von Marsdenia condurango; enthält Bitterstoffe (Condurangin) u. versch. Digitanolglykoside; **Verw.:** Bittermittel bei Appetitlosigkeit.

Condyl-: s. a. Kondyl-.

Condylomata acuminata (Kondyl-*; -om*) n pl: Feig- od. Feuchtwarzen; benigne Epitheliome viraler Genese mit fast ausschl. genitoanaler Lok.; gehäuftes u. therapierefraktäres Vork. bei HIV*-Erkrankung; **Err.:** Papillomavirus* Typ 6 u. 11, 40, 42–44, selten 16, 18, 31, 32 u. a.; durch Geschlechtsverkehr übertragbar; Inkubationszeit: 4 Wo. bis zu mehreren Monaten. Das Angehen der Inf. wird gefördert durch Trauma u. Mazeration, z. B. bei Balanitis, Phimose, Urethritis, Fluor vaginalis, Intertrigo, Hämorrhoiden, Analekzem, Condylomata* lata. Aus stecknadelkopfgroßen Knötchen entstehen blumenkohl- u. hahnenkammartige, papilläre Wucherungen. **Ther.:** lokale Anw. von Podophyllotoxin u. Ätzmitteln, Elektrokoagulation, CO_2-Laser, Kürettage; Partnerbehandlung; evtl. Proph. mit Interferon-α bei häufigen Rezidiven.

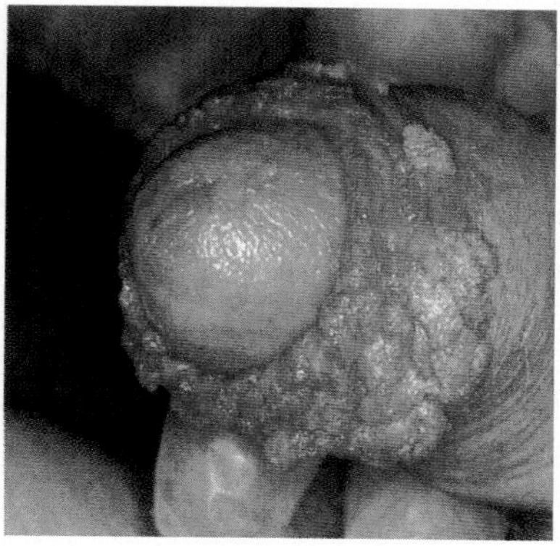

Condylomata acuminata [3]

Condylomata gigantea (↑; ↑) n pl**:** syn. Buschke-Löwenstein-Tumoren; ausgedehnte Condylomata* acuminata mit invasivem, de-

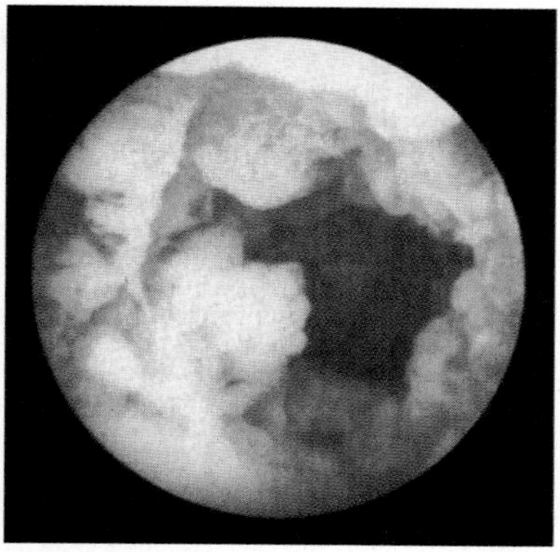

Condylomata gigantea: intraurethrale Lokalisation [27]

struierendem Wachstum, Fistelbildung u. mögl. Übergang in ein Plattenepithelkarzinom*, selten mit Metastasierung.

Condylomata lata (↑; ↑) n pl**:** breit aufsitzende, nässende, treponemenreiche (daher hochinfektiöse) Papeln im späten Stadium der Frühsyphilis (s. Syphilis), bes. an Stellen mit starker Schweißbildung (Vulva, Analtrichter, Axillen).

Condylomata plana (↑; ↑) n pl**:** Sonderform der Condylomata* acuminata im Bereich der Cervix uteri u. Vagina, selten am Präputium, mit flachen weißlichen od. erythematösen Papeln; **DD:** Vulvovaginitis candidomycetica, Herpes simplex, Leukoplakie, Zervixkarzinom.

con|fluens (lat.)**:** zusammenfließend.

Con|fluens sinuum (↑)**:** s. Sinus durae matris.

Con|founder (engl.)**:** effektverfälschende Variable (Merkmal od. Risikofaktor, z. B. Alter) in Studien, die bei Planung (Erfassung, Matching)

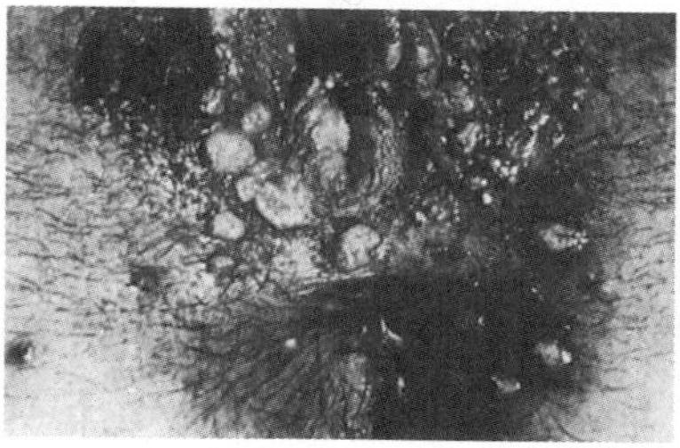

Condylomata lata [377]

od. Auswertung (Schichtung, Matching) zu berücksichtigen ist; vgl. Bias. J. Thü.

Con|gelatio (lat. congelare erfrieren) f**:** lokale Erfrierung*.

con|genitus (Co-*; lat. genitus geboren, gezeugt)**:** angeboren*.

Con|gestio (lat. congerere, congestum anhäufen) f**:** Kongestion*.

Congestive pulmonary failure (engl. ↑; Lungendefekt)**:** Perfusionsstörung im Bereich der Lungenalveolen bei Neugeborenen auf der Grundlage von Atelektasen u. vaskulärer Kongestion (rel. Blutüberfüllung); kann zum Surfactantmangel*-Syndrom führen.

Conidia (gr. κόνις Staub; -id*) n pl**:** s. Konidiosporen.

Coniinum (gr. κώνειον Schierling) n**:** s. Koniin.

Conium maculatum (↑) n**:** gefleckter Schierling; s. Koniin.

con|jugalis (lat. coniugalis)**:** ehelich.

Con|jugata (lat. coniugare zusammenpaaren) f**:** s. Beckenmaße.

Con|junctiva (lat. coniunctivus verbindend) f**:** Bindehaut des Auges (anat.: Tunica conjunctiva); schleimhautähnl. Fortsetzung der äußeren Haut, welche die hintere Fläche des Lids als C. palpebrarum, am Tarsus fixiert, überzieht, sich dann unter Bildung der oberen u. unteren Umschlagfalte auf der vorderen Fläche der Sklera fortsetzt (C. bulbi), um sich am Limbus fest mit der Cornea zu verbinden; nur kälte- u. schmerzempfindlich.

Con|junctivitis (↑; -itis*) f**:** Konjunktivitis*.

Con|junctivitis diphtherica (↑; ↑) f**:** s. Conjunctivitis pseudomembranosa.

Con|junctivitis follicularis (↑; ↑) f**:** sog. Follikularkatarrh; akut od. chron. auftretende, spezif. Reaktionsform der Bindehaut mit Bildung subepithelialer Lymphfollikel im Bereich der Conjunctiva tarsi des oberen u. unteren Augenlids; **Urs.:** chem. od. physik. Reize, Infektionen (z. B. mit Moraxella, Chlamydia, Adeno- od. Herpesviridae, Molluscum-contagiosum-Virus). Vgl. Konjunktivitis.

Con|junctivitis gonor|rhoica (↑; ↑) f**:** syn. Gonoblennorrhö*.

Con|junctivitis pseudo|membranosa (↑; ↑) f**:** auch Conjunctivitis diphtherica; akut auftretende Konjunktivitis*, bei der sich die stark infiltrierten Lider bretthart anfühlen u. die Conjunctiva des unteren Lids mit einer grau-gelbl. Membran überzogen ist; kann hervorgerufen werden durch versch. Erreger, v. a. Corynebacterium diphtheriae.

Con|junctivitis sicca (↑; ↑) f: s. Keratoconjunctivitis sicca.

Con|junctivitis trachomatosa (↑; ↑) f: s. Trachom.

Con|junctivitis vernalis (↑; ↑) f: sog. Frühjahrskatarrh der Augen; bes. bei Allergikern jahreszeitlich gehäuft auftretende exsudativ-allergische Konjunktivitis, z. T. verbunden mit Lidödem bzw. -ekzem; **Formen: 1.** palpebrale Form mit pflastersteinartigen Wucherungen der Conjunctiva bulbi; **2.** bulbäre Form mit grauweißen Wucherungen der perilimbären Bindehaut; **Ther.:** lokal Cromoglicinsäure, u. U. Kortikoidsalben bzw. -tropfen. Vgl. Rhinitis allergica, Heufieber.

con|natus (Co-*; lat. natus geboren): angeboren*.

Con|nexus inter|tendinei musculi extensoris digitorum (↑; lat. nexus Verbindung) m: Verbindungen zw. den Sehnen der Fingerstrecker am Handrücken.

Conn-Syn|drom (Jerome W. C., Endokrin., Michigan, geb. 1907) n: syn. primärer Hyperaldosteronismus; pathol. gesteigerte autonome Überproduktion von Aldosteron* bei Nebennierenrindenadenom (ca. 80 %, C.-S. i. e. S.) od. beidseitiger idiopath. Nebennierenrindenhyperplasie (ca. 20 %); extrem selten bei Nebennierenrindenkarzinom, dexamethasonsupprimierbarem Hyperaldosteronismus, einseitiger Nebennierenrindenhyperplasie (<1 %); **Klin.:** Sympt. sind v. a. pathophysiol. Folgen der chron. Aldosteronüberproduktion mit dem Leitsymptom hypokaliämische Hypertonie*, v. a. durch Zunahme des intravasalen Flüssigkeitsvolumens inf. Hypernatriämie u. direkte Vasokonstriktion; inf. Hypokaliämie, Hypomagnesiämie u. metabol. Alkalose v. a. Obstipation, Muskelschmerzen u. -schwäche, paroxysmale Lähmungen, Tetanie, Parästhesien u. Herzrhythmusstörungen, häufig zusätzl. Kopfschmerz u. Sehstörungen; **Diagn.:** Hyperkaliurie, erhöhte Aldosteronkonzentration in Plasma u. 24-Std.-Sammelurin (nach dreitägiger Kochsalzbelastung), Hyporeninämie (Aldosteron hemmt die Freisetzung von Renin* durch neg. Rückkopplung); DD zw. Adenom u. Nebennierenrindenhyperplasie: bei Adenom Plasmakonzentration von K^+ <3,0 mmol/l, von 18-Hydroxycorticosteron <100 ng/dl; keine od. gering stimulierte Plasma-Renin-Aktivität unter kochsalzarmer Diät, Abnahme der Aldosteronkonzentration nach nächtl. Ruhe u. anschl. Orthostase sowie einseitige NNR-Veränderung. Die **Lokalisationsdiagnostik** ist oft problematisch (Ø <1 cm bei ca. 20 % der Nebennierenrindenadenome); Ultraschalldiagnostik (Screening-Untersuchung, evtl. Endosonographie), Computertomographie, Kernspintomographie, Szintigraphie z. B. mit ^{133}I-19-Iodcholesterol, seitengetrennte Aldosteronbestimmung im Nebennierenvenenblut mit anschl. Phlebographie (zuverlässigstes, aber komplikationsreichstes Verf.); **Ther.:** bei NNR-Tumor op. Entfernung der Nebenniere; bei NNR-Hyperplasie Dauertherapie mit Aldosteronantagonisten (z. B. Spironolacton); **DD:** v. a. mit Diuretika* behandelte primäre Hypertonie bei sekundärem Hyperaldosteronismus*. Vgl. Polyadenomatose-Syndrome.

Conradi-Hünermann-Syn|drom (Erich C., Päd., Köln; Carl H., Arzt, Köln) n: s. Chondrodysplasia-punctata-Syndrome.

con|tagiosus (lat. contagio Ansteckung, Berührung): ansteckend, kontagiös.

Contergan-Syn|drom n: syn. Thalidomid*-Embryopathie.

Con|tiguitas (lat. contiguus berührend, benachbart) f: Kontiguität; Berührung, Nachbarschaft; **per contiguitatem:** durch Berührung, z. B. Ausbreitung einer Entz. auf benachbartes Gewebe; vgl. Continuitas.

Contiguous-gene-Syn|drom (engl. überlappendes Gen) n: durch sehr kleine Chromosomenanomalie (meist Mikrodeletion od. Duplikation) verursachtes Syndrom mit spezif. komplexem Phänotyp (z. B. WAGR*-Syndrom); die betroffene Chromosomenregion umfasst zwei od. mehr benachbarte Gene, die unabhängig voneinander zum Phänotyp beitragen.

Con|tinentia (lat.) f: s. Kontinenz.

Con|tinua febris (lat.) f: anhaltendes Fieber ohne wesentl. Schwankungen; s. Fieber.

Con|tinuitas (lat. continuus zusammenhängend, ununterbrochen) f: Zusammenhang, Fortsetzung; **per continuitatem:** durch (räuml.) Ausbreitung, z. B. einer vorher lokal beschränkten Entzündung.

con|tortus (lat.): gewunden.

contra (lat.): gegen.

Contra-: s. a. Kontra-.

con|tractilis (lat. contractio Zusammenziehung): zusammenziehungsfähig, kontraktil.

con|tractus (lat.): zusammengezogen, gekrümmt, kontrakt.

Contre|coup (frz.): Gegenstoß, Rückstoß; s. Contusio cerebri.

Con|tusio (lat. contundere, contusus zerschlagen, zerquetschen) f: Prellung, Quetschung; s. Kontusion.

Con|tusio bulbi (↑; gr. βολβός Zwiebel) f: Augapfelprellung; nicht perforierende Augenverletzung mit Einblutungen in die Vorderkammer, erheblicher Augeninnendruckerhöhung, Schädigung des Trabekelwerks, Rissen im Irissphinkter, Abriss der Iris von ihrer Basis (Iridodialyse), Katarakt, Glaskörperblutungen, Berlin-Ödem, Netzhautrissen, Aderhautrissen; Spätfolgen (auch Jahre nach einer Verletzung):

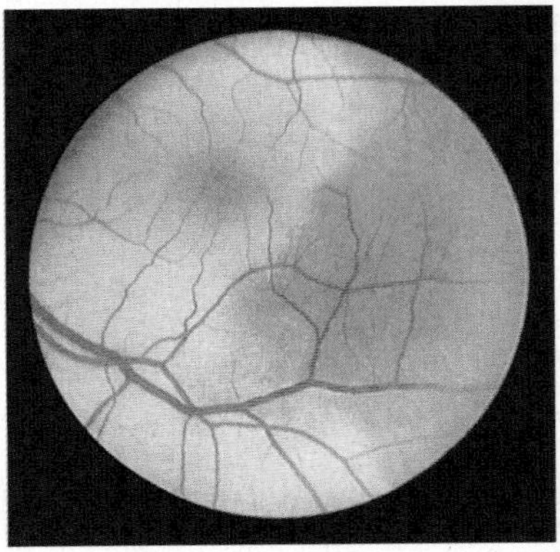

Contusio bulbi: ausgedehntes Berlin-Ödem [550]

Augendruckanstieg, Netzhautablösung, Katarakt. Vgl. Commotio retinae.

Con|tusio cerebri (↑) f: sog. Hirnprellung; gedecktes mittelschweres od. schweres Schädelhirntrauma* (SHT II od. III; ohne Perforation der Dura mater); am Ort der Gewalteinwirkung (sog. Stoßherd, Coup) u. meist stärker an der Gegenseite (Contrecoup) treten Petechien, Zerreißung intrazerebraler Gefäße sowie (multiple) Gewebeschäden, sog. Rindenprellungsherde (v. a. an Stirnhirn, Schläfen- u. Okzipitallappen) auf; z. T. auch Gewebeläsionen mit Einblutungen im Hirnstamm (sog. Hirnstammkontusion); **Sympt.**: Bewusstseinsstörung* (Koma), zerebrale Herdstörungen*, Pupillenstarre*, Störung der Atmung u. Temperaturregulation („zentrales" Fieber), Hirnödem* mit Zeichen der Hirndrucksteigerung*; im weiteren Verlauf können ein subdurales Hämatom, Hydrozephalus sowie eine posttraumatische Hirnleistungsschwäche* od. Epilepsie auftreten. **Diagn.**: kraniale Computertomographie od. Kernspintomographie (Nachw. von Kontusionsblutungen u. Hirnödem), Elektroenzephalographie (Allgemeinveränderung bzw. Herdbefund); **Ther.**: intensivmed. Überwachung, Behandlung des Hirnödems, evtl. Beatmung.

Con|tusio cordis (↑) f: Herzkontusion*.

Contusio spinalis (↑) f: (engl.) spinal cord contusion; Rückenmarkkontusion; mechan. Schädigung des Rückenmarks durch Prellung od. Quetschung, evtl. mit Hämatomyelie*; **Klin.**: spinaler Schock*, Sympt. einer Querschnittläsion*.

Con|tusio thoracis (↑) f: Brustkorbprellung*.

Conus (gr. κῶνος) m: Kegel.

Conus arteriosus (↑) m: syn. Infundibulum; der trichterförmige Teil der Ausströmungsbahn der re. Herzkammer oberh. der Crista supraventricularis; mündet in den Truncus pulmonalis.

Conus elasticus (↑) m: elastische, vom Oberrand des Ringknorpels ausgehende Membran, deren freie Ränder die Stimmbänder bilden; vorn verstärkt durch das Lig. cricothyroideum.

Conus medullaris (↑) m: das untere Ende des Rückenmarks in Höhe des 1. od. 2. Lendenwirbels; vgl. Filum terminale.

Conus my|opicus (↑) m: peripapillärer Dehnungsschwund der Aderhaut bei Myopie*.

Con|vallaria majalis (lat. convallis Talkessel) f: Maiglöckchen; die oberirdischen Teile (Convallariae herba) enthalten ca. 30 versch. herzwirksame, strophanthinähnliche Glykoside (z. B. Convallatoxin, Convallatoxol, Convallosid), Steroidsaponine u. Flavonoide. **Wirkung** u. **Verw.**: s. Digitalisglykoside; **NW**: Übelkeit, Erbrechen, Herzrhythmusstörungen.

Converting-En|zym (engl. to convert umwandeln; gr. ἐν hinein, innerhalb; ζύμη Sauerteig) n: s. Angiotensin-converting-Enzym.

Con|volutum (lat. convolvere, convolutus zusammenrollen, umwickeln) n: verschlungene Masse; z. B. Venen, Darmschlingen.

Con|vulsio (lat. convellere, convulsus losreißen, erschüttern) f: Konvulsion; s. Krämpfe.

Cooley-An|ämie (Thomas B. C., Päd., Detroit, 1871–1945; Anämie*) f: syn. Thalassaemia* major.

Coombs-Geräusch (Carey F. C., engl. Arzt, 1879–1932): (engl.) Coombs' murmur; auch Carey-Coombs-Geräusch; wenig gebräuchliche Bez. für mesodiastol. Herzgeräusche* durch rel. funktionelle Mitralstenose* mit Punctum maximum über der Herzspitze in der Medioklavikularlinie (in der Phonokardiographie meist spindelförmig um den 3. Herzton); **Vork.**: bei Ventrikelseptumdefekt u. Ductus* arteriosus apertus mit großem Links-Rechts-Shunt, auch bei Mitralinsuffizienz*.

Coombs-Test (Robin R. C., Pathol., Cambridge, geb. 1921) m: s. Antiglobulintest.

Cooper-Faszie (↑; Fasz-*) f: Fascia cremasterica.

Cooper-Hernie (↑; Hernie*) f: s. Hernie.

Cooper-Schere (↑): (engl.) Cooper's scissors; über die Fläche gebogene chir. Schere.

Cooper-Streifen (↑): (engl.) Cooper's stripes; Faserzüge zw. Lig. collaterale radiale u. ulnare am distalen Ende.

CO_2-Partial|druck: (engl.) CO_2 partial pressure; Symbol pCO_2; Partialdruck* von Kohlendioxid entspr. seines prozentualen Volumenanteils in einem Gasgemisch; der pCO_2 der Körperflüssigkeiten nimmt kontinuierlich ab vom Ort der CO_2-Produktion in den Mitochondrien über das venöse Mischblut (45 mmHg, 6 kPa) bis zu den Alveolen (P_ACO_2, 40 mmHg, 5,3 kPa). P_ACO_2 entspricht bei normaler Lungenfunktion dem art. pCO_2 (P_aCO_2). Messung des P_aCO_2 mit Glaselektrodenkette, indirekt durch die Astrup*-Methode od. transkutan, des P_ACO_2 durch Kapnographie* als endexspiratorischer pCO_2 (P_ECO_2).

Coping (engl. to cope fertig werden mit): (psychol.) Verhalten zur Bewältigung schwieriger Situationen; med. von Bedeutung als Krankheitsbewältigung v. a. bei Pat. mit chron. Erkrankungen u. Behinderungen od. zweifelhafter Progn.; erfolgreiches C. ist für den Verlauf vieler Erkr. von entscheidender Bedeutung u. setzt neben der Stabilität einer therap. Beziehung v. a. unterstützende Faktoren des sozialen Umfelds (z. B. Selbsthilfegruppen*), ein von Schuldzuweisungen freies Krankheitskonzept* u. ein günstiges Krankheitsverhalten* voraus.

Cor (lat.) n: Herz*.

coracoideus (gr. κόραξ Rabe): rabenschnabelähnlich; z. B. Processus coracoideus des Schulterblatts.

Cor adiposum (Cor*) n: Fettherz*.

Cor asthenicum (↑) n: s. Tropfenherz.

Cor bi|laterale (↑) n: Herzvergrößerung auch auf die rechte Thoraxseite; z. B. bei Herzhypertrophie*, Herzinsuffizienz*.

Cor bi|loculare (↑) n: s. Ventrikel, singulärer.

Cor bovinum (↑) n: sog. Ochsenherz; kaum noch gebräuchliche Bez. für ein stark vergrößertes Herz, v. a. bei schwerer Herzinsuffizienz, Kardiomyopathien u. kombinierten Herzklappenfehlern (s. ums. Abb.); vgl. Herzformen.

Core (engl. Kern): aus Nukleinsäuren bestehender Innenkörper eines Virus; vgl. Viren.

Cori-Krankheit (Carl F. C., Biochem., Pharmak., St. Louis, 1896–1984; Gerty C., Biochem., St. Louis, 1896–1957): s. Glykogenosen (Tab.).

Corium (lat. Lederhaut) n: veraltete Bez. für Dermis*.

Cori-Zyklus (Carl F. C., Biochem., Pharmak., St. Louis, 1896–1984; Gerty C., Biochem., St. Louis, 1896–1957; Zykl-*) m: (engl.) Cori cycle; Glukose-Laktat-Zyklus; bei starker Muskelarbeit wird die aus Muskelglykogen frei werdende Glukose durch Glykolyse* bis zu Pyruvat abgebaut, das anaerob zu Laktat* umgesetzt wird; über die Blutbahn erreicht Laktat die Leber,

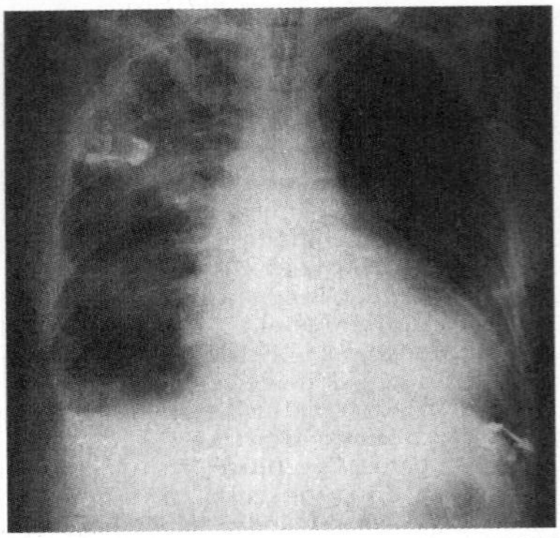

Cor bovinum [530]

wird hier entw. vollständig oxidiert od. zur Glukoneogenese* genutzt. Durch den C.-Z. wird ein Teil der Stoffwechsellast des Muskels von der Leber übernommen.

Cornea (lat. cornea cutis Hornhaut) f**:** Hornhaut des Auges; durchsichtiger Abschnitt der Augapfelhülle (Tunica fibrosa bulbi), der am Limbus corneae in die weiße Augenhaut (Sklera) übergeht; geschichteter **Aufbau**, beginnend an der konvexen Außenfläche (Facies ant.): **1.** Epithelium anterius: mehrschichtiges unverhorntes Plattenepithel; **2.** Lamina limitans ant. (Bowman-Membran); **3.** Substantia propria: 45–70 Lamellen kollagener Fibrillen mit eingestreuten Fibrozyten; **4.** Lamina limitans post. (Descemet-Membran) als Basalmembran; **5.** Epithelium posterius einschichtiges Plattenepithel; keine Blut- u. Lymphgefäße, Innervation durch den N. ophthalmicus (V_1); **Form:** fast rund u. im Scheitel (Vertex corneae) sphärisch gekrümmt; Dicke variiert: peripher 1,1–1,2 mm, zentral 0,8–0,9 mm; stärker gewölbt als die Sklera; optische Funktion (Transparenz, Brechung des Lichts) u. Schutzfunktion.

Cornea plana (↑) f**:** seltene, erbl. Formanomalie der Hornhaut mit starker Abflachung, vermindertem Durchmesser (<10 mm) u. progressiver Eintrübung vom Rand her in Komb. mit abgeflachter Vorderkammer, insgesamt verkürzten Vorderabschnitten des Augapfels u. anderen Anomalien (Kolobom, Katarakt).

Cornelia-de-Lange-Syn|drom (Cornelia de L., Päd., Niederlande, 1871–1950) n**:** s. Lange-Syndrom.

Cornu ammonis (lat. cornu Horn) n**:** Ammonshorn*.

Cornu cutaneum (↑) n**:** Hauthorn; tierhornartige Hyperkeratose* (s. Abb.); kann mit Verrucae* vulgares, Keratosis* actinica od. Plattenepithelkarzinom* assoziiert sein.

Corona (lat.) f**:** Kranz.

Corona ciliaris (↑) f**:** Strahlenkranz des Ziliarkörpers* des Auges; besteht aus den 70–80 gefäßreichen Ziliarfortsätzen (Processus ciliares).

Corona dentis (↑) f**:** Zahnkrone.

Corona glandis penis (↑) f**:** zirkulärer Wulst an der Eichel des Penis.

Corona mortis (↑) f**:** sog. Totenkranz; abnorm starke Ausbildung der Anastomose zw. der A. obturatoria (R. pubicus) u. der A. epigastrica inf.;

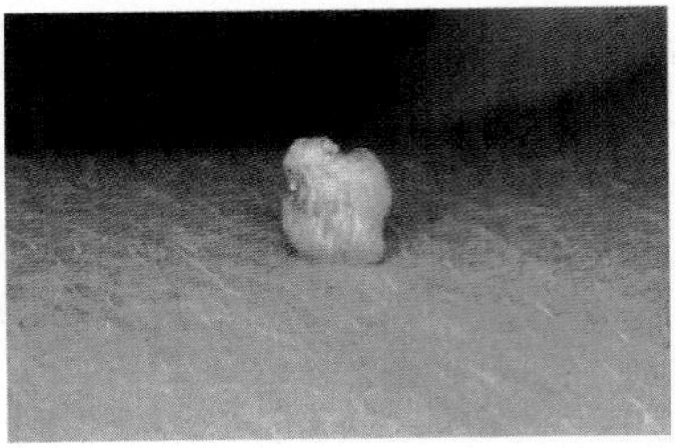

Cornu cutaneum [3]

früher wichtige Urs. für intraoperatives Verbluten bei Schenkelhernienoperation.

Corona phleb|ectatica para|plantaris (↑) f**:** variköser Venenkranz an den Fußrändern (sog. Cockpit-Varizen) bei Abflussstörung im Bereich der tiefen Unterschenkelvenen bei chronisch-venöser Insuffizienz*; vgl. Varizen.

Corona radiata (↑) f**:** sog. Stabkranz; **1.** fächerförmige Ausbreitung der Projektionsfasern der Capsula* interna in die Großhirnrinde; **2.** Bez. für die die Eizelle* umgebende Zellschicht.

Corona|viridae (↑; Virus*; Idio-*) f pl**:** Fam. pleomorpher RNA-Viren mit Hüllmembran (Ø 70–160 nm, einsträngige RNA, 3–4 Polypeptide; elektronenmikroskop. schütterer Kranz 15–29 nm langer, keulen- bzw. blütenförmiger Projektionen); **Unterteilung** in drei Genera: Coronavirus (mit z. T. humanpathogenen Viren), Arterivirus u. Torovirus (nur tierpathogen); **Übertragung:** durch Schmier- u. Tröpfcheninfektion; beim Menschen verursachen C. milde Erkr. der oberen Atemwege, selten Gastroenteritis.

coronoideus (↑; -id*)**:** kronenartig; z. B. Processus coronoideus ulnae.

Cor pendulum (Cor*) n**:** s. Tropfenherz.

Corpora para|aortica (lat. corpus, corporis Körper) n pl**:** syn. Glomera aortica; unregelmäßig an der Wand des Arcus* aortae verstreute chromaffine Zellnester; vgl. Paraganglien.

Cor pulmonale (↑) n**:** Abk. CP; Bez. für ein Herz, das typ. Veränderungen aufweist, die durch eine akute od. chron. Drucksteigerung im Lungenkreislauf (verursacht durch eine Erkr. der Lunge) entstanden sind (s. Abb.); laut Def. der WHO gehören Erkr. des li. Herzens u. Herzfehler nicht zu den Ursachen des CP. **Formen: 1.** akutes CP: Dilatation u. Insuffizienz des re. Ventrikels, u. U. mit der lebensbedrohl. Folge eines akuten Rechtsherzversagens; Urs.: massive Lungenembolie, Status asthmaticus, Spannungspneumothorax, thoraxchir. Eingriffe (v. a. Pneumektomie); **2.** chron. CP: Hypertrophie u. später auch Dilatation des re. Ventrikels, die zur Rechtsherzinsuffizienz* führen kann; Urs.: chron. Lungenerkrankungen (z. B. obstruktive Bronchitis, Lungenemphysem, Sarkoidose, Alveolitis, Lungenfibrose), alveoläre Hypoventilation aus muskulärer Urs., rezidiv. Lungenembolien, primär vaskuläre pulmonale Hypertension*; **Sympt.:** Rechtsherzdilatation u. -hypertrophie, Zyanose, Dyspnoe, akzentuierter 2. Pulmonalton; **Diagn.:** im Rö.-Thorax Änderung der Herzform inf. der Rechtsherzhypertrophie, so dass der li. Ventrikel nach dorsal verdrängt u. der re. Ventrikel spitzenbildend wird; starke

Prominenz des Pulmonalbogens; im EKG Zeichen der Rechtsherzbelastung (Steiltyp bis Rechtstyp, P-pulmonale), bei akutem CP evtl. McGinn-White-Syndrom (S_IQ_{III}-Typ) u. rechtspräkordial (V_1-V_3) sowie in Ableitung III auch diskordante spitznegative T-Wellen als Ischämiezeichen. Vgl. Herzinsuffizienz.

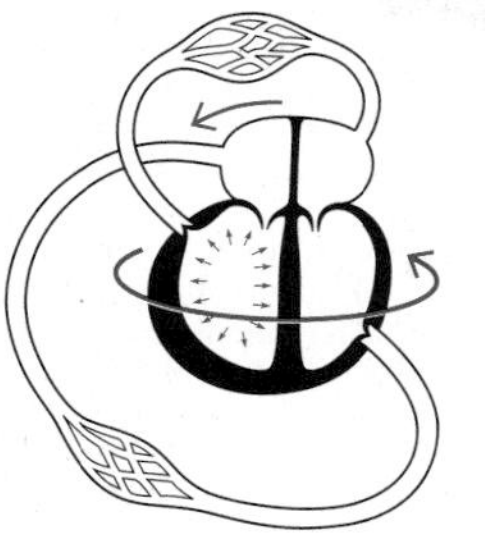

Cor pulmonale:
Formwandel des Herzens; Hypertrophie der rechten Kammerwand, Verlängerung der Herzachse, Verbreiterung der rechten Kammer, Linksdrehung und Querlagerung des Herzens [129]

Corpus (lat.) n: Körper.

Corpus adiposum buccae (↑) n: sog. Bichat-Wangenfettpfropf zw. M. buccinator u. M. masseter.

Corpus adiposum fossae ischio|analis (↑) n: Fettgewebekörper in der Fossa ischioanalis.

Corpus adiposum infra|patellare (↑) n: unterh. der Patella vor der Kniegelenkspalte gelegener, von Synovialhaut überzogener Fettkörper; vgl. Hoffa-Krankheit.

Corpus adiposum orbitae (↑) n: Fettgewebekörper der Augenhöhle.

Corpus albicans (↑) n: narbiger Rest des Corpus* luteum.

Corpus alienum (↑) n: Fremdkörper*.

Corpus amygdaloideum (↑) n: Mandelkern; durch feine Marklamellen in mehrere Kerngruppen geteilter, an der Innenseite des Schläfenlappens an der Spitze des Unterhorns des Seitenventrikels liegender Kern des Großhirns; gehört zum limbischen System*.

Corpora amylacea (↑) n pl: Amyloidkörperchen; physiol. in Prostata, Gelenken u. im Altersgehirn; pathol. bei Amyloidosen* u. degenerativen Erkr. des Gehirns.

Corpora arenacea (↑) n pl: Sandkörperchen, Psammomkörper; Vork. bes. in der Zirbeldrüse, im Plexus choroideus u. in Meningeomen; s. Psammom.

Corpus atreticum (↑) n: atretischer Follikel (s. Follikelreifung).

Corpus callosum (↑) n: Balken des Gehirns; quere Faserverbindung zw. den beiden Hemisphären am Grund der Fissura longitudinalis cerebri; besteht aus dem hinten u. kaudal gelegenen Wulst (Splenium), dem Hauptteil als Stamm (Truncus), der in das Knie (Genu) übergeht. Unterh. des Knies endet er rostral mit dem Schnabel (Rostrum). Die vorderen, im Knie U-förmig die Frontallappen verbindenden Fasern bilden die vordere Balkenzwinge (Forceps frontalis bzw. minor). In gleicher Weise verläuft die hintere Balkenzwinge (Forceps occipitalis bzw. major) im Wulstgebiet zur Verbindung der Hinterhauptlappen. Tapetum nennt man die Faserverbindungen, die die Seitenwand des Cornu temporale u. occipitale (hier auch das Dach) des Seitenventrikels bilden.

Corpus cavernosum clitoridis (↑) n: Schwellkörper der Klitoris*; rechtes u. linkes C. c. c. bilden den Schaft des Kitzlers (Corpus clitoridis).

Corpus cavernosum penis (↑) n: Schwellkörper des männl. Glieds; durch das Septum penis in zwei Hälften geteilt, umgeben von einer straffen Tunica* albuginea; Schwammwerk weiter Bluträume, deren Scheidewände aus elast. Fasern u. glatter Muskulatur bestehen. Vgl. Erektion.

Corpus ciliare (↑) n: Strahlenkörper; Ziliarkörper* des Auges.

Corpus coccygeum (↑) n: arteriovenöse Anastomosen* enthaltendes Knötchen vor der Steißbeinspitze.

Corpusculum renis (Dim. ↑) n: s. Malpighi-Körperchen.

Corpus femoris (↑) n: Schaft des Oberschenkelknochens.

Corpus gastricum (↑) n: Magenkörper.

Corpus geniculatum laterale (↑) n: Teil des Metathalamus*; Schaltstelle der zentralen Sehbahn.

Corpus geniculatum mediale (↑) n: Teil des Metathalamus*; Schaltstelle der zentralen Hörbahn.

Corpus humeri (↑) n: Schaft des Oberarmknochens.

Corpus liberum (↑) n: freier Gelenkkörper*.

Corpus linguae (↑) n: Zungenkörper.

Corpus luteum (↑) n: syn. Gelbkörper; entsteht im Ovar nach der Ovulation* aus dem gesprungenen Follikel (gelegentl. auch aus einem nicht geplatzten Follikel), Bildungsort von Östrogenen u. Corpus-luteum-Hormon (Progesteron*); **1. C. l. graviditatis**: Gelbkörper, der bis zum Beginn des 3. Schwangerschaftsmonats wächst u. Hormone sezerniert; gegen Schwangerschaftsende langsame Rückbildung; **2. C. l. menstruationis**: Gelbkörper, der sich bei fehlender Befruchtung des Eis zurückbildet; inf. der abfallenden Hormonproduktion setzt die Menstruation* ein.

Corpus-luteum-In|suffizienz (↑; Insuffizienz*) f: (engl.) corpus luteum insufficiency; syn. Lutealphaseninsuffizienz; Funktionsschwäche des Gelbkörpers (Corpus luteum) mit erniedrigter Progesteronkonzentration im Plasma; **Symptome:** Verkürzung der Corpus-luteum-Phase (hypertherme Phase) des Menstruationszyklus*; langsamer (treppenförmiger) Anstieg der Basaltemperatur in der Corpus-luteum-Phase; keine zyklusgerechte sekretor. Umwandlung des Endometriums. Die C.-l.-I. ist eine der wichtigsten Urs. der weibl. Sterilität*.

Corpus-luteum-Zyste (↑; Kyst-*) f: (engl.) corpus luteum cyst; durch Einblutungen entstehendes, zyst. vergrößertes Corpus* luteum mit einer Schicht hyperplast., später druckatroph. Granulosaluteinzellen* u. (nach Resorption der Blutbestandteile) mit klarem gelbl. Inhalt; inf. verlangsamter Abnahme der Progesteronbildung Verzögerung der Menstruation*. Vgl. Ovarialzysten.

Corpus mammae (↑) n: Drüsenkörper der weibl. Mamma* mit dem umgebenden Fettgewebe.

Corpus mammillare (↑) n: paarige Erhebung am Boden des Zwischenhirns; Schaltstelle des limbischen Systems.

Corpus mandibulae (↑) n: Körper des Unterkiefers; enthält die Zahnfächer.

Corpus maxillae (↑) n: Körper des Oberkiefers; enthält die Oberkieferhöhle u. die Zahnfächer.

Corpus medullare cerebelli (↑) n: Marksubstanz des Kleinhirns.

Corpus neuroni (↑) m: um den Zellkern gelegener Zellleib der Nervenzelle*.

Corpora oryzoidea (↑) n pl: Reiskörperchen; Fibrinablagerungen in Gelenken, Sehnenscheiden u. Schleimbeuteln; vgl. Gelenkkörper, freier.

Corpus penis (↑) n: Schaft des männlichen Glieds.

Corpus perineale (↑) n: syn. Centrum perinei; fibromuskulärer Körper im Beckenboden zw. Anal- u. Urogenitalöffnungen; entsteht durch Verflechtung von Muskelfasern u. Bindegewebezügen.

Corpus pineale (↑) n: Zirbeldrüse; s. Epiphyse.

Corpus rubrum (↑) n: der mit frischem Blut gefüllte gesprungene Follikel*.

Corpus spongiosum penis (↑) n: unpaariger kompressibler Schwellkörper der männl. Harnröhre.

Corpus striatum (↑) n: Kurzform Striatum, Streifenhügel; Bez. für einen Teil der basalen Stammganglien des Gehirns; besteht aus dem Putamen (Schalenkern) des Nucleus lentiformis (Linsenkern) u. dem Nucleus caudatus (Schweifkern), gehört zum extrapyramidalen System*.

Corpus trapezoideum (↑) n: Trapezkörper; im Tegmentum pontis gelegene quere Faserzüge; Teil der zentralen Hörbahn.

Corpus uteri (↑) n: Gebärmutterkörper; s. Uterus.

Corpus vesicae (↑) n: Harnblasenkörper.

Corpus vesicae felleae (↑) n: auch Corpus vesicae biliaris; Gallenblasenkörper.

Corpus vitreum (↑) n: Glaskörper des Auges, zw. Linse u. Netzhaut gelegen; besteht aus der Glaskörpergallerte, Stroma vitreum mit bis zu 98% Flüssigkeit, Humor vitreus u. eingelagerten Fibrillen, die durch Verdichtung an der Oberfläche eine Grenzmembran (Membrana vitrea) bilden.

Cor|rigens (lat. verbessernd) n: (engl.) corrigent; Medikamentenzusatz; z. B. zur Verbesserung des Geschmacks, Geruchs od. Aussehens.

Corrinoide n pl: (engl.) corrinoids; Sammelbez. für Verbindungen, die sich vom Corrinringsystem (vier Pyrrolringe mit kovalent gebundenem Cobalt als Zentralatom) ableiten, z. B. Cobalamin*.

Cort-: auch Corti-, Korti-; Wortteil mit der Bedeutung Rinde, Schale; von lat. cortex.

Cortex (lat.) m: Rinde, Schale.

Cortex cerebelli (↑) m: Kleinhirnrinde; ca. 1 mm dick, überwiegend aus Nervenzellen bestehend.

Cortex cerebri (↑) m: Großhirnrinde; graue nervenzellhaltige Substanz, besteht meist aus sechs Zellschichten.

Cortex glandulae supra|renalis (↑) m: Nebennierenrinde; besteht aus drei charakterist. gebauten Zonen; s. Nebenniere.

Cortex lentis (↑) m: Linsenrinde; äußere, weichere (rel. wasserreiche) Faserschicht der Augenlinse.

Cortex nodi lymphoidei (↑) m: äußere Schicht der Lymphknoten mit Lymphknötchen (Noduli lymphoidei); Zone der B-Lymphozyten.

Cortex renalis (↑) m: Nierenrinde; ca. 6 mm dicker Teil der Niere zw. Kapsel u. Mark; enthält Nierenkörperchen u. Harnkanälchen.

Cor|texolon n: syn. Desoxycortisol*.

Cortexon n: syn. Desoxycorticosteron*.

Corti-: s. a. Korti-.

corticalis (Cort-*): Rinden-.

Cortico|steroid-binding-Globulin (engl. ↑; Stereo-*; -id*; bindend; Globuline*) n: syn. Transcortin*.

Cortico|steron n: s. Glukokortikoide.

Cortico|tropin n: s. ACTH.

Cortico|tropin-Releasing-Hormon (engl. Cortex*; -trop*; freisetzend; Horm-*) n: Abk. CRH*.

Corti-Ganglion (Alfonso de C., Anat., Wien, Turin, 1822–1876; Gangl-*) n: Ganglion spirale cochleae; s. Ganglion cochleare.

Corti-Membran (↑) f: Membrana tectoria, das Corti-Organ bedeckend.

Corti-Organ (↑) n: (engl.) organ of Corti; syn. Organum spirale; Sinnesepithel der Gehörschnecke; umfasst die einzelnen Corti-Hörzellen (Haarzellen) u. wird gestützt durch die Corti-Pfeilerzellen, die den Corti-Tunnel seitl. begrenzen. Vgl. Deiters-Zellen, Hensen-Zellen.

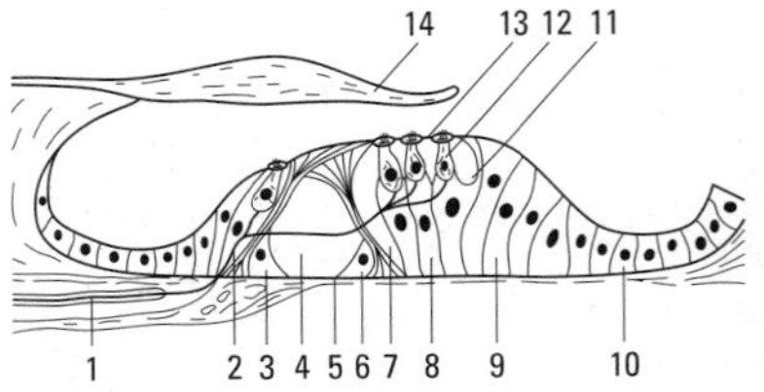

Corti-Organ:
1: Nervenfaser der Pars cochlearis des VIII. Hirnnervs; 2: innere Phalangenzelle mit innerer Haarzelle; 3: innere Pfeilerzelle; 4: innerer (Corti-)Tunnel; 5: Basilarmembran; 6: äußere Pfeilerzelle; 7: Nuel-Raum; 8: äußere Phalangenzellen (Deiters); 9: Hensen-Zellen; 10: Claudius-Zellen; 11: äußerer Tunnel; 12: äußere Haarzelle; 13: Membrana reticularis; 14: Membrana tectoria [172]

Cortisol n: syn. Hydrocortison (INN), auch Kortisol; zu den Glukokortikoiden* zählendes Steroidhormon; im Blut zu 90 % an Transcortin* gebunden; Nachweis durch direkte Bestimmung im Plasma bzw. Harn; therap. **Verw.:** bei Nebennierenrindeninsuffizienz, rheumat. u. allerg. Erkrankungen.

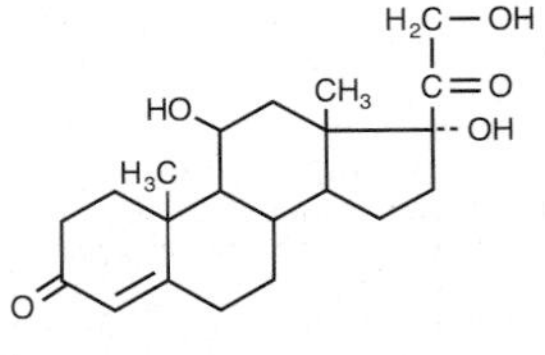

Cortisol

Cortison (INN) n: zu den Glukokortikoiden* zählendes Steroidhormon; therap. **Verw.:** bei Nebennierenrindeninsuffizienz, rheumat. u. allerg. Erkrankungen.

Cor tri|atriatum (Cor*) n: seltene Herzfehlbildung, bei der der li. Vorhof durch eine perforierte fibromuskuläre Membran in einen proximalen Teil mit den Lungenvenenmündungen u. einen distalen Teil mit dem li. Herzohr geteilt wird. Das klin. Bild entspricht einer angeb. Mitralstenose*, evtl. zusätzl. Anomalien (z. B. Defekte im Vorhofseptum, Fehlmündung von Lungen- u. Körpervenen) mit entspr. Symptomen. **Diagn.:** röntg. im Ggs. zur Mitralstenose kleiner li. Vorhof; Echokardiographie, Herzkatheterisierung u. Angiokardiographie; **Ther.:** operativ.

Cor tri|loculare (↑) n: seltene Herzfehlbildung mit Fehlen des Septums entweder zw. den Ventrikeln (C. t. biatriatum) od. zw. den Vorhöfen (C. t. biventriculare); vgl. Ventrikel, singulärer.

Cor villosum (↑) n: auch Cor hirsutum; sog. Zottenherz bei Pericarditis sicca (s. Perikarditis).

Coryne|bacterium (gr. κορύνη Keule, Kolben; Bakt-*) n: Gattung grampositiver, nicht Sporen bildender, unbewegl. Stäbchenbakterien, häufig mit ein- od. beidseitigen keulenförmigen Anschwellungen; **Verbreitung:** ubiquitärer Boden- u. Wasserkeim; Normalflora der menschlichen u. tierischen Haut u. der Schleimhäute; ca. 40 Species (meist pflanzenpathogen od. apathogen); med. relevant: Corynebacterium* diphtheriae (Diphtherie), Corynebacterium jeikeium (schwere katheterassoziierte Inf. bei abwehrgeschwächten Pat.), Corynebacterium minutissimum (s. Erythrasma), Corynebacterium* pseudodiphtheriticum, Corynebacterium ulcerans (leichtere diphtherieähnliche Krankheitsbilder), Corynebacterium* xerosis. Vgl. Bakterienklassifikation, Diphtheroide.

Coryne|bacterium acnes (↑; ↑) n: syn. Propionibacterium acnes; s. Propionibacterium.

Coryne|bacterium diphtheriae (↑; ↑) n: syn. Bact. diphtheriae; Err. der Diphtherie*; **Morphol.:** in Neisser*-Polkörnchenfärbung gelbbraune Stäbchen mit zahlreichen schwarz-blauen Polkörperchen (sog. Volutin-Körnchen), häufig in charakterist. V- od. Y-förmiger Lagerung (sog. chinesische Schriftzeichen, s. Abb.); die

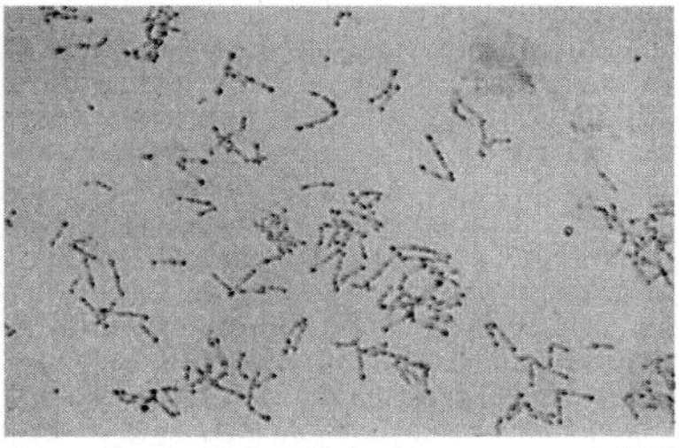

Corynebacterium diphtheriae [179]

Erkr. wird durch ein Exotoxin ausgelöst, das nur Stämme mit spez. Phagen-DNA (sog. temperente Phagen) bilden. Diphtherietoxin besteht aus Fragment A (stabil; toxische Aktivität durch Blockierung der Translation in der Proteinsynthese) u. Fragment B (labil; für Rezeptorbindung an Zielzellen, vermittelt Toxin-A den Weg ins Zytoplasma) u. kann durch Formaldehyd in ein Toxoid verwandelt werden, das zur Impfung u. Herstellung von antitoxischem Serum verwendet wird. **Übertragung:** direkter Kontakt; Tröpfcheninfektion; **Diagn.:** Primärkultur auf Blutagar od. Löffler-Serum, Selektivkultur auf tellurithaltigen Indikatormedien; biochem. Differenzierung: Urease-negativ, Cystin-positiv, Glukosevergärung positiv, Saccharosevergärung negativ, Nitratreduktion positiv; **Toxinnachweis:** Tierversuch; Elek-Ouchterlony-Test (Immunodiffusionsverfahren).

Coryne|bacterium minutissimum (↑; ↑) n: Erreger des Erythrasma*.

Coryne|bacterium pseudo|diphtheriticum (↑; ↑) n: i. d. R. apathogener Schleimhautsaprophyt; im Ggs. zu Corynebacterium* diphtheriae gerade, kurze Stäbchen in regelmäßiger Parallellagerung (Palisaden- od. Parkettmusterform); Polkörnchen oft nur einseitig od. fehlend; u. U. opportunistischer Erreger z. B. einer Endokarditis. Vgl. Diphtheroide.

Coryne|bacterium vaginale (↑; ↑) n: s. Gardnerella vaginalis.

Coryne|bacterium xerosis (↑; ↑) n: Saprophyten* der Schleimhäute; i. d. R. apathogen, u. U. opportunistische Erreger* z. B. für Endokarditis; irrtüml. als Erreger der Xerophthalmie angesehen (Name); vgl. Diphtheroide.

Coryza (gr. κόρυζα Erkältung, Schnupfen) f: Schnupfen; s. Rhinitis.

Coryza syphilitica (↑) f: eitriger Schnupfen bei Syphilis connata; s. Syphilis.

Cossio-Syn|drom (P. C., zeitgen. Kardiol., Argentinien) n: syn. Syndrom der großen Vorhoflücke; nicht mehr gebräuchliche Bez. für bes. großen Vorhofseptumdefekt*.

Costa (lat.): Rippe; i. d. R. zwölf paarige Knochen, Bestandteil des Brustkorbs; Teile: Caput costae (Rippenkopf), Collum costae (Rippenhals), Corpus costae (Rippenkörper); zw. vorderem, knöchernem Ende der Rippe u. Sternum bzw. Rippenbogen befindet sich der Rippenknorpel (Cartilago costalis); **Einteilung:** Costa prima (erste Rippe), Costa secunda (zweite Rippe), Costa lumbalis (Lendenrippe, inkonstant), Costae verae (I-VII, die sieben obersten Rippen mit knorpeligem Kontakt zum Sternum), Costae spuriae (VIII-XII, die fünf untersten Rippen ohne direkten, knorpeligen Kontakt zum Sternum); die 8.-10. Rippe bilden den Rippenbogen, die 11. u. 12. Rippe (Costae fluctuantes) endigen isoliert.

Costae spuriae (↑) f pl: die unteren fünf Rippen, die keine direkte Verbindung zum Brustbein besitzen; drei bilden die Rippenbogen, die beiden letzten enden frei.

Costae verae (↑) f pl: die sieben oberen mit dem Brustbein knorpelig verbundenen Rippen.

costalis (↑): Rippen-.

Costen-Syn|drom (James B. C., Otol., St. Louis, 1895–1962) n: syn. Mandibulargelenksyndrom; neuralgiforme Kopf- u. Gesichtsschmerzen bei Kiefergelenkveränderungen durch Biss- u. Kauanomalien sowie durch Arthrose des Gelenks; **DD:** Trigeminusneuralgie*.

Co|substrate n pl: s. Coenzyme.

Cotard-Syn|drom (Jules C., Psychiater, Paris, 1840–1889) n: (engl.) Cotard's syndrome; v. a. bei älteren Menschen i. R. einer (häufig somatogenen) Depression auftretender extremer sog. nihilistischer Wahn, bei dem die Betroffenen annehmen, sie hätten keinen Körper mehr, hätten

Organe verloren, seien verfault bis hin zu einer Negation der eigenen Existenz u. der Existenz der Welt; cave: erhöhte Suizidgefahr. G. St.-I.

Cotrel-Dubousset-Operation (Y. C., zeitgen. Orthop., Frankreich; J. D., zeitgen. Orthop., Frankreich) f: Form der Spondylodese*.

Co|trim|oxazol n: (engl.) cotrimoxazole; Kombination des Chemotherapeutikums Trimethoprim* (Abk. TMP) mit dem Sulfonamid Sulfamethoxazol* (Abk. SMZ); **Wirkungsweise:** Hemmung der bakt. Folsäuresynthese; SMZ u. TMP wirken bakteriostatisch, die Komb. beider hat in vitro einen bakteriziden Effekt; **Wirkungsspektrum:** entspricht dem der Dehydrofolsäure-Reduktasehemmstoffe u. der Sulfonamide; **Verw.:** v. a. bei Harnweginfektionen, akuter u. chron. Pyelonephritis, Typhus, bei akuten Schüben der chron. Bronchitis, zur Proph. u. Ther. von Pneumocystis-carinii-Infektionen; **UAW** u. **Kontraind.:** s. Sulfonamide.

Cotton-wool-Herde (engl. cotton wool Baumwolle): (engl.) cotton wool spots; Augenhintergrundveränderungen mit weißen, unscharf begrenzten Flecken; **Urs.:** Kapillarverschlüsse der Retina mit ischämischem Axoplasmastau; **Vork.:** z. B. bei Retinopathia diabetica od. Retinopathia hypertensiva, Kollagenosen, Zentralvenenverschluss, HIV-Retinopathie.

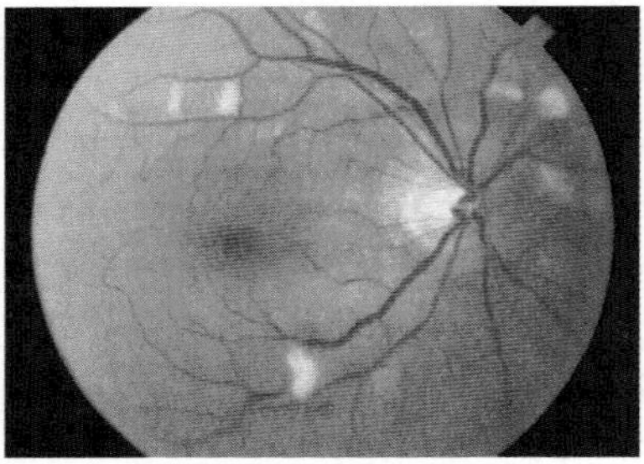

Cotton-wool-Herde bei HIV-Retinopathie [550]

Cotyledo (gr. κοτυληδών Vertiefung, Becher) f: (engl.) cotyledon; Zottenbüschel des Chorions*; Lappen der Plazenta*.

Coulomb (Charles A. de C., Phys., Paris, 1736–1806) n: abgeleitete SI-Einheit der elektr. Ladung; Einheitenzeichen C; 1 C = 1 As, d. h. die von einem Strom der Stärke 1 Ampere in 1 Sekunde transportierte Elektrizitätsmenge. Die Elementarladung e beträgt $1{,}602 \times 10^{-19}$ C. Vgl. Stromstärke, elektrische.

Coulomb-Gesetz (↑): (engl.) Coulomb's law; (physik.) Gesetzmäßigkeit, die besagt, dass gleichnamige elektr. Ladungen sich abstoßen u. ungleichnamige sich anziehen. Die Coulomb-Kraft (F) ist dem Produkt beider Ladungen (Q_1, Q_2) direkt u. dem Quadrat ihres Abstands (r^2) umgekehrt proportional (k = Proportionalitätsfaktor):

$$F = k\,\frac{Q_1 \cdot Q_2}{r^2}$$

Coulter-Verfahren: (engl.) Coulter method; Durchflusszytometrie* durch Impedanzmessung.

Councilman-Körperchen (William T. C., Pathol., Baltimore, 1854–1933): (engl.) Councilman bodies; kleine, hyaline, azidophile, runde od. ovale Körperchen aus degenerierten bzw. nekrotischen, aus dem Verband gelösten Leberepithelien (s. Abb.); **Vork.:** bei Hepatitis u. Gelbfieber.

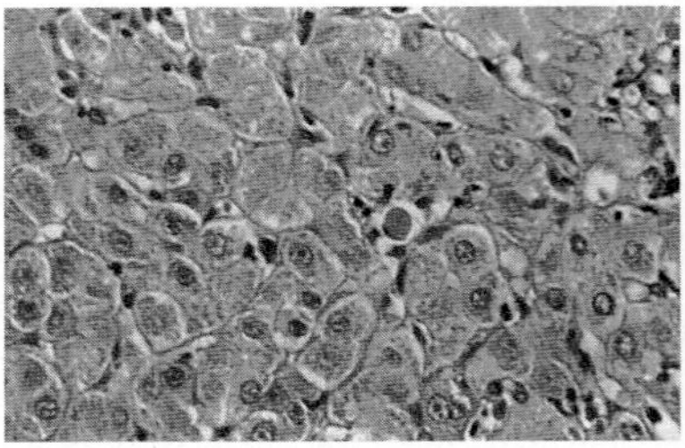

Councilman-Körperchen: Einzelzellnekrose bei akuter Virushepatitis (Leberhistologie) [62]

Courvoisier-Zeichen (Ludwig G. C., Chir., Basel, 1843–1918): (engl.) Courvoisier's sign; schmerzlos vergrößerte, palpable Gallenblase bei gleichzeitig bestehendem Ikterus* durch chron. Verschluss des Ductus choledochus inf. Tumorkompression. Vgl. Gallenblasenhydrops, Gallenblasenkarzinom, Gallengangkarzinom.

Couvade-Syn|drom (frz. couver brüten) n: psychogene Störung bei dem Partner der Schwangeren; Auftreten von Sympt. der Schwangerschaft, z. B. Übelkeit, aufgetriebener Leib, Gefühl von Wehen. G. St.-I.

Couvelaire-Syn|drom (Alexandre C., Gebh., Paris, 1873–1948) n: syn. uteroplazentare Apoplexie; schwere Form der vorzeitigen Plazentalösung* mit Blutungen in die Muskelwand des Uteruskörpers.

Couveuse (frz. Brutofen): (engl.) incubator; elektrisch betriebenes, geschlossenes Wärmebett für Frühgeborene; vgl. Inkubator.

Cover-Test (engl. to cover bedecken) m: syn. Abdecktest*.

Cowden-Syn|drom n: syn. multiples Hamartom-Syndrom; nach dem Namen der erstbeschriebenen Familie benanntes, seltenes (ca. 75 Fälle), komplexes Syndrom mit Mutationen im PTEN-Gen, Genlokus 10q23.3, u. autosomal-dominantem Erbgang; **Sympt.:** gastrointestinale, nichtneoplastische Polyposis mit extraintestinalen Hamartomen (z. B. hyperkeratotische Papillome im Lippenrot, Gingivafibromatose, progrediente Fibroadenomatose der Mammae u. multiple Zysten, Adenome in Schilddrüse, Leber u. Knochen). Vgl. Polyadenomatose-Syndrome.

Cowper-Drüse (William C., Anat., Chir., London, 1666–1709): s. Glandula bulbourethralis.

COX: Abk. für **C**ycl**o**o**x**ygenase*.

Cox-: auch Kox-; Wortteil mit der Bedeutung Hüfte; von lat. coxa.

Coxa (lat.) f: Hüfte (s. Abb.).

Coxa plana (↑) f: Inkongruenz der Gelenkflächen durch Missverhältnis zw. Hüftkopf u. Ge-

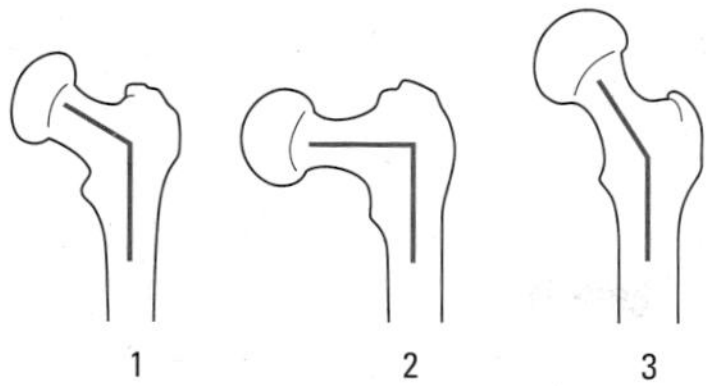

Coxa:
1: normale Hüfte; 2: Coxa vara; 3: Coxa valga [411]

lenkpfanne; Folgezustand nach angeb. Hüftgelenkluxation* od. -dysplasie sowie Perthes*-Calvé-Legg-Krankheit.

Coxa saltans (↑) f: sog. schnappende Hüfte; ruckartiges Gleiten eines derben Stranges des Tractus ileotibialis (Maissiat-Streifen) über dem Trochanter major bei Beugung u. Streckung im Hüftgelenk; **Ther.:** Krankengymnastik, Infiltration von Lokalanästhetika, bei lang dauernden, therapieresistenten Beschwerden ggf. Op. (z. B. Fasziendoppelung).

Coxa valga (↑) f: abnorm steile Aufrichtung des Schenkelhalses i. S. der Abduktion mit Vergrößerung des CCD*-Winkels; **Formen: 1.** angeb. (beidseitig als C. v. congenita), bei angeb. Hüftdysplasie* meist mit gleichzeitiger Antetorsion* (C. v. antetorta), später fortschreitende Hüftkopfwanderung nach kranial (C. v. luxans); **2.** erworben bei Lähmungen der Hüft- u. Beinmuskeln (inf. Poliomyelitis* od. Myopathie*) u. Verminderung der auf das Hüftgelenk einwirkenden statisch-dynamischen Kräfte (z. B. bei Tragen einer Orthese als Entlastungs-C. v.) sowie bei Überwiegen der Hüftadduktoren (spastische Lähmung, Little-Krankheit, Lähmung der kleinen Glutäalmuskeln) od. inf. traumat. Veränderungen; **Klin:** meist nur geringe Sympt. mit Leistenschmerzen, vorzeitiger Ermüdung u. Hinken, u. U. frühzeitige Ausbildung einer Koxarthrose*; **Ther.:** Krankengymnastik, röntg. Verlaufskontrollen zur Indikationsstellung für Derotationsvarisierungsosteotomie im Kindesalter bzw. Varisierungsosteotomie im Erwachsenenalter.

Coxa vara (↑) f: Schenkelhalsverbiegung i. S. der Adduktion; CCD*-Winkel unter 125°; **Formen: 1.** angeb. (ein- od. beidseitig): oft alle Übergangsformen zu angeb. partiellen (proximalen) Femurdefekten, bei Belastung Ausbildung von sog. Hirtenstabfemora u. Schenkelhalspseudarthrosen; **2.** erworben z. B. inf. Rachitis*, nach Epiphyseolysis capitis femoris; versch. Verformungen od. Zerstörungen des Hüftkopfs z. B. inf. Koxitis*, Perthes*-Calvé-Legg-Krankheit, Tumoren, Trauma; **Klin.:** Belastungsbeschwerden, Gelenkinstabilität, ggf. Beinlängendifferenz; **Ther.:** Valgisierungsosteotomie; bei erworbener C. v. Behandlung der Grunderkrankung, ggf. Korrekturosteotomie.

Coxiella (Herold R. Cox, amerikan. Bakteriol., geb. 1907) f: Gattung gramnegativer, unbegeißelter, kurzer, kokkoider Stäbchenbakterien der Fam. Rickettsiaceae* (vgl. Bakterienklassifikation); einzige Species: **C. burnetii**, Err. des aerogen übertragenen Q*-Fiebers; als obligater Zellparasit nur Vermehrung durch Querteilung in den Vakuolen der Wirtszelle, sehr umweltresistent; kulturelle Anzucht im Dottersack von Hühnerembryonen, in Versuchstieren od. in Zellkultur.

Coxsackie-Viren (Viren*) n pl: (engl.) coxsackie viruses; nach dem amerikan. Ort Coxsackie benannte, zum Genus Enterovirus* gehörende RNA-Viren der Fam. Picornaviridae*; weltweit verbreitet; **Unterteilung** in zwei Subgruppen: A (Serotypen 1–22, 24) u. B (Serotypen 1–6); C. verursachen fieberhafte Allgemeininfektionen, abakterielle Meningitis (gelegentl. Enzephalitis u. Paralyse, v. a. durch Typ A9), Sommergrippe, Myokarditis, Perikarditis, Herpangina* (A-Serotypen), epidemische Pleurodynie* (B-Serotypen), Hand*-Fuß-Mund-Krankheit (v. a. Typ A16); Typ A7 verursacht der Poliomyelitis ähnl. Lähmungen (Pseudopolio). Serotyp B4 wurde mehrfach in Zus. mit Diabetes mellitus Typ 1 nachgewiesen. **Nachw.:** Erregernachweis im Stuhl, Rachensekret u. Liquor, aus Gewebekulturen u. in vier Tage alten Mäusen; Antikörpernachweis.

Cp: Abk. für **C**aerulo**p**lasmin*.

CP: Abk. für **1.** (neurol.) **C**erebral**p**arese; s. Zerebralparese, infantile; **2.** (kardiol.) **C**or* **p**ulmonale; **3.** (biochem.) **C**reatin**p**hosphat; s. Kreatin.

cP: Abk. für **c**hronische **P**olyarthritis; s. Arthritis, rheumatoide.

CPAP: Abk. für (engl.) **c**ontinuous **p**ositive **a**irway **p**ressure, kontinuierlicher positiver Atemwegdruck; assistierte Spontanatmung mit druckunterstützter Inspiration u. Exspiration gegen einen positiven endexspiratorischen Druck (PEEP*); durch CPAP-Atmung wird die funkt. Residualkapazität u. damit der arterielle Sauerstoffpartialdruck erhöht; **Ind.:** Atemnotsyndrom des Neugeborenen, Atemtherapie, Entwöhnung vom Respirator (i. d. R. in Verbindung mit SIMV; s. IMV), Schlafapnoesyndrom.

CPD-Stabilisator m: (engl.) CPD solution; Stabilisator* für Blutkonserven, bestehend aus Natrium**c**itrat, Zitronensäure, Natriumbi**p**hosphat, **D**extrose u. Wasser; durch Zusatz von Purinbasen (z. B. Adenin) wird die Lagerungsfähigkeit der Blutkonserven erhöht. Vgl. SAGM-Additivlösung, PAGGS-M.

C-Peptid n: Kurzform für **C**onnecting-Peptid; s. Insulin.

CPH: Abk. für **c**hronisch-**p**ersistierende **H**epatitis; s. Hepatitis, chronische.

CPK: Abk. für **1. C**reatin**p**hospho**k**inase; s. Kreatinkinase; **2. C**arotis**p**uls**k**urve; s. Karotispulskurve.

CPPV: Abk. für (engl.) **c**ontinuous **p**ositive **p**ressure **v**entilation, kontinuierliche Überdruckbeatmung; Verf. der maschinellen Beatmung*; Inspiration wie bei intermittierender Überdruckbeatmung (IPPV*); zusätzlich in der Exspirationsphase meist positiver endexspiratorischer Druck (PEEP*).

Cr: chem. Symbol für Chrom*.

Crack (engl. Knall, Knacks)**:** Bez. für eine rauchbare Cocainbase, die seit dem Beginn der achtziger Jahre insbes. in den USA verbreitet ist; Wirkungsspektrum wie bei Cocain* mit schnell einsetzender psychischer u. physischer Abhängigkeit*; **NW:** Appetitmangel, rapide Gewichtsabnahme, Herzflattern, schwere Depressionen, Halluzinationen, Paranoia; u. U. irreparable Lungen-, Gefäß-, Nieren- u. Hirnschäden.

Cramer-Schiene (Friedrich C., Chir., Wiesbaden, 1847–1903)**:** (engl.) Cramer's splint; biegsame, gepolsterte Drahtschiene zur Frakturruhigstellung.

C

Crampus (nhd. Krampf) m: s. Krampussyndrom.

cranialis (Krani-*): kopfwärts, kranial.

Cranium (↑) n: der (knöcherne) Schädel; wird unterteilt in Neurocranium (Hirn-) u. Viscerocranium (Gesichtsschädel); das Neurocranium besteht aus Schädelkalotte u. Schädelbasis, das Viscerocranium aus Augen-, Nasen- u. Mundhöhle, dem Zungenbein u. dem Gehörknöchelchen. 29 Knochen, die z. T. durch Nähte (Suturae) verbunden sind, werden unterschieden: Os frontale, Os temporale, Os parietale, Os occipitale, Os sphenoidale; Os ethmoidale, Os nasale, Os lacrimale, Concha nasalis inf., Vomer, Os zygomaticum, Os palatinum, Maxilla, Mandibula, Os hyoideum; Malleus, Incus, Stapes. Vgl. Desmocranium.

Crataegus oxy|acantha f: Gemeiner Weißdorn; Blätter, Blüten u. Früchte versch. Weißdornarten enthalten Flavonoide (Hyperosid, Rutin) u. oligomere Procyanidine (Epicatechin). **Wirkung:** positiv inotrop, chronotrop u. dromotrop sowie negativ bathmotrop; Zunahme der Koronar- u. Myokarddurchblutung; **Verw.:** bei Herzinsuffizienz Stadium I-II (NYHA), Druck- u. Beklemmungsgefühl in der Herzgegend, noch nicht digitalisbedürftigem sog. Altersherz, leichten bradykarden Herzrhythmusstörungen.

Craurosis (gr. κραῦρος trocken; -osis*) f: Kraurose; atroph.-sklerosierender Schrumpfungsprozess (Dystrophie) der Übergangsschleimhäute, bes. im Genitalbereich; Endzustand versch. Erkr. (z. B. Lichen* sclerosus et atrophicus); gilt als fakultative Präkanzerose*.

Craurosis penis (↑; ↑) f: syn. Lichen* sclerosus et atrophicus penis.

Craurosis vulvae (↑; ↑) f: syn. Vulvadystrophie*.

Craving (engl. heftige Begierde): umgangssprachl. Suchtdruck; starkes Verlangen nach dem Suchtmittel bei Pat. mit Abhängigkeitserkrankung; vgl. Abhängigkeit. K. Bad.

CRE: Abk. für (engl.) **c**AMP **r**esponse **e**lement; s. CREB.

Creat-: s. a. Kreat-.

Creatin (Kreat-*) n: s. Kreatin.

Creatinin (↑) n: (engl.) creatinine; Kreatinin*.

Creatin|phospho|kinase (↑) f: Abk. CPK; syn. Kreatinkinase*.

CREB: Abk. für (engl.) **c**AMP **r**esponse **e**lement **b**inding protein; dimeres Protein, das nach Phosphorylierung mittels cAMP* an eine spezif. Sequenz des Promotors* (cAMP response element, Abk. CRE) eines Gens bindet; zus. mit dem Transkriptionsfaktor TF II D u. RNA-Polymerase II stimuliert CREB Transkription u. Genexpression. G. Hüb.

Credé-Hand|griff (Karl S. C., Gyn., Leipzig, 1819–1892): (engl.) Credé's maneuver; Handgriff zur Plazentalösung bei Plazentalösungsstörungen*; auch zur temporären Blutstillung bei Atonia* uteri.

Credé-Pro|phylaxe (↑; Prophylaxe*) f: (engl.) Credé's prophylaxis; desinfizierende Behandlung gegen Gonoblennorrhö* beim Neugeborenen durch Eintropfen 1%iger $AgNO_3$-Lösung in den Bindehautsack; vgl. Argentumkatarrh.

Creeping eruption (engl. schleichender Hautausschlag): s. Larva migrans.

Cremaster (gr. κρεμαστός hängend, schwebend) m: Kurzbez. für Musculus* cremaster.

Cremaster|re|flex (↑; Reflekt-*) m: s. Reflexe.

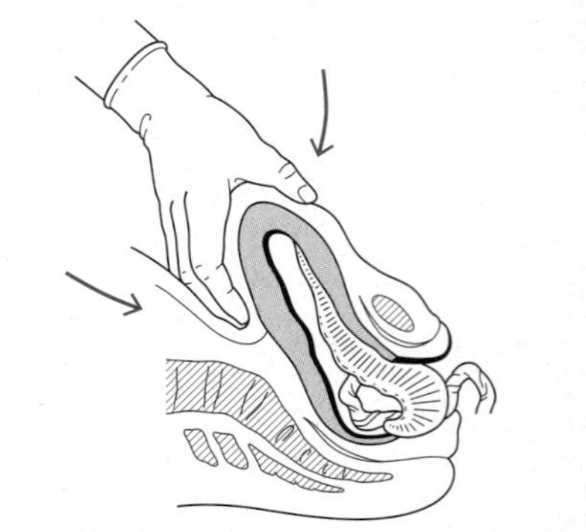

Credé-Handgriff [385]

Creme f: (engl.) cream; halbfeste Arzneiform zur lokalen Anw. mit hohem Wassergehalt u. hydrophoben Bestandteilen in versch. Emulsionsformen (meist Öl-in-Wasser-, aber auch Wasser-in-Öl- u. Mischemulsionen) als Trägersubstanz für gelöste od. emulgierte Wirkstoffe.

Crepitatio (lat. crepitare rasseln, knirschen) f: Krepitation; **1.** palpator. knisterndes Gefühl (inf. Aneinanderreiben rauer Flächen) als Zeichen für eine Fraktur*; **2.** auskultator. Knistern od. feines krepitierendes Rasseln (Knisterrasseln), das bei Bildung (C. indux) u. Lösung (C. redux) der Entz. bei Pneumonie* durch die bei der Atmung erfolgende Trennung von Bronchiolenverklebungen entsteht; auch hörbar bei Asbestose u. Lungenemphysem. Vgl. Entfaltungsknistern.

Crescendo (ital.): mit zunehmender Stärke; (kardiol.) Bez. für das Anschwellen der Lautstärke von Herzgeräuschen*.

CREST-Syn|drom n: syn. limitierte systemische Sklerose (Abk. LSSC); spez. Verlaufsform der systemischen Sklerodermie* mit **C**alcinosis cutis, **R**aynaud-Syndrom, ösophagealer (engl. **e**sophageal) Motilitätsstörung, **S**klerodaktylie u. **T**eleangiektasien; Nachw. von Antizentromer-Antikörpern in 70–90 % der Fälle; **Progn.:** günstiger als bei diffuser progressiver systemischer Sklerodermie, da viszerale Manifestationen (pulmonale Hypertonie, Myokardfibrose) im Krankheitsverlauf erst spät auftreten.

Creutzfeldt-Jakob-Krankheit (Hans-Gerhard C., Neurol., Kiel, 1885–1964; Alfons J., Neurol., Hamburg, 1884–1931): (engl.) Creutzfeldt-Jakob disease (Abk. CJD); spongiforme Enzephalopathie, die meist sporadisch, in 5–15 % der Fälle autosomal-dominant erbl. auftritt (bei pathogener Mutation im sog. Prionproteingen), selten auch übertragen werden kann u. den Prionkrankheiten* zugerechnet wird; Fälle iatrogener Inf. sind als Folge von Dura- u. Corneatransplantation, neurochir. Op. u. Behandlung mit Wachstumshormon aus Leichenhypophysen dokumentiert; Verbreitung weltweit, jährl. Inzidenz ca. 1:1 Mill. Einwohner, Altersgipfel im 7. Lebensjahrzehnt; **Pathol.:** Status spongiosus der grauen Substanz (bei der ausgeprägtesten Form), neuronale Vakuolisierung, Untergang von Neuronen; Astrogliose v. a. des zerebralen Cortex, immunhistol. Nachweis von prionproteinhaltigen Ablagerungen, gelegentl. Kleinhirnatrophie; **Klin.:** Inkubationszeit 6 Mon. bis 30 Jahre; Beginn mit Gedächtnis-, Konzentrations- u. Merkfähigkeitsstörungen; erhöhte Reizbarkeit, Sehstörungen, Schlaflosigkeit; später progrediente Demenz, Tetraparese mit Spastik od. Rigor, Ataxie, Myoklonien, Epilepsie u. akinetischer Mutismus; Dezerebrationsstarre, Koma; Tod wenige Wo. bis zu 2 Jahre (durchschnittl. 7 Monate) nach Auftreten der ersten Sympt.; **Diagn.:** im EEG periodische Sharp-wave-Komplexe, im Liquor erhöhte Konz. des Proteins 14–3–3 u. der neuronenspezifischen Enolase; beweisend ist allein die Histologie; **DD:** Alzheimer-Krankheit, Parkinson-Syndrom (mit Demenz).

In Großbritannien wurde seit 1995 bei bisher ca. 90 Pat. eine **neue Variante der Creutzfeld-Jakob-Krankheit** (engl. variant Creutzfeldt-Jakob disease; Abk. vCJD) mit folgenden, von der klassischen Form versch. Kennzeichen dokumentiert: Durchschnittsalter der Pat. ca. 30 Lj.; durchschnittl. Krankheitsdauer länger (ca. 13 Mon.); zu Krankheitsbeginn vorwiegend psychiatr. Symptome (Depression); Fehlen typischer EEG-Veränderungen; in der Kernspintomographie symmetrische Veränderungen im hinteren Thalamus beidseitig; Basalganglien u. Thalamus neuropathol. am stärksten betroffen, floride Amyloidplaques im gesamten Gehirn. Zusammenhang mit BSE* höchstwahrscheinl., da vCJD-Fälle bisher fast ausschl. in Großbritannien auftraten (dem Land mit den meisten BSE-Fällen) u. v. a. die Übertragung von BSE verursachenden Prionen auf Rhesusaffen ähnliche neuropathol. Veränderungen erzeugt. E. Sch.

Creveld-Syn|drom (Simon van C., Päd., Amsterdam, 1894–1971) **n:** s. Ellis-Creveld-Syndrom.

CRH: Abk. für **C**orticotropin-**r**eleasing-**H**ormon; im Nucleus paraventricularis des Hypothalamus gebildetes Peptidhormon (41 Aminosäuren); stimuliert im Hypophysenvorderlappen Synthese u. Freisetzung von ACTH* sowie die Freisetzung von β-Endorphin. Vgl. Releasing-Hormone, Endorphine.

CRH-Test m: Kurzbez. für (engl.) **c**orticotropin **r**eleasing **h**ormone stimulation test; Stimulationstest zur Funktionsprüfung des Hypophysenvorderlappens (ACTH-Sekretion) u. der Nebennierenrinde (Cortisolsekretion) sowie zur Diagn. einer Hypophysenvorderlappen*-Insuffizienz od. DD eines Cushing*-Syndroms; Durchführung isoliert od. zus. mit anderen Hypophysenstimulationstests (z. B. TRH*-Test); **Prinzip:** nach Blutentnahme zur Bestimmung der Basalwerte von ACTH* u. Cortisol* Injektion von 100 µg (od. 1 µg/kg Körpergewicht) CRH; nach einigen Min. tritt evtl. Hitzegefühl, Hautrötung u. Blutdruckabfall auf; weitere Blutentnahmen nach 15, 30 u. 60 Min.; **Auswertung:** basal erhöhtes u. im Test signifikant (>30 %) ansteigendes ACTH bei hypophysärem Cushing-Syndrom I; basal erhöhtes, im Test nicht ansteigendes ACTH bei ektoper ACTH-Produktion, gelegentl. bei großem Hypophysenadenom; bei Nebennierenrindenadenom ist ACTH basal erniedrigt u. nicht stimulierbar; bei Hypophysenvorderlappen-Insuffizienz sind die ACTH- u. Cortisolkonzentration im Blut je nach Ausmaß der Störung normal bis sehr niedrig u. steigen nach Stimulation abgeschwächt od. nicht an; bei hypothalamischer Nebennierenrindeninsuffizienz ist eine normale Stimulation der ACTH- u. Cortisolsekretion möglich, die im Metyrapontest* od. im Insulin*-Hypoglykämietest dagegen ausbleiben kann.

cribri|formis (lat. cribrum Sieb; -formis*): auch cribrosus; siebförmig, z. B. Lamina cribriformis.

cricoideus (gr. κρίκος Ring; -id*): ringförmig; z. B. Cartilago cricoidea.

Cri-du-chat-Syn|drom (frz. cri du chat Katzengeschrei) **n:** syn. Katzenschrei*-Syndrom.

Crigler-Najjar-Syn|drom (John F. C. jun., Päd., Boston, geb. 1919; Victor A. N., Päd., Boston, geb. 1914) **n:** wahrscheinlich autosomal-rezessiv vererbte Hyperbilirubinämie (Genlokus auf dem Chromosom 2); **Formen: Typ I:** Mutation des UGT-Genkomplexes, vollständiges Fehlen der UDP*-Glukuronyltransferase; **Typ II:** Mutation im Exon 1 der UGT1A- u. UGT1D-Gene, Aktivitätsverminderung des Enzyms; **Klin.:** schwerer, bei Neugeborenen sich manifestierender Ikterus, der lebenslang anhält; zentralnervöse Störungen als Zeichen einer Bilirubinenzephalopathie (s. Kernikterus); bei dem leichter verlaufenden Typ II motor. u. Sprachstörungen, Choreoathetose, Taubheit; **Diagn.:** ausgeprägte Hyperbilirubinämie mit vorwiegender Erhöhung des freien Bilirubins (>25 mg/dl ≙ 428 µmol/l) bei sonst normalen Leberfunktionswerten; Heterozygotentest möglich; **Ther.:** symptomat. Phototherapie, ggf. Austauschtransfusion; bei Typ II Versuch einer Enzyminduktion mit Phenobarbital; ggf. Lebertransplantation; **Progn.:** bei Typ I sehr schlecht (Überlebenszeit <1½ Jahre), bei Typ II rel. gut (>50 Jahre).

Crinis (lat.) **m:** Haar.

Crista (lat.) **f** (pl Cristae): Leiste, Kamm.

Crista ampullaris (↑) **f:** das Sinnesepithel des Gleichgewichtsorgans tragende Leiste in der Ampulle der häutigen Bogengänge; vgl. Bogengangapparat.

Crista conchalis corporis maxillae, ossis palatini (↑) **f:** Leiste am Oberkiefer u. am Gaumenbein; Ansatz der unteren Nasenmuschel.

Cristae cutis (↑) **f pl:** s. Hautleisten.

Cristae lacrimales (↑) **f pl:** Tränenleisten; vordere (Crista lacrimalis ant.) u. hintere (Crista lacrimalis post.) knöcherne Begrenzung des Eingangs in den Tränen-Nasen-Kanal.

Cristae matricis unguis (↑) **f pl:** längsverlaufende Leisten des Nagelbetts.

Cristae mito|chondriales (↑) **f pl:** Einstülpungen der Innenmembran in die Matrix der Mitochondrien*.

Cristae sacrales (↑) **f pl:** Knochenleisten (Crista sacralis intermedia, lat. bzw. mediana) an der Dorsalfläche des Kreuzbeins; Rudimente der verschmolzenen Gelenk-, Quer- u. Dornfortsätze.

Crista ethmoidalis maxillae, ossis palatini (↑) **f:** Leiste am Oberkiefer u. am Gaumenbein; Kontakt zur mittl. Nasenmuschel.

Crista fenestrae cochleae (↑) **f:** knöcherne Randleiste des Schneckenfensters; Ansatz der Membrana tympanica secundaria.

Crista galli (↑) **f:** Hahnenkamm; in der Schädelhöhle vorspringender Knochenkamm des Siebbeins; Ansatz der Falx cerebri.

Crista iliaca (↑) **f:** Darmbeinkamm.

Crista infra|temporalis alaris majoris ossis sphenoidalis (↑) **f:** Leiste an der unteren Fläche des großen Keilbeinflügels.

Crista inter|trochanterica (↑) **f:** Knochenleiste dorsal zw. Trochanter major u. minor des Femur.

Crista marginalis dentis (↑) **f:** seitl. Randleiste an der lingualen Fläche der Schneide- u. Eckzähne.

C

Crista nasalis horizontalis ossis palatini, maxillae (↑) **f:** medianer Knochenkamm am Oberkiefer u. am Gaumenstein; Ansatz der Nasenscheidewand.

Crista pubica (↑) **f:** vom Tuberculum pubicum des Schambeins nach medial zur Symphyse ziehende Leiste; Ansatz des M. rectus abdominis.

Crista supra|ventricularis (↑) **f:** Muskelleiste in d. rechten Herzkammer, die die Atrioventrikularöffnung vom oberen Teil der Ausströmungsbahn trennt.

Crista terminalis atrii dextri (↑) **f:** Muskelleiste im Innern des rechten Herzvorhofs, die den eigentl. Vorhof vom entwicklungsgeschichtl. Sinusteil abgrenzt.

Crista transversa meati acustici interni (↑) **f:** quere Leiste, die den Grund des inneren Gehörgangs in ein oberes u. unteres Feld unterteilt.

Crista tuberculi majoris (↑) **f:** vom gr. Höcker des Oberarmknochens nach distal verlaufende Knochenleiste.

Crista tuberculi minoris (↑) **f:** vom kl. Höcker des Oberarmknochens nach distal verlaufende Knochenleiste.

Crista urethralis (↑) **f:** Schleimhautlängsfalte an der hinteren Harnröhrenwand.

Crista vestibuli (↑) **f:** Leiste an der medialen Wand des knöchernen Labyrinths, die Recessus sphericus u. Recessus ellipticus trennt.

Croconazol (INN) **n:** Imidazolderivat; Antimykotikum zur top. Anw. bei Dermatomykosen; s. Antimykotika.

Crohn-Krankheit (Burrill B. C., Arzt, New York, geb. 1884)**:** s. Enteritis regionalis Crohn.

Cromo|glicin|säure (INN)**:** syn. Cromolyn; Antiallergikum; hemmt die Mediatorfreisetzung durch Stabilisierung der Mastzellmembran u. hat eine antagonist. Wirkung gegen den plättchenaktivierenden Faktor (PAF*); **Verw.:** v. a. topisch bei Rhinitis allergica u. Conjunctivitis vernalis sowie zur Asthmaprophylaxe; **UAW:** selten lokale Reizungen u. a.

Cromolyn n: syn. Cromoglicinsäure*.

Cronkhite-Canada-Syn|drom (Leonard W. C. Jr., Int., Boston, geb. 1919; Wilma J. C., Radiol., New Bedford) **n:** Form der familiären adenomatösen Polypose*; **Ätiol.:** autosomal dominant erbl., Genmutation auf dem Chromosom 5q; **Klin.:** generalisierte Polypose im Magen-Darm-Trakt, bräunliche Pigmentierung der Haut, Alopezie, Nagelveränderungen u. Hypoproteinämie; Häufigkeitsgipfel jenseits des 50. Lj.; vgl. Polyposis intestinalis (Tab.).

Crooke-Zellen (Arthur C. C., Pathol., London, geb. 1903; Zelle*)**:** (engl.) Crooke's hyaline cells; hyalinisierte basophile Zellen im HVL, die bei Cushing*-Syndrom, aber auch bei exogener Cortisolzufuhr gefunden werden; möglicherweise degen. Sekundärveränderungen.

Crosby-Test (William H. C., amerikan. Arzt, geb. 1914) **m:** syn. Thrombinhämolysetest*.

Crosse (frz. crosse Bischofskrummstab) **f:** kolben- od. bogenförmige Krümmung der V. saphena magna u. V. saphena parva vor ihrer Einmündung in die V. femoralis bzw. V. poplitea.

Cross|ek|tomie (↑; Ektomie*) **f:** (engl.) crossectomy; Präparation u. Ligatur der Crosse*, einschließlich aller vorfindbaren Nebenäste; **Ind.:** Standardoperation bei Stammvarikosis zur Verhinderung einer erneuten Varikose nach Varizenstripping*.

Crossen|in|suffizienz (↑; Insuffizienz*) **f:** Klappeninsuffizienz der Schleusenklappen der V. saphena magna; dadurch Rückfluss von venösem Blut aus der V. femoralis in die V. saphena magna bzw. V. saphena parva (s. Abb.). Vgl. Varikose.

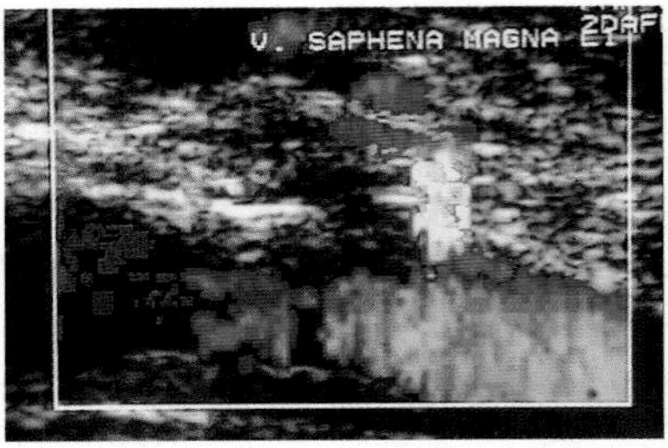

Crosseninsuffizienz:
farbcodierte Duplexsonographie des Refluxes aus der V. femoralis in die V. saphena magna [69]

Crossing over (engl. überkreuzend)**:** syn. Chiasmabildung; Mechanismus, der zum Austausch von Chromosomenabschnitten zw. homologen Chromosomen führt, tritt in der Prophase der ersten Reifeteilung ein. Am C. o. ist die eine Hälfte (Chromatide) der beiden im Tetradenstadium gepaarten, längsgespaltenen homologen Chromosomen beteiligt. Die morphol. Grundlage des C. o. sind die Chiasmata. C. o. führt dazu, dass in einem Chromosom liegende Allele gekoppelter Gene nicht immer gemeinsam an die Nachkommenschaft weitergegeben, sondern neu gruppiert (rekombiniert) werden. Vgl. Chromosomen, Meiose, Rekombination.

Cross-leg-Bypass (engl. cross Kreuz; leg Bein; Bypass*) **m:** syn. femoro-femoraler Crossover-Bypass; Verbindung der A. femoralis der erkrankten Seite distal der Stenose mit der kontralateralen, gesunden Femoralarterie durch eine allogene Gefäßprothese; **Ind.:** bei Risikopatienten mit arteriellen Verschlusskrankheiten* vom Becken- od. Oberschenkeltyp nach vorausgegangenen Gefäßoperationen od. als primäre Op.; vgl. Palma-Operation.

Cross-match (engl. ↑; match Probe)**:** sog. Kreuzprobe im HLA*-System; Test auf das Vorhandensein von zytotoxischen Antikörpern, wobei Serum des Empfängers gegen Lymphozyten des Spenders getestet wird; Durchführung vor allogener Organtransplantation. Vgl. Kreuzprobe.

Cross|over (engl. Überkreuzen)**:** Vertauschung von Kontroll- u. Versuchsgruppen, insbes. beim Blindversuch* im Rahmen der klin. Arzneimittelprüfung.

Cross|over-Bypass (↑; Bypass*) **m:** extraanatomisch gelegter, alloplastischer od. autologer (Vene) Bypass* als femoro-femoraler (Cross*-leg-Bypass), axillo-bifemoraler od. subklavio-subklavialer (bei Subclavian*-steal-Syndrom) C.-B. mit subkutanem Verlauf.

Cross|over-Plastik (↑; -plastik*) **f:** syn. Palma*-Operation.

Crot|amiton (INN) **n:** Substanz mit akariziden u. schwach bakteriziden Eigenschaften; **Verw.:** bei Scabies; **Kontraind.:** exsudative Dermatitis; **UAW:** in Einzelfällen Überempfindlichkeitsreaktionen, vorübergehende Rötung u. Wärmegefühl.

Croton|öl: (engl.) croton oil; Krotonöl; Crotonis aetheroleum; Öl aus Samen der tropischen Pflanze Croton tiglium; früher Anw. als stark wirkendes Abführmittel; enthält das Kokanzerogen 12-O-Tetradecanoyl-phorbol-13-acetat; Sympt. bei Vergiftung: Brennen in Rachen, Ösophagus u. Magen, Diarrhö, Kollaps (LD bei Erwachsenen: 0,5-1 ml).

Croton|säure: (engl.) crotonic acid; 2-Butensäure; C_3H_5COOH; einfach ungesättigte Fettsäure, deren trans-Isomer bei der Betaoxidation* entsteht; pharmaz. Anw. u. a. zur Synthese von DL-Threonin u. Vitamin A.

Croup (frz.): s. Krupp.

Crouzon-Syn|drom (Octave C., Neurol., Paris, 1874–1938) n: syn. Dysostosis* craniofacialis.

CRP: Abk. für **C**-reaktives **P**rotein*.

CRST-Syn|drom n: Sonderform der progressiven systemischen Sklerodermie* mit **C**alcinosis cutis, **R**aynaud-Syndrom, **S**klerodaktylie u. **T**eleangiektasien; vgl. CREST-Syndrom.

Cruor sanguinis (lat.) m: s. Blutgerinnsel.

cruralis (Crus*): zum Unterschenkel gehörig.

Crus (lat.) n (pl Crura): Schenkel, Unterschenkel.

Crus ampullare (↑) n: s. Bogengangapparat.

Crus anterius capsulae internae (↑) n: vorderer Schenkel der Capsula* interna.

Crus cerebri (↑) n: Hirnschenkel; ventraler Teil des Mittelhirns mit neoenzephalen Bahnen (Tractus pyramidalis, Tractus corticopontinus, Fibrae corticoreticulares).

Crus clitoridis (↑) n: Schenkel des Kitzlers; an den unteren Schambeinästen befestigt.

Crus curvatum (↑) n: Unterschenkelverbiegung in Frontal-, Sagittal- bzw. Längsachse; **Formen: 1.** Crus recurvatum: kongenitale od. im 1. Lj. sich entwickelnde Verkrümmung in der Sagittalebene (Tibia recurvata); **2.** Crus valgum: X-förmige Verbiegung; angeborene (sehr selten, meist einseitig, häufig in Zus. mit Systemerkrankung des Skeletts) od. erworben i. R. einer Rachitis*, inf. Störung der normalen Wachstumsrichtung durch epiphysennahe od. epiphysäre Prozesse (z. B. Osteomyelitis, Tumoren, Verletzungen) sowie nach in Fehlstellung verheilten Knochenbrüchen; **3.** Crus varum: O-förmige Verbiegung; angeboren (meist im unteren Drittel u. einseitig) od. erworben zus. mit Antekurvation* u. Torsion (sog. Korkenzieherbeine); **Ther.:** Apparateversorgung bis zum 4. Lj.; bei ausbleibender Spontankorrektur Versuch der op. Korrektur, oft Mehrfacheingriffe erforderlich.

Crus dextrum fasciculi atrio|ventricularis (↑) n: rechter Schenkel des Erregungsleitungssystems*.

Crus fornicis (↑) n: Schenkel des Fornix*.

Crushed chest (engl. to crush quetschen; chest Brustkorb): Brustkorbzerquetschung; s. Brustkorbprellung.

Crush fracture (↑; engl. Fraktur*): s. Wirbelkörperfraktur.

Crush-Syn|drom (↑) n: ausgedehnte Nekrosen, v. a. Parenchymschäden in Leber u. Nieren, inf. Rhabdomyolyse*; **Urs.:** erhebliche Quetschung der Extremitätenmuskulatur (z. B. bei Verschüttung), kritische Minderperfusion (z. B. bei arteriellen Verschlusskrankheiten* od. Verletzung mit Arteriendurchtrennung); **Klin.:** art. Hypotonie durch Flüssigkeitssequestration in traumatisierte Gewebe; **Kompl.:** akutes Nierenversagen*; **Ther.:** Volumenersatz, Dopamin, Dialyse.

Crus inter|medium (Crus*) n: s. Zwerchfell.

Crus laterale (↑) n: **1.** s. Zwerchfell; **2.** s. Leistenring.

Crus mediale (↑) n: **1.** s. Zwerchfell; **2.** s. Leistenring.

Crus penis (↑) n: Schwellkörperschenkel des Penis; an den unteren Schambeinästen befestigt.

Crus posterius capsulae internae (↑) n: hinterer Schenkel der Capsula* interna; zw. Linsenkern u. Thalamus.

Crus sinistrum fasciculi atrio|ventricularis (↑) n: linker Schenkel des Erregungsleitungssystems*.

Crusta (lat.) f: Kruste, Borke; Auflagerung auf der Haut aus eingetrocknetem Sekret; gehört zu den sekundären Effloreszenzen*.

Crutchfield-Klammer (William G. C., Chir., Richmond, geb. 1900): (engl.) Crutchfield tongs; Extensionsklammer zur Behandlung von Halswirbelfrakturen durch Zugsystem über zwei in die Schädelkalotte eingebrachte Haltestifte; vgl. Extensionsmethoden.

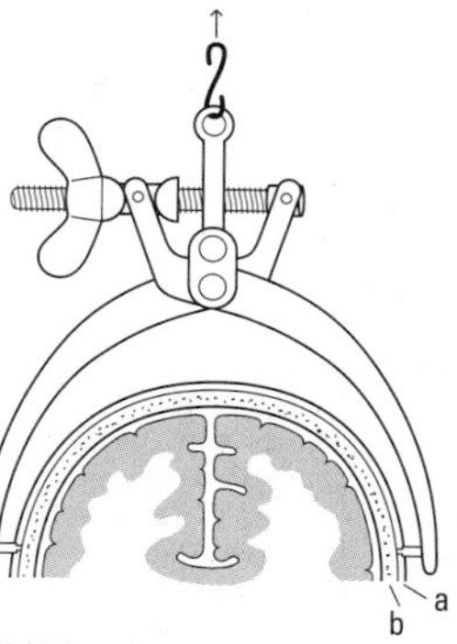

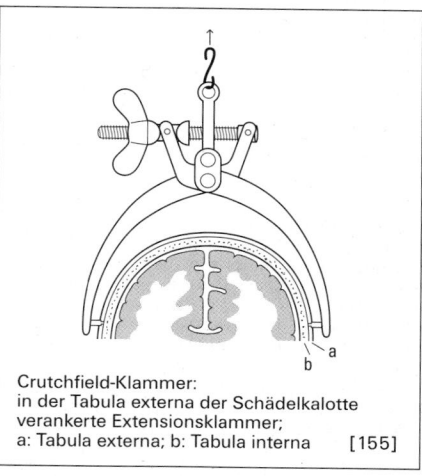

Crutchfield-Klammer: in der Tabula externa der Schädelkalotte verankerte Extensionsklammer; a: Tabula externa; b: Tabula interna [155]

Cruveilhier-Baumgarten-Geräusch (Jean C., Pathol., Paris, 1791–1874; Paul C. von B., Pathol., Tübingen, 1848–1928): (engl.) abdominal venous hum with liver cirrhosis; auskultator. wahrnehmbare Geräusche in den venösen Kollateralen der Bauchwand bei Leberzirrhose*.

Cruveilhier-Baumgarten-Krankheit (↑; ↑): (engl.) Cruveilhier-Baumgarten syndrome; persistierende offene Nabelvene mit direkter Mündung in die Pfortader bei angeb. Hypoplasie od. erworbener Thrombose der intrahepatischen Pfortaderverzweigungen; Leberzirrhose fehlt primär; **Ther.:** splenorenaler od. portokavaler Shunt.

Cruveilhier-Geflecht (↑): **1.** Plexus* nervosus cervicalis posterior; **2.** Plexus* nervosus vertebralis.

Cruveilhier-Nerv (↑): **1.** inkonstanter Ramus lingualis des Plexus intraparotideus des Nervus facialis; **2.** Nervus* vertebralis.

Cruzin n: Antigen aus Trypanosomenkulturen zur spezif. Intrakutantestung auf Chagas*-Krankheit; vgl. Trypanosoma cruzi.

Crying-face-Syn|drom (engl. crying face schreiendes Gesicht) n: syn. (engl.) asymmetric crying facies; sog. schiefes Schreigesicht; angeb., meist isolierte Anomalie, die auf einer Hypoplasie od. Aplasie des M. depressor anguli oris beruht; selten fam. Häufung u. Komb. mit weiteren Fehlbildungen, manchmal Deletion am langen Arm des Chromosoms 22 (Genlokus 22q11); Häufigkeit: ca. 6:1000 Neugeborene; **Klin.:** in Ruhe unauffällige Gesichtszüge; beim Schreien wird der Mund mit aufgeworfenen Lippen zur gesunden Seite nach außen unten verzogen, während der betroffene Mundwinkel unbewegt bleibt u. das Lippenrot auf dieser Seite etwas schmaler wird. **DD:** partielle Fazialislähmung, Moebius-Kernaplasie; zur dd Abklärung evtl. Elektroneurographie, EMG u. Prüfung der Reflexantwort des M. orbicularis oculi.

Crypta (Krypt-*) f: s. Krypten.

Crypto|coccose (↑; Kokken*; -osis*) f: syn. Kryptokokkose*.

Crypto|coccus (↑; ↑) m: Gattungsbegriff für ubiquitäre Hefen aus der Gruppe der Fungi imperfecti; morphol. grampositive, rundliche u. ovale 3–6 µm große Sprosszellen mit Polysaccharid-Kapsel. Err. der tiefen Kryptokokkose* sind C. neoformans u. C. bacillisporus.

Crypto|coccus neo|formans (↑; ↑) m: syn. Torula neoformans; ubiquitärer opportunistischer Err. der Kryptokokkose* mit Polysaccharidkapsel; **Vork.:** in organischen Substanzen, spez. Vogelmist; **Nachweis:** kulturell auf Guizotia-Kreatininagar nach Staib (Braunfärbung) od. auf Sabouraud-Agar ohne Zusatz von Cyclohexamid; Antigennachweis in Serum u. Liquor cerebrospinalis mit Hilfe des Latex-Agglutinationstests sowie mikroskop. (Tuschepräparat) erst nach Dissemination erfolgreich.

Crypto|sporidium (↑; Spora*) n: Gattung ubiquitärer, v. a. tierpathogener Protozoen (Sporozoa), Größe 4–6 µm; beim Menschen verursacht C. parvum das Krankheitsbild der Kryptosporidiose*; **Nachw.:** Oozysten im Stuhl durch modifizierte Ziehl-Neelsen-Färbung, ggf. Dünndarmbiopsie.

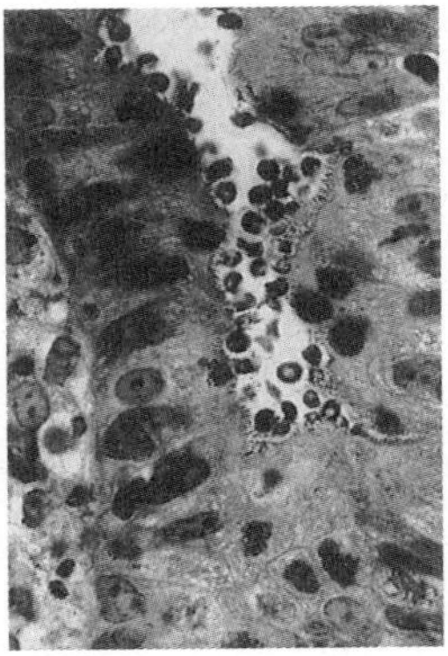

Cryptosporidium: Darmbiopsie eines AIDS-Patienten; PAS-Färbung [455]

CS: Abk. für (engl.) **c**ompleted **s**troke; Stadium IV der zerebralen Durchblutungsstörung*.

Cs: chem. Symbol für Caesium*.

CSE-Hemmer: (engl.) CSE inhibitors; Kurzbez. für **C**holesterol-**S**ynthese-(**E**nzym)-Hemmer; syn. HMG-CoA-Reduktasehemmer; s. Lipidsenker.

CSF: Abk. für (engl.) **c**olony **s**timulating **f**actor, koloniestimulierender Faktor; Bez. für versch., v. a. von Makrophagen, T-Lymphozyten, Fibroblasten u. a. Zellen gebildete lösliche od. zellmembranständige Glykoproteine, die synergistisch Wachstum, Überleben u. Reifung von hämatopoetischen Zellen steuern. Stammzellen: Stammzellfaktor* u. FL (**FLT3-Ligand**); frühe Vorläuferzellen: Thrombopoetin* (TPO), Interleukin-3 (auch Multi-CSF), GM-CSF, G-CSF; Monozyten-Makrophagen-System: M-CSF; Granulo- u. Monozyten: GM-CSF, einer der Migrationsinhibitionsfaktoren*; Granulozyten: G-CSF; Erythrozyten: Erythropoetin*; Megakaryozyten: TPO u. Interleukin-11; **Verw.:** G-CSF u. GM-CSF als rekombinante humane CSF v. a. in der Onkologie (z. B. bei verminderter Leukozytenzahl unter Chemotherapie u. zur Mobilisierung von Stammzellen zur autologen Transplantation; vgl. Filgrastim, Molgramostim, Lenograstim). Vgl. Interleukine.

CT: Abk. für **1.** (radiol.) **C**omputer**t**omographie*; **2.** (biochem.) **C**alci**t**onin*.

CT-Angio|graphie (Angio-*; -graphie*) f: (engl.) CT angiography; Kurzbez. für **c**omputer**t**omographische Angiographie; dreidimensionale Rekonstruktion der arteriellen od. venösen Blutgefäße aus den bei einer Spiralcomputertomographie* ermittelten Datensätzen; diese Bilder lassen sich mittels geeigneter Auswerteeinheiten u. Wiedergabegeräte im dreidimensionalen Raum aus allen Blickwinkeln betrachten.

CTG: Abk. für K(**C**)ardio**t**oko**g**ramm; s. Kardiotokographie.

CTG-Score (engl. score Bewertung) n: Schema zur systematischen Analyse u. semiquantitativen Beurteilung eines Kardiotokogramms.

CTP: Abk. für **C**ytidin**t**ri**p**hosphat; s. Cytidin.

CT-virtuelle Endo|skopie (End-*; -skopie*) f: (engl.) CT-based virtual endoscopy; mittels bildgebender Verfahren (Computertomographie, Kernspintomographie) erzeugte nichtinvasive, dreidimensionale Darstellung von Körperinnenräumen (z. B. Bronchialbaum, Magen-Darm-Trakt), die sonst nur invasiv durch endoskopische Verfahren einsehbar sind; vgl. Bronchographie, Endoskopie.

Cu: chem. Symbol für Kupfer*.

cubitalis (lat.): zum Ellenbogen gehörend.

Cubitus (lat.) m: Ellenbogen.

Cubitus valgus (↑) m: verstärkte Supination, v. a. Radialabweichung des Unterarms gegenüber dem Oberarm; **Vork.:** physiol. beim weibl. Geschlecht (in geringerem Grad u. mit gleichzeitiger Überstreckbarkeit), als Verletzungsfolge (Ellenbogengelenkfraktur, suprakondyläre Humerusfraktur) i. S. posttraumatischer Wachstumsstörung od. Achsenfehlstellung.

Cubitus varus (↑) m: posttraumat. verstärkte Ulnarabweichung des Unterarms gegenüber dem Oberarm.

Cucurbitae peponis semen n: Kürbissamen*.

Cuff (engl. Manschette): aufblasbare Manschette am distalen Ende eines Endotrachealtubus* zur Abdichtung des Raums zw. Tubus u. Trachealwand; bei Langzeitbeatmung großvolumige Manschette mit dünner Wand (sog. Niederdruck-C.) zur Vermeidung von Trachealwandschäden; regelmäßige Kontrolle des C.-Drucks erforderlich.

Cuff-and-collar-Verband (↑; engl. collar Kragen, Halsband): (engl.) cuff and collar bandage; syn. Blount-Verband, Halsschlinge nach Blount-Charnley; Behandlungsmethode zur Ruhigstellung einer reponierten suprakondylären Humerusfraktur* im Kindesalter durch maximale spitzwinklige Flexion im Ellenbogengelenk u. Fixation des Handgelenks an einer Halsschlinge.

Culex (lat. Mücke) m: Stechmückengattung; C. molestus wird als sog. Hausmücke lästig, die v. a. nachts sticht; Überwinterung in Kellern, Larvenentwicklung z. B. in Gartenteichen u. Regentonnen; wichtigste Art in warmen Ländern ist C. quinquefasciatus (Überträger von Wuchereria bancrofti, Rift-Tal-Fieber-Virus, versch. Enzephalitis-Viren); vgl. Mücken.

Culicidae (↑) f pl: Stechmücken; s. Mücken.

Culicoides (↑; -id*) f: Bartmücken; Gattung der Ceratopogonidae*.

Cullen-Phänomen (Thomas St. C., Chir., Baltimore, 1868–1953) n: (engl.) Cullen's phenomenon; periumbilikale Zyanose u. Gitterzyanose der übrigen Bauchhaut als Spätsymptom einer Blutung in die Bauchhöhle u. (seltener) bei akuter Pankreasnekrose.

Culmen (lat. Gipfel) n: Gipfelabschnitt des Kleinhirnwurms.

Cumarin n: (engl.) coumarin; Lacton der Cumarinsäure; Inhaltsstoff zahlreicher Pflanzen, insbes. der Gattungen Asperula (z. B. Waldmeister) u. Meliotus (Süßklee); **Verw.:** bei Lymphödemen, als Fluoreszenzindikator, als Duftstoff bei Parfümerieprodukten; wegen kanzerogener Eigenschaften in der Lebensmittelindustrie obsolet; keine antikoagulierende Wirkung.

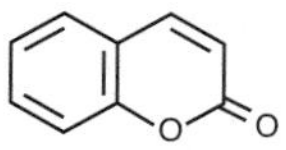

Cumarin

Cumarin|derivate n pl: (engl.) coumarin derivates; vom 4-Hydroxycumarin abgeleitete, oral verabreichbare gerinnungshemmende Substanzen (Dicumarol, Acenocoumarol, Phenprocoumon, Warfarin); als Vitamin-K-Antagonisten unterbrechen sie den Vitamin*-K-Zyklus u. hemmen die Synthese des Prothrombinkomplexes (Faktor II, VII, IX u. X) in der Leber. Latenzzeit bis zum Wirkungseintritt: 36–48 Std.; Laborkontrolltest: Bestimmung der Thromboplastinzeit* (therap. Bereich, angegeben als INR, liegt zw. 2 u. 4); Antidot bei Überdosierung: Vitamin* K; **Verw.:** s. Antikoagulanzien, Rodentizide; **Kontraind.:** Schwangerschaft (vgl. Warfarin-Embryopathie); **UAW:** Blutungen, gastrointestinale Störungen, Haarausfall, Hautnekrosen, Leberparenchymschäden, evtl. Urtikaria; **cave:** bei Überdosierung Lebensgefahr durch innere Blutungen; regelmäßige Kontrollen u. Führen eines Patientenpasses notwendig! Vgl. Blutgerinnung, Thrombose.

Cumarin-Embryo|pathie (Embryo-*; -pathie*) f: s. Warfarin-Embryopathie.

Cumarin|nekrose (Nekr-*; -osis*) f: (engl.) warfarin necrosis; durch Cumarinderivate* hervorgerufene Nekrose im Bereich der Haut, evtl. auch an inneren Organen (bes. Nebenniere); **Path.:** Abnahme von Protein* C durch Cumarinwirkung noch vor den meisten Vitamin-K-abhängigen Faktoren der Blutgerinnung*; dadurch (paradoxe) Hyperkoagulabilität* zu Beginn der oralen Antikoagulation u. Thrombenbildung in der Endstrombahn; Vork. bes. bei Protein*-C-Mangel, insgesamt selten. J. Har.

Cumulus oo|phorus (lat. Hügel; Oo-*; -phor*) m: syn. Cumulus oviger, Colliculus oophorus; Anhäufung von Follikelzellen des Ovars, die die Eizelle* im Stadium des Tertiärfollikels umschließen; vgl. Follikelreifung.

Cuneus (lat.) m: Keil; Feld an der medialen Fläche der Großhirnhemisphären zw. Sulcus calcarinus u. parietooccipitalis.

Cunni|lingus (lat. cunnus weibliche Scham; lingere lecken) m: auch Cunnilinctus; orogenitaler Geschlechtsverkehr* mit oraler Stimulation der Vulva.

Cunnus (↑) m: äußeres weibl. Genitale*, Vulva.

Cuprum (lat.) n: Kupfer*.

Cuprum aluminatum (↑) n: Kupferalaun, Augenstein; mildes Ätzmittel.

Cuprum sulfuricum (↑) n: Kupfersulfat, $CuSO_4 \cdot 5H_2O$; blaue, durchscheinende Kristalle; Verw.: Adstringens, Kaustikum, Reagens (Fehling-Lösung).

Cupula (lat. kleine Tonne) f: Kuppel.

Cupula cochleae (↑) f: nach vorn, unten u. seitlich gerichtete Spitze der Cochlea.

Cupula gelatinosa (↑) f: der Crista ampullaris (Sinnesepithel, Gleichgewicht) der Bogengänge aufliegende gallertartige Schicht.

Cupula pleurae (↑) f: s. Pleurakuppel.

curabilis (lat. curare pflegen, sorgen): heilbar.

Curare n: Sammelbez. für Pfeilgifte, die aus eingedickten wässrigen Extrakten von Rinden (evtl. auch Blättern) südamerikan. Lianen bestehen; **Einteilung: 1.** Tubocurare aus Chondodendron tomentosum u. a. Menispermaceenarten; enthält als Hauptkomponente (+)-Tubocurarin, das zur Muskelrelaxation* bei chir. Eingriffen, insbes. im Bauch- u. Thoraxraum, sowie bei Elektrokrampftherapie u. Tetanus verwendet wurde; **2.** Calebassencurare aus Strychnosarten; enthält Strychnosalkaloide (z. B. Alcuroniumchlorid); das Fleisch der Beutetiere, die durch C. bewegungsunfähig werden, ist genießbar, da C. beim Menschen oral keine Wirkung zeigt. Die C.-Wirkung ist durch Gabe von Cholinesterasehemmern* aufzuheben. Vgl. Muskelrelaxanzien, periphere.

Curcuma xanthorriza f: Javanische Gelbwurz; Wurzelstöcke enthalten etherisches Öl u. gelbe Farbstoffe; choleretische Wirkung; Verw. bei dyspeptischen Beschwerden.

Curettage (frz.): s. Kürettage.

Curie (Marie C., Phys., Paris, 1867–1934; Pierre C., Phys., Paris, 1859-1906) n: Kurzzeichen Ci; alte Einheit der Aktivität*. 1 Ci entspricht der Aktivität von 1 g Ra-226 (Radium*), in dem $3{,}7 \times 10^{10}$ Kerne pro Sekunde zerfallen. Gültige SI-Einheit der Aktivität einer radioaktiven Substanz ist das Becquerel* (Bq). Vgl. Einheiten.

Curium (↑) n: Symbol Cm, OZ 96, rel. Atommasse 247; zur Gruppe der Actinoide* gehörendes künstl., radioaktives Element.

Curschmann-Spiralen (Heinrich C., Int., Leipzig, 1846–1910): (engl.) Curschmann's spirals; im Sputum bei Asthma* bronchiale u. Bronchiolitis (s. Bronchitis) vorkommende Schleimspiralen.

Curschmann-Steinert-Batten-Syn|drom (Hans C., Int., Rostock, 1875–1950; Hans St., Arzt, Leipzig; Frederic E. B., Neurol., Päd., London, 1865–1918) n: syn. myotonische Dystrophie*.

Curtius-Syn|drom (Friedrich C., Int., Lübeck, 1896–1975) n: syn. vegetativ-endokrines Syndrom der Frau; Erkr. unklarer Ätiol., evtl. inf. dienzephal-hypophysärer Regulationsstörungen; **Sympt.:** Vasolabilität (periphere Durchblutungsstörungen, Kreislaufregulationsstörungen mit Kollapsneigung), Ovarialinsuffizienz (Menstruationsstörungen) u. habituelle Obstipation.

Curvatura (lat. curvatus gekrümmt) f: Krümmung; **C. major:** untere, vordere, konvexe Krümmung des Magens; **C. minor:** obere, hintere, konkave Krümmung des Magens.

Cushing-Schwelle (Harvey W. C., Chir., Philadelphia, 1869–1939): (engl.) Cushing threshold dose; interindividuell stark variierende Grenzdosis für Glukokortikoide* (ca. 7,5 mg Prednisolon-Äquivalent pro Tag), ab der bei lang dauernder system. Anw. klinische Zeichen des Hyperkortizismus (Cushing-Syndrom) ausgelöst werden.

Cushing-Syn|drom (↑) n: durch erhöhte Konz. von Cortisol* im Plasma gekennzeichnetes Krankheitsbild; **Urs.: 1.** hypophysär-hypothalamisch mit Hyperplasie der Nebennierenrinde (Abk. NNR): **a)** Störung der Regulation des Hypothalamus-Hypophysen-Systems mit Erhöhung der ACTH-Sekretion; **b)** ACTH-produzierender Tumor des Hypophysenvorderlappens (ABK. HVL), sog. **Morbus Cushing**; **2.** adrenal durch ein primäres NNR-Adenom od. -Karzinom (sog. autonome Tumoren der NNR); **3.** paraneoplastisch durch ACTH-bildenden Tumor (z. B. kleinzelliges Bronchialkarzinom); s. Syndrom, paraneoplastisches (Tab.); **cave:** exogene (iatrogene) Urs. wie Überdosierung von Glukokortikoiden u. ACTH sind die häufigste Urs. für ein C.-S. Das hypophysär-hypothalamisch bedingte C.-S. (ca. zwei Drittel aller Fälle des endogen bedingten C.-S.) kommt bei Frauen 4- bis 5-mal häufiger als bei Männern vor; Häufigkeitsmaximum zw. 30. u. 50. Lj.; **Klin.:** Vollmondgesicht, Stammfettsucht, sog. Büffelhöcker des Nackens, Hirsutismus, Hypertonie (in 90 % der Fälle), Lympho- u. Eosinopenie, blaurote Striae, Osteoporose, Muskelschwäche, herabgesetzte Glukosetoleranz, bei Kindern Wachstumshemmung; bei Frauen häufig Amenorrhö, bei Männern Potenzstörung; **Diagn.:** Cortisol in Plasma u. Harn erhöht, ACTH je nach Urs. erhöht od. erniedrigt; Dexamethason-Hemmtest als Kurzzeittest (Screening-Verfahren) od. Langzeittest (Bestätigung u. Differenzierung zw. hypophysär-hypothalamischer od. adrenaler bzw. paraneoplastischer Urs.), Funktionstests wie Metyrapontest*, Lysin*-Vasopressintest, ACTH*-Test, CRH*-Test, ACTH-RIA; Tumorsuche mittels Computertomographie, Rö.-Thorax, Tumormarker (neuronspezif. Enolase); bei kleinen HVL-Adenomen Angiographie des Sinus petrosus inferior (mit ggfs. seitengetrennter ACTH-Bestimmung); **Ther.:** in der Mehrzahl der Fälle chir. Entfernung des Primärherds; bei Inoperabilität des HVL-Tumors Strahlentherapie, bilaterale Adrenalektomie od. medikamentöse Suppression der Cortisolsynthese (z. B. Metyrapon od. Ketoconazol) unter gleichzeitiger Hydrocortison-Substitution; **Progn.:** Das C.-S. führt unbehandelt in Monaten bis wenigen Jahren zum Tod. Vgl. Polyadenomatose-Syndrome.

Cuspis (lat.) f: Spitze; **1.** Herzklappenzipfel; C. ant. u. post. an der Mitralklappe, C. ant., septalis u. post. an der Trikuspidalklappe; **2.** C. dentis: Zahnhöcker auf den Kauflächen; einhöckrig sind Eckzähne (Unicuspidatus), mehrhöckrig Prämolaren u. Molaren.

Cut-: auch Kut-, Kutan-; Wortteil mit der Bedeutung Haut; von lat. cutis.

cutaneus (↑): zur Haut gehörig, kutan.

Cuticula (Dim. ↑) f: (engl.) cuticle; Häutchen; homogen erscheinende Abscheidungen von Epithelzellen, die mit deren Oberflächen verhaftet bleiben; z. B. Schmelzprismen des Zahnes (C. dentis), Linsenkapsel, Zona pellucida der Eizelle.

Cutis (↑) f: Haut*.

Cutis anserina (↑) f: Gänsehaut; Bildung von Pseudopapeln u. Aufrichten der Vellushaare inf. Kontraktion der glatten Muskulatur der Haarfollikel durch Kältereize u. psych. Einflüsse.

Cutis hyper|elastica (↑) f: angeb., abnorme Dehnbarkeit der Haut durch Verminderung der kollagenen Fasern, z. B. bei Ehlers*-Danlos-Syndrom.

Cutis laxa (↑) f: syn. Dermatochalasis, generalisierte Elastolyse; abnorme Faltenbildung der Haut durch Verminderung u. strukturelle Veränderung der elast. Fasern in der Dermis; **Ätiol.:** autosomal-dominant, autosomal-rezessiv od. X-chromosomal-rezessiv vererbbar bzw. erworben (z. B. nach langer, exzessiver Sonnenbestrahlung); bei Neugeborenen pathognomonisch für Menkes*-Syndrom; bei der autosomal-rezessiven Form kommt es zu system. Manifestationen (Lungenemphysem, Aortendilatation, Pulmonalarterienstenose u. Cor pulmonale, Divertikel, Hernien); vgl. Pseudoxanthoma elasticum, Ehlers-Danlos-Syndrom, Altershaut.

Cutis linearis punctata colli (↑) f: (engl.) stippled skin; Hervortreten der Talgdrüsen bes. am Hals als kleine weiße Papeln; **Urs.:** Hautatrophie inf. lang dauernder Glukokortikoideinnahme od. Anwendung halogenierter Glukokortikoidexterna.

Cutis marmorata (↑) f: syn. Livedo reticularis, Kältemarmorierung; Netzwerk blauroter Streifen durch spastische Dysregulation der Endstrombahn bei Abkühlung der Haut; Vork. zus. mit Akrozyanose* bes. bei jungen Frauen.

Cutis marmorata pigmentosa (↑) f: syn. Hitzemelanose*.

Cutis marmorata tele|angi|ectatica con|genita (↑) f: syn. kongenitale Phlebektasie; angeb., netzförmige, bläul. Hautzeichnung inf. Adaptationsschwäche der tiefen Hautgefäße an die Erfordernisse der Wärmeregulation; Rückbildungsneigung häufig bereits in den ersten Lebensmonaten bis -jahren.

Cutis rhomboidalis nuchae (↑) f: s. Altershaut.

Cutis vagantium (↑) f: Vagabundenhaut; schmutzigbraune Verfärbung der Haut mit hellen Närbchen, Kratzspuren, Ekzematisation durch mangelnde Hautpflege u. evtl. Befall mit Kleiderläusen.

Cutis verticis gyrata (↑) f: androtrope Hautveränderung mit abnormer Furchen- u. Faltenbildung bes. am Kopf, die kongenital od. bis zum Erwachsenenalter auftreten kann; **Vork.:** idiopathisch od. i. R. anderer Syndrome (z. B. Pachydermoperiostose*).

Cuvier-Gang (Baron George L. de C., Naturforscher u. Embryol., Paris, 1769–1832): (engl.) Cuvier's duct; Ductus venosus Cuvieri; die durch Zusammenfluss der oberen u. unteren Kardinalvene gebildete Vene des embryonalen Körpers, die in das Herz mündet.

CVI: Abk. für **c**hronisch-**v**enöse **I**nsuffizienz*.

Cyan (Zyan-*) n: (engl.) cyanogen; eigentl. Dicyan (N≡C—C≡N); hochgiftige, niedrig siedende Flüssigkeit; Dinitril der Oxalsäure, leicht reduzierbar zu Blausäure*; stechender, bittermandelähnlicher Geruch.

Cyan-: s. a. Zyan-.

Cyan|hämi|globin|methode (Zyan-*; Häm-*; Globus*) f: (engl.) cyanmethemoglobin method; s. Hämoglobinbestimmung.

Cyanide (↑; -id*) n pl: (engl.) cyanides; Salze der Blausäure* (z. B. Cyankalium), hochgiftig; MAK: 5 mg/m^3.

Cyanid|vergiftung (↑; ↑): s. Blausäurevergiftung.

Cyan|kalium (↑) n: (engl.) potassium cyanide; Kaliumcyanid (KCN); Kaliumsalz der Blausäure*, das mit Säuren (auch schon Magensäure) Blausäure freisetzt u. dadurch stark giftig wirkt; MAK: 5 mg/m^3; vgl. Blausäurevergiftung.

Cyano|cobal|amin (INN) n: s. Cobalamin.

Cyan|wasser|stoff (Zyan-*): Blausäure*.

Cycl-: s. a. Zykl-; Cicl-.

Cyclamate n pl: (engl.) cyclamates; Natrium- u. Calciumsalze der N-Cyclohexylsulfaminsäure; kalorienfreie Süßstoffe; Verw. als Ersatz für Kohlenhydrate bei Diabetes mellitus, z. T. in Komb. mit Saccharin (10:1). Der Verdacht einer kanzerogenen Wirkung hat sich nicht bestätigt.

Cycl|andelat (INN) n: Vasodilatator, der u. a. bei zerebralen u. peripheren Durchblutungsstörungen eingesetzt wird; **UAW:** bei hoher Dosierung Parästhesien in den Extremitäten, Erröten u. Übelkeit.

Cyclite n pl: (engl.) cyclites; ringförmige (carbocyclische) Alkohole mit mind. drei Hydroxylgruppen; wichtigstes Cyclit ist Inositol* (Hexahydroxycyclohexan).

Cyclo|fenil (INN) n: synthet. (nichtsteroidales) Östrogen mit schwach östrogener u. antiöstrogener Wirkung; **Verw.:** bei funkt. Sterilität (zur Ovulationsauslösung).

Cyclo|heximid n: (engl.) cycloheximide; Hemmstoff der eukaryontschen Translation*; vgl. Proteinbiosynthese.

Cyclo|oxy|genase f: Abk. COX; syn. Prostaglandinendoperoxid-Synthase; Schlüsselenzym (Dioxygenase u. Peroxidase) in der Biosynthese der Prostaglandine*, Thromboxane* u. a. Eikosanoide* aus Arachidonsäure*, die im endoplasmatischen Retikulum stattfindet; Abschalten der Prostaglandinsynthese durch selbstkatalysierte Zerstörung der COX (sog. Suizidenzym); **Isoenzyme:** konstitutive COX 1 u. induzierbare COX 2. Nichtsteroidale Antiphlogistika* hemmen wahrscheinl. COX 2, die in den an der Entzündung beteiligten Zellen vorherrscht. G. Hüb.

Cyclo|oxy|genase-2-In|hibitoren m pl: (engl.) cyclooxygenase-2 inhibitors; Kurzbez. COX-2-Inhibitoren; zur Gruppe der nichtsteroidalen Antiphlogistika* gehörende Hemmer der **C**yclo**ox**ygenase* (v. a. COX 2), z. B. Celecoxib, Rofecoxib; geringe UAW auf Magen-Darm-Trakt u. Blutbildung. T. Dör.

Cyclo|pentano|per|hydro|phen|anthren n: Steran; Grundgerüst der Steroide*.

Cyclo|pentolat (INN) n: Parasympatholytikum; **Verw.:** u. a. zur Zykloplegie vor Refraktionsbestimmung, Mydriasis vor Fundoskopie; bei Iridozyklitis; **UAW:** s. Parasympatholytika.

Cyclo|phosph|amid (INN) n: Zytostatikum (Alkylans); **Verw.:** bei Leukämie, malignem Lymphom u. versch. soliden Tumoren sowie bei bedrohlich verlaufenden Autoimmunkrankheiten; **Kontraind.:** vorbestehende Knochenmarkschädigung, Harnabflussbehinderung, Zystitis; **UAW:** Leukopenie, Thrombopenie, Anämie, gastrointestinale Störung, Blasenentzündung u. a.; vgl. Alkylanzien. R. Leh.

Cyclo|propan n: (engl.) cyclopropane; farbloses Gas mit süßl. Geruch; starkes Narkotikum; wegen UAW (Bronchospasmus, Herzrhythmusstörung, Einschränkung der Urinausscheidung) u. Explosivität obsolet.

Cycl|ops (gr. Κύκλωψ Rundäugiger) m: s. Hüpferlinge.

Cyclo|serin (INN) n: (nicht im Handel befindl.) Antituberkulotikum der zweiten Wahl; vgl. Antituberkulotika.

Cyclo|sporin n: Ciclosporin*.

Cymba conchae (gr. κύμβη Nachen; κόγχη Muschel) f: der obere Teil der Ohrmuschel; s. Ohr, äußeres (Abb.).

Cypro|heptadin (INN) n: Histamin-H_1-Rezeptorenblocker; **Verw.:** zur Appetitsteigerung; s. Antihistaminika.

Cypro|teron (INN) n: stark antiandrogen u. antigestagen wirkendes Progesteronderivat, das LH-Freisetzung u. damit Testosteronbiosynthese hemmt; **Verw.:** s. Antiandrogene; **Kontraind.:** Lebererkrankung, Kindes- od. Jugendalter; **UAW:** Spermatogenesehemmung, Gynäkomastie, Müdigkeit, Antriebshemmung, depressive Verstimmung, Leberfunktionsstörung.

Cyst-: s. a. Zyst-, Kyst-.

Cysta|thionin n: (engl.) cystathionine; S(β-Amino-β-carboxyethyl)-homocystein; Zwischenprodukt in der Biosynthese von Cystein u. beim Abbau von Methionin; **Vork.:** bes. in der weißen Hirnsubstanz; Funktion unbekannt. Vgl. Homocystinurie.

Cysta|thionin|urie (Ur-*) f: (engl.) cystathioninuria; autosomal-rezessiv vererbte Störung im Stoffwechsel der schwefelhaltigen Aminosäuren durch einen Mangel an Cystathioninase (Genlokus auf Chromosom 16); **Klin.:** meist psychomotor. Retardierung, u. U. Mikrozephalie u. Krampfanfälle, Thrombopenie, vermehrte Ausscheidung von Cystathionin im Urin; Vork. auch bei Neu- u. Frühgeborenen inf. allgemeiner Leberunreife, anderer Leberstoffwechselstörungen (z. B. bei Neuroblastom, Hepatom, Wilms-Tumor, Galaktosämie) sowie Pyridoxinmangels; **Ther.:** Gabe von Pyridoxin. Vgl. Stoffwechselstörung, pyridoxinabhängige.

Cystatin C n: Inhibitor der Cysteinproteinase; MG 13 400; beteiligt am intrazellulären Abbau von Peptiden u. Proteinen sowie an der Proteinmodifizierung von Prohormonen u. Katabolisierung von Kollagen; wird von allen Körperzellen mit konstanter Rate gebildet; **Vork.:** in allen Körperflüssigkeiten. Wie Kreatinin* dient C. C zur Abschätzung der glomerulären Filtrationsrate* (Abk. GFR). C. C wird in der Niere glomerulär gefiltert u. tubulär nahezu vollständig resorbiert u. degradiert. Bei chron. Niereninsuffizienz spiegelt die Serumkonzentration von C. C die Beziehung zur GFR besser wider als die Serumkonzentration von Kreatinin (vgl. Clearance). **Bestimmung:** Enzym-Immunassay, Radio-Immunassay, radiale Immundiffusion, PETIA, PENIA; **Referenzbereich:** 0,61–1,21 mg/l (PETIA); vgl. Nierendiagnostik. M. Mes.

C

Cyste|amin n: (engl.) cysteamine; biogenes Amin von Cystein*; fungiert als Reaktionszentrum im Coenzym* A, an dem über die SH-Gruppe Acylreste ATP-abhängig gebunden werden.

Cystein n: (engl.) cysteine; Abk. Cys, C; α-Amino-β-mercaptopropionsäure, 2-Amino-3-mercaptopropansäure; proteinogene Aminosäure; zentrale Verbindung im Schwefelstoffwechsel; für Disulfidbindung (s. Disulfidbrücke) in Proteinen verantwortlich; Oxidation zu Cystin*; therap. **Anw.:** als Bestandteil von Infusionslösungen, zur Proph. von Strahlenschäden; s. Aminosäuren.

Cysti|cercus m: Zystizerkus*.

Cysti|cercus bovis m: Finne von Taenia* saginata.

Cysti|cercus cellulosae m: Finne von Taenia* solium.

cysticus (Kyst-*): zur Blase gehörend.

Cystin n: (engl.) cystine; Abk. $(Cys)_2$ od. Cys-Cys; 3,3′-Dithio-bis(2-aminopropansäure); durch Oxidation der SH-Gruppe von Cystein* entstandenes Disulfid; Vork. in vielen Proteinen, bes. in Keratinen*; s. Aminosäuren; vgl. Cystinose, Brand-Probe.

Cystin|amino|peptidase f: syn. Oxytocinase*.

Cystin|brücke: syn. Disulfidbrücke*.

Cystinose (-osis*) f: (engl.) cystinosis; syn. Cystinspeicherkrankheit, Abderhalden-Kaufmann-Lignac-Krankheit, Lignac-Fanconi-Syndrom; autosomal-rezessiv erbl. Störung mit

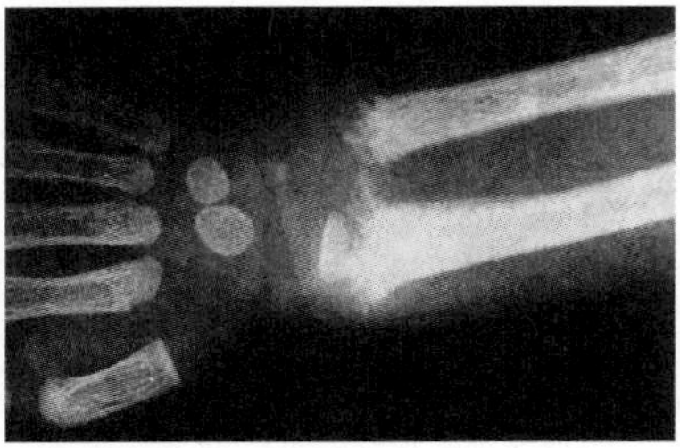

Cystinose:
Faserknochen durch Cystinspeicherung [540]

Speicherung von Cystin in den Lysosomen aller Organe, bes. der Niere, Knochenmark, Lymphozyten, Konjunktiven u. Cornea; klin. **Formen: Typ I:** infantile nephropathische Form (sog. Fanconi-Abderhalden-Syndrom) mit Retinopathie, Hypokaliämie, Azidose, renal bedingter Vitamin-D-resistenter Rachitis*, Minderwuchs u. Aminoazidurie sowie Niereninsuffizienz; Genlokus 17p13; **Typ II:** blande adulte Form mit Nachw. von Cystinkristallen ohne Nieren- u. Retinaschäden; **Typ III:** langsam verlaufende juvenile Form mit spät auftretender Rachitis; **Ther.:** Cysteamin oral u. als Augentropfen; evtl. Nierentransplantation. Vgl. Debré-Toni-Fanconi-Syndrom.

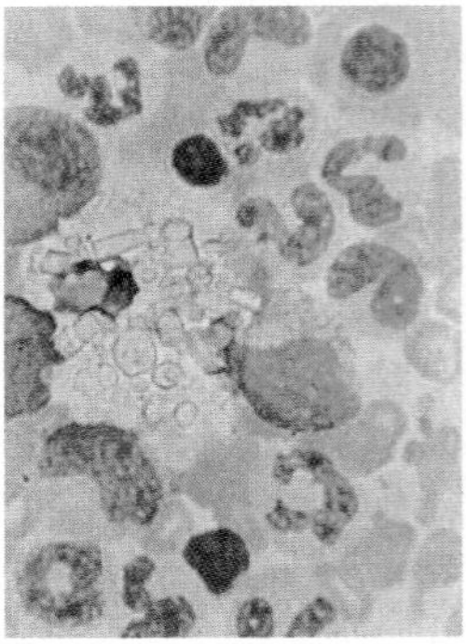

Cystinose:
Cystinkristalle im Knochenmark (Lichtmikroskopie) [329]

Cystin|urie (Ur-*) f: (engl.) cystinuria; autosomal-rezessiv erbl. Stoffwechselerkrankung mit Transportstörung dibasischer Aminosäuren in Darmepithel u. proximalem Nierentubulus; in mind. drei Typen auftretend, Typ I ist genetisch identifiziert (Genlokus 2p16.3); Häufigkeit 1:7000; **Path.:** defekte Expression des dibasischen Aminosäuretransporters; Löslichkeit von Cystin im Urin <300 mg/l; **Sympt.:** vermehrte Ausscheidung von Cystin, Lysin, Arginin u. Ornithin im Urin, Manifestation der Nephrolithiasis* (röntgendichte Cystinsteine) in der 2.-3. Lebensdekade; **Ther.:** Steinprophylaxe* durch Alkalisierung des Harns, Flüssigkeits- u. Ascorbinsäurezufuhr, methionin- u. cystinarme Diät, Mercaptopropionylglycin, Penicillamin.

Cystis (Kyst-*) f: Blase, Harnblase; vgl. Zyste.

Cystitis (↑; -itis*) f: Harnblasenentzündung; s. Zystitis.

Cystitis de|squamativa (↑; ↑) f: Zystitis mit Abstoßung großer Teile der Schleimhaut u. Blasenwandschichten inf. Nekrose od. Gangrän.

Cystitis fibrinosa (↑; ↑) f: fibrinöse Zystitis mit Bildung von membranähnl. Fibrinhäutchen.

Cystitis gangraenescens (↑; ↑) f: Zystitis mit Zerstörung der Blasenwand durch Gangrän*.

Cystitis granularis (↑; ↑) f: chron.-proliferative Zystitis mit stecknadelkopfgroßen Knötchen (Granulationsgewebe) in der Blasenschleimhaut.

Cystitis gravidarum (↑; ↑) f: Zystitis in der Schwangerschaft.

Cystitis haemor|rhagica (↑; ↑) f: Zystitis mit blutiger Harnausscheidung; Verdacht auf Inf. mit Proteus* od. anaeroben Bakterien.

Cystitis necroticans (↑; ↑) f: Zystitis mit weitgehender Zerstörung der Blasenwand durch Nekrose.

Cystitis tuberculosa (↑; ↑) f: tuberkulöse Zystitis i. R. einer Nierentuberkulose* mit weißl. Knötchen bes. in der Umgebung des Ostiums der erkrankten Seite.

Cysto|cele (↑; -kele*) f: Zystozele*.

Cysto|sarcoma phylloides (↑; Sark-*; -om*) f: syn. Phylloidestumor; von einem intrakanalikulären Fibroadenom* ausgehende seltene Sonderform des Mammasarkoms mit langem Verlauf u. rel. guter Progn.; histol. typisch sind keulenförmige Wucherungen des Tumorstromas; vgl. Mammatumoren.

Cyt-: auch Zyt-; Wortteil mit der Bedeutung Höhlung, Zelle; von gr. κύτος.

Cyt|arabin (INN) **n:** Zytostatikum aus der Gruppe der Antimetaboliten*; hemmt selektiv die DNA-abhängige DNA-Polymerase in der Nukleinsäuresynthese; **Ind.:** v. a. Leukämie u. Non-Hodgkin-Lymphom; **Kontraind.:** Leukopenie u./od. Thrombopenie mit nichtmaligner Ätiologie; **UAW:** Erythem, Übelkeit, Erbrechen u. a.; s. Zytostatika.

Cytidin **n:** (engl.) cytidine; Abk. C; 4-Amino-1-β-D-ribofuranosyl-2(1H)-pyrimidinon (IUPAC); Nukleosid aus Cytosin* u. Ribose; Baustein der RNA*; DNA* enthält Desoxycytidin (dC); in vielen DNAs auch 5-Hydroxymethylcytidin. Cytosin- u. Desoxycytosinriboside bilden mit Phosphat verestert die entspr. Nukleotide: **CMP** (Cytidinmonophosphat), **CDP** (Cytidindiphosphat), **CTP** (Cytidintriphosphat), dCMP, dCDP u. dCTP. CTP ist gruppenübertragendes Coenzym bei der Biosynthese der Phosphatide*. Therap. Anw. als Ophthalmikum.

Cytosin **n:** (engl.) cytosine; Abk. C; 2-Oxo-4-amino-pyrimidin; C. u. 5-Hydroxymethylcytosin sind als Pyrimidinbasen* Bestandteil von Cytidin* bzw. 5-Hydroxymethylcytidin.

Czapek-Dox-Nähr|lösung (Friedrich C., tschechischer Botaniker, 1868–1921)**:** (engl.) Czapek-Dox nutrient solution; halbsynthet. Nährmedium zur Züchtung von Pilzen, bes. Schimmelpilzen; vgl. Penicilline.

C-Zellen (Zelle*)**:** (engl.) C-cells; **1.** s. Langerhans-Inseln; **2.** helle Zellen, die parafollikulär in der Schilddrüse liegen u. Calcitonin* produzieren; vgl. APUD-System, C-Zellkarzinom.

C-Zell|karzinom (Zelle*; Karz-*; -om*) **n:** (engl.) c-cell carcinoma; syn. medulläres Schilddrüsenkarzinom; nicht iodspeicherndes Karzinom der C-Zellen der Schilddrüse, das Calcitonin* überproduziert; **Vork.:** spontan od. hereditär (bei ca. 25 % Mutation im RET*-Protoonkogen), isoliert od. in Komb. mit anderen endokrinen Tumoren (s. MEN-Syndrome); **Diagn.:** Sonographie, Bestimmung von Calcitonin u. CEA* im Blut, Computer- u. Kernspintomographie, Somatostatinrezeptor-Szintigraphie; **Ther.:** frühestmögliche Op.; **Proph.:** molekulargenet. Untersuchung von Familienmitgliedern Betroffener, Thyroidektomie bei asymptomat. Genträgern. Vgl. Schilddrüsenkarzinom.

Czermak-Spiegel|probe (Johann N. C., Physiol., Leipzig, 1828–1873)**:** (engl.) Czermak's speculum experiment; Versuch zur DD der Rhinolalie*; Hinweis auf Rhinolalia aperta, wenn ein unter die Nasenlöcher gehaltener Spiegel beim Aussprechen z. B. von Vokalen beschlägt.

Czermak-Versuch (↑)**:** syn. Karotissinus*-Druckversuch.

Czerny-Pfeiler|naht (Vincenz von C., Chir., Heidelberg, 1842–1916)**:** s. Pfeilernaht.

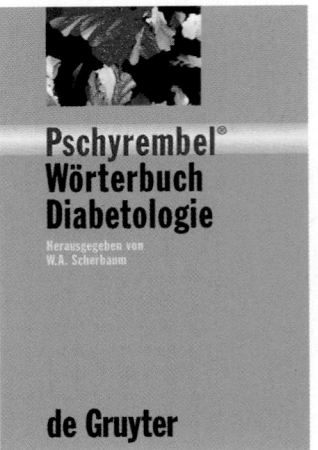

D

D: Symbol für (chem.) **1.** Deuterium*; **2.** Asparaginsäure*; **3.** D-Form; s. Isomerie; **4.** (serol.) Hauptantigen der Rhesus*-Blutgruppen; **5.** (physik.) Formelzeichen für Brechwert* u. Energiedosis*.

D.: Abk. für (anat.) **D**uctus*.

d: 1. Vorsatzzeichen für Dezi- (Faktor 10^{-1}) bei Einheiten*; **2.** Einheitenzeichen für Tag (lat. dies).

da: Vorsatzzeichen für Deka- (Faktor 10) vor Einheiten*.

DA: Abk. für **D**op**a**min*.

DAB: Abk. für **1.** (anat.) **D**uctus **a**rteriosus **B**otalli; s. Ductus arteriosus; **2.** (pharmaz.) **D**eutsches* **A**rznei**b**uch.

Da|carbazin (INN) n: Zytostatikum (Alkylans) mit hemmender Wirkung auf Zellwachstum u. DNA-Synthese; **Verw.:** z. B. bei metastasierendem malignem Melanom, Lymphogranulomatose, Weichteilsarkom; **UAW:** Leukämie, gastrointestinale Störung, Thrombopenie u. a.; vgl. Alkylanzien.

Dach|ziegel|verband: (engl.) imbricated bandage; Verband aus sich überkreuzenden, von distal nach proximal angelegten Heftpflasterstreifen zur Behandlung einer Zehenfraktur bzw. -luxation.

Daclizumab (INN): Immunsuppressivum; Immunglobulin, das als Antagonist des Interleukin-2-Rezeptors wirkt; **Verw.:** zur Prophylaxe akuter Abstoßungsreaktion nach allogener Nierentransplantation in Komb. mit immunsuppressiver Standardtherapie; **UAW:** selten schwere Überempfindlichkeitsreaktionen; bei Kindern Hypertonie, Schmerzen, Diarrhö, Erbrechen; vgl. Immunsuppressiva. M. Her.

DaCosta-Syn|drom (Jacob Mendes DaC., Int., Philadelphia, 1833–1900) n: **1.** syn. Effort-Syndrom, kardiorespirator. Syndrom; Form der somatoformen autonomen Funktionsstörung* bestehend in einem psychosomat. Symptomenkomplex mit belastungsunabhängiger Hyperventilation, Tachykardie, Herzschmerzen; DD: Angina pectoris, Herzinfarkt; vgl. Herzneurose; **2.** s. Erythrokeratodermia figurata variabilis.

d'Acosta-Syn|drom (José d'A., span. Missionar, 1539–1600) n: syn. Bergkrankheit*.

Dactino|mycin (INN) n: syn. Actinomycin D; Peptidantibiotikum (mit D-Valin als Kettenglied) aus Streptomyces-Stämmen, das über eine Hemmung der RNA-Polymerase das Wachstum proliferierender Zellen beeinträchtigt; **Verw.:** als Zytostatikum bei Wilms-Tumor, Rhabdomyosarkom, Hoden- u. Uteruskarzinom; **Kontraind.:** akute Infektion, schwere Knochenmarkdepression, Alter <12 Monate; vgl. Actinomycine.

Dämmer|attacke f: nicht mehr gebräuchl. Bez. für komplex-partiellen Anfall*; vgl. Epilepsie.

Dämmerungs|sehen: (engl.) scotopic vision; syn. skotopisches Sehen; s. Duplizitätstheorie des Sehens.

Dämmer|zustand: (engl.) twilight state; Form der akuten org. Psychose* mit Bewusstseins- bzw. Wahrnehmungsstörungen (u. U. Desorientiertheit) u. nachfolgender totaler od. partieller Amnesie*; **Vork.:** als post- bzw. anteparoxysmaler D. ohne Störung der Orientierung bei Epilepsie*, psychogener D., posttraumatisch (sog. organischer D.) nach Schädelhirntrauma*, bei Intoxikation, Fieber.

Dämpfung: (engl.) dullness; verkürzter, hoher Perkussionsschall über luftleeren Körperteilen; vgl. Perkussion.

Dämpfung, ab|solute: (engl.) absolute dullness; **1.** s. Schenkelschall; **2.** absolute Herzdämpfung*.

DAG: Abk. für **D**i**a**cyl**g**lycerole*.

Dakry-: Wortteil mit der Bedeutung Träne; von gr. δάκρυον.

Dakryo|adenitis (↑; Aden-*; -itis*) f: (engl.) dacryoadenitis; Tränendrüsenentzündung; **Formen: 1.** akute D.: meist einseitig mit schmerzhafter Schwellung bei Inf. mit Viren, Bakterien od. Pilzen; **2.** chronische D.: bei granulomatösen Entz. (z. B. Tuberkulose, Syphilis, Lepra, Sarkoidose) od. Mikulicz*-Krankheit I.

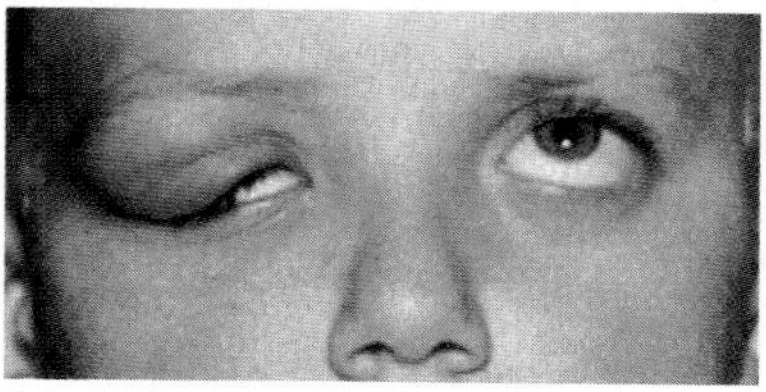

Dakryoadenitis:
typischer Befund: sog. Paragraphenform der Lidspalte [362]

Dakryo|cystitis con|genita (↑; Kyst-*; -itis*) f: angeb. Dakryozystitis* meist durch häutigen Verschluss im Bereich des Ausgangs des Tränen-Nasen-Gangs (Hasner-Falte).

Dakryo|graphie (↑; -graphie*) f: (engl.) dacryography; auch Dakryozystographie; Röntgenkontrastdarstellung der ableitenden Tränenwege; Instillation von Kontrastmittel in den Ductus nasolacrimalis.

Dakryo|lith (↑; Lith-*) m: (engl.) dacryolith; Konkrement in den ableitenden Tränenwegen bei chron. Dakryozystitis*.

Dakry|ops (↑; Op-*) m: (engl.) dacryops; Retentionszyste der Tränendrüse am Schläfenwinkel unter dem oberen Augenlid inf. Verwachsung od. Verlegung (Konkrement) des Ausführungsgangs.

Dakryo|rhino|stomie (↑; Rhin-*; -stomie*) f: (engl.) dacryorhinostomy; auch Dakryozystorhinostomie; op. Wiederherstellung eines Tränenwegs bei verstopftem Ductus nasolacrimalis als Toti- bzw. Falk-Operation (von außen) od. West-Operation (von der Nasenhöhle aus); vgl. Kanalikulorhinostomie.

Dakryor|rhö (↑; -rhö*) f: (engl.) dacryorrhea; vermehrte Tränenbildung; s. Epiphora.

Dakryo|stenose (↑; Steno-*; -osis*) f: (engl.) dacryostenosis; angeb. od. erworbene Verengung des Tränen-Nasen-Gangs; führt zu Stauung der Tränenflüssigkeit (s. Epiphora) u. Dakryozystitis*.

Dakryo|zystitis (↑; Kyst-*; -itis*) f: (engl.) dacryocystitis; Entz. des Tränensacks; **Formen:** **1.** akute D. (Dakryocystitis phlegmonosa) mit ausgedehnter entzündl. Schwellung der Umgebung; **2.** chronische D. (Dakryocystitis catarrhalis sive purulenta): schleimige od. schleimig-eitrige Entz. (Dakryozystoblennorrhö) bei Verlegen des Tränensackausgangs od. des Tränen-Nasen-Gangs; **Ther.:** Antibiotika, Wärmeapplikation; u. U. Inzision od. Dakryorhinostomie.

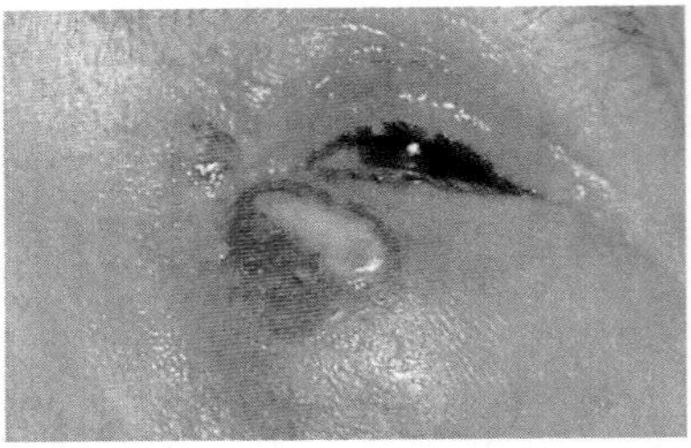

Dakryozystitis:
akute eitrige Entzündung des Tränensacks (Dakryocystitis phlegmonosa) [362]

Dakryo|zysto|tomie (↑; ↑; -tom*) f: (engl.) dacryocystotomy; Eröffnung des Tränensacks; bei Dakryocystitis phlegmonosa od. zur Entfernung eines Dakryolithen; vgl. Dakryorhinostomie.

Daktyl-: Wortteil mit der Bedeutung Finger, Zehe; von gr. δάκτυλος.

Daktyl|itis (↑; -itis*) f: (engl.) dactylitis; Entz. an Finger od. Zehe; **Urs.:** Infektion, rheumat. Erkrankung, Gicht.

Dalfo|pristin (INN) n: Antibiotikum (Streptogramin); Anw. in Komb. mit Quinupristin*.

Dalrymple-Zeichen (John D., Ophth., London, 1804–1852): (engl.) Dalrymple's sign; beim Blick geradeaus ist das Weiß der Sklera bei 12 h am Hornhautrand sichtbar; Vork. bei Hyperthyreose*. Vgl. Graefe-Zeichen.

Dalton (John D., engl. Phys., 1766–1844) n: s. Masseneinheit, atomare.

Damm: (anat.) Perineum*.

Damm|riss: (engl.) perineal laceration; Scheidendammriss, Weichteilverletzung unter der Geburt mit Einriss der Scheidenhaut; Einteilung in versch. Schweregrade bis zum Durchriss von Sphinkter u. Rektumschleimhaut. Vgl. Perineum.

Damm|schnitt: besser Scheidendammschnitt; s. Episiotomie.

Damm|schutz: (engl.) perineal support; (gebh.) Bez. für Handgriffe zur Verhinderung des Dammrisses* durch Regulierung des Durchtrittstempos des Kopfs (s. Abb.). Vgl. Episiotomie.

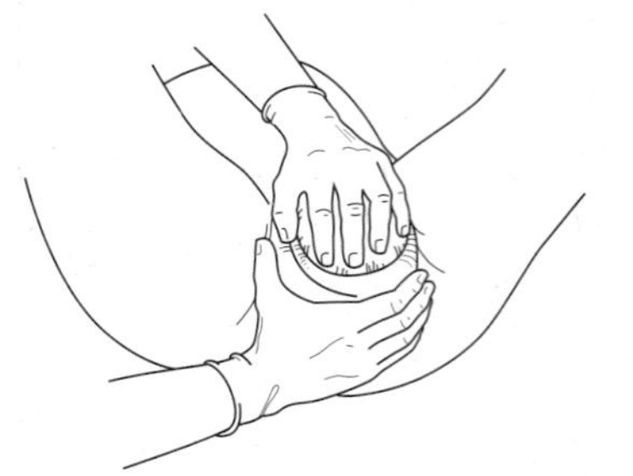

Dammschutz [385]

Damoiseau-Linie (Louis-H. D., Arzt, Paris, 1815–1890): s. Ellis-Damoiseau-Linie.

Dampf|bad: (engl.) steambath; Bad in wasserdampfgesättigter Heißluft; als **Vollbad** (russisch-römisches Bad) meist als Komb. (zwei Räume) von Warmluft (40–50 °C) u. Heißluft (60–70 °C); Wirkung: Hyperthermie, Hyperämie, starkes Schwitzen; **Teildampfbad:** als Kopfdampfbad zur Inhalation etherischer Öle bei entzündl. Erkr. der oberen Atemwege; Dampfstrahler (-dusche) richten Dampf auf best. Körperregionen; Wirkung: Hyperämie, Lockerung verspannter Muskeln; vgl. Heißluftbad, Hydrotherapie, Sauna.

Dampf|des|infektion (De-*; Infekt-*) f: (engl.) steam disinfection; Desinfektion* durch Wasserdampf in Desinfektionskammern; **Meth.:** **1.** Dampfströmungsverfahren: strömender gesättigter Wasserdampf von 100 °C verdrängt die Luft aus der Kammer u. dem Desinfektionsgut; **2.** Desinfektionsgut wird einem mechan. umgewälzten Gemisch aus Dampf u. Luft bei 95–105 °C ausgesetzt; **3.** fraktioniertes Vakuumverfahren: mehrfach abwechselnde Luftentfernung aus der Desinfektionskammer u. Dampfeinströmung; abschließende Desinfektion im gesättigten Wasserdampf. K. Fie.

Dampf|resistenz (Resistenz*) f: (engl.) steam resistance; Widerstandsfähigkeit von Bakt. od. Erdsporen gegen Wasserdampf bei Sterilisation.

Dampf|sterilisation (Sterilisation*) f: (engl.) steam sterilization; s. Sterilisation; vgl. Autoklav.

Danaparoid (INN) n: niedermolekulares Heparin*; **Verw.:** als Antithrombotikum zur Proph. der tiefen Venenthrombose, bei Heparin-induzierter Thrombopenie* Typ II; **Kontraind.:** hämorrhag. Apoplexie; diabet. Retinopathie; **UAW:** erhöhtes Blutungsrisiko od. Hämatombildung, generalisierte Überempfindlichkeitsreaktionen.

Danazol (INNv) n: Isoxazolderivat des 17α-Ethinyltestosterons mit schwach androgen-anabolen, aber rel. starken antigonadotropen Eigenschaften; **Ind.:** Endometriose, Mastopathie, hereditäres angioneurotisches Ödem; **Kontraind.:** Schwangerschaft, Hyperlipoproteinämien u. a.; **UAW:** Virilisierung, Acne, Gewichtszunahme, depressive Verstimmungen, irreguläre Menstruationsblutungen, Ödeme u. a.

Danboldt-Closs-Syn|drom (Niels Ch. D., Dermat., Oslo, geb. 1900; Karl C., Physiol., Oslo) n: syn. Akrodermatitis* enteropathica.

Dandy-Operation (Walter E. D., Neurochir., Baltimore, 1886–1946) f: s. Neurotomie.

Dandy-Walker-Fehlbildung (↑; Arthur E. W., Neurochir., Chicago, geb. 1907): (engl.) Dandy-Walker malformation; zystische Erweiterung des 4. Ventrikels inf. Atresie der Apertura mediana et lateralis ventriculi quarti, oft mit Dysplasie od. zystischen Veränderungen des Kleinhirnwurms, Agenesie des Corpus callosum u. fakultativ weiteren Fehlbildungen des ZNS; in 90 % der Fälle einhergehend mit einem progredienten Hydrozephalus*; **Ätiol.:** embryonale Entwicklungsstörung des 4. Ventrikels; **Vork.:** bei Röteln- u. Alkoholembryopathie, i. R. eines Joubert-Syndroms, Meckel-Gruber-Syndroms, Ehlers-Danlos-Syndroms u. a.; **Sympt.:** Hirndrucksteigerung mit Sprengung der Schädelnähte, evtl. Tetraplegie u. Ausfall kaudaler Hirnnerven, Ataxie, Spastik, Nystagmus.

Dane-Partikel (David M. S. D., zeitgen. Virol., Großbritannien) n pl: veraltete Bez. für Hepatitis-B-Viren; s. Hepatitis-Viren.

Daniels-Biopsie (Bio-*; Op-*) f: (engl.) Daniels' biopsy; präskalenische Biopsie*; kaum noch durchgeführte op. Entnahme der vor dem M. scalenus ant. im Fettgewebe liegenden (nicht tastbaren) Lymphknoten zur histol. Untersuchung (Verdacht auf Lymphknotenmetastasen bei Bronchialkarzinom bzw. lymphatischen Systemerkrankungen).

Danlos-Syndrom (Henri-A. D., Dermat., Paris, 1844–1912) n: s. Ehlers-Danlos-Syndrom.

Dantrolen (INN) n: zentrales Muskelrelaxans; **Ind.:** Skelettmuskelspastik nach Schädigungen des ZNS, maligne Hyperthermie u. a.; **Kontraind.:** Leber-, Lungen- u. Herzschäden (Ausnahme: Verw. bei maligner Hyperthermie); **UAW:** s. Muskelrelaxanzien, zentrale; zusätzl. Lebertoxizität.

Danysz-Phänomen (Jean D., Pathol., Paris, 1860–1928) n: (engl.) Danysz phenomenon; (immun.) Abhängigkeit des Antigenverbrauchs bei Präzipitation im Antigen-Antikörper-Äquivalenzbereich von der Geschwindigkeit der Antigenzugabe zum Antiserum* (bei schrittweiser Zugabe geringerer Verbrauch); Bedeutung bei Toxinneutralisation u. Antikörperabsorption.

Dapson (INN) n: 4,4'-Diaminodiphenylsulfon (Abk. DDS); Chemotherapeutikum (Sulfonderivat) mit bakteriostat. u. antiphlogist. Eigenschaften sowie bes. Wirkung gegen Mycobacterium leprae; **Ind.:** Lepra, Dermatitis herpetiformis, Pemphigus; Pneumocystis-carinii-Pneumonie; **UAW:** dosisabhängige Hämolyse u. Methämoglobinämie insbes. bei Glukose-6-phosphat-Dehydrogenasemangel; selten (ca. 6 Wo. nach Therapiebeginn) D.-Syndrom mit exfoliativer Dermatitis, Leberzellschädigung mit Ikterus u. mononukleoseartiger Lymphadenopathie sowie Methämoglobinämie.

DaPT: Kombinationsimpfstoff* aus **D**iphtherie-, **a**zellulärem **P**ertussis- u. **T**etanus-Impfstoff; s. Impfkalender, Schutzimpfung.

Darier-Krankheit (Ferdinand J. D., Dermat., Paris, 1856–1938): (engl.) Darier disease; syn. Dyskeratosis follicularis; autosomal-dominant erbl. Erkr. mit Mutationen im SERCA2- u. APP2A2-Gen, Genlokus 12q23-q24.1; **Sympt.:** Haut- u. Schleimhautveränderungen (Dyskeratose, Akantholyse), vermehrtes Auftreten von Herpes-simplex- u. bakt. Infektionen sowie in einigen Fällen geistige Behinderung; **Klin.:** Beginn meist zw. 12. u. 18. Lj.; bräunl., einige Millimeter große, konfluierende Papeln bes. am behaarten Kopf, im Bereich von vorderer u. hinte-

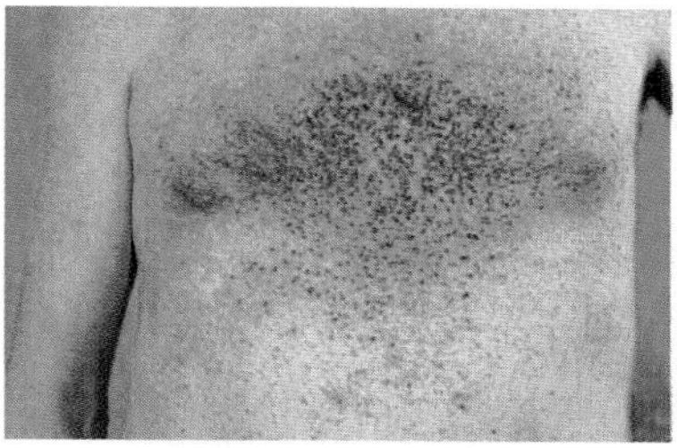

Darier-Krankheit [3]

rer Schweißrinne, Axillen, Leistenbeugen, an Hand- u. Fußrücken (vgl. Akrokeratosis verruciformis Hopf); Unterbrechung der Papillarleisten; weißl. Papeln an der Schleimhaut von Gaumen, Genitale u. Rektum; weißl. Längsriffelung der Nägel; **Ther.:** Versuch mit niedrig dosiertem Acitretin; **DD:** Pemphigus* chronicus benignus familiaris, Akanthosis* nigricans.

Darier-Zeichen (↑): (engl.) Darier's sign; sog. Reibephänomen bei Mastozytom u. Mastozytose*.

Darkschewitsch-Kern: Nucleus commissurae posterioris.

Darm: (engl.) intestine; (anat.) Intestinum; der schlauchförmige Teil des Verdauungskanals zw. Magenausgang u. After; man unterscheidet den 4–5 m langen Dünndarm (Intestinum tenue), den ca. 1½ m langen Dickdarm (Intestinum crassum) u. den ca. 20 cm langen Mastdarm (Rektum).

Der **Dünndarm** gliedert sich in: **1.** den 30 cm langen, bogenförmig verlaufenden Zwölffingerdarm (Duodenum) mit den Einmündungsstellen des Ductus choledochus u. pancreaticus (Wirsungi) auf der Papilla duodeni major (Vateri) sowie des Ductus pancreaticus accessorius (Santorini) auf der Papilla duodeni minor; die Drüsen des oberen Duodenums sind tubuloazinös (Gll. submucosae Brunneri); **2.** den Leerdarm (Jejunum) u. Krummdarm (Ileum); das Jejunum weist die typ. Plicae circulares (Kerckringi) auf, die bereits im unteren Duodenum beginnen u. sich im Ileum wieder verlieren. Das Ileum ist charakterisiert durch die Noduli lymphoidei aggregati (Peyer-Plaques). Das Ileum mündet am Ostium ileale (Bauhin) in den Dickdarm. Die gesamte Dünndarmschleimhaut weist eine große Zahl von Schleimhauterhebungen (Darmzotten, Villi intestinales) auf, die der Resorption der Nahrungsstoffe dienen.

Der **Dickdarm** (Intestinum crassum) besteht aus **1.** dem unterh. der Einmündungsstelle des Dünndarms gelegenen, 6–8 cm langen Blinddarm (Caecum) mit dem 5–8 cm langen Wurmfortsatz (Appendix vermiformis); **2.** dem Grimmdarm (Colon), mit den Unterteilen Colon ascendens, transversum, descendens u. sigmoideum. An seiner Außenseite hat der Dickdarm drei Bänder aus glatten Muskelzellen (Tänien) u. Appendices omentales (lappenförmige, fetthaltige Duplikaturen der Tunica serosa).

Die Drüsen des Dünn- u. Dickdarms sind von tubulärem Bau (Glandulae intestinales Lieberkuehni), daneben finden sich Becherzellen u. solitäre Lymphfollikel (Noduli lymphoidei solitarii). Vgl. Magen-Darm-Trakt (Abb.).

Der ca. 15 cm lange **Mastdarm** (Rektum) geht an den Columnae anales in den Analkanal (Canalis analis) über.

Darm|amöben (Amöben*) f pl: s. Entamoeba histolytica, Entamoeba coli, Endolimax nana, Iodamoeba bütschlii, Dientamoeba fragilis.

Darm|a|tonie (Atonie*) f: (engl.) intestinal atonia; fehlender od. stark herabgesetzter Tonus der glatten Muskulatur bzw. Fehlen der peristalt. Bewegungen des Darms mit Weitstellung der betroffenen Darmabschnitte, Stagnation der Ingesta, Malabsorption sowie mit Elektrolytverlusten in den Darm; führt bei längerem Fortbestehen zum paralytischen Ileus*; **Urs.: 1.** angeboren, z. B. bei kongenitalem Megakolon*; **2.** häufiger erworben, z. B. durch Traumen (u. a. reflektor. bedingt bei Wirbelkörperfrakturen), Mesenterialgefäßverschluss, Bauchoperation, peritonealer Reizung u. Peritonitis, Intoxikationen (z. B. endogen bei Urämie), Koliken im Bereich der Gallen- u. Harnwege od. medikamentös bedingt (z. B. durch Anticholinergika); vgl. Ogilvie-Syndrom.

D

Darm|a|tresie (Atresie*) f: (engl.) intestinal atresia; angeb. Verschluss des Darmlumens, bes. im Bereich des Duodenums (Duodenalatresie*) u. des Rektums (s. Fehlbildung, anorektale); führt in Abhängigkeit von der Lok. zu einem hohen od. tiefen Ileus* mit Erbrechen u. fehlendem Abgang von Mekonium; **Diagn.:** Röntgenuntersuchung; **Ther.:** Resektion des betr. Darmanteils u. Wiederherstellung der Darmpassage durch End-zu-End-Anastomose.

Darm|bakterien (Bakt-*) f pl: (engl.) intestinal bacteria; Sammelbez. für alle aeroben u. anaeroben intestinalen Bakterienspecies; nicht identisch mit der taxonomischen Bez. Enterobacteriaceae; vgl. Darmflora.

Darm|bauch: (engl.) lower part of the abdomen; der durch das Mesocolon transversum vom Drüsenbauch* getrennte untere Bauchraum; enthält Dick- u. Dünndarm.

Darm|bein: Os* ilium.

Darm|bein|kamm: Crista iliaca.

Darm|blutung: s. Blutung, gastrointestinale.

Darm|egel: (engl.) intestinal flukes; im Darm parasitierende Saugwürmer (Trematodes*) der Gattungen Fasciolopsis, Gastrodiscoides, Metagonimus, Echinostoma, Heterophyes; klin. Erscheinungen nur bei Massenbefall (s. Fasziolopsiasis, Echinostomiasis); **Diagn.:** Wurmeiernachweis* im Stuhl.

Darm|einklemmung: s. Inkarzeration.

Darm|einlauf: s. Darmreinigung.

Darm|entzündung: Enteritis*.

Darm|erkrankungen, chronisch-entzündliche: s. Enteritis regionalis Crohn, Colitis ulcerosa.

Darm|fistel (Fistel*) f: (engl.) intestinal fistula; Verbindung zw. dem Darmlumen u. der Körperoberfläche (**äußere** D.) bzw. anderen Hohlorganen (insbes. des Urogenitaltrakts) od. zw. zwei od. mehreren Darmschlingen (**innere** D.); **Urs.:** selten angeboren, v. a. durch Perforation, Trauma, entzündl. u. tumoröse Prozesse bzw. postoperativ erworben (z. B. inf. Nahtinsuffizienz) od. operativ angelegt (Enterostomie*, Anus* praeternaturalis, Enteroanastomose* u. a.); vgl. Analfistel, Urogenitalfistel.

Darm|flagellaten (Flagellata*) m pl: s. Trichomonas hominis, Giardia lamblia, Chilomastix mesnili.

Darm|flora (lat. Flora römische Blumengöttin) f: (engl.) intestinal flora; bakterielle Besiedlung des unteren Ileums sowie des gesamten Colons u. Rektums, bestehend aus 100–400 intestinalen Bakterienspecies; ca. 99% der in Konz. von 10^{11} pro g züchtbaren Darmbakterien gehören zu strikt anaeroben Arten (Bacteroides vulgatus, Bifidobacterium longum, Eubacterium aerofaciens, Coprococcus eutactus u. a.; bei muttermilchernährtem Säugling ausschl. Lactobacillus bifidus). Escherichia coli u. Enterokokken repräsentieren weniger als 1% der züchtbaren Darmflora.

Darm|geräusche: s. Borborygmus.

Darm|grippe: (engl.) intestinal influenza; enteraler Virusinfekt mit akutem Brechdurchfall u. grippeähnlichen Allgemeinsymptomen; s. Grippe.

Darm|hormone (Horm-*) n pl: s. Hormone, gastrointestinale.

Darm|in|fektion (Infekt-*) f: s. Enteritis, Enterokolitis; vgl. Gastroenteritis, infektiöse; Pneumatosis cystoides intestini.

Darm|in|fusion (Infusion*) f: s. Darmreinigung.

Darm|in|kontinenz (Inkontinenz*) f: (engl.) rectal incontinence; s. Stuhlinkontinenz.

Darm|karzinom (Karz-*; -om*) n: (engl.) intestinal carcinoma; häufigster maligner Darmtumor; Vork. v. a. als kolorektales Karzinom*, seltener als Analkarzinom* od. maligner Dünndarmtumor*.

Darm|klemme: (engl.) intestinal clamp; federnde Klemmzange zum Abklemmen von Darmteilen.

Darm|lähmung: s. Darmatonie, Ileus.

Darm|naht: s. Nahtmethoden.

Darm|parasiten (Parasiten*) m pl: s. Helminthes, Entamoeba, Trichomonas, Cryptosporidium, Balantidium coli.

Darm|polyp (Polyp*) m: s. Polyp.

Darm|reinigung: (engl.) colonic irrigation; Darmspülung zur Entleerung des Colons bzw. Rektums; **Formen: 1.** retrograde Instillation von Flüssigkeit in das Rektum (sog. Darmeinlauf) mit Darmrohr u. Irrigator od. durch gebrauchsfertige Instillationsflüssigkeiten (Klistiere bzw. Klysmen), z. B. vor Röntgenuntersuchungen, Endoskopie, Entbindung, bei Obstipation; **2.** Darmspülung: **a)** retrograd (sog. hoher Schwenkeinlauf) unter Verwendung von viel Spülflüssigkeit zur Reinigung größerer Darmabschnitte vor Operationen; **b)** orthograd p. o. od. über eine Duodenalsonde als Kolonlavage*.

Darm|re|sektion (Resektion*) f: (engl.) intestinal resection; op. Entfernung von verletzten od. erkrankten Darmabschnitten, z. B. bei Darmtumoren, Ileus, Invagination, Perforation, Darmfistel, Gangrän; z. B. als Dünndarmresektion*, Appendektomie*, Kolektomie* od. Rektumresektion*.

Darm|rohr: (engl.) intestinal tube; weiches Gummirohr zum Einführen in den Mastdarm für hohe Einläufe u. zum Ableiten von Darmgasen, z. B. nach Operationen.

Darm|spülung: s. Darmreinigung.

Darm|steifung: (engl.) spastic intestinal convolution; durch spastische Kontraktionen bedingte Verhärtung einzelner Darmschlingen oberh. einer Darmstenose (als sichtbare u. tastbare Wulst); z. B. bei mechan. bedingtem Ileus*.

Darm|stein: s. Kotstein.

Darm|stenose (Steno-*; -osis*) f: (engl.) intestinal stenosis; angeb. od. erworbene Einengung des Darmlumens durch Obstruktion von innen od. Kompression von außen, z. B. inf. von Tumoren, Zysten, Briden. Eine D. kann zum Ileus* führen. Vgl. Duodenalstenose.

Darm|trägheit: s. Obstipation.

Darm|trichine (gr. τρίχινος haarig) f: s. Trichinella spiralis.

Darm|tuberkulose (Tuberkel*; -osis*) f: (engl.) intestinal tuberculosis; tuberkulöse Erkr. des Darms durch Inf. mit Mycobacterium* tuberculosis; als **primäre** D. bei Kindern inf. Verabreichung von Milch infizierter Kühe, **sekundär** bei Erwachsenen als Folge einer Tuberkulose* der Lunge (kanalikuläre Ausbreitung durch Verschlucken von Sputum bzw. hämatogene Aussaat von Mykobakterien); **Lok.:** v. a. in den Peyer*-Plaques der Ileozökalgegend Bildung von tuberkulösen Infiltraten u. (nach Verkäsung) Geschwüren, die zirkulär od. gürtelförmig konfluieren können; stenosierende, hyperplastische Formen können Karzinome vortäuschen. **Sympt.:** außer Allgemeinsymptomen der Tbc charakterist. Durchfälle, u. U. Meteorismus, Fieber, Aszites, ileozökaler Konglomerattumor, evtl. Entwicklung einer chron. Darmstenose; **Ther.:** s. Tuberkulose.

Darm|tumor (Tumor*) m: s. Dünndarmtumor, Polyp, Karzinom, kolorektales.

Darm|verschlingung: s. Volvulus.

Darm|verschluss: s. Ileus.

Darm|wand|bruch: s. Littré-Hernie.

Darm|wand|nerven|system n: s. Nervensystem, enterisches.

Darm|würmer: s. Helminthes.

Darm|zotten: s. Villi intestinales intestini tenuis.

Darwin-Höcker (Charles R. D., engl. Naturforscher, 1809–1882): (engl.) Darwin tubercle; Tuberculum auriculare; inkonstanter Höcker am Innenrand der Helix der Ohrmuschel; vgl. Aurikularanhänge.

Darwinismus (↑) m: s. Evolutionstheorie.

D-Arzt: Abk. für **D**urchgangsarzt*.

Dash|board injury (engl.): Armaturenbrettverletzung, auch Knieanpralltrauma; durch Auffahrunfall entstehende Verletzung, häufig in Form einer Kettenfraktur (s. Fraktur, vollständige) od. einer Hüftgelenkluxation* mit dorsalem Hüftpfannenrandbruch durch indirekte Gewalteinwirkung.

Dassel|fliegen: (engl.) botflies; Sammelbez. für Err. der Myiasis* bei Tieren, seltener beim Menschen; s. Fliegen.

DAT: Abk. für **1. d**irekter **A**ntiglobulin**t**est*; **2. D**emenz vom **A**lzheimer-**T**yp; s. Alzheimer-Krankheit.

Daten, personen|bezogene: (engl.) personal data; Daten, die die Identität der datenbezüglichen Person direkt erkennen lassen bzw. aus denen die Person bestimmbar ist; i. S. der Datenschutzgesetze* liegen p. D. meist auch dann noch vor, wenn die administrativen Identifikationsdaten nicht miterfasst bzw. unkenntlich gemacht wurden, d. h. wenn die Daten im sozialwissenschaftl. Sinn anonymisiert wurden. Vgl. Anonymisierung.

Daten|schutz: (engl.) privacy of information; aus den Grundrechten auf Menschenwürde u. Freiheit der Person (Artt. 1 u. 2 GG) abgeleitetes Recht auf Persönlichkeitsschutz bei der Datenverarbeitung; als D. werden ferner bezeichnet alle rechtl., organisator. u. techn. Maßnahmen zur Sicherung der informationellen Selbstbestimmung, insbes. zum Schutz der persönl., d. h. personenbezogenen Daten vor Indiskretion u. Missbrauch (Geheimnisschutz). Vgl. Datenschutzgesetze, Schweigepflicht, Datenschutz, medizinischer.

Daten|schutz|gesetze: (engl.) data protection legislation; der Sicherung des Datenschutzes dienende Gesetze des Bundes u. der Länder, in denen festgeschrieben wird, wer welche personenbezogenen Daten zu welchem Zweck u. unter welchen Bedingungen verarbeiten darf. Die D. regeln insbes. die Rechte des Betroffenen auf Auskunft über die zu seiner Person gespeicherten Daten u. auf Berichtigung, Löschung u. Sperrung von Daten, ferner den Schutz des Datengeheimnisses sowie die Überwachung der Einhaltung des Datenschutzes durch Datenschutzbeauftragte des Bundes u. der Länder sowie durch betriebliche Datenschutzbeauftragte. Sie enthalten darüber hinaus Sonderbestimmungen für die Datenverarbeitung zu wissenschaftl. Zwecken (sog. Forschungsklauseln). Die D. gelten für **automatisierte** u. beim Vorliegen best. Voraussetzungen auch für **manuelle Datenverarbeitung**. Das Bundesdatenschutzgesetz (Abk. BDSG) vom 20.12.1990 (BGBl. I S. 2954, mit späteren Änderungen) normiert in versch. Abschnitten die Datenverarbeitung im öffentl. Bereich (Behörden u. andere Stellen des Bundes u. der Länder), die Datenverarbeitung nichtöffentl. Stellen für eigene Zwecke (z. B. Datenverarbeitung in der ärztl. Privatpraxis, § 28 BDSG) u. die geschäftsmäßige Datenverarbeitung nichtöffentl. Stellen zum Zweck der Übermittlung (z. B. Datenverarbeitung durch Service-Rechenzentren). Sofern es sich nicht um öffentl. Stellen des Bundes handelt, gelten (vorrangig) **Landesdatenschutzgesetze** (Abk. LDSG), die die Datenverarbeitung der Landesbehörden u. sonstiger öffentl. Stellen der Länder sowie der ihrer Aufsicht unterstehenden jurist. Personen des öffentl. Rechts (z. B. der Ärztekammern) regeln; daneben finden sich z. T. auch spez. landesrechtl. Maßgaben für den Schutz von Patientendaten (z. B. das Gesetz zum Schutz personenbezogener Daten im Gesundheitswesen des Landes Nordrhein-Westfalen vom 22.12.1994, GVBl. S. 84). Eigenständige Regelungen existieren für die Datenverarbeitung in der Sozialverwaltung (s. Sozialdatenschutz). Vgl. Krebsregistergesetz, Datenschutz, medizinischer.

Daten|schutz, medizinischer: (engl.) medical data protection; der Wahrung der Persönlichkeitsrechte bei der Verarbeitung von patienten- od. probandenbezogenen Daten insbes. aus dem Therapie- u. Forschungsbereich dienende Maßnahmen rechtlicher, organisatorischer u. technischer (Datensicherung) Art; neben den Datenschutzgesetzen des Bundes u. der Länder (ein spez. Gesundheitsdatenschutzgesetz existiert z. B. in Nordrhein-Westfalen) sind für den m. D. insbes. die Vorschriften zur ärztl. Schweigepflicht* sowie die Bestimmungen zum Sozialdatenschutz* relevant. Vgl. Krankheitsregister, Krebsregistergesetz.

Datura f: Nachtschattengewächse (Solanaceae), insbes. Datura stramonium (weißer Stechapfel) u. Datura suaveolens (Engelstrompete); enthalten Tropanalkaloide (L-Hyoscyamin, das beim Trocknen zu Atropin razemisiert, u. L-Scopolamin); alle Pflanzenteile sind potentiell **to-**

xisch (Sympt. wie bei Atropinvergiftung*); **Verw.:** Datura stramonium zur Gewinnung der Reinalkaloide; als Spasmolytikum bei Asthma bronchiale, Keuchhusten, evtl. als Expektorans bei Bronchitis; missbräuchlich als Rauschmittel (Abhängigkeitspotential).

Dauer|ausscheider: (engl.) carrier; Person, die noch längere Zeit nach überstandener Infektionskrankheit Err. ausscheidet; die Bez. bezieht sich bes. auf Ausscheider* von Salmonella enterica Serovar Typhi u. Paratyphi sowie Shigella; s. Keimträger, Meldepflicht.

D

Dauer|beatmung: (engl.) long-term ventilation; auch Langzeitbeatmung; länger als 48 Std. (bis Jahre) durchgeführte Beatmung* bei anhaltender respirator. Insuffizienz, z. B. bei Lähmung der Atemmuskulatur, ARDS; **Kompl.:** Ulzerationen der Trachealschleimhaut durch Druck der Tubusmanschette (s. Cuff).

Dauer|blutungen: (engl.) prolonged uterine bleeding; s. Metrorrhagie.

Dauer|dia|lyse (Dialyse*) f: (engl.) longterm dialysis; Form der Nierenersatztherapie; s. Dialyse-Behandlung.

Dauer|drainage (Drainage*) f: s. Bülau-Drainage, Redon-Saugdrainage, Ventrikeldrainage.

Dauer|katheter (Katheter*) m: s. Blasenkatheter.

Dauer|kopf|schmerz, medikamenten|induzierter: (engl.) drug-induced headache; auch medikamenteninduzierter Kopfschmerz; toxisch bedingter, diffuser Kopfschmerz* an mind. 15 Tagen pro Monat nach langfristiger (mind. 3-monatiger) Einnahme von Analgetika, Ergotamin od. anderen Arzneimitteln; **Ther.:** Entwöhnung; vgl. Schmerzsyndrome.

Dauer|kulturen (lat. cultura Züchtung) f pl: (engl.) long-term cultures; Fortzüchtung einer Reinkultur* über längere Zeitspannen unter Vermeidung von Verunreinigung (Verwendung der Stichkultur* bzw. des Schrägröhrchens*) u. Vertrocknung.

Dauer|leistungs|grenze: (engl.) endurance limit; Bez. für die von individuellen Faktoren (z. B. Trainings- u. Gesundheitszustand) abhängige Beanspruchung mit körperl. Arbeit, die länger als 8 Std. keine physische Ermüdung (konstante Herzfrequenz u. Ventilation, Laktatkonzentration im Blut <2,2 mmol/l) hervorruft; bei deren Überschreiten Wechsel von aerober zu anaerober Glykolyse; D. untrainierter 20- bis 30-jähriger Männer beträgt bei dynamischer Arbeit (Fahrradergometer) ca. 100 W, bei statischer Arbeit ca. 15 % der max. Leistungsfähigkeit.

Daumen|ballen: (anat.) Thenar.

Daumen|ballen|a|trophie (Atrophie*) f: s. Abductor-opponens-Atrophie, Affenhand, Karpaltunnelsyndrom.

Daumen|grund|gelenk|luxation (Luxation*) f: (engl.) dislocation of the first metacarpophalangeal joint; Verrenkung des Daumens im Metakarpophalangealgelenk, meist mit Ruptur des ulnaren Seitenbandes; häufigste Skistockverletzung (vgl. Skidaumen); **Formen: 1.** Subluxation; **2.** Luxation* mit senkrechter Stellung der Grundphalanx auf dem ersten Mittelhandknochen; **3.** Bajonettstellung durch Stoß od. Schlag auf den gestreckten Daumen (selten); **Sympt.:** Schwellung, Hämatom, Druckschmerz, Funktionsverlust, Gelenkinstabilität, Fehlstellung; **Diagn.:** Rö., ggf. gehaltene Aufnahme; **Ther.:** Reposition, Prüfung der Kollateralbandstabilität, bei Bandriss Naht; bei älteren Verletzungen Bandplastik, Ruhigstellung durch palmare Gipsschiene.

Daumen, schnappender: s. Pollex flexus.

Daumen|zeichen: (engl.) Wartenberg's symptom; syn. Wartenberg-Zeichen; s. Pyramidenbahnzeichen (Tab.).

Dauno|rubicin (INN) n: Glykosid-Antibiotikum (Anthrazyklin) aus Kulturen von Streptomyces peuceticus u. coeruleorubidus mit hemmender Wirkung auf DNA- u. RNA-Synthese; **Verw.:** als Zytostatikum bei Leukämie, epidem. Kaposi-Sarkom; **Kontraind.:** schwere Knochenmarkdepression, Herzschädigung, akute Infektion; **UAW:** Kardiotoxizität u. a.; vgl. Anthrazykline.

Dawn-Phänomen (engl. dawn Morgendämmerung) n: (engl.) dawn phenomenon; steigender Insulinbedarf am frühen Morgen durch Blutzuckeranstieg inf. vermehrter nächtl. Sekretion von STH; Vork. insbes. bei Diabetes mellitus Typ 1.

Dawson-Einschluss|körperchen|en|zephalitis (James W. D., Pathol., Edinburgh, 1870–1927; Enkephal-*; -itis*) f: syn. subakute sklerosierende Panenzephalitis*.

dB: Abk. für Dezibel; s. Schallpegel.

dB(A): s. Schallpegel.

DD: Abk. für **D**ifferential**d**iagnostik; s. Diagnostik.

DDAVP: Abk. für 1-**D**esamino-8-**D**-**a**rginin-**v**aso**p**ressin; s. Desmopressin.

DDC: auch ddC; Abk. für **Did**eoxy**c**ytidin; s. Zalcitabin.

DDI: auch ddI; Abk. für **Did**eoxy**i**nosin; s. Didanosin.

D-Di|mere (Di-*; gr. μέρος Teil) n pl: (engl.) D-dimers; Fibrinspaltprodukte*, die aus bereits quervernetzten Fibrinmolekülen entstehen u. Ausdruck einer intravasalen Fibrinbildung (bei Thrombose bzw. Embolie od. Verbrauchskoagulopathie) mit sek. Hyperfibrinolyse* sind; **Nachweis:** mittels Latextest od. ELISA bei Verdacht auf Thrombose od. Embolie, insbes. zur Ausschlussdiagnose od. DD gegenüber sonstigen Zuständen mit erhöhten Fibrinspaltprodukten (Hyperfibrinolyse, septischer Schock, Missed abortion, chron. Thrombosen, Leberzirrhose, Urämie, Ovarialkarzinom, Gestose); **Referenzbereich:** 20–400 μg/l Plasma. Vgl. Fibrinopeptide. J. Har.

DDT: Abk. für **D**ichlor-**d**iphenyl-**t**richlorethan (Chlorphenotan); Kontaktinsektizid; zählt zu den Kokanzerogenen*; Verw. wegen starker Persistenz in der Umwelt u. hoher Bioakkumulation* in der Nahrungskette in Deutschland verboten; MAK: 1 mg/m^3.

De-: auch Des-; Wortteil mit der Bedeutung von - weg, ab, herab; von lat. de.

Dead-fetus-Syn|drom n: Bez. für eine Verbrauchskoagulopathie* inf. Retention eines abgestorbenen Fetus (nach 2 Wochen); beim Fetus häufig Fehlbildungen; bei der Mutter stets Hypofibrinogenämie (<150 mg/dl); **Ther.:** Schwangerschaftsabbruch. J. Har.

Deanol (INNv) n: ZNS-Stimulans; als Präkursor von Acetylcholin mit cholinerger Aktivität; **Ind.:** hyperkinet. Verhaltensstörung bei Kindern, Leistungs-, Koordinations-, Lern- u. Konzentrationsstörungen, psych. u. zentralmotor. Folgen von Hirntraumen, zerebro-vaskuläre Erkr.; **Kontraind.:** Epilepsie.

Dean-Webb-Titration (Titer*) f: Methode zum semiquant. Nachweis präzipitierender Antikörper*; **Prinzip:** einem konstanten Volumen von Antiserum werden steigende Mengen eines Antigens zugesetzt bis zur max. Präzipitationsreaktion*. Vgl. Ramon-Titration.

DeBakey-Klassifikation (Michael Ellis DeB., Chir., Houston, geb. 1908) **f:** (engl.) DeBakey's classification; Einteilung der Aortendissektion* nach Lokalisation des Beginns u. der weiteren Ausdehnung (s. Tab.).

DeBakey-Klassifikation

Typ		Lokalisation
I	A	Beginn in Aorta ascendens, Ausdehnung in Arcus aortae, Aorta decendens und große Äste
II		Beschränkung auf Aorta ascendens
III	B	Beginn in Aorta descendens nach Abgang der A. subclavia sinistra
IIIa		oberhalb des Zwerchfells
IIIb		unterhalb des Zwerchfells

Debilität (lat. debilitas Schwäche) **f:** (engl.) debility; veraltete Bez. für leichte geistige Behinderung*.

Debranching-En|zym (engl. to debranch abspalten; gr. ἐν hinein, innerhalb; ζύμη Sauerteig) **n:** syn. Amylo-1,6-Glukosidase; Enzym (Hydrolase) bei der Glykogenolyse*, die spezifisch α-1,6-glykosidische Bindungen des Glykogens spaltet; fehlt bei der Glykogenose Typ III. Vgl. Branching-Enzym, Glykogenosen.

Debré-Fibiger-Syn|drom (Robert D., Päd., Paris, 1882–1978; Johannes A. F., Pathol., Kopenhagen, 1867–1928) **n:** syn. adrenogenitales Salzverlustsyndrom; s. Syndrom, adrenogenitales.

Debré-Toni-Fanconi-Syn|drom (↑; Giovanni de T., Päd., Genua, 1896–1973; Guido F., Päd., Zürich, 1892–1979) **n:** syn. renotubuläres Syndrom Fanconi; Tubulopathie* mit generalisierter Hyperaminoazidurie, Glukosurie u. Phosphaturie (sog. Glukose-Phosphat-Aminosäure-Diabetes); häufig mit chron. Azidose u. Hypokaliämie, Kleinwuchs u. Niereninsuffizienz; **Ätiol.:** **1.** angeb.: infantiler Typ mit autosomal-rezessivem Erbgang u. variabler Expressivität, adulter Typ mit autosomal-dominantem Erbgang; **2.** sek. Form u. a. bei Cystinose, Lowe-Syndrom, Galaktosämie, Tyrosinose, Schwermetallvergiftung, interstitieller Nephritis, Hyperparathyroidismus u. Vitamin-D-Mangel-Rachitis; **Kompl.:** Rachitis* renalis mit Entmineralisierung des Skeletts, ggf. Spontanfrakturen.

Débridement (frz. débrider abzäumen, einschneiden)**:** syn. Wundexzision*.

De|carb|oxy|lasen f pl**:** (engl.) decarboxylases; Lyasen*, die CO_2 abspalten; Coenzyme bei Decarboxylierung* sind v. a. Thiamindiphosphat (Alphaketosäuren) u. Pyridoxalphosphat (Aminosäuren).

De|carb|oxy|lierung: (engl.) decarboxylation; Kohlendioxidabspaltung aus einer Carbonsäure, die in die Verbindung mit nächst niederer C-Zahl übergeht; **Formen: 1.** enzymkatalysierte D. durch Decarboxylasen*: z. B. Cystein → Cysteamin + CO_2; biogene Amine* entstehen durch D. von Aminosäuren. Die oxidative D. von Alphaketosäuren (z. B. Pyruvatdehydrogenase*) ist mit einer Dehydrierung* verbunden u. wird von Alphaketosäure*-Dehydrogenasen katalysiert. **2.** spontane D.: z. B. von Acetessigsäure zu Aceton; i. R. der Ketogenese kann diese Reaktion auch enzymkatalysiert mit höherer Umsatzgeschwindigkeit ablaufen.

De|cidua (lat. deciduus abfallend) **f:** s. Dezidua.

Deck|biss: (engl.) deep bite; Sonderform des Distalbisses* (Angle-Klasse II/2), bei dem die Frontzähne des Oberkiefers stark zurückgekippt stehen (s. Abb.); die Frontzähne des Unterkiefers können hierbei vollständig verdeckt werden.

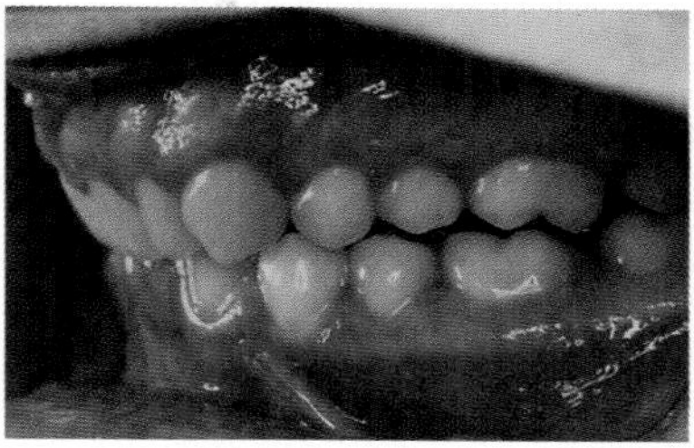

Deckbiss [394]

Deckel|schuppe: s. Pityriasis lichenoides.

Deck|glas: (engl.) coverglass; 0,15–0,2 mm dünnes quadrat. Glasplättchen zum Eindecken des Präparates auf einem Objektträger*.

Deck|glas|kultur (lat. cultura Züchtung) **f:** (engl.) coverglass culture; Züchtung von Bakt., Pilzen, pflanzl. od. tier. Geweben in Hohlräumen zw. einem muldenförmig angeschliffenen Objektträger u. einem Deckglas; vgl. Gewebekultur.

Deck|knochen: s. Belegknochen.

Deck|zellen (Zelle*)**:** (engl.) cover cells; **1.** Epithelzellen an der Oberfläche von serösen Häuten; Umwandlung in Fibrozyten möglich, z. B. bei entzündl. Verklebungen u. folgender Verwachsung; vgl. Mesothel, Makrophagen; **2.** syn. Pneumozyten I; Epithelzellen in der Alveole* der Lunge; **3.** Podozyten im Malpighi*-Körperchen der Niere.

De|clamping (engl.)**:** Wiedereröffnen großer art. Gefäße, z. B. Äste der Aorta; provoziert akuten Blutdruckabfall u. Einströmen von sauren Stoffwechselprodukten; vgl. Tourniquet-Syndrom.

De|clive (lat. declivis abwärts geneigt, abschüssig) **n:** Abhang, Abschnitt des Kleinhirnwurms hinter dem Culmen.

Dé|collement (frz.)**:** Abscherung; flächenhafte Ablederung der Haut inf. Rotation u. Quetschung; durch Lösung der Haut von der Faszie kommt es zur Unterbrechung der Blutzufuhr. Vgl. Wunde.

De|crementum (lat.) **n:** (engl.) decrement; Abnahme; **Stadium decrementi:** Stadium der Abnahme einer Krankheit; vgl. Fieber.

de|crepitus (lat.)**:** dekrepide, schwach, heruntergekommen.

De|crescendo (ital.)**:** mit abnehmender Stärke; (kardiol.) Bez. für das Abschwellen der Lautstärke von Herzgeräuschen*.

De|curarisierung: (engl.) decurarization; Bez. für die Antagonisierung der Wirkung nichtdepolarisierender, peripherer Muskelrelaxanzien* durch Cholinesterasehemmer*, z. B. am Ende einer Narkose.

De|cussatio (lat.) f (pl Decussationes): Kreuzung.

De|cussatio lemnisci medialis (↑) f: Schleifenkreuzung des 2. Neurons der Hinterstrangbahnen (von Nuclei cuneatus u. gracilis).

De|cussationes tegmentales (↑) f pl: zusammenfassende Bez. für Forel*-Haubenkreuzung (Decussatio tegmentalis ant.) u. Meynert*-Haubenkreuzung (Decussatio tegmentalis post.).

De|cussatio pedunculorum cerebellarium superiorum (↑) f: Kreuzung der oberen Kleinhirnstiele vor ihrer Endigung am Nucleus ruber.

De|cussatio pyramidum (↑) f: Pyramidenkreuzung; Kreuzung des Hauptteils der Pyramidenbahnen auf die Gegenseite im kaudalen Abschnitt der Medulla oblongata.

De|fäkation (lat. defaecare von der Hefe befreien, reinigen) f: (engl.) defecation; Stuhlentleerung, reflektorisch über Dehnungsrezeptoren im Rektum, N. splanchnicus pelvinus u. Sakralmark u. willkürlich über kortikale Strukturen kontrolliert; vgl. Reflex, anorektaler.

De|fatigatio (lat.) f: Ermüdung, Erschöpfung.

De|fekt (lat. deficere, defectum fehlen) m: (engl.) defect; **1.** allg. Bez. für Fehlen od. Verlust, z. B. eines Organs od. einer Funktion; **2.** (genet.) numerische Chromosomenaberration mit Verlust eines Chromosoms; vgl. Krankheiten, genetische; **3.** (psychiatr.) veraltete Bez. für den über einen längeren Zeitraum anhaltenden (nicht völlig reversiblen) Verlust bzw. die Minderung psych. od. kognitiver Funktionen, bes. im Zus. mit einer Schizophrenie (vgl. Residuum, schizophrenes); i. R. langfristiger therap. bzw. rehabilitativer Maßnahmen (z. B. kognitives od. soziales Training) können verloren geglaubte Funktionen evtl. wiedergewonnen u. eine Enthospitalisierung erreicht werden; daher ist besser von einem Defizit zu sprechen.

De|fekt, aorto|pulmonaler (↑) m: (engl.) aorto-pulmonary window; auch aortopulmonales Fenster; sehr seltener angeborener Herzfehler mit Defekt zw. Aorta u. A. pulmonalis etwa distal der Semilunarklappen; klin. u. hämodynam. ähnlich dem Ductus* arteriosus apertus mit großem Links-Rechts-Shunt u. meist pulmonaler Hypertonie; weitere DD: Truncus* arteriosus communis.

De|fekt|fraktur (↑; Fraktur*) f: (engl.) fracture with loss of bone substance; s. Fraktur, vollständige.

De|fekt|heilung (↑): (engl.) partial recovery; im Ggs. zur Restitutio* ad integrum der Zustand verbleibender struktureller od. funktioneller Defekte nach (unvollständig) geheilter Krankheit. Vgl. Wundheilung.

De|fekt|protein|ämie (↑; Prot-*; -ämie*) f: (engl.) defective proteinemia; meist angeborene pathol. Zusammensetzung der Bluteiweißkörper mit fehlender bzw. zu geringer Bildung best. Komponenten (z. B. Agammaglobulinämie, Analbuminämie).

De|fekt|pro|these (↑; Prothese*) f: (engl.) maxillo-facial-prosthesis; prothet. Rekonstruktion von angeb. od. erworbenen Kieferdefekten durch Zahnersatz; der Verschluss von Knochenhöhlen sowie der Abschluss der Mund- zur Nasenhöhle können durch einen Obturator* erreicht werden.

De|fekt|pseud|arthrose (↑; Pseud-*; Arthr-*; -osis*) f: (engl.) pseudarthrosis after loss of bone substance; s. Pseudarthrose.

De|fekt|syn|drom, ir|reversibles psychisches (↑) n: (engl.) irreversible psychic defect syndrome; veraltete Bez. für eine nicht für rückbildungsfähig gehaltene Verflachung psych. Funktionen i. S. eines Residuums; vgl. Minussymptomatik.

De|feminisierung (De-*; lat. femina Frau): (engl.) defeminization; Regression weibl. Geschlechtsmerkmale inf. Androgenisierung*: Uterus- u. Mammaatrophie, Amenorrhö, Sterilität u. anovulatorischer Zyklus; vgl. Virilisierung.

Défense musculaire (frz. muskuläre Verteidigung): Abwehrspannung*.

deferens (lat.): hinabführend.

De|ferentitis (lat. deferre hinabführen; -itis*) f: Entz. des Samenleiters (Ductus deferens).

De|ferento|graphie (↑; -graphie*) f: (engl.) vasography; s. Vasovesikulographie.

De|fer|ox|amin (INNv) n: syn. Desferrioxamin; aus Kulturen von Streptomyces pilosus gewonnener Komplexbildner (Chelatbildner*) für trivalente Kationen; **Verw.:** bei akuter Eisenintoxikation, chron. Eisenüberladung des Organismus (Hämosiderose); **UAW:** gelegentl. Retinopathien mit Visusstörungen, selten ototox. Sympt., Lungenveränderungen mit akuter respirator. Insuff., allergische Reaktionen, akute Nierenfunktionsstörungen, Thrombozytopenie u. Knochenmarkaplasie.

De|fer|ox|amin-Test m: Verf. zur Diagn. von Eisenspeicherkrankheiten durch Bestimmung der renalen Eisenausscheidung nach einmaliger i. m. Injektion von 500 mg Deferoxamin; **Referenzbereich:** <2 mg Eisen im 6-Stunden-Sammelurin; bei Hämochromatose* >2,5 mg, bei Hämosiderose* >10 mg.

De|ferveszenz (lat. defervescere verbrausen, sich abklären) f: (engl.) defervescence; Nachlass, Entfieberung; **kritische** D.: plötzl. Entfieberung, **lytische** D.: allmähliche Entfieberung.

De|fibrillation (De-*; Fibrilla*) f: Verfahren zur Durchbrechung eines Herz-Kreislauf-Stillstands inf. kardialer Arrhythmie; **Formen: 1.** elektrische D.: **a)** mittels externen Defibrillators als Notfallmaßnahme bei Kammerflimmern*;

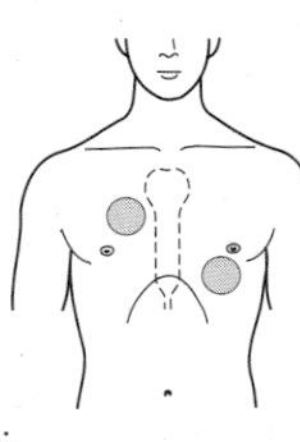

Defibrillation:
Platzierung der Elektroden

Prinzip: über zwei auf dem Brustkorb platzierte Plattenelektroden wird Gleichstrom mit Energie von 50 bis max. 400 Joule (ggf. auch wiederholt mit steigender Energie) aus Kondensatoren entladen, der eine simultane Entladung aller zu diesem Zeitpunkt nicht refraktären Herzmuskelfasern induzieren u. damit eine rhythmische Herzaktion (angeführt vom Schrittmacherzentrum) wieder ermöglichen soll; während der D. ist eine Berührung des Pat. zu vermeiden, Basismaßnahmen der Reanimation* sind kurzfristig zu unterbrechen. Voraussetzungen: gute Oxygenierung, Azidosebekämpfung; nach erfolgreicher D. Stabilisierung des Herzrhythmus durch geeignete Antiarrhythmika* (z. B. Lidocain); **b)** intern automat. durch implantierbaren Kardioverter*-Defibrillator bei Kammerflattern, Kammerflimmern, Kammertachykardie; **2.** medikamentöse D. durch Antiarrhythmika; vgl. Kardioversion.

De|fibrillator (↑; ↑) m: **1.** (intensivmed.) elektrisches Gerät zur Defibrillation* u. Kardioversion*; verfügt i. d. R. auch über einen EKG-Monitor zur therap. wichtigen DD von Kammerflimmern* u. Asystolie*; vgl. Reanimation; **2.** (kardiol.) s. Kardioverter-Defibrillator, implantierbarer.

De|fibrinations|syn|drome (↑; Fibr-*) n pl: (engl.) defibrination syndromes; Bez. für Blutungen durch Hyperfibrinolyse* bzw. Fibrinogenopenie; orientierende Untersuchung ist der Clot*-observation-Test. Vgl. Verbrauchskoagulopathie.

De|fibrino|genierung (↑; ↑; -gen*): (engl.) defibrogenation; enzymatische, fibrinabbauende Wirkung insbes. von Schlangengiftpräparaten (Ancrod, Batroxobin); therap. zur Fibrinolyse* eingesetzt (klin. nicht mehr relevant).

De|fizienz (lat. deficere abnehmen, fehlen) f: (engl.) deficiency; Mangelhaftigkeit; (genet.) Ausfall des terminalen Teils eines Chromosoms u. damit einer Anzahl von Genen; vgl. Chromosomenaberrationen, Deletion.

De|fizit (↑) n: (engl.) deficit; Ausfall, Ausfallerscheinung; z. B. neurologisches D.

De|flexions|lagen (lat. deflectere, deflexum zur Seite biegen, ablenken): (engl.) deflexed positions; regelwidrige Geburtshaltungen (Haltungsanomalien), die durch Entfernung des kindlichen Kinns von der Brust (Deflexions- od. Streckhaltung) entstehen; **1.** Vorderhauptlage*; **2.** Stirnlage*; **3.** Gesichtslage*; Benennung nach dem führenden kindlichen Kopfteil; vgl. Kindslage.

De|floration (lat. deflorare entjungfern) f: (engl.) deflowering; syn. Entjungferung; Zerreißen des intakten Hymens*, meist beim ersten Koitus, selten inf. Trauma od. Masturbation; med. meist komplikationslos; vgl. Virginität.

De|generatio (lat. degenerare entarten) f: Degeneration*.

De|generation (↑) f: (histol.) sog. Entartung zellulärer Strukturen od. Funktionen inf. Schädigung der Zelle; **Formen: 1.** hydropische Degeneration*; **2.** fettige D.: Ansammlung von Fetten in Zellen, die normalerweise keine Lipide enthalten; **3.** hyaline D.: s. Zenker-Muskeldegeneration; **4.** amyloide D.: s. Amyloidose; **5.** D. von Nervenzellen: als retrograde D., die von distal nach zentral in Richtung Corpus neuroni fortschreitende D. des Axons (sog. dying back), als neuronale D. nach Neurotmesis* (s. Waller-Degeneration) od. als transneuronale D. von intakten Neuronen bei Schädigung vorgeschalteter Neurone. Vgl. Leukodystrophie, Poliodystrophie, Schwellung, trübe.

De|generation, hepato|lentikuläre (↑) f: (engl.) hepatolenticular degeneration; syn. Wilson-Krankheit; autosomal-rezessiv erbl. Erkr. mit positiver Kupferbilanz (erhöhte Konz. von freiem Kupfer u. verminderte hepatische Kupferausscheidung) inf. eines Synthesedefekts von Caeruloplasmin*; der Anstieg des freien Kupfers führt zu tox. Effekten an Leber, ZNS, Niere u. Knochen; die Schwere der Erkr. wird durch die Art der Mutation bestimmt. **Pathol.:** Degeneration von Ganglienzellen, reaktive Vermehrung abnormer Gliazellen in den Stammganglien (v. a. Corpus striatum) u. im Cortex (v. a. Frontal- u. Okzipitallappen), multilobuläre Leberzirrhose*; **Formen: 1.** rasch progrediente juvenile Form mit Manifestation zw. 7. u. 15. Lj.; **2.** Erwachsenenform (sog. Pseudosklerose Westphal-Strümpell) mit Manifestation zw. 20. u. 30. Lj. u. meist langsamerer Progredienz; **Sympt.:** extrapyramidales Syndrom mit Hyperkinesen, Asterixis u. Myoklonien, Störungen der Affektivität, Gedächtnisstörungen, Psychose, in späteren Stadien evtl. Demenz; Hepatosplenomegalie. Pathognomonisch ist der Kayser*-Fleischer-Kornealring. **Diagn.:** freies Kupfer im Serum erhöht bei erniedrigtem Gesamtkupfer, Kupferausscheidung im Urin erhöht, Caeruloplasmin im Serum erniedrigt; Mutationsnachweis; in der kranialen Computertomographie evtl. hypodense Areale; **Ther.:** Kaliumsulfid (hemmt Kupferaufnahme) u. D-Penicillamin od. Zinkacetat (fördern Kupferausscheidung) zur Verhinderung der Progredienz.

De|generation, hyalo|ideo|retinale (↑) f: syn. Wagner*-Syndrom.

De|generation, hydropische (↑) f: (engl.) hydropic degeneration; syn. vakuoläre Degeneration; reversible, insbes. im Zus. mit Ödemen vorkommende pathol. Veränderung des Wasserhaushalts der Zelle; wenn durch Anoxie od. chem. Mittel die Permeabilität der Zelle erhöht od. die die Zelle umgebende Flüssigkeit osmotisch-hypotonisch wird, kommt es zu intrazellulärer Zunahme an Wasser mit einer Schwellung der Zelle. Das Wasser bildet im Zytoplasma Vakuolen.

De|generation, kortiko|basal|ganglionäre (↑) f: (engl.) cortical-basal ganglionic degeneration; auch kortikobasale Degeneration; seltene, progressive neurodegenerative Erkr. mit (zunächst) asymmetrischem, nicht auf Levodopa ansprechendem akinetisch-rigidem Syndrom u. zusätzl. Störungen höherer kortikaler Funktionen (Parietallappenapraxie, sog. Alien-hand/limb-Phänomen mit Kontrollverlust über die Bewegungen der eigenen Extremitäten, kortikale sensomotorische Störung, Dysphasie); Form der Multisystemdegeneration*; Manifestationsalter 50.-80. Lj.; mittlere Überlebenszeit 5–10 Jahre. A. Küh.

De|generation, para|neo|plastische zerebellare (↑) f: (engl.) paraneoplastic cerebellar degeneration; bes. i. R. eines Bronchial-, Ovarial-, Mammakarzinoms od. Lymphoms auftretende diffuse Kleinhirnrindendegeneration; wahrscheinl. Autoimmunkrankheit mit Autoantikörpern gegen Purkinje-Zellen (Anti-Yo-, Anti-Hu-, Anti-Ri- u. a. Autoantikörper); häufig ausgeprägte Kleinhirnsymptome bei geringgradiger Kleinhirnatrophie. Vgl. Syndrom, paraneoplastisches. A. Küh.

De|generations|typ, striato|nigraler (↑; Typ*) m: (engl.) striatonigral degeneration; Form der Multisystematrophie* mit Parkinson*-Syndrom u./od. vegetativen Störungen, zerebellaren Symptomen*, Pyramidenbahnzeichen* sowie geringem od. fehlendem Ansprechen auf Levodopa. A. Küh.

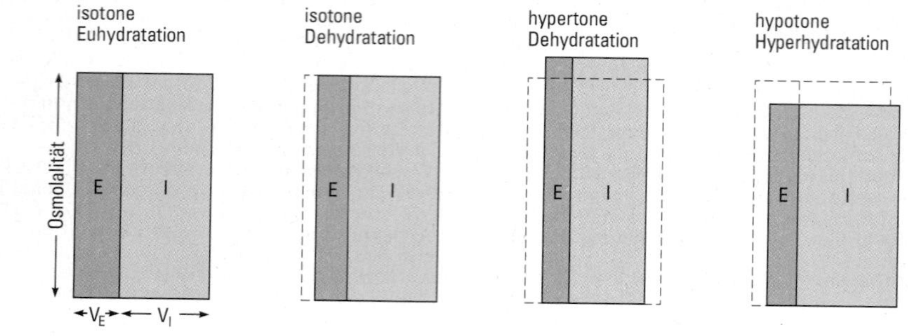

Dehydratation:
Serum-Osmolalität (v. a. Na^+-Konzentration) und Volumen der extrazellulären (VE) und intrazellulären Flüssigkeit (VI) im Vergleich zur physiologischen isotonen Euhydratation

De|generati̲on, tapeto|retina̲le (↑) f: (engl.) tapetoretinal degeneration; syn. tapetoretinale Dystrophie; Sammelbez. für erbl. progressive Netzhautdystrophien, die bis zur Erblindung führen können; **Vork.:** isoliert od. i. R. von Thesaurismosen*; **Formen: 1.** periphere retinale Dystrophie (Retinopathia* pigmentosa); **2.** zentrale retinale Dystrophie (Makuladystrophie*); **3.** chororetinale Dystrophie (Choroideremie*); **4.** diffuse retinale Dystrophie (Leber*-Optikusatrophie).

Degos-Syn|dro̲m (Robert D., Dermat., Paris, 1904–1987) n: syn. Papulosis* maligna atrophicans.

De|hisze̲nz (lat. dehiscere aufklaffen, sich spalten) f: (engl.) dehiscence; Klaffen, Auseinanderweichen.

Dehnungs|lähmung: (engl.) hyperextension paralysis; Lähmung durch Dehnung peripherer Nerven od. Nervengeflechte, z. B. Armplexuslähmung*; vgl. Geburtslähmung, Lagerungsschäden.

De|hydratati̲on (De-*; Hydr-*) f: (engl.) dehydration; Hypohydratation; Abnahme des Körperwassers* durch gesteigerte renale, gastrointestinale, pulmonale bzw. perkutane Wasserabgabe ohne entspr. Zufuhr od. iatrogen verursacht (therap. Maßnahme od. falsche Infusionstherapie); gleichzeitig auftretende Na-Verluste beeinflussen, je nach ihrer Größe im Verhältnis zum Wasserverlust, die osmolare Konz. des Extrazellulärraums, so dass drei **Formen** der D. unterschieden werden können: **1.** isotone D.: Verlust von Wasser u. Na^+ in einem Verhältnis, das der osmolaren Zusammensetzung des Extrazellulärraums entspricht; Vork. bei Erbrechen, forcierter Diurese, Durchfall, Flüssigkeitssequestration (s. Third space), Blutverlusten u. unzureichender Wasser- u. Na-Zufuhr; **2.** hypertone D. (Exsikkose): Verlust v. a. von freiem Wasser. Der Na-Bestand kann unverändert sein, deswegen Anstieg der Plasma-Na-Konzentration; Vork. bei Fieber, Diabetes mellitus, Diabetes insipidus, hyperosmolarem Koma, Verdursten; **3.** hypotone D.: Verlust von (v. a.) Na^+ u. Wasser; Vork. bei gestörter Osmoregulation, ungenügender Na-Zufuhr bzw. alleiniger Zufuhr von freiem Wasser, Nebenniereninsuffizienz, zentralem zerebralem Salzverlustsyndrom, Verbrennungen, Schwitzen, Laxanzienabusus. Allen Formen gemeinsam sind Zeichen des Volumenmangels (Abnahme von HZV u. Blutdruck, u. U. hypovolämischer Schock), bei 1. u. 2. bestehen trockene Schleimhäute, halonierte Augen, verringerter Hautturgor, Oligurie u. Durst, der jedoch inf. häufig gleichzeitig bestehender zentralnervöser Störungen u. Bewusstseinstrübungen nicht erkannt wird. Die bei der D. auftretenden Änderungen des Wasser- u. Na-Bestands erfolgen zunächst extrazellulär; zum Ausgleich der intra- u. extrazellulären osmolaren Konz. treten dann Wasserverschiebungen auf, die zu Änderungen der entspr. Volumina führen. Vgl. Wasserhaushalt.

De|hydratati̲ons|hyper|thermie (↑; ↑; Hyper-*; Therm-*) f: s. Durstfieber.

De|hydri̲erung (↑; ↑): (engl.) 1. dehydration, 2. dehydrogenation; **1.** (allg.) Wasserentzug; s. Dehydratation; **2.** (chem.) Wasserstoffentfernung; bei der von Dehydrogenasen* katalysierten D. entstehen Reduktionsäquivalente (Protonen u. Elektronen), die in der Atmungskette* transportiert u. zur Energiegewinnung (ATPase*) od. Biosynthese genutzt werden.

De|hy̲dro-: Vorsilbe chem. Verbindungen, die durch Dehydrierung* entstanden sind u. dann meist C-C-Doppelbindungen od. Ketogruppen enthalten.

7-De|hydro|chole|stero̲l n: Provitamin D_3; kann im Organismus aus Cholesterol synthetisiert werden; ist in hoher Konz. in der Haut vorhanden u. wird durch UV-Licht in Cholecalciferol umgewandelt; s. Calciferole.

De|hydro|cho̲l|säure (INN): semisynthet. Oxidationsprodukt der Cholsäure; Verw. als Choleretikum; steigert durch Einwirkung auf die kanalikuläre Membran der Leberzelle den Gallenfluss; ferner laxierende Wirkung.

De|hydro|epi|andro|stero̲n n: (engl.) dehydroandrosterone; Abk. DHEA; 3β-Hydroxy-5-androsten-17-on ($C_{19}H_{28}O_2$); in der Zona reticularis der Nebennierenrinde produzierte Vorstufe der Androgene*; **Biosynthese:** Cholesterol → Pregnenolon → 17α-Hydroxypregnenolon → DHEA; als **Dehydroepiandrosteronsulfat** (DHEAS) wichtiges Steroidhormon für die Östrogensynthese der fetoplazentaren Einheit*, das zur Prüfung der fetoplazentaren Funktion (DHEAS-Belastungstest) genutzt werden kann. **Referenzbereiche** (µg/l Serum): DHEA: 4–7; DHEAS: 1000–3000; DHEA >7 bei Erwachsenen erfordern eine spez. Tumordiagnostik (Nebennierenrinde).

De|hydro|genasen f pl: (engl.) dehydrogenases; Oxidoreduktasen, die Wasserstoff ($2\,H^+$, $2\,e^-$) übertragen; Coenzyme sind häufig NAD^+, $NADP^+$ u. FAD; vgl. Flavinnukleotide, Pyridinnukleotid-Coenzyme.

Deiters-Kern (Otto F. D., Anat., Bonn, 1834–1863): (engl.) Deiters' nucleus; Nucleus vestibularis lat., einer der vier Endkerne der Pars vestibularis des VIII. Hirnnervs am Boden der Rautengrube; Ursprung des Tractus* vestibulospinalis.

Deiters-Typ (↑): (engl.) Deiters' type neurons; Typ von multipolaren Nervenzellen mit langem, unverzweigtem, lediglich Kollateralen abgebendem Axon.

Deiters-Zellen (↑; Zelle*): (engl.) Deiters' cells; äußere Phalangenzellen; Stützzellen des Corti*-Organs, denen die äußeren Haarzellen aufsitzen. Ihre Kopfplatten bilden mit den Pfeilerzellen die von den Haarzellen durchbrochene Membrana reticularis.

Déjà-vu-Erlebnis (frz. déjà vu schon gesehen): (engl.) déjà-vu experience; Erinnerungsverfälschung*, bei der man glaubt, etwas gerade Erlebtes schon früher in gleicher Weise gesehen od. erlebt zu haben; Vork. z. B. bei Müdigkeit, als Frühsymptom best. Psychosen od. in der epilept. Aura (s. Epilepsie).

Déjerine-Sottas-Krankheit (Joseph-J. D., Neurol., Paris, 1849–1917; Jules S., Neurol., Paris, 1866–1943): (engl.) Déjerine-Sottas disease; s. Neuropathie, hereditäre motorisch-sensible.

Déjerine-Thomas-Krankheit (↑; André Th., Neurol., Paris, 1867–1963): (engl.) Déjerine-Thomas syndrome; idiopathische (sporadische) Form der olivopontozerebellaren Atrophie*.

Dek-: s. a. Dez-.

Deka-: Abk. da; Dezimalvorsatz zur Kennzeichnung des Faktors 10^1 einer Einheit; vgl. Einheiten (Tab.).

De|kalzifizierungs|syn|drom (De-*; Calc-*) n: syn. Milkman*-Syndrom.

De|kapsulation (↑; Capsula*) f: (engl.) decapsulation; op. Spalten u. Abziehen einer Organkapsel.

De|klaration von Helsinki f: (engl.) Helsinki Declaration; arztethische Leitsätze u. Empfehlungen des Weltärztebundes aus dem Jahr 1964 zur Wahrung der Rechte des Individuums bei der Durchführung von wissenschaftl. Versuchen am Menschen, z. B. i. R. von Therapiestudien; die D. v. H. wurde 1975 in Tokio neu gefasst u. ist als revidierte D. v. H. Bestandteil der Deklaration* von Tokio. Zu weiteren Revisionen kam es 1983 in Venedig, 1989 in Hongkong u. 1996 in Somerset West.

De|klaration von Tokio f: (engl.) Tokyo Declaration; arztethische Leitsätze, Empfehlungen u. Richtlinien des Weltärztebundes aus dem Jahr 1975 über das Verhalten von Ärzten bei Folterungen u. Misshandlungen von Gefangenen sowie über den Gebrauch u. Missbrauch psychotroper Medikamente; enthält außerdem die revidierte Deklaration* von Helsinki. Vgl. Ethik-Kommissionen, Aufklärungspflicht.

De|kom|pensation (De-*; Kompensation*) f: (engl.) decompensation; der nicht mehr ausreichende Ausgleich (Kompensation*) einer verminderten Funktion od. Leistung bzw. dessen Folgezustände; z. B. bei Schock*.

De|kom|pression (↑; Kompression*) f: (engl.) decompression; **1.** (physik.) Druckabfall; vgl. Caisson-Krankheit; **2.** (therap.) Druckentlastung von Organen; z. B. osmotische Diurese bei Hirndrucksteigerung, Ableitung bzw. manuelles, meist retrogrades Ausstreichen von Darminhalt u. Absaugen über eine Magensonde (sog. orale D.) als Behandlungsmaßnahme bei Operation eines Ileus*, Faszienspaltung bei Kompartmentsyndrom*, op. Stabilisierung einer Wirbelkörperkompressionsfraktur.

De|kom|pressions|krankheit (↑; ↑): (engl.) decompression disease; syn. Caisson*-Krankheit.

D

De|kon|tamination (↑; Kontamination*) f: (engl.) decontamination; Entseuchung, Beseitigung einer Kontamination*; **1.** (nuklearmed.) Entfernen od. Verringern einer oberflächl. radioaktiven Kontamination von Boden, Räumen, Gegenständen, Lebensmitteln od. Personen; bei Gegenständen i. d. R. mit Wasser u. milden, reinigungsaktiven Tensiden, u. U. auch mit Komplexbildnern od. schwachen Säuren, in schwierigen Fällen durch mechan. Abtragen der Oberflächen od. Beschichten mit Farben, die Alphastrahlung od. weiche Betastrahlung absorbieren; bei kontaminierten Personen erfolgt die D. nach Messung u. Lok. der Kontamination sowie Entfernen u. Entsorgen kontaminierter Kleidung mittels lauwarmem Wasser, milder Seife u. weicher Bürste, wobei Schädigungen der Haut vermieden werden müssen, um eine Inkorporation* von Radionukliden auszuschließen. Kontaminierte Personen sind auf eine evtl. Inkorporation von Radionukliden zu überprüfen (z. B. Messung der Aktivität in Nasensekret u. Sputum, bei gammastrahlenden Nukliden mit einem Ganzkörperzähler); ggf. sind entspr. Maßnahmen einzuleiten; **2.** (hyg.-mikrobiol.) weitgehende Beseitigung einer mikrobiellen Kontamination auf Makroorganismen bei infektgefährdeten Personen od. vor best. op. Eingriffen durch Antiseptika* u. Desinfektionsmittel sowie von Gegenständen, Lebensmitteln, Wasser od. Luft durch Desinfektion*, Sterilisation* u. keimfreie Filtration; vgl. Nosokomialinfektionen, Behandlung, gnotobiotische; **3.** (toxikol.) Entfernen einer innerl. od. äußerl. Kontamination des Körpers mit chem. (Schad-)Stoffen; vgl. Entgiftung.

De|kon|taminations|anlage (↑; ↑): (engl.) decontamination unit; Einrichtung zur Dekontamination von radioaktiv belasteten Abwässern, Gegenständen od. Personen; z. B. Abwasser-Abklinganlage zur Dekontamination radioaktiver Abwässer mit langlebigen Radionukliden (Halbwertzeit >100 Tage).

De|korporation (↑; lat. corpus Körper) f: (engl.) decorporation; Entfernung von Stoffen (Gifte, Radionuklide*) aus dem Körper, mit dem Ziel der Verhinderung od. Verminderung von Intoxikationen bzw. Strahlenschäden*; **Methoden:** **1.** mechanisch zur unspezif. Verhinderung der Resorption (z. B. Lungenspülung, Gewebeexzision); **2.** chemisch zur spezif. Verminderung der Resorption u. Beschleunigung der Elimination*; hierbei werden u. a. Adsorbenzien (z. B. Bariumsulfat od. Alginsäure* bei Radiostrontium-Ingestion), Komplexbildner (z. B. Ferrihexacyanoferrat bei Radiocaesium-Ingestion) od. Chelatbildner* (z. B. Ca-DTPA u. Deferoxamin bei Plutonium-Inkorporation) eingesetzt. Daneben ist u. U. durch die Bereitstellung eines Überangebots inaktiver Isotope die Exkretion der Radionuklide zu beschleunigen (vgl. Iodidblockade der Schilddrüse). **3.** biologisch zur Verhinderung der Akkumulation in einzelnen Organen (z. B.

thyreostat. Behandlung zur Verhinderung der Akkumulation von Radioiod).

De|kortikation (lat. decorticare abschälen) f: (engl.) decortication; **1.** (chir.) op. Behandlung von die Lungenfunktion behindernden Pleuraschwarten, Empyemresthöhlen od. eines älteren, organisierten Hämatothorax durch Ausschälen der pathol. Strukturen unter Mitnahme des viszeralen u. parietalen Pleurablatts; vgl. Thorakoplastik; **2.** (neurol.) s. Dezerebration.

De|kortikations|starre (↑): (engl.) decerebration rigidity; s. Dezerebrationsstarre.

De|krement (lat. decrementum Abnahme, Verlust) n: (engl.) decrement; Amplitudenverlust bei elektrodiagnostischen Verfahren.

De|kubitus (lat. decumbere, decubitum sich niederlegen) m: (engl.) decubitus; durch äußere (längerfristige) Druckeinwirkung mit Kompression von Gefäßen u. lokaler Ischämie hervorgerufene trophische Störung von Geweben (v. a. Haut u. Unterhautgewebe) mit Nekrose, Mazeration, evtl. Infektion; **Vork.:** v. a. bei Bettlägerigkeit, insbes. an Körperstellen, an denen die Haut dem Knochen unmittelbar anliegt (s. Abb.), auch unter schlecht sitzenden Prothesen

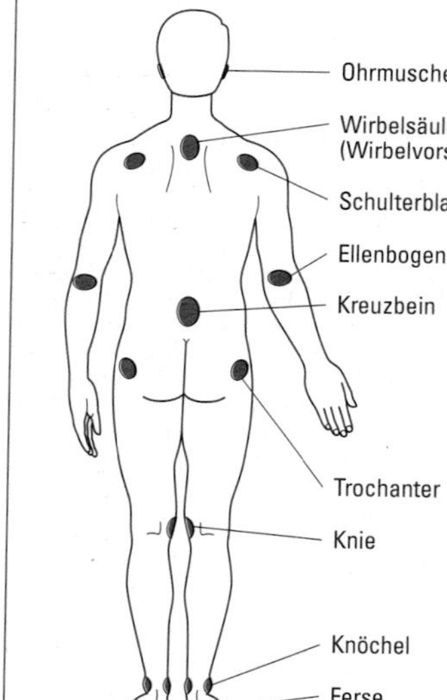

Dekubitus: typische Druckstellen

u. zu engen Gipsverbänden; **D.-Risiko:** s. Norton-Skala; **Einteilung: 1. Grad:** umschriebene Rötung, intakte Haut; **2. Grad:** Hautdefekt; **3. Grad:** tiefer Hautdefekt; Muskeln, Sehnen u. Bänder sind sichtbar u. evtl. betroffen; **4. Grad:** tiefer Hautdefekt mit Knochenbeteiligung; **Proph.:** s. Dekubitusprophylaxe; **Ther.:** bei D. 1. Grades intensive Hautpflege, bei D. 2.-4. Grades sorgfältiges Säubern der Wunde, Wundtaschen u. -ränder, Auftragen od. Einbringen von entzündungshemmenden u. granulationsfördernden Substanzen, Schutz der Wundränder u. -umgebung vor Wundsekret mit entspr. Salben u. Tinkturen; Wechsel der Therapeutika erst, wenn nach 3–4 Tagen kontinuierl. Behandlung keine Verbesserung eingetreten ist. Bei Nekrose* bzw. Gangrän* chir. Abtragung u. evtl. anschließende plastische Deckung.

De|kubitus|pro|phylaxe (↑; Prophylaxe*) f: (engl.) decubitus prophylaxis; Maßnahmen zur Vorbeugung eines Dekubitus durch: **1.** Hautpflege u. Hautschutz; **2.** Durchblutungsförderung durch Wärme-Kälte-Reiz (umstrittene prophylakt. Bedeutung), Einreibung mit hyperämisierenden Mitteln u. Massage der gefährdeten Stellen; **3.** Weichlagerung, evtl. Spezialmatratzen; **4.** zweistündliche Umlagerung nach Lagerungsplan (Rückenlage, Seitenlage 30° re., evtl. Bauchlage, Seitenlage 30° li., Rückenlage usw.). Vgl. Prophylaxe.

Dela|virdin (INN) n: Abk. DLV, Virostatikum (nicht-nukleosidischer Reverse-Transkriptase-Hemmer); **Verw.:** bei Infektion mit HIV* als Teil einer antiviralen Kombinationstherapie*; **UAW:** Hautausschlag u. a.; vgl. Virostatika. R. Leh.

Delayed-blanch-Phänomen (engl. verzögerte Abblassung) n: s. Acetylcholintest.

De|letion (lat. delere, deletus auslöschen, vernichten) f: Verlust eines interstitiellen Chromosomenstücks od. eines DNA-Abschnitts inf. einer Mutation*; vgl. Chromosomenaberrationen, Defizienz.

Delir (lat. delirare verrückt sein) n: (engl.) delirium; syn. Delirium, delirantes Syndrom; Form der akuten, reversiblen org. Psychose* mit Bewusstseins-, Aufmerksamkeits- u. Orientierungsstörungen, (v. a. optischen) Halluzinationen, affektiven (Angst, Reizbarkeit, Ratlosigkeit) u. vegetativen (Tachykardie, Schwitzen) Störungen, Störungen des Schlaf-Wach-Rhythmus, Tremor u. motor. Unruhe; **Urs.:** z. B. Intoxikationen, Infektionen. Vgl. Entzugsdelir, Entzugssyndrom.

Delirium acutum (↑) n: plötzlich einsetzendes Delir*; Vork. z. B. bei (hohem) Fieber, Infektionskrankheiten, Hyperthyreose, Intoxikationen u. nach Operationen.

Delirium tremens (↑; lat. tremere zittern) n: sog. Alkoholdelir; Delir*, das bei chron. Intoxikationen, insbes. durch Alkohol, meist innerh. von Tagen nach Exzess od. Entzug auftritt; Prodromalerscheinungen: gereizte Stimmung, Angst, Unruhe, Schlafstörungen, Alpträume, Schwitzen, evtl. Schwindel; **Sympt.:** opt. u. akust. Halluzinationen, Illusionen, Denkstörungen, Orientierungsstörungen, Bewusstseinsstörungen, Tremor, Tachykardie, Temperaturanstieg; in ca. 10 % der Fälle (generalisierte) epileptische Anfälle; **Ther.:** Überwachung u. evtl. Sedierung (z. B. mit Clomethiazol*); **Kompl.:** Übergang in Koma u. Tod inf. Kreislaufversagens; Letalität bei rascher Intensivbehandlung nur noch gering (ca. 1 %). Vgl. Prädelir, Entzugssyndrom.

Dell|warze: s. Molluscum contagiosum.

Delpech-Licht|blau-Quotient m: s. Eiweißquotient.

Delta|amino|lävulin|säure: Abk. ALS, ALA für (engl.) delta-**a**mino**l**evulic **a**cid; syn. 5-Aminolävulinsäure; $H_2N—CH_2—CO—(CH_2)_2—COOH$; Zwischenprodukt der Porphyrinsynthese (s. Porphyrine), das bei einigen Formen der Porphyrie* u. Bleivergiftung* vermehrt im Urin u. Stuhl ausgeschieden wird; Bestimmung durch Ionenaustauschchromatographie; **Referenzbereich:** 250–6400 µg/24 h (2–49 µmol/24 h).

Delta|knochen: (engl.) longitudinal epiphyseal bracket bone; angeb. dreieckähnlich geformter kleiner Röhrenknochen; **Urs.:** abnorm von proximal nach distal verlaufende Epiphyse; **Sympt.:** abgewinkelter Finger inf. schräg gestellter distaler Gelenkfläche; vgl. Klinodaktylie. D. Buc.

Delta|strahlen: (engl.) delta rays; Bez. für Elektronen*, die durch Ionisationsprozesse (Wechselwirkungen ionisierender Strahlung* mit Materie) entstehen (Deltaelektronen) u. dabei soviel Energie übertragen bekommen, dass sie ihrerseits ionisieren u. in der Nebelkammer eine eigene sog. Bahnspur von Ionisationsvorgängen erzeugen können.

Delta|wellen: (engl.) delta waves; **1.** s. Elektroenzephalographie; **2.** s. WPW-Syndrom (Abb.).

Delta-Zeichen: (engl.) delta sign; syn. Lambda-Zeichen; dreieckiger Anschluss der Amniontrennwand an das Chorion im 1. Trimenon als sonographisches Zeichen der getrennten Plazentation* bei Mehrlingen (s. Abb.); T-förmiger Anschluss deutet auf Monochorialität hin. W. Str.

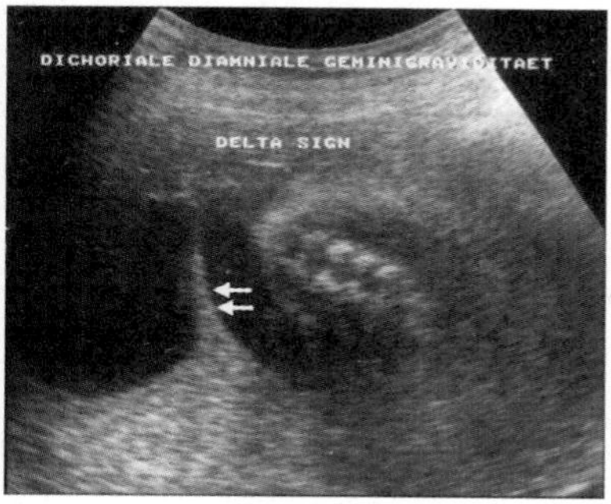

Delta-Zeichen [489]

Delta|zellen (Zelle*): (engl.) delta cells; Zellen des Hypophysenvorderlappens mit feiner basophiler, jedoch aldehydfuchsinophober Granulierung; bilden wahrscheinlich FSH u. LH (ICSH).

deltoideus: Δ-förmig; z. B. Musculus deltoideus.

Demand-Schritt|macher (engl. demand Abruf): (engl.) demand pacemaker; sog. Bedarfsschrittmacher; Herzschrittmacher*, der nur dann Impulse abgibt, wenn innerh. einer wählbaren Zeitspanne am Herzen kein eigenes Aktionspotential entstanden ist (im Ggs. zum Festfrequenz-Schrittmacher mit einstellbarer fester Frequenz).

De|markation (De-*; frz. marquer kennzeichnen) f: (engl.) demarcation; Abgrenzung; z. B. entzündl. Trennung des krankhaften vom gesunden Gewebe.

De|mentia infantilis (lat. dementia Wahnsinn) f: s. Heller-Syndrom.

De|mentia prae|cox (↑) f: veraltete Bez. für Schizophrenie*.

De|mentia pugilistica (↑) f: syn. Boxerenzephalopathie*.

De|mentia senilis (↑) f: s. Demenz.

De|menz (↑) f: (engl.) dementia; Bez. für i. d. R. über Mon. bis Jahre chron. progredient verlaufende, degenerative Veränderungen des Gehirns mit Verlust von früher erworbenen kognitiven Fähigkeiten; **Sympt.:** zunehmende kognitive Störungen (s. Kognition), die insbes. Gedächtnis* (v. a. Neugedächtnis), Denken, Urteilsfähigkeit, Intelligenz* u. Orientierung* betreffen u. häufig mit Beeinträchtigungen im sozialen u. berufl. Umfeld bzw. Veränderungen in der Persönlichkeitsstruktur einhergehen; u. U. psychot. Sympt. (z. B. Halluzinationen od. Wahnideen), eine quantitative Bewusstseinsstörung* liegt i. d. R. nicht vor. **Vork.: 1.** im Kindesalter z. B. als Heller*-Syndrom, bei der infantilen Verlaufsform der Gaucher*-Krankheit, bei unbehandelter Phenylketonurie*, metachromatischer Leukodystrophie*, Gangliosidose G_{M1}, neuroaxonaler Dystrophie*, Epilepsie*, progressiver Rötelnpanenzephalitis, psychosozialer Deprivation* u. a.; **2.** im Erwachsenenalter bei Alzheimer*-Krankheit (rel. Häufigkeit 50 %), zerebrovaskulären Erkrankungen (z. B. als Multiinfarktdemenz od. Binswanger*-Krankheit; 17 %) u. in Mischformen (16 %) sowie i. R. anderer Erkr. (Pick*-Krankheit, Chorea* Huntington, Marchiafava*-Bignami-Krankheit, Steele*-Richardson-Olszewski-Syndrom, Parkinson*-Syndrom, Friedreich*-Ataxie, Multiple* Sklerose, Creutzfeldt*-Jakob-Krankheit, HIV*-Erkrankung, chron. Intoxikation u. a.); **DD:** u. a. Depression* (v. a. als sog. Pseudodemenz*), org. Psychose*, geistige Behinderung*.

De|mineralisation (De-*; lat. aes minerale Grubenerz) f: (engl.) demineralization; Verarmung des Körpers an Mineralien; z. B. Phosphat- u. Calciumverlust bei Rachitis od. Karies, Kochsalzverlust bei Pylorusstenose, Erbrechen; ferner bei mineralienarmer Ernährung.

Demming-Tubus (Tubus*) m: (engl.) Demming's tube; Endotrachealtubus* ohne Blockermanschette für Säuglinge u. Kleinkinder.

Demodex f: Haarbalgmilbe; s. Milben.

Demodikose (-osis*) f: syn. Demodicidosis; durch Haarbalgmilben (s. Milben) hervorgerufene Erytheme u. follikuläre Schuppung im Gesicht bes. bei Frauen; DD: Rosacea*.

Demo|graphie (gr. δῆμος Volk; -graphie*) f: (engl.) demography; Beschreibung u. statist. Aufbereitung von Daten über natürl. Bevölkerungsbewegungen (Geburten, Sterbefälle, Mobilitäts- u. Wanderungsprozesse, Alters- u. Geschlechtsverteilung, Eheschließungshäufigkeit u. a.); als Datenquellen dienen meist amtl. Routinedatensammlungen, mit deren Hilfe strukturelle Veränderungen von Gesellschaften beobachtet u. aufgezeigt werden können. Vgl. Statistik, Todesursachenstatistik, Sterbetafel, allgemeine.

De|myelinisation (De-*; Myel-*) f: Entmarkung; s. Entmarkungskrankheiten.

De|naturieren (↑; lat. natura natürliche Beschaffenheit): (engl.) to denature; **1.** Vergällen, d. h. zu Genussmitteln schwer abtrennbare, giftige Zusätze geben; z. B. zu Ethanol Pyridin od. Methanol, zu Kochsalz Eisensalze; **2.** reversible od. irreversible Zerstörung nativer Strukturen (bei Proteinen u. Nukleinsäuren), Änderung der Hydrathülle, ionischer od. hydrophober Wechselwirkungen, Wasserstoff- od. Disulfidbrücken; **a)** durch Chemikalien (z. B. Alkali, Säuren, Salze, Schwermetalle, Lösungsmittel, Formaldehyd, Harnstoff, Guanidinhydrochlorid, Chelatbildner); **b)** physik. z. B. durch Hitze, Kälte, UV-Licht od. Ultraschall.

D

Dendrit (gr. δένδρον Baum) m: (engl.) dendrite; kurzer, zellleibnah verzweigter Fortsatz einer Nervenzelle; ein Neuron (Nervenzelle) hat viele Dendriten. Der D. leitet die Erregung zentripetal.

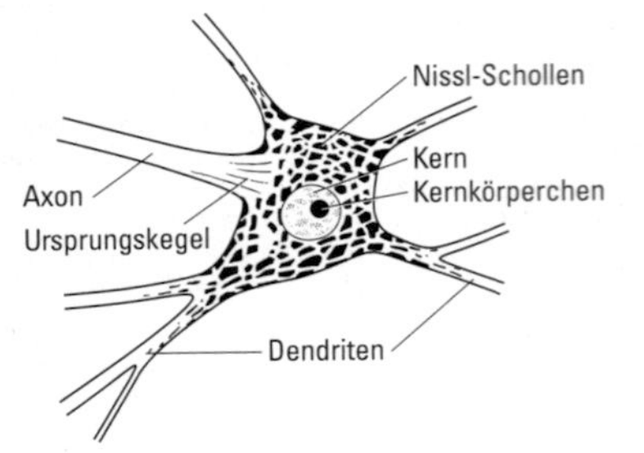

Dendrit: motorische Vorderwurzelzelle [24]

Denecke-Zeichen (Kurt D., Chir., Erlangen, geb. 1903): (engl.) Denecke's sign; s. Thrombose (Abb.).

De|nervation (↑; Nervus*) f: op. Unterbrechung sensibler Nerven; **Ind.:** Schmerzen bei arthrotisch (meist posttraumatisch) verändertem Gelenk, v. a. Handgelenk; vgl. Nervenblockade. D. Buc.

De|nervations|syn|drom (↑; ↑) n: syn. Postvagotomiesyndrom*.

De|nervierung (↑; ↑): (engl.) denervation; partieller od. kompletter Funktionsausfall eines Organs bzw. Organsystems inf. Degeneration, Trauma od. nach op. Durchtrennung der nervalen Verbindungen (z. B. bei Vagotomie, Sympathektomie, Chordotomie). Vgl. Entartungsreaktion, Nervenblockade.

De|nervierungs|potentiale (↑; ↑) n pl: (engl.) denervation potentials; Fibrillationspotentiale u. pos. scharfe Wellen in der Elektromyographie* als Hinweis auf eine neurogene Schädigung eines Muskels.

Dengue-Fieber (span. dengue Ziererei): (engl.) Dengue fever; syn. Dengue, Siebentagefieber, Pokalfieber; akute, fieberhafte Infektionskrankheit der Tropen u. Subtropen, die durch das Dengue*-Virus (Typ 1–4) verursacht u. durch Mücken (v. a. Aedes aegypti) übertragen wird; **Klin.:** biphas. Verlauf: nach 5- bis 8-tägiger Inkubationszeit plötzl. Fieberanstieg auf 39–40 °C, Erbrechen, Myalgien, Gelenkschmerzen, am 3. Tag Remission, erneutes Fieber am 7. Tag; typisch sind morbilli- od. skarlatiniforme Exantheme, die am 3.–5. Tag auftreten können; Beteiligung des ZNS ist möglich. **Kompl.:** selten Kreislaufversagen, Bronchopneumonie; **Progn.:** relativ günstig; **Ther.:** symptomat., parenteraler Flüssigkeitsausgleich; **Proph.:** Mückenbekämpfung. Vgl. Fieber, Dengue-hämorrhagisches.

Dengue-Virus (↑; Virus*) n: humanpathogenes Virus der Gattung Flavivirus* der Fam. Flaviviridae; vier Serotypen; Err. des Dengue*-Fiebers u. des Dengue-hämorrhagischen Fiebers*; **Übertragung:** v. a. durch Mücken (Aedes aegypti u. a. Culicinae); **Nachw.:** Err. im Patientenblut (erste 24–48 Std. der Erkr.), Tierversuch (junge Mäuse, Affen); Antikörpernachweis, Neutralisationstest*.

De|nitro|genisierung: (engl.) denitrogenation; Stickstoffpartialdruck durch reine Sauerstoffatmung über mehrere Min. erniedrigen, z. B. vor Einleitung einer Inhalationsnarkose*.

Denken, autistisches: (engl.) autistic thinking; Bez. für selbstbezogenes Denken, bei dem die eigene innere Erlebenswelt ganz im Vordergrund steht, ohne dass Widersprüche zur Realität wahrgenommen werden; Vork. z. B. bei Schizophrenie, frühkindlichem Autismus*. Vgl. Autismus.

Denk|störung: (engl.) thought disorder; **1.** formale D.: Störung des Denkprozesses in Bezug auf Geschwindigkeit (beschleunigtes, verlangsamtes od. gehemmtes Denken), Ablauf (umständliches, perseverierendes od. eingeengtes Denken, Sperrung*) od. logische Struktur (Lockerung der Assoziation, Ideenflucht*, Paralogie*, Inkohärenz*, Zerfahrenheit, Neologismen). Bei beschleunigtem Denken können sich Assoziationen u. Ideenflucht so weit steigern, dass das Denkziel nicht mehr festgehalten wird u. dem Untersuchenden das Denken als inkohärent (mit noch od. nicht mehr erkennbarem Zus.) erscheint. Umständliches Denken entsteht, wenn alle bei einem Thema entstehenden Assoziationen als gleichwertig berücksichtigt werden; perseverierendes Denken ist durch sog. Haften an einem Wort od. Denkinhalt charakterisiert. **2.** Inhaltliche D.: Störung der Themen des Denkens i. S. einer Urteilsstörung über die Realität, z. B. als überwertige Idee* od. Wahn*. **Vork.:** formale u. inhaltliche D. häufig bei Schizophrenie, aber auch i. R. anderer Erkr. (z. B. org. Psychose, Bewusstseinsstörungen, Intoxikationen, Depression).

Denman-Selbst|entwicklung (Thomas D., Gyn., London, 1733–1815): (engl.) Denman's spontaneous development; (gebh.) Selbstentwicklung* bei Querlage* mit Abknickung im unteren Teil der Wirbelsäule.

Denonvillier-Band: 1. Ligamentum* pubovesicale; **2.** Ligamentum* puboprostaticum.

Denonvillier-Faszie (Fasc-*) f: Fascia rectoprostatica.

Dens (lat.) m (pl Dentes): Zahn*; Zahnfortsatz.

Dens angularis (↑) m: Dens caninus, Eckzahn.

Dens|a|plasie (↑; Aplasie*) f: (engl.) odontoid aplasia; angeb. Fehlbildung der Axis*; Fehlen des Dens axis führt zu abnormer Beweglichkeit im Atlas-Axisgelenk u. dadurch häufig zu Beschwerden i. S. einer Migraine* cervicale; **Ther.:** bei Instabilität evtl. operative CI/CII-Fusion.

Dens axis (↑) m: Zahnfortsatz des Axis (2. Halswirbel).

Dens bi|cuspidatus (↑) m: Prämolar.

Dens caninus (↑) m: Eckzahn.

Dens emboliformis (↑) m: sog. Zapfenzahn; verkümmerte Zahnform; Vork. bes. an den oberen seitl. Schneidezähnen.

Dens epistrophei (↑) m: syn. Dens* axis.

Densito|meter (lat. densus dicht; Metr-*) n: Gerät zur Durchführung der (radiol.) Densitometrie*, v. a. zur gesetzl. vorgeschriebenen Qualitätskontrolle; gemessen wird die optische Dichte (Filmschwärzung) im diffusen Licht (meist photoelektrische Lichtmessung). Vgl. Dichte, optische.

Densito|metrie (↑; ↑) f: (engl.) densitometry; **1.** (physik.) Bestimmung der Dichte* eines Stoffs; **2.** (kardiol.) Bestimmung von Kreislauf-parametern durch Indikatorverdünnungsmethoden*; **3.** (radiol.) Messung der optischen Dichte von Röntgenfilmen durch Bestimmung der Lichtdurchlässigkeit; **4.** Osteodensitometrie*.

Dens serotinus (↑) m**:** syn. Dens molaris tertius; Weisheitszahn, der hinterste (3.) Mahlzahn.

densus (lat.)**:** dicht.

Dent-: s. a. Odont-, Odonto-.

dental (Dens*)**:** die Zähne betreffend.

Dentale (↑) n**:** der embryonale Unterkiefer; Bindegewebeknochen, der sich um den Meckel*-Knorpel herum bildet.

Dental|fluorose (↑; Fluor*; -osis*) f**:** (engl.) dental fluorosis; Farb- u. Strukturveränderungen des Zahnschmelzes; **Urs.:** chron. od. einmalige Fluoridzuführung >0,07 mg/kg KG tägl. während der Mineralisation der Zähne von der Geburt bis zum 8. Lj. Das Gebiss weist meist generell eine kalkig-weiße Grundfarbe auf (im Ggs. zur üblichen gelblichen). Die befallenen

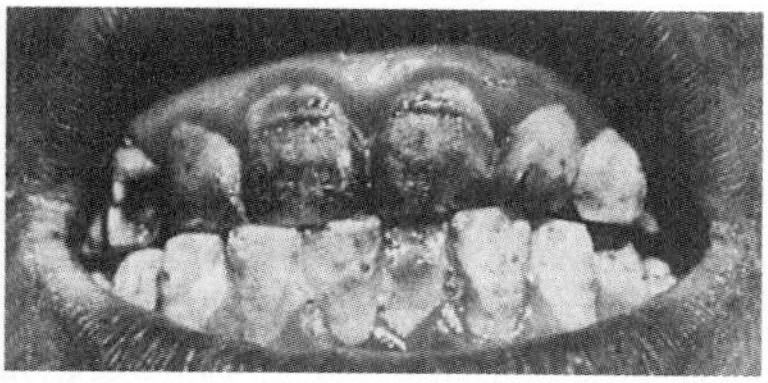

Dentalfluorose:
ausgeprägter, in Europa nicht mehr zu beobachtender Befund [540]

Zähne sind weiß gesprenkelt; in schweren Fällen kann sek. Braunfärbung der Schmelzporositäten u. Defektbildung auftreten. Schwere Fluorose ist im Allg. auf vulkanische Gebiete in (sub)tropischen Breiten beschränkt, wo zudem das Trinkwasser mehr als 5 mg F^-/l enthält. **DD:** Schmelzflecken unspezif. Genese (vorübergehende trophische Störungen).

Dental|keramik (↑) f**:** (engl.) dental ceramics, dental porcelain; Werkstoffe auf einer Basis aus Quarz, Feldspat u. geringsten Mengen an Kaolin, die durch Brennen von der Pulver- in die feste Form überführt werden; kristalline Komponenten (Leuzit, Glimmer, Spinell, Aluminium- u. Zirconiumoxide) erhöhen die Bruchdehnung; Netzwerkbildner sind SiO_2-Moleküle, Netzwerkwandler 1- u. 2-wertige Alkali- u. Erdalkalimetalloxide bzw. Wassermoleküle (hydrothermales Glas); Unterscheidung in konventionelle (Sintertemperatur >900 °C) u. niedrigschmelzende D. (Sintertemperatur <900 °C); Verblendkeramik ist für den Verbund im Wärmeausdehnungskoeffizienten auf spez. Dentallegierungen abgestimmt. Als Vollkeramikrohlinge für erosive u. CAD/CAM-Fertigung werden auch industriell gefertigte Hochleistungskeramiken eingesetzt.

Dental|legierung (↑) f**:** (engl.) dental alloy; Metalllegierung zur Anw. in der Zahnmedizin für fest sitzende Restaurationen u. herausnehmbaren Zahnersatz; um die mechan. u. chem. Festigkeiten für die versch. Ind. im aggressiven Mundmilieu zu erreichen, werden mehrere Edel- u. Nichtedelmetalle zusammengeschmolzen (Anw. nur von Titan als Reinmetall). **Einteilung: 1.** Edelmetalllegierungen auf Gold- (AuCu, AuPd, AuPt), Palladium-Kupfer- (PdCu) od. Palladium-Silber-Basis (PdAg); als Edelmetalle werden Au, Pt, Pd, Rh, Ru, Ir, Os, als Nichtedelmetalle Ag, Cu, Zn, Sn, In, Si u. a. eingesetzt. **a)** hochgoldhaltige D.: Goldanteil >75 Massenprozent; **b)** hochedelmetallhaltige D.: Edelmetallanteil >75 Massenprozent; **c)** goldreduzierte D.: Goldanteil zw. 50 u. 75 Massenprozent; **d)** Palladium-Silber- bzw. Palladium-Kupfer-D.: Palladiumanteil >50-55 Massenprozent; **e)** Silber-Palladium-D.: Silberanteil höher als Palladiumanteil, Palladium <50 Massenprozent; **2.** Nichtedelmetalllegierungen auf Cobalt-Chrom- (CoCr, CoCrMo), Nickel-Chrom- (NiCr) od. Eisen-Chrom-Basis (FeCr); **3.** Sinterlegierungen: s. Amalgam.

dentatus (lat.)**:** gezähnt.

Dentes de|cidui (↑) m pl**:** Milchzähne*.

Dentes in|cisivi (↑) m pl**:** Schneidezähne*.

Dentes molares (↑) m pl**:** Mahlzähne, Molaren*.

Dentes natales (↑) m pl**:** zum Zeitpunkt der Geburt vorhandene (oft hypoplast.) Zähne; meist untere mittl. Schneidezähne als Folge einer Zahnkeimverlagerung.

Dentes neo|natales (↑) m pl**:** Zähne, die verfrüht beim Neugeborenen durchbrechen (Dentitio praecox); oft Hyperodontie* in Form von wurzellosen Frontzähnen (ohne Alveole).

Dentes per|manentes (↑) m pl**:** bleibende Zähne; vgl. Gebissschema.

Dentes prae|molares (↑) m pl**:** Backenzähne, Prämolaren*.

Dentes sup|plementarii (↑) m pl**:** normal ausgebildete überzählige Zähne; Form der Hyperodontie*; möglich sind doppelte seitliche Schneidezähne od. hinter (Distomolar) bzw. neben den Molaren (Paramolar) liegende Zähne; vgl. Mesiodens.

denticulatus (lat.)**:** feinzähnig.

Dentikel (Dim. von Dens*) m pl**:** (engl.) denticles; rundliche bis ovale Hartgewebekörper versch. Größe, die isoliert im Pulpagewebe (freie D.), mit der pulpalen Dentinwand verwachsen (adhärente D.) od. in diese eingebettet (interstitielle D.) auftreten können; **Urs.:** altersbedingt, traumatisch, Folge von Heilungsvorgängen od. therap. Eingriffen (z. B. Kavitätenpräparation); **Häufigkeit:** bei bis zu 90% aller Zähne >50-Jährigen; können neuralgiforme Beschwerden hervorrufen u. bilden ein Hindernis bei der Wurzelbehandlung (s. Wurzelfüllung).

Dentin (lat.) n**:** Zahnbein, Dentinum; Kernsubstanz des Zahns, die die Cavitas dentis umgibt; im Ggs. zum (ektodermalen) Zahnschmelz ektomesenchymaler Genese aus Odontoblasten*; durch höheren Gehalt an org. Bestandteilen (vorwiegend kollagene Fibrillen) weicher als der Zahnschmelz; Bildung zunächst als organisches Prädentin, das nach einer Reifungsphase, ausgehend von sich konzentrisch vergrößernden Mineralisationszentren, verkalkt wird; enthält die Tubuli* dentinales; **Formen: 1.** Manteldentin: äußerste, parallel zur Schmelz-Dentin-Grenze liegende Dentinschicht; entsteht in der initialen Phase der Dentinogenese als Produkt noch nicht voll ausgereifter Odontoblasten; weniger stark mineralisiert als zirkumpulpäres D.; **2.** intertubuläres D.: kollagenreiches D. zwischen den Tubuli dentinales; **3.** peritubuläres D.: kollagenfibrillenfreies D. der inneren Wand der Tubuli dentinales; reich an sauren u. neutralen

Mukopolysacchariden, mit höherem Mineralisationsgrad als das intertubuläre D.; wird zeitlebens gebildet u. kann in Extremfällen das Lumen der Tubuli dentinales verschließen; **4.** zirkumpulpäres D.: dem Manteldentin innen anliegende, pulpanahe Dentinschicht.

Dentin|kanälchen (↑): Tubuli* dentinales.

Dentino|blasten (↑; Blast-*) m pl: syn. Odontoblasten*.

Dentino|genesis im|perfecta (↑; -genese*) f: syn. Capdepont*-Syndrom.

Dentitio dif|ficilis (lat. dentitio das Zahnen) f: komplizierter Zahndurchbruch; im Milchgebiss bei gleichzeitiger Allgemeininfektion u. U. verbunden mit Schwellung, Schmerzen, Speichelfluss; im bleibenden Gebiss meist beim Durchbruch der Weisheitszähne auftretend inf. Platzmangel u. oft ungenügender Mundhygiene; **Sympt.:** Schmerzen, perikoronare Schwellung u. Rötung; evtl. Schluckbeschwerden, Kieferklemme; bei Fortschreiten Abszess, Ostitis, Osteomyelitis; **Ther.:** Lokalbehandlung, Inzision, Antibiotika; sekundär Zahnentfernung od. op. Freilegung.

Dentition (↑) f: Durchbruch der Zähne; **erste** D. (Durchbruch der Milchzähne*) regulär vom 6.-30. Monat; **zweite** D. (bleibendes Gebiss) vom 6.-12. Lj., mit Ausnahme der 3. Molaren (Weisheitszähne*), die vom 16. Lj. an durchbrechen können. Nach zahlreichen Beobachtungen erfolgt die D. ca. 1–2 Jahre früher als noch vor 70 Jahren (Akzeleration*).

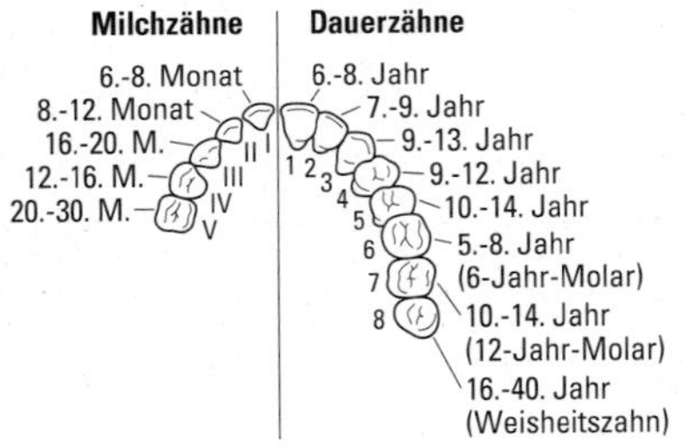

Dentition, zeitliche Abfolge [99]

Dentitions|zyste (↑; Kyst-*) f: (engl.) eruption cyst; Zahndurchbruchzyste; entsteht durch Abhebung des Zahnsäckchens von der Krone des im Durchbruch begriffenen (meist Milch-) Zahns.

Dentitio praecox (↑) f: verfrühter Zahndurchbruch beim Neugeborenen; s. Dentes neonatales.

Dentitio senilis (↑) f: Zahndurchbruch in höherem Alter.

Dentitio tarda (↑) f: verzögerter Zahndurchbruch; z. B. bei Achondroplasie, Dysostosis acrofacialis, Hyalinosis cutis et mucosae, Incontinentia pigmenti, Kretinismus, Rachitis, Rothmund-Thomson-Syndrom, Thymuspersistenz.

dento|gen (Dens*; -gen*): (engl.) odontogenic; durch Zähne verursacht; besser odontogen.

De|nudierung (lat. denudare entblößen): (engl.) denudation; (chir.) Freipräparierung anat. Strukturen während einer Operation; möglichst schonende Durchführung, um Blutversorgung u. Innervation der betr. Gewebe zu erhalten.

Denver-Klassifikation f: (engl.) Denver classification; Systematik der menschl. Chromosomen*; wichtig für die Analyse von Chromosomenaberrationen. Nach Größe u. Zentromerposition werden folgende Gruppen unterschieden (Nummern der Autosomenpaare u. Gonosomen in Klammern): A (1–3), B (4, 5), C (X, 6–12), D (13–15), E (16–18), F (19, 20), G (21, 22, Y). Vgl. Karyogramm (Abb.).

Denver-Ventil n: (engl.) Denver shunt; implantierbares Ventilsystem (mit Ballonpumpe) zur Ableitung von Flüssigkeit aus der Bauchhöhle (Aszites*) in die V. cava superior bei portaler Hypertension*.

De|pendenz (lat. dependere herabhängen) f: (engl.) dependence; Abhängigkeit; **1.** (psychiatr.) körperl. bzw. psych. Abhängigkeit* von Suchtmitteln; **2.** (mikrobiol.) Wachstum von Bakt. ausschließlich in Anwesenheit des Antibiotikums, das zuvor best. Änderungen im bakt. Stoffwechsel verursacht hat.

De|personalisation (De-*; lat. persona Charakter, Person) f: (engl.) depersonalization; Ich*-Störung, bei der das Erleben der persönlichen Einheit im Augenblick od. der Identität über den Lebenszeitlauf gestört ist. Der Betroffene kommt sich selbst verändert, fremd, unwirklich, uneinheitlich od. wie eine andere Person vor. **Vork.:** z. B. bei Übermüdung, Intoxikation, psych. Erkrankung. Vgl. Derealisation. G. St.-I.

De|phosphorylierung (↑): (engl.) dephosphorylation; chem. od. enzymat. Abspaltung eines Phosphatrests; zus. mit Phosphorylierung* regulatorische Funktion im Stoffwechsel.

De|pigmentierung (↑; Pigmente*): (engl.) depigmentation; lokal begrenzte od. generalisierte Verminderung od. Fehlen der normalen Hautfarbe; **Vork.:** als Albinismus, Vitiligo, Naevus achromicus, Leukoderm bei Syphilis, Psoriasis od. Pityriasis versicolor sowie bei erbl. Stoffwechselstörungen (z. B. Ahornsirupkrankheit, Phenylketonurie), Medikamenteneinnahme (z. B. Chloroquin) u. a. Vgl. Hyperpigmentierung.

De|pilation (lat. depilare enthaaren) f: Enthaarung.

De|pilatoria (↑) n pl: wenig gebräuchl. Bez. für Epilatoria (Enthaarungsmittel).

De|pletion (De-*; gr. πλῆθος Fülle) f: **1.** Verminderung körpereigener Stoffe; **2.** Zustand nach Wasser- od. Blutverlust.

De|pletions|test (↑; ↑) m: spez. Radioiodtest* mit Iod-123 zum Nachweis einer Iodfehlverwertung*.

De|polarisation f: (engl.) depolarization; **1.** (physiol.) Abnahme des (negativen) Ruhemembranpotentials; s. Aktionspotential, Membranpotential; **2.** (neurol.) als sog. paroxysmale D. typische Sequenz von Membranpotentialänderungen zentraler Neurone während eines epilept. Anfalls; im Oberflächen-EEG werden die Summenpotentiale der einzelnen zellulären D. als sog. spikes erfasst; s. Elektroenzephalographie, Epilepsie.

De|polarisations|block: (engl.) depolarization block; s. Muskelrelaxation.

Depot (frz.) n: Ablagerung.

Depot|arznei|formen (↑): s. Depotpräparate.

Depot|fett (↑): (engl.) depot fat; hauptsächl. in Unterhautfettgewebe sowie in u. um Organe der Bauchhöhle gespeicherte Triglyceride*, die der Wärmeisolation, Energie- u. Wasserreserve dienen. Vgl. Fettstoffwechsel, Fettgewebe, Fettleber.

Depot|insulin (↑) n: Insulin* als Depotpräparat.

Depot|peni|cilline (↑) n pl: Penicilline* als Depotpräparate.

Depot|prä|parate (↑) n pl: (engl.) sustained release medications, depot preparations; syn. Retardpräparate; Arzneiformen*, deren gesteuerte (verzögerte) Arzneistofffreisetzung* über einen längeren Zeitabschnitt möglichst konstant sowie in therap. brauchbarer Menge geschieht; z. B. Depotinjektion, Depottablette od. -kapsel, Schwimmkapsel; häufig mit Initialdosis* u. Erhaltungsdosis*.

De|pravation (lat. depravare verdrehen, verschlechtern) f: **1.** i. w. S. Bez. für Verschlechterung einer Krkh.; **2.** (psychiatr.) veraltete Bez. für eine Störung der moral. Urteilsfähigkeit u. Veränderung des sittlichen Verhaltens i. S. eines Unvermögens, das persönl. Leben i. R. geltender sozialer Normen zu gestalten (insbes. als Folge einer Suchterkrankung).

De|pression (lat. deprimere, depressus niederdrücken, herabziehen) f: **1.** (anat.) Knochenvertiefung, -eindruck, häufiger als Impressio bezeichnet; **2.** (psychiatr.) Störung der Affektivität mit depressiven Episoden; vgl. Störung, bipolare affektive; Syndrom, depressives; Dysthymie; **cave:** Suizidrisiko. Vgl. Trauerreaktion.

De|pression, agitierte (↑) f: (engl.) agitated depression; Form der Depression, bei der Angst u. Unruhe im Vordergrund stehen; geht häufig einher mit rastlosen Bewegungen, lautem Jammern, ständigem Wiederholen der gleichen Fragen u. Sichanklammern.

De|pression, ana|klitische (↑) f: (engl.) anaclitic depression; syn. Anlehnungsdepression, Affektentzugssyndrom, Säuglingsdepression; depressives Syndrom, das bei Säuglingen inf. Trennung von der Bezugsperson auftritt (R. Spitz); **Sympt.:** Anklammerungstendenz, Weinerlichkeit, anhaltendes Schreien; später Kontaktstörungen, Schlaflosigkeit, Gewichtsverlust u. psychomotor. Retardierung. Bei Aufhebung der Trennung ist die Symptomatik reversibel; sonst evtl. Übergang in psychischen Hospitalismus*. Vgl. Deprivation.

De|pression, bipolare (↑) f: s. Erkrankung, manisch-depressive.

De|pression, endo|gene (↑) f: (engl.) endogenous depression; Bez. für eine „von innen heraus entstandene", weder durch erkennbare körperliche Erkrankung noch äußere Ursache begründbare Depression*; s. Episode, depressive.

De|pression, hypo|chondrische (↑) f: (engl.) hypochondric depression; Depression, bei der die Sympt. der Hypochondrie*, die sich u. U. bis zum hypochondrischen Wahn* steigern können, im Vordergrund stehen; langwieriger Verlauf; oft schwer zu erkennen, da Klagen über körperl. Beschwerden das Bild bestimmen (vgl. Depression, larvierte).

De|pression, larvierte (↑) f: (engl.) masked depression; Depression bei gleichzeitiger Unfähigkeit des Pat., seine depressive Verstimmung als solche zu beschreiben; statt dessen werden Beschwerden verlagert u. als körperl. Symptome dargestellt: Herzbeschwerden, Kopfschmerzen, Rückenschmerzen, Verdauungsbeschwerden, Appetit- u. Schlafstörungen, gyn. Beschwerden, Störungen der Sexualfunktion; dadurch schwierige Diagnosestellung; der Pat. ist oft bei mehreren Ärzten in Behandlung, insbes. bei Allgemeinmedizinern, Internisten, Gynäkologen u. Chirurgen.

De|pression, pharmako|gene (↑) f: (engl.) drug-induced depression; medikamentös ausgelöste Depression (bes. nach Abklingen der psychot. Phase i. R. einer Psychose* bei Behandlung mit Neuroleptika), die i. d. R. nach Absetzen der pharmak. Ther. wieder abklingt; vgl. Depression, postschizophrene.

De|pression, post|schizo|phrene (↑) f: (engl.) postpsychotic depression; syn. postpsychotische depressive Störung, postremissive Erschöpfung; u. U. lang anhaltende depressive Episode* nach schizophrener Erkr. mit schizophrenen Elementen. E. Bec.

De|pression, psycho|gene (↑) f: (engl.) psychogenic depression; Sammelbez. für reaktive Depression, neurotische Depression od. eine andere psych. begründbare Depression (z. B. als Erschöpfungsdepression); Frauen sind häufiger betroffen. **Ther.:** Psychotherapie u. Soziotherapie, ggf. vorsichtig dosiert u. zeitl. begrenzt Psychopharmaka (Antidepressiva, niederpotente Neuroleptika, kurzfristig Tranquilizer, bei Bedarf Hypnotika) .

De|pression, psychotische (↑) f: (engl.) psychotic depression; i. d. R. schwere Form der Depression mit ausgeprägt depressiver (s. Syndrom, depressives) u. wahnhafter Sympt., manchmal akust. Halluzinationen, Wahnideen (v. a. Versündigungswahn* od. Verarmungswahn) u. psychomotor. Hemmung bis zum Stupor*; **Vork.:** z. B. als depressive Episode*, i. R. einer manisch-depressiven Erkrankung* od. schizoaffektiven Psychose*; **Ther.:** Antidepressiva, Neuroleptika, Psycho- bzw. Soziotherapie.

De|pression, re|aktive (↑) f: veraltete Bez. für depressive Anpassungsstörung*.

De|pression, somato|gene (↑) f: (engl.) somatogenic depression; syn. körperl. begründbare, exogene od. symptomat. Depression; Depression inf. einer direkten od. indirekten Schädigung der Gehirnfunktion; **Formen: 1.** symptomat. Depression: Begleitdepression bei körperl. (v. a. extrazerebralen) Erkr.: postinfektiös, postoperativ, hämodynamisch, toxisch, endokrin (biol. Krisenzeiten: Pubertät, Prämenstruum, Schwangerschaft, Wochenbett, Klimakterium od. bei endokrinen Erkr.), medikamentös (pharmakogene Depression) u. a.; **2.** org. Depression: altersbedingte Veränderungen (vgl. Involutionspsychose) mit od. ohne Demenz, posttraumat., bei Hirntumoren, geistiger Behinderung, Epilepsie, Meningitis, Enzephalitis u. a.; **Ther.:** Ausschaltung evtl. einwirkender Noxen od. Medikamente, Behandlung der Grundkrankheit, ggf. vorsichtig dosiert Antidepressiva, Neuroleptika; vgl. Syndrom, depressives.

De|pressions|zustand des Neu|geborenen (↑): (engl.) distress syndrome of the newborn; allg. Bez. für den Zustand eines Neugeborenen, das nach der Geburt eine herabgesetzte od. fehlende Atmung, Beeinträchtigung des Kreislaufs od. Störungen des zentralen Nervensystems aufweist. Die Diagn. u. die Schweregradeinteilung werden mit Hilfe der Zustandsdiagnostik* des Neugeborenen durchgeführt. Vgl. APGAR-Schema.

De|pression, uni|polare (↑) f: (engl.) unipolar depression; Depression ohne Episoden von Manie*; Einteilung (ICD-10) in depressive Episode*, Dysthymie* u. Anpassungsstörung*; vgl. Störung, bipolare affektive. K. Bad.

De|pression, wahnhafte (↑) f: (engl.) delusional depression; Depression*, bei der synthyme Wahnideen (nach K. Schneider entspr. den „Urängsten" um leibliches Wohl, materielle Absicherung bzw. moralische Integrität als hypochondrische Ideen, Verarmungsideen bzw. Schuldgefühle od. Versündigungsängste) vorliegen. Vgl. Cotard-Syndrom, Synthymie. G. St.-I.

de|pressiv (↑): (engl.) depressive; gedrückte Stimmung, traurig, niedergeschlagen; an einem depressiven Syndrom* leidend.

De|pressoren (↑) m pl: syn. Pressorezeptoren*.

De|pressor|re|flex (↑; Reflekt-*) m: s. Bezold-Jarisch-Reflex.

De|privation (De-*; lat. privare berauben) f: **1.** allg. Bez. für Entbehrung od. Mangel; **2.** (psychol.) Bez. für unzureichende od. fehlende körperliche bzw. affektive Zuwendung, die v. a. in den ersten Lebensjahren zu anaklitischer Depression*, psychomotorischer Retardierung*, insbes. Abweichung der Sprachentwicklung u. des psychosozialen Verhaltens od. zu psychischem Hospitalismus* führen kann. Die sog. Deprivationstrias besteht aus Angst, Aggressivität u. Kontaktschwäche. **Urs.:** Isolation von der Bezugsperson, mangelnde Pflege od. Vernachlässigung (sog. passive Kindesmisshandlung*).

De|privation, sensorische (↑; ↑) f: (engl.) sensory deprivation; Ausschaltung aller Sinneseindrücke durch extreme Isolation bei einem Menschen; **Folgen** (sog. Deprivationssyndrom): u. a. Denkstörungen, Konzentrationsstörungen, depressives Syndrom, evtl. Halluzinationen.

De|privations|syn|drom (↑; ↑) n: (engl.) deprivation syndrome; Bez. für Sympt., die inf. Deprivation* auftreten können.

De|puranzien (lat. depurare reinigen) n pl: (engl.) laxatives; Reinigungsmittel, Abführmittel; s. Laxanzien.

Dercum-Krankheit (Francis X. D., Neurol., Philadelphia, 1856–1931): (engl.) Dercum's disease; syn. Adiposalgie, Lipomatosis dolorosa; Auftreten schmerzhafter Lipome an Stamm u. Extremitäten, bes. bei Frauen nach der Menopause.

De|realisation f: (engl.) derealization; (psychol.) Gefühl, die Umwelt (Personen u. Gegenstände) habe sich verändert u. sei fremd u. unwirklich; Vork. meist gemeinsam mit Depersonalisation*, z. B. bei starker Müdigkeit, i. R. depressiver od. schizophrener Störungen od. in Zus. mit best. seel. Belastungen (z. B. Schrecksituationen, Katastrophen- od. Verlusterlebnisse).

De|rivate (lat. derivare ableiten) n pl: (engl.) derivatives; chem. Verbindungen, die aus anderen chem. Substanzen entstanden sind.

Derm-: auch Derma-, Dermat-, -dermia; Wortteil mit der Bedeutung Haut, Fell; von gr. δέρμα, δέρματος.

Derma (↑) n: Haut*.

Derm|ab|rasion (↑; Abrasio*) f: Abschleifen der Haut, meist mit hochtourigen Schleifgeräten od. manuell mit Glas- od. Sandpapier; **Ind.:** Narben nach Unfall, Acne, Variola, Varizellen, Zoster; epidermaler Nävus, Rhinophym, oberflächl. Tätowierungen.

Derma|centor (↑; Kent-*) m: Gattung der Schildzecken; s. Zecken.

Derma|nyssidae (↑; gr. νύσσειν stoßen, stechen; -id*) f pl: Raubmilben, Vogelmilben; ca. 1 mm große, ektoparasitische Milben* der Unterordnung Gamasida; z. B. Dermanyssus gallinae (rote Vogelmilbe), Dermanyssus hirundinus (Schwalbenmilbe) u. Ornithonyssus sylviarum (europäische Hühnermilbe); Err. der Gamasidiose*; in Nordamerika Überträger von Viren (St.-Louis-Enzephalitis) u. Rickettsia akari.

Dermatan|sulfat n: (engl.) dermatan sulfate; syn. Chondroitinsulfat C; Proteoglykan aus der Gruppe der Chondroitinsulfate*.

Dermatitis (Derm-*; -itis*) f: Bez. für eine primär die Dermis erfassende, entzündl. Hautreaktion auf chem., physik., mikrobielle od. parasitäre Noxen sowie i. R. anderer Hauterkrankungen (z. B. atopisches Ekzem, Psoriasis); vgl. Ekzem.

Dermatitis ammoniacalis (↑; ↑) f: syn. Windeldermatitis*.

Dermatitis a|trophicans maculosa (↑; ↑) f: syn. Anetodermie*.

Dermatitis chronica a|trophicans (↑; ↑) f: s. Akrodermatitis chronica atrophicans.

Dermatitis contusi|formis (↑; ↑) f: syn. Erythema* nodosum.

Dermatitis ex|foliativa generalisata (↑; ↑) f: sog. Schälrötelsucht (Wilson-Brocq); subakute bis chron. Erythrodermie mit großblättriger Schuppung, oft Verlust der Haare u. Nägel; **Urs.:** idiopath., symptomat. (z. B. bei Retikulose, Leukämie) od. arzneimittelbedingt.

Dermatitis ex|foliativa neo|natorum (↑; ↑) f: s. SSSS.

Dermatitis herpeti|formis (↑; ↑) f: syn. Duhring-Brocq-Krankheit; chron.-rezidiv. Hauterkrankung mit subepidermaler Blasenbildung; **Ätiol.:** Autoimmunerkrankung, assoziiert mit glutensensitiver Enteropathie mit Zottenatrophie (wie bei Zöliakie*); Ablagerung von IgA-Antikörpern an der Basalmembran, Komplementaktivierung u. Spaltbildung mit neutrophilen u. eosinophilen Infiltraten (Mikroabszesse);

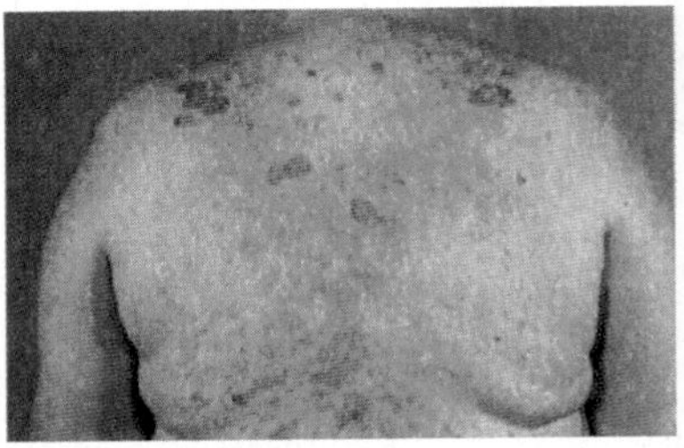

Dermatitis herpetiformis [3]

Klin.: polymorphes Bild mit herpesähnlich gruppierten Bläschen, erythematösen, ekzematösen, urtikariellen u. pruriginösen Veränderungen; starker, brennender Juckreiz; **Ther.:** glutenfreie Diät, Dapson, Antihistaminika.

Dermatitis inter|triginosa (↑; ↑) f: s. Intertrigo.

Dermatitis, peri|orale (↑; ↑) f: (engl.) perioral dermatitis; syn. Rosacea-artige Dermatitis; bes. bei Frauen auftretende Entz. der Haut im Gesichtsbereich unter Aussparung eines Saums am Lippenrot; **Klin.:** 1–3 mm große, blassrote, gruppierte Papeln auf gerötetem, leicht schuppendem Grund mit oft gelbl. Spitze (Pseudopustel); **Ätiol.:** vermutlich langzeitige Anw. von halogenierten Kortikoidexterna bzw. Kosmetika (Feuchtigkeitscremes); **Ther.:** blande od. tanninhaltige feuchte Umschläge, Tetracycline oral; **DD:** Rosacea, Kontaktekzem.

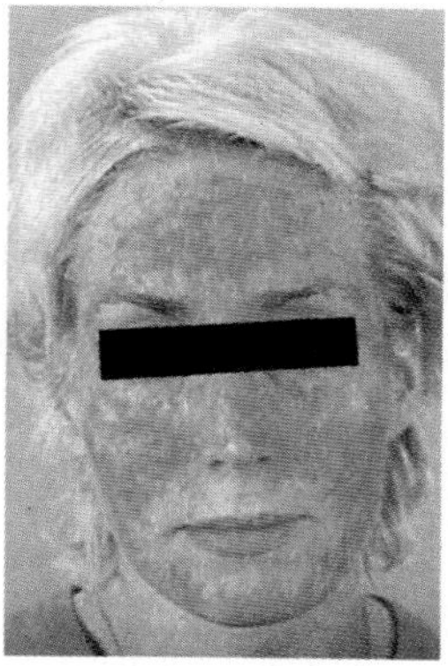

Dermatitis, periorale [3]

Dermatitis, peri|orbitale (↑; ↑) **f:** (engl.) periocular dermatitis; nach Anwendung von halogenierten Glukokortikoidexterna (meist zur Ther. einer Rosacea* od. eines Kontaktekzems*) entstandene Entz. der Haut um die Augen herum; **Klin.** u. **Ther.:** s. Dermatitis, periorale.

Dermatitis plantaris sicca (↑; ↑) **f:** sog. Winterfüße; chron., trockene, rhagadiforme, symmetrisch auftretende Dermatitis an der Plantarfläche der Zehen u. des Vorfußes bei Kindern mit atopischem Ekzem* od. aufgrund zu enger Schuhe; Verschlimmerung im Winter.

Dermatitis pratensis (↑; ↑) **f:** Wiesengräserdermatitis; s. Lichtdermatosen.

Dermatitis, Rosacea-artige (↑; ↑) **f:** syn. periorale Dermatitis*.

Dermatitis, sebor|rhoische (↑; ↑) **f:** s. Ekzem, seborrhoisches.

Dermatitis solaris (↑; ↑) **f:** Sonnenbrand; s. Lichtdermatosen.

Dermatitis ulcerosa (↑; ↑) **f:** syn. Pyoderma* gangraenosum.

Dermato|chalasis (↑; Chalasie*) **f:** syn. Cutis* laxa.

Dermato|fibrom (↑; Fibr-*; -om*) **n:** (engl.) dermatofibroma; syn. Fibroma durum, Nodulus cutaneus; derber, hautfarbener bis tiefbrauner, halbkugeliger, benigner Hauttumor (Ø ca.

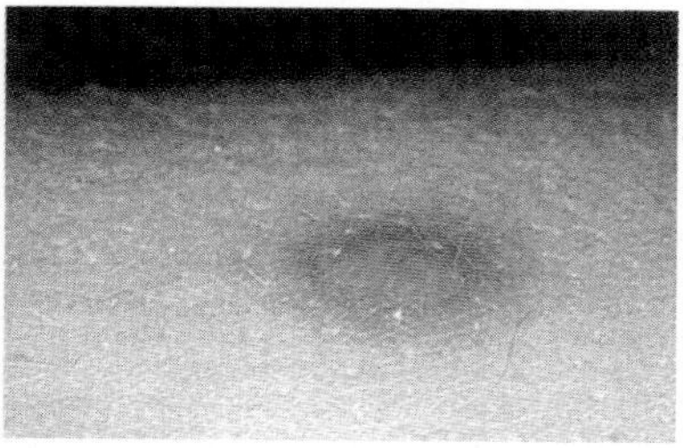

Dermatofibrom [3]

1 cm), v. a. an den Beinen bei Erwachsenen; entsteht möglicherweise als Reaktion auf Insektenstiche u. a. Mikrotraumen; histol. Kollagenfaserbündel mit Fibroblasten; **Ther.:** evtl. chir. Exzision; vgl. Histiozytom.

Dermato|fibro|sarcoma pro|tuberans (↑; ↑; Sark-*; -om*) **n:** seltener, harter, knolliger, langsam, von einer plattenartigen Infiltration ausgehend tief in die Subcutis wachsender, fibrohistiozytärer Tumor; metastasiert selten, rezidiviert aber bei unvollständiger Exstirpation; **Lok.:** bes. Stamm; **Ther.:** Exzision mit Sicherheitsabstand, Randkontrolle u. jahrelanger Nachbeobachtung.

Dermato|glyphen (↑; gr. γλυφή das Eingraben) **f pl:** Hautleisten*.

Dermato|lipo|sklerose (↑; Lip-*; Skler-*; -osis*) **f:** (engl.) dermatosclerosis; im Stadium II der chronisch-venösen Insuffizienz* auftretende Hautverhärtung.

Dermato|logie (↑; -log*) **f:** (engl.) dermatology; Fachgebiet der Medizin, das sich mit den Erkr. der Haut u. Schleimhäute u. deren Anhangsgebilden sowie mit der Ther. dieser Veränderungen befasst. Ein bes. Teilgebiet der D. ist traditionell die Venerologie* u. im deutschsprachigen Raum die Andrologie*.

Derma|tom (↑; -tom*) **n:** (engl.) dermatoma; **1.** (neurol.) sensibel versorgtes Hautareal mit Bezug zum Rückenmarksegment u. den zugehörigen Spinalnerven*; vgl. Head-Zonen, Sherrington-Gesetz, Segment, spinales (s. ums. Abb.); **2.** (chir.) Instrument zur Gewinnung von Hautschichten in einstellbarer Dicke als Hauttransplantat*.

Dermato|myiasis (↑; gr. μυῖα Fliege; -iasis*) **f:** Madenkrankheit der Haut; s. Myiasis.

Dermato|mykose (↑; Myk-*; -osis*) **f:** (engl.) dermatomycosis; Inf. der Haut, Haare u. Nägel durch Pilze, v. a. Dermatophyten*, aber auch durch Hefen* u. Schimmelpilze*, z. B. als Favus*, Mikrosporie*, Trichophytie*, Candidosen* u. Tinea* mit Angabe der Lok.; **Ther.:** Azolderivate (s. Antimykotika) od. Griseofulvin, Naftifin, Terbinafin, Tolnaftat u. Ciclopiroxolamin (kulturelle Erregerdifferenzierung bes. wichtig, da diese nur bei Dermatophyten wirksam sind). Vgl. Mykosen, Systemmykosen.

Dermato|myositis (↑; My-*; -itis*) **f:** syn. Wagner-Unverricht-Syndrom, sog. Lila-Krankheit; autoimmune Myositis* mit Beteiligung der Haut; mit Polymyositis* als Dermatomyositis*-Poly-

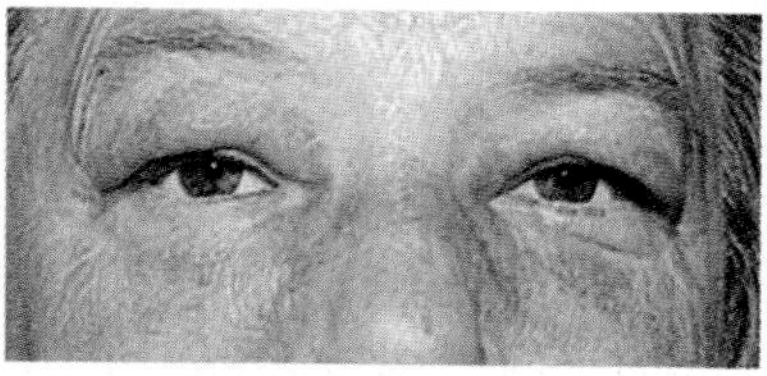

Dermatomyositis:
typisches periorbitales Ödem [89]

myositis-Komplex bezeichnet; **Urs.:** unbekannt; bei kindlicher D. z. T. Nachweis von Coxsackie-B-Virus; **Sympt.:** variable Hautveränderung; typisch sind weinrote bzw. lilafarbene, ödematöse Erytheme mit Hautatrophie, Teleangiektasien, Hyper- u. Depigmentierungen (Poikilodermie), im Spätstadium evtl. Sklerose u. Calcinosis cutis (v. a. bei kindlicher D.); **Prädilektionsstellen:** periorbital, Wangen, Nasenrücken, obere

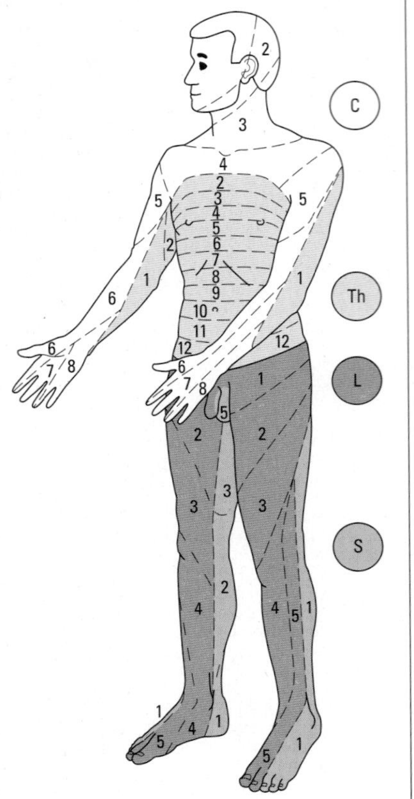

Dermatom:
sensible Versorgung der Körperoberfläche (radikuläre Innervation); cervikale (C), thorakale (Th), lumbale (L) u. sakrale (S) Spinalnervenwurzeln [121]

Rumpfpartien, Fußinnenknöchel u. Dorsalseiten von Ellenbogen, Knien u. Fingergelenken (Gottron*-Zeichen), Hyperämie u. Riesenkapillaren im Nagelfalz (Keinig-Zeichen); **Muskelbeteiligung:** Schwäche u. Schmerzhaftigkeit; später evtl. Atrophie u. Muskelkontrakturen am Schulter- u. Beckengürtel, Hals, proximalen Extremitäten, selten an Schluck-, Augen-, Atem- u. Herzmuskulatur; als weitere Sympt. Raynaud-Syndrom u. Arthralgien bzw. Arthritiden; **Kompl.:** selten akute Fälle mit Rhabdomyolyse u. akutem Nierenversagen; Beteiligung von Nieren, Lungen sowie Sympt. wie bei Sjögren*-Syndrom (sog. Sicca-Symptomatik); **Diagn.:** klin. Bild, erhöhte Kreatinkinase im Serum, Elektromyographie u. Muskelbiopsie, Kernspintomographie; **Ther.:** Glukokortikoide, Immunsuppressiva (z. B. Azathioprin, Methotrexat, Cyclophosphamid), Immunglobuline; **DD:** andere Kollagenosen, virale, bakterielle u. parasitäre Myositis.

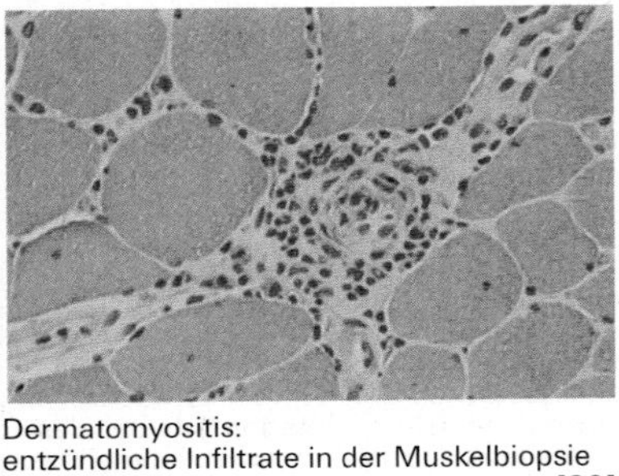

Dermatomyositis:
entzündliche Infiltrate in der Muskelbiopsie [89]

Dermato|myositis-Poly|myositis-Kom|plex m: (engl.) dermatomyositis/polymyositis complex; Autoimmunkrankheit mit Haut- u. Muskelbeteiligung; **Diagn.: 1.** Dermatomyositis: neben Hautveränderung mind. vier weitere Diagnosekriterien (s. Tab.); **2.** Polymyositis: mind. vier Diagnosekriterien ohne Hautveränderung. Vgl. Dermatomyositis, Polymyositis. T. Dör.

Dermatomyositis-Polymyositis-Komplex
Kriterien nach Tanimoto (1995)

1. Hautveränderung (heliotroper Ausschlag, Gottron-Zeichen, Erytheme an den Streckseiten der Extremitätengelenke)
2. Schwäche der proximalen Muskulatur
3. Erhöhung von Kreatinkinase od. Aldolase
4. Muskelschmerz (spontan od. nach Druck)
5. pathologisches EMG
6. Anti-Jo1-Antikörper
7. nicht-erosive Arthritis od. Arthralgien
8. Entzündungszeichen: Fieber >37 °C (axillär), hohe CRP-Werte od. BSG >20 mm/h
9. Biopsie: histologischer Nachweis einer Myositis

Dermato|pathia cyanotica (↑; -pathie*) f: inf. mangelnder Gewebeernährung auftretende scharf begrenzte, blaurote Verfärbung, Schuppung u. Infiltration der Haut im unteren Drittel der Unterschenkel; häufig Grundlage eines Ulcus* cruris.

Dermato|phagoides (↑; Phag-*) m pl: Hausstaubmilben; s. Milben.

Dermato|phyten (↑; Phyt-*) m pl: (engl.) dermatophytes; Sammelbez. für keratinophile, hyphenbildende Fungi* imperfecti, die sich in den äußeren Schichten der Epidermis, in Haaren u. Nägeln ansiedeln u. Hauterkrankungen verursachen können; **Gattungen:** Trichophyton, Microsporum, Epidermophyton; einige Species sind anthropophil, andere zoophil. Die sexuelle Hauptfruchtform von Trichophyton wird der Gattung Arthroderma zugeordnet, die entspr. Form von Microsporum gehört der Gattung Nannizzia an. Die asexuellen Stadien stellen die krankheitserregenden Formen dar (s. Dermatophytose). Mikroskop. **Nachweis** der Pilzhyphen in Hautschuppen, Haaren u. Nagelproben nach Einwirkung von Kalilauge (15 %) als Nativpräparat; Abgrenzung gegen Hefen* od. Schimmelpilze* ist nur kulturell möglich.

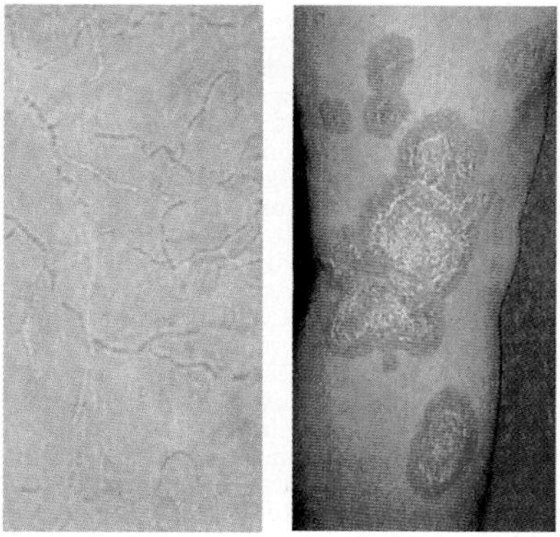

Dermatophyten:
mikroskopische Darstellung von Trichophyton rubrum (links) und Tinea corporis durch diesen Erreger (rechts) [12]

Dermato|phytose (↑; ↑; -osis*) f: (engl.) dermatophytosis; Sammelbez. für Infektionen der Haut, Nägel u. Haare durch Dermatophyten*; s. Favus, Mikrosporie, Trichophytie, Tinea; vgl. Dermatomykose.

Dermatose (↑; -osis*) f: (engl.) dermatosis; allg. Bez. für Hautkrankheit.

Dermatose, akute febrile neutro|phile (↑; ↑) f: syn. Sweet*-Syndrom.

Dermatose, transitorische akantho|lytische (↑; ↑) f: (engl.) transitory acantholytic dermatosis; syn. Grover-Krankheit; androtrope Hauterkrankung mit meist papulösen (auch vesikulären), stark juckenden Effloreszenzen v. a. am Stamm, die histol. Zeichen der Akantholyse* u. Dyskeratose* zeigen; treten u. U. nach starker Sonnenexposition, meist aber spontan auf u. heilen nach längerer Persistenz (2 Mon. u. länger) wieder ab. Die **Urs.** ist unbekannt, es bestehen keine Hinweise auf eine hereditäre, infektiöse od. immun. Genese. **DD:** Darier-Krankheit, Prurigo simplex subacuta, Dermatitis herpetiformis, Scabies, Miliaria (rubra).

Dermato|skopie (↑; -skopie*) f: (engl.) dermatoscopy; diagn. Verf. zur Beurteilung pigmentierter Hautveränderungen (z. B. Nävuszellnävus*, Melanom*); Betrachtung des mit Immersionsöl eingeriebenen Hautareals durch das aufgesetzte Dermatoskop (Gerät mit achromatischer Linse u. Halogenlampe) in zehnfacher Vergrößerung.

Dermato|stomatitis Baader (↑; Stoma*; -itis*; Ernst B., Int., Hannover, 1892–1962) f: syn. Stevens*-Johnson-Syndrom.

Dermato|zoen (↑; gr. ζῷον Tier) n pl: (engl.) dermatozoa; Hautschmarotzer; vgl. Parasiten.

Dermato|zoen|wahn (↑; ↑): (engl.) dermatozoon phobia; syn. taktile Halluzinose, Parasitophobie; nosolog. uneinheitl. Halluzinose* mit der wahnhaften Überzeugung, die eigene Haut sei von Parasiten, Insekten, Würmern befallen; Vork. z. B. bei org. Psychose, v. a. im höheren Lebensalter. Vgl. Wahn.

Dermato|zoonosen (↑; ↑; -osis*) f pl: (engl.) dermatozoonoses; durch Dermatozoen verursachte Hautkrankheiten.

Dermis (↑) f: syn. Corium; Lederhaut; zw. Epidermis* u. Subkutis* gelegener bindegewebiger Anteil der Haut*; **Aufbau: 1.** Stratum papillare: mit der Epidermis verzapft, feinfaserig, reich an elast. u. retikulären Fasern, Zellen, Blutkapillaren u. Nervenendorganen; **2.** Stratum reticulare: kräftige, verfilzte Kollagenfaserbündel u. elastische Netze; enthält größere Nerven u. Blutgefäße, Schweißdrüsen, Haarfollikel.

Dermite ocre Favre et Chaix (frz. ↑; -itis*; frz. ocre ocker; Maurice F., Dermat., Lyon, 1876–1954; A. Ch., frz. Dermat.) f: Purpura u. Hyperpigmentierung beim Grad II der chronisch-venösen Insuffizienz*.

Dermo|graphismus (↑; -graphie*) m: (engl.) dermatographism; Hautschrift; sichtbare Hautreaktion nach mechan. Reizung der Haut (z. B. durch Bestreichen mit einem Stift od. Spatel); normalerweise als **roter D.** (Rötung inf. Vasodilatation), bei atopischem Ekzem u. Sonnenbrand aufgrund einer neurovegetativen Dysregulation als **weißer D.** (Abblassen inf. Vasokonstriktion) auftretend; **urtikarieller D.:** Bildung einer Quaddelleiste wenige Min. nach mechan. Reizung der Haut; je nach Stärke des scherenden Drucks bei bis zu 50 % der Normalpersonen ohne Krankheitswert; zus. mit Juckreiz als symptomatischer urtikarieller D. syn. mit Urticaria* factitia; **schwarzer D.:** durch feinste Metallteilchen von Ringen, Armbändern usw. verursachte umschriebene Dunkelfärbung der Haut.

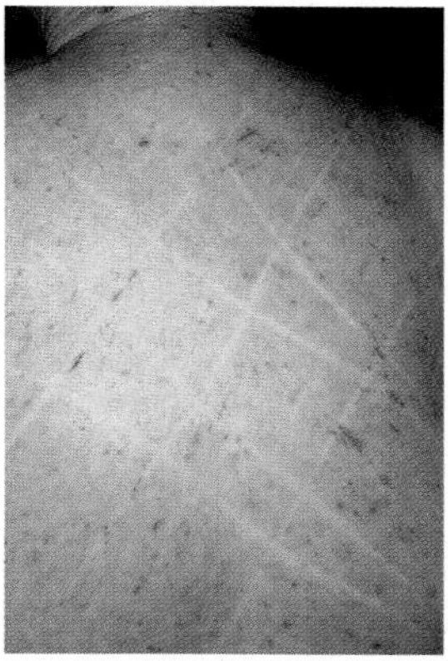

Dermographismus:
weißer Dermographismus auf der Rückenhaut [580]

Dermoid (↑; -id*) n: benignes, reifes Teratom*, das Abkömmlinge der Keimblätter enthalten kann; Vork. meist als **Dermoidzyste**, die von Epidermis ausgekleidet ist u. eine mit Haaren vermengte talgartige Masse u. einen sog. Kopfhöcker mit Zähnen, Knorpel-, Knochen- u. Nervengewebe enthält; Lok. v. a. im Ovar (s. Ovarialtumoren; vgl. ums. Abb.), Gehirn (Mittellinie od. Kleinhirnbrückenwinkel), Hoden u. im Bereich der Haut. Eine maligne Entartung ist möglich. Vgl. Epidermoid.

De|rotation (De-*; Rotation*) f: op. Beseitigung der Drehfehlstellung, z. B. eines Röhrenknochens mittels Derotationsosteotomie (s. Drehosteotomie); vgl. Orthese.

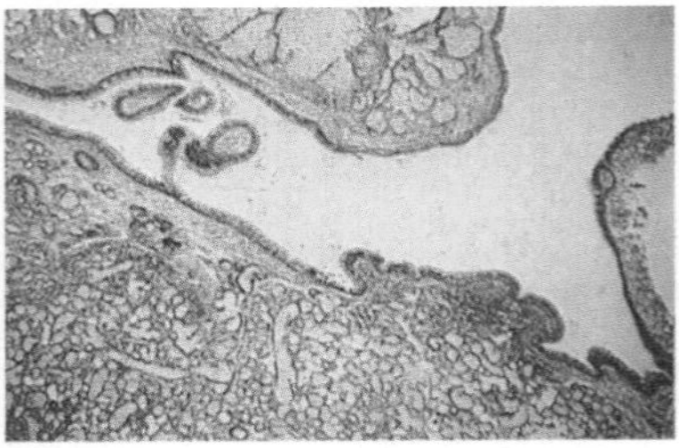

Dermoid:
Dermoidzyste des Ovars mit verschiedenen Organstrukturen [65]

De|rotations|varisierungs|osteo|tomie (↑; ↑; lat. varus auseinandergebogen; Ost-*; -tom*) **f:** (engl.) derotational varization osteotomy; Abk. DVO; Osteotomie, durch die gleichzeitig z. B. eine Valgusstellung des Schenkelhalses (ausgeprägte Coxa* valga) u. die Antetorsion des Femurs korrigiert wird.

DES: Abk. für **Die**thyl**s**tilbestrol*; s. Stilbestrol-Syndrom.

Des|amidasen f pl**:** veraltete Bez. für Amidasen*.

Des|amidierung: (engl.) deamidation; Abspaltung von NH_4^+ aus Säureamiden*.

Des|aminasen f pl**:** (engl.) deaminases; Enzyme, die NH_3 aus Aminen freisetzen, z. B. Adenosindesaminase; vgl. Desaminierung, Transaminasen.

Des|aminierung: (engl.) deamination; Abspaltung von NH_3 aus Aminen durch Elimination, Oxidation od. Hydrolyse; physiol. wichtig ist v. a. die oxidative D. der biogenen Amine* u. der Aminosäuren zu Alphaketosäuren* sowie von Medikamenten (z. B. Amphetamin, Histamin), die v. a. in Leber u. Niere stattfindet. Vgl. Aminosäurestoffwechsel, Transaminierung.

Des|anti|genisierung (De-*; Antigen*)**:** (engl.) deantigenation; Abschwächung bzw. Beseitigung der antigenen Wirksamkeit von Proteinen durch Denaturieren*; vgl. Antigen.

Desault-Verband (Pierre J. D., Chir., Paris, 1744–1795)**:** (engl.) Desault's bandage; Verband zur Ruhigstellung des Schultergelenks u. Oberarms mit elastischen Binden od. Körperschlauchverband; **Ind.:** (reponierte) Schultergelenkluxation*; wegen Gefahr der Schultergelenkversteifung Anw. max. 3 Wochen. Vgl. Gilchrist-Verband, Velpeau-Verband.

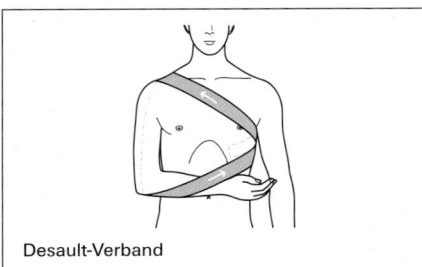

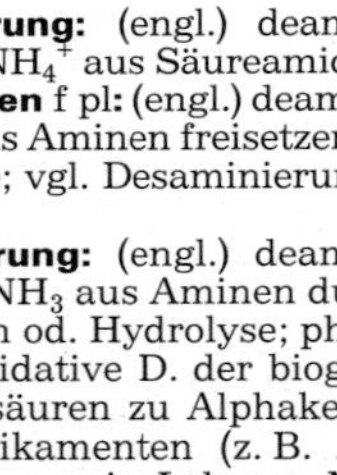

Desault-Verband

Desbuquois-Syn|drom (G. D., zeitgen. Päd., Tours) **n:** autosomal-rezessiv erbl. Erkr. mit mikromelem Minderwuchs, flachem Thorax, Vertebralanomalien, Patelladislokation, Hüftluxation, Fingerdeviation, überzähligen Mittelhandknochen, zusätzl. Ossifikationszentren (Extraphalangen), Wirbelkörperspalten, metaphysären Dysplasien, akzeleriertem Knochenwachstum im Phalangealbereich, Glaukom u. geistiger Retardierung. J. Kun.

Desc-: s. a. Desz-.

Descemet-Membran (Jean D., Anat., Paris, 1732–1810) **f:** Lamina limitans posterior der Cornea*.

Descemeto|zele (-kele*) **f:** (engl.) descemetocele; syn. Keratozele; durch den intraokulären Druck bedingte Vorwölbung bzw. Herniation der Descemet-Membran in einen entzündl., traumat. u. trophisch entstandenen Substanzdefekt des Hornhautstromas; bei Ruptur Abfließen der Vorderkammer mit chron. Fistelbildung od. Tamponade des Defekts durch Einlagerung von Iris.

de|scendens (lat. descendere, descensum herabsteigen)**:** absteigend, abstammend; z. B. Colon descendens.

De|scensus (↑) **m:** Herabsteigen, Senkung, Vorfall, Deszensus.

De|scensus testis (↑) **m:** physiol. Verlagerung der Hoden aus der Bauchhöhle (Lendengegend) durch den Inguinalring in den Hodensack während der Fetogenese (beginnt im 3. u. endet im 9. Fetalmonat); vgl. Maldescensus testis.

De|scensus uteri et vaginae (↑) **m:** Tiefertreten des Uterus u. der Vagina; dabei kann es zur Aussackung der vorderen Scheidenwand, meist mit Ausbildung einer Zystozele*, bzw. der hinteren Scheidenwand mit Ausbildung einer oft weniger ausgeprägten Rektozele* kommen; häufige Begleiterscheinung ist die Elongatio cervicis (Ausziehung des Halsteils der Gebärmutter); **Urs.:** Beckenbodeninsuffizienz (z. B. nach Geburten), Erschlaffung des Band- u. Halteapparats; **Sympt.:** Druck- u. Fremdkörpergefühl, Blasenbeschwerden (v. a. als sog. Stressinkontinenz*), Pollakisurie, evtl. obstruktiv bedingte Miktionsbeschwerden bis zur Harnverhaltung, Defäkationsbeschwerden. Eine stärkere Senkung führt zum Prolapsus* uteri et vaginae. **Ther.:** Beckenbodengymnastik, ggf. op. Scheidenplastik*.

Deschamps-Nadel (Joseph F. D., Chir., Paris, 1740–1824)**:** (engl.) Deschamps' needle; Instrument mit einem Öhr an der Spitze zum Unterbinden von Gefäßen in der Tiefe; vgl. Nadel.

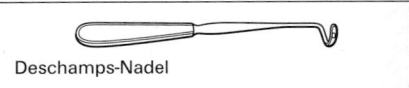

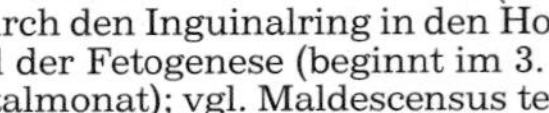

Deschamps-Nadel

De|sensibilisierung (De-*; lat. sensus Empfindung, Gefühl)**:** (engl.) desensitization; **1.** (psychol.) verhaltenstherap. Verf. zur Reduktion einer Angststörung*; gemäß der individuellen Angsthierarchie wird der Pat. systematisch unter Anw. zuvor erlernter Entspannungstechniken mit angstauslösenden Situationen konfrontiert (Konfrontation*) u. lernt diese schrittweise zu bewältigen. Ziel der D. ist die angstfreie Begegnung mit der ehemals angstauslösenden Situation. Vgl. Reizüberflutung. **2.** (allergolog.) s. Hyposensibilisierung.

Des|ferri|ox|amin n: syn. Deferoxamin*.

Des|fluran (INN) n: halogenierter Ether; **Verw.:** s. Inhalationsanästhetika.

De|sialo|trans|ferrin n: (engl.) carbohydrate deficient transferrin (Abk. CDT); Abk. DST; syn. kohlenhydratdefizientes Transferrin; durch einen reduzierten Gehalt an Kohlenhydraten (z. B. Sialinsäuren, N-Acetylglukosamin) charakterisiertes Transferrin*; **Vork.:** bei Alkoholkrankheit, Hepathopathien, Schwangerschaft u. a.; **Verw.:** Nachw. von chron. Alkoholkonsum bzw. Alkoholkarenz (nach vorausgegangenem Abusus) durch Bestimmung der DST-Konz. im Serum (höhere Spezifität als Gammaglutamyltransferase* u. MCV*).

Desiderium (lat.) n: Wunsch.

De|sikkation (De-*; siccus*) f: (engl.) desiccation; Entwässerung u. Konservierung von histol. Präparaten od. Transplantationsmaterial (z. B. Cornea) durch 80%igen Wasserentzug.

Des|in|fektion (↑; Infekt-*) f: (engl.) disinfection; Maßnahme, die durch Abtöten, Inaktivieren bzw. Entfernen von Mikroorganismen (Bakterien, Viren, Pilze, Protozoen) eine Reduzierung der Keimzahl um mind. fünf Zehnerpotenzen erreicht, damit von dem desinfizierten Material keine Inf. mehr ausgehen kann; **Formen: 1.** chemische D. durch Desinfektionsmittel*; **2.** physikalische D.: **a)** Pasteurisieren*; **b)** Abflammen, Ausglühen; **c)** Verbrennen; **d)** Auskochen; **e)** Spülen mit heißem Wasser in Desinfektionsgeräten; **f)** Dampfdesinfektion*; **g)** chemothermisches Waschverfahren; **h)** Raumdesinfektion durch UV-Strahlung (wird in der Bundesrepublik Deutschland nicht mehr eingesetzt); **i)** keimfreie Filtration*; vgl. Schlussdesinfektion, Sterilisation.

Des|in|fektion, laufende (↑; ↑) f: (engl.) constant disinfection; Desinfektion aller potentiell durch den Pat. kontaminierten Gegenstände sowie seiner Ausscheidungen.

Des|in|fektions|mittel (↑; ↑): (engl.) disinfectants; Desinfizienzien; zur Desinfektion* geeignete Substanzen; **Wirkstoffgruppen:** Alkohole (Propanol, Isopropylalkohol, Ethanol), Aldehyde (Formaldehyd*, Glutaraldehyd, Glyoxal); Phenol u. -derivate (Thymol, Kresol*), Oxidanzien (Ozon, Wasserstoffperoxid, Kaliumpermanganat), Halogene (Chlor, Iod, Brom), Guanidine, kationische u. anionische Detergenzien*. Nach der Verwendungsart unterscheidet man Grobdesinfektionsmittel (z. B. für Gegenstände), Feindesinfektionsmittel (z. B. zur Händedesinfektion*) u. Mittel zur Desinfektion von Raumluft u. Raumoberflächen (s. Formalinverdampfungsapparat) .

Des|in|festation (↑; lat. infestare angreifen) f: Entwesung*.

Des|in|vagination (↑; In-; Vagina*) f: (engl.) disinvagination; s. Devagination.

Desipr|amin (INN) n: tricyclisches Antidepressivum mit geringer sedierender Komponente u. antinozeptiver Wirkung; s. Antidepressiva.

Desirudin (INN) n: Antikoagulans zur Thromboseprophylaxe*; vgl. Antikoagulanzien.

desmal (gr. δεσμός Band): bandartig, ein Band betreffend; z. B. desmale Ossifikation*.

Desmarres-Lid|halter (Louis A. D., Ophth., Paris, 1810–1882): (engl.) Desmarres' blepharostat; stark gebogene Lidklemme (s. Abb.) mit langem Stiel.

Desmin n: Intermediärfilament des Zytoskeletts*; akzessorisches Protein der Muskelzellen, das an der Längsseite der Aktinfilamente liegt u. an der Zellmembran befestigt ist. G. Hüb.

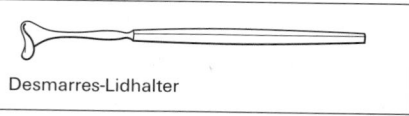

Desmarres-Lidhalter

Desmino|pathie (-pathie*) f: (engl.) desminopathy; autosomal-dominant (Typ I, II) od. -rezessiv (Typ III) vererbte Myopathie*, gekennzeichnet durch eine vermehrte Einlagerung von Desmin* in Muskelzellen. A. Moe.

D

Desmo|cranium (desmal*; Krani-*) n: Bindegewebeschädel; die Teile des Schädels (Cranium*), die entwicklungsgeschichtl. als Belegknochen entstehen: Stirn- u. Scheitelbein, Schuppe u. Pars tympanica des Schläfenbeins, oberer Teil der Schuppe des Hinterhauptbeins, Oberkiefer, Joch-, Nasen-, Tränen-, Gaumen-, Pflugscharbein, Teile des Keil- u. Siebbeins, größter Teil des Unterkiefers, Processus ant. des Hammers.

Desm|odont (↑; Odont-*) n: syn. Wurzelhaut*.

Desmoid (↑; -id*) n: semimaligner, rasch wachsender Bindegewebetumor, der häufig von den Aponeurosen u. Faszien der Bauchdecke (Bauchdeckendesmoid*), der Becken-, Arm- u. Beinmuskulatur ausgeht; Vork. auch bei familiärer adenomatöser Polypose*. Vgl. Fibromatose.

Desmo|pressin (INN) n: 1-Desamino-8-D-arginin-vasopressin (Abk. DDAVP); Analogon des ADH mit stärkerer u. längerer antidiuretischer Wirkung; bewirkt auch Freisetzung von Willebrand*-Faktor aus Endothel; **Verw.:** diagn. im ADH-Test; therap. z. B. bei Diabetes insipidus, als Alternative zur Substitutionstherapie bei Hämophilie A, Willebrand-Jürgens-Syndrom u. Hemmkörperhämophilie.

Desmo|somen (desmal*; Soma*) n pl: (engl.) desmosomes; Haftplatten; dienen dem Zusammenhalt von Epithelzellen.

Des|ob|literation (De-*; obliterans*) f: Verf. der Gefäßchirurgie* zur Rekanalisierung verschlossener Gefäßabschnitte durch operativ-instrumentelle Gefäßausräumung; **Formen: 1.** intraluminale D.: Embolektomie*, Thrombektomie*; **2.** intramurale D.: Thrombendarteriektomie*.

Deso|gestrel (INN) n: synthet. Gestagen, das in Komb. mit einem Östrogen zur hormonalen Kontrazeption* verwendet wird.

Desonid (INN) n: nichthalogeniertes Glukokortikoid zur top. Anw. bei Dermatosen; s. Glukokortikoide.

des|orientiert: (engl.) disorientated; unorientiert, verwirrt; z. B. in Bezug auf Ort, Zeit od. eigene Person.

Des|oxi|metason (INN) n: halogeniertes Glukokortikoid zur top. Anw. bei Dermatosen; s. Glukokortikoide.

Des|oxy- (De-*; Ox-*): Wortteil, der das Fehlen von Sauerstoffatomen od. Hydroxylgruppen in chem. Verbindungen bezeichnet.

Des|oxy|chol|säure: s. Gallensäuren.

Des|oxy|cortico|steron n: (engl.) deoxycorticosterone; Abk. DOC; syn. Desoxycorton (INN), Cortexon; Präkursor von Aldosteron*; vgl. Mineralokortikoide.

Des|oxy|cortisol n: (engl.) deoxycortisol; syn. Cortexolon; Vorstufe von Cortisol*; bei adrenogenitalem Syndrom* mit 11β-Hydroxylasemangel vermehrt; sog. Antiglukokortikoid (Glukokortikoid-Rezeptor-Antagonist).

Des|oxy|corton (INN) n: syn. Desoxycorticosteron*.

Des|oxy|ribo|nukleasen f pl: (engl.) deoxyribonucleases; s. Nukleasen.

Des|oxy|ribo|nuklein|säure: Abk. DNS; s. DNA.

Des|oxy|ribo|nukleoside n pl: (engl.) deoxyribonucleosides; Nukleoside* mit D-2-Desoxyribose; DNA-Abbauprodukte; vgl. Desoxyribonukleotide, Nukleotide, DNA.

Des|oxy|ribo|nukleotide n pl: (engl.) deoxyribonucleotides; mono-, di- od. triphosphorylierte Desoxyribonukleoside; Vorstufen der DNA*; die Reduktion von Ribose zu D-2-Desoxyribose erfolgt durch Ribonukleotidreduktase*.

Des|oxy|ribose f: (engl.) deoxyribose; Pentose, Bestandteil der DNA*; die freie Aldehydform der D. reagiert mit fuchsinschwefliger Säure (Prinzip der Feulgen*-Plasmalfärbung).

De|squamatio (De-*; lat. squama Schuppe) f: s. Desquamation.

De|squamatio furfuracea (↑; ↑) f: syn. pityriasiforme Schuppung*.

De|squamatio membranacea (↑; ↑) f: membranöse Schuppung*.

De|squamation (↑; ↑) f: Abschuppung; Abstoßung der obersten Hornschicht der Haut in größeren Schuppen*.

De|squamations|phase (↑; ↑) f: (engl.) desquamative phase; s. Menstruationszyklus.

De|squamativ|katarrh (↑; ↑; Katarrh*) m: (engl.) desquamation discharge; physiol. Abstoßung des intrauterin unter dem Einfluss plazentarer Östrogene* aufgebauten Scheidenepithels bei weibl. Neugeborenen in den ersten Lebenstagen (Hormonentzug), meist als milchig-schleimiger, gelegentl. auch blutiger Ausfluss (sog. Fluor neonatalis).

De|stillation (lat. destillare herabtropfen) f: Verdampfen einer Flüssigkeit u. Kondensieren des Dampfs durch Abkühlen zur Reinigung od. Trennung von festen od. höher bzw. tiefer siedenden Stoffen; **fraktionierte** D.: getrenntes Auffangen von mehreren, bei versch. Temperaturen siedenden Bestandteilen des Ausgangsstoffs; **trockene** D.: Erhitzen unter Luftabschluss (z. B. Steinkohle bei Leuchtgasgewinnung).

De|struktions|luxation (lat. destruere, destructus vernichten; Luxation*) f: (engl.) pathologic dislocation; nichttraumatische Luxation* inf. pathol. Veränderung der Gelenkanteile, meist bei Arthritis*.

Desz-: s. a. Desc-.

De|szendenz (lat. descendere herabsteigen) f: (engl.) descendants; Nachkommenschaft.

De|tektor (lat. detegere, detectus entdecken) m: (engl.) detector; Nachweisgerät, z. B. für Licht (Photozelle*) od. für ionisierende Strahlung (Strahlungsdetektoren*).

De|tergenzien (lat. detergere reinigen) n pl: (engl.) detergents; syn. Netzmittel, Tenside; Stoffe, deren Moleküle sowohl hydrophile wie hydrophobe (lipophile) Gruppen besitzen, die die Oberflächenspannung des Wassers herabsetzen u. damit die Wasserbenetzbarkeit von Oberflächen erhöhen od. erst ermöglichen. Durch Mizellenbildung wird außerdem eine Solubilisierung fester Partikel, von Flüssigkeiten od. Gasen erreicht (Waschwirkung). **Einteilung** der D. entspr. ihrer elektr. Ladung: **1.** Anion-D., vorwiegend in Waschmitteln verwendet (Seifen, Schwefelsäureester der Fettalkohole, Sulfonatseifen); **2.** Kation-D. (sog. Invertseifen), Anw. als Desinfektionsmittel; **3.** nichtionogene D., z. B. als Stabilisatoren für die Insulinlösung in Insulinpumpen.

Determann-Syn|drom (Hermann D., Arzt, Freiburg, 1865–1937) n: syn. Dyskinesia intermittens angiosclerotica; intermittierendes Versagen von Muskelgruppen versch. Körperteile (Extremitäten, Zunge u. a.) inf. von Durchblutungsstörungen durch org. (Arteriosklerose) od. funkt. Gefäßerkrankungen (Vasospasmus); vgl. Dysbasie.

De|terminanten (lat. determinare bestimmen) f pl: (engl.) determinants; **1.** (zytol.) kleinste Teilchen des Keimplasmas, welche die spez. Ausbildung der Körperorgane bedingen; **2.** (immun.) Antikörperbindungsstellen des Antigens (Epitope), die die Spezifität der gegen dieses Antigen gerichteten Antikörper* bedingen.

De|terminations|peri|ode, teratogene (↑) f: (engl.) teratogenic determination time; krit. Zeit für die Organ- u. Extremitätenentwicklung in der Embryonalzeit mit bes. Empfindlichkeit gegenüber exogenen Noxen; s. Phase, sensible.

De|toxi|fikation (De-*; Tox-*) f: syn. Entgiftung*.

De|toxikation (↑; ↑) f: syn. Entgiftung*.

De|tritus (lat. deterere, detritus abreiben, abnutzen) m: Gewebetrümmer; zerfallene Zellen.

De|tritus|zysten (↑; Kyst-*) f pl: s. Geröllzysten.

De|trusor-Sphinkter-Dys|syn|ergie (lat. detrudere fortdrängen; Sphinkter*; Dys-*; Syn-*; Erg-*) f: (engl.) detrusor-sphincter dyssynergia; Blasenfunktionsstörung mit Hyperreflexie des M. detrusor vesicae u. Spastik des äußeren Blasenschließmuskels u. der Beckenbodenmuskulatur nach Schädigung des Rückenmarks oberhalb des sakralen Miktionszentrums; Vork. z. B. bei fortgeschrittener Multipler* Sklerose. **Sympt.:** Inkontinenz mit Abgang kleiner Urinmengen. B. Mey.

De|trusor vesicae (↑) m: zusammenfassende Bez. für die Muskulatur, die die Entleerung der Harnblase bewirkt.

De|tumeszenz (lat. detumescere abschwellen) f: (engl.) detumescence; Abschwellen; z. B. Zurückgehen einer Schwellung, Erschlaffen des erigierten Penis.

Deuter|an|omalie (gr. δεύτερος zweiter; Anomalie*) f: (engl.) deuteranomaly; Grünschwäche; s. Farbenfehlsichtigkeit.

Deuter|an|opie (↑; An-*; Op-*) f: (engl.) deuteranopia; Grünblindheit; s. Farbenfehlsichtigkeit.

Deuterium (↑) n: chem. Element, Symbol D bzw. ^2H (Nuklidsymbol), OZ 1, rel. Atommasse 2,0147; schwerer Wasserstoff; stabiles, natürlich vorkommendes Wasserstoffisotop (zu ca. 0,014 % in normalem Wasserstoff* enthalten), das als Atomkern anstelle eines Protons ein Deuteron* besitzt; reagiert mit Sauerstoff zu D_2O (schweres Wasser); Anw. u. a. zur Markierung chem. Verbindungen, (kernphysik.) als Moderator in Atomreaktoren. Vgl. Tritium.

Deutero|mycetes (↑; Myk-*) m pl: s. Fungi imperfecti.

Deuteron (↑) n: aus einem Proton u. einem Neutron bestehender stabiler Atomkern des natürlich vorkommenden schweren Wasserstoffisotops Deuterium*; Anw. u. a. zur Erzeugung von Neutronen* durch Beschuss von z. B. Tritium* mit Deuteronen.

Deutero|porphyrin (↑) n: von Fäulnisbakterien* im Darm gebildetes Abbauprodukt von Protoporphyrin; vgl. Porphyrine.

Deutsche Forschungs|gemeinschaft: Abk. DFG; zentrale Forschungsförderungsinstitution; erhält ihre Mittel u. a. von Bund u. Ländern sowie vom Stifterverband für die Deutsche Wissenschaft.

Deutsche Horizontale f: s. Krönlein-Linienschema (Abb.).

Deutscher Ärzte|tag: s. Ärztekammer.

Deutsches Arznei|buch: Abk. DAB; enthält die amtl. Vorschriften über die Zubereitung der u. den Umgang mit den wichtigsten offizinellen Arzneimitteln; zurzeit gilt DAB 2000.

Deutschländer-Fraktur (Carl E. D., Orthop., Hamburg, 1872–1942; Fraktur*) f: syn. Marschfraktur*.

De|vagination (De-*; Vagina*) f: auch Desinvagination; spontane od. therap. Reposition einer Invagination*; **Formen** der therap. D.: **1.** hydrostatische D. mittels Röntgenkontrasteinlauf od. physiol. Kochsalzlösung; sollte nur in Frühfällen ohne Peritonitiszeichen in Operationsbereitschaft erfolgen; **2.** chirurgische D.: **a)** manuelle D. unter Laparotomie; **b)** bei infarziertem Darm Darmresektion mit End-zu-End-Anastomose; **3.** endoskopische D. bei Invagination des Magens; **Progn.:** nach konservativer Ther. 33 % Reinvagination.

Devianz (lat. deviare abweichen) f: (engl.) deviance; Bez. für Verhalten, das den Normen u. Werten des jeweiligen sozialen Systems widerspricht; neben Kriminalität gehört z. B. auch Krankheit, Alkoholkrankheit, Drogenmissbrauch dazu. Der Etikettierungsansatz (Labeling-Theorie) richtet die Aufmerksamkeit vom sog. Abweichler weg auf die gesellschaftl. Reaktion: abweichendes Verhalten definiert die Gesellschaft u. bestraft es mit informellen u. formellen Sanktionen. Vgl. Persönlichkeitsstörung, Verhaltensstörung.

De|viation (↑) f: Abweichung; Abknickung im Verlauf, z. B. Ulnardeviation der Fingergelenke, Bajonettstellung des Karpoantebrachialgelenks (D. arthritischer Gelenke), D. des Nasenseptums.

Déviation conjuguée (frz. ↑; conjuguer verbinden): konjugierte Bulbusabweichung nach einer Seite; bei akuten Großhirnprozessen nach der Herdseite (Pat. „sieht den Herd an“), bei fokalen epileptischen Anfällen od. einseitiger akuter Läsion des horizontalen Blickzentrums (paramediane pontine Formatio reticularis) vom Herd weg zur Gegenseite. Vgl. Blicklähmung.

Devic-Krankheit (Eugène D., Arzt, Lyon, 1869–1930): (engl.) Devic's disease; syn. Neuromyelitis optica; akut bis subakut verlaufende Erkr. mit aszendierender Myelitis* od. Myelitis transversa u. (v. a. beidseitiger) Neuritis* nervi optici; gekennzeichnet durch Nekrosen; **Neuropathol.:** zyst. Gewebedefekte u. Gefäßwandverdickungen in Rückenmark sowie Tractus u. N. opticus; wahrscheinl. bes. Verlaufsform der Multiplen* Sklerose; als sog. **Devic-Syndrom** auch i. R. von Behçet-Krankheit, system. Lupus erythematodes od. postinfektiöser Enzephalomyelitis.

de|vital (De-*; lat. vita Leben): leblos.

De|vitalisierung (↑; ↑): (engl.) devitalization; Abtöten der erkrankten Zahnpulpa als Notfallbehandlung durch örtlich applizierte Medikamente, die zur Proteingerinnung führen (z. B. Paraformaldehyd); wegen gleichzeitig möglicher Schädigung des parodontalen od. periapikalen Gewebes besser Vitalexstirpation (instrumentelle Entfernung der lebenden Pulpa unter Lokalanästhesie). In beiden Fällen ist anschl. eine endodontische Behandlung (s. Wurzelfüllung) erforderlich.

Dewar-Gefäß: (engl.) Dewar's flask; doppelwandiges offenes Gefäß (Prinzip: Thermosflasche) zum Transport von z. B. Flüssiggasen od. (gefrorenen) Gewebeproben.

Dexa|methason (INN) n: fluoriertes Glukokortikoid ohne relevante mineralokortikoide

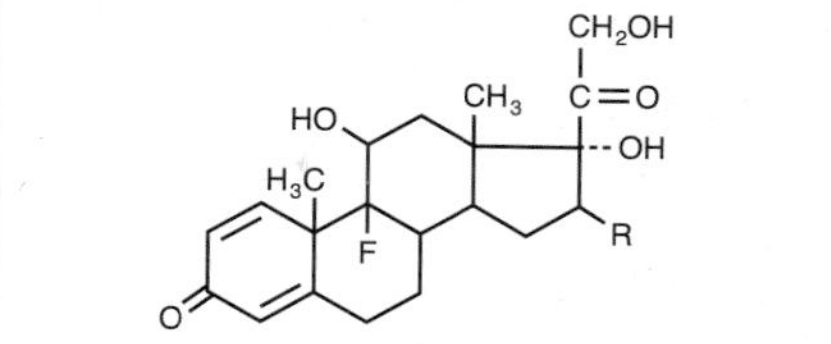

Dexamethason:
R = —CH_3: Betamethason
R = - - -CH_3: Dexamethason
R = - - -OH: Triamcinolon

Wirkung mit langer Halbwertzeit; stark hemmender Einfluss auf hypophysäre ACTH-Ausschüttung; s. Glukokortikoide.

Dexa|methason-Hemm|test m: (engl.) dexamethasone suppression test; Funktionstest zur Diagnostik bzw. DD des Cushing*-Syndroms; beruht auf dem stark hemmenden Einfluss von Dexamethason auf die hypophysäre Ausschüttung von ACTH* u. der sich daraus ergebenden verminderten Cortisolsekretion; **Formen: 1. Dexamethason-Kurzzeittest:** Screening-Verfahren zur dd Abklärung einer erhöhten Plasmakonzentration von Cortisol*; Durchführung: orale Verabreichung von 1–2 mg Dexamethason um 24 Uhr u. Cortisolbestimmung am nächsten Morgen um 8 Uhr; Auswertung: Plasmacortisolwerte (normal 5–25 µg/dl bzw. 138–690 nmol/l) fallen beim Gesunden u. bei Pat. mit Adipositas (oft erhöhte Cortisolkonzentration) nach Dexamethasongabe auf <3 µg/dl bzw. 83 nmol/l ab, bei Pat. mit Cushing-Syndrom I (z. B. durch ACTH-produzierenden od. NNR-Tumor) dagegen können erhöhte Konz. von Cortisol im Plasma mit kleinen Dosen von Dexamethason nicht supprimiert werden. **2. Dexamethason-Langzeittest:** Bestätigung u. DD eines festgestellten Cushing-Syndroms I; Durchführung: am 1. u. 2. Tag Cortisolbestimmung um 8 Uhr, am 3. u. 4. Tag orale Verabreichung von 4 × 0,5 mg Dexamethason (ab 6 Uhr in sechsstündigem Abstand), am 5. u. 6. Tag 4 × 2 mg Dexamethason p. o.; tägl. Bestimmung von Cortisol (8 Uhr) u. 17-Hydroxykortikosteroiden im Sammelurin; Auswertung: beim Gesunden tritt nach Verabreichung von 4 × 0,5 mg Dexamethason eine starke, von 4 × 2 mg Dexamethason eine fast vollständige Suppression der Cortisolsekretion auf. Bei hypophysär bedingtem Cushing-Syndrom I ist meist noch eine Suppression feststellbar (v. a. nach 4 × 2 mg Dexamethason), erhöhte Cortisolwerte bei Nebennierenrindentumoren od. paraneoplast. Syndrom mit ACTH-Produktion können durch Dexamethason dagegen nicht supprimiert werden. Der Dexamethason-Langzeittest wird wegen einer geringen zusätzl. Aussagekraft zunehmend vom Dexamethason-Kurzzeittest verdrängt.

D

Dex|chlor|phenir|amin (INN) n: D-Isomer des Chlorpheniramins; Histamin-H_1-Rezeptorenblocker; **Verw.:** s. Antihistaminika.

Dex|fen|flur|amin (INN) n: S-Isomer des Fenfluramins; rel. selektiver Serotoninantagonist; Phenylethylaminderivat mit anorektischer u. geringer zentral stimulierender Wirkung; **Verw.:** als Appetitzügler* über kurze Zeit (max. 3 Mon.); **Kontraind.:** psych. Erkr., Anorexia nervosa, Alkohol- u. Medikamentenabhängigkeit; **UAW:** Sedierung, Kopfschmerz, Schlaflosigkeit, in Einzelfällen pulmonale Hypertonie mit Belastungsdyspnoe, Synkopen, Palpitationen.

Dex|panthenol (INN) n: rechtsdrehendes Enantiomer des Racemats Panthenol; Alkohol der Pantothensäure* mit epithelisierungsfördernder Wirkung; topische Anw. bei Haut- u. Schleimhautläsionen.

dexter (lat.): rechts, rechter.

Dextran (INN) n: s. Dextrane.

Dextrane n pl: (engl.) dextrans; verzweigte Polysaccharide* aus D-Glukose (meist in 1,6α-glykosidischer Verknüpfung); werden von Bakt. (z. B. Leuconostoc mesenteroides u. Karies verursachenden Streptokokken) als Reservestoff u. Membranbestandteil synthetisiert; MG bis zu 4 Mill., durch saure Hydrolyse in Bruchstücke gespalten; **Verw.:** als Plasmaersatzstoffe*, als Dextrangelpartikel in der Molekularsiebchromatographie. **Niedermolekulare D.** (Abk. NMD, MG um 27 000) fördern die Mikrozirkulation, sind antithrombot. wirksam u. haben (kurzfristig) den stärksten Expandereffekt. **UAW:** allergische Reaktionen (können vermindert werden durch Vorinjektion von Dextran-Hapten); bei Überdosierung Gerinnungsstörungen, Nierenfunktionsstörungen.

Dextranomer (INN) n: Dextranreaktionsprodukt mit Epichlorhydrin; **Verw.:** als Wundbehandlungsmittel.

Dextrine n pl: (engl.) dextrins; rechtsdrehende, reduzierte Polysaccharide mit wechselnder Zahl von Glukosemolekülen, die physiol. bei der enzymat. Hydrolyse der Stärke auftreten; **Verw.:** in Säuglingsnahrung, zur Einstellung von Trockenextrakten; techn. als Klebstoff u. Zusatz zu Appreturen.

Dextro|kardie (dexter*; Kard-*) f: (engl.) dextrocardia; Verlagerung des Herzens nach rechts; **1.** i. R. eines totalen Situs* inversus viscerum als Spiegelbilddextrokardie bez.; beim Fehlen zusätzlicher Anomalien ohne pathol. Bedeutung; **2.** unvollständige Rechtsdrehung v. a. der Herzkammern, häufig mit Situs solitus viscerum u. normaler viszeroatrialer Konkordanz (Dextroversio cordis); meist mit anderen Herzfehlbildungen kombiniert; vgl. Mesokardie; **3.** Folge einer Verdrängung od. Verziehung des Mediastinums nach rechts inf. extrakardialer Erkr. (Dextropositio cordis) ohne Drehungsanomalie.

Dextro|kardio|graphie (↑; ↑; -graphie*) f: s. Angiokardiographie.

Dextro|prop|oxy|phen (INNv) n: Opioidanalgetikum, Spasmolytikum; s. Opioide.

Dextrose f: syn. Glukose*.

Dextrose-Pepton|agar m: s. Pilznährböden.

Dextro|thyroxin-Natrium (INN) n: Natriumsalz des D-Isomers von Thyroxin*; s. Lipidsenker.

Dextro|versio (dexter*; lat. vertere, versum drehen) f: s. Dextrokardie, Versio uteri.

Dez-: s. a. Dek-.

De|zeleration (De-*; lat. celer schnell) f: (engl.) deceleration; auch Dip; mittels Kardiotokographie* dargestelltes, wehenabhängiges Absinken der fetalen Herzfrequenz; **Formen: 1.** frühe D.: tiefster Punkt der D. zeitgleich mit Wehenakme; vagal ausgelöst meist inf. stärkerer Kopfkompression; häufig in der Austreibungsperiode; meist nicht mit fetaler Hypoxie bzw. Azidose verbunden; **2.** späte D.: 20–90 s nach Wehenakme; starker Hinweis auf unzureichende uteroplazentare Sauerstoffversorgung, z. B. bei Plazentareifungsstörung, vorzeitiger Plazentalösung od. fetalem Blutverlust; **3.** variable D.: wechselnd bzgl. Form u. Wehenverlauf; v. a. bei Nabelschnurkomplikationen*. Die Entscheidung über Fortführung der vaginalen Geburt sollte zusätzlich mittels Mikroblutuntersuchung* des Fetus getroffen werden.

De|zeleration, variable (↑; ↑) f: (engl.) variable deceleration; s. Dezeleration.

De|zerebration (↑; Cerebr-*) f: (engl.) decerebration; Enthirnung; Ausfall der Großhirnfunktionen in unterschiedl. Ausmaß inf. funkt. Entkoppelung des Hirnmantels vom Hirnstamm (auch sog. Dekortikation) bzw. des oberen vom unteren Hirnstamm od. des Großhirns vom Rückenmark; **Urs.:** v. a. Hirndrucksteigerung u. Einklemmung des Hirnstamms inf. Trauma, Tumor, Entz., intrakranieller Blutung; diffuse hypoxische Schädigung des Hirnmantels (z. B. durch Schock, vorübergehenden Herz-Kreislauf-Stillstand); s. Dezerebrationssyndrome.

De|zerebrations|starre (↑; ↑): (engl.) decerebrate rigidity; Enthirnungsstarre; nach Dezerebration* auftretende spastische Streckhaltung des Rumpfs u. der Extremitäten mit Innenrotation der Arme; i. w. S. das klin. Bild des akuten Mittelhirnsyndroms*; **Urs.:** Aufhebung zentraler, hemmender Projektionen auf niedere Reflexbögen inf. Einklemmung des Mittelhirns; **Sonderform:** Dekortikationsstarre mit überstreckten Beine u. im Ellenbogengelenk gebeugten Armen bei diffuser (hypoxischer) Schädigung des Großhirns (s. Syndrom, apallisches).

De|zerebrations|syn|drome (↑; ↑) n pl: (engl.) decerebration syndromes; Krankheitsbilder inf. Dezerebration*; je nach betroffener anat. Region u. Ausmaß der Schädigung werden akutes Mittelhirnsyndrom*, akutes Bulbärhirnsyndrom* u. Hirntod* unterschieden. Eine Sonderform stellt das apallische Syndrom* dar. Vgl. Locked-in-Syndrom, Mutismus, akinetischer.

Dezi-: Abk. d; Dezimalvorsatz zur Kennzeichnung des Faktors 10^{-1} einer Einheit; vgl. Einheiten (Tab.).

Dezi|bel n: (engl.) decibel; Einheitenzeichen dB; sog. Pegelmaß; Einheit des Schallpegels*.

De|zidua (lat. deciduus abfallend) f: (engl.) decidua; eigentl. Decidua membrana; die nach Eintreten einer Schwangerschaft weiterentwickelte Funktionalis des Endometriums. Histol. unterscheidet man ein oberflächl. Stratum compactum u. ein darunter gelegenes Stratum spongiosum mit typ. sägeförmigen Drüsenquerschnitten. Nach Nidation* des Eis unterscheidet man an der D. drei Abschnitte: **1. Decidua capsularis** (sive reflexa), überzieht das eingebettete Ei an der Implantationsstelle; **2. Decidua basalis** (sive serotina), zw. Uterusmuskulatur u. Eibasis; **3. Decidua parietalis** (sive vera), die die übrige Uterushöhle auskleidende Schleimhaut. Vom Ende der 16. SSW ab verschmelzen Decidua capsularis u. Decidua parietalis miteinander. Vgl. Eihäute, Chorion.

Dezimal|vorsätze: s. Einheiten (Tab.).

Dezi|meter|welle: (engl.) high-frequency wave; s. Hochfrequenztherapie.

DFG: Abk. für **D**eutsche* **F**orschungs**g**emeinschaft.

D-Form: s. Isomerie.

DHE: Abk. für **D**i**h**ydro**e**rgotamin*.

DHEA: Abk. für **D**e**h**ydro**e**pi**a**ndrosteron*.

DHEAS-Test m: Kurzbez. für **D**e**h**ydro**e**pi**a**ndrosteron**s**ulfat-Test; s. Dehydroepiandrosteron.

DHFR: Abk. für **D**i**h**ydro**f**olat**r**eduktase*.

DHPR: Abk. für **D**i**h**ydro**p**yridin**r**ezeptor*.

Di-: Wortteil mit der Bedeutung zweimal, doppelt; von gr. δίς.

Dia-: auch Di-; Wortteil mit der Bedeutung hindurch, zwischen; von gr. διά.

Diabet-: Wortteil mit der Bedeutung hindurchgehen; von gr. διαβαίνειν.

Dia|betes, in|fantiler (†) m: (engl.) infantile diabetes; Insulinmangeldiabetes, Diabetes* mellitus (Typ 1) bei Kindern.

Dia|betes in|sipidus (†) m: Störung der Diurese mit Verminderung der Wasserreabsorption in den Sammelrohren der Niere u. Ausscheidung großer hypotoner Harnvolumina; **Sympt.:** Polyurie*, starker Durst u. Polydipsie*, evtl. Dehydratation, bei Kleinkindern evtl. Diarrhö; **Formen: 1.** D. i. centralis bzw. D. i. neurohormonalis; Urs.: ungenügende od. fehlende Produktion bzw. Sekretion von ADH*; selten angeb. (autosomal-dominanter Erbgang), symptomat. bei Hirntumor (bes. Kraniopharyngeom, Hypophysentumor), Schädelhirntrauma, Meningitis, Enzephalitis u. Erkr. mit Schädigung der Osmorezeptoren im Hypothalamus sowie nach op. Hypophysenausschaltung; Ther.: ADH-Substitution, Behandlung des Grundleidens; **2.** D. i. renalis; Urs.: ADH-insensitive Rezeptoren im distalen Nierentubulus, meist angeb. (X-chromosomal-rezessiver Erbgang), bei akutem Nierenversagen* od. Destruktion der ADH-Rezeptoren (v. a. bei chron. Nierenerkrankung od. toxisch z. B. durch Einnahme von Methoxyfluran od. Lithium); Ther.: Flüssigkeitszufuhr, Kontrolle u. Ausgleich der Elektrolytbilanz, evtl. Saluretika; **3.** D. i. in der Schwangerschaft; Urs.: vermehrter ADH-Abbau; **4.** dipsogener D. i.; Urs.: primäre Polydipsie; **Diagn.:** Urinosmolarität <300 mosmol/l, Osmolalität u. spezif. Gewicht des Urins herabgesetzt; ggf. ADH*-Test, Durstversuch*, Bestimmung der ADH-Konz. im Serum (Radio-Immunassay); **DD:** Tubulopathie, psychogene Polydipsie, Diabetes mellitus, Hyperkalzämie, Polyurie bei chron. Niereninsuffizienz. Vgl. DIDMOAD-Syndrom.

Dia|betes, juveniler (†) m: (engl.) juvenile diabetes; Diabetes* mellitus (Typ 1) bei Jugendlichen.

Dia|betes mellitus (†) m: Zuckerkrankheit; häufigste endokrine Störung; Krankheitsbegriff für versch. Formen der Glukosestoffwechselstörung unterschiedl. Ätiol. u. Sympt.; gemeinsames Kennzeichen: rel. od. absoluter Mangel an Insulin*; labordiagn. **Def.: 1.** D. m.: Konz. der Nüchtern-Plasmaglukose (d. h. mind. 8 Std. nach letzter Kalorienzufuhr) ≥7 mmol/l (≥126 mg/dl) od. Plasmaglukosekonzentration >11,1 mmol/l (>200 mg/dl) bei gelegentl. Messung bzw. 2 Std. nach oraler Belastung mit 75 g Glukose (vgl. Glukose-Toleranztest); **2.** Stadien zw. normalem Glukosestoffwechsel u. D. m. (Übergang zu D. m. in ca. 7 % der Fälle): **a)** IFG (Abk. für engl. impaired fasting glucose): Nüchtern-Plasmaglukose zw. 6,1 u. 7 mmol/l (110 u. 126 mg/dl); **b)** IGT (Abk. für engl. impaired glucose tolerance): 2 Std. nach oraler Gabe von 75 g Glukose liegt die Plasmaglukosekonzentration zw. 7,8 u. 11,1 mmol/l (140 u. 200 mg/dl).

Klassifizierung entspr. der Ätiol.: s. ums. Tab.; genet. Prädisposition, Toxine, Inf. u. kontrainsulinäre Hormone (z. B. Glukokortikoide) fördern die Manifestation. **I. D. m. Typ 1:** Der zunehmende bis absolute Insulinmangel inf. Zerstörung der B-Zellen ist beim Typ 1A immun. (oft sind Autoantikörper, z. B. ICA gegen Inselzellen, IAA gegen Insulin, GAD gegen Glutamatdecarboxylase, IA2 gegen Tyrosinphosphatase nachweisbar) u. beim Typ 1B idiopathisch bedingt. Häufig sind junge Menschen betroffen; die Assoziation mit einer anderen Autoimmunerkrankung ist möglich. Kompl.: diabetisches Koma*. Sonderformen: **LADA** (Abk. für engl. latent autoimmune diabetes in adults): D. m. Typ 1 mit später Manifestation, bei dem sich der Insulinmangel rel. langsam ausbildet, so dass er oft mit D. m. Typ 2 verwechselt wird; **Brittle-Diabetes:** sehr seltener D. m. Typ 1 mit Hyper- u. Hypoglykämie sowie Ketoazidose. **II. D. m. Typ 2:** reicht von der dominierenden Insulinresistenz* mit Hyperinsulinämie bis zum Sekundärversagen mit Insulinresistenz. Chron. Hyperinsulinämie u. Insulinresistenz erschöpfen die B-Zellfunktion der Langerhans*-Inseln. Adipositas wirkt dabei prädisponierend, häufig gekoppelt mit Hyperlipidämie u. Hypertonie (metabolisches Syndrom). **III.** Andere spez. Diabetestypen; **IV.** Gestationsdiabetes*.

Stoffwechselveränderungen bei Insulinmangel: **1.** verminderte Glukoseaufnahme in peripheres Muskel- u. Fettgewebe; **2.** gesteigerte Glukoneogenese* u. verminderte Glykogenese* mit Hyperglykämie; **3.** gesteigerte Lipolyse u. erhöhter kataboler Proteinabbau mit Anstieg von Triglyceriden, freien Fettsäuren u. Aminosäuren; **4.** verminderte Verwertung von Brenztraubensäure*; **5.** verminderte Glykolyse* als direkte Folge der Hyperglykämie. **Sympt.:** Hyperglykämie führt bei Überschreiten der Rückresorptionsrate zu Glukosurie* u. Polydipsie*. Dehydratation u. Anstieg der Serumosmolarität können transitor. Refraktionsanomalien bedingen. Gewichtsabnahme resultiert aus der katabolen Stoffwechsellage u. Dehydration. Allg. Schwäche u. Adynamie von leichter Ausprägung bis zum hyperosmolaren od. ketoazidotischen Koma mit Kussmaul*-Atmung bei absolutem Insulinmangel. **Spätkomplikationen:** Retinopathia* diabetica, diabetische Glomerulosklerose*, diabet. periphere u. autonome Neuropathie (z. B. diabetischer Fuß), Arteriosklerose (mit erhöhtem Risiko für Schlaganfall u. arterielle Verschlusskrankheit), koronare Herzkrankheit, Herzinfarkt.

Ther.: Ziel ist die optimale Blutzuckereinstellung: normnahe Werte für HB-A_{1c} (<6,5 %; s. Glykohämoglobine), Nüchtern-Plasmaglukose u. postprandiale Blutglukosekonzentration (möglichst <140 mg/dl); **1.** allg.: Diätschulung, normales Körpergewicht anstreben, körperl. Aktivität; **2.** medikamentös: **a)** D. m. Typ 1: Insulintherapie*; die konventionelle Form mit fester Dosis eines kurz- od. mittellang wirksamen Insulins erfordert streng reglementierte Diät u.

D

Diabetes mellitus
Ätiologische Klassifizierung (Expert Committee on the Diagnosis and Classification of Diabetes Mellitus,1999)

- I Diabetes mellitus Typ 1
  - A. immunologisch
  - B. idiopathisch
- II Diabetes mellitus Typ 2
- III andere spezifische Diabetestypen
  - A. genetische Defekte der B-Zellfunktion
    1. Chromosom 12 (HNF-1α)
    2. Chromosom 7(Glukokinase)
    3. Chromosom 20 (HNF-4α)
    4. mitochondriale DNA
    5. andere
  - B. genetische Defekte der Insulinwirkung
    1. Insulinresistenz Typ A
    2. Leprechaunismus
    3. Rabson-Mendenhall-Syndrom
    4. lipatrophischer Diabetes
    5. andere
  - C. Erkrankungen des exokrinen Pankreas
    1. Pankreatitis
    2. Trauma, Pankreatektomie
    3. Neoplasma
    4. zystische Fibrose
    5. Hämochromatose
    6. fibrosierend verkalkende Pankreatitis
    7. andere
  - D. Endokrinopathien
    1. Akromegalie
    2. Cushing-Syndrom
    3. Glucagonom
    4. Phäochromozytom
    5. Hyperthyreose
    6. Somatostatinom
    7. Aldosteronom
    8. andere
  - E. medikamenten- oder chemikalieninduziert
    1. Vacor
    2. Pentamidin
    3. Nicotinsäure
    4. Glukokortikoide
    5. Schilddrüsenhormone
    6. Diazoxid
    7. β-adrenerge Agonisten
    8. Thiazide
    9. Phenytoin
    10. Interferon-α
    11. andere
  - F. Infektionen
    1. kongenitale Röteln
    2. Zytomegalie
    3. andere
  - G. seltene, immunologisch vermittelte Formen
    1. Stiff-man-Syndrom
    2. Anti-Insulinrezeptor-Antikörper
    3. andere
  - H. andere genetische Syndrome
    1. Down-Syndrom
    2. Klinefelter-Syndrom
    3. Ullrich-Turner-Syndrom
    4. Wolfram-Syndrom
    5. Friedreich-Ataxie
    6. Chorea Huntington
    7. Laurence-Moon-Syndrom
    8. myotonische Dystrophie
    9. Porphyrie
    10. Prader-Labhart-Willi-Syndrom
    11. andere
- IV Gestationsdiabetes

Lebensweise. Bei intensivierter Insulintherapie wird der Basalbedarf durch mittellang wirksames Insulin substituiert u. präprandial je nach Blutglukosekonzentration Normalinsulin verabreicht. Die Insulinpumpentherapie ermöglicht über eine subkutane Verweilkanüle die tageszeitlich angepasste Insulinversorgung u. prandiale Insulindosis entspr. der Blutglukosekonzentration. **b)** D. m. Typ 2: Metformin u. Thiazolidindione* zur Erhöhung der Insulinsensitivität, Alphaglukosidaseinhibitoren* zur Hemmung der Glukoseaufnahme; bei nachlassender Insulinsekretion Sulfonylharnstoffe* od. Glinide* in Komb. mit Insulin od. alleinige Insulingabe. J. Fel.; E. Mön.

Dia|be̲tes, rena̲ler (↑) m: s. Glukosurie, renale.

Dia|be̲tes sali̲nus rena̲lis (↑) m: syn. renales Salzverlustsyndrom*.

dia|beto|ge̲n (↑; -gen*): (engl.) diabetogenic; eine diabetische Stoffwechsellage auslösend; diabetogene Substanzen sind z. B. Glucagon, STH, Adrenalin, Glukokortikoide (v. a. Cortisol), Thiazide.

Dia|bro̲sis (gr. διάβρωσις das Durchfressen) f: Durchnagen; z. B. Arrosionsblutung (Haemorrhagia per diabrosin) inf. Arrosion eines Blutgefäßes durch einen pathol. Prozess (Ulkus, Aneurysma, Tuberkulose u. a.). Vgl. Rhexis.

Di|acety̲l|morphin n: syn. Heroin*.

Di|acy̲l|glycerole n pl: (engl.) diacylglycerols; Abk. DAG; syn. Diglyceride; mit zwei Fettsäuren* verestertes Glycerol; entsteht bei Spaltung von Phosphatidyl-4,5-diphosphat (PIP_2) durch Phosphokinase C u. aktiviert als Second* messenger die Proteinkinase C; Phosphoryl-DAG (syn. Phosphatidsäure) ist Ausgangsprodukt der Phosphatide*.

Diadem|gips|verband (gr. διάδημα Stirnbinde): s. Thorax-Diademgipsverband.

Dia|docho|kine̲se (gr. διάδοχος nachfolgend; Kin-*) f: (engl.) diadochokinesia; schnelle Abfolge antagonist. Bewegungen (z. B. Pronation u. Supination); vgl. Adiadochokinese.

Diä̲t (gr. δίαιτα Lebensweise) f: s. Krankenkost.

Diä̲t|assistent (↑) m: (engl.) dietician; Diätassistentin u. D. sind geschützte Berufsbezeichnungen, die nach dreijähriger Ausbildung an einer staatlich anerkannten Fachschule verliehen werden; Ausbildung u. Prüfung sind geregelt im „Gesetz über den Beruf der Diätassistentin u. des Diätassistenten" vom 8.3.1994 (BGBl. I S. 446; geändert durch Gesetz vom 21.9.1997, BGBl. I S. 2390) u. der entspr. Durchführungsverordnung vom 1.8.1994 (BGBl. I S. 2088). Aufgaben des D. sind u. a. die Leitung von Diätküchen, die Beratung von Ärzten u. Pat. in Ernährungsfragen sowie die eigenverantwortliche Durchführung diättherap. u. ernährungsmed. Maßnahmen auf ärztliche Anordnung od. i. R. ärztlicher Verordnung. Vgl. Krankenkost.

Dia|gnose (gr. διάγνωσις Entscheidung, Urteil) f: (engl.) diagnosis; überzeugende Zuordnung von Beschwerdebildern zu einem Krankheitsbegriff; i. w. S. Bez. für eine Symptomatik (z. B. Akutes Abdomen) bzw. für einen Verdacht (sog. Verdachtsdiagnose); vgl. Klassifizierung.

Dia|gnostik (gr. διαγνωστικός fähig zu unterscheiden) f: (engl.) diagnostic investigation; Sammelbez. für Strategien u. Verfahren, die zur ärztl. Untersuchung bei einer Gesundheitsstörung bzw. Beratungsursache* angewandt werden; insbes. Befragung (Anamnese*), körperliche, ggf. apparative u. Laboruntersuchungen. Bei den in der Basisversorgung häufigen, uncharakteristischen u. meist gutartigen Erkr. muss i. d. R. eine gezielte D. ohne Diagnosestellung (d. h. bei sog. abwartendem Offenlassen) praktiziert werden. **Direkte** D.: allgemeinmed. Verf. mit direktem Zugehen auf ein Beratungsergebnis* aufgrund charakterist. Angaben bzw. Symptome ohne nennenswerte Befragung u. Untersuchung des Pat. Bei den häufigsten Beratungsproblemen wenden Allgemeinmediziner eine **intuitiv-individuelle** D., selten eine **programmierte** D. unter Berücksichtigung der wichtigsten abwendbar gefährlichen Verläufe (evtl. mit Hilfe des Computers) an. Angesichts schwerer, akuter Erkr. od. bei Epidemien können zielführende Untersuchungen vorweggenommen werden (sog. **Vorschaltdiagnostik**), die bei sonstigen Beschwerden erst später durchgeführt würden, um den Therapiebeginn bzw. eine Selektion der zugehörigen Fälle zu beschleunigen. Eine **parallele** D. mit gleichzeitiger Befragung u. Untersuchung des Pat. sollte vermieden werden.

Dia|gnostik, operationalisierte (↑) f: (engl.) operationalized diagnostics; diagn. Ansatz i. R. der Klassifikation psych. Störungen (DSM-IV, ICD-10) nach festgelegten Symptom-, Zeit- u. Verlaufskriterien sowie Algorithmen mit hoher Reliabilität diagn. Entscheidungen, bes. in Verbindung mit strukturiertem u. standardisiertem diagnostischem Interview*. R. Sti.

Dia|gnostik, pro|gram|mierte (↑) f: (engl.) programmed diagnostics; aus langjähriger ärztl. Erfahrung entwickeltes Verfahren mittels Checklisten für die Diagnostik* in der Allgemeinmedizin zur Überwindung der Zeitnot in der Praxis. R. Bra.

Di|aldehyd n: (engl.) dialdehyde; Oxidationsprodukt diprimärer Alkohole; z. B. Glyoxal (OHC—CHO).

Dia|lysance (Dialyse*) f: Abk. D; Bez. für dasjenige Blutvolumen, das pro Zeiteinheit bei Durchfluss durch den Dialysator bei der Hämodialyse* von der untersuchten Substanz gereinigt wird; vgl. Clearance.

$$D = Q_B \cdot \frac{A - V}{A - W}$$

Q_B = Blutdurchfluss in ml/min; A = Konzentration im arteriellen Blut; V = Konzentration im venösen Blut; W = Konzentration im Dialysat.

Dia|lysat (↑) n: (engl.) dialysate; Waschlösung für die Hämodialyse* od. Peritonealdialyse*; enthält D-Glukose, Elektrolyte (Na, K, Ca, Mg, Cl) u. steriles, chem. reines Wasser; Pufferung mit Bicarbonat bzw. Acetat; vgl. Hartwassersyndrom.

Dia|lysator (↑) m: (engl.) dialyzer; der Teil des Dialysegeräts (der sog. künstlichen Niere), durch den das Blut u. das Dialysat* in zwei durch eine dünne (ca. 10–15 μm) semipermeable Membran* getrennten Kompartimenten fließt u. der Stoff- u. Flüssigkeitsaustausch (Dialyse* u. Ultrafiltration*) bei der Hämodialyse* stattfindet; die Eigenschaften des D. (insbes. die Ultrafiltrationsleistung u. die Permeabilität für sog. Mittelmoleküle mit einem Molekulargewicht von 500–5000) hängen u. a. von seinem Aufbau, vom Membranmaterial (modifizierte Zellulose, Zelluloseacetat, Cuprophan, Polyacrylnitril, Polysulfon, Polymethylmethacrylat, Polyamid, Polycarbonat, Ethylenvinylalkohol), der Membranoberfläche (0,7–2,3 m^2) u. den Strömungs- u. Druckverhältnissen im D. ab. Blut u. Dialysat fließen meist im Gegenstromprinzip durch den D. **Formen: 1.** abhängig vom Aufbau: **a)** Kapillar- od. Hohlfaserdialysator, bei dem das Blutkompartiment aus 10 000–15 000 Einzelkapillaren (⌀ ca. 200 μm) besteht, die vom Dialysat umspült werden; gebräuchlichste Form des D.; **b)** Plattendialysator, bei dem das Blutkompartiment aus flächenhaft angeordneten, geschichteten Membranfolien gebildet wird; **2.** abhängig vom Filtrationskoeffizient (K_f); **a)** High-flux-D. (K_f >10 ml/h × mmHg, >75 ml/h × kPa): bessere Elimination des amyloidogenen Beta-2-Mikroglobulins; **b)** Low-flux-D. (K_f <10 ml/h × mmHg, <75 ml/h × kPa): geringere Verluste bei den niedermolekularen Proteinen (MG <80 000). Die meisten D. sind zum Einmalgebrauch vorgesehen; bei Wiederverwendung sind Spülung, chem. Sterilisation (meist mit Peressigsäure) u. mikrobiol. Kontrolle erforderlich.

Dia|lyse (gr. διάλυσις Auflösung) f: (engl.) dialysis; physik. Verfahren zur Abtrennung gelöster Teilchen in Abhängigkeit von ihrer Molekülgröße u. elektrischen Ladung mit Hilfe einer semipermeablen Membran*, die nur für Moleküle bis zu einer best. Größe durch freie Diffusion* selektiv permeabel ist; die treibende Kraft des Stofftransports ist ein Konzentrationsgefälle zw. den durch die Membran getrennten Flüssigkeitskompartimenten. Weitere, neben dem Stoff- auch einen Lösungsmitteltransport durch die Membran verursachende Kräfte können Unterschiede des hydrostatischen (Ultrafiltration*) u. des (kolloid-)osmotischen Drucks (Osmose*) sein. **Verw.:** v. a. in der Nephrologie als Prinzip versch. Blutreinigungsverfahren*.

Dia|lyse-Arthro|pathie (↑; Arthr-*; -pathie*) f: (engl.) dialysis-related arthropathy; syn. Dialyse-assoziierte Amyloidose, Dialyse-Arthritis; unter Langzeit-Hämodialyse auftretendes Krankheitsbild mit Gelenkschmerzen, rezidiv. arthritischen Schüben u. (bei einem Teil der Pat.) fortschreitenden Gelenkdestruktionen bes. an den großen stammnahen Gelenken; **Urs.:** Proteolyse von Beta-2-Mikroglobulin, dessen Bruchstücke in Form der Betafaltblattstruktur in bradytrophem Gewebe (Gelenkkapsel, subchondral) zu Amyloid* (Typ B) präzipitieren. Bei der Sonderform der destruierenden Dialyse-Spondylopathie sind evtl. Kristallablagerungen (Hydroxylapatit) von zusätzl. pathogenet. Bedeutung. Vgl. Hydroxylapatitkristall-Ablagerungskrankheit, Dialyse-Osteopathie.

D

Dia|lyse-Behandlung (↑): (engl.) dialysis treatment; Behandlungsmethode zur Elimination von harnpflichtigen Substanzen*, anderen Stoffwechsel(end)produkten u. Wasser aus dem Organismus unter Anw. bestimmter Blutreinigungsverfahren*, insbes. der Hämodialyse* u. Peritonealdialyse*; trotz Flüssigkeits- u. Elektrolytbilanzierung kann die D.-B. nur eine Annäherung an die normale Homöostase* erreichen u. die Niere nicht vollständig ersetzen. **Ind.:** akutes Nierenversagen, Entgiftung bei Intoxikation mit dialysierbaren Substanzen; bei der terminalen Niereninsuffizienz* als Überbrückung bis zu einer Nierentransplantation od. als chron., lebenslange Organersatztherapie; übliches Therapieintervall bei Dauer-Dialyse dreimal pro Woche, bei akutem Nierenversagen u. Entgiftung alle 12–24 Std.; Durchsatz von 50–80 l Blut während einer D.-B. von 3–4 Std. Dauer. **Kompl.:** Obwohl bei adäquater D.-B. eine weitgehende Rehabilitation niereninsuffizienter Pat. erreicht werden kann, kommt es nach längerfristiger D.-B. zunehmend häufiger zum Auftreten typ. Stoffwechselstörungen (v. a. des Knochen-, Eisen-, Kohlenhydrat- u. Fettstoffwechsels u. des Elektrolyt-, Wasser- u. Säure-Basen-Haushalts) u. Folgeerkrankungen (z. B. sog. Dialyse-Arthropathie u. -Osteopathie, Hypertonie, Anämie, Neuropathie); mögliche Urs. sind u. a. der Verlust der endokrinen Funktionen der Niere, die behandlungsbedingte diskontinuierliche bzw. ungenügende Elimination von Stoffwechselprodukten (v. a. der sog. Mittelmoleküle mit einem MG von 500–5000) u. evtl. im Dialysat* vorhandene schädliche Substanzen (z. B. Aluminium). **Proph.:** techn. Optimierung der individuellen D.-B. hinsichtl. Verfahren, Dialysedauer u. -terminen, Dialysatzusammensetzung u. a., diätetische Maßnahmen (insbes. Einschränkung der Wasser-, Natrium- u. Kaliumzufuhr), evtl. Substitutions- (z. B. Eisen, Calciferole, Erythropoetin) u. medikamentöse Zusatztherapie (z. B. mit phosphatbindenden Substanzen, Antihypertensiva). Als Indikatoren für eine adäquate D.-B. werden neben best. Laborparametern (Harnstoff $\lesssim$30 mmol/l, Kreatinin <1000 µmol/l, HPO_4^{2-} <2,3 mmol/l, Ca^{2+} <2,6 mmol/l, Bicarbonat >18 mmol/l u. Hämoglobin >11 g/dl nach 2-Tage-Intervall vor der Dialyse) v. a. klin. Parameter wie Blutdruck, Herzgröße u. Knochenmorphologie herangezogen. Vgl. Hämofiltration, Hämodiafiltration.

Dia|lyse-Osteo|pathie (↑; Ost-*; -pathie*) f: (engl.) dialysis-related osteopathy; bei Pat. unter Dauerdialyse auftretende Knochenveränderungen i. S. einer renalen Osteopathie*, insbes. als Folge einer chron. Niereninsuffizienz u. der dadurch gestörten Aktivierung von Calciferolen* in der Niere, verstärkt durch die bei der Dialyse notwendige Heparinisierung u. die Akkumulation von Aluminium im Knochengewebe (s. Aluminiumosteopathie); **Diagn.:** Anstieg von osteoblastenspezifischer Phosphatase (Ostase) u. Parathormon (sek. Hyperparathyroidismus*); genaue Typisierung nur knochenhistol. möglich. Vgl. Dialyse-Arthropathie.

Dia|meter (gr. διάμετρος) m: Durchmesser; s. Beckenmaße, Kopfmaße.

Di|amine n pl: (engl.) diamines; org. Verbindungen mit zwei Aminogruppen; entstehen durch Decarboxylierung* von Diaminosäuren als biogene Amine* (z. B. Histamin) od. bei Eiweißfäulnis* (z. B. Putrescin, Cadaverin).

Di|amino|säuren: (engl.) diaminoacids; Aminosäuren* mit einer weiteren Aminogruppe; z. B. Ornithin*.

Di|amin|oxidase f: (engl.) diamine oxidase; syn. Histaminase; Enzym zur oxidativen Desaminierung* von Diaminen; die entstehenden Aldehyde werden durch die Aldehyddehydrogenase* oxidiert; Vork. bes. in der Leber.

Di|amin|urie (Ur-*) f: (engl.) diaminuria; Ausscheidung von Diaminen* im Harn; gelegentl. bei Cystinurie*.

Diamond-Blackfan-An|ämie (Louis K. D., Päd., Boston, geb. 1902; Kenneth D. B., Päd., 1883–1941, Boston; Anämie*) f: (engl.) Diamond-Blackfan anemia; angeborene chron. Form der Pure* red cell aplasia.

Dia|pedese (Dia-*; gr. πηδᾶν springen) f: (engl.) diapedesis; gezielte Migration von Leukozyten (insbes. neutrophile Granulozyten) durch die unverletzte Wand der Kapillaren bei Entz. (vgl. Chemotaxis); vermittelt durch Adhäsionsproteine* auf der Oberfläche der Leukozyten u. Endothelzellen der Kapillaren; auch Austritt roter Blutkörperchen bei starker Blutstauung (Haemorrhagia per diapedesin).

Dia|phano|skopie (gr. διαφανής durchscheinend; -skopie*) f: (engl.) diaphanoscopy, transillumination; sog. Transillumination; Durchleuchtung eines Körperteils mit einer Lichtquelle zur Beurteilung der Transparenz; **Formen: 1.** D. der Sklera: diasklerale Augendurchleuchtung, bei der eine Lichtquelle auf die Sklera aufgesetzt wird. Normalerweise leuchtet die Pupille rot auf; Verschattung bzw. Verdunklung z. B. bei Blutung od. Melanoblastom. **2.** D. der Kieferhöhle: Durchleuchtung des Sinus maxillaris vom Mund aus; Schleimhautschwellungen, Sinusitis od. unterschiedliche Pneumatisation können einen seitendifferenten Befund ergeben. **3.** D. des Schädels bei Säuglingen: Durchleuchtung der Schädeldecken; über Hohlräumen leuchten die Schädeldecken rötlich auf; über Arealen mit Hirngewebe fehlt das Aufleuchten; orientierende Untersuchung zur Diagn. eines Hydrozephalus od. einer Hydranenzephalie. **4.** D. des Skrotums: Durchleuchtung des Skrotums: Transparenz bei Hydrozele größer als bei Hodentumoren.

Dia|phorase (gr. διάφορος verschieden) f: veraltete Bez. für Dihydroliponsäure*-Dehydrogenase.

Dia|phorese (gr. διαφορεῖν verbreiten) f: Schweißsekretion*.

Dia|phoretika (↑) n pl: (engl.) diaphoretics; syn. Sudorifera; schweißtreibende Mittel, z. B. bestimmte Parasympathomimetika.

Dia|phragma (gr. διάφραγμα Scheidewand) n: s. Zwerchfell.

Dia|phragma oris (↑) n: Mundboden; gebildet von den Mm. mylohyoidei.

Dia|phragma pelvis (↑) n: M. levator ani mit der Fascia sup. diaphragmatis pelvis u. Fascia inf. diaphragmatis pelvis; vgl. Beckenboden.

Dia|phragma sellae (↑) n: horizontale Duraplatte, die sich am Türkensattel über der Hypophyse ausspannt u. eine Öffnung für den Hypophysenstiel besitzt.

Dia|phragma uro|genitale (↑) n: muskuläre Platte u. Fascia diaphragmatis urogenitalis sup. u. inf.; vgl. Beckenboden.

Dia|physe (gr. διαφύεσθαι dazwischenwachsen) f: (engl.) diaphysis; Mittelstück der Röhrenknochen; abzugrenzen von Metaphyse* u. Epiphyse*.

dia|plazentar (Dia-*; Plazenta*): (engl.) transplacental; durch die Plazentaschranke* hindurch, auf dem Weg über die Plazenta*.

Diar|rhö (gr. διάρροια das Durchfließen) f: (engl.) diarrhea; auch Diarrhoea; Durchfall; mehr als drei dünnflüssige Stühle pro Tag mit mehr als 200 g Gewicht pro Tag; **Formen: 1.** osmotische D.: unzureichende Resorption osmotisch wirksamer Substanzen im Darm (z. B. Lactulose od. Laktose bei Laktasemangel); persistiert bei Nahrungskarenz; **2.** sekretorische D.: gesteigerte Ionensekretion u. mangelnde Ionenresorption (bei den meisten bakt. u. viralen Enteritiden); persistiert nicht bei Nahrungskarenz; **3.** entzündliche D.: Exsudation von Proteinen u. Blut; **4.** D. bei gestörter Motilität; **DD:** Pseudodiarrhö*. Vgl. Dyspepsie, Reisediarrhö.

Diar|rhoea (↑) f: s. Diarrhö.

Diar|rhoea chylosa (↑) f: Diarrhö mit Entleerung von Schleim u. Eiter.

Diar|rhoea nocturna (↑) f: nächtl. Durchfall bei Darmtuberkulose.

Diar|rhoea prae|monitoria (↑) f: leichter Durchfall bei Beginn einer Cholera*.

Diar|rhoea stercoralis (↑) f: auch Diarrhoea paradoxa; Verstopfungsdurchfall; Entleerung eines Gemischs von festem Kot u. dünnflüssigen Massen.

Diar|rhö, chologene (↑) f: s. Gallensäureverlustsyndrom, enterales.

Diar|rhö, para|doxe (↑) f: s. Diarrhoea stercoralis.

Di|arthrosis (Di-*; Arthr-*; -osis*) f: **1.** (anat.) Gelenk*; **2.** (orthop.) syn. Arthrose*; auch D. interspinalis (s. Baastrup-Zeichen).

Dia|schisis (gr. διασχίζειν zerschneiden, zerreißen) f: **1.** s. Schock, spinaler; **2.** Funktionsminderung funkt. zusammenhängender Hirnregionen nach Schädigung eines Anteils, z. B. Beeinträchtigung der linken Kleinhirnhemisphäre bei Schädigung der rechten Zentralregion.

Dia|stase (gr. διάστασις Auseinanderstehen) f: (engl.) 1. diastasis, 2. diastase; **1.** Auseinanderweichen, z. B. der Beckenknochen od. geraden Bauchmuskeln (s. Rektusdiastase) als Dauerzustand; **2.** veraltete Bez. für Amylase (s. Amylasen); **3.** s. Diastole.

Dia|stema (gr. διάστημα) n: Zwischenraum zw. den Zähnen, bes. zw. den oberen mittleren Schneidezähnen (Trema).

Di|aster (Di-*; gr. ἀστήρ Stern) m: sternförmige Konfiguration der Chromosomenpaare in der Anaphase der Meiose* u. Mitose*.

Dia|stereo|merie (↑; Stereo-*, gr. μέρος Teil) f: s. Isomerie.

Dia|stole (gr. διαστολή Ausdehnen) f: die nach der Systole* erfolgende Erschlaffung des Herzmuskels; **Phasen: 1.** Entspannungsphase nach Schluss der Semilunarklappen (2. Herzton) mit isovolumetrischer Erschlaffung der Herzkammern; Dauer ca. 50 ms; **2.** Füllungsphase nach Öffnung der Atrioventrikularklappen mit plötzl. Bluteinstrom in die Herzkammern (frühdiastol. schnelle Füllung, evtl. mit 3. Herzton), dann langsame Füllung (Diastase) u. Vorhofkontraktion (spätdiastolische Füllung, hierbei evtl. 4. Herzton); Dauer abhängig von Herzfrequenz; entspricht im EKG etwa der Zeit vom Ende der T-Welle bis zum Ende der P-Welle. Vgl. Herztöne.

Diasto|myelie (↑; Myel-*) f: (engl.) diastomyelia; angeb. Spaltbildung des Rückenmarks in zwei ungleiche Teile mit eigenen Rückenmarkshäuten; häufig im Bereich der unteren Brust- u. oberen Lendenwirbelsäule, oft mit Blockwirbelbildung; neuromuskuläre Funktionsstörungen im betr. Bereich möglich.

Dia|thermie (Dia-*; Therm-*) f: (engl.) diathermy; Wärmeerzeugung im Körper durch elektrischen Strom; s. Hochfrequenztherapie, Elektrokoagulation.

Dia|these (gr. διάθεσις Neigung) f: (engl.) diathesis; Neigung des Körpers zu best. Krankheiten; z. B. hämorrhagische D. (Blutungsneigung). Vgl. Vulnerabilität.

Dia|these, all|ergische (↑) f: (engl.) allergic diathesis; Bereitschaft (Disposition) zu allergischen Reaktionen; s. Allergie, Atopie.

Dia|these, angio|spastische (↑) f: (engl.) angiospastic diathesis; die bei vegetativer Labilität häufig vorhandene Anlage zu Vasomotorenhyperaktivität mit Blutdruckschwankungen, schnellem Erröten, Ohnmacht, Migräne u. a.

Dia|these, ex|sudative (↑) f: (engl.) exudative diathesis; kaum noch gebräuchl. Bez. für die Disposition zu einer Anzahl von Haut- u. Schleimhautkrankheiten, die sich häufig schon im Kindesalter manifestieren; z. B. Ekzeme u. Entz. des Rachens u. der Atemwege; vgl. Skrofulose.

Dia|these, hämor|rhagische (↑) f: (engl.) hemorrhagic diathesis; Neigung zu Blutungen; Sammelbez. für Krankheitszustände, die durch eine Blutungsneigung bzw. das Auftreten spontaner, schwer stillbarer Blutungen gekennzeichnet sind; man unterscheidet angeb. (primäre) von erworbener (sekundäre) h. D. sowie in Abhängigkeit von der zugrundeliegenden Störung der Blutgerinnung* folgende **Formen: 1.** plasmatisch bedingte h. D. bei Koagulopathien* sowie therap. Anw. von Antikoagulanzien* u. Fibrinolytika*; **2.** thrombozytär bedingte h. D. bei Thrombopenie* u. Thrombopathie*; **3.** vaskulär bedingte h. D. bei Vasopathie*. Vgl. Blutung, Hautblutungen, Morbus haemorrhagicus neonatorum.

Dia|these, uratische (↑) f: (engl.) uric acid diathesis; s. Gicht.

Diatomeen|probe: (engl.) diatom test; (forens.) Nachweis von Diatomeen (Kieselalgen) in Organen des großen Kreislaufs mit Übereinstimmung zw. Befund u. lokalen Planktonarten; die D. zur Diagn. „Tod durch Ertrinken" ist umstritten wegen u. U. enteraler Aufnahme in vivo (Persorption), postmortalem Eindringen in die Lunge u. Artefakten bei der Aufbereitung. Vgl. Wasserleiche. V. Sch.

Di|azepam (INN) n: Benzodiazepinderivat mit langer Halbwertzeit; **Verw.:** als Tranquilizer*, zur Prämedikation, bei Status epilepticus u. erhöhtem Muskeltonus; s. Benzodiazepinderivate.

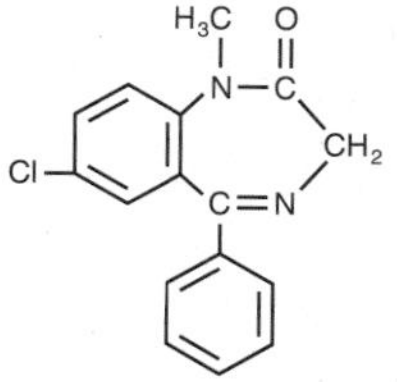

Diazepam

D

Di|azo|re|aktion f: (engl.) diazo reaction; chem. Reaktion, bei der ein Diazoniumsalz mit best. Reaktionspartnern unter Bildung eines gefärbten Produkts gekoppelt wird; **Verw.:** zum Nachweis von Bilirubin* u. sog. Diazokörpern im Harn (bestehen wahrscheinl. aus Urochromen u. treten bei Infektionskrankheiten auf).

Di|azo|verbindungen: (engl.) diazo compounds; Verbindungen mit dem Strukturelement $C{=}N_2$.

Diaz|oxid (INN) n: Kalium*-Kanalöffner mit vasodilatorischer, antidiuretischer u. hyperglykämischer Wirkung; **Verw.:** bei hypertensiven Blutdruckkrisen (i. v. Gabe) u. zur symptomat. Behandlung von Hypoglykämien; **UAW:** Ödeme, starke Blutdrucksenkung, bei Langzeitanwendung Gefahr von Lupus erythematodes.

Di|benzepin (INN) n: tricyclisches Antidepressivum mit geringer bis fehlender sedierender Wirkkomponente; s. Antidepressiva.

DIC: Abk. für (engl.) **d**isseminated **i**ntravasal **c**oagulation; disseminierte intravasale Gerinnung; s. Verbrauchskoagulopathie.

Di|carbon|säuren: (engl.) dicarboxylic acids; Carbonsäuren* mit einer weiteren Carboxylgruppe; z. B. Adipinsäure (C_6), Suberinsäure (C_8), Sebacinsäure (C_{10}), als physiol. Stoffwechselprodukte z. B. Fumarsäure, Malonsäure, Bernsteinsäure, Glutarsäure; vermehrte Ausscheidung im Harn bei reichlicher Aufnahme mittelkettiger Triglyceride od. angeb. Störung der Betaoxidation (s. Mittelketten-Acyl-CoA-Dehydrogenase-Defekt).

Di|chlor|methan n: Methylenchlorid*.

Dicho|tomie (gr. δίχα getrennt; -tom*) f: (engl.) dichotomy; Teilung, bei der zwei gleiche Teile aus einem Teil hervorgehen; z. B. die Verzweigung bei Pflanzen od. Drüsengängen.

Di|chroismus (Di-*; Chrom-*) m: (engl.) dichroism; (physik.) Bez. für das Phänomen doppeltbrechender (anisotroper) Substanzen, bei durchgehendem weißem Licht farbig zu erscheinen; welche Farbe zu sehen ist, kann von der Polarisationsrichtung des Lichts u. der Orientierung zur Kristallachse abhängen.

Di|chromasie (↑; ↑) f: s. Farbenfehlsichtigkeit.

Di|chromat|opsie (↑; ↑; Op-*) f: syn. Dichromasie; s. Farbenfehlsichtigkeit.

Dichte: (engl.) density; (physik.) volumenbezogene Masse; Formelzeichen ρ; Quotient aus Masse* (m) u. Volumen (V); $\rho = m/V$; SI-Einheit: kg/m^3; weitere Einheiten: g/cm^3, g/m^3.

Dichte|gradient m: (engl.) density gradient; s. Ultrazentrifuge.

Dichte, optische: (engl.) optical density; Formelzeichen D_{opt}; dekadischer Logarithmus der Opazität* (Verhältnis einfallender Lichtintensität I_o zu durchgelassener Lichtintensität I) einer photographischen Schicht (z. B. Röntgenfilm): $D_{opt} = \lg I_o/I$. Vgl. Densitometrie.

Dick|darm: (engl.) large intestine; (anat.) Intestinum crassum; s. Darm.

Dick|darm|entzündung: s. Kolitis, Proktitis.

Dick|darm|karzinom (Karz-*; -om*) n: s. Karzinom, kolorektales.

Dick|darm|polypose (Polyp*; -osis*) f: s. Polyposis intestinalis.

Dick|darm|tumor (Tumor*) m: s. Polyp, Karzinom, kolorektales.

Dicker Tropfen m: (engl.) thick blood smear; Verf. zur Konz. von Blutbestandteilen im mikroskop. Präparat, insbes. zur Diagn. von Blutparasiten (Plasmodien, Trypanosomen, Borrelien u. a.); **Technik:** ein Tropfen Blut wird auf einen Objektträger aufgetragen; nach Lufttrocknung Giemsa*-Färbung; Parasiten sind im D. T. im Vergleich zum Blutausstrich etwa 15–60fach angereichert u. leichter zu detektieren; die DD, z. B. versch. Plasmodienarten, ist im Blutausstrich jedoch einfacher.

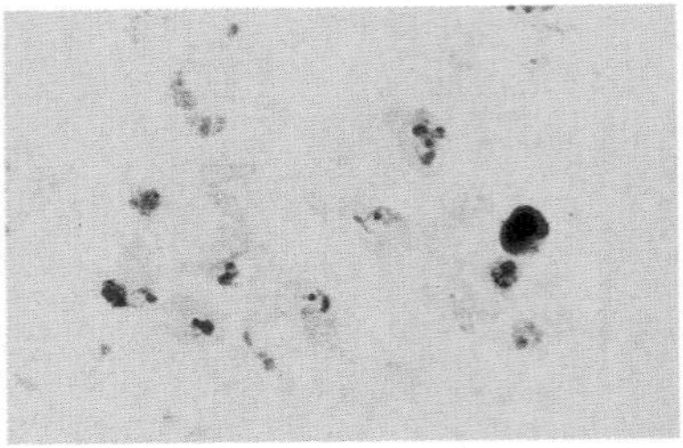

Dicker Tropfen:
Plasmodium vivax; Trophozoiten u. ein Mikrogametozyt (neben dem Leukozytenkern)
[455]

Di|clo|fenac (INN) n: nichtsteroidales Antiphlogistikum, Antirheumatikum; **UAW:** gastrointestinale Beschwerden u. a.; s. Antiphlogistika, nichtsteroidale.

Di|clo|fen|amid (INN) n: s. Carboanhydrasehemmer.

Di|cloxa|cillin (INN) n: penicillinasefestes Isoxazolyl-Penicillin; s. Penicilline.

Dicro|coelium dendriticum (gr. δίκροος zweiteilig; κοιλία Bauchhöhle) n: syn. Dicrocoelium lanceolatum (Lanzettegel), kleiner Leberegel; Saugwurm (s. Trematodes) in Gallen-, manchmal auch Pankreasgängen von Schafen u. a. Pflanzenfressern, selten des Menschen; Err. der Dicrocoeliasis (nur bei starkem Befall klin. relevant); 1,5-2,5 mm × 5–12 mm groß, lanzettförmig; **Entw.:** Mirazidium innerh. der Eihülle wird von Landschnecken (Helicella, Zebrina u. a.) mit Nahrung aufgenommen, Sporozyste* (zwei Generationen), Zerkarien* werden in Schleimballen ausgeschieden u. von Ameisen gefressen; Entw. zu Metazerkarien; Inf. des Hauptwirts* durch metazerkarienhaltige Ameisen bei oraler Aufnahme mit der Nahrung; der Verzehr befallener Schaf- od. Rinderleber führt zur Eiausscheidung im Stuhl ohne Infektion (Darmpassage); **Vork.:** kosmopolit., v. a. nördl. Hemisphäre; **Nachw.:** Wurmeiernachweis* im Stuhl, DD: Opisthorchis, Clonorchis, **Ther.:** Praziquantel.

Di|cumarol n: (engl.) dicoumarol; Cumarinderivat, das auch als Rattengift eingesetzt wird; s. Cumarinderivate.

Di|danosin (INN) n: syn. Dideoxyinosin (Abk. DDI, ddI); Virostatikum (Nukleosidanalogon), hemmt u. a. in vitro kompetitiv die für die Replikation erforderliche reverse Transkriptase*; **Verw.:** bei Infektion mit HIV als Teil einer antiviralen Kombinationstherapie*; **UAW:** dosisabhängige Pankreatitis (bes. bei Pat. mit fortgeschrittener HIV-Infektion u. Pankreatitis in der Anamnese), periphere Polyneuropathie, Krampfanfall, erhöhte Harnsäurekonzentration, Leberfunktionsstörung, Laktatazidose, Depigmentierung der Netzhaut bei Kindern u. a.; vgl. Virostatika.

Di|de|oxy|cytidin n: Abk. DDC, ddC; syn. Zalcitabin*.

Di|de|oxy|inosin n: Abk. DDI, ddI; syn. Didanosin*.

DIDMOAD-Syn|drom n: Abk. für (engl.) **Di**abetes* **i**nsipidus, **D**iabetes* **m**ellitus, **O**ptic **a**trophy (Optikusatrophie*), **D**eafness (Taubheit*); syn. Wolfram-Syndrom; autosomal-rezessives Erbleiden mit Manifestation im Schulalter u. progredientem Verlauf; mehr als 500 Fälle bekannt; Beginn meist mit Diabetes mellitus, die anderen Sympt. können Jahre später folgen; fakultative Begleitsymptome sind Katarakt, gestörter Farbsinn u. Polyneuropathie.

Didymitis (Didymus*; -itis*) f: syn. Orchitis*.

Didymus (gr. δίδυμος doppelt, pl δίδυμοι Zwillinge, Hoden) m: **1.** Zwilling; **2.** Hoden.

Dieffenbach-Plastik (Johann F. D., Chir., Berlin, 1792–1847; -plastik*) f: (engl.) Dieffenbach's operation; Verschiebelappenplastik zur op. Deckung eines Dekubitus bzw. von Defekten an Lippe, Nasenflügel u. Ohrläppchen; vgl. Hautlappen.

Diego-Blut|gruppen: (engl.) Diego blood groups; Symbol Di; Blutgruppensystem, dessen Allele Di^a u. Di^b autosomal-kodominant vererbt werden; je Erythrozyt werden ca. 1000 entspr. Antigenkopien exprimiert; physiol. Funktion bei der Chloridverschiebung (Aufnahme von Chlorid- im Austausch mit Bicarbonationen) des Erythrozyten; **Vork.** von Di^a v. a. bei Indianern, Japanern u. Chinesen; Auftreten spezif. Antikörper nach Bluttransfusion u. während Schwangerschaft, sehr selten als Urs. von Transfusionszwischenfällen* bzw. Morbus haemolyticus neonatorum. Vgl. Blutgruppen.

Di|en|cephalon (Di-*; Enkephal-*) n: Zwischenhirn*.

2,4-Di|enoyl-CoA-Re|duktase-Mangel: (engl.) 2,4-dienoyl-CoA reductase deficiency; seltene autosomal rezessiv vererbte Störung im Abbau der Linolensäure (Genlokus 8q21.3); **Sympt.:** Hypotonie, respiratorische Azidose; **Diagn.:** Hypocarnitinämie, Hyperlysinämie, erhöhte Konz. von 2-trans-4-cis-Decadienoylcarnitin im Blut (Neugeborenen-Screening mittels Tandem-Massenspektrometrie). E. Mön.

Dienst, medizinischer: (engl.) medical service; Medizinischer Dienst der Krankenversicherung (Abk. MDK); seit dem 1.1.1989 an die Stelle des Vertrauensärztlichen Dienstes (s. Vertrauensarzt) getretener sozialmed. Beratungs- u. Begutachtungsdienst der gesetzl. Krankenversicherung*, der gemäß den §§ 275–283 SGB V zur Verbesserung der Versorgungsqualität u. zur Verhinderung von Leistungsmissbrauch beitragen soll u. dem zu diesem Zweck neben Beratung u. Begutachtung in Grundsatzfragen insbes. die gutachtliche Stellungnahme zu einzelnen Leistungsfällen (z. B. zur Notwendigkeit u. Dauer stationärer Krankenhausbehandlung, zur Einleitung von Rehabilitationsmaßnahmen, zur Beseitigung von Zweifeln an der Arbeitsunfähigkeit, im Auftrag der sozialen Pflegeversicherung* außerdem zum Vorliegen von Pflegebedürftigkeit*) obliegt; als Gutachter werden dabei neben den beim MDK beschäftigten Ärzten vorrangig externe Mediziner tätig. Träger des MDK sind die von den Landesverbänden der einzelnen Krankenkassen grundsätzl. für jedes Bundesland gebildeten Arbeitsgemeinschaften.

Dienst|unfähigkeit: (engl.) invalidity; i. S. der Beamtengesetze dauernde Unfähigkeit zur Erfüllung der Amtpflichten inf. eines körperl. Gebrechens od. wegen Schwäche der körperl. od. geistigen Kräfte. Vgl. Erwerbsminderung.

Di|ent|amoeba fragilis (Di-*; Ent-*; Amöben*) f: apathogenes od. fakultativ pathogenes, 4–12 µm großes, in dreiviertel der Stadien zweikerniges amöbenartiges Darmprotozoon des Menschen; taxonomisch früher zu den Amöben, heute zu den Flagellaten gestellt; vgl. Trichomonas, Protozoen.

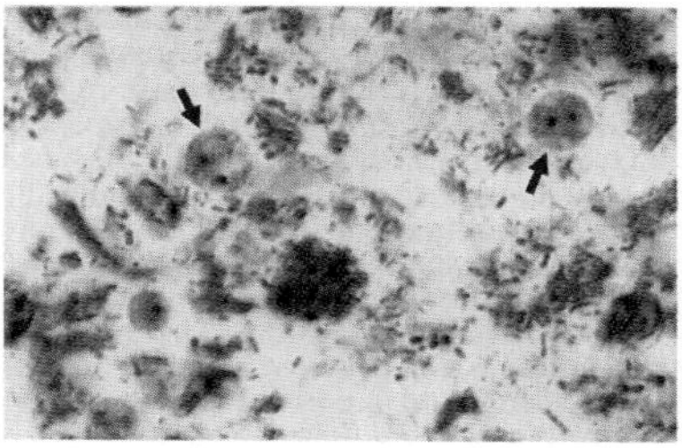

Dientamoeba fragilis:
Trophozoiten im Stuhlausstrich; Heidenhain-Färbung [455]

Dies (lat.) f: Tag; **pro die:** täglich.

Di|esterasen f pl: s. Phosphodiesterasen.

Di|ethyl|carb|amazin (INN) n: Anthelmintikum; **Verw.:** v. a. bei Filariosen u. Onchozerkose; **Kontraind.:** Epilepsie, Leber- u. Nierenfunktionsstörungen; **UAW:** gelegentl. Kopfschmerz, Müdigkeit, Seh- u. Gleichgewichtsstörungen, gastrointestinale Störungen.

Di|ethylen|glykol n: (engl.) diethyl glycol; syn. Diglykol, Digol; 2,2′-Oxy-bis-ethanol; farblose, glycerolähnlich-visköse, hygroskop., süßlich schmeckende wasserlösl. Flüssigkeit; **techn. Verw.:** Ausgangsverbindung einer Reihe von Veretherungs- (Polyethylenglykole) u. Veresterungsprodukten, früher auch (med.) Verw. als Lösungsmittel für Sulfonamide (Todesfälle!); **Toxikologie:** D. wird zum größten Teil unverändert ausgeschieden, z. T. durch die Alkoholdehydrogenase zu nephrotoxischen Verbindungen (Glyoxylsäure als Zwischenprodukt, Oxalsäure als Endprodukt) oxidiert; LD_{50} beim Menschen (oral) ca. 1 g/kg KG; sehr niedrige Kanzerogenität: TD_{Lo} (lowest toxic dose) bei der Ratte (oral) 890 g/kg (Gesamtdosis); MAK: 10 ml/m^3 (44 mg/m^3). Im Sommer 1985 wurden z. T. erhebl. Konzentrationen von D. in gepanschten (österreichischen u. deutschen) Weinen nachgewiesen. **Klin. Bild der akuten Intoxikation:** mit einer Latenz von 24 Std. ethanolähnlicher Rauschzustand, Übelkeit, Erbrechen (Hämatemesis), Durchfälle (Melaena), zunehmend Abdominalschmerzen, Kopfschmerz, ggf. Ikterus, in Abhängigkeit von der aufgenommenen Dosis Schläfrigkeit bis zum Koma, u. U. Hyporeflexie, meningeales Syndrom*, Schocksymptome, Kussmaul-Atmung, Nierenversagen, ophth. Makulaschwellung, Papillitis. **Ther.:** Ethanolgabe (Ziel: Verdrängung von D. von der Alkoholdehydrogenase u. Hemmung seines Abbaus); bei schweren Intoxikationen u. bei Nierenversagen Versuch mit Hämodialyse*.

Di|ethyl|ether m: auch Narkoseether (Aether pro narcosi); klare, farblose, flüchtige u. brennbare Flüssigkeit, die früher zur Inhalationsnarkose* verwendet wurde; wegen der Explosionsgefahr im Gemisch mit Luft keine Anw. mehr.

Di|ethyl|stilb|estrol n: synthet. Stilbenderivat mit östrogener Wirkung, das als Substitut für steroidale Östrogene u. als postkoitales Kontrazeptivum in Gebrauch war (v. a. in den USA); wirkt karzinogen bei den weibl. Nachkommen der behandelten Frauen (vgl. Stilbestrol-Syndrom); bei den männl. Nachkommen wurden Gonadenanomalien nachgewiesen.

D

Dietrich-Krankheit (Hans D., deutscher Chir., 1891–1956): (engl.) Dietrich's disease; bei meist nur geringen klin. Symptomen röntg. deutliche Deformierung der Metakarpalköpfchen (II, III, IV) in der Wachstumszeit; vgl. Knochennekrosen, aseptische.

Dieuaide-Versuch: (engl.) Dieuaide's procedure; li. u. re. Seitenlagerung des Pat. unter EKG-Kontrolle; führt durch Achsenabweichungen des verschiebl. Herzens zu Veränderungen im EKG, die bei mediastinaler Perikardschwiele wegen Fixierung ausbleiben.

Dieudonné-Nähr|boden (Adolf D., Hyg., München, 1864–1945): s. Blut-Alkaliagar.

Dieulafoy-Ulkus (Georges D., Arzt, Paris, 1839–1911; Ulc-*) n: syn. Exulceratio* simplex.

Dif|ferential|blut|bild (lat. differentia Verschiedenheit) n : (engl.) differential hemogram, differential blood count; Ergebnis der qual. u. quant. Differenzierung von Leukozyten u. ggf. Beurteilung der Morphol. von Thrombozyten u. Erythrozyten; **Methoden: 1.** manuell: Auszählung von 100–200 kernhaltigen Zellen im gefärbten Blutausstrich unter dem Mikroskop; **2.** maschinell: **a)** automatisierte Mustererkennung mikroskop. Präparate durch digitale Bildverarbeitung; **b)** versch. Verf. der Durchflusszytometrie*. Referenzbereiche: s. Blutbild (Tab.). Vgl. Linksverschiebung.

Dif|ferential|dia|gnostik (↑) f: (engl.) differential diagnosis; Abk. DD; verbreitete tautologe Bez. für Diagnostik*.

Dif|ferential|zentri|fugation (↑; zentrifugal*) f: s. Ultrazentrifuge.

Dif|ferenzierungs|schwäche, auditive (↑): syn. partielle Lautagnosie, partielle akustische Agnosie*.

Dif|fraktion (Dis-*; lat. fractio das Entzweibrechen) f: (physik.) syn. Beugung*.

dif|fus (lat. diffundere, diffusus ausgießen, verbreiten): ausgebreitet, ohne bestimmte Grenze.

Dif|fusion (↑) f: Bewegung eines Stoffs zum Ort seiner niedrigeren Konzentration (inf. der Brown-Molekularbewegung); die Menge des pro Zeiteinheit diffundierten Stoffs ist v. a. abhängig vom Konzentrationsgradienten, der Distanz zwischen den Messpunkten sowie der Größe u. Beschaffenheit (vgl. Permeabilität) der Austauschfläche, an der die D. stattfindet (1. Fick-Diffusionsgesetz), bei Ionen auch von der Ladungsverteilung. Vgl. Osmose, Transport.

Dif|fusion, erleichterte (↑) f: s. Transport.

Dif|fusions|hyp|oxie (↑; Hyp-*; Ox-*) f: (engl.) diffusion hypoxia; Abnahme der O_2- u. Anstieg der Lachgaskonzentration in den Alveolen durch Lachgasrückdiffusion aus dem Blut bei Beendigung einer Inhalationsnarkose*; Vermeiden der D. durch O_2-Atmung.

Dif|fusions|kapazität, pulmonale (↑) f: (engl.) pulmonary diffusion capacity; Symbol DL; Maß für die Fähigkeit eines Atemgases, die alveolokapilläre Membran* zu passieren; Diffusionskapazität für **Sauerstoff**, ausgedrückt durch das Verhältnis von Sauerstoffaufnahme ($\dot{V}O_2$) pro Zeiteinheit zum Mittelwert der Sauerstoffpartialdruckdifferenz (ΔpO_2) zw. Alveolarraum u. Lungenkapillaren; orientierende Bestimmung durch Messung der (beim Gesunden analogen) CO-Diffusionskapazität (DLCO); Referenzwerte: in Ruhe 20 ml O_2/min × mmHg (6–7 mmol O_2/min × kPa), bei Arbeit bis 65 ml O_2/min × mmHg (22 mmol O_2/min × kPa); bei Fibrose der Alveolen pulmonale Diffusionsstörung* mit verminderter DL für O_2; Diffusionskapazität für **Kohlendioxid** inf. der (im Vergleich zu O_2) 23-mal höheren Diffusionsleitfähigkeit für CO_2 i. d. R. in einem Bereich, der CO_2-Abgabe ohne Beeinträchtigung trotz kleiner Partialdruckunterschiede (pCO_2 venös 6 kPa, pCO_2 alveolär 5,3 kPa) ermöglicht.

Dif|fusions|störung, pulmonale (↑): (engl.) pulmonary diffusing disorder; Abnahme des Verhältnisses von pulmonaler Diffusionskapazität* (DL) zur Lungenperfusion (QL); das Verhältnis von DL zu QL ist die entscheidende Größe zur Erfassung der Effektivität des Gasaustauschs in den Lungen; vgl. Lungenfunktionsprüfung, Block, alveolokapillärer.

Dif|fusions|tests (↑) m pl: (engl.) agar diffusion tests; qualitative u. halbquant. Prüfung der antibakteriellen Wirkung unbekannter Chemotherapeutika gegenüber bekannten Testkeimen od. Untersuchung unbekannter Err. mit bekannten Antibiotika*; vgl. Antibiogramm.

Di|florason (INN) n: halogeniertes Glukokortikoid zur top. Anw. bei Dermatosen; s. Glukokortikoide.

Di|flu|cortolon (INN) n: halogeniertes Glukokortikoid zur top. Anw. bei Dermatosen; s. Glukokortikoide.

DiGeorge-Syn|drom (Angelo DiG., Päd., Philadelphia, geb. 1921) n: syn. CATCH 22, velokardiofaziales Syndrom, Shprintzen-Syndrom; **Häufigkeit:** 13:100 000 Neugeborene; **Ätiol./Path.:** chromosomaler Verlust am Genlokus 22q11.2; embryopath. Hemmungsfehlbildung der 3. u. 4. Schlundtasche (etwa in der 12. Schwangerschaftswoche) mit Entwicklungsstörungen der Thymusanlage (Ausfall der zellulären Immunität), der Nebenschilddrüsen (primärer Hypoparathyroidismus) u. des Aortenbogens; **Sympt.:** perinatal meist hypokalzämische Tetanie u. Sympt. eines Herzfehlers, im weiteren Verlauf Gedeihstörungen u. rezidiv. Infektionen; charakterist. Gesichtsdysmorphie mit Hypertelorismus, Mikrogenie, dysplastischen Ohren u. velopharyngealer Insuffizienz (näselnde Sprache); **Ther.:** Calcium- u. Vitamin-D-Gabe, op. Herzfehlerkorrektur, u. U. Thymustransplantation; **Progn.:** hohe Letalität im frühen Kindesalter; 30 % zeigen eine normale Entwicklung.

Di|gestion (lat. digerere, digestus trennen, teilen) f: Verdauung*.

digital (lat. digitus Finger): **1.** (allg.) mit dem Finger; **2.** (mathemat.) diskret, durch Ziffern dargestellt. Ein Signal ist d., wenn es nur ganzzahlige Werte annehmen kann.

Digitalis folium (↑) n: Blätter von Digitalis lanata bzw. Digitalis purpurea; s. Fingerhut.

Digitalis|glykoside (Digitalis Fingerhut; Glyk-*) n pl: (engl.) digitalis glycosides; herzwirksame Glykoside*, enthalten in **1.** Digitalis lanata (wolliger Fingerhut): v. a. die genuinen Lanataglykoside Lanatosid A, B, C, D u. E (therap. verwendet wird Lanatosid C) u. nach hydrolytischer Abspaltung des Zuckeranteils Digitoxigenin u. Gitoxigenin; **2.** Digitalis purpurea (roter Fingerhut): v. a. die genuinen Purpureaglykoside A u. B u. nach hydrolytischer Abspaltung des Zuckeranteils Digitoxigenin, Gitoxigenin u. Digoxigenin. **Verw.:** s. Herzglykoside; Bestimmungsmethoden von D. im Serum: v. a. mittels Radio-Immunassay.

Digitalis|in|toxikation (↑; Intoxikation*) f: (engl.) digitalis intoxication; Digitalisvergiftung inf. Überdosierung von Digitalis- od. anderen Herzglykosiden*; Vork. bei ca. 10–15 % aller Behandlungen (wegen geringer therap. Breite), z. B. aufgrund von Dosierungsfehlern, individuell unterschiedl. Glykosidempfindlichkeit (gesteigert bei chron. Hypoxie, Myokarditis, Hypokaliämie) od. verminderter Ausscheidung best. Glykoside bei Niereninsuffizienz; **Sympt.:** anfangs meist Appetitlosigkeit u. Erbrechen, später Sehstörungen (Gelbsehen), Mydriasis, Halluzinationen, Delir u. Herzrhythmusstörungen (Sinusbradykardie, AV-Block, Bigeminie, ventrikuläre Tachykardie, Kammerflimmern u. a.); **Ther:** Schaf-Antikörperfragmente (Fab-Fragmente), Colestyramin, Kalium (kontraindiziert bei AV-Block), Atropin od. Phenytoin.

Digitaloide (↑; -id*) n pl: veraltete Bez. für nicht in Digitalis, sondern in anderen Pflanzen (z. B. Adonis vernalis, Convallaria majalis, Nerium oleander) vorkommende Herzglykoside*.

Digitoxi|genin (↑) n: s. Digitalisglykoside.

Digi|toxin (INN) n: Herzglykosid aus Blättern von Digitalis purpurea zur oralen u. intravenösen Anw.; geringe Abklingquote (<10 %), hohe Bioverfügbarkeit (>90 %) ohne wesentl. Beeinträchtigung der Elimination bei Niereninsuffizienz; s. Herzglykoside, Digitalisglykoside.

Digitus (lat.) m (pl Digiti): Finger bzw. Zehe.

Digiti hippo|cratici (↑) m pl: s. Trommelschlägelfinger.

Digitus malleus (↑) m: s. Hammerzehe.

Digitus mortuus (↑) m: toter Finger; Ischämie eines od. mehrerer Finger (außer Daumen) nach Kälteeinwirkung, bes. bei jungen Mädchen; **Urs.:** Fingerarterienspasmen unbekannter Genese; s. Raynaud-Syndrom.

Digitus quintus varus (↑) m: angeborene od. erworbene Fehlstellung des Kleinzehenstrahls mit Divergenz der Phalangenachse nach medial u. Hervortreten des Metatarsaleköpfchens lateral; beim D. qu. v. superductus liegt der Kleinzeh dem vierten Zeh auf. **Ther.:** Nachtschiene, Pflasterverband; evtl. op. Resektion der Grundphalanxbasis u. Verlängerung der Strecksehne od. Osteotomie des Metatarsale u. Korrektur der Fehlstellung; Hohmann*-Operation bei sehr schmerzhafter Bewegungseinschränkung.

Digitus valgus (↑) m: Verbiegung eines Fingers od. einer Zehe vom Körper weg inf. Klinodaktylie*, Wachstumsstörung od. fehlverheilter Fraktur.

Digitus varus (↑) m: Verbiegung eines Fingers od. einer Zehe zum Körper hin; Urs.: s. Digitus valgus.

Di|glyceride n pl: syn. Diacylglycerole*.

Dignität (lat. dignitas Würde) f: (engl.) valency; biol. Wertigkeit; z. B. eines Tumors* i. S. von benigne od. maligne (gut- od. bösartig).

Dig|oxi|genin n: s. Digitalisglykoside.

Digoxin (INN) n: Herzglykosid aus Digitalis lanata zur oralen u. i. v. Anw.; mittlere Abklingquote, Bioverfügbarkeit zw. 70 % u. 90 %, verzögerte Elimination bei Niereninsuffizienz; s. Herzglykoside, Digitalisglykoside.

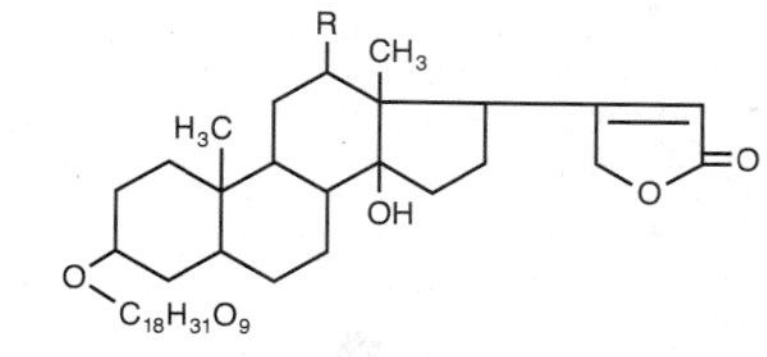

Digoxin:
R = OH: Digoxin
R = H: Digitoxin

Di|hydr|alazin (INN) n: Vasodilatator, der den Tonus der glatten Gefäßmuskulatur u. damit den Blutdruck senkt; **Verw.:** bei (mittel-)schwerer u. maligner Hypertonie* (in Komb. mit anderen Antihypertensiva*) u. bei hypertonen Krisen; **Kontraind.:** Lupus erythematodes, Aortenaneurysma, Herzklappenstenose, hypertrophe Kardiomyopathie u. a.; **UAW:** Lupus-erythematodes-ähnl. Sympt., Kopfschmerz, Schwindel, Ödeme, gelegentl. orthostat. Regulationsstörungen, gastrointestinale Störungen u. a.; werden in Komb. mit Betarezeptorenblocker u. Diuretika zurückgedrängt.

Di|hydro|chole|sterol n: syn. Cholestanol; Derivat des Cholesterols*, das durch Reduktion der C5-C6-Doppelbindung in Ring B des Gonan-Grundgerüsts (vgl. Steroide) entsteht; Vork. in Galle (3,0 % des Gesamtcholesterols) u. Serum (0,5–2,5 % des Gesamtcholesterols). Die Serumkonzentration scheint bei Verschlussikterus höher, bei Parenchymikterus niedriger zu sein.

Di|hydro|codein (INN) n: schwaches Analgetikum aus der Gruppe der Opioide* mit hustenreizdämpfenden Eigenschaften u. geringem Suchtpotential; s. Codein.

Di|hydro|ergot|amin (INN) n: Abk. DHE, DET; partial synthetisch verändertes Mutterkornalkaloid der Peptidyl-Ergolin-Gruppe; **Verw.:** bei orthostat. Dysregulation, Migräne, arteriosklerot. Kopfschmerz; s. Ergotalkaloide.

Di|hydro|ergo|toxin n: (engl.) dihydroergotoxine; syn. Co-dergocrin; Gemisch der dihydrierten Mutterkornalkaloide Dihydroergocornin, Dihydroergocristin u. Dihydroergocryptin; Vasodilatator (partieller Alpharezeptorenblocker); **Verw.:** bei Hirnleistungsstörungen u. a.; s. Ergotalkaloide.

Di|hydro|folat|re|duktase f: (engl.) dihydrofolate reductase; Abk. DHFR; Enzym, das in den Mukosazellen des Jejunums Dihydrofolsäure mit NADPH + H^+ zu Tetrahydrofolsäure (s. Folsäure) reduziert; kompetitive Hemmung durch Folsäureantagonisten*.

Di|hydro|lipon|säure-De|hydro|genase f: (engl.) dihydrolipoic acid dehydrogenase; FAD-haltiges Enzym, das im Multienzymkomplex der Alphaketosäure*-Dehydrogenasen Reduktionsäquivalente überträgt.

Di|hydro|pyridin|re|zeptor m: (engl.) dihydropyridine receptor; Abk. DHPR; spannungsabhängiger Calciumkanal der Skelettmuskelzelle, dessen Aktivierung zur Öffnung des Calciumfreisetzungskanals (s. Ryanodinrezeptor) führt. G. Hüb.

Di|hydro|tachy|sterol (INN) n: 5,6-trans-Analogon der Calciferole*; **Ind.:** Hypokalzämie, Vitamin-B-resistenter Rachitis, Hypoparathyroidismus.

5α-Di|hydro|testo|steron n: 5α-dihydrotestosterone; 17β-Hydroxy-5α-androstan-3-on; biol. wirksame Form des Testosterons*, die in den Zellen der Erfolgsorgane durch Reduktion (5α-Reduktase) entsteht; bei oraler Anw. nicht wirksam.

Di|hydro|uracil n: 2,4-Dioxo-5,6-dihydropyrimidin; Zwischenprodukt beim Abbau von Cytosin* u. Uracil*; seltene Base v. a. in Transfer*-RNA; mit Ribose bildet D. Dihydrouridin (vgl. Nukleoside).

D

Di|hydr|oxy|aceton n: syn. Glyceron*.

Di|hydr|oxy|cholan|säuren: s. Gallensäuren.

1α,25-Di|hydr|oxy|cole|calciferol n: Calcitriol*.

3,4-Di|hydr|oxy|phenyl|alanin n: Abk. DOPA*.

Di|iod|thyronin n: (engl.) diiodo-thyronine; iodiertes Nebenprodukt bei der Biosynthese von Thyroxin* aus Tyrosin* mit 1/10 000 der Thyroxinwirkung; trägt zum Iodgehalt von Thyreoglobulin* bei.

Di|iod|tyrosin n: (engl.) diiodo-thyrosine; an Thyreoglobulin* gebundenes Iodtyrosin; Vorstufe von Thyroxin* u. Triiodthyronin*.

Di|kalium|clor|azepat (INN) n: Benzodiazepinderivat mit langer Halbwertzeit; **Verw.:** als Tranquilizer* u. zur Prämedikation; s. Benzodiazepinderivate.

Di|ketone n pl: (engl.) diketones; Oxidationsprodukte sek. Dialkohole; z. B. H_3C—CO—CO—CH_3 (Diacetyl); **Einteilung** entspr. der Stellung der Ketogruppen in Alpha- od. 1,2-Diketone (—CO—CO—), Beta- od. 1,3-Diketone (—CO—CH_2—CO—) u. Gamma- od. 1,4-Diketone (—CO—CH_2—CH_2—CO—). Vgl. Chinone.

Di|krotie (Di-*; gr. κροτεῖν klopfen, schlagen) f: (engl.) dicrotism; Doppelschlägigkeit des Pulses durch eine von der geschlossenen Aortenklappe reflektierte 2. Pulswelle, die bei peripherer Pulsmessung tastbar sein kann; physiol. bei elast. Gefäßwänden, Leistungssportlern, nicht nachweisbar bei starren Gefäßen u. Tachykardie.

Diktyo|som (gr. δίκτυον Netz; Soma*) n: s. Golgi-Apparat.

Di|latation (lat. dilatare erweitern) f: (engl.) dilation; Erweiterung; z. B. der Pupille (Mydriasis), eines Hohlorgans, pathol. z. B. als Dilatatio cordis (Herzdilatation), therap. zur Erweiterung verengter Hohlorgane, z. B. durch Bougierung, Angioplastie.

Di|latation, post|stenotische (↑) f: (engl.) post-stenotic dilation; umschriebene Gefäßerweiterung direkt hinter Stenosen; Vork. z. B. bei angeb. od. erworbenen Herzklappenstenosen u. arteriellen Verschlusskrankheiten*.

Di|latations|methode (↑) f: (engl.) dilation technique; s. Angioplastie.

Di|latator (↑) m: (engl.) dilator; **1.** (anat.) erweiternder Muskel; z. B. M. dilatator pupillae, vom Sympathikus innerviert; s. Horner-Syndrom; **2.** Instrument zur Erweiterung von Kanälen, z. B. Hegar*-Stifte. Vgl. Angioplastie, Bougierung.

Dil|tiazem (INN) n: Benzothiazepinderivat; Koronardilatator, Calciumantagonist; **Verw.:** zur Dauerbehandlung der koronaren Herzkrankheit, Proph. von Angina-pectoris-Anfällen.

Di|lution (lat. diluere auflösen) f: Abk. D.; Verdünnung.

Di|lutor (↑) m: Gerät zur automatisierten Verdünnung von Flüssigkeiten; vgl. Dispenser.

DIMDI: Abk. für **D**eutsches **I**nstitut für **m**edizinische **D**okumentation u. **I**nformation.

Di|men|hydrinat (INN) n: Salz aus Diphenhydramin (INN) u. 8-Chlortheophyllin; Histamin-H_1-Rezeptorenblocker mit antiemetischer Wirkung; **Verw.:** Antiemetikum; s. Antihistaminika.

Di|mer (Di-*; gr. μέρος Teil) n: **1.** (chem.) Verbindung von zwei gleichen Molekülen bzw. Untereinheiten; vgl. Proteine; **2.** (genet.) zwei Allelenpaare, die zusammen ein Merkmal bestimmen; vgl. Polymere.

Di|mercapto|propan|sulfon|säure: (engl.) dimercaptopropane sulfonate; Abk. DMPS; Derivat von BAL*; Chelatbildner* mit hoher Affinität zu vielen Schwermetallen; **Verw.:** Mittel der Wahl (i. v. Applikation) bei akuten u. chron. Vergiftungen mit Hg, Pb, As, Sb, Cr, Co u. Cu; **UAW:** gelegentl. Schüttelfrost, Fieber od. Hautreaktionen, in Einzelfällen schwere allerg. Hautreaktionen wie Erythema* exsudativum multiforme.

Di|methyl|amino|azo|benzol n: (engl.) dimethylaminoazobenzene; auch Dimethylgelb; wichtiger Indikator für anorg. Säuren (pH 2,9–4, Umschlag von rot nach gelb); zur Salzsäurebestimmung im Magensaft, z. B. als Töpfer-Reagens (0,5%ige D.-Lösung in 90%igem Alkohol); früher Verw. als Butterfärbemittel (Handelsbez. Buttergelb), wegen karzinogener Wirkung (Leberkarzinom) verboten.

Di|methyl|amino|phenol (INN) n: schnell wirkender Methämoglobinbildner; **Verw.:** als Antidot* bei schwerer Blausäurevergiftung* (Methämoglobin bindet Cyanidionen); **Kontraind.:** Glukose-6-phosphat-Dehydrogenasemangel.

Di|methyl|sulf|oxid (INN) n: Abk. DMSO; $(CH_3)_2SO$; hyperämisierend wirkendes Hautreizmittel; top. Anw. als Antiphlogistikum bei rheumat. Beschwerden u. stumpfen Traumen od. als Zusatz zu Dermatika zur transdermalen Resorptionsverbesserung; **UAW:** Geruch nach Knoblauch, Erythem, allerg. Hautreaktion, Juckreiz u. a.

Di|meticon (INN) n: syn. Dimethylpolysiloxan; Mittel gegen Blähungen; Verw. vor endoskop. Untersuchungen u. bei Meteorismus.

Di|metinden (INN) n: Histamin-H_1-Rezeptorenblocker; **Verw.:** s. Antihistaminika.

Di|morphismus (Di-*; -morph*) m: (engl.) dimorphism; Zweigestaltigkeit; z. B. Geschlechtsdimorphismus: die ursprünglich zweigeschlechtl. Anlage des Embryos. Vgl. Polymorphismus.

Di|nitro|chloro|benzol n: (engl.) dinitrochlorobenzene; Abk. DNCB; $C_6H_4(NO_2)_2$; Derivat des Dinitrobenzols; u. a. in Photochemikalien enthaltene Substanz, die bei Kontakt zu toxischen u. allergischen Reaktionen der Haut führen kann; umstrittene topische Anw. bei Alopezie.

Dino|bdella ferox (gr. δῖνος Wirbel; βδέλλα Blutegel; lat. ferox wild) f: zu den Blutegeln (Hirudinea*) gehörender Err. der internen Hirudiniasis*; Länge bis 2 cm; **Vork.:** Regenwälder Ost- u. Südostasiens von Indien bis China.

Dino|prost (INN) n: syn. Prostaglandin $F_2\alpha$; s. Prostaglandine.

Dino|proston (INN) n: syn. Prostaglandin E_2; s. Prostaglandine.

Di|optrie (gr. δίοπτρον Mittel zum Durchsehen) f: (engl.) diopter; Einheitenzeichen dpt; Einheit für den Brechwert* opt. Linsen, die dem

Kehrwert ihrer Brennweite* entspricht (1 dpt = 1 m^{-1}).

Di|oxine n pl: (engl.) dioxins; toxikol. Bez. für eine Gruppe von Substanzen, die bei der industriellen Herstellung von Trichlorphenol u. -benzol (Ausgangsstoffe best. Herbizide u. Desinfektionsmittel, Hauptvertreter 2,4,5-T*) u. bei Verbrennungsprozessen (z. B. Müllverbrennung) entstehen können; D. sind hochgiftige Substanzen (ca. 1000-mal giftiger als Zyankali!), die v. a. Leberschäden u. schwere Hautschäden (z. B. Chlorakne) verursachen, stark embryotoxisch u. vermutl. auch kanzerogen (Tierversuch) wirken. Das als das sog. **Seveso-Gift** bekanntgewordene, bei einem Störfall im Juli 1976 in einer Menge von mehr als 2 kg aus den Produktionsanlagen eines Chemiewerks der norditalienischen Stadt Seveso freigesetzte **2,3,7,8-Tetrachlordibenzdioxin** (TCDD*) verursachte eine schwere Verseuchung des umgebenden Gebiets, in deren Folge ca. 50 000 Tiere getötet u. mehr als 7000 Menschen umgesiedelt werden mussten. Viele Menschen erlitten schwere Gesundheitsschäden; ein Anstieg von Fehl- u. Totgeburten, perinataler Mortalität od. grobstruktureller Anomalien bei Neugeborenen konnte epidemiol. nicht gesichert werden. Bei chron. exponierten Soldaten (in Vietnam) wurden gehäuft Fettstoffwechselstörungen u. Diabetes mellitus festgestellt. Vgl. Störfallverordnung.

Di|oxy|genasen (Di-*; Ox-*) f pl: (engl.) dioxygenases; Oxidoreduktasen*, die beide Atome des molekularen O_2 in ihr Substrat einführen; enthalten oft Eisen (als Häm od. FeS-Zentrum) bzw. haben Kupferionen od. Ascorbinsäure als Cofaktoren.

Dip (engl. to dip eintauchen) m: **1.** (gebh.) s. Dezeleration; **2.** (kardiol.) s. Dip, frühdiastolischer.

Di|peptidasen f pl: s. Proteasen.

Di|peptide (Di-*) n pl: Peptide* aus zwei Aminosäuren*.

Di|petalo|nema perstans (↑; gr. πέταλον Blatt; νῆμα Faden) f: syn. Mansonella* perstans.

Di|petalo|nema strepto|cerca (↑; ↑; ↑) f: syn. Mansonella* streptocerca.

Dip, früh|diastolischer (Dip*) m: (engl.) early diastolic dip; (kardiol.) kurzzeitig abfallender protodiastolischer Druck im re. Ventrikel; Vork. z. B. bei Pericarditis constrictiva, restriktiver Kardiomyopathie, Endokardfibroelastose.

Di|phen|hydr|amin (INN) n: Histamin-H_1-Rezeptorenblocker mit sedierender, antiemetischer u. lokalanästhetischer Wirkung; s. Antihistaminika.

Di|phenyl|hydantoin n: syn. Phenytoin*.

Di|phenyl|pyralin (INN) n: Histamin-H_1-Rezeptorenblocker; s. Antihistaminika.

2,3-Di|phospho|glycerat n: (engl.) 2,3-diphosphoglycerate; Abk. 2,3-DPG; Metabolit, der in Erythrozyten ca. äquimolar mit Hämoglobin vorkommt u. aus 1,3-Diphosphoglycerat (Zwischenprodukt der Glykolyse*) enzymat. entsteht; als allosterischer Effektor vermindert 2,3-DPG die Affinität von Hämoglobin zu O_2. Vgl. Sauerstoffaffinität, Sauerstoff-Dissoziationskurve.

Diphtherie (gr. διφθέρα Haut, Membran) f: (engl.) diphtheria; akute Infektionskrankheit, verursacht durch Corynebacterium* diphtheriae; **Übertragung:** meist Tröpfchen-, selten Schmierinfektion; **Epidemiol.:** durch aktive Schutzimpfung nur noch selten kleine Epidemien in den Industrienationen; Zunahme in den Staaten der ehemaligen Sowjetunion u. weniger stark in trop. Ländern; Manifestationsindex bei Nichtgeimpften ca. 15–20 %; die Erkr. hinterlässt eine zeitlich begrenzte antitoxische Immunität; Meldepflicht bei Erkr. u. Tod; **Inkub.:** 2–5 (1–7) Tage; **Path.:** Entz. der oberen Atemwege mit Nekrose u. Bildung einer Pseudomembran aus Bakt., nekrot. Gewebe u. Fibrin; Schädigung von Herz, Nerven, Nieren u. Gefäßen durch das im Blut zirkulierende bakt. Exotoxin; **Klin.:** uncharakterist. Prodromalerscheinungen (Fieber, Abgeschlagenheit, Kopfschmerz u. Schluckbeschwerden); Unterscheidung von Nasen-, Rachen- u. Kehlkopfdiphtherie sowie gutartigen u. primärtoxischen bösartigen Verläufen. Die **Nasendiphtherie** geht mit blutig-serösem Schnupfen u. krustigen Belägen einher u. tritt v. a. bei Säuglingen bzw. Kleinkindern auf. Die **Rachendiphtherie** führt zu starker Rachenrötung mit flächenhafter, grau-weißl. Pseudomembran, die von den Tonsillen auf die Umgebung übergreift; kloßige Sprache, typ. süßlich-fauliger Mundgeruch u. zervikale Lymphknotenschwellung; Blutungen in die membranösen Beläge aufgrund tox. Gefäßschäden (sog. Halsbräune). Bei **Kehlkopfdiphtherie** (echter Krupp) Heiserkeit, bellender Husten, Dyspnoe u. schwerste Erstickungsanfälle; Ausdehnung der Pseudomembranen auf Trachea u. Bronchien möglich; Intubation* oder u. U. Tracheotomie* können lebensrettend sein. Seltene Lok. sind Haut, Konjunktiven, Vulva, Penis, Wunden u. bei Neugeborenen die Nabelschnur. Die **Diagn.** wird klin. gestellt; Abstriche zur Bestätigung durch mikroskop. Untersuchung od. Bakterienkultur; im Blutbild Leukozytose mit Linksverschiebung u. Lymphopenie; **Ther.:** bereits bei klin. begründetem Verdacht sofort Antitoxingabe (aus Pferdeserum); vorher Sensibilisierung testen mit einer Serumverdünnung von 1:1000 (1 Tropfen in den Konjunktivalsack od. 0,1 ml i. c.); Penicillin, Erythromycin (nicht vor Nasen- u. Rachenabstrich); Bettruhe (Myokarditis!); **Kompl.: 1.** Myokarditis* mit Herzvergrößerung, Kreislaufversagen u. Reizleitungsstörungen; kann zum plötzlichen Herztod führen (Frühtod in der ersten Woche od. Spättod nach ca. 6 Wo. in der Rekonvaleszenz); **2.** Polyneuritis mit Lähmungen des Gaumensegels, der Augenmuskeln, des N. facialis u. N. recurrens; **3.** Nephritis; **4.** Gefäßschäden mit diffuser Blutungsneigung; **Proph.:** Isolierung der Erkrankten; aktive Schutzimpfung (vgl. Impfkalender), Auffrischung im Abstand von 10 Jahren.

Diphtherie|bakterium (↑; Bakt-*) n: s. Corynebacterium diphtheriae.

Diphtherie|serum (↑; Sero-*) n: Diphtherie-Antitoxin; s. Serumprophylaxe, Serumtherapie.

Diphtherie|toxin (↑; Tox-*) n: s. Corynebacterium diphtheriae.

diphtheroid (↑; -id*): Bez. für Krankheiten od. Symptome, die Ähnlichkeit mit einer Diphtherie* haben, d. h. mit Bildung von Pseudomembranen einhergehen; z. B. best. Scharlachverläufe.

Diphtheroide (↑; ↑) n pl: (engl.) diphtheroids; Sammelbez. für Corynebakterien, die den Erregern der Diphtherie ähneln u. zu mikrobiol.-diagn. Verwechslungen führen können. Die meisten Bakt. dieser Gruppe wurden bisher als apathogen betrachtet; einige Species (z. B. Corynebacterium pseudodiphthericum, Corynebacterium xerosis) gelten heute jedoch als opportunistische Erreger. Vgl. Corynebacterium.

Di|phyllo|bothriose (Di-*; gr. φύλλον Blatt; βοθρίον kl. Grube) f: (engl.) diphyllobothriasis; syn. Bothriozephalose, Diphyllobothriasis; Fischbandwurminfektion; Befall des Menschen durch den Fischbandwurm Diphyllobothrium* latum; **Inf.**: durch Genuss ungekochten Fischfleisches, welches das infektiöse Finnenstadium (Plerozerkoid) des Wurms enthält; **Sympt.**: Leibschmerzen (nicht obligat), Durchfall, Appetitlosigkeit, selten Cobalaminmangelerscheinungen (z. B. sog. Bandwurmanämie); **Diagn.**: Wurmeiernachweis* u. abgehende Proglottiden im Stuhl; **Ther.**: Praziquantel; **Proph.**: nicht ausreichend gekochte Fischgerichte vermeiden, Tiefgefrieren für 24 Std. bei -18°C.

Di|phyllo|bothrium latum (↑; ↑; ↑) n: syn. Bothriocephalus latus; Fischbandwurm (besser Fischfinnenbandwurm), auch breiter Bandwurm, Grubenkopfbandwurm; Dünndarmparasit des Menschen u. fischfressender Säugetiere; spatelförmiger, lateral abgeplatteter Kopf, 1–5 mm lang, mit dorsaler u. ventraler Sauggrube, kein Hakenkranz; reife Proglottiden, breiter als lang; rosettenförmiger Uterus, ventral gelegene Geschlechtsöffnungen u. zusätzl. Uterusöffnung, durch die Eier ins Darmlumen des Wirts gelangen; Gesamtlänge des Wurms 2–8 m, max. 10–12 m; Entw.: vgl. Cestodes; **Inf.** des Menschen (gelegentl. auch von Hund u. Katze) durch Verzehr von plerozerkoidhaltigem rohem Fisch; **Vork.**: Binnenseegebiete Mitteleuropas, Donaudelta, Ostseeländer, Sibirien u. Wolgabecken, Japan, Nordamerika; **Diphyllobothrium pacificum** (zweiter Zwischenwirt Meeresfische) an der Westküste Südamerikas, v. a. in Peru; **Nachw.**: Wurmeiernachweis* u. abgehende Proglottiden im Stuhl. Vgl. Diphyllobothriose.

Di|phy|odontie (↑; gr. φύειν hervorbringen; Odont-*) f: (engl.) diphyodonty; doppelte Zahnung; die Bildung von zwei Zahngenerationen (Milch- u. Dauergebiss), wie sie dem Menschen u. den meisten Säugetieren eigen ist; Ggs. Monophyodontie*.

Dipiv|efrin (INN) n: Ester des Adrenalins; Sympathomimetikum; **Verw.**: topisch bei Weitwinkelglaukom; **Kontraind.**: Engwinkelglaukom; **UAW**: reaktive Hyperämie, lokale Reaktionen.

Dipl-: Wortteil mit der Bedeutung zweifach, doppelt; von gr. διπλόος.

Dipl|akusis (↑; gr. ἀκούειν hören) f: (engl.) diplacusis; Doppelthören; Form der Parakusis*, bei der ein Ton auf dem gesunden Ohr in normaler Höhe, auf dem erkrankten Gegenohr (z. B. bei Menière*-Krankheit) höher gehört wird.

Di|plegia facialis (Di-*; -plegie*) f: Lähmung beider Gesichtshälften; z. B. inf. beidseitiger Fazialislähmung*.

Di|plegia masticatoria (↑; ↑) f: beidseitige Lähmung der Kaumuskulatur durch Schädigung des motor. Anteils des N. trigeminus; Urs.: meist Schädelfrakturen.

Di|plegia spastica infantilis (↑; ↑) f: veraltete Bez. für eine Diplegie bei infantiler Zerebralparese*.

Di|plegia spinalis pro|gressiva (↑; ↑) f: syn. spastische Spinalparalyse*.

Di|plegie (↑; ↑) f: Diplegia; beidseitige Lähmung.

Diplo|bakterien|kon|junktivitis (Dipl-*; Bakt-*; Conjunctiva*; -itis*) f: (engl.) diplobacterial conjunctivitis; chron. infektiöse Bindehautentzündung; **Err.**: Diplobakterien (gramnegative plumpe Doppelstäbchen), z. B. Moraxella lacunata; **Sympt.**: im Lidwinkel weißl., zähes Sekret; nässendes Ekzem der Lidhaut, das auf die mazerierten Lidwinkel beschränkt ist (Blepharitis angularis). Vgl. Konjunktivitis.

Diplo|bakterium Morax-Axenfeld (↑; ↑; Victor M., Ophth., Paris, 1866–1935; Karl Theodor A., Ophth., Freiburg, 1867–1930) n: s. Moraxella.

Diplo|coccus (↑; Kokken*) m: Bez. für paarweise auftretende Kugelbakterien; heute v. a. den Gattungen Moraxella*, Neisseria*, Veillonella*, Streptococcus*, Peptostreptococcus*, Micrococcus* u. Peptococcus* zugeordnet.

Diplo|coccus pneumoniae (↑; ↑) m: s. Streptococcus pneumoniae.

Di|ploe (gr. διπλόη poröse Substanz zw. den zwei Knochenplatten des Schädels, Falz) f: ursprüngl. das aus zwei Knochentafeln bestehende Schädeldach, dann das dazwischen liegende Knochenschwammwerk (Substantia spongiosa).

Di|ploidie (Di-*; -ploid*) f: s. Euploidie, Ploidiegrad.

Diplo|kokken (Dipl-*; Kokken*) m pl: s. Diplococcus.

Diplo|myelie (↑; Myel-*) f: (engl.) diplomyelia; angeb. Verdoppelung des Rückenmarks.

Diplo|phonie (↑; Phono-*) f: (engl.) diplophonia; Doppeltönigkeit der Stimme, gleichzeitiges Auftreten von zwei versch. Tönen; **Vork.**: i. R. des Stimmbruchs, bei Reinke*-Ödem, Kehlkopfpolypen* od. Stimmlippenknötchen*.

Dipl|opie (↑; Op-*) f: (engl.) diplopia; Doppeltsehen, Auftreten von pathol. Doppelbildern; **Formen: 1.** monokuläre D. durch unregelmäßige Brechung im Auge (z. B. Linsenluxation od. -trübung); **2.** binokuläre D. durch Abweichung der Sehachse eines Auges vom Fixationspunkt, v. a. bei Augenmuskellähmung*; vgl. Strabismus, Amblyopie.

Diplorna|viren (Viren*) n pl: s. Reoviridae.

Diplo|som (Dipl-*; Soma*) n: s. Zentriol.

Di|pol (Di-*; gr. πόλος Pol) m: (engl.) dipole; (physik.) System aus zwei in definiertem Abstand voneinander entfernt stehenden elektr. Ladungen, die den gleichen Betrag, jedoch ein entgegengesetztes Vorzeichen aufweisen (z. B. Wassermoleküle); das Produkt aus Ladung Q u. Abstand l wird als **elektrisches Dipolmoment** p bezeichnet: $p = Q \times l$; SI-Einheit: Coulomb × Meter (Cm).

Di|propyl|essig|säure: syn. Valproinsäure*.

Di|prosopus (Di-*; gr. πρόσωπον Gesicht) m: Doppelfehlbildung* von Teilen des Gesichts (s. Abb.).

Dipso|manie (gr. δίψα Durst; -manie*) f: (engl.) dipsomania; sog. Quartalssaufen, periodische Trunksucht; wiederholt auftretender exzessiver Alkoholkonsum bei zwischenzeitl. Abstinenz; **Urs.**: periodische psychische Verstimmung (z. B. bipolare affektive Störung*) od. äußerer Anlass. Vgl. Alkoholkrankheit.

Di|ptera (Di-*; gr. πτερόν Flügel) n pl: Zweiflügler; Ordnung der Insekten (vgl. Arthropoden) mit nur einem Flügelpaar (Hinterflügel reduziert); s. Mücken, Fliegen.

Di|pylidiasis (gr. δίπυλος zweitorig; Idio-*; -iasis*) f: seltene Inf. durch Dipylidium* caninum; klin. ähnlich einer Inf. mit Hymenolepis* nana.

Di|pylidium caninum (↑; ↑; lat. caninus zum Hund gehörig) n: Gurkenkernbandwurm; Darm-

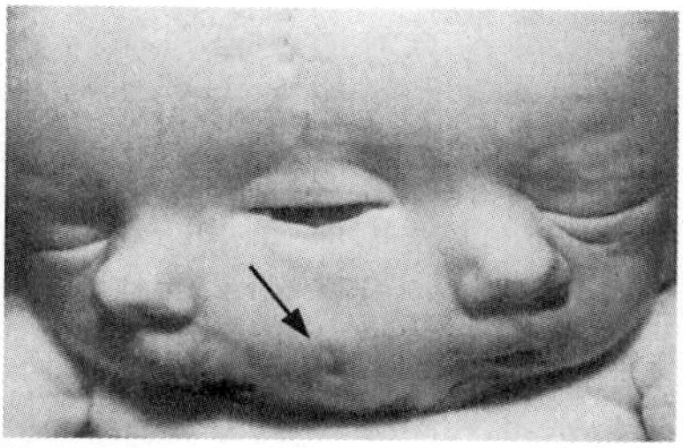

Diprosopus:
Doppelfehlbildung mit drei Augenanlagen (Diprosopus trioculatus) und einer rudimentären zusätzlichen Mundöffnung (Pfeil) [540]

parasit von Hund u. Katze, gelegentl. des Menschen (Kinder häufiger als Erwachsene betroffen); Err. der Dipylidiasis; 15–40 cm lang, 2–3 mm breit, Skolex Ø 0,5 mm, vier ovale Saugnäpfe, Rostellum* mit bis zu sieben Hakenkränzen; reife Proglottiden* gurkenkernförmig u. mit paarigen Gonaden; Eier zu mehreren verklebt (sog. Eipaket); Entw. der Finnen (Zystizerkoid*) in Flöhen u. Haarlingen (Malophagen) als Zwischenwirt; **Inf.** des Menschen durch zufälliges Verschlucken der Zwischenwirte; **Vork.:** kosmopolit.; **Nachw.:** Proglottiden im Stuhl; vgl. Cestodes.

Di|pyrid|amol (INN) n**:** Vasodilatator mit (in hohen Dosen) thrombozytenaggregationshemmender Wirkung; **Verw.:** zur Thrombose- u. Embolieprophylaxe in Komb. mit Acetylsalicylsäure od. Antikoagulanzien.

Diro|filaria (lat. dirus gräßlich; Filarien*) f**:** Gattung der Filarien*, die im Menschen als Fehlwirt nicht geschlechtsreif werden; **D. immitis:** in Europa, Amerika u. Asien vorkommender Gefäßparasit bei Hund u. a. Caniden; beim Menschen subkutan in Knoten, selten in der Conjunctiva od. abgestorben in Thromben der Pulmonalarterie; Zwischenwirte sind Stechmücken (Culex, Anopheles); **D. conjunctivae:** in warmen Ländern vorkommende D., deren Mikrofilarien beim Mensch in Nase, Lidern u. Unterarm zu finden sind.

Dis-: auch Dif-; Wortteil mit der Bedeutung auseinander, zwischen, hinweg; von lat. dis-.

Di|saccharidasen f pl**:** (engl.) disaccharidases; Glykosidasen*, die in den Mukosazellen u. im Lumen des Dünndarms Disaccharide zu Monosacchariden* hydrolysieren, die sofort resorbiert werden; physiol. wichtige D.: **1.** Maltasen (syn. Alphaglukosidasen); Substrate: Maltose, Isomaltose bzw. Saccharose; vgl. Alphaglukosidaseinhibitoren, Acarbose; **2.** Laktase (syn. Betagalaktosidase); Substrat: Laktose; erbl. Disaccharidasenmangel kann zu Disaccharidmalabsorption (s. Kohlenhydratmalabsorption) führen. Vgl. Verdauung.

Di|saccharide n pl**:** (engl.) disaccharides; Zweierzucker; Kohlenhydrate aus zwei glykosidisch verbundenen Monosacchariden*; **Einteilung** nach: **1.** Art der Monosaccharide; **2.** Ringtyp (Furanose, Pyranose); **3.** Stellung der verknüpften OH-Gruppen (oft C1 u. C4 od. C1 u. C6); **4.** Konfiguration der glykosid. Bindung (Alpha- od. Betastellung der OH-Gruppe an C1); physiol. wichtige D. sind Saccharose*, Maltose*

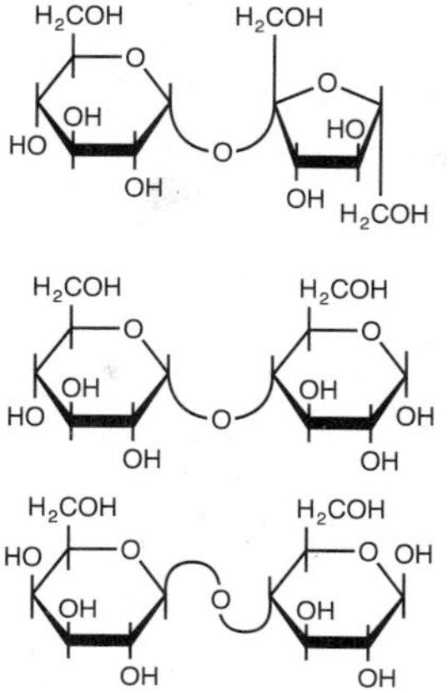

Disaccharide:
Strukturformeln von Saccharose (oben), Maltose (Mitte) und Laktose (unten)

u. Laktose*. Vgl. Kohlenhydrate, Kohlenhydratmalabsorption.

Di|saccharid|urie (Di-*; gr. σάκχαρ Zucker; -id*; Ur-*) f**:** (engl.) disacchariduria; sehr seltene Ausscheidung von Disacchariden im Harn bei Nichtdiabetikern nach enteraler Resorption von Disacchariden; vgl. Melliturie.

Dis|azo|farb|stoffe: (engl.) diazo dyes; Azofarbstoffe* mit zwei Azogruppen.

disci|formis (lat.)**:** diskoidal, scheibenförmig.

Dis|cisio (lat. discidere, discisus in Stücke schneiden) f**:** Diszision*.

Discitis (Diskus*; -itis*) f**:** s. Diszitis.

Disconnection syndromes (Dis-*; engl. connection Verbindung)**:** auf Unterbrechung der Verbindungen zw. kortikalen Assoziationszentren (Assoziations- u. Kommissurenfasern) beruhende neurol. Störungen; z. B. Alexie* bei Schädigung im Bereich des Corpus callosum bzw. nach Split*-brain-Operation.

Discus (Diskus*) m**:** Scheibe.

Discus articularis (↑) m**:** in die Gelenkhöhle hineinragende Scheibe aus Faserknorpel (Akromio- u. Sternoklavikulargelenk, Kiefer-, Radiokarpalgelenk).

Discus inter|calatus (↑) m**:** Glanzstreifen der Herzmuskulatur.

Discus inter|pubicus (↑) m**:** Faserknorpelscheibe in der Schambeinfuge (Symphyse); enthält meist einen Hohlraum.

Discus inter|vertebralis (↑) m**:** Zwischenwirbelscheibe, syn. Bandscheibe*.

Discus nervi optici (PNA; ↑) m**:** syn. Papilla nervi optici, Sehnervenpapille, blinder Fleck; Austrittstelle der Sehnervenfasern aus der Netzhaut u. dem Bulbus; vgl. Macula lutea.

Discus oo|phorus (↑) m**:** syn. Cumulus* oophorus.

Disease (engl.)**:** Krankheit.

Dis|klusion (lat. discludere, disclusus absondern, trennen) f**:** (engl.) disclusion; sofortiges Auseinanderklaffen der Zähne bei Bewegungen des Unterkiefers.

Disko|graphie (↑; -graphie*) f**:** (engl.) discography; (röntg.) syn. Nukleographie; Darstellung des Nucleus* pulposus durch direkte Inj. eines Röntgenkontrastmittels; veraltetes Verf. bei Verdacht auf Bandscheibenvorfall*; selten noch nach Myelographie u. Wirbelsäulen-Computertomographie mit ungenügender diagn. Aussage eingesetzt; durch die Kernspintomographie* ersetzt.

diskoid (↑; -id*): (engl.) discoid; scheibenförmig.

dis|kon|tinuierlich (Dis-*; lat. continuus zusammenhängend): (engl.) discontinuous; unterbrochen.

Dis|kontinuitäts|re|sektion (↑; ↑; Resektion*) f: s. Hartmann-Operation.

Dis|kon|tinuitäts|zonen (↑; ↑): (engl.) zones of discontinuity; optische Grenzflächen der durch schubweises Wachstum entstandenen Schichten der Linse (Embryonalkern, Fetalkern, kindlicher Kern, Erwachsenenkern, Rinde).

Disko|pathie (Diskus*; -pathie*) f: Bandscheibenschaden*.

Dis|kordanz (lat. discors uneinig) f: (engl.) discordance; **1.** (kardiol.) entgegengesetzte Ausschlagrichtung im EKG; **2.** (genet.) Bez. in der Zwillingsforschung für die fehlende Übereinstimmung in Einzelmerkmalen; Ggs. Konkordanz*.

Disko|tomie (↑; -tom*) f: (engl.) discotomy; mikrochir. Abtragen von prolabiertem Bandscheibengewebe nach Fensterung der Ligamenta flava; **Ind.:** Bandscheibenvorfall* (Dekompression der Nervenwurzel); nach dem Eingriff kann es zu Vernarbung u. Instabilität der Wirbelsäule kommen.

Dis|krimination (lat. discriminare trennen) f: (engl.) discrimination; syn. Reizdifferenzierung; **1.** (neurol., sinnesphysiol.) Bez. für die Fähigkeit, gleichzeitig an versch. Punkten (z. B. auf der Haut) od. zu versch. Zeiten gesetzte Reize* unterscheiden zu können; eingeschränkt z. B. bei sensiblem Funktionswandel* (vgl. Sensibilitätsstörungen); **2.** (psychol.) Fähigkeit, zw. Reizen bzw. Signalen, die von best. Lebenssituationen ausgehen, unterscheiden zu können; äußert sich u. a. in spezif., auf die Erfordernisse der jeweiligen Situation angepassten Verhaltenweisen; vgl. Konditionierung, Lernen, Generalisierung; **3.** (otol.) Fähigkeit, Wörter bei der Sprachaudiometrie (s. Audiometrie) erkennen zu können.

Dis|kriminations|schwelle (↑): (engl.) discrimination threshold; Bez. für die geringste Reizintensität, bei der ein Sinnesorgan noch qualitative Differenzen zw. Sinneseindrücken erkennen kann; liegt bis zu 10fach höher als die Reizschwelle*.

Diskus (gr. δίσκος Scheibe) m: Discus, i. e. S. Bandscheibe*.

Diskus|hernie (↑; Hernie*) f: syn. Bandscheibenvorfall*.

Diskus|niere (↑): (engl.) disc-shaped kidney; Form der Verschmelzungsniere; s. Nierenfehlbildungen.

Diskus|pro|laps (↑; Prolaps*) m: syn. Bandscheibenvorfall*.

Dis|lokation (Dis-*; lat. locare stellen, setzen, legen) f: (engl.) dislocation; Lageveränderung; i. e. S. Verschiebung der Bruchenden gegeneinander bei Knochenbrüchen (s. Fraktur), auch i. S. einer Luxation*; maßgeblich für die Benennung ist die Lageveränderung des peripheren Fragments; **Formen: 1.** Dislocatio ad axim: Abknickung in vertikaler Achse; **2.** Dislocatio ad latus: seitl. Verschiebung; **3.** Dislocatio ad longitudinem: Längsverschiebung mit Verkürzung (cum contractione) od. Verlängerung (cum distractione); **4.** Dislocatio ad peripheriam: Verdrehung der Fragmente um die Längsachse.

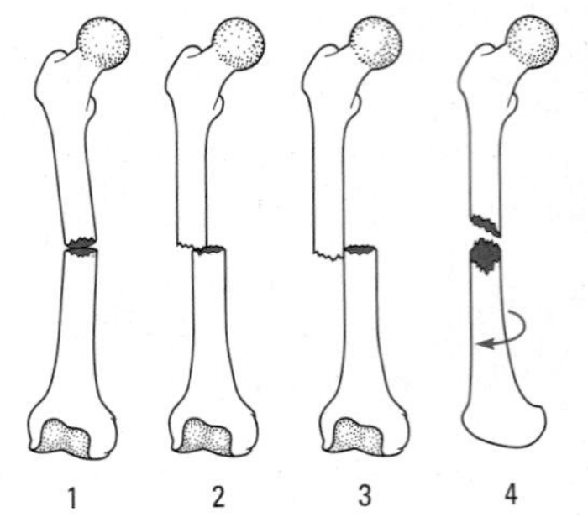

Dislokation:
1: Dislocatio ad axim; 2: Dislocatio ad latus; 3: Dislocatio ad longitudinem cum contractione; 4: Dislocatio ad peripheriam [154]

Dis|mutation (↑; Mutation*) f: syn. Disproportionierung; Redoxreaktion zwischen zwei gleichen Molekülen mittlerer Oxidationsstufe, bei der eines oxidiert u. das andere reduziert wird (z. B. Cannizzaro*-Reaktion); vgl. Superoxiddismutase.

Di|somie (Di-*; Soma*) f: (engl.) disomy; **1.** (genet.) **a)** Zustand von Zellen mit einem diploiden Chromosomensatz, der aus Paaren jeweils homologer Chromosomen besteht; vgl. Monosomie, Trisomie; **b)** Chromosomenaberration, bei der in Zellen mit einem haploiden Chromosomensatz (meist Keimzellen) ein best. Chromosom doppelt vorhanden ist; vgl. Aneuploidie; **c)** uniparentale D.: Chromosomenaberration, bei der in einer Zelle od. einem Individuum ein homologes Chromosomenpaar od. Chromosomenteile von nur einem Elternteil stammen; Urs. für versch. genetische Krankheiten (z. B. Angelman*-Syndrom, Prader*-Labhart-Willi-Syndrom) mit zusätzl. genomischem Imprinting*; **2.** (morphol.) Doppelfehlbildung*.

Diso|pyr|amid (INN) n: Antiarrhythmikum mit vergleichbaren Eigenschaften wie Chinidin*; **Verw.:** s. Antiarrhythmika; **Kontraind.:** manifeste Herzinsuffizienz, schwere Leberfunktionsstörungen, Sinusknotensyndrom, Engwinkelglaukom, Harnverhalten, Myasthenia gravis pseudoparalytica u. a.; **UAW:** Harnverhaltung, Akkommodationsstörungen u. a.

Dis|paration (lat. disparare absondern, trennen) f: (engl.) disparity; Abweichung der beiden Netzhautbilder eines Gegenstands voneinander; ab einem best. Grad der D. in der Frontalebene (Querdisparation) werden Doppelbilder wahrgenommen. D. in der Sagittalebene (Längendisparation) ist für die nebeneinander stehenden Augen beim Menschen physiol. bedeutungslos, soweit sie nicht bei Abweichung eines Auges nach oben od. unten vertikaldistante Doppelbilder vermittelt (s. Diplopie).

Dispenser (engl. Verteiler): mechanisierte Pipette* zur automatischen Dosierung.

Dis|persion (lat. dispersus Zerstreuung) f: **1.** (allg.) Zerstreuung, Verteilung; **2.** (physik.) von der Wellenlänge abhängige, unterschiedl. starke

Brechung von Licht z. B. durch ein Prisma*; **3.** Verteilung eines Stoffs in einem Dispersionsmittel; je nach Dispersionsgrad liegt eine Suspension*, Emulsion*, kolloidale (s. Kolloid) od. echte Lösung* vor.

Dis|persions|theorie (↑) f: (engl.) Békésy's dispersion theory; s. Békésy-Hörtheorie.

Di|spirem (Di-*; gr. σπείρημα Gewundenes, Windung) n: Doppelknäuel der Chromosomen am Ende der Anaphase; vgl. Mitose.

Dis|position (lat. dispositio planmäßige Anordnung) f: Krankheitsbereitschaft; die angeb. od. erworbene Anfälligkeit eines Organismus für Erkr.; vgl. Exposition, Konstitution, Vulnerabilität.

Dis|positions|pro|phylaxe (↑; Prophylaxe*) f: (engl.) disposition prophylaxis; Verringerung des Erkrankungsrisikos durch Erhöhung von Resistenz* u. Immunität*; **Maßnahmen:** Abhärtung, körperl. Training, gesunde Ernährung, geregelte Lebensführung, Genuss- u. Arzneimittelmissbrauch vermeiden, Teilnahme an Schutzimpfungen, Chemoprophylaxe u. a. K. Fie.

Dis|pro|portionierung (↑): syn. Dismutation*.

dis|secans (lat. dissecare, dissectum zerschneiden): trennend, spaltend.

Dis|sektion (↑) f: (engl.) dissection; Spaltung, Zerschneidung; **1.** (chir.) Entfernung von Weichteilgewebe od. Lymphknoten; **2.** (pathol.) arterielle D.: Aufspaltung zw. Media u. Intima, z. B. inf. von Arteriosklerose (z. B. als Aortendissektion*).

Dis|semination (lat. disseminare aussäen) f: Ausbreitung; z. B. von Krankheitserregern.

Dissé-Raum (Joseph D., Anat., Göttingen, Marburg, 1852–1912): (engl.) Disse's space; kapillarer Spaltraum zw. dem Endothel intralobulärer Lebersinusoide u. den Leberzellen; vgl. Leber.

Dis|similation (lat. dissimilis unähnlich) f: kataboler Stoffwechsel; Abbau von Nahrungsbestandteilen od. der durch Assimilation* synthetisierten Verbindungen zur Produktion von Energie für Lebensvorgänge.

Dis|simulation (lat. dissimulare verheimlichen) f: absichtliches Verbergen vorhandener körperl. od. psych. Krankheitssymptome bei Pat., die für gesund erklärt werden wollen; z. B. bei Depression (cave: Suizidgefahr).

Dissociation albumino-cytologique (frz.-lat. dissociatio Spaltung, Trennung; Album-*; Zyt-*; -log*): albumino-zytologische Dissoziation*.

Dis|solutio (lat. dissolvere, dissolutus auflösen) f: Auflösung.

Dis|solvenzien (↑) n pl: (engl.) dissolvents; auflösende Mittel (Lösungsmittel).

Dis|sonanz, kognitive (lat. dissonus misstönend, abweichend) f: (engl.) cognitive dissonance; (psychol.) Bez. für einen Widerspruch bzw. Konflikt zw. kognitiven Elementen (z. B. Wahrnehmungen, Meinungen od. Überzeugungen) u. individuellem Verhalten (z. B. Beibehalten eines Verhaltens auch bei Wissen über dessen Schädlichkeit); i. d. R. erfolgt eher eine Veränderung der Einstellung als des Verhaltens. Vgl. Kognition, Verhaltensänderung.

Dis|sozialität (↑; lat. socialis die Gemeinschaft betreffend) f: s. Persönlichkeitsstörung, dissoziale.

Dis|soziation (lat. dissociatio Trennung) f: (engl.) dissociation; Aufspaltung; **1.** (chem.) Zerfall eines Moleküls in Ionen, Radikale, Atome od. elektroneutrale Moleküle; **2.** (psychiatr.) Spaltung des Bewusstseins; vgl. Störungen, dissoziative.

Dis|soziation, albumino-kolloidale (↑) f: (engl.) albumino-colloidal dissociation; Erhöhung von IgG im Liquor cerebrospinalis bei normalem od. gering erhöhtem Gesamteiweiß; **Vork.** z. B. bei subakuter sklerosierender Panenzephalitis, Multipler Sklerose; vgl. Liquordiagnostik, Eiweißquotient.

Dis|soziation, albumino-zyto|logische (↑) f: (engl.) albumino-cellular dissociation; starke Proteinerhöhung bei geringgradiger od. fehlender Zellvermehrung im Liquor cerebrospinalis; **Vork.:** z. B. bei Hirn- u. Rückenmarktumoren, Guillain-Barré-Syndrom; vgl. Nonne-Froin-Syndrom, Liquordiagnostik.

Dis|soziation, atrio|ventrikuläre (↑) f: Kurzbez. AV*-Dissoziation.

Dis|soziations|grad (↑): (engl.) dissociation rate; Verhältnis der dissoziierten Moleküle zur Molekülgesamtzahl.

Dis|soziations|konstante (↑) f: (engl.) dissociation constant; Formelzeichen k; Quotient aus dem Produkt der Konzentrationen der Ionen u. der Konzentration der undissoziierten Moleküle nach Einstellung des Dissoziationsgleichgewichts; charakterist. Größe einer Säure, Base od. eines Salzes; der Wert von k wird meist durch seinen negativen dekadischen Logarithmus (pk) ausgedrückt (s. Henderson-Hasselbalch-Gleichung). Die pk-Werte schwacher Elektrolyte können konzentrationsabhängig sein; bei exakten Messungen ist die Konzentrationsangabe erforderlich.

di|stal (lat. distare getrennt sein, abstehen): distalis; **1.** weiter vom Rumpf entfernte Teile der Extremitäten; Ggs. proximal*; **2.** (zahnmed.) die auf dem Alveolarbogen von der Mittellinie abgewandte Seite des Zahns; Ggs. mesial*.

Di|stal|biss (↑): (engl.) distal bite; Kieferfehlentwicklung, bei der die Zähne des Unterkieferzahnbogens gegenüber den Zähnen des Oberkieferzahnbogens nach distal (retral) versetzt stehen (Angle-Klasse II); im Molarenbereich sind die Höcker um 1, ½ od. ¼ Prämolarenbreiten (Abk. Pb) versetzt. Im Frontzahnbereich besteht eine vergrößerte sagittale Stufe, oft mit protrudierten Oberkieferfrontzähnen (Angle-Klasse II/1) u. verlängerten Unterkieferfrontzähnen, od. ein Deckbiss (Angle-Klasse II/2) mit

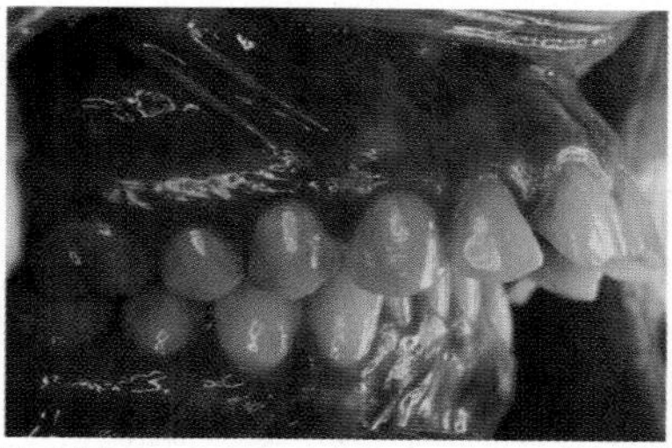

Distalbiss [394]

retrudierten Oberkieferfrontzähnen. **Urs.:** insbes. Wachstumsdefizit des Unterkiefers (mandibuläre Retrognathie); auch Vorstehen des Oberkiefers (maxilläre Prognathie) od. rein dental bei korrekter Relation der skelettalen Basen; meist

D

erbl. bedingt od. durch Daumenlutschen, Weichteileinfluss (bes. Lippen) u. mangelndes transversales Wachstum des Oberkiefers (bei Mundatmung) verursacht. Vgl. Mesialbiss.

Di|stanz|geräusch (↑): (engl.) distant cardiac murmur; bes. lautes, ohne aufgesetztes Stethoskop hörbares Herzgeräusch*, Lautstärkegrad 6 nach Lewis.

Dis|tensions|luxation (lat. distendere, distensum ausdehnen; Luxation*) f: (engl.) hyperdistention dislocation; Luxation* durch Erweiterung der Gelenkhöhle inf. Kapselüberdehnung bei Gelenkerguss od. Empyem, bes. häufig bei Säuglingskoxitis; vgl. Koxitis.

Di|stichiasis (Di-*; gr. στίχος Reihe; -iasis*) f: angeb. od. erworbene Umwandlung einzelner Meibom-Drüsen in Haarbalgdrüsen u. Ausbildung einer zweiten Reihe feiner Härchen hinter der eigentl. Wimpernreihe.

Di|stigmin|bromid (INN) n: langwirksamer Cholinesterasehemmer*; vgl. Parasympathomimetika.

Disto|molar (lat. distare getrennt sein, abstehen; molaris Mühlstein) m: hinter den permanenten Molaren* durchbrechender Zahn.

Dis|torsion (lat. distorsio Verdrehung) f: (engl.) distortion; Verstauchung, Zerrung; häufig durch indirekte Gewalteinwirkung (Umknicken des Fußes, Verdrehung des Kniegelenks, Stauchung der Hand) entstehende Fasereinrisse im Bandapparat; **Sympt.**: Schwellung, Hämatom, Funktionseinschränkung, Druckschmerz; **Diagn.**: Röntgen (Frakturausschluss), gehaltene Aufnahmen (Ausschluss einer Bandruptur*); **Ther.**: bei ausgeprägtem Befund vorübergehende Ruhigstellung; ggf. Kompressionsverband; **Kompl.**: traumatische Synovialitis* mit rezidiv. Gelenkergüssen. Vgl. Fraktur, Luxation.

Dis|traktion (lat. distrahere, distractum auseinanderziehen) f: (engl.) distraction; (chir.) manuelles od. instrumentelles (Distraktor, Fixateur externe) Auseinanderziehen von dislozierten, ineinander verschobenen od. verkeilten Knochenfragmenten bei Fraktur zur offenen od. geschlossenen Reposition, evtl. mit anschl. Osteosynthese.

Dis|traktions|verlängerung (↑): (engl.) Ilizarov distraction; syn. Kallusdistraktion, Ilizarov-Methode; Verfahren zur Knochenverlängerung mittels Fixateur* externe; **Ind.**: angeb. od. posttraumat. verkürzte Knochen, z. B. bei radialer Klumphand od. zur Normalisierung ungleicher Beinlängen. D. Buc.

Di|sulfid|brücke: (engl.) disulfide bridge; syn. Cystinbrücke; Disulfidbindung (—S—S—) durch Oxidation von zwei SH-Gruppen, z. B. zwischen zwei Cysteinresten (vgl. Cystein); wichtigste kovalente Vernetzung in der Sekundärstruktur von Proteinen, die unter Mitwirkung von Glutathion* durch die Proteindisulfidreduktase geknüpft u. gelöst wird; Proteine mit zahlreichen Disulfidbrücken (z. B. Keratin) sind relativ resistent gegen Denaturierung.

Di|sulfiram (INN) n: Alkoholentwöhnungsmittel, führt zum sog. Acetaldehydsyndrom*; Verw. auch als Fungizid; MAK: 2 mg/m^3.

Dis|zision (lat. discidere, discisus in Stücke schneiden) f: (engl.) discission; (ophth.) Eröffnung der Augenvorderkammer zur Spülung, Kammerwassergewinnung bzw. Medikamenteninstillation od. Eröffnung der Linsenkapsel zur anschl. Absaugung (Phakoemulsifikation) bzw. Kernexpression.

Disz̲itis (Diskus*; -itis*) f: (engl.) discitis; isolierte entzündl. Destruktion der Bandscheibe mit Einwachsen von Bindegewebe ohne Veränderung der angrenzenden Wirbel; **Urs.**: nach Bandscheibenoperation, Nukleographie, paravertebralen Injektionen, Periduralanästhesie od. Lumbalpunktion; **Diagn.**: Kernspintomographie.

Di|thranol (INN) n: syn. Cignolin; Derivat des Anthrachinons*, hemmt das Zellwachstum; **Verw.**: zur lokalen Behandlung der Psoriasis*; **UAW**: erythematöse Hautreizungen u. a.

Di|urese (Dia-*; Ur-*) f: (engl.) diuresis; physiol. Ausscheidung von Harn*.

Di|urese, forcierte (↑; ↑) f: (engl.) forced diuresis; therap. Verfahren zur beschleunigten renalen Elimination von nierengängigen tox. Substanzen (vgl. Vergiftung) mittels Gabe stark wirksamer Diuretika (z. B. Furosemid); die dabei notwendige Infusionstherapie zur Volumen- u. Elektrolytsubstitution erfolgt unter intensivmed. Kontrolle.

Di|urese, osmotische (↑; ↑) f: (engl.) osmotic diuresis; Vermehrung des Harnvolumens durch Anwesenheit von exogenen (z. B. Mannitol) od. endogenen (z. B. D-Glukose) niedermolekularen Substanzen im glomerulären Filtrat, die während der Tubuluspassage in der Resorption behindert sind u. damit Tubulusflüssigkeit binden; vgl. Diuretika.

Di|urese|störung (↑; ↑): (engl.) diuresis impairment; Störung der Harnausscheidung, die auf Veränderungen v. a. im Bereich der Nieren od. der ableitenden oberen Harnwege beruhen kann; s. Polyurie, Oligurie, Anurie; vgl. Blasenentleerungsstörung.

Di|uretika (↑; ↑) n pl: (engl.) diuretics; Arzneimittel, die durch Hemmung der renalen Rückresorption v. a. von Na^+-Ionen eine erhöhte Ausscheidung von Na^+-, Cl^-- u. HCO_3^--Ionen sowie (indirekt) von Wasser bewirken u. dadurch das Plasmavolumen senken u. Stauungsymptome verbessern; **Einteilung** nach Wirkungmechanismus u. -ort: **1.** Benzothiadiazinderivate* (Thiazide, z. B. Hydrochlorothiazid) u. wirkungsgleiche Stoffe (z. B. Chlortalidon, Mefrusid), hemmen die Natriumresorption v. a. im Anfangsteil des distalen Tubulus; i. d. R. protrahierter Wirkungsverlauf, mittelstark wirkende D.; **2.** sog. Schleifendiuretika (z. B. Furosemid, Torasemid, Piretanid), hemmen die Natriumresorption im aufsteigenden Schenkel der Henle-Schleife; wirken sofort u. bes. stark u. sind im Ggs. zu den Thiaziden bei Niereninsuffizienz ggf. noch wirksam; werden zusammen mit den Thiaziden u. Analoga auch als Saluretika bez.; **3.** kaliumsparende D. (Amilorid, Triamteren), hemmen die Natriumresorption im distalen Tubulus; schwache diuret. Wirkung bei gleichzeitiger Kaliumretention; **4.** Aldosteronantagonisten (Spironolacton), heben die natriumretinierende u. kaliuret. Wirkung von Aldosteron (als kompetitive Antagonisten) an den Tubuli auf; werden auch zu den kaliumsparenden D. gezählt; **5.** osmotisch wirksame D. (frei glomerulär filtrierbare Lösungen, z. B. Mannitol), binden Wasser im Plasma u. im proximalen Tubulus (über eine Änderung des osmot. Gradienten); **Verw.**: bei Herzinsuffizienz u. Hypertonie (v. a. Thiazide u. Analoga; s. Antihypertensiva); kaliumsparende D. meist in Komb. mit Saluretika (um einer Hypokaliämie vorzubeugen); Aldosteronantagonisten v. a. bei mit Hyperaldosteronismus einhergehenden

Erkr.; osmot. wirkende D. bei der Osmotherapie*; vgl. Diurese, forcierte; **UAW:** bei Thiazid- u. Schleifendiuretika häufig Elektrolytstörungen (insbes. Hypokaliämie), Fettstoffwechselstörungen, Störungen der Glukosetoleranz, bei exzessiver Diurese u. U. Hämokonzentration od. Kollaps inf. Dehydratation; sek. Hyperaldosteronismus; bei kaliumsparenden D. Hyperkaliämie; bei Aldosteronantagonisten Hyperkaliämie u. Gynäkomastie.

diurnus (lat.): am Tage.

di|vergens (Dis-*; lat. vergere sich neigen): auseinandergehend; z. B. Strabismus divergens (Auswärtsschielen).

Di|vergenz|lähmung (↑; ↑): (engl.) divergence palsy; seltene Form der disjugierten Blicklähmung*; beim Blick in die Ferne stehen die Augen nicht parallel sondern konvergent, so dass Doppelbilder entstehen; **Vork.:** bei Hirnstammsyndromen.

Di|vergenz|zange (↑; ↑): (engl.) divergence forceps; Geburtszange*, die Druckschädigungen des kindl. Kopfs bei der Zangenextraktion* vermeiden soll.

Di|verticulum ilei (lat. diverticulum Abweg, Abweichung) n: Meckel*-Divertikel.

Di|vertikel (↑) n: (engl.) diverticulum; angeb. od. erworbene, pilz-, birnen- od. sackförmige Ausstülpung umschriebener Wandteile eines Hohlorgans, die sich eindeutig vom Lumen absetzen; **Vork.:** überwiegend im Verdauungstrakt vom Ösophagus bis zum distalen Colon; **Formen: 1.** echtes D. mit Ausstülpung aller Wandschichten, z. B. als Traktionsdivertikel (s. Ösophagusdivertikel) od. Meckel*-Divertikel; **2.** falsches D. (auch Pseudodivertikel) mit Ausstülpung ausschl. von Mukosa bzw. Submukosa durch Lücken der Muskularis (z. B. an Gefäßdurchtrittsstellen); Vork. v. a. an Ösophagus, Magen, Dünndarm (s. Duodenaldivertikel) u. Dickdarm (sog. Graser-Divertikel bei Divertikulose*) sowie in der Harnblase (s. Blasendivertikel).

Di|vertikel, juxta|papilläres (↑) n: (engl.) juxtapapillary diverticulum; auch peripapilläres Divertikel; Divertikel in unmittelbarer Nachbarschaft der Papilla* duodeni major, führt gehäuft zu aszendierender Infektion u. Gallensteinbildung.

Di|vertikel, para|ureterales (↑) n: syn. Uretermündungsdivertikel; s. Blasendivertikel.

Di|vertikulitis (↑; -itis*) f: (engl.) diverticulitis; Entz. der Wand eines Divertikels*, meist auch von dessen Umgebung (Peridivertikulitis); **Vork.:** v. a. als Kompl. einer Divertikulose* des Dickdarms inf. Retention von Kot in den Divertikeln; **Klin.:** sog. Linksappendizitis (s. Kasten); **Diagn.:** Ultraschalldiagnostik (Nachw. eines verdickten Darmsegments, Abszesses od. Divertikeltumors), Computertomographie; Doppelkontrastmethode bei Kontrasteinlauf* u. Endoskopie nur im Intervall; **Kompl.:** Peritonitis, gedeckte od. freie Perforation, Ileus, selten Blutung aus dem Anus; **Ther.:** zunächst konservativ (Stuhlregulierung, ballaststoffreiche, nicht blähende Kost), bei starker Entz. Nahrungskarenz u. parenterale Ernährung, Bettruhe, Eisblase, ggf. Antibiotika; Notoperation bei akut auftretenden Kompl. mit Peritonitis od. Perforation; bei Perforation, ausgedehnten Abszessen u. Fisteln sowie Stenosen mit mechan. Ileus möglichst einzeitige Darmresektion mit End-zu-End-Anastomose, evtl. Inkontinenzresektion (Hartmann*-Operation).

Häufigste Symptome der Divertikulitis:
- Schmerzen (Spontan- und Loslassschmerz) links suprapubisch oder iliakal (häufig einige Tage anhaltend)
- Änderung der Stuhlgewohnheiten (Diarrhö, Obstipation)
- Völlegefühl, Übelkeit und Erbrechen
- Subileus – Ileus
- Tenesmen
- tastbarer walzenförmiger Tumor
- Leukozytose, Fieber
- Blasenentleerungsstörungen

Di|vertikulose (↑; -osis*) f: (engl.) diverticulosis; Auftreten zahlreicher Divertikel*; i. e. S. Kolondivertikulose, die im Bereich von Dickdarmabschnitten mit hohem Innendruck (v. a. Colon descendens u. Colon sigmoideum) u. insbes. an Durchtrittstellen von Gefäßen zur Ausbildung falscher Divertikel führt; die Entstehung wird durch ballaststoffarme Ernährung u.

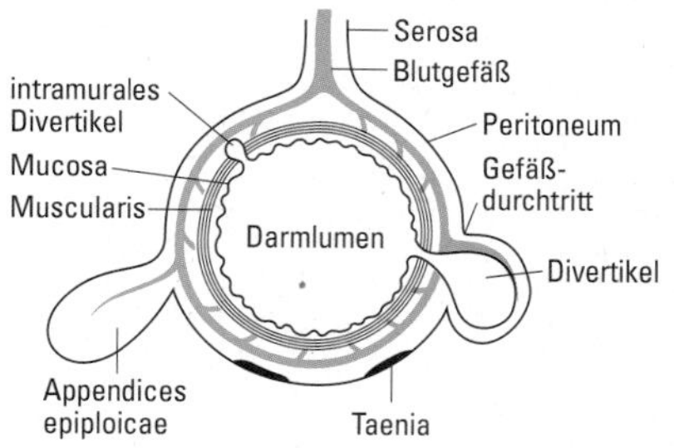

Divertikulose

Obstipation begünstigt. **Vork.:** v. a. im höheren Lebensalter (bei ca. 20 % der 60-Jährigen u. ca. 60 % der 80-Jährigen); **Sympt.:** bei komplikationsfreiem Verlauf meist symptomlos, selten Krämpfe im linken Unterbauch, Flatulenz, Diarrhö u. Obstipation im Wechsel; **Diagn.:** Kontrasteinlauf, Koloskopie; **Kompl.:** in 10–25 % der Fälle Divertikulitis*.

Dix-Hallpike-Test (Margarete R. D., HNO-Ärztin, London, 1911–1991) m: syn. Hallpike*-Test.

Dixon-Operation (Claude F. D., Chir., Piedmont/Kansas, 1893–1968) f: kontinenzerhaltende anteriore Rektumresektion* bei Rektumkarzinom (s. Karzinom, kolorektales); En-bloc-Resektion von Rektum u. Colon sigmoideum mit Mesocolon u. radikuläre Ligatur der A. mesenterica inf., anschl. Anastomosierung zw. verbliebenem Rektum u. Colon descendens zumeist mittels spez. Nähapparate. J. Die.

Di|xyrazin n: Phenothiazinderivat mit neuroleptischen, antiemetischen u. sedierenden Eigenschaften; s. Neuroleptika, Phenothiazinderivate.

di|zygot (Di-*; Zyg-*): zweieiig; s. Zwillinge, Zygotie.

DLCO: Abk. für **D**iffusionskapazität der **L**unge für **CO**; s. Diffusionskapazität, pulmonale.

DL-Form: syn. Racemat*.

DLV: Abk. für **D**e**l**a**v**irdin*.

Tetranukleotid der DNA

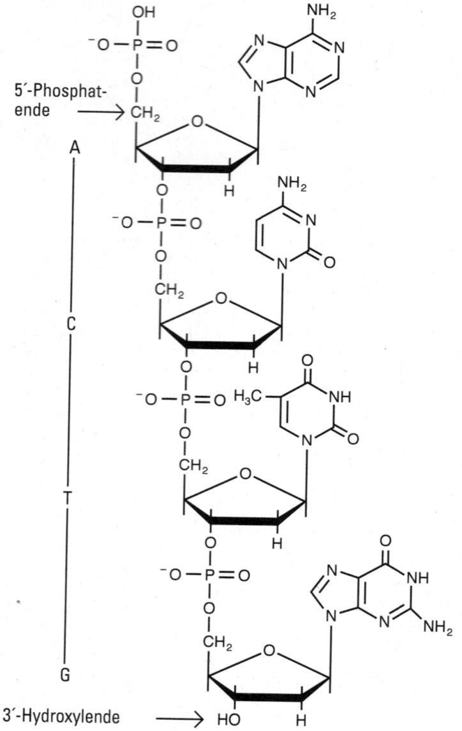

DNA:
Einzelstrang

[40]

DM: Abk. für **1. D**iabetes* **m**ellitus; **2. D**ermatomyositis*; **3. D**exa**m**ethason*.

DMARD: Abk. für (engl.) **d**isease **m**odifying **a**nti**r**heumatic **d**rugs; antirheumatisch wirkende Basistherapeutika, z. B. Hydroxychloroquin, Chloroquin, Penicillamin, Sulfasalazin, Methotrexat, Leflunomide; vgl. Antirheumatika. T. Dör.

DMPS: Abk. für **Dim**ercapto**p**ropan**s**ulfonsäure*.

DMSO: Abk. für **D**i**m**ethyl**s**ulf**o**xid*.

DNA: Abk. für (engl.) **d**eoxyribo**n**ucleic **a**cid; Desoxyribonukleinsäure (Abk. DNS); Träger der genetischen Information (s. Material, genetisches); Polynukleotid, bei dem Mononukleotide über 3´,5´-Phosphodiesterbrücken verknüpft sind; die Reihenfolge der Basen Adenin (A), Guanin (G), Cytosin (C) u. Thymin (T) bestimmt den genetischen Code* u. enthält somit die Information für das Genprodukt*. DNA liegt meist als Doppelstrang vor (Ausnahme: Genom einzelsträngiger DNA-Viren), der aus zwei Polynukleotidketten entgegengesetzter Polarität besteht. Die Basenfolge des (+)-Stranges (Leserichtung, 3' → 5') ist komplementär zu der des (-)-Stranges (5' → 3'). Die Basenpaarung* zw. Purinbasen* u. Pyrimidinbasen* (A═T; G≡C) bestimmt die Konformation der DNA als Doppelhelix, die unter physiol. Bedingungen in der B-Form (syn. Watson-Crick-Form; s. Abb.) vorliegt. DNA ist v. a. in den Chromosomen* im Zellkern lokalisiert, aber auch in Mitochondrien. Bei Mitose* erfolgt die Reduplikation*, bei Meiose* auch die Rekombination der DNA. Reparatursysteme der DNA: s. UV-Schäden. Vgl. Nukleinsäuren, Nukleasen, Transkription.

DNA-Dia|gnostik f: (engl.) DNA diagnosis; molekularbiol. Verfahren zur Erkennung einer Mutation* im genet. Material von Pat.; z. B. Polymerase*-Kettenreaktion, Sequenzierung* der DNA; **Anw.:** zur Genanalyse* u. zur Ermittlung von Prognosefaktoren i. R. der Tumordiagnostik. W. Ber.

DNA-Finger|print-Methode f: (engl.) DNA fingerprint analysis; gentechnolog. Methode zum Nachw. von spezif., unveränderbaren, individuellen DNA-Mustern nach Spaltung der DNA mit Restriktionsenzymen*, elektrophoret. Auftrennung u. Hybridisierung mit geeigneten Gensonden, die repetitive DNA-Sequenzen erkennen; Anw. zur Abstammungsbegutachtung, in der Zwillingsforschung u. vor Knochenmarktransplantationen; i. R. der Rechtsmedizin u. Kriminalistik kann auch aus Spuren (getrocknetes Blut, Sperma u. a.) DNA isoliert u. ein DNA-Fingerprint angefertigt werden.

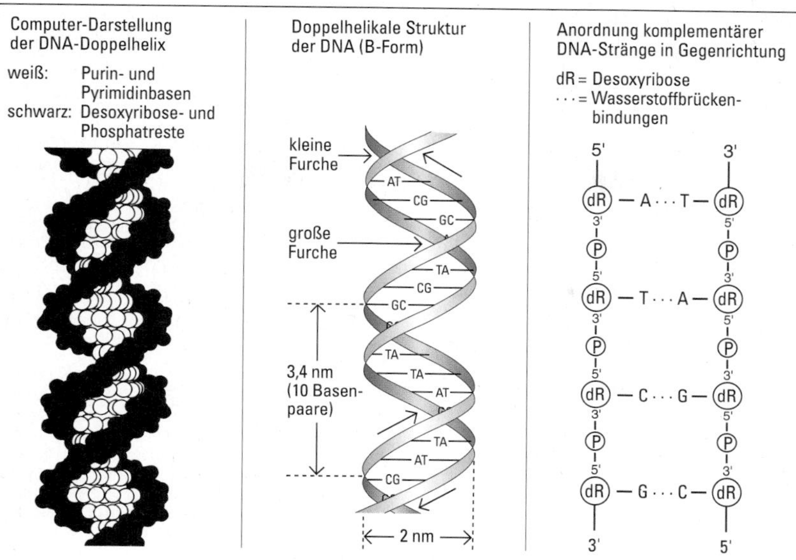

DNA:
Modell der DNA-Doppelhelix [40]

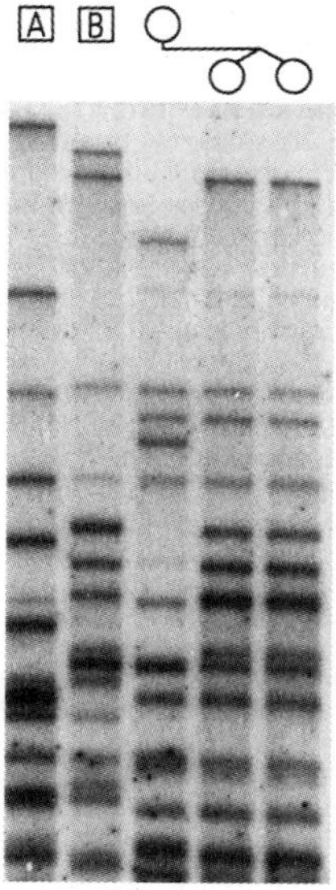

DNA-Fingerprint-Methode:
Untersuchung der DNA von zwei Männern (A und B), die für die Vaterschaft der Zwillinge (rechts) in Frage kommen, und die der Mutter (Mitte); die Zwillinge sind eineiig (identisches Bandenmuster), die nicht maternalen Banden stammen vom biologischen Vater (nicht A). [401]

DNA-Klonierung (Klon*)**:** (engl.) DNA cloning; Verfahren der Gentechnologie* zur Herstellung identischer DNA-Fragmente mittels Selektion u. Züchtung von Zellklonen mit eingefügter fremder DNA* (syn. rekombinante DNA); **Prinzip:** Die Fremd-DNA wird in Bakterien mittels Phagen od. mittels chem.-physik. Meth. mit Plasmiden eingeschleust, in deren DNA zuvor das entspr. gentragende Fremd-DNA-Stück (bis zu 10 000 Basen) ligiert wurde. Dies wird z. B. aus genomischer DNA durch enzymatische Hydrolyse mit Restriktionsenzymen* gewonnen, in vitro an mRNA kopiert (cDNA), chem. synthetisiert od. mit Polymerase*-Kettenreaktion selektiv vervielfältigt. Den Plasmiden ähnliche künstl. Chromosomen mit größerer Aufnahmekapazität sind BACs (Abk. für engl. bacterial artificial chromosomes) u. YACs (Abk. für engl. yeast artificial chromosomes).

DNA-Mikro|raster n**:** (engl.) DNA microarray; sog. Gen-Chip; feste Trägeroberfläche (Glas, Kunststoff), auf der mehrere Zehntausend versch. DNA-Elemente gebunden sind u. gleichzeitig analysiert werden können; Auswertung mit automatisiertem Lesegerät; **Anw.:** zur Untersuchung hochkomplexer genet. Mechanismen, z. B. der Genexpression* best. Gewebe u. deren pathol. Veränderungen, sowie zur Genkartierung*. W. Ber.

DNA-Poly|merasen (Poly-*; gr. μέρος Teil) f pl**:** (engl.) DNA polymerases; Transferasen, die mit einzelsträngiger DNA* als Matrize die dazu komplementäre DNA synthetisieren, indem sie Desoxyribonukleotide (dATP, dTTP, dCTP, dGTP) unter Pyrophosphatabspaltung an die wachsende Kette anlagern; Beteiligung an Reduplikation* u. Reparatur von DNA (s. UV-Schäden).

DNA-Poly|merase, RNA-abhängige f: syn. reverse Transkriptase*.

DNA-Re|plikation, identische (Replikation*) f: s. Reduplikation, Mitose.

DNasen f pl: Kurzbez. für **D**esoxyribo**n**uklea**sen**; s. Nukleasen.

DNA-Syn|these|phase f: syn. S-Phase; s. Zellzyklus.

DNA-Vakzine f: (engl.) DNA vaccine; Impfstoff auf Nukleinsäurebasis, der die In-vivo-Synthese des Antigens, das mit dem eines Infektionserregers identisch ist, im Impfling induziert; daraufhin werden neutralisierende Antikörper u. Antigen-spezifische zytotoxische T-Lymphozyten gebildet. F. Nol.

DNA-Viren (Viren*) n pl: s. Viren, Virusklassifikation.

DNA-Zyto|photo|metrie (Cyt-*; Phot-*; Metr-*) f: (engl.) DNA cytophotometry; Verf. der Zytophotometrie* zur quant. Bestimmung von Zellkern-DNA; z. B. als Einzelzell-Zytophotometrie, automatisierte Durchflusszytometrie od. Zytofluorometrie*.

DNCG: Abk. für **D**i**n**atrium**c**romo**g**lycat; Natriumsalz der Cromoglicinsäure*.

DNS-: s. DNA-.

Do: (serol.) Symbol der Dombrock*-Blutgruppen.

Dobut|amin (INN) n: Sympathomimetikum mit direkter Wirkung auf die Beta-1-Rezeptoren; **Verw.:** zur Notfalltherapie bei akutem Herzversagen; **Kontraind.:** mechan. Behinderung der ventrikulären Füllung bzw. des ventrikulären Ausflusses u. a.; **UAW:** Tachykardie, Tachyarrythmien, Übelkeit u. a.

DOC: Abk. für **D**es**o**xy**c**orticosteron*.

DOCA: Abk. für **D**es**o**xy**c**orticosteron**a**cetat; s. Desoxycorticosteron.

Doce|taxel (INNv) n: Zytostatikum; hemmt die Mitose- u. Zellteilung u. ist v. a. in der S-Phase des Zellzyklus aktiv (Mitosehemmstoffe*); **Ind.:** lokal fortgeschrittenes od. metastasierendes Mamma- u. Bronchialkarzinom; **Kontraind.:** Neutropenie, schwere Leberfunktionsstörung; **UAW:** Überempfindlichkeitsreaktionen insbes. der Haut, Flüssigkeitsretention, Anämie, Haarausfall u. a.; vgl. Paclitaxel, Zytostatika.

Docusat-Natrium (INN) n: anionisches Detergens, steigert die Sekretion von Wasser u. Elektrolyten im Darm; **Verw.:** als Laxans.

Dodd-Venen (Vena*) f pl: (engl.) Dodd's perforating veins; Gruppe von drei bis fünf Venae* perforantes am medialen Oberschenkel zwischen V. saphena magna u. der tiefen V. femoralis superficialis medialis distal in Höhe des Adduktorenkanals.

Döderlein-Bakterien (Albert S. D., Gyn., München, 1860–1941; Bakt-*) f pl: s. Lactobacillus.

Doehle-Körperchen (Karl G. D., Pathol., Kiel, 1855–1928): (engl.) Doehle's inclusion bodies; ovale, 1–3 µm große, basophile, blasenartige Gebilde im Zytoplasma der neutrophilen Granulozyten; Vork. bei schweren Infekten (bes. Scharlach) u. May-Hegglin-Anomalie; Urs. unbekannt, evtl. Reifungsstörung des Zellplasmas.

Dokosa|pentaen|säure: (engl.) docosapentaenoic acid; s. Clupanodonsäure.

Dokumentations|as|sistent, medizinischer m: Abk. MDA; Bez. für einen Assistenzberuf im Bereich Information, Dokumentation u. Statistik in der Medizin; die Ausbildung kann entw. in staatl. (MDA mit staatl. Anerkennung) od. privaten Lehreinrichtungen (geprüfter MDA) erfolgen; Tätigkeit in Krankenhäusern, Gesundheitsämtern, med. Instituten, Bibliotheken u. Forschungseinrichtungen, im Sozialversicherungsbereich sowie in der pharmaz. Industrie. Vgl. Informatik, medizinische.

Dokumentations|pflicht: (engl.) obligation to record; die rechtl. Pflicht des behandelnden Arztes zu ordnungsgemäßer Dokumentation aller wesentlichen diagn. u. therap. Bewandtnisse, insbes. des Behandlungsverlaufs, z. B. durch Führen einer Krankenakte (Krankenblatt, Krankenkartei); Aufzeichnungen auf elektron. Datenträgern bedürfen zur Verhinderung von Veränderungen od. unrechtmäßiger Versendung bes. Sicherungs- u. Schutzmaßnahmen. Die Dokumentation muss vollständig spätestens zum Ende des einzelnen Behandlungsabschnitts vorliegen. Krankenakten sind i. d. R. mindestens für die Dauer von 10 Jahren nach Abschluss der Behandlung aufzubewahren, soweit nicht eine längere Aufbewahrung nach ärztl. Erfahrung od. durch bes. gesetzliche Vorschriften (z. B. Strahlenschutzverordnung) geboten ist; die Dokumentation unterliegt der ärztl. Schweigepflicht* sowie ggf. den Datenschutzgesetzen. Unzulänglichkeiten der Dokumentation können im Arztfehlerprozess zu Beweiserleichterungen zugunsten des Pat. führen. Vgl. Einsichtsrecht, Aufbewahrungsfrist.

Dolasetron (INN) n: Serotoninantagonist; Antiemetikum nach Op. od. bei zytostat. Chemotherapie; vgl. Antiemetika.

dolent (lat. dolere schmerzen): (engl.) painful; schmerzhaft.

Dolicho|kolie (gr. δολιχός lang; Kol-*) f: (engl.) dolichocolon; abnorme Länge des Colons od. einzelner seiner Abschnitte.

Dolichol|phosphate (↑) n pl: membrangebundene Polyprenphosphate mit 13–20 Isopreneinheiten; Coenzyme, die Monosaccharide bei der Glykosylierung von Proteinen u. Lipiden übertragen; vgl. Glykoproteine, Glykolipide. G. Hüb.

Dolicho|ösophagus (↑; Ösophagus*) m: (engl.) dolicho-oesophagus; verlängerte u. geschlängelte Speiseröhre; s. Ösophagusachalasie.

Dolicho|steno|melie (↑; Steno-*; -melie*) f: (engl.) dolichostenomelia; auffallend lange u. grazile Extremitätenknochen, z. B. beim Marfan*-Syndrom.

Dolicho|zephalie (↑; Keph-*) f: (engl.) dolichocephaly; Langschädel; Vergrößerung des Längendurchmessers des Schädels mit u. ohne Sagittalnahtsynostose. Vgl. Dyszephalie.

Dolor (lat.) m (pl Dolores): Schmerz*.

Dolores osteo|copi (↑) m pl: nächtl. bohrende Knochenschmerzen bei Syphilis*; Auftreten mehrere Monate p. i.

Dombrock-Blut|gruppen: (engl.) Dombrock's blood groups; Symbol Do; seit 1965 bekanntes Blutgruppensystem (v. a. in der Abstammungsbegutachtung wichtig). Die Vererbung der auf Chromosom 1 lokalisierten Allele Do^a u. Do^b erfolgt autosomal-kodominant (drei Phänotypen). Die Bildung spezif. Antikörper nach Bluttransfusion ist beschrieben. Vgl. Blutgruppen.

dominant (lat. dominari herrschen): s. Erbgang, dominanter.

Dom|peridon (INN) n: Benzimidazolonderivat mit antiemetischen Eigenschaften; **Verw.:** als Antiemetikum; vgl. Prokinetika.

Donath-Landsteiner-Anti|körper (Julius D., Int., Wien, 1870–1950; Karl L., Pathol., Serol.,

Wien, New York, 1868–1943; Anti-*): (engl.) Donath-Landsteiner antibodies; gegen P-Blutgruppenantigene (v. a. P_1 u. P_2) auf Erythrozyten gerichtete Antikörper* der Klasse IgG (biphasische Kältehämolysine); treten v. a. bei akuten viralen Infektionen u. i. R. der tertiären Syphilis auf u. führen bei Kälteexposition zur paroxysmalen Kältehämoglobinurie*; **Nachw.** durch **Donath-Landsteiner-Reaktion**: Zugabe gewaschener Testerythrozyten zu einer Serumprobe u. einstündige Inkubation bei 4 °C (Antikörperbindung, erfolgt in vivo v. a. im Bereich der Akren), nachfolgend Zusatz von Komplement* u. ein- bis zweistündige Inkubation bei 37 °C (pos. bei Hämolyse*).

Donati-Rück|stich|naht (Mario D., Chir., Turin, 1879–1946): (engl.) Donati's suture; spez. Hautnaht; s. Nahtmethoden.

Donders-Druck (Frans C. D., Physiol., Ophth., Utrecht, 1818–1889): syn. intrapleuraler Druck*.

Donders-Raum (↑): s. Pleurahöhle.

Donepezil (INN) n: reversibler Cholinesterasehemmer* zur symptomat. Behandlung der Alzheimer*-Krankheit; Langzeitanwendung bei leichter u. mittelschwerer Demenz verzögert den Verlust kognitiver Funktionen.

Donnan-Verteilung (Frederick G. D., Chem., London, 1870–1956): (engl.) Donnan's distribution; die sich zw. verschiedenen, durch eine semipermeable Membran* getrennten Elektrolytlösungen einstellende Ionenverteilung, wenn eine der Lösungen nicht diffusible Teilchen enthält; befinden sich z. B. in einer membranumschlossenen Zelle K^+- u. $Protein^-$-Ionen u. im Außenraum K^+- u. Cl^--Ionen, so diffundieren Cl^--Ionen wegen des Konzentrationsgefälles in die Zelle u. nehmen aus Gründen der Elektroneutralität K^+-Ionen gegen ein Konzentrationsgefälle mit. Bei

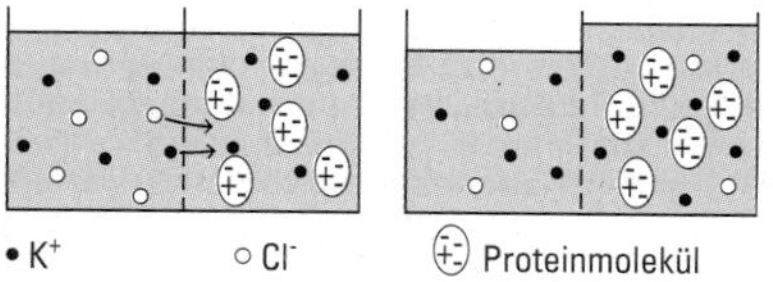

Donnan-Verteilung:
links: Ionenbewegung; rechts: Donnan-Gleichgewicht

dem sich einstellenden **Donnan-Gleichgewicht** ist im Außenraum die Konz. der K^+- u. Cl^--Ionen gleich, in der Zelle dagegen die Konz. der K^+-Ionen gleich der Summe der Konz. der Cl^-- u. $Protein^-$-Ionen. Durch die Verschiebung der Ladungen kommt es zur Ausbildung eines **Donnan-Potentials**. Vgl. Membranpotential.

Donné-Körperchen (Alfred D., Arzt, Paris, 1801–1878): (engl.) Donné's corpuscles; s. Kolostrum.

Donor (lat. donare geben) m: Spender.

Donovan-Körperchen (Charles Donovan, Tropenarzt, Madras, 1863–1951) f: syn. Calymmatobacterium* granulomatis.

Donovanosis (↑; -osis*) f: syn. Granuloma* inguinale.

DOPA: Abk. für 3,4-**D**ihydr**o**xy**p**henyl**a**lanin; aromat. Aminosäure, die durch Hydroxylierung von Tyrosin entsteht; Zwischenprodukt in der Biosynthese der Katecholamine* u. Melanine*. Vgl. Levodopa, Tyrosinhydroxylase.

DOPA-De|carb|oxylase f: Lyase, die 3,4-Dihydroxyphenylalanin zu Dopamin* decarboxyliert.

Dop|amin n: (engl.) dopamine; Abk. DA; 4-(2-Aminoethyl)brenzkatechin, 3-Hydroxytyramin; biogenes Amin; Katecholamin u. biosynthet. Vorstufe von Noradrenalin, Adrenalin (s. Katecholamine) u. Melaninen*; Biosynthese durch Decarboxylierung von 3,4-Dihydroxyphenylalanin (s. DOPA); Hauptmetabolite sind 3,4-Dihydroxyphenylessigsäure u. Homovanillinsäure*,

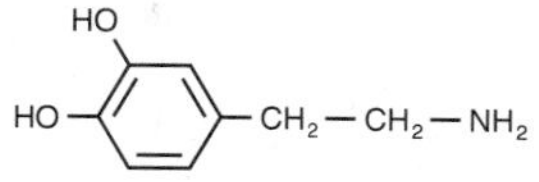

Dopamin

die im Urin nachweisbar sind. **Funktionen** als Neurotransmitter: **1.** Steuerung der extrapyramidalen Motorik im nigrostriatalen DA-System (vgl. Parkinson-Syndrom); **2.** Projektionen des mesolimbischen DA-Systems scheinen entscheidend zur Entwicklung von Psychosen beizutragen (therap. Wirkung von Dopaminantagonisten, z. B. Neuroleptika*). **3.** Aus dem tuberoinfundibulären System freigesetztes DA (identisch mit PIH*) gelangt über das Blut zur Hypophyse, wo es die Freisetzung von Prolaktin* hemmt. **4.** Regulation der Durchblutung der Abdominalorgane (v. a. der Niere) als Botenstoff einiger postganglionärer Neuronen des Sympathikus. Therap. **Anw.:** als Dauerinfusion (HWZ 1–3 Min.) bei Schock (v. a. kardiovaskulärer Urs.), schwerer Hypotonie, drohendem Nierenversagen; **UAW:** Erbrechen, Herzrhythmusstörungen, Tachykardie u. Blutdruckerhöhung. Vgl. Dobutamin.

dop|amin|erg: (engl.) dopaminergic; die Wirkung des Dopamins betreffend; s. Neurotransmitter.

Dop|amin|re|zeptoren (Rezeptoren*) m pl: (engl.) dopamine receptors; Membranrezeptoren des zentralen u. peripheren Nervensystems mit Dopamin* als natürl. Liganden; eine Vielzahl von Pharmaka wirkt an D. als Agonisten (z. B. Bromocriptin, Lisurid) od. Antagonisten (z. B. viele Neuroleptika). **Typen: 1.** postsynaptische D.: **a)** zentrale D.: im ZNS bewirken D_1- u. D_5-Rezeptoren die Stimulation, D_2-, D_3- u. D_4-Rezeptoren die Hemmung der Adenylatcyclase*; **b)** periphere D. bewirken eine Vasodilatation im Bereich von Magen, Darm, Leber u. Nieren. **2.** präsynaptische D. steuern durch Rückkopplung die Dopaminfreisetzung an der Synapse. G. Hüb.

DOPA-Oxidase f: syn. Brenzkatechinase, o-Diphenoloxidase; Monooxygenase, die DOPA* bzw. Brenzkatechinderivate zu Melaninen* umsetzt.

Dop|ex|amin (INN) n: mit Dopamin* strukturverwandtes Sympathomimetikum mit dopaminergen u. beta-2-agonistischen Eigenschaften; **Verw.:** zur Akutbehandlung der schweren Herzinsuffizienz; **UAW:** Übelkeit, Herzarrhythmien.

Doping (engl. to dope hinters Licht führen) n: nach der Definition des Internationalen Olympischen Komitees die Verwendung von Substanzen aus verbotenen Wirkstoffgruppen u. die Anwendung verbotener Methoden (Blutdoping*, pharmak., chem. u. physik. Manipulationen) zur unphysiol. Steigerung der Leistungsfähigkeit eines Sportlers; verbotene Wirkstoffgruppen: Stimulanzien, Narkotika, Anabolika, Diuretika, Peptidhormone u. deren Analoga; zu den nur mit best. Einschränkungen zugelassenen Substanzen gehören Alkohol, Marihuana, Lokalanästhetika, Kortikoide u. Betarezeptorenblocker. Die gesundheitlichen Gefahren bestehen entw. in der Überwindung physiol. Leistungsgrenzen mit nachfolgenden schweren Zusammenbrüchen od. in den Nebenwirkungen der eingenommenen Substanzen.

D

Doppel|ballon|sonde f: (engl.) double balloon-tipped tube; s. Ballonsonde.

Doppel|bild: (engl.) double image; gleichzeitige visuelle Wahrnehmung zweier differierender Bilder eines Gegenstandes; physiol. D. beim binokularen Sehen*, wenn das Objekt außerhalb der sog. Panum*-Areale abgebildet wird; pathol. D.: s. Diplopie.

Doppel|bindung: (engl.) double-bond; (chem.) durch zwei (Valenz-)Elektronenpaare gebildete ungesättigte Bindung von Atomen innerh. eines Moleküls; Verbindungen mit D. zeigen charakterist. Reaktionsverhalten. **Kumulierte** D. befinden sich in unmittelbarer Nachbarschaft, **konjugierte** (alternierende) D. sind durch eine Einfachbindung getrennt u. aktivieren sich gegenseitig, die Verbindungen sind meist farbig (z. B. Carotinoide) u. zeigen charakterist. Absorption im ultravioletten Licht. **Isolierte** D. sind durch mehr als eine Einfachbindung getrennt u. beeinflussen sich gegenseitig nicht.

Doppel|blind|versuch: (engl.) double-blind test; s. Blindversuch.

Doppel|fehl|bildung: (engl.) duplication malformation; Ergebnis der unvollständigen Durchschnürung des Embryoblasten im späten Entwicklungsstadium der Blastozyste* (bei vollständiger Durchschnürung entstehen eineiige Zwillinge*); die Embryonen bleiben miteinander verbunden (sog. siamesische Zwillinge) u. haben u. U. gemeinsame Organanlagen. Nach Art u. Ausmaß der Verwachsung werden sie als Thorakopagus, Omphalopagus (Abb.), Pygopagus (Steißbein), Kraniopagus usw. bezeichnet. Die Kinder sind z. T. lebensfähig u. können, falls nicht lebenswichtige Organe nur einfach angelegt sind, beide eine op. Trennung überleben. Vgl. Autosit, Parasiten.

Doppel|gänger|syn|drom n: syn. Capgras*-Syndrom.

Doppel|helix (Helix*) f: (engl.) double helix; s. DNA.

Doppel|kontrast|methode f: (engl.) double-contrast radiography; syn. Bikontrastmethode; Verf. zur röntg. Darstellung der intraluminären Wandstruktur von Hohlorganen (Ösophagus, Magen-Darm-Trakt, Harnblase, Bronchialbaum u. a.) durch Erzeugen eines möglichst gleichmäßigen Kontrastmittelbeschlags (sog. positives Kontrastmittel) auf der Schleimhaut bei gleichzeitiger Entfaltung der darzustellenden Abschnitte des Hohlorgans durch Gase (sog. negatives Kontrastmittel); Verbesserung der diagn. Aussage (Darstellung auch sehr kleiner pathologischer Veränderungen) bei Einsatz der Pharmakoradiographie* möglich.

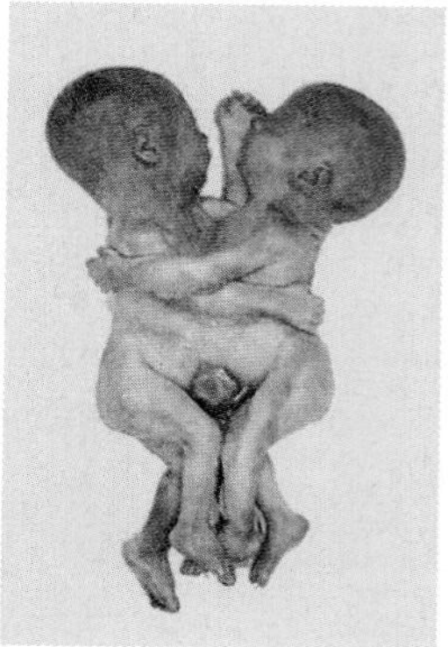

Doppelfehlbildung:
an Thorax und Bauch miteinander verbundene „siamesische Zwillinge"; in diesem Fall fanden sich getrennte Anlagen von Herz, Lunge, Magen und Colon, aber nur eine gemeinsame Leber- und Dünndarmanlage.
[471]

Doppel|krone: (engl.) telescope crown; Kronensystem als nicht sichtbares Halteelement für kombinierten festsitzend-herausnehmbaren Zahnersatz, der aus einer, auf den beschliffenen Zahnstumpf aufzementierten, Innenkrone besteht, über die eine, an der herausnehmbaren Prothese befestigten, Außenkrone aufgeschoben wird. **Formen: 1.** Teleskopkrone: Haftung durch parallelwandige, zylindrische Flächen des Innen- u. Außenteleskops; **2.** Konuskrone: Primärkrone mit konischer Gestalt; Haftkraft durch Aufpressen der passgenauen Sekundärkrone; **3.** Mischformen mit unterschiedl. Winkeln an den fazialen, lingualen bzw. mesialen u. distalen Kronenwänden.

Doppel|lippe: (engl.) double lip; syn. Labium duplex; Schleimhautfalte im Lippenrot der Oberlippe, die ihr den Anschein einer Verdoppelung verleiht; tritt als Symptom des Ascher*-Syndroms auf; ggf. chir. Beseitigung. Vgl. Makrocheilie, Tapirlippe.

Doppel|lumen|tubus (Lumen*; Tubus*) m: (engl.) double lumen tube; Abk. DLT; doppelläufiger Tubus (Komb. aus Endotrachealtubus* u. Endobronchialtubus*) zur seitengetrennten (einseitigen) Beatmung* (u. Absaugung) bei lungenchir. Eingriffen unter Narkose (sog. Eine-Lunge-Anästhesie, z. B. bei Lungenabszess, Bronchiektasen, bronchopulmonaler Fistel) sowie zur Ruhigstellung des Operationsgebiets u. um eine Verschleppung infektiösen Materials zu vermeiden; **Formen: 1.** mit Carina-Sporn (Vermeidung einer Dislokation): Carlens-Tubus für linksseitige, White-Tubus für rechtsseitige endobronchiale Lage; **2.** ohne Carina-Sporn: Robertshaw-D., Bryce-Smith-Salt-Tubus, beide für links- bzw. rechtsseitige Lage; **Kompl.:** bes. Hypoxämie (bei rechtsseitiger Intubation durch Verlegung des rechten Oberlappenbronchus), Fehlplatzierung, Verletzung von Kehlkopf, Trachea, Bronchus; Kontrolle der korrekten Position des D. durch fiberoptische Bronchoskopie*.

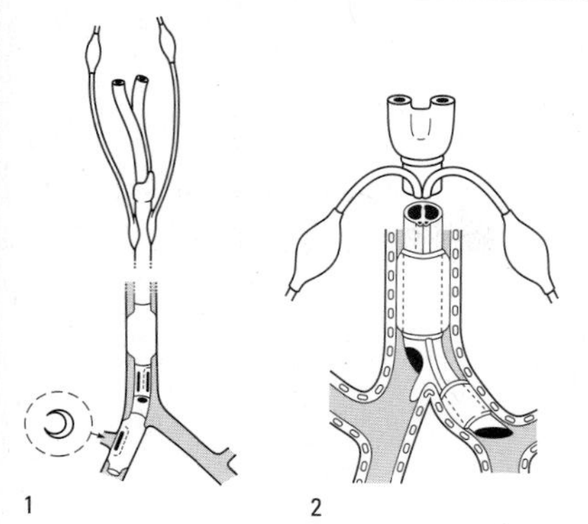

Doppellumentubus:
1: rechtsseitige endobronchiale Intubation mit Bryce-Smith-Salt-Tubus;
2: linksseitige endobronchiale Intubation mit Carlens-Tubus [184]

Doppel|mund|tubus (Tubus*) m: s. Safar-Tubus.

Doppel|niere: (engl.) duplex kidney; syn. Langniere; Niere mit zwei getrennten Hohlsystemen u. zwei Uretern (Ureter fissus, Ureter duplex); Häufigkeit: ca. 1 %; oft mit dysplast. oberen Nierenanteil, vesikorenalem Reflux u. Ureterozele; vgl. Nierenfehlbildungen, Ureterfehlbildungen. B. Sch.

Doppel|para|protein|ämie (Par-*; Prot-*; -ämie*) f: (engl.) biclonal gammopathy; syn. biklonale Gammopathie; (seltenes) Vorhandensein von zwei Paraproteinen im Serum bei Plasmozytom*.

Doppelt|hören: Diplakusis*.

Doppel|ton: s. Traube-Doppelton.

Doppelt|sehen: Diplopie*.

Doppelung der Herz|töne: s. Herztöne.

Doppler-Ef|fekt (Christian J. D., Phys., Math., Wien, Prag, 1803–1853) m: (engl.) Doppler effect; Bez. für die Änderung der Frequenz einer Schallwelle durch rel. Bewegung von Schallquelle u. Empfänger; bewegen sie sich aufeinander zu, steigt die Frequenz, im umgekehrten Fall sinkt sie; bewegen sich Schallquelle u. Empfänger gleich schnell (relativ), tritt kein D.-E. auf. Der D.-E. ist Grundlage der Doppler-Sonographie (s. Ultraschalldiagnostik).

Doppler-Sono|graphie (↑; lat. sonus Laut, Ton; -graphie*) f: (engl.) Doppler sonography; Verf. der Ultraschalldiagnostik* zur Bestimmung der Blutflussgeschwindigkeit in arteriellen u. venösen Gefäßen sowie im Herzen; vgl. Doppler-Effekt, Duplexsonographie.

Doppler-Verschiebung (↑): (engl.) Doppler shift; Differenz zw. Sende- u. Empfangsfrequenz bei der Ultraschalldiagnostik*; bei Bewegung des Reflektors (z. B. Erythrozyten) auf den Sender zu resultiert eine Zunahme, vom Sender weg eine Abnahme der empfangenen Frequenz. Die Frequenzverschiebung wird akustisch bzw. optisch dargestellt.

Dormant cells (engl. schlafende Zellen): Zellen eines therap. (meist chir.) nicht vollständig beseitigten malignen Tumors, die zu lokalen Spätrezidiven führen können. Vgl. Metastase.

Dormia-Schlinge (Enrico D., zeitgen. Urol., Mailand): (engl.) Dormia sling; Modifikation der Zeiss*-Schlinge in Form einer körbchenartigen Drahtschlinge, mit der Harnleitersteine direkt eingefangen u. extrahiert werden können; vgl. Nephrolithiasis.

Dorn|finger|spinne: Chiracanthium punctorium; s. Spinnen.

Dorn|fortsatz: Processus spinosus vertebrae.

Dorno-Strahlung (Carl W. D., Phys., Davos, 1865–1942): (engl.) Dorno's rays; s. Ultraviolettstrahlung.

Dorn|warzen: (engl.) plantar warts; s. Verrucae plantares.

dorsal (lat. dorsum Rückseite, Rücken): dorsalis, zum Rücken gehörig, nach dem Rücken hin liegend, rückseitig; Ggs. ventral.

Dorsal|dis|lokation (↑; Dis-*; lat. locatio das Plazieren, Aufstellung) f: (engl.) posterior dislocation; Verschiebung nach dorsal, z. B. eines Wirbels bei Bandscheibenschaden*.

Dorsal|flexion (↑; lat. flexio Biegung, Krümmung) f: (engl.) dorsiflexion; Beugung der Hand, des Fußes, des Kopfes, der Halswirbelsäule in Richtung ihrer Rückseite bzw. nach rückwärts; funktionell handelt es sich um eine Hyperextension.

Dorsal|ganglien (↑; Gangl-*) n pl: s. Truncus sympathicus.

Dors|algie (↑; -algie*) f: (engl.) dorsalgia; Rückenschmerzen; s. Kreuzschmerz, Lumbago, Ischiassyndrom, Zervikobrachialsyndrom.

Dorsal|luxation, peri|lunäre (↑; Luxation*) f: (engl.) dorsal perilunar dislocation; Verschiebung der distalen Karpalreihe zus. mit Os triquetrum u. Os scaphoideum gegen Os lunatum u. Radius nach dorsal; häufig mit Frakturen od. knöchernen Ausrissen der anderen Handwurzelknochen; **Urs.:** Sturz auf das überstreckte Handgelenk; **Sympt.:** schmerzhafte Prominenz an der Palmarseite des Handgelenks, Aufhebung der Beugung, Kompressionserscheinungen des N. medianus; **Diagn.:** Rö. seitlich: Os lunatum steht palmarseitig der Handwurzelknochen, seine Exkavation ist leer; Rö. a.-p.: Os lunatum erscheint dreieckig im Gegensatz zur normalen Trapezform. **Ther.:** kons. durch Reposition mit Ruhigstellung; op. bei veralteter irreponibler od. offener Luxation bzw. bei Komb. mit Frakturen (z. B. Quervain-Luxationsfraktur; s. Skaphoidfraktur). Vgl. Lunatumluxation.

Dorsal|zysten (↑; Kyst-*) f pl: (engl.) digital mucous pseudocysts; mit gallertiger Substanz

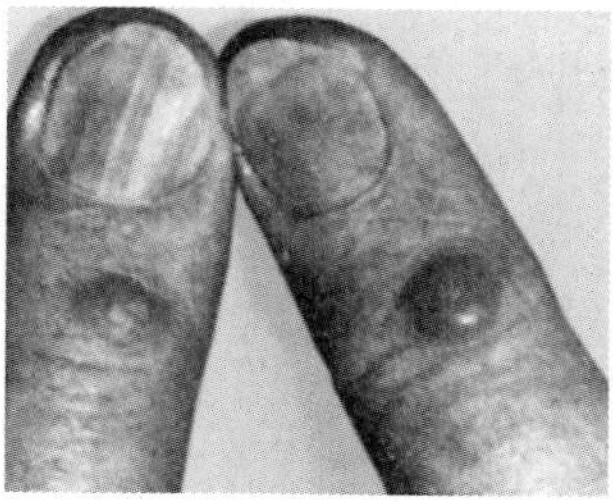

Dorsalzysten [549]

gefüllte, oft transparente, bis haselnussgroße, derbe Vorwölbungen (Pseudozysten); **Lok.:** Finger- u. Zehenstreckseiten, paraartikulär; **Urs.:** offenbar schleimige Bindegewebedegeneration inf. mechanischer Dauerreize; **DD:** Fibrome, traumat. Epidermiszysten, Fingerknöchelpolster.

Dorset-Nähr|boden (Marion D., Bakteriol., Washington, geb. 1872): syn. Eiernährboden*.

Dorsum (lat.) n: (anat.) Rücken.

Dorzol|amid (INN) n: Carboanhydrasehemmer*.

D

Dosier|aerosol (Aer-*; lat. solvere lösen) n: (engl.) aerosol inhaler; s. Aerosoltherapie.

Dosi|metrie (Dosis*; Metr-*) f: (engl.) dosimetry; Strahlendosismessverfahren; (radiol.) die Messung der Dosis* bzw. der Dosisleistung* in Luft od. in bestrahlten Objekten unter Anw. von Strahlendosismessgeräten (**Dosimeter**) mit dem Ziel, die durch ionisierende Strahlung* auf Materie übertragene Energie zu bestimmen, wobei physik., chem. u. biol. Verfahren angewendet werden. In der med. Radiologie werden v. a. Dosimeter nach dem Prinzip der luftgefüllten Ionisationskammer* verwendet, im Strahlenschutz v. a. sog. Individualdosimeter wie Filmdosimeter*, Füllhalterdosimeter*, Thermolumineszenzdosimeter (z. B. Fingerringdosimeter zur Ermittlung von Teilkörperdosen an den Händen) u. a.; vgl. Fricke-Dosimeter, Strahlungsmessgeräte.

Dosis (gr. δόσις Gabe) f: (engl.) dose; **1.** (pharmak.) verabreichte Menge eines Arzneimittels, i. d. R. in Gewichtseinheiten od. Internationalen Einheiten der Wirksubstanz; die **Wirkdosis** (Abk. WD, auch Effektivdosis, Abk. ED bzw. DE, Dosis effectiva) hängt ab von der Konz. des Pharmakons am Wirkort, d. h. von der verabreichten D. bezogen auf das Körpergewicht (unter Berücksichtigung der Biokinetik des Wirkstoffs), u. von der individuell unterschiedl. (in Bevölkerungen meist einer Normalverteilung entspr.) Empfindlichkeit gegenüber dem Wirkstoff; als WD_{50} (ED_{50}) wird z. B. diejenige D. bezeichnet, bei der innerh. eines best. Zeitraums bei 50 % der Individuen eine Wirkung eintritt (s.

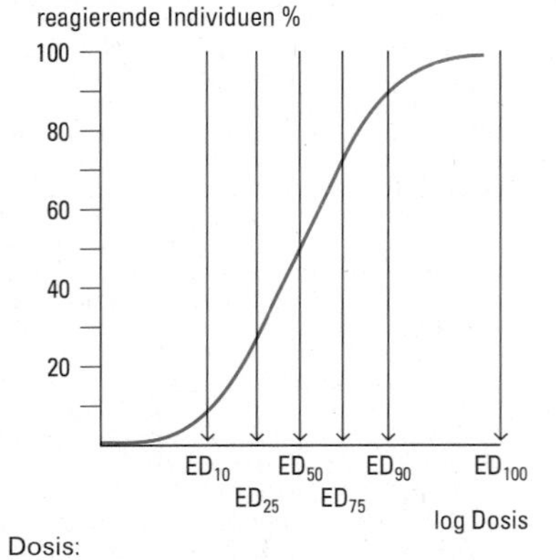

Dosis:
Summenkurve einer Empfindlichkeitsverteilung [112]

Abb.). Die (im Tierversuch ermittelte) **Letaldosis** (Abk. LD) ist diejenige D., bei der innerh. eines best. Zeitraums der Tod eintritt; meist spezif. als LD_{100}, LD_{50} usw. angegeben. **2.** (radiol.) Messgröße zur Charakterisierung ionisierender Strahlung* hinsichtlich der mit ihr verbundenen physik. bzw. biol. Strahlenwirkung*, z. B. Energiedosis*, Ionendosis* bzw. Kerma*, im Strahlenschutz die Äquivalentdosis*.

Dosis|ef|fekt (↑) m: (engl.) dose effect; Bez. für die Dosis/Wirkungsbeziehung nach Einnahme embryotox. Substanzen.

Dosis, ef|fektive (↑) f: (engl.) effective dose; (radiol.) Formelzeichen E; Summe der mit den zugehörigen Gewebewichtungsfaktoren W_T multiplizierten Organdosen H_T in relevanten Organen u. Geweben ($E = \Sigma\, W_T \cdot H_T$); ersetzt die früher als effektive Äquivalentdosis* bezeichnete Dosisgröße; s. Gewebewichtungsfaktor, Organdosis.

Dosis ef|ficax (↑) f: syn. Dosis effectiva; Wirkdosis.

Dosis|faktoren (↑) m pl: (engl.) dose factors; nuklidspezif. Umrechnungsfaktoren, mit deren Hilfe aus der während einer best. Zeit auf Menschen von außen einwirkenden od. von ihnen aufgenommenen (bekannten) Aktivität* eines best. Radionuklids die Berechnung der daraus für ein (kritisches) Organ od. den Ganzkörper zu erwartenden Äquivalentdosisleistung* möglich ist.

Dosis|grenz|werte (↑): (engl.) dose limit values; für Zwecke des Strahlenschutzes* definierte Grenzwerte der Strahlenexposition durch ionisierende Strahlung* in einem best. Zeitraum; werden als Äquivalentdosis* definiert u. beziehen sich meist auf den Zeitraum eines Jahres; ihre Einhaltung muss durch die Betreiber von Anlagen u. Einrichtungen, in denen mit radioaktiven Substanzen umgegangen wird, überwacht werden. Vgl. Strahlenrisiko.

Dosis, kumulierte (↑) f: (engl.) cumulative dose; (radiol.) die in Teilen zu versch. Zeitpunkten applizierte Gesamtdosis*.

Dosis|leistung (↑): (engl.) dose rate; (radiol.) Dosis* pro Zeiteinheit; als Formelzeichen dient das der Dosis mit einem darüberstehenden Punkt; vgl. Äquivalentdosisleistung, Energiedosisleistung, Ionendosisrate.

Dosis|leistungs|konstante (↑) f: (engl.) constant dose rate; Kurzzeichen Γ_H; nuklidspezif. Konstante, mit deren Hilfe für Strahlenschutzzwecke die durch Photonenstrahlung bedingte Äquivalentdosisleistung* $\dot{H}_x$ in der Umgebung eines (annähernd) punktförmigen radioaktiven Präparats (ohne Absorption) berechnet werden kann. Die Photonen-Äquivalentdosisleistung $\dot{H}_x$ in Sv/h hängt ab von der Aktivität* A des Präparats (in Becquerel), dem Abstand r vom Präparat (in m) sowie der Dosisleistungskonstante Γ_H [in (Sv/h) × (m²/Bq)] u. lässt sich wie folgt errechnen:

$$\dot{H}_X = \Gamma_H \cdot \frac{A}{r^2}$$

Dosis letalis (↑; lat. letalis tödlich) f: Letaldosis; s. Dosis.

Dosis letalis minima (↑) f: kleinste tödl. Dosis.

Dosis maximalis (↑) f: maximale Dosis.

Dosis|mess|verfahren (↑): s. Dosimetrie.

Dosis/Volumen-Histo|gramm (↑) n: (engl.) dose-volume histogram; Abk. DVH; (strahlentherap.) Darstellung der Häufigkeitsverteilung der Dosiswerte in einem Organ- od. Zielvolumen (differentielles DVH) bzw. der Volumenanteile, die mind. eine best. Dosis erhalten haben (kumulatives DVH); dient der Bewertung der Dosisverteilung u., bei Kenntnis der Dosis/Wirkungsbeziehung, der Einschätzung der Strahlenwirkung auf das betr. Organ.

Dosis/Wirkungs|beziehung (↑): (engl.) dose-effect relationship; Abhängigkeit eines durch chem. od. physik. Agenzien ausgelösten (therap. bzw. tox.) Effekts von der applizierten Dosis; Grundprinzip der pharmak. Wirkung; aus den Dosis/Wirkungskurven für den therap. u. toxischen (bzw. letalen) Effekt eines Pharmakons lässt sich dessen therapeutische Breite* ermitteln.

Dost-Prinzip (Hartmut D., Päd., Leipzig, Gießen, geb. 1910) n: (engl.) Dost's principle; Flächen unter Blutspiegel/Zeitkurven sind proportional den resorbierten Arzneistoffmengen; damit ergibt ein Flächenvergleich Aussagen über das Ausmaß der Bioverfügbarkeit*; nur unter best. Voraussetzungen gültig (wenn z. B. kein First-pass-Effekt vorhanden ist).

Dosulepin (INN) n: tricyclisches Antidepressivum mit ähnl. Eigenschaften wie Amitriptylin u. cholinerger Wirkung; s. Antidepressiva.

Dotter: (engl.) yolk; Vitellus, Eigelb; die Plasmamasse der Eizelle*, die in der Umgebung der Keimbläschen liegt; sie besteht aus dem Deutoplasma (Nährmaterial) u. dem Protoplasma (Aufbaumaterial).

Dotter|gang: s. Ductus omphaloentericus; vgl. Meckel-Divertikel.

Dotter|sack: (engl.) yolk sac; (embryol.) durch Zellen des Entoderms der Blastozyste* entlang der Heuser-Membran gebildeter flüssigkeitshaltiger Raum (primärer D.; 8. Tag), der sich etwa am 13. Tag vom Zytotrophoblasten* ablöst u. als sekundärer D. in der dadurch entstandenen Chorionhöhle liegt; s. Chorion, Ductus omphaloentericus.

Dotter|sack|kultur (lat. cultura Züchtung) f: s. Eikultur.

Dotter|sack|tumor (Tumor*) m: syn. endodermaler Sinustumor*.

Dotter-Technik (Charles D., Röntg., Boston) f: s. Angioplastie.

Double-crush-Syn|drom n: Bez. für zwei (od. mehrere) Kompressionsschäden im Verlauf eines Nervs (z. B. Karpaltunnelsyndrom* u. Nervenwurzelirritation bei Spondylosis* deformans); i. w. S. gleichzeitige Schädigung versch. Nerven durch Kompression od. zusätzl. prädisponierende Erkr. mit Polyneuropathie* (z. B. Diabetes mellitus). D. Buc.

Double-outlet-Ventrikel (Ventriculus*) m: Abk. DOV; Ursprung von Aorta u. A. pulmonalis aus der rechten od. linken Herzkammer; **Formen: 1.** Double-outlet-right-Ventrikel (Abk. DORV): seltener komplexer angeb. Herzfehler, häufig mit Drehungsanomalien im Bulbus-Truncus-Bereich, wobei die Entleerung des oft hypoplastischen li. Ventrikels nur über einen Ventrikelseptumdefekt* erfolgt; **2.** Double-outlet-left-Ventrikel (Abk. DOLV): dem DORV seitenverkehrt entsprechender, angeb. Herzfehler; Vork. wesentl. seltener; **Klin.:** Hämodynamik u. Zyanose variieren je nach Lage des VSD u. Fehlen od. Vorhandensein einer Pulmonalstenose*; **Diagn.:** Echokardiographie, Herzkatheterisierung, Angiokardiographie; **Ther.:** korrigierende Operation (z. B. nach Rastelli); vgl. Transposition der großen Arterien.

Douglas-Ab|szess (James D., Anat., London, 1675–1742; Abszess*) m: (engl.) Douglas' abscess; Eiteransammlung im Douglas*-Raum, v. a. bei Appendizitis, Adnexitis, postop. Nahtinsuffizienz, als Restzustand einer diffusen Peritonitis; **Sympt.:** Miktionsbeschwerden, Tenesmen, ständiger Stuhldrang, Schleimabgang, Stuhlinkontinenz; **Diagn.:** digitale, rektale Austastung mit schmerzhafter, fluktuierender Vorwölbung; rektale Endosonographie, Ultraschalluntersuchung, CT; **Ther.:** je nach Urs. Laparoskopie bzw. -tomie, Douglas-Punktion u. Drainage.

Douglas-Falte (↑): Plica* rectouterina.

Douglas-Lagerung (↑): s. Fowler-Lagerung.

Douglas-Linie, halb|kreis|förmige (↑): Linea arcuata der Rektusscheide*.

Douglas-Punktion (↑; Punktion*) f: (engl.) culdocentesis; diagn. od. therap. transvaginale od. transrektale Punktion des Douglas-Raums; **Ind.: 1.** bei Verdacht auf Extrauteringravidität*; **2.** bei schweren Verläufen einer Adnexitis* u. entzündl. Resistenzen im Douglas-Raum (z. B. Douglas*-Abszess); **Kompl.:** Blutung, Perforation von Harnblase od. Darmschlingen, Fistelbildung; weitgehend durch Laparoskopie* ersetzt.

Douglas-Raum (↑): (engl.) Douglas' pouch; der zw. Uterus u. Rektum (Excavatio rectouterina) gelegene tiefste Punkt der Bauchhöhle bei der Frau; beim Mann zw. Harnblase u. Rektum (Excavatio rectovesicalis).

Douglas-Selbst|entwicklung (John D., Gyn., Dublin, 1777–1850): (engl.) Douglas' spontaneous evolution; Selbstentwicklung* bei Querlage* mit Abknickung im oberen Teil der Wirbelsäule; vgl. Conduplicato-corpore-Geburt.

Douglas|skopie (James D., Anat., London, 1675–1742; -skopie*) f: (engl.) culdoscopy; syn. Kuldoskopie, Kolpolaparoskopie; endoskop. Betrachten der Organe im Bereich des Douglas*-Raums von der Vagina her; wegen schwieriger Lagerung u. schlechter Übersicht weitgehend durch Laparoskopie* ersetzt.

Downey-Zellen (Hal D., Hämat., Minneapolis, 1877–1959; Zelle*): (engl.) Downey's cells; auch McKinley-Zellen; im peripheren Blut bei Mononucleosis* infectiosa auftretende mononukleäre Lymphoidzellen*, die einen polymorph geformten Kern mit aufgelockerter Chromatinstruktur u. ein basophiles Protoplasma mit zahlreichen Vakuolen aufweisen.

Downhill-Varizen (engl. downhill bergab; Varix*) f pl: (engl.) downhill esophageal varices; Ösophagusvarizen* im oberen Drittel der Speiseröhre; **Urs.:** Behinderung des Blutabflusses über die Ösophagusvenen im Mediastinum. **Vork.:** i. d. R. (endoskop.) Nebenbefund ohne eigenen Krankheitswert, auch symptomatisch, z. B. bei mediastinalen Tumoren u. Befall der mediastinalen Lymphknoten, retrosternaler Struma u. Bronchialkarzinom; im Ggs. zu den distalen Ösophagusvarizen bei portaler Hypertension* treten bei D. keine Blutungen auf.

Down-Syn|drom (John L. H. D., Arzt, London, 1828–1896) n: syn. Morbus Langdon-Down, Trisomie 21; numerische autosomale Chromosomenaberration: **1.** meist klass. Trisomie, d. h. dreifaches Chromosom 21 inf. Non*-disjunction; **2.** Translokation: in wenigen, fam. auftretenden Fällen ist das zusätzl. Chromosom 21 od. ein wesentl. Stück davon an ein anderes Autosom (meist Chromosom 14, 21 od. 22) angeheftet. Bei-

D

des führt zu einer intra- u. extrauterinen Fehlentwicklung fast sämtl. Gewebe u. Organe, die langsam wachsen, unreif bleiben, schneller altern u. Fehlbildungen aufweisen können. **Häufigkeit:** Die Inzidenz ist mit dem Alter der Mutter korreliert. Bezogen auf alle Altersklassen beträgt sie 1:700 Lebendgeborene (35–40-jährige Mütter 0,5–1,3 %, 40–45-jährige Mütter 1,3–4,4 %). **Klin.:** meist erhebl., aber individuell versch. entwicklungsfähige geistige Behinderung; unterschiedl. ausgeprägte, typ. Dysmorphie: rundl. Kopf, Minderwuchs, Brachyzephalie, Mikrozephalie, lateral-kranial ansteigende Lidachsen, Epikanthus, Hypertelorismus, breite Nasenwurzel, tiefsitzende Ohren, meist offener Mund mit vermehrter Speichelsekretion u. großer, gefurchter Zunge; Muskelhypotonie, Cutis laxa, tiefstehender Nabel (oft mit Hernie), Vierfingerfurche in den Handflächen (in ca. 60 %), Einwärtskrümmung (Klinodaktylie) der Endglieder des 5. Fingers, Fußdeformitäten (sog. Sandalenlücke), Unterentwicklung der Kiefer u. Zähne sowie verspäteter knöcherner Schluss der Schädelnähte u. der Fontanelle ohne Verzögerung der Knochenkernentwicklung; Herzfehler in 40–60 % der Fälle (meist Atrioventrikularkanal); Leukämien treten mit zunehmendem Alter

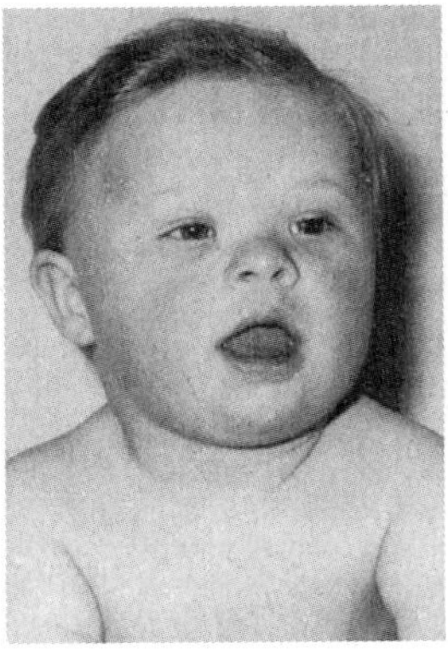

Down-Syndrom [540]

überdurchschnittl. häufig auf. **Diagn.:** charakterist. Phänotyp bereits bei Geburt, Brushfield*-Flecken in der hellen Iris junger Säuglinge, die sich mit zunehmendem Lebensalter u. Pigmenteinlagerungen verlieren; **Diagn.:** evtl. pränatale Diagnosestellung durch Amniozentese od. Chorionzottenbiopsie; **Progn.:** früher starben 75 % der Pat. vor der Pubertät v. a. inf. erhöhter Infektanfälligkeit; heute werden die Pat. meist älter, 80 % erreichen das 30. Lebensjahr. Bei gezielter, frühzeitig begonnener u. individuell angepasster Förderung sind Kinder mit D.-S. lernfähig u. sozial gut integrierbar; sie können eine gewisse Selbstständigkeit erwerben.

Doxapram (INN) n: Atmungs- u. ZNS-Stimulans (Analeptikum) mit umstrittener therap. Wirksamkeit.

Doxepin (INN) n: tricyclisches Antidepressivum mit ausgeprägten sedierenden sowie anxiolytischen u. stimmungsaufhellenden Wirkungen; s. Antidepressiva.

Doxo|rubicin (INN) n: syn. Adriamycin; Anthrazyklin aus Kulturen von Streptomyces peuceticus; **Verw.:** als Zytostatikum bei Mamma-, Bronchial- u. Endometriumkarzinom, Lymphomen, akuter lymphat. Leukämie; **Kontraind.:** schwere Knochenmarkdepression, schwere Herzschädigung, akute Infektion, stark eingeschränkte Leberfunktion; **UAW:** Kardiotoxizität, Fertilitätshemmung, reversible Alopezie, Fieber u. Schleimhautulzeration; vgl. Anthrazykline.

Doxy|cyclin (INN) n: Antibiotikum der Tetracyclin-Gruppe; s. Tetracycline.

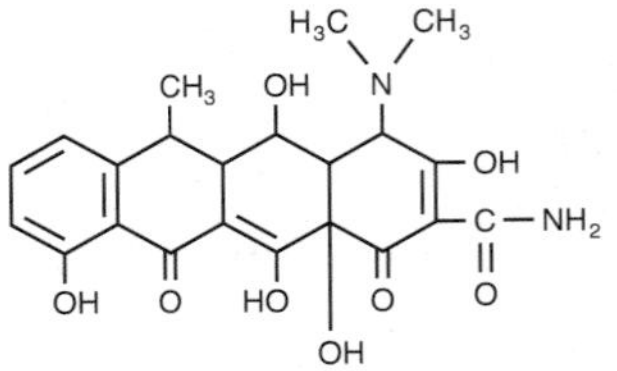

Doxycyclin

Doxy|lamin (INN) n: Histamin-H_1-Rezeptorenblocker mit sedativer u. anticholinerger Wirkung; **Verw.:** u. a. als Sedativum; s. Antihistaminika.

Doyne-Choroidose (Robert W. D., Ophth., Oxford, 1857–1916; Chorio-*; -id*; -osis*) f: (engl.) Doyne's choroiditis; syn. Doyne-Choroiditis; Makuladystrophie* mit Ausbildung von Drusen am hinteren Augenpol.

2,3-DPG: Abk. für 2,3-**Di**phospho**g**lycerat*.

dpt: Einheitenzeichen für **D**io**p**t**r**ie*.

Dracunculus medinensis (lat. dracunculus kleine Schlange) m: syn. Filaria medinensis, Medinawurm, Guineawurm; Fadenwurm (♂ 3–4 cm, ♀ 50–100 cm lang, ca. 1 mm dick) der Nematodes* im Unterhautbindegewebe des Menschen (Säugetiere als Parasitenreservoir); Err. der Drakunkulose*; **Entw.:** ♀ erscheint ca. 1 Jahr nach Inf. unter der Haut, angefüllt mit fertig entwickelten Larven; im Bereich des Kopfendes des Wurms örtl. entzündl. Gewebereaktion der Haut, die bei Kontakt mit Wasser aufreißt; durch Ruptur des nun frei liegenden Vorderendes des Wurms wird ein Teil der Larven ins Wasser entleert; Vorgang wiederholt sich, bis Larvenvorrat erschöpft ist; danach Absterben des Parasiten. Entw. der Larven in Hüpferlingen* als Zwischenwirte. **Übertragung:** orale Aufnahme infizierter Hüpferlinge mit Trinkwasser; **Vork.:** Afrika, Vorder- u. Mittelasien, Indien; **Diagn.:** Vorderende des Wurms in der Durchbruchstelle der Haut makroskop. erkennbar; mikroskop. Nachw. der Larven nach Provokation durch Wasserkontakt.

Dragée (frz.) n: (engl.) coated tablet; Arzneiform mit zusätzl. Überzugsstoffen (Zucker, Fette, Glasur).

Dragstedt-Operation (Lester R. D., Chir., Chicago, 1893–1975) f: kaum noch angewendete op. Methode der transthorakalen supradiaphragmalen (trunkulären) Vagotomie*.

Draht|ex|tension (Extension*) f: (engl.) skeletal traction; Form der Extension* mit Zugwirkung über einen transossär eingebrachten u. fixierten Draht (Kirschner-Draht) mit Aufhängung der Extremität über einen Doppelbügel; **Ind.:** Frakturen der unteren od. oberen Extremität u. des Acetabulums vor Osteosynthese bzw. als kons. Frakturbehandlung; vgl. Extensionsmethoden, Weber-Bock.

Draht|naht: (engl.) stainless steel wire suture; Naht mit rostfreiem Stahldraht; **Anw.:** z. B. bei Osteosynthese* u. Sehnennaht*.

Draht|puls (Puls*) m**:** (engl.) wiry pulse; sehr harter Puls durch gleichzeitigen Anstieg des systol. u. diastol. Blutdrucks; z. B. bei fixierter renaler Hypertonie od. bei Eklampsie.

Drainage (frz. Entwässerung) f**:** therap. Ableitung einer pathol. Flüssigkeitsansammlung (Wundsekret, Blut od. Eiter, Galle, Pankreassaft, Lymphe); prophylakt. zur postop. Wund- u. Heilungskontrolle, zur Verminderung von Wundinfektionen sowie zum Ausschluss von Nachblutung, Ergussbildung u. Anastomoseninsuffizienz; auch Spülung von Wundhöhlen (z. B. intrathorakale od. intraabdominale Abszesse) u. infizierten Arealen (Pankreasnekrosen); **Meth.:** Einlage eines Drains (Latex-, Silicondrain, Gaze) als geschlossenes, halbgeschlossenes od. offenes System mit u. ohne Sog. Vgl. Redon-Saugdrainage, Bülau-Drainage, Pigtail-Katheter.

Drainage|operation (↑) f**: 1.** op. Verf. bei chron. Pankreatitis* zur Druckentlastung des Pankreasgangsystems bei erweitertem Ductus pancreaticus durch Pankreatikostomie od. latero-laterale Pankreatojejunostomie*; **2.** Ableitung von Liquor aus den Hirnventrikeln; s. Ventrikeldrainage.

Draize-Test m**:** Tierversuch (Kaninchen) zur Hautverträglichkeitsprüfung einer Substanz; Bewertung der Reaktion nach Auftragen auf die Haut od. Einbringen in den Bindehautsack des Auges. C. Fle.

Drakunkulose (lat. dracunculus kleine Schlange; -osis*) f**:** (engl.) dracunculiasis; syn. Drakontiase, Dracunculosis, Medinawurm-Infektion, Guineawurm-Infektion; durch den Nematoden Dracunculus* medinensis verursachte Krankheit; **Klin.:** lokal u. entlang der Wanderung des weibl. Wurms allerg. Erscheinungen v. a. im subkutanen Bindegewebe der Unterschenkel, seltener der Unterarme; Entzündung, Ulkus; Abszessbildung bei sek. Infektion od. unvollständiger Extraktion des Wurms, Tetanusgefahr; Verkalkung des Wurms nach seinem Absterben; **Diagn.:** klinisch, u. U. Röntgenaufnahme; **Ther.:** Extraktion des adulten Wurms, Metronidazol, Mebendazol; **Proph.:** Filtrieren od. Abkochen des Trinkwassers, geschützte Brunnen.

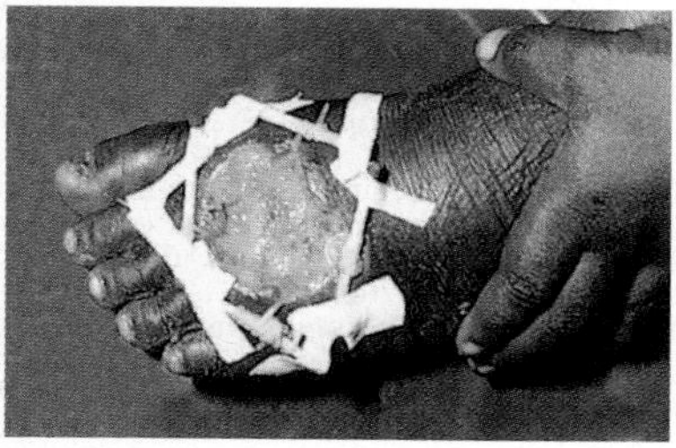

Drakunkulose:
traditionelle Extraktionsmethode: Das frei liegende Ende des Nematoden wird im Laufe mehrerer Tage auf ein Holzstäbchen aufgewickelt. [194]

Drang: (engl.) urge, instinct, desire; (psychol.) Bez. für einen i. d. R. nicht vom Bewusstsein gesteuerten, ungerichteten u. häufig als triebhaft u. dumpf erlebten Spannungszustand; vgl. Trieb.

Drang|in|kontinenz (Inkontinenz*) f**:** (engl.) urge incontinence; unwiderstehlicher Harndrang mit unwillkürlichem Urinverlust; häufig kombiniert mit Pollakisurie* u. Nykturie*; **Urs.:** Harnweginfektion, Obstruktion, Fremdkörper, Tumor, Östrogenmangel im Klimakterium, Störungen der Innervation od. Sensorik, häufig psychosomatisch; **Formen: 1.** sensorische D. mit verfrühtem starkem Füllungsgefühl; **2.** motorische D. mit unwillkürl. Detrusorkontraktionen; **Diagn.:** Urethrozystoskopie, Zystomanometrie, Urinkultur; **Ther.:** kausal bei org. Urs.; symptomat. mit Sedativa, Blasentraining, Spasmolytika, Anticholinergika. Vgl. Harninkontinenz.

Draw-over-Verdampfer (engl. to draw over über etwas ziehen)**:** s. Verdampfer.

Dreamy state (engl. träumerischer Zustand)**:** Bez. für kurz dauernde traumähnl. Bewusstseinsveränderung mit Illusionen od. Halluzinationen u. affektiver Tönung (meist Angst), während der die Gegenstände der Umgebung weit entrückt scheinen (Mikroteleopsie) u. oft das Gefühl einer Vertrautheit mit einer sonst fremden Umgebung (vgl. Déjà-vu-Erlebnis) besteht; Vork. z. B. im Beginn eines fokalen Anfalls; s. Epilepsie.

Dreh|krampf: (engl.) rotatory spasm; s. Halsmuskelkrämpfe.

Drehmann-Zeichen (Gustav D., Orthop., Breslau, 1869–1932)**:** s. Epiphyseolysis capitis femoris.

Dreh|nystagmus (Nystagmus*) m**:** (engl.) rotatory nystagmus; s. Nystagmus.

Dreh|osteo|tomie (Ost-*; -tom*) f**:** (engl.) rotation osteotomy; Methode zur Beseitigung einer Torsion innerh. eines Röhrenknochens, bes. zur Korrektur einer Schenkelhalsfehlstellung (durch Schräglegung der Osteotomieebene, Verkleinerung des CCD*-Winkels u. Beseitigung der pathol. Antetorsion*); vgl. Derotationsvarisierungsosteotomie.

Dreh|prüfung: (engl.) rotatory test; s. Gleichgewichtsprüfungen.

Dreh|schwindel: (engl.) rotatory vertigo; s. Schwindel.

Drehung, spezifische: (engl.) specific rotation; Drehungswinkel [α] in Grad (°) einer optisch aktiven Substanz bei einer Konz. von 1 g aktiver Substanz pro ml Lösung, 10 cm Schichtdicke, best. Temperatur u. Wellenlänge des polarisierten Lichts. Die Drehung ist proportional der Konz. (daher auch zur Konzentrationsbestimmung einer reinen Lösung). Messung mittels Polarimeter*; Schreibweise: z. B. $[\alpha]^{589\,nm}_{20}$ = sp. D. bei 20 °C u. Wellenlänge λ=589 nm; vgl. Polarisation.

Drei|eck|lappen|plastik (-plastik*) f**:** (engl.) triangular plasty; biliodigestive Anastomose* bei Gallengangstriktur; ein Dreiecklappen von mind. 2,5 cm Seitenlänge aus der Darmwand wird in den längsgespaltenen Gallengang eingepflanzt, um die Anastomose zu erweitern.

Drei|ecks|bein: Os triquetrum; s. Ossa carpi.

Drei|eck|strom: (engl.) delta current; syn. Exponentialstrom*.

Drei|fuß|zeichen: (engl.) Amoss' sign; syn. Amoss-Zeichen; Unmöglichkeit zu sitzen, ohne dass die Arme hinter dem Gesäß dreifußartig aufgestützt werden; Hinweis auf Meningitis*.

Drei|gläser|probe: (engl.) three-glass urine test; fraktionierte Harngewinnung* zur orientierenden Lok. eines pathol. Prozesses (Harnröhre, Harnblase, Prostata); **Meth.:** im ersten Glas wird die erste, der Urethra zuzuordnende Harnportion (ca. 15 ml) aufgefangen, im zweiten der Blasenharn u. im dritten nach Prostatamassage der sog. Exprimaturin; **Ind.:** Harnweginfektion*, Hämaturie*, Prostatitis*.

Drei|monats|koliken (Kolik*) f pl: (engl.) three months colics; syn. Trimenonkoliken; ätiol. unklare, evtl. auf gestörte Mutter-Kind-Beziehung zurückzuführende v. a. nächtl. Schreiattacken, typischerweise im Alter von wenigen Lebensmonaten; Vork. auch bei brusternährten Säuglingen; bei Ausschluss organisch-funktioneller Urs. ohne Krankheitswert. Vgl. Nabelkoliken. M. Rad.

Drei|monats|spritze: (engl.) every-three-month injection; s. Kontrazeption, hormonale.

Drei|punkt|korsett n: (engl.) three point corset; abnehmbares Stützkorsett zur Ruhigstellung einer stabilen Wirbelkörperfraktur im Bereich des unteren BWS-Drittels bzw. der LWS mit Abstützungspunkten über dem Sternum, der Symphyse u. der mittleren LWS zur Lordosierung* der Wirbelsäule; vgl. Gipskorsett.

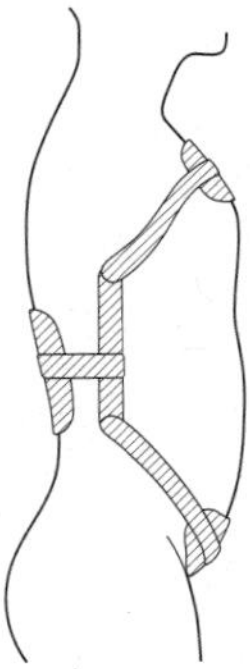

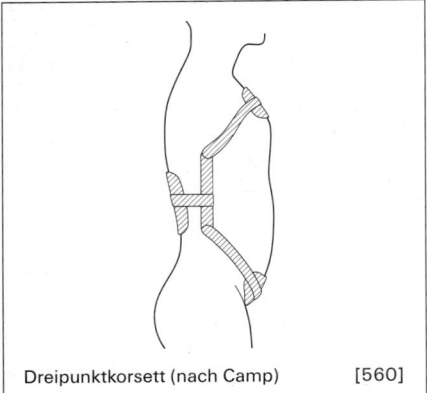

Dreipunktkorsett (nach Camp) [560]

Drei-Stufen-Bi|opsie (Bi-*; Op-*) f: (engl.) three-step biopsy; peranale Entnahme von Schleimhaut aus drei versch. tiefen Abschnitten des Colons (meist Saugbiopsie) zur Diagn. neuronaler Funktionsstörungen (kongenitales Megakolon*, neurointestinale Dysplasie*). M. Rad.

Drei|stufen|pille: (engl.) phased oral contraceptive; s. Kontrazeption, hormonale.

Drei|tage|fieber: **1.** Malaria* tertiana; **2.** Pappatacifieber*; **3.** Exanthema* subitum.

Drei|zack|hand: (engl.) trident hand; typisches Sympt. der Achondroplasie* u. spondyloepiphysären Dysplasie; die Finger stehen in Streckstellung gespreizt mit vergrößertem Abstand zw. 3. u. 4. Finger.

Drepano|zytose (gr. δρέπανον Sichel; Zyt-*; -osis*) f: syn. Sichelzellenanämie*.

Drescher|krankheit: s. Farmerlunge.

Dressler-Syn|drom (William D., Kardiol., New York, 1900–1969) n: **1.** syn. Postmyokardinfarktsyndrom*; **2.** syn. paroxysmale Kältehämoglobinurie*.

Dreyfus-Syn|drom (Jules R. D., zeitgen. Chir., Bern) n: syn. Brachyolmie*.

Drift, genetische (Gen*) f: (engl.) genetic drift; Veränderung der Genhäufigkeiten in einer Bevölkerung von Generation zu Generation inf. von Zufallsabweichungen; bes. bei kleiner Populationsgröße bemerkbar. Vgl. Antigendrift, Influenza-Virus.

Drillinge: (engl.) triplets; s. Mehrlinge.

Driscoll-Syn|drom n: s. Lucey-Driscoll-Syndrom.

Drittel|zellen (Zelle*): Angabe der Zellzahl des Liquor* cerebrospinalis in Dritteln (Zellen/3) pro mm^3, da der Rauminhalt der zur Zellzählung verwendeten Fuchs-Rosenthal-Kammer über dem Zählkammernetz ca. 3 mm^3 beträgt; **Referenzbereich:** 0/3–12/3 Zellen. Vgl. Liquordiagnostik, Zählkammer.

Dritter Raum: s. Third space.

Dritter-Ton-Galopp: (engl.) S3 gallop; syn. protodiastolischer Galopp; kräftiges Hervortreten des 3. Herztons zu Beginn der Diastole, ca. 0,12–0,16 Sek. nach dem Aortenanteil des 2. Herztons; tritt bei erhöhtem Herzzeitvolumen auf u. wird wahrscheinl. durch muskuläre Vibrationen der Ventrikelwand beim raschen Einströmen des Bluts aus den Vorhöfen in die Kammern verursacht; **Vork.:** physiol. im Kindesalter, pathol. bei Erkr., die mit einer beschleunigten od. erhöhten Ventrikelfüllung einhergehen (z. B. Herzinsuffizienz, Myokarditis, Mitralklappenfehlern, Vorhofseptumdefekt). Vgl. Herztöne.

Droge (frz. drogue) f: (engl.) drug; ursprünglich Bez. für getrocknete Arzneipflanzen od. deren Teile, die direkt od. in versch. Zubereitungen als Heilmittel verwendet od. aus denen die Wirkstoffe isoliert werden; es werden darunter auch zu Abhängigkeit* führende Pharmaka, die (meist illegalen) sog. Rauschdrogen u. Alkohol verstanden.

Drogen|abhängigkeit (↑): (engl.) drug dependence; von der WHO verwendete allg. Bez. für Abhängigkeit* von Suchtmitteln mit zentralnervöser Wirkung (Alkohol, Amphetamine, Barbiturate, Cannabis, Cocain, Halluzinogene, Opiate).

Drogen|ikterus (↑; Ikterus*) m: (engl.) drug icterus; durch Arzneimittel induzierter Ikterus*.

Drogen|missbrauch (↑): (engl.) drug abuse; s. Missbrauch.

Dromedar|typus m: (engl.) double-peaked fever curve; zweigipfliger Verlauf einer Fieberkurve; charakterist. für Virusinfektionen, z. B. Poliomyelitis*, Masern, Variola; einer ersten Fieberphase (mit unspezif. Infektsymptomen) folgt nach kurzem Intervall eine zweite Fieberphase (Relaps), begleitet von spezif. Organmanifestationen (Exanthem, Parese, Pneumonie, Enzephalitis).

dromo|trop (gr. δρόμος Lauf; -trop*): (engl.) dromotropic; die Leitungsgeschwindigkeit der Erregung im Herzmuskel beeinflussend; positiv bzw. negativ dromotroper Effekt: die Reizleitungsfähigkeit des Herzens steigernd bzw. senkend. Vgl. Herzglykoside.

Drop attack (engl.): plötzliches Einknicken bzw. Hinfallen ohne Bewusstlosigkeit; s. Durchblutungsstörung, vertebrobasiläre.

Dro|peridol (INN) n: syn. Dehydrobenzperidol (Abk. DHB, DHBP); Butyrophenonderivat mit antiemetischen Eigenschaften u. einer alpharezeptorenblockierenden Wirkung; **Verw.:** als Neuroleptikum (z. B. bei akuten Erregungszuständen), in der Anästhesie zus. mit Analgetika zur Neuroleptanalgesie* u. Neuroleptanästhesie*; **Kontraind.:** akute Vergiftung mit zentral dämpfenden Pharmaka od. Alkohol; cave bei Parkinson-Syndrom; **UAW:** Blutdrucksenkung, Sedierung, Unruhe, bei Überdosierung extrapyramidale Symptomatik.

Dro|propizin (INN) n: Expektoranzium, Antitussivum mit peripherer Wirkung; **UAW:** bei Überdosierung u. U. kurzfristiger Blutdruckabfall.

Drosera rotundi|folia f: Sonnentau*.

Droso|phila melano|gaster (gr. δρόσος Tau; -phil*) f: Taufliege; das von dem amerikan. Zoologen T. H. Morgan eingeführte Versuchstier der klassischen Genetik.

Drossel|marke: (engl.) strangulation mark; zirkuläre Abdruckspur (Hautvertrocknung) am Hals nach Erdrosseln*, ggf. mit Merkmalen des Drosselwerkzeuges. V. Sch.

Drosselungs|hoch|druck: (engl.) Goldblatt hypertension; s. Goldblatt-Mechanismus.

Drossel|vene (Vena*) f: Vena* jugularis anterior, Vena* jugularis externa, Vena* jugularis interna.

Drowned lung (engl. überschwemmte Lunge): retrostenotische Pneumonie; Sekundärinfektion eines atelektat. Lungenanteils; z. B. nach Fremdkörperaspiration, Verlegung eines Bronchus durch Tumor.

DRU: Abk. für **d**igitale **r**ektale **U**ntersuchung*.

Druck: (engl.) pressure; (physik.) Formelzeichen p; Quotient aus Kraft (F) u. Fläche (A), an der F (senkrecht) angreift (p = F:A); SI-Einheit: Pascal (Pa); weitere Einheit Bar (bar); Millimeter-Quecksilbersäule (mmHg) ist nur für Messungen des Blutdrucks* erlaubt. Nicht mehr erlaubt sind Torr (=mmHg), physik. Atmosphäre (atm) u. Meter-Wassersäule (mWS). Es gilt: 1 Pa = 1 N/m^2 = 10^{-5} bar; 1 atm = 101,325 kPa = 1,01325 bar; 1 mWS = 98,0665 mbar.

Druck|arthro|dese f: (engl.) compression arthrodesis; Gelenkversteifung durch Druckplattenosteosynthese od. Fixateur externe; führt zu Belastungsstabilität u. beschleunigt durch interfragmentäre Kompression den knöchernen Durchbau bei primärer Knochenheilung. Vgl. Arthrodese. V. Paw.

Druck|aufnehmer: (engl.) pressure transformer; syn. Druckwandler; Messaufnehmer zur trägheitslosen, schnellen Registrierung von Drücken, z. B. bei direkter Blutdruckmessung*; **Prinzip:** Widerstandsänderung von Halbleitermaterialien bei Zug od. Druck.

Druck|dolenz (dolent*) f: (engl.) tenderness to palpation; Druckschmerzhaftigkeit.

Druck|fall|krankheit: syn. Caisson*-Krankheit.

Druck|filtration f: (engl.) pressure filtration; syn. Sterilfiltration; Verf. zur Sterilisierung von Lösungen, die mit Überdruck durch spez. Filter mit geringer Porengröße (Bakterienfilter) geleitet werden.

Druck, hydro|statischer: (engl.) hydrostatic pressure; (physik.) der in einer Flüssigkeit an einem definierten Punkt herrschende, in allen Richtungen gleiche Druck; nimmt proportional mit der Tiefe zu u. setzt sich aus dem von der Dichte* der Flüssigkeit abhängigen Schweredruck u. dem von außen einwirkenden Stempeldruck zusammen.

Druck, intra|kranieller: syn. Hirndruck*.

Druck, intra|okulärer: syn. Augeninnendruck*.

Druck, intra|pleuraler: (engl.) intrapleural pressure; syn. Donders-Druck; Differenz zw. Pleuradruck* u. Atmosphärendruck; inf. der hiluswärts gerichteten Retraktionskraft des Lungengewebes entstehender, atemphasenabhängiger Unterdruck in der Pleurahöhle* (kann bei forcierter Exspiration positive Werte annehmen); in Atemruhelage ca. -0,6 kPa (-6 cmH_2O), bei ruhiger Inspiration ca. -0,8 kPa, bei ruhiger Exspiration ca. -0,4 kPa; Messung mit Ösophagusdruckmethode*; vgl. Druck, intrapulmonaler.

Druck, intra|pulmonaler: (engl.) intrapulmonary pressure; Differenz von Alveolardruck zu atmosphärischem Druck; atemphasenabhängiger Druck in den Alveolen (u. Atemwegen der Lunge); gemessen mittels Ganzkörperplethysmographie*; Werte während eines Atemzyklus in Ruhe im Bereich zw. 0,2 kPa (Exspiration), 0 kPa (Atemruhelage) u. -0,2 kPa (Inspiration); vgl. Druck, intrapleuraler.

Druck|kammer: (engl.) pressure chamber; s. Überdruckkammer.

Druck, kolloid|osmotischer: (engl.) colloid osmotic pressure; syn. onkodynamischer Druck, onkotischer Druck; osmotischer Druck einer kolloidalen Lösung; wird im Wesentlichen durch die Albuminkonzentration bestimmt u. beträgt im Blutplasma bei einem Proteingehalt von 75 g/l ca. 3,2 kPa (24 mmHg), im Interstitium ca. 0,7 kPa (5 mmHg); die Differenz aus k. D. u. intravasalem Druck bestimmt die Richtung des Flüssigkeitsaustauschs zw. Gefäß u. umgebendem Gewebe. Im art. Schenkel des Kapillarbetts ist der hydrostat. Druck größer als der k. D. des Plasmas (**Auswärtsfiltration**). In den venösen Kapillaren ist der k. D. durch den Austritt von Wasser angestiegen u. höher als der abgefallene hydrostat. Druck (**Einwärtsfiltration, Resorption**). 90 % der auswärtsfiltrierten Flüssigkeit werden so wieder resorbiert (ca. 20 l/d). Störungen durch z. B. Proteinmangel (k. D. erniedrigt) od. venösen Rückstau (kapillarvenöser Druck erhöht) verursachen Ödeme. Die glomeruläre Filtrationsrate wird ebenfalls durch den k. D. bestimmt (s. Filtrationsfraktion). Vgl. Filtrationsdruck, effektiver.

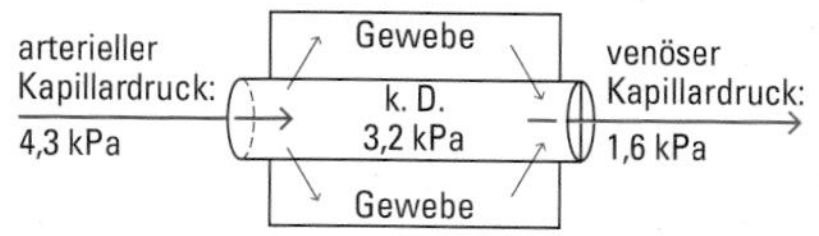

Druck, kolloidosmotischer: Schema des hydrostatischen und des onkotischen Drucks in den arteriellen und venösen Schenkeln der Kapillaren; k. D.: kolloidosmotischer Druck

Druck|konus (Konus*) m: (engl.) pressure cone; Veränderung der Form des Kleinhirns bzw. des Schläfenlappens inf. hirndruckbedingter Verlagerung nach unten mit Einklemmung* der Kleinhirntonsillen in das Foramen magnum bzw. von basalen Schläfenlappen- od. Mittelhirnanteilen im Tentoriumschlitz; Gefahr der zentralen Atemlähmung* bzw. des akuten Mittelhirnsyndroms*. Vgl. Hirndrucksteigerung.

Druck|lähmung: (engl.) pressure paralysis; Lähmung, die durch Druck auf einen peripheren Nerv verursacht wird; z. B. Peroneuslähmung*, Radialislähmung*, Serratuslähmung*, Ulnarislähmung*, Rucksacklähmung*; vgl. Lagerungsschäden, Schlafdrucklähmung.

Druck|luft|krankheit: s. Barotrauma, Caisson-Krankheit.

Druck|luft|verordnung: Abk. DruckluftV; vom 4.10.1972 (BGBl. I S. 1909), zuletzt geändert durch Verordnung vom 19.6.1997 (BGBl. I S. 1384); Arbeitsschutzvorschrift für Arbeiten unter Überdruck von mehr als 0,1 bar, schreibt arbeitsmed. Untersuchungen vor. Vgl. Arbeitsstättenverordnung, Berufskrankheitenverordnung.

Druck|nekrose (Nekr-*; -osis*) f: (engl.) pressure necrosis; durch Druck abgestorbener Gewebebezirk; s. Dekubitus.

Druck, onkotischer: syn. kolloidosmotischer Druck*.

Druck, osmotischer: (engl.) osmotic pressure; s. Osmose.

Druck|osteo|synthese (Ost-*) f: (engl.) compression osteosynthesis; Kompressionsosteosynthese; s. Osteosynthese (Abb.).

Druck|phosphen n: s. Phosphen.

Druck|puls (Puls*) m: (engl.) pressure pulse; Pulsverlangsamung bis zu 20 Schlägen/Min. inf. Reizung des N. vagus bei Hirndrucksteigerung*.

Druck|punkte: (engl.) pressure points; typische, bei best. Erkrankungen druckempfindl. Körperstellen; z. B. Valleix-Punkte bei Ischiassyndrom, McBurney-Punkt bei Appendizitis, Aurikulotemporalpunkt bei Trigeminusneuralgie.

Druck|re|zeptoren (Rezeptoren*) m pl: (engl.) pressure receptors; Mechanorezeptoren* der Haut, die auf Druckstärke (Merkel-Zellen, Tastscheiben), Druckveränderung bei Berührung (Meissner-Tastkörperchen, Rezeptoren in der Haarwurzel) u. Vibrationen (Vater-Pacini-Lamellenkörperchen) reagieren.

Druck, sinusoidaler: s. Lebervenenverschlussdruck.

Druck|steigerung, intra|kranielle: s. Hirndrucksteigerung.

Druck-Strömungs|dia|gramm n: (engl.) pressure-flow diagram; syn. Resistancekurve; graphische Darstellung von Atemstromstärke u. Alveolardruckänderung in der Ganzkörperplethysmographie* zur Beurteilung des Atemwegwiderstandes bei obstruktiven Ventilationsstörungen*.

Druck|urtikaria (Urtika*) f: (engl.) pressure urticaria; 4–8 Std. od. selten auch sofort nach statischem Druck auf die Haut auftretende physikalische Urtikaria*; assoziierte Symptome sind erhöhte BKS, Leukozytose, Arthralgien; **Vork.:** häufig i. R. einer chron. rezidivierenden Urtikaria; Antihistaminika beeinflussen den Verlauf der D. nicht. **Urs.:** fragliche verzögerte Reaktion auf Allergene, z. B. in Nahrungsmitteln; **Ther.:** Vermeiden der Auslöser, systemisch Kortikosteroide, evtl. Dapson; **DD:** Urticaria* factitia.

Druck|verband: (engl.) pressure bandage; s. Kompressionsverband.

Druck-Volumen-Dia|gramm n: (engl.) pressure-volume diagram; graphische Darstellung: **1.** des Blutdrucks in Abhängigkeit vom Blutvolumen in einzelnen Abschnitten des Herz-Kreislaufsystems (vgl. Volumenelastizitätskoeffizient) bzw. **2.** der Veränderung von Ösophagusdruck u. Atemzugvolumen während eines Atemzuges; Berechnung der pulmonalen Compliance* aus dem Neigungswinkel u. der Atemarbeit aus der Fläche der Atemschleife (s. Abb.).

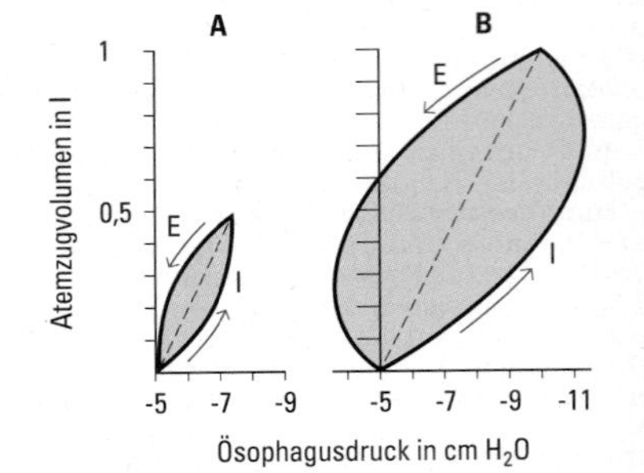

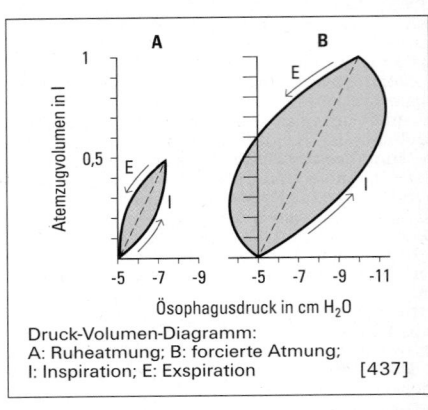

Druck-Volumen-Diagramm:
A: Ruheatmung; B: forcierte Atmung;
I: Inspiration; E: Exspiration [437]

Druck, zentral|venöser: s. Venendruck, zentraler.

Drüsen: (engl.) glands; Glandulae; parenchymatöse Organe aus Epithelzellen mit der Fähigkeit zur Sekretion* von Wirkstoffen (Sekreten) best. chem. Zusammensetzung u. physiol. Bedeutung auf Oberflächen (exokrine D.) od. als Inkrete (Hormone) direkt in das Gefäßsystem (endokrine D.); **Einteilung: I.** nach der Lage zur epithelialen Oberfläche: **1.** intraepitheliale D.: **a)** einzellig, z. B. Becherzellen (Darm, Respirationstrakt); **b)** mehrzellig, z. B. Nasenschleim-

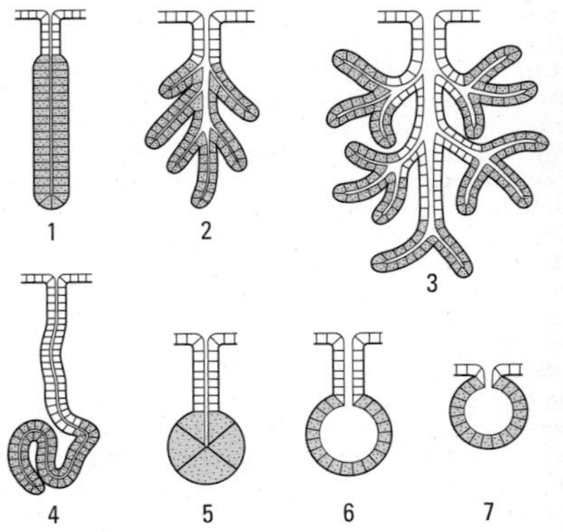

Drüsen:
1: einfache D.; 2: verzweigte D.;
3: zusammengesetzte tubulöse D.;
4: tubulöse Knäueldrüse; 5: tubuloazinöse D.;
6: tubuloalveoläre D.; 7: alveoläre D.
Die sezernierenden Abschnitte sind punktiert. [532]

haut, Urethra; **2.** extraepitheliale D.: die meisten endokrinen (ohne Ausführungsgang) u. exokrinen Drüsen (mit Ausführungsgang); **II.** nach der Form des sezernierenden Endstücks: **1.** tubulöse D.: schlauchförmig; unverzweigt: Darmkrypten, Korpusdrüsen des Uterus, Schweißdrüsen; verzweigt: Zervixdrüsen des Uterus; **2.** tubulo-alveolär bzw. -azinös: bläschen- bzw. beerenförmiges Endstück an schlauchförmigem Ausführungsgang, z. B. Speicheldrüsen, Mamma lactans, Pankreas; **III.** nach der Art des Sekrets: **1.** seröse D.: flüssiges, eiweißreiches Sekret (Parotis); **2.** muköse D.: schleimiges Sekret (Ösophagusdrüsen); **3.** gemischte D.: bilden beide Sekretarten (Glandula submandibularis, Glandula sublingualis); **4.** mukoide Drüsen*, z. B. Glandulae submucosae; **IV.** nach der Art des Absonderungsvorgangs: **1.** merokrine D. (Sekretausschleusung ohne Zytoplasmaverlust), z. B. Speicheldrüsen, kleine Schweißdrüsen; **2.** apokrine D. (apikale Plasmaabschnürung an der Zelle), z. B. Milchdrüse, große Schweißdrüsen; **3.** holokrine D. (gesamte Drüsenzelle wird Sekret), z. B. Talgdrüsen.

Drüsen|bauch: (engl.) upper part of the abdomen; der durch das Mesocolon transversum vom Darmbauch* getrennte obere Bauchraum.

Drüsen|fieber: syn. Mononucleosis* infectiosa.

Drüsen|körper|zysten (Kyst-*) f pl**:** (engl.) cysts of the gland body; harmlose, zystische Ausweitungen von Hauptdrüsen bzw. Foveolae gastricae im Korpus-Fundus-Bereich des Magens, wahrscheinl. inf. einer funktionell-sekretorischen Störung; vgl. Polyp.

Drüsen, mukoide: (engl.) mucoid glands; Drüsen* mit Struktureigenschaften der Schleimdrüsen, die jedoch ein dünnflüssiges Sekret bilden, das sich färberisch u. histochem. von dem der mukösen Drüsen unterscheidet; **Lok.:** Duodenum (Brunner-Drüsen), Kardia u. Pylorus.

Drüsen, para|pro|statische: (engl.) periprostatic glands; histol. unterscheidbare, periurethral gelegene Anteile der Prostata oberh. des Colliculus seminalis; Ausgangspunkt der benignen Prostatahyperplasie*.

Drüsen, peri|urethrale: s. Drüsen, paraprostatische.

Drummond-Arterie (Arteria*) f**:** Arteria marginalis coli.

Drumstick (engl. Trommelschlegel)**:** s. Kerngeschlecht.

Drusen f pl**:** (engl.) 1. drusen, 2. Alzheimer's plaques, 3. drusen; **1.** (bakteriol.) Vegetationsform von Actinomyces*; stecknadelkopfgroße, gelblich-rötliche Gebilde, die bei Aktinomykose* im Eiter auftreten u. aus von Leukozyten umgebenen Mikrokolonien von Actinomyces bestehen; **2.** (neuropathol.) senile Plaques, Amyloidplaques; morphol. an Actinomycesdrusen erinnernde interstitielle Ablagerungen neuronaler Filamentproteine im ZNS; Vork.: bei Alzheimer*-Krankheit v. a. im Nucleus basalis Meynert u. Corpus amygdaloideum, in den Gyri temporales, im Hippocampus u. limbischen System; auch bei Down-Syndrom, Boxerenzephalopathie, Kuru, Creutzfeldt-Jakob-Krankheit, supranukleärer Lähmung u. physiol. bei Altersgehirn; **3.** (ophth.) D. des retinalen Pigmentepithels; hyaline Ablagerungen in der Bruch-Membran zw. retinalem Pigmentepithel u. Chorocapillaris vorwiegend am hinteren Augenpol (ophthalmoskop. kleine weißlich-gelbe Flecken); können zur Makuladegeneration* mit Sehschärfenverlust führen.

Drusen|papille (Papilla*) f**:** (engl.) drusen of the optic nerve head; erbl., meist bilaterale, extrazelluläre Ablagerung von Muzinen u. Glykosaminoglykanen im Bereich des Discus nervi optici; Manifestation im Kindesalter, evtl. mit kleinen Papillen bzw. Retinopathia* pigmentosa assoziiert; **Klin.:** oft symptomlos; Einschränkung des Gesichtsfelds, Blutungen u. plötzliche Sehminderung möglich.

ds: Abk. für **d**oppel**s**trängig; bei Nukleinsäuren (z. B. ds-RNA).

DSA: Abk. für **d**igitale **S**ubtraktions**a**ngiographie*.

DSM: Abk. für **D**iagnostisches u. **s**tatistisches **M**anual psychischer Störungen; von der Amerikanischen Psychiatrischen Assoziation herausgegebenes Handbuch zur Klassifikation u. Vereinheitlichung der Nomenklatur in der Psychiatrie, das heute in der vierten Version (DSM IV) von 1994 (deutsche Ausgabe 1996) vorliegt. Die Beurteilung eines psych. Krankheitszustands erfolgt auf fünf voneinander unabhängigen Achsen. Vgl. AMDP-System, Internationale Klassifikation der Krankheiten.

DST: Abk. für **Des**ialo**t**ransferrin*.

DST-Agar m**:** Kurzbez. für (engl.) **d**iagnostic **s**ensitivity **t**est agar; Fertignährboden zur Sensibilitätstestung von Bakterien gegen Antibiotika u. Sulfonamide.

D4T: Abk. für **D**idehydro-dideoxy**t**hymidin; s. Stavudin.

DTA: Abk. für **d**uldbare **t**ägliche **A**ufnahmemenge; s. ADI.

D-Thyroxin n**:** syn. D-Tetraiodthyronin; s. Dextrothyroxin-Natrium.

Dual|block (lat. dualis zwei enthaltend)**:** (engl.) dual neuromuscular blockade; s. Muskelrelaxation.

Duane-Syn|drom (Alexander D., Ophth., New York, 1858–1926) n**:** s. Stilling-Türk-Duane-Syndrom.

Dubin-Johnson-Syn|drom (Isidore D., Pathol., Washington, 1913–1980; Frank B. J., Pathol., Washington, geb. 1919) n**:** seltene, meist bei Jugendlichen u. jungen Erwachsenen auftretende, autosomal-rezessiv erbl. Exkretionsstörung von Bilirubin in die Gallengänge (bei ungestörter Bilirubinkonjugation) mit Hyperbilirubinämie* u. Ablagerung eines braun-schwarzen Pigments in der häufig vergrößerten Leber; Verlauf asymptomatisch od. mit uncharakterist. Oberbauchbeschwerden. Bei Frauen tritt häufig in der Schwangerschaft u. bei hormonaler Kontrazeption* (Kontraindikation!) ein Ikterus auf. **Diagn.:** pathol. Bromsulfaleintest*; die übrigen Leberfunktionsproben sind normal. Bei der oralen Cholezystographie stellt sich die Gallenblase nicht dar. Keine Ther. erforderlich, die Progn. ist gut. Vgl. Rotor-Syndrom.

Das Dubin-Johnson-Syndrom ist eine strenge Kontraindikation bei der Einnahme von Östrogenen (hormonale Kontrazeption)!

dubiosus (lat.)**:** zweifelhaft, dubiös.

Dubois-Formel (Delafield D., Naturwissenschaftler, New York, 1882–1959)**:** (engl.) Dubois' formula; Formel zur Berechnung der Körperoberfläche*:

$$O = \sqrt{P \cdot L} \cdot 167{,}2$$

(O = Körperoberfläche in cm^2, P = Körpergewicht in kg, L = Körpergröße in cm).

Dubreuilh-Krankheit (William D., Dermat., Bordeaux, 1857–1935): s. Lentigo maligna.

Duchenne-Aran-Krankheit (Guillaume B. D., Neurol., Paris, 1806–1875; François A. A., Arzt, Paris, 1817–1861): Form der spinalen Muskelatrophie*.

Duchenne-Erb-Lähmung (↑; Wilhelm H. E., Neurol., Heidelberg, 1840–1921): syn. obere Armplexuslähmung*.

Duchenne-Krankheit (↑): s. Bulbärparalyse.

Duchenne-Muskel|dys|trophie (↑; Musculus*; Dys-*; Troph-*) f: (engl.) Duchenne muscular dystrophy; Abk. DMD; X-chromosomal-rezessiv vererbte, häufigste Form der progressiven Muskeldystrophien* mit nahezu vollständigem Fehlen von Dystrophin* (Genlokus Xp21.2); **Vork.:** ausschl. beim männl. Geschlecht, mit einer Häufigkeit von 1:3500; **Klin.:** proximal betonte Muskelschwäche mit Beginn in den ersten Lebensjahren u. rascher Progredienz, Verlust der Gehfähigkeit zw. 10. u. 12. Lj., zunehmende Ateminsuffizienz; Skoliose, Gelenkkontrakturen, häufig Kardiomyopathie; evtl. leichte mentale Retardierung; Lebenserwartung stark eingeschränkt (20–25 Jahre); **Ther.:** symptomatisch; Glukokortikoide verzögern den Verlauf. A. Moe.

Ducrey-Strepto|bakterien (Agosto D., Dermat., Rom, 1860–1940; Strept-*; Bakt-*) f pl: s. Haemophilus ducreyi.

Ducroquet-Extensions|korsett (Charles D., Orthop., Paris, 1872–1929; Extension*) n: (engl.) Ducroquet's extension brace; orthop. Hilfsmittel bei der Behandlung einer Skoliose* (als Vorbereitung einer Spondylodese*); der Pat. führt selbsttätig die Extensionsbehandlung u. Ausgradung der Skoliose mittels Glisson*-Schlinge aus, die auf einem Gipsbeckenkorb mit Metallbügeln befestigt ist. Vgl. Extensionsmethoden.

Ductuli ab|errantes (Dim. von lat. ductus Gang) m pl: vom Nebenhodengang u. den Ductuli efferentes des Nebenhodenkopfes abgehende blinde Gänge; Reste des Wolff*-Gangs.

Ductuli alveolares (↑) m pl: durch dichotomische Aufzweigung der Bronchioli respiratorii entstehende Gänge, deren Rand nur aus Alveolen besteht. Vgl. Bronchiolen.

Ductuli bili|feri (↑) m pl: syn. Hering-Kanälchen; Verbindungen zw. den intralobulären Gallenkapillaren u. dem Ductus interlobularis bilifer.

Ductuli ef|ferentes testis (↑) m pl: 10–20 Kanälchen zw. Rete testis u. Nebenhodengang; ziehen zum Ductus epididymidis.

Ductuli ex|cretorii glandulae lacrimalis (↑) m pl: Ausführungsgänge der Tränendrüse; münden in den Fornix conjunctivae superior.

Ductuli prostatici (↑) m pl: die 15–20 in die Pars prostatica der Harnröhre mündenden Ausführungsgänge der Vorsteherdrüse.

Ductuli trans|versi ep|oo|phori (↑) m pl: s. Parovarium.

Ductulus (↑) m: kleiner Gang.

Ductus (lat.) m (pl Ductus): (anat.) Gang.

Ductus arteriosus (↑) m: auch Ductus aorticus, Ductus arteriosus Botalli (Abk. DAB); Verbindung zw. Aortenbogen u. Teilungsstelle des Truncus pulmonalis als physiol. Kurzschluss zur Umgehung der bei Embryo u. Fetus noch funktionsunfähigen Lunge; funkt. Verschluss nach der Geburt mit Einsetzen der Atmung (innerh. von 10–15 Std.) u. Rückbildung zum Lig. arteriosum (2–3 Wo.). Vgl. Ductus arteriosus apertus.

Ductus arteriosus apertus (↑) m: offener Ductus Botalli, persistierender Ductus arteriosus (Abk. PDA); häufige Form der Angiokardiopathie (ca. 10 % der angeborenen Herzfehler*) mit Offenbleiben der fetalen Verbindung zw. Aorta u. Pulmonalarterie von unterschiedl. Weite (s. Abb.); Vork. v. a. bei Mädchen (w:m = 3:1);

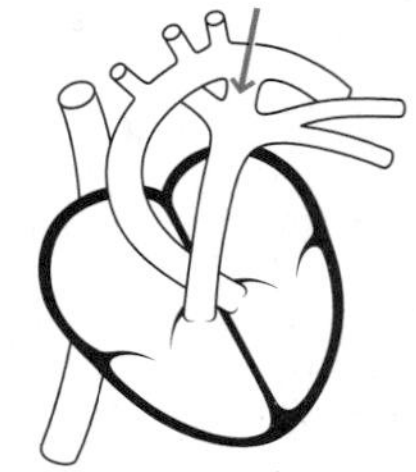
Ductus arteriosus apertus

Hämodynamik: Rückfluss des Bluts aus der Aorta über die Pulmonalarterie in den Lungenkreislauf (Links-Rechts-Shunt) mit starker Volumenbelastung des kleinen Kreislaufs, evtl. Widerstandserhöhung u. Eisenmenger*-Reaktion mit Shuntumkehr (Rechts-Links-Shunt mit Mischungszyanose); **Klin.:** oft keine Beschwerden u. normale Entw., bei weit offenem Ductus arteriosus mäßige Entwicklungsverzögerung; **Diagn.:** auskultator. lautes kontinuierl. systolisches Crescendo- u. diastolisches Decrescendogeräusch (traditionell als Maschinen- od. Lokomotivgeräusch bez.), häufig palpator. Schwirren, Pulsus celer et altus u. große Blutdruckamplitude wegen des plötzl. Abströmens des aus dem li. Ventrikel ausgeworfenen Bluts durch den D. a. a.; im Rö.-Thorax abhängig von der Größe des Links-Rechts-Shunts Kardiomegalie mit Betonung des Pulmonalbogens sowie verstärkte Hilus- u. Lungengefäßzeichnung; nach Entw. einer Eisenmenger-Reaktion helle periphere Lungenfelder mit Kalibersprung zw. den erweiterten zentralen u. den verengten peripheren Gefäßen; im EKG Zeichen einer Links-, später einer Rechtsherzüberlastung; präop. Herzkatheterisierung, evtl. Angiokardiographie; **Ther.:** interventioneller Verschluss (Coil, Schirm) als Methode der Wahl; op. (Ligatur od. Durchtrennung) bei Frühgeborenen u. Säuglingen; **Kompl.:** pulmonale Hypertonie, Aneurysmabildung, Auftreten sek. Erkrankungen (v. a. Bronchitis, Endokarditis).

Ductus Botalli (↑) m: syn. Ductus* arteriosus.

Ductus branchiales (↑) m pl: Kiemenfurchen; Einstülpungen des Ektoderms; vgl. Kiemenspalten.

Ductus chole|dochus (↑) m: galleableitender Kanal nach Vereinigung des Ductus cysticus mit dem Ductus hepaticus comm.; liegt im Lig. hepatoduodenale, dann auf der Rückseite des Pankreaskopfs, mündet auf der Papilla duodeni major in die Pars desc. duodeni.

Ductus cochlearis (↑) m: häutiger Schneckengang; vgl. Bogengangapparat, Vestibularapparat, Gehörorgan.

Ductus cysticus (↑) m: Gallenblasengang; vereinigt sich mit dem Ductus hepaticus communis zum Ductus choledochus.

Ductus de|ferens (↑) m: Samenleiter; Fortsetzung des Nebenhodengangs, 50–60 cm lang; zieht im Samenstrang durch den Leistenkanal u. den inneren Leistenring, verläuft nach Überkreuzung des kl. Beckens zur Dorsalfläche der Harnblase, steigt, den Ureter überkreuzend, zum Blasengrund ab, erweitert sich dort zur Ampulla u. mündet unter Aufnahme des Ductus excretorius der Bläschendrüsen als Ductus ejaculatorius innerh. der Prostata auf den Colliculus seminalis in der Harnröhre.

Ductus e|jaculatorius (↑) m: s. Ductus deferens.

Ductus endo|lymphaticus (↑) m: vom Sacculus des Vestibularapparats* ausgehender, Endolymphe enthaltender Gang im knöchernen Aqueductus vestibuli; endet blind an der Hinterwand der Felsenbeinpyramide.

Ductus epi|didymidis (↑) m: Nebenhodengang; aufgeknäuelter, 5–6 m langer Gang, nimmt die Ductuli efferentes des Hodens auf u. setzt sich am Ende des Nebenhodenschwanzes in den Ductus deferens fort; Samenspeicher.

Ductus ep|oo|phori longitudinalis (↑) m: Längsgang des Epoophorons; s. Parovarium.

Ductus ex|cretorius glandulae vesiculosae (↑) m: Ausführungsgang von Drüsen*.

Ductus glandulae bulbo|urethralis (↑) m: s. Glandula bulbourethralis.

Ductus hepaticus communis (↑) m: Ausführungsgänge der Leber für die Galle: Ductus hepaticus dext. u. sin. verlassen die Leber, vereinigen sich zum D. h. c.; s. Ductus choledochus.

Ductus inter|lobularis bili|fer (↑) m: im Bindegewebe zw. den Leberläppchen gelegener Gallengang.

Ductus lacti|feri (↑) m pl: Milchgänge; Ausführungsgänge (15–20) der Brustdrüse; münden auf die Papilla mammaria.

Ductus lymphaticus dexter (↑) m: syn. Ductus thoracicus dexter; kurzer Lymphstamm, der durch Vereinigung der re. Trunci jugularis, subclavius u. bronchomediastinalis entsteht u. in den Angulus* venosus re. mündet. Vgl. Ductus thoracicus.

Ductus meso|nephricus (↑) m: Urnierengang; s. Wolff-Gang.

Ductus naso|lacrimalis (↑) m: Tränen-Nasen-Gang; s. Tränenwege.

Ductus omphalo|entericus (↑) m: Ductus vitellinus, Dottergang; Verbindung zw. Ileum u. Nabel, verläuft in der Nabelschnur; entsteht bei der Abschnürung des Darmrohrs vom Dottersack aus der ursprüngl. weiten Öffnung zw. beiden. Störungen der normalen Rückbildung nach dem Embryonalleben können zu folgenden Fehlbildungen führen: vollständige od. unvollständige Nabelfistel, Meckel*-Divertikel, Nabelzyste u. Lig. terminale.

Ductus pan|creaticus (↑) m: auch D. p. Wirsungi; Hauptausführungsgang des Pankreas*.

Ductus pan|creaticus ac|cessorius (↑) m: evtl. zusätzlicher Ausführungsgang des Pankreas*.

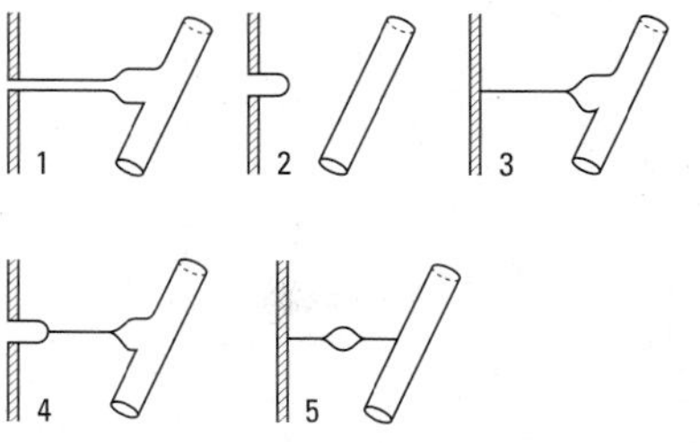

Ductus omphaloentericus: Rückbildungsstörungen: 1: vollständige Nabelfistel; 2: unvollständige Nabelfistel; 3: Meckel-Divertikel; 4: Nabelzyste; 5: Ligamentum terminale

Ductus para|meso|nephricus (↑) m: Müller*-Gang.

Ductus para|urethrales (↑) m pl: Skene*-Gänge.

Ductus par|otideus (↑) m: syn. Stensen-Gang; Ausführungsgang der Ohrspeicheldrüse; verläuft um den Vorderrand des M. masseter, durchbohrt den M. buccinator u. mündet neben den 2. oberen Molaren in das Vestibulum oris.

Ductus peri|lymphaticus (↑) m: Perilymphgang im Felsenbein.

Ductus pleuro|peri|cardiacus (↑) m: entwicklungsgeschichtl. paarige Verbindung zw. Perikardial- u. Leibeshöhle.

Ductus pleuro|peri|tonealis (↑) m: entwicklungsgeschichtl. paarige Verbindung zw. Pleurahöhlen u. Bauchhöhle.

Ductus re|uniens (↑) m: Verbindungsgang zw. Sacculus u. Ductus cochlearis des häutigen Labyrinths.

Ductus semi|circulares (↑) m pl: vgl. Bogengangapparat.

Ductus sub|linguales minores (↑) m pl: kleine Ausführungsgänge der Unterzungenspeicheldrüse mit Mündung auf der Plica u. Caruncula sublingualis; vgl. Glandula sublingualis.

Ductus sub|lingualis major (↑) m: Hauptausführungsgang der Unterzungenspeicheldrüse; Mündung auf die Caruncula sublingualis; vgl. Glandula sublingualis.

Ductus sub|mandibularis (↑) m: Ausführungsgang der Unterkieferspeicheldrüse; Mündung auf die Caruncula sublingualis; vgl. Glandula submandibularis.

Ductus sudori|fer (↑) m: Ausführungsgang der großen Schweißdrüsen (Duftdrüsen).

Ductus thoracicus (↑) m: Brustmilch- od. Milchbrustgang; entsteht zw. dem 2. Lendenwirbelkörper u. Aorta aus dem Zusammenfluss dreier Lymphstämme zur Cisterna* chyli; verläuft durch den Hiatus aorticus des Zwerchfells ins hintere Mediastinum u. auf den Brustwirbelkörpern zw. Aorta thoracica u. V. azygos nach kranial; Mündung in den Angulus venosus sin.; sammelt die Lymphe der gesamten unteren u. der linken oberen Körperhälfte.

Ductus thoracicus dexter (↑) m: syn. Ductus* lymphaticus dexter.

Ductus thyro|glossalis (↑) m: Schilddrüsenzungengang; epithelialer Gang zw. der entwicklungsgeschichtl. Ursprungsstelle der Schilddrüse in der Mittellinie des Zungengrunds u. der nach kaudal gewachsenen Schilddrüsenanlage; obliteriert später. Ein Teil kann als Lobus pyramidalis glandulae thyroideae erhalten bleiben. Im kranialen Abschnitt können Nebenschilddrüsen entstehen.

Ductus utriculo|saccularis (↑) m: Verbindungsgang zw. Utriculus u. Sacculus des häutigen Labyrinths.

D

Ductus venosus Arantii (↑; Giulio Cesare Aranzio, Anat., Bologna, 1530–1589) m: im Pränatalkreislauf bestehende Verbindung zw. Nabelvene u. unterer Hohlvene; obliteriert nach der Geburt zum Lig. venosum der Leber.

Ductus venosus Cuvieri (↑) m: Cuvier*-Gang.

Ductus vitellinus (↑) m: syn. Ductus* omphaloentericus.

Dünn|darm: (engl.) small intestine; (anat.) Intestinum tenue; s. Darm.

Dünn|darm|ersatz|blase: Bildung eines Reservoirs aus 40–60 cm ausgeschaltetem, aufgeschnittenem zu einer Platte gelegtem Ileum mit Anschluss an den Harnröhrenstumpf u. Neueinpflanzung der Ureteren; vgl. Ileum-Conduit. B. Sch.

Dünn|darm|ersatz|magen: (engl.) small bowel interposition; s. Ersatzmagenbildung.

Dünn|darm|karzinoid, malignes (Karz-*; -id*) n: (engl.) small bowel carcinoid; s. Karzinoid.

Dünn|darm|re|sektion (Resektion*) f: (engl.) resection of the small intestine; op. Entfernen von Dünndarmabschnitten i. d. R. mit Wiederherstellung der Darmpassage durch End-zu-End-Anastomose; **Ind.:** v. a. Ileus, Peritonitis, intestinaler Blutverlust u. Malassimilationssyndrom* (als Kompl.) bei Enteritis regionalis Crohn, Enteritis necroticans, Peutz-Jeghers-Syndrom, Typhus, Darmtuberkulose, Syndrom der blinden Schlinge, bei Dünndarmerkrankungen (z. B. Duodenaldivertikel, Meckel-Divertikel, Ulcus duodeni, Dünndarmtumoren, Endometriose, intestinale Fisteln od. Durchblutungsstörungen, traumat. Schädigung durch stumpfes Bauchtrauma), selten bei ausgeprägter Adipositas (als Jejunoileostomie); **Folgen:** nach kurzstreckiger (30–40 cm) D. keine Sympt., bei ausgedehnter Resektion Malabsorption* durch Reduktion der Absorptionsfläche mit Diarrhö u. Verdauungsinsuffizienz. Vgl. Darmresektion.

Dünn|darm|trans|plantation (Transplantation*) f: (engl.) transplantation of the small intestine; Transplantation* des Dünndarms; **1.** orthotop (Jejunostomie u. Kolostomie); **2.** partiell heterotop (Enterostomie) nach totaler Dünndarmresektion bei Pat., die auf eine parenterale Ernährung angewiesen sind; die Op. ist noch mit technischen u. immun. Problemen verbunden; seit 1988 erste erfolgreiche Eingriffe.

Dünn|darm|tumor (Tumor*) m: (engl.) tumor of the small intestine; Neubildung im Bereich des Dünndarms (5 % der Tumoren im Verdauungstrakt); **Formen: 1.** benigner D.: meist Adenom, Lipom, Hämangiom od. Leiomyom; **2.** maligner D.: ca. 1–3 % aller malignen Tumoren des Verdauungstrakts; meist Adenokarzinom (am häufigsten), maligne Lymphome, Leiomyosarkom, Karzinoid; **Sympt.:** Anämie, Meteorismus, kolikartige Schmerzen, Erbrechen, tastbarer Tumor, mechan. Ileus durch Obstruktion od. Invagination; **Diagn.:** anterograder Kontrasteinlauf nach Sellink, Angiographie, Probelaparotomie; **Ther.:** Resektion des tumorösen Darmabschnitts (bei Malignität mit Lymphknotendissektion) u. Wiederherstellung der Darmpassage durch End-zu-End-Anastomose. Vgl. Duodenaltumor.

Dünn|darm|ulkus (Ulc-*) n: s. Ulcus duodeni.

Dünn|schicht|chromato|graphie (Chrom-*; -graphie*) f: (engl.) thin-layer chromatography; Abk. DC; Form der Chromatographie*, bei der die feste stationäre Phase als dünne Schicht auf Glas- od. Kunststoffplatten aufgetragen ist; das Analysegemisch (flüssige mobile Phase) wird am Rand der Platte punkt- od. strichförmig aufgetragen u. die Platte in geeignete Lösungsmittel gestellt (aufsteigende Methode); die aufgetrennten Substanzen können mittels aufgesprühter Reagenzien od. unter UV-Licht sichtbar gemacht werden.

Düsen|vernebler: (engl.) jet nebulizer; s. Aerosoltherapie.

Duffy-Blut|gruppen: (engl.) Duffy's blood groups; Symbol Fy; Blutgruppensystem, dessen antithetische Hauptantigene Fy^a bzw. Fy 1 u. Fy^b bzw. Fy 2 durch kodominante Allele determiniert werden; je Erythrozyt werden ca. 17 000 Antigenkopien exprimiert; beim Genotyp Fy 0/Fy 0 tragen die Erythrozyten weder Fy^a- noch Fy^b-Antigene. Diese Erythrozyten werden von Plasmodium* vivax nicht befallen, was das häufige Vork. des homozygoten Phänotyps $Fy^{(a-b-)}$ bei Afrikanern (ca. 68 %) erklären könnte (Selektionsvorteil). Drei weitere Duffy-Antigene (Fy 3, Fy 4, Fy 5) werden möglicherweise durch Allele eines zweiten sog. Duffy-Sublokus determiniert (klin. ohne Bedeutung). Antikörper (Anti-Fy^a häufiger als Anti-Fy^b; Nachweis durch indirekten Antiglobulintest*) werden selten gefunden, können aber schwere Transfusionszwischenfälle* u. einen Morbus* haemolyticus neonatorum verursachen. Vgl. Blutgruppen.

Duft|drüsen: (engl.) apocrine sweat glands; große apokrine Schweißdrüsen (Glandulae sudoriferae) im Bereich von Achselhöhlen, Mons pubis, Labia majora u. perianal, die Pheromone* abgeben.

Duhring-Brocq-Krankheit (Louis A. D., Dermat., Philadelphia, 1845–1913; Louis B., Dermat., Paris, 1856–1928): syn. Dermatitis* herpetiformis.

Duhring-Kammer|test (Louis A. D., Dermat., Philadelphia, 1845–1913) m: (engl.) Duhring chamber test; Hautverträglichkeitsprüfung zur Ermittlung geringer Irritationspotentiale (z. B. bei Tensiden) durch extreme lokale Exposition; Testsubstanz auf Trägermaterial in Aluminiumkammern, die am Unterarm für mehrere Stunden befestigt werden. C. Fle.

Duke-Methode (William W. D., Pathol., Kansas City, 1883–1949) f: s. Blutungszeit.

Dukes-Klassifikation (Cuthbert E. D., Pathol., London, 1890–1977) f: (engl.) Dukes' classification; Einteilung des kolorektalen Karzinoms*; maßgebl. sind Infiltrationstiefe in der Darmwand u. die regionale lymphogene Metastasierung (s. Abb.). **Dukes A:** Tumor ist auf die Darmwand beschränkt (entspr. pT1 u. pT2 der TNM*-Klassifikation); **Dukes B:** Tumor penetriert die Darmwand u. infiltriert benachbarte Strukturen (pT3 u. pT4); **Dukes C1:** Tumormetastasen in 1–3 perikolischen u. perirektalen Lymphknoten (pN1); **Dukes C2:** Metastasen in mehr als drei Lymphknoten (pN2) bzw. entlang größerer Gefäßstämme (pN3); **Dukes D:** Fernmetastasen.

duktal (Ductus*): (engl.) ductal; innerh. eines Gangs, von einem Gang ausgehend; z. B. duktales Mammakarzinom*.

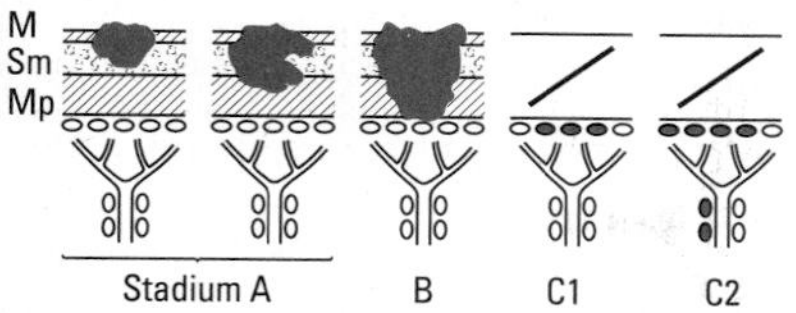

Dukes-Klassifikation:
M: Tunica mucosa; Sm: Tela submucosa;
Mp: Tunica muscularis und Tunica serosa (Peritoneum)

Duktu|graphie (↑; -graphie*) f: syn. Galaktographie*.

Duktus|zyste (↑; Kyst-*) f: (engl.) nasopalatine duct cyst; syn. Nasopalatinusgangzyste; s. Kieferzyste.

Duldungs|pflicht: Ein Versicherter od. Anspruchsteller soll sich sozialversicherungs-, fürsorge-, versorgungs- od. schadensrechtlich indizierten ärztl. Maßnahmen unterziehen, will er nicht seine Ansprüche gegenüber dem Leistungspflichtigen verlieren. Eine derartige Obliegenheit kann sich ergeben aus Regelungen des SGB I (§§ 62 f.), des Beamtenversorgungs-, Soldaten- u. des Zivildienstgesetzes sowie i. R. der allg. Schadensminderungspflicht nach § 254 BGB u. bei Privatversicherungen. Vgl. Zwangsbehandlung.

Dumping-Syn|drom (engl. to dump hineinplumpsen) n: Komb. versch. gastrointestinaler Beschwerden mit Störung der Kreislauffunktion u. Hauterscheinungen nach Magenoperationen, bei denen die Pylorusfunktion gestört wurde u. es zu einer Sturzentleerung von flüssiger u. fester Nahrung in den Dünndarm kommt; meist nach Magenteilresektion nach Billroth I (5–10 %) od. II (5–15 %); **Klin.:** Sympt. treten v. a. in Zus. mit den Mahlzeiten (insbes. Milch u. Kohlenhydrate) auf. **1. Frühsyndrom:** sofort bis 15 Min. danach Auftreten von Blässe, Schweiß, Druckgefühl im Oberbauch, Singultus, Übelkeit, Emesis, evtl. Kreislaufkollaps; Urs.: zu schnelle Füllung des proximalen Dünndarms mit hyperosmolarem Darminhalt u. Auslösen eines Flüssigkeitseinstroms aus dem Plasma ins Darmlumen; dadurch Abnahme des Plasmavolumens bis zu 30 % (Hypovolämie); **2. Spätsyndrom:** 1–4 Std. nach den Mahlzeiten auftretende Symptomatik wie bei Frühsyndrom, zusätzl. Sympt. einer Hypoglykämie*; Urs.: durch rasche Resorption großer Mengen von Kohlenhydraten zunächst Hyperglykämie mit nachfolgender (gegenregulatorischer) Hypoglykämie; **Diagn.:** sog. Dumping-Provokationstest (250 ml 50%iger Glukose p. o.); **Ther.:** konservativ durch häufige kleine Mahlzeiten, Nahrungsmittel mit hoher osmolarer Aktivität meiden (führt meist zu Beschwerdefreiheit); Verzögerung der Magenpassage durch chir. Verkleinerung einer zu weiten Anastomose od. Wiederherstellung der Duodenalpassage u. der Speicherfunktion des Magens durch Umwandlung der Magenresektion* (B II zu B I). Vgl. Magenoperationsfolgen.

Dunbar-Syn|drom n: intestinale Mangeldurchblutung inf. Kompression des Truncus coeliacus durch das mediane Bogenband (Ligamentum arcuatum) des Zwerchfells.

Duncan-Modus (James M. D., Gyn., Edinburgh, London, 1826–1890) m: (engl.) Duncan mechanism; Form der Plazentalösung*; die unteren Teile der Plazenta lösen sich zuerst, bes. dann, wenn die Plazenta über Eck (Tubenecke) inserierte.

Duncan-Syn|drom n: syn. Purtilo*-Syndrom.

Dunkel|ad|aptation (Adaptation*) f: (engl.) dark adaptation; Übergang zum Dämmerungssehen (skotopisches Sehen) u. Anpassung des Auges an Dunkelheit; Verlauf in zwei **Phasen: 1.** primäre od. Zapfenadaptation bis zum sog. Kohlrausch*-Knick; **2.** Dauer- od. Stäbchenadaptation unter Regeneration des Rhodopsins* u. Veränderung der summierenden Konvergenzverschaltung der Stäbchen auf die ableitenden Ganglienzellen der Netzhaut; optimale D. frühestens nach 25 Min.; geht einher mit Verlust des Farbensehens, Verminderung der Sehschärfe u. einem physiol. Zentralskotom; vgl. Duplizitätstheorie des Sehens, Helladaptation.

Dunkel|feld|untersuchung: (engl.) dark-field examination; mikroskop. Untersuchung bei vollständiger Abblendung des von unten eintretenden Lichtkegels (nur bei schwacher Vergrößerung möglich) od. bei nur zentraler Abblendung u. kräftiger seitl. Beleuchtung durch Spiegelkondensor; bes. zum Nachweis von Treponema* pallidum.

Duo|denal|a|tresie (lat. duodeni je zwölf; Atresie*) f: (engl.) duodenal atresia; Form der Darmatresie* mit Sympt. eines hohen Ileus* (galliges Erbrechen) ab dem ersten Lebenstag, Mekoniumabgang häufig vorhanden; **Häufigkeit:** 1:6000; **Diagn.:** Ultraschalldiagnostik (häufig schon pränatal übermäßig viel Magensekret, postnatal >10 ml), Röntgenuntersuchung (Double-bubble-Phänomen); **Ther.:** Duodenoduodenostomie, evtl. Duodenojejunostomie nach Resektion des betroffenen Darmabschnitts. Vgl. Duodenalstenose.

Duo|denal|di|vertikel (↑; Divertikel*) n: (engl.) duodenal diverticulum; meist am Duodenum descendens gelegene Blindsackbildung mit möglichen Stenoseerscheinungen, Duodenitis, Ulzeration, Pankreatitis; Operationsindikation nur bei ausgeprägter Symptomatik (Blutung u. Perforation); vgl. Divertikel.

Duo|denal|karzinom (↑; Karz-*; -om*) n: (engl.) duodenal carcinoma; sehr seltenes Karzinom* des Duodenums (ca. 0,3 % aller gastrointestinalen Karzinome); **Histol.:** meist supra-, peri- od. infrapapillär lokalisiertes Adenokarzinom*; **Sympt.:** galliges Erbrechen inf. Duodenalstenose, (massive) Blutung, Verschlussikterus bei Lok. im Bereich der Papilla duodeni major; **Diagn.:** Duodenoskopie mit Biopsie, röntg. Magen-Darm-Passage, MRT; **Ther.:** (chir.) Resektion od. partielle Duodenopankreatektomie*; **Progn.:** Fünf-Jahres-Überlebensrate zw. 20 u. 30 %. Vgl. Duodenaltumor.

Duo|denal|kom|pression, arterio|mes|enteriale (↑; lat. comprimere, compressus zusammendrücken) f: (engl.) mesenteric artery compression syndrome; syn. Wilkie-Syndrom, oberes Mesenterialarterien-Syndrom; zeitweilige Behinderung der Darmpassage im Bereich der Pars inferior duodeni, die von den über ihr verlaufenden Mesenterialgefäßen gegen die Aorta gepresst wird; **Sympt.:** v. a. Druck- u. Völlegefühl nach Nahrungsaufnahme, dabei Besserung in Knie-Ellenbogen-Lage; bei starken Beschwerden ggf. operative Behandlung.

Duo|denal|saft (↑): (engl.) duodenal juice; mittels Duodenalsonde gewonnene Flüssigkeit, die auf Erreger (Lamblien, Trematoden), Gallenbestandteile, Tumormarker (z. B. CEA) u. Produkte des exokrinen Pankreas (Lipase, Amylase, Trypsin, Bicarbonate) geprüft wird; vgl. Pancreozymin-Secretin-Test.

Duo|denal|sonde (↑) **f:** (engl.) duodenal tube; durch Nase od. Mund bis zum Duodenum einzuführende Sonde* aus Kunststoff zur Ableitung von Duodenalinhalt od. zur enteralen Ernährung (Sondenernährung*); vgl. Miller-Abbott-Sonde, Magensonde.

Duo|denal|stenose (↑; Steno-*; -osis*) **f:** (engl.) duodenal stenosis; partielle Verlegung des Duodenallumens; **Urs.: 1.** Duodenaltumor*; **2.** angeb. Fehlbildung (1:7000 Geburten), häufig in Komb. mit anderen Fehlbildungen im Neugeborenen- od. Säuglingsalter auftretend durch: **a)** innere Obstruktion inf. membranösen Septums od. Duodenalwandhypoplasie mit geringem Restlumen; **b)** Kompression durch Volvulus od. kongenitale Briden, z. B. bei Non- u. Malrotation* od. Mesenterium* ileocolicum commune; **Klin.:** häufig galliges Erbrechen als Frühsymptom; **Diagn.:** Abdomenübersicht; **Ther.:** chir. Resektion. Vgl. Darmatresie, Duodenalatresie, Pancreas annulare.

Duo|denal|tumor (↑; Tumor*) **m:** (engl.) duodenal tumor; seltener, im Duodenum lokalisierter Tumor; **Formen: 1.** benigner D., z. B. (villöser) Darmpolyp, Brunneriom od. Leiomyom; **2.** maligner D., z. B. Duodenalkarzinom*, Karzinoid* od. Metastase v. a. eines Choledochus- od. Pankreaskarzinoms. Vgl. Dünndarmtumor.

Duo|denal|ulkus (↑; Ulc-*) **n:** Zwölffingerdarmgeschwür; s. Ulcus duodeni.

Duo|denitis (↑; -itis*) **f:** Entz. des Zwölffingerdarms; Vork. evtl. im Zus. mit Ulcus* duodeni; Sonderformen als infektiöse Enteritis* od. nach chem. Noxen (z. B. Ethanol, nichtsteroidale Antiphlogistika).

Duo|deno|graphie, hypo|tone (↑; -graphie*) **f:** (engl.) hypotonic duodenography; auch Relaxationsduodenographie; röntg. Methode zur gezielten Darstellung des Duodenums bei Verdacht auf Pankreaskopfprozesse (chronische Pankreatitis, Papillen- od. Pankreastumor), Erkrankungen des hepatobiliären Systems mit Manifestation am Duodenum od. Komplikationen eines Ulcus duodeni; Anw. auch bei suspekten endoskopischen od. röntg. Vorbefunden; **Meth.:** Doppelkontrastmethode u. Einsatz von Spasmolytika (vgl. Pharmakoradiographie).

Duo|deno|jejuno|skopie (↑; jejunalis*; -skopie*) **f:** (engl.) duodenojejunoscopy; endoskop. Untersuchung des oberen Dünndarms (gesamtes Duodenum u. oberes Jejunum); vgl. Duodenoskopie, Endoskopie.

Duo|deno|jejuno|stomie (↑; ↑; -stomie*) **f:** (engl.) duodenojejunostomy; Enteroanastomose* zw. Duodenum u. Jejunum.

Duo|deno|pankreat|ek|tomie (↑; Pankreas*; Ektomie*) **f:** (engl.) duodenopancreatectomy; auch Pankreatoduodenektomie; Form der Pankreatektomie* v. a. als Radikaloperation bei Pankreaskopf- u. periampullärem Karzinom; **Meth.: 1.** partielle D. nach Kausch-Whipple: Enbloc-Exstirpation von Pankreaskopf mit Duodenum, distalem Magenanteil, Gallenblase u. distalem Ductus choledochus u. radikaler Lymphknotenausräumung; anschl. Rekonstruktion meist durch Choledochojejunostomie, Gastrojejunostomie nach Billroth II u. Pankreatikojejuno- bzw. -gastrostomie; **2.** pyloruserhaltende partielle D. nach Beger: Resektionsausmaß wie bei 1., jedoch mit Erhalt von Magen u. Pylorus; **3.** totale D. mit Entfernen des gesamten Pankreas u. Splenektomie bei Karzinom im Pankreaskorpus; hohe postop. Letalität inf. schlecht einstellbarem Diabetes mellitus.

Duo|deno|skopie (↑; -skopie*) **f:** (engl.) duodenoscopy; endoskop. Untersuchung des Duodenums u. des oberen Jejunums mit einem flexiblen Spezialendoskop (Duodenoskop); **Ind.:** Abklärung von Erkr. im Bereich des Duodenums, z. B. Ulcus duodeni, Polypen, Divertikel, Tu., pathol. Veränderungen der Papilla duodeni major (s. Abb.); Anw. auch i. R. der endoskop. retrograden Cholangiographie (ERC*) bzw. Cholangiopankreatikographie (ERCP*).

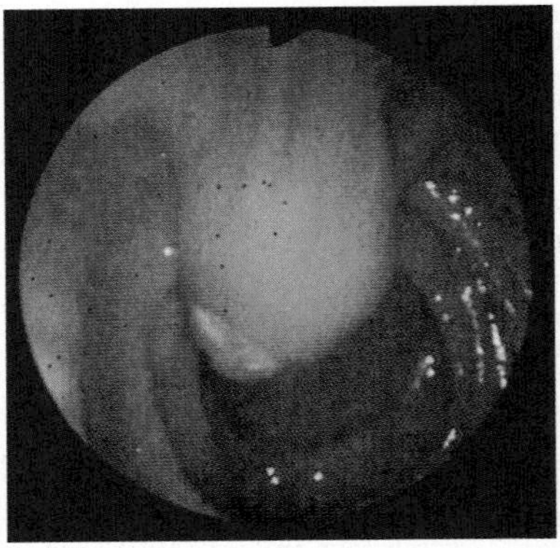

Duodenoskopie:
endoskopischer Befund bei Tumor der Papilla duodeni major [62]

Duo|deno|stomie (↑; -stomie*) **f:** s. Enterostomie.

Duo|denum (lat. duodeni je zwölf) **n:** Zwölffingerdarm (Länge entspricht ungefähr der Breite von 12 Fingern: 25–30 cm); oberster, an den Pylorus anschließender Dünndarmabschnitt; hat

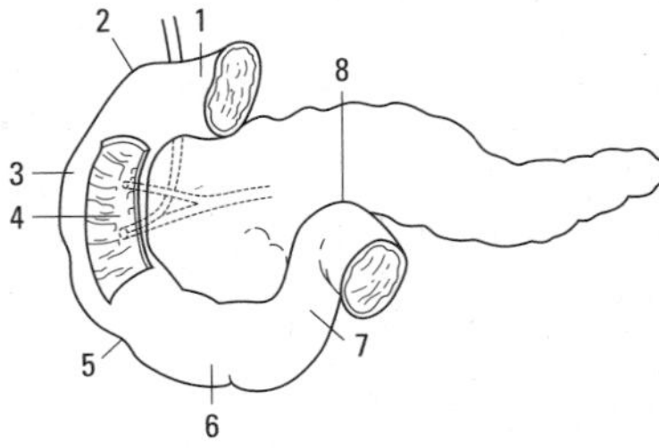

Duodenum:
1: Pars superior; 2: Flexura duodeni superior; 3: Pars descendens; 4: Plica longitudinalis duodeni mit Papilla duodeni major und minor; 5: Flexura duodeni inferior; 6: Pars horizontalis; 7: Pars ascendens; 8: Flexura duodenojejunalis [172]

die Form eines C, in dessen Konkavität sich der Kopf der Bauchspeicheldrüse einschmiegt. Lage im rechten Oberbauch; mit Ausnahme der Pars superior an der hinteren Leibeswand angeheftet (sekundär-retroperitoneal); Abschnitte: s. Abb. Auf der Papilla* duodeni major des D. münden gemeinsam Ductus choledochus u. Ductus pancreaticus; kranial davon auf der Papilla duodeni minor der Ductus pancreaticus accessorius. Das D. weist die Oberfläche vergrößernde zirkuläre Falten (Kerckring-Falten), Zotten u. Krypten (Lieberkühn-Drüsen) auf.

Duplay-Schulter|steife (Emanuel S. D., Chir., Paris, 1836–1924): veraltete Bez. für Periarthropathia* humeroscapularis.

duplex (lat.): doppelt.

Duplex|sono|graphie (↑; lat. sonare tönen; -graphie*) f: (engl.) Duplex sonography; Komb. aus Impulsechoverfahren (B-Bild) u. Dauerschallverfahren (Doppler) der Ultraschalldiagnostik* zur gleichzeitigen Untersuchung der Weichteilstrukturen (Gefäßmorphologie) u. des Blutstroms; Anw. z. B. zur nichtinvasiven Darstellung einer Nierenarterienstenose*; bei der farbkodierten D. (syn. Angiodynographie) wird die Richtung des Blutstroms in Bezug auf den Schallkopf durch unterschiedl. Farben sichtbar gemacht.

Duplikation (lat. duplicare verdoppeln) f: (engl.) duplication; strukturelle Chromosomenaberration; ein Chromosomenabschnitt ist doppelt vorhanden, der nach Deletion* des homologen Chromosoms übertragen wurde.

Duplikatur (↑) f: Verdoppelung.

Duplizitäts|theorie des Sehens (↑) f: (engl.) theory of retinal rods and cones; Erklärung der zwei Wahrnehmungsbereiche des Sehsinns, die von der Funktionsweise u. Lok. der Rezeptoren der Retina (s. Stäbchen, Zapfen) sowie von deren Verschaltung bestimmt sind; **Zapfen** (höhere Reizschwelle) vermitteln Farbsehen mit max. Sehschärfe aber kleinem Gesichtsfeld (Tagessehen od. photopisches Sehen); **Stäbchen** (niedrigere Reizschwelle) vermitteln Hell-Dunkel-Sehen mit großem Gesichtsfeld aber niedriger Sehschärfe (Dämmerungssehen od. skotopisches Sehen).

Dupuytren-Krankheit (Baron Guillaume D., Chir., Paris, 1777–1835) f: (engl.) Dupuytren's disease; Symptomenkomplex mit typ. Beugekontraktur der Finger (bes. IV. u. V) inf. bindegewebig-derber Verhärtung u. Schrumpfung der Palmaraponeurose mit Ausbildung derber Stränge u. Knoten, in 70–80 % Beteiligung beider Hände; **Vork.** vorwiegend bei Männern (5:1) jenseits des 5. Lebensjahrzehnts; **Urs.:** unklar, wahrscheinl. Komb. von erbl. Disposition u. äußeren Faktoren (Mikrotraumen), z. T. auch Zus. mit rheumatischen, Autoimmun- u. fibroblastischen Erkrankungen (Induratio* penis plastica, Fingerknöchelpolster*, Ledderhose*-Syndrom I). Pat. mit Lebererkrankungen, Diabetes mellitus, Epilepsie u. Alkoholkranke haben häufiger (ca. 30 %) eine D.-K. als die Gesamtbevölkerung (ca. 2 %). **Gradeinteilung** entspr. der Summe der Streckdefizite der einzelnen Gelenke: **N:** Strang od. Knoten in der Hohlhand ohne Streckdefizit; **1:** Streckdefizit 0–45°; **2:** 45–90°; **3:** 90–135°; **4:** >135°; **Ther.:** einfache Fasziotomie mit Durchtrennung des Kontrakturstrangs bei schlechtem AZ u. hohem Alter (hohe Rezidivquote); partielle Fasziektomie mit Resektion der befallenen Bezirke (hohe Rezidivquote); Totalentfernung der

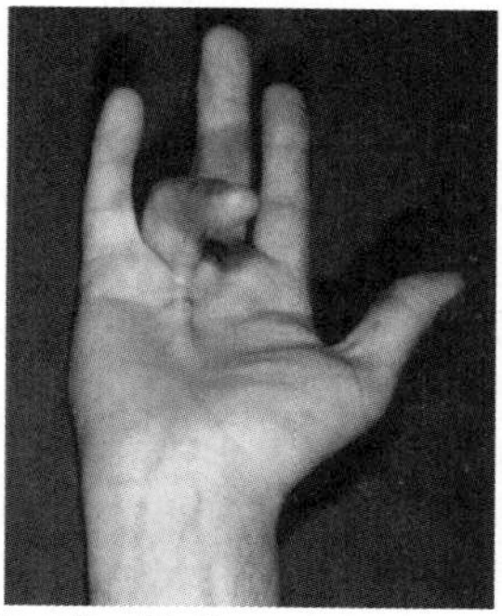

Dupuytren-Krankheit: typische Beugekontraktur [37]

Palmaraponeurose mit Resektion von Bindegewebesträngen (geringe Rezidivquote, jedoch aufwendige Op. u. lange Nachbehandlung).

Dura, lyo|philisierte (lat. durus hart) f: (engl.) lyophilized dura; gefriergetrocknete, allogene Dura mater zur Anw. bei plast. Operationen.

Dura mater (↑) f: kurz Dura; **1. D. m. encephali:** Pachymeninx, harte Hirnhaut; bildet fibröse Schutzkapsel des Gehirns u. Periost der Schädelinnenfläche; **2. D. m. spinalis:** harte Rückenmarkhaut; besteht aus einem äußeren (Endorhachis) u. inneren Blatt (Duralsack), die durch das Cavum epidurale getrennt sind. Der Duralsack umhüllt das Rückenmark, die Cauda equina u. mit seitl. Aussackungen die Spinalganglien; reicht über das Rückenmark hinaus bis zum 2.-3. Sakralwirbel.

Dura|plastik (↑; -plastik*) f: (engl.) duraplasty; (neurochir.) liquordichter Verschluss einer Duralücke durch gestieltes (z. B. Faszien- od. Galealappen) od. freies Transplantat (z. B. Faszie, bovines Perikard, lyophilisierte Dura mit strenger Ind. wegen Creutzfeldt-Jakob-Krankheit).

Durch|blutungs|störung: (engl.) vascular disorder; mangelnde Durchblutung eines best. Gefäßbezirks mit Ischämie*; vgl. Verschlusskrankheiten.

Durch|blutungs|störung, in|testinale: s. Angina abdominalis, Mesenterialgefäßverschluss, Dunbar-Syndrom.

Durch|blutungs|störung, vertebro|basiläre: (engl.) vertebrobasilar circulatory disorder; Durchblutungsstörung im Versorgungsgebiet der A. vertebralis u. A. basilaris; **Urs.:** Arteriosklerose*, Stenose od. Verschluss der A. vertebralis, Embolie, seltener Vaskulitis; **Klin.:** flüchtige Sympt. wie Schwindel, Doppelbilder, Sensibilitätsstörungen im Gesicht, okzipitaler Kopfschmerz, Bewusstseinsstörung, Hirnstammsyndrome* (v. a. Wallenberg-Syndrom); Entw. einer Arteria*-basilaris-Thrombose mögl.; **DD:** Subclavian*-steal-Syndrom, Wirbelsäulenaffektionen. Vgl. Durchblutungsstörung, zerebrale.

Durch|blutungs|störung, zerebrale: (engl.) impaired cerebral blood flow; syn. zerebrovaskuläre Insuffizienz; Durchblutungsstörung des Gehirns; **Urs.:** v. a. Arteriosklerose* hirnversorgender Gefäße, Stenosen intra- od. extrakranieller Gefäße (Lokalisationen: s. ums. Tab. 1), am häufigsten Arteria*-carotis-interna-Stenose mit

Durchblutungsstörung, zerebrale Tab. 1
Lokalisation arterieller Einengungen bei 400 Patienten (Viergefäßangiographie)

Arterie	%
Truncus brachiocephalicus	0,75[1]
A. subclavia	2,75[1]
A. carotis communis	1,50[1]
A. carotis interna (Halsabschnitt)	44,75[1]
A. carotis interna (Siphon)	7,25[2]
A. cerebri media	26,00[2]
A. cerebri anterior	2,25[3]
A. vertebralis	11,00[1]
A. basilaris	1,25[3]
A. cerebri posterior	2,50[3]

[1] chir. zugänglich: 60,75%
[2] chir. bedingt zugänglich: 33,25%
[3] chir. nicht zugänglich: 6,00%

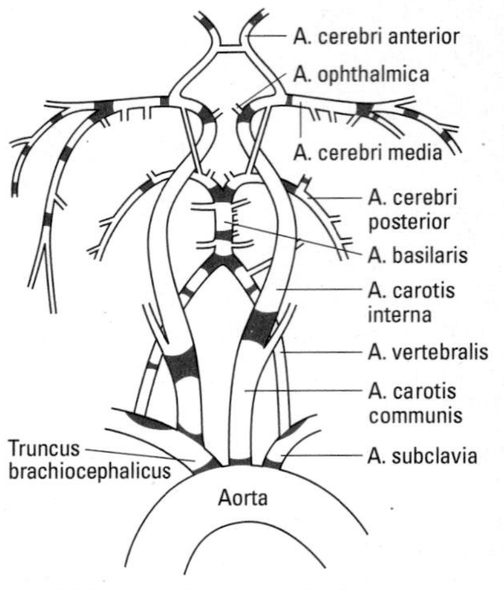

Durchblutungsstörung, zerebrale: Lokalisation häufiger supraaortaler und intrakranieller Gefäßverschlüsse [160]

Gefahr der arterio-arteriellen Embolie, ferner kardiale Embolien, entzündl. Gefäßerkrankungen (Vaskulitis*), rheologische Störungen* des Bluts, arterielle Hypotonie u. Karotisdissekate. Als **Risikofaktoren** gelten arterielle Hypertonie, Hyperlipidämie, Diabetes mellitus, Nicotinabusus. Das **klin. Bild** wird in Abhängigkeit vom Schweregrad der Ischämie in vier Stadien eingeteilt (s. Tab. 2). **Manifestation** meist nach dem 50. Lj.; Männer sind häufiger betroffen als Frauen. Die schwerwiegendste Kompl. ist der Schlaganfall*. **Diagn.:** s. Tab. 3; **Ther.:** **1.** (allg.) Ausschaltung von Risikofaktoren bzw. Behandlung der Grundkrankheit; **2.** zur Vorbeugung eines weiteren Ereignisses einer z. D. (Sekundärprophylaxe) Thrombozytenaggregationshemmung (z. B. durch Acetylsalicylsäure) bzw. bei Verdacht auf eine kardiale Emboliequelle Antikoagulation (z. B. mit Marcumar); **3.** Ind. zur operativen Ther. (Thrombendarteriektomie*) nur bei symptomatischer Stenose (Stenosegrad >70 %) der A. carotis interna; evtl. Ballonkatheterdilatation (PTA; s. Angioplastie) von Abgangsstenosen der A. vertebralis; **4.** ggf. spezifische Therapie des Schlaganfalls. Vgl. Aortenbogensyndrom; Arteria-basilaris-Thrombose; Durchblutungsstörung, vertebrobasiläre; Verschlusskrankheiten, arterielle; Knickungssyndrom der Arteria carotis interna.

Durch|bruch|blutung: (engl.) breakthrough bleeding; uterine Blutung von Menstruationsstärke bei gleichbleibender, aber für die Erhaltung einer intakten Uterusschleimhaut nicht ausreichender Konz. endogener od. exogener Sexualhormone (z. B. bei hormonaler Kontrazeption*); schwächere Blutungen werden als Schmierblutung* bezeichnet. Vgl. Abbruchblutung, Follikelpersistenz.

Durch|fall: Diarrhö*.

Durch|fall|krankheit: s. Enterokolitis, Enteritis.

Durch|fluss|zyto|metrie (Zyt-*; Metr-*) f: (engl.) flowcytometry; Verf. zur Zählung u. Differenzierung von Zellen (v. a. Blutkörperchen) bzw. Zellbestandteilen; **Prinzip:** die suspendierten Zellen werden in einem automatisierten Verf. durch eine Kapillare gesaugt, wo-

Durchblutungsstörung, zerebrale Tab. 2

Schweregrad	Klinische Symptomatik
Stadium I (asymptomatische Stenose)	keine
Stadium IIa (TIA; transitorisch-ischämische Attacken)	fokal-neurologisches Defizit (z. B. Hemiparese, Aphasie) mit vollständiger Rückbildung innerhalb von 24 Std.; Amaurosis fugax
Stadium IIb (PRIND; prolongiertes reversibles ischämisches neurologisches Defizit)	fokal-neurologisches Defizit über 24 Std. mit vollständiger Rückbildung innerhalb von Tagen
Stadium III (PS; progressive stroke)	progredienter Insult mit über Stunden od. Tage zunehmendem neurologischem Defizit; fluktuierende Symptomatik mit Remission möglich
Stadium IV (CS; completed stroke)	vollendeter Hirninfarkt mit chronischem neurologischem Defizit

Durchblutungsstörung, zerebrale Tab. 3

Diagnostische Maßnahmen	Fragestellung
1. Anamnese	Risikofaktoren, Amaurosis fugax, TIA
2. neurologische und kardiovaskuläre Untersuchung	Gefäßstatus (Stenosen), periphere Durchblutung, Blutdruck
3. EKG	Arrhythmie (Vorhofflimmern?), Herzinfarkt
4. kraniale Computertomographie u. Kernspintomographie	Blutung, Infarkt, Lokalisation
5. Ultraschalldiagnostik (Duplexsonographie, Echokardiographie)	Gefäßstenosen, Emboliequelle
6. Angiographie	Lokalisation u. Graduierung der Stenose (präoperativ), Kollateralkreislauf, Aneurysmen, Vaskulitis
7. EEG	Allgemeinveränderung, Herdbefund

bei physik. (v. a. optische, z. B. Absorption, Streuung u. Reflexion von Licht, sowie elektr., z. B. Impedanz u. Konduktivität) u. chemische (z. B. Färbbarkeit, Immunreaktion, Enzymaktivität) Eigenschaften einzeln od. in Komb. gemessen werden. Bei der Anw. optischer (photometr.) Verf. in Verbindung mit einer impulsgenerierenden Photozelle spricht man auch von Impuls- bzw. Durchflusszytophotometrie. Vgl. Zytometrie, Photometrie, Zytophotometrie, Immunzytometrie.

Durch|gangs|arzt: Abk. D-Arzt; von den gesetzl. Unfallversicherungsträgern (Berufsgenossenschaften) beauftragter Arzt, der zu entscheiden hat, ob nach einem Arbeitsunfall od. nach dem Eintritt einer Berufskrankheit die allg. hausärztl. Krankenbehandlung ausreicht od. eine besondere unfallmed. (berufsgenossenschaftl.) Heilbehandlung einzuleiten ist. Vgl. Unfallversicherung.

Durch|gangs|syn|drom n: (engl.) symptomatic transitory psychotic syndrome; akute (reversible) organischen Psychose* ohne Bewusstseins- od. Orientierungsstörung; **Formen: 1.** leichtes D. mit Beeinträchtigungen bei gewohnten Tätigkeiten, Antriebsstörung u. evtl. Gefühlsverarmung; **2.** mittelschweres D. mit Verlangsamung aller psych. Funktionen, Gedächtnisstörung u. Störung der Affektivität; **3.** schweres D. mit ausgeprägter Gedächtnisstörung, Denkstörung, evtl. Konfabulationen u. Halluzinationen; vgl. Korsakow-Syndrom.

Durch|leuchtung: (engl.) fluoroscopy, radioscopy; Kurzbez. für Röntgendurchleuchtung*.

Durch|messer, bi|parietaler: (engl.) biparietal diameter; Abk. BIP; Abstand der beiden Scheitelbeine; größter querer Schädeldurchmesser, beim Neugeborenen ca. 9,5 cm; vgl. Kephalometrie, intrauterine.

Durch|messer, bi|temporaler: (engl.) bitemporal diameter; Abstand der äußersten Punkte der beiden Schläfenbeine; kl. querer Durchmesser des Schädels, beim Neugeborenen ca. 8 cm.

Durch|tritts|ebene: s. Planum.

Durch|wanderungs|peri|tonitis (Peritoneum*; -itis*) f: (engl.) acute spreading peritonitis; auch Permigrationsperitonitis; Peritonitis* durch Übergreifen einer Entz. von abdominalen Organen auf das Peritoneum inf. einer Durchwanderung der Organwand od. lymphogener Ausbreitung; **Vork.:** v. a. bei Appendizitis, Cholezystitis, Strangulationsileus, Mesenterialarterienverschluss.

Durch|zug|verfahren: s. Hochenegg-Durchzugverfahren, Rehbein-Operation.

Duret-Berner-Blutungen (Henri D., Chir., Lille, 1849–1921): (engl.) Duret's lesions; kleinste, punktförmige Blutungen in der Wand des 3. u. 4. Hirnventrikels sowie des Aqueductus cerebri als Folge kapillärer Durchblutungsstörung bei Schädelhirntrauma*; vgl. Ventrikelblutung.

Duroziez-Doppel|geräusch (Paul L. D., Arzt, Paris, 1826–1897): (engl.) Duroziez' double murmur; bei stärkerem Stethoskopdruck über den großen Extremitätenarterien hörbares Gefäßgeräusch, das aus dem Traube*-Doppelton hervorgeht; Entstehung durch starken, schnellen Druckabfall in der Diastole proximal der Kompressionsstelle; Vork. bei Aortenklappeninsuffizienz, Ductus arteriosus apertus u. a. Vgl. Herzgeräusche.

Durst: (engl.) thirst; appetitiver Mechanismus zur Flüssigkeitsaufnahme u. Regulation des Wasserbedarfs des Organismus, ausgelöst durch Reizung von Osmorezeptoren im Hypothalamus*; das Durstgefühl ist u. a. bei Schädigung des Hypothalamus u. häufig im Alter vermindert od. aufgehoben (Adipsie); gesteigert (Polydipsie) v. a. bei endokrin. Erkrankungen, z. B. Diabetes mellitus, Diabetes insipidus, Hyperthyreose, Hyperparathyroidismus, Hyperkalzämie, Hyperaldosteronismus u. bei extrarenalem Wasserverlust, z. B. durch Erbrechen, Diarrhö, Hyperhidrose, nach starkem Blutverlust, Verbrennungen; vgl. Wasserhaushalt.

Durst|fieber: (engl.) dehydration fever; Hyperthermie* inf. von Wassermangel bzw. Salzüberschuss im Körper (s. Kochsalzhyperthermie); Vork. vorwiegend im Säuglingsalter, bei Neugeborenen als transitorische Hyperthermie um den 3./4. Lebenstag inf. ungenügender Aufnahme von Flüssigkeitsmengen (mit höherer Temp. morgens als abends wegen längerer nächtl. Trinkpause); **Klin.:** Zeichen der Dehydratation* (z. B. eingesunkene Fontanelle, verringerter Hautturgor, evtl. Bewusstseinseintrübung); **DD:** Fieber anderer Ursache.

Durst|versuch: (engl.) concentration test; Testverfahren zum Nachweis eines zentralen Diabetes* insipidus; **Formen: 1.** Messung der ADH-Konzentration im Plasma od. Harn nach definierter Durstperiode; fehlender Anstieg von

ADH u. Weiterbestehen der Polyurie u. Hyposthenurie bei Diabetes insipidus; **2.** wiederholte Messung von Volumen, spezif. Gewicht u. Osmolarität des fraktioniert gesammelten Urins während der Durstperiode; Anstieg auf 800 mosmol/kg od. ein spezif. Gewicht von 1,020 sprechen für eine physiol. ADH-Sekretion; gleichbleibend großes Harnvolumen u. niedrige Osmolarität sind Zeichen eines Diabetes insipidus. Vgl. ADH-Test.

D

durus (lat.): hart.

Duverney-Drüse (Joseph G. D., Chir., Anat., Avignon, Paris, 1648–1730): syn. Tiedemann-Drüse; Glandula* vestibularis major.

DVO: Abk. für **D**erotations**v**arisierungs**o**steotomie*.

D^W: Abk. für weak D; s. Rhesus-Blutgruppen.

Dwyer-Operation (Allen F. D., amerikan. Orthop., 1920–1975) **f:** Form der Spondylodese*.

Dy: chem. Symbol für Dysprosium*.

Dydro|gesteron (INN) **n:** Gestagen ohne östrogene od. androgene Eigenschaften; s. Gestagene.

Dyggve-Melchior-Clausen-Syn|drom (Holger V. D., dän. Päd., Psychiater, 1913–1984; Johannes C. M., dän. Päd., geb. 1923; Jørgen C., Biochem., Kopenhagen, geb. 1931) **n:** autosomal-rezessiv erbl. Erkr. mit möglicher Störung im Glykoproteinstoffwechsel (Mukopolysaccharide im Harn); **Klin.:** geistige Behinderung, Minderwuchs (Endgröße unter 130 cm), Kyphoskoliose sowie röntg. Skelettveränderungen (z. B. Platyspondylie, Mikrozephalie, irreguläre Crista iliaca).

Dyke-Young-An|ämie (Anämie*) **f:** s. Anämie Typ Dyke-Young.

-dymus: Wortteil mit der Bedeutung der Doppelte, Zwillinge, Hoden; von gr. δίδυμος.

dyn: nicht mehr zugelassene Einheit der Kraft*; 1 dyn = 10^{-5} N (Newton*).

Dynamo|metrie (gr. δύναμις Kraft; Metr-*) **f:** s. Phlebodynamometrie.

Dynein **n:** sog. Motorprotein; Komplex aus mehreren Untereinheiten mit acht ATP-Bindungsstellen, der es ermöglicht, im Zytoskelett Lasten entlang der Mikrotubuli* zu bewegen; entscheidend an der Orientierung des Spindelapparats bei Meiose u. Mitose sowie an Spermien- u. Zilienbewegung beteiligt.

Dyn|orphine **n pl:** s. Endorphine.

Dys-: Wortteil mit der Bedeutung Miss-, Un-; von gr. δυσ-.

Dys|äqui|librium (↑; lat. aequilibrium Gleichgewicht) **n:** (engl.) disequilibrium; Störung des Gleichgewichts, unstabiler Zustand.

Dys|äqui|librium|syn|drom (↑; ↑) **n:** (engl.) disequilibrium syndrome; während od. nach Hämodialyse*, v. a. bei Pat. mit Hypertonie u. starker Azotämie* auftretende Symptomatik aus Müdigkeit, Bewusstseinsstörung, Kopfschmerz, Übelkeit, Erbrechen, Pulsbeschleunigung, Blutdruckanstieg u. evtl. zerebralen Krampfanfällen; **Pathogenese:** unklar, wahrscheinl. Hyperosmolarität der Gehirnzellen mit osmotisch bedingtem Hirnödem*; **Proph.:** ausreichend häufige, aber kurze Dialyse*-Behandlung zur langsamen Senkung der Plasmaosmolalität, Blutdruckkontrollen in den behandlungsfreien Intervallen (Kochsalzreduktion, ggf. schnell wirkende Antihypertensiva), evtl. Verwendung eines bicarbonathaltigen Dialysats*. Vgl. Hartwassersyndrom.

Dys|ästhesie (↑; -ästhesie*) **f:** (engl.) dysesthesia; Form der Sensibilitätsstörungen* mit (spontanen od. provozierten) abnormen, unangenehmen Sinneswahrnehmungen.

Dys|akusis (↑; gr. ἀκούειν hören) **f:** (engl.) dysacusis; Hörstörung; **Formen: 1.** Verminderung des Hörvermögens (Hypakusis): Schwerhörigkeit*, Altersschwerhörigkeit*, Taubheit*; **2.** gesteigerte Hörwahrnehmung (Hyperakusis*); **3.** veränderte Hörwahrnehmung: z. B. Diplakusis* od. Parakusis*; **4.** i. w. S. akustische Halluzination* bei Delir u. Psychose od. als akustische Aura* bei Epilepsie.

Dys|arthrie (↑; gr. ἀρθροῦν artikulieren) **f:** (engl.) dysarthria; Sprechstörung inf. Störung der an der Sprechmotorik beteiligten neuromuskulären Strukturen, die sich durch Störungen der Artikulation, vermehrte Sprechanstrengung sowie Veränderungen der Lautstärke u. Sprechgeschwindigkeit äußert; bei **Anarthrie** ist keine lautliche Äußerung möglich. **Einteilung** nach Lok. der Schädigung: **1.** kortikale D. bei Schädigung zentraler Projektionsbahnen (z. B. zerebrale Durchblutungsstörung, Apoplexie, Hirntumoren) mit verwaschener Artikulation u. Bradyarthrie*, erhöhter Tonus u. evtl. Spastik der Sprechmuskulatur u. Heiserkeit; Vork. häufig in Komb. mit (motorischer) Aphasie*; **2.** pyramidale (spastische) D. bei Schädigung der Pyramidenbahn (z. B. Pseudobulbärparalyse) mit Störung mimischer Bewegungen, häufig Stimmstörungen u. Rhinolalie*; **3.** extrapyramidale D. mit monotoner Sprache u. Störung der Prosodie*; Vork. meist in Zus. mit Erkrankungen des extrapyramidalen Systems (z. B. Parkinson-Syndrom); **4.** zerebellare D. bei Kleinhirnschädigung (z. B. Multiple Sklerose, Intoxikation od. Atrophie cérébelleuse tardive) mit verwaschener Artikulation, skandierender Sprache* u. gestörtem Sprechtempo, meist in Komb. mit anderen zerebellaren Sympt.; **5.** bulbäre od. pseudobulbäre D. bei Schädigung der Hirnnervenkerne IX-XII (z. B. Bulbärparalyse, amyotrophische Lateralsklerose, Myasthenia gravis pseudoparalytica) mit Heiserkeit bis zur Aphonie*, offenem Näseln inf. Gaumensegellähmung* u. verwaschener Artikulation; **6.** psychogene D. bei psych., nicht somatisch begründbarer Urs. mit undeutlicher Artikulation, Stottern, Rhinolalie od. Bradyarthrie; **Ther.** der Sprechstörungen durch logopäd. Übungsbehandlung (als Atem-, Stimm-, Artikulations- u. Sprechtherapie).

Dys|auto|nomie, familiäre (↑; gr. αὐτόνομος selbstständig) **f:** (engl.) familial dysautonomia; syn. Riley-Day-Syndrom, sensible hereditäre Neuropathie* Typ III; autosomal-rezessiv erbl. Störung des vegetativen Nervensystems (Genlokus 9q31-q33); Vork. fast ausschl. bei Ashkenasi-Juden (1:3700); **Sympt.:** fehlende Tränensekretion, Schluckstörungen, Kreislauflabilität (orthostatische Hypotension u. hypertone Krisen), fleckförmige Erytheme, Hyperhidrose, anfallsweises Erbrechen, Verminderung der Schmerz- u. Temperaturempfindung; **Progn.:** langsame Progredienz, herabgesetzte Lebenserwartung.

Dys|bakterie (↑; Bakt-*) **f:** (engl.) dysbacteria; durch abnorme Darmbakterienflora hervorgerufener Krankheitsprozess; Bildung reichlicher Fäulnis- bzw. Gärungsprodukte. Krankheitsbegriff u. Bez. sind unspezifisch u. daher aus der Sicht der Mikrobiol. ungünstig.

Dys|basie (↑; Bas-*) **f:** (engl.) dysbasia, gait disturbance; Gehstörung, i. w. S. auch gestörte Organfunktion; **1.** (neurol.) s. Gangstörungen; **2.** Dysbasia intermittens bzw. Claudicatio* intermittens; **3.** Dysbasia lordotica progressiva; s. Torsionsdystonie; **4.** Dysbasia intestinalis; s. Angina abdominalis. Vgl. Abasie.

Dys|chezie (↑; gr. χέζειν Stuhlgang absetzen) f: (engl.) dyschezia; gestörte Defäkation; Form der chron. Obstipation* mit isolierter Stuhlverhaltung im Enddarm.

Dys|cholie (↑; Chol-*) f: (engl.) dyscholia; pathol. Veränderung der Gallenzusammensetzung; Überschuss ausfällbarer Elemente, Fehlen gallensaurer Salze, mangelnde Cholerese; vgl. Gallensteine.

Dys|chondro|plasie (↑; Chondr-*; -plasie*) f: syn. Knochenchondromatose*.

Dys|chondr|osteosis Léri-Weill (↑; ↑; Ost-*; -osis*; André L., Neurol., Paris, 1875–1930; J. A. W., Päd., Endokrin., Paris, geb. 1903) f: syn. Léri-Weill-Syndrom; autosomal-dominant vererbte Erkr. (m:w=1:4) mit Manifestation im Kleinkindesalter; **Sympt.:** mesomeler Minderwuchs, Rumpfdeformitäten mit Wirbelkörperfusionen (Endgröße 135 cm bis normal), Madelung*-Deformität des Handgelenks; vgl. Dysostosis.

Dys|chromie (↑; Chrom-*) f: (engl.) dyschromia; Veränderung der normalen Hautfarbe durch Einlagerung körpereigener (z. B. Melanin, Hämosiderin, Gallenfarbstoffe) od. körperfremder (Metalle, Arzneimittel u. a.) Pigmente; vgl. Depigmentierung, Hyperpigmentierung.

Dys|chylie (↑; Chyl-*) f: (engl.) dyschylia; Störung der Sekretion u. Veränderung der Zusammensetzung u. Menge des Sekrets von Speichel- u. Schleimdrüsen; z. B. bei zystischer Fibrose*.

Dys|dia|docho|kinese (↑; διάδοχος nachfolgend; Kin-*) f: Störung der Diadochokinese*; vgl. Adiadochokinese.

Dys|enterie (↑; Enter-*) f: syn. Bakterienruhr*; vgl. Amöbiasis.

Dys|enterie, bakterielle (↑; ↑) f: syn. Bakterienruhr*.

Dys|enterie|bakterien (↑; ↑; Bakt-*) f pl: s. Shigella.

Dys|fibrinogen|ämie (↑; Fibr-*; -gen*; -ämie*) f: (engl.) dysfibrinogenemia; **1.** seltene, autosomal-dominant erbl. Gerinnungsstörung mit einem Strukturdefekt des Fibrinogenmoleküls (Genlokus 4q28); versch. Varianten werden, analog den Hämoglobinopathien*, mit Städtenamen belegt (z. B. Zürich, Paris, Baltimore); Klin.: Beschwerdefreiheit in 50 % der Fälle; Blutungsneigung, Thromboembolien u. Wundheilungsstörungen; **2.** erworbene D. i. R. von Lebererkrankungen (z. B. Hepatom, Virushepatitis, Leberzirrhose, Intoxikationen); **Diagn.:** verlängerte Thrombinzeit*, Thromboplastinzeit* u. Reptilasezeit*, evtl. verminderte Fibrinogenkonzentration im Plasma.

Dys|funktion (↑) f: Funktionsstörung.

Dys|funktion, e|rektile (↑) f: (engl.) male erectile disorder; syn. Erektionsstörung*.

Dys|funktion, hepatische para|neo|plastische (↑) f: (engl.) nephrogenic hepatosplenomegaly; syn. Stauffer*-Syndrom.

Dys|funktion, kranio|mandibuläre (↑) f: (engl.) craniomandibular dysfunction (Abk. CMD); Sammelbez. für klin. Probleme im Kopf-Hals-Bereich, bei denen bes. Kaumuskulatur u. Kiefergelenke betroffen sind; **Urs.:** multifaktoriell (z. T. unklar); Trauma, okklusale Störungen, Parafunktion (Zähneknirschen, -pressen), Stress, psychische Erkr.; **Sympt.:** Verspannungen u. Schmerzen der Kau- u. Halsmuskulatur, Kiefergelenkschmerzen, Knack- u. Reibegeräusche, Kopfschmerz, Ohrgeräusche; evtl. irreversible Schädigung der Kiefergelenke; **Ther.:** Analgetika, Antiphlogistika, Physiotherapie, Aufbissschiene u. a. kieferorthopädische Maßnahmen.

Dys|funktion, minimale zerebrale (↑) f: (engl.) minimal cerebral dysfunction (Abk. MCD); Bez. für geringfügige Funktionsstörungen des Nervensystems im Kleinkindes- u. Kindesalter mit Störungen der Feinmotorik, Teilleistungsschwächen (Sprachentwicklungsverzögerung, Rechenstörung) u. Sympt. der Aufmerksamkeitsdefizit*-Hyperaktivitätsstörung; vgl. Hirnschaden, frühkindlicher.

Dys|genesie (↑; -genese*) f: (engl.) dysgenesis; anlagebedingte Fehlentwicklung eines Organs od. Organteils.

Dys|genesie, retikuläre (↑; ↑) f: (engl.) reticular dysgenesis; syn. Vaal-Seynhaeve-Syndrom; autosomal-rezessiv erbl., schwerste Form des schweren kombinierten Immundefekts* mit vollständigem Fehlen von T- u. B-Lymphozyten sowie von Granulozyten bei normaler Erythro- u. Thrombozytopoese, „leerem" Knochenmark u. Thymushypoplasie; Tod in den ersten Lebenswochen inf. therapieresistenter Sepsis.

Dys|germinom (↑; lat. germen Keim; -om*) n: (engl.) dysgerminoma; häufige Form der malignen Ovarialtumoren* im Jugendalter (ca. 50 % der Pat. <20 Jahre), später selten; makroskop. solider, mäßig weicher, bis kopfgroßer, von den Urkeimzellen abstammender Tu. (daher doppelter DNA-Gehalt der Tumorzellen) von hoher

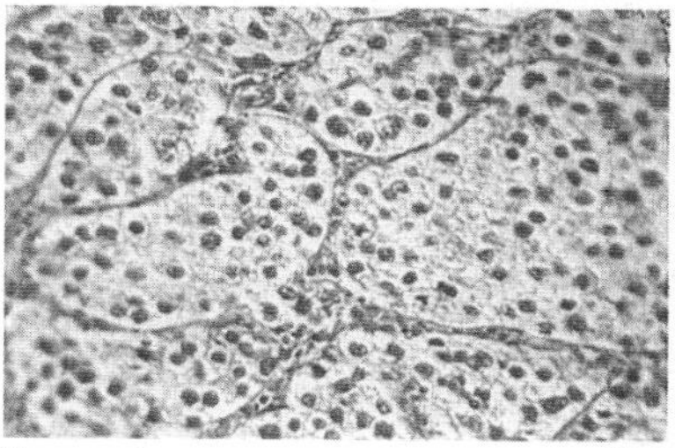

Dysgerminom [65]

Malignität; **Ther.:** adjuvant Chemotherapie bzw. Bestrahlung (sehr strahlensensibel, hohe Heilungsrate); Adnexektomie (evtl. nur einseitig), ggf. Hysterektomie. Vgl. Keimzelltumoren.

Dys|geusie (↑; gr. γεῦσις Geschmack) f: Geschmacksstörung*.

Dys|glossie (↑; Gloss-*) f: (engl.) dysglossia; Artikulationsstörung inf. einer peripheren Schädigung der Sprechorgane od. deren Innervation; **Formen: 1.** labiale D. mit Beeinträchtigung der Bildung von Lippenlauten u. evtl. gestörter Vokalbildung; z. B. bei Gesichtsspalten u. Fazialislähmung; **2.** dentale D. (syn. Interdentalität) mit interdentaler Bildung von Lauten (bei der Lautbildung befindet sich die Zunge zw. den Zähnen); z. B. bei Anomalien der Zahnstellung; **3.** linguale D. mit gestörter Bildung von Lauten, die mit Beteiligung der Zunge gebildet werden (z. B. des R-Lautes); z. B. bei Makroglossie od. Ankyloglosson. Vgl. Dysarthrie.

Dys|gnathie (↑; gr. γνάθος Kinnbacke) f: (engl.) dysgnathia; Sammelbez. für Kieferfehl-

D

entwicklungen mit fehlerhafter Okklusion, Artikulation u. anomaler Lage des Gebisses.

Dys|grammatismus (↑; gr. γραμματική Grammatik) m: (engl.) dysgrammatism; Störung der Fähigkeit, Sprache den Regeln der Grammatik entspr. zu produzieren; im Ggs. zum Agrammatismus* überwiegend zur Bez. für Grammatikstörungen im Kindesalter verwendet. Fehler können im Satzbau, bei der Bildung grammatisch korrekter Wortendungen u. im Gebrauch grammatischer Funktionswörter auftreten. **Vork.:** bei verzögerter Sprachentwicklung*, zentraler Sprachstörung*, Hörstörungen, fam. Sprachschwäche, geistiger Behinderung.

Dys|hidrose (↑; Hidr-*; -osis*) f: (engl.) dyshidrosis; syn. dyshidrotisches Ekzem; akute Bildung juckender, sagokornartiger, praller Bläschen an den Handflächen (Cheiropompholyx), seltener an den Fußsohlen (Podopompholyx), ohne Beteiligung der Schweißdrüsen; **Ätiol.:** häufiges Auftreten bei akuter Exazerbation einer Trichophytie (Mykid*), allergischem Kontaktekzem, Nahrungsmittelallergie, Arzneimittelexanthem, atopischem Ekzem, toxischer Dermatose (durch Arbeit im nassen Milieu u. mit Detergenzien) u. als Manifestation eines psychovegetativen Syndroms; **Ther.:** Ausschalten der Noxen, Schüttelmixtur, evtl. Glukokortikoide; **Kompl.:** Sekundärinfektion.

Dys|hidrosis lamellosa sicca (↑; ↑; ↑) f: syn. Exfoliatio areata manuum; subakut-chron.

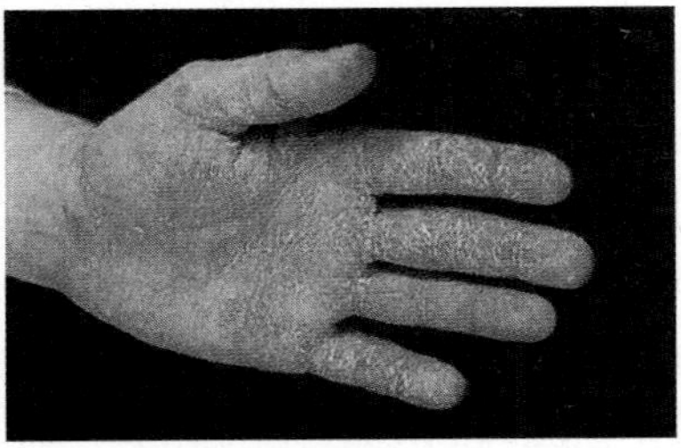

Dyshidrosis lamellosa sicca [3]

Form der Dyshidrose* mit halskrausenartiger, konfluierender Schuppung nach Abklingen der Bläschen.

Dys|karyose (↑; Karyo-*; -osis*) f: syn. Kernatypie*.

Dys|keratose (↑; Kerat-*; -osis*) f: (engl.) dyskeratosis; Verhornungsstörung der Haut mit frühzeitiger Verhornung einzelner Keratinozyten unterh. des Stratum corneum; Umwandlung in von einer lichtbrechenden Membran umgebene Mantelzellen (corps ronds) u. runde, membranlose Gebilde (grains); **Vork.:** z. B. bei Darier-Krankheit, Paget-Krankheit, Bowen-Krankheit, aktinischer Keratose u. Plattenepithelkarzinom.

Dys|keratosis con|genita (↑; ↑; ↑) f: (engl.) congenital dyskeratosis; syn. Zinsser-Cole-Engman-Syndrom; seltene (mehr als 190 Fälle bekannt), X-chromosomal-rezessive, androtrope Erkr. mit Mutation im Dyskeringen DKC1 (Genlokus Xq28) u. vermehrten Chromatidtranslokationen u. -brüchen; auch andere Varianten beschrieben; **Sympt.:** Leukoplakien, aus denen sich Plattenepithelkarzinome entwickeln können; netzartige Poikilodermie bes. an den Extremitäten, Hyperhidrose an Händen u. Füßen, Haarwachstumsstörungen, Zahnanomalien sowie Nageldystrophien; Symptomatik erst nach dem 10. Lj. voll ausgeprägt, evtl. zusätzlich aplastisches Syndrom*; mittlere Lebenserwartung: 24 Jahre.

Dys|keratosis follicularis (↑; ↑; ↑) f: syn. Darier*-Krankheit.

Dys|kinesia inter|mittens angio|sclerotica (↑; Kin-*) f: syn. Determann*-Syndrom.

Dys|kinesia tarda (↑; ↑) f: (engl.) tardive dyskinesia; syn. (frz.) dyskinésie tardive, Spätdyskinesie; extrapyramidales Syndrom mit choreatischen, ballistischen u. athetoiden Hyperkinesen* v. a. im Gesichtsbereich (z. B. als Schmatz- u. Kaubewegungen) sowie an Händen u. Füßen; tritt meist auf inf. Langzeitmedikation (bei ca. 25 % der Fälle) von Neuroleptika*; hohe Dosen scheinen das Auftreten der Sympt. zu begünstigen; meist irreversibel.

Dys|kinesie (↑; ↑) f: (engl.) dyskinesia; motorische Fehlfunktion; (neurol.) Bez. für Bewegungsstörungen, die häufig hyperkinetisch (z. B. Chorea*, Athetose*) u. meist medikamentös induziert sind (z. B. durch L-Dopa); vgl. Dysbasie. K. Irl.

Dys|kinesie des Gallen|systems (↑; ↑) f: (engl.) dyskinesia of the bile system; Gallenwegdyskinesie, biliäre Dyskinesie od. Dystonie; funkt. Störung ohne org. Ursache, die echten Gallenkoliken gleichen kann; Vork. wahrscheinlich i. R. intestinaler Motilitätsstörungen. Vgl. Postcholezystektomiesyndrom, Cholezystatonie.

Dys|kinesien, par|oxysmale f pl: (engl.) paroxysmal dyskinesia; Bez. für eine heterogene Gruppe von anfallartig auftretenden Hyperkinesen (Chorea*, Athetose* od. Torsionsdystonie*); **Formen: 1.** paroxysmale kinesiogene Dystonie: Auslösung durch plötzl. Willkürbewegung; Dauer <5 Min.; familiär od. sporadisch auftretend, selten symptomatisch; gutes Ansprechen auf Carbamazepin; **2.** paroxysmale anstrengungsinduzierte Dyskinesie: nach körperl. Anstrengung auftretend, Sekunden bis Stunden andauernd; evtl. Ansprechen auf Carbamazepin od. L-Dopa; **3.** paroxysmale nichtkinesiogene Dystonie: syn. dystone Choreoathetose; nicht durch Bewegung od. Anstrengung provozierbar, sondern spontan auftretend bzw. durch Stress, Ermüdung od. Coffein ausgelöst; dystoner od. dyston-athetoider Charakter; Minuten bis Tage andauernd; familiär, sporadisch od. symptomatisch auftretend; EEG unauffällig; mäßiges Ansprechen auf Clonazepam. K. Irl.

Dys|korie (↑; gr. κόρη Pupille) f: (engl.) dyscoria; Bez. für **1.** Verlagerung u. Entrundung der Pupille; **2.** pathol. Pupillenreaktionen*.

Dys|kranie (↑; Krani-*) f: (engl.) dyscrania; pathol. Schädelform; s. Dyszephalie.

Dys|krinie (↑; Krin-*) f: (engl.) dyscrinism; Störung im endokrinen System; Bildung eines von der Norm abweichenden (z. B. zu zähflüssigen) Drüsensekrets.

Dys|lalie (↑; gr. λαλεῖν reden) f: (engl.) dyslalia; sog. Stammeln; Artikulationsstörung, die v. a. im Kindesalter inf. Störung des Lauterwerbs od. Lautgebrauchs auftritt u. bei der Laute u. Lautverbindungen durch andere Phoneme ersetzt od. verändert werden; **Urs.:** psychische Faktoren, Hörstörungen, zentrale Sprachstörung*, verzögerte Sprachentwicklung* u. a. Vgl. Schetismus, Sigmatismus.

Dys|lexie (↑; gr. λέξις das Sprechen) f: veraltete Bez. für Leseleistungsschwäche; s. Legasthenie.

Dys|lipid|ämie (↑; Lip-*; -ämie*) f: (engl.) dyslipidemia; Verschiebung der Zusammensetzung der Lipide im Plasma; i. e. S. Hypertriglyceridämie* mit verminderter HDL- u. erhöhter LDL-Konz. bei Insulinresistenz i. R. des metabolischen Syndroms* (erhöhtes Arterioskleroserisiko).

Dys|maturität (↑; Maturitas*) f: s. Wachstumsretardierung, intrauterine.

Dys|melie (↑; -melie*) f: (engl.) dysmelia; Störung in der Extremitätenentwicklung während der sensiblen Phase* (29.-46. Tag der Schwangerschaft) durch exogene Noxen (Sauerstoffmangel, Pharmaka u. a.); je nach Zeitpunkt u. Wirkdauer entstehen unterschiedl. Fehlbildungen (s. Abb.): **1. Amelie:** Fehlen einer ganzen

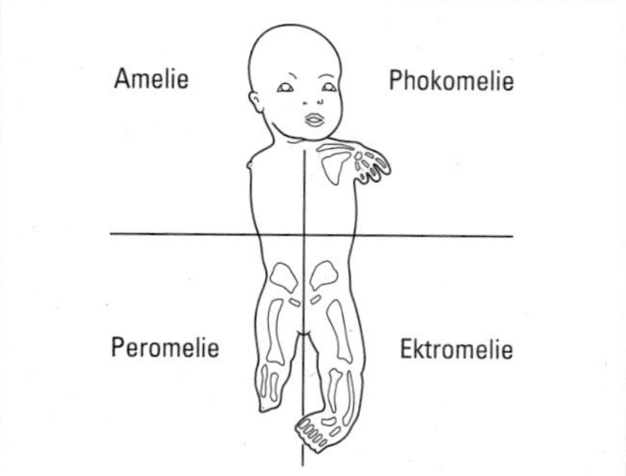

Dysmelie

Extremität, meist auch angrenzender Schulter- od. (seltener) Beckenteil hypoplast.; manchmal bürzelförmige Weichteilknospen am Schulter- bzw. Hüftgelenk; Determinationszeit: 29.-38. Tag; **2. Phokomelie:** Fehlbildung, bei der Hände bzw. Füße unmittelbar an Schultern bzw. Hüften ansetzen; Determinationszeit: 29.-32. Tag; **3. Ektromelie:** Sammelbez. für Hypo- u. Aplasien einzelner od. mehrerer Röhrenknochen mit konsekutiver Fehlstellung der Gliedmaßen; **4. Peromelie:** intrauterine Stumpfbildung einer Gliedmaße.

Dys|menor|rhö (↑; gr. μήν, μηνός Monat; -rhö*) f: (engl.) dysmenorrhea; primär (seit der Menarche) od. sekundär schmerzhafte Menstruation* (i. d. R. nur bei ovulator. Zyklen); **Urs.: 1.** organisch: z. B. Endometriose, Tumor, Entz., Zervixstenose, Uterusfehlbildung, genitale Hypoplasie, Intrauterinpessar; **2.** funktionell: v. a. hormonale u. vegetative Störungen, Parametropathia* spastica.

Dys|menor|rhoea membranacea (↑; ↑; ↑) f: schmerzhafter Abgang von Gebärmutterschleimhaut (als zusammenhängende Schleimhaut od. in größeren Gewebestücken) während der Menstruation*; vgl. Dysmenorrhö.

Dys|metrie (↑; Metr-*) f: (engl.) dysmetria; falsche Abmessung von Zielbewegungen; überschießende (Hypermetrie) od. schon vor Erreichen ihres Ziels im Tempo verlangsamte, insgesamt zu kurz bemessene Bewegungen (Hypometrie); klin. Untersuchung einer D. im Finger-Nase-, Finger-Finger- bzw. Knie-Hacken-Versuch od. durch Sakkadentestung; vgl. Symptome, zerebellare.

Dys|morphie (↑; -morph*) f: (engl.) dysmorphism; Sammelbez. für kleine u. große Strukturauffälligkeiten (Fehlbildungen u. Anomalien) des Menschen.

Dys|morpho|phobie (↑; ↑; Phob-*) f: (engl.) body dysmorphic disorder; somatoforme Störung*, die durch übermäßige Beschäftigung mit einem eingebildeten od. stark übertriebenen Mangel od. einer Entstellung im körperl. Aussehen gekennzeichnet ist; Beginn meist im frühen Erwachsenenalter, Verlauf chron. fluktuierend; **DD:** Anorexia nervosa, Störung der Geschlechtsidentität, Depression, Sozialphobie; **Ther.:** Psychotherapie, Verhaltenstherapie. E. Bec.

Dys|onto|genie (↑; gr. ὄν, ὄντος Wesen; -genese*) f: (engl.) dysontogeny; Störung der Ontogenese, die zu einer Embryopathie od. Fetopathie führen kann.

Dys|orie (↑; gr. ὅρος Grenze) f: (engl.) dysoria; Permeabilitätsstörung des Gefäßendothels mit Durchtritt von Blutbestandteilen ins Gewebe, z. B. der Endothelien der Nierenarteriolen bei maligner Nephrosklerose; Permeabilitätsstörungen spielen wahrscheinl. eine Rolle bei der Entstehung der Arteriosklerose*.

Dys|osmie (↑; gr. ὀσμή Geruch) f: (engl.) dysosmia; gestörte Geruchswahrnehmung; vgl. Anosmie, Hyperosmie, Parosmie.

Dys|ostosis (↑; Ost-*; -osis*) f: Störung der Knochenbildung bzw. des Knochenwachstums (s. Ossifikationsstörungen) inf. einer pränatal bedingten Entwicklungsstörung; **Einteilung: 1.** nach ihrer Lok. an best. Knochenbildungszentren sowie in Abhängigkeit vom Stadium der Ossifikation, in dem es zur Entwicklungsstörung kommt: desmale Dysostose bei D. cleidocranialis (Fehlen der Knochenbildung) od. D. craniofacialis (verfrühte Nahtsynostose der Schädelknochen); enchondrale D., die vorwiegend epiphysär (multiple epiphysäre Dysplasie*) od. metaphysär (Chondrodysplasia* metaphysaria) auftritt, jedoch wie bei der D. multiplex auch mit periostaler Ossifikationsstörung kombiniert sein kann; **2.** nach ihrer hauptsächl. Lok. im Skelett, z. B. überwiegend am Schädel bei Akrozephalopolysyndaktylie*-Syndromen, als D. acrofacialis, D. craniofacialis, D. mandibulofacialis u. bei Gesichtsspalten*.

Dys|ostosis acro|facialis (↑; ↑; ↑) f: Gruppe von Fehlbildungssyndromen mit Entwicklungsstörung im Bereich des Unterkiefers u. der Extremitätenenden; **Formen: 1.** Weyers Syndrom, syn. akrodentale Dysostose: autosomal-dominant erbl.; Unterkieferspaltbildung mit Hypoplasie der mittleren Schneidezähne, postaxiale Hexadaktylie mit Synostose der ulnaren Mittelhandknochen; Genlokus 4p16; **2.** Nager-Syndrom (präaxialer Typ): Genmutation (Lokus 9q32) mit autosomal-dominantem bzw. weitere Syndrome mit autosomal-rezessivem Erbgang; nach lateral abfallende Lidachsen, Unterlidkolobom, Mandibula- u. Maxillarhypoplasie, Mikrogenie, Kiefergelenkaplasie, Aplasie der Schneidezähne sowie Reduktionsfehlbildung des radialen Strahls; **3.** Genée-Wiedemann-Syndrom (postaxialer Typ): evtl. autosomal-rezessiv erbl., meist sporadisch; Mikrogenie, Gaumenspalte, Unterlidkolobome u. Fehlen bzw. Hypoplasie der 5. Strahlen von Händen u. Füßen.

Dys|ostosis cleido|cranialis (↑; ↑; ↑) f: syn. Scheuthauer-Marie-Sainton-Syndrom; autoso-

D

mal-dominant erbl. Fehlbildungssyndrom mit Störung fast sämtl. knochenbildender Zentren mit der Folge einer Hypoplasie bes. der bindegewebig angelegten Anteile des Skeletts; mehr als 500 Fälle bekannt; **Urs.:** Mutation im Gen des Transkriptionsfaktors CBFA1 (Genlokus 6q21);

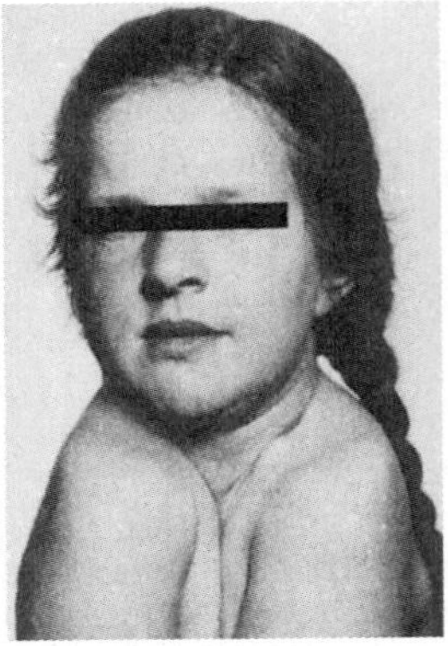

Dysostosis cleidocranialis [540]

Klin.: ein- od. beidseitige Defekte der Schlüsselbeine, so dass die Schultern auf der Brust zusammengeklappt werden können; verspätete Ossifikation der Knochenkerne, jahrelang offene Fontanellen, Caput membranaceum, Hypoplasie des Gesichtsschädels, kleiner Oberkiefer, Pseudoprogenie, Störungen der Zahnentwicklung, schmaler Brustkorb, Verzögerung der Beckenverknöcherung, Brachydaktylie, normale Intelligenz.

Dys|ostosis cranio|facialis (↑; ↑; ↑) f: syn. Crouzon-Syndrom; autosomal-dominant vererbtes Fehlbildungssyndrom mit hoher Penetranz u. variabler Expressivität; in ca. 25 % der Fälle Neumutation; **Häufigkeit:** 1:25 000; **Klin.:** charakterist. Kopfform u. Gesichtsdysmorphie

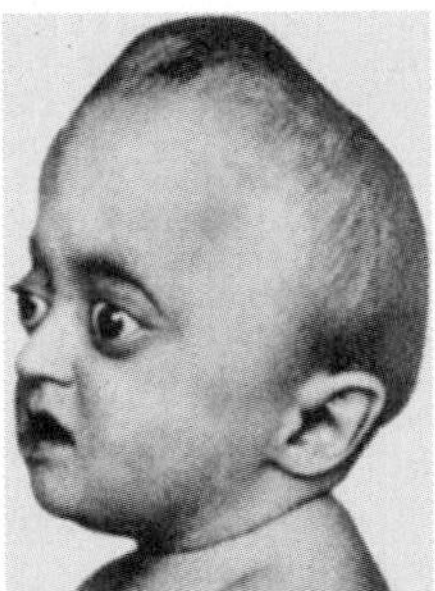

Dysostosis craniofacialis [543]

inf. vorzeitiger Verknöcherung der Schädelnähte (insbes. der Koronar- u. Sagittalnaht); Turmschädel mit Ausbildung einer medialen Knochenleiste von der Nasenwurzel zur vorderen Fontanelle, Hypoplasie des Oberkiefers, Zahnstellungsanomalien, Pseudoprogenie, Exophthalmus, Hypertelorismus, Gefahr der Optikusatrophie inf. knöcherner Verengung des Canalis nervi optici, progrediente klin. Symptome der intrakraniellen Drucksteigerung (Kopfschmerz, Erbrechen, epileptische Anfälle), psy-

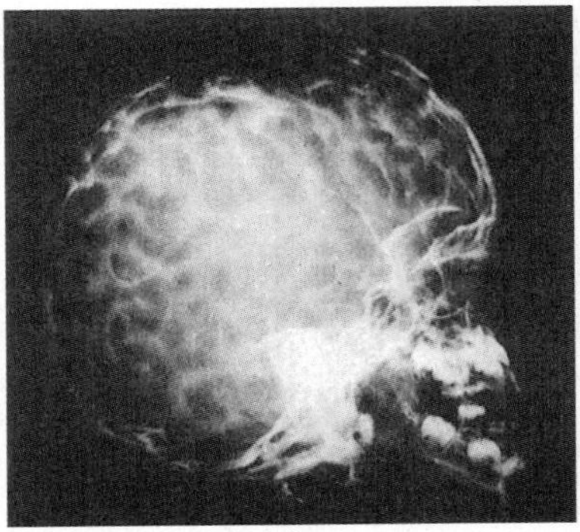

Dysostosis craniofacialis: typisches Bild des Wolkenschädels [540]

chomotor. Retardierung möglich; **Diagn.:** röntg. neben Zeichen der prämaturen Nahtsynostose knöcherne Veränderungen an der Schädelkalotte durch gesteigerten Schädelinnendruck (Usurierung der Schädelkalotte, sog. Wolkenschädel); **Ther.:** frühzeitig druckentlastende, ggf. wiederholte Kraniotomie; **Progn.:** Gefahr der Erblindung.

Dys|ostosis mandibulo|facialis (↑; ↑; ↑) f: syn. Treacher-Collins-Syndrom, Franceschetti-Zwahlen-Syndrom; autosomal-dominant erbl. Fehlbildungssyndrom von hoher Penetranz u. variabler Expressivität; mehr als 500 Fälle bekannt, von denen ca. 60 % Neumutationen sind; Genlokus 5q31.3–32; embryopathogenetische Fehlentwicklung im Bereich des 1. Kiemenbo-

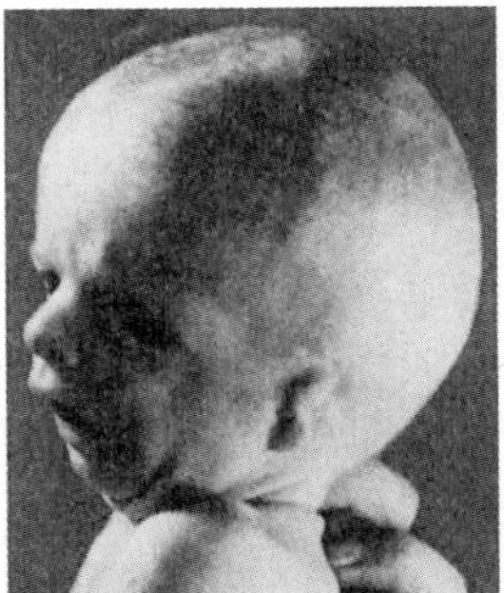

Dysostosis mandibulofacialis [540]

gens u. der 1. Kiemenfurche; **Sympt.:** charakterist. Physiognomie mit Hypoplasie des Ober- u. Unterkiefers u. Makrostomie sowie Hypoplasie des Jochbeins (sog. Fischmaul-Aspekt); ferner nach lateral abfallende Lidachsen, Unterlidkolobom, unterschiedlich ausgeprägte Ohrmuscheldysplasie in Komb. mit Anomalien des Mittel- u. Innenohrs (Schallleitungsschwerhörigkeit).

Dys|ostosis multi|plex (↑; ↑; ↑) f: Sammelbez. für alle knöchernen Veränderungen i. R. von Mukopolysaccharid*-Speicherkrankheiten u. Oligosaccharidosen (s. Fukosidose, Mannosidose, Sialidose).

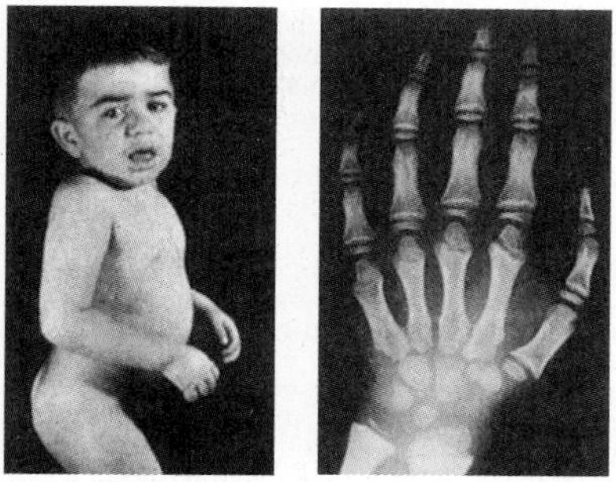

Dysostosis multiplex:
rechts: Ossifikationsstörungen des Handskeletts [540]

Dys|pareunie (↑; gr. πάρευνος Lagergenosse) f: (engl.) dyspareunia; Bez. für Schmerzen (bei Mann od. Frau) während des Koitus*, meist aufgrund einer neurotischen Störung (z. B. unbewusste Ablehnung von Partnerschaft), aber auch org. bedingt (z. B. Balanitis, Verengung des Introitus vaginae); vgl. Algopareunie.

Dys|pepsie (↑; -pepsie*) f: (engl.) dyspepsia; (päd.) veraltete Bez. für die leichte Verlaufsform eines Brechdurchfalls* des Säuglings.

Dys|pepsie, funktionelle (↑; ↑) f: (engl.) functional dyspepsia; syn. nichtulzeröse Dyspepsie (Abk. NUD), sog. Reizmagen; Bez. für funktionelle Störungen im Oberbauch mit Völle-, Druck- u. vorzeitigem Sättigungsgefühl, Blähungen, Sodbrennen, epigastrischen Schmerzen, Übelkeit, selten Erbrechen; zeitweiliges Auftreten bei ca. einem Drittel der Bevölkerung; **Ätiol.:** unklar; evtl. Hyperazidität, Speisenunverträglichkeit, Helicobacter-pylori-Infektion, psych. Störungen, Motilitätsstörungen od. gestörte viszerale Sensibilität; **Diagn.:** Ausschlussdiagnostik schwerwiegender somatischer Erkr. (z. B. Ulcus ventriculi et duodeni, Refluxösophagitis, Cholelithiasis, Tumoren im oberen Magen-Darm-Trakt), Ultraschall, Endoskopie; **Ther.:** Prokinetika, Protonenpumpenhemmer, psychol. Beratung, evtl. peripher wirksame Opioide. Vgl. Abdominalbeschwerden, funktionelle. J. Die.

Dys|pepsie-Koli|bakterien (↑; ↑; Kol-*; Bakt-*) f pl: enteropathogene Stämme von Escherichia* coli.

Dys|phagia (↑; Phag-*) f: Dysphagie*.

Dys|phagia a|myo|tactica (↑; ↑) f: Dysphagie* bei Schlucklähmung*.

Dys|phagia in|flammatoria (↑; ↑) f: Dysphagie bei Entzündungen.

Dys|phagia lusoria (↑; ↑) f: durch eine Arteria* lusoria, evtl. auch einen Arcus aortae circumflexus, selten durch eine links von der A. subclavia sinistra entspringende A. subclavia dextra hervorgerufene Dysphagie* inf. Ösophagusstenose*. Vgl. Aortenbogenanomalien (Abb.).

Dys|phagie (↑; ↑) f: (engl.) dysphagia; Schluckstörung; nach der Lok. werden unterschieden: **1.** oropharyngeale D. mit Schluckbeschwerden zu Beginn des Schluckakts (z. B. bei Angina tonsillaris) od. als sog. Verschlucken mit Hustenanfällen beim Essen, nasaler Regurgitation, evtl. Aspiration; **2.** ösophageale D.: Passagebehinderung für feste u. flüssige Nahrung, häufig mit Würgereiz u. Erbrechen; **Urs.:** Ösophagusstenose (cave: Ösophaguskarzinom), Plummer-Vinson-Syndrom, Refluxösophagitis, Ösophagusdivertikel, verschluckte Fremdkörper, Ösophagusachalasie, Schlucklähmung, selten auch i. R. einer generalisierten Sklerodermie, des Taylor-Syndroms, bei diffusem Ösophagospasmus, Myasthenia gravis pseudoparalytica, myoton. Dystrophie; **DD:** s. Abb.; abzugrenzen sind psychogen bedingte Schluckstö-

Eine Dysphagie, auch in der leichtesten Form einer eben wahrnehmbaren Behinderung, ist ein alarmierendes Symptom, das Abklärung verlangt.

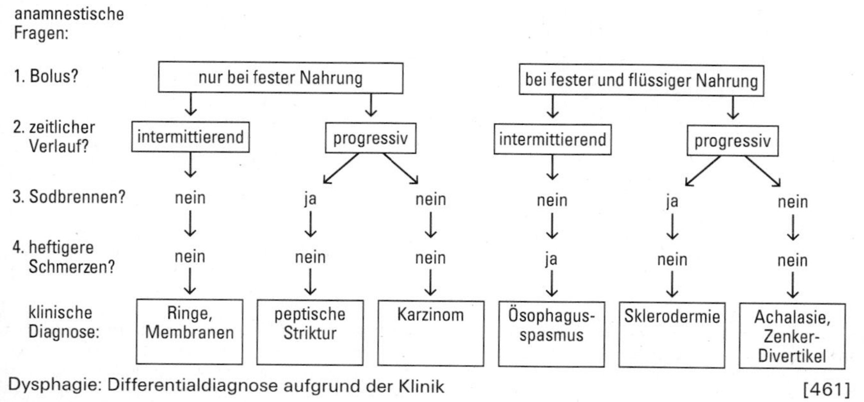

Dysphagie: Differentialdiagnose aufgrund der Klinik [461]

rungen (z. B. idiopathisches Globussymptom*, Aerophagie, psychogenes Erbrechen).

Dys|phagie, sidero|penische (↑; ↑) f: syn. Plummer*-Vinson-Syndrom.

Dys|phasie (↑; gr. φάσις Sprechen) f: (engl.) dysphasia; Bez. für **1.** eine Sprachstörung bei hirnlokalem Syndrom*; **2.** verzögerte Sprachentwicklung*.

D

Dys|phonie (↑; Phon-*) f: (engl.) dysphonia; Stimmstörung inf. Störung der Phonation mit Veränderung des Stimmklangs u. Einschränkung der Stimmleistung; **Formen: 1.** funktionelle D. ohne primäre morphol. Veränderung des Stimmapparats, als hypo- od. hyperfunktionelle D. unterschiedl. Genese (s. Aphonie, funktionelle); **2.** dysplastische D. bei Formanomalien des Larynx, z. B. bei Hypoplasie des Kehlkopfs od. Stimmlippenfurche (Sulcus glottidis); **3.** D. bei Erkr. des Kehlkopfs, z. B. Laryngitis*, Stimmlippenknötchen*, Reinke*-Ödem, Stimmlippenlähmung, Kehlkopfkarzinom*; **4.** endokrin bedingte D., z. B. bei Hypothyreose*, Hypogonadismus*, hormonaler Therapie; **5.** traumatische D. nach Gewalteinwirkung auf den Larynx od. nach endotrachealer Intubation (Intubationsgranulom); **Sympt.:** Heiserkeit, belegte, klanglose od. raue Stimme, evtl. Aphonie; **Diagn.:** Stimmstatus, Laryngoskopie, Stroboskopie; **Ther.:** je nach Grunderkrankung Stimmruhe, pharmak., op. bzw. mikrochir. sowie logopädische Therapie. Vgl. Phonasthenie.

Dys|phorie (↑; -phor*) f: (engl.) dysphoria; Störung der Affektivität mit misslauniger, gereizter Stimmung; **Vork.:** z. B. als Alltagsverstimmung ohne pathol. Bedeutung, bei Intoxikation od. org. Psychosyndrom. Vgl. Dysthymie.

Dys|plasia (↑; -plasie*) f: Dysplasie*.

Dys|plasia coxae con|genita (↑; ↑) f: angeborene Hüftdysplasie*.

Dys|plasia cranio-carpo-tarsalis (↑; ↑) f: (engl.) whistling face syndrome (Syndrom des pfeifenden Gesichts); syn. Freeman-Sheldon-Syndrom; Genlokus 11p15.5-pter; seltenes, autosomal-dominant erbl. Fehlbildungssyndrom mit charakterist. Gesichtsdysmorphie (wie zum Pfeifen gespitzter kleiner Mund, kleine Nase, Hypertelorismus), ulnaren Fehlstellungskontrakturen der Hände, Klumpfüßen u. Minderwuchs; normale psychomotor. Entwicklung; **DD:** Schwartz*-Jampel-Syndrom.

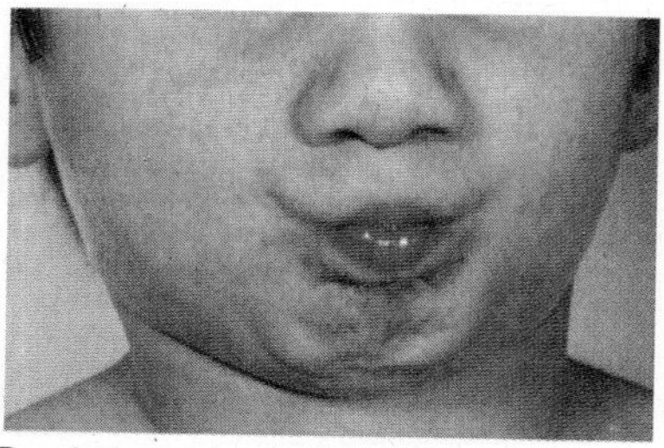

Dysplasia cranio-carpo-tarsalis: typische Fazies (sog. pfeifendes Gesicht) [4]

Dys|plasia epi|physealis capitis femoris (↑; ↑) f: ein- od. beidseitige Dysplasie der proximalen Epiphysen des Femurs, meist ohne klinische Sympt.; spontane Heilung innerhalb weniger Jahre; Auftreten evtl. zusammen mit Perthes*-Calvé-Legg-Krankheit.

Dys|plasia epi|physealis hemi|melica (↑; ↑) f: syn. Trevor-Syndrom; meist einseitige osteochondromatöse Wucherungen an Hand- u. Fußwurzel sowie Kniegelenk mit Deformierung u. Behinderung sowie Schmerzen an einer od. mehreren Gelenkregionen; **Urs.:** unbekannt; Knaben sind häufiger betroffen als Mädchen (3:1); op. Korrekturen möglich.

Dys|plasia spondylo|epi|physaria congenita (↑; ↑) f: syn. Wiedemann-Spranger-Syndrom; Häufigkeit: 1:100 000; autosomal-dominant erbl. Fehlbildungssyndrom mit Mutation des COL2A1-Gens (Lokus 12q13.11-q13.2) für Kollagen; **Sympt.:** disproportionierter Minderwuchs, hochgradige Verkürzung der Wirbelsäule, fassförmiger Thorax, tiefe Lendenlordose u. schwere Fehlbildungen der rumpfnahen Epiphysen (Endgröße ca. 140 cm); häufig kombiniert mit Myopie u. Netzhautablösung, gelegentl. auch Innenohrschwerhörigkeit; meist keine Beteiligung von Hirnschädel, Händen u. Füßen; verzögerte motor. u. normale geistige Entwicklung.

Dys|plasia spondylo|epi|physaria tarda (↑; ↑) f: X-chromosomal-dominant erbl. Sonderform der Dysplasia spondyloepiphysaria congenita mit Manifestation zw. dem 6. u. 12. Lj.; Veränderungen an Wirbelsäule (Platyspondylie) u. proximalen Femur- u. Humerusepiphysen.

Dys|plasie (↑; ↑) f: (engl.) dysplasia; **1.** Fehlbildung od. Fehlentwicklung eines Gewebes od. Organs mit unzureichender Differenzierung, z. B. Hüftdysplasie*; **2.** unterschiedlich schwere, präneoplastische Zellatypien in Verbindung mit einem gestörten Epithelaufbau; **a)** leichte D.: verzögerte Zellreifung bei erhaltener Schichtung u. Polarität der Epithelzellen; **b)** mittelschwere D.: vermehrt Mitosen im basalen Epitheldrittel, polymorphe u. hyperchromatische Zellkerne; **c)** schwere D.: nur in den oberen Epithelschichten ausdifferenzierte, sonst atypische Zellen mit deutlicher Kernpolymorphie; fließender Übergang zum Carcinoma* in situ.

Dys|plasie, atrio|digitale (↑; ↑) f: syn. Holt*-Oram-Syndrom.

Dys|plasie, broncho|pulmonale (↑; ↑) f: (engl.) bronchopulmonary dysplasia; Bez. für typ. pathol.-anat. Veränderungen an Alveolarstruktur u. Schleimhaut des Respirationstrakts bei Neugeborenen u. Säuglingen, die klin. durch schwere Ventilationsstörungen gekennzeichnet sind; Vork. z. B. bei Atemnotsyndrom* des Neugeborenen u. Wilson*-Mikity-Syndrom, inf. Barotrauma, Sauerstofftoxizität u. Entzündung.

Dys|plasie, chondrale (↑; ↑) f: s. Knochenchondromatose.

Dys|plasie, chondro-ekto|dermale (↑; ↑) f: s. Ellis-Creveld-Syndrom.

Dys|plasie, dia|strophische (↑; ↑) f: (engl.) diastrophic dysplasia; seltenes, autosomal-rezessiv vererbtes Fehlbildungssyndrom mit disproportioniertem Minderwuchs u. Extremitätendeformitäten; mehr als 300 Fälle bekannt; **Urs.:** Mutationen in einem Sulfattransporter-Gen (Genlokus 5q32-q33.1); **Sympt.:** bei Geburt manifester disproportionierter Minderwuchs mit proximal betonter Verkürzung der Gliedmaßen u. des Rumpfs; Gelenkkontrakturen (Klumpfuß), Stellungsanomalien der Daumen u. Großzehen, Ohrmuschelanomalien, Kyphoskoliose, häufig Gaumenspalte, normale geistige Entwicklung; **Ther.:** intensive korrigierende orthop. Maßnahmen. Vgl. Dysplasie, pseudodiastrophische.

Dys|plasie, ekto|dermale (↑; ↑) f: s. Ektodermaldysplasie-Syndrome.

Dys|plasie, epi|theliale (↑; ↑) f: (engl.) epithelial dysplasia; reversible Atypie* der Epithelzellen mit Differenzierungsstörungen des Epithelgewebes (v. a. Plattenepithel); man unterscheidet drei Schweregrade (gesteigerte Regeneration, irreversible Reifungsstörung u. Entdifferenzierung) sowie koilozytäre (durch Inf. mit humanen Papillomaviren ausgelöste) u. nicht koilozytäre Formen. Eine e. D. gilt als fakultative Präkanzerose*. Vgl. Carcinoma in situ.

Dys|plasie, ex|ostotische (↑; ↑) f: s. Exostosen, multiple kartilaginäre.

Dys|plasie, fibröse (↑; ↑) f: s. Jaffé-Lichtenstein-Syndrom.

Dys|plasie, fibro|muskuläre (↑; ↑) f: (engl.) fibromuscular dysplasia; Abk. FMD; Proliferation der glatten Muskulatur u. des fibrösen Gewebes der Media u. Intima mit Stenosen bzw. Verschlüssen von Arterien (z. B. im Bereich der A. carotis, A. vertebralis u. A. mesenterica); Vork. meist bei jungen Frauen. Bei Befall der Nierenarterien tritt eine renovaskuläre Hypertonie auf.

Dys|plasie, kampo|mele (↑; ↑) f: s. Kampomelie.

Dys|plasie, kaudale (↑; ↑) f: s. Regression, kaudale.

Dys|plasie, meta|physäre (↑; ↑) f: syn. Pyle*-Syndrom.

Dys|plasie, meta|trope (↑; ↑) f: (engl.) metatropic dysplasia; Fehlbildungssyndrom mit überwiegend autosomal-dominantem Erbgang; **Sympt.**: hochgradiger Minderwuchs mit allmähl. Proportionsumkehr (anfangs Gliedmaßenkürze, später Stammverkürzung) im Laufe des Wachstumsalters; zusätzl. Beweglichkeitseinschränkungen großer Gelenke, Wirbelsäulenverkrümmungen sowie schwanzähnl. Anhangsgebilde über dem Sakralbereich.

Dys|plasie, multiple epi|physäre (↑; ↑; multipel*; epiphysär*) f: (engl.) multiple epiphyseal dysplasia; syn. Ribbing-Krankheit; heterogenes, autosomal-rezessiv erbl. Krankheitsbild mit Störung der epiphysären enchondralen Ossifikation; **Sympt.**: Gelenk- u. Rückenschmerzen, Watschelgang, Thoraxkyphose; meist normale, proportionierte Körpergröße; **DD:** Perthes*-Calvé-Legg-Krankheit.

Dys|plasie, neuro|intestinale (↑; ↑) f: (engl.) neurointestinal dysplasia; Bez. für angeb. Fehlbildungen der sympathisch innervierten Nervenplexus v. a. im Dickdarm; **Urs.**: häufig Entwicklungsstörung des Meissner*-Plexus, seltener Heterotopie der Ganglienzellen, Hypo- od. Aplasie des Sympathikus* u. a. Erkr. (z. B. Neurofibromatose); **Klin.**: Obstipation, Akutes Abdomen v. a bei Ileus*, mögl. Bildung eines toxischen Megakolons*; **Diagn.**: Drei*-Stufen-Biopsie; **Ther.**: Prokinetika, ggf. Resektion des betr. Darmsegments. Vgl. Megakolon, kongenitales. M. Rad.

Dys|plasie, okulo-aurikulo-vertebrale (↑; ↑) f: syn. Goldenhar*-Symptomenkomplex.

Dys|plasie, oto-spondylo-mega|epi|physäre (↑; ↑) f: Abk. OSMED; syn. Weissenbacher*-Zweymüller-Phänotyp.

Dys|plasie, pro|gressive dia|physäre (↑; ↑) f: syn. Camurati*-Engelmann-Syndrom.

Dys|plasie, pseudo|dia|strophische (↑; ↑) f: (engl.) pseudodiastrophic dysplasia; syn. Burgio-Syndrom; seltenes, vermutlich autosomal-rezessiv vererbtes Fehlbildungssyndrom mit disproportioniertem Minderwuchs u. multiplen Extremitätendysplasien, das äußerlich der diastrophischen Dysplasie* stark ähnelt, sich von dieser aber eindeutig röntg. unterscheiden lässt (Verkürzung u. Dysplasie aller Extremitätenknochen).

Dys|plasie Reese, retinale (↑; ↑; Algernon B. R., Ophth., New York) f: (engl.) Reese retinal dysplasia; syn. Krause-Reese-Syndrom; Fehlbildungskomplex, der oft i. R. einer Trisomie* 13, aber auch monogen autosomal-rezessiv od. -dominant (selten) auftritt; **Sympt.**: angeb. Netzhautdysplasie mit Persistenz des primären Glaskörpers, bilaterale Fehlbildungen des Gehirns u. anderer Organe (Lungen, Magen-Darm-Trakt, Skelett, Herz, Urogenitaltrakt).

Dys|plasie, septo|optische (↑; ↑) f: (engl.) septooptic dysplasia; syn. Morsier-Syndrom; kongenitales Syndrom aus Minderwuchs, Nystagmus u. Mikropapille des N. opticus, das mit einem Defekt des Septum pellucidum u. Hypophysenvorderlappen-Insuffizienz einhergeht; **Urs.**: hereditär (Genlokus 2p21.2–21.1) od. embryotoxisch.

Dys|plasie, thanato|phore (↑; ↑) f: (engl.) thanatophoric dysplasia; schwerste angeborene Skelettdysplasie (Osteochondrodysplasie) mit überwiegend autosomal-dominanter Mutation in der extrazellulären Domäne des Rezeptors für Fibroblastenwachstumfaktor (FGFR3, Genlokus 4p16.3); äußeres Erscheinungsbild der Achondroplasie* ähnlich; Tod schon bei der Geburt od. kurz danach; vgl. Kleeblattschädel.

Dys|pnoe (↑; -pnoe*) f: (engl.) dyspnea; mit subjektiver Atemnot einhergehende Erschwerung der Atemtätigkeit, i. d. R. mit sichtbar verstärkter Atemarbeit (Tachypnoe, Hyperpnoe; s. Atmungstypen) als Ausdruck einer Atmungsinsuffizienz* unterschiedl. Genese; **Urs.**: **1.** tracheal/laryngeal, z. B. Krupp, Einengung der oberen Atemwege durch Tu., Fremdkörper u. a.; **2.** pulmonal inf. Gasaustausch- u. Ventilationsstörungen*; **3.** kardial, v. a. inf. Herzinsuffizienz*; **4.** metabolisch, z. B. als Kussmaul*-Atmung; **5.** zerebral, z. B. bei Beeinträchtigung des Atemzentrums*.

Dys|ponderosis (↑; lat. ponderosus gewichtig) f: Störung des Körpergewichts*; vgl. Essstörungen, psychogene.

Dys|praxie (gr. δυσπραξία Missgeschick) f: (engl.) dyspraxia; Störung der sequentiellen Anordnung von Einzelbewegungen.

Dys|praxie, glosso|labiale (↑; Gloss-*; Labi-*) f: (engl.) lingual-labial dyspraxia; eingeschränkte (od. fehlende) Fähigkeit, trotz intakter Innervation der Artikulationsorgane genaue Willkürbewegungen von Zunge u. Lippen auszuführen; Vork. bei Sprachstörung*.

Dys|prosium (gr. δυσπρόσοδος schwer zugänglich) n: Symbol Dy, OZ 66, rel. Atommasse 162,50; zur Gruppe der Lanthanoide* gehörendes chem. Element.

Dys|prosodie (Dys-*; Prosodie*) f: (engl.) dysprosodia; Störung der Prosodie*.

Dys|protein|ämie (↑; Prot-*; -ämie*) f: (engl.) dysproteinemia; quantitative Verschiebung in der Zusammensetzung der physiol. Plasmaproteine*; z. B. bei akuter Entzündung Vermehrung der Alpha-Globuline, bei Leberzirrhose der Gammaglobuline (s. Elektrophorese, Abb.). Vgl. Paraproteinämie.

D

Dys|pro|thrombin|ämie (↑; -ämie*) f: (engl.) dysprothrombinemia; autosomal-dominant vererbte Synthesestörung von Prothrombin*; Genlokus 11p11-q12; **Sympt.:** abhängig von der Molekularstruktur unterschiedl. Ausprägung einer hämorrhagischen Diathese*, v. a. posttraumatische Blutungen; vgl. Hypoprothrombinämie.

Dys|rhaphie|syn|drome (↑; gr. ῥαφή Naht) n pl: (engl.) dysrhaphic syndromes; auch dysrhaphische Störungen; angeb. Entwicklungsstörungen der Neuralanlage mit unvollständigem Verschluss des Neuralrohrs; **Einteilung: 1.** Schädelweichteildefekt mit Lückenbildung in der vorderen Mittellinie des Gesichts; s. Gesichtsspalten; **2.** Schädeldachdefekt mit sog. Lückenschädel od. Wolkenschädel; **3.** Verschlussstörung des Schädels bzw. der Wirbelsäule mit sehr unterschiedl. Schweregraden (Akranie, Anenzephalie, Kranioschisis, Kephalozele, Spina bifida, Meningomyelozele); **4.** Fistel- od. Zystenbildung mit versch. klin. Sympt. in den abhängigen Bereichen; Haarwuchs- u. Pigmentanomalien sowie Gefäßveränderungen in der dorsalen Mittellinie; selten auch primäres Tethered* cord (ohne Verschlussstörung der lumbosakralen Wirbelbögen); vgl. Syringomyelie.

Dys|rhythmie (↑; gr. ῥυθμός Takt) f: (engl.) dysrhythmia; Rhythmusstörung; **1.** (neurol.) diffuse bzw. paroxysmale D.: s. Elektroenzephalographie; **2.** (biol.) Störung des zirkadianen Rhythmus* von Körperfunktionen (insbes. Schlaf-Wach-Rhythmus); v. a. nach Flugreisen über mehrere Zeitzonen hinweg (Jet lag) od. bei Nacht- bzw. Schichtarbeit; **3.** (gyn.) Zyklusstörungen* der Frau; **4.** (kardiol.) s. Herzrhythmusstörungen.

Dys|somnie (↑; lat. somnus Schlaf) f: (engl.) dyssomnia; s. Schlafstörung.

Dys|syn|ergia cerebellaris myo|clonica (↑; Syn-*; Erg-*) f: syn. Ramsay-Hunt-Syndrom; autosomal-dominant od. -rezessiv erbl., im Kindes- od. Jugendalter auftretende Erkr. mit Degeneration des dentatorubralen u. spinozerebellaren Systems; evtl. Störung des Serotoninstoffwechsels; **Sympt.:** Myoklonien, zerebellare Symptome* u. epileptische Anfälle, i. d. R. ohne psych. Veränderungen; Verlauf langsam progredient; **DD:** progressive Myoklonusepilepsie (s. Epilepsie).

Dys|syn|ergie (↑; ↑; ↑) f: (engl.) dyssynergia; (neurol.) Störung der Koordination*; vgl. Asynergie.

Dys|tel|ek|tase (↑; gr. τέλος Ende; -ektasie*) f: (engl.) dystelectasis; ungenügend belüfteter Lungenabschnitt durch partielle Verlegung eines Bronchus im Subsegmentbereich; röntg. Zone verminderter Transparenz (Plattenatelektase); Entw. einer Atelektase* häufig.

Dys|thermie (↑; Therm-*) f: (engl.) dysthermia; Fehlregulation der Körpertemperatur mit anhaltender Über- od. Untertemperatur; z. B. bei Störungen im Hypothalamus.

Dys|thymie (↑; gr. θυμός Gemüt) f: (engl.) dysthymia; Verstimmung; **1.** chron. od. konstant wiederkehrende milde Depression* von mind. zweijähriger Dauer ohne hypomanische Episoden; die dazwischen liegenden Perioden normaler Stimmung halten selten wochenlang an; **2.** veraltete Bez. für depressives Syndrom* mit Denkstörung, Verstimmtheit, Angst u. Hypochondrie; **3.** (H. J. Weitbrecht) sog. endoreaktive D.: Bez. für Depression, die z. B. inf. Stress auftritt u. mit subjektivem (körperlichem) Krankheits- od. Schwächegefühl einhergeht; **4.** (H. J. Eysenck) Form der Neurose* mit Angst- u. Zwangssymptomen sowie reaktiver (durch einen äußeren Auslöser bedingter) depressiver Verstimmung.

Dys|tokie (↑; Toko-*) f: (engl.) dystocia; gestörter Geburtsverlauf inf. mechan. (z. B. Beckendystokie), org. oder funkt. Urs. (Wehendystokie*, Zervixdystokie*); **Häufigkeit:** bei ca. 6% aller Entbindungen; vgl. Schulterdystokie, Risikogeburt.

Dys|tonie (↑; Ton-*) f: (engl.) dystonia; **1.** (allg.) fehlerhafter Spannungszustand (Tonus), z. B. von Muskeln u. Gefäßen; **2.** (neurol.) syn. Torsionsdystonie*.

Dys|tonie, L-Dopa-sensitive (↑; ↑) f: s. Torsionsdystonie.

Dys|tonie, neuro|vegetative (↑; ↑) f: (engl.) neurovegetative dystonia; Störung von Funktionen des vegetativen Nervensystems inf. (multifaktoriell bedingter) Dysregulation vegetativer Zentren im Diencephalon; vgl. Somatisierungsstörung, Syndrom, dystones.

Dys|tonien, par|oxysmale (↑; ↑) f pl: s. Dyskinesien, paroxysmale.

Dys|tonie, oro|mandibuläre (↑; ↑) f: (engl.) oromandibular dystonia; tonische Hyperkinesen von mimischer, Kiefer- u. Zungenmuskulatur, insbes. als fokale Dystonie (s. Torsionsdystonie); in 60 % der Fälle kombiniert mit Blepharospasmus* (Meige-Syndrom).

Dys|tonie, segmentale zervikale (↑; ↑) f: s. Torticollis spasmodicus.

Dys|topie (↑; gr. τόπος Ort) f: (engl.) dystopy; Verlagerung; s. Heterotopie.

Dys|trophia adiposo|genitalis (↑; Troph-*) f: syn. Fröhlich*-Syndrom.

Dys|trophia musculorum pro|gressiva (↑; ↑) f: s. Muskeldystrophien, progressive.

Dys|trophia unguium mediana canali|formis (↑; ↑) f: vom Nagelhäutchen bis zum freien Nagelrand reichende Spaltung od. Kanalbildung (meist) in der Mitte des Nagels, bes. am Daumen; **Urs.:** idiopathische od. traumatisch bedingte, vorübergehende Wachstumsstörung in der Nagelmatrix.

Dys|trophie (↑; ↑) f: (engl.) dystrophy; **I.** (pathol.) mit schweren Funktionsstörungen einhergehende pathol. Veränderungen von Zellen, Geweben u. Organen unterschiedl. Ätiol.; **II.** (päd.) leichte Verlaufsform chron. Ernährungsstörungen* der Säuglinge mit fließendem Übergang zur Atrophie*; **Urs.: 1.** Nahrungsmangel (Unterernährung, Erkr. mit häufigem Erbrechen, z. B. hypertrophische Pylorusstenose*); **2.** fehlerhafte Ernährung (Milchnährschaden*, Eiweißmangeldystrophie*); **3.** Störungen der Nahrungsverwertung (z. B. bei zystischer Fibrose*, Kohlenhydratmalabsorption*, Fruktoseintoleranz* u. Zöliakie*). Auch eine chron. rezidivierende Dyspepsie* kann in eine D. übergehen. **Klin.:** fehlende Gewichtszunahme, später Gewichtsabnahme mit zunehmender Abmagerung u. Reduktion des Unterhautfettgewebes; es bilden sich längsstehende Hautfalten (sog. Tabakbeutelgesäß). Dystrophe Säuglinge haben eine ausgeprägte Neigung zur Hydrolabilität (Gewichtsschwankungen) u. Infektionen, die ihrerseits zu einer weiteren Verschlechterung der Stoffwechselleistungen führen. **III.** (int.) Hungerdystrophie; syn. Hungerödem; Folge lang dauernder energet. Unterernährung, oft zus. mit Protein-, Fett-, Vitamin- u. Mineralmangel; **Formen: 1.** feuchte

D. mit Ödemen: vorwiegend bei plötzlich einsetzender Unterernährung bisher ausreichend Ernährter; Ödeme sind also kein Zeichen bes. lang anhaltender Unterernährung. **2.** trockene D.: bei lang anhaltender Unterernährung; **3.** lipophile D.: Hunger-, Mangel- od. paradoxe Adipositas, oft nach Überwindung der feuchten od. trockenen D. in der Erholungsphase; Ähnlichkeit mit Fröhlich-Syndrom (bei jungen Frauen u. U. erste u. einzige Form des Hungerschadens); **Klin.:** Gewichtsabnahme, Erlöschen der Libido, Menstruationsanomalien, Haarausfall, gealtertes Aussehen („Ähnlichkeit aller Dystrophiker"), oft hochgradig entstellende Ödeme, die die Gewichtsabnahme verdecken können. Vgl. Protein-Energie-Mangelsyndrome.

Dys|trophie, fetale (↑; ↑) f: s. Wachstumsretardierung, intrauterine.

Dys|trophie, myo|tonische (↑; ↑) f: (engl.) myotonic dystrophy; syn. Curschmann-Steinert-Batten-Syndrom; häufigste autosomal-dominant erbl. degen. Muskelerkrankung des Erwachsenenalters; daneben existieren (seltenere) kongenitale, kindl. u. juvenile Formen; Defekt am Genort 19q13.3; **Häufigkeit:** 1:7500; **Sympt.:** Myotonie u. von distal her fortschreitende Muskelschwäche; Atrophie best. Muskelgruppen, bes. des Gesichts (Facies myopathica), der Unterarme u. Hände, des M. sternocleidomastoideus; Mitbeteiligung der glatten Muskulatur (Schluckstörungen, verminderte Peristaltik im Magen-Darm-Trakt, Herzrhythmusstörungen); endokrine Störungen (Hodenatrophie, Amenorrhö, Haarausfall, Katarakt) u. psych. Veränderungen (geistige Behinderung, Initiativ-, Libidoverlust, Reizbarkeit); zunehmende Ausprägung der Sympt. bei aufeinander folgenden Generationen durch Ausdehnung der gestörten Gentranskription möglich (genetische Antizipation*); **Diagn.:** pränatal Hydramnion; molekulargenet. Nachw. einer instabilen Amplifikation (50–2000mal) des Basentripletts Cytosin-Thymin-Guanin im Genort 19q13.3; Elektromyographie.

Dys|trophie, neuro|axonale (↑; ↑) f: (engl.) neuroaxonal dystrophy; syn. Hallervorden-Spatz-Erkrankung; seltene (ca. 75 Fälle) autosomal-rezessiv erbl. Erkrankung mit Manifestation zw. 1. u. 20. Lj., selten im Erwachsenenalter; Genlokus 20p12.3-p13; **Pathol.:** Eisen- u. Kupferablagerung v. a. im Globus pallidus u. in der Substantia nigra; **Klin.:** extrapyramidale Symptome (Hyperkinesen, Rigor, Choreoathetose u. Spastik), epileptische Anfälle, langsam progrediente Demenz, fakultativ Sehnervenatrophie, Retinopathia pigmentosa; Tod meist vor dem 30. Lj.; **Diagn.:** in der Kernspintomographie hyperdenses Areal umgeben von hypodensem Signal (sog. eye of the tiger sign) im Bereich des Globus pallidus.

Dys|trophie, prä|natale (↑; ↑) f: syn. intrauterine Wachstumsretardierung*.

Dys|trophin (↑; ↑) n: Protein des Zytoskeletts an der inneren Schicht der Zellmembran* (MG 427 000), codiert im Genlokus Xp21.2; **Funktion:** Verbindung intrazellulärer kontraktiler Elemente (über sog. Dystrophin-assoziierte Proteine u. Glykoproteine) mit Zellmembran u. extrazellulärer Matrix; Mutationen im Dystrophingen führen zu Dystrophinopathien*. A. Moe.

Dys|trophino|pathien (↑; ↑; -pathie*) f pl: (engl.) dystrophinopathies; durch Mutationen im Dystrophingen (vgl. Dystrophin) hervorgerufene Erkr.; v. a. Duchenne-Muskeldystrophie u. Becker-Muskeldystrophie sowie atypische Formen (z. B. Quadrizepsmyopathie, Myopathie mit Schmerzen bei Belastung, dilatative Kardiomyopathie, Rhabdomyolyse). A. Moe.

Dys|uria psychica (↑; Ur-*) f: (engl.) psychic dysuria; Unvermögen, in Gegenwart anderer od. inf. Angst- bzw. Schrecksituation Harn zu lassen.

Dys|urie (↑; ↑) f: (engl.) dysuria; erschwerte (schmerzhafte) Blasenentleerung, oft in Komb. mit Pollakisurie*; **Urs.:** v. a. Blasenentleerungsstörung, Harnweginfektion*, selten neurogen, funktionell od. psychogen bedingt.

Dys|zephalie (↑; Keph-*) f: (engl.) dyscephaly; Bez. für **1.** pathol. Konfiguration des Hirnschädels (Schädeldysostose, Dyskranie; s. Abb.);

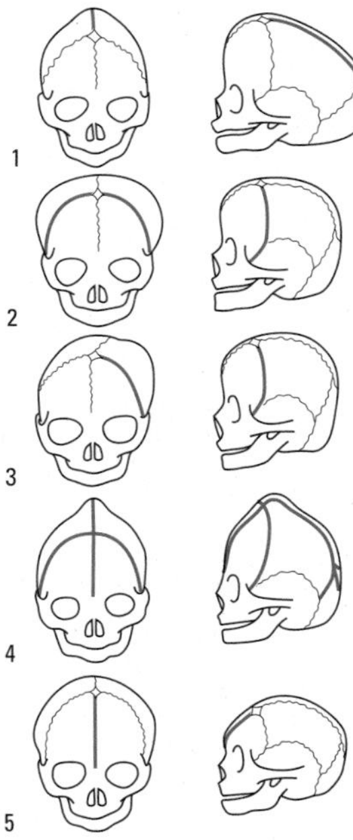

Dyszephalie:
Die Lage der Synostosen bestimmt die entstehende Dyszephalie:
1: Langschädel (Skaphozephalus) bei Synostose der Sagittalnaht
2: Breitschädel (Brachyzephalus) bei symmetrischen Synostosen der Koronarnähte
3: Schiefschädel (Plagiozephalus) bei einseitiger Synostose der Koronarnähte
4: Spitzschädel (Oxyzephalus) bei Synostosen der Koronar- und Sagittalnähte sowie der Lambdanaht
5: Kiel- oder Kahnschädel (Sphenozephalus) bei Synostose der Frontalnaht [540]

vgl. Makrozephalie, Mikrozephalie, Stenozephalie; **2.** zerebrale Funktionsstörungen bei dyskranialen Kindern.

Dys|zephalie, mandibulo|okulo|faziale (↑; ↑) f: syn. Hallermann*-Streiff-Syndrom.

D-Zellen (Zelle*): (engl.) D cells; Zelltyp der Langerhans*-Inseln des Pankreas, produzieren Somatostatin.

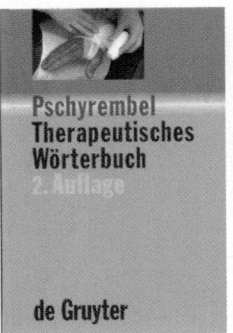

E

E: **1.** (physik.) Formelzeichen für Beleuchtungsstärke*, elektr. Feldstärke*, Energie* u. Extinktion*; **2.** (serol.) Symbol für ein Hauptantigen der Rhesus*-Blutgruppen; **3.** (ophth.) Abk. für Emmetropie*; **4.** Vorsatzzeichen für Exa-(Faktor 10^{-18}) vor Einheiten*.

E 605: Parathion (Diethylparanitrophenylthiophosphat); Insektizid; wirksamer Metabolit (Paraoxon) entsteht durch Giftung im Organismus; MAK: 0,1 mg/m^3; LD: 5–30 mg/kg KG; s. Phosphorsäureester.

e^+: s. Positronen.

e^-: Symbol für Elektron; s. Elektronen.

EA: Abk. für **1. E**igen**a**namnese; s. Anamnese; **2.** (kardiol.) **E**xtremitäten**a**bleitungen; s. Elektrokardiographie; **3.** (chir.) **E**ntero**a**nastomose*; **4.** (immun.) **E**rythrozyten**a**ntikörper; s. Blutgruppenantikörper.

EAA: Abk. für **e**xogen-**a**llergische **A**lveolitis*.

EACA: Abk. für (engl.) **e**psilon-**a**mino**c**aproni**c** **a**cid; s. Epsilonaminocapronsäure.

Eales-Krankheit (Henry E., Ophth., Birmingham, 1852–1913)**:** (engl.) Eales' disease; syn. Periphlebitis retinae; bes. bei jungen Männern vorkommende Obliteration retinaler Venen v. a. in der Peripherie; führt zu retinalen Gefäßneubildungen mit rezidiv. Glaskörperblutungen; **Ther.:** Photokoagulation.

EaR: Abk. für **E**ntartungs**r**eaktion*.

Early lesions (engl. frühe Läsionen)**:** Bez. für flache Lipideinlagerungen in der Intima bei Jugendlichen; wird als Erstmanifestation einer Arteriosklerose* angesehen.

EAST: Abk. für **E**nzym*-**A**llergo-**S**orbent-**T**est.

Eaton agent: s. Mycoplasma pneumoniae.

EBCT: Abk. für (engl.) **e**lectron **b**eam **c**omputed **t**omography; s. Elektronenstrahltomographie.

Ebenen des Körpers: (engl.) planes of the body; definierte Lage- u. Richtungsbezeichnungen am menschl. Körper für alle Fachgebiete (s. Abb.); vgl. Achsen des Körpers.

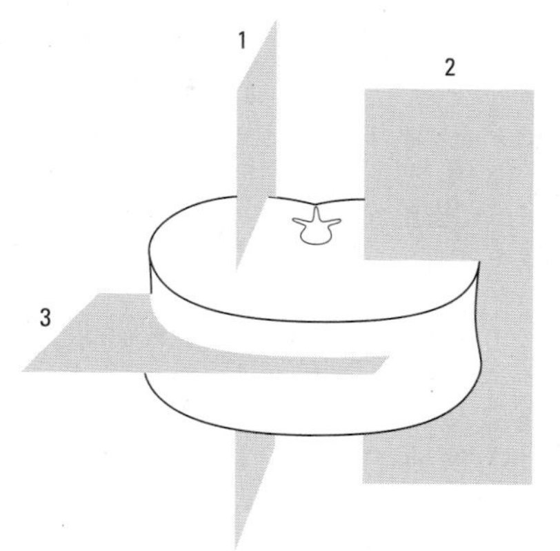

Ebenen des Körpers:
1: Sagittalebene; 2: Frontalebene;
3: Transversalebene

EBK: Abk. für **E**isen**b**indungs**k**apazität*.

EBM: Abk. für **1.** **e**videnz**b**asierte **M**edizin*; **2.** **e**inheitlicher **B**ewertungs**m**aßstab*.

Ebner-Drüsen (Victor von E., Ritter von Rofenstein, Anat., Histol., Wien, Graz, 1842–1925)**:** (engl.) Ebner's glands; Glandulae gustatoriae; in die Gräben der Papillae vallatae der Zunge mündende seröse Spüldrüsen.

Ebner-Halb|mond (↑)**:** (engl.) Ebner's demilune; Semiluna serosa; seröses Endstück, das dem mukösen Tubulus der gemischten Speicheldrüsen (Glandula submandibularis u. sublingualis) kappenförmig aufsitzt.

Ebola-Viruskrankheit (Virus*)**:** (engl.) Ebola virus disease; Infektionskrankheit in Zentralafrika; **Err.:** Ebola-Virus, RNA-Virus (Ø 55–70 nm) der Fam. Filoviridae* (Erstisolierung 1976); verursachte im Frühjahr 1995 eine Epidemie in Zaire mit 315 Erkrankten, von denen 244 starben; natürl. Reservoir ist unbekannt; Übertragung durch Schmierinfektion; betroffen sind v. a. Erwachsene (insbes. med. Personal). **Klin.:** Inkubationszeit 4–16 Tage; plötzl. hohes Fieber, Myalgien, Durchfall, Erbrechen, Pharyngitis, Kopf-, Hals- u. Brustschmerz; Exanthem am 5. Krankheitstag; Hämorrhagien (v. a. intestinal, Schleimhautulzerationen); Leberzellnekrose ohne Ikterus; erhöhter Muskeltonus, Tremor; Neigung zu Exsikkose, Kachexie, Pneumonie; Bewusstseinseintrübung, Koma; lange Rekonvaleszenz; Letalität 50–90 %. **Diagn.:** Virusnachweis in Blut, Urin, Rachensekret; Virusanzüchtung auf permanenten Affennierenzellen; Antikörpernachweis; **Ther.:** symptomat., gewisse Erfolge bei frühzeitigem Einsatz von Rekonvaleszentenserum; **Proph.:** Isolierung der Erkrankten, bisher keine Schutzimpfung; **DD:** Malaria*, Typhus* abdominalis, Kala-Azar (viszerale Form der Leishmaniasen*), Gelbfieber*, Marburg*-Viruskrankheit, Lassa*-Fieber.

Ebrietas (lat.) **f:** Trunkenheit.

Ebstein-An|omalie (Wilhelm E., Int., Göttingen, 1836–1912; Anomalie*) **f:** (engl.) Ebstein's anomaly; syn. Ebstein-Syndrom; seltene Form der Angiokardiopathie (<1 % der angeborenen Herzfehler*) mit Verlagerung eines od. mehrerer fehlgebildeter (hypoplastischer) Trikuspidalklappensegel in die (häufig dünnwandige u. vermindert kontraktible) re. Herzkammer, wodurch deren oberer Anteil funktionell zum re. Vorhof gehört (sog. Atrialisation); hämodynam. Folgen: durch die insuffiziente Trikuspidalklappe kommt es zu Pendelblut zw. rechtem Vorhof u. Ventrikel, evtl. zusätzl. Rechts-Links-Shunt auf Vorhofebene mit Mischungszyanose bei aufgedehntem Foramen ovale (in ca. 75 % der Fälle) bzw. Vorhofseptumdefekt (in ca. 5 %). **Diagn.:** auskultator. uncharakterist. Herzgeräusche, Galopprhythmus durch Extratöne pathognomonisch, evtl. supraventrikuläre Tachykardie, Herzinsuffizienz; im EKG ausgeprägte Schenkelblockbilder, röntg. Kardiomegalie; Nachweis durch Echokardiographie*, Herzkatheterisierung* (cave: Herzrhythmusstörungen); **Ther.:** symptomat. bei Herzinsuffizienz u. Tachykardie; u. U. palliativ Fontan*-Operation bzw. Glenn*-Operation; gelegentl. Trikuspidalrekonstruktion od. Klappenersatz mögl.; **Progn.:** mittlere Lebenserwartung ca. 20 Jahre.

E

Ebstein-Fieber (↑): s. Pel-Ebstein-Fieber.

Ebullismus (lat. ebullire hervorsprudeln) m: (engl.) ebullism; Freisetzung von in den Körperflüssigkeiten gelösten Gasen, v. a. Stickstoff, in Blut u. Gewebe durch rasche Abnahme des auf den Organismus einwirkenden Drucks, z. B. bei schnellem Auftauchen aus großer Wassertiefe (s. Caisson-Krankheit).

Eburneation (lat. ebur Elfenbein) f: (engl.) eburnation; Eburnisierung; Form der Hyperostose* mit elfenbeinartiger, lokaler, übermäßiger Knochenbildung.

EBV: Abk. für **E**pstein*-**B**arr-**V**irus; vgl. Herpesviridae.

EC: Abk. für **1.** (engl.) **e**nzyme **c**atalog; s. Enzyme; **2.** (engl.) **e**ffective **c**oncentration; s. Konzentration.

Ec-: s. a. Ek-.

Ecarin|zeit: (engl.) ecarin clotting time (Abk. ECT); Parameter zur Bestimmung der Konzentration von Hirudin* im Blut (Überwachung der Hirudintherapie); das Schlangengift Ecarin wandelt Meizothrombin (Zwischenprodukt der Umwandlung von Prothrombin) in Thrombin um, das spezif. durch Hirudin gehemmt wird; gemessen wird die Zeit bis zum Eintritt der Blutgerinnung; **Referenzbereich** (kein Hirudin im Blut): <50 s. J. Har.

Ec|cema n: Ekzem*.

ECCO$_2$R: Abk. für (engl.) **extracorporal** CO_2 **r**emoval; extrakorporale CO_2-Elimination; s. ECMO, LFPPV.

ECF-A: Abk. für (engl.) **e**osinophilic **c**hemotactic **f**actor of **a**naphylaxis; in Granula der Mastzellen* gespeichertes Protein, das bei Freisetzung eosinophile Granulozyten durch Chemotaxis* anzieht; zus. mit Histamin* u. Slow reacting substances bewirkt ECF-A die Konstriktion glatter Atemmuskulatur u. erhöht die Kapillarpermeabilität.

-echie: Wortteil mit der Bedeutung -haltung, -zurückhaltung; von gr. ἔχειν.

Echino|coccus (gr. ἐχῖνος Igel, Stachel; Kokken*) m: Gattung der Cestodes*; Adultwürmer sind Parasiten im Dünndarm von Karnivoren (Hund, Fuchs); Skolex mit Rostellum*, doppeltem Hakenkranz, vier Saugnäpfen; Genitalporen lateral, unregelmäßig alternierend; Finne in herbi- u. omnivoren Säugetieren; **Inf.** durch perorale Aufnahme von Bandwurmeiern (enger Kontakt mit Hunden, Verstäubung von Hundekot, Verschleppung durch Fliegen); Hakenlarven gelangen mit dem Portalkreislauf in Leber, Lunge u. in den Körperkreislauf; Entw. zur Finne in Leber, Lunge od. anderen Organen; Erreger beider Formen der Echinokokkose* sind die in Europa vorkommenden Arten E. granulosus u. E. multilocularis.

Echino|coccus alveolaris (↑; ↑) m: alveolärer Echinokokkus; Finne des Echinococcus* multilocularis.

Echino|coccus cysticus (↑; ↑) m: zystischer Echinokokkus; syn. Hydatide, Hülsenwurm, auch Blasenwurm; Finne des Echinococcus* granulosus.

Echino|coccus granulosus (↑; ↑) m: kleiner Hundebandwurm; 3–6 mm lang, mit meist 3 (2–6) Proglottiden; 40–50 Testes, Uterus mit seitl. Aussackungen; Endwirt: Hund u. andere Caniden; Zwischenwirt: Wiederkäuer, Schweine (seltener Pferde u. a. Pflanzenfresser); Mensch ist Fehlzwischenwirt. Die Finne* ist der zystische Echinokokkus, bestehend aus einer flüssigkeitsgefüllten Blase, deren Wand aus der Keimschicht des Parasiten u. der multilamellären Membran (Cuticula) besteht u. außen von der bindegewebigen Perizyste (Finnenbalg) des Wirts umgeben ist. Die Keimschicht bildet manchmal durch endogene Sprossung Tochterblasen u. in diesen Enkelblasen; daneben kann die Keimschicht von Mutter-, Tochter- u. Enkelblasen Brutkapseln mit Kopfanlagen (Protoscolices) erzeugen (sog. fertile Zysten); im Blaseninnern oft wasserklare Hydatidenflüssigkeit. Es existieren versch. Stämme, von denen der sog. Schafstamm, der sich in einem Zyklus aus Hund u. Schaf entwickelt, beim Menschen vorwiegend Erreger der zystischen Echinokokkose* ist; **Vork.:** weltweit, in Nord- u. Mitteleuropa selten (Fleischbeschau).

Echino|coccus multi|locularis (↑; ↑) m: kleiner Fuchsbandwurm; 1,2–2,7 mm lang, mit meist 5 (2–6) Proglottiden; 16–30 Testes, sackförmiger Uterus; Endwirt: Fuchs, Wildkarnivoren, selten Hund u. Hauskatze; Zwischenwirt: Feldmaus (u. verwandte Nagetiere); Mensch ist Fehlwirt, Err. der alveolären Echinokokkose*; die Finne* ist der alveoläre Echinokokkus, aus zahlreichen kl., von Bindegewebe umgebenen Bläschen bestehend u. meist auf die Leber beschränkt (infiltrierendes Wachstum durch exogene Sprossung). **Vork.:** nördl. Hemisphäre mit Endemiegebieten in Europa, Asien (Türkei, Iran, Japan) u. Nordamerika (Alaska, Kanada, nördliche u. zentrale USA).

Echino|kokkose (↑; ↑; -osis*) f: (engl.) echinococcosis; syn. Echinokokkeninfektion; perorale Inf. des Menschen durch Eier von Echinococcus* granulosus od. Echinococcus* multilocularis mit Entw. bis zum Finnenstadium; der Mensch ist Fehlzwischenwirt. **Formen: 1.** zystische E. (Echinococcus granulosus): führt meist zu solitären, bis zu kindskopfgroßen Zysten (Hydatidenzyste) in Leber (60–70 %) u. Lunge (ca. 30 %); selten Ausschwemmung in den großen Kreislauf; Sympt.: i. d. R. keine Frühsymptome, Spätsymptome durch Verdrängungserscheinungen wie Druckgefühl im Oberbauch, Inappetenz, evtl. Ikterus, Gallenkolik, Cholangitis, portale Hypertension; Diagn.: Abdomenübersichtsaufnahme (schalige Verkalkungen), Ultraschalldiagnostik, Computertomographie, serol. (z. B. ELISA, IFT); DD: Leber- u. Gallengangzysten, Leberkarzinom, -metastasen; Kompl.: Ruptur der Hydatide, häufig mit Perforation in die freie Bauchhöhle (Gefahr des anaphylaktischen Schocks, Superinfektion) od. auch in die Gallenwege (Verlegung der Gallengänge); Ther.: Zystektomie od. Perizystektomie (Entfernung einschl. der Wirtskapsel) nach vorheriger Abtötung der Echinokokken durch intrazystische In-

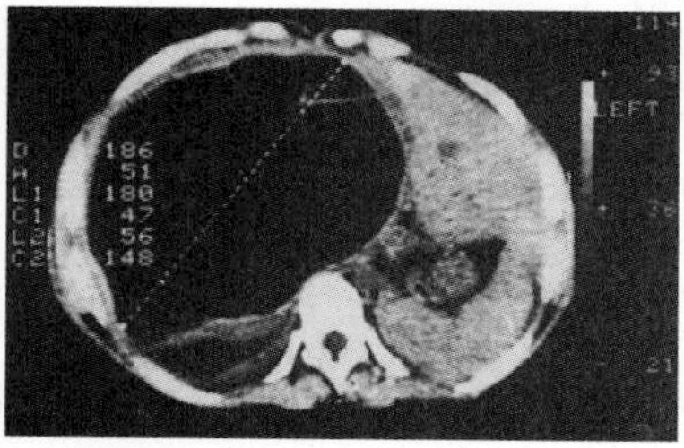

Echinokokkose:
riesige Hydatidenzyste im rechten Leberlappen; computertomographische Aufnahme mit Darstellung und Berechnung des Zystendurchmessers (rechts unten im Bild Anteile von Milz und Magen) [15]

stillation hypertoner Kochsalzlösung; evtl. Hemihepatektomie (s. Leberresektion); bei multiplem Organbefall chemotherapeutisch mit Albendazol od. Mebendazol; Progn.: Rezidivquote 8 %; **2.** alveoläre E. (Echinococcus multilocularis): führt zu schwammartiger Wurmlarve mit kleinzystischen Hohlräumen u. bizarr verzweigten Proliferationsschläuchen ohne Ausbildung einer Bindegewebekapsel; infiltrativ destruierende Ausbreitung; Sympt. u. Diagn.: s. 1.; Kompl.: Einwachsen in angrenzende Organe (z. B. Lunge u. Milz), Destruktion der Leber; Ther.: Hemihepatektomie, bei Befall beider Leberlappen Absaugen, Ausbrennen u. Drainage einzelner Zysten, adjuvante Chemotherapie mit Mebendazol od. Albendazol; Progn.: hohe Rezidivquote.

Echino|kokkus|zyste (↑; ↑; Kyst-*) f: (engl.) echinococcus cyst; syn. Hydatidenzyste, Hydatide; v. a. in der Leber lokalisierte Zyste von Finnen des Echinococcus* granulosus; s. Echinokokkose.

Echino|stoma (↑; Stoma*) n: bis 15 mm langer Darmegel (s. Trematodes), Mundsaugnapf von Stachelkragen umgeben; Larvenentwicklung in Süßwasserschnecken (1. Zwischenwirt); Weiterentwicklung zu Metazerkarien* ebenfalls in Schnecken, z. T. auch in Muscheln (2. Zwischenwirt); Infektion des Menschen durch Verzehr roher infizierter Muscheln (vgl. Echinostomiasis); Reservewirte: Schweine, Ratten, Hunde; wichtigste Arten: E. ilocanum, E. malayanum, E. lindoense; Vork. beim Menschen: Süd- u. Südostasien.

Echino|stomiasis (↑; ↑; -iasis*) f: Befall des Dünndarms mit Trematoden der Gattung Echinostoma*; **Sympt.:** bei massivem Befall Übelkeit, Erbrechen, Bauchschmerzen, Blähungen; bei Kindern auch Anämie u. Ödeme; **Ther.:** Praziquantel (Mittel der Wahl), Niclosamid.

Echo|en|zephalo|graphie (gr. ἠχώ Ton, Schall; Enkephal-*; -graphie*) f: (engl.) echoencephalography; Anw. des Impulsechoverfahrens der Ultraschalldiagnostik* zum Nachweis raumfordernder intrakranieller Prozesse mit Hilfe von zwei über der re. u. li. Parietotemporalregion aufgesetzten Schallköpfen; normalerweise decken sich dabei die sog. Mittelechos (Reflexionen von Mittellinienstrukturen, v. a. des 3. Ventrikels). Bei einseitigen raumfordernden Prozessen im Bereich der vorderen u. hinteren Schädelgrube (z. B. Blutungen, Hirntumoren, lokales Hirnödem) kommt es zu einer Verschiebung des Mittelechos zur Gegenseite; bei Blutungen ist evtl. die direkte Registrierung eines sog. Hämatomechos möglich. Die E. hat seit Einführung von Computertomographie* u. Kernspintomographie* erheblich an Bedeutung verloren u. wird v. a. zur Schnelldiagnostik bei Verdacht auf ein epi- od. subdurales Hämatom u. evtl. zur Verlaufskontrolle angewendet.

Echo|kardio|graphie (↑; Kard-*; -graphie*) f: (engl.) echocardiography; syn. Ultraschallkardiographie, Herzsonographie; Verf. der Ultraschalldiagnostik* des Herzens unter Anw. des Impulsechoverfahrens als Time-motion- (sog. M-Mode) od. Real-time-Verfahren (zweidimensionales B-Bild-Verfahren) sowie des Dauer-

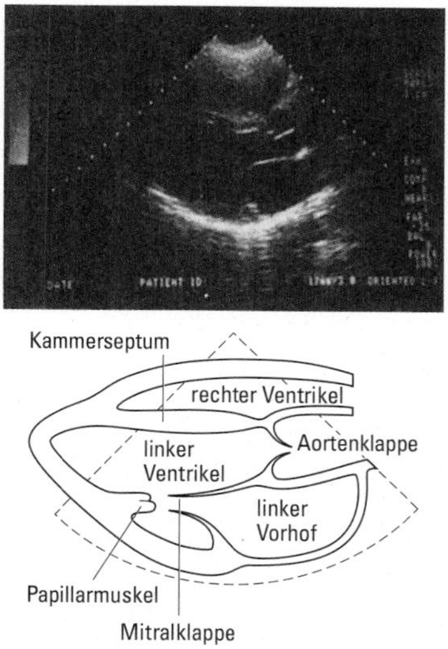

Echokardiographie:
im zweidimensionalen B-Bild-Verfahren erzieltes Schallbild (Längsachse: linker Ventrikel) [531]

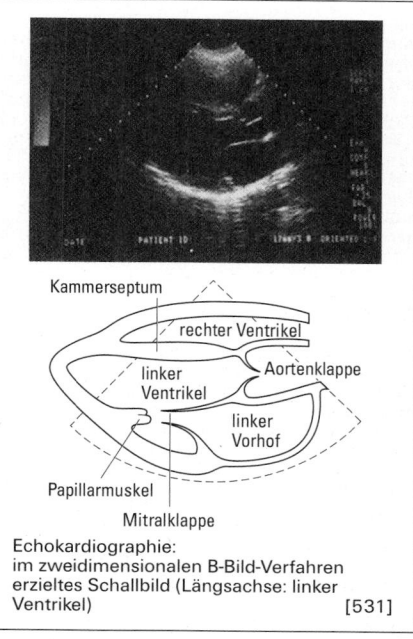

schallverfahrens (Doppler-Verfahren, auch farbcodiert) bzw. die Komb. aus beiden (Duplexsonographie) mit gleichzeitiger Aufzeichnung eines EKG; evtl. auch zusätzl. intravenöse Applikation von Kontrastmitteln. Mit dem Impulsechoverfahren sind eine Beurteilung der Morphologie u. Bewegungsabläufe von Herzwänden u. Herzklappen sowie Messungen von Herzwanddicken, Herzbinnenräumen, Klappenöffnungsflächen u. näherungsweise Bestimmungen des Herzminutenvolumens möglich; die Anw. des Dauerschallverfahrens erlaubt Aussagen über Richtung, Geschwindigkeit u. Qualität der Blutströmung. **Formen: 1.** transthorakale E. zur Diagn. u. Verlaufskontrolle von Kardiomyopathien, Mitralklappenprolapssyndrom, Perikarderguss, Aneurysma dissecans der Aorta ascendens, Herzwandaneurysmen, kongenitalen u. erworbenen Herzfehlern, Herztumoren, Endomyokarditis u. a.; Kontrolle nach Herzklappenersatz, Nachw. einer Myokardhypertrophie bei art. Hypertonie. Bei der **Stressechokardiographie** werden unter medikamentöser Frequenzstimulation des Herzens od. während einer Ergometrie evtl. auftretende ischämiebedingte Wandbewegungsstörungen des Herzens in Abhängigkeit vom Grad der Belastung beurteilt (vgl. Belastungselektrokardiographie). **2. transösophageale E.**: invasive Form, bei der mit Hilfe eines in die Speiseröhre eingeführten Endoskops, an dessen Spitze sich der Schallkopf befindet, durch die räuml. Nähe u. den Wegfall anat. Hindernisse (Rippen, Lungengewebe) eine bessere Darstellung insbes. der Vorhöfe u. des Klappenapparats ermöglicht wird; Anw. v. a. bei (rheumat.) Klappenfehlern, Vorhofthromben u. -tumoren sowie zur Beurteilung der Funktion künstl. Herzklappen.

E

Echo|kardio|graphie, fetale (↑; ↑; ↑) **f:** (engl.) fetal echocardiography; transabdominale Beurteilung des fetalen Herzens u. herznaher Gefäße mittels Ultraschalldiagnostik* zum Ausschluss bzw. Nachweis von Fehlbildungen u. Funktionsstörungen bes. bei fetalen Herzrythmusstörungen, Hydrops fetalis unklarer Genese, mütterl. Diabetes mellitus u. belasteter Anamnese. W. Str.

Echo|lalie (↑; gr. λαλεῖν reden) **f:** (engl.) echolalia; wörtliche od. leicht abgewandelte mechanische Wiederholung gesprochener od. gehörter Wörter u. Sätze ohne Rücksicht auf Inhalt u. Situation; **Vork.:** physiol. in der kindl. Sprachentwicklung zw. 1. u. 2. Lj.; pathol. z. B. bei Aphasie, Schizophrenie od. geistiger Behinderung. Vgl. Automatismen, Befehlsautomatie.

Echo|ophthalmo|graphie (↑; Ophthalm-*; -graphie*) **f:** (engl.) echoophthalmography; Anw. der Ultraschalldiagnostik* in der Ophthalmologie; **1.** A-Bild-Methode: eindimensionaler Ultraschallstrahl insbes. für Längenmessungen am Auge; **2.** B-Bild-Methode zur zweidimensionalen Darstellung von Netzhaut, Glaskörper, Tumoren, Augenmuskeln u. Sehnerv; **3.** Doppler-Verfahren zur Darstellung von Blutströmung u. Augenmuskelkontraktionen.

Echo|praxie (↑; gr. πρᾶξις Tun) **f:** (engl.) echopraxia; syn. Echokinesie, Echomimie; Nachahmen von Bewegungen anderer Personen; vgl. Automatismen, Befehlsautomatie, Gilles-de-la-Tourette-Syndrom.

Echo|verfahren (↑)**:** (engl.) sonographic methods; Sammelbez. für versch. Verfahren der Ultraschalldiagnostik*.

ECHO-Viren (Viren*) **n pl:** (engl.) ECHO viruses; Abk. für (engl.) **e**nteric **c**ytopathogenic **h**uman **o**rphan viruses; kleine (∅ 24–40 nm), v. a. darmzellschädigende RNA-Viren des Genus Enterovirus* aus der Fam. der Picornaviridae*, die man anfangs nicht klassifizieren konnte (deswegen orphan: engl. Waise); bisher sind 31 Serotypen isoliert: ECHO 1–9, 11–27, 29–33; **Vork.:** Darm, Blut, Rachensekret; ECHO-V. verursachen unspezif. grippale Infekte, Erkr. des Respirationstrakts, Diarrhöen, fieberhafte meningit. od. exanthemat. Prozesse; u. U. meningoenzephalit. od. enzephalomyelit. Syndrome; **Nachw.:** elektronenmikroskop. Erregernachweis; Virusisolierung aus Stuhl, Urin, Rachenspülwasser u. Liquor; serol. Neutralisationstest, KBR, Hämagglutination.

Eck|zahn: (engl.) canine tooth, canine; syn. Dens caninus, Dens angularis, Augenzahn, Hundszahn; Zahn, der auf den lateralen Schneidezahn folgt; größter der Frontzähne; einwurzelig.

Ec|lampsia (gr. ἐκλάμπειν hervorleuchten) **f:** s. Eklampsie, Gestose.

ECMO: Abk. für (engl.) **e**xtra**c**orporal **m**embrane **o**xygenation; maschinelle extrakorporale Sauerstoffbeladung des Bluts u. CO_2-Elimination im Membranoxygenator (s. Oxygenator); Anw. bei lebensbedrohl. respiratorischer Insuffizienz*, inbes. im Neugeborenenalter bei Mekoniumaspiration, PFC-Syndrom u. Lungenhypoplasie bei Zwerchfellhernie; zur Überbrückung bei ARDS od. geplanter Lungentransplantation.

E. coli: s. Escherichia coli.

Econazol (INN) **n:** Imidazolderivat; lokales Antimykotikum mit breitem Wirkungsspektrum; s. Antimykotika.

Economo-En|zephalitis (Constantin von E., Neurol., Wien, 1876–1931; Enkephal-*; -itis*) **f:** syn. Encephalitis* lethargica.

Economy-class-Syn|drom **n:** syn. Reisevenenthrombose, Thrombose des ersten Ferientages; akute Beinvenenthrombose nach längeren Reisen (meist mit dem Flugzeug, Auto od. Bus); **Urs.:** fehlende Muskelpumpe, Abknickung der V. poplitea bei längerem Sitzen, verminderte Flüssigkeitszufuhr.

Eco|thio|pat|iodid (INN) **n:** Cholinesterasehemmer*; **Verw.:** bei Glaukom; vgl. Parasympathomimetika.

Ecstasy (engl. Ekstase, Verzückung)**:** Bez. für eine Gruppe von Methylendioxyamphetaminen (sog. Designerdrogen) wie 3,4-Methylendioxyamphetamin (Abk. MDA), 3,4-Methylendioxy-N-methylamphetamin (Abk. MDMA) u. 3,4-Methylendioxy-N-ethylamphetamin (Abk. MDE) mit Verbreitung insbes. in einem Bereich der Jugendkultur (sog. Techno-Szene); Wirkung wie Amphetamin* bzw. Noradrenalin*; **NW:** Tachykardie, Mundtrockenheit, Schweißausbrüche, Tremor, Hyperthermie, Leberschäden, Rhabdomyolyse; Gefahr von drogeninduzierten Psychosen u. (bei entspr. Vorschädigung) von Herzstillstand od. Apoplexie durch Überdosierung. MDA untersteht seit 1984, MDMA seit 1986 u. MDE seit 1991 dem Betäubungsmittelgesetz.

Ec|thyma (gr. ἐκθύειν hervorbrechen) **n:** ulzerierende Inf. der Haut durch betahämolysierende Streptokokken od. Staphylokokken mit einzelnen od. multiplen, bis 3 cm großen, scharfrandigen, langsam heilenden Läsionen; meist im Bereich der Unterschenkel; **Ther.:** Antiseptika lokal, Penicilline.

Ec|thyma con|tagiosum (↑) **n:** syn. Orf, Schafpocken; bei Schafen u. Ziegen endemisch vorkommende Viruserkrankung, die auf den Menschen (Züchter, Hirten, Melker) übertragen werden kann; **Err.:** Orf-Virus (Parapoxvirus*); **Inkubationszeit:** 4–8 Tage; **Sympt.:** papulopustulöse, den Melkerknoten* ähnl., rötliche, nässende Knoten, die nach ca. vier Wochen narbenlos abheilen.

Ec|thyma gangraenosum terebrans (↑) **n:** hämorrhagische, nekrotisierende Vaskulitis mit über den ganzen Körper verteilten Blasen u. Ulzerationen i. R. einer Sepsis mit Pseudomonas* aeruginosa, bes. bei Pat. mit Immundefekten od. Tumorleiden.

Ectrodactyly-ectodermal dysplasia-cleft lip/palate syndrome (engl.)**:** s. EEC-Syndrom.

Eczéma craquelé (frz. Ekzem-*; craquelé geplatzt, rissig)**:** syn. Eczéma canalé, Austrocknungsekzem; kumulativ-toxisches Kontaktekzem mit einem Netz feiner, geröteter Hornhauteinrisse u. pityriasiformer Schuppung; **Urs.:**

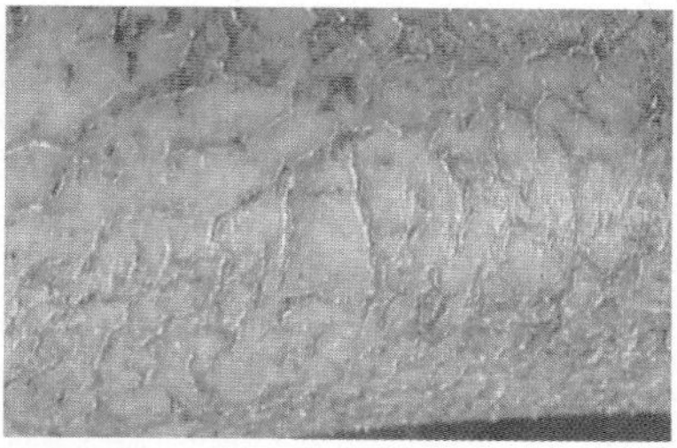

Eczéma craquelé [60]

ständige Entfettung u. mangelnde Rückfettung der Haut durch übermäßig betriebene Körperreinigung (bes. im Alter) od. berufsbedingten Umgang mit Lösungsmitteln; **Ther.:** Körperreinigung einschränken, Schutzkleidung tragen; Fettsalben, rückfettende Badezusätze.

EC-Zellen (Zelle*): Abk. für **e**ntero**c**hromaffine Zellen*.

ED: Abk. für **1.** (radiol.) **E**inzel**d**osis*, **E**infall**d**osis*; **2.** (pharmak.) **E**ffektiv**d**osis; vgl. Dosis.

ED_{50}: Abk. für Dosis effectiva 50; pharmak. Dosis, bei der 50 % der maximalen Wirkung auftritt od. 50 % der Probanden od. Versuchstiere eine best. Wirkung zeigt.

Edel|gase: (engl.) noble gases, inert gases; Gruppenbez. für die Elemente Helium, Neon, Argon, Krypton, Xenon u. Radon (VIII. Hauptgruppe des Periodensystems* der Elemente) mit auffälliger Reaktionsträgheit, verursacht durch die mit Elektronen vollständig gefüllte äußere Elektronenschale (Edelgaskonfiguration).

Edetin|säure (INN): syn. Ethylendiamintetraessigsäure*.

Edinger-Bahn (Ludwig E., Neurol., Frankfurt a. M., 1855–1918): Tractus spinothalamicus; zum Vorderseitenstrangsystem des Rückenmarks gehörende Leitungsbahn für elementare Schmerz-, Temperatur-, Druck- u. Berührungsempfindungen; s. Sensibilität.

Edinger-Westphal-Kern (↑): Nuclei viscerales n. oculomotorii.

Edrecolomab n: monoklonaler Antikörper (Maus), der gegen das von epithelialen Zellen exprimierte 17–1A-Oberflächenantigen gerichtet ist; **Verw.:** zur postop. adjuvanten Tumortherapie des kolorektalen Karzinoms* (Stadium Dukes C).

EDRF: Abk. für (engl.) **e**ndothelium **d**erived **r**elaxing **f**actor; mit Stickstoffmonoxid* identischer Vasodilatator u. Hemmstoff der Thrombozytenadhäsion u. -aggregation.

EDTA: Abk. für **1.** (engl.) **e**thylene **d**iamine **t**etraacetic **a**cid (Ethylendiamintetraessigsäure*); **2.** (engl.) **E**uropean **D**ialysis and **T**ransplant **A**ssociation (Europäische Gesellschaft für Dialyse u. Transplantation).

Edwardsiella (Phillip R. Edwards, amerikan. Bakteriol., 1901–1966) f: Gattung gramnegativer, peritrich begeißelter, schmaler Stäbchenbakterien der Fam. Enterobacteriaceae* (vgl. Bakterienklassifikation); drei Species: E. tarda (mit biochemischer Ähnlichkeit zu E. coli, seltener Gastroenteritis-Erreger), E. hoshinae, E. ictaluri.

Edwards-Syn|drom (John H. E., Humangenet., Oxford, geb. 1928) n: syn. Trisomie* 18.

EEA-stapler (engl.): Kurzbez. für (engl.) **e**ntero**e**nteric **a**nastomosis stapler; s. Nähapparate.

EEC-Syn|drom n: Kurzbez. nach (engl.) **e**ctrodactyly-**e**ctodermal dysplasia-**c**left lip/palate syndrome; seltenes erbl. Syndrom aus dem Formenkreis der Ektodermaldysplasie*-Syndrome vom an-/hypohidrotischen Typ; autosomal-dominanter Erbmodus mit vollständiger Penetranz; Genlokus 7q11.2-q21.3; bisher 230 Fälle publiziert; **Sympt.:** Dyshidrose, Dysplasie der Nägel, Haare u. Zähne, variable, meist symmetrische Anomalie der mittl. Abschnitte der Hände u. Füße (von Syndaktylie bis zu Spalthand od. Spaltfuß, mit Fehlen einzelner Finger od. Zehen u. Mittelhand- od. -fußknochen), Lippenkiefergaumenspalte, fakultativ unterschiedl. Formen einer Nierendysplasie sowie Innenohrschwerhörigkeit; normale Intelligenz.

EEE-Virus (Virus*) n: s. Pferdeenzephalitis.

EE-Formen: Kurzbez. für **e**xo**e**rythrozytäre Vermehrungsstadien (Gewebeformen) der Malariaerreger; s. Plasmodien.

EEG: Abk. für **E**lektro**e**nzephalo**g**ramm; s. Elektroenzephalographie.

EEV: Abk. für (engl.) **e**ncircling **e**ndocardial **v**entriculotomy; Verf. der Herzchirurgie* zur Behandlung insbes. von medikamentös therapierefraktärer, ventrikulärer Tachykardie*; **Prinzip:** elektr. Isolation der die Arrhythmie auslösenden Myokardbezirke (mit den dort sub- u. endokardial gelegenen Purkinje-Zellen) durch einen tiefen zirkulären Schnitt durch Endo- u. Myokard (Ventrikulotomie); wegen umfangreicher Myokardschädigung mit Auswirkungen auf die Pumpfunktion meist ersetzt durch Verf. der Laserchirurgie* u. Kryochirurgie* bzw. durch die Katheterablation*.

Efa|virenz (INNv) n: Abk. EFV; Virostatikum (nicht-nukleosidischer Reverse-Transkriptase-Hemmer); **Verw.:** bei Infektion mit HIV* als Teil einer antiviralen Kombinationstherapie*; **Kontraind.:** schwere Leberfunktionsstörung, zeitgleiche Behandlung mit Substanzen, die eine geringe therap. Breite besitzen u. Substrat des Zytochrom-P-450-3A4-Isoenzyms der Leber sind; **cave:** vielfältige Wechselwirkungen mit anderen Substanzen aufgrund der Beeinflussung des Leberstoffwechsels; **UAW:** Exanthem, psych. Störung u. a.; vgl. Virostatika. R. Leh.

Efeu|blätter: (engl.) ivy leaves; Hederae helicis folium; die getrockneten Laubblätter von Hedera helix (Efeu) enthalten Saponine, die expektorierend, spasmolytisch, haut- u. schleimhautreizend wirken; **Verw.:** zur symptomatischen Behandlung chronisch-entzündlicher Erkr. des Bronchialsystems.

Ef|fektiv|dosis (lat. efficere, effectus hervorbringen; Dosis*) f: (engl.) effective dose; Abk. ED; syn. Wirkdosis; s. Dosis.

Ef|fektivität (↑) f: (engl.) efficacy, effectiveness; Zielerreichungsgrad, Wirkung od. Nutzen einer Maßnahme od. eines Verfahrens; vgl. Effizienz.

Ef|fektor (↑) m: (engl.) effector; **1.** (neurophysiol.) Erfolgsorgan; z. B. glatte Muskulatur u. Drüsen, die durch Impulse efferenter Nerven (motor. od. sekretor.) erregt od. gehemmt werden; **2.** (biochem.) Substanz, die eine Enzymaktivität reguliert; vgl. Allosterie, Aktivator.

Ef|fekt, piezo|elektrischer (↑) m: (engl.) piezo-electric effect; Auftreten einer elektr. Spannung an der Oberfläche best. Kristalle (z. B. Quarz, Turmalin, best. Keramikarten) bei Einwirkung von Druck od. Zug. Bei Anlegen einer Spannung deformieren sich die Kristalle (umgekehrter p. E.). Beide Effekte werden u. a. zur Erzeugung u. Aufnahme von Ultraschall* genutzt.

ef|ferent (lat. efferre heraustragen)**:** syn. efferens, herausführend, herausleitend; z. B. efferente Nerven, die Erregungen vom ZNS zur Peripherie (z. B. Muskeln) leiten, od. Gefäße (Vas efferens); vgl. afferent.

Ef|fizienz (lat. efficere bewirken) f**:** (engl.) efficiency; Wirkung od. Nutzen im Verhältnis zum Aufwand; vgl. Effektivität.

E

Ef|flation (lat. efflare herausblasen) f**:** Eruktion, Aufstoßen; s. Ruktus.

Effleurage (frz. effleurer leicht berühren) f**:** Massage* mit leichtem Druck unter Verw. etherischer Öle.

Ef|floreszenzen (lat. efflorescere erblühen) f pl**:** (engl.) skin lesions; sog. Hautblüten; Formen pathol. Hautveränderungen (Abb.); man

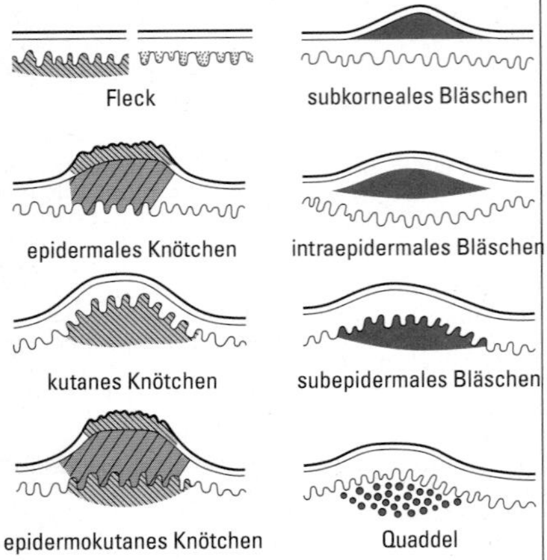

Effloreszenzen [347]

unterscheidet: **1. primäre E.** (unmittelbar durch die Erkrankung verursacht): Macula (Fleck), Papula (Knötchen), Tuber (mehr oberflächl. Knoten von Haselnussgröße u. darüber), Nodus (tieferer Knoten von Haselnussgröße u. darüber), Tumor (Knolle, Geschwulst), Urtica (Quaddel), Vesicula (Bläschen), Bulla (Blase), Pustula (Eiterbläschen), Cystis (Zyste); **2. sekundäre E.** (entwickeln sich im Anschluss an primäre E.): Squama (Schuppe), Crusta (Kruste), Erosio (Erosion), Excoriatio (Abschürfung), Rhagade, Fissura (Schrunde), Ulcus (Geschwür), Cicatrix (Narbe), Atrophia (Hautschwund).

Ef|fluvium (lat.) n**:** Erguss, Ausfall.

Ef|fluvium capillorum (↑) n**:** Haarausfall.

Ef|fluvium seminis (↑) n**:** syn. Ejakulation*.

Ef|fluvium, telogenes (↑) n**:** (engl.) telogen effluvium; diffuser Haarausfall durch gleichzeitigen Übergang mehrerer Haare von der Anagen- in die Telogenphase; physiol. bei Neugeborenen, als Alopecia postpartualis u. Alopecia climacteria sowie nach Absetzen hormoneller Kontrazeptiva bei Frauen, als Alopecia androgenetica bei Männern u. im Alter; pathol. **Urs.:** akute Stresssituationen (Operationen, massiver Blutverlust, psych. Stress), Fehl- u. Unterernährung (v. a. Proteine, Vitamine, Zink), fieberhafte Infektionskrankheiten (z. B. Grippe, Typhus), chron. Krankheiten (z. B. Neoplasien, Hepatopathien, Kollagenosen, Leukämien, Eisenmangelanämie, Erythrodermie), hormonelle Störungen (Hyper- u. Hypothyreose, Hypopituitarismus), ZNS-Erkrankungen u. Psychosen, versch. Medikamente (s. Alopecia medicamentosa), Intoxikation mit Schwermetallen (s. Abb.) u. ioni-

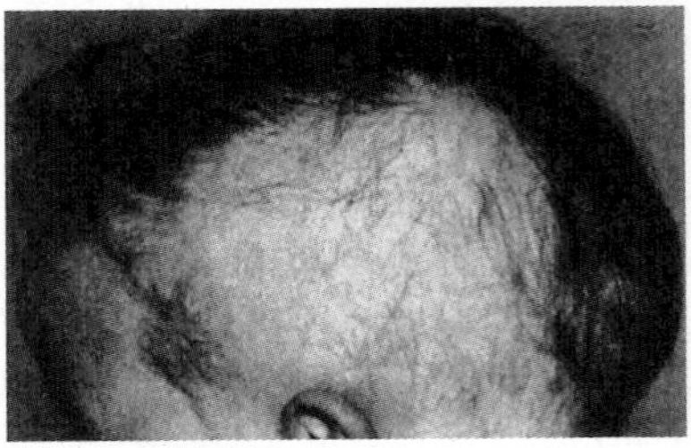
Effluvium, telogenes: Befund nach Thalliumvergiftung [540]

sierende Strahlung; Haarausfall beginnt ca. 2–4 Mon. nach dem Ereignis; bei bes. schwerer Schädigung kommt es zum sog. **anagen-dystrophen** Effluvium mit Haarausfall nach 1–3 Wochen. Das Haarwachstum kann nach Beseitigung der Urs. wieder einsetzen. Vgl. Haarwurzelstatus.

Effort-Syn|drom n**:** syn. DaCosta*-Syndrom.

Effort-Thrombose (engl. effort Anstrengung; Thromb-*; -osis*) f**:** (engl.) effort-induced thrombosis; syn. Paget*-Schroetter-Syndrom.

Ef|fusion (lat. effusio Erguss) f**:** Erguss*.

EFV: Abk. für **Efavirenz***.

Egel: (engl.) 1. leech, 2. parasitic fluke; Bez. für Würmer, die zwei versch. Tierstämmen angehören: **1.** Hirudinea* (Blutegel); **2.** Trematodes* (Saugwürmer), je nach Ansiedlungsort z. B. Darmegel*, Leberegel*, Lungenegel (Paragonimus*).

EGF: Abk. für (engl.) **e**pidermal **g**rowth **f**actor; epidermaler Wachstumsfaktor; mitogenes Polypeptid (MG 6045) mit wachtumsstimulierender Aktivität auf Epidermis- u. Epithelzellen, das über einen spezif. Transmembranrezeptor wirkt; Vork. in Körperflüssigkeiten (1–800 ng/ml).

EHEC: Abk. für **e**ntero**h**ämorrhagische **E**scherichia* **c**oli.

Ehlers-Danlos-Syn|drom (Edvard E., Dermat., Kopenhagen, 1863–1937; Henri A. D., Dermat., Paris, 1844–1912) n**:** Bez. für eine Gruppe erbl. Krankheitsbilder mit Kollagendysplasie u. Mutationen in diversen Kollagen*-Genen, die sich nach biochem., genetischen u. klin. Kriterien in sechs versch. Typen aufgliedert; **Häufigkeit:** 1:150 000 (in England); **Ätiol.:** je nach Typ autosomal-dominanter, -rezessiver od. X-chromosomaler Erbmodus; entspr. unterschiedliche pathochem. Mechanismen der gestörten Kollagenfibrillogenese; **Sympt.:** je nach Typ unterschiedl. Symptomenkonstellation u. -schwere: Hyperelastizität (s. Abb.) u. erhöhte Vulnerabilität sowie Wundheilungsstörungen der Haut, Überstreckbarkeit der Gelenke mit Luxationsneigung, Augenanomalien (z. B. Myopie, Lin-

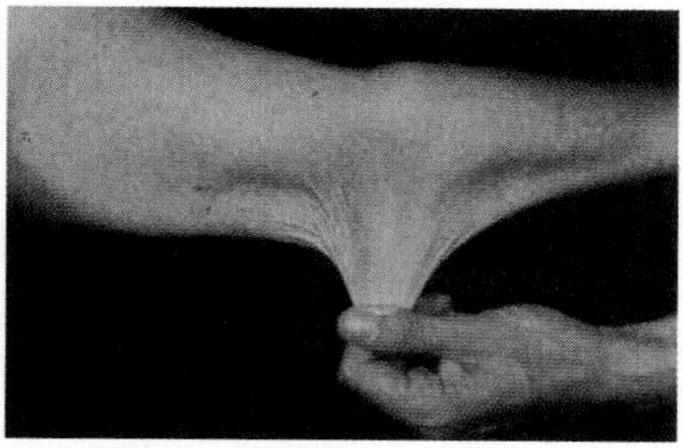

Ehlers-Danlos-Syndrom: Hyperelastizität der Haut [244]

senektopie, blaue Skleren, Neigung zu Netzhautblutungen), Disposition zu vasogener Hämorrhagie, Aneurysma dissecans u. Arterienrupturen (cave: Angiographie), verstärkte Nachblutungen bei op. Eingriffen (je nach Typ strenge Indikationsstellung), erhöhte Frühgeborenenrate; **Diagn.:** biochem. Nachweis spezif. Enzymdefekte, pränatal bei einigen Typen durch Chorionzottenbiopsie od. Amniozentese möglich.

Ehrenritter-Ganglion (Gangl-*) n: Ganglion* superius nervi glossopharyngei.

Ehrlich-Finger|versuch (Paul E., Arzt, Biol., Frankfurt a. M., 1854–1915): (engl.) Ehrlich's finger test; In-vivo-Test zum Nachweis einer durch biphasische Kältehämolysine (Donath*-Landsteiner-Antikörper) verursachten Hämolyse*; hierzu werden die venös gestauten Finger des Pat. jeweils 10 Min. zunächst in Eiswasser u. anschließend in ca. 40 °C warmes Wasser getaucht. Im positiven Fall ist im Serum des aus der Fingerbeere entnommenen Kapillarbluts eine Hämolyse, im Blutausstrich häufig eine Erythrozytenphagozytose nachweisbar.

Ehrlichia (↑) f: Gattung der Rickettsiaceae*; gramnegative, obligat intrazelluläre Stäbchenbakterien mit Tropismus für Monozyten bzw. Granulozyten; vermehren sich in Membranumschlossenen Vakuolen, die charakterist. Morulae bilden; versch. Arten verursachen bei Hunden, Schafen, Ziegen, Pferden u. Rindern symptomat. Infektionen; humanpathogene Species: E. sennetsu, E. chaffeensis, evtl. E. canis u. E. ewingii; vgl. Ehrlichiose.

Ehrlich-Innen|körper (↑): s. Heinz-Innenkörperchen.

Ehrlichiose (↑) f: (engl.) ehrlichiosis; durch Ehrlichia* hervorgerufene Infektionskrankheit; **Formen: 1.** humane Monozyten-E.; Err.: E. chaffeensis, E. sennetsu (s. Sennetsu-Fieber); **2.** humane Granulozyten-E.; Err. noch ungeklärt; **Übertragung** durch Zecken; **Sympt.:** Fieber, Kopf-, Gelenk- u. Gliederschmerz, Übelkeit, Exanthem, Leukopenie, Thrombopenie, Anämie, Transaminasenerhöhung, akutes Nieren- u. Lungenversagen; **Diagn.:** Err. kann aus dem peripheren Blut kultiviert werden, mikroskop. Nachweis der Morulae in Leukozyten, Polymerase-Kettenreaktion mit DNA-Identifizierung durch spezif. Gen-Sonde, serol. Antikörpernachweis durch Immunfluoreszenz; **Ther.:** Tetracycline (Doxycyclin), Chinolone, Rifampicin.

Ehrlich-Mast|zellen (↑): Gewebemastzellen; s. Mastzellen.

Ehrlich-Re|agens (↑) n: (engl.) Ehrlich's reagent; 2 % Dimethylaminobenzaldehyd in 20-prozentiger HCl; früher Anw. zum Nachweis von Urobilin* im Harn; vgl. Hoesch-Test.

EIA: Abk. für **E**nzym*-**I**mmun**a**ssay.

Eibisch: (engl.) marshmallow; Althaea officinalis; Staude aus der Fam. der Malvengewächse; Laubblätter (Althaeae folium) u. Wurzeln (Althaeae radix) mit Schleimstoffen; Verw.: als Mucilaginosum bei Schleimhautreizungen im Mund- u. Rachenraum, Reizhusten.

Eichel: (anat.) Glans* clitoridis, penis.

Eichen|rinde: Quercus* cortex.

Eich|gesetz: Abk. EichG; „Gesetz über Mess- u. Eichwesen" in der Fassung vom 23.3.1992 (BGBl. I S. 711), geändert durch Verordnung vom 18.8.2000 (BGBl. I S. 1307); regelt zur Gewährleistung der Messsicherheit in Verbindung mit der Eichordnung vom 12.8.1988 (BGBl. I S. 1657), geändert durch Verordnung vom 18.8.2000 (BGBl. I S. 1307), die Zulassung u. Eichpflicht von Messgeräten u. a. zur Bestimmung von Masse, Volumen, Temperatur, Druck, Dichte, Hörfähigkeit od. Strahlendosis insbes. im Gesundheits-, Arbeits- u. Umweltschutz. Personen, die Messgeräte verwenden od. bereithalten, sind u. a. zur Einhaltung der bei der Zulassung festgelegten Anforderungen an Aufstellung, Gebrauch u. Wartung des Messgerätes, zur Überprüfung der Messergebnisse u. zur Reinigung, Vorbereitung u. ggf. Vorführung der Messgeräte zum Zweck der (regelmäßigen) Eichung verpflichtet; wer mit med. Messgeräten quantitative labormed. Untersuchungen durchführt, ist zudem zur Vornahme von Kontrolluntersuchungen u. Vergleichsmessungen verpflichtet; durchgeführt wird die Eichung i. d. R. von den öffentl. Eichämtern. Vorschriften zur Gewährleistung der Messsicherheit von Medizinprodukten* enthält ferner das Medizinproduktegesetz* (§ 24).

Ei|dotter: syn. Vitellus; s. Dotter.

EIEC: Abk. für **e**ntero**i**nvasive **E**scherichia* **c**oli.

Eier|nähr|boden: (engl.) Dorset's egg culture medium; syn. Dorset-Nährboden; Nährboden mit Eizusatz zur Kultivierung bes. von Mycobacterium tuberculosis i. R. der Tuberkulosediagnostik.

Eier|stock: (anat.) Ovarium*.

Eier|stock|entzündung: Oophoritis*.

Eifersuchts|wahn: (engl.) delusional jealousy; Bez. für die wahnhafte Überzeugung, vom Lebenspartner betrogen bzw. hintergangen zu werden; Vork. häufig als Form der Alkoholpsychose i. R. einer Alkoholkrankheit*. Vgl. Wahn.

EIFT: Abk. für (engl.) **e**mbryo **i**ntra**f**allopian **t**ransfer; s. Embryonentransfer.

Ei|gelenk: (engl.) ellipsoidal joint; Ellipsoidgelenk; s. Gelenkformen.

Eigen|ana|mnese (Anamnese*) f: (engl.) autoanamnesis; s. Anamnese.

Eigen|blut|trans|fusion (Transfusion*) f: s. Transfusion, autologe.

Eigen|hemmung: (engl.) self-inhibition; die bei Komplementbindungsreaktion vom Patientenserum ausgelöste Hemmung der Hämolyse von Testerythrozyten inf. Inaktivierung von Komplement; **Urs.:** z. B. bakterielle Kontamination.

Eigen|re|flex (Reflekt-*) m: (engl.) idioreflex; s. Reflexe.

Eignung: (engl.) suitability; Vorhandensein solcher physischer u. psychischer Leistungsvoraussetzungen, dass konkrete Anforderungen in

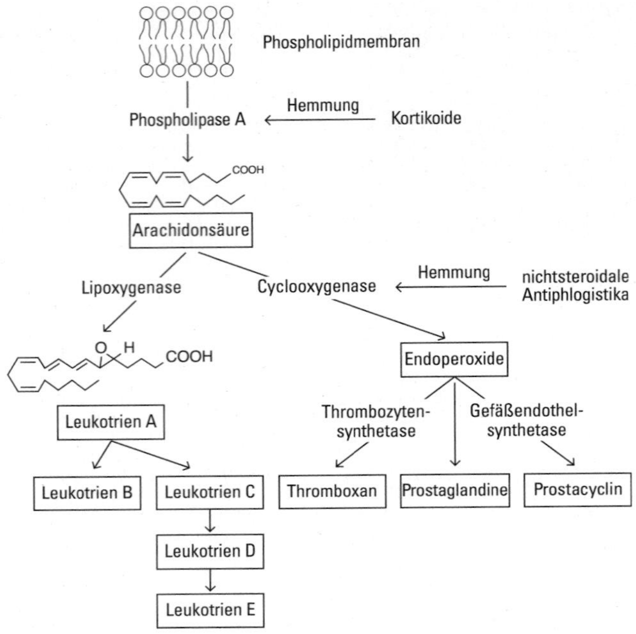

Eikosanoide:

bes. günstiger Weise erfüllt werden können; vgl. Tauglichkeit.

Ei|häute: (engl.) extraembryonic membranes; sek. Eihüllen, die am Rand der Plazenta* ansetzen, bestehend aus zwei fetalen (Amnion*, Chorion*) u. einer mütterlichen Schicht (Dezidua*).

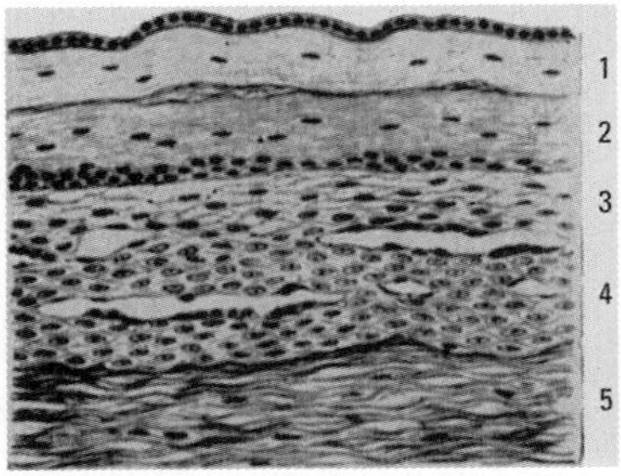

Eihäute:
1: Amnion; 2: Chorion u. Decidua capsularis;
3: Stratum compactum der Decidua vera;
4: Stratum spongiosum der Decidua vera;
5: Muscularis uteri

Eikenella cor|rodens f: gramnegatives, kokkoides, unbewegl., fakultativ anaerobes Stäbchenbakterium (noch keiner Fam. zugeordnet; vgl. Bakterienklassifikation); Oxidase-positiv; **Verbreitung:** Normalflora des menschl. Respirations- u. Intestinaltrakts; opportunistischer Erreger* von Meningitis, Endokarditis, Hirnabszess, Wundinfekten, Empyemen, septischer Arthritis u. Osteomyelitis; **Kultur** auf Blutagar unter Zerstörung der Agaroberfläche; Penicillin-G-empfindlich.

Eiko|sanoide (gr. εἰκοσάκις zwanzigmal; -id*) n pl: (engl.) eicosanoids; Sammelbez. für sauerstoffhaltige Derivate mehrfach ungesättigter C_{20}-Fettsäuren (z. B. Arachidonsäure*); meist Mediatoren u. Gewebehormone, die in Sek. bis Min. wieder inaktiviert werden; in die Biosynthese der E. aus Omegafettsäuren* greifen z. B. nichtsteroidale Antiphlogistika* ein (vgl. Cyclooxygenase); **Einteilung** in Leukotriene*, Lipoxine*, Prostaglandine*, Thromboxane*.

Eikosa|pentaen|säure (↑): (engl.) eicosapentaenoic acid; $C_{19}H_{29}COOH$; ω-3-Fettsäure (s. Omegafettsäuren) mit fünf Doppelbindungen; Vorstufe der Prostaglandine* PGE_3 u. $PGE_3\alpha$.

Eikosa|trien|säure (↑): (engl.) eicosatrienoic acid; syn. Bishomo-γ-linolensäure; dreifach ungesättigte Fettsäure, die aus Linolsäure* entsteht u. Vorstufe von Arachidonsäure* u. den Prostaglandinen* PGE_1 u. $PGF_1\alpha$ ist.

Ei|kultur (lat. cultura Züchtung) f: (engl.) chicken embryo culture; Verfahren zur Züchtung von Viren, Rickettsien u. Chlamydien durch Injektion des Untersuchungsmaterials in unterschiedl. Bereiche (Amnionhöhle, Chorioallantoismembran, Dottersack) befruchteter u. künstl. bebrüteter Hühnereier.

Ei|leiter: (engl.) uterine tube; Tuba uterina (Fallopii); vom Fundus der Gebärmutter in die unmittelbare Nähe der Ovarien führende, ca.

15 cm lange Röhre, die dem Eitransport dient; Unterteilung in Pars uterina (in der Uteruswand), Isthmus, Ampulla, Infundibulum mit Fimbrien; vgl. Uterus (Abb.).

Ei|leiter-: s. a. Tuben-, Tubar-.

Ei|leiter|durchblasung: Pertubation*.

Ei|leiter|entzündung: Salpingitis*.

Ei|leiter|schwangerschaft: Tubargravidität*.

Eimeria (Gustav H. Eimer, Zool., Tübingen, 1843–1898) **f:** Gattungsbegriff für wirtsspezifische, obligat intrazelluläre Darmparasiten der Tiere (Klasse Sporozoa; vgl. Protozoen); versch. Arten z. B. E. tenella (Geflügel), E. bovis (Rind); Err. der Kokzidiose*.

Einfall|dosis (Dosis*) **f:** (engl.) entry dose; Abk. ED; (radiol.) die durch die Primärstrahlung hervorgerufene Dosis am Ort des Eintritts der ionisierenden Strahlung* in den Pat. bzw. das Phantom, z. B. die auf der Achse des Nutzstrahlenbündels (Zentralstrahl) im Fokus-Objekt-Abstand frei in Luft gemessene Luftkerma; sie ist kleiner als die Oberflächendosis*, da die im bestrahlten Objekt entstehende u. zurückgestrahlte Streustrahlung nicht berücksichtigt wird.

Einfluss|stauung: (engl.) venous congestion; behinderter Bluteinstrom in das Herz mit Rückstauung in die Venen, bes. die des Halses, die sichtbar anschwellen (obere E.); **Vork.** z. B. bei Rechtsherzinsuffizienz*, Vena*-cava-superior-Syndrom, relativ häufig bei fortgeschrittenem Bronchialkarzinom mit massivem Einbruch ins Mediastinum; vgl. Stokes-Kragen.

Eingeweide|würmer: Helminthes*.

Einheiten: (engl.) units; Bezugsgrößen; gesetzl. vorgeschrieben ist die Verw. der Basiseinheiten des Système International d'Unités (SI-Einheiten; Tab. 1), der davon abgeleiteten E.

Einheiten Tab. 1
SI-Basiseinheiten

Physikalische Größe	Einheit	Einheitenzeichen
Länge	Meter	m
Zeit	Sekunde	s
Masse	Kilogramm	kg
Stoffmenge	Mol	mol
elektrische Stromstärke	Ampere	A
thermodynamische Temperatur	Kelvin	K
Lichtstärke	Candela	cd

(Tab. 2) u. entspr. Dezimalvorsätze (ums. Tab. 3). Aus prakt. Gründen sind weitere E. in best. Anwendungszusammenhang zugelassen (z. B. mmHg bei Blutdruck), jedoch ohne Vorsätze. Für die quantitative Angabe physik. Größen werden Einheitenzeichen benutzt, ggf. in Kombination. G. Spr.

Einheit, feto|plazentare: (engl.) fetoplacental unit; sich ergänzende funktionelle endokrine Einheit von Fetus u. Plazenta hinsichtl. der Synthese von Steroidhormonen (Östrogenen, Progesteron). Vgl. Plazentahormone.

Einheit, inter|nationale: Abk. I. E.*; s. IU.

Einheit, motorische: (engl.) motor unit; motorisches Neuron* u. die von ihm innervierten Muskelfasern; die Anzahl der Muskelfasern pro m. E. variiert u. ist am geringsten bei m. E. für fein abgestufte Bewegungen (z. B. äußere Augenmuskeln)

Einheiten Tab. 2
Abgeleitete SI-Einheiten (Auswahl)

Physikalische Größe	Einheit	Einheitenzeichen
Fläche	Quadratmeter	m^2
Volumen	Kubikmeter	m^3
ebener Winkel	Radiant	rad
räumlicher Winkel	Steradiant	sr
Dichte	Kilogram je Kubikmeter	kg/m^3
Frequenz	Hertz	Hz, s^{-1}
Geschwindigkeit	Meter je Sekunde	m/s
Kraft	Newton	N
Druck, mechanische Spannung	Pascal	Pa
Energie, Arbeit	Joule	J
Leistung, Wärmestrom	Watt	W
elektrische Spannung (Potentialdifferenz)	Volt	V
elektrischer Widerstand	Ohm	Ω
elektrische Stromstärke	Ampere	A
elektrischer Leitwert	Siemens	S
elektrische Ladung	Coulomb	C
elektrische Kapazität	Farad	F
elektrische Feldstärke	Volt je Meter	V/m
magnetische Feldstärke	Ampere je Meter	A/m
Leuchtdichte	Candela je Quadratmeter	cd/m^2
Lichtstrom	Lumen	lm
Beleuchtungsstärke	Lux	lx
Aktivität einer radioaktiven Substanz	Becquerel	Bq
Energiedosis	Gray	Gy
Energiedosisleistung	Gray je Sekunde	Gy/s
Äquivalentdosis	Sievert	Sv
Ionendosis	Coulomb je Kilogramm	C/kg
Stoffmenge	Mol	mol
stoffmengenbezogene (molare) Masse	Kilogramm je Mol	kg/mol
Stoffmengenkonzentration	Mol je Kubikmeter	mol/m^3
Brechkraft	Dioptrie	dpt
katalytische Aktivität	Katal	kat

Einhorn-Sonde f: (engl.) Einhorn tube; Typ der Duodenalsonde*.

Einheiten Tab. 3
Vorsätze und Vorsatzzeichen

Zehnerpotenz	Vorsatz	Vorsatzzeichen
10^{18}	Exa-	E
10^{15}	Peta-	P
10^{12}	Tera-	T
10^{9}	Giga-	G
10^{6}	Mega-	M
10^{3}	Kilo-	k
10^{2}	Hekto-	h
10	**Deka-**	**da**
10^{-1}	Dezi-	d
10^{-2}	Zenti-	c
10^{-3}	Milli-	m
10^{-6}	Mikro-	μ
10^{-9}	Nano-	n
10^{-12}	Piko-	p
10^{-15}	Femto-	f
10^{-18}	Atto-	a

Einklemmung: (engl.) incarceration; **1.** (neurol.) E. von Hirngewebe; unter Ausbildung eines temporalen bzw. zerebellaren Druckkonus* als **obere E.** des Temporallappens in den Tentoriumschlitz mit Kompression des Mittelhirns bzw. als **untere E.** der Kleinhirntonsillen in das Foramen magnum u. Kompression der Medulla oblongata; **Urs.:** intrakranielle Massenverschiebung inf. Hirndrucksteigerung* insbes. bei Hirnödem, Hirntumoren, intrakraniellem Hämatom, Hirnabszess; **Sympt.:** Kopfschmerz, Erbrechen, Schwindel, Bewusstseinsstörungen, Stauungspapille, lichtstarre u. erweiterte Pupillen (z. B. Klivuskantensyndrom*), Lähmungserscheinungen durch Pyramidenbahnschädigung, Hirnnervenausfälle, Parästhesien; **Kompl.:** Dezerebration*, zentrale Atemlähmung*; vgl. Herniation, zerebrale; **2.** (chir.) s. Inkarzeration; **3.** (gyn.) s. Retroflexio uteri gravidi.

Ein|kompartiment|modell (ital. compartimento Abteilung, Abschnitt) n: (engl.) single compartment model; (pharmakokinet.) offenes Modell, demzufolge sich der Arzneistoff nach i. v. Injektion bzw. Resorption nur in ein zentrales Kompartiment* (z. B. extrazelluläre Flüssigkeit) verteilt u. aus diesem eliminiert wird.

Einlage: s. Schuheinlagen, orthopädische.

Einlauf: (engl.) enema; Darmeinlauf; s. Darmreinigung.

Ein|nässen: Enuresis*.

Einschluss|blennor|rhö (Blenn-*; -rhö*) f: s. Einschlusskonjunktivitis.

Einschluss|körperchen: (engl.) inclusion bodies; **1.** (hämat.) Oberbegriff für Heinz*-Innenkörperchen u. Jolly*-Körperchen; **2.** (virol.) i. R. bestimmter Virusinfektionen intrazellulär (in Kern od. Zytoplasma) lichtmikroskopisch nachweisbare Partikel.

Einschluss|körperchen|en|zephalitis Dawson (Enkephal-*; -itis*) f: s. Panenzephalitis, subakute sklerosierende.

Einschluss|körper|myo|sitis (My-*; -itis*) f: (engl.) inclusion body myositis (Abk. IBM); seltene autoimmune Myositis* mit Beginn im Jugend- od. jungen Erwachsenenalter; Ätiol. unbekannt; **Klin.:** langsam progrediente Schwäche v. a. in distalen Muskelgruppen mit Neigung zum Hinfallen; asymmetr. Myalgien; **Diagn.:** gruppenförmige Faseratrophie u. entzündl. Infiltrate in der Muskelbiopsie, elektronenmikroskopisch intranukleäre u. intrasarkoplasmatische Einschlüsse (rimmed vacuoles); kein Nachweis von Autoantikörpern; **DD:** Myositis, Rhabdomyolyse; **Ther.:** Versuch mit Glukokortikoiden u. Immunglobulinen.

Einschluss|kon|junktivitis (Conjunctiva*; -itis*) f: (engl.) inclusion conjunctivitis of the newborn; Konjunktivitis* bei Neugeborenen mit Nachweis von Einschlusskörperchen*, die denjenigen des Trachoms* gleichen (sog. Paratrachom); keine Hornhautbeteiligung; **Err.:** Chlamydia* trachomatis (Serotyp D-E-K), resistent gegen i. R. der Credé*-Prophylaxe verabreichtes Argentum nitricum; Übertragung bei bestehender Inf. der Mutter unter der Geburt (Inkubationszeit 6–10 Tage); **Ther.:** lokal u. systemisch Erythromycin (Pneumonieprophylaxe); **DD:** Gonoblennorrhö* (Inkubationszeit 1–3 Tage).

Einschneiden: (engl.) crowning; s. Geburt.

Einschwemm|katheter (Katheter*) m: (engl.) flow-directed catheter; dünnwandiger Mehrlumenkatheter (äußerer ⌀ 0,8 mm) aus flexiblem, röntgenpos. Kunststoff, der nach Punktion einer peripheren Vene durch Aufblasen eines am distalen Ende gelegenen Ballons mit dem Blutstrom über die re. Herzkammer bis in die A. pulmonalis geschwemmt wird; **Anw.:** temporär i. R. einer Herzkatheterisierung*, permanent als Pulmonaliskatheter* in der Intensivmedizin.

Einsichts|fähigkeit: (engl.) ability for insight; von vollem Wachbewusstsein u. geistiger Gesundheit abhängige Möglichkeit (beeinflusst durch Affektivität), Sinnzusammenhänge richtig zu erfassen (u. logisch nach dieser Einsicht zu handeln); beruht auf der Intaktheit von Wahrnehmung, Vorstellung u. Denkvermögen; forensisch wichtiges Kriterium ist die aufgehobene bzw. erhebl. verminderte E. (§ 20, 21 StGB). In der Begutachtung zur Frage der Schuldfähigkeit geht es neben der E. auch um die Steuerungsfähigkeit.

Einsichts|recht: (engl.) right to inspect records; nach geltender Rechtsprechung dem Pat. zugesprochenes Recht (aus Vertrag, § 810 BGB), grundsätzl. (auch außerh. eines Rechtsstreits) Einsicht in die ihn betreffenden Krankenunterlagen zu nehmen, soweit es sich bei den Aufzeichnungen um objektivierbare, naturwissenschaftl. Befunde u. Behandlungsfakten handelt; dies gilt grundsätzl. auch für den psychiatr. Patienten. Die Einsichtnahme kann auch durch einen zugezogenen Rechtsanwalt od. Arzt des Vertrauens erfolgen; Ablichtungen sind dem Pat. gegen Kostenerstattung auszuhändigen. In best. Fällen besteht neben dem E. entspr. der Datenschutzgesetzgebung eine Auskunftsverpflichtung der speichernden Stelle dem Pat. gegenüber (s. Auskunftsanspruch). Vgl. Dokumentationspflicht.

Einsteinium (nach Albert Einstein, Phys., Berlin, Princeton, 1879–1955) n: Symbol Es, OZ 99, rel. Atommasse 252; zur Gruppe der Actinoide* gehörendes künstl., radioaktives Element.

Einstellung: (engl.) 1. presentation, 2. attitude, 3. adjustment; **1.** (gebh.) s. Kindslage; **2.** (psychol.) Bez. für u. U. handlungsbeeinflussende Meinungen, Anschauungen, Haltungen, Standpunkte, Urteile u. Vorstellungen mit unbewussten, emotionalen u. kognitiven Anteilen; **3.** (pharmaz.) Festlegung der individuell effektivsten Arzneimitteldosis i. R. einer Langzeitbehandlung.

Einstellungs|an|omalien (Anomalie*) f pl: (engl.) anomalies of presentation; (gebh.) von der vorderen Hinterhauptlage abweichende, regelwidrige Kindslagen (<10 %); z. B. hoher Geradstand*, Scheitelbeineinstellung (s. Asynklitismus), tiefer Querstand*, hintere Hinterhauptlage*, Schulterdystokie*.

Ein|stufen|test m: (engl.) single step reaction; Variante des blutgruppenserol. Enzymtests*, bei der die enzymat. Behandlung der Erythrozyten u. Inkubation mit dem Test- od. Probandenserum gleichzeitig in einem Ansatz erfolgt; **Anw.:** v. a. zum Nachw. von Blutgruppenantigenen (bzw. korrespondierenden inkompletten Hämagglutininen) der Rhesus-Blutgruppen, meist unter Verw. von Papain*.

Eintauch|verfahren: (engl.) immersion test; (bakteriol.) diagn. Verf. zur Abschätzung der Keimzahl bei Harnweginfektion; mit Nährmedien beschichtete Objektträger werden in frischen Urin getaucht u. 24 Std. bei 37 °C inkubiert; Auswertung: s. Kass-Zahl.

Einthoven-Ableitungen (Willem E., Physiol., Leiden, 1860–1927): (engl.) Einthoven's method; bipolare Extremitätenableitungen; s. Elektrokardiographie.

Einthoven-Dreieck (↑): (engl.) Einthoven's triangle; die Punkte des Körpers, an denen Extremitätenableitungen im EKG klassisch abgeleitet werden (re. Arm, li. Arm, li. Fuß), interpretiert als Spitzen eines gleichseitigen Dreiecks in der Frontalebene, in dessen Mitte das Herz liegt. Die Seiten dieses Dreiecks entsprechen den Ableitungen I, II, III im EKG; die Ermittlung des Herzsummenvektors als Hauptrichtung der Erregungsausbreitung aus den drei projizierten Vektoren der Extremitätenableitungen dient der Bestimmung des Lagetyps* des Herzens (s. Abb.). Vgl. Elektrokardiographie.

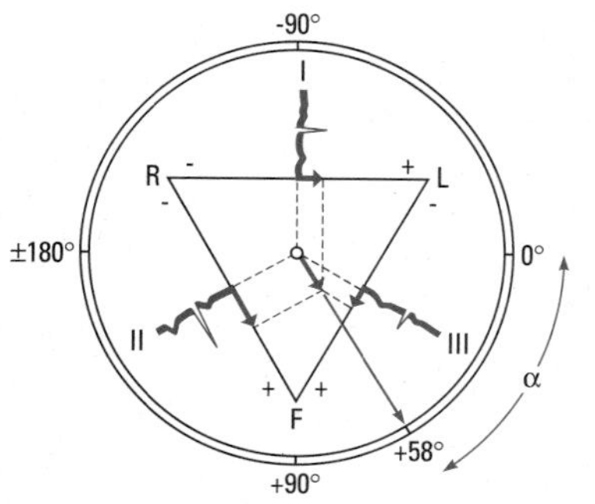

Einthoven-Dreieck:
Der Vektor der Erregungsausbreitung projiziert sich unterschiedlich auf jede der drei Extremitätenableitungen.
Im vorliegenden Beispiel verläuft er fast parallel zu Ableitung II, in der folglich die R-Zacke die größte Amplitude hat.

Einwilligung: (engl.) consent; prinzipiell erforderliche Zustimmung des Pat. zu einer geplanten diagn. od. therap. Maßnahme, durch die der ärztl. Heileingriff juristisch gerechtfertigt wird. Auch bei med. Notwendigkeit darf der Arzt einen Eingriff ausschl. in den Grenzen ausführen, die ihm die E. des Pat. setzt (s. Selbstbestimmungsrecht). Die rechtswirksame E. erfordert die Einwilligungsfähigkeit* des Pat. u. dessen Kenntnis aller erhebl. Umstände (sog. Informed consent), die ihm eine umfassende u. verständliche Aufklärung (vgl. Aufklärungspflicht) zu vermitteln hat. Bei Einwilligungsunfähigen bedarf es der Einwilligung des gesetzl. Vertreters (Eltern, Vormund; bei Volljährigen ein Betreuer, dessen Bestellung ggf. vom Arzt zu veranlassen ist; s. Betreuung). Bei Minderjährigen (vgl. Geschäftsfähigkeit) kann in Hinblick auf eine Op. ausnahmsweise Einwilligungsfähigkeit bestehen; bei schwer wiegenden Eingriffen sollte die E. immer (auch) bei den Eltern eingeholt werden. Verweigern die Eltern missbräuchlich einen erforderl. Eingriff, so muss sich der Arzt an das Vormundschaftsgericht wenden (§ 1666 BGB); bleibt dafür keine Zeit, steht ihm der Rechtfertigungsgrund des § 34 StGB (Notstand) zur Seite. Bei bewusstlosem Pat. kommt im Notfall (bei unaufschiebbarem Eingriff od. bei unvorhergesehen notwendig gewordener Operationserweiterung) die mutmaßl. Einwilligung in Betracht. Vgl. Körperverletzung.

Einwilligungs|fähigkeit: (engl.) ability to consent; für die Einwilligung* notwendige Fähigkeit eines Pat., seine gegenwärtige Situation u. deren Folgen adäquat einzuschätzen, die für die Behandlung u. deren Folgen relevanten Informationen zu verstehen u. angemessen zu bewerten, einen eigenen Willen zu bilden u. selbstverantwortlich Entschlüsse zu fassen. G. St.-I.

Einzel|dosis (Dosis*) f: (engl.) single dose; Abk. ED; **1.** (pharmak.) die empirisch ermittelte Dosis einer einzelnen Gabe; **2.** (radiol.) in der Strahlentherapie* gebräuchl. Bez. für die pro Bestrahlungssitzung eingestrahlte Herddosis (Referenzdosis*); vgl. Gesamtdosis, Fraktionierung.

Einzel|faser|elektro|myo|graphie (Elektro-*; My-*; -graphie*) f: (engl.) single fibre electromyography; Elektromyographie* unter Verw. einer Nadelelektrode, mit der bei Untersuchung eines normalen Muskels die elektr. Aktivität von bis zu drei Muskelfasern als Einzelspikes abgeleitet werden kann; bei pathol. erhöhter Faserdichte werden komplexere Potentiale registriert; **Anw.:** v. a. zum Nachweis von Störungen der neuromuskulären Überleitung; vgl. Jitter.

Einzel|knopf|naht: (engl.) interrupted suture; s. Nahtmethoden (Abb.).

Ein|zell|kultur (lat. cultura Züchtung) f: (engl.) single cell culture; Züchtung aus einer einzigen Bakterienzelle; wissenschaftl. Methode zur Darstellung von Reinkulturen*.

Einzel|maximal|dosis (Dosis*) f: (engl.) maximum single dose; Abk. EMD; (pharmak.) die im DAB gesetzlich festgelegte maximale Einzeldosis.

Einzel|strang|bruch: (engl.) single strand break; Läsion einer Phosphodiesterbindung in einem der Stränge eines sonst intakten DNA- od. RNA-Doppelstrangs. Vgl. Reparatursysteme.

Einziehungen: (engl.) retractions; deutliches Einsinken best. Körperpartien während der Inspiration als Zeichen einer Dyspnoe* bzw. einer verstärkten Aktivierung der Atemmuskeln, insbes. im Säuglings- u. Kleinkindesalter; je nach Lok. epigastrische, sternale, jugulare, interkostale E.; Vork. z. B. bei Pneumonie.

Eisen: (engl.) iron, ferrum; chem. Element, Symbol Fe (Ferrum), OZ 26, rel. Atommasse 55,85; in Verbindungen 2-wertiges (Ferroverbindungen, Reduktionsmittel) u. 3-wertiges (Ferriverbindungen, Oxidationsmittel), als Fe^{2+} im Magen-Darm-Trakt resorbierbares Metall der Eisengruppe; essentielles Spurenelement, kommt im Organismus in Enzymen (z. B. Cytochromen, Peroxidasen, Katalase), im Hämoglobin* u. Myoglobin*, im Monozyten*-Makrophagen-System insbes. von Leber, Milz u. Knochenmark als Ferritin* u. Hämosiderin* vor. Der Eisengesamtbestand beträgt beim Erwachsenen ca. 4000–5000 mg; im Hämoglobin sind davon ca. 2500 mg (67 %), in den Eisendepots (Reserveeisen) ca. 1000 mg (27 %), im Myoglobin ca. 130 mg (3,5 %), im sog. labilen Eisenpool (Serumeisen) ca. 80 mg (2,2 %) u. in eisenhaltigen Enzymen ca. 8 mg (0,2 %) enthalten. Im Serum werden Fe u. seine Verbindungen an Transferrin* gebunden transportiert. Die biol. Halbwertzeit* beträgt bezogen auf die Lunge 3200, auf Knochengewebe 1680 u. auf den gesamten Organismus durchschnittl. ca. 800 Tage. **Bestimmung:** Serumeisen wird durch HCl od. Detergenzien von Transferrin abgespalten u. nach Reduktion zu Fe^{2+}, Eiweißfällung u. Zugabe von Bathophenanthrolin (Chelatbildung) photometrisch bei 546 nm bestimmt; s. Referenzbereiche (Tab.). Vgl. Eisenbindungskapazität, Ferrokinetik, Eisenreaktion.

Eisen|bindungs|kapazität f: (engl.) iron binding capacity; Abk. EBK; **1.** freie E. (Abk. FEBK), latente E. (Abk. LEBK): normalerweise ist Transferrin* zu ⅓ mit Eisen* (Fe^{3+}) gesättigt; FEBK ist die Eisenmenge, die zusätzl. gebunden werden kann. Referenzbereich: 26,8–44,7 µmol/l (150–250 µg/dl); erhöht bei Eisenmangel, erniedrigt bei Eisenüberschuss (z. B. bei Hämochromatose); **2.** totale E. (Abk. TEBK): gesamte Bindungskapazität des Transferrins für Eisen, d. h. Summe aus Serumeisen u. FEBK; Referenzbereich: 45–73 µmol/l (250–410 µg/dl); höher bei erhöhter Konz. von Transferrin (z. B. bei Eisenmangel), erniedrigt bei Atransferrinämie od. verminderter Transferrinkonzentration (z. B. bei Infekt- od. Tumoranämie); **Bestimmung:** meist durch Messung der Transferrinkonzentration mit immun. Methoden (z. B. radiale Immundiffusion); die TEBK ist der Transferrinkonz. im Serum direkt proportional. Vgl. Ferrokinetik.

Eisen|färbung: (engl.) iron staining; Färbung zytol. u. histol. Präparate; s. Berliner-Blau-Reaktion.

Eisen-Hämato|xylin-Färbung: (engl.) iron hematoxylin method; Meth. zur Anfärbung von Amöben* u. Balantidium* coli; Kernchromatin erscheint schwarz in hellgrauem Protoplasma.

Eisenhut: s. Aconitum napellus.

Eisen|lunge: s. Lungensiderose.

Eisen|mangel|an|ämie (Anämie*) f: (engl.) iron-deficiency anemia; syn. sideropenische Anämie; häufigste Anämie*, bei der die Biosynthese von Häm* inf. Eisenmangels verzögert ist; Folge: niedriger Gehalt an Hämoglobin*, der aufgrund der zusätzl. gestörten Erythropoese zur Bildung mikrozytärer Erythrozyten führt (hypochrome mikrozytäre Anämie); **Urs.: 1.** akuter od. chron. Blutverlust; **a)** physiol. (Menstruation*); **b)** pathol., am häufigsten gastrointestinale Blutungen (z. B. bei Ulcus* duodeni, erosiver Gastritis, evtl. bei Ther. mit Antiphlogistika, Antirheumatika u. Antikoagulanzien); Zahnfleisch- u. Nasenbluten; regelmäßige Blutspende; **2.** ungenügende Nahrungseisenzufuhr (bei vegetar. Ernährung od. Einnahme eisenkomplexierender Medikamente); **3.** erhöhter Eisenbedarf (v. a. im Wachstum, bei Schwangerschaft u. Stillen); **4.** Eisenresorptionsstörung (bei Magenerkrankung, Malabsorptionssyndrom, Diarrhö, nach Magen- u. Darmresektion u. a.); **5.** Eisenverteilungsstörung (bei chron. Infektion od. Entz., Tumor); **6.** Eisentransport- (Atransferrinämie*) u. -verwertungsstörung (sideroachrestische Anämie). Ein Eisendefizit manifestiert sich klinisch i. d. R. erst nach Verbrauch des als Hämosiderin* u. Ferritin* gespeicherten Eisens (ca. 20 % des Gesamteisens); daher sind viele Pat. an Eisenmangel adaptiert u. ohne wesentl. Beschwerden. **Klin.:** typ. Symptome der Anämie (Müdigkeit, Blässe) u. ggf. des Grundleidens; Kopfschmerz, Appetitlosigkeit, Diarrhö, Obstipation u. Flatulenz sowie trockene u. spröde Haut, brüchige Haare u. Nägel (selten Koilonychie*), Nasenschleimhautatrophie, Mundwinkelrhagaden, Zungenbrennen, Glossitis mit Papillenatrophie, Schluckbeschwerden (selten Plummer*-Vinson-Syndrom), atrophische Gastritis u. leichte Vitiligo; **Diagn.:** im peripheren Blut Aniso-, Poikilo- u. Anulozytose, MCH <30 pg, MCV <80 μm^3 (fl), Retikulozytenzahl normal od. gering erhöht; im Plasma Hämoglobin, Eisen u. Ferritin vermindert, Transferrin (EBK) erhöht; im Knochenmark: Zeichen einer gesteigerten Erythropoese (Normoblasten*) u. Verminderung der Sideroblasten*; **DD:** v. a. Thalassämie*, sideroachrestische Anämie*; **Ther.: 1.** Urs. des Eisenmangels ausschalten; **2.** Ausgleich des Eisendefizits, möglichst oral (2-wertige Eisenverbindungen); parenterale Eisenzufuhr (3-wertige Eisenverbindungen i. v. od. i. m.) nur in Ausnahmefällen. Bluttransfusionen sind selten erforderlich. Vgl. Faber-Anämie.

Eisenmenger-Komplex (Victor E., Arzt, Wien, 1864–1932) m: (engl.) Eisenmenger's complex; ursprünglich eigenständiges Herzfehlbildungssyndrom aus Ventrikelseptumdefekt* (Abk. VSD) mit reitender Aorta, pulmonaler Hypertension u. Hypertrophie des re. Ventrikels sowie Rechts-Links-Shunt; heute als **Eisenmenger-Syndrom** Bez. für die inoperable Spätform eines großen VSD, Ductus arteriosus apertus od. anderer, anfänglich mit Links-Rechts-Shunt einhergehender Herzfehler (s. Eisenmenger-Reaktion); **Klin.:** Zyanose mit Polyglobulie, Trommelschlägelfinger u. Uhrglasnägel; **Diagn.:** auskultator. stark betonter Pulmonalklappenschlusston (P2), oft Steell*-Geräusch; im Rö.-Thorax geringe Kardiomegalie mit starker Dilatation des Pulmonalarterienhauptstamms bei reduzierter peripherer Lungendurchblutung; Echokardiographie, Herzkatheterisierung; **Ther.:** evtl. Herz-Lungen-Transplantation; palliativ Versuch der Senkung der pulmonalen Hypertension mit Tolazolin od. Prostacyclin.

Eisenmenger-Re|aktion (↑) f: (engl.) Eisenmenger's reaction; Bez. für die Erhöhung des Lungengefäßwiderstands bei angeborenen Herzfehlern* mit primärem Links-Rechts-Shunt; großes Shuntvolumen u. pulmonale Hypertension verursachen Wandveränderungen der kleinen Arterien u. Arteriolen im Lungenkreislauf, durch die zunächst ein gekreuzter Shunt (s. Pendel-Shunt) u. dann ein reiner Rechts-Links-Shunt entstehen können.

Eisen|oxid|staub|lunge: s. Lungensiderose.

Eisen|re|aktion f: (engl.) iron reaction; histochem. Nachweis von Eisen in Zellen, z. B. Berliner*-Blau-Reaktion.

Eisen|re|sorptions|test (lat. resorbere wiedereinschlürfen, verzehren) m: (engl.) iron resorption test; wegen mangelnder Reproduzierbarkeit kaum noch durchgeführter Test; Messung der Konz. von Eisen* im Blutplasma innerh. 3 Std. nach oraler Gabe von 2-wertigem Eisen (100 mg); bei normaler Resorption Anstieg der Eisenkonzentration um mind. 50–100 µg/dl, bei Eisenmangel liegt der Anstieg darüber. **Ind.:** Diagn. der Anämie*.

Eisen|speicher|krankheiten: s. Hämochromatose, Hämosiderose.

Eiserne Lunge: (engl.) iron lung; Tankrespirator; Metallkammer, die den Körper des Pat. mit Ausnahme des Kopfes u. Halses luftdicht umschließt; atemsynchrone Druckschwankungen unterstützen die insuffiziente Spontanatmung; histor. Verfahren, durch maschinelle Beatmung* abgelöst. Vgl. Respirator.

Eis|essig: (engl.) glacial acetic acid; Acidum aceticum glaciale; hochkonzentrierte (>95 %), stechend riechende, stark ätzende u. brennbare Essigsäure*, die als Reagens sowie als Lösungs- u. Färbemittel eingesetzt wird.

Ei|sprung: Ovulation*.

Eiter: (engl.) pus; die bei der eitrigen Entzündung* abgesonderte, neutrophile polymorphkernige Leukozyten (Eiterkörperchen) u. eingeschmolzenes Gewebe enthaltende Flüssigkeit; die Einschmelzung erfolgt durch Einwirkung von proteolyt. wirkenden Enzymen der Leukozyten u. Mikroorganismen.

Eiter|ausschläge: Pyodermien*.

Eiter|sack|niere: s. Pyonephrose.

Eiweiße: Proteine*.

Eiweiß|fäulnis: (engl.) protein putrification; Proteinabbau v. a. der nicht resorbierten u. resorbierbaren Proteine u. Peptide durch im Dickdarm angesiedelte sog. Fäulnisbakterien*; dabei entstehen durch Decarboxylierung* von Aminosäuren biogene Amine*, aus aromat. Aminosäuren werden Indol, Kresol, Phenol u. Skatol gebildet sowie durch reduktive Desaminierung* Fettsäuren u. Ammoniak. Tox. Abbauprodukte können durch Biotransformation* entgiftet werden. Vgl. Fäulnis, Ptomaine.

Eiweiß|fehler: Bez. für Aktivitätsverlust von Desinfektionsmitteln* durch org. Substanzen (z. B. Stuhl, Blut, Eiter); hoher E. bei Alkoholen, Aldehyden u. Halogenen, niedriger E. bei Phenolen. K. Fie.

Eiweiß|mangel|an|ämie (Anämie*) f: (engl.) protein deficiency anemia; Anämie* durch Störung der Hämoglobinbildung bei schwerem Proteinmangel (z. B. bei allg. Unterernährung, nach Gastrektomie); häufig besteht gleichzeitig auch ein Mangel an Cobalamin, Folsäure bzw. Eisen, daher uneinheitliche hämat. Befunde.

Eiweiß|mangel|dys|trophie (Dys-*; Troph-*) f: (engl.) protein-calorie malnutrition; Ernährungsstörung inf. Proteinmangels; Vork. insbes. bei Säuglingen u. Kleinkindern (sog. Mehlnährschaden) sowie älteren Kindern u. Jugendlichen bei (kalorisch u. U. ausreichender) Ernährung ausschl. durch Kohlenhydrate; tropische Form der E.: Kwashiorkor; **Sympt.:** durch Fehlen essentieller Aminosäuren u. Vitamine Wachstumsstörungen, Muskelschwäche, Apathie, Hypoproteinämie* (bes. Hypalbuminämie), Fettleber, pellagraähnl. Hautveränderung, Anämie u. a.; häufig Gärungsdiarrhö u. Abnahme der Aktivität der Verdauungsenzyme (s. Kohlenhydratmalabsorption); bei Salzzufuhr entstehen Ödeme, begünstigt durch die Hypoproteinämie; erhöhte Neigung zur Entw. einer Säuglingstoxikose*; **Ther.:** laktosearme Eiweißmilch mit langsam steigender Nährzuckerbeimengung. Durch anfängl. starke Wassereinlagerung kann ein zufrieden stellender Gewichtsverlauf vorgetäuscht werden. Die Kinder sehen jedoch pastös u. schwammig-gedunsen aus u. neigen inf. ihrer Hydrolabilität zu Gewichtsschwankungen u. inf. ihrer Resistenzschwäche zu Infekten. Übergang in Atrophie* möglich. Vgl. Protein-Energie-Mangelsyndrome (Tab.).

E

Eiweiß|minimum (lat. minimus kleinster) n: (engl.) protein minimum; Menge an Proteinen*, die in der Nahrung (mindestens) enthalten sein soll; **Einteilung: 1.** absolutes E.: entspricht dem bei proteinfreier (aber energetisch ausreichender) Nahrung anfallenden Stickstoffverlust des Organismus (sog. Abnutzungsquote) u. beträgt ca. 13–17 g/d (bei 70 kg KG); **2.** physiologisches E. (od. Bilanzminimum): zum Ausgleich der Stickstoffbilanz* notwendige Proteinmenge; liegt (resorptions- u. stoffwechselbedingt) inf. der nicht vollständigen Verwertbarkeit der Nahrungsproteine bei ca. 0,5 g/kg KG/d; **3.** funktionelles E.: diejenige Proteinmenge, die eine normale Leistungsfähigkeit des Körpers gewährleistet (ca. 1 g/kg KG/d). Vgl. Wertigkeit, biologische.

Eiweiß|quotient m: (engl.) 1. CSF globulin/albumin ratio, 2. CSF/serum protein ratio; **1.** Globulin/Albumin-Quotient: Verhältnis der Konz. von Globulinen u. Albuminen im Liquor* cerebrospinalis; **2.** Verhältnis der Konz. von Globulinen (bzw. Albuminen) im Liquor cerebrospinalis u. Serum; dient zur Beurteilung der Blut*-Liquor-Schranke; insbes. als Quotient nach Delpech u. Lichtblau (Verhältnis der Liquor/Serum-Quotienten von Immunglobulinen u. Albuminen) zur Beurteilung von Antikörperbefunden bei entzündl. Erkrankungen des Nervensystems. Vgl. ASI. F. Zip.

Eiweiß|stoff|wechsel: s. Proteinstoffwechsel.

Eiweiß|verlust|syn|drom n: s. Enteropathie, exsudative; Ménétrier-Syndrom.

Ei|zelle (Zelle*): (engl.) ovum; weibl. Keimzelle; entwickelt sich aus diploiden Urkeimzellen im Ovarium durch Ovogenese* u. Follikelreifung* zur befruchtungsfähigen Gamete mit einfachem Chromosomensatz. Die nach Ovulation vom Infundibulum des Eileiters aufgenommene E. ist von einer Zellmembran, einer Grundsubstanzschicht (Zona pellucida) u. einer Zellschicht (Corona radiata) umgeben. Falls eine Befruchtung stattfindet, beendet die E. ihre zweite Reifungsteilung u. wird als Zygote in das Uteruslumen transportiert (sog. Eiwanderung); falls keine Befruchtung erfolgt, geht die E. etwa 24 Std. nach Ovulation zugrunde; s. ums. Abb.

E|jaculatio (lat. eiaculari hinausschleudern) f: Ejakulation*.

E|jaculatio prae|cox (↑) f: (engl.) premature ejaculation; vorzeitiger Samenerguss; sexuelle Funktionsstörung* mit unbefriedigender Kontrolle des Mannes über den Zeitpunkt seines Orgasmus*; kann durch geeignete Verf. (z. B. Squeeze*-Technik) gebessert werden.

E|jaculatio re|tardata (↑) f: (engl.) delayed ejaculation; sexuelle Funktionsstörung*, bei der

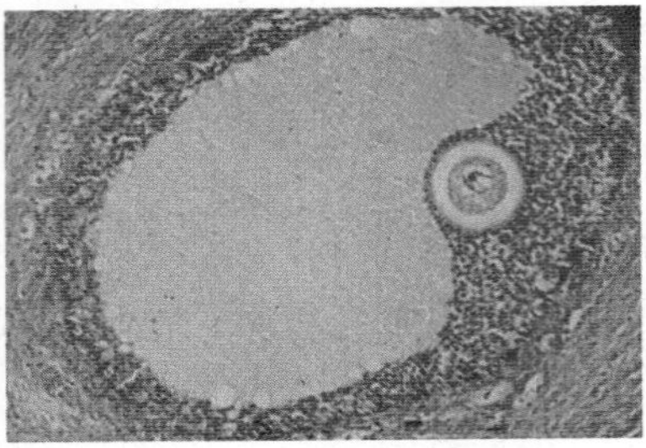

Eizelle:
Tertiärfollikel mit Colliculus oophorus und in diesem gelegener Eizelle [471]

Ejakulation u. Orgasmus subjektiv als zu spät eintretend empfunden werden.

E|jakulat (↑) n: (engl.) ejaculate; s. Sperma, Sperma-Untersuchung.

E|jakulation (↑) f: (engl.) ejaculation; syn. Effluvium seminis; Samenerguss beim Orgasmus* des Mannes; fehlt beim Orgasmus vor der Pubertät u. bei retrograder E. Bei einigen Frauen kommt es beim Orgasmus ebenfalls zu einer E. aus Paraurethraldrüsen (s. Gräfenberg-Zone). Vgl. Ejakulationsreflex.

E|jakulation, retro|grade (↑) f: (engl.) retrograde ejaculation; sog. trockener Orgasmus; Samenerguss in die Harnblase durch fehlenden Verschluss des Blasenausgangs beim Orgasmus; **Urs.: 1.** neurogen: Multiple Sklerose, diabetische Neuropathie, lumbale Sympathektomie, Querschnittläsion, op. Eingriffe im Retroperitoneum mit Läsion der den M. sphincter vesicae internus versorgenden sympathischen Fasern; **2.** mechan.: Fehlbildungen der Urethra, Urethrastriktur, Op. am Blasenhals mit Zerstörung des M. sphincter vesicae internus (z. B. transurethrale Resektion der Prostata), Trauma; **Diagn.:** Nachw. von Sperma im Urin nach Masturbation; **Ther.** nur bei Kinderwunsch mit Alphasympathomimetika od. Imipramin, da i. d. R. das Orgasmusgefühl nicht beeinträchtigt ist; Insemination mit aus der Harnblase über Katheter entnommenen u. gewaschenen Spermien.

E|jakulations|re|flex (↑; Reflekt-*) m: (engl.) ejaculatory reflex; durch mechan. Reizung der Glans penis ausgelöster Fremdreflex, der zur Bereitstellung (Kontraktion der glatten Muskulatur des Ductus deferens, der Bläschendrüsen u. der Prostata sowie des Blasenhalses zur Verhinderung einer retrograden Ejakulation) u. Ausstoßung (rhythmische Kontraktion der Beckenbodenmuskulatur) von Sperma führt. Reflexbogen über N. dorsalis penis u. N. pudendus zum Ejakulationszentrum, die lumbalen präganglionären Grenzstrangfasern zu den Beckengeflechten; dort Umschaltung auf die postganglionären, überwiegend sympath. Fasern zu den Geschlechtsorganen. Vgl. Reaktionszyklus, sexueller.

E|jakulations|störung (↑): (engl.) deficient ejaculation; s. Funktionsstörung, sexuelle.

E|jakulations|zentrum (↑) n: (engl.) centre of ejaculation; Gruppe sympathischer Neurone in den Seitenhörnern der Rückenmarksegmente Th_{12}-L_2, die als Schaltzentrale für den Ejakulationsreflex dienen; vgl. Genitalzentren.

E|jektions|fraktion (lat. eiicere auswerfen; fractio Bruch, Bruchstück) f: syn. Auswurffraktion*.

E|jektions|klick (↑): (engl.) ejection click; s. Klick, systolischer.

EK: Abk. für **E**rythrozyten**k**onzentrat*.

Ek-: auch Ec-, E-; Wortteil mit der Bedeutung aus, heraus, von etwas weg; von gr. ἐκ.

EKA: Abk. für **E**xpositionsäquivalent **K**rebs erzeugender **A**rbeitsstoffe; Konzentration eines krebserzeugenden Arbeitsstoffes bzw. eines seiner Metaboliten im biol. Untersuchungsmaterial (i. Allg. Blut od. Urin), die bei ausschl. inhalativer Aufnahme einer best. Arbeitsstoffkonzentration in der Raumluft entspricht; werden höhere Konzentrationen im biol. Material bestimmt als der Raumluftkonzentration entsprechen, kommt zusätzl. z. B. resorptive Aufnahme in Betracht. Vgl. BAT. E. Str.

Ekbom-Syn|drom (Karl A. E., schwed. Neurol., geb. 1907) n: syn. Restless* legs.

Ek|chondrom (Ek-*; Chondr-*; -om*) n: (engl.) ecchondroma; versprengte Knorpelinsel an Periost, Perichondrium od. Epiphysenfuge; während das Enchondrom* auf den Spongiosaraum des Knochens begrenzt bleibt, drängt das E. das Periost in das umgebende Weichteilgewebe vor.

Ek|chondrosis ossi|ficans (↑; ↑; -osis*) f: syn. multiple kartilaginäre Exostosen*.

Ek|chymose (↑; gr. χυμός Saft; -osis*) f: (engl.) ecchymosis; s. Hautblutungen.

EKG: Abk. für **E**lektro**k**ardio**g**ramm; s. Elektrokardiographie.

ek|krin (Ek-*; -krin*): veraltete Bez. für merokrin*.

Ek|lampsie (gr. ἐκλάμπειν hervorleuchten) f: (engl.) eclampsia; schwangerschaftsbedingtes Auftreten charakterist. tonisch-klonischer Krämpfe mit u. ohne Bewusstseinsverlust im Verlauf einer schweren Präeklampsie (s. Gestose); die Anfälle (Eclampsia convulsiva) treten zwar oft blitzartig, meist jedoch nicht ohne Prodromalsymptome (drohende E., Eclampsia imminens) auf: rascher Blutdruckanstieg mit starkem Kopfschmerz (meist frontal), Flimmern vor den Augen, Doppelt- u. Nebligsehen, ferner Magendruck u. Brechreiz; betroffen sind zu 80 % Erstgebärende (bei Mehrlingsschwangerschaften sechsmal häufiger als bei Einlingsschwangerschaften); **Urs.:** wahrscheinl. lokale Gefäßverengungen (Stase, Ödem, Fibrinablagerungen); **Pathol./Anat.:** Schädigung v. a. von Gehirn, Niere, Leber (subkapsuläre Blutungen, Leberzellnekrosen) u. Plazenta (hämorrhag. Infarkte); **Klin.:** akutes Nierenversagen, Hirnödem, Thrombosen u. Blutungen; **cave:** Plazentainsuffizienz* mit Gefährdung des Kindes; **DD:** Epilepsie; **Ther.:** Anfallbehandlung, Magnesiumsulfat, Antihypertensiva, ggf. Entbindung trotz einer evtl. kindl. Unreife (hohes mütterl. Risiko!); **Proph.:** regelmäßige Schwangerenvorsorge*. Vgl. Risikoschwangerschaft.

Ek|mnesie (Ek-*; -mnese*) f: (engl.) ecmnesia; Störung des Zeiterlebens in seiner Einordnung (sog. Zeitgitter), wobei z. B. die Vergangenheit als Gegenwart erlebt wird; Vork. u. a. bei seniler Demenz, unter Drogeneinwirkung, bei Delir u. anderen Bewusstseinsstörungen sowie in Ausnahmezuständen (Hypnose). Vgl. Orientierung.

Ek|phorie (gr. ἐκφέρειν hervorbringen) f: (engl.) ecphoria; Erinnerung; s. Gedächtnis.

Ek|stase (gr. ἡ ἔκστασις das Außer-sich-Geraten) f: (engl.) ecstasy; Entrücktheit; Erlebnisform mit rauschartiger Bewusstseinsveränderung u. dem Gefühl, die Grenzen des Ich zu überschreiten, verbunden mit gestörter Ich- bzw. Fremdwahrnehmung u. eingeschränkter Selbstkontrolle inf. gesteigerter Affekte; **Vork.:** psychogen od. exogen, z. B. bei Psychose, Manie od. inf. von Alkohol-, Medikamenten- bzw. Drogenmissbrauch (LSD, Psilocybin, Mescalin u. a. Halluzinogene); vgl. Rausch, Dämmerzustand.

Ek|strophie (gr. ἐκστρέφειν herausdrehen) f: (engl.) exstrophy; Verlagerung des Wandteils eines Organs nach außen bei angeb. Defekt, z. B. Blasenekstrophie*; vgl. Ektopie.

EKT: Abk. für Elektrokrampftherapie*.

Ek|tasie (-ektasie*) f: (engl.) ectasia; Erweiterung von Hohlorganen; Kalibervergrößerung eines Gefäßes (Angiektasie), z. B. bei Arterien inf. prä- u. poststenotischer Dilatation* od. nach Elongation sowie bei Varikose*.

-ektasie: auch -ektase; Wortteil mit der Bedeutung Ausdehnung, Erweiterung; von gr. ἔκτασις.

Ek|thym (gr. ἔκθυμα Hautausschlag) n: s. Ecthyma.

Ekto-: Wortteil mit der Bedeutung außen, außerhalb; von gr. ἐκτός.

Ekto|blast (↑; Blast-*) n: syn. Ektoderm*.

Ekto|blast|tumoren (↑; ↑; Tumor*) m pl: (engl.) ectodermal tumors; Tumoren des Ektoderms; z. B. Epitheliom.

Ekto|derm (↑; Derm-*) n: (engl.) ectoderm; (embryol.) äußeres der drei embryonalen Keimblätter*, aus dem sich Oberflächenstrukturen u. Sinnesorgane (Oberflächenektoderm) sowie Zentralnervensystem (Neuroektoderm als Neuralrohr, Neuralleiste) u. Kopfstrukturen (Kopfmesektoderm) entwickeln; vgl. Keimscheibe.

Ekto|dermal|dys|plasie-Syn|drome (↑; ↑; Dys-*; -plasie*) n pl: (engl.) ectodermal dysplasia; Oberbegriff für versch. erbliche Syndrome mit den Kernsymptomen Dyshidrose sowie Dysplasie der Haare, Nägel u. Zähne als Zeichen einer systemhaften Entwicklungsstörung der Abkömmlinge des Ektoderms. Zur Systematisierung dieser Syndrome, deren Ausprägung sehr variabel ist u. die auch mesodermale Dysplasien umfassen können, dient die Veränderung der Schweißsekretion, so dass an-/hypohidrotische (z. B. Christ*-Siemens-Touraine-Syndrom, EEC*-Syndrom), hyperhidrotische (z. B. Papillon*-Lefèvre-Syndrom, Pachyonychia* congenita) u. normhidrotische (z. B. Ellis*-Creveld-Syndrom, Waardenburg*-Syndrom) Formen unterschieden werden. Der Vererbungsmodus ist uneinheitlich u. umfasst autosomal- sowie X-chromosomal-dominante u. -rezessive Erbgänge. Embryonalpathogenetisch ist entspr. der Determinationsperiode der ektodermalen Abkömmlinge eine Entwicklungsstörung in der 12. Embryonalwoche anzunehmen.

Ek|tomie (gr. ἐκ aus, heraus; τομή Schnitt) f: (engl.) ectomy; Herausschneiden, totale op. Entfernung eines Organs; meist als **-ektomie** in Zusammensetzungen gebraucht (z. B. Cholezystektomie). Vgl. Resektion.

Ekto|para|sit (Ekto-*; Parasiten*) m: (engl.) ectoparasite; Außenparasit; temporär od. stationär auf der Körperoberfläche einer anderen Species lebender Schmarotzer; bes. blutsaugende Arthropoden*; Ggs. Endoparasit; vgl. Parasiten.

ekto|phytisch (↑; Phyt-*): (engl.) ectophytic; herauswachsend.

Ek|topia cervicis (Ek-*; gr. τόπος Ort) f: Vork. von Zervixschleimhaut auf der Portiooberfläche inf. Ektropionierung*; vgl. Epithelgrenze, Portioerosion, Umwandlungszone.

Ek|topia cordis (↑; ↑) f: auch Hernia cordis; sehr seltene Verlagerung des Herzens aus dem Brustkorb bei Thorakoschisis*.

Ek|topia lentis con|genita (↑; ↑) f: s. Linsenektopie.

Ek|topia pupillae (↑; ↑) f: syn. Korektopie*.

Ek|topia renis (↑; ↑) f: Nierenektopie; s. Nierenfehlbildungen.

Ek|topia testis (↑; ↑) f: Hodenektopie*.

Ek|topia vesicae (↑; ↑) f: Blasenektopie*.

Ek|topie (↑; ↑) f: (engl.) ectopia, ectopy; syn. Eversion, Extroversion; angeb. Gewebe- od. Organverlagerung, meist nach außen, aber auch innerh. des Körpers an eine ungewöhnl. Stelle. Vgl. Ekstrophie, Heterotopie.

Ekto|plasma (Ekto-*, -plasma*) n: (engl.) ectoplasm; äußere Zytoplasmaschicht; bei Protozoen teilweise deutliche Unterteilung des Zytoplasmas in E. u. Endoplasma; s. Entamoeba.

Ekto|sporen (↑; Spora*) f pl: s. Sporen.

Ekto|toxine (↑; Tox-*) n pl: syn. Exotoxine; s. Toxine.

Ekto|zervix (↑; Cerv-*) f: s. Cervix uteri.

Ektro|daktylie (gr. ἔκτρωμα zu früh geborene Leibesfrucht; Daktyl-*) f: (engl.) ectrodactyly; auch Adaktylie, Oligodaktylie; unvollständige Entw. od. angeb. Fehlen von Fingern od. Zehen; meist nicht genetisch bedingt; vgl. Spalthand, Oligodaktyliesyndrom.

Ektro|melie (↑; -melie*) f: s. Dysmelie.

Ek|tropionierung (gr. ἐκτρέπειν nach außen wenden): (engl.) ectropionization; **1.** (gyn.) Verlagerung von Zervixschleimhaut aus dem Zervikalkanal auf die Oberfläche der Portio; s. Ektopia cervicis; vgl. Epithelgrenze; **2.** (ophth.) Umstülpung der Augenlider zur Fremdkörperentfernung od. Beurteilung der Conjunctiva palpebrarum (einfache E.) u. der oberen Übergangsfalte (doppelte E. in Lokalanästhesie).

Ek|tropium (↑) n: (engl.) ectropion; syn. Ektropion; **1.** (gyn.) Ektopia* cervicis; **2.** (ophth.) Umstülpung des Lids nach außen, z. B. inf. Narbenzugs (E. cicatriceum), Fazialislähmung (E. paralyticum), Gewebeerschlaffung im Alter (E. senile), Spasmus des M. orbicularis oculi bei Blepharitis (E. spasticum) od. traumatisch; Umstülpung des Pupillarsaums nach außen (E. uveae) inf. Narbenzugs od. atopischen Endothels.

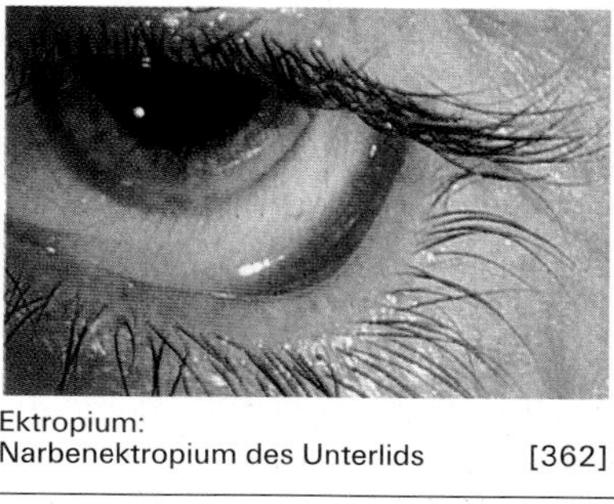

Ektropium:
Narbenektropium des Unterlids [362]

Ek|zem (Ekzem-*) n: (engl.) eczema; sog. Juckflechte; Bez. für eine nicht kontagiöse Entzündungsreaktion der Haut mit Juckreiz; allg. **Einteilung: 1.** nach dem Verlauf: **a)** akutes E. mit Rötung, Ödem, Bläschen, Blasen, Erosionen u. Krusten; **b)** chronisches E. mit Schuppung, Lichenifikation, Hyperkeratosen, Rhagaden; **2.** nach den auslösenden Faktoren: **a)** exogenes E.: Kontaktekzem* (allergisch od. toxisch bedingt); **b)** endogenes E.: atopisches, dyshidrotisches, mikrobielles, nummuläres, seborrhoisches Ekzem u. Lichen* simplex chronicus circumscriptus.

Ekzem-: Wortteil mit der Bedeutung aufschwellen, aufkochen; von gr. ἔκζεμα.

Ekzema herpeticatum (↑) **n:** Form des Herpes* simplex bei Kindern durch Primärinfektion auf vorgeschädigter Haut (z. B. bei atopischem Ekzem*) mit zahlreichen Bläschen, schweren Allgemeinsymptomen u. evtl. tödlichem Verlauf.

Ek|zema infantum (↑) **n:** meist atopisches, mikrobielles od. seborrhoisches Ekzem bei Kleinkindern.

Ek|zem, a|topisches (↑) **n:** (engl.) atopic eczema; syn. endogenes Ekzem, Neurodermitis atopica, Prurigo Besnier; chron. od. chron.-rezidiv. Ekzem, bedingt durch versch. immunologische (Reaktionen gegen Umweltallergene, Störung der Immunabwehr u. a.) u. nichtimmunologische Faktoren (v. a. psycho- u. neurovegetative Störungen, Fettstoffwechselstörungen der Haut); tritt bei einem Teil der Pat. in Komb. mit versch. Formen der Atopie* auf. Die Disposition wird vermutl. polygen vererbt. **Klin.:** Beginn meist im frühen Kleinkindesalter mit Juckreiz, Rötung, Schuppung, Nässen u. Krustenbildung v. a. an den Wangen u. dem behaarten Kopf (sog. Milchschorf); immer häufiger Beginn auch im Erwachsenenalter; nach dem 2. Lj. entspricht das klin. Bild dem beim Erwachsenen, im Kindesalter sind jedoch zunächst meist die Streckseiten, später die Gelenkbeugen (Eczema flexurarum) u. häufig das Gesäß, beim Erwachsenen neben den Gelenkbeugen v. a. Gesicht, Hals, Nacken, Schulter u. Brust die häufigsten Lok. der Hautveränderungen. Ein weißer Dermographismus* ist auslösbar. Die Haut ist insgesamt durch eine Unterfunktion der Talg- (Sebostase) u. Schweißdrüsen (Hypohidrose) glanzlos u. trocken, ihr Oberflächenrelief vergröbert (Lichenifikation); Ichthyosis* vulgaris bei ca. 50 % der Pat. Die Nägel sind meist durch ständiges Kratzen abgenutzt u. glänzend, die Augenbrauen abgerieben; selten Katarakt (Cataracta syndermatotica). Im Blut häufig starke Erhöhung der IgE-Konzentration u. Eosinophilie. Beeinflussung des Krankheitsbildes durch psychische (z. B. Stress) u. Umweltfaktoren (Allergene, Pseudoallergene, Verschlechterung im Winter u. Frühjahr). Mit zunehmendem Alter nimmt die Intensität des a. E. ab; es verschwindet oft vollkommen um das 30. Lj. **Kompl.:** bakterielle (Pyodermien) u. virale Sekundärinfektionen (Ekzema herpeticatum, Ekzema molluscatum, Ekzema verrucatum, früher auch Ekzema vaccinatum). Bei akuter Verschlechterung ist eine Kontaktallergie auszuschließen (Hauttestung). **Ther.:** symptomatisch mit Antihistaminika, Glukokortikoiden, evtl. Benzodiazepinen, halbfetten od. fetten, glukokortikoid- u. teerhaltigen Externa; Hydrotherapie (Öl- u. Teerbäder), Klimatherapie (Gebirgs- od. Meeresklima), bei Überempfindlichkeit gegen best. Nahrungsmittel entspr. Diät. Vgl. Allergie, Hautdiathese, atopische.

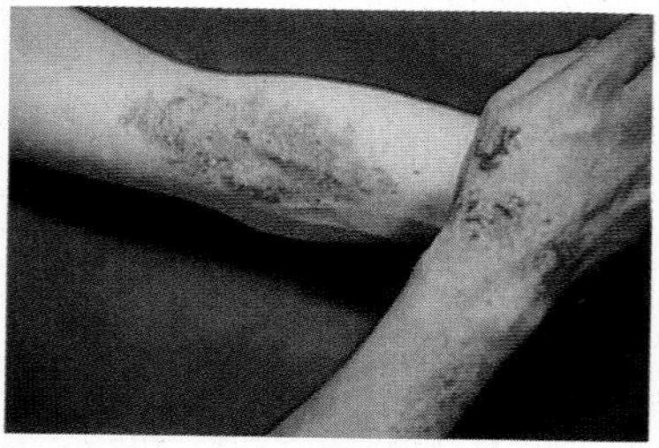

Ekzem, atopisches [3]

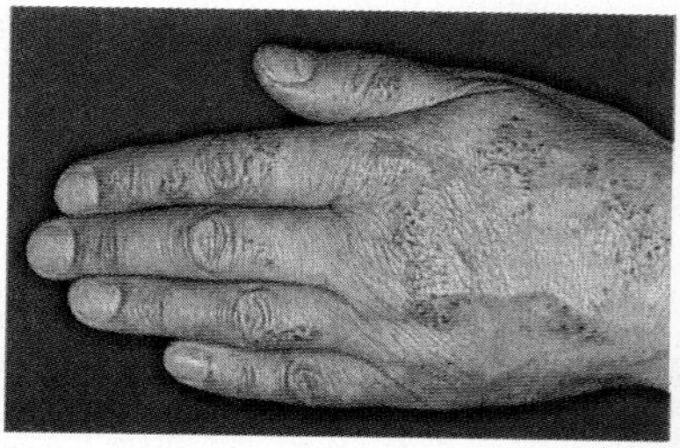

Ekzem, mikrobielles [3]

Ek|zema vaccinatum (↑) **n:** Ekzem als Kompl. nach Pockenimpfung mit Vacciniavirus* bei Pat. mit atopischem Ekzem* durch hämatogen disseminierte Aussaat; hinterlässt sog. Pockennarben; Letalität bis 30 %. Vgl. Impfschaden.

Ek|zem, diskoides (↑) **n:** syn. nummuläres Ekzem*.

Ek|zem, dys|hidrotisches (↑) **n:** (engl.) dyshidrotic eczema; syn. Dyshidrose*.

Ek|zem, endo|genes (↑) **n:** syn. atopisches Ekzem*.

Ek|zem, mikro|bielles (↑) **n:** (engl.) microbial eczema; umschriebenes, anfangs oft nässendes Ekzem an den Streckseiten der Extremitäten, am Stamm u. Gesäß; **Urs.:** unklar, fragl. Sensibilisierung gegenüber Bakterien; **Ther.:** trocknende Hautpflege, lokal Antiseptika, Glukokortikoide, evtl. Antimykotika; vgl. Ekzem, nummuläres.

Ek|zem, nummulares (↑) **n:** (engl.) nummular eczema; syn. diskoides Ekzem; münzförmige, scharf begrenzte, rote, schuppende, juckende Plaques, die oft Bläschen, Pusteln u. Krusten aufweisen; Vork. i. R. eines atopischen od. mikrobiellen Ekzems bzw. Kontaktekzems.

Ekzem, sebor|rhoisches (↑) **n:** (engl.) seborrheic eczema; chron. od. subakut-rezidiv. Ekzem in talgdrüsenreichen Arealen (Gesicht, behaarte Kopfhaut, vordere u. hintere Schweißrinne, Genitalbereich); **Vork.:** bes. im Säuglingsalter (vgl. Erythrodermia desquamativa Leiner) u. im 3.–4. Lebensjahrzehnt, häufiger bei Männern; **Pathogenese:** unklar; evtl. erhöhte Talgdrüsenaktivität, Inf. der Haarfollikel mit Malassezia furfur od. hormonelle Faktoren; **Klin.:** scharf begrenzte, symmetrische, gelblich-rote Herde mit fettiger, pityriasiformer Schuppung (sog. Salzflecken); **Ther.:** lokal Teerpräparate, Selensulfid,

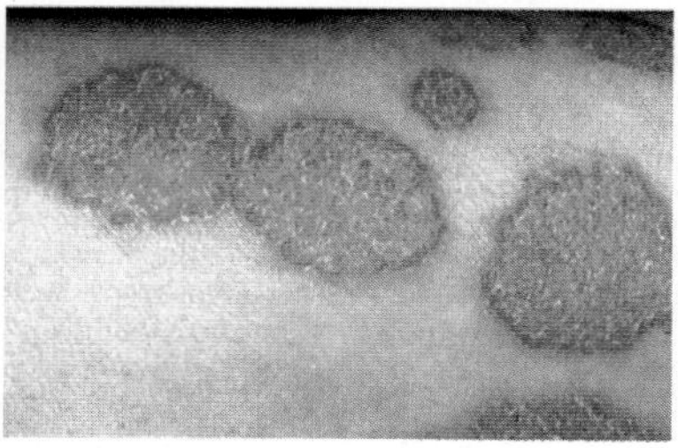
Ekzem, nummuläres [3]

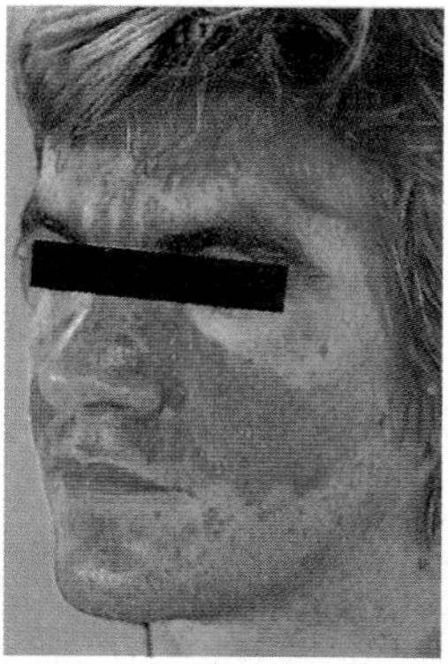
Ekzem, seborrhoisches [3]

Salicylate, Glukokortikoide, Antimykotika (Azolderivate).

Elaidin|säure: (engl.) elaidic acid; trans-Isomer der Ölsäure*.

Elastance: Elastizität; Maß für die zur Dehnung eines Stoffs od. Gewebes benötigte Kraft; bezogen auf die Lunge (pulmonale E.) Reziprokwert der Compliance*.

Elastase (gr. ἐλαστός dehnbar, nachgiebig) f: Bez. für zwei nicht eng verwandte Endopeptidasen, die u. a. Elastin* spalten; **1.** E. 1 des Pankreassekrets; entsteht mittels Trypsin aus den inaktiven Vorstufen Proelastase 1 (syn. Pankreatopeptidase E) u. 2; wird während der Darmpassage nicht gespalten; verminderte Konz. im Stuhl bei Störung der exokrinen Pankreasfunktion (Pankreasinsuffizienz, chronische Pankreatitis, zystische Fibrose); Nachw. mittels Immunassay; **Referenzbereich:** 175–2500 µg E./g Stuhl; **2.** E. in neutrophilen Granulozyten; dient der Lyse phagozytierter Partikel u. wird extrazellulär von Alpha*-1-Antitrypsin gehemmt.

Elastase-Alpha-1-Proteinase|in|hibitor (↑; Prot-*; Inhibition*) m: Substanz, die die aus neutrophilen Granulozyten während der Phagozytose von Mikroorganismen freigesetzte Elastase* bindet u. inaktiviert; empfindl. Indikator u. Verlaufsparameter bakt. Infektionen (v. a. Sepsis, Meningitis); Nachweis mittels Immunassay (z. B. ELISA, RIA).

Elastica (↑) f: Kurzbez. für Membrana elastica; s. Arterien.

Elastin (↑) n: wasserunlösliches u. alkaliresistentes Strukturprotein der extrazellulären Matrix* des elast. Bindegewebes mit 17%igem Gehalt an Glycin, Alanin, Prolin u. Valin, das z. B. Sehnen u. Arterien hohe Elastizität verleiht.

Elastoidosis cutanea nodularis (↑; -id*; -osis*; Cut-*; Noduli*) f: syn. (frz.) Elastoïdose cutanée à kystes et comédons (Favre-Racou-

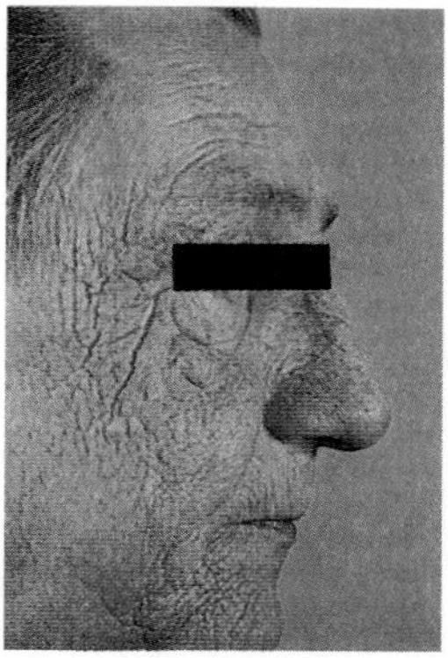
Elastoidosis cutanea nodularis [3]

chot); lichtinduzierte Komedonen u. gelbl. Follikelzysten mit Elastose auf Altershaut*; **Lok.** bes. Periorbitalbereich u. Schläfen.

Elasto|lyse, generalisierte (↑; Lys-*) f: syn. Cutis* laxa.

Elastoma intra|papillare per|forans verruci|forme Miescher (↑; -om*) n: syn. Keratosis* follicularis serpiginosa Lutz.

Elastor|rhexis generalisata (↑; Rhexis*) f: syn. Pseudoxanthoma* elasticum.

Elastose, aktinische (↑; -osis*) f: (engl.) actinic elastosis; s. Altershaut.

Elastosis per|forans serpiginosa (↑; ↑) f: syn. Keratosis* follicularis serpiginosa Lutz.

Electuarium n: Latwerge*.

Eleidin n: s. Keratohyalin.

Elek-Ouchterlony-Test (Örjan O., Bakteriol., Göteborg, geb. 1914) m: qual. Nachweis von Diphtherietoxin od. anderen Exotoxinen mittels Immundiffusion*.

e|lektiv (lat. eligere, electus auswählen): (engl.) elective; auswählend, nur best. Teile ergreifend od. hervorhebend; z. B. durch Färbung.

E|lektiv|nähr|böden (↑): (engl.) selective culture media; bakt. Nährböden* zur selektiven Herauszüchtung pathogener Bakt. aus Begleitflora; **Prinzip:** hemmende Zusätze zum Nährboden (z. B. Tetrathionate, Gallensalze, Tellursalz, Chloralhydrat, Brillant- od. Mallachitgrün) unterdrücken das Wachstum der unerwünschten Keime. Die gesuchten Err. sind gegen die jeweils angewandten Hemmstoffe relativ resistent u. können sich rascher vermehren bzw. als Reinkultur wachsen. Hauptanwendungsgebiet ist die bakteriol. Stuhldiagnostik. Vgl. Anreicherungsnährmedien.

E|lektiv|operation (↑) f: s. Operation.

Elektra-Kom|plex (gr. Ἠλέκτρα mytholog. Figur, plant den Mord an der Mutter, um den getöteten Vater zu rächen) m: (engl.) Electra complex;

(psychoanalyt.) Komplex* inf. überstarker Bindung u. unterdrückter Liebe der Tochter zum Vater; vgl. Ödipus-Komplex, Entwicklungsphasen.

Elektro-: Wortteil mit der Bedeutung auf Elektrizität beruhend; von gr. ἤλεκτρον (Bernstein, an dem man zuerst elektrostatische Kräfte beobachtet hat).

Elektro|aku|punktur (↑; lat. acus Nadel; pungere, punctus stechen) f: (engl.) electroacupuncture; Weiterentwicklung der klassischen Akupunktur*, bei der Akupunkturforamina über in die Haut eingestochene Nadeln od. aufgeklebte Elektroden durch niederfrequente Wechselströme gereizt werden; vgl. Elektrostimulationsanalgesie.

Elektro|atrio|gramm (↑; lat. atrium Vorraum; -gramm*) n: (engl.) electroatriogram; Abk. EAG; Aufzeichnung der elektr. Erregungsausbreitung in den Vorhöfen des Herzens; umfasst im EKG den Abschnitt zw. P-Beginn u. Q- bzw. R-Anfang; s. Elektrokardiographie.

Elektro|chirurgie (↑; Chirurgie*) f: (engl.) electrosurgery; Sammelbez. für chir. Eingriffe mit Hochfrequenzstrom, z. B. Elektrokoagulation*, Elektroresektion*.

Elektro|dia|gnostik (↑) f: (engl.) electrodiagnosis; (neurol.) klassische Methode insbes. zur Prüfung (Beobachtung) der Muskelantwort (Kontraktion) auf einen elektr. Reiz, der als Gleichstromstoß (galvanischer Strom) od. in Form von Einzelstromstößen (faradischer Strom) direkt am Muskel od. indirekt am versorgenden Nerv appliziert wird; am nur partiell denervierten Muskel ist die faradische Erregbarkeit bei direkter Reizung erhalten, am vollständig denervierten Muskel aufgehoben (s. Entartungsreaktion). Weitere Verf. der E. (u. a. die Bestimmung der Reizzeit-Spannungskurve mit Chronaxie* u. Rheobase) haben keine praktische Bedeutung mehr u. sind v. a. durch die Elektromyographie* u. Elektroneurographie* ersetzt. Vgl. Elektrotonus.

Elektro|en|zephalo|graphie (↑; Enkephal-*; -graphie*) f: (engl.) electroencephalography; Abk. EEG; diagn. Methode zur Registrierung von Potentialschwankungen des Gehirns (sog. Hirnströme), die sich aus den Summenpotentialen von Neuronenverbänden ergeben u. von auf der Kopfhaut angebrachten Elektroden erfasst, verstärkt u. kontinuierlich aufgezeichnet werden. Die Ableitung erfolgt in unipolarer (gegen eine indifferente Elektrode) od. bipolarer Schaltung (Messung der Potentialdifferenz zw. zwei Elektroden) od. als sog. Quellenableitung (gegen das „Summenpotential" der die differente Elektrode umgebenden Elektroden als Referenzpotential). Durch Hyperventilation, Photostimulation u. Schlafentzug können pathol. EEG-Veränderungen provoziert werden. Neben nichtinvasiven Ableitungen können Potentiale invasiv durch auf der Gehirnoberfläche platzierte (Elektrokortikographie) od. stereotaktisch in das Gehirn implantierte (Stereoelektroenzephalographie) Elektroden abgeleitet werden. Bei den regelmäßigen Potentialschwankungen werden in Abhängigkeit von der Frequenz **Alphawellen** (8–12 Hz), **Betawellen** (13–30 Hz), **Thetawellen** (4–7 Hz) u. **Deltawellen** (1–3 Hz) unterschieden. **Beurteilungskriterien:** Frequenz, Amplitude, Steilheit u. Lok. der Potentialschwankungen, vorherrschende Wellenform, Homogenität des Wellenverlaufs über sich entspr. Arealen der Großhirnhemisphären.

Normalbefunde: im Neugeborenenalter v. a. extrem langsame unregelmäßige Wellen; im 6.–7. Lj. Stabilisierung eines okzipitalen Alpharhythmus; ab 18.–20. Lj. regelmäßiger Alphagrundrhythmus, der bei psychosensorischen Reizen (z. B. Augenöffnen) i. S. eines On-off-Effekts (Berger*-Effekt) blockiert wird (hereditäre Normvarianten: Beta-EEG, sog. flaches EEG, 4–5 Hz-Grundrhythmusvariante); im Schlaf vorübergehende Abflachung, mit zunehmender Schlaftiefe (Stadium I-IV, orthodoxer Schlaf) fortschreitende Verlangsamung, im mittl. Schlafstadium (Stadium II) kurze Betawellenzüge (sog. Schlafspindeln), im Tiefschlaf (Stadium III-IV) Deltarhythmus; im Traumstadium unregelmäßige schnelle Wellen (REM-Schlaf, paradoxer Schlaf).

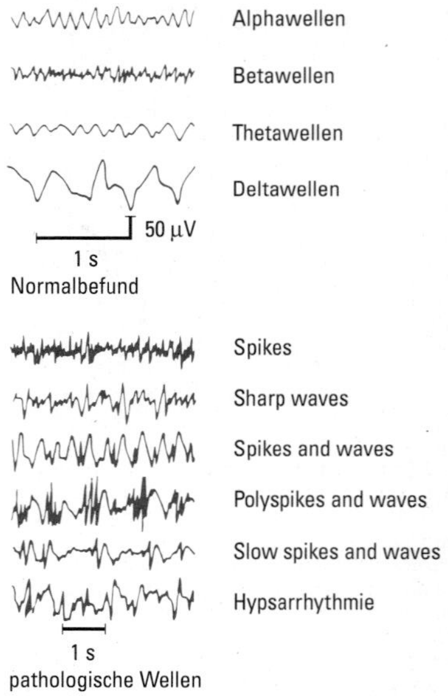

Elektroenzephalographie: Normalbefund und pathologische Wellen [351]

Pathol. EEG-Befunde: 1. Befunde bei diffusen zerebralen Funktionsstörungen (z. B. bei entzündl. Erkr., Hirnatrophie, erhöhtem Hirndruck, endokrinen od. metabol. Störungen): **a)** Allgemeinveränderungen; diffuses, unregelmäßiges Auftreten langsamer Wellen (kontinuierl. Verlangsamung); **b)** intermittierende bilaterale Veränderungen (aus der Hintergrundaktivität plötzl. hervortretende Gruppen von Wellen unterschiedl. Frequenz); **2.** Herdbefunde: **a)** als unspezif. Verlangsamungsherde v. a. bei lokalen Hirnerkrankungen (z. B. Schlaganfall, Hämatom, Tumor, lokale Entz., nach Schädelhirntrauma); **b)** mit epilepsiespezif. Potentialen (sog. Krampffokus); **3.** epilepsietypische Potentiale (fokal bei partiellen Anfällen, generalisiert bei generalisierter Epilepsie): **a)** Spikes: spitze Potentiale mit steil ansteigender u. abfallender erhöhter Amplitude von ca. 80 ms Dauer; **b)** Sharp waves: steil ansteigende u. langsam abfallende Wellen von 80–200 ms Dauer; **c)** Spikes and waves: Spikes in Komb. mit einer langsamen Welle in einer Frequenz von 3 Hz; v. a. bei idiopathischer generalisierter Epilepsie, insbes. bei Absencen; **d)** Slow spikes and waves: Spikes in Komb. mit einer langsamen Welle in einer Frequenz von 3 Hz; typisch für Epilepsie mit myoklonisch-astatischen Anfällen; **e)** sog. Hypsarrhythmie: in unregelmäßige hohe Wellen eingestreute Spikes u./od. Sharp waves mit wechselnder Lok.; typisch für BNS-Krämpfe; **4.** Bei Hirntod* sind keine Potentialschwankungen nachweisbar (sog. Nulllinie, isoelektrisches EEG).

Elektro|fokussierung (↑; Fokus*) **f:** (engl.) electrofocussing; syn. isoelektrische Fokussierung; Verf. zur Trennung geladener Makromoleküle (insbes. Proteine) ähnl. der Elektrophorese*; **Prinzip:** in einem Gel mit linearem pH-Gradienten wandern Ionen im elektr. Feld an die ihrem isoelektrischen Punkt* entspr. Position.

Elektro|gastro|graphie (↑; Gastr-*, -graphie*) **f:** (engl.) electrogastrography; endoskop. od. externe Ableitung der Aktionsströme des Magens nach dem Prinzip des EKG.

Elektro|gusto|metrie (↑; lat. gustus Geschmack; Metr-*) **f:** (engl.) electrogustometry; elektr. Untersuchung des Geschmackssinns durch Gleichstromreizung der Zungenoberfläche mit der Anode; die Untersuchung wird auf beiden Zungenhälften getrennt durchgeführt u. dabei die Schwellenstromstärke bestimmt, die beim Pat. zu einer sauren od. metallähnl. Geschmacksempfindung führt. Referenzwert: ca. 30 µA.

Elektro|gymnastik (↑) **f:** (engl.) electrogymnastics; Erzeugung rhythm. Kontraktionen bei schlaffen peripheren Lähmungen quer gestreifter Muskulatur mit niederfrequentem Exponentialstrom* (tetanisierende Impulsfolgen); Anw. zur Atrophieprophylaxe in Komb. mit Krankengymnastik.

Elektro|hydro|thermo|sonde (↑; Hydr-*; Therm-*) **f:** (engl.) electrohydrothermoelectrode; Elektrokoagulationssonde zur endoskop. Blutstillung im Magen-Darm-Trakt, bei der gleichzeitig ein Wasserstrahl zur Freispülung der Blutungsquelle u. zur Kühlung der Koagulationstemperatur auf 100 °C zum Einsatz kommt.

Elektro|im|mun|diffusion (↑; immun*; diffus*) **f:** (engl.) electroimmunodiffusion; Verf. zur quant., elektrophoretischen Antigen- u. Antikörperanalyse; **Formen: 1.** Überwanderungselektrophorese; durch Elektrofokussierung* beschleunigte Präzipitation von Antigen in antikörperhaltigem Agargel; Auswertung durch Vergleich mit einer Standardkurve; **2.** Raketenimmunelektrophorese nach Laurell; Auftrennen von Proteingemischen in antikörperhaltigem Gel durch Anlegen von Gleichspannung; die Länge der entstehenden raketenförmigen Präzipitate ist der Antigenkonzentration proportional. Vgl. Elektrophorese, Immundiffusion.

Elektro|kardio|gramm (↑; Kard-*; -gramm*) **n:** Abk. EKG; s. Elektrokardiographie.

Elektro|kardio|graphie (↑; ↑; -graphie*) **f:** (engl.) electrocardiography; Verfahren zur Registrierung der Aktionspotentiale des Herzens, die von der Körperoberfläche, intrakardial (s. Elektrokardiographie, intrakardiale) od. intraösophageal (s. Ösophagus-Elektrokardiographie) abgeleitet u. als Kurven aufgezeichnet werden (Elektrokardiogramm); dabei entsprechen den Schwankungen der Kurven einzelne Phasen des Herzzyklus* (s. Tab.). Die Kurven entstehen als Summation der Stärken u. Richtungen der Erregungsleitung in den einzelnen Myokard- u. Nervenfasern, sie werden durch dem Herzen räumlich unterschiedlich zugeordnete Ableitungen registriert. Man unterscheidet sog. bipolare Ableitungen, die Potentialdifferenzen zw. zwei vom Herzen entfernten Punkten (Elektroden) abbilden (Einthoven-, Nehb-Ableitungen) u. sog. unipolare Ableitungen, durch die Potentialschwankungen zw. einer einzelnen Elektrode u. einem neutralen Pol (erzeugt durch Zusammenschluss der übrigen Elektroden) gemessen werden (Goldberger-,

Elektrokardiographie
Übersicht über die Elemente des Elektrokardiogramms

EKG-Merkmal	Physiologischer Vorgang
P-Welle	Vorhoferregung
PQ-Strecke	vollständige Erregung der Vorhöfe
PQ-Zeit	Zeit zwischen dem Erregungsbeginn der Vorhöfe u. der Kammern
Q-Zacke	Erregung des Kammerseptums
QRS-Komplex	Erregungsausbreitung in den Kammern
ST-Strecke	vollständige Erregung der Kammern
T-Welle	Erregungsrückbildung der Kammern
QT-Zeit	gesamte elektrische Kammeraktion
U-Welle	Bedeutung nicht vollständig geklärt; akzentuiert bei Hypokaliämie

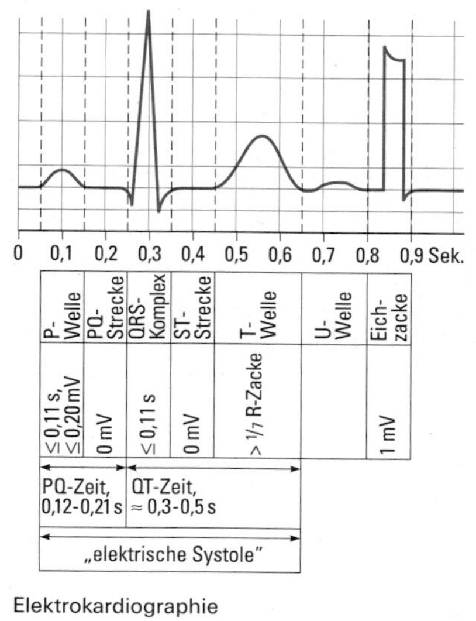

Elektrokardiographie

Wilson-Ableitungen). Zur räumlichen Darstellung des Erregungsablaufs werden Ableitungen in der Frontalebene (s. Abb.; vgl. Einthoven-Dreieck) u. in der Horizontalebene (Brustwandableitungen*) vorgenommen (vgl. Standardableitungen). Die E. gestattet Aussagen über Herzrhythmus u. -frequenz, Lagetyp* des Herzens, Störungen der Erregungsbildung, -ausbreitung u. -rückbildung im Erregungsleitungssystem* u. im Myokard u. damit auch indirekt über morphol. Veränderungen des Herzens. Vgl. Frank-Ableitungen, Belastungselektrokardiographie, Langzeitelektrokardiographie, Vektorkardiographie.

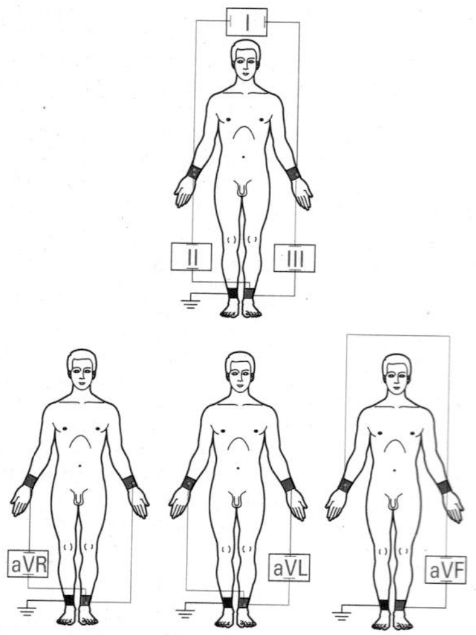

Elektrokardiographie:
Ableitungen in der Frontalebene; bipolare Extremitätenableitungen nach Einthoven (oben) und unipolare Extremitätenableitungen nach Goldberger (unten);
rot: positive Pole; blau: negative Pole

Elektro|kardio|graph<u>ie</u>, fet<u>a</u>le (↑; ↑; ↑) f: (engl.) fetal electrocardiography; pränatale Elektrokardiographie zum Nachweis u. zur Analyse der kindl. Herzaktionen; **1.** direkte Ableitung vom Fetus über spez. Elektroden auf der Kopfhaut nach Blasensprung; **2.** Ableitung über Bauchdecke od. Rektum der Schwangeren (wegen Störanfälligkeit selten angewendet).

Elektro|kardio|graph<u>ie</u>, intra|kardi<u>a</u>le (↑; ↑; ↑) f: (engl.) intracardial electrocardiography; Aufzeichnung der Aktionspotentiale des Herzens über einen transvenös in das rechte Herz geschobenen Elektrodenkatheter; je nach Lage der Katheterspitze können Ventrikel-EKG, His-Bündel-EKG (s. Abb.) od. Vorhof-EKG aufgezeichnet werden. **Ind.:** Differenzierung komplexer Blockbilder u. anderer Herzrhythmusstörungen, Diagn. vor Implantation eines Herzschrittmachers*, Kontrolle bei Antiarrhythmikatherapie; auch zum intrakardialen Mapping* angewendet.

Elektro|kauterisati<u>o</u>n (↑; Kauterisation*) f: syn. Elektrokoagulation*.

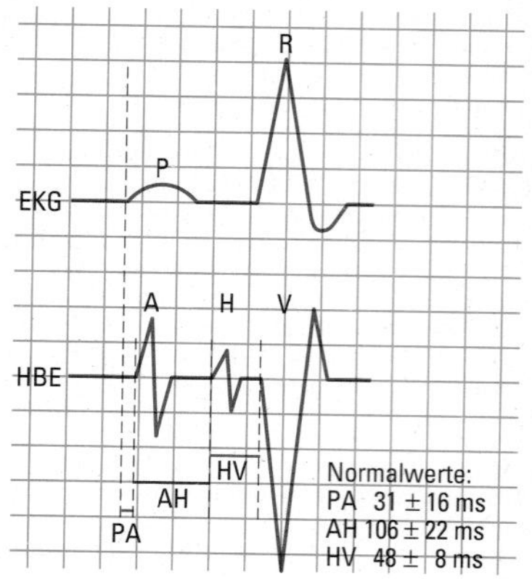

Elektrokardiographie, intrakardiale: schematische Darstellung eines His-Bündel-EKG (HBE) im Vergleich zur konventionellen Ableitung (EKG)

Elektro|ko|agulati<u>o</u>n (↑; Koagul-*) f: (engl.) electrocoagulation; syn. Elektrokauterisation, sog. Kaltkaustik; op. Gewebedestruktion durch mono- od. bipolaren Diathermiestrom; **Anw.:** Blutstillung, Abtragen von Tumoren, als Tiefenkoagulation zur Organzerstörung (z. B. der Hypophyse), bei endoskop. Eingriffen (Polypektomie, Papillotomie), Abtragen eines Blasenpapilloms. Vgl. Thermokauter.

Elektro|kochleo|graph<u>ie</u> (↑; Cochlea*; -graphie*) f: (engl.) electrocochleography; Abk. ECochG; Verf. zur objektiven Funktionsprüfung des Innenohrs; über eine transtympanal auf dem Promontorium platzierte Nadelelektrode werden abgeleitet: **1.** Mikrophonpotentiale (Abk. CM für engl. cochlear microphonics) als reizsynchrone elektr. Antwort der Haarzellen (Mikrophoneffekt); **2.** Summationspotential durch asymmetrische Auslenkung der Basilarmembran während des akust. Reizvorgangs (Abk. SP); **3.** Summenaktionspotential des Hörnervs (Abk. CAP für engl. compound action potential). H. Ger.

Elektro|kortiko|graph<u>ie</u> (↑; Cort-*; -graphie*) f: (engl.) electrocorticography; direkte Ableitung der Hirnstromwellen von der Oberfläche des Gehirns; z. B. bei neurochir. Eingriffen zur genaueren Lok. umschriebener Störungen; vgl. Elektroenzephalographie.

Elektro|krampf|therapie (↑) f: (engl.) electroconvulsive therapy; Abk. EKT; Elektroschocktherapie; Behandlungsmethode mit engem Indikationsbereich, bei der in Narkose mit Muskelrelaxation durch Anw. von elektr. Strom generalisierte Krampfanfälle erzeugt werden; **Ind.:** bei Psychose, insbes. schwerer Depression u. katatoner Schizophrenie.

Elektro|kymo|graph<u>ie</u> (↑; gr. κῦμα Welle; -graphie*) f: (engl.) electrokymography; nicht mehr gebräuchl. röntg. Methode zur kurvenmäßigen Registrierung von Organpulsationen u. -bewegungen (Herz, große Gefäße, Magen u. a.). Vgl. Flächenkymographie.

Elektro|l<u>y</u>se (↑; Lys-*) f: (engl.) electrolysis; **1.** (physik.-chem.) Trennung dissoziierter Verbindungen durch Anlegen elektr. Gleichspannung;

Kationen wandern bei der sog. elektrolyt. Polarisation zur Kathode (Minuspol) u. Anionen zur Anode (Pluspol); **2.** (dermat.) therap. Verf. mit elektr. Verkochung der Haarpapillen zum Entfernen von Körperhaaren od. von Wimpern bei Trichiasis*.

Elektro|lyte (↑; gr. λυτός gelöst) m pl: (engl.) electrolytes; Verbindungen (Säuren, Basen, Salze), die in wässriger Lösung in Ionen* zerfallen; **starke E.** (z. B. Salzsäure u. Salpetersäure) sind in hoher Konz. wenig, in schwacher fast völlig dissoziiert, **schwache E.** (z. B. viele org. Säuren) dissoziieren auch in sehr geringer Konz. nicht vollständig. Der konzentrations- u. pH-abhängige Dissoziationsgrad ist um so größer, je verdünnter die Lösung ist. Vgl. Elektrolythaushalt, Elektrolyse.

Elektro|lyt|haushalt (↑; ↑): (engl.) electrolyte metabolism; Bez. für den Bestand u. die Verteilung von Elektrolyten im Organismus sowie deren Regulation durch Aufnahme u. Ausscheidung, die in engem Zus. mit dem Wasserhaushalt* steht u. die Aufrechterhaltung von Isotonie* u. Isovolämie* zum Ziel hat; Konzentrationsmaße für den Elektrolytbestand sind Osmolalität* od. Osmolarität*. Im Serum sind die Summen der Kationen u. der Anionen gleich groß (Elektroneutralität). Ändert sich die Elektrolytzusammensetzung, verschieben sich die anderen Elektrolyte so, dass Gesamtkationen- u. Gesamtanionenkonzentration gleich bleiben; z. B. zieht die Konzentrationsänderung der org. Säuren eine gegensätzl. Verschiebung des Bicarbonatgehalts nach sich. Solche Änderungen rufen stets eine pH-Änderung hervor, die innerh. gewisser Grenzen durch Pufferung* aufgefangen wird. Normalerweise ist das Elektrolytgleichgewicht so eingestellt, dass ein pH von 7,41 herrscht (vgl. Säure-Basen-Haushalt). Bei der Bestimmung der mengenmäßig wichtigsten Elektrolyte im Blut (Na^+, Cl^-, HCO_3^-) verbleibt zur Erfüllung des Prinzips der Elektroneutralität eine rechnerische Anionenlücke* (12 ± 4 mmol/l), die aus schwer messbaren u. in geringer Konz. vorkommenden Anionen (Sulfat, Phosphat, Proteinate, org. Säuren) besteht. **Elektrolytverluste** (z. B. durch Diarrhö, Punktionsflüssigkeit) müssen nach Elektrolytbestimmung u. U. durch Elektrolyttherapie* ausgeglichen werden. Vgl. Hyponatriämie, Hypokaliämie, Flüssigkeitskompartimente (Abb.).

Elektro|lyt|koma (↑; ↑; Koma*) n: (engl.) electrolyte coma; sog. Pseudokoma; komatöse Bewusstseinslage inf. Störungen des Elektrolythaushalts* (z. B. als sog. falsches Leberkoma; vgl. Koma, hepatisches).

Elektro|lyt|therapie (↑; ↑) f: (engl.) electrolyte therapy; **1.** Volumenersatz* mit parenteral verabreichten Elektrolytlösungen (kristalloide Volumenersatzmittel) bei Elektrolyt- u. Flüssigkeitsverlusten des Organismus, v. a. bei einer Hypovolämie als Folge von Dehydratation*; bei geringeren Verlusten (z. B. durch Reisediarrhö) auch orale Substitution; **2.** Korrektur von Elektrolytverschiebungen sowie einer Azidose od. Alkalose mit entspr. Basislösungen od. Elektrolytkonzentraten (als Zusatz zu Infusionen). Vgl. Elektrolythaushalt.

Elektro|mano|metrie (↑; gr. μανός gasförmig; Metr-*) f: (engl.) electromanometry; Druckmessverfahren, bei dem ein auf eine Membran einwirkender Druck proportional in eine elektr. Spannung umgewandelt wird; Anw. z. B. bei der direkten Blutdruckmessung*.

Elektro|medizin (↑) f: (engl.) electromedicine; Teilgebiet der Medizintechnik, das sich v. a. mit elektr. Geräten sowie ihrem diagn. u. therap. Einsatz beschäftigt.

Elektro|myo|graphie (↑; My-*; -graphie*) f: (engl.) electromyography; Abk. EMG; Methode zur Registrierung der spontan bzw. bei Willkürinnervation auftretenden od. durch elektr. Stimulation provozierbaren Aktionsströme im Muskelgewebe bzw. einzelner Muskelaktionspotentiale (Abk. MAP); die Ableitung erfolgt mit Hilfe von in den Muskel eingestochenen Nadelelektroden od. über dem Muskel platzierten Oberflächenelektroden; die Potentiale werden verstärkt, optisch u. akustisch wiedergegeben u. aufgezeichnet.

Normalbefunde: 1. Einstichaktivität: Sekundenbruchteile andauernde Salven von Potentialen, die durch mechan. Erregung von Muskelfasern beim Einstechen od. Verschieben der Nadelelektrode hervorgerufen werden. **2.** Spontanaktivität: Im entspannten Muskel besteht meist keine elektr. Aktivität; zur physiol. Spontanaktivität gehören Endplattenpotentiale (negative Spikes im Bereich der motorischen Endplatten, sog. Endplattenrauschen), unregelmäßige benigne Fibrillationen (zwei- bis dreiphasige Wellen mit initial positivem Abgang als fortgeleitete Endplattenpotentiale) u. benigne Faszikulationen (trotz Muskelentspannung ableitbare MAP). **3.** Willküraktivität: bei leichter Muskelanspannung ableitbare, mono- bis triphasische MAP, die Summenpotentialen von synchron entladenden, zu einer motorischen Einheit gehörenden Muskelfasern in unmittelbarer Nähe der Nadelelektrodenspitze entsprechen. **4.** Aktivitätsmuster bei maximaler Muskelkontraktion: mit zunehmender Innervationsstärke Anstieg der Anzahl entladender motor. Einheiten u. der Entladungsfrequenz, bis bei max. Innervation ein sog. Interferenzmuster entsteht.

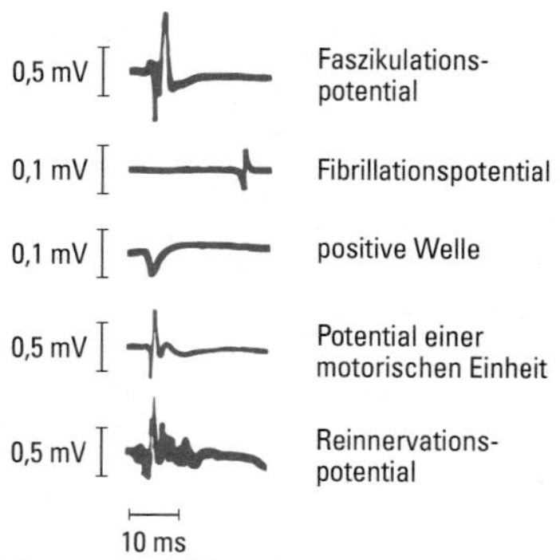

Elektromyographie:
Potentialformen im Elektromyogramm [483]

Pathol. EMG-Befunde: 1. fehlende Einstichaktivität, z. B. bei ischämischer Muskelnekrose; **2.** pathol. Spontanaktivität: Fibrillationspotentiale u. positive scharfe Wellen (monophasische positive Wellen, z. T. mit geringer negativer Nachschwankung u. regelmäßiger Entladungsfolge) treten als Hinweis auf eine neurogene Schädigung (Denervierung) des Muskels ca.

10–14 Tage nach Läsion sowie bei Myopathien (insbes. Polymyositis) auf; Faszikulationspotentiale (den willkürlich aktivierbaren MAP entsprechende, unregelmäßig entladende Potentiale) deuten v. a. auf eine Schädigung im Bereich der Vorderhörner des Rückenmarks hin; hoch- u. niederfrequente bizarre Entladungen treten bei Myopathien u. Neuropathien auf; myotone Entladungen (ein- bis dreiphasige Potentiale, deren Amplitude u. oft hohe Frequenz sich kontinuierlich ändern, akustisch als charakteristisches Geräusch) sind pathognomonisch für Myotonia congenita, myotonische Dystrophie, Paramyotonia congenita; **3.** Veränderungen der Entladungsmuster bei Willkürinnervation: **a)** bei neurogener Schädigung (v. a. periphere Nerven, Nervenwurzeln u. Vorderhornzellen) verlängerte Dauer der polyphasischen MAP u., insbes. bei Vorderhornschädigung, Amplitudenerhöhung (sog. Riesenpotentiale); bei max. Innervation gelichtetes Aktivitätsmuster wegen des Ausfalls motor. Einheiten. Als Zeichen von Regenerationsvorgängen treten niedrige, stark aufgesplitterte polyphasische MAP (sog. Reinnervationspotentiale) auf; **b)** bei myopathischen Veränderungen (z. B. Muskeldystrophien, symptomat. Myopathien u. Myositis) verkürzte Dauer u. erniedrigte Amplitude der polyphasischen MAP; bei zunehmender Innervation tritt im Verhältnis zur erzielten Kraft vorzeitig ein abnorm dichtes Aktivitätsmuster (häufig Interferenzmuster) auf, da wegen der verminderten Anzahl der von einer motor. Einheit aktivierten Muskelfasern mehr u. mit einer höheren Frequenz entladende motorische Einheiten als im gesunden Muskel aktiviert werden. Vgl. Stimulationselektromyographie, Einzelfaserelektromyographie, Makro-Elektromyographie.

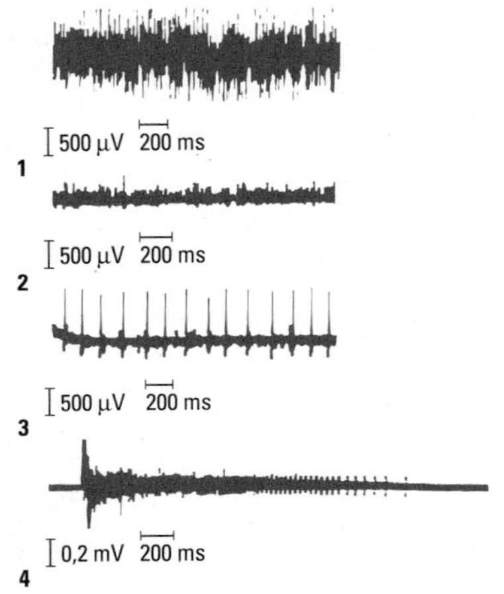

Elektromyographie:
1: normales Innervationsmuster bei maximaler Willküraktivität (Interferenzmuster);
2: Innervationsmuster bei myogener Schädigung; 3: Innervationsmuster bei neurogener Schädigung; 4: myotone Reaktion [483]

Elektronen (↑) n pl: (engl.) electrons; Kurzzeichen e^-; stabile Elementarteilchen* mit einer negativen Elementarladung*, gehören zu den Leptonen*, bilden die Elektronenhülle des Atoms*. Die Elementarladung eines Elektrons ist $e = 1{,}602 \times 10^{-19}$ C, seine Ruhemasse $m_e = 9{,}11 \times 10^{-31}$ kg, die entspr. Ruheenergie 511 keV, die Spinquantenzahl ½. Med. Bedeutung: Erzeugung von Röntgenstrahlung* mit Hilfe beschleunigter E.; therap. Anw. energiereicher E. aus Teilchenbeschleunigern u. der Beta-minus-Strahlung von Radionukliden*; vgl. Strahlentherapie.

Elektronen|beschleuniger (↑): s. Teilchenbeschleuniger, Linearbeschleuniger, Betatron.

Elektronen|einfang (↑): (engl.) electron capture (Abk. EC); Vorgang bei instabilen (zu wenig Neutronen im Kern enthaltenden) Radionukliden*, bei dem ein Proton ein Elektron (meist) aus der K-Schale der Atomhülle einfängt u. sich in ein Neutron umwandelt. Das Tochternuklid besitzt bei gleicher Massenzahl eine um eine Einheit niedrigere Ordnungszahl. Bei E. wird keine messbare Korpuskularstrahlung (ledigl. ein Neutrino*) emittiert, die Anregungsenergie des Tochternuklids wird als Gammastrahlung abgegeben; als Folge des E. wird außerdem charakterist. Röntgenstrahlung* freigesetzt. Konkurrenzprozess zum E. ist der Beta-plus-Zerfall (s. Betazerfall).

Elektronen|hülle (↑): (engl.) electron shell; s. Atom.

Elektronen|linsen (↑): (engl.) electronic lenses; Bez. für elektromagnet. od. elektrostat. erzeugte magnet. od. elektr. Felder, die eine definierte Ablenkung eines Elektronenstrahls bewirken; **Anw.:** z. B. im Elektronenmikroskop, Röntgenbildverstärker u. in Fernsehröhren.

Elektronen|mikro|skop (↑; Mikr-*; Skop-*) n: (engl.) electron microscope; Abk. EM; mit einer Elektronenquelle ausgestattetes Mikroskop, das unter Ausnutzung der sehr kleinen Wellenlänge beschleunigter Elektronen ein bes. hohes Auflösungsvermögen besitzt; die zu untersuchenden Präparate müssen eine Dicke von <1 µm haben, wasserfrei sein u. evtl. spez. präpariert werden (z. B. Aufdampfen von Metallen, engl. freeze etching). **Prinzip:** Im Vakuum werden freie Elektronen durch Glühemission erzeugt, beschleunigt u. in einem Kondensator zu einem Elektronenstrahl gebündelt. Die Strukturen des in das Vakuum eingebrachten Präparats führen (im Durchstrahlungs- od. Transmissionselektronenmikroskop) zu Beugung* u. Streuung* bzw. (bei der Reflexionselektronenmikroskopie) zur Reflexion des Elektronenstrahls; durch Abfangen dieser Strahlen mit einer Blende entsteht ein Bildkontrast, der durch Elektronenlinsen* vergrößert u. anschl. auf einem Fluoreszenzschirm sichtbar gemacht wird. Das Auflösungsvermögen des E. liegt bei ca. 0,1 nm. Beim **Rasterelektronenmikroskop** (Abk. REM) wird das Objekt durch einen feinen Elektronenstrahl zeilenweise abgetastet; wegen des geringen Öffnungswinkels des Elektronenstrahls im REM haben die Bilder große Tiefenschärfe (Plastizität), das Auflösungsvermögen liegt bei ca. 10 nm. Bes. hohe (atomare) Auflösung ermöglicht das **Rastertunnelelektronenmikroskop** durch Anlegen einer geringen konstanten Spannung; es ist auch in Luft u. in Flüssigkeiten anwendbar. Verw. v. a. in der Zytologie, Mikrobiologie u. Virologie.

Elektronen|strahl|tomo|graphie (↑; -tom*; -graphie*) **f:** (engl.) electron beam computed tomography (Abk. EBCT); nicht-invasives Schnittbildverfahren, bei dem (anstelle einer sich um den Pat. drehenden Röntgenröhre) ein durch elektromagnetische Felder abgelenkter, um den Pat. rotierender Elektronenstrahl die zur Erstellung eines computertomographischen Bildes notwendige Röntgenstrahlung erzeugt; dadurch wird eine zeitl. Auflösung von 50 ms (im Ggs. zu mehreren Sek. bei der konventionellen Computertomographie*) erreicht.

Elektronen|strahlung (↑): (engl.) electron rays; beschleunigte u. zu einem Strahl gebündelte Elektronen; s. Strahlentherapie, Teilchenbeschleuniger.

Elektronen|therapie (↑) **f:** s. Strahlentherapie.

Elektro|neuro|graphie (↑; Neur-*; -graphie*) **f:** (engl.) electroneurography; Abk. ENG; Methode zur Bestimmung der Nervenleitungsgeschwindigkeit* (Abk. NLG) peripherer Nerven nach elektr. Stimulation durch Ableitung u. Registrierung des Nervenaktions- bzw. Muskelantwortpotentials. Zur Bestimmung der **motorischen NLG** wird der Nerv nacheinander an zwei Stellen gereizt u. das Muskelantwortpotential mit Oberflächen- od. Nadelelektroden abgeleitet. Die NLG lässt sich aus der Differenz der Latenzzeiten u. dem Abstand zw. proximalem u. distalem Reizpunkt berechnen u. beträgt bei den langen Nerven der oberen Extremitäten ca. 50–65 m/s, an den unteren Extremitäten 40–60 m/s. Die Bestimmung der **sensiblen NLG** erfolgt durch elektr. Stimulation des sensiblen (od. gemischten) Nervs bei der **orthodromen Methode** distal des Ableitungsorts (mit bipolaren Oberflächen-, an Fingern u. Zehen mit Ringelektroden), bei der **antidromen Methode** proximal des Ableitungsorts. Die Ableitung des sensiblen Nervenaktionspotentials (Abk. SNAP) weist bei Anw. der antidromen Methode meist eine höhere Amplitude auf u. erfolgt ggf. auch

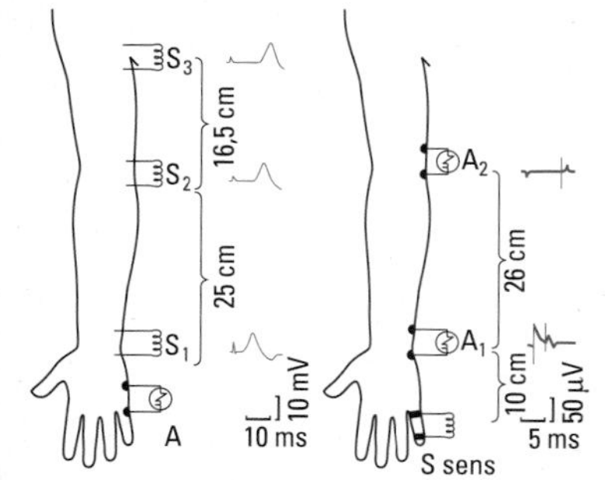

Elektroneurographie:
Messung der motorischen (li.) und der sensiblen (re.) Nervenleitgeschwindigkeit;
A: Ableitelektrode; S: Stimulationselektrode

mit Nadelelektroden. **Anw.: 1.** zur genauen Lok. umschriebener Nervenläsionen durch Nachweis einer lokalen Verzögerung der NLG bzw. einer Verlängerung der distalen Latenzzeit (Überleitungszeit vom distalen Reizpunkt auf den Muskel); **2.** zur Unterscheidung zw. supra- u. infraganglionärer Nervenschädigung (z. B. DD zw. Nervenwurzel- u. Plexusläsion) durch Anw. der sensiblen ENG; bei infraganglionärer Schädigung fehlendes SNAP aufgrund von Faserdegeneration; **3.** zur Beurteilung des Schädigungsgrads eines Nervs bzw. zum Nachweis einer Reinnervation unter Berücksichtigung von Amplitude, Dauer u. Form des Antwortpotentials; die Amplitude des mit Oberflächenelektroden abgeleiteten evozierten Muskelaktionspotentials (Abk. MAP) hängt u. a. von Anzahl u. Dichte der aktivierten Muskelfasern, die des SNAP neben der Reizintensität u. a. von der Anzahl der aktivierten Nervenfasern ab. **4.** Bei generalisierten primär axonalen Neuropathien ist bei erniedrigter Amplitude des MAP bzw. SNAP die NLG normal od. nur gering verlangsamt, während sie bei primär die Markscheiden schädigenden Neuropathien deutlich verlangsamt ist.

Elektron|volt (↑) **n:** (engl.) electron volt; atomphysik. Energieeinheit; Einheitenzeichen eV; ein Teilchen mit der Ladung e (Elementarladung*) besitzt nach Durchlaufen einer Potentialdifferenz von 1 V (Volt) eine Energie von 1 eV; es gilt: $1\ eV = 1{,}602 \times 10^{-19}$ J (Joule). Die Energien von Korpuskeln* od. Photonen* bei ionisierender Strahlung* sowie die Lage der Energieniveaus in Atomhülle u. Atomkern (s. Atom) werden in eV angegeben.

Elektro|nystagmo|graphie (↑; Nystagmus*; -graphie*) **f:** (engl.) electronystagmography; Abk. ENG; Methode zur elektr. Aufzeichnung von spontanen u. experimentell ausgelösten Augenbewegungen; da die Retina gegenüber der Cornea negativ geladen ist, bilden die Augen einen rotierenden elektr. Dipol mit entspr. den Augenbewegungen sich ändernden elektr. Feldern, die (als pos. od. neg. Ausschläge) mit bitemporal oberh. u. unterh. der Orbitae angebrachten Elektroden abgeleitet u. nach Verstärkung aufgezeichnet werden können. Der Untersuchungsgang umfasst die Untersuchung auf Spontannystagmus bei offenen u. geschlossenen Augen u. bei induzierten Augenbewegungen (Sakkaden, Blickfolgebewegungen, optokinetischer u. thermischer Nystagmus). **Anw.:** zur DD einer gestörten Vestibularisfunktion, i. w. S. als Elektrookulographie* zur Erfassung u. DD von Augenbewegungsstörungen.

Elektro|okulo|graphie (↑; lat. oculus Auge; -graphie*) **f:** (engl.) electro-oculography; Abk. EOG; Ableitung der Spannungsdifferenz zw. vorderem u. hinterem Augenpol zur Registrierung von Augenbewegungen od. Diagn. von Erkr. des retinalen Pigmentepithels (Elektroretinographie*). Vgl. Elektronystagmographie.

Elektro|phorese (↑; -phor*) **f:** (engl.) electrophoresis; Trennung von Partikeln verschied. Ladung u. Größe nach ihrer Wanderungsgeschwindigkeit im elektr. Feld in einer gepufferten Lösung; zur Analyse u. Präparation von Proteinen, Nukleinsäuren, Lipiden, Zellen u. Zellorganellen; **Formen: 1.** Trägerelektrophorese: als dünne Trägerschicht dienen Materialien, deren Netzstruktur die Größentrennung der Partikel bewirkt, z. B. Filterpapier, Zelluloseacetatfolie, Stärke-, Agarose- od. Polyacrylamidgel. Die Proben werden in Mikrolitermengen auf den Rand des puffergetränkten Trägers aufgetragen, der mit seinen Enden mit je einem Pufferreservoir in Verbindung steht, in denen die Elektroden angebracht sind. Je nach elektrischer Spannung wird die Trennung so rechtzeitig unterbrochen, dass nach Färbung u. Entfärbung des Trägers

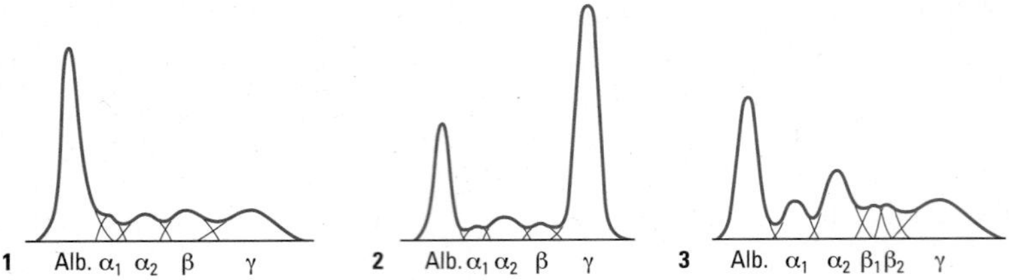

Normalbefund	
Albumin	61,0 %
α_1	6,0 %
α_2	8,0 %
β	10,3 %
γ	14,7 %

γ-Plasmozytom	
Albumin	19,2 %
α_1	1,4 %
α_2	5,6 %
β	2,8 %
γ	71,0 %

akute Entzündung	
Albumin	38,3 %
α_1	9,6 %
α_2	17,3 %
β_1	6,4 %
β_2	5,7 %
γ	22,7 %

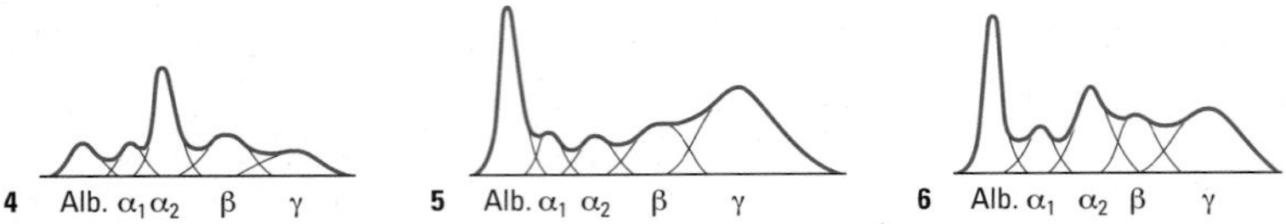

schwerste Nephrose	
Albumin	8,0 %
α_1	7,5 %
α_2	35,8 %
β	30,9 %
γ	17,8 %

Leberzirrhose	
Albumin	26,4 %
α_1	6,2 %
α_2	8,1 %
β	15,0 %
γ	44,3 %

Leberparenchymschaden	
Albumin	28,6 %
α_1	10,1 %
α_2	23,0 %
β	11,4 %
γ	26,9 %

Elektrophorese:
Serumelektropherogramme mit eingezeichneten Gauß-Verteilungskurven; Normalbefund und charakteristische pathologische Veränderungen

alle Fraktionen gut erkennbar sind (bei Papier u. Folie: Pherogramm). Die Auswertung erfolgt nach Augenmass od. durch Photometrie bzw. Densitometrie. **2.** trägerfreie E. durch Trennung von Partikeln im freien Pufferfilm, der zw. zwei Glasplatten abwärts fließt. Die Partikel fließen mit dem Puffer nach unten. Senkrecht zu dieser Strömungsrichtung legt man ein über den ganzen Bereich konstantes elektr. Feld an, wodurch die Teilchen entspr. ihrer Ladung in Richtung der Elektroden abgelenkt werden. Bei diesem Verf. können auch Zellgemische, Zellorganellen u. Bakterien getrennt werden. Vgl. Pufferung, Elektrofokussierung, Elektroimmundiffusion, Immunelektrophorese, Polyacrylamidgel-Elektrophorese, Radioimmunelektrophorese.

Elektro|physiologie (↑) f: (engl.) electrophysiology; **1.** (physiol.) Teilgebiet der Physiol., das sich mit der elektr. Aktivität von Herz, Muskeln, Nerven u. Sinnesorganen befasst; vgl. Elektrodiagnostik; **2.** (kardiol.) Sammelbez. für elektrophysiol. Untersuchungen (Abk. EPU) des Herzens aus diagn. (z. B. DD von Herzrhythmusstörungen*) u. therap. Gründen (Katheterablation*); **a)** invasive EPU: Herzkatheterisierung*; **b)** nichtinvasive EPU: Langzeitelektrokardiographie*, Ereignisspeicher-EKG mit sog. Event-Recorder, Kipptischuntersuchung (z. B. bei Synkope unklarer Genese), pharmak. Tests v. a. mit Atropin u./od. Ajmalin.

Elektro|re|sektion (↑; Resektion*) f: (engl.) electroresection; Abtragung von Gewebe unter Einsatz von Hochfrequenzstrom; v. a. als transurethrale Resektion* der Prostata.

Elektro|retino|graphie (↑; Retina*; -graphie*) f: (engl.) electroretinography; Abk. ERG; Ableitung u. Registrierung der vom Auge nach Belichtung abgeleiteten Potentialdifferenzen; die zw. Hornhaut u. indifferenter Schläfenelektrode registrierten Potentialschwankungen zeigen nach Lichtreiz einen typ. mehrphasigen Kurvenverlauf; methodische Differenzierung in Blitz-, Flimmer- u. fokale ERG; pathol. v. a. bei erbl. (z. B. tapetoretinale Degeneration) od. erworbenen (z. B. toxische Makulopathie, Siderosis bulbi) flächigen Netzhautschäden; wichtig zur DD von Sehnerven- u. Netzhauterkrankungen u. zur Prognosestellung von Op. an Augen, in die kein Einblick mögl. ist.

Elektro|schock (↑): **1.** (kardiol.) s. Kardioversion, Defibrillation; **2.** (psychiatr.) s. Elektrokrampftherapie; **3.** s. Elektrounfall.

Elektro|stimulation des Herzens (↑; Stimulation*) f: (engl.) electrostimulation of the heart; s. Herzschrittmacher, Vorhofstimulation, Ventrikelstimulation.

Elektro|stimulations|an|algesie (↑; ↑; An-*; -algie*) f: (engl.) electrical nerve stimulation; Abk. ESA; auch Neurostimulation; Hemmung der Schmerzleitung* i. R. der Schmerztherapie* durch Nervenstimulation mittels elektr. Stroms; **Formen: 1.** Elektroakupunktur*; **2.** transkutane elektr. Nervenstimulation (Abk. TENS) mit Platzierung der Kathode im Schmerzgebiet bzw. in

Elementarteilchen

Gruppe	Name	Symbol	Ruhemasse[1]	Ruheenergie in MeV	Elektrische Ladung[2]	Spinquantenzahl	Halbwertzeit in s
	Photon	γ	0	0	0	1	–
Leptonen	Neutrino	ν	0	0	0	1/2	–
	Elektron	$e^-(\beta^-)$	1	0,511	−1	1/2	–
	Myon	μ^-	207	106	−1	1/2	$1,5\times10^{-6}$
Mesonen	Pi-Meson	π^0	264	135	0	0	6×10^{-17}
	(Pion)	π^+	273	140	+1	0	$1,8\times10^{-8}$
		π^-	273	140	−1	0	$1,8\times10^{-8}$
	K-Meson	K^0	974	498	0	0	$3,6\times10^{-8}$
	(Kaon)	K^+	967	494	+1	0	$8,6\times10^{-9}$
		K^-	967	494	−1	0	$8,6\times10^{-9}$
Baryonen	Proton	p^+	1836	938	+1	1/2	–
	Neutron	n	1839	940	0	1/2	640

[1] in Einheiten der Elektronenmasse [2] in Einheiten der Elementarladung

Head*-Zonen; **3.** bei schwersten therapieresistenten Schmerzzuständen ggf. elektrische Rückenmark- od. Hirnstimulation.

Elektro|therapie (↑) f: (engl.) electrotherapy; therap. Anw. des elektr. Stroms; **1.** (physik. Med.) z. B. Behandlung mit Wechselströmen hoher Frequenz (Hochfrequenztherapie*), konstant fließendem Gleichstrom (Galvanisation*), niederfrequenten Gleichstromimpulsen (Niederfrequenztherapie*); **2.** (kardiol.) s. Defibrillation, Kardioversion, Herzschrittmacher, Katheterablation, Kardioverter-Defibrillator, implantierbarer; **3.** (chir.) s. Elektrochirurgie; **4.** (anästh.) s. Elektrostimulationsanalgesie; **5.** (psychiatr.) s. Elektrokrampftherapie.

Elektro|tonus (↑; Ton-*) m: (engl.) electrotonus; der bei Durchströmung mit Gleichstrom sich verändernde Zustand erregbarer Strukturen (Nerven, Muskeln); als **physik.** E. (der zw. den Polen fließende Strom breitet sich auch in der Umgebung der Pole aus) u. als **physiol.** E., wobei die Erregbarkeit u. Erregungsausbreitung unter der Kathode gesteigert bzw. beschleunigt (Katelektrotonus), unter der Anode dagegen vermindert bzw. verzögert ist (Anelektrotonus). Vgl. Pflüger-Gesetz.

Elektro|unfall (↑): (engl.) electrical accident; Unfall, bei dem der menschl. Körper den Stromkreis, meist zw. einem (isolationsdefekten) Elektrogerät u. der Erde, schließt (sog. Körperschluss) u. elektr. Strom durch ihn hindurchfließt. Das Ausmaß der Schädigung ist abhängig von der elektr. Spannung, Stromstärke, Stromart, Leitfähigkeit bzw. Widerstand der Haut, Ausbreitung des Stroms im Körper, Stromweg u. Stromeinwirkungsdauer. Es kann zu Bewusstlosigkeit, Herz-, Kreislauf- od. Atemstillstand, zu örtl. Gewebeschädigungen od. zum Tod (Hauptursache: Kammerflimmern) kommen. An den Ein- u. Austrittstellen des Stroms finden sich charakterist. Strommarken. **Maßnahmen:** Unterbrechung des Stromkontakts (cave: Eigenschutz), kardiopulmonale Reanimation bei Kammerflimmern, Versorgen der Brandwunden. Vgl. Starkstromverletzung, Strommarke, Blitzschlag.

Elektro|ventrikulo|gramm (↑; Ventriculus*; -gramm*) n: (engl.) electroventriculogram; Abk. EVG; Aufzeichnung der elektr. Erregungsausbreitung in bd. Herzkammern; Abschnitt zw. Q- bzw. R-Anfang u. T- bzw. U-Ende im EKG; s. Elektrokardiographie.

Element (lat. elementum Grundstoff) n: (chem., physik.) „Grundstoff" der Materie, der im Unterschied zu einer chem. Verbindung* mit chem. Methoden nicht weiter zerlegt werden kann u. nur durch kernphysik. Reaktionen in ein anderes E. umwandelbar ist. Die chemischen E. (zurzeit sind 108 bekannt) sind charakterisiert durch ihre Kernladungszahl* u. die Elektronenkonfiguration ihrer Atomhülle. Atomkerne mit gleicher Protonenzahl gehören zum gleichen Element; gleichzeitig gibt es von fast allen chemischen E. Kerne mit unterschiedl. Neutronenzahl (Isotope*) mit i. Allg. gleichen chem. Eigenschaften. Vgl. Atom, Nuklid, Periodensystem der Elemente.

Elementar|halluzination (↑; lat. hallucinatio Verwirrung) f: s. Halluzination.

Elementar|ladung (↑): (engl.) electrical charge; Symbol e; kleinste, mit derzeitigen physik. Methoden nicht weiter teilbare elektr. Ladung: $e = 1{,}602 \times 10^{-19}$ C (Coulomb). Elektronen* tragen eine negative, Protonen* eine positive Elementarladung.

Elementar|teilchen (↑): (engl.) elementary particles; ursprünglich als nicht mehr weiter teilbare Bausteine der Materie definiert; aus ihnen baut sich z. B. der Atomkern (Protonen* u. Neutronen*) u. die Atomhülle (Elektronen*) auf. Inzwischen sind mit den Methoden der Hochenergiephysik zahlreiche weitere E. entdeckt worden, die sich ineinander umwandeln können u. z. T. eine extrem kurze Lebensdauer haben. Die wichtigsten Kenngrößen für E. sind Masse (Ruhemasse), elektrische Ladung, Spin (Eigendrehimpuls) u. mittlere Lebensdauer bzw. Halbwertzeit (s. Tab.). Zu jedem E. existiert ein Antiteilchen. Einige E. haben als Bestandteile der versch. Strahlungsarten wesentliche Bedeutung für die Nuklearmedizin.

Elemente, knochen|af|fine (↑) n pl: (engl.) bone-seeking elements; sog. Knochensucher; (physiol.) Elemente, die wegen ihrer chem. Ähnlichkeit mit Calcium* u. damit ähnl. biophysik.

Eigenschaften bzw. aufgrund von osteogenen Stoffwechselvorgängen nach Inkorporation* v. a. im wachsenden (jugendlichen) Knochengewebe* u. in der Zahnsubstanz angereichert od. abgelagert werden; es handelt sich dabei um: Fluor*, Blei*, Strontium* (u. seine Radioisotope) sowie die radioaktiven Elemente Radium* u. Plutonium*, das zusätzlich im Knochenmark angereichert wird. Durch rasche Aufnahme in den Knochen sinkt zwar der Plasmaspiegel dieser Elemente schnell (toxikol. relevant bei Blei), sie werden jedoch bei allen Calcium mobilisierenden Stoffwechselprozessen (z. B. Azidose*) vermehrt aus dem Knochengewebe freigesetzt. Die radioaktiven k. E. bzw. Isotope können im Knochengewebe radiobiol. wirksam werden.

Elephantiasis (gr. ἐλέφας, ἐλέφαντος Elefant; -iasis*) f: unförmiges Anschwellen von Körperteilen (bes. Extremitäten) inf. chron. Lymphstauung; anfangs eindrückbare, später inf. zunehmender Kollagenfaserbildung derbe Hautschwellung mit Schuppung u. Hyperkeratosen mit grau-gelblicher Hautverfärbung sowie papillomatöse warzige Wucherungen (Pachydermia vegetans); **Urs.: 1.** angeb. Lymphbahndefekt (E. congenita hereditaria); **2.** Lymphgefäßverschluss durch rezidiv. Erysipel, z. B. Thrombophlebitis mit Periphlebitis, durch rezidiv. Herpes simplex der Lippen (Makrocheilie), Lymphogranuloma venereum (E. der Genitalien), Lepra od. Filariasis (Elephantiasis* tropica); **3.** Ausschalten der Lymphknoten durch Tumoren, Operation od. ionisierende Strahlung; **Kompl.:** Stewart*-Treves-Syndrom.

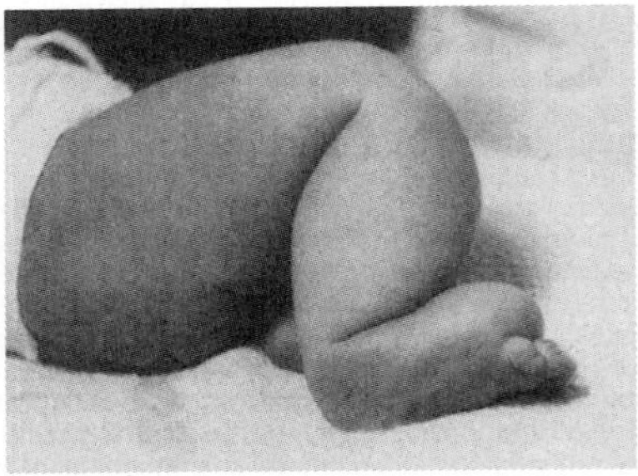

Elephantiasis: angeborenes Lymphödem des Beins [540]

Elephantiasis genito|ano|rectalis (↑; ↑) f: Anschwellen von Teilen des Genitales od. der Anus- u. Rektumschleimhaut bei Lymphogranuloma* venereum durch Obstruktion des Lymphabflusses.

Elephantiasis tropica (↑; ↑) f: Elephantiasis* der unteren Extremitäten, des Skrotums, der Arme, seltener der Vulva, Mammae u. umschriebener Teile des Rumpfs als Folge lang dauernder Filariosen* mit intermittierenden Lymphangitiden.

E|levation (lat. elevare emporheben) f: Anhebung, Hebung; z. B. des Arms im Schultergelenk über die Horizontale hinaus; vgl. Neutral-Null-Methode.

E|levatio uteri (↑) f: s. Positio uteri.

E|levatorium (↑) n: (engl.) elevator, levator; Hebel; (chir.) stumpfrandiges Instrument zur Aufrichtung eingedrückter Knochenteile.

Elfenbein|wirbel: (engl.) ivory vertebra; sklerosierter Wirbel (Rahmenstruktur); z. B. inf. osteoplastischer Tumormetastasierung, Osteodystrophia* deformans, Marmorknochenkrankheit*.

E|limination (lat. eliminare entfernen) f: Ausscheidung, Aussonderung; **1.** (pharmak.) pharmakokinet. Größe; Summe aus Biotransformation* u. Ausscheidung von Arzneistoffen, die zum Verschwinden der Ausgangssubstanz führt; **2.** (nuklearmed.) Ausscheidung (Exkretion u. Exhalation) von Radionukliden*; erfolgt entspr. den biokinet. Eigenschaften des jeweiligen Radionuklids über Darm, Niere, Schweiß- u. Speicheldrüsen, Lungen u. a. Die Kontrolle der E. von Radiopharmaka ist ein wichtiger funktionsdiagn. Parameter (vgl. Zeit/Aktivitätskurve, Abb.); Maß für die Geschwindigkeit der E. ist die **Eliminationshalbwertzeit** (s. Halbwertzeit).

ELISA: Abk. für (engl.) **e**nzyme-**l**inked **i**mmuno **s**orbent **a**ssay; sog. heterogener Enzym*-Immunassay; immun. Methode, bei der spezif. Antikörper (od. Antigene) gegen das zu bestimmende Antigen (od. Antikörper) an einen Träger (z. B. Zellulose, Polystyrol) gebunden sind. Nach der Antigen-Antikörper-Reaktion werden die Immunkomplexe durch einen weiteren Antikörper detektiert. Dieser ist mit einem Enzym gekoppelt (sog. Sandwichmethode) u. wird nach Reaktion mit einem chromogenen Substrat photometrisch bestimmt. Vgl. Radio-Immunassay.

ELISPOT: Abk. für (engl.) **e**nzyme-**l**inked **i**mmuno**spot**; ELISA* für die Zählung antigensezernierender Zellen, bei dem das präzipitierende Enzymsubstrat farbige Punkte (spots) auf dem festen Untergrund bildet; diese können mit einer CCD-Videokamera aufgenommen u. mit entspr. Software automatisiert ausgewertet werden. M. Mes.

Elle: Ulna*.

Elle, federnde: (engl.) snapping ulna; pathol. Schlaffheit des distalen Radioulnargelenks, bes. bei jungen Mädchen (evtl. von Schmerzzuständen begleitet); Ulna neigt zur Verschiebung nach dorsal gegenüber dem Radius, lässt sich leicht herunterdrücken u. „federt" dann zurück. **Urs.:** konstitutionell (Bindegewebeschwäche).

Ellen|bogen: (anat.) Cubitus, Olecranon.

Ellen|bogen|fraktur (Fraktur*) f: s. Olekranonfraktur.

Ellen|bogen|gelenk: Articulatio* cubiti.

Ellen|bogen|verrenkung: (engl.) elbow dislocation; Luxatio antebrachii; durch Sturz auf den gestreckten Arm entstehende Luxation* der Unterarmknochen gegenüber dem Condylus humeri; häufig in Komb. mit Begleitverletzungen wie Seitenbandruptur, u. U. knöchernem Bandausriss, zusätzlicher Fraktur (z. B. Abbruch des Processus coronoideus ulnae), Gefäß- u. Nervenverletzungen (N. ulnaris); **Formen: 1.** hintere Luxation (Olekranon steht dorsal der Trochlea), häufigste E.; **2.** seitliche Luxation; **3.** vordere Luxation (selten) nur in Komb. mit Olekranonfraktur*; **4.** Radiusköpfchenluxation mit Ruptur des Lig. anulare radii bzw. Lig. quadratum, häufig in Komb. mit Ulnaschaftfraktur (Monteggia*-Luxationsfraktur), selten isoliert auftretend (s. Chassaignac-Lähmung); **Sympt.:** Fehlstellung, federnde Fixation, schmerzhafte Bewegungseinschränkung; **Diagn.:** Aufhebung von Hueter*-Linie u. Hueter-Dreieck, Röntgen; **Ther.:** Reposition in Narkose (mit anschl. Prüfung der Kollateralbandstabilität unter Bildwandler), bei Fraktur od. Bandruptur bzw. -instabilität op. Versorgung mittels Osteosynthese od. Bandnaht, Ruhigstellung im Oberarmgipsverband.

Elliot-Trepanation (Robert H. E., Ophth., London, Madras, 1864–1936; Trepan*) f: (engl.) Elliot's operation; wegen häufiger postoperativer Kompl. heute selten durchgeführte fistulierende Op. bei Glaukom* zur Druckentlastung;

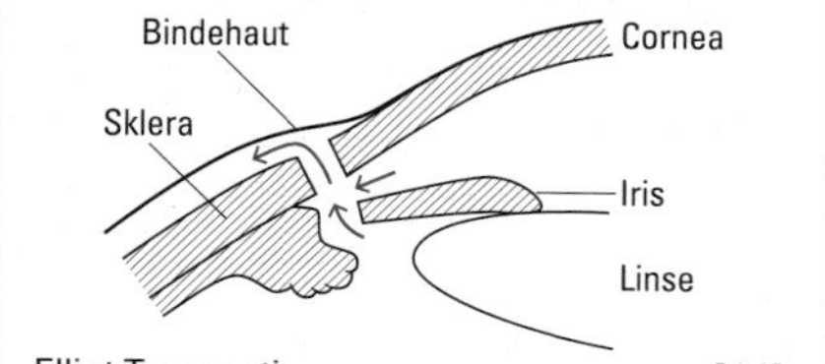

Elliot-Trepanation [14]

durchgehende Trepanation der Augapfelwand an der Sklera-Hornhaut-Grenze u. anschl. Deckung mit einem vorher zurückgeschlagenen Bindehautlappen; Abfluss des Kammerwassers unter die Bindehaut.

Ellipsoid|gelenk (gr. ἔλλειψις Ellipse; -id*): (engl.) ellipsoidal joint; s. Gelenkformen.

Ellipto|zytose, hereditäre (↑; Zyt-*; -osis*) f: (engl.) hereditary elliptocytosis; syn. Ovalozytose, Kamelozytose; meist autosomal-dominant vererbte Erythrozytenanomalie mit molekularen Veränderungen des Membranskeletts der Erythrozyten u. daraus resultierender Instabilität; ovale od. elliptische Verformung (Ovalo-, Elliptozyten) mit noch runden, kernhaltigen

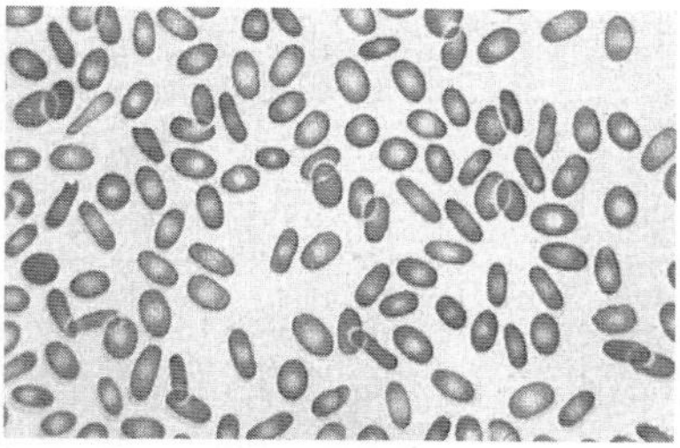

Elliptozytose, hereditäre: ovale Verformung der Erythrozyten im Blutausstrich (Nativpräparat) [179]

Erythrozytenvorstufen; drei **Schweregrade: 1.** leichte Form ohne pathol. Bedeutung; **2.** mittelschwere Form mit geringer Vermehrung der Retikulozyten u. des Bilirubins im Serum bei normaler Erythrozytenzahl (kompensierte Hämolyse); **3.** schwere Form (selten) mit hämolyt. Anämie u. meist Vergrößerung der Milz; Splenektomie dabei meist therap. wirksam. Vgl. Sphärozytose, hereditäre.

Ellis-Creveld-Syn|drom (Richard W. E., Päd., Edinburgh, 1902–1966; Simon van C., Päd., Amsterdam, 1894–1971) n: syn. Chondroektodermaldysplasie; seltenes, autosomal-rezessiv mit variabler Expressivität vererbtes Dysplasiesyndrom aus dem Formenkreis der Ektodermaldysplasie*-Syndrome mit Anomalien ektodermaler u. mesodermaler Gewebe; Genlokus 4p16; **Häufigkeit:** unter den Amish 1:200 Geburten; **Sympt.:** chondrodystropher disproportionierter Minderwuchs mit normaler Rumpflänge u. distal zunehmender Extremitätenverkürzung (Mikromelie*), Endgröße 105–160 cm; schmaler Thorax, Beckendysplasie mit Spornbildung des medialen Acetabulums, doppelseitige ulnare Polydaktylie der Hände u. Füße, Nagelhypoplasie, Dysodontie, häufig Verschmelzung der Oberlippe mit der Zahnleiste, Herzfehler (50 % der Fälle), verzögerte geistige Entw.; **Progn.:** insbes. bei Vorliegen eines Herzfehlers erhöhte Letalität im ersten Lebensjahr.

Ellis-Damoiseau-Linie (Calvin E., Arzt, Boston, 1826–1883; Louis-H. D., Arzt, Paris, 1815–1890): (engl.) Ellis' line; obere Begrenzung

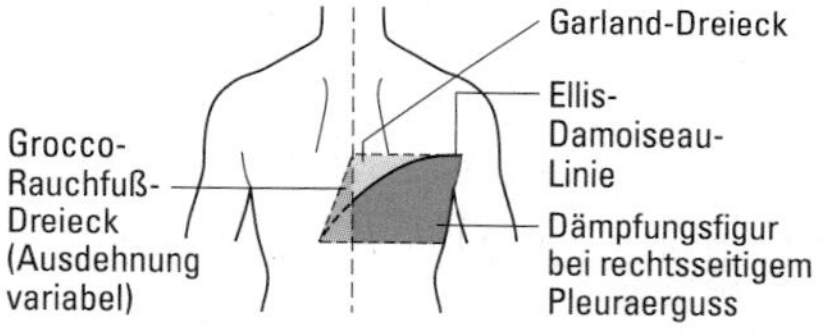

Ellis-Damoiseau-Linie [204]

eines Pleuraergusses* in Form einer nach oben konvexen, parabelförmigen Linie (im Röntgenbild konkav); der höchste Punkt der Kurve liegt in der mittleren Axillarlinie.

Ellison-Syn|drom (Edwin H. E., Chir., Ohio, 1918–1970) n: s. Zollinger-Ellison-Syndrom.

Ellsworth-Howard-Test (Read E., Biochem., Baltimore; John E. H., Biochem., Baltimore) m: auch Phosphaturietest; Funktionstest zur DD bei Hypokalzämie*; **Prinzip:** quant. Bestimmung der Ausscheidung von Phosphat u. cAMP im Urin vor u. nach i. v. Injektion von Parathormon*; normalerweise Steigerung der Phosphaturie um das 5–6fache des Ausgangswerts u. Anstieg des cAMP im Urin auf >12 nmol/min/m^2; bei Hypoparathyroidismus* stärkere, bei Pseudohypoparathyroidismus* keine od. geringe Zunahme der Phosphat- u. cAMP-Ausscheidung.

E|longatio (Ex-*; lat. longus lang) f: Verlängerung, z. B. als E. colli bei Descensus* uteri et vaginae.

Eltern|zeit: (engl.) parents time out; Sonderurlaub mit Kündigungsschutz für Arbeitnehmer, die ein Kind bis zur Vollendung des 3. Lj. selbst betreuen od. erziehen; bislang als Erziehungsurlaub, seit 2001 als E. für diese Zeit (mit teilweiser Übertragungsmöglichkeit auf einen späteren Zeitraum) zu gewähren nach dem „Gesetz zum Erziehungsgeld u. zur Elternzeit" (Bundeserziehungsgeldgesetz, BErzGG) in der Fassung der Bekanntmachung vom 1.12.2000 (BGBl. I S. 1645); während der E. ist Erwerbstätigkeit bis zu einem Umfang von 30 Wochenstunden zulässig. Die E. kann, auch anteilig, von jedem Elternteil allein od. von beiden Eltern gemeinsam genommen werden. Die Zeit des Beschäftigungsverbots nach dem Mutterschutzgesetz* wird i. d. R. auf die E. angerechnet. E. Rei.

El-Tor-Cholera (Cholera*) f: Form der Cholera*, verursacht durch Vibrio cholerae (Biovar eltor).

E

Eluat (lat. eluere, elutus auswaschen, tilgen) n: (engl.) eluate; durch Elution gewonnene Lösung.

E|lution (↑) f: Auswaschung, Eluierung; Trennung einer adsorbierten Substanz vom Adsorptionsmittel mit Hilfe einer Flüssigkeit (Elutionsmittel); vgl. Antikörperelution, Chromatographie.

EM: Abk. für **E**lektronen**m**ikroskop*.

E|manation (lat. emanare ausfließen) f: i. w. S. Freisetzung gasförmiger Materie, i. e. S. Austreten eines gasförmigen radioaktiven Isotops durch Zerfall von Nukliden einer natürlichen Zerfallsreihe*; auch frühere Bez. für das radioaktive Edelgas Radon*.

Embden-Meyerhof-Weg (Gustav E., Physiol., Franfurt a. M., 1874–1933; Otto F. M., Physiol., Heidelberg, Philadelphia, 1884–1951): syn. Glykolyse*.

Embol-: Wortteil mit der Bedeutung hineinwerfen, -legen; von gr. ἐμβάλλειν.

Em|bol|ek|tomie (↑; Ektomie*) f: (engl.) embolectomy; intraluminale Desobliteration* zur op. Entfernung eines art. Embolus, als **direkte** (offene) E. unter Sicht nach Arteriotomie od. **indirekte** E. mit Spezialinstrumenten (z. B. Ringstripper*, Fogarty*-Ballonkatheter), durch Absaugen od. retrogrades Ausspülen nach Gefäßeröffnung zentral od. distal des Verschlusses.

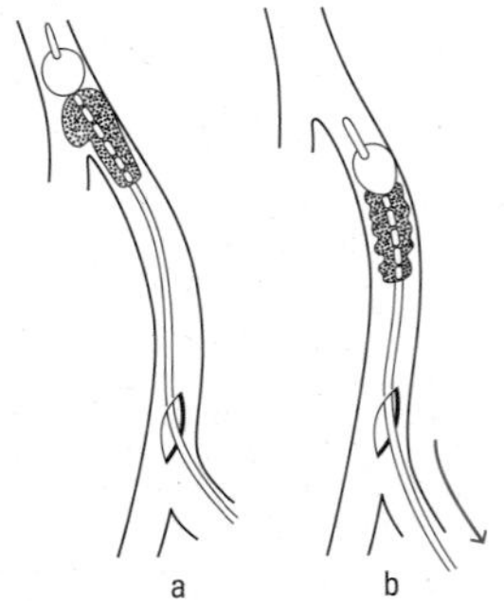

Embolektomie:
indirektes Verfahren mit Ballonkatheter;
a: Nach Einführen des Katheters über die Verschlussstrecke hinaus wird der Ballon aufgeblasen. b: Extraktion des Gerinnsels durch Zurückziehen des Ballons [522]

Em|bolia cutis medicamentosa (↑) f: syn. Nicolau-Syndrom; durch Übertritt von Medikamenten (z. B. Wismut, Phenylbutazon, Penicillin, Chloramphenicol u. kolloidale Substanzen) in art. Gefäße bei fehlerhafter intramuskulärer Injektion* verursachte Medikamentenembolie mit lokalen livedoartigen Veränderungen, Ischämie, evtl. infarktähnl. Nekrosen peripher von der Injektionsstelle, u. U. Schock u. Verbrauchskoagulopathie; **Proph.:** Aspiration vor i. m. Injektion, die außerdem unter möglichst geringem Druck erfolgen sollte.

Em|bolie (↑) f: (engl.) embolism; akute Verlegung eines Gefäßlumens durch einen Embolus*; **Pathophysiol.: 1.** venöse E.: Ursprungsort in einer Vene des großen Blutkreislaufs, v. a. im Bereich der unteren Extremität. Der Embolus gelangt über das rechte Herz in Truncus pulmonalis u. A. pulmonalis u. führt zu einer Lungenembolie*. **2.** arterielle E.: Ursprungsort ist v. a. das linke Herz (Vorhofthrombus*), seltener Aorta od. große Arterien; häufigste Lok. sind extra- u. intrakranielle Gefäße, Gefäße der unteren Extremität u. viszerale Gefäße (s. Tab.); klin. Folgen:

Embolie
Lokalisation und Häufigkeitsverteilung arterieller Embolien

Kopf insgesamt (extra- u. intrakranielle Gefäße)	ca. 60%
obere Extremität insgesamt	ca. 6%
davon: A. axillaris	ca. 3%
A. brachialis	ca. 2,5%
Aa. radialis et ulnaris	ca. 0,5%
viszerale Gefäße insgesamt (Nieren-, Milz- u. mesenteriale Gefäße)	ca. 6%
untere Extremität insgesamt	ca. 28%
davon: (Aorta	ca. 2,5%)
A. iliaca	ca. 5%
A. femoralis	ca. 15,5%
A. poplitea	ca. 4%
Aa. tibiales	ca. 1%

Schlaganfall*, akuter Arterienverschluss*, Mesenterialgefäßverschluss*, Nierenembolie*; **3.** paradoxe E.: Ursprungsort in einer Vene des großen Blutkreislaufs; der Embolus gelangt im Ggs. zur venösen E. durch ein offenes Foramen ovale (z. B. bei Vorhofseptumdefekt) in Arterien des großen Blutkreislaufs u. führt zu Sympt. der arteriellen Embolie; vgl. Emboliesyndrom, pseudoarterielles. **4.** retrograde E.: Ursprungsort ist eine große Vene; der Embolus führt zu einer E. in einer kleinen (retrograden) Vene. Urs. ist wahrscheinlich eine partielle Strömungsumkehr des Bluts (z. B. bei intraabdominaler Druckerhöhung). **Formen: 1.** Thromboembolie*; **2.** Parenchymembolie*; **3.** Bakterienembolie mit Verschleppung von Bakterien bei Sepsis*; **4.** Gasembolie: meist Luftembolie* od. Stickstoffembolie (s. Caisson-Krankheit); **5.** Fettembolie*; **6.** Fruchtwasserembolie*; **7.** Fremdkörperembolie*; **8.** Cholesterolkristall*-Embolie. Vgl. Störungen, rheologische.

Em|bolie|prophylaxe (↑; Prophylaxe*) f: (engl.) prophylaxis of embolism; Maßnahmen zur Verhinderung einer Embolie* (insbes. einer Thromboembolie*); **1.** mechan./physik. E.: s. Thromboseprophylaxe; **2.** medikamentöse E.: **a)** kurzfristig (z. B. perioperativ od. bei Immobilisierung) mit hoch- od. niedermolekularem Heparin*, meist in niedriger Dosierung (sog. Low*-dose-Heparinisierung), bei best. Ind. auch in hoher Dosierung (z. B. bei Vorhofflimmern); **b)** langfristig (insbes. bei kardialen od. vaskulären Erkrankungen) mit oralen Antikoagulanzien (z. B. Cumarinderivate*) od. Thrombozytenaggregationshemmern (v. a. Acetylsalicylsäure); **3.** operative E.: evtl. bei rezidivierender Lungenembolie (z. B. durch Vena*-cava-Blockade).

Em|bolie|syn|drom, pseudo|arterielles (↑) n: (engl.) pseudoembolism; syn. Pseudoembolie; klin. Bild einer arteriellen Embolie* nach chem., mechanischer od. entzündlicher Reizung einer Venenwand; inf. eines sympathisch-vegetativen Reflexes kommt es zu einer reaktiven Kontraktion der zugehörigen Arterie.

em|boli|formis (↑; -formis*): pfropfenförmig.

Em|bolisation, therapeutische (↑) f: (engl.) therapeutic embolization; syn. Katheterembolisation; künstl. Verschluss von Blutgefäßen (meist Arterien) durch intraluminale Applikation von flüssigen (polymerisierenden) Kunststoffen, Kunststoffkügelchen od. -spiralen, Titancoils od. einem Fibrinschwamm über einen Gefäßkatheter; **Ind.:** schwer stillbare, lebensbedrohliche Blutung (z. B. aus Nieren- u. Blasengefäßen, Arrosionsblutungen bei sept. Amputationen), Gefäßfehlbildungen, zur Tumorbehandlung (z. B. Lebertumoren, Metastasen), interventionell zum Verschluss arteriovenöser Fisteln.

Em|bolus (↑) m: in die Blutbahn verschlepptes, nicht im Blutplasma lösliches Gebilde, das eine Embolie* verursacht; ein auf der Bifurkation eines Gefäßes aufgelagerter E. wird als reitender E., ein (bakteriell) infizierter E. als septischer E. bezeichnet.

Embryo (Embryo-*) m od. n: Frucht in der Gebärmutter während der Embryogenese*; vgl. Embryoblast, Fetus.

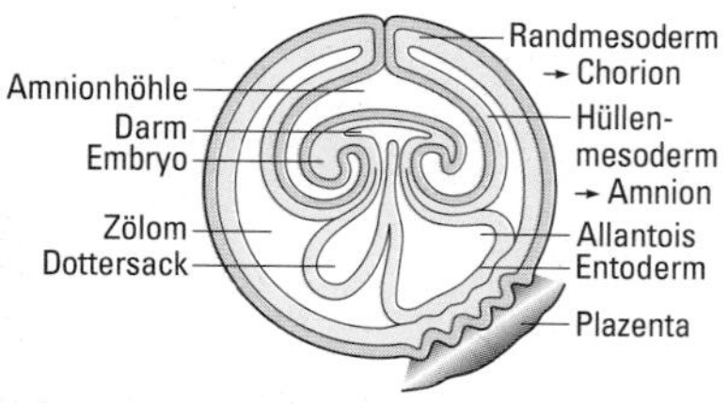

Embryo:
Schema der anatomischen Verhältnisse drei Wochen nach Konzeption [385]

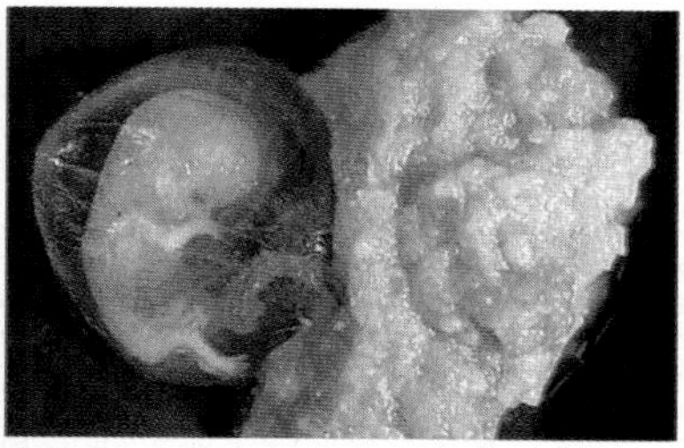

Embryo:
Plazenta mit anhängender Fruchtblase, in dieser sichtbar ein 4 cm langer menschlicher Embryo in der 8. SSW [471]

Embryo-: Wortteil mit der Bedeutung ungeborene Leibesfrucht; von gr. ἔμβρυον.

Embryo|blast (↑; Blast-*) m: (embryol.) sog. Embryonalknoten; Teil der Blastozyste*, aus dem sich über das Stadium der zwei- u. dreiblättrigen Keimscheiben der Embryo* entwickelt.

Embryo|feto|pathia alcoholica (↑; Fet-*; -pathie*) f: syn. Alkoholembryopathie*.

Embryo|feto|pathia dia|betica (↑; ↑; ↑) f: pränatale Entwicklungsstörung inf. eines unerkannten, schlecht eingestellten od. dekompensierten Diabetes* mellitus der Mutter während der Schwangerschaft (auch Gestationsdiabetes*); **Path.:** gesteigerter transplazentarer Glukosetransfer zum Fetus führt zu fetalem Hyperinsulinismus mit folgender funkt. Unreife der fetalen Organe (z. B. Lunge, Leber) u. sog. Insulinmast (Hypertrophie der Organe u. des Fetus). **Diagn.:** (sonographisch) abdominobiparietale Differenz >1 cm, subkutane Fettschicht >4 mm, Dicke des Herzkammerseptums >4 mm (diabetische fetale Kardiomyopathie), u. U. Hydramnion; mögl. **Folgen:** Frühgeburtneigung, Plazentainsuffizienz, Tod des Fetus intrauterin od. unter der Geburt, Schulterdystokie, neonatale Anpassungsstörungen (Hypoglykämie, Hypokalzämie, Hyperbilirubinämie, Atemnotsyndrom); langfristig erhöhte Neigung zu Adipositas, Stoffwechselstörungen u. kardiovaskulären Erkr.; **Proph.** u. **Ther.:** rechtzeitige, optimale Stoffwechseleinstellung der Mutter, Entbindung zum errechneten Geburtstermin. Vgl. Regression, kaudale. W. Str.

Embryo|genese (↑; -genese*) f: (engl.) embryogenesis; Entwicklung des Embryoblasten* (i. w. S. der Zygote*) zum Embryo, die zw. 16. u. 60. Gestationstag stattfindet; Beginn der Organogenese*; vgl. Blastogenese, Fetogenese.

Embryo|logie (↑; -log*) f: Lehre von der pränatalen Entw. (Entw. des Embryos* u. des Fetus*).

Embryonal|entwicklung (↑): s. Embryogenese.

Embryonal|karzinom (↑; Karz-*; -om*) n: (engl.) embryonal carcinoma; extrem seltener, aus Embryonalzellen stammender Keimzelltumor des Ovars (vorwiegend bei Kindern u. jungen Frauen; s. Ovarialtumoren) bzw. des ZNS (vorwiegend in jugendl. Alter; s. Hirntumoren).

Embryonal|kern (↑): (engl.) embryonic nucleus of lens; s. Diskontinuitätszonen.

Embryonal|mole (↑; Mole*) f: (engl.) embryonal mole; Abortivei* mit meist fehlgebildeter od. verkümmerter Embryonalanlage.

Embryonen|schutz|gesetz (↑): Abk. ESchG; am 1.1.1991 in Kraft getretenes „Gesetz zum Schutz von Embryonen" vom 13.12.1990 (BGBl. I S. 2746), das mit den Mitteln des Strafrechts den bes. schwer wiegenden Missbräuchen med. unterstützter Fortpflanzung entgegenzuwirken sucht. Verboten sind insbes. nahezu alle Formen der sog. gespaltenen Mutterschaft (§ 1 Abs. 1 Nrn. 1, 2, 6, 7 u. Abs. 2; s. Ersatzmutter), die gezielte Erzeugung od. die Verwendung menschl. Embryonen zu Forschungs- od. anderen fremdnützigen Zwecken (§ 1 Abs. 1 Nr. 2, § 2), die Gewinnung von mehr Embryonen, als einer Frau innerh. eines Menstruationszyklus übertragen werden sollen (§ 1 Abs. 1 Nr. 5) u. die intratubare Befruchtung od. Übertragung von mehr als drei Eizellen od. Embryonen innerhalb eines Zyklus (§ 1 Abs. 1 Nrn. 3, 4; s. Embryonentransfer); außerdem bestraft das ESchG die gezielte Geschlechtswahl (§ 3), den Gentransfer in menschl. Keimbahnzellen (§ 5), das Klonen, d. h. die künstl. Produktion genet. identischer menschlicher Lebewesen (§ 6), u. die Erzeugung von Chimären (s. Chimärismus) u. Hybriden (§ 7). Künstliche Befruchtung, Embryonen-

E

transfer u. die Konservierung von Embryonen od. sog. imprägnierten Eizellen, d. h. von Eizellen, in die bereits eine menschl. Samenzelle eingebracht od. eingedrungen ist, sind dem Arzt vorbehalten (§§ 9 u. 11); eine Mitwirkungspflicht an diesen Maßnahmen besteht für ihn allerdings nicht (§ 10). Als Embryo i. S. des E. gilt bereits die befruchtete, entwicklungsfähige Eizelle vom Zeitpunkt der Kernverschmelzung an, ferner jede einem Embryo entnommene totipotente Zelle, die sich zu teilen u. zu einem Individuum zu entwickeln vermag (§ 8). Durch das E. unverboten blieben die Insemination homologer od. heterologer Art als solche, die gespaltene Vaterschaft sowie die Kryokonservierung von Embryonen, Ei- u. Samenzellen; Korrekturen des E. in Bezug auf die zurzeit strafbewehrte Präimplantationsdiagnostik* sowie seine Fortschreibung zu einem umfassenden Fortpflanzungsmedizingesetz sind in der Diskussion. Vgl. In-vitro-Fertilisation.

Embryonen|transfer (↑; Transfer*) m: (engl.) embryo transfer; Abk. ET; syn. Embryonenübertragung, Embryonenimplantation; Übertragung einer nach In*-vitro-Fertilisation für ca. 48 Std. in einer spez. Kultur gehaltenen Zygote (meist im 4- bis 8-Zellenstadium) in den zuvor hormonell für die Nidation vorbereiteten Uterus bzw. laparaskop. in den Eileiter; **Ind.:** primäre u. sekundäre Sterilität* bei gegebener Funktionsfähigkeit von Ovarien u. Uterus; Erfolgsrate ca. 28–32 %. Nach dem Embryonenschutzgesetz* gilt für den ET ein Arztvorbehalt; auch sind die Übertragung von mehr als drei Embryonen innerhalb eines Menstruationszyklus auf eine Frau sowie der ET ohne deren Einwilligung strafbar. Gegenüber der Ärztekammer hat der Arzt einen geplanten ET anzuzeigen u. nachzuweisen, dass die (den ET u. a. grundsätzl. auf verheiratete Paare beschränkenden) berufsrechtlichen Anforderungen erfüllt sind; eine ärztl. Mitwirkungspflicht an einem ET besteht nicht. Diagn. Maßnahmen an Embryonen vor dem Transfer in die weibl. Organe sind standesrechtlich grundsätzlich untersagt. Vgl. Präimplantationsdiagnostik.

Embryo|pathia rubeolosa (↑; -pathie*) f: syn. Rötelnembryopathie, Gregg-Syndrom; embryopath. Fehlbildungssyndrom inf. intrauteriner Rötelninfektion bei Erkr. der Mutter an Röteln* während der ersten drei Schwangerschaftsmonate; die Symptomenkonstellation u. -schwere richtet sich nach dem Zeitpunkt der mütterl. Rötelninfektion (im 1. Schwangerschaftsmonat v. a. Augenanomalien, im 2. Schwangerschaftsmonat v. a. Herzfehler u. ZNS-Anomalien, im 3. Schwangerschaftsmonat v. a. Innenohrschädigung). Nach neueren Erkenntnissen besteht auch eine Gefährdung des Fetus während der späteren Schwangerschaftsphase (Fetopathia rubeolosa). **Sympt.:** Augen: v. a. Cataracta congenita, fakultativ mit Glaukom, Mikrophthalmie, Augenhintergrundveränderungen (Pseudoretinitis pigmentosa); Herz: v. a. Herzscheidewanddefekte u. Ductus arteriosus apertus, Pulmonalstenose; ZNS: Mikrozephalie, psychomotor. Retardierung u. a. Sympt. einer ZNS-Schädigung (Bewegungsstörungen, epilept. Anfälle); Ohren: v. a. Innenohrschwerhörigkeit; als Zeichen einer noch floriden Inf. bei Geburt Hepatosplenomegalie, thrombozytopenische Purpura, Anämie u. a.; persistierende Infektiosität des Säuglings noch nach Mon. post partum möglich; **Diagn.:** Nachweis spezif. IgM-Röteln-Virusantikörper im kindl. (sowie mütterl.) Serum, Liquoruntersuchung (fakultativ Enzephalomyelitis mit Pleozytose u. Eiweißerhöhung, Virusnachweis); Rötelnprophylaxe: s. Röteln, Impfkalender (Tab.).

Embryo|pathie (↑; ↑) f: (engl.) embryopathy; intrauterine Entwicklungsstörung des Embryos* während der Embryogenese*; **Urs.: 1.** Pränatalinfektion* (z. B. Embryopathia* rubeolosa); **2.** Stoffwechselerkrankung (z. B. Gestationsdiabetes, Embryofetopathia* diabetica); **3.** chron. Sauerstoffmangel (z. B. Plazentainsuffizienz*); **4.** chem. u. physik. Noxen (u. a. Medikamente, z. B. Thalidomid, Morphin, Zytostatika, Chinin, Trimethadion, Genussmittel u. Drogen, Umweltgifte, ionisierende Strahlen). Vgl. Fehlbildung, kongenitale; Gametopathie; Fetopathie, Alkoholembryopathie.

Embryo|tomie (↑; -tom*) f: (engl.) embryotomy; op. Zerstückelung eines intrauterin abgestorbenen Fetus zur Erleichterung der vaginalen Geburtsbeendigung; wird nur noch sehr selten ausgeführt.

Embryo|toxizität (↑; Tox-*) f: (engl.) embryotoxicity; Fähigkeit eines Agens zu einer tox. Wirkung während der Embryogenese mit der mögl. Folge letaler od. teratogener Effekte, Wachstumsretardierung usw. (s. Fehlbildung, kongenitale); embryotoxisch wirken: **1.** chem. Substanzen, z. B. Thalidomid, Methotrexat, Androgene, Retinoide u. Alkohol; **2.** physik. Faktoren, z. B. ionisierende Strahlung; **3.** biol. Faktoren, z. B. Röteln-Viren; **4.** Sauerstoffmangel. Vgl. Embryopathie, Pränataltoxikologie, Teratogenität.

Embryo|toxon (↑; ↑) n: **1.** E. anterius (syn. Arcus lipoides juvenilis): im Kindes- u. Jugendalter vorkommende ringförmige Trübung am Rand der Cornea inf. paralimbärer Fettablagerungen bes. i. R. von Fettstoffwechselstörungen u. blauen Skleren; vgl. Arcus lipoides corneae; **2.** E. posterius (Axenfeld-Anomalie): bei ca. 15 % aller Augen, häufiger bei Glaukom vorkommende prominente Schwalbe-Linie (ringförmige kollagene Verstärkung des Trabeculum corneosclerale).

EMD: Abk. für **E**inzel**m**aximal**d**osis*.

Emedastin (INN) n: Benzimidazolderivat; Antihistaminikum zur sympt. Ther. einer saisonalen allergischen Konjunktivitis; vgl. Antihistaminika.

Eme|pronium|bromid (INN) n: Parasympatholytikum, Spasmolytikum; **Ind.:** v. a. bei Spasmen im Urogenitaltrakt.

Emery-Dreifuß-Muskel|dys|trophie (Dys-*; Troph-*) f: (engl.) Emery-Dreifuß muscular dystrophy; X-chromosomal-rezessiv vererbte Form der progressiven Muskeldystrophien* mit Mangel an Emerin (Protein der nukleären Membran, insbes. in Muskelzellen; Genlokus Xq28), selten auch als autosomal-dominant od. -rezessiv vererbte (phänotypisch identische) Variante mit Mutation im Lamin-A/C-Gen (Genlokus 1q21.2); **Klin.:** progrediente Muskelschwäche mit Beginn zw. 6. u. 19. Lj., frühe Kontrakturen (bes. des Ellenbogens), Kardiomyopathie, Hypoventilation; häufig verkürzte Lebenserwartung. A. Moe.

Emesis (gr. ἐμεῖν sich erbrechen) f: auch Vomitus; Erbrechen*.

Emesis gravidarum (↑) f: Schwangerschaftserbrechen; bei ca. 50 % aller Schwangeren auftretendes Erbrechen, nahezu typisch in der Frühschwangerschaft, meist 2–4 Wo. nach Empfängnis beginnend u. abklingend i. d. R. zw. 12. u. 16. SSW, auch nach Absterben des Fetus; überwiegend als morgendliches Nüchtern-Erbrechen (Vomitus matutinus) nach Übelkeit; **Urs.:** unklar; Deutung als Anpassungsstörung bei schwangerschaftsbedingter Änderung von hormoneller, metabol. u. immun. Situation, deren Intensität psychoreaktiv individuell verstärkt werden kann; Übergang in Hyperemesis* gravidarum möglich.

Emetika (↑) n pl: (engl.) emetics; Pharmaka, die Erbrechen* bewirken; **1.** Ipecacuanha-Sirup (enthält Emetin*) wirkt reflektorisch über sensorische Fasern des N. vagus der Magenschleimhaut. **2.** Apomorphin* greift zentralnervös an u. stimuliert die D_2-Rezeptoren (vgl. Dopaminrezeptoren) der Area postrema (chemorezeptive Trigger-Zone der Medulla oblongata). **Verw.:** nur im Notfall bei Vergiftung zur Magenentleerung; **cave:** Aspirationsgefahr bei Bewusstseinseinschränkung; keine E. bei Ingestion ätzender Substanzen, schaumbildender Chemikalien od. org. Lösungsmittel; ZNS-, Atem- u. Kreislaufdepression bei Apomorphin.

Emetin n: (engl.) emetine; Cephaelin-3-methylether; Alkaloid aus Ipecacuanha*; Protoplasma- u. Kapillargift mit emetischer u. (reflektorisch die Bronchialsekretion anregender) expektorativer Wirkung; früher gebräuchl. als Adjuvans bei Inf. mit Entamoeba histolytica; hohe Toxizität.

EMG: Abk. für **E**lektro**m**yo**g**raphie*.

EMG-Syn|drom n: Kurzbez. für **E**xomphalos-**M**akroglossie-**G**igantismus-Syndrom; s. Beckwith-Wiedemann-Syndrom.

E|migration (lat. emigrare auswandern) f: s. Diapedese, Migration.

E|minentia (lat. eminere herausragen) f: (anat.) Vorsprung, Erhöhung; z. B. bei Knochen.

E|minentia arcuata (↑) f: durch den vorderen Bogengang hervorgerufene Vorwölbung an der Vorderseite der Felsenbeinpyramide.

E|minentia ilio|pubica (↑) f: flache Erhebung an der Verwachsungsstelle zw. Os ilium u. Ramus sup. ossis pubis.

Eminentia inter|condylaris (↑) f: Knochenerhebung zw. den Gelenkflächen der Tibiakondylen; Anheftungstelle der Kreuzbänder.

E|minentia medialis fossae rhombo|ideae (↑) f: beidseits neben der medianen Längsfurche der Rautengrube liegende Erhebung durch den Kern des N. abducens u. das innere Fazialisknie.

E|minentia pyramidalis (↑) f: Knochenhohlkegel in der hinteren, medialen Paukenhöhlenwand, enthält den M. stapedius.

E|missarien (lat. emissarium kleiner Abzugskanal) n pl: (engl.) emissaries; venöse Anastomosen zw. den Blutleitern der Dura mater, Diploevenen u. oberflächl. Schädelvenen.

E|mission (lat. emittere, emissus aussenden, ausstoßen) f: **1.** (physik.) Aussendung von elektromagnetischen Wellen* od. von Elementarteilchen*; **2.** (ökolog.) Abgabe von festen, flüssigen od. gasförmigen Stoffen, von Strahlen, Wärme, Geräuschen, Lärm, Erschütterungen usw. an die Umgebung; vgl. Umwelttoxikologie, Immission.

E|missionen, oto|akustische (↑) f pl: (engl.) otoacoustic emissions; Abk. OAE; nach akust. Reizen vom Ohr ausgehende Geräusche, die wahrscheinl. in aktiven Kontraktionen äußerer Haarzellen ihren Ursprung haben u. deren Intensität i. d. R. unterhalb der Hörschwelle liegt; sie fehlen bei Sinneszellschäden, die eine Schwerhörigkeit von mehr als 30 dB verursachen. Bei ca. einem Drittel der Normalhörenden sind OAE auch ohne von außen einwirkende akust. Reize registrierbar (spontane otoakustische Emissionen; Abk. SOAE). Die Registrierung der OAE gehört zu den objektiven Funktionsprüfungen des Innenohrs; Anw. als Hör-Screening bei Risikokindern ab der Geburt, zur Früherfassung ototoxischer (medikamentöser) Schädigungen, zum Ausschluss von Simulation, Aggravation od. psychogener Schwerhörigkeit bei Begutachtungen u. zur dd Abklärung zw. kochleärem u. retrokochleärem Schaden. Vgl. Audiometrie, Pädaudiologie. H. Ger.

E|missions|computer|tomo|graphie (↑; -tom*; -graphie*) f: (engl.) emission-computer-assisted tomography; Abk. ECT; syn. Schichtszintigraphie; rechnergestütztes Schnittbildverfahren der Szintigraphie*; die von dem im Pat. inkorporierten Radionuklid ausgehende Strahlung kann mit Hilfe von rotierenden Detektoren einer Gammakamera* (Single-Photon-Emissionscomputertomographie, Abk. SPECT) bzw. von spez. Ringdetektoren (Positronen-Emissionscomputertomographie, Abk. PET) rechnergestützt registriert u. abgebildet werden. Bei der SPECT kommen gammastrahlende Radionuklide, bei der PET positronenstrahlende Radionuklide zum Einsatz. **Anw.:** v. a. in der Myokardszintigraphie*, Hirnszintigraphie* u. Tumorszintigraphie.

E|missions|spektrum (↑) n: (engl.) emission spectrum; Bereich elektromagnetischer Wellen*, der nach Anregung von Atomen od. Molekülen in Gasen, Flüssigkeiten od. Festkörpern ausgesandt wird; **Mechanismen** der Anregung: Elektronenstoß (Leuchtstoffröhre), thermische Anregung (Glühlampe, Flammenphotometrie) u. opt. Anregung (Fluoreszenz). Je nach gegenseitiger Beeinflussung der Atome bzw. Moleküle erhält man ein Linienspektrum (einzelne Atome in Gasen u. Dämpfen), ein Bandenspektrum (Moleküle in Gasen u. Dämpfen) od. ein kontinuierliches Spektrum (Flüssigkeiten u. Festkörper).

EMIT: Abk. für (engl.) **e**nzyme **m**ultiplied **i**mmuno**t**echnique; sog. homogener Enzym*-Immunassay; **Prinzip:** das zu untersuchende Antigen verdrängt enzymmarkiertes Testantigen gleichen Typs aus einer Immunkomplexbindung mit spezif. Antikörpern; das Markerenzym wird dadurch aktiviert u. photometr. bestimmbar; seine Konz. ist proportional dem gesuchten Antigen. Vgl. ELISA.

Emmert-Nagel|plastik (Carl E., Chir., Bern, 1812–1902; -plastik*) f: (engl.) Emmert's onychoplasty; seitl. Weichteilresektion ohne Nagelverschmälerung bei eingewachsenem Großzehennagel; s. Nagelkeilexzision, Nagel, eingewachsener. D. Buc.

Emmet-Operation (Thomas A. E., Gyn., New York, 1828–1919; Operation*) f: plastische Rekonstruktion des Gebärmutterhalses nach Emmet*-Riss.

Emmet-Riss (↑): (engl.) Emmet's tear; narbig abgeheilter (geburtsbedingter) Zervixriss* mit nachfolgendem Fluor, Narbenbeschwerden, spastischen Reizzuständen u. gestörter Konzeption; vgl. Emmet-Operation.

Em|metr|opie (gr. ἔμμετρος im Maß; Op-*) f: (engl.) emmetropia; Abk. E; Normalsichtigkeit; Achsenlänge u. Brechwert des Auges stehen zu-

E

einander im richtigen Verhältnis; die aus dem Unendlichen parallel ins Auge einfallenden Strahlen werden in einem auf der Netzhaut liegenden Brennpunkt vereinigt. Vgl. Ametropie.

Emmonsiella capsulata f: syn. Emmonsia; geschlechtl. Stadium des Pilzes Histoplasma* capsulatum.

Emodine n pl: (engl.) emodins; Hydroxymethylanthrachinon-Derivate, die Bestandteil vieler pflanzl. Abführmittel (Senna, Frangula, Aloe, Rheum u. a.) sind u. nach erfolgter Spaltung der Glykosidbindung die eigentl. abführende Wirkung der Anthrachinone durch Verstärkung der Dickdarmperistaltik verursachen.

E

E|mollientia (lat. emollire weich machen) n pl: (engl.) emollients; die Haut erweichende Mittel wie Seife, Fette, Glycerol; i. w. S. auch warme Umschläge u. spez. Massageverfahren; **Anw.:** bei Entzündungen, lokalen Dermatosen, Keloiden u. zur Hautpflege.

EMO-Syn|drom n: Kurzbez. für **E**xophthalmus-**M**yxödem-**O**steoarthropathie-Syndrom; s. Myxödem.

E|motion (lat. emovere, emotus herausbringen, erschüttern) f: Gefühl, Gemütsbewegung; vgl. Affektivität.

E|motions|stupor (lat. emovere, emotus herausbringen, erschüttern; Stupor*) m: (engl.) emotional stupor; syn. Schreckstarre, auch Affektschock; abnorme Erlebnisreaktion* mit i. Allg. vorübergehendem Ausfall der psych. Funktionen (affektive Lähmung) u. evtl. auch körperl. Lähmungserscheinungen; wird durch extreme Angst (z. B. bei Unfall, Katastrophe) hervorgerufen u. führt evtl. zu neurotischer Entw. od. psychotischen Episoden. Vgl. Angst, Sperrung.

Em|pathie (En-*; -pathie*) f: (engl.) empathy; emotionale Einfühlung in die Erlebensweise einer fremden Person; therap. wichtig in der Arzt-(Therapeut-)Patient-Beziehung, insbes. in der Psychiatrie u. Psychotherapie; vgl. Gesprächspsychotherapie.

Em|peri|polesis (↑; gr. περιπολεῖν herumwandeln) f: Fähigkeit best. Zellen (z. B. Lymphozyten, Plasmazellen) in andere Zellen (z. B. Epithel- od. Endothelzellen) einzudringen, sie zu durchwandern u. wieder zu verlassen; z. B. bei Emigration aus dem Blutstrom durch die Gefäßwand hindurch in das Gewebe.

Empfängnis: (engl.) conception; syn. Konzeption; zur Befruchtung* führender Koitus*.

Empfängnis|verhütung: s. Kontrazeption.

Empfängnis|zeit, gesetzliche: in § 1600 d Abs. 3 BGB festgelegte Phase vom 181. bis zum 300. Tag (bis zum 30.6.1998: 302. Tag) vor dem Tag der Geburt eines Kindes (jeweils einschl.), innerhalb derer die Möglichkeit einer Empfängnis durch Beischlaf als gegeben angenommen wird; die Zeitbestimmung war wichtig zur Durchsetzung bzw. Abweisung von Unterhaltsansprüchen bei Vaterschaftsvermutungen; heute ergänzt durch DNA-Analyse (s. Abstammungsbegutachtung); Lebendgeburten sind auch nach einer Tragezeit <181 Tage möglich.

Empfindung: (engl.) feeling, sensation; subjektive Wahrnehmung eines Sinnesreizes; vgl. Sensibilität, Sinneszentren.

Empfindungs|dis|soziation (Dissoziation*) f: (engl.) sensory dissociation; s. Sensibilitätsstörungen.

Em|physem (gr. ἐμφυσᾶν hineinblasen) n: (engl.) emphysema; Aufblähung; Ansammlung von Gasen (z. B. als Fäulnisemphysem durch gasbildende Bakterien) od. Luft in ungewöhnl. Maß in bereits lufthaltigen Geweben u. Organen (z. B. Lungenemphysem*) od. in Geweben ohne Luftgehalt (z. B. Hautemphysem*).

Em|physema aquosum (↑) n: syn. Lungenballonierung*.

Em|physema mediastinale (↑) n: Mediastinalemphysem*.

Em|physema pulmonum (↑) n: syn. Lungenemphysem*.

Em|physema sub|cutaneum (↑) n: Hautemphysem*.

Em|physem, kon|genitales lobäres (↑) n: (engl.) congenital lobar emphysema; seltene Fehlbildung der Lungen beim Säugling, meist im Bereich des linken Oberlappens; **Sympt.:** zunehmende Dyspnoe u. Zyanose, exspirator. Keuchen, später rezidiv. Pneumonien; **Pathol.:** Knorpelhypoplasie des afferenten Bronchus; **Diagn.:** röntg.; **Ther.:** Resektion des emphysemat. Lungenteils. Vgl. Swyer-James-Syndrom.

Em|physem, uni|lobäres (↑) n: syn. Swyer*-James-Syndrom.

Em|plastrum (gr. ἐμπλάσσειν beschmieren, einhüllen) n: (engl.) plaster; Pflaster; (pharmaz.) nur noch selten verwendete Arzneimittelzubereitung zur äußerlichen Anw., deren Grundmasse überwiegend Bleisalze der in Fetten, Öl, Wachs od. Harz vorkommenden Fettsäuren enthält.

Em|pyem (gr. ἐμπύημα Eiterherd) n: (engl.) empyema; Eiteransammlung in einer präformierten Körperhöhle durch direkte od. fortgeleitete Infektion, z. B. als Gallenblasenempyem, Gelenkempyem; **Ther.:** op. Eröffnung, Drainage, Spülungen, Antibiotika. Vgl. Abszess.

Em|pyema necessitatis (↑) n: Pleuraempyem*, das über einen Brustwandabszess nach außen durchbricht.

Em|pyem der Gallen|blase (↑) n: (engl.) gallbladder empyema; s. Cholezystitis.

Em|pyem der Gelenke (↑) n: eitrige Arthritis*.

Em|pyem|rest|höhle (↑): (engl.) empyemic residual cavity; nach Entfernen des Eiters nicht ausheilende Höhle.

Em|pyem, sub|durales (↑) n: (engl.) subdural empyema; Eiteransammlung zw. Dura mater u. Arachnoidea; seltene Kompl. eitriger Inf. v. a. der Nasennebenhöhlen, seltener des Ohrs mit insgesamt hoher Letalität; u. U. inf. von Schädeltraumen u. hämatogener Inf. eines subduralen Hämatoms*; **Sympt.:** akuter Verlauf mit Fieber, Kopfschmerz, Bewusstseinsstörung; **Diagn.:** Pleozytose u. Eiweißvermehrung im Liquor cerebrospinalis; Computertomographie; **Ther.:** neurochir., Antibiotika; **DD:** diffuse Meningitis.

EMS: Abk. für **E**osinophilie*-**M**yalgie-Syndrom.

Emser Salz: (engl.) Ems salt; natürlich vorkommendes Salz; befeuchtet (bei Inhalation von isoosmot. Lösungen) die Atemwege u. fördert die Ziliarmotorik der Nasen- u. Trachealschleimhaut; **Verw.:** zur begleitenden Ther. bei Bronchitis; **Kontraind.:** Asthma bronchiale.

EM-Test m: Kurzbez. für **E**lektrophorese-**M**obilitätstest; s. Makrophagen-Elektrophorese-Mobilitätstest.

E|mulgatoren (lat. emulgere, emulsus ausschöpfen) m pl: (engl.) emulsifiers; Stoffe, die die Bildung einer Emulsion* ermöglichen u. deren Stabilität erhöhen; oberflächenaktive Stoffe, deren Moleküle aus einem hydrophoben u. einem hydrophilen Anteil bestehen u. die daher die Oberflächenspannung in den kleinen Partikeln der dispersen Phase herabsetzen. Bei Überwiegen des hydrophoben Molekülanteils entsteht eine Wasser-in-Öl-Emulsion, bei Überwiegen des hydrophilen Anteils eine Öl-in-Wasser-Emulsion. Die zusätzl. verwendeten Stabilisatoren (hochmolekulare Verbindungen) wirken durch Erhöhung der Viskosität der homogenen Emulsionsphase u. sind entweder hydrophob od. hydrophil. Die Emulgierung von Nahrungsfetten durch Gallensäuren (als E.) ist die Voraussetzung für ihre Resorbierbarkeit im wässrigen Milieu der Darmmukosa (s. Fettstoffwechsel).

E|mulgierung (↑): (engl.) emulsification; Herstellung einer Emulsion*; i. R. der Verdauung* von Nahrungsfett werden Triglyceride* im Dünndarm v. a. von Gallensäuren* emulgiert, eine Voraussetzung für die hydrolyt. Aktivität der Pankreaslipase u. die Bildung von Mizellen* aus Fettsäuren, Monoacylglyceriden u. Phosphatiden.

E|mulsi|fikation (↑; lat. facere tun) f: (engl.) phaco-emulsification; (ophth.) Zertrümmerung des Augenlinsenkerns bei Staroperation*.

E|mulsin (↑) n: Gemisch aus β-Glykosidasen, das in Samen von Steinobst u. in Mandeln vorkommt u. natürl. (z. B. Amygdalin*, Zellobiose*) u. synthet. Glykoside* hydrolysiert.

E|mulsion (↑) f: grobdispers verteilte, z. T. makroskop. erkennbare Teilchen (Größe >0,1 μm; Mikronen) einer Flüssigkeit in einer anderen (Dispersionsmittel); bei **Öl-in-Wasser-E.** ist die innere, disperse Phase hydrophob (Fett, Öl) u. die äußere (Dispersionsmittel Wasser) hydrophil; bei **Wasser-in-Öl-E.** ist es umgekehrt; vgl. Kolloid, Emulgatoren.

En-: Wortteil mit der Bedeutung in – hinein, innerhalb; von gr. ἐν.

-en: Endung, die in der systemat. Nomenklatur der org. Chemie das Vorhandensein einer Doppelbindung anzeigt; Dien: zwei Doppelbindungen, Trien: drei Doppelbindungen im Molekül; z. B. Buten: $CH_3—CH=CH—CH_3$, Butadien: $CH_2=CH—CH=CH_2$; vgl. -an, -in.

Enalapril (INN) n: Antihypertonikum, ACE*-Hemmer.

En|amelo|blasten m pl: (engl.) enameloblasts; syn. Adamantoblasten; Schmelzbildner; innere Schicht des inneren Schmelzepithels des Schmelzorgans*; vgl. Zahnschmelz.

Enamelum (engl. enamel Glasur, Schmelz) n: Zahnschmelz*.

En|anthem (En-*; gr. ἀνθεῖν hervorsprießen, blühen) n: (engl.) enanthema; entzündl. Veränderungen im Bereich der Schleimhäute.

En|arthron (↑; Arthr-*) n: Fremdkörper im Gelenk.

En|arthrosis (BNA, JNA; ↑; ↑; -osis*) f: Nussgelenk; vgl. Gelenkformen.

En-bloc-Re|sektion (frz. im Ganzen; Resektion*) f: (engl.) en bloc resection; erweiterte Radikaloperation eines malignen Tumors, wobei neben dem Primärtumor zur Einhaltung der onkologisch notwendigen Radikalität gleichzeitig auch evtl. mitbefallene Nachbarorgane u. -strukturen entfernt werden.

En|cephal-: s. a. Enzephal-.

En|cephalitis japonica (Enkephal-*; -itis*) f: s. Enzephalitis, japanische.

En|cephalitis leth|argica (↑; ↑) f: syn. Economo-Enzephalitis; früher auch A-Enzephalitis; von 1916–1926 in Mitteleuropa u. Nordamerika epidemische, danach äußerst seltene (vermutl. viral bedingte) Polioenzephalitis (s. Enzephalitis) mit Entw. eines postenzephalitischen Parkinson*-Syndroms in ca. 60 % der Fälle.

En|cephalo|myelitis dis|seminata (↑; Myel-*; -itis*) f: syn. Multiple* Sklerose.

En|cephalon (↑) n: (anat.) Gehirn*.

En|cephalo|pathia myo|clonica infantilis (↑; -pathie*) f: syn. Kinsbourne*-Syndrom.

En|cephalo|pathia saturnina (↑; ↑) f: Enzephalopathie* durch Bleivergiftung*.

En|cheiresis (En-*; Cheir-*) f: Handgriff, Operation.

en|chondral (↑; Chondr-*): im Knorpel liegend; vgl. Knochenwachstum.

En|chondrom (↑; ↑; -om*) n: (engl.) enchondroma; Chondrom* innerh. eines Knochens; häufigster Tumor der kleinen Röhrenknochen an Hand u. Fuß; Vork. auch an großen Röhrenknochen u. am Becken, meist in der Diaphyse, selten in der Metaphyse; multiples Auftreten mit maligner Entartung (20 %) möglich; **Urs.:** versprengte Knorpelzellen; **Sympt.:** Schwellung der Phalangen, oft Spontanfraktur als Erstsymptom; **Ther.:** Kürettage u. Auffüllen mit Spongiosa, ggf. Resektion; **DD:** Knochentumoren*. Vgl. Enchondromatose Ollier, Maffucci-Syndrom.

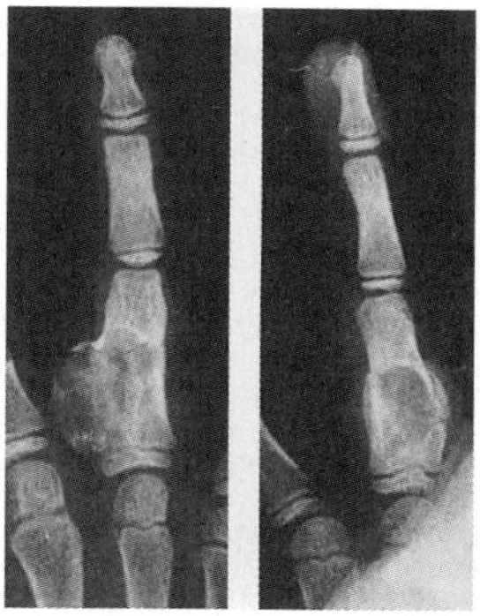

Enchondrom der Fingerknochen [540]

En|chondro|matose, generalisierte (↑; ↑; ↑; -osis*) f: (engl.) generalized enchondromatosis; autosomal-rezessiv erbl., im 1. Lj. einsetzende Extremitätendeformierung mit Ausbildung multipler metaphysealer Enchondrome (v. a. im Handbereich) u. Platyspondylie (s. ums. Abb.).

En|chondro|matose Ollier (↑; ↑; ↑; ↑; Louis X. O., Chir., Lyon, 1830–1900) f: (engl.) Ollier's disease; einseitig od. unregelmäßig auftretende Dysplasie der Röhrenknochen; **Sympt.:** verkürzte u. verformte Extremitäten, Verbreiterung der Metaphysenregion, Kyphoskoliose, pathol. Frakturen; röntg. tumorartige strahlentransparente Knochendefekte (hyaliner Knorpel) der Metaphysen, die sich bis in die Diaphyse erstrecken, selten maligne Entartung. Vgl. Maffucci-Syndrom.

-enchym: Wortteil mit der Bedeutung eingießen, füllen; von gr. ἐγχεῖν.

Encircling endocardial ventriculotomy (engl.): Abk. EEV*.

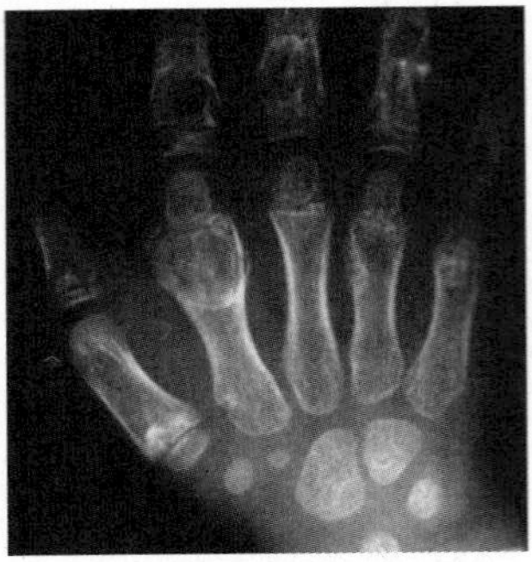
Enchondromatose, generalisierte [480]

End-: auch Endo-; Wortteil mit der Bedeutung innen; von gr. ἔνδον.

End|angiitis ob|literans (↑; Angio-*; -itis*) **f:** syn. Thrombangiitis* obliterans.

End|aortitis (↑; Aorta*; -itis*) **f:** Entz. der Intima der Aorta (Endarteriitis), oft i. R. rheumatischer Erkrankungen* od. bei Inf. (z. B. Endaortitis syphilitica).

End|arteri|ek|tomie (↑; Arteri-*; Ektomie*) **f:** s. Thrombendarteriektomie.

End|arterien (↑; Arteri-*) **f pl:** (engl.) end arteries, terminal arteries; Arterienzweige, die das Ende einer größeren Arterie bilden u. nicht unter sich od. mit anderen Arterien anastomosieren; wichtig für die Folgen von Embolie u. Thrombose. Die Äste der A. cerebri media im Großhirn sind sämtl. E., ebenso die A. centralis retinae. Die Kranzgefäße des Herzens sind funktionelle E., da die Anastomosen nicht genügend ausgebildet sind.

End|arteriitis (↑; ↑; -itis*) **f:** (engl.) endarteritis; Entz. der innersten Arterienwand; z. B. Endaortitis*.

End|arteriitis ob|literans (↑; ↑; ↑) **f:** s. Thrombangiitis obliterans.

End|darm: Bez. für Colon u. Rektum.

En|demie (gr. ἔνδημος einheimisch, im Volk) **f:** (engl.) endemic infection; ständiges Vork. einer Erkr. in einem begrenzten Gebiet; vgl. Epidemie, Pandemie.

end|ergon (End-*; Erg-*)**:** (engl.) endergonic; energieaufnehmend; Eigenschaft von z. B. chem. Reaktionen, die mit der Aufnahme von freier Energie einhergehen.

en|dermal (En-*; Derm-*)**:** intrakutan, in der Haut, in die Haut; z. B. Injektion.

Ender-Nagelung (Joseph E., Chir., Wien, geb. 1915)**:** (engl.) Ender's operation; Verf. der Osteosynthese* bei proximalen u. pertrochantären Oberschenkelfrakturen; 3–4 gebogene elast. Rundnägel werden am Femurkondylus medial eingeschlagen, verlaufen durch die Markhöhle u. den Schenkelhals u. fassen die Spongiosa des Hüftkopfs. Vgl. Marknagelung.

End|gruppen: (engl.) end groups; (chem.) funktionelle Gruppen an den Enden oligo- od. polymerer Naturstoffe od. Laborprodukte; z. B. freie Carboxyl- u. Aminogruppen bei den Aminosäureketten von Proteinen u. Peptiden; wichtig zur Analyse der Eiweißkörper.

End|hirn: Telencephalon*; vgl. Gehirn.

En|di|ole n pl: (engl.) endiols; org. Verbindungen mit der Gruppe —COH═COH— (z. B. Ascorbinsäure*); instabile E. entstehen z. B. im schwach alkal. Milieu aus Glukose, Mannose u. Fruktose.

Endo-Agar (Shigeru E., Bakteriol., Kioto, 1869–1937) **m:** Nährmedium zur Differenzierung von lactosepositiven u. -negativen Enterobacteriaceae*.

Endo|amylase (End-*) **f:** syn. Alphaamylase; s. Amylasen.

Endo|blast|tumor (↑; Blast-*; Tumor*) **m:** s. Endotheliom.

Endo|brachy|ösophagus (↑; Brachy-*; Ösophagus*) **m:** Barrett*-Ösophagus mit kranialer Verlagerung der Schleimhautgrenze vom Ösophagus zum Magen; vgl. Brachyösophagus.

Endo|bronchial|tubus (↑; Bronchi-*; Tubus*) **m:** (engl.) endobronchial tube; Tubus zur selektiven Intubation* des rechten od. linken Hauptbronchus für die Beatmung* eines Lungenflügels bei lungenchir. Eingriffen; Lagekontrolle durch fiberoptische Bronchoskopie. **Formen:** Gordon-Green-E. (Intubation des rechten Hauptbronchus), Brompton-E., Macintosh-Leatherdale-E., Machray-E., Thompson-E. (Intubation des linken Hauptbronchus); weitgehend durch den Doppellumentubus* abgelöst.

Endo|carditis lenta (↑; Kard-*; -itis*) **f:** s. Endokarditis.

endo|gen (↑; -gen*)**:** (engl.) endogenous; **1.** im Körper selbst entstanden, nicht von außen zugeführt; **2.** aus der bes. Anlage des Körpers hervorgegangen, ohne nachweisbare äußere Ursache von innen heraus entstanden (z. B. bei Psychosen i. S. von weder org. bedingt noch psychogen); Ggs. exogen.

Endo|kard (↑; Kard-*) **n:** (engl.) endocardium; Endocardium; innerste Herzwandschicht (seröse Haut); besteht aus einer Endothelschicht, die einem an elast. Fasern reichen Bindegewebe aufliegt; ihre Duplikatur bildet die Herzklappen.

Endo|kard|fibro|elastose (↑; ↑; Fibr-*; gr. ἐλαστός dehnbar; -osis*) **f:** (engl.) endocardial fibroelastosis; Fibroelastosis endocardiaca; Verdickung des Endokards mit Vermehrung der elastischen u. kollagenen Fasern; Hypertrophie auch des Myokards führt zu progressiver Einengung v. a. des li. Ventrikels; häufig Mitbeteiligung von Mitral- bzw. Aortenklappen; **Formen: 1.** angeborene/familiäre E. mit unklarer Ätiol.; **2.** entzündliche/infektiöse E., oft nach intrauteriner Virusmyokarditis (Coxsackie-B-Viren, Paramyxoviren); **3.** sekundäre E. bei Herzfehlern mit erhöhter Druckbelastung, Myokarditis, Myokardosen u. degen. neuromuskulären Erkr.; **Klin.:** meist akuter (bzw. fulminanter) Verlauf mit irreversibler kardialer Dekompensation, Dyspnoe, Zyanose u. Hepatomegalie innerh. der ersten Lebenswochen od. -monate; nur bei 25 % der Kinder chron. Verlauf mit Herzinsuffizienz u. Dystrophie; **Diagn.:** Echokardiographie, Herzkatheterisierung (bei intrakardialer Druckmessung sog. frühdiastolischer Dip typisch), Endokardbiopsie zur histol. Abgrenzung von anderen Formen der Kardiomyopathie*, röntg. Kardiomegalie; im EKG Zeichen der Linksherzhypertrophie* mit schwerer Repolarisationsstörung; **Ther.:** symptomat. (Herzglykoside, Diuretika, ACE-Hemmer, organische Nitrate), evtl. Herztransplantation. Vgl. Endomyokardfibrose.

Endo|kard|fibrosen (↑; ↑; ↑; -osis*) f pl: s. Endomyokardfibrose, Endokardfibroelastose.

Endo|karditis (↑; ↑; -itis*) f: (engl.) endocarditis; Entz. des Endokards (Herzinnenhaut), die durch entzündl. Veränderungen der Klappensegel zu Herzklappenfehlern* führt; **Urs.:** früher häufig rheumatisches Fieber*, heute zunehmend nach op. Klappenersatz durch künstliche Herzklappen*, durch Ausweitung invasiver intensivmed. Maßnahmen sowie bei intravenöser Drogenabhängigkeit; **Formen: 1.** nichtinfektiöse E.; **a)** Endocarditis verrucosa rheumatica: rheumatische E. als infektallerg. Mitbeteiligung der Herzklappen nach Inf. mit betahämolysierenden Streptokokken der Gruppe A, z. B. nach Angina tonsillaris; **b)** seltene Formen: atyp. verruköse E. i. R. des Libman*-Sacks-Syndroms, Endomyokardfibrosen*, Endocarditis fibroplastica (syn. Löffler-E.; auf die Klappen übergreifende Endokardverdickung ungeklärter Ätiol.); Endokardbeteiligung bei Karzinoid*, Spondylitis* ankylosans, rheumatoider Arthritis*; **2.** infektiöse E. (Endocarditis septica) durch eine Besiedlung der schlecht mit Blut versorgten, oft vorgeschädigten Herzklappen od. des Endokards mit mehr (akute E.) od. weniger (subakute E.) virulenten Bakt. od. auch Pilzen; **a)** akute E.: häufig nach schweren Op. u. bei allg. Abwehrschwäche, älteren Pat. u. Drogenabhängigen; Err.: häufig Staphylokokken, seltener Streptokokken der Gruppe D, Enterokokken, andere gramnegative Bakterien, Pilze (z. B. Candida-Species); Sympt.: Temperaturen meist über 39 °C, Bewusstseinstrübung, Kompl. durch art. Embolien in Gehirn, Niere u. Milz; Herzgeräusche können fehlen; **b)** subakute E. (Endocarditis lenta): protrahierte Verlaufsform, häufig nach Zahnextraktionen auftretend; Err.: meist alphahämolysierende Streptokokken (Streptococcus viridans); schlechte Abwehrlage prädisponierend; Sympt.: Temperaturen weniger hoch (um 38 °C), Appetitmangel, Gewichtsverlust, Herz- u. Gelenkbeschwerden, Auftreten art. Embolien (in der Haut als sog. Osler*-Knötchen), petechiale Blutungen an Stamm, Extremitäten u. Augenhintergrund, Herzklappenfehler frühzeitig nachweisbar, Zeichen der Herzinsuffizienz, Anämie, Zyanose, Ikterus, Milztumor; **Diagn.:** Erregernachweis durch wiederholte Blutkulturen (entscheidend), BKS beschleunigt, Leukozytose (gering bei subakuter E.) mit Linksverschiebung, Anämie, Abnahme der Albumine bei Zunahme der Alpha-2-, später Gammaglobuline; **Ther.:** Behandlung der Grunderkrankung, Antibiotikagabe nach Erregernachweis; **Proph.:** bei Pat. mit angeb. od. erworbenen Herzfehlern Antibiotikabehandlung bei diagn. od. therap. Eingriffen (z. B. Zahnbehandlung, Tonsillektomie, instrumentelle Untersuchungen des Verdauungs- od. Urogenitaltrakts, Inzision von Hautabszessen), bei denen es zu einer Bakteriämie kommen kann; **Kompl.:** kardiogene art. Embolie*.

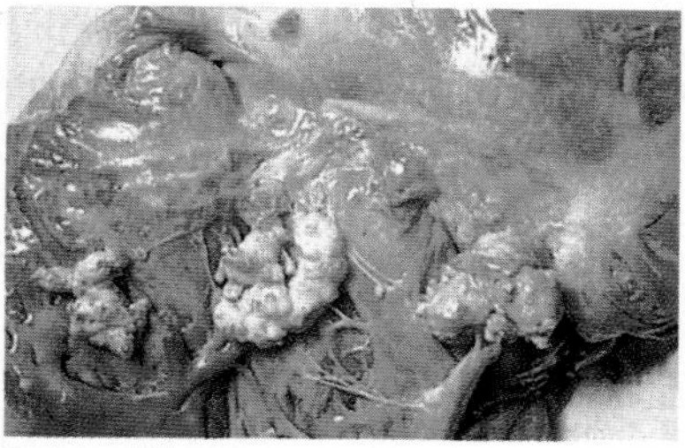

Endokarditis:
globuläre Thromben bei Endokarditis der Trikuspidalklappe des Herzens [471]

Endo|kard|kissen (↑; ↑): (engl.) endocardial cushions; (embryol.) Wucherung des Endokards an den (intermetameren) Engen des Herzschlauchs, aus denen im Lauf der Embryonalentwicklung die Herzklappen hervorgehen.

Endo|kranium (↑; Krani-*) n: inneres Periost der Schädelknochen, gebildet von der Dura* mater.

endo|krin (↑; -krin*): (engl.) endocrine; in das Blut absondernd; s. Drüsen.

Endo|krino|logie (↑; ↑; -log*) f: (engl.) endocrinology; Lehre von der Morphologie u. Funktion endokriner Drüsen u. von den Hormonen sowie deren Regelungs- u. Wirkungsmechanismen.

Endo|krino|pathien (↑; ↑; -pathie*) f pl: (engl.) endocrinopathies; Bez. für Krankheiten, bei denen hormonelle Störungen ursächlich u. krankheitsbestimmend im Vordergrund stehen; **Urs.: 1.** Erkr. endokriner Drüsen mit: **a)** vermehrter Hormonproduktion, z. B. bei Hyperplasie des Drüsengewebes, reifen Adenokarzinomen; **b)** Hormonmangel od. fehlender Hormonproduktion bei Zerstörung endokrin aktiven Drüsengewebes, z. B. inf. von Entz., Fibrose, Autoimmunkrankheiten, durch Tumorinfiltration od. metastatisch bedingt, bei gestörter Durchblutung, nach Traumen u. op. Entfernung der Drüse; **2.** Störung regulator. Vorgänge; **3.** Hormonbildungsstörungen inf. pathol. Enzymsysteme (z. B. bei adrenogenitalem Syndrom); **4.** veränderte Ansprechbarkeit der peripheren Erfolgsorgane auf Hormone inf. von Rezeptordefekten (z. B. bei testikulärer Feminisierung); **5.** paraneoplastisches Syndrom*; **sekundäre** E. sind entgleiste hormonelle Reaktionen bei ursächlich nicht endokrinen Erkr. (z. B. sek. Hyperparathyroidismus bei Calciferolmangel).

Endo|limax nana (↑; gr. λεῖμαξ Nacktschnecke) f: apathogene Darmamöbe des Menschen; Ø ca. 10 μm; reife Zysten eiförmig mit vier Kernen, Ø 8–10 μm; vgl. Entamoeba, Protozoen.

Endo|lymph|angiitis pro|liferans (↑; Lymph-*; Angi-*; -itis*) f: s. Lymphangiopathia obliterans.

Endo|lymphe (↑; ↑) f: (engl.) endolymph; die Flüssigkeit im häutigen Labyrinth.

Endo|metriose (↑; gr. μήτρα Gebärmutter; -osis*) f: (engl.) endometriosis; Vork. von endometriumähnlichem Gewebe außerh. der physiol. Schleimhautauskleidung der Uterushöhle, das ähnlichen zykl. Veränderungen unterworfen ist wie das Endometrium*; **Ätiol.:** nicht genau bekannt; vermutlich Folge eines kontinuierl. pathol. Tiefenwachstums od. Verschleppung u. Implantation von menstruell abgestoßenem Endometrium, evtl. auch Metaplasie von embryonalem Zölomepithel; **Vork.:** im geschlechtsreifen Alter; Rückbildung nach der Menopause; **Einteilung** nach der Lok.: **1.** Endometriosis genitalis externa, v. a. in Ovarien (sog. Schokoladenzyste*) u. Douglas-Raum, auch Tuben u. Lig. sacrouterina; **2.** Endometriosis extragenitalis, z. B. in Bauchdecke, Harnblase, Lunge; **Sympt.:** v. a. mit dem Menstruationszyklus assoziierte Schmerzen (Dysmenorrhö) von zunehmender Intensität; bei Verwachsungen u. fibröser Gewebeorganisation evtl. Dauerschmerzen, bei retrozervikaler E. Kreuz- u. Kohabitationsschmerzen, Sterilität, Infertilität; **Diagn.:** bimanuelle Palpation, Laparoskopie, evtl. Zysto- u. Rektoskopie; **DD:** Adenomyose*, früher Endometriosis uteri interna; **Ther.:** bei isolierten Herden laparoskop. od. konventionelle op. Entfernung, bei diffuser Metastasierung od. Inoperabilität Hormonbehandlung mit Gestagenen (direkte Hemmung der Proliferation des Endometriums), Danazol (Hemmung der FSH- u. LH-Sekretion der Hypophyse) od. GnRH-Agonisten (zentrale Hemmung der Gonadotropinsekretion).

E

Endo|metritis (↑; ↑; -itis*) f: Entz. der Gebärmutterschleimhaut (Endometrium*); **Formen** (differenziert nach Lok. bzw. Zeitpunkt des Auftretens): **1.** E. corporis; **2.** E. cervicis, klin. meist als Zervizitis* bezeichnet; **3.** E. puerperalis (E. nach einer Geburt); **4.** E. post abortum. Eine aszendierende Infektion* mit Ausbildung einer E. wird u. a. durch intrauterine Manipulationen (z. B. Einlage eines Intrauterinpessars) od. organische Urs. (submuköse Myome, Korpuspolyp od. Korpuskarzinom) begünstigt. **Sonderformen:** E. gonorrhoica (s. Gonorrhö), Endometritis* tuberculosa, E. senilis (meist aszendierende bakt. Infektion mit E. coli, begünstigt durch Östrogenmangel); **Verlauf:** bei Übergreifen vom Endometrium auf das Myometrium Ausbildung einer **Endomyometritis**, bei Übergreifen auf die Lymphbahnen des Parametriums einer **Parametritis***; evtl. weitere Aszension mit nachfolgender Salpingitis, Adnexitis u. u. U. Pelviperitonitis.

Endo|metritis tuberculosa (↑; ↑; ↑) f: Endometritis* durch i. d. R. von den Eileitern deszendierende Inf. der Funktionalis (Abstoßung in der Menstruation) od. der Basalis (fortschreitende Inf. mit Tuberkelbildung im Myometrium möglich) mit Mycobacterium* tuberculosis. Vgl. Genitaltuberkulose.

Endo|metrium (↑; ↑) n: Schleimhaut des Corpus uteri; besteht aus einschichtigem hohem Epithel sowie der gefäß- u. zellreichen Lamina propria aus retikulärem Bindegewebe mit tubulären Drüsen; Unterteilung in die der Muskulatur benachbarte **Basalis** (Regenerationsschicht) u. die den zyklischen hormonalen Veränderungen unterworfene **Funktionalis**. Bei Eintritt einer Schwangerschaft entwickelt sich die Funktionalis zur Dezidua*. Vgl. Menstruationszyklus.

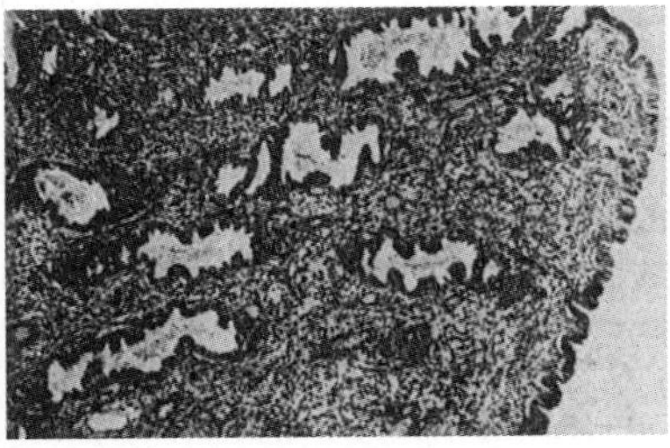
Endometrium:
normales Bild in mittlerer Sekretionsphase
[65]

Endo|metrium|bi|opsie (↑; ↑; Bio-*; Op-*) f: syn. Strichkürettage*.

Endo|metrium|hyper|plasie (↑; ↑; Hyper-*; -plasie*) f: s. Hyperplasie, glandulär-zystische; Hyperplasie, adenomatöse; Stromahyperplasie.

Endo|metrium|karzinom (↑; ↑; Karz-*; -om*) n: syn. Korpuskarzinom*.

Endo|metrium|sarkom (↑; ↑; Sark-*; -om*) n: s. Uterussarkome.

Endo|mitose (↑; gr. μίτος Faden, Kette; -osis*) f: (engl.) endomitosis; Verdoppelung der DNA u. Spaltung der Chromosomen ohne Auflösung der Kernmembran u. ohne Ausbildung einer Teilungsspindel, wodurch polyploide Kerne mit vielfachen Chromosomensätzen entstehen. Vgl. Mitose.

Endo|myces dermatitidis (↑; Myk-*; Derm-*) m: syn. Blastomyces* dermatitidis.

Endo|myo|kard|fibrose (↑; My-*; Kard-*; Fibr-*; -osis*) f: (engl.) endomyocardial fibrosis; Abk. EMF; autoimmun. bedingte, v. a. in Afrika u. Indien auftretende Kollagenose mit Verdickung des Endokards u. Fibrosierung des Myokards (restriktive Kardiomyopathie*); führt zur Herzinsuffizienz*. Vgl. Endokardfibroelastose.

Endo|myo|karditis (↑; ↑; ↑; -itis*) f: (engl.) endomyocarditis; kombiniertes Auftreten von Endokarditis* u. Myokarditis*; Vork. v. a. bei rheumatischem Fieber*.

Endo|myo|metritis (↑; ↑; gr. μήτρα Gebärmutter; -itis*) f: s. Endometritis.

Endo|mysium (↑; ↑) n: s. Muskelgewebe.

endo|nasal (↑; Nasus*): innerh. der Nase.

Endo|neural|scheide (↑; Neur-*): (engl.) endoneural sheath; der Schwann*-Scheide der peripheren Nervenfaser aufliegende feine Hülle, bestehend aus Basalmembran u. Gitterfaserhäutchen; steht mit dem Endoneurium in Verbindung.

Endo|neurium (↑; ↑) n: s. Nervengewebe.

Endo|nukleasen (↑; Nucl-*) f pl: s. Nukleasen.

Endo|parasit (↑; Parasiten*) m: (engl.) endoparasite; syn. Entozoon; innerh. des Organismus einer anderen Species lebender tierischer Schmarotzer; E. des Menschen sind z. B. Protozoen* u. Helminthes*; Ggs. Ektoparasit; vgl. Parasiten.

Endo|peptidasen (↑) f pl: s. Proteasen.

Endo|phlebitis (↑; Phleb-*; -itis*) f: Entzündung des Endothels einer Vene.

Endo|phlebitis ob|literans (↑; ↑; ↑) f: Endophlebitis mit nachfolgender Thrombose*; s. Thrombangiitis obliterans, Mondor-Krankheit.

Endo|phlebitis portalis (↑; ↑; ↑) f: syn. Pylephlebitis*.

End|ophthalmitis (↑; Ophthalm-*; -itis*) f: Entz. der Augeninnenräume; **Formen: 1.** bakterielle od. mykotische E. nach perforierender Verletzung, Hornhautulzeration od. intraokulärer Op.; kann innerh. von Std. zur Erblindung führen; Ther.: Antibiotika, Vitrektomie; vgl. Panophthalmie; **2.** phakogene E.: einseitige anteriore u. posteriore Uveitis* inf. Autoimmunisierung* gegen Linsenproteine; Auftreten u. U. nach extrakapsulärer Kataraktextraktion mit Verbleib größerer Linsenreste; vgl. Ophthalmia sympathica.

endo|phytisch (↑; Phyt-*): (engl.) endophytic; nach innen wachsend; z. B. in das Lumen von Hohlorganen wachsende Tumoren.

Endo|plasma (End-*; -plasma*) n: (engl.) endoplasm; innerer Zytoplasmaanteil, umgeben von Ektoplasma*.

Endo|prothese (↑; Prothese*) f: (engl.) endoprosthesis; **1.** (orthop.) Ersatzstück aus Fremdmaterial, das einem erkrankten od. zerstörten Gewebe- bzw. Organteil (z. B. Hüft-, Knie-, Ellenbogengelenk) nachgebildet ist u. in das Innere des Körpers eingebracht wird; z. B. Totalendoprothese* der Hüfte mit alloplast. Ersatz von

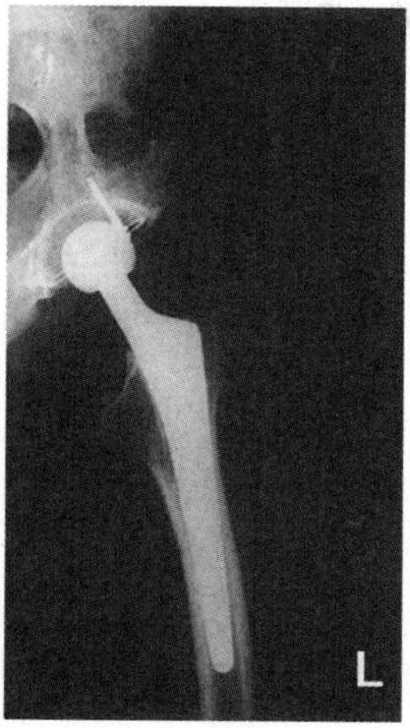

Endoprothese:
röntg. Darstellung einer Totalendoprothese des linken Hüftgelenks [396]

Kopf u. Pfanne bei Koxarthrose; **2.** (chir.) endoskopisch platziertes Kunststoffröhrchen, Tubus oder Stent zur Überbrückung od. Drainage bei Stenosen, Strikturen u. Tumoren. Vgl. Implantate, Osteosynthese, Prothese.

Endo|pyelo|tomie (↑; Pyel-*; -tom*) f: (engl.) endopyelotomy; endoskop. Schlitzung des verengten pelvi-ureteralen Segments bei angeb. od. entzündl. Harnleiterabgangstenose*. B. Sch.

Endorem (↑) n: Kontrastmittel für die Kernspintomographie* zum Nachw. von Lebertumoren.

Endo|rhachis (↑; Rhachi-*) f: äußeres Blatt der Dura mater spinalis; Periost des Wirbelkanals.

End|orphine n pl: (engl.) endorphins; Kurzbez. für **end**ogene **M**o**rphine**; endogene Opiatanaloga; Peptide mit stark analget. morphinähnlicher Wirkung, die aus Hypophyse u. Nervensystem isoliert werden können. Biosynthet. entstehen sie aus den strukturverwandten Vorläuferproteinen Proopiomelanocortin* (α-, β-, γ-, δ-Endorphin, Neoendorphine), Proenkephalin (Enkephaline) u. Prodynorphin (Dynorphine). **Funktion:** zur Steuerung vegetativer Funktionen durch Aktivierung endorphinerger Neurone können E. als Neurotransmitter, Neuromodulatoren od. Hormone wirken, z. B. bei Verarbeitung sensor. Afferenzen, Regulation der Körpertemperatur, Kontrolle der hypophysären Inkretion, Steuerung von Antrieb u. Verhalten sowie Hemmung der Darmmotilität. β-Endorphin u. Enkephaline wirken über μ-, Dynorphin u. Leu-Enkephaline über κ-, Enkephaline über δ-Rezeptoren.

Endo|salpinx (End-*; Salpinx*) f: s. Eileiter.

Endo|skop (↑; Skop-*) n: (engl.) endoscope; röhren- od. schlauchförmiges Instrument zur Endoskopie, das mit einem opt. System, bestehend aus Objektiv u. Okular (als prograde od. Seitenblickoptik), einer Beleuchtungseinrichtung (v. a. Einspiegelung von Kaltlicht*) u. meist mit Spül- u. Absaugvorrichtungen sowie Kanälen zum Einführen von spez. Instrumenten (z. B. Biopsiezangen, Metallschlingen) ausgestattet

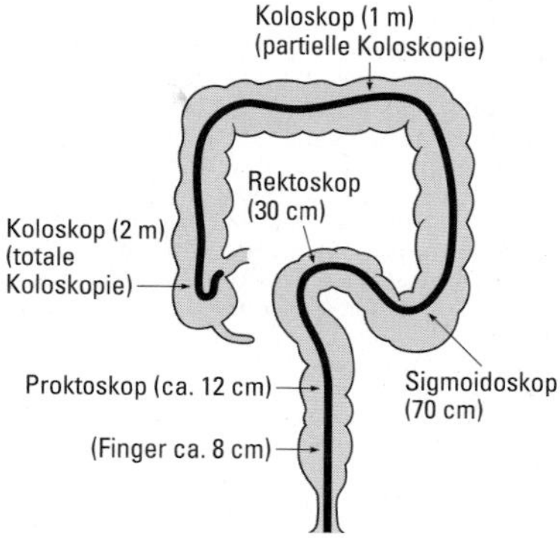

Endoskop:
Reichweite verschiedener Endoskope

ist; als starres E. (Metallhohlzylinder) od. flexibles E. (sog. Fiberendoskop mit Glasfaseroptik*), bei dem u. U. eine Abwinkelung der Instrumentenspitze um bis zu 180° in zwei Ebenen möglich ist (v. a. bei endoskop. Untersuchungen im Bereich des Magen-Darm-Trakts wichtig). In Abhängigkeit vom Zweck werden E. von versch. Länge u. mit unterschiedl. Durchmesser verwendet.

Endo|skopie (↑; -skopie*) f: (engl.) endoscopy; Ausleuchtung u. Inspektion von Körperhohlräumen u. Hohlorganen mit Hilfe eines Endoskops; als diagnostische E. mit der Möglichkeit zur Entnahme einer Gewebeprobe (Biopsie*) zur histol. Untersuchung, evtl. in Komb. mit Röntgendiagnostik (z. B. als ERC, ERCP) od. Ultraschalldiagnostik (sog. Endosonographie*), sowie zur Durchführung kleinerer op. Eingriffe unter visueller Kontrolle (z. B. Elektro- od. Laserkoagulation, endoskop. Polypektomie, Papillotomie, Fremdkörperentfernung, Sklerosierung bzw. Gummibandligatur von Ösophagusvarizen).

Endo|sono|graphie (↑; lat. sonare tönen; -graphie*) f: (engl.) endosonography; intraluminale sonograph. Darstellung von Hohlorganen u. angrenzenden Strukturen zur Diagn. pathol. Veränderungen sowie zum Staging maligner Tumoren, bes. zur Beurteilung der Infiltrationstiefe von gastrointestinalen Wandprozessen (Ösophagus-, Magen-, Pankreas-, Rektumkarzinom); auch transrektal (Prostatasonographie) od. transvaginal; s. Endoskopie, Ultraschalldiagnostik.

Endo|sporen (↑; Spora*): s. Sporen.

End|ost (↑; Ost-*) n: (engl.) endosteum; die Knochenbinnenräume auskleidende einschichtige Lage von Bindegewebezellen, unterlagert von retikulären Fasern; die Zellen können sich bei Bedarf zu Osteoblasten* od. Osteoklasten* differenzieren. W. Ric.

End|ost<u>o</u>se (↑; ↑; -osis*) **f:** (engl.) endostosis; von der Innenseite der Kompakta bzw. Kortikalis nach innen (in Richtung Markraum) gerichtete, überschießende Knochenneubildung; vgl. Hyperostose.

Endo|th<u>e</u>l (↑; gr. θηλεῖν aufsprossen, erblühen) **n:** (engl.) endothelium; einschichtiges Plattenepithel als Innenauskleidung der Gefäße; vgl. Epithelgewebe.

Endo|thel<u>i</u>ne n pl: (engl.) endothelins; Abk. ET; vasoaktive Polypeptide, die u. a. von Endothelzellen der Arterien gebildet werden; das überwiegend vorkommende ET-1 (21 Aminosäurereste) wird durch ein ET-Konversionsenzym aus Proendothelin (38 Aminosäurereste) frei gesetzt. Produktion u. Freisetzung werden z. B. durch Scherkräfte, Thrombin, Angiotensin II u. Interleukin I stimuliert. **Wirkung:** ET wirken antagonistisch; sie binden an glatten Gefäßmuskelzellen an ET_A-Rezeptoren, bei Endothelzellen an ET_B-Rezeptoren. Die Bindung an ET_A-Rezeptoren führt zu starker Vasokonstriktion (10- bis 100-mal stärker als Angiotensin II u. Noradrenalin); die Bindung an ET_B-Rezeptoren führt zur Freisetzung von Stickstoffmonoxid* u. damit zur Vasodilatation. Ihre Wirkung ist von kurzer Dauer u. lokal begrenzt. Aus dem Bronchialepithel isolierte ET verursachen Spasmen der glatten Muskulatur der Atemwege. Evtl. mitogener Effekt auf glatte Muskelzellen u. best. Nierenzellen; **Bedeutung:** Regulation des Blutdrucks; erhöhte Plasmaspiegel bei Pat. mit Hämangioendotheliom, fortgeschrittener Arteriosklerose u. schwerer Hypertonie. G. Hüb.

Endo|theli<u>o</u>m (Endothel*; -om*) **n:** (engl.) endothelioma; Endoblasttumor; Neubildung aus Endothelzellen; s. Epitheliom, Mesotheliom, Meningeom.

endo|th<u>e</u>rm (↑; Therm-*)**:** (engl.) endothermal, endothermic; wärmebenötigend; Eigenschaft einer chem. Reaktion, bei deren Ablauf Energie benötigt wird; die Reaktion verläuft mit sog. negativer Wärmetönung. Vgl. exotherm.

endo|thorak<u>a</u>l (↑; Thorax*)**:** (engl.) endothoracic; innerh. des Brustkorbs.

Endo|tox|äm<u>i</u>e (↑; Tox-*; -ämie*) **f:** (engl.) endotoxemia; Einstrom von Membranbestandteilen gramnegativer Bakterien aus dem Darm ins Blut; **Urs.:** minderperfusionsbedingte Permeabilitätserhöhung bei extremer Dauerbelastung untrainierter Personen; kann vereinzelt zu Rhabdomyolyse u. Nekrosenbildung (z. B. am Herzmuskel) führen.

Endo|tox<u>i</u>ne (↑; ↑) n pl: s. Toxine.

Endo|tox<u>i</u>n|schock (↑; ↑)**:** s. Schock, septisch-toxischer.

endo|trache<u>a</u>l (↑; Trachea*)**:** innerh. der Luftröhre.

Endo|trache<u>a</u>l|tubus (↑; ↑; Tubus*) m**:** (engl.) endotracheal tube; Beatmungstubus für die orale od. nasale endotracheale Intubation*; eine Tubusmanschette (sog. Cuff) am trachealen Ende dient zur Abdichtung der Trachea. Beispiele für klinisch eingesetzte **Tubustypen** (s. Abb.): **1.** Magill-Tubus: leicht gekrümmter Standardtyp; **2.** Woodbridge-Tubus: flexibler E. (durch eingebettete Metallspirale weitgehend gegen Abknicken od. Kompression gesichert); **3.** Kuhn-Tubus: S-förmig gebogener orotrachealer E.; **4.** Oxford-non-kinking-Tubus (Kurzbez. ONK-Tubus): starrer, rechtwinklig gebogener orotrachealer E.; **5.** Cole-, Demming-, Loennecken-Tubus: E. ohne Cuff für Säuglinge u. Kleinkinder, die den besonderen anat. Verhältnissen Rechnung tragen.

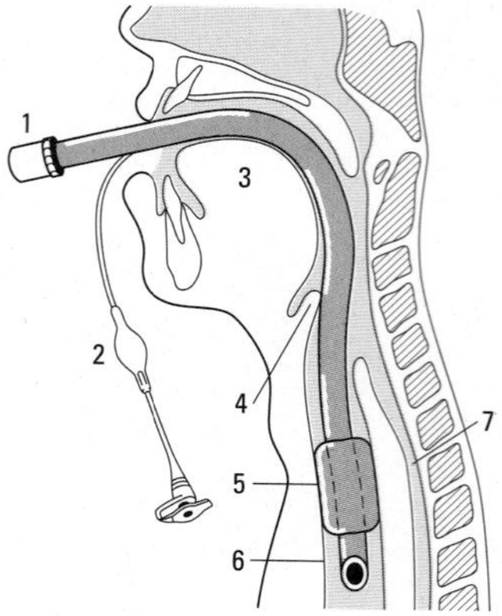

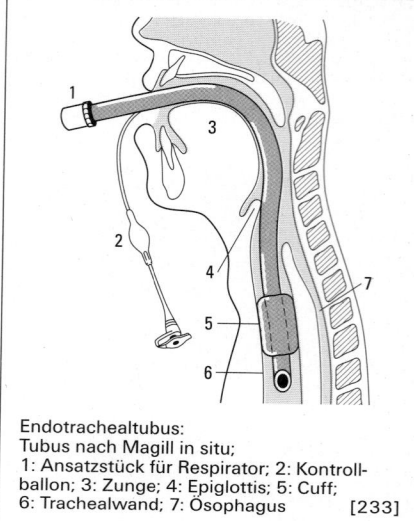

Endotrachealtubus:
Tubus nach Magill in situ;
1: Ansatzstück für Respirator; 2: Kontrollballon; 3: Zunge; 4: Epiglottis; 5: Cuff; 6: Trachealwand; 7: Ösophagus [233]

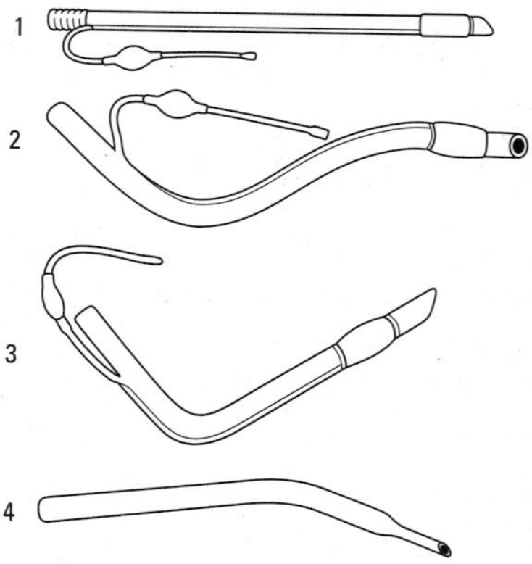

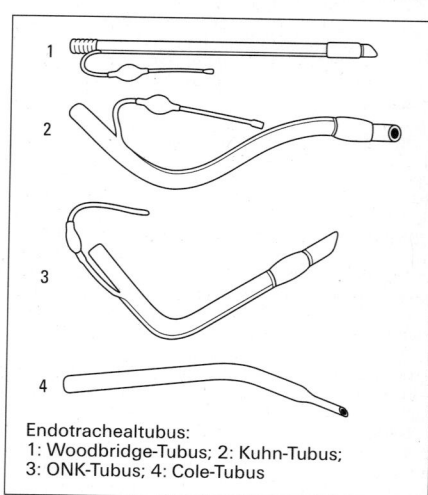

Endotrachealtubus:
1: Woodbridge-Tubus; 2: Kuhn-Tubus; 3: ONK-Tubus; 4: Cole-Tubus

End|oxid<u>a</u>se (↑; Ox-*) **f:** s. Zytochromoxidase.

Endo|z<u>e</u>rvix (↑; Cerv-*) **f:** s. Cervix uteri.

Endo|zyt<u>o</u>se (↑; Zyt-*; -osis*) **f:** (engl.) endocytosis; Aufnahme von Makromolekülen u. Partikeln in gelöster (Pinozytose*) od. fester Form (Phagozytose*) in die Zelle durch einen Vesikulationsvorgang der Zellmembran; vgl. Exozytose, Zytopempsis.

End|platte, mot<u>o</u>rische: (engl.) motor end plate; neuromuskuläre Synapse; Endigungsbereich einer motorischen Nervenfaser (präsynaptische Membran) auf einer Muskelfaser (postsynaptische Membran); die marklose Nervenendigung enthält zahlreiche Mitochondrien u. Vesikel, in denen Acetylcholin* gespeichert ist, das bei Erregung der m. E. freigesetzt wird u. zur Erregung der Muskelmembran führt; Abbau des Acetylcholins durch die Acetylcholinesterase*

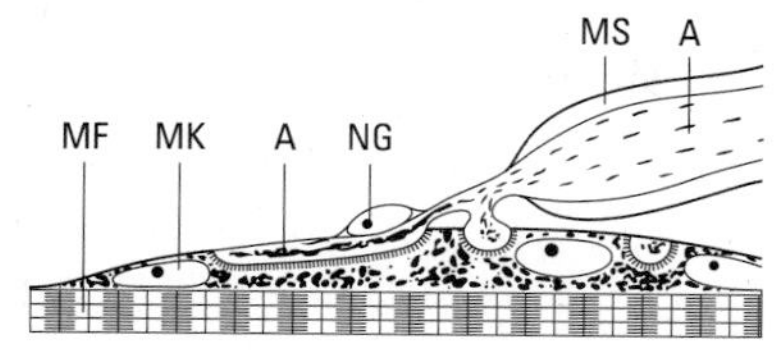

Endplatte, motorische:
A: Axon; NG: Neuroglia; MS: Markscheide;
MK: Muskelzellkern; MF: Myofibrille [532]

ermöglicht die Repolarisation der m. E.; Depolarisation der m. E. durch periphere Muskelrelaxanzien*, Blockierung durch Curare*; vgl. Bahn, motorische.

End|platten|potentiale n pl: (engl.) end-plate potentials; s. Elektromyographie.

End|strom|bahn: (engl.) terminal vessels; syn. terminale Strombahn; der aus Arteriolen, Kapillaren u. postkapillaren Venen (Venolen) bestehende, die Mikrozirkulation bestimmende Abschnitt des Gefäßsystems; nach hämodynam. Definition der neutrale Bereich des terminalen Kapillarbetts zw. arteriellem Influx u. venösem Efflux (Wendepunkt des Kreislaufs); Funktion: nutritive Blutversorgung (Stoff- u. Gasaustausch zw. Blut u. Gewebe), Aufrechterhaltung des thermalen u. Ionenmilieus. Vgl. Schock, Sludge-Phänomen.

End|wirt: (engl.) definitive host; Organismus im Lebenszyklus von Parasiten* mit Wirtswechsel* (z. B. Helminthes, Protozoen mit Zweiwirtzyklus), in welchem die sexuelle Reifung u. Vermehrung stattfindet; vgl. Zwischenwirt, Reservewirt.

End-zu-End-Ana|stomose (Anastomose*) f: (engl.) end-to-end anastomosis; s. Anastomose.

End-zu-Seit-Ana|stomose (↑) f: (engl.) end-to-side anastomosis; s. Anastomose.

En|ergie (gr. ἐνέργεια Tätigkeit, Wirksamkeit) f: (engl.) energy; Abk. E; Bez. für die Fähigkeit eines Systems, Arbeit* zu verrichten; SI-Einheit Joule* (J):

$$\begin{aligned} 1\ \text{Joule (J)} &= 1\ \text{Newton} \cdot \text{Meter (Nm)} \\ &= 1\ \text{Wattsekunde (Ws)} \\ &= 1\ \text{Volt} \cdot \text{Ampere} \cdot \text{Sekunden (V·A·s)} \end{aligned}$$

Atomphysikalische Energieeinheit: Elektronvolt* (eV):

$$1\ \text{eV} = 1{,}602 \cdot 10^{-19}\ \text{Joule (J)}$$

Energieformen: mechan. (kinet. od. potentielle), elektrische, magnetische, chem., Wärme- u. Kernenergie können ineinander übergehen; ihre Summe bleibt im geschlossenen System stets konstant (Energieerhaltungssatz). Die spez. Relativitätstheorie zeigt in der Einstein-Gleichung die Äquivalenz von Masse (m) u. Energie (E):

$$E = m \cdot c^2$$

Dabei ist c die Lichtgeschwindigkeit im Vakuum. Die Umwandlung von Masse in E. (u. umgekehrt) wird im Bereich ionisierender Strahlung* bei Paarbildung* u. Paarvernichtung* bes. deutlich.

En|ergie|abgabe, basale (↑): (engl.) basal energy expenditure; s. Harris-Benedict-Gleichung.

En|ergie|äqui|valent (↑; Äquivalent*) n: s. Äquivalent, energetisches.

En|ergie|dosis (↑; Dosis*) f: (engl.) absorbed dose; Formelzeichen D; die durch ionisierende Strahlung* je Massenelement auf Materie übertragene u. dort absorbierte Energie; in Körpergeweben kann diese Energie biol. Wirkungen auslösen (s. Äquivalentdosis). SI-Einheit: Gray (Gy) bzw. Joule pro Kilogramm (J/kg), frühere Einheit Rad (rd): 1 Gy = 1 J/kg = 100 rd; s. Dosis.

En|ergie|dosis|leistung: (engl.) absorbed dose rate; auch Energiedosisrate; Formelzeichen $\dot{D}$; Quotient aus Energiedosis (D) u. Zeit (t); $\dot{D} = D/t$; SI-Einheit: Gray pro Sekunde (Einheitenzeichen Gy/s); weitere Einheiten: $J/(kg \times s) = W/kg$. G. Spr.

En|ergie|erhaltungs|satz (↑): (engl.) law of conservation of energy; (physik.) innerh. eines geschlossenen Systems bleibt die Energie* stets konstant, lediglich die Umwandlung versch. Energieformen ineinander ist möglich.

En|ergie|quotient (↑) m: (engl.) energy quotient; Abk. EQ; Quotient aus der Zufuhr von Kalorien bzw. Joule u. Körpergewicht.

En|ergie|umsatz (↑): (engl.) metabolic rate; Abk. EU; Energieproduktion pro Zeiteinheit bei best. Arbeitsleistung; Summe aus Arbeit u. Wärmeproduktion. Der durchschnittliche sog. Nutzeffekt körperl. Arbeit (Kraft × Weg) bei isotonischer Muskelkontraktion entspricht ca. 20 % des EU, der Rest erscheint als Wärme; bei isometr. Muskelkontraktion entsteht nur Wärme. Auch

Energieumsatz pro Tag:
bei leichter Betätigung:
10 000–11 000 kJ (2 300–2 500 kcal)
bei schwerer körperlicher Arbeit:
15 000–17 000 kJ (3 500–4 000 kcal)

Verdauung ist energieverbrauchende Tätigkeit (spezifisch-dynamische Wirkung* der Nahrungsstoffe). Der EU bei Ruhe wird als Grundumsatz* bezeichnet. Messung des EU durch Bestimmung der Arbeitsleistung (mittels Ergometer*) u. der Wärmeproduktion (mittels Kalorimetrie) od. indirekt mittels Spirometrie*.

E|nervierung: (chir.) Denervierung*.

En-face-Nische (frz. en face gegenüber): (engl.) en face niche; eindeutiges röntg. morphol. Kriterium eines Wanddefekts des Ösophagus, des Magens, des Duodenums sowie des Jejunums, meist auf ulzeröser Grundlage; in der Aufsicht („en face") findet sich ein rundl. Kontrastmitteldepot, umgeben von einem kontrastarmen Randwall: das Schleimhautfaltenrelief ist konzentrisch zur Nische verzogen. Zur Sicherung des Befundes Darstellung im Profil (Kragenknopfulkus). Vgl. Ulcus ventriculi, Ulcus duodeni, Doppelkontrastmethode, Magen-Darm-Passage.

Enfluran (INN) n: halogenierter Ether; s. Inhalationsanästhetika.

ENG: Abk. für Elektronystagmographie*, Elektroneurographie*.

Engel|flügel|stellung: s. Scapulae alatae.

Engelmann-Krankheit (Guido E., Orthop., Chir., Berlin, Wien, 1876–1934): s. Camurati-Engelmann-Syndrom.

Engels|trompete: Datura suaveolens; s. Datura.

Enghoff-Gleichung: (engl.) Enghoff's equation; s. Totraumventilation.

Englische Krankheit: s. Rachitis.

Eng|pass|syndrom n: syn. Nervenkompressionssyndrom*.

En|gramm (En-*; -gramm*) n: (engl.) engram; Gedächtnisspur; s. Gedächtnis.

Eng|winkel|glaukom (Glaukom*) n: (engl.) closed-angle glaucoma; s. Glaukom.

Enhancement (engl.) n: Erhöhung, Verstärkung, Beschleunigung; (röntg.) Dichteanhebung von Geweben nach intravasaler Gabe eines Kontrastmittels* i. R. der Computer- u. Kernspintomographie; (pharmak.) Verstärkung des Effekts eines Arzneimittels.

Enhancement, im|muno|logisches (↑) n: (engl.) immunological enhancement; Verhinderung bzw. Verzögerung der Abstoßungsreaktion* nach allogener Transplantation* durch aktive od. passive Immunisierung gegen das Spendergewebe; die spezif. Antikörper blockieren die Transplantatantigene u. verhindern so die Sensibilisierung von T-Lymphozyten od. die Erkennung antigener Strukturen durch zytotoxische T-Lymphozyten.

Enkephal-: auch Enzephal-, Encephal-; Wortteil mit der Bedeutung „im Kopf befindlich“, Gehirn; von gr. ἐγκέφαλος.

En|kephaline (↑) n pl: s. Endorphine.

En|kopresis (En-*; Kopr-*) f: (engl.) encopresis; sog. Einkoten; willkürliches od. unwillkürliches Absetzen von Stuhl durch Kinder an dafür nicht vorgesehenem Ort (z. T. einhergehend mit Verschmieren); **Formen: 1.** primäre E.: abnorme Verlängerung der normalen infantilen Inkontinenz; **2.** sekundäre E.: Kontinenzverlust nach bereits erlangter Darmkontrolle; **3.** absichtliches Absetzen trotz normaler physiol. Darmkontrolle; **Vork.:** als Einzelsymptom (z. B. als Überlaufenkopresis bei chron. Obstipation) od. als Teil einer umfassenden Störung, insbes. einer emotionalen Störung od. Störung des Sozialverhaltens; **Ther.:** Regulierung des Stuhlgangs (ggf. mit Laxanzien), Verhaltenstherapie (mit Toiletten-Timing), Biofeedback, familienbezogene Intervention. Vgl. Enuresis. J. Mar.

Enolase f: Lyase der Glykolyse*.

Enol|form: (engl.) enol form; Isomer der Ketoform* mit der Gruppe —COH═CH—; vgl. Tautomerie.

En|ophthalmus (En-*; Ophthalm-*) m: (engl.) enophthalmos; Zurücksinken des Augapfels in die Orbita; **Urs.:** Schwund des orbitalen Fettgewebes durch Abmagerung, Alter od. narbige Schrumpfung, nach Verletzung u. Dislokation der knöchernen Wand (E. traumaticus), z. B. bei Blow*-out-Fraktur; scheinbarer E. beim Horner*-Syndrom durch schmale Lidspalte.

En|ostose (↑; Ost-*; -osis*) f: s. Hyperostose.

En|oxacin (INN) n: Antibiotikum aus der Gruppe der Fluorchinolone; s. Chinolone.

Enoxaparin (INNv) n: niedermolekulares Heparin* zur Thromboseprophylaxe*.

Enoxi|mon (INN) n: Phosphodiesterasehemmer*, Koronartherapeutikum; **Verw.:** s. Amrinon.

ensi|formis (lat. ensis Schwert; -formis*): schwertförmig.

Ent-: auch Ento-; Wortteil mit der Bedeutung innen; von gr. ἐντός.

Entacapon (INN) n: Zimtsäureamidderivat; s. COMT-Hemmer.

Entactin n: syn. Nidogen; Glykoprotein, das mit der Aminosäuresequenz RDG an Laminin* bindet; biol. wichtig zur Zelladhäsion. G. Hüb.

Ent|amoeba (↑; Amöben*) f: Gattung kommensal od. parasitär lebender Rhizopoden; Fortbewegung durch Pseudopodien; Ektoplasma hyalin, Endoplasma gekörnt u. vakuolisiert; Kern mit kleinem, zentral gelegenem Karyosom u. peripherem Chromatin. Vgl. Protozoen.

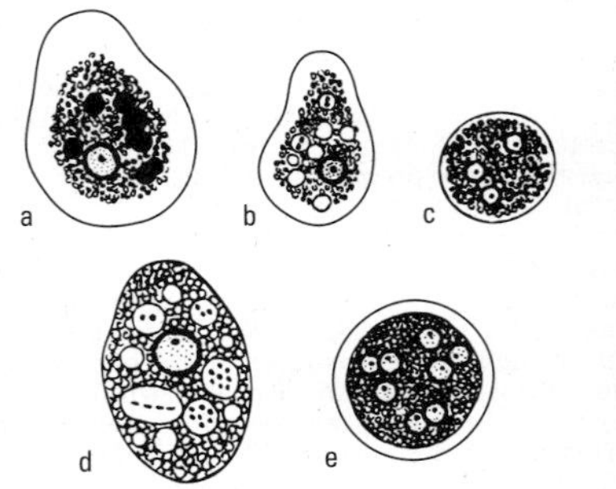

Entamoeba:
a: Entamoeba histolytica, vegetative pathogene Gewebeform; b: Entamoeba dispar, vegetative apathogene Darmlumenform; c: Zyste von Entamoeba histolytica od. Entamoeba dispar; d–e: Entamoeba coli; d: apathogen; e: reife Zyste

Ent|amoeba coli (↑; ↑) f: apathogene Dickdarmamöbe; Trophozoit ⌀ 20–30 µm, meist viele Vakuolen mit Bakterien u. Partikeln; reife Zysten ⌀ 15–20 µm, ein- bis achtkernig.

Ent|amoeba dis|par (↑; ↑) f: apathogene Species von Entamoeba, die mit Entamoeba* histolytica einen Artenkomplex bildet; morphol. sind Zysten u. Trophozoiten von denen von Entamoeba histolytica nicht zu differenzieren, Unterschiede bestehen in Enzymausstattung u. DNA.

Ent|amoeba gingivalis (↑; ↑) f: apathogener Mikroorganismus in der Mundhöhle (Zahnbelag), ⌀ 10–20 µm; bildet keine Zysten.

Ent|amoeba hartmanni (↑; ↑) f: morphol. mit Minutaform von Entamoeba histolytica identische, jedoch kleinere u. apathogene Darmamöbe; Zyste ⌀ 5–10 µm.

Ent|amoeba histo|lytica (↑; ↑) f: syn. Entamoeba dysenteriae, Ruhramöbe; Err. der Amöbiasis*; drei **Erscheinungsformen: 1.** vegetative apathogene Darmlumenform (Minutaform; ⌀ 10–20 µm) mit sog. Bruchsackpseudopodien, bildet Zysten (vgl. Entamoeba dispar); **2.** Dauerform od. Zyste (Ø 10–15 µm), im reifen, infektiösen Zustand vierkernig, im Stuhl nachweisbar; entsteht nur aus Minutaform; wird bei Inf. oral

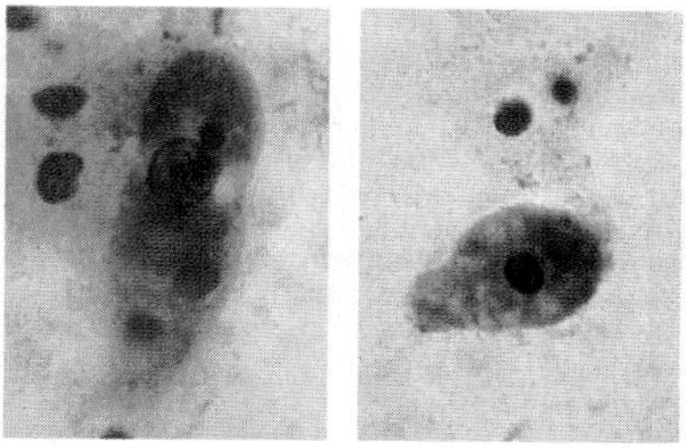

Entamoeba histolytica:
hämatophage Magnaform (links) und
Minutaform (Trophozoit) (rechts);
Heidenhain-Färbung [547]

übertragen; **3.** vegetative, aus Minutaform hervorgegangene pathogene Gewebeform (Magnaform; Ø 20–30 µm) mit phagozytierten Erythrozyten; nachweisbar im Stuhl Erkrankter sowie in Geschwüren der Darmwand u. selten in Abszessen versch. Organe. Die Unterscheidung zw. pathogenen u. apathogenen Stämmen erfolgt durch spezif. Isoenzymmuster. Die Gewebeinvasion wird u. a. durch von E. h. gebildete Proteasen ermöglicht. Normaler Colonschleim wirkt protektiv; eine gestörte Schleimsekretion begünstigt die Parasiteninvasion ins Gewebe; **Nachw.:** (mikroskop.) Magnaform in blutigen Schleimflöckchen frischen Stuhls (evtl. rektoskop. entnehmen) im Nativpräparat od. Ausstrich nach Eisen*-Hämatoxylin-Färbung; in Biopsiematerial, z. B. aus Darmulkus, nativ od. histol.; in Sektionsmaterial, v. a. aus dem Wandbereich von Abszessen u. Darmgeschwüren; Zystenanreicherung mittels MIFC*; (serol.) Antikörpernachweis durch KBR, ELISA, IFT.

Entartungs|re|aktion f: (engl.) degeneration reaction; Abk. EaR; Veränderung der normalen elektr. Erregbarkeit von Nerven u. Muskeln als Zeichen einer Schädigung des zweiten motor. Neurons; vgl. Elektrodiagnostik.

Entartung, wachsige: (engl.) 1. waxy (amyloid) degeneration, 2. Zenker's (hyaline) necrosis; **1.** amyloide Degeneration; s. Amyloidose; **2.** Zenker*-Muskeldegeneration; **3.** Fettwachsbildung; s. Adipocire.

Entbindung: (engl.) delivery; Geburtsleitung (z. B. operative Entbindung*), auch syn. für Geburt* gebraucht; rechtl. liegt eine E. vor, wenn ein Kind entw. lebend geboren wird (s. Lebendgeburt) od. wenn eine Totgeburt* ein Körpergewicht von 500 g u. mehr hat. Totgeburten, die weniger als 500 g wiegen, sind Fehlgeburten (s. Abort).

Entbindung, operative: (engl.) operative delivery; operative Geburtsbeendigung, umfasst neben dem Einsatz versch. Hilfsmittel zur Entw. des Kindes (Geburtszange*, Saugglocke zur Vakuumextraktion*) auch Wendungsmanöver (s. Wendung) mit nachfolgender Extraktion u. chir. Eingriffe (Episiotomie*, Schnittentbindung*).

Entbindungs|lähmung, kindliche: s. Geburtslähmung.

Entbindungs|lähmung, mütterliche: (engl.) maternal postnatal paralysis; Lähmung durch Druck des kindl. Kopfs auf den Plexus lumbosacralis; meist ist nur der N. ischiadicus, oft unter Aussparung des N. tibialis, betroffen.

Entbindungs|pfleger: (engl.) accoucheur, (male) midwife; offizielle Bez. für männl. nichtärztl. Geburtshelfer; s. Hebamme.

Entdifferenzierung: (engl.) anaplasia, dedifferentiation; Umwandlung normal differenzierter Zellen in atypische Zellen, als vollständige E. (s. Anaplasie) od. partielle E. (s. Dysplasie, epitheliale). Vgl. Tumorzellen.

Enten|gang: (engl.) waddling gait; s. Gangstörungen.

Enten|schnabel|bruch: (engl.) duckbill deformity; s. Fersenbeinfraktur.

Enter-: auch Entero-; Wortteil mit der Bedeutung Darm, Eingeweide; von gr. ἔντερον.

enteral (↑): in Bezug auf den Darm.

Enteritis (↑; -itis*) f: Darmentzündung; entzündl. Erkr. des Dünndarms; bei Mitbeteiligung des Magens: **Gastroenteritis**, des Dickdarms: **Enterokolitis**; **Ätiol.:** Inf. mit Viren (Rota-, Norwalk-, Adeno-, Enteroviren), Bakterien od. deren Toxinen, in gemäßigten Klimazonen am häufigsten mit Salmonella enterica Serovar Enteritidis; auch Staphylokokken, Streptokokken, Campylobacter, Escherichia coli, Yersinien; nicht selten als Lebensmittelinfektion; andere Err. sind z. B. Shigella, Salmonella Serovare Typhi u. Paratyphi, Vibrio cholerae; **Klin.:** je nach Err. unterschiedl.; Durchfall (evtl. mit Schleim- od. Blutbeimengung), krampfartige Bauchschmerzen, Erbrechen; **Diagn.:** Stuhlkultur, z. T. Antikörperbestimmung mittels ELISA u. Immunoblot möglich; **Ther.:** Flüssigkeitssubstitution, evtl. auch Antibiotika; **DD:** Enteritis regionalis Crohn, Colitis ulcerosa.

Enteritis all|ergica (↑; ↑) f: allerg. Darmreaktion auf best. Nahrungsmittel, z. B. Milch od. Fisch; vgl. Nahrungsmittelallergie.

Enteritis necroticans (↑; ↑) f: sog. Darmbrand; akute nekrotisierende Entz. des Dünndarms, gelegentl. auch des Colons; **Ätiol.:** Inf. mit Clostridium* perfringens Typ C, wahrscheinl. durch das Betatoxin; vgl. Gasbrand.

Enteritis regionalis Crohn (↑; ↑; Burrill B. C., amerikan. Med., 1884–1983) f: (engl.) Crohn's disease; syn. Morbus Crohn, Ileitis terminalis; chron. entzündliche, meist in Schüben verlaufende Erkr., die alle Abschnitte des Verdauungstrakts erfassen kann; Ileokolitis in ca. 50 % der Fälle, isolierter Dünn- u. Dickdarmbefall in jeweils ca. 25 %, Ösophagus u. Magen makroskop. 1–4 %; **Anat./Pathol.:** im Ggs. zur Colitis* ulcerosa sind die entzündl. Veränderungen diskontinuierlich (sog. Skip lesions) u. transmural u. zeigen aphthöse Läsionen, fissurale Ulzera zw. ödematös aufgetriebenen Schleimhautinseln (sog. Pflastersteinrelief); charakterist. sind Fisteln (in ca. 35 % der Fälle). Das Karzinomrisiko ist nach mehr als 10-jährigem Verlauf erhöht. **Inzidenz:** 1–6/100 000 u. Jahr; **Ätiol.:** unklar; möglicherweise immun. (dysregulierte Antwort des MALT* auf mit der Nahrung aufgenommene Antigene), genetisch (hohe Konkordanz bei eineiigen Zwillingen) od. nahrungsbedingt (erhöhter Konsum raffinierter Zucker); keine psychosomatische Erkr.; **Klin.:** rechtsseitige u. periumbilikale Bauchschmerzen (90 %), Durchfälle (90 %, selten blutig), Gewichtsverlust (60–75 %), Fieber (33–70 %), perianale Abszesse u. Fisteln

E

(15 %), Subileus (20–35 %); extraintestinale Manifestationen ähnlich denen bei Colitis ulcerosa; **Diagn.:** labordiagn. allg. Entzündungszeichen, Ultraschalldiagnostik (Sonographie, verdickte Darmwand), Endoskopie, Dünndarm-Doppel-

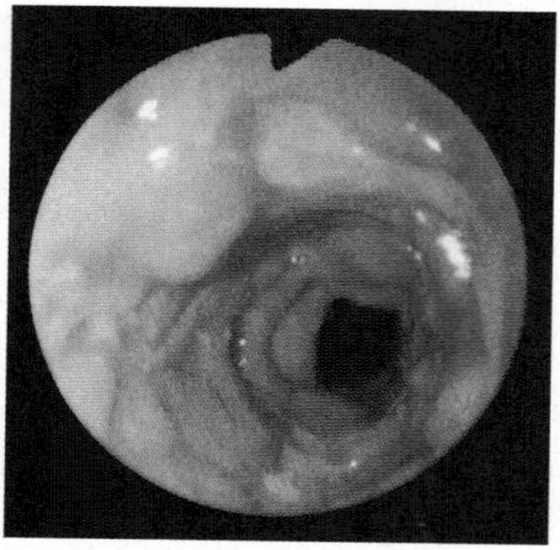

Enteritis regionalis Crohn: koloskopischer Befund [62]

kontrastuntersuchung; **Ther.:** Glukokortikoide, Sulfasalazin, Mesalazin, Metronidazol, Immunsuppressiva (Azathioprin, Methotrexat), enterale Formuladiät; chir. sparsame Resektion; **DD:** Colitis ulcerosa, Tuberkulose, Appendizitis, Enteritis (v. a. Yersiniose).

Enteritis terminalis (↑; ↑) f: s. Enteritis regionalis Crohn.

Entero|ana|stomose (↑; Anastomose*) f: (engl.) enteroanastomosis; op. End-zu-End-, End-zu-Seit- od. Seit-zu-Seit-Verbindung zweier Darmabschnitte; z. B. nach Resektion od. zur Umgehung eines auszuschaltenden Darmstücks; vgl. Braun-Enteroanastomose.

Entero|bacter (↑; Bakt-*) m: Gattung gramnegativer, peritrich begeißelter, aerober Stäbchenbakterien der Fam. Enterobacteriaceae* (vgl. Bakterienklassifikation), Voges*-Proskauer-Reaktion positiv; **Vork.:** ubiquitärer Boden-, Wasser- u. Pflanzenkeim; im Intestinaltrakt von Mensch u. Tier; E. aerogenes, E. cloacae, E. agglomerans u. E. sakazakii sind opportunistische Err. von Harnweginfekten, Pneumonie, Meningitis u. Sepsis.

Entero|bacteriaceae (↑; ↑) f pl: Fam. gramnegativer, meist bewegl., fakultativ anaerober Stäbchenbakterien (vgl. Bakterienklassifikation); mit großer Stoffwechselaktivität u. Invasinen, Endo- u. Exotoxinen als Pathogenitätsfaktoren; Err. von intestinalen Infektionen, v. a. Nosokomialinfektionen*; **Vork.:** ubiquitär, v. a. im Intestinaltrakt von Mensch u. Tier; **Unterteilung** in 23 Gattungen nach Antigenpräsenz u. biochem. Leistungen; z. B. Escherichia, Shigella, Salmonella, Citrobacter, Klebsiella, Enterobacter, Erwinia, Serratia, Hafnia, Edwardsiella, Proteus, Providencia, Morganella u. Yersinia.

Entero|biasis (↑; Bio-*; -iasis*) f: syn. Oxyuriasis; Darminfektion mit Enterobius* (Oxyuris) vermicularis; bei Kindern häufiger als bei Erwachsenen; **Sympt.:** Analpruritus, Stuhldrang, Proktitis, Analekzem, nervöse Störungen, Gewichtsverlust, gelegentl. Enterobius-Appendizitis; **Diagn.:** Wurmeiernachweis*: Analabdruckpräparate (in 50 % der Fälle positiv), bei Reihenuntersuchungen Zellophan-Klebestreifen-Methode (am Morgen auf Perianalregion drücken, abziehen, auf Objektträger kleben u. bei schwacher Vergrößerung mikroskopieren); Stuhluntersuchung nur in 5 % der Fälle positiv; **Ther.:** Mebendazol, Albendazol; vgl. Nematodeninfektion.

Entero|bius vermicularis (↑; ↑) m: syn. Oxyuris vermicularis, Madenwurm; zu den Nematodes* zählender Darmparasit im untersten Dünndarm, im Blinddarm (Wurmfortsatz) u. Dickdarm; ♂ 2–5 mm lang, mit eingerolltem Hinterende, ♀ 9–12 mm mit nadeldünnem

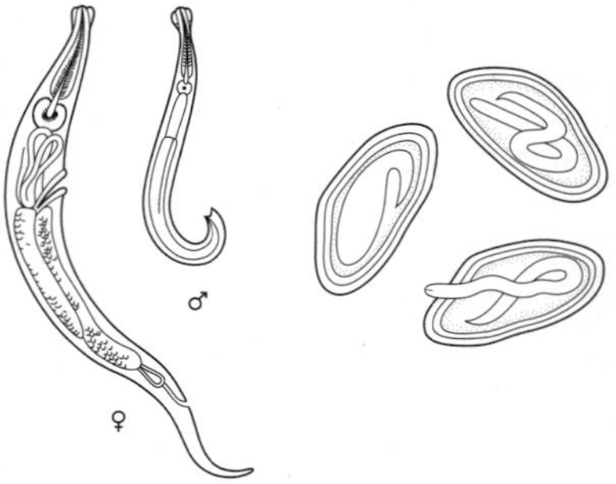

Enterobius vermicularis: männlicher und weiblicher Madenwurm (links); Eier mit ausgebildeten Embryonen (rechts)

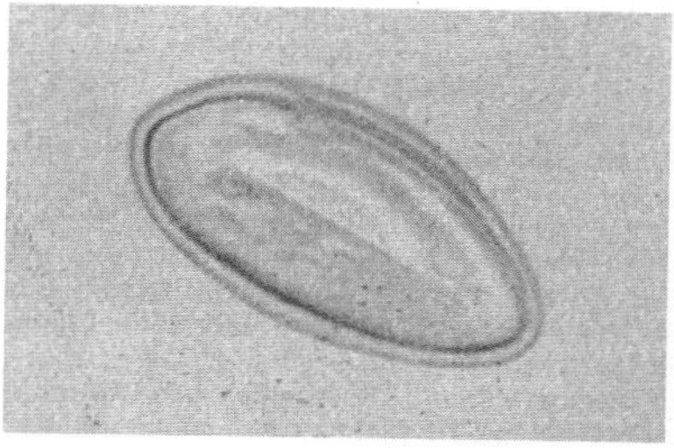

Enterobius vermicularis: infektiöses Ei (mit ausgebildetem Embryo) [442]

Schwanz; **Entw.:** Eiablage in den Analfalten durch auskriechende Weibchen (meist nachts); innerh. weniger Std. Entwicklung infektiöser Larven, die auf der Oberfläche der Fäzes zu sehen sind; **Inf.** peroral durch Nahrungsmittel, verunreinigte Wäsche u. a.; nach Aufnahme larvenhaltiger Eier schlüpfen Larven im Dünndarm u. entwickeln sich nach drei Häutungen zu Adultwürmern; Lebensdauer ca. 3 Mon.; durch Autoinfektion (Juckreiz, After-Finger-Mund-Weg) kann es zu starkem Befall kommen (s. Enterobiasis). **Vork.:** weltweit in gemäßigten Zonen.

Entero|coccus (↑; Kokken*) m: s. Enterokokken.

Entero|gastron (↑; Gastr-*) n: s. GIP.

entero|gen (↑; -gen*): (engl.) enterogenous; im Darm entstanden, v. Darm ausgehend.

Entero|gluc|agon (↑; Glyk-*; gr. ἄγων treibend, führend) n: gastrointestinales Peptidhormon mit gleichen immun. Eigenschaften, aber anderen Wirkungen als Glucagon*; nach oraler Glukosezufuhr in Ileum u. Colon nachweisbar; **Funktion:** Stimulation der Insulinausschüttung, Hemmung der Magensäuresekretion, troph. Faktor für die Epithelzellen des Magen-Darm-Trakts.

Entero|hormone (↑; Horm-*) n pl: gastrointestinale Hormone*.

Entero|klysma (↑; Klysma*) n: (engl.) enteroclysis, enema; **1.** i. e. S. Verfahren zur Verabreichung von Pharmaka, Kontrastmitteln od. Nährlösungen in den Dünndarm; **2.** i. w. S. Klistier*.

Entero|kokken (↑; Kokken*) n pl: (engl.) enterococci; Gattung grampositiver, unbewegl., sporenloser Kokken der Fam. Streptococcaceae; **Vork.** im Darm von Mensch u. Tier; **Einteilung** nach Antigenstruktur (vgl. Lancefield-Einteilung) u. Hämolysefähigkeit; wichtige humanpathogene Species sind Enterococcus faecalis, Enterococcus faecium u. Enterococcus durans (verursachen Nosokomialinfektionen*). E. verfügen über ein spez. System zum Einfangen von Plasmiden* (sog. Sexpheromon-System) u. können eine ausgeprägte Antibiotikaresistenz besitzen.

Entero|kokken|pneumonie (↑; ↑; Pneum-*) f: (engl.) enterococcal pneumonia; (meist) lobäre Pneumonie* mit (überwiegend) subakutem Verlauf; Vork. relativ selten; **Err.:** Enterococcus faecalis u. Enterococcus faecium; **Ther.:** Ampicillin in Komb. mit Aminoglykosid-Antibiotika.

Entero|kolitis (↑; Kol-*; -itis*) f: (engl.) enterocolitis; Entzündung des Dünn- u. Dickdarms (Enteritis*); meist Bez. für akute Diarrhö*, am häufigsten verursacht durch bakterielle od. Virusinfektionen; vgl. Kolitis.

Entero|kolitis, isch|ämische (↑; ↑; ↑) f: s. Kolitis, ischämische.

Entero|kolitis, post|anti|biotische (↑; ↑; ↑) f: syn. Antibiotika-assoziierte Kolitis*.

Entero|kystom (↑; Kyst-*; -om*) n: s. Enterozyste.

Enteron (↑) n: Darm, insbes. Dünndarm.

Entero|pathia lymph|angi|ec|tatica (↑; -pathie*) f: s. Enteropathie, exsudative.

Entero|pathie (↑; ↑) f: (engl.) enteropathy; allg. Bez. für Darmerkrankung.

Entero|pathie, ex|sudative (↑; ↑) f: (engl.) protein-losing enteropathy; syn. Eiweißverlustsyndrom, Gordon-Syndrom, eiweißverlierende Gastroenteropathie; erworbener od. angeb. massiver Proteinverlust durch Übertreten von Plasmaproteinen in das Darmlumen (v. a. Exsudation von Albumin, aber auch Globulinen einschl. Immunglobulinen u. Lipoproteinen u. anderen großmolekularen Serumbestandteilen); **Ätiol.:** Mechanismus unbekannt, evtl. gestörter Lymphabfluss od. vermehrte Lymphbildung; keine nosolog. Einheit, sondern Kompl. vieler Erkrankungen unterschiedl. Ätiol. u. Lok.; **Sympt.:** Ödembildung (Folge der Hypoproteinämie), Hypalbuminämie, Hypo- od. Achlorhydrie; exsudative Enteropathie i. e. S.: intestinale Lymphangiektasie durch angeb. od. erworbene Fehlbildung bzw. Verschluss des Lymphsystems (Enteropathia lymphangiectatica) od. bei Ménétrier*-Syndrom; Nachweis der Proteinausscheidung durch mehrere Methoden mit radioaktiv markierten Makromolekülen; vgl. Gordon-Test.

Entero|pathie, gluten|induzierte (↑; ↑) f: s. Zöliakie.

Entero|pathie, hämor|rhagische (↑; ↑) f: (engl.) hemorrhagic enteropathy; Krankheitsbild, das durchweg bei alten Pat. auftritt u. morphol. das Bild des hämorrhag. Darminfarkts bei Fehlen eines Gefäßverschlusses zeigt; **Urs.:** Mangelversorgung des Darms durch Kreislaufumstellung bei meist kardialem Schock; **Letalität** nahezu 100%.

Entero|pathie, isch|ämische (↑; ↑) f: (engl.) ischemic enteropathy; Hypoxie* od. Anoxie* der Darmwand aufgrund einer arteriellen Minderdurchblutung; vgl. Angina abdominalis.

Entero|peptidase f: Protease der Duodenalmukosa, die nach Sekretion in das Darmlumen Trypsinogen zu Trypsin* spaltet; vgl. Hormone, gastrointestinale.

Entero|pexie (Enter-*; -pexie*) f: (engl.) enteropexy; Annähen des Darms od. anderer (gesenkter) Eingeweideorgane an fixe Stellen, z. B. die Bauchwand; vgl. Gastropexie, Kolopexie, Rektopexie.

Entero|ptose (↑; -ptose*) f: (engl.) enteroptosis; Darmsenkung; Eingeweidesenkung als Folge verminderter Spannung der Gewebe, z. B. nach Abmagerung, Entbindung, Aszites.

Entero|skopie (↑; -skopie*) f: (engl.) enteroscopy; Endoskopie* von Jejunum u. Ileum.

Entero|spasmus (↑; Spas-*) m: (engl.) enterospasm; Darmkrampf; Spasmus der Darmmuskulatur; vgl. Tenesmus.

Entero|stenose (↑; Steno-*; -osis*) f: (engl.) enterostenosis; Darmverengung; vgl. Darmstenose.

Entero|stomie (↑; -stomie*) f: (engl.) enterostomy; endoskopische od. op. Anlage einer perkutan ausgeleiteten Fistel zum Magen-Darm-Trakt, z. B. als Ernährungsfistel in Form einer perkutanen endoskopischen Gastrostomie*, einer endoskopisch kontrollierten perkutanen Jejunostomie* od. eines Anus* praeternaturalis; vgl. Enteroanastomose. J. Die.

Entero|tom (↑; -tom*) n: (engl.) enterotome; Einflussgebiet des Spinalnervs im Bereich der Eingeweide.

Entero|toxine (↑; Tox-*) n pl: (engl.) enterotoxins; auf den Verdauungskanal wirkende Exotoxine von Bakterien versch. Gattungen (z. B. Staphylococcus, Vibrio, Shigella, Pseudomonas, Escherichia); die E. (A-E) der Stämme von Staphylococcus* aureus sind relativ thermostabil, so dass sie bei der übl. küchentechn. Zubereitung der Speisen nicht zerstört werden. **Nachw.:** serologisch; vgl. Lebensmittelvergiftung, Toxine, Aflatoxine, Superantigene.

Entero|virus (↑; Virus*) n: zu den Picornaviridae* gehörendes Genus säurestabiler, enteropathogener RNA-Viren; **Verbreitung:** weltweit bei Mensch, Nagern, Schwein, Rind u. versch. Affenarten; Infektionen verlaufen häufig inapparent od. mit v. a. gastrointestinaler Symptomatik. **Unterteilung:** Poliomyelitis*-Viren (Typ 1–3), Coxsackie*-Viren (Subgruppe A: 23 Serotypen, Subgruppe B: 6 Serotypen), ECHO*-Viren (31 Serotypen); neuere Enterovirusisolate wurden als humane Enteroviren klassifiziert (Serotyp 68–71). **Übertragung:** v. a. durch oral-fäkale Schmierinfektion u. Tröpfcheninfektion; Infektionsproph. bisher nur gegen Poliomyelitis-Viren.

Entero|zele (↑; -kele*) f: (engl.) enterocele; Darmbruch; Hernie* mit Darm als Bruchinhalt.

Entero|zyste (↑; Kyst-*) f: (engl.) enterocyst; syn. Enterokystom; Dottergangzyste, die von einem persistierenden, intermediären Anteil des Ductus* omphaloentericus ausgeht u. mit Magen- od. Darmschleimhaut ausgekleidet ist.

Entfaltungs|knistern: (engl.) atelectatic rales; inspirator. Rasselgeräusch über den bei bettlägerigen Pat. zusammengedrückten unteren Lungenteilen; hörbar bei den ersten tiefen Atemzügen nach dem Aufrichten; vgl. Crepitatio.

Entgiftung: (engl.) detoxification; syn. Detoxikation, Detoxifikation; **1.** (physiol.) im Ggs. zur Giftung* erwünschtes Ergebnis der Biotransformation*; **2.** (toxikol.) Verf. zur mechan. Entfernung aufgenommener Gifte (primäre E. z. B. durch Blutreinigungsverfahren*), Inaktivierung von Toxinen (s. Antidot, Antitoxine), Verminderung der Giftresorption (sekundäre E., z. B. Spülung von Haut od. Schleimhaut, Magenspülung) u. Beschleunigung der Giftelimination (tertiäre E., z. B. forcierte Diurese*, Laxanzien*); vgl. Dekontamination, Vergiftung; **3.** (psychiatr.) s. Entziehung.

Enthaarung: Depilation, Epilation; vgl. Alopezie.

Enthemmung: (engl.) exaltation, disinhibition; **1.** (neurophysiol.) Steigerung der neuronalen Erregbarkeit inf. Ausfalls des hemmenden Einflusses von Nervenzentren od. Interneuronen; **2.** (psychol.) Bez. für Freisetzung von Affekten bei Wegfall von Hemmungsmechanismen; Vork.: z. B. bei Intoxikationen (Alkohol u. a.), Psychose, Manie od. Schädelhirntrauma. Vgl. Rausch.

En|thesio|pathie (gr. ἔνθεσις das Hineinlegen; -pathie*) f: syn. Tendopathie*.

Enthirnung: (engl.) decerebration; Dezerebration*.

Enthirnungs|starre: Dezerebrationsstarre*.

Entlastungs|naht: (engl.) relaxation suture; s. Nahtmethoden.

Entlastungs|syn|drom n: (engl.) post-stress disorder; auch Entziehungssyndrom; Bez. für physische u. psychische Störungen, die bei Sportlern durch plötzl. Einstellung eines lange Zeit intensiv betriebenen Trainings ausgelöst werden.

Entlausung: (engl.) delousing; Entfernen von Kleider-, Kopf- u./od. Filzläusen einschl. der Eier (Nissen) vom Körper, aus Kleidung u. Räumen; s. Pedikulose.

Entmarkungs|krankheiten: (engl.) demyelinating diseases; Sammelbez. für Erkr. des ZNS mit herdförmiger od. diffuser Zerstörung der Marksubstanz; z. B. Multiple* Sklerose, Baló*-Krankheit, diffuse Hirnsklerose*, Leukodystrophie*, subakute sklerosierende Panenzephalitis*.

Entmündigung: (engl.) interdiction; nach früherem Recht (§ 6 BGB a. F.) ein auf Antrag auszusprechender, rechtgestaltender Beschluss des Amtsgerichts, der die Geschäftsfähigkeit* inf. von Geisteskrankheit, Geistesschwäche, Verschwendung, Trunk- od. Rauschgiftsucht entzog od. beschränkte. Das am 1.1.1992 in Kraft getretene „Gesetz zur Reform des Rechts der Vormundschaft u. Pflegschaft für Volljährige" (Betreuungsgesetz*) vom 12.9.1990 (BGBl. I S. 2002) hat die E. gänzlich abgeschafft u. durch die Betreuung* ersetzt.

Ento|derm (Ent-*; Derm-*) n: (embryol.) inneres der drei embryonalen Keimblätter*, aus dem sich Epithelien des primitiven Darms, der Allantois u. des Dottersacks bilden (primäres E.) u. das in der weiteren Entw. als sekundäres (intraembryonales) E. die Epithelien des Magen-Darm-Trakts u. des Respirationstrakts, das Parenchym von Tonsillen, Schilddrüse, Nebenschilddrüsen, Thymus, Leber u. Pankreas, die Epithelien von Harnblase u. Urethra, Paukenhöhle u. Tuba auditiva Eustachii bildet.

En|tomo|logie (gr. ἔντομος eingeschnitten; -log*) f: (engl.) entomology; Insektenkunde, Kerbtierkunde; vgl. Arthropoden.

Entomo|phthoro-Mykosen (Myk-*; -osis*) f pl: (engl.) entomophthora mycoses; chron. Schimmelpilzinfektionen, die auf die Arten Basidiobolus haptosporus, Entomophthora coronata u. Conidiobolus incongruus zurückzuführen sind; nach Eindringen der Err. durch Wunden od. über die Atemwege kommt es zur Ausbildung subkutaner, nasaler od. pulmonaler Granulome. **Ther.:** Cotrimoxazol, Amphotericin B; vgl. Mucor-Mykosen.

ent|otisch (↑; Ot-*): (engl.) entotic; im Innern des Ohrs.

Ento|zoon (↑; gr. ζῷον Tier) n: syn. Endoparasit*.

Ent-Plasmide n pl: s. Plasmide.

Entrapment-Syn|drom (engl. to entrap in einer Falle fangen) n: Kompressionssyndrom einer Arterie (z. B. A. poplitea, A. brachialis) durch atypischen Verlauf des Gefäßes, atypische Muskelansätze u. a.

En|tropium (gr. ἐντρέπειν umwenden) n: (engl.) entropion; Einwärtskehrung der Lidränder, meist des Unterlids; **Formen: 1.** E. spasticum durch Krampf des M. orbicularis oculi bei Entz. des Auges; **2.** E. cicatriceum durch Narbenzug nach Verbrennung, Verätzung od. Entz. (z. B. Trachom, Pemphigus, Diphtherie); **3.** E. congenitum durch Hypertrophie der Randzone

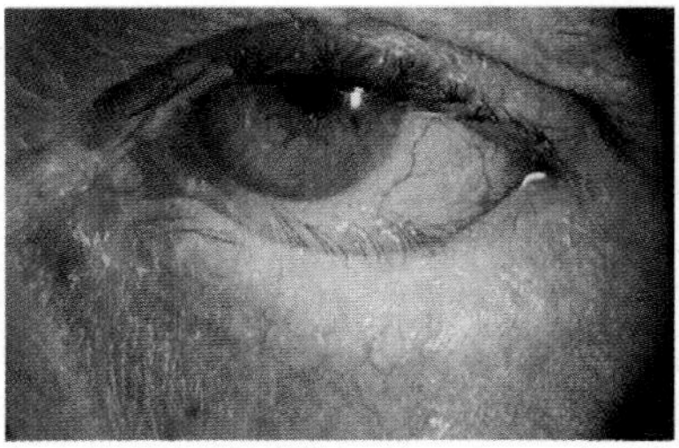

Entropium des Unterlids [362]

des M. orbicularis oculi; **4.** E. senile durch Erschlaffung der Lidretraktoren im Alter; **Kompl.:** Trichiasis, Entz., Ulkus.

Entseuchung: s. Dekontamination.

Entspannungs|phase f: (engl.) cardiac isovolumic relaxation interval; s. Diastole.

Entspannungs|verfahren, psycho|therapeutische: (engl.) psychotherapeutic relaxation techniques; Methoden der körperorientierten Psychotherapie*, durch die muskuläre Eutonie (Normalspannung), Rhythmisierung des Atmens sowie emotionale u. vegetative Regulierung durch Übung erleichtert werden sollen; **Formen: 1.** progressive Muskelrelaxation nach Jacobson: systematisches An- u. Entspannen versch. Muskeln; **2.** Autogenes* Training; **3.** funkt. Entspannung nach Fuchs: tiefenpsychol. fundierte, atemrhythmisierende Hinführung zum Sich-Spüren u. zur Akzeptanz des „leiblichen Es". E. Fri.

Entstauungs|therapie, komplexe physikalische f: (engl.) complex hemostasis therapy; Abk. KPE; Kombinationsbehandlung aus manueller Lymphdrainage*, entstauenden Bewegungsübungen u. Kompressionsverbänden; Anw. beim Lymphödem*

Entwesung: (engl.) disinfestation; Desinfestation; Maßnahme zur Vernichtung schädl. Kleintiere u. Insekten (Desinsektion), die Gesundheits-, Wohnungs-, Haus-, Lebensmittel-, Vorrats- u. Pflanzenschädlinge sind. K. Fie.

Entwicklungs|phasen f pl: (engl.) developmental phases; Zeitabschnitte der menschl. Entwicklung u. Reifung, die nach versch. Kriterien definiert werden können; **1.** Einteilung nach vorwiegend somatischen Kriterien; s. Lebensabschnitte; **2.** (psychoanalyt.) Einteilung hinsichtl. einer angenommenen psychosexuellen Entwicklung in **orale Phase** (bis 18. Lebensmonat, Befriedigung findet primär beim Saugen an der Mutterbrust statt), **anale Phase** (18.–36. Lebensmonat, Lust am Ausscheiden u. Zurückhalten der Exkremente), **phallische Phase** (ab 4. Lj., sexuelles Interesse am gegengeschlechtlichen Elternteil, u. U. Entstehung von Ödipus*-Komplex bzw. Elektra*-Komplex), **Latenzphase**, in der es bis zur Pubertät zur generellen Verdrängung sexueller Wünsche kommt, u. **genitale Phase** (Erwachsenenalter) mit dominierendem genitalem Lustgewinn; **3.** (psychol.) Einteilung in kognitive E. hinsichtl. der Entwicklung der kognitiven Funktionen u. des Denkens (J. Piaget) in **sensumotorische Phase** (Säuglingsalter, Erwerb praktischer Intelligenz u. sog. Objektpermanenz mit Vorstellungsvermögen eines nicht präsenten Objekts), **präoperationale Phase** (3.–6. Lj., Erwerb von Symbolfunktionen, z. B. Sprache; vgl. Sprachentwicklung), **konkret-operationale Phase** (6.–10. Lj., Erlernen reversibler mentaler Operationen), **formal-operationale Phase** (12.–18. Lj., Erwerb der Fähigkeit zu hypothetischem u. deduktivem Denken).

Entwicklungs|psycho|logie (Psych-*; -log*) f: (engl.) developmental psychology; Teilgebiet der Psychologie*, das die menschliche Entw., die typ. Probleme einzelner Lebensabschnitte* u. die Entw. spezif. Funktionen (z. B. Wahrnehmung, Motorik) beschreibt.

Entwicklungs|störung, tief greifende: (engl.) pervasive developmental disorder; Sammelbez. für psych. Erkr. im Kleinkind- u. Kindesalter mit Beeinträchtigung mehrerer Entwicklungsbereiche (z. B. soziale Interaktion, Kommunikation, Stereotypie); Vork. z. B. bei frühkindlichem Autismus* u. Asperger*-Syndrom. S. Sch.

Entwöhnung: (engl.) withdrawal; **1.** (psychiatr./psychol.) Therapie bei Abhängigkeit* mit dem Ziel, durch psychol., soziale u. med. Unterstützung die Bindung an das Suchtmittel zu lösen u. durch individuell sinnvolle Ziele u. Bindungen zu ersetzen; erfolgt je nach Suchtmittel durch Dosisreduzierung od. Abstinenz, evtl. erst i. R. einer stationären Therapie (s. Entziehung, Entzugssyndrom), dann langfristig ambulant od. in therap. Einrichtungen, möglichst wohnortnah u. unter Einbeziehung von Freunden, Angehörigen, Selbsthilfegruppen bzw. einer Beratungsstelle. Chron. Suchtkranke benötigen häufig zusätzlich spez. Übergangseinrichtungen, betreutes Wohnen u. geschützte Arbeitsplätze zur Stabilisierung des Therapieerfolgs. **2.** (anästh.) Übergang zur Spontanatmung; s. Beatmung; **3.** (päd.) Beenden der Stillphase beim Säugling.

Entwurzelungs|de|pression (Depression*) f: (engl.) uprooting depression; Anpassungsstörung* nach Ortswechsel mit einschneidender Veränderung der psychosozialen Situation u. Verlust gewohnter sozialer u. kultureller Bezugs- u. Wertesysteme; häufig bei Migranten, Flüchtlingen, Zwangsinternierten.

Entziehung: (engl.) withdrawal; auch Entgiftung; meist stationär als Entziehungskur bei Abhängigkeit* erfolgende kontrollierte Vorenthaltung von Suchtmitteln, die abrupt od. schleichend (cave: zerebrale Krampfanfälle u. Psychosen bei zu raschem Entzug z. B. von Barbituraten) abgesetzt werden; während der E. kann es zum Entzugssyndrom* kommen. Auf die E. sollte zur Stabilisierung eine längere Phase der Entwöhnung* folgen.

Entziehungs|kur f: (engl.) withdrawal treatment; s. Entziehung.

Entziehungs|syn|drom n: s. Entlastungssyndrom.

Entzügelungs|hoch|druck: (engl.) neurogenous hypertension; syn. neurogener Hochdruck; Hypertonie mit Tachykardie inf. Versagens der Blutdruckregulation (insbes. der sog. depressorischen Regulationsmechanismen) v. a. bei Schädigung der Pressorezeptoren im Kreislaufzentrum od. der entspr. Leitungsbahnen durch Schädelbasisfrakturen*, Polyneuritis* u. a.

Entzündung: (engl.) inflammation; (Abwehr-) Reaktion des Organismus auf Reize mit dem Ziel, das auslösende Agens u. seine Folgen zu beseitigen; **Urs.: 1.** physik. u. chem. (Reibung,

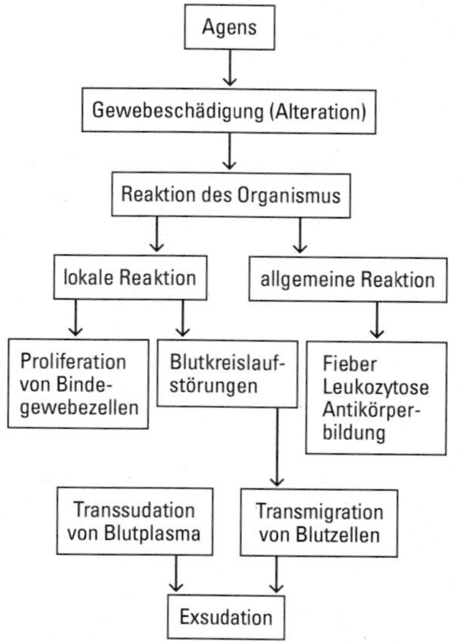

Entzündung:
Ablauf einer Entzündungsreaktion

E

Druck, Fremdkörper, zu hohe u. zu niedrige Temperatur, Strahlung, Säuren, Basen u. a.); **3.** Mikroorganismen (Viren, Bakt., Pilze, Parasiten); **4.** körpereigene (autogene) Reize (Urämie, Zellzerfall z. B. bei Tumor). **Pathogenese:** immunpathol. Mechanismen bestimmen Verlauf u. Schwere der E.; der als Antigen* wirkende Reiz löst zelluläre u. humorale Immunreaktionen aus u. aktiviert Komplement* (vgl. Allergie, Schock). **I. Lokale Entzündungsreaktion:** die direkte Schädigung (Alteration) der Zellen u. Gewebe steht im Vordergrund (alterative E.). Die örtl. Reaktion des Gefäßbindegewebes führt zu lokaler Durchblutungsstörung mit erhöhter Gefäßpermeabilität für Blutplasma (Transsudation) u. Blutzellen (Transmigration, Exsudation) sowie zur Vermehrung stark wachsender ortsständiger Zellen (Proliferation). **1. lokale Durchblutungsstörung: a)** 1. Phase: unter Adrenalinausschüttung verengen sich die Arteriolen u. eine (nur wenige Sek. bis Min. dauernde) Minderdurchblutung (Blässe) tritt auf. **b)** 2. Phase: der Arteriolenspasmus löst sich unter Einfluss des vegetativen Nervensystems; lokale Blutfülle, die Hyperämie (Rötung), tritt auf. **c)** Die 3. Phase wird von Mediatoren* ausgelöst u. führt zu Verengung der Venolen mit Blutstau (Stase) u. den entspr. Folgen (Sludge*-Phänomen, Thrombozytenaggregation, Thrombose*, Permeabilitätsstörung, Exsudation: Schwellung). **2. Permeabilitätsstörung**: die 1. Phase wird von Histamin u. Serotonin eingeleitet u. dauert wenige Minuten; an der 2. Phase sind andere Mediatoren (z. B. Kinine*, Anaphylatoxin*, Slow* reacting substance, Prostaglandine*) beteiligt. **3. Blutplasmaexsudation** durch Lücken zw. den Gefäßendothelzellen (exsudative E.); v. a. neutrophile, eosinophile u. basophile Granulozyten* (Mastzellen*), Makrophagen* (als Blutmonozyten od. als Gewebehistiozyten) u. Lymphozyten* migrieren. Von ihrer **Phagozytoseleistung** hängen Verlauf u. Überwindung der E. wesentl. ab; hieran sind pathophysiol. chemotaktisch wirkende (z. B. Komplementfaktoren) u. phagozytosefördernde Substanzen (z. B. Opsonine*) beteiligt. **Lokale Entzündungszeichen** (sog. klassische Entzündungszeichen nach Celsus): **Rubor** (Rötung), **Calor** (Hitze), **Tumor** (Schwellung), **Dolor** (Schmerz), **Functio laesa** (gestörte Funktion). **II. Allgemeine Entzündungsreaktionen: 1.** beschleunigte Bildung von Granulozyten (Granulozytose, Linksverschiebung); **2.** Zunahme der Synthese best. Plasmaproteine (Entzündungskonstellation); **3.** Steigerung des Stoffwechsels (Fieber); **4.** Auslösung von Immunreaktionen; **5.** subjektive Beschwerden wie Krankheitsgefühl, Abgeschlagenheit.

Einteilung nach zeitlichem Ablauf (perakute E., akute E., subakute E., chronische E., rezidivierende E.), nach Ausbreitung u. Lokalisation (lokalisierte E., generalisierte E., metastasierende E. mit Absiedelung entzündl. Herde) u. nach **Verlauf**: **1.** exsudative E.: Exsudat steht im Vordergrund; entspr. dem Exsudatcharakter gibt es: **a)** seröse E. (eiweißreiches Ödem, spezif. Gewicht >1,015 g/ml); **b)** serös-schleimige E. (erhöhte Schleimproduktion); **c)** fibrinöse E. mit fibrinogenreichem Exsudat (bei dem das Fibrin polymerisiert) u. bei pseudomembranöser E. auf der Schleimhaut ein flaches Fibringerinnsel bildet od. bei membranöser E. sich als flächenhaftes fibrinöses Exsudat mit einer Nekrose der darunter liegenden Schleimhaut verbindet. **d)** eitrige E. (reichl. Granulozyten u. Mikroorganismen, ferner reichl. andere Zellen u. Fibrin); Sonderformen: Abszess*, Empyem*, Phlegmone*; **e)** hämorrhagische E. (reichl. Erythrozyten im Exsudat); **f)** nekrotisierende E. (Zelluntergang steht im Vordergrund); **2.** granulomatöse E.: typ. herdförmige Ansammlung von Zellen (Granulom*) ohne od. mit Nekrose; je nach Zellcharakter werden unterschieden: **a)** Sarkoidosetyp (Epitheloidzellen*, Langhans*-Zellen); **b)** Tuberkulosetyp (wie a, jedoch mit zentraler Nekrose); **c)** Pseudotuberkulosetyp, retikulär-abszedierender Typ (neutrophile Granulozyten, die von Retikulumzellen* umgeben sind); **d)** rheumatischer Typ (Histiozyten, Lymphozyten, Plasmazellen, wenig Granulozyten mit zentraler, fibrinoider Nekrose als Aschoff*-Geipel-Knötchen); **e)** rheumatoider Typ (Histiozyten, Bindegewebefasern mit großem Nekrosezentrum, sog. Bang-Granulom); **f)** Fremdkörpertyp (Makrophagen, mehrkernige Riesenzellen); **3.** proliferative (granulierende) E.: Proliferation ortsständiger u. eingewanderter Zellen; Entwicklung von Granulationsgewebe (lockeres, gefäßreiches Bindegewebe mit Granulozyten, Lymphozyten, Makrophagen), Abgrenzung von Abszessen od. Nekrosen; Vermehrung von faserbildenden Zellen mit späterer Bildung von Zwischenzellsubstanz; je nach Entstehung sind zu unterscheiden: **a)** reparative Form (engl. repair-phase) nahezu jede serös-exsudative E. führt zu (nicht aggressiven) Vernarbung; **b)** reparativ-organisatorische Form bei fibrinöser E. führt ebenfalls zur (nicht aggressiven) Vernarbung; **c)** proliferative Form als entzündungsbeherrschende Reaktion bei immunpathol. Genese (fibrinoide Nekrose, Umwandlung von Bindegewebezellen zu faserbildenden Fibroblasten, Vermehrung von Zwischenzellsubstanz), meist progredient-aggressiver Verlauf. Die **Progn.** des Entzündungsvorgangs hängt von Art, Stärke u. Dauer des Entzündungsreizes sowie von der lokalen u. allg. Reaktion des Organismus ab, so dass entw. völlige Wiederherstellung von Gestalt u. Funktion (restitutio ad integrum) od. chronische E. mit mögl. Streuung od. Narbenbildung folgen.

Entzündung, inter|stitiẹlle: (engl.) interstitial inflammation; Entzündung, die v. a. im Binde- od. Stützgewebe verläuft u. die Parenchymzellen freilässt.

Entzündung, re|parative: (engl.) reparative inflammation; Entzündung mit nachfolgendem Ausgleich des Schadens inf. Granulationsgewebebildung.

Entzündungs|bestrahlung, röntgeno|logische: (engl.) antiphlogistic irradiation; Röntgenstrahlenbehandlung entzündl. Erkr.; selten angewendete Meth. nach den Regeln der Oberflächentherapie*, Halbtiefentherapie* u. Tiefentherapie* (abhängig von der Tiefe des entzündl. Prozesses). Bei Verwendung kleiner Einzeldosen kann der Verlauf entzündl. Erkr. wesentlich abgekürzt werden.

Entzündungs|syn|drom, systemisches n: (engl.) systemic inflammatory response syndrome (Abk. SIRS); generalisierte Entzündungsreaktion mit zwei od. mehr der folgenden **Sympt.:** Atemfrequenz >20/min od. CO_2-Partialdruck <32 mmHg; Herzfrequenz >90/min; Leukozytenzahl >12/nl od. <4/nl od. >10 % stabkernige neutrophile Granulozyten; Temperatur >38 °C od. <36 °C; **Urs.:** Infektion (z. B. Sepsis), Gewebenekrose, lokale Entzündung (z. B. Pankreatitis) od. Autoimmunkrankheit. Vgl. Entzündung. M. Mes.

Entzugs|blutung: s. Abbruchblutung.

Entzugs|delir (lat. delirare verrückt sein) **n:** (engl.) withdrawal delirium; auch Entziehungsdelir; i. R. eines Entzugssyndroms* auftretendes Delir*; z. B. Delirium* tremens.

Entzugs|syn|drom n: (engl.) withdrawal syndrome; bei Entziehung* in Abhängigkeit von den entzogenen Suchtmitteln, der Dosis u. den persönlichen psych. u. phys. Dispositionen auftretende Sympt. mit Kopfschmerz, Blutdruckabfall, Hitzegefühl, Schweißausbruch, Tremor, Schlafstörungen, Unruhe, Halluzinationen, apathisch-depressiven Verstimmungen, evtl. Suizidneigung (bei Entziehung von Amphetaminen), Delir (bei Entziehung von Alkohol u. Barbituraten) u. akuter Psychose; vgl. Abhängigkeit, Delirium tremens, Entzugsdelir.

E|nukleation (lat. enucleare entkernen) **f:** (engl.) enucleation; (chir.) Ausschälung; op. Entfernung eines Körperteils od. Tumors aus seiner Kapsel, z. B. des Augapfels aus der Tenon-Kapsel (Exenteratio* bulbi), des Prostataadenoms aus der prostatischen Kapsel (Prostataadenomektomie*); vgl. Myomenukleation.

En|ulis (En-*; gr. οὖλον Zahnfleisch) **f:** syn. zentrales Riesenzellgranulom; der Epulis* entspr., aber innerh. des Kieferkörpers wachsende pathol. Granulationsgeschwulst.

En|uresis (↑; Ur-*) **f:** syn. monosymptomatische E. nocturna; Einnässen in der Nacht nach dem 5. Lj.; unwillkürl. Reflexmiktion während des Schlafs ohne gleichzeitig vorliegendes Einnässen am Tag, Drangsymptomatik od. rezidiv. Harnweginfektion (vgl. Dranginkontinenz); **Formen:** primäre (Bettnässen bestand immer) u. sekundäre E. (nach einer Trockenperiode von 6 Mon. tritt E. wieder auf); **Ätiol.:** Reifungsverzögerung der neurogenen Blasenkontrolle, gestörter Tag-Nacht-Rhythmus der Sekretion von ADH*, psychosoziale Probleme; **Ther.:** pädagog. Maßnahmen, Klingelsysteme, familienbezogene Intervention; ggf. medikamentös. Vgl. Enkopresis. B. Sch.

Envelope (engl. Umschlag)**:** äußere Hülle (Lipoproteinmembran) eines Virion; vgl. Viren.

En|zephal-: s. a. Encephal-.

En|zephalie (Enkephal-*) **f:** (engl.) encephaly; Austritt von Hirngewebe bei angeb. Fehlbildungen; vgl. Inienzephalie.

En|zephalitis (↑; -itis*) **f:** (engl.) encephalitis; Entz. des Gehirns; **pathol.-anat.** als Entz. der grauen Substanz (Polioenzephalitis), der weißen Substanz (Leukenzephalitis) od. des gesamten Gehirns (Panenzephalitis), evtl. mit Beteiligung der Meningen (Meningoenzephalitis*); erregerbedingte Enzephalitiden sind meldepflichtige Erkr.; **ätiol. Einteilung: 1.** akute E.: **a)** v. a. durch neurotrope Viren verursachte E. (häufigste Form); z. B. durch Herpes-Viren (s. Herpes-simplex-Enzephalitis), Arboviren (z. B. FSME*, japanische Enzephalitis*, Pferdeenzephalitis*, California*-Enzephalitis; z. T. epidem. Auftreten), Rhabdoviren (vgl. Tollwut), Myxoviren, Enteroviren; **b)** E. durch Bakterien: häufig als embolische Herdenzephalitis bei Endokarditis (Verschleppung septischer Partikel u. Embolie insbes. kleiner Hirngefäße, s. Abb.; klin. zerebrale Herdsymptome); verursacht v. a. durch Staphylococcus aureus u. Streptokokken. Bei Pat. unter immunsuppressiver Ther. od. mit Erkr. des Immunsystems können Listeria od. Nocardia eine E. od. einen Hirnabszess mit eitriger Entz., Gefäßruptur u. Einblutung in das Hirnparenchym verursachen. Ther.: Antibiotika u. ggf. op. Sanierung der Herzklappe; hohe Letalität (50 %); **c)** E. i. R. von Mykosen (z. B. Kryptokokkose*), Protozoen-Infektionen (z. B. Toxoplasmose*) u. Wurmerkrankungen; **d)** immunologisch bedingte E.: als para- od. postinfektiöse E. (z. B. Bickerstaff*-Enzephalitis), als postvakzinale E. (bes. akute demyelinisierende Enzephalomyelitis*); **e)** paraneoplastische E., meist als limbische Enzephalitis*; **f)** E. unklarer Ätiol.: ca. 50 % aller akuten E.; vermutl. handelt es sich um nicht nachzuweisende virale Enzephalitiden. Klin.: weitgehend unabhängig von der Ätiol. u. variabel; plötzlich einsetzendes hohes Fieber, Bewusstseinsstörung, zerebrale Herdstörungen, Kopfschmerz, epileptische Anfälle; mögliches Folgestadium: postenzephalitisches Syndrom*. DD: zerebrale Vaskulitis, Hirnvenenthrombose, Intoxikation, metabol. Enzephalopathie, nichtorganische Psychose. **2.** chronische E.: **a)** E. i. R. von Slow-virus-Infektionen: subakut sklerosierende Panenzephalitis*, progressive Rötelnpanenzephalitis (s. Röteln), HIV*-Enzephalopathie; **b)** E. i. R. von chron. bakt. Infektionen, z. B. bei Whipple*-Krankheit, Neurosyphilis, chron. Neuroborreliose (vgl. Lyme-Borreliose); **c)** E. i. R. von system. entzündl. Erkrankungen, z. B. systemischem Lupus* erythematodes, Sarkoidose*, Behçet*-Krankheit; **d)** vermutl. immunol. bedingte E.: Rasmussen*-Enzephalitis, Multiple* Sklerose. DD: v. a. degenerative ZNS-Erkrankungen. **Diagn.:** Lumbalpunktion zur Liquordiagnostik (Pleozytose u. Erhöhung der Proteinkonzentration, evtl. Erregernachweis mögl.), Kernspintomographie (fokale Läsionen, Entmarkungsherde); Elektroenzephalographie (Allgemeinveränderungen, Herdbefund); evtl. Hirnbiopsie. Vgl. Meningitis. E. Sch.

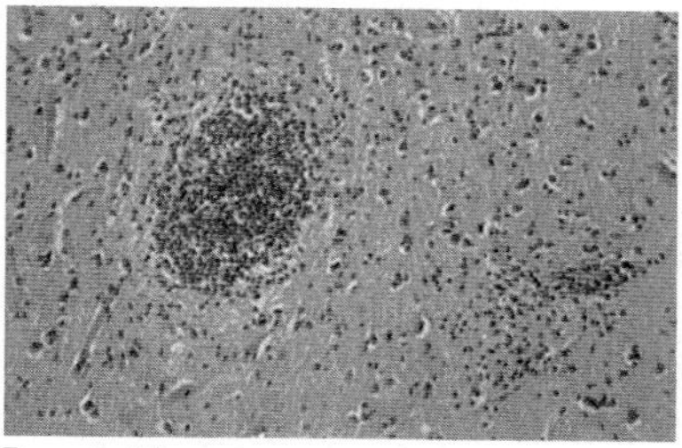

Enzephalitis:
embolische Herdenzephalitis;
histologischer Befund mit Eiterabsiedlung im Gehirn bei bakterieller Endokarditis [89]

En|zephalitis, epi|demische (↑; ↑) **f:** veraltete Bez. für Encephalitis* lethargica.

En|zephalitis, equine (↑; ↑) **f:** Pferdeenzephalitis*.

En|zephalitis, japanische (↑; ↑) **f:** (engl.) Japanese encephalitis; syn. Encephalitis japonica; auch japanische B-Enzephalitis; im ostasiat. Raum verbreitete, durch Arthropoden übertragene, akute Inf. des ZNS; **Err.:** mit versch. Stämme des Genus Flavivirus* der Togaviridae* (z. B. Japanische-Enzephalitis-Virus, Kunjin-Virus); Übertragung durch Stechmücken (Culex); **Klin.:**

Fieber, Kopfschmerz, Meningitis bis schwere Enzephalitis; Letalität 20–50 %; Residualschäden (postenzephalit. Paresen); **Proph.** durch inaktivierte Impfstoffe. Vgl. Encephalitis lethargica, FSME.

En|zephalitis, limbische (↑; ↑) f: (engl.) limbic encephalitis; Enzephalitis* mit isolierter Beteiligung der medialen Temporallappen; **Urs.**: meist paraneoplastisch; **Klin.**: schwere Gedächtnisstörung; **Diagn.**: Kernspintomographie (symmetr. Veränderungen im medialen Temporallappen); häufig Nachw. antineuronaler nukleärer Autoantikörper (Anti-Hu); **Ther.**: Behandlung des zugrunde liegenden Tumorleidens. E. Sch.

En|zephalitis, post|in|fektiöse (↑; ↑) f: syn. parainfektiöse Enzephalitis; s. Enzephalitis.

En|zephalitis, post|vakzinale (↑; ↑) f: (engl.) post-vaccinal encephalitis; Enzephalitis als rel. seltene Kompl. nach einer Schutzimpfung* gegen Variola, Masern (Häufigkeit ca. 1:1–2 Mill. Impfungen); vgl. Enzephalomyelitis, akute demyelinisierende; Impfschaden.

En|zephalitis, zentral|europäische (↑; ↑) f: s. Zeckenenzephalitis, FSME.

En|zephalo|graphie (↑; -graphie*) f: s. Elektroenzephalographie, Echoenzephalographie.

En|zephalo|malazie (↑; -malazie*) f: (engl.) encephalomalacia; Gehirnerweichung; meist als ischämischer Infarkt (Encephalomalacia alba) ohne Blutaustritt, seltener als hämorrhagischer Infarkt (Encephalomalacia rubra) mit intrazerebraler Blutung durch Anoxie eines Gehirnareals (Schlaganfall*); Auftreten einer Kolliquationsnekrose nach 1–3 Wochen.

En|zephalo|meningitis (↑; Mening-*; -itis*) f: syn. Meningoenzephalitis*.

En|zephalo|meningo|zele (↑; ↑; -kele*) f: s. Enzephalozele.

En|zephalo|myelitis (↑; Myel-*; -itis*) f: (engl.) encephalomyelitis; Entzündung von Gehirn u. Rückenmark.

En|zephalo|myelitis, akute de|myelinisierende (↑; ↑; ↑) f: (engl.) acute disseminated encephalomyelitis; Abk. ADEM; akute, meist fulminant verlaufende nichtinfektiöse entzündl. Form der Entmarkungskrankheiten* mit monophasischem Verlauf; **Ätiol./Pathol.**: durch eine Virusinfektion od. Impfung ausgelöste Autoimmunreaktion (gegen Hirnproteine gerichtete T-Lymphozyten) mit disseminierten entzündl. lymphozytär-plasmazellulären Infiltraten u. Demyelinisierungsherden in der Umgebung von kleinen Hirn- u. Rückenmarkvenen; **Klin.**: Beginn 3–20 Tage nach Virusinfektion od. Impfung mit Fieber, Kopfschmerz, Bewusstseinsstörung, zerebralen Herdstörungen; Letalität 10–40 %; bei hämorrhag., hochfieberhaftem Verlauf nahezu immer tödl. (sog. **Hurst-Enzephalitis** mit Gefäßnekrosen u. petechialen Blutungen im Hirnparenchym); **Diagn.**: zerebrale Kernspintomographie (Marklagerveränderungen, oft mit randständiger Kontrastmittelaufnahme); **Ther.**: hochdosiert Glukokortikoide; evtl. Plasmapherese. E. Sch.

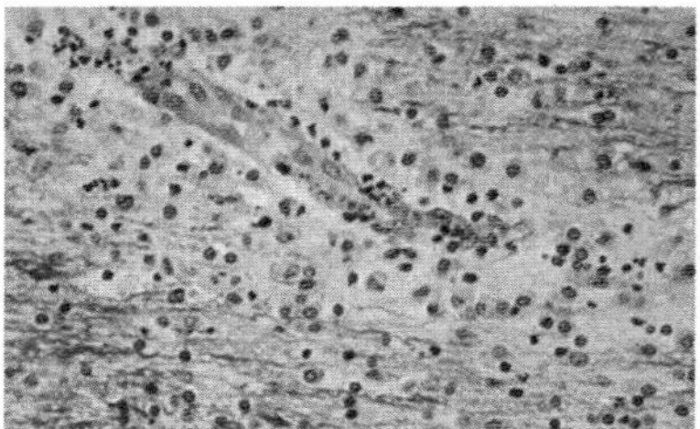

Enzephalomyelitis, akute demyelinisierende: histologischer Befund mit Lymphozyten, Gliaproliferation und Entmarkung um eine kleine Hirnvene [89]

En|zephalo|myelitis, peri|venöse (↑; ↑; ↑) f: (engl.) perivenous encephalomyelitis; s. Enzephalomyelitis, akute demyelinisierende.

En|zephalo|myelitis, sub|akute chronische (↑; ↑; ↑) f: s. Slow-virus-Infektionen.

En|zephalo|myelo|pathie, sub|akute nekrotisierende (↑; ↑; -pathie*) f: syn. Leigh*-Syndrom.

En|zephalo|myo|karditis (↑; My-*; Kard-*; -itis*) f: (engl.) encephalomyocarditis; syn. EMC-Syndrom; akute fieberhafte Enzephalomyelitis mit Bewusstseinsstörungen u. motor. Lähmungen; gleichzeitig Myokarditis*; **Urs.**: sog. EMC-Virus der Maus, ein Cardiovirus* der Picornaviridae. Vgl. Enzephalitis.

En|zephalo|myo|pathien, mito|chondriale (↑; ↑; -pathie*) f pl: (engl.) mitochondrial encephalomyopathies; genet., morphol. u. klin. heterogene Gruppe von Erkr. mit Störungen der mitochondrialen Atmungskette* inf. von Mutationen der mitochondrialen od. nukleären DNA; häufige **Sympt.** sind Myopathie (sog. Ragged-red-fibres-Myopathie), Minderwuchs, Demenz, Innenohrschwerhörigkeit, fakultativ treten Ophthalmoplegie, Retinitis pigmentosa, epileptische Anfälle, Myoklonien, Ataxie u. neurol. Herdstörungen auf; **klin. Syndrome**, denen m. E. zugrunde liegen: **1.** Leigh*-Syndrom; **2.** Kearns*-Sayre-Syndrom; **3.** Myoklonusepilepsie mit ragged red fibres (Abk. MERRF); **4.** MELAS-Syndrom (Myopathie, Enzephalopathie, Laktatazidose, Neigung zu Schlaganfällen, evtl. Diabetes mellitus).

En|zephalon (↑) n: (anat.) Gehirn.

En|zephalo|pathie (↑; -pathie*) f: (engl.) encephalopathy; Bez. für nichtentzündl. diffuse Erkrankung od. Schädigung des Gehirns mit vielfältiger Ätiol.; **Vork.**: **1.** als metabol. E. bei Leberversagen, Urämie, Dialyse, Thiaminmangel (s. Wernicke-Enzephalopathie); **2.** als toxische E., z. B. bei Bleivergiftung; **3.** als posttraumatische E. nach Schädelhirntrauma (s. Boxerenzephalopathie); **4.** als vaskuläre E. bei zerebrovaskulärer Insuffizienz, bes. inf. arterieller Hypertonie (s. Binswanger-Krankheit); **Klin.**: sehr wechselnde, von der zugrunde liegenden Erkr. abhängige Symptomatik; Allgemeinsymptome wie Kopfschmerz, Erbrechen, Bewusstseinsstörungen, psychische Veränderungen (z. B. symptomatische Psychose, org. Psychosyndrom) u. zerebrale Herdstörungen. Vgl. Enzephalitis.

En|zephalo|pathie, hepatische (↑; ↑) f: (engl.) hepatic encephalopathy; syn. portokavale Enzephalopathie; Sammelbez. für die bei chron. verlaufenden Lebererkrankungen (v. a. bei Leberzirrhose*) auftretenden neurol. u. psychopathol. **Sympt.** (u. Stadien): Unruhe, Vergesslichkeit, Tremor (Stadium 1); Lethargie, Desorientiertheit, Asterixis (Stadium 2); Somnolenz od. Sopor (Stadium 3); hepatisches Koma, Pyramidenbahnzeichen (Stadium 4); pathol. ähnlich der hepatolentikulären Degeneration*; **Urs.**:

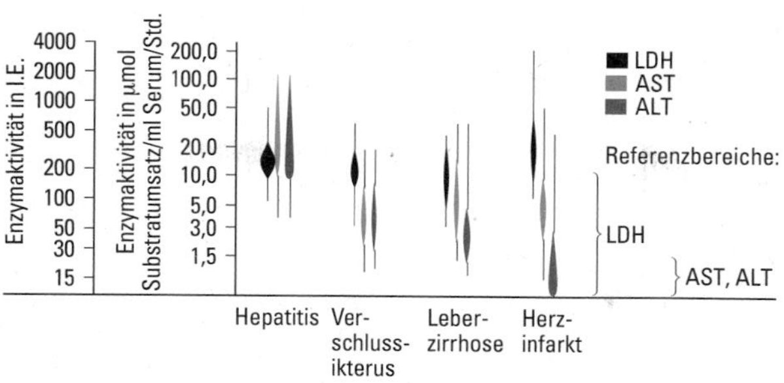

Enzymdiagnostik:
Enzymaktivität bei verschiedenen Krankheiten; I. E.: internationale Einheit [6]

Ausschaltung der Leber aus dem Pfortaderkreislauf wegen spontaner Ausbildung od. chir. Anlage eines portosystemischen Shunts* bei portaler Hypertension*; dadurch werden neurotox., im Darm gebildete Substanzen, v. a. Ammoniak* u. a. Proteinabbauprodukte (z. B. Phenole), von der Leber nicht aus dem Blutkreislauf eliminiert. **Ther.:** v. a. Beschränkung der Proteinaufnahme, Gabe von Lactulose (oral bzw. als Klysma), Lokalantibiotika gegen Urease-produzierende Darmbakterien (z. B. Neomycin) u. Ornithinaspartat.

En|zephalo|pathien, trans|missible spongiforme (↑; ↑) f pl**:** Abk. TSE; syn. Prionkrankheiten*.

En|zephalo|pathie, porto|kavale (↑; ↑) f**:** syn. hepatische Enzephalopathie*.

En|zephalo|pathie, sub|kortikale arteriosklerotische (↑; ↑) f**:** Abk. SAE; syn. Binswanger*-Krankheit.

En|zephalo|pathie, ur|ämische (↑; ↑) f**:** (engl.) uremic encephalopathy; Enzephalopathie* i. R. einer Urämie*.

En|zephalor|rhagie (↑; gr. ῥαγή Riss) f**:** (engl.) encephalorrhagia; Hirnblutung; s.Schlaganfall.

En|zephalo|zele (↑; -kele*) f**:** (engl.) encephalocele; syn. Hernia cerebri; sog. äußerer Hirnprolaps, Hirnbruch; angeb. (z. B. bei Meckel*-Gruber-Syndrom) od. erworbener bruchartiger Vorfall von Hirnsubstanz (u. Meningen) durch einen Defekt des knöchernen Schädels in der Mittellinie, bes. der Hinterhauptschuppe, auch der Rhinobasis; **Formen: 1.** Hydroenzephalozele: E. mit Flüssigkeitsansammlung; **2.** Enzephalozystozele: E. mit Beteiligung der Hirnventrikel; **3.** Meningoenzephalozele, Enzephalomeningozele: E. mit Vorfall der Meningen; **Ther.:** bei kleiner E. Abtragung an der Basis u. Verschluss durch Faszienplastik; bei großer E. Rückverlagerung u. plast. Verschluss. Vgl. Meningozele.

En|zephalo|zysto|zele (↑; Kyst-*; -kele*) f**:** s. Enzephalozele.

Enzian, gelber: (engl.) yellow gentian; Gentiana lutea; Gebirgspflanze aus der Fam. der Enziangewächse; Wurzel u. Wurzelstock (Gentianae radix) mit Bitterstoffen u. Zucker; **Verw.:** als Bittermittel bei Appetitlosigkeit, Völlegefühl u. Blähungen; **NW:** selten Kopfschmerzen; **Kontraind.:** gastroduodenales Ulkus.

En|zym|aktivität (Enzyme*) f**:** (engl.) enzyme activity; s. Enzyme.

Enzym-All|ergo-Sorbent-Test (↑; Allergie*) m**:** Abk. EAST; Enzym*-Immunassay zur quant. Bestimmung von allergenspezifischem IgE im Serum i. R. der Diagnostik einer Allergie* mittels Enzym-markierter Anti-IgE-Antikörper; ersetzt den Radio*-Allergo-Sorbent-Test.

En|zym|de|fekt (↑) m**:** (engl.) enzyme defect, enzymatic defect; angeb. od. erworbene verminderte od. fehlende Aktivität eines Enzyms; s. Enzymopathien.

En|zym|dia|gnostik (↑) f**:** (engl.) enzyme diagnostics; quantitative u. qualitative Bestimmung von Enzymaktivitäten in biol. Proben (z. B. Serum, Verdauungssekrete); der Nachweis organspezif. Enzyme, Isoenzym- (s. Isoenzyme) u. Enzymmuster* können auf Organ- od. Gewebeschädigung hinweisen. Inf. Zellschädigung od. gestörter Membranfunktion freigesetzte intrazelluläre Enzyme erhöhen die Enzymaktivität im Serum (z. B. bei Herzinfarkt, akuter u. chron. Hepatitis, Pankreatitis, Muskelerkrankung). Die Aktivität inkretor. Enzyme (z. B. Thrombin) im Serum ist erniedrigt, wenn produzierendes Gewebe geschädigt od. zerstört sind. Bes. klin. Bedeutung in der E. haben z. B. Laktatdehydrogenase* u. Kreatinkinase* mit ihren Isoenzymen, alkalische u. saure Phosphatasen*, Transaminasen*, Amylasen*, Phenylalaninhydroxylase (s. Phenylketonurie).

En|zyme (gr. ἐν hinein, innerhalb; ζύμη Sauerteig) n pl**:** (engl.) enzymes; syn. Biokatalysatoren; Makromoleküle, meist Proteine, z. T. auch Ribonukleinsäuren (s. Ribozyme), die chem. Reaktionen in biol. Systemen katalysieren; durch die Beschleunigung chem. Reaktionen mind. um das 10^6fache u. die Verminderung der freien Aktivierungsenergie ermöglichen sie den Ablauf chem. Reaktionen bei Körpertemperatur. Prinzipiell können E. die Reaktion in beide Richtungen katalysieren. Da bei den einzelnen in Stoffwechselprozessen aufeinander folgenden Reaktionen das Produkt entfernt wird, verschiebt sich das Gleichgewicht, so dass die Reaktionen in einer Richtung ablaufen.

Die **Funktion** von E. ist an ihre dreidimensionale Struktur gebunden. Am aktiven Zentrum, meist eine hydrophobe Spalte, findet die spezif. mit Konfigurationsänderung (induced fit) einher gehende Substraterkennung u. -umsetzung statt. Enzym (E) u. Substrat (S) bilden den Enzym-Substrat-Kompex (ES), aus dem das Produkt (P) entsteht. E. sind Monomere od. bestehen aus gleichen od. versch. Untereinheiten. Sie besitzen oft prosthetische Gruppen* (z. B. Häm), benötigen Coenzyme* (z. B. NAD^+) u./od. Me-

Enzyme
Systematik der Enzyme nach der internationalen Nomenklatur (EC)

EC-Hauptklasse	Reaktionstyp	Wichtige Unterklassen	Beispiele
1. Oxidoreduktasen	$A_{red} + B_{ox} \Leftrightarrow A_{ox} + B_{red}$	Dehydrogenasen Oxidasen Peroxidasen Reduktasen Monooxygenasen Dioxygenasen	Laktatdehydrogenase Glukoseoxidase Katalase Glutathionreduktase Tyrosin-3-Monooxygenase Arachidonsäure-Lipoxygenase
2. Transferasen	A-B + C ⇔ A + B-C	C1-Transferasen Glykosyltransferasen Aminotransferasen Phosphotransferasen	Aminomethyltransferase Glukuronyltransferase Alaninaminotransferase Hexokinase
3. Hydrolasen	$A\text{-}B + H_2O \Leftrightarrow A\text{-}H + B\text{-}OH$	Esterasen Glykosidasen Peptidasen Amidasen	Acetylcholinesterase Alphaamylase Chymotrypsin Asparaginase
4. Lyasen	A + B ⇔ A-B	C-C-, C-O-, C-N-, C-S- Lyasen	Pyruvatdecarboxylase Aconitase Argininosuccinatlyase Cystathioningammalyase
5. Isomerasen	A ⇔ Iso-A	Epimerasen cis-trans-Isomerasen Mutasen (intramolekulare Transferasen)	UPD-Glukose-4-Epimerase Retinalisomerase Phosphoglukomutase
6. Ligasen („Synthetasen")	A + B + xTP ⇔ A-B +xDP + P (x = A, C, G, U)	C-C-, C-O-, C-N-, C-S- Ligasen	Pyruvatcarboxylase Transfer-RNA-Ligase Carbamoylphosphat-synthetase Acetat-CoA-Ligase

tallionen als Cofaktoren*. Bei Metalloenzymen sind Metallionen in stöchiometrischem Verhältnis (z. B. Kupfer-, Molybdän-, Eisenionen od. Eisen/Schwefel-Zentren in Oxidoreduktasen) gebunden. Das Maß der **Enzymaktivität** ist der Substratumsatz pro Zeiteinheit (SI-Einheit: Katal*), der i. Allg. unter optimalen Bedingungen (pH-Optimum, Substratsättigung) bei Standardtemperatur (25°C) mittels UV*/Vis-Spektroskopie (vgl. optischer Test) gemessen wird. Die Enzymaktivität hängt von Substrat- u. Produktkonzentration, dem Vorhandensein von Coenzymen u./od. Cofaktoren ab. Bei Substratsättigung wird die max. **Umsatzgeschwindigkeit** erreicht (vgl. Michaelis-Konstante). Die **Wechselzahl** (turnover number) gibt die Zahl der Substratmoleküle an, die pro Zeiteinheit von einem aktiven Zentrum zum Produkt umgesetzt werden. Weitere Charakteristika von E. sind spezif. Aktivität (U/mg Protein) als Maß der Reinheit, Molekulargewicht, isoelektrischer Punkt, pH- u. Temperaturoptimum sowie -stabilität. Von prakt. Bedeutung ist außerdem die Hemmbarkeit der E. durch Substratanaloga (vgl. Hemmung, kompetitive), spezif. u. unspezifische Inhibitoren. Die E. einiger Stoffwechselketten sind in Kompartimenten lokalisiert (z. B. die E. der Atmungskette* in Mitochondrien, der Glykolyse* im Zytoplasma, der Proteinbiosynthese* an den Ribosomen).

Schlüsselenzyme unterliegen der Regulation auf einer od. mehreren Ebenen: **1.** Transkriptionskontrolle (DNA-Ebene): Die Synthese der mRNA wird, vermittelt durch Regulatorproteine, verstärkt (Induktion) od. reduziert (Repression). **2.** Translationskontrolle (mRNA-Ebene): Sekundärstruktur der mRNA sowie Art u. Konz. der tRNAs bestimmen die Menge des am Ribosom entstehenden Enzymproteins. **3.** Interkonversion (Proteinebene): Aktivierung bzw. Inaktivierung des Enzyms durch enzymat. katalysierte Modifikation, z. B. Phosphorylierung (s. Phosphorylase) od. Spaltung (s. Proenzyme). **4.** Einfluss von Liganden (Proteinebene): z. B. (negative) Rückkopplung durch Endprodukte der Biosynthesekette (Feedback-Mechanismus), allosterische Regulation (s. Allosterie), Enzymhemmung durch Überangebot an Substrat od. Produkt, durch Toxine, Metallionen u. a. Verbindlich für die Benennung von E. sind die vom internationalen Nomenclature Committee im Enzyme Catalog (Abk. EC) festgelegten Namen u. EC-Nummern, die v. a. Art der Reaktion u. des Substrats berücksichtigen (s. Tab.). Häufig werden auch Trivialnamen benutzt. Die Endung -ase ist kennzeichnend. Vgl. SH-Enzyme.

En|zym|einheit (↑; ↑): (engl.) enzyme unit; s. Katal.

En|zym|gruppen (↑; ↑): (engl.) enzyme groups; erbl. Enzymvarianten (Allotypen) mit veränderter Primärstruktur inf. genetischem Polymorphismus*; trotz gleicher od. ähnl. Substratspezifität variieren Molekülgröße u. -konfiguration, Ladung u. antigene Eigenschaften (vergleichbar den Blutgruppen*). Nachweis des Enzymmusters* v. a. mit Immunelektrophore-

Enzymgruppen
Einige Enzyme mit genetischem Polymorphismus

Adenosindesaminase
Adenylatkinase
Esterase D
Alaninaminotransferase
Glyoxalase I
Glukose-6-phosphat-Dehydrogenase
Phosphoglukomutase
6-Phosphoglukonatdehydrogenase
Phosphoglykolatphosphatase
Phosphoglyceratmutase
saure Erythrozytenphosphatase

se*, häufig in Komb. mit Enzymdiagnostik*; **Bedeutung:** für genet. u. anthrop. Untersuchungen. Vgl. Isoenzyme.

En|zym-Im|mun|assay (↑; ↑; immun*; engl. Prüfung) m: (engl.) enzyme immunoassay; Abk. EIA; empfindl. u. spezif. immun. Methode zur Bestimmung antigener Substanzen (z. B. Proteine, Hormone, Antikörper, Tumormarker, Viren, Pharmaka) in Flüssigkeiten (z. B. Serum) unter Verw. enzymmarkierter spezif. Antikörper od. Antigene vom gleichen Typ wie das zu bestimmende Antigen; **Prinzip:** Komb. von Immunassay* (Antigen-Antikörper-Reaktion) u. spezif. Enzymreaktionen, z. B. als ELISA* od. EMIT*. Vgl. Radio-Immunassay.

En|zym|in|duktion (↑; ↑; Induktion*) f: (engl.) enzyme induction; verstärkte Enzymsynthese inf. positiver Genregulation* (Transkriptionskontrolle); Auslöser der E. können z. B. das Substrat des Enzyms (Eigeninduktion) od. Xenobiotika* (Fremdinduktion) sein; durch Induktoren wird die mRNA-Synthese u. damit die Biosynthese des Enzyms gesteigert; starke E. der Zytochrom-P-450-abhängigen Monooxygenasen* wird z. B. durch Phenobarbital u. polycyclische Chlorkohlenwasserstoffe bewirkt. Bei wiederholter Zufuhr solcher Substanzen kann sich Toleranz* entwickeln. Vgl. Biotransformation.

En|zym|in|farkt (↑; ↑; Infarkt*) m: (engl.) silent myocardial infarction; klin. Bez. für einen Herzinfarkt*, bei dem typische EKG-Veränderungen u. klinische Sympt. fehlen u. die Diagn. durch den Nachweis erhöhter Enzymaktivitäten im Blut gestellt wird. Vgl. Enzymdiagnostik.

En|zym|in|hibition (↑; ↑; Inhibition*) f: (engl.) enzyme inhibition; **1.** (pharmak.) Hemmung der Biotransformation* eines Arzneimittels durch eine andere (z. B. strukturell analoge) Verbindung; **2.** (biochem.) s. Enzyme.

En|zym|muster (↑; ↑): (engl.) enzyme pattern; sog. Enzymprofil; organtypische Komb. von Enzymen bzgl. Quantität (z. B. hohe Enzymaktivität) u./od. Qualität (z. B. Isoenzyme*); vgl. Enzymdiagnostik, Enzymgruppen.

En|zymo|pathien (↑; ↑; -pathie*) f pl: (engl.) enzymopathies, inborn errors of metabolism; Erkrankungen, die durch Störung der Aktivität von Enzymen* od. Coenzymen* verursacht sind; **Formen: 1.** primäre E.: angeb., genetisch bedingte Erkr. mit einem sog. Enzymdefekt inf. von Strukturveränderungen eines Enzyms od. Enzymmangel durch verminderte od. fehlende Synthese, erhöhte Abbaurate u. a.; **2.** sekundäre E.: exogene Störungen der Enzymsynthese od. -aktivität durch Entz., Intoxikationen od. chem. Einflüsse (z. B. Pharmaka), die zu einer Hemmung od. Aktivierung von Enzymen führen können. E. können zu unzureichender Synthese biol. wichtiger Substanzen, Substratstau, Zellvergiftung, verstärktem Anfall von Produkten aus einem Stoffwechselnebenweg u. evtl. zur Intoxikation führen. Vgl. Erythrozytenenzymopathien, Stoffwechselanomalien, Krankheiten, genetische.

En|zym|poly|morphismen (↑; ↑; Poly-*; -morph*) m pl: (engl.) enzyme polymorphism; s. Enzymgruppen, Isoenzyme.

En|zym|test (↑; ↑) m: (engl.) enzyme assay; **1.** blutgruppenserol. Methode zum Nachweis best. Blutgruppenantigene auf Erythrozyten bzw. korrespondierender inkompletter Antikörper*, bes. irregulärer Rh-Antikörper; **Prinzip:** Freilegung der sog. Kryptantigene* auf der Erythrozytenoberfläche durch enzymat. Abspaltung neuraminsäurehaltiger Glykoproteine mit Hilfe versch. tierischer (z. B. Trypsin), pflanzl. (z. B. Papain, Ficin, Agavain, Bromelaine) od. bakt. (z. B. Subtilisin, Pronase) proteolyt. Enzyme, wodurch die entspr. inkompletten Hämagglutinine durch Bindung der freigelegten Antigene der Erythrozyten wirksam werden können; Durchführung in einem (Einstufentest*) od. zwei getrennten Arbeitsgängen (Zweistufentest*); **2.** klin.-chem. Bestimmung von Enzymen od. von Substraten (mit Hilfe von Enzymen) in Körperflüssigkeiten.

EOG: Abk. für **E**lektro**o**kulo**g**raphie*.

Eosin (gr. ἕως Morgenröte) n: Tetrabromfluoreszein-Natrium; Farbstoff zur Kontrastfärbung in der Bakteriologie u. Histologie; Zytoplasma u. Interzellularsubstanzen werden rotorange gefärbt. Verw. auch in Komb. mit anderen Substanzen zur Färbung eosinophiler Granula, Erythrozyten od. Spermatozoen.

Eosin-Methylen|blau-Lösung (↑): s. May-Grünwald-Färbung.

Eosin-Nigrosin-Färbung (↑): Spermienfärbung*.

Eosino|penie (↑; -penie*) f: (engl.) eosinopenia; starke Verminderung od. Fehlen von eosinophilen Granulozyten* im Blut; **Vork.:** inf. vermehrter Ausschüttung von Steroidhormonen aus der Nebenniere bei Stress, schwerer körperl. Belastung, Cushing-Syndrom, Hyperkortizismus, Akromegalie u. a., bei therap. Anw. von ACTH u. Kortikoiden, in der Anfangsphase von Infektionskrankheiten (sog. akute Kampfphase), bei Typhus abdominalis, Bakterienruhr, Sepsis, auch im diabetischen Koma.

eosino|phil (↑; -phil*): (engl.) eosinophilic, eosinophil; mit Affinität zu (sauren) Eosinfarbstoffen.

Eosino|phile (↑; ↑) m pl: eosinophile Granulozyten*.

Eosino|philen|leuk|ämie (↑; ↑; Leuk-*; -ämie*) f: (engl.) eosinophilic leukemia; seltene Form der akuten myeloischen od. chronisch-myeloischen Leukämie* mit Vermehrung der eosinophilen Leukozyten* (Nachweis durch zytochem. Methoden, insbes. Naphthol-ASD-Chloracetat-Esterase-Nachweis). Vgl. Leukämoid, eosinophiles.

Eosino|philie (↑; ↑) f: (engl.) eosinophilia; Vermehrung der Eosinophilen im Blut, oft bei parasitären Erkrankungen insbes. bei Trichinose, aber auch bei anderen Wurmerkrankungen (durch Askariden, Echinokokken, Ankylostoma duodenale u. a.) u. allerg. Reaktionen (Urtikaria,

Asthma bronchiale, Arzneimittelexanthem usw.); auch bei beginnender Heilung von Infekten (eosinophil-lymphozytäre Heilphase), bei den sog. flüchtigen eosinophilen Lungeninfiltraten (Löffler-Syndrom), die durch Askaridenlarven in der Lunge od. durch Inhalation von pflanzl. od. bakt. Allergenen ausgelöst werden können, nach Insektenstichen u. -bissen, bei best. Hauterkrankungen, z. B. Pemphigus vulgaris, Ekzem, oft auch bei Lymphogranulomatose, Kollagenkrankheit u. bei Mangel an Nebennierenhormonen (Addison-Krankheit u. a.), manchmal bei chron.-myeloischer Leukämie, Erythrämie, Polycythaemia rubra vera sowie bei metastasierenden Karzinomen; vgl. Leukämoid, eosinophiles.

E

Eosino|philie-My|algie-Syn|drom (↑; ↑; My-*; -algie*) n: (engl.) eosinophilia myalgia syndrome; Abk. EMS; in Zus. mit der Einnahme von Tryptophan* (zur Behandlung hypnotikaresistenter Schlafstörungen) aufgetretene **Sympt.:** Eosinophilie, Muskel- u. Gelenkschmerzen, Krämpfe, Hautveränderungen u. a.; **Urs.:** Verunreinigung der Substanz bei der gentechn. Herstellung (Ähnlichkeiten zw. EMS u. toxisch-epidemischem Syndrom*).

Eosino|philie, tropische (↑; ↑) f: (engl.) tropical pulmonary eosinophilia; hochgradige Eosinophilie (über 3000 Zellen/mm^3), die in Endemiegebieten der Filariosen* beobachtet wird; **Urs.:** Überreaktion auf Filarien-Antigene; **Klin.:** Husten, Dyspnoe, Lungeninfiltration, Vergrößerung der Lymphknoten; ähnl. Symptome treten bei Askariasis*, Hakenwurmkrankheit* u. Schistosomiasis* während der Lungenwanderung der Larven auf. **Ther.:** Diethylcarbamazin, Ivermectin, Antihistaminika.

EP: Abk. für **e**vozierte **P**otentiale; s. Potentiale, akustisch evozierte; Potentiale, somatosensibel evozierte; Potentiale, visuell evozierte; Potentiale, motorisch evozierte.

Ep-: auch Eph-; Epi-; Wortteil mit der Bedeutung auf, darauf, darüber; von gr. ἐπί.

EPEC: Abk. für **e**ntero**p**athogene **E**scherichia* **c**oli.

Ep|en|dym (gr. ἐπένδυμα Oberkleid) n: (engl.) ependyma; epithelähnliche, einschichtige Zellauskleidung (Gliazellen) der Hirnventrikel u. des Zentralkanals des Rückenmarks; auf der Seite der Hirnventrikel Ausbildung von Zotten u. Zilien, basal Ausbildung eines längeren Zellfortsatzes, der bei Tanyzyten im 3. Ventrikel bis an die piale Oberfläche reicht. Die Zellen sind apikal miteinander durch Nexus od. Zonulae adhaerentes verbunden, die einen Austausch zw. Liquor u. Interstitium des ZNS ermöglichen. Die Tanyzyten haben Zonulae occludentes, hier ist der Liquorraum abgedichtet. Vgl. Liquor-Hirn-Schranke, Plexus choroidei. W. Ric.

Ep|en|dym|itis (↑; -itis*) f: Entz. des Ependyms; **Formen: 1.** E. callosa: diffuse chronische E. bei Hydrozephalus; **2.** E. granularis: E. der inneren Liquorräume, u. a. bei Toxoplasmose, Syphilis; **Kompl.:** Aquäduktstenose. Vgl. Ventrikulitis.

Ep|en|dym|knötchen (↑): (engl.) ependymal nodules; Bez. für knötchenförmige Gliawucherungen nach Ependymitis granularis; s. Ependymitis.

Ep|en|dymo|blastom (↑; Blast-*; -om*) n: (engl.) ependymoblastoma; von embryonalen Ependymzellen (Ependymoblasten) ausgehender Tumor; s. Hirntumoren (Tab.).

Ep|en|dymom (↑; -om*) n: (engl.) ependymoma; vom Ependym* ausgehender glialer Tumor; s. Hirntumoren (Tab.).

Ep|en|dym|zyste (↑; Kyst-*) f: (engl.) ependymal cyst; Zyste mit Wandauskleidung aus Ependym*; **Lok.:** an den Ventrikelspitzen (meist Abschnürungen ohne klin. Bedeutung), im Vierhügel- od. Brückenwinkelgebiet (oft mehrkammerige E. mit Wachstumstendenz, klinisch u. U. als raumfordernder Prozess) u. am Foramen interventriculare Monroi (Monro*-Zyste).

EPF: Abk. für **1. E**xophthalmos*-**p**roducing **f**actor; **2. E**arly-**p**regnancy-**F**aktor; Polypeptid, das spätestens 48 Std. nach Empfängnis* im Serum nachweisbar ist; frühestes embryonales Signal im mütterl. Blut; nach Abort innerh. von Stunden nicht mehr nachweisbar. W. Str.

Eph|apse (Ep-*; gr. ἁψίς Verknüpfung) f: unphysiol. Kontaktstelle zweier Nervenfasern, an der es zu abnormer Erregungsübertragung (sog. cross talk) kommt; Vork. z. B. als Folge einer Defektheilung nach einer Nervenläsion od. durch Druck einer Gefäßschlinge auf einen Nerv. Vgl. Spasmus facialis, Trigeminusneuralgie.

Eph|edra sinica f: Meerträubchen; junge Rutenzweige (Ephedrae herba) enthalten Alkaloide, insbes. den Hauptwirkstoff Ephedrin (s. Ephedrinhydrochlorid).

Ephedrin|hydro|chlorid n: (engl.) ephedrine hydrochloride; indirektes Sympathomimetikum mit schwächerer zentraler Wirkung; enthalten u. a. in Hustensäften u. Nasentropfen; **Ind.:** Asthma bronchiale, Husten, Rhinitis, Heuschnupfen u. a. allerg. Erkr., Kreislaufschwäche; **UAW:** s. Sympathomimetika.

Eph|elides (gr. ἐφηλίδες) f pl: Sommersprossen; hyperpigmentierte Flecken auf lichtexponierter Haut, bes. bei Rotblonden, durch verstärkte Melaninsynthese ohne erhöhte Melanozytenzahl; vgl. Lentigo.

Eph|emera (gr. ἐφήμερος für einen Tag) f: (engl.) ephemeral fever; Febris herpetica, Eintagsfieber; fieberhafte Erkältungskrankheit im Herbst u. Winter von kurzer Dauer, oft zus. mit Herpes* simplex inf. einer endogenen Reaktivierung.

EPH-Gestose (Gestose*) f: (engl.) EPH gestosis; (gebh.) veraltete Bez. für eine Gestose* mit den Leitsymptomen Ödem (engl. **e**dema), **P**roteinurie u. **H**ypertonie.

Epi|blepharon (Ep-*; Blephar-*) n: angeb. dicke Hautfalte, die dem Unterlidrand parallel u. unmittelbar vorgelagert ist; **Urs.: 1.** Fehlbildung; **2.** Fehlinsertion od. Überfunktion des M. orbicularis oculi; **Kompl.:** Entropium*; vgl. Epikanthus.

Epi|cillin (INN) n: penicillinasefestes Penicillin mit Wirkungsspektrum wie Ampicillin*; vgl. Penicilline.

Epi|demie (gr. ἐπίδημος im Volk verbreitet) f: (engl.) epidemic; stark gehäuftes, örtl. u. zeitl. begrenztes Vork. einer Erkr. (v. a. Infektionskrankheiten); Explosivepidemien zeigen steilen Anstieg u. Abfall der Zahl der Erkrankten (Wasser- u. Milchepidemien), Tardivepidemien langsames Ansteigen u. Abfallen (Kontaktepidemien). Vgl. Endemie, Pandemie.

Epi|demio|logie (↑; -log*) f: (engl.) epidemiology; Wissenschaftszweig, der sich mit der Verteilung von übertragbaren u. nichtübertragbaren Krkh. u. deren physik., chem., psych. u. sozialen Determinanten u. Folgen in der Bevölkerung befasst; die deskriptive E. beschreibt

Krankheitsentstehung, -verlauf od. -modifikation; die analytische E. intendiert quant. Aussagen über pathogenet. u. verlaufsbeeinflussende Faktoren; die experimentielle E. greift kontrollierend in das Untersuchungsgeschehen ein u. beobachtet die Folgen der Stimuli. Vgl. Studie, epidemiologische.

Epidermal-growth-Faktor m: Abk. EGF*.

Epi|dermal|zyste (Ep-*; Derm-*; Kyst-*) f: (engl.) epidermal cyst; vom Akroinfundibulum des Haarfollikels ausgehende, oft mehrere Zentimeter große, intra- od. subdermal gelegene Zyste, meist mit zentraler, punktförmiger Öffnung; **Lok.:** bes. im Gesicht, am Rücken u. in der Leiste; epidermaler Aufbau der Wand mit Stratum granulosum; der Inhalt besteht aus zwiebelschalenartig angeordneten Hornlamellen. **Vork.:** bes. häufig zus. mit Acne conglobata; multiple E. bei Gardner*-Syndrom; **Ther.:** Exzision. Vgl. Milien, Trichilemmalzyste.

Epi|dermis (↑; ↑) f: Oberhaut; gefäßlose, äußerste Schicht der Haut (Cutis) ektodermaler Herkunft; besteht aus mehrschichtigem verhorntem Plattenepithel; Dicke je nach Körperregion zw. 30 μm u. 4 mm; **Schichten** (s. Abb.): **1.**

Epidermis, Aufbau

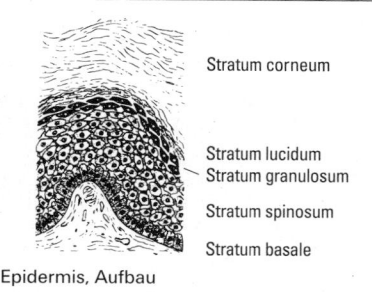

Stratum basale (cylindricum): Basalzellschicht; säulenförmige Zellen, die mit Protoplasmafüßchen in der subepidermalen Basalmembran verankert sind; hier liegen auch die Melaninpigment enthaltenden Melanozyten*; **2. Stratum spinosum:** Stachelzellenschicht; 4–8 Lagen polygonaler, durch Zytoplasmafortsätze (sog. Stacheln) verbundener Zellen. Stratum basale u. Stratum spinosum werden auch als Stratum germinativum (Keimschicht) bezeichnet, da hier durch Zellteilung (hauptsächl. im Stratum basale) der Ersatz der an der Epidermisoberfläche abgeschilferten verhornten Zellen erfolgt. **3. Stratum granulosum:** Körnerzellenschicht; 1–5 Lagen abgeplatteter Zellen mit stark lichtbrechenden basophilen Keratohyalinkörnchen; **4. Stratum lucidum:** Glanzschicht; nur an dicken Epidermisstellen (Hohlhand, Fußsohle) ausgebildet; kernlose, kaum abgrenzbare Zellen mit stark lichtbrechendem azidophilem Eleidin; **5. Stratum corneum:** Hornschicht; platte, kernlose Zellen (Stratum conjunctum), die an der Oberfläche in feinen Schüppchen abschilfern (Stratum disjunctum). Die Unterfläche der E. weist ein Netzwerk von Leisten (Haftkämme) auf. Dazwischen liegen Vertiefungen zur Aufnahme der Papillen der Lederhaut. Die Ernährung der selbst gefäßlosen E. erfolgt über die Blutkapillaren der Papillen.

Epi|dermis|zysten, traumatische (↑; ↑; Kyst-*) f pl: (engl.) traumatic epidermal cyst; s. Epithelzysten.

Epi|dermo|dys|plasia verruci|formis (↑; ↑; Dys-*; -plasie*) f: syn. Verrucosis generalisata; angeborene od. in früher Jugend entstehende, seltene, vermutl. autosomal-rezessiv, aber auch X-gebunden erbl., durch Viren (s. Papillomavirus) induzierte Hauterkrankung mit ausgedehnter Warzenbildung, v. a. an chron. lichtexponierten Körperpartien u. den Streckseiten der großen Gelenke; kein Schleimhautbefall; maligne Entartung einzelner Effloreszenzen möglich (Bowen*-Krankheit, Bowen*-Karzinom, Plattenepithelkarzinom), insbes. bei Inf. durch HPV 3, 5, 8, 9, 12, 14, 15, 17, 19–25, 28, 29 od. 36; **Ther.:** ständige Überwachung der Pat. u. Exzision bösartiger Herde, evtl. Versuch einer Proph. mit oralen Retinoiden u. Interferon-α, -β u. -γ.

Epi|dermoid (↑; ↑; -id*) n: auch Epidermoidzyste; benigner, zystischer Fehlbildungstumor mit epidermishaltiger Wand u. Hornlamellen als Zysteninhalt; s. Hirntumoren (Tab.); vgl. Cholesteatom, Dermoid.

Epi|dermo|lysis (↑; ↑; Lys-*) f: Spalt- u. Blasenbildung im Bereich der dermoepidermalen Grenzzone (z. B. bei E. bullosa acquisita, Formen der E. bullosa hereditaria u. bei bullösem Pemphigoid) od. intraepidermal (z. B. bei Pemphigus vulgaris).

Epi|dermo|lysis acuta toxica (↑; ↑; ↑) f: syn. Lyell*-Syndrom.

Epi|dermo|lysis bullosa acquisita (↑; ↑; ↑) f: chron. Erkr. der Haut u. Schleimhaut, bes. in mechan. belasteten Arealen, mit subepidermaler Blasenbildung; Abheilung mit atroph. Narben, Strikturen der Schleimhäute, narbiger Alopezie, Nageldystrophie; **Ätiol.:** Autoimmunkrankheit (IgG-Antikörper gegen Typ-VII-Kollagen entlang der Lamina densa der Basalmembran); **Ther.:** Versuch mit Glukokortikoiden, Ciclosporin A, Plasmapherese. Vgl. Pemphigoid, bullöses.

Epi|dermo|lysis bullosa hereditaria (↑; ↑; ↑) f: Bez. für eine Gruppe blasenbildender Hauterkrankungen mit autosomal-dominantem od. -rezessivem Erbgang (pränatale Diagn. möglich); **Ätiol.:** Defekte in zahlreichen epidermal exprimierten Genen bzw. deren Produkten (z. B.

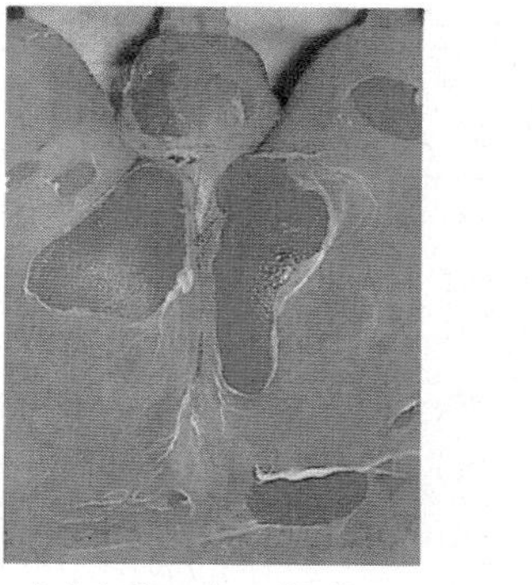
Epidermolysis bullosa hereditaria: Befund bei Neugeborenem (1. Tag) [179]

Epidermolysis bullosa hereditaria

Formen	Erbgang	Blasenbildung	Krankheitsbeginn	Klinik
Epidermolysis bullosa simplex (EBS)				
a) generalisierte EBS Typ Koebner	autosomal-dominant	epidermal, durch Zytolyse basaler Keratinozyten	Geburt, frühe Kindheit	generalisierte Blasenbildung, selten Nagelverlust u. Mundschleimhautbefall
b) lokalisierte EBS Typ Weber-Cockayne			frühe Kindheit, Erwachsenenalter	Blasen an Handtellern u. Fußsohlen bei erhöhter Umgebungstemperatur, Hyperhidrose
c) Epidermolysis bullosa herpetiformis Typ Dowling-Meara			kurz nach der Geburt	herpetiform angeordnete, teils hämorrhagische Bläschen an Stamm u. Extremitäten, Palmoplantarkeratosen, Nageldystrophie
d) EBS Typ Ogna				Blasen an Extremitäten; Vork. bei einigen norweg. Familien
Epidermolysis bullosa junctionalis (EBJ)				
a) EBJ generalisata gravis Typ Herlitz	autosomal-rezessiv	junktional, in der Lamina lucida der Basalmembran	Geburt	starke Blasenbildung unter Aussparung von Händen u. Füßen, nicht heilende Ulzerationen, Mundschleimhautbefall, Zahnanomalien, Nageldystrophie, Paronychie; Wachstumsverzögerung, Lebenserwartung meist unter 2 Jahren
b) EBJ generalisata benigna Typ Hintner-Wolff			Geburt	generalisierte Blasenbildung (bes. an Extremitäten), Nageldystrophie u. -verlust, atrophisierende Alopezie, normale Lebenserwartung
Epidermolysis bullosa dystrophicans (EBD)				
a) hyperplastische EBD Typ Cockayne-Touraine	autosomal-dominant	dermal, unterhalb der Lamina densa im oberen Korium	Geburt, frühe Kindheit	Blasenbildung bes. an den Extremitäten, hypertrophe Narben, Nageldystrophie u. -verlust
b) albopapuloide EBD Typ Pasini	autosomal-dominant		Geburt	Blasenbildung bes. an Händen, Füßen, Ellenbogen u. Knien, weißl. Papeln am Stamm, atrophische Narben, Nageldystrophie u. -verlust
c) rezessive EBD Typ Hallopeau-Siemens	autosomal-rezessiv		Geburt, Säuglingsalter	starke Blasenbildung (meist generalisiert), Beugekontrakturen u. Mutilationen, Nageldystrophie u. -verlust, Schleimhautbefall, Ösophagusstrikturen, Zahnanomalien, sek. Anämien u. Infektionen

Keratine 1–8, 9–13 u. 19, Laminin, Integrine u. Kollagen); **Formen: 1.** Epidermolysis bullosa simplex: epidermale Blasenbildung durch Zytolyse basaler Keratinozyten; **2.** Epidermolysis bullosa junctionalis: Blasenbildung in der Lamina lucida der Basalmembran; **3.** Epidermolysis bullosa dystrophicans: Blasenbildung unterh. der Lamina densa in der oberen Dermis; **Klin.:** Beginn der Erkr. je nach Form mit der Geburt, in der frühen Kindheit od. im Erwachsenenalter; unterschiedl. stark ausgeprägte, generalisierte od. lokalisierte Blasenbildung inf. leichtester mechan. Traumen (sog. Pemphigus traumaticus), evtl. Nageldystrophie u. -verlust, Schleimhautbefall, Zahnanomalien u. atrophisierende Alopezie; bei der schwersten Form (Epidermolysis bullosa atrophicans generalisata gravis Typ Herlitz) Wachstumsverzögerung u. Lebenserwartung <2 Jahre. **Proph.:** Traumen vermeiden.

Epi|dermo|phytie (↑; ↑; Phyt-*) **f:** frühere Bez. für Dermatophytose*.

Epi|dermo|phyton floccosum (↑; ↑; ↑) **n:** imperfekter, hyphenbildender Pilz mit keulenförmigen Makrokonidien (Mikrokonidien fehlen stets); wächst in Kultur rascher als die übrigen Dermatophyten*; neben Trichophyton- u. Microsporum-Arten Err. der Dermatophytose (Tinea*) des Menschen; befallen werden die oberen Epithelschichten der Haut u. die Nägel; bes. betroffen sind feuchte Hautpartien mit Lücken im Säuremantel, insbes. der Inguinal- u. Zehenbereich. Vgl. Mykosen.

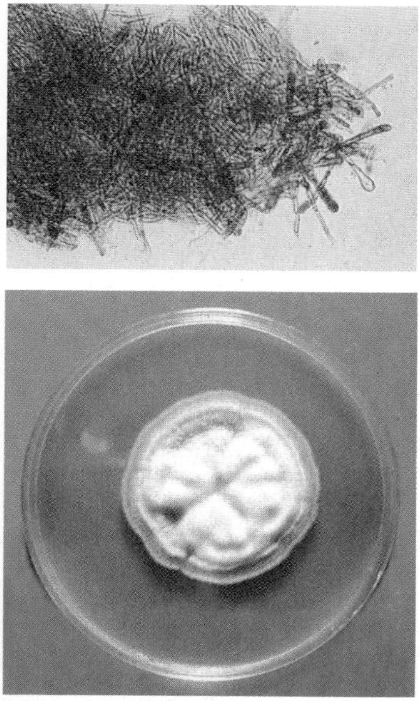

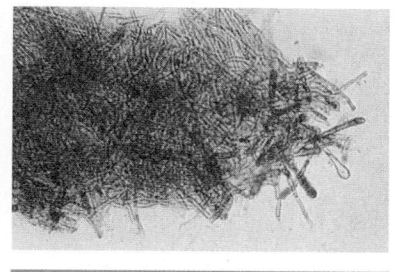

Epidermophyton floccosum: Makrokonidien (oben) und Kultur [12]

Epi|didym|ek|tomie (↑; -dymus*; Ektomie*) **f:** (engl.) epididymectomy; op. Entfernung des Nebenhodens* durch Eröffnung der Tunica vaginalis testis, Darstellung von Samenstrang u. Nebenhoden, stumpfe bzw. scharfe Ablösung des Nebenhodens vom Hoden.

Epi|didymis (↑; ↑) **f:** Nebenhoden*.

Epi|didymitis (↑; ↑; -itis*) **f:** Entz. des Nebenhodens; meist fortgeleitet von einer Prostatitis* od. Urethritis* (bei Dauerkatheterisierung, Gonorrhö), selten hämatogen; **Formen: 1.** akute E. mit starken Schmerzen im Skrotalfach, Ausstrahlung in Leistenregion u. Unterbauch, Fieber, Schwellung u. Rötung des Skrotums; Kompl.: Abszedierung, Fistelbildung; Ther.: Antibiotika, Antiphlogistika, Hochlagerung, Kühlung; DD: s. Skrotum, akutes; **2.** chronische E.: meist Folge- u. Endzustand einer akuten E. od. Genitaltuberkulose* mit bindegewebiger Induration des Nebenhodens u. leichter Druckempfindlichkeit; Ther.: Antibiotika über längere Zeit bzw. Antituberkulotika od. Epididymektomie. Vgl. Orchitis.

Epi|didymitis re|cidivans (↑; ↑; ↑) **f:** rezidiv. Epididymitis, meist bei chron. Urethritis posterior od. Spermatozystitis*.

Epi|didymitis traumatica (↑; ↑; ↑) **f:** Epididymitis inf. einer Kontusion* mit Hämatombildung.

Epi|didymitis tuberculosa (↑; ↑; ↑) **f:** chron. Epididymitis als Sekundärerkrankung bei Prostata- u. Bläschendrüsentuberkulose; vgl. Genitaltuberkulose.

epi|dural (↑; lat. durus hart): auf der Dura (harte Hirnhaut) gelegen.

Epi|dural|ab|szess (↑; ↑; Abszess*) **m:** (engl.) epidural abscess; Abszess zw. äußerem Blatt der Dura mater u. Knochen; meist fortgeleitete Inf. mit Streptokokken od. Staphylococcus aureus; **Formen: 1.** kranieller E. inf. Osteomyelitis, Nasennebenhöhlenentzündung, als Kompl. nach Schädelhirntrauma u. a.; Sympt.: Bewusstseinsstörung, Hirnnervenausfälle, Fieber; DD: epidurales Hämatom; **2.** spinaler E. inf. Osteomyelitis der Wirbelkörper, offener Verletzungen u. a.; Sympt.: akut einsetzendes Querschnittsyndrom, Fieber, Schmerzen; Ther.: Antibiotika, op. Entlastung; DD: Rückenmarktumoren, spinales Hämatom.

Epi|dural|an|ästhesie (↑; ↑; Anästhesie*) **f:** syn. Periduralanästhesie*.

Epi|dural|raum (↑; ↑)**:** (engl.) epidural space; syn. Spatium epidurale; zusammenhängender, auf der gesamten Länge der Wirbelsäule* (vom Foramen magnum bis zum 2. od. 3. Sakralwirbel reichender) zw. dem Periost der Innenflächen der Wirbelbogen bzw. den sie verbindenden Ligamenta u. der Dura mater spinalis gelegener Raum mit epiduralen Venen, Fettgewebe u. Lymphkapillaren; theoretisches Fassungsvermögen beim Erwachsenen 120 ml. Der zervikale, thorakale u. lumbale epidurale Raum wird auch Periduralraum genannt. Vgl. Periduralanästhesie.

Epi|gastrium (↑; Gastr-*) **n:** Magengrube; Oberbauchgegend, zw. Rippenbögen u. Schwertfortsatz des Brustbeins; vgl. Bauchregionen, Regio (Abb.).

Epi|glottis (↑; Gloss-*) **f:** Kehldeckel.

Epi|glottitis (↑; ↑; -itis*) **f:** meist akut auftretende bakterielle (z. B. durch Haemophilus* influenzae) Entz. von Epiglottis u. Larynx; **Vork.:** v. a. bei Kindern vor dem 5. Lj.; **Sympt.:** inspirator. Stridor, starke Schluckschmerzen, kloßige Sprache, Hypersalivation, meist hohes Fieber; **Diagn.:** rötliche Auftreibung der Epiglottis in der Laryngoskopie*; **Ther.:** Antibiotika, i. d. R. rasche Intubation erforderlich (Krankenhauseinweisung); **DD:** s. Pseudokrupp.

Epi|gnathus (↑; gr. γνάθος Kinnbacken) m: asymmetr. parasitäre Doppelfehlbildung* i. S. eines pharyngealen od. palatinalen Teratoms*, das die Mundhöhle ausfüllt bzw. aus dieser herausragt.

Epi|kanthus (↑; gr. κανθός Augenwinkel) m: (engl.) epicanthus; angeb. sichelförmige Hautfalte im inneren Augenwinkel; spannt sich vom oberen zum unteren Lid u. verdeckt die nasale Lidkommissur; oft verbunden mit Lidspalten-

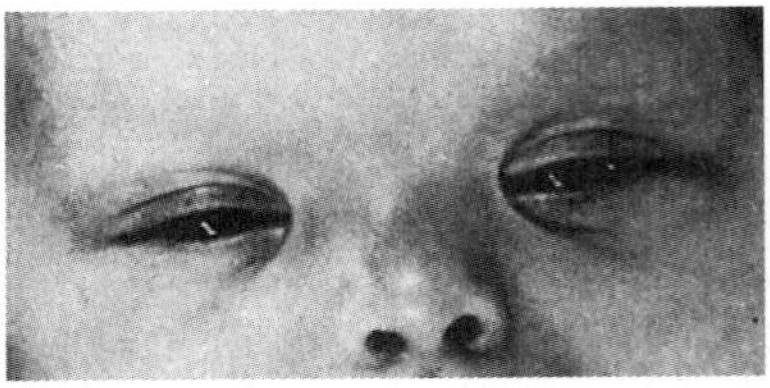

Epikanthus [264]

schrägstellung u. Ptosis; **Formen: 1.** E. medialis: physiol. bei vielen gesunden Neugeborenen, verschwindet meist mit der Aufrichtung des Nasenskeletts bis zum 6. Lj.; als anthrop. Merkmal bei asiat. Völkern (sog. Mongolenfalte), verstreicht bei Lidschluss; Merkmal bei Down*-Syndrom u. Zellweger*-Syndrom, bleibt bei Lidschluss bestehen. **2.** E. inversus: größere Falte im unteren medialen Augenwinkel als Teil eines Symptomenkomplexes mit Ptosis, Blepharophimose u. Fertilitätsstörungen bei Frauen (Genlokus 3q22-q23).

Epi|kard (↑; Kard-*) n: (engl.) epicardium; Epicardium; viszerales (dem Myokard anliegendes) Blatt des Perikards.

Epi|kerato|phakie (↑; Kerat-*; Phako-*) f: (engl.) epikeratophakia; s. Chirurgie, refraktive.

Epi|kondylen|fraktur (↑; Kondyl-*; Fraktur*) f: (engl.) epicondylar fracture; Abrissfraktur meist des Epikondylus medialis humeri, evtl. in Komb. mit Ellenbogenverrenkung*, Ulnarislähmung* u. Ausbildung eines Kompartmentsyndroms*; **Ther.:** bei Fissuren od. Frakturen ohne Verschiebung Oberarmgipsverband u. frühfunktionelle Behandlung, bei Frakturen mit Dislokation Osteosynthese (Verschraubung bzw. Kirschner-Drahtfixation). Vgl. Humerusfraktur.

Epi|kondylitis (↑; ↑; -itis*) f: (engl.) epicondylitis; entzündl. od. degenerative (i. S. einer Tendopathie*) Veränderungen an einem Epikondylus bei funkt. Überbeanspruchung v. a. in Beruf (BK Nr. 2101) u. Sport; meist als Epicondylitis humeri radialis (sog. Tennisellenbogen) mit oft heftigem Druckschmerz an der gemeinsamen Ursprungszone des M. extensor digitorum communis u. des M. extensor carpi radialis brevis od. seltener als Epicondylitis humeri ulnaris (sog. Werfer- od. Golfspielerellenbogen) mit Druckschmerz an der Ursprungszone der Finger- u. Handflexoren; **Urs.:** ständige Überbelastung u. Mikrotraumen, die zu Einrissen an den Sehnen führen; **Sympt.:** lokaler Druckschmerz, Schmerzen bei Pronation od. Supination gegen Widerstand; **Diagn.:** Thomsen*-Zeichen, (röntg.) Aufrauung der Knochenkontur bis zu knöchernen Spornbildungen; **Ther.:** Tape-Verband, Verband mit antiphlogistisch wirkenden Salben, Infiltrationen mit Lokalanästhetika, Ultraschall, Elektrotherapie, Ruhigstellung, Kryotherapie, Bewegungstherapie; bei Therapieresistenz Hohmann*-Operation, evtl. zus. mit Denervation der Gelenkäste des N. radialis (Wilhelm-Operation).

Epi|kondylo|pathie (↑; ↑; -pathie*) f: s. Epikondylitis.

Epi|kondylus (↑; ↑) m: Knochenfortsatz des Kondylus.

Epi|krise (gr. ἐπίκρισις Nachprüfung, Beurteilung) f: (engl.) epicrisis; zusammenfassender, kritischer Abschlussbericht über den Verlauf einer Erkr. im Krankenhaus, evtl. mit Angabe u. Begründung einer Diagnosestellung sowie Empfehlungen zu weiter durchzuführender Therapie.

Epi|kutan|test (Ep-*; Cut-*) m: (engl.) patchtest; Hauttestung* zum Nachweis einer allergischen Kontaktsensibilisierung; die potentiell allergene (atoxische) Substanz wird verdünnt in geeigneter Trägersubstanz (z. B. Vaseline, Paraffin, Wasser) unter Okklusion für 48 Std. auf gesunder Haut (des Rückens od. Oberarms) fixiert. Die lokale Hautreaktion wird sofort (48 Std. nach Applikation) u. 24 (72 Std.), ggf. auch 48 Std. (96 Std.) nach Abnahme des Testpflasters beurteilt. Toxische Reaktionen haben das Maximum nach 48 Std. meist überschritten, die Typ-IV-Reaktion der Allergie* hat einen Gipfel bei 72 Std. Bei positivem Ergebnis tritt je nach Sensibilisierungsgrad ein Erythem mit Schwellung (+), einzelnen Papeln bzw. Papulovesikeln (++) bzw. Blasen (+++) auf. **Cave:** Induzierung einer Kontaktallergie bei wiederholtem E. möglich; Nachtestung nach frühestens einem Jahr. Vgl. Atopie-Patch-Test, Intrakutantest, ROAT.

E|pilation (Ex-*; lat. pilus Haar) f: Haarentfernung; dauerhaft durch Elektrolyse*, temporär mittels mechan. od. chem. Verfahren.

Epi|lepsie (gr. ἐπιληψία Fallsucht) f: (engl.) epilepsy; paroxysmale Funktionsstörungen des Gehirns inf. exzessiver Entladungen von Neuronen; insgesamt erleiden ca. 5 % aller Menschen in ihrem Leben einen epileptischen Anfall. **Ätiol. u. Path.:** Die Manifestation epilept. Anfälle resultiert i. d. R. aus dem Zusammenwirken exogener Schadensmechanismen u. endogener Faktoren. Die Unterscheidung symptomatischer (in Zus. mit Hirnläsion auftretend), idiopathischer (genet. Disposition u. Altersbindung der Erstmanifestation) u. kryptogenetischer E. bezeichnet nicht scharf abgrenzbare Formen, sondern unterschiedl. Anteile einzelner Faktoren an der Genese; **exogene Faktoren:** verschiedene Erkr. des Gehirns (Fehlbildung, Phakomatose, Trauma, Blutung, Entz., Tumor) u. Erkr. des Gesamtorganismus, die mit einer Funktionsstörung des Gehirns einhergehen (z. B. metabolische Störungen wie Hypoglykämie, Intoxikationen); **endogene Faktoren:** polygen determinierte Faktoren mit komplexen Erbgängen; Stoffwechselkrankheiten u. Mitochondropathien; **klin. Manifestationen:** nosologisch können unterschieden werden: **1.** Gelegenheitsanfälle (okkasionelle Anfälle) als Reaktion auf einen Reiz (z. B. Schlafentzug) od. als unmittelbares Symptom einer Erkr. des Gesamtorganismus od. des Gehirns, z. B. Fieberkrämpfe*, posttraumat. Anfälle, Anfälle toxisch-metabolischer Genese

Epilepsie Tab. 1

Einteilung nach Anfallsformen (Vorschlag der Internationalen Liga gegen Epilepsie)

1. Lokalisationsbezogene Anfälle
1.1. einfach-partielle Anfälle mit erhaltenem Bewusstsein
1.1.1. mit motorischen Symptomen
fokal motorisch ohne March
fokal motorisch mit March (Jackson-Anfälle)
Versivanfälle
Haltungsanfälle
phonatorisch (Vokalisation oder Sprechhemmung)
1.1.2. mit sensiblen oder sensorischen Symptomen (einfache Halluzinationen wie Kribbeln, Lichtblitze, Summen)
sensibel
visuell
olfaktorisch
gustatorisch
vertiginös
1.1.3. mit vegetativen Symptomen (z. B. epigastrisches Gefühl, Blässe, Schweißausbruch, Erröten, Piloarrektion, Mydriasis)
1.1.4. mit psychischen Symptomen (Störungen höherer kortikaler Funktionen); selten ohne Bewusstseinsstörung, häufiger in komplex-partiellen Anfällen
aphasisch
dysmnestisch (z. B. déjà vu)
kognitiv (z. B. Dreamy state, Zeitsinnstörung)
affektiv (Angst, Ärger usw.)
Illusionen (z. B. Makropsie)
strukturierte Halluzinationen (z. B. Musik, Szenen)
Iktuale EEG-Charakteristik
lokale kontralaterale Entladung; Beginn über dem korrespondierenden Areal der kortikalen Repräsentation (vom Skalp nicht immer abzuleiten)
Interiktuale EEG-Charakteristik
lokale kontralaterale Entladung
1.2. komplex-partielle Anfälle mit Bewusstseinsstörung; Beginn manchmal mit einfach fokaler Symptomatik
1.2.1. einfach fokaler Beginn mit nachfolgender Bewusstseinsstörung
mit einfach fokalen Merkmalen
mit Automatismen
1.2.2. mit Bewusstseinsstörung von Anfang an
nur mit Bewusstseinsstörung
mit Automatismen
Iktuale EEG-Charakteristik
einseitige oder häufig beidseitige Entladung, diffus oder fokal in den temporalen oder frontotemporalen Regionen
Interiktuale EEG-Charakteristik
einseitiger oder beidseitiger, gewöhnlich asynchroner Fokus; üblicherweise in den temporalen oder frontalen Regionen
1.3. partielle Anfälle mit Entwicklung zu sekundär generalisierten Anfällen (generalisiert tonisch-klonisch, tonisch oder klonisch)

(Fortsetzung nächste Seite)

(chron. Alkoholkrankheit*); **2.** chron. rezidivierende Anfälle (E. i. e. S.) ohne auslösenden akuten Reiz; **Klassifikation** der epileptischen Anfälle: s. Tab. 1 u. 2; Anfälle werden in fokale (partielle) u. generalisierte eingeteilt. **Sonderformen** epilept. Anfälle: **1.** Status epilepticus: andauernder epileptischer Zustand od. Wiederholung von Anfällen, bei denen für mehr als 20 Min. keine Unterbrechung der iktualen Sympt. eintritt; grundsätzlich bei allen Anfallstypen möglich; **2.** Epilepsia partialis Koževnikow: Anhalten eines fokal-motor. Status epilepticus über Mon. bis Jahre; **3.** Anfallserie: Folge von Anfällen ohne andauernde Funktionsstörung zw. den einzelnen Anfällen; **Diagn.:** sorgfältige Anamnese, Elektroenzephalographie, Computertomographie, Kernspintomographie; Befunde können bei den einzelnen Epilepsieformen unterschiedl. häufig auch im anfallsfreien Intervall nachgewiesen werden. **Ther.:** **1.** Beseitigung der Urs. bei fassbaren Hirnerkrankungen (z. B. Hirntumoren*); **2.** Vermeidung charakterist. Auslösefaktoren (Schlafmangel, Stroboskoplicht u. a.); **3.** Langzeittherapie mit antikonvulsiven Medikamenten (Antiepileptika*), durch die 60–70 % der Pat. anfallsfrei werden; **4.** bei fokaler E. u. unzureichender Wirksamkeit der Antiepileptika op. Behandlung (s. Epilepsiechirurgie); dadurch Anfallsfreiheit bei ca. 50–70 % der pharmakoresistenten Pat.; **5.** Verhaltenstherapie einschl. Biofeedback; **Kompl.:** psychopathol. Syndrome bei best. Formen der E., teilweise psych. Veränderungen als Folge häufig rezidiv. Anfälle; anfallsbedingte hirnorg. Schäden heterogener Natur (z. B. Atrophie der Großhirnrinde, lobuläre Kleinhirnatrophie u. Ammonshornsklerose inf. gehäufter generalisierter großer Anfälle). **DD:** kardiovaskulär bedingte Bewusstseinsstörun-

Epilepsie (Fortsetzung)

Tab. 1

Einteilung nach Anfallsformen (Vorschlag der Internationalen Liga gegen Epilepsie)

1.3.1. einfach-partielle Anfälle mit Entwicklung zu generalisierten Anfällen
1.3.2. komplex-partielle Anfälle mit Entwicklung zu generalisierten Anfällen
1.3.3. einfach-partielle Anfälle, die sich über komplex-partielle zu generalisierten Anfällen entwickeln
Iktuale EEG-Charakteristik
Die oben genannten Entladungen werden sekundär rasch generalisiert.

E

2. Generalisierte Anfälle (konvulsiv oder nichtkonvulsiv)

2.1. Absencen (Auftreten der Symptome allein oder in Kombination)
nur Bewusstseinsstörung
mit milden klonischen Komponenten
mit atonischen Komponenten
mit tonischen Komponenten
mit Automatismen
mit vegetativen Komponenten
Iktuale EEG-Charakteristik
bilaterale reguläre und symmetrische 2-4 Spike-and-slow-wave-Komplexe, evtl. Polyspike-and-slow-wave-Komplexe
Interiktuale EEG-Charakteristik
normale regelmäßige und symmetrische Hintergrundaktivität, wobei paroxysmale Aktivität auftreten kann (Spikes oder Spike-and-slow-wave-Komplexe)

2.2. atypische Absencen
ausgeprägte Tonusveränderungen
kein abrupter Anfang und Schluss
Iktuale EEG-Charakteristik
stark heterogenes EEG mit beidseitigen oft irregulären und asymmetrischen Veränderungen (irreguläre Spike-and-slow-wave-Komplexe, schnelle oder andere paroxysmale Aktivität)
Interiktuale EEG-Charakteristik
abnorme Hintergrundaktivität mit häufig irregulärer und asymmetrischer paroxysmaler Aktivität (z. B. Spike-and-slow-wave-Komplexe)

2.3. myoklonische Anfälle, myoklonische Zuckungen (einzeln oder multipel)
Iktuale EEG-Charakteristik
Poly-spikes-and-waves, Spike-and-waves oder Sharp-and-slow-waves
Interiktuale EEG-Charakteristik
wie iktual

2.4. klonische Anfälle
Iktuale EEG-Charakteristik
schnelle Aktivität (10/s oder schneller) und langsame Wellen; gelegentlich Spike-and-wave-Muster
Interiktuale EEG-Charakteristik
Spike-and-wave- oder Poly-spikes-and-wave-Entladungen

2.5. tonische Anfälle
Iktuale EEG-Charakteristik
schnelle Aktivität mit kleiner Amplitude oder schneller Rhythmus von 9-10/s oder darüber, der in der Frequenz abnimmt und in der Amplitude zunimmt
Interiktuale EEG-Charakteristik
mehr oder weniger rhythmische Entladungen von Sharp-and-slow-waves, manchmal asymmetrisch; Hintergrundaktivität oft nicht altersentsprechend

2.6. tonisch-klonische Anfälle
Iktuale EEG-Charakteristik
Beginn mit Polyspikeaktivität gefolgt von rhythmischen langsamen Wellen und eingelagerten Spikes

3. Nicht klassifizierte epileptische Anfälle
Alle Anfälle, die aufgrund unzureichender oder unvollständiger Daten nicht klassifiziert werden können, sowie einige, deren Klassifikation in den bisher beschriebenen Kategorien nicht möglich ist (manche Anfälle bei Neugeborenen mit rhythmischen Augenbewegungen, Kauen und Schwimmbewegungen).

Anhang: wiederholte epileptische Anfälle kommen unter mehreren Bedingungen vor:
1. als zufällige Anfälle, unerwartet und ohne ersichtliche Provokation
2. als zyklische Anfälle in mehr oder weniger regelmäßigen Intervallen (z. B. mit Beziehung zum Menstruationszyklus oder zum Schlaf-Wach-Zyklus)
3. als ausgelöste Anfälle durch:
   nichtsensorische Faktoren (Übermüdung, Alkohol, Emotionen usw.)
   sensorische Faktoren (sog. Reflexanfälle)

Epilepsie Tab. 2

Internationale Klassifikation

1. Lokalisationsbezogene (fokale, lokale, partielle) Epilepsien und Syndrome
1.1. idiopathisch (mit altersbezogenem Beginn)
benigne Epilepsie im Kindesalter mit zentrotemporalem Spike
Epilepsie im Kindesalter mit okzipitalen Paroxysmen
primäre Leseepilepsie
1.2. symptomatisch
chronisch progressive Epilepsia partialis continua in der Kindheit (Koževnikow-Syndrom)
Syndrome gekennzeichnet durch Anfälle mit bestimmter Auslösung (s. Anhang)
1.3. kryptogenetisch
wahrscheinlich symptomatische Epilepsien mit unbekannter Ätiologie

2. Generalisierte Epilepsien und Syndrome
2.1. idiopathisch (mit altersbezogenem Beginn)
benigne familiäre Neugeborenenkrämpfe
benigne Neugeborenenkrämpfe
benigne myoklonische Epilepsie des Kleinkindesalters
Absence-Epilepsie des Schulkindesalters (Pyknolepsie)
juvenile Absence-Epilepsie
juvenile myoklonische Epilepsie (Impulsiv-petit-mal)
Aufwach-Grand-mal-Epilepsien
andere generalisierte idiopathische Epilepsien
Epilepsien mit ausgelösten Anfällen (s. Anhang)
2.2 kryptogenetisch oder symptomatisch (altersentsprechend)
West-Syndrom
Lennox-Gastaut-Syndrom
Epilepsie mit myoklonisch-astatischen Anfällen
Epilepsien mit myoklonischen Absencen
2.3. symptomatisch
2.3.1. unspezifische Ätiologie
myoklonische Frühenzephalopathie
frühe infantile epileptische Enzephalopathie mit „suppression burst"
andere symptomatische generalisierte Epilepsien
2.3.2. spezifische Syndrome
angeborene Erkrankungen, bei denen Anfälle eine herausragende Rolle spielen (z. B. Fehlbildungen, Stoffwechseldefekte)

3. Epilepsien und Syndrome mit unklarer Zuordnung (fokal oder generalisiert)
3.1. mit generalisierten und fokalen Anfällen
Neugeborenenkrämpfe
schwere myoklonische Epilepsien des Kleinkindesalters
Epilepsien mit kontinuierlichen Spike-waves während des Slow-wave-Schlafs
erworbene epileptische Aphasie (Landau-Kleffner-Syndrom)
andere unbestimmte Epilepsien
3.2. ohne eindeutig generalisierte oder fokale Zeichen
alle Fälle mit generalisierten tonisch-klonischen Anfällen, bei denen klinische und EEG-Befunde eine Klassifikation als eindeutig generalisiert oder lokalisationsbezogen nicht erlaubt (z. B. Schlaf-Grand-mal, das in vielen Fällen keine eindeutigen generalisierten oder fokalen Merkmale aufweist)

4. Spezielle Syndrome
4.1. situationsbezogene Anfälle (Gelegenheitsanfälle)
Fieberkrämpfe
isolierte Anfälle oder isolierter Status epilepticus
Anfälle, die bei identifizierbaren Situationen (akute metabolisch oder toxisch bedingte Erkrankungen, Stress, Schlafmangel) auftreten

Anhang: spezifische Syndrome
1. Epilepsie bei Fehlbildungen
Aicardi-Syndrom
Lissenzephalie-Pachygyrie usw.
Phakomatosen
2. Epilepsie bei nachgewiesenen oder vermuteten angeborenen Stoffwechseldefekten
Manifestation beim Neugeborenen: nichtketotische Hyperglykämie und D-Glyceroazidämie
Manifestation beim Kleinkind: Phenylketonurie, Phenylketonurie mit Biopterinman-

(Fortsetzung nächste Seite)

E

Epilepsie (Fortsetzung) Tab. 2

Internationale Klassifikation

gel, Tay-Sachs-Krankheit, Sandhoff-Krankheit, Ceroidlipofuszinose (frühinfantiler Typ), Pyridoxonabhängigkeit
Manifestation beim Kind: Ceroidlipofuszinose (spätinfantiler Typ), Huntington-Krankheit (infantiler Typ)
Manifestation in Kindheit und Jugendalter: Gaucher-Krankheit (juvenile Form), Ceroidlipofuszinose (juveniler Typ), Myoklonusepilepsie (Lafora-Typ), Myoklonusepilepsie (Typ Lundborg), Dyssynergia cerebellaris myoclonica (Ramsay-Hunt-Syndrom), Cherry-red-spot- und Myoklonussyndrom
Manifestation beim Erwachsenen: Kufs-Syndrom

gen, z. B. Synkope kardiovaskulärer Urs., Karotissinus-Syndrom, Adams-Stokes-Syndrom; außerdem Narkolepsie, Kataplexie, Pickwick-Syndrom, Tetanie, Hysterie, Hypoglykämie.

Epi|lepsie|chirurgie (↑; Chirurgie*) f: (engl.) epilepsy surgery; op. Eingriff zur Entfernung eines epileptogenen Herdes od. Unterbindung der Ausbreitung fokaler epileptischer Aktivität bei pharmakoresistenter Epilepsie; **Verf.:** kortikale Resektion, Resektion limbischer Strukturen des medialen Temporallappens (z. B. Kortiko- bzw. selektive Amygdalohippokampektomie), partielle Kallosotomie (sog. Split-brain-Operation), subpiale Dissektion, Hemisphärektomie. Vgl. Vagusstimulation.

Epi|lepsie, traumatische (↑) f: (engl.) traumatic epilepsy; Form der symptomat. Epilepsie*; nach Schädelhirntrauma* auftretende epilept. Anfälle, häufig fokal i. S. von Jackson-Anfällen. Das Intervall zw. Trauma u. erstem Auftreten einer t. E. kann Mon. bis Jahre betragen (sog. traumatische Spätepilepsie).

Epi|loia (Ep-*) f: syn. tuberöse Sklerose*.

Epi|merasen (↑; gr. μέρος Teil) f pl: (engl.) epimerases; Isomerasen*, die am Chiralitätszentrum die D- in die L-Form überführen (Epimerisierung; s. Isomerie) od. umgekehrt, so dass sich die spezifische Drehung* ändert (z. B. UDP-Glukose-4-Epimerase, die UDP-Galaktose zu UDP-Glukose epimerisiert).

Epi|merie (↑; ↑) f: s. Isomerie.

Epi|mysium (↑; My-*) n: s. Muskelgewebe.

Epi|nephr|ek|tomie (Ep-*; Nephr-*; Ektomie*) f: syn. Adrenalektomie*.

Epi|nephrin (INN) n: syn. Adrenalin*.

Epi|nephritis (Ep-*; Nephr-*; -itis*) f: syn. Paranephritis*.

Epi|nephron (↑; ↑) n: Nebenniere*.

Epi|neurium (↑; Neur-*) n: s. Nervengewebe.

Epi|orchium (↑; Orch-*) n: Lamina visceralis tunicae vaginalis testis; das Hoden u. Nebenhoden bedeckende viszerale Blatt des Processus* vaginalis peritonei.

Epi|pharyngitis (↑; Pharyng-*; -itis*) f: Entz. des Epipharynx; vgl. Pharyngitis.

Epi|pharynx (↑; ↑) m: Pars nasalis pharyngis; der nasale Anteil des Pharynx.

Epi|pharynx|tumoren (↑; ↑; Tumor*) m pl: (engl.) nasopharyngeal tumors; Tumoren des Nasen-Rachen-Raums; **1.** benigne E.: Nasenrachen*-Angiofibrom, Chordom*; **2.** maligne E.: über 90 % Karzinome (Plattenepithelkarzinome, undifferenzierte Karzinome); **Sympt.:** rezidiv. Nasenbluten, behinderte Nasenatmung, einseitiger Tubenkatarrh, Kopfschmerz; bei malignen E. häufig lymphogene Metastasierung in die nuchalen Lymphknoten sowie lokal infiltrierendes Wachstum mit Hirnnervenausfällen (z. B. Jacod*-Syndrom); **Diagn.:** Inspektion (Postrhinoskopie); evtl. Probeexzision, Rö., CT, Kernspintomographie; **DD:** adenoide Vegetationen*; **Ther.:** op. Tumorentfernung; bei malignen E. zusätzlich Bestrahlung, Chemoradiotherapie, evtl. Neck dissection.

Epi|phora (gr. ἐπιφέρεσθαι andringen, heranwogen) f: (engl.) epiphora, illacrimation; Tränenträufeln; spontanes Überlaufen der Tränen über den Lidrand; **Urs.: 1.** vermehrte Tränenbildung (Dakryorrhö), z. B. durch Fremdkörper od. psychisch bedingt; **2.** Abflussbehinderung in den Tränenwegen, z. B. durch Abstehen des unteren Tränenpunkts, Stenose der Tränenkanälchen od. des Tränen-Nasen-Gangs (Dakryostenose) sowie entzündl. Veränderungen.

epi|physär (gr. ἐπιφύεσθαι daraufwachsen, entstehen): (engl.) epiphysial; zur Epiphyse* gehörig, die Epiphyse betreffend.

Epi|physe (↑) f: (engl.) 1. pineal gland, 2. epiphysis; **1.** syn. Glandula pinealis, Corpus pineale, Zirbeldrüse; dorsal am Zwischenhirn befestigt; s. Pinealozyten; **2.** Gelenkende; proximal u. distal gelegene Endstücke der langen Röhrenknochen. Vgl. Diaphyse, Metaphyse.

Epi|physen|fraktur (↑; Fraktur*) f: (engl.) epiphyseal fracture; kindl. Extremitätenfraktur unter Beteiligung der Wachstumsfuge; **Diagn.:** Rö. in zwei Ebenen, evtl. im Vergleich zur gesunden Seite; **Einteilung** nach Salter-Harris (Abk. S-H) bzw. Aitken (s. Abb.): reine Epihysenlösung (S-H I); Epiphysenlösung mit Ausbruch eines kleinen metaphysären Knochenkeils (S-H II, Aitken I); Epiphysenlösung mit Ausbruch eines kleinen epiphysären Knochenkeils (S-H III, Aitken II); epiphysär-metaphysärer Frakturverlauf (S-H IV, Aitken III); umschriebene Stauchung der Epiphysenfuge durch axiale Gewalteinwirkung bzw. Verletzung des epiphysären Rings; **Ther.:** Reposition u. Retention im Gipsverband bei S-H I u. II, da das Stratum germinativum intakt ist u. keine Wachstumsstörungen zu erwarten sind; offene Reposition u. Osteosynthese (mit Kirschner-Draht) zur genauen Adaptation der Fragmente bei S-H III u. IV; bei Stau-

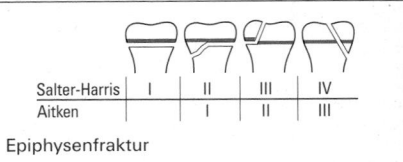

Salter-Harris	I	II	III	IV
Aitken		I	II	III

Epiphysenfraktur

chung Langzeitkontrollen u. häufig spätere orthop. Korrektureingriffe erforderlich (z. B. Verlängerungsosteotomie); **Kompl.:** vorzeitige Verknöcherung der Epiphysenfuge u. Wachstumsstörungen. Vgl. Epiphyseolyse.

Epi|phy̲sen|fuge (↑): (engl.) epiphysial growth plate; hyalinknorpelige Gewebeschicht zw. Epi- u. Metaphyse* eines Röhrenknochens, von der (vorwiegend) das enchondrale Knochenwachstum ausgeht (Wachstumszone); vgl. Ossifikation.

Epi|phy̲sen|kern (↑): (engl.) epiphysial nucleus; verknöchertes Zentrum der Epiphyse; s. Ossifikation.

Epi|phy̲sen|lockerung (↑): (engl.) loosening of the epiphysis; Vorstufe der Epiphyseolyse*, häufiger bei Paresen.

Epi|phy̲sen|schädigung (↑): (engl.) epiphyseal damage; meist Epiphyseonekrosen inf. Osteomyelitis, Tu., Trauma; Folge: oft schwere Wachstumsstörungen u. Verformungen der Knochen. Vgl. Knochennekrosen, aseptische.

Epi|phy̲sen|schluss (↑): (engl.) closure of the epiphysial growth plate; (physiol.) Verschluss der Epiphysenfuge* durch Knochensubstanz; führt zur Beendigung des Skelettwachstums; vorzeitiger E.: s. Minderwuchs.

Epi|phy̲sen|tumor (↑; Tumor*) m: (engl.) pineal tumor; Pinealistumor, Pinealom; s. Hirntumoren (Tab.).

Epi|physeo|de̲se (↑; gr. δέσις das Binden) f: (engl.) epiphysiodesis; Blockierung der Epiphysenfuge an Extremitäten (bes. Femur u. Tibia) zur Bremsung des Längenwachstums (op. Längenausgleich am wachsenden Skelett) od. Korrektur einer Achsenfehlform der Beine; **Formen: 1.** temporäre E.: Überbrückung u. Blockierung durch krampenähnl. Klammern, die so lange belassen werden, bis die erwünschte Korrektur erreicht ist; **2.** permanente E.: partielle Resektion u. knöcherne Verspanung der Epiphysenfuge.

Epi|physeo|ly̲se (↑; Lys-*) f: (engl.) epiphysiolysis; Epiphysenlösung; Ablösung einer Epiphyse in der Epiphysenfuge, u. U. mit Verschiebung gegenüber dem übrigen Knochen; **Urs.:** Osteochondritis*, Osteomyelitis*, aseptische Knochennekrosen*, Trauma, Parese, z. B. infolge Meningomyelozele.

Epi|physeo|ly̲sis ca̲pitis fe̲moris (↑; ↑) f: syn. Coxa vara adolescentium; zw. dem 12. u. 16. Lj., v. a. bei männl. Jugendlichen auftretendes Krankheitsbild mit Verschiebung des Schenkelhalses nach ventral-kranial gegenüber der im Verhältnis dazu nur wenig ihre Position verändernden Kopfepiphyse (Fixierung durch das Lig. capitis femoris); scheinbare Verkleinerung des CCD*-Winkels (Coxa vara epiphysaria); **Vork.:** ein- od. beidseitig, meist schleichend (E. c. f. lenta), seltener akut; gehäuft bei hormonellen Regulationsstörungen (Fröhlich*-Syndrom, absoluter od. rel. Androgenmangel) u. bei fam. Disposition sowie in Komb. mit aseptischen Knochennekrosen* (bes. Scheuermann*-Krankheit); Auslösung inf. eines Missverhältnisses zw. mechan. Beanspruchung u. geweblicher Qualität der Schenkelhalsepiphysenfuge bzw. ihrer Knorpelknochengrenze zur Metaphyse; **Sympt.:** initial Knieschmerzen, rasche Ermüdung, zunehmendes Hinken, schmerzhafte Bewegungseinschränkung, Außendrehstellung des Beins, Beinverkürzung, bei akuter Form wie bei Schenkelhalsfraktur*; Beugung im Hüftgelenk nur bei gleichzeitiger Außenrotation des Beines möglich (Drehmann-Zeichen); **Diagn.:** (röntg.) Beckenübersicht u. Lauenstein*-Technik (Bestimmung des Abkippwinkels); **Ther.:** bei minimaler Verschiebung langdauernde Entlastung; bei akuter E. c. f. Reposition u. Fixation mit Kirschner-Drähten; bei schleichender Verlaufsform Kirschner-Drähte ohne Reposition bis zum Abkippwinkel von 30°, bei größerem Winkel Osteotomie*; immer Mitbehandlung der Gegenseite.

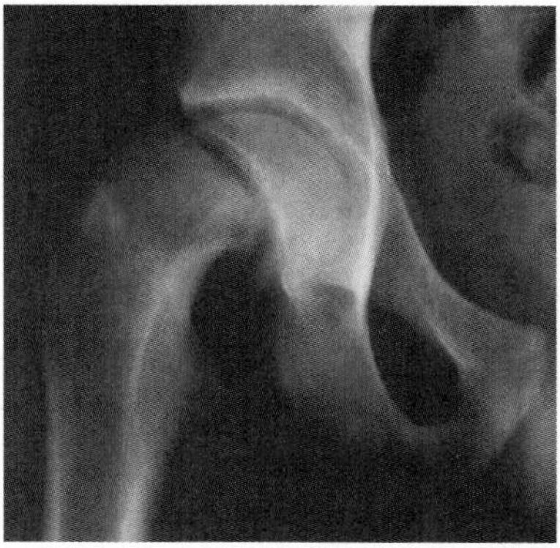

Epiphyseolysis capitis femoris [480]

Epi|physeo|nekro̲sen, a|se̲ptische (↑; Nekr-*; -osis*) f pl: s. Knochennekrosen, aseptische.

Epi|physeo̲sen (↑; -osis*) f pl: (engl.) epiphyses; unregelmäßige Verkalkungen der Epiphysen im Pubertätsalter (selten); **Urs.:** hormonelle Störung, evtl. Traumen; **Sympt.:** Schmerzen an den Diaphysenenden der langen Röhrenknochen, z. B. Apophyseosis calcanei. Vgl. Apophyseosen.

Epi|phy̲se, per|sisti̲erende (↑) f: (engl.) epiphyseal persistence; verknöcherte Epiphyse, deren physiol. Verschmelzung mit der Metaphyse ausbleibt; **DD:** traumatische Knochenabsprengung.

Epi|phy̲ten (↑) m pl: (engl.) epiphytes; (bot.) Schmarotzerpflanzen.

epi|plo̲icus (Epiploon*): zum großen Netz gehörig.

Epi̲|ploon (gr. ἐπίπλοος Darmnetz) n: Omentum*.

Epi|rubici̲n (INN) n: Zytostatikum (Anthrazyklin); **Verw.:** bei Mamma- u. Magenkarzinom, Weichteilsarkom; **Kontraind.:** akute Infektionen, Herzerkrankung, Schleimhautentzündung; **UAW:** Herzschädigung u. a.; vgl. Zytostatika.

Episio|tomi̲e (gr. ἐπίσιον Schamgegend; -tom*) f: (engl.) episiotomy; Scheidendammschnitt; häufigste erweiternde Op. am weichen Geburtskanal, u. a. zur Vermeidung eines Dammrisses*, Erleichterung der operativen Entbindung* u. Geburtsbeendigung, wenn der Kopf sich im Beckenausgang befindet, z. B. bei sek. Wehenschwäche od. drohender intrauteriner Hypoxie in der Austreibungsphase; **Formen: 1.** mediane E.: genau in der Mittellinie; **2.** laterale E.: re. od. li., 1–2 cm von der Mittellinie entfernt in Richtung auf das Tuber ossis ischii; **3.** mediolaterale E.: direkt von der hinteren Kommissur in Richtung auf das Tuber ossis ischii.

Epi|sklera (Ep-*; Skler-*) **f:** (engl.) episcleral layer; lockeres Bindegewebe zw. Sklera u. Bindehaut.

Epi|skleritis (↑; ↑; -itis*) **f:** (engl.) episcleritis; umschriebene Entz. der Episklera*; **Urs.:** rheumatische Erkr., Gicht, Syphilis, Tuberkulose; häufig keine erkennbare Grunderkrankung; **Sympt.:** Druck- od. Berührungsschmerz, blaurote Verfärbung. Vgl. Konjunktivitis, Skleritis.

Epi|sode (gr. ἐπείσοδος Dazwischenkommen) **f:** (psych.) Bez. für vorübergehende, rückbildungsfähige psychische Störung, z. B. als amnestische, depressive, psychotische od. manische E. od. bei einer akuten (reversiblen) org. Psychose*.

Epi|sode, a|mnestische (↑) **f:** (engl.) amnesic episode; Syndrom oft ätiol. unklarer, flüchtiger, stunden- bis tagelanger Amnesie; Symptom zerebraler Affektionen, z. B. bei Gefäßprozessen; vgl. Amnesie, transitorisch-globale.

Epi|sode, de|pressive (↑) **f:** auch Melancholie; unipolare Depression* von unterschiedl. Dauer u. Schwere, die weder durch körperliche Erkr. noch durch äußere Urs. begründbar ist; z. T. familiär gehäuftes Auftreten; typ. sind gedrückte Stimmung, Interessenverlust, Freudlosigkeit, Verminderung des Antriebs; **Ther.:** Antidepressiva od. Neuroleptika, Psycho- u. Soziotherapie. Vgl. Syndrom, depressives. K. Bad.

Epi|sode, manische (↑) **f:** (engl.) manic episode; affektive Störung* (ICD-10) mit gehobener Stimmung sowie gesteigerter körperl. u. psych. Aktivität; vgl. Hypomanie, Manie.

Epi|somen (Ep-*; Soma*) **n pl:** s. Plasmide.

Epi|spadie (↑; gr. σπαδών Riss, Spalte) **f:** (engl.) epispadia; syn. Fissura urethrae superior; obere Harnröhrenspalte beim männl. Individuum; Hemmungsfehlbildung, bei der die Harnröhre eine nach oben offene Rinne an der Oberseite des dorsal gekrümmten Penis bildet u. in Glans od. Corpus penis fehlmündet; bei kompletter E. Inkontinenz. Vgl. Blasenekstrophie.

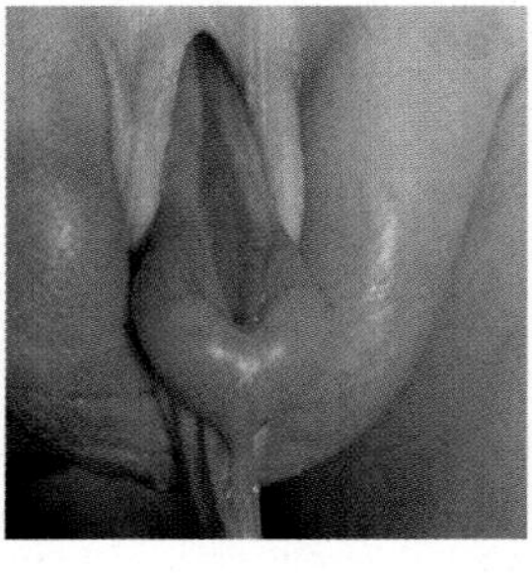

Epispadie [443]

Epi|spastika (gr. ἐπισπᾶν anziehen, heranziehen) **n pl:** (engl.) epispastics; sog. heranziehende Mittel, Hautreizmittel; vgl. Rubefacienzien.

Epi|stase (Ep-*; -stase*) **f:** (engl.) epistasis; Überdecken der phänotyp. Manifestation eines Gens durch ein anderes, das nicht zum gleichen Genpaar gehört; Ggs. Hypostase.

Epi|staxis (gr. ἐπιστάζειν darauftröpfeln) **f:** (engl.) epistaxis, nose bleed; Nasenbluten; **1.** sog. habituelles Nasenbluten v. a. bei Kindern durch lokale Urs. wie Gefäßverletzung im Bereich des Locus Kiesselbachi, andere physik. od. chem. Schädigung der Nasenschleimhaut, Trauma (z. B. Schädelbasisfrakturen od. Nasenseptumfrakturen), Nasenfremdkörper, Rhinolithen, Nasen- u. Nasennebenhöhlentumoren, Basalfibroid; **2.** E. als Sympt. einer Allgemeinerkrankung bei akuten Infektionskrankheiten (z. B. Typhus, Virusgrippe), Gefäß- u. Kreislauferkrankungen (z. B. Arteriosklerose, Hypertonie), hämorrhagischer Diathese, Thrombopathie, Vasopathie (Osler-Rendu-Weber-Krankheit), Vitamin-K-Mangel, Skorbut u. a.; **Ther.:** Hochlagerung des Oberkörpers, Beruhigung des Pat., ggf. medikamentöse Senkung des Blutdrucks; bei starker E. Nasentamponade*, elektro- od. laserchir. Verschluss der Blutungsquelle, chir. Ligatur od. Embolisation zuführender Gefäße.

Epi|stropheus (gr. ἐπιστροφή das Herumdrehen) **m:** veraltete Bez. für Axis*.

Epi|taxie (gr. ἐπιτάττειν aufstellen) **f:** (engl.) epitaxia; (physik.) Bildung von Kristallen an Oberflächen; Faktor, der zur Steinbildung bei Nephrolithiasis* beiträgt.

Epi|thalamus (Ep-*; gr. θάλαμος Kammer) **m:** Teil des Zwischenhirns, besteht aus Habenula u. Glandula pinealis.

Epi|thel (gr. ἐπί darauf, daran, dazu; θηλεῖν wachsen, blühen) **n:** s. Epithelgewebe.

Epi|thel, a|typisches (↑; ↑) **n:** s. Atypie.

Epi|thel|gewebe (↑; ↑): (engl.) epithelial tissue; geschlossener Zellverband, der innere od. äußere Körperoberflächen bedeckt; **Funktionen:** Schutz, Stoffaustausch, Reizaufnahme;

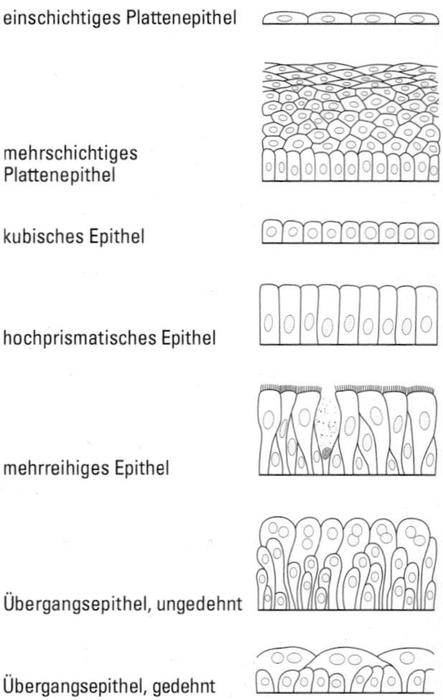

Epithelgewebe: Schema wichtiger histologischer Typen

Einteilung (s. Abb.): **1.** Plattenepithel: **a)** einschichtig, z. B. Peritoneum; **b)** mehrschichtig, unverhornt, z. B. Mundhöhle, Ösophagus, Vagina; verhornt, z. B. Epidermis*; **2.** kubisches Epithel, z. B. Pigmentepithel der Retina, kleinere Drüsenausführungsgänge, Plexus choroidei; **3.** hochprismatisches (Säulen-)Epithel: **a)** einschichtig, z. B. Magen, Gallenblase, Darmkanal (mit Mikrovilli), Eileiter u. Uterus (Sekretionsphase) mit Flimmerbesatz; **b)** mehrschichtig (selten), z. B. Fornix conjunctivae; **4.** mehrreihiges (scheingeschichtetes) Epithel, z. B. Respirationstrakt (mit Flimmerbesatz u. Becherzellen), Nebenhodengang (zweireihig mit Stereozilien), Samenleiter (zweireihig); **5.** Übergangsepithel: bes. Form des mehrschichtigen Epithels; Auskleidung von Hohlorganen mit veränderl. Ausdehnung: Nierenbecken, Ureter, Harnblase, Anfangsteil der Harnröhre; Deckzellen (harnsichere Zellen) oft mehrkernig, mit oberflächl. Zytoplasmaverdichtung.

Epi|thel|grenze (↑; ↑): (engl.) epithelial border; **1.** (gastroenterol.) Grenze zw. dem Plattenepithel des Ösophagus u. der Magenschleimhaut im Bereich des gastroösophagealen Übergangs; vgl. Barrett-Ösophagus; **2.** (gyn.) Grenze zw. dem geschichteten Plattenepithel der Portio u. Zylinderepithel der Zervixschleimhaut, verschiebt sich in den versch. Lebensabschnitten der Frau unter Einfluss der Sexualhormone* aus dem Zervikalkanal auf die Portiooberfläche (Ektopia* cervicis) u. wieder zurück (aufgrund ständiger dynamischer Umbauvorgänge in diesem Bereich häufig epitheliale Atypien). Vgl. Kolpozytologie, Kolposkopie, Umwandlungszone.

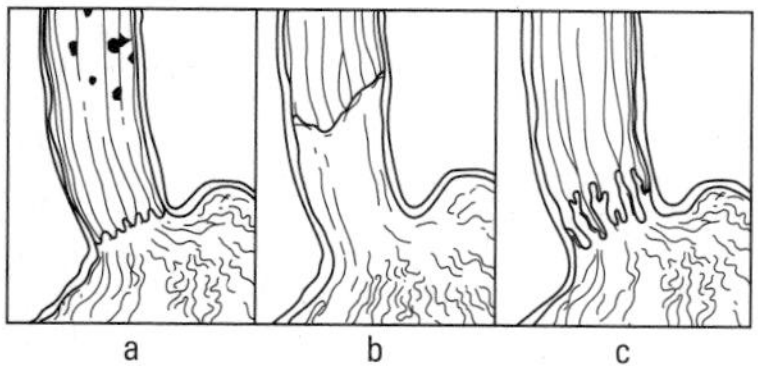

Epithelgrenze zwischen Ösophagus und Magen, kongenitale Anomalien:
a: Ektopie: Inseln von Magenschleimhaut im unteren Ösophagus; b: Endobrachyösophagus: innere Auskleidung des distalen Speiseröhrensegments durch Magenschleimhaut; c: Heterotopie: fingerförmige Fortsetzungen der Magenschleimhaut (Ora serrata)

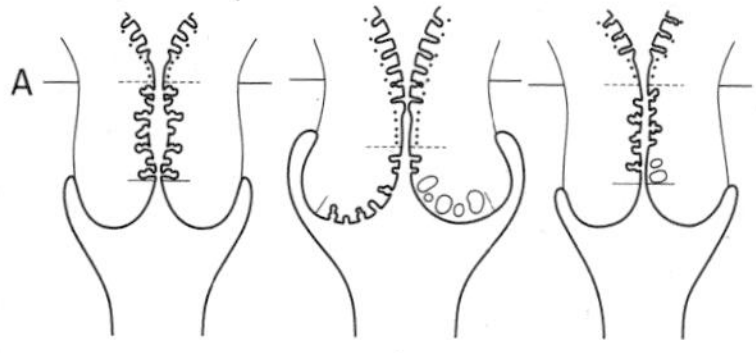

Epithelgrenze an der Portio:
a: beim jungen Mädchen;
b: bei der geschlechtsreifen Frau;
c: bei der Frau im Klimakterium;
A: anatomischer innerer Muttermund;
gestrichelte Linie: histologischer innerer Muttermund

An der zerviko-portalen Epithelgrenze beginnt in über 90 % der Fälle das Plattenepithelkarzinom der Zervix.

Epi|theliom (↑; ↑; -om*) n: (engl.) epithelioma; benigner od. maligner Tumor aus Epithelzellen; zur Gruppe der E. gehören: Papillom*, Adenom*, Epithelzysten*, Karzinom*.

Epi|thelioma adenoides cysticum Brooke (↑; ↑; ↑; Henry A. B., Dermat., Manchester, 1854–1919) n: syn. Brooke-Spiegler-Syndrom, Trichoepithelioma papulosum multiplex Jarisch; autosomal-dominant erbl. Fehlbildungssyndrom (Genlokus 16q12-q13) mit symmetrisch angeordneten, halbkugeligen, blassgelblichen Trichoepitheliomen, bes. im Bereich der Nasen-Wangen-Falten (s. Abb.), u. Zylindromen; Manifestation meist in der Pubertät; leichte Gynäkotropie; **Ther.:** Entfernung der Tumoren mit Laser-, Kryo- od. Elektrochirurgie.

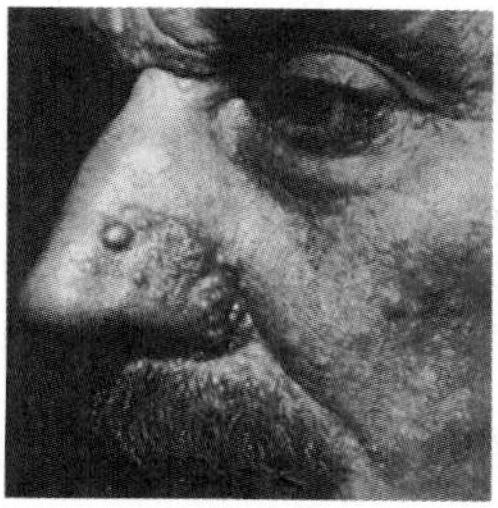

Epithelioma adenoides cysticum Brooke [549]

Epi|thelioma baso|cellulare (↑; ↑; ↑) n: syn. Basaliom*.

Epi|thelioma calci|ficans (↑; ↑; ↑) n: auch verkalkendes Epitheliom Malherbe, Pilomatrixom; harter (Verkalkung), in der Cutis gelegener, bis 3 cm großer, zuweilen pigmentierter, benigner Tumor der Haarmatrix; tritt meist in der Kindheit bes. an Kopf u. oberen Extremitäten auf.

Epi|thelioma con|tagiosum (↑; ↑; ↑) n: syn. Molluscum* contagiosum.

Epi|thelioma cuniculatum (↑; ↑; ↑) n: (engl.) plantar verrucous carcinoma; seltenes, langsam wachsendes Plattenepithelkarzinom* von sehr geringem Malignitätsgrad mit Fistelbildung; Lok. an der Fußsohle; entsteht evtl. aus Viruswarzen (s. ums. Abb.).

Epi|thelioma intra|epi|dermale (↑; ↑; ↑) n: intraepidermaler Tumor aus abgegrenzten Zellnestern bei Verrucae* seborrhoicae, Bowen*-Krankheit od. malignem ekkrinem Porom*.

Epi|thelioma spino|cellulare (↑; ↑; ↑) n: syn. Plattenepithelkarzinom*.

Epi|thelisierung (↑; ↑): (engl.) epithelization; Überwachsen einer Wunde* mit Epithelzellen, ausgehend von intaktem Epithelgewebe* im Bereich der Wundränder; vgl. Wundheilung.

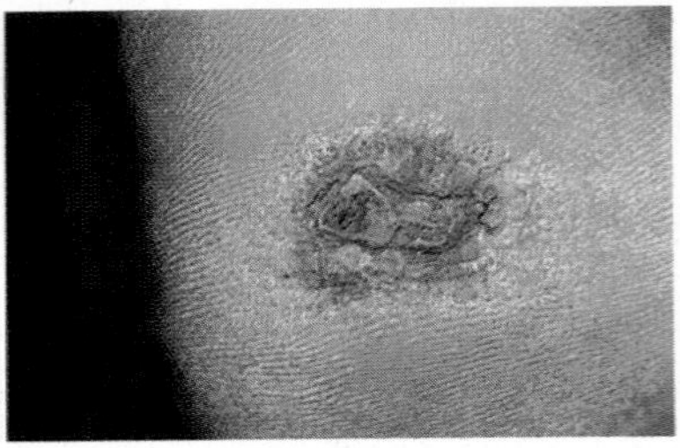

Epithelioma cuniculatum [3]

Epi|thel|körperchen (↑; ↑)**:** s. Nebenschilddrüsen.

Epi|theloid|zellen (↑; ↑; -id*; Zelle*)**:** (engl.) epithelioid cells; (histol.) Epithelzellen-ähnl. Histiozyten bzw. Retikulumzellen mit großem Zellkern u. spindelförmig plumper Gestalt, z. B. in Tuberkeln; s. Tuberkulose.

Epi|thel|perlen (↑; ↑)**:** s. Hornperlen.

Epi|thel|zysten (↑; ↑; Kyst-*) f pl**:** (engl.) epithelial cysts; mit Epithel ausgekleidete Epidermisversenkungen (z. B. durch Trauma) in der Dermis; vgl. Dermoid, Epidermalzyste, Milien.

Epi|these (gr. ἐπίθεσις Herauflegen) f**:** (engl.) epithesis; individuell modelliertes Ersatzstück aus Kunststoff, Silikonen, Gelatine u. a. zur Deckung von Oberflächendefekten, insbes. im Gesicht (Auge, Nase, Ohr); wird i. d. R. an den Körper angelegt, aufgeklebt, durch Implantat festgehalten od. mit intraoraler Defektprothese verbunden. Vgl. Prothese.

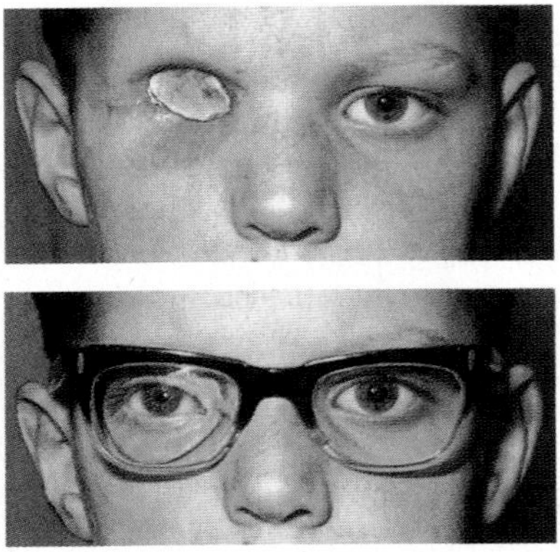

Epithese:
Zustand nach Exenteratio orbitae (oben); unten mit am Brillengestell befestigter Vorhängeprothese [362]

Epi|top (Ep-*; gr. τόπος Ort) n**:** (engl.) epitope; syn. antigene Determinante; der spezif. antigene Ort auf einer Moleküloberfläche, der durch das Paratop* des entspr. Antikörpers* spezif. gebunden wird. Vgl. Antigen.

Epi|tympanicum (↑; Tympanum*) n**:** auch Epitympanum, Recessus epitympanicus, Attikus, Kuppelraum; Teil des Mittelohrs, enthält die Gehörknöchelchen Hammer, Amboss u. Steigbügel. Vgl. Paukenhöhle, Hypotympanicum, Mesotympanicum.

Epi|zoen (↑; gr. ζῷον Lebewesen) n pl**:** (engl.) epizoa; Bez. für Tiere, die als Kommensalen od. Parasiten auf anderen Tieren leben.

Epi|zoonosen (↑; ↑; Noso-*) f pl**:** (engl.) epizoonoses; **1.** durch Ektoparasiten (z. B. Milben, Läuse, Flöhe, Wanzen, Zecken) verursachte Dermatosen; **2.** (veterin.) der Epidemie* entspr. Krankheitsausbreitung in Tierbeständen.

epi|zootisch (↑; ↑)**:** (engl.) epizootic; an (auf) der Körperoberfläche lebend.

EPJ: Abk. für **e**ndoskopisch kontrollierte **p**erkutane **J**ejunostomie*.

EPO: Abk. für **E**rythro**po**etin*.

Epoetin (INN) n**:** Erythropoetin*.

Ep|onychium (Ep-*; Onych-*) n**:** das sich auf Nagelwurzel u. -rand legende Epithel des Nagelwalls.

Ep|oo|phoron (↑; gr. ᾠοφόρος Eier tragend) n**:** syn. Rosenmüller-Organ, sog. Nebeneierstock; Rest des kranialen Abschnitts der Urniere mit Resten des Urnierengangs, der als Gartner*-Gang streckenweise (z. T. auch zystisch) erhalten bleiben kann; liegt unterh. der Tube zw. den beiden Blättern der Mesosalpinx (Teile des Ligamentum* latum uteri) u. bildet den kranialen Anteil des Parovariums*; entspricht entwicklungsgeschichtlich beim Mann dem Nebenhoden.

Ep|oxide (↑; Ox-*) n pl**:** (engl.) epoxides; äußerst reaktionsfähige Alkylanzien*, z. B. von den Monooxygenasen der Leber aus Ethylengruppen u. Cyclohexen gebildet, die als Mutagene* bzw. Kanzerogene* (Knochenmark, Haut, Lunge) wirksam werden können; E. mit mehreren Epoxygruppen wirken zytostat. u. mikrobiozid; techn. Anw. finden die physik.-chem. äußerst beständigen **Epoxidharze** (Polymere von E.) z. B. zur Einbettung von Gewebeproben. Die tox. Wirkung vieler org. Lösungsmittel beruht auf Epoxidbildung.

Eppinger-Sternchen: syn. Naevus* araneus.

Eprazinon (INN) n**:** zentral u. peripher wirkendes Antitussivum, Mukolytikum, Expektorans.

Eprosartan (INN) n**:** Angiotensin*-II-Blocker; **Ind.:** essentielle Hypertonie.

EPS: Abk. für **1. e**xtra**p**yramidales **S**ystem*; **2. E**xophthalmus **p**roduzierende **S**ubstanz; s. Exophthalmos-producing factor.

Epsilon|amino|capron|säure: (engl.) epsilon-aminocaproic acid; Abk. EACA; syn. ε-Aminocapronsäure; synthet. Aminosäure, die aufgrund ihrer Verwandtschaft zum Lysin die Aktivierung von Plasminogen u. die Plasminaktivität hemmt (antifibrinolytische Wirkung, Blockierung der Umwandlung von Profibrinolysin in Fibrinolysin); wird klin. nicht mehr verwendet; vgl. Fibrinolyseinhibitoren.

Epstein-Barr-Virus (Michael A. E., Pathol., Virol., Bristol, geb. 1921; Murray L. B., Anat., Ontario, geb. 1908; Virus*) n**:** Abk. EBV; DNA-Virus der Gammasubfamilie der Herpesviridae*; erstmals in B-Zell-Linien des Burkitt*-Tumors nachgewiesen; gilt als Err. der Mononucleosis* infectiosa u. ist vermutlich an der Entstehung der Haarleukoplakie* bei HIV-Infektion beteiligt; **Übertragung:** Ausscheidung über Speichel, direkte Kontaktinfektion; nach serol. Untersuchungen sind 90% aller Erwachsenen

Träger spezif. Antikörper gegen EBV. **Onkogenität:** EBV kann in vitro B-Lymphozyten zu fast unbegrenztem Wachstum anregen; Korrelation zw. EBV-Infektion u. Burkitt-Tumoren bzw. Nasopharyngealkarzinomen in Asien u. Afrika.

Epstein-Perlen: (engl.) Epstein's pearls; kleine, weiße, rundl. Retentionszysten* in der Mittellinie des harten Gaumens Neugeborener; verschwinden ohne Therapie wenige Wochen nach der Geburt; **DD:** Bednar*-Aphthen.

EPT: Abk. für **e**ndoskopische **P**apillo**t**omie*.

Eptifibatid (INNv) n: cyclisches Heptapeptid, Thrombozytenaggregationshemmer (Glykoprotein-IIa/IIIa-Antagonist) zur Prävention des Herzinfarkts bei instabiler Angina pectoris od. Non-Q-wave-Infarkt; Anw. zus. mit Acetylsalicylsäure u. unfraktioniertem Heparin; **UAW:** Blutungen.

Ep|ulis (Ep-*; gr. οὖλον Zahnfleisch) f: dem Alveolarfortsatz halbkugelig od. pilzförmig aufsitzende, umschriebene, periphere Granulationsgewebebildung mit unterschiedl. klin. Bild; kein echter, autonom wachsender Tumor, sondern entzündlich-reaktives (resorptives), meist in Beziehung zum gingivo-parodontalen Gewebe stehendes Granulom*; entspr. dem histol. Aufbau werden drei **Formen** unterschieden: **1.** E. granulomatosa: unspezifisches gefäßreiches Granulationsgewebe von schwammig-weicher Konsistenz mit hoher Stoffwechselaktivität u. Blutungsneigung; **2.** E. gigantocellularis (besser: peripheres Riesenzellgranulom): enthält mehrkernige Riesenzellen, Spindelzellen u. mit Hämoglobin beladene Makrophagen; variierende Konsistenz, Oberflächenbeschaffenheit u. Farbe; Neigung zu Rezidiven u. resorptiver Zerstörung des angrenzenden Knochens. Vork. auch in unbezahnten Alveolarfortsatzabschnitten; ihr enossales Pendant ist das zentrale Riesenzellgranulom (Enulis). **3.** E. fibromatosa: zell- u. faserreiches Bindegewebe mit relativ gleichmäßigem Geflecht kollagenreicher Faserzüge; derbe Konsistenz, blasse Farbe; **Urs.:** v. a. chron. lokalentzündliche u. mechanisch-irritative Reizeinflüsse; **Ther.:** Exzision im Gesunden, die i. d. R. eine op. Revision des darunter liegenden Knochens u. (bei erhebl. parodontaler Vorschädigung) die Entfernung des od. der in die Veränderung einbezogenen Zähne voraussetzt. Bei einer röntg. nachweisbaren Knochenbeteiligung ist das chir. Abtragen des angrenzenden Knochens in genügender Schichtdicke zur Vermeidung eines Rezidivs erforderlich.

Ep|ulis con|nata (↑; ↑) f: syn. Neumann-Syndrom; seltene, v. a. bei Mädchen am Oberkiefer vorkommende Granulationsgeschwulst, wird heute meist als Myoblastenmyom* aufgefasst.

EQ: Abk. für **1. E**iweiß**q**uotient*; **2. E**nergie**q**uotient*; **3.** (engl.) **eq**uivalent, Äquivalent.

Equator bulbi oculi m: Umfangslinie des Augapfels, die ihn in eine vordere u. hintere Hälfte teilt.

ER: Abk. für **e**ndoplasmatisches **R**etikulum*.

Er: chem. Symbol für Erbium*.

ERA: Abk. für (engl.) **e**lectric **r**esponse **a**udiometry; objektive Hörprüfung durch Ableitung der akust. evozierten Potentiale; die bei periodischer akust. Reizeinwirkung in der Hörbahn entstehenden Potentialschwankungen werden durch eine computergestützte Mittelungstechnik (sog. Averaging) aus dem überlagernden reizunabhängigen Elektroenzephalogramm erkennbar gemacht. H. Ger.

Eradikations|therapie (lat. eradicare mit der Wurzel herausreißen) f: (engl.) eradication therapy; Methode zur Entfernung einer bakt. Besiedlung der Magenschleimhaut mit Helicobacter* pylori u. Behandlung der evtl. dadurch hervorgerufenen Erkr. (Gastritis, Ulcus ventriculi, Ulcus duodeni); **Formen: 1.** Triple-Therapie: Komb. von Clarithromycin, Omeprazol u. Amoxillin bzw. Metronidazol für jeweils sieben Tage hintereinander; **2.** Komb. von Magensäuresekretionshemmern (z. B. Omeprazol) u. Antibiotika (z. B. Amoxicillin, Clarithromycin, Metronidazol); **3.** Komb. von Magensäuresekretionshemmern, Antibiotika u. Wismut (Bismutsubsalicylat); **4.** Komb. von Histamin-H_2-Rezeptorenblockern (Ranitidin) u. Antibiotika. Die Eradikationsraten liegen zw. 80 u. 90 %, die Ulkusrezidivquote beträgt 0–10 %.

Erb|anlage: (engl.) trait; s. Gen.

Erb-Charcot-Krankheit (Wilhelm H. E., Neurol., Heidelberg, Leipzig, 1840–1921; Jean M. Ch., Neurol., Paris, 1825–1893): syn. spastische Spinalparalyse*.

Erb-Duchenne-Lähmung (↑; Guillaume B. D., Neurol., Paris, 1806–1875): syn. obere Armplexuslähmung*.

Erb|faktor m: syn. Erbanlage; s. Gen.

Erb|gang, dominanter: (engl.) dominant heredity; im ursprüngl. strengen Sprachgebrauch wird ein Erbgang dann als dominant bezeichnet, wenn bei Heterozygoten neben der Wirkung des für das Merkmal verantwortlichen Allels die Wirkung des anderen Allels nicht erkennbar ist. So entspricht beim Menschen der Phänotyp der

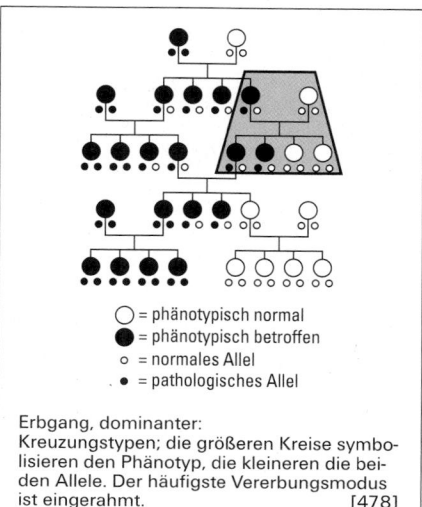

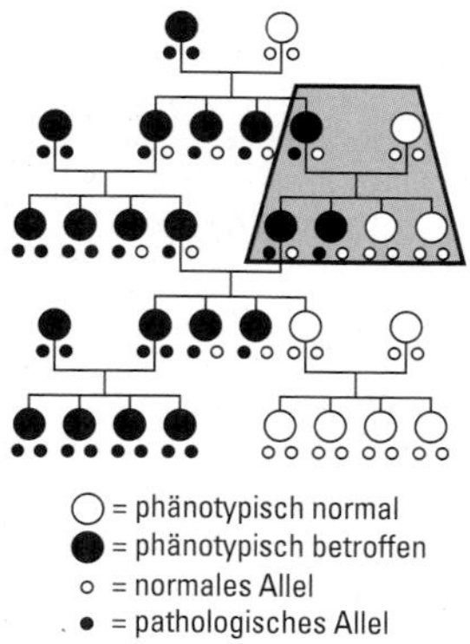

Erbgang, dominanter:
Kreuzungstypen; die größeren Kreise symbolisieren den Phänotyp, die kleineren die beiden Allele. Der häufigste Vererbungsmodus ist eingerahmt. [478]

Blutgruppe A den Genotypen AA u. A0, während dem Phänotyp 0 der Genotyp 00 entspricht. Das Gen A ist hier dominant, 0 ist rezessiv. Ein Gen ist nicht an sich dominant, sondern nur im Hinblick auf sein Verhalten zu einem best. Allel. So entspricht die Blutgruppe AB dem Genotyp AB. Die Wirkungen der Gene A u. B sind hier nebeneinander nachweisbar (kombinantes Verhalten). Der homozygote Zustand seltener dominanter Anomalien ist meist unbekannt. In der

Humangenetik ist es üblich, von Dominanz zu sprechen, wenn ein Gen bereits in heterozygotem Zustand eine deutlich erkennbare pathol. Wirkung hat, ohne Rücksicht darauf, ob diese Wirkung mit der des homozygoten Zustands gleich ist. Wo man selten den homozygoten Zustand in diesem Sinne dominanter Gene beobachtet, ist die Wirkung i. d. R. noch wesentlich ausgeprägter. Unregelmäßig dominant nennt man ein Gen, dessen heterozygoter Zustand nicht immer erkennbar ist. In derartigen Stammbäumen kann das Erbleiden eine Generation überspringen. **Beispiel** für einen d. E.: Retinoblastom. Eine **Faustregel** besagt, dass sich Strukturanomalien meist dominant, Stoffwechselanomalien meist rezessiv vererben.

Erb|gang, re|zessiver: (engl.) recessive heredity; Vererbung eines Merkmals, das im heterozygoten Zustand keine Änderung des Phänotyps bewirkt. Ein rezessives Allel macht sich phänotypisch nur bemerkbar, wenn es homozygot vorhanden ist. Dieser strengen Definition entspricht in der Humangenetik nur ein Teil der gewöhnl. als rezessiv bezeichneten Gene, da durch Anw. spez. Untersuchungsmethoden (bei Enzymopathien Messung der Enzymaktivität, Guthrie-Test) od. Belastungstests auch in heterozygotem Zustand Teilmanifestationen sichtbar werden.

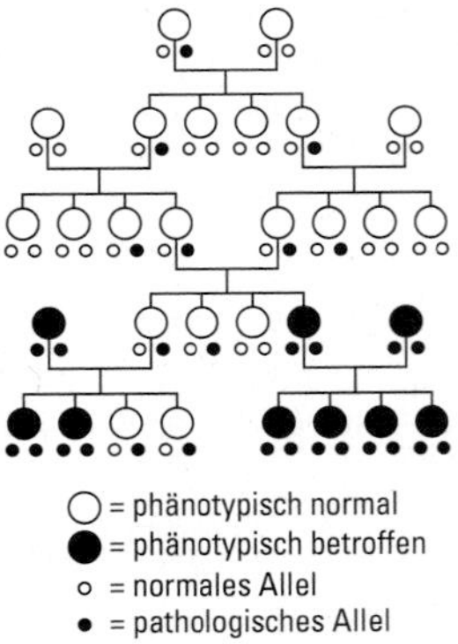

Erbgang, rezessiver:
Modellstammbaum mit Kreuzungstypen bei einfach autosomal-rezessivem Erbgang [478]

Erb|gang, X-chromo|somaler: (engl.) X-linked heredity; Erbgang von Genen, die auf dem X-Chromosom gelegen sind; **1.** X-chromosomal-rezessiver Erbgang: s. Konduktor; **2.** X-chromosomal-dominanter Erbgang: Mütter übertragen ein Merkmal auf 50 % der Töchter u. Söhne, Väter auf alle Töchter u. keinen Sohn (z. B. bei Phosphatdiabetes); **3.** X-chromosomal-dominanter Erbgang mit letalem Merkmal für das männl. Geschlecht: die erkrankten Mütter haben 50 % erkrankte Töchter; die männl. Nachkommen sind nicht lebensfähig u. werden spontan abortiert (z. B. Incontinentia* pigmenti). Vgl. Vererbung, geschlechtsgebundene.

Erb|gang, Y-chromo|somaler: (engl.) Y-linked heredity; Bez. für die Vererbung der durch die Gene des Y-Chromosoms codierten Merkmale vom Vater auf die männl. Nachkommen; das Vorkommen abnormer Gene mit Y-ch. E. wird vermutet, ist aber nicht mit Sicherheit nachgewiesen. Vgl. Vererbung, geschlechtsgebundene; Gene, pseudoautosomale.

Erb-Goldflam-Krankheit (Wilhelm H. E., Neurol., Heidelberg, 1840–1921; Samuel V. G., Neurol., Warschau, 1852–1932)**:** syn. Myasthenia* gravis pseudoparalytica.

Erbium n: Symbol Er, OZ 68, rel. Atommasse 167,26; zur Gruppe der Lanthanoide* gehörendes chem. Element.

Erb|krankheit: s. Krankheiten, genetische.

Erblichkeit: Heredität*.

Erblindung: s. Blindheit.

Erb|pro|gnose, em|pirische f: (engl.) empirical hereditary prognosis; Verfahren zur Voraussage der Wahrscheinlichkeit des Auftretens angeborener Krankheiten u. erbl. Fehlbildungen in individuellen Fällen aus empirisch gewonnenen Daten, klin. u. Laborbefunden sowie Familiendaten; s. Beratung, genetische.

Erb-Punkt (Wilhelm H. E., Neurol., Heidelberg, 1840–1921)**:** (engl.) Erb's point; **1.** (elektrodiagn.) Reizpunkt oberh. der Clavicula u. lateral des M. sternocleidomastoideus zur Reizung des Plexus brachialis; **2.** (auskultator.) Punctum quintum; Projektionsstelle des Klappenschlusstons der Aortenklappe u. versch. pathol. Herzgeräusche* am li. Sternalrand im 3. ICR; vgl. Herztöne.

Erbrechen: (engl.) vomiting, emesis; syn. Emesis, Vomitus; komplexer Vorgang, bei dem nach Verschluss des Pylorus u. Relaxation von Fundus u. Kardia Magen- (evtl. auch Ösophagus-)Inhalt durch Kontraktionen der Bauch- u. Zwerchfellmuskulatur entleert wird; Koordinierung des Ablaufs durch das Brechzentrum*; **Urs.:** auslösend wirken reflektor. Mechanismen bei gastrointestinalen Erkr., Peritonitis, Meningitis, erhöhtem Schädelinnendruck (Hirntumor), Infekt; sog. Überlauferbrechen durch Stenosen im (oberen) Magen-Darm-Trakt od. bei Insuff. des Magenverschlusses (Chalasie* der Kardia, gastroösophagealer Reflux); induziertes E. bei psychogenen Essstörungen* od. als therap. Maßnahme (Emetika*); **Pathophysiol.:** protrahiertes E. führt durch Verlust von Nahrung, Flüssigkeit u. Elektrolyten (Magensaft, Salzsäure) zu Hunger (Katabolismus, Ketonkörperbildung), Exsikkose (Hypovolämie), hypochlorämischer metabolischer Alkalose u. Hypokaliämie. Der Kaliumverlust ist renaler Genese: Die elektroneutrale Rückresorption von Natrium u. Chlorid aus dem Primärharn lässt bei Hypochloridämie einen Natriumrest zurück, der tubulär durch Austausch gegen Kalium (bei bedrohl. Kaliumverarmung letztlich gegen H^+, sog. paradoxe Azidurie) aktiv rückresorbiert wird. Ein sekundärer Hyperaldosteronismus* inf. Hypovolämie ist am Kaliumverlust ursächlich beteiligt.

Erbrechen, aceton|ämisches: (engl.) acetonemic vomiting; syn. ketonämische Krise; krisenhaftes, meist wiederholt auftretendes Erbrechen mit Acetonämie u. Acetonurie (s. Ketonurie); **Pathogenese:** konstitutionelle Faktoren (sensible, meist grazile Kinder) u. im Kleinkindes- bis Schulalter verstärkte Neigung zur Bildung von Ketonkörpern bei Kohlenhydratmangel im Hunger (z. B. inf. infektbedingter Inappetenz), v. a. bei exogenen Stressfaktoren (Diätfehler, emotionale Belastung, Infektion); anfallende

Ketonkörper u. damit verbundene Azidose fördern zusätzl. Erbrechen, verstärken Kohlenhydratmangel u. Lipolyse. Fettsäurenabbau über Betaoxidation führt zur Bildung von Acetyl-Coenzym A. Dieses mündet bei Überschreiten der Kapazität des Citratzyklus* in die Acetonkörperbildung. Folge ist anhaltendes Erbrechen auch kleinster Nahrungs- u. Flüssigkeitsmengen mit Elektrolytverschiebung (Hypochloridämie, Hypokaliämie) u. Azotämie*. **Klin.:** Anfangs übererregte Kinder werden zunehmend apathisch bzw. somnolent (Muskel- u. Herzschwäche mit EKG-Veränderungen); starke Exsikkose (trockene Haut u. Schleimhäute, verminderter Hautturgor, mangelnder Tränenfluss, halonierte Augen u. a.); diffus schmerzhafte, eingesunkene Bauchdecke (ggf. paralyt. Ileus); Kussmaul-Atmung mit Acetonfötor (Obstgeruch); **Diagn.:** durch Ausschluss anderer Urs.; **DD:** Akutes* Abdomen (Peritonitis, mechan. Ileus, Appendizitis), ketoazidotisches Koma, Meningitis, Stoffwechselkrise bei erbl. Enzymdefekt (mit intaktem Fettsäureabbau), Urämie; **Ther.:** Rehydratation, Zufuhr von Monosacchariden (antiketogen, ggf. parenteral), u. U. Sedativa, Antiemetika.

Erbrechen, a|tonisches: (engl.) atonic vomiting; sog. schlaffes Erbrechen; meist Überlauferbrechen, auch bei Bewusstseinstrübung.

Erbrechen, habituelles: (engl.) habitual vomiting; Erbrechen bei Säuglingen, für das sich org. Ursachen nicht finden lassen u. welches das Gedeihen offensichtlich nicht stört; Ausschlussdiagnose (gastroösophagealer Reflux, Stoffwechselanomalie).

Erbrechen, in|duziertes: (engl.) induced vomiting; therap. erwünschtes Erbrechen, bes. nach oraler bzw. enteraler Vergiftung*; **Verf.: 1.** mechan. Reizung der Rachenhinterwand (z. B. mit Finger od. Spatel) mit unzuverlässiger Wirkung; **2.** medikamentös: s. Emetika.

Erbrechen, kaffee|satz|artiges: s. Hämatemesis.

Erbrechen, spastisches: (engl.) spastic vomiting; meist Symptom einer hypertrophischen Pylorusstenose* der Säuglinge; „explosionsartiges" Erbrechen im Intervall nach einer Fütterung.

Erbsen|bein: Os pisiforme; s. Ossa carpi.

Erb-Trias (Wilhelm H. E., Neurol., Heidelberg, 1840–1921; Trias*) f: (engl.) Erb's triad; Syndrom aus motorischer Schwäche, Spastik u. gesteigerten Reflexen mit pos. Pyramidenbahnzeichen bei Schädigung der Pyramidenbahn.

Erb-Westphal-Zeichen (↑; Carl F. O. W., Neurol., Psychiater, Berlin, 1833–1890): (engl.) Erb-Westphal sign; Fehlen des Patellarsehnenreflexes, v. a. bei Tabes* dorsalis.

ERC: Abk. für **e**ndoskopische **r**etrograde **C**holangiographie; Röntgenkontrastdarstellung der Gallengänge (eingeschränkt auch der Gallenblase) i. R. einer Duodenoskopie* nach Sondierung der Papilla duodeni major mit Hilfe eines Seitblickendoskops u. retrogradem Auffüllen des Gallengangsystems einschl. Gallenblase unter Röntgenkontrolle mit Kontrastmittel; gleichzeitig Biopsie*, Papillotomie*, endoskop. Extraktion von Gallensteinen sowie Einlage von Drains u. Endoprothesen möglich; **Ind.:** Abklären einer (extrahepatischen) Cholestase (s. Cholestasesyndrom), seltener negative intravenöse Cholangiographie*, postop. Veränderungen nach Cholezystektomie* (Gallengangstenose, langer Zystikusstumpf); **Kontraind.:** akute Pankreatitis (Gefahr der Exazerbation), floride Cholangitis (Sepsis), akute Hepatitis; **Kompl.:** reversibler Anstieg der Pankreasenzyme, klin. manifeste Pankreatitis od. Sepsis (in weniger als 1 % der Fälle); **Letalität:** ca. 0,05 %. Vgl. ERP, ERCP.

ERCP: Abk. für **e**ndoskopische **r**etrograde **C**holangio**p**ankreatikographie; Röntgenkontrastdarstellung des Gallen- u. Pankreasgangsystems, bei der das Kontrastmittel unter Röntgenkontrolle retrograd i. R. einer Duodenoskopie* eingebracht wird (Komb. von ERC* u. ERP*).

Erd|alkali|metalle n pl: (engl.) earth-alkaline metals; alkalische Erden; Gruppenbez. für die 2-wertigen Elemente Beryllium, Magnesium, Calcium, Strontium, Barium u. Radium (II. Hauptgruppe des Periodensystems* der Elemente).

Erdbeer|gallen|blase: syn. Stippchengallenblase*.

Erdbeer|zunge: (engl.) strawberry tongue; s. Zunge.

Erden, seltene: (engl.) rare earths; frühere Bez. für die Lanthanoide*; vgl. Periodensystem der Elemente.

Erdheim-Chester-Krankheit (Jakob E., Pathol., Wien, 1874–1937; William Ch., amerikan. Pathol.): syn. Lipogranulomatosis* Erdheim-Chester.

Erdheim-Tumor (↑; Tumor*) m: syn. Kraniopharyngeom*.

Er|drosseln: (engl.) strangling; Tötung (auch Selbsttötung) durch Strangulation* des Halses; Obduktionsbefunde: Drosselmarke, Zyanose* des Gesichts, Stauungsblutaustritte im Kopfbereich (bes. in den Konjunktiven), Blutung in den Halsweichteilen, Verletzung des Kehlkopfs u. Zungenbeins. V. Sch.

E|rectio de|ficiens (lat. erectio Aufrichtung) f: Erektionsstörung*.

e|rektil (↑): (engl.) erectile; schwellfähig, erektionsfähig.

E|rektion (↑) f: (engl.) erection; durch den Erektionsreflex* ausgelöstes Anschwellen u. Aufrichten von Penis bzw. Klitoris; Verlauf in vier Phasen: **1.** Tumeszenz: Anschwellen durch Relaxation der Schwellkörpermuskulatur u. Steigerung des Blutzuflusses; **2.** Erektion: Aufrichten durch Anstieg des intrakavernösen Drucks bis auf systol. Blutdruckwerte u. Drosselung des Blutabflusses; **3.** Rigidität: Steifwerden durch zusätzliche Kontraktion des M. ischiocavernosus (Druckwerte im Corpus cavernosum bis 1000 mmHg); **4.** Detumeszenz: Erschlaffung durch erhöhten Sympathikotonus, der zur Kontraktion der glatten Muskulatur der Sinusoide u. Arteriolen u. zum Blutabfluss nach Öffnung der venösen Gefäße führt. Vgl. Reaktionszyklus, sexueller.

E|rektions|re|flex (↑; Reflekt-*) m: (engl.) erection reflex; zur Erektion* führender Fremdreflex auf einen mechan., visuellen, olfaktor. od. psych. Reiz; afferenter Schenkel des Reflexbogens über den N. pudendus od. vom Großhirn absteigende Bahnen zum Erektionszentrum, efferent über die parasympathischen Nn. splanchnici pelvini zu den Ganglia pelvica; dort Umschaltung auf die postganglionären Fasern zu Schwellkörpermuskulatur u. -gefäßen (Nn. cavernosi); vgl. Ejakulationsreflex.

E|rektions|störung (↑): (engl.) disturbance of erection; Erectio deficiens; syn. erektile Dysfunktion, erektile Impotenz; fehlende Erektion* des Penis bei sexueller Erregung; unterschieden werden **primäre** (immer schon vorhandene) u. **sekundäre** (spontan u. situativ auftretende) E.; während vorübergehende E. i. d. R. psych. bedingt sind, ist die längerfristig bestehende E. meist org. Ursprungs; **Risikofaktoren** sind Diabetes mellitus, Hyperlipidämie, Hypertonie, Nicotinkonsum; **Pathogenese** der org. bedingten E.: **1.** arteriell (60–70 %, mangelnde Blutzufuhr, z. B. bei Arteriosklerose* od. diabetischer Mikroangiopathie*); **2.** venös (20–30 %, mangelnde Abdichtung der Schwellkörper* durch Myozytendegeneration); **3.** neurogen (10 %, z. B. bei Multipler Sklerose, diabetischer Polyneuropathie, Verletzung der kavernösen Nerven bei Tumorchirurgie im kleinen Becken); **4.** hormonell (1–5 %, z. B. bei Testosteronmangel od. Prolaktinerhöhung); häufig multifaktorielle Genese; **Diagn.:** Sexualanamnese u. psych. Exploration*, Serumwerte für Glukose, Lipide, Testosteron, Prolaktin, Leberwerte, nächtl. Tumeszenzmessung, Ableitung evozierter Potentiale, intrakavernöse Pharmakotestung, Doppler- bzw. Duplexsonographie der Penisgefäße, Kavernosometrie u. -graphie; **Ther.:** Beseitigung der Risikofaktoren, Psychotherapie* nach Ausschluss einer org. Urs., Schwellkörper*-Autoinjektionstherapie, chir. Revaskularisation (mit A. epigastrica), Penisvenenligatur, Vakuumpumpe, Penisprothesen, medikamentös (z. B. Testosteron, Yohimbin, Sildenafil).

E|rektions|zentrum (↑) n: (engl.) erection centre; parasympathisches Zentrum in den Rückenmarksegmenten S_2-S_5; vgl. Genitalzentren.

Erethismus (gr. ἐρεθίζειν reizen, anfachen) m: (engl.) erethism; gesteigerte Erregbarkeit u. Aktivität mit Bewegungsunruhe; vgl. Kramer-Pollnow-Syndrom.

Erfahrungs|heilkunde: (engl.) empirical medicine; Teilgebiet der praktizierten Medizin, dessen Inhalte u. Aussagen mehr auf Erfahrung als auf naturwissenschaftlich anerkannter klin. Evaluation u. Grundlagenforschung beruhen; die theoretischen Grundlagen stützen sich auf tradierte Modelle (z. B. Ethnomedizin, Humoralpathologie), Geisteswissenschaft (z. B. anthroposophische Medizin) u. Spekulation (z. B. ausleitende Therapie, Umstimmungstherapie, Reizkörpertherapie). Vgl. Heilverfahren, alternative.

Erfrierung: (engl.) congelation, frost bite; syn. Congelatio; schwerste (lokale) Kälteschädigung bes. an den Akren (Nase, Ohren, Finger, Zehen); das Entstehen von Erfrierungsschäden wird gefördert durch Disposition (abnorme Reaktionsbereitschaft des Gefäßnervensystems), Nicotinabusus, Einwirken von Feuchtigkeit (Nassererfrierung) u. Wind sowie nasse, eng anliegende Kleidung. **Einteilung:** E. **1. Grades** (Congelatio erythematosa): Blässe, Abkühlung, Gefühllosigkeit, nach Wiedererwärmung Hyperämie, leichte Schmerzen, Juckreiz; E. **2. Grades** (Congelatio bullosa): sofort od. nach einigen Std. entstehende Blasen, die ohne Narbenbildung abheilen können; E. **3. Grades** (Congelatio escharotica): trockene Nekrosen (Mumifikation) od. blaurote Blutblasen, nach deren Platzen nasse Nekrosen versch. Tiefe sichtbar werden; Abheilung unter Narbenbildung; **Ther.:** langsames Erwärmen (ggf. im Wasserbad); bei hochgradigen E. an Händen u. Füßen Sympathikusblockade, evtl. intraarterielle Infusion von Vasodilatanzien; bei Demarkation von Nekrosen u. U. Grenzzonenamputation. Massage od. Einreibung mit z. B. Schnee sind kontraindiziert! **Progn.:** evtl. Kälteempfindlichkeit, Parästhesien, Hautatrophie u. -pigmentierung als Dauerschäden. Vgl. Pernio.

ERG: Abk. für **E**lektro**r**etino**g**raphie*.

Erg n: nicht mehr zugelassene Einheit für Arbeit*, Energie*; 1 Erg = 10^{-7} Joule* (J).

Erg-: auch Ergo-, -ergie; Wortteil mit der Bedeutung Tat, Arbeit; von gr. ἔργον.

Ergasto|plasma (gr. ἐργαστικός tätig; -plasma*) n: (engl.) ergastoplasm, archiplasm; lichtmikroskop. sichtbare basophile Zytoplasmabereiche in Zellen mit erhöhtem Eiweißstoffwechsel; elektronenmikroskop. besteht das E. aus freien Ribosomen* od. aus Zisternenstapeln des granulären endoplasmatischen Retikulums*.

Ergo|calci|ferol (INN) n: syn. Vitamin D_2; s. Calciferole.

Ergo|meter (Erg-*; Metr-*) n: Gerät zur Messung körperl. Leistung*, mit dem eine dosierbare Belastung vorgenommen werden kann; z. B. Fahrradergometer, Ergostat (Handgerät mit drehbarer Kurbel); **Anw.:** diagn. i. R. der Ergometrie, therap. zur Verbesserung der körperl. Leistungsfähigkeit.

Ergo|metrie (↑; ↑) f: (engl.) ergometry; Messung körperl. Leistung* unter dosierbarer Belastung mit einem Ergometer sowie Registrierung u. ggf. Aufzeichnung der dabei auftretenden Veränderungen von versch. Parametern der Herz-Kreislauf-Funktion u. Atmung; häufig als Belastungselektrokardiographie* auf dem stationären Fahrrad (Fahrradergometer) od. als Ergospirometrie*.

Ergo|spiro|metrie (↑; lat. spirare blasen, atmen; Metr-*) f: (engl.) ergospirometry; Messung von Herz-Kreislauf-Parametern (EKG, Herzfrequenz, Blutdruck) sowie von Atemvolumina (Spirometrie) u. Atemgasen (Sauerstoffaufnahme, Kohlendioxidabgabe) während einer dosierten Arbeitsbelastung (Ergometrie); durch gleichzeitige Messung der art. Blutgase kann eine belastungsabhängige respirator. Insuffizienz objektiviert werden. **Ind.:** sportmed. Leistungskontrolle, (präoperative) kardiopulmonale Funktionsdiagnostik, Verlaufs- u. Therapiekontrolle interstitieller Lungenerkrankungen u. a.; vgl. Lungenfunktionsprüfung.

Ergo|sterol n: Ergosterin; pflanzl. Sterol; Provitamin D_2, wird photochem. durch UV-Licht zum Ergocalciferol Vitamin D_2; vgl. Calciferole.

Ergot|alkaloide n pl: (engl.) ergot alkaloids; syn. Mutterkornalkaloide, Secalealkaloide; von versch. Species des Mutterkorns (Secale cornutum) synthetisierte Gruppe von über 30 Indolalkaloiden, die als Grundgerüst das tetracyclische Ringsystem Ergolin (s. Abb.) aufweisen; Unter-

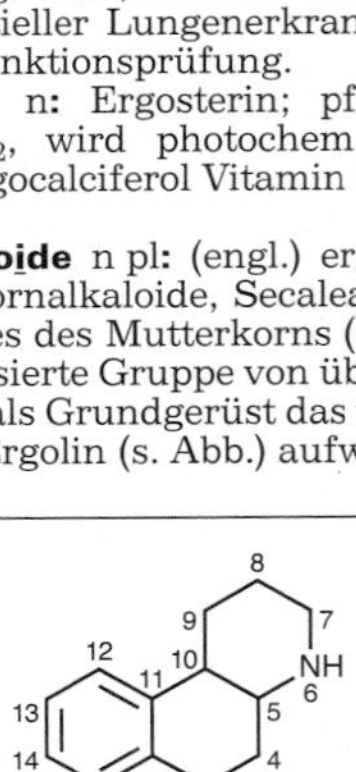

Ergotalkaloide:
Ergolin

teilung in Lysergsäure- (therap. wichtig) u. Clavinalkaloide; Verw. von natürlichen E. (z. B. Ergometrin, Ergotamin), halbsynthetischen Analoga (z. B. Dihydroergotamin, Bromocriptin, Methylergometrin, Methysergid) u. synthetischen Derivaten (z. B. Nicergolin, Lisurid); **Wirkung** u. **Verw.:** je nach Wirkstoff sehr unterschiedlich bzgl. der Angriffspunkte u. Stärke: **1.** Vasokonstriktion der Widerstands- u. Kapazitätsgefäße (z. B. Ergotamin); Anfallkupierung der Migräne; **2.** Vasokonstriktion v. a. der Kapazitätsgefäße (z. B. Dihydroergotamin); Anw. bei orthostatischer Dysregulation, chronisch-venöser Insuffizienz, Intervallbehandlung der Migräne u. anderen vaskulär bedingten Kopfschmerzen; **3.** Vasodilatation der Widerstandsgefäße (z. B. Dihydroergotoxin); bei Hypertonie u. Kreislaufzentralisation; **4.** Uteruskontraktion (z. B. Methylergometrin); Anw. als Uterotonikum in der Nachgeburtsperiode; **5.** Prolaktinsuppression (z. B. Bromocriptin) bei hyperprolaktinämisch-anovulatorischem Syndrom, Laktationshemmung, Mastitis, Prolaktinom; **6.** dopaminerge Effekte (z. B. Bromocriptin) bei Parkinson-Syndrom; **7.** äquilibrierende Wirkung auf die neurochemische Erregungsübertragung im Zentralnervensystem mit positiven Auswirkungen auf die Mikrozirkulation (z. B. Dihydroergotoxin); Anw. bei Hirnleistungsstörungen; **Kontraind.:** periphere arterielle Gefäßerkrankungen, koronare Herzkrankheit, Leber- u. Nierenschäden, Sepsis, schwere Hypertonie, Schwangerschaft, Stillzeit; Psychosen u. peptische Ulzera (nur bei Bromocriptin); **UAW:** s. Ergotismus.

Ergot|amin (INN) n: Lysergsäurederivat mit starker vasokonstriktor. Wirkung; **Ind.:** Migräne*; s. Ergotalkaloide.

Ergo|therapie (Erg-*) f: (engl.) ergotherapy, occupational therapy; zusammenfassende Bez. für Beschäftigungs- u. Arbeitstherapie; findet Anw. zur Ther. von Störungen der Motorik, der Sinnesorgane u. der geistigen u. psych. Fähigkeiten bei Pat. u. Behinderten jeden Alters. Je nach Defiziten, Fähigkeiten u. Motivation des Pat. werden praktische od. kreativ-handwerkliche Tätigkeiten od. der Umgang mit anderen Menschen geübt. Ziel ist die weitestmögl. Selbstständigkeit im tägl. Leben u. im Beruf (vgl. Rehabilitation). In der **Beschäftigungstherapie** sollen dabei ohne Leistungsdruck geistige Fähigkeiten geübt, Kommunikationsfähigkeit gefördert sowie Selbstvertrauen u. Ausdauer gestärkt werden. Die **Arbeitstherapie** setzt (teils auch entlohnte) Arbeit selbst als therap. Verfahren ein od. trainiert Einzelleistungen, die geeignet sind, die Arbeitsfähigkeit herzustellen u. auf ein selbstständiges Leben vorzubereiten. Der Schwerpunkt liegt in der Verbesserung bzw. Wiedergewinnung von Durchhaltevermögen, Konzentration, Kooperation, Selbsteinschätzung, Zeiteinteilung, Grob- u. Feinmotorik. Vgl. Beschäftigungstherapeut.

Ergotismus m: (engl.) ergotism; sog. St.-Antonius-Feuer; Vergiftung mit Ergotalkaloiden* (Medikamente, mit Secale cornutum befallenes Getreide); **Sympt.:** Zyanose, Taubheitsgefühl u. Parästhesien der Akren durch Gefäßspasmen, in seltenen Fällen ischämische Läsionen v. a. an den Extremitäten (Gangrän); Spasmen auch an Karotiden, Koronar- u. Nierenarterien; Paresen od. Kontrakturen der Muskulatur, vegetative (Magen-Darm-Störungen) u. zentralnervöse Symptome (Kopfschmerz, Schwindel, Bewusstseinsstörungen, Krämpfe); s. Abb.

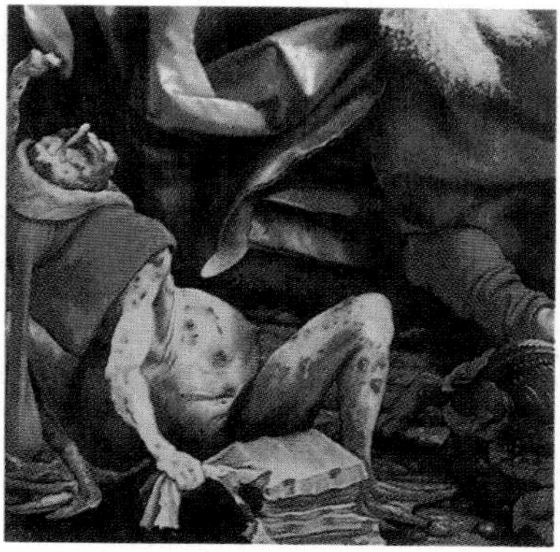

Ergotismus:
Der Isenheimer Altar von Matthias Grünewald (Museum Unterlinden, Colmar) zeigt auf der Tafel „Die Versuchung des Hl. Antonius" diese Gestalt mit den für Mutterkornvergiftungen früher typischen Hautveränderungen. [523]

ergo|trop (Erg-*; -trop*): (engl.) ergotropic; physisch wirksam i. S. einer Leistungssteigerung; i. e. S. wirksam i. S. einer Mobilisierung von Energien, die zur Selbsterhaltung in der Auseinandersetzung mit der Umwelt notwendig sind.

Erguss: (engl.) effusion; entzündl. (Exsudat*) od. durch Störungen der Blutzusammensetzung, Blutdruckverhältnisse, Gefäßpermeabilität bedingte Flüssigkeitsansammlung (Transsudat*) in Körperhöhlen u. Gewebe; vgl. Empyem, Hämatom, Ödem.

Erhaltungs|dosis (Dosis*) f: (engl.) maintenance dose; die Menge eines Pharmakons, insbes. eines herzwirksamen Glykosids, die tägl. neu zugeführt werden muss, um den eliminierten Anteil zu ersetzen u. die Sättigungsdosis zu erhalten (s. Abklingquote).

Erhaltungs|umsatz: syn. Grundumsatz*.

Erholung, aktive: (engl.) active recreation; dynamische Bewegungsabläufe nach Arbeitsende zur Beschleunigung des Erholungsvorgangs in Hinblick auf Sauerstoffaufnahme, Kohlendioxidausscheidung, Normalisierung von Puls, Blutdruck, Laktat u. a. durchführen. W. Hol.

Erinnerungs|feld, akustisches: (engl.) auditory area; s. Hörzentrum.

Erinnerungs|feld, optisches: (engl.) optic area; s. Sehbahn, Sehrinde.

Erinnerungs|lücke: s. Amnesie.

Erinnerungs|verfälschung: (engl.) memory falsification; syn. Paramnesie; auch Erinnerungstäuschung; qual. Gedächtnisstörung* mit meist unbewusstem bzw. unbeabsichtigtem Verfälschen von Gedächtnisinhalten; z. B. als Gedächtnistäuschung (s. Déjà-vu-Erlebnis, Jamais-vu-Erlebnis), Pseudomnesie*, Kryptomnesie* (sog. negative E.); evtl. in Zus. mit Konfabulation*, Pseudologia* phantastica od. i. R. eines Korsakow*-Syndroms; i. S. einer wahnhaften Umdeutung früherer Erlebnisse insbes. bei Schizophrenie*.

E

Erkrankungen, rheumatische
Systematik nach der Internationalen Klassifikation der muskuloskelettalen Erkrankungen

I. Primäre Gelenkerkrankungen
1. Gelenkerkrankung in Zusammenhang mit Infektionen (z. B. rheumatisches Fieber, virale Arthritis, reaktive Arthritis)
2. entzündliche Polyarthritis (chronische Polyarthritis/rheumatoide Arthritis, juvenile Arthritis, Arthritis psoriatica, Spondylitis ankylosans)
3. Kristallarthropathie (Gichtarthritis, Chondrokalzinose)
4. andere spezifische Arthropathien (z. B. bei Sarkoidose, Whipple-Krankheit)
5. Arthrosen der peripheren Gelenke

II. Systemische Erkrankungen des muskuloskelettalen Systems
1. angeborene Erkrankungen (z. B. Marfan-Syndrom, Osteogenesis imperfecta, Mukopolysaccharidosen, Hämochromatose, Hypogammaglobulinämie, familiäres Mittelmeerfieber)
2. diffuse Bindegewebeerkrankungen (systemischer Lupus erythematodes, systemische Sklerodermie, Sjögren-Syndrom, Dermatopolymyositis, Panarteriitis nodosa u. a.)

III. Erkrankungen der Wirbelsäule
1. Spondylopathien durch Infektionen
2. degenerative Erkrankungen (Spondylose, Osteochondrose u. a.)

IV. Erkrankungen der Weichteile
1. verschiedene Formen der Myositis
2. primäre Myopathien
3. Neuromyopathien
4. Erkrankungen der Schleimbeutel
5. Erkrankungen der Sehnen und Sehnenscheiden
6. fibroblastische Veränderungen (z. B. Dupuytren-Krankheit)
7. Kompressionssyndrome (z. B. Karpaltunnelsyndrom)
8. Enthesiopathien, Periarthropathien (z. B. Epicondylopathia humeroradialis, Periarthropathia humeroscapularis, Periarthropathia coxae)

V. Erkrankungen des Knochens und des Knorpels

Erkältungs|krankheiten: (engl.) catarrhal fevers, common colds; oft nach Abkühlung akut auftretende Entz. der Atemwege u. der Mittelohren; **Urs.:** meist Virusinfektion (v. a. mit Rhinovirus, aber auch Adenoviridae u. Respiratory-syncytial-Virus); Herabsetzung der lokalen Durchblutung u. der Immunabwehr. Vgl. Grippe, Kälteschaden, Hypothermie.

Erkrankung: s. Krankheit.

Erkrankungen, mediastinale: (engl.) mediastinal diseases; Sammelbez. für Erkr. des Mediastinums wie Mediastinaltumoren*, Mediastinitis*, Mediastinalemphysem*, Hämomediastinum*.

Erkrankungen, prä|natale: (engl.) prenatal diseases; früher Kyematopathie; Bez. für Entwicklungsfehler des ungeborenen Kindes inf. von Schädigungen des Keimlings u. seiner Anhangsgebilde; führen zu Störungen der normalen intrauterinen Entw. bis zum intrauterinen Fruchttod*; die Art der Schädigung ist v. a. von Zeitpunkt u. Intensität, weniger von der auslösenden Urs. abhängig. Nach dem Zeitpunkt des Beginns der intrauterinen Entwicklungsstörung unterscheidet man (bezogen auf den Keimling): Blastopathie*, Gametopathie*, Embryopathie*, Fetopathie* sowie (bezogen auf die Plazenta*) Choriopathie (bis zum Sekundärzottenstadium) u. Plakopathie (ab dem Tertiärzottenstadium). Eine Abgrenzung der durch exogene Schädigung (Phänokopie*) verursachten p. E. von ausschl. genet. bedingten Fehlbildungen ist nicht immer möglich. Vgl. Pränatalinfektion, Perinatalinfektion, Plazentationsstörungen, Fehlbildung, kongenitale.

Erkrankungen, prokto|logische: s. Symptomenkomplex, analer.

Erkrankungen, rheumatische: (engl.) rheumatic diseases; Oberbegriff für viele Erkr. unterschiedl. Ätiologie; gemeinsames Merkmal: Manifestation am Stütz- u. Bindegewebe des Bewegungsapparats mit häufiger systemischer Beteiligung des Bindegewebes innerer Organe (z. B. Herz, Gefäße, Lunge, Leber, Darm, Zentralnervensystem); wegen der wenig spezif. klinischen Symptomatik (Schmerz, Funktionsbehinderung, Steifigkeit, Deformierung, systemische Organmanifestation) Einteilung nach ätiol. (infektiös, metabolisch, autoimmun), pathol.-anat. (entzündlich, degenerativ, funktionell) u. topographischen Gesichtspunkten (rh. E. der Gelenke, Bänder, Sehnen, Muskeln, Faszien, Wirbelsäule, Knochen); rh. E. i. e. S. sind Kollagenosen*, Vaskulitiden u. Entz. an Gelenken u. Wirbelsäule (z. B. rheumatoide Arthritis, Spondylitis ankylosans, rheumatisches Fieber, Arthritis psoriatica). **Entzündlich-rheumatische Erkr.** zeigen Immunreaktionen im mesenchymalen Gewebe, z. T. mit Autoimmunphänomenen; i. w. S. sind es degenerative Erkr. der Gelenke u. Wirbelsäule (Arthrose, Spondylose, Spondylarthrose, Osteochondrose). **Degenerativ-rheumatische Erkr.** sind gekennzeichnet durch primär regressive Veränderungen an Knorpeln u. Zwischenwirbelscheiben sowie durch reparativen Knochenumbau. Als **extraartikuläre rheumatische Erkr.** (sog. Weichteilrheumatismus) werden verschiedene Sympt. des periartikulären Bewegungsapparats zusammengefasst, die durch degenerative, funktionelle u. teilweise entzündliche Prozesse (z. B. Tendinosen, Tendomyosen, Fibromyalgiesyndrom, Bursopathien, Periarthropathien, Insertionstendinosen) od. metabolische Gelenkerkrankungen (Gichtarthritis, Chondrokalzinose, Hydroxylapatitkristall-Ablagerungskrankheit) verursacht sind. Zur Vereinheitlichung der rheumatologischen Nomenklatur in die WHO-Klassifikation der Krankheiten (ICD) hat die internationale Rheumaliga die „Internationale Klassifikation der muskuloskelettalen Erkrankungen" festgelegt (s. Tab.).

Erkrankung, manisch-de|pressive: (engl.) manic-depressive disorder; syn. bipolare affektive Störung; Form der affektiven Psychose* mit Wechsel zw. depressiven u. manischen Episoden, die meist ohne erkennbare Ursache auftreten, z. T. aber durch psych. Traumen (z. B. belastende Lebensereignisse) ausgelöst werden u. Wochen bis Monate anhalten können; zwischen den einzelnen Erkrankungsphasen tritt häufig eine komplette Remission ein; charakterist. Verlauf mit Beginn um das 20. Lj. u. mit der Erkrankungsdauer zunehmende Frequenz der Phasen; **Ther.:** Neuroleptika, Antidepressiva, Psycho- u. Soziotherapie; **Proph.:** durch Lithium, Carbamazepin, Valproinsäure u. neue Antiepileptika (Lamotrigin, Gabapentin) z. T. erhebl. Verringerung der Episodenhäufigkeit u. -dauer. Vgl. Zyklothymie.

Erlebnis|re|aktion, ab|norme f: (engl.) abnormal perceptional reaction; Bez. für Reaktion auf eine akute psychische Belastung od. einen Konflikt, die durch Intensität u. Zeitdauer von einer normalen Reaktion abgrenzbar ist; nach Abklingen der a. E. werden frühere Verhaltensweisen u. Affektbeherrschung i. d. R. bald wiedererlangt. Vgl. Trauerreaktion; Belastungsstörung, posttraumatische; Belastungsreaktion, akute.

Ermüdung: (engl.) fatigue, tiredness, defatigation; Defatigatio, Fatigatio; **1.** Zustand herabgesetzten Leistungs- u. Funktionsvermögens inf. vorhergehender Tätigkeit; psychische od. zentrale, vom Gehirn ausgehende E. tritt früher auf als physische od. periphere E. des neuromuskulären Systems. Beide sind dabei nicht scharf zu trennen. **Sympt.** einer psychischen E. sind Nachlassen der Konzentrations- u. Denkfähigkeit sowie der Aufmerksamkeit. Die physische E. wird verursacht durch Anhäufung von Stoffwechselprodukten (z. B. von Laktat in der Muskulatur), ATP-Mangel u. Transmittererschöpfung in den Synapsen. **2.** E. eines Knochens od. Implantats inf. Überlastung; vgl. Ermüdungsbruch.

Ermüdungs|bruch: (engl.) fatigue fracture; auch Ermüdungsfraktur, schleichende Fraktur; unvollständige Kontinuitätstrennung des Knochengewebes durch Mikrotraumen inf. ungewohnter Überbeanspruchung bei gleichzeitigen Reparationsvorgängen; **Formen** (nach Schinz): **1.** als sog. Dauerfraktur am gesunden Skelett, meist solitär, evtl. bilateral symmetr., z. B. Marschfraktur*, Schipperkrankheit*, Hustenfraktur*; **2.** mit Ausbildung sog. Umbauzonen am kranken Skelett, meist multipel, z. B. Looser*-Umbauzonen; Vork. z. B. beim Milkman*-Syndrom; **Lok.** im Bereich der jeweils maximalen mechan. Gewebebelastungen (sog. Spannungsspitzen); **Sympt.:** plötzlicher Schmerz (häufig als Rheuma fehlgedeutet), mangelnde Belastbarkeit, evtl. lokale Rötung, Hyperthermie, Schwellung; bei Umbauzonen schleichend beginnende, chron. Schmerzen; **Diagn.:** Fissur- bzw. Frakturspalte röntg. oft nicht sofort zu erkennen; sichere Diagn. durch Kernspintomographie; sonst lokalisierte Kallusbildung (bandförmige Osteosklerose*, spindelartige Periostose*); **Ther.:** konservativ.

Ernährung, künstliche: (engl.) nutritional support; therap. Maßnahmen zur Zufuhr adäquater Nahrungsmengen bei Unfähigkeit des Pat. zur physiol. Nahrungsaufnahme; **Formen:** **1.** enterale Ernährung: s. Sondenernährung, Gastrostomie; **2.** parenterale Ernährung mit intravenöser (z. B. über zentralen Venenkatheter*) Zufuhr von Kohlenhydraten, Aminosäurengemischen, (essentiellen) Fettsäuren sowie Elektrolyten, Vitaminen u. Spurenelementen (v. a. bei parenteraler Langzeiternährung), angepasst an die aktuelle Stoffwechselsituation (ggf. Hyperalimentation*) u. unter enger Kontrolle der Stoffwechsellage (Blutzucker, Elektrolyte, Harnstoff-N, Kreatinin, Triglyceride, Albumin u. a.); vgl. Bilanzierung; **3.** Säuglingsernährung* ohne Muttermilch. Vgl. Zwangsernährung.

Ernährungs|störung des Säuglings: (engl.) infantile dystrophy; Störung der Ernährungsfunktionen (Nahrungsaufnahme, Nahrungsverwertung, intermediärer Stoffwechsel, Gewichtszunahme u. Wachstum) des kindl. Organismus; **Einteilung** (nach Finkelstein): **1.** akute Ernährungsstörung: **a)** leichte Verlaufsform (Brechdurchfall* des Säuglings); **b)** schwere Verlaufsform (Säuglingstoxikose*); **2.** chron. Ernährungsstörung: **a)** leichte Verlaufsform (Dystrophie*); **b)** schwere Verlaufsform (Atrophie*); **Urs.: 1.** alimentäre Ernährungsstörung: quantitative (Unterernährung, Überfütterung) od. qualitative Ernährungsfehler (s. Malnutrition); vgl. Säuglingsernährung; **2.** infektiös bedingte Ernährungsstörung: enterale Infektion (durch Bakterien, z. B. E. coli, Shigella; durch Viren, z. B. ECHO-Viren, Rota- od. Adenoviren) od. im Gefolge anderer Inf. (bakteriell, z. B. bei Otitis media; viral, u. a. bei Nasen-Rachen-Infektion, Grippe); **3.** konstitutionell bedingte Ernährungsstörung: Altersdisposition (Frühgeborene, Neugeborene od. junge Säuglinge mit funkt. Unreife des Darms u. erhöhter Neigung z. B. zur Nahrungsmittelallergie*) od. angeborene Fehlbildungen; **4.** umgebungsbedingte Ernährungsstörung: Pflegeschäden, Temperatureinflüsse u. a.; **Ther.:** entspr. der zugrunde liegenden Ursache.

Ernährungs|störungen: (engl.) nutritional disturbances; Krankheiten, die durch quant. (Unterernährung) bzw. qual. falsche Ernährung (z. B. Proteinmangel, Hypovitaminosen) hervorgerufen werden; vgl. Malnutrition.

Ernährungs|therapie f: (engl.) dietotherapy; Behandlung definierter organischer Erkr. u. Stoffwechselstörungen durch Veränderung der Ernährung; z. B. Nahrungskarenz bei Verdauungsinsuffizienz, angepasste Kohlenhydratzufuhr bei Diabetes mellitus, Vermeiden best. Nahrungsmittel bei Unverträglichkeiten (s. Nahrungsmittelallergie) od. ausreichende Zufuhr bei Malnutrition*.

Ernte|fieber: s. Feldfieber.

Ernte|krätze: s. Trombidiose.

Ernte|milbe: Neotrombicula autumnalis; s. Milben.

Eröffnungs|peri|ode f: (engl.) dilatation period, first stage; (gebh.) Zeitraum vom Wehenbeginn bis zur vollständigen Eröffnung des Muttermundes; die Eröffnung geschieht durch Eröffnungswehen. Vgl. Geburt, Geburtsdauer.

Eröffnungs|wehen: (engl.) dilating pains; s. Wehen (Abb.).

Erosio corneae (Erosion*) f: syn. Hornhauterosion*.

E|rosion (lat. erodere, erosus abnagen) f: umschriebener, oberflächl. Gewebeverlust der Haut (bis an das Stratum germinativum der Epidermis reichend) od. Schleimhaut (Tunica mucosa); kann ohne Narbe abheilen od. sich zu einem Ulkus* entwickeln; vgl. Effloreszenzen.

E|rosio portionis (↑) f: Portioerosion*.

Eroto|manie (gr. ἔρως, ἔρωτος Liebe, Lust; -manie*) f: (engl.) erotomania; sog. Liebeswahn als Form der Paranoia od. Ergebnis einer psychogenen Wahnentwicklung; unwidersteh1. Liebe zu einer meist unerreichbaren Person bzw. die Überzeugung, von einer solchen geliebt zu werden.

ERP: Abk. für **e**ndoskopische **r**etrograde **P**ankreatikographie; Röntgenkontrastdarstellung des Pankreasgangsystems mit der ERC* entspr. Technik; bei normalen anat. Verhältnissen lässt sich der Pankreasgang vollständig darstellen, bei verstärkter Kontrastmittelinjektion meist zusätzl. Darstellung der Seitenäste 1. Ordnung (Anfärbung des Parenchyms sollte wegen möglicher Auslösung einer akuten Pankreatitis* vermieden werden). **Ind.:** Verdacht auf chron. Pankreatitis, Pankreaskarzinom od. Pankreaszysten; **Kontraind.:** akute Pankreatitis (Gefahr der Exazerbation), mit Ausnahme einer biliären, durch Gallengangsteine ausgelösten Pankreatitis; **Kompl.:** transitorischer Anstieg der Pankreasenzyme (Amylase, Lipase) in ca. 50 % der Fälle, klin. manifeste Pankreatitis v. a. bei Pat. mit vorgeschädigtem Pankreas u. Vorliegen von Pankreaszysten (Ind. zur Op.). Vgl. Cholangiographie.

ERPT: Abk. für **e**ndoskopisch **r**etrograd ausgeführte **P**apillo**t**omie*.

erraticus (lat. errare, erratus irren): herumirrend, unregelmäßig.

Erreger, op|portunistische: (engl.) opportunistic infectious agents; fakultativ pathogene Keime, die nur bei Pat. in reduziertem Allgemeinzustand zur Infektion führen; bes. betroffen sind Pat. mit Immundefekten (z. B. HIV-Erkrankung), Diabetes mellitus, Tuberkulose, Verbrennungen, Malignomen, Pat. unter Glukokortikoid- od. immunsuppressiver Therapie, Frischoperierte, Rauschmittel- bzw. Alkoholabhängige, Frühgeborene. Klin. wichtige o. E. sind z. B. Escherichia coli, Mykobakterien, Pneumocystis carinii, Toxoplasma gondii, Kryptosporidium, Cryptococcus neoformans, Candida albicans, Zytomegalie-Virus, Herpes-simplex-Virus. Vgl. Nosokomialinfektionen.

Erreger, putride: aerobe u. anaerobe Fäulnisbakterien*.

Erreger, pyo|gene: (engl.) pyogenic agents; bakterielle Err. eitriger Inf.; v. a. Species der Gattungen Staphylococcus, Streptococcus, Neisseria, Pseudomonas, Proteus, Escherichia, Klebsiella, Serratia, Actinomyces.

Erreger|wechsel: (engl.) change of pathogens; das Auftreten anderer als der ursprüngl. isolierten Mikroorganismen im Verlauf eines Infektionsprozesses; abzugrenzen gegen Mischinfekt*, Reinfektion*, Superinfektion* u. Infektionswechsel*; vgl. Sekundärinfektion.

Erregungs|bildungs|störungen: (engl.) excitation disturbances; pathol. Erregungsbildungen innerh. od. auch außerh. des Erregungsleitungssystems*, die zu Herzrhythmusstörungen* führen können; **Einteilung:** nach dem Ort der Entstehung in supraventrikuläre (oberh. des His-Bündels) u. ventrikuläre (unterh. des His-Bündels) E.; in Bezug auf den Sinusknoten in nomotope (vom Sinusknoten ausgehend) u. heterotope E. (syn. ektope E.; außerh. des Sinusknotens); bei extremer Sinusbradykardie od. Herzblock Einspringen eines sek. od. tertiären Automatiezentrums (sog. passive heterotope E.); aktive heterotope E. mit vorzeitiger Kammererregung (Extrasystolen) od. Extrarhythmen, die zu Tachykardie* führen.

Erregungs|leitung, saltatorische: (engl.) saltatory conduction; bes. schnelle Fortleitung (bis zu 120 m/s) der Erregung in markhaltigen Nervenfasern; nach einem Aktionspotential an einem Ranvier-Schnürring (s. Ranvier-Schnürringe) fließt entlang der elektr. isolierenden Markscheide ein Ausgleichsstrom, der die Membran erst an der nächsten Schnürringoberfläche soweit depolarisiert, dass ein weiteres (fortgeleitetes) Aktionspotential entsteht; Vorteil gegenüber der kontinuierlichen Erregungsleitung: höhere Leitungsgeschwindigkeit u. Einsparung von Stoffwechselenergie durch Verringerung der erregbaren Membranoberfläche.

Erregungs|leitungs|störungen: (engl.) cardiac conduction disorders; auch sog. Herzblocks; Verzögerung bzw. intermittierender od. totaler Ausfall der Erregungsleitung inf. pathol. Veränderungen des Erregungsleitungssystems* des Herzens, die zu Herzrhythmusstörungen* führen; **Einteilung** nach der Lok. in **1.** intraatriale E.: s. SA-Block; **2.** atrioventrikuläre E.: s. AV-Block; **3.** intraventrikuläre E.: s. Schenkelblock, Verzweigungsblock, Fokalblock.

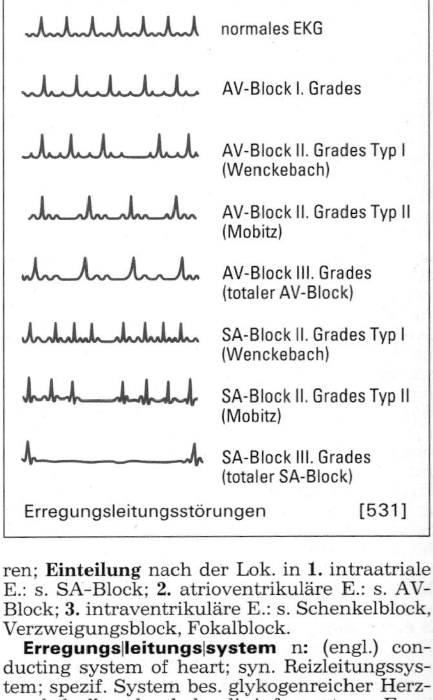

Erregungsleitungsstörungen [531]

Erregungs|leitungs|system n: (engl.) conducting system of heart; syn. Reizleitungssystem; spezif. System bes. glykogenreicher Herzmuskelzellen, durch das die inf. spontaner Erregungsbildung rhythmisch ausgelösten Aktionspotentiale* (vgl. Autorhythmie) fortgeleitet werden. Das E. ist u. a. für eine koordinierte Kontraktion des Herzmuskels verantwortlich u. unterscheidet sich von der sog. Arbeitsmuskulatur des Herzens, die die eigentl. Pumparbeit verrichtet; es besteht aus dem **Sinusknoten*** (Keith-Flack-Knoten, primäres Erregungsbildungszentrum, Schrittmacher der Erregung) in der Vorderwandverdickung des re. Herzohrs, dem **AV-Knoten** (Atrioventrikularknoten, Aschoff-Tawara-Knoten, sek. Erregungsbildungszentrum) an der re. Vorhofwand (Vorhofkammergrenze, z. T. in die Kammer hineinragend) u.

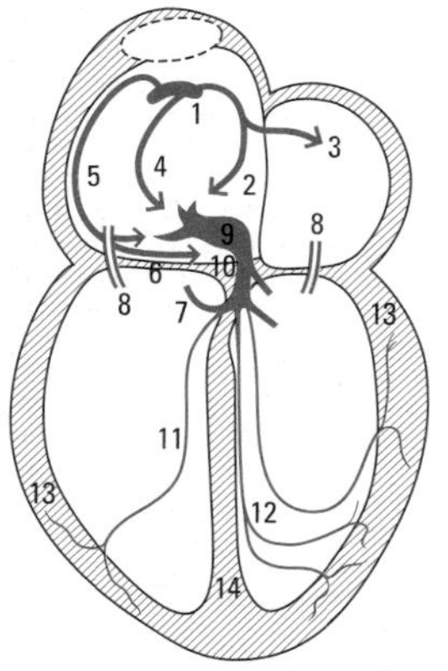

Erregungsleitungssystem:
1: Sinusknoten; 2: vorderes Internodalbündel; 3: Bachmann-Bündel; 4: mittleres Internodalbündel (Wenckebach); 5: hinteres Internodalbündel (Thorel); 6: James-Bündel; 7: Mahaim-Bündel; 8: Kent-Bündel; 9: AV-Knoten; 10: His-Bündel; 11: rechter Tawara-Schenkel; 12: linker Tawara-Schenkel; 13: Purkinje-Fasern; 14: Septum interventriculare

dem **His-Bündel** (Fasciculus atrioventricularis; syn. AV-Bündel, His-Stamm), das sich in der Kammerscheidewand in zwei Schenkel (**Tawara-Schenkel**), den re. Schenkel (Crus dextrum fasciculi atrioventricularis, auch als re. Faszikel bez.) u. den li. Schenkel teilt; der li. Schenkel teilt sich weiter in einen vorderen (ant.) u. einen hinteren (post.) Faszikel auf. Die Ausläufer der Schenkel unter dem Endokard heißen **Purkinje-Fasern** (s. Abb.). Die Erregung wird normalerweise im Sinusknoten gebildet, über das vordere, mittlere u. hintere Bündel in der Arbeitsmuskulatur des Vorhofs zum AV-Knoten fortgeleitet u. gelangt über das His-Bündel mit seinen Schenkeln zum Kammermyokard. Zum E. gehören ferner akzessor. Leitungsbahnen (Bachmann-Bündel, James-Bündel, Kent-Bündel, Mahaim-Bündel). Vgl. Erregungsleitungsstörungen, Präexzitationssyndrom.

Erregungs|phase f: (engl.) excitation phase; s. Reaktionszyklus, sexueller (Tab.).

Errötungs|furcht: syn. Erythrophobie*.

Ersatz|knochen: (engl.) replacement bone; Knochen, die knorpelig vorgebildete Stützelemente ablösen (peri- u. enchondrale Ossifikation*); vgl. Belegknochen.

Ersatz|magen|bildung: (engl.) stomach replacement; op. Verf. zur Rekonstruktion der Intestinalpassage nach Gastrektomie* zum möglichst physiol. Nahrungstransport u. Verhinderung eines Refluxes; **Formen: 1.** direkte Ösophagojejunostomie ggf. mit Bildung eines Pouch*, z. B. terminolateral mit langer Roux-Schlinge (Duodenum aus der Passage ausgeschaltet); **2.** ösophagoduodenale Jejunuminterposition. J. Die.

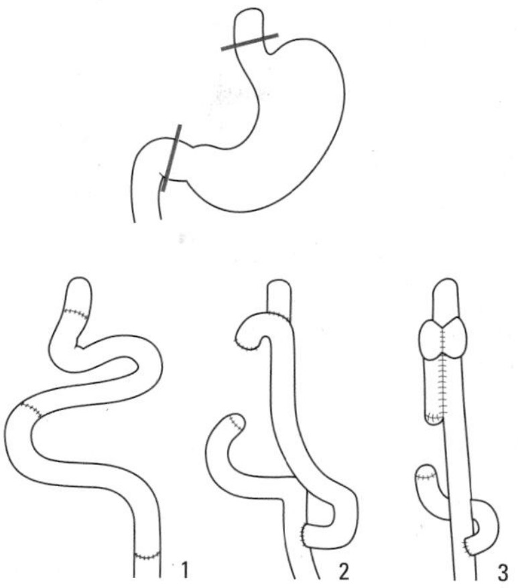

Ersatzmagenbildung:
Gastrektomie und die häufigsten Rekonstruktionsverfahren
1: Jejunuminterposition nach Longmire-Gütgemann; 2: Rekonstruktion des Digestionswegs mit ausgeschalteter Roux-Schlinge, termino-laterale Ösophagojejunostomie;
3: Dünndarmpouch (nach Siewert) [154]

Ersatz|mutter: (engl.) surrogate mother; syn. Leihmutter, Surrogatmutter; eine Frau, die (meist in Zus. mit In*-vitro-Fertilisation od. heterologer Insemination*) eine eigene Eizelle sowie ihren Körper od. ihren Uterus (als sog. reine Trage- od. Ammenmutter) mit der Bereitschaft, das Kind nach der Geburt auf Dauer Dritten zu überlassen, zum Austragen u. Gebären zur Verfügung stellt; die E. ist Mutter im Rechtssinne (§ 1591 BGB). Legaldefinitionen der E. finden sich in § 1 Abs. 1 Nr. 7 des Embryonenschutzgesetzes* (Abk. ESchG) u. in § 13 a des Adoptionsvermittlungsgesetzes (Abk. AdVermG) in der Fassung vom 27.11.1989 (BGBl. I S. 2017, mit späteren Änderungen). Die Überlassung des Kindes an den genet. Vater u. seine Frau ist in der Bundesrepublik Deutschland nur durch Adoption möglich. Verbotsnormen, deren Schutzzweck es ist, das Entstehen von Ersatzmutterschaften zu verhindern, enthält insbes. das ESchG; bestraft wird danach u. a., wer es unternimmt, eine E. künstlich zu befruchten od. auf sie einen Embryo zu übertragen (§ 1 Abs. 1 Nr. 7). Nach dem AdVermG (§§ 13 b-d, 14 b) ist die Vermittlung von E. u. deren Suche od. Angebot durch öffentl. Anzeigen untersagt.

Ersatz|operation, motorische f: (engl.) motoric replacement operation; Meth. zur Behandlung irreversibler Lähmungen, bei der gesunde

Muskel-Sehnen-Einheiten auf gelähmte umgelagert werden; z. B. Opponensplastik bei Medianuslähmung*, Umlagerung von Beuge- auf gelähmte Streckmuskeln bei Radialislähmung* mit Fallhand. D. Buc.

Ersatz|rhythmus m: (engl.) escape rhythm; heterotope Herzrhythmusstörung, deren Urs. eine Erregungsleitungsstörung (z. B. totaler AV-Block) od. eine nomotope Erregungsbildungsstörung (z. B. extreme Sinusbradykardie) ist. Dabei übernimmt entw. der AV-Knoten als sekundäres (s. AV-Rhythmus) od. das Kammermyokard als tertiäres Automatiezentrum (s. Kammerautomatie) die Führung.

E

Ersatz|stimme: (engl.) artificial voice; Herstellung einer verbalen Kommunikationsmöglichkeit nach vollständiger Laryngektomie durch Anw. von Ösophagusstimme*, Sprechhilfen* od. Stimmprothesen.

Ersatz|sy|stole (Systole*) f: (engl.) escape systole; passive heterotope Herzrhythmusstörung, bei der eine einzelne heterotope Herzerregung einen ausgefallenen Sinusknotenimpuls ersetzt (bei längerem Ausfall tritt ein Ersatzrhythmus* ein); dabei ist im Ggs. zu Extrasystolen* der Abstand zum letzten Normalschlag länger als das normale R-R-Intervall im EKG.

Erschöpfung, post|re|missive: (engl.) postremissive exhaustion; depressives Syndrom*, das nach Abklingen einer akuten Psychose mit Sympt. einer Erschöpfung auftritt; vgl. Depression, pharmakogene; Depression, postschizophrene.

Erschöpfungs|de|pression (Depression*) f: (engl.) exhaustion depression; Form der psychogenen Depression*; depressive Verstimmung nach lang dauernden od. wiederholten schweren affektiven Belastungen, einhergehend mit nicht körperlich bedingten Erschöpfungssymptomen. G. St.-I.

Erschöpfungs|stadium n: (engl.) state of exhaustion; s. Anpassungssyndrom, allgemeines.

Erschöpfungs|syn|drom, chronisches n: (engl.) chronic fatigue syndrome (Abk. CFS); syn. chronisches Müdigkeitssyndrom, chronic fatigue/immune dysfunction syndrome (Abk. CFIDS); fragl. eigenständiges, meist sehr plötzlich u. z. T. epidemisch auftretendes Krankheitsbild des mittleren Lebensalters (bei Frauen häufiger) unklarer Ätiol. u. Pathogenese; **Urs.:** diskutiert werden Infektionen, Immundefekte, postinfektionelle hormonale Dysregulation, psychosomat. od. psychosoziale Störungen; **Sympt.:** über Monate bis Jahre andauernde beträchtl. Leistungsminderung durch geistige u. körperl. Erschöpfung, kaum Erholung durch Schlaf; Seh-, Denk- od. Konzentrationsstörungen, Hals-, Muskel-, Kopf- od. Gelenkschmerzen, Fieber, Lymphknotenschwellungen an Armen u. im Nacken, depressive Verstimmung u. a.; keine Veränderungen von Laborparametern; **Diagn.:** Anamnese, Ausschluss anderer Erkr. (v. a. Fibromyalgiesyndrom* mit sehr ähnlichen Sympt., psychiatr. u. Infektionskrankheiten); **Ther.:** symptomatisch, physik. Ther., Coping*; **Progn.:** meist mehrjähriger Verlauf, häufig Spontanheilungen.

Erst|abstoßungs|re|aktion f: (engl.) first-set rejection; s. Abstoßungsreaktion.

Erste Hilfe: (engl.) first aid; Erstmaßnahmen durch med. Geschulte od. Laien bei medizinischem Notfall*; wer trotz Zumutbarkeit keine E. H. leistet, macht sich u. U. nach § 323 c StGB strafbar.

Erstickung: (engl.) suffocation; Suffocatio; Tod inf. Sauerstoffmangels; **Einteilung: 1.** äußere E. durch: **a)** Sauerstoffmangel in der Atemluft (z. B. in extremer Höhe); **b)** Verlegung od. Stenose der Luftwege durch Fremdkörper (einschl. Ertrinken), Tumor, Entz. (z. B. Epiglottitis, Krupp); **c)** Lähmung der Thoraxmuskulatur u. des Zwerchfells (z. B. durch Muskelrelaxanzien od. bei Poliomyelitis); **d)** Schädigung des Atemzentrums (z. B. bei Morphinvergiftung od. Erhängen); **e)** Verhinderung der Atemmuskelbewegungen (z. B. durch Verschüttung); **2.** innere E. durch: **a)** verminderte O_2-Aufnahme der Erythrozyten (z. B. bei Vergiftungen mit Kohlenmonoxid); **b)** Blockade der intrazellulären Atmungskette (z. B. nach Blausäurevergiftung). Vgl. Asphyxie.

Ertaubung, akute: s. Hörsturz.

Ertrinken: (engl.) drowning; Tod inf. Sauerstoffmangels durch Einströmen von Wasser in die Lungen; Dauer meist 3–5 Min.; **Formen: 1.** E. in Süßwasser: inf. des rel. niedrigen osmot. Drucks gelangt Wasser in den Lungenkreislauf mit nachfolgender Hypervolämie, Hämolyse, Hämodilution u. verminderter Elektrolytkonzentration (K^+-Konz. steigt jedoch an!). Todesursache: Kammerflimmern durch Elektrolytverminderung bei Anoxie; **2.** E. in Salzwasser: inf. des rel. hohen osmot. Drucks kommt es zum Lungenödem mit nachfolgender Hypovolämie, Hämokonzentration u. Hypotension; Herzstillstand inf. Anoxie. **3.** sog. trockenes E.: reflektor. Atemlähmung, evtl. kombiniert mit Stimmritzenkrampf bei Eindringen von Wasser in den Nasenrachenraum; keine Flüssigkeit in der Lunge; **Urs.:** meist Unfall, häufig Selbsttötung, selten Tötung (Ertränken); **Obduktionsbefund:** Schaumpilz, Lungenballonierung, subpleurale Kapillarblutungen (sog. Paltauf-Extravate), wässriger Mageninhalt (s. Diatomeenprobe). Vgl. Adipocire, Wasserleiche.

E|ruktation (lat. eructare ausspeien) f: syn. Ruktation, Ruktus*.

E|ruption (lat. eruptio) f: Ausbruch; z. B. Hervortreten eines Hautausschlags bzw. der Ausschlag selbst.

Erwartungs|angst: (engl.) expectation anxiety; ängstl. Erwartung nach neg. Erfahrungen, ein Erlebnis könne sich wiederholen; akut gelegentl. auch bei psychisch Gesunden; Sympt. einer chron. u. auf ein bestimmtes Erlebnis fixierten E.: z. B. Stottern, Impotenz inf. Ejaculatio praecox. Vgl. Panikstörung.

Erwartungs|potential (Potentia*) n: (engl.) contingent negative variation (Abk. CNV); (neurophysiol.) elektroenzephalographisch ableitbares neg. Potential, das zw. Signalreiz u. nach einer od. mehreren Sekunden folgendem, sog. imperativem Reiz (der vom Probanden mit einer Handlung od. Entscheidung beantwortet werden soll) auftritt. Vgl. Bereitschaftspotential. M. Schr.

Erweichung: (engl.) softening; Konsistenzminderung (evtl. Verflüssigung) von Geweben; z. B. Enzephalomalazie, Myelomalazie.

Erwerbs|fähigkeit: (engl.) fitness for work; Bez. für die Fähigkeit, seine Arbeitskraft wirtschaftl. zu verwerten (Def. der gesetzl. Unfallversicherung*) bzw. die Fähigkeit, eine Erwerbstätigkeit in gewissem zeitl. Mindestumfang auszuüben (Def. der gesetzl. Rentenversicherung*); wird vom Arzt i. R. gutachterl. Tätigkeit, insbes. zur Feststellung einer Minderung der E. (Abk. MdE, Angabe in Prozent) od. der Erwerbsminderung*, aufgrund objektiver med. Befunde eingeschätzt; die Feststellung einer MdE ist die Voraussetzung für die Gewährung von Leistungen i. R. von gesetzl. Unfallversicherung (§ 56 SGB VII; Rentenanspruch ab einer MdE von 20 %), Kriegsopferversorgung, Opferentschädigungsgesetz u. a.; vgl. Behinderung.

Erwerbs|minderung: (engl.) reduction in earning capacity; liegt nach der seit 1.1.2001 gültigen Fassung des § 43 SGB VI bei einem Versicherten der gesetzl. Rentenversicherung als **1.** teilweise E. vor, wenn dieser wegen Krankheit od. Behinderung* auf nicht absehbare Zeit außerstande ist, unter den übl. Bedingungen (u. ohne Berücksichtigung der Arbeitsmarktlage) mind. 6 Std. tägl. erwerbstätig zu sein; **2.** als volle E., wenn dieser unter den gleichen Voraussetzungen außerstande ist, mind. 3 Std. tägl. erwerbstätig zu sein. Beim Vorliegen von E. besteht (bei Erfüllung weiterer Voraussetzungen, insbes. der Wartezeit) Anspruch auf eine Rente od. es kann eine med., berufsfördernde od. sonstige Leistung zur Rehabilitation genehmigt werden. Vgl. Arbeitsunfähigkeit, Berufsunfähigkeit, Erwerbsunfähigkeit. E. Rei.

Erwerbs|unfähigkeit: (engl.) inability to work; Abk. EU; in der gesetzl. Rentenversicherung Bez. für die auf nicht absehbare Zeit wegen Krankheit od. Behinderung* fehlende Fähigkeit, eine Erwerbstätigkeit in gewisser Regelmäßigkeit od. von mehr als nur geringfügigem Ertrag auszuüben; bei Vorliegen von EU u. Erfüllung weiterer Voraussetzungen, insbes. der Wartezeit, besteht Anspruch auf eine EU-Rente; bei eingeschränkter (erhebl. gefährdeter od. geminderter), aber noch vorhandener Erwerbsfähigkeit können med., berufsfördernde od. sonstige Leistungen zur Rehabilitation genehmigt werden. Vgl. Berufsunfähigkeit, Arbeitsunfähigkeit.

Erwinia f: Gattung gramnegativer, peritrich begeißelter Stäbchenbakterien der Fam. Enterobacteriaceae* (vgl. Bakterienklassifikation), Oxidase-negativ, Katalase-positiv; 15 Species, Pflanzensaprophyten bzw. pflanzenpathogen; einige Species wurden bei menschl. u. tierischen Wirten isoliert; fraglich humanpathogen.

Ery: Kurzbez. für Erythrozyt.

Erysipel (gr. ἐρυσίπελας Wundrose)**:** (engl.) erysipelas; Wundrose; akute Entz. der Dermis, meist durch betahämolysierende Streptokokken der Gruppe A; Auftreten bes. bei Erwachsenen u. im Winter; Eindringen der Err. über eine Hautverletzung (Mazeration, Rhagaden in den Zwischenzehenräumen od. im Gesicht) u. Ausbreitung über die Lymphspalten; **Sympt.:** hohes Fieber, Schüttelfrost, Leukozytose, erhöhte BKS; schmerzhafte, scharf begrenzte, ödematöse Rötung mit flammenförmigen Ausläufern u. zentraler Rückbildungstendenz, teils mit Blasen (bullöses E.), Einblutungen (hämorrhagisches E.), Nekrose (nekrotisierendes E.) od. Vordringen in die Subcutis (phlegmonöses E.); Schwellung der regionalen Lymphknoten; **Kompl.:** Rezidivneigung mit geringeren Allgemeinerscheinungen, Obliteration der Lymphbahnen mit Schwellung (Elephantiasis nostras) u. Hautverdickung (Pachydermie) bes. an den Beinen, Lippen u. im Genitalbereich; Glottisödem, Sinusthrombose, Sepsis, Glomerulonephritis; **Ther.:** Ruhigstellung des erkrankten Körperteils; lokal desinfizierend (Chinolinol, Clioquinol), Mitbehandlung der Eintrittspforte; systemisch Penicilline od. Erythromycin. Vgl. Phlegmone, Erysipeloid.

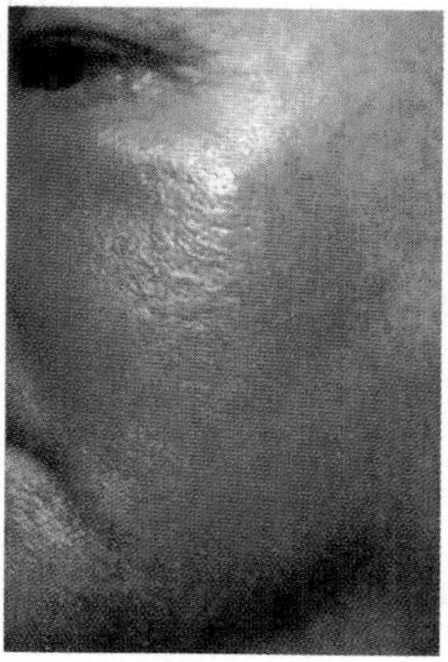
Erysipel [156]

Erysipelas gangraenosum genitalium (↑) n: s. Fournier-Gangrän.

Erysipeloid (↑; -id*) n: (engl.) swine erysipelas; syn. Rotlauf, Schweinerotlauf, Erysipelas suum; hauptsächl. bei Arbeitern in Fleisch-, Geflügel- u. Fischbetrieben vorkommende Inf. durch Erysipelothrix rhusiopathiae im Anschluss an kleine Verletzungen (fast immer Hände od. Unterarme); enterale Inf. ist möglich. **Sympt.:** deutlich abgegrenzte, juckende, bläulichrote, lokale Schwellungen mit Begleitlymphangitis bzw. Lymphadenitis; Generalisation (Sepsis, Endokarditis) u. chron. Verlaufsformen selten; **Ther.:** Penicilline, evtl. Tetracycline; **DD:** Erysipel.

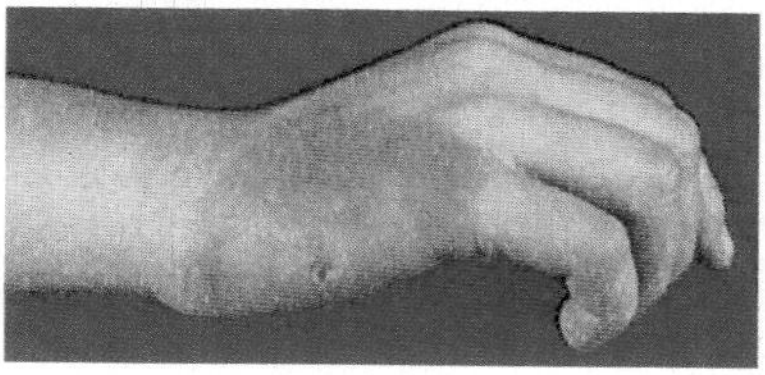
Erysipeloid:
Befund nach Verletzung an der Hand [156]

Erysipelo|thrix (↑; gr. θρίξ Haar) f: Gattung grampositiver, unbewegl., pleomorpher Stäbchenbakterien (noch keiner Fam. zugeordnet; vgl. Bakterienklassifikation); schlanke Stäbchen unterschiedl. Länge, gelegentlich mit Verdickungen; keine Sporen od. Kapseln; einzige Species: E. rhusiopathiae, ist Err. des Schweinerotlaufs u. verursacht beim Menschen das Erysipeloid*; **Diagn.:** aerobe Kultur auf Blutagar.

Erythem (gr. ἐρύθημα Röte, Errötung) n: (engl.) erythema; entzündl. Rötung der Haut, bedingt durch Hyperämie.

Erythema (↑) n: Erythem*.

Erythema anulare centrifugum (↑) n: sog. Ringelfleck; ring-, bogenförmiger od. polyzyklischer Fleck mit ca. 1 cm breitem, hellrotem, leicht erhabenem Rand; gleichzeitiges Abblas-

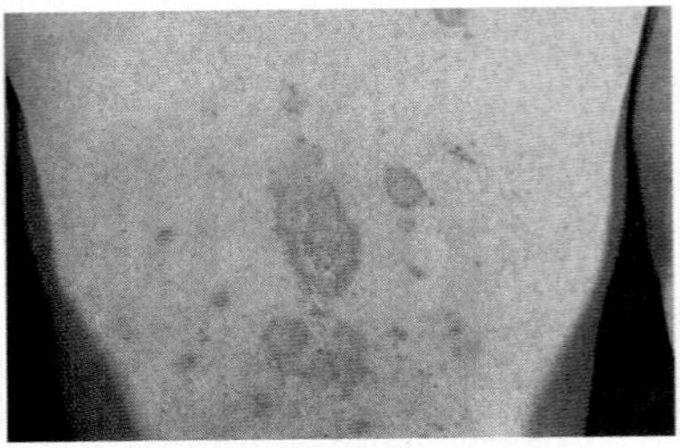

Erythema anulare centrifugum [3]

sen älterer u. Auftreten neuer Herde; **Ätiol.:** meist unklar; möglicherweise Medikamenten- od. Nahrungsmittelallergie, Infektion, Wurmerkrankung, selten paraneoplast. Syndrom u. Autoimmunkrankheit.

Erythema anulare rheumaticum (↑) n: syn. Lehndorff-Leiner-Erythem; infekt-allergisch bedingte, bläulichrote Ringe bes. am Rumpf bei Kindern mit akutem rheumatischem Fieber* u. Endokarditis.

Erythema autumnale (↑) n: s. Trombidiose.

Erythema caloricum (↑) n: Wärmeerythem; s. Hitzedermatosen.

Erythema chronicum migrans (↑) n: syn. Erythema* migrans.

Erythema contusi|forme (↑) n: syn. Erythema* nodosum.

Erythema dys|chromicum per|stans (↑) n: syn. (engl.) ashy dermatitis; länglich-ovale, rötliche, später blaugraue Pigmentierungen (∅ bis 3 cm) mit leichter Infiltration, bes. an Stamm u. Armen; evtl. verursacht durch Inkorporation versch. Noxen (z. B. Ammoniumnitrat) od. als sek. Hyperpigmentierung z. B. nach Arzneimittelexanthemen* od. Lichen* ruber planus.

Erythema e|levatum et diutinum (↑) n: Vaskulitis* unbekannter Ätiol., oft nach rezidiv. Infekten; **Klin.:** bes. an den Extremitätenstreckseiten runde bis polygonale, scheiben- od. knoten-

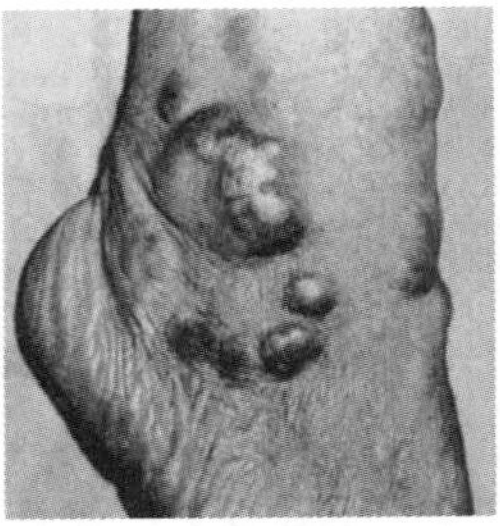

Erythema elevatum et diutinum [549]

förmige, hell- bis lividrote, oft zentral gedellte Effloreszenzen, die jahrelang bestehenbleiben, spontan verschwinden, aber auch rezidivieren können; **Ther.:** Versuch mit Dapson.

Erythema ex|sudativum multi|forme (↑) n: akutes Exanthem mit typ. Hautveränderungen; **Ätiol.:** allergische Reaktion bei Herpes-simplex- od. Mycoplasma-pneumoniae-Infektion sowie auf Arzneimittel (häufig Pyrazolonderivate, Sulfonamide); **Klin.:** nach Prodromalsymptomen (rheumatoide Beschwerden, leichtes Fieber, Abgeschlagenheit) Entw. runder, scheibenförmiger, im Zentrum bläulicher, am Rand hell-

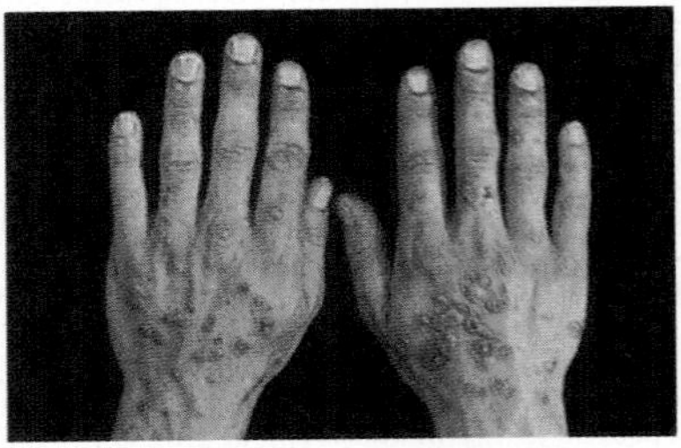

Erythema exsudativum multiforme: typischer Befund auf den Handrücken [3]

roter, kokardenartiger Herde, z. T. mit zentralen Blasen, bes. an Unterarmstreckseiten, Handtellern u. Fußsohlen; durch Zusammenfließen entstehen girlandenförmige Herde. Abheilung nach 1–3 Wochen. Vgl. Stevens-Johnson-Syndrom.

Erythema ex|sudativum multi|forme majus (↑) n: syn. Stevens*-Johnson-Syndrom.

Erythema gyratum repens (↑) n: paraneoplastisches Syndrom der Haut in Zus. mit Karzinomen (Bronchial-, Mamma-, Magen-, Blasen-, Prostatakarzinom); bräunlichrote, unregelmäßige, serpiginöse, makulöse, stark juckende Bänder mit schuppenden Rändern bes. am Stamm u. proximalen Extremitätenpartien; die Gestalt dieser an Holzmaserung erinnernden Veränderungen wechselt täglich. In den abgeheilten Bezirken treten kleinfleckige Rezidive auf, welche die gleiche Entwicklung durchlaufen.

Erythema in|duratum (↑) n: syn. Tuberculosis cutis indurativa; s. Tuberkulid.

Erythema in|fectiosum acutum (↑) n: syn. Exanthema variegatum, Megalerythema epidemicum sive infectiosum, Fünfte Krankheit, Ringelröteln; meist bei Kindern zw. dem 6. u. 15. Lj. auftretende Virusinfektion mit Parvovirus* B19;

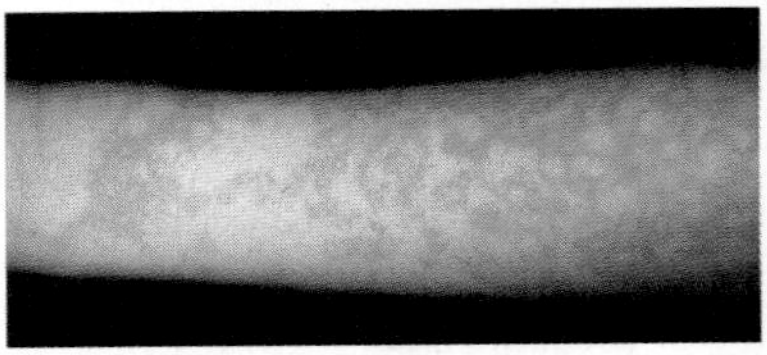

Erythema infectiosum acutum [580]

Übertragung durch Tröpfcheninfektion; **Klin.:** Inkubationszeit 7–14 Tage mit allg. Krankheitsgefühl u. Fieber; zunächst schmetterlingsförmiges Erythem im Gesicht mit perioraler Blässe, dann ring- u. girlandenförmige, z. T. urtikarielle, juckende, rote Flecken an den Extremitätenstreckseiten, später auch an den Beugeseiten u. am Stamm (nach Auftreten des Exanthems nicht mehr infektiös); bei Erwachsenen auch

Arthralgien bzw. Arthritiden; Spontanheilung nach 10–14 Tagen, ggf. wiederkehrend bei Sonnenlichtexposition; häufig asymptomatische Verläufe; **Kompl.:** aplastische Krise bei Pat. mit chron. hämolytischer Anämie; bei diaplazentarer Inf. Gefahr eines Morbus* haemolyticus fetalis (bis zum Hydrops fetalis); chron. Knochenmarkdysplasie bei Immunsupprimierten; selten Panzytopenie, Enzephalopathie, Myokarditis, Vaskulitis u. Hepatitis.

Erythema migrans (↑) n: sog. Wanderröte; durch Zeckenbiss u. Infektion mit Borrelia burgdorferi hervorgerufenes, meist von der Bissstelle zentrifugal fortschreitendes Erythem; hellroter, langsam wachsender Ring mit zentraler Abblassung (s. Abb.), gelegentl. auch multilokulär;

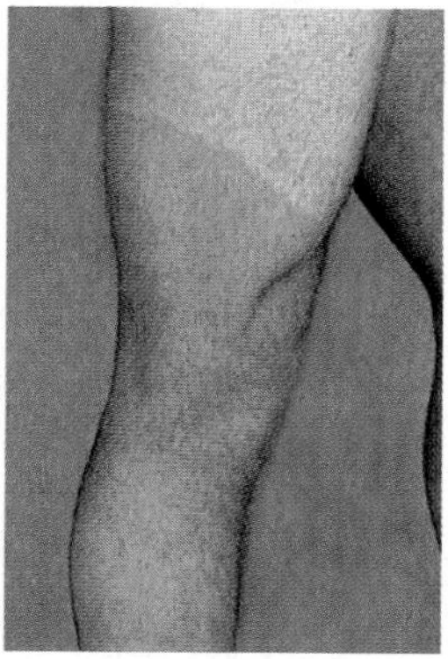

Erythema migrans [3]

kann enorme Ausmaße annehmen u. in eine Lymphadenosis* cutis benigna übergehen; **Diagn.** u. **Ther.:** s. Lyme-Borreliose. Vgl. Akrodermatitis chronica atrophicans.

Erythema nodosum (↑) n: syn. Dermatitis contusiformis, Erythema contusiforme, sog. Knotenrose; akut-entzündl. Hauterkrankung der Subkutis mit perivaskulärer Infiltration u.

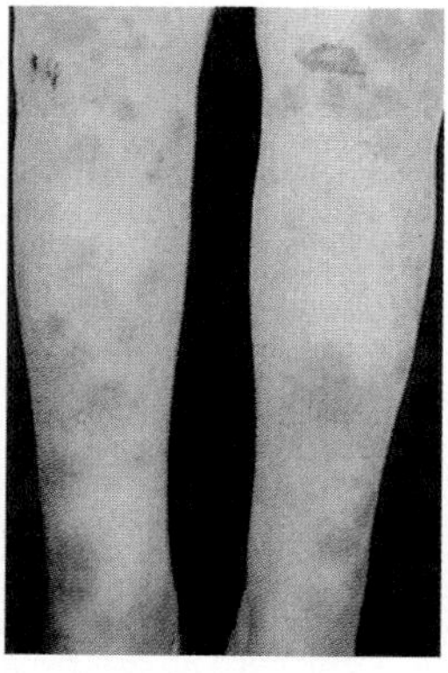

Erythema nodosum [3]

sek. Granulombildung; **Ätiol./Path.:** allergische Reaktion der Haut, wahrscheinl. Immunkomplexvaskulitis u. zellvermittelte Überempfindlichkeitsreaktion vom verzögerten Typ (Typ IV der Allergie*) in Zus. mit Inf. (v. a. Tuberkulose, Streptokokkeninfektion, Lymphogranuloma venereum, Katzenkratzkrankheit, Ornithose, Yersiniosen, selten Toxoplasmose) u. a. Erkr. (z. B. Sarkoidose, Enteritis regionalis Crohn); **Vork.:** gehäuft im Frühjahr u. Herbst, häufiger bei Frauen; **Klin.:** symmetr. an Unterschenkelstreckseiten, Knie- u. Fußgelenk, seltener Unterarmen u. Gesäß über mehrere Tage neu auftretende rote, bis 5 cm große, unscharf begrenzte u. nur gering erhabene, druckschmerzhafte Knoten von teigig-derber Konsistenz; Verfärbung der Knoten von livid-rötl. nach gelbl.-grün durch Hämoglobinabbau; häufig allg. Krankheitsgefühl, Kopf- u. Gelenkschmerzen, mäßiges Fieber sowie hohe BKS; Rückbildung in 3–6 Wo., selten Rezidive; **Ther.:** Bettruhe, Salicylate, lokal Glukokortikoide; **DD:** neben nodösen Erythemen bei tiefen Mykosen, Enteropathien, bösartigen Erkr. u. nodösen Arzneimittelexanthemen v. a. Erythema induratum, kutane Periarteriitis nodosa, Pernio.

Erythema palmare et plantare hereditarium sym|metricum (↑) n: autosomal-dominant erbliche Erytheme beider Handflächen (bes. Thenar u. Hypothenar) u. seltener der Fußsohlen evtl. durch vermehrte Kapillarbildung.

Erythema palmare et plantare sym|ptomaticum (↑) n: Erythem der Handflächen u. Fußsohlen ungeklärter Ätiol., v. a. beobachtet in Zus. mit Leberzirrhose, rheumatoider Arthritis, chron. Lungenkrankheiten, Mononucleosis infectiosa, akutem Lupus erythematodes, Colitis ulcerosa u. a.; auch Auftreten während der Schwangerschaft mit Rückbildung nach der Entbindung.

Erythema per|stans faciei (↑) n: kongestives, oft schmetterlingförmig angeordnetes, persistierendes Gesichtserythem, meist bereits in der Kindheit u. familiär vorkommend; vgl. Rubeosis faciei.

Erythemat|odes integumentalis (↑; -id*) m: syn. chronischer diskoider Lupus* erythematodes.

Erythemat|odes-Phänomen (↑; ↑) n: (engl.) LE phenomenon; Bez. für den Nachweis von LE*-Zellen im Blut von Pat. mit systemischem Lupus* erythematodes.

Erythemat|odes visceralis (↑; ↑) m: ältere Bez. für systemischen Lupus* erythematodes.

Erythem|dosis, minimale (↑; Dosis*) f: (engl.) minimal erythema dose; Abk. MED; diejenige UV-B-Dosis, die bei der Lichttestung* gerade noch ein sichtbares Erythem auslöst.

Erythr-: auch Erythro-; Wortteil mit der Bedeutung rot, rötlich; von gr. ἐρυθρός.

Erythr|ämie (↑; -ämie*) f: (engl.) erythroleukemia; syn. DiGuglielmo-Krankheit, akute Erythroleukämie; Form der akuten myeloischen Leukämie* (Typ M6 der FAB*-Klassifikation); neoplast. Erkr. der Erythropoese mit starker Vermehrung erythropoetischer Zellen im Knochenmark (s. ums. Abb.), Ausschwemmung von Erythroblasten in das Blut u. Proliferation in zahlreichen Organen; hämat. oft abnorme Erythroblastenformen, die eine grobschollige bzw. diffuse PAS-Reaktion aufweisen. Im Verlauf der Erkr. kommt es zu einer progredienten Anämie, rezidivierenden Inf. u.

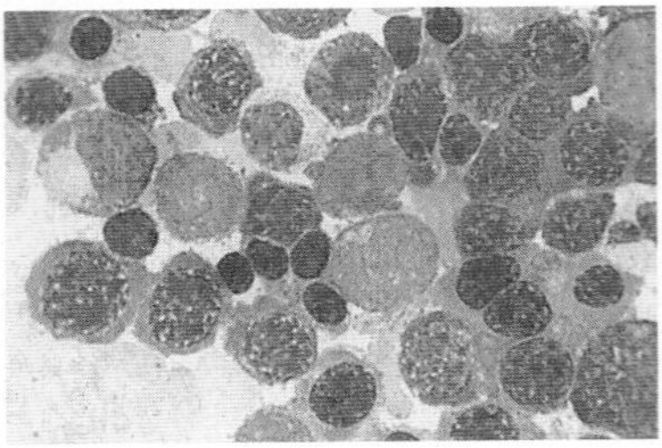

Erythrämie:
Knochenmarkausstrich (Pappenheim-Färbung); starke Hyperplasie der Erythropoese und Vermehrung von unreifen granulopoetischen Zellen [181]

Blutungen. **Ther.:** evtl. Bluttransfusionen, Zytostatika.

Erythr|algie (↑; -algie*) f: syn. Erythromelalgie*.

Erythrasma (↑) n: Infektionskrankheit der Haut mit Corynebacterium minutissimum, bes. bei Männern; **Klin.:** im Bereich von Leiste, Oberschenkelinnenseite (Anliegeseiten des Skrotums), Axillen, Zwischenzehenfalten, perianal u.

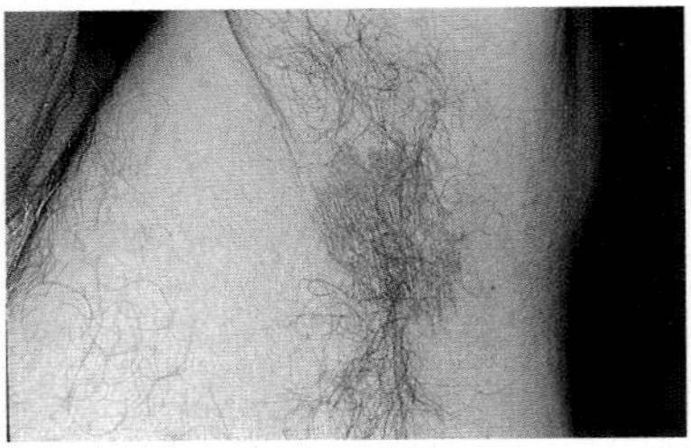

Erythrasma [580]

submammär scharf begrenzte, polyzyklische, rötlich-braune, leicht schuppende Flecken, die im Wood*-Licht rot fluoreszieren; **Ther.:** lokal Miconazol, systemisch Erythromycin.

Erythro|blasten (↑; Blast-*) m pl: (engl.) erythroblasts; kernhaltige Vorstufen der Erythrozyten*; während ihrer Entwicklung durch Reifung u. Teilung (Erythropoese*) wird der Kern pyknotisch u. schließl. aus der Zelle als Ganzes ausgestoßen; im Zytoplasma findet gleichzeitig die Hämoglobinbildung statt. **Formen: 1.** Proerythroblasten: große Zellen mit rundem Kern (∅ ca. 13 µm), der ein lockeres Chromatingerüst u. einige Nukleolen aufweist, u. schmalem, in der Pappenheim-Färbung dunkelblauem Plasma, das oft eine perinukleäre Aufhellung zeigt; jüngste erkennbare Zelle der Erythropoese; **2.** Makroblasten: zwei Zelltypen (auch als E. I u. II bez.): kleinere Zellen als die Proerythroblasten mit dichter Kernstruktur u. breiterem basophilem (I) bzw. polychromatischem (II) Plasma; **3.** Normoblasten: kleine Zellen mit pyknotischem Kern u. (durch weitere Hämoglobinbildung) entw. polychromatophilem od. oxyphilem Plasma (polychromat. u. orthochromat. Normoblast). Aus den oxyphilen Normoblasten entwickeln sich durch Ausstoßung des Zellkerns die Retikulozyten*. **Reifungsdauer:** Proerythroblasten ca. 12 Std., basophiler Erythroblast I u. II ca. 20 Std., polychromatophiler Erythroblast ca. 10 Std., oxyphiler Erythroblast ca. 15 Std.; **Vork.:** im postfetalen Leben normalerweise nur im Knochenmark; unter pathol. Bedingungen (z. B. extramedulläre Blutbildung, Zerstörung der Knochenmarkstruktur durch Metastasen, bei stark gesteigerter Erythrozytenneubildung z. B. nach Blutungen, bei akuten hämolyt. Anämien) auch (peripher) im Blut.

Erythro|blasto|penie (↑; ↑; -penie*) f: syn. Pure* red cell aplasia.

Erythro|blasto|phthise (↑; ↑; Phthisis*) f: s. Pure red cell aplasia.

Erythro|blastose, fetale (↑; ↑; -osis*) f: s. Morbus haemolyticus fetalis.

Erythro|cyanosis crurum puellarum (↑; Zyan-*; -osis*; Crus*; lat. puella Mädchen) f: livides Erythem mit teigigen Infiltraten, u. U. begleitet von follikulären Hyperkeratosen (Lichen pilaris); meist bei adipösen Mädchen im Pubertätsalter, begünstigt durch hormonelle Störungen u. Kälteeinwirkung; **Lok.:** bes. unteres Unterschenkeldrittel (lateral), Innenfläche der Knie u. Oberschenkel; vgl. Pernio, Akrozyanose.

Erythro|dermia con|genitalis ichthyosi|formis bullosa Brocq (↑; Derm-*; Louis B., Dermat., Paris, 1856–1928) f: seltene (1:100 000), autosomal-dominant vererbte bzw. durch Neumutation entstandene Erkr. mit bereits bei der Geburt vorhandenen großflächigen Epidermisabhebungen auf geröteter Haut (sog. Bild des verbrühten Kindes); **Ätiol.:** Mutationen im Keratin-1-Gen (Lokus 17q21-q22) u. im Keratin-10-Gen (Lokus 12q13); Verlauf in Schüben, später Auftreten von stacheligen Hyperkeratosen, bes. in Gelenkbeugen sowie Hand- u. Fußinnenflächen (Ichthyosis hystrix). Ein akantholytischer epidermaler Nävus ist evtl. Zeichen eines genet. Mosaikzustands, der bei Nachkommen zu E. c. i. b. B. führen kann. Vgl. Epidermolysis bullosa hereditaria, Ichthyosis congenita.

Erythro|dermia de|squamativa Leiner (↑; ↑; Carl L., Päd., Wien, 1871–1930) f: schwere Form des seborrhoischen Ekzems*; meist im 2. Le-

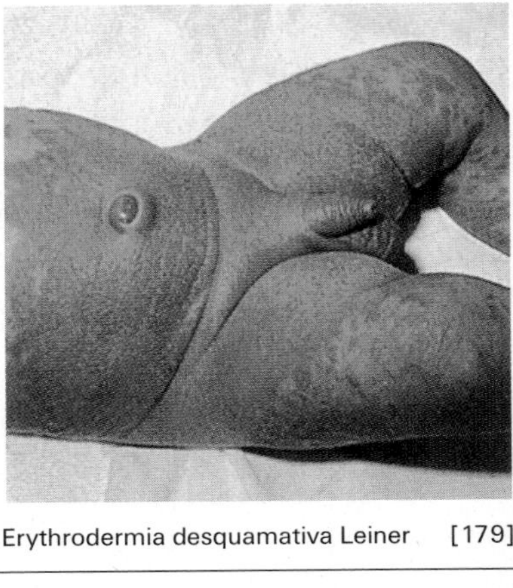

Erythrodermia desquamativa Leiner [179]

bensmonat auftretende Rötung u. Schuppung der ganzen Haut (s. Abb.), oft mit Erbrechen u. Diarrhö; **DD:** SSSS, Erythrodermia congenitalis ichthyosiformis bullosa Brocq, atopisches Ekzem, generalisierte Candida-Mykose.

Erythro|dermie (↑; ↑) f: (engl.) erythrodermia, erythroderma; generalisierte entzündl. Rötung, Schuppung u. ödematöse Schwellung der gesamten Haut mit Juckreiz, Spannungsgefühl u.

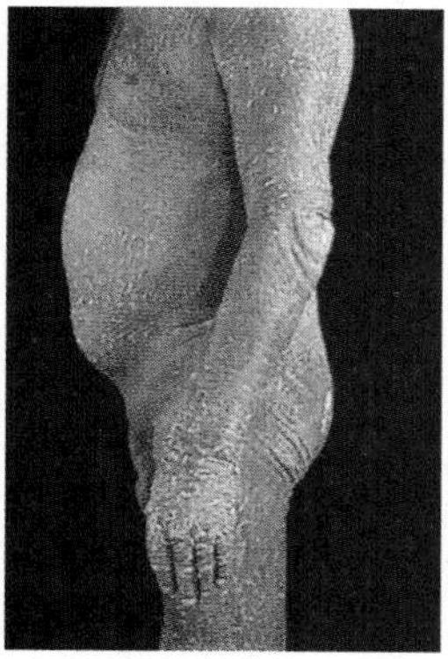
Erythrodermie [3]

Frösteln; tritt entw. primär, z. B. kongenital (Ichthyosen), als Arzneimittelexanthem, i. R. von Lymphogranulomatose, Lymphomen (Sézary-Syndrom) u. Leukämie auf od. entwickelt sich sekundär aus einer zunächst umschriebenen Hauterkrankung (z. B. Ekzem, Psoriasis); evtl. auch als paraneoplastisches Syndrom od. mit unklarer Genese als sog. Alterserythrodermie.

Erythr|odontie (↑; Odont-*) f: (engl.) erythrodontia; Zahnveränderungen bei Porphyrie*; bei Tageslicht braune, braunrote od. gelbliche Färbung, im UV-Licht Rotfluoreszenz.

Erythro|kerato|dermia figurata variabilis (↑; Kerat-*; Derm-*) f: syn. Mendes-DaCosta-Syndrom; autosomal-dominant vererbte Verhornungsstörung, die sich konnatal od. in früher Kindheit manifestiert; **Ätiol.:** Mutationen im Connexingen GJB3 (Genlokus 1p35.1); **Sympt.:** erythematöse, kleieförmig schuppende, zirzinär begrenzte, symmetrische Herde von oft sich ändernder Gestalt; Verlauf lebenslang mit Remissionen; spontane Involution mögl.; **Ther.:** Versuch mit Etretinat.

Erythro|kinetik (↑; Kin-*) f: (engl.) erythrokinetics; quant. Erfassung des Umsatzes von Erythrozyten durch deren Markierung mit Radioisotopen (^{51}Cr, ^{59}Fe). Vgl. Erythrozytenlebensdauer, Ferrokinetik.

Erythro|klasie (↑; gr. κλάσις das Brechen) f: (engl.) erythroclasis; gesteigerter Abbau von normalen od. pathol. Erythrozyten*; vgl. Hämolyse.

Erythro|leuk|ämie (↑; Leuk-*; -ämie*) f: s. Erythrämie.

Erythro|lyse (↑; Lys-*) f: (engl.) erythrolysis; Auflösung der Erythrozyten* durch mechan. od. hypoton. Einflüsse bzw. Hämolysine*; vgl. Hämolyse.

Erythro|mel|algie (↑; -melie*; -algie*) f: (engl.) erythromelalgia; syn. Akromelalgie, Erythralgie, Weir-Mitchell-Krankheit; seltenes Krankheitsbild mit anfallsweise auftretender schmerzhafter Hyperämie u. Schwellung der Haut bes. an den Beinen; Ätiol. unklar, assoziiert z. B. mit Thrombozythämie, versch. Gefäßerkrankungen, Diabetes mellitus; **Ther.:** entspr. der Grunderkrankung (Acetylsalicylsäure bei Thrombozythämie), symptomat. mit Abkühlung.

Erythro|melie (↑; ↑) f: (engl.) erythromelia; blau-schwarze Zyanose der Akren bei Akrodermatitis* chronica atrophicans.

Erythro|mycin (INN) n: Makrolid-Antibiotikum mit Wirkungsspektrum wie Penicillin G u. V; **Verw.:** bei Otitis media, Sinusitis, topisch u.

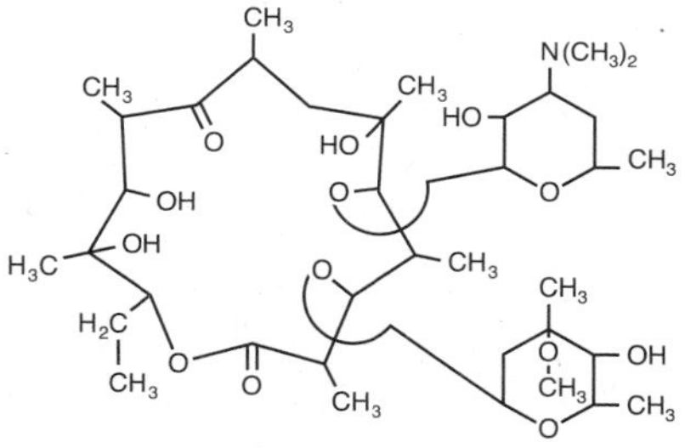

Erythromycin

system. bei Acne vulgaris; E. kann bei Staphylokokkeninfektionen als Alternative zu Penicillin G u. den Cephalosporinen der 1. Generation angesehen werden. **UAW:** gastrointestinale Beschwerden; u. U. cholestat. Hepatitis, selten Allergien; vgl. Makrolid-Antibiotika.

Erythro|mycin|stinoprat (INN) n: Acetylcysteinsalz von Erythromycinpropionat; Multiprodrug, aus dem nach oraler Gabe Erythromycin* u. Acetylcystein* freigesetzt werden; **Verw.:** zur oralen Therapie von Infektionen, z. B. der tiefen Atemwege. Vgl. Makrolid-Antibiotika.

Erythro|phagen (Erythr-*; Phag-*) m pl: (engl.) erythrophages; Makrophagen*, die in Knochenmark, Milz, Leber, Lunge u. a. Organen Erythrozyten abbauen; manchmal auch im Blut nachweisbar; Vork. bei immun. bedingten hämolyt. Anämien. Vgl. Ehrlich-Fingerversuch.

Erythro|phobie (↑; Phob-*) f: (engl.) erythrophobia; syn. Errötungsfurcht; übertriebene Furcht zu erröten, die oft das Erröten erst auslöst; vgl. Angststörung, Phobie.

Erythro|plasie Queyrat (↑; -plasie*; Louis A. Qu., Dermat., Paris, 1856–1933) f: (engl.) erythroplasia of Queyrat; Carcinoma* in situ des Übergangepithels u. der Schleimhaut; rundl. od. ovale, feucht glänzende, scharf begrenzte, düsterrote, samtartig weiche, wenig erhabene bis münzengroße Herde; entspricht histol. der Bowen*-Krankheit, geht nicht selten in ein Plattenepithelkarzinom* über u. metastasiert früh; **Lok.:** Eichel, inneres Vorhautblatt, Klitoris, Vulva, selten Mundschleimhaut u. Anus (s. ums. Abb.); **DD:** Balanitis bzw. Vulvitis chronica plasmacellularis; **Ther.:** Exzision, evtl. Strahlentherapie; sorgfältige Kontrollen erforderlich.

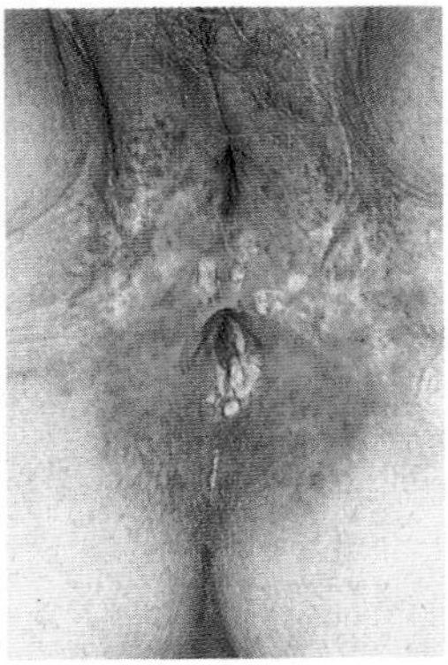

Erythroplasie Queyrat:
perianale Lokalisation [3]

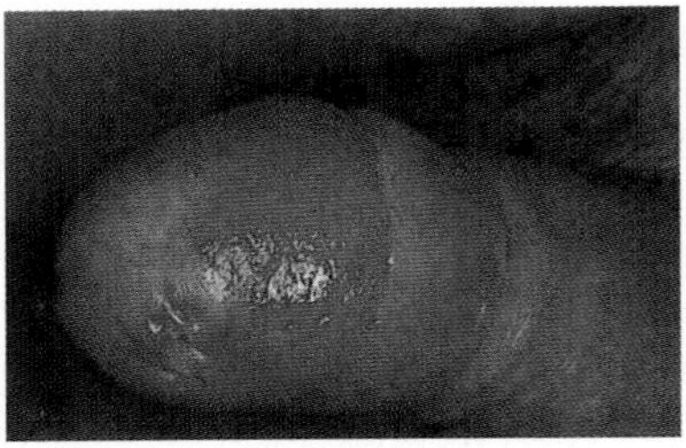

Erythroplasie Queyrat:
Lokalisation an der Glans penis [3]

Erythro|poese (↑; -poese*) f: (engl.) erythropoiesis; syn. Erythrozytopoese; Bildung u. Entwicklung der Erythrozyten* i. R. der Blutbildung*; stimuliert durch Erythropoetin* (Ausschüttung bei Gewebehypoxie) erfolgt im Knochenmark die Differenzierung von der pluripotenten Stammzelle über kernhaltige Erythroblasten* zu den Erythrozyten. Unter best. **pathol. Bedingungen** als **1.** gesteigerte E. (z. B. nach Blutverlust u. bei hämolyt. Anämien); **2.** verminderte E. (z. B. bei aplastischen Anämien u. aplastischem Syndrom); **3.** megaloblastische E. (bei Cobalamin- od. Folsäuremangel); **4.** ineffektive E. (z. B. bei Thalassaemia major, sideroachrest. Anämie); **5.** erythrämische E. (z. B. bei Erythrämie); **6.** extramedulläre E. (z. B. bei Osteomyelofibrose).

Erythro|poetin (↑; ↑) n: Abk. EPO; syn. (engl.) erythropoiesis stimulating factor (Abk. ESF); auch Erythropoietin, Epoetin alfa bzw. beta (INN), Hämopoetin; zu 90 % in der Niere gebildetes, nicht artspezif. Hormon (Glykoprotein, MG 34 000–39 000), das zus. mit CSF* die Differenzierung der hämatopoetischen Stammzellen des Knochenmarks kontrolliert u. bei Ausschüttung die Erythropoese* beschleunigt; Gewebehypoxie, Zystennieren u. Nierenkarzinom stimulieren die Synthese von E. (Polyglobulie oft erstes klin. Zeichen eines Nierenkarzinoms), Niereninsuffizienz führt zu verminderter Ausschüttung (nephrogene Anämie*); therap. **Verw.** von rekombinantem humanem E. zur Substitution bei Anämie niereninsuffizienter Pat. z. B. i. R. einer Hämodialyse; evtl. auch bei nicht renal bedingten Anämien (z. B. durch chron. Infektion, Tumor, Zytostatikatherapie) od. bei fehlender Möglichkeit, kompatible Blutkonserven bereitzustellen (z. B. bei irregulären Antikörpern gegen zumeist vorhandene Blutgruppenantigene). Vgl. Blutdoping.

Erythro|prosop|algie (↑; gr. πρόσωπον Gesicht; -algie*) f: syn. Cluster*-Kopfschmerz.

Erythr|opsie (↑; Op-*) f: (engl.) erythropsia; Rotsehen; meist verursacht durch Blendung; Form der Chromopsie*.

Erythropsin (↑; ↑) n: syn. Rhodopsin*.

Erythrose-4-phosphat n: (engl.) erythrose 4-phosphate; Zwischenprodukt im Pentosephosphatzyklus*.

Erythrose pigmentée péribuccale (frz. Erythr-*; -osis*) f: periorale, postinflammatorische Hyperpigmentierung, vermutl. als phototoxische Reaktion auf Kosmetika.

Erythrosin n: (engl.) erythrosine; Diagnostikum; **Verw.** als Gallenblasen-Röntgenkontrastmittel, Zahnplaque-Indikator, Farbstoff (Lebensmittel, Kosmetika).

Erythrosis inter|follicularis colli (Erythr-*; -osis*) f: Atrophie u. Rötung der Haut mit Teleangiektasien u. Hervortreten der Talgdrüsen an lichtexponierten Bereichen von Hals u. Brust.

Erythro|zyten (↑; Zyt-*) m pl: (engl.) erythrocytes, red blood cells; sog. rote Blutkörperchen; im ungefärbten Blutausstrich bei mikroskop. Untersuchung runde, blasse, scheibenförmige, kernlose Zellen, die eine zentrale Aufhellung (Delle) aufweisen; nach Pappenheim*-Färbung haben die E. eine rötliche Farbe; Durchmesser der nicht fixierten ungefärbten E. ca. 8,4 µm, Dicke am Rand ca. 2,4 µm, in der Mitte ca. 1 µm; Durchmesser der gefärbten E. ca. 7,1–7,2 µm. Die normalerweise geringe, unter pathol. Bedingungen aber u. U. beträchtl. Variationsbreite des Erythrozytendurchmessers kann durch eine Price*-Jones-Kurve dargestellt werden. Der **Hämoglobingehalt** der E. wird aus Hämoglobinwert u. Erythrozytenzahl errechnet u. als MCH* angegeben; auch das mittlere Volumen des einzelnen E. (MCV*) u. die mittlere Hämoglobinkonzentration (MCHC*) können errechnet werden. Die E. entwickeln sich i. R. der Erythropoese* aus den Erythroblasten*. Der gesunde Erwachsene besitzt ca. 25 000 Milliarden E. mit ca.

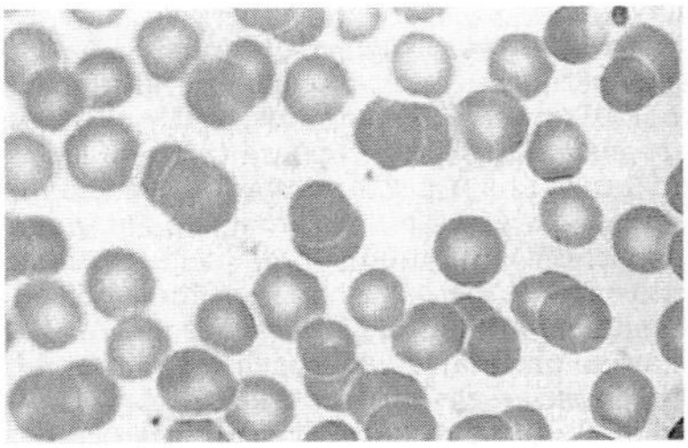

Erythrozyten:
normale Erythrozyten im Blutausstrich
(Normozyten) [179]

650 g Hämoglobin. Die Erythrozytenlebensdauer* beträgt ca. 120 Tage. Die überalterten E. (Rigidität des Plasmalemms) werden in der Milz abgebaut. Produktion u. Destruktion der E. sind normalerweise im Gleichgewicht. Die **Erythrozytenzahl** wird üblicherweise in einem best. Blutvolumen durch Zählung (Zählkammer* od. Zählautomat) ermittelt (es wird also die Erythrozytenkonzentration bestimmt). **Referenzwerte:** s. Blutbild (Tab.); **pathol. Veränderungen** der E. betreffen u. a. ihre Zahl (Anämie, Polyglobulie) bzw. die Konz. im Blut (Pseudopolyglobulie), Größe (Anisozytose, Makrozytose, Mikrozytose), Form (Elliptozytose, Drepanozytose, Target-Zellen, Poikilozytose usw.), ihren Hämoglobingehalt (Hypochromie, Hyperchromie) u. die Färbbarkeit (Basophilie, basophile Tüpfelung, Achromozyten). Auch die Hämoglobinbildung kann quantitativ od. qualitativ verändert (z. B. bei Thalassämien, Hämoglobinopathien) od. durch Eisenverwertungsstörungen (z. B. bei sideroblastischer Anämie, Bleivergiftung) gestört sein. Defekte der Erythrozytenmembran kommen vor (z. B. bei hereditärer Sphärozytose). Die Transportfunktion des Hämoglobins kann bei best. Krankheiten (u. a. bei Methämoglobinämie, einigen Hämoglobinopathien*, auch bei Kohlenmonoxidvergiftung) verändert sein, ebenso die Ausstattung mit Enzymen (Erythrozytenenzymopathien*); Antikörper (z. B. reguläre u. irreguläre Blutgruppenantikörper) sowie physik. Einflüsse (z. B. bei künstl. Herzklappenersatz, nach Verbrennungen) können zu einer Schädigung der E. führen u. ihren beschleunigten Abbau bewirken (vgl. Hämolyse).

Erythro|zyten|abbau (↑; ↑): (engl.) erythrokatalysis; s. Hämolyse.

Erythro|zyten|ag|glutination (↑; ↑; Agglutination*) f: s. Hämagglutination.

Erythro|zyten|ag|gregation (↑; ↑; Aggregation*) f: s. Sludge-Phänomen; Störungen, rheologische.

Erythro|zyten|anti|gene, familiäre (↑; ↑; Antigen*) n pl: s. Antigene, familiäre.

Erythro|zyten|anti|gene, ubiquitäre (↑; ↑; ↑) n pl: s. Antigene, ubiquitäre.

Erythro|zyten|bildung (↑; ↑): Erythropoese*.

Erythro|zyten|einzel|volumen (↑; ↑) n: s. MCV.

Erythro|zyten|en|zyme (↑; ↑; Enzyme*) n pl: (engl.) erythrocyte enzymes; dem Stoffwechsel der Erythrozyten angepasste Enzyme; neben Carboanhydrase* v. a. Enzyme des aktiven Elektrolyttransports, der Glykolyse*, des Pentosephosphatzyklus*, der Regeneration von Glutathion* u. zum Schutz vor oxidativen Schäden (z. B. Katalase*).

Erythro|zyten|enzymo|pathien (↑; ↑; ↑; -pathie*) f pl: (engl.) erythrocytic enzymopathies; syn. enzymopenische Erythropathien od. Anämien; erbl. Störungen des Erythrozytenstoffwechsels durch Verminderung od. Fehlen best. Erythrozytenenzyme, v. a. von Enzymen der Glykolyse, des Pentosephosphatzyklus u. der Glutathionsynthese (z. B. Glukose-6-phosphat-Dehydrogenase, Hexokinase, Glukose-6-phosphat-Isomerase, 6-Phosphofruktokinase, Triosephosphatisomerase, Phosphoglyceratkinase, Bisphosphoglyceratmutase, Pyruvatkinase, ATPase, 6-Phosphoglukonatdehydrogenase, Glutathionperoxidase, Glutathionreduktase, Glutathionsynthetase, Katalase, NADH-Methämoglobinreduktase, NADPH-Methämoglobinreduktase, Hexose-1-phosphat-Uridyltransferase); **Klin.:** ausgeprägte Anämie*; bei schweren Verlaufsformen aplastische Krise* u. Splenomegalie*; **Ther.:** Vermeidung auslösender Noxen, evtl. Erythrozytentransfusion, Folsäure; selten Splenektomie.

Erythro|zyten|konzentrat (↑; ↑) n: (engl.) red blood cell concentrate; Abk. EK; aus Vollblut gewonnenes Standardprodukt der Therapie mit Erythrozyten; **Herstellung:** z. B. durch Zentrifugieren od. Komponententrennung mittels Zellseparator (während der Blutentnahme) mit zumindest teilweiser Entfernung von Buffy* coat u. Plasma; evtl. auch Leukozytendepletion*; hierdurch wird die Bildung von Leukozyten- u. Thrombozytenantikörpern beim Empfänger u. die Reaktion von Plasmaantikörpern des Spenders mit Empfängererythrozyten fast vollständig verhindert; **Ind.:** akuter Blutverlust, chron. Anämie (Vollbluttransfusion ist obsolet); vgl. Blutkonserve, Bluttransfusion. A. Pru.

Erythro|zyten|lebens|dauer (↑; ↑): (engl.) lifespan of erythrocytes; Zeit bis zum Zerfall od. Abbau der Erythrozyten*; verkürzt z. B. bei hämolytischer Anämie*; Bestimmung der E. nach parenteraler Applikation von in vitro radioaktiv markierten Erythrozyten (^{51}Cr, ^{59}Fe) u. späterer Aktivitätsmessung in Blut od. Harn (u. evtl. über der Körperoberfläche zur Lok. des Erythrozytenabbaus). Vgl. Ferrokinetik, Haptoglobin.

Erythrozyten|membran|defekte (↑; ↑; Membran*; Defekt*) m pl: (engl.) erythrocyte membrane defects; angeb. Formen der hämolytischen Anämie*, z. B. Sphärozytose, Elliptozytose u. Akanthozytose bei Abeta-Lipoproteinämie.

Erythro|zyten, pan|agglutinierende (↑; ↑) m pl: s. Panagglutination.

Erythro|zyten|phosphatase, saure (↑; ↑) f: (engl.) erythrocyte acid phosphatase; Abk. SEP; intraerythrozytäres Enzym, das aufgrund eines genet. Polymorphismus* in sechs Varianten existiert; vgl. Enzymgruppen.

Erythro|zyten|re|sistenz (↑; ↑; Resistenz*) f: s. Resistenzbestimmung der Erythrozyten.

Erythro|zyten|schatten (↑; ↑): s. Blutschatten.

Erythro|zyten|sediment (↑; ↑; lat. sedimentum Bodensatz) n: s. Erythrozytenkonzentrat.

Erythro|zyten|verteilungs|kurve (↑; ↑) f: s. Price-Jones-Kurve.

Erythro|zyten|volumen (↑; ↑) n: (engl.) red cell volume; Abk. EV; **1.** Gesamtvolumen der im Blut zirkulierenden Erythrozyten; Bestimmung durch i. v. Injektion radioaktiv (^{51}Cr, ^{32}P) markierter autologer Erythrozyten; Referenzbereich: ♀ 20–22 ml/kg KG, ♂ 25–27 ml/kg KG; vgl. Blutvolumen; **2.** Einzelvolumen der Erythrozyten; s. MCV.

Erythro|zyto|lyse (↑; ↑; Lys-*) f: syn. Erythrolyse*.

Erythro|zyto|poese (↑; ↑; -poese*) f: syn. Erythropoese*.

Erythro|zytose (↑; ↑; -osis*) f: s. Polyglobulie.

Erythro|zyt|urie (↑; ↑; Ur-*) f: syn. Hämaturie*.

Erziehungs|geld: (engl.) child benefit; Leistung nach dem „Gesetz zum Erziehungsgeld u. zur Elternzeit" (Bundeserziehungsgeldgesetz, BErzGG) in der Fassung der Bekanntmachung vom 1.12.2000 (BGBl. I S. 1645) vom Tag der Geburt eines Kindes bis zur Vollendung des 24. Lebensmonats an den Personensorgeberechtigten, der das Kind selbst betreut u. erzieht u. keine od.

keine volle Erwerbstätigkeit ausübt; gleichzeitig gezahltes Mutterschaftsgeld* wird auf das E. grundsätzl. angerechnet. Vgl. Elternzeit.

Erziehungs|urlaub: s. Elternzeit.

ES: Abk. für **E**xtra**s**ystole; s. Extrasystolen.

Es: (engl.) 1. id; **1.** (psychoanalyt.) psych. Instanz, die den unbewussten Anteil der Psyche repräsentiert u. Triebregungen bzw. Wünsche umfasst, deren Inhalte z. B. in Traum od. Fehlleistung zum Ausdruck kommen. Das Es existiert bereits bei der Geburt u. ist die primäre Quelle psych. Energie. Vgl. Ich, Psychodynamik; **2.** (chem.) Symbol für Einsteinium*.

ESA: Abk. für **E**lektro**s**timulations**a**nalgesie*.

Esbach-Probe (Georges H. E., Arzt, Paris, 1843–1890)**:** (engl.) Esbach's method; veraltete semiquant. Methode zum Proteinnachweis im Harn mittels Pikrinsäure; vgl. Proteinbestimmung.

Escape-Phänomen (engl. to escape entweichen) n**:** (engl.) escape phenomenon; das nach wiederholter (längerfristiger) Einwirkung physik. od. (bio-)chem. Reize auf den Organismus auftretende Nachlassen od. Verschwinden damit anfänglich verbundener physiol. Effekte bzw. Wirkungen; z. B. der Natrium retinierenden Wirkung von Aldosteron bei primärem Hyperaldosteronismus od. lang dauernder therap. Anwendung von Mineralokortikoiden; vgl. Toleranz.

Escherichia (Theodor Escherich, Päd., Graz, Wien, 1857–1911) f**:** Gattung gramnegativer, bewegl. (peritrich begeißelter) od. unbeweglicher Stäbchenbakterien der Fam. Enterobacteriaceae* (vgl. Bakterienklassifikation), Oxidase-negativ, Voges*-Proskauer-Reaktion negativ; wichtigste Species: E. coli, desweiteren E. fergusonii, E. hermannii, E. vulneris u. E. blattae; Vork. im unteren Intestinaltrakt von Warmblütern.

Escherichia coli (↑) f**:** syn. Bacterium coli; gramnegatives, gerades, peritrich begeißeltes Stäbchen mit geringen Nährbodenansprüchen; **biochem. Eigenschaften:** Voges*-Proskauer-Reaktion negativ; spaltet Laktose, Maltose, Mannitol u. Saccharose; Zuckerabbau geht mit Säure- u. Gasbildung einher; Indol-positiv; keine Gelatineverflüssigung, Harnstoff-negativ (s. Bunte Reihe); **Serol.:** durch Körper- (O1-O158), Kapsel- (K1-K93; L-, A- u. B-Antigene) u. Geißelantigene (H1-H52) in mehr als 200 Gruppen u. mehrere tausend Serovarianten trennbar (vgl. Kauffmann-Koli-Antigentabelle); für die Praxis genügt i. Allg. die Angabe des O-Antigens. **Klin.: 1. Extraintestinale Symptomatik:** E. c. ist häufigster bakterieller Err. von Harnweginfektionen (v. a. durch O1, O2, O4, O6 u. O8), ferner von Gallenweg- u. Gallenblasenentzündungen, Appendizitis, Peritonitis, Wundinfektionen u. Sepsis; bei Säuglingen (v. a. durch K1-Stämme) auch von Meningitis u. Sepsis. **2. Intestinale Symptomatik: a)** enteropathogene E.-c.-Stämme (Abk. EPEC): O55, O111, O127 u. a. sog. Dyspepsie-Kolibakterien verursachen die Säuglingsenteritis. **b)** enterotoxische E.-c.-Stämme (Abk. ETEC): größte Gruppe; O25, O78 u. a. verursachen durch Bildung zweier Enterotoxine (hitzestabil u. hitzelabil, choleratoxinähnlich) bei Säuglingen, Kindern u. Erwachsenen eine choleraähnliche Durchfallerkrankung (s. Reisediarrhö); Übertragung v. a. über fäkal-orale Kontaktinfektion. **c)** enteroinvasive E.-c.-Stämme (Abk. EIEC): O28, O124 u. a. verursachen über einen dysenterieähnlichen Mechanismus eine shigelloide Durchfallerkrankung (vgl. Bakterienruhr) v. a. bei Kindern u. Erwachsenen. **d)** enterohämorrhagische E.-c.-Stämme (Abk. EHEC): O157 u. a. bilden ein Zytotoxin (Verotoxin), verursachen hämorrhagische Kolitis u. können bes. bei Kindern das hämolytisch-urämisches Syndrom (s. Mikroangiopathie, thrombotische) auslösen. Nach dem Infektionsschutzgesetz ist der Nachweis von EHEC meldepflichtig. **Diagn.:** Erregernachweis aus Stuhlproben (Abgrenzung gegen Salmonella- u. Shigella-Species), Serovariantenanalyse, Toxinnachweis, spezif. Gensonden; E. c. ist sensitiv für Aminopenicilline, Cephalosporine, Chinolone, Cotrimoxazol.

Escudero-Nemenow-Zeichen (Pedro E., Int., Buenos Aires, 1877–1963; M. N., Röntg., Leningrad)**:** (engl.) Escudero-Nemenov sign; (röntg.) runde Lungenzysten werden im Inspirium oval (z. B. bei Echinokokkose).

EsD: Abk. für **Es**terase* **D**.

Eserin n**:** syn. Physostigmin*.

Esmarch-Blut|leere (Johann F. von E., Chir., Kiel, 1823–1908)**:** (engl.) tourniquet ischemia; Verfahren zur Erzielung einer Blutleere in Extremitäten durch Anheben u. Ausstreichen der Extremität, Auswickeln mit Gummibinden (Esmarch-Binden) von distal nach proximal u. Anlegen einer Druckluftmanschette zur Unterbrechung des art. Blutflusses; **cave:** bei Blutleere von länger als 2 Std. Druckschäden bes. an Nerven u. ischäm. Muskelschäden. Vgl. Blutsperre.

Esmarch-Heiberg-Hand|griff (↑; Jacob H., Chir., Oslo, 1843–1888)**:** (engl.) Heiberg-Esmarch maneuver; Vorschieben des Unterkiefers bei rekliniertem Kopf, so dass die untere Zahnreihe vor die obere kommt (s. Abb.); dient dem Freimachen der Atemwege (Verhindern einer Glossoptose*) u. dem Öffnen des Mundes bei Bewusstlosen.

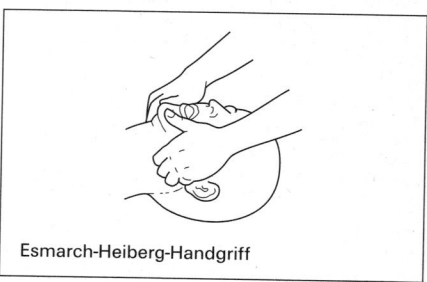

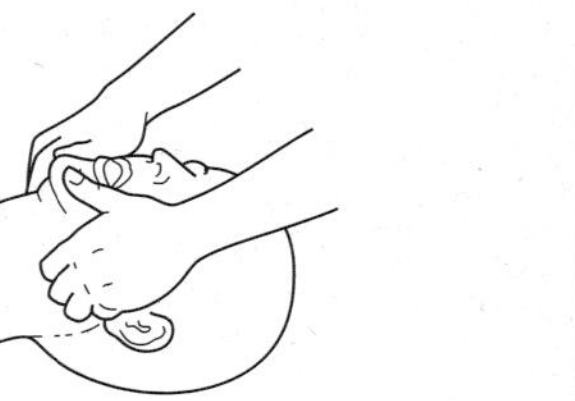

Esmarch-Heiberg-Handgriff

Esome|prazol (INNv) n**:** Protonenpumpenhemmer*; **Ind.:** Refluxösophagitis, Ulcus duodeni; in Komb. mit Antibiotika zur Rezidivprophylaxe bei Ösophagitis u. Helicobacter-pylori-assoziierten Ulzera; **UAW:** Kopfschmerz, gastrointestinale Störungen, gelegentl. Dermatitis, Pruritus, Urtikaria u. Schwindel.

Eso|phorie (↑; -phor*) f**:** s. Heterophorie.

Eso|tropie (↑; -trop*) f**:** (engl.) esotropia; syn. Strabismus convergens; Einwärtsschielen; s. Strabismus.

Espundia (span. Geschwür) f**:** südamerikanische mukokutane Leishmaniase; s. Leishmaniasen.

Ess|anfall: (engl.) binge eating; syn. Essattacke; Verschlingen einer großen Nahrungsmenge in kurzer Zeit; Leitsymptom von BED* u. Bulimia* nervosa.

essentiell (lat. essentia Wesen)**:** (engl.) essential; **1.** idiopathisch, wirklich, selbständig; z. B. als Attribut eines Krankheitsbildes mit unbekannter Urs.; **2.** (biochem.) Bez. für lebenswichtige Bestandteile der Nahrung, die dem Organismus zugeführt werden müssen, da er sie nicht synthetisieren kann, z. B. Vitamine*, best. Aminosäuren* u. Fettsäuren*, Mineralien (v. a. Na^+, K^+, Ca^{2+}, Cl^- u. PO_4^{3-}) u. Spurenelemente*.

Essig: Acetum; s. Essigsäure.

Essig|säure: (engl.) acetic acid; Acidum aceticum, Ethansäure, CH_3COOH; Monocarbonsäure, stechend riechende, farblose Flüssigkeit; kristallisiert bei niedriger Temperatur (Eisessig*); Schmelzpunkt: +16,7 °C, Siedepunkt: +118 °C; Salze: Acetate; biotechnolog. Gewinnung durch aerobe Essiggärung; Acetyl-CoA (sog. aktivierte E.) ist Zwischenprodukt im intermediären Stoffwechsel (s. Coenzym A). Verw. zu Speisezwecken u. Umschlägen als ca. 5%ige Lösung (Essig).

Essig|säure, aktivierte: Acetyl-CoA; s. Essigsäure, Coenzym A.

Ess|störungen, psycho|gene: (engl.) psychogenic eating disorders; Störungen der Nahrungsaufnahme (Dysorexie) bzw. des Körpergewichts (Dysponderosis) ohne org. Ursachen, die sich in versch. klin. Bildern manifestieren u. ineinander übergehen können (Dysorexie-Dysponderosis-Kontinuum, s. Abb.); **Einteilung: 1.** extreme Magerkeit durch Fasten (Anorexia* nervosa); **2.** Anorexia nervosa mit Erbrechen u. Laxanzien/Diuretika-Abusus (bulimische Magersucht); **3.** Bulimia* nervosa; **4.** latente Adipositas*; **5.** Adipositas mit vermehrter Nahrungsaufnahme; **6.** BED*.

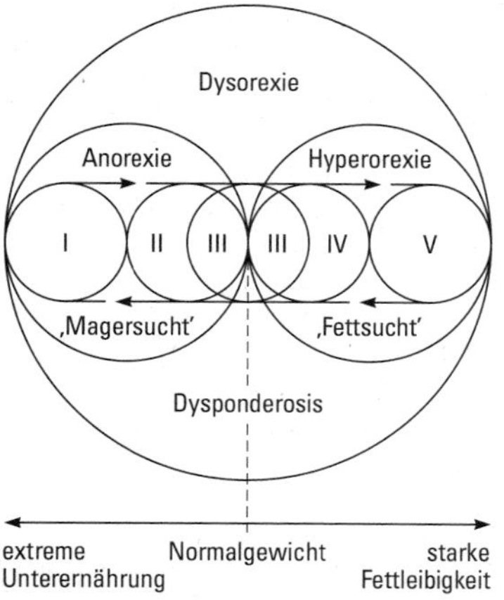

Essstörungen, psychogene: Einteilung der Folgen im sog. Dysorexie-Dysponderosis-Kontinuum [521]

Ess|sucht: syn. Bulimie*.

Ester m**:** farblose, neutrale Verbindung, gebildet aus anorg. od. org. Säuren u. Alkoholen (unter Wasseraustritt); viele E. haben einen fruchtartigen Geruch u. dienen als künstl. Fruchtessenzen. Aus Fettsäuren* u. dem 3-wertigen Alkohol Glycerol* bestehen Fette* u. Öle. Die Spaltung der E. unter Wasseraufnahme zu Alkohol u. Säure wird als Verseifung* bezeichnet u. enzymat. von Esterasen* katalysiert.

Esterase D f**:** Abk. EsD; intraerythrozytäres Enzym, das 4-Methyl-Umbelliferylacetat u. -butyrat hydrolysiert u. inf. genet. Polymorphismus* mind. sechs Varianten bildet (vgl. Enzymgruppen); Genlokus 13q14.11.

Esterase|in|hibitoren (Inhibition*) m pl**:** (engl.) esterase inhibitors; Hemmstoffe von Esterasen; **1.** (pharmak.) Cholinesterasehemmer*; **2.** (biochem.) C1*-Esteraseinhibitor.

Esterasen f pl**:** (engl.) esterases; Esterbindungen spaltende Hydrolasen (Cholinesterasen*, Phosphatasen*, Lipasen*).

Ester|sturz: (engl.) cholesterolestersturz; Absinken des Anteils des veresterten Cholesterols im Serum (60–70 %) zugunsten des freien Anteils durch Lecthin-Cholesterol-Acyltransferase-Mangel (s. LCAT); Vork. primär bei der Norum*-Krankheit, sekundär bei Leberfunktionsstörungen (akute Hepatitis mit fulminantem Verlauf).

Estlander-Lippen|plastik (Jakob A. E., Chir., Helsinki, 1831–1881; -plastik*) f**:** (engl.) Estlander flap; Vergrößerung der Unterlippe durch ein der Oberlippe entnommenes, am Lippenrot gestieltes Dreieck.

Estlander-Operation (↑) f**:** s. Thorakoplastik.

Estr-: s. a. Östr-.

Estra|diol (INN) n**:** stärkstes natürl. Östrogen; wird v. a. in Granulosa- u. Thekazellen im Ovar gebildet u. reversibel durch eine spezif. Dehydrogenase zu Estron* oxidiert; s. Östrogene.

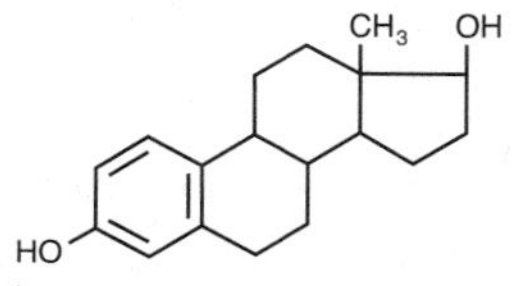

Estradiol

Estra|diol|benzoat (INN) n**:** semisynthet. Ester des Estradiols*; **Verw.:** s. Östrogene.

Estra|diol|valerat (INN) n**:** semisynthet. Ester des Estradiols*; s. Östrogene.

Estra|mustin (INN) n**:** Derivat des Estradiols* (verestert mit Nor-Stickstofflost) ohne Affinität zum Östrogenrezeptor mit zytostat. (antimitot. u. antimikrotubulären) Wirkungen; **Ind.:** sekundäre Behandlung des fortgeschrittenen od. metastasierenden Prostatakarzinoms; **Kontraind.:** Überempfindlichkeit gegenüber Estradiol od. Nor-Stickstofflost, schwere kardiovaskuläre u. hepatische Erkr., Ulcus ventriculi, Herpes, thrombembolische Erkrankungen u. a.; **UAW:** häufig gastrointestinale Störungen, kardiovaskuläre Kompl., Gynäkomastie, Libido- u. Potenzverlust, Blutbildveränderungen, Leberschädigungen.

Estriol (INN) n**:** Abk. E_3; quant. wichtigstes Stoffwechselendprodukt von Estradiol* u. Estron mit schwacher Östrogenwirkung; in der Plazenta wird E. direkt od. aus vom Feten synthetisierten Vorstufen gebildet. E. entsteht auch im Fettgewebe durch Aromatisierung des A-Rings von Androstendion* (Hauptöstrogenquelle nach der Menopause. **Anw.:** Estriolbestimmung z. B.

E

zur Zustandsdiagnostik der fetoplazentaren Einheit*; therap. Gabe z. B. bei atrophischer Veränderung im Urogenitalbereich inf. Östrogenmangels; **UAW** u. **Kontraind.:** s. Östrogene.

Estro|gene n pl: s. Östrogene.

Estron (INN) n: Oxidationsprodukt von Estradiol*; Hauptöstrogen nach der Menopause; vgl. Östrogene.

ESWL: Abk. für **e**xtrakorporale **S**toß**w**ellen**l**ithotripsie; s. Lithotripsie.

ET: Abk. für **1. E**pikutan**t**est*; **2. E**ndo**t**heline*; **3. E**ndo**t**rachealtubus*; **4. E**rgo**t**herapie*; **5. E**lektro**t**herapie*; **6. E**mbryonen**t**ransfer*; **7. e**ssentielle **T**hrombozytopenie (s. Werlhof-Krankheit).

ETA: Abk. für **Et**hion**a**mid*.

Etacryn|säure (INN): Schleifendiuretikum; s. Diuretika.

Etagen|wechsel: Bez. für das Übergreifen IgE-vermittelter Allergiesymptome von den Konjunktiven auf die Nasen- u. Bronchialschleimhaut; Vork. bei 30–40 % der Allergien durch Inhalationsallergene.

Etam|sylat (INN) n: Hämatostatikum; **Verw.:** zur Proph. u. Ther. von Sickerblutungen der Haut u. der inneren Organe, Weichteilschwellung nach Operation u. Verletzung.

Etanercept n: Immunsuppressivum, rekombinanter humaner Tumor-Nekrose-Faktor-Rezeptor; **Wirkmechanismus:** bindet Tumor-Nekrose-Faktor spezifisch u. neutralisiert dadurch dessen biol. Aktivität in der Zielzelle; **Ind.:** aktive rheumatoide Arthritis* bei Versagen konventioneller Basistherapeutika; **Kontraind.:** Sepsis, akute u. chron. Infektionen. Wegen schwerer **UAW** (v. a. Infektionen) strenge Indikationsstellung u. engmaschige Betreuung. Vgl. Immunsuppressiva. I. Gei.

Etappen|lavage (frz. lavage Spülung) f: (engl.) intermittent lavage; kurzfristig aufeinanderfolgende Spülungen des Bauchraums (im Abstand von 24–48 Std.) bei diffuser Peritonitis* zur Entfernung des Infektionsmaterials über eine intermittierende Bauchdeckenöffnung mit Gleitschienenverband; vgl. Peritoneallavage.

ETEC: Abk. für **e**tero**t**oxische **E**scherichia* **c**oli.

ETH: Abk. für **Eth**ionamid*.

Eth-: s. a. Äth-.

Etha|cridin (INN) n: Acridinderivat; Verw. als Lokalantiseptikum mit engem, überwiegend mikrobiostat. Wirkungsspektrum; potentiell allergen.

Eth|ambutol (INN) n: Abk. EMB; Antituberkulotikum der ersten Wahl, das v. a. in der Kombinationstherapie mit Isoniazid u. Rifampicin eingesetzt wird; **Wirkungsspektrum:** Mycobacterium tuberculosis u. z. T. auch atypische Mykobakterien, langsame Resistenzentwicklung; **Kontraind.:** Sehstörungen, Niereninsuffizienz, Gicht; **UAW:** retrobulbäre Neuritis nervi optici (meist reversibel, augenärztl. Kontrollen vor u. während der Ther. erforderlich), Hyperurikämie, selten Hautreaktionen, Leber- u. Nierenfunktionsstörungen. Vgl. Antituberkulotika.

Ethanol n: Ethylalkohol; C_2H_5OH; s. Alkohol.

Ethanol|amin n: (engl.) ethanolamine; s. Colamin.

Ethen n: syn. Ethylen*.

Ether (gr. αἰθήρ Himmelsluft) m: auch Äther; chem. Verbindung, die aus zwei Molekülen Alkohol durch Wasserentzug entsteht (R—O—R); **Verw.:** als Lösungsmittel; Diethylether* als histor. bedeutsames Inhalationsnarkotikum.

Ether|phosphatide (↑) n pl: syn. Plasmalogene*.

Ethik-Kommissionen f pl: (engl.) ethics boards; unabhängige, interdisziplinär (Medizin, Philosophie, Theologie, Rechtswissenschaft, Biologie, Biostatistik usw.) besetzte Gremien, die bei Ärztekammern, an med. Fakultäten u. anderen Einrichtungen der med. Forschung od. als sog. private od. freie E.-K. arbeiten u. die ethischen u. rechtl. Implikationen von med. Versuchen am Menschen sowie von med. Vorhaben in sensiblen Bereichen wie der Gentechnologie*, der Transplantationstechnologie, der Intensivmedizin, der Sterbehilfe*, dem Schwangerschaftsabbruch*, der epidemiol. Forschung u. der med. Datenverarbeitung diskutieren u. Empfehlungen an den einzelnen Arzt aussprechen sowie allg. Leitsätze zur Unterstützung der ärztl. Entscheidungsfindung erarbeiten. Für den Arzt besteht nach ärztl. Standesrecht (§ 15 der Muster-Berufsordnung für die dt. Ärzte) die Pflicht, sich vor der Durchführung biomed. Forschung am Menschen (mit Ausnahme ausschließl. epidemiol. Forschungsvorhaben) od. der Durchführung der Forschung mit vitalen menschl. Gameten u. lebendem embryonalen Gewebe durch eine bei der Ärztekammer od. bei einer med. Fakultät gebildete (sog. öffentlich-rechtliche) Ethik-Kommission über die mit seinem Vorhaben verbundenen berufsethischen u. -rechtl. Fragen beraten zu lassen. Nach dem Arzneimittelgesetz* (§ 40 Abs. 1 S. 2 u. 3) darf bei Menschen eine klinische Arzneimittelprüfung grundsätzl. nur begonnen werden, wenn diese zuvor von einer öffentl.-rechtl. Ethik-Kommission zustimmend bewertet worden ist; dagegen ist für die klin. Prüfung eines Medizinproduktes auch die vorherige pos. Stellungnahme einer (registrierten) privaten od. freien Ethik-Kommission ausreichend (§ 17 Abs. 6 Medizinproduktegesetz*). Vgl. Deklaration von Tokio.

Ethinyl|estradiol (INN) n: Abk. EE; syn. Äthinylöstradiol; hochwirksames, synthet. Östrogen, unterscheidet sich von Estradiol* durch eine Ethinylgruppe am C17-Atom; s. Östrogene.

Ethinyl-19-nor|testo|steron n: syn. Äthinyl-19-nortestosteron, Norethisteron*.

Ethion|amid n: nicht im Handel befindl. Antituberkulotikum der zweiten Wahl; vgl. Antituberkulotika.

ethmoideus (gr. ἠθμός Sieb; -id*): siebähnlich.

Ethmoiditis (↑; ↑; -itis*) f: Siebbeinzellenentzündung; s. Sinusitis.

Ethno|medizin (gr. ἔθνος Volk) f: (engl.) ethnomedicine; anthrop. Disziplin, die in Anlehnung an ethnolog. Methoden Konzepte von Gesundheit, Krankheit u. Heilung in Ethnien u. Populationen jeglicher Provenienz beschreibt; i. w. S. vergleicht E. versch. Heilweisen u. untersucht deren Interaktion durch ihre Träger in Kontaktsituationen. Eine bes. Aufgabe bildet neben dem sammelnden Beschreiben der Heilmittel, -techniken u. -konzepte die Konfliktanalyse in med. Transfersituationen u. die wissenschaftl. fundierte Neubewertung der Heilkunden u. Volksmedizinen, die nicht mit den Begriffen der akadem. naturwissenschaftl. Schulmedizin erfasst werden können.

Etho|logie (gr. ἔθος Sitte, Brauch; -log*) f: (engl.) ethology; syn. vergleichende Verhaltensforschung, Verhaltensbiologie; untersucht Verhalten aus biol. Sicht (z. B. durch Beobachtung der Anpassungsleistungen eines Organismus in seiner natürl. Umgebung). Vgl. Behaviorismus, Aggression, Prägung.

Etho|suximid (INN) n: Antiepileptikum (Succinimidderivat) mit nicht bekanntem Wirkungsmechanismus; **Ind.**: best. Formen der Epilepsie* (z. B. partielle Anfälle, Myoklonien, Absencen); **Kontraind.**: cave bei Pat. mit bekannten psychiatr. Erkrankungen; **UAW:** Überempfindlichkeitsreaktionen, Exantheme, Kopfschmerz, Schlafstörungen, Benommenheit, Dyskinesien, gastrointestinale Störungen, psychische Veränderungen u. a.

Ethyl|alkohol m: s. Alkohol.

Ethyl|chlorid n: Chlorethan*.

Ethylen n: (engl.) ethylene; syn. Ethen; $CH_2{=}CH_2$, Grundkohlenwasserstoff der Olefine*; farbloses, brennbares Gas; als Inhalationsnarkotikum nicht mehr gebräuchlich, v. a. wegen extrem leichter Entzündbarkeit u. hoher Explosionsgefahr; Syntheserohstoff.

Ethylen|di|amin|tetra|essig|säure: (engl.) ethylenediaminetetraacetic acid (Abk. EDTA); syn. Edetinsäure; org. Säure, die mit Metallionen Chelate bildet (Chelatbildner*); Salze: sog. Edetate; **Verw.**: in vitro z. B. als gerinnungshemmender Zusatz zu Blutproben (Calciumbindung), in vivo zur intravenösen Anw. (meist als $Ca\text{-}Na_2$-EDTA) bei Schwermetallintoxikation (v. a. bei Bleivergiftung*; cave: tubuläre Nierenschäden durch direkte Metallwirkung inf. Dissoziation der Chelate im Harn) od. Radionuklidinkorporation; lokal bei Kalkverätzung* am Auge.

Ethylen|imine n pl: (engl.) ethylenimines; Alkylanzien* mit zwei od. mehreren Ethyleniminggruppen im Molekül als Wirkgruppen, die durch Bildung von Ethylenimoniumverbindungen wahrscheinl. über eine Hemmung NAD^+-abhängiger Reaktionen wirken; vgl. Pyridinnukleotid-Coenzyme, Zytostatika.

Ethylen|oxid n: (engl.) ethylene oxide; C_2H_4O; bei +10 °C siedende Flüssigkeit, als Gas giftig u. brennbar; bildet in der Luft explosive Gemische; reizt die Atemwege, wirkt allergisierend, tox. u. ist kanzerogen; **Verw.**: mit CO_2 in Kartuschen od. Gasflaschen zur chem. Sterilisation thermolabiler Materialien (spez. aus Kunststoff) in keimdichten, gasdurchlässigen Folien; die Adsorption von E. an Materialoberflächen macht eine Desorption danach erforderlich. K. Fie.

Ethyno|diol|di|acetat n: (engl.) ethynodiol diacetate; Gestagen (leitet sich von 19-Nortestosteron ab); s. Gestagene.

Etidronat n: (engl.) etidronate; syn. Etidronsäure (INN); Bisphosphonat (s. Bisphosphonate); **Ind.**: Osteodystrophia deformans u. Osteoporose; **Kontraind.**: Niereninsuffizienz, schwere Entz. des Magen-Darm-Trakts, Wachstumsalter, Frakturen; **UAW:** u. a. Überempfindlichkeitsreaktionen, gastrointestinale Störungen, Osteomalazie, Hypokalzämie.

Etil|efrin (INN) n: direkt wirkendes Sympathomimetikum, oral anwendbares Antihypotonikum; **Verw.**: bei Hypotonie, Kreislaufkollaps, lokaler Vasokonstriktion; **UAW:** s. Sympathomimetika.

Etio|chol|anolon n: (engl.) etiocholanolone; 5β-Androstan-3α-ol-17-on; hormonal inaktiver Metabolit von Androstendion* u. natürl. Reduktionsprodukt der Kortikoide; Ausscheidung im Harn als Fraktion der 17-Ketosteroide*; bei parenteraler Gabe pyrogene Wirkung. Vgl. Androgene.

Eto|fenamat (INN) n: nichtsteroidales Antiphlogistikum, Antirheumatikum; **Ind.**: s. Antiphlogistika, nichtsteroidale.

Eto|fibrat (INN) n: Diester aus Clofibrin- u. Nicotinsäure, verknüpft über Ethylenglykol; Verw. als Lipidsenker*; vgl. Fibrate.

Eto|fyllin|clo|fibrat (INN) n: Ester der Clofibrinsäure mit Etofyllin; s. Lipidsenker.

Eto|midat (INN) n: Imidazolderivat; Injektionsnarkotikum (ohne analgetische Wirkung); **Verw.**: zur Narkoseeinleitung (v. a. bei Risikopatienten, keine Atem- u. Kardiodepression); **UAW:** Myoklonien, selten Thrombophlebitis u. a.; vgl. Injektionsnarkotika.

E

Etono|gestrel (INN) n: Metabolit des Desogestrels; leitet sich strukturell vom 19-Nortestosteron ab u. bindet an Gestagenrezeptoren; **Verw.**: subkutanes Implantat zur hormonalen Kontrazeption*; **Kontraind.**: thromboembolische Erkr., gestagenabhängiger Tumor, schwere Lebererkrankung, vaginale Blutung unklarer Genese; **UAW:** Kopfschmerz, Gewichtsveränderung, Amenorrhö, abdominale Beschwerden, Mastodynie, Acne.

Eto|posid (INN) n: Zytostatikum (Mitosehemmstoff) semisynthet. Derivat des Podophyllotoxins*; **Verw.**: bei Bronchialkarzinom, Lymphogranulomatose, Non-Hodgkin-Lymphomen, Leukämie; **Kontraind.**: schwere Myelosuppression, akute Infektion; vgl. Zytostatika.

Eto|zolin (INN) n: Schleifendiuretikum; s. Diuretika.

EU: Abk. für **1.** Extrauteringravidität*; **2.** Energieumsatz*; **3.** Erwerbsunfähigkeit*.

Eu: chem. Symbol für Europium*.

Eu-: Wortteil mit der Bedeutung gut, normal; von gr. εὖ.

Eu|calyptus globulus (↑; gr. καλυπτός verborgen) m: Baum, der Eucalypti folium (getrocknete Blätter älterer Bäume) u. Eucalyptusöl (Eucalypti aetheroleum, aus frischen Blättern od. Zweigspitzen) mit mind. 70% Cineol (Eucalyptol) liefert; sekretomotorische, expektorierende, schwach spasmolyt. Wirkung; Öl lokal leicht hyperämisierend; **Verw.**: bei Erkältung, rheumat. Beschwerden; **Kontraind.** bei innerer Anw.: entzündl. Erkr. im Magen-Darm-Trakt u. im Bereich der Gallenwege, schwere Lebererkrankung; **NW:** selten Übelkeit, Erbrechen, Durchfall. Eucalyptusöl induziert Enzymsysteme der Leber, die Biotransformation* von Arzneimitteln kann daher beschleunigt sein.

Eu|chromatin (↑; Chrom-*) n: der Teil des Chromatins, der im Ggs. zum Heterochromatin* im Ruhekern seine Färbbarkeit verliert; liegt in entspiralisierter Form vor u. kann transkribiert werden.

Eu|genik (gr. εὐγενής wohlgeboren) f: (engl.) eugenics; historische Bez. für die prakt. Anw. der Erkenntnisse der Humangenetik auf Bevölkerungen; durch die Begünstigung der Fortpflanzung „Gesunder“ (Frühehe, hohe Kinderzahl) u. die Verhinderung der Fortpflanzung „Kranker“ (Empfängnisverhütung, Sterilisation) sollten die Erbanlagen in der Gesamtbevölkerung langfristig verbessert u. erblich bedingte Krankheiten vermindert werden.

Eu|gnathie (↑; gr. γνάθος Kinnbacke) f: syn. Neutralbiss*.

Eu|gonie (↑; gr. γονή Spross) f: (engl.) eugonic growth; typische Wuchsform von Mycobacterium* tuberculosis auf festen Spezialnährböden (sog. üppiges, streuselähnl., trockenes Wachstum; meist schwach gelbl. Kolonien), die durch Zusatz von Glycerol zum Nährboden gefördert wird (eugonisches Bakterienwachstum). Vgl. Bakterienwachstum, dysgonisches.

Eu|karyont (↑; Karyo-*) m: (engl.) eukaryote; Organismus, in dem das genet. Material (Chromosomen) in einem Kern zusammengefasst ist; dieser wird durch eine Kernmembran als subzelluläre Struktur vom Zytoplasma* getrennt; vgl. Prokaryont, Zelle.

Eu|kinesie (↑; Kin-*) f: (engl.) eukinesia; normaler Bewegungsablauf.

E

Eulen|augen|zellen (Zelle*): (engl.) owl's eye cells; s. Zytomegalie.

Eulenburg-Syn|drom (Albert E., Neurol., Berlin, 1840–1917) n: syn. Paramyotonia* congenita.

Euler-Liljestrand-Re|flex (Hans von E.-Chelpin, Biochem., Stockholm, 1873–1964; Göran L., Pharmak., Physiol., Stockholm, 1886–1968; Reflekt-*) m: (engl.) hypoxic pulmonary vasoconstriction; auch alveolovaskulärer Reflex; Druckanstieg in der A. pulmonalis um 5–8 mmHg inf. einer Minderung des alveolären pO_2; **Urs.:** Widerstandserhöhung im pulmonalen Kapillarbett durch Vasokonstriktion in der minderbelüfteten Lungenregion (dadurch Umleitung der Perfusion auf gut ventilierte Areale) u. hypoxiebedingte Erhöhung des Herzminutenvolumens.

Eu|menor|rhe (Eu-*; gr. μήν, μηνός Monat; -rhö*) f: (engl.) eumenorrhea; normale Menstruation*, Regelblutung ohne wesentl. Beschwerden von drei- bis siebentägiger Dauer u. Intervall von 21–35 Tagen.

Eu|mycota (↑; Myk-*) n pl: veraltete Bez. für die Abteilung der sog. echten Pilze; s. Fungi.

Eu|myzetom (↑; ↑; -om*) n: (engl.) eumycetoma; chron. Granulationsgeschwulst, die nach Hautverletzung u. subkutaner Inf. durch unterschiedl. Pilze entsteht; Muskeln u. Knochen werden seltener od. erst nach langer Krankheitsdauer befallen. Es bilden sich fistelnde Abszesse, die später zu unförmigen Wucherungen (Pseudotumoren) führen. **Vork.:** v. a. in den Tropen bei barfuß gehenden Menschen (sog. Madurafuß); **Err.:** Pilze der Gattungen Madurella, Cephalosporium, Leptosphaeria, Petriellidium, Phialophora u. a.; **Ther.:** chir. Entfernung; Miconazol, Griseofulvin, Penicillin. Vgl. Aktinomyzetom.

Eu|nuchismus (gr. εὐνοῦχος Kastrierter) m: (engl.) eunuchism; Auswirkungen des vollständigen Fehlens von testikulärem Androgen inf. Agonadismus od. Kastration bzw. bei präpubertärer Hodenschädigung od. Gonadendysgenesie; **Merkmale:** ausbleibender Gestaltwandel vom Jüngling zum Mann, Hochwuchs, Minderentwicklung der Muskulatur, fehlender Stimmbruch (Fistelstimme), Adipositas, unentwickelte sek. Geschlechtsmerkmale.

Eunuchoidismus (↑; -id*) m: (engl.) eunuchoidism; dem Eunuchismus* ähnl. Veränderungen des Körperbaus inf. Androgenmangels od. postpuberaler Hodenschädigung.

Eunuchoidismus, fertiler (↑; ↑) m: syn. Pasqualini*-Syndrom.

Eu|phorie (gr. εὔφορος leicht tragend) f: (engl.) euphoria; Bez. für gesteigertes Lebens- u. Glücksgefühl mit Sorglosigkeit, Optimismus u. subjektivem Wohlbefinden; **Vork.:** z. B. als situationsabhängige Veränderung des Affekts ohne pathol. Bedeutung; bei Medikamenten- od. Drogenmissbrauch (Weckamine, Cocain, Alkohol, Morphin) od. bei org. Psychosyndrom.

Eu|ploidie (Eu-*; -ploid*) f: (engl.) euploidy; Bez. für einen physiol., vollständigen Chromosomensatz mit 22 autosomalen Paaren u. den Geschlechtschromosomen XX bzw. XY; ein abweichender Satz wird als aneuploid bezeichnet. Vgl. Ploidiegrad.

Europium n: Symbol Eu, OZ 63, rel. Atommasse 151,96; zur Gruppe der Lanthanoide* gehörendes chem. Element.

euryök (gr. εὖρος Weite; οἶκος Haus): (engl.) euryoecious; Bez. für Organismen, die aufgrund hoher Anpassungsfähigkeit unter versch. Umweltbedingungen leben können bzw. bzgl. eines best. Umweltfaktors (z. B. Temperatur) physiol. tolerant sind (z. B. der Mensch); Ggs. stenök*.

Eustachio-Klappe (Bartolomeo E., Anat., Rom, 1520–1574): Valvula venae cavae inferioris.

Eustachio-Mandel (↑): Tonsilla* tubaria.

Eustachio-Muskel (↑): Musculus* tensor tympani.

Eustachio-Röhre (↑): syn. Tuba* auditiva.

Eu|thanasie (gr. εὐθανασία schöner Tod) f: (engl.) euthanasia; s. Sterbehilfe.

Eu|thyreose (Eu-*; Thyreo-*; -osis*) f: (engl.) euthyroidism; Bez. für eine normale Schilddrüsenfunktion.

Euthy|skopie (gr. εὐθύς gerade; -skopie*) f: (engl.) euthyscopy; Behandlungsmethode der Amblyopie* mittels lichtstarkem Augenspiegel zur Erzeugung eines fovealen negativen Nachbildes; heute weitgehend ersetzt durch Okklusionstherapie*.

Eu|tokie (Eu-*; Toko-*) f: (engl.) eutocia; normale, leichte Entbindung; vgl. Dystokie.

Eu|topie (↑; gr. τόπος Ort) f: (engl.) eutopia; normale Lage von Organen; vgl. Heterotopie.

Eu|trophie (↑; Troph-*) f: (engl.) eutrophy; (päd.) guter Ernährungszustand des Säuglings; vgl. Dystrophie.

EV: Abk. für **E**rythrozyten**v**olumen*.

eV: Kurzzeichen für **E**lektron**v**olt*.

E|vagination (lat. evaginare aus der Scheide ziehen) f: **1.** (chir.) op. Devagination*; **2.** (embryol.) Aus- od. Einstülpung eines Organs od. von Zellanteilen.

Evans-Blau (Herbert E., amerikan. Anat., 1882–1971): (engl.) Evans' blue; zur In-vitro- u. Vitalfärbung* verwendeter Diazofarbstoff; nach i. v. Applikation geeignet z. B. zur Blutvolumenbestimmung (durch Albuminbindung von E.-B. im Plasma) od. zur Markierung von Neoplasien (durch Anreicherung im Bindegewebe); zeigt im Tierversuch kanzerogene Wirkung .

Evans-Regel (Curtis A. E., amerikan. Päd., 1879–1947): (engl.) Evans' rule; Faustregel zur Orientierung der Flüssigkeitstherapie bei akuter Verbrennung*; in den ersten 24 Std. werden gegeben: jeweils 1 ml Ringer-Laktat- u. 1 ml kolloidale Infusionslösung je kg Körpergewicht u. je Prozent verbrannter Körperoberfläche (bis zu max. 50 %, bei höhergradigen Verbrennungen nicht mehr); Zufuhr von 50 % dieser Menge in den ersten 8 Std., wobei beim Erwachsenen eine Urinausssscheidung von 30–50 ml/h anzustreben ist; in den nachfolgenden 24 Std.: jeweils 0,5 ml Ringer-Laktat- u. 0,5 ml kolloidale Infusionslösung je kg Körpergewicht u. je Prozent verbrannter Körperoberfläche; auch eine reine Elektrolyttherapie nach der Parkland*-Formel ist möglich.

Evans-Syn|drom (Robert S. E., amerikan. Arzt, geb. 1912) n: autoimmun. bedingte hämolytische Anämie* mit Thrombopenie* durch Autoantikörper gegen Erythrozyten u. Thrombozyten; **Vork.:** v. a. bei Lymphomen, auch bei Kollagenosen*.

E|vapori|metrie (Ex-*; Vapor*) f: (engl.) evaporimetry; Messung des transepidermalen Wasserverlusts (in g/h × m^2) zur Ermittlung von Barrierestörungen der Epidermis bei atopischem Ekzem* u. Kontaktekzem*; vgl. Korneometrie.

E|vasion (↑; lat. vadere gehen) f: (pharmak.) Gesamtheit der Vorgänge zum Abbau eines Pharmakons od. Schadstoffes im Körper durch Metabolisierung u. Exkretion.

E|venteration (↑; Venter*) f: (engl.) eventration; auch Eventration; Vorfall von Baucheingeweiden vor die Bauchdecken od. in die Brusthöhle bei angeb. od. erworbenen Bauchwand- bzw. Zwerchfelldefekten; vgl. Platzbauch, Gastroschisis, Nabelschnurbruch.

E|version (lat. evertere, eversum herauswenden) f: Auswärtsdrehung, Ausstülpung; auch syn. Ektopie*.

E|versions|fraktur (↑; Fraktur*) f: (engl.) eversion fracture; Knöchelfraktur durch Fußauswärtsdrehung; vgl. Knöchelfrakturen.

EVG: Abk. für **E**lektro**v**entrikulo**g**ramm*.

Evidement (frz. évider aushöhlen, ausbohren) n: syn. Exkochleation*.

E|viszeration (lat. eviscerare ausweiden) f: (engl.) evisceration; s. Exenteration.

E|volution (lat. evolvere, evolutus entwickeln) f: (biol.) fortwährende Anpassung u. Neuentwicklung von Arten durch natürliche Auslese (Selektion) aus zufällig durch Neukombination u. Mutation der genet. Information entstandenen genet. Varianten sowie durch Separation von Mitgliedern der Ursprungsart; vgl. Variation.

E|volutions|theorie (↑): (engl.) theory of evolution; die von Darwin u. Wallace 1859 begründete Theorie, wonach sich alle Lebewesen einschließlich des Menschen aus einer ursprünglichen Form des Lebens entwickelt haben.

EW: Abk. für **E**i**w**eiß.

Ewart-Zeichen (William E., Arzt, London, 1848–1929): (engl.) Ewart sign; syn. Pins-Zeichen; Klopfschalldämpfung sowie Bronchialatmen od. aufgehobenes Atemgeräusch am unteren li. Schulterblattwinkel bei Kompressionsatelektase inf. eines großen Perikardergusses.

Ewing-Sarkom (James E., Pathol., New York, 1866–1943) n: (engl.) Ewing's sarcoma; undifferenziertes, vom Knochen (selten vom Weichteilgewebe) ausgehendes hochmalignes Sarkom*, das v. a. zw. 10. u. 30. Lj. auftritt u. häufig im Bereich der Diaphysen von Femur u. Tibia, sehr selten in Humerus, Rippen od. knöchernem Becken lokalisiert ist; frühe hämatogene Metastasierung v. a. in die Lungen; ätiol. vermutl. aus neuroektodermalen Zellen abstammend; **Klin.:** Schmerzen, Schwellung, Fieber u. mäßige Leukozytose; **Diagn.:** röntg. unregelmäßige Osteolysen; mittels Kernspintomographie ist die Ausdehnung des Tumors besser zu beurteilen; Periostreaktionen (Sonnenstrahlenphänomen, Codman-Dreieck); in der Angiographie Darstellung eines gefäßreichen Tumors mit arteriovenösen Anastomosen, Gefäßabbrüchen; **Ther.:** radikale Resektion, Chemotherapie, Strahlentherapie; **DD:** Osteosarkom, eosinophiles Granulom, akute Leukämie. Vgl. Knochentumoren.

Ex-: Wortteil mit der Bedeutung aus, heraus, Ent-, Vor-; von lat. ex.

Ex|ag|geratio (lat. exaggerare vergrößern, steigern) f: Steigerung, Erhebung, auch Übertreibung, Simulation.

Ex|altation (Ex-*; lat. saltare springen, tanzen) f: Bez. für übertrieben gehobene Stimmung i. S. einer Euphorie*, die mit einer Steigerung des Selbstbewusstseins einhergeht; Vork. z. B. bei Manie.

Ex|anthem (gr. ἐξανθεῖν aufblühen) n: (engl.) exanthema; entzündl. Hautveränderung auf großen Bereichen der äußeren Haut mit einem best. zeitl. Ablauf (Beginn, Höhepunkt, Ende), währenddessen versch. Effloreszenzen* hervortreten können; die klassischen Exantheme der Kindheit sind Masern, Röteln, Scharlach, Exanthema subitum u. Erythema infectiosum acutum. Vgl. Enanthem, Erythem, Arzneimittelexantheme.

Ex|anthema subitum (↑) n: syn. Dreitagefieber, Roseola infantum, Sechste Krankheit; Virusinfektion mit flüchtigem Exanthem bei Säuglingen u. Kleinkindern, bes. im Frühjahr u. Herbst; **Err.:** humanes Herpes-Virus Typ 6 (HHV*-6), selten HHV-7; **Klin.:** nach einer Inkubationszeit von 3–15 Tagen plötzl. hohes, drei Tage anhaltendes Fieber bis 40 °C, evtl. mit Fieberkrämpfen u. Enanthem; danach kann ein rubeoliformes Exanthem hauptsächl. am Rumpf u. den Extremitäten, meist nicht im Gesicht, auftreten, das nach 1–3 Tagen verschwindet; **Diagn.:** durch klin. Verlauf; im Blutbild rötelnähnliche Veränderungen (Leukopenie mit rel. Lymphozytose von 80–90 %); 2 Wo. nach Erkr. spezif. Antikörper im Serum.

Ex|anthema variegatum (↑) n: syn. Erythema* infectiosum acutum.

Ex|anthem, post|vakzinales (↑) n: s. Impfschaden.

Ex|artikulation (Ex-*; Articul-*) f: (engl.) exarticulation; Absetzen einer Gliedmaße in einem Gelenk, z. B. Fußexartikulation*; vgl. Amputation.

Ex|azerbation (lat. exacerbare aufbringen, aufstacheln) f: (engl.) exacerbation; syn. Exacerbatio; Verschlimmerung, Steigerung, Wiederaufbrechen; z. B. bei Tuberkulose.

Ex|cavatio (lat. excavare aushöhlen) f: Exkavation, Aushöhlung.

Ex|cavatio disci nervi optici (↑) f: physiol. Ausbuchtung in der Netzhaut im Bereich des Sehnerveneintritts (Discus nervi optici); eine vergrößerte E. d. n. o. ist ein wichtiges u. relativ frühes Krankheitszeichen beim Glaukom*.

Ex|cavatio recto|uterina (↑) f: s. Douglas-Raum.

Ex|cavatio recto|vesicalis (↑) f: s. Douglas-Raum.

Ex|cavatio vesico|uterina (↑) f: Einsenkung des Bauchfells zw. Uterus u. Blase.

Excimer-Laser: s. Laser.

Exemestan (INN) n: Zytostatikum (Aromatasehemmer*); **Ind.:** hormonabhängiges fortgeschrittenes Mammakarzinom mit Progression unter antiöstrogener Behandlung bei Frauen nach der Menopause; **UAW:** Hitzewallung, Übelkeit, Müdigkeit, Schwindel u. a.; vgl. Zytostatika.

Ex|enteratio bulbi (Ex-*; Enter-*) f: op. Entfernung des Inhalts des Augapfels unter Belassen von Sklera u. Sehnerven; vgl. Enukleation.

Ex|enteration (↑; ↑) f: Exenteratio, sog. Ausweidung; **1.** (chir.) passagere Verlagerung von Eingeweiden nach außen bei Op.; **2.** (gyn.) partielle bis totale Entfernung von Organen als erweiterte Radikaloperation bei ausgedehnten

Karzinomen des kl. Beckens (Eviszeration), z. B. bei Vaginal-, Vulva-, Zervix-, Blasen- od. Urethralkarzinom; **3.** (ophth.) Exenteratio* bulbi, Exenteratio* orbitae.

Ex|enteratio orbitae (↑; ↑) **f:** op. Entfernung des gesamten Inhalts der Augenhöhle; vgl. Epithese.

ex|ergon (↑; Erg-*)**:** (engl.) exergonic; energieabgebend; Eigenschaft von z. B. chem. Reaktionen, die mit der Abgabe von freier Energie einhergehen.

Ex|foliatio areata linguae (↑; lat. folium Blatt) **f:** syn. Lingua* geographica.

Ex|foliatio areata manuum (↑; ↑) **f:** syn. Dyshidrosis* lamellosa sicca.

Ex|foliation (↑; ↑) **f:** Abblätterung, Abschälung, allmähliche Abstoßung abgestorbener Teile der Haut od. Schleimhaut.

Ex|foliativ|zyto|logie (↑; ↑; Zyt-*; -log*) **f:** (engl.) exfoliative cytology; zytol. Untersuchung abgelöster od. abgestoßener (abgeschilferter) Einzelzellen (z. B. nach Abstrich der Portiooberfläche u. des Zervikalkanals, in Sputum, Harn). Vgl. Zytodiagnostik.

Ex|hairese (↑; gr. αἱρεῖν nehmen) **f:** (engl.) exeresis; wenig gebräuchl. Ausdruck für Resektion; auch i. S. von Fremdkörperentfernung.

Ex|halatio (lat. exhalare aushauchen) **f:** Ausatmung, Ausdünstung.

Ex|hibitionismus (lat. exhibere, exhibitus hinhalten, darbieten) **m:** (engl.) exhibitionism; das meist zwanghafte Zurschaustellen der Geschlechtsorgane mit od. ohne Selbstbefriedigung vor fremden Personen ohne deren Einverständnis, mit dem Ziel sexueller Befriedigung, die nicht selten vom Schock od. der Überraschung des unfreiwilligen Beobachters abhängt; Vork. bei Männern häufiger als bei Frauen. Der § 183 StGB schützt die psychische u. körperliche Integrität von Personen beiderlei Geschlechts gegen die spezif. Auswirkungen exhibitionist. Handlungen.

Ex|humierung (Ex-*; lat. humus Erde)**:** (engl.) exhumation; (forens.) Ausgraben einer Leiche zur Klärung der Todesart* v. a. bei vermuteter nichtnatürlicher Todesursache (Obduktion im Auftrag der Berufsgenossenschaften od. gerichtl. Obduktion gemäß §87 StPO); Entnahme von Erdproben bei Vergiftungsverdacht.

Existenz|ana|lyse (lat. exsistere heraustreten, werden; Analyse*) **f:** (engl.) existential analysis; Form der Psychotherapie* nach V. Frankl, bei der durch Betrachtung u. Analyse der persönlichen Biographie des Pat. eine individuelle Sinngebung erarbeitet wird. G. St.-I.

Ex|itus (lat.) **m:** Ausgang, Tod.

Ex|itus letalis (↑) **m:** tödlicher Ausgang einer Krankheit.

ex juvantibus (Ex-*; lat. iuvans, iuvantis helfend)**:** kaum noch gebräuchl. Basieren eines Beratungsergebnisses* z. B. auf dem Effekt angewandter Heilmittel.

Ex|kavation (lat. excavare aushöhlen) **f:** (engl.) excavation; Excavatio, Aushöhlung.

Ex|kavator (↑) **m:** (engl.) excavator; (zahnmed.) löffelartiges Handinstrument zum Auskratzen kariösen Dentins*.

Ex|kochleation (Ex-*; Cochlea*) **f:** (engl.) excochleation; syn. Evidement; Auskratzung mit einem scharfen Löffel; vgl. Kürettage.

Ex|koriation (↑; Corium*) **f:** (engl.) excoriation; Excoriatio; Hautabschürfung bis in die Dermis*; vgl. Effloreszenzen.

Ex|krement (lat. excrementum Ausscheidung, Auswurf) **n:** (engl.) excrement; Ausscheidung i. S. von Kot, Harn.

Ex|kret (lat. excernere, excretum ausscheiden, aussondern) **n:** s. Sekret.

Ex|kretion (↑) **f:** Ausscheidung.

Exo-: Wortteil mit der Bedeutung (nach, von) außen, außerhalb; von gr. ἔξω.

Exo|coel (↑; gr. κοιλία Bauchhöhle) **n:** Rest des primären Dottersacks; s. Eizelle.

exo|gen (↑; -gen*)**:** (engl.) exogenous; **1.** außerh. des Organismus entstanden, von außen in den Körper eindringend; **2.** (psychiatr.) zwar körperl. begründet (insbes. hirnorg.), hinsichtlich Auswirkung u. Erscheinungsbild aber von seelisch-geistigem Charakter (im Allg. auf Schädigungen angewandte Bez.); vgl. endogen.

Exo|karenz (↑; lat. carentia Mangel, Verzicht) **f:** (engl.) diminished food consumption; verminderte Nahrungsaufnahme.

exo|krin (↑; -krin*)**:** (engl.) exocrine; nach außen absondernd; z. B. exokrine Drüsen* mit Absonderung an innere u. äußere Körperoberflächen.

Ex|omphalos-Makro|glossie-Gigantismus-Syn|drom (Ex-*; Omphal-*; Makro-*; Gloss-*; Gigantismus*) **n:** syn. Beckwith*-Wiedemann-Syndrom.

Exon n: Bez. für den Bereich der DNA* eines Eukaryonten, der in Messenger*-RNA transkribiert wird; versch. E. sind durch sog. Introns* unterbrochen u. werden erst während der Transkription miteinander verbunden.

Exo|nukleasen f pl**:** s. Nukleasen.

Exo|peptidasen f pl**:** s. Proteasen.

Exophilia werneckii (Exo-*; -phil*) **f:** früher der Gattung Cladosporium zugeordneter, zu den Fungi* imperfecti zählender Err. der trop. Tinea nigra; steht morphol. u. pathophysiol. Pityrosporum nahe; auch bei E. w. bleibt der Epidermisbefall auf die oberen Schichten begrenzt. Vgl. Mykosen.

Exo|phorie (↑; -phor*) **f:** s. Heterophorie.

Ex|ophthalmo|meter (Ex-*; Ophthalm-*; Metr-*) **n:** Apparat zur Bestimmung des Grades eines Exophthalmus*; **Prinzip:** das E. besteht aus je zwei in einem Winkel von 45° gekreuzten Spiegeln, die an beiden äußeren Orbitarändern auf die Haut gesetzt werden. Im unteren Spiegel sieht man das Bild des Hornhautscheitels, im oberen das eines Maßstabs, in dem man den Grad der extraorbitalen Prominenz in mm ablesen kann.

Ex|ophthalmos-producing factor (engl. ↑; ↑) **m:** Abk. EPF; Exophthalmus-produzierende Substanz (Abk. EPS); Exophthalmus-induzierender (tierexperimentell), TSH-ähnlicher Wirkstoff der Hypophyse, dessen Existenz umstritten ist; evtl. an der Genese des endokrinen Exophthalmus* beteiligt.

Ex|ophthalmus (↑; ↑) **m:** (engl.) exophthalmos; Protrusio bulbi; ein- od. beidseitiges Hervortreten des Augapfels aus der Orbita mit Bewegungseinschränkung; **Formen: 1.** intermittierender E. inf. Varizenbildung; **2.** pulsierender E. durch arteriovenöses Aneurysma od. Läsion der A. carotis int.; **3.** tumorbedingter E.; **4.** Teilsymptomatik der endokrinen Ophthalmopathie*; **5.** E. bei Verletzungen der Orbita u. des vorderen Schädels; **6.** E. bei retrobulbären Entz. (Tenonitis, Zellgewebeentzündung); **7.** E. bei Schädelfehlbildungen (z. B. Dysostosis craniofacialis); **8.** Scheinexophthalmus bei hochgradiger Myopie od. Hydrophthalmus; **9.** E. paralyticus durch äußere Augenmuskellähmung.

Ex|ophthalmus, maligner (↑; ↑) m: (engl.) malignant exophthalmos; progrediente, schmerzhafte Form des Exophthalmus mit Konjunktivitis* u. Ulcus* corneae inf. akuter Entz. (u. U. mit Panophthalmie*) bei Dysostosis* craniofacialis od. endokriner Ophthalmopathie*.

exo|phytisch (Exo-*; gr. φυτόν Gewächs): (engl.) exophytic; nach außen herauswachsend.

Ex|ostose (↑; Ost-*; -osis*) f: s. Hyperostose.

Ex|ostosen, multiple kartilaginäre (↑; ↑; ↑) f pl: (engl.) multiple cartilaginous exostoses; syn. Ekchondrosis ossificans, multiple Osteochondromatose; autosomal-dominant erbliche Erkr. (Genlokus 8q24.11-q24.13) mit z. T. bereits kongenital vorgebildeten Knorpelwucherungen (Ekchondrosen, Osteochondrome), die später verknöchern; erste klin. Manifestation häufig in der Pubertät; **Lok.:** v. a. an langen Röhrenknochen im Metaphysenbereich; **Sympt.:** Knochenwachstumsstörung u. -deformierung, Störung der Muskelfunktion, Nervenirritation durch Druck; in 2–20 % maligne Entartung.

Ex|ostosen, sub|unguale (↑; ↑; ↑) f pl: (engl.) subungual exostoses; harte, dicht am freien Rand des Knochens liegende Verdickung unter der Nagelplatte, bes. der Großzehe; **Urs.:** meist chron. Druckbelastung.

exo|therm (↑; Therm-*): (engl.) exothermic; energie-, wärmefreisetzend; Eigenschaft einer chem. Reaktion, bei deren Ablauf Energie in Form von Wärme freigesetzt wird; vgl. endotherm.

Exo|toxine (↑; Tox-*) n pl: s. Toxine.

Exo|tropie (↑; -trop*) f: (engl.) exotropia; syn. Strabismus divergens; Auswärtsschielen; s. Strabismus.

Exo|zytose (↑; Zyt-*) f: (engl.) exocytosis; Form der Sekretion, bei der sekretgefüllte Golgi-Vesikel od. Phagosomen zur Zellmembran* wandern u. deren Inhalt durch Verschmelzen der Membranen nach außen freigesetzt wird; Vork. z. B. bei der Freisetzung von Neurotransmittern; Ggs. Endozytose*.

ex|pansiv (lat. expandere ausbreiten): (engl.) expansive; ausdehnend, verdrängend.

Ex|pektoranzien (Ex-*; Pectus*) n pl: (engl.) expectorants; syn. Expectorantia; auswurffördernde Mittel, verstärken die physiol. Expektoration durch sekretolyt. (Verflüssigung des Bronchialsekrets) od. sekretomotor. (verstärkter Abtransport des Bronchialschleims) Wirkungen; mukolytisch wirkende E. sind z. B. Ambroxol u. Acetylcystein, direkt sekretolytisch wirkt z. B. Kaliumiodid (heute obsolet), ferner gibt es schleimhautreizende od. reflektor. wirkende E. (Saponine od. etherische Öle).

Ex|pektoration (↑; ↑) f: (engl.) expectoration; Aushusten von Sekreten od. Fremdkörpern aus dem Bronchialsystem; vgl. Sputum.

Ex|pektoration, maul|volle (↑; ↑) f: Aushusten großer Sputummengen bei Bronchiektasen*.

Ex|periment, sozial|wissenschaftliches n: (engl.) sociological experiment; experimentelles Verfahren, bei dem eine Kausalhypothese in kontrastierenden sozialen Situationen überprüft wird, wobei diese Situationen einer Kontrolle durch den Versuchsleiter unterliegen; Anw. v. a. in der Erforschung von Gruppenprozessen.

Ex|plantation (Ex-*; lat. plantare pflanzen) f: Entnahme von Körpergeweben od. Körperorganen: **1.** zur Gewebekultur*; **2.** zur Transplantation*; zur Zulässigkeit der E. eines Organs bei Verstorbenen u. Lebenden: s. Organspender, Transplantationsgesetz; **3.** bei Transplantatversagen; bei E. eines transplantierten Herzens od. einer Leber ist eine unmittelbare Retransplantation erforderlich; bei Versagen eines Nierentransplantats kann nach E. die Dialyse-Behandlung wieder aufgenommen werden.

Ex|ploration (lat. explorare erproben) f: Erkundung, Untersuchung; **1.** Bez. für best. körperl. Untersuchungen (z. B. rektale, vaginale E.) i. S. einer Austastung; **2.** Bez. für die eingehende psychiatrische Befragung des Pat. zur Erkundung seiner Lebensgeschichte u. psych. Erlebensweise sowie zur Erfassung psychopathol. Auffälligkeiten; vgl. Anamnese.

Ex|plorativ|laparo|tomie (↑; gr. λαπάρη Weichen, Bauch; -tom*) f: syn. Probelaparotomie*.

Ex|ponential|strom: (engl.) exponential current; syn. Dreieckstrom; Gleichstromimpulse mit langsam ansteigender u. abfallender Intensität (exponential-dreieckförmig) zur Reizstromtherapie; je nach Anw. werden Stromintensität, Impulsdauer u. Pausendauer der Impulsfolgen gewählt. Vgl. Schwellstrom, Elektrotherapie, Impulsstromtherapie, Niederfrequenztherapie.

Ex|position (lat. expositio Aussetzung, Darstellung) f: (engl.) exposure; **1.** Ausgesetztsein gegenüber Umweltbedingungen (z. B. Schadstoffe, Staub, Strahlen, Lärm, Temperatur, Druck); vgl. Disposition; **2.** (röntg.) s. Strahlenexposition; **3.** (verhaltenstherap.) syn. Konfrontation*.

Ex|positions|äqui|valent krebs|erzeugender Arbeits|stoffe (↑; ↑; Äquivalent*) n: Abk. EKA*.

Ex|positions|pro|phylaxe (↑; Prophylaxe*) f: (engl.) exposure prophylaxis; Maßnahmen zur Verringerung der Infektionsgefahr durch die Umwelt, z. B. durch persönl. Hygiene, Lebensmittelhygiene, Beachten der Hygienevorschrift in Bereichen mit Gefahr der Übertragung infektiöser Erkr. (Sanitärbereich, Sauna), Desinfektion*, Isolierung Erkrankter u. deren Kontaktpersonen bzw. Quarantäne*. Vgl. Dispositionsprophylaxe, Infektkette. K. Fie.

Ex|positions|test, wieder|holter offener (↑) m: s. ROAT.

ex|pressiv (lat. exprimere, expressus ausdrücken): (engl.) expressive; ausdrückend, darstellend.

Ex|pressivität (↑) f: (engl.) expressivity; Grad der Ausprägung eines erbl. Merkmals, dem ein einzelnes Gen zugrunde liegt. E. kann von anderen modifizierenden Genen wie auch von Umweltfaktoren beeinflusst sein. Vgl. Genexpression, Penetranz, Krankheiten, genetische.

Ex|primat (↑) n: (engl.) exprimate; das aus einem Organ (Tonsille, Prostata, Mammille) manuell od. instrumentell herausgedrückte Sekret.

Ex|pulsion (lat. expellere, expulsus heraustreiben) f: Austreibung; (zahnmed.) Vorgang des Zahnens; s. Dentition.

Ex|sikkanzien (lat. exsiccare austrocknen) n pl: (engl.) exsiccants; syn. Exsiccantia; austrocknende Mittel.

Ex|sikkator (↑) m: (engl.) exsiccator; luftdicht geschlossener Behälter mit Bodeneinsatz für hygroskop. Stoffe (Calciumchlorid, Siliciumoxid, konzentrierte Schwefelsäure od. Phosphorpentoxid); dient zum Eintrocknen, Austrocknen u. Trockenhalten von Arzneimitteln, Chemikalien u. Bakterienkulturen; verstärkte

Wirkung im luftleeren Raum (Vakuumexsikkator).

Ex|sikkose (↑; -osis*) f: (engl.) exsiccosis; Austrocknung; Abnahme des Gesamtkörperwassers; s. Dehydratation.

Ex|spiration (lat. exspirare herausblasen, aushauchen) f: (engl.) expiration; auch Exspirium; Ausatmung; Ausströmen von Luft aus Lungenalveolen u. Atemwegen inf. intrapulmonaler Druckerhöhung, hervorgerufen durch elast. Rückstellkräfte der Lunge (passiv), bei verstärkter Atemarbeit durch Einsatz der Atemhilfsmuskulatur* (sog. forcierte E.). Vgl. Atmung.

E

Ex|stirpation (lat. exstirpare ausrotten) f: (engl.) extirpation; op. Entfernung eines (erkrankten) Organs, Organteils od. eines gut abgegrenzten Tumors.

Ex|sudat (lat. exsudare ausschwitzen) n: (engl.) exudate; durch Entz. bedingter Austritt v. Flüssigkeit u. Zellen aus d. Blut- u. Lymphgefäßen; je nach Zusammensetzung serös, serös-eitrig, fibrinös, hämorrhagisch (blutig) od. jauchig. E. hat ein höheres **spezif. Gewicht** (über 1,015) als Transsudat*.

Ex|sudation (↑) f: (engl.) exudation; syn. Exsudatio; Ausschwitzung eines Exsudats*.

ext.: Abk. für externus.

Ex|tension (lat. extendere, extensum ausdehnen) f: Streckung; **1.** aktive (mit Hilfe der Streckmuskulatur durchgeführte) od. passive Streckung einer Extremität in einem Gelenk; **2.** therap. E., z. B. kurzfristig während Reposition* einer frakturierten Gliedmaße od. eines luxierten Gelenks bzw. als Dauerextension zwecks Retention; auch zur Entlastung best. Körperregionen bzw. Gelenke (z. B. bei zervikalen od. lumbalen Kompressionssyndromen); s. Extensionsmethoden.

Ex|tensions|methoden (↑) f pl: (engl.) tractions; Verfahren der kons. Frakturbehandlung mit Einwirken axialer Zugkräfte am distalen Frakturfragment zur Neutralisierung gegensinniger Muskelkräfte; **Formen: 1.** Drahtextension*; **2.** Steinmann*-Nagelextension; **3.** Extensionsklammer (Crutchfield*-Klammer, Haloextension*); **4.** Extensionsverband (Streckverband), z. B. als Heftpflasterzugverband bei kindl. Frakturen (Overhead* extension), Hoke*-Gipsverband, Hanging* cast, Rucksackverband*, Glisson*-Schlinge, Rauchfuß*-Schwebe; **5.** Extensionskorsett als orthop. Hilfsmittel zur redressierenden Korrektur einer Skoliose durch passiven Zug (z. B. Milwaukee-Korsett) od. aktive Mithilfe des Pat. (z. B. Ducroquet-Extensionskorsett). **Cave:** Zu hohe Zuglasten u. zu lange Behandlungsdauer verursachen u. U. Distraktion bzw. Pseudarthrose. Vgl. Orthese, Redressement.

Ex|tensor (↑) m: Strecker; z. B. Musculus extensor digitorum.

exterior (lat.): der äußere; äußerlich.

Externa (lat.) n pl: (engl.) external agents; äußerl. anzuwendende Arzneimittel.

ex|ternus (lat.): außen liegend.

Ex|tinktion (lat. extinguere, extinctus auslöschen) f: (engl.) extinction; **1.** (physik.) Formelzeichen E; syn. Absorbanz; logarithmisches Maß für die Schwächung der Lichtintensität durch Absorption* (s. Lambert-Beer-Gesetz) u. Streuung* beim Durchgang durch Lösungen; Messung durch Photometrie* od. Nephelometrie*; **2.** (physiol./psychol.) Erlöschen einer bedingten Reaktion, wenn der bedingte Reiz längere Zeit ohne den unbedingten Reiz dargeboten wird bzw. wenn die Verstärkung* einer Verhaltensweise ausbleibt; vgl. Konditionierung, Lernen; **3.** (neurol.) Nichtwahrnehmen eines Reizes bei gleichzeitigem Auftreten mit einem ähnlichen Reiz; vgl. Neglect.

Ex|tinktions|ko|ef|fizient, molarer (↑) m: (engl.) molar absorbance; syn. molare lineare Absorbanz; Formelzeichen ε (Einheit cm^2/mol); von der Wellenlänge abhängige stoffspezifische Konstante, die der optischen Dichte* einer Lösung mit der Stoffmengenkonzentration 1 mol/l bei 1 cm Lichtweg entspricht. Anw. i. R. des Lambert*-Beer-Gesetzes zur photometr. Bestimmung von Konzentrationen. Vgl. Test, optischer.

Extra-: Wortteil mit der Bedeutung außerhalb, außen; von lat. extra.

Ex|tractum (lat. extrahere, extractum herausziehen) n: s. Extrakt.

Ex|tractum bella|donnae (↑) n: Tollkirschenextrakt; braune, hygroskopische pulverförmige Masse von charakterist. Geruch u. bitterem Geschmack; Einstellung auf den vorgeschriebenen Extraktgehalt (1 g E. b. enthält zw. 13 u. 14 mg Tropanalkaloide, berechnet als Hyoscyamin); **Verw.:** in Kombinationspräparaten v. a. gegen krampfartige Magenbeschwerden; s. Atropa belladonna.

Ex|tractum faecis (↑) n: Bierhefeextrakt; s. Faex medicinalis.

Ex|tractum filicis (↑) n: Farnextrakt; Extrakt aus der Wurzel von Dryopteris filix-mas (Wurmfarn), enthält Filixsäure u. Aspidinofilicin; früher Verw. als Bandwurmmittel.

Ex|tractum opii (↑) n: Extrakt aus Rohopium; eingestellt auf ein Morphingehalt zw. 19,6 u. 20,4%; vgl. Opium.

extra|dural (Extra-*; lat. durus hart): außerh. der Dura* mater liegend; i. e. S. epidural*.

Ex|trakt (Extractum*) m: (engl.) extract; Pflanzenauszug; **Formen: 1.** Fluidextrakt (Extractum fluidum): durch Perkolation hergestellter, gießbarer Drogenauszug, bei dem in einem bis max. zwei Teilen Extrakt die Extraktivstoffe aus einem Teil Droge enthalten sind; **2.** dünner E. (Extractum tenuum): mikrobiol. instabiler, nicht mehr offizineller E. von dickerer, noch fließfähiger Konsistenz; **3.** Dickextrakt (Extractum spissum): mikrobiol. instabile, zähflüssige, plastische Masse, deren Wirkstoffgehalt durch Zusatz indifferenter Hilfsstoffe eingestellt werden kann; **4.** Trockenextrakt (Extractum siccum): durch weiteres Einengen u. Trocknen gewonnener E., der i. d. R. mit einem indifferenten Hilfsstoff auf einen best. Wirkstoffgehalt eingestellt wird. Die Zusammensetzung der Extraktivstoffe ist von der Art des Lösungsmittels (Ethanol-Wasser-Gemische) abhängig.

Ex|traktion (↑) f: (engl.) extraction; Herausziehen; **1.** (gebh.) Herausziehen des Kindes; bei Kopflage durch Vakuumextraktion* od. Zangenextraktion*, bei Beckenendlage mit Hand, Vakuumextraktor od. Zange; halbe E.: s. Manualhilfe; ganze E.: s. Extraktion, manuelle; **2.** (pharmak.) Gewinnung eines Konzentrats mit Hilfe eines Lösungsmittels zur Anreicherung des Wirkstoffs; vgl. Extrakt; **3.** (ophth.) s. Staroperation; **4.** (urol.) s. Schlingenextraktion.

Ex|traktion, manuelle (↑) f: (engl.) total breech extraction; ganze Extraktion; gebh. Handgriffe zur Entw. aus Beckenendlage*, wenn der Rumpf noch nicht (bis zum Schultergürtel) geboren ist. Heute nur noch in Notfällen od. nach innerer

Wendung bei Querlage, da sie die gefährlichste Operation für das Kind ist. Vgl. Manualhilfe.

extra|medullär (Extra-*; Medulla*): (engl.) extramedullary; außerh. des Marks; z. B. extramedulläre Blutbildung*.

extra|mural (↑; lat. murus Mauer): außerh. der Wand eines Hohlraums gelegen; z. B. ein Myom.

extra|peri|toneal (↑; Peritoneum*): außerh. des Bauchfells, jedoch im Bauch gelegen; auch präperitoneal (vor-) u. retroperitoneal*.

extra|pyramidal (↑; gr. πυραμίς Pyramide): (neurophysiol.) außerh. der Pyramidenbahn gelegen, d. h. zum extrapyramidalen System gehörend.

Extra|sy|stolen (↑; Systole*) f pl: (engl.) extrasystoles, premature ventricular contractions; Abk. ES; aktive heterotope Herzrhythmusstörung, bei der außerh. des regulären Grundrhythmus vorzeitig einzeln od. gehäuft Herzaktionen auftreten; **Einteilung: 1.** nach dem Ort der Erregungsbildung: **a)** supraventrikuläre ES (Abk. SVES), ausgehend von Zentren oberh. der Bifurkation des His-Bündels (Sinus-, Vorhof-, AV-ES); EKG-Zeichen: vorzeitig einfallende P-Zacke, QRS-Komplex normal, kompensator. Pausen nur selten; **b)** ventrikuläre ES (Abk. VES): können von allen Teilen der Herzkammermuskulatur ausgehen; führen zu vorzeitiger Kontraktion nur der Kammern; EKG-Zeichen: keine vorausgehende P-Zacke, verbreiterter u. deformierter QRS-Komplex. Einer VES folgt i. d. R. eine kompensator. Pause. Bei Bradykardie finden sich interponierte ES. Vom rechten Ventrikel ausgehende ES zeigen im EKG das Bild des Linksschenkelblocks, vom li. Ventrikel ausgehende das Bild des Rechtsschenkelblocks. Klassifizierung nach Lown: s. Abb.; **2.** nach ihrem Auftreten: vereinzelte, gehäufte u. Salven von ES; folgen dem Normalschlag in konstantem Abstand mehrere ES, besteht eine fixe Koppelung (s. Bigeminie, Trigeminie, Polygeminie); gehen einer Extrasystole regelmäßig zwei Normalschläge voraus, spricht man von 2:1-Extrasystolie, bei drei Normalschlägen von 3:1-Extrasystolie usw. Bei interponierten ES wird die Extrasystole zw. zwei in normalem Abstand auftretende Systolen ohne folgende kompensator. Pause eingeschoben, da die nächste reguläre Erregung vom Sinusknoten nicht mehr in die Refraktärzeit der ES fällt.

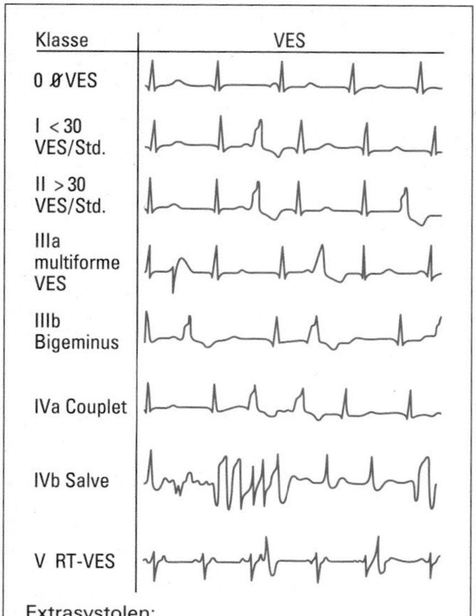

Extrasystolen:
Beispiel entsprechend der Klassifizierung ventrikulärer Rhythmusstörungen nach Lown und Wolf; VES: ventrikuläre Extrasystole; RT-VES: VES als R-auf-T-Phänomen [531]

Extra|systolie (↑; ↑) f: (engl.) extrasystoly; gehäuftes Auftreten von Extrasystolen*.

Extra|töne (↑): (engl.) additional heart sounds; s. Herztöne.

Extra|uterin|gravidität (↑; Uter-*; Graviditas*) f: (engl.) ectopic pregnancy; Abk. EU; ektope Gravidität; Schwangerschaft außerh. der Gebärmutter (sog. Bauchhöhlenschwangerschaft); **Lok.:** Tube (Tubargravidität*, häufigste Form), Eierstock (Ovarialgravidität*), Bauchhöhle (Abdominalgravidität im Peritoneum); **Diagn.:** in den ersten SSW oft schwierig; Verdacht bei Ausbleiben der Menstruation od. bei Blutung nach verlängertem Intervall, einseitigen, wehenartigen Schmerzen im Unterleib, nicht wesentlich vergrößertem Uterus bei positiven (nicht obligat!) Schwangerschaftstests, Blutungen mit Ausstoßung von Dezidua. Ein diffuser Tumor im hinteren Scheidengewölbe weist auf Hämatozelenbildung hin. Ferner HCG-Bestimmung, Ultraschalldiagnostik, Laparoskopie*, ggf. Laparotomie.

Extra|vasat (↑; lat. vas, vasis Gefäß) n: (engl.) extravasation; aus einem Gefäß in das umliegende Gewebe ausgetretene Blut-, Plasma- od. Lymphflüssigkeit.

Extra|version (↑; lat. vertere wenden) f: Bez. für Tendenz zu offenem, entgegenkommendem Verhalten u. Zuwendung zu Außenweltereignissen; i. e. S. Bez. für eine Dimension der Persönlichkeit (C. G. Jung, H. J. Eysenck). Vgl. Introversion, Psychologie, analytische.

Extra|zellular|flüssigkeit (↑; Zelle*): (engl.) extracellular fluid; Abk. EZF; die außerh. der Zelle befindl. Flüssigkeit (Plasma, Lymphe, interstitielles u. transzelluläres Wasser; ca. 25 % des Körpergewichts); vgl. Wasserhaushalt, Flüssigkeitskompartimente (Abb.).

Extra|zellular|raum (↑; ↑): (engl.) extracellular space; Abk. EZR; Raum, in dem sich die Extrazellularflüssigkeit* befindet; die Messung des Volumens des E. erfolgt näherungsweise nach dem Prinzip der Indikatorverdünnung mit Inulin. Vgl. Wasserhaushalt, Flüssigkeitskompartimente.

Extremitäten (lat. extremitas das Äußerste) f pl: (engl.) limbs; Gliedmaßen; Arme u. Beine.

Extremitäten|ableitungen (↑): (engl.) limb leads; s. Elektrokardiographie .

Extremitäten|isch|ämie, kritische (↑; Ischämie*) f: (engl.) critical leg ischemia (Abk. CLI); Durchblutungsstörung bei fortgeschrittenen arteriellen Verschlusskrankheiten, die den Fontaine*-Stadien III u. IV (Ruheschmerz bzw. Nekrosen) entspricht.

Extremitäten|per|fusion, hyper|therme (↑; Perfusion*) f: (engl.) hyperthermic limb perfusion; operativ interventionelles Verf., bei dem nach zentraler Abklemmung u. peripherem Anschluss der großen zuführenden Arterie u. der abführenden Vene einer Extremität über einen extrakorporalen Kreislauf Chemotherapeutika unter lokaler Hyperthermie verabreicht werden; **Anw.:** z. B. zur Ther. eines Weichteilsarkoms. J. Die.

extremus (lat.): äußerst.

Extrinsic-Faktor (engl. extrinsic äußerlich, von außen) m: wenig gebräuchl. Bez. für Cobalamin*, das nur zus. mit dem Intrinsic*-Faktor im Ileum resorbiert werden kann.

Ex|trusion (lat. extrudere, extrusus heraustreiben) f: **1.** (physiol.) Austreibung eines Sekrets aus Drüsenzellen; **2.** (zahnmed.) syn. Expulsion*.

E

Ex|tubation (Ex-*; Tubus*) f: Herausziehen des Tubus aus der Luftröhre nach Beendigung einer Intubationsnarkose od. nach Wegfall der Indikation zur Intubation* u. Beatmung.

ex|uberans (lat.): wuchernd.

Ex|ulceratio simplex (Ex-*; Ulc-*) f: syn. Dieulafoy-Ulkus; akutes, solitäres Schleimhautulkus des oberen Magendrittels als seltene Unterform des Ulcus* ventriculi; entsteht auf dem Boden einer Gefäßanomalie (abnorm großkalibrige, unmittelbar unterh. der Muscularis mucosae verlaufende Arterie); **Sympt.:** lebensbedrohliche art. Blutung bei Arrosion der Gefäßwand; **Ther.:** endoskop. Setzen eines Clip auf den Gefäßstiel od. op. Ulkusumstechung.

Ex|ulzeration (↑; ↑) f: (engl.) ulceration; syn. Exulceratio; Ulzeration; Geschwürbildung, geschwüriger Zerfall; s. Ulkus.

Ex|zision (lat. excidere, excisus ausschneiden) f: (engl.) excision; Ausschneidung von Gewebeteilen ohne Rücksicht auf Organgrenzen od. Gewebestrukturen; vgl. Wundexzision.

Ex|zision, meso|rektale (↑) f: (engl.) mesorectal excision; vollständiges Entfernen des Mesorektums als radikale operative Maßnahme bei Rektumkarzinom (Verbesserung der Progn.); vgl. Karzinom, kolorektales.

Ex|zitation (lat. excitare anregen, erregen) f: (engl.) excitation; Erregung.

EZ: Abk. für **1.** Ernährungszustand; **2.** eineiige Zwillinge.

E-Zellen (Zelle*): (engl.) 1. mammotropes, 2. LE cells; Kurzbez. für **1.** Unterart der azidophilen Zellen im HVL, die Prolaktin* bilden (Endocrinocytus mammotrophicus); vgl. Hypophyse; **2.** Erythematodeszellen; s. LE-Zellen.

EZF: Abk. für **E**xtra**z**ellular**f**lüssigkeit*.

EZR: Abk. für **E**xtra**z**ellular**r**aum*.

F

F: 1. (physik.) Einheitenzeichen für Farad*, Fahrenheit (s. Temperatur), French*; Formelzeichen für Kraft*; 2. (chem.) Symbol für Fluor*; 3. (biochem.) Kurzzeichen für Phenylalanin*.

f: 1. (physik.) Formelzeichen für Frequenz*; 2. Vorsatzzeichen für Femto- (Faktor 10^{-15}).

Fabella (Dim. von lat. faba Bohne) f: inkonstantes Sesambein im M. gastrocnemius oberh. des fibularen Oberschenkelkondylus.

Faber-An|ämie (Knud H. F., Int., Kopenhagen, 1862–1956; Anämie*) f: (engl.) Faber's anemia; syn. Faber-Syndrom, Kaznelson-Syndrom; Form der Eisenmangelanämie* inf. verminderter Eisenresorption bei Achylia* gastrica u. beschleunigter Magen-Darm-Passage; **Sympt.:** hypochrome Anämie, Hautblässe, Nagelveränderungen, Heiserkeit, Dysphagie.

Fab-Fragment n: Kurzbez. für (engl.) **f**ragment **a**ntigen **b**inding, antigenbindendes Fragment; entsteht durch enzymat. Spaltung von Immunglobulinen* mittels Papain.

FAB-Klassifikation f: (engl.) FAB classification; Kurzbez. für **F**rench-**A**merican-**B**ritish-Klassifikation; Einteilung der akuten Leukämien u. der myelodysplastischen Syndrome nach morphol. Kriterien; vgl. Leukämie (Tab.), Syndrom, myelodysplastisches.

Fabry-Syn|drom (Johannes F., Dermat., Dortmund, 1860–1930) n: syn. Angiokeratoma* corporis diffusum.

Face lifting (engl.): (chir.) Straffung der Gesichtshaut durch Exzision von Hautstreifen in den Randpartien des Gesichts (am Haaransatz, vor u. hinter dem Ohr, unter dem Kinn) sowie Mobilisierung u. Raffung der Gesichtshaut innerh. der Subkutis zur Beseitigung von Falten, Hängebacken u. Doppelkinn.

Facette f: (engl.) facet, veneer; zahnfarbene Kunststoff- od. Keramikverkleidung einer Krone od. eines Zahns.

Facett|ek|tomie (Ektomie*) f: (engl.) facetectomy; partielle chir. Abtragung des Processus articularis eines Wirbelkörpers einschl. der Gelenkfacette; z. B. bei Bandscheibenvorfall* im HWS-Bereich.

Facetten|krone: (engl.) veneer crown; Verblendkrone mit zahnfarbenen Kunststoff- od. Keramikfacetten; s. Krone.

Facetten|syn|drom n: (engl.) facette syndrome; Schmerzen in der Lendengegend inf. (unphysiol.) belasteter Wirbelgelenke u./od. verspannter Muskulatur; im Ggs. zum Ischiassyndrom* keine Reizung der Nerven od. -wurzeln; **Ther.:** Entlordosierung (z. B. durch Krankengymnastik) od. op. Facettendenervation.

facialis (lat. facies Gesicht): fazial; zum Gesicht gehörend, Gesichts-.

Facies (lat.) f: Gesicht; (anat.) Flächen von Organen, Regionen nach ihrer Lage zu angrenzenden Teilen u. Richtungen.

Facies ab|dominalis (↑) f: ängstlicher, verfallener Gesichtsausdruck bei akuter Peritonitis.

Facies adenoidea (↑) f: charakterist. Gesichtsausdruck mit offenem Mund u. evtl. Fehlstellung der Schneidezähne bei adenoiden Vegetationen*.

Facies antonina (↑) f: auf Muskelatrophien des Gesichts beruhendes Aussehen der an Lepra* Erkrankten; Ausdruckslosigkeit, Ektropium, Herabhängen der Unterlippe.

Facies articularis (↑) f: Gelenkfläche (der Knochen).

Facies gastrica (↑) f: tiefe Nasolabialfalte bei Magenkrankheiten.

Facies hippo|cratica (↑) f: der Gesichtsausdruck des Sterbenden mit blasser, spitzer Nase, eingesunkenen Augen u. Wangen, graublasser Haut u. kaltem Schweiß auf der Stirn.

Facies leontina (↑) f: s. Lepra.

Facies lunata (↑) f: Mondgesicht; auch Vollmondgesicht; durch Fetteinlagerungen rundlich u. aufgequollen wirkendes Gesicht mit Doppelkinn, schmalen Lidspalten u. evtl. geröteten Wangen; Sympt. z. B. bei Cushing-Syndrom.

Facies mitralis (↑) f: s. Mitralstenose.

Facies myo|pathica (↑) f: sog. Sphinxgesicht; ausdruckslose Gesichtszüge; typ. für best. Formen der Myopathie*.

Facies para|lytica (↑) f: fehlende bzw. ausdruckslose Mimik bei bds. Fazialislähmung*.

Facies per|tussica (↑) f: charakterist. Gesichtsausdruck bei Kindern mit Keuchhusten*; gedunsenes, müdes Aussehen, geschwollene Augenlider, feuchte, glänzende Augen.

Facies scarlatinosa (↑) f: gleichmäßige Rötung der Wangen mit scharf abgegrenzter Blässe des Kinn-Mund-Dreiecks; charakterist. für Scharlach*.

Facies tetanica (↑) f: s. Risus sardonicus.

FACS: Abk. für (engl.) **f**luorescence-**a**ctivated **c**ell **s**orter; Gerät zur automatisierten Durchführung der Immunzytometrie* im Durchflussverfahren.

factitius (lat. factus gemacht): künstlich.

FAD: Abk. für **F**lavin**a**denin**d**inukleotid; s. Flavinnukleotide.

Faden|eiterung: (engl.) stitch abscess; Eiterung, Fistelbildung u. Fadenabstoßung als Folge einer Wundinfektion* im Bereich der Stichkanäle einer chir. Naht*.

Faden|granulom (Granulum*; -om*) n: (engl.) suture granuloma; Fremdkörpergranulom* als Gewebereaktion auf chir. Nahtmaterial.

Faden|pilze: (engl.) hyphomycetes; Hyphomyzeten, Fungi imperfecti; ungenaue u. veraltete Bez. für fädige hyphenbildende Pilze; cave: auch Hefen können Hyphen bilden.

Faden|würmer: Nematodes*.

Faeces (Faex*) f pl: Fäkalien, Kot*.

Fäkal|strepto|kokken (↑; Strept-*; Kokken*) f pl: (engl.) fecal streptococci; Enterokokken, die zus. mit E. coli Indikatoren bzw. Leitkeime für fäkale Kontamination des Wassers mit Darmbakterien sind; F. kommen meist in geringerer

Zahl als E. coli vor, sind aber resistenter gegenüber Chlor als Desinfektionsmittel. Vgl. Kolititer. K. Fie.

fäkulent (↑): (engl.) feculent; kotig, kotartig.

Fälle|verteilungs|gesetz: (engl.) law of case distribution; Ergebnis der allgemeinmed. Epidemiologie*, wonach Menschen, die unter ähnl. Bedingungen leben, Gesundheitsstörungen mit sehr ähnl. Ergebnissen unterworfen sind; davon ausgenommen sind unverbundene Massenerscheinungen (z. B. Epidemien, Kriege). Das F. zeigte z. B. unter dem Einfluss zunehmenden Wohlstands die graduelle Abnahme der Häufigkeit oberflächlicher pyogener Infektionen. R. Bra.

Färbe|in|dex m: (engl.) colour index; aus Hämoglobin u. Erythrozytenzahl ermittelter Quotient zur Angabe des Hämoglobingehalts der Erythrozyten; heute ersetzt durch MCH*.

Färbe|ko|ef|fizient m: syn. MCH*.

Färbe|methode, pan|optische f: s. Pappenheim-Färbung.

Färbung: (engl.) staining; Durchtränkung hämat., histol., zytol. u. bakteriol. Präparate mit Farbstoffen, z. B. mit neutralen (Sudan III), sauren (Eosin, Orange, Pikrinsäure, Säurefuchsin) od. basischen (Fuchsin, Gentianaviolett, Hämatoxylin, Methylenblau, Toluidinblau) Farbstoffen; als **progressive** F. bis zur gewünschten Intensität, als **regressive** F. mit Überfärbung des Präparats u. sog. Differenzierung, d. h. Beseitigung der überschüssigen Farbe durch Auswaschen sowie als **Einfach-** (s. Fettfärbung, Methylenblau-Färbung) od. **Mehrfachfärbung** (s. Kontrastfärbung).

Fäulnis: (engl.) putrefaction; Abbau stickstoffhaltiger Substanzen durch bakt. Enzyme; bes. von Proteinen (Eiweißfäulnis*) unter Entw. von z. T. stinkenden Gasen u. Verbindungen (Indol, Skatol, NH_3, CO_2, H_2, H_2S u. a.) mit teilweise ausgesprochener Giftwirkung (s. Ptomaine); Endstufe der F. ist die **Mineralisierung**: Abbau org. Stoffe zu anorg. Verbindungen (Mineralien) unter Mitwirkung von Bakt. u. Pilzen.

Fäulnis|bakterien (Bakt-*) f pl: (engl.) putrefactive bacteria; Bakt., die den Abbau von Proteinen bewirken (s. Eiweißfäulnis); verhalten sich antagonistisch zu Säurebakterien (vergären Kohlenhydrate) u. Schimmelpilz-Arten (aerobe Vermehrung bei genügender Luftfeuchtigkeit); **Hauptvertreter** der F. sind aerobe Species von Proteus u. Pseudomonas, aerobe Sporenbildner (Bacillus subtilis, Bacillus mesentericus, Bacillus mycoides u. a.) sowie anaerobe Sporenbildner (Clostridium botulinum, Clostridium histolyticum, Clostridium putrificum, Clostridium sporogenes u. a.).

Fäulnis|dys|pepsie (Dys-*; -pepsie*) f: (engl.) dyspepsia secondary to non digested proteins; auf mangelhafter Spaltung u. Resorption von Proteinen im Darm beruhendes Krankheitsbild mit Steigerung der Eiweißfäulnis* im Dünndarm u. im Dickdarm durch Fäulnisbakterien*; **Urs.:** Sekretionsanomalien (Achylia gastrica, Pankreasinsuffizienz), überreichl. Proteinangebot in der Nahrung (z. B. auch bei Behandlung von Gärungsdyspepsie*), vermehrte Entstehung von Proteinen im Darm (Schleim, Eiter bei Entz.; Blut, Zelldetritus bei Tumoren); **Klin.:** zahlreiche, faulig stinkende, alkal., dünne Stühle, die mikroskop. reichl. unverdaute Muskelfasern enthalten.

Fäulnis|produkte n pl: s. Ptomaine.

Faex (lat. faex, faecis) f: Hefe.

Faex medicinalis (↑) f: entbitterte Back- od. Bierhefe von Saccharomyces cerevisiae bzw. carlsbergensis; enthält v. a. Vitamine der B-Gruppe (Thiamin, Riboflavin, Pantothensäure); **Verw.:** getrocknet bei Akne, Furunkulose; als Lyophilisat mit lebenden Zellen zur Behandlung akuter Diarrhöen (Wachstumshemmung fakultativ pathogener Mikroorganismen, Regenerationsförderung der natürl. Darmflora).

Fäzes (↑) f: s. Kot.

Fahey-Technik f: s. Immundiffusion, radiale.

Fåhraeus-Lindqvist-Ef|fekt (Robin F., Pathol., Hämat., Uppsala, geb. 1888) m: (engl.) Fåhraeus' phenomenon; Abnahme der Viskosität* des Bluts in engen Blutgefäßen inf. einer Aneinanderlagerung der Erythrozyten u. einer gleitenden Plasmaumhüllung.

Fahrenheit (Gabriel Daniel F., Phys., 1686–1736): s. Temperatur.

Fahr-Krankheit (Theodor F., Pathol., Hamburg, 1877–1945): (engl.) Fahr's disease; idiopath., nicht arteriosklerotisch verursachte intrazerebrale Gefäßverkalkung bes. im Bereich der Stammganglien; z. T. wahrscheinl. autosomal-dominant erbl. (Genlokus 14q), z. T. inf. fetaler Infektion od. i. R. eines Hypoparathyroidismus* auftretend; **Sympt.:** Kopfschmerz, Sprachstörungen, langsam progrediente Demenz, extrapyramidale Symptome, u. U. tetanische u. epilept. Anfälle, Pyramidenbahnzeichen.

Fahrrad|ergo|metrie (Erg-*; Metr-*) f: (engl.) bicycle ergometry; s. Ergometrie, Belastungselektrokardiographie.

Fahr|tüchtigkeit: syn. Verkehrstüchtigkeit; s. Verkehrsmedizin.

Faktor, anti|hämo|philer m: Abk. AHF; syn. antihämophiles Globulin*.

Faktoren, anti|nukleäre m pl: s. Antikörper, antinukleäre.

Faktoren, bio|trope m pl: (engl.) biotropic factors; auf die Lebewesen einwirkende Umweltfaktoren, z. B. Luftdruck, Temperatur u. Sonnenstrahlung.

Faktoren, kolizino|gene m pl: s. Col-Faktoren.

Faktoren|seren (Sero-*) n pl: (engl.) monovalent antisera; mittels Castellani*-Agglutininabsättigung dargestellte, monospezif. agglutinierende Seren, die zur Typendiagnose versch. Bakterienarten dienen; vgl. Salmonella, Kauffmann-White-Schema.

Faktor, fibrin|stabilisierender m: (engl.) fibrin stabilizing factor; Abk. FSF; Faktor XIII der Blutgerinnung*, der als Transaminase Fibrinmonomere durch Amidbindungen zu Fibrin* vernetzt, so dass ein stabiles, in der extrazellulären Matrix verankertes Blutgerinnsel* entsteht. Vgl. Faktor-XIII-Mangel. J. Har.

Faktor-V-Leiden-Mutation (Mutation*) f: (engl.) factor V Leiden mutation; nach dem Ort der Erstbeschreibung benannte Mutation, die der APC*-Resistenz (in 80 % der Fälle) zugrunde liegt.

Faktor-VIII-Mangel: s. Hämophilie, Willebrand-Jürgens-Syndrom.

Faktor-XI-Mangel: s. PTA-Mangelsyndrom.

Faktor-XIII-Mangel: (engl.) factor XIII deficiency; autosomal-rezessiv vererbter Mangel an fibrinstabilisierendem Faktor*; Genlokus 6p25-p24; **Sympt.:** bei Neugeborenen schwere Nabelschnurblutungen; bei Erwachsenen große Hämatome, Wundheilungsstörungen, zeitversetzte Nachblutungen 2–5 Tage nach einem Trauma, habituelle Aborte, Hämarthrosen, Hirnblutungen, bei männl. Homozygoten Oligospermie u. kleine Hoden; **Ther.:** Substitution mit Faktor-XIII-Konzentrat.

Faktor-V-Mutation f: (engl.) factor V mutation; s. APC-Resistenz.

fakultativ (lat. facultas Möglichkeit): (engl.) facultative; freiwillig, gelegentlich; nach Belieben; Ggs. obligat.

falci|formis (lat. falx, falcis Sichel; -formis*): sichelförmig.

Falci|parum-Mal|aria (↑; ital. mala aria schlechte Luft) f: syn. Malaria* tropica.

Falk-Operation (Paul F., Otol., Homburg/S., 1906–1985) f: Dakryorhinostomie* durch Anlage eines Knochenfensters zur Nase u. Bildung eines septumnah basierenden Nasenschleimhautlappens, der mit der vorderen Tränensackbegrenzung des aufgeklappten Tränensacks vernäht wird.

Fall: (engl.) case; allgemeinmed. Bez. für Gesundheitsstörungen bei einem dem Arzt i. d. R. bekannten Pat., die neu (neuer F.) auftreten od. eine bereits behandelte evtl. chron. Erkr. (sog. alter F.) darstellen; diese Unterscheidung mit entspr. Diagnostik u. Behandlung kann im Einzelfall für den Ratsuchenden lebenswichtig sein.

Fall|fuß: (engl.) foot drop; schlaffe Lähmung des Fußes bei Peroneuslähmung*.

Fall|hand: (engl.) wrist drop; Handstellung beim Versuch Finger u. Handgelenk zu strecken i. R. einer Radialislähmung*.

Fall|kontroll|studie f: (engl.) case control study; retrospektive, einzeitige, nicht bevölkerungsbezogene epidemiol. Studie; z. B. als vergleichende Untersuchung von Pat. mit arteriosklerot. Gefäßerkrankungen u. gesunden Kollektiven (gibt indirekt Aufschluss über die Bedeutung versch. Risikofaktoren).

Fall|neigung: s. Gleichgewichtsstörungen, Schwindel.

Fallopio-Band (Gabriele F., ital. Anat., 1523–1562): Ligamentum inguinale.

Fallopio-Kanal (↑): Canalis* nervi facialis.

Fallopio-Tube (↑) f: Tuba uterina; s. Eileiter.

Fallot-Penta|logie (Etienne L. F., Arzt, Marseille, 1850–1911; gr. πέντε fünf; -log*) f: (engl.) pentalogy of Fallot; syn. Fallot V; Fallot*-Tetralogie in Komb. mit Vorhofseptumdefekt od. offenem Foramen ovale.

Fallot-Tetra|logie (↑; Tetra-*; -log*) f: (engl.) tetralogy of Fallot; syn. Fallot IV; angeb. Herzfehlbildung: **1.** Pulmonalstenose*, meist infundibulär (Infundibulumstenose*) od. kombiniert infundibulär-valvulär u. supravalvulär, in ca. 10 % rein valvulär, im Extremfall als Pulmonalatresie* bzw. (bei Komb. mit Ventrikelseptumdefekt) als sog. Pseudotruncus* aortalis; **2.** Ventrikelseptumdefekt* (Abk. VSD); **3.** nach rechts verlagerte (über dem Ventrikelseptumdefekt reitende) Aorta, in ca. 25 % der Fälle Arcus aortae dexter (s. Aortenbogenanomalien); **4.** Hypertrophie des re. Ventrikels; als zusätzl. Anomalie häufig offenes Foramen ovale od. (in ca. 15 %) Vorhofseptumdefekt (annähernd symptomgleiche sog. Fallot-Pentalogie); **Häufigkeit:** ca. 10 % der angeborenen Herzfehler*, häufigster zyanot. Herzfehler jenseits des Säuglingsalters (75 %). **Hämodynamik:** Der Grad der rechtsventrikulären Ausflussbahnverengung ist maßgebend für den Shunt* durch den großen subaortal gelegenen VSD mit interventrikulärem Druckausgleich: Links-Rechts-Shunt in Ruhe bei relativ geringer Pulmonalstenose als sog. azyanotischer Fallot IV od. (engl.) pink Fallot; hieraus Entw. der klassischen zyanot. Form mit Zunahme der Infundibulumstenose u. des Rechts-Links-Shunts; **Klin.:** ca. 50 % der Neugeborenen sind azyanotisch; z. T. auch frühzeitig ausgeprägte Zyanose* (v. a. an Lippen u. Akren, auch generalisiert), verstärkt bei Anstrengung; kompensator. Polyglobulie* mit Erhöhung des Hämatokrits u. damit u. U. kritischer Zunahme der Blutviskosität (Gefahr von Hirngefäßthrombosen bzw. -embolien), allg. körperliche Entwicklungsstörung, ab dem 2. Lj. Ausbildung von Trommelschlägelfingern* u. Uhrglasnägeln* inf. Hypoxämie, häufig sog. Herzbuckel*; Gefahr des Auftretens lebensbedrohl. hypoxischer Krisen v. a. bei azyanotischem Fallot IV (als mögl. Ursache spast. Verengung der Infundibulumstenose); **Diagn.:** lautes systol. Austreibungsgeräusch im 2.–4. ICR linkssternal (je kürzer umso hochgradiger die Pulmonalstenose); im Rö.-Thorax sog. Holzschuhherz*, helle periphere Lungenfelder inf. Minderdurchblutung, im EKG Zeichen der Rechtshypertrophie; Sicherung der Diagn. durch Echokardiographie, präop. Herzkatheterisierung u. Angiokardiographie; **Ther.:** medikamentös zur Vermeidung hypoxischer Anfälle Propranolol; im Anfall Hockerstellung in Seitenlage im Bett, Morphin u. Sauerstoffzufuhr; Offenhalten des Ductus* arteriosus durch Prostaglandine bei Neugeborenen mit extremer Pulmonalstenose; palliativ Blalock*-Taussig-Operation od. modifizierte aortopulmonale Anastomosenoperation, ggf. Stent-Implantation in den Ductus arteriosus; op. Korrektur als Primäreingriff ab dem 2. Lebenshalbjahr, nach vorangegangener Palliativoperation auch später. Vgl. Fallot-Trilogie.

Fallot-Tetralogie:
1. Pulmonalstenose
2. Ventrikelseptumdefekt
3. nach rechts verlagerte, über dem VSD reitende Aorta
4. Rechtsherzhypertrophie

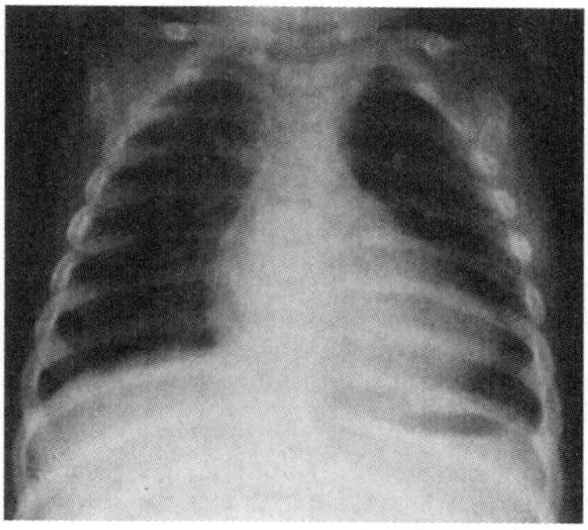

Fallot-Tetralogie:
Röntgenaufnahme des Thorax:
querliegendes Herz mit angehobener Spitze,
helle Lungenfelder [79]

Fallot-Tri|logie (↑; Tri-*; -log*) **f:** (engl.) trilogy of Fallot; kaum noch gebräuchl. Bez. für eine angeb. Herzfehlbildung mit Pulmonalstenose, Vorhofseptumdefekt u. Rechtsherzhypertrophie; Sympt. ähnlich denen bei Pulmonalstenose* mit intaktem Ventrikelseptum; Zyanose inf. des Rechts-Links-Shunts auf Vorhofebene; vgl. Fallot-Tetralogie.

Fall|sucht: umgangssprachl. Bez. für Epilepsie*.

Fall|tür|schnitt: syn. Kulissenschnitt*.

Falsch|gelenk: s. Pseudarthrose.

falsch|negativ: (engl.) false negative; Beschreibung von Testergebnissen, bei denen trotz Vorhandensein einer grundlegenden Änderung der entsprechende Befund negativ ist; vgl. Sensitivität.

falsch|positiv: (engl.) false positive; Beschreibung von Testergebnissen, bei denen der Befund positiv ist, obwohl keine Änderung aufgetreten ist; vgl. Spezifität.

Falsett (ital. falsetto) **n:** s. Stimme.

Falsifikation f: (engl.) falsification; wissenschaftsmethodisches Vorgehen zur Überprüfung von Hypothesen u. Gegebenheiten der Realität mit logischem u. empirischem Beleg- u. Beweischarakter; eine einmal gelungene F. kann ein wissenschaftl. Gesetz od. eine Theorie schlüssig widerlegen; demgegenüber kann mit einer Verifikation* nicht auf alle vergleichbaren, aber nicht untersuchten Situationen geschlossen werden.

Falten|haut: s. Cutis laxa.

Falten|zunge: (engl.) grooved tongue; s. Lingua plicata.

Falx (lat. falx, falcis) **f:** Sichel.

Falx cerebelli (↑) **f:** Kleinhirnsichel; Duraduplikatur zw. den Kleinhirnhemisphären.

Falx cerebri (↑) **f:** Großhirnsichel; von der Crista galli bis zur Protuberantia occipitalis int. reichende Duraduplikatur zw. den Großhirnhemisphären in der Fissura longitudinalis cerebri.

Falx inguinalis (↑) **f:** Leistensichel; sehnige Platte am lateralen Rand des M. rectus abdominis; mediale Begrenzung des inneren Leistenrings.

Falx|meningeom (↑; Mening-*; -om*) **n:** (engl.) falx meningeoma; von der Falx cerebri ausgehendes Meningeom*; vgl. Hirntumoren.

Fam|ciclo|vir (INN) **n:** Virostatikum (Nukleosidanalogon); oral anwendbare Form von Penciclovir*; **Verw.:** zur Früh- u. Akutbehandlung von Herpes genitalis u. Zoster; **Kontraind.:** Schwangerschaft u. Stillzeit, immunsupprimierte Pat.; **UAW:** gelegentl. Kopfschmerz u. Übelkeit, selten psych. Störungen; vgl. Virostatika.

Familien|planung: (engl.) family planning; Geburtenregelung durch den bewusst gesteuerten Einsatz von Meth. der Kontrazeption*, die eine den individuellen Wünschen eines Elternpaars bzw. der Mutter angepasste Kinderzahl u. Regelung der Schwangerschaften entspr. den jeweiligen Lebensumständen ermöglichen soll; vgl. Geburtenkontrolle.

Familien|therapie f: (engl.) family therapy; **1.** i. w. S. Einbeziehung der Angehörigen in die Psychotherapie* durch Fremdanamnese, Angehörigenberatung, Angehörigengruppe* (indirekte F.); **2.** i. e. S. Gruppenpsychotherapie* mehrerer Familienmitglieder. Vgl. Psychotherapie, systemische. E. Fri.

Familien|versicherung: (engl.) family insurance; Leistungen der GKV nach § 10 SGB V an den Ehegatten u. die Kinder von versicherten Mitgliedern unter best. einkommensmäßigen u. a. Beschränkungen, die im wesentlichen mit denen für die Mitglieder identisch sind; Krankengeld wird nicht gewährt. Das sozialrechtl. Konstrukt der F. ist Ausdruck des Solidarprinzips*.

FAMMM-Syn|drom n: Kurzbez. nach (engl.) familial atypical mole-malignant melanome syndrome; syn. Nävusdysplasie*-Syndrom.

Famo|tidin (INN) **n:** Histamin*-H_2-Rezeptorenblocker.

Famulus (lat. Knecht) **m:** Bez. für Medizinstudenten, die in der unterrichtsfreien Zeit ihres Medizinstudiums die nach §§ 1 u. 7 der Approbationsordnung für Ärzte vorgeschriebene viermonatige **Famulatur** an Krankenhäusern, in Arztpraxen od. in bestimmten anderen ärztl. geleiteten Einrichtungen ableisten. Für die Frage, welche Tätigkeiten dem F. übertragen werden dürfen, gelten die allg. Grundsätze für die rechtl. Zulässigkeit der Übertragung ärztlicher Verrichtungen auf nichtärztliches Personal; auch in haftungsrechtlicher Hinsicht ist der F. nichtärztlichem Personal gleichgestellt.

Fanconi-Abderhalden-Syn|drom (Guido F., Päd., Zürich, 1892–1979; Emil A., Physiol., Biochem., Zürich, 1877–1950) **n:** Typ I der Cystinose*.

Fanconi-An|ämie (↑; Anämie*) **f:** (engl.) Fanconi's anemia; syn. Panmyelopathie Fanconi, konstitutionelle infantile Panmyelopathie; Komb. aus aplastischem Syndrom* u. multiplen Fehlbildungen; autosomal-rezessiver Erbmo-

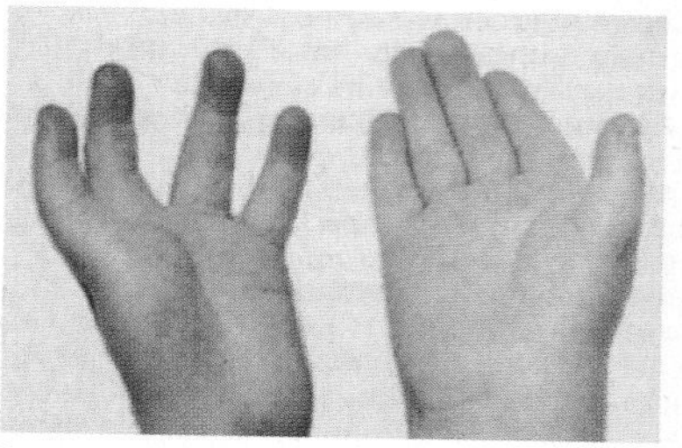

Fanconi-Anämie:
Skelettanomalien der Hände [179]

dus; **Sympt.:** (hämat.) chron., normochrome, makrozytäre Anämie, Leukozytopenie u. Thrombozytopenie, hypoplast., fetthaltiges Knochenmark; Konstitutionsanomalien, v. a. Minderwuchs, Hypogenitalismus, Mikrozephalie, Hypo- od. Aplasie des Daumens u. Radius, Nierenfehlbildungen, fleckförmige Pigmentanomalien der Haut; erhöhte Chromosomenbrüchigkeit; **Ther.:** wie beim aplastischen Syndrom; **Progn.:** mit zunehmendem Lebensalter starke Zunahme bösartiger Erkr., insbes. von Leukämie*.

Fanconi-Debré-Toni-Syn|drom (↑) **n:** s. Debré-Toni-Fanconi-Syndrom.

Fanconi-Hegglin-Syn|drom (↑; Robert M. P. H., Int., Zürich, 1907–1970) **n:** Inf. des Respirationstrakts mit vorübergehend positiver unspezif. Luesserologie (Wassermann-Reaktion); **Err.:** wahrscheinl. Chlamydien; **Klin.:** Krankheitsverlauf schleichend, a- bis subfebril, Husten,

Heiserkeit, BKS mäßig beschleunigt, oft nur geringer Auskultationsbefund; **Diagn.:** (röntg.) fleckig-streifige Herde ohne Prädilektionsstellen, z. T. sehr diskret; Hilusbeteiligung bes. bei Jugendl. häufig; **Progn.:** günstig.

Fanconi-Schlesinger-Syn|drom (↑; Bernard Sch., Päd., London, 1896–1984) n: chronische Form der idiopathischen Hyperkalzämie* inf. zentraler Regulationsstörung des Calcium- u. Phosphatstoffwechsels; **Sympt.:** Beginn meist im 1. Lj. mit Osteosklerose, Nephrokalzinose, Weichteilverkalkungen; kraniofaziale Dysmorphien (Epikanthus, Elfengesicht) u. kardiovaskuläre Veränderungen (supravalvuläre Aortenstenose, periphere Pulmonalstenose), die denen beim Williams*-Beuren-Syndrom entsprechen; **Ther.:** Senkung der Calciumkonzentration im Blut, calciferolarme Ernährung.

Fango (ital. Schmutz, Schlamm) m: Mineralschlamm aus Ablagerungen an Quellen vulkan. Ursprungs (z. B. Eifel-, Pystian-, Abano-Fango); bindet getrocknet u. feinpulverisiert Wasser u. Wärme u. wird kalt, körperwarm od. heiß zu Packungen od. Bädern verwendet; **Anw.:** äußerl. als Analgetikum u. Antiphlogistikum; vgl. Schlammbad.

FAP: Abk. für **f**amiliäre **a**denomatöse **P**olypose*.

Farad (Michael Faraday, Phys., London, 1791–1867) n: SI-Einheit der elektrischen Kapazität* eines Kondensators; Einheitenzeichen F; 1 F = 1 C/V (Coulomb* pro Volt*).

Faradisation (↑) f: s. Impulsstromtherapie.

Farben|ambly|opie (Ambly-*; Op-*) f: (engl.) colour amblyopia; herabgesetztes Differenzierungsvermögen in best. Farbengebieten bei Prüfung des Farbsinns (mittels Anomaloskop); keine eigentliche Farbenfehlsichtigkeit*; vgl. Amblyopie.

Farben|an|omalie (Anomalie*) f: s. Farbenfehlsichtigkeit.

Farben|a|sthen|opie (Asthenie*; Op-*) f: (engl.) colour asthenopia; Farbenschwäche, die sich in rascher Ermüdung des normalen Farbensinns äußert; das Farbunterscheidungsvermögen lässt rasch nach, die Farbunterschiedsschwelle ist nach Anstrengung vergrößert; im ausgeruhten Zustand normales Farbensehen (Nachw. mittels Anomaloskop); vgl. Asthenopie.

Farben|blindheit: (engl.) colour blindness; Achromatopsie, Achromasie; keine Wahrnehmung von Farben, nur Unterscheidung von Helligkeitswerten; **Urs.:** Zapfenaplasie bzw. -dystrophie, Netzhauterkrankungen, Albinismus, Schädigung der opt. Bahnen zw. Retina u. Hirnrinde, Erkr. der Hirnrinde; vgl. Farbenfehlsichtigkeit.

Farben|fehlsichtigkeit: (engl.) defective colour vision; Störung des normalen Farbensehens; **Formen: I. angeborene F.:** rezessiv geschlechtsgebunden vererbt; Vork. gehäuft bei Männern (8 % gegenüber <1 % bei Frauen), beide Augen gleichsinnig betroffen, Sehschärfe normal; **1.** anomale Trichromasie (Farbschwäche): herabgesetzte Empfindlichkeit für Rot (Protanomalie, Rotschwäche), Grün (Deuteranomalie, Grünschwäche; 50 % der Fälle von angeborener F.) od. Blau (Tritanomalie, Blauschwäche; selten); **2.** Dichromasie (partielle Farbenblindheit): Fehlen eines der drei Zapfensysteme, die für eine Farbunterscheidung notwendig sind: **a)** Protanopie (sog. Rotblindheit, Rotgrünblindheit 1. Form), Fehlfarbe ist Rot. **b)** Deuteranopie (sog. Grünblindheit, Rotgrünblindheit 2. Form), Fehlfarbe ist Grün. **c)** Tritanopie (sog. Blaublindheit, Blaugelbblindheit; selten), Fehlfarbe ist Blau. Dichromasie führt zu typischen Farbverwechslungen; spez. bei der Protanopie wird außerdem ein Teil des normalerweise sichtbaren Spektrums nicht wahrgenommen. **3.** Monochromasie: Fehlen von zwei Farbempfindungen; **4.** Achromasie: Farbenblindheit*. **II. erworbene F.:** sek. Störung des Farbensehens z. B. bei Erkr. der zentralen Netzhaut od. des Nervus opticus (Neuritis nervi optici bzw. Intoxikationen), Erkr. der Hirnrinde (z. B. Atrophie des Sehnerven, zentrale Skotome, einseitig bei Ablatio retinae); betroffen sind oft nur Teile des Gesichtsfeldes bei gleichzeitiger Störung anderer Sehfunktionen (Visus, Gesichtsfeld); typisch ist ein relatives Farbenskotom. **Diagn.:** qualitative Prüfung mittels pseudoisochromatischer Tafeln (Stilling*-Tafeln, Ishihara*-Tafeln, Farnsworth*-Panel-D-15-Test) od. quantitativ mit dem Anomaloskop*. Farbenfehlsichtige sind in Abhängigkeit von der Ausprägung der F. für best. Berufe nicht geeignet.

Farben|misch|apparat m: (engl.) colour combination apparatus; opt. Apparat zur Prüfung des Farbensinns durch Mischung von Spektralfarben; s. Anomaloskop.

Farben|schwäche: s. Farbenasthenopie, Farbenfehlsichtigkeit.

Farben|sehen: (engl.) colour vision; Fähigkeit des visuellen Systems zur Wahrnehmung von Farben; die Existenz von drei Rezeptortypen (Zapfen) mit spektralen Absorptionsmaxima bei 420 nm (blau), 530 nm (grün) u. 660 nm (rot) ermöglicht das trichromatische Sehen (Young-Helmholtz-Dreifarbentheorie) entsprechend den Gesetzen der additiven Farbmischung; herabgesetzte Empfindlichkeit od. Fehlen eines od. mehrerer Zapfentypen bedingen Farbenfehlsichtigkeit*; in nachgeschalteten retinalen Neuronen (z. B. Horizontalzellen, bipolare Zellen) werden Rezeptorimpulse zur Steigerung des Farbkontrasts entsprechend der Gegenfarbentheorie (Hering-Theorie) antagonistisch verarbeitet (Blau-Gelb-, Rot-Grün- sowie Hell-Dunkel-Antagonismus); bei Lokaladaptation der Retina entsteht das Phänomen des Nachbildes* in Komplementärfarben.

Farber-Krankheit (Sidney F., Päd., Boston, 1903–1973): syn. Ceramidasemangel*.

Farb|stoff|verdünnungs|methode f: (engl.) dye dilution method; zu den Indikatorverdünnungsmethoden* zählendes Verf. zur Bestimmung von Blutvolumina (z. B. Herzminutenvolumen*, Shuntvolumen* bei Herzfehlern) mittels eines Farbstoffs (z. B. Methylenblau, Cardiogreen). An einer Stelle des Körperkreislaufs wird der Farbstoff injiziert u. nach einer best. Zeit an anderer Stelle seine Konz. photometrisch gemessen. Aus der so ermittelten Farbstoffverdünnungskurve lassen sich die Volumina berechnen. Vgl. Fick-Formel, Thermodilution.

Farfarae folium n: s. Huflattich.

Farmer|lunge: (engl.) farmer's disease; auch Dreschfieber, Drescherkrankheit; durch Inhalation von Pilzsporen (meist Thermoaktinomyzeten) aus verschimmeltem Getreide od. Heu hervorgerufene exogen-allergische Alveolitis*, Form der persistierenden Pneumokoniosen*; BK Nr. 4201.

Farn|kraut|phänomen n: (engl.) ferning; syn. Arborisationsphänomen; unter Östrogeneinwirkung auftretende, sehr charakterist. Bildung von farnkrautähnlichen NaCl-Kristallen im ge-

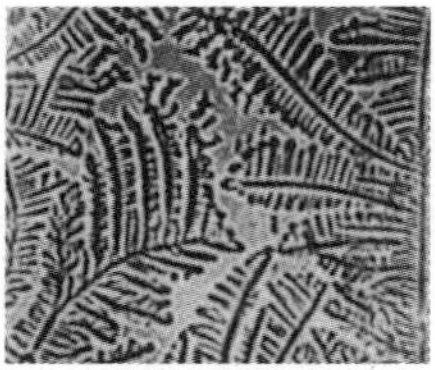

Farnkrautphänomen (Objektträgerausstrich)

trockneten Zervixschleim*, bes. deutlich kurz vor der Ovulation; verschwindet unter Progesteroneinfluss.

Farnsworth-Panel-D-15-Test m: qualitatives Testverfahren zur Diagn. einer Farbenfehlsichtigkeit*, bei dem vom Probanden 15 Farbtöne entsprechend ihrer Ähnlichkeit geordnet werden sollen.

Farn|wurzel: (engl.) fern root; Wurzel von Dryopteris filix-mas (Wurmfarn) zur Herstellung von Extractum* filicis.

Farr-In|dex (Index*) m: Index zur quant. Erfassung des Reifegrads eines Frühgeborenen u. zur Abschätzung des Gestationsalters; vgl. Reifezeichen des Neugeborenen.

Fasc-: auch Fasz-; Wortteil mit der Bedeutung Binde, Band; von lat. fascia.

Fascia (↑) f: s. Faszie.

Fascia axillaris (↑) f: unterer Abschluss der Achselgrube.

Fascia bucco|pharyngea (↑) f: Bindegewebeschicht auf dem M. buccinator, die sich über die Raphe pterygomandibularis auf den M. constrictor pharyngis sup. als Fascia buccopharyngealis fortsetzt.

Fascia cervicalis (↑) f: syn. Fascia colli, Bindegewebeschichten des Halses: **1.** Lamina superficialis: Bestandteil der allg. Körperfaszie, an Manubrium sterni, Clavicula u. Unterkieferrand befestigt, umscheidet M. sternocleidomastoideus, M. trapezius; **2.** Lamina pretrachealis: zw. Mm. omohyoidei (seitl.), Zungenbein (oben) u. hinterem Brust- u. Schlüsselbeinrand (unten) befestigt, umscheidet untere Zungenbeinmuskeln; zw. Lamina superficialis u. pretrachealis befindet sich das Spatium suprasternale; **3.** Lamina prevertebralis: umscheidet tiefe Halsmuskeln, setzt sich in das Bindegewebe des Mediastinums u. der Gefäßnervenscheide der Axilla fort; **4.** Vagina carotica: Scheide um A. carotis comm., V. jungularis int., N. vagus, hat Verbindung zur Lamina pretrachealis.

Fascia clavi|pectoralis (↑) f: die Mm. pectoralis minor u. subclavius umhüllende Bindegewebeschicht, an Proc. coracoideus u. Clavicula befestigt.

Fascia clitoridis (↑) f: Bindegewebeumhüllung des Klitorisschwellkörpers.

Fascia cribrosa (↑) f: siebartig durch Venen u. Lymphgefäße durchlöchertes oberflächl. Blatt der Fascia lata über den Hiatus* saphenus.

Fascia diaphragmatica (↑) f: Bindegewebeschicht der Zwerchfellmuskulatur.

Fascia dia|phragmatis pelvis (↑) f: s. Diaphragma pelvis.

Fascia dia|phragmatis uro|genitalis (↑) f: s. Diaphragma urogenitale.

Fascia endoa|bdominalis (↑) f: syn. Fascia abdominis parietalis; die Bauchwand innen überziehende Bindegewebeschicht.

Fascia endo|pelvina (↑) f: syn. Fascia pelvis parietalis; die Beckenwand (Muskeln, Knochen) innen bedeckende Bindegewebeschicht.

Fascia endo|thoracica (↑) f: syn. Fascia parietalis thoracis; bindegewebige Verschiebeschicht zw. Brustwand u. Pleura parietalis.

Fascia inferior, superior dia|phragmatis pelvis (↑) f: die den M. levator ani unten bzw. oben überziehende Bindegewebeschicht.

Fascia infra|spinata (↑) f: die den M. infraspinatus bedeckende Bindegewebeschicht.

Fascia lata (↑) f: Oberschenkelfaszie.

Fascia masseterica (↑) f: Bindegewebeblatt auf dem M. masseter, geht teils in Fascia parotidea über, zieht teils unter der Parotis zum Jochbogen.

Fascia musculorum (↑) f: bindegewebige Muskelhülle.

Fascia nuchae (↑) f: Fortsetzung der Lamina superf. der Fascia cervicalis am Nacken.

Fascia obduratoria (↑) f: kräftige, den M. obduratorius int. bedeckende Bindegewebeschicht; Teil der Fascia pelvis parietalis.

Fascia parotidea (↑) f: Bindegewebehülle der Glandula parotis; außen teils sehr derb, nach medial (Spatium lateropharyngeum) sehr zart; am Jochbogen befestigt, geht teilweise in Fascia masseterica über, steht unten mit der Lamina superficialis der Fascia cervicalis in Verbindung.

Fascia pectoralis (↑) f: fest auf dem M. pectoralis major verwachsenen Bindegewebehüllschicht; Bestandteil der oberflächl. Körperfaszie; gegenüber dem außen gelegenen Fettgewebe gut verschieblich (Brustdrüse); geht über u. a. in Lamina superficialis der Fascia cervicalis u. Faszia axillaris.

Fascia pelvis (↑) f: Beckenfaszie; ihr parietaler Anteil, Fascia pelvis parietalis, haftet ventral, lateral u. dorsal an der Wand des kleinen Beckens; ihr die Innenseite des M. obturatorius int. überziehender Abschnitt, Fascia obturatoria, bildet einen Teil der Ursprungslinie des M. levator ani. Dieser wird kaudal von der Fascia inferior diaphragmatis pelvis, kranial von der Fascia superior diaphragmatis pelvis bedeckt, die sich als Fascia pelvis visceralis auf die benachbarten Eingeweide, v. a. Mastdarm, Harnblase u. Vagina bzw. Prostata, umschlägt.

Fascia penis (↑) f: derbe, die Schwellkörper umhüllende Bindegewebeschicht des männl. Gliedes.

Fascia perinei (↑) f: überzieht die oberflächlichsten Beckenbodenmuskeln (Mm. transversus perinei superf., ischiocavernosus, bulbospongiosus).

Fascia pharyngo|basilaris (↑) f: membranöser Teil der Schlundwand zw. M. constrictor pharyngis sup. u. Schädelbasis.

Fascia renalis (↑) f: bindegewebige Umhüllung der Capsula adiposa der Niere.

Fascia spermatica ex|terna (↑) f: Fortsetzung der Aponeurose des M. obliquus externus abdominis u. der allg. äußeren Körperfaszie um Samenstrang, Hoden u. Nebenhoden.

Fascia spermatica in|terna (↑) f: Ausstülpung der Fascia transversalis; umfasst Samenleiter, Hoden u. Nebenhoden.

Fascia supra|spinata (↑) **f:** das derbe, den M. supraspinatus bedeckende Bindegewebeblatt.

Fascia temporalis (↑) **f:** Bindegewebedeckung des M. temporalis, zw. Linea temporalis sup. u. Jochbogen; zwei Blätter (Lamina superficialis, prof.) trennen sich über dem Jochbogen u. inserieren an dessen Außen- bzw. Innenrand.

Fascia thoracica (↑) **f:** Bindegewebehülle der Thoraxinnenmuskulatur.

Fascia thoraco|lumbalis (↑) **f:** v. a. im Lendenbereich aponeurotische Bindegewebehülle des M. erector spinae; Lamina post. (superf.): unten an der Crista iliaca, median an den Dornfortsätzen befestigt; Lamina ant. (profunda): von den Proc. costoformia der Lendenwirbel ausgehend, die Hinterfläche des M. quadratus lumborum bedeckend; beide Blätter vereinigen sich am lateralen Rand des M. erector spinae; Ursprung für M. transversus, M. obliquus int. abdominis.

Fascia trans|versalis (↑) **f:** Faszie zw. der Innenfläche der Bauchwand u. dem Peritoneum.

Fasciculi inter|segmentales (lat. fasciculus Bündel) **m pl:** s. Fasciculi proprii medullae spinalis.

Fas|ciculi proprii medullae spinalis (↑) **m pl:** Grundbündel des Rückenmarks; verbinden einzelne Rückenmarksegmente untereinander.

Fas|ciculi rubro|reticulares (↑) **m pl:** Faserzüge zw. Nucleus ruber u. Formatio reticularis.

Fasciculi thalamo|corticales (↑) **m pl:** Bahnen zw. Thalamus u. Großhirnrinde.

Fas|ciculus (lat.) **m:** Bündel; Nerven- od. Muskelbündel; s. a. Tractus.

Fas|ciculus atrio|ventricularis (↑) **m:** s. Erregungsleitungssystem.

Fas|ciculus cuneatus (↑) **m:** s. Burdach-Strang.

Fas|ciculus dorso|lateralis (↑) **m:** s. Lissauer-Randbündel.

Fas|ciculus gracilis (↑) **m:** s. Goll-Strang.

Fas|ciculus inter|fascicularis (↑) **m:** s. Schultze-Komma.

Fas|ciculus lateralis (↑) **m:** s. Plexus brachialis.

Fas|ciculus medialis (↑) **m:** s. Plexus brachialis.

Fas|ciculus opticus (JNA; ↑) **m:** s. Nervus opticus.

Fas|ciculus posterior (↑) **m:** s. Plexus brachialis.

Fas|ciculus retro|flexus (↑) **m:** s. Meynert-Bündel.

Fas|ciculus semi|lunaris (↑) **m:** auch Fasciculus interfascicularis; s. Schultze-Komma.

Fasciitis necroticans (↑; -itis*) **f:** akute Entz. der Faszien unter der Haut mit Gangrän des subkutanen Fettgewebes u. der Muskulatur; **Err.:** Streptokokken der Gruppe A (evtl. Mischinfektion mit Anaerobiern); **Klin.:** Entz., Blasenbildung u. ausgedehnte Nekrosen; stark reduziertes Allgemeinbefinden; **Diagn.:** Anti*-DNase-B-Test positiv; **Ther.:** breite Inzision, Antibiotika (Penicilline, Tetracycline) hochdosiert. Vgl. Erysipel.

Fasciitis nodularis pseudo|sarcomatosa (↑; ↑) **f:** plötzlich auftretender, rasch wachsender, meist solitärer, evtl. schmerzhafter subkutaner Knoten, über dem die Haut verschiebl. ist, bes. an den Unterarmen; nach Wo. bis Mon. spontane Rückbildung; fibroblastische Proliferation unklarer Ätiol.; **DD:** Fibrosarkom.

Fasciola (Dim. ↑) **f:** **1.** (anat.) Bändchen; **2.** (parasitolog.) Gattung endoparasit. Egel (Trematodes*).

Fasciola hepatica (↑) **f:** großer Leberegel; Saugwurm (s. Trematodes) in den Gallengängen von Hauswiederkäuern, selten beim Menschen; Größe ca. 13 mm × 20–30 mm; **Entw.:** über Süßwasserschnecken als Zwischenwirt, in denen die Larve (Mirazidium) zur Sporozyste wird; durch ungeschlechtl. Vermehrungsstadien entstehen Zerkarien, die sich an Pflanzenteile binden u. enzystieren; **Inf.** durch orale Aufnahme von metazerkarienhaltigem Gemüse verursacht Fasziolíasis*, von F. h. durchseuchte Schaf- od. Ziegenleber führt zu Halzoun*. **Vork.:** weltweit (Schaf- u. Rinderzuchtgebiete); beim Menschen bes. in Mittel- u. Südamerika, Südfrankreich, England, Nordafrika; in der Bundesrepublik Deutschland selten; **Nachw.:** **1.** Wurmeiernachweis* im Stuhl, Duodenalinhalt u. Gallensaft; **2.** (serol.) Immunfluoreszenztest, ELISA.

Fasciol|opsis buski (↑; Op-*) **f:** Riesendarmegel (vgl. Darmegel, Trematodes); Größe ca. 10–20 mm × 30–80 mm; gefährl. Darmparasit des Menschen; Err. der Fasziolopsiasis*; **Infektion** durch orale Aufnahme von Metazerkarien* an essbaren Wasserpflanzen u. deren Früchten (Wassernuss, -kastanie); **Vork.:** Süd-, Südost- u. Ostasien; **Nachw.:** Wurmeiernachweis*.

Fasciolosis (↑; -osis*) **f:** Leberegelkrankheit; s. Fasziolíasis.

Faser|jahre: (engl.) fiber years; Maß für die kumulative Asbestfaserstaub-Dosis als Produkt aus mittl. Faserkonzentration in der Luft u. kumulierter Expositionsdauer in Jahren: 1 Faserjahr ≙ 1×10^6 (Jahre × Fasern/m^3); die Verdoppelungsdosis für asbestinduzierte bösartige Lungenerkrankungen (doppelte Erkrankungsanzahl im Vergleich zur übrigen Bevölkerung) beträgt 25 Faserjahre. Vgl. Asbestose. E. Str.

Faser|knorpel: (engl.) fibrous cartilage; zellarmer Knorpel*, dessen Interzellularsubstanz aus kollagenen Faserbündeln besteht, die nur in unmittelbarer Nähe der Zellen durch Grundsubstanz maskiert sind; **Vork.:** Symphysenknorpel, Disci, Menisci, Gelenklippen.

Fasern: (engl.) fibres; **1.** Bestandteile der Interzellularsubstanz des Bindegewebes*; **a)** kollagene F. (s. Kollagen); **b)** elastische Fasern*; **c)** argyrophile F. (s. Gitterfasern); **2.** F. von Muskeln (s. Muskelgewebe) u. Nerven*.

Fasern, argyro|phile: s. Gitterfasern.

Fasern, cholin|erge: (engl.) cholinergic fibres; Nervenfasern, an deren Synapsen die Erregungsübertragung durch Acetylcholin* erfolgt (fast alle Fasern des Parasympathikus*, präganglionäre u. einige postganglionäre Fasern des Sympathikus*, markhaltige motor. Fasern). Vgl. Nerven, adrenerge.

Fasern, elastische: (engl.) elastic fibres; dehnbare Netze u. Membranen bildende Fasern, die aus einem zentralen Kern aus Elastin* u. einem peripheren Mikrofibrillenmantel bestehen; i. d. R. zus. mit kollagenen Fasern, z. B. in Ligg. flava, Lig. nuchae, Stimmband, elastischem Knorpel, herznahen Arterien (dort Bildung der Membranae fenestratae); finden sich bei mit Zerstörung von Lungengewebe einhergehenden Erkrankungen im Auswurf. S. Bindegewebe.

Fasern, prä|kollagene: s. Gitterfasern.

Faser|staub: (engl.) fibrous dust; arbeitsmed. Bez. für Partikel in Gasen mit jeweils einer Länge von >5 µm u. einem Durchmesser <3 µm, wobei deren Verhältnis (Länge/Durchmesser) >3 ist.

Fass|thorax (Thorax*) **m:** (engl.) barrel-shaped chest; fassförmiger Thorax, typ. für Lun-

F

genemphysem*; starrer Brustkorb ohne Atemexkursionen, untere Thoraxapertur erweitert (epigastr. Winkel größer als 90°), vergrößerter Tiefendurchmesser.

Fastidium (lat.) n: Ekel.

Fastigium (lat.) n: Gipfel, Höhepunkt.

Fasz-: s. a. Fasc-.

Faszie (Fasc-*) f: (engl.) fascia; wenig dehnbare, aus gekreuzt verlaufenden kollagenen Fasern u. elastischen Netzen aufgebaute Hülle einzelner Organe, Muskeln od. Muskelgruppen; allg. Körperfaszien umhüllen die Gesamtmuskulatur des Rumpfs od. der Extremitäten. Die Bez. richten sich nach dem Organ od. der Umgebung.

F

Faszien|naht (↑): (engl.) fasciorrhaphy; s. Nahtmethoden.

Faszien|quer|schnitt (↑): s. Pfannenstielquerschnitt.

Faszien|ruptur (↑; Ruptur*) f: (engl.) fascial rupture; s. Muskelhernie.

Faszien|trans|plantation (↑; Transplantation*) f: (engl.) fascia grafting; nur noch selten angewendete Methode, bei der autologe Faszie (meist aus der Fascia lata) zur Deckung großer Bruchpforten, als Material zur Band- od. Sehnenplastik sowie zur Duraplastik* entnommen wird.

Fasziitis, eosinophile (↑; -itis*; Eosin*; -phil*) f: (engl.) eosinophilic fasciitis; syn. Shulman-Syndrom; seltene Sonderform der Sclerodermia* circumscripta mit akuter Entz. u. nachfolgender Sklerose tiefer Faszien u. der Subcutis, meist an den Extremitäten; **Diagn.:** charakterist. Biopsiebefund (Haut, Faszie, Muskel) mit eosinophilem u. histiozytärem Infiltrat; in der Frühphase Eosinophilie (bis 30 %) im peripheren Blut, beschleunigte BKS; **Ther.:** Glukokortikoide; **Progn.:** günstig; spontane Besserung möglich.

Faszikel (Dim. ↑) m: (engl.) fascicle; Fasciculus; kleine Bündel von Muskel- od. Nervenfasern; seltener auch Bez. für Sehnenzüge.

Faszikulation (↑) f: (engl.) fasciculation; sichtbare, regellose, blitzartige Kontraktion von Muskelbündeln ohne Bewegungseffekt; Vork. als sog. benigne F. ohne pathol. Bedeutung od. bei Schädigung des 2. motorischen Neurons, bes. bei Vorderhornsyndrom*; vgl. Fibrillation.

Faszikulations|potentiale (↑) n pl: (engl.) fasciculation potentials; s. Elektromyographie.

Faszioliasis (↑; -iasis*) f: (engl.) fascioliasis; syn. Fasziolose, Leberegelkrankheit; Befall von Leber u. Gallengängen durch Fasciola* hepatica; Infektion v. a. durch Verzehr metazerkarienhaltiger Wasserkresse; **Sympt.:** Fieber, epigastrische Schmerzen, Müdigkeit, Eosinophilie, Hepatomegalie, evtl. Durchfall u. Gallengangverschluss; **Diagn.: 1.** Wurmeiernachweis* im Stuhl od. Duodenalsaft (gelegentl. werden Eier von Fasciola hepatica u. a. Egeln mit Schafinnereien verzehrt ohne eigentlicher Inf.; Verwechslung mit Eiern von Fasciolopsis od. Echinostoma möglich); häufig durch im Leberparenchym wandernde juvenile Egel bereits Beschwerden vor der Geschlechtsreife, d. h. bevor ein Einachweis möglich ist; **2.** Immunfluoreszenztest, ELISA; **Ther.:** Triclabendazol, Dehydroemetin. Vgl. Halzoun.

Fasziolopsiasis (↑; Op-*; -iasis*) f: (engl.) fasciolopsiasis; syn. Darmegelkrankheit; Befall des Darms mit dem Riesendarmegel Fasciolopsis* buski durch perorale Aufnahme von ungekochten Wasserpflanzen (z. B. Wassernuss); **Sympt.:** inapparent od. Diarrhö, Bauchschmerz, Abmagerung, Aszites; **Diagn.:** Wurmeiernachweis* im Stuhl; **Ther.:** Praziquantel.

Fatty streaks (engl.): Fettstreifen; atherosklerotische Frühläsion, bestehend aus mit Cholesterolester überladenen Schaumzellen, die aus Makrophagen entstanden sind u. sich streifenförmig unter dem Endothel von Arterien anhäufen.

Fauces (lat.) f: Schlund; s. Isthmus faucium.

Faul|baum: (engl.) glossy buckthorn; Rhamnus frangula; Strauch aus der Fam. der Kreuzdorngewächse; Rinde der Zweige u. Stämme (Frangulae cortex) enthält 1,8-Dihydroxyanthracen-Derivate (Glucofrangulin A u. B, Frangulin A u. B), Aglykone (Frangula-Emodin, Chrysophanol, Physcion); **Wirkung:** aktive Sekretion von Elektrolyten u. Wasser in das Darmlumen u. Hemmung ihrer Rückresorption im Colon; dadurch Verstärkung des Füllungsdrucks u. Anregung der Peristaltik; **Verw.** u. **NW:** s. Laxanzien; **Kontraind.:** Ileus, evtl. Schwangerschaft u. Stillzeit.

Faul|brand: umgangssprachl. Bez. für feuchte Gangrän*.

Faul|ecke: s. Angulus infectiosus oris.

Faust|schluss|probe: (engl.) fist clenching sign; Funktionsprüfung zum Nachweis von Durchblutungsstörungen im Bereich der oberen Extremitäten inf. arterieller Verschlusskrankheiten*; wird bei erhobenem Arm die Hand innerh. von 2 Min. 60-mal zur Faust geschlossen u. geöffnet, kommt es bei Vorliegen einer Durchblutungsinsuffizienz zu einer diffusen od. fleckförmigen Abblassung der Handinnenflächen u. Finger u. zum verzögerten Auftreten der reaktiven Hyperämie u. Wiederauffüllung der Venen am herabhängenden Arm. Vgl. Thoracic-outlet-Syndrom, Allen-Test.

Faust|zeichen: (engl.) Hochsinger's sign; s. Tetanie.

Favismus (lat. faba Bohne) m: (engl.) favism; sog. Bohnenkrankheit; bes. Form des X-chromosomal-rezessiv erbl. Glukose*-6-phosphat-Dehydrogenasemangels; verbreitetes Vork. im Mittelmeergebiet. **Klin.:** Nach dem Genuss von Saubohnen (Vicia faba) kommt es innerh. von Std. od. wenigen Tagen zu einer schweren, u. U. lebensbedrohl. hämolytischen Anämie* mit Hämoglobinurie. Die anschl. Regenerationsphase mit Steigerung der Erythrozytenproduktion dauert ca. 20–25 Tage. In dieser Zeit sind die Pat. inf. des größeren Glukose-6-phosphat-Dehydrogenasegehalts junger Erythrozyten gegen weitere Exposition der auslösenden Noxe refraktär. Vgl. Erythrozytenenzymopathien.

Favus (lat. Honigwabe) m: syn. Tinea favosa, sog. Kopfgrind; ansteckende, chron. Pilzinfektion (Dermatophytose), bes. bei Kindern; **Err.:** Trichophyton schönleinii; **Vork.:** früher oft fam. gehäuft (sog. Erbgrind), heute v. a. in Ländern des östl. Mittelmeerraums, Vorderasien u. Afrika; **Sympt.:** schwefelgelbe, bröckelige, schüsselförmig gedellte Schildchen (Scutula) auf dem behaarten Kopf, penetranter Geruch, narbige Alopezie; **Diagn.:** mikroskop. u. kultureller Pilznachweis in Hautschuppen, Skutula u. Haarstümpfen; in Kultur typische sog. Kronleuchterhyphen; **Ther.:** Griseofulvin.

Fawcett-Plaques (Edward F., Anat., Bristol, 1867–1942; frz. plaque Platte, Schildchen) f pl: (engl.) Fawcett's plaques; kleinste Teleangiektasien an den Fingerbeeren bei Osler*-Rendu-Weber-Krankheit.

Fazialis|de|kom|pression (Facies*; De-*; Kompression*) f: (engl.) facial nerve decompression; chir. Freilegung des N. facialis im Canalis facialis; **Ind.**: ischämisch bedingte Fazialislähmung*, Melkersson*-Rosenthal-Syndrom, Fazialislähmung nach Schädelbasisfrakturen*.

Fazialis|kon|traktur (↑; Kontrakt-*) f: (engl.) contracture of facial muscles; Dauerkontraktion der vom N. facialis versorgten Muskeln, v. a. nach Fazialislähmung*.

Fazialis|krampf, tonischer (↑): syn. Spasmus* facialis.

Fazialis|lähmung (↑): (engl.) facial palsy; auch Fazialisparese; **Formen: 1. periphere F.**: schlaffe Lähmung aller vom N. facialis (VII. Hirnnerv) innervierten Muskeln; **Urs.**: meist idiopathische Mikrozirkulationsstörung im Fazialiskanal im Schläfenbein mit nachfolgendem Ödem, Ischämie u. venöser Abflussstörung; evtl. auch durch Virusinfektion (z. B. Zoster oticus) ausgelöst; selten Lyme-Borreliose, akute od. chron. Otitis, Raumforderung im Bereich des Felsenbeins (Epidermoid, Neurinom), Parotistumor; **Sympt.**: einseitig unvollständiger Lidschluss (Bell*-Phänomen), Herabhängen des Unterlids, verstrichene Nasolabialfalte, Stirnrunzeln nicht möglich; häufig auch Hyperakusis (Parese des M. stapedius), Geschmacksstörungen im Bereich der vorderen zwei Drittel der Zunge (Chorda tympani) u. Störungen der Tränensekretion (Ggl. geniculi); bei Defektheilung evtl. pathol. Mitinnervation anderer Gesichtsmuskeln (vgl. Ephapse), Fazialiskontraktur, selten Krokodilstränenphänomen*; **Diagn.**: Blinkreflex, Elektromyographie, Magnetstimulation; in 80 % der Fälle Leitungsblock (Neurapraxie) mit guter Progn.; in 20 % Axondegeneration (Axonotmesis); **Ther.**: bei idiopathischer F. Glukokortikoide, Ther. der Mikrozirkulationsstörung (Hämodilution); bei Axondegeneration evtl. Nervendekompression; **2. zentrale F.**: Störung der mimischen Muskulatur v. a. im Mundbereich; Stirnrunzeln (meist) möglich; **Urs.**: Schädigung im Bereich des Gyrus precentralis (zentrale F.) bzw. des Tractus corticonuclearis (supranukleäre F.) v. a. durch Hirntumoren od. vaskuläre Prozesse.

Fazialis|lähmung, angeborene (↑): (engl.) congenital facial palsy; ein- od. beidseitige Lähmung des N. facialis; häufig zus. mit anderen Hirnnervenlähmungen, Augen- u. Ohrfehlbildungen; vgl. Moebius-Kernaplasie.

Fazialis|zeichen (↑): syn. Chvostek*-Zeichen.

Fazilitation, proprio|zeptive neuro|muskuläre (lat. facilitas Leichtigkeit) f: (engl.) proprioceptive neuromuscular facilitation; Abk. PNF; syn. Kabat*-Methode.

FBA: Abk. für **F**etal**b**lut**a**nalyse; s. Mikroblutuntersuchung des Fetus.

Fc-Fragment n: Kurzbez. für (frz.) **f**ragment **c**rystalline; s. Immunglobuline.

FCKW: Abk. für **F**luor-**C**hlor-**K**ohlen**w**asserstoffe; s. Halogenkohlenwasserstoffe.

FDA: Abk. für (amerikan.) **F**ood* and **D**rug **A**dministration.

Fe: chem. Symbol für Eisen*.

FEBK: Abk. für **f**reie **E**isen**b**indungs**k**apazität*.

febril (Febris*): (engl.) febrile; fieberhaft.

Febris (lat.) f: Fieber*.

Febris biliosa (↑) f: mit Ikterus* verbundenes Fieber, z. B. bei Rückfallfieber* od. als sog. Schwarzwasser-Fieber bei Malaria* tropica.

Febris gastrica (↑) f: auch Febris enterica, sog. gastrisches Fieber; leicht verlaufender Typhus* abdominalis.

Febris herpetica (↑) f: s. Ephemera.

Febris inter|mittens (↑) f: intermittierendes Fieber; s. Fieber.

Febris medi|terranea (↑) f: familiäres Mittelmeerfieber* u. Maltafieber (s. Brucellosen).

Febris puerperalis (↑) f: Puerperalfieber*.

Febris quartana (↑) f: s. Malaria quartana.

Febris quintana (↑) f: syn. wolhynisches Fieber*.

Febris quoti|diana (↑) f: tägliche Fieberschübe bei Malaria* mit gleichzeitiger Inf. durch mehrere Plasmodien-Generationen mit versch. Entwicklungsrhythmus.

Febris re|currens (↑) f: s. Rückfallfieber.

Febris rheumatica (↑) f: rheumatisches Fieber*.

Febris tertiana (↑) f: s. Malaria tertiana.

Febris traumatica (↑) f: Wundfieber; s. Resorptionsfieber, Sepsis.

Febris typhoides (↑) f: s. Typhus abdominalis.

Febris undulans (↑) f: wechselndes Fieber mit langer Periodizität, z. B. als Pel*-Ebstein-Fieber od. bei Bang-Krankheit (s. Brucellosen).

Febris urethralis (↑) f: s. Katheterfieber.

Febris uveo|parotidea Heerfordt (↑) f: syn. Heerfordt*-Syndrom.

Febu|prol (INN) n: Choleretikum; **Ind.**: Störungen des Galleflusses u. der Galleproduktion; **Kontraind.**: Tumoren des Magen-Darm-Trakts, chron. od. entzündl. Leber- u. Darmerkrankungen.

Fechner-Gesetz (Gustav T. F., Phys., Leipzig, 1801–1887): (engl.) Fechner's law; neurophysiol. Regel, nach der die Stärke der Empfindung proportional dem Logarithmus der Reizstärke wächst.

Fechter|stellung: (engl.) 1. oblique projection, 2. guard position; **1.** (röntg.) Bez. für den Strahlengang im 1. schrägen Durchmesser (von links hinten nach rechts vorn); vgl. Boxerstellung;

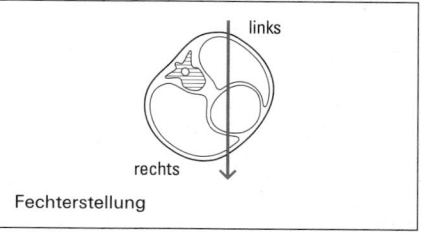

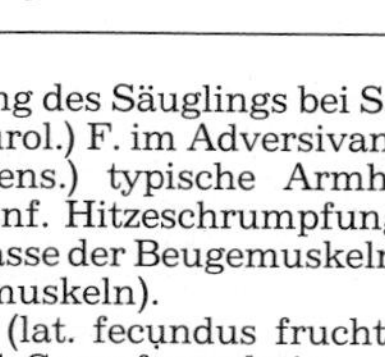

Fechterstellung

2. (päd.) Haltung des Säuglings bei Säuglingstoxikose*; **3.** (neurol.) F. im Adversivanfall; s. Epilepsie; **4.** (forens.) typische Armhaltung bei Brandleichen inf. Hitzeschrumpfung der Muskulatur (die Masse der Beugemuskeln überwiegt die der Streckmuskeln).

Fecundatio (lat. fecundus fruchtbar) f: Befruchtung*; vgl. Superfecundatio.

Fede-Riga-Geschwür (Francesco F., Päd., Neapel, 1832–1913; Antonio R., Arzt, Neapel, 1832–1919): (engl.) Fede's disease, Riga's ulcer; sog. Keuchhustengeschwür; v. a. bei Kindern mit Keuchhusten* vorkommende Ulzeration am Zungenbändchen, die durch Einreißen od. Reibung an den unteren Schneidezähnen bei häufigem Husten mit herausgestreckter Zunge entsteht.

Feedback-Aktivierung: s. Rückkopplung.

Feedback-Mechanismus (engl. feedback Rückkopplung) m: s. Regelkreis, Rückkopplung.

Feeder cells (engl. Fütterzellen): Stammzellen der Blutbildung*, die nur in Richtung einer Blutzellinie entwicklungsfähig sind u. die nachgeordneten Proliferationsspeicher auffüllen.

Feed|forward-Aktivierung: (engl.) feedforward activation; biochem. Regulationsmechanismus, bei dem ein Metabolit das ihn verbrauchende Enzym aktiviert; z. B. aktiviert Glukose-6-Phosphat die Glykogensynthetase; vgl. Rückkopplung.

Feeding on demand (engl.): Stillen* nach Bedarf, Füttern auf Verlangen; Brusternährung des Säuglings nach dessen Bedürfnissen, d. h. ohne feste Anlegezeiten; aus psychosomat. Sicht günstig für das Fürsorgeverhalten der Mutter u. zur Vermeidung diffuser Ängste beim Neugeborenen durch schnelle Befriedigung von Triebbedürfnissen (Hunger).

Feer-Re|aktion (Emil F., Päd., Zürich, 1864–1955) f: (engl.) systemic reaction with tuberculin testing; die Allgemeinreaktion i. R. der Tuberkulinreaktion*.

Feer-Selter-Swift-Krankheit (↑; Paul Se., Päd., Solingen, 1866–1941; H. Sw., Arzt, Adelaide, 1858–1937): syn. Akrodynie*.

Fegeler-Syn|drom (Ferdinand F., Dermat., Hamburg, geb. 1920) n: Auftreten von Naevus* flammeus u. Teleangiektasien mit Hyperästhesie nach Verletzungen insbes. im Versorgungsgebiet des N. trigeminus.

Fehl|bildung: (engl.) malformation; Entwicklungsfehler einzelner bzw. mehrerer Organe od. Körperabschnitte, der auf eine Störung der intrauterinen Entw. zurückzuführen ist.

Fehl|bildung, ano|rektale: (engl.) anorectal malformation; angeb. Fehlen der Analöffnung (hohe od. tiefe Analatresie) od. des Rektums (Rektumatresie) inf. Fehlbildung des Enddarms während der Differenzierung der primitiven Kloake mit Darmhypoplasie od. persistierender Analmembran; z. T. in Komb. mit rektourethraler, -perinealer, -vesikaler (bei weibl. Individuen auch -vaginaler) Fistel u. Dystopie der Analöffnung (Anus vestibularis im Vestibulum vaginae, Anus perinealis am Damm) sowie Fehlbildungen anderer Organe (bes. des Urogenitaltrakts); symptomatisches Vork. auch i. R. des VATER*-Syndroms, des Katzenaugensyndroms* u. bei Sirenomelie*; **Klin.:** fehlendes Analgrübchen, tiefer Dickdarmileus, fehlende peranale Mekoniumentleerung (DD: Mekoniumpfropf), Mekonium- od. Luftabgang aus Harnröhre bzw. Vagina; **Diagn.:** Röntgendiagnostik in Kopftieflage (aufsteigende Darmgase bis vor der Stenose sichtbar), Ultraschalldiagnostik; **Ther.:** operativ, bei hoher (supralevatorischer) Rektumatresie Durchzugoperation (Rehbein*-Operation); **Sonderform:** Analstenose (Einengung des Anus), i. d. R. durch Bougieren therapierbar.

Fehl|bildung, kon|genitale: (engl.) congenital malformation; kongenitale, grobstrukturelle Abnormität; persistente Abnormität einzelner od. mehrerer Organe, die auf eine Störung der intrauterinen Entw. (während der Organogenese) zurückzuführen ist; ein Teil (möglicherweise die überwiegende Zahl) solcher Fehlentwicklungen hat offenbar endogene Urs. (spontane Entgleisungen der Entw., spontane Mutation* in den beteiligten Keimzellen od. Keimzellmutation in vorhergehenden Generationen), ein weiterer (wahrscheinlich geringer) Teil ist auf exogene Urs. (Medikamente, chem. Substanzen, Virusinfektionen, ionisierende Strahlung) zurückzuführen. Die genet. bedingten Fehlbildungen sind von den exogen verursachten (s. Phänokopie) oft nicht zu unterscheiden. Defekte an inneren Organen (angeb. Herzfehler, Nierenfehlbildungen usw.) sind nur bei ausgeprägter funkt. Konsequenz bereits bei der Geburt zu erkennen. Häufig treten k. F. in charakterist. Komb. an versch. Organsystemen auf (sog. Fehlbildungssyndrome). Vgl. Embryotoxizität, Spontanrate.

Fehl|bildungs|kom|plex, oro|akraler m: (engl.) glosso-palatine-ankylosis syndrome; syn. Hanhart-Syndrom, Ankyloglossum-superius-Syndrom; meist sporadisch heterogen auftretende Fehlbildungskombination mit versch. Zahndefekten, hypoplastischen Kieferknochen, Zungenverwachsungen, Fazialislähmung, Peromelie u. Synbrachydaktylie; normale Intelligenz.

Fehl|bildungs|syn|drome n pl: (engl.) malformation syndromes; syn. Polyphänie; häufig bereits im frühen Säuglingsalter erkennbare, charakterist. Kombinationen kongenitaler Fehlbildungen an versch. Organsystemen; s. Fehlbildung, kongenitale; vgl. Krankheiten, genetische.

Fehl|bildungs- und Re|tardierungs|syn|drome n pl: (engl.) malformation and retardation syndromes; zusammenfassende Bez. für Kombination von zwei od. mehr klin. Symptomgruppen mit obligater geistiger Entwicklungsstörung; Versuch der Zuordnung zu einer jeweiligen einheitl. ätiol. **Einteilung** in Genmutationen (s. Mutation), Chromosomenaberrationen*, exogen bedingte bzw. idiopathische Syndrome.

Fehl|bildung, vaginale: (engl.) vaginal malformation; isoliert od. kombiniert mit Anomalien des Uterus (s. Uterusfehlbildung) bzw. des Harntrakts vorkommende Hemmungsfehlbildung der Vagina*; **Formen: 1.** Aplasia vaginae: Agenesie* der Vaginalplatte; s. Rokitansky-Küster-Hauser-Syndrom; **2.** Atresia vaginae: Ausbleiben der Kanalisierung, betrifft meist den oberen Abschnitt der Vagina; **3.** Vagina septa: vollständige bzw. unvollständige (subsepta) Septierung bei unvollkommener Verschmelzung der Müller-Gänge; Längs- od. Querseptierungen sind möglich. Ein median verlaufendes Septum kann ein Kohabitationshindernis sein, lateral verlaufende können unbemerkt bleiben (evtl. Geburtshindernis); bei einer Vagina subsepta sind Koitus, Schwangerschaft u. vaginale Geburt i. d. R. möglich.

Fehl|formen|rate: (engl.) percentage of malformed spermatozoa; prozentualer Anteil fehlgebildeter Spermien im Ejakulat; s. Sperma-Untersuchung.

Fehl|geburt: s. Abort.

Fehling-Lösung (Hermann v. F., Chem., Stuttgart, 1812–1883): (engl.) Fehling's solution; Reagens zum qual. Nachweis reduzierender Verbindungen; schwaches Oxidationsmittel, besteht zu gleichen Teilen aus einer wässrigen Kupfersulfatlösung u. alkal. Weinsäurelösung; die an Weinsäure komplex gebundenen Cu^{2+}-Ionen werden durch Verbindungen mit Aldehyd- u. Alphahydroxyketongruppen reduziert, rotbraunes Cu_2O fällt aus. **Verw.:** z. B. Nachweis von Glukose im Harn.

Fehl|leistung: (engl.) dysfunction; (psychoanalyt.) unbeabsichtigt fehlerhafte Handlung

(z. B. Versprechen, Verschreiben), die auf einen unbewussten psych. Konflikt hinweisen soll. Vgl. Psychodynamik.

Fehl|sichtigkeit: s. Ametropie, Farbenfehlsichtigkeit.

Fehl|wirt: (engl.) accidential host; Bez. für eine Wirtsspecies, in der sich eingedrungene Larvenstadien von Helminthen: **1.** nicht weiterentwickeln können u. nach einiger Zeit absterben (z. B. der Mensch für Larven von Ankylostoma als Larva* migrans od. für Zerkarien als Err. der Zerkariendermatitis*); **2.** weiterentwickeln, eine Übertragung auf den Endwirt jedoch nicht möglich ist (z. B. Befall mit Finnen von Echinococcus u. mit Trichinella spiralis) bzw. Protozoen nicht auf einen nächsten Wirt übertragen werden können (z. B. Toxoplasma gondii).

Fehr-Syn|drom (Oskar F., Ophth., Berlin, 1871–1959) n: (engl.) Fehr's dystrophy; syn. fleckige Hornhautdystrophie; autosomal-rezessiv erbl. Form der Hornhautdystrophie* mit Mukopolysaccharidablagerungen; **Sympt.**: von Kindheit an zunehmende Sehbeeinträchtigung bis hin zur rudimentären Hell-Dunkel-Wahrnehmung im 40.–50. Lebensjahr.

FEIBA: Abk. für (engl.) **f**actor **e**ight **i**nhibitory **b**ypassing **a**ctivity; nicht genau charakterisierter Bestandteil des Prothrombin-Komplex-Konzentrats aus humanem Plasma (enthält Blutgerinnungsfaktoren VII, IX, X, IXa u. an Phospholipid gebundenen Faktor VIIa); Verw. in angereicherter Form zur Ther. der Hemmkörperhämophilie*.

Feig|warzen: s. Condylomata acuminata.

Feil-Krankheit (André F., Neurol., Paris, geb. 1884): s. Klippel-Feil-Syndrom.

Fein|nadel|bi|opsie (Bio-*; Op-*) f: (engl.) fine needle biopsy; diagn. Verf., bei dem mit Hilfe einer dünnen Hohlnadel (z. B. Menghini-Nadel) durch Aspiration Zellmaterial zur zytol. Untersuchung (Punktionszytologie*) entnommen wird; ggf. gezielt unter Ultraschallkontrolle; vgl. Leberbiopsie, Prostatabiopsie.

Feiung, stille: (engl.) occult immunization; Immunität* nach inapparent verlaufener Infektion.

Fel (lat.) n: Galle.

Felbamat (INN) n: Antieleptikum; **Ind.**: Lennox*-Gastaut-Syndrom; **Kontraind.**: Blutbildungs- u. Leberfunktionsstörung, Schwangerschaft u. Stillzeit; vgl. Antiepileptika.

Feld: (engl.) field; (physik.) Raum, in dem Kräfte wirken; **1.** elektrisches F.: Raum zw. pos. u. neg. geladenen Elektroden; **2.** magnetisches F.: Raum zw. Nord- u. Südpol eines Magneten; **3.** homogenes F.: Feldlinien gleicher Dichte verlaufen parallel, z. B. zw. den Platten eines Plattenkondensators. G. Spr.

Feld|block: (engl.) field block; Infiltrationsanästhesie* im Bereich des Operationsgebiets.

Felderung: (engl.) mosaic pattern; (gyn.) syn. Mosaik; atypischer, verdächtiger Befund i. R. einer Kolposkopie*: iodnegative unregelmäßig angeordnete, kleine weißlich-gelbe Felder atypischen Epithels (Hyperkeratosen) im Schleimhautniveau (zarte F.) od. darüber hinausgehend (grobe F.), die durch rötl. Linien (Kapillarsprossen) voneinander getrennt sind; Probeexzision zum Ausschluss eines Zervixkarzinoms* bei grober F.; vgl. Punktierung, Leukoplakie.

Feld|fieber: (engl.) field fever; Schlamm- u. Erntefieber, Erbsenpflückerkrankheit; epidem. Infektionskrankheit in überschwemmten Gebieten; **Err.**: versch. Bakt. der Gattung Leptospira*; bei **F. A:** Leptospirosis grippotyphosa u. Leptospirosis australis; bei **F. B:** Leptospirosis sejroe, Leptospirosis saxkoebing, Leptospirosis ballum; **Klin.**: grippeähnl. Verlauf, häufig mit Zeichen eines meningealen Syndroms, Episkleritis, evtl. Exanthem. Vgl. Leptospirosen.

Feld|stärke: (engl.) field strength; Kenngröße eines elektr. od. magnet. Feldes*; **1.** elektrische F.: Formelzeichen E; Quotient aus Kraft (F), die auf einen geladenen Körper wirkt, u. seiner elektr. Ladung (Q); $E = F/Q$; SI-Einheit: V/m (=N/C); **2.** magnetische F.: Formelzeichen H; Quotient aus Durchflutung (Θ) u. mittlerer Feldlinienlänge (l); $H = \Theta : l$; SI-Einheit A/m. G. Spr.

Feld|studie f: (engl.) field study; sozialwissenschaftl. Untersuchung, die nicht unter klin. od. experimentellen Bedingungen, sondern in der unbeeinflussten Umwelt der untersuchten Personen durchgeführt wird. Vgl. Studie, epidemiologische.

Felinosis (lat. feles Katzen; -osis*) f: s. Katzenkratzkrankheit.

Fellatio (lat. fellare saugen) f: orogenitaler Geschlechtsverkehr* mit oraler Stimulation des Penis.

Fellchen: (engl.) tuft of hair; abnorme Behaarung der Haut über Spaltbildungen im Bereich der Wirbelsäule, insbes. der LWS; vgl. Spina bifida.

felleus (lat. fel Galle): die Galle betreffend; z. B. Vesica fellea (Gallenblase).

Felodipin (INN) n: gefäßselektiver Calciumantagonist zur Ther. der essentiellen Hypertonie; vgl. Calciumantagonisten.

Felsen|bein: (engl.) petrous bone; Pars petrosa des Schläfenbeins; enthält das Innenohr.

Felsen|bein|aufnahme: s. Stenvers-Aufnahme.

Felsen|bein|frakturen (Fraktur*) f pl: s. Schädelbasisfrakturen.

Felsen|bein|spitzen|syn|drom n: syn. Gradenigo*-Syndrom.

Felsen|gebirgs|fieber: (engl.) Rocky Mountain spotted fever; syn. amerikanisches Zeckenfleckfieber, neuweltliches Zeckenbissfieber; schwere, dem epidemischen Fleckfieber vergleichbare Inf. mit Rickettsia*, die v. a. im Nordwesten der USA, aber auch in Kanada, Brasilien u. Kolumbien vorkommt; **Err.:** Rickettsia rickettsii; Erregerreservoir sind v. a. Mäuse, Hörnchen, Kaninchen, Meerschweinchen, außerdem wahrscheinl. Vögel u. Hunde. **Übertragung:** durch Biss infizierter Schildzeckenarten; **Sympt.:** hohes Fieber, makulapapulöses Exanthem, Nekrosen an Fingern u. Zehen u. a.; **Diagn.:** (mikrobiol.) Erregernachweis durch Tierversuch (Meerschweinchen) od. Eikultur*; (serol.) Weil*-Felix-Reaktion, KBR u. Neutralisationstest*; **Ther.:** Chloramphenicol, Tetracycline; **Proph.:** zweckmäßige Kleidung in Gebieten mit starkem Zeckenbefall; jährlich zu wiederholende Schutzimpfung möglich. Vgl. Rickettsiosen.

Felty-Syn|drom (Augustus R. F., Int., Hartford, 1895–1963) n: Sonderform der rheumatoiden Arthritis* bei langjährigem progressivem Verlauf (<1 % der Pat.); **Sympt.:** Trias aus **1.** seropositiver rheumatoider Arthritis, **2.** Splenomegalie, **3.** Leukopenie (Granulozytopenie, <2000/µl); erhöhte Neigung zu Infektionen, vermehrt andere extraartikuläre Organbeteiligung (Rheumaknoten, generalisierte Lymphadenopathie, Hepatomegalie, vaskulitische Ulzera v. a. der

F

unteren Extremität, Pleuritis, Episkleritis); **Ther.:** im Einzelfall Besserung der Leukopenie durch Basismedikamente (Methotrexat, Gold), GM-CSF (s. CSF) bei Therapieresistenz; bei rezidivierenden schweren Infektionen u. Panzytopenie ist Splenektomie bei ca. 50 % erfolgreich; **DD:** Neoplasien, Sarkoidose, Amyloidose, Tuberkulose u. a. chron. Infektionen; **Progn.:** Spontanremission selten, Kompl. durch gehäufte Infektionen. Vgl. Still-Syndrom.

femininus (lat.): weiblich.

Feminisierung, testikuläre (↑): (engl.) testicular feminization; Form der Intersexualität* mit normalem XY-Karyotyp; **Ätiol.:** Mutation des Androgen-Rezeptor-Gens (Genlokus Xq11-q12); **Formen: 1.** komplette t. F. (syn. Hairless-woman-Syndrom): vollständige Resistenz der Androgenrezeptoren in den Endorganen bei normaler Testosteronkonzentration im Serum; Klin.: weibl. Habitus mit normaler Brustentwicklung, weibl. äußerem Genitale (blind endende Vagina, Fehlen von Uterus, Tuben u. Ovar) u. fehlender Sekundärbehaarung; Abdominal- od. Inguinalhoden ohne Spermatogenese; häufig Leistenbruch; psych. Geschlecht weiblich; **2.** partielle t. F. (syn. Reifenstein-Syndrom): Entw. eines intersexuellen Genitales mit Hypospadie, kleinen Hoden u. Hodenatrophie durch inkomplette Resistenz der Androgenrezeptoren; in der Pubertät Ausbildung einer Gynäkomastie, spärliche Sekundärbehaarung. Je nach Ausprägung der äußeren Geschlechtsmerkmale u. der psychosexuellen Entw. kann eine op. Geschlechtskorrektur entspr. der eingenommenen Rolle vorgenommen werden.

F

femoral (Femur*): femoralis; zum Oberschenkel gehörend.

Femoral|hernie (↑; Hernie*) f: Hernia femoralis; s. Hernie.

Femoralis|lähmung (↑): (engl.) femoral palsy; Lähmung inf. Schädigung des N. femoralis (L_1-L_4); **Urs.:** Trauma, Operation (z. B. Totalendoprothese des Hüftgelenks, Herniotomie), Psoashämatom u. a.; **Sympt.:** Lähmung u. Atrophie des M. quadriceps femoris (Behinderung beim Treppensteigen), Patellatiefstand, Abschwächung des Quadriceps-femoris-Reflexes, Sensibilitätsstörungen an der Vorderseite des Oberschenkels u. der medialen Seite des Unterschenkels, Genu recurvatum; bei hoher Läsion (im Becken) zusätzl. Parese der Hüftbeugung; **DD:** Bandscheibenvorfall (L_3/L_4), proximale diabetische Polyneuropathie (meist mit Schmerzen).

Femto-: Abk. für Dezimalvorsatz zur Kennzeichnung des Faktors 10^{-15} einer Einheit; vgl. Einheiten (Tab.).

Femur (lat.) n: Oberschenkelknochen; Teile: Caput femoris (Oberschenkelkopf, Gelenkkopf für das Hüftgelenk), Collum femoris (Oberschenkelhals), Trochanter major, minor (großer, kleiner Rollhügel), Condylus medialis, lateralis (Kniegelenkwalzen) am distalen Ende.

Femur|fraktur (↑; Fraktur*) f: s. Oberschenkelfraktur.

Femur|kopf (↑): (engl.) head of the femoral bone; Caput femoris.

Fen|camf|amin (INN) n: psychotropes Energetikum mit geringer Kreislaufwirkung; vgl. Psychostimulanzien.

Fenchel: (engl.) fennel; Foeniculum vulgare (Bitterfenchel); Pflanze aus der Fam. der Doldengewächse; Spaltfrüchte (Foeniculi fructus) enthalten etherisches Öl (Anethol) mit sekretolytischer, spasmolytischer, karminativer u. antibakterieller Wirkung; Verw. als Expektorans, Stomachikum, Karminativum.

Fen|dilin (INN) n: nichtselektiver Calciumantagonist, Koronartherapeutikum; **Verw.:** zur Nachbehandlung des Herzinfarkts; s. Calciumantagonisten.

Fenestra (lat.) f: Fenster.

Fenestra cochleae (↑) f: rundes od. Schneckenfenster; an der medialen Wand der Paukenhöhle, durch die bindegewebige Membrana tympanica secundaria verschlossen.

Fenestration (↑) f: s. Fensterungsoperation.

Fenestra vestibuli (↑) f: ovales od. Vorhoffenster; an der medialen Wand der Paukenhöhle, führt in den Vorhof des Labyrinths, verschlossen durch die Fußplatte des Steigbügels.

Fene|tyllin (INN) n: Phenylethylaminderivat mit zentral stimulierenden Eigenschaften (v. a. durch Hemmung der Wiederaufnahme von Katecholaminen); **Ind.:** Aufmerksamkeitsdefizit-Hyperaktivitätsstörung, Antriebsstörungen, Narkolepsie; **Kontraind.:** best. psych. Erkrankungen, Hypertonie, Hyperthyreose, Angina pectoris u. a.; **cave:** Abhängigkeitspotential. Abgabe unterliegt den Bestimmungen des Betäubungsmittelgesetzes; **UAW:** u. a. Schwindel, Schlafstörungen, Herzklopfen, gastrointestinale Störungen, Unruhe, Erregung.

Fen|flur|amin (INN) n: Phenylethylaminderivat mit geringer zentral stimulierender Wirkung, anorektischen Eigenschaften (Wirkung als Serotoninagonist); **Verw.:** über kurze Zeit (4–6 Wochen) als Appetitzügler*; **Kontraind.:** psych. Erkrankungen, Alkohol- u. Medikamentenabhängigkeit u. a.; **UAW:** Sedierung, Kopfschmerz, Schlafstörungen, depressive Verstimmungen u. a.

Fenger-Plastik (Christian F., Chir., Chicago, 1840–1902; -plastik*) f: (engl.) Fenger's plasty; op. Erweiterung einer umschriebenen Ureterstenose* durch Längsspaltung u. Quervernähung meist in Höhe des Ureterabgangs aus dem Nierenbecken. Vgl. Foley-Plastik, Ureterotomie.

Feno|fibrat (INN) n: Clofibrinsäureanalogon; s. Lipidsenker.

Feno|terol (INN) n: Beta-2-Sympathomimetikum, Bronchospasmolytikum; **Verw.:** bei obstruktiven Atemwegerkrankungen, als Tokolytikum; **UAW:** s. Sympathomimetika.

Fen|pro|porex (INN) n: indirekt wirkendes Sympathomimetikum; **Verw.:** als Appetitzügler*; **UAW:** s. Sympathomimetika.

Fenster, aorto|pulmonales: s. Defekt, aortopulmonaler.

Fenster|gips: (engl.) fenestrated plaster; Gipsverband* mit Aussparung z. B. über Wunden.

Fensterung, inter|laminäre: (engl.) interlaminar fenestration; syn. Flavektomie; chir. Resektion des Lig. flavum u. evtl. partielle Resektion der Wirbelbögen (erweiterte i. F., Laminotomie), als op. Zugang v. a. bei Bandscheibenoperation*. Vgl. Laminektomie.

Fensterungs|operation f: (engl.) fenestration; op. Freilegung bzw. Schaffung eines neuen Zugangs; z. B. Herstellung eines neuen Schallwegs zum Labyrinth unter Umgehung des ovalen Fensters bei Otosklerose durch Eröffnung des lateralen Bogengangs (Tympanoplastik* Typ V).

Fen|tanyl (INN) n: synthet. Morphinderivat mit kurz andauernder analget. u. atemdepressiver Wirkung; **Verw.:** v. a. in Komb. mit einem Neuroleptikum zur Neuroleptanästhesie* u. balancierten Anästhesie*; transdermal bei starken Schmerzen; **Kontraind.** u. **UAW:** s. Opioide.

Fermente (lat. fermentum Gärungsmittel) n pl: veraltete Bez. für Enzyme*.

Fermium (nach E. Fermi, ital. Phys., 1901–1954) n: Symbol Fm, OZ 100, rel. Atommasse 257; zur Gruppe der Actinoide* gehörendes künstl., radioaktives Element.

Fermo|serum (Fermente*; Sero-*) n: Immunserum, das zur Verringerung der antigenen Eigenschaften von Nicht-Immunglobulinproteinen enzymatisch angedaut wird, wodurch die Gefahr der Sensibilisierung od. einer anaphylaktischen Reaktion herabgesetzt wird; vgl. Hyperimmunglobulin.

Fernandez-Re|aktion f: s. Lepromintest.

Fern|aufnahme: (engl.) teleroentgenogram; Röntgenaufnahme mit großem Fokus*-Film-Abstand zur Verringerung von Projektionsfehlern; z. B. Herzfernaufnahme mit 2 m od. Schädelfernaufnahme mit mind. 1,40 m Fokus-Film-Abstand; vgl. Kephalometrie.

Fern|bestrahlung: (engl.) teleradiotherapy; Bestrahlung mit großem Fokus-Haut-Abstand; z. B. bei Ganzkörperbestrahlungen. Vgl. Strahlentherapie.

Fern|hämatom (Häm-*; -om*) n: (engl.) distant hemorrhage; bei Schädelbasisfrakturen vorkommendes Hämatom fernab von der Bruchstelle; z. B. als Brillenhämatom* od. Hämatotympanon*.

Fern|punkt: (engl.) far point; Punctum remotum; Bez. für den am weitesten vom Auge entfernten Punkt, der auf der Retina noch scharf abgebildet werden kann (liegt beim emmetropen Auge im Unendlichen); vgl. Akkommodation.

Fern|rohr|brille: (engl.) lens loupe; s. Brille.

Ferrein-Fortsätze (Antoine F., Chir., Paris, 1693–1769): (engl.) Ferrein's tubules; Striae medullares corticis renis; Markfortsätze in der Nierenrinde.

Ferri|chlorid|probe f: syn. Fölling*-Probe.

Ferristen n: (engl.) ferristene; Eisen(III)-oxid mit kugelförmigen Trägerpartikeln; Kontrastmittel für die Kernspintomographie*.

Ferritin n: Protein (MG 450 000), das durch Anlagerung von Fe^{2+}-Ionen aus Apoferritin hervorgeht u. neben Hämosiderin* wichtige Speicher- u. Transportform des Eisens* im Organismus ist; Eisenanteil ca. 20 %, entspr. ca. 4000 Eisenionen (im Hämosiderin 30–37 %); aus F. ist Eisen leicht mobilisierbar. **Vork.:** z. B. in Dünndarmschleimhaut, Monozyten-Makrophagen-System u. (in geringer Konz.) im Serum; **Bestimmungsmethoden:** Immunassay; erhöhte Werte z. B. bei Tumoranämie, Infektanämie u. Hämochromatose, erniedrigte Werte bei Eisenmangel. Vgl. Referenzbereiche (Tab.), Transferrin, Tumormarker.

Ferro|chelatase (Ferrum*) f: Lyase, die Fe^{2+} in Protoporphyrin IX einbaut, so dass Häm* entsteht; verminderte Enzymaktivität bei erythropoetischer Protoporphyrie*. Vgl. Porphyrine.

Ferro|kinetik (↑; Kin-*) f: (engl.) ferrokinetic study; Untersuchung des Plasmaeisenumsatzes u. der Eisenutilisation mit radioaktivem Eisen (^{59}Fe); **Ind.:** Diagnostik bei Verdacht auf Eisenmangelanämie*, Nachweis einer pathologischen Erythropoese*. Vgl. Eisenbindungskapazität.

Ferro-Luzzi-Krankheit: (engl.) Ferro-Luzzi disease; epidem. maligne Sepsis; **Sympt.:** Fieber mit Glieder- u. Rückenschmerzen, selten Ikterus u. hämorrhag. Diathese; **Err.:** unbekannt; **Überträger:** Kleiderlaus.

Ferr|oxidase f: s. Caeruloplasmin.

Ferro|zyten (Ferrum*; Zyt-*) m pl: s. Siderozyten.

Ferrum (lat.) n: Eisen*.

Fersen|bein: Calcaneus; s. Ossa tarsi.

Fersen|bein|fraktur (Fraktur*) f: (engl.) calcaneal fracture; Kalkaneusfraktur; **Formen: 1.** axialer Stauchungsbruch durch Sturz aus großer Höhe od. Auffahrunfall (häufig Stück- od. Trümmerfraktur); **2.** knöcherne Abrissfraktur des Achillessehnenansatzes vom Tuber ossis calcanei (sog. Entenschnabelbruch) durch indi-

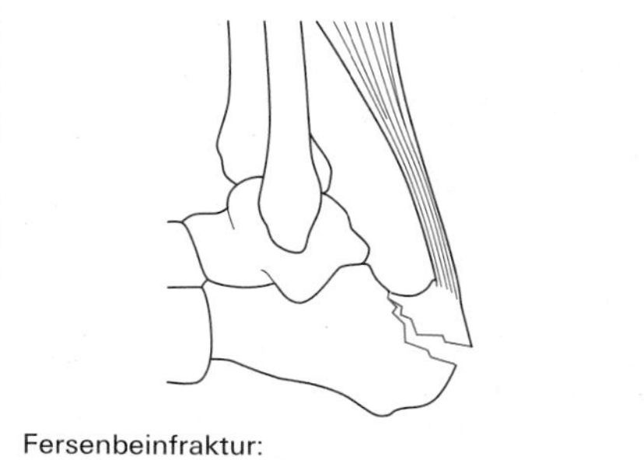

Fersenbeinfraktur: sog. Entenschnabelbruch [448]

rekte Gewalteinwirkung; **Einteilung** (nach Vidal): **Vidal I:** Fraktur ohne Beteiligung des unteren Sprunggelenks (Tuber ossis calcanei, Sustentaculum usw.); **Vidal II:** Fraktur mit Beteiligung des unteren Sprunggelenks ohne wesentliche Dislokation; **Vidal III:** Fraktur mit Destruktion des unteren Sprunggelenks u. abgeflachtem bzw. negativem Tubergelenkwinkel* (zwei Drittel aller F.); **Diagn.:** Rö. (Tubergelenkwinkel abgeflacht od. negativ), CT; **Ther.:** Versorgung von Abrissfrakturen durch Zugschraubenosteosynthese, von Vidal-II-Frakturen v. a. konservativfunkt. (Gipsschiene), von Vidal-III-Frakturen durch osteosynthet. Wiederherstellung der Gelenkkongruenz mit postop. Übungsbehandlung; **Kompl.:** posttraumat. Arthrose od. Fußfehlstellungen, Sehnen-Impingement.

Fersen|schmerz: (engl.) heel pain; syn. Tarsalgie; Symptom bei traumatisch bedingten Veränderungen, Kalkaneussporn* im Bereich der Fußsohle od. Spondylitis* ankylosans am Achillessehnenansatz; vgl. Achillodynie.

Fersen|sporn: s. Kalkaneussporn.

Fertig|arznei|mittel: (engl.) preparation; im voraus hergestellte, abgepackte Arzneimittel (Spezialitäten* u. Generika*) mit charakterist. Aufmachung u. beigelegter Gebrauchsinformation (Packungsbeilage mit Angaben über enthaltene Arzneistoffe, Indikation, Kontraindikation, Dosierung, Hinweise); F. müssen vom Bundesinstitut für Arzneimittel und Medizinprodukte zugelassen sein.

Fertig|nähr|böden: (engl.) prefabricated culture media; vorgefertigte Nährmedien zur In-vitro-Züchtung von Mikroorganismen; **Vorteile:** konstante Qualität durch gleich bleibende Zusammensetzung, Arbeits- bzw. Zeitersparnis; inf. Standardisierung Vergleichbarkeit mikrobi-

F

ol. Untersuchungsergebnisse bei gemeinsamen Studien mehrerer Institute. Vgl. Nähragar, Nährböden, Nährbouillon, Elektivnährböden, DST-Agar, Mueller-Hinton-Agar.

Fertilität (lat. fertilis fruchtbar) f: (engl.) fertility; Fruchtbarkeit, geschlechtl. Vermehrungsfähigkeit; s. Fruchtbarkeitsziffer; vgl. Infertilität.

Fertilitäts|faktor (↑) m: s. F-Faktor.

Fertilitäts|gutachten (↑): (engl.) fertility assessment; syn. andrologisches Gutachten; **1.** Befund zur Zeugungsfähigkeit mit Angaben über anat. Verhältnisse der Samenwege u. Hoden, Spermiogramm (Zahl, Motilität u. Morphol. der Spermien) u. evtl. endokrine Störungen (Hodeninsuffizienz); **2.** F. i. R. der Vaterschaftsfeststellung: s. Abstammungsbegutachtung. V. Sch.

F

Fertilitäts|störung (↑): (engl.) disorder of fertility; Beeinträchtigung der Fortpflanzungsfähigkeit bei Mann u. Frau; **Urs.:** endokrin, genetisch, toxisch, immun., nach Entz. mit Verlegung der Samenwege od. Eileiter, Varikozele. Vgl. Infertilität, Sterilität.

Fest|frequenz|schritt|macher: (engl.) fixed-rate pacemaker; s. Herzschrittmacher.

Fest|körper|de|tektor, digitaler m: (engl.) solid state digital detector; (radiol.) Flachdetektor in Sandwichbauweise, bei dem auf einem Glasträger eine Fotodiodenmatrix (z. B. 3000 × 3000 Dioden) u. auf diese eine Szintillatorschicht aufgebracht ist; auftreffende Röntgenquanten werden im Szintillatormaterial absorbiert u. in Lichtquanten umgewandelt. Diese werden von den Photodioden punktweise erfasst, die entstehenden elektrischen Signale ausgelesen u. in einem Computer gespeichert. Auch amorphes Selen kann als Absorber für die Röntgenquanten verwendet werden. **Anw.:** zur Bilddetektion bei der digitalen Radiographie*.

Fet-: auch Feto-, Föt-; Wortteil mit der Bedeutung das Gezeugte, Leibesfrucht; von lat. fetus.

Fetal|blut|ana|lyse (↑) f: s. Mikroblutuntersuchung des Fetus.

Fetal distress (engl. ↑): syn. intrauterine Hypoxie; fetale Notsituation; Oberbegriff für Gefahren, die dem Kind vor, unter u. kurz nach der Geburt drohen inf. akuter od. chron. Plazentainsuffizienz*, vorzeitiger Plazentalösung*, Nabelschnurvorfall* u. a. Vgl. Risikoschwangerschaft, Depressionszustand des Neugeborenen.

fetalis (↑): zum Fetus* gehörig, fetal.

Fetal|naht|katarakt (↑; Katarakt*) f: (engl.) embryonal cataract; feine bilaterale, stationäre Trübungen der ypsilonförmigen Nähte des Fetalkerns; Vork. z. B. bei Down-Syndrom.

Fetischismus (frz. fétiche Fetisch) m: (engl.) fetishism; spezialisiertes Sexualverhalten*, bei dem best. Objekte, z. B. Körperpartien außerh. der Genitalsphäre (Fuß, Haar), Gegenstände (Kleidungsstücke) od. Materialien (Leder, Gummi), die mit dem Liebesobjekt zusammenhängen bzw. dieses ersetzen, zur geschlechtl. Erregung führen. Vgl. Perversion.

Feto|genese (Fet-*; -gen*) f: (engl.) fetogenesis; pränatale Entw. des Embryos nach der Embryogenese* bis zur Geburt, der ab 61. Gestationstag Fetus heißt; während der F. wächst der gesamte Organismus, Organe differenzieren sich u. werden funktionell aktiv; vgl. Fetotoxizität, Blutkreislauf, Lungenreifung, fetale.

Feto|metrie (↑; Metr-*) f: (engl.) fetometry; sonographische Bestimmung definierter fetaler Körpermaße (z. B. Biparietaldurchmesser, Femurlänge); Abweichungen von den Referenzbereichen weisen auf Plazentainsuffizienz, genet. Störungen, intrauterine Infektionen, diabetische Fetopathie u. a. hin. Vgl. Ultraschalldiagnostik. W. Str.

Feto|pathia (↑; -pathie*) f: Fetopathie*.

Feto|pathia dia|betica (↑; ↑) f: s. Embryofetopathia diabetica.

Feto|pathia rubeolosa (↑; ↑) f: s. Embryopathia rubeolosa.

Feto|pathia toxo|plasmotica (↑; ↑) f: s. Toxoplasmose.

Feto|pathie (↑; ↑) f: (engl.) fetopathy; pränatale Erkr. mit der Folge einer intrauterinen Entwicklungsstörung des ungeborenen Kindes während der Fetogenese*; **Urs.:** intrauterine Inf. (s. Pränatalinfektion, Perinatalinfektion), mütterl. Hormone, Stoffwechselstörungen, Gifte (z. B. Alkohol), Blutgruppenunverträglichkeiten zw. Mutter u. Kind (Morbus* haemolyticus fetalis bzw. Morbus* haemolyticus neonatorum) u. a.; vgl. Erkrankungen, pränatale.

Feto|skopie (↑; -skopie*) f: (engl.) fetoscopy; direkte intrauterine Betrachtung des Fetus mit dem Fetoskop (Spezialendoskop); Abortrisiko 3–5 %, daher weitgehend durch die Ultraschalldiagnostik* ersetzt; Anw. nur noch zur pränatalen Diagnostik (u. Biopsie) seltener, schwer wiegender Hautkrankheiten u. zur Laserverödung von Gefäßen bei fetofetalem Transfusionssyndrom*. W. Str.

Feto|toxizität (↑; Tox-*) f: (engl.) fetotoxicity; Fähigkeit eines Agens zu tox. Wirkung während der Fetogenese*; i. d. R. können in dieser Phase keine grobstrukturellen Fehlbildungen mehr ausgelöst werden, der Keim kann jedoch auch in dieser Periode der Entw. geschädigt werden mit u. U. letaler Wirkung, Wachstumsretardierung, transplazentarer Kanzerogenese* u. funkt. Defekten, die sich erst spät postnatal manifestieren. Vgl. Embryotoxizität, Fehlbildung, kongenitale.

Feto|zid, selektiver (↑; -zid*) m: selektives Abtöten eines Fetus bei Mehrlingsschwangerschaft (z. B. nach In*-vitro-Fertilisation), um die Risiken der verbleibenden Feten u. der Schwangeren zu vermindern (z. B. Gestose*); **Kompl.:** in 10 % der Fälle vollständiges Ende der Schwangerschaft. W. Str.

Fett-: s. a. Lip-, Lipo-.

Fett|durchfall: s. Steatorrhö.

Fette: (engl.) fats; **1.** (anat.) s. Fettgewebe; **2.** (biochem.) veraltete Bez. für Triglyceride*; **3.** (diätet.) Hauptnährstoff mit hohem Energiegehalt (39 kJ/g = 9,3 kcal/g); tägl. Bedarf ca. 0,9 g/kg KG (25–30 % der Gesamtenergie); F. sind zur Resorption fettlöslicher Vitamine* u. als Quelle essentieller Fettsäuren* unentbehrlich. Tierische F. enthalten v. a. gesättigte Fettsäuren (bes. Palmitin- u. Stearinsäure), pflanzl. F. (Öle) ungesättigte Fettsäuren (bes. Öl- u. Linolsäure). Fischöl ist reich an Omegafettsäuren*, die protektiv auf das art. Gefäßsystem wirken sollen. Vgl. Depotfett, Fettstoffwechsel, Lipide.

Fett|em|bolie (Embol-*) f: (engl.) fat embolism; Form der Embolie* mit Einschwemmung feinverteilter Fetttropfen in die Blutbahn u. Kapillarverstopfung durch Lipidglobuli; z. B. inf. Fettgewebezerstörung bei Frakturen od. Weichteilschäden, bei Schock* v. a. in Komb. mit Mikrozirkulationsstörung, verändertem Fettstoffwechsel, Hypoxie u. Verbrauchskoagulopathie als sog. Fettemboliesyndrom; **Klin.:** Sympt. u. Befunde einer Lungenembolie*, Bewusstseinsstörung, Sehstörung (Retinablutung); **Ther.:** Beseitigung der Hypoperfusion, ggf. Beatmung u. Schockbehandlung, schonende Stabilisierung von Frakturen großer Röhrenknochen.

Fett|färbung: (engl.) fat staining; (histol.) Färbung von Neutralfetten u. Fettsäureschollen; in alkohol. Lösung von Sudan III orangegelb, durch Scharlachrot orangerot u. durch Osmiumsäure (1%ige Überosmiumsäure) gelbbraun bis schwarz gefärbt; Fettsäurenadeln bleiben unverändert.

Fett|geschwulst: s. Lipom.

Fett|gewebe: (engl.) adipose tissue; Form des Bindegewebes, das aus Fettzellen* besteht, die von Gitterfasern* umsponnen sind u. durch kollagene u. elastische Fasern zu Fettgewebeläppchen zusammengefasst werden; das weiße F. dient v. a. als Energiereservoir u. Kohlenstoffquelle sowie als sog. („hungerfestes") Baufett, braunes F. zur Wärmeregulation. Vgl. Fette, Fettstoffwechsel.

Fett|gewebe|nekrose (Nekr-*; -osis*) f: (engl.) fat necrosis; syn. Steatonekrose; Nekrose* des Fettgewebes inf. einer Pannikulitis*; vgl. Adiponecrosis subcutanea neonatorum.

Fett|hals: s. Madelung-Fetthals.

Fett|herz: (engl.) fatty heart; ungenaue Bez. für **1.** Fettauflagerung am Herzen; **2.** Lipomatosis* cordis; **3.** Herzmuskelfaserverfettung; z. B. inf. chron. Sauerstoffmangels, chron. Myokarditis od. bei Myodegeneratio* cordis.

Fett|leber: (engl.) fatty liver; häufigste Lebererkrankung mit Fettablagerung (Triglyceride, Phospholipide) in Leberzellen (mäßiggradig 10 % bis max. 50 % des Leberfeuchtgewichts);

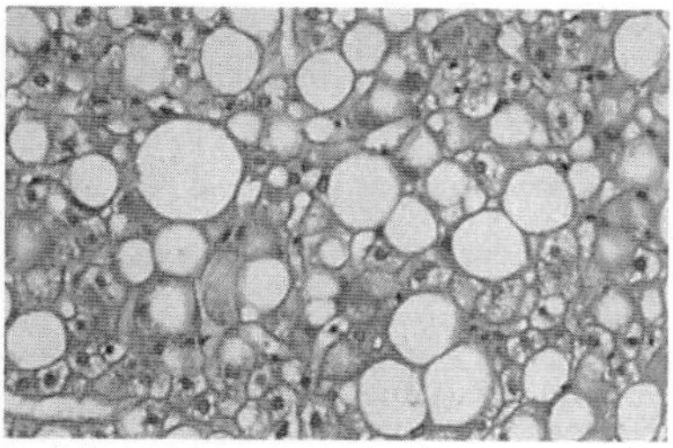

Fettleber, histologisches Bild [62]

Urs.: Alkoholabusus, Diabetes mellitus, Malnutrition, Adipositas, Arzneimittel (z. B. Tetracycline, Glukokortikoide, Methotrexat, Valproinsäure, Salicylate), Toxine (z. B. Pilzgifte, Halogenkohlenwasserstoffe), Inf. der Leber (bes. Hepatitis C), Galaktosämie, Fruktoseintoleranz, Schwangerschaft; **Klin.:** Oberbauchdruck möglich, Leber vergrößert, prall elastisch bis derb; **Diagn.:** Enzymdiagnostik (GGT, GLDH, ChE erhöht), Sonographie, evtl. Leberbiopsie; **Progn.:** bei Ausschaltung der Urs. voll rückbildungsfähig, sonst Übergang in Fettzirrhose*.

Fett|leber|hepatitis (Hepat-*; -itis*) f: (engl.) steatohepatitis; degenerativ-nekrotische, leukozytär-entzündliche Lebererkrankung; **Einteilung: 1.** Alkoholhepatitis bei Alkoholkrankheit (>25 % der Fälle); **2.** nichtalkoholische F. (syn. nichtalkoholische Steratohepatitis, Abk. NASH) bei Diabetes mellitus (15–20 % der Fälle), Adipositas, Proteinunterernährung (v. a. bei Kwashiorkor), konsumierender Krankheit, Gicht, Fettstoffwechselstörung, Arzneimitteleinnahme (z. B. Tamoxifen); **Diagn.:** bei zwei Drittel der Pat. sind die Transaminasen (ALT, AST) mäßig, bei einem Drittel nicht erhöht, Bromsulfaleintest oft pathol.; oft sind Triglyceride u. Cholesterol im Serum erhöht. Vgl. Zieve-Syndrom.

Fett|mark: (engl.) yellow bone marrow; nicht hämatopoet. aktives Fettgewebeknochenmark; die ersten Fettmarkinseln entwickeln sich im 4. Lebensjahr. Beim Erwachsenen enthalten Röhrenknochen überwiegend F.; die Blutzellbildung erfolgt fast nur noch in den flachen Knochen. Das F. behält aber eine hämatopoet. Potenz; d. h., unter bes. Umständen kann es in hämatopoet. Mark umgewandelt werden, z. B. nach großen Blutverlusten, bei Osteomyelofibrose, Leukämie, Polycythaemia vera. Andererseits kann sich F. bei verminderter Hämatopoese (aplastisches Syndrom) auch in flachen Knochen ausbilden. Vgl. Erythropoese.

Fett|nekrose, zystische der Mamma (Nekr-*; -osis*) f: (engl.) cystic fatty necrosis of the mamma; meist bei adipösen Frauen nach einem Trauma auftretende gerötete Knoten, die im Inneren als Folge einer aseptischen Steatonekrose dünnflüssiges Fett enthalten; **DD:** insbes. Mammakarzinom*; **Ther.:** Exzision.

Fett|pneumonie (Pneum-*) f: Lipidpneumonie*.

Fett|säure|bio|synthese f: (engl.) fatty acid biosynthesis; Bildung von Fettsäuren* durch **1.** De-novo-Synthese im Zytoplasma aus Acetyl-CoA, das biotinabhängig durch die Acetyl-CoA-Carboxylase zu Malonyl-CoA umgesetzt u. von der Fettsäuresynthetase* zur Kettenverlängerung genutzt wird; **2.** Kettenverlängerung von Acylresten in den Mikrosomen.

Fett|säuren: (engl.) fatty acids; aliphatische Monocarbonsäuren, die in Neutralfetten, Glycerolphosphatiden u. Sphingolipiden verestert, unverzweigt u. mit gerader Anzahl von C-Atomen vorkommen; **Einteilung: 1.** gesättigte F. (Summenformel: $C_nH_{2n}O_2$, z. B. Caprylsäure, Palmitinsäure, Stearinsäure); **2.** ungesättigte F. ($C_nH_{2(n-x)}O_2$) mit einer (z. B. Ölsäure 18:1) od. mehreren Doppelbindungen (x), die stets durch zwei Einfachbindungen getrennt sind (z. B. Linolsäure 18:2, Linolensäure 18:3, Arachidonsäure 20:4); F. werden von Lipasen* aus Nahrungs-, Depotfett od. endogenen Lipiden freige-

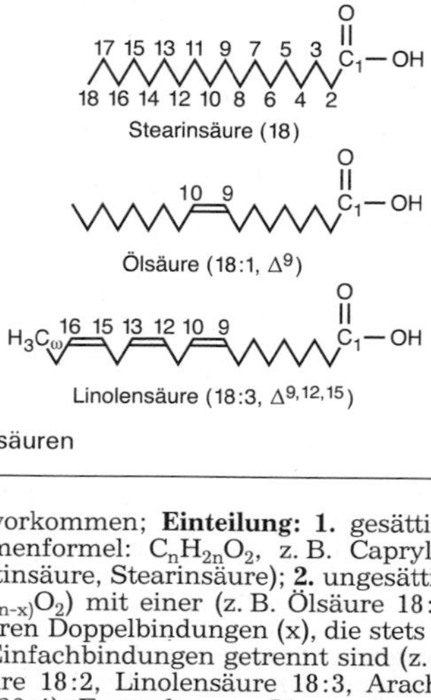

Fettsäuren

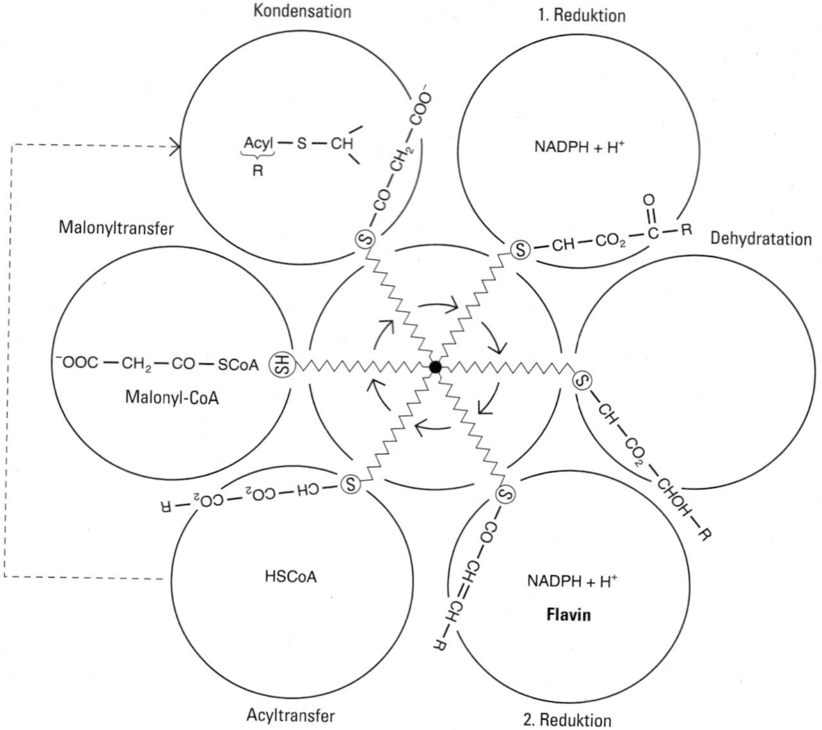

Fettsäuresynthetase:
ACP mit Pantheinarm (Zickzacklinie)
[218]

setzt; **3.** Hydroxyfettsäuren, z. B. Rizinolsäure in Rizinusöl*; **4.** Cyclopentenfettsäuren, z. B. Chaulmoograsäure; **Biosynthese**: durch Kettenverlängerung aktivierter geradzahliger F. (Acyl-CoA) um zwei C-Atome (v. a. mikrosomal) od. de novo (zytoplasmat.); s. Fettsäuresynthetase; **Abbau:** durch Betaoxidation*. Vgl. Lipide, Referenzbereiche, Omegafettsäuren.

Fett|säuren, essentielle: (engl.) essential fatty acids; die mehrfach ungesättigten Fettsäuren Linolsäure* u. Linolensäure*, die der Mensch mit der Nahrung aufnehmen muss, da er sie nicht synthetisieren kann u. z. B. zur Biosynthese der Arachidonsäure* benötigt; **Vork.:** pflanzl. Öle, Fischöl; **Mangel** inf. fettfreier Ernährung kann zu Hautveränderungen (Hyperkeratose, Alopezie), Thrombopenie u. Wachstumsstörung führen. Vgl. Omegafettsäuren.

Fett|säuren, freie: (engl.) free fatty acids; Abk. FFS; unveresterte Fettsäuren, die bei Lipolyse* entstehen u. an Albumin gebunden im Serum transportiert werden; FFS sind Energielieferant (s. Betaoxidation) für fast alle Organe; vermehrte Freisetzung (Hyperlipazidämie) z. B. durch Adrenalin (bei Stress) u. gesteigerte Lipolyse (z. B. bei Diabetes mellitus), bei Hyperthyreose, Phäochromozytom u. Hunger. Vgl. Randle-Zyklus.

Fett|säure|syn|thetase f: (engl.) fatty acid synthetase; Multienzymkomplex der Fettsäurebiosynthese mit Panthothensäure* als prosthetischer Gruppe; **1.** Startreaktion: Acetyl-CoA wird auf die SH-Gruppe am Acyl-Carrier-Protein (Abk. ACP) der F. übertragen. **2.** Kettenverlängerung: die Malonylgruppe von Malonyl-CoA (s. Malonsäure) wird auf eine SH-Gruppe der F. u. anschl. unter Decarboxylierung auf den ACP-gebundenen Acetylrest übertragen. Der dabei gebildete Acetoacetylrest bleibt ACP-gebunden. Durch Reduktion, Wasserabspaltung u. erneute Reduktion entsteht daraus ein gesättigter Butyrylrest, auf den bei mehrmals wiederholter Kettenverlängerung weitere Malonylgruppen übertragen werden. **3.** Abschlussreaktion: der Acylrest wird von ACP auf die SH-Gruppe von CoA übertragen (Palmityl-CoA).

Fett|schürze: (engl.) abdominal apron; große, fettgefüllte, einfache od. doppelte Hautfalte am Bauch, die Leisten- u. Genitalregion überlagert; **Vork.** bei Adipositas*, auch nach Gewichtsreduktion; Resektion aus kosmet. u./od. hygienischen Gründen (Pilzdermatose).

Fett|sklerem (Skler-*) n: s. Sclerema adiposum neonatorum.

Fett|speicher|krankheiten: s. Lipidosen.

Fett|stoff|wechsel: (engl.) fat metabolism, lipometabolism; i. e. S. Metabolismus der Neutralfette*, i. w. S. syn. für Lipidstoffwechsel; die Resorption der Fettsäuren* u. Monoacylglycerole erfolgt nach Emulgierung u. hydrolyt. Spaltung der Nahrungsfette (s. Fette) durch Triacyl-

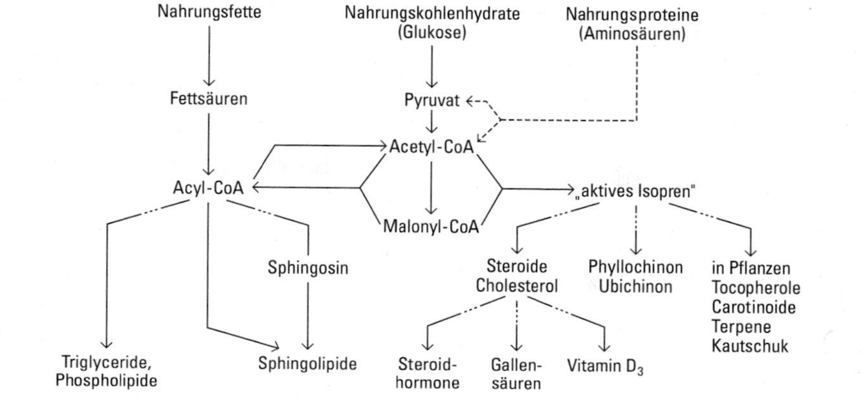

Fettstoffwechsel: Übersicht [40]

glycerollipasen* aus Magen, Dünndarm u. Pankreas im Dünndarm (s. Verdauung). Fettsäuren mit weniger als 12 C-Atomen werden als freie Fettsäuren* an Albumin gebunden transportiert; Fettsäuren mit 12 od. mehr C-Atomen werden in der Darmschleimhaut mit Monoacylglycerolen zu Triacylglycerolen (s. Triglyceride) resynthetisiert, als Chylomikronen* über die Lymphe abtransportiert u. im Serum an Lipoproteine* gebunden. Im Fettgewebe* werden Triacylglycerole zus. mit Cholesterolestern gespeichert u. bei Bedarf mobilisiert. Die **Biosynthese** der Fette erfolgt insbes. in Leber, Fettgewebe, Niere, Lunge u. Milchdrüsen. Die erforderl. Fettsäuren (s. Fettsäurebiosynthese) werden aus Acetyl-CoA, das v. a. aus dem Abbau von Glukose stammt (s. Kohlenhydratstoffwechsel), synthetisiert. Die beim **katabolen Abbau** der Neutralfette im Fettgewebe (Lipolyse*) freiwerdenden Fettsäuren unterliegen in fast allen Geweben der Betaoxidation*. Cholesterol* wird in der Leber zu Gallensäuren* abgebaut. **Fettstoffwechselstörungen:** s. Hyperlipoproteinämien, Hypolipoproteinämien, Lipidosen.

Fett|streifen: (engl.) Fatty* streaks.

Fett|stuhl: s. Steatorrhö.

Fett|sucht: Adipositas*.

Fett|wachs: syn. Adipocire*.

Fett|zellen (Zelle*)**:** (engl.) adipose cells; syn. Adipozyten; große runde Zellen im Fettgewebe* mit randständigem Kern u. deutlicher Zellmembran, die aus Retikulumzellen* hervorgehen; Vork. als univakuoläre F. des weißen Fettgewebes, die nur ein Fetttröpfchen enthalten, u. als plurivakuoläre F. des braunen Fettgewebes mit mehreren Fetttröpfchen.

Fett|zirrhose (Zirrhose*) f**:** (engl.) steatocirrhosis; über eine Fettleber* entstandene Leberzirrhose*; Entwicklungszeit mehrere Jahre; im **Stadium I** (Anfangsstadium) keine entzündliche Reaktion am Mesenchym; im **Stadium II** Rundzelleninfiltration, vorwiegend in den Glisson-Dreiecken; im **Stadium III** Bindegewebeentwicklung, vorwiegend periportal, aber auch in die Leberläppchen einstrahlend (Fibrose). Bei Zunahme der entzündl. Reaktion u. der Bindegewebeentwicklung spricht man von einer Fettzirrhose. **Diagn.:** Laparoskopie, Leberbiopsie.

Fetus (Fet-*) m**:** Bez. für die Frucht im Mutterleib während der Fetogenese*.

Fetus papyraceus (↑) m**:** intrauterin mumifizierter Fetus ohne Zeichen der Mazeration, durch Zwillingsfrucht plattgedrückt u. in der Eihaut des zweiten Fetus liegend; evtl. sog. Steinkind (Lithopädion).

Feuchte Kammer: (engl.) wet chamber; **1.** Vorrichtung zur Aufbewahrung von Präparaten bei maximaler Luftfeuchtigkeit (s. Abb.); **2.** luftdichter Raum mit dadurch hoher Luftfeuchtigkeit, z. B. als Uhrglasverband*.

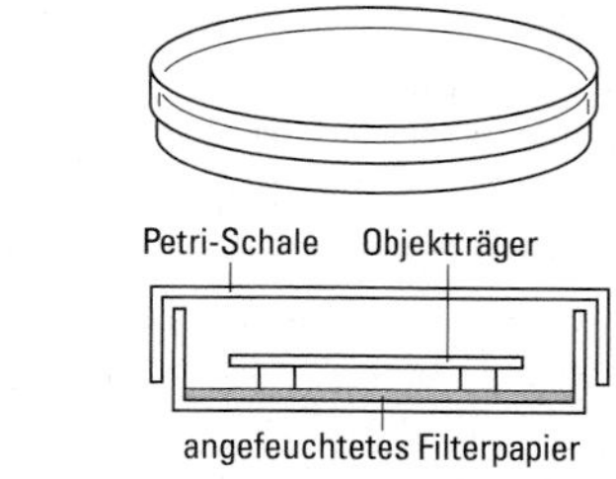

Feuchte Kammer

Feuer|mal: Naevus* flammeus.

Feuer|star: (engl.) heat-ray cataract, glassblowers' cataract; Glasbläser-, Infrarot-, Schmiede- od. Wärmestar; inf. lang dauernder intensiver Einwirkung langwelliger Strahlung (ca. 2000 nm) auftretende Katarakt*; spinnennetzartige, später scheibenförmige hintere subkapsuläre Linsentrübung mit Entw. eines Totalstars; häufig Abblättern von Lamellen der vorderen Linsenkapsel (sog. Feuerlamelle); **Proph.:** Schutzbrille nach DIN 4646; BK Nr. 2401; nur noch selten vorkommend. Vgl. Strahlenkatarakt.

Feuer|stein|leber: (engl.) brimstone liver; (pathol.-anat.) bräunlich-graue Leber mit derber Konsistenz u. glatter Schnittfläche bei konnataler Syphilis*; interstitielle Bindegewebewucherung, oft Reste fetaler Blutbildungsherde.

Feulgen-Nukleal|re|aktion (Robert F., Chem., Physiol., Gießen, 1884–1955; Nucl-*) f: (engl.) Feulgen reaction; histochem. Verfahren zur Unterscheidung von Desoxyribonukleinsäure (Feulgen-pos.) u. Ribonukleinsäure (Feulgen-neg.); auch zum Nachweis von Nukleoiden (Kernäquivalenten) in Bakt. u. anderen Mikroorganismen mit Hilfe der Feulgen*-Plasmalfärbung.

Feulgen-Plasmal|färbung (↑; -plasma*): (engl.) Feulgen's plasmal staining; rotblaue Färbung von Gewebe mit hohem Aldehydanteil nach Reaktion mit fuchsinschwefliger Säure zum Nachweis von Plasmalogenen*.

Fexo|fenadin (INN) n: Histamin-H_1-Rezeptorenblocker ohne zentralnervöse, anticholinerge od. α-adrenerge Wirkung; vgl. Antihistaminika.

Feyrter-Organ (Friedrich F., Pathol., Göttingen, 1895–1973) n: s. Gangorgan.

FFA: Abk. für **1.** **F**okus*-**F**ilm-**A**bstand; **2.** (engl.) **f**ree **f**atty **a**cids, freie Fettsäuren*; **3.** **F**inger-**F**ußboden-**A**bstand.

F-Faktor m: (engl.) F factor; sog. Fertilitätsfaktor best. Bakterien; episomale DNA (s. Plasmide), die in den Trägerbakterien zur Ausbildung eines Sexualpilus* (für die Konjugation* mit anderen Bakterien u. den Austausch genetischen Materials) führt; kann im Zytoplasma vorliegen od. in das Bakterienchromosom integriert sein.

FFI: Abk. für (engl.) **f**atal **f**amilial **i**nsomnia; s. Schlaflosigkeit, tödliche familiäre.

FFP: Abk. für (engl.) **f**resh **f**rozen **p**lasma; gefrorenes Frischplasma*.

FFS: Abk. für **1.** **f**reie **F**ettsäuren*; **2.** (röntg.) **F**ilm-**F**olien-**S**ystem.

F_1-Generation f: erste Generation von Nachkommen, die aus einer Kreuzung von in sich reinerbigen Eltern mit unterschiedl. Allelen (Parentalgeneration) hervorgegangen ist; **F_2-Generation:** deren Nachkommen usw.

FGF: Abk. für (engl.) **f**ibroblast **g**rowth **f**actor; Fibroblastenwachstumsfaktor*.

FH4: Abk. für Tetrahydrofolsäure*.

FHA: Abk. für **F**okus*-**H**aut-**A**bstand.

FHF: Abk. für **f**etale **H**erzschlag**f**requenz; s. Kardiotokographie.

Fiber|endo|skop (Fibr-*; End-*; Skop-*) n: (engl.) fibrescope, fibre endoscope; syn. Fiberskop; Endoskop* mit Glasfaseroptik*.

Fibr-: Wortteil mit der Bedeutung Faser; von lat. fibra.

Fibra (↑) f: (engl.) fiber; Faser; s. Fasern.

Fibrae cortico|nucleares (↑) f pl: Teil der Pyramidenbahn* bis zu den motorischen Hirnnervenkernen.

Fibrae cortico|thalamicae (↑) f pl: Projektionsbahnen zw. Großhirnrindengebieten u. den einzelnen Thalamuskernen.

Fibrae olivo|spinales (↑) f pl: vom Nucleus olivaris zu den Vorderwurzelzellen (vorwiegend im Halsmark) ziehende Fasern.

Fibrae zonulares (↑) f pl: auch Zona ciliaris Zinni; Aufhängeapparat der Augenlinse; vom Ziliarkörper ausgehende Bindegewebefasern, die am Linsenäquator u. an Vorder- u. Rückfläche der Linse enden.

Fibrate n pl: (engl.) fibrates; Sammelbez. für Clofibrinsäure, ihre Derivate u. Analoga; F. hemmen die Lipoproteinbiosynthese v. a. von VLDL* durch Aktivierung der Lipoproteinlipase u./od. Hemmung der HMG-CoA-Reduktase; **Anw.** als Lipidsenker*: Clofibrinsäurederivate (z. B. Clofibrat, Etofibrat), Clofibrinsäureanaloga (z. B. Bezafibrat, Fenofibrat, Gemfibrozil).

Fibrilla (Dim. Fibr-*) f: (engl.) fibril; Fäserchen; aus 5–10 nm dicken Filamenten (s. Filamentum) bestehende Faserstrukturen; **intrazellulär:** Tonofibrillen in Epithelgewebe, Myofibrillen in Muskelgewebe, Neurofibrillen in Nervengewebe, Gliafibrillen in Neuroglia; **extrazellulär:** Untereinheiten der kollagenen, argyrophilen u. elastischen Fasern. W. Ric.

fibrillär (↑): (engl.) fibrillary; aus Fibrillen bestehend.

Fibrillation (↑) f: elektromyographisch erfassbare Kontraktionen einzelner Fasern eines Muskels, meist inf. von Denervierung; vgl. Faszikulation.

Fibrillations|potentiale (↑) n pl: (engl.) fibrillation potentials; s. Elektromyographie.

Fibrillin n: Glykoprotein (MG >350 000) in den Mikrofibrillen der extrazellulären Matrix*; Synthesestörung bei Marfan*-Syndrom.

Fibrin (Fibr-*) n: hochmolekulares, wasserunlösliches Proteinpolymer mit zahlreichen Quervernetzungen (s. Abb.), das in Anwesenheit von Ca^{2+} aus Fibrinogen* durch proteolyt. Aktivität von Thrombin* entsteht; Endprodukt der Blutgerinnung*, Bestandteil des Thrombus*; vgl. Fibrinolyse.

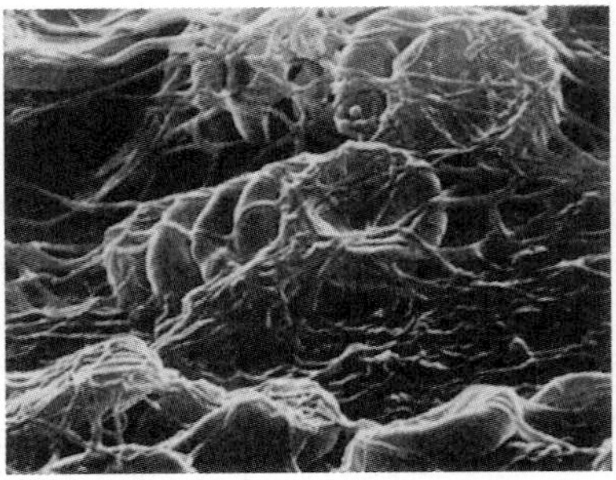

Fibrin:
Erythrozyten im Netzwerk aus Fibrin (rasterelektronenmikroskopische Vergrößerung ca. 5000fach) [117]

Fibrin|kleber (↑): (engl.) fibrin glue; Gewebekleber; konzentriertes (ca. 30fach) Human-Fibrinogen-Lyophilisat zur Fibrinklebung* nach Mischung der beiden Komponenten Fibrinogen u. Faktor XIII einerseits u. Thrombin u. Ca^{2+}-Ionen andererseits (2. Phase der Blutgerinnung*).

Fibrin|klebung (↑): (engl.) fibrin gluing; intraop. Verw. von Fibrinkleber* zur Bildung eines Fibrinnetzes; **Anw.:** zur Blutstillung*, z. B. bei diffuser Gewebeblutung bzw. Blutung aus parenchymatösen Organen (Milzkapselverletzung, Leberruptur), od. zur Fixation kleiner Knochenfragmente.

fibrinös (↑): (engl.) fibrinous; durch Fibrinbeimischung gerinnend; z. B. fibrinöses Exsudat.

Fibrino|gen (↑; -gen*) n: Faktor I der Blutgerinnung; v. a. in der Leber gebildetes Glykoprotein (MG 340 000; Kohlenhydratanteil 15 %), das zu den Akute*-Phase-Proteinen zählt; F. ist als Substrat für Thrombin* die Vorstufe von Fibrin*

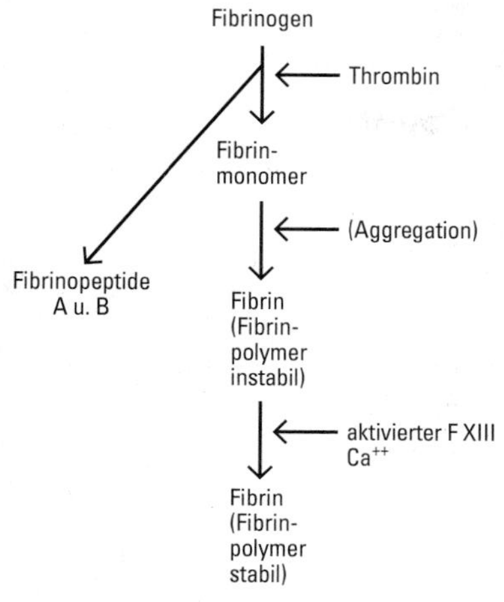

Fibrin: Entstehung

u. wirkt regulierend bei der Thrombozytenaggregation. **Bestimmung: 1.** Methode nach Clauss; Messung der Gerinnungszeit von verdünntem Citratplasma nach Zugabe von Thrombin; **2.** kinetischer Trübungstest: photometr. Trübungsmessung nach Zugabe von Batroxobin* zum Plasma; **3.** Methode nach Schulz; gravimetr. Bestimmung des Präzipitats nach Erhitzen von Citratplasma auf 37 °C; **4.** immun.; z. B. radiale Immundiffusion*, Nephelometrie*, ELISA*. Ind.: Verdacht auf Störung der Blutgerinnung, Verlaufskontrolle bei Verbrauchskoagulopathie* od. Lebererkrankung, Nachw. der Hyperfibrinogenämie* in der Akute*-Phase-Reaktion, evtl. bei koronarer Herzkrankheit (Risikofaktor); Referenzbereich: s. Blutgerinnung (Tab. 2); vgl. Hypofibrinogenämie.

Fibrino|gen|mangel|blutung (↑; ↑): fibrinogen deficiency hemorrhage; s. Afibrinogenämie, Hypofibrinogenämie.

Fibrino|geno|penie (↑; ↑; -penie*) f: syn. Hypofibrinogenämie*.

Fibrinoid (↑; -id*) n: bei Gewebezerfall frei werdende, extrazellulär lokalisierte homogene Substanz, die sich mit dem sauren Farbstoff Eosin färbt u. Färbeeigenschaften des Fibrins* besitzt. In der zellfreien Substanz finden sich Bestandteile von zerfallenen Zellen. Vgl. Nitabuch-Fibrinstreifen, Rohr-Fibrinoid.

Fibrino|lyse (↑; Lys-*) f: (engl.) fibrinolysis; proteolyt. Abbau von Fibrin* durch Plasmin*; **physiol. Bedeutung: 1.** Aufrechterhaltung des dynam. hämostat. Gleichgewichts durch Neutralisierung der kontinuierl. ablaufenden Blutgerinnung* in Wechselwirkung mit Fibrinolyseinhibitoren* (vgl. Hämostase); **2.** Lösung von Fibrin aus Thromben (Prinzip der Thrombolyse*); (pathol.) gesteigerte F. führt zu Afibrinogenämie*.

Fibrino|lyse|in|hibitoren (↑; ↑; Inhibition*) m pl: (engl.) inhibitors of fibrinolysis; Antifibrinolytika, Hemmstoffe der Fibrinolyse*; **1.** intrinsische (plasmat.) Antiplasmine* zur Begrenzung der fibrinolyt. Wirkung von Plasmin; **2.** extrinsische (gewebeständige) Plasminogenaktivatorinhibitoren*; **3.** therap. F. wie Aprotinin (Plasminhemmstoff) u. die synthet. Plasminogenaktivatorinhibitoren p-Aminomethylbenzoesäure u. Tranexamsäure, früher auch Epsilonaminocapronsäure; **Verw.:** v. a. als Antidote bei therap. Fibrinolyse, bei primärer od. sek. Hyperfibrinolyse*.

Fibrino|lyse|test (↑; ↑) m: s. Streptokinaseresistenztest.

Fibrino|lytika (↑; gr. λυτικός fähig zu lösen) n pl: (engl.) fibrinolytics; syn. Thrombolytika; therap. genutzte Substanzen, die über eine Aktivierung der Fibrinolyse* intravasale Thromben auflösen können; verwendet werden Streptokinase*, Urokinase*, t*-PA u. seltener Humanplasmin; **Antidote** (bei Überdosierung bzw. Nebenwirkungen): Fibrinolyseinhibitoren*. Vgl. Thrombolyse.

Fibrino|penie (↑; -penie*) f: (engl.) fibrinopenia; Mangel an Fibrin*; Urs.: s. Hypofibrinogenämie.

Fibrino|peptide (↑) n pl: (engl.) fibrinopeptides; durch Thrombin* von Fibrinogen* abgespaltene Peptide; erst nach Abspaltung von Fibrinopeptid A (Abk. FPA) von der Aα-Kette u. Fibrinopeptid B (Abk. FPB) von der Bβ-Kette des Fibrinogens kann Fibrinogen zu Fibrin vernetzt werden. **Nachweis** von FPA mittels ELISA bei Hyperkoagulabilität, Thrombose, Embolie, Verbrauchskoagulopathie, Sepsis; als diagn. Mittel aufgrund der geringen Halbwertzeit von FPA durch die Bestimmung von D*-Dimeren abgelöst. Vgl. Fibrinspaltprodukte. J. Har.

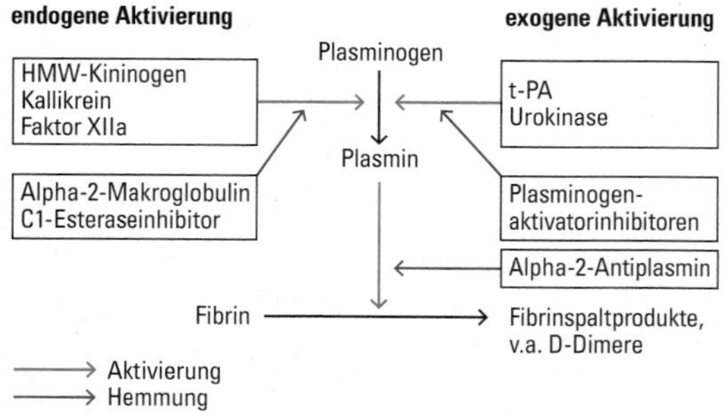

Fibrinolyse: schematischer Ablauf [354]

Fibrin|pleuro|dese (↑; Pleur-*; gr. δέσις das Binden) f: s. Pleurodese.

Fibrin|spalt|produkte (↑) n pl: (engl.) fibrin degradation products; Abk. FSP; als Antithrombin VI zusammengefasste Antithrombine*; durch Plasmin* von Fibrin* od. Fibrinogen* abgespaltene, unterschiedl. große Fragmente, die von einer best. Konzentration an (bes. die Fragmente Y u. D) hemmend auf Fibrinpolymerisation u. Thrombozytenadhäsivität wirken. Zu den FSP zählen auch die diagn. wichtigen D*-Dimere. **Nachw.:** indirekt durch Bestimmung der Reptilasezeit*, semiquant. mit Latextest, quant. mit Agardiffusionstest bzw. ELISA. Vgl. Fibrinopeptide.

Fibro|adenom (↑; Aden-*; -om*) n: (engl.) fibroadenoma; Adenom* mit reichlich entwickeltem Bindegewebe, makroskopisch als relativ scharf begrenzter Knoten von derb-elastischer Konsistenz mit grau-weißer Schnittfläche; **Vork.:** z. B. in der weibl. Brust, im Ovar, Uterus, in der Prostata. Vgl. Adenofibrom, Cystosarcoma phylloides.

Fibro|adenoma (↑; ↑; ↑) n: s. Fibroadenom.

Fibro|adenoma intra|canaliculare (↑; ↑; ↑) n: Fibroadenom* der Mamma; das Bindegewebe wächst polsterartig gegen die Drüsenlichtungen vor u. engt diese ein; evtl. Metaplasien u. sarkomatöse Entartung.

Fibro|adenoma peri|canaliculare (↑; ↑; ↑) n: Fibroadenom* der Mamma; das Bindegewebe ist konzentr. um die Drüsen u. Milchgänge herum angeordnet.

Fibro|blast (↑; Blast-*) m: in Bezug auf die Fibrillogenese aktive Form des Fibrozyten*; vgl. Fibronektine.

Fibro|blasten|wachstums|faktor (↑; ↑) m: (engl.) fibroblast growth factor (Abk. FGF); Zytokin, das i. R. von Ontogenese, Wundheilung, Hämatopoese u. Tumorentstehung zur Wirkung kommt; Bildung der molekular unterschiedl. Substanzen (FGF_1-FGF_9) in Fibroblasten, Muskelzellen, Endothelzellen, T-Lymphozyten, Leberzellen, Makrophagen, embryonalem u. Tumorgewebe, Gliazellen. Vgl. Wachstumsfaktoren.

Fibro|blastom, peri|neurales (↑; ↑; -om*) n: veraltete, histogenetisch falsche Bez. für Neurinom*.

Fibro|cartilago (↑; Cartilago*) f: syn. Faserknorpel*.

Fibro|cartilago inter|vertebralis (↑; ↑) f: s. Bandscheibe.

Fibro|cartilago palmaris (↑; ↑) f: (engl.) palmar plate; sog. palmare Platte; Teil der Beugesehnenscheide; Bestandteil des Kapsel-Band-Apparats der Finger- u. Zehengelenke mit fester distaler Anheftung des Faserknorpelanteils u. verschieblicher proximaler Befestigung des bindegewebig-membranösen Anteils; **Funktion:** Verhinderung einer stärkere Hyperextension des Gelenks. D. Buc.

Fibro|dys|plasia ossi|ficans pro|gressiva (↑; Dys-*; -plasie*) f: syn. Myositis* ossificans multiplex progressiva.

Fibr|ödem, idio|pathisches (↑; Ödem*) n: (engl.) idiopathic fibromatoid swelling; Bez. für Fibrosierungen im Gesicht beim Melkersson*-Rosenthal-Syndrom.

Fibro|elastosis endo|cardiaca (↑; gr. ἐλαστός dehnbar; -osis*) f: Endokardfibroelastose*.

Fibro|epitheliom (↑; Epithel*; -om*) n: (engl.) fibroepithelioma; benigner differenzierter Tumor aus Binde- u. Epithelgewebe; Vork. z. B. als Papillom*.

Fibro|epithelioma Pinkus (↑; ↑; ↑) n: syn. Pinkus*-Tumor.

fibrös (↑): (engl.) fibrous; bindegewebig, aus faserigem Bindegewebe bestehend.

Fibro|keratom, erworbenes digitales (↑; Kerat-*; -om*) n: (engl.) digital fibrokeratoma; halbkugeliger benigner Tumor; **Lok.:** Finger, Handkante od. Handinnenfläche; **DD:** Fingerrudiment.

Fibro|lipom (↑; Lip-*; -om*) n: (engl.) fibrolipoma; Lipom* mit reichl. Bindegewebeanteil.

Fibro|lysin (↑) n: syn. Plasmin*.

Fibrom (↑; -om*) n: (engl.) fibroma; Bindegewebegeschwulst; gutartige Geschwulst, die aus gefäßreichem Bindegewebe besteht.

Fibroma (↑; ↑) n: s. Fibrom.

Fibroma cavernosum (↑; ↑) n: auch Fibroma teleangiectaticum, Fibroma lymphangiectaticum; gefäßreiches, oft polypöses Fibrom.

Fibroma cysticum (↑; ↑) n: Fibrom mit Höhlenbildung.

Fibroma durum (↑; ↑) n: syn. Dermatofibrom*.

Fibroma molle (↑; ↑) n: syn. Akrochordon, Fibroma pendulans; weiches Fibrom durch Ausstülpung von Dermis u. Epidermis; Vork. als multiple, gestielte, kleine Papeln im Bereich von Achseln, Hals u. Leistenbeuge (bes. bei adipösen Personen) od. als bis zu einigen Zentimetern großer, meist solitärer Tumor (s. Abb.); **Ther.:** Abtragung durch Scherenschlag.

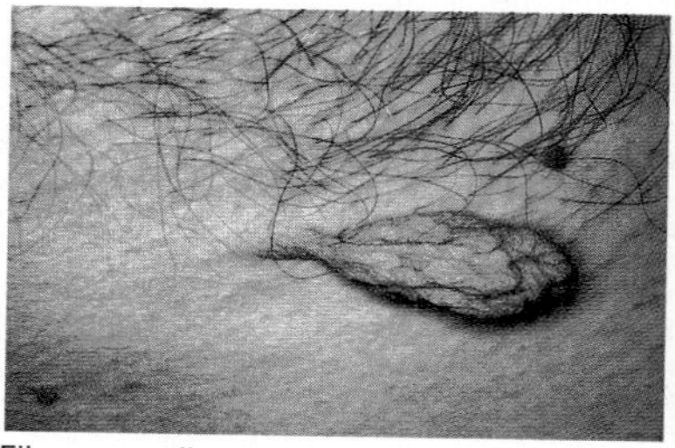

Fibroma molle [580]

Fibroma myxomatodes (↑; ↑) n: Fibrom mit Verflüssigung der Grundsubstanz.

Fibroma pendulans (↑; ↑) n: syn. Fibroma* molle.

Fibro|matose (↑; ↑; -osis*) f: (engl.) fibromatosis; diffuse od. umschriebene, i. Allg. gutartige Bindegewebevermehrung bei gleichzeitiger Parenchymatrophie, z. B. in der Mamma, Prostata; i. e. S. Bez. für das multiple Auftreten von Fibromen.

Fibro|matose, juvenile hyaline (↑; ↑; ↑) f: (engl.) juvenile hyaline fibromatosis; syn. Murray-Puretic-Syndrom; im Säuglingsalter beginnende autosomal-rezessiv erbl. Erkr. mit fibröser Gingivahyperplasie* u. hyalinen Fibromen (histol. PAS-positive, amorphe Substanz), die zuerst im Kopfbereich, später generalisiert auftreten; ab dem 2. Lj. schmerzhafte Kontrakturen der großen Gelenke inf. Osteolysen u. zystischer Prozesse.

Fibro|matosis gingivae (↑; ↑; ↑) f: s. Gingivahyperplasie, fibröse.

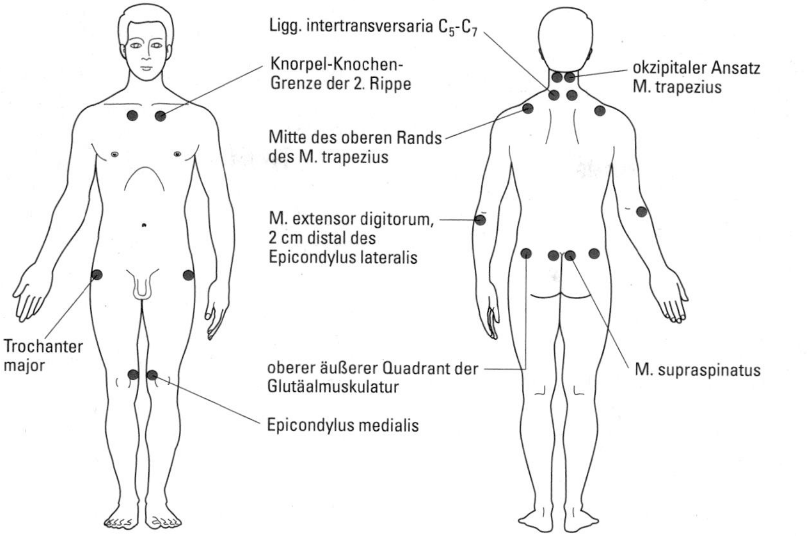

Fibromyalgiesyndrom:
Zur Diagnose müssen mindestens 11 der dargestellten 18 Punkte druckschmerzhaft sein. [460]

Fibro|my|alg*ie*|syn|drom (↑; My-*; -algie*) **f:** (engl.) fibromyalgia; Abk. FMS; nicht-entzündl. bedingtes Schmerzsyndrom mit chron. Weichteilbeschwerden; **Formen: 1.** primäres F.: extraartikuläre rheumatische Erkrankung mit unklarer Ätiol.; **Klin.:** Gemeinsamkeiten mit chronischem Erschöpfungssyndrom*; generalisierte Tendomyopathie mit chron. Muskelschmerzen; Manifestation meist zw. 20. u. 50. Lebensjahr; Schmerzverstärkung durch Kälte, Stress, körperl. Überlastung u. Ruhe, Besserung durch Wärme u. mäßige Aktivität; Begleitsymptome: Morgensteifigkeit, periphere Parästhesien u. Schwellungsgefühl an den Händen ohne objektiven Befund, gute (passive) Beweglichkeit, keine Muskelatrophie, Spannungskopfschmerz, Reizkolon; **Diagn.:** ausgedehnte seit mind. 3 Monaten bestehende Schmerzen in re. u. li. Körperhälfte, ober- u. unterhalb der Hüfte; mind. 11 der 18 Druckpunkte (s. Abb.) sind bei Druck von ca. 4 kg schmerzhaft; kein Druckschmerz an best. Kontrollpunkten (laterales Drittel des Schlüsselbeins, Mitte des dorsalen Unterarms, volares Radiokarpalgelenk, Daumenballen, Daumennagel, dorsales Zeigefingergrundglied, Tuber calcanei); normale Laborwerte (BKS, Leukozyten, Rheumafaktor, antinukleäre Antikörper, Kreatinkinase) u. Röntgenbefunde; **Ther.:** Änderung der Lebensweise (Entspannung, Schlaf, Bewegung), Verhaltenstherapie, Haltungsschulung, Muskel- u. Kreislauftraining, Wärme-, Kälte- u. Elektrotherapie; Antidepressiva (z. B. Amitriptylin, Maprotilin, Hydroxytryptamin-3-Rezeptorantagonisten); **Progn.:** häufig spontane Besserung im Alter; **DD:** sekundäres F., myofasziales Schmerzsyndrom, Tendopathie, Periarthropathia humeroscapularis; **2.** sekundäres F.: generalisiertes od. regionales (psychogenes) Schmerzsyndrom bei anderen Erkr. (v. a. Trauma, entzündliche u. degenerative rheumatische Krankheit, endokrin., infektiöse, bösartige Erkr.) od. als UAW; ca. dreimal häufiger als das primäre F.; **Diagn.:** druckschmerzhafte Kontrollpunkte; **DD:** larvierte Depression; **Ther.:** Behandlung der Grundkrankheit, sonst wie bei primärer F. Vgl. Myalgie, Myogelose.

Fibro|my*o*m (↑; My-*; -om*) **n:** s. Myom.

Fibro|myo|path*ie*, ossi|fiz*ie*rende (↑; ↑; -pathie*) **f:** s. Paraosteoarthropathie.

Fibro|nekt*i*ne n pl: (engl.) fibronectins; durch alternatives mRNA-Splicing entstandene Adhäsionsproteine* (MG 200 000–250 000), die als Glykoproteine in der extrazellulären Matrix* u. auf Zelloberflächen vorkommen; F. werden vom Fibroblasten* erzeugt u. abgegeben. **Funktion:** Zell-Zell-Interaktion durch Bindung an Makromoleküle, z. B. Kollagen, Glykosaminoglykane, Fibrinogen, Fibrin, Aktin (sog. Molekülkleber), Integrine, u. einige Bakt. (als Opsonin). An Zellmembranen lokalisierte F. bewirken die Anheftung an Nachbarzellen od. extrazelluläre Strukturen. Die Faktor-XIII-vermittelte kovalente Bindung von F. an Fibrin begünstigt die Anlagerung von Zellen an Blutgerinnsel u. fördert bes. die Ansiedlung u. reparativen Funktionen von Fibroblasten im Wundgebiet. **Referenzwert** im Blutplasma: ca. 330 mg/l.

Fibro|osteo|klas*ie* (Fibr-*; Ost-*; gr. κλάσις das Brechen, Bruch) **f:** (engl.) fibrous osteoclasia; Vermehrung von Osteoklasten u. Bindegewebe im Knochen i. S. eines primären od. sek. Hyperparathyroidismus*; vgl. Osteoklasie, Osteopathie, renale.

Fibro|plas*ie*, retro|lent*a*le (↑; -plasie*) **f:** (engl.) retrolental fibroplasia, retinopathy of prematurity; Endstadium der Retinopathia* praematurorum mit hinter der Linse liegender abgehobener, vernarbter Netzhaut; vollständige Erblindung.

Fibro|sarkom (↑; Sark-*; -om*) n: (engl.) fibrosarcoma; hartes, kollagenfaserreiches Sarkom*.

Fibrose (↑; -osis*) f: (engl.) fibrosis; häufig auch als Sklerose bezeichnete Vermehrung des Bindegewebes.

Fibrose des Pankreas (↑; ↑) f: s. Fibrose, zystische.

Fibrose, kon|genitale hepatische (↑; ↑) f: (engl.) congenital hepatic fibrosis; wahrscheinl. infantile Verlaufsform des Caroli*-Syndroms mit zusätzl. Anomalien (Situs inversus, Transposition der großen Arterien); meist letaler Verlauf in der Neugeborenenperiode inf. Leber- u. Nierenversagen.

Fibrose, pro|gressive peri|tubuläre (↑; ↑) f: (engl.) progressive peritubular fibrosis; primärer Hodenschaden; Vermehrung kollagener Fasern an der Außenwand der Tunica propria der Hodenkanälchen; führt zur Störung der Spermatogenese*.

Fibrose, retro|peri|toneale (↑; ↑) f: s. Retroperitonealfibrose.

Fibrose|syn|drom der Augen|muskeln (↑) n: (engl.) congenital fibrosis of extraocular muscles; angeb., oft autosomal-dominant vererbte komplexe Augenbewegungsstörung; die Augen sind im Abblick fixiert, meist zus. mit beidseitiger Ptosis*; histol. findet sich eine Fibrose der Augenmuskeln (evtl. Folge einer Innervationsstörung).

Fibrose, zystische (↑; ↑) f: (engl.) cystic fibrosis (Abk. CF); syn. Mukoviszidose; autosomal-rezessiv erbl. Stoffwechselstörung (Genlokus 7q31.2), die in generalisierter Dysfunktion exokriner Drüsen resultiert; heterozygote Merkmalträger erkranken nicht; durch vermehrte Produktion u. erhöhte Viskosität des Sekrets der mukösen Drüsen (Bronchien, Verdauungstrakt) kann es zu schweren Kompl. im Bereich der Atemwege, zu Maldigestion u. Malabsorptionssyndrom sowie durch einen erhöhten Elektrolytgehalt des Sekrets von (Schweiß-)Drüsen zu Flüssigkeits- u. Elektrolytverlusten kommen.

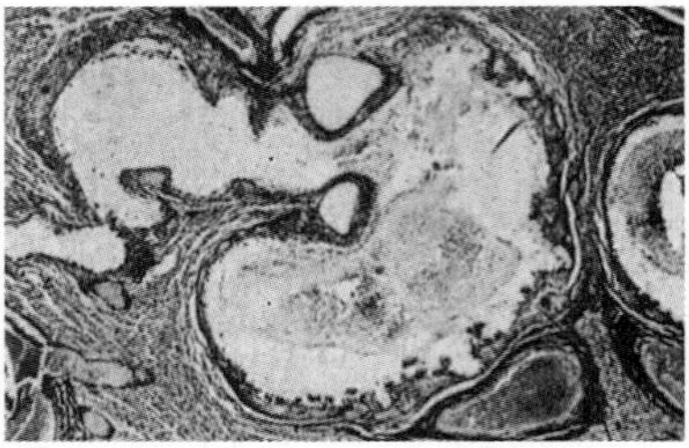

Fibrose, zystische:
zystische Lungenfibrose mit starken (angeborenen) zystischen Bronchiektasien bei hochgradiger Viskositätserhöhung des bronchialen Schleims. Die Zysten sind also sekundär, ebenso wie bei der gleichzeitigen zystischen Pankreasfibrose. Die entstehenden sog. Zystenlungen bilden einen Grund für eine erhebliche Verkürzung der Lebenserwartung. [471]

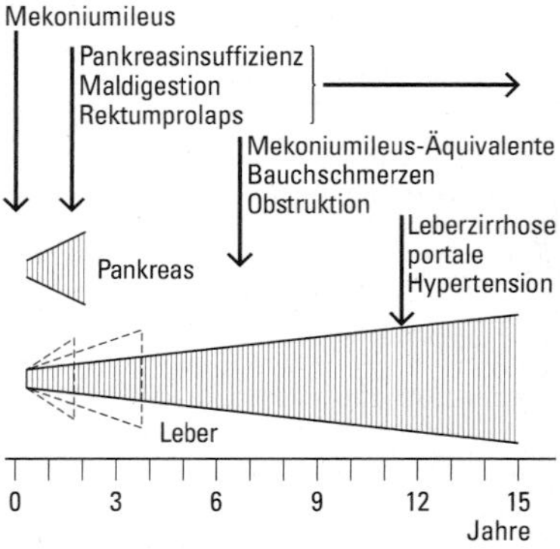

Fibrose, zystische:
Hauptsymptome

Zystische Fibrose gehört zu den häufigsten angeborenen Stoffwechselkrankheiten.

Häufigkeit: regional unterschiedl.; in Europa ca. 1:2000 Neugeborene; **pathol.-anat.:** Hypertrophie u. Vermehrung der Becherzellen in Dünn- u. Dickdarm sowie der schleimproduzierenden Zellen des Bronchialepithels mit intrazellulärer Ablagerung von Sekreten; zystische Pankreasfibrose; in der Lunge sek. Veränderungen inf. von Entzündung. Die **Pathogenese** ist noch nicht eindeutig geklärt. Das mutierte Gen codiert für einen in der Membran vorwiegend epithelialer Zellen lokalisierten Cl^--Kanal, der aktiv Cl^--Ionen aus der Zelle transportiert (CFTR, **c**ystic **f**ibrosis **t**ransmembrane **r**egulator). Eine Vielzahl unterschiedl. Mutationen (mehr als 150 beschrieben, in 60–80 % Deletion von Phenylalanin auf Position 508) kann die Genfunktion stören.

Klin.: Manifestation von subklin., sehr leichter bis zu schwerster, protrahierter Verlaufsform; meist bereits in der frühen Kindheit keuchhustenähnl. Reizhusten, Tachypnoe, Tachykardie u. Bronchospasmus; gastrointestinale Manifestation häufig mit einem Anal- od. Rektumprolaps, bei Neugeborenen evtl. Mekoniumileus*. Die erhöhte Viskosität der Galle kann zu Cholestase mit Gallepfropfsyndrom* (bei Neugeborenen evtl. mit Icterus prolongatus) u. im weiteren Verlauf zu einer cholestatischen Leberzirrhose* führen. Als Folge der zystischen Pankreasfibrose kommt es zur Pankreasinsuffizienz* mit schwerer Steatorrhö u. häufigen, voluminösen, übelriechenden Stühlen. Maldigestion u. Malabsorption können v. a. im Säuglingsalter zu einer schweren Dystrophie mit Hypoproteinämie, Ödemen u. Vitaminmangel führen. Das von den mukösen Drüsen der Atemwege verstärkt sezernierte visköse, eiweißreiche Sekret kann durch Verlegung der Lumina der (kleinen) Bronchien Atelektasen verursachen. Eine bakt. Besiedelung des Sekrets ist häufig Urs. für rezidivierende od. chron. Bronchitis, Peribronchitis, Pneumonie u. Bronchiektasen; häufigste Err. pulmonaler Inf. sind Pseudomonas aeruginosa, Burkholderia cepacia, Staphylococcus aureus u. Haemophilus influenzae. Inf. einer Obliteration u. Atresie des Ductus deferens kann es bei männl. Individuen zur Sterilität kommen. **Diagn.:** Wichtig ist die Früherkennung im Neugeborenenalter: erhöhte Elektrolytkonzentration im Schweiß (Werte für Na^+-Ionen u. Chlorid im Schweiß bis 60 mmol/l bzw. 50 mmol/l gelten als normal, der Mittelwert bei z. F. beträgt ca. 90 mmol/l); Albumingehalt im Mekonium u. Trypsinkonzentration (immunreaktives Trypsin) im Blut erhöht; Bestimmung der Pankreaselastase im Stuhl; Untersuchung des Speicheldrüsensekrets; direkte Genanalyse* mit Nachw. der Mutation möglich; **Ther.:** im Vordergrund steht die Behandlung der pulmonalen Kompl. durch Physiotherapie (Klopfdrainage der betroffenen Lungenabschnitte), Inhalationstherapie mit Beta-2-Sympathomimetika, Mukolytika, rechtzeitige u. gezielte Antibiotikatherapie. Die Pankreasinsuffizienz kann durch orale Substitution von Pankreasenzymen u. Diät (hochkalorische Ernährungstherapie mit 40 % Fettanteil) ausgeglichen werden; u. U. Anlage einer PEG-Sonde; antibiotische Intervalltherapie; Choleretika; evtl. Substitution von Elektrolyten u. fettlösl. Vitaminen. **Progn.:** ca. 80 % der Pat. erreichen mind. das 19. Lebensjahr.

Fibrositis|syn|drom (↑; ↑; -itis*) n: syn. Fibromyalgiesyndrom*.

fibrosus (↑): fibrös.

Fibro|thorax (↑; Thorax*) m: **1.** ausgedehnte Pleuraschwarte*, die die Lunge mantelartig umgreift u. damit die normale Atemexkursion behindert; führt zu Skoliose* u. restriktiven Ventilationsstörungen*; **2.** Fibrosierung der Thoraxresthöhle nach Pneumektomie* als langsam ablaufender einseitiger Schrumpfungsprozess; Folge: Zwerchfellhochstand, Mediastinalverziehung, Überblähung der restl. bzw. kontralateralen Lunge, Verlagerung des Herzens u. der großen Gefäße. Vgl. Serothorax.

Fibro|zyt (↑; Zyt-*) m: (engl.) fibrocyte; spindelförmige Zelle des Bindegewebes* mit ovalem Kernen u. langen Fortsätzen, in Bezug auf die Fibrillogenese inaktive Form des Fibroblasten.

Fibula (lat. Heftnadel, Spange) f: Wadenbein; schwächerer Unterschenkelknochen; Teile: Caput fibulae (proximal gelegener Wadenbeinkopf mit Gelenkfläche zur Tibia), Collum u. Corpus fibulae (Hals u. Schaft), Malleolus lateralis (äußerer Knöchel) am distalen Ende.

Fibula|lappen (↑): (engl.) fibula flap; knöchernes Gewebetransplantat aus der Fibula mit anat. definierter Gefäßversorgung über die A. peronea u. die mit ihr verlaufenden Venen; Verw. als freies Knochentransplantat, Augmentationsplastik* od. auch mit Gefäßanschluss in der plast. Gesichtschirurgie; vgl. Lappenplastik.

Fibularis|lähmung (↑): syn. Peroneuslähmung*.

Fibularis|phänomen (↑) n: (engl.) Lust's phenomenon; syn. Lust-Zeichen, Peroneusphänomen; Dorsalextension u. Pronation des Fußes bei Beklopfen des N. fibularis superficialis über dem Fibulaköpfchen; Zeichen einer latenten Tetanie*.

Fick-Formel (Adolf E. F., Physiol., Zürich, Würzburg, 1829–1901): (engl.) Fick formula; Formel zur Berechnung des Herzminutenvolumens (Abk. HMV):

$$HMV = \frac{\dot{V}O_2}{avDO_2}$$

$\dot{V}O_2$: Sauerstoffaufnahme* pro Minute in ml; $avDO_2$: arteriovenöse Sauerstoffdifferenz* in ml O_2/l Blut.

Fick-Zeichen (Rudolf A. F., Anat., Berlin, 1866–1939): syn. Vakuumphänomen*.

Fieber: (engl.) fever; (lat.) Febris; Erhöhung der Körpertemperatur als Folge einer Sollwertverstellung im hypothalam. Wärmeregulationszentrum (im Unterschied zur Hyperthermie*);

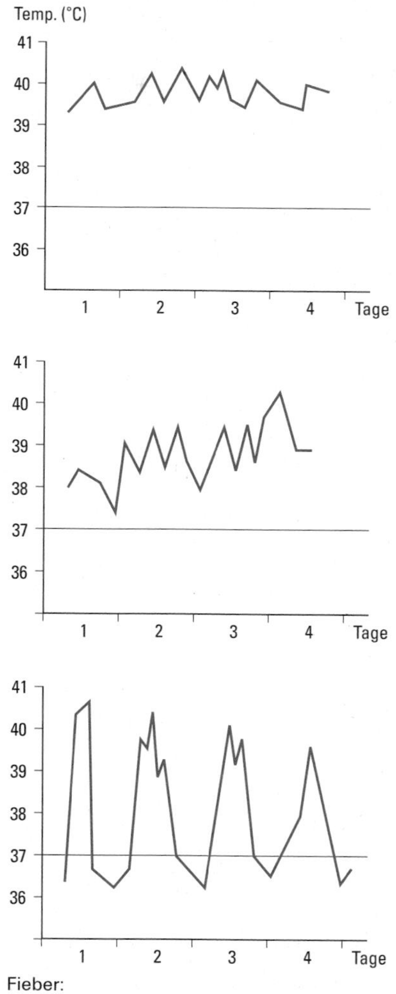

Fieber:
sog. Continua-Fieber (oben), remittierendes (Mitte) u. intermittierendes Fieber (unten)
[188]

Einteilung: bis 38 °C subfebrile Temp., bis 38,5 °C mäßiges F., über 39 °C hohes F.; F. steigt selten über 41 °C. **Pathogenese:** Sympt. einer Akute*-Phase-Reaktion; Urs. sind Pyrogene* (endogene Pyrogene; z. B. Interleukin-1) aus aktivierten Phagozyten, insbes. aus Makrophagen, aber auch aus Tumorzellen; auslösend wirken Inf. (exogene Pyrogene: Endotoxine; s. Toxine), Zerstörung von Körperzellen (Zerfalls- od. Stoffwechselprodukte z. B. aus Hämatomen, Extravasat, Frakturen, Tumornekrosen, Hirngewebenekrose; vgl. Resorptionsfieber), Inj. von körperfremdem od. -verfremdetem Protein (z. B. bei Eigenblutbehandlung), wobei endogene Pyrogene über eine Kaskade von Prozessen (z. B. Steigerung der Prostaglandinsynthese) zur sog. Sollwertverstellung der Körpertemperatur im Hypothalamus führen. F. kann Abwehrvorgänge des Körpers unterstützen, z. T. über eine Beschleunigung biochem. Reaktionen (Van't*-Hoff-Regel); vorteilhaften Effekten von mäßigem F. stehen subj. Beschwerden (Krankheitsgefühl, Inappetenz, Kopfschmerz) u. objektive Nachteile (Katabolismus, Proteolyse von Muskeleiweiß) gegenüber. **Klin.:** Unter Fieberanstieg (Stadium incrementi) bei Inf. können Säuglinge u. Kleinkinder mit zerebralen Krampfanfällen (Fieberkrämpfe*) reagieren; bei älteren Kindern wird Fieberanstieg begleitet von Frösteln, kühlen Gliedern u. Kreislaufzentralisation; bei Erwachsenen Schüttelfrost. Nach Erreichen der sog. Fieberhöhe (Fastigium) gelegentlich Bewusstseins- u. Sinnestrübung (Fieberdelir); Fieberabfall (Stadium decrementi, Deferveszenz): langsam (Lysis) im Verlauf von Tagen; schnell (Krisis) im Verlauf von Std., evtl. von Kreislaufdysregulation begleitet. **Fiebertypen** (s. Abb.): **1.** Febris continua (Continua): meist über 39 °C u. nicht um mehr als 1 °C schwankend während Tagen; z. B. bei Typhus abdominalis, Fleckfieber, Brucellose, infektiöser Endokarditis, Virusinfektionen; **2.** Febris remittens (remittierendes F.): stärker schwankend, aber stets über Normaltemperatur; Hinweis auf Lokal- od. Hohlrauminfektionen; z. B. Sinusitis, Harnweginfektion, Segmentpneumonie; **3.** Febris intermittens (intermittierendes F.): Fieberspitzen wechselnd mit Unter- od. Normaltemperatur; Hinweis auf pyogene Infektionen, evtl. schubweise Toxin- od. Erregereinschwemmung in das Blut (septisches F., Abszessfieber); **4.** Relapsfieber: kurze Fieberperioden, unterbrochen von einem bis mehreren fieberfreien Tagen; z. B. bei Malaria, Rückfallfieber; **Ther.** unter Erwägung von Nach- u. Vorteilen; kausal (Infektionstherapie, Nekrosenentfernung); symptomatisch (physik. durch Verbesserung von Wärmeabgabe, medikamentös durch Gabe von Antipyretika*).

Fieber, alimentäres: (engl.) nutritional hyperthermia; bei Säuglingen durch Nahrungsproteine hervorgerufenes Fieber, das auf einer Störung des Wasserhaushalts (Wassermangel) beruht; **Ther.:** Flüssigkeitszufuhr; vgl. Durstfieber, Kochsalzhyperthermie.

Fieber, argentinisches hämor|rhagisches: (engl.) Argentine hemorrhagic fever; durch das Junin*-Virus verursachte Inf. in ländl. Gebieten Argentiniens, die durch Nager auf den Menschen übertragen wird; **Klin.:** nach einer Inkubationszeit von 8–14 Tagen kommt es zu Fieber, Hämorrhagien, Erbrechen, Leukopenie u. Proteinurie; Letalität ca. 10 %; **Ther.:** symptomatisch, Flüssigkeitsersatz, Transfusionen, Rekonvaleszentenserum.

Fieber, a|septisches: s. Resorptionsfieber.

Fieber|bläschen: s. Herpes simplex.

Fieber, bolivianisches hämor|rhagisches: (engl.) Bolivian hemorrhagic fever; durch das Machupo*-Virus verursachte u. durch Nager übertragene Inf. mit Sympt. u. Verlauf, die dem argentinischen hämorrhagischen Fieber* ähnlich sind.

Fieber, Dengue-hämor|rhagisches: (engl.) Dengue hemorrhagic fever; syn. Dengue-Schocksyndrom; durch das Dengue*-Virus hervorgerufenes akutes hämorrhagisches Fieber; vorwiegend bei Kindern in Südostasien sowie im pazif. u. karib. Raum; **Urs.:** unklar, evtl. sequentielle Inf. mit versch. Dengue-Virustypen in mehrmonatigem Abstand (Immunkomplexkrankheit* nach vorausgegangener Sensibilisierung); **Klin.:** Unruhe, Schweißausbruch, Hypotonie, Schock, spontane Hämorrhagien, disseminierte intravaskuläre Gerinnung; Letalität unbehandelt 50 %, sonst ca. 5 %; **Ther.:** Sauerstoff, Flüssigkeits- u. Elektrolytersatz, Plasma-, Blut- od. Thrombozytentransfusion, Prednison.

Fieber, hämor|rhagisches mit renalem Syn|drom: (engl.) epidemic hemorrhagic fever with nephropathy; Abk. HFRS; syn. Nephropathia epidemica, Korea-hämorrhagisches Fieber, Tula-Fieber; **Err.:** Hantaan-Virus u. Puumula-Virus aus der Fam. der Bunyaviridae*; Virusreservoir sind Mäuse u. Ratten; Virusausscheidung über Urin, Fäzes, Speichel; Übertragung auf den Menschen durch Schmierinfektion, Tröpfcheninfektion (?), gelegentlich Biss; keine Übertragung von Mensch zu Mensch; **Vork.:** weltweit, bes. Korea, China, Japan, GUS, Balkan, Skandinavien; **Inkubationszeit:** 2–3 Wo.; **Klin.:** plötzl. hohes Fieber, Kopf-, Augen-, Bauch- u. Gliederschmerzen, Erbrechen, Durchfall, erythematöser Hautausschlag mit Petechien (Gesicht, Hals, Schultern); am 5.–8. Tag Proteinurie, Hämaturie, Schock, dann Oligurie, Azotämie, evtl. Hämatemesis, Meläna; bei günstigem Verlauf am 12.–14. Tag Polyurie, Rekonvaleszenz; Letalität in Ostasien (Hantaan-Virus) 10–30 %, in Europa (Puumula-Virus) 0,5 %; oft leichter Verlauf; **Diagn.:** IgM-Antikörpernachweis; **Ther.:** symptomatisch, evtl. Dialyse.

Fieber|krämpfe: (engl.) febrile seizures; zerebrale Krampfanfälle (tonisch-klonische Krämpfe, überwiegend vom Grand-mal-Typ; Gelegenheitsanfälle*) von meist wenigen Minuten Dauer mit Bewusstseinsverlust zu Beginn od. während fieberhafter Inf. (z. B. Exanthema subitum, Salmonellose, Shigellose); **Urs.:** plötzlicher Fieberanstieg bei Kindern mit (evtl. familiärer) Disposition während einer Phase mit altersabhängig erniedrigter Krampfschwelle; Auftreten v. a. bei Kindern vom 6. Mon. bis zum 5. Lj.; 3–4% der Kinder dieser Altersgruppe werden betroffen, Progn. meist günstig. Bei ca. 4% der Kinder mit F. entwickelt sich später eine Epilepsie*. Ungünstigere Progn. haben komplizierte F. mit einem od. mehreren der Merkmale: **1.** Epilepsie in der Familie; **2.** Zeichen zerebraler Vorschädigung; **3.** Auftreten der F. bereits im 1. od. erst im 5. Lj. u. später; **4.** Herdsymptome während des Krampfanfalls; **5.** mehrmalige u. langdauernde (über 15 Min.) Krampfanfälle; **6.** bleibende EEG-Veränderungen; **Ther.:** Antiepileptika*, Antipyretika*; **cave:** bei anhaltenden F. drohende Parese! **DD:** Meningoenzephalitis, Hypoglykämie, rachitogene Tetanie.

Fieber|mücke: Anopheles*.

Fieber, Omsk-hämor|rhagisches: (engl.) Omsk hemorrhagic fever; durch das Flavivirus* Omsk-hämorrhag. Fiebervirus verursachtes, u. durch Zecken von Nagern u. a. Säugetieren auf den Menschen übertragenes hämorrhagisches

Fieber in Zentralrussland; **Kompl.:** Hepatitis, Nephritis.

Fieber, rheumatisches: (engl.) rheumatic fever; syn. Febris rheumatica, sog. Streptokokkenrheumatismus; seltene entzündlich-rheumatische Systemerkrankung, die bei genet. Disposition als Zweitkrankheit nach Scharlach*, Tonsillitis od. einer Inf. mit betahämolysierenden Streptokokken der Gruppe A (ca. 80 Serotypen, am häufigsten vom Lancefield-Typ 1, 3, 5, 6 u. 18) durch abnorme Sensibilisierung u. Antikörperbildung auftritt (reaktive Arthritis*);

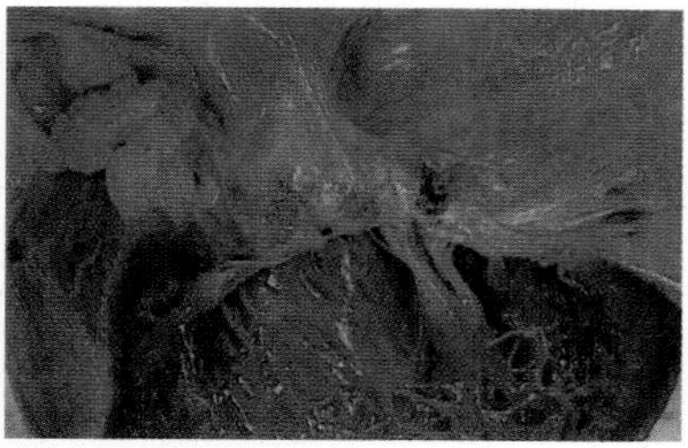

Fieber, rheumatisches: Endocarditis verrucosa rheumatica; alte, rezidivierte, rheumatische Mitralklappenendokarditis mit Klappenfibrose und -verkalkung (dadurch Mitralstenose); kleine verruköse Rezidivplättchenthromben auf den Klappenrändern; Fibrose und Schrumpfung der Sehnenfäden der Klappensegel [471]

Vork.: v. a. bei Kindern u. Jugendlichen; bei älteren Pat. selten, atypisch verlaufend u. schwer zu diagnostizieren; **Klin.:** 2–4 Wo. nach Streptokokkeninfekt charakteristische Sympt. (sog.

Fieber, rheumatisches
Diagnosekriterien nach Jones (1992)

Major-Kriterien
- Karditis
- Polyarthritis
- Chorea
- Erythema marginatum
- subkutane Knötchen

Minor-Kriterien
- klinische Befunde (Arthralgie, Fieber)
- Laborbefunde (erhöhte Akutphaseparameter, z. B. BSG, CRP, verlängertes PR-Intervall)
- Nachweis von Streptokokkeninfektion

Major-Kriterien nach Jones; s. Tab.); **Diagn.:** Nachw. des vorangegangenen Streptokokkeninfekts (pos. Kultur aus Rachenabstrich, Streptokokkenantigen-Schnelltest, erhöhter bzw. ansteigender Antistreptolysin- bzw. Antistreptokinasetiter) u. mind. zwei Major- od. ein Major- u. zwei Minor-Kriterien; **Ther.:** Penicillin G, Acetylsalicylsäure; Prednisolon bei Herzbeteiligung; **Progn.:** durch Karditis (Letalität 2–5 %) u. deren Folgen (Rezidivneigung, rheumatischer Herzklappenfehler v. a. an Mitral- u. Aortenklappe) bestimmt; übrige Sympt. heilen folgenlos ab. Vgl. Glomerulopathie. T. Dör.

Fieber, wolhynisches: (engl.) trench fever; syn. Fünftagefieber, Febris quintana; durch Bartonella* quintana (veraltet Rickettsia quintana) verursachte u. durch Kleiderläuse übertragene akute Infektionskrankheit; **Inkubationszeit:** 10–30 Tage. Die Erkr. ist charakterisiert durch mehrere, 4–5 Tage andauernde Fieberschübe mit fieberfreiem Intervall. **Vork.:** früher Ost-, Südost- u. Westeuropa; heute selten; **Progn.:** gut. Vgl. Rickettsiosen.

Fiedler-Myo|karditis (Carl L. F., Arzt, Dresden, 1835–1921; My-*; Kard-*; -itis*) **f:** (engl.) Fiedler's myocarditis; ältere Bez. für eine akute interstitielle Myokarditis* unklarer Ätiologie.

Fiessinger-Leroy-Syn|drom (Noël F., Anat., Paris, 1881–1946) **n:** s. Reiter-Krankheit.

Fiessinger-Rendu-Syn|drom (↑; Henri J. R., Int., Paris, 1844–1902) **n:** s. Stevens-Johnson-Syndrom.

FIGLU-Test m: Kurzbez. für **F**orm**i**mino**glu**taminsäure-Test; syn. Histidinbelastungstest*.

FIGO: Abk. für (frz.) **F**édération **I**nternationale de **G**ynécologie et d'**O**bstétrique; internationale Vereinigung der Frauenärzte; gyn. Tumoren werden durch die z. T. seit 50 Jahren angewendeten sog. FIGO-Stadien beschrieben; die entspr. TNM*-Klassifikation wurde so definiert, dass sie mit den FIGO-Stadien weitgehend übereinstimmt.

Filamentum (lat. filum Faden) **n:** (engl.) filament; Filament; **1.** extrazellulär: Untereinheit der Bindegewebefibrillen (s. Fibrilla); **2.** intrazellulär: **a)** Mikrofilament (syn. Aktinfilament, Ø 5–7 nm); **b)** Intermediärfilament (Ø 8–10 nm); als Bestandteile des Zytoskeletts gruppieren sich beide zu Fibrillen, diese zu Fasern. **Formen:** Myosinfilamente (Myofibrillen) in Muskelzellen, Tonofilamente (Tonofibrillen) in Epithelzellen, Neurofilamente (Neurofibrillen) in Nervenzellen, Gliafilamente in Gliazellen u. a.; i. w. S. Bez. für einen fadenförmigen Fortsatz. W. Ric.

Fila ol|factoria (↑) **n pl:** s. Nervus olfactorius.

Fila radicularia (↑) **n pl:** Wurzelfasern der Rückenmarknerven.

Filaria bancrofti (↑) **f:** syn. Wuchereria* bancrofti.

Filaria loa (↑) **f:** Loa* loa.

Filaria malayi (↑) **f:** syn. Brugia* malayi.

Filaria medinensis (↑) **f:** syn. Dracunculus* medinensis.

Filaria perstans (↑) **f:** syn. Mansonella* perstans.

Filarien (↑) **f pl:** (engl.) filariae; Sammelbez. für fadenförmige, hochspezialisierte Vertreter der Nematodes* aus den Fam. Filariidae u. Onchocercidae; Gattungen: Wuchereria, Brugia, Loa, Mansonella, Onchocerca, Dirofilaria; die beim Menschen vorkommenden Arten sind auf trop. u. subtrop. Regionen beschränkt. **Entw.** über Wirtswechsel: **1.** Adultwürmer (Makrofilarien) im Lymphsystem od. im subkutanen bzw. peritonealen Bindegewebe; **2.** ♀♀ lebendgebärend; Larven (Mikrofilarien*, gescheidet od. ungescheidet) gelangen ins Blut od. wandern in die Dermis; **3.** Weiterentwicklung in blutsaugenden Insekten (Dipteren), die als Zwischenwirte u. Überträger dienen; **4.** infektionsfähige Larven (3. Stadium) dringen durch den entstandenen Stichkanal des Insekts aktiv in den Endwirt ein; **5.** Entw. zu adulten F. in den spezif. Organsystemen innerh. von Monaten od. Jahren. Vgl. Filariosen.

Filariosen (↑; -osis*) f pl: (engl.) filariases; Infektionen mit Filarien*, die das Lymphgefäßsystem u. das oberflächl. od. tiefe Bindegewebe des Menschen besiedeln u. deren infektiöse Larven durch Insekten übertragen werden; die von den geschlechtsreifen Weibchen produzierten Mikrofilarien (Abk. Mf) von Wuchereria* brancrofti, Brugia* malayi, Brugia timori u. Loa* loa lassen sich zu bestimmten, für jede Art charakterist. Tageszeiten im peripheren Blut nachweisen (zirkadiane Periodizität); bei anderen Arten, wie Mansonella* perstans u. Mansonella ozzardi, besteht keine Periodizität der Mf. Die Mf von Onchocerca* volvulus u. Mansonella streptocerca treten in der Haut auf. Als F. i. e. S. werden Inf. mit Wuchereria bancrofti, Brugia malayi u. Brugia timori bezeichnet. Sie verursachen nach meist frühkindl. Infektion eine ähnl. Klinik; mögl. **Verlaufsformen: 1.** inapparente Inf. mit u. U. jahrelang persistierender Mikrofilariämie; **2.** symptomat. akute Inf.: i. d. R. frühe Infektionsstadien mit Eosinophilie, Fieber, intermittierender Lymphangitis, zunehmender Mikrofilariämie mit zirkadianer Periodizität, später Funikulitis, Orchitis, Epididymitis, Hydrozele, sog. Lymphskrotum (Lymphödem des Hodensacks); **3.** symtomat. chron. Inf.: nach mehrjährigem Verlauf unter andauernder Exposition kann es zu Obstruktion u. Verödung der Lymphgefäße durch absterbende Filarien mit Lymphvarikose, Elephantiasis*, Chylurie*, Chylothorax* kommen. **4.** tropische Eosinophilie* als allerg. Reaktion auf Filarienantigene. Die Filarienarten Mansonella perstans, Mansonella streptocerca u. Mansonella ozzardi verursachen außer einer Eosinophilie keine Sympt., es besteht serol. Kreuzreaktion mit pathogenen Filarien. **Diagn.:** Mf-Nachweis im Blut (zw. 22 u. 24 Uhr), gefärbter Ausstrich u. DNA-Proben zur Artdifferenzierung; Serodiagnostik (IFT, EIA); **Ther.:** Diethylcarbamazin zur Bekämpfung der Mikrofilarien, gleichzeitig Glukokortikoide; chir. Vorgehen bei Elephantiasis unbefriedigend. **Proph.:** Diethylcarbamazin od. Ivermectin als Chemoprophylaxe, Mückenschutz. Vgl. Loiasis, Onchozerkose.

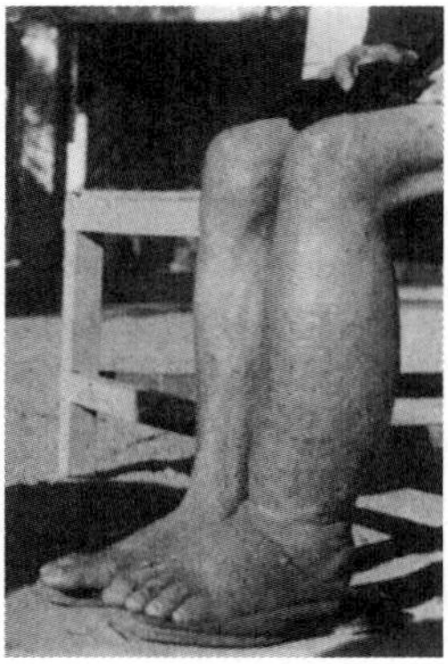

Filariosen:
Elephantiasis bei Filariose (Südchina) [547]

Filgrastim n: rekombinanter humaner Granulozyten-Kolonien stimulierender Faktor (G-CSF; vgl. CSF); Zytokin; **Verw.:** bei Neutropenien, insbes. i. R. myelosuppressiver Chemotherapie, zur Mobilisierung autologer peripherer Blutstammzellen; **Kontraind.:** eingeschränkte Knochenmarkfunktion (ohne myelotox. Chemotherapie), Myelodysplasie, chronisch-myeloische Leukämie, Leber- u. Niereninsuffizienz; **UAW:** u. a. Knochen- u. Muskelschmerzen, Blutbildveränderungen.

Filialgeneration (lat. filia Tochter) f: s. F_1-Generation.

Filialisierung (↑): syn. Metastasierung*.

filiformis (lat. filum Faden; -formis*): fadenförmig.

Filipendula ulmaria f: Mädesüß*.

Filmdosimeter (Dosis*; Metr-*) n: (engl.) badge dosimeter; sog. Strahlenschutzplakette; in der Bundesrepublik Deutschland vorgeschriebenes Messgerät zur Bestimmung der Personendosis*; muss sichtbar auf der Kleidung in Brusthöhe unter der Strahlenschutzkleidung getragen werden. Das **Verfahren** beruht auf der Schwärzung eines lichtdicht verpackten Films, der sich in einem mit Blei- u. Kupferfiltern versehenen Kunststoffgehäuse befindet, durch ionisierende Strahlung* (Gamma-, Beta- u. Elektronenstrahlen). Der **Messbereich** der F. liegt für Gammastrahlen zw. etwa 0,2 mSv u. 10 Sv. Mit spez. Filmanordnungen kann auch die Äquivalentdosis* von Neutronen gemessen werden. Vgl. Dosimetrie, Strahlenschutz.

Filmoxygenator (Ox-*; -gen*) m: s. Oxygenator.

Filoviridae (lat. filum Faden; Virus*; Idio-*) f pl: Fam. fadenförmiger RNA-Viren mit Hüllmembran (∅ 50–80 nm, Länge 700 nm - 10 μm; helikales Nukleokapsid, fünf Proteine, einsträngige RNA); humanpathogene Vertreter der bisher nicht in Genera aufgeteilten F.: Marburg-Virus (s. Marburg-Viruskrankheit) u. Ebola-Virus (s. Ebola-Viruskrankheit); beide sind serol. kaum verwandt, morphol. jedoch sehr ähnlich u. rufen beim Menschen schwere (z. T. hämorrhag.) Fieberzustände mit hoher Letalität hervor. Die Err. wurden in der Natur bisher nur in Afrika nachgewiesen.

Filter n: **1.** (hyg.) poröses Material, das in Flüssigkeiten od. Gasen befindl. feste Teilchen aufgrund seiner Sieb- bzw. Absorptionswirkung zurückhält u. der keimfreien Filtration*, der Reinigung von Luft, Gasen u. Trinkwasser dient; **Anw.: a)** zur keimfreien Filtration von Arzneimitteln, Impfstoffen od. sporenfreien Alkoholen; Filtermaterialien aus Kieselgur, Porzellan, Glasfaser, Asbest, Zellulose-Estern od. polymeren Stoffen; man unterscheidet Oberflächen- od. Membranfilter (mit Siebwirkung) u. Tiefenfilter (Adsorptionswirkung bzw. Teilchenablagerung beim Durchfluss); durch Ultrafeinfilter (Adsorptionsprinzip) können auch Viren u. Pyrogene zurückgehalten werden; **b)** in der Krankenhaushygiene zur Herabsetzung des Gehalts an Mikroorganismen in der Raumluft von OP-Räumen, Intensivpflegestationen, Räumen für abwehrgeschwächte Pat. u. a. Sterilräumen mittels Schwebstofffiltern; **c)** zur Abgasreinigung bei schadstoffhaltigen Emissionen: Abscheider (Fliehkraft-, elektr., Nassabscheider), Sorptionsverfahren (Adsorption, Absorption, Chemisorption, Biofilter), Kondensations-, Oxidations-, Reduktionsverfahren sowie komb. Methoden; **d)** bei der Rohwasseraufbereitung (Trinkwassergewinnung) zur Entfernung von Feststoffen, kolloiddispersen u. ausgeflockten Stoffen durch Langsamfilter (Sandschichten mit sich bildendem Biofilm) od. Schnellfilter in offener od. geschlossener Bauweise (Druckfilter) durch Quarzsand, gekörntes Calciumcarbonat u. halbgebranntes Dolomint. **2.** (physik.) Substanzen, die Licht best. Wellenlängen od. Polarisationsrichtungen bevorzugt absorbieren; **3.** (radiol.) in der Röntgentherapie u. Diagnostik kann die Strahlenqualität (Durchdringungsfähigkeit) der Röntgenstrahlung durch geeignete F. verändert werden. K. Fie.

Filtration, keim|freie f: (engl.) germ-free filtration, sterile filtration; syn. Entkeimungsfiltration, Sterilfiltration; schonendes aseptisches Verf. zur Abtrennung von Mikroorganismen einschl. der toten Formen aus Flüssigkeiten u. Gasen; je nach Porenweite des Filters* werden Bakterien, Sporen, Chlamydien od. Viren zurückgehalten; **cave:** Gefahr der Verstopfung bzw. des „Durchwachsens" des Filters; daher stets Sterilitätsprüfung des Filtrats im Anschluss an die Filtration erforderlich. Vgl. Sterilisation.

Filtrations|druck, effektiver: (engl.) effective filtration pressure; Summendruck (P_{eff}), der den Flüssigkeitsaustausch im Gewebe u. in der Niere bewirkt; errechnet sich aus den hydrostat. (ΔP) u. den onkot. ($\Delta\pi$) Druckunterschieden zw. Kapillare u. umgebendem Gewebe:

$$P_{eff} = \Delta P - \Delta\pi$$

Filtrations|fraktion (lat. fractio Bruch, Bruchstück) f: (engl.) filtration fraction; Abk. FF; (physiol.) der Anteil der glomerulären Filtrationsrate* am effektiven renalen Plasmafluss*; Bestimmung mit Hilfe der PAH- u. Inulin-Clearance; s. Clearance.

$$FF = \frac{\text{glomeruläre Filtrationsrate}}{\text{renaler Plasmafluss}}$$

Filtrations|rate, glomeruläre: (engl.) glomerular filtration rate; Abk. GFR; Flüssigkeitsvolumen, das von allen Glomeruli der Nieren pro Zeiteinheit filtriert wird; normal ca. 120 ml/min (180 l/d) bei 1,73 m^2 Körperoberfläche; der Anteil der GFR am renalen Plasmafluss* beträgt ca. 20 % (= Filtrationsfraktion*). Bestimmung der GFR: s. Clearance.

Filum (lat.) n (pl Fila): Faden.

Filum durae matris spinalis (↑) n: fadenförmiges, mit d. unteren Drittel des Filum terminale verwachsenes Ende des Duralsacks des Rückenmarks; befestigt am Periost des 2. Steißwirbelrests.

Filum terminale (↑) n: Ausläufer des Conus medullaris des Rückenmarks, liegt mit 16 cm innerh., mit 8 cm außerh. des Duralsacks.

Filz|laus: Phthirus pubis, Schamlaus; s. Läuse.

Fimbria (lat.) f: Franse; s. Eileiter, Infundibulum tubae uterinae.

Fimbriae tubae uterinae (↑) f pl: fransenförmige Anhängsel des abdominalen Tubenendes.

Fimbria hippo|campi (↑) f: aus dem Alveus hippocampi hervorgehendes Markbündel, das sich in den Fornix* fortsetzt.

Fimbria ovarica (↑) f: die einzige Fimbria (tubae uterinae), die am Ovar befestigt ist.

Fimbri|ek|tomie (↑; Ektomie*) f: (engl.) fimbriectomy; Sterilisation* mit op. Entfernen der Fimbrien der Eileiter u. Verschluss der freien Tubenenden; sicherstes Verf. der Tubensterilisation*.

Fimbrio|lyse (↑; Lys-*) f: (engl.) fimbriolysis; mikrochir. Beseitigung von Fimbrienverklebungen u. Verwachsungen im Bereich der Fimbrien des Eileiters (häufige Urs. weiblicher Sterilität*), ggf. mit Salpingostomatoplastik*.

Fimbrio|plastik (↑; -plastik*) f: syn. Salpingostomatoplastik*.

Finasterid: (engl.) finasteride; Haarwuchsmittel; Inhibitor der 5α-Reduktase (Typ II), hemmt die Umsetzung von Testosteron zu 5α-Dihydrotestosteron; Anw. bei Alopecia androgenetica; vgl. Androgene.

Finger|a|gnosie (A-*; -gnos*) f: (engl.) finger agnosia; Unfähigkeit, die Finger der Hand zu benennen, zu unterscheiden u. vorzuzeigen; Form der Autotopagnosie (s. Agnosie); Vork. z. B. bei Gerstmann*-Syndrom.

Finger|apo|plexie (gr. ἀποπληξία Schlagfluss) f: syn. paroxysmales Fingerhämatom*.

Finger|arthrosen (Arthr-*; -osis*) f pl: s. Bouchard-Arthrose, Heberden-Polyarthrose, Rhizarthrose.

Finger|beuge|re|flex (Reflekt-*) m: (engl.) snapping reflex; s. Reflexe (Tab.).

Finger-Finger-Per|kussion (Perkussion*) f: (engl.) indirect percussion; Perkussion* mit dem Finger auf dem aufgelegten Finger der anderen Hand; im Ggs. zur Plessimeter- u. Hammerperkussion.

Finger|flexoren|re|flex (Flexor*; Reflekt-*) m: (engl.) finger flexion reflex; syn. Fingerbeugereflex; s. Reflexe (Tab.).

Finger|fraktur (Fraktur*) f: (engl.) finger fracture; durch direkte Gewalteinwirkung verursachte Fraktur der Fingerphalangen; **Ther.:** meist kons. durch Immobilisierung* der Hand auf einer palmaren Zweifinger(gips)schiene, die proximal in einem zirkulären Gips- od. Kunststoffverband verankert wird; bei Instabilität od. Gelenkbeteiligung Osteosynthese*.

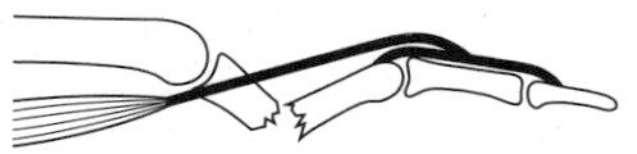

Fingerfraktur:
dorsal offener Winkel durch Zug der Mm. interossei u. Mm. lumbricales [223]

Finger|grund|gelenk|re|flex (Reflekt-*) m: s. Mayer-Fingergrundgelenkreflex.

Finger|hämatom, par|oxysmales (Häm-*; -om*) n: (engl.) paroxysmal hematoma of the hand; syn. Achenbach-Syndrom, Fingerapoplexie; paroxysmales Handhämatom; spontan od. nach Belastung (Verschnüren von Paketen, Tragen von Einkaufstaschen u. a.) auftretende Hämatome an der Volarseite der Finger od. Hände, bes. in Gelenknähe; der Hämatombildung gehen manchmal Schmerzen voraus; Rückbildung innerh. weniger Tage, häufig Rezidive. Im Intervall sind im betroffenen Bereich (bes. bei herabhängendem Arm) oft durch die Haut schimmernde, leicht erhabene Venektasien zu sehen.

F

Vork. v. a. bei Frauen im mittl. Alter; **Urs.:** unklar; Gerinnungswerte normal, evtl. erhöhte Gefäßfragilität.

Finger|hut: (engl.) foxglove; Digitalis lanata (wolliger F.) u. Digitalis purpurea (roter F.); Pflanzen aus der Fam. der Rachenblütler; Blätter der im ersten Jahr gebildeten Blattrosette (Digitalis folium) enthalten Cardenolidglykoside (Lanatosid* C aus Digitalis lanata, Digitoxin* aus Digitalis purpurea); dienen der Herstellung des auf einen best. Wirkwert eingestellten Pulvers (Digitalis lanatae bzw. purpureae pulvis normatus); s. Digitalisglykoside.

Finger|knochen: Ossa* digitorum manus.

Finger|knöchel|polster: (engl.) knuckle pads, (frz.) coussinets des phalanges; digitale Fibromatose mit ovalären, polsterartigen Verdickungen über den Streckseiten der Interphalangealgelenke (s. Abb.); gelegentl. gleichzeitiges Auf-

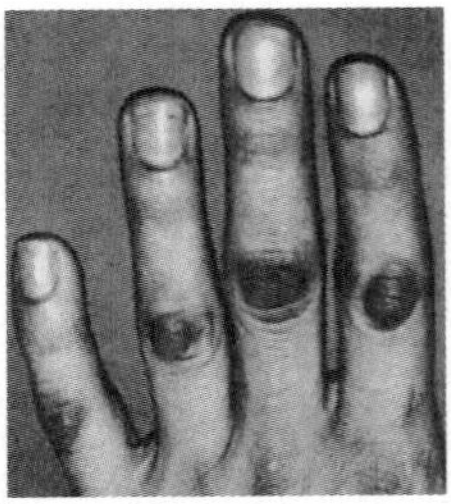

Fingerknöchelpolster [549]

treten mit Induratio penis plastica u. Dupuytren-Kontraktur; vgl. Bouchard-Arthrose, Heberden-Polyarthrose.

Finger|nagel: s. Nagel.

Finger-Nase-Versuch: (engl.) finger nose test; Abk. FNV; Test zur Prüfung der Koordination*; Pat. muss zuerst mit offenen, dann mit geschlossenen Augen nach einer weiten Ausholbewegung zügig den Zeigefinger an die Nasenspitze führen.

Finger|poly|arthrose (Poly-*; Arthr-*; -osis*) **f:** s. Heberden-Polyarthrose.

Finger|ring|dosi|meter (Dosis*; Metr-*) **n:** (engl.) finger ring dosimeter; s. Dosimetrie.

Finger, schnellender: (engl.) trigger finger; s. Tendovaginitis stenosans.

Finger|streck|sehnen|abriss: (engl.) rupture of the extensor tendon, mallet finger; Fingerverletzung inf. Bagatelltraumas (z. B. Ballspielen, Bettenmachen) od. nach degen. Vorschädigung;

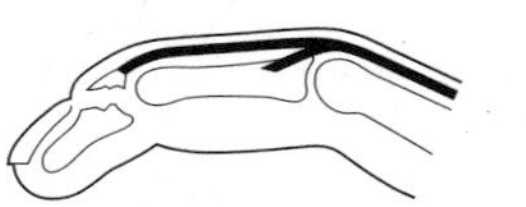

Fingerstrecksehnenabriss mit Knochenbeteiligung [223]

Formen: 1. F. der Endphalanx bei aktiver Streckunfähigkeit; Ther.: Ruhigstellung in Hyperextension durch Stack*-Schiene; bei dislozierter Fraktur mit/ohne Subluxation temporäre Fixation des Endgelenks durch Kirschner-Draht evtl. mit transossärer Drahtausziehnaht; **2.** F. über Mittel- od. Grundphalanx mit sog. Knopflochdeformität*; Ther.: Sehnennaht u. Ruhigstellung im Gipsverband.

Finger|versuch: (engl.) finger test; **1.** (neurol.) auch Finger-Finger-Versuch; Zusammenführen beider Zeigefingerkuppen aus größerem Abstand zuerst bei offenen, dann bei geschlossenen Augen zur Prüfung der Koordination*; **2.** s. Ehrlich-Fingerversuch.

Finne f: (engl.) larva; Larvenstadium von Bandwürmern (Cestodes*); je nach Bau folgende Bez. (s. Abb.): **a)** Zystizerkoid*; **b)** Zystizer-

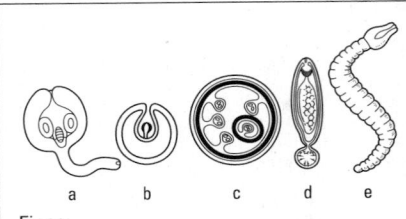

Finne:
a: Zystizerkoid; b: Zystizerkus; c: Hydatide; d: Prozerkoid; e: Plerozerkoid

kus*, F. i. e. S., Blasenwurm; **c)** Hydatide*, Hülsenwurm; **d)** Prozerkoid, Vorfinne (erstes Larvenstadium); **e)** Plerozerkoid, Vollfinne (zweites Larvenstadium) von Diphyllobothrium* latum (Zerkoid); **f)** Zönurus*.

Finsen-Methode (Niels R. F., Arzt, Kopenhagen, 1860–1904) **f:** (engl.) Finsen's method; Form der Lichttherapie* zur Behandlung von Hautkrankheiten mit Licht einer Kohlebogenlampe, sog. Finsen-Licht (kurzwellige Ultraviolettstrahlung mit Infrarotanteilen).

First-pass-Ef|fekt (engl. erster Durchgang) **m:** Bez. für den bei oraler Gabe verstärkten metabol. Abbau von Arzneistoffen bei Passage durch die Leber, bevor sie über den Kreislauf an ihren Wirkort gelangen.

First-set-Re|aktion (engl. erster Satz, erste Reihe) **f:** Erstabstoßungsreaktion; s. Abstoßungsreaktion.

Fisch|auge, gekochtes: (engl.) cooked fisheye; beschreibende Bez. für das Aussehen der Hornhaut bei Kalkverätzung 3. Grades am Auge (s. Kalkverätzung am Auge); Stadium der Nekrose.

Fisch|augen|zelle (Zelle*)**:** Nervenzelle mit peripher gelegenem Zellkern u. Auflösung der zentralen Nissl-Schollen; histol. Degenerationszeichen nach Neuritendurchtrennung.

Fisch|band|wurm: Diphyllobothrium* latum.

Fischer-Quotient m: (engl.) Fischer index; Rechengröße zur Abschätzung von Leberinsuffizienz; Verhältnis von Isoleucin + Leucin + Valin zu Phenylalanin + Tyrosin (in µmol); Referenzbereich: 3 ± 0,5; je niedriger der Faktor ist, um so ausgeprägter ist der Leberschaden. E. Mön.

Fisch|maul|schnitt: (engl.) fishmouth incision; **1.** bogenförmige Schnittführung bei Oberschenkelamputation zur muskulären Abdeckung des verbleibenden Femurknochens; **2.** wenig gebräuchl. Schnittvariante bei Panaritium*, horizontal u. bogenförmig über die Fingerbeere verlaufend; mögliche postop. Störung od. Aufhebung von Sensibilität u. Tastsinn.

Fisch|öle: (engl.) fish oils; fette Öle von Hochseefischen mit hohem Anteil langkettiger ω-3-polyungesättigter Fettsäuren, v. a. Eikosapentaensäure u. Clupanodonsäure; vgl. Omegafettsäuren.

Fisch|vergiftung: (engl.) fish poisoning; Vergiftung durch Fischgenuss; **1.** durch bakt. kontaminierte od. zersetzte Fische (auch geräuchert od. mariniert) mit gastroenteritischen Sympt.; **2.** durch spezif., bereits im lebenden Fisch enthaltene Gifte (s. Ciguatera, Tetrodotoxin); vgl. Lebensmittelvergiftung, Skombrotoxismus.

Fisch|wirbel|bildung: (engl.) cod-fish vertebrae formation; bikonkave Verformung der Lendenwirbelkörper; in Komb. mit einer röntg. vermehrten Strahlendurchlässigkeit Zeichen einer postmenopausalen od. senilen Osteopenie* bzw. Osteoporose*; vgl. Wirbelsäulenaffektionen.

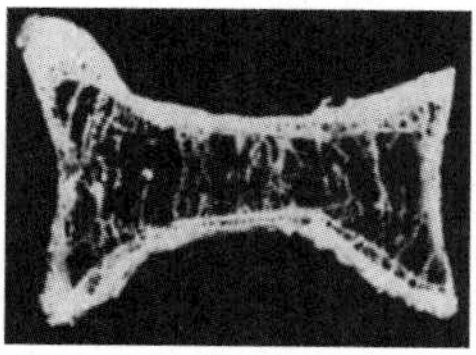

Fischwirbelbildung:
fortgeschrittener Befund bei Osteoporose der Wirbelsäule

FISH: Abk. für **F**luoreszenz*-**i**n-**s**itu-**H**ybridisierung.

Fisher-Syn|drom (Miller F., amerikan. Neurol., geb. 1910) n: idiopath. Polyneuritis* mit zerebellarer Ataxie, Areflexie u. Ophthalmoplegie; Sonderform des Guillain*-Barré-Syndroms.

Fissur (lat. fissum Spalt, Einschnitt) f: (engl.) cleft, fissure; Einriss in Haut bzw. Schleimhaut (vgl. Analfissur, Kutisfissur, Rhagade) od. Knochen (s. Fraktur, unvollständige).

Fissura (↑) f: Fissur*.

Fissura ani (↑) f: s. Analfissur.

Fissura ligamenti teretis (↑) f: Rinne an der Facies visceralis der Leber zur Aufnahme des Lig. teres hepatis, zw. Lobus quadratus u. Lobus sinister.

Fissura ligamenti venosi (↑) f: Rinne an der Facies visceralis der Leber zur Aufnahme des Lig. venosum, zw. Lobus caudatus u. Lobus sinister.

Fissura-orbitalis-superior-Syn|drom (↑) n: (engl.) superior orbital fissure syndrome; Lähmung des N. oculomotorius (III), N. trochlearis (IV) u. N. abducens (VI) sowie Sensibilitätsstörungen od. Schmerzen im 1. Trigeminusast (V_1); **Urs.:** pathol. Prozesse (meist Tumoren der mittleren Schädelgrube, Trauma od. Aneurysma) im Bereich der Fissura orbitalis sup. der Orbita oculi; **DD:** Kavernosussyndrom*.

Fissura ossium (↑) f: unvollständige Fraktur* eines Knochens in Form eines Haarrisses.

Fissura pterygo|maxillaris (↑) f: Spalt zw. Tuber maxillae u. Proc. pterygoideus ossis sphenoidalis, Zugang zur Fossa pterygopalatina, durchzogen von der A. maxillaris.

Fissura Sylvii (↑) f: Sulcus* lateralis cerebri.

Fissuren|versieglung (↑): (engl.) fissure sealant; Verschluss der bes. gefährdeten Fissuren u. Grübchen von Zähnen mit Glasionomer-Zementen od. Kunststoffen zur Kariesprophylaxe*.

Fistel (lat. fistula Röhre) f: (engl.) fistula; **1.** röhrenförmige, mit Granulationsgewebe (Röhrenfistel) od. Epithelgewebe (Lippenfistel) ausgekleidete Verbindung zw. Körperhöhlen bzw. Hohlorganen untereinander (innere F.) od. der Körperoberfläche (äußere F.); als angeb. F. meist inf. Persistenz embryonal angelegter Organverbindungen (z. B. Vesikoumbilikalfistel*, Ösophagotrachealfistel*) od. als erworbene F. durch Entz., Tumoren, Traumen bzw. Op. verursacht sowie nach Strahlentherapie auftretend; z. B. Analfistel*, Blasenfistel*, Darmfistel*, Urogenitalfistel*; **2.** therap. angelegte Kurzschlussverbindung; z. B. Shunt* zur Hämodialyse.

Fistel, ano|rektale (↑) f: s. Analfistel, Darmfistel.

Fistel, arterio|venöse (↑) f: (engl.) arteriovenous fistula; pathol. Kurzschlussverbindung zw. dem art. u. venösen Blutgefäßsystem, die im Ggs. zu einer arteriovenösen Anastomose* nicht der Steuerbarkeit durch den Organismus unterliegt; **Ätiol.: 1.** kongenitale a. F. inf. Differenzierungsstörungen des frühembryonalen Kapillarsystems bzw. Persistenz embryonaler arteriovenöser Gefäßkurzschlüsse; **Formen: Typ I:** direkter Querachsenkurzschluss zw. Hauptgefäßen; **Typ II:** multiple Querachsenkurzschlüsse kleinerer Gefäße in Weichteilen u. Knochen (Angioma racemosum), v. a. im Bereich der Extremitäten (Klippel-Trénaunay-Weber-Syndrom); **Typ III:** Längsachsenkurzschluss ohne zwischengeschaltetes Kapillarnetz, v. a. in Gehirn u. Lunge (arteriovenöse Lungenfistel*); **2.** erworbene a. F.: **a)** traumat. bedingt, meist als Folge einer penetrierenden Verletzung von Arterie u. Begleitvene; **b)** als Folge von (art.) Gefäßerkrankungen (Syphilis, Aneurysma* u. a.); **c)** als gefäßchir. angelegter Shunt* zur Hämodialyse.

Fistel, biliäre (↑) f: s. Fistel, biliodigestive.

Fistel, bilio|digestive (↑) f: (engl.) biliary fistula; Gallenfistel, biliäre Fistel; pathol. Verbindung zw. Gallenblase bzw. Gallengängen u. einem Nachbarorgan (Dünndarm, Magen, Colon); **Urs.:** Durchbruch eines Gallensteins als Kompl. einer Cholelithiasis* (meist als gedeckte Perforation) od. nach Verletzung des Ductus choledochus, auch postop. nach Cholezystotomie; **Klin.:** gasgefüllte Gallengänge (Aerobilie), bei der selteneren Gallenblasen-Colon-Fistel chologener Durchfall (durch Umgehung der Rückresorption im Ileum u. laxanzienartiger Wirkung der Galle im Colon), ggf. Gallensteinileus*; **Ther.:** Cholezystektomie mit Auflösung der Fistel.

Fistel, broncho|pleurale (↑) f: (engl.) bronchopleural fistula; in die Pleurahöhle einmündende Bronchusfistel*; **Urs.:** v. a. Ruptur einer Lungenzyste, Emphysemblase od. tuberkulösen Kaverne, Durchbruch eines Lungenabszesses, Thoraxtrauma od. Bronchusstumpfinsuffizienz nach Lungenresektion; **Kompl.:** Spannungspneumothorax, Pleuraempyem.

Fistel|karzinom (↑; Karz-*; -om*) n: (engl.) fistula cancer; von der epithelialen Wandauskleidung einer Fistel ausgehendes Karzinom*.

Fistel, öso|phago|tracheale (↑) f: s. Ösophagotrachealfistel.

Fistel, pelvi|rektale (↑) f: s. Analfistel.

Fistel|sym|ptom (↑) n: (engl.) fistula symptom; s. Gleichgewichtsprüfungen.

Fistula (↑) f: Fistel*.

Fistula ani (↑) **f:** Analfistel*.

Fistula auris con|genita (↑) **f:** syn. Ohrfistel*.

Fistula colli con|genita (↑) **f:** angeborene Halsfistel; s. Halszyste.

Fistula com|pleta (↑) **f:** vollkommene, doppelt mündende Fistel*, die zwei Organe od. Organsysteme miteinander verbindet.

Fistula in|completa (↑) **f:** unvollkommene, nur mit einer Öffnung versehene u. blind endende Fistel*.

Fistula omphalo|enterica (↑) **f:** Nabelfistel* mit zum Nabel offener Mündung bei nicht obliteriertem Ductus* omphaloentericus; **Klin.:** bei inkompletter Fistel sog. nässender Nabel*, bei kompletter Fistel Absonderung von Schleim u. Dünndarmexkrement. Vgl. Meckel-Divertikel.

F

Fistula recto|perinealis (↑) **f:** Mastdarm-Dammfistel; vgl. Darmfistel.

Fistula recto|urethralis (↑) **f:** Mastdarm-Harnröhrenfistel; vgl. Darmfistel.

Fistula recto|vaginalis (↑) **f:** Mastdarm-Scheidenfistel; vgl. Darmfistel.

Fistula recto|vesicalis (↑) **f:** Mastdarm-Harnblasenfistel; vgl. Darmfistel.

Fistula vesico|vaginalis (↑) **f:** Blasen-Scheidenfistel; s. Urogenitalfistel.

Fistulo|graphie (↑; -graphie*) **f:** (engl.) fistulography; Röntgenkontrastdarstellung einer Fistel* unter Durchleuchtungskontrolle mit Dokumentation auf Röntgenaufnahmen.

FITC: Abk. für **F**luorescein**i**so**t**hio**c**yanat*.

Fitness **f:** Zustand einer im psychischen u. physischen Bereich guten Leistungsbereitschaft für eine spez. Aufgabe.

Fitzgerald-Faktor **m:** syn. HMW*-Kininogen.

Fitz-Hugh-Curtis-Syn|drom (Thomas F.-H. Jr., amerikan. Med., 1894–1963; Arthur H. C., amerikan. Gyn., 1881–1955) **n:** syn. Perihepatitis* acuta gonorrhoica.

Fixateur externe (frz.)**:** (engl.) external fixator; von außen zugängliches Festhalte- u. Spannsystem zur op. Behandlung von Erkr. u. Verletzungen des Skelettsystems; **Ind.: 1.** offene Reposition, Stabilisation u. Fixation z. B. von Extremitäten- u. Beckenringfrakturen; **2.** ungünstige Weichteilverhältnisse um die Knochenfraktur (offene od. infizierte Frakturen); **3.** Korrekturosteotomie; **4.** Arthrodese*; **5.** Haloextension*; **6.** Distraktionsverlängerung*; **Prinzip:** Einbringen von Schanz-Schrauben od. Steinmann-Nägeln in die Knochenfragmente fernab der Fraktur od. Osteotomie, danach Fixation od. Verspannung mit einem Rohrsystem; meist als ein- (Klammer- od. Monofixateur), seltener als zwei- (V- od. Rahmenfixateur) od. dreidimensionale (Zelt-) Konstruktion; die Montage erfolgt statisch zur Ausschaltung äußerer Kräfte od. dynamisch mit Zulassung axialer Kräfte im Frakturbereich. Vgl. Osteosynthese.

Fixateur interne (frz.)**:** (engl.) internal fixator; implantierbares Festhalte- u. Spannsystem aus Fixationsstäben, Pedikelschrauben u. Backen zur Verbindung der beiden Elemente zur Behandlung von Frakturen u. Fehlstellungen im unteren BWS- sowie im LWS-Bereich.

Fixation (lat. figere, fixus befestigen) **f:** s. Fixierung.

Fixations|nystagmus (↑; Nystagmus*) **m:** s. Nystagmus.

Fixierung (↑)**:** (engl.) fixation; allg. (mechan.) Befestigung, Fixation; **1.** (histol.) Befestigung luftgetrockneten Materials auf dem Objektträger vor Färbung*, Proteinbehandlung für eine bessere Farbstoffaufnahme u. Homogenisierung (Denaturierung des Proteins verringert z. B. die Quellfähigkeit); am gebräuchlichsten sind Hitze- u. Methanolfixierung (95 %), außerdem F. mittels Pikrin- od. Osmiumsäure, gesättigter Sublimatlösung u. a. Gemische; **2.** (anat.) versch. Methoden zur Konservierung u. Strukturverfestigung von Gewebe u. Organen in möglichst natürl. Zustand (z. B. mittels Formaldehyd, Gefriertrocknung, Osmiumtetroxid); **3.** (ophth.) monokularer Vorgang mit Ausrichten u. Festhalten des Blicks auf ein best. Objekt; die Abbildung des Fixationsobjekts in der Fovea centralis (zentrale F.) kann bei hochgradiger Amblyopie* durch Abbildung in peripheren Netzhautbereichen (exzentrische F.) ersetzt sein; **4.** (psychiatr.) jede Maßnahme, die die körperl. Bewegungsfreiheit eines Pat. einschränkt od. entzieht; nur zulässig, wenn der betroffene Pat. einwilligt, Gefahr im Verzuge ist (bei Vorliegen akuter Eigen- od. Fremdgefährdung) od. wenn diese nach richterl. Prüfung vormundschaftsgerichtlich genehmigt wurde.

Flach|rücken: (engl.) flat back; s. Haltungsstörungen.

Fläche: (engl.) area; Oberfläche, Querschnittsfläche, Formelzeichen A; SI-Einheit m^2.

Flächen|dosis|produkt (Dosis*) **n:** (engl.) radiation dose per surface area; in der Röntgendiagnostik verwendete dosimetrische Größe zur Ermittlung der Strahlenbelastung* des Pat.; Messung mit großflächigen Ionisationskammern, die an der Tiefenblende der Röntgenröhre angebracht sind; Produkt aus der Dosis innerh. des Nutzstrahlbündels einer Röntgenstrahlung u. dessen Querschnittfläche an derselben Stelle; wegen Abstandsquadratgesetz* unabhängig vom Fokusabstand. Das F. wird in der Einheit Gray (Gy) × cm^2, früher Röntgen (R) × cm^2 angegeben; vgl. Dosimetrie.

Flächen|kymo|graphie (gr. κῦμα Welle; -graphie*) **f:** (engl.) area kymography; (röntg.) Aufzeichnung von Organbewegungen auf einer Röntgenaufnahme; früher zur Darstellung von Herz- u. Gefäßpulsationen genutzt; durch die Echokardiographie* ersetzt.

Flagellata (lat. flagellum Geißel) **n pl:** syn. Mastigophora; sog. Geißeltierchen; s. Protozoen.

Flagellation (lat. flagellare schlagen) **f:** körperliche Züchtigung als Mittel zur sexuellen Erregung; vgl. Sadomasochismus.

Flake-Fraktur (engl. flake Splitter; Fraktur*) **f:** Absprengung eines osteochondralen Fragments im Gelenkbereich; vgl. Fraktur.

Flammen|e|missions|photo|metrie (lat. emissio Aussendung; Phot-*; Metr-*) **f:** (engl.) flame photometry; Spektrophotometrie* zur quant. Bestimmung von Substanzen in Lösungen unter Verw. eines spez. (Flammen-)Photometers, in dem die Lösung zerstäubt, die gelösten Substanzen in einer Flamme atomisiert, die Atome angeregt u. die Wellenlängen der emittierten Strahlung (Emissionsspektrum*) gemessen werden; **Anw.:** u. a. zur Konzentrationsbestimmung von Elektrolyten (z. B. Kalium, Natrium, Calcium). Vgl. Atomabsorptionsspektrometrie.

Flanken|atmung: (engl.) flank respiration; inspirator. Einziehung der unteren u. seitl. Interkostalräume bei Stenosen im Bereich der oberen Luftwege; vgl. Atmung, inverse.

Flapping-Tremor (engl. to flap flattern; Tremor*) **m:** Flattertremor; s. Asterixis.

Flaschen|zeichen: inf. mangelnder Daumenabduktion auftretende Unfähigkeit der Hand, eine Flasche fest (ohne Zwischenraum zw. Daumen-Zeigefinger-Interdigitalfalte u. Flasche) zu umschließen; **Urs.:** Medianuslähmung* mit Parese des M. abductor pollicis brevis.

Flash|back (engl.): ursprüngl. aus der Drogenszene stammende Bez. für die Wiederkehr sich aufdrängender alptraumartiger Bilder, Erinnerungen od. übermächtiger Sinneseindrücke; Vork. bei Missbrauch von Halluzinogenen* od. i. R. einer posttraumatischen Belastungsstörung*. E. Fri.

Flatulenz (lat. flatus Wind, Blähung) f: (engl.) flatulence; Aufblähung des Magens bzw. des Darms (Blähungen) mit reichl. Abgang von Darmgasen (nervös, organisch od. nahrungsbedingt).

Flatus (↑) m: Wind, Blähung.

Flatus vaginalis (↑) m: geräuschvolles Entweichen von eingedrungener Luft aus der Scheide, z. B. bei Descensus* uteri et vaginae, Mastdarm-Scheidenfistel (s. Darmfistel).

Flav|ek|tomie (lat. flavus gelb; Ektomie*) f: syn. interlaminäre Fensterung*.

Flavine (↑) n pl: (engl.) flavins; syn. Isoalloxazine; gelbe wasserlösl. Farbstoffe mit Flavinringsystem, z. B. Riboflavin*; je nach Herkunft Bez. als Lakto-, Ovo- u. Hepatoflavin; vgl. Flavinnukleotide.

Flavin|en|zyme (↑; Enzyme*) n pl: (engl.) flavin enzymes; auch Flavoenzyme, gelbe Enzyme; Oxidoreduktasen*, die als Coenzym od. prosthetische Gruppe die Flavinnukleotide FMN od. FAD enthalten, die als Elektronencarrier reversibel reduziert werden.

Flavin|ikterus (↑; Ikterus*) m: s. Ikterus.

Flavin|nukleotide (↑) n pl: (engl.) flavin nucleotides; Coenzyme od. prosthetische Gruppen in Flavinenzymen, Elektronencarrier bei biol. Redoxreaktionen; **1.** Flavinmononukleotid (Abk. **FMN**): Riboflavin-5'-phosphat, das aus Riboflavin* u. ATP entsteht; **2.** Flavinadenindinukleotid (Abk. **FAD**), das bei der Verknüpfung der AMP-Gruppe von ATP mit FMN entsteht. Vgl. Atmungskette.

Flavi|viridae (↑; Virus*; -id*) f pl: Fam. sphärischer, einzelsträngiger RNA-Viren mit Hüllmembran (Ø 40–60 nm, kubisches Kapsid); **Einteilung** in vier Genera: Flavivirus*, Pestivirus (ausschl. tierpathogen, z. B. Err. der klass. Schweinepest), Hepatitis-C-Virus u. eine unbenannte Gattung mit dem Vertreter Hepatitis-G-Virus (s. Hepatitis-Viren).

Flavi|virus (↑; ↑) n: Genus von ca. 50 RNA-Viren (Ø 50 nm) aus der Fam. der Flaviviridae*; mind. 26 humanpathogene Vertreter, darunter das Gelbfieber*-Virus, Dengue*-Virus, West-Nil-Virus (vgl. West-Nil-Fieber), FSME*-Virus; **Übertragung:** v. a. durch Mücken u. Zecken, selten nosokomial od. Mensch-zu-Mensch-Kontaktinfektion; **Verbreitung:** F. verursachen weltweit regional vektorengebunden endem., epidem. u. sporad. Infektionen, die häufig inapparent od. mit grippeähnl. Symptomen, aber auch mit Kompl. (Enzephalitis, Hämorrhagie) u. hoher Letalität verlaufen können. **1.** gutartiges Fieber, z. T. mit Arthralgien u. Exanthem, sehr selten ZNS-Beteiligung od. Hämorrhagien v. a. bei Inf. durch Dengue- (Typ 1 u. 2), Kunjin-, Ilheus-, Spondweni-, Uganda-S-, Wesselsbron-, West-Nil-Fieber-, Zika-, Banzi-, Bussuquara-, Koutango- u. Rio-Bravo-Virus (alle durch Mücken übertragen); **2.** Inf. mit häufiger Beteiligung des ZNS durch Murray-Valley-, St. Louis-Enzephalitis-, Rocio- u. das japanische B-Enzephalitis-Virus (durch Mücken übertragen); ferner durch FSME-, RSSE-, Louping-ill- u. Powassan-Virus (durch Zecken übertragen); **3.** hämorrhag. Fieber v. a. bei Inf. durch Dengue- (Typ 2–4), Gelbfieber-Virus, Kyasanur-Forest- u. Omsk-hämorrhagisches Fiebervirus.

Flavo|bacterium (↑; Bakt-*) n: Gattung gramnegativer, unbewegl., sporenloser, aerober Stäbchenbakterien (sog. Gelbkeime; noch keiner Fam. zugeordnet; vgl. Bakterienklassifikation); bilden gelben Farbstoff; **Vork.:** weit verbreiteter Wasser- u. Bodenkeim; isoliert aus rohem Fleisch, Milch u. gelegentl. aus Untersuchungsmaterial; mehrere Species, med. relevant: F. meningosepticum, seltener Err. von Meningitis spez. bei Früh- u. Neugeborenen, Sepsis u. Pneumonie bei immungeschwächten Patienten.

F

Flavo|enzyme n pl: s. Flavinenzyme.

Flavonoide n pl: (engl.) flavonoids; Bez. für eine Gruppe von meist gelb gefärbten, stickstofffreien phenolischen Pflanzenstoffen mit Phenylchroman-Grundgerüst; je nach Oxidationsgrad werden Flavone, Flavonole, Flavanone u. Isoflavonoide (stilbenähnliche Struktur, sog. Phytoöstrogene) unterschieden; Vork. im Pflanzenzellsaft in gelöster, glykosidischer Form, in meist methoxylierter Form als nichtflüchtige Komponenten in Sekretgängen, Holzparenchym od. Blättern; **Verw.:** bei Venenerkrankungen (Rutosid), koronaren u. peripheren Durchblutungsstörungen (Crataegus- u. Ginkgo-F.), Lebererkrankungen (Flavonoidkomplex aus Mariendistel); diuretische (F. aus Birkenblättern u. Schachtelhalmkraut) u. spasmolytische (F. aus Kamillenblüten u. Passionsblume) Wirkung. Wegen der positiven Beeinflussung der Permeabilität der Kapillaren durch versch. F. (z. B. Rutin, Hesperidin) wurden F. auch als Vitamin-P-Faktor bezeichnet.

Flavoxat (INN) n: Spasmolytikum; **Verw.:** zur symptomat. Behandlung von Blasenfunktionsstörungen; **Kontraind.:** Stenosen im Magen-Darm-Trakt u. in den ableitenden Harnwegen u. a.; **UAW:** Akkommodationsstörungen, selten Übelkeit u. a.

Fle|cainid (INN) n: membranstabilisierendes Antiarrhythmikum; **Verw.:** bei schweren (lebensbedrohl.) tachykarden (supra-)ventrikulären Herzrhythmusstörungen; s. Antiarrhythmika; **Kontraind.:** Zustand nach Herzinfarkt, dekompensierte Herzinsuffizienz, schwere Bradykardie u. a.; **UAW:** Schwindel, Übelkeit, Sehstörungen, Kopfschmerz u. a.

Flechsig-Bahn (Paul E. F., Neurol., Leipzig, 1847–1929): (engl.) Flechsig's fasciculus; Tractus spinocerebellaris posterior; wird gebildet von den Neuriten der Clarke*-Säule, die im Vorderseitenstrang des Rückenmarks u. über die unteren Kleinhirnstiele zur Rinde des Kleinhirnwurms gelangen. Vgl. Kleinhirnseitenstrangbahn.

Flechsig-Bündel, ovales (↑): (engl.) oval bundle of Flechsig; Fasciculus septomarginalis des Funiculus posterior des Rückenmarks*.

Flechte: (engl.) lichen; **1.** (botan.) Symbiose aus Algen u. Pilzen; **2.** (dermat.) umgangssprachl. Bez. für versch. Dermatosen, z. B. Schuppenflechte (Psoriasis*), Schmetterlingsflechte (chronischer diskoider Lupus* erythematodes), Knötchenflechte (Lichen* ruber planus), Dermatomykose*.

Fleck, blinder: (engl.) blind spot; Bez. für den Discus* nervi optici bzw. das ca. 12° temporal u. 1,5° unterh. des Fixationspunkts (der Gesichtsfeldmitte) gelegene physiol. Skotom* von 5–6° Breite u. 7–8° Höhe, das inf. Fehlens der Neuroepithelien im Bereich des Discus nervi optici bedingt ist u. normalerweise subjektiv nicht bemerkt wird (Vergrößerung des Skotoms z. B. bei Neuritis nervi optici, Stauungspapille, Bjerrum-Zeichen).

Fleck|fieber, brasilianisches: s. Felsengebirgsfieber.

Fleck|fieber, epi|demisches: (engl.) epidemic louse-borne typhus; syn. Typhus exanthematicus, Läusefleckfieber, klassisches Fleckfieber, Flecktyphus; **Err.:** Rickettsia prowazekii, Übertragung durch Kleiderläuse; **Verbreitung:** früher bes. Ost- u. Südosteuropa, heute auch in Höhenlagen der Tropen unter schlechten hyg. Bedingungen; **Inkubationszeit:** 10–14 Tage (5–23 Tage); **Klin.:** sehr schweres Krankheitsbild, hohes Fieber, Kopf- u. Gliederschmerzen, Milzschwellung, am 4.–6. Tag petechiales Exanthem (Roseolen); nicht selten Tod in der zweiten Woche (Kreislaufkollaps, Enzephalitis); Status typhosus führt oft zur Verwechslung mit Typhus abdominalis; in der 4.–5. Woche kann eine typ. Polyneuritis auftreten. **Pathol./Anat.:** entzündl. Reaktion der Gefäßendothelien inf. intrazellulärer Vermehrung der Err. mit Bildung von perivaskulären Knötchen (Fraenkel-Knötchen); **Progn.:** Letalität ohne Ther. bis 20 %; 3–40 Jahre nach überstandenem e. F. kann inf. im Knochenmark persistierender u. nach langer Latenz reaktivierter Rickettsien ein Spätrezidiv auftreten (sog. Brill-Zinsser-Krankheit). **Proph.:** Bekämpfung der Kleiderlaus; Impfung ist möglich (nach Überstehen der Krankheit besteht lebenslange Immunität), Verbesserung des Lebensstandards. **Diagn.** u. **Ther.:** s. Rickettsiosen, Schutzimpfung.

Fleck|fieber, murines: (engl.) murine typhus; syn. endemisches Fleckfieber, Rattenfleckfieber, Flohfleckfieber; **Err.:** Rickettsia typhi; Übertragung durch den Rattenfloh (Xenopsylla cheopis); **Verbreitung:** Tropen u. Subtropen; **Klin.:** das Bild entspricht dem des epidemischen Fleckfiebers*, der Verlauf ist milder, Spätrezidive sind nicht bekannt. Vgl. Rickettsiosen.

Fleck, gelber: s. Macula lutea.

Fleck|typhus (Typhus*) m: syn. epidemisches Fleckfieber*.

Fleischer-Kayser-Ring (Bruno R. F., Ophth., Erlangen, 1848–1904): s. Kayser-Fleischer-Kornealring.

Fleischer-Ring (↑): s. Keratokonus.

Fleisch|mole (Mole*) f: s. Blutmole.

Fleisch|vergiftung: (engl.) meat poisoning; Vergiftung durch Verzehr von verdorbenem Fleisch; **1.** durch toxische Eiweißzersetzungsprodukte bei Fäulnis*; **2.** durch Bakterientoxine bei Kontamination mit z. B. Salmonellen, Staphylokokken, Clostridium botulinum). Vgl. Lebensmittelvergiftung. C. Fle.

Fleisch, wildes: (engl.) proud flesh; umgangssprachl. Bez. für überschießendes Granulationsgewebe*.

Fler|oxacin (INN) n: Antibiotikum; s. Chinolone.

Fletcher-Faktor (Sir William F., Arzt, London, Malaya, 1872–1938) m: (engl.) Fletcher's factor; syn. Präkallikrein; in der Leber ohne Mitwirkung von Vitamin K gebildeter plasmat. Gerinnungsfaktor, der in enger Beziehung zu den Aktivierungsvorgängen der Faktoren XI u. XII steht u. bei Neugeborenen fehlt; Umwandlung durch Faktor XIIa zu Kallikrein*; Mangel an F.-F. verursacht keine manifeste Gerinnungsstörung. Vgl. Blutgerinnung.

Flexibilitas cerea (lat. flexibilis biegsam) f: wachsartige Biegsamkeit der Extremitäten, wobei einmal eingenommene bzw. vom Untersucher vorgegebene Körperstellungen unverändert beibehalten werden (sog. Haltungsstereotypie; s. Stereotypien); Vork. z. B. bei Katatonie*, org. Hirnerkrankungen od. i. R. einer Hypnosebehandlung; vgl. Katalepsie.

Flexions|lagen (lat. flexio Biegung): (engl.) attitude; Geburtshaltung des Kindes mit Beugung des Kopfs auf die Brust; normale Einstellung; vgl. Deflexionslagen.

Flexio uteri (↑) f: Haltung der Gebärmutter, definiert durch den Winkel zw. Zervix- u. Korpusachse des Uterus; physiol. besteht ein nach vorn geöffneter stumpfer Winkel von ca. 135° (Anteflexio, s. Abb.); pathol. Beugungsverhältnisse: **1.** Retroflexio* uteri; **2.** Hyperanteflexio* uteri; **3.** Lateroflexio uteri (seitl. Beugung). Vgl. Uteruslagen.

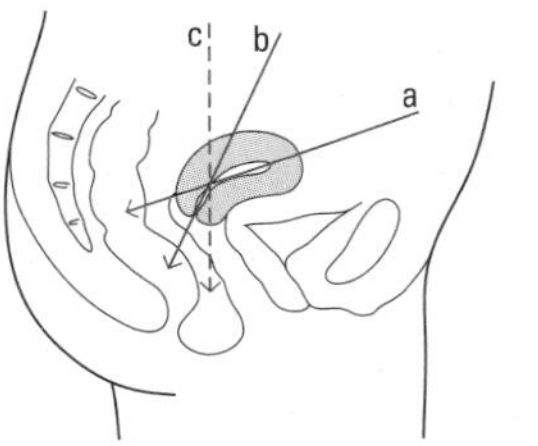

Flexio uteri:
Die Achse des Corpus uteri (a) bildet mit der Achse der Cervix uteri (b) einen nach vorn offenen stumpfen Winkel (Anteflexio uteri). Daneben besteht physiologisch Anteversio: Die Achse der Cervix uteri fällt vor die senkrechte Körperachse (c).

Flexner-Bakterien (Simon F., Bakteriol., New York, Baltimore, 1863–1946; Bakt-*) f pl: s. Shigella.

Flexor (lat. flectere, flexus biegen) m: Beuger, Beugemuskel, z. B. Musculus flexor digitorum longus.

Flexura (↑) f: Biegung.

Flexura ano|rectalis (↑) f: s. Flexura perinealis.

Flexura duodeno|jejunalis (↑) f: s. Duodenum.

Flexurae coli (↑) f pl: s. Colon.

Flexurae duodeni (↑) f pl: s. Duodenum.

Flexura perinealis (↑) f: nach vorn konvexe, vor dem Centrum perinei gelegene Krümmung am Übergang des Rektums in den Canalis analis.

Flexura sacralis recti (↑) f: nach hinten konvexe, dem Os sacrum angelagerte Krümmung des Rektums*.

Flicken|trans|plantat (Transplantat*) n: s. Patch-Plastik.

Fliegen: (engl.) flies; Brachycera (sog. Kurzfühler); Insekten (Ordnung Diptera) mit meist dreigliedrigen Fühlern u. gedrungenem Körperbau; **Entw.:** Ei - Larve (Made) - Tönnchenpuppe - Imago; Dauer ca. 3–4 Wo.; **I. blutsaugende Parasiten:** ♂♂ u. ♀♀ saugen tagsüber Blut; **1.** Tabanidae (Bremsen): 5–25 mm große aggressive F., deren Larven sich in feuchten Böden u. Schlamm entwickeln; z. B. Pferdebremse (Tabanus bovinus), Regenbremse (Haematopota pluvialis), Chrysops-Arten (sog. Blindbremse); **2.** Muscidae (F. i. e. S.): gemeine Stechfliege (Stomoxys calcitrans), Hornfliege (Haematobia irritans); Entw. der Larven in Stallmist; **3.** Glossinidae (Tsetsefliegen, Zungenfliegen): lebendgebärende F., die jeweils eine Larve intrauterin mit Milchsekret ernähren; mehrere Glossinida-Arten übertragen Trypanosoma*. **II. Keimverschlepper** (Seuchenverbreiter): z. B. große (Musca domestica) u. kleine (Fannia canicularis) Stubenfliege, Latrinenfliege (Fannia scalaris); Larven entwickeln sich in Kot u. Fäkalien; Imagines leben von Lebensmitteln, Eiter, Wundsekret, Sputum u. a., wodurch Krankheitserreger (Viren, Bakt., Protozoenzysten, Wurmeier) verschleppt werden können. **III. Err. der Myiasis*:** Calliphoridae (Aasfliegen, Schmeißfliegen, Fleischfliegen); Maden leben in Exkrementen, Kadavern od. Wunden; z. B. blaue Brummer (Calliphora erythrocephala), Goldfliegen (Lucilia sericata), Phormia regina u. Sarcophaga-Arten; obligatorische Entw. einer Myiasis bei Tumbufliegen (Cordylobia anthropophaga), Schraubenwurmfliegen (Cochliomyia hominivorax bzw. bezziana) u. Wohlfahrtia magnifica. Vgl. Arthropoden, Mücken.

Fliegen|maden|krankheit: Myiasis*.

Fliegen|pilz: Amanita muscaria; s. Giftpilze.

Fließ|gleich|gewicht: (engl.) steady state; syn. dynamisches Gleichgewicht; Gleichgewichtszustand, bei dem sich die betreffende physik. Größe (z. B. eine Konzentration) mit der Zeit nicht ändert. Eine notwendige Voraussetzung für ein F. ist kontinuierl. Energiezufuhr; bei fehlendem Energiedurchsatz stellt sich ein ruhendes (thermodynamisches) Gleichgewicht ein. Die Differenz zw. beiden Gleichgewichten wächst mit steigender Energiezufuhr zugunsten des F. Vgl. Enzyme.

Flimmer|epithel (Epithel*) **n:** (engl.) ciliated epithelium; Epithelgewebe*, das an seiner freien Oberfläche mit Kinozilien* ausgestattet ist; **Vork.:** z. B. in Uterus, Tube, Atemwegen.

Flimmer|haare: s. Kinozilien.

Flimmer|larve: Korazidium*.

Flimmer|skotom (Skotom*) **n:** (engl.) scintillating scotoma; syn. Amaurosis partialis fugax; peripher beginnender, homonymer Gesichtsfeldausfall mit visuellen Sensationen (Flimmern, Funken, Blitze), meist zickzackförmige Begrenzung des sich rasch ausbreitenden Skotoms* (sog. Fortifikationsillusion, Teichopsie), evtl. Hemianopsie; **Vork.:** als Prodrom (Aura) od. Begleitsymptom der Migräne*.

Flimmer|test m: (engl.) flicker test; spez. Untersuchungsverfahren zum Nachweis einer akuten Neuritis* nervi optici; Vergleich der subjektiven Helligkeitsempfindung eines stationären u. eines flimmernden (5–25 Hz) Reizes, das Flimmern wird von erkrankten Probanden dunkler empfunden als von gesunden.

Flint-Geräusch (Austin F., Int., New York, 1812–1886)**:** (engl.) Flint's murmur; crescendoartiges, niederfrequentes präsystol. Herzgeräusch ohne Mitralöffnungston, das bei Aortenklappeninsuffizienz* ohne org. Mitralstenose mit Punctum maximum über der Herzspitze auszukultieren ist; **Urs.:** rel. Mitralstenose (inf. Strömungsdruck des aortalen Pendelbluts auf ein Mitralsegel bzw. weil die normal weite Mitralklappe im Verhältnis zu dem stark erweiterten li. Ventrikel zu eng ist). Vgl. Herzgeräusche.

Floating line (engl. to float fluten, gleiten; line Linie)**:** Bez. aus der Kardiotokographie*; fiktive Linie, die die Oszillationsmittellinie darstellt.

Flọcculus (Dim. von lat. flọccus Flocke) **m:** Flöckchen; Teil der Hemisphärenunterfläche des Kleinhirns.

Flọccus (lat.) **m:** Flocke.

F

Flockungs|re|aktionen f pl**:** (engl.) flocculation tests; auch Ballungs-, Trübungs- od. Klärungsreaktionen; Oberbegriff für serol. Reaktionen, die zur Ausflockung von makro- u. mikroskopisch erkennbaren Aggregaten bzw. Präzipitaten führen; z. B. als Serumlabilitätsreaktionen*, unspezif. Seroreaktionen bei Syphilis* (VDRL-Test, Meinicke-Klärungsreaktion); sind weitgehend durch spezifische serol. Reaktionen ersetzt.

Flöhe: (engl.) fleas; Siphonaptera, Aphaniptera; max. 1–7 mm große, seitl. stark abgeplattete Insekten; blutsaugende Arthropoden*, z. T. wichtige Krankheitsüberträger; **Entw.:** Ei - Larve - Puppe (in Kokon bes. in Fußbodenritzen) - Imago*; Dauer im Sommer ca. 4 Wo.; **Formen: 1.** Menschenfloh (Pulex irritans): pathogene Bedeutung gering (gelegentl. Überträger der Pest); **2.** Hunde- u. Katzenfloh (Ctenocephalides canis bzw. Ctenocephalides felis): gehen auch auf den

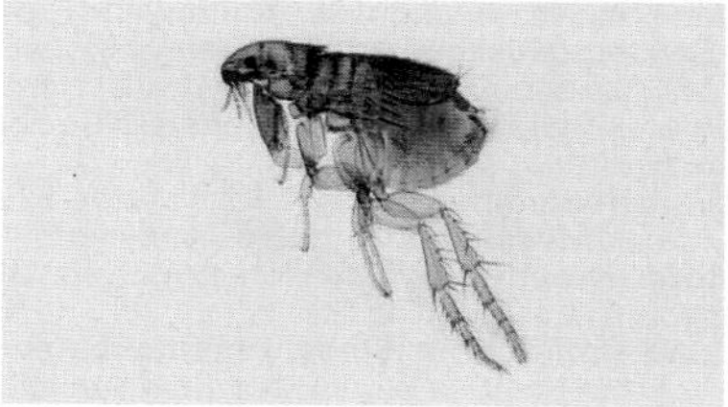

Flöhe:
Ctenocephalides felis [302]

Menschen über, gelegentl. Überträger von Rickettsia typhi u. Bartonella henselae, Zwischenwirt von Bandwürmern (Dipylidium, Hymenolepis); **3.** tropischer (oriental.) Rattenfloh (Xenopsylla cheopis): häufigster Floh von Haus- u. Wanderratte in warmen Ländern; wichtigster Pestfloh; Überträger von Yersinia pestis auf den Menschen beim Stich sowie von Rickettsia typhi u. Hymenolepis; **4.** nordischer (europäischer) Rattenfloh (Nosopsyllus fasciatus): seltener Pestfloh, außerdem Überträger von Rickettsia typhi u. Zwischenwirt von Hymenolepis. Tierflöhe befallen bei fehlendem Hauptwirt auch den Menschen; bei Flohplage ist die Artbestimmung wichtig, um Brutplätze (z. B. Katzenkörbe, Vogelnester) zu ermitteln. Proph.: regelmäßiges, wöchentl. Staubsaugen der Wohnung; **5.** Sandfloh (Tunga penetrans): syn. Sarcopsylla penetrans, Dermatophilus penetrans; Blutsauger bei Mensch u. Schwein; Lebensweise u. Habitus der

♂♂ entspricht dem anderer F.; ♀♀ wachsen langsam in die Haut v. a. der Füße ein; nach Begattung sind die ♀♀ nur noch durch die Abdomenspitze mit der Außenwelt verbunden (stationärer Endoparasitismus), schwellen beim Reifen der Eier bis zu Erbsengröße an u. führen zu Entz., Phlegmone, Nekrose, auch Begünstigung von Tetanus u. Gasbrand; Autoamputation von Zehen möglich; Vork.: ursprüngl. tropisches Amerika, von dort nach Afrika, Madagaskar, Indien u. China eingeschleppt; Ther.: Entfernung der Weibchen unter streng asept. Bedingungen, Wundversorgung.

Flöten|schnabel|bruch: (engl.) V-shaped fracture; vollständige (evtl. offene) Fraktur* beider Unterschenkelknochen mit sehr schräg verlaufender Frakturlinie (wie Mundansatz einer Flöte), dadurch Dislokation des oberen Fragments nach vorn.

Floh|fleck|fieber: syn. murines Fleckfieber*.

Floh|samen: (engl.) flea seed; Psyllii semen; Samen von Plantago psyllium bzw. Plantago indica od. als indischer F. von Plantago ovata; **Verw.** der ganzen Samen od. der Samenschalen als mildes Laxans; reichlich Flüssigkeitszufuhr wichtig, da F. auf ein Vielfaches ihres ursprünglichen Volumens aufquellen (Dehnungsreiz auf die Darmwand); unterstützende Ther. bei Durchfall durch Wasserbindung; **Kontraind.:** Ileus.

Flood-Band: Ligamenta* glenohumeralia.

Flooding (engl. Überschwemmung)**:** s. Reizüberflutung.

Floppy infant (engl. floppy schlaff; infant Kind)**:** Bez. für ein Neugeborenes od. Kleinkind mit einer Verminderung des kontraktilen u. insbes. des reflektor. Muskeltonus (Myatonia congenita); typ. ist eine Überstreckbarkeit der Gelenke; **Urs.:** mesenchymale Anomalien (Gelenke, Sehnen, Muskeln), (kongenitale) Myopathien, Marfan-Syndrom, Ehlers-Danlos-Syndrom, Zellweger-Syndrom, Prader-Labhart-Willi-Syndrom u. a.

Floppy-valve-Syn|drom (engl. ↑; valve Klappe) n**:** syn. Mitralklappenprolapssyndrom*.

Flora in|testinalis (lat. Flora römische Blumengöttin) f**:** syn. Darmflora*.

florid (lat. floridus)**:** (engl.) floride; blühend, stark entwickelt; z. B. florides Stadium einer Krankheit.

Flos (lat. Blume, Blüte) f pl**:** Blüte; (pharmaz.) Bez. für Blüten, Blütenstände od. -teile, die als Droge* verwendet werden.

flottieren: (engl.) to float; sich hin u. her bewegen.

Flow (engl.)**:** Fluss, Strömung; Bez. für die Strömungsgeschwindigkeit (l/min) von Gasen od. Flüssigkeiten, z. B. im Narkosesystem*; vgl. Peak flow.

Flow|meter (↑; Metr-*) n**:** Durchflussströmungsmesser für Gase od. Flüssigkeiten.

Flucht: (engl.) escape, flight; Reaktion bei Einengung, Bedrohung od. Angst* i. S. eines räuml. Distanzbestrebens z. B. bzgl. eines Angst auslösenden Objekts; über die ursprüngl. Schutzfunktion hinaus kann unangepasste F. als Vermeidungsverhalten Sympt. einer Angststörung* sein. Vgl. Poriomanie.

Flucht|re|flex (Reflekt-*) m**:** (engl.) flight reflex; polysynaptischer Reflex als Antwort auf einen schmerzhaften, (potentiell) schädigenden Reiz; führt im Bereich der Extremitäten zu Beugung u. Zurückziehen der betroffenen sowie Streckung der gegenseitigen Extremität. Vgl. Reflexe.

Flu|cloxa|cillin (INN) n**:** halbsynthet. penicillinasefestes Isoxazolyl-Penicillin; s. Penicilline.

Flu|conazol (INN) n**:** Antimykotikum zur oralen u. parenteralen Anw. bei durch Candida u. Cryptococcus neoformans verursachten Systemmykosen*; vgl. Antimykotika.

Fluctuatio (lat. unruhige Bewegung) f**:** s. Fluktuation.

Flu|cytosin (INN) n**:** syn. 5-Fluorcytosin (Abk. 5-FC); Pyrimidinderivat mit fungistat. u. fungiziden Eigenschaften; häufig in Komb. mit Amphotericin B systemisch angewendetes Antimykotikum; **Wirkungsspektrum:** Candida, Cryptococcus neoformans, Geotrichum candidum, die meisten Aspergillus-Arten u. die Err. der Chromomykose*; primär resistente Pilzstämme kommen vor, sek. Resistenzentwicklung unter Behandlung mögl., Empfindlichkeitsprüfung vor Therapiebeginn ratsam; **Verw.:** bei generalisierten Infektionen u. schweren Organmykosen durch flucytosinempfindliche Err.; **UAW:** gastrointestinale Störungen, Blutbildveränderungen, Anstieg der Transaminasen, Hautreaktionen, selten Schwindel, Kopfschmerz, Halluzinationen u. Müdigkeit; s. Antimykotika.

Flud|arabin (INN) n**:** Zytostatikum (Antimetabolit, Purinanalogon); **Verw.:** bei chronisch-lymphatischer Leukämie; **Kontraind.:** schwere Nierenfunktionsstörung; **UAW:** Tumorzerfallsyndrom, Neurotoxizität, Exanthem u. a.; **cave:** Wechselwirkung mit Pentostatin; vgl. Antimetaboliten. R. Leh.

Flu|dro|cortison (INN) n**:** synthet. Kortikoid mit glukokortikoider u. starker mineralokortikoider Wirkung (s. Kortikoide); **Ind.:** schwere Hypotonie, Addison-Krankheit, adrenogenitalem Syndrom; **UAW:** s. Mineralokortikoide.

Flu|droxy|cortid (INN) n**:** halogeniertes Glukokortikoid zur top. Anw. bei Dermatosen; s. Glukokortikoide.

Flügel|fell: Pterygium*.

Flügel|gaumen|grube: syn. Fossa* pterygopalatina.

Flügel|schlagen: (engl.) flapping tremor; s. Tremor.

Flügel|zelle (Zelle*)**:** (engl.) tendon cell; Sehnenzellen (modifizierter Fibrozyt).

Flüssigkeit, extra|zelluläre: Extrazellularflüssigkeit*.

Flüssigkeit, inter|stitielle: (engl.) interstitial fluid; s. Wasserhaushalt.

Flüssigkeit, intra|zelluläre: (engl.) intracellular fluid; Intrazellularflüssigkeit*.

Flüssigkeits|chromato|graphie (Chrom-*; -graphie*) f**:** (engl.) liquid chromatography; Verf. der Chromatographie* mit flüssiger mobiler u. beliebiger stationärer Phase zur Trennung gelöster Substanzen; bei der Hochdruck-F. (Abk. HPLC für engl. high performance/pressure liquid chromatography) wird die mobile Phase mit Druck durch die Trennsäule gepumpt; Anw. z. B. zur quant. u. qual. Bestimmung von Hormonen, Medikamenten u. ihren Metaboliten.

Flüssigkeits|kompartimente (ital. compartimento Abteilung, Abschnitt) n pl**:** (engl.) fluid compartments; hypothet. Volumenbereiche des Organismus, die in ihrer Summe das Gesamtkörperwasser beinhalten u. deren anat., biochem. u. physiol. Besonderheiten von elementarer Bedeutung sind. Die einfachste Unterteilung ist die in den Intrazellularraum* u. Extra-

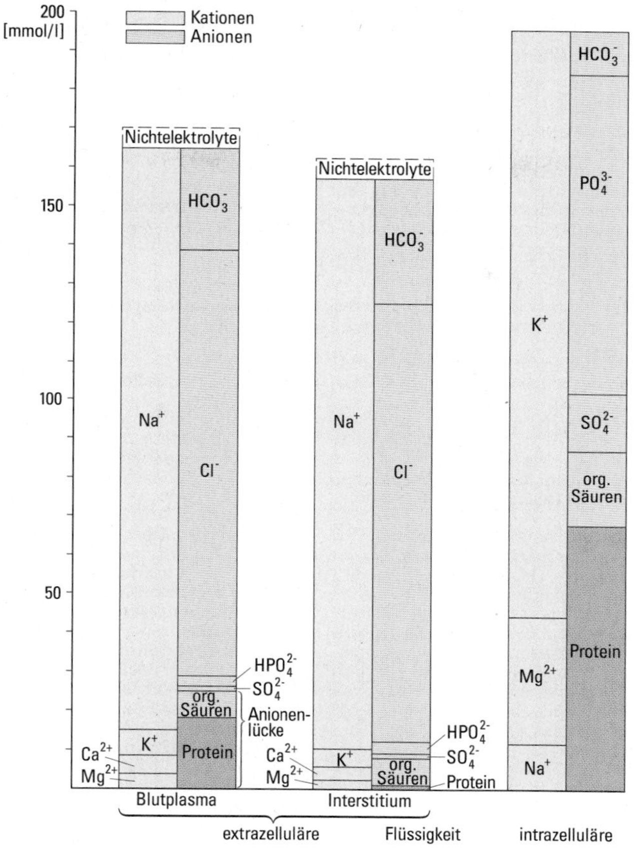

Flüssigkeitskompartimente:
Ionogramm verschiedener Flüssigkeitskompartimente [436]

zellularraum*; letzterer kann in weitere Kompartimente unterteilt werden. Vgl. Dehydratation, Körperwasser, Kompartiment, Wasserhaushalt.

Flüssigkeit, trans|zelluläre: (engl.) transcellular fluid; s. Third space.

Flüster|probe: (engl.) whispered voice test; s. Hörprüfungen.

Flu|fen|amin|säure (INN)**:** Anthranilsäurederivat; **Ind.:** s. Antiphlogistika, nichtsteroidale; **UAW:** gastrointestinale Störung, Schwindel, Depression, Hauterscheinungen, Leukopenie.

Flug|medizin f**:** (engl.) aviation medicine; Spezialgebiet, das sich mit med. Belangen bei Flugreisen befasst; umfasst v. a. flugphysiologische Forschung (z. B. des sog. Jet lags; s. Dysrhythmie) sowie Flugtauglichkeitsuntersuchung bzw. -beurteilung von Piloten u. von (u. U. kranken) Passagieren.

Fluidität (lat. fluidus fließend, flüssig) f**:** (engl.) fluidity; Fließeigenschaften einer Flüssigkeit; Kehrwert der Viskosität*.

Fluid lung (engl.)**:** Flüssigkeitslunge; (röntg.) Bez. für ein subakutes Lungenödem* mit interstitiellem Ödem in den hilusnahen Abschnitten, gekennzeichnet durch schmetterlingsförmige, annähernd symmetr., zentral betonte Verschattungen der Lunge, umgeben von einer mantelförmigen Zone mit normalem Luftgehalt; geht oft einem manifesten Lungenödem voraus; **Urs.:** Überwässerung bei Nierenversagen od. zu intensiver Infusionstherapie; **Ther.:** Diuresesteigerung, Flüssigkeitsrestriktion, ggf. Beatmung u. Flüssigkeitsentzug durch Hämofiltration; bei F. l. i. R. einer Urämie* sofortige Dialyse*-Behandlung notwendig. Vgl. ARDS.

Fluidum (lat. fluidus fließend, flüssig) n**:** Flüssigkeit.

Fluktuation (lat. fluctuatio unruhige Bewegung) f**:** (engl.) fluctuation; **1.** (klin.) palpable wellenförmige Flüssigkeitsbewegungen bei lokalen Flüssigkeitsansammlungen (z. B. Abszess, Aszites); **2.** (gebh.) s. Oszillationen.

Fluma|zenil (INN) n**:** Benzodiazepin-Antagonist; **Ind.:** Aufhebung der zentral dämpfende Wirkung von Benzodiazepinderivaten, z. B. bei Vergiftungen; **Kontraind.:** therap. erforderliche Gabe von Benzodiazepinderivaten; **UAW:** u. a.

Übelkeit, Erbrechen, Entzugserscheinungen; vgl. Benzodiazepinderivate.

Flu|metason (INN) n: halogeniertes Glukokortikoid zur top. Anw. bei Dermatosen; s. Glukokortikoide.

Flu|narizin (INN) n: Antiemetikum; Derivat des Cinnarizins* mit calciumantagonist. u. antihistaminartiger Wirkung; **Verw.:** bei vestibulärem Schwindel, Migräne u. a.

Flun|isolid (INN) n: halogeniertes Glukokortikoid; **Ind.:** lokal bei Asthma bronchiale (Inhalation) u. Rhinitis allergica; s. Glukokortikoide.

Flu|nitr|azepam (INN) n: Benzodiazepinderivat; **Verw.:** als Schlafmittel*, Injektionsnarkotikum zur Narkoseeinleitung; s. Benzodiazepinderivate.

Fluo|cinolon|acetonid (INN) n: fluoriertes Glukokortikoid zur top. Anw. bei Dermatosen; s. Glukokortikoide.

Fluo|cinonid (INN) n: halogeniertes Glukokortikoid zur top. Anw. bei Dermatosen; s. Glukokortikoide.

Fluo|cortin|butyl (INN) n: halogeniertes Glukokortikoid zur top. Anw. bei Dermatosen; s. Glukokortikoide.

Fluo|cortolon (INN) n: fluoriertes Glukokortikoid zur top. Anw. bei Dermatosen; s. Glukokortikoide.

Fluor (lat. fluere fließen, ausströmen) m: (engl.) 1. fluorine, 2. discharge; **1.** (chem.) -1-wertiges Element aus der Gruppe der Halogene*, Symbol F, OZ 9, rel. Atommasse 18,998; schwach gelbgrünes Gas, stärkstes chem. Oxidationsmittel, reaktionsfähigstes aller Elemente; Anw. von Fluorsalzen zur Kariesprophylaxe*; vgl. Fluorvergiftung; **2.** (gyn.) Ausfluss; s. Fluor genitalis.

Fluor albus (↑) m: veraltete Bez. für Leukorrhö*.

Fluor|chinolone n pl: s. Chinolone.

5-Fluor|cytosin n: Abk. 5-FC; syn. Flucytosin*.

Fluores|cein (engl. fluorescence das Schillern) n: Xanthenfarbstoff; **Verw.:** als Natriumsalz od. Fluoresceindilaurat zur Fluoresceinfärbung* u. zum Fluoresceinversuch*.

Fluores|cein|färbung (↑): (engl.) fluorescein staining; Vitalfärbung mit Fluorescein* zum Nachw. von Hornhautepitheldefekten des Auges, z. B. bei Erosio corneae, Ulcus corneae od. Herpes corneae (Grünfärbung).

Fluores|cein|iso|thio|cyanat (↑) n: (engl.) fluorescein isothiocyanate; Abk. FITC; Fluoresceinderivat; Fluoreszenzfarbstoff; Verw. zur Markierung von Antikörpern, z. B. im Immunfluoreszenztest* u. bei der Immunzytometrie*.

Fluores|cein|versuch (↑): (engl.) fluorescein test; Untersuchung des Tränenabflusses; in den Bindehautsack eingeträufelte Fluoresceinlösung erscheint beim Gesunden in der Nase u. färbt beim Schneuzen das Taschentuch gelbgrün.

Fluoreszenz (↑) f: s. Lumineszenz.

Fluoreszenz|angio|graphie (↑; Angio-*; -graphie*) f: (engl.) fluorescence angiography; Methode zur Darstellung des retinalen u. uvealen Gefäßsystems bzw. Blutflusses am Augenhintergrund* nach Gabe von Na-Fluorescein; **Anw.:** Diagn. u. Verlaufsbeobachtung von Netzhaut- u. Aderhauterkrankungen (z. B. Retinopathia diabetica, Makuladegeneration).

Fluoreszenz-Anti|körper-Technik (↑; Anti-*) f: s. Immunfluoreszenztest.

Fluoreszenz|färbung (↑) f: (engl.) fluorescence staining; syn. Fluorochromisierung; Anfärbung von (lebenden) Zellen od. von Gewebe- bzw. Zellstrukturen mit Fluorochromen*, z. B. Hageman-Fluoreszenzfärbung. Vgl. Fluoreszenzmikroskopie, Immunfluoreszenztest, Lumineszenz.

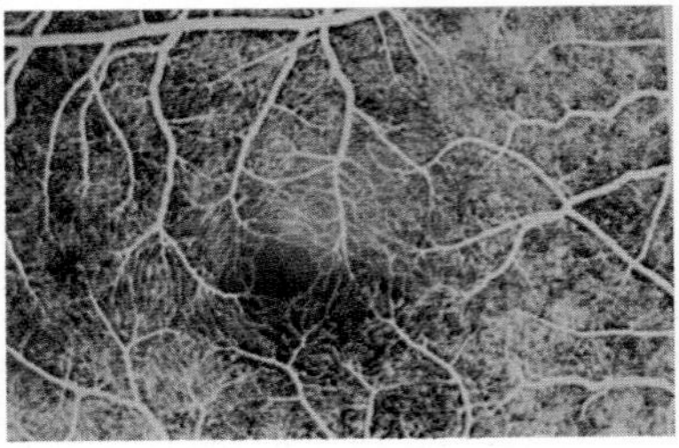

Fluoreszenzangiographie: normaler Befund des hinteren Augenpols [362]

Fluoreszenz-in-situ-Hybridisierung (↑) f: (engl.) fluorescence in situ hybridization; Abk. FISH; zytogenet. Verf. zum Nachw. numerischer od. struktureller Chromosomenaberrationen* in Patientenzellen mittels spezif. fluoreszenzmarkierter DNA-Sonden, die komplementäre Abschnitte der Chromosomen binden.

Fluoreszenz|mikro|skopie (↑; Mikr-*; -skopie*) f: (engl.) fluorescence microscopy; mikroskop. Verfahren (Auflichtmikroskopie) zur Sichtbarmachung fluoreszierender bzw. fluorochromisierter Objekte, die bei Bestrahlung mit kurzwelligem od. UV-Licht inf. Anregung der Fluorochrome* Licht einer längeren Wellenlänge abstrahlen u. (nach Abfilterung des anregenden Lichts) auf dunklem Hintergrund aufleuchten; **Anw.:** u. a. beim Immunfluoreszenztest*.

Fluoreszenz|photo|metrie (↑; Phot-*; Metr-*) f: (engl.) fluorescence photometry; syn. Fluorometrie; Methode der Spektrophotometrie* u. Photometrie* zur Messung der Intensität des bei Bestrahlung mit kurzwelligem od. ultraviolettem (monochromatischem) Licht inf. Anregung der Fluoreszenz abgestrahlten (u. herausgefilterten) Lichts; **Anw.:** u. a. zur Konzentrationsbestimmung fluoreszierender bzw. fluorochromisierter Substanzen (z. B. Proteine), i. R. der Zytofluorometrie*.

Fluoreszenz-Trepo|nemen-Anti|körper|test (↑; gr. τρέπειν drehen; νῆμα Faden; Anti-*) m: (engl.) fluorescent treponemal antibody absorption test; Kurzbez. FTA-Test; s. Syphilis.

Fluores|zyten (↑; Zyt-*) m pl: syn. Porphyrozyten*.

Fluor genitalis (Fluor*; Genitale*) m: (engl.) discharge; meist unblutiger Ausfluss aus den äußeren weibl. Geschlechtsteilen; **Einteilung: 1.** nach der Ätiol.: **a)** physiol.; vaginales Transsudat, abgeschilferte Epithelzellen u. Zervixschleim* mit zyklusabhängigen Veränderungen; **b)** psychoreaktiv (vegetativ) bedingt; **c)** pathol.; **2.** nach dem Entstehungsort: **a)** vestibulär; vgl. Lubrikation; **b)** vaginal; bei entzündl. Inf. mit Candida albicans (krümelig gelb), Trichomonas (übelriechend, schaumig), Chlamydien, Neisseria gonorrhoeae (eitrig, übelriechend), Gardnerella vaginalis, Anaerobiern (dünnflüssig mit Fischgeruch); durch Spermizide, Fremdkörper od. bei Diabetes mellitus; **c)** zervikal, v. a. bei

Zervizitis; **d)** korporal, v. a. bei Korpuskarzinom, Korpuspolyp, Pyometra u. Endometritis; **e)** sehr selten tubar. Vgl. Scheidenflora, Gonorrhö.

Fluoride n pl: (engl.) fluorides; Salze der Fluorwasserstoffsäure (Flusssäure, HF); therap. Verw. von Natriumfluorid (NaF), Monofluorphosphat (MFP), Zinn- u. Aminofluorid bei der Kariesprophylaxe* u. zur Ther. der Osteoporose*.

Fluor neo|natalis (Fluor*) m: s. Desquamativkatarrh.

Fluoro|chrome n pl: (engl.) fluorochromes; für die Fluoreszenzfärbung* (Fluorochromisierung) verwendete fluoreszierende Farbstoffe; z. B. Acridinorange, Auramin (Tuberkelbakterien, Geißeldarstellung), Berberinsulfat (Spirochaeta recurrentis), Thioflavin u. Primulin (Thrombozyten, Protozoen, Viren), Fluoresceinisothiocyanat zur Immunfluoreszenz.

Fluoro|chromisierung: syn. Fluoreszenzfärbung*.

Fluoro|metholon (INN) n: halogeniertes Glukokortikoid; **Ind.:** lokal bei allerg. u. entzündl. Erkrankungen des Auges; s. Glukokortikoide.

Fluoro|metrie (Metr-*) f: syn. Fluoreszenzphotometrie*.

Fluorose (Fluor*; -osis*) f: chron. Fluorvergiftung*; vgl. Dentalfluorose.

Fluor|uracil (INN) n: Zytostatikum (Antimetabolit, Pyrimidinanalogon); **Verw.:** zur Palliativbehandlung von Mamma-, Rektum-, Kolon-, Magen- u. Ovarialkarzinom, topisch bei Keratosen; **Kontraind.:** schwere Myelosuppression, akute Infektion, schwere Leberfunktionsstörung; vgl. Antimetaboliten.

Fluor vaginalis (Fluor*) m: s. Fluor genitalis.

Fluor|vergiftung (↑): (engl.) fluorine poisoning; Intoxikation durch Aufnahme von Fluor od. seinen Verbindungen über Magen-Darm-Trakt, Lungen od. Haut; Fluorwasserstoff (HF) u. seine Lösung in Wasser (Flusssäure) mit extrem starker Ätzwirkung (stärker als Salzsäure); **Formen** u. **Sympt.: 1.** akute F.; **a)** gastrointestinal: Schleimhautverätzung, Übelkeit, schleimiges, später blutiges Erbrechen, unstillbarer Durst, heftige Leibschmerzen, blutiger Durchfall, evtl. tödl. Ausgang; **b)** inhalativ: Tränenfluss, Niesen, Husten, Atemnot, Lungenödem, evtl. Tod unter Krämpfen; **c)** dermal: tiefgreifende Nekrosen, schlecht heilende Ulzera; **2.** chronische F. (syn. Fluorose): nach (meist berufl. bedingter) inhalativer Aufnahme Husten, Auswurf, Atemnot, Dentalfluorose*, Fluorosteopathie (Osteosklerose), evtl. sog. Fluorkachexie; BK Nr. 1308. Vgl. Zahnschäden, berufliche. E. Str.

Fluoxetin (INN) n: Serotoninwiederaufnahme*-Hemmer; **Verw.:** als Antidepressivum; **Kontraind.:** Alter unter 18 Jahren, gleichzeitige Gabe von Monoaminoxidasehemmern od. Tryptophan; **UAW:** gastrointestinale Störungen, Anorexie u. Gewichtsabnahme, Schlaflosigkeit, Erregungszustände u. a.; vgl. Antidepressiva.

Flu|pentixol (INN) n: Thioxanthenderivat; s. Neuroleptika.

Flu|phenazin (INN) n: Phenothiazinderivat mit antipsychot. Eigenschaften; **Verw.:** als Neuroleptikum; s. Phenothiazinderivate.

Flu|pred|niden (INN) n: halogeniertes Glukokortikoid zur top. Anw. bei Dermatosen; s. Glukokortikoide.

Flur|azepam (INN) n: Benzodiazepinderivat; **Verw.:** als Schlafmittel*; s. Benzodiazepinderivate.

Flurbi|profen (INN) n: nichtsteroidales Antiphlogistikum; **Ind.:** s. Antiphlogistika, nichtsteroidale; **UAW:** s. Ibuprofen.

Flush (engl. Erröten): anfallsweise Hautrötung mit Hitzegefühl; Auslöser können versch. Arznei- u. Lebensmittel, endokrinol. Veränderungen, Hitze u. psychovegetativer Stress sein; vgl. Rubeosis faciei.

Flush-Syn|drom (↑) n: syn. Karzinoidsyndrom*.

Flu|spirilen (INN) n: Diphenylbutylpiperidinderivat (Dopaminantagonist); Langzeit-Neuroleptikum; s. Neuroleptika.

Fluss|blindheit: s. Onchozerkose.

Fluss-Volumen-Kurve:(engl.) flow-volume diagram; graph. Darstellung von Atemstromstärke (Fluss) u. -volumen während ruhiger u. forcierter Atmung bei der Lungenfunktionsprüfung*; direkt ablesbar aus der F.-V.-K. sind der Peak* flow (Abk. PEF), der maximale exspiratorische Flow bei 25, 50 u. 75 % der forcierten Vitalkapazität (Abk. MEF_{25}, MEF_{50}, MEF_{75}) sowie der inspiratorische Spitzenfluss (PIF, Abk. für engl. peak inspiratory flow). **Ind.:** obstruktive Atemwegerkrankungen* (Verminderung aller exspiratorischen Flusswerte), Widerstandserhöhung in den kleinen Atemwegen (niedriger MEF_{50} u. MEF_{25}), extrathorakale Trachealstenosen (verlangsamter inspiratorischer Atemfluss).

Flut|amid (INN) n: nichtsteroidales Antiandrogen (Toluidinderivat); **Verw.:** zur palliativen Behandlung des Prostatakarzinoms, Hyperandrogenämie u. Mann-zu-Frau-Transsexualität; s. Antiandrogene, Zytostatika.

Fluticason (INN) n: fluoriertes Glukokortikoid zur topischen Anw. bei Asthma bronchiale u. Rhinitis allergica, auch in Komb. mit Salmeterol*; vgl. Glukokortikoide.

Fluva|statin (INN) n: HMG*-CoA-Reduktasehemmer; s. Lipidsenker.

Flu|vox|amin (INN) n: Serotoninwiederaufnahme*-Hemmer; **Verw.:** als Antidepressivum; **Kontraind.:** Alter unter 18 Jahren, gleichzeitige Gabe von MAO-Hemmern; **UAW:** u. a. gastrointestinale Störungen, Kopfschmerz, Schlaflosigkeit, Erregungszustände; vgl. Antidepressiva.

FLV: Abk. für (engl.) **f**eline **l**eukemia **v**irus; Oncornaviren; s. Retroviridae.

Flynn-Aird-Syn|drom (P. F., zeitgen. Neurol., San Francisco; R. B. A., zeitgen. Neurol., San Francisco) n: im späten Schulalter manifest werdende, autosomal-dominant erbl. Erkr. mit Innenohrschwerhörigkeit, Gesichtsfeldausfällen, Ataxie, Aphasie, Muskelschwäche, Parästhesien, progredienter Myopie u. Kataraktbildung, sklerodermieähnlichen Hautatrophien, Alopezie, Kyphose, Osteoporose u. erhöhter Proteinkonzentration im Liquor.

Fm: chem. Symbol für Fermium*.

FMF: Abk. für **f**amiliäres **M**ittelmeer**f**ieber*.

FMN: Abk. für **F**lavin**m**ono**n**ucleotid; s. Flavinnukleotide.

FMS: Abk. für **F**ibro**m**yalgie**s**yndrom*.

FM-Test m: Kurzbez. für **F**ibrin-**M**onomer-Test; Nachweis von Komplexen aus Fibrinmonomeren im Plasma durch Zugabe von Protaminsulfat sowie als Hämagglutination*-Hemmtest; Anw. bei Verbrauchskoagulopathie*; vgl. Fibrinopeptide.

FNV: Abk. für **F**inger*-**N**ase-**V**ersuch.

Focal-: auch Fokal-; Wortteil mit der Bedeutung Herd, Brennpunkt; von lat. focus.

Focus (↑) m: Fokus*.

Föhn: (engl.) foehn; trocken-warme Fallwinde der Gebirge (jedoch auch im Flachland als sog. freier F.), die in ihrer Stärke von der Gebirgshöhe abhängig sind u. durch Luftstauung vor dem Gebirgsgrat sowie Absinken u. Erwärmung (Feuchtigkeitsverlust) hinter dem Gebirgsgrat zustande kommen.

Föhn|krankheit: (engl.) foehn disorder; bei (wahrscheinl. prädisponierten) Personen unter Einfluss des Föhns auftretende Erscheinungen wie Reizbarkeit, Übelkeit, Kopfschmerz, rasche Ermüdung, allg. Unlust; **Urs.:** u. U. Druckunterschiede der Luftfronten; nach Durchbruch des Föhns rasche Besserung der Symptomatik.

Fölling-Probe (Ivar A. F., Physiol., Oslo, 1888–1964)**:** (engl.) Fölling's test; syn. Ferrichloridprobe; Probe zum Nachweis von Phenylalanin u. Phenylbrenztraubensäure im Harn, insbes. bei Phenylketonurie*; **Prinzip:** im angesäuerten Harn entsteht durch Zugabe von Eisenchlorid ein instabiler grüner Farbstoff. Vgl. Guthrie-Test.

Foeniculi fructus m**:** Spaltfrüchte des Fenchels*.

Foeniculum vulgare n**:** Fenchel*.

Foerster-Operation (Otfried F., Neurol., Breslau, 1873–1941) f**:** syn. Radikotomie, Rhizotomia posterior; op. Durchtrennung der hinteren Wurzeln der Rückenmarknerven als Palliativoperation zur Schmerztherapie*, auch bei Spastik*. Vgl. Chordotomie.

fötid (lat. foetidus)**:** (engl.) fetid; übelriechend, stinkend.

Foetor (lat. Gestank) m**:** übler Geruch.

Foetor ex ore (↑) m**:** syn. Halitosis, Kakostomie; übler Mundgeruch bzw. Atemgeruch; **Urs.:** bakt. Abbau von Nahrungsresten, abgeschilferten Epithelien und Gewebeteilen bei schlecht gereinigten od. kariösen Zähnen, auch bei Schleimhautentzündung (Gingivitis, Stomatitis, Parodontitis, chron. Anginen u. a.) u. langem Nüchternbleiben.

Foetor hepaticus (↑) m**:** charakterist. Mundgeruch nach frischer Leber od. Lehmerde bei schweren Lebererkrankungen mit Parenchymuntergang.

Foetor uraemicus (↑) m**:** urinartiger Geruch der Atemluft u. der Haut bei terminaler Niereninsuffizienz*.

Fötus (Fet-*) m**:** Fetus*.

Fogarty-Ballon|katheter (Thomas J. F., zeitgen. Chir., Bethesda; Katheter*) m**:** (engl.) Fogarty's catheter; zur Desobliteration* von Gefäßen verwendeter Ballonkatheter*; wird intravasal am Thrombus od. Embolus vorbeigeführt, der dann mit Hilfe des aufgeblasenen Ballonsegments beim Zurückziehen aus dem Gefäß entfernt werden kann.

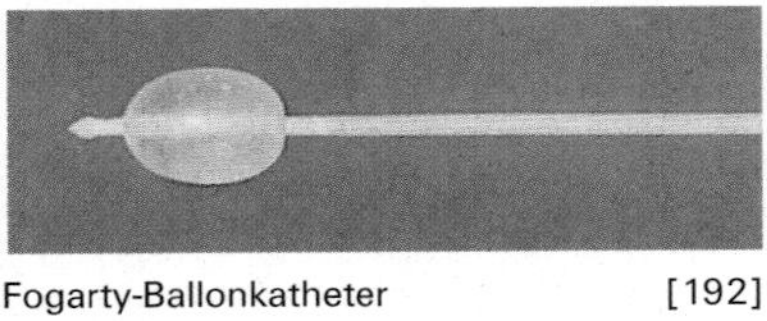

Fogarty-Ballonkatheter [192]

Foix-Alajouanine-Syn|drom (Charles F., Neurol., Int., Paris, 1882–1927; Th. A., frz. Neurol., geb. 1890) n**:** sog. subakute nekrotisierende Myelitis, spinale Varikosis; progrediente angiodysgenetische Myelomalazie* inf. eines extra- od. intramedullär gelegenen venösen Angioma racemosum des Rückenmarks (von Venen der Pia mater ausgehend), am häufigsten im Bereich des thorakolumbalen Übergangs der Wirbelsäule; **Sympt.:** wie bei Rückenmarktumoren* (meist akut mit Sympt. einer Querschnittläsion* beginnend), treten bes. bei Männern zw. 20. u. 40. Lj. auf; **Diagn.:** Myelographie, evtl. Angiographie; **Progn.:** trotz chir. Therapie schlecht.

fokal (Focal-*)**:** (engl.) focal; von einem Herd ausgehend; s. Fokus.

Fokal|block (↑)**:** (engl.) focal block; Form der intraventrikulären Erregungsleitungsstörungen* inf. umschriebener Veränderungen der Purkinje-Fasern od. des Myokards (z. B. bei Myokarditis, Herzinfarkt); **EKG:** Knotungen od. Kerbungen der QRS-Komplexe in einzelnen Brustwandableitungen mit Verspätung des oberen Umschlagpunkts*.

Fokal|in|fektion (↑; Infekt-*) f**:** (engl.) focal infection; Herdinfektion; durch Bakterien, insbes. Streptokokken u. deren Toxine, verursachte sekundäre Erkr., die mit zeitl. Latenz nach einer lokalen Inf. (häufig im HNO-Bereich u. im Bereich der Zähne, seltener des Urogenitaltrakts) auftritt; die Err. u. Toxine gelangen durch septische Metastasierung bzw. (schubweise) Ausschüttung aus dem Ausgangsherd (primärer Fokus, sog. Streuherd) über den Blutkreislauf zu entfernten Organen u. verursachen dort entzündliche bzw. allergische Krankheitsprozesse (z. B. embolische Herdenzephalitis, Hirnabszess, Glomerulopathie).

Fokus (lat. focus Herd) m**:** (engl.) focus; **1.** (pathol.) Herd, Streuherd; Sitz eines lokalen Krankheitsprozesses, der über die direkte Umgebung hinaus pathol. Fernwirkungen auslösen kann; vgl. Fokalinfektion, Epilepsie, Herdstörungen, zerebrale; **2.** (neurol.) Herdbefund; s. Elektroenzephalographie; **3.** (röntg.) Mittelpunkt des Brennflecks* einer Röntgenröhre.

Fokus-Film-Abstand (↑)**:** (engl.) focus-film distance; Abk. FFA; (röntg.) Entfernung zw. Brennfleck* u. Filmebene im Zentralstrahl. Das Verhältnis des FFA zum Fokus-Objekt-Abstand (Abk. FOA; Entfernung zw. Brennfleck u. Objektebene im Zentralstrahl) bestimmt das Maß der Vergrößerung des abgebildeten Objekts.

Fokus-Haut-Abstand (↑)**:** (engl.) focus-skin distance; Abk. FHA; Distanz zwischen der Haut des Pat. u. dem Brennfleck* der Röntgenröhre; wichtiger Parameter in der Strahlentherapie*.

Fokus-Objekt-Abstand (↑)**:** (engl.) focus-object distance; Abk. FOA; Entfernung zwischen dem Mittelpunkt des Brennflecks* u. dem Auftreffpunkt des Zentralstrahls auf einer zur Filmebene parallelen Ebene.

Fokussierung, iso|elektrische (↑) f**:** syn. Elektrofokussierung*.

Fol.: (Rez.) Abk. für Folium (Blatt) od. Folia (Blätter).

Foley-Katheter (Frederic E. F., Urol., St. Paul, 1891–1966; Katheter*) m**:** (engl.) Foley catheter; Ballonkatheter*; Anw. v. a. im Urogenitalbereich (z. B. zur Darstellung von Fisteln, für Blasenspülungen). Vgl. Blasenkatheter.

Foley-Plastik (↑; -plastik*) f**:** (engl.) Foley plasty; Y*-V-Plastik zur op. Erweiterung einer umschriebenen Ureterstenose*; vgl. Fenger-Plastik.

Folia cerebelli (lat. folium Blatt) n pl**:** (anat.) Windungen des Kleinhirns.

Folie à deux (frz. Irresein zu zweit)**:** s. Wahn, induzierter.

Folium (lat.) n**:** Blatt; (pharmaz.) oberirdischer Pflanzenteil der Sprosspflanzen, der der Assimilation u. Transpiration dient; vgl. Herba.

Folius-Fortsatz: Processus* anterior mallei.

Follicul-: auch Follikel-, Follikul-; Wortteil mit der Bedeutung Schlauch, Beutel; von lat. folliculus.

Folliculi lymphoidei ag|gregati (↑) m pl**:** s. Peyer-Plaques.

Folliculi lymphoidei solitarii (↑) m pl**:** vereinzelte Lymphknötchen in der Lamina propria der Darmwand.

Folliculitis (↑; -itis*) f**:** Follikulitis*.

Folliculitis barbae (↑; ↑) f**:** bakterielle Entz. der Barthaarfollikel, bes. durch Staphylococcus aureus; begünstigende Faktoren sind chron. Rhinitis, Diabetes mellitus od. Immundefekte; **Ther.:** lokal antiseptisch, Desinfektion des Rasiergeräts, evtl. systemisch Antibiotika; **DD:** Trichophytie* des Barts.

Folliculitis barbae candido|mycetica (↑; ↑) f**:** Entz. der Barthaarfollikel durch Candida* albicans mit follikulären Pusteln u. gelben Krusten an Lippe u. Kinn; **DD:** Impetigo* contagiosa.

Folliculitis de|calvans faciei (↑; ↑) f**:** (engl.) decalvant folliculitis of the face; syn. Folliculitis* sycosiformis atrophicans.

Folliculitis ec|zematosa barbae (↑; ↑) f**:** mit einem chron. Ekzem* der Bartgegend einhergehende Folliculitis* barbae; oft chron. Verlauf mit Rezidivneigung.

Folliculitis sclerotisans nuchae (↑; ↑) f**:** syn. Aknekeloid; der Acne* vulgaris zugeordnete Erkr. mit bei Männern (insbes. mit stark gekrausten, schwarzen Haaren) an der Nackenhaargrenze auftretenden follikulären Papeln u. Pusteln, die zu keloidartigen Wülsten u. narbiger Alopezie führen.

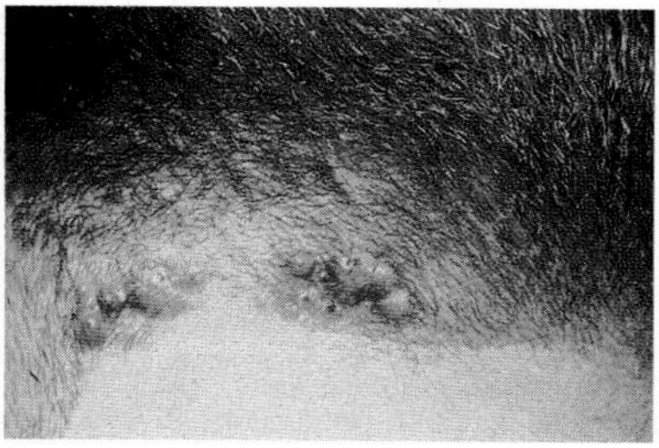

Folliculitis sclerotisans nuchae [580]

Folliculitis simplex dis|seminata (↑; ↑) f**:** über größere od. kleinere Hautbezirke ausgestreute Follikulitiden; Entstehung wird gefördert durch Verschmutzung, Schwitzen, Reibung, Diabetes mellitus.

Folliculitis staphylo|genes super|ficialis (↑; ↑) f**:** syn. Impetigo Bockhart, Ostiofolliculitis; oberflächliche Entz. der Haarfollikel durch Staphylococcus* aureus mit im Infundibulum lokalisierten Pusteln.

Folliculitis suf|fodiens et abs|cedens (↑; ↑) f**:** syn. Perifolliculitis capitis abscedens et suffodiens; Abszessbildung mit Unterminierung, Nekrose u. Alopezie der Haut auf dem Kopf u. im Nacken bei Männern durch Inf. der Haarfollikel mit Staphylococcus aureus, evtl. auch gramnegativen Keimen; chron. Verlauf; **Ther.:** Versuch mit Antibiotika, Glukokortikoiden, Isotretinoin. Vgl. Furunkel.

Folliculitis sycosi|formis a|trophicans (↑; ↑) f**:** syn. Folliculitis decalvans faciei, Ulerythema sycosiforme; chron. verlaufende, follikuläre Pyodermie im Gesicht, bes. im Bart- u. Augenbrauenbereich, mit narbiger Abheilung.

Folliculitis vulvae (↑; ↑) f**:** s. Furunculosis vulvae.

Folliculus ovaricus primarius (↑) m**:** Primärfollikel; s. Follikelreifung.

Folliculus ovaricus tertiarius (↑) m**:** auch Folliculus ovaricus vesiculosus, Bläschenfollikel, Graaf-Follikel; Tertiärfollikel, enthält einen von Granulosazellen gebildeten Liquor, die Eizelle* liegt randständig umgeben von Zona pellucida, Corona radiata u. Cumulus oophorus. Die Follikelwand besteht aus dem Epithelium folliculare sowie der Theca interna u. Theca externa. **Folliculus ovaricus maturus:** sprungreifer Tertiärfollikel. Vgl. Follikelreifung.

Folliculus ovaricus vesiculosus (↑) m**:** syn. Tertiärfollikel; s. Folliculus ovaricus tertiarius.

Follikel (↑) m**:** (engl.) follicle; kleiner Schlauch, Bläschen; **1.** Haarbalg; s. Haare; **2.** Lymphknötchen (z. B. in der Darmwand); **3.** F. im Eierstock; s. Eizelle; **4.** kolloidhaltige F. der Schilddrüse u. Nebenschilddrüse; **5.** sekrethaltige F. des Hypophysenmittellappens.

Follikel|epi|thel (↑; Epithel*) n**:** (engl.) follicular epithelium; s. Follikelreifung.

Follikel|per|sistenz (↑; Persistenz*) f**:** (engl.) follicle persistence; Bestehenbleiben des reifen Eifollikels über den Ovulationstermin hinaus, d. h. Ausbleiben des Follikelsprungs (anovulatorischer Zyklus*); während der Zeit der F. werden ununterbrochen weiter Östrogene gebildet; dadurch bleibt die Menstruation aus u. am Endometrium entwickelt sich eine Hyperproliferation (glandulär-zystische Hyperplasie*). Bei gleichmäßiger Östrogenzufuhr entsteht ein rel. Östrogenmangel, der zu einer Durchbruchblutung* führt. Wochenlange Dauerblutungen bei lang dauernder F. können bes. in der Zeit der ersten u. der letzten Menstruation vorkommen.

Follikel|reifung (↑)**:** (engl.) follicle maturation; Entw. eines kleinen Teils der pränatal angelegten Primordialfollikel im Ovarium i. R. des Ovarialzyklus*; **Stadien: 1.** Primärfollikel (∅ ca. 45 μm), bestehen aus primärer Ovozyte (s. Ovogenese), umgeben von einer Schicht flacher Epithelzellen (s. Ovarium, Abb.); mit jedem Ovarialzyklus entwickeln sich mehrere Primärfollikel zu **2.** Sekundärfollikeln: Die Ovozyte nimmt an Größe zu, das umgebende Epithel wird zunächst kubisch, dann mehrschichtig u. bildet eine Glykoproteinmembran um die Ovozyte (Zona pellucida, Oolemma*). In der Schicht der Follikelzellen entsteht ein flüssigkeitsgefüllter Hohlraum (Follikelhöhle), im so gereiften **3.** Tertiärfollikel (Graaf-Follikel, ∅ 6 mm) liegt die Ovozyte exzentr. in einer Zellansammlung (Cumulus oophorus) des umgebenden Follikelepithels (Granulosazellen), die von zwei bindegewebigen Schichten umgeben ist, einer inneren (Theca interna) u. einer äußeren Schicht (Theca externa), die in das Ovarialstroma übergeht (vgl. Eizelle, Abb.). In den Tagen vor der Ovulation* wächst der Tertiärfollikel bis zu einem Durchmesser von ca. 15 mm (Follicu-

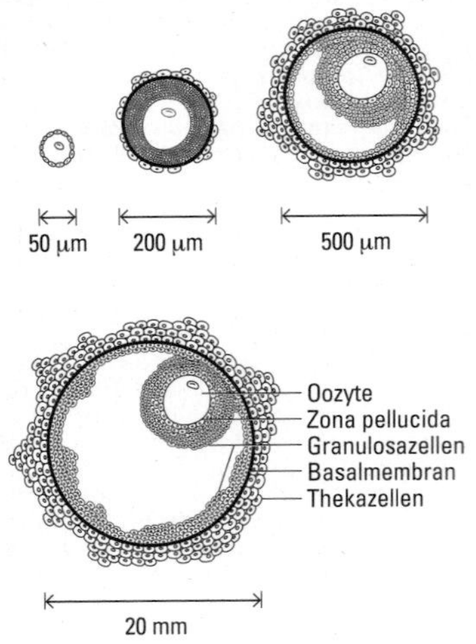

Follikelreifung:
Follikelentwicklung im Ovar im Verlauf des Zyklus [388]

lus ovaricus maturus). Nach der Ovulation entsteht aus den Resten des Follikelepithels das Corpus* luteum. In jedem Ovarialzyklus erreicht gewöhnl. nur ein Follikel das Tertiärstadium, die übrigen entstandenen Sekundärfollikel gehen zugrunde u. bilden sog. atretische Follikel. Vgl. Menstruationszyklus.

Follikel|reifungs|phase (↑) **f:** (engl.) follicular maturation phase; erste Phase des zweiphasigen Menstruationszyklus* mit Heranreifen eines Follikels zum sprungreifen Tertiärfollikel; steht unter dem Einfluss v. a. der Östrogene.

Follikel|sprung (↑)**:** s. Ovulation.

Follikel|zyste (↑; Kyst-*) **f:** (engl.) follicle cyst; zyst. Auftreibung eines Eifollikels im Ovarium bei ausbleibender Ovulation (Follikelpersistenz*) bis zu Tennisballgröße inf. Vermehrung von Follikelflüssigkeit (Retentionszyste); Rückbildung meist innerh. 2–3 Mon.; nach 4–5 Mon. ohne Rückbildung muss die Diagnose sonographisch überprüft werden. Vgl. Ovarialzysten.

Follikular|zyste (↑; ↑) **f:** (engl.) eruption cyst; Zahnkeimzyste; s. Kieferzyste.

Follikulitis (↑; -itis*) **f:** (engl.) folliculitis; meist durch Staphylococcus* aureus verursachte Entz. des Haarfollikels* als gerötetes, schmerzhaftes Knötchen mit zentraler, von einem Haar durchbohrter Pustel; evtl. Entw. einer Perifollikulitis* u. eines Furunkels*.

Follikulitis, gram|negative (↑; ↑) **f:** (engl.) gram-negative folliculitis; Entz. der Haarfollikel im Gesichtsbereich durch gramnegative Bakterien (z. B. Pseudomonas, Klebsiella), meist bei Pat. mit Acne* vulgaris u. langandauernder Antibiotikabehandlung.

Follikulitis, nekrotisierende lympho|zytäre (↑; ↑) **f:** syn. Acne* necroticans.

Folli|liberin **n:** syn. GnRH*.

Folli|statin **n:** Protein, das Aktivine* (A u. B) bindet u. somit deren biol. Aktivität neutralisiert.

Folli|tropin (INN) **n:** syn. FSH*.

Fol|säure (INN)**:** (engl.) folic acid; Acidum folicum; syn. Pteroylglutaminsäure; Sammelbez. für Verbindungen, die aus Pteridinring, p-Aminobenzoesäure u. einem od. mehreren Glutaminsäureresten bestehen; hitze- u. lichtempfindliches, wasserlösliches Vitamin; Wuchsstoff für Bakterien; **biochem. Funktion:** als biol. aktive Form ist Tetrahydrofolsäure (Abk. FH4) Coenzym bei der Übertragung von C_1-Gruppen (Methyl, Formyl, Formiat) u. der Nukleinsäuresynthese (Purin, Thymin). F. wird v. a. mit der Nahrung aufgenommen (Blattgemüse, Leber, Hefe, Milch) u. im Dünndarm bakteriell synthetisiert. **Bedarf** für Erwachsene: ca. 150 µg freie F./Tag (Pteroylmonoglutamat) bzw. Folatäquivalente, die mit 300 µg Nahrungsfolat erreicht werden können (Folatäquivalent = Monoglutamat + 0,2 × Polyglutamat); **Mangelerscheinungen:** F. zählt allg. zu den kritischen Nährstoffen fast aller Bevölkerungsgruppen. Zu den Risikogruppen zählen bes. vegan ernährte Säuglinge u. Kleinkinder, Kinder in der Pubertät, Schwangere, Stillende u. Alkoholkranke. Mangel- u. Fehlernährung, erhöhter Bedarf u. Medikamente (z. B. Antikonvulsiva, hormonale Kontrazeptiva, Chemotherapeutika u. Zytostatika) können megaloblastäre Anämie, Leuko- od. Thrombopenie, Schleimhautveränderung in Mundhöhle u. Magen-Darm-Trakt, Durchfall, neurol. Veränderung, Resorptions-, Wachstums- u. Fortpflanzungsstörung sowie Fehlbildung beim Fetus u. Frühgeburt auslösen. Mangel an Cobalamin* führt sek. zu Folsäuremangel. Ca. 2 Mon. vor Konzeption bei geplanter Schwangerschaft u. mind. 2 Mon. nach Konzeption sollte mit 400 µg F./Tag substituiert werden. **Hypervitaminose:** alimentär nicht bekannt; bei therap. hoher Dosierung können gastrointestinale, psychische od. Schlafstörungen, selten Allergien auftreten; bei Epilepsie kann hohe Dosierung epileptogen wirken bzw. die Wirkung von Antiepileptika abschwächen. **Wechselwirkung** mit Folsäureantagonisten*.

Fol|säure|ant|agonisten (Antagonismus*) **m pl:** (engl.) folic acid antagonists; Analoga u. Antimetaboliten* der Folsäure*; **Einteilung: 1.** Sulfonamide* hemmen die bakt. Biosynthese der Dihydrofolsäure; **2.** Diaminobenzylpyridine (z. B. Trimethoprim) hemmen die Dihydrofolatreduktase*; **3.** Methotrexat*.

Fol|säure|mangel|an|ämie (Anämie*) **f:** (engl.) folic acid deficiency anemia; makrozytäre (megaloblastäre) hyperchrome Anämie* mit Leukopenie* u. Thrombopenie* bei Folsäuremangel (Serumkonzentration unter 11,3 nmol/l bzw. 0,5 µg/dl); **Urs.: 1.** unzureichende Zufuhr, z. B. bei allg. Unterernährung, Alkoholkrankheit, Ernährungsfehlern; **2.** gestörte Resorption, z. B. bei Zöliakie u. Sprue, Whipple-Krankheit, nach Jejunumresektion u. evtl. Magenresektion, evtl. medikamentös bedingt (z. B. durch Ovulationshemmer); **3.** gesteigerter Bedarf, z. B. in der Schwangerschaft, bei Hyperthyreose, u. U. auch bei hämolytischer Anämie; **4.** Hemmung der Folsäurebiosynthese, z. B. durch Folsäureantagonisten*, Alkohol; **Diagn.:** hämat. Veränderungen ähnlich denen bei perniziöser Anämie* (**dd** Abgrenzung durch Bestimmung der Serumkonzentration von Cobalamin, klin. Verlauf der F. ohne neurol.-psychiatr. Sympt.); **Ther.:** Beseitigung der Urs., folsäurehaltige Nahrungsmittel, orale od. parenterale Zufuhr von Folsäure.

Fontaine-Stadien (René F., Chir., Paris, geb. 1899) n pl: (engl.) Fontaine's classification; Stadieneinteilung der Durchblutungsinsuffizienz bei arteriellen Verschlusskrankheiten* im Bereich der Extremitäten zur Beurteilung des Schweregrades; **Stadium I:** Beschwerdefreiheit (ausreichender Kollateralkreislauf*), meist Zufallsbefund (fehlende periphere Arterienpulse); **Stadium II:** Belastungsschmerz, Claudicatio* intermittens (Stadium **II a**: beschwerdefreie Gehstrecke >200 m; **II b**: <200 m); **Stadium III:** Ruheschmerz in der betr. Extremität bei horizontaler Lage inf. Mangeldurchblutung der Muskulatur, oft vorübergehendes Nachlassen bei Tieflagerung; **Stadium IV:** trophische Störungen in Form von Nekrosen (trockene od. feuchte Gangrän). Vgl. Gehtest.

Fontana-Räume (Felice F., Naturforscher, Physiol., Florenz, 1720–1805): (engl.) spaces of Fontana; mit Kammerwasser gefüllte Räume zw. den Bälkchen der schwammigen Gerüstsubstanz im Angulus iridocornealis; kommunizieren mit der vorderen Augenkammer.

Fontanelle (frz. kleine Quelle) f: Knochenlücke am kindl. Schädel; **große F.** (Fonticulus ant.): zw. Stirn u. Scheitelbein (wo Kranz- u. Pfeilnaht zusammenstoßen), viereckig; schließt sich bei 50% der Kinder zw. dem 9. u. 18. (spätestens zw. dem 24. u. 27.) Lebensmonat; **kleine F.** (Fonticulus post.): zw. Scheitelbeinen u. Hinterhauptbein gelegen, dreieckig; stellt bei der regelrechten Geburt die Leitstelle* dar; schließt sich im ersten Vierteljahr p. p.; **hintere Seitenfontanelle** (Fonticulus mastoideus): zw. Schläfen-, Scheitel- u. Hinterhauptbein; schließt sich bis zum 18. Lebensmonat; **vordere Seitenfontanelle** (Fonticulus sphenoidalis): zw. Stirn-, Scheitelbein u. großem Keilbeinflügel; schließt sich im 1. Lj.; sog. **dritte F.**: s. Mongolenlücke.

Fontanellen|punktion (↑; Punktion*) f: (engl.) fontanelle puncture; Punktion der großen Fontanelle beim Säugling; therap. bei Hydrozephalus, diagn. u. a. zur Feststellung u. Entleerung von subduralen Ergüssen.

Fontan-Operation (Francois M. F., Herzchir., Bordeaux, geb. 1929) f: (engl.) Fontan procedure; Palliativoperation zur Umgehung der Herzkammer, aus der die A. pulmonalis kommen sollte; direkte Anastomose zw. Vv. cavae u. A. pulmonalis mit einem klappentragenden Conduit*, oft in Komb. bzw. nach vorausgegangener Glenn*-Operation; ggf. später Herztransplantation*; **Ind.:** Ebstein*-Anomalie, singulärer Ventrikel*, Linksherzhypoplasie*-Syndrom.

Fonticulus (lat. kleine Quelle) m: s. Fontanelle.

Food and Drug Administration: Abk. FDA; u. a. für das Arzneimittelwesen in den Vereinigten Staaten von Amerika zuständige Einrichtung; Entscheidungen der FDA begründen international relevante Standards.

For.: Abk. für **For**amen.

Foramen (lat.) n (pl Foramina): Loch.

Foramen apicis dentis (↑) n: Wurzelkanalöffnung des Zahns.

Foramen Bochdaleki (↑; Vincent A. Bochdalek, Anat., Prag, 1801–1883) n: s. Bochdalek-Dreieck; vgl. Zwerchfellhernie.

Foramen caecum linguae (↑) n: Grube hinter dem Sulcus terminalis der Zunge; entwicklungsgeschichtl. Rest des Ductus* thyroglossalis.

Foramen epi|ploicum (↑) n: syn. Foramen* omentale.

Foramen ethmoidale anterius et posterius (↑) n: in der medialen Augenhöhlenwand zw. Sieb- u. Stirnbein für den Durchtritt der gleichnamigen Nerven u. Gefäße.

Foramen infra|orbitale (↑) n: vordere Mündung des gleichnamigen Kanals unterh. des unteren Augenhöhlenrands für den Durchtritt von A. u. N. infraorbitalis; Trigeminusdruckpunkt (V_2).

Foramen infra|piriforme (↑) n: durch den M. piriformis abgetrennte untere Abteilung des Foramen ischiadicum majus; Durchtritt des N. ischiadicus, der Aa., Vv. u. Nn. glutei inff., des N. pudendus, der A. u. V. pudenda interna.

Foramen inter|ventriculare (↑) n: Verbindung zw. 3. Hirnventrikel u. den Seitenventrikeln.

Foramen inter|vertebrale (↑) n: Zwischenwirbelloch für den Durchtritt der Rückenmarknerven.

Foramen ischiadicum majus (↑) n: begrenzt durch die Incisura ischiadica major des Hüftbeins, des Lig. sacrospinale u. sacrotuberale.

Foramen ischiadicum minus (↑) n: begrenzt durch die Incisura ischiadica minor, das Lig. sacrospinale u. sacrotuberale; Eintritt der A. u. V. pudenda int. u. des N. pudendus ins Becken.

Foramen jugulare (↑) n: an der Schädelbasis zw. Hinterhaupt- u. Felsenbein; Durchtritt der V. jugularis int., des IX., X. u. XI. Hirnnerven.

Foramen lacerum (↑) n: unregelmäßige Öffnung in der mittl. Schädelgrube zw. Felsenbeinspitze u. großem Keilbeinflügel, verschlossen von Faserknorpel.

Foramen magnum (↑) n: großes Hinterhauptloch; Durchtritt der Medulla oblongata.

Foramen mandibulae (↑) n: Beginn des gleichnamigen Kanals an der Innenseite des Unterkieferasts; Eintritt der A. u. des N. alveolaris inf., Austritt der V. alveolaris inf.

Foramen mastoideum (↑) n: Loch hinter dem Warzenfortsatz, Abfluss aus den Diploevenen.

Foramen mentale (↑) n: Ende des Canalis mandibulae an der Außenseite des Unterkieferkörpers unterh. des 2. Prämolars; Durchtritt der A., V. u. des N. mentalis; Trigeminusdruckpunkt (V_3).

Foramen nutricium (↑) n: Öffnung in Knochen für ernährende Gefäße.

Foramen ob|turatum (↑) n: von Scham- u. Sitzbein gebildete, durch die Membrana obturatoria verschlossene Öffnung.

Foramen omentale (↑) n: syn. Foramen epiploicum, Foramen Winslowi; Eingang der Bursa* omentalis hinter dem Lig. hepatoduodenale.

Foramen ovale (↑) n: **1.** am Herzen ovale Öffnung der Vorhofscheidewand, die sich normalerweise durch Verklebung der kulissenartigen Ränder nach der Geburt schließt; Persistenz durch unvollkommene Verklebung in 20–25% der Fälle (s. Vorhofseptumdefekt); **2.** an der Schädelbasis Öffnung für den Durchtritt des N. mandibularis.

Foramen palatinum majus (↑) n: Öffnung zw. Os palatinum u. Maxilla am knöchernen Gaumen, Ende des Canalis palatinus major aus der Fossa pterygopalatina.

Foramen rotundum (↑) n: in die Fossa pterygopalatina mündende Öffnung im gr. Keilbeinflügel für den N. maxillaris.

Foramen spheno|palatinum (↑) n: zw. Gaumen- u. Keilbein; führt oben aus der Flügelgaumengrube in die Nasenhöhle.

F

F

Foramen spinosum (↑) n: im großen Keilbeinflügel; Durchtritt der A. meningea media in die mittl. Schädelgrube.

Foramen stylo|mastoideum (↑) n: äußere Öffnung des Canalis n. facialis.

Foramen supra|orbitale (↑) n: am oberen Augenhöhlenrand; Durchtritt der A., V. u. des N. supraorbitalis; Trigeminusdruckpunkt (V_1).

Foramen supra|piriforme (↑) n: durch den M. piriformis abgetrennte obere Abteilung des Foramen ischiadicum majus; Durchtritt der A. u. V. glutea sup. sowie des N. gluteus sup.

Foramen trans|versarium vertebrae cervicales (↑) n: Loch in den Querfortsätzen der Halswirbel für den Durchtritt der A. u. V. vertebralis.

Foramen venae cavae (↑) n: für den Durchtritt der unteren Hohlvene durch das Zwerchfell.

Foramen vertebrale (↑) n: Wirbelloch, umgrenzt von Wirbelbogen u. -körper; enthält das Rückenmark mit seinen Häuten.

Foramen Winslowi (↑; Jacob B. Winslow, Anat., Paris, 1669–1760) n: syn. Foramen* omentale.

Foramen zygomatico|orbitale (↑) n: an der Facies orbitalis ossis zygomatici gelegener Eingang in einen Knochenkanal für den N. zygomaticus, der sich im Knochen teilt u. über das For. zygomaticofaciale u. For. zygomaticotemporale öffnet.

Foramen zygomatico|temporale (↑) n: Öffnung an der Facies temporalis ossis zygomatici für den gleichnamigen Nervenast des N. zygomaticus.

Foramina alveolaria corporis maxillae (↑) n pl: Öffnungen im Tuber maxillae für den Durchtritt der Rr. alveolares supp. postt. der Aa. u. Nn. alveolares supp.

Foramina incisiva (↑) n pl: Mündungen der Canales* incisivi am harten Gaumen.

Foramina palatina minora (↑) n pl: Öffnungen der Canales palatini minores im Proc. pyramidalis ossis palatini.

Foramina venarum minimarum (↑) n pl: syn. Foramina Thebesii; kleine Löcher an der Innenfläche des re. Herzvorhofs; Mündungsstellen kleinster Venen der Herzwand.

Forbes-Albright-Syn|drom (Alexander F., amerikan. Phys., 1882–1965; Fuller A., Arzt, Boston, 1900–1969) n: s. Galaktorrhö-Amenorrhö-Syndrom.

Forbes-Syn|drom (↑) n: Typ III der Glykogenosen*.

Forceps (lat. Zange) m: **1.** (anat.) s. Corpus callosum; **2.** Zange; s. Geburtszange.

Fordyce-Drüsen (John A. F., Dermat., New York, 1858–1925): (engl.) Fordyce granules, Fordyce spots; heterotope Talgdrüsen, v. a. an der Mundschleimhaut in Verlängerung der Mundspalte (Interdentallinie), seltener an der Schleimhaut der Lippen, des Penis u. der Vulva; schimmern als gelbe, stecknadelgroße Knötchen durch die Mucosa.

Forel-Felder: auch Forel-Kerne; Nuclei campi perizonalis des Subthalamus*.

Forel-Hauben|kreuzung (Auguste H. F., Psychiater, Zürich, 1848–1931): (engl.) Forel's tegmental decussation; die ventral in der Mittellinie des Tegmentum mesencephali (Mittelhirnhaube) kreuzenden Fasern der Tractus rubroreticulospinales.

forensisch (lat. forensis): (engl.) forensic; gerichtlich, gerichtsmedizinisch; vgl. Rechtsmedizin.

Forestier-Krankheit (Jacques F., Int., Aix-les-Bains, 1890–1978): syn. Hyperostosis* ankylosans vertebralis senilis.

Form|aldehyd m: (engl.) formaldehyde; farbloses, stechend riechendes Gas, MG 30,03, Siedepunkt −21 °C; natürl. vorkommende Substanz, die insbes. bei unvollständigen Verbrennungsprozessen entsteht (Vork. z. B. in Kraftfahrzeugabgasen u. Zigarettenrauch); chem. Gewinnung durch Oxidation von Methanol. Die Handelsform ist eine mehr als 30%ige wässrige methanolische Lösung (Formalin). Aufgrund seiner Reaktivität ist F. ein vielfach verwendetes Zwischen- u. Endprodukt. Technische u. med. **Anw.:** bei der Herstellung von Spanplatten, zur Textil- u. Papierveredelung, in Isolierschäumen, als Ausgangsstoff zahlreicher chem. Substanzen u. Kunststoffe, als Desinfektions- u. Konservierungsmittel in vielen Arzneimitteln, Kosmetika u. a. Produkten des tägl. Bedarfs. Zur chem. Desinfektion* (z. B. Raumgasdesinfektion) bzw. Formaldehyd*-Wasserdampf-Sterilisation ist F. weitgehend unverzichtbar; wirksam gegen Bakt., bakt. Sporen, Mykobakterien, Pilze u. Viren (starker Eiweißfehler*). F. führt insbes. bei Einatmen u. Hautkontakt zu Reizungen u. allerg. Reaktionen, außerdem zu Augenreizung, Geruchsbelästigung u. Kopfschmerz; evtl. kanzerogenes Potential. **Grenzwert** für Innenräume: 0,12 mg/m^3 (0,1 ppm); vgl. Formalinverdampfungsapparat, Schlussdesinfektion.

Form|aldehyd-Wasser|dampf-Sterilisation f: (engl.) steam and formaldehyde sterilization; syn. Formaldehydsterilisation, Formaldehyd-Gas-Sterilisation; Verf. der chem. Sterilisation für thermolabile Materialien, bei dem Formaldehyd* (2–3 %) mit Amino-, Carboxyl- u. Sulfhydrylgruppen von Zellproteinen sowie mit Nukleinsäuren von Mikroorganismen reagiert; nur geringes Diffusionsvermögen in Kunststoffe; nach Sterilisation Desorption durch fraktionierte Vakuum- od. Dampfspülung; vgl. Formalinverdampfungsapparat. K. Fie.

Formalin n: s. Formaldehyd.

Formalin|in|stillation, intra|vesikale (Instillation*) f: (engl.) intravesicle formalin instillation; Blaseninstillation* von Formalin (3–5 %) für 10–15 Min.; **Ind.:** unstillbare Blasenblutung, bes. inf. Strahlen- od. Zytostatika-induzierter Zystitis*; evtl. diffus nekrotisierender Blasentumor*; **cave:** Kompl. bei vesikoureteralem Reflux*.

Formalin|verdampfungs|apparat m: (engl.) formalin evaporation device; Gerät zur Raumentkeimung i. R. der Schlussdesinfektion*; wird in der Krankenhaushygiene nur in Ausnahmefällen, z. B. bei virusbedingtem hämorrhagischem Fieber u. offener Lungentuberkulose, eingesetzt; **Prinzip:** Verdampfen von Formalin u. Wasser od. als Aerosol. Da Formalin Proteine fällt, ist die Eindringtiefe (in Sputum, Blut, Eiter) gering u. eine anschl. Scheuerdesinfektion erforderlich.

Formatio (lat. Gestaltung) f: Bildung, Gebilde.

Formatio reticularis (↑) f: von der Medulla oblongata bis ins Zwischenhirn reichendes System longitudinal u. transversal verlaufender markhaltiger Fasern u. diffus verteilter Ganglienzellen, die z. T. zu unscharf umschriebenen Kernen (in ihrer Gesamtheit als motor. Haubenkern bezeichnet) zusammentreten. Durch direkte Reizübertragung von den sensiblen auf die somato- u. viszeromotorischen Kerne der Hirnnerven u. indirekte Übertragung durch mehrgliedrige Neuronenketten bis hinauf ins Mittel- u. Zwischenhirn u. abwärts bis zu den motor. Vorderhornzellen des Rückenmarks ermöglicht das System der F. r. die Vermittlung lebenswichtiger reflektor. Erregungen, die Steuerung vegetativer Funktionen, die Koordination von Reflexen zu Bewegungsabläufen u. die Verarbeitung afferenter Erregungen i. S. unspezif. Informationen für die Großhirnrinde.

Formestan (INN) n: Zytostatikum (Aromatasehemmer*); **Ind.:** fortgeschrittenes Mammakarzinom bei Frauen nach der Menopause; **Kontraind.:** Schwangerschaft u. Stillzeit; **UAW:** lokale Reaktion an der Infektionsstelle, Haarausfall, Schwindel, Krämpfe; vgl. Zytostatika.

Formiat n: (engl.) formate; Salz der Ameisensäure*.

Formica (lat. Ameise) f: Ameisengattung; Zwischenwirt von Dicrocoelium* dendriticum.

Formicatio (↑) f: sog. Ameisenlaufen, Kribbeln; Form der Parästhesie*.

-formis: Wortteil mit der Bedeutung -förmig; von lat. forma.

Formol|toxoid n: syn. Anatoxin; vgl. Toxoide.

Formoterol (INN) n: beta-2-selektives Sympathomimetikum zur Langzeitbehandlung des schweren Asthma bronchiale; s. Betasympathomimetika.

Fornix (lat.) m: **1.** (allg.) Gewölbe; **2.** Gehirn; bogenförmiges Markbündel, das als Crus fornicis aus der Fimbria hippocampi hervorgeht; die Schenkel beider Seiten vereinigen sich zum Corpus fornicis, das mit der Unterseite des Balkens verschmolzen ist u. den 3. Hirnventrikel bedeckt. Am vorderen Ende des Ventrikels ziehen beide Schenkel wieder isoliert als Columnae fornicis abwärts zum jeweiligen Corpus mamillare. Teil des limbischen Systems*.

Fornix cerebri (↑) m: Hirngewölbe; s. Fornix.

Fornix con|junctivae inferior (↑) m: Umschlagstelle der Tunica conjunctiva bulbi auf der Bindehaut des unteren Augenlids.

Fornix con|junctivae superior (↑) m: Umschlagstelle der Tunica conjunctiva bulbi auf der Bindehaut des oberen Augenlids.

Fornix pharyngis (↑) m: Dach des Schlundes.

Fornix renalis (↑) m: der kleine gewölbeartige Raum, der dadurch zustande kommt, dass die Nierenpapillen in die Calices renales minores hineinragen.

Fornix|ruptur (↑; Ruptur*) f: (engl.) rupture of the fornix; Einriss im Bereich des Fornix des Nierenbeckens mit peripelviner od. ausgedehnterer Urinextravasation bei akuter Harnabflussstörung, z. B. bei Ausscheidungsurographie wegen eines Uretersteins; selten durch plötzl. Druckerhöhung im Nierenbeckenkelchsystem i. R. einer retrograden Urographie; **Ther.:** Ureterschiene* u. Verweilkatheter.

Fornix vaginae (↑) m: Scheidengewölbe, oberes Ende der Vagina, in das die Portio vaginalis der Zervix ragt.

Fornix ventriculi (↑) m: syn. Fundus ventriculi; vgl. Magen.

Forrester-Brown-Schiene: (engl.) Forrester-Brown splint; Orthese* zur Behandlung einer Hüftdysplasie (Normalisierung der Hüftpfannenform); Gestell aus Flachstahl, mit dem die Oberschenkel rechtwinklig abduziert gehalten werden; vgl. Spreizapparate.

Forrest-Klassifikation f: (engl.) Forrest classification; Einteilung der Aktivität einer Ulkusblutung i. R. einer (oberen) gastrointestinalen Blutung* nach dem endoskop. (gastroskop.) Befund; **Typ I:** aktive Blutung, als spritzende art. Blutung (Typ Ia) od. Sickerblutung (Typ Ib); **Typ II:** sistierende Blutung mit sichtbarem Gefäßstumpf (Typ IIa), mit Blutkoagel belegt (Typ IIb), mit Hämatinauflagerung (Typ IIc); **Typ III:** Ulkus ohne sichtbare Blutungszeichen.

Forssel-Syn|drom (Jarl F., Int., Helsinki, 1912–1964) n: nephrogene Polyzythämie mit Polyglobulie* u. Hämaturie*; Vork. z. B. bei Zystennieren, Nierentumoren, Hydronephrose.

Forssman-Anti|gen (John F., Pathol., Lund, 1868–1947; Antigen*) n: bei vielen Tierspecies u. best. Bakterien vorkommendes Antigen* (in Zellmembranen als Glykolipid, in Körperflüssigkeiten als Glykoprotein); fehlt u. a. bei Menschen, Primaten, Kaninchen u. Ratten; vgl. Antigene, heterophile.

Fort-Bragg-Fieber: (engl.) Fort-Bragg fever, bushy creek fever; syn. prätibiales Fieber, japanisches Herbstfieber; durch Bakt. der Gattung Leptospira* (Leptospira autumnalis) verursachte fieberhafte Erkrankung (Australien, Japan, USA) mit Sympt. wie bei Leptospirosen*.

Forzeps (lat. forceps Zange) m: Forceps*.

Foscarnet-Natrium (INN) n: syn. Trinatriumphosphonoformiat; Virostatikum (Pyrophosphatanalogon) mit breitem antiviralem Spektrum, hemmt virale DNA-Polymerasen u. reverse Transkriptase; **Verw.:** topisch bei rezidiv. Herpes-simplex-Infektion; systemisch bei Pat. mit AIDS* nur im Falle einer lebens- od. augenlichtbedrohenden Infektion mit Zytomegalie*-Virus u. bei Aciclovir-resistenter Infektion mit Herpes*-simplex-Virus; **Kontraind.:** Behandlung mit anderen nephrotoxischen Substanzen; **UAW:** Nephrotoxizität, Hypokalzämie, EKG-Veränderung, Herzrhythmusstörung, psych. Störung, Exantheme, Genitalulzera bei Verbleiben F.-N.-haltigen Urins auf der Harnröhrenöffnung u. a.; vgl. Virostatika.

Fos|festrol (INN) n: Diphosphat des Diethylstilbestrols*; **Ind.:** metastasierendes Prostatakarzinom; **Kontraind.:** anamnest. thromboembolische Erkr.; **UAW:** u. a. Feminisierung, thromboembolische Komplikation.

Fosfo|mycin (INN) n: bakterizid wirkendes Antibiotikum (Phosphonsäurepropylepoxid); **Wirkungsspektrum:** grampositive Kokken, Enterokokken, Enterobacteriaceae, Haemophilus influenzae, Pseudomonas; **Verw.:** bei Atem- u. Harnweginfektionen, Lungenabszess, Osteomyelitis, postop. Infektionen u. a.; **UAW:** selten Exantheme, gastrointestinale Störungen, Phlebitis, Transaminasenanstieg u. a.

Fossa (lat. Graben) f: (Dim. Fossula) Grube (Grübchen).

Fossa acetabuli (↑) f: nicht überknorpelte Grube am Grund der Hüftgelenkpfanne.

Fossa axillaris (↑) f: Achselgrube; zw. Humerus, M. serratus ant., Mm. pectorales, Mm. latissimus dorsi, teres major, subscapularis; enthält u. a. Plexus brachialis, A., V. axillaris.

Fossa canina (↑) f: Grube an der Facies ant. maxillae unterhalb des Foramen infraorbitale.

Fossa cerebellaris (↑) f: Mulde für das Kleinhirn an der Innenfläche der Squama occipitalis.

Fossa cerebralis (↑) f: Mulde für den Okzipitallappen des Endhirns an der Innenfläche der Squama occipitalis.

Fossa coronoidea (↑) f: oberh. der Trochlea humeri; zur Aufnahme des Processus coronoideus der Ulna bei Beugestellung des Arms.

Fossa cranii anterior, media, posterior (↑) f: vordere, mittlere, hintere Schädelgrube; Abteilungen der inneren Schädelbasis; die vordere nimmt den Stirnlappen des Gehirns auf, die mittlere den Schläfenlappen, Hypophyse u. Chiasma opticum, die hintere den Hinterhauptlappen, Kleinhirn, Brücke u. verlängertes Mark.

Fossa cubitalis (↑) f: Ellenbogengrube, an der Beugeseite des Ellenbogengelenks; zw. Bizepssehne, M. pronator teres u. M. brachioradialis; enthält u. a. N. medianus, N. radialis; A., Vv. brachiales mit Ästen.

Fossa glandulae lacrimalis (↑) f: an der seitl. Wand der Augenhöhle zur Aufnahme der Tränendrüse.

F

Fossa hyaloidea (↑) f: Mulde in der Glaskörpervorderseite zur Aufnahme der Hinterfläche der Augenlinse.

Fossa hypo|physialis (↑) f: im Grund des Türkensattels zur Aufnahme der Hypophyse.

Fossa iliaca (↑) f: flache Mulde an der Innenseite der Darmbeinschaufel.

Fossa infra|spinata (↑) f: Untergrätengrube des Schulterblatts.

Fossa infra|temporalis (↑) f: unterh. der Crista infratemporalis des großen Keilbeinflügels, nach außen durch den Unterkieferast von der oberflächl. Gesichtsregion abgegrenzt; enthält Mm. pterygoidei, N. mandibularis u. A. maxillaris mit ihren Ästen u. den venösen Plexus pterygoideus.

Fossa inguinalis lateralis (↑) f: seitl. Leistengrube; Stelle des inneren Leistenrings seitl. der Plica umbilicalis lateralis.

Fossa inguinalis medialis (↑) f: innere Leistengrube; zw. Plica umbilicalis medialis u. lateralis; liegt dem äußeren Leistenring gegenüber.

Fossa inter|condylaris (↑) f: Einschnitt zw. den Femurkondylen.

Fossa inter|peduncularis (↑) f: Vertiefung zw. den Hirnschenkeln.

Fossa ischio|analis (↑) f: Raum zw. M. obturatorius int. u. levator ani, nach unten durch die Haut des Damms begrenzt; enthält Baufett u. A., V., N. pudendus im Alcock-Kanal.

Fossa jugularis (↑) f: an der Unterfläche des Felsenbeins; nimmt den Bulbus sup. der V. jugularis int. auf.

Fossa lateralis cerebri (↑) f: in der Tiefe des Sulcus lat. des Gehirns.

Fossa mandibularis (↑) f: Gelenkgrube des Schläfenbeins für den Unterkieferkopf.

Fossa navicularis urethrae (↑) f: kahnförmige Erweiterung der männl. Harnröhre kurz vor der äußeren Öffnung.

Fossa olecrani (↑) f: Grube an der Hinterfläche des Humerus zur Aufnahme des Olecranons in Streckstellung.

Fossa ovalis (↑) f: Vertiefung im Vorhofseptum des re. Herzens, Rest des fetalen Foramen ovale.

Fossa ovarica (↑) f: paarig seichte Vertiefung in der Seitenwand des kleinen Beckens, begrenzt von Vasa iliaca externa, interna u. Ureter; Vasa obturatoria u. N. obturatorius verlaufen in ihrem Grund; nimmt meist das intraperitoneal gelegene Ovarium auf.

Fossa poplitea (↑) f: Kniekehle; zw. Mm. biceps femoris, semimembranosus, gastrocnemius (Caput lat., med.); enthält u. a. N. ischiadicus, A., V. poplitea.

Fossa pterygoidea (↑) f: zw. Lamina lat. u. med. des Flügelfortsatzes des Keilbeins.

Fossa pterygo|palatina (↑) f: Flügelgaumengrube; zw. Keilbeinflügelfortsatz, Gaumenbein u. Oberkiefer; kommuniziert mit Schädel-, Augen-, Nasen-, Mundhöhle u. Fossa infratemporalis.

Fossa radialis (↑) f: an der Vorderseite des Oberarmknochens; nimmt in Beugestellung den Radiuskopf auf.

Fossa retro|mandibularis (↑) f: zw. Unterkieferast, M. sternocleidomastoideus u. den am Griffelfortsatz entspringenden Muskeln; Inhalt: Parotis, A. carotis ext., V. retromandibularis, N. auriculotemporalis, Stamm des N. facialis, Lymphknoten.

Fossa rhomboidea (↑) f: Rautengrube; Boden des 4. Hirnventrikels.

Fossa supra|clavicularis major, minor (↑) f: zw. Schlüsselbein, unterem Bauch des M. omohyoideus u. M. sternocleidomastoideus (Trigonum omoclaviculare) bzw. zw. den Köpfen des M. sternocleidomastoideus.

Fossa supra|spinata (↑) f: Obergrätengrube des Schulterblatts.

Fossa supra|tonsillaris (↑) f: Bucht oberh. der Gaumenmandel.

Fossa supra|vesicalis (↑) f: flache Mulde zw. Plica umbilicalis mediana u. medialis.

Fossa temporalis (↑) f: Schläfengrube.

Fossa tonsillaris (↑) f: Gaumenmandelnische zw. Arcus palatoglossus u. palatopharyngeus.

Fossa trochanterica (↑) f: Vertiefung an der medialen Fläche des Trochanter major des Oberschenkelknochens.

Fossa vestibuli vaginae (↑) f: vor dem Frenulum labiorum pudendi, zw. diesem u. den kl. Schamlippen bzw. dem Hymen od. seinen Resten gelegene tiefste Stelle des Vestibulum* vaginae.

Fossulae tonsillares (Dim. von lat. fossa Graben) f pl: flache Einsenkungen an den Oberflächen von Gaumen- u. Rachenmandel; Mündungen der Mandelkrypten.

Fossula petrosa (↑) f: flache Grube an der äußeren Schädelbasis zw. Fossa jugularis u. äußerer Öffnung des Canalis caroticus; enthält das Ganglion inferius des N. glossopharyngeus.

Foster-Kennedy-Syn|drom (Foster K., Neurol., New York, 1884–1952) n: homolaterale Optikusatrophie u. kontralaterale Stauungspapille bei Tumoren an der Basis des Stirnhirns.

foudroyant (frz. foudroyer durch den Blitz erschlagen): syn. fulminant; plötzlich einsetzend; z. B. foudroyante Sepsis.

Fourchette-Stellung (frz. fourchette Gabel): (engl.) silver-fork deformity; in Seitenansicht gabelähnliche Stellung der Hand bei Radiusfraktur* an typischer Stelle.

Fournier-Gangrän (Jean A. F., Dermat., Paris, 1832–1915; Gangrän*) f: (engl.) Fournier's gangrene; syn. Gangraena acuta genitalium, Gangrène foudroyante; Sonderform der Fasciitis* necroticans; fieberhafte Gangrän* der Genitalregion (meist bei Männern) mit rascher u. massiver Nekrose; Vork. selten, nach Trauma, perinealer od. genitaler Inf., bei Harnphlegmone, auch ohne vorangegangene Schädigung; **Err.:** oft Streptokokken (Erysipelas gangraenosum genitalium), häufig Mischinfektion (gramnegative u. anaerobe Bakt.); **Kompl.:** rel. häufig innerh. von Stunden Entw. eines septisch-toxischen Schocks* mit hoher Letalität (19–45 %); **Ther.:** radikale Nekrosektomie, hochdosierte kombinierte Antibiotikatherapie.

Fournier-Zähne (↑): (engl.) screwdriver teeth; s. Hutchinson-Zähne.

Fournier-Zeichen (↑): (engl.) Fournier's sign; Narbenbildung am Mund nach Abheilung syphilit. Rhagaden bei angeborener Syphilis*.

Fovea (lat.) f: (Dim. Foveola) Grube; z. B. F. articularis.

Fovea centralis (↑) f: die vertiefte zentrale Stelle des gelben Flecks, Macula* lutea; Ort des schärfsten Sehens (des Auftreffens der gedachten, geometrischen Konstruktionslinie der opt. Achse), enthält nur Zapfen*, keine Stäbchen*.

Foveolae gastricae (Dim. von lat. fovea Grube) f pl: Magengrübchen, in die die Magendrüsen münden.

Foveolae granulares (↑) f pl: durch die Arachnoidalzotten (Pacchioni-Granulationen) bedingte Grübchen an der Innenfläche des Schädeldachs; am häufigsten in der Nähe der Medianlinie (Sinus sagittalis sup.).

Foville-Syn|drom (Achille L. F., Psychiater, Toulouse, Rouen, 1799–1878) n: s. Hirnstammsyndrome (Tab.).

Fowler-Lagerung (George R. F., Chir., New York, 1848–1906): (engl.) Fowler's position; Beckentieflagerung in halbsitzender Stellung mit Rückenlehne u. Knierolle; z. B. bei Peritonitis od. Douglas-Abszess. Vgl. Lagerung.

Fowler-Test m: s. Audiometrie.

Fox-Fordyce-Krankheit (George H. Fox, Dermat., New York, 1846–1937; John A. F., Dermat., New York, 1858–1925): (engl.) Fox-Fordyce disease; Bez. für gynäkotrope Hautveränderungen unklarer Ätiol. in Bereichen mit apokrinen Schweißdrüsen (Axillen, Brustwarze, Nabel, Genitale); **Klin.**: juckende, bräunliche, dicht stehende, flache Papeln; Manifestation in der Pubertät, chron. Verlauf, Abheilung im Klimakterium; **Ther.**: hormonelle Kontrazeptiva mit antiandrogener Wirkung, Retinoide; evtl. chir. Entfernung der axillären Haut.

Fp.: (chem.) Abk. für **1. F**lamm**p**unkt; Temperatur, bei der sich über einer brennbaren Flüssigkeit gebildete Dämpfe entflammen; **2. F**usions**p**unkt; Schmelzpunkt einer Substanz; wichtiges Substanzcharakteristikum.

FPI: Abk. für **F**reiburger **P**ersönlichkeits**i**nventar; s. Testverfahren, psychologische.

F-Plasmid (-plasma*; -id*) n: syn. F*-Faktor.

Fr: chem. Symbol für Francium*.

Fränkel-Funktions|regler (Rolf F., Kieferorthop., Zwickau, geb. 1908): (engl.) Fränkel-appliance; kieferorthop., herausnehmbares Gerät zur Korrektur von Zahn- u. Kieferfehlstellungen unter Beeinflussung der Weichteilfunktion (insbes. von Wangen, Lippen u. Zunge); durch im Mundvorhof platzierte ausgedehnte Wangenschilde u. Lippenpelotten wird der hemmende Einfluss der Weichteile auf das Kieferwachstum abgeschirmt u. über die Gestaltungskraft der Zungenmuskulatur eine transversale u. sagittale Nachentwicklung der Kiefer ermöglicht. Der F.-F. ist mit Drahtelementen für rein dentale Korrekturen kombinierbar. Vgl. Aktivator.

Fraenkel-Gas|bazillus (Eugen F., Pathol., Hamburg, 1853–1925; Bacill-*) m: s. Clostridium perfringens.

Fraenkel-Knötchen (↑): (engl.) Fraenkel's nodules; s. Fleckfieber, epidemisches.

Fränkel-Weichselbaum-Diplo|kokkus (Albert F., Int., Berlin, 1848–1916; Anton W., Pathol., Wien, 1845–1920; Dipl-*; Kokken*) m: s. Streptococcus pneumoniae.

Fragiles-X-Syn|drom (lat. fragilis zerbrechlich) n: s. Syndrom des fragilen X-Chromosoms.

Fragilitas (↑) f: Brüchigkeit; z. B. von Knochen (F. ossium).

Fragment (lat. fragmentum Bruchstück) n: Bruchstück; z. B. Knochenfragment, Chromosomenbruchstück; auch Bez. für Fibrinogenspaltprodukte (s. Fibrinopeptide).

Fragmento|zyten (↑; Zyt-*) m pl: (engl.) helmet cells, schistocytes; syn. Schistozyten, Schizozyten; kleine, unregelmäßig geformte Erythrozyten od. Erythrozytenbruchstücke; **Vork.**: z. B. bei Thalassämie u. mechanisch bedingten Anämien.

fraktioniert (↑): (engl.) fractional; aufgeteilt, unterteilt.

Fraktionierung (↑): (engl.) fractionation; **1.** (strahlentherap.) Unterteilung der Gesamtdosis in mehrere in Abständen verabfolgte Teildosen bei der Strahlentherapie*; **2.** (physik., chem.) Trennung von Substanzgemischen durch Destillation*, Zentrifugation od. Chromatographie*.

Fraktionierungs|faktor (↑) m: (engl.) fractionation factor; Verhältnis der biol. Wirksamkeit einer Einzeldosis (Abk. ED) im Vergleich zu ihrer Wirksamkeit bei zeitl. aufgeteilter Applikation; vgl. Dosis.

Fraktur (lat. frangere, fractum brechen, zerbrechen) f: (engl.) fracture; Knochenbruch, Kontinuitätsunterbrechung eines Knochens unter Bildung von Fragmenten (Bruchstücken); **Urs.**: **1.** direkte Gewalteinwirkung (z. B. Schlag od. Stoß) mit unmittelbar am Ort erfolgender F.; **2.** indirekte, frakturferne Gewalteinwirkung (Hebelwirkung); **3.** wiederholte Einwirkung von Mikrotraumen (Ermüdungsbruch*); **4.** inadäquates Trauma bei vorgeschädigtem Knochengewebe (sog. pathologische Fraktur*); **klin. Einteilung: 1.** geschlossene F. ohne Verletzung der Haut od. Weichteile; **2.** offene F. mit Haut- u. ggf. ausgeprägter Weichteilverletzung unterschiedl. Ausmaßes: **Grad 1:** Durchspießung der Haut von innen nach außen mit einem Knochenfragment; **Grad 2:** Zerreißung der Haut von außen nach innen mit großer Hautwunde, jedoch ohne wesentliche Weichteilschädigung; **Grad 3:** breitflächige Zerstörung der Haut mit Schädigung von Muskeln, Sehnen, Nerven od. Blutgefäßen; **Grad 4:** totale od. subtotale Amputation; **Diagn.: 1.** sichere Frakturzeichen: Fehlstellung, abnorme Beweglichkeit, Crepitatio, sichtbare Knochenfragmente; **2.** unsichere Frakturzeichen: Schwellung, Hämatom, Schmerz, aufgehobene od. eingeschränkte Funktion; **3.** Nachweis durch Rö.; **4.** Begleitverletzungen (v. a. Nervenschädigungen), allgemeine Auswirkungen (z. B. Schock); **Ther.**: Reposition, Retention u. Ruhigstellung durch kons. od. chir. Behandlungsmethoden (Gipsverband*, Extensionsmethoden*, Osteosynthese*, Fixateur* externe) bis zur Frakturheilung*, ggf. in Komb. mit funkt. Behandlung; **Kompl.**: Fettembolie, Osteomyelitis, posttraumat. Osteitis, Gelenkinfektionen, sympathische Reflexdystrophie, Kompartmentsyndrom, Pseudarthrosenbildung.

Frakturen, fronto|rhino|basale (↑) f pl: s. Schädelbasisfrakturen.

Frakturen, latero|basale (↑) f pl: Felsenbeinfrakturen; s. Schädelbasisfrakturen.

Fraktur|heilung (↑): (engl.) fracture healing; syn. Knochenbruchheilung; Ausheilung eines Knochens nach Fraktur od. Osteotomie; **Formen: 1.** Primärheilung ohne Kallusbildung bei stabilen Druckosteosynthesen: **a)** sog. Kontaktheilung: Ausheilung des Knochens wie beim physiol. Knochenumbau nach perfekter Adaptation der Fragmente in der Abfolge: Aktivierung (Latenzphase), Resorption von Knochensubstanz u. Schaffung breiter Kanäle durch Osteoklasten sowie Formation i. S. einer Auffüllung mit Lamellenknochen durch Osteoblasten (ARF-Regel nach Frost); **b)** sog. Spaltheilung: Einsprossen meist endostaler Gefäße, Bildung von Geflechtknochen u. sek. Umbau in Lamellenknochen bei Bestehenbleiben kleinster Spalten (<0,4 mm) nach Reposition; **2.** Sekundärheilung: bei geringer Instabilität (z. B. bei kons. Therapie mit Gipsverband) erfolgt vermehrte Resorption am Frakturspalt mit Kallusbildung; Differenzierung erfolgt über Bindegewebekallus, Geflechtknochen (Fixationskallus) zu Lamellenknochen. Vgl. Ossifikation, Callus luxurians, Brückenkallus.

Fraktur, patho|logische (↑) **f:** (engl.) pathologic fracture; sog. Spontanfraktur; ohne Einwirkung eines adäquaten Traumas auftretende Fraktur* bei vorgeschädigtem Knochengewebe (erhöhte Knochenbrüchigkeit), z. B. bei Osteoporose, Osteomyelitis, Knochenzysten, Knochentumoren, Paget-Krankheit, Marmorknochenkrankheit, Osteogenesis imperfecta, Enchondromen; auch in Zus. mit unsachgemäßen ärztl. Maßnahmen (iatrogen p. F.), z. B. als ungewollte Unterkieferfraktur bei chir. Zahnentfernung. Vgl. Spontanverformung.

Fraktur, schleichende (↑) **f:** s. Ermüdungsbruch.

Fraktur, un|vollständige (↑) **f:** (engl.) incomplete fracture; syn. inkomplette Fraktur; traumatisch bedingte, einseitige od. teilweise Kontinuitätsunterbrechung der Knochenstruktur; **Formen: 1.** Fissur: Diskontinuität als Haarriss od. Knochenstufe; **2.** Infraktion: Diskontinuität mit Spalt- od. Stufenbildung; **3.** Grünholzfraktur (vollständiger od. teilweiser Kortikalisbruch) u. Wulstbruch (Einstauchung der noch weichen Kortikalis) sind Sonderformen der kindlichen u. F. mit intaktem Periost.

Fraktur, vollständige (↑) **f:** (engl.) complete fracture; syn. komplette Fraktur; vollständige Kontinuitätsunterbrechung des Knochens; **Formen: 1.** Schub- od. Abscherfraktur: durch Einwirkung direkter Gewalt mit hoher kinetischer Energie entstehender glatter Querbruch (z. B. von medialem Schenkelhals od. Kalkaneus); **2.** Abrissfraktur: Absprengung eines Knochenstücks im Bereich ansetzender Bänder u. Sehnen aufgrund einwirkender Zugkräfte mit senkrecht dazu verlaufender Frakturlinie (z. B. bei Knöchelfrakturen, Olekranonfraktur, Patellafraktur); **3.** Biegungsfraktur: Bruch unter Aussparung eines Biegungskeils durch das Biegemoment des Knochens überschreitende direkte od. indirekte Gewalteinwirkung auf einen langen Röhrenknochen; **4.** Torsionsfraktur: sog. Dreh-, Rotations- od. Schraubenbruch; durch gegensinnige rotator. indirekte Gewalt auf einen Röhrenknochen entstehender Bruch mit spiraligem Frakturverlauf (z. B. als sog. Schuhrandbruch bei Skifahrern); **5.** Kompressionsfraktur: Stauchungsbruch v. a. an spongiösen Knochen (Wirbelkörper, Kalkaneus) durch axiale Druckkraft (z. B. Sturz aus großer Höhe); **6.** Komminutiv- od. Trümmerfraktur: aus mehr als sechs Fragmenten bestehende, durch schwere, meist breitflächige Gewalteinwirkung entstehende

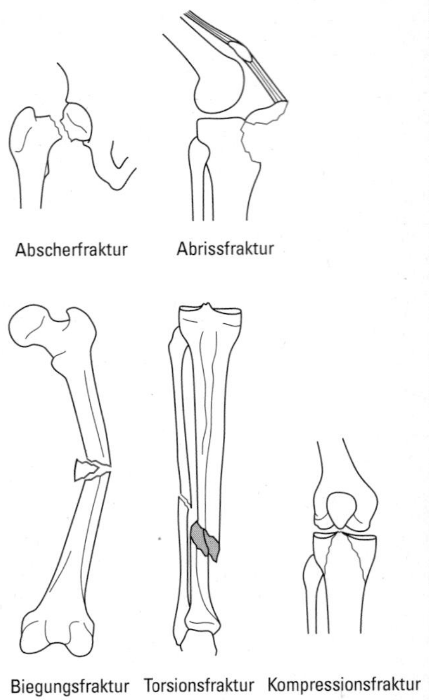

Fraktur, vollständige:
Beispiele verschiedener Pathomechanismen

v. F.; **7.** Etagen- od. Stückfraktur: durch breitflächig einwirkende Kraft (z. B. Stoßstangenverletzung) entstehende v. F. mit zw. den Hauptfragmenten liegendem intaktem Knochenzylinder; **8.** Ketten- od. Serienfraktur: mehrere an einer Extremität auftretende Frakturen (z. B. durch Dashboard* injury); **9.** Defektfraktur: v. F. mit ausgedehntem Knochensubstanzverlust (z. B. durch Schussverletzung od. Motorradunfall); vgl. Epiphysenfraktur.

Frambösie (frz. framboise Himbeere) **f:** (engl.) yaws; syn. Framboesia tropica, Polypapilloma tropicum, Pian, Yaws; **Err.:** Treponema* pertenue; chron. Infektionskrankheit, meist in früher Kindheit unter schlechten hyg. Bedin-

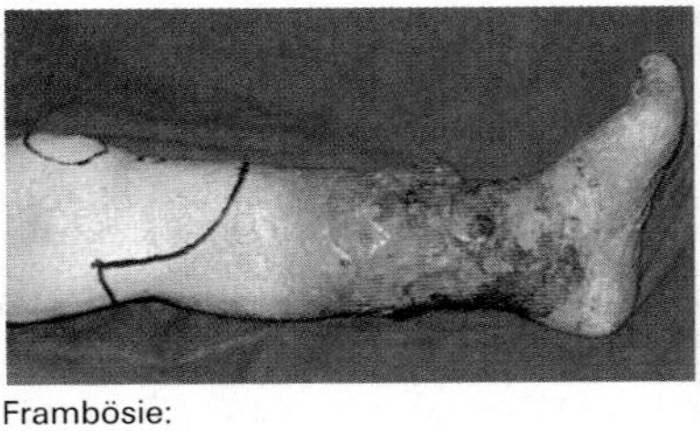

Frambösie:
Befund nach jahrelangem Bestand der Läsion [244]

gungen erworben; **Verbreitung:** endemisch in feuchtwarmen Regionen Afrikas, Lateinamerikas u. Asiens; **Übertragung:** durch direkten Kontakt (Schmierinfektion); **Inkubationszeit:** 3–4 Wochen; **Klin.:** himbeerartige Primärläsion in Gesicht u. an Extremitäten; Sekundärläsionen: Hyperkeratosen, Ulzera, Osteitis, Periostitis; Tertiärläsion (meist erst Jahre später): Hyperkeratosen, Nodositas juxtaarticularis, gummöse Knochen- u. Knorpelzerstörungen (z. B. Rhinopharyngitis mutilans, sog. Gangosa); **Diagn.:** klin. u. serologisch nicht von Syphilis zu unterscheiden, Treponemennachweis in Primärläsion; **Ther.:** Penicillin G; **Proph.:** individuelle Hygiene, Wasserversorgung verbessern, Schmierinfektionen vermeiden. Durch weltweite Bekämpfungsmaßnahmen (WHO) ist die F., insbes. das zur Invalidität führende Tertiärstadium, heute selten geworden. **DD:** Leishmaniasen, Lepra, Tuberkulose, Tertiärstadium bei Syphilis. Vgl. Treponematosen, tropische.

Frame-shift-Mutation (Mutation*) f: Rastermutation*.

Fra|mycetin (INN) n: Aminoglykosid-Antibiotikum mit dem Neomycin* ähnl. Wirkungsspektrum u. Eigenschaften (entspr. Neomycin B); **Verw.:** v. a. zur lokalen Ther. von Hautinfektionen; **UAW:** Überempfindlichkeitsreaktionen; cave: auch bei top. Anw. ototoxische Wirkung möglich.

Franceschetti-Erosion (Adolphe F., Ophth., Genf, 1896–1968; Erosion*) f: (engl.) recurring hereditary corneal erosions; syn. Franceschetti-Syndrom II; autosomal-dominant vererbte Erkr. mit rezidiv. Erosionen der Hornhaut; vgl. Hornhautdystrophie.

Franceschetti-Jadassohn-Syn|drom (↑; Josef J., Dermat., Bern, 1863–1936) n: syn. Naegeli*-Syndrom.

Franceschetti-Zwahlen-Syn|drom (↑) n: syn. Dysostosis* mandibulofacialis.

Francisella f: Gattung gramnegativer, unbewegl., aerober kokkoider od. stäbchenförmiger Bakterien (noch keiner Fam. zugeordnet; vgl. Bakterienklassifikation); **Verbreitung:** weltweit unter Warmblütern u. deren Ektoparasiten in gemäßigten Klimazonen; die humanpathogene Species F. tularensis kommt in zwei Biovaren vor u. verursacht die Tularämie*. **Übertragung** durch Arthropoden (v. a. Zecken*), Inhalation, Ingestion u. (selten) Mensch-zu-Mensch-Kontakt.

Francium n: radioaktives Element, Symbol Fr, OZ 87, rel. Atommasse 223; Alkalimetall.

François-Syn|drom (Jules F., Ophth., Gent, 1907–1984) n: **1.** syn. hereditäre idiopathische Osteolyse Typ V, dermatochondrokorneale Dystrophie; autosomal-rezessiv erbl. Lipoidose (Cholesterolose) mit Dystrophie der Hornhaut, symmetr. osteochondraler Atrophie, proportioniertem Minderwuchs, Mandibulahypoplasie, irregulärer Dentition u. Hautatrophie mit Xanthombildung; **2.** mit dem Hallermann*-Streiff-Syndrom identisches Dyszephaliesyndrom.

Frangulae cortex m: s. Faulbaum.

Frank-Ableitungen (Ernest F., Kardiol., Philadelphia): (engl.) Frank's leads; korrigierte, sog. orthogonale EKG-Ableitungen mit fünf transversalen Brustwandelektroden u. je einer Elektrode im Nacken u. am li. Bein, die so gewählt sind, dass sich das Herz im Zentrum dreier zueinander rechtwinklig (orthogonal) stehender Ableitungen (V_x, V_y, V_z) befindet; die F.-A. stellen eine Korrektur der mit Standardableitungen* erhaltenen Projektionen der Herzvektoren dar, die wegen der Inhomogenität des menschl. Körpers stark verzerrt sind. Vgl. Elektrokardiographie, Vektorkardiographie

Frankenhäuser-Ganglion (Ferdinand F., Gyn., Jena, 1832–1894; Gangl-*) n: in den Plexus uterovaginalis eingestreute sympathische u. parasympathische Ganglien am seitl. Umfang der Cervix uteri im Parametrium (Beeinflussung der Uteruskontraktionen unter der Geburt).

Frankfurter Horizontale (gr. ὁρίζων Gesichtskreis, das Begrenzte) f: s. Krönlein-Linienschema (Abb.).

Frankfurter Horizontal|ebene (↑) f: (engl.) Frankfurt horizontal plane; Ebene vom Unterrand der Orbita zum Oberrand des Porus acusticus externus; Bezugsebene für Röntgenaufnahmen u. Schädelbezug bei Registrierung der Gelenkbewegungen u. Einbau in einen Artikulator* mit Hilfe von Gesichtsbögen. Vgl. Krönlein-Linienschema.

Franklin-Syn|drom (Edward C. F., Arzt, New York, geb. 1928) n: s. H-Ketten-Krankheit.

Frank-Starling-Gesetz (Otto F., Physiol., München, 1865–1944; Ernest H. St., Physiol., London, 1866–1927): (engl.) Starling's law; Abhängigkeit der Auswurfleistung des Herzens vom enddiastol. Ventrikelvolumen, wobei die Kontraktionskraft zunächst proportional der Herzmuskelfaserlänge zunimmt, um nach Überschreiten einer kritischen Länge (Überdehnung) wieder abzufallen; wesentlicher physiol. Mechanismus zur Aufrechterhaltung der Strömungskontinuität in Lungen- u. Körperkreislauf; vgl. Vorlast.

Franz|brannt|wein: Spiritus* Vini gallici.

Franz-Hirsch-Operation f: (engl.) Franz-Hirsch operation; s. Kolposuspension.

Frauen|jahr: (engl.) woman-year; Bezugsgröße zur Berechnung der Sicherheit versch. Verf. der Kontrazeption; s. Pearl-Index.

Frauen|milch: s. Muttermilch.

Freeman-Sheldon-Syn|drom (Ernest A. F., Orthop., Chir., Wolverhampton, 1900–1975; Joseph H. Sh., Arzt, Wolverhampton, 1893–1972) n: syn. Dysplasia* cranio-carpo-tarsalis.

Freeze etching (engl. to freeze einfrieren; to etch einritzen): elektronenmikroskop. Technik, bei der das Präparat tiefgefroren wird u. dann an Phasengrenzen von Zellbestandteilen in charakterist. Weise aufspringt.

Freezing-Ar|thritis (↑; Arthr-*; -itis*) f: s. Periarthropathia humeroscapularis.

Freiberg-Köhler-Epi|physen|nekrose (Albert H. F., Chir., Cincinnati, 1868–1940; gr. ἐπίφυεσθαι daraufwachsen, entstehen; Nekr-*; -osis*) f: (engl.) Freiberg's infarction; s. Köhler-Freiberg-Krankheit.

Freie Radikale (Radikal*) n pl: (engl.) free radicals; sehr reaktionsfreudige Verbindungen mit einem ungepaarten Elektron, die vielfältige irreversible Reaktionen auslösen; F. R. entstehen durch Zufuhr von Energie, z. B. durch ionisierende Strahlung*, od. bei Elektronenübertragung. Vgl. Antioxidanzien, Strahlenwirkung.

Frei-Haut|test (Wilhelm S. F., Dermat., Berlin, 1885–1943) m: (engl.) Frei's skin test; Testverfahren bei Lymphogranuloma* venereum; heute ersetzt durch Komplementbindungsreaktion u. elektronenmikroskop. Nachweis des Erregers.

Fremd|ana|mnese (Anamnese*) f: (engl.) foreign anamnesis; s. Anamnese.

F

Fremdeln: (engl.) stranger anxiety; auch Achtmonatsangst; Reaktion von Säuglingen auf fremde Personen, die v. a. zw. dem 6. u. 12. Lebensmonat auftritt u. sich durch Abwenden u. Angst äußert. Vgl. Entwicklungsphasen.

Fremd|gas|misch|methode f: (engl.) washing-in method; auch Einwaschmethode; Verf. zur Bestimmung von nicht (vollständig) ventilierbaren Lungenvolumina*; der Proband atmet nach maximaler (zur Bestimmung des Residualvolumens) od. normaler (zur Bestimmung der funkt. Residualkapazität) Exspiration eine nicht am Gasaustausch teilnehmende vorgegebene Fremdgasmenge (meist Helium) aus einem definierten Volumen im geschlossenen System (Spirometer). Bei gleichmäßiger Verteilung ist die eintretende Konzentrationsabnahme des Fremdgases proportional der Zunahme des Verdünnungsvolumens. Hinweis auf Air* trapping, wenn das Residualvolumen mit der F. deutlich niedriger bestimmt wird als mit der Ganzkörperplethysmographie*. Vgl. Lungenfunktionsprüfung.

F

Fremd|körper: (engl.) foreign body; (lat.) corpus alienum; durch Körperöffnungen od. transkutan, z. B. durch Verschlucken, Fremdkörperaspiration*, Perforation sowie bei diagn. od. therap. Eingriffen in den Körper eingedrungener unphysiol. Gegenstand; bei längerem Verbleib kann es zu Fremdkörperreaktionen im umgebenden Gewebe kommen (Entz., Fremdkörpergranulom*); Eindringen eines F. in die Blutbahn kann zur Fremdkörperembolie* führen. Vgl. Implantate, Harnröhrenfremdkörper.

Fremd|körper|a|spiration (Aspiration*) f: (engl.) foreign body aspiration; Eindringen eines Fremdkörpers in die Atemwege; **Vork.** häufig bei Kindern u. Bewusstseinstrübung (z. B. Rausch, Narkose, epilept. Anfall); **Sympt.:** heftige Abwehrreaktionen, Laryngospasmus, Husten, Würgen, Erbrechen, Zyanose u. Luftnot; **Formen: 1.** laryngeal: bei großem Fremdkörper evtl. totaler Verschluss mit Erstickung, Schock u. Bolustod; **2.** tracheobronchial (in 70 % der Fälle im re. Hauptbronchus); Sympt.: Giemen, Pfeifen, exspirator. Stridor; je nach Ausmaß der Obstruktion Atelektasen, Emphysem, Hustenanfälle mit evtl. blutigem Auswurf; Latenzphasen ohne Beschwerden bei stabiler Fixierung; Folgen: granulierender Dekubitalulkus, narbige Stenose, Brochiektase, Pneumonie, Lungenabszess od. Gangrän, Blutungsgefahr aus arrodierten Gefäßen; **Ther.:** Heimlich-Handgriff, im Notfall Tracheotomie, laryngoskop. od. bronchoskop. Entfernung.

Fremd|körper|em|bolie (Embol-*) f: (engl.) foreign body embolism; durch in den Blutkreislauf eingedrungene Fremdkörper (z. B. Holzsplitter, Projektile, abgebrochene Kanülen od. Katheterteile bei der Durchführung einer Angiographie, insbes. Koronarangiographie) sowie durch Tumorzellen verursachte Embolie*; die Fremdkörper können u. U. mittels eines Spezialkatheters mit Dormia-Schlinge chir. entfernt werden.

Fremd|körper|granulom (Granulum*; -om*) n: (engl.) foreign body granuloma; als Folge der Gewebereaktion auf einen Fremdkörperreiz (granulomatöse Entzündung*) durch körperfremdes (z. B. Holz-, Glas-, Metallsplitter, Stäube, Talkum, Nahtmaterial) od. körpereigenes Material (z. B. Cholesterol-, Uratkristalle, Haarschäfte, Amyloid) entstehendes Granulom*; z. B. Fadengranulom*, Talkumgranulom*, lipophages Granulom*.

Fremd|körper, intra|vesikaler: (engl.) intravesical foreign body; **1.** durch diagn. od. therap. Eingriff in die Harnblase gelangter Fremdkörper (abgebrochener Katheter, Sonde); **2.** zum Zweck der Masturbation durch die Harnröhre in die Blase eingebrachter Gegenstand; **3.** durch die Blasenwand eingewanderter Fremdkörper (Metallsplitter, Geschoss, Nadel); **Kompl.:** meist schwere Zystitis*; **Diagn.:** Sonographie, Röntgen(kontrast)untersuchung, Zystoskopie; **Ther.:** op. Entfernung (transvesikal bzw. transurethral).

Fremd|körper|meningitis (Mening-*; -itis*) f: (engl.) foreign body-induced meningitis; meist asymptomat., aseptische eosinophile Meningitis* als allerg. Reaktion nach Implantation einer Ventrikeldrainage.

Fremd|körper|riesen|zelle (Zelle*): (engl.) foreign body giant cell; große, aus einem Histiozyten entstehende vielkernige Zelle; **Vork.:** meist bei Fremdkörperreiz, z. B. durch Nahtmaterial; auch bei Hand*-Schüller-Christian-Krankheit.

Fremd|re|flexe (Reflekt-*) m pl: (engl.) extrinsic reflexes; s. Reflexe.

Fremitus (lat. dumpfes Getöse, Brausen, Rauschen) m: auch Frémissement; Schwirren, Vibration; bes. das Erzittern der Brustwand, das beim Sprechen des Pat. über verdichteten Lungenteilen verstärkt fühlbar ist. Bei der klin. Untersuchung lässt man „33" od. „99" mit tiefer Stimme sagen: **Stimm-(Pektoral-)fremitus**. F. ist auch bei Pneumoperitoneum über dem Abdomen prüfbar: **abdominaler Stimmfremitus**; sind mind. 100 ml Luft im Abdomen vorhanden, spürt die palpierende Hand über der Luftansammlung beim Sprechen ein deutl. Schwirren. Vgl. Bronchialfremitus, Bronchophonie.

French n: Einheitenzeichen F; Einheit für den Durchmesser von Kathetern, Nadeln u. Führungsdrähten; 1 F = 1 Charr = ⅓ mm; vgl. Charrière, Gauge.

Frenulo|tomie (Frenulum*; -tom*) f: (engl.) frenotomy; op. Durchtrennung eines Frenulums, z. B. des Zungen- od. Lippenbändchens; bei persistierendem Frenulum meist nicht ausreichend, besser Exzision u. plastische Deckung (Z- bzw. V-Y-Plastik).

Frenulum (Dim. von lat. frenum Band, Zügel) n: Bändchen; z. B. F. linguae (Zungenbändchen), F. preputii (F. des Penis).

Frenulum, verkürztes (↑) n: (engl.) shortened frenulum; **1.** angeb. od. nach Balanoposthitis verkürztes Frenulum des Penis; beim Koitus entstehen leicht schmerzhafte Einrisse, die narbig abheilen u. evtl. die weitere Verkürzung verursachen. **2.** verkürztes Zungenbändchen bei progressiver systemischer Sklerodermie*.

Frenzel-Brille (Hermann F., Otol., Göttingen, 1895–1967): (engl.) Frenzel lenses; Leuchtbrille zur Beobachtung des Nystagmus*; Vergrößerungsgläser u. Lämpchen zur Beleuchtung der Augen schalten die Fixation aus u. ermöglichen die Beurteilung der Augenbewegungen bei Lupenvergrößerung.

frequent (lat. frequens): häufig.

Frequenz (lat. frequentia Häufigkeit) f: (engl.) frequency; Anzahl der Zyklen eines periodischen Vorgangs (z. B. Schwingung, Umdrehung) pro Zeiteinheit; Formelzeichen f od. ν; abgeleitete SI-Einheit ist das Hertz (Einheitenzeichen Hz): $1\ Hz = 1\ s^{-1}$.

Fress|re|flex (Reflekt-*) m: (engl.) oral feeding reflex; (neurol.) syn. Schnauzreflex; primitiver Hirnstammreflex mit Kau-, Saug- u. Schluckbewegungen bei Bestreichen der Lippen u. Zunge; **Vork.:** physiol. beim Säugling; im späteren Lebensalter als Enthemmungsphänomen inf. Hirnschädigung.

Fress|sucht: Bulimie*.

Fress|zellen (Zelle*): z. B. Phagozyten*, Osteoklasten*, Makrophagen*.

Fretum Halleri (lat. fretum Meerenge; Albrecht v. H., schweiz. Physiol., 1708–1777) n: Enge zw. embryonaler Herzkammer u. Bulbus arteriosus, an der sich später die Semilunarklappen bilden.

Frey-Reiz|haare (Max von F., Physiol., Würzburg, 1852–1932): (engl.) Frey's hairs; kleine Haare zur Prüfung der Hornhautsensibilität.

Frey-Syn|drom (Lucie F., frz. Ärztin, 1852–1932) n: syn. aurikulotemporales Syndrom*.

Fricke-Dosi|meter (Dosis*; Metr-*) n: auch Eisensulfat-Dosimeter; (radiol.) Strahlendosismessgerät, das aufgrund einer strahleninduzierten chem. Reaktion die Bestimmung der Energiedosis* in Wasser erlaubt (chem. Dosimetrie*); der Anwendungsbereich liegt zw. 10 u. 10^3 Gy (10^3–10^5 rd). **Prinzip:** Durch ionisierende Strahlung werden in einer Lösung Fe^{2+}-Ionen zu Fe^{3+}-Ionen oxidiert; die resultierende Änderung der optischen Dichte kann photometrisch erfasst werden. **Anw.** u. a. zur Überprüfung strahlenerzeugender Anlagen in der Strahlentherapie* (Dosimetrievergleiche).

Frictio (lat. fricare reiben) f: (engl.) friction; syn. Unktion; Reibung, Einreibung.

Friderichsen-Waterhouse-Syn|drom (Carl F., Päd., Kopenhagen, 1886–1961) n: s. Waterhouse-Friderichsen-Syndrom.

Friedenreich-Anti|gen (V. F., Serol., Kopenhagen; Antigen*) n: s. Kryptantigene.

Friedenreich-Phänomen (↑) n: (engl.) Hübener-Thomsen-Friedenreich phenomenon; s. T-Antigen.

Friedländer-Pneumonie (Carl F., Pathol., Berlin, 1847–1887; Pneum-*) f: (engl.) Friedländer's pneumonia; abszedierende Pneumonie, verursacht durch Klebsiella* pneumoniae; **Vork.:** 1–5% aller bakt. Lungenentzündungen; primär (meist mit lobärem Befall des rechten Lungenoberlappens), häufiger jedoch sek. bei abwehrgeschwächten Personen (v. a. mit Befall der Unterlappen); **Klin.:** plötzlicher Beginn mit Fieber, Dyspnoe, Thoraxschmerzen, Husten u. typischem ziegelrotem Auswurf; **Ther.:** Aminoglykosid-Antibiotika, Cephalosporine; bei verzögerter Diagn. u. Ther. letaler Verlauf möglich.

Friedländer-Pneumonie|bakterien (↑; ↑; Bakt-*) f pl: s. Klebsiella pneumoniae.

Friedreich-A|taxie (Nicolaus F., Int., Heidelberg, Würzburg, 1825–1882; Ataxie*) f: (engl.) Friedreich's ataxia; syn. spinozerebellare Heredoataxie; autosomal-rezessiv erbl. Form der spinozerebellaren Ataxie*; **Ätiol.:** Mutation mit Expansion des Trinukleotidrepeats GAA im Genlokus 9q13; **Pathol.:** primär spinale Degeneration, meist nur geringe Kleinhirnatrophie, Muskelatrophie, primär axonale Polyneuropathie; **Klin.:** Beginn meist in der späten Kindheit od. im frühen Erwachsenenalter mit Gang-, Stand- u. Extremitätenataxie, Dysarthrie, schwerer Störung des Lagesinns u. des Vibrationsempfindens, Muskelschwäche, Areflexie, pathol. Reflexen (Babinski-Zeichen), ggf. Paraspastik der Beine; häufig Skelettdeformitäten, v. a. Friedreich-Fuß u. Kyphoskoliose, Herzbeteiligung i. S. einer Kardiomyopathie* u. Diabetes mellitus; klin. atypische Fälle mit Manifestation nach dem 30. Lj. (sog. Late-onset-F.-A.) sowie Friedreich-Phänotypen mit erhaltenen Muskeleigenreflexen zeigen eine Kosegregation mit Markern der Friedreich-Region auf Chromosom 9. **Progn.:** progredienter Verlauf ohne Zwischenremissionen; über Jahre stabile Sympt. ohne Progredienz möglich.

Friedreich-Fuß (↑): (engl.) Friedreich's foot; Hohl- u. Spitzfußbildung mit Dorsalflexion der Zehen im Grundgelenk bei Friedreich*-Ataxie; s. Pes cavus.

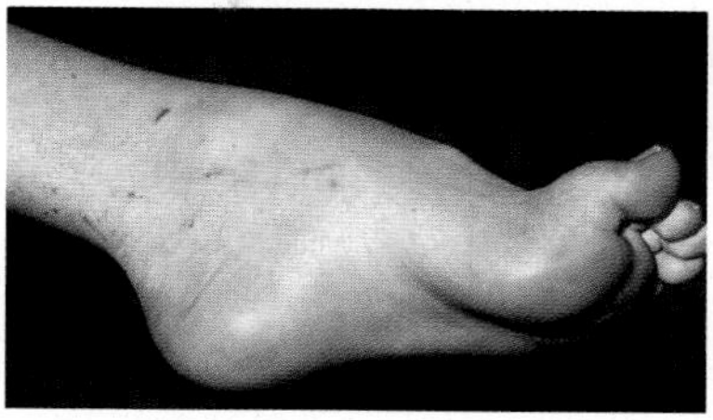

Friedreich-Fuß [600]

Friedreich-Krankheit (↑): **1.** s. Friedreich-Ataxie; **2.** Mediastinopericarditis adhaesiva; durch Adhäsionen gekennzeichnete Mitbeteiligung des Mediastinums bei Perikarditis*.

Friedreich-Schall|wechsel (↑): (engl.) Friedreich's change of note; Änderung der Tonlage des tympanischen od. metallischen Perkussionsschalls; über den Lungen wird er bei Einatmung höher, bei Ausatmung tiefer.

Friedreich-Zeichen (↑): (engl.) Friedreich sign; kurzzeitiger steiler Abfall des Jugularvenenpulses bei Rechtsherzinsuffizienz u. bei Panzerherz inf. Pericarditis constrictiva.

Friedrich-Syn|drom (Heinrich F., Chir., Erlangen, 1893–1954) n: schmerzhafte Schwellung u. Rötung im Bereich des Sternoklavikulargelenks; röntg. Aufhellungen u. Sklerosierungen im sternalen Klavikulaende; keine aseptische Knochennekrose; **DD:** Tbc, Osteomyelitis, Tietze-Syndrom.

Friedrich-Wund|ausschneidung (Paul L. F., Chir., Greifswald, Marburg, 1864–1916): s. Wundexzision.

Friesel: s. Miliaria.

Frigidität (lat. frigidus kühl, kalt) f: (engl.) frigidity; veraltete Bez. für eine (abwertend) als „Geschlechtskälte" beschriebene sexuelle Funktionsstörung* der Frau; heute neutraler u. präziser bezeichnet als Orgasmusstörungen (s. Anorgasmie) od. (psychogen) reduzierte Libido (s. Alibidinie).

Frisch|plasma, gefrorenes n: (engl.) fresh frozen plasma (Abk. FFP); Abk. GFP; frisches, eingefrorenes (–30 bis –40 °C) Blutplasma, gewonnen aus Vollblut (innerh. von 6 bis max. 18 Std. nach Entnahme) durch Zentrifugation od. Plasmapherese im Zellseparator; enthält funktionsfähige Gerinnungsfaktoren u. Fibrinolyseenzyme sowie deren Inhibitoren (Antithrombin III, Protein C, Protein S u. a.); zulässiger Restgehalt an zellulären Bestandteilen:

Erythrozyten <6000/µl, Leukozyten <500/µl, Thrombozyten <20 000/µl; Lagerungsfähigkeit: 12 Mon.; sog. **Quarantäneplasma** wird erst dann zur Transfusion freigegeben, wenn der Plasmaspender 6 Mon. nach Plasmagewinnung serol. mit neg. Ergebnis auf HIV-, Hepatitis-B- od. Hepatitis-C-Infektion getestet wurde. **Verw.:** zur Transfusion bei komplexen Störungen der Hämostase, Verlust-, Verdünnungs- od. Verbrauchskoagulopathie, Faktor-V- od. Faktor-XI-Mangel, zur Austauschtransfusion; nicht zum Volumen- od. Proteinersatz. Vgl. Blutkonserve, Bluttransfusion. A. Pru.

Fristen|lösung: s. Schwangerschaftsabbruch.

Fritsch-Bauch|decken|haken (Heinrich F., Gyn., Breslau, Bonn, 1844–1915): (engl.)

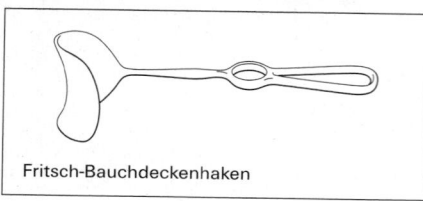

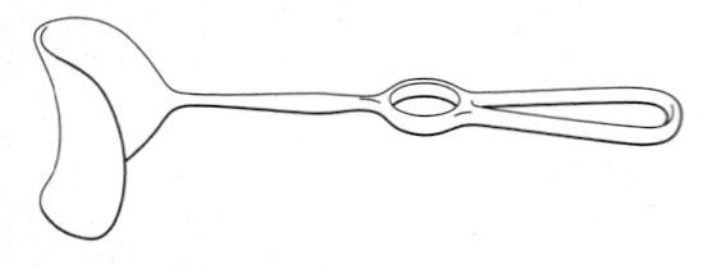

Fritsch-Bauchdeckenhaken

Fritsch's retractor; stumpfer Haken zum Auseinanderziehen der Bauchdecke; vgl. Instrumente, chirurgische.

Fritsch-Hand|griff (↑): (engl.) Fritsch's maneuver; (gebh.) Handgriff zur Stillung einer atonischen Nachblutung*; eine Hand umfasst den Uterus wie beim Credé*-Handgriff, die andere drückt die Schamlippen in die Vulva hinein.

Fritsch-Lagerung (↑): (engl.) Fritsch's position; Herunterstreichen der Gesäßbacken u.

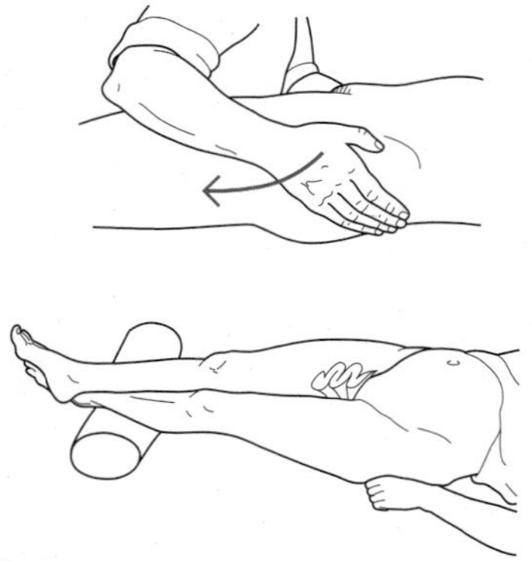

Fritsch-Lagerung [385]

Übereinanderlegen der gestreckten Beine zur Vermeidung der Atonia* uteri u. Förderung der Involutio* uteri in der Nachgeburtsperiode.

Fröhlich-Syn|drom (Alfred F., Neurol., Pharmak., Wien, 1871–1953) n: syn. hypothalamisches Syndrom, Dystrophia adiposogenitalis; **Sympt.:** Adipositas mit weibl. Fettverteilungstyp, verzögerte Sexualreife, Minderwuchs, Sehstörungen u. variable endokrine Störungen inf. destruierender hypothalamischer Prozesse; **DD:** einfache Pubertätsfettsucht*.

Frohse-Arkade (Fritz F., Anat., Berlin) f: (engl.) arcade of Frohse; Bez. für den sehnigen Rand des oberflächl. Kopfs des M. supinator am Eingang zum Supinatorkanal (Hiatus superior canalis supinatorii); Ort der Kompressionsschädigung des N. radialis, die zu Interosseus-posterior- bzw. Supinatorsyndrom führt. D. Buc.

Frohse-Syn|drom (↑; Syndrom*) n: syn. Supinatorsyndrom; s. Radialiskompressionssyndrom.

Froin-Syn|drom (Georges F., Arzt, Paris, 1874–1926) n: syn. Nonne*-Froin-Syndrom.

Froment-Zeichen (Jules F., Int., Lyon, 1878–1946): (engl.) Froment's sign; Sympt. bei Ulnarislähmung*; das Festhalten eines flachen Gegenstandes zw. radialer Zeigefingerseite u. Daumen ist nur bei Daumenendgliedbeugung durch den vom N. medianus versorgten M. flexor pollicis longus möglich (s. Abb.). D. Buc.

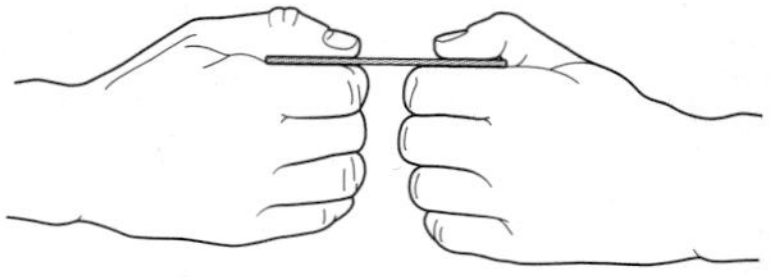

Froment-Zeichen: positiv an der linken Hand [121]

frondosus (lat. belaubt): zottenreich.

Frons (lat.) f: (anat.) Stirn.

frontal (↑): frontalis; stirnwärts, stirnseitig.

Frontal|ebene (↑) f: (engl.) frontal plane; parallel zur Stirn verlaufende Ebene; senkrecht zur Sagittalebene.

Frontal|hirn|syn|drom (↑) n: (engl.) frontal-lobe syndrome; s. Syndrom, hirnlokales.

Frontal|lappen|epi|lepsie (↑; Epilepsie*) f: (engl.) frontal-lobe epilepsy; Form der Epilepsie* mit komplex-partiellen Anfällen, die auf Herde im Frontalhirn (insbes. in supplementär-motorischer Region, Cingulum, frontopolarem, orbitofrontalem, dorsolateralem od. motor. Cortex) zurückzuführen sind; typischerweise sind die Anfälle von kurzer Dauer u. hoher Frequenz u. treten als hypermotor. Automatismen (Strampeln, Wälzen, Grätschen, Radfahrbewegungen) im Schlaf auf. B. Schm.

fronto|okzipital (↑; lat. occipitium Hinterhaupt): (engl.) frontooccipital; Richtung Stirn-Hinterhaupt.

Front|zähne (↑): (engl.) anterior teeth; Schneide- u. Eckzähne des Ober- u. Unterkiefers.

Frosch|bauch: (engl.) frog belly; breites, etwas aufgetriebenes Abdomen (durch Schlaffheit der Bauchmuskulatur u. Meteorismus) bei Kindern als Zeichen einer Rachitis*.

Frosch|geschwulst: s. Ranula.

Frosch|gesicht: (engl.) subcutaneous emphysema of the face; Auftreibung des Gesichts u. der Halsregion bei Mediastinalemphysem*.

Frostberg-Zeichen (Nils F., Röntg., Stockholm): (engl.) Frostberg's sign; (röntg.) Deformität des absteigenden Duodenums in Form einer bikonkaven Impression der inneren Zirkumferenz; darstellbar durch hypotone Duodenographie* als sog. umgekehrte Drei bzw. das ε-Zeichen; Sympt. bei Pankreaskopfkarzinom u. Pankreatitis. Vgl. Gutmann-Zeichen.

Frost|beule: Pernio*.

Frost|brand: umgangssprachl. Bez. für Erfrierung* 3. Grades.

Frozen shoulder (engl.): starre Schulter; s. Periarthropathia humeroscapularis.

Frucht: 1. Leibesfrucht; s. Embryo, Fetus; **2.** Fructus*.

Fruchtbarkeits|ziffer: (engl.) fertility rate; **1.** allgemeine F.: Zahl der Lebendgeborenen je 1000 Frauen im Alter von 15 bis unter 45 Jahren; Maß für die biol. Reproduktion, das die Geburtlichkeit einer Bevölkerung unabhängig von ihrem Altersaufbau wiedergibt; vgl. Natalität; **2.** altersspezifische F.: Zahl der von Frauen einer best. Altersgruppe Lebendgeborenen je 1000 Frauen desselben Alters; dient zur Darstellung altersabhängiger Differenzen der Fruchtbarkeit (die F. für 20-Jährige wird mit 50–60%, für 30-Jährige mit 30%, für 40-Jährige mit 3% Konzeptionserwartung angegeben).

Frucht|blase: (engl.) amniotic sac; der von den Eihäuten*, die Frucht u. Fruchtwasser umschließen, gebildete Sack.

Frucht|schmiere: Vernix* caseosa.

Frucht|tod, intra|uteriner: (engl.) intrauterine fetal death; Abk. IUFT; Absterben des Fetus vor Geburtsbeginn (in der 2. Hälfte der Schwangerschaft); **Häufigkeit:** ca. 1–4 % aller Schwangerschaften; erhöht bei Mehrlingschwangerschaften; wichtigste **Urs.: 1.** Plazentainsuffizienz bei Gestose, Übertragung, Prädiabetes, Diabetes mellitus u. vorzeitiger Plazentalösung; **2.** Morbus haemolyticus fetalis; **3.** Infektionen u. Fehlbildungen; **4.** Nabelschnurkomplikationen; **Sympt.: 1.** fehlende kindl. Herztöne; **2.** fehlende Kindsbewegungen; **3.** fehlendes Uteruswachstum; **4.** Fundusstand sinkt (etwa 14 Tage nach dem Absterben); **5.** Leibesumfang nimmt ab inf. einer Abnahme der Fruchtwassermenge. **Diagn.:** Ultraschalldiagnostik; **Kompl.:** bei längerer Retention der Frucht evtl. Gerinnungsstörungen durch Freisetzung proteolyt. Enzyme, bes. fibrinolyt. Aktivatoren, die in den Organismus der Mutter übergehen (Dead-fetus-Syndrom); u. U. Verbrauchskoagulopathie*. Emboli des verstorbenen Fetus können Hirninfarkt bei überlebenden Mehrlingen auslösen.

Frucht|wasser: (engl.) amniotic fluid; Liquor amnii; anfangs gelbl., später weißl. klare (bei Übertragung getrübte) Flüssigkeit; pH 7, spezif. Gewicht 1,007; Proteine 500 mg/dl, Glukose 22 mg/dl, Harnstoff 23 mg/dl; Bildung durch das Epithel des Amnions*, ab der 12. SSW auch durch Abgabe von Urin u. in den letzten SSW von Flüssigkeit aus der Lunge des Fetus; das Sediment enthält Wollhaare, Epidermisschüppchen, Talgdrüsenreste u. a.; normales Volumen am Ende der Schwangerschaft 400–2000 ml; **Funktion:** Schutz des Fetus, Transport- u. Austauschmedium; Resorption direkt über die Eihäute sowie indirekt über den Respirations- u. Magen-Darm-Trakt des Fetus u. den Plazentarkreislauf. Vermehrung des Fruchtwasservolumens über 2000 ml (**Hydramnion**) häufig bei mütterl. Diabetes mellitus, Blutgruppenunverträglichkeit, intrauteriner Inf., best. angeborenen Fehlbildungen (Anenzephalie, Meningomyelozele) u. Chromosomenanomalien; Verminderungen des Fruchtwasservolumens unter 400 ml (**Oligohydramnion**) bei fetaler renaler Fehlbildung, feto-fetaler Transfusion, Zytomegalie, Wachstumsretardierung, Übertragung od. unbemerktem vorzeitigem Blasensprung. Bestimmung der Menge des F. sonographisch mittels Amniotic-fluid-Index*. Vgl. Mekonium, Amniozentese, Amnioskopie.

Frucht|wasser|a|spiration (Aspiration*) **f:** (engl.) amniotic fluid aspiration; Aspiration von Fruchtwasser vor od. unter der Geburt durch den Fetus, meist inf. fetaler Hypoxie, bes. gefährlich bei zusätzl. Mekoniumaspiration.

Frucht|wasser|dia|gnostik f: (engl.) amniotic fluid tests; Untersuchung des durch Amniozentese* gewonnenen Fruchtwassers i. R. der Pränataldiagnostik*; **1.** zelluläre F.: Karyotypisierung fetaler Zellen (s. Karyogramm); **2.** chem. F.: Diagn. von Dysrhaphiesyndromen*, Bauchwanddefekten (Acetylcholinesterase, Alphafetoprotein) u. Stoffwechselstörungen sowie zur pränatalen Lungenreifediagnostik*; **3.** immun. F: Diagn. fetaler Inf. (Toxoplasmose, Zytomegalie) u. des Morbus* haemolyticus fetalis. W. Str.

Frucht|wasser|em|bolie (Embol-*) **f:** (engl.) amniotic fluid embolism; syn. Amnioninfusionssyndrom; Fruchtwasser dringt in die Blutbahn der Mutter während od. kurz nach der Geburt ein; Häufigkeit 1 : 6000 bis 1 : 80 000, Mortalität 25–86 %; Eröffnen des mütterl. Gefäßsystems meist durch Operation (Schnittentbindung, intrauteriner Eingriff) od. Trauma (vorzeitige Plazentalösung, Uterusruptur, Placenta praevia, Zervixriss, verstärkte Wehentätigkeit bei Oxytocinüberdosierung, Tetanus uteri); **Sympt.:** kardiorespiratorische Insuffizienz, anschl. Blutgerinnungsstörungen; **Ther.:** Oxygenation, Sauerstoffgabe, Volumensubstitution, ggf. Dopaminsubstitution, Korrektur der Gerinnungsstörung durch Gabe von gefrorenem Frischplasma, Glukokortikoide wegen der mögl. anaphylaktischen Genese. Vgl. Verbrauchskoagulopathie. W. Str.

Frucht|wasser|in|fektion (Infekt-*) **f:** s. Amnioninfektionssyndrom.

Frucht|wasser|punktion (Punktion*) **f:** Amniozentese*.

Frucht|wasser-Spektro|photo|metrie (Phot-*; Metr-*) **f:** (engl.) amniotic fluid spectrophotometry; opt. Untersuchung einer durch Amniozentese* gewonnenen Fruchtwasserprobe mit Hilfe der Spektrophotometrie bei Morbus* haemolyticus fetalis; ein (kleiner) Teil der entstehenden Hämolyseprodukte wird in das Fruchtwasser ausgeschieden, wodurch dieses gelb verfärbt wird. Bestimmung der Bilirubinkonzentration

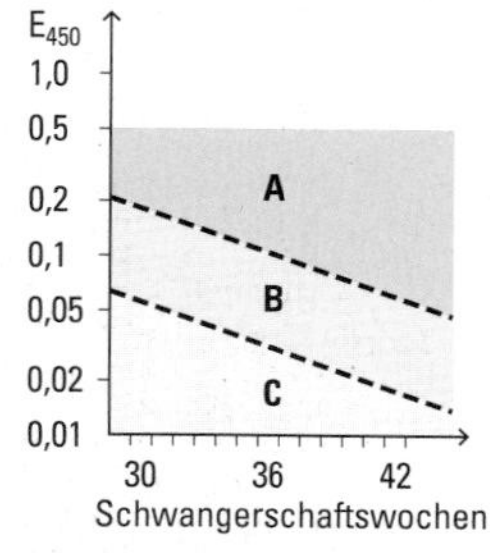

Fruchtwasser-Spektrophotometrie: kritische Grenzwerte nach Liley für die Extinktion bei 450 nm (E450); A: schwere, B: mittelschwere, C: leichte Fetalerkrankung oder gesundes bzw. rhesus-negatives Kind [263]

im Fruchtwasser durch Messung der Extinktion bei 450 nm (semiquant. Methode nach Liley).

Frucht|zucker: Fruktose*.

Fruct-: s. a. Frukt-.

Fructose f: Fruktose*.

Fructus (lat.) m: Frucht.

Früh|ab|ort (Abort*) m: (engl.) early abortion; Abort* bis zur 16. SSW.

Früh|de|zeleration f: (engl.) early deceleration; s. Dezeleration.

Früh|epi|lepsie, traumatische (Epilepsie*) f: (engl.) early onset traumatic epilepsy; Bez. für epilept. Anfälle in unmittelbarem zeitlichem Zus. mit einem zerebralen Trauma; s. Epilepsie, traumatische.

F

Früh|erkennungs|untersuchungen: (engl.) preventive examinations; Untersuchungen zur möglichst frühzeitigen Erkennung vorhandener Krankheiten od. Entwicklungsstörungen; nach §§ 25, 26 SGB V haben in der GKV Versicherte Anspruch auf Maßnahmen zur Früherkennung von Krkh. in folgenden Fällen: **1.** Kinder bis zur Vollendung des 6. Lj. u. nochmals nach Vollendung des 10. Lj. auf Erkr., die ihre normale körperl. od. geistige Entw. in nicht geringfügigem Maß gefährden (Kinderfrüherkennungsuntersuchungen*, Jugendgesundheitsuntersuchung); **2.** Frauen über 20 Jahre u. **3.** Männer über 45 Jahre einmal jährlich auf (best.) bösartige Krebserkrankungen (s. Krebsfrüherkennungsuntersuchungen); **4.** über 35 Jahre alte Personen jedes zweite Jahr auf Zivilisationskrankheiten, bes. Herz-, Kreislauf- u. Nierenerkrankungen sowie auf Diabetes mellitus. Die Ausgestaltung dieser Vorsorgemaßnahmen regeln Richtlinien (Kinder-Richtlinien, Richtlinien zur Jugendgesundheitsuntersuchung, Krebsfrüherkennungs-Richtlinien, Gesundheitsuntersuchungs-Richtlinien) des Bundesausschusses der Ärzte u. (Gesetzlichen) Krankenkassen; vgl. Vorsorgeuntersuchungen.

Früh|geborenes: (engl.) preterm infant; lebendes Neugeborenes* mit einem Schwangerschaftsalter von weniger als 37 abgeschlossenen Wochen p. m.; nach dem **Geburtsgewicht** werden weiter unterschieden: **1.** eutrophes F. (intrauterine Normalentwicklung), Geburtsgewicht oberh. des 10. Perzentils; **2.** hypotrophes F. (intrauterine Wachstumsretardierung), Geburtsgewicht unterh. des 10. Perzentils des entspr. Gestationsalters.

Früh|geburt: (engl.) preterm delivery; Partus prematurus, Partus immaturus; Geburt vor Beendigung der 37. SSW post menstruationem; Häufigkeit in der Bundesrepublik Deutschland 7 %; **Urs.:** Infektion, Störung der Plazentation, primäre Pathologie des Fetus od. des Uterus, psychosoziale Faktoren, Mehrlinge; **Diagn.:** vorzeitige Wehentätigkeit bei pathol. Zervixstatus; **Proph.:** Magnesium; ggf. Tokolyse* zur kurzfristigen Schwangerschaftsverlängerung u. Induktion der fetalen Lungenreifung; alle Lebend- u. Totgeburten mit einem Geburtsgewicht ab 500 g sind meldepflichtig. Vgl. Säuglingssterblichkeit.

Früh|gestosen (Gestose*) f pl: (engl.) preeclampsia; früher übliche Bez. für versch. Erkr. im ersten Drittel bis zur Hälfte der Schwangerschaft (z. B. Hyperemesis* gravidarum, Ptyalismus* gravidarum); vgl. Gestose.

Früh|in|filtrat (Infiltration*) n: (engl.) Assmann's focus; (radiol.) Bez. für kleine, wenig kontrastdichte (weiche) Fleckschatten, v. a. in den Lungenoberlappen, od. für eine größere, unscharf begrenzte Trübung (infraklavikuläres F., **Assmann-Herd**) im Rö.-Thorax; entsteht durch hämatogene Streuung ca. ein Jahr nach der Erstinfektion bei Tuberkulose* der Lunge; häufig Zufallsbefund; vgl. Frühkaverne.

Früh|karzinom (Karz-*; -om*) n: (engl.) early cancer; invasives, über die Basalmembran* hinaus in die Submukosa eingewachsenes Karzinom*; z. B. Magenfrühkarzinom. Vgl. Carcinoma in situ.

Früh|kaverne (Caverna*) f: (engl.) early caverne; dünnwandiger Hohlraum, entstanden durch Einschmelzung eines Assmann-Herdes (s. Frühinfiltrat), umgeben von intaktem Lungengewebe; leitet häufig eine ungünstige Verlaufsform der Tuberkulose* inf. bronchogener Streuung ein.

Früh|nephro|graphie (Nephr-*; -graphie*) f: (engl.) early nephrography; nicht mehr gebräuchl. Technik der Urographie* zur kontrastreicheren röntg. Darstellung des aktiven Nierenparenchyms; sog. Frühaufnahmen nach Bolusinjektion* von Röntgenkontrastmittel* (Aufnahmen innerh. der darauf folgenden 20 Sek.); durch Nierenszintigraphie, Kontrastmittel-CT u. Sonographie ersetzt.

Früh|reife: s. Pubertas praecox.

Früh|sommer-Meningo|en|zephalitis (Mening-*; Enkephal-*; -itis*) f: Abk. FSME*.

Früh|sterblichkeit: s. Säuglingssterblichkeit (Tab.).

Früh|syn|ov|ek|tomie (Syn-*; Ov-*; Ektomie*) f: s. Synovektomie.

Früh|tief: (engl.) early deceleration; s. Dezeleration.

Fruktane n pl: (engl.) fructans; Homoglykane (s. Glykane) aus Fruktose*, z. B. Inulin*.

Frukto|kinase f: syn. Ketohexokinase*.

Frukto|lyse|test (lat. fructus Frucht; Lys-*) m: (engl.) fructolysis test; Fertilitätsuntersuchung zur Beurteilung der Stoffwechseltätigkeit der Spermien; Fruktose im Spermaplasma dient als Energiespender für die Spermien u. wird durch sie selektiv abgebaut. Im Sperma sind normalerweise >1,2 mg/ml Fruktose enthalten (erniedrigt z. B. bei postpuberaler Leydig-Zellinsuffizienz, Entz. od. anlagebedingter Anomalie im Bereich der Prostata od. Bläschendrüsen); die Fruktolyse beträgt ca. 1,1–4,4 mmol/l (0,2–0,8 mg/ml) in 2 Stunden. Der **Fruktolyseindex** (Quotient aus verbrauchter Fruktosemenge u. Spermiendichte, normal 100) ist herabgesetzt bei fehlenden od. abgestorbenen Spermien.

Fruktos|ämie (↑; -ämie*) f: syn. Fruktoseintoleranz*.

Fruktose (↑) f: (engl.) fructose; Fructose, D-Fruktose, Fruchtzucker; syn. Lävulose; optisch aktive Ketohexose (s. Monosaccharide), die polarisiertes Licht nach links dreht (s. Isomerie); süßester natürlicher Zucker, der als Monosaccharid in süßen Früchten u. Honig, als Oligo- u. Po-

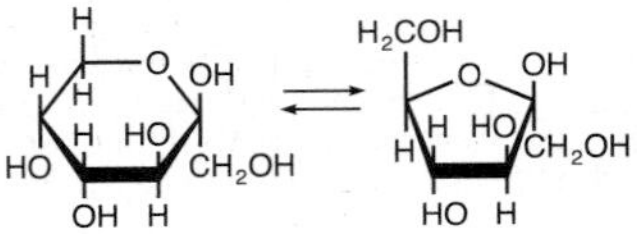

Fruktose:
Pyranose- und Furanoseform

lysaccharid z. B. in Saccharose u. Inulin vorkommt. In der Zelle wird F. durch Ketohexokinase* zu Fruktose-1-phosphat phosphoryliert u. durch Aldolase* zu Glyceron-3-phosphat u. Glyceral hydrolysiert. Von geringer Bedeutung ist der Stoffwechselweg, bei dem Hexokinase* in Abwesenheit von Glukose F. in Fruktose-6-phosphat überführt, das in die Glykolyse* eingeschleust wird. **Bedeutung** bei Diabetes mellitus: Da die Fruktoseverwertung v. a. über die Ketohexokinasereaktion erfolgt, wird die Glukokinasereaktion umgangen u. Glyceron-3-phosphat in der Glykolyse unter Gewinn von 2 ATP zu Pyruvat abgebaut. Die Aufnahme von F. in die Zelle ist insulinunabhängig, so dass auch bei schwerem Diabetes mellitus bis zu 30 g F. pro Tag umgesetzt werden. F. ist physiol. im fetalen Blut u. Spermaplasma (s. Fruktolysetest) vorhanden. Störungen der Verwertung von F.: s. Fruktoseintoleranz, Fruktosurie.

Fruktose-1,6-bis|phosphat-Aldolase (↑) f: s. Aldolase.

Fruktose-1,6-Bis|phosphatase (↑) f: spezif. Enzym der Glukoneogenese*.

Fruktose-1,6-Bis|phosphatase|mangel (↑): (engl.) fructose-1,6-bisphosphatase deficiency; syn. Aldolase-A-Mangel; autosomal-rezessiv erbl. Störung der Glukoneogenese* mit ausgeprägter Hypoglykämie u. Laktatazidose (Genlokus 9q22.2-q22.3); Beginn der klin. Sympt. beim Abstillen; **Ther.:** ausreichende Kohlenhydratzufuhr unter Vermeidung von Fruktose u. Saccharose.

Fruktose|in|toleranz (↑; Intoleranz*) f: (engl.) aldolase B deficiency; syn. Aldolase-B-Mangel, Fruktosämie; autosomal-rezessiv vererbte Stoffwechselstörung mit einem Defekt der Untereinheit B der Aldolase* (Genlokus 9q22.3 mit mehreren Mutationen, von denen ALA149PRO die häufigste in Mitteleuropa ist); dadurch Akkumulation von Fruktose-1-phosphat, das Glykogenolyse u. Glukoneogenese hemmt; Häufigkeit 1:10 000–20 000; **Klin.:** hypoglykämischer Schock* nach Aufnahme fruktosehaltiger Nahrungsmittel (Früchte, saccharosehaltige Milchpräparate, Süßigkeiten usw.); im Säuglingsalter häufig rezidiv. Ernährungsstörungen mit Erbrechen, Fieber u. Dystrophie, Hepatomegalie, Funktionsstörungen der Leber; später besteht eine Abneigung gegen Obst u. Süßigkeiten; kariesfreie Zähne; **Diagn.:** Nachweis des Enzymmangels in der Leber (evtl. in der Dünndarmschleimhaut); nuklearmagnetresonanz-spektrometrische Messung der Anreicherung von ^{35}P in der Leber nach Gabe geringer Fruktosemengen; sek. Hypophosphatämie u. Hypermagnesiämie; **Ther.:** Reduktion der Fruktoseaufnahme; **DD:** benigne Fruktosurie. Vgl. Galaktosämie.

Fruktose-1-phosphat-Aldolase (↑) f: s. Aldolase.

Fruktos|urie (↑; Ur-*) f: (engl.) fructosuria; nichtdiabetische Melliturie*; **Formen: 1.** benigne autosomal-rezessiv erbl. Stoffwechselanomalie (Genlokus 2p23.3–23.2) mit Mangel an Ketohexokinase*; **2.** symptomatische F. bei schwerer Lebererkrankung nach Aufnahme fruktosehaltiger Nahrung.

Frustration (lat. frustratio Täuschung) f: (psychol.) Erlebnis der enttäuschten Erwartung, das durch äußere (äußere F.) od. innere Faktoren (innere F.; vgl. Über-Ich) bedingt sein kann.

FSF: Abk. für **f**ibrin**s**tabilisierender **F**aktor*.

FSH: Abk. für **f**ollikel**s**timulierendes **H**ormon; syn. Follitropin; im Hypophysenvorderlappen in basophilen Zellen gebildetes Gonadotropin; saures (sialinsäurereiches) heterodimeres Glykoprotein (MG 34 000; Kohlenhydratanteil 27 %); Steuerung der Freisetzung durch GnRH*; Hemmung der FSH-Sekretion durch Inhibine, Progesteron (Frau) u. Testosteron (Mann); renale Ausscheidung; **Funktion:** Stimulation der Gonadenentwicklung u. -funktion; **a)** bei der Frau: Regulation des Menstruationszyklus* (zus. mit Estradiol u. Progesteron); die zyklische Ausschüttung fördert Granulosazellwachstum im Tertiärfollikel sowie Glykolyse u. Proteinbiosynthese im Ovar; **b)** beim Mann: fördert FSH die Spermiogenese, bewirkt die Vergrößerung der Samenkanälchen u. die Biosynthese von Androgenbindungsprotein in Sertoli-Zellen.

FSHRH: Abk. für **f**ollikel**s**timulierendes-**H**ormon-**R**eleasing-**H**ormon; identisch mit GnRH*.

FSME: Abk. für **F**rüh**s**ommer-**M**eningo**e**nzephalitis (engl. western tick-borne encephalitis, Abk. TBE); sog. Zeckenenzephalitis; durch Zecken (insbes. Ixodes ricinus) übertragene, im Sommer auftretende Enzephalitis*; **Vork.:** Süddeutschland, Österreich, Skandinavien, Balkan, Westrussland; **Err.:** FSME*-Virus; **Klin.:** Inkubationszeit 4–14 Tage, nach grippeähnl. Sympt. fieberfreies Intervall von 1–20 Tagen, dann erneuter Fieberanstieg u. Entw. einer Meningitis (ca. 50 % der Fälle; günstige Prognose), Meningoenzephalitis (ca. 40 % der Fälle; Letalität ca. 1–2 %, häufig Defektheilung) od. Meningoenzephalomyelitis (ca. 10 % der Fälle; häufig Defektheilung); **Diagn.:** Pleozytose im Liquor cerebrospinalis, serol. Antikörpernachweis; **Proph.:** aktive Immunisierung gefährdeter Personen (Waldarbeiter, Einwohner von bzw. Reisende in Endemiegebiete); vgl. Schutzimpfung (Tab.). E. Sch.

FSME-Virus n: Kurzbez. für **F**rüh**s**ommer-**M**eningo**e**nzephalitis-Virus; Flavivirus* der Fam. Flaviviridae; Err. der durch Zecken übertragenen FSME*; **Vork.:** europäischer Subtyp in Mittel- u. Osteuropa, Südschweden u. Südfinnland (Überträger: Ixodes ricinus), fernöstlicher Subtyp im asiatischen Teil Russlands, Nordchina u. Nordjapan (Überträger: Ixodes persulcatus). Vgl. RSSE-Virus, Arboviren. W. Pfi.

FSP: Abk. für **F**ibrin**s**palt**p**rodukte*.

FT_4: Abk. für **f**reies (nicht an Protein gebundenes, biol. aktives) **T**hyroxin*; Anteil am Gesamt-Thyroxin (TT_4) 0,02–0,05 %; **Bestimmung:** Enzym-, Radio-, Fluoreszenz- od. Lumineszenz-Immunassay; **Referenzbereich:** 10–23 pmol/l (8–18 ng/l).

FTA-ABS-Test m: Kurzbez. für **F**luoreszenz-**T**reponema-**A**ntikörper-**Abs**orptionstest; s. Syphilis.

FTA-Test m: Kurzbez. für **F**luoreszenz-**T**reponemen-**A**ntikörper-Test; Verf. der spezif. Syphilisserologie mit versch. Modifikationen, v. a. als FTA-ABS-Test, IgM-FTA-Test; s. Syphilis.

Fuchs|band|wurm: s. Echinococcus multilocularis.

Fuchs-Fleck (Ernst F., Ophth., Lüttich, 1851–1930): (engl.) Fuchs coloboma, Fuchs spot; schwarzer Fleck in der Macula lutea; Vork. bei myopischer Makulopathie*.

Fuchs-Horn|haut|dys|trophie (↑; Dys-*; Troph-*) f: (engl.) Fuchs corneal dystrophy; wahrscheinlich autosomal-dominant erbl., meist bei Frauen zw. 30. u. 50. Lj. auftretende, primäre Dystrophie des Hornhautendothels mit Zusammenbruch der Endothelschranke zunächst im Zentrum; Verlauf über Jahrzehnte mit fortschreitendem Stromaödem u. bläschenförmiger Abhebung des Epithels, zunehmender Sehverschlechterung u. Schmerzattacken beim Platzen der Epithelbläschen (sog. Keratitis bullosa); **Ther.:** Keratoplastik.

Fuchsin n: Anilinfarbstoff; vgl. Karbolfuchsinlösung, Feulgen-Plasmalfärbung.

Fuchs-Rosenthal-Kammer (Alfred F., Neurol., Wien, 1870–1927; S. M. R., amerikan. Arzt, geb. 1897) f: (engl.) Fuchs-Rosenthal counting chamber; Zählkammer* zur Zellzählung in der Liquordiagnostik*; vgl. Drittelzellen.

Fuchs-Zyklitis, hetero|chrome (Ernst F., Ophth., Wien, 1851–1930; Zykl-*; -itis*) f: (engl.) heterochromic cyclitis syndrome; syn. Heterochromiezyklitis; unilaterale Iridozyklitis bei Heterochromia complicata; s. Heterochromie.

Fucose f: Fukose*.

Führer-Arterie (Arteria*) f: (engl.) Führer's artery; Ramus ascendens der Arteria* circumflexa ilium profunda.

Führungs|linie des Beckens: (engl.) axis of the pelvis; Axis pelvis; Verbindung der Mittelpunkte der Beckenebenen; s. Beckenebenen (Abb.).

Fülleborn-Anreicherung (Friedrich F., Hyg., Tropenarzt, Hamburg, 1866–1933): (engl.) Fülleborn's method; Anreicherung von Wurmeiern aus Stuhlproben in gesättigter Kochsalzlösung an der Oberfläche; geeignet zur Erfassung von Nematodeneiern u. Eiern der Bandwurmgattungen Taenia u. Hymenolepis; ungeeignet bei Trematodeneiern, bei Eiern von Diphyllobothrium u. unbefruchteten Askarideneiern.

Füll|halter|dosi|meter (Dosis*; Metr-*) n: (engl.) pencil dosimeter; auch Stabdosimeter, Taschendosimeter; (radiol.) nach dem Prinzip der Ionisationskammer* aufgebautes Dosimeter zur Überwachung der Personendosis*; mit Hilfe des eingebauten Elektrometers jederzeit ablesbar; Messbereich zw. 0 u. 200 mR. Vgl. Dosimetrie, Filmdosimeter.

Füllungs|phase f: (engl.) filling period; s. Diastole.

Fünf|tage|fieber: syn. wolhynisches Fieber*; s. a. Rickettsiosen.

Fünfte Krankheit: syn. Erythema* infectiosum acutum.

Fütter|störung: (engl.) feeding disorder; im Säuglings- u. Kleinkindesalter auftretende Unfähigkeit adäquat zu essen od. Nahrungsverweigerung ohne organische Urs.; oft in Komb. mit Rumination*, Schlaf-Wach-Problemen u. Entwicklungsrückständen durch chron. mangelnde Nahrungsaufnahme; meist spontane Besserung; evtl. therap. Beeinflussung der Eltern-Kind-Interaktion durch verhaltenstherap. Strategien; **DD:** Erkr. des Magen-Darm-Trakts; endokrinol. od. neurol. Erkrankungen. S. Mun.

fugax (lat.): flüchtig; z. B. Amaurosis* fugax.

Fugue, dis|soziative (engl. fugue Verlassen der Umgebung) f: (engl.) dissociative fugue; auch psychogene Fugue; zu den dissoziativen Störungen* gehörender Zustand von unterschiedl. Dauer mit unerwarteter u. zielgerichteter Ortsveränderung über den gewöhnl. Aktionsbereich hinaus, wobei i. d. R. alle Kennzeichen einer vollständigen dissoziativen Amnesie* bestehen. Die betr. Person kann u. U. eine andere Identität annehmen, bleibt jedoch für die neue Umgebung psychisch meist unauffällig. Vgl. Poriomanie.

Fukose f: (engl.) fucose; 6-Desoxy-L-galaktose; Monosaccharid (Aldose); Bestandteil der AB-Null-Substanzen (s. ABNull-Blutgruppen) sowie einiger Glykoside, Antibiotika, Oligosaccharide der Milch u. a. Glykoproteine*.

Fukosidose (-osis*) f: (engl.) fucosidosis; syn. Pseudo-Hurler-Krankheit; autosomal-rezessiv vererbter Mangel an lysosomaler Alpha-L-Fukosidase (Genlokus 1p34) mit Speicherung von Glykolipiden u. Glykoproteinen in Lysosomen; versch. Phänotypen durch Mutation zweier Allele (fuc1, fuc2 u. fuc1,2); **Klin.:** im 1.–3. Lj. psychomotor. Retardierung u. rezidiv. Infekte, Störung des Muskeltonus, Ataxie, Skelett- u. Gesichtsveränderungen wie bei Hurler*-Pfaundler-Krankheit, Hautveränderungen (Angiokeratoma corporis diffusum), Hepatomegalie, Verlauf progredient unter zunehmender Entw. von Spastik u. Krampfanfällen, finale Dezerebration; **Diagn.:** spez. Vermehrung von Oligosacchariden im Urin; Enzymnachweis im Serum, vakuolisierte Zellen in peripherem Blut u. Knochenmark; pränatale Diagn. möglich. Vgl. Mukopolysaccharid-Speicherkrankheiten.

Fukuyama-Muskel|dys|trophie (Muskel*; Dys-*; Troph-*) f: s. Muskeldystrophien, kongenitale.

Fulguration (lat. fulgur Blitz) f: Blitzeinwirkung; vgl. Blitzschlag.

fulminant (lat. fulminare blitzen): syn. foudroyant; plötzlich.

Fumar|säure: (engl.) fumaric acid; trans-1,2-Ethylendicarbonsäure; intermediäres pflanzl. u. tier. Stoffwechselprodukt (vgl. Citratzyklus); cis-Isomer heißt Maleinsäure; **Vork.:** v. a. in Pflanzen, z. B. Fumaria officinalis; **Verw.:** als Fumarsäureester systemisch bei schweren Formen der Psoriasis*; **Kontraind.:** Magen- u. Darmulzera, Nierenerkrankung, schwerer Leberschaden; keine gleichzeitige Einnahme mit Methotrexat, Retinoiden, Psoralenen u. Ciclosporin; **UAW:** Flush, Übelkeit, Diarrhö, Eosinophilie, Leukopenie, Lymphopenie, selten Nephrotoxizität.

Functio (lat.) f: Verrichtung, Funktion.

Functio laesa (↑) f: gestörte Funktion; z. B. als Kardinalsymptom einer Entzündung* od. Fraktur*.

Funda (lat. Schleuder) f: schleuderförmiger Verband, z. B. für Kinn (F. maxillae) od. Nase (F. nasi); vgl. Verbände.

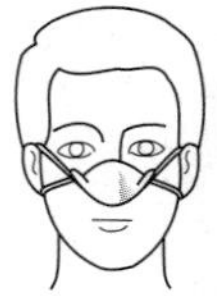

Funda:
Funda nasi

Fundo|plicatio (↑; lat. plicare zusammenfalten) f: (engl.) fundoplication; op laparoskopisch od. durch Bauchschnitt angelegte manschettenförmige Faltung u. Fixierung des Magenfundus um den distalen Ösophagus zur Wiederherstellung des gastroösophagealen Verschlusses bei Refluxösophagitis* u. Hiatushernie*. J. Die.

Fundus (lat.) m: Grund, Boden; (ophth.) Kurzbez. für F. oculi; s. Augenhintergrund.

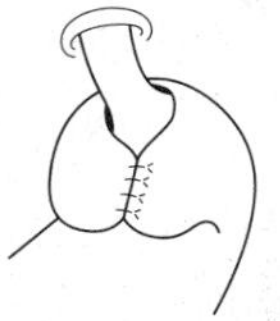

Fundoplicatio:
Endzustand der Manschettenbildung

Fundus arterio|scleroticus (↑) **m:** i. R. einer Arteriosklerose* veränderter Augenhintergrund; blasse, reflexarme Netzhaut, Gefäße mit starken Reflexen durch geringere Wandtransparenz (sog. Kupferdraht-, Silberdrahtarterien), Gunn-Zeichen (Venenverschmälerung unter Arterien), Salus-Zeichen (bogenförmige Ausbiegungen der Venen), Aderhautgefäße mit weißen Randkonturen, später grau-weiße Bänder.

Fundus flavi|maculatus (↑) **m:** s. Stargardt-Syndrom.

Fundus gastricus (↑) **m:** Magengrund, Magenblindsack; s. Magen.

Fundus hyper|tonicus (↑) **m:** Veränderungen des Augenhintergrunds bei gutartigen Verlaufsformen der (essentiellen) Hypertonie* in Abhängigkeit von Blutdruckhöhe, Erkrankungsdauer u. Ausmaß der Gefäßsklerose; generalisierte Gefäßverengung, fokale Konstriktionen u. arteriosklerot. Veränderungen (s. Fundus arteriosclero-

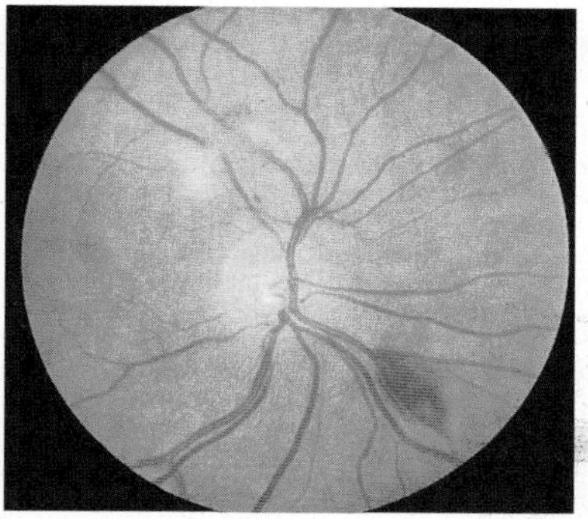

Fundus hypertonicus:
Spätstadium mit verengten Arterien,
Cotton-wool-Herden u. Blutungen [550]

ticus); **Frühstadium:** Verhältnis der Gefäßdurchmesser Arteriole:Venole 3:4 bis 1:2, vermehrte Schlängelung der Gefäße, unterschiedlich ausgeprägte Kreuzungszeichen (Gunn-Zeichen, Salus-Zeichen); **Spätstadium:** bei länger bestehender Hypertonie verengte u. wechselnde Arteriolenkaliber (Verhältnis der Gefäßdurchmesser Arteriole:Venole 1:3 bis 1:4), verstärkte Venenschlängelung, Hyperämie der Papille, Netzhautblutungen, Venenastthrombosen; **DD:** schwere Veränderungen der Retinopathia* hypertensiva.

Fundu|skopie (↑; -skopie*) **f:** auch Fundoskopie; s. Ophthalmoskopie.

Fundus meatus acustici in|terni (↑) **m:** Boden des inneren Gehörgangs.

Fundus oculi (↑) **m:** Augenhintergrund*.

Fundus poly|cyt|haemicus (↑) **m:** s. Polycythaemia rubra vera.

Fundus|re|flex (↑; Reflekt-*) **m:** syn. Fundusrotlicht; Bez. für das rote Aufleuchten der Pupille inf. Netzhautreflexion von direkt ins Auge einfallendem Licht; Prüfung als einfacher Test zur Kontrolle der optischen Medien (Schwärzung bei optischen Hindernissen im Auge) u. der Netzhaut (Farbverschiebung nach gelb bzw. grau bei Ablatio retinae u. Retinitis).

Fundus|stand (↑): (engl.) fundus height; Stand des Fundus uteri am Ende der einzelnen Schwangerschaftswochen u. in der Rückbildungsphase* (s. Abb.); vgl. Leopold-Handgriffe.

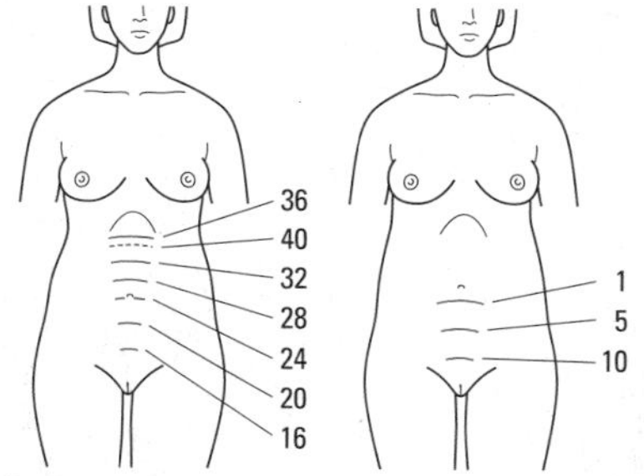

Fundusstand:
oberer Rand des Corpus uteri im Verlauf der Schwangerschaft (links, Angabe der SSW) und des Wochenbetts (rechts, Tage post partum)

Fundus uteri (↑) **m:** gewölbter Grund der Gebärmutter, der den Tubenansatz überragt.

Fundus vesicae (↑) **m:** dem Damm zugekehrter Harnblasengrund.

Fundus vesicae biliaris (↑) **m:** syn. Fundus vesicae felleae; nach kaudal gerichtete, den vorderen Leberrand überragende Gallenblasenkuppe.

Fung|ämie (Fungus*; -ämie*) **f:** (engl.) fungemia; Pilzsepsis; wiederholte, schubweise od. fortlaufende Einschwemmung von Pilzen in die Blutbahn mit nachfolgender Krankheitssymptomatik; in europäischen Ländern v. a. durch opportunistische Hefen (Candida, Cryptococcus) u. Schimmelpilze (Aspergillus) bei schwerer Grunderkrankung (z. B. Leukämie, Immunsuppression nach Organtransplantation); **Ther.:** Amphotericin B, evtl. in Komb. mit Flucytosin; vgl. Blutkultur, Sepsis, Systemmykosen.

Fungi (↑) **m pl:** sog. echte Pilze (im Ggs. zu früher verwendeten Bez. wie höhere u. niedere Pilze); werden wie die Pflanzen u. Tiere in einem eigenen Reich mit über 100 000 Arten zusammengefasst; aufgrund physiol. u. biochem. Unterschiede lassen sie sich gegenüber pilzähnl. Protisten abgrenzen. Pilze sind eukaryontische, wenig differenzierte, i. d. R. myzelbildende, kohlenstoffheterotrophe Lebewesen (ohne Plastiden) mit charakterist. Zellwänden, deren Matrix Chitin enthält; bilden Sporen als Verbreitungsformen; haben sexuelle u. asexuelle Phasen im Entwicklungszyklus. Aufgrund von Merkmalen ihrer geschlechtlichen Entw. werden die F. (nach Müller u. Loeffler) in folgende Abteilungen u. Klassen gegliedert: **1.** Zygomycota (jochpilzartige): **a)** Zygomycetes; **b)** Trichomycetes; **2.** Ascomycota (schlauchpilzartige); **a)** Endomycetes; **b)** Ascomycetes; **3.** Basidiomycota (ständerpilzartige): **a)** Ustomycetes; **b)** Basidiomycetes. Vgl. Fungi imperfecti.

Fungi im|perfecti (↑) m pl: syn. Deuteromycetes; den Asco- u. Basidiomycota nahestehende Pilze, von denen keine sexuellen Hauptfruchtformen, aber unterschiedl. asexuelle Nebenfruchtformen bekannt sind; bilden vegetative Sporen (Arthrosporen*, Konidiosporen*); ihre Einteilung erfolgt nach morphol. Merkmalen der Nebenfruchtformen (Makro- u. Mikrokonidien), Chlamydosporen, Myzel- u. Sprosszellformen, Ultrastruktur der Septen usw. Ursprünglich wurden fast alle opportunistischen od. obligat humanpathogenen Err. von Mykosen den F. i. zugeordnet. Inzwischen wurden in vielen Fällen entspr. Hauptfruchtformen gefunden. Dies hat z. T. zu Umbenennungen geführt, die sich aber nicht durchsetzen konnten. Wo Zuordnungen mögl. sind, können die meisten Hefen den Endomycetes innerh. der Ascomycota zugeordnet werden, vereinzelt aber auch den Basidiomycota (Cryptococcus* neoformans). Dermatophyten* sind, wenn entspr. Hauptfruchtformen gefunden werden, als Ascomycetes (Askomyzeten*) anzusehen. Humanpathogene Schimmelpilze sind entweder mit Zygomycetes (Mucorales u. a.) od. mit Ascomycetes verwandt (Aspergillus u. a.; s. Mykosen). Bez. wie Fadenpilze* od. Hyphomyzeten* sind ungenau, da auch einige Sprosspilze Hyphen bilden können; s. Pilzdiagnostik, Mykosen.

F

Fungi|statika (↑; statisch*) n pl: s. Antimykotika.

Fungi|zide (↑; -zid*) n pl: s. Antimykotika.

Fungus (lat.) m: **1.** Pilz; s. Fungi; **2.** Schwamm; breit aufsitzende, flache Geschwulst.

Fungus articuli (↑) m: syn. Tumor albus; Auftreibung der Gelenke inf. Gelenktuberkulose.

Fungus durae matris (↑) m: Bez. für ein Fibrosarkom* der Dura mater.

Fungus manus (↑) m: tbk. Handgelenkentzündung; meist am re. Handwurzelgelenk.

Fungus medullaris (↑) m: Markschwamm, medulläres Karzinom*.

Fungus testis benignus (↑) m: perforierte Granulationsgeschwulst als Kompl. der Hodentuberkulose; vgl. Genitaltuberkulose.

Fungus testis malignus (↑) m: perforiertes Hodenkarzinom; vgl. Hodentumoren.

Fungus umbilicalis (↑) m: Nabelgranulom*.

Funiculi medullae spinalis (lat. funiculus dünnes Seil) m pl: Markstränge des Rückenmarks; durch die Hinter- u. Vorderhörner der grauen Substanz u. ihre Wurzelfasern gegliedert in Funiculus anterior, lateralis, posterior: Vorder-, Seiten- u. Hinterstrang.

Funiculus (↑) m: kleiner Strang; z. B. im Rückenmark.

Funiculus posterior medullae spinalis (↑) m: s. Hinterstrang.

Funiculus spermaticus (↑) m: Samenstrang*.

Funiculus umbilicalis (↑) m: Nabelstrang; s. Nabelschnur.

Funikulitis (↑; -itis*) f: (engl.) funiculitis; Entz. des Samenstrangs mit schmerzhafter Schwellung; isoliert auftretend od. i. R. einer Orchitis* bzw. Epididymitis*.

Funikulo|lyse (↑; Lys-*) f: (engl.) funiculolysis; op. Mobilisation des retinierten Hodens u. des Samenstrangs mit nachfolgender Orchidopexie bei Maldescensus* testis.

Funikulo|zele (↑; -kele*) f: syn. Hydrocele funiculi spermatici; s. Hydrozele.

Funktion (Functio*) f: (engl.) function; Verrichtung, Leistung, Fähigkeit.

Funktionalis (↑) f: s. Endometrium.

Funktions|kreis (↑): Regelkreis*.

Funktions|pflege (↑): (engl.) functional care; Prinzip der stationären Krankenpflege*, bei dem die Tätigkeiten auf versch. Krankenpflegepersonen nach ihrer Funktion verteilt werden; Vorteil: einfache Organisation u. Kontrolle; Nachteil: Aufteilung der gesamten pflegerischen Betreuung auf versch. Personen, mehr Unruhe für den Pat., ausgeprägte Hierarchisierung des Personals. Vgl. Gruppenpflege, Zimmerpflege.

Funktions|prüfung (↑): (engl.) functional testing; Prüfung der spezifischen Leistungen eines Organs; z. B. Hörprüfungen.

Funktions|stellung der Hand: (engl.) functional position of the hand; s. Immobilisierung der Hand.

Funktions|störung, sexuelle (↑): (engl.) sexual dysfunction; syn. sexuelle Dysfunktion, funktionelle Sexualstörung; Störung im Ablauf des sexuellen Reaktionszyklus* ohne nachweisbare somat. Ursache, die von den Betroffenen (bzw. von den jeweiligen Partnern) als nachteilig empfunden wird; **Formen** (identische Systematik für beide Geschlechter): **1.** Störung des sexuellen Verlangens (Libidostörung*, Alibidinie*), z. B. aufgrund einer Depression; **2.** Störung der Erregungsphase, einhergehend mit Erektionsstörung* beim Mann bzw. fehlender Lubrikation der Vagina bei der Frau; **3.** Störung der Kontrolle über den Zeitpunkt des Orgasmus: subjektiv zu frühe od. zu späte Ejakulation beim Mann (Ejaculatio praecox bzw. Ejaculatio retardata); subjektiv zu später Orgasmus bei der Frau (früher unter dem Begriff der Frigidität* subsumiert); **4.** Fehlen des Orgasmus: beim Mann auch als fehlende Ejakulation (Ejaculatio deficiens) bezeichnet; bei der Frau als Anorgasmie*; **6.** Schmerzen beim Geschlechtsverkehr (Dyspareunie*), bei der Frau auch als Vaginismus*; **Ther.**: Aufklärung u. Beratung, u. U. zus. mit Verhaltenstherapie* od. tiefenpsychologisch fundierter Psychotherapie (vgl. Tiefenpsychologie); auch als Paarpsychotherapie unter Berücksichtigung von Beziehungsstörungen (s. Sexualtherapie).

Funktions|störung, somato|forme autonome (↑) f: (engl.) somatoforme dysfunction; Bez. (ICD-10) für die wiederholte Darbietung körperlicher Symptome eines Systems od. Organs, das weitgehend od. vollständig vom vegetativen Nervensystem* innerviert u. kontrolliert wird (z. B. Herzneurose*, DaCosta*-Syndrom); trotz wiederholter negativer Untersuchungsergebnisse u. der Versicherung der Ärzte, dass die Sympt. nicht körperlich begründbar sind, werden vom Pat. weitere med. Untersuchungen gefordert.

Funktions|wandel (↑): Bez. aus der Sinnesphysiologie, der die Senkung der Wahrnehmungsschwelle eines Sinnesorgans bei kontinuierl. (v. a. opt., akust., taktiler, aber auch olfaktor. u. gustator.) Reizung beschreibt. Diese Beobachtung widerspricht der klassischen sinnesphysiol. Lehre von der Konstanz der Schwelle der Sinnesorgane. Vgl. Sensibilität, Sensibilitätsstörungen, Reizschwelle.

Furan n: auch Furfuran, C_4H_4O; flüssiger 5-Ring-Heterocyclus mit Ringsauerstoff; Ausgangssubstanz zahlreicher Arzneimittel, Grundkörper der Furanose*.

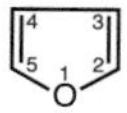

Furan

Furano|cumarine n pl: (engl.) furanocoumarins; photosensibilisierende bzw. phototoxische Substanzen, die in Doldengewächsen, Rautengewächsen u. a. Pflanzen vorkommen u. bei Hautkontakt Rötung, Schwellung, Blasenbildung u. Nekrosen verursachen; Verw. von Psoralenen* als Photosensibilisatoren bei PUVA*.

Furanose f: durch intramolekulare Halbacetalbildung entstandene O-heterocyclische Ringform (5-Ring) der Monosaccharide*, deren Grundgerüst Furan* ist; z. B. bei D-Ribose der RNA.

Furcht: (engl.) fear; sog. Realangst; objektbezogene Angst*, die sich z. B. als Reaktion auf eine konkrete Bedrohung bzw. Gefahr einstellt; vgl. Angststörung.

Furchung: (engl.) cleavage; (embryol.) mitot. Teilungen der Zygote* in jeweils kleinere Zellen (Blastomeren*) bis zum Stadium der Morula*.

furfuraceus (lat. furfur Kleie): kleienförmig.

furibundus (lat.): rasend.

Furkations|befall (lat. furca Gabel): (engl.) furcation invasion; Eröffnung der Wurzelaufteilung durch Attachmentverlust bei fortgeschrittener Parodontitis im Bereich der Molaren u. ersten oberen Prämolaren (s. Abb.); dabei entstehen Bakterien- u. Plaqueschlupfwinkel; **Diagn.:** Sondierung; aufgrund zahlreicher anat. Varianten schwierig; **Ther.:** Scaling*.

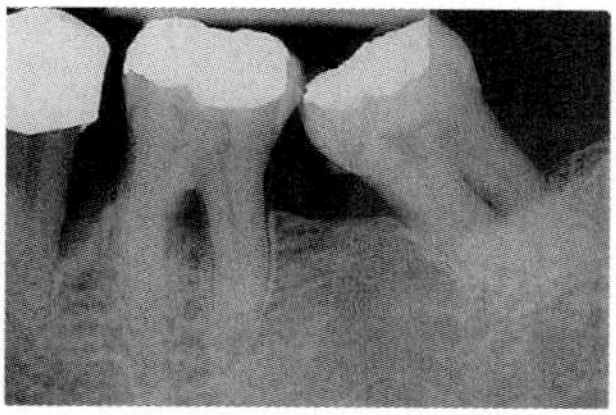

Furkationsbefall [254]

Furor (lat.) m: veraltete Bez. für Wut, Raserei; Aggression i. R. einer psych. Erkrankung.

Furo|semid (INN) n: Schleifendiuretikum (Sulfonamid); s. Diuretika.

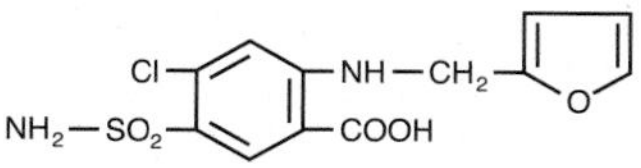

Furosemid

Fur|sul|tiamin (INN) n: s. Allithiamine.

Furunculosis vulvae (Furunkel*; -osis*; Vulva*) f: durch eine Inf. mit Staphylococcus verursachte Folliculitis bzw. Perifolliculitis profunda, die im behaarten Teil der Vulva zu Abszessen führen kann.

Furunkel (lat. furunculus kleiner Dieb, eitrige Entzündung) m: (engl.) furuncle; meist aus einer Follikulitis* hervorgehende akute eitrige Entz. eines Haarfollikels u. seiner Talgdrüse (Perifollikulitis) als schmerzhafter, bis zu einigen Zentimetern großer, geröteter Knoten mit zentralem Eiterpfropf u. starkem Ödem der Umgebung; **Err.:** meist Staphylococcus aureus; **Lok.:** v. a. an Nacken, Gesäß, Oberschenkelinnenseiten u. im äußeren Gehörgang; **Disposition:** geschwächte Abwehrlage (z. B. bei Diabetes mellitus, chron. Infektions- u. Stoffwechselkrankheiten, Immundefekten), Ekzeme; **Ther.:** Ruhigstellung, Antibiotika; nach Demarkierung Inzision u. ggf. Nekroseausräumung; lokal Antiseptika; **Kompl.:** Ausbildung eines Karbunkels*, regionäre Lymphangitis u. Lymphadenitis, bei Lok. im Gesicht (Nase, Oberlippe) Gefahr der Sinusthrombose, Meningitis u. Sepsis (keine Manipulation!).

Furunkulose (↑; -osis*) f: (engl.) furunculosis; rezidiv. od. kontinuierliches Auftreten einzelner od. mehrerer Furunkel* an versch. Körperteilen, v. a. bei abwehrgeschwächten Personen.

Fusel|öle: (engl.) fusel oils; unangenehm riechende Nebenprodukte der alkohol. Gärung*, die hauptsächl. aus Propyl- bis Amylalkoholen sowie aus Estern u. Carbonylverbindungen bestehen; **Anw.:** z. B. zur Vergällung von Alkohol.

Fusidin|säure (INN): bakteriostat. u. bakterizides Steroid-Antibiotikum mit ausgeprägter Wirkung gegen Staphylokokken; **Kontraind.:** Schwangerschaft; cave bei Früh- u. Neugeborenen, schweren Leberfunktionsstörungen; **UAW:** gelegentl. gastrointestinale Störungen, selten allerg. Reaktionen, Blutbildveränderungen, Schwindel u. a.

Fusion (lat. fusio Ausguss, -fluss, Verbreitung) f: **1.** (orthop.) angeb., auf eine frühembryonale Entwicklungsstörung zurückzuführende Wirbelverschmelzung (Blockwirbel*), die im Bereich der Halswirbelsäule zw. den Halswirbelkörpern 2 u. 3 am stärksten ausgeprägt ist; **2.** (ophth.) zentrale Verschmelzung der differierenden Netzhautbilder beim binokularen Sehen* zu einem gemeinsamen Sinneseindruck; F. querdisparater Netzhautbilder (vgl. Disparation) von Gegenständen innerh. der sog. Panum*-Areale bedingt stereoskopisches Sehen*; Bestimmung von Fusionskraft u. -breite durch haploskopische Geräte (Synoptophor*) u. Prismenbelastungen.

Fusions|gen (↑; Gen*) n: (engl.) fusion gene; neu zusammengesetztes Gen, das meist durch eine chromosomale Translokation* an den Bruchstellen entsteht; Veränderungen der Genregulation durch Verschiebung der Kontrollsequenzen können zu maligner Entartung u. klonaler Expansion der betr. Zelle führen; z. B. Philadelphia*-Chromosom.

Fusions|niere (↑): syn. Verschmelzungsniere; s. Nierenfehlbildungen.

Fusions|sy|stole (↑; Systole*) f: (engl.) fusion beat; s. Tachykardie, ventrikuläre.

Fuso|bacterium (lat. fusus Spindel; Bakt-*) n: Gattung gramnegativer, unbewegl., spindelförmiger, nicht sporenbildender Stäbchenbakterien der Familie Bacteroidaceae*; wächst streng anaerob auf blut- u. serumhaltigen Nährböden; mehrere Species, im Mundbereich u. Magen-

F

Darm-Trakt von Mensch u. Tier nachweisbar; einige Species sind Err. eitriger u. gangränöser Inf. im orofazialen Bereich, der Atemwege u. des Bauchraums beim Menschen: **F. nucleatum** (syn. F. fusiforme, F. Plauti-Vincenti): in Symbiose mit Treponema vincentii Err. von Plaut*-Vincent-Angina, Stomatitis ulcerosa, Noma* u. a. zu Gewebezerfall führenden Erkr.; **F. necrophorum** (trivial Buday-Stäbchen): Nachw. in Blutkulturen bei lokalisierten Weichteilinfektionen. F.-Species sind empfindlich gegenüber Penicillin, Cephalosporinen u. Metronidazol.

Fuß: (engl.) foot; (anat.) Pes*.

Fuß|de|formitäten (lat. deformare verunstalten) f pl: (engl.) foot deformities; angeborene od. erworbene Verformungen des Fußes, z. B. Pes* equinovarus, Hallux valgus.

Fuß, diabetischer: (engl.) diabetic foot; Spätkomplikation bei Diabetes* mellitus inf. Makro- u. Mikroangiopathie peripherer Gefäße, Polyneuropathie u. Chondroarthropathie; **Klin.:** schmerzlose Ulzera, Nekrose, diabetische Gangrän*; **Proph.** u. **Ther.:** Entlastung des Fußes, orthop. Schuhe u. Einlagen, Fußpflege; frühzeitige u. konsequente Behandlung jeder kleinen Wunde; evtl. Angioplastie, Gefäßrekonstruktion, u. U. Amputation.

Fuß|ex|artikulation (Ex-*; Articul-*) f: (engl.) foot exarticulation; op. Absetzen eines Fußes in der Gelenklinie; vgl. Lisfranc-Gelenklinie, Chopart-Gelenklinie.

Fuß|geschwulst: (engl.) swollen dorsum of the foot; schmerzhafte Anschwellung des Fußrückens nach starker Belastung, Knickbruch (Infraktion) des 2., seltener 3. Metatarsalknochens (Marschfraktur*), bei traumat. Periostitis der Mittelfuß- u. Fußwurzelknochen, Entz. der Sehnenscheiden u. Bänder, Syndesmitis tarsea od. als dorsaler Fußrückenhöcker* (bisweilen mit Schleimbeutelbildung über der Exostose).

Fuß|greif|re|flex (Reflekt-*) m: (engl.) plantar reflex; plantarer Greifreflex*; Druck gegen den Fußballen löst tonische Plantarflexion aller Zehen aus; vgl. Reflexe, frühkindliche.

Fuß|klonus (Klonus*) m: (engl.) foot clonus; Steigerung des Triceps-surae-Reflexes (s. Reflexe).

Fuß|knochen: Ossa* pedis.

Fuß|lage: (engl.) foot presentation; s. Beckenendlage.

Fuß|pilz: Tinea pedum; s. Dermatophytose, Tinea.

Fuß|rücken|höcker, dorsaler: (engl.) dorsal prominence of the foot; Exostose od. osteophytäre Wucherung in Höhe des Gelenks zw. Mittelfußknochen I u. Os cuneiforme mediale, häufig mit Schleimbeutelbildung; **Urs.:** idiopathisch, arthrotische Randzacken bei Hohl- od. Plattfuß.

Fuß|skelett (Skelett*) n: (engl.) pedal skeleton; die das F. bildenden Knochen.

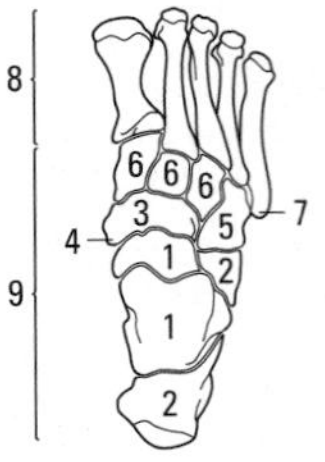

Fußskelett:
1: Talus; 2: Calcaneus; 3: Os naviculare;
4: Tuberositas ossis navicularis;
5: Os cuboideum; 6: Ossa cuneiformia I–III;
7: Tuberositas ossis metatarsalis V;
8: Metatarsus; 9: Tarsus

Fuß|tief|lagerung: syn. Anti*-Trendelenburg-Lagerung.

Fuß|wurzel: Tarsus; s. Fußskelett (Abb.).

Fuß|zellen (Zelle*): s. Sertoli-Zellen.

Fuszin (lat. fuscus dunkelbraun, schwarzgelb) n: (engl.) fuscin; **1.** gelbbrauner Farbstoff des Pigmentepithels der Choroidea; **2.** braunes Pigment als Abbauprodukt der Blutfarbstoffe in Galle, Harn u. Stuhl; Pyrrolderivat ohne Pentdyopent-Reaktion (s. Pentdyopent). Vgl. Lipofuszin.

F-Welle: (engl.) F-wave; bei elektrischer Stimulation eines motorischen peripheren Nervs gelegentl. auftretendes Muskelantwortpotential inf. antidromer (rückläufiger) Erregung der Alphamotoneuronen mit nachfolgender orthodromer Erregungsaussendung; kann mittels Elektroneurographie* nachgewiesen werden; hat verlängerte Latenz od. fehlt z. B. bei proximaler Schädigung eines peripheren Nervs; vergrößerte Amplitude bei gesteigerter Erregbarkeit im ZNS.

Fy: (serol.) Symbol der Duffy*-Blutgruppen.

G

G: **1.** (chem.) Abk. für **G**uanin*, **G**uanosin*, **G**lycin*, **G**lukose*, **G**lobuline*; **2.** (physik.) Formelzeichen für Gewichtskraft*; Einheitenzeichen für Gauge*; **3.** Vorsatzzeichen für Giga- (Faktor 10^9).

g: (physik.) **1.** Einheitenzeichen für Gramm (vgl. Kilogramm, Masse); **2.** Formelzeichen für die Erdbeschleunigung ($g = 9{,}81\ m/s^2$).

Ga: chem. Symbol für Gallium*.

GABA: Abk. für **G**amma**a**mino**b**uttersäure (-**a**cid); $H_2N—(CH_2)_3—COOH$; inhibitorischer Neurotransmitter*, der in ca. 30 % der Synapsen im ZNS nachweisbar ist; biogenes Amin, das die Glutamatdecarboxylase aus Glutamat* synthetisiert; GABA wird durch Transaminierung* u. Oxidation zu Bernsteinsäure abgebaut; Blockade der GABA-Biosynthese führt zu Krämpfen; der $GABA_A$-Rezeptor ist ein ligandengesteuerter Cl^--Kanal u. Wirkort vieler Hypnotika u. Narkotika (z. B. Benzodiazepinderivate*, Barbiturate*); $GABA_B$-Rezeptoren vermitteln über G*-Proteine eine verminderte Leitfähigkeit für Ca^{2+}-Kanäle u. damit ebenfalls die Hemmung der Nervenzelle (selektiver Agonist z. B. Baclofen*); Aktivierung präsynapt. GABA-Rezeptoren (Autorezeptoren) führt zu verminderter GABA-Ausschüttung aus dem Axon (präsynapt. Hemmung).

Gaba|pentin (INN) n: mit GABA* strukturverwandtes Antiepileptikum; **Verw.:** als Mono- od. Zusatztherapie bei partiellem epileptischem Anfall mit od. ohne sekundäre Generalisierung; **Kontraind.:** akute Pankreatitis; **UAW:** Müdigkeit, Schwindel, Kopfschmerz u. a.; vgl. Antiepileptika.

Gabel|mücke: Anopheles*.

Gabel|rippen: (engl.) bifid ribs; angeborene Spaltung von Rippen am vorderen Ende.

Gabel|stellung: s. Fourchette-Stellung.

Gado|butrol (INN) n: Kontrastmittel zur kranialen u. spinalen Kernspintomographie*.

Gadolinium (nach Johann Gadolin, finn. Chem., 1760–1852) n: Symbol Gd, OZ 64, rel. Atommasse 157,25; zur Gruppe der Lanthanoide* gehörendes chem. Element; **Verw.: 1.** Gd-DTPA als Kontrastmittel in der Kernspintomographie*; **2.** Gadoliniumoxysulfid mit geringen Beimengungen von Terbium als Leuchtstoff auf Verstärkerfolien.

Gänse|gurgel|arterie (Arteri-*) f: (engl.) trachea-like artery; s. Mönckeberg-Sklerose.

Gänse|haut: Cutis* anserina.

Gaenslen-Hand|griff (Frederick J. G., Chir., Milwaukee, 1877–1937): (engl.) Gaenslen's maneuver; Zusammendrücken der Finger- u. Zehengrundgelenke auf Ebene der Metacarpo(tarso)phalangealgelenke; leichter Druck löst im Frühstadium u. bei florider rheumatoider Arthritis* Kompressionsschmerz an entzündeten Gelenken aus.

Gärung: (engl.) fermentation; Abbau org. Substanzen, i. e. S. von Kohlenhydraten, ohne Endoxidation in der Atmungskette*; **Formen: 1.** anaerobe G.: **a)** alkoholische G.: Glukose, z. B. in Fruchtsäften, wird von Hefe durch Glykolyse* bis zum Pyruvat abgebaut, aus dem Ethanol u. CO_2 entstehen (vgl. Pasteur-Effekt). Da Alkoholkonzentrationen >12–14 Vol.% für Hefe toxisch sind, sterben die Hefezellen ab. **b)** Milchsäuregärung (syn. Glykolyse, Laktatgärung): aus Glukose entsteht in der Glykolyse Pyruvat, das die Laktatdehydrogenase* zu Milchsäure reduziert. Vork.: in tier. Zellen u. Milchsäurebakterien, die Lebensmittel fermentieren (z. B. zu Sauerkraut, Salzgurken, Sauermilch, Joghurt, Käse). **c)** Buttersäuregärung: Abbau von Hexosen in die Endprodukte Buttersäure u. CO_2 durch Buttersäurebakterien (z. B. in der Darmflora, bei der Verrottung von Laub); **d)** Butanolgärung: Endprodukt Butanol; **e)** Ameisensäuregärung: Spaltung von Ameisensäure durch z. B. E. coli in CO_2 u. H_2; **2.** aerobe G.: z. B. Essigsäure- u. Citratgärung; **3.** Eiweißgärung: bakt. Abbau von Proteinen, der bei anaerobem Verlauf als Fäulnis*, bei aerobem Verlauf als Verwesung* bezeichnet wird; vgl. Eiweißfäulnis.

Gärung, ammoniakalische: (engl.) ammoniacal fermentation; s. Harngärung.

Gärungs|dys|pepsie (Dys-*; -pepsie*) f: (engl.) fermentative dyspepsia; Störung der Kohlenhydratverdauung; nach Aufnahme kohlenhydratreicher Nahrungsmittel auftretende Beschwerden mit Blähungen, Erbrechen, Durchfall; **Urs.:** beschleunigte Dünndarmperistaltik od. zu große Zufuhr von Kohlenhydraten (Wirkung der vorhandenen Amylase im oberen Dünndarm nicht ausreichend).

Gaisböck-Syn|drom (Felix G., Int., Innsbruck, 1868–1955) n: s. Polycythaemia rubra hypertonica.

Galakt-: Wortteil mit der Bedeutung Milch; von gr. γάλα, γάλακτος.

Galakt|agoga (↑; -agoga*) n pl: (engl.) galactagogues; syn. Laktagoga; die Laktation* stimulierende Substanzen, z. B. Oxytocin*.

Galaktane (↑) n pl: (engl.) galactanes; in Pflanzen vorkommende, unverzweigte hochmolekulare Glykane* aus Galaktose*; z. B. in Agar*.

Galakto|cerebrosid|lipidose (↑; Zerebr-*; Lip-*; -osis*) f: syn. Globoidzellen*-Leukodystrophie.

Galakto|graphie (↑; -graphie*) f: (engl.) galactography; syn. Duktugraphie, auch Galaktophorographie; röntg. (retrograde) Darstellung der einzelnen Milchgänge der (weibl.) Brustdrüse in zwei Ebenen mit wässrigem Röntgenkontrastmittel nach Sondierung der Ausführungsgänge mit einer Knopfkanüle (s. ums. Abb.); Anw. v. a. bei sezernierender bzw. blutender Mamille zusätzlich zur Mammographie*.

Galakto|kinase (↑; Kin-*) f: (engl.) galactokinase; Enzym, das in der Leber ATP-abhängig exogen zugeführte Galaktose* zu Galaktose-1-phosphat phosphoryliert; erbl. Mangel an G. führt zu Galaktosämie* Typ II.

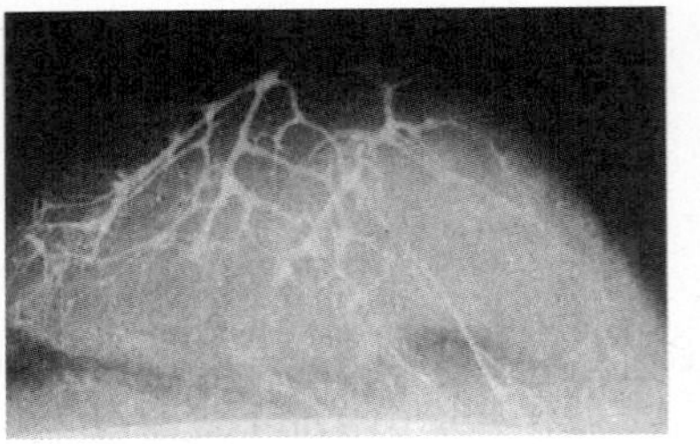

Galaktographie:
Normalbefund, rechte Mamma, kraniokaudaler Strahlengang [551]

G

Galaktor|rhö (↑; -rhö*) f: (engl.) galactorrhea; spontane milchige Absonderungen aus der Brustdrüse außerh. der Laktationsperiode*, meist inf. Hyperprolaktinämie* unterschiedlicher Urs.; physiol. als geringe G. während der Schwangerschaft u. bei Wöchnerinnen in den Stillpausen; insbes. bei einseitiger Sekretion sorgfältige Abklärung der Urs., ggf. Ausschluss von Milchgangpapillomen sowie eines Komedokarzinoms* mittels Galaktographie* od. Mammographie*.

Galaktor|rhö-A|menor|rhö-Syn|drom (↑; ↑; A-*; gr. μήν, μηνός Monat; -rhö*) n: (engl.) galactorrhea-amenorrhea syndrome; Sammelbez. für endokrin bedingte Erkr. mit Hyperprolaktinämie*, die i. d. R. inf. Überstimulierung der (weibl.) Brustdrüsen zu Galaktorrhö* u. inf. Hemmung der generativen Ovarialfunktion zu Amenorrhö* führt; **klin. Formen: 1.** Forbes-Albright-Syndrom bei benignem Prolaktinom*; **2.** Chiari*-Frommel-Syndrom nach Schwangerschaft; **3.** Argonz-Ahumada-Castillo-Syndrom als idiopathische Form bei Nullipara; **weitere Urs.:** u. a. (hochdosierte) Langzeitbehandlung mit östrogenhaltigen Kontrazeptiva, einigen Neuroleptika u. zentral wirkenden Antihypertensiva, supraselär wachsende Hirntumoren, primäre Hypothyreose, Akromegalie.

Galaktos|ämie (↑; -ämie*) f: (engl.) galactosemia; syn. Galaktoseintoleranz; Sammelbez. für angeborene, autosomal-rezessiv vererbte Störungen des Galaktosestoffwechsels; **Formen: Typ I** (klassische G.): Mangel an Galaktose-1-Phosphaturidyltransferase (Genlokus 9p13 mit vielen Mutationen); Häufigkeit ca. 1:50 000; Klin.: inf. Verwertungsstörung der aus Laktose (in Muttermilch) entstandenen Galaktose kommt es bereits in den ersten Lebenstagen zu schweren Hypoglykämien, Krampfanfällen, lang anhaltendem Icterus neonatorum, Hepatomegalie, Katarakt, leichtem Hirnödem mit klin. Zeichen einer Meningitis (Pseudomeningitis); später Ausbildung einer renalen tubulären Insuffizienz mit generalisierter Hyperaminoazidurie, Glukosurie, Phosphaturie u. frühzeitig Galaktosurie, gelegentl. Durchfälle; Progn.: im späteren Verlauf trotz Früherkennung (Neugeborenen-Screening) u. -behandlung ungeklärtes Auftreten von Intelligenzverlust im Pubertätsalter, bei Mädchen zusätzl. Ovarialinsuffizienz; **Typ II:** Mangel an Galaktokinase u. teilweiser Abbau der Galaktose zu Galaktitol (Genlokus 17q21-q22); Klin.: Galaktosurie (Galaktosediabetes), häufig Katarakte (auch bei Heterozygoten), keine Hypoglykämie; **Typ III:** Defekt der UDP-Galaktose-4-Epimerase (Umwandlung von Galaktose in Glukose); sehr selten; Schwere des Krankheitsbildes ist abhängig von der Lok. des Enzymdefekts. **Diagn.:** Screening bei Neugeborenen (Bestimmung der Galaktosekonzentration im Blut); Bestimmung der Enzymaktivität (auch bei Trägern der Erbanlage) z. B. in Erythrozyten; **Ther.:** milchfreie Säuglingsnahrung*, lebenslang galaktosefreie Diät.

Galaktos|amin (↑) n: (engl.) galactosamine; syn. Chondrosamin; 2-Amino-2-desoxy-D-galaktose; C2-Amin der D-Galaktose; s. Aminozucker.

Galaktose (↑) f: (engl.) galactose; Monosaccharid (Aldohexose); C4-Epimer der Glukose; **Vork:** z. B. in Laktose*, Cerebrosiden u. Glykoproteinen; **Nachw.: 1.** Rechtsdrehung im Polarimeter (spezif. Drehung: +80,8°); **2.** spezif. Probe: Tollens-Probe (Farbreaktion). Vgl. Kohlenhydratstoffwechsel, UDP-Galaktose.

Galaktose|dia|betes (↑; Diabet-*) m: s. Galaktosämie.

Galaktose|toleranz|test (↑) m: (engl.) galactose tolerance test; v. a. zur Verlaufskontrolle von Lebererkrankungen durchgeführte Leberfunktionsprobe; die Leber kann normalerweise eine zugeführte Menge von 40 g Galaktose vollständig verwerten, bei Leberfunktionsstörungen kommt es zur Ausscheidung von Galaktose im Urin. **Durchführung:** 40 g Galaktose werden in 0,5 l Tee aufgelöst u. getrunken; anschließend wird der Urin in Abständen von 4 Std. gesammelt u. Galaktose bestimmt. Eine renale Galaktoseausscheidung von mehr als 3 g in 24 Std. ist pathologisch; falschnegative Ergebnisse treten v. a. bei Resorptionsstörungen od. Nierenerkrankungen auf.

Galaktosidasen (↑) f pl: (engl.) galactosidases; Glykosidasen*, die galaktosid. Bindungen spalten; z. B. Laktase (s. Disaccharidasen), die im Darm Laktose in Galaktose u. Glukose spaltet; Mangel an G. führt zu Laktoseintoleranz (s. Kohlenhydratmalabsorption).

Galakto|stase (↑; -stase*) f: (engl.) galactostasis; s. Milchstau.

Galaktos|urie (↑; Ur-*) f: (engl.) galactosuria; Vork. von Galaktose im Harn, z. B. bei Magen- u. Darmerkrankungen der Säuglinge; s. Galaktosämie, Melliturie.

Galaktosyl|ceramid (↑; Ceramid*) n: (engl.) galactosylceramide; einfacher Vertreter der Glykolipide* aus glykosidisch mit Galaktose verknüpftem Ceramid; s. Cerebroside.

Galakto|zele (↑; -kele*) f: (engl.) galactocele; **1.** Milchzyste in der Brustdrüse; Retentionszyste bei Milchstau* in einem verschlossenen Milchgang; **2.** syn. Lipozele; Hydrozele mit milchigem Inhalt (u. a. Fett u. Lymphozyten).

Galakt|uron|säure: (engl.) galacturonic acid; typ. Baustein in Pektinen* (40–60 %); vgl. Uronsäuren.

Galant|amin (INN) n: Cholinesterasehemmer*; **Anw.:** zur Verbesserung der kognitiven Funktionen bei leichter bis mittelschwerer Alzheimer-Krankheit; **Kontraind.:** schwere Leber- od. Nierenfunktionsstörung; **UAW:** Diarrhö, Übelkeit, allerg. Reaktionen, abdominale Schmerzen, Kopfschmerz u. a.

Galant-Re|flex (Johann S. G., Neurol., Moskau; Reflekt-*) m: s. Reflexe, frühkindliche.

Galea (lat.) f: Helm, Haube.

Galea apo|neurotica (↑) f: haubenartig u. verschieblich dem Schädeldachperiost aufsitzende Sehne des M. epicranius; mit der Kopfhaut fest zur Kopfschwarte verbunden.

Galeazzi-Luxations|fraktur (Riccardo G., Chir., Orthop., Mailand, 1866–1952; Luxation*; Fraktur*) f: (engl.) Galeazzi's fracture; Radiusschaftfraktur u. Luxation der distalen Ulna aus dem Radioulnargelenk; **Ther.:** Osteosynthese* mittels Platte, Bandnaht u. Ruhigstellung im Oberarmgipsverband. Vgl. Unterarmfraktur.

Galenik (nach Galenos, griech. Arzt, 129–199) f: (engl.) galenics; auch pharmaz. Technologie; Wissenschaft von der Zubereitung von Arzneimitteln aus Arznei- u. Hilfsstoffen.

Galen-Vene (↑; Vena*) f: s. Vena magna cerebri.

Gallaudet-Faszie (Fasc-*) f: (engl.) Gallaudet's fascia; **1.** Fascia investiens abdominis superficialis; **2.** syn. Fascia investiens perinei superficialis; s. Fascia perinei.

Galle: (engl.) bile; Lebersekret (sog. **A-G.**, gelb, 0,5–1 l/Tag, 99 % Wasser), das beim Menschen u. einigen Tieren in der Gallenblase gesammelt u. durch Wasserrückresorption konzentriert wird (sog. **B-G.**, grün-braun, pH 5,6–8,0, 75 % Wasser); weitere **Bestandteile**: Gallensäuren* u. Phospholipide*, die für die Emulgierung* der Fette im Speisebrei u. die Aktivierung von Lipasen* sorgen (vgl. Verdauung). Außerdem enthält G. körpereigene u. -fremde Substanzen, meist als Glukuronide*, z. B. Gallenfarbstoffe*, Hormone (Steroide, Insulin) u. Medikamente, sowie Cholesterol*. Cholecystokinin* bewirkt die Kontraktion der Gallenblase u. Abgabe von G. ins Duodenum. Bei starker Konz. der G. od. Entz. können sich Gallensteine bilden (s. Cholelithiasis), die meist aus Cholesterol bestehen, aber auch Calciumcarbonat, Bilirubin od. Protein enthalten können.

Galle, akute: s. Akute Galle.

Galle|bouillon f: (engl.) bile broth; Nährmedium mit Rindergalle od. Gallensalzen zur Anreicherung von Salmonellen.

Galle, eingedickte: s. Gallepfropfsyndrom.

Gallen|blase: (engl.) gallbladder; Vesica biliaris, auch Vesica fellea; dünnwandiger, birnenförmiger, mit glatten Muskelfasern durchsetzter Schleimhautsack; Fassungsvermögen 50 ml;

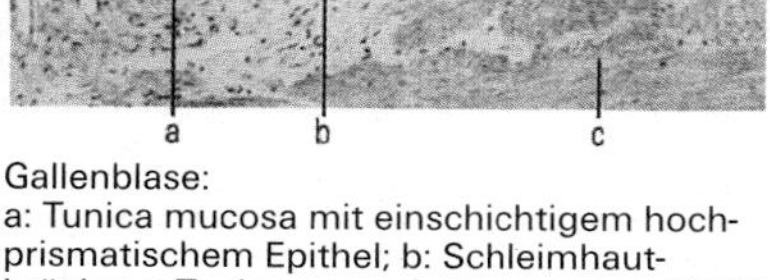

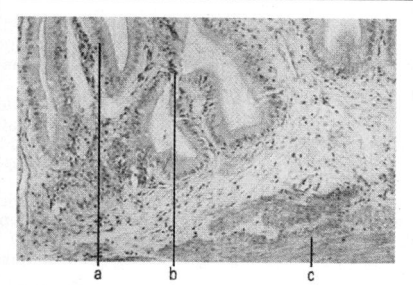

Gallenblase:
a: Tunica mucosa mit einschichtigem hochprismatischem Epithel; b: Schleimhautbrücke; c: Tunica muscularis [470]

Funktion: Reservoir für die Galle, Konzentration der Galle u. Ausgleich von Druckschwankungen in den äußeren Gallenwegen; Teile: Fundus, Corpus u. Collum mit Heister-Klappe; das Collum setzt sich fort in den Ductus cysticus, der sich mit dem von der Leber kommenden Ductus hepaticus comm. zum Ductus choledochus vereinigt. Mündung in die Papilla duodeni major des Zwölffingerdarms; s. Cholangitis, Cholezystitis, Cholelithiasis.

Gallen|blasen|dys|kinesie (Dys-*; Kin-*) f: s. Dyskinesie des Gallensystems.

Gallen|blasen|em|pyem (Empyem*) n: (engl.) empyema of the gallbladder; Eiteransammlung in der Gallenblase; s. Cholezystitis.

Gallen|blasen|hydrops (Hydrops*) m: (engl.) gallbladder hydrops; syn. Stauungsgallenblase; Vergrößerung der Gallenblase durch Verschluss des Gallenblaseninfundibulums od. des Ductus cysticus u. fortgesetzter Schleimproduktion; **Urs.:** bes. Gallensteineinklemmung, entzündl. od. narbige Stenose, Tumor, Dyskinesie des Gallensystems u. a.; **Folgen:** zunehmende Ausweitung der Blase, Verdünnung der Wand, später Atrophie u. narbiger Umbau oft mit Kalkablagerung (Porzellangallenblase) durch steigenden intraluminalen Sekretionsdruck; sog. weiße Galle (weißlich-muköses Sekret) durch Rückresorption von Gallensäuren u. -pigmenten; **Klin.:** häufig palpator. gut abzugrenzender, evtl. druckunempfindl. Tumor; **Diagn.:** Sonographie; **Ther.:** Cholezystektomie*; **Kompl.:** Gallenblasenempyem, akute Cholezystitis, Perforation, Mirizzi-Syndrom. Vgl. Cholestasesyndrom.

Gallen|blasen|karzinom (Karz-*; -om*) n: (engl.) gallbladder carcinoma; vom Epithel der Gallenblase ausgehendes, am häufigsten im Gallenblasenhals lokalisiertes Karzinom, das sich meist ab dem 60. Lj. manifestiert u. v. a. bei Frauen auftritt (w:m = 4:1); Karzinominzidenz bei Porzellangallenblase um ca. 20 % erhöht; histol. meist Schleim bildendes Adenokarzinom*. Die Metastasierung erfolgt häufig per continuitatem in Leber u. Peritoneum. Als Urs. wird eine Cholelithiasis* mit chron. Cholezystitis* diskutiert. **Klin.:** Sympt. treten meist spät auf; evtl. Zufallsbefund bei Cholezystitis*; palpable, häufig schmerzlose Resistenz im Oberbauch, Ikterus, Gewichtsabnahme, bei Lebermetastasen evtl. Hepatomegalie; **Diagn.:** Ultraschalldiagnostik, CT, ERC, Laparoskopie; **Ther.:** im Frühstadium radikale Cholezystektomie*, evtl. mit Leberteilresektion; **Progn.:** insgesamt schlecht, da meist nur ein palliativer Eingriff möglich ist. Vgl. Gallengangkarzinom.

Gallen|blasen|per|foration (lat. perforare durchbohren) f: (engl.) gallbladder perforation; syn. Gallenblasenruptur; Perforation der Gallenblase inf. Entz. u. mechan. Beanspruchung, selten traumatisch bedingt; **Vork.:** v. a. bei akuter gangränöser Cholezystitis, Gallenblasenhydrops u. -empyem.

Gallen|blasen|ruptur (Ruptur*) f: syn. Gallenblasenperforation*.

Gallen|blasen|tumoren (Tumor*) m pl: (engl.) tumors of the gallbladder; **1.** benigne G.: Adenome, Adenomyome, Papillome; **2.** maligner G.: Gallenblasenkarzinom*.

Gallen|farb|stoffe: (engl.) bile pigments; lineare Tetrapyrrole, die beim Abbau von Porphyrinen*, bes. des Häms* entstehen; 80 % der pro Tag gebildeten G. (250–300 mg) stammen aus Hämoglobin* von Erythrozyten, die im retikuloendothelialen System abgebaut werden. Die mikrosomale Hämoxygenase spaltet aus Protohäm Kohlenmonoxid ab. **Biliverdin** entsteht, das weiter zu **Bilirubin*** reduziert, in der Leber an Glukuronsäure gekoppelt u. mit der Galle ausgeschieden wird. Im Colon bauen es Darmbakterien weiter ab (s. Bilirubin).

Gallen|fistel (Fistel*) f: s. Fistel, biliodigestive.

Gallen|gänge: (engl.) bile pathways; intralobuläre Gallenkapillaren (Canaliculi biliferi; interzelluläre Kapillaren, deren Wand von Leberzellen gebildet wird) münden über kurze Schaltstücke (Ductuli biliferi) in die interlobulären G. (Ductus interlobulares biliferi in den Bindegewebezwickeln zw. den Leberläppchen, begleitet von A. u. V. interlobularis); sie vereinigen sich zu den extrahepatischen Ductus hepaticus dexter et sinister (Lebergänge) u. danach zum Ductus hepaticus communis. S. Gallenblase.

Gallen|gang|adenom (Aden-*; -om*) n: (engl.) bile duct adenoma; syn. benignes Cholangiom; in der Leber vorkommender, bis kirschgroßer benigner Tumor, der aus verzweigten, mit hohem Zylinderepithel ausgekleideten Gängen aufgebaut ist (benignes Cholangiom*).

Gallen|gang|a|tresie (Atresie*) f: (engl.) bile duct atresia; angeb. Fehlen intra- bzw. extrahepatischer Gallengänge mit intrahepatischem Rückstau der Galle; **Sympt.:** länger andauernder Ikterus* (inf. direkter Hyperbilirubinämie) im Neugeborenenalter; ohne op. Behandlung frühzeitige Ausbildung einer biliären Zirrhose*; daher ist eine Diagnosestellung innerh. der ersten sechs Lebenswochen notwendig. **Ther.:** chir. (z. B. Kasai*-Operation mit Anastomosierung von Leberhilum u. Jejunum); **Progn.:** trotz Op. ungünstig; evtl. Lebertransplantation*.

Gallen|gang|endo|skopie (End-*; -skopie*) f: s. ERC, ERCP.

Gallen|gang|karzinom (Karz-*; -om*) n: (engl.) carcinoma of the bile duct; syn. malignes Cholangiom; seltenes, vom Gallengangepithel ausgehendes Karzinom, das am häufigsten nach dem 60. Lj. v. a. bei Männern u. i. R. des Lynch*-Syndroms auftritt; histol. meist Adenokarzinom* mit intra- od. extrahepatischer Manifestation; Lok. im Ductus choledochus (Choledochuskarzinom) u. im Bereich der Gabelung des Ductus hepaticus (sog. Klatskin-Tumor); relativ späte lympho- u. hämatogene Metastasierung; **Klin.:** progredienter Ikterus*, häufig palpable, schmerzlose Resistenz im re. Oberbauch (Courvoisier-Zeichen), evtl. epigastrische Schmerzen u. Gewichtsverlust; **Ther.:** chir.; Radikaloperation nur in ca. 10 % der Fälle möglich, bei Klatskin-Tumor mit einem Durchmesser <3,5 cm evtl. Lebertransplantation; **Progn.:** durchschnittl. Überlebenszeit nach Radikaloperation ca. 12 Monate, nach palliativen Eingriffen ca. 2–6 Monate.

Gallen|grieß: (engl.) biliary calculi; grießartige kleine Gallensteine*.

Gallen|kapillare (kapillar*) f: (engl.) bile capillary; s. Leber.

Gallen|kolik (Kolik*) f: (engl.) biliary colic; s. Kolik; vgl. Cholelithiasis.

Gallen|säuren: (engl.) bile acids; von den Leberzellen aus Cholesterol* synthetisierte Bestandteile der Galle*; Einteilung: **1.** primäre G.: **Cholsäure** (3α,7α,12α-Trihydroxycholansäure) u. **Chenodesoxycholsäure** (3α,7α-Dihydroxycholansäure); **2.** sekundäre G. **Desoxycholsäure** (3α,12α-Dihydroxycholansäure) u. **Lithocholsäure** (3α-Monohydroxycholansäure), die aus den primären G. durch Dehydroxylierung an C7 durch bakt. Enzyme im Darm hervorgehen. In der Leber bilden G. mit Glycin od. Taurin Säureamide, die konjugierten G. od. Gallensalze (Glyko- bzw. Taurocholsäuren). **Bedeutung: 1.** Emulgierung* von Fetten; **2.** Aktivierung von Verdauungsenzymen durch pH-Verschiebung; **3.** Anregung der Dickdarm- u. Hemmung der Dünndarmperistaltik; bei Verschlussikterus gelangen G. zus. mit Bilirubin ins Blut (u. U. Urs. für Bradykardie u. Juckreiz). Der Gallensäurepool (ca. 4 g) durchläuft 6- bis 8-mal pro Tag einen enterohepatischen Kreislauf*, an dem auch die im Darm bakteriell dekonjugierten sek. G. nach Rekonjugation in der Leber teilnehmen; etwa 0,4–0,8 g der G. werden tägl. mit dem Stuhl ausgeschieden.

Gallen|säuren|bestimmung f: (engl.) bile acid assay; qual. u. quant. Nachweis von Gallensäuren im Serum; **1.** photometr. Bestimmung nach Farbreaktionen (z. B. mit Phosphorsäuren, Aceton, Furfurol, Iodlösung); **2.** Dünnschichtchromatographie u. Gaschromatographie.

Gallen|säure|verlust|syn|drom, enterales n: (engl.) bile acid malabsorption; syn. chologene Diarrhö; Auftreten von meist wässrigen Durchfällen inf. Entz. od. Resektion des Ileums (meist bei Enteritis regionalis Crohn, nach Bestrahlung, evtl. nach Cholezystektomie u. Vagotomie); bei der dekompensierten Form des e. G. (nach Resektion von mehr als 1 m Ileum, wodurch der Verlust von Gallensalzen die Resyntheserate der Leber überschreitet) auch Steatorrhö*; **Urs.:** sekretorische Diarrhö* durch in das Colon übergetretene, nicht im Ileum resorbierte Gallensäuren*; **Ther.:** Besserung der Diarrhö durch Gallensalzbinder (Colestyramin, Colestipol) bei der kompensierten Form, Verschlechterung bei der dekompensierten Form. Vgl. Kreislauf, enterohepatischer.

Gallen|stein|auflösung: s. Cholelitholyse.

Gallen|steine: (engl.) gallstones, biliary calculi; Konkrementbildung der (übersättigten) Galle* um einen Kristallisationskern in Gallengängen bzw. Gallenblase; als sog. Solitärstein od. multipel bzw. als Gallengrieß (kleinste G.); führt zur Cholelithiasis*; **Formen:** nach den möglichen Bestandteilen (Cholesterol, Calciumcarbonat, Bilirubin od. Protein) werden unterschieden: **1.** Cholesterolsteine: v. a. Cholesterolpigmentkalksteine, in ca. 10 % reine Cholesterolsteine (häufig solitär); **2.** Pigmentsteine: v. a. Bilirubinsteine, oft mit Kalkeinlagerungen; **3.** Calciumbilirubinatsteine (s. Tab.); **Urs.: 1.** Produktion von lithogener (cholesterolreicher) Lebergalle mit vermindertem Lecithin- u. Gallensäuregehalt (z. B. bei cholesterolreicher Ernährung, hormonaler Kontrazeption, Adipositas, erbl. Veranlagung); **2.** Entz. im Gallensystem; die in der Galle auftretenden Proteine wirken als Kondensationskerne; **3.** Gallestauung, z. B. nach totaler

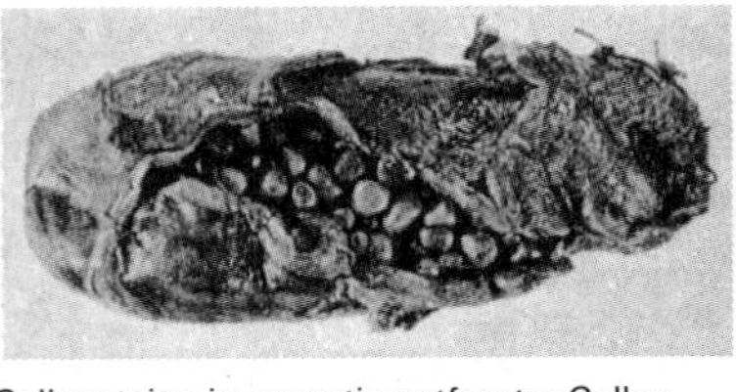

Gallensteine in operativ entfernter Gallenblase

Gallensteine
Klassifikation der häufigsten Gallensteine

Steintyp	Häufigkeit	Lage	Charakterisierung
Cholesterolstein	über 90% aller Steine	Gallenblase, selten Gallengänge	hart, rund, mit zunehmendem Alter polygonal
Pigmentstein			
schwarzer Stein	ca. 6% aller Steine	Gallenblase, selten Gallengänge	sehr hart, klein, zackig oder maulbeerförmig
Calciumbilirubinatstein	nach Op., 40–50% aller Gallengangsteine	Gallengänge, selten Gallenblase	erdig, groß, tonnenförmig, in bis zu 40% Nahtmaterial enthaltend

Vagotomie mit verminderter Motilität der Gallenblase; **4.** vermehrter Anfall von Bilirubin, z. B. bei hämolytischen Anämien.

Gallen|steine, stumme: (engl.) asymptomatic gallstones; als Zufallsbefund (z. B. bei abdominaler Ultraschall- od. Röntgendiagnostik) entdeckte Gallensteine, die keine Beschwerden verursachen; relative Ind. zur op. Behandlung od. evtl. Cholelithotripsie* bes. bei Diabetikern u. Pat. unter 60 Jahren, da im weiteren Verlauf in ca. 30–50% der Fälle klin. Sympt. od. Kompl. auftreten u. dann das Operationsrisiko einer Cholezystektomie deutlich ansteigt.

Gallen|stein|ileus (Ileus*) m: (engl.) gallstone ileus; (inkompletter) Ileus* inf. Übertritts von Gallensteinen* in den Darm, meist nach Gallenblasenperforation* mit Bildung einer biliodigestiven Fistel*.

Gallen|stein|kolik (Kolik*) f: (engl.) gallstone colic; s. Cholelithiasis.

Gallen|stein|krankheit: (engl.) gallstone disease; syn. Cholelithiasis*.

Gallen|stein|zertrümmerung: s. Cholelithotripsie.

Gallen|weg|dys|kinesie (Dys-*; Kin-*) f: (engl.) biliary dyskinesia; s. Dyskinesie des Gallensystems.

Gallen|wege: s. Gallenblase, Gallengänge.

Galle|pfropf|syn|drom n: (engl.) inspissated bile syndrome; syn. Syndrom der eingedickten Galle; Abflussbehinderung durch zähflüssige Galle im Neugeborenenalter; kann Icterus prolongatus (mit erhöhtem direktem Serumbilirubin) hervorrufen u. Gallengangatresie* vortäuschen; tritt gelegentl. im Gefolge eines Morbus* haemolyticus neonatorum auf. **DD:** zystische Fibrose*.

Galle, pleio|chrome: (engl.) pleochromatic bile; sehr dunkle, schwarzbraune Galle inf. hohen Bilirubingehalts (über 400 mg%) bei erhöhter Bilirubinbildung (erhöhter Anfall von Blutabbauprodukten z. B. bei hämolyt. u. perniziöser Anämie).

Gallert|bauch: (engl.) gelatinous ascites; s. Pseudomyxoma peritonei.

Gallert|karzinom (Karz-*; -om*) n: (engl.) mucinous carcinoma; syn. Kolloidkarzinom; muzinöses, Schleim produzierendes Adenokarzinom* mit Siegelringzellen*; **Vork.:** z. B. als muzinöses Mammakarzinom, Magenkarzinom od. Kolonkarzinom.

Galle|stauung: s. Cholestasesyndrom.

Galle, weiße: (engl.) white bile; Inhalt der Gallenblase nach Verschluss (Stein) u. Resorption des Bilirubins; s. Gallenblasenhydrops.

Gallium n: chem. Element, Symbol Ga, OZ 31, rel. Atommasse 69,72; zur Borgruppe gehörendes -1- sowie 1- bis 3-wertiges Metall; **Verw.:** als Radionuklid (Ga-67-Citrat), das sich in Tumoren u. entzündl. Prozessen v. a. durch Bindung an Laktoferrin, Transferrin u. Ferritin anreichert, zur unspezif. szintigraphischen Tumor- u. Entzündungssuche (z. B. für AIDS-assoziierte Lungenerkrankungen).

Gallopamil (INN) n: Calciumantagonist (Phenylalkylaminderivat); **Verw.:** s. Calciumantagonisten.

Galopp|rhythmus m: (engl.) gallop rhythm; Auftreten eines zusätzlichen auskultator. Phänomens zum normalen 1. u. 2. Herzton (meist Extraton, seltener Geräusch); beim sog. **präsystolischen Galopp** handelt es sich meist um ein Stärkerwerden des Vorhoftons (4. Herzton), beim sog. **protodiastolischen Galopp** (syn. Dritter*-Ton-Galopp) um ein Wiederauftreten des im Kindesalter physiol. 3. Herztons. Durch Phonokardiographie ist die exakte Differenzierung eines Dreierrhythmus möglich.

GALT: Abk. für (engl.) **g**ut **a**ssociated **l**ymphoid **t**issue; Bez. für das Immunsystem* des Darms; vgl. MALT.

Galvanisation (Luigi Galvani, Anat., Phys., Bologna, 1737–1798) f: (engl.) galvanization; Form der Elektrotherapie*; Behandlung mit konstant fließendem Gleichstrom; **Wirkung:** Analgesie, Hyperämie, tonisierend bzw. detonisierend (je nach Stromrichtung); vgl. Elektrotonus.

Gamaschen|ulkus (Ulcus*) n: (engl.) gaiter ulcer; zirkuläres Geschwür im Bereich der Unterschenkel; Vork. meist in fortgeschrittenen Stadien der chronisch-venösen Insuffizienz*.

Gamasidiose (-osis*) f: (engl.) gamasoidosis; Vogelmilbenkrätze; durch Dermanyssidae* verursachte, von Vögeln (Tauben, Hühner, Schwalben) auf Menschen übertragbare Erkr., insbes. durch Kleintierhaltung od. massenhaftes Auftreten von Vogelnestern in Gebäuden; kleinfleckiges, stark juckendes Exanthem an Rumpf u. Extremitäten, das nach häufigem Kontakt auch allergisch bedingt sein kann; evtl. Entw. eines allergischen Asthma bronchiale.

Gameten (gr. γαμέτης Gatte) m pl: (engl.) gametes; zusammenfassende Bez. für männl. u. weibl. Keimzellen (Eizellen u. Spermien); entstehen durch Ovogenese* bzw. Spermatogenese* u. haben nach der meiotischen Reifungsteilung nur einen einfachen Chromosomensatz. Bei der Befruchtung entsteht aus der männl. u. weibl. Gamete die Zygote*.

Gameto|genese (↑; -genese*) f: (engl.) gametogenesis; Oberbegriff für die Entstehung von haploiden Gameten aus diploiden Urkeimzellen durch Reifeteilungen (Meiose); **Urkeimzellen** entstehen beim menschl. Embryo in der Wand des Dottersacks* gegen Ende der 3. Woche u. wandern bis Ende der 4. Woche in die Gonadenanlagen ein. Vgl. Ovogenese, Spermatogenese.

Gameto|pathie (↑; -pathie*) f: (engl.) gametopathy; Oberbegriff für pränatale Erkrankungen* inf. Schädigung der Gameten (Ei- u. Samenzelle).

Gamma|amylase (gr. ἄμυλον Stärkemehl) f: s. Amylasen.

Gamma|globuline (Globuline*) n pl: (engl.) gamma globulins; frühere Bez. für Immunglobuline*; heterogene, überwiegend Antikörper enthaltende Fraktion der Globuline* des Plasmas, die (bei basischem pH) in der Elektrophorese* die geringste Wanderungsgeschwindigkeit besitzt u. daher am weitesten kathodenwärts lokalisiert ist.

G

Gamma|globulin-Mangel|krankheit (↑): syn. Agammaglobulinämie*.

Gamma|glutamyl|carb|oxy|peptidase f: (engl.) gamma-glutamyl carboxypeptidase; syn. Konjugase; Hydrolase in der Mukosa des Jejunums, die Glutaminsäurereste von Folsäure* abspaltet.

Gamma|glutamyl|cystein|syn|thetase f: (engl.) gamma-glutamyl-cysteine synthetase; Ligase in der Biosynthese von Glutathion*.

Gamma|glutamyl|trans|ferase f: Abk. GGT od. γ-GT; syn. Gammaglutamyltranspeptidase (Abk. GGTP); membrangebundenes Enzym, das zum Transport in die Zelle den Glutamylrest von Glutathion* auf Aminosäuren u. Peptide überträgt; **Vork.:** v. a. in Niere, Leber (bes. im intrahepat. Gallenwegepithel), Pankreas, Milz, Dünndarm; **Bestimmung:** aus Gammaglutamyl-4-Nitroanilid setzt G. gelbes 4-Nitroanilin frei, dessen Extinktion bei 405 nm gemessen wird; erhöhte Werte bei Erkr. der Leber u. Gallenwege (z. B. Cholestase, Fettleber, Tumore, medikamenten- u. alkoholbedingt). Vgl. Referenzbereiche (Tab.), Leberfunktionsproben.

Gamma|hämo|lyse (Häm-*; Lys-*) f: s. Hämolysereaktionen.

Gamma|hydr|oxy|butyrat n: (engl.) gamma-hydroxy-butyrate; γ-Hydroxybuttersäure; Injektionsnarkotikum mit hypnot. u. narkot. Eigenschaften (ohne analget. Wirkung).

Gamma|kamera f: (engl.) gamma camera; syn. Szintillationskamera, Anger-Kamera; bildgebende Apparatur der nuklearmed. Diagnostik (Szintigraphie*), bei der mit stationären od. rotierenden Detektoren eine simultane Messung der Gammastrahlung eines Untersuchungsfeldes u. in Verbindung mit einem Rechnersystem eine Bilddarstellung der Aktivitätsverteilung erfolgt. Der Detektor besteht aus einem wechselbaren, der Gammaenergie des Untersuchungsnuklids angepassten Kollimator*, einem großen NaI-(Tl)-Kristall, Lichtleitern u. 59–105 Photomultipliern.

Gamma|ketten|marker: (engl.) γ-chain marker; s. Gm-System.

Gamma-knife: spez. Bestrahlungsgerät zur Durchführung kleinvolumiger (stereotaktischer) Bestrahlungen im Kopfbereich; besteht aus einer Schale aus Abschirmmaterial, in der sich mehrere auf einen Raumpunkt fokussierte Kanäle befinden, in die zur Bestrahlung Cobalt-60-Quellen gefahren werden.

Gamma|moto|neurone (Mot-*; Neur-*) n pl: (engl.) γ-neuron; Gammazellen in den Vorderhörnern* des Rückenmarks, die zus. mit Agammafasern efferent intrafusale Muskelfasern der Muskelspindel* innervieren; vgl. Alphamotoneurone.

Gamma|spektro|metrie (Spektrum*; Metr-*) f: (engl.) gamma spectrometry; elektron. Verf. zur Messung der in einem Gammastrahlengemisch od. -spektrum enthaltenen Strahlenenergie in Elektronvolt* (bzw. in keV od. MeV); über Kalibrierquellen ist eine Aktivitätsbestimmung der Einzelnuklide möglich; **Anw.:** v. a. in der Nuklearmedizin bei der Qualitätskontrolle von Radiopharmaka, in der Forschung u. im Strahlenschutz.

Gamma|strahlen|konstante, spezifische f: (engl.) gamma radiation constant; nuklidspezif. Konstante, mit deren Hilfe die durch Gammastrahlung* bedingte Ionendosisleistung berechnet werden kann; durch die Dosisleistungskonstante* ersetzt.

Gamma|strahler: (engl.) gamma radiators; Radionuklide*, die Gammastrahlung emittieren u. zur nuklearmed. Diagnostik eingesetzt werden; als reine G. werden isomere Nuklide bezeichnet, die wegen der fehlenden Korpuskularstrahlung zu bes. niedriger Strahlenexposition der Pat. bei der Szintigraphie* führen (z. B. Technetium-99m mit einer Halbwertzeit von 6 Std.).

Gamma|strahlung: (engl.) gamma radiation; γ-Strahlung; energiereiche elektromagnet. Wellenstrahlung, die als Folge radioaktiver Kernumwandlung (Abgabe der Anregungsenergie des Tochternuklids) bzw. bei der Paarvernichtung* entsteht; indirekt u. locker ionisierende Strahlung* mit diskreten Energien von ca. 50 keV bis 3 MeV u. sehr kurzer charakterist. Wellenlänge von ca. 10^{-9}–10^{-14} cm; G. besitzt eine hohe Durchdringungsfähigkeit u. wird daher in der nuklearmed. Messtechnik u. in der Strahlentherapie* eingesetzt. Vgl. Wellen, elektromagnetische (Tab.).

Gamma|typ: (engl.) gamma chain disease; s. H-Ketten-Krankheit.

Gamma|zellen der Hypo|physe (Zelle*; Hypophyse*): (engl.) gamma cells of hypophysis; chromophobe Zellen des Hypophysenvorderlappens, Hauptanteil (ca. 50%) des Zellbestandes; s. Hypophyse.

Gamma|zismus m: (engl.) gammacism; Form der Dyslalie* mit Fehlbildung des G-Lautes.

Gammen f pl: syn. Chlamydosporen*.

Gammexan n: syn. Lindan*.

Gammo|pathie (-pathie*) f: (engl.) gammopathy; Oberbegriff für Erkr. mit (exzessiv) gesteigerter Synthese von Immunglobulinen*; als **monoklonale** G. bei Proliferation eines Klons von B*-Lymphozyten (wahrscheinl. von einer bösartig transformierten Zelle ausgehend; vgl. Plasmozytom, Paraproteinämie) od. **polyklonale** G. bei Proliferation versch. B-Lymphozytenklone (Hyperimmunglobulinämie), z. B. als Begleitphänomen chron. entzündlicher Erkr. (Leberzirrhose, Inf. u. a.) u. maligner Neoplasien.

Gamo|gonie (gr. γαμεῖν heiraten; γονή Erzeugung) f: (engl.) gamogony; geschlechtl. Entwicklungsphase der Plasmodien*.

Gamstorp-Syn|drom (Ingrid G., Päd., Lund/Schweden, geb. 1924) n: syn. periodische hyperkaliämische Lähmung*.

Gan|ciclo|vir (INN) n: Virostatikum (Nukleosidanalogon); **Verw.:** system. u. intraokulär bei lebens- od. augenlichtbedrohender Infektion mit Zytomegalie*-Virus bei immunsupprimierten Pat. (insbes. bei AIDS*); **Kontraind.**: schwere Neutropenie u./od. Thrombopenie; **UAW:** bei system. Therapie: Neutropenie, Thrombopenie, gastrointestinale Störungen, erhöhte Leberfunktionswerte, Fieber, Verwirrtheit; bei intraokularem Depot: Astigmatismus, Endophthalmitis, Ablatio retinae; potentiell karzinogen, teratogen. Vgl. Virostatika.

Gandy-Gamna-Knötchen (Charles Gan., Chir., Mesilla Park, New Mexico, 1872–1943; Carlo Gam., 1866–1950)**:** (engl.) Gandy-Gamna's nodules; Knötchen bestehend aus Eisenablagerung mit Kalkinkrustationen in Infarktherden der Milz.

Gang|abweichung: s. Gleichgewichtsstörungen.

Gangl-: auch Ganglio-; Wortteil mit der Bedeutung Überbein, Nervenknoten; von gr. γαγγλίον.

Ganglia aortico|renalia (↑) n pl**:** Ganglienzellenanhäufungen am Abgang der A. renalis, teilweise mit den Ganglia coeliaca zusammenhängend; nehmen häufig N. splanchnicus minor auf.

Ganglia cardiaca (↑) n pl**:** s. Plexus nervosus cardiacus.

Ganglia coeliaca (↑) n pl**:** mit dem Plexus coeliacus zusammenhängende Ganglienzellen beiderseits der Aorta neben dem Truncus* coeliacus.

Ganglia cranio|spinalia sensoria (↑) n pl**:** die Ganglien der sensorischen Wurzeln der Hirn- u. Rückenmarknerven: Ganglia sensoria nervi cranialis, spinalis; enthalten die Zellleiber der pseudounipolaren Nervenzellen der afferenten Fasern.

Ganglia en|cephalo|spinalia (↑) n pl**:** syn. Ganglia* craniospinalia sensoria.

Ganglia inter|media (↑) n pl**:** s. Truncus sympathicus.

Ganglia lumbalia (↑) n pl**:** s. Truncus sympathicus.

Ganglia pelvica (↑) n pl**:** parasympath. Zellgruppen, Umschaltung von prä- auf postganglionäre Neuronen; Radix parasympathica: Nn. splanchinici pelvici aus den 2.–4. Sakralnerven; Radix sympathica: Truncus sympathicus; Radix sensoria: Sakralverven; - - - → Plexus hypogastricus inf.; **V:** Becken- u. Genitalorgane.

Ganglia phrenica (↑) n pl**:** Nervenzellenanhäufungen an der A. phrenica inferior.

Ganglia plexuum auto|nomicorum (↑) n pl**:** syn. Ganglia plexuum visceralium, Ganglia* visceralia.

Ganglia renalia (↑) n pl**:** s. Plexus nervosus renalis.

Ganglia sacralia (↑) n pl**:** s. Truncus sympathicus.

Ganglia spinalia (↑) n pl**:** s. Ganglia craniospinalia sensoria, Rückenmark.

Ganglia thoracica (↑) n pl**:** s. Truncus sympathicus.

Ganglia trunci sym|pathici (↑) n pl**:** s. Truncus sympathicus.

Ganglia visceralia (↑) n pl**:** Ganglia autonomica; die sympathischen u. parasympathischen Ganglien der Eingeweidenerven.

Ganglien|blockade (↑) f**:** (engl.) ganglionic block; Blockade der Reizübertragung in den Synapsen des vegetativen Nervensystems durch best. Pharmaka; vgl. Ganglienblocker.

Ganglien|blocker (↑)**:** (engl.) ganglionic blockers; syn. Ganglioplegika; Stoffe mit hemmender Wirkung auf die Erregungsübertragung an sympath. u. parasympath. Ganglien; Wirkung: **1.** durch Stabilisierung der postsynapt. Membran (z. B. Tetraethylammonium) od. **2.** nach initial gesteigerter Erregung durch länger anhaltende Depolarisation der postsynapt. Membran (z. B. Nicotin). Die Blockade sympath. innervierter Gefäße führt zu Vasodilatation u. Blutdrucksenkung. G. werden heute wegen erhebl. UAW nicht mehr therap. angewendet.

Ganglien|leiste (↑)**:** (engl.) ganglionic crest; Neuralleiste; s. Neuralplatte.

Ganglien|zelle (↑; Zelle*)**:** s. Nervenzelle.

Ganglien|zelle, bi|polare (↑; ↑)**:** (engl.) bipolar neuron; Nervenzelle mit einem Axon (Neurit) u. einem Dendrit; z. B. als erstes Neuron in der Retina (Netzhaut), in Ganglien des N. vestibulocochlearis.

Ganglio|gliom (↑; Glia*; -om*) n**:** (engl.) ganglioglioma; neuroepthelialer Tumor, der neoplastische Ganglienzellen enthält; vgl. Ganglioneurom, Hirntumoren (Tab.).

Ganglion (↑) n**: 1.** (chir.) Überbein; einzeln od. multipel vorkommende, von Sehnenscheiden od. Gelenkkapseln ausgehende Gallertzyste (Hyaluronsäure, Muzin); Lok.: v. a. Streckseite des Handgelenks u. Fußrücken; Sympt.: langsames Wachstum mit Hervortreten bei best. Gelenkstellungen, verbunden mit Schmerzen; Ther.: Punktion od. op. Exstirpation mit eindeutiger Identifikation von Stiel u.

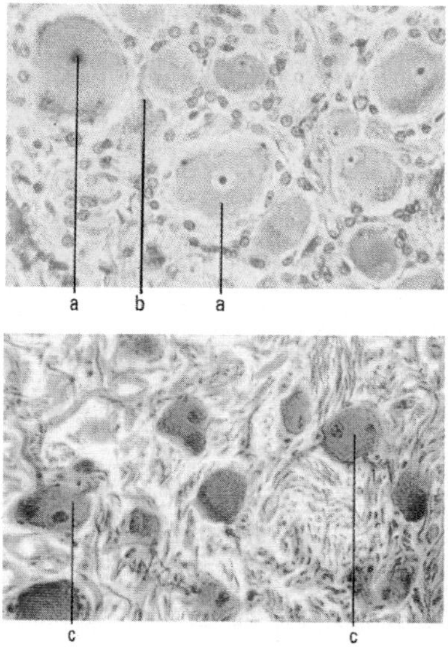

Ganglion:
histologischer Schnitt durch ein Spinalganglion (oben; Held-Färbung) und durch ein vegetatives Ganglion (unten; Silberimprägnation);
a: pseudounipolare Nervenzellen;
b: Mantelzelle (Glia);
c: multipolare Nervenzellen [470]

G

Basis; Rezidivquote ca. 25 %; DD: benigne u. maligne Tumoren des Sehnengleitgewebes (Fibroblastom, Hämangiom, Hygrom, Synovialom, Lipom, Fibrosarkom); **2.** (anat.) Nervenknoten; in den Verlauf peripherer Nerven eingeschaltete Anhäufung von Ganglienzellen, die zu einer Verdickung des Nervs führt; von einer Bindegewebekapsel (Capsula ganglii) umgeben.

Ganglion auto|nomicum (↑) **n:** Ganglion des vegetativen Nervensystems (sympathisch, parasympathisch od. enterisch).

Ganglion cervicale inferioris (↑) **n:** s. Truncus sympathicus.

Ganglion cervicale medium (↑) **n:** s. Truncus sympathicus.

Ganglion cervicale superius (↑) **n:** s. Truncus sympathicus.

Ganglion cervico|thoracicum (↑) **n:** s. Truncus sympathicus.

Ganglion ciliare (↑) **n:** parasympathisches Ganglion, Umschaltung präganglionärer Fasern des N. oculomotorius (Radix parasympathica) auf postganglionäre Neuronen; postganglionäre Sympathikusfasern des Plexus caroticus int. (Radix sympathica) u. afferente Fasern des N. nasociliaris (Radix sensoria) ziehen ohne Umschaltung hindurch; - - - → zw. N. opticus u. M. rectus lat. bulbi; - → Nn. ciliares breves; **V:** innere Augenmuskeln, Cornea, Sklera, Choroidea, Bindehaut.

Ganglion cochleare (↑) **n:** syn. Ganglion spirale cochleae; entlang der Basis der Lamina spiralis ossea an der Schneckenachse gelegener, wendelförmiger Strang von bipolaren Ganglienzellen; enthält die Zellleiber der afferenten Nervenfasern der Pars cochlearis des N. vestibulocochlearis (VIII).

Ganglio|neurom (↑; Neur-*; -om*) **n:** (engl.) ganglioneuroma; benigner Ganglienzelltumor mit Bildung zahlreicher Axone u. Tendenz zu infiltrierendem Wachstum, der v. a. bei Frauen zw. 20. u. 30. Lj. auftritt u. meist an Strukturen des Sympathikus od. in der Nebenniere, seltener intrazerebral, lokalisiert ist; **Sympt.:** klin. Zeichen einer Raumforderung; **Ther.:** chir., evtl. Strahlentherapie.

Ganglion Gasseri (↑; Johann L. Gasser, Anat., Wien, 1725–1765) **n:** syn. Ganglion* trigeminale.

Ganglion geniculatum (↑) **n:** syn. Ganglion geniculi; sensorisches Ganglion des N. facialis; liegt im Felsenbein am Fazialisknie, erhält über die Chorda tympani Fasern von den Geschmacksknospen der Zunge.

Ganglion geniculi (↑) **n:** syn. Ganglion geniculatum; s. Nervus facialis.

Ganglion im|par (↑) **n:** das unterste unpaarige Ganglion des Grenzstrangs, liegt vor dem Os coccygis.

Ganglion inferius nervi glosso|pharyngei (↑) **n:** das untere, größere Ganglion für afferente Fasern des N. glossopharyngeus, liegt unmittelbar unterh. des Foramen jugulare. Vgl. Ganglion superius nervi glossopharyngei.

Ganglion inferius nervi vagi (↑) **n:** das untere, größere Ganglion für afferente Fasern des N. vagus; liegt unterh. des Foramen jugulare. Vgl. Ganglion superius nervi vagi.

Ganglion mes|entericum inferius (↑) **n:** s. Plexus nervosus mesentericus inferior.

Ganglion mes|entericum superius (↑) **n:** sympath. Nervenzellgruppe bds. des Abgangs der A. mesenterica sup.; häufig mit benachbarten Ganglien verschmolzen.

Ganglion oticum (↑) **n:** parasympath. Ganglion, Umschaltung präganglionärer Fasern des N. pretosus minor (Radix parasympathicus) auf postganglionäre Neuronen; postganglionäre Sympathikusfasern des Plexus caroticus int. (Radix sympathica) u. afferente Fasern des N. mandibularis (Radix sensoria) ziehen ohne Umschaltung hindurch; - - - → unter dem Foramen rotundum, medial des N. mandibularis; **V:** Ohrspeicheldrüse; s. Jacobson-Anastomose.

Ganglion para|sympathicum (↑) **n:** in der Nähe des Erfolgsorgans liegendes parasympathisches Ganglion; vgl. Parasympathikus.

Ganglion pterygo|palatinum (↑) **n:** parasympath. Ganglion; Umschaltung präganglionärer Fasern des N. petrosus major (Radix parasympathica; s. Nervus canalis pterygoidei) auf postganglionäre Neuronen; postganglionäre Sympathikusfasern des Plexus caroticus internus (Radix sympathica: N. petrosus prof.; s. Nervus canalis pterygoidei) u. afferente Fasern des N. maxillaris ziehen ohne Umschaltung hindurch; - → Fossa pterygopalatina; **V:** Orbita, Tränendrüse, Nasen-, Gaumen-, Rachenschleimhaut.

Ganglion sensorium nervi cranialis, spinalis (↑) **n:** s. Ganglia craniospinalia sensoria.

Ganglion spirale cochleae (↑) **n:** syn. Ganglion* cochleare.

Ganglion stellatum (↑) **n:** s. Truncus sympathicus.

Ganglion sub|linguale (↑) **n:** gelegentliche Ansammlungen parasympath. Ganglienzellen in den Rami glandulares zw. N. lingualis u. Glandula submandibularis; s. Ganglion submandibulare.

Ganglion sub|mandibulare (↑) **n:** parasympath. Ganglion, Umschaltung präganglionärer Fasern der Chorda tympani (Radix parasympathica) auf postganglionäre Neuronen; postganglionäre Sympathikusfasern des Plexus caroticus internus (Radix sympathica) u. afferente Fasern des N. lingualis (Radix sensoria) ziehen ohne Umschaltung hindurch; - - - → zw. N. lingualis u. Glandula submandibularis im Trigonum submandibulare; **V.** Glandulae submanidbularis, sublingualis, linguales.

Ganglion superius nervi glosso|pharyngei (↑) **n:** das kleinere obere, im Foramen jugulare gelegene sensorische Ganglion des N. glossopharyngeus. Vgl. Ganglion inferius nervi glossopharyngei.

Ganglion superius nervi vagi (↑) **n:** das kleinere obere, im Foramen jugulare gelegene sensorische Vagusganglion. Vgl. Ganglion inferius nervi vagi.

Ganglion sym|pathicum (↑) **n:** Sympathikusganglion; Einzelganglion des Sympathikus*; über die Rami communicantes albi bzw. grisei mit den Nervi spinales verbunden; vgl. Truncus sympathicus.

Ganglion terminale (↑) **n:** Summe der in den N. terminalis eingestreuten Nervenzellen.

Ganglion thoracicum splanchnicum (↑) **n:** in den N. splanchnicus major in Höhe des 12. Brustwirbels eingeschaltetes zusätzliches Ganglion.

Ganglion tri|geminale (↑) **n:** halbmondförmiges, sensibles Ganglion des N. trigeminus, liegt über dem Foramen lacerum am medialen Ende der Felsenbeinvorderfläche in einer Aussackung des Subarachnoidalraums (Cavum trigeminale).

Ganglion tympanicum (↑) n: s. Intumescentia tympanica.

Ganglion vertebrale (↑) n: kleines sympathisches Ganglion im Plexus vertebralis kurz vor dem Eintritt der Arterie in das Foramen transversarium vertebrae cervicalis.

Ganglion vestibulare (↑) n: aus bipolaren Nervenzellen bestehendes Ganglion der Pars vestibularis des N. vestibulocochlearis; liegt am Boden des Meatus acusticus internus.

Ganglionitis (↑; -itis*) f: Entzündung eines (meist sympathischen) Ganglions*.

Ganglionitis ciliaris acuta (↑; ↑) f: Entz. des Ganglion ciliare; seltenes Krankheitsbild mit Mydriasis u. Akkommodationslähmung inf. Lähmung des M. sphincter pupillae u. des M. ciliaris; Pupillotonie* bei Defektheilung.

Ganglio|side (↑; -id*) n pl: (engl.) gangliosides; komplexe Glykolipide*, deren charakterist. Bestandteil N-Acetylneuraminsäure (s. Neuraminsäure) ist u. die als Membranlipide Rezeptorfunktion haben; **Vork.:** v. a. in der grauen Substanz des Gehirns u. in Zellmembranen; pathol. Speicherung in ZNS u. a. Organen bei Gangliosidosen*.

Ganglio|sidosen (↑; ↑) f pl: (engl.) gangliosidoses; autosomal-rezessiv erbl. Lipidspeicherkrankheiten aus der Gruppe der Sphingolipidosen* mit Speicherung der Monosialoganglioside G_{M1}, G_{M2} od. G_{M3} im ZNS u. z. T. auch in anderen Organen (s. ums. Tab.); versch. Mutationen in den Chromosomen 3, 12 u. 22 (G_{M1}) sowie am Genort15q22–25 (G_{M2}) sind nachgewiesen.

Ganglio|zytom (↑; Zyt-*; -om*) n: (engl.) gangliocytoma; Ganglienzelltumor, der ausschl. aus blastomatösen Nervenzellen besteht; s. Hirntumoren (Tab.).

Gang|organ n: (engl.) clear cell system; sog. 2. Inselorgan; „helle Zellen" innerh. des Epithels der Pankreasausführungsgänge, aus denen sich kleine knotige Hyperplasien u. selten die sog. Inselzellenadenome entwickeln können.

Gangosa f: syn. Rhinopharyngitis mutilans; s. Frambösie.

Gangrän (gr. γάγγραινα fressendes Geschwür) f: (engl.) gangrene; Form der ischämischen Nekrose* mit Autolyse des Gewebes u. Verfärbung durch Hämoglobinabbau; **Formen: 1.** trockene G. (v. a. an der Körperoberfläche): Nekrose mit Eintrocknen u. Schrumpfen des Gewebes (schwärzl., lederartige Mumifikation) inf. Wasserverlusts; **2.** feuchte G. (Sphakelus, sog. Faulbrand): Nekrose mit livider Verfärbung u. Verflüssigung des Gewebes inf. bakt. Stoffwechseltätigkeit (v. a. Anaerobier u. Fäulnisbakterien), evtl. Bakteriennachweis möglich; **Vork.:** an den Extremitäten bei art. Verschlusskrankheiten, diabet. Mikro- u. Makroangiopathie, nach Erfrierung; als Lungengangrän meist in Zus. mit einem Lungenabszess*, als sog. Gasgangrän bei Gasbrand*, im Bereich der Mundschleimhaut bei Noma*, als Darmgangrän, Uterusgangrän, Fournier-Gangrän; **Ther.:** je nach betr. Organ Resektion od. Exstirpation; bei G. der Gliedmaßen Ruhigstellung, lokal Antiseptika, evtl. Grenzzonenamputation* bzw. op. Entfernung des zerstörten Gewebes; **Kompl.:** Lymphangitis bzw. Lymphadenitis, Phlegmone. Vgl. Entzündung.

Gangraena acuta genitalium (↑) f: syn. Fournier*-Gangrän.

Gangraena con|gelationis (↑) f: Erfrierung* 3. Grades.

Gangraena emphysematosa (↑) f: sog. Gasgangrän; s. Gasbrand.

Gangrän, dia|betische (↑) f: (engl.) diabetic gangrene; erst trockene, dann feuchte Gangrän der Zehen als Folge der bei Diabetes* mellitus häufigen u. schweren arteriosklerot. Veränderungen der Fußarterien (A. dorsalis pedis) bzw. einer diabet. Mikroangiopathie*.

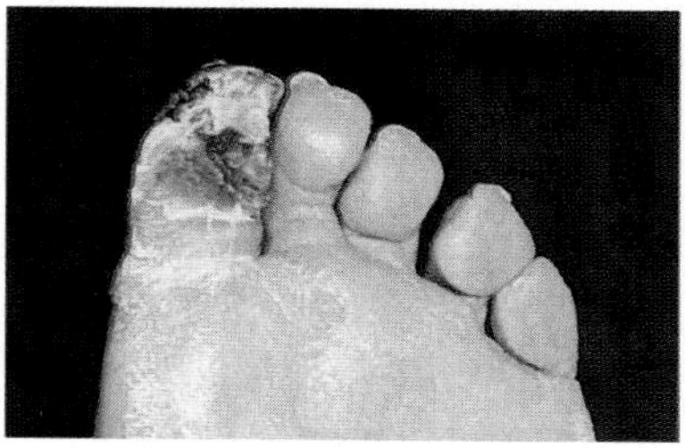

Gangrän, diabetische: schmerzloser Befund, Großzehe [26]

Gang|störungen: (engl.) gait disturbances; Störungen des Gehens (Dysbasien); klin. **Formen: 1.** Hinken: Vork. bei Lähmungen (z. B. spastische Hemiparese od. Peroneuslähmung), Fußdeformitäten, Beinverkürzung, Ischiassyndrom, Wurzelirritationssyndrom, Perthes-Calvé-Legg-Krankheit, nach Trauma od. Fraktur, als intermittierendes Hinken (Claudicatio intermittens) bei peripherer art. Verschlusskrankheit; **2.** kleinschrittiger Gang: Vork. bei Parkinson-Syndrom, zerebrovaskulärer Insuffizienz; **3.** sog. Watschel- od. Entengang: Vork. bei Hüftgelenkluxation, Lähmung der Mm. glutei (Trendelenburg-Zeichen), progressive Muskeldystrophie, Symphysensprengung, Rachitis, Osteodystrophia deformans, Coxa vara; **4.** schiebender Gang: Vork. bei Arthrose, Spondylitis ankylosans, Arthropathie; **5.** spastischer Gang: Vork. bei amyotrophischer Lateralsklerose, Little-Krankheit, Spinalparalyse, Wernicke-Mann-Prädilektionsparese; **6.** ataktischer Gang mit Gleichgewichtsstörungen: Vork. bei zerebellaren Syndromen, Friedreich-Ataxie, Tabes dorsalis, funikulärer Myelose; **7.** G. mit plötzlich einschießenden unwillkürlichen Bewegungen: Vork. bei Hemiballismus, Chorea, extrapyramidalen Syndromen, Hyperkinesen; **8.** Innen- bzw. Außenrotationsgang, meist als gewohnheitsmäßige Normvariante.

Ganirelix (INN) n: GnRH-Antagonist; blockiert die Ausschüttung von LH* u. FSH* aus der Hypophyse (verzögert die Ovulation); **Verw.:** bei ovarieller Hyperstimulation i R. einer künstl. Befruchtung; **Kontraind.:** eingeschränkte Leber- u. Nierenfunktion; **UAW:** Hautreaktion, Kopfschmerz, Übelkeit; vgl. GnRH.

Ganser-Kommissur (Commissura*) f: (engl.) Ganser's commissure; Commissura supraoptica dorsalis; s. Commissurae supraopticae.

Ganser-Syn|drom (Sigbert G., Psychiater, Dresden, 1853–1931) n: sog. Scheinblödsinn; Form der dissoziativen Störungen*, die als Reaktion auf eine unerträgl. Situation bei eigener Hilflosigkeit entsteht; willentliches Vorbeireden, offensichtl. falsches Handeln u. scheinbares Nichtwissen (Pseudodemenz), das wie eine Störung kognitiver Funktionen wirkt.

G

Gangliosidosen

Typ	Klinische Merkmale	Enzymdefekt
G_{M1}-Gangliosidosen		Betagalaktosidase-Mangel
infantiler Typ I (Norman-Landing-Krankheit, Landing-O'Brien-Syndrom)	psychomotorische Retardierung, Hyperreflexie, Krampfanfälle, später Dezerebration; Hyperplasie bes. der Röhrenknochen u. Wirbelkörper, kirschroter Fleck in der Retina, Hepatosplenomegalie; bei Geburt manifest, Tod vor Ende des 2. Lebensjahrs	
spätinfantiler Typ II (Derry-Krankheit)	Sympt. ähnlich Typ I ohne kirschroten Fleck u. Hepatosplenomegalie; Beginn im 1. Lebensjahr, Tod zw. dem 7. u. 10. Lebensjahr	
adulter Typ III	normale Entwicklung bis zum 8. Lebensjahr möglich, Dystonie mit Gangunsicherheit, Störungen der Augenbewegungen, der Sprache, beim Schlucken u. Atmen, protrahierter Verlauf mit leicht eingeschränkter Lebenserwartung	
G_{M2}-Gangliosidosen		Betahexosaminidase-Mangel
Typ I (Tay-Sachs-Syndrom, klassische Form der amaurotischen Idiotie)	psychomotorische Retardierung, hypotone Lähmungen, später Spastizität, Krampfanfälle u. Dezerebration; Sehverschlechterung bis zur Erblindung, kirschroter Fleck in der Makula, Optikusatrophie; Beginn im 1. Lebensjahr, Tod innerhalb von 2–3 Jahren	Hexosaminidase-A-Mangel
Typ II (Sandhoff-Krankheit)	Sympt. ähnlich Typ I mit Hepatomegalie u. Kardiomyopathie	Hexosaminidase-A- u. -B-Mangel
Typ III (Typ Bernheimer-Seitelberger)	Beginn im 2. Lebensjahr mit ataktischen Störungen, Sympt. ähnlich Typ I ohne kirschroten Fleck; Tod zw. 5. u. 10. Lebensjahr	
Typ IV u. V	seltene Varianten mit unterschiedlichem Manifestationsalter u. versch. phänotypischen Ausprägungen	
G_{M3}-Gangliosidose	sehr seltene Form; Manifestation in den ersten Lebenstagen mit psychomotorischer Retardierung, Makroglossie, Gingivahypertrophie, schlaffer Haut u. Hepatosplenomegalie; Tod vor Ende des 1. Lebensjahrs	Galaktosaminyltransferase-Mangel

Ganz|körper|dosis (Dosis*) f: (engl.) total body dose; früher im Strahlenschutz verwendeter Dosisbegriff, der den Mittelwert der Äquivalentdosis* über Kopf, Rumpf, Oberarmen u. Oberschenkeln bei einer als homogen angenommenen Strahlenexposition bezeichnet; nach DIN 6814–5 ist nur die Körperdosis* als Sammelbegriff für die Organäquivalentdosis u. effektive Dosis definiert.

Ganz|körper|hyper|thermie, extra|korporale (Hyper-*; Therm-*) f: (engl.) exogenous total body hyperthermia; s. Hyperthermie, künstliche.

Ganz|körper|plethysmo|graphie (gr. πληθύς Fülle, Menge; -graphie*) f: (engl.) body plethysmography; syn. Body-Plethysmographie; Verf. zur Bestimmung des Atemwegwiderstandes u. intrathorakalen Gasvolumens durch Messung u. Aufzeichnung des Atemstroms sowie der atemabhängigen Luftdruckschwankungen am Mund des Probanden u. in einer luftdicht verschlossenen Kammer, in der der Proband sitzt u. durch einen Pneumotachographen atmet. Vgl. Druck-Strömungsdiagramm, Lungenfunktionsprüfung, Lungenvolumina.

Ganz|körper|tomo|graphie (-tom*; -graphie*) f: (engl.) whole body tomography; s. Computertomographie.

Ganz|körper|zähler: (engl.) body-counter; Messgerät zum Nachw. u. zur Quantifizierung von Gammastrahlung* inkorporierter Radionuklide*; als Strahlungsdetektoren werden i. d. R. Szintillationsdetektoren verwendet (s. Szintillationszähler), die so angeordnet sind, dass eine möglichst günstige Messgeometrie (u. damit eine hohe Zählausbeute) entsteht. Voraussetzung für genaue Messungen der oft niedrigen Aktivitäten ist eine aufwendige, radioaktivitätsarme Abschirmung der G. gegenüber der terrestrischen u. kosmischen Strahlung (Blei/Stahl/Sand). **Verw.:** v. a. im Strahlenschutz*, z. T. auch in der nuklearmed. Diagnostik.

Gap junction (engl. Lücke, Verbindung): Nexus, „offener" Zellkontakt; interzelluläre Verbindungsstelle ohne Membranverschmelzung (Interzellularspalt 2 nm), die dem Stoffaustausch u. der Erregungsleitung dient; vgl. Tight junction, Zellmembran.

Garcin-Syn|drom (Raymond G., Neurol., Paris, 1875–1971) n: einseitiger Ausfall sämtlicher Hirnnerven* bei pathol. Prozessen (v. a. Epipharynxtumoren, Ewing-Sarkom, basale Meningitis, nach Trauma) in einer Hälfte der Schädelbasis.

Garden-Klassifikation f: s. Schenkelhalsfraktur.

Gardnerella vaginalis (nach H. L. Gardner, amerikan. Bakteriol.) f: pleomorphes, unbewegl., gramvariables (früher als gramnegativ eingestuftes u. als Haemophilus vaginalis bezeichnetes) Kurzstäbchen (vgl. Bakterienklassifikation); **Vork.:** Vagina von Frauen im geschlechtsfähigen Alter; G. v. lässt sich zu über 90 % bei bakterieller Vaginose* nachweisen u. findet sich gehäuft bei unspezif. Kolpitis u. Urethritis; auch im Urogenitaltrakt gesunder Frauen nachweisbar; **Nachw.:** fluoreszenzmikroskop. wird im Scheidenabstrich bei bakterieller Vaginose die massive Bakterienbeladung von Epithelzellen (sog. clue cells) deutlich; Kultur auf Elektivnährböden u. mit Blut angereichertem Agar; **Ther.:** Metronidazol, Amoxicillin.

Gardner-Syn|drom (Eldon J. G., Humangenet., Logan, Utah, geb. 1909) n: syn. Polyposis intestinalis III; hereditäre mesenchymale Dysplasie mit multiplen adenomatösen Polypen (bes. im Colon u. Magen), Osteomen u. Osteofibromen (bes. im Unterkiefer) sowie Hauttumoren (Atherome, Dermoidzysten, kutane Fibrome, Leiomyome); **Ätiol.:** autosomal-dominant erbl. mit variabler Penetranz; **Klin.:** Manifestation im 3.–4. Lebensjahrzehnt mit unspezif. abdominalen Beschwerden u. Blutungen; **Diagn.:** präsymptomatisch durch direkte od. indirekte Genotypanalyse im chromosomalen Abschnitt 5q21–22; **Ther.:** Kolektomie; **Progn.:** obligate Präkanzerose (in bis zu 85 % maligne Entartung). Vgl. Polypose, familiäre adenomatöse, Polyposis intestinalis (Tab.).

Gargoylismus (frz. gargouille Wasserspeier, Fratzengesicht) m: (engl.) gargoylism; historische Bez. für die morphol. Veränderungen des Gesichts (sog. Wasserspeiergesicht) u. des Skeletts insbes. beim Typ I-H der Mukopolysaccharid*-Speicherkrankheiten (Hurler*-Pfaundler-Krankheit).

Garin-Bujadoux-Bannwarth-Syn|drom n: syn. Bannwarth*-Syndrom.

Garland-Dreieck (George M. G., Int., Boston, London, 1848–1926): (engl.) Garland's triangle; perkutor. etwa dreieckiges Feld mit tympanischem Beiklang wechselnder Intensität zw. Wirbelsäule u. Ellis*-Damoiseau-Linie bei Pleuraergüssen.

Garlicin (engl. garlic Knoblauch) n: antibiot. wirksamer Inhaltsstoff aus Allium* sativum mit bislang ungeklärter Struktur; schwefelfrei u. im Unterschied zu den schwefelhaltigen Wirkstoffen des Knoblauchs sehr stabil.

Garré-Krankheit (Carl G., Chir., Breslau, Bonn, 1857–1928): syn. Osteomyelitis sicca Garré; s. Osteomyelitis.

Gartner-Gang (Hermann T. G., Anat., Chir., Kopenhagen, 1785–1827): (engl.) Gartner's duct; Ductus longitudinalis epoophori; erhaltener Endabschnitt des Wolff-Ganges, liegt seitl. im

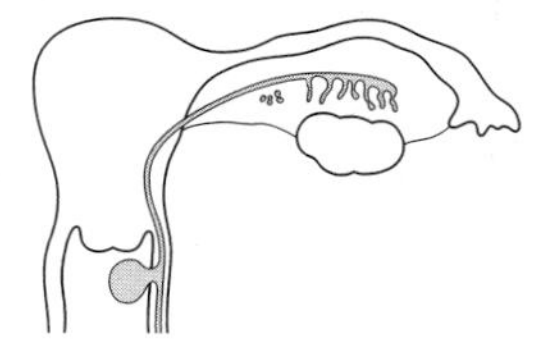

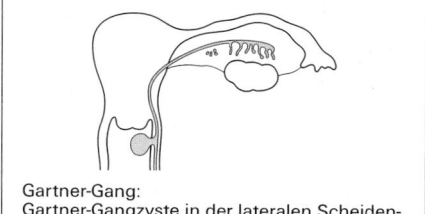

Gartner-Gang:
Gartner-Gangzyste in der lateralen Scheidenwand [162]

Bindegewebe der Gebärmutter bzw. Scheidenwand, bisweilen auch im Parametrium u. Hymen; führt zu Zysten. S. Epoophoron.

Gartner-Gang-Adenose (Aden-*; -osis*) f: (engl.) Gartner's duct adenosis; adenomatöse, meist gutartige Wucherung von Gartner-Gang-Resten; **Vork.:** v. a. im Bereich der Vagina, auch in der Zervixwand, maligne Entartung möglich (Adenokarzinom). Vgl. Stilbestrol-Syndrom.

Gas|ana|lyse f: s. Blutgasanalyse, Spektralanalyse.

Gas|austausch: (engl.) gas exchange; Diffusion* von Gasen durch die alveoläre Membran, i. e. S. von Sauerstoff ins Blut u. von Kohlendioxid in die Alveolen; künstlicher G.: s. Herz-Lungen-Maschine.

Gas|brand: (engl.) gas gangrene; syn. Gasödem, malignes Ödem; schwere Wundinfektion, die durch hochgradige Toxämie u. ausgedehntes lokales Ödem mit unterschiedl. ausgeprägter Gasbildung charakterisiert ist; **Err.:** Clostridium* perfringens; **Inkubationszeit:** 5–48 Std.; **Klin.:** Ödembildung unter plötzl. sich verstärkendem Wundschmerz, gelbbraune bis blauschwarze Verfärbung, trübbraune bis blutige Absonderung u. Gasentwicklung; auf Druck entweichen Gasblasen unter hörbarem Knistern (Krepitationen); wenig Eiter, Rötung u. Hitze, kaum Temperaturerhöhung, jedoch beschleunigter Puls, meist fad-süßlicher Wundgeruch (Mischinfektion mit Fäulniserregern). **Kompl.:** Gangrän*, die zuerst die benachbarte Muskulatur des Wundgebiets betrifft, sich von da ausbreitet u. schwere Allgemeinsymptome, z. B. Tachykardie, Blutdruckabfall, Zyanose, mitunter tiefe Atmung (Kussmaul-Atmung) u. Ikterus hervorrufen kann; u. U. Tod inf. tox. Herz-Kreislauf- od. Nierenversagens. Der lokalisierte G. mit Myonekrose (sog. **Gasabszess**) u. eine langsamer

G

fortschreitende Form (sog. **Gasphlegmone**) werden aufgrund des klin. Verlaufs als gutartige Formen des G. bezeichnet. **Sonderformen:** Lebensmittelvergiftung* durch Clostridium perfringens (als Kompl. Enteritis* necroticans), Uterusgasbrand (ggf. als Urs. für Puerperalsepsis u. septischen Abort); **Diagn.:** klin. Bild, schon bei Verdacht Therapie einleiten; Abwarten der mikrobiol. Ergebnisse nicht zulässig, da biochem. u. tierexperimentelle Differenzierung verdächtiger Err. mehrere Tage dauert! Als typ. Röntgenbefund sog. gefiederte Muskulatur. **Ther.:** chir. Intervention (Herbeiführen aerober Wundverhältnisse), Sauerstoff-Überdrucktherapie (frühzeitiger Beginn), Chemotherapie (Cephalosporine der 3. Generation mit Metronidazol, Clindamycin, Penicillin G) u. unterstützende Behandlung (v. a. Schockbehandlung, Transfusionen, Hämodialyse bei Nierenversagen); **Progn.:** Letalität 30–50 %; bei abdominalem G. meist tödl.; **DD:** atmosphärische Luft in Wunden (Hautemphysem), Phlegmonen u. Abszesse mit Gasbildung inf. von Mischinfektionen (reichlich Eiter, Fieber bei relativ gutem AZ), Verletzung durch Pressluftеinwirkung.

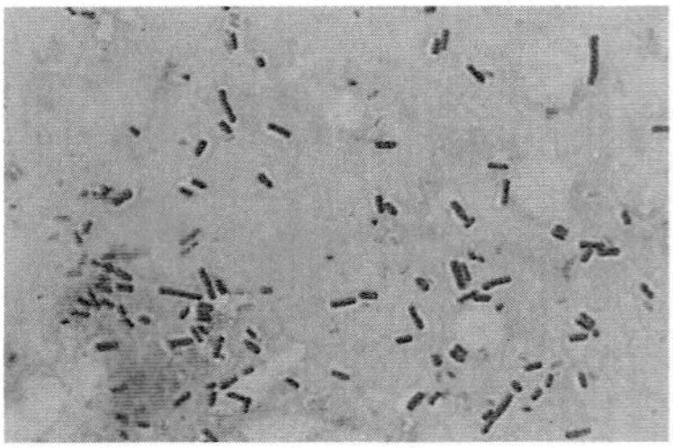

Gasbrand: Clostridium perfringens, Ausstrich; Graufärbung [156]

Gas|brand|bazillen (Bacill-*) f pl: s. Clostridium perfringens.

Gas|chromato|graphie (Chrom-*; -graphie*) f: (engl.) gas chromatography; Abk. GC; Verf. der Chromatographie* zur Trennung von gasförmigen u. flüchtigen Substanzen sowie solchen, die sich beim Verdampfen nicht zersetzen; die Trennung erfolgt in einer Kapillare, die von einem inerten Trägergas (meist N_2, He od. Ar) mit dem zu analysierenden Gemisch durchströmt wird; **Formen:** Gasadsorptions- u. Gasverteilungschromatographie. Vgl. GC-MS.

Gas|em|bolie (Embol-*) f: s. Luftembolie.

Gase, nitrose: (engl.) nitrous gases; syn. Stickoxide; Bez. für das gelblich-rotbraune, stechend riechende Gasgemisch versch. Oxide des Stickstoffs (NO, NO_2, N_2O_4); entstehen durch Einwirkung von Salpetersäure auf Metalle (z. B. in Kupferstechereien), Holz, Stroh, durch Verbrennen von Schießbaumwolle od. beim Schweißen sowie in der chem. Industrie bei Nitrierungen; auch enthalten in Autoabgasen. Vergiftung nach Inhalation mit Hustenreiz, Schwindel, Kopfschmerz, Übelkeit, Methämoglobinämie; nach freiem Intervall von mehreren Std. bis zwei Tagen Glottis- u. Lungenödem, Bronchopneumonie, Herzmuskelschädigung, Schock; MAK für Stickstoffdioxid: 5 ppm.

Gase, radio|aktive: (engl.) radioactive gases; gasförmige Radionuklide, z. B. Radon*.

Gas|ko|agulation (Koagul-*) f: (engl.) gas coagulation; Meth., bei der elektr. Energie über den Strahl eines ionisierten Gases (i. d. R. Argon) zur Koagulation* genutzt wird; Verw. zur dosierten Gewebedestruktion u. Blutstillung bei endoskop. u. chir. Eingriffen.

Gas|misch|methode f: s. Fremdgasmischmethode.

Gas|ödem (Ödem*): syn. Gasbrand*.

Gasperini-Syn|drom n: syn. Brückenhaubensyndrom; s. Hirnstammsyndrome (Tab.).

Gas|phlegmone (gr. φλεγμονή Entzündung) f: (engl.) gas phlegmon; epifaszial lokalisierte, aerobe u. anaerobe Mischinfektion mit Fäulnis u. Gas bildenden, fakultativ pathogenen Err. aus dem Intestinum (meist Clostridien, Bacteroides-Species, E. coli, Klebsiellen); **Vork.:** häufig an Extremitäten mit arterieller Durchblutungsstörung; intraabdominal nach Weichteilverletzung häufig im Bereich von Leber, Gallenblase, Appendix u. Peritoneum; **Ther.:** Antibiotika mit breitem Erregerspektrum; op. Nekrosenabtragung, Laparotomie, ggf. Amputation. Vgl. Gasbrand.

Gasser-Ganglion (Johann L. G., Anat., Wien, 1725–1765; Gangl-*) n: (engl.) Gasserian ganglion; Ganglion* trigeminale; Ganglion der Radix sensoria des N. trigeminus; an der Vorderfläche der Felsenbeinpyramide.

Gasser-Syn|drom (Konrad J. G., Päd., Zürich, geb. 1912) n: s. Mikroangiopathie, thrombotische.

Gas|sterilisation (Sterilisation*) f: (engl.) gas sterilization; Sterilisation temperaturempfindl. Materialien mittels Ethylenoxid*, Formaldehyd* od. Wasserstoffperoxid (s. Plasmasterilisation).

Gaster (gr. γαστήρ) f: Magen*.

Gastr-: Wortteil mit der Bedeutung Bauch, Magen; von gr. γαστήρ.

Gastr|ek|tasie (↑; -ektasie*) f: (engl.) gastrectasis; Magenerweiterung; als primäre, akute (idiopath.) G. od. sekundäre, chronische G. inf. Passagebehinderung im Bereich des Magenausgangs (z. B. bei Pylorusstenose*) od. bei postop. Magenatonie*.

Gastr|ek|tomie (↑; Ektomie*) f: (engl.) gastrectomy; Magenexstirpation; totale op. Magenentfernung unter Mitnahme von regionalen Lymphknoten u. Omentum majus (En-bloc-Resektion), ggf. auch benachbarter Organe bzw. Organteile wie Milz, Pankreas, Querkolon, linker Leberlappen (sog. erweiterte G.) bei Tumorinfiltration; anschl. Rekonstruktion des Verdauungsweges durch Ersatzmagenbildung*. **Ind.:** v. a. Magenkarzinom*, selten malignes Lymphom od. Leiomyosarkom des Magens; **Kompl.:** Blutung, Nahtinsuffizienz; Spätkomplikation: s. Magenoperationsfolgen; **Letalität:** 1–5 %, meist bedingt durch Nahtinsuffizienz der Ösophagoenteroanastomose. Vgl. Magenresektion.

Gastric banding (engl.): s. Magenplastik.

Gastric inhibitory polypeptide (engl.): Abk. GIP*.

Gastricsin n: Protease im Magensaft, die wie Pepsin* u. Chymosin von der Magenmukosa als Proenzym synthetisiert wird u. bei pH 3 lösl. in unlösl. Casein überführt.

Gastrin n: Gewebehormon (in versch. Formen vorliegendes Oligopeptid mit z. B. 14, 17 od. 34

Aminosäuren), das in den G-Zellen von Antrum u. Duodenum gebildet u. bei Vagusreiz, Dehnung im Bereich des Antrums, pH-Anstieg des Magensafts über 2,5 sowie bei Einwirkung von Proteinabbauprodukten, Alkohol u. Coffein an das Blut abgegeben wird; regt im Magen die Sekretion von Salzsäure (Belegzellen) u. Pepsinogen (Hauptzellen) an; pharmak. Effekte: Tonisierung des unteren Ösophagussphinkters, Anregung der Antrumperistaltik, Pankreas- u. Gallensekretion. Die Gastrinproduktion wird gehemmt durch Secretin*, Übersäuerung des Magens (Autoregulation) sowie Überdehnung; GIP* u. Somatostatin wirken antagonistisch (hemmen Salzsäureproduktion). **Pathol.:** Hypergastrinämie bei autonomer Produktion von G. (bzw. gastrinähnl. Substanzen) in Inselzelltumoren des Pankreas (Zollinger*-Ellison-Syndrom) sowie inf. antraler G-Zellüberfunktion bzw. -hyperplasie, führt zu einer dauernden Erhöhung der Salzsäureproduktion (Hyperchlorhydrie*) mit Entstehung peptischer Ulzera. Vgl. Ulkuskrankheit.

Gastrinom (Gastr-*; -om*) n: (engl.) gastrinoma; Gastrin produzierender Tumor des Verdauungstrakts; Lok. meist im Pankreas (Zollinger*-Ellison-Syndrom); vgl. Apudom, Wermer-Syndrom.

Gastritis (↑; -itis*) f: Entzündung der Magenschleimhaut; **Einteilung** nach der Topographie (z. B. Antrum-, Korpus- od. Pangastritis), Ätiologie (z. B. Helicobacter-pylori-assoziiert) u. Morphologie (Infiltrationsdichte mit Granulozyten als Maß für die Aktivität, Infiltrationsdichte mit Plasmazellen u. Lymphozyten als Maß für den Grad der Entzündung); außerdem wird das Ausmaß der Atrophie u. der intestinalen Metaplasie beschrieben (Typ I = komplette intestinale Metaplasie; Typ II = inkomplette intestinale Metaplasie; Typ III = inkomplette Metaplasie vom Colontyp); **Formen: 1. Typ A** (ca. 5 % aller G.): Autoimmunkrankheit mit Antikörpern gegen Belegzellen u. Intrinsic-Faktor; evtl. autosomal-dominant erbl.; Vork. bes. bei Nordeuropäern; diffuse atrophische G. im Bereich von Korpus u. Fundus; führt zu Achlorhydrie u. perniziöser Anämie*; gehäuftes Auftreten zus. mit anderen Autoimmunendokrinopathien (z. B. Hashimoto-Thyroiditis, Addison-Krankheit, Diabetes mellitus Typ 1); wahrscheinlich erhöhtes Karzinomrisiko. **2. Typ B** (ca. 80 % aller G.): chron. aktive G., verursacht durch eine Inf. mit Helicobacter* pylori; in 80 % der Fälle ist Antrum u. Korpus, in jeweils 10 % nur Antrum od. Korpus betroffen; in mehr als 90 % ätiopathogenetischer Faktor für die Entstehung eines Ulcus ventriculi od. Ulcus duodeni; erhöhtes Risiko für die Entw. eines Magenkarzinoms* od. MALT*-Lymphoms. **3. Typ C** (ca. 10 % aller G.): meist durch alkal. duodenogastrischen Gallereflux verursacht; **Sonderformen:** hämorrhagisch-erosive G., phlegmonöse od. abszedierende G. (z. B. durch Streptokokkeninfektion), Riesenfaltengastritis (s. Ménétrier-Syndrom), virale G. (z. B. bei Zytomegalie, Varizellen), eosinophile G. mit eosinophilen Infiltraten unklarer Genese, spezif. G. (i. R. von Tuberkulose, Syphilis, Sarkoidose, Enteritis regionalis Crohn u. a.); **Klin.:** Völlege-

Von einer chronischen Gastritis sollte nur gesprochen werden, wenn die Diagnose durch histologische Untersuchung der Magenschleimhaut gesichert ist.

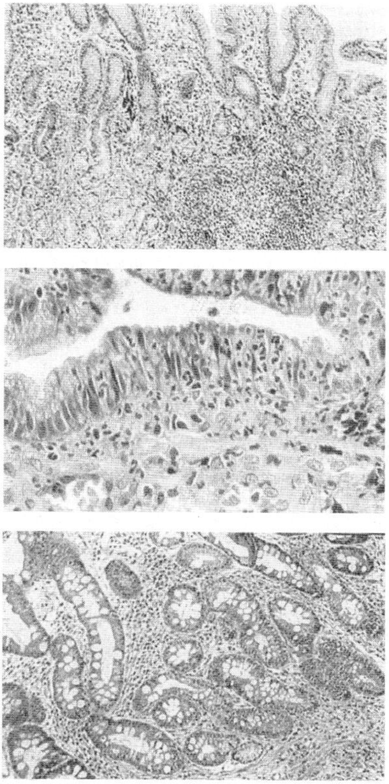

Gastritis:
oben: chronische Oberflächengastritis
Mitte: akut entzündlicher Schub einer chronischen Gastritis (aktive chronische Gastritis); Infiltration der Lamina propria und des Epithels mit neutrophilen Granulozyten
unten: intestinale Metaplasie (Hämatoxylin-Eosin-Färbungen) [62]

Gastritis
Einteilung der chronischen Gastritis nach dem Ausbreitungsmuster

Typ A	Korpusgastritis; Antrum entzündungsfrei (sog. Perniziosa-Konstellation)
Typ B	primäre Antrumgastritis; pylorokardiale Ausbreitung
Typ AB	Intermediärtyp; Korpus und Antrum entzündlich verändert
Typ C	Oberflächengastritis im Fundus bei Hiatushernie; Antrum entzündungsfrei

fühl, Schmerzen, Brechreiz, Übelkeit bei akuter G.; bei chron. G. oft keine Beschwerden; **Diagn.:** Gastroskopie mit Biopsie; **Ther.:** Eradikationstherapie* bei Ulcus ventriculi u. Ulcus duodeni, MALT-Lymphom, Riesenfaltengastritis sowie Kindern u. jungen Erwachsenen mit familiärer Belastung für Magenkarzinome; **DD:** funktionelle Dyspepsie, Refluxösophagitis, Cholelithiasis, Pankreaserkrankungen, koronare Herzkrankheit.

Gastro|cnemius|punkt (↑; gr. κνήμη Unterschenkel): (engl.) gastrocnemius point; Stelle in der Wadenmitte, die bei Insuffizienz der Venae* perforantes zw. den Venen des M. gastrocnemius u. der V. saphena parva als sog. Blow* out der May*-Vene sichtbar wird; vgl. Soleuspunkt.

Gastro|coel (↑; gr. κοῖλος hohl, tiefliegend) n: s. Urdarm.

Gastro|discoides hominis (↑; gr. δίσκος Scheibe; -id*) f: parasit. Darmegel* (Trematodes*); Endwirt: Schwein, Mensch; **Vork.:** Süd- u. Ostasien; Inf. durch Metazerkarien an Wasserpflanzen u. Früchten führt zu einem der Fasziolopsiasis* ähnl. Krankheitsbild.

Gastro|duo|deno|stomie (↑; Duodenum*; -stomie*) f: (engl.) gastroduodenostomy; op. Anlage einer Anastomose zw. Magen u. Duodenum i. Allg. bei Magenresektion nach Billroth I od. als sog. Anastomosierungspyloroplastik zur Erweiterung des gastroduodenalen Übergangs bei gutartiger Pylorusstenose*; vgl. Magenresektion, Pyloroplastik. J. Die.

Gastro|enteritis, in|fektiöse (↑; Enter-*; -itis*) f: (engl.) infectious gastroenteritis; Schleimhautentzündung von Magen (Gastritis*) u. Dünndarm (Enteritis*), je nach Err. auch unter Einbeziehung des Dickdarms, mit direkter od. indirekter Übertragbarkeit von Mensch zu Mensch (im Ggs. zur bakt. Lebensmittelvergiftung*); **Err.:** Enteritis-Salmonellen, Campylobacter, Yersinien, Kolibakterien, Shigellen; **Pathogenese:** Hypersekretion der Darmschleimhaut mit profusem Flüssigkeitsverlust; **Klin.:** Inkubationszeit mehr als 6 Std.; plötzlicher Beginn mit hohem Fieber, starkem Erbrechen sowie Bauchschmerzen u. Durchfall mit häufigen dünnen (bis wässrigen) Stühlen; Spontanremissionen meist innerhalb von 24 Std.; **Ther.:** v. a. symptomatisch, bei länger anhaltenden Beschwerden Antibiotika. Vgl. Brechdurchfall des Säuglings.

Gastro|entero|ana|stomose (↑; ↑; Anastomose*) f: s. Gastroenterostomie.

Gastro|entero|kolitis (↑; ↑; Kol-*; -itis*) f: (engl.) gastroenterocolitis; Entz. der Schleimhaut des Magen-Darm-Trakts; vgl. Gastritis, Enterokolitis.

Gastro|entero|logie (↑; ↑; -log*) f: (engl.) gastroenterology; Spezialgebiet der Inneren Medizin, das sich mit den Erkrankungen des Magen-Darm-Trakts u. angrenzender Organe befasst.

Gastro|entero|pathie (↑; ↑; -pathie*) f: (engl.) gastroenteropathy; Erkr. des Magen-Darm-Trakts; vgl. Enteropathie, exsudative; Ménétrier-Syndrom.

Gastro|entero|stomie (↑; ↑; -stomie*) f: (engl.) gastroenterostomy; Abk. GE; op. Anastomose zw. Magen u. Dünndarm (meist Jejunum) zur Wiederherstellung der Magen-Darm-Passage; als **1.** Palliativoperation*, z. B. bei ausgedehntem Antrumkarzinom mit hochgradiger Stenose (s. Abb.); **2.** Anastomosenoperation, z. B. nach Magenresektion*. Vgl. Roux-Operation.

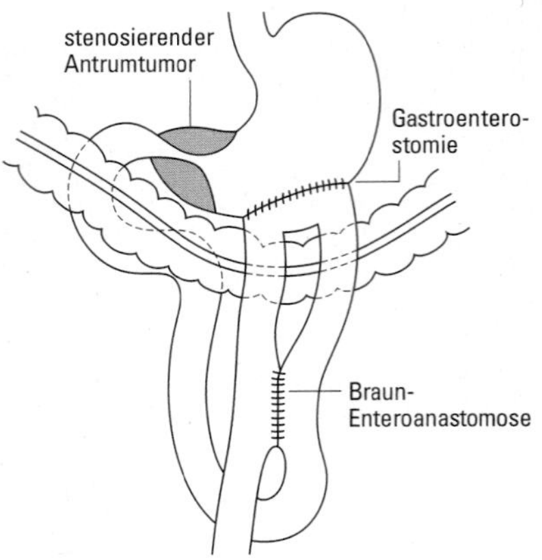

Gastroenterostomie:
antekolische Gastroenterostomie mit Braun-Enteroanastomose bei inoperablem stenosierendem Antrumkarzinom [154]

gastro|in|testinal (↑; Intestin-*): Magen u. Darm betreffend.

Gastro|in|testinal|trakt (↑; ↑; lat. tractus Zug, Richtung, Gegend) m: (engl.) gastrointestinal tract; Magen*-Darm-Trakt.

Gastro|kolon|fistel (↑; Kol-*; Fistel*) f: (engl.) gastrocolic fistula; innere Darmfistel* inf. Durchbruchs zw. Magen u. benachbartem Colon transversum v. a. bei Ulcus ventriculi od. Magenkarzinom.

Gastro|lith (↑; Lith-*) m: syn. Bezoar*.

Gastro|malazie (↑; -malazie*) f: (engl.) gastromalacia; sog. saure Magenerweichung; postmortale Selbstverdauung der Magenwand, evtl. mit Austritt von Mageninhalt in die freie Bauchhöhle u. Andauung von benachbarten Organen.

Gastro|parese (↑; Parese*) f: syn. Magenatonie*.

Gastro|pathia hyper|trophicans gigantea (↑; -pathie*) f: syn. Ménétrier*-Syndrom.

Gastro|pathia nervosa (↑; ↑) f: funktionell bedingte Magenbeschwerden ohne pathol. Befund; vgl. Dyspepsie, funktionelle.

Gastro|pexie (↑; -pexie*) f: (engl.) gastropexy; Anheftung des Magens an das vordere Bauchwandperitoneum u. die hintere Rektusscheide bei paraösophagealer Hiatushernie*; vgl. Fundoplicatio.

Gastro|plastik (↑; -plastik*) f: syn. Magenplastik*.

Gastro|poda (↑; gr. πούς, ποδός Fuß) n pl: Schnecken*.

Gastro|ptose (↑; -ptose*) f: (engl.) gastroptosis; Magensenkung, v. a. bei leptosomen Personen; meist ohne Krankheitswert.

Gastror|rhagie (↑; gr. ῥαγῆναι reißen, brechen) f: (engl.) gastrorrhagia; Magenblutung; s. Blutung, gastrointestinale.

Gastro|schisis (↑; gr. σχίσις Spaltung, Trennung) f: syn. Bauchspalte; angeb. paraumbilikaler, meist rechtsseitig neben dem Nabel gelegener, kleiner Bauchwanddefekt unklarer Genese mit prolabierten, strangulierten u. ödematösen Darmschlingen, häufig in Komb. mit Vorfall von Magen, Harnblase u. innerem (weibl.)

Gastroskopie
Zeitintervalle für Vorsorgeuntersuchungen bei präkanzerösen Bedingungen für Magenkarzinom (nach Empfehlungen der Deutschen Krebsgesellschaft)

Präkanzeröse Bedingung	Zeitintervall
– Zustand nach subtotaler Resektion oder lokaler Exzision wegen Magenkarzinom – Ménétrier-Krankheit	alle 1–2 Jahre
– chronische atrophische Gastritis mit intestinaler Metaplasie – Zustand nach Entfernung eines hyperplastischen Polypen – Zustand nach aboraler Magenresektion wegen benigner Erkrankung (ab dem 45. Lebensjahr)	alle 3–5 Jahre
– Magenkarzinom in der Familienanamnese – Lynch-Syndrom	alle 3 Jahre ab dem 40. Lebensjahr

Genitale; **Vork.:** gynäkotrop, bei ca. 1:9000 Geburten (häufig Frühgeburten); **Diagn.:** pränatale Ultraschalldiagnostik (Sonographie) ab der 32. SSW; **Ther.:** Entbindung im Perinatalzentrum, professionelle Erstversorgung (steriles Abdecken, Seitenlagerung, Magensonde, Erweiterung der Bruchpforte, Bauchdeckenerweiterungsplastik); **Progn.:** Letalitätsrate ca. 30 % aufgrund der Strangulationsfolgen u. begleitender Darmfehlbildungen (Fehlrotation, Stenosen, Atresien).

Gastro|skopie (↑; -skopie*) f: (engl.) gastroscopy; sog. Magenspiegelung; endoskop. Untersuchung des Magens unter Verw. eines flexiblen Spezialendoskops (Gastroskop) mit der Möglichkeit zur Biopsie* u. zur Durchführung kleiner op. Eingriffe (z. B. Elektro- od. Laserkoagulation blutender Gefäße, endoskopische Polypektomie*); **Ind.:** wichtige Untersuchungsmethode bei rezidivierenden Oberbauchbeschwerden u. Verdacht auf Magenschleimhauterosionen, Gastritis, Ulcus ventriculi, Magenpolypen od. Magenkarzinom, als Kontrollgastroskopie (s. Tab.) u. sog. Notfallendoskopie zur Lokalisierung der Blutungsquelle bei gastrointestinaler Blutung im Bereich des oberen Magen-Darm-Trakts (ggf. als Ösophago-Gastro-Duodenoskopie). Die Inspektion von Antrum u. Kardia des Magens ist nach starker Flexion der Instrumentenspitze möglich (sog. Inversionsgastroskopie, wichtig v. a. bei Verdacht auf Kardiakarzinom). Vgl. Endoskopie.

Gastro|spasmus (↑; Spas-*) m: Magenkrampf*.

Gastro|stomie (↑; -stomie*) f: (engl.) gastrostomy; Anlage einer Magenfistel bes. zur enteralen Ernährung bei schwer wiegenden neurol. Erkr., Langzeitbeatmung u. evtl. als palliative Maßnahme bei inoperablem, stenosierendem Ösophagus- u. Kehlkopfkarzinom; **Meth.:** perkutane endoskopische G. (Abk. PEG), op. Anlage einer Kader*-Fistel od. Witzel*-Fistel.

Gastro|tomie (↑; -tom*) f: (engl.) gastrotomy; Magenschnitt; op. Eröffnung des Magens.

Gastrulation (↑) f: Bildung der Keimblätter* durch Zellverschiebungen, bei denen Zellmaterial zw. Ektoderm u. Endoderm verlagert wird, um das Mesoderm zu bilden; die G. beginnt mit der Bildung des Primitivstreifens. Vgl. Blastozyste.

Gas|vergiftung: i. e. S. Kohlenmonoxidvergiftung*.

Gas|volumen, intra|thorakales n: (engl.) intrathoracic gas volume; Abk. IGV; Gasvolumen, das am Ende einer normalen Exspiration in der Lunge verbleibt; wird mit der Ganzkörperplethysmographie* bestimmt u. entspricht beim Gesunden der funktionellen Residualkapazität; vgl. Lungenvolumina.

Gattung: s. Genus.

GAU: Abk. für **g**rößter **a**nzunehmender **U**nfall; sog. Auslegestörfall, maximal auszulegender Störfall; größter, in einem Atomreaktor unter Einsatz aller Sicherheitssysteme so beherrschbarer Störfall, dass keine die höchstzulässigen Abgabegrenzwerte überschreitende Strahlenbelastung der Umwelt resultiert; ein nicht mehr beherrschbarer Störfall wird als Super-GAU bezeichnet.

Gaucher-Krankheit (Philippe C. G., Dermat., Paris, 1854–1918): (engl.) Gaucher's disease; syn. Cerebrosidlipidose; autosomal-rezessiv vererbter Mangel an Betaglukosidase, der inf. einer Abbaustörung zur Speicherung von Glukocerebrosiden v. a. in Retikulumzellen (Gaucher-Zellen) mit entspr. Organvergrößerung führt; zahlreiche Mutationen des Strukturgens für die Betaglukosidase im Genort 1q9.21–9.32 sind nachgewiesen; **Formen: 1.** adulte chron. Form, stark progredient; Manifestationalter 5–20 Jahre; **2.** infantile Form, Manifestation zw. dem 3. u. 18. Lebensmonat, schlechte Progn.; **3.** in jedem Lebensalter auftretende juvenile Form mit langsamer Progredienz; **Sympt.:** Hepatosplenomegalie, Knochen- u. Gelenkschmerzen, progrediente neurodegenerative Sympt. wie abnehmender Muskeltonus, Spastik, geistige Retardierung, Krampfanfälle, häufig Augenhintergrundveränderungen (weiße Flecken); **Diagn.:** Cerebroside in Knochenmarkzellen, Enzymaktivitätsbestimmungen in Leukozyten od. Fibroblasten, Erhöhung der sauren Phosphatase im Serum; Heterozygotentest u. pränatale Diagn. möglich; **Ther.:** Enzymtherapie mit modifizierter Betaglukosidase bes. bei juveniler Form erfolgreich. Vgl. Lipidosen, Xanthomzellen.

Gauer-Henry-Re|flex (Otto G., Physiol., Berlin, 1909–1979; James H., amerikan. Arzt; Reflekt-*) m: syn. Diuresereflex; Regelung der renalen Wasserausscheidung über Dehnungsrezeptoren im linken Herzvorhof; Volumenmangel führt zum Anstieg von ADH* u. Einschränkung der Diurese, Vorhofdehnung zu ADH-Abfall u. vermehrter Diurese. Vgl. ANP, Polyurie, Diabetes insipidus.

Gauge (frz.) n: Einheitenzeichen G; Maß für den Außendurchmesser z. B. von Kanülen (s. ums. Tab.); vgl. Charrière, French.

Gaumen: (engl.) palate; (anat.) Palatum.

Gaumen|bein: Os* palatinum.

Gaumen|bögen: (engl.) palatal arch; s. Arcus palatoglossus, Arcus palatopharyngeus.

Gaumen|mandel: (engl.) palatine tonsil; Tonsilla palatina; paariges Organ aus lymphat. Gewebe; die G. bilden zus. mit der Rachenmandel

Gauge

Gauge-Zahl	Außendurch-messer (mm)	Farbencode
11	2,95	
12	2,64	lichtblau (2,75 mm)
13	2,34	
14	2,03	weißgrün
15	1,83	blaugrau
16	1,63	reinweiß
17	1,44	
18	1,22	hellrosa
19	1,02	elfenbein (1,1 mm)
20	0,91	cadmiumgelb
21	0,81	smaragdgrün
22	0,71	tiefschwarz
23	0,61	enzianblau
24	0,56	blaulila
25	0,51	pastellorange
26	0,46	schokoladenbraun
27	0,42	lichtgrau

u. den Zungenmandeln den lymphatischen Rachenring*.

Gaumen|platte: (engl.) palatal plate; Basisplatte aus Prothesenkunststoff od. CoCrMo-Legierung bei Oberkiefer-Zahnersatz, die den Gaumen teilweise od. vollständig bedeckt.

Gaumen|re|flex (Reflekt-*) m: Würgreflex; s. Reflexe (Tab.).

Gaumen|segel: (engl.) palatal velum; Velum palatinum.

Gaumen|segel|krampf: s. Spasmus palatinus.

Gaumen|segel|lähmung: (engl.) palatoplegia; Lähmung des Velum palatinum inf. Schädigung des N. vagus u. N. glossopharyngeus; **Urs.:** Hirntumoren, Enzephalitis, Bulbärparalyse, Diphtherie u. a.; **Sympt.:** Näseln (Rhinolalia aperta), Schluckstörung; **DD:** Myasthenia* gravis pseudoparalytica.

Gaumen|segel|nystagmus (Nystagmus*) m: (engl.) palatal nystagmus; Nystagmus veli palatini; Myoklonien* des Gaumensegels; **Urs.:** Schädigung des Tractus tegmentalis centralis, Hirnstammsyndrome*.

Gaumen|segel|tremor (Tremor*) m: s. Spasmus palatinus.

Gaumen|spalte: (engl.) palatine cleft, cleft palate; syn. Palatoschisis, Uranoschisis, Palatum fissum, Uranoschisis; angeb. Spaltbildung des Gaumens, die entw. nur den weichen Gaumen (sog. Velumspalte) od. zusätzl. auch den harten Gaumen (typische G.) betreffen kann, evtl. in Komb. mit Lippen- u. Kieferspalte (Lippenkiefergaumenspalte); **Sympt.:** u. U. erhebliche Ernährungsprobleme beim Säugling, rezidiv. Inf. im Bereich der Atemwege, Sprechstörungen, Tubenverschluss durch muskuläre Fehlfunktion mit Sero- u. Mukotympanon; **Ther.:** evtl. sofortige Einlage einer Kunststoffplatte (Obturator), möglichst frühzeitig op. Verschluss durch Uranoplastik (meist im 2.–3. Lj.); im Jugendalter kieferorthop. Korrektur der stets vorhandenen Kieferanomalien; logopäd. Übungsbehandlung. Vgl. Gesichtsspalten, Robin-Syndrom.

Gauss-Eintritts|ef|fekt (Carl J. G., Gyn., Würzburg, 1875–1957) m: (engl.) Gauss' engagement effect; (gebh.) Bradykardie des Kindes bei der Geburt durch plötzl. Schädeldruck beim Eintritt des Kopfs ins Becken.

Gauß-Verteilung (Carl F. G., Mathematiker, Astronom, Göttingen, 1777–1855): (engl.) Gauss' distribution; syn. Normalverteilung; graph. Darstellung als sog. Glockenkurve; stetige Wahrscheinlichkeitsverteilung, die z. B. die durch zufällige Messfehler entstandenen Abweichungen der Messwerte von ihrem arithmetischen Mittel wiedergibt. Je größer die Standardabweichung ist, desto flacher u. breiter ist der mittlere Teil der Glockenkurve.

Gauss-Zeichen (Carl J. G., Gyn., Würzburg, 1875–1957): (engl.) Gauss' sign; ein Schwangerschaftszeichen*; durch die Auflockerung des unteren Uterinsegments lässt sich bei der bimanuellen Untersuchung die Portio auffallend weit nach allen Seiten bewegen, ohne dass der Korpus die Bewegungen mitmacht (sog. Wackelportio).

Gaze f: (engl.) gauze; weitmaschiges Baumwollgewebe, z. B. für Verbände.

GC: Abk. für **G**as**c**hromatographie*.

GC-MS: Abk. für **G**as**c**hromatographie-**M**assen**s**pektrometrie; kombiniertes Verf. zur quantitativen u. qualitativen Analyse von Gemischen org. Substanzen; die einzelnen, durch Gaschromatographie* getrennten Substanzen werden durch Massenspektrometrie* identifiziert.

Gc-System n: abgeleitet von (engl.) **g**roup specific **c**omponent, gruppenspezifische Komponente; autosomal-kodominant erbl. Serumgruppe eines Alpha-2-Globulins (Vitamin-D-bindendes Protein, Abk. VDBP) inf. genet. Polymorphismus* (Hauptallele Gc^1 u. Gc^2); durch Immunelektrophorese mit heterologen präzipitierenden Antiseren lassen sich drei Standardphänotypen (Gc 1–1, Gc 2–1, Gc 2–2), mittels Elektrofokussierung >30 seltene Gc-Varianten (Subtypen) des Glykoproteins unterscheiden. **Bedeutung:** Vaterschaftsbegutachtung; Blutgruppenbestimmung an Spuren (Gc-Subtypen sind noch in einige Monate alten Blutspuren erkennbar). Vgl. Serumgruppen.

GD: Abk. für (radiol.) **G**esamt**d**osis*.

Gd: chem. Symbol für Gadolinium*.

GdB: Abk. für **G**rad **d**er **B**ehinderung; s. Behinderung.

GDP: Abk. für **G**uanosin**dip**hosphat; s. Guanosin.

GE: Abk. für **G**astro**e**nterostomie*.

Ge: Symbol für **1.** (chem.) Germanium*; **2.** (serol.) Gerbich*-Blutgruppe.

Gebär|mutter: (anat.) Uterus*.

Gebär|mutter|entzündung: s. Endometritis, Myometritis, Perimetritis.

Gebär|mutterkrebs: s. Korpuskarzinom, Zervixkarzinom.

Gebär|mutter|polyp (Polyp*) m: s. Korpuspolyp, Zervixpolyp.

Gebär|mutter|senkung: s. Descensus uteri et vaginae.

Gebiss: (engl.) dentition, set of teeth; die Zahnreihen des Ober- u. Unterkiefers; das menschl. G. zeichnet sich durch Heterodontie*, Diphyodontie* (mit Ausnahme der permanenten Molaren) u. Thekodontie* aus. Vgl. Dentition, Gebissschema, Zahn.

Gebiss|an|omalien (Anomalie*) f pl: (engl.) dental anomalies; Abweichungen der Gebissform von der Norm (dysgnathes Gebiss im Ggs. zum eugnathen Gebiss); **Formen:** skelettale Anomalien, Zahnfehlstellungen; **Urs.: 1.** endogene Faktoren: Vererbung u. endokrine Störungen (z. B. thyroidale Störungen, Rachitis); **2.** exogene

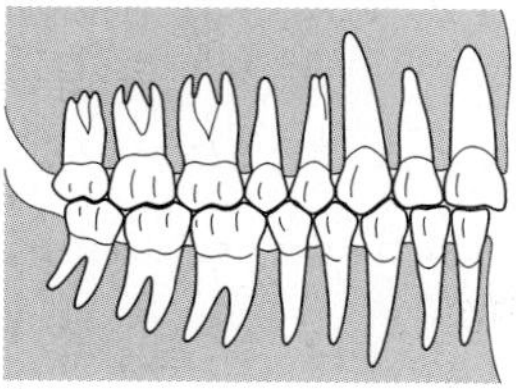

Gebiss:
vollständige Zahnreihe des rechten Ober- und Unterkiefers

Faktoren: vorzeitiger Zahnverlust, Durchbruchstörungen der Zähne, Mundatmung, Gewohnheiten (Lutschen) u. Zungendysfunktionen.

Gebiss|formel: (engl.) dental formula; syn. Zahnformel; schemat. Darstellung der artspezif. Anatomie des Gebisses, d. h. der Zahnarten, ihrer Anordnung u. Anzahl bei Mensch u. Tier (s. Abb.); die Zahnarten werden abgekürzt als I (Incisivi), C (Canini), P (Praemolares) u. M (Molares); für Milchzähne* werden kleine Buchstaben verwendet. Vgl. Gebissschema, Zahn.

I	C	P	M
2	1	2	3
2	1	2	3

i	c	m
2	1	2
2	1	2

Gebissformel:
oben: bleibende Zähne; unten: Milchzähne

Gebiss|schema n: (engl.) dentition diagram; syn. Zahnschema; formelhafte Darstellung eines individuellen, aktuellen Gebisszustandes; das heute meist verwendete G. ist das von der Fédération Dentaire Internationale (Abk. FDI) ausgearbeitete u. der WHO genehmigte System (Two-Digit-System) nach der europäischen Norm EN ISO 3950 (s. Abb.). Jeder Zahn wird durch die Komb. zweier Ziffern gekennzeichnet. Die erste Ziffer bezeichnet den Kieferquadranten, die zweite den Zahn innerh. des Quadranten. Die Quadranten erhalten die Ziffern 1–4 im bleibenden u. 5–8 im Milchgebiss (im Uhrzeigersinn, beginnend mit der oberen rechten Seite). Die Zähne eines Quadranten werden von der Mittellinie aus nach distal (dorsal) durch die Ziffern 1–8 (Milchzähne 1–5) gekennzeichnet. Die Ziffern werden einzeln ausgesprochen; so heißt z. B. der Eckzahn im rechten Oberkiefer eins-drei.

Gebühren|ordnung für Ärzte: (engl.) statement of fees and allowances for medical practitioners; Abk. GOÄ; bildet in der Neufassung vom 9.2.1996 (BGBl. I S. 210; geändert durch Gesetz vom 22.12.1999, BGBl. I S. 2626) die Grundlage für die Berechnung u. Abrechnung der Vergütung für die nicht durch die Sozialversicherung (vgl. Bewertungsmaßstab, einheitlicher) abgedeckten berufl. Leistungen der Ärzte; ihr ist als Anlage das Gebührenverzeichnis für ärztl. Leistungen beigegeben. Als Vergütung stehen dem Arzt nach der GOÄ Gebühren, Entschädigungen (z. B. Wegegeld) u. Ersatz best. Auslagen zu.

Geburt: (engl.) birth, labor, delivery, parturition; Vorgang der Ausstoßung der Frucht aus dem Mutterleib unter Wehentätigkeit; i. d. R. gehen dem eigentl. Geburtsbeginn (regelmäßige Wehen* alle 10 Min., Fruchtblase gesprungen, sog. Zeichnen, d. h. Ausstoßung des Zervixschleimpfropfs) Geburtsanzeichen (Stellwehen*, die sog. Zervixreifung) voraus. Verlauf einer normalen G. bei vorderer Hinterhauptlage: Beginn der **Eröffnungsperiode*** mit beginnender Entfaltung der Zervix (Distraktion) u. Vorwölbung der Fruchtblase, bis sich der Muttermund vollständig erweitert (Blase wölbt sich stark vor; Ende der Eröffnungsperiode). Nach Blasensprung beginnt die **Austreibungsperiode** (Auswalzung des sog. Vaginalrohrs, s. ums. Abb.): **1.** Eintrittsmechanismus: beim Eintritt in den Beckeneingang verläuft die Pfeilnaht quer. **2.** Durchtrittsmechanismus: Beugung (Flexion, Hinterhaupt mit kleiner Fontanelle als Leitstelle*), Tiefertreten u. Drehung (Rotation) des Kopfs stellen den Weg des kleinsten Widerstands dar. **3.** Austrittsmechanismus: beginnende Deflexion des Kopfs (Pfeilnaht schräg, kleine Fontanelle links vorn), ausgesprochene Deflexion (kleine Fontanelle vorn, Pfeilnaht im geraden Durchmesser); Einschneiden (Durchtreten durch den Damm, Dammschutz!) u. G. des Kopfs (Pfeilnaht quer); die G. des Kindskörpers erfolgt nach Rückdrehung bei einer der nächsten Wehen. Anschließend folgt die **Nachgeburtsperiode*** (Plazentation, währenddessen Abna-

bleibende Zähne

oben rechts															oben links
18	17	16	15	14	13	12	11	21	22	23	24	25	26	27	28
48	47	46	45	44	43	42	41	31	32	33	34	35	36	37	38
unten rechts															unten links

Milchzähne

oben rechts									oben links
55	54	53	52	51	61	62	63	64	65
85	84	83	82	81	71	72	73	74	75
unten rechts									unten links

Gebissschema (nach FDI)

G

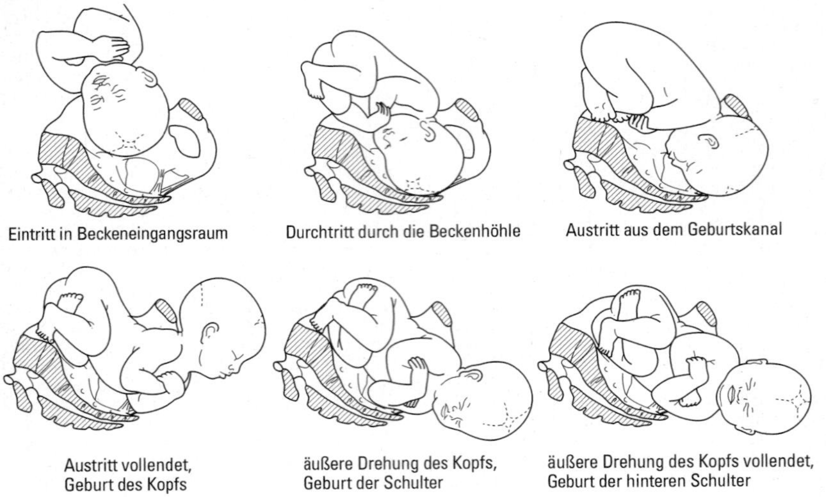

Geburt:
Verlauf der normalen Entbindung bei Hinterhauptlage [385]

belung* des Kinds), nach deren Beendigung die Entbundene als Wöchnerin bezeichnet wird. Vgl. Schwangerengymnastik, Kindslage, Risikogeburt, Rooming in, Säuglingssterblichkeit, Entbindung, operative.

Geburten|kontrolle f: (engl.) contraception, birth control; gezielte (z. T. massive, z. B. in China) staatl. Einflussnahme auf Kinderwunsch bzw. Gebärverhalten best. Bevölkerungsgruppen zur Kontrolle des Bevölkerungswachstums durch entspr. Propaganda, materielle Anreize, kostenlose Verteilung von Verhütungsmitteln, Androhung von Strafe u. a. Maßnahmen; vgl. Kontrazeption, Familienplanung.

Geburten|regelung: s. Familienplanung, Geburtenkontrolle.

Geburten|ziffer: (engl.) birth rate; s. Natalität.

Geburt, programmierte: (engl.) induced delivery; geplante Geburt; umstrittene Form der Entbindung zu einem für optimal gehaltenen Termin ohne Gefährdung von Mutter od. Kind; Einleitung durch Blaseneröffnung u. medikamentöse Steuerung durch intravenöse Dauertropfinfusion von Wehenmitteln.

Geburts|dauer: (engl.) duration of labor; Zeit zw. Beginn der Eröffnungswehen bis zur Geburt des Kindes; Durchschnittszeiten: Erstgebärende 12 Stunden, Mehrgebärende 8 Stunden; Eröffnungsperiode Erstgebärender 9 Stunden, Mehrgebärender 7 Stunden; Austreibungsperiode Erstgebärender 2–3 Stunden, Mehrgebärender ½–1 Stunde.

Geburts|einleitung: (engl.) induction of labor; Einleitung der Geburt vor Wehenbeginn durch intrazervikale od. intravaginale Applikation von Prostaglandinen bzw. i. v. Infusion von Oxytocin; **Ind.:** ernste Gefährdung der Mutter od. des Kindes (z. B. Antikörperkonflikt, Plazentainsuffizienz, Geburtsterminüberschreitung, Diabetes mellitus). W. Str.

Geburts|geschwulst: (engl.) caput succedaneum; syn. Caput succedaneum; blutig-seröse Durchtränkung der Haut u. des lockeren Zellgewebes des unter der Geburt vorangehenden kindl. Teils (Leitstelle*); vgl. Kephalhämatom*.

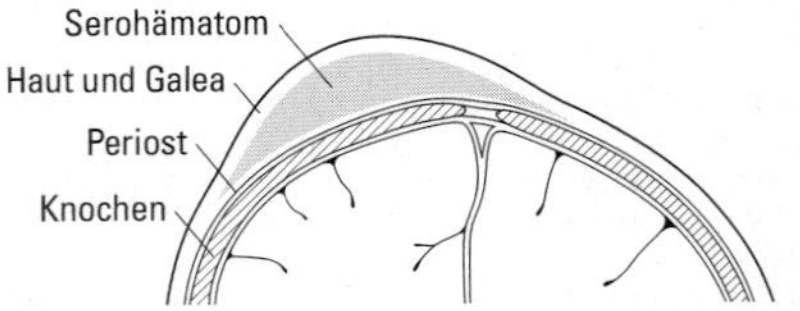

Geburtsgeschwulst [385]

Geburts|gewicht: (engl.) birth weight; bei Knaben durchschnittl. 3400 g, bei Mädchen 3200 g, große physiol. Schwankungsbreite; s. Neugeborenes, Gewichtsentwicklung des Säuglings.

Geburts|hilfe: (engl.) obstetrics; med. Fachgebiet, das sich mit der Betreuung der Schwangeren i. R. eines Vorsorgeprogramms (s. Mutterschaftsrichtlinien), dem normalen Geburtsverlauf u. dessen Komplikationen beschäftigt.

Geburts|hindernis: (engl.) obstructed labor; ein den regelrechten Geburtsverlauf verhindernder Umstand bzw. Zustand, z. B. gebärunfähige Kindslagen, Tumoren im kl. Becken, Hydrozephalus; **cave:** Geburtsstillstand, Uterusruptur*.

Geburts|kanal (Kanal*)**:** (engl.) birth canal; **1.** knöcherner G.: das kl. Becken (s. Beckenebenen); **2.** weicher G.: **a)** unteres Uterinsegment u. Zervix; **b)** Weichteilansatzrohr (Scheide, Vulva u. Beckenbodenmuskulatur).

Geburts|lähmung: (engl.) birth palsy; kindliche Entbindungslähmung; meist **1.** Fazialislähmung*, entsteht fast immer durch Druck des Zangenlöffels bei Zangenextraktion* meist auf den unteren Ast des N. facialis; Prognose gut;

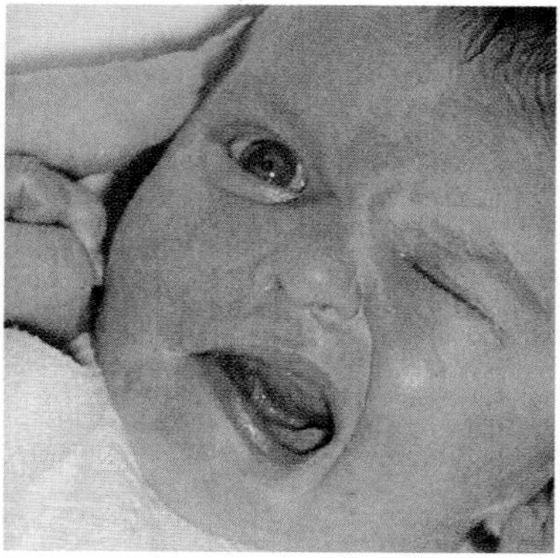

Geburtslähmung:
Fazialislähmung rechts; im Gegensatz zum Crying-face-Syndrom asymmetrische Nasolabialfalten [179]

2. Armplexuslähmung* durch Druck od. Zerrung. Vgl. Entbindungslähmung, mütterliche.

Geburts|schäden: (engl.) birth traumas; syn. Geburtstraumen; gesundheitl. Schäden des Neugeborenen*, die ursächl. mit dem Geburtsvorgang zusammenhängen; v. a. **1.** Blutungen, z. B. Hirnblutung, Blutungen im Bauchraum, Nebennierenblutungen; **2.** Haut-, Nerven- u. Weichteilverletzungen, z. B. Adiponecrosis* subcutanea neonatorum, Geburtslähmung*; **3.** Knochenverletzungen, z. B. Frakturen von Clavicula, Humerus, Femur; progn. ungünstig sind die seltenen Wirbel- u. Schädelfrakturen.

Geburts|termin m**:** (engl.) expected date of delivery; s. Naegele-Regel, Schwangerschaftsdauer.

Geburts|trauma (Trauma*) n**:** s. Geburtsschäden.

Geburts|zange: (engl.) delivery forceps; Forzeps; i. d. R. aus zwei zusammensetzbaren Löffeln bestehendes gebh. Zuginstrument zur Zangenextraktion*; s. Naegele-Zange, Kielland-Zange, Bamberger Zange, Shute-Zange, Laufe-Zange.

Geburt, überstürzte: (engl.) precipitate delivery; Partus praecipitatus, überschnelle Geburt; sehr rasch verlaufende Geburt (Dauer <3 Std.) mit einer od. vereinzelten Presswehen; **Vork.:** bei fehlender Geburtsgeschwulst, weitem Becken der Mutter, Mehrgebärender, sehr kleinem od. leichtem Kind. Vgl. Sturzgeburt.

Gedächtnis: (engl.) memory; Merk- u. Erinnerungsfähigkeit; als Merkfähigkeit wird die Bildung von Engrammen (sog. Gedächtnisspuren) zur Speicherung von Wahrnehmungen u. Erfahrungen bezeichnet; Engramme ermöglichen den Vorgang der Erinnerung (Ekphorie). Das **Langzeitgedächtnis** ist das G. für langfristige Speicherung von Wahrnehmungen mit Konsolidierung von Engrammen. Das **Kurzzeitgedächtnis** enthält momentan aktivierte, dem Bewusstsein zugängliche Gedächtnisinhalte, bis sie durch andere ersetzt werden (z. B. bei Ablenkung). **Einteilung** nach Inhalt in semantisches G. (Bedeutungswissen), episodisches G. (Erinnerung an Erlebnisse) u. prozedurales G. (Handlungswissen); die Bildung dauerhafter Engramme ist bei anterograder Amnesie*, die Erinnerung an bestehende Engramme bei retrograder Amnesie* gestört. G. ist eine kortikale Funktion; an der Engrammbildung ist wahrscheinlich das limbische System* beteiligt. Vgl. Erinnerungsverfälschung, Lernen. M. Rin.

Gedächtnis|lücke: s. Amnesie.

Gedächtnis|störung: (engl.) memory disorder; Veränderung in der Funktion des Gedächtnisses; qualitative G. als Erinnerungsverfälschung* (Pseudomnesie*), quantitative G. z. B. als Hypermnesie*, Amnesie*, Hypomnesie*.

Gedächtnis|training: (engl.) memory training; neuropsychologisch begründete Maßnahme zur effizienten Nutzung von Gedächtnisressourcen; **Anw.:** zur Verbesserung od. Kompensation defizitärer Gedächtnisleistungen nach Hirnschädigung u. bei Demenz* mit dem Ziel der Wiedergewinnung bzw. Erhaltung der Selbstständigkeit.

Gedächtnis|zellen (Zelle*)**:** (immun.) s. Memory cells.

Gedanken|ausbreitung: (engl.) thought broadcasting; Ich*-Störung, bei der der Betroffene überzeugt ist, dass andere Anteil an den eigenen Gedanken haben u. diese kennen; Vork. bei Schizophrenie*. G. St.-I.

Gedanken|eingebung: (engl.) thought insertion; Ich*-Störung, bei der eigene Gedanken als fremd u. von außen eingegeben empfunden werden; Vork. bei Schizophrenie*.

Gedanken|entzug: (engl.) thought withdrawal; Ich*-Störung, bei der das Gefühl besteht, die eigenen Gedanken würden entzogen (z. B. durch eine äußere Macht od. Person); Vork. bei Schizophrenie*.

Gedanken|stopp: (engl.) thought stop technique; (psychol.) Technik der Verhaltenstherapie* zur Unterbrechung unerwünschter persistierender Gedanken (z. B. durch lautes „Stopp"-Rufen, sobald sich die Gedanken einstellen).

Gefäß|chirurgie (Chirurgie*) f**:** (engl.) vascular surgery; Spezialgebiet der Chirurgie mit Anw. operativ-instrumenteller (z. T. mikrochir.) Verf. zur Wiederherstellung v. a. erkrankter od. verletzter Blutgefäße, selten von Lymphgefäßen; **Methoden:** direkte Gefäßnaht* od. Ligatur, Patch*-Plastik, Angioplastie*, Desobliteration*, Varizenstripping*, Gefäßtransplantation* u. Bypass*-Operation; **Ind.:** v. a. Beseitigung od. Umgehung von Strömungshindernissen bei Verschlusskrankheiten, Beseitigung pathol. Strömungsverhältnisse (z. B. bei Varikose, Aneurysma, Angiom, arteriovenöser Fistel), Änderung der Strömungsrichtung (z. B. durch Anlage eines gefäßchir. Shunts*). Vgl. Sympathektomie.

Gefäße, ab|errierende: (engl.) aberrant vessels; im Verlauf von der Norm abweichende Gefäße.

Gefäße, extra|kranielle: (engl.) extracranial vessels; die vier großen arteriellen Zuflussbahnen des Gehirns: A. carotis communis dextra u. sinistra, A. vertebralis dextra u. sinistra.

Gefäß|geräusch: (engl.) vascular murmur; bei der Auskultation* von Blutgefäßen inf. besonderer Strömungsverhältnisse hörbares, pulssynchrones Geräusch; **Urs.:** v. a. Gefäßstenosen*, Aneurysma*, arteriovenöse Fistel*, Hyperämie von Organen (z. B. der Schilddrüse bei Hyperthyreose), hochgradige Anämie (sog. Nonnensausen*), Fieber; vgl. Ultraschalldiagnostik, Blutdruckmessung, indirekte.

G

Gefäß|geschwulst: s. Angiom, Lymphangiom, Hämangiom, kavernöses.

Gefäß|in|jektion (Injektion*) f: s. Injektion.

Gefäß|klemme: (engl.) artery forceps; **1.** Klemme zum Fassen blutender Gefäße; z. B. Kocher-Klemme; **2.** Mikroklemme zur Unterbrechung des Blutstroms durch Zusammendrücken kleiner Gefäße ohne Verletzung der Gefäßwand; Anw.: z. B. bei mikrochir. Gefäßnaht. D. Buc.

Gefäß|naht: (engl.) vascular suture; gefäßchir. Naht zur Behandlung von offenen od. geschlossenen Gefäßverletzungen (s. Abb.); direkt

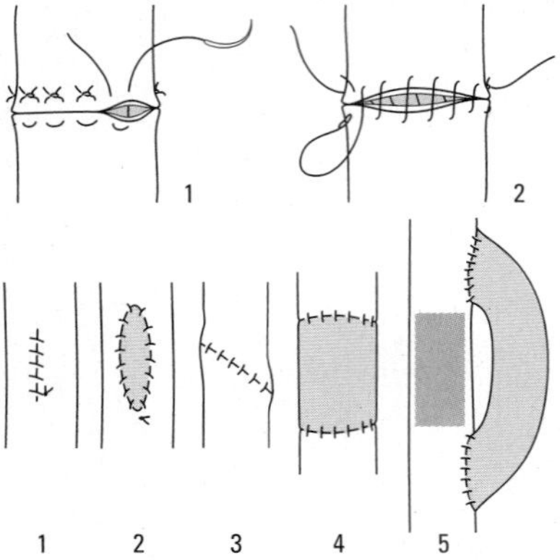

Gefäßnaht:
oben: 1: evertierende U- oder Matratzennaht; 2: evertierende fortlaufende überwendliche Naht;
unten: operative Behandlung von Gefäßverletzungen: 1: direkte Naht bei tangentialer Gefäßeröffnung; 2: Versorgung einer tangentialen Gefäßeröffnung unter plastischer Erweiterung mit Hilfe eines Venenstreifens; 3: direkte Naht einer vollständigen Gefäßdurchtrennung nach schräger Anfrischung der Gefäßstümpfe; 4: Behandlung einer geschlossenen Gefäßverletzung durch Resektion des Adventitiazylinders und Wiederherstellung der Strombahn durch Interposition eines autologen Venentransplantats; 5: Behandlung eines traumatischen Gefäßverschlusses durch Umleitung mit Hilfe eines Venentransplantats [256, 170]

als fortlaufende G., Einzelknopf- od. Matratzennaht (s. Nahtmethoden) mit dünnem atraumat. (nicht resorbierbarem) chirurgischem Nahtmaterial* unter Erfassung aller Wandschichten des Gefäßes, bei kompletter Durchtrennung evertierende G. od. Verschluss des Gefäßes unter plast. Erweiterung (Patch*-Plastik). Vgl. Gefäßchirurgie.

Gefäß|neurosen (Neur-*; -osis*) f pl: s. Angioneuropathien.

Gefäß|pro|these (Prothese*) f: (engl.) prosthetic bypass graft; künstlicher Gefäßersatz; s. Gefäßtransplantation.

Gefäß|spinne: s. Naevus araneus.

Gefäß|stenosen (Steno-*; -osis*) f pl: (engl.) angiostenoses; Verengungen von Gefäßen, i. e. S. von Blutgefäßen, z. B. inf. Arteriosklerose od. Kompression von außen; vgl. Verschlusskrankheiten, Thoracic-outlet-Syndrom, Gefäßgeräusch.

Gefäß|trans|plantation (Transplantation*) f: (engl.) vascular bypass grafting; Verf. der Gefäßchirurgie* zur Wiederherstellung ausreichender Durchblutungsverhältnisse durch Umgehung bzw. Überbrückung stenosierter od. verschlossener Gefäßabschnitte (Bypass*-Operation) od. Erweiterungsplastik (Patch*-Plastik); als Gefäßersatz für klein- bis mittelkalibrige Blutgefäße werden autogene (z. B. Vena saphena magna), allogene (z. B. Nabelschnurgefäße, Leichenvenen) od. xenogene Gefäße (z. B. von Kälbern od. Rindern), für große Gefäße i. d. R. Ersatzgefäße aus alloplastischem Material (Gefäßprothesen aus Kunststoffen) verwendet. **Ind.:** v. a. bei fehlender Möglichkeit einer Gefäßrekonstruktion durch direkte Gefäßnaht, Desobliteration* od. Angioplastie*. Vgl. Transplantation.

Gefäß|verletzung: (engl.) vascular injury; traumat. od. iatrogene Verletzung von Arterien od. Venen; **Formen:** direkte, indirekte, offene, geschlossene, perforierende u. nichtperforierende G.; im Bereich der Extremitäten häufig mit Fraktur od. Luxation kombiniert; vgl. Aortenruptur.

Gefahr|stoff|verordnung: Abk. GefStoffV; „Verordnung zum Schutz vor gefährlichen Stoffen" in der Fassung vom 15.11.1999 (BGBl. I S. 2233, 2000 I S. 739), zuletzt geändert durch Gesetz vom 20.7.2000 (BGBl. I S. 1045); regelt den Umgang mit (u. a. Krebs erregenden u. Erbgut verändernden) Gefahrstoffen, ordnet Herstellungs- u. Verwendungsverbote (z. B. für Asbest) an u. schreibt arbeitsmedizinische Vorsorgeuntersuchungen* vor. Vgl. MAK.

Geflecht: (anat.) Plexus.

Geflecht, intra|murales: s. Plexus nervosus entericus; Nervensystem, vegetatives; Nervensystem, enterisches.

Gefrier|punkt|erniedrigung: (engl.) freezing point depression; Herabsetzung des Gefrierpunkts eines Lösungsmittels durch Zugabe lösl. Substanzen; die G. ist proportional der Zahl der gelösten Teilchen pro Volumeneinheit u. unabhängig von der Art des gelösten Stoffs (z. B. erfährt eine einmolare wässrige Lösung eines vollständig dissoziierten einwertigen Elektrolyten eine G. von 1,85 °C im Vergleich zu destilliertem Wasser). Bestimmung der G. mittels Kryoskopie*.

Gefrier|schnitt: (engl.) frozen section; histol. Schnitt von gefrorenem Gewebe zur Schnellschnittdiagnostik*.

Gefrier|trocknung: (engl.) freeze-drying, lyophilization; syn. lyophile Trocknung, Lyophilisation, Kryodesikkation; schnelles Einfrieren mit anschl. sofortiger Entfernung des gefrorenen Wassers durch Sublimation* in einem Hochvakuum; **Anw.:** zur schonenden Konservierung* labiler biol. Substanzen, z. B. von Seren, Impfstoffen, Antibiotika, Bakterienkulturen, Lebensmitteln; Aufbewahrung bei Raumtemperatur u. Schutz vor Feuchtigkeit.

Gegen|gift: Antidot*; vgl. Antitoxine.

Gegen|regulation, dia|betische f: (engl.) diabetic counter-regulation; reaktive Hyperglykämie nach Hypoglykämie durch kontrainsulinäre Hormone (Glucagon, Adrenalin, Cortisol, STH); vgl. Diabetes mellitus, Somogyi-Effekt.

Geheimnis|schutz: s. Schweigepflicht, Sozialdatenschutz, Datenschutz.

Geh|gips: s. Gehverband.

Gehirn: (engl.) brain; (anat.) Encephalon; auch Enzephalon, Hirn; kranial-rostraler Teil des Zentralnervensystems; man unterscheidet Großhirnhemisphären, Hirnstamm* (der von den Hemisphären fast vollständig umschlossene Truncus encephali) u. Kleinhirn* (Cerebellum); **anat. Gliederung** beim erwachsenen Menschen: **Telencephalon** (Endhirn) mit den beiden Großhirnhemisphären; **Diencephalon** (Zwischenhirn) mit Hypophyse u. Hypothalamus; **Mesencephalon** (Mittelhirn) mit Vierhügelplatte, Haube u. den Hirnschenkeln; **Rhombencephalon** (Rautenhirn), zu dem das **Metencephalon** (Hinterhirn) mit Cerebellum u. Pons Varoli sowie das **Myelencephalon** (Nachhirn) mit der Medulla oblongata gehören. Die

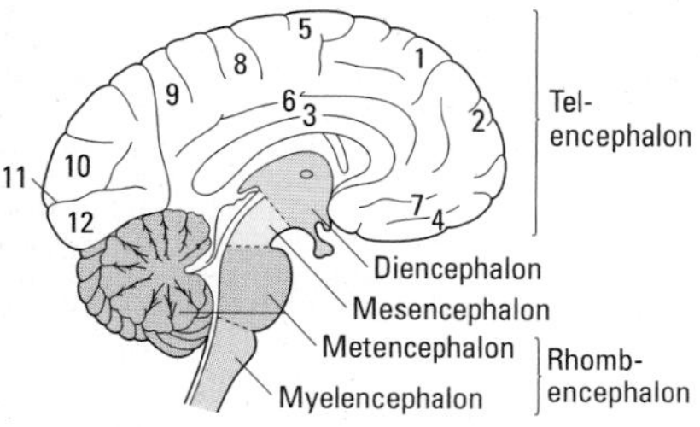

Gehirn, Mediansagittalschnitt:
1: Gyrus (G.) frontalis sup.; 2: Lobus frontalis; 3: Corpus callosum; 4: Gyri orbitales; 5: Lobulus paracentralis; 6: G. cinguli; 7: G. rectus; 8: Lobus parietalis; 9: Precuneus; 10: Cuneus; 11: Sulcus calcarinus; 12: Lobus occipitalis [470]

gewölbte Oberfläche des G. heißt Facies convexa, die abgeplattete Grundfläche Facies basalis od. Basis cerebri (Hirnbasis), an der die Hirnnerven* aus- bzw. eintreten. Im G. liegen ferner die Hirnventrikel*. Das G. ist wie das Rückenmark*, in das es am Foramen magnum übergeht, von drei Hüllen, den Meningen (Pia mater, Arachnoidea, Dura mater), umgeben. Der Raum zw. den weichen Hirnhäuten ist mit Liquor* cerebrospinalis gefüllt. **Funktionell** werden Hirnrinde mit Iso- u. Allocortex, Kerne (Nuclei) sowie Assoziationsbahnen (Verbindungsfasern versch. Teile einer Hemisphäre), Kommissurenbahnen (Verbindungsfasern zw. Hemisphären) u. Projektionsbahnen (z. T. doppelläufige Fasersysteme zw. der Großhirnrinde u. kaudalen Teilen des G. sowie dem Rückenmark; über Kerngebiete auf die Großhirnrinde projizierend als kortikopetale Fasern od. von der Großhirnrinde nach Umschaltungen in Kernen in die Peripherie übertragen als kortikofugale Fasern) unterschieden.

Gehirn-: s. a. Hirn-, Zerebral-, Cerebr-, Encephal-, Enzephal-.

Gehirn|ab|szess (Abszess*) m: s. Hirnabszess.

Gehirn|anhangs|drüse: s. Hypophyse.

Gehirn|basis (Basis*) f: die basale, untere Fläche des Gehirns*.

Gehirn|bi|opsie (Bio-*; Op-*) f: (engl.) brain biopsy; Biopsie* des Gehirns, i. R. einer offenen

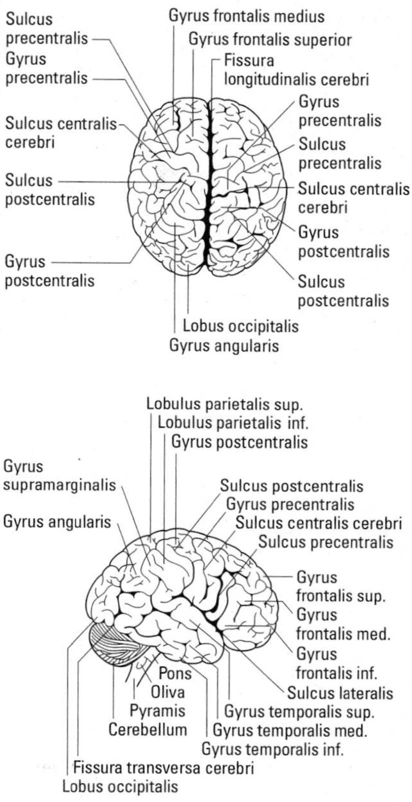

Gehirn:
Ansicht von oben und von rechts (unten) [470]

od. stereotaktischen Operation zur DD von Hirntumoren, evtl. bei Verdacht auf Meningoencephalitis herpetica; nur indiziert bei therap. Konsequenz.

Gehirn|blutung: s. Schlaganfall.

Gehirn|druck: s. Hirndrucksteigerung.

Gehirn|entzündung: Enzephalitis*.

Gehirn|erschütterung: Commotio* cerebri.

Gehirn|erweichung: s. Enzephalomalazie.

Gehirn|häute: s. Meninges.

Gehirn|haut|entzündung: Meningitis*.

Gehirn|in|farkt (Infarkt*) m: s. Enzephalomalazie, Schlaganfall.

Gehirn|kom|pression (Kompression*) f: Compressio* cerebri.

Gehirn|kon|tusion (Kontusion*) f: Contusio* cerebri.

Gehirn|schlag: s. Schlaganfall.

Gehör: (engl.) hearing; s. Hörvermögen.

Gehör|gang: (engl.) auditory canal; Meatus acusticus.

Gehör|gang, äußerer: Meatus* acusticus externus.

Gehör|gang|a|plasie (A-*; -plasie*) f: s. Gehörgangatresie.

Gehör|gang|a|tresie (Atresie*) f: (engl.) atresia of the external acoustic meatus; Verschluss des äußeren Gehörgangs; **Formen: 1.** angeboren: syn. Gehörgangaplasie; häufig i. R. einer komplexen Missbildung des äußeren Ohrs (vgl. Mikrotie) u. Mittelohrs; **2.** erworben: narbige Stenosierung des Gehörgangs nach Trauma (auch iatrogen durch Operation) od. entzündl. Prozess; **Kompl.:** bei unvollständiger (partieller) G. Entw. eines Cholesteatoms* in Resten des Gehörgangs; **Ther.:** chir. Rekonstruktion eines epithelialisierten äußeren Gehörgangs; evtl. chir. Entfernung des Plattenepithels aus Gehörgangresten. H. Ger.

Gehör|gang|ek|zem (Ekzem-*) n: s. Otitis externa diffusa.

Gehör|gang|entzündung: s. Otitis externa diffusa.

Gehör|gang|polyp (Polyp*) m: (engl.) otopolypus; Hautvorwölbung in das Lumen des äußeren Gehörgangs, meist im Bereich des hinteren oberen Trommelfellrandes; **Urs.:** i. d. R. chron. Knocheneiterung; **Ther.:** operativ. H. Ger.

G

Gehör|gang|stenose (Steno-*; -osis*) f: (engl.) stenosis of the external auditory meatus; Verengung des äußeren Gehörgangs; **Urs.:** angeb. (oft i. R. komplexer Fehlbildungen des Ohrs), traumat. (z. B. Ohrabriss), selten entzündl. (schwere Otitis externa diffusa); **Kompl.:** Entw. eines Gehörgangcholesteatoms (s. Cholesteatom); **Ther.:** plast. Rekonstruktion. H. Ger.

Gehör|knöchelchen: (engl.) auditory ossicles; (anat.) Ossicula auditus; in der Paukenhöhle: **1.** Hammer (Malleus); **2.** Amboss (Incus); **3.** Steigbügel (Stapes).

Gehör|organ n: (engl.) hearing organ; der dem Hören dienende Teil des Hör- u. Gleichgewichtsorgans, bestehend aus äußerem Ohr*, Mittelohr*, Cochlea mit Corti*-Organ im Innenohr, i. w. S. auch Hörbahn* u. Hörzentrum*; vgl. Hörvermögen.

Gehör|prüfung: s. Hörprüfungen.

Geh|störung: s. Gangstörungen.

Geh|test m: (engl.) claudication test; Funktionsprüfung zur orientierenden Beurteilung einer Durchblutungsinsuffizienz der Beine bei arteriellen Verschlusskrankheiten*; bei vorgegebener Geschwindigkeit (z. B. 80 Schritte/Min.) wird die bis zum Auftreten von Belastungsschmerzen (Claudicatio* intermittens) zurückgelegte (horizontale) Wegstrecke (ggf. auf einem Laufband) ermittelt. Vgl. Fontaine-Stadien.

Geh|training n: (engl.) ambulatory training; Basisbehandlung der Claudicatio* intermittens; dosiertes Gehen u. rechtzeitiges Stehenbleiben vor der Schmerzgrenze gewährleisten den Eintritt einer reaktiven Hyperämie. Das therap. Prinzip des Intervalltrainings besteht im Wechsel einer Ischämie mit nachfolgender postischämischer Muskelmehrdurchblutung, wodurch die Kollateralgefäße aktiviert werden sollen.

Geh|verband: (engl.) walking cast; Gehgipsverband od. Kunststoffverband* im Bereich von Unter- bzw. Oberschenkel mit Fensterabsatz im Fußteil (Gips, Gummibügel od. Gehbügel) zur kons. Fraktur-, Luxations- od. Kontrakturbehandlung durch Ruhigstellung bei mögl. voller Belastung des Beins; Anw. auch nach Osteosynthese, wenn Belastungsstabilität gegeben ist. Vgl. Gipsverband.

Geiger-Müller-Zähl|rohr (Hans G., Phys., Kiel, Tübingen, Berlin, 1882–1945; Walther M., deutscher Phys., 1905–1979): (engl.) Geiger-Müller counter; Zählrohr*, bei dem im Unterschied zum Proportionszählrohr Impulsgröße u. absorbierte Energie nicht proportional sind; die Ionisation des Gases führt in Zähldrahtnähe zu Entladungen mit Leuchterscheinungen, die durch spez. Löschgase gelöscht werden müssen.

Geipel-Knötchen: s. Aschoff-Geipel-Knötchen.

Geißel|anti|gen (Antigen*) n: s. H-Antigen.

Geißeln: (engl.) flagellates; fadenförmige, ektoplasmat. Organellen; dienen der Fortbewegung best. Bakterien* u. Protozoen* (Flagellaten); Benennung der Bakt. je nach Zahl u. Anordnung der G. in monotrich*, amphitrich*, lophotrich*, peritrich*, atrich; Feststellung der Eigenbewegungen im Hängenden* Tropfen od. halbstarren Agar; Anfärbung mittels spez. Färbemethoden.

Geißel|tierchen: Flagellata, Mastigophora; s. Protozoen.

Geistes|krankheit: (engl.) mental illness; **1.** (psychiatr.) veraltete Bez. für eine pathol. Störung der psych. Funktion, i. e. S. für Psychose* od. (im Ggs. zu Gemütskrankheit*) Schizophrenie*; **2.** (jurist.) Bez. für jede psych. Störung von erheblichem Ausmaß, z. B. für Schizophrenie, u. U. auch für geistige Behinderung od. best. Persönlichkeitsstörungen. Als Geistesschwäche wird jede psych. Störung leichteren Ausmaßes bezeichnet.

Gekröse: (engl.) mesentery; Bauchfellduplikaturen an Darm, Magen, Leber, Hoden usw.; z. B. Mesogastrium, Mesocolon, Mesenterium, Mesometrium, Mesosalpinx, Mesovarium.

Gel n: **1.** reversibel od. irreversibel ausgefallenes Sol* (z. B. durch Salz-, Säure- od. Hitzefällung koaguliertes Protein); **2.** (pharmaz.) halbfeste Zubereitung zur lokalen Anw., meist Mischung aus Wasser, Glycerol od. Propylenglykol u. Quellstoffen (z. B. Stärke, Agar), in denen Wirkstoffe gelöst sind.

Gelasma (gr. γελᾶν lachen) n: zwanghaftes, verkrampftes Lachen.

Gelatine (lat. gelare erstarren machen, verdichten) f: (engl.) gelatin; farb- u. geruchlose, gallertartige Substanz, die beim Verkochen von Bindegewebe (Häute, Knochen, Sehnen) durch Auflösung des Glutins* entsteht; quillt in Wasser, löst sich beim Erwärmen (oberh. 40–50 °C) u. erstarrt beim Abkühlen zu einem Gel; **Verw.:** (mikrobiol.) zur Herstellung fester Bakteriennährböden (0,1%ige Lösung in Nährbouillon), (med.) zur Blutstillung (Gelatineschwamm). Gelatinederivate (kleinere, quer vernetzte Bruchstücke, deren Lösungen bis 4 °C flüssig bleiben) werden als Plasmaersatzstoffe* (sog. Plasmaexpander) verwendet. G. ist biol. abbaubar.

Gelbe-Finger|nägel-Syn|drom n: s. Skleronychiesyndrom.

Gelb|fieber: (engl.) yellow fever; syn. Ochropyra; akute, fieberhafte Infektionskrankheit, die durch das Gelbfieber*-Virus verursacht wird; **Vork.:** tropisches Mittel- u. Südamerika sowie in Afrika südlich der Sahara; **Hauptreservoir:** Affen (sylvatisches G.); beim urbanen G. wird das Virus durch Mücken von Mensch zu Mensch übertragen. **Inkubationszeit:** 3–6 Tage; **Sympt.:** der klin. Verlauf variiert von leichtem Fieber u. Kopfschmerz für 1–2 Tage bis zu plötzl. Fieberanstieg auf 39–40 °C u. Entw. eines schweren Krankheitsbildes mit Allgemeinsymptomen wie Kopf- u. Gliederschmerzen, Übelkeit u. Erbrechen; nach kurzer Remission am 4. Tag erneuter Fieberanstieg mit Leberschwellung, Ikterus u.

Nierenbeteiligung, Kreislaufkollaps; tox. Gefäßschädigung, die zu Bluterbrechen (Vomito negro) od. Darmblutungen, seltener zu Hämaturie führt; **Diagn.:** In-vitro-Anzucht des Gelbfieber-Virus in Affennierenzellen od. embryonalen Hühner- u. Entenzellen; serol.: ELISA, Immunfluoreszenz-, Hämagglutinationshemm-, Virus-

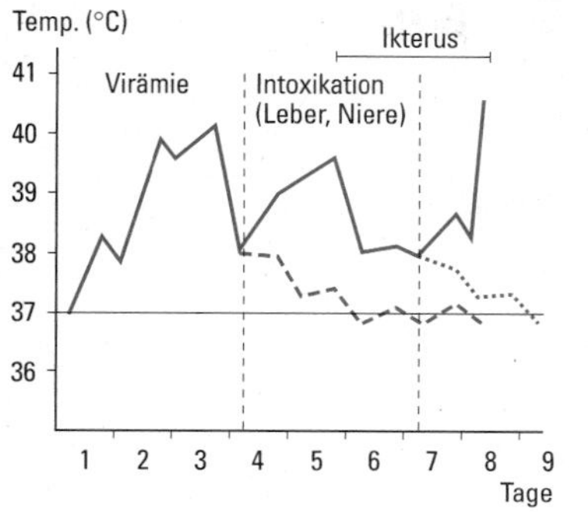

Gelbfieber:
Varianten des Fieberverlaufs

neutralisationstest; **Ther.:** symptomatisch; **Progn.:** bei ungünstigem Verlauf Tod in der zweiten Wo.; bei günstigem Verlauf meist völliges Ausheilen nach kurzer Rekonvaleszenz; Letalität ca. 10 %, in Ausnahmefällen über 80 %; **Proph.:** Impfung mit attenuiertem Gelbfieber-Virus; s. Schutzimpfung.

Gelb|fieber-Virus (Virus*) n: (engl.) yellow fever virus; syn. Charon evagatus; ∅ ca. 60 nm, ein Flavivirus* der Fam. Flaviviridae; Err. des trop. Gelbfiebers* u. des sylvatischen Gelbfiebers (sog. Dschungelfieber; endem. Zoonose bei Urwaldtieren, bes. Brüllaffen); **Übertragung:** durch Mücken (Aedes aegypti, Hämagogus); Möglichkeit der Weiterverbreitung auf dem See- u. Luftweg; vgl. Arboviren.

Gelb|keime: s. Flavobacterium.

Gelb|knoten: s. Xanthom.

Gelb|körper: Corpus* luteum.

Gelb|körper|hormon (Horm-*) n: Progesteron*.

Gelb|kreuz: s. Lost.

Gelb|sehen: Xanthopsie*.

Gelb|sucht: umgangssprachliche Bez. für Ikterus* u. akute Hepatitis*.

Geld|rollen|bildung: (engl.) rouleau formation; syn. Rouleau-Bildung; geldrollenähnl. Lagerung benachbarter Erythrozyten im Blutausstrich; **Vork.:** häufig bei Paraproteinämien (Plasmozytom, Makroglobulinämie) od. als Artefakt. Vgl. Sludge-Phänomen.

Gelegenheits|anfälle: (engl.) event-induced seizures; syn. akute epileptische Reaktionen; epileptische Anfälle, die nur i. R. einer akuten od. subakuten (entzündl., tox., metabol. od. traumat.) Erkr. od. nach übermäßiger Belastung (z. B. Schlafentzug) auftreten; vgl. Fieberkrämpfe, Epilepsie. B. Schm.

Gel|elektro|phorese (Elektro-*; -phor*) f: s. Elektrophorese.

Gelenk: (engl.) joint; (anat.) Articulatio, Junctura synovialis, Diarthrosis; bewegl. Verbindung zw. zwei od. mehreren Knochen; an jedem G. unterscheidet man: **1.** die artikulierenden Gelenkflächen (Facies articulares), die meist mit hyalinem (selten Faser-)Knorpel überzogen sind; **2.** die Gelenkkapsel (Capsula articularis), bestehend aus einer äußeren fibrösen Schicht aus straffem kollagenem Bindegewebe (Membrana fibrosa), die sich am Rand der überknorpelten Flächen in das Periost fortsetzt, u. aus der Gelenkinnenhaut (Membrana synovialis), die die Gelenkschmiere (Synovia) absondert; **3.** die Gelenkhöhle (Cavitas articularis), ein spaltförmiger kapillärer Raum; **4.** eine große Zahl von bes. Einrichtungen: Verstärkungsbänder zur Verstärkung der bindegewebigen Kapsel, zur Führung u. Hemmung von Bewegungen; Binnenbänder im Innern des G.; Zwischenscheiben (Disci u. Menisci articulares, verschiebbare Gelenkflächen, die als Puffer wirken u. inkongruente Gelenkflächen ausgleichen), Schleimbeutel (Bursae synoviales), faserknorpelige Pfannenlippen dienen der Vergrößerung mancher Gelenkpfannen.

Gelenk|chondro|matose (Chondr-*; -om*; -osis*) f: (engl.) synovial chondromatosis; benigne tumoröse Veränderung des paraartikulären Gewebes mit hyalinen Knorpelknoten in der Synovialis u. multiplen (bis zu 100) freien Gelenkkörperbildung bei epi- bzw. metaphysärer Dysostose; **Lok.:** v. a. Knie- (>50 %), Hüft- u. Ellenbogengelenk (s. Abb.); bei der G. ist im Ggs. zur

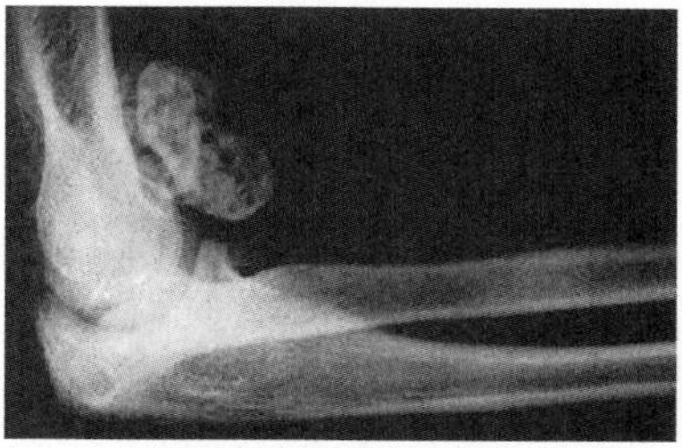
Gelenkchondromatose, Ellenbogen [540]

Osteochondrosis* dissecans röntg. kein Mausbett nachweisbar; sie führt ebenfalls zu Einklemmungserscheinungen u. frühzeitigen degenerativen Gelenkveränderungen mit Schmerzen. **Ther.:** op. Entfernung der freien Körper u. Synovektomie. Vgl. Reichel-Syndrom.

Gelenk|dis|torsion (Distorsion*) f: (engl.) joint distorsion; s. Distorsion.

Gelenk|em|pyem (Empyem*) n: (engl.) intraarticular empyema; auf dem Boden einer bakt. Arthritis* (meist Staphylokokken) entstehende, von der Synovialis ausgehende, eitrige Exsudatansammlung in einer Gelenkhöhle; **Urs.:** direkte Kontamination durch offene Verletzung, gelenknahe infizierte Osteosynthese, intraartikuläre Inj., selten hämatogen; **Klin.:** Schmerzen, Schonhaltung; **Diagn.:** lokale u. systemische Entzündungsreaktion, eitriges Gelenkpunktat, Keimnachweis im Punktat; labordiagn. Leukozytose mit Linksverschiebung, beschleunigte BKS, erhöhtes C-reaktives Protein; **Ther.:** Ruhigstellung, Antibiotika, Spülsaugdrainage, evtl. Synovektomie; **Progn.:** bei chron. Verlauf Zerstörung des Gelenkknorpels mit Ind. zur Arthrodese. Vgl. Panarthritis, Kapselphlegmone.

Gelenk|entzündung: s. Arthritis.

Gelenkerguss
Differentialdiagnose des Synoviapunktats

Diagnose	Farbe	Trübung	Viskosität	Zellzahl ca.	Leukozytenanteil	Sonstiges
Normalbefund	strohgelb	klar	↑	100	10%	–
Arthrose	strohgelb	klar	↑	bis 1000	10–20%	–
Traumafolge	rosa bis blutig	klar bis trüb	↑	2000	20%	Erythrozyten
rheumatoide Arthritis	gelb/grün	trüb, flockig	↓	5000–50 000 (bei Schub)	50–75%	Rhagozyten
systemischer Lupus erythematodes	gelb	trüb	(↓)	bis 10 000	25%	Rhagozyten
Spondylitis ankylosans	gelb	klar bis leicht trüb	(↓)	>2000	50%	Rhagozyten
Gicht	milchig	trüb	↑	10 000	90%	Harnsäurenadeln intrazellulär
Chondrokalzinose-Arthropathie	gelb bis milchig	trüb	↑	20 000	90%	Calciumpyrophosphat-Kristalle
Tuberkulose	graugelb	trüb, flockig	↓	20 000–50 000	50%	Tuberkelbazillen
eitrige Arthritis	purulent	rahmig, flockig	↓↓	(>)50 000	95%	Eitererreger

Gelenk|erguss: (engl.) joint effusion; syn. Hydarthros, Hydrops articularis; seröses, serofibrinöses, fibrinöses, blutiges od. eitriges, von der Synovialmembran abgesondertes Exsudat im Gelenkinneren; **Urs.:** traumatisch, reaktiv als Reizerguss bei vorbestehenden, v. a. degenerativen Gelenkerkrankungen, entzündlich (infektiös u. nichtinfektiös), selten neoplastisch bedingt; **Sympt.:** Gelenkschwellung, Fluktuation (tanzende Patella*), Verstreichen der äußeren Gelenkkonturen; **Diagn.:** Gelenkpunktion mit Synovia-Analyse, Arthrosonographie (bes. bei schwer zugänglichen Gelenken, z. B. Hüftgelenk); **Ther.:** Druckentlastung durch Punktion, lokale Eisanwendungen, u. U. Bandage; bei entzündlicher Symptomatik ggf. nichtsteroidale Antiphlogistika, intraartikuläre Steroidinjektion unter strenger Indikationsstellung u. erst nach Ausschluss einer infektiösen Genese; s. Gelenkempyem, Hämarthros; vgl. Synovialitis, Arthrose, Arthritis, Arthropathie.

Gelenk|erkrankung: s. Arthropathie.

Gelenk|formen: (engl.) types of joints; nach der Form der artikulierenden Gelenkkörper werden unterschieden: **1. Kugelgelenk** (Articulatio spheroidea), kugelschalenähnl. Gelenkflächen, die Bewegungen in jede Richtung gestatten, z. B. Schultergelenk; **2. Nussgelenk** (Articulatio cotylica, Enarthrosis), dessen Pfanne den Gelenkkopf mehr als halb umfasst, z. B. Hüftgelenk; **3. Walzengelenk** (Articulatio cylindrica, Articulatio bicondylaris): **a)** Scharniergelenk (Ginglymus), ein Gelenkstück besteht aus einer Walze (Trochlea) mit Führungsrinne, das Gegenstück besitzt eine der Rinne entspr. Führungsleiste; gestattet nur Bewegungen in einer Ebene, z. B. Articulatio humeroulnaris, Articulationes interphalangeae; **b)** Radgelenk (Articulatio trochoidea), scheibenförmiger Gelenkkopf, dessen überknorpelter Umfang sich in entspr. ausgehöhlter Pfanne dreht, z. B. Articulatio radioulnaris proximalis u. distalis; **4. Ellipsoid- od. Eigelenk** (Articulatio ellipsoidea) mit ellipsoiden Gelenkflächen, Bewegung um zwei Hauptachsen, z. B. Articulatio radiocarpea; **5. Sattelgelenk** (Articulatio sellaris): zwei sattelförmige Gelenkflächen, die Konkavität der einen entspricht der Konvexität der anderen; Bewegungen um zwei Achsen, z. B. Articulatio carpometacarpea des Daumens; **6. Gleitgelenk** (Articulatio plana): ebenes Gelenk, bei dem nahezu ebene Gelenkflächen artikulieren, z. B. Zwischenwirbelgelenke der HWS; **7. Wackelgelenk** (Amphiarthrosis): straffes Gelenk, das aufgrund straffer Bänder nur federnde Bewegungen zulässt, z. B. Kreuzbeingelenk.

Gelenk|körper, freier: (engl.) arthrolith; sog. Arthrolith, Gelenkmaus; intraartikulärer, vollständig freier od. gestielter Körper aus Knochen, Knorpel od. Synovialis; **Vork.:** am häufigsten im Kniegelenk evtl. mit Einklemmungssymptomatik (plötzl. Gelenkblockade u. anschl. Reizergussbildung); **Urs.:** Osteochondrosis* dissecans, traumat. Läsion, Gelenkchondromatose*, Corpora* oryzoidea (Reiskörper) bei Tuberkulose; **Ther.:** Behandlung der Grunderkrankung, evtl. Entfernung des f. G.

Gelenk|kon|tusion (Kontusion*) f: (engl.) joint contusion; durch direkte stumpfe Gewalteinwirkung verursachte Quetschung eines Gelenks; **Sympt.:** Schwellung, schmerzhafte Bewegungseinschränkung, evtl. Hämarthros*; **Ther.:** symptomatisch, u. U. diagn. u. therap. Gelenkpunktion.

Gelenk|maus: freier Gelenkkörper*.

Gelenk|pro|these (Prothese*) f: s. Endoprothese, Hemiendoprothese, Totalendoprothese.

Gelenk|punktion (Punktion*) f: (engl.) arthrocentesis; Punktion eines Gelenkinnenraums (unter streng aseptischen Kautelen); **Ind.:** Entlastungspunktion, intraartikuläre Inj. von Medikamenten, diagn. Gewinnung von Synovialflüssigkeit; vgl. Gelenkerguss, Arthroskopie.

Gelenk|re|sektion (Resektion*) f: s. Arthrektomie.

Gelenk|rheumatismus (Rheumatismus*) m: s. Arthritis, Erkrankungen, rheumatische.

Gelenk|schwamm: s. Fungus articuli.

Gelenk|steife: s. Kontraktur.

Gelenk|tuberkulose (Tuberkel*; -osis*) f: s. Arthritis tuberculosa.

Gelenk|verletzung: (engl.) joint injury; s. Bandruptur, Distorsion, Gelenkkontusion, Luxation, Luxationsfraktur.

Gel|filtration f: (engl.) gel filtration chromatography; schonendes Trennverfahren, das als Verteilungschromatographie (s. Chromatographie) in Säulen mit Gelpartikeln versch. Porengröße Makromoleküle entspr. ihrer Größe u. Tertiärstruktur trennt; **Prinzip:** sog. negatives Sieb, d. h. große Moleküle eluieren zuerst.

Gélineau-Syn|drom (Jean-Baptiste G., Psychiater, Paris, 1859–1906) n: genuine Form der Narkolepsie*.

Gellé-Hör|versuch (Marie Ernest G., Otol., Paris, 1834–1923): (engl.) Gellé's test; s. Hörprüfungen.

Gelo|plexie (gr. γελᾶν lachen; -plexie*) f: sog. Lachschlag; s. Kataplexie.

Gelo|therapie (↑; Therapie*) f: (engl.) laughter therapy; Lachtherapie zum Abbau von Spannungen, Verbesserung der Atmung u. Unterstützung des Aufbaus einer Vertrauensbeziehung zw. Pat. u. Therapeut. H. Hof.

Gel|prä|zipitation (lat. praecipitatio Herabstürzen) f: (engl.) immunoprecipitation; in einem Gel (z. B. Agarosegel) ablaufende Antigen*-Antikörper-Reaktion, die zur Präzipitation unlöslicher Immunkomplexe führt; Prinzip zahlreicher immun. Untersuchungsmethoden, z. B. der Immundiffusion* u. der Immunelektrophorese*.

Gel|zentri|fugations|test m: (engl.) gel centrifugation test; immunhämat. Verf. zur Diagnostik von gegen Erythrozyten gerichteten Antikörpern i. R. der Kreuzprobe* u. zur Blutgruppenbestimmung*; **Prinzip:** Pipettierung von Erythrozyten (Test- bzw. Spendererythrozyten) u. Patientenserum auf ein mit Gel gefülltes Röhrchen, Inkubation u. anschl. Zentrifugation; bei Antigen-Antikörper-Reaktion Bindung der agglutinierten Erythrozyten im Gel (pos. Reaktion); bei fehlender Antigen-Antikörper-Reaktion Durchtritt der Erythrozyten durch das Gel u. Absetzen am Boden des Röhrchens (neg. Reaktion); Durchführung auch als Antiglobulintest* od. i. R. eines Enzymtests*; ein ähnliches Verfahren ist der **Säulenagglutinationstest** (statt Gel Anw. von Mikrokügelchen). A. Pru.

Gemcitabin (INN) n: Antimetabolit (Pyrimidinanalogon); **Verw.:** bei fortgeschrittenem od. metastasierendem Pankreaskarzinom; **Kontraind.:** Schwangerschaft u. Stillzeit, Nieren- u. Leberfunktionsstörung; **UAW:** Erbrechen, Anämie, Leukopenie u. a.; vgl. Zytostatika.

Gemeinde|psych|iatrie (Psych-*; -iatr*) f: (engl.) community psychiatry; syn. kommunale Psychiatrie; psychiatr. Richtung, die sich gegen Ausgrenzung u. institutionelle Unterbringung von psych. Kranken wendet u. stattdessen eine Betreuung in den Gemeinden befürwortet (sog. gemeindepsychiatr. Pflichtversorgung); **Ziele: 1.** Organisation der polit. Zuständigkeit u. der versorgenden Dienste in überschaubaren Regionen; **2.** Bereitstellung u. Vernetzung bedürfnisorientierter stationärer, teilstationärer, ambulanter u. komplementärer Einrichtungen, wobei grundsätzl. gilt: ambulante vor stationärer Versorgung (u. a. durch die flächendeckende Einführung der sozialpsychiatr. Dienste); **3.** Versorgung u. Betreuung bes. der chron. psychiatr. Pat., auch in Fragen gesetzl. Konfliktsituationen (z. B. Betreuung* od. Zwangsmaßnahmen); **4.** auf demokrat. Grundsätzen beruhendes Arbeiten in berufsübergreifenden, jedoch die spezif. Berufsrollen wahrenden Teams mit flachen Hierarchien; **5.** Unterstützung von Selbsthilfeinitiativen u. Angehörigengruppen als Gegengewicht zur professionellen Dominanz. Vgl. Sozialpsychiatrie.

G

Gemelli (lat. gemellus doppelt, zugleich geboren) m pl: Zwillinge*.

Gem|fibro|zil (INN) n: s. Lipidsenker.

Gemicitabin (INN) n: Zytostatikum (Antimetabolit); **Ind.:** lokal fortgeschrittenes od. metastasierendes Pankreas- u. Bronchialkarzinom; **Kontraind.:** Leber- u. Nierenfunktionsstörung; **UAW:** s. Zytostatika.

Gemini (lat. geminus doppelt, zwillingsgeboren) m pl: Zwillinge*.

Gemmae gustatoriae (lat. gemma Knospe) f pl: Caliculi gustatorii; s. Geschmacksknospen.

Gemmen f pl: syn. Chlamydosporen*; v. a. bei Zygomyceten; vgl. Fungi.

Gemüt: (engl.) affect, emotionality; Emotionalität; Summe versch. psych. Grundfunktionen, die eine wertempfindende Resonanz- u. Bindungsfähigkeit in mitmenschlichen Beziehungen ermöglicht. Vgl. Affektivität.

Gemüts|krankheit: (engl.) affective illness; veraltete Bez. für affektive Psychose*; früher verwendet im Ggs. zu Geisteskrankheit* als Bez. für eine das Gefühlsleben, nicht aber das Denken betreffende Krankheit.

Gen (gr. -γενής hervorbringend, zeugend) n: (engl.) gene; syn. Erbfaktor, Erbeinheit, Erbanlage; funkt. Einheit des Genoms* (Strukturgen, Operatorgen, Regulatorgen), die die genetische Information* für ein Genprodukt* enthält. Gene sind in den Chromosomen linear aneinander gereiht. Mehrere G. können gemeinsam an der Ausbildung eines Merkmals beteiligt sein (Polygenie*), od. ein G. kann die Ausprägung versch. Merkmale beeinflussen (Polyphänie, s. Pleiotropie). G. wird syn. zu der molekulargenet. Bez. Cistron* gebraucht. Vgl. Operon, Proteinbiosynthese.

-gen: Wortteil mit der Bedeutung **1.** etwas hervorbringend, verursachen; **2.** durch etwas hervorgebracht, aus etwas entstanden; aus dem gr. Wortbestandteil γενής.

Gena (lat.) f: (anat.) Wange, Backe.

Gen|ampli|fikation (Gen*; lat. amplificare vergrößern, vermehren) f: (engl.) gene amplification; Vervielfachung einzelner Gene od. Genomteile, z. B. zur vermehrten Produktion von ribosomaler RNA, bes. während der Embryonalentwicklung u. in stoffwechselaktiven Zellen; vgl. Reduplikation, Genredundanz.

Gen|ana|lyse (↑; Analyse*) f: (engl.) genetic analysis; Nachw. der Mutation* eines Gens od.

eines damit gekoppelten Genlokus zur DD von Erbkrankheiten u. als Grundlage für die genetische Beratung*; **Formen: 1.** direkte G.: Untersuchung eines bekannten Gens auf Punktmutation, Deletion, Insertion u. a. mit Hilfe von Southern*-Blotting-Methode, Polymerase*-Kettenreaktion od. DNA-Sequenzierung*; **2.** indirekte G.: Untersuchung von Erbkrankheiten, bei denen die chromosomale Lok. des mutanten Gens bekannt ist, die molekulare Struktur jedoch nicht; Identifizierung hetero- u. homozygoter Anlageträger in einer Familie durch Vergleich der Vererbung der Allele mutanter Gene mit denen bekannter Genloci, die mit dem Krankheitsgen eng gekoppelt sind. Vgl. DNA-Diagnostik.

Gen|bank (↑): (engl.) genebank; **1.** Genbibliothek*; **2.** Datenbank der DNA-Sequenzen von Genen.

G

Gen|biblio|thek (↑) f: (engl.) DNA-library; auch Genbank; Sammlung versch. DNA-Fragmente, die in Bakterien od. Hefen kloniert vorliegen u. vermehrbar sind; **1.** cDNA-Bibliothek; enthält (exprimierte) Gene best. Gewebe od. Organismen in Form von cDNA*; **2.** genomische Bibliothek; enthält Fragmente des gesamten Genoms (transkribierte u. nicht transkribierte, u. U. auch regulatorische DNA-Abschnitte). W. Ber.

Gen-Chip (↑) m: s. DNA-Mikroraster.

Gen|dia|gnostik (↑; Diagnostik) f: s. DNA-Diagnostik.

Genée-Wiedemann-Syn|drom n: (engl.) Genée-Wiedemann syndrome; s. Dysostosis acrofacialis.

Gene, pseudo|autosomale (↑) n pl: (engl.) pseudo-autosomal genes; Gene der pseudoautosomalen Region (Abk. PAR) auf den kurzen Armen der Gonosomen, die während der Meiose wie die Autosomen rekombinieren, jedoch einem X- bzw. Y-chromosomalen Erbgang folgen; **Beispiel:** die das Längenwachstum fördernden Gene SHOX (Abk. für engl. short stature homeobox) bzw. SHOXY, deren Verlust den Kleinwuchs bei der Dyschondrosteosis Léri-Weill mitverursachen. Vgl. Rekombination. J. Kun.

generalis (lat.): allgemein, generell.

Generalisierung (↑): (engl.) generalization; **1.** (allg.) Ausbreitung (z. B. einer Infektion) auf den ganzen Körper od. ein ganzes Organsystem (z. B. Haut); **2.** (psychol.) Bez. für das Auftreten einer für eine best. Situation konditionierte Verhaltensweise in anderen (meist ähnlichen) Situationen ohne eine vorangehende spezif. Konditionierung*.

General|lamellen (↑; Lamella*) f pl: (engl.) circumferential lamellae; lamellär angeordnete Zwischensubstanz an der äußeren u. inneren Oberfläche der Kompakta der Knochen.

Generations|wechsel (generativ*): (engl.) alternation of generations; Entw. eines Lebewesen über mehrere Generationen mit Wechsel zw. geschlechtlicher, ungeschlechtlicher od. parthenogenetischer Fortpflanzung, der mit einer unterschiedl. Morphologie verbunden ist; häufig gebunden an Organwechsel* bzw. Wirtswechsel*; vgl. Heterogonie, Metagenese.

Generations|zeit (↑): Dauer eines Zellzyklus*.

Generations|zyklus (↑; Zykl-*) m: (engl.) cell cycle; s. Zellzyklus.

generativ (lat. generare erzeugen): (engl.) generative; mit der Fortpflanzung zusammenhängend.

Generator (↑) m: s. Radionuklidgenerator, Röntgengenerator.

Generic name (engl. allgemein gültige Bezeichnung): international gebräuchl., warenrechtlich nicht geschützte Bez. von Arzneistoffen, die i. d. R. als Fertigarzneimittel im Handel sind.

Generika (↑) n pl: (engl.) generics; Fertigarzneimittel*, die unter einem (nicht geschützten) Freinamen (sog. Generic name) im Handel sind.

-genese: auch -genesie; Wortteil mit der Bedeutung Erzeugung, Entstehung; von gr. γένεσις.

Genesung: Konvaleszenz*.

Genetik (Gen*) f: (engl.) genetics; Wissenschaft von den Grundlagen u. Gesetzmäßigkeiten der Vererbung; 1865 durch das Aufstellen der Mendel*-Gesetze begründet; umfasst i. w. S. auch Ontogenese* u. Phylogenese*.

Genetik, psych|iatrische (↑) f: (engl.) psychiatric genetics; Arbeitsrichtung der Psychiatrie, die den Einfluss genet. Faktoren auf psych. Störungen untersucht; im Vordergrund steht die Erforschung von angeb. Stoffwechsel- u. Chromosomenanomalien bei versch. psych. Erkr., die familiär gehäuft auftreten (z. B. endogene Depression, Psychose, Schizophrenie). Vgl. Psychiatrie, biologische.

Gen|ex|pression (↑; lat. exprimere, expressus herausdrücken) f: (engl.) gene expression; Biosynthese eines spezif. Genprodukts* (RNA od. Protein), die einer Kontrolle (Genregulation*) unterliegt; in Zus. mit der Synthese spezif. Proteine als Genprodukte erfolgt sie in zwei Teilschritten: Transkription* u. Translation* (s. Proteinbiosynthese). Vgl. Information, genetische.

Gen|frequenz (↑; lat. frequentia Häufigkeit) f: (engl.) gene frequency; syn. Genhäufigkeit; in der Populationsgenetik wird die Häufigkeit eines Gens als Wahrscheinlichkeit seines Auftretens im Verhältnis zu seinen außerdem vorkommenden Allelen in Bruchteilen von 1 (Summe der Häufigkeiten der einzelnen Allele*) angegeben. Zur Bez. bedient man sich bei zwei Allelen der Buchstaben p und q, zusätzlich r bei drei Allelen (z. B. im ABNull-System): $p = A$, $q = B$, $r = 0$; $p + q + r = 1$. Nach Hardy (1908) u. Weinberg (1909) errechnet sich die Phänotypenhäufigkeit mit den G. p u. q für die Allele A u. B bei vollständiger Durchmischung (Panmixie) nach den Formeln $f\,(AA) = p^2$, $f\,(BB) = q^2$; wichtig in der humangenet. Familienberatung zur Abschätzung des Auftretens von Erbkrankheiten; vgl. Abstammungsbegutachtung, Genzählung.

geniculatus (lat.): mit Knoten versehen.

Geniculum (Dim. von lat. genu Knie) n: z. B. die Biegung im Canalis nervi facialis.

Genikulatum|neur|algie (↑; Neur-*; -algie*) f: (engl.) geniculate neuralgy; syn. Genikulatumotalgie, Intermediusneuralgie; Gesichtsneuralgie*, die durch Irritationen des Ganglion geniculatum od. des N. intermedius ausgelöst wird; **Ätiol.:** idiopathisch od. symptomatisch bei Zoster* oticus (Hunt-Syndrom); **Sympt.:** Schmerzen in der Tiefe des äußeren Gehörgangs; evtl. Geschmackssensationen u. Speichelfluss.

Genin n: Aglykon; zuckerfreier Rest eines Glykosids; s. Herzglykoside, Glykoside.

genio|glossus (gr. γένειον Kinn; Gloss-*): vom Kinn zur Zunge reichend.

genio|hyoideus (↑; gr. ὑοειδής dem Rüssel einer Sau ähnlich): vom Kinn zum Zungenbein reichend.

Genitale (lat. genitalis zur Zeugung gehörig) n: (engl.) genital organs; Gesamtheit der dem Geschlechtsverkehr u. der Arterhaltung (Bildung, Aufbewahrung u. Weiterleitung der Keimzellen, Fruchtpflege bis zur Geburt) dienenden (männl. u. weibl.) Geschlechtsorgane; von den inneren weibl. Geschlechtsorganen sind Eierstock (Ovarium) u. Eileiter (Tuba uterina) paarig, Gebärmutter (Uterus) u. Scheide (Vagina) unpaarig angelegt. Das äußere weibliche G., die sog. weibliche Scham (Pudendum femininum), besteht aus dem Schamhügel (Mons pubis), den die Schamspalte (Rima pudendi) u. den Kitzler (Klitoris) umschließenden großen Schamlippen (Labia majora pudendi), den den Scheidenvorhof (Vestibulum vaginae) umgebenden kl. Schamlippen (Labia minora pudendi) u. den auf deren Innenseite mündenden Bartholin-Drüsen (Glandulae vestibulares majores).

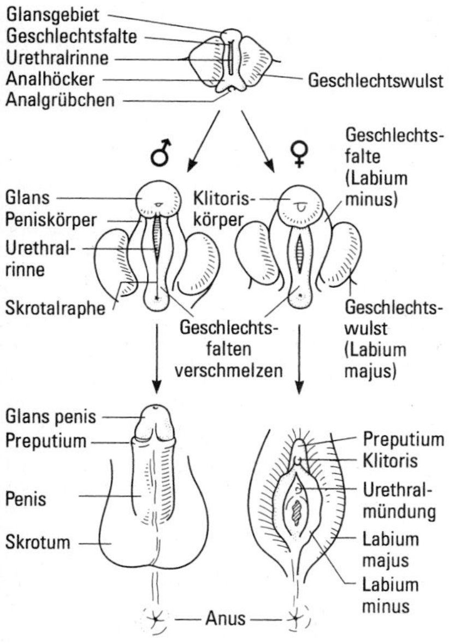

Genitale: Entwicklung des äußeren Genitales bei Mann (li.) und Frau (re.) [5]

Zu den paarigen inneren Geschlechtsorganen des Mannes werden Hoden (Testis) u. Nebenhoden (Epididymis), Samenleiter (Ductus deferens) u. Ausspritzungsgang (Ductus ejaculatorius) sowie Bläschendrüse (Vesicula seminalis) u. Cowper-Drüse (Glandula bulbourethralis) gezählt; unpaarig sind Vorsteherdrüse (Prostata) u. Harnsamenröhre; Hodensack (Skrotum) u. männliches Glied (Penis) bilden das äußere männl. Genitale.

Genitale, inneres (↑) n: (engl.) internal genital organs; der äußerl. nicht sichtbare Anteil des Genitals.

Genital|fluor (↑; lat. fluere fließen) m: s. Fluor genitalis.

Genital|höcker (↑): (engl.) genital tubercle; Geschlechtshöcker, Tuberculum genitale; vgl. Genitale (Abb.).

Genital|leiste (↑): (engl.) groin; auch Keimleiste; beidseits des dorsalen Mesenteriums, medial der Urnieren in der 4. Woche entstehende (sexuell indifferente) embryonale Struktur, aus der sich die Gonaden* entwickeln. Die embryonalen Urkeimzellen (s. Gametogenese) wandern gegen Ende der 6. Woche in die G. ein.

Genital|phase (↑; Phase*) f: (engl.) genital phase; s. Entwicklungsphasen.

Genital|tuberkulose (↑; Tuberkel*; -osis*) f: (engl.) genital tuberculosis; subakute od. chron. Tuberkulose* der Genitalorgane, meist bei Nierentuberkulose* od. Peritonealtuberkulose; **Formen: 1.** bei der Frau Salpingitis* tuberculosa (sog. Adnextuberkulose) od. Endometritis* tuberculosa, selten als G. der Zervix od. Portio; Diagn.: Erregernachweis im Menstrualblut; **2.** beim Mann Prostatatuberkulose*, tuberkulöse Orchitis, Epididymitis od. Vesikulitis. **Ther.:** Antituberkulotika.

Genital|verkehr (↑): (engl.) genital sex; Geschlechtsverkehr durch Vereinigung der Genitalien, überwiegend als Koitus*.

Genital|zentren (↑) n pl: (engl.) genital centres; Sammelbez. für die im Rückenmark lokalisierten Neuronengruppen zur Steuerung genitaler Funktionen, v. a. Erektionszentrum* u. Ejakulationszentrum*. Vgl. Sexualzentrum.

Gen|kartierung (Gen*) f: (engl.) genetic mapping; Lokalisierung von Genen auf Chromosomen; **Formen: 1.** genetische G.: Ermittlung der Entfernung zweier Genorte (mit erkennbarem Phänotyp) aus der Häufigkeit der durch Rekombination (s. Crossing over) bei der Vererbung auftretenden Trennung (Einheit Centi*-Morgan) mittels Kopplungsanalyse. Die Lok. eines unbekannten Gens wird durch die gemeinsame Vererbung (Kosegregation) seines Phänotyps mit einem best. Allel eines genetischen Markers bekannter Lok. bestimmt, das beim gesunden Phänotyp nicht vorhanden ist (s. Koppelungsungleichgewicht). Voraussetzung sind eine große Zahl an Rekombinationen (Familien) u. Chromosomenkarten bekannter genetischer Marker* mit möglichst vielen versch. Allelen. **2.** physik. G. mittels Bestimmung der Überlappung u. Sequenzierung* von Fragmenten genomischer DNA; vgl. Humangenomprojekt.

Gen|koppelung (↑): s. Koppelung, genetische.

Gen|lokus (↑; Locus*) m: (engl.) gene locus; die Lage eines Gens bzw. einer Gengruppe in einem best. Chromosom bzw. in einem best. funktionellen Chromosomenabschnitt; s. Genkartierung.

Gen|mani|pulation (↑; lat. manipulus eine Handvoll) f: s. Gentechnologie.

Gen|mutation (↑; Mutation*) f: s. Mutation.

Gennari-Streifen: (engl.) line of Gennari; Stria occipitalis der Lamina granularis interna (Sehrinde*).

Geno|kopie (↑) f: syn. Heterogenie*.

Genom (↑) n: (engl.) genome; Gesamtheit des genetischen Materials einer Zelle od. eines Organismus; umfasst neben den Genen auch große Abschnitte nichtcodierender DNA* mit regulatorischer u. unbekannter Funktion. W. Ber.

Genom, mito|chondriales (↑) n: (engl.) mitochondrial genome; zirkuläre DNA der Mitochondrien*, die in ca. fünf Kopien (ca. 16 000 Basenpaare) für 22 tRNAs, 2 rRNAs u. 13 Polypeptide (Bestandteile der Komplexe der Atmungskette*) kodiert. Vgl. Mitochondropathien. G. Hüb.

Gen|ort (↑): Genlokus*.

Geno|toxizität (↑; Tox-*) f: (engl.) genotoxicity; toxische Wirkung auf genet. Material von Zellen (DNA) u. Zellteilungsbestandteile (Mitoseapparat), die zu Schädigungen des Genoms* führen kann.

Geno|typus (↑) m: (engl.) genotype; **1.** die Gesamtheit aller Erbanlagen eines Organismus (dominante u. rezessive Gene* bzw. Allele*), die den Phänotypus* bestimmen; **2.** die genet. Ursache einer speziellen Eigenschaft, z. B. der Blutgruppen.

Gen|produkt (↑) n: (engl.) gene product; Molekül, dessen Bildung von einem best. Gen bzw. Cistron codiert ist; G. sind entweder durch Transkription* der DNA erhaltene u. nicht-translatierte RNAs (z. B. ribosomale RNA, Transfer*-RNA) od. die durch Translation* von mRNAs entstehenden Polypeptide (s. Proteinbiosynthese).

Gen|red|undanz (↑; Redundanz*) f: (engl.) gene redundancy; mehrfaches Vorhandensein von gleichen Genen, deren Genprodukte in größeren Mengen von einer Zelle benötigt werden.

Gen|regulation (↑) f: (engl.) gene regulation; Kontrolle der Aktivität eines Struktur- bzw. Operatorgens durch einen vom Regulatorgen synthetisierten Repressor, der seinerseits durch einen spezif. Effektor beeinflusst wird; neben einer direkten Aktivierung durch cAMP kann die Enzymsynthese entw. durch ein vorliegendes Substrat induziert od. ein gebildetes Endprodukt gehemmt werden.

Gen|sonde (↑) f: (engl.) gen probe; DNA- od. RNA-Fragment, das kloniert od. amplifiziert u. mit Enzymen od. radioaktiv markiert wurde; Anw. bei der Genanalyse* u. Genkartierung zur Markierung nachzuweisender Genabschnitte.

Genta|micin (INNv) n: bakterizid wirkendes Aminoglykosid-Antibiotikum aus den Kulturen von Micromonospora purpurea, Gemisch von G. C1, C1a, C2; **Wirkungsspektrum:** insbes. gegen Staphylokokken u. gramnegative Enterobacteriaceae; **Verw.:** bei schweren Infektionen mit gramneg. Bakt.; **Kontraind.:** cave bei Myasthenia gravis pseudoparalytica, Parkinson-Syndrom, Schwangerschaft; **UAW:** Otoxizität, Nierenfunktionsstörungen, in Einzelfällen periphere Parästhesie, Störungen der neuromuskulären Übertragung, Überempfindlichkeitsreaktionen, Blutbildveränderungen. Vgl. Antibiotika.

Gen|techno|logie (Gen*; -log*) f: (engl.) genetic engineering; sog. genetische Manipulation; wissenschaftl. Teilgebiet der Genetik, das sich mit der Entwicklung sowie der diagn., therap. u. technolog. Nutzung von Verfahren zur Übertragung definierter DNA-Fragmente mit bekannter genetischer Information* aus Zellen eines Organismus in Zellen eines anderen befasst (sog. Gentransfer). Diese Möglichkeit ist prinzipiell dadurch gegeben, dass der Aufbau der DNA* u. deren Übersetzung in Peptide (Proteinbiosynthese) bei allen biol. Organismen gleich ist. Voraussetzung für einen gezielten Gentransfer ist die Isolierung der gewünschten Gene. Außerhalb der lebenden Zelle ist ein isoliertes Gen* funktionsunfähig u. kann auch nach Einschleusung in eine lebende Zelle nur unter best. Voraussetzungen biol. aktiv werden (Genexpression*). Damit die Enzyme der Wirtszelle die fremdartige DNA-Sequenz ablesen können, müssen weitere regulierende DNA-Abschnitte vor das Gen eingefügt werden. Als Vehikel bzw. Vektoren für den Gentransfer können u. a. (defiziente) Viren*, Bakteriophagen* (v. a. bei E. coli als Wirtsbakterium) od. geeignete Plasmide* dienen, die mit den isolierten DNA-Fragmenten zuvor in vitro rekombiniert wurden (Rekombination*). Dazu werden z. B. Vektor-DNA u. „fremde" DNA gleicherweise mit Restriktionsenzymen* geschnitten u. die entstehenden Enden enzymat. neu miteinander verknüpft (Ligation). Nach Einbringen einer so rekombinierten DNA in geeignete Wirtszellen (Transformation; bei eukaryont. Zellen Transfektion) werden diese kultiviert (DNA*-Klonierung). Med. praktische, z. T. noch experimentelle **Anwendungsgebiete der G.** sind: **1.** Herstellung von rekombinanten Arzneimitteln: Proteine wie Humaninsulin, Interleukine, Interferone, Impfstoffe (bes. gegen Viren) u. Plasmafaktoren; DNA bzw. RNA wie Antisense-Nukleotide*, Ribozyme* u. DNA-Vakzine*; auch best. Antikörper, z. B. humanisierte; **2.** Diagn.: Sequenzierung* von DNA, Polymerase-Kettenreaktion, Southern-blotting-Methode, Fluoreszenz-in-situ-Hybridisierung u. (experimentell) DNA-Mikroraster; zur Abklärung von Mutationen: i. R. der Pränataldiagnostik* u. genetischen Beratung* bei (vermuteten) Erbkrankheiten, Bestimmung von Prognosefaktoren bei Tumoren, Verträglichkeitsbestimmung von Arzneimitteln aufgrund von Polymorphismen der am Abbau beteiligten Enzyme; **3.** die prinzipielle Möglichkeit der somatischen Behandlung von (rezessiven) Erbkrankheiten, die auf dem Fehlen eines funktionsfähigen Gens bzw. seines für einen normalen Stoffwechsel unentbehrl. Genprodukts* beruhen, durch Implantation eines funktionsfähigen Gens in Körperzellen (s. Gentherapie).

Während die im Labor durchgeführten gentechnolog. Arbeiten den Bestimmungen des „Gesetzes zur Regelung der Gentechnik" (Gentechnikgesetz, Abk. GenTG) in der Fassung vom 16.12.1993 (BGBl. I S. 2066), zuletzt geändert durch Gesetz vom 2.11.2000 (BGBl. I S. 1478), unterliegen, sind bei der unmittelbaren Anwendung der G. am Menschen in Gestalt des sog. somat. Gentransfers neben den zivil- u. strafrechtl. Vorschriften gegen Körperverletzung u. Tötung die allg. Regeln für den med. Neulandschritt (s. Ethik-Kommissionen) sowie die Richtlinien der Bundesärztekammer zu beachten; die künstl. Veränderung menschl. Keimbahnzellen ist nach dem Embryonenschutzgesetz*, der Gentransfer in Embryonen nach dem ärztl. Standesrecht verboten.

Gen|therapie (↑; Therapie*) f: (engl.) gene therapy; experimentelle Therapieform zur Ausschaltung genbedingter Fehlfunktion bzw. Wiederherstellung einer normalen Genfunktion bei Erkr., die durch Elimination od. Bereitstellung eines Proteins zu beeinflussen sind u. für die keine ausreichend effektive andere Behandlungsmethode vorhanden ist; **Ind.: 1.** erbl. Stoffwechselkrankheiten mit bekanntem Gendefekt (z. B. Adenosindesaminasemangel*, zystische Fibrose*, familiäre Hypercholesterolämie*) durch Substitution der fehlerhaften Genfunktion; **2.** Tumoren durch: **a)** direkt zytotoxische od. die Empfindlichkeit für sonst unschädl. Substanzen erhöhende Wirkung des neuen Genprodukts; **b)** Resistenzerhöhung gesunder Zellen bzw. Resistenzerniedrigung von Tumorzellen gegenüber

Chemotherapeutika; **c)** Steigerung der Immunantwort mittels Erhöhung immunmodulatorischer Mediatoren bzw. Erhöhung der Antigenität von Tumorzellen (u. a. Erzeugung eines immun. Gedächtnisses für Tumorantigene); **3.** retrovirale Erkrankungen (z. B. AIDS*), z. B. durch Bildung antiviraler Enzyme. **Prinzip:** Einschleusen genet. Materials mittels Vektor od. durch chemisch-physikalische Methoden (z. B. Mikroinjektion von DNA*) in eine Zelle u. Bildung des gewünschten Genprodukts; als Vektoren werden gentechnisch modifizierte Viren (z. B. Retroviren, Adenoviren, Herpes-simplex-Viren Typ 1) od. DNA-tragende Liposomen eingesetzt. Als Kontrollparameter des Therapieerfolgs dienen genspezifische Funktionsanalysen (z. B. Konz. des therap. intendierten Genprodukts) zus. mit den Verlaufsparametern der Grunderkrankung. **Methodische Probleme: 1.** bislang geringe Transfektionseffizienz (max. 10 % der Zielzellen bei retroviralen Vektoren); **2.** unbefriedigende Zellspezifität; **3.** begrenzte Lebensdauer der transfizierten Zellen; **4.** Immunreaktionen gegen Vektoren od. therap. Genprodukt.

Gentiana lutea f: gelber Enzian*.

Gentiana|violett: (engl.) gentian violet; syn. Methylrosaliniumchlorid (INN), Methylviolett, Kristallviolett, blaues Pyoktanin; Anilinfarbstoff; **Verw.:** zu histol. (Zellkern) u. mikrobiol. (Pilze, Bakt.) Färbungen; vgl. Gram-Färbung.

Gen|trans|fer (Gen*; Transfer*) m: (engl.) gene transfer; Übertragung von Genen in pro- od. eukaryontische Zellen; auch über Artgrenzen hinweg möglich; vgl. DNA-Klonierung, Gentechnologie.

Genu (lat.) n: Knie*.

genuin (lat. genus Geburt, Abstammung): (engl.) genuine; angeboren, selbstständig, eigentlich, ursprünglich.

Genu re|curvatum (Genu*) n: abnorme Überstreckbarkeit des Unterschenkels im Kniegelenk durch Bänderschlaffheit; **Urs.:** angeboren (bei angeborener Knieluxation), nach Wachstumsstörungen, kompensatorisch bei Pes* equinus, posttraumatisch nach in Fehlstellung verheilten Frakturen, nach Femoralislähmung*; **Ther.:** Behandlung der Grunderkrankung, bei Ventralneigung der Tibiagelenkfläche Korrekturosteotomie.

Genus (lat. Geschlecht) n: Gattung; Kategorie der biol. Systematik (Taxonomie*); enthält mehrere nah verwandte Arten; 1. Teil des Artnamens, z. B. **Homo** sapiens; vgl. Species, Taxon.

Genu valgum (Genu*) n: sog. X-Bein; **Urs.:** angeboren (einseitig als Hinweis auf eine angeborene Hüftgelenkluxation), bei Rachitis, Hypogonadismus, Knochendysplasien, Myopathien, nach Hüftadduktionskontraktur, Paralysen, kompensatorisch bei Knick-Senk-Fuß; auch einseitig nach Traumen, lang andauernder Fehlbelastung u. inf. Fehlwachstums bei epiphysären Störungen; **Ther.:** Behandlung der Grunderkrankung; im Kindesalter supinierende Einlagen (gute Tendenz zur Spontankorrektur); im Erwachsenenalter korrigierende Osteotomie*.

Genu varum (↑) n: sog. O-Bein; in leichter Form im Säuglingsalter physiologisch; **Urs.:** angeboren, posttraumatisch, bei Rachitis, entzündliche od. neoplastische Störung im Epiphysenbereich, Knochendysplasie, Lähmung; **Ther.:** im Kindesalter Einlagen mit Außenranderhöhung, bei Jugendlichen u. Erwachsenen u. U. Korrekturosteotomie.

Gen|wirk|kette (Gen*): (engl.) gene activity chain; best. Abfolge von genabhängigen biochem. Reaktionen für das Zustandekommen eines erbl. Merkmals, wobei das nachfolgende Gen jeweils das unter dem Einfluss des vorher wirksam gewordenen Gens entstandene Produkt modifiziert. Der Ausfall eines Gens innerh. einer G. führt zum Abbruch der Synthese u. zur Anhäufung des nicht weiter verarbeiteten Stoffwechselprodukts bzw. zum Fehlen des betreffenden Merkmals. Die am besten analysierte G. des Menschen betrifft den Stoffwechsel der Aminosäuren Phenylalanin u. Tyrosin; eine genet. bedingte Blockierung kann zu Phenylketonurie*, Tyrosinämie*, Albinismus*, Alkaptonurie* sowie zu versch. Typen des angeb. Kretinismus* führen.

Gen|zählung (↑): (engl.) gene count; empirische Ermittlung einer Genfrequenz* in einer best. Anzahl von Personen, die von der rechnerischen Ermittlung abweichen kann.

Geo|medizin (gr. γῆ Erde, Boden, Gebiet) f: (engl.) geomedicine; Zweig der Medizin, der die Krankheiten u. ihre Ausbreitungsmöglichkeit zu geograph. Bedingungen in Beziehung setzt.

Geo|trichose (↑; Trich-*; -osis*) f: (engl.) geotrichosis; syn. Geotrichum-Mykose; chron. Entz. von Haut, Mundschleimhaut u. absteigenden Schleimhäuten, insbes. Bronchien, bei verminderter Infektionsabwehr; **Err.:** Geotrichum* candidum.

Geo|trichum candidum (↑; ↑) n: syn. Milchschimmel; hefeähnlicher, zu den Fungi* imperfecti gehörender Pilz; **Morphol.:** septierte Hyphen mit dichotomer Verzweigung u. Zerfall in zylindr. Arthrosporen*; Saprophyten auf sauren Lebensmitteln (Sauermilch, Butter, Käse, Sauerkraut; jedoch nicht Urs. der Säuerung), gelegentl. auf der Mundschleimhaut u. im Stuhl nachweisbar; humanpathogen in massenhafter Präsenz; vgl. Geotrichose.

Gepe|frin (INN) n: Sympathomimetikum; Antihypotonikum.

Gerad|lage: (engl.) longitudinal lie; s. Kindslage.

Gerad|stand, hoher: (engl.) high longitudinal position; regelwidrige Stellung (Einstellungsanomalie) des Kopfs zu Beginn der Geburt, wobei die Pfeilnaht annähernd im geraden Durchmesser des Beckeneingangs steht; **Formen: 1.** Positio occipitalis pubica (dorsoanteriorer od. vorderer h. G.) mit nach vorn gerichtetem Hinterhaupt; **2.** Positio occipitalis sacralis (dorsoposteriorer od. hinterer h. G.) mit nach hinten gerichtetem Hinterhaupt; **Urs.:** Beckenanomalie; charakterist. Geburtsverlauf mit Verharren des Kopfs in der regelwidrigen Stellung während des ganzen weiteren Verlaufs der Geburt; **Ther.:** wechselnde Seitenlagerung, bei Persistenz Schnittentbindung. Vgl. Kindslage.

Geräusch: (engl.) murmur, sound; Schallereignis, das sich aus Tönen versch. Frequenzen zusammensetzt; vgl. Schall, Lärm, Auskultation.

Geräusch des fallenden Tropfens: (engl.) falling-drop sound; syn. Gutta cadens; seltener Auskultationsbefund beim frischen Seropneumothorax*; das von der apikalen Pleura ausgeschwitzte Exsudat tropft klatschend in den Flüssigkeitsspiegel am Boden der Pleurahöhle.

Geräusch, dia|stolisches: (engl.) diastolic murmur; Herzgeräusch in der Diastole, d. h. zw. dem 2. u. dem 1. Herzton; s. Herzgeräusche, Herztöne.

G

G

Geräusche, para|kardiale: (engl.) paracardial murmurs; durch die Herztätigkeit, aber außerh. der Herzhöhlen entstehende Geräusche, die bei der Auskultation wahrnehmbar sind; z. B. perikarditisches Reiben u. Plätschern, extraperikardiales Reiben, präkardiales Emphysemgeräusch; vgl. Herzgeräusche.

Geräusche, pseudo|peri|kardiale: (engl.) pseudopericardial murmurs; s. Reiben, extraperikardiales.

Geräusch, in|spiratorisches: (engl.) inspiratory breath sound; beim Einatmen hörbares Auskultationsgeräusch.

Geräusch, prä|sy|stolisches: (engl.) presystolic murmur; diastolisches Herzgeräusch unmittelbar vor dem 1. Herzton (Beginn der Systole); z. B. bei Mitralstenose*; vgl. Herztöne, Herzgeräusche.

Geräusch, proto|dia|stolisches: (engl.) protodiastolic murmur; Herzgeräusch unmittelbar nach dem 2. Herzton (Beginn der Diastole); vgl. Herzgeräusche, Herztöne.

Geräusch, sy|stolisches: (engl.) systolic murmur; Herzgeräusch zw. 1. u. 2. Herzton (während der Systole); vgl. Herzgeräusche, Herztöne.

Gerbich-Blut|gruppe: (engl.) Gerbich blood group; Symbol Ge; seit 1960 bekannte Blutgruppe; das Blutgruppenmerkmal Ge^{a} ist an Erythrozyten (auch an Leukozyten) praktisch aller Populationen nachweisbar (s. Antigene, ubiquitäre); fehlt in best. Populationen von Papua-Neuguinea (ca. 50% Ge^{a-}).

Gerb|säure: s. Tannin.

Gerb|stoffe: (engl.) tannins; Oligo- u. Polyphenole pflanzlicher Herkunft (z. B. in Quercus cortex, Ratanhiawurzel, Tormentillae rhizoma) mit der Eigenschaft, Kollagen zu binden (Gerben von Haut zu Leder); Einteilung med. verwendeter G. in Catechin-, Tannin- u. Lamiaceen-G.; **Wirkung:** Bildung einer Koagulationsmembran auf Schleimhäuten, reizmildernd, antiphlogistisch, antimikrobiell, sekretionshemmend; **Verw.:** äußerlich zur Wundbehandlung, innerlich bei Diarrhö. Vgl. Tannin.

Gerdy-Ligament (Ligamentum*) n: Ligamentum suspensorium axillae der Fascia* axillaris.

Gerhardt-Schall|wechsel (Carl A. G., Int., Berlin, 1833–1902): (engl.) Biermer's sign; syn. Biermer-Schallwechsel; Veränderung des Perkussionsschalls über sehr lang gestreckten, z. T. mit Sekret gefüllten Kavernen bei Lagewechsel des Pat. (Sekretspiegel immer horizontal).

Ger|iatrie (gr. γέρων Alter, Greis; -iatr*) f: (engl.) geriatrics; Altersheilkunde, Lehre von den Erkr. des alten Menschen; fächerübergreifendes Gebiet der Medizin; wichtige Aspekte der G. sind Assessment*, Angehörigenbetreuung*, Irreversibilität von Alterungs- u. Krankheitsprozessen, Multimorbidität*, Rehabilitation*, Demenz* sowie Sterbebegleitung*. Vgl. Gerontologie.

Ger|iatrika (↑; ↑) n pl: (engl.) geriatric agents; Arzneimittel, denen eine substituierende, roborierende u. stimulierende Wirkung zur Steigerung der körperl. u. geistigen Leistungsfähigkeit im Alter zugeschrieben wird; vgl. Nootropika.

Gerinnsel: s. Blutgerinnsel.

Gerinnung: Koagulation*; vgl. Blutgerinnung.

Gerinnung, dis|seminierte intra|vasale: syn. Verbrauchskoagulopathie*.

Gerinnungs|faktoren m pl: (engl.) coagulation factors; s. Blutgerinnung.

Gerinnungs|störungen: (engl.) coagulation disorders; Störungen der Blutgerinnung i. S. einer Blutungsneigung (s. Diathese, hämorrhagische) od. Thromboseneigung (s. Hyperkoagulabilität).

Gerinnungs|zeit: s. Blutgerinnungszeit.

Gerlach-Klappe (Joseph von G., Anat., Erlangen, 1820–1896): (engl.) Gerlach's valve; zwischen Blinddarm u. Wurmfortsatz.

Gerlach-Tonsille (↑; Tonsilla*) f: Tonsilla* tubaria.

Germanium n: 2- od. 4-wertiges Element der Kohlenstoffgruppe, Symbol Ge, OZ 32, rel. Atommasse 72,59; sehr sprödes Metall mit Halbleitereigenschaft.

German-Syn|drom n: autosomal-rezessiv erbl. (v. a. bei Ashkenasi-Juden beobachteter) Fehlbildungskomplex; **Sympt.:** Flexionskontrakturen großer Gelenke, Klumpfüße, kraniofaziale Dysmorphie, Muskelhypotonie, Lymphödeme an Hand- u. Fußrücken.

Germen (lat. Erzeugtes, Leibesfrucht) n: Keim(bahn); s. Idioplasma.

germinal (↑): auch germinativ; den Keim betreffend, von den Keimblättern ausgehend.

Germinal|zell|a|plasie (↑; Zelle*; A-*; -plasie*) f: s. Castillo-Syndrom.

Germino|blastom (↑; Blast-*; -om*) n: s. Lymphoblastom, großfollikuläres.

Germinom (↑; -om*) n: (engl.) germinoma; maligner Tumor des Keimgewebes mit Lok. in Hoden (Seminom*), Ovar (Dysgerminom*) u. ZNS (s. Hirntumoren, Tab.); vgl. Keimzelltumoren.

Germino|zyten (↑; Zyt-*) m pl: Keimzellen.

Gero|derma (gr. γέρων Alter, Greis; Derm-*) n: (engl.) geroderma, aging skin; sog. Greisenhaut; schlaffe, welke Haut bei hormonalen Störungen, z. B. bei hypophysärem Minderwuchs*; vgl. Altershaut.

Gero|derma osteo|dys|plastica (↑; ↑) n: autosomal-rezessiv erbl. Entwicklungsstörung des Bindegewebes; **Sympt.:** vorzeitige Alterung der Haut, Cutis* laxa, faziale Dysmorphien, überstreckbare Gelenke, Osteopenie. Vgl. Progeroid.

Geröll|zysten (Kyst-*) f pl: (engl.) subchondral cysts; je nach Inhalt auch als Blutungs- od. Detrituszysten bezeichnet; zyst. Osteolysen in der subchondralen Knochenzone, v. a. in der Druckbelastungszone als Sympt. einer Arthrose*.

Geronto|logie (gr. γέρων Alter, Greis; -log*) f: (engl.) gerontology; Alternsforschung; Wissenschaft, die sich mit den biol., somatischen, psychischen u. sozialen Grundlagen des Alterns* beschäftigt; vgl. Geriatrie.

Geron|toxon (↑; gr. τόξον Bogen) n: syn. Arcus senilis; s. Arcus lipoides corneae.

Gerota-Faszie (Dimitrie G., Anat., Bukarest, 1867–1939; Fasc-*) f: Fascia* renalis.

Gersten|korn: Hordeolum*.

Gerstmann-Sträussler-Scheinker-Syn|drom (Josef G., Neurol., Wien, New York, 1887–1969; Ernst St., Neurol., Prag, Wien, 1872–1959) n: Abk. GSS; sehr seltene, familiär gehäuft vorkommende (autosomal-dominant vererbte Komponente) Form der Prionkrankheiten* des mittleren Erwachsenenalters; **Pathol.:** spongiforme Veränderungen u. multizentrische Plaqueablagerungen in Groß- u. Kleinhirnrinde; **Klin.:** progredienter Verlauf mit Kleinhirnataxie, später auch Demenz; vgl. Creutzfeldt-Jakob-Krankheit, Schlaflosigkeit, tödliche familiäre.

Gerstmann-Syn|drom (↑) n: Bez. für ein klin. nicht einheitliches Syndrom mit Fingeragnosie*, Rechts*-Links-Störung, Agraphie* bzw. Akalkulie*; **Urs.**: Läsion im Bereich des Gyrus angularis der dominanten Hemisphäre, meist durch Verschluss der A. gyri angularis; vgl. Angularissyndrom.

Geruchs|aura (Aura*) f: (engl.) olfactory aura; olfaktorische Aura; Riechstörung (Hyperosmie, Parosmie), die einen epileptischen, insbes. einen komplex-partiellen Anfall* einleitet; s. Epilepsie.

Geruchs|kor|rigenzien (Korrigenzien*) n pl: (engl.) olfactory corrigents; zur Verbesserung des Geruchs (u. Geschmacks) manchen Arzneimitteln zugesetzte Stoffe; z. B. Aqua Rosea, Lavendulae aetheroleum.

Geruchs|störung: s. Riechstörung.

Gerüst|proteine (Prot-*) n pl: syn. Strukturproteine*.

Gesäß: (engl.) buttocks; (anat.) Clunes, Nates, Ischium.

Gesäß|gegend: (engl.) gluteal area; Regio glutealis; s. Abb.

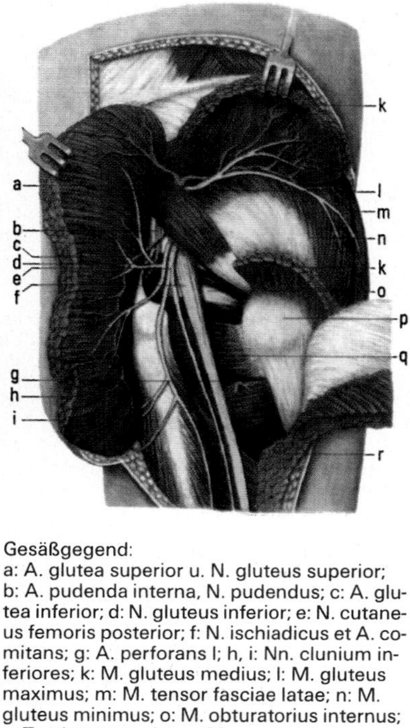

Gesäßgegend:
a: A. glutea superior u. N. gluteus superior; b: A. pudenda interna, N. pudendus; c: A. glutea inferior; d: N. gluteus inferior; e: N. cutaneus femoris posterior; f: N. ischiadicus et A. comitans; g: A. perforans I; h, i: Nn. clunium inferiores; k: M. gluteus medius; l: M. gluteus maximus; m: M. tensor fasciae latae; n: M. gluteus minimus; o: M. obturatorius internus; p: Trochanter major; q: M. quadratus femoris; r: M. gluteus maximus [532]

Gesamt|azidität (Azid-*) f: (engl.) total acidity; Gesamtsäure; Sammelbez. für die sauer reagierenden Substanzen im Magensaft*: freie Salzsäure, an Eiweiß locker gebundene Salzsäure, saure Salze u. (pathol.) die durch Gärung entstandenen org. Säuren (Milchsäure, Buttersäure usw.); s. Magensaftuntersuchung, Salzsäure.

Gesamt|dosis (Dosis*) f: (engl.) total dose; Abk. GD, auch Zielvolumendosis (Abk. ZVD); in der Strahlentherapie* gebräuchl. Begriff für die am Ende einer Bestrahlungsserie (Fraktionierung*) insgesamt eingestrahlte Referenzdosis*.

Gesamt|eiweiß: (engl.) total serum protein; korrekte Bez. Gesamtproteine; Summe aller Proteine des Blutserums (Plasmaproteine minus Fibrinogen); erhöht z. B. bei Plasmozytom, chron. Entzündungen, Leberzirrhose (kompensiertes Stadium); erniedrigt z. B. bei Mangelernährung, Malabsorption, nephrotischem Syndrom, Aszites, Verbrennungen, Leberzirrhose (dekompensiertes Stadium); **Bestimmung:** mittels Biuretreaktion*; vgl. Referenzbereiche (Tab.), Proteinbestimmung, Blut.

Gesamt|körper|wasser: s. Körperwasser.

Gesamt|lipide (Lip-*) n pl: (engl.) total lipids; Bez. für alle im Serum vorliegenden Lipide*; s. Lipoproteine.

Gesamt|stick|stoff n: (engl.) total nitrogen; Gesamt-N; Summe aus Reststickstoff* u. Stickstoffgehalt des Gesamteiweißes*.

Geschäfts|fähigkeit: (engl.) legal competence; die Fähigkeit einer Person, selbstständig Rechtsgeschäfte mit voller Wirksamkeit abzuschließen, d. h. Handlungen vorzunehmen, die auf das Herbeiführen von Rechtsfolgen abzielen. **Geschäftsunfähig** ist nach § 104 BGB, wer das 7. Lj. nicht vollendet hat od. sich in einem die freie Willensbestimmung ausschließenden Zustand krankhafter Störung der Geistestätigkeit befindet, sofern nicht dieser Zustand seiner Natur nach ein vorübergehender ist. Nach § 105 BGB sind Willenserklärungen eines Geschäftsunfähigen nichtig (ebenso wie im Zustand von Bewusstlosigkeit od. vorübergehender Störung der Geistestätigkeit abgegebene Willenserklärungen). **Beschränkt geschäftsfähig** ist nach § 106 BGB, wer das 7. Lj. vollendet hat, aber noch nicht volljährig (18 Jahre alt) ist (§ 2 BGB). Eine beschränkt geschäftsfähige Person bedarf zur Abgabe einer Willenserklärung, durch die sie nicht lediglich einen rechtlichen Vorteil erlangt, der Einwilligung des gesetzlichen Vertreters (Eltern, Vormund; § 107 BGB). Die Wirksamkeit eines ohne die erforderliche Einwilligung abgeschlossenen Vertrages hängt von der Genehmigung durch den gesetzlichen Vertreter ab (§ 108 BGB); ein ohne die Einwilligung vorgenommenes einseitiges Rechtsgeschäft ist unwirksam (§ 109 BGB).

Die Einwilligung* in einen ärztlichen Eingriff ist nach vorherrschender Auffassung keine rechtsgeschäftliche Willenserklärung (bedarf also nicht der G.), sondern ein Gestatten zur Vornahme tatsächlicher Handlungen; dafür ist Einwilligungsfähigkeit* erforderlich, die auch bei Minderjährigen gegeben sein kann (bei Personen unter 18 Jahren im Zweifelsfall stets Einwilligung des personensorgeberechtigten gesetzlichen Vertreters einholen!). Vgl. Betreuung, Zwangsbehandlung.

Geschiebe: (engl.) attachment; i. d. R. nicht sichtbares Halteelement für kombinierten festsitzend-herausnehmbaren Zahnersatz; in eine Matrize (an festsitzenden Kronen) wird eine passgenaue Patrize (an der herausnehmbaren Prothese) geschoben. Der Geschiebezapfen kann parallelwandig od. konisch sein. Halt entsteht durch Haftreibung u. Verkanten. Ein Schubverteilungsarm an der herausnehmbaren Prothese umfasst die Lingualfläche der endständigen

Kronen, um Kipp- u. Schubkräfte zu kompensieren. Vgl. Doppelkrone.

Geschlecht: (engl.) sex; Zuordnung von Individuen zweigeschlechtl. Species zum männlichen od. weiblichen G. nach unterschiedl. Kriterien; beim Menschen werden unterschieden: **1.** chromosomales G. (auch genetisches G.; s. Kerngeschlecht): Zellen mit Y-Chromosom gelten als männlich, ohne Y-Chromosom als weiblich (vgl. Geschlechtsdeterminierung, chromosomale). **2.** gonadales G.: Individuen mit Ovarien gelten als gonadal weiblich, mit Testes als gonadal männlich, mit gemischten Keimdrüsen als intersexuell. **3.** genitales G.: Zuordnung nach dem Aspekt des äußeren Genitales u. der sek. Geschlechtsmerkmale (phänotypisches G.). Neben diesen das somatische G. eines Individuums determinierenden Kriterien wird das psychosoziale G. bestimmt durch: **4.** psychisches G., d. h. die sexuelle Selbstidentifikation als weiblich od. männlich; vgl. Geschlechtsidentifikation; **5.** soziales Geschlecht, d. h. die sexuelle Einordnung u. Rollenzuweisung durch die Umwelt (u. a. als jurist. Geschlecht). Widersprüche zw. genitalem, psychischem u. sozialem G. können u. U. zu erheblicher psych. Beeinträchtigung der Betroffenen führen. Vgl. Genus.

Geschlecht, chromo|somales: s. Geschlechtsdeterminierung, chromosomale.

Geschlecht, genitales: (engl.) genital sex; durch die äußeren Geschlechtsmerkmale* definiertes Geschlecht*, u. U. vom chromosomalen u. gonadalen Geschlecht abweichend.

Geschlecht, gonadales: s. Geschlecht.

Geschlechts|angleichung: (engl.) sex change; auch Geschlechtsumwandlung; Bez. für hormonelle u. plastisch-chir. Eingriffe zur Korrektur des gonadalen u. genitalen Geschlechts* bei echter Transsexualität*; **Ind.:** psychosoziale Belastung u. starker Leidensdruck; **Vorgehen: 1.** Vorbehandlung mit Sexualhormonen* des angestrebten Geschlechts; **2.** plastisch-chir. Eingriff mit Entfernen der Gonaden (Kastration*): **a)** Mann-zu-Frau-G.: Bildung von Vulva u. Vagina (s. Kolpopoese), Mammaplastik*; **b)** Frau-zu-Mann-G.: subkutane Mastektomie* unter Erhalt der Mamillen, Hysterektomie mit beidseitiger Ovarektomie; ggf. Bildung eines Penoids mit Phallus (freies Hauttransplantat aus Unter- od. Oberarm od. Unterschenkel), Glans penis, Gliedsteife (z. B. mit Penisprothese), Harnröhrenverlängerung (aus Vaginallappen, kleinen Schamlippen u. freiem Transplantat) u. Skrotum (aus großen Schamlippen nach Vaginaverschluss, Implantation von Hodenprothesen). Funkt. Ergebnisse der Mann-zu-Frau-G. sind generell besser. Eine sehr sorgfältige, enge Indikationsstellung u. intensive psych. Betreuung sind wichtige Voraussetzungen für die geplante G. Zur personenstandsrechtlichen Seite der G.: s. Transsexuellengesetz.

Geschlechts|bestimmung, chromo|somale: s. Geschlechtsdiagnostik, pränatale; Geschlechtsdeterminierung, chromosomale.

Geschlechts|chromatin (Chrom-*) n: (engl.) sex chromatin; syn. Barr-Körper; zahlreiche somat. Zellkerne enthalten im Ruhezustand Chromatinverdichtungen, die meist als scharf umschriebene Körperchen der Kernmembran anliegen. G. besteht aus dem einen X-Chromosom, welches funkt. inaktiv ist, u. wird nur bei Individuen gefunden, die mind. zwei X-Chromosomen haben, beim Menschen also nur beim weibl. Geschlecht. Doppeltes G. in einer Zelle weist auf

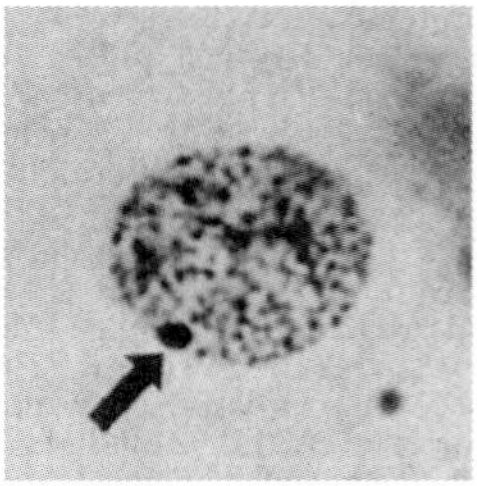

Geschlechtschromatin: Mundepithelzellkern mit X-Chromatin [478]

das abnorme Vorhandensein von drei X-Chromosomen hin. Vgl. Y-Chromatin, Kerngeschlecht.

Geschlechts|chromo|somen (↑; Soma*) n pl: syn. Heterochromosomen, Gonosomen*.

Geschlechts|de|terminierung, chromo|somale: (engl.) chromosomal sex determination; Festlegung des somat. Geschlechts durch die auf den Gonosomen* lokalisierten geschlechtsdeterminierenden Gene. Beim (homogameten) weibl. Geschlecht entstehen im Verlauf der Meiose* ausschl. einheitliche Gameten* (Eizellen) mit jeweils 22 Autosomen* u. einem X-Chromosom, beim (heterogameten) männl. Geschlecht dage-

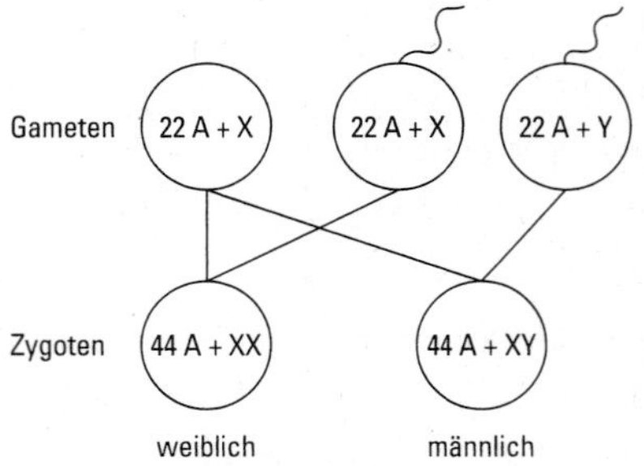

Geschlechtsdeterminierung, chromosomale: A: Autosomen; X, Y: Heterosomen [478]

gen zwei Typen von Gameten (Spermien*), die alle ebenfalls 22 Autosomen, jedoch zur Hälfte entw. ein X- od. ein Y-Chromosom enthalten. Bei Befruchtung der Eizelle* mit einem ein X-Chromosom tragenden Spermium entsteht eine weibl. determinierte, bei Vereinigung mit einem ein Y-Chromosom tragenden Spermium eine männl. determinierte Zygote*.

Geschlechts|dia|gnostik, prä|natale f: (engl.) prenatal sex determination; Bestimmung des Kerngeschlechts* von Amnionzellen nach Amniozentese* durch Nachw. von Geschlechtschromatin* bzw. Y*-Chromatin (schon im 1. Trimenon möglich).

Geschlechts|hormone (Horm-*) n pl: Sexualhormone*.

Geschlechts|identifikation f: (engl.) sex identification; Selbstidentifikation eines Menschen als männl. od. weiblich; findet meist in den ersten 3 Lj. statt u. ist zum Zeitpunkt feststellbarer sexueller Orientierung (zunächst bes. an den Reaktionen zum gegengeschlechtl. Elternteil beobachtbar) i. d. R. nicht mehr korrigierbar. Vgl. Transsexualität.

Geschlechts|krankheiten: (engl.) venereal diseases; durch Geschlechtsverkehr übertragene Krkh.; sog. klassische G. sind Syphilis* (Lues), Tripper (Gonorrhö*), weicher Schanker (Ulcus* molle) u. venerische Lymphknotenentzündung (Lymphogranuloma* venereum). Unter dem Begriff STD* (engl. sexually transmitted diseases) sind alle sexuell übertragbaren Erkr. zusammengefasst.

Geschlechts|merkmale: (engl.) sexual characteristics; charakterist., das weibl. u. männl. somatische Geschlecht* unterscheidende Kennzeichen; **1.** primäre G.: direkt der Fortpflanzung dienende, bei der Geburt vorhandene G. (Genitale): Hoden, Nebenhoden, Samenwege, Penis bzw. Ovarien, Tuben, Uterus, Vagina, Vulva; **2.** sekundäre G.: in der Pubertät* sich entwickelnde G. (beim Mann: Bart, Körperbehaarung, tiefe Stimme; bei der Frau: Brüste, weibl. Behaarungstyp, charakterist. Fettverteilung); **3.** tertiäre G.: Körpergröße, Knochenbau u. a.

Geschlechts|organe n pl: s. Genitale.

Geschlechts|reife: (engl.) sexual maturity; Lebensabschnitt nach völliger morphol. u. funkt. Ausreifung der sekundären u. tertiären Geschlechtsmerkmale; geht normalerweise mit voller Fertilität einher. Das Klimakterium beendet die G. der Frau. Vgl. Lebensabschnitte.

Geschlechts|trieb: s. Sexualtrieb.

Geschlechts|umwandlung: s. Geschlechtsangleichung.

Geschlechts|verhältnis: (engl.) sex ratio; Verhältnis der Knaben- zu den Mädchengeburten, meist in Form der Knabengeburten auf 100 Mädchengeburten angegeben; beträgt in der weißen Bevölkerung meist ca. 106, nimmt in Kriegen u. Notzeiten zu u. zeigt auch ethn. Unterschiede. Von dem sekundären G. (bei Geburt) unterscheidet man das primäre G. (bei der Befruchtung).

Geschlechts|verkehr: (engl.) sexual intercourse; **1.** i. w. S. jede Kommunikation* od. Interaktion* zw. Menschen, die zu einer sexuellen Handlung ermuntert bzw. diese einschließt, insbes. Genital-, Oral-, Analverkehr od. gegenseitige Masturbation*, aber auch sadomasochist. od. fetischist. Handlungen; **2.** i. e. S. Koitus*; vgl. Reaktionszyklus, sexueller.

Geschmacks|aura (Aura*) f: (engl.) gustatory aura; gustatorische Aura; meist als unangenehm empfundene Geschmackswahrnehmung, die einen komplex-partiellen Anfall* einleitet.

Geschmacks|knospen: (engl.) taste buds; Caliculi gustatorii; knospenähnlich aussehende Chemorezeptoren im Epithel der Papillae vallatae u. Papillae foliatae der Zunge, vereinzelt auch in den Papillae fungiformes, am Gaumen, Kehldeckel u. in der Pharynxschleimhaut; bestehen aus zylindr. Sinneszellen, deren Geschmacksstiftchen (Mikrovilli) in den Geschmacksporus an der Epitheloberfläche hineinragen.

Geschmacks|nerven (Nervus*): (engl.) gustatory nerves; Geschmacksfasern von den vorderen zwei Dritteln der Zunge, verlaufen über N. lingualis, Chorda tympani, N. facialis (N. intermedius), von den Papillae vallatae (hinteres Drittel) u. Papillae foliatae über den N. glossopharyngeus.

Geschmacks|organ (Organ*) n: (engl.) gustatory organ; Organum gustatorium; Summe der Geschmacksknospen* (Caliculi gustatorii), hauptsächlich auf Zungenrücken, -rand, -grund, auch an Gaumenbögen.

Geschmacks|prüfung: (engl.) gustometry; Prüfung der vier Geschmacksqualitäten auf der Zunge*; **1. sauer** mit verdünntem Essig od. Zitronensäure; **2. süß** mit Zuckerlösung; **3. salzig** mit Kochsalzlösung; **4. bitter** (zuletzt) mit Chininlösung; vgl. Elektrogustometrie, Geschmacksknospen.

Geschmacks|störung: (engl.) distortion of taste perception; Dysgeusie; Störung der Geschmackswahrnehmung als z. B. Hypogeusie*, Parageusie* od. Kakogeusie*; häufig kombiniert mit Riechstörungen; **Diagn.:** Geschmacksprüfung, Elektrogustometrie.

Geschwindigkeit: (engl.) velocity; Formelzeichen v; Quotient aus Weg (s) u. Zeit (t); $v = s/t$; SI-Einheit: Meter pro Sekunde (m/s); zulässig auch Kilometer pro Stunde (km/h); vgl. Einheiten.

Geschwür: s. Ulkus.

Geschwulst: s. Tumor.

Gesetz zur Bekämpfung der Geschlechtskrankheiten: seit In-Kraft-Treten des Infektionsschutzgesetzes* nicht mehr gültig.

Gesicht: (engl.) face; Facies*, der Gesichtsteil des Schädels; pathol. Veränderungen des G.: **1. viereckige Stirn:** Frons quadrata; annähernd rechtwinklig u. vorspringend bei Rachitis, meist verbunden mit einem Caput quadratum; **rachitisches G.:** Vertiefung der Fossa canina, als ob man mit Daumen u. Zeigefinger stark in die Gegend gedrückt u. dadurch die Schneidezähne herausgepresst hätte, mit Atrophie des Oberkieferknochens; **2. olympische Stirn:** stark ausgebildete Stirn bei konnataler Syphilis; durch gleichzeitige Vorwölbung der seitl. Schädelteile u. Kleinheit des Unterkiefers entsteht umgekehrte Birnenform des Gesichts; **3. adenoides G.:** s. Vegetationen, adenoide; **4. zygomatische Falte:** doppelte od. dreifache Falte auf der Mitte der Wange über dem Jochbein, von da nach dem Mundwinkel verlaufend, 3–5 cm lang, nach unten in die Kinnfurchen übergehend, bei starker Ausbildung narbenähnlich; **5. Faltengesicht:** greisenartiges G. durch unphysiol. Faltenbildung bei Jugendlichen; ähnl. bei Dysgenitalismus, Hypophysen- u. Schilddrüsenstörungen; **6. abdominales G.:** s. Facies abdominalis; **7. Choleragesicht:** „spitzes", verfallenes Aussehen der Cholerakranken; **8. Hippokrates-G.:** s. Facies hippocratica; **9. Greisengesicht:** bei Kleinkindern mit schweren Darmstörungen u. Progeroid-Syndromen; **10. Eskimogesicht:** bei Myxödem; **11. Löwengesicht:** Facies leontina bei Lepra; **12. Hutchinson-G.:** Anspannung der Stirnmuskeln zum Ausgleich der Ptosis bei Ophthalmoplegia chronica progressiva; **13. Maskengesicht***; **14. choreatisches G.:** bei Chorea; beim Herausstrecken der Zunge wird der Mund weit geöffnet, Lider u. Augen werden gehoben. **15. Salbengesicht***; **16. Corvisart-G.:** G. des Kranken mit Herzinsuffizienz: Zyanose der Lippen, langsame, abgesetzte Atmung, rotfleckige Wangen usw.; **17. Krötengesicht:** s. Anenzephalie.

Gesichts|a|trophie (Atrophie*) f: s. Hemiatrophia faciei progressiva.

Gesichts|bogen: (engl.) face bow; Metallbügel zur Ermittlung des Bezuges zw. Kiefergelenken, Zahnsystem u. Bezugsebenen am Schädel zur Modelljustage im Artikulator* od. zur Registrierung von Gelenkbewegungen; **Einbau: 1.** arbiträr: Orientierung des G. am Schädel nach Mittelwerten (z. B. Quick-Mount-Bogen, Schnellübertragungsbogen); **2.** schädelgelenkbezüglich: individuelle Ermittlung der Scharnierachse des Kiefergelenkes zur Positionierung des G.

Gesichts|chirurgie, plastische (gr. χειρουργία Handtätigkeit, Wundarzneikunst) **f:** (engl.) plastic facial surgery; Sammelbez. für operative Verf. zur anat. u. funkt. Rekonstruktion von Knochen u. Weichteilen des Gesichts; bes. nach Tumorresektion, bei unfallbedingten Gewebeverlusten, Gesichtsspalten u. zur ästhetischen Harmonisierung des Gesichts; vgl. Mund-Kiefer-Gesichtschirurgie.

G

Gesichts|feld: (engl.) visual field; der mit einem (monokulares G.) od. beiden (binokulares G.) unbewegten Augen wahrnehmbare Teil des Raums; die Größe des G. ist abhängig vom Grad der Adaptation der Augen sowie Größe, Helligkeit, Farbe u. evtl. Bewegung des Objekts; ophth.

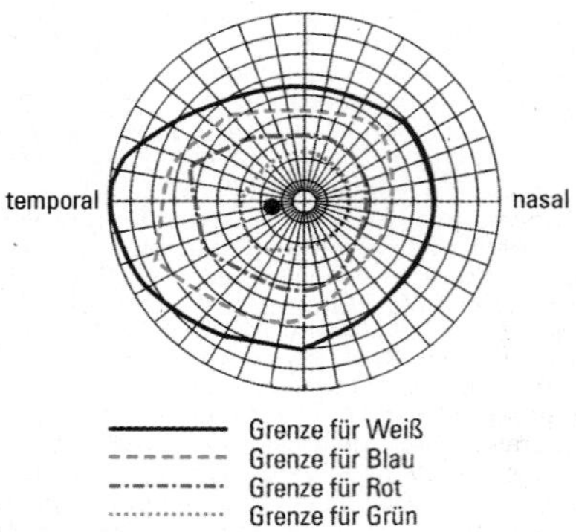

Gesichtsfeld:
normales Gesichtsfeld des linken Auges
[125]

Bestimmung mittels (meist statischer) Perimetrie*; bei einfachen Lichtreizen i. d. R. oben bis 60°, unten bis 70°, nasal bis 60°, temporal bis 90°; ein nicht od. eingeschränkt wahrnehmbarer Bereich innerh. des G. (Skotom*) ist mit Ausnahme des sog. blinden Flecks* pathologisch. Vgl. Blickfeld.

Gesichts|feld|ausfall: (engl.) scotoma; s. Skotom, Hemianopsie, Gesichtsfeldeinengung.

Gesichts|feld|einengung: (engl.) visual field constriction; zeitweilige od. dauernde Verkleinerung des Gesichtsfeldes in eine best. Richtung od. nach allen Seiten; Sympt. versch. Augenerkrankungen, z. B. Hornhaut- od. Linsentrübung, Glaukom, Ablatio retinae, Retinopathia pigmentosa.

Gesichts|krampf, mastikatorischer: (engl.) masticatory spasm; Kaumuskelkrampf; s. Trismus.

Gesichts|krampf, mimischer: s. Tic convulsif.

Gesichts|lähmung: s. Fazialislähmung.

Gesichts|lage: (engl.) face presentation; stärkster Grad der Deflexionslagen* unter der Geburt mit dem Gesicht als vorliegendem Teil; Leitstelle: Kinn; **Einteilung: 1.** mentoposteriore G. (Kinn nach hinten gerichtet, Geburt unmögl.); **2.** mentoanteriore G. (Kinn nach vorn gerichtet). Vgl. Kindslage.

Gesichts|nävus (Nävus*) **m:** (engl.) facial nevus; obligat im Bereich der Gesichtshaut auftretender Nävus*; z. B. Naevus araneus, Naevus flammeus od. Hämangiom bei Sturge*-Weber-Krabbe-Syndrom.

Gesichts|nerv (Nervus*)**:** s. Nervus facialis, Nervus trigeminus.

Gesichts|neur|algie (Neur-*; -algie*) **f:** (engl.) facial neuralgia; neuralgiforme Schmerzen im Bereich des Gesichts; **Formen: 1.** Neuralgie im Versorgungsgebiet eines kranialen Nervs: Genikulatumneuralgie*, Glossopharyngeusneuralgie*, Nasoziliarisneuralgie*, Okzipitalisneuralgie*, Sluder*-Neuralgie, Trigeminusneuralgie*; **2.** atypische G.: bes. bei Frauen auftretender, oft diffuser, lange andauernder Schmerz in einer Gesichtshälfte ohne anat. Zuordnung (nicht durch lokalisierten Krankheitsprozess erklärbar; Ausschlussdiagnose!); Auftreten z. B. nach kieferchirurgischer Behandlung; vgl. Cluster-Kopfschmerz, Hunt-Syndrom.

Gesichts|rose: s. Erysipel, Zoster.

Gesichts|skoliose (gr. σκολιός krumm; -osis*) **f:** (engl.) craniofacial asymmetry; Scoliosis capitis et faciei; asymmetrische Kopf- u. Gesichtsform bei kindl. Schiefhals; s. Torticollis, Skoliose.

Gesichts|spalten: (engl.) facial clefts, prosoposchises; ein- od. beidseitige Hemmungsfehlbildungen inf. ausbleibender od. gestörter Verschmelzung der Gesichtsfortsätze im 1.–2. Embryonalmonat; **Formen: 1.** Lippenspalte* (Cheiloschisis), Kieferspalte (Gnathoschisis) u. Gaumenspalte* (Palatoschisis) können isoliert od. in Kombination miteinander auftreten (Häufigkeit 1:1000); **2.** seltene Formen der Lippenspalte: mediane Oberlippenspalte, Unterlippenspalte; **3.** mediane u. laterale Nasenspalte; **4.** Gesichtsspalten i. e. S.: schräge G. (Wangenspalte, Meloschisis), zw. Oberkiefer- u. lateralem Stirnfortsatz von der Oberlippe zum Auge verlaufend; quere G. (Stomatoschisis), Vergrößerung der Mundöffnung zw. Ober- u. Unterkieferfortsatz; **Ätiol.:** unterschiedliche Erbgänge u. sporadisches, multifaktorielles Auftreten; häufig Teilsymptom anderer Fehlbildungssyndrome; **Ther.:** interdisziplinäres Rehabilitationskonzept mit standardisiertem Vorgehen von der Geburt bis zum Abschluss des Gesichtswachstums; u. a. chir. Schließung der Defekte ab dem 1. Lebensmonat (Lippenplastik, später Weichgaumenplastik, zuletzt Hartgaumen- u. Kieferkammplastik, Tonsillektomie) mit späteren Revisionen (Osteoplastik des Kieferkamms, Lippenverlängerung, Rhinoplastik, bimaxilläre Osteotomie), logopädische Betreuung der Sprechstörungen u. zahnärztl. Versorgung (Kieferorthopädie, Prothetik, Kariesprophylaxe).

Gesprächs|psycho|therapie (Psych-*; Therapie*) **f:** (engl.) 1. conversation therapy; 2. client-centered therapy; **1.** i. w. S. jede Form der Psychotherapie* auf der Grundlage eines Gesprächs; **2.** syn. klientenzentrierte Psychotherapie; im wesentl. auf C. Rogers zurückgehende Form der Psychotherapie, bei der die Grundhaltung des Therapeuten durch Echtheit (Authentizität), Akzeptanz bzw. Wertschätzung des Klienten u. einfühlendes Verstehen (Empathie*)

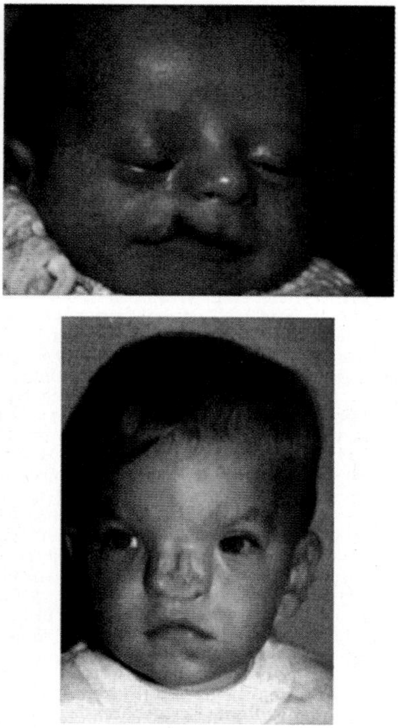

Gesichtsspalten:
oben: schräge Gesichtsspalte;
unten: mediane Gesichtsspalte [450]

gekennzeichnet ist. Auf der Grundlage dieser Haltung versucht der Therapeut in nichtdirektiver Weise, (emotionale) Erlebnisse des Klienten zu verbalisieren bzw. konfrontiert diesen mit eigenen Widersprüchen (Inkongruenzen). Ziel der G. ist die Auflösung bestehender Inkongruenzen, wodurch sich beim Klienten u. a. über die Stärkung der Fähigkeit zur Selbstreflexion bzw. durch die eigenständige Lösung von Problemen ein zunehmendes Selbstwertgefühl entwickelt.

Gestagene (lat. gestare tragen; -gen*) n pl: (engl.) gestagens; Stoffklasse von synthet. Hormonen mit z. T. ähnlichen Wirkungen wie das physiol. Gelbkörperhormon **Progesteron***; leiten sich vom Testosteron* od. 17α-Hydroxyprogesteron* ab. Nahezu alle biol. Effekte werden im Zusammenwirken mit Östrogenen ausgelöst u. hängen dabei von dem Östrogen/Gestagen-Verhältnis sowie von der zeitl. Abfolge des Zusammenwirkens ab; dabei tritt die Wirkung nur in Organen auf, deren Zellen spezif. Hormonrezeptoren* aufweisen. **Bedeutung** der G. für die Regulation von Reproduktionsvorgängen der weibl. Genitalorgane: Endometriumtransformation, schwangerschaftserhaltende Wirkung (Beeinflussung des Zervikalsekrets, der Spermienkapazitation u. des Eitransports, Einwirkung auf die Beschaffenheit des tubalen u. uterinen Milieus). Jedes Gestagen besitzt **Partialwirkungen:** u. a. antiöstrogene, östrogene, androgene, antiandrogene Eigenschaften, das Fehlen od. Vorhandensein zentraler Hemmwirkungen (Gonadotropinhemmung), eine negative od. positive Beeinflussung der Nebennierenrindenfunktion; therap. **Verw.:** v. a. zur hormonalen Kontrazeption* (allein od. in Komb. mit Östrogenen) sowie (in Komb. mit Östrogenen) zur Substitutionstherapie in der Postmenopause, ferner bei Zyklusstörungen; früher auch bei habituellem Abort (Gefahr der Virilisierung des Feten) u. bei Mamma- u. Endometriumkarzinom; **UAW:** abhängig von den Partialwirkungen, s. Östrogene.

Gestagen|test (↑; ↑) m: (engl.) progesterone withdrawal test; auch Progesterontest; Verf. zur hormonellen Diagnostik bei Amenorrhö*; **Prinzip:** nach oraler Gabe von Gestagenen lässt sich nur dann eine Transformation des Endometriums u. eine Hormonentzugsblutung erzielen, wenn durch (vorherige) endogene Östrogensti-

Gestagene
Physiologische Wirkungen

Funktion, Organ	Wirkung
Zentralnervensystem	dosisabhängige Wirkung auf Hypothalamus und Hypophyse: Steigerung der LH-Sekretion, Hemmung der Sekretion von Gonadotropin-releasing-Hormon
Vagina	Massenabschilferung von Oberflächen- und Intermediärzellen, Herabsetzung des Karyopyknose-Index
Zervix	Engerstellung von Muttermund und Zervikalkanal (Schleim: spärlich, zähflüssig)
Endometrium	sekretorische Transformation, Glykogeneinlagerung
Myometrium	Ruhigstellung (sog. Progesteronblock), Herabsetzung der Ansprechbarkeit auf Oxytocin
Tuben	Herabsetzung von Motilität und Sekretion
Ovarien	Verminderung der Ansprechbarkeit auf Gonadotropine
Mammae	Stimulation des tubulo-alveolären Wachstums (synergistisch mit Östrogen und Prolactin)
Stoffwechsel	allgemein: gesteigerter Energiestoffwechsel; vorübergehend vermehrte Natrium- und Wasserausscheidung; Differenzierung bestimmter Gewebe; Erhöhung der Körpertemperatur Fette: Abfall von Triglyceriden (vermehrter VLDL-Katabolismus)
Blutgerinnung	Anstieg von Antithrombin III

Gestose
EPH-Gestose-Index zur Bewertung der Spätgestose

		Bewertung 0 Pkt.	1 Pkt.	2 Pkt.	3 Pkt.
E: **Ödeme** nach Bettruhe		keine	tibiale	generalisierte	–
P: **Proteinurie** (g/dl n. Esbach)		<0,5	>0,5–2	>2–5	>5
H: **Blutdruck**	systolisch	<140	>140–160	>160–180	>180
	diastolisch	<90	>90–100	>100–110	>110

Der Gestose-Index (Summe der Befundbewertung) beträgt max. 11 Punkte.

mulation eine Endometriumproliferation stattgefunden hat. **Beurteilung:** Bei positivem Ergebnis ist eine Ovarialhypoplasie (u. Gynatresie) ausgeschlossen; meist Dysregulation im Hypothalamus-Hypophysen-System (Klärung mit dem Clomifentest*), bei gleichzeitig erhöhtem Serumspiegel von LH* wahrscheinl. polyzystische Ovarien*; bei negativem G. erfolgt eine weitere Differenzierung i. d. R. mit dem Östrogen-Gestagen-Test. Vgl. Östrogentest.

Gestalt|therapie (Therapie*) f: (engl.) gestalt therapy; Form der Psychotherapie* mit gegenwarts- (Leben im „Hier und Jetzt") u. personenzentriertem (Beziehung „Ich-Du") Ansatz, die über ein ganzheitl. Verständnis von Körper, Geist u. Seele sowie die Betonung von Selbstverantwortung u. Selbstregulationsfähigkeit Blockierungen in Wahrnehmung, Erleben u. Handeln auflösen bzw. vorhandene Potentiale freisetzen will.

Gestaltungs|therapie (↑) f: (engl.) art therapy; sog. Kunsttherapie; Bearbeiten von Konflikten bzw. Förderung der Ausdrucksmöglichkeiten des Pat. über gestalterische Tätigkeiten (z. B. Malen, Plastizieren); Anw. in der Ergotherapie* u. in Zus. mit Psychotherapie*.

Gestation (lat. gestare tragen) f: Schwangerschaft*.

Gestations|alter (↑): s. Schwangerschaftsdauer, Reifezeichen des Neugeborenen.

Gestations|diabetes (↑; Diabet-*) m: (engl.) gestational diabetes; Diabetes* mellitus, der erstmals während einer Schwangerschaft auftritt; Häufigkeit 3–8 % der Schwangerschaften; erhöhtes Risiko bei übergewichtigen u. familiär mit Diabetes mellitus belasteten Frauen; erhöhte Neigung zu urogenitalen Inf. u. Gestose; Risiko der Embryofetopathia* diabetica. **Urs.:** u. a. schwangerschaftsbedingte hohe Exkretion kontrainsulinärer Hormone; **Ther.:** Diät u./od. Insulin (häufige Blutzuckerkontrollen), so dass die Blutzuckerkonzentration präprandial <90 mg/dl, postprandial <140 mg/dl (Mittelwert <100 mg/dl) u. HbA_{1C} <7 % (s. Glykohämoglobine) bleiben; je fortgeschrittener der Diabetes mellitus ist u. je schlechter der Stoffwechsel der Mutter eingestellt ist, desto geringer ist die fetale Überlebenserwartung. **DD:** physiol. Schwangerschaftsglukosurie.

Gestoden (INN) n: synthet. Gestagen; s. Gestagene.

Gestose (lat. gestare tragen; -osis*) f: (engl.) gestosis; auch Präeklampsie, Toxikose; früher übliche Bez. für alle durch eine Schwangerschaft bedingten Krankheitszustände (Frühgestose in der Frühschwangerschaft, z. B. Hyperemesis* gravidarum, Ptyalismus* gravidarum; Spätgestose); wird heute auch als **hypertensive Schwangerschaftserkrankung** bez. u. ist eine der häufigsten gebh. Kompl. (bei ca. 10 % aller Schwangeren); die Bez. EPH*-Gestose ist umstritten, da Ödeme (E) relativ häufig auch bei gesunden Schwangeren auftreten. **Formen: 1.** Gestationshypertonie; transitor. Hypertonie (diastol. >90 mmHg) ohne Proteinurie; ca. von der 20. SSW bis 6 Wochen nach der Geburt; **2.** Präeklampsie: Hypertonie* u. Proteinurie* mit od. ohne Ödeme; **3.** schwere Präeklampsie mit Eklampsie* od. HELLP*-Syndrom; **4.** chron. Hypertonie; schon vor der 20. SSW nachweisbar; **5.** Propfgestose: chron. Hypertonie mit zusätzl. Präeklampsie; **6.** Hypertonie sonst. Urs.; **Path.:** generalisierte Mikrozirkulationsstörung mit Vasokonstriktion, Hämokonzentration u. Endothelläsion unbekannter Ätiol. mit Folgen in Leber (HELLP-Syndrom), Niere (Proteinurie), Gehirn (Eklampsie) u. Plazenta (Plazentainsuffizienz); **Prädisposition:** Erstgebärende, höheres Lebensalter, fam. Belastung, Präeklampsie in früherer Schwangerschaft, Mehrlingsschwangerschaft, chron. Hypertonie, Nierenerkrankungen, Diabetes mellitus, Lupus erythematodes; **Klin.:** bei Blutdruck >180/110 mmHg Gefahr vaskulärer Kompl., bei Präeklampsie Gefahr der Eklampsie, des Nierenversagens od. eines HELLP-Syndroms mit tödl. zerebralen Blutungen, Leberruptur u./od. schweren Gerinnungsstörungen (bes. bei vorzeitiger Lösung der Plazenta); beim Fetus Wachstumsretardierung, intrauteriner Fruchttod od. erhöhte perinatale Mortalität; **Ther.:** bes. Blutdrucksenkung, Ödemausschwemmung, bei Proteinurie proteinreiche Ernährung, bei drohender Eklampsie antikonvulsive Ther., Überwachung des Fetus u. seines Reifegrades (s. Pränataldiagnostik) zur Beurteilung seiner Gefährdung; evtl. vorzeitige Beendigung der Schwangerschaft. Vgl. Risikoschwangerschaft. W. Str.

Gesundheit: (engl.) health; **1.** i w. S. nach der Definition der WHO der Zustand völligen körperl., geistigen, seel. u. sozialen Wohlbefindens; **2.** i. e. S. das subjektive Empfinden des Fehlens körperl., geistiger u. seel. Störungen od. Veränderungen bzw. ein Zustand, in dem Erkr. u. pathol. Veränderungen nicht nachgewiesen werden können; **3.** im sozialversicherungsrechtl. Sinn der Zustand, aus dem Arbeits- bzw. Erwerbsfähigkeit resultiert. Vgl. Gesundheitsrecht, Krankheit.

Gesundheits|bericht|erstattung: Abk. GBE; auf Bundes-, Länder- u. Gemeindeebene stattfindende kontinuierl. Dokumentation des Gesundheitszustands der Bevölkerung; über die Mortalitätsstatistik hinausgehendes flexibles

Erfassungsinstrument, das den Krkh. vorgelagertes Risikogeschehen erfasst u. somit eine Maßnahme zur präventionsorientierten Gesundheitsförderung darstellt, die das Wissen um verhältnis- u. verhaltensbezogene Risikofaktoren* in die Planung gesundheitsfördernder Maßnahmen integriert.

Gesundheits|in|dikatoren m pl: (engl.) health indicators; Parameter zur Beschreibung des Gesundheitszustands von Bevölkerungen; als G. werden Merkmale gewählt, die einfach messbar sind (z. B. durch Reihenuntersuchungen od. Auswertung vorhandener Datenbestände), eindeutig definiert sind (z. B. Mortalität, Arbeitsunfähigkeit) u. denen hohe Repräsentativität für das zu untersuchende Problem zugemessen wird (z. B. Häufigkeit des Arztbesuchs, Säuglingssterblichkeit, Frühberentung); vgl. Risikoindikatoren.

Gesundheits|öko|nomie f: (engl.) health economics; an volkswirtschaftl. Theorien u. Methoden orientierte Forschungsrichtung, die das System der gesundheitl. Versorgung hinsichtl. seiner ökonom. Struktur u. Funktion untersucht u. Modelle entwickelt, die Vorhersagen über den künftigen Bedarf an Gesundheitsgütern u. den für ihre Bereitstellung notwendigen finanziellen Aufwand erlauben.

Gesundheits|recht: (engl.) health legislation; Bez. für die Gesamtheit der dem Schutz der Volksgesundheit u. des Rechts auf Leben u. körperl. Unversehrtheit gemäß Art. 2 Abs. 2 GG dienenden Bestimmungen; Regeln, die sich unmittelbar od. mittelbar auf die Ausübung der Heilkunde beziehen, werden unter dem (engeren) Begriff des Medizinrechts zusammengefasst. Kernstücke des G. bilden: **1.** die die Gesundheit* u. das Selbstbestimmungsrecht* des Pat. sowie die Arzt*-Patient-Beziehung schützenden Vorschriften des Zivilrechts (s. Arzthaftung, Aufklärungspflicht, Betreuung) u. des Strafrechts (s. Körperverletzung, Schwangerschaftsabbruch, Schweigepflicht, Sterbehilfe); **2.** das Recht der gesetzl. Krankenversicherung* einschl. des Kassenarztrechts (s. Kassenärztliche Vereinigung, Vertragsarzt); das Organisations-, Finanzierungs-, Mitgliedschafts- u. Leistungserbringungsrecht der GKV ist aus Gründen der Beitragsstabilität in den vergangenen Jahren durch Reformen in der Krankenhausfinanzierung, zunehmend stärkere Verzahnung der Leistungsbereiche (integrierte Versorgung), Intensivierung der Qualitätssicherung* u. der Gliederung in haus- u. fachärztl. Versorgung, Steuerung der Arztzahlen mittels verschärfter Bedarfsplanung u. Zulassungsbegrenzungen, kassenartübergreifenden Risikostrukturausgleich mit erweitertem Kassenwahlrecht der Versicherten sowie durch Budgetierung der wichtigsten Leistungsbereiche wesentl. verändert worden. Daneben lassen sich folgende weitere (i. d. R. gleichfalls miteinander verwobene) Teilbereiche des G. unterscheiden: **3.** das Recht der sonstigen Sozialversicherungssysteme (s. Bundessozialhilfegesetz, Sozialgesetzbuch); **4.** das (zur Kompetenz des Bundesgesetzgebers gehörende, weitgehend EU-einheitl. geregelte) Berufszulassungsrecht der Heilberufe (s. Arzt) u. Heilhilfsberufe*; **5.** das (dem Landesrecht vorbehaltene) Berufsausübungsrecht (s. Ärztekammer); **6.** die dem präventiven u. repressiven Gesundheitsschutz dienenden Rechtsnormen (s. Betäubungsmittelgesetz, Infektionsschutzgesetz) sowie das Recht des öffentl. Gesundheitswesens (s. Amtsarzt); **7.** das (stark von EU-rechtl. Vorgaben geprägte) Arzneimittel-, Medizinprodukte-, Lebensmittel- u. Diätrecht; **8.** das (nur in Teilen EU-abhängige) Recht des Arbeitsschutzes*; **9.** sonstige Bestimmungen des Straf-, Umwelt- u. Datenschutzrechts von gesundheitsrechtl. Relevanz (s. Atomgesetz, Datenschutzgesetze, Embryonenschutzgesetz, Gentechnologie, Bundesimmissionsschutzgesetz).

Gesundheits|risiko n: (engl.) health hazard; Wahrscheinlichkeit des Eintritts einer definierten gesundheitl. Störung bei einer Population, die einem schädigenden Faktor ausgesetzt ist; Höhe des G. abhängig von Intensität u. Dauer der Exposition sowie Wirksamkeit des Agens. C. Fle.

Gesundheits|verhalten: (engl.) health behaviour; (soziol.) Verhalten im Hinblick auf die Erhaltung der Gesundheit*; bestimmt von individuellen u. kollektiven Normen, vom Informationsgrad (s. Laientheorien), von individuellen Erfahrungen mit eigener od. fremder Krankheit (Krankheitskonzept*) u. von psychosozialen Rahmenbedingungen; vgl. Krankheitsverhalten.

Gesundheits|wissenschaften: s. Public Health.

Getzowa-Struma (Struma*) f: syn. Hürthle*-Tumor.

Gewebe: (engl.) tissue; Textus; Verband von Zellen gleichartiger Differenzierung u. deren Interzellularsubstanz; z. B. Epithel-, Binde-, Stütz-, Muskel-, Nerven-, Gliagewebe, auch Blut.

Gewebe|atmung: (engl.) tissue respiration; syn. Zellatmung, innere Atmung; s. Atmung.

Gewebe|baso|phile (Bas-*; -phil*) f: syn. Gewebemastzellen; s. Mastzellen.

Gewebe, brady|trophes: (engl.) bradytrophic tissue; kapillarfreies Gewebe (z. B. Hornhaut, Linse, Knorpel) mit stark verlangsamtem Stoffwechsel; der Stoffaustausch findet durch Diffusion statt.

Gewebe, chrom|affines: (engl.) chromaffin tissue; chromaffines System; Gesamtheit der wegen ihrer Färbbarkeit mit best. oxidierenden Agenzien so benannten chromaffinen Zellen, die sich vom Sympathikus ableiten u. Katecholamine* bilden: Nebennierenmark, Glomus coccygeum, (chromaffine) Paraganglien.

Gewebe-Eindring|tiefe: (engl.) tissue penetration; Bez. für das unterschiedl. Eindringvermögen ionisierender Strahlung* in Körpergewebe; während Gammastrahlung Gewebe durchdringen kann, dringt Betastrahlung nur wenige Millimeter ein; Alphastrahlung entfaltet nahezu

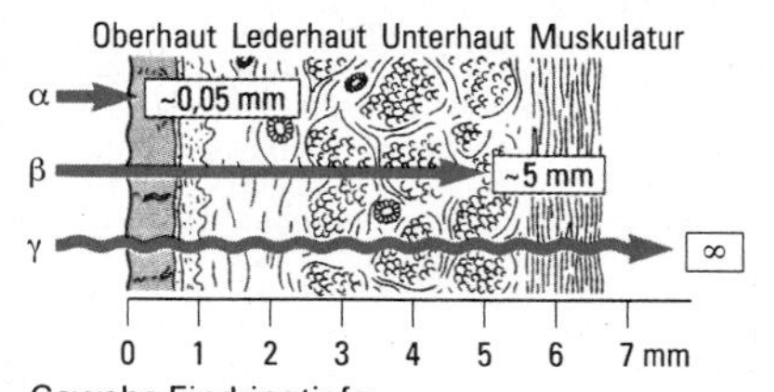

Gewebe-Eindringtiefe:
Werte für verschiedene Strahlenarten
(Energie jeweils 1 MeV)

ausschl. eine lokale Strahlenwirkung*. Vgl. Radiopharmaka, Gewebe-Halbwerttiefe.

Gewebe|expansion f: (engl.) tissue expansion; chir. Verfahren zur Gewinnung zusätzl. Haut mit Unterhautgewebe durch Dehnung nach Implantation u. langsamem Auffüllen eines Kunststoffballons (sog. Expander); **Vorteil:** Vermeiden weiterer Hautplastiken, verminderte Narbenbildung; **Ind.:** Exzision ausgedehnter Narben, prothet. Aufbau der Mamma; vgl. Hautplastik. D. Buc.

Gewebe|faktor m: (engl.) tissue factor; syn. Gewebethromboplastin, Gewebethrombokinase; Faktor III der Blutgerinnung*; membranständiger Rezeptor, der bei Gewebeschäden exprimiert wird u. den Komplex aus Faktor VII u. VIIa bindet (entscheidend für die enzymatische Aktivität von Faktor VIIa) u. somit das extrinsische System der Blutgerinnung aktiviert. Die Expression von G. wird durch Mediatoren der Immunantwort (z. B. Zytokine, Komplementfaktoren, Lipopolysaccharide, Radikale), Viren, Thrombin, oxidierte LDL u. a. stimuliert; Vork. ubiquitär (bes. hoher Gehalt in Lunge, Gehirn u. Plazenta). J. Har.

Gewebe-Halb|wert|tiefe: (engl.) tissue half-value layer; Abk. GHW; (radiol.) die Dicke einer Gewebeschicht, die die Dosisleistung* im Nutzstrahlenbündel (Zentralstrahl) durch Absorption* u. Streuung* auf den halben Wert reduziert; abhängig von Strahlenqualität, Abstand zw. Quelle u. Oberfläche sowie Feldgröße.

Gewebe|hormone (Horm-*) n pl: (engl.) tissue hormones; Bez. für Hormone*, die nicht in einer best. Drüse, sondern (z. T. in spezialisierten Zellen) in Körpergeweben gebildet werden; Wirk- u. Bildungsort können nah od. entfernt liegen; z. B. Prostaglandine, Serotonin, Histamin, Bradykinin, Kallikrein u. gastrointestinale Hormone*. Vgl. APUD-System, Mediatoren.

Gewebe|kleber: s. Fibrinkleber.

Gewebe|kultur (lat. cultura Züchtung) f: (engl.) tissue culture; Verfahren zur Züchtung von Geweben od. Organteilen (Organkultur) in künstl. Nährmedien. Vgl. Deckglaskultur.

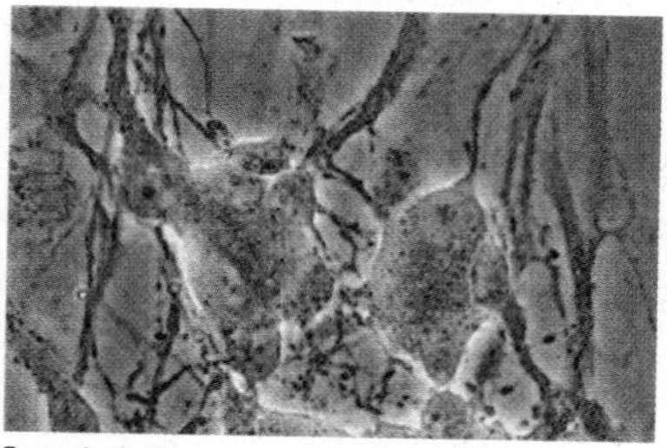
Gewebekultur:
vier Tage alte Ganglienzellkultur aus der Gallenblase [395]

Gewebe|lehre: Histologie.

Gewebe|mast|zellen (Zelle*): (engl.) tissue mast cell; s. Mastzellen.

Gewebe, osteoides: (engl.) osteoid tissue; unverkalkte Interzellularsubstanz im Knochengewebe* aus kollagenen Fasern u. glykoproteinhaltiger Grundsubstanz.

Gewebe|re|generation, gesteuerte (Regeneration*) f: (engl.) guided tissue regeneration; (zahnmed.) Verf. zur Regeneration verloren gegangener parodontaler Strukturen durch versch. Gewebereaktionen; Anw. von Membranen aus expandiertem Polytetrafluorethylen, Polyglactin, Polylactin u. Kollagen, um Epithel u. Gingivakorium von der Wurzeloberfläche fern zu halten; Zellen aus parodontalen Gewebegruppen, die zur Ausbildung von Zahnzement, Wurzelhaut u. Alveolarknochen befähigt sind, sollen sich an der Zahnoberfläche etablieren u. zahnhalteapparatähnliche Strukturen ausbilden.

Gewebe|spiegel: (engl.) tissue level; (pharmak.) Konzentration eines Wirkstoffs im Gewebe od. in der Gewebeflüssigkeit.

Gewebe|thrombo|plastin (Thromb-*; Plast-*) n: syn. Gewebefaktor*.

Gewebe|tropismus (-trop*) m: (engl.) tissue tropism; Eigenschaft von Mikroorganismen, nur best. Gewebe od. Organe zu befallen; weitgehend abhängig von den jeweiligen Adhäsinen*.

Gewebe|typisierung: (engl.) tissue typing; syn. HLA-Typisierung; Identifizierung von Histokompatibilitätsantigenen zur Auswahl einer geeigneten Spender-Empfänger-Kombination vor Transplantation* von Organen u. Geweben; untersucht wird das Antigenmuster des HLA*-Systems bei Spender u. Empfänger, dessen weitgehende Übereinstimmung für die Gewebeverträglichkeit (Histokompatibilität) u. damit das Anwachsen des Transplantats von großer Bedeutung ist; **Testverfahren: 1.** serol. Nachw. des auf Lymphozytenoberflächen exprimierten Phänotyps mit heterologen zytotoxischen Antikörpern, die bei Schwangerschaft u. Entbindung (Übertritt von fetalen Zellen durch die Plazenta) od. nach Bluttransfusion bzw. Organtransplantation entstehen können (Lymphozytotoxizitätstest); **2.** DNA-Typisierung von Klasse-II-Antigenen z. B. durch Polymerase*-Kettenreaktion. Vgl. Lymphozytenmischkultur.

Gewebe|wichtungs|faktor m: (engl.) tissue weighting factor; Formelzeichen W_T; im Strahlenschutz verwendete Größe, um die relativen Beiträge der einzelnen Organdosen (H_T; s. Organdosis) zu den stochastischen Strahlenwirkungen abzuschätzen; Zahlenwerte sind in der ICRP 60 (1990) niedergelegt. Vgl. Äquivalentdosis; Dosis, effektive.

Gewerbe|arzt: (engl.) occupational health physician; arbeitsmed. Sachverständiger der staatl. Arbeitsschutzbehörden mit den Aufgaben der Überwachung gesundheitsgefährdender Betriebe, der Beratung der Gewerbeaufsichtsämter u. der Mitwirkung bei der Durchführung des Mutter- u. Jugendarbeitsschutzes.

Gewerbe|toxiko|logie (Tox-*; -log*) f: (engl.) occupational toxicology; syn. Arbeitstoxikologie; Gebiet der Arbeitsmedizin u. Toxikologie, das sich mit den Wirkungen von Gefahrstoffen am Arbeitsplatz u. deren Prävention durch Beachtung von Schutzmaßnahmen u. Einhaltung von Grenzwerten (s. MAK, TRK, BAT, EKA) befasst.

Gewicht: (engl.) weight; die mit der durch Wägung ermittelten Masse* eines Körpers zusammenhängende Anziehungskraft auf der Erde; vgl. Gewichtskraft.

Gewichts|alter: (engl.) weight age; (päd.) Lebensalter, bei dem das aktuelle Körpergewicht* dem 50. Perzentil (d. h. dem Durchschnittsgewicht) der Normalpopulation entspricht; vgl. Längenalter.

Gewichts|entwicklung des Säuglings: (engl.) infant growth; stetige Zunahme des Körpergewichts*, nachdem zunächst durch physiol. Gewichtsabnahme das Geburtsgewicht* unterschritten wurde (s. Tab.).

Gewichtsentwicklung des Säuglings

in den ersten 3–5 Tagen	physiologische Gewichtsabnahme um ca. 10% des Geburtsgewichts
nach 10–20 Tagen	Wiedererreichen des Geburtsgewichts
im 1. Viertelj.	ca. 25 g/d Gewichtszunahme
im 2. Viertelj.	ca. 20 g/d Gewichtszunahme
im 3. Viertelj.	ca. 15 g/d Gewichtszunahme
im 4. Viertelj.	ca. 10 g/d Gewichtszunahme
in 5 Mon.	Verdoppelung des Geburtsgewichts
in 10 Mon.	Verdreifachung des Geburtsgewichts

Gewichts|kraft: (engl.) force; Formelzeichen G; die Kraft, mit der ein Körper der Masse m von der Erde angezogen wird: G = m × g, (g = Erdbeschleunigung); Einheit der G. ist das Newton. Vgl. Kraft.

Gewicht, spezifisches: Dichte*.

Gewichts|zunahme in der Schwangerschaft: (engl.) weight gain during pregnancy; die optimale Gewichtszunahme während der Schwangerschaft hängt vom Body*-mass-Index (Abk. BMI) vor der Schwangerschaft ab: bei BMI <19,8 kg/m² ist die Zunahme von 12,5–18 kg optimal, bei BMI 19,8–26,0 kg/m² von 11,5–16 kg, bei BMI >26 kg/m² von 7,0–11,5 kg. W. Str.

Gewöhnung: (engl.) habituation; **1.** (pharmak.) Entw. einer Toleranz*; **2.** (psychiatr.) Entw. einer Abhängigkeit* durch körperl. od. psych. Adaptation; **3.** (psychol./etholog.) s. Habituation.

Gewohnheits|lähmung: (engl.) Ehret's phenomenon; Unfähigkeit, Muskeln nach Rückbildung einer org. bedingten Lähmung zu bewegen; **Urs.:** psychogen od. Verlust der Erregungsbahnung.

GFP: Abk. für **g**efrorenes **F**risch**p**lasma*.

GFR: Abk. für **g**lomeruläre **F**iltrations**r**ate*.

GFV: Abk. für **G**elb**f**ieber*-**V**irus.

Ggl.: (anat.) Abk. für **G**an**gl**ion.

GGT: Abk. für **G**amma**g**lutamyl**t**ransferase*.

GGTP: Abk. für **G**amma**g**lutamyl**t**rans**p**eptidase; s. Gammaglutamyltransferase.

GH: Abk. für (engl.) **g**rowth **h**ormone (Wachstumshormon); syn. STH*.

Ghon-Herd (Anton G., Anat., Pathol., Prag, 1866–1936): (engl.) Ghon's focus; verkäster bzw. verkalkter Primärherd bei Tuberkulose*.

GHRH: Abk. für (engl.) **g**rowth **h**ormone **r**eleasing **h**ormone; syn. SRH*.

GHRIH: Abk. für (engl.) **g**rowth **h**ormone **r**elease **i**nhibiting **h**ormone; s. Somatostatin.

Giacomini-Vene (Carlo G., ital. Anat., 1840–1898; Vena*) f: (engl.) Giacomini's vein; von der V. saphena parva über die Kniekehle nach kranial verlaufende u. von dorsal/lateral her in die V. saphena magna einmündende Vene; bei Insuffizienz der G.-V. u. ihrer Anastomose entsteht eine inkomplette Stammvarikose der V. saphena magna.

Gianotti-Crosti-Syn|drom (Fernando G., Dermat., Italien, geb. 1920; Agostino C., Dermat., Italien, geb. 1896) n: syn. Akrodermatitis papulosa infantum; bei Kindern auftretende Hauterkrankung mit lichenoid-papulösen Exanthemen an Extremitäten, Gesicht u. Gesäß, gelegentl. zus. mit Lymphadenitis u. anikterischer Hepatitis; **Urs.:** unklar; assoziiert mit Virusinfektionen (Hepatitis-B-Virus, Epstein-Barr-Virus u. a.).

Gianuzzi-Halb|mond (Giuseppe G., Physiol., Anat., Siena, 1839–1876): (engl.) Gianuzzi's demilune; halbmondförmiges, seröses Endstück (Acinus) gemischter Drüsen; vgl. Ebner-Halbmond.

Giardia lamblia (Alfred Giard, Biol., Paris, 1846–1908) f: frühere Bez. Lamblia intestinalis; birnenförmiger, flacher Darmflagellat mit zwei Kernen (Doppelindividuum), Sauggrube u. vier Geißelpaaren; Größe 5–10 × 10–20 µm; Bildung von zwei- bis vierkernigen ovalen Zysten 8 × 12 µm; vgl. Protozoen; **Vork.:** im Dünndarm des Menschen (Giardienträger in 2–20 % der untersuchten Fälle) u. von Haustieren (perorale Übertragung auf den Menschen durch Zysten ist mögl.). Err. der Giardiasis*.

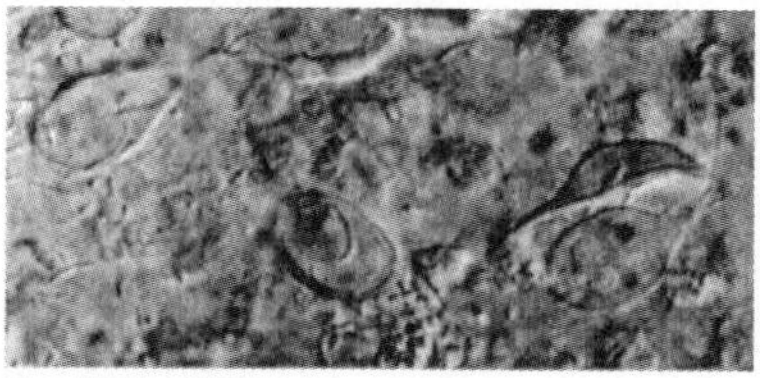

Giardia lamblia: Trophozoiten und eine Zyste (Bildmitte), Interferenzkontrast-Mikrophotographie [455]

Giardiasis (↑; -iasis*) f: frühere Bez. Lambliasis; Besiedlung des Dünndarms (v. a. Duodenum u. oberes Jejunum) mit Giardia* lamblia; begünstigt durch Anazidität od. Hypazidität des Magensafts; **Inf.** durch perorale Aufnahme von Zysten aus Trinkwasser u. Nahrungsmittel; **Sympt.:** asymptomatisch od. chron.-rezidivierende Diarrhö, auch Steatorrhö, Malabsorption; **Diagn.:** parasitol. im Stuhl od. Duodenalsaft; **Ther.:** 5-Nitroimidazole (Metronidazol, Ornidazol, Tinidazol) u. Albendazol.

GIA-stapler (engl.): Kurzbez. für (engl.) **g**astro**i**ntestinal **a**nastomosis stapler; s. Nähapparate.

Gibbus (lat.) m: Buckel; s. Kyphose.

Gicht: (engl.) gout; Urikopathie; in akuten Schüben od. primär chron. verlaufende Purinstoffwechselstörung, die durch Abscheidung von Salzen der Harnsäure* an versch. Körperstellen, bes. im Bereich der Gelenke (Arthritis urica) charakterisiert ist; **Formen: 1.** primäre G.: angeb. Stoffwechseldefekt, der überwiegend durch eine renale Ausscheidungsstörung, seltener durch vermehrte Harnsäurebildung als Zeichen einer hereditären Konstitutionsanomalie (z. B. Lesch-Nyhan-Syndrom) verursacht wird; zu 95 % sind Männer betroffen. 12–25 % der Verwandten von Gichtkranken sind hyperurikämisch, aber nur 0,1–0,8 % der Gesamtbevölkerung. Exogene Faktoren haben eine manifestationsfördernde u. anfallauslösende Wirkung (purinreiche Nahrung, Alkoholgenuss, körperl. Anstrengung, Unterkühlung); **2.** sekundäre G.: **a)**

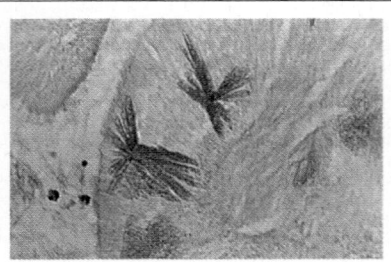

Gicht:
Mikrophotographie von Harnsäurekristallen in einem Gichtknoten [471]

G

bei Erkr. des hämatopoetischen Systems (gesteigerter Zelluntergang), bes. bei Polycythaemia rubra vera u. myeloischer Leukämie; **b)** bei Nierenfunktionsstörung (z. B. nach Saluretikatherapie od. Tuberkulosebehandlung mit Pyrazinamid, selten bei primären Nierenkrankheiten); **Path.:** Natriumuratkristalle fallen bes. im Gewebe peripherer Gelenke (rel. niedrige Temp.) aus. Nach Phagozytose durch neutrophile Leukozyten werden sie nicht abgebaut, sondern zerstören die Zellen, so dass Zytokine u. Mediatoren frei werden, die zu akuter lokaler Entz. führen.

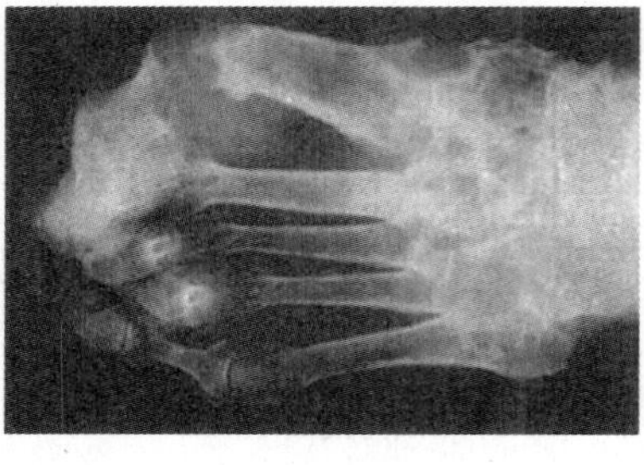

Gicht:
Manifestation im Großzehengrundgelenk (Podagra) mit weiteren umfangreichen Gelenkdestruktionen im Fußskelett [540]

Klin. Stadien: 1. asymptomatische Hyperurikämie*; **2.** akuter Gichtanfall (primäre Gelenkgicht) mit uncharakterist. Symptomen; Beginn meist nachts od. frühmorgens mit heftigen Schmerzen, in zwei Dritteln der Fälle im Großzehengrundgelenk (Podagra), seltener im Sprung- od. Fußwurzelgelenk, Knie (Gonagra), Finger- od. Handgelenk (Chiragra), Schulter- u. Sternoklavikulargelenk. Das betroffene Gelenk (meist Monarthritis) ist hochrot, oft teigig geschwollen, heiß u. sehr druckschmerzhaft; u. U. Übergreifen der Entz. auf die Umgebung (cave: Verwechslung mit Phlegmone), ggf. auch auf Sehnenscheiden u. Faszien; Dauer des Anfalls meist bis zum Morgen, evtl. auch einige Tage; Frösteln u. mäßiges Fieber (38,5–39 °C); in den folgenden Nächten meist Rezidive, u. U. werden mehrere Gelenke nacheinander befallen; **3.** interkritische Phase: klinisch symptomlos bei persistierender Hyperurikämie (Rezidivwahrscheinlichkeit 60 % innerhalb von 10 Jahren); **4.** chronisch-tophöse G.: massive extraartikuläre Uratablagerungen; Prädilektionsstellen der Gichttophi sind Ohrknorpel (Helix u. Anthelix), Augenlider, Nasenflügel, Schleimbeutel, Streckseiten der Ellenbogengelenke; Gelenktophi mit

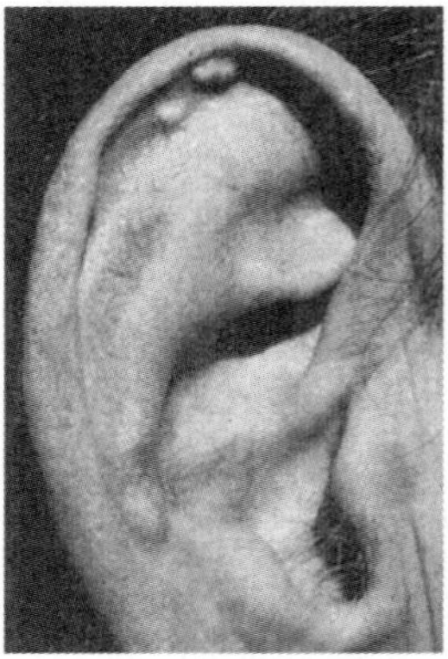

Gicht:
Gichttophi in der Ohrmuschel [540]

irreversiblen Gelenkdestruktionen; **Kompl.:** sog. Gichtnephropathie* (stadienunabhängig); u. U. Erstmanifestation bei jungen Pat.; Nephrolithiasis bei 10–20 % aller Gichtpatienten (Harnsäurekristalle sind nicht schattengebend im Rö.); arterielle Hypertonie* (50 % der Pat. mit Hyperurikämie); Iridopathia* urica; Auftreten weiterer Begleiterkrankungen, z. B. Fettstoffwechselstörung (40–100 % der Pat.), Diabetes mellitus (manifest bei 10–25 %, latent bei 25–35 %), Adipositas, Leberschädigung; **Diagn.:** klin. Beschwerdebild, (labordiagn.) Nachweis der Hyperurikämie, insbes. im Anfall; Sicherung durch Nachweis der Natriumuratkristalle (spitz, nadelartig; negativ doppelbrechend im Polarisationsmikroskop) im Gelenkpunktat od. Aspirat, z. B. aus Tophi; röntg. Nachweis von Knochentophi (ausgestanzte Defekte); **Ther.:** im Anfall nichtsteroidale Antiphlogistika (Indometazin u. a.), Colchicin* als Differentialtherapeutikum, in schweren Fällen ACTH u. Glukokortikoide; Ruhigstellung, feuchte kalte Umschläge; Dauertherapie der Hyperurikämie als Rezidivprophylaxe mit Urikostatika od. Urikosurika sowie diätetisch; **DD:** Chondrokalzinose-Arthropathie (sog. Pseudogicht), Hydroxylapatitkristall-Ablagerungskrankheit, versch. Formen der Arthritis (z. B. bakt. Monarthritis, in Zus. mit Sarkoidose, Psoriasis, Kollagenosen).

Gicht|nephro|pathie (Nephr-*; -pathie*) **f:** (engl.) gout nephropathy; syn. Uratnephropathie; Ablagerung von Uratkristallen im Nierenmark als Kompl. der Gicht*, bei jungen Pat. häufig Erstmanifestation; evtl. Vork. in Zus. mit aszendierender Pyelonephritis u. vaskulären Veränderungen i. S. einer Arteriosklerose mit Hypertonus.

Giebel-Rohr: (engl.) Giebel's tube; Kunststoffrohr aus ineinander steckbaren Segmenten (100 cm^3 Rauminhalt) zur stufenweisen Vergrößerung des Totraumes des Respirationstrakts;

Anw.: bei Atemgymnastik. Die Mundatmung durch das Rohr führt zur Erhöhung des alveolären CO_2*-Partialdrucks; dadurch Atemantrieb u. Steigerung der Ventilation.

Giemen n: (engl.) sibilant rhonchi; s. Rasselgeräusche.

Giemsa-Färbung (Gustav G., Chem., Bakteriol., Hamburg, 1867–1948): (engl.) Giemsa staining; histol. Kontrastfärbung; nach dreiminütiger Fixierung des Präparats mit Methylalkohol Übergießen mit Giemsa-Lösung (Azur-Eosin-Lösung, 1–2 Tropfen der Lösung auf 1 ml gepuffertes Wasser, pH 6,8–7,2); 20–25 Min. färben, dann kräftig mit Aqua dest. abspülen u. trocknen lassen. Vgl. Romanowsky-Giemsa-Färbung, Pappenheim-Färbung.

Gierke-Bündel (Hans P. B. G., Anat., Tokio, Breslau, 1847–1886): Tractus* solitarius.

Gierke-Krankheit (Edgar O. von G., Pathol., Karlsruhe, 1877–1945): s. Glykogenosen.

Gieson-Färbung (Ira T. van G., Neuropathol., New York, 1866–1913): (engl.) van Gieson's staining; typische Bindegewebefärbung; Alaun-Hämatoxylin-Vorfärbung u. nachträgl. Entfärben bzw. Nachfärben in Säurefuchsin u. Pikrinsäuregemisch (Dreifachfärbung); Kerne grau bis dunkelbraun, Zytoplasma gelb, Kollagenfasern rot. Vgl. Färbung.

Gieß|becken|knorpel: Cartilago* arytenoidea.

Gießer|fieber: syn. Metalldampffieber*.

Gieß|kannen|phänomen n: (engl.) watering-can sign; Überlaufen des Röntgenkontrastmittels vom Bulbus duodeni in die weit gestellte Pars descendens bei Magen*-Darm-Passage; **Urs.:** Tonusverminderung des Duodenums inf. Erkr. der Nachbarorgane (Pankreas, Gallengangsystem); bei Doppelkontrastuntersuchung des Magens mit Pharmakoradiographie* ohne diagn. Bedeutung. Vgl. Gutmann-Zeichen.

Gieß|kannen|schimmel: s. Aspergillus.

Gifford-Zeichen (Harold G., Ophth., Omaha, 1858–1929): (engl.) Gifford's sign; Schwierigkeit bzw. Unmöglichkeit, das verdickte, spastisch retrahierte Oberlid zu ektropionieren; Sympt. bei progressiver systemischer Sklerodermie*, Basedow-Krankheit (s. Thyroiditis) u. Myxödem*.

GIFT: Abk. für (engl.) **g**amete **i**ntra**f**allopian (tube) **t**ransfer; Einbringen von mittels Ovarpunktion entnommenen Eizellen u. frisch gewonnenen Spermatozoen in den Eileiter; vgl. Embryonentransfer, Insemination.

Gifte: (engl.) poisons; syn. Venena, Toxika; Stoffe, die in einer best. (von Applikationsweg u. Einwirkungsdauer abhängigen) Dosis durch ihre chem. od. physik. Eigenschaften tox. Wirkungen, u. U. den Tod, herbeiführen. Viele typische Giftwirkungen manifestieren sich zunächst an einzelnen Organsystemen (Organotropie*), z. T. erst nach Giftung* im Körper. Vgl. Antidot, Dosis/Wirkungsbeziehung, Toxine, Toxizität.

„Alle Dinge sind Gift und nichts ohne Gift, allein die Dosis macht, dass ein Ding kein Gift ist." Paracelsus (1538)

Gift|informations|zentren n pl: (engl.) poison information center; Beratungsstellen zur schnellen Hilfestellung in (akuten) Vergiftungsfällen; s. Vergiftung.

Gift|klassen: (engl.) toxicity classes; Einteilung von Stoffen entspr. ihrer LD_{50} (s. Dosis) bzw. LC_{50} (vgl. Konzentration); **Einteilung** nach der Verordnung zum Schutz vor gefährlichen Stoffen (LD_{50} nach oraler Applikation bei Ratten): **1.** sehr giftig: LD_{50} ≤25 mg/kg KG; **2.** giftig: LD_{50} zw. 25 u. 200 mg/kg KG; **3.** gesundheitsschädlich: LD_{50} zw. 200 u. 2000 mg/kg KG; LD_{50} >2000 mg/kg KG gilt als ungiftig. C. Fle.

Gift|köder: (engl.) toxic bait; feste, flüssige, pasten- od. pulverförmige Präparate, die aus Ködergiften u. -mitteln bestehen; sie werden ausgelegt, ausgespritzt, ausgestrichen od. ausgestreut u. dienen der Vergiftung von Nagetieren, Insekten, Schnecken u. a.; i. d. R. auch für Menschen u. Haustiere giftig; Anw. nur mit großer Sorgfalt u. i. R. der gesetzlichen Bestimmungen; vgl. Pestizide.

Gift|pilze: (engl.) poison mushrooms; wichtige europäische G. sind u. a.: **1.** grüner Knollenblätterpilz (Amanita* phalloides), wird häufig mit dem Champignon verwechselt; häufigste u. gefährlichste Pilzvergiftung*; **2.** Fliegenpilz (Amanita muscaria); Vergiftung selten, da Verwechslungen kaum möglich; **3.** Lorchel* u. a. Helvellaarten; vgl. Mykotoxine.

Giftung: (engl.) toxification; metabolische Aktivierung; Umwandlung einer primär für den Organismus unschädl. Substanz (bzw. einer unwirksamen od. wenig wirksamen Prodrug) durch einen Metabolisierungsschritt zu einem toxischen Produkt (bzw. wirksamen Pharmakonmetaboliten); z. B. Methanol zu Formaldehyd (bzw. Cyclophosphamid zu Spaltprodukten); vgl. Entgiftung.

Giga-: Abk. G; Dezimalvorsatz für den Faktor 10^9 vor einer Einheit; vgl. Einheiten (Tab.).

Gigantismus (gr. γίγας, γίγαντος Riese) m: (engl.) gigantism; ausgeprägter proportionierter Hochwuchs*; **Formen: 1.** hypophysärer G. inf. vermehrter Bildung von STH* vor Abschluss des Wachstums (meist inf. eines Hypophysenadenoms); vgl. Akromegalie; **2.** primordiale Form z. B. bei Sotos*-Syndrom; **3.** Adiposogigantismus*.

Giganto|blast (↑; Blast-*) m: bes. großer Megaloblast; s. Megaloblasten.

Giganto|zyt (↑; Zyt-*) m: (engl.) gigantocyte; bes. großer Erythrozyt; z. B. großer Megalozyt bei Cobalaminmangel.

Gilbert-Meulengracht-Syn|drom (Nicolas A. G., Int., Paris, 1858–1927) n: syn. Meulengracht*-Krankheit.

Gilchrist-Krankheit (Thomas C. G., Dermat., Baltimore, 1862–1927): syn. nordamerikanische Blastomykose; s. Blastomykosen.

Gilchrist-Verband: (engl.) Gilchrist's bandage; Schulter-Arm-Verband zur Ruhigstellung bei Humerusschaftfraktur u. Verletzungen im Bereich des Schultergürtels (Skapulafraktur, Luxatio acromioclavicularis); vgl. Desault-Verband, Mitella.

Gilford-Syn|drom (Hastings G., Chir., London, 1861–1941) n: s. Hutchinson-Gilford-Syndrom.

Gilles-de-la-Tourette-Syn|drom (Georges Gilles de la T., Neurol., Paris, 1857–1904) n: syn. Brissaud-Syndrom, (frz.) maladie des tics, tic impulsif; meist in der Kindheit od. Jugend sich manifestierende Erkr. mit unklarer Ätiol.; familiäre Häufung in 10 % der Fälle (Genlokus 11q23), Androtropie (3:1); **Sympt.:** plötzliche tic-artige Zuckungen i. S. motor. Automatismen*,

v. a. im Bereich von Gesicht (Augenzwinkern, Mundverzerren, Zungenschnalzen), Hals (ruckartige Kopfdrehungen) u. Schultern, die kurzzeitig willkürl. unterdrückt werden können; ferner Zwangshandlungen wie Ausstoßen von Schreien, Echopraxie* od. Koprolalie*. Vgl. Chorea, Tic.

Gimbernat-Band (Antonio de G., Chir., Anat., Madrid, 1734–1816): (engl.) Gimbernat's ligament; Ligamentum* lacunare; bogenförmig zw. Ligamentum inguinale u. Os pubis.

Gingiva (lat.) f: Zahnfleisch; Teil der Mundauskleidung, der die Alveolarfortsätze bedeckt u. blasser als die eigentl. Mundschleimhaut ist; topographische Einteilung in G. alveolaris (unverschieblich mit dem Periost des Alveolarknochens verbunden), Margo gingivalis (1–2 mm hoher Zahnfleischsaum, der den Zahn umgibt) u. Papilla gingivalis (zw. den Kontaktpunkten der Zähne u. dem interalveolären Knochenseptum gelegene Zahnfleischpapillen).

G

Gingiva|hyper|plasie, fibröse (↑; Hyper-*; -plasie*) f: (engl.) fibrotic gingival hyperplasia; generalisierte od. auf Zahngruppen begrenzte, derbe, fibröse Verdickung der Gingiva, häufig im Tuber- u. Gaumenbereich der Molaren symmetrisch lokalisiert. Die Gingiva ist primär entzündungsfrei, durch Ausbildung von Pseudotaschen u. damit erschwerter Mundhygiene kommt es häufig sekundär auch zu entzündl. Veränderungen. **Formen: 1.** idiopathische f. G.: Vork. in jedem Lebensalter; generalisiert od. begrenzt auf den Molaren- u. Tuberbereich des Oberkiefers; unbekannte Genese, möglicherweise hereditär (s. Abb.); **2.** medikamentös bedingte f. G.: mögliche Begleiterscheinung bei Einnahme best. Medikamente, z. B. Diphenylhydantoin-, Ciclosporin- u. Nifedipin-Präparate. Die Gingivawucherungen beginnen i. d. R. interdental u. erfassen erst später auch die übrige Gingiva. Sie können solche Ausmaße annehmen, dass die gesamten Zahnkronen bedeckt sind. Die Gingiva anteriorer Zähne ist häufiger u. oft stärker betroffen. **Ther.:** Gingivektomie*; **DD:** Gingivawucherungen bei akuter Leukämie.

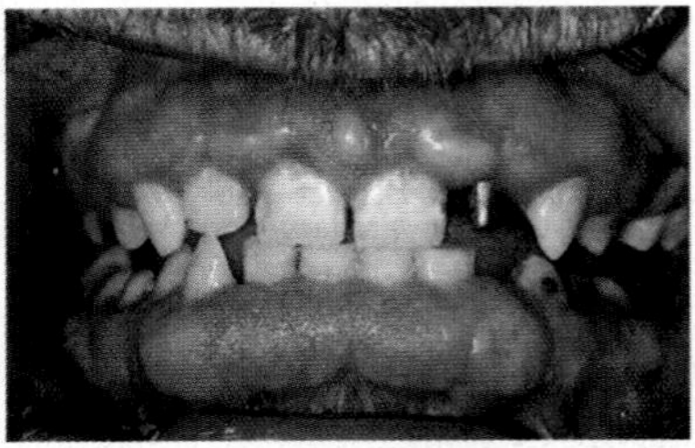

Gingivahyperplasie, fibröse [254]

Gingiv|ek|tomie (↑; Ektomie*) f: (engl.) gingivectomy; operatives Verf. zur Beseitigung von gingivalem Gewebe bis zum Fundus der Zahnfleischtasche; **Ind.:** idiopathische od. medikamentös bedingte fibröse Gingivahyperplasie*, chir. Knochenverlängerung vor prothetischer Versorgung; häufig Komb. mit Gingivoplastik* u. Lappenoperation*.

Gingivitis (↑; -itis*) f: akute od. chron. Entzündung der Gingiva; **Formen: 1.** akute G.: Urs.: meist bakt. Beläge, mechan. od. therm. Verletzungen; bei längerfristigem Bestehenbleiben Übergang der akuten G. innerhalb weniger Tage in eine chron. G.; **2.** akute nekrotisierende ulzeröse G. (Abk. ANUG): meist plötzlich beginnende, sehr schmerzhafte Entz. der interdentalen, später auch der übrigen Gingiva; häufig verbunden mit Mundgeruch, fauligem Geschmack, Vergrößerung der regionären Lymphknoten u. erhöhter Körpertemperatur. Die ANUG entsteht meist auf dem Boden einer akuten od. chron. G. u. verläuft schubweise; Auftreten bei HIV-positiven Pat. Der Übergang in eine Stomatitis* od. ulzeröse Gingivoparodontitis ist möglich. Nach Abheilung der Ulzera verbleiben i. d. R. interdentale Krater u. Nischen sowie eine wulstige Gingiva mit umgekehrt girlandenförmigem Verlauf. **3.** chron. G.: langfristiger Verlauf mit unterschiedl. Sympt. (variable Entzündungszeichen, hyperplastische Wucherungen). Die chron. G. bleibt auf die Gingiva beschränkt u. löst keinen Knochenabbau aus. Durch anat. prädisponierende Faktoren, z. B. Engstand der Zähne, u. Umstellungen u. Dysregulationen im Hormonhaushalt kann die Sympt. verstärkt werden (z. B. Pubertätsgingivitis, Schwangerschaftsgingivitis). **Sympt.:** Rötung, Schwellung, Blutung nach Sulkussondierung, Exsudation (erhöhte Fließrate der Sulkusflüssigkeit), Ulzerationen, erhöhte Sondierungstiefen ohne Attachmentverlust (Pseudotaschen); **Ther.:** Intensivierung der Mundhygiene.

Gingivitis gravidarum (↑; ↑) f: Schwangerschaftsgingivitis; s. Gingivitis.

Gingivo|plastik (↑; -plastik*) f: (engl.) gingivoplasty; operatives Verf. zur Beseitigung von hyperplastischer Gingiva u. Herstellung physiol. Verhältnisse; Durchführung häufig in Komb. mit Gingivektomie* bzw. Lappenoperation*; **Ind.:** fibröse Gingivahyperplasie*.

Gingivo|stomatitis herpetica (↑; Stoma*; -itis*) f: syn. Stomatitis aphthosa, sog. Mundfäule; Entz. der Mundschleimhaut meist bei Primärinfektion mit Herpes*-simplex-Virus (HSV-1); **Klin.:** insbes. bei Kleinkindern Fieber, multiple Bläschen u. Aphthen, regionale Lymphadenitis, starke Schmerzen; spontane Abheilung innerhalb 2–3 Wo.; die schwere Verlaufsform wird als Aphthoid* Pospischill-Feyrter bezeichnet. **Ther.:** symptomatisch, ggf. Aciclovir, Famciclovir u. a. Virostatika.

Ginglymus (gr. γίγγλυμος Türangel) m: Scharniergelenk; s. Gelenk.

Ginkgo-biloba-Extrakt (Extractum*) n: (engl.) ginkgo biloba extract; Extrakt aus Ginkgo biloba (Fächerblattbaum); enthält Flavonolglykoside, Ginkgolide u. Bilobalide; **Verw.:** als durchblutungsförderndes Mittel (Verminderung der Plasmaviskosität sowie Hemmung der Erythrozyten- u. Thrombozytenaggregation) bei peripheren arteriellen Durchblutungsstörungen; zur Behandlung von Hirnleistungsstörungen.

Ginseng m: Panax ginseng; Staude aus der Fam. der Efeugewächse; Haupt-, Neben- u. Haarwurzel (G. radix) enthalten Ginsenoside, die als Tonikum bei Müdigkeitsgefühl, nachlassender Leistungs- u. Konzentrationsfähigkeit sowie in der Rekonvaleszenz verwendet werden.

GIP: Abk. für (engl.) gastric inhibitory polypeptide, früher Enterogastron; gastrointestinales Hormon (Polypeptid aus 43 Aminosäuren), das die Insulinfreisetzung steigert, in hoher

Konz. Magensaft- u. HCl-Sekretion hemmt (vgl. Gastrin).

Gips: (engl.) cast, plaster of Paris; Calciumsulfat ($CaSO_4$), bildet nach Zusatz von ca. 50 Vol.% Wasser einen Brei, der unter Wärmeabgabe rasch zu einer festen Masse ($CaSO_4 \cdot 2H_2O$) erstarrt; med. Anw.: Gipsverband*.

Gips|bett: (engl.) plaster bed; in Bauchlage dem Körper anmodellierte Liegeschale zur Ruhigstellung von Wirbelkörpern u. Wirbelsäulensegmenten.

Gips|korsett n: (engl.) body cast; auch Böhler-Mieder; Gipsverband am Rumpf zur Ruhigstellung einer stabilen Wirbelkörperfraktur im Bereich des unteren BWS-Drittels u. der LWS; auch als Korrektur- bzw. Reklinationskorsett mit Abstützung über Sternum, Symphyse u. der LWS zur Lordosierung* der Wirbelsäule nach dem Prinzip des Dreipunktkorsetts. Vgl. Orthese, Thoraxhals-Gipsverband.

Gips|krawatte f: (engl.) Doll's collar; Gipsverband zur Ruhigstellung u. Streckung der HWS u. a. bei stabiler Wirbelkörperfraktur u. Bandscheibenläsion unter Einbeziehung des Unterkiefers, der Hinterhauptschuppe u. des Schultergürtels. Vgl. Glisson-Schlinge, Thorax-Diademgipsverband, Schanz-Verband.

Gips|verband: (engl.) plaster bandage; aus gewässerten Gipsbinden hergestellter u. individuell modellierter zirkulärer Fixationsverband zur Ruhigstellung von Gliedmaßen u. Gelenken; **Formen: 1.** gepolsterter G.: Polsterung der Gliedmaße vor Gipsanlage mittels Trikotschlauch, Watteverband u. Kreppbinden; **2.** ungepolsterter G.: unmittelbar der Haut anmodellierter G. unter alleiniger Polsterung der prominenten Knochen-

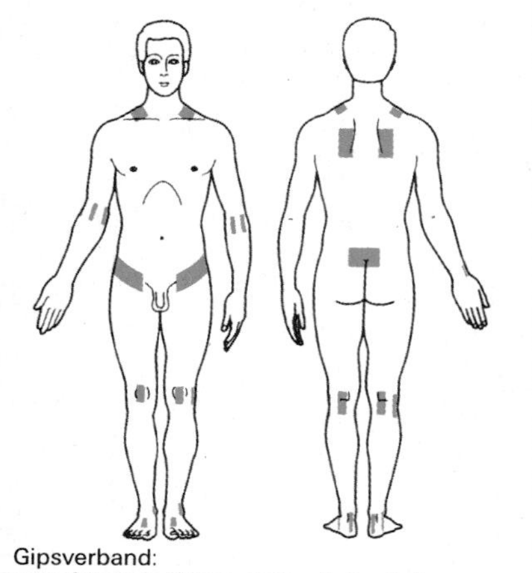

Gipsverband:
zu polsternde Körperstellen beim Anlegen ungepolsterter Gipsverbände

vorsprünge (s. Abb.); **Sonderformen: 1.** Gipstutor od. -hülse: zirkulärer G. zur Ruhigstellung v. a. des Kniegelenks, der vom oberen Sprunggelenk bis zum hüftegelenknahen Oberschenkel reicht; **2.** Gipsschale, -schiene od. -longuette: aufgrund posttraumat. od. postop. Schwellung anmodellierter halbzirkulärer G., der nach Wundheilung u. Abschwellung durch einen zirkulären G. ersetzt wird; **3.** Spaltgipsverband: posttraumatisch angelegter, zunächst zirkulärer G., der nach Anlage durch sofortige komplette längsgerichtete Spaltung einer Weichteilschwellung nachgeben kann. Vgl. Gehverband.

Giraldès-Organ n: Paradidymis*.

Girard-Methode (Charles G., Chir., Genf, 1855–1916) f: s. Bassini-Operation.

Girdlestone-Hüfte (Gathorne R. G., Orthop., Oxford, 1881–1950): (engl.) Girdlestone's pseudarthrosis; Bez. für den Zustand nach Entfernung einer infizierten Hüftendoprothese bei nicht möglichem Prothesenwechsel, wobei sich

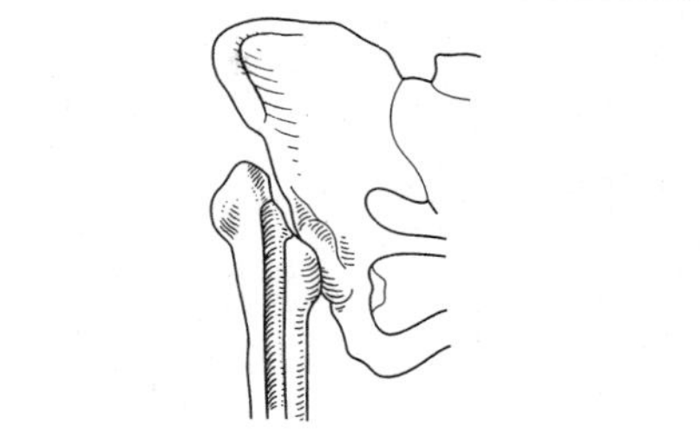

Girdlestone-Hüfte

der Trochanter minor in der Hüftpfanne u. der Trochanter major an der Beckenschaufel abstützt; **Folge:** instabile Hüfte (pos. Trendelenburg*-Zeichen), Beinverkürzung; **Ther.:** Ausgleich der Längendifferenz (ca. 6 cm) durch orthop. Hilfsmittel. Vgl. Totalendoprothese.

Girdlestone-Plastik (↑; -plastik*) f: (engl.) Girdlestone procedure; intraartikuläre Hüftgelenkarthrodese.

Gitelman-Syn|drom n: (engl.) Gitelman's syndrome; s. Bartter-Syndrom.

Gitoxi|genin n: s. Digitalisglykoside.

Gitter|fasern: (engl.) reticular fibres; Fibrae reticulares, argyrophile Fasern; **Vork.:** an Grenzflächen der Gewebe (Basalmembranen, Grundhäutchen der Kapillaren) u. als Netz, z. B. um Muskelfasern, periphere Nervenfasern, Leberläppchen, in lymphat. Organen. G. können in kollagene Fasern ausreifen u. werden daher auch als präkollagene Fasern bezeichnet. Vgl. Retikulinfasern.

Gitter|lunge: (engl.) reticular lung; Bez. für gitterartige, gefäßführende Stränge u. Septen in einer Lungenabszesshöhle.

Gitter|netz: (engl.) Amsler's chart; syn. Amsler-Netz; kleiner Testschirm mit Raster zur Prüfung des zentralen Sehens i. R. der Diagn. von Zentralskotomen u. Metamorphopsien.

Gitter|spektrum n: (engl.) grating spectrum; Spektrum, das durch die Zerlegung eines Wellenlängengemischs (z. B. weißes Licht) mit Hilfe eines Strich- od. Beugungsgitters entsteht.

Gitter|zellen (Zelle*): (engl.) compound granular corpuscles; Mikrogliazellen mit gitterartigem Zytoplasma wegen des Gehalts an Lipidtropfen; **Funktion:** Aufnahme von zerfallenem Myelin nach sek. Nervenfaserdegeneration.

GK: Abk. für **1. G**lukokinase*; **2. G**egenstands**k**atalog; Prüfungsstoffkataloge 1 bis 4 für die ärztl. Vorprüfung bzw. ärztl. Prüfung, inhaltl. geregelt nach den in der Anlage zur Ärztlichen Approbationsordnung aufgeführten Stoffgebieten.

GKV: Abk. für **g**esetzliche **K**ranken**v**ersicherung; s. Krankenversicherung.

G

Gl.: (anat.) Abk. für **Gl**andula; (Plural: Glandulae, Abk. Gll.).

Glabella (lat. glaber kahl) f: Glätzchen; die unbehaarte Stelle zw. den Augenbrauen.

Glabella|re|flex (↑; Reflekt-*) m: syn. Orbicularis*-oculi-Reflex.

glando|trop (lat. glandula Drüse, Halsdrüse; -trop*): (engl.) glandotropic; auf eine (periphere) Drüse gerichtet od. einwirkend; z. B. einige Hormone des Hypophysenvorderlappens (neben somatotropen HVL-Hormonen), Sexualhormone.

Glandula (↑) f (pl Glandulae): Drüse.

Glandula bulbo|urethralis (↑) f: Cowper-Drüse; in den M. transversus perinei prof. eingebettete paarige Schleimdrüsen, münden im Bereich des Bulbus penis in die männl. Harnröhre.

Glandulae areolares (↑) f pl: s. Areola mammae.

Glandulae bronchiales (↑) f pl: unter der Bronchialschleimhaut gelegene gemischte (seromuköse) Drüsen.

Glandulae buccales (↑) f pl: kleine gemischte (seromuköse) Speicheldrüsen an der Innenseite der Wangen.

Glandulae ceruminosae (↑) f pl: sog. Ohrenschmalzdrüsen; apokrine Schweißdrüsen im äußeren Gehörgang, die an der Bildung von Zerumen* beteiligt sind.

Glandulae cervicales (↑) f pl: tubulöse Schleimdrüsen des Gebärmutterhalskanals.

Glandulae ciliares (↑) f pl: syn. Moll*-Drüsen.

Glandulae circum|anales (↑) f pl: um den Anus gelegene tubulöse apokrine Schweiß- u. Duftdrüsen.

Glandulae con|junctivales (↑) f pl: Drüsen der Bindehaut des Auges; s. Krause-Drüsen.

Glandulae cutis (↑) f pl: zusammenfassende Bez. für Drüsen der Haut ektodermaler Herkunft wie z. B. Duft-, Milch-, Schweiß-, Talg- u. Wimperndrüsen.

Glandulae duo|denales (↑) f pl: syn. Brunner*-Drüsen.

Glandulae endo|crinae (↑) f pl: hormonbildende Drüsen ohne Ausführungsgang.

Glandulae gastricae (↑) f pl: Drüsen in Corpus u. Fundus des Magens* mit Beleg-, endokrinen u. Hauptzellen am Drüsengrund bzw. im Mittelstück der Drüsen, mit Nebenzellen im Drüsenhals sowie mit Schleimzellen auf Höhe der Magengrübchen (Foveolae* gastricae).

Glandulae glomi|formes (↑) f pl: Knäueldrüsen; kleine merokrine Schweißdrüsen*.

Glandulae gustatoriae (↑) f pl: Ebner*-Drüsen.

Glandulae intestinales (↑) f pl: syn. Lieberkühn*-Krypten.

Glandulae labiales (↑) f pl: kleine gemischte (seromuköse) Speicheldrüsen an der Innenseite der Lippen.

Glandulae lacrimales ac|cessoriae (↑) f pl: kleine, zusätzl. Tränendrüsen mit 7–15 Ausführungsgängen in den seitl. oberen Konjunktivalsäcken.

Glandulae laryngeales (↑) f pl: gemischte Drüsen der Kehlkopfsubmukosa, vermehrt in der Schleimhaut des Sacculus laryngis.

Glandulae linguales (↑) f pl: zahlreiche kleine muköse, seröse u. seromuköse (gemischte) Drüsen am Zungenrand u. Zungengrund.

Glandulae molares (↑) f pl: kleine gemischte (seromuköse) unter der Mundschleimhaut gelegene Speicheldrüsen auf Höhe der Molaren.

Glandulae mucosae biliosae (↑) f pl: Schleim produzierende Drüsen in der Wand der größeren Gallengänge.

Glandulae oesophageae (↑) f pl: gemischte (seromuköse) Drüsen in der Submukosa der Speiseröhre.

Glandulae ol|factoriae (↑) f pl: Bowman-Drüsen; unter der Riechschleimhaut gelegene seromuköse Drüsen.

Glandulae oris (↑) f pl: Mund(speichel)drüsen; **1.** Glandulae salivariae majores, große Speicheldrüsen (Gl. parotidea, Gl. sublingualis, Gl. submandibularis); **2.** Glandulae salivariae minores, kleine Speicheldrüsen (Gll. labiales, Gll. buccales, Gll. molares, Gll. palatinae, Gll. linguales).

Glandulae palatinae (↑) f pl: unter der Schleimhaut des harten u. weichen Gaumens gelegene kl. Speicheldrüsen.

Glandulae pharyngeales (↑) f pl: kleine gemischte (seromuköse) Speicheldrüsen des Schlunds.

Glandulae pre|putiales (↑) f pl: Talgdrüsen der Vorhaut im Bereich des Eichelkranzes, Penishalses u. des Vorhautinnenblatts; vgl. Smegma.

Glandulae pyloricae (↑) f pl: Drüsen im Antrum* pyloricum u. im Canalis pyloricus mit Schleim produzierenden Zellen u. enterohormonalen G-Zellen; s. Gastrin.

Glandulae salivariae majores (↑) f pl: s. Glandulae oris.

Glandulae salivariae minores (↑) f pl: s. Glandulae oris.

Glandulae sebaceae (↑) f pl: Talgdrüsen*.

Glandulae sudori|ferae mero|crinae (↑) f pl: s. Schweißdrüsen.

Glandulae supra|renales ac|cessoriae (↑) f pl: gelegentlich in Eierstöcken bzw. Hoden sowie retroperitoneal od. im Lig. latum vorhandenes zusätzl. Nebennierenrindengewebe; s. Nebenniere.

Glandulae tarsales (↑) f pl: s. Meibom-Drüsen.

Glandulae thyroideae ac|cessoriae (↑) f pl: selten vorkommendes, versprengtes Schilddrüsengewebe; am häufigsten am Zungengrund hinter dem Foramen caecum linguae; s. Schilddrüse; vgl. Zungengrundstruma.

Glandulae tracheales (↑) f pl: in der Schleimhaut der Luftröhre gelegene gemischte (seromuköse) Drüsen.

Glandulae tubariae (↑) f pl: Schleimdrüsen der Ohrtrompete, bes. zahlreich in deren knorpeligem Anteil.

Glandulae urethrales (↑) f pl: syn. Littré-Drüsen; kleine, in die Harnröhre mündende Schleimdrüsen.

Glandulae uterinae (↑) f pl: in Corpus u. Fundus der Gebärmutter gelegene, tubulöse Drüsen; s. Endometrium.

Glandulae vestibulares minores (↑) f pl: Schleimdrüsen am Grund des Scheidenvorhofs.

Glandula lacrimalis (↑) f: Tränendrüse*.

Glandula lingualis anterior (↑) f: gemischte (seromuköse) Drüse unter der Zungenspitze.

Glandula mammaria (↑) f: Brustdrüse (Milchdrüse); s. Mamma.

Glandula mucosa (↑) f: Schleimdrüse; vgl. Drüsen.

Glandula para|thyroidea (↑) f: s. Nebenschilddrüsen.

Glandula par|otidea (↑) f: Ohrspeicheldrüse; vor der Ohrmuschel u. dem äußeren Gehörgang sowie hinter dem Unterkieferast gelegene seröse Speicheldrüse; ihr Ausführungsgang (Ductus parotideus) verläuft auf dem M. masseter nach vorn, durchsetzt den Wangenmuskel (M. buccinator) u. mündet auf der Papilla ductus parotidei in Höhe des zweiten oberen Molaren.

Glandula parotidea accessoria (↑) f: im Verlauf des Ausführungsgangs der Glandula* parotidea vorkommender zusätzl. Drüsenlappen.

Glandula parotis (JNA; ↑) f: Glandula* parotidea.

Glandula pinealis (↑) f: syn. Corpus pineale; s. Epiphyse.

Glandula pituitaria (↑) f: s. Hypophyse.

Glandula seminalis (↑) f: s. Bläschendrüse.

Glandula seromucosa (↑) f: gemischte Drüse; vgl. Drüsen.

Glandula serosa (↑) f: s. Drüsen.

Glandula sublingualis (↑) f: Unterzungendrüse (s. Abb.); zw. Zunge u. Mundboden gelegene, überwiegend muköse Speicheldrüse; der vordere Drüsenanteil mündet mit einem Hauptausführungsgang (Ductus sublingualis major) auf der Caruncula sublingualis (gemeinsam mit dem Ausführungsgang der Glandula* submandibularis), während die hinteren u. seitl. Abschnitte ihr Sekret über zahlreiche kleine Ausführungsgänge (Ductus sublinguales minores) im Bereich einer Schleimhautfalte über der Drüse (Plica sublingualis) abgeben.

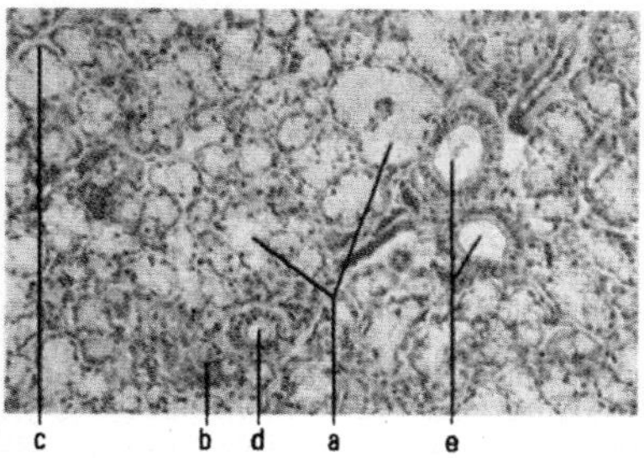

Glandula sublingualis: histologischer Schnitt (Azan-Färbung); a: muköse Endstücke (Tubuli); b: seröses Endstück (Acinus); c: seröser Halbmond; d: Sekretrohr (Streifenstück); e: Ausführungsgänge [470]

Glandula submandibularis (↑) f: überwiegend seröse Unterkieferspeicheldrüse, die nahezu vollständig unter dem Mundboden im Trigonum submandibulare liegt; ihr Ausführungsgang (Ductus submandibularis) zieht, umgeben von Drüsengewebe, von dorsal her um den Hinterrand des Mundbodens, verläuft dann medial der Glandula* sublingualis u. mündet gemeinsam mit dem Hauptausführungsgang der Glandula sublingualis auf der Caruncula sublingualis.

Glandula suprarenalis (↑) f: s. Nebenniere.

Glandula thyroidea (↑) f: Schilddrüse*.

Glandula vesiculosa (↑) f: syn. Glandula seminalis, Vesicula seminalis; Bläschendrüse*.

Glandula vestibularis major (↑) f: in das Diaphragma urogenitale eingebettete Schleimdrüse seitlich der Scheide; s. Bartholin-Drüsen.

Glandulographie (↑; -graphie*) f: (engl.) adenography; Röntgenkontrastdarstellung von Drüsen, z. B. Sialographie*, Galaktographie*.

Glans clitoridis, penis (lat.) f: (anat.) Eichel; das etwas verdickte Ende des Penis u. der Klitoris.

Glanzauge: (engl.) glossy eye; weites, stark befeuchtetes Auge; Sympt. bei Hyperthyreose*.

Glanzhaut: (engl.) atrophoderma, leiodermia; syn. Leioderma, Atrophoderma neuroticum; troph. Störung der Haut, die zu einem glatten, glänzenden Aussehen führt; z. B. nach Op. mit größerem Hautdefekt, bei Sklerodermie.

Glanzmann-Naegeli-Syndrom (Eduard G., Päd., Bern, 1887–1959; Otto N., Hämat., Zürich, 1871–1938) n: syn. Thrombasthenie*.

Glanzstreifen: (engl.) intercalated discs; Disci intercalati; die Herzmuskelzellbalken quer od. treppenförmig gestuft durchsetzende, stark lichtbrechende u. gut anfärbbare Scheiben; elektronenmikroskopisch darstellbare Zellgrenzen der Herzmuskelzellen, in deren Bereich die Zellenden eng verzahnt sind; liegen stets in Höhe der Z-Streifen. Die Myofibrillen enden in einer Zytoplasmazone nahe dem Plasmalemm im Bereich des Glanzstreifens.

Glasbläserstar: s. Feuerstar.

Glaser-Spalte: Fissura petrotympanica.

Glasfaseroptik f: (engl.) glass fiber optics; optisches System für die Licht- u. Bildübertragung im Endoskop*; in gebündelten, hauchdünnen (7–20 µm starken) Glasfasern (Lichtleitern) werden die Lichtstrahlen durch vielfache Totalreflexion (an der Grenze zw. Glasfaser u. dem sie umgebenden Isoliermantel) im Innern der einzelnen Glasfaser weitergespiegelt.

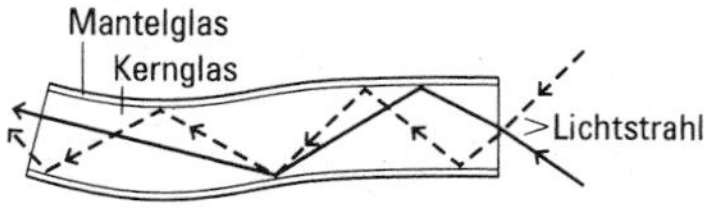

Glasfaseroptik: Strahlengang in einer Glasfaser [457]

Glasgow-Komaskala (Koma*) f: (engl.) Glasgow coma scale; Bewertungsmaßstab einer Bewusstseinsstörung* bes. nach Schädelhirntrauma* (s. ums. Tab.); ein Punktwert von 15–14 wird als leichtes, von 13–9 als mittelschweres u. von 8–3 als schweres Schädelhirntrauma interpretiert.

Glashaut: (engl.) glassy membrane; Bez. für die bei der Follikelatresie stark verbreiterte u. gefaltete Basalmembran* des Follikelepithels u. für die zw. äußerer Wurzelscheide des Haares u. innerer Schicht des Haarbalgs gelegene dicke Basalmembran wegen ihrer lichtmikroskop. homogenen Beschaffenheit u. starken Lichtbrechung. W. Ric.

Glasknochen: (engl.) brittle bones; s. Osteogenesis imperfecta.

Glaskörper: s. Corpus vitreum.

Glaskörperabhebung: (engl.) vitreous body detachment; Lösung des oberen u. hinteren Glaskörpers von der Netzhautinnenfläche bei Glaskörperdestruktion; Vork. bes. im Alter, nach Trauma, Blutung, Op., Entz. (z. B. Choroiditis) od. bei Myopie; **Sympt.:** Wahrnehmung von Blitzen, Flusen, Mouches volantes; **Kompl.:** Ablatio* retinae.

Glasgow-Komaskala

Prüfung	Reaktion	Bewertung
Augenöffnen	spontan	4
	auf Anruf	3
	auf Schmerzreiz	2
	nicht	1
Motorik	nach Aufforderung	6
	gezielte Abwehrbewegung	5
	Massenbewegungen	4
	Beugesynergien	3
	Strecksynergien	2
	keine	1
Sprache	orientiert, klar	5
	verwirrt	4
	einzelne Wörter	3
	einzelne Laute	2
	keine	1

Bewertung:
Summe aller Reaktionen, d. h. 3–15 Punkte

Glas|körper|blutung: (engl.) intravitreal hemorrhage; Blutung in das Corpus* vitreum; z. B. nach Trauma, bei Glaskörperabhebung, Ablatio retinae, Gefäßneubildungen durch Retinopathia diabetica, retinalen Venenverschluss, Eales-Krankheit, Retinopathia praematurorum, senile Makuladegeneration.

Glas|körper|de|struktion (lat. destruere, destructus vernichten) **f:** (engl.) vitreous body destruction, syneresis; altersabhängige kolloidchemische Veränderung des Glaskörpers (vom Gel- zum Solzustand); **Kompl.:** Glaskörperabhebung*, Verflüssigung.

Glas|körper|glitzern: Synchisis* scintillans.

Glas|körper|trübungen: (engl.) vitreous body opacities; verminderte Durchsichtigkeit des Corpus* vitreum, **Urs.:** z. B. Uveitis, Retinitis, Glaskörperblutungen, Traumen, mykotische Inf., okulozerebrales Retikulumzellsarkom.

Glas|zähne: s. Capdepont-Syndrom.

Glatt|form: s. Antigenwechsel.

Glatze: (engl.) bald head; s. Alopecia androgenetica.

Glauber|salz (Johann R. Glauber, Chem., Arzt, Amsterdam, 1604–1668)**:** (engl.) Glauber's salt; syn. Natriumsulfat*.

Glaukom (gr. γλαυκός grau-blau; -om*) **n:** (engl.) glaucoma; sog. grüner Star; Sammelbez. für verschiedene Erkr. des Auges, die mit einer vergrößerten Excavatio* disci nervi optici u. meist einer Erhöhung des Augeninnendrucks* einhergehen; eine der häufigsten Erblindungsursachen in Industrieländern; **Formen: 1.** primäres G. mit offenem Kammerwinkel (Glaucoma chronicum simplex); meist in höherem Lebensalter manifest werdende chron. Erkr., die unbehandelt zum allmählichen Funktionsverlust des Auges führt; Klin.: im Anfangsstadium keine Beschwerden, erst im Spätstadium Gesichtsfeldausfälle (Bjerrum*-Zeichen, nasaler Sprung*; s. Abb.); meist mäßig erhöhter Augeninnendruck (25–35 mmHg), seltener auch bei Werten unter 20 mmHg (s. Normaldruckglaukom); die Vorderkammer ist normal tief; sog. Weitwinkelglaukom bei weitem Kammerwinkel; Ther.: medikamentöse Drucksenkung (Betarezeptorenblocker, Miotika, Prostaglandin $F_2\alpha$, Clonidin, Carboanhydrasehemmer, Sympathomimetika), Laserbehandlung (Lasertrabekuloplastik) od. fistulierende Op. (z. B. Trabekulektomie*); ein bereits eingetretener Glaukomschaden (Papillenexkavation, Gesichtsfeldausfall) ist irreversibel; Proph.: regelmäßige Kontrolle des Augeninnendrucks ab dem 40. Lj.; **2.** primäres G. mit verschlossenem Kammerwinkel (Winkelblockglaukom); i. d. R. akute Form mit anfallartiger starker Erhöhung des Augeninnendrucks

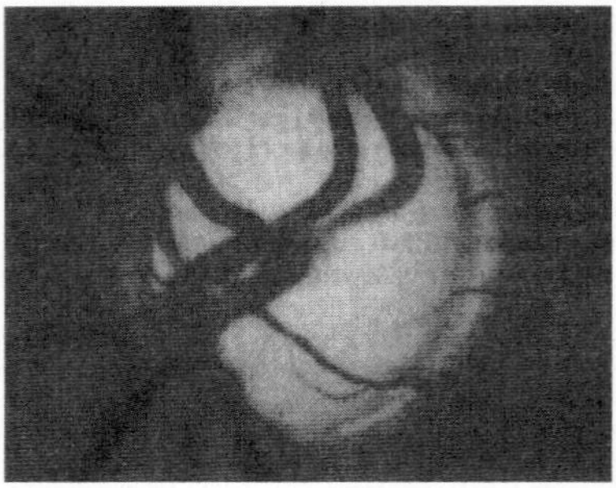

Glaukom:
glaukomatöse Optikusatrophie [550]

auf 50–80 mmHg inf. eines Winkelblocks (sog. Glaukomanfall); Klin.: im Frühstadium Sehen von Nebeln u. Regenbogenfarben; sehr starke Kopfschmerzen mit Übelkeit bis zum Erbrechen (Vagusreiz); enge Vorderkammer, Kammerwinkel durch Regenbogenhaut verlegt; Bulbus palpatorisch steinhart, oft Bindehauthyperämie, Hornhautödem, lichtstarre Pupille; Ther.: initial medikamentöse Drucksenkung mit Carboan-

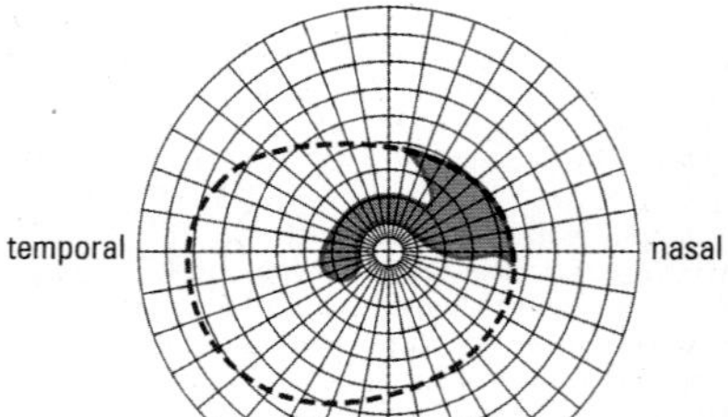

Glaukom:
Gesichtsfeldausfall bei Glaucoma simplex [206]

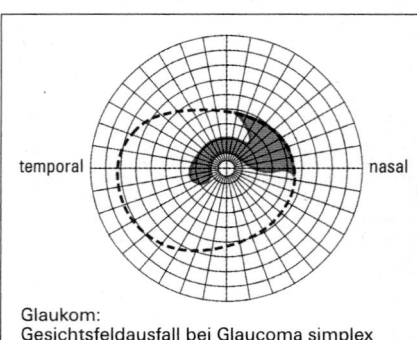

hydrasehemmern, dann Iridektomie*; Proph.: bei entspr. Disposition, d. h. sehr engem Kammerwinkel od. vorausgegangenem Glaukomanfall am anderen Auge Iridektomie; **3.** sekundäres G.; Augeninnendruckerhöhung inf. einer anderen Augenerkrankung od. einer Systemerkrankung; Urs.: Neubildung pathol. Blutgefäße (Neovaskularisation) inf. Minderdurchblutung bei Diabetes mellitus, Zentralarterien- bzw. Zentralvenenverschluss, Rubeosis iridis, Verletzung des Kammerwinkelgewebes nach stumpfem od. perforierendem Bulbustrauma, sekundäre Verlegung der Abflusswege durch Stoffwechselprodukte (z. B. bei länger dauernder Cortisoneinnahme) od. Pigment (Pigmentglaukom*), intraokuläre Entz. (z. B. Uveitis), intraokuläre Tumoren (Melanoblastom der Uvea, Retinoblastom); Ther.: Beseitigung der Urs., sonst wie bei Glaucoma chronicum simplex; **4.** angeborenes G. (Buphthalmus congenitus); s. Hydrophthalmus.

GLDH: Abk. für **Gl**utamat**deh**ydrogenase; allosterisch regulierte Oxidoreduktase, die mit NAD^+ od. $NADP^+$ als Coenzym v. a. i. R. des hepatischen Ammoniakstoffwechsels L-Glutamat oxidativ zu Alphaketoglutarat u. NH_4^+ desaminiert; NH_4^+ wird zur Biosynthese von Harnstoff* genutzt; **Bestimmung** durch photometrische Messung von NADH; erhöhte Werte im Serum bei geschädigten Leberzellen, deren Schweregrad mit Hilfe des Schmidt-Quotienten [(AST + ALT)/GLDH] abgeschätzt wird. Ein Wert <20 spricht für schwere Leberzellschädigung. Vgl. Leberfunktionsproben.

Gleason-Klassifikation f: (engl.) Gleason score; histol. Einteilung des Wachstumsmusters eines Prostatakarzinoms* zur Bestimmung des Malignitätsgrads; Abnahme der Differenzierung von Drüsenform, -größe u. -abstand sowie

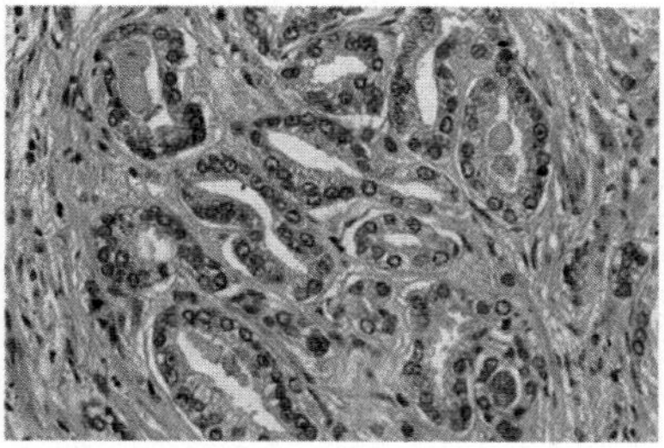

Gleason-Klassifikation
Adenokarzinom der Prostata (HE, 100fach); nach Durchmusterung mehrerer Schnitte werden Wachstumsmuster und Gleason-Score bestimmt [150]

Stromainvasion werden für das vorherrschende u. für das weniger vorkommende Wachstum mit je 1–5 Punkten bewertet (2 ≙ wenig, 10 ≙ stark maligne). Vgl. Grading. B. Sch.

Gleich|gewichts|organ n: s. Vestibularapparat.

Gleich|gewichts|prüfungen: (engl.) balance test; Untersuchungen der Funktion des Vestibularapparats* durch Prüfung der vestibulospinalen Reflexe (Gang, Stand, Seiltänzergang, Romberg-Versuch, Unterberger-Tretversuch), des vestibulo-okulären Reflexes (Blickstabilisation bei raschen Kopfbewegungen) u. des vestibulären Nystagmus mit der Frenzel*-Brille; evtl. Elektronystagmographie* zur Registrierung der Augenbewegungen; **1. Drehprüfung** (rotatorische Prüfung): gleichzeitige Reizung beider horizontaler Bogengänge; ermöglicht Aussage über Funktion des Vestibularapparats u. zentrale Kompensationsvorgänge; bei Drehbeschleunigung Nystagmus* in die Drehrichtung, beim plötzl. Abbremsen für ca. 20–50 Sek. in die entgegengesetzte Richtung; **2. thermische Prüfung** (kalorische Prüfung, Bárány-Versuch): Untersuchung der peripheren Erregbarkeit eines einzelnen Labyrinths; beim Spülen eines äußeren Gehörgangs mit kaltem (30 °C) od. warmem Wasser (44 °C) schlägt der Nystagmus physiol. zur jeweils wärmeren Seite. **3. mechanische Prüfung:** Prüfung des sog. Fistelsymptoms; bei Trommelfellperforation u. Defekt in der knöchernen Labyrinthkapsel (z. B. beim Cholesteatom*) wird durch Druck mittels eines Politzer-Ballons ein Nystagmus zur kranken Seite, bei Aspiration zur gesunden Seite ausgelöst. **4. optokinetische Prüfung:** Untersuchung des optokinetischen Nystagmus zur Diagn. zentraler okulomotorischer u. vestibulärer Störungen; **5. Fixationsprüfung:** Untersuchung der Fixation eines stationären zentralen od. exzentrischen bzw. eines sich sinusförmig bewegenden Lichtpunkts; **6. Lagerungsprüfung:** Überprüfung der Auslösbarkeit von Schwindel u. Nystagmus durch Lagewechsel des Kopfs (s. Lagerungsschwindel, Hallpike-Test). Vgl. Schwindel.

Gleich|gewichts|störungen: (engl.) balance disorders; Störungen der Kontrolle der Körperstellung u. -bewegung im Raum inf. Funktionsstörung eines od. beider Vestibularapparate, Erkr. des Kleinhirns od. Störung propriozeptiver Bahnen (bei Polyneuropathie od. Läsion des spinalen Hinterstrangs). Vgl. Ataxie. M. Bre.

Gleich|strom: (engl.) direct current; auch galvanischer Strom; elektr. Strom mit konstanter Flussrichtung der Ladungsträger (Elektronen od. Ionen); Ggs.: Wechselstrom*.

Gleit|hernie (Hernie*) **f:** (engl.) sliding hernia, sliding hernia; Gleitbruch; Hernie* (v. a. große Leistenhernie) mit ganz od. teilweise fehlendem peritonealem Bruchsack, bei der partiell mit Peritoneum überzogene Organe (z. B. Caecum, Harnblase) auf dem lockeren retroperitonealen Bindegewebe durch die Bruchpforte „gleiten" u. als Bruchinhalt gleichzeitig auch einen Teil der Bruchsackwand bilden; **cave:** Gefahr der Eröffnung bei op. Eingriffen! Vgl. Hiatushernie.

Gleit|hoden: (engl.) sliding testicle; Form des Maldescensus* testis; vor dem äußeren Leistenring retinierter Hoden, der sich mit sanftem Schub bis ins Skrotum verlagern lässt, wobei Schmerzen im Bereich des inneren Leistenrings auftreten können; inf. der zu kurzen Samenstranggebilde wird der Hoden nach dem Loslassen sofort wieder hochgezogen. Vgl. Pendelhoden.

Gleit|mittel: Lubrikanzien*.

Gleit|rippe: (engl.) sliding rib; auch gleitende Rippe; an den interkostalen Synchondrosen gelockerte Costa spuria, die durch (traumatische) Luxation entsteht u. zur Irritation der Nn. intercostales führen kann.

Gleit|wirbel: (engl.) sliding vertebra; s. Spondylolisthesis.

Glenn-Operation (William W. L. G., amerikan. Arzt, geb. 1914) **f:** kavopulmonale Anastomose; ursprünglich End-zu-End-Verbindung der oberen Hohlvene mit der rechten A. pulmonalis, modifiziert als End-zu-Seit-Verbindung (sog. bidirektionale kavopulmonale Anastomose); Palliativoperation evtl. in Verbindung mit Fontan*-Operation od. Norwood*-Operation bei Ebstein*-Anomalie u. Trikuspidalatresie* mit Septumdefekt zur Verbesserung der Lungendurchblutung.

glenoides (gr. γλήνη Auge; -id*)**:** s. Cavitas glenoidalis scapulae.

Glia (gr. γλία Leim) **f:** s. Neuroglia.

Glia|archi|tektonik (↑) **f:** (engl.) glial architectonics; Aufbau u. Verteilung der Neuroglia* in der Großhirnrinde; Anordnung, Größe u. Aussehen der versch. Gliazellen zeigen sowohl in den einzelnen Rindenschichten als auch in den einzelnen Rindenfeldern charakterist. Unterschiede, die zus. mit der Angio-, Myelo- u. Zytoarchitektonik eine Differenzierung ermöglicht.

Gliadin n: Prolamin (s. Prolamine) aus Weizen u. Roggen; vgl. Zöliakie.

Gliadin|unverträglichkeit: (engl.) gliadin intolerance; s. Zöliakie.

Glia|filamente (Glia*; Filamentum*) **n pl:** (engl.) glial filaments; Intermediärfilamente des Zytoskeletts*, die in Gliazellen vorkommen.

Glia|grenz|membran (↑; Membran*) **f:** s. Membrana limitans gliae perivascularis, Membrana limitans gliae superficialis.

Glia|knötchen (↑)**:** (engl.) glial node; knötchenförmige Ansammlung von Mikrogliazellen in der grauen Substanz des ZNS, bes. in Pons u. Medulla oblongata; **Vork.:** bei Enzephalitis*, insbes. i. R. von endemischem Fleckfieber od. Zytomegalie.

Glia|zelle (↑; Zelle*)**:** (engl.) gliocyte; s. Neuroglia.

Glibencl|amid (INN) **n:** Sulfonylharnstoffderivat; **Verw.:** orales Antidiabetikum; s. Sulfonylharnstoffe.

Gliborn|urid (INN) **n:** Sulfonylharnstoffderivat; **Verw.:** orales Antidiabetikum; s. Sulfonylharnstoffe.

Glicla|zid (INN) **n:** Sulfonylharnstoffderivat; **Verw.:** orales Antidiabetikum; s. Sulfonylharnstoffe.

Glieder|füßer: Arthropoden*.

Glieder|gürtel|dys|trophien (Dys-*; Troph-*) **f pl:** (engl.) limb-girdle muscular dystrophies; heterogene Gruppe von hereditären progessiven Muskelerkrankungen mit proximal betonter Muskelschwäche, die nicht durch einen Mangel an Dystrophin (vgl. Dystrophinopathien) bedingt sind; die klin. Ausprägung kann innerhalb derselben Familie erhebl. variieren; z. T. einhergehend mit Kardiomyopathie, bes. bei Mangel an Sarkoglykan (Dystrophin-assoziiertes Protein); **Diagn.:** erhöhte Kreatinkinase, Nachw. des Gendefekts (s. Tab.), Muskelbiopsie. A. Moe.

Gliedergürteldystrophien

Form	Erbgang	Genlokus
1A	AD	5q22–q34
1B	AD	1q11–q21
1C	AD	325
1D	AD	6q23
1E	AD	5q31
1F	AD	7q
2A	AR	15q15.1–q21.1
2B	AR	2p13
2C	AR	13q12
2D	AR	17q12–q21.33
2E	AR	4q12
2F	AR	5q33–q34
2G	AR	17q11–q12
2H	AR	9q31–q34.1

AD: autosomal-dominant; AR: autosomal-rezessiv

Glied|ersatz: s. Prothese.

Glieder|sporen (Spora*) **f pl:** s. Arthrosporen.

Glieder|taxe (Taxis*) **f:** Begriff aus der allg. (privaten) Unfallversicherung; Bemessungsgrundlage für Dauerschäden durch Unfall, die anhand eines Leistungsschemas errechnet werden.

Glied, männliches: (anat.) Penis*.

Glied|maßen: (engl.) limbs, extremities; Extremitäten; Arme u. Beine.

Glime|pirid (INN) **n:** orales Antidiabetikum; s. Sulfonylharnstoffe.

Glinide n pl: orale Antidiabetika* (z. B. Repaglinid, Nateglinid), die nach Glukosereiz die Insulinsekretion steigern; G. binden an den B-Zellen der Langerhans-Inseln an andere Rezeptoren als Sulfonylharnstoffe* u. hemmen ATP-abhängige Kaliumkanäle, so dass es nach Einstrom von Ca^{2+} u. Depolarisation der Zelle zur Entleerung Insulin speichernder Granula kommt; **Ind.:** Diabetes mellitus Typ 2. J. Fel.

Glio|blasten (Glia*; Blast-*) **m pl:** (engl.) glioblasts; aus dem Neuralrohr hervorgehende Zellen, aus denen die Zellen der Neuroglia* hervorgehen.

Glio|blastom (↑; ↑; -om*) **n:** (engl.) glioblastoma; malignes Gliom*; maligner neuroektodermaler Tumor, dessen Histogenese wegen einer starken Entdifferenzierung oft nicht mehr bestimmt werden kann; ausgedehnte Nekrosen,

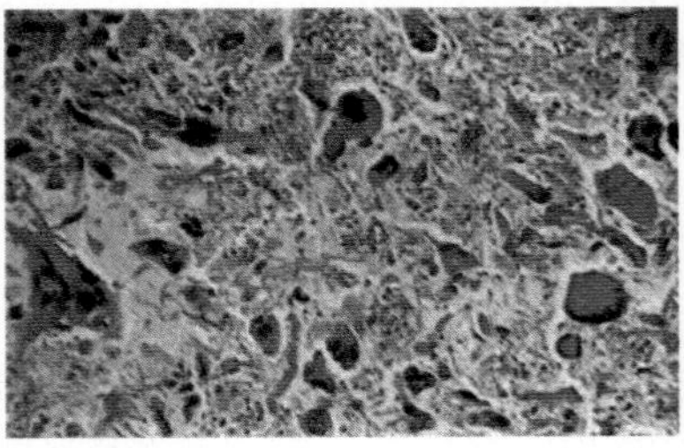

Glioblastom:
Glioblastoma multiforme mit bizarren Riesenzellen [89]

Blutungsneigung; histol. kleinzellig u. multiform (Glioblastoma multiforme); von Beginn an stark anaplastisch od. durch sek. Anaplasie aus Astrozytom, Oligodendrogliom od. Ependymom entstanden; s. Hirntumoren (Tab.).

Glio|cyti ganglii (↑; Zyt-*) **m pl:** s. Mantelzellen.

Gliom (↑; -om*) **n:** (engl.) glioma; Sammelbez. für alle von der Neuroglia* ausgehenden, v. a. im Gehirn lokalisierten, echten Tumoren des ZNS unterschiedl. Differenzierung; Unterarten: astrozytäre Tumoren, Oligodendrogliom, Mischgliom (Oligoastrozytom), Ependymom, Tumoren des Plexus choroideus, Retinoblastom*; s. Hirntumoren (Tab.).

Glio|sarkom (↑; Sark-*; -om*) **n:** (engl.) gliosarcoma; Variante des Glioblastoma multiforme mit mesenchymalen Anteilen, im Allg. als Rezidiv eines Glioblastoms*; histol. sind spindelförmige Zellelemente charakteristisch. Vgl. Hirntumoren (Tab.). S. Rör.

Gliose (↑; -osis*) **f:** Vermehrung von Gliagewebe im ZNS, i. Allg. als Reparaturvorgang nach neuronaler Läsion; vgl. Neuroglia.

Gliose, epi|retinale (↑; ↑) f: (engl.) macular pucker; syn. Zellophanmakulopathie; idiopathisch od. nach intraokularen Eingriffen auftretende Membranbildung zw. Retina u. Glaskörper, v. a. im Bereich der Macula lutea; **Sympt.:** Sehschärfeverlust u. Metamorphopsie; **Ther.:** Vitrektomie*; vgl. Makulopathie.

Gliosis spinalis (↑; ↑) f: seltene Form der Syringomyelie*.

Glipi|zid (INN) n: Sulfonylharnstoffderivat; **Verw.:** orales Antidiabetikum; s. Sulfonylharnstoffe.

Gliqui|don (INN) n: Sulfonylharnstoffderivat; **Verw.:** orales Antidiabetikum; s. Sulfonylharnstoffe.

Glis|oxepid (INN) n: Sulfonylharnstoffderivat; **Verw.:** orales Antidiabetikum; s. Sulfonylharnstoffe.

Glisson-Dreiecke (Francis G., Arzt, Anat., London, Cambridge, 1597–1677): (engl.) portal triad; Periportalfelder* der Leber.

Glisson-Kapsel (↑): (engl.) Glisson's capsule; Bindegewebskapsel der Leber, Tunica fibrosa.

Glisson-Krankheit (↑): Vitamin-D-Mangel-Rachitis; s. Rachitis.

Glisson-Schlinge (↑): (engl.) Glisson's sling; Vorrichtung zur Entlastung eines erkrankten Wirbelsäulenabschnitts bei Kyphose, Skoliose od. Bandscheibenschaden; besteht aus Kopf- u.

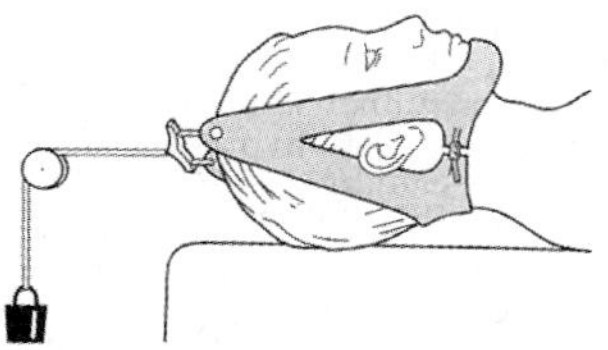

Glisson-Schlinge

Schultergurten, die an einem Flaschenzug befestigt sind u. eine Extension der Wirbelsäule erlauben, z. B. vorübergehend zum Anlegen eines Gipsverbands od. Stützkorsetts bei vertikaler Haltung des Körpers od. für längere Zeit im Sitzen u. bei Bettlage mit Gegenzug; vgl. Extensionsmethoden.

Glisson-Trias (↑; Trias*) f: s. Leber.

Glitazone n pl: syn. Thiazolidindione*.

GLO I: Abk. für **Gl**y**o**xalase* **I**.

Global|in|suffizienz, re|spiratorische (Globus*; Insuffizienz*) f: (engl.) global respiratory insufficiency; schwere Form der respiratorischen Insuffizienz* mit Hypoxie* u. zusätzlich auftretender Hyperkapnie*; häufigste **Urs.:** schwere obstruktive Atemwegerkrankung*, ARDS*.

Globin (↑) n: (farbloser) Proteinanteil von Hämoglobin*.

Globoid|zellen-Leuko|dys|trophie (↑; -id*; Zelle*; Leuk-*; Dys-*; Troph-*) f: (engl.) globoid cell leukodystrophy; syn. Krabbe-Krankheit, Galaktocerebrosidlipidose; autosomal-rezessiv erbl. Form der Leukodystrophie* (Genlokus 14q31 mit mehreren Mutationen; sog. GALC-Gen); **Ätiol.:** Mangel an Galaktocerebrosid-Betagalaktosidase mit Ablagerung von Cerebrosiden* im ZNS, v. a. in mehrkernigen, um Blutgefäße herumliegende Riesenzellen (Globoidzellen); diffuse Entmarkung im Großhirn, herdförmig im Rückenmark u. an peripheren Nerven; **Klin.:** frühkindl. Form mit Beginn im 4.–6. Lebensmonat u. rascher Progredienz od. juvenile Form mit Beginn nach dem 2. Lj. bis frühen Erwachsenenalter u. protrahiertem Verlauf; Optikusatrophie, Spastik, zerebellare Sympt., Demenz u. schließl. Enthirnungsstarre; **Diagn.:** verminderte Enzymaktivität in Leukozyten, Fibroblasten, Chorionepithelzellen u. Amnionzellen, Eiweißkonzentration im Liquor cerebrospinalis erhöht, Nervenleitgeschwindigkeit verlangsamt; **Ther.:** bei juveniler Form evtl. Stammzelltransplantation*.

Globulin/Albumin-Quotient (Globuline*; Album-*) m: s. Eiweißquotient.

Globulin, anti|hämo|philes (↑) n: (engl.) antihemophilic globulin; Abk. AHG; syn. Antihämophiliefaktor (Abk. AHF); Faktor VIII der Blutgerinnung*; Mangel od. Fehlen führt zur Hämophilie A; vgl. Hämophilie.

Globuline (lat. globulus Kügelchen) n pl: (engl.) globulins; globuläre Proteine, die in vielen tier. u. pflanzl. Zellen sowie in Körperflüssigkeiten vorkommen; G. des Blutplasmas lassen sich elektrophoret. nach steigender Molekularmasse in Alpha-, Beta- u. Gammafraktionen sowie weitere Untergruppen trennen. Zu den Anteilen der einzelnen Plasmaproteinfraktionen am Gesamteiweiß (6,5–8 g%): s. Tab. 1; quantitative Plasmaproteinveränderungen weisen auf Erkr. hin (s. Tab. 2). **Funktionen:** Transport wasserunlösl. Stoffe (z. B. Lipide u. Lipochrome), Hormone u. Enzyme, spezif. (Antikörper) u. unspezif. Immunität, Gerinnung. Vgl. Albumine, Fibrinogen, Immunglobuline, Caeruloplasmin, Haptoglobin, Transferrin, Hämopexin, Myosin, Elektrophorese (Abb.).

Globulin|re|aktionen (↑) f pl: s. Liquordiagnostik, Pándy-Reaktion.

Globulin, thyroxin|bindendes (↑) n: Abk. TBG; s. Schilddrüse, Schilddrüsendiagnostik.

Globus (lat.) m: Kugel, Klumpen.

Globus|gefühl (↑): s. Globussymptom.

Globuline Tab. 1
Untergruppen

	g/dl	Anteil (rel. %)
Albumine	3,5 –5	55 –64
Alpha-1-Globuline	0,16–0,34	2,5– 4
Alpha-2-Globuline	0,45–0,85	7,0–10
Betaglobuline	0,53–1,0	8,3–12,5
Fibrinogen	0,2 –0,4	
Gammaglobuline	0,91–1,7	14,0–20

Globuline Tab. 2
Plasmaeiweißveränderungen bei ausgewählten Krankheitsbildern

	Albumin	α-G.	β-G.	γ-G.
Nephrose	– –	+	+ +	–
Leberzirrhose	– –			+ +
Entzündungen	–	+		+

–: vermindert; +: vermehrt; G.: Globulin

Globus pallidus (↑) m: syn. Pallidum; medialer, dem Zwischenhirn angehörender Teil des Linsenkerns, Teil des extrapyramidalen Systems*; gilt als Zentrum der Trieb- u. primitiven Reaktionsbewegungen u. des unmittelbaren motor. Ausdrucks u. untersteht der hemmenden Kontrolle des Corpus striatum.

Globus|symp|tom (↑) n: (engl.) lump in the throat; intermittierend od. kontinuierl. auftretendes Gefühl eines im Rachen steckenden Kloßes, evtl. mit Druckgefühl bzw. Schluckzwang; **Vork.:** meist psychogen bedingt (z. B. als Sympt. bei Depression, Konversionsneurose, bei Stress od. Erwartungsangst), seltener i. R. organischer Erkr. (z. B. Struma, Seitenstrangangina, Ösophagusdivertikel, proximal gelegenes Ösophaguskarzinom, Wirbelsäulenaffektionen im HWS-Bereich) od. medikamentös bedingt (z. B. bei Therapie mit Neuroleptika); vgl. Dysphagie.

G

Glocken|thorax (Thorax*) m: (engl.) bell-shaped chest; glockenartige Form des Brustkorbs, bes. bei Rachitis*.

Glom|angiose (Glomus*; Angio-*; -osis*) f: (engl.) glomangiosis; vermutl. kongenitale Gefäßfehlbildung der kleinen Lungenarterien, führt zu Cor* pulmonale; pathol.-anat. Einengung od. Verschluss des Gefäßlumens durch Polster von großzelligen Myoepithelien, v. a. im Übergangsbereich zw. elastikahaltigen u. rein muskulären kleinen Lungenarterien.

glomeri|form (↑; -formis*): knäuelförmig.

Glomerulo|nephritis (↑; Nephr-*; -itis*) f: entzündl. Unterform der Glomerulopathie* mit Infiltration von Entzündungszellen (neutrophile Granulozyten, Lymphozyten, Makrophagen) sowie Endothel- u. Mesangiumzellenproliferaten in glomerulären Strukturen.

Glomerulo|pathie (↑; -pathie*) f: (engl.) glomerulopathy; Abk. GP; Sammelbez. für eine Vielzahl von Nierenerkrankungen unterschiedl. Urs. mit pathomorphol. Veränderungen in Malpighi-Körperchen, Glomerulus u. Bowman-Kapsel sowie sekundär in anderen Teilen des Nephrons u. des Interstitiums; **Pathogenese:** die GP wird als Folge einer Autoimmunreaktion gesehen, bei der entw. im Glomerulus fixierte bzw. abgefangene Immunkomplexe od. gegen die Basalmembran gerichtete Antikörper über eine Aktivierung des Komplementsystems, von Makrophagen, Neutrophilen, T-Lymphozyten u. die Freisetzung von Mediatoren* eine Schädigung der benachbarten glomerulären Strukturen bewirken. Betroffen sind v. a. die Kapillarschlingen mit Basalmembran, Endothel u. Podozyten sowie das Mesangium u. der extrakapilläre Kapselraum. **Einteilung** nach **1.** Ätiol. (s. Tab. 1): entzündlich (Glomerulonephritis, Abk. GN)/ nichtentzündlich, primär-idiopathisch/sekundär-systemisch; **2.** klin. Manifestation (s. Tab. 2); **3.** Morphologie (licht- u. elektronenmikroskop. sowie immunhistol. Befunde an den Glomeruli); **4.** Lok. u. Verteilungsmuster der Läsionen: **a)** diffus (alle Glomeruli); **b)** fokal (einige, häufig juxtamedulläre Glomeruli); **c)** segmental (Kapillarschlingensegmente in den Glomeruli); **d)** subendothelial (Blutseite der Kapillarschlingen); **e)** subepithelial/perimembranös (Primärharnseite der Kapillarschlingen); **f)** extrakapillär (im Raum der Bowman-Kapsel); **Formen: I. primäre GP: 1.** akute postinfektiöse Glomerulonephritis: insbes. akute Poststreptokokken-Glomerulonephritis (Abk. PSGN) mit Beginn 7–20 Tage nach Streptokokkeninfekt (Angina, Zahnabszess, Sinusitis, Otitis, Erysipel, Scharlach), hauptsächl. mit hämolysierenden Streptokokken der Gruppe A; Histopathol.: elektronendichte, subepitheliale Ablagerungen (sog. Humps); granuläre IgG-Ablagerungen mit C3-Komplement in Mesangium u. Kapillarschlingen; Klin.: Oligurie mit Proteinurie u. Mikrohämaturie, arterielle Hypertonie, Ödeme (bes. Augenlider, Gesicht); ähnliche Krankheitsbilder nach anderen Infektionskrankheiten wie z. B. Weil-Krankheit, Endocarditis lenta (häufig als Herdnephritis*), Fleckfieber, infektiöse Mononukleose, Diphtherie, Typhus abdominalis, Bazillenruhr, Cholera, Brucellosen, Lepra, wolhynisches Fieber, Malaria, Masern, Staphylokokkeninfekte; Ther.: symptomatisch; bei Hinweis auf persistierenden Infekt gezielte antimikrobielle Ther.; Progn.: selten Übergang zu einer terminalen Niereninsuffizienz* nach Jahrzehnten; **2.** rapid-progressive Glomerulonephritis (Abk. RPGN): schneller, häufig in Wo. od. Mon. zu terminaler Niereninsuffizienz führender Verlauf; Ätiol.: unbekannt, häufig nach grippalem Infekt; Pathogenese: charakterist. sind zirkulierende Antibasalmembran-Antikörper; immun. Unterteilung in drei Typen: **a)** Goodpasture-Typ; **b)** Immunkomplex-Typ (rapid-progressiv verlaufende Immunkomplexnephritis bei systemischem Lupus erythematodes, Panarteriitis nodosa); **c)** pauciimmuner Typ (bei Wegener-Klinger-Granulomatose); Sympt.: schwere Hypertonie, Mikro-/Mak-

Glomerulopathie Tab. 1
Vierfelderschema

	Primär-idiopathisch	Sekundär-systemisch
entzündlich	Poststreptokokken-GN, idiopathische, rapid-progressive GN, IgA-Nephropathie, membranproliferative GN, mesangioproliferative GN	Lupusnephritis, Goodpasture-Syndrom, Purpura Schoenlein-Henoch, Wegener-Klinger-Granulomatose, Panarteriitis nodosa, Churg-Strauss-Syndrom, Sharp-Syndrom
nicht-entzündlich	Minimal-changes-GP, fokal-segmentale Glomerulosklerose, membranöse GP, Syndrom der dünnen Basalmembran	diabetische Glomerulopathie, paraproteinämische GP, GP bei Amyloidose, GP bei Kryoglobulinämie, Alport-Syndrom, Cystinose, LCAT-Mangel

GN: Glomerulonephritis; GP: Glomerulopathie

Glomerulopathie
Klinische Einteilung in fünf Hauptsyndrome

Tab. 2

Klinische Syndrome	Symptome	Renale Pathologie
akute Nephritis	akute Ödeme, arterielle Hypertonie, Proteinurie, Mikrohämaturie, Oligurie	endokapilläre GN
rapid-progressive Nephritis	arterielle Hypertonie, rasch (Wochen) fortschreitende Niereninsuffizienz, Proteinurie, Mikrohämaturie	rapid-progressive GN, mesangioproliferative GN mit diffuser Halbmondbildung, membranoproliferative GN Typ II, Wegener-Klinger-Granulomatose, IgA-Nephropathie, Lupusnephritis, GN bei Kryoglobulinämie
chronische Nephritis	langsam (Jahre), stetig fortschreitende Niereninsuffizienz, arterielle Hypertonie, Mikrohämaturie, Proteinurie	sklerosierende chronische GN, fokal-segmental sklerosierende GN, Lupusnephritis, IgA-Nephropathie
minimale, persistierende Urinabnormalität	Mikrohämaturie, Proteinurie	Lupusnephritis, mesangioproliferative GN, IgA-Nephropathie, Syndrom der dünnen Basalmembran
nephrotisches Syndrom	große Proteinurie (>3,5 g/24 Std.), Ödeme, Hypalbuminämie, polyklonale Immunglobulinvermehrung (IgG), Hyperproteinämie, Hyperkoagulabilität	Minimal-changes-GP, Lupusnephritis, diabetische GP, paraproteinämische GP, GP bei Amyloidose, Nierenvenenthrombose, GP bei Infektionskrankheiten

GN: Glomerulonephritis; GP: Glomerulopathie

rohämaturie, Proteinurie (<3,5 g/24 Std.), frühzeitig einsetzende Oligo-Anurie; Ther.: Plasmapherese, Immunsuppression (Glukokortikoide, Cyclophosphamid); Progn.: bei frühzeitiger Ther. (Kreatinin <6 mg/dl) relativ günstig; **3.** fokal-segmentale Glomerulosklerose (Abk. FSG): syn. IgM-Nephropathie; Ablagerung von IgM u. C3 im Mesangium; Klin.: nephrotisches Syndrom*; Ther.: Versuch mit Glukokortikoiden, Ciclosporin A, Cyclophosphamid; Progn.: ungünstig; progrediente Niereninsuffizienz; **4.** membranöse Glomerulopathie (Abk. MGP): Ätiol.: häufig medikamenteninduziert, z. B. durch Gold, D-Penicillamin, ACE-Hemmer; Histopathol.: Verdickung der Basalmembran, granuläre subepitheliale IgG-Ablagerungen; Klin.: Manifestation häufig im 5. Lebensjahrzehnt; nephrotisches Syndrom, erst nach Jahren progrediente Niereninsuffizienz; Ther.: Versuch mit Glukokortikoiden u. Cyclophosphamid; **5.** mesangioproliferative Glomerulonephritis (Abk. MESGN): Ätiol.: meist idiopathisch, auch postinfektiös u. i. R. von Systemerkrankungen; Histopathol.: Proliferation von Mesangiumzellen, IgM-Ablagerungen im Mesangium; Klin.: Verlauf meist als nephrotisches Syndrom mit progredienter Niereninsuffizienz; Ther.: Versuch mit Glukokortikoiden; Progn.: ungünstig; **6.** Minimal-changes-G. (syn. Lipoidnephrose; Abk. MCGP): bei Kindern häufigste Urs. eines nephrotischen Syndroms; Ätiol.: unbekannt; histol. keine od. nur sehr diskrete Veränderungen; Ther.: Glukokortikoide, Ciclosporin A, Cyclophosphamid; Progn.: spontane Ausheilung bei Kindern in 90 %, bei Erwachsenen in 50 % der Fälle; Übergang in FSG möglich; **7.** membranproliferative Glomerulonephritis (Abk. MPGN): Manifestation häufig vor dem 30. Lj.; nephrotisches Syndrom bei 50 % der Pat.; Erniedrigung von C3 im Blut, Nachweis von C3-Neph (Autoantikörper gegen C3-Konvertase); Ther.: Versuch mit Glukokortikoiden, Dipyridamol, Acetylsalicylsäure; Progn.: Übergang in progrediente Niereninsuffizienz; **8.** IgA-Nephropathie (syn. Berger-Nephritis): häufigste GP; evtl. auf die Niere beschränkte Sonderform der Purpura* Schoenlein-Henoch mit erhöhter Plasmakonzentration von polyklonalem IgA; Histopathol.: alle Formen glomerulärer Läsionen mit Ablagerung von IgA-Komplexen im Mesangium; Klin.: Mikro- u. Makrohämaturie; langjähriger Verlauf mit Übergang in progrediente Niereninsuffizienz; Ther.: Versuch mit ACE-Hemmern u. Omega-3-Fettsäuren; **II. sekundäre GP: 1.** Nierenbeteiligung bei Kollagenosen (systemischer Lupus erythematodes, Sharp-Syndrom, Sjögren-Syndrom I); **2.** GP bei Autoimmunkrankheiten (Goodpasture-Syndrom); **3.** GP bei Vaskulitis (Panarteriitis nodosa, Churg-Strauss-Syndrom, Wegener-Klinger-Granulomatose, Purpura Schoenlein-Henoch); **4.** dys- od. paraproteinämische GP bei Kryoglobulinämie, Gammopathie u. Amyloidose; **5.** GP i. R. von Infektionskrankheiten (z. B. Hepatitis B u. C, HIV-Erkrankung, Malaria, infektiöse Endokarditis, Shunt-Nephritis); **6.** GP bei Erbkrankheiten (z. B. Alport-Syndrom, LCAT-Mangel); **7.** GP bei Stoffwechselkrankheiten (Diabetes mellitus, Cystinose, Lipidosen); **8.** GP bei Sarkoidose.

Glomerulo|sklerose, dia|betische (↑; Skler-*; -osis*) **f:** (engl.) diabetic glomerulosclerosis; syn. Glomerusklerose Kimmelstiel-Wilson, diabetische Nephropathie; Schädigung der glomerulären Kapillaren der Niere bei langjährigem, meist mehr als 10 Jahre bestehendem Diabetes* mellitus, v. a. bei falscher Blutzuckereinstellung; Vork. in unterschiedl. starker Ausprägung bei ca. ⅓ aller Diabetiker (Typ 1 u. 2), meist zus. mit Retinopathia* diabetica; **Histopathol.:** Ablagerung von azellulärem Material, Verbreiterung der mesangialen Matrix, Verdickung der glomerulären Basalmembran; **Klin.:** zunächst glomeruläre Hyperfiltration u. Mikroalbuminurie (30–300 mg/d), später manifeste Proteinurie u. nephrotisches Syndrom*; jährl. Abnahme der glomerulären Filtrationsrate um 6–12 ml/min; **Proph.:** exakte Einstellung des Diabetes mellitus ($Hb\text{-}A_{1c}$ <7 %); **Progn.:** zunehmende Niereninsuffizienz*; häufigste Urs. für Dialyse-Behandlung.

glomerulosus (↑): reich an Gefäßknäueln.

Glomerulus (Dim. von lat. glomus Knäuel) **m:** Kapillarknäuel der Malpighi*-Körperchen der Nierenrinde; die einzelnen Kapillarschlingen sind vom inneren Blatt der Bowman-Kapsel (Deckzellen, die den Grundhäutchen der Kapillaren direkt anliegen; vgl. Podozyten) überzogen; zuführendes u. abführendes Gefäß werden als Arteriola glomerularis afferens u. efferens bezeichnet. Vgl. Nephron, Niere.

Glomerulus|filtrat (↑) **n:** (engl.) glomerular ultrafiltrate; syn. Primärfiltrat; der in den Glomeruli der Niere aus dem Blut abfiltrierte Primärharn*.

Glomus (lat.) **n:** Knäuel.

Glomus caroticum (↑) **n:** Chemorezeptor an der Teilungsstelle der A. arotis commun.; vgl. Paraganglien.

Glomus coccygeum (↑) **n:** Knötchen mit arteriovenösen Anastomosen u. epitheloiden Zellen am Ende der A. sacralis mediana.

Glomus jugulare (↑) **n:** s. Paraganglien.

Glomus|organ (↑) **n:** (engl.) glomus body; syn. Anastomosis arteriovenosa glomeriformis, Masson-Glomus, Hoyer-Grosser-Organ; knäuelartiges Gefäßgebilde mit arteriovenösen Anastomosen in der Unterhaut, insbes. im Bereich der Endarterien von Hand u. Fuß lokalisiert; wichtig für die periphere Wärmeregulation u. Hautdurchblutung. Vgl. Corpus coccygeum.

Glomus|tumoren (↑; Tumor*) **m pl:** (engl.) glomus tumors; von einem Glomus ausgehende Tumoren; **Formen: 1. Glomus-caroticum-Tumor** (nicht chromaffines Paragangliom); von den nicht chromaffinen Paraganglien* des Glomus caroticum ausgehender benigner Tumor; Sympt.: meist schmerzlose, umschriebene Schwellung im Trigonum caroticum, selten Globusgefühl, Dysphagie od. Horner-Syndrom; Diagn.: evtl. Strömungsgeräusch bei Auskultation; in der digitalen Subtraktionsangiographie der A. carotis Darstellung eines gefäßreichen Tumors; Ther.: op. Entfernung; DD: Aneurysma, Halszyste, Lymphadenopathie; **2.** nicht chromaffines **Paragangliom des Mittelohrs**; vom Glomus jugulare od. Glomus tympanicum ausgehender benigner Tumor, der evtl. in Felsenbein u. Schläfenbein einwächst; Sympt.: pulssynchrone Ohrgeräusche, Druckgefühl im Ohr, Schallleitungsschwerhörigkeit, Gleichgewichtsstörungen, evtl. Hirnnervenausfälle; Diagn.: Otoskopie*; Röntgendiagnostik (Schichtaufnahmen, CT), Carotisangiographie; Ther.: op. Entfernung; palliative Bestrahlung, evtl. Kleinfeldbestrahlung mit Gamma*-knife; **3. periphere G.:** Masson-Tumoren, Glomangiome, Angiomyoneurome; vom Glomusorgan* ausgehender, aus azidophilen Epitheloidzellen bestehender benigner Tumor, der v. a. an Fingern u. Zehen lokalisiert ist; Symptome: blaurot durch die Haut scheinender, druckschmerzhafter Tumor; Ther.: op. Entfernung; DD: Hämangiom, malignes Melanom; **4. multiple G.:** autosomal-dominant erbl., generalisiertes Auftreten nicht schmerzhafter G. an Haut u. inneren Organen.

Glomus tympanicum (↑) **n:** s. Paraganglien.

Gloss-: auch Glott-; Wortteil mit der Bedeutung Zunge, Sprache, Mundstück der Flöte; von gr. γλῶσσα, γλῶττα.

Glossa (↑) **f:** (engl.) tongue; Zunge.

Gloss|algie (↑; -algie*) **f:** (engl.) glossalgia; Zungenbrennen; s. Glossodynie.

Gloss|anthrax (↑; gr. ἄνθραξ Kohle) **m:** akute, parenchymatöse Glossitis bei Milzbrand*.

Glossinidae (↑) **f pl:** Zungenfliegen, Tsetsefliegen; s. Fliegen.

Glossitis (↑; -itis*) **f:** Zungenentzündung; entzündl. Veränderung der Zungenschleimhaut, häufig in Verbindung mit Stomatitis* bei Infektionskrankheiten.

Glossitis a|trophicans (↑; ↑) **f:** Zungenatrophie; Vork v. a. als Hunter*-Glossitis, auch bei Pellagra, Syphilis u. Tuberkulose.

Glossitis dissecans (↑; ↑) **f :** entzündl. Schwellung u. Furchung der Zunge; vgl. Lingua plicata.

Glossitis ex|foliativa marginata (↑; ↑) **f:** s. Lingua geographica.

Glossitis granulomatosa (↑; ↑) **f:** diffuse Zungenvergrößerung; Symptom des Melkersson*-Rosenthal-Syndroms; vgl. Makroglossie.

Glossitis mediana rhombica (↑; ↑) **f:** rhombisches od. ovales, 1,5–4 cm langes, 0,5–1 cm breites rötl. od. weißl. Areal in der Mitte des hinteren Zungenrückens mit eingesunkener od. erhabener Oberfläche u. Papillenverlust; **Ätiol.:** Entwicklungsanomalie mit Fortbestehen des Tuberculum impar od. Inf. mit Candida albicans.

Glossitis phlegmonosa (↑; ↑) **f:** phlegmonöse Zungenentzündung, z. B. nach Verletzung u. Infektion.

Glossitis ulcerosa (↑; ↑) **f:** entzündl. Veränderung der Zunge mit flachem, schmierig belegtem, schmerzhaftem Ulkus meist am Zungenrand; **Urs.:** mechan. Irritation durch Zahnkanten od. schadhaftes Gebiss; **Ther.:** zahnärztl. Sanierung. H. Ger.

Gloss|odynie (↑; -odynie*) **f:** (engl.) glossodynia; syn. Glossalgie; Zungenbrennen, schmerzhafte Erscheinungen an der Zungenoberfläche, u. a. als Sympt. der perniziösen Anämie (Möller-Hunter-Glossitis), des Costen-, Plummer-Vinson-, Sjögren-Syndroms u. des Diabetes mellitus; häufig auch psychisch bedingt.

Glosso|lalie (↑; gr. λαλεῖν reden) **f:** (engl.) glossolalia; für andere unverständliche Lautäußerungen u. Wortneubildungen (Neologismus*) ohne erkennbaren Sinn u. ohne ersichtliche Syntax; Vork. bei Schizophrenie, selten bei religiöser Ekstase (sog. Zungenreden). G. St.-I.

Glosso|pharyngeus (↑; Pharyng-*) **m:** s. Nervus glossopharyngeus.

glosso|pharyngeus (↑; ↑): zu Zunge u. Schlund gehörend.

Glosso|pharyngeus|krampf (↑; ↑): (engl.) glossopharyngeal spasm; Schlundkrampf, Pharyngismus; Krampf der vom N. glossopharyngeus versorgten Pharynxmuskulatur; **Urs.:** Tetanus, Tollwut, Reizung durch Fremdkörper u. a. Vgl. Dysphagie.

Glosso|pharyngeus|lähmung (↑; ↑): (engl.) glossopharyngeal palsy; Lähmung inf. Läsion des N. glossopharyngeus; selten isoliert, meist ist der N. vagus mitbeteiligt; **Sympt.:** Gaumensegellähmung*, Aufhebung des Würgreflexes u. der Geschmacksempfindung im hinteren Zungendrittel u. am Gaumen; **Urs.:** Diphtherie, Tumoren, Neurolues, Bulbärparalyse, Schädelbasisfrakturen, Polyneuritis cranialis u. a.

Glosso|pharyngeus|neur|algie (↑; ↑; Neur-*; -algie*) f: (engl.) glossopharyngeal neuralgia; seltene Form der Gesichtsneuralgie*; Schmerzen ähnl. der Trigeminusneuralgie* im Bereich der Zungenbasis, Tonsillen, des Hypopharynx u. in der Ohrregion (beim Schlucken, Sprechen od. Husten); gelegentl. Komb. von Schmerzattacken u. synkopalen Anfällen mit Asystolie od. Bradykardie bei Beteiligung des Karotissinus*-Nervs.

Glosso|plegie (↑; -plegie*) f: (engl.) glossoplegia; vollständige Lähmung der Zungenmuskulatur inf. Schädigung des N. hypoglossus; s. Hypoglossuslähmung.

Glosso|ptose (↑; -ptose*) f: (engl.) glossoptosis; Zurücksinken der Zunge bei tiefer Bewusstlosigkeit (z. B. Narkose) inf. Muskelerschlaffung, auch inf. eines Mundbodenabzesses; **cave:** Verlegung der Atemwege, Erstickungsgefahr; **Ther.:** Vorverlagerung der Zunge (z. B. durch Pharyngealtubus, evtl. auch anteriore Nahtfixation); vgl. Robin-Syndrom, Esmarch-Heiberg-Handgriff.

Glosso|schisis (↑; gr. σχίσις Spaltung, Trennung) f: s. Spaltzunge.

Glosso|spasmus (↑; Spas-*) m: (engl.) glossospasm; tonischer od. klon. Krampf der Zungenmuskulatur; Vork. bei Erkr. des extrapyramidalen Systems, Epilepsie. Vgl. Züngelkrampf.

glotticus (↑): zur Zunge gehörig.

Glottis (↑) f: s. Cavitas laryngis.

Glottis|krampf (↑): s. Stimmritzenkrampf.

Glottis|ödem (↑; Ödem*) n: (engl.) glottal edema; ungenaue klin. Bez. für das akute Kehlkopfödem* im Bereich von Epiglottis u. Plica aryepiglottica; **Vork.:** i. R. von Virusinfektionen, als allergische Reaktion nach Insektenstichen, als Kompl. einer Angina u. a.; **Sympt.:** vorwiegend inspirator. Stridor, Heiserkeit, rasch zunehmende Atemnot; evtl. Schluckschmerzen, Fieber; **Ther.:** Glukokortikoide, Eiskrawatte, evtl. Antibiotika, Intubation od. Tracheotomie.

Gluc-: s. a. Gluk-, Glyk-.

Gluc|agon (INN) n: in den A-Zellen der Langerhans*-Inseln des Pankreas gebildetes Polypeptidhormon aus 29 Aminosäuren, dessen Sekretion v. a. bei Hypoglykämie*, erhöhter Konz. best. Aminosäuren im Blut u. durch Gastrin*, außerdem durch Katecholamine, Acetylcholin u. versch. Hormone (TRH, Neurotensin, VIP) gefördert, durch Somatostatin* u. bei Anstieg des Blutzuckerspiegels gehemmt wird; **Wirkung:** Erhöhung des Blutzuckers durch Glykogenolyse* in der Leber, Förderung der Glukoneogenese* u. Verminderung der Glukoseoxidation (insulinantagonistische Wirkung), Förderung der Lipolyse* durch Aktivierung der Fettgewebelipase, gesteigerter Proteinabbau; positiv chronotrope Wirkung; **Verw.:** diagn. bei röntg. u. endoskop. Untersuchungen u. im Glucagontest*, therap. evtl. bei Hypoglykämie u. Hyperinsulinismus*. Vgl. Enteroglucagon, Kohlenhydratstoffwechsel.

Gluc|agonom (Glyk-*; gr. ἄγων treibend, führend; -om*) n: (engl.) glucagonoma; extrem seltener endokriner Tumor (Apudom*) des Verdauungstrakts, der Glucagon* bildet; meist von den A-Zellen des Pankreas ausgehend; **Sympt.:** Erythema migrans, herabgesetzte Glukosetoleranz bis Diabetes mellitus, häufig auch asymptomatisch.

Glucagon|test (↑; ↑) m: selten durchgeführter Provokationstest mit i. v. Injektion von 1 mg Glucagon*; **Anw.: 1.** zur Diagn. eines Phäochromozytoms*; die Plasmakonzentration der Katecholamine* steigt über das Dreifache der Norm u. der systol. Blutdruck um mind. 20 mmHg; cave: Auslösung einer hypertensiven Krise; **2.** zur Überprüfung der Insulinreserve bei Diabetes* mellitus; Bestimmung von C-Peptid (s. Insulin) basal u. 3 Min. nach Injektion.

Gluck-Soerensen-Operation (Themistokles G., Chir., Berlin, 1853–1942) f: s. Kehlkopfoperationen.

G

Glücks|haube: s. Caput galeatum.

Gluk-: s. a. Gluc-, Glyk-.

Gluk|agon (Glyk-*; gr. ἄγων treibend, führend) n: syn. Glucagon*.

Glukane (↑) n pl: s. Hemizellulosen*.

Gluko|kinase (↑) f: (engl.) glucokinase; Abk. GK; Bez. für das in Leber u. B-Zellen des Pankreas vorkommende Isoenzym IV der Hexokinase*, das im Ggs. zur ubiquitären Hexokinase ausschließl. Glukose (jedoch mit 1000fach geringerer Affinität) ATP-abhängig zu Glukose-6-phosphat phosphoryliert; Induktion der G. durch Insulin bewirkt gesteigerte Glykolyse* in der Leber.

Gluko|kortikoide (↑; Cort-*; -id*) n pl: (engl.) glucocorticoids; auch Glukosteroide, sog. Stresshormone; Steroidhormone*, die neben Mineralokortikoiden* u. Sexualhormonen* in der Nebennierenrinde synthetisiert werden; **Formen: 1.** natürliche G.: Cortisol (Hydrocortison, physiol. wichtigstes G.), Cortison, Corticosteron u. 11-Dehydrocorticosteron; Synthese u. Sekretion werden hypothalamisch-hypophysär reguliert; s. ACTH, Rhythmus, zirkadianer; **2.** synthet. G. mit geringen unerwünschten mineralokortikoiden Nebenwirkungen u. hoher erwünschter glukokortikoider Aktivität (z. B. Prednison); G. unterscheiden sich hinsichtl. Wirkungsstärke u. -dauer; vgl. Kortikoide (Tab.). **Wirkung:** Induktion der Transkription hormonell gesteuerter Gene im Zellkern; die schnelle Wirkung von G. u. ihren Derivaten wird wahrscheinl. z. T. über Membranrezeptoren vermittelt, z. T. beruht sie auf ihren membranstabilisierenden Wechselwirkungen. **1.** Induktion der Enzyme der Glukoneogenese*; da Aminosäuren Präcursoren der Glukoneogenese sind, fördern G. den Proteinabbau mit Hyperglykämie (s. Steroiddiabetes) u. Osteoporose* als mögl. Nebenwirkungen. **2.** Erhöhung der Lipolyse* inf. permissiven Effekts auf Katecholamine*; **3.** antiphlogist. Wirkung u. a. durch Hemmung der Phospholipase A_2, so dass die zur Biosynthese der Eikosanoide* nötige Konz. an Arachidonsäure sinkt, u. durch Induktion des Transkriptionsfaktors NF-κB, der die Synthese von am Entzündungsgeschehen beteiligten Proteinen unterdrückt. **4.** antiallergische, immunsuppressive u. antiproliferative Wirkungen; **5.** Beeinflussung des Wasser- u. Mineralhaushalts (schwächer als Mineralokortikoide); **6.** Erhöhung der Salzsäure-, Pepsinogen- u. Trypsinogensekretion im Magen-Darm-Trakt; **7.** An-

Glukokortikoide
Wirkungen

Funktion, Organ	Wirkung
zentrale Wirkung	Einfluss auf das Gehirn mit Veränderung des Verhaltensmusters
Hypothalamus	negative Rückkopplung mit der ACTH-Sekretion
Differenzierung	Einfluss auf die Organentwicklung in der Fetalperiode (z. B. Lungendifferenzierung) sowie auf die allgemeine Embryonalentwicklung nach Metabolisierung zu fetalen Östrogenen
Stoffwechsel	spezifische Stimulation von Enzymsystemen in der Leber u. anderen Organen, z. B. Förderung der Glukoneogenese aus Aminosäuren
periphere Gewebe	Hemmung der Synthese von Nukleinsäuren u. Proteinen (in Muskulatur, Haut und im lymphatischen System); neben verminderter Glukoseverwertung wird erhöhte Lipolyse induziert.
Membranen	Stabilisierung von Membranen u. Lysosomen (bei Dosen >60 µg Methylprednisolon)

tischockwirkung bei hohen Dosen; **Verw.: 1.** zur Substitution bei Nebennierenrindeninsuffizienz*; **2.** bei rheumat. Erkr. (z. B. rheumatoide Arthritis), allerg. Erkr. (z. B. anaphylakt. Schock, Urtikaria), Blutkrankheit (z. B. idiopath. Thrombopenie), Erkr. des Magen-Darm-Trakts (z. B. Colitis ulcerosa), der Leber, der Lungen (z. B. Asthma bronchiale), der Haut u. Augen; bei Organtransplantation (in Komb. mit Immunsuppressiva), Malignom (in Komb. mit Zytostatika); **3.** zur Diagnostik (s. Dexamethason-Hemmtest); **Kontraind.:** system. Anw.: u. a. Ulcus duodeni u. Ulcus ventriculi, schwere Osteoporose, Herpesinfektion, Systemmykose, Glaukom; **UAW: 1.** bei system. Langzeittherapie: Suppression der endogenen Cortisolsekretion, ferner Cushing-Syndrom, Ulcus ventriculi, Ödeme, Hypertonie, Petechien, Steroidakne, Steroiddiabetes, Steroidkatarakt, Myopathie, Osteoporose, erhöhtes Infektionsrisiko; bei top. Langzeittherapie u. a. Hautatrophie, je nach Dosis u. Fläche auch system. Wirkungen; **2.** Cortisonentzugssyndrom bei abruptem Abbruch der Langzeittherapie als Folge der erworbenen Nebennierenrindeninsuffizienz (vgl. Pseudorheumatismus).

Gluko|neo|genese (↑; Neo-*; -genese*) **f:** (engl.) gluconeogenesis; Neusynthese von Glukose in Leber (90 %) u. Niere aus Nicht-Kohlenhydratvorstufen, z. B. glukoplastischen Aminosäuren* (die v. a. bei Hunger aus abgebautem Muskelprotein stammen), Laktat (aus Erythrozyten u. anaerobem Muskelstoffwechsel, vgl. Cori-Zyklus) u. Glycerol (aus der Lipolyse); die G. ist formal die Umkehrung der Glykolyse*, jedoch werden dabei drei irreversible Reaktionen (Hexokinase, Phosphofruktokinase, Pyruvatkinase) durch folgende spezif. glukoneogenetische Enzyme umgangen: **1.** Phosphoenolpyruvat (Abk. PEP) wird aus Pyruvat über Oxalacetat gebildet. Das von der Laktatdehydrogenase* gebildete Pyruvat wird nach Einschleusung in Mitochondrien unter ATP-Spaltung von der Pyruvatcarboxylase* zu Oxalacetat carboxyliert. Nach Ausschleusung ins Zytoplasma decarboxyliert u. phosphoryliert die Phosphoenolpyruvat-Carboxykinase Oxalacetat GTP-abhängig zu PEP. **2.** Die Fruktose-1,6-Bisphosphatase katalysiert die Abspaltung des Phosphatrests von Fruktose-1,6-bisphosphat, so dass Fruktose-6-phosphat entsteht. **3.** Die im endoplasmat. Retikulum membrangebundene Glukose-6-Phosphatase hydrolysiert Glukose-6-phosphat zu Glukose u. anorg. Phosphat.

Glukon|säure f: (engl.) gluconic acid; Dextronsäure; eine Polyhydroxycarbonsäure; entsteht aus Glukose durch Oxidation an C1: **1.** (chem.) durch milde Oxidationsmittel; **2.** (labormed.) enzymat. durch Dehydrierung mit Hilfe der Glukoseoxidase*; **3.** (biochem.) als Glukonsäure-6-phosphat (Metabolit des Pentosephosphatzyklus*) aus Glukose-6-phosphat. Salze der G. (Glukonate) werden in pharmaz. Zubereitungen verwendet.

Gluko|pyranose f: cyclische Glukose*; s. Pyranose.

Glukos|amin n: (engl.) glucosamine; 2-Amino-2-desoxy-D-glukose; C2-Amin der D-Glukose; s. Aminozucker.

Glukose (Glyk-*) **f:** (engl.) glucose; Abk. G; syn. Traubenzucker, Dextrose, D-Glucopyranose; MG 180; Monosaccharid (Aldohexose, Pyranose), dreht polarisiertes Licht nach rechts u. reduziert Fehling-Lösung; inf. des asymmetrischen Zentrums an C1, das je nach Stellung der OH-Gruppe die zwei anomeren Formen α-D-G. u. β-D-G. bedingt, die in Lösung durch Mutarotation* miteinander im Gleichgewicht stehen; **Vork.:** in freier Form in süßen Früchten, im Pflanzensaft, Honig, tier. Gewebe u. Blut (Blutzucker); als Bestandteil von Oligo-, Poly- (z. B. Stärke, Glykogen, Zellulose) u. Disacchariden

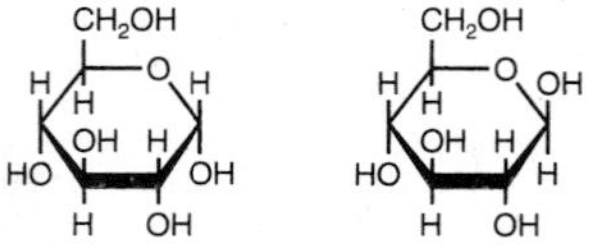

Glukose:
α-D-Glukose; β-D-Glukose [218]

(z. B. Saccharose, Maltose, Zellobiose), in vielen Glykosaminoglykanen*, Glykoproteinen* u. Glykolipiden*. G. ist das quantitativ wichtigste Monosaccharid im Kohlenhydratstoffwechsel*. **Verw.** z. B. zur parenteralen Ernährung, Ther. u. Proph. der Dehydratation, Ther. des hypoglykämischen Schocks. **Nachweis** im Blut: s. Blutzu-

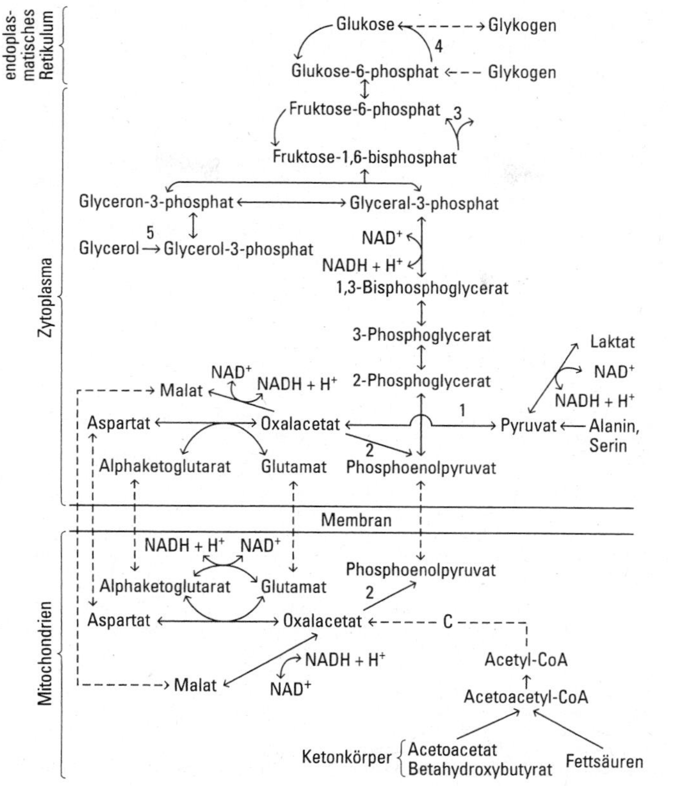

Glukoneogenese:
Schlüsselenzyme: 1: Pyruvatcarboxylase; 2: Phosphoenolpyruvat-Carboxykinase; 3: Fruktose-1,6-Bisphosphatase; 4: Glukose-6-Phosphatase; 5: Glycerolkinase; C: Citratzyklus [165]

cker-Bestimmungsmethoden. Vgl. Referenzbereiche (Tab.).

Glukose|belastung (↑) f: s. Glukose-Toleranztest.

Glukose|bestimmung (↑) f: s. Blutzucker-Bestimmungsmethoden.

Glukose-Fett|säure-Zyklus (↑; Zykl-*) m: syn. Randle*-Zyklus.

Glukose-Galaktose-Mal|ab|sorption (↑; Galakt-*; Mal-*; Absorption*) f: (engl.) glucose-galactose malabsorption; autosomal-rezessiv erbl. Transportdefekt für Glukose u. Galaktose in der Darmschleimhaut (Genlokus 22q13.1); **Sympt.:** im Säuglingsalter beginnende, osmotisch bedingte Diarrhö, Glukosurie, Hypoglykämie; **Ther.:** glukose- bzw. galaktosearme Ernährung (ersatzweise v. a. Fruktose). Vgl. Kohlenhydratmalabsorption.

Glukose-Insulin-Toleranz|test (↑) m: s. Insulin-Glukose-Toleranztest.

Glukose|oxidase (↑) f: (engl.) glucose oxidase; Abk. GOD; (labormed.) Enzym, das FAD-abhängig die Oxidation freier Glukose an C1 katalysiert; nach H_2O-Anlagerung entsteht Glukonsäure u. H_2O_2. Vgl. Blutzucker-Bestimmungsmethoden.

Glukose|oxidase-Per|oxidase-Methode (↑) f: s. Blutzucker-Bestimmungsmethoden.

Glukose-1-phosphat (↑) n: (engl.) glucose-1-phosphate; Abk. G-1-P; s. Glykogenese.

Glukose-6-phosphat (↑) n: (engl.) glucose-6-phosphate; Abk. G-6-P; an C6 phosphorylierte Glukose*; Intermediärprodukt im Kohlenhydratstoffwechsel*.

Glukose-Phosphat-Amino|säure-Dia|betes (↑; Diabet-*) m: s. Debré-Toni-Fanconi-Syndrom.

Glukose-6-Phosphatase (↑) f: (engl.) glucose-6-phosphatase; Enzym der Glukoneogenese*, das v. a. in der Leber Glukose-6-phosphat dephosphoryliert; erbl. Mangel an G.-6-P. verursacht Glykogenose Typ Ia (s. Glykogenosen, Tab.).

Glukose-6-phosphat-De|hydro|genase (↑) f: (engl.) glucose-6-phosphate dehydrogenase; Abk. G-6-PDH, GPDH; Schlüsselenzym im Pentosephosphatzyklus*, das Glukose-6-phosphat mit $NADP^+$ zu 6-Phosphoglukonolakton oxidiert; bisher sind ca. 250 Varianten bekannt, die zu Glukose*-6-phosphat-Dehydrogenasemangel führen können.

Glukose-Toleranztest
Blutzuckerkonzentration vor und nach 75 g Glukose per os

	nüchtern[1] in mmol/l (mg/dl)	nach 2 Std. in mmol/l (mg/dl)
Normalbefund	PG <6,1 (<110) kV <5,5 (<100)	PG <7,8 (<140) kV <7,8 (<140)
gestörte Glukosetoleranz	PG 6,1–6,9 (110–125) kV 5,5–6,1 (100–110)	PG 7,8–11,0 (140–199) kV 7,8–11,0 (140–199)
Diabetes mellitus	PG ≥7 (≥126) kV ≥7 (≥126)	PG ≥11,1 (≥200) kV ≥11,1 (≥200)

PG: Plasmaglukose; kV: kapilläres Vollblut
[1] mindestens 8 Std. keine Kalorienzufuhr

G

Glukose-6-phosphat-De|hydro|genase|mangel (↑): (engl.) glucose-6-phosphate dehydrogenase deficiency; Abk. G-6-PDH-Mangel; X-chromosomal vererbte Form der Erythrozytenenzymopathien*, bei der die Bildung von $NADPH_2$ u. die Reduktion von oxidiertem Glutathion* in den Erythrozyten vermindert ist; oxidiertes Glutathion kann zur Schädigung der Erythrozyten (Hämolyse*) u. zur Bildung von Methämoglobin (Methämoglobinämie*) mit Heinz*-Innenkörperchen führen. Durch best., die Oxidation von Glutathion steigernde Medikamente (z. B. Primaquin) od. Nahrungsmittel (z. B. Favabohnen, sog. Favismus*) kann eine akute Hämolyse ausgelöst werden. **Vork.:** v. a. in Gebieten, in denen Malaria endemisch ist; vermutlich besteht bei G-6-PDH-Mangel eine erhöhte Resistenz gegenüber Malaria.

Glukose-6-phosphat-Iso|merase (↑) f: (engl.) glucose-6-phosphate isomerase; Enzym der Glykolyse*, das Glukose-6-phosphat zu Fruktose-6-phosphat reversibel umsetzt; **Anw.** als Parameter zur Verlaufs- u. Therapiekontrolle maligner Tumoren u. Liquordiagnostik bakt. Meningitiden; **Bestimmung:** im optischen Test* mit Glukose-6-phosphat-Dehydrogenase als Indikatorenzym. Vgl. Kohlenhydratstoffwechsel.

Glukose|schwelle (↑): (engl.) glucose threshold; Blutzuckerkonzentration, ab der es zu Glukosurie* kommt; altersabhängig, Referenzwert: 10 mmol/l bzw. 180 mg/dl.

Glukose-Toleranz|faktor (↑) m: (engl.) glucose tolerance factor; Abk. GTF; biol. aktiver organ. Komplex, der stimulierend auf Insulinrezeptoren wirkt u. wahrscheinl. Cr(III) enthält; GTF-Mangel soll zu verminderter Glukosetoleranz führen. Bes. reich an GTF ist Hefe.

Glukose-Toleranz|test (↑) m: (engl.) glucose tolerance test; Abk. GTT; Verfahren zur Erkennung u. Differenzierung präklinische Formen des Diabetes* mellitus; Bestimmung der Blutzuckerkonzentration nüchtern u. nach Belastung mit Glukose od. Oligosacchariden; **Formen: 1.** oraler GTT (oGTT): Glukosebestimmung in Blut u. Urin nach drei Tagen kohlenhydratreicher Ernährung (ca. 200 g KH/d) nüchtern sowie 1, 2 (evtl. 3) Std. nach oraler Gabe von 75 od. 100 g Glukose (od. z. B. Dextrosemonohydrat) als 10–25 %ige Lösung (Kinder u. Untergewichtige erhalten 45–60 g Glukose/m^2 Körperoberfläche); Auswertung: s. Tab.; **2.** intravenöser GTT bei Verdacht auf Störung der enteralen Glukoseresorption (z. B. nach Magenresektion, bei Enteritis). Vgl. Insulin-Glukose-Toleranztest.

Glukose|trans|porter (↑; Transport*) m pl: (engl.) glucose transporter; Abk. GLUT; Transmembranglykoproteine mit fünf Subtypen (GLUT1–5) unterschiedl. Gewebespezifität, die den Transport* von Glukose durch Zellmembranen ermöglichen.

Glukose|transporter-1-Mangel (↑; ↑) n: (engl.) glucose transporter 1 deficiency; autosomal-dominant erbl. od. sporadisch auftretende Erkr. mit Glukosemangel im Gehirn inf. eines Defekts des für den Glukosetransport durch die Blut*-Hirn-Schranke zuständigen Glukosetransporters Typ 1 (Abk. GLUT1), der auf einer Mutation im GLUT1-Gen (Genlokus 1p35-p31.3) beruht; **Sympt.:** Hypotonie, Krampfanfälle, extrapyramidale Sympt., mentale Retardierung; **Diagn.:** Glukosebestimmung in Blut (normal) u. Liquor cerebrospinalis (erniedrigt), Bestimmung der Glukoseaufnahme in Erythrozyten, molekulargenet. Nachweis des Gendefekts; **Ther.:** zur Bildung von Ketonkörpern* führende Diät. A. Moe.

Glukosidasen (↑) f pl: (engl.) glucosidases; glykosidische Bindungen spaltende Hydrolasen; s. Disaccharidasen, Glykosidasen.

Gluko|steroide (↑; Stereo-*; -id*) n pl: s. Glukokortikoide.

Glukos|urie (↑; Ur-*) f: (engl.) glucosuria; erhöhte Ausscheidung von Glukose* im Harn (physiol. ca. 70 mg/24 Std.); **Vork.:** v. a. bei Diabetes* mellitus, nach kohlehydratreicher Mahlzeit (sog. prärenale G. bei Überschreiten der Glukoseschwelle*), bei renaler G. od. medikamentös bedingt; **Nachw.:** s. Blutzucker-Bestimmungsmethoden; falschnegative Ergebnisse nach Stehenlassen des Urins bei Raumtemperatur durch bakt. Glukoseabbau.

Glukos|urie, renale (↑; ↑) f: (engl.) renal glucosuria; erhöhte Glukoseausscheidung im Harn bei normalem Blutzuckergehalt u. ohne diabet. Stoffwechsellage; **Urs.: 1.** Verminderung der tubulären Rückresorption in den Nierentubuli: **a)** angeboren bei Diabetes renalis (Glomerulusfiltrat u. Blutzuckergehalt normal); **b)** erworben v. a. bei org. Nierenschädigung (z. B. Glomerulonephritis, Pyelonephritis, Schockniere od. Intoxikation); **2.** Zunahme der filtrierten Glukosemenge durch Erhöhung des Glomerulusfiltrats u. Minderung der Resorption in der Schwangerschaft (Schwangerschaftsglukosurie). Vgl. Gestationsdiabetes, Diabetes mellitus, Debré-Toni-Fanconi-Syndrom.

Glukosyl|ceramid (↑) n: (engl.) glucosyl ceramide; einfaches Glykolipid aus Ceramid, das glykosidisch mit Glukose verbunden ist; s. Cerebroside.

Gluk|uronide n pl: (engl.) glucuronides; Glykoside* der Glukuronsäure*, die in der Leber i. R. der Biotransformation* durch Koppelung (Konjugation) von Xenobiotika od. körpereigenen Substanzen (z. B. Hormone, Bilirubin) mit UDP-Glukuronsäure entstehen (vgl. UDP*-Glukuronyltransferase); G. sind i. Allg. physiol. inaktiv u. wasserlösl., so dass sie über Urin od. Galle ausgeschieden werden.

Gluk|uron|säure: (engl.) glucuronic acid; auch Glykuronsäure; entsteht enzymatisch durch Oxidation von Glukose an C6: **1.** aus UDP-Glukose (sog. aktive Glukose) wird UDP-Glukuronsäure (sog. aktive G.) gebildet; **2.** aus Glukose-6-phosphat entsteht im Pentosephosphatzyklus* Glukuronsäure-6-phosphat. **Bedeutung: 1.** Bildung von Glukuroniden* i. R. der Biotransformation*; **2.** Ausgangsverbindung für die Ascorbinsäure-Biosynthese (nicht beim Menschen); **3.** Bestandteil von Hyaluronsäure*, Chondroitinsulfaten* (in Glykosaminoglykanen*) u. Hemizellulose B.

Glukuronyl|trans|ferase f: s. UDP-Glukuronyltransferase.

Glutae-: Wortteil mit der Bedeutung Gesäß, Hinterbacke; von gr. γλουτός.

Glut|amat n: (engl.) glutamate; Salz der Glutaminsäure*; exzitatorischer Neurotransmitter* an mind. fünf versch. Rezeptortypen: NMDA- (Abk. für N-Methyl-D-aspartat), AMPA- (Abk. für α-Amino-3-hydroxy-5-methyl-4-isooxazolpropionat) u. Kainat-Rezeptor sind Ionenkanäle, m-Glu_1- u. m-Glu_2-Rezeptor aktivieren G*-Proteine. Glutamaterg sind viele kortikale Projektionen (zum Hippocampus, Thalamus u. zu den Stammganglien), die an der Vermittlung von Sinneswahrnehmungen, der Modulation der Motorik sowie an höheren Gehirnfunktionen wie Lernen u. Gedächtnis beteiligt sind. Vgl. China-Restaurant-Syndrom.

Glut|amat|de|hydro|genase f: Abk. GLDH*.

Glut|amat-Oxal|acetat-Trans|aminase f: Abk. GOT; alte Bez. für Aspartataminotransferase*.

Glut|amat-Pyruvat-Trans|aminase f: Abk. GPT; alte Bez. für Alaninaminotransferase*.

Glut|amin n: (engl.) glutamine; Abk. Gln od. Glu(NH_2), Q; 2-Aminoglutarsäure-5-amid; proteinogene Aminosäure, Amid der Glutaminsäure*; zentraler Metabolit im Stickstoffmetabolismus der Pflanzen u. Tiere; Aminogruppendonor bei vielen biochem. Reaktionen (z. B. Transaminierung*, Purin-, Tryptophan-, Glukosaminsynthese); die Glutaminsynthetase katalysiert die Amidbildung aus Glutaminsäure u. NH_4^+ unter ATP-Verbrauch u. dient damit v. a. in der Muskulatur der Ammoniakentgiftung; s. Aminosäuren.

Glut|aminase f: Hydrolase, die Glutamin* in Glutaminsäure u. Ammoniak spaltet; bes. in der Niere dient Ammoniak der Resorption von Kalium- u. Natriumionen.

Glut|amin|säure: (engl.) glutamic acid; Abk. Glu, E; α-Aminoglutarsäure, 2-Aminopentandisäure; proteinogene Aminosäure, die biosynthet. durch Transaminierung aus Alphaketoglutarsäure entsteht; Synthese v. a. in Leber, Niere, Gehirn u. Lunge; Abbau im Citratzyklus nach Transaminierung zu Alphaketoglutarsäure od. Decarboxylierung zu 4-Aminobuttersäure, die weiter zu Bernsteinsäure umgesetzt wird; **Bedeutung:** Vorstufe der Biosynthesen von GABA, Ornithin, Prolin, Hydroxyprolin; Baustein der Folsäure; Neurotransmitter (s. Glutamat); als Natriummonoglutamat Geschmacksverstärker in der Lebensmittelindustrie (vgl. China-Restaurant-Syndrom).

Glut|amin|säure-5-semi|aldehyd m: Zwischenprodukt bei Biosynthese u. Abbau von Prolin* u. Ornithin*.

Glut|amyl|trans|ferase f: s. Gammaglutamyltransferase.

Glutaral (INN) n: syn. Pentandial; Desinfektionsmittel mit bakterizider, fungizider u. viruzider Wirkung; **Verw.:** zur Desinfektion von Instrumenten (z. B. Endoskope).

Glutar|azid|urie (Ur-*) f: (engl.) glutaric aciduria; syn. Glutarazidämie; autosomal-rezessiv erbl. Erkr. des Fettsäure-, Tryptophan- u. Lysinstoffwechsels mit Ausscheidung von Glutarsäure im Urin; **Formen: G. I:** Defekt der mitochondrialen Glutaryl-CoA-Dehydrogenase (Genlokus 19p13.2) führt inf. Nervenzellverlust in Basalganglien zu progressiver Dystonie, Dysarthrie, Enzephalopathie u. Makrozephalie; Abbaustörung von Lysin, Tryptophan u. Hydroxylysin mit massiver Ausscheidung von Milchsäure u. Glutarsäure, OH-Glutarsäure u. Glutaconsäure im Urin; keine Hypoglykämie; pränatale Diagn. ist möglich; Ther.: Lysin- u. Tryptophan-reduzierte Diät, Gabe von Carnitin; **G. II** (syn. multipler Acyl-CoA-Dehydrogenasemangel): drei Subtypen (IIa: Genlokus 15q23-q25; IIb: Genlokus 19q13.3; IIc: Genlokus 4q32-qter); Störung des Elektronentransports mit massiver Ausscheidung von Milchsäure, Glutarsäure, Ethylmalonsäure, Adipinsäure, Buttersäure, Methylbuttersäure u. a. im Urin; Vork. als milde u. schwere, meist im Neugeborenenalter bereits letal verlaufende Form; Sympt.: postpartal Hypotonie, Apnoe, schwere metabolische Azidose, Hypoglykämie, Hyperammonämie, große zystische Nieren, Gesichtsdysmorphien, Genitalanomalien; pränatale Diagn. ist möglich; Ther.: Versuch mit protein- u. fettreduzierter Diät, Gabe von Riboflavin, Glycin u. Carnitin. Vgl. Enzymopathien.

Glutar|säure: (engl.) glutaric acid; 1,3-Propandicarbonsäure; Salze: Glutarate; als 3-Hydroxy-3-methylglutaryl-CoA Metabolit der Ketogenese (s. Ketonkörper).

Gluta|thion n: (engl.) glutathione; Tripeptid; biol. Redoxsystem* (reduzierte Form: Glutathionsulfhydryl, Abk. GSH; oxidierte Form: Glutathiondisulfid, Abk. GSSG), das als Coenzym, Cofaktor, Substrat u. Antioxidans wirkt; in Zellen schützt G. Enzyme mit Sulfhydrylgruppen vor Oxidation. GSH reduziert in Erythrozyten Methämoglobin u. entstehende Peroxide (katalysiert durch **Glutathionperoxidase**, Cofaktor Selen; bei Mangel evtl. Hyperbilirubinämie* des Neugeborenen). Die Regeneration von GSH erfolgt durch die NADPH-abhängige **Glutathionreduktase** (bei Mangel evtl. hämolytische Anämie). Durch **Glutathion-S-Transferase** (bes. in Leber u. Niere) bildet G. mit elektrophilen, hydrophoben Xenobiotika (z. B. Paracetamol, organ. Halogenverbindungen) i. R. der Biotransformation* z. T. inaktive Konjugate, aus denen durch Hydrolyse der Tripeptidkette (v. a. in der Niere) wasserlösliche, leicht eliminierbare Mercaptursäuren entstehen (Entgiftung od. Giftung durch erhöhte Nephrotoxizität). Die **Biosynthese** von G. erfolgt in zwei ATP-abhängigen Schritten:

G

aus Glutaminsäure u. Cystein entsteht durch Katalyse der γ-Glutamylcysteinsynthetase γ-Glutamylcystein, das durch die Glutathionsynthetase mit Glycin zu GSH verknüpft wird. Die hochdosierte **Anw.** von G. zur Ther. od. Rezidivprophylaxe bösartiger Neubildungen ist spekulativ. Vgl. Erythrozytenenzymopathien, Antioxidanzien.

Glutathion-Insulin-Trans|hydro|genase f: (engl.) glutathione-insulin transhydrogenase; Enzym, das Insulin* durch Reduktion der Disulfidbrücken inaktiviert; **Vork.:** in Leber, Nieren u. Muskeln.

Gluteal|re|flex (Glutae-*; Reflekt-*) m: (engl.) gluteal reflex; Fremdreflex; bei Bestreichen der Gesäßbacken kommt es zur Kontraktion der Gesäßmuskulatur (Mm. glutei); Reflexzentrum in Höhe des Segments L_4–S_1.Vgl. Reflexe.

G

Gluteline n pl: (engl.) glutelins; Getreideproteine; enthalten bis zu 45 % Glutaminsäure*; s. Gluten.

Gluten n: syn. Klebereiweiß; Getreideproteine, bestehen etwa zu gleichen Teilen aus Prolaminen* u. Glutelinen*; bewirken (durch Prolamingehalt) Backfähigkeit des Mehls. Vgl. Zöliakie.

Glutenin n: Glutelin des Weizens.

Glutin n: Proteingemisch, das bei Hitzedenaturierung von Kollagen* entsteht; techn. Anw. als G.-Leim in der Holzverarbeitung; vgl. Gelatine.

glutinosus (lat.): klebrig, zäh.

Glyc-: s. a. Glyz-, Glyk-, Gluc-, Gluk-.

Glyceral n: (engl.) glyceraldehyde; syn. Dihydroxypropanal, Glycerolaldehyd; $HOCH_2$—CHOH—CHO; von Glycerol* abgeleitete Triose mit Aldehydgruppe (Aldose); G. ist Bezugssystem opt. aktiver Monosaccharide (s. Isomerie), entsteht beim Abbau von Fruktose* u. ist als phosphoryliertes D-G. Metabolit der Glykolyse*.

Glycer|al-3-phosphat-De|hydro|genase f: (engl.) glyceraldehyde phosphate dehydrogenase; Abk. GAPDH; Enzym der Glykolyse*, das NAD^+-abhängig Oxidation u. Phosphorylierung von Glyceral-3-phosphat zu 1,3-Bisphosphoglycerat katalysiert.

Glyceride n pl: syn. Acylglycerole*.

Glycerol (INN) n: syn. Glyzerin; 3-wertiger Alkohol, der mit Fettsäuren Acylglycerole* bildet; dicke, farblose, süß schmeckende Flüssigkeit, Nebenprodukt der alkohol. Gärung; regt die Motilität des Rektums an (Steigerung des Defäkationsreizes); therap. **Verw.** als Laxans bei Obstipation; **UAW:** Irritationen der Rektumschleimhaut.

Glycerol|agar m: Nährboden mit Glycerol zur Züchtung von Mycobacterium tuberculosis, Brucella u. Pseudomonas mallei.

Glycerol|in|jektion f: (engl.) glycerol injection; perkutane Inj. von wasserfreiem Glycerol in das Ganglion trigeminale; nicht traumatische Meth. bei medikamentös nicht ausreichend behandelbarer Trigeminusneuralgie*; **Kompl.:** Rezidive in 30–40 % der Fälle; geringere Gefahr von Anaesthesia dolorosa u. Keratitis neuroparalytica als bei Thermokoagulation*. M. Gaa.

Glycerol-3-phosphat-De|hydro|genase f: (engl.) glycerol-3-phosphate dehydrogenase; Abk. GDH; Oxidoreduktase, die NAD^+-abhängig Glyceron-3-phosphat zu Glycerol-3-phosphat reduziert; verbindet Kohlenhydrat- u. Fettstoffwechsel.

Glycerol|tri|nitrat n: syn. Nitroglycerol*; vgl. Nitrate, organische.

Glyceron n: (engl.) glycerone; syn. Dihydroxyaceton; CH_2OH—CO—CH_2OH; Ketose; als Glyceron-3-phosphat Zwischenprodukt der Glykolyse*.

Glycero|phospho|lipide n pl: s. Phosphatide.

Glycin n: (engl.) glycine; Abk. Gly, G; Aminoessigsäure; einfachste u. einzige nicht optisch aktive proteinogene Aminosäure; süßer Geschmack; Vork. z. B. in Hippursäure, Glutathion u. Glykocholsäuren. G. fungiert als inhibitorischer Neurotransmitter* in Rückenmark u. Hirnstamm (Kontrolle der Motorik) u. als Ligand für einen dem $GABA_A$-Rezeptor ähnl. Cl^--Kanal, der durch Strychnin* selektiv blockiert wird. Vgl. Aminosäuren.

Glycinose (Glyk-*; -osis*) f: (engl.) nonketotic hyperglycinemia; isolierte nichtketotische Form der Hyperglycinämie*.

Glyco|delin n: syn. Plazentaprotein 14 (Abk. PP14); Schwangerschaftsprotein (Glykoprotein) mit immunsuppressiver u. kontrazeptiver Wirkung; **Formen: 1.** G. A in Endometrium, Amnionflüssigkeit, Ovar u. Ovarialtumoren; **2.** G. B in Seminalplasma u. Samenblase. W. Str.

Glyco|pyrronium|bromid (INN) n: Anticholinergikum mit v. a. peripherer Wirkung; **Verw:** zur Prämedikation bei Narkose, bei Spasmen des Gastrointestinaltrakts u. a.; s. Parasympatholytika.

Glyk-: auch Glyc-, Gluc-, Gluk-; Wortteil mit der Bedeutung süß; von gr. γλυκύς.

Glyk|ämie (↑; -ämie*) f: (engl.) glycemia; Bez. für den Zuckergehalt des Bluts; s. Hyperglykämie, Hypoglykämie.

Glykane (↑) n pl: (engl.) glycans; Oligo- od. Polysaccharide; i. w. S. auch der Heterooligo- od. -polysaccharidteil von z. B. Glykosiden*, Glykoproteinen*, Glykolipiden*; **Homoglykane** hydrolysieren zu gleichartigen Monosaccharidmonomeren (z. B. Zellulose, Stärke u. Glykogen zu Glukose, Inulin zu Fruktose), **Heteroglykane** haben verschiedenartige Mono- od. Oligosaccharidbausteine (z. B. Hyaluronsäure, Heparin u. a. Glykosaminoglykane, Hemizellulose B).

Glyko|chol|säure (↑; Chol-*): (engl.) glycocholic acid; s. Gallensäuren.

Glyko|gen (↑; -gen*) n: (engl.) glycogen; sog. tier. Stärke; Homoglykan aus D-Glukose in α-1,4- u. α-1,6-glykosidischer Bindung; stark verzweigtes wasserlösl. Makromolekül (MG 1–20 Mill.); **Nachweis:** qualitativ durch Braunfärbung mit Iod; quantitativ durch enzymat. Hydrolyse; **Bedeutung:** Kurzzeitspeicherung von Glukose bei Überangebot in osmotisch inaktiver Form; Hauptspeicherorte: Leber (ca. 150 g) u. Muskel (ca. 300 g); Leberglykogen dient v. a. der Regulation der Blutzuckerkonzentration, Muskelglykogen als Energiereserve. **Aufbau:** Glykogenese*; **Abbau:** Glykogenolyse*. Vgl. Glykogenosen.

Glyko|genese (↑; -genese*) f: (engl.) glycogenesis; Glykogensynthese; Biosynthese von Glykogen* aus Glukose im tier. Organismus; Glukose wird ATP-abhängig von Hexokinase od. Glukokinase am C6 phosphoryliert, zu Glukose-1-phosphat isomerisiert (Phosphoglukomutase) u. nach Übertragung von UDP aus UTP (Glukose-1-phosphat-Uridyltransferase) zu UDP-Glukose. Bei Neusynthese von Glykogen bindet das katalytisch wirksame Glykogenin die ersten acht UDP-Glukosemoleküle, danach verknüpft

Glykogenosen

Bezeichnung	Enzymdefekt	betroffene Organe	Symptome
Typ Ia (von Gierke)	Glukose-6-Phosphatase	Leber, Niere, Darm	Hepatomegalie, Nierenvergrößerung, Puppengesicht, Minderwuchs, Hypoglykämie, Hyperlaktatämie, Hyperurikämie
Typ Ib	Glukose-6-phosphat-Transportdefekt	Leber, Niere, Darm	wie Typ Ia aber zusätzlich Neutropenie, häufig Infekte
Typ I c	Phosphat-Transportdefekt	Leber	Hypoglykämien (und Diabetes mellitus)
Typ IIa u. b (Pompe)	lysosomale Alphaglukosidase	Muskulatur, Herz	schwere infantile Form mit Kardiomyopathie, adulte Form mit Muskelhypotonie
Typ III (Cori, Forbes)	Amylo-1,6-Glukosidase (Debranching-Enzym)	Leber, Muskulatur, Herz	geringere Hepatomegalie als bei Typ Ia, leichte Muskelhypotonie und Kardiomegalie; pathologischer Glucagontest im Nüchternzustand, gute Prognose
Typ IV (Andersen)	Amylo-1,6→1,4-Transglukosidase (Branching-Enzym)	Ablagerung von abnormalem Glykogen	Hepatosplenomegalie, Leberzirrhose, sehr schlechte Prognose
Typ V (McArdle)	Phosphorylase im Muskel	Muskulatur	Muskelschwäche, Muskelkrämpfe
Typ VI (Hers)	Phosphorylase in der Leber	Leber	Hepatomegalie, pathologischer Glucagontest
Typ VII (Tarui)	Phosphofruktokinase	Muskulatur, Erythrozyten	Muskelschwäche, Muskelkrämpfe
Typ VIII	Phosphorylase in der Leber inaktiv	Leber, Gehirn	Hepatomegalie, Ataxie, Nystagmus, Spastik, progressive Hirndegeneration
Typ IXa, b, c	Phosphorylase in der Leber	Leber	Hepatomegalie
Typ X	Cyclo-AMP-sensible Phosphorylase	Leber (Muskel)	Hepatomegalie, Muskelschmerzen
Typ O	Glykogensynthetase	Leber	Nüchternhypoglykämie, lange postprandiale Hyperglykämie

die Glykogensynthase UDP-Glukose mit dem so gebildeten Startermolekül (Grenzdextrin) α-1,4-glykosidisch zu einem linearen Glukosepolymer. Das Branching-Enzym katalysiert die Bildung der α-1,6-Verzweigungen, indem es eine 1,4-Bindung löst u. die Kette 1,6-glykosidisch verknüpft. cAMP hemmt die G. u. fördert die Glykogenolyse*.

Glyko|genin (↑; -gen*) n: (engl.) glycogenin; Protein, das die Neusynthese von Glykogen katalysiert; vgl. Glykogenese.

Glyko|geno|lyse (↑; ↑; Lys-*) f: (engl.) glycogenolysis; intrazellulärer Abbau von Glykogen*, den Adrenalin (in Leber u. Muskel) u. Glucagon* (in der Leber) stimuliert; vom nichtreduzierenden Ende spaltet Phosphorylase* Glukose ab u. überträgt darauf anorg. Phosphat. Glukose-1-phosphat (Abk. G-1-P) entsteht so lange, bis (bedingt durch die Konformation des Enzyms) die Reaktion vier Glukosereste vor einer α-1,6-Verzweigung stoppt. Die 4α-Glukanotransferase überträgt eine Trisaccharideinheit auf eine andere Kette. Das Debranching-Enzym hydrolysiert nun die 1,6-glykosidische Bindung der verbliebenen Hauptkette u. setzt Glukose frei. Neben dieser geringen Menge an freier Glukose (ca. 10 %) entsteht G-1-P, das die Phosphoglukomutase zu Glukose-6-phosphat (Abk. G-6-P) umsetzt. G-6-P kann zur Energiegewinnung über Glykolyse* bzw. Pentosephosphatzyklus* abgebaut od. durch Glukose-6-Phosphatase (nicht im Muskel vorhanden) dephosphoryliert u. als freie Glukose ins Blut abgegeben werden. Vgl. Glykogenosen.

Glyko|genose, hepato|renale (↑; ↑; -osis*) f: s. Glykogenosen.

Glyko|genosen (↑; ↑; ↑) f pl: (engl.) glycogenoses; syn. Glykogenspeicherkrankheiten; autosomal-rezessiv vererbte Erkrankungen des Abbaus, der Synthese bzw. des Metabolitentransports mit veränderten Konz. u. Strukturen von Glykogen in versch. Organen; **Formen** u. **Symptome:** s. Tab.; pränatale **Diagn.** ist nicht bei allen Formen möglich; **Ther.:** bei den Formen mit Hypoglykämie ist eine Diät auf der Basis ungekochter Stärke erfolgreich.

Glyko|gen|phosphorylase (↑; ↑) **f:** syn. Phosphorylase*.

Glykogen|synthetase (↑; ↑; Syn-*) **f:** (engl.) glycogen synthetase; durch Interkonversion reguliertes Enzym im Glykogenmetabolismus (vgl. Phosphorylase); **1.** G. a: aktive Form, die normalerweise im Muskel vorkommt u. bei Glykogenese* Glukose (von UDP-Glukose) auf die wachsende Glykogenkette überträgt; **2.** G. b: inaktive Form; entsteht durch Phosphorylierung von G. a mittels cAMP-aktivierter Kinase.

Glyko|hämo|globine (↑; Häm-*; Globus*) **n pl:** (engl.) glycohemoglobins; Hämoglobin-HbA_1-Derivate, an deren Betaglobinkette Glukose gebunden ist; chromatograph. drei Fraktionen (HbA_{1a}, HbA_{1b}, HbA_{1c}) der Hauptkomponente HbA_1 des Hämoglobins*; **Bildung:** die in Erythrozyten aufgenommene Glukose bindet nichtenzymatisch z. T. an die terminale Aminogruppe der Betakette des Globins. Über die labilen Zwischenstufen HbA_{1a} u. HbA_{1b} (Schiff*-Base) entsteht das stabile HbA_{1c} (Ketoaminform). **Referenzbereich:** Anteil des HbA_{1c} am Gesamthämoglobin bei Gesunden 4–6 %; bei Pat. mit Diabetes* mellitus kann HbA_{1c} proportional zur Konz. des Blutzuckers in 6–8 Wo. bis auf 12 % steigen. Die Bestimmung von HbA_{1c} dient als Qualitätskontrolle der Blutzuckereinstellung (sog. Blutzuckergedächtnis). Ziel der antidiabetischen Ther. ist ein HbA_{1c}-Wert <6,5 %. **Bestimmung:** Elektrophorese, Elektrofokussierung, Immunassay, Photometrie u. mit HPLC als Referenzmethode.

Glyko|kalyx (↑; gr. κάλυξ Kelch, Hülse, Knospe) **f:** (engl.) glycocalix; Kohlenhydratsaum an der Außenfläche der Zellmembran* bei Eukaryonten; besteht aus Kohlenhydratketten der Glykolipide* (bes. Cerebroside* u. Ganglioside*), Glykoproteine* u. Glykosaminoglykane*. In der G. befinden sich spezif. Haftstellen für Antikörper u. Hormone (Rezeptoren), außerdem ist sie bei der Gewebeentwicklung für Zusammenhang u. Erkennung von Zellen verantwortlich.

Glyko|koll (↑; gr. κόλλα Leim) **n:** alte Bez. für Glycin*.

Glykol (↑) **n:** (engl.) glycol; syn. Ethylenglykol; 1,2-Dihydroxyethan, $CH_2OH—CH_2OH$; einfachster 2-wertiger Alkohol; vgl. Diethylenglykol.

Glykol|aldehyd (↑) **m:** (engl.) glycolic aldehyde; $CH_2OH—CHO$, Semialdehyd des Glykols; einfachster Aldehydzucker; starkes Reduktionsmittel, das in wässriger Lösung ein stabiles Hydrat bildet.

Glyko|lipide (↑; Lip-*) **n pl:** (engl.) glycolipids; nicht phosphorylierte, (fett-)säurehaltige Membranlipide* mit glykosid. gebundenem Mono- od. Oligosaccharid; **Lok.:** Plasmamembranaußenseite; im Nervengewebe Bestandteile der Rezeptoren; **1.** Glyceroglykolipide: Monogalaktosyl- u. Digalaktosyldiglyceride sowie pflanzl. Sulfolipide; **2.** Sphingoglykolipide: **a)** Ganglioside*; **b)** nicht Neuraminsäure-haltige einfache (ein Glykosylrest) u. komplexe (mehrere Glykosylreste) G., z. B. Cerebroside* u. Sulfatide*. Vgl. Glykokalyx.

Glyko|lyse (↑; Lys-*) **f:** (engl.) glycolysis; syn. Embden-Meyerhof-Weg; kataboler Stoffwechselweg im Zytoplasma vieler Organismen zur Energiegewinnung (in Form von ATP), bei dem 1 mol Glukose zu 2 mol Pyruvat (aerobe G.) abgebaut wird; **Enzyme** u. **Schritte der G.: 1.** Glukose wird nur in freier Form in die Zelle aufgenommen u. nach Passage der Plasmamembran unter ATP-Verbrauch mittels Hexokinase od. Glukokinase zu Glukose-6-phosphat phosphoryliert. **2.** Nach Isomerisierung (Glukose-6-phosphat-Isomerase) zu Fruktose-6-phosphat erfolgt **3.** die zweite Phosphorylierung zu Fruktose-1,6-bisphosphat (Phosphofruktokinase). **4.** Bei der folgenden Spaltung durch Aldolase entstehen die zwei phosphorylierten Triosen, Glyceron-3-phosphat u. Glyceral-3-phosphat, die **5.** durch Triosephosphatisomerase ineinander überführt werden. **6.** Glyceral-3-phosphat wird oxidiert (Glyceral-3-phosphat-Dehydrogenase, Coenzym NAD^+) u. durch Aufnahme eines anorg. Phosphats (sog. Substratstufenphosphorylierung, s. Phosphorylierung) zu 1,3-Bisphosphoglycerat, das eine sehr energiereiche gemischte Säureanhydridbindung enthält. **7.** Diese wird durch die Phosphoglyceratkinase hydrolysiert, die freiwerdende Energie dient der Regeneration von ATP aus ADP (erster Energie liefernder Schritt). **8.** Das entstehende 3-Phosphoglycerat wird zu 2-Phosphoglycerat isomerisiert (Phosphoglyceratmutase). **9.** Durch H_2O-Abspaltung (Enolase) entsteht Phosphoenolpyruvat, dessen Phosphorylrest **10.** durch Pyruvatkinase auf ADP übertragen wird (zweiter Energie liefernder Schritt), Pyruvat entsteht als Endprodukt der G. Wie die Schritte 1 u. 3 ist auch dieser Schritt prakt. irreversibel u. muss bei Glukoneogenese* umgangen werden. **11. a)** Unter anaeroben Verhältnissen findet Milchsäuregärung statt: Damit NAD^+ regeneriert wird u. die G. nicht zum Stillstand kommt, werden Reduktionsäquivalente auf Pyruvat übertragen (Laktatdehydrogenase). Das so gebildete Laktat wird über die Blutbahn zur Leber transportiert, dem Cori*-Zyklus od. über Glukoneogenese* der Glykogenese* zugeführt; Vork. in Zellen u. Geweben, die trotz mangelnder Sauerstoffversorgung Energie benötigen (Skelettmuskulatur, Knorpel, Dünndarmmukosa), od. bei reifen Erythrozyten, die keine Mitochondrien* besitzen. **b)** Bei aeroben Bedingungen wird Pyruvat über weitere Metaboliten (Acetyl-CoA in Mitochondrien od. Malat im Zytosol) in den Citratzyklus* eingeschleust. Da aerob, d. h. mit Citratzyklus u. Atmungskette wesentl. mehr Energie (38 mol ATP/mol Glukose) als bei G. (2 mol ATP/mol Glukose) entsteht, findet bei O_2-Zufuhr i. Allg. keine anaerobe Gärung* statt (Pasteur*-Effekt). Ausnahmen: für Tumor- u. in Retinazellen ist aerobe Gärung typisch. **Regulation** der G.: s. Kohlenhydratstoffwechsel.

Glyko|proteine (↑; Prot-*) **n pl:** (engl.) glycoproteins; Proteine mit kovalent gebundenem Kohlenhydratanteil (5 bis >50 %), meist ein verzweigtes Heterooligo- od. -polysaccharid, das häufig aus Glukose, N-Acetyl-hexosamin, Galaktose, Mannose, Fukose u. Neuraminsäure zusammengesetzt ist; zu den G. gehören u. a. viele Plasma- (z. B. Alpha-1-Antitrypsin, Haptoglobin, Gammaglobuline) u. Membranproteine (z. B. Blutgruppensubstanzen), Hormone, Kollagen.

Glyko|proteinosen (↑; ↑; -osis*) **f pl:** (engl.) glycoproteinoses; syn. Oligosaccharidosen; Stoffwechselkrankheiten mit Störung des Glykoproteinabbaus in den Lysosomen; die Abbauprodukte (Oligosaccharide) werden gespeichert bzw. in großen Mengen im Harn ausgeschieden; **Formen:** z. B. Mannosidose*, Fukosidose*, Sialidose*, CDG*-Syndrome, Neuraminsäure*-Speicherkrankheit.

Glyko|protein-IIb/IIIa-Re|zeptor-Ant|agonist (↑; ↑) m: s. Abciximab.

Glyko|protein|syn|drome, kohlen|hydrat-de|fiziente (↑; ↑) n pl: s. CDG-Syndrome.

Glykos|amino|glykane (↑) n pl: (engl.) glycosaminoglycans; Abk. GAG; Gruppe hochpolymerer, saurer Heteropolysaccharide, die aus Aminozuckern* sowie Glukuron- od. Iduronsäure bestehen u. in unterschiedl. Maß mit Schwefelsäure verestert sind; GAG kommen bes. im Bindegewebe vor, wo sie den verbindenden Teil der gallertigen Grundsubstanz darstellen; mit Ausnahme von Hyaluronsäure* sind sie dort kovalent an Protein gebunden (s. Proteoglykane) u. binden als Polyanionen K^+, Na^+, Ca^{2+} u. H_2O in der Hydrathülle. Zu den GAG gehören z. B. auch Keratansulfat* u. Chondroitinsulfate*.

Glyko|sidasen (↑) f pl: (engl.) glycosidases; Hydrolasen*, die Glykoside* spalten; ihre Spezifität richtet sich nach Art der Bindung (z. B. O- od. N-glykosidisch), Konfiguration (α- od. β-glykosidisch) u. Substrat; G. sind z. B. Alphaamylase, Disaccharidasen, Betagalaktosidase.

Glyko|sid|bindung (↑): (engl.) glycosidic bond; s. Glykoside.

Glyko|side (↑) n pl: (engl.) glycosides; org. Verbindungen, deren alkohol. od. phenol. Hydroxyl- od. Aminogruppe mit Mono- od. Oligosacchariden durch Acetalbindung (= glykosidisch) verknüpft ist; Einteilung: nach Stellung am C1 (α- u. β-G.) u. Art des an der Bindung beteiligten Atoms (z. B. O- u. N-G.); in **Holosiden** sind ausschl. Monosaccharide* glykosidisch verknüpft zu Di-, Oligo- u. Polysacchariden, **Heteroside** bestehen aus Kohlenhydrat- u. Nicht-Kohlenhydratanteil, der als **Aglykon** od. **Genin** bez. wird u. v. a. bei pharmaz. relevanten G. die Wirksubstanz darstellt. Im tier. Organismus kommen O-G. in Kohlenhydraten*, Glykolipiden*, Glykosaminoglykanen*, N-G. bei Glykoproteinen* u. Nukleotiden* vor. **Therap. Anw.** finden z. B. Digitalisglykoside*, Aminoglykosid-Antibiotika (s. Antibiotika), Cumarinderivate* u. Laxanzien* vom Anthrachinontyp.

Glyko|sphingo|lipide (↑) n pl: syn. Glykolipide*.

Glykos|urie (↑; Ur-*) f: syn. Glukosurie*.

Glykosyl|phosphatidyl|inositol n: Abk. GPI: Phospholipid, das an der Außenseite von Zellmembranen lokalisierte Proteine (z. B. Acetylcholinesterase an der Erythrozytenmembran) verankert. G. Hüb.

Gly|oxalase I f: Abk. GLO I; intraerythrozytäres Enzym, das die irreversible Umsetzung von Glutathion u. Methylglyoxal zu S-Lactosyl-Glutathion katalysiert; inf. genet. Polymorphismus* gibt es mind. drei häufige Enzymmuster (GLO 1, GLO 2, GLO 2–1); Vgl. Enzymgruppen.

Gly|oxalin n: syn. Imidazol*.

Glyzerin n: syn. Glycerol*.

Glyzerin|aldehyd m: syn. Glyceral*.

GMP: Abk. für **1.** (biochem.) **G**uanosin**m**ono**p**hosphat; s. Guanosin, Nukleotide (Abb.); vgl. cGMP; **2.** (engl.) **g**ood **m**anufacturing **p**ractices; WHO-Richtlinien zur Arzneimittelqualität.

Gm-System n: abgeleitet von **G**ammaketten**m**arker; genetischer Polymorphismus* der H-Ketten der Immunglobuline* der Klasse IgG (Serumgruppe), vorwiegend im Fc-Fragment lokalisiert; Varianten werden autosomal-dominant u. -kodominant vererbt; die Gm-Marker sind subklassenspezif. (G_1m für IgG_1, G_2m für IgG_2 usw.); bei Kindern sind Gm-Eigenschaften erst im 2. Lj. voll ausgeprägt (vorher evtl. diaplanzentar von der Mutter übertragene sog. Leihantigene nachweisbar); **Bedeutung:** Vaterschaftsbegutachtung, Analyse von Blutspuren (lange Nachweisbarkeit von Gc-Faktoren in eingetrocknetem Blut). Vgl. Allotypie, Am-System, Serumgruppen.

gnatho|gen (gr. γνάθος Kinnbacke; -gen*): (engl.) gnathogenic; vom Kiefer ausgehend.

Gnatho|schisis (↑; gr. σχίσις Spaltung, Trennung) f: Kieferspalte*.

Gnatho|stoma (↑; Stoma*) n: zu den Nematodes* gehörender Wurm im Magen von Schwein (G. hispidum) od. Hund u. Katze (G. spinigerum); Zwischenwirte sind Fische, Krebse u. Hühner; s. Gnathostomiasis.

Gnatho|stomiasis (↑; ↑; -iasis*) f: durch das Larvenstadium von Gnathostoma spinigerum (selten Gnathostoma hispidum) verursachte Inf. (Larva* migrans) des Menschen als Fehlwirt (Endwirt: Karnivoren); **Vork.:** Ost- u. Südostasien, spez. Thailand u. Japan; **Übertragung:** durch Verzehr infizierter Fische u. Hühner; **Sympt.:** epigastrische Beschwerden, Übelkeit, Eosinophilie, tox. Erscheinungen, Leberfunktionsstörung, sehr selten eosinophile Enzephalomyelitis; **Ther.:** keine Chemotherapie bekannt; Versuch mit Chininsulfat.

Gnitzen: (engl.) gnats; behaarte Kleinmücken der Familie der Ceratopogonidae*.

-gnos: auch -gnose, -gnosis, -gnosie; Wortteil mit der Bedeutung Kenntnis; von gr. γνῶσις.

Gnoto|biotik (gr. γνωτός bekannt; Bio-*) f: (engl.) gnotobiotics; Wissenschaft von keimfrei zur Welt gebrachten u. aufgezogenen Versuchstieren (Gnotobionten). Vgl. Behandlung, gnotobiotische.

GnRH: Abk. für (engl.) **g**onadotropi**n-r**eleasing-**H**ormon; syn. Gonadoliberin, Gonadorelin (INN); identisch mit luteinisierendes-Hormon-Releasing-Hormon (Abk. LHRH) u. follikelstimulierendes-Hormon-Releasing-Hormon (Abk. FSHRH); im Hypothalamus* synthetisiertes Dekapeptid (MG 1182) mit Pyroglutaminsäure am N-terminalen Ende, dessen Produktion das Hypothalamus-Hypophysen-System steuert. Die Sekretion in das Pfortadersystem der Hypophyse* erfolgt pulsatil. GnRH ist Neurotransmitter u. stimuliert Synthese u. Freisetzung von LH* u. FSH* aus dem Hypophysenvorderlappen. Biol. Halbwertzeit: 2–10 Min.; renale Ausscheidung; **Verw.** von synthet. GnRH (Triptorelin, Gonadorelin) diagn. beim GnRH*-Test, therap. bei Maldescensus testis u. a.; vgl. HCG, HHG, HMG.

GnRH-A|gonisten (Agonist*) m pl: (engl.) GnRH-agonists; syn. LH-RH-Agonisten; synthet. GnRH-Analoga (z. B. Buserelin, Goserelin, Leuprorelin, Triptorelin) mit stärkerer Wirkung als das natürl. Releasing-Hormon; nach der Gabe von GnRH-A. über einige Wochen sinkt inf. negativer Rückkopplung die Biosynthese der Gonadotropine* u. folgl. der Sexualhormone* auf Kastrationsniveau; **Verw.:** Pubertas praecox, Endometriose, palliativ bei Mamma- u. Prostatakarzinom; **UAW:** Libidoverlust, Hitzewallungen, selten Schlafstörungen, Gynäkomastie.

GnRH-Test m: syn. LH-RH-Test; Verfahren zur Beurteilung der gonadotropen Partialfunktion des Hypophysenvorderlappens; Bestimmung der Serumkonzentrationen von LH* u. FSH* vor u. nach Stimulation durch i. v. injizier-

G

tes GnRH*; keine Erhöhung der LH- u. FSH-Konz. bei hypogonadotropem Hypogonadismus* i. R. einer Hypophysenvorderlappen*-Insuffizienz.

Go: Abk. für **Go**norrhö*.

GOÄ: Abk. für **G**ebühren**o**rdnung* für **Ä**rzte.

GOD: Abk. für **G**lukose**o**xi**d**ase*.

Goethe-Knochen (Johann W. von G., Dichter, Naturwissenschaftler, Weimar, 1749–1832)**:** s. Os incisivum.

Gold: chem. Element, Symbol Au (Aurum), OZ 79, rel. Atommasse 196,97; gelblich glänzendes Edelmetall der Kupfergruppe; **Verw.:** in der Zahnmedizin Basis von Dentallegierung* für Füllungen, Kronen, Klammern u. Brücken, als Reinmetall (sog. Stopfgold) für Goldhämmerfüllungen; in der Nuklearmedizin (^{198}Au, ^{199}Au) zur Leberszintigraphie* u. lokalen Tumortherapie; bei rheumatoider Arthritis* (als Aurothioglukose, Natriumaurothiomalat od. Auranofin); **UAW** (system.): allerg. u. tox. Haut- u. Schleimhautreaktion, Störung der Hämatopoese, Nieren- u. Leberschaden; vgl. Chrysose.

Gold-198: Au-198 od. ^{198}Au; radioaktives Goldisotop; Massenzahl 198; Beta-minus- u. Gammastrahler; HWZ: 2,7 Tage; Gammaenergie: 0,41 MeV; Anw. in der Strahlentherapie; vgl. Gold seeds.

Gold|ausschlag: s. Chrysose.

Goldberger-Ableitungen (Emanuel G., Kardiol., New York, geb. 1913)**:** (engl.) Goldberger's limb leads; unipolare verstärkte Extremitätenableitungen des EKG; s. Elektrokardiographie (Abb.).

Goldblatt-Mechanismus (Harry G., Physiol., Cleveland, 1891–1977) **m:** (engl.) Goldblatt's mechanism; im Tierexperiment reproduzierbare Auslösung einer renalen Hypertonie (sog. Drosselungshochdruck) inf. reflektor. Reninausschüttung nach ein- od. beidseitiger Beeinträchtigung der Nierendurchblutung, z. B. bei Nierenarterienstenose*; vgl. Renin-Angiotensin-Aldosteron-System.

Golden disease (engl. goldene Krankheit)**:** s. Ileitis follicularis.

Goldenhar-Sym|ptomen|kom|plex (Maurice G., Arzt, Oceanside, geb. 1924) **m:** (engl.) oculo-auriculo-vertebral dysplasia; syn. okulo-aurikulo-vertebrale Dysplasie; Fehlbildungskomplex inf. Entwicklungsstörungen im Bereich des 1. u. 2. embryonalen Kiemenbogens u. der 1. Schlundtasche; **Häufigkeit:** 1:3–5000 Neugeborene; **Ätiol.:** intrauterin vaskulärbedingte Disruption; **Sympt.:** meist einseitige Hypoplasie od. quere Spaltbildung des Gesichts, Fehlbildungen der Augen (epibulbäres Dermoid oft lateral am Unterlid) u. Ohren (Helixdysplasie bzw. -aplasie, präaurikuläre Anhängsel u. Fisteln), Defekte der Halswirbelsäule, Herzfehler (z. B. Fallot*-Tetralogie, Ductus* arteriosus apertus, Ventrikelseptumdefekt*), Hypoplasie od. Agenesie von Uterus u. Niere. Vgl. Klippel-Feil-Syndrom, Poland-Symptomenkomplex, Symptomenkomplex, okulovertebraler.

Goldflam-Krankheit (Samuel V. G., Neurol., Warschau, 1852–1932)**:** syn. Myasthenia* gravis pseudoparalytica.

Goldmann-Ap|planations|tono|meter (Hans G., Ophth., Bern, geb. 1899; Ad-*; lat. planus eben, flach; Ton-*; Metr-*) **n:** s. Applanationstonometer.

Goldmann-Kontakt|glas (↑)**:** (engl.) Goldmann's goniolens; dreispiegeliges, auf das Auge zu setzendes Glas zur Fundus- u. Kammerwinkeluntersuchung; s. Ophthalmoskopie, Gonioskopie.

Gold|regen: (engl.) golden chain; Laburnum anagyroides; s. Zytisismus.

Gold|rute: (engl.) goldenrod; Bez. für versch. Solidago-Arten; Pflanzen aus der Fam. der Korbblütler; oberirdische Teile (Solidaginis herba) enthalten Flavonoide, Saponine, Phenolglykoside, Gerb- u. Bitterstoffe; diuretische, schwach spasmolytische u. antiphlogistische Wirkung; **Verw.:** zur Durchspülungstherapie bei Entz. der ableitenden Harnwege u. bei Nierengrieß.

Goldscheider-Perkussion (Alfred G., Int., Berlin, 1858–1935; Perkussion*) **f:** Schwellenwertperkussion* der Lungenspitzen.

Gold seeds (engl. seeds Samenkörner)**:** radioaktives, metallisches Gold*-198 in Form kleinerer Stücke von dünnem Golddraht; zur interstitiellen Tumortherapie (Zunge, Lippe, nicht radikal zu operierendes Bronchialkarzinom*, Pancoast*-Tumor) od. zur Erzeugung einer Strahlennekrose (Hypophyse).

Goldstein-Reichmann-Syn|drom (Kurt G., Neurol., Psychiater, Frankfurt a. M., New York, 1878–1954) **n:** nicht mehr gebräuchl. Bez. für die erworbene Form des Kleinhirnsyndroms*.

Golf|loch|ostium (Ostium*) **n:** (engl.) golf hole ureteral orifice; pathol. Ostienkonfiguration*; golflochartig deformiertes, schlaff erweitertes Harnleiterostium; Urs. für den vesikoureteralen Reflux*, v. a. im Kindes- u. Jugendalter; **Ther.:** u. U. Neuimplantation des Harnleiters in die Blase. Vgl. Megaureter-Megazystis-Syndrom.

Golgi-Ap|parat (Camillo G., Pathol., Pavia, 1843–1926) **m:** (engl.) Golgi's apparatus; syn. Golgi-Komplex, sog. Binnennetz; Zellorganelle (meist nahe dem Zellkern), bestehend aus mehreren hintereinander gelagerten konvex-konkav zusammengefalteten Doppelmembransäckchen (Diktyosomen), die z. T. zu Vesikeln od. Vakuolen erweitert sind (s. Abb.); auf der konvexen

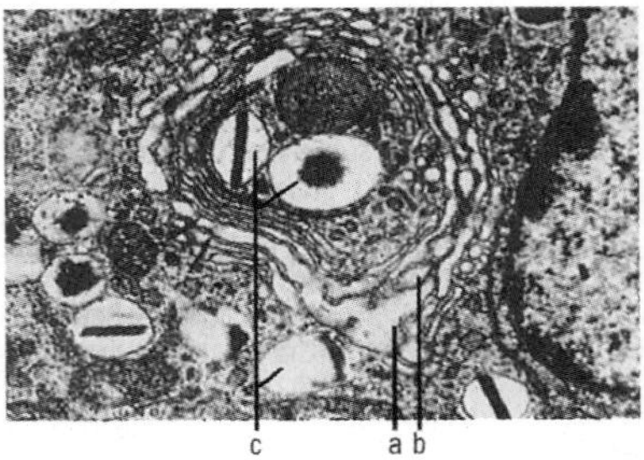

Golgi-Apparat: elektronenmikroskopische Aufnahme eines Golgi-Apparats einer B-Zelle des Pankreas; a: Vakuolen; b: Bläschen; c: Doppelmembranen mit eingeschlossenen Sacculi [395]

(cis-) Seite des G.-A. werden Vesikel aus dem endoplasmatischen Retikulum* aufgenommen; auf der konkaven (trans-) Seite werden sog. Golgi-Vesikel abgegeben, die dann mit anderen Zellorganellen od. der Zellmembran verschmelzen können. **Funktion:** Kondensation u. Umhüllung von Sekreten; Regeneration von Zellmembran* u. Glykokalyx* (sog. zentrales Membrandepot).

Golgi-Bergmann-Epi|thelial|zellen (↑; Gottlieb H. B., Psychiater, Hildesheim, 1781–1861; Epithel*; Zelle*)**:** (engl.) Bergmann's cells; Gliazellen im Cortex cerebri, deren Zellleiber in der Purkinje-Zellschicht liegen, u. deren lange, radiär verlaufenden Fortsätze die Molekularschicht bis zur äußeren Oberfläche durchdringen u. dort die oberflächl. Gliagrenzmembran bilden. W. Ric.

Golgi-Mazzoni-Körperchen (↑; Vittorio M., ital. Physiol., 1880–1940)**:** (engl.) Golgi-Mazzoni corpuscles; sensible Druckrezeptoren bes. in Fingerhaut u. Genitallappen; den Vater*-Pacini-Lamellenkörperchen ähnl., jedoch kleiner.

Golgi-Sehnen|organ (↑; Organ*) **n:** (engl.) Golgi's corpuscles; muskelnah in Sehnen gelegener, dehnungsempfindlicher Rezeptor; Aktivierung des G.-S. bewirkt reflektorische Hemmung der Kontraktion des entsprechenden Muskels. Vgl. Muskelspindel, Propriozeption, Reflexbogen.

Golgi-Typ-Neuron (↑; Neur-*) **n:** (engl.) Golgi's type neuron; multipolare Nervenzelle mit kurzem Axon, das bereits in der grauen Substanz mit einer Endverzweigung (Telodendron) endet; **Funktion:** Schaltzelle.

Golgi-Zelle (↑; Zelle*)**:** (engl.) Golgi's cell; große Körnerzelle in der Kleinhirnrinde.

Goll-Kern (Friedrich G., Anat., Zürich, 1829–1903)**:** Nucleus* gracilis.

Goll-Strang (↑)**:** (engl.) Goll's column; Fasciculus gracilis; medialer Teil des Hinterstrangsystems des Rückenmarks, besteht aus den Hinterwurzelfasern aus der unteren Körperhälfte (bis Th_4). Vgl. Hinterstrang.

Goltz-Gorlin-Syn|drom (Robert W. Goltz, Dermat., Minneapolis, geb. 1923; Robert J. Gorlin, Stomatologe, Minneapolis, geb. 1923) **n:** (engl.) focal dermal hypoplasia syndrome; syn. fokale dermale Hypoplasie; seltenes (mehr als 200 Fälle), X-chromosomal erbl. Syndrom ekto- u. mesodermaler Anomalien mit typischen atrophischen Hautveränderungen in variabler Komb. mit Skelett-, Zahn- u. Augenfehlbildungen; Letalfaktor für männl. Merkmalträger; **Sympt.:** meist schon bei Geburt manifeste, überwiegend streifenförmige atrophische Hautveränderungen mit Pigmentverschiebungen u. Teleangiektasien sowie sog. Fettgewebehernien, multiple Papillome der Mundschleimhaut, häufig schwere psychomotorische Retardierung.

Gomphosis (gr. γόμφος Zahn) **f:** Einzapfung; Einfügen des Zahns in den Alveolarknochen.

Gonad|arche (Gonaden*; gr. ἀρχή Anfang) **f:** Reifung der Gonaden* (Keimdrüsen) unter Einfluss der Gonadotropine* des Hypophysenvorderlappens in der Pubertät*; führt zur Steigerung der Östrogensekretion der Ovarien bzw. Testosteronsekretion der Hoden. Vgl. Adrenarche.

Gonaden (gr. γονή Zeugung, Geschlecht; ἀδήν Drüse) **f pl:** (engl.) gonads; **1.** (physiol.) Geschlechtsdrüsen (Keimdrüsen); Eierstöcke (Ovarien) u. Hoden (Testes); s. Abb.; **2.** (embryol.) Keimzellen; die Zellen der Keimdrüsen vor der somat. Geschlechtsdifferenzierung.

Gonaden|a|genesie (↑; ↑; A-*; -genese*) **f:** (engl.) gonadal agenesis; Fehlen der Gonadenanlage; vgl. Gonadendysgenesie.

Gonaden|a|plasie (↑; ↑; ↑; -plasie*) **f:** (engl.) gonadal aplasia; fehlende od. unvollständige Entw. (bei vorhandener Anlage) der Gonaden.

Gonaden|dosis (↑; ↑; Dosis*) **f:** (engl.) gonadal dose; die von den Keimdrüsen (Hoden, Eierstöcke) absorbierte Strahlendosis; **Wirkungsarten: 1.** somatische Wirkung: Fertilitätsstörungen; **2.** genetische Wirkung: Schädigung des Erbguts (Mutationen). Die G. durch die natürliche Strahlenexposition* beträgt ca. 1,1 mSv/a (110 mrem/a). Eine Schwellendosis*, unterh. der keine zusätzl. genetischen Wirkungen zu erwarten sind, kann nicht angegeben werden. Die Verdoppelungsdosis*, d. h. die Dosis bei künstl. Strahlenbelastung, die zu einer Verdoppelung der natürl. Mutationsrate führt, beträgt unterschiedl. Angaben zufolge zw. 0,2–2 Sv (20–200 rem).

Gonaden|dys|genesie (↑; ↑; Dys-*; -genese*) **f:** (engl.) gonadal dysgenesis; Fehlen funktionstüchtiger Keimzellen; **Ätiol.:** numerische Chromosomenaberration, z. B. beim Ullrich*-Turner-Syndrom (45,X0); Mutation im SRY-Gen bei Swyer*-Syndrom; autosomal-rezessiv erbl. G. mit Geschlechtsbegrenzung (46,XY); Zeitpunkt des Keimdrüsenuntergangs meist in der frühen Embryogenese; **Sympt.:** Auffälligkeiten der Sexualentwicklung zus. mit variablen Anomalien; nach dem Chromosomenbefund lassen sich versch. Gonadendysgenesie-Syndrome differenzieren (s. ums. Tab.).

Gonaden|schutz (↑; ↑)**:** (engl.) gonadal shield; (radiol.) Gonadenabdeckung aus Blei od. anderem Strahlen absorbierendem Material zur Minimierung der Gonadendosis* bei der Anw. ionisierender Strahlung* (insbes. Röntgenstrahlung), meist als Bleigummiabdeckung (Ovarschablone, Hodenkapsel); eine weitere Schutzmaßnahme ist die enge u. objektnahe Einblendung des Strahlenbündels.

Gonado|blastom (↑; ↑; Blast-*; -om*) **n:** (engl.) gonadoblastoma; seltener, ontogenet. von

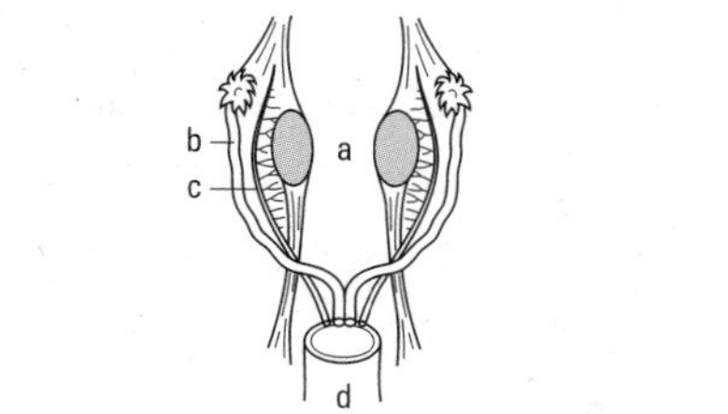

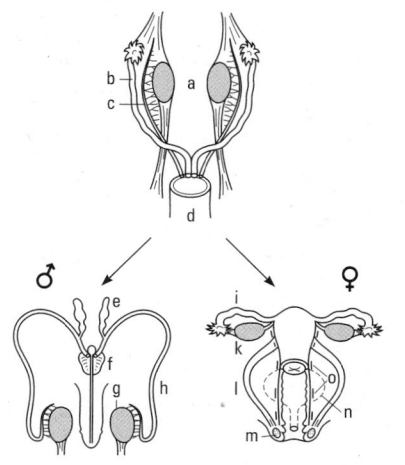

Gonaden:
Entwicklung der Keimdrüsen und inneren Geschlechtsorgane; indifferentes Stadium (oben); a: Gonaden; b: Müller-Gang; c: Wolff-Gang; d: Sinus urogenitalis; männliche Entwicklung (links); e: Samenblase; f: Prostata; g: Hoden; h: Samenleiter (Wolff-Gang); weibliche Entwicklung (rechts); i: Eileiter (Müller-Gang); k: Ovar; l: Lig. teres uteri; m: Bartholin-Drüse; n: Blase; o: Reste des Wolff-Gangs [5]

G

Gonadendysgenesie
Gonadendysgenesie-Syndrome

	Gonaden	Karyotyp	Phänotyp	Mamma	Klitoris	Labien	Vagina	Penis	Skrotum
XO-Syndrome									
Turner-Syndrom	undiff.	45,XO	w	nv	n/↓	(↓)	inf.	nv	nv
Gordan-Overstreet-Syndrom	undiff.	45,XO	m	nv	inf.	inf.	n	nv	nv
XX-Syndrome									
Turner-Syndrom	undiff.	46,XX/45,XO	w	nv	n	(↓)/n	↓/(n)	nv	nv
polyzystisches Ovarialsyndrom	Ovarien	46,XX/46,XY	w[1]	(↑)/n	↓/n	↓/n	↓/n	nv	nv
		47,XXX	inf.	(↑)/n	n/↓	n/↓	n/↓	nv	nv
Syndrom der präpubertalen Menopause[2]	Ovarien	46,XX	w	n	n	n	n	nv	nv
XY-Syndrome									
Swyer-Syndrom	undiff.	46,XY	w/(eun.)	nv	n/(↑)	inf.	inf.	nv	nv
Turner-Syndrom[3]	undiff.	46,XY/45,XO	m	nv	nv	nv	nv	n/(↓)	n
Klinefelter-Syndrom	Testes	47,XXY 48,XXXY	m (eun.)	(↑)/↑↑	nv	nv	nv	n/(↓)	n
polyzystisches Ovarialsyndrom	Ovarien	46,XX/46,XY	w[4]	(↑)/n	↓/n/↑	n	nv	nv	nv
testikuläre Feminisierung	Testes	46,XY	w/(eun.)	↑/n	n	inf.	kurz, blind endend	nv	nv

nv: nicht vorhanden; n: normal ausgeprägt; ↑: hyperplastisch; ↓: hypoplastisch;
undiff.: undifferenziert; w: weiblich; m: männlich; inf.: infantil; eun.: eunuchoid
[1] z. T. Virilisierung; [2] Spätform der Ovarialhypogenesie; [3] sog. männl. Turner-Syndrom;
[4] Virilisierung

Keimzellen u. Keimleiste abstammender hormonproduzierender Tumor; Vork. in fehlgebildeten Keimdrüsenanlagen von unter 30-jährigen Pat. mit Intersexualität*; in ca. 95 % der Fälle ist trotz männl. Genotyps der Phänotyp oft weiblich (ca. 80 %), meist besteht Gonadendysgenesie*, z. T. Virilisierung*; gute Progn. bei vollständiger op. Entfernung. Vgl. Ovarialtumoren.

Gonado|liberin n: syn. GnRH*.

Gonado|relin (INN) n: synthetisches GnRH*.

gonado|trop (Gonaden*; -trop*): (engl.) gonadotropic; auf die Gonaden wirkend.

Gonado|tropine (↑; ↑) n pl: (engl.) gonadotrop(h)ins; Keimdrüsen stimulierende Proteohormone, die über cAMP die Sexualhormonbiosynthese induzieren: FSH* u. LH*, HMG*, HCG* u. Prolaktin*.

Gonado|tropin, humanes hypo|physäres (↑; ↑) n: Abk. HHG*.

Gonado|tropin-releasing-Hormon (↑; ↑; engl. to release freisetzen; Horm-*): Abk. GnRH*.

Gon|agra (gr. γόνυ Knie; ἄγρα Falle, in Zusammensetzungen: Gicht) n: Schmerzen im Knie bei Gicht*.

Gon|arthritis (↑; Arthr-*; -itis*) f: Gonitis, Kniegelenkentzündung; **Urs.:** Trauma, aktivierte Arthrose, Infektionen, entzündlich-rheumatische Erkr. (v. a. bei reaktivierter Arthritis* u. seronegativen Spondylarthropathien*); bei Jugendlichen u. jungen Erwachsenen auch i. R. einer Chondropathia* patellae vorkommend; vgl. Gelenkerguss.

Gon|arthrose (↑; ↑; -osis*) f: (engl.) osteoarthritis of the knee; Arthrose* des Kniegelenks; **Urs.:** Dysplasie u. Dysostose, Achsenfehler der Beine, primäre Qualitätsstörung des Gelenkknorpels, traumat. od. entzündl. Schädigung.

Gonda-Zeichen: syn. Marie-Foix-Zeichen; s. Pyramidenbahnzeichen.

Gongylo|nema pulchrum (gr. γογγύλος rund; νῆμα Faden) n: Fadenwurm (s. Nematodes) in der Mundschleimhaut der Wiederkäuer; Inf. des Menschen über Insekten als Zwischenwirt od. larvenhaltiges Trinkwasser (meist symptomfrei).

Gonio|skopie (gr. γωνία Winkel, Ecke; -skopie*) f: (engl.) gonioscopy; Ausleuchtung u. Betrachtung des Augenkammerwinkels mit einer Spaltlampe* unter Zuhilfenahme eines Kontaktglases mit Spiegel (Gonioskop); dient z. B. der DD von Glaukomformen.

Gonio|tomie (↑; -tom*) f: (engl.) goniotomy; Op. zur Behandlung des kongenitalen u. juvenilen Glaukoms (s. Hydrophthalmus); Einschneiden des unreifen Gewebes im fehlgebildeten Kammerwinkel von der Vorderkammer aus unter gonioskop. Kontrolle u. Eröffnung des Schlemm-Kanals.

Gonitis (gr. γόνυ Knie; -itis*) f: syn. Gonarthritis*.

Gono|blennor|rhö (gr. γονή Abstammung, Samen, Geschlecht; Blenn-*; -rhö*) f: (engl.) gonococcal conjunctivitis; syn. Blennorrhoea neonatorum, Conjunctivitis gonorrhoica, Ophthalmia neonatorum; durch Neisseria* gonorrhoeae verursachte eitrige Bindehautentzündung; Vork. häufig bei Neugeborenen, die unter der Geburt bei gonorrhoischer Zervizitis der Mutter infiziert werden; **Klin.:** starke Entz. mit Gefährdung der Hornhaut durch Einschmelzung u. Perforation innerh. weniger Std.; **Ther.:** Penicillin od. Cephalosporine i. v.; Vorbeugung durch Credé*-Prophylaxe; vgl. Gonorrhö, Einschlusskonjunktivitis.

Gono|kokken (↑; Kokken*) f pl: s. Neisseria gonorrhoeae.

Gono|kokken|sepsis, benigne (↑; ↑; Sepsis*) f: (engl.) disseminated gonoccocal infection; syn. disseminierte Gonokokkeninfektion (Abk. DGI); **Sympt.:** Trias aus Fieber, Arthralgien u. Hauterscheinungen (hämorrhag. Pusteln akral od. in Gelenknähe); **Urs.:** hämatogene Aussaat von Neisseria* gonorrhoeae, z. B. bei Adnexitis od. Prostatitis gonorrhoica, mit lokaler Vaskulitis. Prädisponierende Faktoren sind sowohl die mikrobiol. Eigenschaften des verursachenden Gonokokkenstamms als auch die immun. Abwehrlage des Patienten.

Gono|nephro|tom (↑; Nephr-*; -tom*) n: s. Ursegmentstiele.

Gonor|rhö (↑; -rhö*) f: (engl.) gonorrhea, clap; sog. Tripper; häufigste Geschlechtskrankheit; Kontakt- od. Schmierinfektion der Schleimhäute von Urethra, Zervix, Rektum, Pharynx od. Konjunktiven sowie evtl. der Vagina mit Neisseria* gonorrhoeae; **Inkubationszeit:** meist 3 (2–7) Tage; **Klin.: 1.** genitale G. der Frau: in ca. 60 % der Fälle symptomarm; zunächst als untere G. (Zervizitis, Urethritis, evtl. anorektale Inf.) mit Fluor* genitalis, Brennen beim Wasserlassen u. Bartholinitis; vaginaler Befall bei erwachsenen Frauen inf. der Schutzfunktion der Scheidenflora selten (vgl. Vulvovaginitis gonorrhoica); Weiterentwicklung in obere G. (aszendierende G.) mit Endometritis u. Salpingitis gonorrhoica; kolikartige Schmerzen, peritonitische Zeichen, hohes Fieber; Kompl.: Perioophoritis, Tuboovarialabszess, chron. Adnexitis mit Spätfolgen (Sterilität, Tubargravidität), Peritonitis, Perihepatitis* acuta gonorrhoica; DD der oberen G.: Tubargravidität, stielgedrehter Ovarialtumor, perforierte Appendizitis; **2.** genitale G. des Mannes: in ca. 30 % der Fälle symptomarm; schmerzhaftes Wasserlassen, eitriger Ausfluss (morgens als typ. Symptom sog. Bonjour-Tropfen); Kompl.: Epididymitis, Prostatitis, Spermatozystitis; **extragenitale Manifestationen bzw. Kompl.:** anorektale u. pharyngeale G. mit nur geringen, uncharakteristischen Sympt.; rel. selten Gonoblennorrhö*, benigne Gonokokkensepsis*, Meningitis, Arthritis (meist Monarthritis), Endokarditis, Hautläsionen; **Diagn.:** Nachweis von intra-, gelegentl. auch extraleukozytären gramnegativen Diplokokken im Ausstrich nach Gram- od. Methylenblau-Färbung (s. Abb.); sicher nur durch Kultur der Err. auf Selektivnährböden; vgl. Zweigläserprobe; **Ther.:** bei unkomplizierter G. einzeitige Behandlung mit Ceftriaxon, Spectinomycin i. m., ggf. Gyrasehemmer p. o.; bei ausgedehnteren Formen u. U. für mehrere Wochen Cephalosporine (wegen der zunehmenden Resistenz der Err. kein Penicillin); Therapiekontrolle sieben Tage nach Behandlungsende (bei Frauen unmittelbar nach der nächsten Menstruation) durch Abstrich u. ggf. Kultur; zum Ausschluss einer gleichzeitig bestehenden Syphilis nach 6–8 Wo. serol. Kontrolle (TPHA-Test).

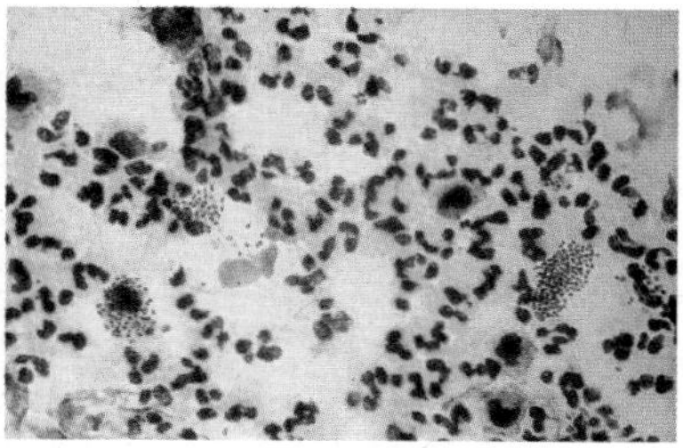

Gonorrhö:
intrazellulär gelegene Diplokokken;
Methylenblau-Färbung [580]

Gono|somen (↑; Soma*) n pl: (engl.) gonosomes; Geschlechts- od. Heterochromosomen; die Chromosomen*, von deren Genen die somat. Geschlechtsentwicklung bestimmt wird (beim Menschen im weibl. Geschlecht zwei X-, im männl. ein X- u. ein Y-Chromosom). Auf dem menschl. Y-Chromosom sind mit Sicherheit bisher nur geschlechtsdeterminierende Gene nachgewiesen, das rel. große X-Chromosom trägt daneben auch zahlreiche andere Gene. Vgl. Kerngeschlecht, H-Y-Antigen.

Gono|zyten (↑; Zyt-*) m pl: (engl.) gonocytes; Ursprungszellen der Spermatogenese*; primordiale Keimzellen, die in der Embryonalzeit u. frühen Fetalzeit in die Gonadenanlage einwandern; durch Maldescensus* testis, insbes. wenn er über das 2. Lj. hinaus bestehen bleibt, kann es zu postnatalem Gonozytenverlust kommen.

Good clinical practice (engl.): Abk. GCP; Richtlinien für die ordnungsgemäße klinische Prüfung von Arzneimitteln; vgl. Arzneimittelprüfung.

Goodpasture-Syn|drom (Ernest W. G., amerikan. Pathol., 1886–1960) n: syn. Purpura pulmonis mit Nephritis, renopulmonales Syndrom; Multisystemerkrankung mit Nieren- u. Lungenbeteiligung; **Urs.:** Autoantikörper (IgG) gegen die nichtkollagene Domäne von Kollagen Typ IV in der glomerulären u. alveolären Basalmembran sowie der vorderen Linsenwand u. motor. Endplatte; **Klin.:** rezidiv., u. U. massive lebensbedrohl. Lungenblutungen (häufig erstes Symptom), Dyspnoe, Proteinurie, Hämaturie u. rasch fortschreitendes Nierenversagen, hochgradige hypochrome Anämie, Hyposiderinämie, art. Hypertonie; **Diagn.:** Nierenbiopsie (extrakapilläre, proliferative Glomerulonephritis mit extensiver Halbmondbildung); im Rö.-Thorax beidseitige, konfluierende, hämorrhagische Infiltrate; funkt. restriktive Ventilationsstörung; **Ther.:** Plasmapherese zus. mit Cyclophosphamid u. Glukokortikoiden; Behandlung der Hypertonie, ggf. Hämodialyse; **Progn.:** unbehandelt Mortalität 80 %, bei frühzeitiger Ther. 15 %.

Goodsall-Regel (David H. G., Chir., London, 1843–1906): (engl.) Goodsall's rule; Regel über Lage u. Verlauf perianaler Fisteln; die Analfisteln, deren äußere Öffnung in Steinschnittlage oberh. einer gedachten, durch den Anus gelegten horizontalen Linie liegt, verläuft gewöhnl. geradlinig; unterh. der Horizontalen liegende Fisteln verlaufen bogenförmig u. münden i. d. R. zw. 5 u. 7 Uhr im Analkanal.

Goormaghtigh-Zelle (Norbert G., Pathol., Gent, 1890–1960; Zelle*): (engl.) Goormaghtigh's cell; extraglomeruläre Mesangiumzelle des juxtaglomerulären Apparats*.

Gordan-Overstreet-Syn|drom (Gilbert S. G., Int., San Francisco, geb. 1916; Ernest W. O., zeitgen. amerikan. Arzt) n: Gonadendysgenesie-

Syndrom, das einem Ullrich*-Turner-Syndrom mit partieller Virilisierung entspricht; **Diagn.:** X0-Genotypus; vermehrte Androgensekretion; vgl. Gonadendysgenesie (Tab.).

Gordon-Green-Tubus (Horace Gr., Arzt, New York, 1802–1866; Tubus*) m: s. Endobronchialtubus.

Gordon-Syn|drom (Harold G., Pathol., Louisville, geb. 1894) n: exsudative Enteropathie*.

Gordon-Test (↑) m: syn. Polyvinylpyrrolidon (PVP)-Test; Test zum Nachweis einer exsudativen Enteropathie* u. einer pathol. Eiweißexsudation in den Intestinaltrakt, z. B. bei Sprue, Zöliakie, Colitis ulcerosa; **Prinzip:** nach i. v. Injektion von Polyvinylpyrrolidon-Iod-131 wird die Aktivität im Stuhl bestimmt. Vgl. Stuhluntersuchungen.

G

Gordon-Zeichen I (Alfred G., Neurol., Philadelphia, 1874–1953): (engl.) Gordon's reflex; s. Pyramidenbahnzeichen (Tab.).

Gordon-Zeichen II (↑): (engl.) Gordon's sign II; Plateauinnervation (kurzzeitig anhaltende Unterschenkelstreckung) nach Auslösung des Quadrizeps-femoris-Reflexes, z. B. bei Chorea*.

Gorham-Osteo|lyse (Lemuel G., Int., New York, 1885–1965; Ost-*; Lys-*) f: (engl.) disappearing bone; meist posttraumat. auftretende, umschriebene Osteolyse, die sich nach anfänglicher Progression langsam spontan zurückbildet; **Sympt.:** Extremitätenschmerzen, u. U. pathologische Fraktur*.

Gorlin-Goltz-Syn|drom (Robert J. Gorlin, Stomatologe, Minneapolis, geb. 1923; Robert W. Goltz, Dermat., Minneapolis, geb. 1923) n: syn. Basalzellnävussyndrom*.

GOT: Abk. für **G**lutamat-**O**xalacetat-**T**ransaminase; alte Bez. für Aspartataminotransferase*.

Gottron-Zeichen (Heinrich A. G., Dermat., Tübingen, 1890–1974): (engl.) Gottron's sign; Sympt. der Dermatomyositis*; zunächst lilarote Papeln, später eher Atrophien mit Teleangiektasien u. Pigmentveränderungen v. a. an der Dorsalseite der Fingergelenke.

Gottstein-Heller-Operation (Georg G., Chir., Breslau, geb. 1868; Ernst H., Chir., Leipzig, 1877–1964) f: s. Kardiomyotomie.

Gougerot-Krankheit (Henri G., Dermat., Paris, 1881–1955): (engl.) Gougerot's disease; syn. Bez. für Pemphigus* chronicus benignus familiaris, Sjögren*-Syndrom (Gougerot-Sjögren-Syndrom) u. zwei andere seltene Hauterkrankungen unklarer Ätiol.: Dermatitis lichenoides purpurica et pigmentosa (Gougerot-Blum-Syndrom), Papillomatosis confluens et reticularis (Gougerot-Carteaud-Syndrom).

Gowers-Bündel (Sir William R. G., Int., Neurol., London, 1845–1915): (engl.) Gowers tract; Tractus spinocerebellaris anterior; vordere Kleinhirnseitenstrangbahn*; Neuriten entspringen in großen Hinterhornzellen, kreuzen zum größten Teil in der vorderen Kommissur auf die Gegenseite, steigen im Vorderseitenstrang bis ins Mesencephalon, biegen um die Pedunculi cerebellares supp. um u. verlaufen über das Velum medullare sup. zum Kleinhirn.

Gowers-Strang (↑): Tractus spinocerebellaris anterior; s. Gowers-Bündel.

Gowers-Zeichen (↑): (engl.) Gowers' sign; bei proximal betonter Muskelschwäche (z. B. Duchenne*-Muskeldystrophie) zu beobachtender Ablauf des Aufrichtens aus dem Liegen; aufgrund der Schwäche der Hüft- u. Kniestrecker rollen sich die Pat. zunächst auf den Bauch, um sich dann nach Einnahme der Vierfüßerstellung mit den Händen an den Beinen hochzudrücken.

G-Phasen (von engl. gap Lücke) f pl: (engl.) G phases; Ruhephasen im Zellzyklus* vor bzw. nach der Mitose*.

GPI: Abk. für **G**lykosyl**p**hosphatidyl**i**nositol*.

G-Proteine (Prot-*) n pl: (engl.) G proteins; syn. GTPasen; Kurzbez. für **G**uaninnukleotide bindende Proteine; Familie von Membranenzymen, die GTP zu GDP u. anorg. Phosphat hydrolysieren u. spez. Zellaktivitäten steuern; durch Konformationsänderung gehen sie in den aktiven Zustand über, wenn GTP gebunden ist u. werden inaktiv, wenn sie GDP tragen. Zu den G-P. zählen: **1.** Translationsfaktoren mit Beteiligung an ribosomaler Proteinsynthese (z. B. Initiationsfaktor IF-2 u. Elongationsfaktor EF-Tu); **2.** heterotrimere G-P., die als Transmembranenzyme der Zelle Hormon- u. Lichtsignale vermitteln; **3.** Ras-Proteine zur Kontrolle von Zellproliferation u. -differenzierung; **4.** sog. kleine GTPasen (MG 20 000–35 000), die intrazelluläre Transportvorgänge in Vesikeln regulieren; **5.** G-P., die die entstehende Polypeptidkette zum endoplasmatisches Retikulum* dirigieren. Vgl. Rezeptoren, Second messenger.

GPT: Abk. für **G**lutamat-**P**yruvat-**T**ransaminase; alte Bez. für Alaninaminotransferase*.

Graaf-Follikel (Regnier de G., Anat., Delft, 1641–1673; Follicul-*) m: (engl.) Graafian follicle; sprungreifer Tertiärfollikel (Folliculus ovaricus maturus); s. Follikelreifung.

gracilis (lat.): schlank, zart, dünn; z. B. Musculus gracilis (Schlankmuskel).

Gradenigo-Syn|drom (Giuseppe G., Otol., Neapel, Turin, 1859–1926) n: syn. Felsenbeinspitzensyndrom; heftiger Kopfschmerz in der Schläfen- u. Scheitelgegend, Abduzenslähmung u. gleichseitige Reizerscheinungen im Bereich des N. trigeminus (N. ophthalmicus); **Urs.:** Mitbeteiligung der Pyramidenspitzenzellen*, z. B. im Verlauf einer Mastoiditis*; **Kompl.:** Meningitis, Sinusthrombose; **DD:** Gesichtsneuralgie*.

Gradient (lat. gradi schreiten, Schritte machen) m: Verlauf der Veränderung einer Größe in Abhängigkeit von einer anderen, z. B. Temperatur-, Druck-, Dichte-, Konzentrations-, Helligkeitsgradient; als alveolokapillärer G. (Endgradient) wird die Änderung des Sauerstoffdrucks während der Diffusion aus den Lungenalveolen in die Lungenkapillaren bezeichnet.

Grading (engl. to grade einteilen) n: Abk. G; Bez. für histopathol. Differenzierung maligner Tumoren nach den Richtlinien der UICC; **Einteilung: GX:** Differenzierungsgrad kann nicht bestimmt werden; **G1:** gut differenziert; **G2:** mäßig differenziert; **G3:** schlecht differenziert; **G4:** undifferenziert; je höher die Gradzahl, d. h., je weniger differenziert der Tumor, umso höher der Malignitätsgrad. Vgl. Staging, Tumoreinteilung.

Gräfenberg-Zone (Ernst G., amerikan. Gyn., 1881–1957): (engl.) Gräfenberg's spot; syn. G-Spot, G-Zone; Bez. für eine anat. nicht endgültig definierte Zone in der Scheidenvorderwand der Frau, die wohl z. T. mit den Skene*-Gängen identisch ist; Stimulation der G.-Z. beim Geschlechtsverkehr führt bei den meisten Frauen zu einer Schwellung des umgebenden Gewebes, bei einigen Frauen kommt es gleichzeitig mit dem Orgasmus zum Erguss eines Sekrets paraurethraler, der männl. Prostata homologer Drüsen aus der Urethra (sog. weibliche Ejakulation).

Graefe-Zeichen (Albrecht von G., Ophth., Berlin, 1828–1870): (engl.) lid lag; Zurückbleiben des oberen Lids bei Bewegung des Auges nach unten, so dass die Sklera sichtbar bleibt; Vork. z. B. bei Hyperthyreose, retrobulbären Tumoren.

Graft-patency rate (engl.): s. Patency rate.

Graft-versus-host-Re|aktion (engl. graft Pfropf; versus gegen; host Wirt) f: Abk. GVH; Transplantat-gegen-Wirt-Reaktion; nach Übertragung nichtautologer, immunkompetenter Zellen aus Knochenmark, Lymphknoten od. Milz vermitteln diese Zellen im Organismus des Empfängers zelluläre Immunreaktionen u. bilden spezif., gegen den Wirt gerichtete zytotoxische T-Zellen u. Antikörper*. Im gesunden Empfängerorganismus werden die übertragenen Zellen rasch abgebaut. Bei Empfängern, bei denen die Immunabwehr* durch Bestrahlung od. immunsuppressive Behandlung unterdrückt ist, kann die GVH zur sog. Sekundärreaktion führen, einer schweren, akuten od. chron. Erkrankung mit Leber- u. Milzvergrößerung, Atrophie der lymphatischen Organe, Durchfall, Hautveränderungen u. Kachexie, oft mit tödl. Ausgang. Vgl. Runt disease, Immunsuppression, Abstoßungsreaktion.

Graham-Färbung (George S. G., Pathol., Albany, 1879–1942): (engl.) Graham's staining; Nachweis von Peroxidasen* in Blutzellen durch Überschichten des fixierten Ausstrichs mit Peroxidasereagens (1 % Alphanaphthol in 40 % Alkohol + H_2O_2), abspülen nach 5 Min., färben mit Pyroninlösung (0,1 Teile Pyronin + 96 Teile 40%iger Alkohol + 4 Teile Anilinöl), abspülen, nachfärben mit Methylenblaulösung od. Azur-II-Lösung; Peroxidasezellen rötlich, Kerne blau.

Graham-Little-Syn|drom (Sir Ernest G. L., britischer Dermat., 1867–1950) n: s. Lasseur-Graham-Little-Syndrom.

Graham-Steell-Geräusch (Graham St., Int., Manchester, 1851–1942): s. Steell-Geräusch.

Graham-Tumor (Allen G., Arzt, Melrose, geb. 1886; Tumor*) m: kleines, inselförmiges Adenokarzinom von geringer Malignität mit fibrösem Stroma (Mikrokarzinom) in einer hyperplastischen Struma*; vgl. Schilddrüsentumoren.

Gram-Färbung (Hans C. G., Pharmak., Arzt, Kopenhagen, 1853–1938): (engl.) Gram's method, Gram's staining; Methode zur Einfärbung mikrobiol. Präp.; Färbung mit Karbolgentianaviolett-Lösung u. Lugol*-Lösung, Differenzierung mit Ethanol (Entfernen des blauen Farbstoffs aus gramneg. Bakt.), Gegenfärbung mit verdünnter Karbolfuchsinlösung*; Schnellmethode mittels Färbung mit Kristallviolett- u. Gram-Iod-Lösung, Gegenfärbung mit Safraninlösung; zur Kontrolle kann ein grampos. (Staphylokokken) u. ein gramneg. (E. coli) Präp. mitgefärbt werden. Grampos. Bakt. erscheinen dunkelblau, gramneg. Bakt. rot; s. Gram-Verhalten.

Grami|cidin (INN) n: Polypeptid-Antibiotikum aus Kulturen von Bacillus brevis, Bestandteil des Tyrothricins; system. stark toxische Substanz, die nur in Komb. mit anderen Antibiotika zur lokalen Ther. bei Infektionen des Auges eingesetzt wird.

Graminis flos m: Heublumen*.

Gramm (gr. γράμμα Buchstabe) n: (engl.) gram; Einheit der Masse*; Einheitenzeichen g; 1 g = 10^{-3} kg (Kilogramm*); s. Einheiten (Tab.).

-gramm: Wortteil mit der Bedeutung Geschriebenes, bildl. Darstellung; von gr. γράμμα.

Gram-Verhalten (Hans C. G., Pharmak., Arzt, Kopenhagen, 1853–1938): (engl.) Gram-stain character; (mikrobiol.) zur Differenzierung von Bakt. mit Hilfe der Gram*-Färbung geeignete bakt. Eigenschaft; **gramnegativ** sind u. a. Neisseriaceae, Enterobacteriaceae, Pseudomonadaceae, Achromobacteriaceae, Bacteroidaceae, Brucellaceae u. Spirochaetales; **grampositiv** sind u. a. Micrococcaceae, Lactobacillaceae, Corynebacterium, Bacillaceae u. Actinomycetales. Ältere Kulturen (bes. von Anaerobiern) u. durch Chemotherapie modifizierte Erreger können sich **gramlabil** (gramvariabel) verhalten. Vgl. Bakterienklassifikation.

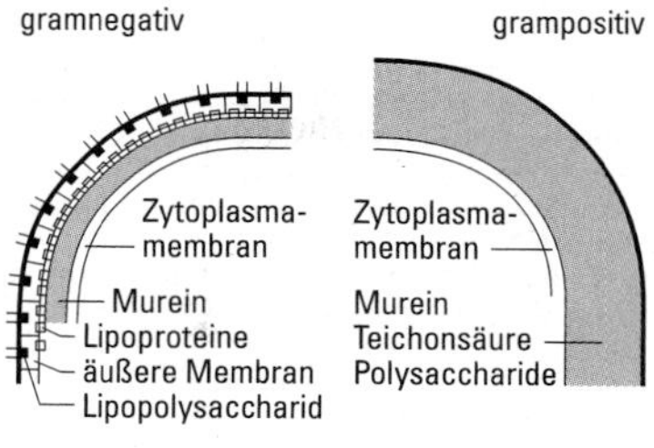

Gram-Verhalten: Aufbau von Zellwand gramnegativer und grampositiver Bakterien

Grand mal (frz. großes Übel): (primär od. sekundär) generalisierter Anfall mit tonisch-klonischen Krämpfen bei Epilepsie*.

Granisetron (INN) n: Antiemetikum; Serotoninantagonist; **Ind.:** durch Zytostatika- od. Strahlentherapie induziertes Erbrechen; **UAW:** Kopfschmerz, Obstipation.

Granula (Dim. von lat. granum Kern) n pl: (engl.) grains, granules; **1.** (pharmaz.) Arzneikörner, kleinste Arzneikugeln; alte Bez. für Semen; **2.** (mikroskop.) Körnchen in Zellen, z. B. in Leukozyten (Granulozyten); **3.** (ophth.) Trachomkörner.

Granulation (↑) f: Körnelung; **1.** körnige Fleischwärzchen des jungen Granulationsgewebes*; **2.** toxische Granulation*; **3.** intrazelluläre Granula*.

Granulationes arachnoideae (↑) f pl: Pacchioni-Granulationen; s. Foveolae granulares.

Granulations|an|omalie (↑; Anomalie*) f: (engl.) granulation anomaly; konstitutionelle Veränderung der Leukozytengranulierung; **1.** Alder*-Reilly-Anomalie; **2.** Chediak*-Higashi-Syndrom.

Granulations|geschwulst (↑): s. Granulom.

Granulations|gewebe (↑): (engl.) granulation tissue; zell- u. gefäßreiches, durch oberflächl. Gefäßgranula tiefrot gefärbtes, feucht glänzendes, körniges u. leicht verletzliches, faserarmes Bindegewebe; **pathol.-anat.** Gewebeneubildung i. R. einer chron.-proliferativen Entzündung*; Ausgangsgewebe ist das Gefäßbindegewebe. Bei den zellulären Elementen des G. handelt es sich v. a. um Lymphozyten, Plasmazellen, Monozyten, Makrophagen, Fibroblasten u. Fibrozyten. **Funktion:** Schutz oberflächl. Wunden vor dem Eindringen pathogener Mikroorganismen, Demarkation u. Organisation von Nekrosen, Thromben u. Hämatomen, Wiederauffüllung von Gewebedefekten i. R. der Wundheilung*. Durch Umwandlung des G. (Kollagensynthese, Verminderung der Vaskularisation) entsteht die endgültige Narbe*. Vgl. Fibronektine.

Granulation, toxische (↑) f: (engl.) toxic granulation; reversible Veränderung der Granulozyten bei schweren Infekten, Stoffwechselstörungen od. Intoxikationen; Auftreten violett gefärbter Granula im Zytoplasma.

Granulom (↑; -om*) n: (engl.) granuloma; knötchenförmige Neubildung aus mononukleären Entzündungszellen u. Epitheloid- od. Riesenzellen als Gewebereaktion auf allergisch-infektiöse od. chron.-entzündliche (resorptive) Prozesse, die einen für best. Erkrankungen rel. charakteristischen histol. Aufbau haben kann (sog. spezifisches G.); **Formen: 1.** infektiöses G., z. B. als Aschoff-Geipel-Knötchen bei rheumatischem Fieber, Tuberkulom, Leprom, Rhinosklerom, Aktinomyzetom, syphilitisches Gumma, auch bei Leishmaniasen, Listeriose, tiefer Mykose (z. B. Blastomykose) u. Wurminfektion (z. B. Schistosomiasis); **2.** nichtinfektiöses G., z. B. bei Sarkoidose, Lymphogranulomatose, system. Vaskulitis (Arteriitis temporalis, Takayasu-Syndrom, Churg-Strauss-Syndrom, Wegener-Klinger-Granulomatose), als Epulis, Zahngranulom od. lipophages G.; **3.** allergisches G. inf. immunpathol. Gewebereaktion i. R. der zellvermittelten Überempfindlichkeitsreaktion vom verzögerten Typ (Typ IV der Allergie*); Vork. v. a. bei Erreger- bzw. Antigenpersistenz od. Persistenz von Immunkomplexen in Makrophagen; lymphozytär-mononukleäres Infiltrat mit typ. zentraler Ansammlung von Makrophagen u. Epitheloidzellen sowie u. U. mehrkernigen Riesenzellen, evtl. zentrale Nekrose od. Verkalkung u. Fibrose durch Proliferation von Fibroblasten; **4.** durch nichtimmunogene Substanzen induziertes G. (Fremdkörpergranulom*); selten mit Epitheloidzellen. Vgl. Entzündung.

Granuloma anulare (↑; ↑) n: derbe, meist ringförmige od. serpiginöse, dicht aneinander gereihte, alabasterfarbene bis rötliche Knötchen

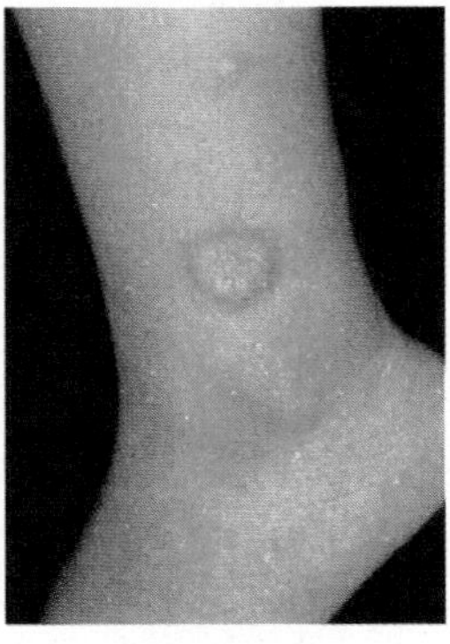

Granuloma anulare: typische Lokalisation [3]

mit peripherer Ausbreitung, bes. an Hand- u. Fußrücken bei Kindern u. jungen Erwachsenen; meist spontane Abheilung nach Mon. bis Jahren; Urs. unklar; der generalisierten Form im höheren Lebensalter liegt evtl. ein Diabetes mellitus zugrunde. **Ther.:** evtl. Glukokortikoide (intrafokal od. systemisch), Kryochirurgie.

Granuloma brasiliense (↑; ↑) n: syn. südamerikanische Blastomykose; s. Blastomykosen.

Granuloma eosinophilicum faciei (↑; ↑) n: braunrote, rundliche od. polyzyklische, flach erhabene, scharf begrenzte, oft multipel auftretende Herde mit erweiterten Follikeln (daher orangenschalenartiges Aussehen); Urs. unklar, Vaskulitis in der oberen Dermis; **Klin.:** Entstehung meist im 4.–5. Lebensjahrzehnt im Gesicht, bes. an Schläfen u. Wangen; evtl. Juckreiz; **Ther.:** Dapson.

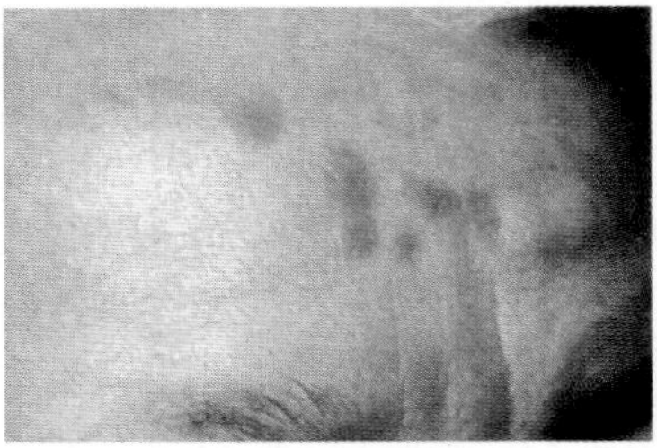

Granuloma eosinophilicum faciei [3]

Granuloma fissuratum (↑; ↑) n: syn. Akanthoma fissuratum; am Rand erhabene, in der Mitte eingesunkene od. ulzerierte, einem Basaliom* sehr ähnl. Hautveränderung; **Lok.:** retroaurikuläre Falte bzw. Nasenwurzel neben dem Augenwinkel; **Urs.:** benigne, reaktive, epidermale u. dermale Hyperplasie inf. Drucks durch Brillen.

Granuloma gangraenescens nasi (↑; ↑) n: malignes Granulom* im Bereich des Mittelgesichts mit wenig schmerzhaften Ulzerationen, Nekrosen u. Destruktion des Gesichtsschädels; Beginn mit einer uncharakterist., chron.-rezidivierenden Rhinitis; **Ätiol.:** unklar, möglicherweise Autoimmunkrankheit; gilt als lokale Form der Wegener*-Granulomatose; **Ther.:** Immunsuppression mit Kortikoiden u. Zytostatika, evtl. chir.; **Progn.:** meist infaust; **DD:** Blastomykose, Histoplasma-Mykose, maligne Retikulose, Sarkom.

Granuloma gluteale infantum (↑; ↑) n: runde od. ovale, bis pflaumengroße, flach erhabene, blaurote, derbe Knoten mit vergrößerter Hautfelderung an Gesäß u. Oberschenkelbeugeseiten; Vork. vermutlich i. R. einer mit Glukokortikoiden behandelten Windeldermatitis* od. Candidose* der Säuglingshaut.

Granuloma inguinale (↑; ↑) n: syn. Donovanosis, Granuloma venereum; chron. verlaufende Geschlechtskrankheit mit geringer Kontagiosität; **Vork.:** insbes. in tropischen u. subtropischen Ländern; **Err.:** Calymmatobacterium* granulomatis; **Klin.:** nach einer Inkubationszeit von 7–90 Tagen Auftreten eines Knötchens an der Eintrittspforte, Ausbildung von einzelnen od. multiplen, meist schmerzlosen Granulationen im Anogenitalbereich, meist ohne Lymphknotenschwellung; destruktives Wachstum mit Verstümmelungen u. Verlegung der Lymphgefäße bei chron. Verläufen; **Diagn.:** Nachweis intrazytoplasmatischer, bipolar gefärbter Stäbchen im Quetschpräparat (Giemsa-Färbung); **Ther.:** Cotrimoxazol, Tetracycline. Vgl. Lymphogranuloma venereum.

Granuloma pediculatum (↑; ↑) n: syn. Granuloma* pyogenicum.

Granulom, apikales (↑; ↑) n: syn. Zahngranulom*.

Granuloma pyo|genicum (↑; ↑) n: syn. Granuloma pediculatum, Granuloma teleangiectaticum, Botryomykom; gestielt auf der Haut sitzendes, pilzförmiges, leicht blutendes Hämangiom; Ø bis 1 cm; **Vork.:** bes. an den Akren (s. Abb.), meist nach Verletzungen; **Ther.:** Exzision; **DD:** malignes Melanom, Kaposi-Sarkom.

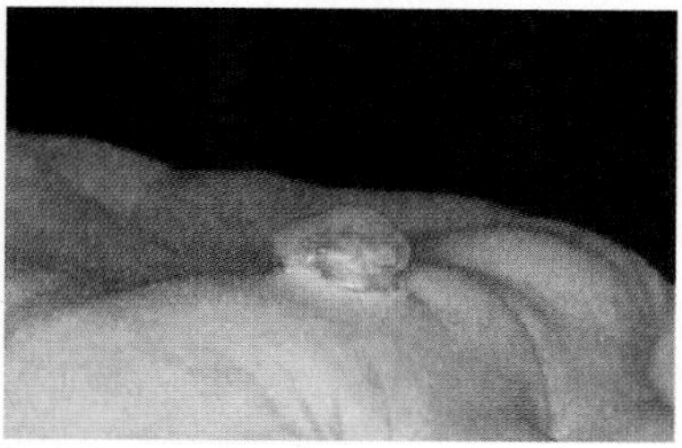

Granuloma pyogenicum: gestieltes Granulom an der Hand [3]

Granuloma tele|angiectaticum (↑; ↑) n: syn. Granuloma* pyogenicum.

Granulomatose, benigne (↑; ↑; -osis*) f: s. Sarkoidose.

Granulomatose, septische (↑; ↑; ↑) f: (engl.) chronic granulomatous disease; syn. chronisch-familiäre kongenitale Dysphagozytose; angeb. Defekt des oxidativen Metabolismus* der Granulozyten u. Monozyten (fehlende Bildung von intrazellulären mikrobiziden Sauerstoffradikalen); **Klin.:** schwere rezidivierende Inf. (v. a. mit gramnegativen Darmbakterien, Aspergillus u. Candida albicans), z. B. als Lymphadenitis, Pneumonie, Leberabszess, Osteomyelitis; oft mit Splenomegalie u. ausgeprägter Leukozytose; **Ther.:** Interferone, Dauerbehandlung mit intrazellulär wirksamen Antibiotika, gezielte antibiot. Behandlung akuter Infektionen.

Granulomatosis disci|formis chronica et pro|gressiva Miescher (↑; ↑; ↑; Guido M., Dermat., Zürich, 1887–1961) f: Sonderform der Necrobiosis* lipoidica mit ausgeprägter granulomatöser Reaktion ohne Assoziation zum Diabetes mellitus.

Granulomatosis infanti|septica (↑; ↑; ↑) f: s. Listeriose.

Granulomatosis tuberculoides pseudo|sclero|dermi|formis sym|metrica chronica Gottron (↑; ↑; ↑; Heinrich A. G., Dermat., Tübingen, 1890–1974) f: syn. Granulomatosis* disciformis chronica et progressiva Miescher.

Granuloma venereum (↑; ↑) n: syn. Granuloma* inguinale.

Granulom, eosino|philes (↑; ↑) n: (engl.) eosinophilic granuloma; syn. eosinophiles Knochengranulom; lokalisierte Verlaufsform der Langerhans*-Zellhistiozytose mit meist solitären, selten multiplen osteolyt. Knochenherden, die histol. v. a. durch Histiozyten* u. eosinophile Granulozyten* charakterisiert sind; **Lok.:** bes. Schädel, proximaler Femur, Becken, Wirbelsäule; **Klin.:** Auftreten v. a. bei Kindern (5.–10. Lj.); häufig lokaler Nachtschmerz, evtl. mit Schwellung u. Überwärmung, u. U. pathol. Fraktur; evtl. Übergang in Hand*-Schüller-Christian-Krankheit; **Diagn.:** (röntg.) osteolytische, fleckige Destruktion im Markraum des Knochens ohne Randsklerose; **Ther.:** bei solitärem Herd chir. Ausräumung, evtl. Chemo- od. Strahlentherapie, Indometacin; **Progn.:** >90 % Heilung; selten Rezidive, Disseminierung u. weiterer Organbefall.

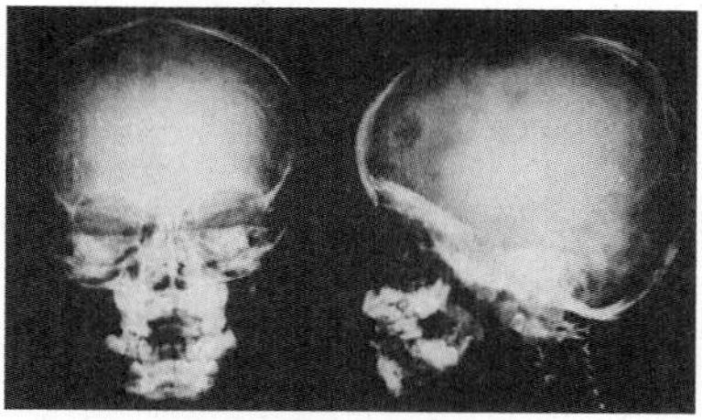

Granulom, eosinophiles: Schädelherde im Röntgenbild [540]

Granulo|mer (↑; gr. μέρος Teil) n: (engl.) granulomere; zentral in Thrombozyten* liegendes Gebilde; besteht aus Granula, Mitochondrien, endoplasmat. Retikulum u. Ribosomen; vgl. Hyalomer.

Granulom, lipo|phages (↑; -om*) n: (engl.) lipophagic granuloma; Fremdkörpergranulom* als Folge einer durch endogene (z. B. nach traumat. Schädigung von Fettgewebe od. inf. Fettgewebenekrose frei werdende) od. exogene Fettstoffe (z. B. nach Injektion öliger Lösungen) verursachten resorptiven Entzündung*.

Granulom, malignes (↑; ↑) n: s. Lymphogranulomatose.

Granulo|poese (↑; -poese*) f: s. Granulozytopoese.

Granulo|poetin (↑; gr. ποιητής Hervorbringer) n: koloniestimulierender Faktor (CSF*), der in Zellkulturen die Bildung von Granulozytenkolonien fördert (G-CSF).

Granulosa|lutein|zellen (↑; lat. luteus gelb; Zelle*): (engl.) granulosa lutein cells; Zellen des Follikelepithels, die sich bei Bildung des Corpus* luteum mit lipochromhaltigen feinen Lipidtröpfchen beladen.

Granulosa|zellen (↑; Zelle*): (engl.) granulosa cells; Zellen des Follikelepithels in Ovarialfollikeln.

Granulosa|zell|tumor (↑; ↑; Tumor*) m: (engl.) granulosa cell tumor; seltener Östrogen bildender Sex-cord-Tumor (s. Ovarialtumoren), der vorwiegend im Ovar (1–3 % aller Ovarialtumoren), selten im Hoden vorkommt u. histol. Granulosazellen ähnelt, die in versch., meist gleichmäßigen Mustern wachsen; in ca. 30 % der

Bei jeder genitalen Blutung nach der Menopause kommt als Ursache in erster Linie außer dem Karzinom ein Granulosazelltumor in Frage.

Fälle ist ein G. maligne bei niedrigem Malignitätsgrad (meist nur lokale Ausbreitung u. selten Metastasierung); **Vork.:** in jedem Lebensalter mit einem Maximum im 6. Lebensjahrzehnt, selten im Kindesalter. Als Folge der gesteigerten Östrogenbildung kommt es bei Frauen im ge-

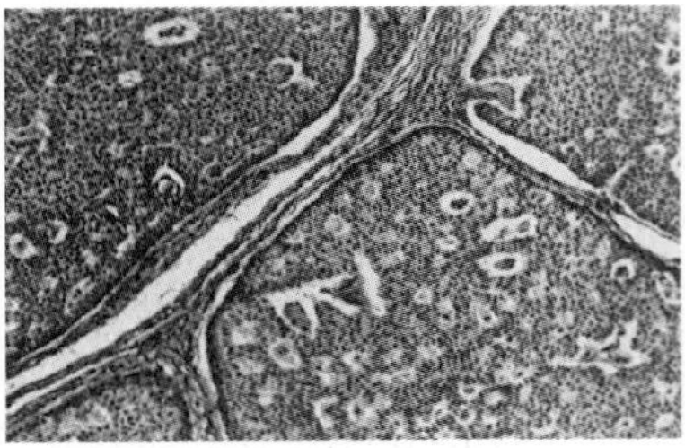

Granulosazelltumor: histologischer Schnitt eines Ovars [65]

schlechtsreifen Alter v. a. zur glandulär-zystischen Hyperplasie* bzw. adenomatösen Hyperplasie* des Endometriums mit Durchbruchblutungen, bei Mädchen zur Pseudopubertas* praecox. Vgl. Call-Exner-Körperchen, Luteom.

Granulosis rubra nasi (↑; -osis*) f: syn. Jadassohn-Krankheit, sog. rote Schweißnase; bei Kindern sehr selten auftretende bläul. Verfärbung der Haut im Bereich der knorpeligen Nase mit bis zu 3 mm großen rötl. Knötchen, Pusteln, Bläschen u. Hyperhidrose; unklare Path.; meist Spontanheilung in der Pubertät.

Granulo|zyten (↑; Zyt-*) m pl: (engl.) granulocytes; zu den Leukozyten* gehörende, polymorphkernige Zellen (ca. 60–70 % der Blutleukozyten), die entspr. der Anfärbbarkeit ihrer spezif. Granula mit panoptischen Färbemethoden in neutrophile (über 90 %), eosinophile (2–4 %) u. basophile G. (bis 1 %) unterteilt werden; alle G. enthalten Myeloperoxidase u. a. Leukozytenenzyme*, besitzen die Fähigkeit zur Phagozytose*, zur Adhärenz an das vaskuläre Endothel (bilden dort den sog. marginalen Granulozytenpool im Randstrom des Bluts) u. zur v. a. durch Chemotaxis* vermittelten Migration* bzw. Diapedese* in das Gewebe. Die Lebensdauer der G. beträgt 2–3 Tage, die Halbwertzeit der im Blut zirkulierenden G. 6–7 Std. **Bedeutung: 1.** neutrophile G.: Phagozytose von (opsonisierten) Mikroorganismen, virusinfizierten Zellen, Tumorzellen u. a. körperfremden Antigenen; Abtötung bzw. Inaktivierung v. a. mit Hilfe des oxidativen Metabolismus*; spielen eine entscheidende Rolle bei der akuten nichtinfektiösen u. bakt. Entzündung u. nehmen eine zentrale Stellung bei der Abwehr von Mikroorganismen ein; **2.** eosinophile G.: Beteiligung bei der Abwehr von Inf. mit Würmern u. a. Parasiten sowie an IgE-vermittelten Überempfindlichkeitsreaktionen vom Soforttyp (Typ I der Allergie*) u. zellvermittelten Überempfindlichkeitsreaktionen vom verzögerten Typ (Typ IV); **3.** basophile G. (sog. Blutmastzellen): Beteiligung an IgE-vermittelten Überempfindlichkeitsreaktionen vom Soforttyp (Typ I) durch Freisetzung biol. wirksamer Mediatoren* bei Degranulation, wahrscheinl. von Bedeutung bei der Abwehr parasitärer Infektionen.

Granulo|zyten|kon|zentrat (↑; ↑) n: s. Leukozytenkonzentrat.

Granulo|zyto|penie (↑; ↑; -penie*) f: (engl.) granulocytopenia; Verminderung der Granulozyten im Blut, meist bei Leukopenie. Vgl. Agranulozytose.

Granulo|zyto|poese (↑; ↑; -poese*) f: (engl.) granulocytopoiesis; auch Granulopoese; Bildung u. Entwicklung der Granulozyten*, ausgehend von myeloisch determinierten unipotenten Stammzellen im Knochenmark, aus denen unter Einfluss humoraler (koloniestimulierender) Faktoren (z. B. Granulopoetin*) die Myeloblasten* (bzw. Eosino- u. Basophiloblasten) u. durch Teilung (mitotische Phase, etwa 7,5 Tage) neutro-, eosino- u. basophile Promyelozyten*, Myelozyten* u. Metamyelozyten* (jugendliche Granulozyten) hervorgehen, die sich in einer Reifungsphase (etwa 6,5 Tage) zu den sog. Stabkernigen* u. Segmentkernigen* weiterentwickeln. Nach der Reifung werden pro Tag mehr als 100 Milliarden Granulozyten aus dem Knochenmark in das Blut freigesetzt.

Granulum (Dim. von lat. granum Korn) n: Körnchen; s. Granula.

Grape cell (engl.): s. Traubenzelle.

Graph|ästhesie (-graphie*; -ästhesie*) f: (engl.) graphesthesia; physiol. Fähigkeit, auf der Haut geschriebene Formen (Buchstaben o. Ä.) zu erkennen; vgl. Sensibilität.

-graphie: Wortteil mit der Bedeutung Aufzeichnungs-, Darstellungsverfahren; von gr. γράφειν.

Graser-Di|vertikel (Ernst G., Chir., Erlangen, 1860–1929; Divertikel*) n: (engl.) Graser's diverticulum; Darmdivertikel; multiple Ausstülpung der Mukosa durch Gefäßlücken der Lamina muscularis mucosae, meist in Dickdarm u. Mastdarm, v. a. im Sigmoid; vgl. Divertikulose.

Grasping (engl. grasp gezielter Griff): pathol. Greifreflex*.

Gratiolet-Seh|strahlung (Louis-P. G., Anat., Paris, 1815–1865): (engl.) Gratiolet's radiating fibres; Marklamelle zw. dem subkortikalen Sehzentrum (Corpus geniculatum lat.) u. dem kortikalen Sehzentrum in der Umgebung des Sulcus calcarinus des Hinterhauptlappens des Gehirns; innerh. der G.-S. verlaufen auch kortikofugale Projektionsfasern (sek. Sehstrahlung) zu Corpus geniculatum lat., Pulvinar thalami, vorderem Paar der Vierhügel u. Brückenkernen.

Graves' disease (Robert J. G., Int., Dublin, 1796–1853; engl. disease Krankheit): syn. Basedow-Krankheit; s. Thyroiditis.

Gravi-: Wortteil mit der Bedeutung schwer, gewichtig; von lat. gravis.

Gravida (lat. gravida schwanger) f: die Schwangere.

Gravidität (Graviditas*) f: Schwangerschaft*.

Graviditas (lat.) f: Schwangerschaft*.

Graviditas extra|uterina (↑) f: s. Extrauteringravidität.

Graviditas inter|stitialis (↑) f: interstitielle Schwangerschaft; s. Tubargravidität.

Graviditas nervosa (↑) f: s. Scheinschwangerschaft.

Grawitz-Tumor (Paul A. G., Pathol., Greifswald, 1850–1932; Tumor*) m: syn. Nierenkarzinom*.

Gray (Louis G., Phys., London, 1905–1965) n: SI-Einheit der Energiedosis* bzw. der Kerma*; Einheitenzeichen Gy. Vgl. Einheiten.

Gray-Syn|drom n: s. Grey-Syndrom.

Grazilis|syn|drom (lat. gracilis schlank) n: (engl.) osteitis pubis; syn. Ostitis necroticans pubis, Pierson-Krankheit; Sportverletzung mit Überdehnung der Sehnen des M. gracilis u. Auseinanderziehung der Symphyse; **Sympt.:** lokaler Druckschmerz u. röntg. nachweisbare Osteonekrose am Ansatz der Adduktorenmuskeln am Ramus inferior des Os pubis.

Greenfield-Syn|drom (Joseph G. G., Neuropathol., London, 1884–1958) n: spätinfantile Form der metachromatischen Leukodystrophie*.

Gregg-Syn|drom (Sir Norman McAllister G., Ophth., Sidney, 1892–1966) n: syn. Embryopathia* rubeolosa.

Greif|re|flex (Reflekt-*) m: (engl.) grasp reflex; reflexartiges Fingerschließen bei Berührung der Handfläche; **physiol.** bei Neugeborenen (s. Reflexe, frühkindliche); **pathol.** (als sog. Grasping) v. a. bei Stirnhirnsyndrom (s. Syndrom, hirnlokales), auch bei Bewusstseinsstörung u. apallischem Syndrom; evtl. kombiniert mit dem sog. Nachgreifen od. der sog. Magnetreaktion (die Hand folgt mit od. ohne Greifbewegungen dem reizauslösenden Gegenstand).

Greig-Syn|drom I (David M. G., Arzt, Edinburgh, 1864–1936) n: (engl.) Greig cephalopolysyndactyly; syn. Zephalopolysyndaktylie; autosomal-dominant erbl. Fehlbildungssyndrom mit Mutationen im GLI3-Gen, Genlokus 7p13; ca. 100 Fälle bekannt; **Sympt.:** Schädeldysmorphie, Polydaktylie u. kutane Syndaktylie der Finger u. Zehen bei normaler Intelligenz.

Greig-Syn|drom II (†) n: syn. hereditärer Hypertelorismus; autosomal-dominant erbl. Hypertelorismus, meist isoliert auftretend; selten weitere Sympt. (Kleinwuchs, Hernien, geistige Behinderung, Assoziation mit der Sprengel*-Deformität).

Greisen|bogen: s. Arcus lipoides corneae.

Grenz|dextrin n: (engl.) limit dextrin; Glukosepolymer, das aus Amylopektin* od. Glykogen* bei unvollständigem Abbau durch Amylasen* (i. R. der Verdauung*) od. Phosphorylase* (bei Glykogenolyse*) um Verzweigungsstellen (α-1,6-glykosidische Bindungen) entsteht; vollständiger Abbau zu Glukose durch Debranching*-Enzym od. Glykosidasen*.

Grenz|di|vertikel (Divertikel*) n: (engl.) pharyngo-oesophageal diverticulum; Zenker-Divertikel; s. Ösophagusdivertikel.

Grenz|kontrast m: syn. Simultankontrast*.

Grenz|strahlen: (engl.) grenz rays; syn. Bucky-Strahlen; sehr weiche (sog. ultraweiche, 6–12 keV), wenig durchdringungsfähige Röntgenstrahlung* (Gewebe*-Halbwerttiefe ca. 0,5 mm).

Grenz|strang: (engl.) sympathetic trunk; s. Truncus sympathicus.

Grenz|strang|blockade f: (engl.) sympathetic blockage; Form der Sympathikusblockade* mit medikamentöser Blockierung des sympathischen Grenzstrangs mittels Lokalanästhetika; **Formen: 1.** zervikale G. (s. Stellatumblockade); **2.** thorakale G.; **3.** lumbale G.; vgl. Paravertebralanästhesie.

Grenz|strang-Quadranten|syn|drom n: (engl.) sympathetic trunk quadrants syndrome; Krankheitserscheinungen bei Läsion des Grenzstrangs; **Formen: 1.** oberes G.-Qu. (syn. Claude-Bernard-Syndrom): einseitige Ausbildung eines peripheren Horner*-Syndroms, Versiegen der Tränensekretion, Hyperämie sowie Störungen der Schweißsekretion einer Gesichtshälfte u. des gleichseitigen Arms inf. einer gleichseitigen Schädigung des Ganglion cervicale superius, Ganglion cervicale medium u. Ganglion cervicothoracicum (zervikaler Grenzstrang) unterschiedlicher Ätiol. (Op. im Halsbereich, Tumor, Zoster); **2.** unteres G.-Qu.: Schädigung des lumbalen Grenzstrangs durch Tumoren mit Anhidrose des Beins.

Grenz|strang|re|sektion (Resektion*) f: syn. Sympathektomie*.

Grenz|wert|hyper|tonie (Hyper-*; Ton-*) f: (engl.) borderline hypertension; syn. Borderline-Hypertonie; klin. Bez. für einen leicht erhöhten Blutdruck* (systolisch 140–159 mmHg, diastolisch 90–94 mmHg). Vgl. Hypertonie.

Grenz|zonen|amputation (lat. amputatio das Abschneiden) f: (engl.) marginal area amputation; Abtragung von nekrot. Material bis zur Demarkationszone, d. h. der scharfen Abgrenzung vom kranken zum gesunden Gewebe; vgl. Amputation, Gangrän.

Grenz|zonen|in|farkt (Infarkt*) m: s. Schlaganfall.

Grepa|floxacin (INN) n: Antibiotikum; s. Chinolone.

Grey-platelet-Syn|drom (engl. grey grau; platelet Plättchen) n: sehr seltene, autosomal-dominant erbl. Thrombopenie* mit sog. Riesenthrombozyten, die einen Mangel an Alphagranula aufweisen u. im Ausstrich grau erscheinen; **Klin.:** leichte Haut- u. Schleimhautblutungen, evtl. Osteomyelofibrose.

Grey-Syn|drom (†) n: auch Gray-Syndrom; Vergiftung mit Chloramphenicol* bei Früh- u. Neugeborenen, die aufgrund der physiol. Unreife ihrer Enzymsysteme noch nicht zur Entgiftung mittels Glukuronsäurekonjugation in der Lage sind; die Ausscheidung erfolgt nur sehr langsam über die Nieren, wodurch es zur Kumulation von Chloramphenicol im Organismus kommt. **Sympt.:** grau-blasse Zyanose, Hypothermie, Erbrechen, aufgetriebener Leib, Hyperammonämie; u. U. tödlich verlaufendes Herz-Kreislauf-Versagen.

Grey-Turner-Zeichen (George Grey T., Chir., London, 1877–1951): (engl.) Grey Turner's sign; zyanotische Verfärbung im Flankenbereich als selten auftretendes Sympt. einer hämorrhagischen nekrotisierenden Pankreatitis*.

GRF: Abk. für (engl.) **1. g**rowth hormone **r**eleasing **f**actor; s. SRH; **2. g**onadotropin **r**eleasing **f**actor; s. GnRH.

GRH: Abk. für (engl.) **1. g**rowth hormone **r**eleasing **h**ormone; s. SRH; **2. g**onadotropin **r**eleasing **h**ormone; s. GnRH.

Griesinger-Krankheit (Wilhelm G., Neurol., Berlin, Kairo, 1817–1868): sog. ägypt. Krankheit; historische Bez. für die durch Ankylostoma duodenale ausgelöste Hakenwurmkrankheit*.

Griesinger-Zeichen (†): (engl.) Griesinger sign; druckschmerzhaftes Ödem mit erweiterten Venen hinter dem Processus mastoideus bei Thrombose des Sinus transversus cerebri; vgl. Sinusthrombose.

Grieß: s. Gallensteine, Blasenstein, Breikost.

Griess-Ilosvay-Probe (Johann P. G., deutscher Chem., 1829–1888; Lajos de I., Chem., Budapest, 1851–1936) f: (engl.) Griess test; Probe zum Nachweis von Nitriten im Harn (Azoreaktion) als indirekter Nachweis einer bakt. Kontamination, da die wichtigsten Err. von Harnweginfektionen mit der Nahrung zugeführte Nitrate zu

Nitriten reduzieren; wird heute in modifizierter Form als Schnelltestverfahren* durchgeführt.

Griffel|fortsatz: (engl.) styloid process; Processus styloideus; z. B. der Speiche: Processus styloideus radii.

Grimm|darm: Colon; s. Darm.

Grind: (engl.) scab; volkstüml. Bez. für eine Hauterkrankung mit Schuppen- u. Krustenbildung, bes. im Bereich der behaarten Kopfhaut; vgl. Favus, Impetigo contagiosa, Ekzem, atopisches.

Grinker-Myelino|pathie (Myel-*; -pathie*) f: s. Kohlenmonoxidvergiftung.

Grippe: (engl.) influenza, flu; syn. Influenza; akute, endemisch, epidemisch od. pandemisch auftretende Infektionskrankheit des Respirationstrakts; **Err.:** Influenza*-Virus; **Übertragung:** Tröpfcheninfektion; **Verbreitung:** betroffen sind alle Altersgruppen; selten sporadisches, epidemisches Auftreten (alle 1–3 Jahre) mit Häufung in den Wintermonaten; pandemisch in Abständen von Jahrzehnten: 1889–1892 als „russischer Schnupfen"; 1918–1920 als „spanische Grippe" (500 Mill. Erkrankungen, 22 Mill. Tote); 1957–1958 als „asiatische Grippe"; 1968–1969 als „Hongkong-Grippe"; Kontagionsindex* in Epidemiezentren um 30 %, bei Pandemien höher; Immunität nur für wenige Monate, immer nur gegen die typenspezif. Virusvariante; **Path.:** Influenza-Viren zerstören die Epithelien der respirator. Schleimhaut (Nase bis Bronchien): Invasionsmöglichkeit für Virustoxine u. für sekundäre Inf. (v. a. mit Haemophilus influenzae, Staphylokokken u. Streptokokken). **Klin.:** plötzl. Beginn mit hohem Fieber, Frösteln, Rachenbeschwerden (Pharyngitis), Kopf-, Glieder-, Muskel- u. Kreuzschmerzen, Heiserkeit u. trockener Husten, evtl. Erbrechen, Leibschmerzen u. Durchfall (sog. Darmgrippe); jedes Organ(system) kann toxisch geschädigt werden, was zum Auftreten unterschiedl. Symptome führen kann: u. a. Hypotonie, Bradykardie (mit EKG-Veränderungen), Leberschwellung, hämorrhagische Diathese (Nasenbluten, Bluthusten), Albuminurie bzw. Erythrozyturie, Exanthem u. Enanthem (vgl. Grippeexanthem). Bei unkompliziertem Verlauf bilden sich die Erscheinungen nach wenigen (4–8) Tagen zurück; lange Rekonvaleszenz. **Kompl.:** v. a. bei älteren Pat. u. durch Sekundärinfektionen; **1.** Bronchitis, Bronchopneumonie, Pneumonie (Urs. von 80–100 % der Grippetodesfälle); Sekundärinfektion mit Staphylokokken führt u. U. zu Abszessbildung mit Pleuraempyem. **2.** Entz. von Nasennebenhöhlen (Sinusitis) u. Mittelohr (Otitis* media); **3.** Kreislaufinsuffizienz durch infektiös-toxische Myokarditis od. toxische Schädigung der Kapillaren; **4.** Beteiligung des Nervensystems (Neuritis, Neuralgie, Meningitis); **Diagn.:** klin. Bild; Blutbild (Leukopenie mit Linksverschiebung u. relative Lymphozytose; Eosinopenie); Virusnachweis in Rachensekret u. Stuhl; serol. Antikörpernachweis (Titeranstieg nach 10–14 Tagen); **DD:** andere Virusinfektionen (v. a. durch Adeno- od. Coxsackie-Viren), Ornithose, Sepsis, Typhus abdominalis, Miliartuberkulose; **Ther.:** symptomatisch (antipyretisch, antiphlogistisch); bei toxischem Verlauf Rekonvaleszentenserum; Antiinfluenza-Hyperimmunglobulin, Virostatika (Amantadin, Zanamivir); bei Sekundärinfektion Antibiotika; **Progn.:** bei unkompliziertem Verlauf günstig; **Proph.:** s. Schutzimpfung (Influenza).

Grippe|ex|anthem (Exanthem*) n: (engl.) influenza exanthema; bei Kindern häufiger als bei Erwachsenen in Zus. mit einer Grippe auftretendes skarlatiniformes bzw. morbilliformes Exanthem; entsteht am 1. Krankheitstag, bleibt 1–2 Tage bestehen; **Grippeenanthem:** stecknadelkopfgroße Bläschen am vorderen Gaumenbogen u. am weichen Gaumen, flohstichartige Petechien bes. an der Wangenschleimhaut, kleine gelblich-weiße Flecken (Grippepünktchen) an der Wangenschleimhaut, am Übergang von Lippenrot zur Lippenschleimhaut.

Grippe|otitis (Ot-*; -itis*) f: (engl.) influenza otitis; syn. Blutblasenotitis; i. R. einer Grippe auftretende Otitis* media; **Sympt.:** Blutblasen auf dem Trommelfell u./od. im Gehörgang; frühzeitig auch Labyrinthbeteiligung (Nystagmus*). H. Ger.

Grippe-Virus (Virus*) n: s. Influenza-Virus.

Grisel-Syn|drom (Pierre G., Chir., Paris, 1869–1959) n: syn. Torticollis atlantoepistrophealis, Watson-Jones-Krankheit; Zervikalsyndrom mit schmerzhafter Schiefhaltung des Kopfs; Vork. bes. bei Kindern u. Jugendlichen in Zus. mit einem Racheninfekt (z. B. Tonsillitis); **Urs.:** lymphogen fortgeleitete Entz. i. S. einer Spondylarthritis der HWS; **Ther.:** Ruhigstellung der HWS; bei verbleibender Instabilität mit radikulärer Sympt. evtl. versteifende Op.; **DD:** Torticollis*.

Griseo|fulvin (INN) n: Benzofuranderivat; Antimykotikum zur oralen Anw. (s. Antimykotika); **Wirkungsspektrum:** durch Trichophyton-, Microsporum-Arten u. Epidermophyton floccosum verursachte Dermatophytosen, extensive Tinea* (Tinea corporis, Tinea capitis, Tinea barbae u. Tinea inguinalis, wenn Skrotum u. Penis mitbeteiligt sind), tiefe Dermatophytosen u. Tinea unguium (Onychomykosen); Erregerdifferenzierung vor Behandlung, da G. gegen Hefen

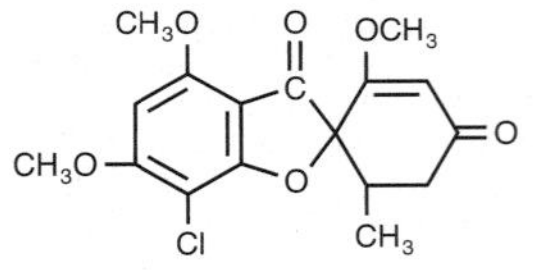

Griseofulvin

u. Schimmelpilze unwirksam ist. **Kontraind.:** akute hepatische Porphyrien, schwere Leberfunktionsstörungen, Kollagenosen, Neugeborenenalter; **UAW:** selten Photosensibilisierung, schwere Hautveränderungen, Kopfschmerz, Parästhesie, gastrointestinale Störungen u. a.

griseus (mlat.): grau.

Grocco-Rauchfuß-Dreieck (Pietro G., Int., Florenz, 1856–1916; Karl A. R., russ. Päd., 1835–1915): (engl.) Grocco's triangle; Bez. für bei Pleuraerguss* paravertebral auf der gesunden Seite vorkommendes dreieckiges Gebiet mit leichter Dämpfung, auskultator. Abschwächung des Vesikuläratmens u. Aufhebung des Stimmfremitus; vgl. Ellis-Damoiseau-Linie (Abb.).

Grönblad-Strandberg-Syn|drom (Ester E. G., Ophth., Stockholm, geb. 1898; James V. St., Dermat., Stockholm, 1883–1942) n: syn. Pseudoxanthoma* elasticum.

Größen|wahn: (engl.) megalomania; syn. Megalomanie, expansiver Wahn; Wahn* mit pathol.

Ich-Überschätzung, der auch als geschlossenes Wahnsystem auftritt; Vork. z. B. bei Schizophrenie, wahnhafter Störung, Manie od. org. Psychose.

Groping (engl. to grope wahllos tasten): Zwangstasten u. Nachgreifen als pathol. Greifreflex*.

Grosser-Organ (Otto G., Anat., Wien, Prag, 1873–1951) n: s. Glomusorgan.

Groß|hirn: (engl.) cerebrum; die beiden Hemisphären des Gehirns*.

Groß|hirn|brücken|bahn: Tractus corticospinalis, syn. Pyramidenbahn*.

Groß|hirn|hemi|sphären (Hemi-*; Sphäre*) f pl: (engl.) cerebral hemispheres; s. Gehirn.

Groß|hirn|rinde: (engl.) cerebral cortex; Schicht grauer Substanz an den Großhirnhemisphären; 2–3 mm dick, den einzelnen Windungen (Gyrus) folgend; meist Sechs-Zellschichten-Aufbau (z. B. Gyrus postcentralis); Abweichungen davon sind z. B. Fünf-Schichten-Aufbau (Gyrus praecentralis) od. Schichtenteilung (Area striata). Vgl. Isocortex, Allocortex, Gehirn.

Groß|wuchs: s. Gigantismus, Hochwuchs, Wachstumsstörungen.

Groß|zehe: s. Hallux.

Grotte-Operation (Gunnar G., Chir., Uppsala) f: op. Methode zur Behebung einer Stuhlinkontinenz* durch Autotransplantation des M. palmaris longus bzw. Transposition des M. sartorius um den Anus herum; vgl. Sphinkterplastik.

Grouchy-Syn|drom I (Jean de G., zeitgen. Humangenetiker, Paris) n: syn. Chromosom*-18p⁻-Syndrom.

Grouchy-Syn|drom II (↑) n: syn. Chromosom*-18q⁻-Syndrom.

Grover-Krankheit: syn. transitorische akantholytische Dermatose*.

Growing-skull-Fraktur f: Fraktur des wachsenden Schädels; Form der Schädelfrakturen*, die v. a. im Kleinkindesalter auftritt. Ein Einriss der Dura bei Schädelfraktur führt zur Interposition von Hirnsubstanz, Liquor od. Granulationsgewebe. Der Verschluss des Frakturspalts bleibt aus, der Spalt verbreitert sich durch den Schädelinnendruck. **Ther.:** plastische Deckung des Duradefekts. Vgl. Schädelhirntrauma.

Growth hormone (engl.): Wachstumshormon; s. STH.

Gruben|krankheit: s. Hakenwurmkrankheit.

Gruber-Syn|drom (Georg B. O. G., Pathol., Göttingen, 1884–1977) n: s. Meckel-Gruber-Syndrom.

Gruber-Widal-Re|aktion (Maximilian F. M. von G., Bakteriol., Wien, München, 1853–1927) f: s. Widal-Reaktion.

Grübchen|nägel: syn. Tüpfelnägel*.

Grün|blindheit: (engl.) green blindness; Deuteranopie; s. Farbenfehlsichtigkeit.

Grün|holz|fraktur (Fraktur*) f: s. Fraktur, unvollständige.

Grüntzig-Katheter (Andreas G., Kardiol., Zürich, 1939–1988; Katheter*) m: (engl.) Gruentzig catheter; flexibler doppellumiger Ballonkatheter*; **Anw.:** v. a. zur PTCA*, auch zur intravasalen Druckmessung.

Grütz|beutel: umgangssprachl. Bez. für Atherom*.

Grund: s. Punktierung.

Grund|bündel des Rücken|marks: s. Fasciculi proprii medullae spinalis.

Grund|gesetz, bio|logisches: s. Arndt-Schulz-Gesetz.

Grund|pflege: (engl.) basic nursing; Pflegemaßnahmen zur Befriedigung der menschl. Grundbedürfnisse wie Körperpflege, Ernährung, Ausscheidung, An- u. Auskleiden, Mobilität; vgl. Krankenpflege, häusliche. H. Hof.

Grund|substanz (Substantia*) f: (engl.) ground substance; s. Matrix, extrazelluläre.

Grund|sym|ptome n pl: (engl.) basic symptoms; Bez. (E. Bleuler) für Sympt., die für eine Schizophrenie* charakteristisch sind: Störungen des assoziativen Denkens, der Affektivität, Ambivalenz*, Autismus*. Vgl. Symptome, akzessorische.

Grund|umsatz: (engl.) basal metabolic rate; Abk. GU; syn. Basal-, Erhaltungs-, Ruheumsatz; Energieproduktion, die zur Erhaltung der Organfunktionen notwendig ist; abhängig von Alter, Geschlecht, Körperoberfläche, Hormonfunktion (bes. Schilddrüsenhormone), Art der Ernährung (s. Quotient, respiratorischer); zusätzl. Faktoren wie körperl. Tätigkeit, Verdauung, Wärmeregulation führen zu Steigerung, daher Bestimmung 12–14 Std. nach der letzten Mahlzeit bei Indifferenztemperatur* u. völliger körperl. Ruhe; **Bestimmungsmethoden: 1.** in Speziallabors Bestimmung des GU durch Messung der als Wärme frei werdenden Energie (direkte Kalorimetrie); **2.** in der Praxis Bestimmung durch Berechnung des energetischen Äquivalents* der mittels Spirometrie* u. Gasanalyse der Atemluft gemessenen verstoffwechselten Sauerstoffmenge (indirekte Kalorimetrie), extrapoliert auf 24 Std.; Fehlerbreite der Methode: ±15 %; Mittelwert: 5800–7500 kJ/Tag (1400–1800 kcal/Tag). Erhöhung des GU bei Schwangerschaft, Fieber, Tumoren, Schilddrüsenüberfunktion, Hunger u. a. Vgl. Energieumsatz, Harris-Benedict-Gleichung.

Gruppen|dynamik (gr. δύναμις Kraft, Macht) f: (engl.) group dynamics; **1.** Bez. für einen innerh. der Sozialpsychologie entwickelten Forschungsansatz, der sich mit den versch. Formen von Gruppenbildung sowie deren Entstehungsbedingungen u. -ursachen beschäftigt; ferner richten sich die Untersuchungen auf das Kräftespiel innerh. eines Gruppenverbandes (vgl. Soziometrie), auf das Verhalten einer Gruppe selbst u. die Wechselbeziehungen zw. einzelnen Gruppen (s. Interaktion). **2.** Bez. für die Beziehungen u. das Kräftespiel innerhalb einer Gruppe. Vgl. Gruppenpsychotherapie.

Gruppen, hapto|phore: (engl.) receptor sidechain; s. Seitenkettentheorie.

Gruppen|pflege: (engl.) team nursing; Prinzip der stationären Krankenpflege*, bei dem eine Pflegegruppe eine best. Anzahl von Pat. betreut u. alle Tätigkeiten selbstständig verteilt u. ausführt. Vgl. Funktionspflege, Zimmerpflege.

Gruppen|psycho|therapie (Psych-*; Therapie*) f: (engl.) group psychotherapy; Form der Psychotherapie*, bei der Kreativität u. Spontaneität von Individuen u. Gruppen durch Gruppendynamik* gefördert werden sollen; oft erweitert um Psychodrama* u. Soziometrie* (nach J. L. Moreno); ferner werden als G. durchgeführt: Gesprächspsychotherapie, Gestalttherapie, Paarpsychotherapie, psychoanalyt. orientierte Methoden u. verhaltenstherap. Verfahren. Vgl. Selbsterfahrungsgruppe. E. Fri.

Gruppe, pros|thetische: (engl.) prosthetic group; i. e. S. kovalent ans Apoenzym gebundenes Coenzym*; i. w. S. der Nichtproteinteil zusammengesetzter Proteine*.

GRV: Abk. für **g**esetzliche **R**enten**v**ersicherung; s. Rentenversicherung.

Grynfelt-Dreieck (Joseph K. G., Gyn., Montpellier, 1840–1913): (engl.) Grynfelt's triangle; Trigonum lumbale superius; inkonstantes muskelfreies Dreieck unter der 12. Rippe.

Gryposis (gr. γρυπός gekrümmt; -osis*) f: s. Onychogryposis, Arthrogryposis.

GSH: Abk. für **G**lutathion**s**ulf**h**ydryl; s. Glutathion.

G-Spot (engl. Fleck, Punkt) m: s. Gräfenberg-Zone.

GSS: Abk. für **G**erstmann*-**S**träussler-Scheinker-**S**yndrom.

GTP: Abk. für **G**uanosin**tri**p**hosphat; s. Guanosin.

GTPasen f pl: Kurzbez. für **GTP**-Hydrol**asen**; syn. G*-Proteine.

GTT: Abk. für **G**lukose*-**T**oleranz**t**est.

Gtt: Abk. für (lat.) Guttae (Tropfen).

GU: Abk. für **G**rund**u**msatz*.

Guai|fenesin (INN) n: syn. Guajacolglycerolether; **Verw.:** als Antiasthmatikum, Expektorans, Spasmolytikum u. Sedativum.

Guajak|harz: (engl.) guaiac gum; Naturprodukt aus dem Kernholz der Zygophyllaceae Guajacum officinalis L. u. Guajacum sanctum L.; **Verw.:** als Reagens bei der Guajakprobe*.

Guajak|probe: (engl.) guaiac test; Test zum qual. Blutnachweis; **Prinzip:** Farbreaktion durch Umwandlung von Guajakharz inf. der Peroxidasewirkung des Hämoglobins (ergibt mit Wasserstoffperoxid in Anwesenheit von Hämoglobin blaue Farbstoffe u. Wasser); **Anw.:** v. a. zum Nachweis von okkultem Blut* im Stuhl, z. B. als Suchtest mittels Testbriefchen. Vgl. Stuhluntersuchungen.

Guanidin n: (engl.) guanidine; syn. Iminoharnstoff; $HN{=}C(NH_2)_2$; Diamid der Iminokohlensäure (starke Base), zuerst als Oxidationsprodukt des Guanins (aus Guano) isoliert; kommt im Saft der Zuckerrübe u. als Baustein von Streptomycin vor; **wichtige Derivate:** Kreatin*, Arginin* u. Biguanide*.

Guanidin|acetat|methyl|trans|ferase-Mangel: (engl.) guanidinoacetate methyltransferase deficiency; seltene autosomal-rezessiv vererbte Störung der Kreatinsynthese (Genlokus 19p13.3; sog. GAMT-Gen) mit ausgeprägter Entwicklungsverzögerung, Muskelhypotonie, schweren extrapyramidalen Symptomen* u. Epilepsie*; **Diagn.:** verminderte Enzymaktivität im Lebergewebe (Biopsie), fehlendes Kreatinsignal bei der Protonenmagnetresonanzspektroskopie des Gehirns, erniedrigte Kreatinin- u. erhöhte Guanidinacetatkonzentration im Urin; **Ther.:** weitgehende Besserung nach Gabe von Kreatinmonohydrat.

Guanin n: (engl.) guanine; Abk. G, Gua; 2-Amino-6-oxopurin; Purinbase der Nukleoside* Guanosin* u. Desoxyguanosin; vgl. Nukleinsäuren, Purinbasen.

Guanosin n: (engl.) guanosine; Abk. G; Nukleosid aus Guanin* u. Ribose*, Baustein der RNA; DNA enthält aus Guanin u. Desoxyribose gebildetes Desoxyguanosin (dG); die mit Phosphorsäure veresterten Guaninnukleoside bilden die Nukleotide **GMP** (Guanosinmonophosphat), **GDP** (Guanosindiphosphat) u. **GTP** (Guanosintriphosphat) bzw. dGMP, dGDP u. dGTP. cGMP* wirkt als Second messenger, GTP ist als energiereiche Verbindung u. a. an der Proteinbiosynthese* u. Glukoneogenese* beteiligt. Vgl. G-Proteine, Nukleotide (Abb.).

Guanylat|cyclase f: (engl.) guanylate cyclase; Lyase, die GTP (s. Guanosin) zu cGMP* umsetzt.

Guar|kern|mehl: (engl.) guar gum; aus den Samen der indischen Guarbohne gewonnenes Mehl, das durch Inhalation u. Ingestion zu allerg. Reaktionen führen kann; Anw. in der Nahrungsmittelindustrie als Stabilisator, Verdickungs-, Gelier-, Binde- u. Backmittel. Vgl. Nahrungsmittelallergie.

Guarnieri-Körperchen (Giuseppe G., Pathol., Pisa, 1856–1918): (engl.) Guarnieri bodies; extranukleär gelegene, rundl., in der Giemsa*-Färbung intensiv rot färbbare Zelleinschlüsse in den von Poxviridae* befallenen Epithelzellen; vgl. Einschlusskörperchen.

Gubaroff-Klappe (Alexander P. G., Anat., Gyn., Moskau, 1855–1931): (engl.) Gubaroff's valve; Schleimhautfalte am ösophago-gastralen Übergang (innere Spitze des His-Winkels); dichtet den Magen ab, indem sie sich vor die Einmündung des Ösophagus legt (Ventilmechanismus verhindert den Reflux).

Gubernaculum testis Hunteri (lat. gubernaculum Steuerruder; John Hunter, schott. Anat., 1728–1793) n: Leitband des Hodens od. kaudales Keimdrüsenband, Leistenband der Urniere; Verbindung des in der Höhe der Niere in der Leibeshöhle angelegten Hodens mit dem Hodensack; seine Verkürzung leitet den Descensus testis ein.

Gudden-Ganglion (Bernhard A. von G., Psychiater, München, 1824–1886; Gangl-*) n: Pars dorsalis des Nucleus commissurae posterioris.

Gudden-Kern (↑): Nucleus tegmentalis posterior (Pons).

Gudden-Kommissur (↑) f: Commissura supraoptica ventralis; s. Commissurae supraopticae.

Gudden-Strang (↑): Fasciculus mamillotegmentalis.

Gudden-Wanner-Zeichen (↑; Friedrich W., Otol., München, 1870–1944): (engl.) Gudden-Wanner sign; Verkürzung der Knochenleitung des Stimmgabeltons über knöchernen Schädelnarben.

Guedel-Schema (Arthur E. G., Anästh., Los Angeles, geb. 1883) n: s. Narkosestadien.

Guedel-Tubus (↑; Tubus*) m: s. Pharyngealtubus.

Günther-Krankheit (Hans G., Int., Bonn, Leipzig, 1884–1956): syn. erythropoetische Porphyrie*.

Guérin-Falte (Alphonse F. G., Chir., Paris, 1816–1895): Valvula foraminis ovalis.

Guérin-Fraktur (↑; Fraktur*) f: (engl.) Guérin's fracture; Oberkieferfraktur (Typ I nach LeFort) mit Bruchspaltverlauf in Höhe des Nasen- u. Kieferhöhlenbodens mit od. ohne Beteiligung des Nasenseptums; vgl. LeFort-Oberkieferfrakturlinien, Kieferfrakturen.

Guérin-Klappe: (engl.) Guérin's valve; (anat.) Valvula fossae navicularis; inkonstante Schleimhautfalte in der oberen Wand der Fossa* navicularis urethrae.

Guérin-Stern-Syn|drom (Jules R. G., Orthop., Paris, 1801–1886) n: s. Arthrogryposis-multiplex-congenita-Syndrome.

Gürtel|gefühl: (engl.) girdle sensation; Zonästhesie; Gefühl, als ob ein fester Gürtel den Körper umgibt; **Vork.:** bei intraspinaler Raumforderung, entzündl. Erkrankungen des Rückenmarks; gürtelförmige Schmerzen auch bei Tabes dorsalis, Multipler Sklerose u. Spondylitis tuberculosa. Vgl. Hitzig-Gürtel.

Gürtel|rose: s. Zoster.

Guglielmo-Krankheit (Giovanni di G., Hämat., Rom, 1886–1961)**:** s. Erythrämie.

Guillain-Barré-Syn|drom (Georges G., Neurol., Paris, 1876–1961; Jean A. B., Neurol., Strasbourg, 1880–1967) n**:** idiopathische entzündliche Polyradikuloneuropathie; **Ätiol.:** unklar, wahrscheinlich Inf. mit Viren (Zytomegalie-, Varizella-Zoster-, Masern-, Mumps-, Hepatitis-, HIV) od. Bakterien (Campylobacter jejuni, Salmonella, Brucella, Shigella, Spirochäten) bzw. Störung des Immunsystems; **Pathol./Anat.:** multifokale Entz. mit Infiltration von Makrophagen u. Lymphozyten in den Markscheiden der Spinalwurzeln (Polyradikulitis), Spinalganglien u. peripheren Nerven (Polyneuritis); i. Allg. erfolgt primär Entmarkung u. sekundär axonale Schädigung; **Formen: 1.** akutes G.-B.-S. mit einem Höhepunkt nach 2–4 Wo.; **2.** chronisches G.-B.-S. mit langsamerem, z. T. remittierendem u. rezidiv. Verlauf; **3.** Sonderformen: Fisher*-Syndrom, Landry*-Paralyse, Pandysautonomie*; **Klin.:** meist symmetrisch angeordnete schlaffe Lähmung zunächst der Beine mit Reflexabschwächung, Parästhesien od. Areflexie, evtl. Schmerzen u. Sensibilitätsstörungen, die (meist innerh. weniger Tage) bis zur Tetraplegie fortschreiten kann; in der Folge evtl. Muskelatrophien; **Diagn.:** Liquordiagnostik (albumino-zytologische Dissoziation*), Elektroneurographie (Herabsetzung der Nervenleitgeschwindigkeit od. Leitungsblock), Biopsie (Demyelinisation peripherer Nerven); **Kompl.:** bei Mitbeteiligung der Spinalwurzel C_4 Gefahr der Atemlähmung, autonome Neuropathie des Herzens mit Rhythmusstörungen, Thrombose in den gelähmten Beinen mit Lungenembolie; **Progn.:** i. d. R. günstig; **DD:** Nonne-Froin-Syndrom, Myelitis, Polyneuropathie, Poliomyelitis.

Guinea|wurm: syn. Dracunculus* medinensis.

Guinea|wurm-In|fektion (Infekt-*) f**:** syn. Drakunkulose*.

Gumma (lat. cummi Gummi) n**:** syn. Syphilom, Gummigeschwulst, -knoten; bei der Spätsyphilis (s. Syphilis) auftretendes derb-elastisches, kaum schmerzhaftes Granulom.

Gummi arabicum n**:** getrocknetes Sekret, das durch Anritzen des Stamms von Acacia senegal u. a. Acaciaarten gewonnen wird; enthält Ca-, Mg- u. K-Salze der Arabinsäure, saures Polysaccharid aus Arabinose, Rhamnose, Galaktose, Glukuronsäure; löst sich in doppelter Menge Wasser zu hochvisköser Flüssigkeit; **Verw.:** als Mucilaginosum, Emulgator, Stabilisator, Klebemittel u. Rezepturhilfsmittel.

Gummi|band|ligatur (lat. ligare binden) f**:** (engl.) banding; Abschnürung von Hämorrhoiden* od. blutender Ösophagusvarizen* mittels kleiner Gummibänder; führt zur Unterbrechung der Blutzufuhr u. damit zur Nekrose der betr. Hämorrhoiden bzw. Verödung der Ösophagusvarizen.

Gummi|haut: s. Cutis hyperelastica.

Gumprecht-Schatten (Ferdinand G., Int., Weimar, 1864–1947)**:** (engl.) smear cells; syn. Gumprecht-Schollen, Gumprecht-Kernschatten; Reste zerstörter kernhaltiger Zellen im Blutausstrich, bes. zahlreich bei chronisch-lymphatischer, aber auch bei akuter Leukämie (s. Abb.), in geringer Zahl in jedem Ausstrich. Vgl. Blutschatten.

Gunn-Zeichen (Robert M. G., Ophth., London, Moorfields, 1850–1909)**:** (engl.) Gunn sign; **1.** s. Fundus arterioscleroticus; **2.** maxillopalpebrale Synkinese: paradoxe Mitbewegung des gelähmten Oberlids beim Kauen od. seitl. Verschieben des Unterkiefers; Urs.: angeb. (90 %) od. erworbene Anomalie der Innervation des Lidhebers.

Gurken|kern|band|wurm: syn. Dipylidium* caninum.

Guss|platten: (engl.) pour plates; mit bakterienhaltigem Material vermischte flüssige Nährböden (Nährgelatine, Nähragar), die zu Platten gegossen werden; die einzeln liegenden Bakt. können zu getrennten Kolonien auswachsen. Vgl. Reinkultur.

gustatorisch (lat. gustus Geschmack)**:** (engl.) gustatory; geschmacklich, den Geschmack (Geschmackssinn) betreffend.

Gusto|metrie (↑; Metr-*) f**:** s. Elektrogustometrie, Geschmacksprüfung.

Gutachten, anthropo|logisches: (engl.) anthropological assessment; syn. morphologisches Ähnlichkeitsgutachten; Beurteilung anthrop.-morphol. Merkmale hinsichtl. phänotypischer Übereinstimmung (z. B. Schädelform, allg. Physiognomie, Pigmentierung, Hautleisten an Händen u. Füßen, Typ der Behaarung). Vgl. Abstammungsbegutachtung.

Gutachten, geburts|hilflich-gynäko|logisches: (engl.) obstetrical gynecological assessment; Gutachten über einen Behandlungsfehler in der Geburtshilfe od. Gynäkologie, von dem mit Hilfe des Anscheinsbeweises auf einen hierfür typischen Gesundheitsschaden geschlossen werden kann u. umgekehrt. W. Str.

Guthrie-Muskel m**: 1.** Musculus* sphincter urethrae externus; **2.** Musculus* transversus perinei profundus.

Guthrie-Test (Robert G., Bakteriol., New York, Buffalo, 1916–1995) m**:** auch Guthrie-Hemmtest; Untersuchungsverfahren zum Nachw. einer Phenylalaninerhöhung im Blut u. Ausschluss einer Phenylketonurie*; als Screening-Verfahren (am 4.–5. Lebenstag) in der Bundesrepublik Deutschland nicht mehr empfohlen; **Prinzip:** Aufbringen eines blutgetränkten Filterpapierblättchens auf eine mit Bakteriensporen (Bacillus subtilis) beimpfte Agarplatte, deren Wachstum durch Zusatz von Betathienylalanin zum Nährboden gehemmt ist u. nur bei

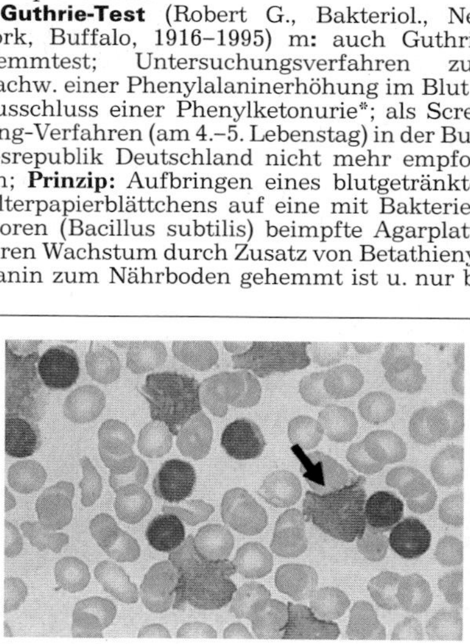

Gumprecht-Schatten:
Blutausstrich (Pappenheim-Färbung) bei chronisch-lymphatischer Leukämie; neben kleinen monomorphen Lymphozyten zahlreiche amorphe Gebilde, sog. Gumprecht-Schatten (Pfeil) [181]

entspr. Phenylalaningehalt der Blutprobe erfolgen kann; Nachweisgrenze bei ca. 4 mg/dl (≙ 242 µmol/l); falschnormale Ergebnisse z. B. bei Antibiotikatherapie.

Gutmann-Zeichen: (engl.) Gutmann's sign; (röntg.) auffällige Ausbuchtung des oberen Anteils der 2. Duodenalportion, häufig kombiniert mit Hypotonie des Bulbus duodeni (Megabulbus); bei Pankreaskarzinom*. Vgl. Gießkannenphänomen, Magen-Darm-Passage, Duodenographie, hypotone.

GUV: Abk. für **g**esetzliche **U**nfall**v**ersicherung; s. Unfallversicherung.

Guyon-Loge (Jean C. G., Chir., Urol., Paris, 1831–1920; frz. loge Fach) f**:** (engl.) Guyon's canal; syn. Canalis ulnaris; tunnelähnl. Struktur im ulnaren-palmaren Handgelenkbereich durch die A. ulnaris u. N. ulnaris zur Hohlhand ziehen; Begrenzungen: ulnar vom Os pisiforme, dorsal vom Lig. pisohamatum u. Retinaculum flexorum, radial vom Ausläufer der Palmaraponeurose, distal vom Hamulus ossis hamati, palmar von Ausläufern der Unterarmfaszie, der Sehne des M. flexor carpi ulnaris u. dem Lig. carpi palmare; häufig Ort einer Kompression des N. ulnaris (s. Nervenkompressionssyndrom).

Guyon-Logen|syn|drom (↑) n**:** (engl.) Guyon's canal syndrome; syn. Ulnartunnelsyndrom; Kompression des N. ulnaris in der Guyon*-Loge (z. B. als sog. Radfahrerlähmung inf. festen Griffs um den Fahrradlenker); **Sympt.:** Parästhesien im Bereich des 4. u. 5. Fingers, später Handgelenkschmerzen, v. a. nachts; bei Läsion des motor. Asts Atrophie u. Lähmung der Hypothenarmuskulatur u. der Handbinnenmuskeln; Hoffmann*-Tinel-Zeichen häufig positiv; vgl. Ulnarislähmung.

Guyon-Sym|ptom (↑) n**:** ballotierende Niere; s. Hydronephrose.

GVH: Abk. für **G**raft*-**v**ersus-**h**ost-Reaktion.

Gy: Einheitenzeichen für Gray*.

Gyn-: auch Gynäko-; Wortteil mit der Bedeutung Frau; von gr. γυνή, γυναικός.

Gynäko|logie (↑; -log*) f**:** (engl.) gynecology; Frauenheilkunde.

Gynäko|mastie (↑; Mast-*) f**:** (engl.) gynecomastia; ein- od. beidseitige Vergrößerung der männl. Brustdrüse; i. e. S. die hormonabhängige Vergrößerung des Brustdrüsenparenchyms (sog. echte G.), i. w. S. alle Formen einer augenscheinlich vergrößerten Brustdrüse, auch durch Lipideinlagerung bei Adipositas (sog. Lipomastie) od. regionale Tumoren (z. B. Lipome) verursacht (sog. falsche G., Pseudogynäkomastie); **Urs.** (der echten G.): gesteigerte Östrogensekretion (z. B. in der Pubertät), verminderte Androgensekretion (z. B. bei Klinefelter-Syndrom), Organresistenz gegen Testosteron (z. B. bei testikulärer Feminisierung), gesteigerte Sekretion von Prolaktin bzw. Gonadotropinen* (z. B. bei Hypophysentumor); **Vork.:** häufig als physiol. Pubertätsgynäkomastie u. i. R. einer Östrogentherapie bei Prostatakarzinom* (wenn zuvor keine Mamillenbestrahlung vorgenommen wurde), bei Akromegalie, Basedow-Krankheit, myoton. Dystrophie, Hodenatrophie, Hodenteratom (s. Hodentumoren), primärem Hypergonadismus, Hypophysenadenomen (s. Hirntumoren), Hypothalamusschäden, primärer Hypothyreose, Klinefelter-Syndrom, Leberzirrhose, konsumierenden Prozessen, feminisierenden Östrogen produzierenden Tumoren sowie inf. Anwendung von Antiandrogenen u. chron. Hämodialyse; **cave:** bei einseitiger G. handelt es sich meist um ein Fibroadenom* (bes. im 3. u. 4. Lebensjahrzehnt), es muss jedoch ein Mammakarzinom ausgeschlossen werden. Bei der G. des jungen Mannes besteht immer Verdacht auf einen malignen Hodentumor (v. a. Chorionepitheliom).

Gynäko|tropie (↑; -trop*) f**:** (engl.) gynecotropism; syn. Gynäkotropismus; gehäuftes Vork. bestimmter Krankheiten u. (erbl.) Syndrome beim weibl. Geschlecht; vgl. Androtropie.

Gyn|andrie (↑; Andro-*) f**:** (engl.) gynandria; feminine Form des Pseudohermaphroditismus*.

Gyn|andro|blastom (↑; ↑; Blast-*; -om*) n**:** (engl.) gynandroblastoma; sehr seltener gemischtzelliger Keimstrangtumor des Ovars (s. Ovarialtumoren) aus weibl. angelegten (follikulären) u. männl. determinierten (testikulären) Abkömmlingen der Keimleiste.

Gyn|a|tresie (↑; Atresie*) f**:** (engl.) gynatresia; Sammelbez. für versch. Formen des angeb. Verschlusses der weibl. Geschlechtsöffnung; völliger Verschluss od. Verschluss einzelner Mündungen od. Kanäle der Geschlechtsorgane, z. B. des Zervikalkanals (Zervikalatresie), der Scheide (Vaginalatresie, hymenale Atresie*) od. der Eileiter; vgl. Uterusfehlbildung, Kryptomenorrhö, Fehlbildung, vaginale, Rokitansky-Küster-Hauser-Syndrom.

Györgyi-Formel (Albert Szent-G. von Nagyrapolt, Biochem., Szeged, 1893–1986)**:** (engl.) Szent-Györgyi formula; s. Szent-Györgyi-Quotient.

Gyrase f**:** zu den Topoisomerasen* Typ II gehörendes bakterielles Enzym, das die Bildung der Tertiärstruktur der DNA-Doppelhelix (Superspiralisierung) katalysiert; G. wird i. R. der Antibiotikatherapie von Chinolonen* gehemmt.

Gyrase|hemmer: syn. Chinolone*.

gyratus (gr. γῦρος Kreis)**:** kreisförmig, gewunden.

Gyri breves insulae (Gyrus*) m pl**:** kurze vordere Windungen der Insel.

Gyri cerebri (↑) m pl**:** Windungen des Großhirns.

Gyri insulae (↑) m pl**:** Windungen der Insel mit Gyrus longus insulae.

Gyri temporales trans|versii (↑) m pl**:** 2–4 Querwindungen an den Innenfläche des Gyrus temporalis sup.; der vorderste wird als Heschl*-Querwindung bezeichnet.

Gyrus (gr. γῦρος) m (pl Gyri)**:** Kreis, Windung, v. a. Hirnwindung.

Gyrus angularis (↑) m**:** das hintere Ende des Sulcus temporalis sup. bogenförmig umgreifende Windung.

Gyrus cinguli (↑) m**:** Windung parallel zum Balken; zw. Sulcus cinguli u. Sulcus corporis callosi.

Gyrus dentatus (↑) m**:** (engl.) dentate gyrus; Windung aus gezähnelter, grauer Substanz, die zw. Hippocampus u. Gyrus parahippocampalis liegt.

Gyrus fasciolaris (↑) m**:** untere Windung an der Konvexität des Stirnlappens.

Gyrus frontalis inferior (↑) m**:** Windung des Stirnhirns unterhalb des Gyrus frontalis medius, bestehend aus den Teilen Pars orbitalis, Pars triangularis u. Pars opercularis.

Gyrus frontalis medius (↑) m**:** Windung des Stirnhirns an der Seitenfläche vorn zw. dem Sulcus frontalis sup. u. inf.

Gyrus frontalis superior (↑) m**:** Windung des Stirnhirns oberhalb des Gyrus frontalis medialis.

Gyrus oc|cipito|temporalis lateralis (↑) m: Windung an d. Basalfläche des Schläfen- u. Hinterhauptlappens zw. Sulcus occipitotemporalis u. collateralis; anschl. zw. Sulcus collateralis u. calcarinus.

Gyrus occipito|temporalis medialis (↑) m: Windung an der Unterfläche lateral vom Gyrus parahippocampalis.

Gyrus para|hippo|campalis (↑) m: Windung an der Basalfläche des Schläfenlappens, entlang des Sulcus hippocampalis, am vorderen Ende hakenförmig umgebogen (Uncus).

Gyrus para|terminalis (↑) m: Windung an der medialen Fläche des Stirnlappens unter dem Rostrum des Balkens.

Gyrus post|centralis (↑) m: hintere Zentralwindung, getrennt durch den Sulcus centralis.

Gyrus pre|centralis (↑) m: vordere Zentralwindung, vor dem Sulcus centralis cerebri gelegen.

Gyrus rectus (↑) m: Windung medial an der Basalfläche des Stirnlappens.

Gyrus supra|marginalis (↑) m: umgreift bogenförmig das hintere Ende des R. posterior des Sulcus lat.

Gyrus temporalis inferior, medius, superior (↑) m: untere, mittlere, vordere Windung an der Konvexität des Schläfenlappens.

G-Zellen (Zelle*): (engl.) G cells; **1.** Gammazellen* der Hypophyse; **2.** Gastrin bildende Zellen; s. Magen.

G

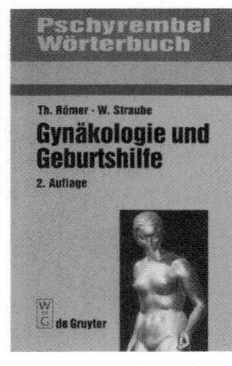

H

H: **1.** (chem.) Symbol für Wasserstoff* (Hydrogenium), als Kation (Proton) H^+, als Molekül H_2; **2.** (immun.) Kurzzeichen für H*-Substanz; **3.** (biochem.) Abk. für Histidin*; **4.** (ophth.) Hypermetropie*.

h: (physik.) **1.** Formelzeichen für Planck*-Wirkungsquantum; **2.** Einheitenzeichen für Stunde (lat. hora); s. Einheiten (Tab.); **3.** Vorsatzzeichen für Hekto- (Faktor 10^2).

HA: Abk. für **H**äm**a**gglutination*.

Haar|ausfall: (engl.) hair loss; Effluvium capillorum; s. Effluvium, telogenes.

Haar|ausreißen: (engl.) plucking of the hair; syn. Trichotillomanie; sog. Haarrupf-Tic; zwanghaftes Ausreißen von Haaren an umschriebenen Stellen; Vork. v. a. bei Kindern, selten bei Erwachsenen (z. B. bei Neurose). Vgl. Zwangshandlung.

Haar|balg: (engl.) hair follicle; bindegewebige Haarwurzelscheide; s. Haare (Abb.); vgl. Haarfollikel.

Haar|balg|milbe: Demodex folliculorum u. Demodex brevis; s. Milben.

Haare: (engl.) hair(s); Pili, Crines; Hautanhangsgebilde; aus Lanugohaaren der Fetalzeit werden nach der Geburt etwas dickere Vellushaare am ganzen Körper u. Terminalhaare im Bereich von Capillitium (Capilli), Augenbrauen (Supercilia), Wimpern (Cilia) sowie sexualhormonabhängig im Bart- (Barba), Achsel- (Hirci), Brust-, Schambereich (Pubes), im äußeren Gehörgang (Tragi) u. am Naseneingang (Vibrissae); vgl. Haarveränderungen.

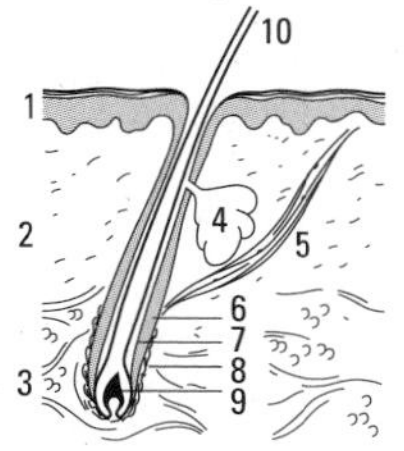

Haare:
1: Oberhaut; 2: Lederhaut; 3: Unterhaut; 4: Talgdrüse; 5: M. arrector pili; 6: äußerer Teil der Wurzelscheide; 7: innerer Teil der Wurzelscheide; 8: Glashaut; 9: Haarzwiebel; 10: Haar mit Schaft

Haar|follikel (Follicul-*) m: (engl.) hair follicle; Haarbalg i. w. S.; besteht aus der inneren u. äußeren epithelialen Wurzelscheide u. der bindegewebigen Haarwurzelscheide (Haarbalg).

Haar|gefäße: Kapillaren; vgl. Blutkapillaren.

Haar|granulome (Granulum*; -om*) n pl: (engl.) hair granulomas; insbes. bei Friseuren vorkommende interdigitale Granulome (u. U. mit Fistelbildung) durch Eindringen von Haaren beim Waschen, Massieren usw. in die (mazerierte) Haut; Lok. bes. im 2. u. 3. Interdigitalraum.

Haar|knötchen|krankheit: s. Piedra.

Haar|kutikula (Dim. von lat. cutis Haut) f: (engl.) hair cuticle; äußerste Schicht der Haare; aufgebaut aus dachziegelartig angeordneten kernlosen Zellen, die die Rindenoberfläche des Haars bedecken.

Haar|leuko|plakie (Leuk-*; gr. πλάξ, πλακός Platte, Fläche) f: (engl.) hairy leukoplakia; orale haarförmige Leukoplakie; erstmals in Zus. mit der HIV*-Erkrankung beobachtete, leukoplakieartige Effloreszenz an Rand od. Unterseite der Zunge, vermutl. als Manifestation einer (inf. zunehmenden Immundefekts reaktivierten) Infektion mit Epstein*-Barr-Virus; **Klin.:** unscharf begrenzte, leicht erhabene, weißliche Beläge (s. Abb.), die sich (im Ggs. zu den Belägen bei Candidosen* der Mundschleimhaut) nicht abstreifen lassen; die Herde heilen z. T. spontan innerh. von Mon. ab; Rezidive sind möglich. **Ther.:** Aciclovir, spezif. HIV-Therapie, ggf. Lokaltherapie mit Podophyllin. Die H. ist ein Hinweis auf Vorliegen einer HIV-Infektion u. stellt eines der Kriterien zur Einteilung in die CDC-Stadien dar; sie tritt i. d. R. einige Monate bis Jahre vor der Erkr. am Vollbild AIDS* auf.

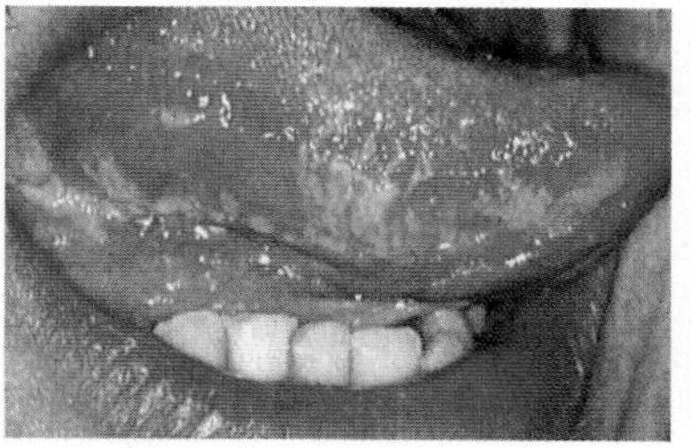
Haarleukoplakie [3]

Haar|pilze: s. Dermatophyten.

Haar|seil|schuss: (engl.) tangential wound; Tangentialschuss; s. Schusswunde.

HAART: Abk. für (engl.) **h**ighly **a**ctive **a**ntiretroviral therapy; hoch aktive antiretrovirale Kombinationstherapie bei HIV*-Erkrankung aus mindestens drei Arzneimitteln (immer ein Proteasehemmer*), die die HIV-assozierte Morbidität u. Mortalität signifikant verringert hat; stringente Einnahmemodalitäten u. erhebl. UAW stellen an den Pat. hohe Anforderungen; vgl. Kombinationstherapie, antivirale.

Haar|veränderungen: (engl.) hair changes; Änderungen von Farbe u. Struktur des Haarschafts (s. Abb.); **Formen: 1.** Canities: syn. Leukotrichose; diffuses Ergrauen im Alter durch Pigmentschwund; kann vorzeitig auftreten z. B. bei perniziöser Anämie, Basedow-Krankheit, Cushing-Syndrom; **2.** Monilethrix: syn. Aplasia pilorum intermittens, Spindelhaare; unregelmäßig dominant erbl., beginnt meist im 1. Lj.; Haare zeigen in Abständen von 0,5–1 mm abwechselnd Anschwellungen u. Einschnürungen u. brechen ab; der Kopf ist fast kahl u. mit follikulären Hornkegeln bedeckt; evtl. gleichzeitig Nagel- u. Zahnanomalien. **3.** Pili anulati: Ringelhaare; längs angeordnete, ca. 2 mm lange, dunkle u., offenbar inf. abnormen Luftgehalts im Markkanal, helle Zonen wechseln miteinander

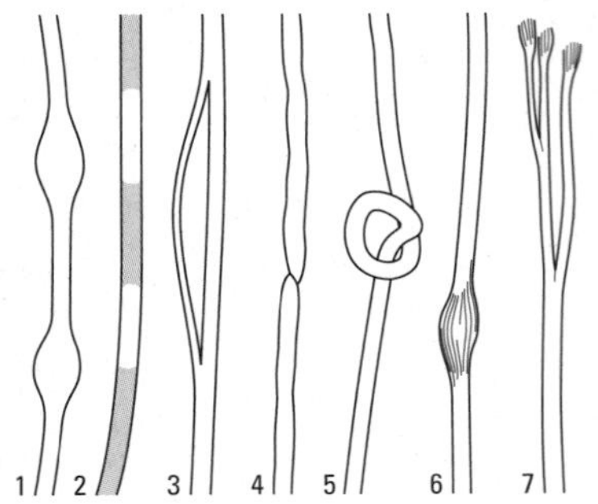

Haarveränderungen:
1: Monilethrix; 2: Pili anulati; 3: Pili bifurcati; 4: Trichokinesis; 5: Trichonodose; 6: Trichorrhexis nodosa; 7: Trichoschisis

ab. **4.** Pili bifurcati: Gabelung des Haarschafts in unregelmäßigen Abständen; **5.** Pili planati: Haare zeigen durch einseitige Abplattung bedingte, hellere u. darauf folgende dunklere Stellen. **6.** Pili recurvati: Barthaare treten in ganz flachem Winkel aus den Follikeln, so dass ihre Spitzen wieder in die Hornschicht eindringen; dadurch bilden sich kl. Papeln, die beim Rasieren angeschnitten werden. **7.** Trichokinesis: Pili torti; bandartige Abflachung u. Drehung in Abständen von 5–12 mm; Vork. z. B. bei Menkes*-Syndrom, Netherton*-Syndrom; **8.** Trichomalazie: erhöhte Weichheit der Haare, bes. bei Kindern; bis handtellergroße, unscharf begrenzte Stellen mit schütterem Haarwuchs auf dem behaarten Kopf; Urs.: wahrscheinl. mechan. durch häufiges Zupfen; **9.** Trichonodose: Bildung von Schlingen u. Doppelschlingen an den Haaren, meist in Komb. mit Trichoschisis u. Trichorrhexis nodosa; Lok.: bes. Kopf- u. Schamhaare; Urs.: Zerren, Kratzen (z. B. bei juckenden Dermatosen), Massieren, längere starke Windexposition; **10.** Trichorrhexis invaginata: sog. Bambushaare; Knotenbildung durch Invagination des distalen in den proximalen Haarschaft bei Netherton-Syndrom; **11.** Trichorrhexis nodosa: erhöhte Brüchigkeit der Haare; pinselartige Aufsplitterungen an Kopf- u. Barthaaren, die aussehen wie hellgraue Knötchen (an Nissen erinnernd); Urs.: zu häufiges Waschen u. Bürsten, bei Menkes-Syndrom u. Argininbernsteinsäure*-Krankheit, evtl. auch idiopathisch; **12.** Trichoschisis: syn. Trichoptilose; pinselförmige Auffaserung u. Längsspaltung des Haars; Urs.: mechan. u. chem. Traumatisierung; **13.** Trichoklasie: erhöhte Brüchigkeit der Haare bei Trichorrhexis invaginata, Trichorrhexis nodosa u. Trichoschisis; **14.** Trichostasis spinulosa: syn. Pinselhaare, Thysanothrix; follikuläre, komedoartige Bildungen, die (nach Expression) mikroskop. bis zu 60 dicht nebeneinanderliegende, dünne Kolbenhaare enthalten; Lok.: bes. Nase u. Stirn, meist bei älteren Menschen; Urs.: überschießende Papillenaktivität u. Retention der abgestorbenen Haare im hyperkeratotischen Follikel.

Haar|wurzel|status m: (engl.) hair root status; Trichogramm; Ergebnis der lichtmikroskop. Untersuchung von Haarwurzeln zur dd Abklärung einer Alopezie*; Normalbefund: mind. 80 % Anagenhaare (Haare in der Wachstumsphase), ca. 1 % Katagenhaare (Haare in der Übergangsphase), bis zu 20 % Telogenhaare (Haare in der Ruhephase), bis zu 2 % dystrophische Haare.

Haar|zellen (Zelle*): (engl.) hair cells; in einer inneren u. 3–5 äußeren Reihen angeordnete, von Stützzellen getragene sek. Sinneszellen im Corti*-Organ (Hörzellen), deren feine Fortsätze (Stereozilien) die Tektorialmembran berühren.

Haar|zell-Leuk|ämie (↑; Leuk-*; -ämie*) f: (engl.) hairy-cell leukemia; syn. lymphozytisches Lymphom; malignes Lymphom* niedriger Malignität, das klin. durch Splenomegalie, Panzytopenie u. Vork. mononukleärer Zellen (wahrscheinl. B-Lymphozyten) mit schlanken „haarförmigen" Zytoplasmafortsätzen im peripheren Blut gekennzeichnet ist; **Diagn.:** zytochem. Nachweis von Tartrat-resistenter saurer Phosphatase in den Haarzellen; **Ther.:** Splenektomie, evtl. Interferone (IFN-α); **Progn.:** oft langfristiger symptomarmer Verlauf; evtl. Infektionen (v. a. Pneumonie); **DD:** Osteomyelofibrose*.

Haar|zunge, schwarze: Lingua* villosa nigra.

Habenula (Dim. von lat. habena Zügel) f: Zirbelstiel; zwei dünne Markbündel, welche die Zirbeldrüse mit den Striae medullares thalami verbinden.

Habilitation (lat. habilitare fähig machen) f: Verfahren zur Erlangung des akadem. Grades eines Privatdozenten mit Lehrberechtigung an Hochschulen u. Universitäten als Voraussetzung zur Einnahme einer Professur; vgl. Promotion.

Habituation (lat. habitare an etwas gewohnt sein) f: (psychol.) allmähliches Verschwinden einer Reaktion nach wiederholter Exposition bzw. Konfrontation* mit dem auslösenden Reiz.

habituell (↑): (engl.) habitual; gewohnheitsmäßig, öfter auftretend.

Habitus (lat. äußere Erscheinung) m: (engl.) constitution, habitus; Besonderheiten der äußeren Erscheinung, die u. U. einen Schluss auf best. Krankheiten od. Krankheitsanlagen zulassen können. Vgl. Konstitution.

HACEK-Gruppe: Kurzbez. für eine Bakteriengruppe aus **H**aemophilus, **A**ctinobacillus, **C**ardiobacterium hominis, **E**ikenella u. **K**ingella, die im Oropharynx vorkommen u. gelegentl. Endokarditis u. a. Inf. verursachen; kulturell leicht zu übersehen wegen eines hohen Anspruchs an Kulturbedingungen.

Hackenbruch-Methode (Peter T. H., Chir., Wiesbaden, 1865–1924) f: s. Bassini-Operation.

Hacken|fuß: s. Pes calcaneus.

Hacken|sporn: Kalkaneussporn*.

Haeckel-Gesetz (Ernst H. H., Zool., Jena, 1834–1919)**:** (engl.) Haeckel's law; biogenetische Regel, wonach während der Ontogenese phylogenetische Entwicklungsstadien durchlaufen werden.

Häm (Häm-*) n**:** (engl.) heme; Sammelbez. für Eisen-(II)-Protoporphyrin-Komplexe mit Farbstoffcharakter (s. Porphyrine), die als prosthetische Gruppen Bestandteil der Hämoproteine* sind; **Funktionen**: Sauerstoffbindung (Hämoglobin*, Myoglobin*), -transport (Hämoglobin) u. -übertragung (Monooxygenasen* u. Peroxidasen*) sowie Elektronentransport (Zytochrome*); bei Redoxreaktionen wird Fe^{2+} zu Hämin* (Fe^{3+}) oxidiert. Hämoglobin u. Myoglobin enthalten immer Fe^{2+}. Biosynthese: s. Porphyrine; Abbau: s. Gallenfarbstoffe, Bilirubin.

Häm-: auch Hämato-, Hämo-; Wortteil mit der Bedeutung Blut; von gr. αἷμα, αἵματος.

Haema|dipsa (↑; gr. δίψα Durst) f**:** Gattung der Blutegel (Hirudinea*) mit terrestrischer Lebensweise (Landegel); Err. externer Hirudiniasis*; Egel suchen aktiv den Wirt auf od. lassen sich von Sträuchern o. ä. fallen; Länge bis 3 cm. **Vork.:** trop. Regenwälder in Asien, Madagaskar, Ost-Australien; bekannteste Art: **H. ceylanica** (massenhaftes Vork. in Sri Lanka).

Häm|ag|glutination (↑; Agglutination*) f**:** (engl.) hemagglutination; Abk. HA; durch Hämagglutinine* verursachte sichtbare Verklumpung von Erythrozyten; als **direkte** (aktive) HA durch spezif., gegen Oberflächenantigene der Erythrozyten gerichtete Antikörper od. als **indirekte** (passive) HA nach Beladung von Erythrozyten mit einem Antigen (z. B. Vi-Antigen bei der Typhus-Vi-Hämagglutination, Globulin im Antiglobulintest) durch spezif., gegen das entspr. Antigen gerichtete Antikörper. Die Stärke einer HA wird (z. B. bei serol. Titration eines hämagglutinierenden Antiserums) mit einem Zahlenwert als Titer (Verdünnungsstufe des getesteten Serums, bei der gerade noch eine HA ablesbar ist) angegeben. Vgl. Agglutination, Boyden-Technik.

Häm|ag|glutination-Hemm|test (↑; ↑) m**:** (engl.) hemagglutination-inhibition test; Abk. HAH, HHT; auf der Hemmung einer Hämagglutination* beruhender serol. Test zum Nachweis von Antikörpern od. Antigenen; **1.** direkter (aktiver) HAH, z. B. als Hirst-Test zum Nachweis von neutralisierenden Antikörpern im Serum, die gegen virale Hämagglutinine* gerichtet sind (indirekter Nachweis viraler Inf.); **2.** indirekter (passiver) HAH, z. B. zum Nachweis von Antigenen im Serum durch Mischung einer Serumprobe mit einem spezif. Antiserum u. Inkubation mit Testerythrozyten, die mit dem gesuchten Antigen beladen sind; enthält das Serum die Antigene, so werden sie von den im Antiserum enthaltenen spezif. Antikörpern gebunden, u. die Agglutination der Testerythrozyten bleibt aus.

Häm|ag|glutinine (↑; ↑) n pl**:** (engl.) hemagglutinins; Bez. für Substanzen, die eine Hämagglutination* herbeiführen; v. a. Alloagglutinine*, Lektine* u. Oberflächenantigene best. Virusarten (z. B. Masern-, Mumps-, Röteln-, Influenza-, Arboviren).

Häm|alaun m**:** (engl.) hemalum; Gemisch aus Hämatoxylin* u. Alaun*: 1,0 g Hämatoxylin, 0,2 g Natriumiodat u. 50,0 g Kaliumalaun, Aqua bidest. ad 1000,0 g; **Verw.:** zur Färbung* histol. Präparate (färbt Zellkerne blau).

Häm|alaun-Eosin|färbung: (engl.) hemalum-eosin staining; Kurzbez. HE-Färbung; Hämalaun färbt Chromatin blau, Eosin Zytoplasma u. Interzellularsubstanz rosa. Vgl. Färbung.

Häm|angio|blastom (Häm-*; Angio-*; Blast-*; -om*) n**:** (engl.) hemangioblastoma; mesenchymaler Tumor aus gewucherten Kapillarsprossen; Vork. oft i. R. des Hippel*-Lindau-Syndroms; **Lok.:** Retina, Gehirn (s. Hirntumoren, Tab.).

Häm|angio|endo|theliom (↑; ↑; Endothel*; -om*) n**:** s. Hämangiosarkom.

Häm|angio|fibro|sarkom (↑; ↑; Fibr-*; Sark-*; -om*) n**:** (engl.) hemangiofibrosarcoma; s. Hämangiosarkom.

Haem|angioma racemosum (↑; ↑; -om*) n**:** s. Angioma racemosum.

Häm|angio|matose (↑; ↑; ↑; -osis*) f**:** (engl.) hemangiomatosis; Auftreten zahlreicher Hämangiome i. R. versch. Erbkrankheiten, z. B. bei Blue*-rubber-bleb-nevus-Syndrom, Hippel*-Lindau-Syndrom, Maffucci*-Syndrom, Sturge*-Weber-Krabbe-Syndrom.

Häm|angiom, eruptives (↑; ↑; ↑) n**:** (engl.) eruptive hemangioma; syn. Angioma senile; sog. Kirschangiom, Rubinfleck; ab dem mittleren Lebensalter meist am Stamm (insbes. prästernal) auftretende, punkt- bis stecknadelkopfgroße Papel aus in der oberen Dermis gelegenen Kapillargefäßen; vgl. Lippenangiom.

Häm|angiom, kapilläres (↑; ↑; ↑) n**:** (engl.) capillary hemangioma; häufige (1:200 Neugeborene) gutartige Neubildung englumiger Kapillaren bes. in der Haut (v. a. im Bereich von Hals u. Kopf); Auftreten meist konnatal od. in den ersten Lebenswochen mit weiterer Ausdehnung des k. H.; nach einer Ruhephase bilden sich 70–90 % der Tumoren bis zum 7. Lj. (evtl. mit geringen bleibenden Hautveränderungen) spontan zurück. **Ther.:** Glukokortikoide systemisch u. intraläsional, evtl. Laserkoagulation, chir. Entfernung, Kryotherapie, Strahlentherapie.

Häm|angiom, kavernöses (↑; ↑; ↑) n**:** (engl.) cavernous hemangioma; syn. Kavernom; sog. Blutschwamm; gutartige Neubildung weitlumiger Blutgefäße, die sich in den ersten Lebenswochen entwickelt od. bereits konnatal vorhanden ist; Vork. bes. in parenchymatösen Organen (Leber, Gehirn, Niere, Milz, Lunge), Auge u. v. a. in

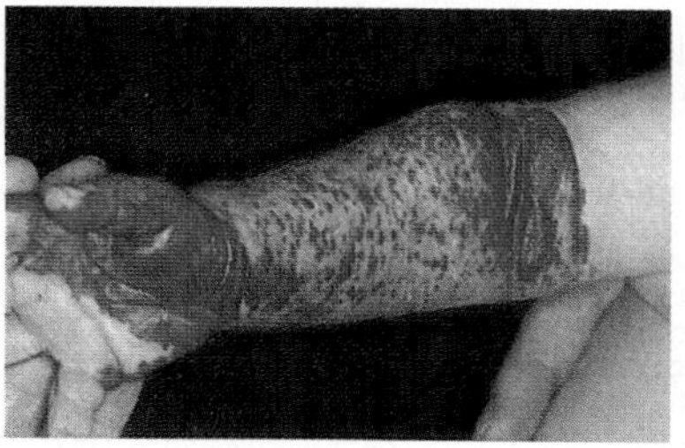

Hämangiom, kavernöses [3]

der Haut; klin. **Formen** des k. H. der Haut; **1.** kutan: scharf begrenzter, flacher od. erhabener, rötlich-blauer Knoten (plano-tuberöses Hämangiom); meist spontane Rückbildung innerh. von 2–5 Jahren; **2.** subkutan: unscharf begrenzter, weicher, bläulich durch die Haut schimmernder, wenig prominenter Tumor mit venösen Hohlräumen; mäßige Tendenz zur Spontanremission; **3.** gemischte Form; **Ther.:** Kryo- od. evtl. Laserchirurgie möglichst im Initialstadium; bei größeren Läsionen systemisch Interferon-α u. chir. Behandlung; bei symptomat. k. H. an anderen Lok. evtl. chir. Entfernung. Vgl. Kasabach-Merritt-Syndrom, Naevus flammeus.

Häm|angiom-Thrombo|penie-Syn|drom (↑; ↑; ↑; Thromb-*; -penie*) **n:** s. Kasabach-Merritt-Syndrom.

Häm|angiom, verruköses (↑; ↑; ↑) **n:** (engl.) verrucous hemangioma; syn. Angiokeratoma* circumscriptum naeviforme.

Häm|angio|peri|zytom (↑; ↑; Peri-*; Zyt-*; -om*) **n:** (engl.) hemangiopericytoma; maligner mesenchymaler Tumor; s. Hirntumoren (Tab.).

Häm|angio|sarkom (↑; ↑; Sark-*; -om*) **n:** (engl.) hemangiosarcoma; maligner, von den

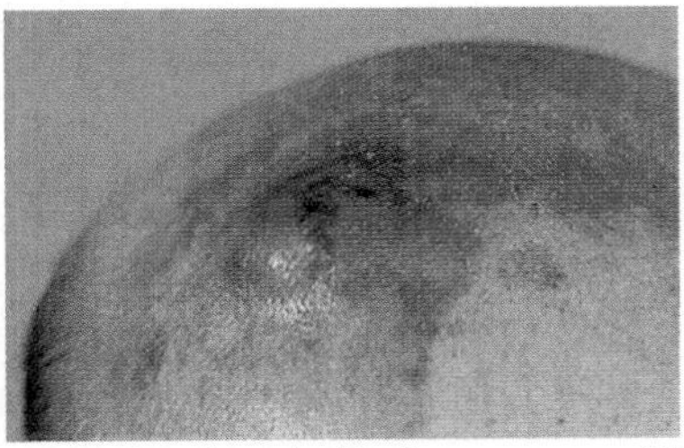

Hämangiosarkom der Kopfhaut [3]

Blutgefäßen ausgehender Tumor; **Formen: 1.** Hämangiofibrosarkom (von den Perithelzellen der Kapillaren ausgehend); **2.** Hämangioendotheliom (von den Endothelzellen der Kapillaren ausgehend).

Häm|a|pherese (↑; A-*; Pher-*) **f:** (engl.) hemapheresis; apparatives, meist vollautomatisches Trennungsverfahren mit extrakorporalem Kreislauf zur Gewinnung einzelner Blutkomponenten u. Rückführung der übrigen Bestandteile an den Spender; als Zytapherese (Zellseparation) od. Plasmapherese* in der Transfusionsmedizin zur Gewinnung von Blutbestandteilkonserven; therap. zur Zelldepletionsbehandlung, z. B. bei Sichelzellenanämie u. Thalassämie, bei schwerer Malaria tropica zur raschen Verminderung plasmodienbefallener Erythrozyten, bei Polyzythämie zur Herabsetzung der Blutviskosität.

Haema|physalis f: Gattung der Schildzecken; s. Zecken.

Häm|arthros (Häm-*; Arthr-*; -osis*) **m:** (engl.) hemarthrosis; blutiger Gelenkerguss*; **Urs.:** Kapselbandruptur, Gelenkkontusion, -distorsion, -luxation od. -fraktur; Fettaugen im Gelenkpunktat sprechen für knöcherne Mitbeteiligung; häufig auch ohne adäquates Trauma bei Hämophilie* (sog. Blutergelenk*).

Häm|askos (↑; gr. ἀσκός Schlauch) **m:** syn. Hämoperitoneum*.

Hämat|emesis (↑; Emesis*) **f:** (engl.) hematemesis; bei einer frischen Blutung im Bereich des oberen Magen-Darm-Trakts hellrotes, bei Einwirkung von Magensäure durch Bildung von Hämatin* kaffeesatzartiges Bluterbrechen; **Vork.:** z. B. bei Ulcus ventriculi, Ösophagusvarizenblutung; **DD:** Hämoptoe*. Vgl. Blutung, gastrointestinale.

Hämatin (↑) **n:** (engl.) hematin; Ferriprotoporphyrinhydroxid; syn. Hydroxyhämin, neutrales Hämin, Oxyhämin; Eisen-(III)-Protoporphyrin-Komplex, in dem eine Koordinationsstelle von Fe^{3+} mit einer Hydroxylgruppe (OH^-) besetzt ist; H. entsteht bei Einwirkung von Salzsäure auf Hämoglobin* (vgl. Hämatemesis) od. von Alkalien auf Hämin*; **Vork.:** in Methämoglobin, Zytochromen, als prosthetische Gruppe einiger Peroxidasen u. Monooxygenasen.

Hämato-: s. a. Hämo-, Blut-.

Hämato|bilie (Häm-*; Bili-*) **f:** s. Hämobilie.

Hämato|chezie (↑; gr. χέζειν Stuhlgang absetzen) **f:** (engl.) hematochezia; Beimengung von rotem Blut im Stuhl; s. Blutstuhl.

Hämato|chylie (↑; Chyl-*) **f:** (engl.) hematochylia; Auftreten von Erythrozyten im Chylus; gelegentl. bei Leberzirrhose.

Hämato|chyl|urie (↑; ↑; Ur-*) **f:** (engl.) hematochyluria; Blut- u. Fettbeimengung im Urin, z. B. bei Filariosen*; vgl. Hämaturie, Chylurie.

Hämatoidin (↑) **n:** (engl.) hematoidin; nach Austritt von Blut in Gewebe durch Abbau von Hämoglobin entstandenes Bilirubin*, das mikroskop. in Form kleiner rotbrauner, rhombischer Kristalle nachweisbar ist.

Hämato|kolpos (↑; Kolp-*) **m:** (engl.) hematokolpos; Ansammlung von Menstruationsblut in der Scheide bei hymenaler Atresie*.

Hämato|krit (↑; gr. κριτής Beurteiler) **m:** (engl.) hematocrit; Abk. HK (HKT); Anteil der zellulären Bestandteile am gesamten Blutvolumen, ausgedrückt als Hämatokritwert in der SI-Einheit Teile von „eins", d. h. Vol.% × 0,01 od. als Vol.%; **Bestimmung:** meist wird der Volumenanteil der Erythrozyten (unter Vernachlässigung der restl. Blutzellen von ca. 4 Vol.% am zellulären Gesamtvolumen) nach Zentrifugieren einer ungerinnbar gemachten Blutprobe in einem graduierten Röhrchen ermittelt (auch als Mikromethode mit Glaskapillaren). Es dürfen nur Antikoagulanzien verwendet werden, die das Erythrozytenvolumen nicht verändern (z. B. EDTA). Der nach dem Zentrifugieren zw. den Erythrozyten verbleibende Anteil des Plasmas beträgt ca. 1–4 %. Eine Bestimmung des HK ist auch durch Messung der elektr. Leitfähigkeit des Plasmas in einer Vollblutprobe möglich. Der HK kann außerdem aus MCV u. Erythrozytenzahl berechnet werden. **Referenzwerte:** s. Blutbild (Tab.).

Hämato|labyrinth (↑; Labyrinth*) **n:** Blutung in das Innenohr mit plötzl. einsetzendem Schwindel u. Hörverlust; **Urs.:** stumpfes Schädeltrauma (auch ohne knöcherne Fraktur), hämorrhag. Diathese. H. Ger.

Hämato|logie (↑; -log*) **f:** (engl.) hematology; Spezialgebiet der Inneren Medizin, das sich mit Diagnostik u. Therapie von Bluterkrankungen u. der Erforschung der zugehörigen (patho-)physiologischen Grundlagen befasst.

Hämatom (↑; -om*) **n:** (engl.) hematoma; sog. Bluterguss; durch Trauma entstandene Blutansammlung im Weichteilgewebe od. in einer vorgebildeten Körperhöhle (z. B. Hämarthros, Hämatothorax); bei längerem Bestehen erfolgt eine bindegewebige Umbildung (sog. organisiertes H.). Vgl. Reaktion, vitale.

Hämatom|echo (↑; ↑) **n:** s. Echoenzephalographie.

Hämatom, epi|durales (↑; ↑) **n:** (engl.) epidural hematoma; intrakranielle Blutung zw. Dura mater u. Schädelknochen inf. Ruptur der A. meningea media; bei Säuglingen auch venös; **Urs.:** Schädelhirntrauma* (häufig Kalottenfraktur); **Sympt.:** anfangs z. T. Bewusstseinsstörung, nach freiem Intervall (Minuten bis Tage) erneute Eintrübung bis zum tiefen Koma (bei Säugling u. Kleinkind zuvor Sympt. des Blutverlusts od. Schocks), Zeichen der Hirndrucksteigerung*, kontralaterale Halbseitenlähmung sowie ipsilateral Mydriasis u. Stauungspapille; **Diagn.** u. **Ther.:** s. Hämatom, intrakranielles; **Kompl.:** häufig Compressio* cerebri; sofortige neurochir. Therapie mit Trepanation u. Blutstillung erforderlich; e. H. des Spinalkanals: s. Hämatomyelie. Vgl. Hämatom, subdurales.

Hämato|metra (↑; gr. μήτρα Gebärmutter) f: (engl.) hematometra; Ansammlung von Menstruationsblut im Uterus bei zervikaler Stenose bzw. Atresie; vgl. Gynatresie.

Hämatom, intra|kranielles (↑; -om*) n: (engl.) intracranial hematoma; ein (z. B. nach Schädelhirntrauma) auftretendes epidurales, subdurales od. intrazerebrales Hämatom; **Diagn.:** CCT (nativ od. in Kontrastmitteltechnik, mit Darstellung von Lok. u. Größe der Raumforderung, Nachw. einer Mittelhirnverlagerung) od. Angiographie (Nachw. von Gefäßverlagerungen u. -aussparungen); **Ther.:** bei Raumforderung besteht dringl. Ind. zur neurochir. Versorgung: Trepanation, Hämatomausräumung, Blutstillung, ggf. Drainage.

Hämatom, intra|zerebrales (↑; ↑) n: (engl.) intracerebral hematoma; nach Ruptur einer Gefäßmissbildung (Aneurysma, Angiom) od. Schädelhirntrauma auftretende Einblutung in das Hirngewebe, evtl. mit Raumforderung bei meist ungünstiger Progn.; **Diagn.** u. **Ther.:** s. Hämatom, intrakranielles.

Hämatom, peri|anales (↑; ↑) n: syn. Analthrombose*.

Hämatom, retro|plazentares (↑; ↑) n: (engl.) retro-placental hematoma; bei Plazentalösung* u. sehr frühem Blasensprung (20.–24. SSW) entstehendes Hämatom; DD: retrochoriales Hämatom bei Abortus imminens.

Hämatom, sub|durales (↑; ↑) n: (engl.) subdural hematoma; intrakranielle Blutung zw. Dura mater u. Arachnoidea; Vork. als traumat. Hirnblutung, beim Neugeborenen als Geburtsschaden nach Tentoriumriss*; **Formen: 1.** akutes s. H.: Urs.: arterielle od. venöse Blutung bei Kontusion od. Schädelhirntrauma*; ein freies Intervall fehlt häufig; **2.** chronisches s. H.: Urs.: meist leichtes Schädelhirntrauma; zw. einer initialen Bewusstseinsstörung u. dem Auftreten von klin. Sympt. besteht ein sog. freies Intervall (Tage bis Mon.) ohne Sympt. **Klin.:** Kopfschmerz, Bewusstseinsstörung bis zum Koma, ipsi- od. kontralaterale Halbseitenparese, Mydriasis, Zeichen der Hirndrucksteigerung*; **Diagn.** u. **Ther.:** s. Hämatom, intrakranielles. Vgl. Subarachnoidalblutung.

Hämato|myelie (↑; Myel-*) f: (engl.) hematomyelia; Blutung ins Rückenmark; als akute H. mit Querschnittsyndrom (vgl. Querschnittläsion); **Urs.:** häufig traumat. bedingt (z. B. Kontusion, Starkstromunfall), selten spontan (z. B. bei hämorrhagischer Diathese, perniziöser Anämie, Gefäßfehlbildung) od. als Geburtskomplikation (mit Sympt. ähnl. wie bei Syringomyelie*).

Hämato|pneumo|thorax (↑; Pneum-*; Thorax*) m: (engl.) hemopneumothorax; Blut- u. Luftansammlung im Pleuraraum; vgl. Hämatothorax, Pneumothorax.

Hämato|poese (↑; -poese*) f: Blutbildung*.

Hämato|porphyrin (↑; ↑) n: (engl.) hematoporphyrin; künstl. Abbauprodukt von Hämoglobin*, Hämin* u. Hämatin*, das durch Addition von H_2O an die ungesättigten Seitenketten (Vinylgruppen) des Protoporphyrins entsteht, z. B. bei Einwirkung von konzentrierter Schwefelsäure od. Eisessig-Bromwasserstoff auf Blut od. Hämin.

Hämator|rhachis (↑; Rhachi-*) f: (engl.) spinal subarachnoid hemorrhage; Blutung in die Rückenmarkhäute; **Sympt.:** ausstrahlende radikuläre Schmerzen, Hyperästhesie der Haut, Steifheit der Wirbelsäule, evtl. Paresen; **Urs.:** Trauma, spinales Angiom, Rückenmarktumoren; **DD:** Abszess, Myelitis, Bandscheibenvorfall. Vgl. Hämatomyelie.

Hämator|rhö (↑; -rhö*) f: (engl.) hematorrhea; starke Blutung; vgl. Hämoptoe, Hämatemesis.

Hämato|salpinx (↑; Salpinx*) f: (engl.) hematosalpinx; Ansammlung von Blut in einem od. beiden Eileitern; Vork. bei Extrauteringravidität*, Salpingitis* u. Gynatresie*.

Hämato|sero|thorax (↑; Sero-*; Thorax*) m: (engl.) hemoserothorax; hämorrhagischer Pleuraerguss (>1% Erythrozyten im Sediment), meist inf. einer Pleurakarzinose*.

Hämato|sinus (↑; Sinus*) m: (engl.) hematosinus; Einblutung in den Sinus frontalis nach Mittelgesichtsfraktur od. den Sinus sphenoidalis nach Fraktur im Bereich des Keilbeins; **Diagn.:** Rö. der Nasennebenhöhlen, Computertomographie.

Hämato|statika (↑; statisch*) n pl: syn. Hämostatika.

Hämato|thorax (↑; Thorax*) m: (engl.) hemothorax; Ansammlung von Blut im Pleuraraum, häufig in Komb. mit Pneumothorax*; **Urs.:** stumpfes od. penetrierendes Thoraxtrauma* mit Rippenfrakturen, Zerreißung der Pleura parietalis, Verletzung von Brustwandgefäßen, Zwerchfell sowie intrathorakalen Organen (Lunge, Herz) u. Gefäßen; **Sympt.:** abgeschwächtes Atemgeräusch, Zeichen einer Hypovolämie*; **Diagn.:** Rö.-Thorax, Sonographie, Pleurapunktion, ggf. CT-Thorax; **Ther.:** Pleuradrainage*, ggf. Operation.

Hämato|tympanon (↑; Tympanum*) n: (engl.) hematotympanon; Blutansammlung in der Paukenhöhle* bei intaktem Trommelfell; Vork. z. B. nach Felsenbeinfraktur.

Hämato|xylin (↑; gr. ξύλον Holz) n: (engl.) hematoxylin; im Holz des südamerikan. Baumes Hämatoxylinum campechianum vorkommender, in Alkohol u. Wasser lösl. Farbstoff ($C_{17}H_{14}O_6$); vgl. Hämalaun, Heidenhain-Färbung.

Hämato|zele (↑; -kele*) f: (engl.) hematocele; sog. Blutbruch; Blutansammlung in natürl. Organhohlräumen; meist als Blutung in die Tunica vaginalis propria des Hodens nach Trauma, Op., bei älteren Männern auch nach Entz. des Urogenitalsystems; wird von der Hydrozele* durch negative Diaphanoskopie* unterschieden.

Hämato|zele, peri|tubare (↑; ↑) f: (engl.) peritubal hematocele; s. Tubargravidität.

Hämato|zoen (↑; gr. ζῷον Tier) n pl: veraltete Bez. für im Blut nachweisbare Parasiten (Protozoen, Würmer); z. B. Filarien*, Trypanosoma*, Leishmania*, Plasmodien*.

Hämaturie
Einteilung und Ursachen der Makrohämaturie nach Hauri und Jaeger

initiale Makrohämaturie	Prozess in der Urethra (Tumor, Entzündung, Stein, Striktur, Manipulation) Prozess in Prostata oder Samenblasen (Hyperplasie, Malignom, Entzündung, Manipulation)
terminale Makrohämaturie	Prozess im Trigonum oder Blasenhals (Tumor, Entzündung)
totale Makrohämaturie	Erkrankung von Niere, Harnleiter, Blase oder Prostata (Entzündung, Tumor, Stein, Embolie, Trauma) Arzneimittel (Antikoagulanzien, Zytostatika, Goldpräparate, Quecksilber) hämatologische Erkrankung Manipulation sog. Jogger-Makrohämaturie (Joggen mit leerer Blase)
sog. essentielle Makrohämaturie	keine diagnostizierbare Ursache (ca. 5%)

H

Hämat|urie (↑; Ur-*) f: (engl.) hematuria, hematuresis; syn. Erythrozyturie; pathol. Ausscheidung von Erythrozyten im Harn, als schmerzlose od. schmerzhafte H.; **Formen: 1.** Makrohämaturie: sichtbare Blutspuren im Urin (Rotfärbung bei >50 Erythrozyten/Gesichtsfeld in 400facher Vergrößerung); zur Lok. der Blutungsquelle Zystoskopie noch während der Blutung; **2.** Mikrohämaturie: mikroskop. erkennbare H. (>2 Ery/µl); Nachw. durch Teststreifen (ab 10 Ery/µl) od. im Harnsediment* nach dem Stansfeld*-Webb-Verfahren (bei 400facher Vergrößerung 1–3 Ery/Gesichtsfeld in mind. 5–20 Gesichtsfeldern); dysmorphe Erythrozyten weisen auf glomeruläre Mikrohämaturie hin; **Urs.** u. **Schweregrad:** s. Tab.; Vork. auch bei bakt. (z. B. Urogenitaltuberkulose) u. parasitären Erkr. (z. B. Schistosomiasis). Vgl. Harnuntersuchung, klinische.

Häma|zoin (↑) n: (engl.) hemozoin; auch Hämozoin; durch Malariaplasmodien (s. Plasmodien) verursachtes unlösliches, braunschwarzes, im polarisierten Licht doppeltbrechendes Pigment; physiol. inert; entsteht aus Hämoglobin durch Denaturierung des Globins, an das der oxidierte, eisenhaltige Anteil des Hämoglobins gebunden bleibt; Speicherung in Makrophagen; bedingt die charakterist. Pigmentierung von Organen bei Malaria*.

Haem|enteria officinalis f: syn. Placobdella officinalis; Blutegel (vgl. Hirudinea); 5–8 cm lang; **Vork.:** Mittelamerika; wird in Mexiko zum Blutschröpfen genutzt; Haementeria ghilianii (größte Art, bis 30 cm) im Amazonasgebiet.

Hämi|globin (Häm-*; Globus*) n: syn. Methämoglobin; s. Hämoglobin.

Hämin (↑) n: (engl.) hemin; Ferriprotoporphyrinchlorid; syn. Chlorhämin, salzsaures Hämatin; Eisen-(III)-Protoporphyrin-Komplex, bei dem eine Koordinationsstelle von Fe^{3+} mit einem Chloridion (Cl^-) besetzt ist; **Bedeutung: 1.** als neutrales Hämin (syn. Hämatin*) oxidierte Form des Häm* (in Methämoglobin); **2.** als salzsaures Hämatin Bestandteil der Teichmann*-Kristalle.

Hämo-: s. a. Hämato-, Blut-.

Hämo|bilie (Häm-*; Bili-*) f: (engl.) hemobilia; auch Hämatobilie; Blutung aus den Gallenwegen über die Papilla duodeni major in den Darmtrakt; seltene Sonderform der gastrointestinalen Blutung*, die meist nach op. Eingriffen od. Traumen (v. a. Leberruptur*) auftritt.

Hämo|blastosen (↑; Blast-*; -osis*) f pl: (engl.) hemoblastoses; Oberbegriff für bösartige Erkr. des blutbildenden Systems ohne Bildung solider Tumoren; v. a. Leukämie, i. w. S. auch Plasmozytom, Makroglobulinämie, H-Ketten-Krankheit u. Bence-Jones-Plasmozytom, malignes Lymphom u. Lymphogranulomatose. Vgl. Syndrom, myeloproliferatives.

Hämo|chromatose (↑; Chrom-*; -osis*) f: (engl.) hemochromatosis; Siderophilie; durch erhöhte Eisenresorption, Eisenablagerung in Geweben u. Organen u. zirrhotischen Umbau von Leber u. Pankreas charakterisierte autosomal-rezessiv erbl. Eisenspeicherkrankheit (Genlokus 6p21.3); Manifestation meist im Alter >50 Jahre, Vork. bei Frauen sehr selten; **Sympt.:** braungraue Hautpigmentierung (Melanin), Splenomegalie, Myokardschädigung, Hodenatrophie (inf. Hypophysenschädigung), später Leberzirrhose, Diabetes mellitus (Bronzediabetes*); **Diagn.:** stark erhöhtes Serumeisen, keine freie Eisenbindungskapazität, erhöhter Eisengehalt im Lebergewebe, Nachw. der C282Y-Mutation, evtl. Deferoxamin*-Test; **Ther.:** Entfernung von Eisen aus dem Organismus durch regelmäßige Aderlässe; evtl. zusätzlich Deferoxamin; **Progn.:** ohne Ther. ungünstig; Diabetes mellitus meist schwer einstellbar, oft diabet. Komplikationen; kardiale Insuffizienz, hepatisches Koma. Vgl. Ferritin, Hämosiderose.

Hämo|chromo|gene (↑; ↑; -gen*) n pl: (engl.) hemochromogens; syn. Hämochrome; Abbauprodukte von Hämoglobin*, bei denen das Eisenion von Häm mit Basen od. Proteinen komplexiert ist.

Hämo|dia|filtration (↑; Dia-*) f: (engl.) hemodiafiltration; Abk. HDF; extrakorporales Blutreinigungsverfahren* mit Komb. von Hämodialyse* u. Hämofiltration*, das v. a. bei chron. Niereninsuffizienz angewendet wird; Elimination sowohl klein- als auch mittelmolekularer Substanzen bei gut steuerbarem Flüssigkeitsentzug (kontrollierter Ersatz des Ultrafiltrats durch physiol. Elektrolytlösungen). Vgl. Dialyse-Behandlung.

Hämo|dia|lyse (↑; Dialyse*) f: (engl.) hemodialysis; sog. Blutwäsche; extrakorporales Blutreinigungsverfahren* zur Dialyse*-Behandlung; das dem Pat. über einen zentralen Gefäßzugang bzw. Shunt* zur Hämodialyse entnommene u. zur Verhinderung der Blutgerinnung heparinisierte Blut wird mit Hilfe von Blutpumpen in das „arterielle“ Schlauchsystem des Dialysegeräts gepumpt, durchströmt den Dialysator* u. wird über das „venöse“ Schlauchsystem des extrakorporalen Kreislaufs in den Blutkreislauf des Pat. zurückgeleitet. Bes. Messeinrichtungen u. Detektoren ermöglichen u. a. die Überwachung des Blutflusses (ca. 200–300 ml/min), der Zusammensetzung, Temperatur u. Durchflussmenge (ca. 500 ml/min) des Dialysats*, der Druckverhältnisse im Blut- u. Dialysatkompartiment sowie die Erkennung von Membrandefekten u. Luftbeimengungen im blutführenden „venösen“ Teil des Systems. Durch Erzeugung eines Überdrucks im Blut- bzw. eines Unterdrucks im Dialysatkompartiment ist eine Ultrafiltration* u. damit ein Flüssigkeitsentzug aus dem Patientenblut möglich. Die H. wird als Langzeitbehandlung (Dauerdialyse) im Krankenhaus od. nach entspr. Ausbildung des Pat. relativ selbstständig unter Assistenz in sog. Limited-care-Zentren bzw. mit Unterstützung eines Partners als sog. Heimdialyse zu Hause durchgeführt. **Kompl.** während der H.: Hypo- u. Hypertonie, Schock, akute Blutungen (Heparinisierung), pyrogene Reaktionen, Elektrolytstörungen mit Wadenkrämpfen, Herzrhythmusstörungen, Dysäquilibriumsyndrom*, Hartwassersyndrom*; Langzeitkomplikationen: sek. Hyperparathyroidismus, Dialyse-Arthropathie, Kachexie.

Hämo|di|lution (↑; lat. diluere verdünnen) **f:** (engl.) hemodilution; sog. Blutverdünnung; Senkung der Blutviskosität durch Erhöhung des Plasmavolumens (Erniedrigung des Hämatokrits*) mittels Infusion von Plasmaersatzstoffen* (v. a. langwirksame Kolloidlösungen) mit u. ohne gleichzeitigen Aderlass; **Ind.:** Förderung von Hirndurchblutung u. Mikrozirkulation (verbesserter Sauerstofftransport, Zunahme des Herzzeitvolumens), z. B. bei retinalen Venenverschlüssen, nach Hörsturz, als Thromboseprophylaxe (Hemmung der Thrombozytenaggregation, Unterstützung der körpereigenen Fibrinolyse), auch i. R. einer präoperativen autologen Blutspende zwecks (späterer) Eigenbluttransfusion.

Hämo|dynamik (↑; gr. δύναμις Kraft) **f:** (engl.) hemodynamics; Lehre von den physik. Grundlagen des Blutkreislaufs* u. dem Zusammenwirken der Faktoren, die auf den intravasalen Blutfluss einwirken (Blutdruck, -volumen, -viskosität, Strömungswiderstand, Gefäßarchitektur u. -elastizität); vgl. Hämorheologie.

Hämo|filtration (↑) **f:** (engl.) hemofiltration; extrakorporales Blutreinigungsverfahren*, das v. a. bei chron. Niereninsuffizienz* u. akutem Nierenversagen* zur Elimination harnpflichtiger Substanzen* u. a. Stoffwechsel(end)produkte u. zum Flüssigkeitsentzug (insbes. bei Hyperhydratation) sowie bei Vergiftungen zur Elimination tox. Substanzen aus dem Blut alternativ zur Dialyse*-Behandlung angewendet wird; **Formen: 1.** kontinuierl. venovenöse H. (Abk. CVVH): Abscheidung eines Ultrafiltrats ähnlich dem Glomerulusfiltrat* aus dem Blut durch reine Druck- bzw. Ultrafiltration* über hochpermeable Membranen (sog. Hämofilter) bei gleichzeitigem Flüssigkeits- u. Elektrolytersatz durch Infusion von Elektrolytlösungen; **2.** kontinuierl. arteriovenöse H. (Abk. CAVH) unter Zwischenschaltung des Hämofilters zw. eine große Körperarterie u. -vene. Vgl. Hämodialyse.

Hämo|fuszin (↑; Fuszin*) **n:** (engl.) hemofuscin; gelblich-bräunliches eisenfreies Pigment; entsteht durch Abbau des Hämosiderins* im Gewebe; bei Kachexie Ablagerung in den glatten Muskelzellen bes. der Magen- u. Darmwand mit bräunl. Verfärbung; vgl. Pigmente.

Hämo|globin (↑; Globus*) **n:** (engl.) hemoglobin; Abk. Hb; sog. roter Blutfarbstoff; eisenhaltiges, Sauerstoff-transportierendes Chromoprotein der Wirbeltiere; tetrameres Hämoprotein (MG 64 500), das **Globin** als Apoprotein u. vier **Häm*** als prosthetische Gruppe enthält; **Vork.:** v. a. in Erythrozyten*; in geringer Menge auch im Plasma als freies Hb an Haptoglobin* gebunden; der Organismus eines Erwachsenen enthält ca. 950 g Hb; Erythroblasten* bilden tägl. ca. 57 g Hb. Das Globinmolekül wird von mind. sieben Strukturgenen (Chromosom 11 u. 16) codiert. Das Hb-Molekül ist aus vier Peptidketten mit je einem Häm aufgebaut (s. Abb); bei den Peptidketten werden vier Typen unterschieden (Alpha-, Beta-, Gamma- u. Deltaketten). Die physiol. Hämoglobine werden in **HbA** (**a**dultes Hb) u. **HbF** (**f**etales Hb) unterteilt u. enthalten jeweils zwei identische Peptidketten: **HbA_1** = $\alpha_2\beta_2$ (ca. 96–98 %), **HbA_2** = $\alpha_2\delta_2$ (ca. 1–3 %) u. **HbF** = $\alpha_2\gamma_2$ (bei Neugeborenen ca. 60–80 % des Gesamt-Hb, bei Erwachsenen nur in Spuren vorhanden). **Funktionen: 1.** Bindung u. Transport von Sauerstoff, der in der Lunge unter Bildung von Oxyhämoglobin aufgenommen u. in den Kapillaren in das Gewebe abgegeben wird (s. Sauerstoff-Dissoziationskurve, Bohr-Effekt); **2.** Beteiligung an der pH-Regulation des Blutplasmas (vgl. Pufferung). Der **Abbau** von Hb erfolgt nach Untergang der Erythrozyten in Zellen des Monozyten*-Makrophagen-Systems. Der Protoporphyrinring des Häms wird unter Freisetzung von CO gespalten u. über versch. Schritte zu Bilirubin* abgebaut. Freiwerdendes Eisen wird weitgehend zur Neubildung von Hb verwendet. Referenzbereiche: s. Blutbild (Tab.); **Bestimmung:** s. Hämoglobinbestimmung.

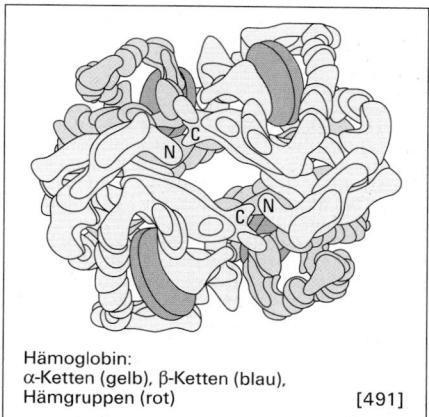

Hämoglobin:
α-Ketten (gelb), β-Ketten (blau),
Hämgruppen (rot) [491]

Hämoglobinderivate: 1. Oxyhämoglobin (HbO_2): Anlagerung von je einem Molekül O_2 an das Eisenion der Hämgruppen, das dabei 2-wertig bleibt; **2.** Carboxyhämoglobin (CO-Hb): entsteht bei Vorhandensein kleiner CO-Mengen in der Atemluft (z. B. durch Auspuffgase, bei unvollständiger Verbrennung; bei Rauchern sind ca. 10 % CO-Hb nachweisbar), da Kohlenmonoxid* eine ca. 300-mal höhere Affinität zu Hb hat als Sauerstoff. Ein CO-Hb-Anteil >65 % ist tödlich (s. Kohlenmonoxidvergiftung). **3.** Methämoglobin (syn. Hämiglobin): geht aus Hb durch Oxidation des 2-wertigen Häm-Eisens zu Fe^{3+} hervor; entsteht toxisch durch Oxidanzien wie Anilin, Sulfonamide, Nitrite u. a. sowie durch Spontanoxidation in Gegenwart von O_2, weshalb es im Blut physiol. mit einem Anteil von 0,5–2,0 % am Gesamt-Hb nachweisbar ist u. durch eine $NADH_2$-abhängige Methämoglobinreduktase ständig wieder zu Hb reduziert wird; vgl. Methämoglobinämie; **4.** Sulfhämoglobin: enthält an Häm gebundenes Sulfid (S^{2-}) u. entsteht nach (langfristiger) Einnahme von Phenacetin, Sulfonamiden u. bei Schwefelwasserstoffvergiftung; **5.** Methämoglobincyanid: entsteht aus Methämoglobin durch Bindung von Cyanid (CN^-, Anion der Blausäure), das die Hydroxylgruppe des Methämoglobins ersetzt; nicht toxisch im Ggs. zur Cyanidvergiftung der Enzyme der zellulären Atmungskette. Die Hb-Derivate (außer HbO_2) haben die Fähigkeit zur Sauerstoffbindung verloren. Sie können z. B. durch Spektrophotometrie nachgewiesen werden. **Pathol. Hämoglobine** kommen bei angeb. (s. Hämoglobinopathien) u. erworbenen Störungen der Hb-Bildung vor (z. B. bei sideroblastischer Anämie inf. gestörter Bildung des Protoporphyrins od. bei Mangel an Eisen, Vit. B_6, Proteinen). Vgl. Glykohämoglobine.

Hämo|globin|ämie (↑; ↑; -ämie*) **f:** (engl.) hemoglobinemia; Auftreten von freiem, d. h. nicht an Haptoglobin* gebundenem Hämoglobin* im Blutserum, wird renal ausgeschieden; **Urs.:** akute schwere Hämolyse*.

Hämo|globin|bestimmung (↑; ↑)**:** (engl.) hemoglobinometry; Hämoglobinometrie; Bestimmung der Konz. von Hämoglobin (Abk. Hb) im Blut; **1.** Cyanhämiglobinmethode: nach Hämolyse freigesetztes Hb wird durch Kaliumhexacyanoferrat III zu Hämiglobin oxidiert, das mit Kaliumcyanid in Hämiglobincyanid überführt u. photometrisch bei 546 nm gemessen wird; **2.** photometrische Messung nach Herstellung von Sulfhämoglobin; **Referenzwerte:** s. Blutbild (Tab.); erhöhte Werte z. B. bei Polyglobulie, erniedrigte Werte z. B. bei Anämie.

Hämo|globin-C-Krankheit (↑; ↑)**:** (engl.) hemoglobin C disease; leichte chron. hämolytische Anämie* (mit Splenomegalie) inf. einer erbl. Hämoglobinopathie mit Bildung eines abnormen Hämoglobins (HbC), die sich nur bei Homozygotie klin. manifestiert (Anteil des HbC nahezu 100 %); im Blutausstrich neben normalen u. mikrozytären Erythrozyten Targetzellen u. Normoblasten. Die heterozygoten Träger der Erbanlage sind klin. symptomfrei (Anteil des HbC ca. 28–44 %). **Vork.:** v. a. in Westafrika (Ghana).

Hämo|globine, ab|norme (↑; ↑) **n pl:** s. Hämoglobinopathien.

Hämo|globin-E-Krankheit (↑; ↑)**:** (engl.) hemoglobin E disease; bei Homozygotie sich klin. als milde hypochrome mikrozytäre Anämie* manifestierende Hämoglobinopathie mit Bildung eines abnormen Hämoglobins (HbE); im Blutausstrich viele Targetzellen; **Vork.:** v. a. in Südostasien u. bei Schwarzen.

Hämo|globin|elektro|phorese (↑; ↑; Elektro-*; -phor*) **f:** (engl.) hemoglobin electrophoresis; elektrophoret. Auftrennung einer Hämoglobinlösung (z. B. als Stärkegelelektrophorese) zur Differenzierung abnormer Hämoglobine, die sich in ihrer Wanderungsgeschwindigkeit von den normalen Hämoglobinen (A, A_2, F) unterscheiden; **Anw.:** v. a. zur Diagn. von Hämoglobinopathien*.

Hämo|globin, fetales (↑; ↑) **n:** (engl.) fetal hemoglobin; Abk. HbF, Globinformel $\alpha_2\gamma_2$; HbF hat gegenüber HbA eine höhere Sauerstoffaffinität (nimmt bei niedrigerem pO_2 leichter Sauerstoff auf); nach der Geburt enthält das Blut 60–80 % HbF, ca. 5 Mon. nach der Geburt noch 3–15 %, im Erwachsenenalter nur noch in Spuren vorhanden. Vgl. Thalassämie.

Hämo|globin|gehalt (↑; ↑)**:** s. MCH.

Hämo|globin-M-Krankheit (↑; ↑)**:** angeb. Methämoglobinämie*.

Hämo|globino|pathien (↑; ↑; -pathie*) **f pl:** (engl.) hemoglobinopathies; Erkr. inf. pathol. Hämoglobinbildung aufgrund unterschiedl. genet. Defekte, von denen v. a. die Alpha- u. Betaketten betroffen sind; beim pathol. Hb ist meist eine Aminosäure in einer Peptidkette ausgetauscht, es können auch Aminosäuren fehlen od. Hb aus nur einer Kettenart gebildet werden (HbH = β 4; Hb-Bart's = γ 4); **Nachweis** durch Hämoglobinelektrophorese, Chromatographie u. a. Zahlreiche H. sind bekannt, zuerst entdeckt wurde HbS (Sichelzellhämoglobin) durch Pauling (1949). Die Bez. der pathol. Hämoglobine erfolgte zunächst mit großen Buchstaben (S, E, C usw.), dann nach dem Entdeckungsort (Hb-Memphis, Hb-Zürich, Hb-Köln usw.) u. der chem. Abweichung (z. B. Hb-Köln = $\alpha_2\beta_2$ 98 Val → Met). **Klin. Bedeutung:** sehr unterschiedl., abhängig von der Lok. des Defekts in der Peptidkette u. dem Erbmodus; es gibt H., die bei homozygoten u. heterozygoten Trägern der Anlage keine Sympt. verursachen (z. B. HbG-Accra), andere führen bei homozygoten Trägern zu einer hämolyt. Anämie, während die heterozygoten Träger erscheinungsfrei sind (z. B. HbS, HbC, HbD, HbE), bei einigen Formen tritt bereits bei den heterozygoten Anlageträgern eine gesteigerte Hämolyse auf (z. B. Hb-Köln). Pat. mit HbM haben eine auffallende Zyanose. Die Thalassämien, bei denen die Bildung chem. normaler Peptidketten quant. verändert ist, werden i. Allg. als eigene Krankheitsgruppe angesehen; i. w. S. werden sie auch den H. zugeordnet. Eine Komb. von Thalassämie mit einer H. kommt z. B. als Hämoglobin-S-Betathalassämie in Mittelmeerländern u. Asien vor. Vgl. Sichelzellenanämie, Methämoglobinämie.

Hämo|globin-S-Beta|thalass|ämie (↑; ↑; gr. θάλασσα Meer; -ämie*) **f:** (engl.) hemoglobin S-beta thalassemia; syn. Sichelzellen-Betathalassämie; durch gleichzeitiges Vork. der Erbanlagen für das abnorme Sichelzellenhämoglobin (HbS) u. die Betathalassämie verursachte leichte Anämie*, ähnlich der Sichelzellenanämie*, jedoch mit milderem klin. Verlauf; im Blutausstrich einige Sichelzellen u. Retikulozytose.

Hämo|globin-S-C-Krankheit (↑; ↑)**:** (engl.) hemoglobin SC disease; syn. Sichelzellen-HbC-Krankheit; durch heterozygote Komb. der Erbanlagen für das Sichelzellenhämoglobin (HbS) u. das abnorme Hämoglobin C (HbC) verursachte Anämie*, die klin. weniger schwer verläuft als die Sichelzellenanämie*; im Blutausstrich Targetzellen u. einige Sichelzellen.

Hämo|globin|urie (↑; ↑; Ur-*) **f:** (engl.) hemoglobinuria; Ausscheidung von Hämoglobin* im Urin nach Überschreiten der Bindungskapazität von Haptoglobin*; **Urs.:** akute, schwere Hämolyse*, z. B. bei Transfusionszwischenfällen u. hämolytischen Anämien.

Hämo|globin|urie, par|oxysmale nächtliche (↑; ↑; ↑) f: (engl.) paroxysmal nocturnal hemoglobinuria; Abk. PNH; syn. Marchiafava-Micheli-Anämie; erworbene, erythrozytär bedingte hämolytische Anämie* mit während des Schlafs verstärkter, z. T. intravasaler Hämolyse* u. (v. a. im dunkel gefärbten Morgenurin nachzuweisender) Hämoglobinurie*; **Urs.:** Aktivierung von Komplement* durch best. Oberflächenstrukturen der Erythrozyten über den alternativen Weg u. Hämolyse durch die terminalen Komplementproteine; außerdem ist die Aktivität der Acetylcholinesterase in der Zellmembran vermindert. Die PNH kann in jedem Lebensalter auftreten. **Klin.:** oft chron., über viele Jahre konstanter od. schubweiser Verlauf mit hämolytischen od. aplastischen Krisen, die u. a. durch Op., Bluttransfusionen, Arzneimittel, Inf. u. Stress ausgelöst werden können; neben der unterschiedl. schweren Anämie besteht häufig auch eine Leuko- u. Thrombopenie. **Diagn.:** normochrome makrozytäre od. (bei Eisenmangel) hypochrome mikrozytäre Anämie mit Hämolysezeichen; Hämosiderin im Harnsediment; verminderte Erythrozytenresistenz im Säure-Hämolyse-Test, Thrombin-Hämolyse-Test u. Zuckerwasser-Test (vgl. Resistenzbestimmung der Erythrozyten); zumeist fehlende Nachweisbarkeit der Erythrozytenantigene DAF (engl. decay accelerating factor) u. MIRL (engl. membrane inhibitor of reactive lysis) im Gelzentrifugationstest; **Ther.:** Transfusion von Erythrozytenkonzentrat*; zur Thromboseprophylaxe evtl. Dicumarole, ggf. Eisenpräparate; eine Splenektomie ist unwirksam; in schweren Fällen Knochenmarktransplantation. **Kompl.:** Thrombosen u. Thromboembolien (v. a. Lebervenen, Pfortader, mesenteriale u. zerebrale Venen), Niereninsuffizienz, schwere Allgemeininfektionen; evtl. Übergang in eine akute myeloische Leukämie; **Progn.:** bei ca. der Hälfte der Pat. annähernd normale Lebenserwartung u. Abnahme der Hämolyse mit zunehmendem Lebensalter.

Hämo|gramm (↑; -gramm*) n: Blutbild*, i. e. S. Differentialblutbild*.

Hämo|lyse (↑; Lys-*) f: (engl.) hemolysis; Auflösung von Erythrozyten inf. Zerstörung ihrer Zellmembran; **1. physiol. H.:** intravasale H. nach ca. 120 Tagen; gealterte Erythrozyten werden durch mechan. Beanspruchung zerstört, die Erythrozytenbruchstücke von Zellen des Monozyten-Makrophagen-Systems phagozytiert (sog. Blutmauserung). Das frei werdende Hb wird an Haptoglobin gebunden, zur Leber transportiert u. abgebaut. Beim Gesunden werden tägl. 1/120 der Erythrozyten neu gebildet; dem entspricht eine Retikulozytenzahl von 10 ‰ od. 50 000/mm^3; **2. gesteigerte H.:** beschleunigter Abbau von Erythrozyten, d. h. verkürzte Erythrozytenlebensdauer* (bei schwerer H. u. U. nur wenige Tage); **Hämolysetypen**, eingeteilt nach der vorherrschenden Lok. der H.: **a)** gesteigerte intravasale H.; **b)** lienale H.; **c)** hepatische H.; **d)** hepatolienale H. Beim Überschreiten der Kompensationsmöglichkeit durch gesteigerte Erythropoese bzw. nicht ausreichender Aktivierung des Knochenmarks durch Erythropoetin* entsteht eine hämolytische Anämie*. **3. H. in vitro:** nach Einwirkung oberflächenaktiver Stoffe (z. B. Saponin), bakterieller Hämolysine (z. B. Betalysine von Streptokokken), von Hämolysinen aus tierischen Giften (von Schlangen, Insekten usw.), bei Hypo- od. Hypertonie des Mediums, in stark saurem od. alkal. Milieu. Als **Immunhämolyse** wird eine durch hämolysierende Antikörper* unter Mitwirkung von Komplement verursachte H. bezeichnet (Ther.: Immunsuppression, z. B. Kortikosteroide; bei rezidiv. Immunhämolyse evtl. Splenektomie).

Hämo|lyse, akute familiäre (↑; ↑) f: s. Sphärozytose, hereditäre.

Hämo|lyse, hepatische (↑; ↑) f: s. Hämolyse.

Hämo|lyse-im-Gel-Test (↑; ↑) m: s. HIG-Test.

Hämo|lyse|re|aktionen (↑; ↑) f pl: (engl.) hemolysis reactions; Wirkung bakt. Hämolysine* auf Erythrozyten in Nährmedien, durch die Bakt. differenziert werden können; **1.** Alphahämolyse: grünl. schmale Höfe um die Bakterienkolonien durch bakt. Bildung von H_2O_2, das eine Reaktion des Hb im Inneren der intakten Erythrozyten zu Methämoglobin bewirkt; sichtbar auch auf Hämatin (Kochblutagar); sog. Vergrünung, z. B. bei vergrünenden Streptokokken, Pneumokokken; **2.** Betahämolyse: meist relativ große durchsichtige Höfe um die Bakterienkolonien durch vollständige Hämolyse auf Blutagar; Betahämolysin schädigt Erythrozytenwände, Hb tritt aus u. diffundiert in die Umgebung; z. B. bei betahämolysierenden Streptokokken, Staphylokokken; **3.** sog. Gammahämolyse: keine sichtbare Wirkung auf die Erythrozyten des Blutagars; z. B. bei nichthämolysierenden Streptokokken.

Hämo|lysine (↑; ↑) n pl: (engl.) hemolysines; Bez. für Substanzen, die eine Hämolyse* verursachen; **1.** Antikörper*, die bei Bindung an Erythrozytenantigene Komplement* aktivieren (sog. Immunhämolysine); **2.** Substanzen, die meist direkt die Erythrozytenmembran schädigen; u. a. bakt. (z. B. Streptolysine), pflanzl. (z. B. Saponin) u. tierische H. (z. B. best. Schlangengifte).

Hämo|lysin|test (↑; ↑) m: (engl.) hemolysin test; **1.** (bakteriol.) Nachweis der Bildung von bakt. Hämolysinen* durch Anzüchtung der Bakt. auf Blutnährböden (z. B. Agar mit Schaferythrozyten); **2.** (blutgruppenserol.) Nachweis hämolysierender (durch direkte Immunisierung gebildeter) Antikörper, die humane Testerythrozyten* unter Aktivierung von Komplement hämolysieren; **Verw.:** v. a. zum Nachweis einer Anti-A- od. Anti-B-Sensibilisierung (z. B. bei Müttern); reguläre Antikörper* führen im H. zu keiner od. nur zu einer geringen Hämolyse von Testerythrozyten. Vgl. Antiglobulintest.

Hämo|mediastinum (↑; Mediastinum*) n: (engl.) hemomediastinum; Einblutung in das Mediastinum, meist nach stumpfem Thoraxtrauma*.

Hämo|per|fusion (↑; Perfusion*) f: (engl.) hemoperfusion; extrakorporales Blutreinigungsverfahren* insbes. zur Elimination toxischer Substanzen aus dem Blut unter Verw. von Adsorbenzien (beschichtete Aktivkohle od. Neutralharze) mit einem hohen Adsorptionsvermögen für lipophile u. eiweißgebundene Substanzen, die sich als Granula in einer vom Blut perfundierten sog. Hämoperfusionssäule befinden; je geringer Verteilungsvolumen u. Plasmaproteinbindung des Giftstoffs umso wirkungsvoller die H.; die techn. Durchführung ähnelt der Hämodialyse*. **Ind.:** Methode der Wahl bei schweren exogenen Intoxikationen (z. B. mit Hypnotika, Psychopharmaka, Digitoxin, Insektiziden,

Pilzgiften); **cave:** Thrombozytopenie u. hämorrhagische Diathese inf. Adsorption von Thrombozyten.

Hämo|peri|kard (↑; Peri-*; Kard-*) n: (engl.) hemopericardium; traumatisch bedingte Einblutung in das Perikard; s. Perikardtamponade.

Hämo|peri|toneum (↑; Peritoneum*) n: (engl.) hemoperitoneum; syn. Hämaskos; Blutansammlung in der freien Bauchhöhle, z. B. bei inneren Verletzungen, Extrauteringravidität; vgl. Aszites.

Hämo|pexin n: (engl.) hemopexin; Abk. Hx; in der Leber synthetisiertes Glykoprotein (MG 57 000) der Betafraktion (s. Globuline), das freies Häm* u. seine Derivate bindet u. zum Abbau in das Monozyten*-Makrophagen-System transportiert; diagn. **Bestimmung** z. B. durch radiale Immundiffusion*, um das Ausmaß der intravasalen Hämolyse* einzuschätzen; **Referenzbereich**: 0,63–1,44 μmol/l (50–115 mg/dl) Serum; erniedrigte Konz. erst bei massivem Erythrozytenabbau, wenn die Bindungskapazität von Haptoglobin* erschöpft ist.

Hämo|philie (Häm-*; -phil*) f: (engl.) hemophilia; syn. Bluterkrankheit; erbl. Blutgerinnungsstörung; **Formen: 1.** echte H.: X-chromosomal-rezessiv erbl. Blutgerinnungsdefekt: **a)** H. A (klassische H.), entsteht durch Mangel an Faktor VIII (antihämophiles Globulin); Genlokus Xq28; **b)** H. B (Christmas disease), entsteht durch Mangel an Faktor IX (Christmas-Faktor); Genlokus Xq27.1-q27.2; kombinierte Formen kommen vor; ca. 25–40 % der H. entstehen durch Neumutationen ohne Familienanamnese; weibliche Merkmalträger erkranken i. d. R. nicht (Konduktorinnen), haben jedoch in ca. 30 % der Fälle Gerinnungsstörungen unterschiedl. Ausprägung; selten tritt eine echte H. auch bei Frauen mit hämophilen Vätern u. einer Konduktorin als Mutter, mit einem X0-Genotyp od. durch extreme Lyonisierung auf. **2.** H. als autosomal erbl. Erkr., kann grundsätzl. bei beiden Geschlechtern auftreten; z. B. Stuart-Prower-Defekt (Gerinnungsfaktor-X-Defekt) mit autosomal-rezessivem Erbgang, bisher weniger als 100 Fälle beschrieben; **3.** Parahämophilie, syn. Hypoproakzelerinämie*; **4.** Angiohämophilie, syn. Willebrand*-Jürgens-Syndrom; **5.** H. C: syn. PTA*-Mangelsyndrom;

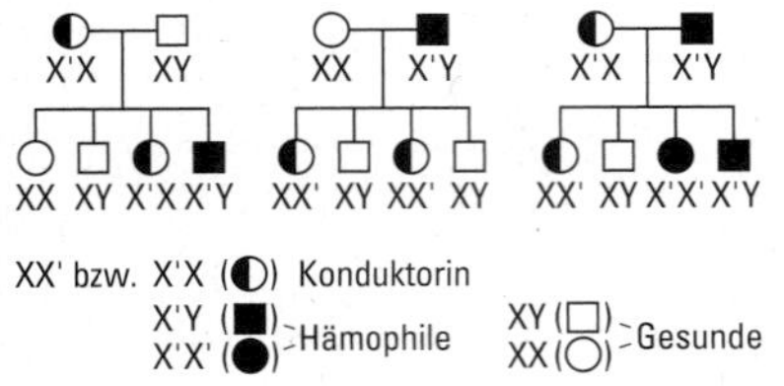

Hämophilie: Vererbung [469]

Klin.: Manifestation meist erst nach der Säuglingszeit, nur ganz selten bei schweren Verlaufsformen früher; die Blutungstendenz ist Schwankungen unterworfen u. im Allg. im Kindesalter ausgeprägter als im Erwachsenenalter. Blutungen entstehen fast immer traumatisch, häufig nach banalen Mikrotraumen durch Stoßen, Zahnextraktionen u. ä. Mit zunehmender motor. Aktivität der Kinder treten Gelenkblutungen in den Vordergrund u. führen zum sog. Blutergelenk* mit erhebl. Bewegungseinschränkungen u. Deformierungen. **Kompl.:** Spätblutungen (nach Std. bis Tagen erneut einsetzende Blutungen, nachdem es bereits zur Blutstillung gekommen war); **Diagn.:** da die meisten zur DD von hämorrhagischen Diathesen angewandten Globaltests (Blutungs-, Gerinnungszeit mit Kapillarblut, Quick-Test usw.) normal ausfallen, empfiehlt es sich, bei anamnestisch od. klin. verdächtigen Pat. durch Untersuchung von Gerinnungsfaktoren den Defekt gezielt zu ermitteln. Die molekulargenet. Bestimmung heterozygoter Mütter u. kranker männl. Feten ist möglich. **Ther.: 1.** Notversorgung akuter Blutungen; **2.** langfristige Betreuung von Hämophiliepatienten; zur aktuellen Blutstillung eignet sich die Substitution mit gerinnungsaktiven Plasmakonzentraten; bei der H. A Faktor-VIII-Konzentrat, bei der H. B Faktor-IX-Konzentrat. Die Wirkdauer dieser Plasmaseparationen wird von der biol. Halbwertzeit der antihämophilen Globuline bestimmt (A 6–12 Std., B 12–24 Std.). Die Ind. zur Substitutionstherapie muss sehr streng gestellt werden, da mit der parenteralen Anw. von Plasmakonzentraten stets Risiken verbunden sind: Übertragung von infektiösen Krankheitserregern (u. a. Hepatitis-Viren, HIV; mit neuen Herstellungsverfahren annähernd ausgeschlossen), Bildung von Antikörpern mit der Folge einer Hemmkörperhämophilie* u. andere Transfusionszwischenfälle*. Vgl. Koagulopathien.

Hämophilie
Klinische Manifestation in Abhängigkeit von der Restaktivität der Gerinnungsfaktoren VIII/IX

Grad	Aktivität (%)	Blutungserscheinungen
schwer	0–1	typisches Bild
mittelschwer	1–5	bei über 2% keine Spontanblutungen, Gelenk- und Muskelblutungen seltener, weniger ausgeprägt
leicht	5–15	Gelenk- und Muskelblutungen nur nach schwereren Verletzungen
Subhämophilie	15–35	Blutungsneigung nur bei schweren Verletzungen und Operationen

Haemo|philus (↑; gr. φίλος Freund) m: Gattung gramnegativer, aerober od. fakultativ anaerober, sehr kleiner, unbewegl. Stäbchenbakterien der Fam. Pasteurellaceae (vgl. Bakterienklassifikation); mehrere Species, obligate Parasiten der Schleimhaut von Mensch u. Tier; **Kultur** auf Nährböden mit Blut- bzw. Hämoglobinzusatz, da hämophile Bakt. zur Vermehrung Wachstumsfaktoren aus Blut benötigen; **med. wichtig:** H. influenzae, H. ducreyi, H. haemolyticus, H. aegypticus, H. parainfluenzae.

Haemo|philus aegypticus (↑; ↑) m: syn. Haemophilus conjunctivitidis, Koch-Weeks-Bazillus; morphol. u. kulturell von Haemophilus* influenzae nicht zu unterscheidendes Stäbchen; im Ggs. zu H. influenzae Indol-negativ, Xylosespaltung-negativ u. Hämagglutination mit menschl. Erythrozyten; ist in trop. u. subtrop. Ländern (v. a. Nordafrika u. Ägypten) Err. einer epidemisch auftretenden purulenten Konjunktivitis*; in Brasilien häufig systemische Inf. als sog. Purpura-Fieber.

Haemo|philus ducreyi (↑; ↑; Augusto Ducrey, Dermat., Rom, 1860–1940) m: syn. Streptobacillus des weichen Schankers; Err. des Ulcus* molle; morphol. von anderen Hämophilus-Species durch Kettenbildung der Stäbchen zu unterscheiden (fischzugartige Anordnung); Anzucht nach verlängerter Bebrütung in 5%iger CO_2-Atmosphäre u. auf Spezialmedien; empfindlich gegen Makrolid-Antibiotika, Sulfonamide, Tetracycline, Chinolone, Ceftriaxon.

Haemo|philus haemo|lyticus (↑; ↑) m: wächst im Ggs. zu Haemophilus* influenzae mit Hämolyse; Humanpathogenität nicht bekannt.

Haemo|philus in|fluenzae (↑; ↑) m: kokkoide, unbewegl., gramnegative, pleomorphe Stäbchen; unterschiedl. Aufbau der Kapselpolysaccharide ermöglicht Unterteilung in sechs Serovarianten (a-f); die Kapsel ist wesentl. Pathogenitätsfaktor, Kapseltyp b verursacht die meisten Inf.; **Kultur:** fakultativ anaerobes Wachstum; wächst zus. mit Staphylococcus aureus auf Blutagar (sog. Ammenphänomen) mit NAD u. Hämin als Wuchsstoffe; **Verbreitung:** Vork. nur beim Menschen, bes. Affinität zu serösen Häuten u. Schleimhäuten (v. a. des oberen Respirationstrakts); geht außerh. des Organismus schnell zugrunde; **Übertragung:** Tröpfchen- u. Kontaktinfektion; **Klin.:** H. i. wurde vor Etablierung der Virusgenese für den Err. der Grippe gehalten, gilt heute als Sekundärerreger respiratorischer Erkr. bzw. als opportunistischer Erreger. Als Primärerreger verursacht der Typ b bei Säuglingen u. Kleinkindern v. a. Meningitis u. akute Larynxstenose (Epiglottitis), seltener Osteomyelitis, Pneumonie, Sepsis, akute Laryngotracheitis, Pharyngitis, Sinusitis od. Otitis media (mit Erguss), sehr selten septische Arthritis od. akute Endokarditis. **Nachweis:** mikroskop. u. kulturell in Liquor, Blut, Eiter od. Sputum; Ammenphänomen auf Blutagar; **Ther.:** Betalaktam-Antibiotika, cave: Zunahme der Betalaktamase-Bildner bei H. i. in den letzten Jahren; Ceftriaxon bei Meningitis u. Sepsis; **Proph.:** Schutzimpfung* gegen H. i. Typ b mit Konjugatvakzine Hib im Kleinkindesalter, ab 3. Lebensmonat dreimalige (als Kombinationsimpfstoff mit Pertussis-Antigen viermalige), bei Impfbeginn nach dem 18. Lebensmonat einmalige Impfung; Rifampicin zur Chemoprophylaxe nicht geimpfter Kleinkinder. Vgl. Impfkalender.

Haemo|philus para|in|fluenzae (↑; ↑) m: fakultativ pathogenes, schmales, filamentöses Stäbchen; selten Krankheitserreger beim Menschen (Endokarditis).

Haemo|philus vaginalis (↑; ↑) m: s. Gardnerella vaginalis.

Häm|ophthalmus (↑; Ophthalm-*) m: (engl.) hemophthalmos; Bluterguss ins Auge, d. h. in Glaskörper, Vorderkammer usw.; **Urs.:** Trauma, hämorrhag. Diathese, hämorrhag. Glaukom.

Hämo|poese (↑; -poese*) f: Blutbildung*.

Hämo|poetin (↑; ↑) n: s. Erythropoetin.

Hämo|proteine (↑) n pl: (engl.) hemoproteins; syn. Porphyrinproteine; Chromoproteine mit Häm* als prosthetischer Gruppe; z. B. Hämoglobin, Myoglobin, Zytochrome, Katalase, einige Peroxidasen u. Monooxygenasen.

Hämo|ptoe (↑; -ptoe*) f: (engl.) hemoptysis; Aushusten größerer Blutmengen (>50 ml) bei Gefäßarrosion od. -ruptur; **Urs.:** Tumor, Lungenkaverne, Aspergillom; vgl. Blutsturz, Hämatemesis, Hämoptyse.

Hämo|ptyse (↑; ↑) f: (engl.) mild hemoptysis; Aushusten od. Ausspucken von blutig tingiertem Sputum od. geringen Blutmengen (<50 ml), die aus dem Rachen, den Bronchien od. Lungen stammen; **Urs.:** v. a. Tumoren u. Herz-Gefäß-Krankheiten (Lungenstauung, Lungenembolie, Lungeninfarkt), bei Infektionen (Bronchitis, Pneumonie, Lungenabszess, Tuberkulose), System- u. Autoimmunkrankheiten (z. B. Goodpasture-Syndrom, Wegener-Klinger-Granulomatose), Lungenhämosiderose, Bronchiektasen; **Diagn.:** Anamnese, Rö.-Thorax, Bronchoskopie* u. evtl. bronchiale Angiographie*; vgl. Hämoptoe.

Hämo|rheo|logie (↑; Rheo-*; -log*) f: (engl.) hemorrheology; Wissenschaft von den Fließeigenschaften des Bluts; Ansatzpunkt eines wichtigen medikamentösen Therapieprinzips der peripheren arteriellen Verschlusskrankheiten*; vgl. Mikrozirkulationsstörungen, Störungen, rheologische.

Hämor|rhagie (↑; gr. ῥαγῆναι reißen, brechen) f: Blutung*.

Hämor|rhoiden (gr. αἱμορροΐδες Blutfluss) f pl: (engl.) hemorrhoids; knotenförmige Erweiterungen der Äste der A. rectalis sup. bzw. V. rectalis sup. im Bereich der arteriell u. venös durchbluteten Corpora cavernosa recti; früher als innere H. bezeichnet (im Ggs. zu den sog. äußeren H., bei denen es sich jedoch um subkutane perianale Hämatome nach Venenruptur handelt);

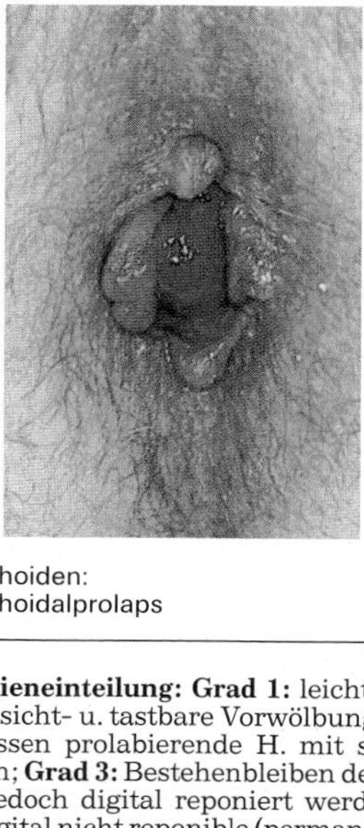

Hämorrhoiden:
Hämorrhoidalprolaps [3]

klin. **Stadieneinteilung: Grad 1:** leichte, äußerlich nicht sicht- u. tastbare Vorwölbung; **Grad 2:** beim Pressen prolabierende H. mit spontaner Reposition; **Grad 3:** Bestehenbleiben des Prolapses, der jedoch digital reponiert werden kann; **Grad 4:** digital nicht reponible (permanente) große Hämorrhoidalknoten; **Sympt.:** v. a. Darmblutungen (helles Blut) u. Juckreiz (Pruritus ani), evtl. schleimige Sekretion (ab Grad 3), dumpfes Druckgefühl, Brennen u. Schmerzen im Rektum; u. U. zusätzlich Analprolaps, Proktitis, Analekzem u. lokale Ulzerationen; **Kompl.:** starke Blutung, evtl. chron. Blutungsanämie, Inkarzeration prolabierter H., Störung der Stuhlkontinenz; **Diagn.:** rektale Untersuchung, bei Anoskopie typische Lok. der H. in Steinschnittlage* bei 3, 7 u. 11 Uhr; Proktorektosigmoidoskopie u. evtl. Röntgenkontrasteinlauf zum Ausschluss anderer Blutungsquellen; **DD:** perianale Thrombose, Analfissur, Analfistel, Analabszess, Anal- od. Rektumkarzinom, Anal- od. Rektumprolaps;

Rektale Tastuntersuchung zum Ausschluss eines Rektumkarzinoms.

Ther.: konservativ Stuhlregulierung, Analhygiene, lokal entzündungshemmende Salben u. Suppositorien, ggf. Gewichtsreduktion; op. durch Gummibandligatur, Sklerotherapie*, Infrarotkoagulation od. Kryohämorrhoidektomie*; bei Grad 2–4 ggf. submuköse Hämorrhoidektomie (segmentäre Exzision) mit versch. Modifikationen (nach Milligan-Morgan, Parks); u. U. zusätzl. Sphinkterotomie. Vgl. Symptomenkomplex, analer.

Hämo|siderin (Häm-*; gr. σίδηρος Eisen) n: (engl.) hemosiderin; dem Ferritin* verwandtes Protein mit Eisenspeicherfunktion (ca. 37 % Eisenanteil); **Vork.:** bes. in Leber, Milz u. Knochenmark; goldgelbe Farbe (z. B. in ungefärbten Knochenmarkausstrichen), darstellbar mit Berliner*-Blau-Reaktion.

Hämo|siderin|urie (↑; ↑; Ur-*) f: (engl.) hemosiderinuria; Hämosiderin im Urinsediment in Form von Kristallen od. in den vorhandenen Epithelzellen; **Vork.:** bei paroxysmaler nächtlicher Hämoglobinurie*.

Hämo|siderose (↑; ↑; -osis*) f: (engl.) hemosiderosis; vermehrte Eisenablagerung im Organismus, insbes. inf. erhöhter oraler od. parenteraler Eisenzufuhr (bes. Bluttransfusionen von >100 Erythrozytenkonzentraten), inf. chron. intravasaler Hämolyse od. bei Leberparenchymschaden; vgl. Hämochromatose.

Hämo|spermie (↑; Sperm-*) f: (engl.) hemospermia; Hämatospermie; Beimengung von Blut zum Sperma*; **Vork.:** bei Trauma, Genitaltumor, Prostatitis u. Spermatozystitis, Prostatastein, Genitaltuberkulose.

Hämo|stase (↑; -stase*) f: (engl.) hemostasis; **1.** (physiol.) Prozess der Beendigung einer Blutung; abhängig von intakter Blutgerinnung*, regelrechter Funktion von Endothel u. Thrombozyten* sowie der im Gleichgewicht befindl. Fibrinolyse* u. Wirkung der Antithrombine*; Einteilung in versch. Phasen, die z. T. gleichzeitig ablaufen: **primäre** H.; Wechselwirkung zw. Kollagen des verletzten Gewebes u. Thrombozyten (sowie Thrombin) führt zur Thrombozytenaggregation* u. Kontraktion der betroffenen Gefäßabschnitte (sog. Blutstillung); **sekundäre** H.: s. Blutgerinnung; i. w. S. ist als dritte Phase die Fibrinolyse zur H. zu rechnen. **2.** (pathophysiol.) Stillstand od. Verminderung der Blutzirkulation, meist lokal; **3.** (therap.) s. Blutstillung.

Hämo|statika (↑; statisch*) n pl: (engl.) hemostatic agents; syn. Hämatostatika, Hämostyptika; zur lokalen Blutstillung angewendete Substanzen (z. B. Thrombin mit Fibrinogen, Kollagen) bzw. vasoaktive Substanzen wie Adrenalon.

Hämo|stilette (↑) f: (engl.) hemostilet, hemolancette; steriles, 3–4 cm langes, spitzes Einmalgerät zur Blutentnahme aus Fingerbeere od. Ohrläppchen.

Hämo|styptika (↑; gr. στυπτικός verstopfend, verdickend) n pl: syn. Hämostatika*.

Hämo|therapie (↑; Therapie*) f: (engl.) hemotherapy; therap. Übertragung (Transfusion) von Vollblut, best. korpuskulären Blutbestandteilen (Erythrozyten, Granulozyten, Thrombozyten) od. spez. Blutpräparationen (z. B. Gerinnungsfaktoren), i. w. S. auch von Plasma (z. B. Humanalbumin, PPL) od. Plasmaersatzstoffen* (sog. Plasmaexpander); **Ind.:** v. a. bei akutem Blutverlust od. Mangel an Blutbestandteilen; s. Bluttransfusion, Blutkonserve.

Hämo|toxine n pl: Blutgifte*.

Hämo|zyten (↑; Zyt-*) m pl: (engl.) hemocytes; Blutzellen; zusammenfassende Bez. für die zellulären Bestandteile des Bluts*.

Hämo|zyto|blast (↑; ↑; Blast-*) m: (engl.) hemocytoblast; undeterminierte Stammzelle der Blutkörperchen; vgl. Blutbildung.

Hände|des|in|fektion (De-*; Infekt-*) f: (engl.) hand disinfection; Maßnahme i. R. der Asepsis* zur Vermeidung der manuellen Übertragung von Krankheitserregern; **Formen: 1.** hygienische H. (erst desinfizieren, dann reinigen) zur Entfernung der auf die Haut gelangten Keime (sog. transiente Hautflora*) bei tatsächlicher u. fraglicher mikrobieller Kontamination der Hände; vor aseptischen Arbeiten, nach Kontakt mit kontaminierten Objekten, infektiösen Personen, Blut u. Exkreten, vor invasiven Eingriffen u. a.; vorzugsweise sind hierfür Mittel auf Alkoholbasis zu verwenden. **2.** chirurgische H. (erst reinigen, dann desinfizieren) zur Entfernung der transienten u. weitgehenden Reduktion der residenten Flora (physiol. Haftkeime); insbes. vor chir. Eingriffen, Injektionen u. Punktionen mit bes. hohen Anforderungen an die Asepsis; Prinzip: Waschen der Hände u. Unterarme mit warmem Wasser u. neutraler Waschlotion, Bürsten der Nägel u. Nagelfalze mit desinfizierter Kunststoffbürste, dann Einreiben der Hände u. Unterarme mit Desinfektionslösung (i. d. R. für 3–5 Min.). K. Fie.

Hänge|brust: s. Mastoptose.

Hänge|hüfte: (engl.) hanging-hip operation; s. Myotomie (Abb.).

Hängender Tropfen: (engl.) hanging drop; **1.** (mikrobiol.) mikroskop. Methode zur Prüfung der Beweglichkeit u. Lagerung von Mikroorganismen im Lebendpräparat unter Verw. eines Objektträgers mit Hohlschliff, so dass das Untersuchungsmaterial am Deckglas hängend betrachtet werden kann; vgl. Mikrokultur; **2.** (anästh.) spez. Punktionstechnik bei Periduralanästhesie* mit Aufbringen eines Kochsalztropfens auf das Ansatzstück der Punktionsnadel; bei Erreichen des Epiduralraums wird der H. T. durch den dort i. d. R. herrschenden Unterdruck angesaugt (Orientierungshilfe).

Häring-Tubus (Rudolf H., Chir., Berlin, 1928–1998; Tubus*) m: (engl.) Häring's tube; nicht komprimierbarer, drahtarmierter Latexgummitubus von unterschiedl. Länge; dient zur Wiederherstellung der Nahrungspassage als palliative Maßnahme bei inoperablem stenosierendem Ösophaguskarzinom* im mittleren u. distalen Teil bzw. Kardiakarzinom*; Einführung

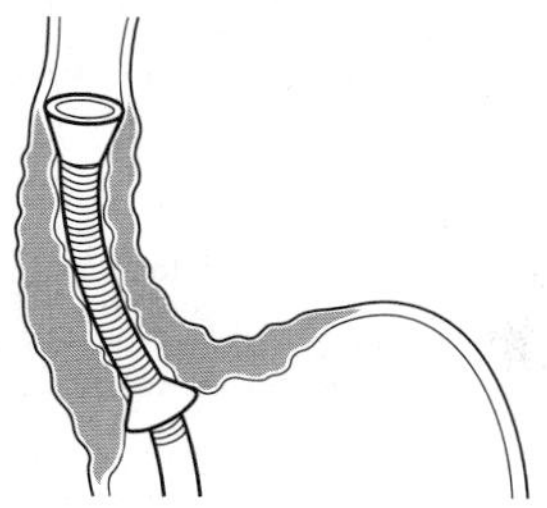
Häring-Tubus

i. d. R. ösophagoskopisch mit dem Nottingham-Stab.

Härte: (engl.) hardness; **1.** Pulsqualität; **2.** beim Wasser Maß für den Gehalt an Calcium- u. Magnesiumsalzen; vorübergehende H.: bedingt durch Bicarbonate u. Carbonate (können durch Kochen beseitigt werden), bleibende H.: bedingt durch Sulfate (bleiben beim Kochen in Lösung, ebenso Nitrate, Phosphate, Chloride); **3.** (radiol.) syn. Strahlenqualität*.

Härte|grade des Wassers: (engl.) hardness degrees of the water; Messung der Gesamthärte von Wasser in deutschen Härtegraden (°d); hierbei entsprechen sich 1°d u. 10 mg CaO od. 7,14 mg MgO/l Wasser (1°d = 1,25 engl. Härtegrade); jeweils sieben Härtegrade bilden einen **Härtebereich**: 0–7°d = 1., 8–14°d = 2., 15–21°d = 3. u. über 21°d = 4. Härtebereich; Wasser mit 8°d u. darunter ist weich u. schmeckt fade, Wasser mit 18°d u. darüber ist hart u. verbraucht große Waschmittelmengen; Trinkwasser* sollte ca. 8–12°d haben .

Hafer|zellen|karzinom (Zelle*; Karz-*; -om*) n: (engl.) oat-cell carcinoma; kleinzelliges Bronchialkarzinom*.

Hafnia f: Gattung gramnegativer, peritrich begeißelter, aerober, nicht sporenbildender Stäbchenbakterien der Fam. Enterobacteriaceae* (vgl. Bakterienklassifikation); Oxidase-, Laktose- u. Indol-negativ, Katalase-positiv; einzige Species: H. alvei (syn. Enterobacter hafniae); **Verbreitung:** Boden- u. Wasserkeim; Intestinaltrakt von Mensch u. Tier; gelegentl. isoliert in Mischkultur aus Blut, Sputum, Urin u. Wundsekret als opportunistischer Erreger* für Gastroenteritis.

Hafnium n: chem. Element, Symbol Hf, OZ 72, rel. Atommasse 178,49; zur Titangruppe gehörendes Metall.

Haft|fähigkeit: (engl.) 1. adhesive power, 2. fitness to undergo detention; **1.** (mikrobiol.) syn. Tenazität; Fähigkeit von Keimen, an einer Zellmembran eines Makroorganismus zu binden; vgl. Adhäsine; **2.** (jurist.) Fähigkeit, eine Haftstrafe ohne Gefährdung von Gesundheit od. Leben zu ertragen; Gründe für eine Haftunfähigkeit regelt § 455 StPO.

Haft|platten: s. Desmosomen.

Haft|schalen: syn. Kontaktlinsen*.

Haft|zecken: Ixodidae; s. Zecken.

Hagel|korn: Chalazion*.

Hageman-Faktor m: (engl.) Hageman factor; Faktor XII der Blutgerinnung*; wird in der Leber (Vitamin-K-unabhängig) synthetisiert u. durch Kallikrein* in die aktive Form (Faktor XIIa) umgewandelt, die ihrerseits den Fletcher*-Faktor zu Kallikrein aktiviert (reziproke Aktivierung). J. Har.

Hageman-Fluoreszenz|färbung (engl. fluorescence Schillern): (engl.) Hageman's fluorescent stain; (mikrobiol.) auf luftgetrocknetem, unfixiertem Ausstrich 1–2 Min. verdünnte Fluorchromlösung einwirken lassen, trocknen; Fluoreszenzmikroskopie*.

Hagen-Poiseuille-Gesetz (Gotthilf H., Phys., 1797–1884; Jean L. P., Physiol., Paris, 1799–1869): (engl.) Poiseuille's law; (physik.) beschreibt die laminare Strömung* eines Gases od. einer Flüssigkeit durch eine Röhre (z. B. Kapillare) unter dem Einfluss einer zw. Ein- u. Ausgang wirkenden Druckdifferenz; das in der Zeit (t) durchströmende Volumen (V) ist abhängig von Druckdifferenz (p_1-p_2), dynamischer Viskosität (η), Länge (l) u. Radius (r) der Röhre.

$$V = \frac{\pi \cdot r^4}{8 \eta l}(p_1 - p_2) \cdot t$$

H-Ag|glutination (Agglutination*) f: (engl.) H agglutination; flockige Agglutination* von Bakt. mit H*-Antigen (Geißelantigen) unter Einwirkung von Antiseren mit spezif. H-Agglutininen; vgl. Salmonella, Widal-Reaktion.

Haglund-Ex|ostose (Patrik S. H., Orthop., Stockholm, 1870–1937; Ex-*; Ost-*; -osis*) f: (engl.) Haglund's deformity; syn. Haglund-Ferse; starke, meist spitzwinklige Ausbildung der oberen hinteren Ecke des Tuber calcanei, häufig mit Schleimbeutelbildung u. schmerzhafter Weichteilschwellung (Achillodynie) inf. Schuhdrucks; Auftreten bes. in der Jugend (Apophysitis calcanei); **Ther.:** anderes Schuhwerk, lokale balneophysik. Maßnahmen, u. U. Resektion der Exostose.

HAH: Abk. für **H**äm**a**gglutination*-**H**emmtest.

Hahnen|tritt: (engl.) steppage gait; Steppergang; s. Peroneuslähmung.

Hahn-Spalten (Eugen H., Chir., Berlin, 1841–1902): (engl.) Hahn's canals; horizontal verlaufende Gefäßkanäle in den Wirbelkörpern; vgl. Volkmann-Kanäle.

Hailey-Hailey-Krankheit (William H. H., Dermat., Atlanta, 1898–1967; Hugh H., Dermat., Atlanta, geb. 1909): syn. Pemphigus* chronicus benignus familiaris.

Hairless-woman-Syn|drom (engl. hairless haarlos; woman Frau) n: s. Feminisierung, testikuläre.

Hairy-cell-Leuk|ämie (engl. Haarzell-; Leuk-*; -ämie*) f: syn. Haarzell*-Leukämie.

Haken|bein: Os hamatum; s. Ossa carpi.

Haken|larve: Onkosphäre*.

Haken|magen: s. Angelhakenform.

Haken|nagel: s. Onychogryposis.

Haken|wurm: s. Ankylostoma, Necator americanus.

Haken|wurm|krankheit: (engl.) hookworm disease; syn. Ankylostomiasis, Tunnelkrankheit, Grubenkrankheit; durch Befall des Dünndarms mit Ankylostoma duodenale (s. Ankylostoma) od. Necator* americanus hervorgerufene chron. Krankheit, die in allen warmen u. feuchten Gebieten der Tropen u. Subtropen weit verbreitet ist; kommt auch im Berg- u. Tunnelbau in gemäßigten Zonen vor. **Klin.:** Pruritus (ground itch).

Auf dem Weg durch die Lunge können die Larven Bronchitis u. a. respirator. Beschwerden verursachen (eosinophiles Lungeninfiltrat*, seltener als bei Askariasis*). Enteritis u. hohe Eosinophilie im frühen intestinalen Stadium, später Entw. einer hypochromen, mikrozytären Anämie. Der chron. Blut- u. auch Proteinverlust kann erheblich sein u. zu Apathie, Entwicklungsstörung u. allg. Resistenzminderung führen; **Diagn.:** Wurmeiernachweis* im Stuhl; **Ther.:** Benzimidazolderivate, z. B. Mebendazol, Albendazol; **Proph.:** feste Schuhe, Latrinenbau.

Halb|acetal|bildung: (engl.) hemiacetal formation; Reaktion von Alkoholen (OH-Gruppe) mit Aldehyden od. Ketonen zu Halbacetalen, die sich unter Wasserabspaltung zu Acetalen umsetzen können; intramolekulare H.: s. Monosaccharide.

Halb|elektro|lyt|lösung: (engl.) half normal saline in dextrose; aus Elektrolyten (Na^+ 61–90 mmol/l) u. Kohlenhydraten bestehende Substitutionslösung zur Infusion*; die Konz. an Elektrolyten entspricht der Hälfte der Elektrolytkonzentration des Extrazellularraums*.

Halberstädter-Prowazek-Körperchen (Ludwig von H., Röntg., Berlin, 1876–1949; Stanislaus J. von P., Bakteriol., Hamburg, 1875–1915): (engl.) trachoma bodies; basophile intraplasmatische Retikularkörperchen in Bindehautzellen bei einem durch Chlamydia* trachomatis verursachten Trachom*; bestehen aus Chlamydien; durch Giemsa*-Färbung od. Fluoresceinisothiocyanat-markierte Antikörper darstellbar.

Halb|milch: (engl.) halfstrength milk; Säuglingsnahrung; Verdünnung der Vollmilch mit der Hälfte Schleim u. 5% Zuckersatz zur Gesamtmenge.

Halb|mond|körper: 1. seröse H.: s. Gianuzzi-Halbmond, Ebner-Halbmond; **2.** s. Achromozyten.

Halb|seiten|lähmung: s. Hemiparese, Hemiplegie.

Halb|seiten|syn|drom des Rücken|marks n: s. Brown-Séquard-Syndrom.

Halb|tiefen|therapie f: (engl.) semi-deep therapy; Strahlentherapie* eines Herdes bis zu einer maximalen Gewebetiefenausdehnung von ca. 5 cm unter der Haut; Verwendung von Elektronenstrahlung mit einer Energie von 10 MeV.

Halb|wert|schicht|dicke: (engl.) half-value layer; Abk. HWS; (radiol.) diejenige Schichtdicke eines Stoffs, durch die die Dosisleistung* eines Strahlenbündels auf die Hälfte herabgesetzt wird; dient zur Charakterisierung der Durchdringungsfähigkeit von Photonenstrahlung.

Halb|wert|zeit: (engl.) half-life; Abk. HWZ; **1.** (physik.) **physikalische** HWZ (T_{phys}): gibt an, nach welcher Zeit die Hälfte der anfänglich vorhandenen Atomkerne eines Radionuklids zerfallen sind; s. Zerfallsgesetz; **2.** (biol.) **biologische** HWZ (T_{biol}): **a)** gibt an, nach welcher Zeit sich eine im (Teil-)Körper inkorporierte Substanz durch Stoffwechselvorgänge u./od. Ausscheidung auf die Hälfte vermindert hat; **b)** diejenige Zeit, in der die Hälfte einer physiol. Substanz im Organismus neu gebildet wird (z. B. für Serum- u. in der Leber synthetisierte Proteine 7–10 Tage); **3.** (physiol.) **effektive** HWZ (T_{eff}): gibt an, nach welcher Zeit die in einem (Teil-)Körper gemessene Aktivität einer radioaktiven Substanz durch radioaktiven Zerfall (physik. HWZ) u. Elimination* (biol. HWZ) auf die Hälfte abgefallen ist; die effektive HWZ ist immer kleiner od. gleich der kürzesten Einzelhalbwertzeit; es gilt der Zusammenhang:

$$T_{eff} = \frac{T_{phys} \cdot T_{biol}}{T_{phys} + T_{biol}}$$

4. (pharmak.) **pharmakologische** HWZ: gibt an, nach welcher Zeit die Plasmakonzentration eines Arzneimittels auf die Hälfte des anfänglichen Maximalwerts abgefallen ist; Maß für die Gesamtelimination eines Arzneimittels, das das erforderliche Dosierungsintervall bestimmt; vgl. Pharmakokinetik.

Halb|wirbel: (engl.) hemivertebra; Störungen des Zusammenschlusses der mesenchymalen Wirbelanlagen; s. Schaltwirbel, Blockwirbel, Klippel-Feil-Syndrom, Skoliose.

Halcin|onid (INN) n: halogeniertes Glukokortikoid zur topischen Anw. bei Dermatosen; s. Glukokortikoide.

Haldane-Ef|fekt (John Scott H., Physiol., Oxford, 1860–1936) m: (engl.) Haldane effect; Abhängigkeit der CO_2-Aufnahmefähigkeit des Bluts von der Sauerstoffkonzentration; in den alveolären Lungenkapillaren (hohe O_2-Konz.) werden H^+ u. CO_2, im Gewebe (hohe H^+- u. CO_2-Konz.) wird O_2 aus Hämoglobin frei; vgl. Bohr-Effekt.

Haldane-Lösung (John B. H., Biochem., London, Orissa, 1892–1964): (engl.) Haldane's oral rehydration solution; Elektrolytlösung zum oralen Flüssigkeitsersatz bei Verbrennungen.

Halfter|verband: s. Capistrum.

Hali|sterese (gr. ἅλς, ἁλός Salz; στέρησις Beraubung) f: (engl.) halisteresis; Verminderung der anorganischen Knochensubstanz, Entkalkung der Knochen bei Osteomalazie*.

Halitose (lat. halitus Hauch, Atem; -osis*) f: syn. Foetor* ex ore.

Haller-Arterie (Albrecht von H., Physiol., Anat., Botaniker, Bern, 1708–1777; Arteria*) f: Arteria* pancreatica dorsalis.

Haller-Bögen (†): (engl.) Haller's arches; Lig. nervi arcuatum mediale u. laterale der Pars lumbalis des Zwerchfells.

Haller-Ductulus (†; Ductulus*) m: Ductulus aberrans inf. des Nebenhodens*.

Haller-Gefäß|ring (†): (engl.) Haller's circle; syn. Zinn-Gefäßring; Circulus vasculosus nervi optici; von den Aa. ciliares posteriores breves gebildeter Gefäßkranz rings um die Austrittstelle des Sehnerven aus dem Bulbus; Äste treten durch die Sklera zum hinteren Teil der Choroidea.

Hallermann-Streiff-Syn|drom (Wilhelm H., Ophth., Göttingen, Freiburg, 1909–1975; Bernard St., Ophth., Genf, Lausanne, 1908–1988) n: syn. mandibulookulofaziale Dyszephalie; seltene (mehr als 150 Fälle), autosomal-rezessiv erbl. Erkr.; **Sympt.:** Dyszephalie (Brachy- od. Skaphozephalus), kongenitale Katarakt, Mikrophthalmie, schmale Nase, Mikrogenie u. Zahnstellungsanomalien, Hypotrichose des Kopfhaars, vorzeitige Hautatrophie im Gesichtsbereich, proportionierter Minderwuchs.

Haller-Netz (†): Rete* testis.

Haller-Schicht (†): syn. Sattler-Schicht; Lamina vasculosa der Choroidea*.

Hallervorden-Spatz-Erkrankung (Julius H., Neurol., Gießen, 1882–1965; Hugo Sp., Neuropathol., Berlin, 1888–1969): syn. neuroaxonale Dystrophie*.

Hallopeau-Syn|drom (François H. H., Dermat., Paris, 1842–1919) n: (engl.) Hallopeau's acrodermatitis; s. Pemphigus vegetans Hallopeau.

Hallpike-Test (Charles S. H., HNO-Arzt, London, 1900–1979) m: syn. Dix-Hallpike-Test; Lagerungsmanöver zur Diagn. des Lagerungsschwindels*; der Pat. sitzt auf einer Liege mit seitl. Drehung des Kopfs um 45°. Nach rascher Lagerung auf den Rücken unter Reklination des gedreht gehaltenen Kopfs werden die Augenbewegungen des Pat. in der liegenden Position beobachtet. Bei pos. Testergebnis (Nystagmus) ist die Seite des unten liegenden Ohrs erkrankt. M. Bre.

Hallux (lat. große Zehe) m: Großzehe.

Hallux malleus (↑) m: s. Hammerzehe.

Hallux rigidus (↑) m: Teilversteifung des Großzehengrundgelenks inf. Arthrose bei Überlastung, Entz. (Gicht), asept. Knochennekrose, Trauma; **Sympt.:** schmerzhafte Einschränkung od. Aufhebung der Dorsalflexion im Großzehengrundgelenk, Behinderung der Abrollbewegung des Fußes beim Gehen; **Ther.:** Abrollhilfe, Nachtschiene, Krankengymnastik; bei starker Deformierung u. schmerzhafter Bewegungseinschränkung Resektion der Grundphalanxbasis (Operation nach Brandes) mit anschl. Einlagenversorgung od. Arthrodese des Großzehengrundgelenks.

Hallux valgus (↑) m: Belastungsdeformität, begünstigt durch enge, spitze Schuhe, immer bei Spreizfuß (Pes* transversus); Abknickung der Großzehe im Großzehengrundgelenk nach der Kleinzehenseite hin; Abspreizung des Metatarsale I (Pes transverso-planus) täuscht Exostose vor; die Haut über dem Ballen ist häufig verhornt u. entzündet. **Ther.:** in Frühfällen mit Hallux*-valgus-Nachtschiene; operative Verf. (s. Abb.): **1.** (nach Brandes) Zweidrittelresektion des Grundglieds, Abmeißelung der Exostose, Interposition eines distal gestielten Kapselperiostlappens; **2.** (nach Hueter-Mayo) Resektion des Metatarsalköpfchens I, plastische Deckung mit Faszienlappen; **3.** (nach Hohmann) subkapitale Osteotomie des Metatarsale I, Verlagerung des M. abductor hallucis longus.

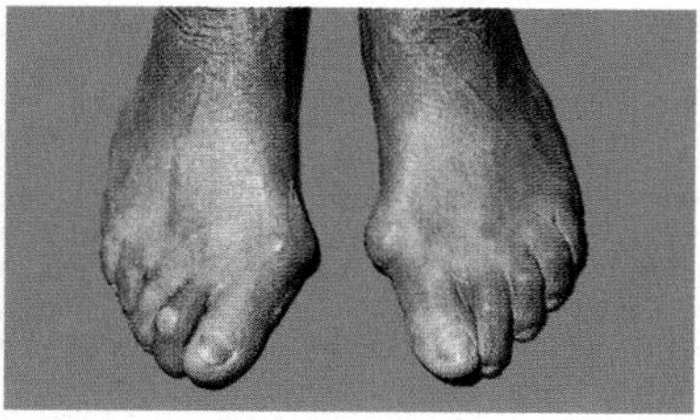

Hallux valgus mit Hammerzehen [364]

Hallux-valgus-Nacht|schiene (↑): (engl.) hallux valgus night splint; Hebelschiene aus gepolstertem Metallbügel mit Lederlasche zur Stellungskorrektur bei Hallux valgus.

Hallux varus (↑; lat. nach außen gekrümmt) m: Abknickung der Großzehe im Grundgelenk zum anderen Fuß hin (selten).

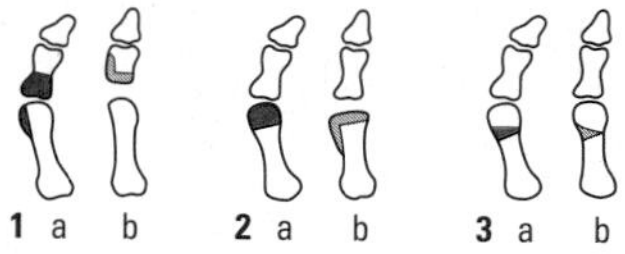

Hallux valgus: Operationsverfahren: 1: nach Brandes; 2: nach Hueter-Mayo; 3: nach Hohmann

Halluzination (lat. alucinatio Verwirrung) f: (engl.) hallucination; Trugwahrnehmung; Sinnestäuschung, bei der der Wahrnehmung kein reales Objekt zugrunde liegt u. ein adäquater Sinnesreiz fehlt; Betroffene sind meist von der Tatsächlichkeit des vermeintl. Wahrgenommenen überzeugt; **Formen: 1.** elementare (syn. einfache) H. mit ungestaltetem Inhalt; **2.** komplexe H. mit ausgestaltetem Inhalt; **3.** Pseudohalluzination, deren Trugcharakter erkannt wird. H. sind auf allen Sinnesgebieten möglich: akustisch (häufigste Form; s. Akoasma), optisch (Photopsie*), olfaktorisch, gustatorisch, haptisch, kinästhetisch od. zönästhetisch; **Vork.:** z. B. bei Delir, org. Psychose, Schizophrenie, inf. der Wirkung von Halluzinogenen* od. hirnorg. bedingt in der Aura eines epilept. Anfalls bzw. Migräneanfalls sowie im hemianopen Gesichtsfeld nach Okzipitalhirnschädigung.

Halluzino|gene (↑; -gen*) n pl: (engl.) hallucinogens; Substanzen, die Sinnestäuschungen verursachen od. Sinneseindrücke verändern; können psychotische Zustände hervorrufen; z. B. LSD*, Mescalin*, Haschisch*, Psilocybin*; vgl. Psychedelika.

Halluzinose (↑; -osis*) f: (engl.) hallucinosis; Bez. für psychopathol. Zustand, bei dem anhaltende od. sich wiederholende (häufig akust., aber auch opt., taktile od. andere) Halluzinationen im Vordergrund stehen u. meist keine Bewusstseinsstörung besteht; Vork. z. B. bei org. Psychose*, als Alkoholhalluzinose* od. bei Durchgangssyndrom*.

Halluzinose, taktile (↑; ↑) f: syn. Dermatozoenwahn*.

Halo (gr. ἅλως Rundung, Hof) m: **1.** (dermat.) **a)** geröteter Pustelhof während des makulopapulosen Eruptionsstadiums der Variola*; **b)** ringförmige dunkle Verfärbung um die Augen; **2.** (anat.) Warzenhof; s. Areola mammae; **3.** (physik.) Lichthof, Farbenkreis.

Halo|ex|tension (↑; Extension*) f: (engl.) halo traction; Verfahren zur Extensionsbehandlung von Halswirbelfrakturen u. zur präop. Skoliosebehandlung mit einem Zugsystem über einen an der Schädelkalotte befestigten Ring; vgl. Extensionsmethoden.

Halo|fantrin (INN) n: Phenanthrenderivat, das zu den blutschizontoid wirkenden Malariamitteln gehört; wirksam gegen Plasmodium falciparum, ferner gegen P. vivax, P. ovale u. P. malariae; **Verw.:** zur Malariabehandlung; nicht zur Prophylaxe geeignet; **Kontraind.:** Schwangerschaft u. Stillzeit; **UAW:** gastrointestinale Störungen, Kopfschmerz, Hautreaktionen, reversibler Anstieg von Leberenzymen, QT-Verlängerung im EKG, ventrikuläre Rhythmusstörungen.

Halo|gene (gr. ἅλς, ἁλός Salz; -gen*) n pl: (engl.) halogens; sog. Salzbildner; Gruppenbez.

H

für die Elemente Fluor, Chlor, Brom, Iod u. Astat (VII. Hauptgruppe des Periodensystems* der Elemente).

Halo|genide (↑; ↑; -id*) n pl: (engl.) halogenides; Bez. für Halogenmetallsalze u. Halogenkohlenwasserstoffe*.

Halo|gen|kohlen|wasser|stoffe (↑; ↑): (engl.) halogenated hydrocarbons; halogenhaltige, org. Kohlenwasserstoffverbindungen, meist fluorierte u./od. chlorierte Kohlenwasserstoffe (Abk. FCKW); **Verw.:** als Lösungs-, Reinigungs- u. Feuerlöschmittel, Pestizid, Treibmittel für Spraydosen, Narkosemittel; toxisch u. a. für Leber, Nieren u. ZNS, verursachen z. T. Chlorakne*. Erkr. durch berufl. Exposition mit H. sind Berufskrankheiten (BK Nr. 1302, 1310, 1311). Wichtige H.: Chloroform*, Chlorethan*, Tetrachlorkohlenstoff*, Methylenchlorid*, Trichlorethylen*, Perchlorethylen*, Lindan*, DDT*, TCDD*, Perchlornaphthalin (Perna), Vinylchlorid*.

Halo glaucomatosus (↑) m: gelbl.-rötlicher Hof um die Papilla nervi optici durch zirkumpapilläre Aderhautatrophie; häufiges, allerdings nicht eindeutiges Zeichen für ein Glaukom*.

Halo|metason (INN) n: halogeniertes Glukokortikoid zur topischen Anw. bei Dermatosen; s. Glukokortikoide.

Halo|metrie (Halo*; Metr-*) f: (engl.) halometry; mikroskop. Methode zur Bestimmung des Erythrozytendurchmessers mit einem spez. Messokular (sog. Erythrozytometer); vgl. Price-Jones-Kurve.

Halo|nävus (↑; Nävus*) m: (engl.) halonevus; syn. Sutton-Nävus, Leucoderma acquisitum centrifugum; bes. bei Jugendlichen vorkommender, von einem depigmentierten Hof umgebener Nävuszellnävus* mit lymphohistiozytärem Infiltrat, das eine (partielle) Destruktion des Nävuszellnävus zur Folge hat.

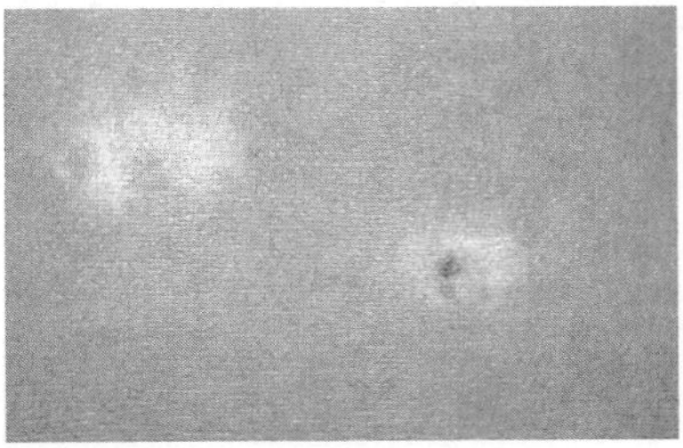

Halonävus [3]

Halo|peridol (INN) n: Butyrophenonderivat; spezif. Dopaminantagonist mit bes. Wirkung auf die D_2-Rezeptoren u. antipsychot. sowie sedierenden u. antiemet. Eigenschaften; s. Neuroleptika.

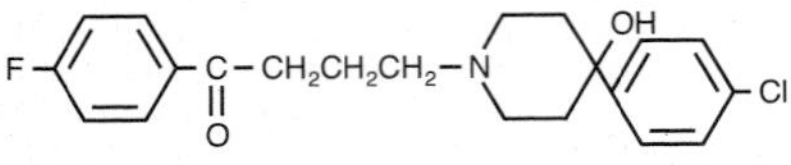

Haloperidol

Halo saturninus senilis (Halo*) m: Hof um den Discus nervi optici im Senium, bedingt durch Atrophie der Choroidea u. Sklerose des Haller*-Gefäßrings.

Halothan (INN) n: halogenierter Kohlenwasserstoff; s. Inhalationsanästhetika.

Hals|druck|zeichen: syn. Karotissinus-Reflex; s. Karotissinus-Druckversuch.

Hals|fistel (Fistel*) f: (engl.) cervical fistula; s. Halszyste.

Hals|grenz|strang|blockade f: s. Stellatumblockade.

Hals|lymph|knoten (Lymph-*): (engl.) cervical lymph nodes; Lymphknoten* im Halsbereich (s. Abb.).

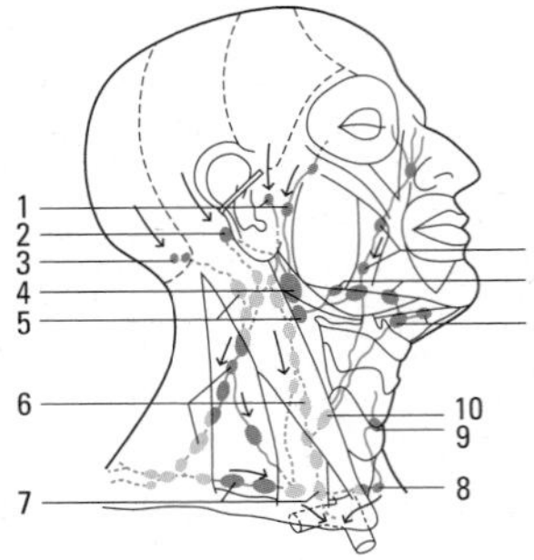

Halslymphknoten:
1: Nll. parotidei; 2: Nl. retroauricularis; 3: Nll. occipitales; 4: Nl. jugulodigastricus; 5: Nll. cervicales laterales profundi superiores; 6: Nll. cervicales laterales profundi inferiores; 7: Nll. supraclaviculares; 8: Nll. tracheales; 9: Nl. prelaryngeus; 10: Nl. juguloomohyoideus; 11: Nll. submentales; 12: Nll. submandibulares; 13: Nll. buccinatorii [532]

Hals|lymph|knoten|schwellung (↑): (engl.) cervical lymph node swelling; Sympt. bei: **1.** unspezifischer u. spezif. Entzündung des lymphatischen Rachenringes*; **2.** regionären Metastasen einer bösartigen Neubildung im Kehlkopf, Rachen, Nasenrachenraum od. Mund; **3.** Lymphom; **4.** Lymphogranulomatose u. lymphatischer Leukämie; **5.** bakt. Inf., u. a. Tularämie u. Katzenkratzkrankheit; **6.** parasitäre Inf., v. a. Toxoplasmose; **7.** virale Inf., z. B. mit HIV.

Hals|lymph|knoten|tuberkulose (↑; Tuberkel*; -osis*) f: (engl.) tuberculosis of the cervical lymph nodes; Manifestation der Tuberkulose* in den Halslymphknoten*; meist bei Jugendlichen.

Hals|muskel|krämpfe (Musculus*): (engl.) neck muscle spasms; **1.** Krämpfe u. Hyperkinesen v. a. im Bereich der vom N. accessorius versorgten Muskulatur mit rotatorischen Bewegungen (Spasmus rotatorius) bei Torticollis* spasmodicus; **2.** als Nickkrampf (Spasmus nutans) bei Blitz-Nick-Salaam-Krämpfen (s. West-Syndrom).

Hals|rippen: (engl.) cervical ribs; (meist asymptomatische) Assimilationsstörung am Übergang der Hals- zur Brustwirbelsäule in Form von rippentragenden Halswirbelkörpern; betroffen ist meist der 7. Halswirbelkörper, wobei häufig nur dorsal rippenähnliche Stummel mit knorpeliger od. bindegewebiger Verbindung zum Sternum ausgebildet sind; Vork. bei ca. 1 % aller Menschen; vgl. Halsrippensyndrom.

Hals|rippen|syn|drom n: (engl.) cervical rib syndrome; syn. Naffziger-Syndrom; seltene Form des Thoracic*-outlet-Syndroms mit mechan. Kompression der A. subclavia u. des Armplexus in der hinteren Skalenuslücke durch eine Halsrippe; **Sympt.:** meist lageabhängige sensible Störungen im Innervationsgebiet C_8/Th_1 sowie Armschmerzen u. Paresen der Handbinnenmuskulatur; selten Durchblutungsstörungen der Hände; **Diagn.:** radiol. Nachweis einer Halsrippe, pos. Adson-Test; **Ther.:** evtl. Resektion der Halsrippe. Vgl. Scalenus-anterior-Syndrom.

Hals|sym|pathikus (Sympathikus*) m: (engl.) cervical sympathetic chain; der in der Halsgegend liegende Abschnitt des Truncus sympathicus; besteht aus drei sympath. Halsganglien (Ganglion cervicale superius, medium u. inferius bzw. cervicothoracicum stellatum).

Halsted-Naht (William S. H., Chir., Baltimore, 1852–1922): (engl.) Halsted's suture; Form der Hautnaht; s. Nahtmethoden.

Halsted-Operation (↑) f: auch Rotter-Halsted-Operation; klassische Radikaloperation des Mammakarzinoms mit Entfernen beider Brustmuskeln; heute weitgehend ersetzt durch modifizerte Verf. der Mastektomie*.

Hals|wirbel: Vertebrae* cervicales.

Hals|wirbel|säulen-Schleuder|trauma (Trauma*) n: s. Schleudertrauma.

Hals|wirbel|säulen|syn|drom n: syn. Zervikobrachialsyndrom*.

Hals|zyste (Kyst-*) f: (engl.) cervical cyst; im Halsbereich lokalisierte kongenitale Zyste; **Formen: 1.** mediane H. zw. Foramen caecum linguae u. Isthmus der Schilddrüse, durch unvollständige Obliteration des Ductus thyroglossus; von Epithelzellen ausgekleidet, evtl. mit fistelnder Öffnung zur Mundhöhle; meist symptomlos; Kompl.: v. a. Infektion u. nachfolgende Spontanperforation der Zyste mit Ausbildung einer äußeren Halsfistel, Kompression der Trachea, maligne Entartung; DD: Schilddrüsendystopie;

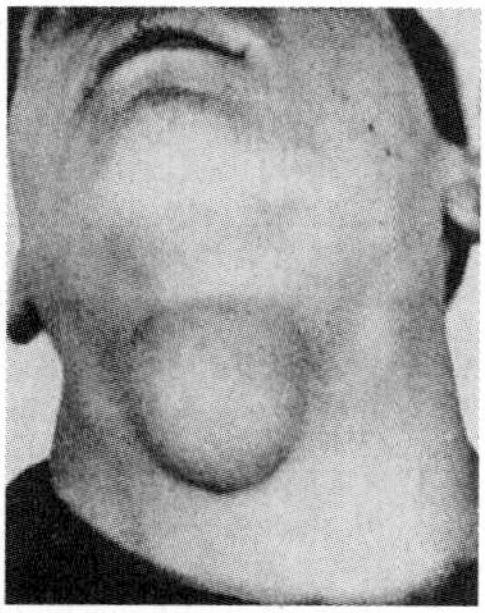
mediane Halszyste

2. laterale H. (syn. branchiogene od. Kiemengangzyste): meist einseitige Zyste am vorderen Rand des M. sternocleidomastoideus, entstanden durch unvollständige Rückbildung von Embryonalanlagen (3. bzw. 4. Schlundtasche); u. U. kompletter Fistelgang vom Pharynx bis zum Vorderrand des M. sternocleidomastoideus (laterale Halsfistel); als derber Strang subkutan tastbar; Kompl.: Entz., Abszess, sehr selten maligne Entartung (branchiogenes Karzinom*); DD: Lymphom, Lymphangioma circumscriptum superficiale, Hygrom; **Diagn.:** Ultraschalldiagnostik (Sonographie), Methylenblauinjektion, Röntgenkontrastdarstellung; **Ther.:** vollständige chir. Exstirpation.

Haltung: (engl.) position; (gebh.) s. Kindslage.

Haltungs|an|omalien (Anomalie*) f pl: (engl.) postural anomalies; **1.** (gebh.) regelwidrige Geburtshaltungen; s. Kindslage; **2.** (orthop.) s. Haltungsstörungen.

Haltungs|re|flexe (Reflekt-) m pl: (engl.) postural reflexes; auf versch. Ebenen des ZNS integrierte u. stark vom extrapyramidalen System* beeinflusste Reflexe* zur Sicherstellung einer aufrechten balancierten Körperhaltung bzw. Haltungsanpassung bei Willkürbewegungen (u. a. über die Beeinflussung der Erregbarkeitsschwelle spinaler Muskeleigenreflexe); als statische H. mit Dauerkontraktion der Muskulatur u. als phasische H., d. h. reflektor. Bewegungen. Vgl. Stellreflexe.

Haltungs|störungen: (engl.) postural abnormalities; Sammelbez. für Abweichungen von der physiol. Körperhaltung*; **Formen: 1.** Haltungsschwäche (funkt. muskuläre Insuffizienz des Halteapparats) bei normaler aktiver u. passiver Beweglichkeit (sog. Haltungsfehler); Vork. meist als Rundrücken (Schultervorstand, Beckenkippung nach vorn, Vorwölbung des Bauchs, vermehrte Lendenlordose), Hohlrundrücken, Hohlkreuz u. Flachrücken; durch aktives Muskeltraining (ggf. Krankengymnastik)

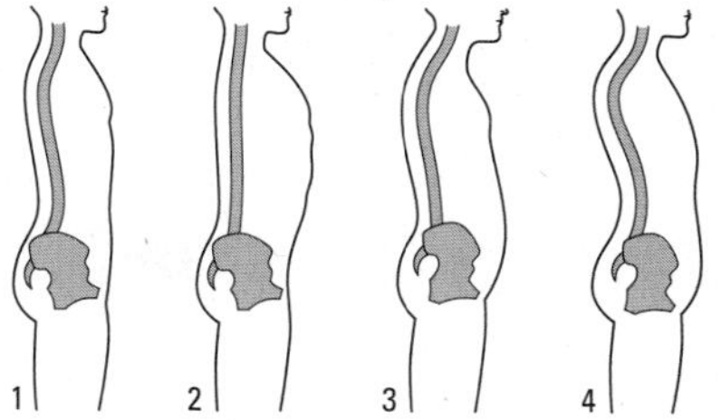

Haltungsstörungen:
1: normaler, 2: flacher, 3: runder und 4: hohlrunder Rücken [379]

voll ausgleichbar; **2.** erworbene Haltungsfehlformen (sog. Haltungsschäden) inf. funktioneller Fehlhaltung od. erworbener Wirbelsäulendeformitäten, die in einen strukturell fixierten (nicht mehr ausgleichbaren) Skelettzustand übergegangen sind; Vork. bei Beinlängendifferenz*, Skoliose*, Kyphose*, spastischer u. schlaffer Lähmung, als ischiat. Fehlhaltung bei Bandscheibenprotrusion (Schonhaltung), Schiefhals bei Zervikalsyndrom sowie i. R. der Scheuermann*-Krankheit; **3.** angeborene H., z. B. bei Morquio-Brailsford-Syndrom, Pfaundler-Hurler-Krankheit, Chondrodystrophie. Es besteht keine eindeutige Beziehung zw. dem Ausmaß von Rückenbeschwerden u. der Art der H. Vgl. Lordose.

Halzoun (arab.): syn. parasitäre Pharyngitis; **Err.:** Fasciola* hepatica od. Linguatula* serrata, die durch den Genuss von infizierter Schafs- od. Ziegenleber übertragen werden u. sich an die Pharynxmukosa anheften; **Klin.:** nach einigen Std. Heiserkeit, Halsschmerzen, Dysphagie, Erbrechen, Glottisödem mit Erstickungsgefahr; spontane Rückbildung innerh. von ca. zehn Tagen; **Ther.:** mechan. Entfernung der Parasiten.

Hamartom (gr. ἁμαρτάνειν verfehlen; -om*) n: (engl.) hamartoma; während der Embryonalentwicklung entstehende tumorartige Fehlbildung; **Urs.:** atypische Differenzierung von Keimgewebe (Hamartie); **Lok.:** v. a. Haut, Lunge u. Leber; selten maligne Entartung (**Hamartoblastom**), multiples Vork. (**Hamartose**) z. B. bei Peutz*-Jeghers-Syndrom. Vgl. Dysontogenie.

hamatus (lat.): mit einem Haken versehen; z. B. Os hamatum (Hakenbein).

Hamburger-Phänomen (Hartog J. H., Physiol., Groningen, 1859–1924) n: (engl.) Hamburger interchange; Anionenaustausch von HCO_3^- gegen Cl^- in Erythrozyten; der Hauptteil des im Blut gelösten CO_2 diffundiert in Erythrozyten, wo es durch Carboanhydrase* beschleunigt in H^+ u. HCO_3^- umgesetzt wird; H^+ wird von Hämoglobin gepuffert (s. Pufferung), Hydrogencarbonat zum großen Teil gegen Cl^- aus dem Plasma ausgetauscht.

H

Hamburg-Wechsler-Intel|ligenz|test (David W., Psychol., New York, 1896–1981; lat. intellegere, intellectus geistig wahrnehmen) m: (engl.) Wechsler intelligence scale; von C. W. Bondy (Hamburg) bearbeiteter Intelligenztest*; standardisierte Testskalen mit einem sprachgebundenen Teil u. einem sprachfreien Handlungsteil (je 5 Untertests) für Erwachsene (Abk. HAWIE) od. in spez. Abwandlung für Kinder (Abk. HAWIK). G. St.-I.

Hamilton-De|pressions|skala (Depression*; Skala*) f: (engl.) Hamilton depression rating scale; Fremdbeurteilungsverfahren aus 21 Elementen zur Quantifizierung eines depressiven Syndroms*. R. Sti.

Hamilton-Hand|griff (Alexander H., Gebh., Edinburgh, 1739–1802): (engl.) Hamilton's maneuver; auch Punchingball-Handgriff; gebh. Handgriff zur Stillung einer atonischen Nachblutung* mit innerer u. äußerer Hand.

Hamman-Rich-Syn|drom (Louis V. H., Int., Baltimore, 1877–1946; Rice R., Pathol., Baltimore, 1893–1968) n: s. Alveolitis, diffuse fibrosierende.

Hamman-Zeichen (↑): (engl.) Hamman's sign; Auskultationsbefund bei Mediastinalemphysem* od. kleinem linksseitigem Pneumothorax; pulssynchrones, plätscherndes bzw. knisterndes Geräusch präkardial.

Hammer: (anat.) s. Malleus.

Hammer|zehe: (engl.) hammer toe; Digitus malleus; angeborene od. (viel häufiger) erworbene Beugekontraktur des Zehenendgelenks (II-V) evtl. mit Überstreckung im Grundgelenk (Luxation od. Subluxation); **Ther.:** bei schmerzhaften, durch Schuhwerk, Einlagen u. Bandagen nicht beherrschbaren Veränderungen; Dermodese u. Tenodese nach Köpfchenresektion; Flexor-Extensor-Sehnentransfer bei geringer Fehlstellung; Hohmann*-Operation, Op. nach Gocht (Basisresektion des Grundglieds) od. Diaphysenresektion der Grundphalanx. Vgl. Krallenzehe. V. Paw.

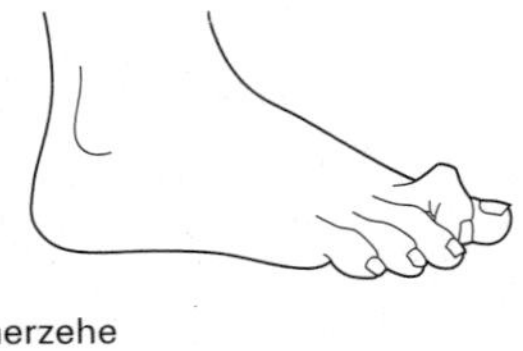

Hammerzehe

Hammond-Syn|drom (William A. H., Neurol., New York, 1828–1900) n: syn. Athétose* double.

Hampton hump (O. A. H., zeitgen. Röntg., USA; engl. hump Buckel, Höcker): (röntg.) Verschattung in Form eines stumpfen Kegels bei Lungeninfarkt* (eher selten nachweisbar); Spitze zeigt nach zentral zum Hilus, Basis liegt an der Pleura.

Hampton-Linie (↑): (engl.) Hampton line; (röntg.) Aufhellungslinie, die bei der im Profil dargestellten Magenwandnische die entzündl. Schleimhautwulst wiedergibt; nicht sicherer Hinweis auf Gutartigkeit eines Ulcus* ventriculi, da sie in Einzelfällen auch bei ulzeriertem Karzinom gefunden wird.

Ham-Test (Thomas H. H., amerikan. Arzt, geb. 1905) m: syn. Säurehämolysetest*.

Hamulus (lat.) m: kleiner Haken; z. B. H. pterygoideus: hakenförmiger Fortsatz an der Lamina med. des Proc. pterygoideus ossis sphenoidalis.

Hand: (anat.) Manus; das Handskelett besteht aus Handwurzel (Carpus, Ossa carpi), Mittelhand (Metacarpus, Ossa metacarpi) u. Fingern (Ossa digitorum).

Hand|beatmungs|beutel: (engl.) bag valve unit; Gerät zur manuellen (Notfall-)Beatmung; besteht aus Gummi- od. Kunststoffbeutel, der sich nach Kompression selbsttätig wieder ausdehnt, Rückschlagventil mit Ansatzstück für Atemmaske* od. Tubus*, Luft- u. Sauerstoffeinlassstutzen; kann ergänzt werden durch PEEP-Ventil, Sauerstoffreservoirbeutel u. Sauerstoff-Demand-Ventil; vgl. Reanimation.

Hand|ekzem (Ekzem-*) n: (engl.) hand eczema; akutes od. chron. Kontaktekzem* im Bereich der Hand; Vork. bei ca. 4 % der Bevölkerung (w:m = 2:1), v. a. bei in sog. Nassbereichen tätigen Personen (bis 40 % des Krankenhauspersonals).

Hand|ersatz, myo|elektrischer: (engl.) myoelectrical hand prosthesis; bioelektr. gesteuerte Armprothese; **Funktionsweise:** Muskelaktionspotentiale werden über Kontaktelektroden abgeleitet, verstärkt u. zur Motorisierung genutzt. Mit dem m. H. können fein abgestufte Greifbewegungen der Langfinger u. ein Oppositionsgriff des Daumens ausgeführt werden. Vgl. Orthese.

Hand-Fuß-Genital-Syn|drom (lat. genitalis zur Zeugung gehörig) n: (engl.) hand-foot-genital syndrome; komplexes hereditäres Fehlbildungssyndrom mit Brachydaktylie von Daumen u. Großzehen sowie Brachykarpie in Komb. mit Duplikationen des weibl. Genitaltrakts od. Hypospadie bei Knaben; **Ätiol.:** autosomal-dominanter Erbmodus mit voller Penetranz u. variabler Expressivität; Mutationen im HOXA13-Gen, Genlokus 7p15-p14.2; **Diagn.:** charakteristische röntg. Befunde an Hand u. Fuß.

Hand-Fuß-Mund-Krankheit: (engl.) hand, foot and mouth disease; epidemische Erkr. mit Bläschenbildung u. Ulzerationen; **Err.:** Coxsackie-Virus Typ A 16 (auch A 4–6 u. A 9; s. Coxsackie*-Viren); **Inkubationszeit:** 4–8 Tage; meist erkranken Kinder unter 10 Jahren. **Sympt.:** ovale od. eckige, 1–3 mm große, flache, weiße od. graue, von einem schmalen, roten Rand umgebene Bläschen an Händen (bes. Volae, Fingerseiten) u. Füßen (bes. Fersen, Großzehen); zuweilen papulöser Ausschlag an Nates u. Oberschenkeln, im Mund Aphthen-ähnliche Ausschläge; evtl. leichtes Fieber, Dyspepsie; Abheilung nach einer Woche; eine Ther. ist meist nicht erforderlich. **DD:** Maul*- und Klauenseuche, Varizellen*.

Hand-Fuß-Syn|drom n: (engl.) hand-and-foot syndrome; bei Sichelzellenanämie* auftretende schmerzhafte Schwellung der Hände u. Füße in den ersten beiden Lj. inf. von Gefäßverschluss durch Sichelzellen.

Hand|gelenke: (engl.) joints of hand; Articulationes manus; 1. Art. radiocarpalis (proximales Handgelenk), 2. Art. mediocarpalis (distales Handgelenk), 3. Artt. carpi (Handwurzelgelenke) mit 4. Art. ossis pisiformis, 5. Artt. carpometacarpales (Handwurzelmittelhandgelenke) mit 6. Art. carpometacarpalis pollicis (Daumensattelgelenk), 7. Artt. intermetacarpales (Gelenke zw. den Basen der Mittelhandknochen), 8. Artt. metacarpophalangeae (Fingergrundgelenke), 9. Artt. interphalangae manus (Fingergelenke).

Hand|hämatom, par|oxysmales (Häm-*; -om*) n: (engl.) paroxysmal hematoma of the hand; syn. paroxysmales Fingerhämatom*.

Hand|klonus (Klonus*) m: (engl.) wrist clonus; klonische Zuckungen der Hand- u. Fingerbeuger nach deren plötzl. passiver Streckung als Zeichen gesteigerter Reflexerregbarkeit bei spastischer Lähmung; vgl. Reflexe.

Hand|knochen: Ossa* manus.

Hand-Mund-Re|flex (Reflekt-*) m: (engl.) hand and mouth reflex; syn. Babkin-Reflex; beim Druck auf beide Handflächen kommt es reflektorisch zum Öffnen des Mundes, Vorwärtsneigen des Kopfs u. Schließen der Augen. Der Reflex gehört zum oralen System der frühkindlichen Reflexe*.

Hand-Schüller-Christian-Krankheit (Alfred H., Päd., Philadelphia, 1868–1949; Arthur Sch., Neurol., Wien, 1874–1958; Henry Ch., Arzt, Boston, 1876–1951): meist bei älteren Kindern auftretende, disseminierte Verlaufsform der Langerhans*-Zellhistiozytose; Cholesterollipidose mit Speicherung von Cholesterol im Monozyten-Makrophagen-System u. Proliferation von Histiozyten*; **Klin.:** in ausgeprägten Fällen Trias aus Exophthalmus, Diabetes insipidus u. Skelettveränderungen v. a. des Schädels mit unregelmäßigen Knochendefekten, röntg. als Aufhellungen, die ein größtenteils aus Cholesterolspeicherzellen bestehendes Granulationsgewebe enthalten (sog. Landkartenschädel); daneben häufig Stomatitis, Splenomegalie, Lebervergrößerung, Hypercholesterolämie; **Ther.:** Zytostatikatherapie, evtl. Strahlentherapie; **Progn.:** Spontanheilung bzw. Übergang in die Letterer*-Siwe-Krankheit möglich.

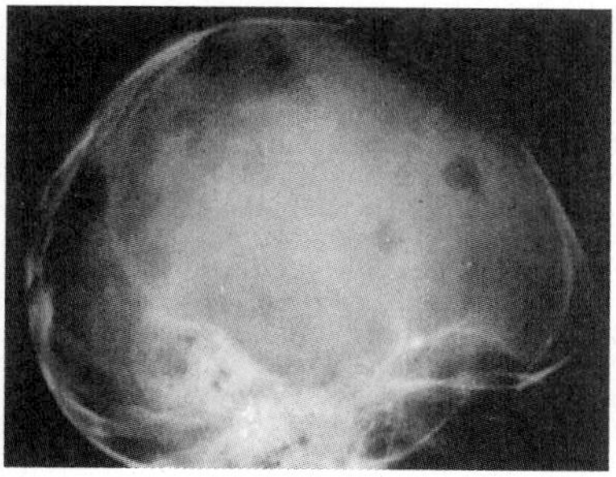

Hand-Schüller-Christian-Krankheit: sog. Landkartenschädel [179]

Handschuh-Socken-Syndrom: (engl.) gloves and socks syndrome; meist bei jungen Erwachsenen im Frühjahr u. Sommer aufretende Virusinfektion; zu 50 % durch Parvovirus* B19, sonst durch Coxsackie-, Zytomegalie-, Masern- od. Hepatitis-B-Viren verursacht; **Klin.:** Purpura u. Papeln an Händen u. Füßen, die nach 1–2 Tagen zu einem ödematösen Erythem konfluieren; orale Schleimhautläsionen, Fieber, Lymphadenopathie, Arthralgien; vgl. Erythema infectiosum acutum.

Hand-Vorder|arm-Zeichen: (engl.) Léri's sign; syn. Léri-Vorderarmzeichen; s. Pyramidenbahnzeichen.

Hand|wurzel: (engl.) wrist; Carpus; vgl. Ossa carpi.

Hand|wurzel|kanal (Kanal*): (engl.) carpal canal; Canalis* carpi.

Hand|wurzel|knochen: Ossa* carpi.

Hanf|fieber: syn. Cannabiose*.

Hanf, indischer: s. Cannabis sativa.

Hanganutziu-Deicher-Re|aktion (Marius H., Immunbiol., Bukarest; Hans D., Arzt, Berlin) f: (engl.) Hanganutziu-Deicher reaction; Agglutination von Schaferythrozyten durch heterophile Antikörper*, die nach Serumtherapie* mit Pferdeserum auftreten u. zu einem falschpositiven Ergebnis der Paul*-Bunnell-Reaktion führen können.

Hanging cast (engl. hängender Gipsverband): Extensionsbehandlung von Humerusschaftfrakturen mittels eines Oberarmgipsverbandes in Beugung von 100–110° im Ellenbogengelenk u. Extension (Zug von 0,5–1 kg); Gefahr einer Pseudarthrosenbildung; vgl. Extensionsmethoden.

Hanging groin (engl. hängende Leiste): typ. Hautveränderung bei Onchozerkose*.

Hangover (engl. „Kater") m: allg. gebräuchliche Bez. für unangenehme Nachwirkungen von Arzneimitteln (insbes. von Schlafmitteln), ionisierender Strahlung (sog. Röntgen- od. Strahlenkater*) sowie für den Zustand nach exzessivem Alkoholgenuss.

Hanhart-Syn|drom (Ernst H., Int., Humangenet., Ascona, Zürich, 1891–1973) n: syn. oroakraler Fehlbildungskomplex*.

Hanken-Büngner-Bänder (Otto von B., Chir., Hanau, 1858–1905): (engl.) Hanken-Büngner cell cordons; syn. Büngner-Bänder; nach Durchtrennung peripherer Nerven von proximal her aus der Schwann-Scheide auswachsende Zellbänder; bilden die Strukturen, an denen die Achsenzylinder im distalen Nervenstumpf wieder wachsen.

Hannover-Kanal: auch Hannover-Räume; Spatia* zonularia der Zonula ciliaris (Linse*).

Hanot-Krankheit (Victor C. H., Int., Paris, 1844–1896): (engl.) Hanot's cirrhosis; hypertrophische Leberzirrhose, entspricht der primären biliären Zirrhose*.

Hantaan|virus (Virus*) n: Virus der Gattung Hantavirus*; Erstisolierung 1978 in Korea (Fluss Hantaan); Err. des hämorrhagischen Fiebers* mit renalem Syndrom.

Hanta|virus (↑) n: Virusgattung der Fam. der Bunyaviridae*; Vork. bei Nagetieren (Mäuse, Ratten); Ausscheidung mit Urin, Kot u. Speichel; Übertragung auf den Menschen über Tierkontakt od. kontaminierte Lebensmittel; Hantaviren (z. B. Hantaanvirus) verursachen beim Menschen hämorrhagischen Fieber* mit renalem Syndrom.

H-Anti|gen (Antigen*) n: (engl.) H antigen; **1.** Kurzbez. für **H**auch-Antigen; syn. Geißelantigen; in den Geißeln von Salmonellen u. a. Bakterien lokalisiertes Antigen, das aus einem thermolabilen Protein besteht u. mit spezif. Antikörpern (Agglutininen) flockig agglutiniert; vgl. O-Antigen, R-Antigen, M-Antigen, Kauffmann-White-Schema; **2.** Oberflächenantigen an Erythrozyten; s. ABNull-Blutgruppen.

Hapl|odontie (gr. ἁπλόος einfach; Odont-*) m: (engl.) haplodonty; kegelförmige Urform aller Zähne; Vork. bei Zahnwalen u. Reptilien.

haploid (↑; -id*): Bez. für einen Chromosomensatz, in dem jedes Chromosom nur einmal vorhanden ist; die Gameten besitzen nach Abschluss der Meiose einen haploiden Chromosomensatz. Vgl. Ploidiegrad.

Haplo|typ (↑) m: (engl.) haplotype; der von der mütterl. u. väterl. Seite geerbte Komplex gekoppelter Allele*; etwa als Dublette im MNSs-System (z. B. MS/Ns) od. als Tripel im Rh-System (z. B. CDe/cde).

Hapten (gr. ἅπτειν haften) n: meist niedermolekulare, chemisch definierte Substanz, die in einem zuvor mit ihr nicht in Kontakt gekommenen Organismus nur unter best. Bedingungen (insbes., wenn sie an einen Carrier* gekoppelt ist) eine Immunantwort* induziert, jedoch aufgrund ihrer Struktur (als antigene Determinante) mit spezif. Antikörpern (bzw. spezif. sensibilisierten Lymphozyten) reagiert.

Hapto|globin (↑; Globus*) n: Abk. Hp; in der Leber gebildetes Glykoprotein (Akute*-Phase-Protein), das elektrophoret. in der Alpha-2-Globulinfraktion der Plasmaproteine* wandert; zeigt genet. Polymorphismus* (s. Hp-System); **Funktion:** Bindung von freiem Hämoglobin* u. Transport zum Monozyten*-Makrophagen-System. Die entstehenden Komplexe (MG ca. 310 000) sind nicht nierengängig, so dass ein renaler Eisenverlust verhindert wird. Bestimmung zur Diagnostik u. Verlaufsbeurteilung hämolyt. Erkr. mittels Immunassay (NIA, TIA, RID); **Referenzbereich:** 0,3–2,0 g/l; max. Bindekapazität des Gesamt-Hp beim Erwachsenen: 3 g Hämoglobin; Verminderung v. a. (sek.) bei Hämolyse*, Icterus neonatorum, Leberparenchymschaden, Malabsorption, selten durch genet. bedingte (primäre) Ahaptoglobinämie*; Erhöhung bei Infektion (bes. Tuberkulose), Malignom, nekrotischem Prozess, Cholestase, Nierenerkrankungen, rheumatoider Arthritis u. Eisenmangelanämie. Vgl. Hämopexin.

Harada-Syn|drom (Einosuke H., japan. Ophth., Chir., 1892–1947) n: s. Vogt-Koyanagi-Harada-Syndrom.

Hardy-Weinberg-Gesetz (George H., engl. Mathematiker, 1877–1947; Wilhelm W., deutscher Med., 1862–1937): (engl.) Hardy-Weinberg law; s. Genfrequenz.

Harlekin-Fetus (Fet-*) m: (engl.) harlequin fetus; s. Ichthyosis congenita.

Harn: (engl.) urine; Urin; die von Säugern über die Nieren durch die Harnwege ausgeschiedene Flüssigkeit, die harnpflichtige Substanzen* enthält; dient u. a. zur Regulation des Flüssigkeitshaushalts sowie des Elektrolyt- u. Säure-Basen-Gleichgewichts; bei Gesunden ist der H. klar, bernsteingelb (vgl. Harnfarbe); frischer H. reagiert leicht sauer (pH 5–7) u. wird durch bakt. Harnstoffspaltung (s. Urease) stechend riechend u. alkalisch; spezif. Gewicht 1,001–1,035; tägliche Menge 1–1,5 l je nach Trinkmenge, Schweißsekretion u. anderen Flüssigkeitsverlusten (z. B. Erbrechen, Diarrhö). Bestandteile: s. Tab.; vgl. Harngewinnung, Harnuntersuchung, klinische.

Harn
Hauptbestandteile des 24-Std.-Urins gesunder Erwachsener

Harnstoff	20 g
Kreatinin	1,2–1,8 g
Gesamtprotein	<150 mg
Albumin	<30 mg
Aminosäuren	800 mg
Harnsäure	500 mg
D-Glukose	70 mg
Ionen:	
Natrium	60–200 mmol
Kalium	30–100 mmol
Calcium	2,5–6 mmol
Magnesium	1–10 mmol
Ammonium	30–40 mmol
Chlorid	120–240 mmol
Phosphat	15–30 mmol
Sulfat	18–22 mmol

Harn-: s. a. Urin-.

Harn|abfluss|behinderung: (engl.) urinary obstruction; syn. obstruktive Harntransportstörung; durch Einengung, Verlegung, Abknickung od. kompletten Verschluss der Harnwege, Blasenentleerungsstörung od. Obstruktion an Blasenhals bzw. Urethra gestörter Harnabgang; **Ätiol.:** angeb., erworben od. iatrogen bedingt; **Kompl.:** kompletter Funktionsverlust der Niere(n), rezidiv. Harnweginfekte inf. Restharnbildung. Vgl. Harnableitung, künstliche. B. Sch.

Harn|ableitung, künstliche: (engl.) artificial urinary diversion; Ableitung des Harns durch Punktion, Katheterisierung od. op. Verbindung der ableitenden Harnwege mit der Haut, dem Darm od. einem Darmreservoir; **Ind.:** Harnabflussbehinderung*, intensivmed. u. perioperative Flüssigkeitsbilanzierung, Polytrauma, Schädelhirntrauma, Verletzung od. Tumor im Urogenitalbereich; **Meth.:** vorübergehend durch Blasenkatheter*, Ureterkatheter*, Zystostomie*, Nephrostomie*, Ureterostomie*; permanent z. B. durch Ileum*-Conduit, Pouch*, Kolon*-Conduit, Sigma*-Conduit, Harnleiter-Darm-Anastomose.

Harn|ab|szess (Abszess*) m: (engl.) urinary abscess; periurethrale od. perivesikale eitrige Entz. inf. Harninfiltration*; vgl. Harnphlegmone.

Harn|bestand|teile: (engl.) components of urine; s. Harn, Harnsediment.

Harn|blase: (engl.) urinary bladder; (anat.) Vesica urinaria; muskulöses Hohlorgan, von Schleimhaut mit Übergangsepithel ausgekleidet; z. T. extraperitoneal im kl. Becken hinter der Symphyse gelegen, von Bauchfell nur im oberen u. hinteren Bereich überzogen; Harnreservoir (physiol. Fassungsvermögen 300–500 ml); Teile:

Harnabflussbehinderung

Lokalisation	Angeborene Ursachen	Erworbene Ursachen
Nieren	Kelchstenose pelviureterale Obstruktion	Stein Nierenbeckentumor
Harnleiter	prävesikale Harnleiterstenose	retroperitoneale Fibrose Harnleitertumor entzündliche Stenose
Blase	Megazystitis	neurogene Dysfunktion Blasenkarzinom
Blasenhals	Harnröhrenklappe	benigne Prostatahyperplasie Prostatakarzinom
Harnröhre	Meatusstenose	Harnröhrenstriktur

Corpus: Blasenkörper; Apex: Blasenscheitel, nach vorn oben gerichtet; Fundus: Blasengrund mit dem Trigonum vesicae (Lieutaudi), zw. den Einmündungen der Harnleiter u. dem Abgang der Harnröhre; Cervix: Blasenhals, aus dem die Harnröhre hervorgeht.

Harn|blasen|bruch: s. Blasenhernie.

Harn|blasen|di|vertikel (Divertikel*) n: s. Blasendivertikel.

Harn|blasen|endo|metriose (End-*; gr. μήτρα Gebärmutter; -osis*) f: (engl.) endometriosis of the bladder; Form der extragenitalen Endometriose*; Sympt.: zykl. Hämaturie, Dysurie.

Harn|blasen|entzündung: Zystitis*.

Harn|blasen|fehl|bildungen: s. Blasenfehlbildungen.

Harn|blasen|karzinom (Karz-*; -om*) n: s. Blasenkarzinom.

Harn|blasen|papillom (Papilla*; -om*) n: s. Blasenpapillom.

Harn|blasen|stein: s. Blasenstein.

Harn|drang: (engl.) uriesthesis; plötzl. wahrnehmbarer Blasenreiz bei zunehmender Blasenfüllung, der zum Wasserlassen zwingen soll; erster H. normalerweise bei 150–250 ml, max. H. bei 300–500 ml; vgl. Miktion, imperative; Strangurie; Zystomanometrie.

Harn|drang, imperativer: (engl.) severe urge to urinate; plötzlicher, heftiger u. nicht unterdrückbarer Reiz zur Miktion; vgl. Dranginkontinenz, Strangurie, Zystitis.

Harn|farbe: (engl.) color of urine; normalerweise hell- bis dunkelgelb, bedingt durch im Harn gelöste Farbstoffe wie Urochrome*, Urobilinogen, Koproporphyrine; bei Diabetes insipidus u. nach reichl. Trinken heller, nach starkem Wasserverlust durch Schwitzen u. geringer Flüssigkeitszufuhr dunkler; vgl. Chromurie, Harn, hochgestellter.

Harn|fieber: s. Katheterfieber.

Harn|fluss|messung: s. Uroflowmetrie.

Harn|gärung: (engl.) urinary fermentation; Alkalisierung des (normal leicht sauren) Harns durch bakt. Zersetzung von Harnstoff*, die infiziertem od. bei Raumtemperatur aufbewahrtem Harn den typ. ammoniakalischen Geruch verleiht. Vgl. Urease.

Harn|gang: s. Urachus.

Harn|gewinnung: (engl.) urine collection; Gewinnung von Harn zur bakteriol. u. klinischen Harnuntersuchung*; **Meth.:** Auffangen von Mittelstrahlurin*, fraktionierte H. (Zweigläserprobe*, Dreigläserprobe*, Viergläserprobe*), Einmalkatheterisierung mit einem Blasenkatheter* (suprapubisch od. transurethral); bei Säuglingen u. Kleinkindern erfolgt die H. mittels steriler Plastikbeutel. Zur Vermeidung einer sek. Vermehrung von Mikroorganismen ist die sofortige mikrobiol. Aufarbeitung des Harns od. Aufbewahrung u. Transport bei 4 °C erforderlich.

Harn|glukose (Glyk-*) f: s. Glukosurie.

Harn|grieß: (engl.) urinary gravel; kleinere Harnkonkremente; vgl. Blasenstein, Nephrolithiasis, Ureterstein.

Harn, hoch|gestellter: (engl.) concentrated urine; klin. Bez. für stark konzentrierten (Dichte >1,025 g/ml), meist in geringer Menge ausgeschiedenen Harn* von dunkelgelber bis brauner Farbe; z. B. bei Fieber.

Harn|in|filtration f: (engl.) infiltration of urine; Eindringen von Harn in periureterales, -vesikales u. -urethrales Gewebe inf. Trauma, Fremdkörper, Entz. od. Striktur; **Formen: 1.** extrapelvine H., distal des Diaphragma urogenitale; **2.** intrapelvine H., proximal davon; **Kompl.** bei infiziertem Urin u. gleichzeitig geschwächter Immunabwehr Harnphlegmone mit Urosepsis (bei Unterernährung), Harnabszess od. Bildung einer urinösen Pseudozyste. Vgl. Blasenruptur.

Harn|in|kon|tinenz (Inkontinenz*) f: (engl.) urinary incontinence; gestörte Reservoirfunktion der Harnblase mit unwillkürl. Harnabgang; **Formen: 1.** Stressinkontinenz*; **2.** Dranginkontinenz*; **3.** Reflexinkontinenz*; **4.** Überlaufinkontinenz*; **5.** extraurethrale H.: Urinverlust aus anderen Öffnungen als der Urethra, z. B. bei Blasenfistel*, Urogenitalfistel*; dd Abklärung durch urodynam. Messungen, Objektivierung u. Quantifizierung mit Windeltests u. Miktionstagebuch. Vgl. Enuresis.

Harn|kon|kremente (Konkrement*) n pl: (engl.) urinary calculi; s. Nephrolithiasis, Blasenstein, Ureterstein.

Harn|leiter: s. Ureter.

Harn|leiter|abgang|stenose f: (engl.) pelviureteric junction obstruction; syn. Nierenbeckenabgangstenose; meist angeb. Einengung des pelviureteralen Übergangs durch hypoplastisches Segment, Briden od. aberrierende Gefäße mit Harnstaungsniere* (s. ums. Abb.); **Sympt.:** Pyelonephritis, Kolik, Steinbildung od. symptomlos; **Ther.:** Nierenbeckenplastik. B. Sch.

Harn|leiter|im|plantation (In-*; lat. plantare pflanzen) f: s. Ureterimplantation.

Harn|leiter|stein: s. Ureterstein.

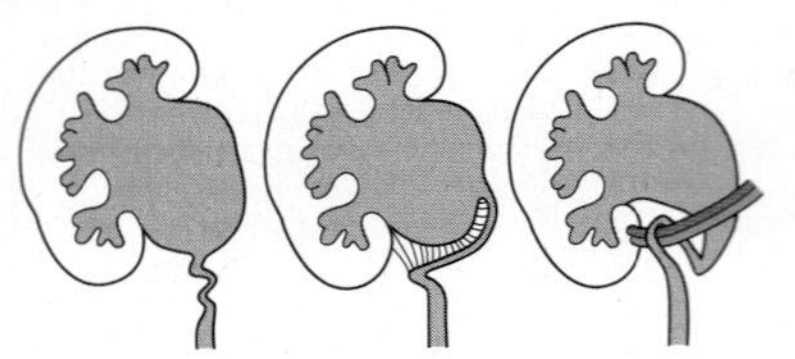

Harnleiterabgangsstenose [443]

Harn|leiter|stenose (Steno-*; -osis*) f: s. Ureterstenose.

Harn|organe n pl: (engl.) urinary organs; Nieren, Nierenbecken, Harnleiter, Harnblase u. Harnröhre.

Harn|phlegmone (Phlegmone*) f: (engl.) urinary phlegmon; schwere phlegmonöse Entz. des Bindegewebes im Bereich der Nieren od. der ableitenden Harnwege; Entw. z. B. aus einem Harnabszess nach Harninfiltration* od. bei Blasenruptur*.

Harn|pufferung: (engl.) urin buffering; s. Azidogenese.

Harn|re|tention (Retentio*) f: s. Harnverhaltung.

Harn|röhre: Urethra*.

Harn|röhren|di|vertikel (Divertikel*) n: (engl.) urethral diverticulum; angeb. od. erworbene Ausstülpung der Harnröhrenwand; an allen Abschnitten möglich, i. d. R. an der Unterseite; Vork. als echtes od. falsches Divertikel*, letzteres proximal von meist entzündl. bedingten Strikturen lokalisiert mit variabel breiter, bei Frauen meist schmaler Verbindung zur Harnröhre; führt zu chron. Urethritis mit Dysurie, Hämaturie u. Harninkontinenz.

Harn|röhren|entzündung: Urethritis*.

Harn|röhren|fehl|bildungen: (engl.) urethral malformations; **1.** Aplasie: Hemmungsmissbildung unter Persistenz des Sinus urogenitalis mit Mündung der Blase in die Vagina; **2.** partielles Fehlen der distalen Harnröhre mit atyp. Mündung an der Unter- od. Oberseite des Penis; vgl. Hypospadie, Epispadie; **3.** Einengung der Harnröhre (z. B. durch Klappen) od. Meatusstenose*; **4.** abnorm weite Harnröhre (Megalourethra) od. Harnröhrendivertikel*; **5.** Verdoppelung der Harnröhre (die zweite ist oft rudimentär, hypoplastisch od. endet abnorm). B. Sch.

Harn|röhren|fistel (Fistel*) f: s. Urogenitalfistel.

Harn|röhren|fremd|körper: (engl.) urethral foreign bodies; von außen in die Harnröhre eingeführter bzw. aus der Blase ausgewanderter Fremdkörper, i. w. S in der Harnröhre entstandenes Konkrement; mögl. Folgen: Drucknekrose, Abszess, Fistelbildung; **Diagn.:** Sondierung, Palpation, Urethroskopie, Urethrographie.

Harn|röhren|karunkel (Caruncula*) f: (engl.) urethral caruncle; gutartige, stark vaskularisierte, schleimhautüberzogene Geschwulst aus mit Entzündungszellen durchsetztem Bindegewebe; entsteht im Bereich der äußeren Harnröhrenmündung u. kann sich als livider Tumor nach außen vorwölben; Vork. meist bei Frauen in der Postmenopause; **Sympt.:** Dysurie, Blutung; **Ther.:** op. Entfernung; **DD:** Harnröhrenpolyp*, Harnröhrenschleimhautprolaps*.

Harn|röhren|polyp (Polyp*) m: (engl.) urethral polyp; von der Harnröhrenschleimhaut ausgehender fibroepithelialer Polyp*; Vork. v. a. bei Frauen postmenopausal; kann zu Harnabflussbehinderung* führen; vgl. Harnröhrenkarunkel, Harnröhrenschleimhautprolaps.

Harn|röhren|ruptur (Ruptur*) f: (engl.) urethral rupture; partieller Ein- od. kompletter Abriss der Harnröhre mit Urinaustritt; vgl. Harnröhrenverletzung.

Harn|röhren|schleim|haut|pro|laps (Prolaps*) m: (engl.) urethral prolapse; Vorfall von Harnröhrenschleimhaut u. submukösem Bindegewebe aus dem Ostium urethrae externum; **Vork.** bes. im Kindesalter, bei Paraplegie u. bei Frauen im Senium; **Ther.:** operativ; vgl. Harnröhrenpolyp.

Harn|röhren|striktur (Striktur*) f: s. Harnröhrenverengung.

Harn|röhren|verengung: (engl.) urethral stricture; Strictura urethrae; **Urs.: 1.** angeboren; **2.** erworben: **a)** postinfektiös: Urethritis; **b)** posttraumatisch; **c)** postoperativ: Entfernen eines Fremdkörpers od. Tumors, langdauernde Katheterbehandlung, transurethraler Eingriff; **d)** mechanisch: Urethralkarzinom*, Harnröhrenpolyp*, Harnröhrendivertikel*; **e)** hormonell: Schrumpfen des weibl. Meatus urethrae externus durch Östrogenmangel (vgl. Craurosis); **Sympt.:** Dysurie; Drehung, Fächerung, Abnahme, u. U. Sistieren des Harnstrahls, terminales Nachträufeln; **Diagn.:** Uroflowmetrie, retrograde Urethrographie, Miktionszystourethrographie, Urethroskopie; **Ther.:** Bougierung, transurethrale Urethrotomie, Harnröhrenplastik.

Harn|röhren|verletzung: (engl.) urethral injury; offene od. geschlossene Verletzung der Urethra inf. Gewalteinwirkung im Bereich von Becken od. Damm, durch transurethral eingeführte Instrumente od. Harnröhrenfremdkörper*; **Klin.:** Harnverhaltung, Blutung u. Harnfluss aus der Wunde; evtl. Harninfiltration u. Harnphlegmone; **Diagn.:** Palpation, Urethrographie; cave: Harnröhrenkatheterismus ist kontraindiziert. Vgl. Blasenruptur.

Harn|säure: (engl.) uric acid; Acidum uricum; 2,6,8-Trihydroxypurin; in Wasser schwer lösliche org. Säure, die wie ihre Salze (Urate) in kleinen Schuppen kristallisiert; saure Urate sind bes. schwer wasserlöslich. Purinstoffwechsel-Endprodukt, das aus Hypoxanthin u. Xanthin unter Katalyse der Xanthinoxidase* entsteht u. als natürl. Antioxidans (vgl. Antioxidanzien) wirkt; erhöhte Harnsäurewerte im Blut (Hyperurikämie*) kommen v. a. bei Gicht*, erhöhtem Zellabbau (z. B. bei Leukämie, nach zytostatischer od. Strahlentherapie) u. Laktatazidose* vor; Ablagerungen im Gewebe u. Gelenken v. a. bei Gicht u. Harnsäureinfarkt*. Vgl. Referenzbereiche (Tab.), Purinbasen.

Harn|säure|in|farkt (Infarkt*) m: (engl.) uric acid infarction; Niederschläge von Ammoniumurat (Harnsäurekristalle) in Nierentubuli (u. ableitenden Harnwegen) durch Überangebot von Purinen bei vermehrtem Abbau kernhaltigen Zellmaterials; **Vork.:** bei prädisponierten Neugeborenen inf. (physiol.) vermehrten Abbaus kernhaltiger Erythrozyten; bei Kindern u. Erwachsenen z. B. bei Gicht (sog. Gichtniere) od. inf. von Zerfall schnellwachsender Tumoren u. hochdosierter Chemotherapie bei Leukämien; Entw. einer Urämie* möglich; **Ther.:** Allopurinol, Urikosurika, Natriumcitrat.

Harn|sediment (Sediment*) n: (engl.) urinary sediment; aus 10 ml frischem Mittelstrahlurin

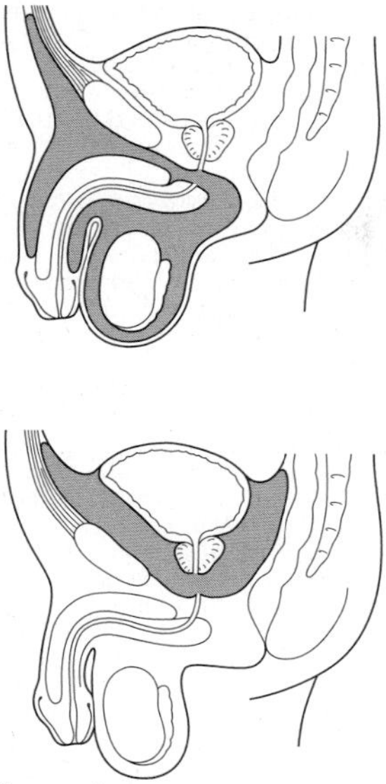

Harnröhrenverletzung:
Die Ausdehnung des Hämatoms wird durch das Diaphragma urogenitale begrenzt und erlaubt die Abgrenzung infra- (oben) und supradiaphragmatischer Harnröhrenabrisse; bei letzteren ist die Prostata nach oben disloziert und transrektal schlecht palpabel. [27]

durch Zentrifugieren gewonnenes Sediment; zur mikroskop. Untersuchung (Beurteilung von zehn Gesichtsfeldern) wird das H. auf einen Objektträger getropft u. mit Deckblättchen abgedeckt (Nativpräparat). Große Bedeutung haben Zellen u. Harnzylinder (s. Tab.) sowie Bakterien (erkennbar ggf. erst im gefärbten H.). Polygonale Epithelien weisen auf entzündl. Veränderung im Bereich der Harnwege hin. Nachw. von Urothelkarzinomzellen mögl.; Plattenepithelien u. geschwänzte Epithelien haben keine, Kristalle (je nach pH-Wert des Urins z. B. Urate, Calciumoxalat u. -phosphate) geringe diagn. Bedeutung. Vgl. Harnuntersuchung, klinische.

Harn|sepsis (Sepsis*) f: s. Urosepsis.

Harn|starre: s. Isosthenurie.

Harn|stauungs|niere: (engl.) hydronephrosis, obstructed kidney; uneinheitl. verwendete Bez. für das dilatierte Nierenbeckenkelchsystem inf. refluxiver od. obstruktiver Harntransportstörung; **DD:** Dilatation im Nierenbeckenkelchsystem ohne Obstruktion; vgl. Hydronephrose, Megakalikose. B. Sch.

Harn|stein: s. Blasenstein, Nephrolithiasis.

Harn|stein|auflösung: s. Urolitholyse.

Harn|stoff: (engl.) urea; syn. Carbamid, Karbamid, Urea; Kohlensäurediamid (H_2N—CO—NH_2); wichtigstes Endprodukt des Proteinstoffwechsels, Hauptausscheidungsform von Stickstoff; wird im Harnstoffzyklus* in der Leber gebildet u. renal ausgeschieden (20–35 g/24 Std.). H. kristallisiert in langen Prismen, ist leicht wasserlösl. u. bildet mit Mineralsäuren u. Metallen Salze. Harnstoffbestimmung* v. a. zur Diagn., Verlaufs- u. Diätkontrolle bei Niereninsuffizienz; verändert Struktur u. Eigenschaften des Keratins der Hornschicht, wirkt antimikrobiell (Antiseptikum) u. juckreizstillend; externe therap. **Verw.** zur Intervall- u. Nachbehandlung bei top. Glukokortikoid- u. Phototherapie, Ichthyose u. trockenen Hautzuständen versch. Genese; **UAW:** Hautirritationen. Vgl. Referenzbereiche (Tab.).

Harn|stoff|bestimmung: (engl.) urea assay; Bestimmung der Konz. von Harnstoff* in Serum u. Harn; Methoden: **1.** quant. Bestimmung; Harnstoffspaltung in einer durch Urease katalysierten Reaktion unter Bildung von Ammoniumcarbonat; Umsetzung der entstehenden NH_4^+-Ionen: **a)** mit Phenol u. Natriumhypochlorit unter Bildung eines blauen Indophenolfarbstoffs (Photometrie bei 530–570 nm); **b)** mit 2-Oxoglutarat, $NADH_2$ u. GLDH (Photometrie der ab-

Harnsediment
Synopsis diagnostisch wichtiger Befunde

Bestandteile	Referenzwert	Bewertung pathologischer Befunde
Zellen		
Erythrozyten	2–4 pro Gesichtsfeld bzw. <2 Millionen/24 h (Addis-Count)	Hämaturie; evtl. auch Menstruationsblut
Leukozyten	1–2 pro Gesichtsfeld bzw. <4 Millionen/24 h (Addis-Count)	Infektion od. Tumor der Harnwege
Zylinder		
hyaline Zylinder	<15 000/24 h (Addis-Count)	Proteinurie
Epithelzylinder	0	Nephropathie, abgeschilfertes Tubulusepithel
Wachszylinder	0	chronische Nephritis, selten
granulierte Zylinder	0	akute u. chronische Nephritis
Fettzylinder	0	nephrotisches Syndrom, diabetische Glomerulosklerose
Erythrozytenzylinder	0	vaskuläre u. parenchymatöse Nierenerkrankung
Leukozytenzylinder	0	interstitielle Nephritis

H

nehmenden $NADH_2$-Konz. im optischen Test*); **2.** halbquant. Bestimmung im Schnelltestverfahren: Harnstoffspaltung durch Urease auf Teststreifen mit pH-Indikator (Färbung durch Ammoniumionen). Vgl. Referenzbereiche (Tab.).

Harn|stoff|bouillon f: (engl.) urea agar; Nährmedium zum Nachw. der Harnstoffspaltung* von Bakterien; heute weitgehend durch Fertignährböden ersetzt. Vgl. Urease-Schnelltest.

Harn|stoff|spaltung: (engl.) urea degradation; Fähigkeit best. Bakterien, Harnstoff durch Urease zu Ammoniak u. Kohlendioxid enzymat. abzubauen; ermöglicht die Unterscheidung verwandter Bakterienarten in Urease-positive u. -negative Keime (Vorhandensein od. Fehlen von Harnstoff spaltendem Enzym); s. Bunte Reihe, Urease-Schnelltest.

Harn|stoff|zyklus (Zykl-*) m: (engl.) urea cycle; syn. Ornithinzyklus, Arginin-Harnstoff-Zyklus; Entgiftung des beim Abbau v. a. von Aminosäuren, Purin- u. Pyrimidinbasen entstehenden Ammoniaks in Mitochondrien u. Zytosol der Leberzellen durch Verknüpfung mit CO_2 zu Harnstoff*; Ornithin u. Citrullin sind nichtproteinogene Aminosäuren u. benötigen einen Carrier für den Transport zw. Mitochondrien u. Zytosol. Zur Bildung von Carbamoylphosphat* u. Argininosuccinat werden im H. insges. drei ATP benötigt; Störungen im H.: s. Citrullinämie; Argininbernsteinsäure-Krankheit.

Harn|stottern: (engl.) intermittent (staccato) voiding; Unfähigkeit der kontinuierl. Harnentleerung; **Urs.:** organisch (z. B. bei Blasensteinen), psychisch (vgl. Dysuria psychica) od. funktionell (z. B. bei Detrusor-Sphinkter-Dyskoordination).

Harn|träufeln: (engl.) urinary dribbling; unwillkürl. (oft unbemerkter) tropfenweiser Urinabgang bei Harninkontinenz* od. Ischuria* paradoxa.

Harn|transport|störung, obstruktive: syn. Harnabflussbehinderung*.

Harn|untersuchung, klinische f: (engl.) clinical urinalysis; Bestimmung von Farbe, pH u. Dichte des frischen Mittelstrahlurins* einschl. mikroskop. Untersuchung des Harnsediments* (evtl. Kammerzählung) u. Messung gebräuchl. klin.-chem. Parameter (z. B. Glukose, Protein, Urobilinogen, Urobilin, Bilirubin, Leukozyten, Erythrozyten, Hämoglobin, Nitrit, Ketonkör-

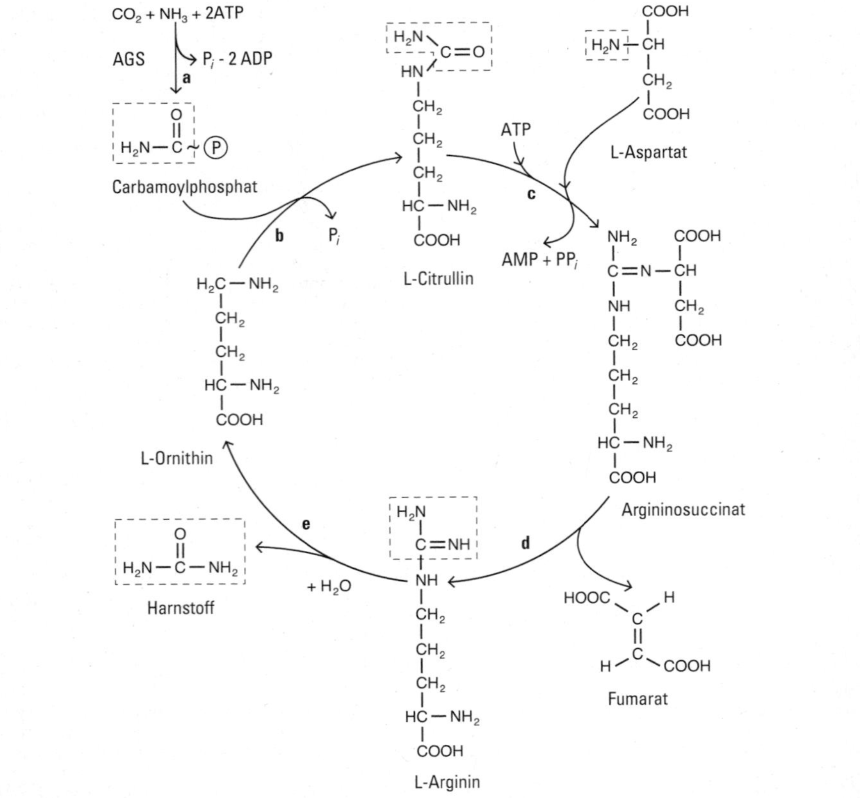

Harnstoffzyklus:
Reaktionen und Enzyme; a: Carbamoylphosphatsynthetase; b: Ornithincarbamoyltransferase; c: Argininosuccinatsynthetase; d: Argininosuccinatlyase; e: Arginase
AGS: N-Acetylglutamat (allosterischer Effektor der Carbamoylphosphatsynthetase) [55]

per); meist im qual. od. semiquant. Schnelltest mit Teststreifen; Ergebnis der k. H. ist der sog. Urinstatus. Vgl. Nierendiagnostik.

Harn|vergiftung: syn. Urämie*.

Harn|verhaltung: (engl.) retention of urine; Ischurie; Unvermögen, die gefüllte Harnblase spontan zu entleeren; **Urs.: 1.** mechanisch: z. B. benigne Prostatahyperplasie, Trauma, Op., protrahierter Geburtsverlauf; vgl. Harnabflussbehinderung; **2.** neurogen: z. B. Querschnittläsion od. Bandscheibenvorfall; **Formen: 1.** akute H. mit schmerzhaftem Harndrang u. sichtbarem Unterbauchtumor; **2.** chronische H. mit schmerzloser Überlaufinkontinenz u. Harnstauungsniere; vgl. Ischuria paradoxa; **Ther.:** Katheterableitung od. suprapubische Blasenfistel.

Harn|weg|infektion (Infekt-*) f: (engl.) infection of the urinary tract; entzündliche Erkr. der Harnwege v. a. durch bakterielle Inf. (ca. 70 % Escherichia coli); meist aszendierend, selten hämatogen, lymphogen od. per continuitatem; Einteilung in untere H. (Zystitis*, Urethritis*) u. obere H. (Pyelonephritis*); **prädisponierende Faktoren:** Harnabflussbehinderung, weibl. Geschlecht (kurze Harnröhre, bakt. Besiedlung der Vulva), Urolithiasis, Schwangerschaft, hohes Alter, Diabetes mellitus; **Sympt.:** Algurie, Dysurie, Pollakisurie, Pyurie, u. U. Schmerzen im Nierenlager, Fieber, Krankheitsgefühl; **Diagn.:** klin. Harnuntersuchung, Urinkultur, Sonographie, evtl. Ausscheidungsurographie zum Nachw. von Obstruktion u. Restharnbildung; 4 Wo. nach H. Miktionszystourethrographie zum Refluxausschluss; **Ther.:** Erhöhung der Trinkmenge u. Kurzzeittherapie (3–5 Tage) mit harnwegspezif. Antibiotikum (z. B. Chinolone) bei unkomplizierter unterer H.; bei fieberhaftem Verlauf u. fehlendem Therapieerfolg weitere Abklärung bzw. Langzeittherapie.

Harn|zucker: s. Melliturie, Glukosurie.

Harn|zylinder m: (engl.) urinary cylinder; s. Harnsediment (Tab.).

Harn|zyto|logie (Zyt-*; -log*) f: (engl.) urine cytology; zytol. Untersuchung des Harnsediments* (Exfoliativzytologie*) als Suchmethode i. R. der Primärdiagnostik von Urotheltumoren insbes. der Harnblase (z. B. Blasenpapillom, papilläre Urothelkarzinome) sowie zur Verlaufs- u. Therapiekontrolle; bei Verdacht auf Urotheltumoren im Bereich der Ureteren u. des Nierenbeckens werden zur Erhöhung der diagn. Treffsicherheit die Lavagezytologie* u. Bürstenbiopsie* angewendet.

Harpago|phytum pro|cumbens n: südafrikanische Teufelskralle*.

Harrington-Operation (Paul R. H., Chir., Houston, 1911–1980) f: orthop. Operationsmethode (dorsal distrahierende Spondylodese*) bei starker Progredienz einer Skoliose* während des Wachstums.

Harris-Benedict-Gleichung (Francis G. B., Physiol., Boston, 1870–1957): (engl.) Harris-Benedict equation; Formel zur Berechnung der von einem Menschen bei niedrigstem Aktivitätsniveau täglich benötigten Energiemenge (sog. basale Energieabgabe, Abk. BEE); entspricht dem Grundumsatz*.

Für **Männer:** BEE = 66,5 + (13,8 × kg KG) + (5 × cm Körpergröße) – (6,8 × Lebensalter).

Für **Frauen:** BEE = 655,1 + (9,6 × kg KG) + (1,9 × cm Körpergröße) – (4,7 × Lebensalter).

Maßeinheit ist kcal/d (Umrechnung in kJ/d durch Multiplikation mit 4,187).

Harrison-Furche (Edward H., Arzt, Horncastle, 1766–1838): (engl.) Harrison's groove; Thoraxdeformierung mit Abflachung u. horizontaler Einbuchtung der seitl. Thoraxpartien als Folge einer Rachitis*. Vgl. Herzbuckel.

Hartmannella f: Gattung freilebender Amöben*; früher neben Arten von Naegleria u. Acanthamoeba als potentieller Err. der Amöben*-Meningoenzephalitis angesehen; nach Revision der Amöbentaxonomie enthält die Gattung H. (wahrscheinl.) keine pathogenen Arten mehr.

Hartmann-Operation (Henri H., Chir., Paris, 1860–1952) f: sog. Diskontinuitätsresektion; zweizeitiges op. Verf. bei pathol. Veränderungen des li. Hemikolons u. des Rektums; **Ind.:** v. a. als Notfalleingriff bei Komplikationen i. R. einer Divertikulitis od. eines Karzinoms (Ileus, Perforation, Stenose, Abszess od. Peritonitis); **Meth.: 1.** Resektion des betr. Darmabschnitts, Blindverschluss des restl. Rektums u. Anlage eines endständigen Anus* praeternaturalis; **2.** elektive Rückverlagerung u. Wiederherstellung der Kontinuität durch End-zu-End-Anastomose nach ca. 4–6 Mon.; vgl. Kolonresektion, Rektumresektion.

Hartmann-Tasche (↑): Corpus vesicae biliaris.

Hart|metall|lunge: (engl.) heavy metal pneumoconiosis; Form der kollagenösen, progredienten Pneumokoniosen* durch Einatmen von Hartmetallstäuben (Sinter- u. Gusskarbide aus Wolfram, Cobalt, Titan, Tantal u. Molybdän); **Sympt.:** Husten, Auswurf, Dyspnoe; BK Nr. 4107.

Hartnup-Krankheit: (engl.) Hartnup disease; seltene, autosomal-rezessiv erbl. Stoffwechselstörung (Genlokus 11q13) mit Defekt der intestinalen u. tubulären Resorption von neutralen Aminosäuren; benannt nach der erstbeschriebenen Familie; Häufigkeit ca. 1:100 000; **Sympt.:** meist klin. inapparent, u. U. pellagraähnliche Lichtdermatose inf. Tryptophanmangels (Verminderung der Nicotinamidsynthese), selten zerebellare Sympt.; **Ther.:** ggf. Nicotinamid. Vgl. Cystinurie.

Hart|schaum|verband: (engl.) plastozote; Stützverband auf Polyurethanbasis; das Kunststoffmaterial wird in verformbarem Zustand angelegt u. härtet am Körper aus. Vgl. Kunststoffverband.

Hart|spann: (engl.) myogelosis; umschriebene druckschmerzhafte Muskelverhärtung parallel des Faserlaufs des betroffenen Muskels; oft syn. verwendet mit Myogelose*.

Hart|strahl|technik f: (engl.) high kilovoltage technique; spez. Röntgenaufnahmetechnik mit Röhrenspannungen ab 100 kV; **Anw.:** in der Diagn. von Lunge, Larynx, Pharynx, Trachea, Magen-Darm-Trakt u. in der Geburtshilfe. Mit Erhöhung der Röhrenspannung verringert sich der Kontrast zw. unterschiedl. Gewebearten. Dadurch lässt sich z. B. bei einer Thoraxaufnahme Lungen-, Weichteil- u. Knochengewebe gleichzeitig beurteilbar auf dem Röntgenfilm darstellen (Knochen werden transparenter). Wegen der höheren Durchdringungsfähigkeit der Röntgenstrahlung ergibt sich eine Verringerung der Strahlenexposition des Pat. im Nutzstrahlenfeld, wegen der Verkürzung der Belichtungszeit eine geringere Bewegungsunschärfe.

Hart|strahl|therapie f: (engl.) megavoltage therapy; Strahlentherapie* mit Hochenergiestrahlung; vgl. Betatron, Linearbeschleuniger.

Hart-Tasche (Carl H., Pathol., Berlin, 1876–1922): (engl.) Hart's pouch; (röntg.) durch Narbenzug bei chron. Ulcus* duodeni bedingte taschenförmige Ausstülpung bzw. Ausziehung des Bulbus duodeni.

Hart|wasser|syn|drom n: (engl.) postdialysis syndrome; während od. direkt nach Hämodialyse* auftretende, durch eine nicht ausreichende Wasserenthärtung (Calciumbestimmung) bei der Zubereitung des Dialysats* verursachte akute Hyperkalzämie* mit Blutdruckanstieg, Wärmegefühl, Übelkeit, Erbrechen, Kopfschmerz u. Krämpfen; u. U. letaler Verlauf.

Harvey-Band: Ligamentum* arteriosum.

Harzer-Zeichen (Friedrich A. H., Arzt, Leipzig): (engl.) Harzer's sign; spürbare Pulsationen des Herzens im epigastrischen Winkel; Hinweis auf vermehrte Rechtsherzbelastung (z. B. bei Cor* pulmonale).

Haschisch (arab. Kraut) n: (engl.) hashish; Extrakt aus dem Harz von Cannabis* sativa mit den wirksamen Tetrahydrocannabinolen; wird als Rauschmittel traditionell im vorderen Orient u. Nordafrika geraucht u. entspricht im Hinblick auf Inhaltsstoffe u. Wirkung den getrockneten Pflanzenbestandteilen von Cannabis sativa, die in Lateinamerika als Marihuana bez. werden; H. führt individuell unterschiedlich zu Dämmerzuständen, Euphorie, Unruhe, veränderter Wahrnehmung bis zu kurzzeitigen Halluzinationen u. erhöhter sexueller Erregbarkeit. **Nachweismethode:** Cannabinole u. -derivate können durch Dünnschichtchromatographie od. Hochdruckflüssigkeitschromatographie in Blut, Urin u. Speichel nachgewiesen werden. Vgl. Psychodysleptika, Abhängigkeit.

Hasen|auge: s. Lagophthalmus.

Hasen|pest: s. Tularämie.

Hasen|scharte: s. Lippenspalte.

Hashimoto-Thyro|iditis (Hakaru H., japan. Pathol., 1881–1934; Thyreo-*; -id*; -itis*) f: syn. Struma lymphomatosa Hashimoto; s. Thyroiditis.

Hasner-Falte (Joseph H., Ritter von Artha, Ophth., Prag, 1819–1892): (engl.) Hasner's fold; Plica lacrimalis; Schleimhautfalte an der Mündung des Tränen-Nasen-Gangs im unteren Nasengang.

Hassall-Körperchen (Arthur H. H., Arzt, Chem., London, 1817–1894): (engl.) Hassall's corpuscles; konzentr. geschichtete Gebilde im Mark des Thymus, bestehend aus Retikulumzellen mit Degenerationserscheinungen (Verkalkung usw.); wahrscheinl. Reste der ursprüngl. epithelialen Anlage des Organs; Zunahme der Anzahl von H.-K. bis zur Pubertät, dann Abnahme.

Hass-Krankheit (Julius H., Orthop., Wien, New York, 1884–1976): (engl.) Hass disease; aseptische Knochennekrose der proximalen Humerusepiphyse (selten); s. Knochennekrosen, aseptische.

HAT: Abk. für **H**eparin-**a**ssoziierte **T**hrombopenie; s. Thrombopenie, Heparin-induzierte.

H_2-Atem|test m: s. Wasserstoff-Exhalationstest.

Hauben|bahn, zentrale: s. Tractus tegmentalis centralis.

Hauben|meningitis (Mening-*; -itis*) f: (engl.) helmet meningitis; syn. Konvexitätsmeningitis; bakt. Meningitis* mit Eiteransammlung v. a. über den Großhirnhemisphären; vgl. Meningitis, basale.

Hauben|region f: (engl.) tegmental region; **1.** Tegmentum mesencephali; s. Mesencephalon; **2.** dorsales Gebiet der Brücke (Tegmentum pontis); s. Pons.

Haudek-Nische (Martin H., Röntg., Wien, 1880–1931): (engl.) Haudek's niche; röntg. Nachweis eines Ulcus ventriculi durch Füllung des Ulkuskraters mit Kontrastmittel u. Darstellung im Profil; vgl. En-face-Nische.

Hauffe-Schweninger-Arm|bad (Georg H., Arzt, Berlin, geb. 1872; Ernst Sch., Arzt, Berlin, 1850–1924): (engl.) Hauffe-Schweninger arm bath; ansteigendes Armbad, dessen Temp. von ca. 32 °C in 15–20 Min. auf 39 °C ansteigt; soll reflektorisch zu einer Erweiterung der Koronargefäße führen; vgl. Hydrotherapie.

Hauhechel, dornige: (engl.) spiny restharrow; Ononis spinosa; Halbstrauch aus der Fam. der Schmetterlingsblütler; Wurzel (Ononidis radix) mit Isoflavonoiden (Ononin), Triterpenen u. etherischem Öl; **Verw.:** als Diuretikum bei Entz. der ableitenden Harnwege.

Haupt|histo|kompatibilitäts|kom|plex m: s. HLA-System.

Haupt|wirt: (engl.) host of predilection; Species (Tiere, Mensch), die von einer best. Parasitenart bevorzugt befallen wird; häufig nicht korrekt für Endwirt*. Vgl. Zwischenwirt, Wirtswechsel.

Haupt|zellen (Zelle*): (engl.) chief cells; s. Magen.

Haus|fliegen: (engl.) house flies; nicht stechende Fliegen*, die als Lästlinge, Schädlinge od. Keimverschlepper in Haushalten vorkommen; z. B. Stubenfliege (Musca- u. Fanniaarten), Schmeißfliege, Fleischfliege, Käsefliege (Piophila casei), Tau- u. Essigfliege (Drosophila).

Haus|mücke: s. Culex.

Haus|staub|milben: (engl.) house dust mites; s. Milben.

Haustra coli (lat. haustrum Schöpfrad) n pl: Ausbuchtungen zw. den Tänien der Wand des Colons; wandern mit der Peristaltik (sog. Fließen der Haustren).

Haut: (engl.) skin; Integumentum commune; besteht aus **1.** Kutis: Epidermis (Oberhaut), Dermis (Lederhaut); **2.** Tela subcutanea (Subkutis, Unterhautbinde- u. fettgewebe); oberflächen-

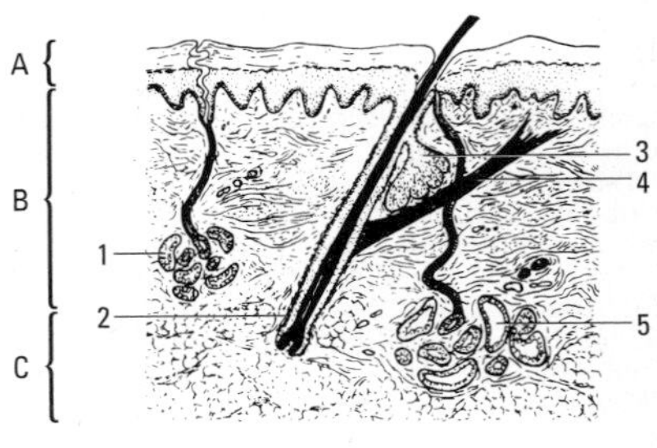

Haut:
A: Epidermis; B: Dermis; A u. B: Kutis;
C: Subkutis;
1: merokrine Schweißdrüsen (Knäueldrüsen); 2: Haartasche mit Haar; 3: Talgdrüse; 4: M. arrector pili; 5: apokrine Schweißdrüsen (Duftdrüsen) [172]

größtes Organ (1,5–2 m^2); Aufgaben: Schutz (physik., chem., immun.), Wärmeregulation, Aufnahme von Sinnesreizen; s. Abb.

Haut|amyloidose, makulöse (gr. ἄμυλον Stärkemehl; -osis*) f: (engl.) macular amyloidosis; s. Amyloidosis cutis.

Haut|arzt|verfahren: Regelung zur Früherkennung u. Prävention berufl. Hautkrankheiten mit Erstellen eines Hautarztberichts an den Unfallversicherungsträger u. die gesetzl. Krankenversicherung vor der Anzeige einer Berufskrankheit (BK Nr. 5101). Vgl. Durchgangsarzt.

Haut|ausschlag: s. Effloreszenzen, Exanthem, Ekzem.

Haut|blutungen: (engl.) dermatorrhagias; Austritt von Blut aus den Gefäßen in Haut od. Schleimhaut inf. Trauma od. hämorrhagischer Diathese; **Formen: 1.** Petechien: kleinste punktförmige Kapillarblutungen; **2.** Purpura: multiple, exanthematische, meist symmetrische H.; **3.** Vibices: streifenförmig angeordnete Purpura; **4.** Sugillation: flächenhafte, bis 3 cm große H. (insbes. bei Gerinnungsstörungen); **5.** Suffusion: syn. Ekchymose; große flächenhafte H.; **6.** Hämatom: tiefgehende (evtl. bis ins Muskelgewebe reichende), massive, meist die Haut vorwölbende Blutung*. Im Ggs. zu einem Erythem* verblassen H. unter Glasspateldruck nicht.

Haut|dia|these, a|topische (Diathese*) f: (engl.) atopic diathesis; Veranlagung zu atopischen Reaktionen an der Haut, ohne dass bereits ein atopisches Ekzem* vorhanden ist; hinweisend sind positive Familienanamnese, Schleimhautsymptome, Hautfunktionsstörungen, vegetative Zeichen u. erhöhte IgE-Werte; vgl. Atopie-Score.

Haut|em|physem (Emphysem*) n: (engl.) surgical emphysema; Emphysema subcutaneum; Luft- od. Gasansammlung im Unterhautzellgewebe; **Urs.:** meist traumat., selten spontane Ruptur lufthaltiger Organe (z. B. Pleura, Bronchien, Trachea, Lungenparenchym, Ösophagus) mit Verbindung zum Mediastinum od. direkt zur Subcutis; iatrogen als Kompl. einer Luftfüllung (z. B. Pneumoperitoneum*) od. Eröffnung von Körperhöhlen (z. B. Laparoskopie*), auch durch gasbildende Erreger verursacht (s. Gasbrand) sowie im Bereich des Kopfes nach Schädelbasisfrakturen mit Beteiligung der Nasennebenhöhlen (kraniales H., z. B. im Bereich der Augenlider nach Fraktur des Os ethmoidale); **Sympt.:** unter sog. Schneeballknirschen wegdrückbare subkutane Schwellungen. Vgl. Mediastinalemphysem.

Haut|ersatz: s. Hautlappen, Hauttransplantat.

Haut|feuchtigkeit, re|lative: (engl.) relative skin moisture; Abk. RHF; Maß für den intrazellulären Wassergehalt der Hornzellen der oberen Epidermis; s. Korneometrie.

Haut|fistel, odonto|gene (Fistel*) f: (engl.) odontogenic cutaneous fistula; Fistel mit kraterförmiger Hauteinziehung im Bereich von Kinn, Wangen od. Hals; **Vork.:** z. B. bei Parodontitis, Osteomyelitis, infizierter Kieferzyste.

Haut|flora (lat. Flora röm. Blumengöttin) f: (engl.) skin flora; die auf der Haut zu findende Bakterienflora*; **Einteilung: 1.** residente H. (Standortflora), bestehend v. a. aus Vertretern der Gattungen Staphylococcus (z. B. Staphylococcus epidermidis), Micrococcus, Corynebacterium sowie Propionibacterium (in tieferen Hautschichten); **2.** transiente H. (Anflugflora) mit großer Variabilität, u. a. Staphylococcus aureus, Bacillus-, Pseudomonas-, Enterobacteriaceae-Arten. Vgl. Händedesinfektion.

Haut|grieß: Milien*.

Haut|horn: Cornu* cutaneum.

Haut|jucken: s. Pruritus.

Haut|karzinom (Karz-*; -om*) n: (engl.) cutaneous carcinoma; von der Epidermis ausgehende maligne epitheliale Neubildung od. Hautmetastase anderer Karzinome; s. Basaliom, Basalzellnävussyndrom, Plattenepithelkarzinom.

Haut|klammer|naht: (engl.) skin stapling; s. Nahtmethoden.

Haut|krebs: (engl.) skin cancer; von der Haut ausgehende maligne Neubildung; s. Hautkarzinom, Hautsarkom, Melanom, malignes.

Haut|lappen: (engl.) skin flap; Gewebeareal aus Haut- u. Unterhautgewebe zur Deckung eines tiefen Hautdefekts; im Ggs. zum Hauttransplantat* benötigen H. inf. ihrer Dicke ständige Blutversorgung, die über einen Gefäßstiel erfolgt. **Einteilung: 1.** nach Längen-Breiten-Verhältnis: **a)** beim H. mit Zufallsgefäßmuster muss ein best. Längen-Breiten-Verhältnis (2:1 bis 3:1) eingehalten werden; **b)** beim Arterienlappen kann die Länge die Breite um ein Mehrfaches überschreiten; **2.** nach Operationstechnik: **a)** lokaler Verschiebelappen od. Nahlappen als Transpositions-Rotations- od. Dehnungslappen zur Deckung kleiner tiefer Defekte in Nähe der Entnahmestelle; der Gefäßstiel bleibt erhalten, der Hebungsdefekt wird i. Allg. direkt verschlossen, u. U. mit einem Burow-Dreieck (s. Abb.);

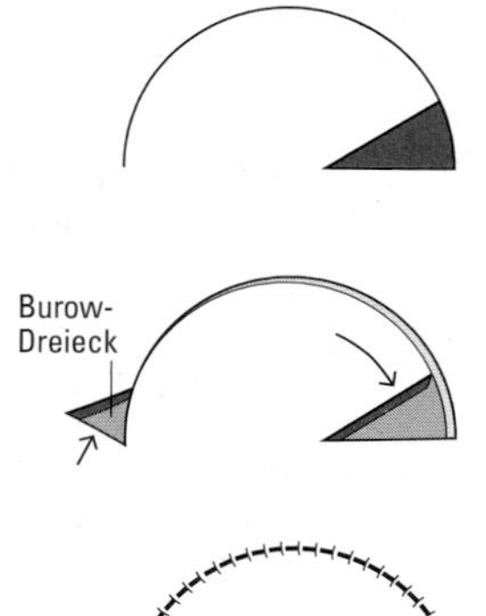

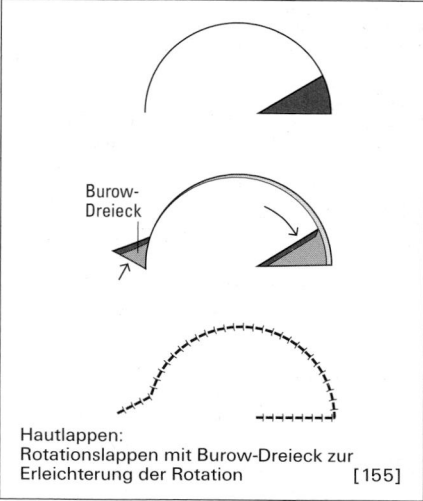

Hautlappen:
Rotationslappen mit Burow-Dreieck zur Erleichterung der Rotation [155]

häufige Formen: Z*-Plastik, W*-Plastik, V*-Y-Plastik; **b)** gestielter Fernlappen mit Entnahme an entfernt liegenden Körperteilen; der Gefäßstiel bleibt erhalten u. wird erst durchtrennt, wenn Blutgefäße von der Empfängerstelle eingewachsen sind (nach ca. drei Wochen). Deckung der Entnahmestelle durch Mobilisation u. direkte Naht der Wundränder, lokalen Verschiebelappen od. Spalthaut; doppelt gestielte Hautlappen werden als Brücken-, Visier-, Rundstiellappen bezeichnet; **c)** regionaler H.: Entnahmestelle des gestielten H. in Nähe eines kleinen Defekts (z. B. der Hand); häufige Formen: gekreuzter Finger-, Thenar-, Flaggenlappen; **Sonderformen: 1.** Insellappen: Hautinsel mit flexiblem Gefäß(nerven)stiel, der durch Durchtrennen der Hautbrücke eines Arterienlappens gewonnen wird; große Reichweite; **2.** freier H. mit zentraler Arterie u. Venen; sofortiger Anschluss an die Blutversorgung durch mikrochir. Gefäßnähte nach Abtrennen von der Entnahme- u. Übertragung auf die Empfängerstelle. D. Buc.

Haut|leishmaniase (-iasis*) **f:** syn. kutane Leishmaniase; s. Leishmaniasen.

Haut|leisten: (engl.) epidermal ridges; Tastleisten, Papillarleisten, Dermatoglyphen; Leistenmuster an Hautpartien (Fingerbeeren, Handflächen, Fußsohlen), die dem Druck ausgesetzt sind; bestehen aus feinen Rillen, an deren Kämmen die Schweißporen liegen. Die Form der H. ist erblich determiniert.

Haut|maulwurf: s. Larva migrans.

Haut|milz|brand: s. Milzbrand.

H

Haut|nabel: (engl.) skin navel; s. Nabelanomalien.

Haut|naht: (engl.) skin suture; s. Nahtmethoden.

Haut|ödem (Ödem*) **n:** Anasarka*.

Haut|pest: (engl.) cellulo-cutaneous plague; primäre od. überwiegende Manifestation der Pest* an Haut od. Schleimhaut.

Haut|pilze: s. Dermatophyten, Hefen, Schimmelpilze.

Haut|pilz|erkrankung: s. Dermatomykose.

Haut|plastik (-plastik*) **f:** (engl.) skin cover; op. Deckung von Hautdefekten; s. Hauttransplantat, Hautlappen, Visierlappenplastik, Dieffenbach-Plastik.

Haut|re|flexe (Reflekt-*) **m pl:** (engl.) skin reflexes; durch Hautreizung verursachte polysynaptische Reflexe*; von Bedeutung in der klin. Praxis sind der Bauchhautreflex u. der Kremasterreflex.

Haut|rotz: s. Malleus.

Haut|sarkom (Sark-*; -om*) **n:** (engl.) cutaneous sarcoma; von kutanem od. subkutanem Gewebe ausgehende bösartige Neubildung od. intrakutane Metastase eines anderen Primärtumors; entspr. dem histol. Aufbau als Hämangiosarkom*, Kaposi*-Sarkom, Dermatofibrosarcoma* protuberans, Fibrosarkom, Leiomyosarkom, Liposarkom od. Neurofibrosarkom; vgl. Weichteilsarkom.

Haut-Schleim|haut-Leishmaniase, süd|amerikanische (-iasis*) **f:** syn. mukokutane Leishmaniase; s. Leishmaniasen.

Haut|schnitt: (engl.) skin incision; s. Schnittführung.

Haut, seröse: (engl.) serous membrane; syn. Serosa, Tunica serosa; aus einer bindegewebigen Lamina propria u. einschichtigem Plattenepithel (Mesothel) bestehende Struktur: Peritoneum, Perikard, Pleura.

Haut|sklerem (Skler-*) **n:** s. Sclerodermia circumscripta.

Haut|spalt|linien: (engl.) Langer's lines; Linea distractiones; syn. Langer*-Linien.

Haut|testung: (engl.) skin test; Prüfung der spezif. Sensibilisierung eines Organismus durch Applikation von Antigenen auf (Epikutantest*, ROAT*) od. in die Haut (Intrakutantest*, Prick*-Test, Reibtest*, Scratch*-Test).

Haut|trans|plantat (Transplantat*) **n:** (engl.) skin graft; vollständig aus der Spenderstelle gelöstes Hautareal ohne Unterhautfettgewebe zur op. Deckung eines oberflächl. Hautdefekts mit gut durchblutetem Wundgrund; **Formen: 1.** Spalthauttransplantat: Epidermis mit versch. dicken Schichten des Koriums (je nach Körperteil 0,2–0,5 mm); Entnahme mit Dermatom bzw. Skalpell an einem ebenen (od. durch Unterspritzung von physiol. Kochsalzlösung geebneten) Hautareal (z. B. Außenseite des Oberschenkels); Fixierung durch Nähte u. leichte Kompression; die Entnahmestelle heilt durch spontane Epithelisierung; Sonderform: Mesh* graft; **2.** Vollhauttransplantat: gesamte Hautdicke ohne Unterhautfettgewebe zur Deckung aseptischer Hautwunden (z. B. nach Narbenexzision); Entnahme mit Skalpell u. sofortiger Verschluss der Entnahmestelle durch direkte Hautnaht od. Spalthaut; Vorteil: kosmetisch günstiges Ergebnis, keine Schrumpfungsneigung; **3.** Reverdin-Transplantat: Übertragung kleinster Epidermisinseln auf granulierende Wundflächen; Anw. nur bei infizierten Wunden, die anders nicht gedeckt werden können; nicht empfehlenswert, da kosmet. ungünstige Ergebnisse an Spender- u. Empfängerstelle. Vgl. Hautplastik, Pfropfung. D. Buc.

Haut|tuberkulose (Tuberkel*; -osis*) **f:** Tuberculosis* cutis.

Haut|tumoren (Tumor*) **m pl:** (engl.) skin tumors; allg. Bez. für benigne, prämaligne u. maligne Neubildungen, ausgehend von allen Strukturen der Haut u. den Hautanhangsgebilden; vgl. Hautkrebs, Nävus.

HAV: Abk. für **H**epatitis-**A**-**V**irus; s. Hepatitis-Viren.

Haverhill-Fieber: s. Rattenbisskrankheit.

Havers-Falten (Clopton H., Anat., London, 1650–1702)**:** (engl.) haversian folds; Plicae synoviales von Gelenkkapseln.

Havers-Kanäle (↑)**:** (engl.) haversian canals; den Knochen in Längsrichtung durchlaufende Gefäßkanälchen, die von konzentrischen Knochenlamellen umgeben sind; vgl. Volkmann-Kanäle.

Hayashi-Mitsuda-Re|aktion (Harvo H., Pharmak., Fukuoka, Tokio, geb. 1874; Kensuke M., Arzt, Japan, 1876–1964) **f:** Spätreaktion beim Lepromintest*.

Hb: Abk. für **H**ämoglo**b**in*.

HbA: Abk. für **a**dultes **H**ämoglo**b**in*; vgl. Glykohämoglobine.

HbC: s. Hämoglobinopathien.

HBcAg: Abk. für **H**epatitis-**B**-**c**ore-**A**nti**g**en; s. Hepatitis-Viren.

HbD: s. Hämoglobinopathien.

Hb_E: Abk. für **H**ämoglo**b**ingehalt des **E**rythrozyten; syn. MCH*.

HbE: s. Hämoglobinopathien.

HBeAg: Abk. für **H**epatitis-**B**-**e**-**A**nti**g**en; s. Hepatitis-Viren.

HbF: Abk. für **f**etales **H**ämoglo**b**in*.

HbG-Accra: s. Hämoglobinopathien.

H.-B.-G.-Syn|drom n: Kurzbez. für **H**ypoparathyroid*-**B**iermer-**G**onadendysgenesie-Syndrom.

HbH: s. Hämoglobinopathien.

Hb-Köln: s. Hämoglobinopathien.

Hb-Memphis: s. Hämoglobinopathien.

HbO_2: Abk. für Oxyhämoglobin; s. Hämoglobin.

HbS: Kurzbez. für Sichelzellenhämoglobin; s. Hämoglobinopathien, Sichelzellenanämie.

HBsAg: Abk. für **H**epatitis-**B**-**s**urface-**A**nti**g**en; frühere Bez. Australia-Antigen; s. Hepatitis-Viren.

HbS-HbC-Krankheit: s. Hämoglobin-S-C-Krankheit.

HBV: Abk. für **H**epatitis-**B**-**V**irus; s. Hepatitis-Viren.

Hb-Zürich: s. Hämoglobinopathien.

HC: Abk. für (engl.) **h**azardous **c**oncentration; Konzentration eines Stoffes in Luft, Wasser od. Boden, von der ab er als schädlich (toxisch) für seine Umwelt anzusehen ist. C. Fle.

HCG: Abk. für (engl.) **h**uman **c**horionic **g**onadotropine; menschl. Choriongonadotropin; Proteohormon (MG 39 000), das in den Langhans-Zellen der Plazenta gebildet wird (Maximum im 2.–3. Schwangerschaftsmonat); biol. Halbwertzeit 8 Std.; besteht aus einer Alpha- u. einer Betauntereinheit, die weitgehend ident. sind mit den hypophysären Gonadotropinen FSH* u. LH* sowie TSH* u. Prolaktin*; **physiol. Bedeutung:** HCG unterhält das Corpus* luteum in der Schwangerschaft u. regt die Steroidhormonproduktion an, bis diese von der fetoplazentaren Einheit* übernommen wird. Der qualitative immun. **Nachweis** im Harn u. im Blutserum (RIA, ELISA) dient als Schwangerschaftstest*; abfallende od. verminderte HCG-Werte deuten auf Abortus imminens, Extrauteringravidität, drohende Frühgeburt, Missed abortion, intrauterinen Fruchttod od. eine Gestose, erhöhte HCG-Werte auf Mehrlingsschwangerschaft od. dd auf Trophoblasttumoren hin. **Therap. Anw.:** HCG aus Schwangerenharn wird als LH-wirksames Präparat bei primärer u. sekundärer hypophysärer Amenorrhö, beim Mann bei hypogonadotropem Hypogonadismus, Maldescensus testis u. Infertilität angewendet. Vgl. Plazentahormone, Tumormarker.

HCG-Test m: Kurzbez. für (engl.) **h**uman **c**horionic **g**onadotropine stimulation test; Verfahren zur DD bei zu niedriger Androgenkonzentration im Blut u. bei hypothalamischem Hypogonadismus* (vor HCG-/HMG-Therapie bzw. Implantation einer GnRH-Pumpe); **Prinzip:** Bestimmung der Testosteronkonzentration vor u. 72 Std. nach i. m. Injektion von HCG (5000 I. E./m^2 Körperoberfläche) zur Stimulation der Leydig*-Zwischenzellen; **Auswertung:** bei Anorchie* fehlender, bei Maldescensus* testis verminderter Testosteronanstieg.

H-chain disease (engl.): s. H-Ketten-Krankheit.

HCl: chem. Formel für Salzsäure*.

H_2CO_3: chem. Formel für Kohlensäure*.

HCS: Abk. für (engl.) **h**uman **c**horionic **s**omatotropine; syn. HPL*.

HCT: Abk. für **h**umanes **C**horion**t**hyreotropin; plazentares Proteohormon (Glykoprotein) mit thyreotroper Wirkung u. noch unklarer physiol. Bedeutung (evtl. Förderung der embryonalen Entw. der Schilddrüse).

HD: Abk. für (radiol.) **H**erd**d**osis; s. Referenzdosis.

HDC: Abk. für (engl.) **h**uman **d**iploid **c**ells; Vermehrungssubstrat für ein Tollwut-Impfvirus (Pitman-Moore-Stamm).

HDL: Abk. für (engl.) **h**igh **d**ensity **l**ipoproteins; Lipoproteine* hoher Dichte (1,063–1,210 g/ml) der Alpha-1-Globulinfraktion (s. Plasmaproteine), die in Leber u. Darmmukosa gebildet (HDL_1) u. im Blut in HDL_2 umgewandelt werden; HDL bestehen zu ca. 50 % aus Apolipoproteinen* u. zu ca. 50 % aus Cholesterol* u. Phospholipiden*. **Funktion:** Transport von Cholesterol aus peripheren Zellen in die Leber; dazu wird freies Cholesterol unter Katalyse der LCAT* mit einem Acylrest von Lecithin verestert (HDL_3); erhöhtem HDL wird ein protektiver Effekt bzgl. des Arterioskleroserisikos zugeschrieben. Vgl. Hyperlipidämie.

He: **1.** chem. Symbol für Helium*; **2.** Abk. für **He**parin*.

Head|gear (engl. Kopfvorrichtung)**:** kieferorthop. Behandlungsmittel zur Ausübung einer distalisierenden Kraft auf die Molaren insbes. des Oberkiefers; herausnehmbarer Drahtbogen, der intraoral an den Molaren, extraoral im Nacken (cervical pull) od. am Hinterkopf (occipital pull) verankert ist; **Anw.:** meist i. R. einer Ther. mit Multibandapparatur* zum Halten der Molaren od. des Oberkiefers am Ort u. zum Distalisieren der Molaren bei Korrektur eines Distalbisses* (Angle-Klasse II).

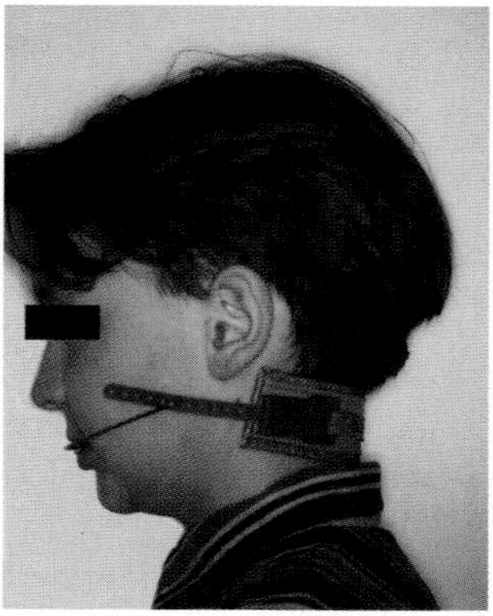

Headgear [394]

Head-Zonen (Sir Henry H., Neurol., London, 1861–1940)**:** (engl.) Head zones; Hautareale, in denen bei Erkr. innerer Organe Hyperästhesie u. Hyperalgesie (als viszerokutane Reflexe*) auftreten können u. die in ihrer Ausdehnung dem Dermatom* entsprechen, das aus demselben spinalen Segment* innerviert wird wie das erkrankte Organ; z. B. in die Innenseite des Oberarms (C_8, Th_1) ausstrahlende Schmerzen bei koronarer Herzkrankheit* (s. ums. Abb.).

Heavy chain disease (engl. Schwere-Ketten-Krankheit)**:** s. H-Ketten-Krankheit.

Heavy chains (engl.)**:** schwere Ketten; s. Immunglobuline.

Hebamme: (engl.) midwife; nichtärztliche Geburtshelferin; männl. nichtärztliche Geburtshelfer werden als **Entbindungspfleger** bezeichnet. Berufsausbildung u. Prüfung, Zulassung u. Ausübung werden vornehmlich nach Bundes-, z. T. auch nach Landesrecht durch sog. Hebammendienstordnungen geregelt; wichtigste Rechtsgrundlagen sind das „Gesetz über den Beruf der Hebamme u. des Entbindungspflegers" (Hebammengesetz, HebG) vom 4.6.1985 (BGBl. I S. 902), zuletzt geändert durch Gesetz vom 21.9.1997 (BGBl. I S. 2390) sowie die Ausbildungs- u. Prüfungsordnung für H. u. Entbindungspfleger (HebAPrV) in der Fassung vom 16.3.1987 (BGBl. I S. 929), beide zuletzt geändert

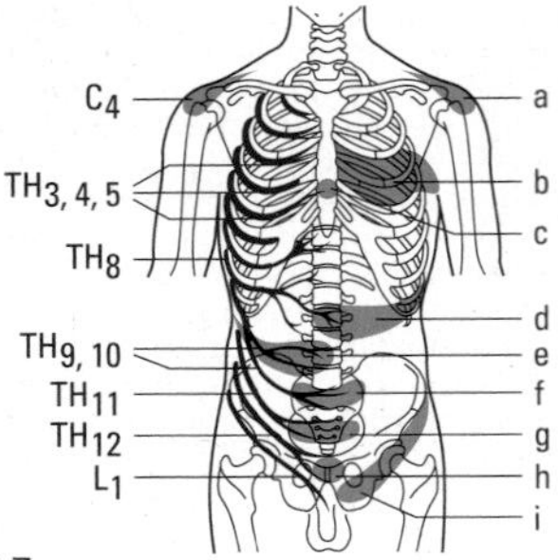

Head-Zonen:
segmentale Versorgung einiger innerer Organe (links) und (blau) Hautbezirke, in denen bei Erkrankung dieser Organe durch viszerokutane Reflexe Hyperästhesie und Hyperalgesie auftreten können;
a: Zwerchfell (C_4); b: Herz (C_8, Th_1); c: Speiseröhre (Th_4, Th_5); d: Magen (Th_8); e: Leber und Gallenblase (Th_8–Th_{11}); f: Dünndarm (Th_{10}); g: Dickdarm (Th_{11}–L_1); h: Harnblase (Th_{11}–L_1); i: Niere und Hoden (Th_{10}–L_1) [508]

durch Gesetz vom 27.4.1993 (BGBl. I S. 512, 2436). Die Ausbildung erfolgt an staatl. Lehrstätten u. dauert drei Jahre; H./Entbindungspfleger sind freiberufl., angestellt od. als Beleghebammen/Belegentbindungspfleger tätig, sie beraten u. betreuen die Schwangere u. leisten Hebammenhilfe*. Nach dem HebG ist der Arzt zur Hinzuziehung einer H./eines Entbindungspflegers bei der Entbindung verpflichtet (§ 4 Abs. 1 Satz 2 HebG); die von ihnen zu leistende Geburtshilfe umfasst die Überwachung des Geburtsvorgangs von Beginn der Wehen an sowie Hilfe bei der Geburt.

Hebammen|hilfe: nach §§ 195, 196 RVO Bestandteil der Mutterschaftshilfe*; umfasst Mutterschaftsvorsorge, Schwangerenbetreuung, Geburtsvorbereitung u. -hilfe sowie die Überwachung des Wochenbettverlaufs einschl. der Beratung u. Versorgung der Wöchnerin u. des Neugeborenen durch eine Hebamme* bzw. einen Entbindungspfleger.

Hebe|phrenie (gr. ἥβη Jugend; φρήν, φρενός Geist) f: (engl.) hebephrenia; Bez. für hebephrene Schizophrenie; s. Schizophrenie.

Heberden-Poly|arthrose (William H., Arzt, London, 1710–1801; Poly-*; Arthr-*; -osis*) f: (engl.) Heberden's polyarthrosis; genetisch bedingte Osteoarthrose mit bevorzugtem Befall der distalen Interphalangealgelenke der dreigliedrigen Finger; charakterist. sind Heberden-Knoten, erbsengroße, knorpelig-knöcherne Verdickungen (zystenähnlich, gefüllt mit Hyaluronsäure) an den Dorsalseiten dieser Gelenke; geschlechtsgebunden-dominanter Erbgang; Vork. bei Frauen ca. 10-mal häufiger als bei Männern. Vgl. Bouchard-Arthrose.

Heber|drainage (Drainage*) f: (engl.) siphon drainage; Drainage von Sekreten aus der Pleurahöhle durch Ableitung der Flüssigkeit unter Ausnutzung eines hydrostat. Druckgefälles; effektiver ist die Saugdrainage*.

Hebetudo auris (lat. hebes, hebetis stumpfsinnig) f: Schwerhörigkeit*.

Hebetudo visus (↑) f: syn. Asthenopie*.

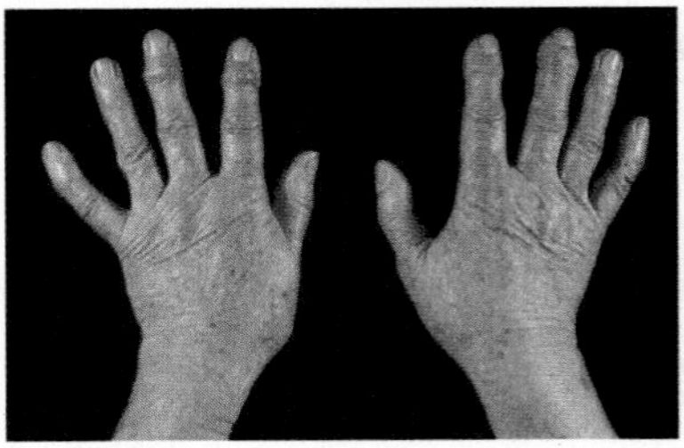

Heberden-Polyarthrose:
Verdickung der distalen Interphalangealgelenke [244]

Heck-Krankheit (John W. H., amerikan. Dentist, geb. 1923): syn. fokale epitheliale Hyperplasie*.

Hederae helicis folium f pl: Efeublätter*.

Hedinger-Syn|drom n: s. Karzinoidsyndrom.

Heerfordt-Syn|drom (Christian F. H., Ophth., Kopenhagen, 1871–1953) n: (engl.) Heerfordt's disease; syn. Febris uveoparotidea; chronische Entz. der Parotis u. der Tränendrüse mit Iridozyklitis, evtl. Hirnnervenausfälle (insbes. N. facialis u. N. oculomotorius) bei länger anhaltenden subfebrilen Temperaturen; fakultativ Entz. der Mamma u. der Gonaden; **Ätiol.:** ungeklärt, wahrscheinl. Manifestationsform der Sarkoidose*.

HE-Färbung: Kurzbez. für **H**ämalaun*-**E**osin-Färbung.

Hefe|mykosen (Myk-*; -osis*) f pl: s. Mykosen, Hefen.

Hefen: (engl.) yeasts; **1.** (pharmaz.) Faex; s. Faex medicinalis; **2.** (mykolog.) einzellige Pilze, die sich vegetativ durch Sprossung od. Spaltung vermehren; gehören taxonomisch unterschiedl. Klassen an (s. Fungi, Fungi imperfecti). Viele H. vergären unter anaeroben Bedingungen Zucker zu Alkohol, z. B. Saccharomyces cerevisiae. In der Industrie werden H. zur Herstellung von Bier, Wein, als Backhefe u. Futterhefe eingesetzt. Manche, v. a. Saccharomyces cerevisiae, sind zu wichtigen Labor-Organismen für die genet. Forschung geworden. In der Klasse der Endomycetes werden perfekte, askogene H. zusammengefasst, die zur sexuellen Vermehrung mit Bildung von Asken* u. Askosporen* (Ascomycetenhefen) befähigt sind u. von den anaskogenen, imperfekten H. unterschieden werden, die in den Familien Cryptococcaceae u. Sporobolomycetaceae zusammengefasst sind. Unter diesen sind humanpathogene Arten von Candida*, Trichosporon* sowie Cryptococcus* neoformans zu finden. Vgl. Mykosen.

Hegar-Stifte (Alfred H., Gyn., Freiburg, 1830–1914): (engl.) Hegar's dilators; Metallstifte versch. Stärke mit stark konisierter Spitze zur Erweiterung des Zervikalkanals.

Hegar-Zeichen (↑): (engl.) Hegar's sign; Schwangerschaftszeichen; bei Betastung des Gebärmutterhalses ist der Isthmusbereich im 2.–3. Mon. besonders weich u. leicht zusammendrückbar.

Hegemann-Syn|drom (Gerd H., Chir., Erlangen, geb. 1912) n: aseptische Epiphyseonekrose im Bereich des Ellenbogengelenks (Capitulum humeri, Capitulum radii, Trochlea humeri) mit

Spongiosaverdichtung u. Verschmälerung der Epiphyse; vgl. Panner-Krankheit, Knochennekrosen, aseptische.

Hegglin-An|omalie (Robert M. P. H., Int., Zürich, 1907–1970; Anomalie*) **f:** s. May-Hegglin-Anomalie.

Hegglin-Fanconi-Syn|drom (↑; Robert M. P. H., Int., Zürich, 1907–1970; Guido F., schweizer Päd., 1892–1979) **n:** s. Fanconi-Hegglin-Syndrom.

Hegglin-Syn|drom (↑) **n:** Auftreten des 2. Herztons mind. 0,02 s vor dem Ende der T-Welle im EKG (normalerweise am Ende der T-Welle); d. h. die mechan. Kammersystole (zw. 1. u. 2. Herzton) endet vor der elektr. (RT-Dauer), was zu einer unökonom. Verkürzung der Austreibungsphase führt; **Urs.:** Stoffwechsel- od. Elektrolytstörungen; **Diagn.:** synchrone Ableitung von EKG u. Phonokardiogramm. Vgl. Herzinsuffizienz, Herzzyklus (Abb.).

Heiberg-Esmarch-Hand|griff (Jacob H., Chir., Oslo, 1843–1888): s. Esmarch-Heiberg-Handgriff.

Heidel|beere: (engl.) bilberry; Vaccinium myrtillus; Pflanze aus der Fam. der Heidekrautgewächse; Früchte (Myrtilli fructus) enthalten Catechingerbstoffe, Anthocyane u. Flavonglykoside; **Verw.:** als Adstringens bei unspezif., akuten Durchfallerkrankungen sowie leichten Entz. der Mund- u. Rachenschleimhaut.

Heidelberger Kapsel: (engl.) Heidelberg capsule; Endoradiosonde; nicht mehr gebräuchl. verschluckbarer Hochfrequenzsender zur elektronischen Säurewert-(pH-)Messung im Magen-Darm-Trakt.

Heidelberger-Kurve: s. Präzipitationsreaktion (Abb.).

Heidelberger-Lagerung: (engl.) Heidelberger position; Bauchlage des Pat. mit gespreizten, im Knie- u. Hüftgelenk gebeugten (90°) Beinen bei diagn. u. op. Eingriffen an Anus u. Rektum; vgl. Mason-Operation.

Heidenhain-Färbung (Martin H., Anat., Tübingen, Würzburg, 1864–1949): (engl.) Heidenhain's staining; Verf. zur Färbung histol. Präparate; **Formen: 1.** Hämatoxylin-Färbung: Chromatin, Mitochondrien u. Zentrosom tiefschwarz; Zytoplasma gelblich; vgl. Eisen-Hämatoxylin-Färbung; **2.** Azan-Färbung (Azokarmin - Anilinblau - Orange): Chromatin rot, Zytoplasma rosa, Bindegewebefasern u. Schleim blau.

Heidenhain-Syn|drom (Adolf H., Neurol., Tübingen) **n:** Variante der Creutzfeldt*-Jakob-Krankheit (ca. 20 % aller Fälle) mit zentralen Sehstörungen durch Befall v. a. des Okzipitallappens des Großhirns.

Heil|erde: (engl.) healing earth; terrestrisches Peloid* in wechselnder Zusammensetzung, das in Breiform äußerlich (als Packung) od. innerl. angewendet wird.

Heil|gymnastik f: syn. Krankengymnastik*.

Heil|hilfs|berufe: (engl.) medical assisting profession; syn. Medizinalfachberufe; Sammelbez. für die bei der ärztl. Leistungserbringung mitwirkenden nichtakademischen Heilberufe mit staatl. geregelter Ausbildung (z. B. Diätassistent*, Hebamme*, Krankenpflegeberufe*, Physiotherapeut*, Rettungsassistent, Zytologieassistent). Angehörigen der H. ist die heilende od. krankheitslindernde Tätigkeit am Pat. nur aufgrund ärztl. Anordnung od. Verschreibung erlaubt.

Heil|klima (Klima*) **n:** (engl.) favourable climate; besondere atmosphär. Bedingungen, die durch schonende od. anregende Reize heilsame Anpassungsreaktionen menschl. Funktionssysteme vermitteln; biotrop wirken bes. thermische, hygrische, photoaktinische u. luftchem. Wetterfaktoren sowie der Höhenreiz (Sauerstoffpartialdruck); typ. Merkmale eines H. sind z. B. hohe Luftreinheit, geringe zirkadiane Temperaturschwankungen (Mittelgebirge), Abwesenheit von Allergenen u. seltenes Vorkommen von Nebel u. Inversionswetterlagen (oberhalb 300 m). Man unterscheidet Meeresküsten-, Mittelgebirgs- (Höhe bis 1000 m) u. Hochgebirgsklima. Der Nachweis eines H. durch ein meteorolog. Gutachten u. das Vorhandensein best. Kureinrichtungen sind Voraussetzungen für die Anerkennung als Klimakurort. Vgl. Wetterfühligkeit.

Heil|kunde: ausgeübte Medizin*.

Heil|mittel: (engl.) drugs, medicine, remedies; **1.** syn. Arzneimittel*; **2.** im Bereich der Sozialversicherung solche Mittel zur Behandlung von Krankheiten, die (im Ggs. zu Arzneimitteln) v. a. äußerl. angewendet werden (Definition der gesetzl. Krankenversicherung), ferner alle ärztl. verordneten Dienstleistungen, die einem Heilzweck dienen od. einen Heilerfolg sichern u. nur von einem entspr. ausgebildeten Personenkreis erbracht werden dürfen (Definition der gesetzl. Unfallversicherung, § 30 SGB VII). Zu den H. zählen z. B. Maßnahmen der physik. u. der Sprach- u. Beschäftigungstherapie; vgl. Hilfsmittel.

Heil|nahrung: (engl.) therapeutic diet; bei der Behandlung von Enteritiden eingesetzte Säuglingsnahrung, die sich v. a. durch niedrige Osmolalität, teilweise veränderte Proteinanteile (Proteinhydrolysate, Zusatz von Aminosäuren), verminderten Fettgehalt u. Bevorzugung von mittelkettigen Triglyceriden sowie durch Laktosearmut u. Anreicherung mit Ballaststoffen (meist auch Glutenfreiheit) auszeichnet.

Heil|phase, lympho|zytär-eosino|phile f: (engl.) lymphocytic-eosinophilic phase; s. Leukozyten.

Heil|praktiker: (engl.) non-medical practitioner; geschützte Bez. für Personen, die die Heilkunde ohne ärztl. Approbation berufsmäßig mit staatl. Erlaubnis ausüben; Rechtsgrundlage ist das Heilpraktikergesetz (Abk. HPG) vom 17.2.1939 in der Fassung vom 2.3.1974 (BGBl. I S. 469, 550) u. der entspr. Durchführungsverordnung. Die gleichzeitige Heilkundeausübung als Arzt u. H. ist unzulässig; die Berufsordnungen verbieten darüber hinaus das Zusammenwirken von Arzt u. H. Grundsätzlich darf der H. alle Behandlungs- u. Untersuchungsmethoden ausführen; ausgenommen sind insbes. die Behandlung übertragbarer Krankheiten (Infektionsschutzgesetz), Geburtshilfe (Hebammengesetz), Organentnahme (Transplantationsgesetz), Leichenschau, die Verordnung von verschreibungspflichtigen Medikamenten u. Betäubungsmitteln u. die eigenverantwortl. Anw. von Röntgenstrahlen (Röntgenverordnung). Der H. hat bei Anwendung ärztl. (insbes. invasiver) Methoden grundsätzl. dieselben Sorgfaltsanforderungen zu erfüllen wie ein Arzt; Aufklärungspflicht* u. Dokumentationspflicht* bestehen auch für ihn.

Heilung: (engl.) cure; Curatio; vollständige (Restitutio ad integrum) od. nur teilweise (Defektheilung) Wiederherstellung der Gesundheit (bzw. des Ausgangszustands) nach einer Erkrankung. Vgl. Remission, Rezidiv, Wundheilung.

Heil|verfahren, alternative: (engl.) alternative medical treatments; Sammelbez. für Therapieformen, die alternativ zur Pharmakotherapie in der Schulmedizin als naturwissenschaftl. anerkannte Behandlungsmethoden gelten u. sich v. a. durch folgende Aspekte auszeichnen: **1.** Behandlung des gesamten Organismus vor der Behandlung einzelner gestörter Organfunktionen; **2.** Förderung von Selbstheilungstendenzen vor exogen (z. B. medikamentös) induzierter Sanierung erkrankter Systeme; **3.** Unschädlichkeit der Ther.; **4.** Maß für den Therapieerfolg ist ganz wesentlich die subjektive Befindlichkeit des Patienten. Zu den a. H. können u. a. die Naturheilkunde* u. Formen der (Auto-)Suggestionsbehandlung (z. B. Hypnose*, Autogenes* Training) gezählt werden; i. w. S. auch Methoden, deren zugrundeliegende Konzepte naturwissenschaftl. nicht od. nur in Ansätzen erklärt werden können (s. Erfahrungsheilkunde).

Heil|wasser: (engl.) water(s); zu Bädern, Trinkkuren u. Inhalationen genutztes natürl. Quellwasser, das sich von gewöhnl. Süßwasser durch einen Mindestgehalt an gelösten Mineralien (Chlorid-, Hydrogencarbonat-, Sulfatquellen), anderen Elementen od. Verbindungen (Eisen, Arsen, Iod, Fluor, Schwefel, Radium, Radon, Kohlensäure) od. eine höhere Temperatur (Therme*) unterscheidet. Als **Wildwasser** wird Quellwasser bezeichnet, das nicht den erforderl. Mindestgehalt an Wirkstoffen aufweist, dessen Heilwirkung aber durch Erfahrung (wissenschaftl. Gutachten) anerkannt ist.

Heimlich-Hand|griff (Henry J. H., amerikan. Chir., geb. 1920)**:** (engl.) Heimlich maneuver; Erste-Hilfe-Maßnahme bei Erstickungsgefahr durch Fremdkörper (Bolusobstruktion*) in den Luftwegen; **Formen: 1.** bei stehendem od. sitzendem Pat. umfasst der Helfer von hinten den Betroffenen; die Hände werden im Epigastrium verschränkt (s. Abb.); es erfolgen ein od. mehrere kräftige Druckstöße in Richtung Zwerchfell. **2.** Bei liegendem (bewusstlosem) Pat. kniet der Helfer mit gespreizten Beinen über dem Betroffenen, setzt die übereinander gelegten Hände im Epigastrium auf u. drückt kräftig in Richtung Zwerchfell (s. Abb.). **Wirkung:** durch Hochdrücken des Zwerchfells kommt es zu einer Druckerhöhung im Tracheobronchialsystem, wodurch ein Ausstoßen des Bolus möglich wird; **Gefahren:** innere Verletzungen (Magen-, Leber-, Milzruptur), Regurgitation; deshalb immer klin. Nachuntersuchung erforderlich.

Heimlich-Ventil (↑) n**:** (engl.) Heimlich's valve; sog. Einwegflatterventil zur Entfernung von Luft od. Sekreten aus der Pleurahöhle; vgl. Tiegel-Ventil.

Heine-Medin-Krankheit (Jacob von H., Orthop., Bad Cannstadt, 1800–1879; Karl O. M., Päd., Stockholm, 1847–1928)**:** syn. Poliomyelitis*.

Heinz-Innen|körperchen (Robert H., Pharmak., Erlangen, München, 1865–1924)**:** (engl.) Heinz inclusion bodies; syn. Heinz-Körper, Heinz-Ehrlich-Körper, Heinz-Blaukörper, Innenkörper; in Erythrozyten vorhandenes, oxidativ denaturiertes Hämoglobin, kann als dunkelblaue, exzentrisch liegende, 0,3–2,0 µm große Farbkugeln durch Spezialfärbung sichtbar gemacht werden; **Bedeutung:** H.-I. kommen bei einigen Erythrozytenenzymopathien (z. B. bei Glukose-6-Phosphatdehydrogenase- u. Glutathionsynthetase-Mangel), bei Hämoglobinopathien mit instabilem Hämoglobin (in >50% der Erythrozyten, z. B. Hämoglobin-Köln-Krankheit, bes. nach Splenektomie), bestimmten zu Methämoglobinämie führenden Intoxikationen (durch Phenylhydracin, Anilin, aromat. Nitroverbindungen), bei der hereditären Heinz-Körper-Anämie u. nach Splenektomie vor.

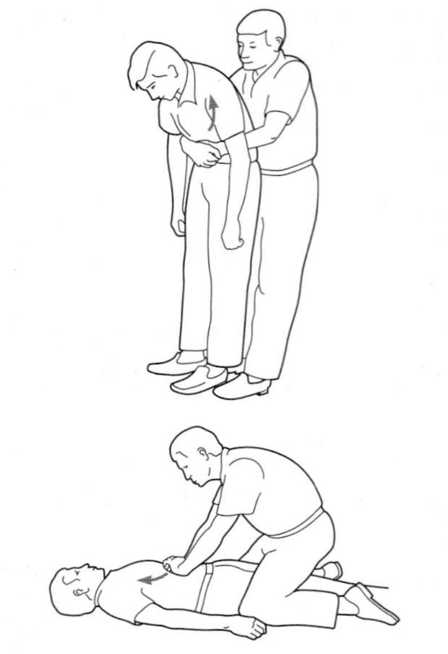

Heimlich-Handgriff: Durchführung beim stehenden und beim liegenden Patienten [2]

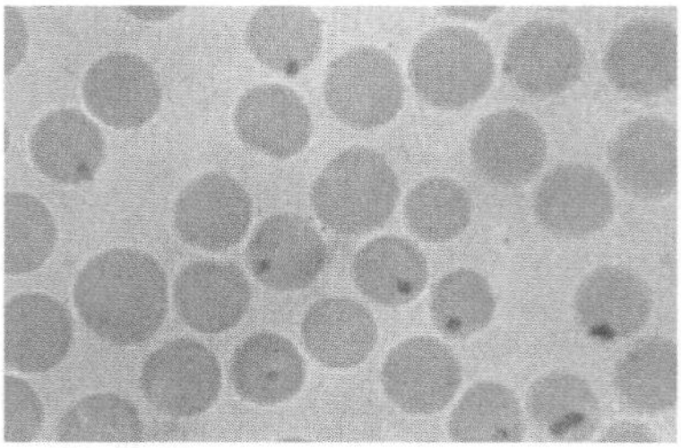

Heinz-Innenkörperchen: Blutausstrich; Brillantkresylblau-Färbung [181]

Heiserkeit: s. Dysphonie.

Heiß|hunger: syn. Bulimie*.

Heiß|luft|bad: (engl.) hot-air bath; trockene Heißluftbehandlung als Vollbad (finnisches Bad, Sauna*) od. als Teilbad mit Heißluftduschen od. -kästen mit Glühlampen bzw. Heizwiderständen (Lufttemperatur 70–90 °C); anschließend Massagen; **Ind.:** Gelenkkontrakturen, Arthrose, Muskelverspannungen; vgl. Dampfbad.

Heiß|luft|sterilisator (lat. sterilis unfruchtbar) m**:** (engl.) hot-air sterilizer; Gerät zur Sterilisation* durch Heißluft bei 180 °C für 30 Min.; gereinigtes bzw. desinfiziertes u. trockenes Sterilisiergut im Sterilisierbehälter muss dabei ungehindert von der Luft umströmt werden. K. Fie.

Heister-Klappe (Lorenz H., Anat., Chir., Altdorf, Helmstedt, 1683–1758)**:** (engl.) Heister's valve; Plica spiralis; Schleimhautfalte am Gallenblasenhals.

Hekto-: Abk. h; Dezimalvorsatz für den Faktor 10^2 vor einer Einheit; vgl. Einheiten (Tab.).

He-La-Zellen (Zelle*)**:** (engl.) HeLa cells; Zellen von einem bes. stark wachsenden Zervixkarzinom*, die zu experimentellen Zwecken weiter gezüchtet werden; Verw. zur Prüfung von Zytostatika u. für Stoffwechseluntersuchungen von Karzinomgewebe sowie in der Virusdiagnostik.

Held-Bündel (Hans H., Anat., Leipzig, 1866–1942)**:** Tractus* tectospinalis.

Held-Syn|apsen (↑; Synapse*) f pl**:** (engl.) end-feet of Held; runde bis dreieckige synaptische Endfüßchen an Neuronen des ZNS.

Heleidae (gr. ἕλιξ Windung; -id*) f pl**:** syn. Ceratopogonidae*.

Helenin n**:** Alantolakton, Sesquiterpenlakton; Inhaltsstoff im etherischen Öl des Rhizoms von Inula helenium (Alant); Verw. als Antiseptikum u. Expektorans.

Helfer|zellen (Zelle*)**:** (engl.) helper cells; T-Helfer-Lymphozyten (Abk. TH-Zellen), auch $CD4^+$-Zellen; Subklasse der T*-Lymphozyten, die zytol. durch das spezif. Oberflächenantigen CD4 (ein 59-KD-Glykoprotein, Rezeptor für MHC-Glykoproteine der Klasse II auf Antigen-präsentierenden Zellen*) charakterisiert sind;

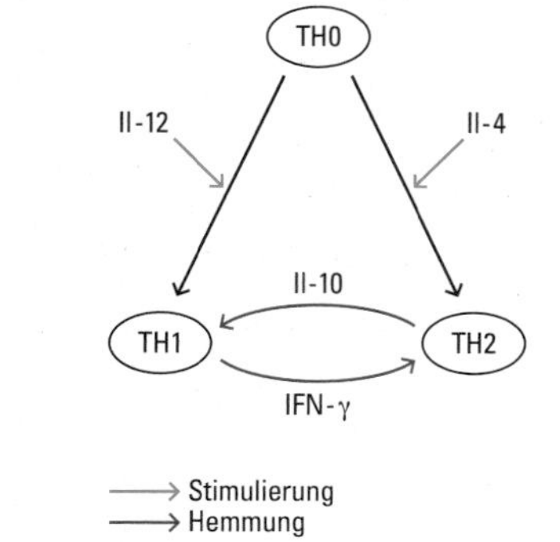

Helferzellen:
TH1/TH2-Gleichgewicht [354]

Einteilung: 1. TH1-Zellen entstehen aus Vorläuferzellen (TH0-Zellen) unter Einwirkung von Interleukin-12 stimulierter Makrophagen*, führen zur zellvermittelten Immunität u. bilden Interferon-γ u. Interleukin-2; **2.** TH2-Zellen führen durch Stimulation von B*-Lymphozyten zur humoralen Immunität (Antikörperbildung), entstehen aus TH0-Zellen unter Einwirkung von Interleukin-4 u. bilden Interleukin-10, das die Entw. von TH1-Zellen hemmt. Für die Regulation bzw. Modulation der Immunantwort sind neben den H. die Suppressorzellen* wichtig. Verringerungen der Anzahl von H. können i. R. von Immundefekterkrankungen (z. B. HIV*-Erkrankung) auftreten. **Referenzwert:** ca. 500–1200/μl; unterhalb von 250/μl gehäuftes Auftreten von Erkrankungen an opportunistischen Erregern (z. B. Pneumocystis-carinii-Pneumonie).

Helico|bacter pylori (gr. ἕλιξ Windung; Bakt-*) m**:** gramnegatives, spiralig gekrümmtes, mikroaerophiles Bakterium mit lophotricher Begeißelung, das die Magenschleimhaut zw. den Oberflächenepithelien kolonisiert u. infiziert; mittels Urease bildet H. p. aus Harnstoff Ammoniak u. neutralisiert so die Magensäure der unmittelbaren Umgebung. Mehrere genet. heterogene Stämme mit unterschiedl. Virulenz sind bekannt. **Pathogenitätsfaktoren:** interzelluläres Adhäsionsprotein (bewirkt Adhärenz an Zellen des Magenepithels), Zytotoxin VacA (zerstört Epithelzellen); außerdem Katalasen, Phospholipasen, Mucinase, PAF u. Hitzeschockproteine. H. p. ist Err. der Gastritis* Typ B u. wesentl. ätiopathogenetischer Faktor bei der Entstehung von Ulcus* ventriculi u. Ulcus* duodeni; es besteht eine pathogenet. Beziehung zw. einer H. p.-Besiedlung u. dem Auftreten von Magenkarzinom* u. gastralem MALT*-Lymphom. **Übertragung:** fäkal-oral, direkt od. durch kontaminierte Lebensmittel; bei sozial schwächeren Teilen der Bevölkerung weiter verbreitet, steigende Durchseuchung mit dem Alter; **Nachweis:** histol. in Biopsaten aus Antrum- u. Korpusschleimhaut, Kultur auf Anreicherungs- u. Selektivmedien unter mikroaeroben Bedingungen, Urease*-Schnelltest, nichtinvasiver Kohlenstoff*-13-Exhalationstest, Antikörperbestimmung im Serum (ELISA od. Western-Blotting-Methode).

Helico|trema (↑; gr. τρῆμα Loch, Öffnung) n**:** Schneckenloch; Verbindung zw. Scala tympani u. Scala vestibuli an der Schneckenspitze.

Heliosis (gr. ἥλιος Sonne; -osis*) f**:** Sonnenstich; s. Hitzeschäden.

Helio|therapie (gr. ἥλιος Sonne) f**:** (engl.) heliotherapy; Behandlung mit Sonnenlicht; s. Lichttherapie.

Helium (↑) n**:** chem. Element, Symbol He, OZ 2, rel. Atommasse 4,003; nicht brennbares Edelgas, nach dem Wasserstoff leichtestes Gas; **Anw.:** wegen seiner sehr geringen Löslichkeit im Blutserum in Mischung mit 21 Vol.% Sauerstoff (sog. Taucherluft) zur Verhinderung von Luftembolien; in der Spirometrie zur Ermittlung des Residualvolumens.

Helix (gr. ἕλιξ Windung) f**:** Ohrleiste, äußerer Rand der Ohrmuschel; s. Ohr, äußeres (Abb.).

helko|gen (gr. ἕλκος Geschwür; -gen*)**:** (engl.) helcogenic; aus einem Geschwür entstanden; z. B. Ulkuskarzinom.

Hell|a|daptation (Adaptation*) f**:** (engl.) light adaptation; Übergang zum Tag- od. photopischen Sehen; Anpassung des Auges an Helligkeit mit Abnahme der Lichtempfindlichkeit (Anstieg der Reizschwelle) inf. Pupillenverengung, Übergang vom Stäbchen- zum Zapfensehen mit Abbau (Dissimilation) des Rhodopsins sowie abnehmender Konvergenz der Verschaltung in der Netzhaut; erfolgt schneller als Dunkeladaptation* (Alphaadaptation: ca. 0,05 s, folgende Betaadaptation: 6–7 Min.).

Heller-Operation (Ernst H., Chir., Leipzig, 1877–1964) f**:** s. Kardiomyotomie, Thorakoplastik.

Heller-Syn|drom (Theodor H., Heilpädagoge, Wien, 1869–1938) n**:** (engl.) childhood disintegrative disorder; syn. Demenz im Kindesalter; nach dem 2. Lj. beginnende tief greifende Entwick-

H

lungsstörung mit Demenz* nach zunächst normaler Entwicklung; **Ätiol.:** unklar; **Sympt.:** Verlust mentaler Fähigkeiten, Agitiertheit, Stereotypien bis zur völligen Kontakt- u. Beziehungslosigkeit; **DD:** genet. bedingte Stoffwechselanomalie, frühkindlicher Autismus*. Vgl. Behinderung, geistige.

Helligkeits-Scan (engl. to scan abtasten, absuchen) m: syn. B-Scan; s. Ultraschalldiagnostik.

Hellin-Regel (Dyonizy H., polnisch. Pathol., 1867–1935): (engl.) Hellin's rule; gibt die natürl. Häufigkeit von Mehrlingsgeburten an (ohne die Erhöhung durch die moderne Reproduktionsmedizin); s. Tab.; vgl. Mehrlinge.

Hellin-Regel
Häufigkeit von Mehrlingsgeburten

Zwillinge	1 : 85	=	1,18 %
Drillinge	1 : 85^2	=	0,013 %
Vierlinge	1 : 85^3	=	1 : 614 125
Fünflinge	1 : 85^4	=	1 : 52 200 625

HELLP-Syn|drom n: seltene, sehr gefährl. Variante der Präeklampsie (s. Gestose) mit Hämolyse (**h**emolysis), pathol. erhöhten Transaminasen u. Bilirubinwerten (**e**levated **l**iver function test) u. niedrigen Thrombozytenzahlen (**l**ow **p**latelet counts); **Path.:** Endothelzellschädigung mit Vasokonstriktion u. Aktivierung der intravasalen Gerinnung unter Bildung von Mikrothromben sowie hypoxischer Leberzellschädigung; **Sympt.:** Oberbauchbeschwerden, Druckschmerz im re. Oberbauch, Hypertonie, Proteinurie, Ödeme; **DD:** thrombotisch-thrombozytopenische Purpura, hämolytisch-urämisches Syndrom, akute Schwangerschaftsfettleber; ferner Gastroenteritis, Pyelonephritis, Appendizitis, Glomerulonephritis, Cholezystis, Ulcus ventriculi; **Progn.:** mütterl. Mortalität ca. 1 %, perinatale kindl. Mortalität <15 %. W. Str.

Hell|zellen|akanthom (Zelle*; Akanth-*; -om*) n: syn. Klarzellakanthom*.

Helmholtz-Re|sonanz|theorie (Hermann H., Phys., Physiol., Königsberg, Berlin, 1821–1894) f: (engl.) Helmholtz theory; Hörtheorie, wonach jeder Ton das Corti-Organ an einer umschriebenen Stelle erregt, da die Fasern der Basilarmembran wie Klaviersaiten in den knöchernen Rahmen der Schnecke eingespannt sind u. jeweils von einem best. Ton in Schwingung versetzt werden (Resonanzphänomen). In der Spitze werden dabei die tiefen Töne aufgenommen (lange Fasern), in der Basis die hohen Töne (kurze Fasern); die H.-R. ist heute durch andere Hörtheorien ersetzt. Vgl. Békésy-Hörtheorie.

Helminthes (gr. ἕλμινς, ἕλμινθος Wurm) f pl: Eingeweidewürmer; nach Hippokrates Bez. für die damals bekannten Würmer des Verdauungstrakts (veraltet auch als Darmwürmer bez.); heute Sammelbez. für mehrzellige, endoparasit. Organismen, die zwei völlig versch. Tierstämmen angehören: **1.** Plathelminthes* (Plattwürmer) mit den Klassen Trematodes* (Saugwürmer) u. Cestodes* (Bandwürmer); **2.** Nemathelminthes* (Fadenwürmer) mit den Klassen Nematodes* u. evtl. Acanthocephala* (Kratzer). Auch die zu den Arthropoden gehörenden Pentastomida* (Zungenwürmer) können als Endoparasiten zu den H. gezählt werden.

Helminthiasis (↑; -iasis*) f: Wurmerkrankung*.

Helo|pyra (gr. ἕλος Sumpf; πῦρ Feuer) f: Sumpffieber, Malaria*.

Helweg-Bahn: Tractus* spinoolivaris.

Hemer|al|opie (gr. ἡμέρα Tag; ἀλαός blind; Op-*) f: (engl.) hemeralopia; Tagblindheit (im Deutschen etymologisch nicht korrekt auch für Nachtblindheit gebraucht); eingeschränkte Sehfähigkeit mit Lichtscheu* im Hellen bei gutem Sehvermögen im Dämmerlicht od. bei Dunkelheit; Leitsymptom bei Farbenblindheit*; **Urs.:** Ausfall od. Minderfunktion des Zapfenapparats (Zapfendystrophie) der Netzhaut; vgl. Nyktalopie.

Hemi-: Wortteil mit der Bedeutung halb, einseitig; von gr. ἥμισυς.

Hemi|a|chromat|opsie (↑; A-*; Chrom-*; Op-*) f: (engl.) hemiachromatopsia; syn. Hemichromatopsie; unvollständige Hemianopsie*, wobei der Farbensinn halbseitig gestört ist (s. Farbenblindheit); fast immer in Komb. mit homonymem Gesichtsfeldausfall im oberen Quadranten; **Urs.:** Läsion im Gyrus occipitotemporalis medialis.

Hemi|an|ästhesie (↑; Anästhesie*) f: (engl.) hemianesthesia; einseitige Aufhebung der Berührungsempfindung; **Urs.:** Schädigung von kontralateralem Gyrus postcentralis, Thalamus, Lemniscus medialis od. ipsilateralem Hinterstrang. Vgl. Sensibilitätsstörungen.

Hemi|an|opsie (↑; An-*; Op-*) f: (engl.) hemianopsia; Halbseitenblindheit mit Ausfall einer Hälfte des Gesichtsfelds; **Formen: 1.** homonyme, gleichseitige H. (auf beiden Augen die linke od. die rechte Hälfte betreffend), z. B. als homonyme, bilaterale H. bei Schädigung im Tractus opticus, in der Sehstrahlung u. im Sehzentrum, wobei der Gesichtsfeldausfall auf der Gegenseite der zerebralen Schädigung auftritt; **2.** heteronyme, gekreuzte H. (die beiden Schläfen- od. Nasenhälften des Gesichtsfelds betreffend), z. B. als bitemporale H. (sog. Scheuklappenblindheit) bei Herden am Chiasma opticum (vgl. Chiasmasyndrom); eine binasale H. ist extrem selten (vgl. Arachnoiditis optico-chiasmatica). **3.** beidseitige H. inf. Ausfalls beider Sehzentren im Okzipitallappen (Schlaganfall u. a.); bedingt nicht immer völlige Erblindung; das zentrale, makuläre Sehen kann bei röhrenförmiger Gesichtsfeldeinengung* erhalten sein. Vgl. Hemiachromatopsie, Sehbahn (Abb.).

Hemi|a|taxie (↑; Ataxie*) f: (engl.) hemiataxia; einseitige Ataxie*; homolaterales Vork. bei einigen Hirnstammsyndromen*.

Hemi|a|trophia faciei pro|gressiva (↑; Atrophie*) f: syn. Romberg-Syndrom; halbseitig fortschreitende Gesichtsatrophie; Atrophie von Haut, Fettgewebe, evtl. auch Muskeln u. Knochen, im Trigeminusbereich einer Gesichtshälfte, selten auf den gleichseitigen Schultergürtel, die ganze Körperhälfte od. die andere Körperseite übergreifend; **Urs.:** ungeklärt; Vork. in Verbindung mit Sclerodermia* circumscripta möglich.

Hemi|a|trophia linguae (↑; ↑) f: Muskelschwund einer Zungenhälfte durch nukleäre od. periphere Schädigung des N. hypoglossus; **Urs.:** Trauma (auch inf. chir. Eingriffs, z. B. Tonsillektomie), Tumoren im Halsbereich, Aneurysma der A. carotis ext., Syringobulbie u. a. Vgl. Hypoglossuslähmung.

Hemi|a|zygos (↑; A-*; Zyg-*) f: (engl.) hemiazygos vein; Kurzbez. für Vena* hemiazygos.

Hemi|ballismus (↑; Ballismus*) m: (engl.) hemiballism; einseitiger Ballismus*.

Hemi|block (↑): auch Astblock; Form der intraventrikulären Erregungsleitungsstörungen* im li. Ventrikel durch Leitungsunterbrechung nur in

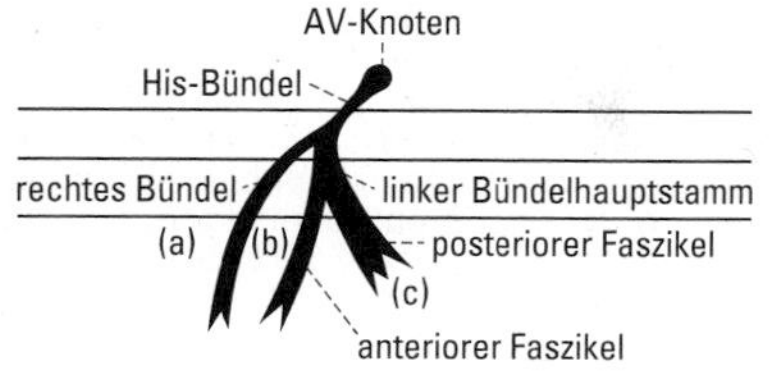

Hemiblock:
a: Rechtsschenkelblock; b: linker vorderer Hemiblock; c: linker hinterer Hemiblock; die Linien entsprechen den verschiedenen Unterbrechungsebenen. [289]

einem Faszikel des li. Tawara-Schenkels; **Formen: 1.** linksanteriorer H. (häufig): im EKG überdrehter Linkstyp, QRS-Komplexe nicht verbreitert, in den Brustwandableitungen tiefe S-Zacken bis V_6; **2.** linksposteriorer H. (selten): im EKG Wechsel zu Rechts- bis überdrehtem Rechtstyp (wenn nicht zuvor bereits eine Rechtsherzbelastung vorgelegen hat). Vgl. Schenkelblock.

Hemi|chorea (↑; Chorea*) f: Form der Chorea*, bei der die Sympt. der Bewegungsstörung nur in einer Körperhälfte auftreten; **Vork.:** bei Schädigung des kontralateralen Corpus striatum (z. B. nach frühkindlichem Hirnschaden, seltener nach Schlaganfall) od. als progrediente H. bei Hirntumoren, insbes. Plexuspapillom od. Thalamusgliom.

Hemi|crania ophthalmo|plegica (↑; ↑) f: syn. Migraine* ophtalmoplégique.

Hemi|endo|prothese (↑; End-*; Prothese*) f: hemiarthroplasty; Abk. HEP; künstl. Hüftkopfersatz ohne künstl. Pfanne; vgl. Totalendoprothese.

Hemi|en|zephalie (↑; Enkephal-*) f: (engl.) hemiencephalus; syn. Hemizephalie, Hemikephalie; Hemmungsfehlbildung mit teilweisem Defekt des Schädeldachs u. Gehirns. Vgl. Hirnfehlbildungen.

hemi|fazial (↑; Facies*): (engl.) hemifacial; halbseitig auf das Gesicht bezogen.

Hemi|hepat|ek|tomie (↑; Hepat-*; Ektomie*) f: s. Leberresektion.

Hemi|hyper|hidrosis (↑; Hyper-*; Hidr-*; -osis*) f: syn. Hyperhidrosis unilateralis; einseitige, pathol. gesteigerte Schweißsekretion*; **Vork.:** v. a. bei Querschnittläsion od. partieller Läsion peripherer Nerven; **Sonderformen: 1.** H. cruciata: H. einer Gesichtshälfte u. der kontralateralen Körperhälfte; **2.** H. paradoxa: H. als atypische Reaktion auf einen Reiz, z. B. Kältereiz.

Hemi|kephalie (↑; Keph-*) f: syn. Hemienzephalie*.

Hemi|kol|ek|tomie (↑; Kol-*; Ektomie*) f: s. Kolonresektion.

Hemi|korpor|ek|tomie (↑; Corpus*; Ektomie*) f: (engl.) hemicorporectomy; selten ausgeführte Ultraradikaloperation bei sehr weit fortgeschrittenen Unterleibtumoren bzw. schwersten Traumen; Entfernung der gesamten unteren Körperhälfte, u. U. Teilerhaltung von Organen des kleinen Beckens unter Anlage eines Anus praeternaturalis u. einer Blasen- od. beidseitigen Harnleiterfistel.

Hemi|kranie (↑; Krani-*) f: (engl.) hemicrania; einseitiger Kopfschmerz; vgl. Migräne.

Hemi|kraniose (↑; ↑; -osis*) f: (engl.) hemicraniosis; einseitige Schädelhypertrophie; vgl. Makrozephalie.

Hemi|lamin|ek|tomie (↑; Lamina*; Ektomie*) f: (engl.) hemilaminectomy; Teilresektion eines Wirbelbogens; s. Laminektomie.

Hemi|melie (↑; -melie*) f: (engl.) hemimelia; Form der Peromelie mit Fehlbildung an nur einem Gliedmaßenstrahl; vgl. Dysmelie.

Hemi|parese (↑; Parese*) f: (engl.) hemiparesis; inkomplette Lähmung* einer Körperhälfte inf. einer zentralen Läsion; Lagerung: s. Abb.

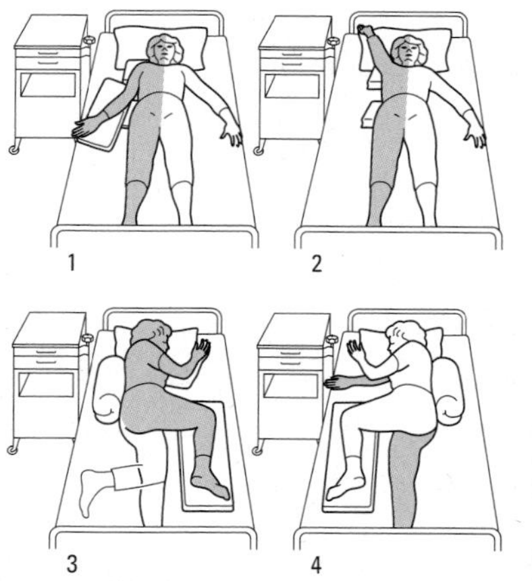

Hemiparese:
Lagerung nach Bobath; die gelähmte Körperhälfte (blau) wird durch Lagerungskissen unterstützt; der Tisch steht neben der gelähmten Körperseite. [370]

Hemi|parkinsonismus (↑; James P., Chir., Paläontologe, London, Hoxton, 1755–1824) m: (engl.) hemiparkinsonism; parkinsonähnliche Sympt., die ausschl. od. vorwiegend im Bereich einer Körperhälfte auftreten; **Vork.:** v. a. bei kortikobasalganglionärer Degeneration*, auch bei zerebrovaskulärer Insuffizienz od. inf. raumfordernder intrakranieller Prozesse; vgl. Parkinson-Syndrom.

Hemi|pelv|ek|tomie (↑; Pelv-*; Ektomie*) f: (engl.) hemipelvectomy; selten ausgeführte op. Abtrennung eines Beins zus. mit der zugehörigen Beckenhälfte bei Tumoren des proximalen Oberschenkels od. des Beckens.

Hemi|plegia alternans facialis (↑; -plegie*) f: syn. Millard-Gubler-Syndrom; s. Hirnstammsyndrome (Tab.).

Hemi|plegia alternans oculo|motoria (↑; ↑) f: syn. Weber-Syndrom I; s. Hirnstammsyndrome (Tab.).

Hemi|plegie (↑; ↑) f: (engl.) hemiplegia; vollständige Lähmung* einer Körperhälfte.

Hemi|rhachi|schisis (↑; Rachi-*; gr. σχίσις Spaltung) f: s. Spina bifida.

Hemi|sektion (↑; lat. sectio Schneiden, Schnitt) f: (engl.) hemidissection; chir. Abtrennung einer Zahnwurzel mit dem dazugehörenden Zahnkronenanteil bei nur teilerhaltungswürdigem Molaren.

Hemi|spasmus facialis (↑) m: s. Spasmus facialis.

Hemi|sphär|ek|tomie (↑; Sphäre*; Ektomie*) f: (engl.) hemispherectomy; op. Entfernung einer Großhirnhemisphäre, i. Allg. subtotal mit vollständiger Diskonnektion (funktionelle H. od. Hemisphärotomie) der Hemisphären; **Ind.**: Epilepsiechirurgie* bei Kindern, bes. bei Rasmussen*-Enzephalitis, therapieresister Epilepsie mit Fokus in der geschädigten Hemisphäre bei Hemiplegie od. Hemimegalenzephalie. M. Gaa.

Hemi|sphären (↑; ↑) f pl: (engl.) hemispheres; Halbkugeln, z. B. des Gehirns.

Hemi|spinal|an|ästhesie (↑; Spina*; Anästhesie*) f: (engl.) hemi-spinal anesthesia; Halbseitenspinalanästhesie; Sonderform der Spinalanästhesie*; durch Verw. hyperbarer Lösungen u. Seitenlagerung des Pat. kann inf. einseitiger Ausbreitung des Lokalanästhetikums eine seitenselektive Nervenblockade erreicht werden.

H

Hemi|sy|stolie (↑; Systole*) f: (engl.) hemisystole; syn. Systolia alternans; Ausbleiben der Kontraktion des li. Ventrikels, während der re. Ventrikel sich normal kontrahiert; mit dem Leben nicht vereinbar; Auftreten evtl. kurz vor dem Tod.

Hemi|thyroid|ek|tomie (↑; Thyreo-*; Ektomie*) f: (engl.) hemithyroidectomy; op. Entfernung eines Schilddrüsenlappen; vgl. Strumektomie.

Hemi|zellulosen (↑) f pl: (engl.) hemicelluloses; Gemisch vorwiegend neutraler unverdaul. Heteroglykane (s. Glykane), die mit Zellulose* u. Pektinen* vernetzt die Gerüstsubstanz der pflanzl. Zellwände bilden; **Glukane:** Polymere aus Glukose; **Xyloglukane:** Polymere aus Glukose mit Xyloseseitenketten; **Xylane:** Polymere aus Glukose mit Arabinoseseitenketten.

Hemi|zephalie (↑; Keph-*) f: syn. Hemienzephalie*.

hemi|zygot (↑; Zyg-*): (engl.) hemizygote; Bez. für ein einzelnes Gen, das nicht in Form eines Allelenpaares auftritt; z. B. sind Männer bezüglich aller X-chromosomalen Gene hemizygot, da sie nur ein X-Chromosom besitzen. Vgl. homozygot.

Hemm|hof|test m: (engl.) inhibition assay; s. Antibiogramm.

Hemm|körper|hämo|philie (Häm-*; -phil*) f: (engl.) inhibitor hemophilia; immun. bedingte, hämophilieähnliche, erworbene Koagulopathie (sog. Immunkoagulopathie), die durch spezif. Antikörper gegen Faktor VIII od. IX (selten andere) der Blutgerinnung* verursacht wird; **Vork.:** v. a. nach wiederholter Faktor-VIII-Substitution bei Hämophilie A u. als paraneoplastisches Syndrom*; selten z. B. nach Entbindung, bei immun. Erkr. (rheumatoide Arthritis, Lupus erythematodes, Enteritis regionalis Crohn, Colitis ulcerosa) u. in Zus. mit Penicillinallergie; **Ther.:** Faktor-VIII-Konzentrat, aktivierter Faktor VIIa, ggf. Immunsuppressiva*, FEIBA*, Plasmapherese*.

Hemm|kon|zentration, minimale f: (engl.) minimal inhibitory concentration; Abk. MHK; kleinste Konzentration eines antimikrobiellen Wirkstoffs, die die Keimvermehrung im Kulturansatz noch verhindert. Vgl. Antibiotika, Antibiogramm.

Hemmung, kom|petitive: (engl.) competitive inhibition; Blockade von Rezeptoren* durch Substanzen, die eine hohe Affinität zum Rezeptor haben, jedoch keine zelluläre Reaktion auslösen können (kompetitive Antagonisten); führt je nach Typ des Rezeptors zur Steigerung od. Hemmung der rezeptorspezif. Aktivität der Effektorzelle; Beispiel: Blockade von Betarezeptoren durch Propranolol; durch Konzentrationserhöhung des (physiol.) Agonisten können kompetitive Antagonisten wieder vom Rezeptor verdrängt werden (Konkurrenz um den gemeinsamen Rezeptor).

Hemmung, psychische: (engl.) psychic inhibition; allg. Bez. für Blockierung von psychischen Abläufen, z. B. als Denkstörung*, Antriebsstörung*, Auffassungsstörung, auch als Schüchternheit. Vgl. Stupor.

Hemmungs|fehl|bildung: (engl.) reduction malformation; Fehlbildung, die auf vorzeitigem Stillstand der normalen Entw. eines Organs beruht (z. B. Spina bifida); **Urs.:** mechan. Hindernisse, exogene bzw. genetische Faktoren (multifaktoriell).

Hemmungs|gymnastik f: krankengymnast. Übungsbehandlung zur Hemmung ataktischer Zwangsbewegungen (z. B. bei Chorea), überschießender Abwehr- od. Affektbewegungen, stereotyper Muskelzuckungen (Tic*).

Hemmungs|phänomen n: s. Prozonenphänomen.

Hemmungs|re|aktion f: (engl.) inhibition test; Bez. für eine serol. Reaktion zum indirekten Nachweis antigener Substanzen, bei der die (primäre) Antigen-Antikörper-Reaktion den Ablauf einer nachgeschalteten Indikatorreaktion (v. a. Agglutination, Präzipitation, Hämolyse, i. w. S. auch Komplementbindungsreaktion) hemmt; z. B. Hämagglutination*-Hemmtest.

Hemmungs|test m: s. Guthrie-Test, Hemmungsreaktion, Neutralisationstest, Antibiogramm, Hämagglutination-Hemmtest.

Hempt-Impf|stoff (H., deutscher Mikrobiol.): (engl.) Hempt's vaccine; s. Schutzimpfung (Tollwut).

Henderson-Hasselbalch-Gleichung (Lawrence J. He., Biochem., Boston, 1878–1942; Karl A. Ha., Biochem., Kopenhagen, 1874–1962): (engl.) Henderson-Hasselbalch equation; Formel zur Berechnung des pH* eines Puffers aus der Konz. an nicht dissoziierter schwacher Säure [HA], der Konz. an zugehörigem Anion [A⁻] u. dem pK*.

$$pH = pK + \log \frac{[A^-]}{[HA]}$$

Hiernach können Pufferlösungen hergestellt u. ihre Pufferkapazität berechnet werden. Grundlage für die Berechnung des Blut-pH aus den Messgrößen.

Henderson-Jones-Syn|drom (Melvin St. H., orthop. Chir., Rochester, 1883–1954; Hugh T. J., orthop. Chir., USA, geb. 1892) n: s. Reichel-Syndrom.

Henkel|korb|schnitt: (engl.) basket handle incision; (gerichtsmed.) Knochensägeschnittführung bei der Kopfsektion Neugeborener, die einem Henkelkorb ähnelt; zur Begutachtung von Falx u. Tentorium, um evtl. Risse mit Blutung (Geburtstraumen) als natürl. Todesursache zu erkennen.

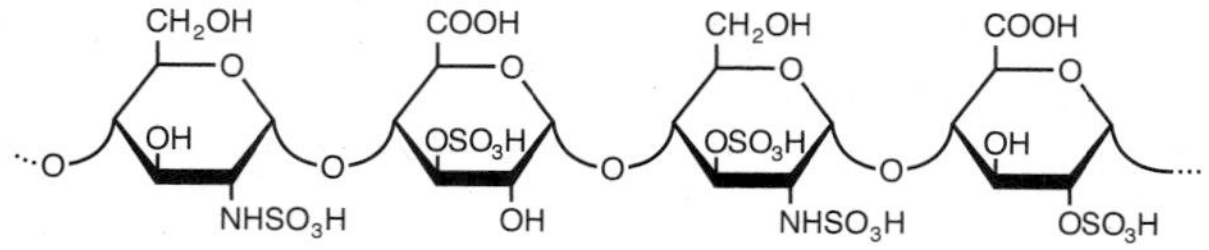

Heparin

Henle-Band (Friedrich G. J. H., Anat., Zürich, Heidelberg, 1809–1885)**:** Falx* inguinalis.

Henle-Dorn (↑)**:** (engl.) Henle's spine; Spina suprameatica des Processus* zygomaticus ossis temporalis (inkonstant).

Henle-Koch-Postulate (Friedrich G. H., Anat., Zürich, Göttingen, 1809–1885; Robert K., Bakteriol., Berlin, 1843–1910) n pl**:** (engl.) Henle-Koch postulates; zur Ermittlung eines Err. als Krankheitsursache müssen folgende Bedingungen erfüllt sein: **1. optischer Nachweis:** Der Err. muss mikroskop. regelmäßig nachweisbar sein; beim Gesunden muss er stets fehlen. **2. kultureller Nachweis:** Der Err. muss sich vom Kranken auf ein Nährmedium übertragen u. unter Beibehaltung der charakterist. Eigenschaften über Generationen hinweg fortzüchten lassen. **3. Pathogenitätsnachweis:** Die so fortgezüchteten Err. müssen bei einem Versuchstier eine typ. Krankheit erzeugen, die der natürlich vorkommenden gleicht. Im Organismus des Versuchstiers müssen die betreffenden Err. wiederum mikroskop. u. kulturell nachweisbar sein.

Henle-Scheide (↑)**:** (engl.) Henle's sheath; der Schwann*-Scheide peripherer Nervenfasern aufliegendes Gitterfaserhäutchen; vgl. Endoneuralscheide.

Henle-Schleife (↑)**:** (engl.) Henle's loop; s. Niere.

Henoch-Syn|drom (Eduard H. H., Päd., Berlin, 1820–1910) n**:** veraltete Bez. für Purpura* Schoenlein-Henoch.

Hensen-Zellen (Victor H., Anat., Physiol., Kiel, 1835–1924; Zelle*)**:** (engl.) Hensen's cells; Stützzellen des Corti*-Organs auf der Lamina basilaris; nicht von Haarzellen unterbrochen.

HEP: Abk. für **H**emi**e**ndo**p**rothese*.

Hepadna|viridae f pl**:** s. Hepatitis-Viren.

Hepar (gr. ἧπαρ) n**:** Leber*.

Hepar adiposum (↑) n**:** Fettleber*.

Hepar crocatum (↑) n**:** Safranleber*.

Heparin (INN) n**:** Glucosamin-N-sulfat-, Glucosamin-O-sulfat-, Glucuronsäure-O-sulfat-mucopolysaccharid; gerinnungshemmender Stoff (Polymer aus D-Glukuronsäure u. D-Glukosamin), der pro Struktureinheit mehrere Moleküle Schwefelsäure enthält; **Vork.:** in Lunge, Leber, Thymus, Milz u. basophilen Mastzellen; **Wirkung: 1.** Hemmung der Wirkung von Thrombin auf Fibrinogen (Antithrombin) durch Bindung an Antithrombin III; **2.** Hemmung der Wirkung von Thrombokinase u. dadurch der Umwandlung von Prothrombin in Thrombin; **3.** Hemmung der Thrombozytenagglomeration u. der Gerinnselretraktion; **4.** inhibierende Wirkung auf die Blutgerinnungsfaktoren XII, Xa, IXa u. VIIa; **5.** Aktivierung der Lipoproteinlipase (PHLA-aktivierende Wirkung im Blutplasma); **Präparationen: 1.** sog. Standardheparin (unfraktioniertes, hochmolekulares H.); MG 3000–30 000 (mittl. MG ca. 15 000); Verw. als rasch wirkendes Antikoagulans zur Proph. u. Ther. von Thrombosen u. Embolien (i. v. Gabe), zur Low*-dose-Heparinisierung (s. c. Gabe) sowie labormed. zur Ungerinnbarmachung von Blutproben; **2.** niedermolekulares (fraktioniertes) H.; mittl. MG 4000–6000; Vorteile gegenüber Standardheparin sind geringere Blutungsgefahr, bessere biol. Verfügbarkeit u. längere Wirkungsdauer (Einmalgabe mögl.); Verw. zur Low-dose-Heparinisierung, Ther. von Thrombosen od. Gerinnungsprophylaxe bei Hämodialyse bzw. Hämofiltration. 1 mg H. entspricht ca. 100–300 I. E.; als Richtwert gilt, dass ca. 200 I. E. die Gerinnung von ca. 100 ml Blut in vitro verhindern. Therapiekontrolle durch Bestimmung von Thrombinzeit u. partieller Thromboplastinzeit. **UAW:** Heparin-induzierte Thrombopenie*, Allergie, Blutung, Anstieg der Transaminasen, Alopecia medicamentosa, Osteoporose; **Antidot:** Protaminchlorid; vgl. Antikoagulanzien, Heparinisierung.

Heparin|co|faktor m**:** syn. Antithrombin III; s. Antithrombine.

Hepar in|duratum (Hepar*) n**:** durch Bindegewebewucherung verhärtete Leber.

Heparin|in|hibitor (Inhibition*) m**:** syn. Plättchenfaktor 4, Antiheparinfaktor; s. Plättchenfaktoren (Tab.).

Heparinisierung: (engl.) heparinization; **1.** parenterale Zufuhr von Heparin* zur Hemmung der Blutgerinnung; z. B. bei Herzinfarkt, Thrombose, Lungenembolie, zur Hämodialyse u. zur perioperativen Thromboseprophylaxe (als Low*-dose-Heparinisierung); **2.** (labormed.) innere Beschichtung von Blutprobengefäßen mit Heparin zur Vermeidung einer Blutgerinnung.

Heparin|klär|faktor m**:** veraltete Bez. für PHLA*.

Heparinoide n pl**:** (engl.) heparinoids; Sammelbez. für natürlich vorkommende, halbsynthet. u. synthet. Mukopolysaccharide mit heparinähnl. Wirkung; im Vergleich zu Heparin* geringere therap. Breite u. stärkere Toxizität; **Verw.:** als Salbenbestandteil zur perkutanen Applikation.

Heparino|zyten (Zyt-*) m pl**:** syn. Gewebemastzellen; s. Mastzellen.

Hepar lobatum (Hepar*) n**:** Lappenleber inf. tiefer narbiger Einziehungen; bes. nach Hepatitis gummosa (tertiäre Syphilis).

Hepar mobile (↑) n**:** auch Hepar migrans, Wanderleber; z. B. bei Enteroptose*.

Hepar moschatum (↑) n**:** Muskatnussleber*.

Hepat-: auch Hepato-; Wortteil mit der Bedeutung Leber; von gr. ἧπαρ, ἥπατος.

Hepaticus (↑) m**:** Kurzbez. für Ductus* hepaticus communis.

Hepatisation (↑) f**:** (engl.) hepatization; (pathol.) Bez. für leberähnl. Beschaffenheit der Lunge durch intraalveoläre Fibrinexsudation bei Pneumonie*.

Hepatitis, akute (↑; -itis*) f**:** (engl.) acute hepatitis; akute diffuse Entz. des Leberparenchyms; klin. meist syn. für a. H. durch Hepatitis*-Viren; **Pathol./Anat.:** makroskop. große, rote Leber, mikroskop. entzündl. Infiltration der Portal- u. Periportalfelder mit Plasmazellen, Lymphozyten u. Histiozyten, Proliferation von Kupffer-Sternzellen; einzelne Leberzellnekrosen (sog. Councilman-Körperchen), die konfluieren u. von Zentralvene bis Portalfeld reichen können (sog. brückenbildende Nekrosen); **Klin.:** meist asymptomat. Verlauf (Ausnahme: Hepatitis A, Hepatitis E), bes. bei Kindern; Prodromalstadium mit schleichendem Beginn (2–9 Tage); schweres Krankheitsgefühl, Nausea, Inappetenz, häufig mäßiges Fieber, evtl. Arthralgien, flüchtiges Exanthem, Bradykardie; anschl. Stadium der Organmanifestation (ca. 6–10 Wo.) mit Ikterus* (nur ca. ein Drittel aller Fälle), Juckreiz, Stuhlentfärbung, Dunkelfärbung des Urins,

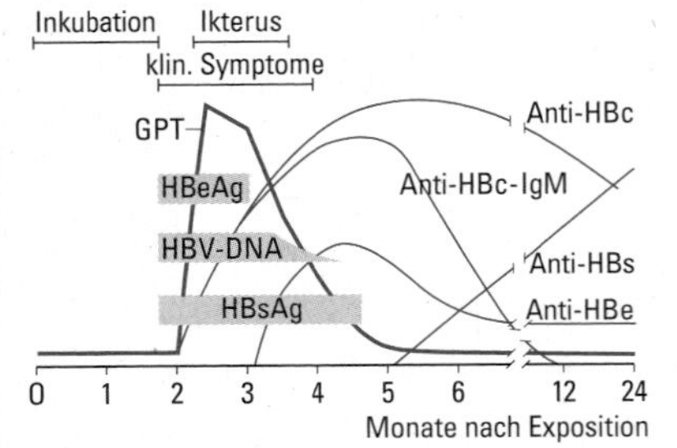

Hepatitis, akute:
typischer Verlauf einer akuten Hepatitis B [301]

evtl. Leber- u. Milzvergrößerung; **Kompl.:** intrahepatisches Cholestasesyndrom*, schwerste u. fulminante Verlaufsformen, v. a. bei Hepatitis D u. Hepatitis E mit häufig letalem Ausgang, wenn keine Lebertransplantation mögl. ist; Viruspersistenz mit Übergang in eine chronische Hepatitis* u. Entw. einer Leberzirrhose sowie evtl. eines primären Leberzellkarzinoms*; **Diagn.:** klin. Bild; labordiagn. stark erhöhte Serumkonzentrationen der Transaminasen ALT u. AST mit Ritis*-Quotient unter 1, evtl. (bei Cholestase stark) erhöhte GGT u. AP, bei Ikterus Anstieg von Bilirubin (Serum, Harn) u. Urobilinogen (Harn); erhöhtes Serumeisen, im Blutbild häufig Leukopenie mit rel. Lymphozytose, bei schweren Verlaufsformen Zeichen verminderter Syntheseleistung der Leber (s. Leberfunktionsproben); serol. Diagn. durch Nachw. spezif. IgM-Antikörper u. viraler DNA bzw. RNA mittels PCR; **Ther.:** neben allg. Maßnahmen wie Alkoholkarenz, Vermeiden von (v. a. hepatotoxischen) Medikamenten u. Bettruhe (im Akutstadium) existiert keine spezif. Ther. der a. H.

Formen: 1. a. H. durch Hepatitis-Viren; syn. Hepatitis infectiosa; **a) Hepatitis A**: syn. Hepatitis epidemica; Err.: Hepatitis-A-Virus (Abk. HAV); häufigste infektiöse a. H. in der Bundesrepublik Deutschland bei abnehmender Durchseuchungsrate, typ. Reisekrankheit (Mittelmeerraum, Afrika, Südamerika, Orient); die Übertragung erfolgt fäkal-oral (z. B. durch Trinkwasser, Nahrungsmittel), Inkubationszeit 15–45 (meist 25–30) Tage; häufig symptomat., gelegentl. protrahierter bzw. zweigipfliger (bis zu 6 Mon.), selten fulminanter (0,1 %), niemals chron. Verlauf; Infektiosität besteht während HAV-Ausscheidung mit dem Stuhl (mit Beginn klin. Sympt. rasch abnehmend); serol. Diagn.: Nachw. von Anti-HAV-IgM für mind. 3 Mon., von Anti-HAV-IgG lebenslang als Zeichen der Immunität; Proph.: allg. Hygienemaßnahmen, aktive Immunisierung (s. Hepatitis-A-Vakzine); **b) Hepatitis B**: Err.: Hepatitis-B-Virus (Abk. HBV); zweithäufigste infektiöse a. H. in der Bundesrepublik Deutschland, Prävalenz der Virusträger (HBsAg pos., bedeutet Infektiosität) 0,3–0,5 % (in wärmeren Ländern deutl. höher); die Übertragung erfolgt zunehmend häufiger sexuell (ca. 50 %, mit hoher Effektivität) sowie parenteral (seit der Einführung des Screenings von Blutspendern selten) u. perinatal; Risikogruppen bzw. -faktoren sind v. a. Drogenabhängige, Empfänger von Blutprodukten, med. Personal, enger Kontakt mit HBsAg-Trägern, Promiskuität; Inkubationszeit 40–160 Tage, meist asymptomat., selten (ca. 1 %) fulminanter Verlauf, Entw. einer chron. Hepatitis in ca. 10 % der Fälle; bei atyp. Befundkonstellationen od. Verläufen besteht die Möglichkeit einer Inf. mit HBV-Mutanten bzw. Simultan- od. Superinfektion mit HDV; serol. Diagn. (s. Abb.): Nachw. von HBsAg, HBeAg u. Anti-HBc-IgM (Basisdiagn.) bzw. HBV-DNA; Proph.: allg. Desinfektionsmaßnahmen, serol. Screening von Blutspendern, enge Indikationsstellung bei Gabe von Blutprodukten, Verw. von Präservativen; aktive (s. Hepatitis-B-Vakzine) bzw. passive (spezif. Immunglobuline) Immunisierung (postexpositionell kom-

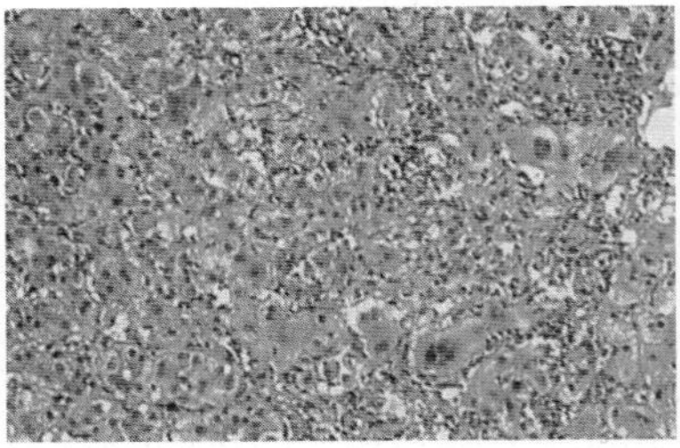

Hepatitis, akute:
Virushepatitis (Leberhistologie) [62]

biniert); **c) Hepatitis C**; Err.: Hepatitis-C-Virus (Abk. HCV); häufigste Form (ca. 90 %) der Posttransfusionshepatitis; weltweites Vork., Prävalenz der Virusträger in der Bundesrepublik Deutschland <0,5 %, in Südeuropa u. Südostasien deutl. höher; die Übertragung erfolgt v. a. parenteral, selten vertikal u. sexuell; Risikogruppen sind v. a. Drogenabhängige u. Empfänger von Blutprodukten, Inf. durch Organtransplantate sind möglich; Inkubationszeit 2–26 Wo., meist asymptomat. (ca. 90 %), selten fulminanter Verlauf (ca. 1 %), Chronifizierungsrate 70–80 %; Kompl. durch gleichzeitiges Auftreten von Autoimmunkrankheiten; serol. Diagn.: Nachw. von HCV-Antikörpern, der eng mit dem Nachw. von HCV-RNA u. damit Infektiosität korreliert; Ther.: Interferon-α (Peginterferon) in Komb. mit Ribavirin; Proph.: wie bei Hepatitis B, keine Immunisierung mögl.; **d) Hepatitis D**; Err.: Hepatitis-D-Virus (Abk. HDV); weltweites Vork., endemisch z. B. im Mittelmeerraum, sporadisch nur in Hochrisikogruppen (HBsAg-Träger) z. B. in

Mittel- u. Nordeuropa; Auftreten nur in Komb. mit HBV-Inf., entw. als HBV-Simultaninfektion (häufig; oft unbemerkt, meist zweigipfliger, selten fulminanter od. chron. Verlauf) od. als HBV-Superinfektion (selten; häufig fulminanter, fast immer chron., meist schwerer Verlauf); serol. Diagn.: Nachw. von Anti-HDV-IgM, HDV-RNA; Übertragung, Inkubationszeit u. Proph. wie bei Hepatitis B; **e) Hepatitis E**; Err.: Hepatitis-E-Virus (Abk. HEV); endem. Vork. in Indien, Nordafrika, Mittel- u. Südamerika, wahrscheinl. auch auf dem Balkan; Übertragung, Inkubationszeit, Infektiosität (HEV im Stuhl), Proph. u. klin. Bild wie bei Hepatitis A, jedoch häufiger ikterischer u. in 5–10 % (bei Schwangeren bis zu 25 %) fulminanter Verlauf mit meist letalem Ausgang; serol. Diagn.: Nachw. von Anti-HEV-IgM, HEV-RNA; **f) Hepatitis G**; Err.: Hepatitis-G-Virus (Abk. HGV, GBV-C); 1995 entdeckte Form der a. H. mit vermutl. weltweit hoher Prävalenz, vielen Ähnlichkeiten mit Hepatitis C u. häufigen Simultan- od. Superinfektionen mit HBV u. HCV; **g) sog. Hepatitis, Agens unbekannt**; Bez. für a. H. durch Inf. mit vermuteten, bislang unbekannten Viren, bei der der Nachw. der Hepatitis-Viren A-G bzw. von anderen hepatotropen Viren nicht gelingt; **2. a. H. im Rahmen system. Infektionskrankheiten**; **a)** viral: v. a. durch Herpes-Viren (z. B. Mononucleosis infectiosa, Zytomegalie), Coxsackie-Viren, Arboviren (z. B. Gelbfieber) u. Arenaviren (z. B. Lassafieber); **b)** bakt.: v. a. Brucellosen, Leptospirosen u. Typhus abdominalis; **c)** parasitär: z. B. Malaria, Amöbiasis, Schistosomiasis; **3. toxische a. H.:** medikamenten- (z. B. durch Zytostatika, Methyldopa, Isoniazid) od. alkoholinduziert; **4. a. H. im Rahmen anderer Lebererkrankungen** (z. B. Autoimmunhepatitis, Tumoren, Stoffwechselkrankheiten).

Hepatitis, auto|im|mune (↑; ↑) f: s. Hepatitis, chronische.

Hepatitis-A-Vakzine (↑; ↑; Vacci-*) f: (engl.) hepatitis A vaccine; Impfstoff aus inaktivierten Hepatitis-A-Viren, die auf humanen diploiden Zellen gezüchtet wurden u. an Aluminiumhydroxid adsorbiert sind, zur aktiven Immunisierung gegen das Hepatitis-A-Virus; nach zweimaliger Impfung ist mit einem mind. fünf Jahre anhaltenden Schutz zu rechnen (Kontrolle des Titers). Impfung ist zu empfehlen bei exponierten Personen u. für Reisende in Epidemiegebiete (auch in Komb. mit Hepatitis-B-Vakzine). Vgl. Hepatitis-Viren, Hepatitis, akute.

Hepatitis-B-Vakzine (↑; ↑; ↑) f: (engl.) hepatitis B vaccine; gentechnisch gewonnener Impfstoff zu aktiver Immunisierung gefährdeter Personengruppen gegen Hepatitis-B-Virus, insbes. zur Schutzimpfung* von med. Personal, Dialysepatienten u. Pat., denen häufig Blut bzw. Blutprodukte transfundiert werden sowie von Personen mit häufig wechselnden Sexualpartnern u. Drogenabhängigen. Die **Grundimmunisierung** besteht aus zwei bzw. drei Impfungen u. einer Boosterung nach 6 bzw. 12 Mon.; eine **Auffrischung** sollte nach ca. 5 Jahren erfolgen (Impfschutz bei einer Serumkonzentration von anti-HBs-Ag >100 IU/ml). Da die Immunantwort relativ langsam erfolgt, wird Personen, die plötzlich einem hohen Infektionsrisiko ausgesetzt sind, zusätzl. die passive Immunisierung mit Hepatitis-B-Immunglobulin empfohlen. Mehr als 95 % der vor Impfung Seronegativen zeigen nach einem Jahr eine Immunreaktion. Alle verwendeten Hepatitis-B-Impfstoffe enthalten das gereinigte, der nicht infektiösen Hülle des Hepatitis-B-Virus entspr. HBsAg-Protein u. sind frei von Virus-DNA (vgl. Arzneimittel, rekombinante). Eine Reduplikation innerh. des Körpers wie bei Impfstoffen mit attenuierten Krankheitserregern findet somit nicht statt. Auch sind Kombinationsimpfstoffe gegen Hepatitis A u. B zu erhalten. Vgl. Hepatitis-Viren, Hepatitis, akute.

Hepatitis, chronische (↑; ↑) f: (engl.) chronic hepatitis; diffuse Leberentzündung, die länger als 6 Mon. anhält; **Pathol./Anat.:** zwei Formen (vermutl. ohne Einfluss auf die Progn.); **1.** chronisch-persistierende Hepatitis (Abk. CPH): auf die Portalfelder beschränkte lymphohistiozytäre Infiltration; **2.** chronisch-aggressive Hepatitis (Abk. CAH): von den Portalfeldern auf angrenzende Leberläppchen übergreifende lymphoplasmazelluläre Infiltration mit Mottenfraßnekrosen*, zunehmender Fibrosierung u. Zerstörung der Läppchenstruktur; **Klin.:** meist asymptomatisch od. wenig spezif. Beschwerden (z. B. Müdigkeit, Leistungsminderung), im entzündl. Schub klin. Bild einer akuten Hepatitis*; im weiteren Verlauf zunehmend Zeichen einer Leberzirrhose*; **Kompl.:** Übergang in Leberzirrhose, Entw. eines primären Leberzellkarzinoms*;

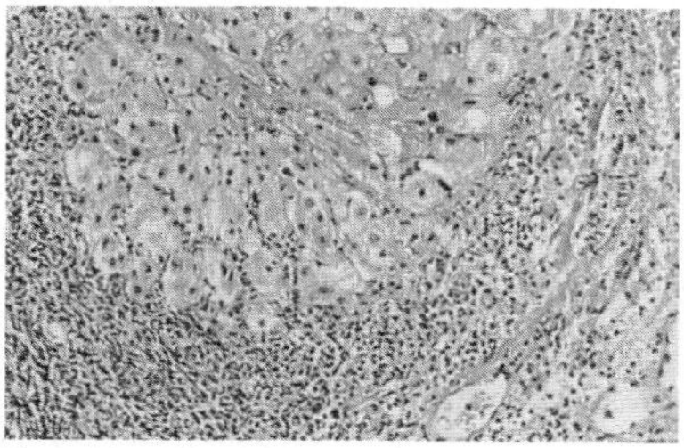

Hepatitis, chronische: chronisch-aggressive Hepatitis, Leberhistologie [62]

Diagn.: klin. Bild; labordiagn. meist nur gering bis mäßig erhöhte Transaminasen, evtl. leicht erhöhte GGT u. AP (v. a. bei Hepatitis C), Virusserologie, Bestimmung von Autoantikörpern*; Ultraschalldiagnostik, CT, Kernspintomographie, Leberbiopsie*, evtl. Laparaskopie; **DD:** die biliäre Zirrhose* sowie einige hepatotrope Stoffwechselkrankheiten (z. B. Hämochromatose, hepatolentikuläre Degeneration) können unter dem klin. Bild einer ch. H. verlaufen. **Ther.:** allg. Maßnahmen wie bei akuter Hepatitis, Interferon-α (chron. Virushepatitis), Glukokortikoide (autoimmune ch. H.), Lebertransplantation; **Formen: 1. ch. H. durch Inf. mit Hepatitis*-Viren; a)** Hepatitis B: häufigste Form der ch. H. (weltweite Prävalenz ca. 5 %); ca. 20 % der HBsAg-Träger entwickeln eine ch. H., die ohne Ther. meist in eine Leberzirrhose übergeht; bei serol. Nachweis anhaltender Virusreplikation (HBsAg, HBeAg, HBV-DNA pos.) Ther. mit Interferon-α für ca. 6 Mon.; **b)** Hepatitis B u. Hepatitis D: ch H. meist als Folge einer Superinfektion mit Hepatitis-D-Virus; trotz Ther. mit Interferon-α schlechte Progn.; **c)** Hepatitis C: häufige ch. H. mit meist subakutem Verlauf u. gelegentl.

Assoziation mit Autoimmunkrankheiten; bei serol. Nachw. von HCV-RNA u. entspr. Leberhistologie Ther. mit Interferon-α für ca. 12 Mon. (evtl. 18 Mon.); dauerhafter Erfolg nur bei ca. 25 % der Pat.; zweifelhafter Therapieerfolg bei hohem Alter des Pat., langem Verlauf der Erkr., hoher Viruslast, Genotyp 1b; **2. autoimmune ch. H.:** insbes. bei jungen Frauen auftretende Autoimmunkrankheit mit familiärer Disposition (HLA-B8 in mehr als 50 % der Fälle nachweisbar), häufig mit Befall weiterer Organe (z. B. Schilddrüse, Gelenke); Diagn.: Hypergammaglobulinämie, neg. Virusserologie (cave: Anti-HCV manchmal falsch-pos.), Nachw. von Autoantikörpern (ANA, SMA, LKM-1); Ther.: Glukokortikoide, evtl. in Komb. mit Azathioprin; **3. toxische ch. H.**, induziert durch Medikamente (z. B. Isoniazid, Methyldopa), Gefahrstoffe od. Alkohol; Diagn.: Expositionsanamnese, Ausschluss anderer Formen einer ch. H.; keine spezif. Ther., Expositionsprophylaxe.

Hepatitis, lupoide (↑; ↑) f: (engl.) lupoid hepatitis; veraltete Bez. für autoimmune chronische Hepatitis*.

Hepatitis, neo|natale f: (engl.) neonatal hepatitis; durch verlängerten Icterus* neonatorum gekennzeichnetes Krankheitsbild mit guter Progn.; **Urs.:** evtl. Virusinfektion, parenterale Ernährung, posthämolytische Cholestase, angeb. Gendefekt; **Diagn.:** szintigraph. Nachw. gallengängiger Stoffe; Riesenzellen in der Leberbiopsie; **DD:** konnatal übertragene Hepatitis B, Gallengangatresie; **Ther.:** symptomatisch. M. Rad.

Hepatitis-Viren (↑; ↑; Viren*) n pl: (engl.) hepatitis viruses; Err. einer beim Menschen auftretenden, ansteckenden Allgemeininfektion, die sich u. a. an der Leber manifestiert (akute Hepatitis*, chronische Hepatitis*); **Einteilung: 1. Hepatitis-A-Virus** (Abk. HAV): Err. der Hepatitis A; zur Gattung Hepatovirus* gehörendes kubisches RNA-Virion (Ø 27 nm); Nachw. beim Menschen u. einigen Primaten; **2. Hepatitis-B-Virus** (Abk. HBV): Err. der Hepatitis B; kubisches Virus (Ø 42–45 nm) mit ringförmig doppelsträngiger DNA der Familie Hepadnaviridae; Struktur: Die äußere Hülle des HBV wird vom Hepatitis-B-Oberflächen(surface)-Antigen (HBsAg), einem sphärischen od. tubulären Partikel (Ø 22 nm), gebildet. Der Innenkörper (core) enthält das Kernantigen HBcAg (Ø 27 nm), dessen kryptische Form (HBeAg), eine DNA-Polymerase sowie eine Phosphokinase. Freies HBcAg ist nur in Leberzellkernen nachweisbar; HBeAg ist im Akutstadium der Erkr. u. bei einem Teil der chron. Virusträger im Blut nachweisbar u. gilt neben HBsAg als wichtiger Hinweis auf Infektiosität. Es wird vermutet, dass nur komplettes HBV (nicht HBsAg allein) infektiös ist. HBV besitzt keine direkten zythopathogenen Eigenschaften, Erkrankungserscheinungen beruhen vermutl. auf Immunreaktionen. Gehäuftes Vork. von HBsAg bei Pat. mit hepatozellulärem Karzinom u. die Integration von HBV-Genom in Wirtszellgenom weisen auf eine kausale Verknüpfung von HBV mit dem primären Leberzellkarzinom* hin. **3. Hepatitis-C-Virus** (Abk. HCV): Err. der Hepatitis C; Virus (Ø 50–60 nm) der Fam. Flaviviridae* mit hoher Mutagenität, die Urs. für die häufige Chronifizierung von HCV-Inf. sein könnte; es existieren mind. 6 Genotypen (1–6) u. 3 Subtypen (a-c), deren geograph. Verteilung äußerst variabel ist (in Mitteleuropa ist Typ 1b mit ca. 50 % am häufigsten); **4. Hepatitis-D-Virus** (Abk. HDV): Err. der Hepatitis D; Virusoid; bildet den Genus Deltavirus der Hepadnaviridae; besteht aus einzelsträngigem, zirkulärem RNA-Genom, das mit dem Hepatitis-Delta-Antigen (HDAg) komplexiert ist (Ø 19 nm) u. für die Replikation u. seine primäre Zytopathogenität die Hülle von HBV (HBsAg) benötigt (Ø dann 35 nm); **5. Hepatitis-E-Virus** (Abk. HEV): Err. der Hepatitis E; klassifiziert als eigene Gattung der Fam. Caliciviridae* (3 Genotypen, Ø 30–34 nm) mit Ähnlichkeit zu HAV; Vork. nur beim Menschen; **6. Hepatitis-G-Virus** (Abk. HGV): Err. der Hepatitis G; Virus der Fam. Flaviviridae mit Ähnlichkeit zu HCV; verursacht nur selten eine Leberentzündung. Versch. Untersuchungen weisen auf die Existenz weiterer Hepatitis-Viren hin.

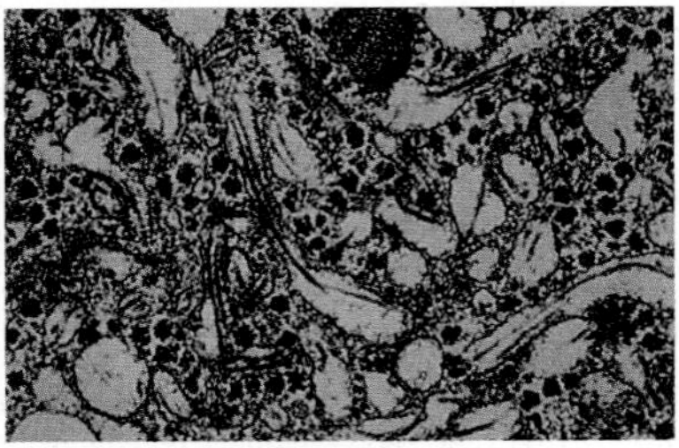

Hepatitis-Viren:
HBsAg in dilatierten Zisternen des glatten endoplasmatischen Retikulums eines Hepatozyten (elektronenmikroskopisch) [62]

Hepato-: s. a. Leber-.

Hepato|blastom (Hepat-*; Blast-*; -om*) n: (engl.) hepatoblastoma; seltener maligner, embryonaler Mischtumor im Lebergewebe, bestehend aus unreifem Lebergewebe, Osteoid u. Knochen; **DD:** echtes Teratom*; **Progn.:** inf. unspezifischer Sympt. bzw. später Diagnosestellung ungünstig; bei früher Diagn. u. Resektion gut.

hepato|cellularis (↑; Cellula*): hepatozellulär*.

Hepato|entero|stomie (↑; Enter-*; -stomie*) f: (engl.) hepatico-enterostomy; Form der biliodigestiven Anastomose*; häufig als Hepatikojejunostomie (Anastomose zw. Ductus hepaticus u. Jejunum); vgl. Kasai-Operation.

Hepato|lieno|graphie (↑; Lien*; -graphie*) f: (engl.) hepatosplenography; Röntgenkontrastdarstellung von Leber u. Milz durch Angiographie* (transfemoral nach Sondierung des Truncus coeliacus); vgl. Splenoportographie.

Hepato|lith (↑; Lith-*) m: Leberstein, in einem intrahepatisch gelegenen Gallengang befindlicher Gallenstein; vgl. Cholelithiasis.

Hepatom (↑; -om*) n: (engl.) hepatoma; jede Art von Primärtumor der Leber; i. e. S. das Leberzelladenom* (benignes H.) u. das primäre Leberzellkarzinom* (hepatozelluläres Karzinom). Vgl. Cholangiom.

Hepato|megalie (↑; Mega-*) f: Lebervergrößerung.

Hepaton (↑) n: funktionelle (nicht anat.) Einheit des Lebergewebes (Leberzelle, Gallenkapillare, Sinusoid).

Hepato|pathie (↑; -pathie*) f: (engl.) hepatopathy; allg. Bez. für Erkrankungen der Leber u. der Gallenwege.

Hepato|phosphorylase|mangel: s. Glykogenosen (Typ VI).

Hepato|ptose (Hepat-*, -ptose*) f: (engl.) hepatoptosis; Wanderleber, Lebersenkung, z. B. bei Enteroptose, Lungenemphysem.

Hepatose (↑; -osis*) f: (engl.) hepatosis; veraltete Bez. für klassifizierbare toxische u. stoffwechselbedingte Leberschädigungen.

Hepato|spleno|megalie (↑; Splen*; Mega-*) f: (engl.) hepatosplenomegaly; Leber- u. Milzvergrößerung bei hepatolienalen Krankheiten*.

Hepato|spleno|megalie, lipoid|zellige (↑; ↑; ↑) f: s. Niemann-Pick-Krankheit.

Hepato|toxizität (↑; Tox-*) f: (engl.) hepatotoxicity; Giftwirkung einer Substanz auf die Leber; als Form der Organtoxizität* häufig, da Prozesse der Biotransformation*, bei denen auch toxische Metaboliten entstehen, v. a. in der Leber ablaufen.

Hepato|virus (↑; Virus*) n: Virusgattung der Fam. Picornaviridae*; Vork. bei Menschen u. Affen, in Muscheln angereichert; humanpathogen ist das **Hepatitis-A-Virus**, das fäkal-oral durch Schmutz- u. Schmierinfektion übertragen wird; Inf. verläuft inapparent od. symptomat. mit Hepatitis u. Ikterus, nur selten fulminanter Verlauf; vgl. Hepatitis-Viren.

hepato|zellulär (↑; Cellula*): (engl.) hepatocellular; hepatocellularis; die Leberzelle betreffend, von ihr ausgehend, z. B. hepatozellulärer Ikterus*.

Heptosen f pl: (engl.) heptoses; Monosaccharide* mit sieben C-Atomen, z. B. Sedoheptulose (eine Ketose), die, an C7 phosphoryliert, ein Metabolit im Pentosephosphatzyklus* ist.

Herba (lat.) f: Kraut; Bez. für getrocknete oberirdische Teile meist krautiger Pflanzen; je nach Erntezeit können neben Blättern u. Stengeln auch Blüten od. Früchte enthalten sein.

Herbi|voren (↑; lat. vorare verschlingen, fressen) m pl: (engl.) herbivores; Pflanzenfresser; Konsumenten 1. Ordnung in der Nahrungskette*. Vgl. Karnivoren.

Herbi|zide (↑; -zid*) n pl: (engl.) herbicides; chem. heterogene Substanzgruppen zur Unkrautbekämpfung bzw. (militär.) Anw. als sog. Entlaubungsmittel; med. relevant sind insbes. chlorierte Phenoxycarbonsäuren (Hauptvertreter 2,4,5-T*) u. Bispyridium-Verbindungen (Paraquat* als ein Hauptvertreter). Schwere akute u. chron. Vergiftungen sind beschrieben, eine spezif. Therapie bzw. Antidote sind nicht bekannt.

Herbst-Ef|fekt (Ernst F. H., Int., Göttingen, 1803–1893) m: syn. Persorption*.

Herbst|fieber, japanisches: syn. Fort*-Bragg-Fieber.

Herbst|gras|milbe: syn. Erntemilbe, Neotrombicula autumnalis; s. Milben.

Herbst|zeitlose: Colchicum autumnale; s. Colchicin.

Herd: (engl.) focus; **1.** umschriebener Krankheitsprozess, Fokus*; **2.** Fokalinfektion*.

Herd|befund: s. Elektroenzephalographie.

Herd|dosis (Dosis*) f: s. Referenzdosis.

Herd|en|zephalitis, em|bolische (Enkephal-*; -itis*) f: (engl.) embolic focal encephalitis; s. Enzephalitis.

Herd|in|fektion (Infekt-*) f: s. Fokalinfektion.

Herd|nephritis (Nephr-*; -itis*) f: (engl.) focal nephritis; herdförmige Glomerulopathie* mit entzündl. Läsionen in der Nierenrinde; **Urs.:** bakteriell-metastatisch, v. a. bei Endocarditis lenta (Löhlein-Herdnephritis) od. Staphylokokkensepsis; vgl. Pyelonephritis.

Herd|re|aktion f: (engl.) focal reaction; **1.** lokale Reaktion im Ggs. zur Allgemeinreaktion; **2.** Aufflammen od. Verstärkung einer lokalen (entzündl.) Reaktion, z. B. als Tuberkulinreaktion* eines tbk. Lungenherds, i. R. einer Jarisch*-Herxheimer-Reaktion.

Herd|störungen, zerebrale: (engl.) cerebral focal disorders; Sympt., die durch umschriebene pathol. Veränderungen des Gehirns verursacht werden; z. B. Hemiplegie, Jackson-Epilepsie, Aphasie, Apraxie, Agnosie; s. Syndrom, hirnlokales.

Heredität (lat. hereditas Erbschaft) f: (engl.) heredity; Erblichkeit, Grad der Weitergabe von (Krankheits-)Anlagen an die nächste Generation; s. Krankheiten, genetische; Beratung, genetische.

Heredo|a|taxia spinalis (lat. heres, heredis Erbe, Erbin; Ataxie*) f: syn. Friedreich*-Ataxie.

Heredo|de|generation (↑; Degeneratio*) f: erbliche Erkr. mit Degeneration*, z. B. Makuladegeneration*.

Heredo|pathia a|tactica poly|neuriti|formis (↑; -pathie*) f: syn. Refsum*-Syndrom.

Hering-Breuer-Re|flex (Heinrich E. H., Physiol., Wien, Köln, 1866–1949; Josef B., Int., Wien, 1842–1925; Reflekt-*) m: syn. Lungendehnungsreflex; Dehnung der Lunge bei Inspiration führt zur reflektor. Hemmung der inspiratorischen Neurone des Atemzentrums*.

Hering-Kanälchen: syn. Ductuli* biliferi.

Herings|wurm: s. Anisakis.

Herings|wurm|krankheit: s. Anisakiasis.

Hering-Theorie (Carl E. H., Physiol., Wien, Leipzig, 1834–1918) f: (engl.) Hering's theory; Gegenfarbentheorie; s. Farbensehen.

Herlitz-Syn|drom (Gillis H., schwed. Päd., geb. 1902) n: schwerste Form der Epidermolysis* bullosa hereditaria.

Hermansky-Pudlak-Syn|drom (F. H., Int., Prag; P. P., Int., Prag) n: autosomal-rezessiv erbl. Erkr. mit tyrosinasepositivem okulärem u. kutanem Albinismus*, hämorrhagischer Diathese (Thrombozytendefekt) u. später auftretender restriktiver Ventilationsstörung, Kardiomyopathie, Nystagmus, Sehverlust; **Häufigkeit:** mehr als 100 Fälle beschrieben, in Puerto Rico 1:2000; verursacht durch Mutationen im HPS1-Gen (Genlokus 10q23.1-q23.3) od. im AP3B1-Gen auf Chromosom 5.

Herm|aphroditismus (gr. Ἑρμαφρόδιτος Zwitter, eigentl. Sohn des Hermes u. der Aphrodite) m: (engl.) hermaphroditism; Intersexus, Zwitterbildung; Bez. für die Komb. des normalen männl. od. weibl. Karyotyps mit versch. Anomalien des gonadalen u. genitalen Geschlechts*; **Formen: 1.** H. verus (sog. echter bzw. gonadaler H.): gleichzeitiges Vorhandensein von Ovar- u. Testisgewebe (entw. als Ovarium u. Testis od. als Ovotestis*, beidseits od. gemischt) bei normalem männl. (zwei Drittel der Fälle) od. weibl. Karyotyp bzw. Mosaik (sehr selten); das äußere Genitale u. die sekundären Geschlechtsmerkmale* variieren zw. rein männl. u. rein weibl. Ausprägung; Ther.: Hormonsubstitution u. plastische Chirurgie mit dem Ziel, das gewohnte u./od. durch Erziehung festgelegte Selbstverständnis zu stabilisieren. **2.** Pseudohermaphroditismus* (sog. falscher H.). Vgl. Intersexualität.

Hernia (lat. Bruch) f: s. Hernie.

Hernia cerebri (↑) f: sog. Hirnbruch; s. Enzephalozele.

H

Hernia dia|phragmatica (↑) f: Zwerchfellhernie*.

Hernia scrotalis (↑) f: sog. Hodenbruch, Form der Hernia inguinalis; s. Hernie.

Hernia spuria (↑) **f:** falsche Hernie, Eingeweidevorfall (Prolaps) ohne Bruchsack (Peritoneum); z. B. falsche Zwerchfellhernie*, Gleithernie*.

Herniation, zerebrale (↑) **f:** (engl.) cerebral herniation; Hirnmassenverschiebung bei intrakraniellem raumforderndem Prozess; **Formen: 1.** transtentorielle Herniation: horizontale Dislokation v. a. des oberen Anteils des Hirnstamms u. des Uncus in den Tentoriumschlitz; **2.** tonsilläre Herniation: Verdrängung einer od. beider Kleinhirntonsillen in das Foramen magnum; **3.** subfalkäre Herniation: Dislokation von Teilen des Gyrus cinguli unter die Falx cerebri. Vgl. Einklemmung. S. Rör.

Hernie (lat. hernia Bruch, Nabel-, Leistenbruch) **f:** (engl.) hernia; Bruch; i. e. S. Eingeweidebruch mit sackartiger Ausstülpung des parietalen Bauchfells (Bruchsack) durch anat. präformierte Bauchwandlücken od. -schwachstellen (Bruchpforte) u. Hervortreten von Eingeweiden od. Organteilen (Bruchinhalt) aus der

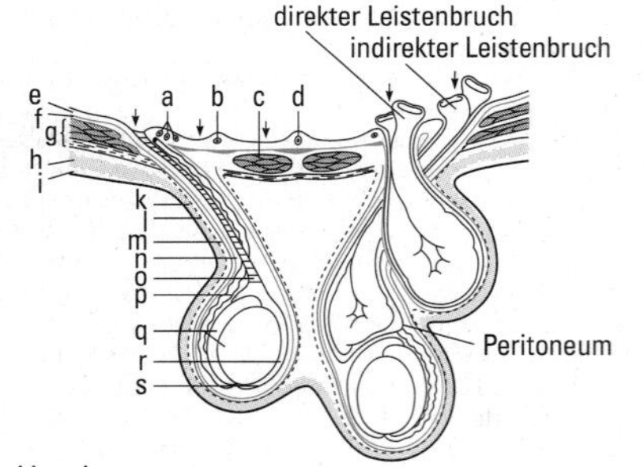

Hernie:
normaler Leistenkanal (li.) und Leistenbruch (re.);
a: Vasa epigastrica inferiora (Plica umbilicalis lateralis); b: Plica umbilicalis medialis (Chorda arteriae umbilicalis); c: M. rectus abdominis; d: Plica umbilicalis mediana (Chorda urachi); e: Peritoneum; f: Fascia transversalis; g: Muskelschicht; h: subkutanes Fett; i: Haut; k: Tunica dartos; l: Fascia spermatica externa (cremasterica); m: M. cremaster; n: Fascia spermatica interna; o: Processus vaginalis peritonei (verödet); p: Ductus deferens; q: Nebenhoden und Hoden; r: Lamina visceralis (Epiorchium); s: Lamina parietalis (Periorchium) [532]

Bauchhöhle (**äußere** H.); **Vork.:** kongenital bei unvollständigem Bauchwandschluss bzw. (partiell) offenem Processus vaginalis peritonei, erworben bei (konstitutioneller od. degen.) Bindegewebeschwäche, begünstigt durch starke intraabdominelle Drucksteigerung (z. B. bei Husten, Obstipation, Schwangerschaft, Heben schwerer Lasten). In Abhängigkeit von der **Lok.** werden folgende **Formen** unterschieden: **1.** Hernia inguinalis (sog. Leistenbruch): häufigste, v. a. bei Männern auftretende Form der H. (ca. 80 %) mit Bruchpforte oberh. des Leistenbands im Bereich der Fossa inguinalis lateralis bzw. Fossa inguinalis medialis; **a)** Hernia inguinalis indirecta lateralis (sive externa sive obliqua): angeb. (bei offenem Processus vaginalis peritonei) od. erworbene, indirekte seitl. (äußere, schräge) Leistenhernie, verläuft lateral der epigastrischen Gefäße mit dem Samenstrang bzw. Lig. rotundum durch den Leistenkanal u. tritt evtl. im Hodensack (Hernia scrotalis) bzw. der großen Schamlippe (Hernia labialis) aus; **b)** Hernia inguinalis directa (sive interna sive medialis): i. d. R. erworbene, v. a. im höheren Lebensalter auftretende direkte (innere, gerade) Leistenhernie, verläuft medial der epigastrischen Gefäße u. des Samenstrangs senkrecht durch die Bauchwand zum Anulus inguinalis superficialis (äußerer Leis-

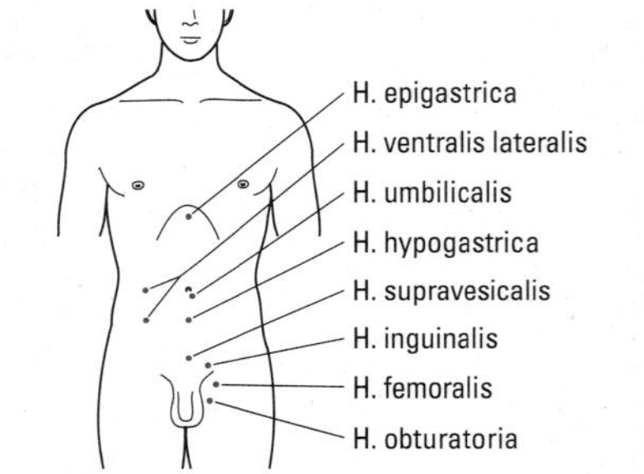

Hernie:
typische Bruchstellen an der vorderen Bauchwand

tenring); **2.** Hernia femoralis sive cruralis (sog. Merozele): erworbene, v. a. bei adipösen pyknischen Männern u. bei Frauen auftretende Schenkelhernie (ca. 10 %), tritt durch die Lacuna vasorum (Bruchpforte) u. verläuft zw. Leistenband (oben), horizontalem Schambeinast (unten), den Femoralgefäßen (außen) u. dem Lig. lacunare Gimbernati (innen); Unterformen: **a)** Cloquet-Hernie: durch die Lacuna lymphatica hindurchtretende u. unter dem M. pectineus verlaufende Schenkelhernie; **b)** Hesselbach-Hernie (syn. Cooper-Hernie): durch die Lacuna musculorum hindurchtretende H.; **c)** Laugier-Hernie (syn. Hernia ligamenti Gimbernati): durch eine Lücke im Lig. lacunare hindurchtretende H.; **d)** Narath-Hernie (syn. Hernia femoralis retrovascularis): durch die Lacuna vasorum direkt hinter den Femoralgefäßen austretende H.; **3.** Hernia umbilicalis: sog. Nabelbruch* (ca. 5 % aller H. im Erwachsenenalter); **4.** Hernia ventralis (sog. Bauchbruch): **a)** Hernia lineae albae: mittlere Bauchwandhernie im Bereich der Linea alba meist über (Hernia epigastrica) od. um den Nabel (Hernia paraumbilicalis), seltener darunter (Hernia hypogastrica, Hernia supravesicalis); **b)** Hernia ventralis lateralis (auch Spieghel-H.): seitl. Bauchwandhernie, tritt durch eine Lücke der Bauchwandaponeurosen zw. Linea semilunaris Spiegheli u. dem lateralen Rand der Rektusscheide; **c)** Hernia traumatica sive postoperativa sive cicatricea: nach abdominalen Verletzungen od. postoperativ entstandener sog. Narbenbruch; **5.** Hernia obturatoria: durch das Foramen obturatorium tretende (meist rechtsseitige) H., v. a. bei Frauen nach dem 60. Lj. auftretend; selten; **6.** Hernia lumbalis (syn. Petit-Hernie): Lendenhernie, tritt durch das Trigonum lumbale Petiti; selten; **7.** Hernia ischiadica: ober- u. unterh. des M. piriformis durch das Foramen ischiadicum tretende H.; selten; **8.** Hernia perinealis sive ischiorectalis: durch die Excavatio rectouterina (Douglas*-Raum) bzw. Excavatio rectovesicalis des Beckenbodens hindurchtretende H. (als Hernia vaginalis, Hernia rectalis, Hernia sacralis); sehr selten; **9.** Hernia diaphragmatica: Zwerchfellhernie*. Als **innere** H. wird die Verlagerung (u. Einklemmung) von Baucheingeweiden in abnorm weite Bauchfelltaschen innerh. des Abdomens (z. B. Treitz*-Hernie) bezeichnet. **Sympt.:** je nach Lok. Hervortreten der Bruchgeschwulst (v. a. bei Hustenstoß u. Bauchpresse), Druckgefühl, Schmerzen, Ileus; **Diagn.:** je nach Lok. bei äußerer H. durch Inspektion, Palpation, sonst auch Sonographie, selten Rö., CT, MRT, Endoskopie; palpator. wird bei reponibler (zurückdrückbarer) H. die Bruchpforte u. anschl. durch intraabdominelle Druckerhöhung (Hustenstoß, Bauchpresse) die Bruchgeschwulst beurteilt; **Kompl.:** Inkarzeration* (irreponible H.), Ileus, Darmnekrose; **Ther.:** operativ durch Hernioplastik*; sog. Bruchbänder u. Bandagen sind obsolet (weiterhin Inkarzerationsgefahr); **DD:** Hernia* spuria, Tumoren u. Zysten, Rektusdiastase*, Hydrozele*. Vgl. Littré-Hernie, Gleithernie, Lungenhernie, Mediastinalhernie.

Hernie, inter|stitielle (↑) f: (engl.) interstitial hernia; innerh. des Leistenkanals lokalisierte Hernie.

Hernie, para|öso|phageale (↑) f: (engl.) paraoesophageal hernia; Form der Hiatushernie*.

Hernio|plastik (↑; -plastik*) f: (engl.) hernioplasty; op. Meth. zur plastischen Stabilisierung der Leistenhinterwand u. Rekonstruktion des inneren u. äußeren Leistenrings bei Hernia inguinalis bzw. der Bauchwand bei Bauchwand- u. Nabelhernie; (s. Hernie); **Verf.:** **1.** Reparation konventionell durch Hautschnitt in der Leistenregion, ggf. Herniotomie (Eröffnung des Bruchsacks), Verschluss des Bruchsacks an der Basis u. Resektion; anschl. H. durch **Nahtverfahren** (s. Shouldice-Operation, Marcy-Operation, McVay-Lotheissen-Operation, Bassini-Operation, Pfeilernaht, Mayo-Fasziendoppelung, Spitzy-Operation) od. **Netzplastiken** (s. Lichtenstein-Operation, Wantz-Operation, Stoppa-Operation); **2.** transabdominale präperitoneale H. (Abk. TAPP): minimal-invasive Meth. zum laparoskop. Verschluss der Bruchpforte durch Implantation eines nicht resorbierbaren Maschennetzes (Polypropylen) zw. Muskulatur bzw. Aponeurose u. Peritoneum über die Bauchhöhle; **3.** total extraperitoneale H. (Abk. TEP): vollständig außerhalb des Bauchraums durchgeführte Op. mit Schaffung eines präperitonealen Hohlraums zw. Bauchdeckenmuskulatur u. Peritoneum mittels eines Ballons u. anschl. Gasinsufflation; Platzierung des Netzes zentral über die Bruchpforte zw. Symphyse u. Spina iliaca. J. Die.

Hernio|tomie (↑; -tomie*) f: (engl.) herniotomy; Bruchschnitt; Eröffnung des Bruchsacks bei konventioneller op. Versorgung einer Hernie*; vgl. Hernioplastik.

Heroin n: Diacetylmorphin, Diamorphin; zu den nicht legal verkehrsfähigen Betäubungsmitteln gehörendes Acetylderivat des Morphins mit mind. dreifacher Wirkungsstärke u. v. a. analgetischer Wirkung, führt zu starker Atemdepression! H. ist gut lipidlöslich u. passiert die Blut-Hirn-Schranke sehr leicht.

Heroin|abhängigkeit: (engl.) heroin addiction; physische u. psychische Abhängigkeit* von Heroin*, das geschnupft od. (überwiegend) i. v. injiziert wird u. zu Euphorie, Schwindel u. Sedierung führt. Bei H. führt Abstinenz zu einem schweren Entzugssyndrom* mit Schwindel, Durchfall, Erbrechen, Schweißausbrüchen, Blutdruckanstieg, Schlaflosigkeit u. Schmerzen, das ca. 36–72 Std. nach der letzten Injektion seinen Höhepunkt erreicht u. 5–8 Tage anhalten kann. Länger dauernde H. resultiert i. d. R. in schwer wiegenden sozialen Folgen aufgrund der Kriminalisierung durch Beschaffung, Besitz u. Handel des illegalen Rauschmittels (außerdem erhöhtes Risiko für durch Blut übertragbare Krankheiten wie HIV-Erkrankung, Hepatitis B u. C bei Nutzung gebrauchter Spritzen, sog. needle-sharing). **Ther.:** Prinzipiell wird als Ziel Drogenfreiheit angestrebt, d. h. (meist) stationäre Entziehung* u. langfristige intensive psychische u. soziale Betreuung (Entwöhnung*). Unter best. Voraussetzungen wird als therap. Alternative eine Substitutionsbehandlung mit Levomethadon* durchgeführt.

Herophilus-Zusammen|fluss: s. Sinus durae matris.

Herp|angina (gr. ἕρπειν schleichen; Angina*) f: syn. Zahorsky-Krankheit; meist bei Kleinkindern in den Sommermonaten auftretende Enterovirusinfektion; **Err.:** Coxsackie*-Viren Typ A; **Klin.:** Inkubationszeit 2–6 Tage; rasch ansteigendes Fieber, samtartig aufgelockerter Rachen u. kleine Bläschen bzw. Ulzerationen am weichen Gaumen mit Schluckbeschwerden, manchmal Erbrechen; Kopfschmerz, u. U. Meningismus; **Progn.:** gut.

Herpes corneae (gr. ἕρπης Gürtelrose; Cornea*) m: syn. Keratoconjunctivitis herpetica; oft rezidiv. Inf. der Hornhaut durch Herpes-simplex-Viren (Typ I, perinatal selten Typ II); Vork. meist i. R. einer endogenen Reinfektion durch Latenz der Viren im Ganglion trigeminale Gasseri, selten als Primärinfektion; **Formen:** **1.** oberfächl. (epithelialer) H. c.: syn. Keratitis dendritica, Keratitis geographica; **2.** tiefer H. c.: syn. Keratitis stromalis, Keratitis disciformis; Endothelbefall mit scheibenförmiger Hornhauttrübung; **Klin.:** Bildung von Hornhautgeschwüren u. Narben, Verlust der Hornhautsensibilität mit schweren trophischen Störungen (sog. Metaherpes); **Ther.:** Virostatika systemisch u. lokal (z. B. Aciclovir, Trifluorthymidin).

Herpes genitalis (↑) m: s. Herpes simplex.

Herpes gestationis (↑) m: syn. Pemphigoid gestationis; seltene Schwangerschaftsdermatose, die meist in der 2. Hälfte der Schwangerschaft u. bei Einnahme hormoneller Kontrazeptiva auftritt; **Klin.:** v. a. periumbilikal u. an Extremitäten lokalisierte, intensiv juckende, teils erythematöse, teils urtikarielle Läsionen, die in herpesartige Bläschen übergehen können; Immunkomplexablagerungen in der Basalmembranzone; **Urs.:** Autoimmunkrankheit mit Bildung von Antikörpern gegen ein in der Lamina lucida der Basalmembranzone u. im Amnionepithel vorhandenes Antigen; **Ther.:** Antihistaminika, Glukokortikoide, Austrocknen mit Farbstoffen.

Herpes labialis (↑) m: s. Herpes simplex.

Herpes menstrualis (↑) m: s. Herpes simplex.

Herpes|sepsis des Neugeborenen (↑; Sepsis*) f: (engl.) herpes sepsis of the newborn; schwere Verlaufsform eines Herpes* simplex (Primärinfektion); Virusübertragung auf das Neugeborene durch mit Herpes*-simplex-Virus (HSV-1 od. HSV-2) im Genitalbereich infizierte Mutter (Herpes neonatorum) od. durch med. Personal; **Sympt.:** initial Übererregbarkeit, Zyanose, Aphthen, Konjunktivitis, Fieber, oft Ikterus, Krampfanfall, Apnoe, evtl. generalisierte Bläscheneruption; häufig tödl. Verlauf; **Ther.:** bereits im Verdachtsfall Aciclovir i. v.; **Proph.:** Schnittentbindung* bei klin. aktiver genitaler HSV-Inf. am Geburtstermin; bei Erstmanifestation eines genitalen Herpes simplex der Mutter während der Schwangerschaft od. rekurrierendem Herpes genitalis Untersuchung auf HSV-Inf. beim Kind nach der Geburt.

Herpes simplex (↑) m: pantrope, fakultativ neurotrope Viruserkrankung durch Primärinfektion mit Herpes*-simplex-Virus od. durch Reaktivierung von in Ganglien persistierenden Viren; **Primärinfektion:** Inkubationszeit 2–7 Tage; **Übertragung:** Erstinfektion meist im Kleinkindesalter durch Schmier- u. Tröpfcheninfektion aus Herpesläsionen; **Klin.:** nur 1 % aller Inf. verlaufen (vorwiegend bei Kindern) klin. apparent, meist unter dem Bild der Gingivostomatitis* herpetica, seltener als Aphthoid* Pospischill-Feyrter, Vulvovaginitis* herpetica, Herpes* corneae; schwere Verlaufsformen mit z. T. hoher Mortalität sind Herpessepsis* des Neugeborenen, Ekzema herpeticatum u. Herpes*-simplex-Enzephalitis; **Rezidive** durch Irritation latent infizierter Neurone nach fiebrigen Infekten (Herpes febrilis), Sonnenlichtexposition (Herpes solaris), Menstruation (Herpes menstrualis), Traumata (Herpes traumaticus), Magen-Darm-Störungen, aber auch durch Immun-

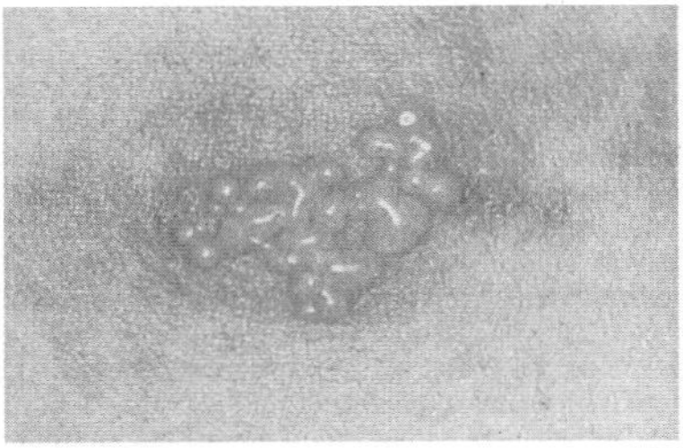
Herpes simplex [3]

suppression, hormonelle od. psychische Faktoren; **Klin.:** Juckreiz u. Spannungsgefühl, dann gruppierte Bläschen auf gerötetem Grund, die zu Krusten eintrocknen u. nach 8–10 Tagen narbenlos abheilen; häufig sind regionale Lymphknoten gering geschwollen u. schmerzhaft; H. s. kann in regelmäßigen Abständen wieder auftreten (H. s. recidivans), oft auch am gleichen Ort (H. s. recidivans in loco). **Lok.:** meist Lippen (Herpes labialis) od. Vulva bzw. Penis (Herpes genitalis), aber auch im Gesicht (v. a. Naseneingang), an Wangen, Ohrläppchen, Augenlidern, Conjunctiva, Hornhaut (H. s. cornea); nicht selten an den Glutäen (H. s. glutaealis); **Diagn.:** klin., Virusnachweis; **Ther.:** symptomatisch; ggf. Aciclovir.

Herpes-simplex-En|zephalitis (↑; Enkephal-*; -itis*) f: (engl.) herpes simplex encephalitis; Abk. HSE; syn. Meningoencephalitis herpetica; sporadische, nekrotisierende herdförmige Enzephalitis* mit bevorzugtem Befall von Temporal- u. Frontallappen durch Primärinfektion (ca. 30 % der Fälle, meist Kinder) od. endogene Reaktivierung (ca. 70 % der Fälle, i. Allg. Erwachsene) von Herpes-simplex-Virus Typ 1, sehr selten Typ 2; Häufigkeit: ca. 1:250 000; **Klin.:** kurzes grippales Prodromalstadium, dann Fieber, Kopfschmerz, Wesensänderung, zerebrale Herdstörungen, bes. Aphasie u. Hemiparese, epilept. Anfälle; **Diagn.:** Pleozytose u. Erregernachweis im Liquor cerebrospinalis; Kernspintomographie (Ödem u. Kontrastmittelaufnahme im mediobasalen Temporallappen); EEG (Allgemeinveränderung, Herdbefund, epilept. Aktivität); **Ther.:** Aciclovir, intensivmedizin. Überwachung, ggf. antikonvulsive Ther., Ther. des erhöhten intrakraniellen Drucks; **Progn.:** Letalität unbehandelt 70 %, behandelt <20 %, häufig Defektheilung. E. Sch.

Herpes-simplex-Virus (↑; ↑; Virus*) n: Abk. HSV; DNA-Virus aus der Alphasubfamilie der Herpesviridae*; **Typen:** HSV-1 (sog. oraler Stamm), HSV-2 (sog. genitaler Stamm); ihre Zuordnung zu den jeweils typ. klinischen Lok. ist nicht obligat. **Verbreitung:** weltweit; in Speichel, Urin u. Stuhl; Inf. durch Mikroläsionen in Haut u. Schleimhaut (Urogenitaltrakt, Mund u. Magen-Darm-Trakt, Konjunktiven); Erstinfektion meist bis zum 5. Lj., verläuft in 99 % der Fälle inapparent; 85 % der jungen u. über 90 % der älteren Erwachsenen sind seropositiv. HSV penetriert als Nukleokapsid in die Nervenendigungen u. gelangt mit dem axonalen Strom in die zugehörigen Ganglien. Nach 1–2 Tagen beginnt die aktive produktive Inf., die am 4. Tag ihren Höhepunkt erreicht u. ab dem 6. Tag (wahrscheinl. durch die zelluläre Abwehr) auf ein Minimum begrenzt wird (latent persistierende Inf.). Sympt. treten erst ab dem 6. Tag nach Inf. auf, Virusausscheidung hält bis zum 10. Tag an. Eine Reaktivierung der Viren (symptomat. od. asymptomat. Rezidivierung) hängt ab v. a. von einer Irritation latent infizierter Neurone (durch Fieber, Traumata, Strahlung), aber auch von der Abwehrlage des Organismus. Bei der Geburt auf das Neugeborene übertragene Herpes-simpex-Viren können zu schweren, generalisierten u. häufig tödl. Erkrankungen (Herpes neonatorum) führen (vgl. Herpessepsis des Neugeborenen). **Onkogenität:** HSV können Zellen in Tieren u. Zellkulturen neoplast. transformieren; diskutiert wird ein Zus. von HSV-2 u. der Genese von Zervixkarzinomen; im Vergleich zum humanen Papillomavirus (Typ 16 u. 18) allerdings wohl von untergeordneter Bedeutung. **Nachw.:** Elektronenmikroskopie, Immunfluoreszenz, ELISA. Vgl. Herpes simplex.

Herpes tonsurans (↑; lat. tondere, tonsus scheren) m: missverständliche Bez. für eine enthaarende Pilzinfektion (Trichophytie*) von Kopf, Bart u. lanugobehaarter Haut.

Herpes-Viren (↑; Viren*) n pl: syn. Herpesviridae*.

Herpes|viridae (↑; Virus*; Idio-*) f pl: (engl.) herpes viruses; Fam. kubischer DNA-Viren mit einer Hüllmembran (Ø 150–200 nm), 162 Kapsomeren u. linear-doppelsträngiger DNA; **Verbreitung:** weltweit bei Vertebraten u. Evertebraten; sehr enges Wirtsspektrum; **Übertragung:** direkte u. indirekte Kontaktinfektion; diaplazentar;

einige H. sind in ihren natürl. Wirten od. in Versuchstieren onkogen. **Unterteilung** in drei Subfamilien: **1. Alphavirinae** (Replikationszyklus <24 Std.) mit den Genera **a)** Simplexvirus: Herpes*-simplex-Virus (HSV-1 = humanes Herpesvirus HHV-1; HSV-2 = HHV-2) u. **b)** Varicellavirus: Varicella*-Zoster-Virus (= HHV-3); Herpesvirus simiae (Herpes-B-Virus), Herpesvirus suis (Pseudorabies*-Virus); **2. Betavirinae** (Replikationszyklus >24 Std.) mit den Genera **a)** Cytomegalovirus: Zytomegalie*-Virus bei Mensch (= HHV-5), Nager u. Schwein; **b)** Muromegalovirus: Maus-Zytomegalie-Virus; **c)** Roseolovirus: HHV*-6 u. HHV*-7; **3. Gammavirinae** (lymphoproliferativ) mit den Genera **a)** Lymphocryptovirus: Epstein*-Barr-Virus (= HHV-4) u. **b)** Rhadinovirus: HHV-8 (Nachweis von Virus-DNA-Sequenzen in Kaposi-Sarkom-Zellen).

Herpes zoster (↑; Zoster*) m: syn. Zoster*.

Herpes-zoster-Virus (↑; ↑; Virus*) n: s. Varicella-Zoster-Virus.

Herpin-Janz-Syn|drom (Dieter J., Neurol., Berlin, Heidelberg, geb. 1920) n: syn. Impulsiv*-petit-mal.

Herring-Körper (Percy T. H., engl. Physiol., 1872–1967): (engl.) Herring bodies; tropfenförmige körnige od. homogene Gebilde in den Nervenfasern des Hypophysenhinterlappens; werden als Sekretionsprodukt der Ganglienzellen des Nucleus supraopticus u. Nucleus paraventricularis des Hypothalamus gedeutet, das entlang der Achsenzylinder der Nervenfaser in d. Neurohypophyse wandert. Vgl. Neurosekretion.

Hers-Krankheit (Henry-G. H., zeitgen. Biochem., Physiol., Brüssel): Typ VI der Glykogenosen*.

Hertoghe-Zeichen (Eugène H., Chir., Löwen, 1860–1928): (engl.) Hertoghe's sign; Ausfall der seitl. Partien der Augenbrauen; Vork. z. B. bei atopischem Ekzem u. Hypothyreose.

Hertwig-Magendie-Syn|drom (Richard H., Zool., München, 1850–1937; François M., Physiol., Paris, 1783–1855) n: syn. Skew* deviation.

Hertz (Heinrich R. H., Phys., Berlin, Bonn, 1857–1894) n: abgeleitete SI-Einheit der Frequenz*; Einheitenzeichen Hz; vgl. Einheiten (Tab.).

Herxheimer-Jarisch-Re|aktion (Karl H., Dermat., Frankfurt a. M., 1861–1944) f: s. Jarisch-Herxheimer-Reaktion.

Herxheimer-Krankheit (↑): (engl.) Herxheimer's disease; s. Akrodermatitis chronica atrophicans.

Herz: (engl.) heart; (anat.) Cor, Cardia; muskuläres Hohlorgan mit der Aufgabe, durch wechselnde Kontraktion (Systole) u. Erschlaffung (Diastole) von Vorhöfen u. Kammern den Blutstrom in den Gefäßen in Bewegung zu halten; liegt umgeben vom Herzbeutel im Mediastinum auf dem Zwerchfell u. zw. den Lungen. Durch eine Scheidewand (Septum) wird das H. in eine linke (linkes H.) u. eine rechte Hälfte (rechtes H.) geteilt, jede Hälfte wieder in eine obere, muskelschwächere Abteilung, **Vorhof** (Atrium), u. eine untere, muskelstärkere Abteilung, **Kammer** (Ventriculus; dabei ist die linke Kammer muskelstärker als die rechte). Die Grenze zw. Vorhof u. Kammer ist außerdem gekennzeichnet durch den Sulcus coronarius, die Grenze zw. den Kammern durch die Längsfurche (Sulcus interventricularis ant., Sulcus interventricularis post.); in den Furchen verlaufen die ernährenden Gefäße des Herzens, die **Koronararterien** bzw. **-venen.** Drei **Schichten der Herzwand:** Herzinnenwand (**Endokard**), Mittelschicht (**Myokard**) u. Außenschicht (**Perikard**). In die Vorhöfe münden rechts die V. cava sup. u. V. cava inf. sowie der Sinus coronarius, links die Vv. pulmonales. Aus den Kammern treten rechts der Truncus pulmonalis, links die Aorta

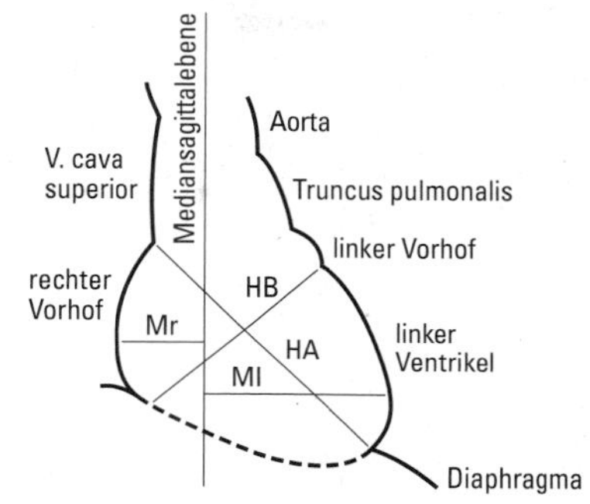

Herz:
Schema der Herzsilhouette im a.-p.-Strahlengang; HA: Herzachse; HB: Herzbreite; Mr: rechter Medianabstand; Ml: linker Medianabstand [532]

aus. Das H. besitzt **vier Klappen** (Valvae cordis), Endokardduplikaturen, die am Herzskelett angeheftet sind. Die **Segelklappen** (Valva atrioventricularis dextra, Valva atrioventricularis sinistra) sind Verschlusseinrichtungen zw. Vorhöfen u. Kammern; rechts dreizipflig: (Valva) Tricuspidalis, links zweizipflig: (Valva) Mitralis. Die freien Ränder der Klappensegel sind durch die sehnigen Chordae tendineae mit den Papillarmuskeln verbunden, deren Kontraktion ein Rückschlagen der Klappen in die Vorhöfe während der Systole verhindert. Die **Taschenklappen** (aus je drei halbmondförmigen Semilunarklappen bestehend) sitzen am Beginn des Truncus pulmonalis u. der Aorta: Valva trunci pulmonalis u. Valva aortae (Pulmonalis-, Aortenklappe). Sie verhindern während der Diastole den Rückstrom des Bluts in die Kammern. Vgl. Herztöne, Erregungsleitungssystem, Muskelgewebe, Herzohren, Blutkreislauf.

Herz|achse: (engl.) axis of heart; **1.** anatomische H.: Verbindungslinie zw. dem Schnittpunkt des li. Herzrands mit dem Zwerchfell u. dem Einschnitt des re. Herzrands am Übergang von V. cava superior in den re. Vorhof bei Projektion der Herzsilhouette auf die Frontalebene (s. Herz, Abb.); **2.** elektrische H.: Richtung des größten Integralvektors während der Erregungsausbreitung im Herzen (s. Vektorkardiographie); die Projektion der elektr. H. in die Frontalebene stimmt bei normaler Erregungsausbreitung weitgehend mit der anat. H. überein u. definiert den Lagetyp* des Herzens.

Herz|aktion f: (engl.) heartbeat; Herztätigkeit; s. Herzzyklus.

Herz|aktion, kindliche f: (engl.) fetal cardiac activity; (gebh.) Nachw. ab der 5.–7. SSW vaginal bzw. ab 7.–8 SSW abdominal mittels Ultraschalldiagnostik* möglich; sicheres Schwangerschaftszeichen; vgl. Echokardiographie, fetale.

H

Herz|akzeleration (Akzeleration*) f: (engl.) heart rate acceleration; Erhöhung der Herzfrequenz* bei Fieber, je 1 °C Temperaturanstieg ca. 8 Herzaktionen/min; führt zu einer Verkürzung der Diastolendauer mit Herabsetzung des Schlagvolumens des Herzens.

Herz|an|eurysma (Aneurysma*) n: s. Herzwandaneurysma.

Herz|asthma (Asthma*) n: Asthma* cardiale.

Herz|auskultation (Auskultation*) f: (engl.) heart auscultation; Auskultation* des Herzens mit Stethoskop zur Beurteilung der während der Herzaktion auftretenden Herztöne* u. evtl. (pathol.) Herzgeräusche*; topograph. Lage der wichtigsten Auskultationspunkte des Herzens: s. Abb.

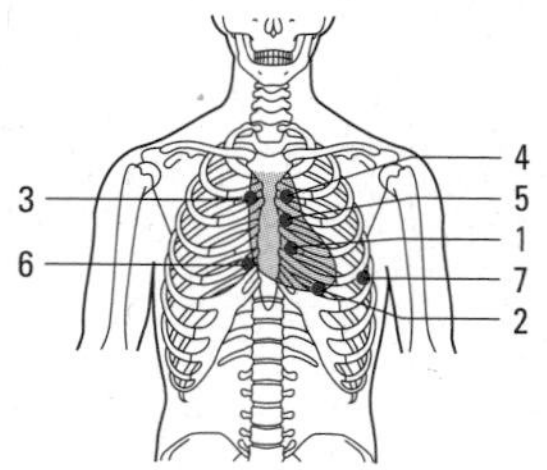

Herzauskultation, Standardpunkte (S):
S 1: Gegend der absoluten Herzdämpfung im linken 4. ICR (= Interkostalraum) parasternal (Mitralklappen); S 2: über der Herzspitze in der Medioklavikulargegend des linken 5. ICR (Mitralklappen); S 3: über dem Sternalende des rechten 2. ICR (Aortenklappen); S 4: über dem Sternalende des linken 2. ICR (Aorten- bzw. Pulmonalklappen); S 5: zusätzliche Auskultationsstelle (5. Punkt nach Erb) über dem Sternalende des linken 3. ICR (Aortenklappen); S 6: über dem Sternalende des rechten 5. ICR (Trikuspidalklappen); S 7: vordere Axillarlinie links (Mitralklappen)

Herz|automatismus (gr. αὐτόματος aus eigenem Antrieb) m: (engl.) automatic cardiac activity; kardiale Autorhythmie; selbständige rhythmische Erregungsbildung des Herzens ohne Einwirkung eines äußeren Reizes; erfolgt in hierarchischen Automatiezentren: Sinusknoten (primär, ca. 70/min; Sinusrhythmus), AV-Knoten (sekundär, 40–60/min; AV*-Rhythmus), Kammermyokard (tertiär, 20–40/min; Kammerautomatie*); die Aktivität sek. u. tertiärer Automatiezentren wird i. d. R. nur in Form eines Ersatzrhythmus* wirksam.

Herz|beschwerden, funktionelle: (engl.) functional heart trouble; gehäuft im 4. Lebensjahrzehnt anfallartig auftretende Beschwerden ohne org. Urs. mit thorakalen Schmerzen, Tachykardie u. Angst, die sich bei selbstunsicheren, angstneurot. u. depressiven Persönlichkeiten bis zur Herzneurose* verstärken können.

Herz|beutel: Perikard*.

Herz|beutel|entzündung: Perikarditis*.

Herz|beutel|tamponade (frz. tampon Stöpsel) f: Perikardtamponade*.

Herz|beutel|wasser|sucht: s. Hydroperikard.

Herz|binnen|raum|szinti|graphie (Szinti-*; -graphie*) f: s. Radionuklidventrikulographie.

Herz|block: (engl.) heart block; Bez. für Erregungsleitungsstörungen* des Herzens.

Herz|bräune: 1. (kardiol.) alte Bez. für Angina* pectoris; **2.** (pathol.) braune Atrophie des Herzens; s. Myodegeneratio cordis.

Herz|buckel: (frz.) voussure cardiaque; meist asymmetr. Vorwölbung des Brustkorbs durch ein vergrößertes Herz mit verstärkten Pulsationen bei schweren angeborenen od. erworbenen Herzfehlern*, häufig in Komb. mit einer nicht rachitischen Harrison*-Furche als Folge einer chron. Dyspnoe.

Herz|chirurgie (Chirurgie*) f: (engl.) heart surgery, cardiac surgery; Spezialgebiet der Chirurgie zur Durchführung op. Eingriffe am Herzen u. an großen herznahen Gefäßen; **Operationsmethoden: 1.** geschlossene Herzoperation bei Eingriff außerh. des Herzens bzw. bei digital od. instrumentell ausgeführten intrakardialen Eingriff; **2.** offene Herzoperation bei komplizierter Operation am eröffneten, blutleeren Herzen in Kardioplegie*, ggf. Hypothermie*, unter Einsatz der Herz*-Lungen-Maschine zur Überbrückung des Herz-Kreislauf-Stillstands; bei nicht korrigierbarer komplexer Fehlbildung auch sog. endgültige Palliation od. Herztransplantation*. Vgl. Gefäßchirurgie.

Herz|dämpfung: (engl.) cardiac dullness; Bez. für den gedämpften Perkussionsschall über dem Herzen; in einem kleinen Bereich der Brustwand, dem das Herz unmittelbar anliegt, als **absolute** H. (stark gedämpfter Schall, auch bei leiser Perkussion* hörbar) bezeichnet, als **relative** od. **große** H. in dem Bereich, in dem das Herz von der Lunge überlagert ist (mäßig gedämpfter Schall, v. a. bei stärkerer Perkussion hörbar).

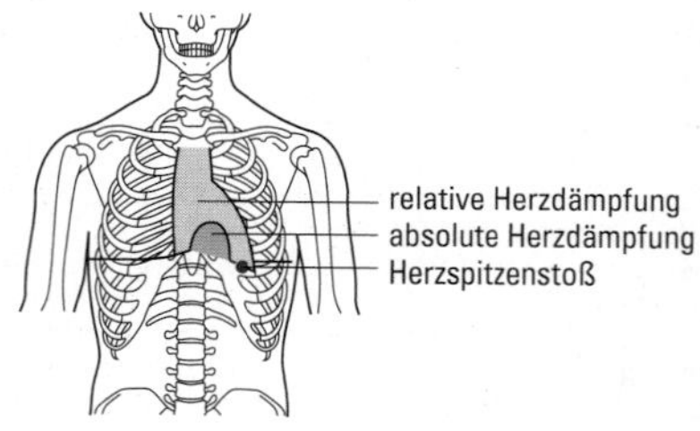

Herzdämpfung

Herz|de|kompensation (De-*; Kompensation*) f: s. Herzinsuffizienz.

Herz|di|latation (Dilatation*) f: (engl.) heart dilatation; Erweiterung der Herzinnenräume u. damit Vergrößerung des gesamten Herzens; **Vork.:** physiol. beim sog. Sportherz* als Adaptation (Erhöhung der Restblutmenge) an Dauerbelastung, pathol. v. a. bei akuter od. chron. Volumen- od. Drucküberlastung, z. B. bei Herzklappeninsuffizienz, angeb. Herzfehlern mit Shunt, best. Formen der Kardiomyopathie. Vgl. Herzhypertrophie.

Herz|druck|massage f: (engl.) cardiac massage, chest compression; auch extrathorakale (externe) Herzmassage*; Notfallmaßnahme i. R. der Reanimation* zur Gewährleistung eines Minimalkreislaufs (Gehirn- u. Koronardurchblutung) trotz Herzstillstand; **Technik:** rhythmische Thoraxkompressionen (beim Erwachsenen von 4–5 cm Tiefe u. einer Frequenz von 80–100/min) durch Verlagerung des Körpergewichts über die gestreckten Arme u. übereinandergelegten Handballen auf den Übergang zw. mittlerem u. unterem Sternumdrittel (s. Abb.); nur auf

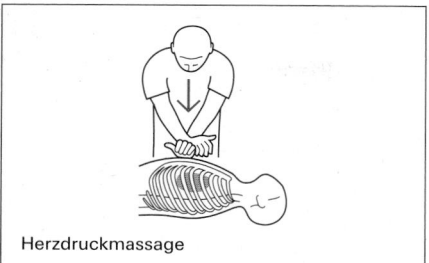

Herzdruckmassage

harter Unterlage wirksam (Kontrolle: Femoralispuls muss palpabel sein) u. nur in Verbindung mit Atemspende* od. Beatmung* sinnvoll; Kompression u. Entlastung erfolgen im Verhältnis 1:1 u. werden durch die Atemspende unterbrochen; nach endotrachealer Intubation wird simultan beatmet; bei Säuglingen u. Kleinkindern Kompressionen von ca. 2 cm Tiefe u. einer Frequenz von 100–120/min in der Mitte des Brustbeins mit Daumen od. Zeige- u. Mittelfinger (evtl. Umfassen des Brustkorbs); **Kompl.:** Rippenfrakturen, Milz- u. Leberverletzung.

Herz|enge: s. Angina pectoris.

Herz|entzündung: s. Endokarditis, Myokarditis, Pankarditis, Perikarditis.

Herz|fehler: (engl.) cardiac defect; Vitium cordis, Herzvitium; Oberbegriff für angeb. Fehlbildungen des Herzens (angeborene Herzfehler*) u. angeb. od. erworbene Herzklappenfehler*, i. w. S. auch für angeb. Fehlbildungen der herznahen Gefäße.

Herz|fehler, angeborene: (engl.) congenital heart defects; syn. konnatale Angiokardiopathien, Vitia cordis congenita; Fehlbildungen des Herzens bzw. des Gefäßsystems; **Ätiol.:** meist multifaktoriell, wahrscheinl. durch Komb. von genet. u. Umweltfaktoren bzw. exogenen Noxen bedingt; Häufigkeit: 6–10 auf 1000 Lebendgeborene (ohne Berücksichtigung der häufigen bikuspidalen Aortenklappe u. des Mitralklappenprolapssyndroms); **Vork.:** häufig in Zus. mit Chromosomenaberrationen*; in einem Drittel der Fälle in Komb. mit Fehlbildungen anderer Organsysteme (v. a. des Urogenitaltrakts); **Einteilung** (vorwiegend nach hämodynam. Kriterien): s. Tab.; **Diagn.:** klin. Bild, Elektrokardiographie u. Echokardiographie (M- u. B-Mode sowie Doppler- u. Farb-Doppler-Verfahren); präop. Herzkatheterisierung u. Angiokardiographie. Endokarditisprophylaxe mit Antibiotika bei bakt. Infektionen u. op. Eingriffen, die zu einer Bakteriämie führen können (z. B. Zahnbehandlung), unabhängig vom Schweregrad der a. H. erforderlich! Vgl. Herzklappenfehler.

Herz|fehler|zellen (Zelle*): (engl.) heart-failure cells; pigmentierte Alveolarmakrophagen (phagozytiertes Hämosiderin*); Vork. im Sputum nach Blutaustritt in die Alveolen bei chron. Lungenstauung, v. a. bei Mitralklappenfehlern; **Nachw.** im Sputumausstrich mittels Berliner*-Blau-Reaktion.

Herzfehler, angeborene
Einteilung nach Hämodynamik u. relativer Häufigkeit

azyanotische Herzfehler ohne Shunt mit Behinderungen des Blutkreislaufs	
Pulmonalstenose	ca. 10 %
Aortenstenose	>5 %
Aortenisthmusstenose	ca. 5 %
Aortenbogenanomalien	ca. 1 %
primär azyanotische Herzfehler mit überwiegendem arteriovenösem (Links-Rechts-)Shunt u. vermehrter Lungendurchblutung	
Ventrikelseptumdefekt, isolierter	ca. 30 %
Vorhofseptumdefekt	ca. 15 %
Ductus arteriosus apertus	ca. 10 %
aortopulmonaler Defekt	ca. 1 %
zyanotische Herzfehler mit überwiegendem venoarteriellem (Rechts-Links-) Shunt	
Fallot-Tetralogie	ca. 10 %
Transposition der großen Arterien	5–10 %
Double-outlet-right-Ventrikel	1–2 %
Trikuspidalatresie	>1 %
Linksherzhypoplasie-Syndrom	ca. 1 %
Lungenvenenfehlmündung, totale	ca. 1 %
Truncus arteriosus communis	1 %
singulärer Ventrikel	1 %

Herz|flimmern: s. Kammerflimmern, Vorhofflimmern.

Herz|formen: (engl.) cardiac silhouette; (röntg.) Formen der Herzsilhouette auf Röntgen-Thoraxübersichtsaufnahmen im posterior-anterioren Strahlengang; **Normalbefund:** Herzkontur überschreitet rechts von der Wirbelsäule nicht den Bronchus intermedius, links nicht mehr als zwei Drittel der Strecke zw. der Mitte der Wirbelsäule u. der lateralen Thoraxwand (vgl. Herz/Lungen-Quotient); Abweichungen werden als Rechts- od. Linksverbreiterung beschrieben. Dies lässt jedoch noch keine Rückschlüsse auf die Vergrößerung einer Herzkammer zu; z. B. kann eine Linksverbreiterung durch die re. Herzkammer bedingt sein. **Pathol. H.:** Typische Zeichen der Vergrößerung des li. Vorhofs sind eine Doppelkontur am re. Herzrand u. eine Vorwölbung des li. Herzohrs in der Herztaille. Weitere u. detaillierte Beurteilungen sind nur bei gleichzeitiger Betrachtung des Seitenbildes möglich. Hauptziel ist die genaue Beurteilung, welche der vier Herzhöhlen von der Norm abweicht. Dazu sind die Größen der Kammern u. Vorhöfe festzustellen u. die Aortenkriterien u. Lungengefäßzeichnung (normal, vermehrt, vermindert) synoptisch zu betrachten. Anhand dieser u. zusätzlicher Kriterien (z. B. Herzklappenverkalkungen) kann aus der Form u. Größe auf funktionelle Veränderungen des Herzens geschlossen werden. Vgl. Aortenkonfiguration, Cor pulmonale, Mitralkonfiguration.

Herz|frequenz f: (engl.) heart rate; Herzschlagfrequenz, Abk. HF; Zahl der Herzschläge/min, definiert durch die Anzahl der entspr. Aktionspotentiale; abhängig von Lebensalter, Geschlecht, sportl. Trainingszustand, Körpertemperatur, Vigilanz u. vegetativen Faktoren; beim

Erwachsenen in Ruhe ca. 60–80/min; vgl. Pulsfrequenz, Bradykardie, Tachykardie.

Herz|funktions|prüfung: (engl.) cardiac assessment; s. Kreislauffunktionsprüfungen, Elektrokardiographie, Belastungselektrokardiographie.

Herz|geräusche: (engl.) heart murmurs; Schallphänome zw. den Herztönen* inf. Turbulenzen im Blutstrom; **Charakterisierung** des Auskultationsbefundes: **1.** Lokalisation (Punctum maximum, Abk. p. m., Fortleitung); **2.** zeitliche Beziehung zur Herzaktion: kontinuierlich, systolisch, diastolisch; weitere Unterscheidung in holo-(pan-), proto-(früh-), meso-(mittel-), tele-(spät-)systolisch bzw. -diastolisch möglich;

Herzgeräusche
Lautstärkegrade nach Levine

1/6	sehr leise; nur während Apnoe in geräuschloser Umgebung zu hören
2/6	leise, gleich zu hören, auch während der Atmung
3/6	mittellautes Geräusch, immer ohne Schwirren
4/6	lautes Geräusch, häufig mit Schwirren
5/6	sehr lautes Geräusch, aber nur mit aufgesetztem Stethoskop zu hören; Schwirren
6/6	Distanzgeräusch, sehr laut zu hören bis auf 1 cm von der Thoraxwand entfernt; Schwirren

3. Lautstärke: quantitativ (nach Levine; s. Tab.); im zeitl. Verlauf als Crescendo, Decrescendo, Crescendo-Decrescendo (spindelförmig) bzw. bandförmig (mit kontinuierl. Lautstärke); **4.** Klangcharakter (Frequenz): hoch-, mittel-, niederfrequent; **5.** Qualität (z. B. blasend, schabend, rau, weich); **Einteilung** nach Ätiol.: **1.** org. bedingte H. bei angeborenen od. erworbenen Herzklappenfehlern*; **2.** funkt. bedingte (i. d. R. niederfrequentere u. leisere) H. ohne org. Veränderung am Herzen (z. B. bei relativer Mitralstenose als Coombs*-Geräusch od. Flint*-Geräusch, bei funkt. Pulmonalinsuffizienz als Steell*-Geräusch) sowie bei nicht kardialer Erkr. (z. B. Fieber, Anämie, Hyperthyreose); **3.** akzidentelle H. bei Herzgesunden ohne strukturelle od. hämodynamische Veränderung, Lautstärke meist bis Grad 2/6; systol. H. im 2./3. ICR links parasternal werden im Stehen leiser, das sog. Still*-Geräusch ist kaum lageabhängig; Vork. bei 80–90 % der Kinder im Vorschulalter, bei Kindern häufig auch Nonnensausen* im Sitzen über dem Angulus venosus auskultierbar. Vgl. Phonokardiographie.

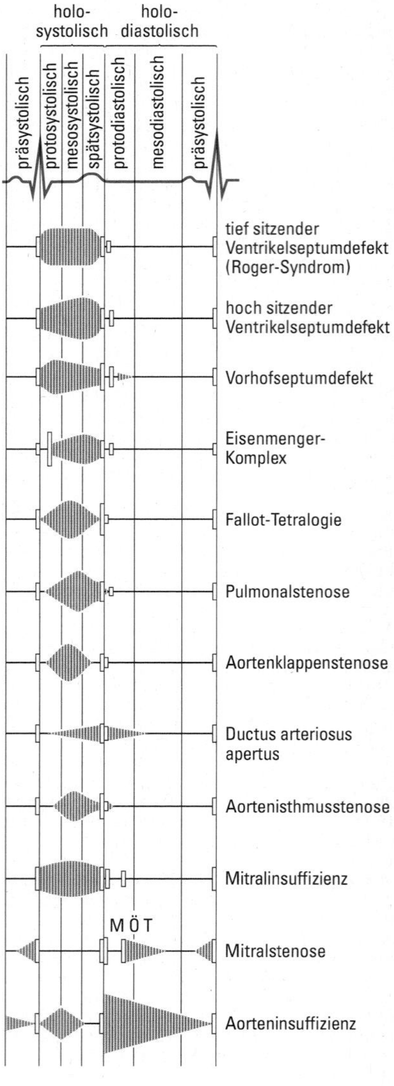

Herzgeräusche:
Schallbilder der wichtigsten Herz- und Gefäßanomalien; MÖT: Mitralöffnungston [555]

Herz|gewicht, kritisches: (engl.) critical heart weight; Gewicht, bis zu dem das Herz bei Belastung mit Hypertrophie* reagiert, ca. 500 g (normales Herzgewicht ca. 300 g bei Erwachsenen); danach kommt es zu einer Hyperplasie* mit Gefahr der Hypoxie inf. absoluter Koronarinsuffizienz* u. Gefügedilatation.

Herz|glykoside (Glyk-*) n pl: (engl.) cardiac glycosides; Bez. für in versch. Pflanzen, z. B. Digitalis-, Strophanthus-, Scilla- u. Convallariaarten (auch in best. Kröten), vorkommende Stoffe mit gleicher Struktur, die aus einem Aglykon (abgeleitet vom Cyclopentanoperhydrophenanthren, s. Steroide) u. einem (glykosidisch verbundenen) Zuckeranteil bestehen; **Wirkungen:** Steigerung der Kontraktilität des Myokards u. Erhöhung des Schlagvolumens (pos. inotrope Wirkung), Senkung der Herzfrequenz über indirekt-reflektor. Mechanismen (neg. chronotrope Wirkung) mit der Folge einer Verbesserung der Pumpleistung am insuffizienten Herzen u. einer

Ökonomisierung der Herzarbeit. H. hemmen auch die atrioventrikuläre Überleitung (neg. dromotrope Wirkung) u. beeinflussen direkt den Sinusknoten (Frequenzminderung u. a.); die pos. inotrope Wirkung wird mit einer Förderung des transmembranären Na^+/Ca^{2+}-Austauschs durch eine rezeptorvermittelte Hemmung der Na^+/K^+-ATPase erklärt. **Pharmakokinetik:** Hinsichtl. pharmakokinet. Parameter wie Bioverfügbarkeit u. Elimination bestehen erhebl. Unterschiede, die sich auf Wirkungseintritt, Wirkungsdauer u. tgl. Wirkungsverlust auswirken. Die Glykosidempfindlichkeit ist individuell verschieden u. kann sich während der Ther. ändern, da sie durch versch. Erkr., Elektrolytverschiebungen u. zahlreiche Medikamente beinflusst wird. Allen H. gemeinsam ist die enge therap. Breite; die Einstellung mit H. muss daher individuell erfolgen; therap. verwendet werden H. mit hoher Bioverfügbarkeit (Digitoxin, Digoxin u. Derivate). **Verw.:** bei Herzinsuffizienz (ab NYHA II), paroxysmalen tachykarden Arrhythmien sowie Vorhofflattern u. -flimmern; **Kontraind.:** Hyperkaliämie, Hypokaliämie, Hyperkalzämie, Kammertachykardie, obstruktive Kardiomyopathie; vgl. Digitalisglykoside; **UAW:** s. Digitalisintoxikation.

Herz|größe: (engl.) heart size; s. Herzvolumen.

Herz-Hand-Syn|drom n: syn. Holt*-Oram-Syndrom.

Herz|hyper|trophie (Hyper-*; Troph-*) f: (engl.) cardiac hypertrophy; Herzvergrößerung inf. Dickenzunahme der Herzmuskelfasern eines od. aller Herzabschnitte; **Formen: 1.** konzentrische H. mit gleichbleibendem bzw. verkleinertem Kammervolumen; **2.** exzentrische H., verbunden mit Herzdilatation; **Urs.:** neben einer idiopath. H. pathol. Dauerbelastungen mit anfängl. angepasster Herzdilatation* bei angeb. Herzfehlern, erhöhtem peripherem Widerstand (Arteriosklerose, Hypertonie), pulmonaler Hypertonie, Dauererhöhung des Schlagvolumens (Hyperthyreose); **Diagn.:** pos. Sokolow*-Index im EKG, Echokardiographie*. Vgl. Kardiomyopathie.

Herz|in|dex m: (engl.) cardiac index (Abk. CI); auf die Körperoberfläche bezogenes Herzminutenvolumen* als Parameter für die Herzleistung; physiol. $3{,}5 \pm 0{,}5\ l/min \times m^2$.

Herz|in|farkt (Infarkt*) m: (engl.) myocardial infarction; syn. Myokardinfarkt, Herzmuskelinfarkt; Nekrose eines umschriebenen Herzmuskelbezirks meist als akut auftretende Kompl. bei koronarer Herzkrankheit*; **Urs.:** anhaltende kritische Mangeldurchblutung bei Koronarinsuffizienz* od. länger andauernden Koronargefäßspasmen insbes. im Bereich einer vorbestehenden exzentr. Koronarstenose; manifestiert sich häufig bei od. nach körperl. od. psych. Belastung inf. Steigerung des Sauerstoffbedarfs des Herzmuskels od. durch akute Unterbrechung der Blutversorgung v. a. bei Koronarsklerose mit thrombot. Verschluss eines Koronargefäßes; **pathol.-anat.** unterscheidet man einen **transmuralen** u. einen **nichttransmuralen H.** (subendokardialer, subepikardialer od. intramuraler Infarkt); **Klin.:** als Leitsymptom schweres Druckgefühl hinter dem Brustbein mit Brustschmerzen u. ausstrahlenden Schmerzen ähnl. der Angina* pectoris (i. d. R. intensiver u. länger als 15–30 Min. andauernd) meist in Komb. mit Angst u. Vernichtungsgefühl (selten sog. stummer H. ohne Beschwerden), dabei häufig niedriger Blutdruck, kleiner frequenter Puls, Blässe u. kalter Schweiß, Übelkeit u. (seltener) Erbrechen; evtl. nach 1–2 Tagen Anstieg der Körpertemperatur (sog. Resorptionsfieber), am 2. u. 3. Tag Pericarditis epistenocardica; **Kompl.:** häufig Herzrhythmusstörungen im Frühstadium (v. a. ventrikuläre Extrasystolen, Bradykardie mit AV-Blockierungen, Kammertachykardie, Kammerflimmern), Herzinsuffizienz, kardiogener Schock, Herzwandaneurysma, Wandruptur mit Perikardtamponade, Septumperforation, Papillarmuskelabriss, kardiogene Embolien, akuter Herztod; **Diagn.: 1.** klin. Bild; **2.** Elektrokardiographie*: im EKG anfangs hochpositives T (sog. Erstickungs-T, Stadium 0) gefolgt von hohen ST-Streckenhebungen bei positivem T (Stadium I) mit Übergang in terminal negative T-Wellen, R-Potentialverlust u. Ausbildung einer pathol. Q-Zacke bei Rückbildung der ST-Streckenhe-

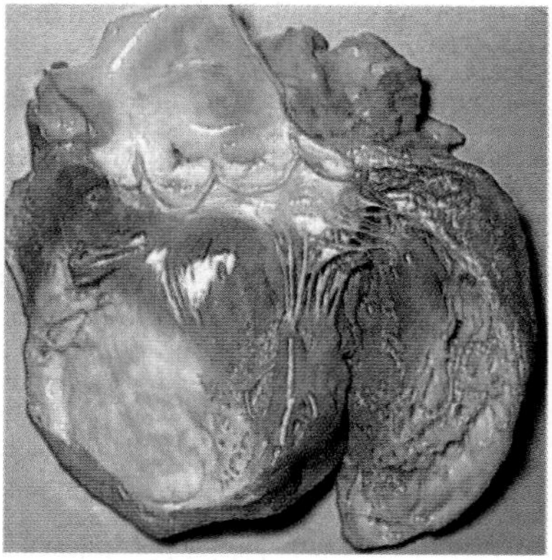

Herzinfarkt:
ausgedehnter, bereits Jahre alter, völlig verschwielter Vorderwand-Septuminfarkt des linken Ventrikels; membranartig dünne, aneurysmatisch ausgeweitete, nicht mehr kontraktionsfähige Kammerwand im Infarktbereich [471]

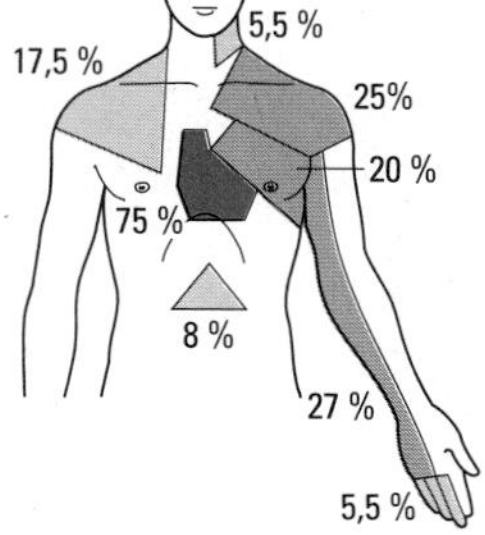

Herzinfarkt:
Schmerzlokalisation [131]

bungen (Stadium II), später Auftreten von tiefen breiten Q-Zacken (>0,04 s) bei isoelektr. ST-Strecke u. gleichschenklig spitznegativen T-Wellen (Stadium III); im Narbenstadium (Stadium IV) können alle Veränderungen vollständig zurückgebildet sein (sog. **Non-Q-wave-Infarkt**, meist bei nichttransmuraler Schädigung), nach abgelaufenem transmuralem H. verbleibt i. d. R. zumindest eine pathol. verbreiterte Q-Zacke (sog. **Q-wave-Infarkt**). Je nach Auftreten der typ. pathol. EKG-Veränderungen in unterschiedl. Ableitungen ist auch eine Infarktlokalisierung möglich: man unterscheidet grob Vorderwandinfarkt, Hinterwandinfarkt, Seiteninfarkt (Lateralinfarkt), inferioren Infarkt sowie kombinierte Formen. **3.** Enzymdiagnostik* zum Nachw. einer erhöhten Serumkonzentration herzmuskelspezif. Isoenzyme v. a. der Kreatinkinase* (CK-MB) u. Laktatdehydrogenase* (LDH_1), weniger spezif. Erhöhung der Aspartataminotransferase (AST); labordiagn. beschleunigte BKS, Leukozytose, Hyperglykämie u. a.; als hochspezif. Frühmarker sind Troponin T u. I im Serum erhöht. **DD:** v. a. Status anginosus, Lungenembolie, Perikarditis, dissezierendes Aortenaneurysma, Spontanpneumothorax u. (insbes. bei epigastr. Schmerzlokalisation inf. Hinterwandinfarkt bzw. inferioren Infarkts) Ulkusperforation, Cholelithiasis, Pankreatitis; **Ther.:** als Erstmaßnahmen Schmerzbekämpfung mit Nitroglycerol* u. Analgetika (v. a. Opiate u. Opioide), evtl. Sedierung (Benzodiazepinderivate); **cave:** intramuskuläre Injektionen sind zu vermeiden (Enzymdiagnostik u. anzustrebende Thrombolyse!); bei Vorliegen der Voraussetzungen (keine Kontraindikationen, Infarktereignis <6 Std. zurückliegend) möglichst frühzeitige koronare Thrombolyse* (z. B. mit Streptokinase*, rt*-PA) od. Akut-PTCA; intensivmed. Überwachung (Sauerstoff, zentralvenöser Zugang, EKG, Kontrolle von Blutdruck, ZVD, evtl. des Pulmonalarteriendrucks als Maß für den enddiastol. Druck im li. Ventrikel mittels Pulmonaliskatheter); medikamentös bei bradykardhypotonen Zuständen evtl. Atropin; Nitropräparate (z. B. Isosorbiddinitrat), Betarezeptorenblocker, ACE-Hemmer, ggf. zusätzl. Antihypertensiva (z. B. Urapidil) u. Antiarrhythmika, evtl. antiarrhythmische Prophylaxe (z. B. mit Lidocain), positiv inotrope Substanzen (Dopamin-/Dobutamininfusion), zur Thromboseprophylaxe Antikoagulanzien; ggf. transvenöser passagerer Herzschrittmacher (bei Bradykardie, Herzblock), bei kardiogenem Schock evtl. assistierte Zirkulation (intraaortale Ballongegenpulsation*). Nach Abschluss der Akuttherapie (bei kompliziertem Verlauf auch früher) Durchführung einer Koronarangiographie* zur Klärung der weiteren Therapie (medikamentös, Angioplastie*, Bypass*-Operation); möglichst Frühmobilisation u. Überführung (nach 10–14 Tagen bei unkompliziertem Verlauf) in eine ambulante Rehabilitation od. evtl. eine Rehabilitationsklinik zur Anschlussheilbehandlung, später evtl. Teilnahme an ambulanten Koronarsportgruppen. Eine rezidivprophylakt. Wirkung bzw. Prognoseverbesserung ist für die Gabe von Acetylsalicylsäure, Betarezeptorenblockern u. ACE-Hemmern (letztere insbes. bei postinfarzieller Linksherzinsuffizienz) nachgewiesen.

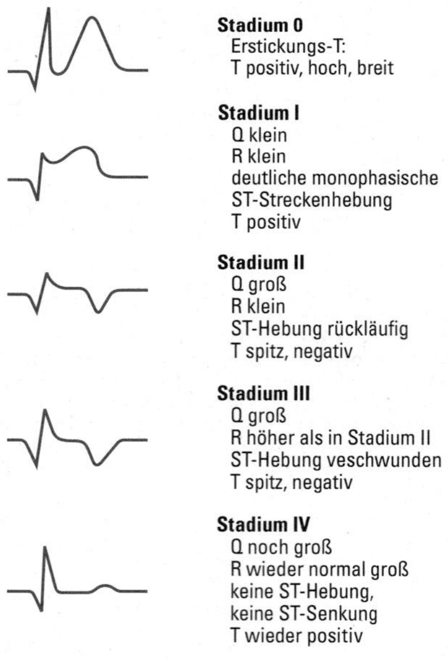

Herzinfarkt:
Entwicklungsstadien des EKG-Befunds bei transmuralem Herzinfarkt [531]

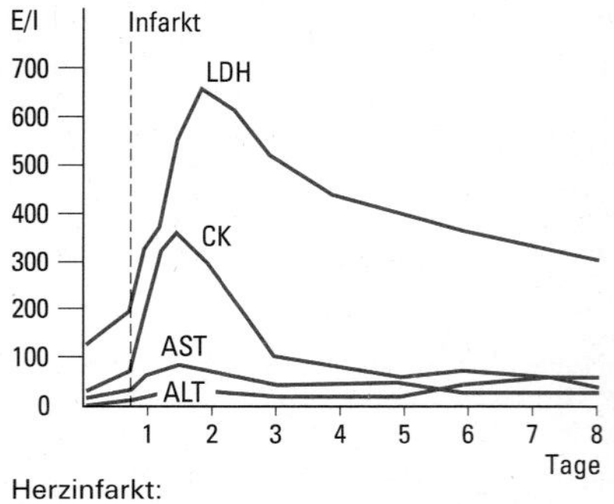

Herzinfarkt:
typische Veränderungen der Enzymaktivität im Verlauf

Herz|in|suffizienz (Insuffizienz*) f: (engl.) heart failure, cardiac insufficiency; Insufficientia cordis; syn. Myokardinsuffizienz, Herzmuskelschwäche; unzureichende Funktion des Herzens, bei der das Herz nicht mehr imstande ist, eine den Anforderungen entspr. Förderleistung zu erbringen; **Einteilung:** nach dem betroffenen Herzabschnitt in Rechtsherzinsuffizienz*, Linksherzinsuffizienz* u. bds. Insuffizienz (Globalinsuffizienz), nach der Stabilität eines durch physiol. u. therap. Mechanismen beeinflussten Gleichgewichts in kompensierte u. dekompensierte H., nach dem Verlauf in akute bzw. chron. H., nach dem Schweregrad in Ruhe- bzw. Belastungsinsuffizienz od. nach der New York Heart Association (Abk. NYHA) in vier Gruppen (s.

Herzkrankheiten, Schweregrade der); **Urs.:** u. a. Herzinfarkt, Kardiomyopathie, angeb. od. erworbene Herzfehler, art. od. pulmonale Hypertonie, Herzrhythmusstörungen, koronare Herzkrankheit, Myokarditis; **Sympt.:** bei Dekompensation Stauungszeichen im großen u. kleinen Kreislauf (Lungenödem, periphere Ödeme, Stauungen aller Organe), Verminderung der Blutversorgung der Kreislaufperipherie, Herzvergrößerung, Tachykardie, Zyanose; **Diagn.:** klin. Bild u. Untersuchung, Echokardiographie, Elektrokardiographie, Rö.-Thorax; **Ther.:** ACE-Hemmer, Diuretika, Digitalis, positiv inotrope Substanzen, organische Nitrate u. a. Vgl. Low-cardiac-output-Syndrom.

Herz|jagen: s. Palpitatio cordis.

Herz|katheterisierung (Katheter*)**:** (engl.) heart catheterization; Methode zur Untersuchung des Herz-Kreislauf-Systems mit Hilfe von vorgeformten, röntgenkontrastgebenden, dreh- u. formstabilen Kathetern kleinen Durchmessers; nach Punktion od. chir. Eröffnung eines art. (Linksherzkatheter) od. venösen Gefäßes (z. B. in der Femoralis- od. Kubitalregion, Rechtsherzkatheter) ist eine Sondierung aller zentralen Herz- u. Gefäßabschnitte möglich.

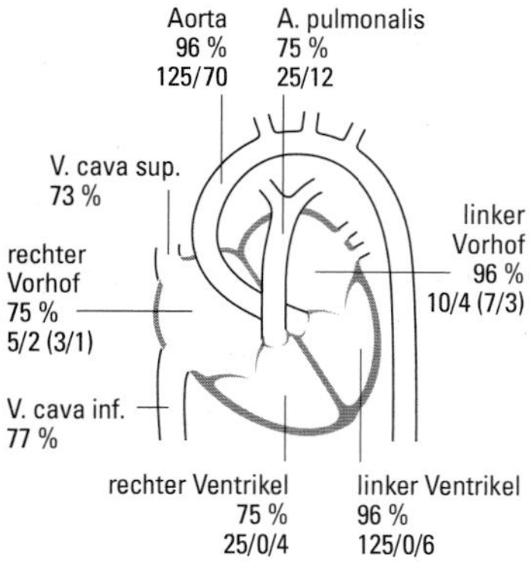

Herzkatheterisierung: Normwerte für O_2-Sättigung und intrakardiale Drücke (in mmHg); für die großen Gefäße sind systolischer und diastolischer Druck angegeben; für die Ventrikel der maximale systolische sowie der früh- und spätdiastolische Druck; für die Vorhöfe der systolische und diastolische Druck bei Exspiration und (in Klammern) bei Inspiration. [531]

Verwendet werden ein- u. mehrlumige, flüssigkeitsgefüllte, mit einem antithrombogenen Spezialkunststoff beschichtete Katheter, die über einen externen Druckwandler mit einem Registriergerät verbunden sind od. geschlossene Kathetersysteme, bei denen die Katheterspitze einen Mikrodruckwandler besitzt, wodurch störungsfreie Druckkurven gewonnen werden können. Außerdem werden eine Reihe von Spezialkathetern zur Messung versch. Herz-Kreislauf-Parameter verwendet, z. B. Kathetersysteme zur Messung des Herzminutenvolumens mit Indikatorverdünnungsmethoden*. **Diagn. Methoden** u. **Ind.** in der Kardiologie: **1.** Druckmessung: Sondierung der Herzhöhlen u. herznahen Gefäßabschnitte unter Röntgenkontrolle, Registrierung von Druckkurvenverläufen in Ruhe u. unter versch. Belastungsbedingungen (körperl. Arbeit, pharmak. Interventionen, Vorhofstimulation u. a.) zur Beurteilung der Herzfunktion; **2.** Röntgenkontrastdarstellung der Herzhöhlen u. der herznahen Gefäße (Angiokardiographie*) bei angeborenen Herzfehlern*, angeborenen u. erworbenen Herzklappenfehlern* sowie Fehlbildungen u. Veränderungen des Koronargefäßsystems insbes. bei koronarer Herzkrankheit (Koronarangiographie*); **3.** Bestimmung von Shuntvolumina bei Rezirkulationsvitien wie Vorhof- od. Ventrikelseptumdefekt durch Messung der Sauerstoffsättigung nach Blutentnahme aus versch. Herzabschnitten; **4.** linksventrikuläre Kinekardiographie* zur Funktionsanalyse; mit Hilfe versch. mathemat. Modelle können Ventrikelvolumina, Schlagvolumen u. Herzminutenvolumen, die Auswurffraktion u. die zirkumferentielle Faserverkürzungsgeschwindigkeit V_{CF} errechnet werden, außerdem Beurteilung der linksventrikulären Wandbewegung zur Beschreibung von segmentalen Myokarddefekten, z. B. nach Herzinfarkt; wird zunehmend durch die Echokardiographie* abgelöst; **5.** Messung des Herzminutenvolumens mittels Indikatorverdünnungsmethoden*: Injektion von Farbstoff od. kalten Lösungen in den re. Vorhof unter gleichzeitiger Messung des Konzentrationsabfalls von Farbstoff od. des Temperaturanstiegs in der A. pulmonalis nach Blut-Indikator-Vermischung im re. Ventrikel, dabei Verw. von Spezialkathetern, z. B. Swan-Ganz-Katheter; **6.** Berechnung versch. hämodynamischer Größen, z. B. Kreislaufwiderstände, Klappenöffnungsflächen, Parameter der linksventrikulären Kontraktilität, Herzarbeit, Schlagarbeit, Schlagleistung, Regurgitationsvolumina; **7.** elektrophysiol. Untersuchungen bei Herzrhythmusstörungen: Mapping* i. R. der intrakardialen Elektrokardiographie*, Vorhofstimulation*, Ventrikelstimulation*; **therap. Anw.** z. B. zur Koronarangioplastie (s. PTCA), selektiven, intrakoronaren Medikamentenapplikation, koronaren Thrombolyse bei akutem Herzinfarkt, Valvuloplastie*, Katheterablation* od. intrakardialen elektr. Stimulation (s. Herzschrittmacher, Kardioverter-Defibrillator, implantierbarer). Vgl. Pulmonaliskatheter, Seldinger-Methode, Venenkatheter, zentraler.

Herz|klappen: (engl.) heart valves; s. Herz.

Herz|klappen|an|eurysma (Aneurysma*) **n:** (engl.) heart valve aneurysm; Aneurysma* einer Herzklappe inf. Entz. (Endocarditis ulcerosa) od. Degeneration sowie bei angeb. Herzfehlern; führt meist zu einer Herzklappeninsuffizienz.

Herz|klappen|fehler: (engl.) heart valve defect; Schlussunfähigkeit (Insuffizienz) od. Verengung (Stenose) von Herzklappen, die (v. a. bei Verkalkung) auch kombiniert auftreten können; bei **angeborenen H.** handelt es sich überwiegend um Stenosen (v. a. Aortenstenose*, Pulmonalstenose*), isoliert od. in Komb. mit weiteren angeborenen Herzfehlern*; bei **erworbenen H.** (inf. rheumat. od. seltener bakt. Endokarditis*) ist am häufigsten die Mitralklappe isoliert betroffen (Mitralstenose*, Mitralinsuffizienz*), gefolgt von der kombinierten Beteiligung der Mitral- u. Aortenklappe (Aortenklappeninsuffizienz* od. -stenose). Bei normalen Herzklappenstrukturen kann es i. R. einer Ventrikeldilatation u. Erhöhung der Durchflussvolumina (z. B. bei Herzinsuffizienz, Aortenklappeninsuffizienz) zum Auftreten von funktionellen Herzgeräuschen* kommen (sog. **relative** od. **funktionelle H.** durch relative Klappenstenose bzw. -insuffizienz). Vgl. Ventrikelseptumdefekt, Vorhofseptumdefekt.

Herz|klappen|fensterung: (engl.) heart valve fenestration; angeb. od. erworbene Substanzdefekte von Herzklappen, insbes. Taschenklappen; vgl. Herzklappenfehler.

Herz|klappen, künstliche: (engl.) artificial heart valves; Prothesen zum Ersatz von defekten bzw. degeneriertenHerzklappen; **Formen: 1.** Alloprothesen aus Kunststoffmaterial: Doppelflügelklappe (z. B. St.-Jude-Medical-Klappe, Abk. SJM); früher auch als Kippscheibenprothese (z. B. Björk-Shiley-Klappe, Abk. BSK) od. als Kugelklappe (z. B. Starr-Edwards-Klappe); lange haltbar (20–30 Jahre), langzeitige Antikoagulation erforderlich; **2.** Bioprothesen: **a)** homologe k. H. von Leichen bzw. explantierten Herzen von Herztransplantationsempfängern; **b)** xenologe k. H. von Schweinen od. Rindern, z. B. als Ionescu-Shiley- od. Hancock-Klappe; kürzere Lebensdauer (max. 10–15 Jahre), Antikoagulation nur früh postoperativ erforderl.; **Kompl.:** Prothesendysfunktion, sog. Randleck inf. Nahtausriss, Klappenthrombose, Embolierisiko. Vgl. Gefäßtransplantation, Herzchirurgie.

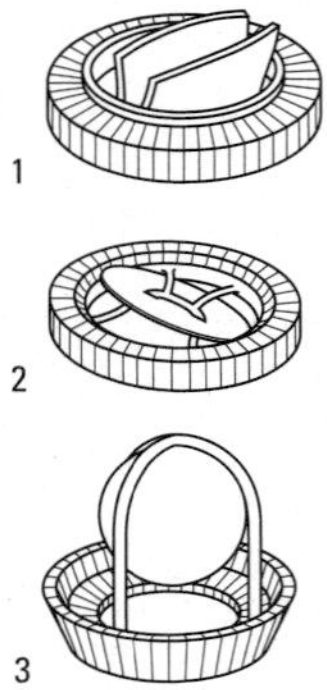

Herzklappen, künstliche:
1: St.-Jude-Medical-Klappe; 2: Björk-Shiley-Klappe; 3: Starr-Edwards-Klappe [81]

Herz|klappen|vorfall: s. Mitralklappenprolapssyndrom.

Herz|klopfen: s. Palpitatio cordis.

Herz|kon|figuration (Konfiguration*) f: s. Herzformen.

Herz|kon|traktion, frustrane (Kontrakt-*) f: (engl.) hemodynamic inefficient cardiac contraction; hämodynamisch wirkungslose Kontraktion des Herzmuskels; bei sehr kurzer diastol. Füllungsphase der Kammern erzeugt die nachfolgende Systole inf. des verminderten Auswurfvolumens keine in der Peripherie palpable Pulswelle. Die Differenz zw. auskultator. Herz- u. palpabler Pulsfrequenz wird als peripheres Pulsdefizit* bezeichnet. **Urs.:** v. a. frühzeitig einfallende Extrasystolen, absolute Arrhythmie (s. Vorhofflimmern).

Herz|kon|tusion (Kontusion*) f: (engl.) heart contusion; Contusio cordis; Quetschung des Herzens meist durch stumpfes Thoraxtrauma*; **Folgen:** Herzrhythmusstörungen (Arrhythmien, Herzblock), EKG-Veränderungen, Störung der Ventrikelfunktion, evtl. Herzklappenabriss, Hämoperikard.

Herz|krankheiten, Schwere|grade der: (engl.) severity degrees of the heart diseases; allg. maßgebliche Einteilung von Herzkrankheiten in klin. Schweregrade nach der New York Heart Association (Abk. NYHA); s. Tab.

Herzkrankheiten, Schweregrade der
Einteilung nach den Richtlinien der New York Heart Association

Grad I	Beschwerdefreiheit in Ruhe und unter Belastung
Grad II	eingeschränkte Leistungsfähigkeit ab einer mittelschweren körperlichen Belastung
Grad III	deutliche Leistungseinschränkung schon bei geringer Belastung, jedoch noch Beschwerdefreiheit in Ruhe
Grad IV	Beschwerden bereits in Ruhe

Herz|krankheit, koronare: (engl.) coronary heart disease, coronary artery disease, ischemic heart disease; Abk. KHK; syn. stenosierende Koronarsklerose, koronare Herzerkrankung (Abk. KHE), degen. Koronarerkrankung, ischäm. Herzerkrankung; Erkr. uneinheitl. Ätiologie, die pathophysiol. durch eine primäre Koronarinsuffizienz* gekennzeichnet ist; häufigste Urs. ist eine Arteriosklerose* der großen Herzkranzgefäße od. eine Mikroangiopathie der kleinen Koronararterienäste (Small* vessel disease), seltener zusätzl. Koronarspasmen (Prinzmetal*-Angina). **Klin. Manifestationen:** asymptomat. (latente) KHK (sog. stumme Ischämie), symptomat. (manifeste) KHK: Angina* pectoris, Herzinfarkt*, Linksherzinsuffizienz*, Herzrhythmusstörungen*, akuter Herztod*; **Risikofaktoren:** s. Tab. **Diagn.:** Ruhe-EKG, Belastungselektrokardiographie, Langzeitelektrokardiographie,

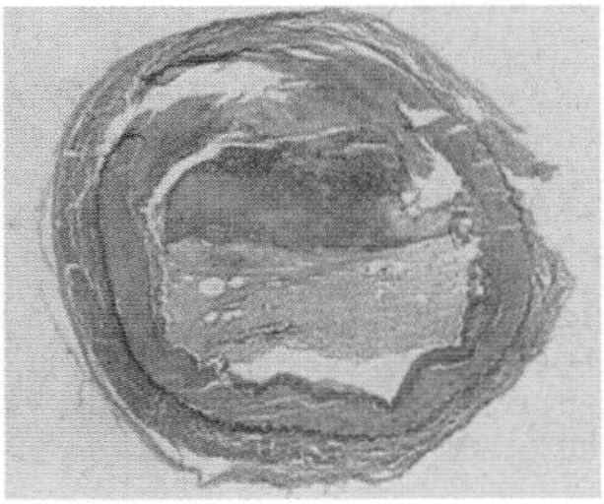

Herzkrankheit, koronare:
Querschnitt einer Herzkranzarterie mit hyalinkalkiger Einengung und zusätzlicher alter, bereits bindegewebig organisierter Thrombose; nur an den inneren Rändern spaltförmige Restlumina [471]

Herzkrankheit, koronare
Differentialdiagnose Angina pectoris, Herzinfarkt und psychovegetatives Herzsyndrom

	Schmerzlokalisation	Auslösbar durch	Dauer	Ansprechbarkeit auf Nitrate
Angina pectoris	meist retrosternal mit vielen Ausstrahlungsmöglichkeiten	körperliche und psychische Belastung	3–15 Min.	prompt
Herzinfarkt	retrosternal, interskapulär	körperliche und psychische Belastung	>30 Min.	gering
psychovegetatives Herzsyndrom	punktförmig über dem Herzen	meist psychische Belastung; während und nach körperlicher Belastung eher besser	Sekunden bis Stunden	keine

H

Stressechokardiographie, Myokardszintigraphie, Koronarangiographie; **Ther.:** **1.** Pharmakotherapie: organische Nitrate, Molsidomin, Calciumantagonisten, Betarezeptorenblocker, Acetylsalicylsäure (prophylakt.); **2.** Revaskularisation: Koronarangioplastie (s. PTCA), evtl. kombiniert mit Stent-Implantation; Desobliteration*, aortokoronarer Bypass*; **3.** Herztransplantation*. Vgl. Kardiomyopathie.

Herz|kranz|gefäße: s. Koronararterien.

Herz-Kreis|lauf-Still|stand: (engl.) cardiac arrest; Sistieren einer effizienten Herzfunktion u. Blutzirkulation; **Urs.:** **1.** primär kardial: Asystolie*, Kammerflimmern*, andere schwere Herzrhythmusstörungen*, Herzinfarkt, elektromechan. Entkoppelung, Hyposystolie (sog. weak action), Perikardtamponade, Elektrounfall u. a.; **2.** primär hämodynam.: hypovolämischer od. anaphylaktischer Schock*, Embolie u. a.; **3.** primär respiratorisch: Atemwegobstruktion, Aspiration, Atemlähmung bzw. Atemdepression u. a.; **Folgen:** Gewebehypoxie mit Gefahr des Hirntodes; **Sympt.:** plötzliche Bewusstlosigkeit, fehlender Karotispuls, Atemstillstand, blasse, graue od. zyanotische Hautverfärbung, bds. weite, reaktionslose Pupillen; **Ther.:** sofortige Reanimation*. Vgl. Synkope.

Herz, künstliches: sog. Kunstherz*.

Herz-Lungen-Maschine: (engl.) heart-lung machine; Abk. HLM; Gerät, das durch die Errichtung eines extrakorporalen Kreislaufs* chir. Eingriffe am offenen u. blutleeren Herzen (z. B. bei angeb. od. erworbenen Herzfehlern) bzw. an herznahen Gefäßen ermöglicht. Durch die künstliche Pumpfunktion, Sauerstoffanreicherung, CO_2-Elimination u. Thermoregulation kann die natürl. Herz- u. Lungentätigkeit für mehrere Stunden ausgeschaltet werden. **Prinzip:** Das venöse Blut des Pat. wird durch in die Hohlvenen eingelegte Schläuche (Katheter) in die HLM geleitet (s. Abb.) u. im sog. Oxygenator* mit Sauerstoff gesättigt, in welchem auch das CO_2 eliminiert wird u. Narkosegase zugeführt werden. Das arterialisierte Blut wird durch eine Pumpe (Roller-Pumpe, Finger-Pumpe, Ventil-Pumpe) in ein arterielles Gefäß des Pat. (meist A. femoralis, A. subclavia od. Aorta) zurückgeleitet. Bei rel. kleinem Maschinenfüllvolumen (priming volume) können zur Auffüllung Blutersatzmittel verwendet werden (bes. bei Kindern). Das Blut wird durch Heparinzugabe während der Maschinenzeit ungerinnbar gemacht u. automatisch auf Körpertemperatur gehalten (od. zur Erzeugung einer künstl. Hypothermie* gekühlt). Vgl. Herzchirurgie, Kardioplegie.

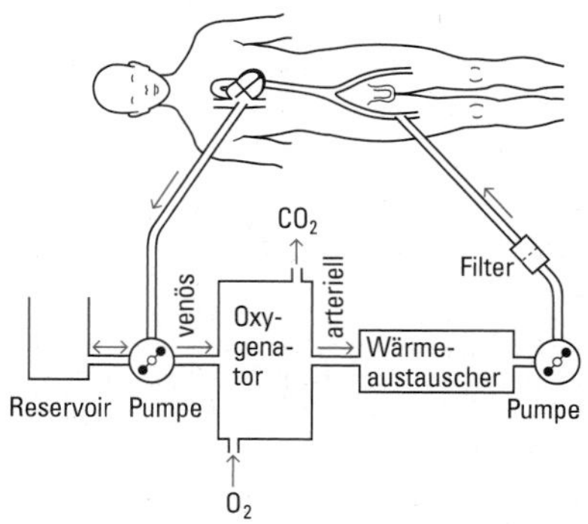

Herz-Lungen-Maschine:
Schema des extrakorporalen Kreislaufs
[429]

Herz/Lungen-Quotient m: (engl.) cardiothoracic ratio; (röntg.) Quotient aus transversalem Herz- u. basalem Thoraxdurchmesser; normal 1:2; bei Überschreitung Kriterium für Herzvergrößerung; vgl. Herzformen.

Herz-Lungen-Trans|plantation (Transplantation*) f: (engl.) heart and lung transplantation; orthotope, gemeinsame Transplantation* von Herz u. Lunge; **Ind.:** **1.** irreversibles Endstadium einer chron. Lungenerkrankung (zugunsten der isolierten Lungentransplantation* zunehmend seltener durchgeführt); **2.** Indikation gegenüber der alleinigen Herztransplantation* bei bestehender pulmonaler Hypertonie (rechtsventrikuläre Auswurffraktion unter 30 %) inf. primär pulmonaler Hypertension, Eisenmenger-Komplex od. rezidivierender Lungenembolien.

Herz-Lungen-Wieder|belebung: Abk. HLW; s. Reanimation.

Herz|massage f: (engl.) cardiac massage; i. e. S. intrathorakale (offene, blutige, intraoperative) H.: rhythm. Kompression des Herzens mit den Händen bei eröffnetem Brustraum; i. w. S. extrathorakale (geschlossene, unblutige) H.: s. Herzdruckmassage.

Herz|minuten|volumen n: (engl.) cardiac output (per minute); Abk. HMV; syn. Herzzeitvolumen (Abk. HZV), Minutenvolumen; die in 1 Min. vom linken Ventrikel ausgeworfene Blutmenge (HMV = Schlagvolumen × Herzschläge/min); beim gesunden, ruhenden Menschen 4,5–5 l/min; **Bestimmung** mittels Indikatorverdünnungsmethoden*. Vgl. Fick-Formel, Herzkatheterisierung.

Herz|muskel|entartung (Musculus*): s. Myodegeneratio cordis.

Herz|muskel|entzündung (↑): Myokarditis*.

Herz|muskel|in|farkt (↑; Infarkt*) m: syn. Herzinfarkt*.

Herz|muskel|schwäche (↑): syn. Herzinsuffizienz*.

Herz|neurose (Neur-*; -osis*) f: (engl.) heart neurosis; Form der somatoformen autonomen Funktionsstörung* (ICD-10) mit innerer Unruhe, Herzschmerz u. der Furcht, herzkrank zu sein, gedrückter Stimmung, Selbstunsicherheit u. Ängstlichkeit bis hin zur Vernichtungsangst; Vork. v. a. zw. dem 18. u. 40. Lj.; auslösende Faktoren sind oft Trennungssituationen (z. B. Todesfall). **DD:** Herzinfarkt, akute Psychose, larvierte Depression. Vgl. Neurose, Psychosomatik, Somatisierungsstörung.

Herzog-Naht: (engl.) Herzog's suture; Darmnaht; s. Nahtmethoden.

Herz|ohren: (engl.) cardiac auricles; Auriculae atrii (dextra u. sinistra); normale Ausbuchtung der Vorhöfe.

Herz|palpitation (lat. palpitatio Zucken) f: Palpitatio* cordis.

Herz|peri|ode f: s. Herzzyklus.

Herz|phobie (Phob-*) f: s. Herzneurose.

Herz|polyp (Polyp*) m: (engl.) heart polyp; organisierter, am Endokard fixierter Thrombus; s. Herzthrombose.

Herz|rhythmus|störungen: (engl.) cardiac arrhythmias; Abk. HRST; Bez. für alle Veränderungen der elektr. Herztätigkeit, die durch eine unregelmäßige Abfolge der Erregungen (Arrhythmie), eine Abweichung von der normalen Herzfrequenz* (60–100/min) od. eine Störung des zeitlichen Ablaufs der einzelnen Herzaktionen gekennzeichnet sind; **Einteilung** anhand der Herzfrequenz (bradykard, tachykard), der Lok. (supraventrikulär, ventrikulär) od. des Entstehungsmechanismus (Erregungsbildungsstörungen* u. Erregungsleitungsstörungen*, s. Tab.); **Urs.:** funktionelle od. morphol. Veränderungen des Erregungsleitungssystems* des Herzens durch org. Herzerkrankungen, Elektrolytstörungen, vegetative u. psychosomat. Störungen, Medikamente (insbes. Herzglykoside, Antiarrhythmika, Psychopharmaka), Intoxikationen, endokrinol. Störungen (v. a. der Schilddrüsenfunktion) sowie Elektrounfälle od. Herzverletzungen (selten); Vork. häufig auch bei Gesunden (v. a. Kinder, Jugendliche, Sportler). **Klin.:** meist asymptomatisch, häufig als Herzklopfen, Herzrasen (tachykarde HRST) od. Herzstolpern (v. a. Extrasystolen) wahrgenommen, evtl. Adams*-Stokes-Syndrom. Bei entspr. Grundkrankheit u. hämodynam. Auswirkungen treten Sympt. einer zerebralen Durchblutungsstörung*, Koronarinsuffizienz* (Angina pectoris, Herzinfarkt) sowie Herzinsuffizienz, Schock u. kardiale Thromboembolien auf.

Herzrhythmusstörungen

Erregungsbildungsstörungen
- nomotope Störungen
  - Sinusarrhythmie
  - Sinusbradykardie
  - Sinustachykardie
  - Sick-Sinus-Syndrom
- heterotope Störungen
  - a) passive Störungen
    - Ersatzsystolen
    - Ersatzrhythmus
    - wandernder Schrittmacher
  - b) aktive Störungen
    - Extrasystolen
    - supraventrikuläre Tachykardie
    - Vorhofflattern
    - Vorhofflimmern
    - ventrikuläre Tachykardie
    - Kammerflattern
    - Kammerflimmern

Erregungsleitungsstörungen
- SA-Block
- AV-Block
- Schenkelblock
- Fokalblock
- Verzweigungsblock

Pararhythmien
- AV-Dissoziation
- Interferenzdissoziation
- Parasystolie

Präexzitationssyndrome
- WPW-Syndrom
- LGL-Syndrom

Herz|ruptur (Ruptur*) f: (engl.) myocardial rupture; Zerreißen der Herzwand inf. starken Traumas, als Folge einer Myomalazie (Herzmuskelerweichung) od. eines Herzwandaneurysmas nach ausgedehntem Herzinfarkt*; führt zur Perikardtamponade*.

Herz|schlag: (engl.) heartbeat; **1.** (physiol.) eine vollständige mechan. Herzaktion; vgl. Herzzyklus; **2.** (allg.) umgangssprachl. Bez. für akuter Herztod*.

Herz|schlag|registrierung, in|stantane: (engl.) instantaneous fetal heart-rate recording; Form der apparativen Herzfrequenzregistrierung des Feten; die Herzschlagfrequenz wird aus dem Abstand von zwei Herzaktionen (ein Herzzyklus*) ermittelt (sog. Schlag-zu-Schlag-Methode). Vgl. Oszillationen.

Herz|schlag|volumen n: s. Schlagvolumen.

Herz|schritt|macher: (engl.) heart pacemaker; **1.** (physiol.) der Sinusknoten* als Erregungsbildungszentrum des Erregungsleitungssystems*; **2.** künstlicher H. (syn. Pacemaker, oft nur Schrittmacher): elektron. Impulsgenerator, dessen Impulse zur Elektrostimulation des Myokards verwendet werden; **Ind.:** Adams*-Stokes-Syndrom, höhergradige AV- u. SA-Blocks (insbes. totaler AV-Block), Herzinsuffizienz mit konstant niedriger Herzfrequenz (<40/min, z. B. bei Karotissinus*-Syndrom, Sick*-Sinus-Syndrom) u. a.; unterschieden werden: **a)** H. zur passageren Elektrostimulation des Herzens in der Intensivmedizin mit transthorakaler (externer), transösophagealer od. endokardialer Übertragung der Impulse; **b)** H. zur permanenten Anw. mit Übertragung der Impulse durch transvenös im re. Herzen verlegte Elektroden.

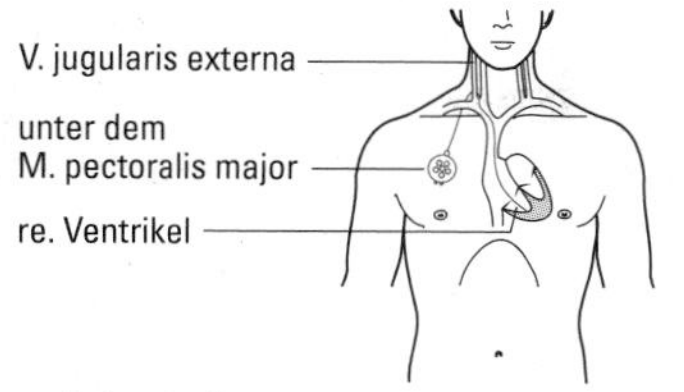

Herzschrittmacher:
schematische Darstellung eines implantierten transvenösen künstlichen Schrittmachers; Position der bipolaren Elektrode in der Spitze des rechten Ventrikels; Impulsgeber im Pektoralisbereich submuskulär implantiert [427]

Ein Buchstabencode beschreibt die Funktionen des H.: der 1. Buchstabe den Stimulationsort, der 2. Buchstabe den Detektionsort (A=Atrium, V=Ventrikel, D=Atrium u. Ventrikel), der 3. Buchstabe die Betriebsart (I=Inhibition, T=Triggerung, D=Inhibition u. Triggerung, 0=keine Steuerung); ein fakultativer 4. u. 5. Buchstabe codiert Programmier- bzw. Antitachykardiefunktionen. In Bezug auf die Impulssteuerung unterscheidet man vorhofgesteuerte u. kammergesteuerte H.; bei den **kammergesteuerten H.** erfolgt die Impulssteuerung durch das interne Kammer-EKG, das über die intrakardiale Reizelektrode während der Reizpause an den Impulsgenerator weitergeleitet wird. Der QRS-getriggerte H. (VVT) wartet das Erscheinen eines QRS-Komplexes ab, dem er mit dem eigenen Impuls folgt. Der QRS-inhibierte H. (VVI) gibt nur dann einen Impuls ab, wenn keine natürl. Erregung stattfindet u. der künstl. Reizimpuls angefordert wird (Demand*-Schrittmacher). Der **vorhofgesteuerte H.** steuert die Impulsfolge mit einer eigens im Vorhof implantierten Detektorelektrode u. wird bei isolierten Störungen des Sinusknotens mit intakter AV-Überleitung verwendet. **Zweikammerschrittmacher** können nach Bedarf sowohl im Vorhof wie in der Kammer Erregungen ableiten als auch stimulieren (DDD). Bei sog. **Rate-response-Schrittmachern** wird die Impulsrate abhängig von Parametern körperl. Aktivität, die i. d. R. herzunabhängig sind (z. B. Muskelbewegung, Lungenfunktionsparameter, O_2-Sättigung), gesteuert.

Die Erregungsübertragung auf das Myokard erfolgt unipolar od. bipolar, wobei bei der unipolaren Anordnung der 2. Leitungsweg ein unspezif. Weg zurück über das Körpergewebe u. auf eine neutrale Flächenelektrode am H. selbst ist. Die Endokardkammerelektrode wird transvenös durch den re. Vorhof u. die Trikuspidalklappe in das Trabekelgeflecht der re. Herzspitze eingeführt, die Vorhofelektrode bogenförmig in das re. Herzohr verlegt. Das Schrittmacheraggregat wird i. d. R. unterhalb des Schlüsselbeins subkutan od. unter dem M. pectoralis major verlegt u. hat eine Laufzeit von 10 bis 14 Jahren. **Kompl.:** Elektrodendislokation, Inf. der Implantationsstelle, techn. Fehler u. Elektrodenbruch; selten Ventrikelperforation, Lungenarterienembolie. Vgl. Kardioverter-Defibrillator, implantierbarer.

Herz|schwiele: (engl.) cardiac scar; Narbenbildung im Myokard nach Herzinfarkt*.

Herz|septum (Septum*) n: (engl.) cardiac septum; Trennwand zw. den beiden Herzkammern (Ventrikelseptum) bzw. den beiden Herzvorhöfen (Atriumseptum); angeborene Herzfehler*

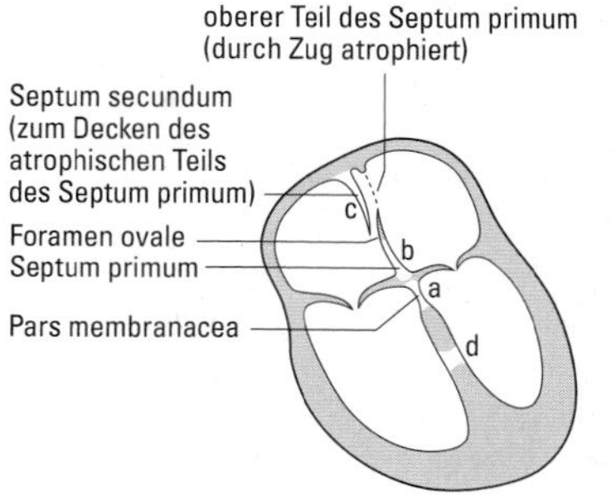

Herzseptum:
ontogenetische Entwicklung, Anatomie und Lokalisation von Septumdefekten; a: hoher Ventrikelseptumdefekt; b: Septum-primum-Defekt; c: Septum-secundum-Defekt; d: tiefer Ventrikelseptumdefekt; a und b kombiniert: Ostium atrioventriculare commune

sind oft auf Störungen in der Entwicklung der Septen zurückzuführen (Ventrikelseptumdefekt* bzw. Vorhofseptumdefekt*).

Herz|skelett (Skelett*) n: (engl.) cardiac skeleton; Bindegewebegerüst, das die Kammerbasis von den Vorhöfen trennt; besteht aus den Anuli fibrosi, aus denen die Herzklappen entspringen, den dazwischenliegenden Bindegewebezwickeln (Trigonum fibrosum dextrum u. sinistrum) u. dem membranösen Teil der Scheidewand.

Herz|sono|graphie (lat. sonus Laut, Ton; -graphie*) f: syn. Echokardiographie*.

Herz|spitzen|stoß: (engl.) apical impulse; während der Systole fühlbares (evtl. auch sichtbares) Anstoßen des Herzens an die Brustwand; kleinflächige Lok. normalerweise im 5. Zwischenrippenraum in der Medioklavikularlinie; bei Rechtsherzhypertrophie oft Verlagerung nach lateral, bei Linksherzhypertrophie u. -dilatation nach li. außen unten, großflächig u. hebend; negativer H. (Jaccoud-Zeichen) mit systol. Einziehung der Interkostalräume über dem Herzen bei Accretio* pericardii.

Herz|still|stand: s. Herz-Kreislauf-Stillstand.

Herz|still|stand, in|duzierter: s. Kardioplegie.

Herz|stolpern: (engl.) allodromy; Bez. für die subjektive, oft unangenehme Empfindung von Herzrhythmusstörungen, insbes. Extrasystolen*; vgl. Palpitatio cordis.

Herz|stoß: (engl.) apical impulse; die sichtbare u. fühlbare Erschütterung der Brustwand durch die Herztätigkeit, i. e. S. der Herzspitzenstoß*.

Herz|syn|drom, hyper|kinetisches n: (engl.) hyperkinetic heart syndrome; funkt. bedingtes

Krankheitsbild mit charakterist. **Sympt.:** Neigung zu (Dauer-)Tachykardie, vergrößerte Blutdruckamplitude u. vegetative Begleitsymptome; Vork. v. a. bei jugendl. Personen mit meist psych. Veränderungen. Das h. H. entspricht klin. weitgehend dem pharmak. Effekt der vorwiegend auf die Betarezeptoren einwirkenden Katecholamine (z. B. Adrenalin). Vgl. Kreislaufstörungen, funktionelle.

Herz|szinti|graphie (Szinti-*; -graphie*) f: (engl.) heart scintigraphy; Sammelbez. für spezielle Verf. der Szintigraphie*, die zur Untersuchung des Herzens angewendet werden; v. a. Radionuklidventrikulographie* u. Myokardszintigraphie*.

Herz|thrombose (Thromb-*; -osis*) f: (engl.) cardiac thrombosis; Thrombenbildung im Herzen; bes. in den Herzohren zw. den Trabekeln u. auf den Herzklappen bei Endokarditis*; **cave:** Ausbildung eines Kugelthrombus*, Gefahr von Embolie u. Herztod. Vgl. Herzpolyp.

Herz|tod, akuter: (engl.) sudden cardiac death; sog. Herzschlag; Tod innerh. weniger Min. durch plötzl. eingetretenes Herzversagen; häufigste **Urs.:** Kammerflimmern*, Asystolie*, hochgradige Erregungsleitungsstörungen*; vgl. Adams-Stokes-Syndrom.

Herz|töne: (engl.) heart sounds; Abk. HT; im Ggs. zu den (länger andauernden) Herzgeräuschen* kurze Schallereignisse (physik. keine Töne, sondern Geräusche) am Herzen, die bei der normalen Herzfunktion durch Bewegungen des Klappenapparats u. durch Muskelanspannungen entstehen u. durch Auskultation* od. Phonokardiographie* differenziert werden können; bei einem Zeitintervall von <0,08 s zw. zwei unterscheidbaren Segmenten eines Herztons spricht man von einer **Spaltung**, bei einem Intervall ≥0,08 s von einer **Doppelung** des Herztons. Der **1. Herzton** (S_1) entsteht als Anspannungston des Herzmuskulatur um das inkompressible Blut, Punctum maximum (p. m.) über der Herzspitze; ein Aortenöffnungston ist nur phonokardiograph. zu erfassen; eine Spaltung des 1. Herztons entsteht bei asynchroner Aktion von re. u. li. Ventrikel (das erste Segment entspricht i. d. R. der linksventrikulären Anspannung) u. kommt rel. häufig bei Schenkelblock u. verlängerter Umformungszeit des re. Ventrikels vor. Der **2. Herzton** (S_2) entsteht durch den Klappenschluss der Aortenklappe (A_2; Aortenton, -segment) u. Pulmonalklappe (P_2; Pulmonalton, -segment); er ist normalerweise lauter als der 1. Herzton, mit p. m. über der Herzbasis u. evtl. atemabhängig veränderl. gespalten (bis zu 0,07 s) in A_2 u. P_2 durch inspirator. Verspätung des Pulmonalklappenschlusses. Im Ggs. zu dieser physiol. Spaltung liegt bei Rechtsschenkelblock, linksventrikulären Extrasystolen, isolierter Pulmonalstenose u. vergrößertem Schlagvolumen des re. Ventrikels eine verlängerte fixierte Spaltung od. sogar Doppelung vor. Zu einer invertierten od. sog. paradoxen Spaltung (P_2 vor A_2) mit inspirator. Verkürzung des Intervalls kann es bei Linksschenkelblock mit starker Volumen- u. Druckbelastung des li. Ventrikels kommen. Der **3. Herzton** (S_3) wird durch den frühdiastol. Bluteinstrom hervorgerufen; Vork.: physiol. bei Kindern u. Jugendlichen, bei Erwachsenen i. R. einer Herzinsuffizienz od. Mitralinsuffizienz; führt zum protodiastolischen Galopprhythmus (Dritter*-Ton-Galopp). Der **4. Herzton** (S_4) wird durch die Vorhofkontraktion ausgelöst (sog. Vorhofton) u. führt zum präsystolischen Galopprhythmus; Vork.: physiol. bei Jugendlichen, bei Erwachsenen inf. einer bes. Belastung des Vorhofs, v. a. bei Druckbelastung der zugehörigen Herzkammer. **Extratöne:** frühsystolische H. in der Austreibungsphase als Gefäßdehnungston in Form eines aortalen od. pulmonalen Ejektionsklicks, z. B. bei org. Herz- u. Gefäßkrankheiten; mittel- bis spätsystolische Extratöne v. a. bei Mitralklappenprolapssyndrom*; Klappenöffnungstöne in der Diastole v. a. bei Mitralstenose (Mitralöffnungston*) u. bei Trikuspidalstenose (Trikuspidalöffnungston*).

Herz|töne, kindliche: (engl.) fetal heart sounds; ab 6.–7. Monat mit dem Stethoskop auskultierbare kindl. Herzaktionen mit einer Frequenz von 110–150/min.

Herz|trans|plantation (Transplantation*) f: (engl.) heart transplantation; meist orthotope Transplantation* des Herzens bei terminaler Herzinsuffizienz (Kardiomyopathie, koronare Herzkrankheit u. a.), bei pulmonaler Hypertonie u. U. als Herz*-Lungen-Transplantation; selten wird die auxiliäre H. als Linksherztransplantation od. als heterotope H. (sog. Huckepack-Herz) bei zu kleinem Spenderorgan durchgeführt. Chir. **Vorgehen:** kardiopulmonaler Bypass; Anastomose des linken u. rechten Vorhofs des Spenderherzens mit der bei der Kardektomie in situ belassenen Hinterwand der Vorhöfe des Empfängers, in die die Lungen- bzw. die Hohlvenen einmünden, End-zu-End-Anastomose der Aorta ascendens u. der Pulmonalarterie; postop. Immunsuppression zur Proph. u. Ther. einer Abstoßungsreaktion*; **Überwachung:** Routinemyokardbiopsie (i. d. R. transvenös über die rechte V. jugularis interna), EKG (Registrierung von Voltage u. Arrhythmien), Kontrolle von T-Lymphozyten-Subpopulationen (sog. CD4/CD8-Quotient); **Progn.:** Ein-Jahres-Überlebensrate ca. 80 %, Fünf-Jahres-Überlebensrate ca. 65 %, Zehn-Jahres-Überlebensrate ca. 45 %. Vgl. Kunstherz.

Herz|tumoren (Tumor*) m pl: (engl.) heart tumors; in Myokard od. Perikard lokalisierte Tumoren; **Formen: 1.** primäre H., selten; Einteilung: s. Tab.; **2.** sekundäre H.: Metastasen* nahezu aller maligner Tumoren (v. a. Mammakarzinom u. maligne Lungentumoren); **Klin.:** Herzrhythmusstörungen*; bei Verlegung von Herzklappen Sympt. einer Herzklappenstenose; **Diagn.:** Phonokardiographie, Echokardiographie, Angiokardiographie; **Ther.:** s. Herzchirurgie.

Herz|vektor (Vektor*) m: (engl.) cardiac vector; gerichtete Spannungsgröße zw. erregten u. nicht erregten Herzmuskelfasern; s. Vektorkardiographie.

Herz|vitium (Vitium*) n: Herzfehler*.

Herz|volumen n: (engl.) heart volume; Größe des Herzens; Normalwert bei männl. Personen ca. 800 ml, bei weibl. ca. 630 ml; Leistungssportler in Ausdauersportarten können Werte bis 1700 ml aufweisen. **Bestimmung:** früher röntg. mittels Fernaufnahme*, heute meist mit Hilfe der Echokardiographie*.

Herz|wand|an|eurysma (Aneurysma*) n: (engl.) myocardial aneurysm; umschriebene Aussackung der Herzwand, meist über dem Spitzenbereich des li. Ventrikels, v. a. nach Herzinfarkt; behindert die Herzfunktion durch Akinesie u. paradoxe Beweglichkeit der Ventrikelwand; **Diagn.:** Echokardiographie, Angiokardiographie; **Kompl.:** Perforation in den re. Vorhof

Herztumoren Art und Häufigkeit (in %) bei 425 Herztumorpatienten	
Benigne Herztumoren	
Myxome	30,5
Lipome	10,5
Fibroelastome	9,9
Rhabdomyome	8,5
Fibrome	4,1
Hämangiome	3,5
Teratome	3,3
Mesotheliome	2,9
andere	1,9
Maligne Herztumoren	
Angiosarkome	9,2
Rhabdomyosarkome	6,1
Fibrosarkome	3,3
maligne Lymphome	1,6
andere	4,7

od. Ventrikel, Herzthrombose*; **Ther.:** s. Herzchirurgie, Batista-Operation.

Herz|zeit|volumen n: Abk. HZV; syn. Herzminutenvolumen*.

Herz|zyklus m: (engl.) cardiac cycle; auch Herzperiode; Dauer einer vollständigen Herzaktion, bestehend aus Systole* u. Diastole* (s. Abb.); vgl. Elektrokardiographie, Phonokardiographie.

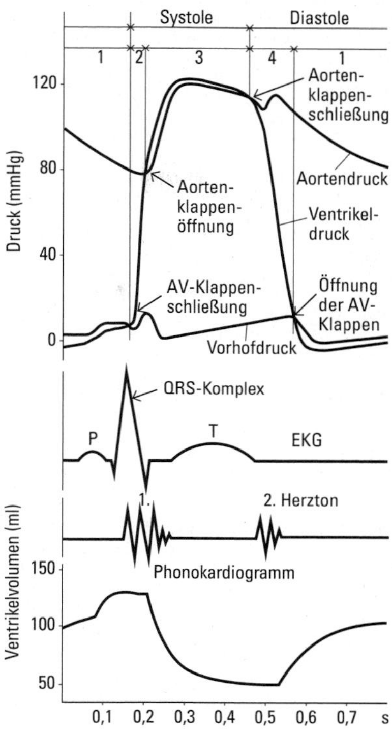

Herzzyklus: zeitlich parallel angeordnete Darstellung von Aortendruck, Ventrikeldruck, EKG, Phonokardiogramm u. Ventrikelvolumen; 1: Füllungsphase; 2: Anspannungsphase; 3: Austreibungsphase; 4: Entspannungsphase [430]

Heschl-Quer|windung (Richard L. H., Pathol., Wien, 1824–1881)**:** (engl.) Heschl's convolution; vorderste Querwindung des Gyrus temporalis superior; vgl. Hörbahn.

Hesperidin n: Hesperetin-7-rutinosid; Glykosid z. B. in Zitrusfrüchten; wirkt kapillarabdichtend u. hemmt Hyaluronidase; vgl. Flavonoide.

Hesselbach-Band (Franz K. H., Chir., Würzburg, 1759–1816)**:** syn. Ligamentum* interfoveolare.

Hesselbach-Dreieck (↑)**:** Trigonum* inguinale.

Hesselbach-Faszie (↑; Fasc-*) f**:** Fascia* cribrosa des Hiatus* saphenus.

Hesselbach-Hernie (↑; Hernie*) f**:** (engl.) Hesselbach's hernia; Form der Hernia femoralis; s. Hernie.

Hessing-Korsett (Friedrich von H., orthop. Mechaniker, Göggingen, 1838–1918) n**:** (engl.) Hessing's corset; Beckenkorb mit aufgebauten Stahlstäben (mit od. ohne Armstützen) als Stütz- u. Entlastungsvorrichtung bei Wirbelkörperprozessen (z. B. Spondylitis).

Hetero-: Wortteil mit der Bedeutung anders beschaffen, verschieden, entgegengesetzt; von gr. ἕτερος.

Hetero|anti|körper (↑; Anti-*)**:** s. Antikörper, heterologe.

Hetero|chromatin (↑; Chrom-*) n**:** Chromatin*, das gegenüber Euchromatin* stärker kondensiert u. besser färbbar ist; konstitutives H. ist z. B. das Zentromer, fakultatives H. ist das sog. Geschlechtschromatin. Die Unterschiede zeigen sich besonders deutlich in versch. Phasen der Mitose (Zentromerregion, Satelliten).

Hetero|chromie (↑; ↑) f**:** (engl.) heterochromia; **1.** (allg.) Auftreten von Farbunterschieden in normalerweise gleichfarbigen Strukturen, z. B. einzelne weiße Haarbüschel (Poliose); **2.** (ophth.) unterschiedl. Färbung der re. u. li. Iris (Heterochromia simplex) ohne pathol. Bedeutung; bei der sog. Heterochromia complicata ist das hypochrome Auge äußerlich häufig reiz- u. schmerzfrei; Descemet-Beschläge u. Glaskörpertrübungen als Zeichen einer chron. unilateralen Iridozyklitis (heterochrome Fuchs-Zyklitis), oft Entw. von Sekundärglaukom u. Linsentrübung (Cataracta complicata); Vork. auch als okuläres Merkmal des Passow*-Symptomenkomplexes u. beim Waardenburg*-Syndrom; in Zus. mit Horner*-Syndrom als Heterochromia sympathica (v. Herrenschwand) bezeichnet.

Hetero|chromo|somen (↑; ↑; Soma*) n pl**:** syn. Geschlechtschromosomen, Gonosomen*.

Hetero|chronie (↑; gr. χρόνος Zeit) f**:** (engl.) heterochronia; die zeitl. Verschiebung eines (physiol.) Geschehens im Vergleich zur Norm, z. B. frühzeitiger Beginn endokriner Funktionen (bei Pubertas* praecox); vgl. Heterogenese.

Hetero|cyclen (↑; Zykl-*) m pl**:** (engl.) heterocyclic compounds; cyclische organische Verbindungen, deren Ringe außer Kohlenstoff noch andere Atome (meist N, O od. S) enthalten; z. B. Pyrrol, Thiophen, Furan, Pyridin, kondensierte Derivate (Indol, Chinolin); weit verbreitete Strukturelemente von Naturstoffen u. Pharmaka. Vgl. Benzol.

H

Hetero|didymus (↑; -dymus*) m: syn. Heteropagus*.

Heter|odontie (↑; Odont-*) f: (engl.) heterodontia; syn. Anisodontie; Gebiss mit verschiedenartig gestalteten Zähnen, verbunden mit einer Reduzierung der Zahnanzahl; Vork. z. B. beim Menschen; Ggs. Homodontie*.

Hetero|dys|trophie (↑; Dys-*; Troph-*) f: (engl.) heterodystrophy; Bez. für eine Dystrophie* des Säuglings als Folge des Übergangs von der Ernährung mit Muttermilch zu künstl. Säuglingsernährung*.

hetero|gametisch (↑; Gameten*): (engl.) heterogametic; Bez. für das Geschlecht, das zwei versch. Geschlechtschromosomen hat; beim Menschen wie bei den meisten Wirbeltieren ist es das männliche, bei den Vögeln das weibliche. Ggs. homogametisch.

hetero|gen (↑; -gen*): (engl.) heterogenic; **1.** (allg.) verschiedenartig; Ggs. homogen; **2.** (chem.-physik.) Bez. für eine über einen betrachteten Bereich unterschiedliche Eigenschaften aufweisende Substanz bzw. Substanzgemisch; genauere Bez. bei Vorliegen **einer** Substanz mit mehreren Phasen inhomogen. **3.** (transplantationsmed.) syn. xenogen; s. Transplantation (Tab.).

H

Hetero|genese (↑; -genese*) f: (engl.) heterogenesis; zeitliche (Heterochronie), örtliche (Heterotopie) od. quantitative Störung (Heterometrie) der Differenzierung eines Gewebes.

Hetero|genie (↑; ↑) f: (engl.) heterogeneity; syn. Genokopie; Entstehung gleichartiger od. wenigstens nicht sicher unterscheidbarer erblicher Merkmale (identischer Phänotyp) durch versch., nicht allele Gene; so sind z. B. Taubstummheit, Ichthyosis congenita od. hereditäre Elliptozytose Erkrankungen, die auf Veränderungen unterschiedl. Gene beruhen können. Vgl. Phänokopie.

Hetero|glykane (↑; Glyk-*) n pl: (engl.) heteroglycans; s. Glykane.

Hetero|glykanosen (↑; ↑; -osis*) f pl: (engl.) heteroglycanoses; Thesaurismosen* mit gestörtem Abbau u. pathol. Speicherung von Heteroglykanen, z. B. Mukopolysaccharid*-Speicherkrankheiten.

Hetero|gonie (↑; gr. γονή Abstammung, Erzeugung, Geschlecht) f: (engl.) heterogony; Form des Generationswechsels mit gesetzmäßigem Wechsel von geschlechtl. u. parthenogenet. Fortpflanzung in der Generationenfolge; Vork. z. B. bei Blattläusen u. einigen Fadenwürmern (z. B. Strongyloides stercoralis); vgl. Parthenogenese, Metagenese.

hetero|log (↑; -log*): (engl.) heterologous; s. Transplantation (Tab.).

Hetero|lyse (↑; Lys-*) f: (engl.) heterolysis; **1.** (immun.) Hämolyse* durch heterogene Hämolysine; **2.** (pathol.) Zellabbau durch Enzyme*, die aus pathol. veränderten Geweben (z. B. Tumoren) stammen.

Hetero|metrie (↑; Metr-*) f: s. Heterogenese.

hetero|morph (↑; -morph*): (engl.) heteromorphous; von anderer (andersartiger) Gestalt.

Hetero|pagus (↑; -pagus*) m: syn. Heterodidymus; Doppelfehlbildung*, wobei der eine Zwilling deutlich kleiner u. mit der Vorderseite am anderen angewachsen ist.

Hetero|phorie (↑; -phor*) f: (engl.) heterophoria; latentes Schielen, das bei binokularem Sehen* meist durch Fusion kompensiert werden kann; Vork. bei 70–80 % der Bevölkerung; kann eine Asthenopie* bedingen od. bei Ermüdung, fieberhaften Erkr., Nervosität u. Alkoholeinfluss als manifestes Schielen mit Diplopie* dekompensieren; **Formen: 1.** Esophorie: latentes Einwärtsschielen; **2.** Exophorie: latentes Auswärtsschielen; **3.** Hyperphorie: latente Abweichung des rechten Auges nach oben; **4.** Hypophorie: latente Abweichung des rechten Auges nach unten; **5.** Zyklophorie: latente Verrollung um die Sagittalachse; **Diagn.:** Unterbrechung des Binokularsehens, z. B. mittels Abdecktest* od. Farbfilter; **Ther.:** bei spez. Beschwerden Prismenbrille od. Schieloperation. Vgl. Strabismus.

Hetero|phyes hetero|phyes (↑; gr. φυή Wuchs, Gestalt) f: 1–2,5 mm langer Zwergdarmegel des Menschen u. fischfressender Säugetiere; Infektion (s. Heterophyiasis) durch Verzehr metazerkarienhaltiger roher Fische (2. Zwischenwirt); **Vork.:** u. a. Ägypten, Ostasien; **Nachweis:** Wurmeiernachweis* im Stuhl; vgl. Trematodes.

Hetero|phyiasis (↑; ↑; -iasis*) f: Befall durch den kleinen Darmegel Heterophyes* heterophyes; **Sympt.:** epigastr. Schmerzen, Durchfall, ZNS- u. kardiale Sympt. durch Verschleppung der Eier; **Ther.:** Praziquantel. Vgl. Metagonimus yokogawai.

Hetero|plasie (↑; -plasie*) f: (engl.) heteroplasia; Entwicklung einer histol. differenzierten aus einer anderen, verwandten Gewebeart.

Hetero|plastik (↑; -plastik*) f: syn. Xenoplastik; s. Plastik.

Hetero|protein|ämie (↑; Prot-*; -ämie*) f: (engl.) heteroproteinemia; Auftreten von Heteroproteinen* im Blut.

Hetero|proteine (↑; ↑) n pl: (engl.) heteroproteins; unphysiol. Plasmaproteine* (z. B. Paraproteine*); vgl. Dysproteinämie.

Hetero|ptera (↑; gr. πτερόν Flügel) n pl: Wanzen*.

Hetero|serum (↑; Sero-*) n: Serum einer anderen (Tier-)Species; heterologes Immunserum*, das reguläre (z. B. Anti-P in Normalseren von Rindern u. Pferden) od. durch künstl. Immunisierung induzierte heterologe Antikörper (z. B. Anti-M- u. Anti-N-haltige H. von Kaninchen) enthält; wird als Testserum* zur Blutgruppenbestimmung verwendet.

Hetero|sexualität (↑; Sexual-*) f: (engl.) heterosexuality; Bez. für sexuelle Orientierung, Erregbarkeit u. Aktivität gegenüber Partnerinnen od. Partnern des jeweils anderen Geschlechts; häufigste Form des Sexualverhaltens*; vgl. Bisexualität, Homosexualität.

Heterosis (↑; -osis*) f: Selektionsvorteil des Trägers heterozygoter Allele* eines Gens; **Beispiel:** Sichelzellenanämie*; homozygote Träger des Sichelzellengens (Allel des Hämoglobingens) haben einen Selektionsnachteil (Manifestation der Sichelzellenanämie), der eigentl. zum Verschwinden des pathogenen Allels führen würde. Heterozygote Träger sind aber weniger anfällig gegenüber Malaria tropica, weshalb die Häufigkeit des pathogenen Allels in dieser Bevölkerungsgruppe größer ist als erwartet. Vgl. Polymorphismus.

Hetero|som (↑; Soma*) n: syn. Heterochromosom, Allosom; s. Gonosomen.

Hetero|stereo|typ (↑; Stereo-*) n: s. Stereotyp.

Hetero|tonie (↑; Ton-*) f: (engl.) labile hypertension; wenig gebräuchl. Bez. für häufige Schwankungen des Blutdrucks zw. normalen u.

erhöhten Werten; z. B. bei labiler Hypertonie*, Panarteriitis* nodosa.

hetero|top (↑; gr. τόπος Ort): (engl.) heterotopic; s. Transplantation (Tab.).

Hetero|topie (↑; ↑) f: (engl.) heterotopia; syn. Dystopie; **1.** (pathol.) Form der Heterogenese*, bei der Gewebe an einer Stelle lokalisiert ist, an der es normalerweise nicht vorkommt; z. B. Magenschleimhaut in einem Meckel*-Divertikel; **2.** (kardiol.) Erregungsbildungsstörungen*, die von Strukturen außerhalb des Sinusknotens ausgehen. Vgl. Ektopie.

Hetero|trans|plantation (↑; Transplantation*) f: syn. Xenotransplantation; s. Transplantation (Tab.).

Hetero|tropie (↑; -trop*) f: syn. Strabismus concomitans, Begleitschielen; s. Strabismus.

Hetero|vakzine (↑; Vacci-*) n pl: s. Vakzinetherapie.

hetero|zygot (↑; Zyg-*): (engl.) heterozygous; mischerbig; Bez. für Individuen, bei denen derselbe Genlokus auf den homologen Chromosomen durch zwei verschiedene Allele* besetzt ist; die Ausprägung der Merkmale erfolgt je nach Vererbungsmodus (Dominanz-Rezessivität, Kodominanz, unvollständige Dominanz) unterschiedlich. Ggs. homozygot.

Heublumen: (engl.) hay flowers; Graminis flos; Blüten, Früchte u. a. oberirdische Teile von Poaceen (Gräser, Heublumen) mit etherischem Öl in Spuren, Gerbstoffe, Cumarin, Furanocumarine; durchblutungsfördernde u. muskelentspannende Wirkung; **Verw.**: zur lokalen Wärmetherapie bei degenerativen rheumatischen Erkr. als feuchtheiße (42 °C) Kompresse (Heublumensack); **Kontraind.**: Allergie gegen Pilzsporen, Blütenpollen, Hausstaub u. Milben sowie offene Wunden.

Heubner-Arterie, re|kurrente (Otto H., Päd., Berlin, Leipzig, 1843–1926; Arteria*) f: Arteria striata medialis distalis.

Heubner-Energie|quotient (↑) m: (engl.) Heubner's energy quotient; empirisch ermittelter Energiequotient*, der die notwendige Energiezufuhr pro Kilogramm Körpergewicht u. Tag für den Säugling angibt; durchschnittl. 418 kJ (100 kcal).

Heubner-Herter-Krankheit (↑; Christian A. H., Pathol., Pharmak., New York, 1865–1910): s. Zöliakie.

Heubner-Arteriitis (↑; Arteri-*; -itis*) f: Entz. großer u. mittelgroßer Hirnarterien bei meningovaskulärer Neurosyphilis*.

Heu|fieber: (engl.) hay fever; syn. Pollinosis; durch Proteinbestandteile in pflanzl. Pollen verursachte spezif. Überempfindlichkeitsreaktion vom Soforttyp (Typ I der Allergie*); **Sympt.**: Rhinitis allergica (sog. Heuschnupfen) mit Niesattacken, Muschelödem u. wässriger Hypersekretion, meist zus. mit Konjunktivitis, in ca. 30 % der Fälle mit exogen-allergischem Asthma* bronchiale, gelegentl. mit Kontakturtikaria*, generalisierter Urtikaria u. fieberhafter Allgemeinreaktion; **Vork.**: insbes. während der Baum- (Februar-Mai), Gräser- (Mai-August) u. Kräuterblüte (Juli-Oktober); **Ther.**: prophylaktisch mit lokal wirkenden Mastzellstabilisatoren (z. B. Cromoglicinsäure, Nedocromil, Ketotifen), im Anfall mit abschwellenden Nasentropfen, Antihistaminika, evtl. Dauertherapie mit Glukokortikoiden (topisch od. Depotinjektion); **Proph.**: Karenz, Atemschutz, Hyposensibilisierung* nach Bestätigung der Spezifität u. Aktualität der Pollenallergie durch Hauttestung, IgE-Nachweis u. inhalativem Provokationstest. Vgl. Burkard-Pollenfalle.

Heu|schnupfen: s. Heufieber.

Heuser-Membran (Chester H., amerikan. Embryol., geb. 1885) f: s. Zytotrophoblast.

Hex-: Wortteil mit der Bedeutung sechs; von gr. ἕξ.

Hexa|chlor|benzol n: (engl.) hexachlorobenzene; Perchlorbenzol, C_6Cl_6; in der Landwirtschaft als Fungizid verwendetes Benzolderivat; Entstehung auch bei der Müllverbrennung; Nachweis in Lebensmitteln u. Muttermilch; kann inf. Störung des Porphyrinstoffwechsels (Porphyrie*) zu phototox. Reaktionen führen; Krankheitsbild wird in Anatolien Kara Yara u. Pembe Yara genannt. BAT: 150 µg/l Serum.

Hexa|chlor|cyclo|hexan n: syn. Lindan*.

Hexa|chloro|phen (INN) n: fast wasserunlösl. Phenolderivat mit stark bakterizider Wirkung; **cave:** bildet i. R. der Herstellung od. Zersetzung TCDD*; wirkt in hoher Konz. haut-, schleimhautreizend u. neurotoxisch; Verw. als Desinfektionsmittel* obsolet.

Hexa|methonium n: Ganglienblocker* mit selektiv depolarisierendem Effekt auf die Synapsen aller vegetativen Ganglien.

Hexa|midin (INN) n: lokales Antiseptikum.

Hexa|poda (Hex-*; gr. πούς, ποδός Fuß) n pl: (engl.) hexapodes, insects; Insekten; vgl. Arthropoden.

Hexen|milch: (engl.) witch's milk; Lac neonatorum; milchähnl. Flüssigkeit, die sich aus den Brustdrüsen Neugeborener beiderlei Geschlechts auf Druck entleert; **Urs.**: Wirkung mütterl. Hormone (LSH); vgl. Mastitis neonatorum.

Hexen|schuss: s. Lumbago.

Hexetidin (INN) n: Antiseptikum mit bakteriziden u. fungiziden Eigenschaften; **Verw.**: bei entzündl. Erkrankungen des Mund- u. Rachenraums u. a.; **UAW:** bei längerer Anw. u. U. Geschmacksirritationen.

Hexitole n pl: (engl.) hexitols; syn. Hexite; 6-wertige Zuckeralkohole* ($C_6H_{14}O_6$), die techn. (z. B. Sorbitol* aus Fruktose, Mannitol* aus Mannose) od. physiol. (z. B. Inositol* aus D-Glukose) durch Reduktion der entspr. Hexosen gebildet werden.

Hexo|kinase f: Transferase der Glykolyse*, die ATP-abhängig mit Mg^{2+} als Cofaktor Hexosen (Glukose, Fruktose, Glukosamin, im Gehirn auch Galaktose) am C6 phosphoryliert.

Hexo|kinase-Iso|enzym IV n: s. Glukokinase.

Hexo|kinase|mangel: (engl.) hexokinase deficiency; seltener Enzymdefekt, der alle Zellen des Bluts betrifft u. bei Pat. mit Fanconi*-Anämie gefunden wurde; vgl. Erythrozytenenzymopathien.

Hexo|kinase|methode f: s. Blutzucker-Bestimmungsmethoden.

Hexo|prenalin (INN) n: Betasympathomimetikum; wirkt selektiv auf die Beta-2-Rezeptoren; **Verw.**: als Bronchospasmolytikum bei Asthma bronchiale, als Tokolytikum bei drohender Frühgeburt, bei op. Eingriffen am Uterus einer Schwangeren; **UAW:** s. Sympathomimetika.

Hexos|amine n pl: (engl.) hexosamines; Aminozucker* der Hexosen*.

Hexosane n pl: (engl.) hexosanes; Glykane* aus Hexosemonomeren (s. Hexosen).

Hexose|mono|phosphat|zyklus (Zykl-*) m: syn. Pentosephosphatzyklus*.

H

Hexosen f pl: (engl.) hexoses; Monosaccharide* mit sechs C-Atomen; acht Aldosen (z. B. Glukose, Mannose, Galaktose) u. sechs Ketosen (z. B. Fruktose).

Hey-Band: Margo falciformis des Hiatus* saphenus.

Hf: chem. Symbol für Hafnium*.

Hg: chem. Symbol für Quecksilber*.

HG-A: Abk. für **Hypoglycin* A**.

HGF: Abk. für (engl.) **h**epatocyte **g**rowth **f**actor, **h**uman **g**rowth **f**actor; s. Wachstumsfaktoren.

hGH: Abk. für (engl.) **h**uman **g**rowth **h**ormone (humanes Wachstumshormon); s. STH.

HHG: Abk. für **h**umanes **h**ypophysäres **G**onadotropin; aus menschl. Hypophysen extrahiertes Gonadotropin; vgl. Gonadotropine.

HHH-Syn|drom n: Kurzbez. für **H**yperornithinämie-**H**yperammonämie-**H**omocitrullinurie-Syndrom (Triple-H-Syndrom); seltene, autosomal-rezessiv erbl. Stoffwechselerkrankung (Genlokus 13q14), bedingt durch einen Mangel an Ornithin-Deltaaminotransferase; vgl. Hyperammonämie.

H

HHL: Abk. für **1. H**ypophysen**h**inter**l**appen; s. Hypophyse; **2.** (gebh.) **H**inter**h**auptlage*.

HHT: Abk. für **H**ämagglutination*-**H**emmtest.

HHV: Abk. für **h**umanes **H**erpes**v**irus; s. Herpesviridae.

HHV-6: Abk. für **h**umanes **H**erpes**v**irus-6; weltweit verbreitetes Herpes-Virus, das durch Speichel od. aerogen übertragen wird; **Unterteilung** in Subtypen A u. B; Primärerkrankung im 1. u. 2. Lj. durch Subtyp B als Exanthema* subitum (bei 30 % der Infizierten), bei Jugendlichen auch als HHV-6-Mononukleose; Latenz des Virus in T-Lymphozyten u. Monozyten; Reaktivierung ist möglich, jedoch mit keinem gesicherten Krankheitsbild einhergehend. Vgl. Herpesviridae.

HHV-7: Abk. für **h**umanes **H**erpes**v**irus-7; weltweit verbreitetes Herpes-Virus beim Menschen, das durch Speichel übertragen wird; Primärinfektion ab dem 3. Lj. erfolgt meist symptomlos od. als Exanthema* subitum; Viruslatenz in T-Lymphozyten. Vgl. Herpesviridae.

Hiat|odontie (Hiatus*; Odont-*) f: syn. offener Biss*.

Hiatus (lat.) m: Spalt.

Hiatus adductorius (↑) m: Adduktorenschlitz zw. Canalis adductorius u. Fossa poplitea (A., V. femoralis).

Hiatus aorticus (↑) m: Aortenschlitz des Zwerchfells für den Durchtritt von Aorta u. Ductus thoracicus.

Hiatus|hernie (↑; Hernie*) f: (engl.) hiatus hernia; häufigste Form der Zwerchfellhernie* mit Verlagerung von Magen(anteilen) u. ggf. weiteren Baucheingeweiden bzw. -organen durch den Hiatus* oesophageus des Zwerchfells in den Brustraum; **Formen: 1.** Hiatusgleithernie (auch gastroösophageale od. axiale Hernie) mit Verlagerung von Kardia u. Magenfundus in das hintere Mediastinum, wobei der Peritonealüberzug der Kardia einen inkompletten Bruchsack bildet; Vork.: v. a. im höheren Lebensalter; Klin.: häufig asymptomatisch; evtl. Refluxösophagitis*, hypochrome Anämie inf. Blutung (Zufallsbefund); Ther.: bei auftretenden schweren Sympt. Fundoplicatio, Teresplastik od. Antirefluxprothese; **2.** paraösophageale Hernie mit Verlagerung eines Teils des Magenfundus (selten auch der Milz, des Omentum majus u. eines Teils des Colon transversum) innerh. eines von Peritoneum gebildeten Bruchsacks an der an normaler Stelle fixierten Kardia u. dem distalen Ösophagus vorbei in den Thorax, im Extremfall mit supradiaphragmaler Verlagerung des ganzen Magens in Komb. mit einem Magenvolvulus* (sog. Thoraxmagen, Upside-down stomach); Sympt.: Verdrängungserscheinungen (u. a. Völlegefühl, Aufstoßen, Tachykardie inf. Herzverlagerung, Dyspnoe); wegen der meist erhaltenen Sphinkterfunktion tritt i. d. R. keine Refluxsymptomatik auf. Kompl.: Ulzeration mit Blutung (Anämie) od. Perforation, Inkarzeration*; Ther.: Hiatoplastik (Einengung des Hiatus oesophageus) u. Gastropexie*; **3.** Misch- bzw. Übergangsformen; **DD:** angeb. Brachyösophagus, Barrett-Ösophagus, Mediastinaltumoren (bes. Zysten), distales Ösophaguskarzinom, Kardiakarzinom.

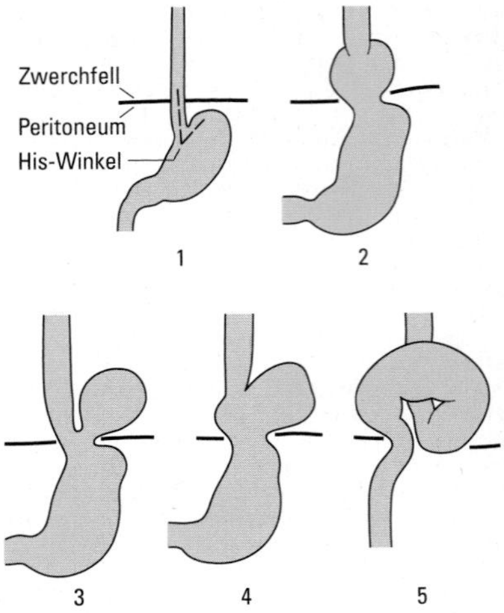

Hiatushernie:
1: normale Situation mit spitzem His-Winkel;
2: Hiatusgleithernie, der spitze His-Winkel ist aufgehoben, da die Kardia in den Thorax prolabiert; 3: paraösophageale Hernie;
4: gemischte Hernienform (Gleithernie und parakardiale Hernie); 5: der Magen ist in den Thorax prolabiert (sog. Upside-down stomach). [154]

Hiatus leuc|aemicus (↑) m: Bez. für eine im Blutbild* nachweisbare „Lücke“ der Granulopoese mit Auftreten v. a. von Blasten u. segmentkernigen Granulozyten bei Fehlen der dazwischen liegenden Reifungsstufen; **Vork.:** bei akuter Leukämie* u. in der Myeloblastenkrise* bei chronisch-myeloischer Leukämie; **DD:** Hyperleukozytose*, starke Linksverschiebung*. Vgl. Differentialblutbild.

Hiatus maxillaris (↑) m: Öffnung der Kieferhöhle an der Innenseite des Oberkieferknochens in den mittleren Nasengang.

Hiatus oeso|phageus (↑) m: Öffnung im Zwerchfell für den Durchtritt der Speiseröhre.

Hiatus sacralis (↑) m: untere Öffnung des Kreuzbeinkanals.

Hiatus saphenus (↑) m: ovale Öffnung in der Fascia lata des Oberschenkels direkt unterh. des Leistenbandes; verschlossen von einer durch den Durchtritt von Blut- (V. saphena magna) u. Lymphgefäßen siebartig durchlöcherten Faszienplatte (Fascia cribrosa).

Hiatus semi|lunaris (↑) m: halbmondförmiger Spalt im mittl. Nasengang zw. Bulla ethmoidalis u. Proc. uncinatus des Siebbeins; setzt sich durch das Infundibulum ethmoidale in die Kieferhöhle fort.

Hiatus uro|genitalis (↑) m: Levatorspalt.

Hib: Abk. für **H**aemophilus* **i**nfluenzae Serotyp **b**.

Hibernation, arti|fizielle (lat. hibernare überwintern) f: (engl.) artificial hypothermia; sog. künstlicher Winterschlaf; künstliches Herabsetzen der Körpertemperatur des (narkotisierten) Menschen durch äußeres (Kühldecken, Eisbeutel) od. inneres (Kühlen des Bluts) Abkühlen zur Verlängerung der Hypoxietoleranz von Organen bei operativ notwendiger Reduktion der Durchblutung. Vgl. Hypothermie.

Hibernom (↑; -om*) n: (engl.) hibernoma; braunes Lipom; bis apfelgroßer benigner Tumor, der aus maulbeerähnlichen, vieltropfigen Fettzellen besteht; **Lok.:** v. a. Nacken, Schulter, Axillen; **Ther.:** Exzision.

Hidr-: Wortteil mit der Bedeutung Schweiß; von gr. ἱδρώς.

Hidr|adenitis (↑; Aden-*; -itis*) f: Schweißdrüsenentzündung; s. Schweißdrüsenabszess.

Hidr|adenom (↑; ↑; -om*) n: (engl.) hidradenoma; benignes Adenom* der Schweißdrüsen mit Vermehrung der sekretor. Drüsenendstücke; bis 2 cm große Papeln ohne bevorzugte Lok.; vgl. Syringom.

Hidrotika (↑) n pl: (engl.) hidrotics; schweißtreibende Mittel mit Einwirkung auf den Parasympathikus (Pilocarpin, Muscarin u. a.).

Hidro|zystom (↑; Kyst-*; -om*) n: (engl.) hidrocystoma; bläschenförmige Erweiterung eines Schweißdrüsenausführungsgangs; bis 3 cm große, durchsichtige Zyste, bes. im Gesicht, aus der sich nach Inzision Schweiß entleert; vgl. Miliaria, Syringom.

5-HIES: Abk. für **5-H**ydroxy**i**ndol**e**ssig**s**äure*.

HIES: Abk. für **H**yper*-**I**g**E**-**S**yndrom.

HIG: Abk. für **H**yper**i**mmun**g**lobulin*.

Higashi-An|omalie (Ototaka H., zeitgen. Arzt, Japan; Anomalie*) f: s. Chediak-Higashi-Syndrom.

High cardiac output (engl.): hohes Herzminutenvolumen*; Vork. z. B. bei hyperdynamischem septischem Schock.

High-density-Lipo|proteine (engl. hohe Dichte; Lip-*; Prot-*) n pl: Abk. HDL*.

Highmore-Höhle (Nathaniel H., Chir., Sherborne, 1613–1685): (engl.) Highmore's antrum; Antrum Highmori; Sinus* maxillaris.

Highmore-Körper (↑): Mediastinum* testis.

High risk families (engl. high risk hohes Risiko; family Familie): genetische Risikofamilien*.

HIG-Test m: Kurzbez. für **H**ämolyse-**i**m-**G**el-Test (syn. Radialhämolyse); Serumtest zum Nachweis einer zurückliegenden Infektion mit Röteln*-Virus; **Prinzip:** durch Antikörper vermittelte Lyse mit Röteln-Antigen beladener Schaferythrozyten durch Komplement; erfasst IgG-Antikörper, deren Konz. semiquantitativ anhand des Hämolysehofdurchmessers bestimmt wird. F. Nol.

Hikojima-Variante f: (engl.) Hikojima's variant; serol. Variante von Vibrio* cholerae.

Hilfe|leistung, unterlassene: (engl.) denial of assistance; liegt nach § 323 c StGB vor, wenn jemand, also auch ein Arzt, bei Unglücks- od. Notfällen keine Hilfe leistet, obwohl diese **erforderlich** u. **zumutbar** ist. (Unter einem Unglücksfall ist ein plötzlich eintretendes Ereignis zu verstehen, das eine erhebliche Gefahr für Personen od. Sachen mit sich bringt. Hierunter fallen auch schwere Krankheiten, die sich plötzlich bedrohlich verschlimmern, u. der Suizidversuch.) **Erforderlich** ist die Hilfeleistung, wenn der Verunglückte sich selbst nicht zu helfen vermag u. kein anderer ausreichende Hilfe leistet. Die Hilfeleistung muss sofort u. auf die wirksamste Weise erfolgen. Auf die Erfolgsaussichten kommt es nicht an. (Bei Schwerverletzten ist sie selbst dann noch erforderlich, wenn zwar keine Rettung mehr möglich ist, sich aber zumindest eine Schmerzlinderung erreichen lässt.) Als **zumutbar** gilt die Hilfeleistung, wenn sie ohne erhebliche eigene Gefahr u. ohne Verletzung anderer wichtiger Pflichten möglich ist. Maßgebend für den Umfang u. die Art der Hilfeleistung sind die persönlichen Fähigkeiten u. Möglichkeiten des zur Hilfe Verpflichteten. Für den Arzt bedeutet dies, dass er aufgrund seiner Sachkunde bei Unglücksfällen mit Verletzten regelmäßig geeignet ist, die erforderliche Hilfe zu leisten. Er hat seine beruflichen Fähigkeiten u. Hilfsmittel, i. R. des Erforderlichen u. Zumutbaren, voll einzusetzen. Verpflichtet ist auch der zu Hilfe gerufene Arzt, soweit ihm die Hilfeleistung unter Berücksichtigung aller Umstände möglich u. zumutbar ist; dies gilt insbes. für den Bereitschafts- u. Notfallarzt. Allerdings führt § 323 c nicht zu einer Erweiterung der ärztlichen Berufspflichten.

Der Arzt sollte nicht verkennen, dass § 323 c StGB lediglich die **von Anfang an** nicht geleistete Hilfe unter Strafe stellt. Sobald er die Behandlung aufgenommen hat, trägt er eine (auch im strafrechtlichen Sinne) **höhere** Verantwortung. Er kann dann u. U. einen Straftatbestand durch Unterlassen verwirklichen. Voraussetzung hierfür ist eine **Garantenstellung:** Diese besteht für den Arzt nicht schon aufgrund seiner Arzteigenschaft; vielmehr ergibt sie sich erst aus der tatsächlichen Übernahme der Behandlung u. der daraus (für den Verunglückten) geschaffenen Vertrauenslage.

Hilfe|suchen: (engl.) searching for help; (soziol.) auf Unterstützung gerichtetes Verhalten von Menschen in Situationen, die subjektiv als nicht allein zu bewältigen erscheinen; wird beeinflusst u. a. von Symptomwahrnehmung, Krankheitsverhalten*, Gesundheitsverhalten* u. den sie bestimmenden sozialen u. psych. Bedingungen u. kann sich richten auf professionelle Hilfe od. z. B. Selbsthilfegruppen; vgl. Krankenrolle.

Hilfs|mittel: (engl.) appliances, aid(e)s; in der Definition der gesetzl. Krankenversicherung (§ 33 SGB V; für die gesetzl. Unfallversicherung s. § 31 SGB VII) Körperersatzstücke, orthop. od. andere Geräte (einschl. Hörhilfen sowie Brillen u. a. Sehhilfen) zum Ausgleich eines körperl. Funktionsdefizits (Behinderung) od. zur Sicherung des Erfolgs einer Heilbehandlung; vgl. Heilmittel.

Hilfs|stoffe, pharmazeutische: (engl.) pharmaceutical additives; Stoffe, die der Herstellung von Arzneiformen* dienen, wobei sie die Arzneistoffwirkung der pharmaz. Wirkstoffe steuern bzw. unterstützen können (z. B. Verzögerung der Arzneistofffreisetzung durch Tablettenhilfsstoffe, Resorptionsverbesserer), ohne selbst eine pharmak. Wirkung zu besitzen; ph. H. in Fertigarzneimitteln müssen nicht deklariert werden.

Hill-Sachs-Läsion (Harold A. H., amerikan. Radiol., geb. 1901; Maurice D. S., amerikan. Radiol., geb. 1909; lat. laesio Verletzung) f: (engl.) Hill-Sachs lesion; Impression am dorsolateralen Rand des Humeruskopfs bei habitueller Schultergelenkluxation*.

Hilton-Zisterne f: Cisterna pontocerebellaris.

Hilum (lat. kleines Ding) n: (engl.) hilus; auch Hilus; (anat.) Vertiefung an der Oberfläche eines Organs, wo strangförmig Gefäße, Nerven, Ausführungsgänge ein- bzw. austreten.

Hilum pulmonis (↑) n: (engl.) hilum of lung; auch Lungenhilum; Eintrittstelle der Hauptbronchien u. der A. und V. pulmonalis in die Lunge an der Facies mediastinalis.

H

Hilus|zell|tumor (↑; Zelle*; Tumor*) m: (engl.) hilus cell tumor; aus den Leydig*-Zwischenzellen entsprechenden Zellen im Bereich des Ovarialhilums hervorgehender androgenproduzierender Tumor; klin. meist ohne Bedeutung u. benigne; vgl. Ovarialtumoren.

Himasthla muehlensi f: zu den Trematodes* gehörender Darmegel der Vögel; gelegentl. bei Menschen.

Himbeer|zunge: (engl.) raspberry tongue; s. Zunge.

Hinken: (engl.) limping; s. Gangstörungen.

Hinken, inter|mittierendes: s. Claudicatio intermittens.

Hinter|damm|griff: s. Ritgen-Handgriff.

Hinter|haupt|bein: Os* occipitale.

Hinter|haupt|lage: (engl.) occiput presentation; Abk. HHL; gebh. Lage, bei der der Kopf des Kindes tief gebeugt ist, so dass das Hinterhaupt die Führung übernimmt (Leitstelle: kl. Fontanelle); dabei liegt es meist vorn (vordere od. regelrechte HHL) od. ist nach hinten gerichtet (hintere HHL). Vgl. Kindslage (Abb.).

Hinter|hirn: Metencephalon*, Teil des Rautenhirns; s. Gehirn.

Hinter|horn|syn|drom n: (engl.) posterior horn syndrome; Symptomenkomplex inf. lokaler Schädigung der Columna posterior des Rückenmarks (z. B. bei Dysrhaphiesyndromen*, Syringomyelie*) mit homolateralen, segmental begrenzten dissoziierten Sensibilitätsstörungen* u. trophischen Störungen bei Abschwächung von Muskeltonus u. Muskeleigenreflexen.

Hinter|kammer|linse: (engl.) posterior chamber lens; s. Linsenimplantation.

Hinter|scheitel|bein|einstellung: (engl.) occiput posterior position; (gebh.) syn. verstärkte Litzmann-Obliquität, Form des Asynklitismus*; bei hochgradig verengtem Becken stellt sich u. U. das hintere Scheitelbein als Leitstelle* ein; bedingte Geburtsunmöglichkeit, da Scheitelbein, Schulter usw. hinter der Symphyse festhaken können.

Hinter|strang: (engl.) posterior funiculus of spinal cord; Funiculus posterior; der zw. Sulcus medianus posterior u. der Hintersäule (Columna posterior) liegende Teil der weißen Substanz des Rückenmarks; im oberen Brust- u. im Halsmark wird er durch ein Septum intermedium in den kleineren Fasciculus gracilis (Goll*-Strang mit Fasern aus der unteren Körperhälfte) u. den größeren lateralen Fasciculus cuneatus (Burdach-Strang mit Fasern aus der oberen Körperhälfte) unterteilt. Das Hinterstrangsystem dient der Vermittlung der epikritischen u. der Tiefensensibilität. Vgl. Tabes dorsalis.

Hinter|strang|stimulation (lat. stimulare anstacheln, antreiben) f: (engl.) dorsal column stimulation (Abk. DCS); neurochir. Schmerztherapie* durch elektr. Stimulation des Hinterstrangs; perkutane Testung mit externem Stimulator u. anschließende Implantion eines Schrittmachers mit Mehrkanalelektrode subdural auf dem Hinterstrang oberhalb der Schmerzregion; **Ind.:** Arachnoiditis, peri- bzw. epidurale Vernarbungen (z. B. bei Postdiskotomiesyndrom*). M. Gaa.

Hinter|strang|sym|ptome n pl: (engl.) dorsal funiculus symptoms; neurol. Symptome, die bei Schädigung der Hinterstränge des Rückenmarks auftreten: Störung von epikritischer Sensibilität, Lageempfinden u. Vibrationsempfinden, Stereoagnosie, spinale Ataxie mit Gangstörungen inf. Störung der Tiefensensibilität; Romberg-Versuch u. Fingerversuch positiv; **Vork.:** u. a. bei Tabes dorsalis, funikulärer Myelose, Rückenmarktumoren, Friedreich-Ataxie.

Hinter|wand|in|farkt (Infarkt*) m: (engl.) inferior/posterior myocardial infarction; Herzinfarkt* im Bereich der Herzhinterwand (li. u. re. Kammer) durch Verschluss der A. coronaria dextra, seltener des R. circumflexus.

Hiob-Syn|drom n: syn. Hyper*-IgE-Syndrom.

HIPA: Abk. für **H**eparin-**i**nduzierter **P**lättchen**a**ktivierungstest*.

Hippel-Lindau-Syn|drom (Eugen von H., Ophth., Göttingen, 1867–1939; Arvid L., Pathol., Lund, 1892–1958) n: syn. Angiomatosis cerebelli et retinae, Netzhautangiomatose; zu den Phakomatosen* gerechnete, autosomal-dominant erbl. Erkr. (Genlokus 3p25–26) mit multiplen kapillären Angiomen der Netzhaut (s. Abb.) u. des Kleinhirns, evtl. des Rückenmarks sowie Zystenbildung in Pankreas, Nieren u. Leber (Leber-

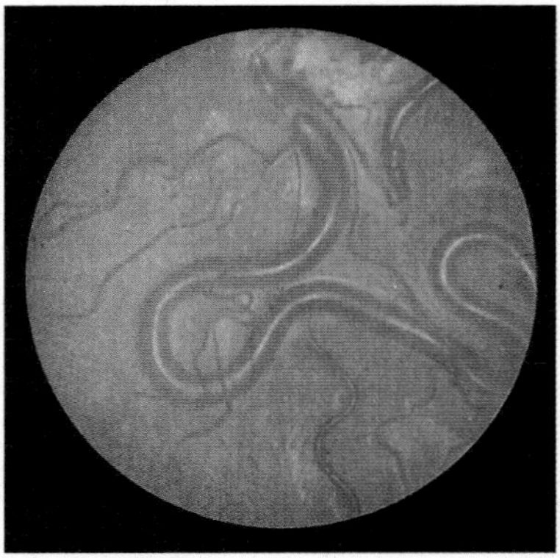

Hippel-Lindau-Syndrom: zystischer Gefäßtumor der Netzhaut bei 12–1 Uhr am Bildrand mit extrem erweiterten Gefäßen, daneben normale Gefäßkaliber [362]

kavernome), Phäochromozytomen u. Nierenzellkarzinomen (als häufigste Todesursache); **Häufigkeit:** 1:35 000; **Sympt.:** je nach Lok. der Angiome z. B. Sehstörungen, Hinterkopfschmerz, Schwindel, Erbrechen, Gangstörungen; **Kompl.:** Blutungen, Erblindung durch Netzhautablösung; **Diagn.:** sorgfältige präventive Untersuchung des Augenhintergrunds; Kernspintomographie des ZNS mit Kontrastmittel, abdominale Ultraschalldiagnostik; Bestimmung der Katecholamine; **Ther.:** op. Entfernung, lokale Bestrahlung. Vgl. Polyadenomatose-Syndrome.

Hippo|campus (gr. ἱππόκαμπος Seepferdchen) m: durch den Sulcus hippocampalis verursachte Vorwölbung im Unterhorn des Seitenventrikels des Gehirns; Teil des limbischen Systems*.

Hippokrates-Re|position (Hippokrates, griech. Arzt u. Begründer der wiss. Medizin, Insel Kos, ca. 460 v. Chr. - ca. 370 v. Chr.; lat. reponere, repositus zurückstellen) f: (engl.) Hippocrates manipulation; s. Schultergelenkluxation.

Hippokratischer Eid (†): (engl.) hippocratic oath; Schwurformel nach Hippokrates, die in Abwandlungen auch heute noch für Ärzte gültig ist:

„Ich schwöre, Apollon den Arzt und Asklepios und Hygieia und Panakeia und alle Götter und Göttinnen zu Zeugen anrufend, dass ich nach bestem Vermögen und Urteil diesen Eid und diese Verpflichtung erfüllen werde: den, der mich diese Kunst lehrte, meinen Eltern gleich zu achten, mit ihm den Lebensunterhalt zu teilen und ihn, wenn er Not leidet, mitzuversorgen; seine Nachkommen meinen Brüdern gleichzustellen und, wenn sie es wünschen, sie diese Kunst zu lehren ohne Entgelt und ohne Vertrag; Ratschlag und Vorlesung und alle übrige Belehrung meinen und meines Lehrers Söhnen mitzuteilen, wie auch den Schülern, die nach ärztlichem Brauch durch den Vertrag gebunden und durch den Eid verpflichtet sind, sonst aber niemandem.

Meine Verordnungen werde ich treffen zu Nutz und Frommen der Kranken, nach bestem Vermögen und Urteil; ich werde sie bewahren vor Schaden und willkürlichem Unrecht.

Ich werde niemandem, auch nicht auf seine Bitte hin, ein tödliches Gift verabreichen oder auch nur dazu raten. Auch werde ich nie einer Frau ein Abtreibungsmittel geben. Heilig und rein werde ich mein Leben und meine Kunst bewahren. Auch werde ich den Blasenstein nicht operieren, sondern es denen überlassen, deren Gewerbe dies ist.

Welche Häuser ich betreten werde, ich will zu Nutz und Frommen der Kranken eintreten, mich enthalten jedes willkürlichen Unrechtes und jeder anderen Schädigung, auch aller Werke der Wollust an den Leibern von Frauen und Männern, Freien und Sklaven.

Was ich bei der Behandlung sehe oder höre oder auch außerhalb der Behandlung im Leben der Menschen, werde ich, soweit man es nicht ausplaudern darf, verschweigen und solches als ein Geheimnis betrachten.

Wenn ich nun diesen Eid erfülle und nicht verletze, möge mir im Leben und in der Kunst Erfolg zuteil werden und Ruhm bei allen Menschen bis in ewige Zeiten; wenn ich ihn übertrete und meineidig werde, das Gegenteil."

Hippo|therapie (gr. ἵππος Pferd) f: (engl.) hippotherapy; s. Reiten, therapeutisches.

Hipp|uricase f: Hydrolase, die Hippursäure* reversibel in Benzoesäure u. Glycin spaltet.

Hippur|säure: (engl.) hippuric acid; N-Benzoylglycin, Benzamidoessigsäure; i. R. der Biotransformation* v. a. in der Leber unter Katalyse der Hippuricase zur Ausscheidung von Benzoesäure gebildetes Konjugat mit Glycin; im menschl. Harn normalerweise in Spuren vorhanden; vermehrt nach Genuss von Stoffen, die im Organismus Benzoesäure bilden (z. B. Pflaumen, Birnen, Preiselbeeren), auch bei Eiweißfäulnis. Vgl. Clearance.

Hippus (gr. ἵππος Pferd) m: s. Mydriasis, springende.

Hirci (lat. hircus Ziegenbock) m pl: Achselhaare; vgl. Haare.

Hirn: (engl.) brain; (anat.) Enzephalon; s. Gehirn.

Hirn-: s. a. Gehirn-, Cerebr-, Zerebr-, Encephal-, Enzephal-.

Hirn|ab|szess (Abszess*) m: (engl.) brain abscess; intrazerebraler Abszess; **Urs.:** **1.** meist lokal fortgeleitete Inf., v. a. bei Sinusitis, Otitis; **2.** hämatogen fortgeleitete Inf. bei Endokarditis, Pneumonie od. Bronchiektasen; **3.** seltener inf. Schädelhirntrauma od. Liquorfistel; **Err.:** meist Streptokokken, Anaerobier, Staphylokokken; häufig als Mischinfektion; **Lok.:** v. a. Großhirn, seltener Kleinhirn od. Hirnstamm; **Klin.:** Kopfschmerz, zerebrale Herdsymptome, Bewusstseinstrübung, Epilepsie, Zeichen der intrakraniellen Raumforderung, Hirndrucksteigerung* u. a.; Verlauf häufig afebril; **Diagn.:** kranielle Computertomographie, Kernspintomographie; **Ther.:** hochdosiert Antibiotika, neurochir. Drainage; **DD:** v. a. Hirntumoren, Toxoplasmose. Vgl. Epiduralabszess.

Hirn|an|eurysma (Aneurysma*) n: s. Aneurysma, intrakranielles.

Hirn|anhang|drüse: Hypophyse*.

Hirn|a|trophie (Atrophie*) f: (engl.) cerebral atrophy; generalisierte od. umschriebene Atrophie* des zerebralen Nervengewebes. Eine Hirnrindenatrophie führt zur Erweiterung der äußeren Liquorräume u. Hydrocephalus e vacuo, die Erweiterung des Ventrikelsystems zu einem Hydrocephalus internus. **Vork.:** z. B. im Altersgehirn, bei metabolischen u. degenerativen Erkr., Intoxikationen, manchmal bei Prionkrankheiten des Menschen.

Hirn|basis f: Basalfläche des Gehirns*.

Hirn|blutung: s. Schlaganfall, Kugelblutung, Ringblutung, Hämatom, intrakranielles.

Hirn|blutung, geburts|traumatische: (engl.) perinatal cerebral hemorrhage; Blutung im Schädelinnern von Neugeborenen (subdural, subarachnoidal, intraventrikulär, intrazerebral) als Geburtsschaden; prädisponiert sind insbes. Frühgeborene. **Sympt:** v. a. Atemrhythmusstörungen mit Asphyxie, Schnappatmung, u. U. Atemstillstand; daneben Zeichen erhöhten Hirndrucks (Erbrechen, Krampfneigung, Opisthotonus). **DD:** während der Schwangerschaft entstandene Hirnblutungen u. a. Hirnschäden, z. B. inf. intrauteriner Infektion. Vgl. Depressionszustand des Neugeborenen.

Hirn|bruch: (engl.) encephalocele; Hernia cerebri; veraltete Bez. für Enzephalozele.

Hirn|druck: (engl.) intracranial pressure; syn. intrakranieller Druck; innerhalb des knöchernen Schädels herrschender Druck; **Referenzbereich** beim Erwachsenen in horizontaler Lage: 5–15 mmHg; physiol. kurzfristige Druckspitzen,

H

z. B. beim Husten bis 100 mmHg. Durch die rel. Inkompressibilität von Hirngewebe u. Liquor sowie die Unnachgiebigkeit der Schädelknochen können bereits geringfügige Veränderungen des intrakraniellen Volumens zu einer massiven Hirndrucksteigerung* führen. Vgl. Liquordruck.

Hirn|druck|messung: (engl.) intracranial pressure monitoring; kontinuierl. Messung des intrakraniellen Drucks mit Hilfe eines spez. Katheters bzw. Druckabnehmers, der durch ein Bohrloch im Schädel in Hirnventrikel, Hirnparenchym od. Epiduralraum eingeführt wird. Vgl. Liquordruck.

Hirn|druck|steigerung: (engl.) increase of intracranial pressure; pathol. erhöhter intrakranieller Druck; z. B. bei Hydrozephalus, Hirnödem, traumatischen, entzündlichen u. raumfordernden intrakraniellen Prozessen (v. a. Hirntumoren); **Sympt.:** Kopfschmerz, Hirnnervenstörungen (v. a. des N. abducens u. N. oculomotorius), Stauungspapille*, Nüchternerbrechen, Bradykardie, Atemstörungen, Bewusstseinsstörung, evtl. Zeichen der Einklemmung*, Dezerebration*; radiol. (bes. in der Computertomographie) stärkeres Hervortreten der Impressiones digitatae, Atrophie des Dorsum sellae bei chron. Verlauf, volumenverkleinerte basale Cisternae, verstrichene Sulci cerebri.

Hirn|em|bolie (Embol-*) f: (engl.) cerebral embolism; Embolie* von art. Hirngefäßen; meist zur Enzephalomalazie* führende Thromboembolie (v. a. der A. cerebri media) bei Thrombenbildung insbes. im Herzen u. an arteriosklerotischen Plaques im Bereich der A. carotis, seltener Fett- od. Luftembolie; vgl. Durchblutungsstörung, zerebrale.

Hirn|erschütterung: Commotio* cerebri.

Hirn|fehl|bildungen: (engl.) brain anomalies, cerebral malformations; angeb. Fehlbildungen des Gehirns bzw. einzelner Gehirnanteile, z. B. Anenzephalie, Hemienzephalie, Mikrozephalie, Porenzephalie, Agyrie, Mikrogyrie bzw. Agenesie, Hydrozephalie od. Aplasie einzelner Hirnteile, z. B. Hydranenzephalie, Balkenmangel od. Kleinhirn-Agenesie.

Hirn|häute: s. Meninges.

Hirn|haut|entzündung: Meningitis*.

Hirn|in|farkt (Infarkt*) m: s. Schlaganfall, Enzephalomalazie, Binswanger-Krankheit.

Hirn|kammer: s. Hirnventrikel.

Hirn|kon|tusion (Kontusion*) f: Contusio* cerebri.

Hirn|leistungs|schwäche, post|traumatische: (engl.) posttraumatic brain dysfunction; Bez. für neurol. u. psych. Störungen nach einem Schädelhirntrauma*; **Sympt.:** Verlangsamung, leichte Ermüdbarkeit, Lethargie, Aufmerksamkeits- u. Konzentrationsschwäche, Gedächtnis- u. Denkstörung, depressive Verstimmung, Kopfschmerz u. Schwindel; evtl. Aphasie od. Apraxie; vgl. Syndrom, pseudoneurasthenisches.

Hirn|meta|stasen (Metastase*) f pl: (engl.) brain metastases; s. Hirntumoren.

Hirn|nerven (Nervus*): (engl.) cerebral nerves; Nn. craniales (s. Abb.); Verlauf u. Versorgungsgebiete: s. die einzelnen Nerven.

Hirn|nerven|syn|drom, poly|neuritisches (↑) n: (engl.) polyneuritic cranial nerve syndrome; Ausfall von Hirnnerven bei Polyneuritis*; am häufigsten ist der N. facialis betroffen.

Hirn|ödem (Ödem*) n: (engl.) brain edema; vermehrte Einlagerung von Wasser in das Gehirn inf. Schädigung der Blut*-Hirn-Schranke od. der Blut*-Liquor-Schranke; **Formen: 1.** vasogenes H.: extrazelluläres H. inf. Störung der Kapillarpermeabilität u. Hämodynamik; z. B. nach Schädelhirntrauma*, als perifokales (umschriebenes) H. v. a. bei Hirntumoren, Hirnabszess, Enzephalitis; **2.** zytotoxisches H.: intrazelluläres H. inf. Störung der Na^+/K^+-ATPase; z. B. bei Ischämie, Urämie, Wasserintoxikation, Hypoxie; **3.** interstitielles H. durch vermehrten Einstrom von Liquor cerebrospinalis; z. B. bei Hydrozephalus. Ein länger bestehendes H. kann zur sog. Ödemnekrose* führen. **Sympt.:** Zeichen der Hirndrucksteigerung* inf. Volumenzunahme des Gehirns; **Ther.:** Osmotherapie, evtl. künstl. Beatmung mit Hyperventilation u. Barbiturate; Glukoortikoide nur bei perifokalem vasogenem Hirnödem.

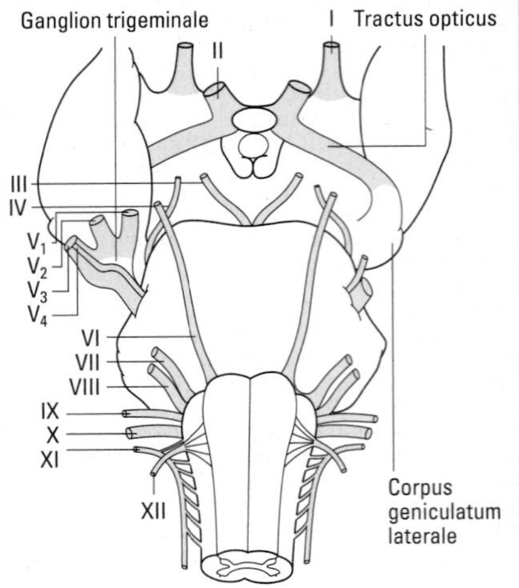

Hirnnerven:
Gehirnbasis mit Hirnnerven;
I: Tractus olfactorius; II: N. opticus; III: N. oculomotorius; IV: N. trochlearis; V_1: N. ophthalmicus; V_2: N. maxillaris; V_3: N. mandibularis; V_4: Radix motoria n. trigemini; VI: N. abducens; VII: N. facialis; VIII: N. vestibulocochlearis; IX: N. glossopharyngeus; X: N. vagus; XI: N. accessorius; XII: N. hypoglossus [552]

Hirn|prolaps (Prolaps*) m: (engl.) brain prolapse; Prolapsus cerebri; **1.** äußerer H.: s. Enzephalozele; **2.** innerer H.: s. Einklemmung.

Hirn|quetschung: Compressio* cerebri.

Hirn|rinden|a|trophie (Atrophie*) f: s. Hirnatrophie.

Hirn|schaden, früh|kindlicher: (engl.) infantile brain damage; allg. Bez. für ätiol. u. pathol.-anat. unterschiedl. organische Schädigungen des ZNS, die zw. 6. Schwangerschaftsmonat u. 3.–6. Lj. auftreten; **Urs.:** z. B. Hypoxie (häufigste Urs.) in utero od. während der Geburt, Inf., Hirnblutung, Trauma, Fetopathie; bes. gefährdet ist das Kind in der Perinatalperiode. **Klin.:** nach Ausmaß u. Lok. der Hirnschädigung unterschiedlich stark ausgeprägte Sympt., z. B. Aufmerksamkeitsdefizit-Hyperaktivitätsstörung, Verhaltensstörungen, frühkindl. exogenes Psychosyndrom (s. Psychose), psychomotor. Retardierung, Intelligenzdefekt, evtl. infantile Zerebralparese od. epileptische Anfälle; **Diagn:** Früherfassung von Störungen durch Beurteilung der somat. u. motor. Entwicklung, der frühkindlichen Reflexe* u. der psych. Entwicklung (vgl. Screening-Verfahren); **Ther.:** je nach Symptomatik frühzeitig Krankengymnastik, psychol. Therapie, Logopädie. Vgl. Risikoschwangerschaft.

Hirn|schenkel: s. Crus cerebri.

Hirn|schlag: syn. Schlaganfall*.

Hirn|schwellung: syn. Hirnödem*.

Hirn|sichel: s. Falx cerebri.

Hirn|sinus (Sinus*) m pl: (engl.) cranial sinus; Sinus durae matris; starrwandige inkompressible u. klappenlose venöse Blutleiter zw. den beiden Blättern der harten Hirnhaut (Dura mater encephali), die das Venenblut des Gehirns u. der Hirnhäute, z. T. auch der Knochen des Schädeldachs, der Augenhöhle, des Innenohrs aufnehmen. Hauptabfluss in der V. jugularis int.; man unterscheidet: **1.** Sinus sagittalis sup.: folgt der Ansatzlinie der Hirnsichel am Schädeldach, mündet im Confluens sinuum; **2.** Sinus sagittalis inf.: im freien Rand der Hirnsichel, mündet in den **3.** Sinus rectus: in der Wurzel der Hirnsichel auf dem Kleinhirnzelt zum Confluens sinuum; **4.** Sinus transversus: beginnt am Confluens sinuum u. folgt der okzipitalen Befestigung des Kleinhirnzelts bis zur Kante der Felsenbeinpyramide, von hier S-förmig gebogen als **5.** Sinus sigmoideus zum Foramen jugulare; **6.** Sinus occipitalis: in der Wurzel der Kleinhirnsichel am Hinterhauptbein zum Confluens sinuum od. Sinus transversus; **7.** Sinus cavernosus: zu beiden Seiten des Türkensattels, steht mit den Augenhöhlenvenen (u. über die V. angularis mit der V. facialis) in Verbindung; Hauptabflüsse durch den **8.** Sinus petrosus sup. längs der oberen Felsenbeinkante zum Sinus sigmoideus u. durch den **9.** Sinus petrosus inf.: an der hinteren Felsenbeinunterkante zur V. jugularis int.; **10.** Sinus intercavernosi: verbinden die Sinus cavernosi vor u. hinter der Hypophyse; **11.** Sinus sphenoparietalis: am kleinen Keilbeinflügel, mündet in den Sinus cavernosus.

Hirn|sklerose (Skler-*; -osis*) f: (engl.) cerebrosclerosis; nicht korrekte Bez. für Arteriosklerose* von Hirngefäßen.

Hirn|sklerose, dif|fuse (↑; ↑) f: (engl.) diffuse cerebrosclerosis; Bez. für diffuse Entmarkungskrankheiten des Gehirns; s. Leukodystrophie.

Hirn|sklerose, tuberöse (↑; ↑) f: s. Sklerose, tuberöse.

Hirn|stamm: (engl.) brainstem; (anat.) Truncus encephali: **1.** Myelencephalon; **2.** Pons; **3.** Mesencephalon*.

Hirn|stamm|en|zephalitis (Enkephal-*; -itis*) f: (engl.) brainstem encephalitis; Enzephalitis* im Bereich des Hirnstamms; **Urs.:** infektiös (Mycobacterium tuberculosis, Listeria monocytogenes, Herpes-Viren), immun. bzw. bei Multipler Sklerose od. paraneoplastisch; vgl. Bickerstaff-Enzephalitis, Mesenzephalitis. E. Sch.

Hirn|stamm|en|zephalitis, benigne (↑; ↑) f: syn. Bickerstaff*-Enzephalitis.

Hirn|stamm|kon|tusion (Kontusion*) f: (engl.) brainstem contusion; s. Contusio cerebri.

Hirn|stamm|syn|drome n pl: (engl.) brainstem syndromes; Symptomenkomplexe, die als Folge umschriebener Läsionen im Bereich des Hirnstamms* auftreten; **Urs.:** vertebrobasiläre Durchblutungsstörung*, Schlaganfall* des Hirnstamms (s. Abb.), Hirntumoren*, Rückenmarktumoren* des oberen Zervikalmarks, traumat. Schädigung, Enzephalitis*, Multiple* Sklerose; **Klin.** der einzelnen H. in Abhängigkeit von der Lok. der Schädigung: s. ums. Tab. Zu den H. gehört auch die Bulbärparalyse*.

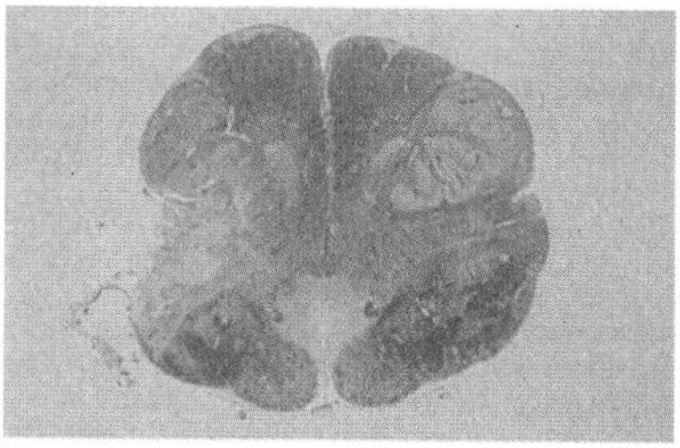

Hirnstammsyndrome:
Hirnstamminfarkt mit Enzephalomalazie im Bereich der dorsolateralen Medulla oblongata inf. Verschlusses der A. cerebelli inferior posterior (Wallenberg-Syndrom); histologischer Großflächenschnitt [89]

Hirn|stiel: (engl.) cerebral peduncle; s. Pedunculus cerebri.

Hirn|ströme: (engl.) brain waves; s. Elektroenzephalographie.

Hirn|substanz, graue (Substantia*) f: Substantia* grisea.

Hirn|substanz, weiße (↑) f: Substantia* alba.

Hirn|szinti|graphie (Szinti-*; -graphie*) f: (engl.) cerebral scintigraphy, brain scan; Szintigraphie* zur Darstellung versch. Hirnfunktionen; **Anw.:** i. d. R. als Emissionscomputertomographie* (PET od. SPECT) zur Beurteilung der Perfusion (regionaler zerebraler Blutfluss, Abk. rCBF), des Stoffwechsels (mit PET z. B. Glukosestoffwechsel mit F-18-Fluordesoxyglukose zur Tumor- u. Epilepsiediagnostik; Proteinstoffwechsel zur Tumordiagnostik) u. von Rezeptoren (Dopamin, Serotonin, Benzodiazepine u. a.); Untersuchung der Liquorräume v. a. zum Nachweis einer Liquorrhö.

Hirn|tod: (engl.) brain death; Tod* des Individuums durch Organtod des Gehirns; irreversibler Ausfall aller Hirnfunktionen bei evtl. noch aufrechterhaltener Kreislauffunktion u. Atmung; **Pathol./Anat.:** das reaktionslose Gehirn wird durch Infiltrate von den Stellen, die noch durchblutet werden (Sehnerv, Hypophyse, Zervikalmark), abgegrenzt. Durch den maximal erhöhten Binnendruck werden Teile des Kleinhirns in den Spinalkanal hineingepresst. Voraussetzungen für die **Feststellung** des H.: schwere Hirnschädigung u. Ausschluss einer reversiblen Hirnfunktionsstörung sowie von Bewusstseinsstörungen bekannter Urs., z. B. nach Vergiftung; **Kriterien: 1.** neurol.-klin. Zeichen (wiederholt prüfen!): Koma, Ausfall der Spontanatmung (s. Apnoetest), Pupillenstarre, fehlender Korneal-, Tracheal- u. Pharyngealreflex, fehlender okulozephaler Reflex, keine Reaktion auf Schmerzreize im Versorgungsgebiet des N. trigeminus; diese Ausfallerscheinungen gelten als beweisend für den H., wenn sie bei primärer Hirnschädigung mind. 12 Std., bei sekundärer drei Tage lang bestehen. **2.** Resultate apparativer

H

Hirnstammsyndrome

Bezeichnung	Lokalisation	Symptome ipsilateral	kontralateral
Hemiplegia alternans oculomotoria; Weber-Syndrom	Pedunculus cerebri	Okulomotoriuslähmung	Hemiparese
oberes Nucleus-ruber-Syndrom; Nothnagel-Syndrom	Mittelhirn, Nucleus ruber		Hemiparese, Tremor, Hemiathetose, Hemichorea[1]
unteres Nucleus-ruber-Syndrom; Claude-Syndrom	Mittelhirn (Tegmentum), Nucleus ruber	Okulomotoriuslähmung	Hemiparese, Rigor, Tremor, Hemiataxie
unteres Nucleus-ruber-Syndrom; Benedikt-Syndrom	Mittelhirn (Tegmentum), Nucleus ruber	Okulomotoriuslähmung	Hemiparese, Rigor, Tremor, Hemiataxie, Hemichorea[2]
Parinaud-Syndrom	Vierhügelregion	vertikale Blicklähmung, vertikaler Nystagmus	
paramedianes Ponssyndrom	Brücke	(Ataxie)	Hemiparese, Ataxie, Hypotonie
laterales Ponssyndrom	Brücke	Trigeminusausfälle, Ataxie, Horner-Syndrom	dissoziierte Sensibilitätsstörung, (Hemiparese)[3]
Brückenhauben-Syndrom; Gasperini-Syndrom	kaudale Brückenhaube	Fazialis-, Abduzenslähmung, Trigeminusausfälle; Hörstörungen, Nystagmus, Intentionstremor, Blicklähmung	Sensibilitätsstörungen
Cestan-Raymond-Syndrom	orale Brückenhaube	horizontale Blick- od. Abduzenslähmung, Ataxie	Hemihypästhesie, Hemiparese
Foville-Syndrom	kaudale Brücke	horizontale Blick- od. Abduzenslähmung, Fazialislähmung	Hemiparese
Hemiplegia alternans facialis; Millard-Gubler-Syndrom	kaudale Brücke	(periphere) Fazialislähmung	Hemiparese
Brissaud-Syndrom	kaudale Brückenhaube	Zuckungen der Gesichtsmuskulatur	Hemiparese

(Fortsetzung nächste Seite)

Zusatzuntersuchungen: bei einer über 30 Min. kontinuierlich abgeleiteten Elektroenzephalographie* entspr. den Kriterien der Deutschen EEG-Gesellschaft muss eine hirnelektrische Stille (no DCA: Abk. für no detectable cortical activity) bestehen; die Wellen III-V akustisch evozierter, früher Hirnstammpotentiale dürfen nicht nachweisbar sein (bei Säuglingen bzw. Kleinkindern Wiederholung nach 72 bzw. 24 Std. erforderlich). Ein Zirkulationsstillstand innerh. der Gehirngefäße kann durch Angiographie, Doppler-Sonographie od. Perfusionsszintigraphie nachgewiesen werden u. beweist ebenfalls den H. (No-flow-Phänomen). Die Feststellung des H. ist nach dem Transplantationsgesetz* eine der notwendigen Voraussetzungen für die Organentnahme zur Transplantation* beim toten Spender. Sie ist grundsätzlich von zwei dafür qualifizierten Ärzten unabhängig voneinander durchzuführen, die nicht Mitglieder des Transplantationsteams sein dürfen. Vgl. Todeszeitpunkt, Syndrom, apallisches.

Hirn|trauma (Trauma*) n**:** s. Schädelhirntrauma.

Hirn|tumoren (Tumor*) m pl**:** (engl.) brain tumors; klin. Bez. für intrakranielle Tumoren; **Einteilung: 1.** primäre H.; gehen von Neuroepithel, Ganglienzellen, Meningen, Nervenscheiden, Hypophyse od. ektopen intrakraniellen Geweben (Keimzell- od. Fehlbildungstumoren) aus; Urs. unklar (v. a. genetische u. hormonale Faktoren, onkogene Viren u. exogene Karzinogene werden diskutiert); **2.** sekundäre H.; Metastasen anderer Primärtumoren sowie Tumoren, die von dem das Gehirn umgebenden Knochen ausgehen; **WHO-Klassifikation** u. **Lok.:** s. Tab. S. 68–73; WHO-Gradeinteilung entspr. der Dignität: Grad I (benigne), Grad II (semibenigne; postoperative Überlebenszeit 3–5 Jahre), Grad III (semimaligne; postoperative Überlebenszeit 2–3 Jahre),

Hirnstammsyndrome (Fortsetzung)

Bezeichnung	Lokalisation	Symptome ipsilateral	kontralateral
paramedianes Oblongatasyndrom; Jackson-Syndrom	paramediane Medulla oblongata	Hypoglossuslähmung	Hemiparese, Sensibilitätsstörungen
dorsolaterales Oblongatasyndrom; Wallenberg-Syndrom	dorsolaterale Medulla oblongata	Horner-Syndrom, Stimmbandparese, Gaumensegel- u. Rachenhinterwandlähmung; Trigeminusausfall, Ataxie, Nystagmus	dissoziierte Sensibilitätsstörung, evtl. Hemiparese[4]
Babinski-Nageotte-Syndrom	laterale Medulla oblongata	Ataxie, Horner-Syndrom	Hemiparese, Sensibilitätsstörung[5]
Cestan-Chenais-Syndrom	laterale Medulla oblongata	Horner-Syndrom, Stimmband-, Gaumensegel- u. Rachenhinterwandlähmung	Hemiparese, Hemihypästhesie
(Longhi-) Avellis-Syndrom	laterale Medulla oblongata	Stimmband-, Gaumensegel- u. Rachenhinterwandlähmung	Hemiparese, Hemihypästhesie
Schmidt-Syndrom	laterale Medulla oblongata	Stimmband-, Gaumensegel- u. Rachenhinterwandlähmung, Akzessoriuslähmung	Hemiparese, Hemihypästhesie
Vernet-Syndrom	laterale Medulla oblongata	Gaumensegel- u. Rachenhinterwandlähmung, Akzessoriuslähmung, Hemiageusie hinteres Zungendrittel, Hemihypästhesie Pharynx[6]	Hemiparese

Besonderheiten: [1] skandierende Sprache; [2] Gangstörungen; [3] Myorhythmien des Gaumensegels; [4] Schwindel; [5] evtl. Nystagmus und Gangstörungen; [6] Ursache evtl. Glomustumoren

Grad IV (maligne; postoperative Überlebenszeit 6–15 Mon.); **Häufigkeit:** Anteil der gesamten bzw. primären H. an allen Tumorerkrankungen: 7-9 % bzw. 5 %; maligne H. u. intrakranielle Metastasen häufiger bei Männern als bei Frauen; **Klin.:** abhängig von Lok. (vgl. Syndrom, hirnlokales), Wachstumsgeschwindigkeit u. Größe; anfangs oft Kopfschmerz, epilept. Anfälle, Wesensänderung (Antriebsstörung, Desinteresse, affektive Verflachung, Verlangsamung), Vergesslichkeit, zerebrale Herdstörung; später ggf. Hydrozepha-

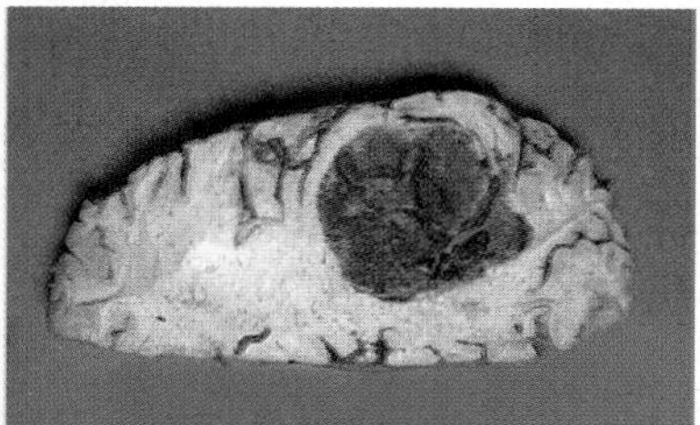

Hirntumoren:
Metastase eines malignen Melanoblastoms; schwärzlich-rauchgraue Farbe des pigmenthaltigen Tumors (Melanin); perifokales Ödem mit Zeichen des Hirndrucks [471]

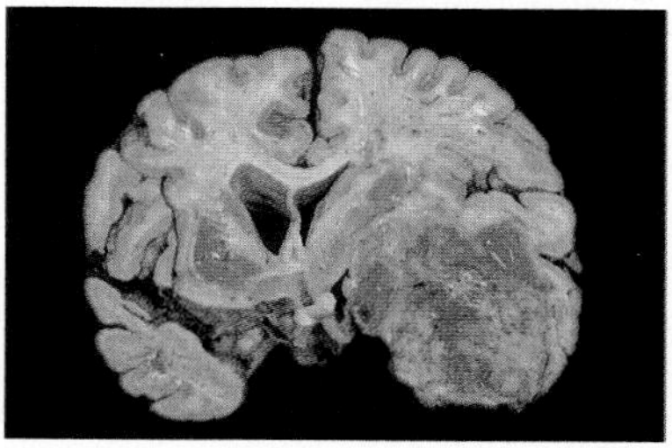

Hirntumoren:
großer nekrosenreicher (schnell wachsender) primärer Hirntumor im Temporallappen; einseitiger Hirndruck inf. Massenverschiebung durch den raumfordernden Tumor, Verschmälerung des einen Seitenventrikels durch den Tumordruck; histologisch: multiformes Glioblastom [471]

Hirntumoren
Einteilung nach WHO-Klassifikation (Auswahl)

Bezeichnung	WHO-Grad	Häufigkeit (% aller intrakraniellen Tumoren); Geschlechtsverteilung (m:w)	Bevorzugte Lokalisation	Bevorzugtes Erkrankungsalter (Lebensjahr)	Verlauf (V) Prognose (P)
1. neuroepitheliale Tumoren					
astrozytäre Tumoren					
Astrozytom	II	5	Großhirnhemisphären: Frontallappenkonvexität	20.–40.	V: langsam, infiltrierend P: nach Op. gut
anaplastisches Astrozytom	III	5	Großhirnhemisphären, Basalganglien	30.–50.	V: progredient P: schlecht, häufig Rezidive
Glioblastoma multiforme	IV	15–20	Großhirnhemisphären: Frontallappenkonvexität, Balken (Ausbreitung als Schmetterlingsgliom)	50.–60.	V: sehr rasch progredient P: sehr schlecht
pilozytisches Astrozytom	I	6,6; 1,3:1	Chiasma opticum, N. u. Tractus opticus, Hypothalamus, Basalganglien, Kleinhirn, Hirnstamm, Rückenmark	3.–15.	V: langsam P: sehr gut
pleomorphes Astrozytom	II		Großhirnhemisphären: temporale Mark-Rinden-Grenze	3.–20.	V: langsam P: i.d.R. gut; evtl. Progression zu Grad III od. IV
subependymales Riesenzellastrozytom	I		intraventrikulär; meist Seitenventrikel	10.–18.	V: sehr langsam P: sehr gut, assoziiert mit tuberöser Sklerose
oligodendrogliale Tumoren		2; 5:4			
isomorphes Oligodendrogliom	II		Großhirnhemisphären: frontal, temporal, parietal, okzipital; Thalamus	30.–45.	V: langsam P: längerfristige Remission möglich; häufige Rezidive u. maligne Progression zu Grad III od. IV möglich
anaplastisches Oligodendrogliom	III		Großhirnhemisphären: wie isomorphes Oligodendrogliom	40.–50.	V: progredient P: schlecht, Metastasierung möglich (liquorgen; systemisch in zervikale Lymphknoten u. Skelett)

Hirntumoren (Fortsetzung)
Einteilung nach WHO-Klassifikation (Auswahl)

Bezeichnung	WHO-Grad	Häufigkeit (% aller intrakraniellen Tumoren); Geschlechtsverteilung (m:w)	Bevorzugte Lokalisation	Bevorzugtes Erkrankungsalter (Lebensjahr)	Verlauf (V) Prognose (P)
ependymale Tumoren					
Ependymom	II (I – III)	2–4; 3:2	bei Kindern u. Jugendlichen intrakraniell in 4. Ventrikel, Seitenventrikel, 3. Ventrikel; bei Erwachsenen im Spinalkanal; liquorgene Metastasierung	8.–15.	bei Kindern <4 Jahre maligne: V: progredient P: oft Rezidive u. Metastasierung bei Kindern >4 Jahre u. bei Erwachsenen meist benigne: V: langsam P: i. d. R. gut
Mischgliome					
Oligoastrozytom	II		Großhirnhemisphären	35.–50.	wie isomorphes Oligodendrogliom
anaplastisches Oligoastrozytom	III		Großhirnhemisphären	35.–50.	wie anaplastisches Oligodendrogliom
Tumoren des Plexus chorioideus					
Plexuspapillom	I	<1	plexushaltige Ventrikel: Seitenventrikel; 4. Ventrikel	2.–18.	V: langsam P: sehr gut, heilbar
Plexuskarzinom	III–IV	<1	wie Plexuspapillom	2.–18.	V: infiltrierend, progredient P: schlecht
neuronale u. glioneuronale Tumoren					
Gangliogliom	I–II	2	Großhirnhemisphären: temporal	9.–25.	V: langsam P: sehr gut, heilbar
dysembryoplastischer neuroepithelialer Tumor (DNT)	I	<1	Großhirnhemisphären: temporal	10.–30.	V: langsam P: sehr gut, heilbar
zentrales Neurozytom	I	<1	an die Ventrikel angrenzend	20.–40.	V: langsam P: i. d. R. gut
Paragangliom	I	<1	Cauda equina	30.–40.	V: langsam P: sehr gut, heilbar
Olfaktoriusneuroblastom (Ästhesioneuroblastom)		<1	obere Nasenhöhle; Infiltration durch Schädelbasis in Gehirnparenchym möglich; Lymphknotenmetastasen	10.–20. u. 50.–60.	V u. P: abhängig von Tumorausmaß u. klinischem Befall; oft Rezidive

H

Hirntumoren (Fortsetzung)
Einteilung nach WHO-Klassifikation (Auswahl)

Bezeichnung	WHO-Grad	Häufigkeit (% aller intrakraniellen Tumoren); Geschlechtsverteilung (m:w)	Bevorzugte Lokalisation	Bevorzugtes Erkrankungsalter (Lebensjahr)	Verlauf (V) Prognose (P)
Pinealistumoren					
Pineozytom	II		Epiphyse; liquorgene Metastasierung möglich	15.–40.	V: langsam P: gut
Pineoblastom	IV		Epiphyse; liquorgene Metastasierung	11.–30.	V u. P: unsicher
embryonale Tumoren					
zerebrales Neuroblastom	IV		frontal; temporal	1.–5.	
Ependymoblastom	IV		frontal; temporal	1.–5.	
primitive neuroektodermale Tumoren (PNET)	IV		ventrikelnahe weiße Substanz der Großhirnhemisphären; Metastasierung	1.–5.	V: rasch progredient P: sehr schlecht
Medulloblastom	IV	2–4; 7:3	Kleinhirnwurm; liquorgene Metastasierung; evtl. Infiltration in benachbartes Parenchym	2.–10.	V u. P: abhängig von Tumorausmaß u. Manifestationsalter; Rezidive nach 5–10 Jahren
2. Tumoren der kranialen u. spinalen Nerven					
Neurinom (Schwannom)	I	8–10; 1:2	vestibulärer Anteil des VIII. Hirnnervs; N. trigeminus; N. facialis; Spinalnervenwurzeln	35.–40.	V: langsam P: gut assoziiert mit Neurofibromatose
Neurofibrom (solitär)	I		distale Abschnitte peripherer Nerven	35.–40.	V: langsam P: gut; evtl. maligne Entartung; assoziiert mit Neurofibromatose
Neurofibrom (plexiform)			zahlreiche Neurofibrome innerhalb von Nervensegmenten	20.–40.	V: langsam P: ungünstig (i. d. R. inoperabel) assoziiert mit Neurofibromatose
maligner peripherer Nervenscheidentumor (MPNST)	III–IV		primär maligne; sek. aus Neurinomen od. Neurofibromen (häufig bei Neurofibromatose)	20.–40.	V: progredient, infiltrierend P: sehr ungünstig (hämatogene Metastasierung!)

Hirntumoren (Fortsetzung)
Einteilung nach WHO-Klassifikation (Auswahl)

Bezeichnung	WHO-Grad	Häufigkeit (% aller intrakraniellen Tumoren); Geschlechtsverteilung (m:w)	Bevorzugte Lokalisation	Bevorzugtes Erkrankungsalter (Lebensjahr)	Verlauf (V) Prognose (P)
3. Tumoren der Meningen					
meningotheliale Tumoren					
Meningeom	I	15–20; 1:2	Falx cerebri, Großhirnkonvexität, Schädelbasis, Olfaktoriusrinne, Kleinhirnbrückenwinkel; spinal	35.–50.	V: langsam, infiltrierend (in Schädelknochen) P: nach Op. gut; maligne Entartung möglich
atypisches Meningeom	II		wie Meningeom	35.–50.	wie Meningeom, jedoch häufig Rezidive
papilläres Meningeom	II–III		wie Meningeom	10.–20.	V: progredient P: ungünstig
anaplastisches Meningeom	III		wie Meningeom; Metastasierung in Lunge u. Knochen	10.–20.	V: progredient, infiltrierend (in angrenzendes Gewebe) P: ungünstig
nicht meningotheliale, mesenchymale Tumoren					
Hämangioperizytom	I–III	0,4	wie Meningeom, jedoch subarachnoidal; hämatogene Metastasierung	jedes Alter	V: progredient P: ungünstig, meist rezidivierend, häufige Metastasierung
Hämangioblastom	I	<2	Kleinhirn, Hirnstamm, Spinalkanal; multiples Auftreten möglich	40.–50.	V: langsam P: gut assoziiert mit Hippel-Lindau-Syndrom
Melanozytom	I	<0,1	intrakraniell, spinal		V: langsam P: gut
primäres malignes Melanom des ZNS	IV	<0,1	Subarachnoidalraum; rasches infiltrierendes, destruierendes Wachstum in Hirnparenchym, Schädel u. Wirbelsäule		V: rasch progredient P: sehr ungünstig
meningeale Sarkome	IV	<0,1	im Bereich der Meningen als Fibrosarkome, Chondrosarkome, Rhabdomyosarkome, maligne fibröse Histiozytome	jedes Alter	V: rasch progredient P: sehr ungünstig

Hirntumoren (Fortsetzung)
Einteilung nach WHO-Klassifikation (Auswahl)

Bezeichnung	WHO-Grad	Häufigkeit (% aller intrakraniellen Tumoren); Geschlechtsverteilung (m:w)	Bevorzugte Lokalisation	Bevorzugtes Erkrankungsalter (Lebensjahr)	Verlauf (V) Prognose (P)
4. Lymphome u. hämatopoetische Tumoren					
primäres ZNS-Lymphom	IV	1,5–5; 1:1	periventrikuläres Marklager, Basalganglien, Balken	50.–70.	V: rasch progredient P: sehr ungünstig (in seltenen Fällen: gutes Ansprechen auf Steroidtherapie) assoziiert mit Immunsuppression, HIV-Infektion
5. Keimzelltumoren		1; 2:1			
Germinom	II–III	0,7	Glandula pinealis, supraselläre Zisterne	10.–20.	meist benigne: V u. P: meist gut malignes Germinom: V u. P: sehr schlecht
Teratom (reife u. unreife Varianten)	II–IV	0,2	wie Germinom; invasives Wachstum möglich; leptomeningeale, spinale u. hämatogene Metastasierung möglich	5. bzw. 17.	reife Teratome (benigne): V: u. P: gut unreife Teratome (maligne): V: u. P: unsicher, meist schlecht
embryonales Karzinom	IV	<0,1	wie Teratom	17. (1.–30.)	V: u. P: unsicher, ungünstig
Mischformen	II-IV	<0,1	wie Teratom	1.–30.	V: u. P: unsicher, ungünstig

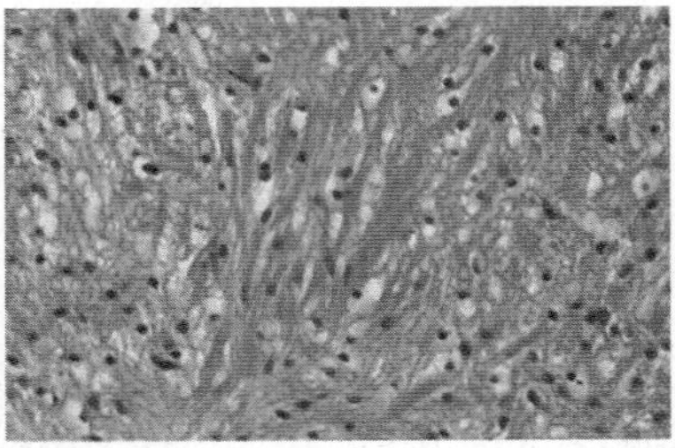
Hirntumoren:
Astrozytom Grad I, histologisch zellarmer Tumor mit Rosenthal-Fasern [89]

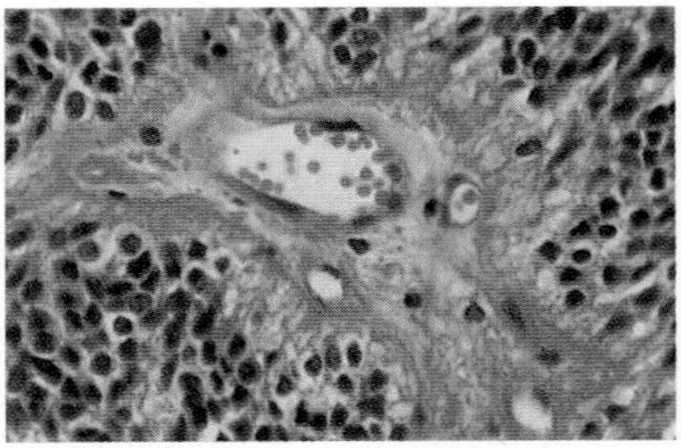
Hirntumoren:
Ependymom, um Gefäße sog. Pseudorosetten mit zellkernfreien Manschetten [89]

Hirntumoren (Fortsetzung)
Einteilung nach WHO-Klassifikation (Auswahl)

Bezeichnung	WHO-Grad	Häufigkeit (% aller intrakraniellen Tumoren); Geschlechtsverteilung (m:w)	Bevorzugte Lokalisation	Bevorzugtes Erkrankungsalter (Lebensjahr)	Verlauf (V) Prognose (P)
6. Zysten u. tumorartige Läsionen					
Rathke-Zyste	I		intrasellär	Erwachsene	V u. P: meist gut, Rezidivneigung
Epidermoidzyste	I	1	Kleinhirnbrückenwinkel, parasellär	jedes Alter	V: langsam P: gut, heilbar
Kolloidzyste des 3. Ventrikels	I		zwischen den Foramina Monroi	20.–30.	V: langsam P: gut
7. Tumoren der Sellaregion					
Hypophysenadenom	I	10–20; 1:1,5	intra-, supra-, od. parasellär; selten: invasives Wachstum	20.–50.	V: langsam P: gut, heilbar
Kraniopharyngeom (adamantinös, papillär)	I	1–4	intra- u./od. supraselIär	10.–25.	V: langsam P: variabel, oft rezidivierend
8. aus der Umgebung einwachsende Tumoren					
9. metastatische Tumoren					
		20–30	gesamtes ZNS (v. a. Großhirnhemisphären, insbes. Rindenmarkgrenze); häufig: Bronchialkarzinome, Mammakarzinome, maligne Melanome als Primärtumoren	hohes Lebensalter	V: rasch progredient P: abhängig von Primärtumor, meist sehr ungünstig
10. unklassifizierte Tumoren					

lus, Schlaganfall (Gefäßkompression), Einklemmung; (fundoskopisch) häufig Stauungspapille; **Diagn.:** kraniale Computertomographie od. Kernspintomographie (ohne u. mit Kontrastmittel; zur Lokalisations- u. häufig auch Artdiagnostik), digitale Subtraktionsangiographie (Darstellung der Lagebeziehung zw. H. u. Gefäßen, Nachw. pathol. Gefäße), Hirnbiopsie (histol. Artdiagnostik), Liquoruntersuchung (bes. Liquorzytologie), Tumormarker (z. B. bei Pinealistumor, hormonaktivem Hypophysentumor, Metastasen); **Ther.:** operativ (radikal; erweiterte offene bzw. stereotaktische Biopsie, wenn eine vollständige Tumorresektion nicht möglich ist), Strahlentherapie u./od. Chemotherapie; symptomatisch Hirndrucktherapie (Osmotherapie, Hyperventilation, Glukokortikoide, Barbiturate, Shunt-Anlage) u./od. antikonvulsive Ther.; **Progn.:** abhängig von Histologie, Wachstumsverhalten u. Lokalisation (s. Tab.); **DD:** Enzephalitis, zerebrovaskuläre Insuffizienz, umschriebene Hirnatrophie, Granulom, subdurales Hämatom, parasitäre Erkrankungen. Vgl. Rückenmarktumoren. S. Rör.

Hirn|venen|thrombose (Vena*; Thromb-*; -osis*) f: syn. Sinusthrombose*.

Hirn|ventrikel (Ventriculus*) m pl: (engl.) cerebral ventricles; mit Liquor* cerebrospinalis gefüllte Gehirnkammern (s. ums. Abb.); Rest des Neuralrohrs, Fortsetzung des Rückenmarkkanals im Gehirn, der sich hier zu vier mit Ependym ausgekleideten Kammern erweitert; **1. u. 2. Ventrikel:** Seitenventrikel (in den Endhirnhemisphären) führen durch das Foramen interventriculare (Foramen Monroi) in den **3. Ventrikel**, der durch den Aqueductus mesencephali in den **4. Ventrikel** (im Rautenhirn liegend) übergeht; letzterer läuft aus in den Zentralkanal des Rückenmarks u. steht über die Aperturae laterales u. mediana mit dem Subarachnoidalraum in

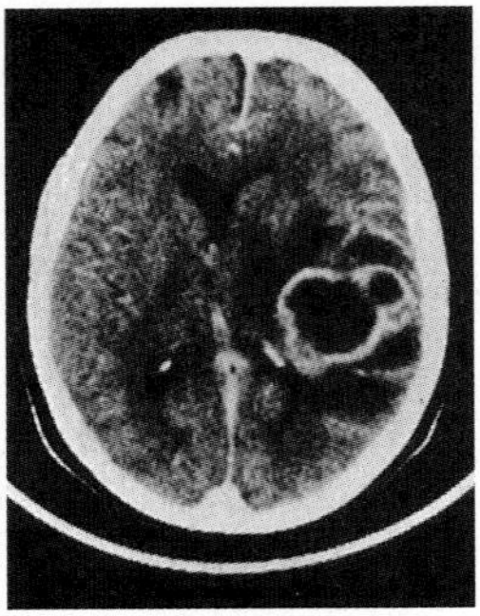

Hirntumoren:
Glioblastom (Computertomographie) [89]

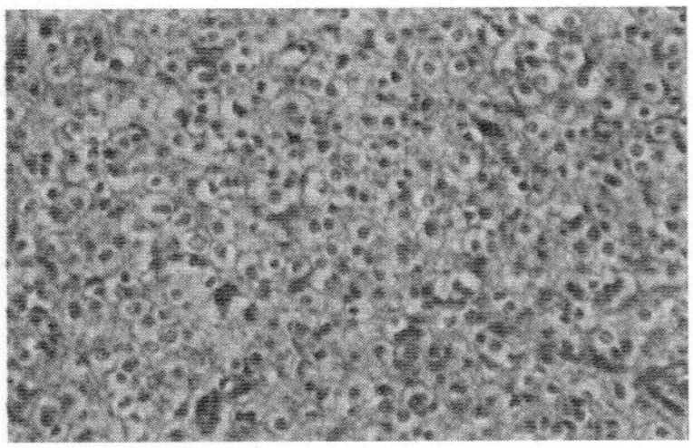

Hirntumoren:
Oligodendrogliom, typischer histologischer Befund; sog. Honigwabenstruktur mit positiver Reaktion auf saure Mukopolysaccharide (blau) [89]

Verbindung. Mit den extrazerebralen, intrakraniellen Zisternen des Liquorraums bestehen in der hinteren Schädelgrube Verbindungen durch die Foramina Magendii (s. Apertura mediana ventriculi quarti) u. Luschkae (s. Apertura lateralis ventriculi quarti); letztere können durch Tumoren, z. B. Akustikusneurinome, verquollen sein, so dass z. B. in der basalen Cisterna magna ein Sperrliquor entsteht. Ein Verschluss der Ab-

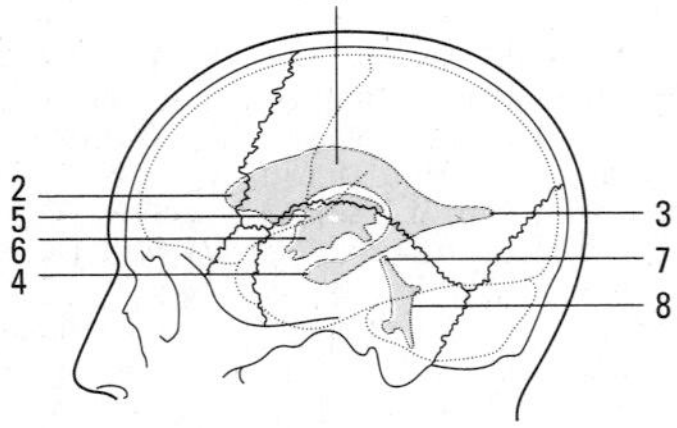

Hirnventrikel:
1–4: Seitenventrikel: 1: Pars centralis;
2: Vorderhorn; 3: Hinterhorn; 4: Unterhorn;
5: Foramen interventriculare; 6: 3. Ventrikel;
7: Aqueductus mesencephali; 8: 4.Ventrikel [53]

flüsse des Liquors aus den Ventrikeln führt zum Hydrocephalus internus occlusus.

Hirn|verletzung: s. Schädelhirntrauma.

Hirsch-Ef|fekt (Rahel H., Ärztin, Berlin, 1870–1953) m**:** (engl.) Hirsch effect; renale Elimination großkorpuskulärer Partikel (z. B. Stärkekörner) über die Glomeruli in den Harn.

Hirschsprung-Krankheit (Harald H., Päd., Kopenhagen, 1830–1916)**:** s. Megakolon, kongenitales.

Hirst-Test (Georg K. H., Mikrobiol., New York, geb. 1909) m**:** s. Hämagglutination-Hemmtest.

Hirsutismus (lat. hirsutus stachelig) m**:** (engl.) hirsutism; verstärkte, dem männl. Behaarungstyp entspr. Pubes-, Körper- u. Gesichtsbehaarung bei Frauen; **Urs.: 1.** symptomatisch inf. vermehrter Androgenbildung in den Nebennierenrinden (bei Tumoren od. Hyperplasie) od. Ovarien (Stein-Leventhal-Syndrom); medikamentös bedingt, z. B. durch Androgene, Glukokortikoide, ACTH, Acetazolamid, Danazol, Diazoxid, Minoxidil, Phenytoin, Spironolacton; **2.** ethnisch, familiär od. idiopathisch inf. gesteigerter Empfindlichkeit der Haarfollikel gegenüber androgenen Reizen od. verstärkter Umwandlung von Testosteron in das wirksame Dihydrotestosteron im Bereich der Haarwurzeln; vgl. Hypertrichose, Virilisierung.

Hirudin (lat. hirudo Blutegel) n**:** Protein, das früher aus Blutegeln (Hirudo medicinalis) gewonnen wurde u. heute gentechnisch hergestellt wird (rekombinantes H.); spezif. Thrombininaktivator, der ohne Cofaktor auskommt (im Ggs. zu Heparin*); **Anw.:** systemisch zur Thromboseprophylaxe* od. Ther. einer Thrombose bei heparininduzierter Thrombopenie*; lokal bei Thrombophlebitis u. großem Hämatom. J. Har.

Hirudinea (↑) f**:** Blutegel; aquatische od. terrestrische Ringelwürmer (Annelida) mit zumeist temporär-ektoparasitischer, z. T. auch temporär-endoparasitischer Lebensweise; Hermaphroditen; typisch ist jeweils eine Haftscheibe an beiden Körperenden; **Gattungen:** Hirudo, Haementeria, Haemadipsa, Dinobdella, Limnatis.

Hirudiniasis (↑; -iasis*) f**:** Befall mit blutsaugenden Ringelwürmern (Blutegel, Hirudinea*); **1.** externe H.: Befall der äußeren Haut durch aquatisch lebende Arten der Gattungen Hirudo, Haementeria u. a. od. durch Landegel der Gattung Haemadipsa; Entfernung mit starker Salzlösung, Alkohol od. Essig; **2.** interne H.: Befall der Schleimhäute von Mund-, Nasen- u. Rachenhöhlen, selten Ösophagus durch Gattungen Dinobdella u. Limnatis beim Trinken u. Baden; **Klin.:** ödematöse Schwellungen der betr. Regionen mit Erstickungsgefahr, Blutungen, Anämie; endoskopische Entfernung mit Cocainlösung u. Pinzette.

Hirudo medicinalis (↑) f**:** med. Blutegel; ektoparasit. Blutsauger an Mensch u. Tier; **Verbreitung:** Europa; im Süßwasser, zeitweise in feuchter Erde (Eiablage); früher zum Blutschröpfen verwendet; heute therap. Anwendung als Lieferant von Hirudin* u. i. R. der sog. ausleitenden Therapie.

His-Bündel (Wilhelm H., Anat., Berlin, 1863–1934)**:** (anat.) Fasciculus atrioventricularis; s. Erregungsleitungssystem.

His-Bündel-Elektro|kardio|graphie (↑; Elektro-*; Kard-*; -graphie*) f**:** (engl.) His bundle electrocardiography; auch His-Bündel-Elektrographie; Form der intrakardialen Elektrokardiographie*.

Hist-: auch Histio-, Histo-; Wortteil mit der Bedeutung Gewebe; von gr. ἱστός.

Hist|amin n: (engl.) histamine; 4-(2'-Aminoethyl)-Imidazol; durch Histidindecarboxylase aus Histidin gebildetes biogenes Amin; Gewebehormon, Neurotransmitter*; **Vork.:** in Granula v. a. der Mastzellen*, in geringer Menge in Thrombo- u. basophilen Leukozyten; in Neuronen des hinteren Hypothalamus; im Pflanzen- (z. B. Brennhaare der Brennnessel) u. Tierreich (z. B. Bienengift); **Freisetzung:** durch endogene u. exogene Histaminliberatoren, z. B. IgE bei der Typ-I-Allergie, Komplementspaltprodukte bei Endotoxinschock, Verbrennung u. Entz., Gewebehormone (Gastrin), Pharmaka (Tubocurarin, Suxamethonium, Thiopental, Morphin u. a. Opiate, Chloroquin) u. Röntgenkontrastmittel; **Abbau:** durch **1.** Histamin-N-Methyltransferase (v. a. in Niere u. Gehirn); **2.** Monoaminoxidase* u. Diaminoxidase* zu Imidazolylessigsäure (v. a. in Magen u. Darm); **3.** bakterielle Acetylase zu Acetylhistamin (durch Darmbakterien); **Wirkungen:** über **1.** H_1-Rezeptoren: Kontraktion glatter Muskulatur in Darm, Uterus, Bronchien, großen Gefäßen (Ø >80 µm), Dilatation kleiner Gefäße (Hautrötung, Quaddelbildung) u. der Koronargefäße, Endothelkontraktion an Kapillaren u. Venolen (Permeabilitätserhöhung, Hämokonzentration), Adrenalinausschüttung, Schmerzen u. Juckreiz durch Wirkung auf sensible Nervenenden; **2.** H_2-Rezeptoren: Stimulation der Magensaftsekretion, positiv inotrope u. chronotrope Wirkung (Tachykardie), Beteiligung an der Dilatation kleiner Gefäße u. der Koronargefäße; **3.** präsynaptische H_3-Rezeptoren: Hemmung der eigenen Freisetzung; diagn. **Verw.:** inhalativer Provokationstest* u. Positivkontrolle beim Intrakutantest*. Vgl. Skombrotoxismus, Antihistaminika, Histamin-H_2-Rezeptorenblocker.

Hist|amin|ant|agonisten (Antagonisten*) m pl: s. Antihistaminika.

Hist|aminase f: syn. Diaminoxidase*.

Hist|amin|kopf|schmerz: syn. Cluster*-Kopfschmerz.

Hist|amin|liberatoren m pl: s. Histamin.

Hist|aminose f: s. Pseudoallergie.

Hist|amin-H_1-Rezeptoren|blocker (Rezeptoren*): s. Antihistaminika.

Hist|amin-H_2-Rezeptoren|blocker (↑): (engl.) H_2-receptor blocker; in ihrer Struktur dem Histamin* ähnl. Substanzen mit hemmender Wirkung auf die histaminvermittelte Magensäureproduktion, z. B. Cimetidin, Ranitidin, Famotidin, Nizatidin; **Verw.:** bei Ulcus duodeni u. Ulcus ventriculi, Refluxösophagitis, Zollinger-Ellison-Syndrom, Stressulkusprophylaxe u. a.; **UAW:** u. a. Kopfschmerz, Müdigkeit, Gynäkomastie u. Impotenz (Cimetidin), Anstieg der Transaminasen, selten Blutbildveränderungen u. Überempfindlichkeitsreaktionen.

Hist|amin|schwellen|titration, nasale (Titer*) f: (engl.) nasal histamine sensibility; Funktionsprüfung zur Ermittlung einer Hyperreaktivität im Bereich der Nasenschleimhaut durch Applikation von Histamin*; positiv bis zur Schwellendosis von 1 mg.

Hist|amin|test, bronchialer m: (engl.) bronchial histamine sensibility test; unspezif. inhalativer Provokationstest* zur Feststellung einer bronchialen Hyperreaktivität*; positiv bis zur Schwellendosis von 0,5 mg.

Histamin|vergiftung: **1.** schwere allergische Reaktion, die mit einer Histaminfreisetzung aus den Mastzellen einhergeht (Typ I der Allergie*); **2.** s. Skombrotoxismus.

Histidase f: syn. Histidin-Ammoniak-Lyase; Lyase, die beim Abbau von Histidin die Desaminierung* zu Urocanat katalysiert; Mangel führt zu Histidinämie*.

Histidin n: (engl.) histidine; Abk. His, H; Imidazolylalanin, 2-Amino-3-(4-imidazolyl)propansäure; proteinogene, z. T. essentielle Aminosäure (s. Aminosäuren); **Vork.:** bes. reichl. in Hämoglobin; als 3-Methylhistidin in Aktin u. Myosin; Decarboxylierung ergibt Histamin*.

Histidin|ämie f: (engl.) histidinemia; Leitsymptom eines autosomal-rezessiv vererbten Enzymdefekts (Genlokus 12q22-q23) mit Histidasemangel, Akkumulation von Histidin* in Blut u. Geweben sowie gesteigerter Ausscheidung von Histidin u. atypischen Metaboliten im Harn; **Formen: 1.** blande Form ohne klin. Symptome; **2.** Entwicklung einer mäßigen Demenz mit gestörter Sprachentwicklung; Krampfanfälle, häufig fahlblondes Haar; **Diagn.:** Bestimmung der Enzymaktivität in der Haut; geringe Konz. von Urokaninsäure im Stratum corneum der Epidermis u. in den Nägeln; **Ther.:** eiweiß- bzw. histidinarme Diät bei stark erhöhter Histidinkonzentration im Serum.

Histidin|belastungs|test m: (engl.) histidine tolerance test; syn. FIGLU-Test; Methode zum Nachweis eines Folsäuremangels; Belastung mit Histidin führt zu gesteigerter Ausscheidung von Formiminoglutaminsäure (Abk. FIGLU) im Urin. Vgl. Folsäuremangelanämie.

Histio|cytosis X (Hist-*; Cyt-*; -osis*) f: s. Langerhans-Zellhistiozytose.

Histio|zyten (↑; Zyt-*) m pl: (engl.) histiocytes; Macrophagocyti stabiles; Makrophagen* des lockeren Bindegewebes, häufig als Adventitialzellen kleinerer Blutgefäße; gehören zum Monozyten*-Makrophagen-System.

Histio|zytom (↑; ↑; -om*) n: (engl.) histiocytoma; kleiner, oft bräunlich (Hämosiderineinlagerung) od. gelblich (Lipidspeicherung) pigmentierter Tumor an den unteren Extremitäten; entzündl. Veränderung nach Mikrotrauma mit einer Ansammlung von Histiozyten u. Fibroblasten; evtl. Übergang in ein Dermatofibrom*.

Histio|zytose (↑; ↑; -osis*) f: (engl.) histiocytosis; **1.** reaktive (Phagozytose) Vermehrung der Histiozyten* im Gewebe bzw. im Blut (als Blutmakrophagen, Monozyten*); vgl. Langerhans-Zellhistiozytose; **2.** maligne H.: medulläre H. mit basophilen, polymorphen Histiozyten (Robb-Smith-Krankheit); **3.** seeblaue H.: histopathol. Bez. für bei versch. Krankheiten (z. B. Polycythaemia rubra vera, Werlhof-Krankheit, chronisch-myeloische Leukämie, Hyperlipoproteinämien u. Lipidosen) in Milz, Leber u. Knochenmark zahlreich vorkommende, mit blauem Pigment gefüllte Histiozyten.

Histo|chemie (↑) f: (engl.) histochemistry; Histologie* unter Anwendung zytochemischer Methoden*.

Histo|genese (↑; -genese*) f: (engl.) histogenesis; Gewebeentstehung.

Histo|gramm (↑; -gramm*) n: (engl.) histogram; graphische Darstellung von Häufigkeitswerten bzw. Häufigkeitsverteilungen in Form von z. B. Säulen, deren Höhe den Häufigkeiten der Messwerte entspricht u. die direkt über den Messwerten aufgetragen werden; im med. Bereich z. B. zur Darstellung der Ergebnisse einer Chromatographie.

Histo|kom|patibilität (↑; Kompatibilität*) f: (engl.) histocompatibility; Gewebeverträglichkeit bei Transplantation*; i. e. S. Übereinstimmung in den HLA-Klasse-I-Molekülen A u. B. sowie den Klasse-II-Molekülen DR (HLA-Match); vgl. Gewebetypisierung, HLA-System.

Histo|kom|patibilitäts|anti|gene (↑; ↑; Antigen*) n pl: (engl.) histocompatibility antigens; syn. MHC-Antigene, HLA-Moleküle; Gewebeantigene auf der Zellmembran; s. HLA-System.

Histo|kom|patibilitäts|testung (↑; ↑): (engl.) histocompatibility test; Bestimmung u. Vergleich der Histokompatibilitätsantigene, insbes. von Spender u. Empfänger vor einer Transplantation*; vgl. HLA-System, Cross-match, Gewebetypisierung.

Histo|logie (↑; -log*) f: (engl.) histology; Lehre von den Geweben des Körpers; vgl. Histopathologie, Histochemie.

Histone (↑) n pl: (engl.) histones; basische, bei Eukaryonten strukturell sehr ähnl. Zellkernproteine, die mit DNA* Komplexe bilden (vgl. Nukleosom) u. so die enge Packung der DNA im Zellkern ermöglichen. Vgl. Chromatin.

Histo|patho|logie (↑; Patho-*; -log*) f: (engl.) histopathology; Lehre von den krankhaften Veränderungen der Körpergewebe.

Histo|plasma capsulatum (↑; -plasma*) n: primär pathogener, dimorpher Pilz; Nebenfruchtform von Ajellomyces capsulatus (Emmonsiella capsulata), die bis 30 °C in der Myzelphase (watteähnliche, weiße Kolonien häufig mit bräunl. Zentrum auf Sabouraud-Glukoseagar) u. bei 37 °C in der Hefephase wächst; grampositive, runde bis ovale, 2–4 µm große Spross-

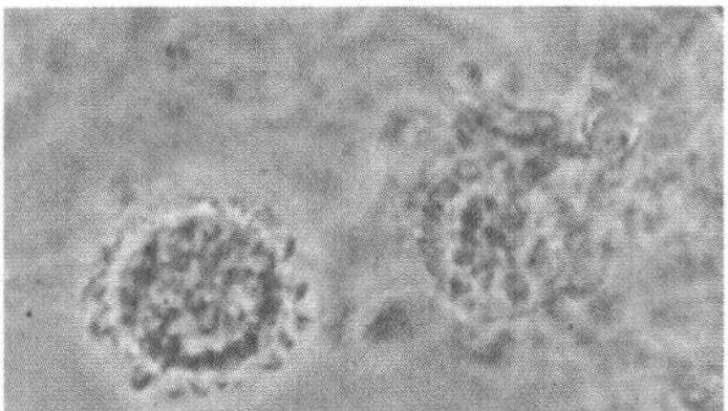

Histoplasma capsulatum: Makrokonidie, Chlamydospore (Morgensternform); Baumwollblau-Färbung [285]

zellen mit farbloser kapselähnl. Zone; **Vork.** als saprophytärer Erdbewohner in Nordamerika sowie in Teilen von Mittel- u. Südamerika, angereichert an Orten mit Ausscheidungen von Geflügel, Staren u. Fledermäusen; **Inf.** von Mensch u. Tier durch Einatmen von Konidiosporen*; Err. der tiefen Histoplasma*-Mykose.

Histo|plasma duboisii (↑; ↑) n: neben Histoplasma capsulatum Err. der Histoplasma*-Mykose in Afrika; vgl. Mykosen, Systemmykosen.

Histo|plasma-Mykose (↑; ↑; Myk-*; -osis*) f: (engl.) histoplasmosis; auch Histoplasmose; intrazelluläre, systemische Pilzerkrankung; **Formen: 1.** Inf. mit Histoplasma* capsulatum; Vork. v. a. in Nord- u. Zentralamerika; gehäuft als opportunistische Inf. bei HIV*-Erkrankung; **a)** primäre H.-M. der Lunge: meist asymptomat. Lungeninfektion nach Inhalation der Sporen; röntg.

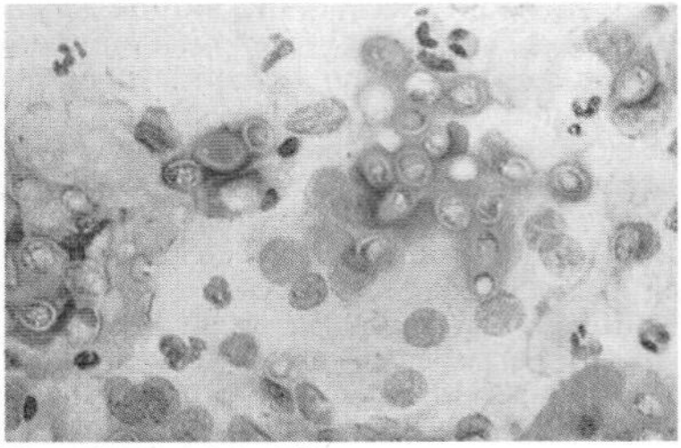

Histoplasma duboisii: Biopsiepräparat eines Hautgranuloms [194]

bilateral flaue Infiltrate, häufig mit Vergrößerung u. Verkalkung der Hiluslymphknoten; nach Jahren multiple kleine Kalkherde od. ein solitärer Rundherd (Histoplasmom); **b)** chronische H.-M. der Lunge: Befall der Oberlappen mit progredienter Infiltration u. Kavernenbildung durch Keimreaktivierung; ähnelt klin. der Tuberkulose*; **c)** hämatogene H.-M.: generalisierte Erkr. mit Hepatosplenomegalie, Pneumonie, Endokarditis, Meningitis, Hepatitis, Nebennierenrindeninsuffizienz, multiplen Ulzera, Anämie; **2.** afrikanische H.-M.: Inf. mit Histoplasma duboisii; verläuft unter Bildung von Granulomen in der Haut (s. Abb.), den Lymphknoten u.

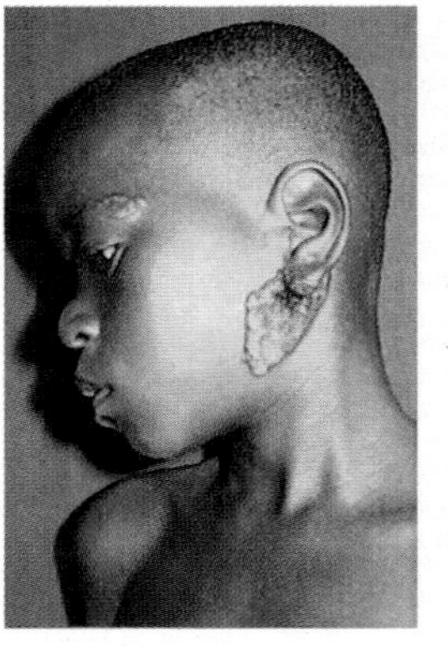

Histoplasma-Mykose: Hautgranulom bei afrikanischer Histoplasmose [194]

im Skelett od. als disseminierte Systemmykose; **Diagn.:** mikroskop. Nachweis aus Bronchialsekret, Urin od. Material von Infektionsherden (Giemsa-Färbung), serol. Nachweis, Hauttest; **Ther.:** Fluconazol od. Amphotericin B; u. U. Operation.

Histo|plasmin (↑; ↑) n: Pilzantigen aus dem Kulturfiltrat von Histoplasma* capsulatum; Verw. zum Nachweis einer Sensibilisierung.

Histo|plasmom (↑; ↑; -om*) n: (engl.) histoplasmoma; tuberkelähnl. Granulom an inneren Organen bei Histoplasma*-Mykose.

Histo|radio|graphie (↑; Radio-*; -graphie*) f: (engl.) historadiography; Herstellung radiographischer Bilder von Gewebeschnitten, v. a. als Autoradiographie*.

histo|trop (↑; -trop*): (engl.) histotropic; auf Gewebe (ein)wirkend.

His-Winkel (Wilhelm H., Anat., Berlin, 1863–1934): (engl.) His' angle; Incisura cardialis; ösophagogastrischer Winkel; durch subdiaphragmalen Ösophagus u. mediale Kontur der Magenblase (Fornix) gebildeter, röntg. darstellbarer, beim Gesunden spitzer Winkel; verschiebt sich die ösophagogastrale Verbindung nach oben (z. B. bei einer Hiatushernie*), dann bildet

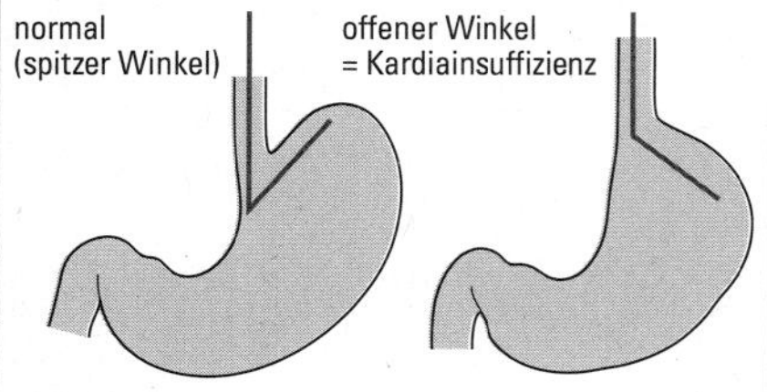

His-Winkel

sich inf. Öffnung des H.-W. ein Trichter als charakterist. Zeichen der Kardiainkontinenz. Dieser Trichter ist bei der kardiofundalen Fehlbildung angedeutet, bei der Hiatusgleithernie reversibel, beim Brachyösophagus feststehend. Die trichterförmige Umbildung ist die maßgebende Voraussetzung für den Rückfluss von Mageninhalt in die Speiseröhre. Vgl. Refluxösophagitis.

HIT: Abk. für **H**eparin-**i**nduzierte **T**hrombopenie*.

Hitselberger-Zeichen (William H., zeitgen. Neurochir., Los Angeles): (engl.) Hitselberger's sign; Sensibilitätsausfall des hinteren oberen Abschnitts des äußeren Gehörgangs bei Fazialislähmung* (Beeinträchtigung des N. intermedius).

Hitze|dermatosen (Derm-*; -osis*) f pl: (engl.) heat dermatoses; durch Hitzeeinwirkung verursachte od. begünstigte Hauterkrankungen wie Hitzeschäden nach Verbrennungen u. Verbrühungen, Wärmeerythem, Wärmeurtikaria od. Hitzemelanose; vgl. Lichtdermatosen.

Hitze|krämpfe: (engl.) heat cramps; s. Hitzeschäden.

Hitze|melanose (Melan-*; -osis*) f: (engl.) heat melanosis; syn. Cutis marmorata pigmentosa; umschriebene grobmaschige, netzförmige Braunfärbung der Haut nach Hitzeeinwirkung (Heizkissen, Heißluftkasten u. a.).

Hitzenberger-Schnupf|versuch (Karl H., Int., Wien, 1893–1941): (engl.) Hitzenberger's test; (radiol.) Zwerchfellfunktionsprobe, bei der der Proband während Thoraxdurchleuchtung ruckartig durch die Nase einatmet; bei Phrenikuslähmung* schnellt die kranke Hälfte nach oben, während sich die gesunde Seite senkt. Vgl. Waagebalkenphänomen, Atmung, paradoxe.

Hitze|schäden: (engl.) heat injuries; Folgen einer gestörten therm. Homöostase; **Formen: 1. Hitzeerschöpfung:** Schocksymptome durch Verkleinerung des Extrazellulärraums (Dehydratation*) u. Elektrolytverlust inf. starker Schweißverluste ohne ausreichende Flüssigkeitszufuhr, z. B. nach langen Märschen, Sport; keine Temperaturerhöhung; Sofortmaßnahmen: Flachlagerung, Elektrolyt- u. Flüssigkeitssubstitution p. o. od. i. v.; **2. Hitzschlag:** syn. Hyperthermiesyndrom; Störung der Wärmeregulation* nach längerer Einwirkung hoher Temperaturen u. unzureichender Wärmeabgabe; Sympt.: Kopfschmerz, Übelkeit, Bewusstlosigkeit, erhöhte Pulsfrequenz; Blutdruck zunächst normal, später abfallend; Körpertemperatur über 40 °C, Haut rot, trocken, heiß; Sofortmaßnahmen: Kühlen, z. B. durch kalte Umschläge; Abkühlen auf 38 °C; i. v. Elektrolytsubstitution, Sauerstoffinhalation, evtl. Beatmen; **3. Hitzekrämpfe:** entstehen durch schwere Arbeit bei hoher Umgebungstemperatur (z. B. Hochofenarbeiter) u. einem Defizit von 2–4 l extrazellulärer Flüssigkeit u. NaCl-Mangel; Sympt.: Muskelzuckungen u. Krämpfe; Sofortmaßnahmen: Elektrolyt- u. Flüssigkeitssubstitution p. o. od. i. v.; **4. Sonnenstich:** syn. Insolation, Heliosis, Ictus solis; entsteht durch unmittelbare Einwirkung der Sonnenstrahlen bes. auf den unbedeckten Kopf u. Nacken: Sympt.: heftiger Kopfschmerz, Übelkeit, Fieber, Schwindel, Ohrensausen, orthostat. Kollaps; in schweren Fällen Koma u. generalisierte Krämpfe durch Hirndrucksteigerung (pathol.-anat.: seröse Meningitis u. Hyperämie des Gehirns); Sofortmaßnahmen: erhöhte Lagerung des Kopfs, Einhüllen des Kopfs in kalte, feuchte Tücher. Vgl. Verbrennung.

Hitze|schock|proteine (Prot-*) n pl: (engl.) heat-shock proteins; s. Stressproteine.

Hitze|wallungen: (engl.) hot flushes; s. Klimakterium.

Hitzig-Gürtel (Julius E. H., Psychiater, Zürich, Halle, 1838–1907): (engl.) Hitzig's girdle; Bez. für Hypästhesie u. Anästhesie in einem gürtelförmigen Hautareal des Rumpfs, evtl. mit Parästhesien; Vork. bei umschriebenen spinalen Läsionen (z. B. Tabes* dorsalis).

Hitz|schlag: (engl.) heat stroke; s. Hitzeschäden.

HIV: Abk. für (engl.) **h**uman **i**mmunodeficiency **v**irus; seitens des International Committee of Taxonomy of Viruses 1986 empfohlene einheitliche Bez. für das zuvor als HTLV-III bzw. LAV-I (heute HIV-1) bezeichnete, seit 1983 bekannte Retrovirus aus der Gruppe der Lentiviren, das die HIV*-Erkrankung u. AIDS* verursacht. Man unterscheidet HIV-1 mit den Subtypen A bis I u. dem Subtyp HIV-0 sowie HIV-2 (Schwerpunkt des Vorkommens in Ostafrika). Vgl. LAV, HTLV.

HIV-En|zephalo|pathie (Enkephal-*; -pathie*) f: (engl.) HIV encephalopathy; syn. HIV-assoziierte Demenz, AIDS-Demenz, AIDS-Demenz-Komplex; i. R. einer fortgeschrittenen HIV-Erkrankung (Stadium 3) auftretende Enzephalopathie, gekennzeichnet durch progrediente kognitive od. motorische Störungen mit Beeinträchtigung von berufl. Tätigkeit od. alltägl. Verrichtungen bzw. bei Kindern durch einen Entwicklungsrückschritt; **Vork.:** ausgeprägt bei ca. 15 % aller AIDS-Kranken, in milderer Form wesentl. häufiger; **Pathol.:** Hirnatrophie, perivaskuläre mehrkernige Riesenzellen, Gliaknötchen, Schädigung der weißen Substanz; **Klin.:** Konzentrations- u. Gedächtnisstörungen, Antriebsminderung, psychomotor. Verlangsamung; **Diagn.:** nachgewiesene HIV-Infektion, Ausschluss anderer Urs. einer Hirnfunktionsstörung (obligat); **DD:** Depression, metabol. Enzephalopathie, opportunist. ZNS-Infektion; **Ther.:** antivirale Kombinationstherapie*; auch

H

HIV-Erkrankung Tab. 1
CDC-Klassifikation (1993), Einteilung in klinische Kategorien

A	asymptomatische HIV-Infektion persistierende generalisierte Lymphadenopathie (LAS) akute, symptomatische HIV-Erkrankung (auch anamnestisches mononukleoseartiges Krankheitsbild)
B	Erkrankungen, die auf eine Störung der zellulären Immunität hinweisen rezidivierende bakterielle Pneumonien, Meningitiden od. Septikämien oropharyngeale Candidosen vulvovaginale Candidosen (>4 Wochen) zervikale Dysplasien oder Karzinomata konstitutionelle Symptome wie Fieber >38,5 °C, Diarrhö (>4 Wochen), ungewollter Gewichtsverlust von 5–10% pulmonale Tuberkulose periphere Polyneuropathie Herpes zoster mehrerer Dermatome idiopathische thrombozytopenische Purpura orale Haarleukoplakie
C	AIDS definierende Erkrankungen Pneumocystis-carinii-Pneumonie Toxoplasmen-Enzephalitis ösophageale Candidosen Candidose von Trachea, Bronchien u. Lunge chron. Herpes-simplex-Läsionen, Herpesbronchitis, -pneumonitis od. -ösophagitis Zytomegalie-Retinitis symptomatische Zytomegalie-Erkrankung anderer Organe (nicht Leber oder Milz) rezidivierende Salmonella-Septikämien extrapulmonale Kryptokokkosen chronische symptomatische intestinale Kryptosporidiose od. Isosporidiose disseminierte extrapulmonale Histoplasmose atypische Mykobakteriose Kaposi-Sarkom maligne Lymphome HIV-Enzephalopathie progressive multifokale Leukenzephalopathie Wasting-Syndrom

zur Prophylaxe; **Progn.:** stark verkürzte Überlebenszeit. E. Sch.

HIV-Erkrankung: (engl.) HIV disease; Syndrom der durch die neuro- u. lymphotropen Viren HIV-1 u. HIV-2 ausgelösten Erkrankungen, das charakterisiert ist durch rezidiv. Dermatosen u. a. autoimmun. Phänomene, im weiteren Verlauf durch Entw. eines Immundefekts mit Verminderung der zellulären Immunität u. bei einer Verringerung der Anzahl von Helferzellen <250/µl durch gehäuftes Auftreten von Erkrankungen an opportunistischen Erregern u. Parasiten sowie spezif. Malignome wie Kaposi*-Sarkom u. Lymphome; der Verlauf der Erkrankung weist große interindividuelle Unterschiede auf, die von der Entw. des AIDS-Vollbildes innerh. weniger Mon. nach der HIV-Infektion bis zu asymptomat. immunkompetenten Verläufen von mehr als 10 Jahren Dauer reichen. **Epidemiol.:** Erste Erkrankungsfälle wurden 1981 in den USA zunächst bei homosexuellen Männern, i. v. Drogenabhängigen, Hämophiliepatienten u. Haitianern gefunden; die erste Welle der HIV-Epidemie reicht aber wahrscheinl. bis Ende der 70er Jahre zurück. Weltweit wird die Anzahl der mit HIV-1 u. HIV-2 infizierten Personen mit od. ohne Entw. des AIDS-Vollbildes auf 47 Mill. geschätzt (Stand Dezember 2000), in der Bundesrepublik Deutschland wird von ca. 37 000 zurzeit lebenden HIV-Infizierten mit 5000 fortgeschrittenen HIV-Erkrankungen im Stadium AIDS gerechnet. Während in Europa u. Nordamerika bis heute überwiegend homosexuelle Männer und i. v. drogenabhängige Frauen u. Männer ein Risiko für eine HIV-Infektion haben u. eine Ausbreitung in der heterosexuellen Population auszubleiben scheint, sind in Zentral- u. Ostafrika bereits erhebl. Prozentsätze der Gesamtbevölkerung HIV-infiziert.

Ätiol./Path.: Infektion mit HIV-1 (überwiegend in Europa u. Nordamerika verbreitet) od. HIV-2 (überwiegend in Zentral- u. Ostafrika verbreitet); bei HIV* handelt es sich um ein Retrovirus (s. Virusklassifikation, Tab.) mit einem ausgeprägten genet. Polymorphismus. Es wird durch übl. Desinfektionsmaßnahmen rasch inaktiviert. Zielzellen sind eine Subpopulation der T-Lymphozyten, die Helferzellen* (auch CD4-Zellen, CD4-Lymphozyten), sowie Zellen des Monozyten-Makrophagen-Systems, mukosale Langerhans-Zellen, dendrit. lymphat. Zellen sowie Mikrogliazellen. Es existieren auch CD4-unabhängige Zelladhäsions- u. Replikationsmechanismen; die Makrophagen gelten als Reservoir von HIV im Organismus. Die persistierende HIV-Infektion führt über die Zerstörung infizierter Zellen, Autoimmunphänomene u. Immundysregulation zur Verminderung der zellulären Immunität, insbes. zur Abnahme der Helferzellen. **Infektion:** HIV wurde in lymphat. Gewebe, Blut, Samenflüssigkeit, Vaginalsekret, Speichel, Muttermilch u. a. Körperflüssigkeiten (Aszites, Gelenkergüsse, Liquor cerebrospinalis u. a.) infizierter Personen nachgewiesen. Epide-

HIV-Erkrankung Tab. 2
CDC-Klassifikation (1993), Laborkategorien (in Gebieten, in denen keine Bestimmung der Helferzellen möglich ist, nach Anzahl der Lymphozyten)

	Anzahl der Helferzellen/µl	Anzahl der Lymphozyten/µl
1	>500	>2000
2	200–499	1000–1999
3	<200	<1000

miol. gesichert ist bisher die Übertragung durch parenterale u. enterale Inokulation von erregerhaltigen Körperflüssigkeiten (außer Speichel), Blut bzw. Blutbestandteilen, d. h. insbes. beim Geschlechtsverkehr, durch Injektionen bzw. Transfusionen. Auch unter diesen Bedingungen ist die Infektiosität des Err. geringer als die des Hepatitis-B-Virus. Die prä- u. perinatale Übertragung ist möglich, es wird bei Seropositivität der Mutter ohne Prophylaxemaßnahmen mit einem kindl. Infektionsrisiko von 15–25 % in Industriestaaten gerechnet. Infizierte Personen entwickeln frühestens nach 4–7 Wochen im Serum nachweisbare Antikörper*, die ein infektiöses Virus nicht hemmen (nicht neutralisierende Antikörper); es ist davon auszugehen, dass diese Personen kontagiös sind. **Inkubationszeit:** 2–6 Wo. nach einer HIV-Infektion kommt es bei einigen Personen zu einem mononukleoseartigen Krankheitsbild (Serokonversionskrankheit), nach dessen Abklingen HIV-Antikörper messbar sind. Die Entw. eines klin. manifesten Immundefekts kann nach 6 Monaten bis 10 Jahren erfolgen. Es ist davon auszugehen, dass nicht alle, aber ein wesentl. Teil der unbehandelten HIV-Erkrankten einen manifesten Immundefekt i. S. einer AIDS-Erkrankung entwickelt.

Klassifikation: Die nach den Centers for Disease Control (Abk. CDC) benannte Klassifikation gilt seit 1993. HIV-Pat. werden in drei klinische (A, B, C) u. drei Laborkategorien (1, 2, 3) eingeteilt; s. Tab. 1 u. 2. **Diagn.: 1.** klinisch unter Zugrundelegen best. definierender Kategorien; **2.** quant. Bestimmung der CD4-Lymphozyten; **3.** Nachw. von spezif. Antikörpern mittels standardisierter serol. Testverfahren v. a. zum Nachw. von im Serum enthaltenen Ak gegen Hüllproteine gezüchteter HIV-1-Viren (ELISA-Test); obwohl zw. HIV-1- u. HIV-2-Antikörpern nur eine Kreuzreaktivität hinsichtl. der viralen Kernproteine besteht, können HIV-2-Infektionen mit den meisten kommerziellen HIV-1-Screening-Tests i. d. R. erfasst werden; Testverfahren zum Nachw. von Ak gegen virale Proteine nach deren gelelektrophoret. Auftrennung (Western- od. Immunoblot-Verfahren) bzw. ein anderer konfirmator. Test zum Nachw. von Virusmaterial in infizierten Kulturzellen mittels indirekter Immunfluoreszenz. **4.** Nachw. von HIV-Komponenten: p24-Antigen-Test, Nukleinsäurenachweis. **5.** Eine signifikante Erhöhung der Serum- u. Harnkonzentration von Neopterin* als unspezif. diagn. Parameter für eine virusreduzierte immun. Aktivierung erfolgt frühzeitig nach HIV-Infektion u. persistiert meist; der Grad der Erhöhung hat progn. Bedeutung. Entscheidend für die Progn. der HIV-Infektion ist der Umfang der Virusreplikation (bestimmbar durch die Messung der Viruslast*). Nach der Serokonversion stellt sich ein für den Infizierten charakterist. Viruslastwert ein; die Konz. von Viren im Serum ist heute entscheidend für die Wahl der antiretroviralen Therapie. Ein weiterer Parameter für eine fortschreitende Immunschwäche ist die kutane Anergie, d. h. das Ausbleiben der erwarteten Hautreaktion beim Tuberkulin- od. ähnl. Tests (v. a. als sog. Multitest mit zahlreichen Antigenen). In fortgeschrittenen Stadien findet sich sehr häufig Leukopenie, Thrombopenie u. leichte Anämie. Typische Befunde der Lymphknotenhistologie sind follikuläre Hyperplasie bei gleichzeitiger Lymphopenie. Als „Nebeneffekt" des Erlöschens der normalen immun. Reaktionen wird die Beurteilung klin.-serol. Befunde zunehmend schwieriger (fehlender Antikörpertiter-Anstieg bei verschiedenen Inf.). Die dd Abgrenzung gegen die schlecht definierte Nezelof-Krankheit sowie das DiGeorge-Syndrom, Wiskott-Aldrich-Syndrom, Louis-Bar-Syndrom u. a. Dysproteinämien erfolgt mittels HIV-Serologie. Der gesicherte Nachw. von HIV-Antigenen od. HIV-Nukleinsäure ist nach dem Infektionsschutzgesetz* § 7 vom behandelnden od. sonst hinzugezogenen Arzt dem zentralen AIDS-Infektionsregister beim Robert-Koch-Institut in Form eines anonymen Berichts zu melden.

Ther.: 1. der HIV-Infektion: Im Allg. wird die HIV-Infektion mit einer antiviralen Kombinationstherapie* behandelt. Zur Anw. kommen: **a)** Nukleosidanaloga, die die HIV-spezif. reverse Transkriptase hemmen: Abacavir*, Zidovudin*, Didanosin*, Zalcitabin*, Lamivudin*, Stavudin*; **b)** nichtnukleosidische Reverse*-Transkriptase-Hemmer wie Nevirapin*, Efavirenz*, Delavirdin*; **c)** Proteasehemmer* wie Amprenavir*, Indinavir*, Ritonavir*, Saquinavir*, Nelfinavir*. Ind. für eine antivirale Ther. sind: Entw. eines Immundefekts mit Helferzellen <500/µl, erhöhte Viruslast >30 000 Kopien HIV-RNA/ml (evtl. auch schon früher), konstitutionelle Symptome od. AIDS definierende Erkrankungen (Gruppe B u. C, s. Tab. 1), HIV-assoziierte Enzephalitis, Thrombopenie u. Dermatosen, unabhängig von der Immunsituation. Ziel der Therapie ist eine möglichst starke Senkung der Viruslast u. damit eine Verbesserung der zellulären Immunität. Wenn unter der Therapie die Viruslast wieder ansteigt, ist u. U. von einer Resistenzbildung auszugehen. Insgesamt lässt sich durch einen rechtzeitigen Behandlungsbeginn mit antiviralen Substanzen die Progression der HIV-Erkrankung deutlich verlangsamen u. die Lebenszeit verlängern. Zurzeit wird die Ther. der Deutsch-Österreichischen Konsensusempfeh-

In der Pflege von Patienten mit HIV-Erkrankung bzw. AIDS und bei der Verarbeitung von Untersuchungsmaterial sind die bei Hepatitis-B-Infektionen üblichen Schutzmaßnahmen unbedingt einzuhalten. Die unmittelbare Ansteckungsgefahr auch bei akzidentellen Inokulationen scheint im Vergleich zu Hepatitis B wesentlich geringer zu sein; ein Übertragungsrisiko auf nichtsexuellem Weg ohne unmittelbaren Kontakt mit Körperflüssigkeiten besteht nach heutigem Wissen nicht.

lung von 1999 zufolge zumeist mit einer Komb. von drei Virostatika begonnen; bei Unverträglichkeit od. Therapieversagen individuelle Anpassung einer Kombination; vgl. HAART. **2.** Primärprophylaxe: Bei einer Anzahl von Helferzellen <250/µl wird eine prophylakt. Behandlung gegen die in dieser Phase häufige Pneumocystis*-carinii-Pneumonie empfohlen; mögl. Substanzen sind Pentamidin od. Pyrimethamin u. Cotrimoxazol; ein gleichzeitiger Toxoplasmoseschutz kann mit Dapson erreicht werden. **3.** Sekundärprophylaxe: Da opportunistische Erkrankungen bei immundefizienten HIV-Erkrankten auch nach Abklingen der klin. Sympt. häufig erneut auftreten, ist eine prophylakt. Medikation bei folgenden Inf. zu empfehlen: Pneumocystis-carinii-Pneumonie, zerebrale Toxoplasmose, Zytomegalie-Retinitis, Histoplasmose, Kryptokokkose, atyp. Mykobakteriose. **4.** Psychosoziale Unterstützung unter Einbeziehung von Angehörigen, Bezugspersonen u. Selbsthilfegruppen. **Impfung:** ein protektiver Impfstoff ist nicht vorhanden. **Expositionsprophylaxe:** Kontakt mit Blut, Blutprodukten, Vaginalsekret u. Sperma sowie von Nadelstichverletzungen vermeiden; HIV-Antikörperkontrolle von Blut-, Plasma- u. Organspendern sowie strenge Indikationsstellung bei Transfusionen. Die seit Mitte 1985 durchgeführten HIV-Antikörperkontrollen bei Bluttransfusionen haben eine HIV-Übertragung extrem unwahrscheinl. gemacht. Bei Stichverletzungen wird Desinfektion, Blutungsinduktion u. evtl. unmittelbar nach der Verletzung beginnende Behandlung mit einer Dreierkombination empfohlen. Bei Sexualkontakten kann die konsequente Verw. von Präservativen bei entspr. Risikokonstellation das HIV-Infektionsrisiko erhebl. vermindern. **Progn.:** variiert erheblich u. ist abhängig von der virol. u. immun. Ausgangslage, Ther. u. individuellen Faktoren. Konsequente Behandlung der HIV-Infektion sowie die Proph. opportunist. Infektionen führen zu erhebl. Verbesserungen der Lebensqualität u. Verlängerung der Lebenszeit.

HIV-Hilfe|gesetz: Abk. HIVHG; „Gesetz über die humanitäre Hilfe für durch Blutprodukte HIV-infizierte Personen" vom 24.7.1995 (BGBl. I S. 972, 979), geändert durch Gesetz vom 2.8.2000 (BGBl. I S. 1270); gewährleistet allen aufgrund von Blutprodukten vor dem 1.1.1988 unmittelbar mit HIV Infizierten od. als Folge einer HIV-Infektion an AIDS Erkrankten u. deren nächsten Familienangehörigen Rentenzahlungen durch eine zu diesem Zweck errichtete Bundesstiftung. Vgl. Anti-D-Hilfegesetz.

HIV-Kachexie|syn|drom (Kachexie*) **n:** auch Wasting-Syndrom; nach zurzeit gültiger Definition ein i. R. einer HIV-Erkrankung auftretender unbeabsichtigter Gewichtsverlust von mehr als 10 % des Ausgangsgewichts, verbunden mit chron. Diarrhö od. Schwäche u. Fieber (jeweils seit mehr als 30 Tagen), soweit keine andere Grundkrankheit als die HIV-Infektion in Frage kommt; **Ther.:** orale od. parenterale Hyperalimentation, evtl. Versuch mit Gestagenen, Cortison, STH; Ther. der Grunderkrankung.

HK: Abk. für **Hä**mato**k**rit*.

H^+/K^+-ATPase f: Protonenpumpe der Belegzellen des Magens; ATPase*, die entgegen den Konzentrationsgradienten H^+ gegen K^+ tauscht u. damit den sauren pH des Magensafts aufrecht erhält; selektive Hemmung durch Protonenpumpenhemmer*.

H-Ketten: Kurzbez. für (engl.) **h**eavy chains der Immunglobuline*.

H-Ketten-Krankheit: (engl.) heavy chain disease; syn. Schwere-Ketten-Krankheit; seltene monoklonale Paraproteinämie* mit vermehrter Bildung inkompletter schwerer Ketten der Immunglobuline* G, A od. M; wird den Non-Hodgkin-Lymphomen zugeordnet u. wurde bisher nur bei Männern (meist nach dem 40. Lj.) beobachtet. **Einteilung** nach der Art der vermehrten H-Ketten: **1.** γ-Typ (Franklin-Krankheit); **2.** α-Typ (Seligmann-Krankheit); **3.** µ-Typ; **Klin.:** der γ-Typ verläuft mit Fieber, Hepato- u. Splenomegalie u. Lymphomen wechselnder Größe, der α-Typ als lymphoproliferative abdominale Erkr. (u. a. plasmazelluläre Infiltration der Dünndarmschleimhaut) mit Malabsorption u. schweren uncharakterist. Bauchbeschwerden (kann in ein immunoblastisches B-Zell-Lymphom übergehen), der µ-Typ ähnlich einer chronisch-lymphatischen Leukämie. **Diagn.:** Nachweis der H-Ketten im Serum bzw. Urin mittels Immunelektrophorese*. Vgl. Plasmozytom.

HLA-System n: Abk. für (engl.) **h**uman **l**eucocyte **a**ntigen system; komplexes, autosomal-kodominant erbl. System von Histokompatibilitätsantigenen des Menschen, die auf der Oberfläche fast aller Zellen vorkommen, von T-Lymphozyten erkannt werden u. daher für die Gewebeverträglichkeit von Transplantaten u. die physiol. Formen der Immunabwehr eine zentrale Bedeutung haben; die zur Immunglobulin*-Superfamilie gehörenden Gewebeantigene werden von Genen des Haupthistokompatibilitätskomplex (Abk. MHC für engl. major histocompatibility complex) codiert, der auf dem kleinen Arm des Chromosoms 6 lokalisiert ist u. zahlreiche eng gekoppelte Genlokalisationen mit multipler Allelie enthält; aufgrund eines extremen genet. Polymorphismus* existiert eine sehr große Anzahl versch. HLA-Phänotypen. **Unterteilung: 1.** HLA-Klasse-I-Moleküle, die von den Genlokalisationen HLA-A, -B, -C codiert werden u. außer auf Spermien auf allen kernhaltigen Zellen u. Thrombozyten vorkommen; dienen v. a. der Erkennung u. Tötung virusinfizierter u. fremder Zellen durch zytotoxische T-Lymphozyten; vgl. Immuntoleranz; **2.** HLA-Klasse-II-Moleküle; codiert von HLA-DR, -DQ, -DP u. exprimiert auf B-Lymphozyten, Monozyten/Makrophagen, anderen antigenpräsentierenden Zellen sowie aktivierten T-Lymphozyten; werden von Helferzellen erkannt; **3.** i. w. S. HLA-Klasse-III-Moleküle (keine Gewebeantigene): Gruppe von immun. wirksamen Proteinen des Komplementsystems, Tumor-Nekrose-Faktoren u. Stressproteinen. **Bedeutung: 1.** HLA-Alloantigene auf Transplantaten können als „Nichtselbst" erkannt werden u. eine immun. Abstoßungsreaktion* beim Transplantatempfänger verursachen. Vor jeder Transplantation erfolgt zur Gewährleistung einer möglichst weitgehenden HLA-Kompatibilität eine sog. Gewebetypisierung* von Spender u. Empfänger. **2.** Versch. HLA-Typen u. bestimmte Erkr. sind miteinander assoziiert; diagn. relevant sind z. B. Typ HLA-B27 bei Spondylitis ankylosans, HLA-B8, -Dw3 bei Sjögren-Syndrom, HLA-DR2 bei Narkolepsie, HLA-DR3, -DR7 bei Zöliakie, HLA-Dw21, -DR3, -DR4 bei juvenilem Diabetes mellitus, HLA-B13, -B17, -B27, -Cw6 bei Psoriasis. Vgl. HPA.

HLM: Abk. für **H**erz*-**L**ungen-**M**aschine.

HLW: Abk. für **H**erz-**L**ungen-**W**iederbelebung; s. Reanimation.

HMC-Syn|drom n: Kurzbez. für einen autosomal-rezessiv erbl. Fehlbildungskomplex mit **H**ypertelorismus, **M**ikrotie u. Gesichtsspalte (engl. facial **c**lefting) u. psychomotorischer Retardierung (Mikrozephalie).

HMG: Abk. für **1. h**umanes **M**enopausen**g**onadotropin (syn. Urogonadotropin); FSH-ähnl. wirkendes Gemisch aus LH* u. FSH* im Harn von Frauen nach der Menopause*; **2.** (biochem.) 3-**H**ydroxy-3-**m**ethyl**g**lutarylsäure.

HMG-CoA: Abk. für 3-**H**ydroxy-3-**m**ethyl**g**lutaryl-**Co**enzym-**A**; entsteht bei der Biosynthese von Cholesterol* durch Kondensation von Acetyl- u. Acetoacetyl-CoA.

HMG-CoA-Reduktase f: Kurzbez. für 3-**H**ydroxy-3-**m**ethyl**g**lutaryl-**Co**enzym-**A**-Reduktase; Schlüsselenzym der Biosynthese von Cholesterol*, das HMG-CoA zu Mevalonsäure reduziert.

HMG-CoA-Reduktase|hemmer: (engl.) HMG-CoA reductase inhibitors; Kurzbez. für Hemmstoffe der 3-**H**ydroxy-3-**M**ethyl**g**lutaryl-**Co**enzym-**A**-Reduktase; syn. CSE-Hemmer; z. B. Lovastatin, Pravastatin, Simvastatin; s. Lipidsenker.

HMSN: Abk. für **h**ereditäre **m**otorisch-**s**ensible **N**europathie*.

HMV: Abk. für **H**erz**m**inuten**v**olumen*.

HMW-Kinino|gen (Kin-*; -gen*) n: Kurzbez. für (engl.) **h**igh **m**olecular **w**eight kininogen; syn. Fitzgerald-Faktor; hochmolekulares Kininogen (MG 120 000), das am Ablauf der Fibrinolyse* beteiligt ist; vgl. Kinine, Kallikrein.

HNO: Abk. für das med. Fachgebiet **H**als-**N**asen-**O**hren-Heilkunde.

HNO_3: chem. Formel für Salpetersäure*.

H_2O: chem. Formel für Wasser*.

H_2O_2: chem. Formel für Wasserstoffperoxid*.

Ho: chem. Symbol für Holmium*.

Hoch|druck: s. Hypertonie.

Hoch|druck|en|zephalo|pathie (Enkephal-*; -pathie*) f: s. Enzephalopathie.

Hoch|druck|krise f: syn. hypertensive Krise*.

Hoch|druck, neuro|gener: syn. Entzügelungshochdruck*.

Hoch|druck|system n: (engl.) high-pressure system; funktionelle Bez. für die Gesamtheit der Abschnitte des Blutkreislaufs*, in denen der Blutdruck v. a. vom Herzminutenvolumen* u. peripheren Widerstand* abhängt u. i. d. R. bei >30 mmHg liegt; besteht aus li. Ventrikel (während der Systole) u. Arterien des Körperkreislaufs. Vgl. Niederdrucksystem.

Hoche-Bündel: (engl.) bundle of Hoche; syn. Schultze-Kommabündel; Fasciculus interfascicularis; zw. Fasciculus gracilis u. cuneatus.

Hochenegg-Durch|zug|verfahren (Julius von H., Chir., Wien, 1859–1940): (engl.) Hochenegg's operation; kontinenzerhaltende (sphinktererhaltende) Rektumresektion* mit Mobilisierung des Colon sigmoideum, das durch den erhaltenen distalen Rektumstumpf gezogen u. am Anus fixiert wird (sog. koloanale Anastomose); **Ind.:** Rektumkarzinom (s. Karzinom, kolorektales).

Hoch|en|ergie|strahlen|therapie f: (engl.) megavoltage therapy; Form der perkutanen Strahlentherapie*.

Hoch|en|ergie|strahlung: (engl.) high-energy radiation; ultraharte Röntgenstrahlung* bzw. Korpuskularstrahlung mit hoher Energie, z. B. für die perkutane Strahlentherapie*.

Hoch|frequenz|kaustik (Kaustik*) f: (engl.) high-frequency diathermy; s. Elektrokoagulation.

Hoch|frequenz|therapie f: (engl.) high-frequency therapy; syn. Kurzwellentherapie; Verf. der Elektrotherapie, bei dem hochfrequente elektromagnet. Energie (Wechselstrom mit einer Frequenz von mehr als 0,5 MHz) angewandt wird, die im Körper in Wärme übergeht; Entstehen der Joule-Widerstandswärme im elektr. Feld zw. den Platten eines Kondensators, im (mit der Frequenz wechselnden) Magnetfeld einer Spule (Kurzwellen, Wellenlänge 11,06 m) u. im wellenförmig sich ausbreitenden elektromagnet. Feld eines Strahlers (Dezimeterwellen, Wellenlänge 0,69 m; Mikrowellen, Wellenlänge 0,124 m); die Joule-Leitungsstromwärme (Langwellendiathermie) wird nicht mehr genutzt. Im inhomogenen Gewebe des Körpers ist die **Tiefenwirkung** der Erwärmung aufgrund ungleicher Absorption u. Reflexion der Primärenergie an den Grenzflächen ungleich, ebenso die Wärmeverteilung durch Abtransport mit dem Blutstrom. Durch Wahl versch. Frequenzen od. Applikatoren kann die Tiefenwirkung der Wärme gesteuert werden.

Hoch|spannung: (engl.) high voltage; elektrische Spannung* über 1000 Volt.

Hoch|wuchs: (engl.) somatomegaly; pathol. Steigerung des Längenwachstums (Überlänge), bei der die Körperlänge* das 97. Perzentil der Wachstumskurve für das entspr. Alter überschreitet; Großwuchs ist das Überschreiten des 90. Perzentils; **Formen: 1.** primordialer H.: proportionierter H. seit Geburt mit normaler Geschlechtsentwicklung u. Intelligenz; **2.** familiärer od. konstitutioneller H. bei genet. Disposition; **3.** neurohormonaler H.: **a)** hypophysärer H. inf. vermehrter Produktion von STH*; nach Abschluss der Wachstumsperiode zu Akromegalie* führend; eine dyszerebral-hypothalamische Form bei Hirnerkrankung (Hydrozephalus) ist vom hypophysären H. kaum abzugrenzen. **b)** thyreogener H. inf. Hyperthyreose; **c)** H. bei anderer endokriner Störung (hypergonadotroper Hypogonadismus, adrenogenitales Syndrom) während der Wachstumsperiode; **4.** partieller H.: pathol. Vergrößerung eines umschriebenen Körperabschnitts, z. B. Hemihypertrophie (Halbseitenriesenwuchs), Elephantiasis congenita hereditaria, Dolichostenomelie, Proteus-Syndrom, Klippel-Trénaunay-Syndrom; **5.** H. bei Adipositas. Vgl. Gigantismus, Minderwuchs, Wachstumsstörungen.

Hocker|stellung: (engl.) squatting; charakterist. Haltung, die Kinder mit angeborenen Herzfehlern* u. Zyanose (z. B. Fallot-Tetralogie) nach geringen Anstrengungen einnehmen; durch Erhöhung des Gefäßwiderstands im Körperkreislauf u. Verminderung des venösen Rückflusses zum Herzen kommt es dabei zu einer Abnahme des Rechts-Links-Shunts u. damit zum Anstieg der aortalen Sauerstoffsättigung.

Hoden: (engl.) testis; syn. Testis, Orchis; paarige männl. Geschlechts- bzw. Keimdrüse, befindet sich im Hodensack (Skrotum); besteht aus rund 250 Läppchen (Lobuli testis), die durch Bindegewebesepten (Septula testis) mit darin eingelagerten Leydig*-Zwischenzellen u. jeweils 1–4 Hodenkanälchen (Tubuli seminiferi contorti) voneinander getrennt sind. Die Kanälchen sind mit Keimepithel für die Spermatogenese* ausgekleidet.

Hoden, akuter: s. Skrotum, akutes.

Hoden|a|trophie (Atrophie*) f: (engl.) testicular atrophy; atrophische Veränderungen der Tu-

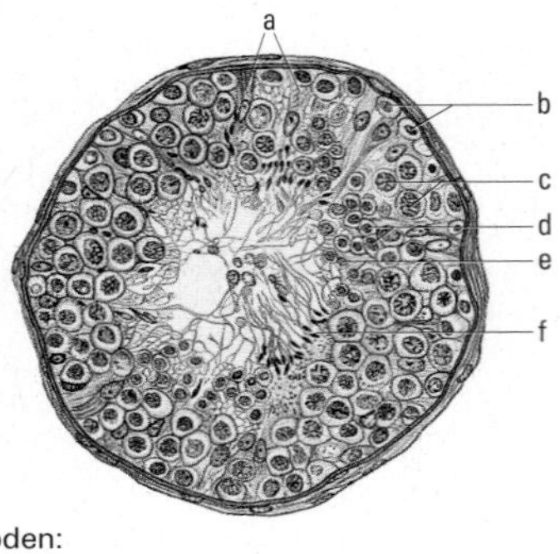

Hoden:
Schnitt durch ein Hodenkanälchen;
a: Fußzellen (Sertoli); b: Spermatogonien;
c: Spermatozyten; d: Präspermatiden;
e: Spermatiden; f: Spermien [532]

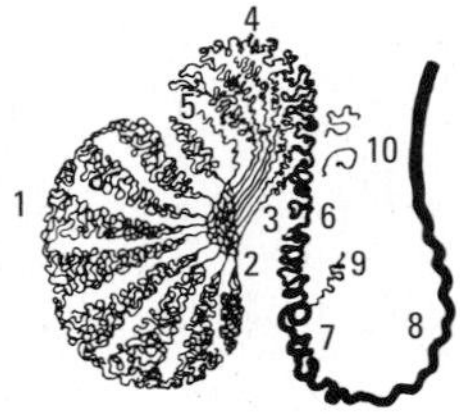

Hoden:
Schema des Verlaufs der Kanälchen in Hoden u. Nebenhoden; 1: Tubuli contorti; 2: Rete testis; 3: Ductuli efferentes; 4 u. 6: Ductus epididymidis; 5 u. 9: Ductuli aberrantes; 7 u. 8: Ductus deferens; 10: Paradidymis [258]

buli seminiferi u. der interstitiellen Zellen des Hodens mit Störung der Spermatogenese; meist fokale Atrophie, gelegentlich Schrumpfung des ganzen Organs; **Urs.:** Orchitis*, Hodentorsion*, Durchblutungsstörungen, Trauma.

Hoden|bi|opsie (Bio-*; Op-*) **f:** (engl.) testicular biopsy; Biopsie* des Hodens nach Inzision der Skrotalhaut u. Stichinzision der Hodenkapsel; **Ind.:** zur histol. Abklärung einer Sterilität* bei normaler Hodengröße u. normalem FSH*, zur Beurteilung der Spermatogenese* bei Oligo- od. Azoospermie sowie zum Ausschluss eines Carcinoma in situ des kontralateralen Hodens bei Semikastration wegen Tu.; **Beurteilung:** bei normalem Aufbau, normaler Tubulusweite u. erhaltenem spermatogenet. Epithel entw. Verlegung der samenableitenden Wege od. sog. spermatogenet. Reifungsstillstand, bei Fehlen des Keimepithels u. erhaltenen Sertoli-Zellen meist kongenitale Keimdrüsenfehlanlage. Vgl. Castillo-Syndrom, Hodenatrophie, Fibrose, progressive peritubuläre.

Hoden|bruch: (engl.) scrotal hernia; Hernia scrotalis, Form der Hernia inguinalis; s. Hernie.

Hoden|dys|topie (Dys-*; gr. τόπος Ort) **f:** syn. Maldescensus* testis.

Hoden|ek|topie (Ek-*; gr. τόπος Ort) **f:** (engl.) dislocation of the testis; Ektopia testis; Form des Maldescensus* testis, bei der der normal entwickelte Hoden nach Passage des Leistenkanals die regelhafte Abstiegsbahn verlassen hat u. auf

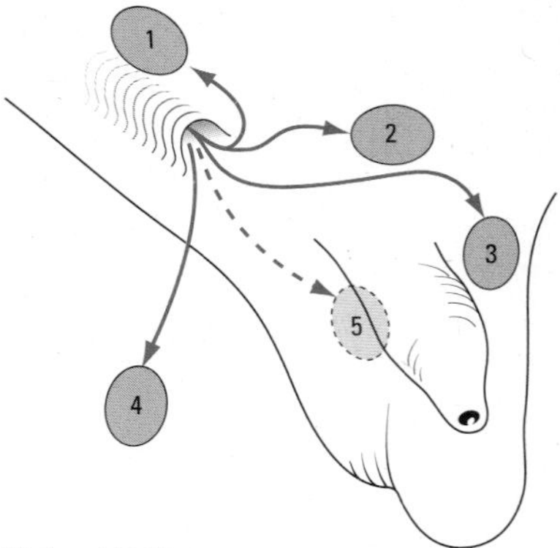

Hodenektopie:
Positionen: 1: inguinal-epifaszial; 2: penil; 3: transversal; 4: femoral; 5: perineal [443]

der Aponeurose des M. obliquus externus, perineal od. crural liegt.

Hoden|entzündung: Orchitis*.

Hoden|fehl|bildung: (engl.) testicular malformation; angeb. Fehlanlage der Hoden; z. B. Anorchie*, Monorchie*, Hypoplasie, Maldescensus* testis.

Hoden|fibrom (Fibr-*; -om*) **n:** (engl.) testicular fibroma; von Tunica vaginalis testis u. Tunica albuginea ausgehendes Fibrom*.

Hoden|hoch|stand: syn. Maldescensus* testis.

Hoden|hüllen: (engl.) testicular fasciae; Hoden u. Samenstrang einhüllende Häute; Fascia spermatica externa, Fascia cremasterica, Fascia spermatica interna, Tunica vaginalis testis, Tunica albuginea.

Hoden|hüllen|entzündung: Periorchitis*.

Hoden|in|suffizienz (Insuffizienz*) **f:** (engl.) testicular insufficiency; unzureichende Funktion der Hoden; **Formen: 1.** exkretorische (tubuläre) H. mit isolierter Schädigung der spermatogenet. Funktion bei intakter inkretorischer Funktion; **2.** inkretorische (interstitielle) H. mit Schädigung der Funktion der Leydig-Zwischenzellen. Vgl. Hypogonadismus, Pasqualini-Syndrom.

Hoden|luxation (Luxation*) **f:** (engl.) testicular luxation; spontane Verlagerung des Hodens in den Leistenkanal inf. maximaler Kontraktion des M. cremaster od. traumatische Verlagerung in den Leisten- od. Dammbereich.

Hoden|pro|these (Prothese*) **f:** (engl.) testicular prosthesis; hodenförmiges Silikonimplantat, das bei Hodenverlust aus kosmet. Gründen im Skrotum eingesetzt wird.

Hoden|re|flex (Reflekt-*) **m:** (engl.) cremasteric reflex; Kremasterreflex; s. Reflexe (Tab.).

Hoden|re|tention (Retentio*) **f:** s. Maldescensus testis.

Hoden|sack: (engl.) scrotum; (anat.) Skrotum*.

Hoden|schaden, primärer: s. Fibrose, progressive peritubuläre.

Hoden|schwellung, akute: s. Skrotum, akutes.

Hoden|torsion (Torsion*) f: (engl.) testicular torsion; Drehung von Hoden u. Samenstrang um die Längsachse inf. abnormer Beweglichkeit, auch beidseitig möglich; **Formen: 1.** extravaginale H. (in Höhe des äußeren Leistenrings), meist bei Säuglingen; **2.** intravaginale H. (ca. 90 %), meist bei Jugendlichen; **Sympt.:** akutes Skrotum*, später Skrotalödem, Rötung; **Diagn.:** starke Druckempfindlichkeit des verdrehten Hodens mit Schmerzverstärkung bei Anheben des Hodens (neg. Prehn*-Zeichen) u. fehlendem Kremasterreflex; **Ther.:** organerhaltende Detorsion innerhalb von 4–6 Std., wenn möglich äußerl. manuell, meist jedoch op. mit beidseitiger Orchidopexie, bei hämorrhagischer Infarzierung Entfernung u. prophylakt. Fixierung des kontralateralen Hodens; **DD:** v. a. Epididymitis, Hydatidentorsion, Hodentumor.

Hoden|tumoren (Tumor*) m pl: (engl.) testicular tumors; **1.** benigne H.: selten, z. B. Teratom, Fibrom, Rhabdomyom, Adenom; **2.** maligne H.: häufigste maligne Tumoren bei jungen Männern; **Urs.:** unbekannt, evtl. endokrin bedingt; erhöhtes Erkrankungsrisiko bei Maldescensus* testis; histol. **Einteilung: 1.** germinative (von den Keimzellen ausgehende) H.: **a)** Seminom: häufigster Hodentumor mit Maximum zw. 30. u. 50. Lj., metastasiert lymphogen v. a. in paraaortale Lymphknoten; **b)** embryonales Karzinom (Orchioblastom) od. entdifferenziertes Teratom (Teratokarzinom) als häufigster Hodentumor im Kindesalter; **c)** malignes Chorionepitheliom* (Chorionkarzinom); **d)** Mischtumoren mit Anteilen eines Seminoms; **2.** nicht germinative H., die vom Stroma des Hodens ausgehen: Leydig*-Zelltumor, Sertoli*-Zelltumor u. Granulosazelltumor*; **TNM-Klassifikation:** s. Tab.; **Sympt.:** schmerzlose Hodenvergrößerung u. Schweregefühl, bei Chorionkarzinom u. Leydig-Zelltumor evtl. Gynäkomastie* od. Pubertas* praecox; **Diagn.:** palpator. derber bis harter, vergrößerter indolenter Hoden, negative Diaphanoskopie*; Ultraschalldiagnostik des Hodens u. Abdomens, Computertomographie zur Suche nach Lymphknotenmetastasen, Rö.-Thorax zum Ausschluss von Lungenmetastasen; (labordiagn.) Bestimmung der Tumormarker* (Alphafetoprotein, Beta-HCG), bei Chorionkarzinom der Choriongonadotropine (HCG*) im Urin; **Ther.:** op. Semikastration (Ablatio testis) u. Lymphadenektomie, evtl. Chemotherapie u. (bes. bei Seminom) Strahlentherapie; **Progn.:** je nach Lok. der Metastasen, Tumormasse u. Konz. der Tumormarker; **DD:** Epididymitis, Orchitis, Hydrozele, Hämatozele, Hodentorsion, Hodenmetastasen (z. B. bei malignem Lymphom). Vgl. Burned-out-Tumor.

Hodentumoren
TNM-Klassifikation

T1	Tumor auf Hoden und Nebenhoden begrenzt und ohne Lymph- oder Blutgefäßinvasion
T2	Gefäßinvasion bei auf Hoden und Nebenhoden begrenztem Tumor oder Einbruch in die Tunica albuginea und Tunica vaginalis testis
T3	Einbruch in den Samenstrang
T4	Einbruch in die Skrotalhaut
N1	solitär ≤2 cm
N2	solitär >2 cm, max. 5 cm, multipel ≤5 cm
N3	>5 cm
Mx	Fernmetastasen nicht beurteilbar
M0	keine Fernmetastasen nachweisbar
M1	Fernmetastasen vorhanden

T: Primärtumor; N: regionäre Lymphknoten; M: Metastasen

Hodge-Pessar (Hugh L. H., Gyn., Philadelphia, 1796–1873; Pessar*) n: (engl.) Hodge's pessary; ein in zwei Dimensionen gebogenes Pessar*, das zur Aufrichtung des Gebärmutterkörpers bei Retroflexio* uteri in die Scheide eingelegt wird.

Hodgkin-Krankheit (Thomas H., Pathol., London, 1798–1866): s. Lymphogranulomatose.

Hodgkin-Zellen (↑; Zelle*): (engl.) Hodgkin's cells; große, einkernige Zellen, die als wahrscheinl. Vorstufen der immer mehrkernigen Sternberg*-Reed-Riesenzellen bei Lymphogranulomatose* gelten.

Höchst|abgabe|menge: (engl.) maximum daily quantity; (pharmaz.) Höchstmenge; diejenige Menge eines unter das Betäubungsmittelgesetz* fallenden Pharmakons, die maximal pro Tag vom Arzt für einen Pat. verschrieben werden darf.

Höhen|krankheit: s. Bergkrankheit.

Höhen|lungen|ödem (Ödem*) n: (engl.) mountain pulmonary edema; durch erniedrigten Alveolardruck u. Hypoxie nach schnellem Aufstieg in große Höhen (>3000 m) verursachtes Lungenödem* inf. Flüssigkeitsübertritts aus den Lungenkapillaren in den interstitiellen Raum u. die Alveolen; **cave:** Hirnödem. Vgl. Bergkrankheit.

Höhen|re|aktion f: (engl.) altitude acclimatization; Anpassungsvorgänge an die bes. Umweltbedingungen in großen Höhen; bei kurzfristigem Aufenthalt in Höhen ab ca. 2000 m kommt es inf. von Sauerstoffmangel zu Tachykardie u. Hyperventilation mit respirator. Alkalose*, wodurch die Sauerstoffaffinität* des Hämoglobins heraufgesetzt wird; nach ca. 2–3 Tagen Steigerung der Erythropoese mit reaktiver Polyglobulie durch eine verstärkte Bildung von Erythropoetin sowie Normalisierung der Atmung u. Herztätigkeit. Vgl. Bergkrankheit.

Höhen|strahlung: (engl.) cosmic radiation; s. Strahlenexposition, natürliche.

Höhen|training n: (engl.) altitude training; körperl. Training bes. in Höhen von 2000–3000 m zur Steigerung der kardiopulmonalen Leistungsfähigkeit durch zusätzliche Bildung von Erythrozyten (Steigerung der Sauerstoff-Transportkapazität des Bluts); Anw. v. a. im Leistungssport. Vgl. Hypoxietraining. W. Hol.

Höhlen|grau, zentrales: (engl) central gray substance; **1.** Substantia grisea centralis: graue Substanz um den Aqueductus mesencephali, die Seitenwände u. den Boden des 3. Hirnventrikels, tritt in der Fossa interpeduncularis als Tuber cinereum an die freie Oberfläche des Gehirns u. enthält eine Reihe von Kernen, die vegetative Zentren repräsentieren; vgl. Zwischenhirn; **2.** i. w. S. auch Substantia grisea medullae spinalis: gesamte graue Substanz des Rückenmarks.

Höllen|stein: s. Argentum nitricum.

Höllen|stift: s. Lapis infernalis.

Hör|bahn: (engl.) auditory pathway; aus einem peripheren u. zentralen Anteil bestehende afferente Leitungsbahn für akust. Erregungen; die von Schallwellen ausgelösten Endolymphbewegungen im Innenohr werden von den Haarzellen* des Corti*-Organs in Signale übersetzt u. von den bipolaren Nervenzellen des Ganglion spirale der Schnecke abgeleitet (1. Neuron). Die Neuriten liegen im akust. Anteil (Pars cochlearis) des N. vestibulocochlearis u. enden aufgeteilt im Nucleus cochlearis (Beginn des 2. Neurons). Vom ventralen Anteil des Nucleus cochlearis zieht der überwiegende Teil der Fasern zu den Kernen des Corpus trapezoideum der Gegenseite. Der ipsilaterale Anteil zieht unter mehreren Umschaltungen wie der dorsale Teil der H. zur primären Hörrinde. Vom Nucleus cochlearis dorsalis verlaufen die Neuriten zur Gegenseite dicht unter den Striae medullares der Rautengrube u. enden in den Kernen des Trapezkörpers. Über das nächste Neuron in der lateralen Schleife (Lemniscus lateralis) entsteht die Verbindung zum Colliculus inf. der Vierhügelplatte. Von hier verläuft das 3. Neuron über das Brachium colliculi inf. zum Corpus geniculatum mediale. Von dort erreicht das letzte Neuron über die Hörstrahlung (Radiatio acustica) die primären akustischen Rindenfelder des Schläfenlappens (Area 41 u. 42). Durch die Umschaltungen in den medialen Kniehöckern entstehen Kollateralen für Reflexe auf akustische Reize. Neurone der Formatio reticularis sind mit den afferenten Abschnitten parallel geschaltet.

Hör|bereich: (engl.) audibility limit; wahrnehmbarer Frequenzbereich (Tonhöhenbereich), liegt beim Menschen zw. 16 Hz (untere Hörgrenze) u. 16 000–20 000 Hz (obere Hörgrenze, diese sinkt mit zunehmendem Lebensalter); vgl. Hörschwelle, Hörvermögen, Altersschwerhörigkeit.

Hör|brille: (engl.) eyeglass hearing aid; Komb. aus Brille* u. einem od. zwei Hörgeräten*, die ohrnah in die Brillenbügel integriert sind.

Hör|ermüdung: (engl.) threshold tone decay (Abk. TTD); syn. Schwellenschwund; Verschwinden der Wahrnehmung eines definierten Tons bei beständiger Lautstärke im Bereich der zunächst bestehenden Hörschwelle; symptomatisch für eine retrokochleäre Schädigung (im Bereich der Hörbahn). H. Ger.

Hör|geräte: (engl.) hearing aid devices; elektr. bzw. elektron. Geräte zur Verbesserung des Hörvermögens bei Schwerhörigkeit*, falls hörverbessernde op. Eingriffe (z. B. Tympanoplastik, Stapesplastik) nicht in Frage kommen. H. bestehen aus Mikrophon, Verstärker u. Lautsprecher; die Verstärkung erfolgt entw. über den Gehörgang (Olive, Passstück, Im-Ohr-Gerät) od. über eine Knochenleitungshörbrille, wenn der Gehörgang für die Schallzuleitung nicht zur Verfügung steht (Gehörgangsaplasie, erhebl. Stenose, chron. Entz. mit Sekretion). Vgl. Cochlear implant. H. Ger.

Hör|grenze: (engl.) hearing frequency limit; Begrenzung des Hörvermögens durch die noch wahrnehmbaren höchsten u. niedrigsten Frequenzen; s. Hörbereich, Hörschwelle.

Hör|nerv (Nervus*)**:** (engl.) auditory nerve; N. cochlearis des Nervus* vestibulocochlearis.

Hör|prüfungen: (engl.) hearing tests; Methoden zur Untersuchung des Hörvermögens, die Aussagen über Ausmaß, Art (Frequenzbereich), Lokalisation (Schallleitungs-, Schallempfindungsschwerhörigkeit) u. evtl. Ursache einer Schwerhörigkeit* ermöglichen; **1. Hörweitenprüfung** zur orientierenden Beurteilung eines Hörverlusts für Flüster- u. Umgangssprache nach Ausschalten des Gegenohrs durch Geräusche (Bárány-Lärmtrommel); mit Flüstersprache Erfassen des Hörverlusts in den oberen Frequenzen (2000–8000 Hz). **2. Stimmgabelprüfungen** zur DD zw. Schallleitungs- u. Schallempfindungsschwerhörigkeit: **a)** Weber-Versuch zur binauralen Prüfung der Knochenleitung: der Ton einer in Kopfmitte aufgesetzten Stimmgabel (a^1=440 Hz) wird von einem Normalhörenden auch in Kopfmitte gehört. Bei einer Mittelohrerkrankung bzw. Schallleitungsstörung wird der Ton auf der gestörten Seite verstärkt gehört (Lateralisierung zur Seite der Störung). Bei einer Innenohrschädigung bzw. Schallempfindungsstörung wird der Ton im besser hörenden Ohr verstärkt wahrgenommen (Lateralisierung zur gesunden Seite). **b)** Rinne-Versuch zum monauralen Vergleich zw. Luft- u. Knochenleitung: Stimmgabel wird zuerst auf das Mastoid gesetzt (Knochenleitung). Sobald der Ton nicht mehr wahrgenommen wird, hält man die Stimmgabel direkt vor das Ohr (Luftleitung) (s. Abb.). Der Normalhörende hört den Ton dann immer noch (Rinne positiv), ebenso der Schallempfindungsschwerhörige, nicht jedoch der Schallleitungsschwerhörige (bei Schallleitungsstörung Tonleitung über Knochen besser als über Luft, Rinne negativ). **c)** Gellé-Versuch bei Verdacht auf Fixation der Gehörknöchelchenkette (z. B. bei Otosklerose): mit einem luftdicht auf den Gehörgang gesetzten Politzer-Ballon wird ein Druck auf das Trommelfell ausgeübt. Der Ton der auf den Schädelknochen gesetzten Stimmgabel wird beim Normalhörenden leiser bzw. bei Nachlassen der Kompression lauter. Bei Fixation der Kette ändert sich die Lautstärke des Tons nicht (Gellé negativ). **d)** Schwabach-Versuch: Vergleich der Knochenleitung des Pat. mit der des Untersuchers durch Aufsetzen einer Stimmgabel; heute ersetzt durch Audiometrie*. S. Pädaudiologie, Impedanzaudiometrie.

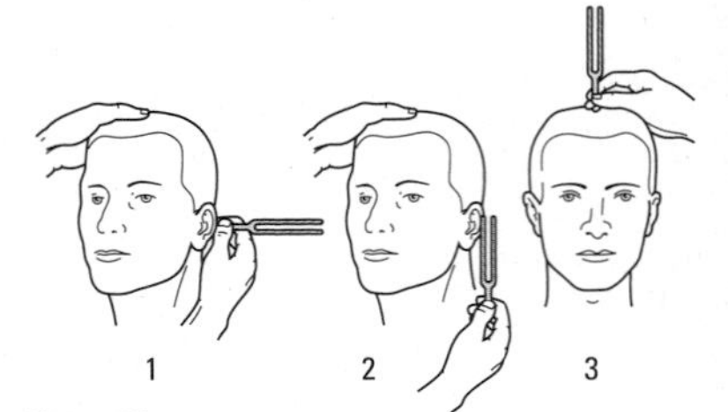

Hörprüfungen:
1 u. 2: Stimmgabelversuch nach Rinne:
1: Prüfung der Knochenleitung; 2: Prüfung der Luftleitung; 3: Weber-Versuch [101]

Hör|rohr: s. Stethoskop.

Hör|schwelle: (engl.) hearing threshold; die durch Audiometrie* bestimmbare Begrenzung des menschl. Wahrnehmungsbereichs für die Schallintensität*; die **untere H.** liegt im Frequenzbereich um 1 kHz bei 10^{-12} W/m^2 (≙ 0 dB);

Schall wird gehörschädigend ab ca. 10^{-3} W/m^2 (≙ 90 dB) u. schmerzhaft im Bereich der **oberen H.** von 10^{-1} W/m^2 (≙ 120 dB). Vgl. Hörvermögen, Lärm.

Hör|störung: Dysakusis*.

Hör|störung, zentrale: (engl.) central auditory disorder; funkt. Störung in der Hörbahn vom Hirnstamm bis zur Hörrinde; geeignete Funktionsprüfung ist die Stapediusreflexmessung (Störung der ersten 2–3 peripheren Neurone), Prüfung der Hörermüdung (funkt. Störung der Nervenleitung), des Richtungshörens, des zentralen Sprachverstehens (Diskrepanz zw. gutem Tongehör u. stark reduziertem Verstehen, bes. unter erschwerten Bedingungen; vgl. Agnosie) u. des dichotischen Sprachverstehens (den Ohren werden zwei voneinander unabhängige Schallbilder angeboten). H. Ger.

Hör|strahlung: s. Hörbahn.

Hör|stummheit: **1.** Audimutitas; s. Sprachstörung, zentrale; **2.** sog. Worttaubheit, Seelentaubheit; akustische Agnosie*. Vgl. Taubstummheit.

Hör|sturz: (engl.) sudden deafness; plötzl. auftretende, meist einseitige Schallempfindungsschwerhörigkeit od. Taubheit, die mit Ohrgeräuschen verbunden ist; **Urs.:** evtl. Mikrozirkulationsstörungen des Innenohrs, autoimmun. Genese, äußere Belastungsfaktoren; **Diagn.:** Hörprüfungen u. Audiometrie (AEP), Computertomographie od. Kernspintomographie zum Ausschluss eines Akustikusneurinoms; **Ther.:** i. v. Infusionen von Plasmaexpandern, Pentoxifyllin od. Naftidrofuryl; **Progn.:** bei Therapiebeginn innerhalb weniger Tage ist eine partielle od. komplette Restitution möglich; evtl. Spontanremission. **DD:** s. Schwerhörigkeit.

Hör|theorien f pl: s. Békésy-Hörtheorie, Helmholtz-Resonanztheorie.

Hör|vermögen: (engl.) (faculty of) hearing; Fähigkeit des Gehörorgans zur Aufnahme, Wahrnehmung u. Verarbeitung akustischer Reize; der Schall* wird durch Luft- u. Knochenleitung zum Innenohr (Schnecke) fortgeleitet; die Erregung der Haarzellen im Corti-Organ wird auf die Fasern der Zellen des Ganglion spirale übergeleitet u. gelangt dann über den N. acusticus zu den weiteren Stationen der Hörbahn; die Lok. von Schallquellen (Richtungshören) wird durch zentrale Verarbeitung der Zeit- u. Intensitätsdifferenz ermöglicht, mit der akust. Reize beide Ohren erreichen. Das menschl. H. ist auf den Hörbereich* beschränkt; Überprüfung des H. durch Hörprüfungen* u. Audiometrie*.

Hör|zentrum n: (engl.) auditory centre, acoustic centre; **1.** akustisches Wahrnehmungsfeld in der Rinde des vorderen Gyrus temporalis transversus (Heschl-Querwindung) beider Schläfenlappen; (bilaterale) Zerstörung führt zu Rindentaubheit; **2.** akustisches Erinnerungsfeld beidseits im angrenzenden Bereich des Gyrus temporalis sup., das in enger Verbindung mit dem sensorischen Sprachzentrum steht. Schädigung des H. führt zu akustischer Agnosie* u. kortikaler sensorischer Aphasie*. Vgl. Hörbahn, Gehirn.

Hoesch-Test m: (engl.) Hoesch's test; Suchtest zum Nachweis von Porphobilinogen* im Harn; Rotfärbung nach Zugabe von p-Dimethylbenzaldehyd (modifiziertes Ehrlich*-Reagens).

Hoeve-Syn|drom (Jan van der H., Ophth., Groningen, Leiden, 1878–1952) n: s. Osteogenesis imperfecta.

Hoffa-Krankheit (Albert H., orthop. Chir., Würzburg, Berlin, 1859–1907): (engl.) Hoffa's disease, infrapatellar fat pad injuries; Vergrößerung des Fettkörpers zw. Lig. patellae u. Kniegelenk inf. häufiger Traumen (Kapsel-Band-Schaden od. Meniskusverletzung bei Arbeit u. Sport) od. Entzündung; **Ther.:** op. bei Einklemmung von Fettzotten.

Hoffa-Lorenz-Operation (↑; Adolf L., Orthop., Wien, 1854–1946) f: selten indizierte blutige Reposition der angeb. Hüftgelenkluxation*, evtl. mit Neubildung einer Pfanne.

Hoffa-Platt|fuß|operation (↑) f: (engl.) Hoffa's flat foot operation; Verpflanzung des M. tibialis ant. an die Kahnbeinunterseite; nur angezeigt bei noch nicht voll ausgebildetem Plattfuß. Vgl. Pes valgus.

Hoffmann-Daimler-Schiene: (engl.) Hoffmann-Daimler splint; Apparat ähnl. der Forrester*-Brown-Schiene zur Ther. der Hüftdysplasie bei Säuglingen; vgl. Spreizapparate.

Hoffmann-Re|flex (Johann H., Neurol., Heidelberg, 1857–1919; Reflekt-*) m: durch elektr. Reizung der afferenten Fasern der Muskelspindeln auslösbarer monosynaptischer Muskeleigenreflex (v. a. im M. gastrocnemius u. in den Unterarmbeugern); experimentelle Auslösung zur Feststellung des spinalen Erregungsniveaus; fehlt bei proximaler Schädigung peripherer Nerven. Vgl. Elektroneurographie.

Hoffmann-Tinel-Zeichen (Paul H., Physiol., Freiburg, 1884–1962; Jules T., Neurol., Paris, 1879–1952): (engl.) Hoffmann-Tinel sign; elektrisierendes Gefühl bei Perkussion des über einem geschädigten od. durchtrennten u. genähten peripheren Nerv liegenden Hautareals als Zeichen beginnender Regeneration des Achsenzylinders*; vgl. Axonotmesis.

Hoffmann-Zurhelle-Nävus (Erich H., Dermat., Bonn, 1868–1959; Emil Z., Dermat., Groningen, Aachen, 1889–1965; Nävus*) m: syn. Naevus* lipomatodes superficialis.

Hofman-Eliminierung: (engl.) Hofman elimination; von Leber- u. Nierenfunktion unabhängiger Abbau quarternärer Stickstoffverbindungen durch nichtenzymatische Spaltung der N-C-Bindung; z. B. wird Atracuriumbesilat* durch H.-E. in ein tertiäres Amin u. ein Olefin gespalten.

Hohl|anoden|röhre: (engl.) hollow anode tube; Röntgenröhre mit rohrförmiger Anode (Spitz- od. Schräganode); **Anw.:** in der Strahlentherapie* (kann in Körperhöhlen eingeführt werden) u. zur Nahdistanztherapie (extrem kleiner Fokus-Haut-Abstand).

Hohl|fuß: Pes* cavus.

Hohl|hand|phlegmone (Phlegmone*) f: (engl.) mid-palmar space infection; eitrige Entz. der Hohlhand; **Formen: 1.** oberflächliche H.: unterh. der Palmaraponeurose lokalisierte Phlegmone* nach direkter Verletzung; **2.** tiefe H.: fortgeleitete, eitrige Entz. der Hohlhand i. R. eines Panaritium tendinosum; **Sympt.:** Handrückenödem, Streckung der Finger im Grundgelenk, Beugung im Mittel- u. Grundgelenk, heftiger Druckschmerz in der Hohlhand, allg. Entzündungsreaktion; **Kompl.:** Fortleitung der Entz. entlang der Sehnenscheiden auf den Unterarm; **Ther.:** chir. Inzision, Drainage, Ruhigstellen u. Antibiotikagabe, evtl. Einlage von Antibiotikaketten, ggf. Resektion der Palmaraponeurose; **Progn.:** häufig eingeschränkte Beweglichkeit od. Funktionsverlust.

Hohl|nägel: s. Koilonychie.

Hohl|rund|rücken: (engl.) swayback; s. Haltungsstörungen.

Hohl|vene (Vena*) f: Vena* cava superior u. Vena* cava inferior.

Hohl|warze: (engl.) inverted nipple; syn. Schlupfwarze; eingezogene Brustwarze der (weibl.) Brust; beruht auf einem Missverhältnis zw. papillärer u. areolärer Muskulatur (angeborene H.) bzw. auf invertierenden Prozessen (erworbene H., insbes. inf. von Entz., Präkanzerosen od. Mammakarzinom); ausgeprägte H. erschweren ggf. das Stillen*.

Hohlweg-Ef|fekt (Walter H., Endokrin., Graz, Berlin, geb. 1902) m: s. Rückkopplung.

Hohmann-Operation (Georg H., Orthop., München, 1880–1970) f: **1.** Keilosteotomie bei Hallux* valgus unter Verschiebung des Metatarsalköpfchens nach lateral u. plantar; Vernähung der Sehne des M. abductor hallucis an die Gelenkkapsel medial u. unten; **2.** Köpfchenresektion des Grundglieds mit Raffung der Extensorsehne bei Hammerzehe*; **3.** subkutane Tenotomie der Sehnenplatte unter dem betr. Epicondylus humeri bei Epikondylitis.

Hohmann-Über|brückungs|mieder (↑): s. Orthese.

Hoigné-Syn|drom (Rolf V. H., Int., Bern, geb. 1923) n: syn. toxisch-embolisches Syndrom; schwere Allgemeinreaktion bei akzidenteller i. v. Injektion von Depotpenicillin mit Mikroembolien in den Lungen (Penicillinkristalle) u. toxischen Reaktionen im Gehirn (Zusatzstoffe); **Sympt.:** Angst- u. Beklemmungsgefühl, Schleiersehen, Ohrgeräusche, motor. Unruhe, Todesangst, Verwirrtheit, Bewusstseinstrübung. Die Sympt. beginnen meist während der Injektion u. klingen i. d. R. rasch ab, können aber auch zum Tod des Pat. führen.

Hoke-Gips|verband (Michael H., Orthop., Beaufort, 1872–1944): (engl.) Hoke's cast; spez. Gipsverband zur Behandlung kindlicher Femur(schaft)frakturen mit Extension* der in Abduktion fixierten Extremität über einen Schienenapparat unter Fixation der Gegenseite u. des Beckens; vgl. Extensionsmethoden.

hol|andrisch (gr. ὅλος ganz; Andro-*): (engl.) holandric; s. Erbgang, Y-chromosomaler.

Hollander-Test (Franklin H., Chir., Physiol., San Diego, 1899–1966) m: syn. Insulintest; s. Magensaftuntersuchung.

Holmium n: Symbol Ho, OZ 67, rel. Atommasse 164,93; zur Gruppe der Lanthanoide* gehörendes chem. Element.

Holo|enzym (gr. ὅλος ganz; Enzyme*) n: s. Coenzyme.

holo|gyn (↑; Gyn-*): (engl.) hologynic; Bez. für die ausschließliche Vererbung eines Merkmals von einer Frau auf sämtliche weibl. Nachkommen; kommt z. B. bei Drosophila als Folge einer Non-disjunction des X-Chromosoms vor, beim Menschen bisher nicht gesichert; Ggs. holandrisch.

holo|krin (↑; -krin*): (engl.) holocrine; s. Drüsen.

Holo|pros|en|zephalie (↑; gr. πρόσωπον Gesicht; Enkephal-*) f: (engl.) holoprosencephaly; schwere Fehlbildungen des Gehirns u. Gesichts mit meist schwerer geistiger Behinderung; **Häufigkeit:** 0,48–0,88 : 10 000 Lebendgeborene; Gynäkotropie (w : m = 2 : 1); **Ätiol:** heterogen; teratogene Urs. (bes. maternaler Diabetes mellitus); in 24–45 % versch. Chromosomopathien; evtl. monogene Urs. (autosomal-dominant, autosomal-rezessiv od. X-chromosomal-rezessiv); **Path.:** Entwicklungsfelddefekt des prächordialen Mesoderms; klin. **Formen:** Zyklopie*, Ethmozephalie, Zebozephalie, prämaxillare Agenesie, minimale faziale Dysmorphie; alobäre (64 %), semilobäre (24 %) bzw. lobäre H. (12 %); **Progn.:** Pat. mit Zyklopie u. Ethmozephalie überleben kaum die 1. Lebenswoche, die anderen sterben bis zum 12. Lebensmonat. J. Kun.

holo|systolisch (↑; Systole*): (engl.) holosystolic; während der ganzen Systole andauernd; z. B. Herzgeräusche*.

Holter-Drainage (Norman H., amerikan. Biophysiker, 1914–1983; Drainage) f: s. Ventrikeldrainage.

Holtermüller-Wiedemann-Syn|drom (Kurt H., zeitgen. Päd., Saarbrücken; Hans-R. W., Päd., Kiel, geb. 1915) n: s. Kleeblattschädel.

Holt-Oram-Syn|drom (Mary H., Kardiol., London, geb. 1924; Samuel O., Kardiol., London, geb. 1939) n: (engl.) heart hand syndrome; syn. atriodigitale Dysplasie, Herz-Hand-Syndrom; autosomal-dominant erbl. Krankheitsbild mit Mutationen im TBX5-Gen, (Genlokus 12q24.1) u. Defekten des Radius, des 1. Strahls der oberen Extremität sowie Herzfehlbildungen; mehrere 100 Fälle sind dokumentiert; **DD:** TAR*-Syndrom, Fanconi*-Anämie.

Holunder|blüten: s. Sambucus nigra.

Holunder, schwarzer: Sambucus* nigra.

Holz|bock: Ixodes ricinus; s. Zecken.

Holzel-Syn|drom n: Laktasemangelsyndrom mit Kohlenhydratmalabsorption*.

Holzknecht-Raum (Guido H., Röntg., Wien, 1872–1931): (röntg.) syn. Retrokardialraum*.

Holz|phlegmone (Phlegmone*) f: (engl.) woody phlegmon; brettharte bindegewebige Induration der Weichteile als chron. verlaufende, wenig eitrige Form einer Phlegmone* ohne akute Entzündungszeichen; **Lok.:** häufig Hals (sog. Reclus-Phlegmone) u. Finger.

Holz|schuh|herz: (engl.) boot shaped heart, sabot heart; (frz.) cœur en sabot; (röntg.) kaum noch gebräuchl. Bez. für die Herzkonfiguration bei komplizierten angeborenen Herzfehlern* mit verminderter Lungendurchblutung (v. a. Fallot*-Tetralogie u. Pulmonalatresie*); der hypertrophierte re. Ventrikel verdrängt dabei den kleinen li. Ventrikel nach dorsal u. bildet die angehobene Herzspitze; durch die Hypoplasie des Pulmonalarterienhauptstammes erscheint die Herztaille stark eingezogen. Vgl. Herzformen.

Homans-Operation (John H., Chir., Boston, 1877–1954) f: wenig gebräuchl. Verf. zur Embolieprophylaxe* nach Lungenembolien bei Unterschenkelthrombose durch Unterbindung der V. femoralis am Abgang der V. profunda femoris.

Homans-Zeichen (↑): (engl.) Homans sign; Wadenschmerz bei Dorsalflexion des Fußes; Vork. bei Thrombose* u. Thrombophlebitis*.

Hom|a|tropin n: (engl.) homatropine; Ester von Mandelsäure u. Tropin, kürzer wirkend als Atropin*; **Verw.:** als Mydriatikum (Homatropinhydrobromid).

Homo-: Wortteil mit der Bedeutung gleich, gleichartig, gemeinsam; von gr. ὁμός.

Homo|cystein n: (engl.) homocysteine; Abk. Hcy; 1-Amino-3-mercaptobuttersäure; Homolog von Cystein* mit zusätzl. Methylengruppe; entsteht durch Demethylierung aus Methionin* i. R. des normalen Methioninabbaus u. wird selbst unter Beteiligung von Folsäure, Pyridoxin

u. Cobalamin abgebaut; kommt im Stoffwechsel auch als oxidiertes Disulfiddimer Homocystin (vgl. Cystin) vor; **Bestimmung:** Immunassay, HPLC, Gaschromatographie; vermehrt bei Homocystinurie* u. Homocysteinämie*. Vgl. Methionin-Belastungstest.

Homo|cystein|ämie (-ämie*) f: (engl.) homocysteinemia; syn. Hyperhomocysteinämie; Auftreten erhöhter Konz. von Homocystein im Blut mit Schädigung des Endothels, Inaktivierung von Protein C, Aktivierung von Faktor V der Blutgerinnung u. Oxidation von LDL-Cholesterol; erhöht Arteriosklerose- u. Thromboserisiko; **Formen: 1.** angeboren i. R. einer Homocystinurie* Typ I-III; Sympt.: Schlaganfall u. Herzinfarkt im frühen Erwachsenenalter bei homozygot Betroffenen, wahrscheinl. erhöhtes Arterioskleroserisiko bei den heterozygot Betroffenen; **2.** erworben bei Pyridoxin-, Cobalamin- u. Folsäuremangel; **Ther.:** Folsäure, Cobalamin, Pyridoxin.

Homo|cystin|urie (Ur-*) f: (engl.) homocystinuria; Sammelbez. für mehrere autosomal-rezessiv erbl., in Mitteleuropa seltene Stoffwechselstörungen mit erhöhter Konz. der schwefelhaltigen Aminosäure Homocystin (vgl. Homocystein) in Blut u. Urin; **Häufigkeit:** homozygot 1:200 000, heterozygot 1:100; **Formen: Typ I:** Mangel an Cystathioninbetasynthase (Genlokus 21q22.3); Sympt.: Linsenluxation u. Myopie, marfanoide Langgliedrigkeit, Skelettveränderungen, schwere psychomotor. u. geistige Retardierung, Hellhäutigkeit, feines spärliches Haar, Störung der Thrombozytenaggregation; Ther.: Pyridoxingabe zu 50 % erfolgreich; Kompl.: Thromboembolien (erhöhtes Risiko auch für Heterozygote); Früherfassung durch Methioninbestimmung aus Vollblut im Neugeborenen-Screening möglich; **Typ II:** Mangel an 5,10-Methylentetrahydrofolat-Reduktase (Genlokus 1p36.3); Sympt.: neben milden Verläufen, bei denen erst im Erwachsenenalter Auffälligkeiten auftreten, kommt es bei der schweren Verlaufsform bereits bei Neugeborenen zu Enzephalo- u. Myopathie, später zu geistiger Retardierung, spastischer Tetraplegie, Krämpfen u. peripherer Neuropathie; Ther.: Gabe von Folsäure, Cobalamin u. Betain; vgl. Homocysteinämie, Methionin-Belastungstest; **Typ III** (H. mit Methylmalonazidurie*): mehrere Stoffwechselstörungen in der Cobalaminsynthese; Sympt.: neben blanden Verläufen Formen mit Krämpfen, Muskelhypotonie, makrozytärer Anämie; Ther.: Gabe von Cobalamin; vgl. Imerslund-Gräsbeck-Syndrom.

Hom|odontie (Homo-*; Odont-*) f: (engl.) homodontia; syn. Isodontie; aus gleichgeformten Zähnen bestehendes Gebiss, wie z. B. das der Amphibien (Kegel als Grundform); Ggs. Heterodontie*.

Homöo|pathie (Homoio-*; -pathie*) f: (engl.) homeopathy; durch Samuel Hahnemann (1755–1843) begründetes medikamentöses Therapieprinzip, das Krankheitserscheinungen nicht durch exogene Zufuhr direkt gegen die Sympt. gerichteter Arzneimittel behandelt (sog. Allopathie*), sondern bei dem Substanzen eingesetzt werden, die in hoher Dosis den Krankheitserscheinungen ähnliche Sympt. verursachen (z. B. Thallium in niedrigster Dosis zur Behandlung der Alopezie); dieses sog. Ähnlichkeitsprinzip (Similia similibus curentur) wird in der klassischen H. ergänzt durch ein komplexes System von Zuschreibungen sowohl im Hinblick auf Patienteneigenschaften (Konstitutionstypen) als auch im Hinblick auf die eingesetzten Arzneimittel (Pflanze, Tier, Mineral), das bei der individuellen Verordnung berücksichtigt wird. Die Arzneistoffe, die durch Verreibung od. Verschüttelung eine energetische Umwandlung erfahren sollen (sog. Potenzieren), werden meist extrem niedrig dosiert, wobei der Ausgangsstoff meist in Dezimalpotenzen verdünnt wird u. der Dezimalexponent die Verdünnungsstufe charakterisiert: D1 = 1:10, D2 = 1:100 usw. Vgl. Phytotherapie.

Homöo|stase (↑; -stase*) f: (engl.) homeostasis; Aufrechterhalten eines relativ konstanten inneren Milieus od. Gleichgewichts; im Organismus mit Hilfe von Regelkreisen zw. Hypothalamus Hormon- u. Nervensystem; elementare Regelprozesse steuern z. B. Blutkreislauf, Körpertemperatur, Säure-Basen-, Wasser- u. Elektrolythaushalt.

homo|gametisch (Homo-*; Gameten*): (engl.) homogametic; Bez. für das Geschlecht, das zwei gleiche Geschlechtschromosomen hat; beim Menschen wie bei den meisten Wirbeltieren ist es das weibliche, bei Vögeln dagegen das männliche. Ggs. heterogametisch.

homo|gen (↑; -gen*): (engl.) homogeneous; **1.** (allg.) gleichartig; Ggs. heterogen, inhomogen; **2.** (chem.-physik.) Bez. für eine über einen betrachteten Bereich gleiche Eigenschaften aufweisende Substanz bzw. Substanzgemisch; homogene Substanzen bestehen aus einer Phase. **3.** (transplantationsmed.) syn. allogen; s. Transplantation (Tab.).

Homo|genat (↑; ↑) n: (engl.) homogenate; auch Homogenisat; Gewebebrei; in Homogenisatoren mechanisch feinst zerkleinertes frisches Gewebe, das v. a. die Strukturelemente u. Enzyme der zerstörten Zellen enthält.

Homo|gentisin|säure: (engl.) homogentisic acid; 1,4-Dihydroxyphenyl-3-essigsäure; Zwischenprodukt beim Abbau von Tyrosin*, das die Homogentisinat-1,2-dioxygenase weiter zu Maleylacetoacetat abbaut; vgl. Alkaptonurie.

Homo|glykane n pl: (engl.) homoglycans; s. Glykane.

Homoio-: auch Homöo-; Wortteil mit der Bedeutung gleich, ähnlich; von gr. ὁμοῖος.

Homoio|thermie (↑; Therm-*) f: (engl.) homeothermy; syn. Isothermie; evolutiv unabhängig erworbene Fähigkeit von Säugern u. Vögeln, trotz Schwankungen der Umgebungstemperatur durch Wärmeregulation* eine konstante Körpertemperatur aufrechtzuerhalten. Vgl. Poikilothermie.

homo|lateral (Homo-*; Lateral-*): gleichseitig, dieselbe Körperhälfte betreffend.

homo|log (↑; -log*): (engl.) homologous; s. Transplantation (Tab.).

Homo|serin n: (engl.) homoserine; 2-Amino-3-hydroxybuttersäure; Homolog von Serin* mit zusätzl. Methylengruppe; entsteht bei Bromcyanspaltung als Lakton aus Methionin am carboxyterminalen Ende von Peptiden.

Homo|sexualität (Homo-*; Sexual-*) f: (engl.) homosexuality; Bez. für sexuelle Orientierung, Erregbarkeit u. Aktivität mit Bezug auf Partner gleichen Geschlechts; Genese weitgehend unklar; biographisch frühe Entstehung, Entdeckung meist erst im Jugendalter, oft verbunden mit heftigen Abwehrmechanismen, die erst i. R. der homosexuellen Identitätsfindung (sog. Coming out) überwunden werden. **Vork.: 1. bei**

H

Frauen: etwa jede vierte Frau macht im Laufe ihres Lebens homosexuelle (sog. lesbische) Erfahrungen, jede achte Frau unter Einschluss eines Orgasmus; ausschl. lesbisches Verhalten bei ca. 2 %; seltene Partnerwechsel bei der Mehrheit, hohe Befriedigungsrate; **2. bei Männern:** etwa jeder zweite Mann macht im Laufe seines Lebens homosexuelle Erfahrungen, jeder dritte Mann unter Einschluss eines Orgasmus; ausschl. homosexuelles Verhalten bei ca. 4 %; hohe Promiskuitätsraten sind häufiger als bei Frauen.

Durch das 29. Strafrechtsänderungsgesetz vom 31.5.1994 (BGBl. I S. 1168) ist der eine besondere Strafbarkeit homosexueller Handlungen an minderjährigen Männern begründende § 175 StGB abgeschafft u. die Bestimmung des § 182 StGB in eine für beide Geschlechter geltende einheitl. Jugendschutzvorschrift umgestaltet worden, die den sexuellen Missbrauch von männl. u. weibl. Jugendlichen unter 16 Jahren durch über 18 bzw. 21 Jahre alte Personen unter Strafandrohung stellt.

Homo|trans|plantation (↑; Transplantation*) **f:** allogene Transplantation; s. Transplantation (Tab.).

Homo|vanillin|säure: (engl.) homovanillic acid; Abk. HVS; 3-Methoxy-4-hydroxy-phenylessigsäure; Hauptmetabolit von Dopamin*; bei Neuroblastom wird HVS vermehrt im Harn ausgeschieden; vgl. Vanillinmandelsäure.

homo|zygot (Homo-*; Zyg-*)**:** (engl.) homozygous; reinerbig, gleichanlagig; Bez. für Individuen, bei denen für ein Erbmerkmal die Allele eines Genpaares vollkommen gleichartig sind. Ggs. heterozygot.

Homo|zystein n: Homocystein*.

Homunkulus m: (engl.) homunculus; schematische Darstellung der kortikalen Repräsentation von Motorik u. Oberflächensensibilität; s. Rindenarchitektonik.

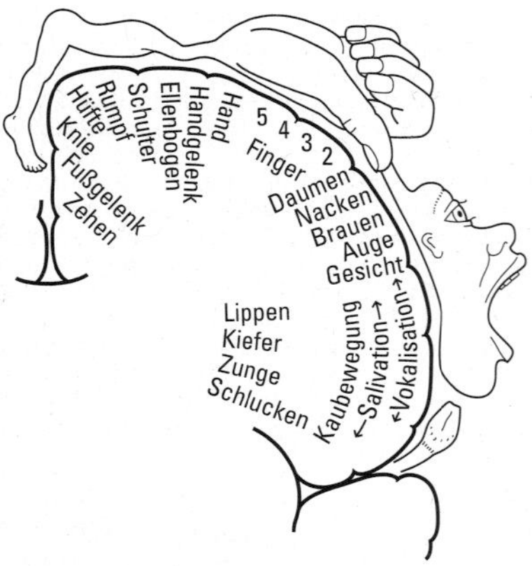

Homunkulus:
kortikale Repräsentation von Bewegungen im Gyrus precentralis des Gehirns [375]

Hopfen|zapfen: (engl.) hops; Lupuli strobulus; Fruchtstände von Humulus lupulus mit etherischem Öl, Bittersäuren u. 2-Methyl-3-buten-ol; **Verw.:** bei Unruhe, Angst u. Schlafstörungen.

Hoppe-Goldflam-Syn|drom (Hermann H., Neurol., Cincinnati, 1867–1929; Samuel V. G., Neurol., Warschau, 1852–1932) **n:** syn. Myasthenia* gravis pseudoparalytica.

HOPS: Abk. für **h**irn**o**rganisches **P**sycho**s**yndrom; s. Psychose.

Hordeolum (Dim. von lat. hordeum Gerste) **n:** (engl.) sty; sog. Gerstenkorn; Abszess der Liddrüsen, Form der Blepharoadenitis; **Formen: 1.** H. externum: akut-eitrige, bakterielle Entz. der Zeis-Drüsen (Talgdrüsen) od. Moll-Drüsen (Schweißdrüsen); auch multipel bzw. rezidivierend vorkommend (Hordeolosis); **2.** H. internum: eitrige Entz. der Meibom-Drüsen am Tarsus (Lidinnenseite); **Ther.:** Wärmeapplikation, evtl. lokal Antibiotika; bei H. internum häufig Stichinzision notwendig. Vgl. Chalazion.

Horizontale, obere (gr. ὁρίζων Gesichtskreis, das Begrenzte) **f:** (engl.) upper horizontal plane; s. Krönlein-Linienschema (Abb.).

Horizontal|zellen (↑; Zelle*)**:** (engl.) horizontal cells; in Höhe der inneren Körnerschicht der Netzhaut des Auges liegende Assoziationszellen mit horizontal verlaufenden Axonen; vgl. Retina.

Horm-: Wortteil mit der Bedeutung antreiben, erregen; von gr. ὁρμᾶν.

Hormon, ad|reno|cortico|tropes (↑) **n:** Abk. ACTH*.

Hormon, anti|di|uretisches (↑) **n:** Abk. ADH*.

Hormon|bildung, ek|tope (↑)**:** (engl.) ectopic hormonogenesis; Bez. für die endokrine Aktivität von gutartigem Drüsengewebe, das außerhalb seiner physiol. Lokalisation auftritt (z. B. als Zungengrundstruma*); vgl. Tumormarker, Syndrom, paraneoplastisches.

Hormone (↑) **n pl:** (engl.) hormones; (physiol.) org. Verbindungen, die als interzelluläre Signalstoffe oft in endokrinen Organen produziert werden (Ausnahme z. B. Gewebehormone*), mit dem Blut in freier od. gebundener Form zu ihren Erfolgsorganen gelangen u. in extrem geringer Konz. (10^{-12} – 10^{-15} mol/mg Gewebe) den Stoffwechsel charakterist. beeinflussen; die spe-

Hormone
Klassifikation nach Wirkungsmechanismus

Bindung an intrazelluläre Rezeptoren: Steroidhormone, Schilddrüsenhormone, Calcitriol, Retinsäure

Bindung an Zellmembranrezeptoren u. Freisetzen eines Second messenger

- cAMP: Katecholamine (α_2-, β-adrenerge), ACTH, Angiotensin, ADH, Calcitonin, HCG, CRH, FSH, Glukagon, LH, MSH, Parathormon, Somatostatin, TSH
- cGMP: ANP, Stickstoffmonoxid
- Ca^{2+} u./od. Inositoltrisphosphat: Acetylcholin, Katecholamine (α_1-adrenerge), Angiotensin II, Cholecystokinin, Gastrin, GnRH, Oxytocin, PDGF, TRH, Substanz P
- Kinase- od. Phosphatasekaskade: HPL, Wachstumsfaktoren (EGF, FGF, IGF, NGF, PDGF), Erythropoetin, Insulin, Prolaktin, STH

Horner-Syndrom
Diagnostik

Prüfsubstanz	Physiologische Reaktion	Zentrales Horner-Syndrom	Präganglionäres Horner-Syndrom	Postganglionäres Horner-Syndrom
Cocain	Mydriasis	Mydriasis (gemindert)	keine Veränderung der Pupille	keine Veränderung der Pupille
Hydroxy-amphetamin	Mydriasis	Mydriasis	Mydriasis	keine Veränderung der Pupille

zif. Wirkungen von H. vermitteln Hormonrezeptoren*. Regelkreise (s. Regelkreis) kontrollieren die komplexen Wechselwirkungen zwischen H., hormonabhängigen Metabolit(en) u. Nervensystem. Biochem. **Einteilung: 1.** Steroidhormone*; **2.** Peptid- od. Proteohormone des Hypothalamus (Releasing*-Hormone, Oxytocin*, ADH*) u. der Hypophyse sowie Insulin u. Glucagon (Pankreas), Parathormon (Glandula parathyroidea), Calcitonin (C-Zellen der Schilddrüse) u. gastrointestinale Hormone*; entstehen aus Prohormonen*; **3.** von Aminosäuren abgeleitete H.: z. B. Schilddrüsenhormone, Katecholamine*, Histamin*, Acetylcholin*; **4.** von ungesättigten Fettsäuren abgeleitete H., z. B. Prostaglandine*. **Lipophile H.** (Steroidhormone, Eikosanoide, Schilddrüsenhormone) passieren die Zellmembran der Zielzellen u. binden an spezif. intrazelluläre Rezeptoren. **Hydrophile H.** (Peptid- u. Proteohormone, Aminosäurenderivate) binden an die Zellmembran u. wirken über Second* messenger. Die **Inaktivierung** der H. erfolgt enzymat. durch Hydrolyse ihres Second messengers (z. B. cAMP) od. Abbau, z. B. der Proteohormone durch Proteasen*, der Katecholamine durch Monoaminoxidase*, der Steroidhormone durch Oxidation, Reduktion od. i. R. der Biotransformation* zu Glukuroniden od. Sulfaten.

Hormone, gastro|in|testinale (↑) n pl: (engl.) gastrointestinal hormones; im Magen-Darm-Trakt gebildete, an der Verdauung* beteiligte Proteohormone: Gastrin, Cholecystokinin, Secretin, GIP, VIP, Motilin, Enteroglucagon, Enteropeptidase, Villikinin, Serotonin, Bulbogastrone; vgl. APUD-System.

Hormon|entzugs|blutung (↑): s. Abbruchblutung.

Hormone, renale (↑) n pl: (engl.) renal hormones; von der Niere gebildete Hormone: Erythropoetin, Prostaglandine, Cholecalciferol, Kinine.

Hormon, follikel|stimulierendes (↑) n: Abk. FSH*.

Hormon, lakto|tropes (↑) n: syn. Prolaktin*.

Hormon, luteinisierendes (↑) n: Abk. LH*.

Hormon, natri|uretisches (↑) n: s. ANP.

Hormon|re|zeptoren (↑; Rezeptoren*) m pl: (engl.) hormone receptors; meist für ein best. Hormon spezif. Rezeptoren*, die an od. in der Zellmembran, im Zytoplasma od. Zellkern der Zielzellen lokalisiert sind u. durch reversible Bindung der Hormone* deren Wirkung über unterschiedl. biochem. Sekundärreaktionen in die Zelle vermitteln; **H. hydrophiler Hormone** sind integrale Membranproteine, die nach Bindung des Hormons an der Außenseite durch Änderung ihrer Konfiguration an der Membraninnenseite ein zweites Signal auslösen; funktionell werden unterschieden: **1.** H. mit Enzymwirkung, die meist Tyrosinkinaseaktivität besitzen u. dadurch weitere zytoplasmat. Enzyme aktivieren (z. B. Insulinrezeptor); **2.** H. in Form von Ionenkanälen, deren Leitfähigkeit für ein bestimmtes Ion (meist Na^+, K^+ od. Cl^-) sich durch Bindung des Liganden verändert (z. B. $GABA_A$-, Glycin-, Nicotinrezeptoren); **3.** H., die über gekoppelte G*-Proteine, die ihrerseits die Bildung von Second* messenger induzieren, das Signal weiterleiten (z. B. Adenosin-, $GABA_B$-, Histamin-, Serotonin-, Opiat- u. adrenerge Rezeptoren). **H. lipophiler Hormone** sind Proteine des Zytoplasmas od. Zellkerns der Zielzelle: nach Passage der Zellmembran entsteht unter Konfigurationsänderung ein Hormon-Rezeptor-Komplex, der an die DNA bindet, die Transkription* u. somit die Synthese von Effektorproteinen aktiviert.

Sexualhormone* fördern das Wachstum hormonsensibler maligner Tumoren (z. B. Mammakarzinom, Prostatakarzinom), so dass durch Blockierung der **Steroidhormonrezeptoren** (Östrogen-, Progesteron- u. Androgenrezeptoren), z. B. mit gegengeschlechtl. Sexualhormonen, Antiöstrogenen* od. Antiandrogenen* das Wachstum sog. rezeptorpositiver Tumoren (u. ihrer Metastasen) gehemmt wird. Vgl. Antigestagene, EGF.

Hormon, somato|tropes (↑) n: Abk. STH*.

Hormon|therapie, para|doxe (↑) f: s. Therapie, kontrahormonale.

Horner-Muskel (William E. H., Anat., Philadelphia, 1793–1853; Musculus*): (engl.) Horner's muscle; Pars prof. (ehemalige Pars lacrimalis) der Pars palpebralis des M. orbicularis oculi; **F:** Abtransport der Tränenflüssigkeit durch die Tränenpunkte u. -röhrchen in den Tränensack zum Ductus nasolacrimalis; s. Tränenwege.

Horner-Syn|drom (Johann F. H., Ophth., Zürich, 1831–1886) n: (engl.) Horner's syndrome; auch Horner-Trias; Trias aus Miosis* (Lähmung des M. dilatator pupillae), Ptosis* (Lähmung des M. tarsalis superior) u. Hebung des Unterlids mit scheinbarem Enophthalmus*; **Formen: 1.**

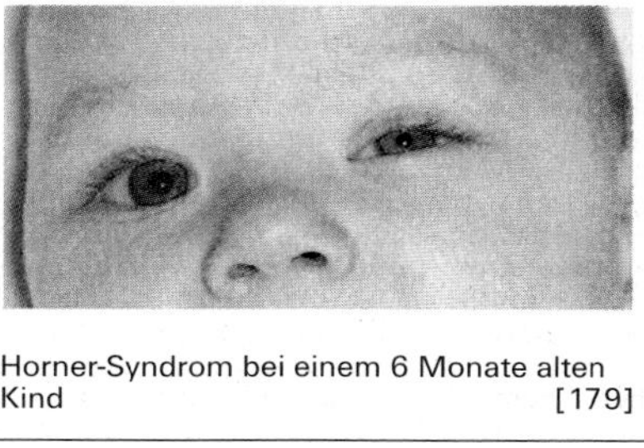

Horner-Syndrom bei einem 6 Monate alten Kind [179]

zentrales H.-S.: Läsion der zentralen Sympathikusbahn zw. Hypothalamus u. Centrum ciliospinale im Rückenmarksegment C_8-Th_1; oft mit Schweißsekretionsstörung der ipsilateralen Körperhälfte; Urs.: v. a. Hirnstamminfarkt (z. B. Wallenberg-Syndrom), auch Syringomyelie, traumat. Halsmarkläsion; **2.** präganglionäres H.-S.: Läsion des präganglionären sympathischen Neurons im Verlauf vom Centrum ciliospinale über die Lungenspitze zum Ganglion cervicale superius (Karotisgabel); Urs.: Tumor (Bronchialkarzinom, Mammakarzinom u. a.), iatrogen (chir. Eingriff); **3.** postganglionäres H.-S.: Läsion des postganglionären sympathischen Neurons (entlang der A. carotis interna u. dem N. ophthalmicus zum M. dilatator pupillae verlaufend); Urs.: v. a. Dissektion od. Verschluss der A. carotis interna, auch Tumor, Kavernosusthrombose u. bei Cluster-Kopfschmerz. **Diagn.** mit 5–10%igen Cocain- u. 1%igen Hydroxyamphetamin-Tropfen (Applikation in den Bindehautsack; s. ums. Tab.). M. Bre.

Horn|haut: s. Cornea.

Horn|haut|de|generation (Degeneratio*) **f:** (engl.) corneal degeneration; nicht erbl., ein- od. beidseitige, nicht primär entzündl. degenerative Erkr. der Hornhaut; **Urs.:** exogene u. endogene (Alter) Faktoren sowie andere Augenerkrankungen (z. B. Iritis, Glaukom); vgl. Hornhautdystrophie.

Horn|haut|dys|trophie (Dys-*; Troph-*) **f:** (engl.) corneal dystrophy; Sammelbez. für eine Gruppe erbl., immer beidseitiger, angeb. od. sich später manifestierender Trübungen in den

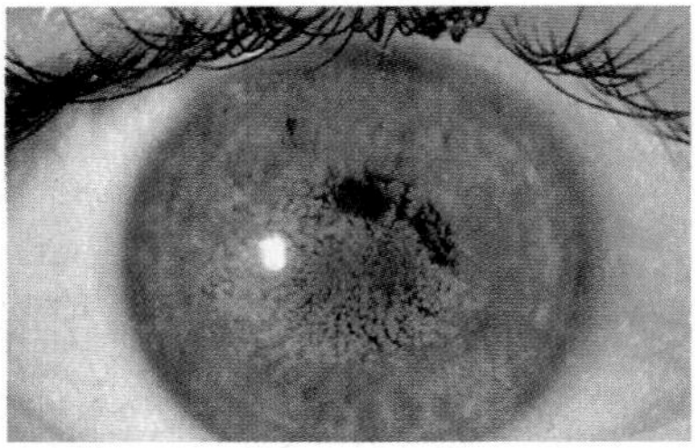

Hornhautdystrophie: parenchymatöse, erbliche Hornhauttrübung (Typ Groenouw) [362]

versch. Schichten der Hornhaut; **Formen: 1.** epitheliale (vordere) H.: z. B. als rezidiv. Hornhauterosion (Franceschetti-Erosion); **2.** stromale H.: dominant erbl. knötchenförmige, gitterartige od. bröckelige (Typ Groenouw) Formen; rezessiv erbl. fleckige Form (s. Fehr-Syndrom); **3.** endotheliale H.; s. Fuchs-Hornhautdystrophie.

Horn|haut|endo|thel-Mikro|skopie (Endothel-*; Mikr-*; -skopie*) **f:** (engl.) corneal endothelial microscopy; ophth. Methode: **1.** zur Untersuchung des Endothels am Patientenauge mit Hilfe des Spaltlampenmikroskops im sog. Spiegelbezirk; **2.** zur Beurteilung der Güte u. Dichte des Endothels einer Spenderhornhaut mit dem Durchlicht- od. Auflichtmikroskop vor der Hornhauttransplantation (s. Keratoplastik).

Horn|haut|entzündung: Keratitis*.

Horn|haut|e|rosion (Erosion*) **f:** (engl.) corneal erosion; syn. Erosio corneae; Abschilferung des Hornhautepithels mit Epitheldefekt; **Urs.:** Trauma, Keratoconjunctivitis photoelectrica; **Sympt.:** starke Schmerzen, Fremdkörpergefühl, verstärkte Tränensekretion, evtl. Lidkrampf; **Diagn.:** intensive Grünfärbung des Epitheldefekts in der Fluoresceinfärbung*; **Ther.:** zur Verhinderung einer Inf. lokale Desinfektion, Augenverband; **Progn.:** i. d. R. rasche Heilung.

Horn|haut|geschwür: Ulcus* corneae.

Horn|haut|in|filtrat (Infiltration*) **n:** (engl.) corneal infiltrate; entzündl. Infiltration des Hornhautstromas mit Granulozyten, Lymphozyten u. Plasmazellen; Zerstörung der Struktur u. Verlust der Durchsichtigkeit mit Hornhauttrübung; ggf. Hornhautnarbe*.

Horn|haut|naht: (engl.) corneal suture; Naht der Hornhaut des Auges mit feinen Nylonfäden

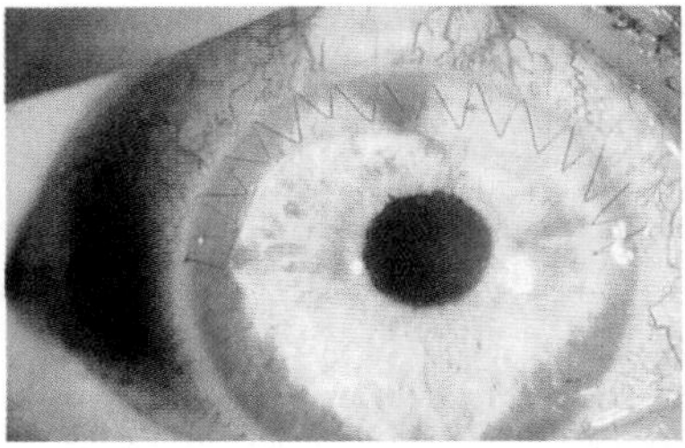

Hornhautnaht nach Kataraktoperation [550]

(10–0, ∅ 30 µm) nach perforierenden Verletzungen od. bei Keratoplastik*.

Horn|haut|narbe: (engl.) corneal scar; Bildung undurchsichtigen od. trüben Narbengewebes im Hornhautstroma nach Entz. od. Verletzung als Trübungswölkchen (Nubecula), grauer Fleck (Macula corneae) od. weiße Platte (Leukom), je nach Dichte u. Ausmaß der Trübung; das Epithel über der Narbe ist meist intakt; Lichtstreuung durch Störung der Kollagenfibrillenanordnung.

Horn|haut|re|flex (Reflekt-*) **m:** syn. Kornealreflex; s. Reflexe (Tab.).

Horn|haut-Ring|ab|szess (Abszess*) **m:** (engl.) ring abscess of cornea; ringförmige, zum Limbus corneae parallele Infiltration des peripheren Hornhautstromas mit Leukozytenansammlung; Kompl. einer infektiösen, ulzerativen Keratitis, einer Verletzung od. Endophthalmitis mit Perforationsgefahr.

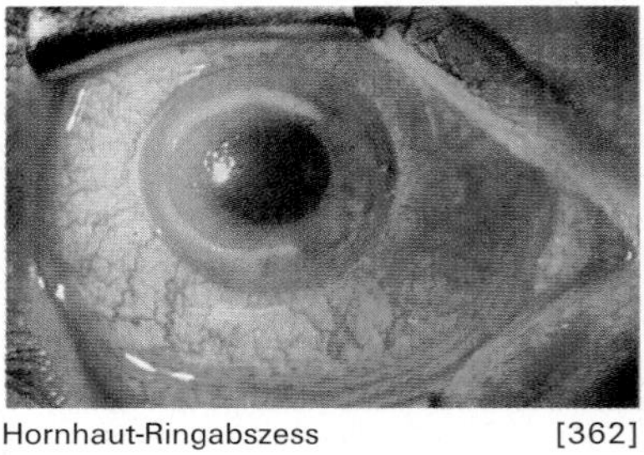

Hornhaut-Ringabszess [362]

Horn|haut|trans|plantation (Transplantation*) f: s. Keratoplastik.

Horn|haut|verätzung: (engl.) caustic burn of cornea; Nekrose der Hornhaut des Auges nach Einbringen von Kalk, Laugen, Säuren u. a. Chemikalien mit Narbenbildung der Binde- u. Hornhaut, Hornhauttrübung, Symblepharon*,

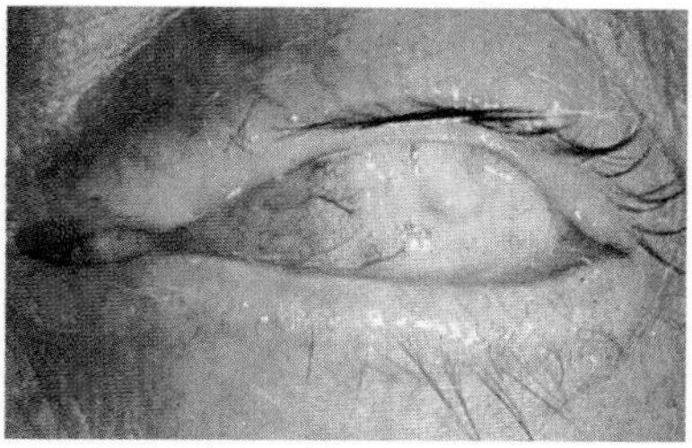
Hornhautverätzung: Hornhautnarbentrübung nach vorausgegangener Laugenverätzung [362]

Sekundärglaukom; **Ther.:** Erste Hilfe durch gründliches Ausspülen mit Wasser od. (besser) neutralisierender Pufferlösung, notfalls mit Getränken; klin. Versorgung durch weitere Reinigung des Auges u. Neutralisation des Schadstoffs, ggf. Inzision der Bindehaut zum Ablassen des subkonjunktivalen Ödems, Weitstellen der Pupille, Unterdrücken der Entzündungsreaktion durch Ascorbinsäure (oral) u. Glukokortikoide, Antibiotika in Spülflüssigkeiten; **Progn.:** bei Hornhauttrübung starker Visusabfall bis zur Erblindung möglich; eine Keratoplastik* hat bei H. schlechte Erfolgsaussichten. Vgl. Kalkverätzung am Auge.

Horn|krebs: verhornendes Plattenepithelkarzinom*.

Horn|perlen: (engl.) epithelial pearls, squamous eddies; (histol.) kugelig geschichtete Verbände aus verhornten Plattenepithelien; Vork. z. B. bei Verrucae* seborrhoicae u. Plattenepithelkarzinom*.

Hor|opter (gr. ὅρος Grenze; ὀπτήρ Späher) m: s. Netzhautpunkte, korrespondierende.

Horror auto|toxicus (lat. horror Schrecken) m: von P. Ehrlich 1900 geprägte Bez., die ausdrücken soll, dass körpereigene Bestandteile normalerweise nicht zu einer Immunisierung führen. Vgl. Immuntoleranz, Autoimmunkrankheiten.

Hortega-Zellen (Pío del Río H., Histol., Madrid, Buenos Aires, 1882–1945; Zelle*): s. Neuroglia.

Horton-Magath-Brown-Syn|drom (Bayard T. H., Int., Rochester, 1895–1980; T. B. M., zeitgen. amerikan. Arzt; G. E. B., amerikan. Arzt, 1885–1935) n: syn. Arteriitis* temporalis.

Horton-Syn|drom (↑) n: **1.** Arteriitis* temporalis; **2.** Cluster*-Kopfschmerz.

Hospital (lat. hospitalis gastlich) n: **1.** i. Allg. Bez. für ein Krankenhaus* für chron. Kranke; **2.** anglo-amerikan. Bez. für Krankenhaus.

Hospitalismus (↑) m: (engl.) hospitalism; Bez. für alle durch bzw. während eines Krankenhaus- od. Heimaufenthalts auftretenden Schädigungen; **Urs.:** Ernährungs- od. Pflegefehler, sekundäre Inf. od. psych. Einwirkungen; **Formen: 1. infektiöser H.:** Auftreten von Nosokomialinfektionen* durch Hospitalkeime; begünstigend wirken Selektion u. Ausbreitung multiresistenter Err. im Krankenhaus durch unkritische Chemotherapie (v. a. mit Breitbandantibiotika), ungenügende Händehygiene, Mängel in Raum- u. Medizintechnik sowie in Betriebsorganisation u. Pflegetechnik, höhere Anzahl infektionsanfälliger (inf. Resistenz- u. Immunschwäche), älterer u. polytraumatisierter Pat.; **Inzidenz:** ca. 800 000 Menschen erkranken in der Bundesrepublik Deutschland pro Jahr an einer Nosokomialinfektion (ca. 40 % der Inf. sind vermeidbar). **Klin. Manifestation:** 80 % aller Krankenhausinfektionen sind auf Inf. der Harnwege, des Respirationstrakts, der Haut u. Schleimhäute, Septikämie u. postoperative Wundinfektion zurückzuführen; v. a. in der Chirurgie, Inneren Medizin (bes. Hämodialyse- u. Onkologiestation), Gynäkologie, Ophthalmologie, Dermatologie u. Intensivpflegestation; **Err.: a)** gramnegative Stäbchen: Enterobacteriaceae, Pseudomonas aeruginosa, Acinetobacter, Legionellen; **b)** grampositive Kokken: Staphylokokken (Staphylococcus aureus u. epidermidis), Streptokokken; **c)** Sporenbildner: Clostridium perfringens u. difficile, Bacillus subtilis u. cereus; **d)** Pilze: Hefen (Candida albicans), Schimmelpilze (Aspergillus), Mucor, Dermatophyten; **e)** Viren: Influenza-, Masern-, Mumps-, Röteln-, Rota-, Adeno-, Zytomegalie-, Varizella-Zoster-, Herpes-simplex- u. Hepatitis-Viren; **Proph.:** ständige mikrobiol. Kontrolle beim Pat., Einsatz von Krankenhaushygieniker*, hygienebeauftragtem Arzt* u. Hygienefachkraft*; Durchführung hyg. Untersuchungen von med. Geräten (auch Sterilisations-, Reinigungs- u. Desinfektionsautomaten), Oberflächen, Trinkwasser u. Wasser aus Klimaanlagen, Beatmungs-, Aerosol- u. Dialysegeräten; Luftkeimzahlbestimmung insbes. im Operationssaal; Beachtung der Einwirkungszeit von Desinfektionsmitteln; Patientenisolierung; Händedesinfektion*, Hygienevorschrift beachten; baul. Abgrenzung von Risikobereichen. **2. psychischer H.:** psych. Schädigung, die inf. fehlender affektiver Zuwendung (s. Deprivation) auftritt; Vork. v. a. bei Säuglingen u. Kleinkindern, auch bei Langzeitpatienten in Krankenhäusern u. Heimen; Sympt.: psychomotorische u. somatische Retardierung, erhöhte Mortalität, Kontaktstörungen, Angst, Apathie, erhöhte Infektanfälligkeit; vgl. Depression, anaklitische.

Hospital|keime (↑): (engl.) nosocomial germs; s. Hospitalismus.

Hospiz n: (engl.) hospice; ursprünglich als Sterbeklinik konzipiertes Krankenhaus zur angemessenen stationären Betreuung Schwerstkranker u. Sterbender; i. w. S. Bez. für eine interdisziplinäre Einrichtung mit Ärzten, Psychologen, ausgebildetem Pflegepersonal, Sozialarbeitern u. Laien zur unterstützenden häuslichen Sterbebegleitung*; stationäre Aufnahme erfolgt i. d. R. nur zur Symptomenkontrolle od. zur vorübergehenden Entlastung der Angehörigen. Vgl. Palliativstation.

Host-versus-graft-Re|aktion (engl. host Wirt; versus gegen; graft Pfropf) f: s. Abstoßungsreaktion; vgl. Graft-versus-host-Reaktion.

HOT: Abk. für (engl.) **h**yperbaric **o**xygen **t**herapy; Sauerstoff*-Überdrucktherapie.

Hotchkiss-MacManus-Re|aktion f: s. PAS-Reaktion.

H

Hounsfield-Einheit (Sir Godfrey N. H., brit. Elektroingenieur, geb. 1919) **:** (engl.) Hounsfield unit; Abk. HE; s. Computertomographie.

Houssay-Biasotti-Phänomen (Bernardo A. H., Physiol., Buenos Aires, 1887–1971) n**:** (engl.) Houssay phenomenon; tierexperimentell beobachtete Besserung eines Diabetes mellitus beim pankreatektomierten Hund nach Entfernen der Hypophyse (Steigerung der Insulinempfindlichkeit); bei Absinken der Blutzuckerwerte eines Diabetikers bzw. plötzlich reduziertem Insulinbedarf ist daher an eine Hypophysenerkrankung (z. B. Tumor, Gefäßverschluss) zu denken.

Houston-Falte: (engl.) Houston's valve; syn. Kohlrausch-Falte; mittlere der drei Plicae transversae recti.

Howard-Hopkins-Connor-Test (Janet E. How., Biochem., Ärztin, Baltimore) m**:** nur noch selten angewendeter Funktionstest bei Verdacht auf Hypoparathyroidismus*; unter Standardkost werden Calcium- u. Phosphatausscheidung im Urin gemessen, nach Calciuminfusion werden Calcium, anorg. Phosphat u. Gesamteiweiß im Serum bestimmt. Die Infusion verursacht eine Hyperkalzämie, die bei Gesunden eine Verminderung der Phosphaturie hervorruft; bei Hypoparathyroidismus kommt es zu einer erhebl. Phosphaturie.

Howell-Jolly-Körperchen (William H. H., Physiol., Baltimore, 1860–1945)**:** s. Jolly-Körperchen.

Howship-Lakunen (John H., Chir., London, 1781–1841; lat. lacuna Vertiefung, Höhlung) f pl**:** (engl.) Howship's lacunae; bei der Knochenentwicklung durch Einwirkung von Osteoklasten* in der Knochensubstanz entstehende grubenförmige Vertiefungen.

Howship-Romberg-Phänomen (↑; Moritz H. von R., Int., Neurol., Berlin, 1795–1873) n**:** (engl.) Howship-Romberg sign; syn. Obturatoriusneuralgie; Schmerz an der Knieinnenseite durch Reizung des N. obturatorius inf. Hernia obturatoria, Tumor od. Trauma.

Hoyer-Grosser-Organ (Heinrich F. H., Histol., Warschau, 1834–1907) n**:** syn. Glomusorgan*.

Hp: Abk. für **1.** (biochem.) **H**a**p**toglobin*; **2.** (mikrobiol.) **H**elicobacter* **p**ylori.

HPA: Abk. für (engl.) **h**uman **p**latelet **a**ntigens; menschl. thrombozytäre Alloantigene; mind. acht versch. HPA-Systeme sind bekannt; HPA-Inkompatibilität kann Urs. z. B. für neonatale Alloimmunthrombozytopenie*, posttransfusionelle Purpura* u. das Ausbleiben eines adäquaten Thrombozytenanstiegs nach wiederholter Thrombozytentransfusion sein. Vgl. HLA-System. A. Pru.

HPL: Abk. für (engl.) **h**uman **p**lacental **l**actogen; syn. Plazentalaktogen, (engl.) human chorion somatotropin (Abk. HCS); Proteohormon, aus 191 Aminosäuren bestehendes Polypeptid, MG 21 500; HPL wird in den Synzytiotrophoblasten der Plazenta gebildet, mit deren Menge die HPL-Serumkonzentration korreliert; **Funktion:** wahrscheinl. Mobilisierung mütterl. Glukose, Fettsäuren u. Ketonkörper zur Versorgung des Fetus sowie mammo- u. laktotrope Effekte; **Bestimmung:** Immunassay; Maß für Plazentafunktion; zum Nachweis von Plazentainsuffizienz, Gestose u. intrauteriner Wachstumsretardierung kaum noch verwendet. Vgl. Plazentahormone.

HPLC: Abk. für (engl.) **h**igh **p**erformance (bzw. **p**ressure) **l**iquid **c**hromatography; s. Flüssigkeitschromatographie.

Hp-System n**:** Serumgruppe von **H**a**p**toglobin* (fünf Allele); autosomal-kodominante Vererbung der Haptoglobintypen (Haupttypen Hp 1–1, Hp 2–1 u. Hp 2–2); wegen der physiol. Ahaptoglobinämie Neugeborener Bestimmung des Hp-Typs ab dem 2. Lj.; **Bedeutung:** Vaterschafts- u. anthrop. Untersuchungen. Vgl. Serumgruppen. V. Sch.

HPV: Abk. für **H**uman**p**apilloma**v**iren; s. Papillomavirus.

hr: (serol.) Antigen der Rhesus*-Blutgruppen.

H-Re|flex (Reflekt-*) m**:** Kurzbez. für **H**offmann*-Reflex.

H-Re|zeptoren|blocker (Rezeptoren*)**:** Kurzbez. für Histaminrezeptorenblocker; s. Antihistaminika, Histamin-H_2-Rezeptorenblocker.

H_2S: chem. Formel für Schwefelwasserstoff*.

HSE: Abk. für **H**erpes*-**s**implex-**E**nzephalitis.

HSG: Abk. für **H**ystero**s**alpin**g**ographie*.

HSN: Abk. für **h**ereditäre **s**ensible **N**europathie*.

H_2SO_3: chem. Formel für schweflige Säure*.

H_2SO_4: chem. Formel für Schwefelsäure*.

H-Streifen: (engl.) H band; s. Myofibrillen.

H-Substanz (Substantia*) f**:** (engl.) H substance; Kurzbez. für **h**eterogenetische Grundsubstanz; durch den H/h-Genlokus (h rezessiv) determinierte Ausgangssubstanz der Blutgruppenantigene der ABNull*-Blutgruppen; das Gen H codiert wahrscheinl. eine Transferase, die L-Fukose (als antigene Determinante) auf endständige D-Galaktose versch. Disaccharidstrukturen (sog. Precursoren, vier Typen bekannt) glykosidisch überträgt; die Nachweisbarkeit des H-Antigens nimmt in der Reihenfolge 0, A_2, B, A_2B, A_1, A_1B ab. Bei Individuen mit dem seltenen Genotyp hh (Bombay*-Blutgruppe) fehlt diese Transferase. Vgl. Sekretorsystem.

HSV: Abk. für **H**erpes*-**s**implex-**V**irus.

HT: Abk. für **1. H**erz**t**öne*; **2.** (radiol.) **H**erd**t**iefe; **3. H**ydro**t**herapie*; **4. H**ypo**t**halamus*.

5-HT: Abk. für **5-H**ydroxy**t**ryptamin; s. Serotonin.

HTLV: Abk. für (engl.) **h**uman **T**-cell-**l**eucemia-**v**irus; Bez. für humane lymphotrope Retroviren (RNA-Tumorviren; vgl. Transkription), die mit einer Reihe von ungewöhnl. lymphoretikulären T-Lymphozyten-Neoplasien (Leukämien, maligne Lymphome) assoziiert sind. HTLV-positive Inf. zeigen untereinander ähnl., einige davon der Mycosis* fungoides vergleichbare klin. Bilder. Neben HTLV-I wurde 1982 HTLV-II aus Zellen einer Haarzellleukämie isoliert, dessen Verbreitung u. Auswirkungen bisher unklar sind. Das 1984 beschriebene, als HTLV-III bez. Virus gehört jedoch zur Gruppe der Lentiviren (s. Virusklassifikation), ist identisch mit LAV-I u. wird seit 1986 einheitlich als HIV* bezeichnet.

Hübener-Thomsen-Friedenreich-Phänomen (Georg H., Serol., Berlin, geb. 1926; Oluf Th., Serol., Kopenhagen; V. F. Serol., Kopenhagen) n**:** (engl.) Hübener-Thomsen-Friedenreich phenomenon; s. T-Antigen.

Hüfner-Zahl (Carl G. v. H., Chem., Tübingen, 1840–1908)**:** (engl.) Hüfner's number; beschreibt die chem. Bindungsfähigkeit von Sauerstoff an Hämoglobin in vivo (1 g Hb bindet 1,34 ml O_2); vgl. Sauerstoffkapazität.

Hüft|ankylose (Anky-*; -osis*) f**:** (engl.) ankylosis of the hip joint; Hüftgelenkversteifung durch knöcherne Durchbauung des Gelenkspalts nach akuten od. chron. Entzündungen.

Hüft|arthrose (Arthr-*; ↑) f**:** s. Koxarthrose.

Hüft|bein: Os* coxae.

Hüft|dys|plasie (Dys-*; -plasie*) f: (engl.) congenital hip dysplasia; angeb. Mangelentwicklung (Abflachung) der Hüftgelenkpfanne mit der Gefahr eines Austritts des Hüftkopfs (Hüftgelenksubluxation bzw. Hüftgelenkluxation*); häufigste kongenitale Skelettfehlentwicklung (4 %), in 40 % beidseitig; Verhältnis

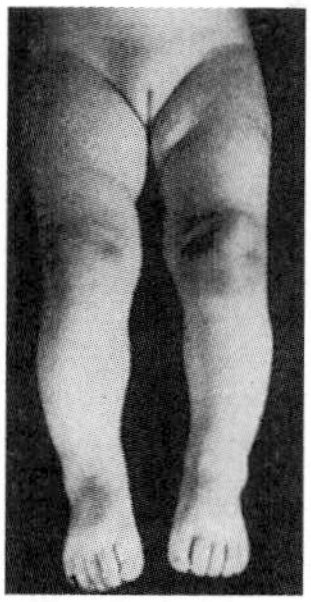

Hüftdysplasie:
Asymmetrie der Adduktorenfalten [402]

Mädchen:Knaben = 6:1; **Vork.** aufgrund erbl. Skelettfehlformen in Komb. mit anderen Fehlbildungen sowie durch Lageanomalien od. beengende Prozesse in utero; frühzeitige **Diagn.** (z. B. routinemäßiger Einsatz der Hüftgelenksonographie* i. R. der Kinderfrüherkennungsuntersuchungen) ermöglicht eine Verhinderung der Luxation; weitere diagn. Hinweiszeichen sind die Abspreizbehinderung, die Asymmetrie der Oberschenkel- u. Gesäßfalten sowie das Vorhandensein anderer Skelettfehlbildungen. **Ther.:** Spreizhose* für Wo. bis Mon. unter sonograph. Kontrolle der Hüftkopfnachreifung.

Hüfte: (engl.) hip, coxa; (anat.) Coxa.

Hüft|endo|prothese (End-*; Prothese*) f: s. Totalendoprothese.

Hüfte, schnappende: s. Coxa saltans.

Hüft|gelenk: Articulatio* coxae.

Hüft|gelenk|arthrose (Arthr-*; -osis*) f: s. Koxarthrose.

Hüft|gelenk|dys|plasie (Dys-*; -plasie*) f: s. Hüftdysplasie, Hüftgelenkluxation.

Hüft|gelenk|entzündung: s. Koxitis.

Hüft|gelenk|ersatz: s. Totalendoprothese.

Hüft|gelenk|kon|traktur (Kontrakt-*) f: (engl.) hip contracture; s. Kontraktur.

Hüft|gelenk|luxation (Luxation*) f: (engl.) hip joint dislocation; Luxatio coxae; Verrenkung im Hüftgelenk, wobei der Femurkopf aus der Gelenkpfanne tritt; **Formen: 1. sog. angeborene H.** (Luxatio coxae congenita): entwickelt sich meist erst postnatal aus einer Hüftdysplasie* durch muskeldynamische Kräfte u. Belastung; **Häufigkeit:** 2–5 %; bei Mädchen bis zu achtmal häufiger als bei Jungen; **Path.:** als Risikofaktoren gelten Geburt aus Beckenendlage*, fam. Belastung, Stellungsanomalie der Füße u. Instabilität sowie Abspreizhemmung des Hüftgelenks; **Klin.:** neben Zeichen der Dysplasie Bewegungsarmut u. Außenrotationsadduktionsstellung der Beine, relative Beinverkürzung; **Diagn.:** Hüftgelenksonographie* i. R. der Kinderfrüherkennungsuntersuchungen* (U3); **Ther.:** abhängig vom Hüfttyp nach Graf Spreizhose* od. Spreizapparate* (z. B. Pavlik-Bandage) bzw. Gipsverbände (Fettweiss-Gips), ggf. weitere Nachbehandlung mit Hilfe von Schienenapparaten (z. B. Forrester-Brown-Schiene); bei Versagen der konservativen Maßnahmen schonende offene Reposition; bei persistierender Pfannendysplasie Pfannendachplastik (nach Lance od.

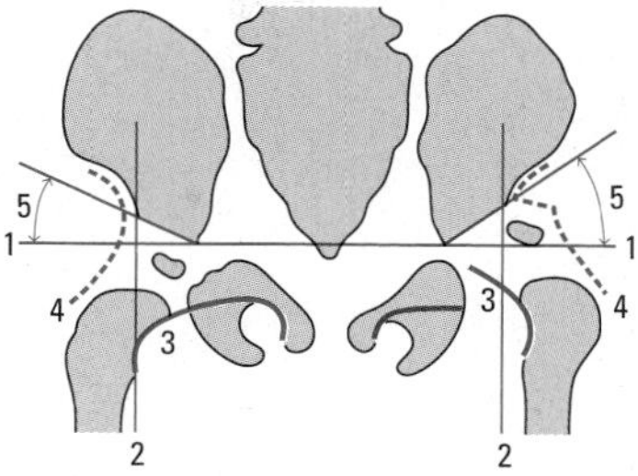

Hüftgelenkluxation:
Hilfslinien zur röntgenologischen Beurteilung: Normalbefund (linke Bildseite) und pathologischer Befund (rechte Bildseite);
1: Hilgenreiner-Linie; 2: Ombrédanne-Lot;
3: Ménard-Shenton-Linie; 4: Calvé-Linie;
5: Pfannendachwinkel

Pemberton), Chiari*-Operation, Salter*-Operation, Pfannenschwenkoperation (dreifache Osteotomie); bei H. des Erwachsenen ggf. palliative Osteotomie, u. U. Endoprothese erforderlich; **Kompl.:** Hüftkopfnekrose*; **Progn.:** abhängig von Diagnosezeitpunkt u. Therapiebeginn; gute Korrekturmöglichkeiten im 1. u. 2. Lebensjahr.

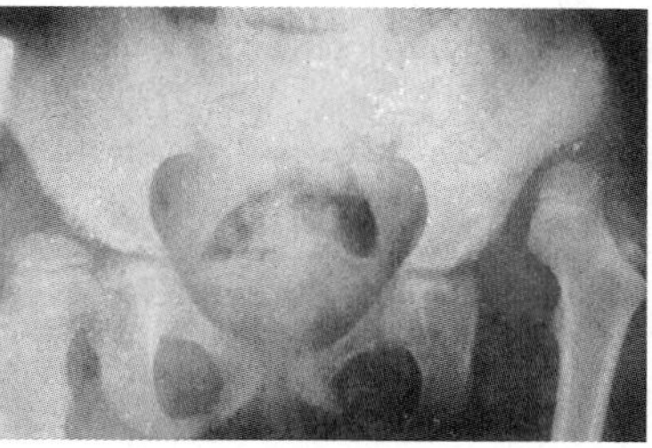

Hüftgelenkluxation links [540]

2. Traumatische H. inf. großer Gewalteinwirkung (meist Dashboard* injury); **Luxationsformen: a)** nach hinten oben (Luxatio iliaca) bzw. hinten unten (Luxatio ischiadica); **b)** nach vorne oben (Luxatio pubica) bzw. vorne unten (Luxatio obturatoria); **c)** nach medial bei Azetabulumfraktur (sog. zentrale Hüftluxation); **Klin.:** Schmerzen, Gehunfähigkeit, federnde Gelenkfixation in typischer Stellung; **Diagn.:** Rö.; **Ther.:** notfallmäßige Reposition, da Gefahr der Hüftkopfnekrose (vgl. Böhler-Hüftgelenkreposition); frühfunktionelle Nachbehandlung unter Beinentlastung; **Kompl.:** Instabilität des Gelenks u. Reluxation bei Abbruch des hinteren Pfannenrands; Azetabulum-, Kopfkalotten- od. Schenkelhalsfraktur; **Progn.:** Ischiadikusläsion bzw. Hüftkopfnekrose in ca. 15 % der Fälle.

Hüft|gelenk|sono|graphie (lat. sonare tönen; -graphie*) f: (engl.) hip joint sonography; Ultraschalldiagnostik* zur Beurteilung der Entw. des Hüftgelenks u. ggf. zum Nachweis einer Hüftdysplasie* bzw. Hüftgelenkluxation*, bes. i. R. der Kinderfrüherkennungsuntersuchungen*

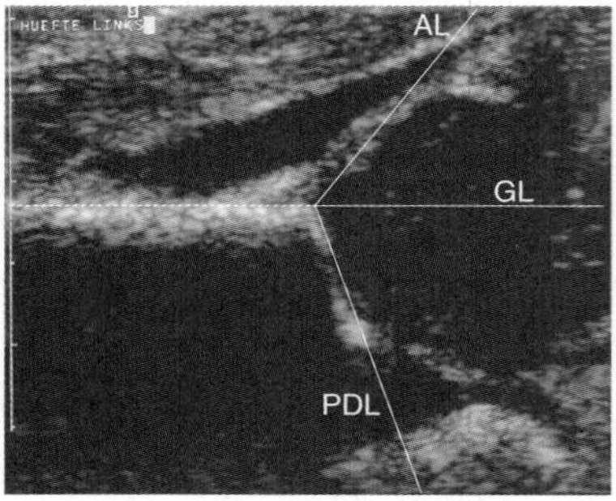

Hüftgelenksonographie: normale Hüfte; GL: Grundlinie; AL: Ausstellungslinie; PDL: Pfannendachlinie [480]

(U3); Beurteilung des Luxationsgrades aus den Winkeln zw. Grundlinie u. Pfannendachlinie bzw. Ausstellungslinie, des Reifegrades aus den morphol. Kriterien des Labrum acetabulare, des knorpeligen u. knöchernden Erkers, der knöchernden Pfanne u. des Hüftkopfes; **Einteilung**: s. Tab. B. Stö.

Hüftgelenksonographie
Einteilung der Hüftgelenkreifung nach Graf

Typ I	reife Hüfte
Typ II a	unreife Hüfte (bis 3. Lebensmonat)
Typ II b	Dysplasie (ab 3. Lebensmonat)
Typ III	Hüftgelenkluxation u. Dezentrierung des Femurkopfs
Typ IV	hohe Luxation

Hüft|gelenk|tuberkulose (Tuberkel*; -osis*) f: s. Arthritis tuberculosa.

Hüft|kopf|nekrose (Nekr-*; -osis*) f: (engl.) avascular necrosis of the head of femur; aseptische nichttraumatische Osteochondrose im Erwachsenenalter als Kompl. nach Behandlung einer angeb. od. traumat. Hüftgelenkluxation, nach Schenkelhals- u. Azetabulumfraktur inf. Durchblutungsstörungen des Hüftkopfes; **Klin.:** Bewegungseinschränkung u. -schmerz nach symptomlosem Intervall; Entw. einer Koxarthrose* möglich; **Diagn.:** im Rö. erhöhter Kalksalzgehalt, später Sklerosierung, Hüftkopfentrundung, Randzacken u. Zysten bei verschmälertem Gelenkspalt; **Ther.:** Umstellungsosteotomie bei jungen Pat. mit partieller H., Implantation einer Endoprothese; vgl. Perthes-Calvé-Legg-Krankheit.

Hühner|auge: eigentlich Hornauge; s. Clavus.

Hühner|brust: s. Pectus carinatum.

Hühner|milben|krätze: (engl.) gamasoidosis; s. Gamasidiose.

Hühner|pest-Virus (Virus*) n: (engl.) fowl pest virus; Err. der Geflügelpest; vgl. Newcastle-disease-Virus.

Hüllen|elektronen (Elektro-*) n pl: (engl.) shell electrons; die Elektronen* der Atomhülle; s. Atom.

Hüll|proteine (Prot-*) n pl: (engl.) coating proteins; diejenigen Proteine, aus denen eine Virus- od. Bakteriophagen-Hülle (Envelope) zusammengesetzt ist.

Hülsen|früchte: (engl.) legumes; Bez. für Leguminosen bzw. deren Samen; z. B. Erbsen, Bohnen, Linsen, Sojabohnen, Erdnüsse; haben unter den pflanzl. Nahrungsmitteln den höchsten Eiweißgehalt, wenn auch mit nur geringem Anteil an essentiellen Aminosäuren; enthalten Kohlenhydrate (hauptsächl. Stärke) u. 7–13 % unverdaul. Zellulose, evtl. auch Fett u. Vitamin B; in rohem Zustand haben viele H. toxische Wirkung (Meteorismus, hämorrhagische Gastroenteritis, tonische Krämpfe, Schock, Hypokaliämie). Bereits 5–6 grüne Bohnen wirken u. U. tödlich! Ursache sind die Hämagglutinine* u. versch. andere Proteinfraktionen mit geringerer hämagglutinierender u. stärkerer toxischer Wirkung (z. B. Phaseolotoxin, Phasin u. Concanavalin* A). H. u. andere Gemüse enthalten Proteasehemmer*. Durch Kochen (mind. 15 Min.) wird die schädl. Wirkung dieser Proteine zerstört. Vgl. Favismus, Lathyrismus.

Hülsen|kapillaren (kapillar*) f pl: (engl.) sheathed arterioles; von verdichtetem retikulärem Bindegewebe umgebene arterielle Kapillaren der Milz*.

Hülsen|wurm: Finne des Echinococcus* granulosus.

Hüpferlinge: syn. Ruderfußkrebse, Copepoda; Gattungen Cyclops u. Diaptomus sind Zwischenwirte für Diphyllobothrium* latum; Gattung Cyclops i. w. S. ist Zwischenwirt für Dracunculus* medinensis.

Hürthle-Tumor (Karl W. H., Histol., Breslau, 1860–1945; Tumor*) m: (engl.) Hürthle cell tumor; syn. Getzowa-Struma, Onkozytom, Struma postbranchialis; aus feingranulierten, großen eosinophilen Zellen (Onkozyten, Hürthle-Zellen) bestehendes Adenom der Schilddrüse (selten malignes onkozytäres Karzinom); vgl. Schilddrüsentumoren.

Hürthle-Zellen (↑; Zelle*): (engl.) Hürthle cells; Bez. für in der Schilddrüse vorkommende Onkozyten*; vgl. Hürthle-Tumor.

Hueter-Linie (Karl H., Chir., Greifswald, 1838–1882): (engl.) Hueter's line; querverlaufende Gerade zw. den Epikondylen u. dem Olekranon bei Armstreckung; bei Armbeugung Bildung eines gleichschenkeligen Dreiecks; vgl. Ellenbogenverrenkung.

Hueter-Mayo-Operation (↑; William J. M., Chir., USA, 1861–1939; Charles H. M., Chir., USA, 1865–1939) f: s. Hallux valgus.

Huet-Operation f: s. Kehlkopfoperationen.

Huf|eisen|niere: (engl.) horseshoe kidney; Ren arcuatus, Form der Verschmelzungsniere; klin. häufig asymptomatische Fehlbildung der Nieren (Häufigkeit 1:600); in 95 % Verschmelzung beider unterer Pole durch einen Isthmus aus Nieren- od. Kapselbindegewebe vor der Aorta u. V. cava inf. in Höhe von LWK 4; gleichzeitig Fehlrotation (Nierenhilus zeigt nach vorn);

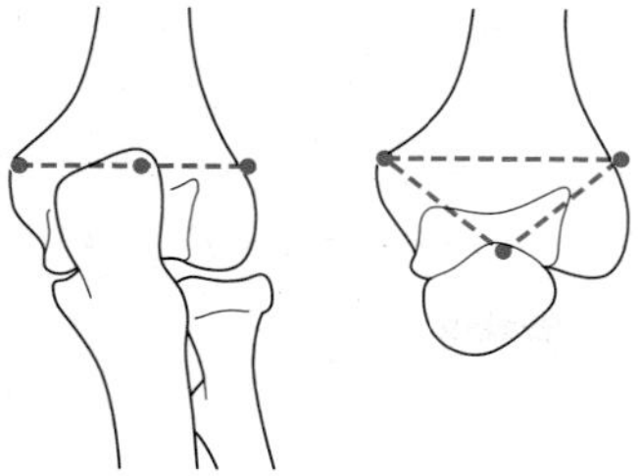

Hueter-Linie:
Gerade in Streckstellung, Hueter-Dreieck bei 90 Beugestellung [202]

Sympt.: gelegentl. uncharakterist. Abdominalbeschwerden; der Harnabfluss aus dem Nierenbecken kann beeinträchtigt sein, da die Ureteren über die Brücke ziehen, dort abgebogen u. von

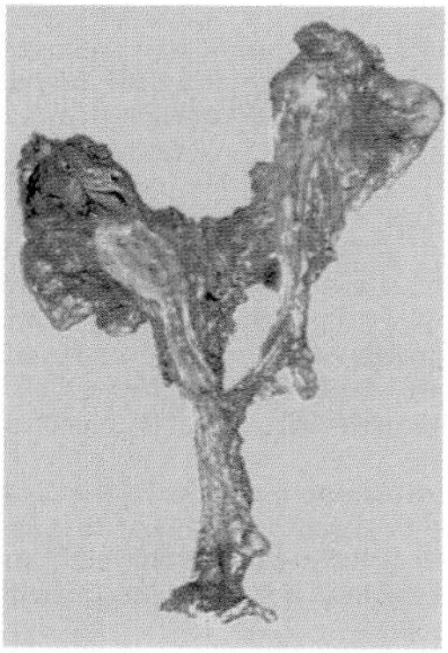

Hufeisenniere:
pathologisches Präparat mit eröffneten Ureteren u. Abschnitt des Dünndarms (re.: früher angelegtes Ileum-Conduit) [27]

dorsal leicht komprimiert werden. Folgen: v. a. Hydronephrosen, chron. Infektionen, Steinbildung, gehäuftes Auftreten von Nephritiden; **Diagn.:** Ultraschalldiagnostik, Rö., Angiographie. Vgl. Nierenfehlbildungen.

Huflattich: (engl.) colt's foot; Tussilago farfara; Kraut aus der Fam. der Korbblütler; Laubblätter (Farfarae folium) enthalten Schleim- u. Gerbstoffe sowie Pyrrolizidinalkaloide; **Verw.:** bei Husten, Heiserkeit u. leichten Entz. im Mund- u. Rachenraum; **Kontraind.:** Schwangerschaft, Stillzeit; Anwendungsdauer nicht länger als sechs Wochen/Jahr.

Hughes-Stovin-Syn|drom (John P. H., zeitgen. Arzt, London; Peter G. J. St., zeitgen. Arzt, London) n**:** sehr seltene multifaktorielle Erkr. mit Aneurysmen der A. pulmonalis, verursacht durch infizierte Embolien (viral, bakteriell, mykotisch) inf. häufig rezidiv.Thrombophlebitiden peripherer Venen u. der Hirnsinus.

Huhner-Test (Max H., Urol., New York, 1873–1947) m**:** s. Sims-Huhner-Test.

Hultén-Variante (Olof H., Chir., Uppsala, 1897–1984) f**:** (engl.) Hultén's variance; Verkürzung (Minusvariante) od. Verlängerung (Plusvariante) der Ulna gegenüber der distalen Radius-

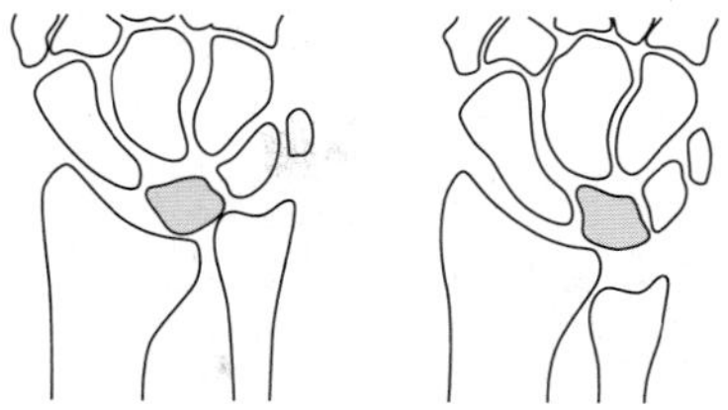

Hultén-Variante:
links: Plusvariante, rechts: Minusvariante

gelenkfläche aufgrund angeb. Entwicklungsstörung; kann zu Arthrose im distalen Radioulnargelenk u. ggf. zu Lunatummalazie* führen.

Human-: Wortteil mit der Bedeutung menschlich; von lat. humanus.

Human|albumin (↑; Album-*) n**:** (engl.) human albumin; Lösung aus menschl. Albumin zur Infusion; **Verw.:** 4–5%ige Lösung als Volumenersatz bei Blutverlusten (u. niedrigen Plasmaalbuminkonzentrationen); 20–25%ige (hyperonkotische) Lösung zur Anhebung des kolloidosmot. Drucks bei best. chron. Albuminmangelzuständen.

Human|genetik (↑; Genetik*) f**:** (engl.) human genetics; Fachgebiet der Medizin u. Genetik, das sich mit der Vererbung genetischer Merkmale beim Menschen, den Ursachen genetischer Krankheiten* u. deren Vermeidung bzw. Behandlung befasst; vgl. Beratung, genetische.

Human|genom|projekt (↑; Gen*) n**:** (engl.) human genome project; Abk. HGP; Vorhaben der Human Genome Organization (Abk. HUGO), die gesamte DNA-Sequenz (ca. 3 Mrd. Basen) des Menschen zu ermitteln u. als Datenbank zur Verfügung zu stellen; ermöglicht wurde das HGP durch hochauflösende Genkarten (s. Genkartierung), Genbanken, automatisierte Sequenzierung* u. leistungsfähige Rechnerprogramme. Ziel ist die Identifizierung aller auf 25 000–100 000 geschätzten Gene, deren Funktion bzw. Zusammenspiel sowie ihrer Defekte, um auf dieser Basis u. a. neue Diagnostika u. Arzneimittel entwickeln zu können. W. Ber.

Human growth hormone (engl. ↑; growth Wachstum; Horm-*)**:** s. STH.

Human|insulin (↑) n**:** (engl.) human insulin; menschl. Insulin*; Proteohormon, das aus zwei Polypeptidketten mit insgesamt 51 Aminosäuren (A-Kette: 21, B-Kette: 30 Aminosäuren) besteht, die über Disulfidbrücken verbunden sind; H. unterscheidet sich von Rinderinsulin in drei, von Schweineinsulin in einem Aminosäurerest. **Synthese**: **1.** (chem.) mittels Totalsynthese; Nachteil: hohe Kosten; **2.** (biosynthet.) mittels Gentechnologie*: **a)** die für die A- u. B-Kette von H. kodierende cDNA* wird in Plasmide* integriert u. in Escherichia coli (od. Bacillus subtilis, Hefezellen) kloniert. Die mikrobiell synthetisierten Humaninsulinketten werden kombiniert. **b)** Rekombinante bakt. Synthese von Pro-H., das durch enzymat. Abspaltung des C-Peptids zu H. wird. Biosynthetisches H. (Abk. BHI) weist gegenüber Schweineinsulin keine eindeutigen pharmak. Unterschiede auf, evtl. wirkt es stärker blutzuckersenkend od. wird schneller resorbiert. **3.** enzymkatalysierte Umwandlung von Schweineinsulin in semisynthetisches H. (Abk. SHI) durch Austausch des Alaninrestes (Position B 30) gegen einen Threoninrest; annähernd gleiche pharmak. Wirkung wie Schweineinsulin. Durch primäre Anw. von H. in der Ther. des Diabetes* mellitus können immun. UAW (z. B. lokale Allergien, system. Reaktionen, Insulinlipodystrophie) fast vollständig vermieden werden.

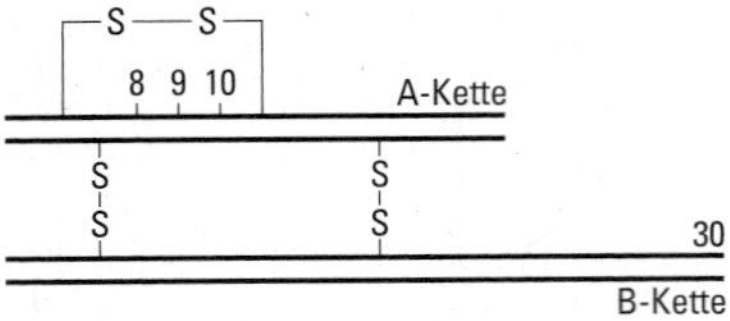

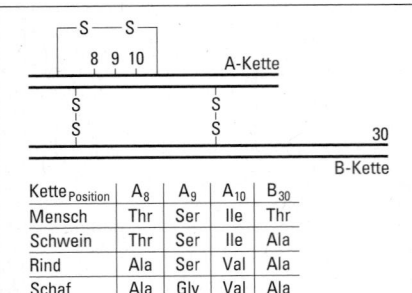

Kette Position	A_8	A_9	A_{10}	B_{30}
Mensch	Thr	Ser	Ile	Thr
Schwein	Thr	Ser	Ile	Ala
Rind	Ala	Ser	Val	Ala
Schaf	Ala	Gly	Val	Ala

Humaninsulin:
Schema des Insulinmoleküls; Vergleich der Insulinprimärstruktur von Mensch, Schwein, Rind und Schaf

Human|papill̲oma|viren (↑; Papilla*; -om*; Viren*) n pl: Abk. HPV; s. Papillomavirus.

Human|toxizität (↑; Tox-*) f: (engl.) human toxicity; toxische Wirkung eines Agens auf den Menschen.

Humerus (lat. umerus Oberarm) m: Oberarmknochen; Teile: Caput humeri (Gelenkkopf des Schultergelenks), Collum anatomicum u. Collum chirurgicum (anatomischer, chirurgischer Hals), Tuberculum majus et minus (Muskelansatzhöcker), Corpus humeri (Schaft des Oberarmknochens), Condylus humeri (distales Ende mit Gelenkflächen für das Ellenbogengelenk).

Humerus|fraktur (↑; Fraktur*) f: (engl.) fracture of the humerus; Oberarmbruch; **Formen** entspr. der Lok. (s. Abb.): **1.** proximale H. mit schmerzhafter Bewegungseinschränkung, Schwellung, Hämatom; Diagn.: Rö. in zwei Ebenen; Ther.: konservativ funktionell, Osteosynthese; bei Mehrfachbrüchen Endoprothese; **2.** Humerusschaftfraktur: klassische Frakturzeichen mit Dislokation; Ther.: konservativ mit kurzfristiger Ruhigstellung im Gips-Desault-Verband, später mit Kunststoffhülse; Osteosynthese; **3.** distale H. als suprakondyläre H., Epikondylenfraktur*, monokondyläre (intraartikuläre) bzw. bi(trans)kondyläre Fraktur; häufig bei Kindern mit Hämatom, Schwellung, schmerzhafter Bewegungseinschränkung, ggf. Begleitverletzungen von Nerven u. Gefäßen; Ther.: beim Erwachsenen überwiegend op. (Osteosynthese), bei kindl. suprakondylärer Fraktur meist offene Reposition u. Fixation mit Kirschner-Drähten, Vertikalextension, u. U. Cuff*-and-collar-Verband. Vgl. Ellenbogenverrenkung.

humidus (lat. umidus): feucht.

Humin|säuren: (engl.) humic acids; Hauptinhaltsstoffe des Torfs; s. Moorbad.

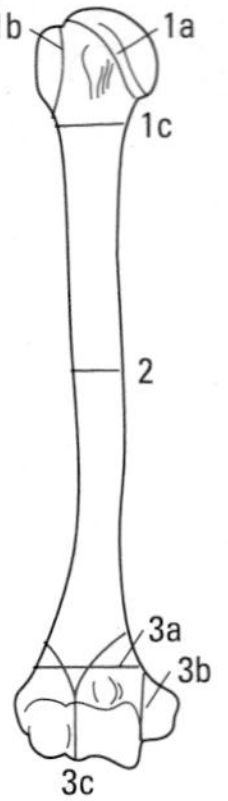

Humerusfraktur, Lokalisation:
1: proximal: a: Kalottenfraktur (selten); b: Abrissfraktur des Tuberculum majus; c: subkapitale Fraktur; 2: Humerusschaftfraktur; 3: distale Humerusfraktur: a: suprakondylär; b: Abrissfraktur des Epicondylus ulnaris; c: Y-förmiger transkondylärer Bruch

Humor (lat. umor) m**:** Flüssigkeit, Feuchtigkeit.

humoral (↑)**:** die Körperflüssigkeiten betreffend.

Humor aquosus (↑) m**:** s. Kammerwasser.

Humor vitreus (↑) m**:** s. Corpus vitreum.

Humphrey-Band: Ligamentum meniscofemorale ant.

Hunde|band|wurm: s. Echinococcus granulosus.

Hunde|floh: Ctenocephalides canis; s. Flöhe.

Hunde|spul|wurm: Toxocara canis; s. Toxocara.

Hunger: Allgemeingefühl, das den Menschen zur Nahrungsaufnahme veranlasst; als Auslösemechanismus wird v. a. eine Abnahme der verfügbaren Glukosemenge im Organismus (unabhängig von der Blutzuckerkonzentration) diskutiert, wahrscheinlich gemessen mittels Glukorezeptoren in Zwischenhirn, Dünndarm, Leber u. Magen; außerdem Anstieg der Wärmeproduktion des Körpers (bei Abnahme der Umgebungstemperatur) u. Abnahme von Stoffwechselprodukten der Lipolyse*; vgl. Trieb, Malnutrition.

Hunger|azidose (Azid-*; -osis*) f**:** (engl.) starvation acidosis; Form der Ketoazidose* inf. gesteigerter Lipolyse bei fehlender Kohlenhydratzufuhr.

Hunger|dys|trophie (Dys-*; Troph-*) f**:** s. Eiweißmangeldystrophie, Protein-Energie-Mangelsyndrome.

Hunger|kur: s. Nulldiät.

Hunger|ödem (Ödem*) n**:** s. Ödem, Dystrophie.

Hunger|osteo|pathie (Ost-*; -pathie*) f**:** s. Osteopathie, alimentäre.

Hunger|schmerz: (engl.) hunger pain; oft bei Duodenalgeschwüren, insbes. nachts auftretender Schmerz in der Magengegend; vgl. Ulcus duodeni.

Hunger|stuhl: (engl.) starvation stool; substanzarmer, schwarzbrauner bzw. grünlicher, wässriger, alkalischer Kot des unterernährten Säuglings (häufig bei Pylorusstenose*), v. a. aus Schleim u. Darmzellen bestehend.

Hunger|versuch: (engl.) diagnostic starvation; Nahrungskarenz für 48 (–72) Std. zum Ausschluss eines Insulinoms* bei ungeklärter Hypoglykämie*; **Prinzip:** Blutentnahme alle 6 Std. zur Bestimmung der Konz. von Glukose, Insulin u. C-Peptid bei Sympt. einer Hypoglykämie (Abbruchkriterium) u. bei Verdacht auf selbstinduzierte Hypoglykämie (z. B. durch Sulfonylharnstoffe); **Auswertung:** bei Insulinom Absinken der Blutglukosekonzentration unter 40 mg/dl u. langsamer od. ausbleibender Abfall der Insulinkonzentration.

Hunner-Zystitis (Guy H., Urol., Baltimore, 1868–1957; Kyst-*; -itis*) f: syn. interstitielle Zystitis*.

Hunter-Band (John H., Chir., London, 1728–1793): Ligamentum* teres uteri.

Hunter-Glossitis (William H., Arzt, London, 1861–1937; Gloss-*; -itis*) f: syn. Glossitis atrophicans; Rotfärbung von Zungenspitze u. -rücken inf. Atrophie der Zungenpapillen, verbunden mit Parästhesien u. Zungenbrennen; Vork. v. a. bei perniziöser Anämie.

Hunter-Kanal (↑): Canalis adductorius; s. Adduktorenkanal.

Hunter-Krankheit (Charles H., Int., Manitoba, 1873–1955): (engl.) Hunter's syndrome; X-chromosomal vererbter Typ II der Mukopolysaccharid*-Speicherkrankheiten (Genlokus Xq25 mit versch. Mutationen) mit Defekt der lysosomalen Iduronatsulfatsulfatase sowie vermehrter Ausscheidung von Heparan- u. Dermatansulfat im Harn; Manifestation im frühen Kindesalter (schwere Verlaufsform) od. erst gegen Ende der Kindheit (milde Verlaufsform).

Huntington-Chorea (George S. H., Neurol., New York, 1851–1916; Chorea*) f: s. Chorea.

Hunt-Syn|drom (James R. H., Neurol., New York, 1872–1937) n: **1.** Hunt-Neuralgie; seltene Gesichtsneuralgie* bei Zoster* oticus mit Beteiligung des Ganglion geniculatum (Genikulatumneuralgie*); Sympt.: anfallartige Ohrenschmerzen, evtl. Fazialislähmung, Hör- u. Gleichgewichtsstörungen; **2.** Dyssynergia* cerebellaris myoclonica; **3.** progressive Pallidumatrophie*.

Hurler-Pfaundler-Krankheit (Gertrud H., Päd., München, 1889–1965; Meinhard von P., Päd., München, 1872–1947): (engl.) mucopolysaccharidosis type I-H; syn. Pfaundler-Hurler-Krankheit; zu den Mukopolysaccharid*-Speicherkrankheiten (Typ I-H) gehörende, autosomal-rezessiv erbl. Stoffwechselstörung (Genlokus 4p16.3, mehrere Mutationen) mit schweren Veränderungen der enchondralen u. periostalen Ossifikation* (Dysostosis multiplex) als Folge eines lysosomalen Alpha-L-Iduronidasemangels; **Klin.:** Knochenwachstumsstörungen (Minderwuchs, Dyskranie, Kyphose der LWS), Deformitäten des Gesichts (sog. Wasserspeiergesicht); Ablagerung von Mukopolysacchariden in Leber u. Milz (mit entspr. Organvergrößerungen) sowie in Cornea u. Gehirn, wodurch die geistige Entwicklung u. U. erheblich gestört sein kann; **Diagn:** Rö., vermehrte Ausscheidung von Dermatan- u. Heparansulfat, Enzymmangel z. B. in Leukozyten u. Fibroblasten; pränatale Diagn. möglich. Die allele Mutation des gleichen Enzyms führt zur klin. unterschiedl. Scheie-Krankheit.

Hurler-Zellen (↑; Zelle*): (engl.) Hurler cells; Zellen mit Speicherung von Dermatansulfat u. Heparansulfat; **Vork:** bei Hurler*-Pfaundler-Krankheit.

Hurst-En|zephalitis (Enkephal-*; -itis*) f: s. Enzephalomyelitis, akute demyelinisierende.

Huschke-Knorpel: Cartilago vomeronasalis.

Husten: (engl.) cough; forcierte Exspiration gegen die zunächst verschlossene, dann plötzlich geöffnete Glottis, wobei die ausströmende Atemluft Geschwindigkeiten von bis zu 1000 km/h erreicht; reflektor. Antwort auf die Reizung der tracheobronchialen Schleimhaut (vgl. Hustenreflex) bzw. pathol. Symptom; **Vork.:** bei den meisten intrathorakalen Erkr., bei sensibler Vagusreizung z. B. im Bereich von Meninges, äußerem Gehörgang, Magen-Darm-Trakt u. Nieren, psychogen. Vgl. Stakkatohusten.

Husten, bi|tonaler: (engl.) bitonal cough; Sympt. bei Tracheomalazie od. kindl. Bronchiallymphknoten-Tuberkulose durch Kompression der Trachea od. großen Bronchien.

Husten|fraktur (Fraktur*) f: (engl.) cough fracture; durch starkes Husten verursachte Rippen(serien)fraktur; v. a. bei ausgeprägter Osteoporose u. Osteolyse.

Husten|mittel: Antitussiva*.

Husten|platte: (engl.) Chievitz cough plate; Nährboden zur Isolierung von Bordetella* pertussis; Kartoffel-Glycerol-Blutagarplatte od. Frischblutagarplatte mit Penicillinzusatz. Bei der Diagn. des Keuchhustens* durch den tiefen pernasalen Abstrich mit Alginat-Tupfer auf cephalexinhaltigem Kohle-Pferdeblut-Agar ersetzt.

Husten|re|flex (Reflekt-*) m: (engl.) cough reflex; polysynaptischer, von der Medulla oblongata kontrollierter Schutzreflex zur Reinigung der Atemwege von eingedrungenen Schmutzpartikeln u. Fremdkörpern; ausgelöst durch Reizung von Rezeptoren in der tracheobronchialen Schleimhaut.

Husten|syn|kope (Synkope*) f: (engl.) cough syncope; sog. Hustenschlag; Synkope* inf. einer akuten Durchblutungsminderung u. nachfolgender Ischämie des Gehirns durch eine während einer Hustenattacke auftretende intrakranielle Druckerhöhung; Vork. v. a. bei Pat. mit Erkr. der Atmungsorgane u. gestörter Vasomotorenregulation.

Husten|test m: (engl.) cough test; Verf. zum Nachw. einer Klappeninsuffizienz oberflächlicher Venen an den unteren Extremitäten; ein Reflux des venösen Bluts wird bei insuffizienten Venenklappen durch Palpation od. Ultraschalldiagnostik (Doppler-, Duplexsonographie) festgestellt. Vgl. Varikose.

Huster|muskel (Musculus*): (engl.) cough muscle; Bez. für eine Hypertrophie des lateralen Bündels des M. latissimus dorsi bei chron. Husten.

Hutchinson-Gesicht (Sir Jonathan H., Chir., London, 1828–1913): (engl.) Hutchinson's facies; s. Gesicht.

Hutchinson-Gilford-Syn|drom (↑; Hastings G., Chir., London, 1861–1941) n: (engl.) progeria; syn. Progeria infantilis, sog. greisenhafter Minderwuchs; autosomal-rezessiv vererbte schwere kindl. Entwicklungsstörung; **Häufigkeit:** ca. 1:8 000 000, mehr als 100 Fälle sind bekannt; **Sympt.:** bereits im frühesten Kindesalter einsetzende hochgradige Vergreisung mit proportioniertem Minderwuchs bei altersgemäßer Intelligenzentwicklung; Hypoplasien, Zahnentwicklungsstörungen, Osteoporose, Arthrosen, u. U. Hydrozephalus; rel. typisch ist eine verstärkte Kopfvenenzeichnung. **Progn.:** Wegen generalisierter Arteriosklerose erreichen die Pat. meist nicht das 20. Lebensjahr. Vgl. Progeroid, Akrogerie Gottron.

Hutchinson-Trias (↑; Trias*) f: (engl.) Hutchinson's triad; Symptomentrias bei Syphilis connata; s. Syphilis.

Hutchinson-Zähne (↑): (engl.) Hutchinson's teeth; tonnenförmige obere mittl. Schneidezähne des bleibenden Gebisses mit halbmondförmigen Aussparungen an den Kauflächen als Spät-

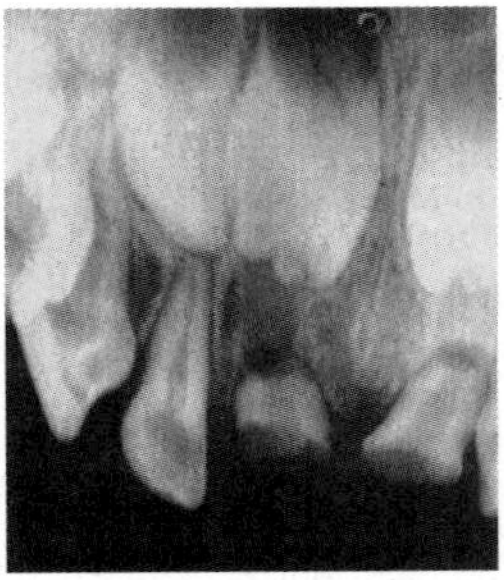

Hutchinson-Zähne:
typische Tonnenform der bleibenden Zähne bei verkümmertem Milchgebiss [540]

folge einer angeb. Syphilis*; die ersten bleibenden Molaren können ähnlich geformt sein (Maulbeerform, Hypoplasie der Kauflächen, sog. Fournier-Zähne).

Huxley-Schicht (Thomas H. H., Physiol., Naturwissenschaftler, London, 1825–1895): (engl.) Huxley's layer; Schicht polygonaler Zellen als Teil der inneren Haarwurzelscheide.

HVL: Abk. für **H**ypophysen**v**order**l**appen; s. Hypophyse.

HVS: Abk. für **H**omo**v**anillin**s**äure*.

HWG: Abk. für **h**äufig **w**echselnder **G**eschlechtsverkehr; Bez. in der Amtssprache; vgl. Promiskuität.

HWK: Abk. für **H**als**w**irbel**k**örper.

HWS: Abk. für **1.** **H**als**w**irbel**s**äule; **2.** **H**alb**w**ert**s**chichtdicke*.

HWZ: Abk. für **H**alb**w**ert**z**eit*.

H-X-Anti|gen (Antigen*) n: s. H-Y-Antigen.

Hyal-: auch Hyalo-; Wortteil mit der Bedeutung glasartiger, durchsichtiger Stein; Glas; von gr. ὕαλος.

Hyalin (↑) n: (engl.) hyaline; Bez. für heterogene Substanzen (i. Allg. einfache od. zusammengesetzte Proteine*), die lichtmikroskop. homogen glasig-transparent erscheinen u. sich mit sauren Farbstoffen in der Gieson*-Färbung rot färben; **Vork.:** **1.** bei Alterungsprozessen ohne pathol. Bedeutung, z. B. im Corpus albicans, altersbedingt z. B. in Lymphknoten; **2.** in Zus. mit pathol. Prozessen: **a)** intrazellulär als Councilman*-Körperchen, Mallory*-Körperchen, Russell*-Körperchen od. Crooke*-Zellen; **b)** extrazellulär, z. B. bei Hyalinose* od. bei Proteinurie als hyaline Zylinder im Harnsediment*. Vgl. Degeneration.

Hyalinose (↑; -osis*) f: (engl.) hyalinosis; Erkr. mit Einlagerung von Hyalin* in bzw. hyaliner Degeneration* von Bindegewebe (Hyalinisierung); **Vork.:** u. a. bei chron.-entzündl. Prozessen (z. B. als sog. Zuckergussleber od. -milz, Pleuraschwarte), bei Arteriosklerose (als homogene Verdickung der Arterienwand).

Hyalinosis cutis et mucosae (↑; ↑) f: syn. Lipidproteinose, Urbach-Wiethe-Syndrom; autosomal-rezessiv erbl., in der frühen Kindheit beginnende Erkr. mit Ablagerungen hyaliner Glykolipoproteine bes. in Haut u. Schleimhaut, aber auch anderen Organen; **Sympt.:** gelbliche Papeln u. Plaques im Gesicht (an den Lidrändern perlschnurartig angeordnet), an Stamm, Ellenbogen u. Knien; Heiserkeit durch Ablagerungen an den Stimmlippen, Makroglossie, evtl. Beteiligung des ZNS, der Atemwege u. des Verdauungstrakts mit Obstruktionen; vgl. Lipidosen.

hyaloideus (↑; -id*): glasartig.

Hyalo|mer (↑; gr. μέρος Teil) n: (engl.) hyalomere; glasartige, korpuskelfreie, durchsichtige Randpartie der Thrombozyten*.

Hyalo|plasma (↑; -plasma*) n: syn. Zytosol*.

Hyal|uronidase (INN) f: lysosomale Glykosidase, die glykosid. Bindungen der Hyaluronsäure* u. der Chondroitinsulfate* spaltet u. sie zus. mit anderen Glykosidasen* u. Sulfatasen depolymerisiert; Vork. in vielen Geweben; ermöglicht z. B. das Eindringen der Spermien in die Eizelle u. erhöht die Gefäß- u. Bindegewebepermeabilität bei Entz.; therap. **Verw.** als Infusions- u. Injektionszusatz zur Förderung der lokalen Ausbreitung u. Resorption.

Hyal|uron|säure: (engl.) hyaluronic acid; lineares, in Fibroblasten aus Glukose synthet. Glykosaminoglykan (MG 200 000–400 000) aus N-Acetyl-D-glucosamin, das β(1→4)-glykosid. mit D-Glukuronsäure verknüpft ist; die Disaccharideinheiten sind untereinander β(1→3)-glykosid. verbunden. Insulinmangel u. Kortikoide hemmen die Biosynthese; Abbau durch Hyaluronidase*. **Vork.:** Synovialflüssigkeit, Glaskörper des Auges, Nabelschnur, Haut, Knochen; Kittsubstanz der extrazellulären Matrix*; therap. **Anw.** als Ophthalmikum bei chir. Eingriff am Auge (intraokulär), bei Arthrose (intraartikulär) u. zur Korrektur von Hautdeformationen (z. B. Faltenglättung).

H-Y-Anti|gen (Antigen*) n: genetisch vom Y-Chromosom u. Chromosom 6 gesteuerte spezif. Antigeneigenschaft von Zelloberflächen, die während der Ontogenese über die Differenzierung der primären Gonadenanlage in die männl. Richtung entscheidet; vgl. HLA-System.

hybrid (lat. hybrida Bastard, Mischling): von zweierlei Herkunft, gemischt.

Hybridisierung (↑): (engl.) hybridization; Methode zur Veränderung des genet. Materials eines Organismus; **1.** in der klass. Genetik i. S. von geschlechtl. Paarung od. künstl. Befruchtung (Kreuzung); **2.** in der Gentechnologie* benutztes Verfahren; komplementäre Anlagerung eines synthet. DNA-Abschnitts (Sonde) an zu untersuchende DNA od. RNA unter Bildung eines Doppelstranges; zur Untersuchung von Chromosomen u. Genen sowie deren Expression; vgl. Fluoreszenz-in-situ-Hybridisierung.

Hybridom (↑; -om*) n: (engl.) hybridoma; Zellkultur von Zellhybriden*; Herstellung z. B. durch Hybridisierung normaler Lymphozyten immunisierter Tiere (meist Mäuse) mit Myelomzellen des gleichen Maus-Inzuchtstammes mit der Fähigkeit zur Synthese monoklonaler Antikörper*.

Hybrid|pro|these (↑; Prothese*) f: (engl.) hybride denture; syn. subtotale Prothese; Teilprothese*, die bei weitgehender Zahnlosigkeit an den noch verbliebenen Zähnen verankert wird; vgl. Totalprothese.

Hybrid|zellen (↑; Zelle*): syn. Zellhybriden*.

Hydantoine n pl: (engl.) hydantoins; Substanzen mit charakterist. heterocyclischem Fünferringsystem (Glykolylharnstoffe, Derivate des nicht mehr im Gebrauch befindl. Hydantoins) u. hypnotischer u. antiepilept. Wirkung; vgl. Antiepileptika-Embryofetopathie, Phenytoin.

Hydantoin|syn|drom n: s. Antiepileptika-Embryofetopathie.

Hyd|arthrose (Hydr-*; Arthr-*; -osis*) f: s. Gelenkerguss.

Hydatide (gr. ὑδατίς, ὑδατίδος Wasserblase) f: (engl.) 1. hydatid cyst, 2. hydatid of Morgagni; **1.** auch Hydatidenzyste; Finne des Echinococcus* granulosus; **2.** s. Morgagni-Hydatide.

Hydatiden|torsion (↑; Torsion*) f: (engl.) torsion of Morgagni's hydatid; mehrfache Drehung der Morgagni*-Hydatide um die eigene Achse mit akutem Schmerz, evtl. Übelkeit u. Brechreiz; Nebenhodenschwellung, Skrotalödem; Vork. bes. im 8.–12. Lj.; **DD:** s. Skrotum, akutes.

Hyde-Krankheit (James N. H., amerikan. Dermat., 1840–1910): s. Prurigo nodularis Hyde.

Hydr-: auch Hydro-, Hyd-; Wortteil mit der Bedeutung Wasser; von gr. ὕδωρ.

Hydr|ämie (↑; -ämie*) f: (engl.) hydremia; erhöhter Wassergehalt des Bluts u. dadurch bedingte Zunahme des Blutvolumens (Hypervolämie); s. Hyperhydratation.

Hydr|amnion (↑; Amnion*) n: (engl.) hydramnios; auch Polyhydramnion; abnorm vermehrtes Volumen der Amnionflüssigkeit (Fruchtwasser*) über 2000 ml od. sonographisch gemessen ≥24 cm im Amniotic*-fluid-Index.

Hydr|an|en|zephalie (↑; An-*; Enkephal-*) f: (engl.) hydranencephaly; syn. Blasenhirn; Form der Porenzephalie*; schwere intrauterine Hirnschädigung mit Umbildung des Großhirns in Form einer Flüssigkeitsblase.

Hydr|argyrose (gr. ὑδράργυρος Quecksilber; -osis*) f: s. Quecksilbervergiftung, Quecksilberausschläge.

Hydr|argyrum (↑) n: Quecksilber*.

Hydr|argyrum bi|chloratum cor|rosivum (↑) n: s. Sublimat.

Hydr|argyrum chloratum mite (↑) n: Quecksilber(I)-chlorid, Kalomel, HgCl bzw. Hg_2Cl_2; früher Anw. als Diuretikum u. Laxans.

Hydr|argyrum prae|cipitatum album (↑) n: Quecksilberamidchlorid, weißes Quecksilberpräzipitat; Verw.: früher zum Bleichen von Sommersprossen, bei Augenerkrankungen u. infektiösen sowie parasitären Hauterkrankungen.

Hydr|argyrum salicylicum (↑) n: früher zur intramuskulären Quecksilbertherapie der Syphilis.

Hydr|arthrose (Hydr-*; Arthr-*; -osis*) f: auch Hydarthrose; s. Gelenkerguss.

Hydratation (↑) f: **1.** (chem.) syn. Solvatation, Hydratisierung; Zustand od. Vorgang der Lösung polarer (hydrophiler) Moleküle od. Ionen in Wasser; durch die starke elektrostat. Anziehungskraft der Ionen bzw. Ausbildung von Wasserstoffbindungen bei nach außen ungeladenen Molekülen ordnen sich H_2O-Moleküle in Form einer Hydrathülle um das gelöste Teilchen an. **2.** (chem.) syn. Hydratisierung; Addition von H_2O an eine C-C-Doppelbindung; **3.** (physiol.) auch Hydration; Menge u. Verteilung des Körperwassers*; vgl. Dehydratation, Hyperhydratation, Wasserhaushalt.

Hydroa vacciniformia (↑) f: seltene, meist vor dem 10. Lj. erstmals auftretende Lichtdermatose unklarer Ätiol.; bes. im Frühjahr nach stärkerer Sonnenbestrahlung an lichtexponierten Stellen Entw. roter Flecken mit genabelten Bläschen u. Pusteln, die varioliforme, eingesunkene Narben hinterlassen; nach der Pubertät hören die Schübe meist auf. **DD:** Porphyrie.

Hydro|cele (↑; -kele*) f: Hydrozele*.

Hydro|cele chylosa (↑; ↑) f: s. Chylozele.

Hydro|cele feminae (↑; ↑) f: auch Hydrocele muliebris; Ansammlung seröser Flüssigkeit im distalen Teil des persistierenden Processus vaginalis peritonei der Frau; führt zur Anschwellung im oberen Teil der großen Labien; vgl. Nuck-Divertikel.

Hydro|cele muliebris (↑; ↑) f: s. Hydrocele feminae.

Hydro|cele renis (↑; ↑) f: syn. Perinephritis serosa; s. Perinephritis.

Hydro|cele testis (↑; ↑) f: s. Hydrozele.

Hydro|cephalus m: s. Hydrozephalus.

Hydro|chloro|thiazid (INN) n: Thiaziddiuretikum; s. Diuretika.

Hydro|codon (INN) n: halbsynthet. Morphinderivat mit stark antitussiver (u. analgetischer) Wirkung; **Verw.:** als Antitussivum; **UAW:** s. Opioide.

Hydro|cortison (INN) n: syn. Cortisol*.

Hydro|en|zephalo|zele (Hydr-*; Enkephal-*; -kele*) f: s. Enzephalozele.

Hydro|gen|carbonate (↑; -gen*) n pl: (engl.) bicarbonates; syn. Bicarbonate*.

Hydro|genium (↑; ↑) n: Wasserstoff*.

Hydro|kalix (↑; Calix*) m: (engl.) hydrocalyx; partielle Hydronephrose* eines Haupt- od. Nebenkelchs einer Niere; bei Beschwerden op. Polresektion.

Hydro|kortison n: syn. Cortisol*.

Hydro|lasen f pl: (engl.) hydrolases; dritte Hauptklasse der Enzyme*, die versch. chem. Bindungen hydrolysieren (s. Hydrolyse); vgl. Amidasen, Glykosidasen, Esterasen, Phosphatasen, Lipasen, Proteasen.

Hydro|lyse (Hydr-*; Lys-*) f: (engl.) hydrolysis; Spaltung chem. Verbindungen unter Wasseraufnahme, die in vivo von Hydrolasen* katalysiert wird; dabei ist ein Spaltprodukt Akzeptor für OH^-, das andere für H^+.

Hydro|meningo|zele (↑; Mening-*; -kele*) f: s. Meningozele.

Hydro|mikro|zephalie (↑; Mikr-*; Keph-*) f: (engl.) hydro-microcephaly; gleichzeitiges Vorkommen von Mikrozephalie* u. Hydrozephalus*.

Hydro|morphon (INN) n: Morphinderivat; Analgetikum; **Ind.:** starke Schmerzen; s. Opiate.

Hydro|myelie (Hydr-*; Myel-*) f: (engl.) hydromyelia; Hydrorrhachis interna; angeb., mit Flüssigkeitsansammlung einhergehende lokale Erweiterung des Zentralkanals des Rückenmarks; vgl. Dysrhaphiesyndrome.

Hydro|myelo|zele (↑; ↑; -kele*) f: s. Meningomyelozele.

Hydro|nephrose (↑; Nephr-*; -osis*) f: (engl.) hydronephrosis; sog. Wassersackniere; irreversibler Nierengewebeschaden inf. Harnrückstau in den ableitenden Harnwegen mit extensiver

Erweiterung des Nierenbeckenkelchsystems (Endzustand der Harnstauungsniere*); **Urs.:** **1.** angeborene H. inf. pelviureteraler (primäre H.) od. ureterovesikaler Obstruktion (Megaureter), Ureterozele, Blasenfunktionsstörung, vesikoureteralen Reflux mit Harnröhrenklappe (sek. H.); **2.** erworbene H. durch Ureterverschluss (Stein od. Tumor), Ureterverdrängung bei retroperitonealen Fibrosen, benigner Raumforderung, Lymphom, subvesikaler Obstruktion od.

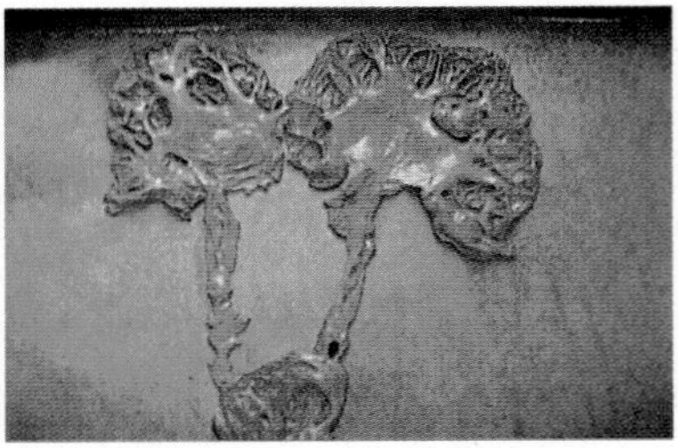

Hydronephrose:
beidseitiges Auftreten mit Hydroureteren; ursächlich waren verschließende Harnkonkremente (in einem unteren Ureterabschnitt deutlich als dunkler Stein erkennbar). [471]

neurogener Blasendysfunktion; **Klin.:** lange symptomlos, uncharakterist. Kreuzschmerzen, Fieberschübe, Harnweginfektionen, beim Säugling Gedeihstörung, Durchfälle, Erbrechen; **Diagn.:** Sonographie, Szintigraphie, Ausscheidungsurographie, retrograde Pyelographie, Computertomographie, Magnetresonanz-Urographie; **Ther.:** temporäre Harnableitung bei Inf.; anschl. Nephrektomie, wenn eine funkt. Besserung ausbleibt od. nicht zu erwarten ist; ansonsten op. Abflusshindernisbeseitigung. Vgl. Nephropathie, obstruktive. B. Sch.

Hydronium|ion n: H_3O^+; s. Wasserstoffionenkonzentration.

Hydro|peri|kard (Hydr-*; Peri-*; Kard-*) n: (engl.) hydropericardium; Hydrops pericardii, sog. Herzbeutelwassersucht; Ansammlung von Transsudat* im Perikard, z. B. bei Herzinsuffizienz inf. Stauung; vgl. Perikarderguss, Perikarditis.

Hydro|per|tubation (↑; Per-*; Tube*) f: Durchspülung der Eileiter mit Flüssigkeit; **Ind.:** **1.** postoperativ zur Aufrechterhaltung einer wiederhergestellten Eileiterdurchgängigkeit; **2.** (diagn.) als Chromopertubation*.

Hydro|philie (↑; -phil*): (engl.) hydrophilia; Neigung einer chem. Verbindung, Wasser aufzunehmen bzw. in Wasser einzudringen; abhängig von Struktur u. funktionellen Gruppen; hydrophile Gruppen sind z. B. OH-Gruppen, Sulfonsäure- od. Ammoniumreste; Beispiel: Ethan ist in Wasser sehr wenig löslich, Ethanol dagegen beliebig mischbar.

Hydro|phobie (↑; Phob-*) f: (engl.) hydrophobia; **1.** Wasserscheu; Symptom bei Tollwut*; **2.** (chem.) Eigenschaft einer Verbindung, Wasser abzustoßen; hydrophobe Gruppen sind langkettige u. aromatische Kohlenwasserstoffreste. Sie tragen zur Stabilität der Raumstruktur bei, indem sie Mizellen bilden u. sich so gegen Wasser abschirmen.

Hydr|ophthalmus (↑; Ophthalm-*) m: (engl.) hydrophthalmos, hydrophthalmia; syn. Buphthalmus, sog. Ochsenauge, kindl. Glaukom*; gleichsinnige Vergrößerung des gesamten Bulbus inf. pathol. Steigerung des Augeninnendrucks bei

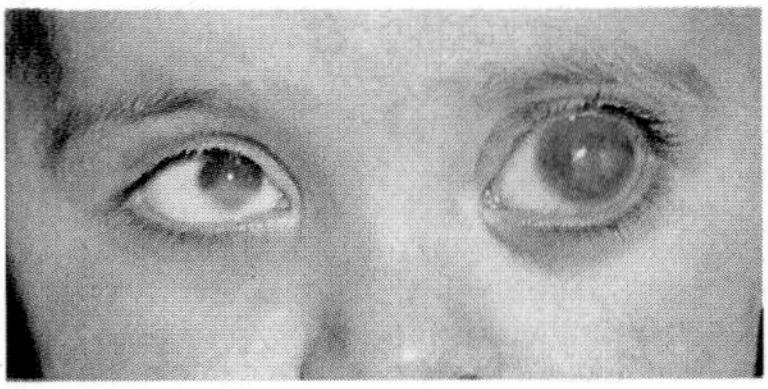

Hydrophthalmus:
Hydrophthalmus congenitus; ausgeprägter Buphthalmus des linken Auges (extreme Vergrößerung des gesamten Bulbus einschließlich Hornhaut); rechts Descemet-Einrisse und Hornhauttrübung [362]

noch wachsendem Augapfel; **Vork.:** bes. im 1. Lj., häufig beidseits; **Urs.:** Fehlbildung od. mangelnde Ausreifung des Kammerwinkels mit Behinderung des Kammerwasserabflusses, seltener andere angeb. Fehlbildungen od. prä- bzw. postnatale Entz.; **Sympt.:** Hornhauttrübung durch Einrisse in der Descemet-Membran (sog. Haab-Bänder); Hornhautdurchmesser u. Bulbuslänge vergrößert; erhöhter Augeninnendruck; Papillenexkavation; **Diagn.:** bei Verdacht Tonometrie (in Narkose); **Ther.:** Goniotomie bzw. Trabekulektomie.

Hydr|ops (gr. ὕδρωψ) m: Wassersucht; i. e. S. vermehrte Flüssigkeitsansammlung in vorgebildeten Höhlen; i. w. S. auch im Gewebe (Ödem).

Hydr|ops ab|dominis (↑) m: s. Aszites.

Hydr|ops articularis (↑) m: s. Gelenkerguss.

Hydr|ops articulorum inter|mittens (↑) m: allerg. bedingter Gelenkerguss* (meist Kniegelenk), der kaum Beschwerden macht; Vork. bes. bei Jugendlichen.

Hydr|ops fetalis (↑) m: auch Hydrops congenitus (universalis), Hydrops universalis (fetus); generalisierte Ödeme, Pleuraerguss, Aszites, häufig auch Herzinsuffizienz; **Urs.:** Fehlbildungen, Anämie, immunologisch od. infektiös bedingt; selten durch Hämolyse bei Blutgruppeninkompatibilität (vgl. Morbus haemolyticus fetalis); hohe Letalität.

Hydr|ops genus (↑) m: seröse Kniegelenkentzündung; vgl. Gonarthritis.

Hydr|ops gravidarum (↑) m: pathol. Steigerung der physiol. Wasserretention in der Schwangerschaft; bes. mit Labienödem auftretend, ohne Blutdruckerhöhung od. Proteinurie. Vgl. Gestose.

Hydr|ops peri|cardii (↑) m: Hydroperikard*.

Hydr|ops tubae (↑) m: Hydrosalpinx; s. Salpingitis.

Hydr|ops universalis (↑) m: syn. Hydrops* fetalis.

Hydr|ops vesicae felleae (↑) m: s. Gallenblasenhydrops.

Hydror|rhoea (Hydr-*; -rhö*) f: Abgang wässriger Flüssigkeit.

Hydror|rhoea nasalis (↑; ↑) f: Abfließen von wässrigem Sekret aus der Nase bei Rhinitis* od. von Liquor cerebrospinalis bei Liquorfistel* (Rhinoliquorrhö).

Hydro|salpinx (↑; Salpinx*) f: s. Salpingitis.

Hydro|talcit (INN) n: Antazidum, das über eine Neutralisierung der Magensalzsäure wirkt u. ferner pH-abhängig Gallensäuren u. Lysolecithin bindet; s. Antazida.

Hydro|therapie (Hydr-*) f: (engl.) hydrotherapy; method. Anw. von Wasser versch. Temperatur u. Erscheinungsform: fest (Kryotherapie), flüssig (Wasser od. wasserhaltige, kalte od. warme Stoffe) od. als Wasserdampf; zur H. gehören Waschungen, Wickel u. Auflagen, Packungen, Gussbehandlungen, med. Bäder (mit Zusätzen), Teilbäder (Arm-, Fuß-, Sitzbäder); vgl. Bad, Kneipp-Therapie.

Hydro|thorax (↑; Thorax*) m: Bez. für eiweiß- u. zellarmen Pleuraerguss* (Transsudat); meist inf. einer links- bzw. rechtsventrikulären Herzinsuffizienz (Stauungserguss) sowie bei Leberzirrhose od. nephrotischem Syndrom; vgl. Serothorax, Hämatothorax, Chylothorax.

Hydro|tropie (↑; -trop*) f: (engl.) hydrotropism; Fähigkeit einiger Verbindungen (Hydrotropika, z. B. Alkalisalze org. Säuren, Gallensäuren, Harnstoff, Säureamide), die Löslichkeit schwer wasserlösl. org. Stoffe zu verbessern u. ihre Fällung zu verhindern.

Hydro|ureter (↑; Ureter*) m: Erweiterung des Ureters durch Harnstauung proximal einer mechan. Harnabflussbehinderung*; vgl. Megaureter, Ureterfehlbildungen, Hydronephrose.

Hydr|oxid n: (engl.) hydroxide; chem. Verbindung, die OH^--Ionen abspalten kann.

Hydr|oxid|ion n: OH^--Ion; entsteht bei der Dissoziation von Basen, basisch reagierenden Salzen u. Wasser; vgl. Wasserstoffionenkonzentration.

Hydr|oxo|cobal|amin (INN) n: s. Cobalamin.

Hydr|oxonium|ion n: s. Wasserstoffionenkonzentration.

Hydr|oxy|carb|amid (INN) n: syn. Hydroxyharnstoff; Zytostatikum, das S-phasenspezif. durch Chelatbildung die DNA-Synthese hemmt; **Verw.:** bei chronisch-myeloischer Leukämie, soliden Tumoren, malignem Melanom, Karzinomen; **Kontraind.:** schwere Myelosuppression; **UAW:** Megaloblastenanämie u. a.; vgl. Zytostatika.

Hydr|oxy|chloro|quin (INN) n: Derivat des Chloroquins*.

Hydr|oxy|cole|calciferol n: s. Alfacalcidol, Calcifediol.

Hydr|oxy|ethyl|salicylat n: Salicylsäurederivat; top. Analgetikum, Antirheumatikum.

Hydr|oxy|ethyl|stärke: (engl.) hydroxyethylstarch; Abk. HES; Plasmaersatzlösung aus hochverzweigten Stärkemolekülen (Amylopektin); s. Plasmaersatzstoffe.

Hydr|oxy|harn|stoff: syn. Hydroxycarbamid*.

5-Hydr|oxy|indol|essig|säure f: (engl.) 5-hydroxyindoleacetic acid; Abk. 5-HIES; Hauptabbauprodukt von Serotonin*; Bestimmung im Harn durch optischen Test od. Chromatographie; **Referenzbereich:** 2–8 mg/24 Std.; Werte von 8–40 mg sind verdächtig, >40 mg beweisend für ein Karzinoid*.

17-Hydr|oxy|kortiko|steroide n pl: (engl.) 17-hydroxycorticosteroids; Abk. 17-OHCS; Steroidhormone* u. Steroidmetaboliten mit 17,21-Dihydroxy-20-keto-Substituenten; v. a. Cortisol u. -metaboliten, nicht aber Aldosteron, Corticosteron u. ihre Metaboliten (keine 17-OH-Gruppe); Bestimmung im Sammelurin (Porter-Silber-Farbreaktion) bei Verdacht auf Hypo- od. Hyperkortizismus.Vgl. Glukokortikoide.

Hydr|oxyl|apatit n: (engl.) hydroxyapatite; Calciumphosphathydroxid; $\{Ca[Ca_3(PO_4)_2]_3\}^{2+} \cdot 2\,OH^-$; biokompatible anorg. Verbindung mit hexagonalem Kristallgitter; Hauptbestandteil von Knochen u. (neben Fluorapatit) Zähnen. Vgl. Apatite.

Hydr|oxyl|apatit|kristall-Ablagerungs|krankheit: (engl.) hydroxyapatite deposition disease; syn. generalisierte Periarthritis calcarea, akute kalzifizierende Periarthritis, sog. Hydroxylapatitrheumatismus; periartikuläre bzw. artikuläre Ablagerung von Hydroxylapatitkristallen mit Tendinitis u. Bursitis v. a. in Schulter (Supraspinatussehne, Rotatorenmanschette, Bursa subdeltoidea u. subacromialis) u. Hüfte (um den Trochanter major); **Sympt.:** rezidiv. entzündliche periartikuläre Schmerzen, ansatznahe Sehnenrupturen u. Risse von Gelenkkapseln, Rotatorenmanschettenruptur; **Diagn.:** Alizarin-Rot-Färbung von aspiriertem Material od. Gelenkpunktat als Screening-Verfahren; transmissionselektronenmikroskopischer Kristallnachweis od. Röntgenbeugungsanalyse; röntg. nur wenig schattengebende, wolkenartige, unscharf begrenzte kalzifizierende Depots i. d. R. in u. um den Sehnenansatz; **Sonderformen: 1.** Milwaukee*-Schultersyndrom; **2.** sog. Kristallarthritis (v. a. Schulter, Knie, Hüfte); klin. ähnlich der Chondrokalzinose*-Arthropathie; **a)** akute Form; **b)** chron. destruierende Form; **3.** destruierende Spondylopathie (vgl. Dialyse-Arthropathie).

Hydr|oxylasen f pl: veraltete Bez. für hydroxylierende Oxidoreduktasen*, z. B. Monooxygenasen* u. molybdänhaltige H.

Hydr|oxylasen, molybdän|haltige f pl: (engl.) molybdenum containing hydroxylases; hydroxylierende Oxidoreduktasen*, die das aus H_2O stammende Sauerstoffatom in ihr Substrat einbauen; z. B. Xanthinoxidase, Aldehyddehydrogenase; vgl. Monooxygenasen.

Hydr|oxyl|gruppe: (engl.) hydroxyl group; OH-Gruppe.

Hydr|oxylierung: (engl.) hydroxylation; Einführung einer od. mehrerer OH-Gruppen in eine org. Verbindung; enzymat. durch Oxidoreduktasen*, z. B. in Phase 1 der Biotransformation*.

Hydr|oxy|lysin n: (engl.) hydroxylysine; Abk. Hyl od. Lys(OH); α,ε-Diamino-δ-hydroxycapronsäure, 2,6-Diamino-5-hydroxyhexansäure; Aminosäure, die v. a. in Kollagen* vorkommt.

3-Hydroxy-3-Methyl-Glutaryl-CoA-Lyase-Mangel: (engl.) 3-Hydroxy-3-methylglutaric aciduria; angeb. autosomal-rezessiv vererbte Störung im Abbau von Leucin u. in der Ketogenese (Genlokus 1p.35–36); **Sympt.:** hypoketotische Hypoglykämie, Azidose, Hepatopathie, Tachypnoe, Krampfanfälle; **Diagn.:** erhöhte Ausscheidung von 3-OH-3-Methylglutaconsäure, 3-Methylglutaconsäure u. a. im Urin, erhöhte Serumkonzentration der entspr. Acylcarnitine (Tandem-Massenspektrometrie-Screening); **Ther.:** Reduktion der Eiweiß- u. Fettzufuhr, Gabe von L-Carnitin. E. Mön.

p-Hydr|oxy|phenyl|brenz|trauben|säure: (engl.) p-hydroxyphenylpyruvic acid; Zwischenprodukt im Abbau von Tyrosin u. Phenylalanin, das durch Transaminierung in der Leber entsteht u. weiter zu Homogentisinsäure* abgebaut wird; erhöhte renale Ausscheidung bei Phenylketonurie*.

17α-Hydr|oxy|pro|gesteron n: (engl.) 17α-hydroxyprogesterone; Abk. 17α-OHP; aus Pro-

H

gesteron* gebildetes Gestagen, dessen Serumkonzentration während des Menstruationszyklus* parallel zu LH ansteigt mit Maximum zum Zeitpunkt der Ovulation; Indikator für den Beginn der Bildung des Corpus luteum; Pregnantriol ist ein 17α-OHP-Metabolit im Harn. **Verw.** von 17α-OHP-Derivaten zu oraler hormonaler Kontrazeption*.

Hydr|oxy|pro|gesteron|caproat (INN) n: von 17α-Hydroxyprogesteron abgeleitetes synthet. Gestagen; s. Gestagene.

Hydr|oxy|prolin n: (engl.) hydroxyproline; Abk. Hyp; 4-Hydroxypyrrolidin-2-carbonsäure; v. a. in Kollagen* vorkommende Aminosäuren; erhöhte Konz. im Serum od. Harn weisen auf metabol. Knochenerkrankung (z. B. Hyperparathyroidismus, Osteodystrophia deformans, Knochenmetastasen) hin; s. Aminosäuren.

Hydr|oxy|säuren: (engl.) hydroxy acids; Carbonsäuren* mit einer od. mehreren Hydroxylgruppen; z. B. Milchsäure, Weinsäure.

5-Hydr|oxy|trypt|amin n: Serotonin*.

3-Hydr|oxy|tyr|amin n: Dopamin*.

Hydr|oxyzin (INN) n: Piperazinderivat mit antihistaminischen, anticholinergischen, antiemetischen, spasmolytischen u. anxiolytischen Eigenschaften; **Verw.:** als Tranquilizer*, bei Juckreiz, zur Prämedikation; **Kontraind.:** Blasenentleerungsstörungen mit Restharnbildung, Engwinkelglaukom, akute Vergiftung mit Alkohol od. zentral dämpfenden Pharmaka, Einnahme von MAO-Hemmern; **UAW:** Sedierung, zentralnervöse Störungen, Mundtrockenheit, selten Krampfanfälle.

Hydro|zele (Hydr-*; -kele*) f: (engl.) hydrocele; sog. Wasserbruch; Ansammlung seröser Flüssigkeit im Processus* vaginalis peritonei (beim Mann); **Urs.:** oft unbekannt (wahrscheinl. angeboren inf. inkompletter Obliteration), nach Trauma od. bei entzündl. Prozess im Bereich des

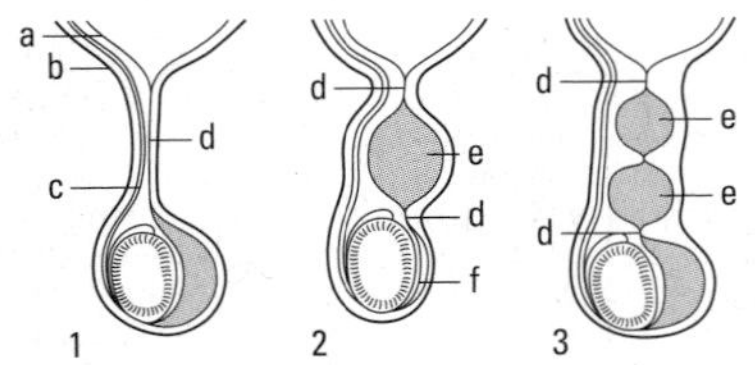

Hydrozele:
1: Hydrocele testis; 2: Hydrocele funiculi spermatici; 3: Hydrocele multilocularis;
a: Peritoneum; b: Fascia transversalis; c: Ductus deferens; d: geschlossene Strecke des Processus vaginalis peritonei; e: offen gebliebener Teil des Processus vaginalis peritonei; f: Cavum scroti, Raum zwischen viszeralem u. parietalem Anteil der Tunica vaginalis testis

Hodens u. Nebenhodens; **Formen: 1.** Hydrocele testis mit Lok. im Bereich der Tunica vaginalis propria des Hodens, Vork. meist bei Neugeborenen u. Säuglingen (häufig spontane Rückbildung); **2.** Hydrocele funiculi spermatici mit Lok. im Samenstrangbereich; **3.** Hydrocele vaginalis communicans bei Ausdehnung auf den abdominalen Samenstrangabschnitt; **4.** Hydrocele multilocularis mit mehreren abgekapselten Anteilen; **Diagn.:** palpator. prall-elastische Geschwulst, positive Diaphanoskopie*, Sonographie; **DD:** v. a. inguinale Hernie, Hämatozele, Hodentumor; **Ther.:** bei großer H. Jaboulay*-Winkelmann-Operation.

Hydro|zephalus (↑; ↑) m: (engl.) hydrocephalus; sog. Wasserkopf; Erweiterung der Liquorräume; **Formen:** Hydrocephalus externus: Erweiterung des Subarachnoidalraums; Hydrocephalus internus: Erweiterung des Ventrikelsystems; Hydrocephalus communicans: Hydrocephalus ext. u. int. bei erhaltener Verbindung zw. inneren u. äußeren Liquorräumen; als **Urs.** kommen zwei Mechanismen in Frage: **1.** Störung der Liquorzirkulation: **a)** Verminderung der Liquorresorption (Hydrocephalus aresorptivus), z. B. als postmeningit. od. posthämorrhag. Komplikation; **b)** Störung der Liquorpassage (Hydrocephalus occlusus), z. B. durch Aquäduktstenose bzw. Obstruktion des Foramen Monroi durch Fehlbildungen, Tumoren, Entzündungen, Blutgerinnsel (Hydrocephalus internus occlusus); **c)** vermehrte Liquorproduktion (Hydrocephalus hypersecretorius), z. B. durch entzündl., toxische Reize od. bei Plexuspapillom; **2.** primäre Hirnatrophie mit kompensator. Erweiterung der Liquorräume (Hydrocephalus e vacuo), z. B. bei od. nach frühkindl. Hirnschaden, Enzephalopathie, Enzephalitis, Abszess. Nur die unter 1. genannten Hydrozephalusformen führen zu einer Steigerung des intrakraniellen Drucks. Das **klin. Bild** ist je nach Alter des Pat. sehr unterschiedl.; bei Feten, Säuglingen u. Kleinkindern abnormes Schädelwachstum bis zu erheblichen Ausmaßen (ballonförmiger Schädel); zentralnervöse Ausfallerscheinungen (Spastik, Nystagmus, geistige Behinderung) rel. spät; bei älteren Kindern stehen wegen der bereits abgeschlossenen Synostosierung der Schädelknochen die Sympt. einer

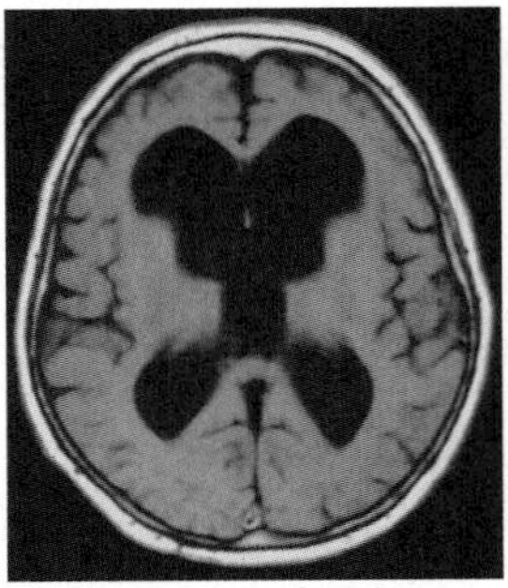

Hydrozephalus:
Hydrocephalus internus im Kernspintomogramm

Hirndrucksteigerung* im Vordergrund. **Diagn.:** Ultraschalldiagnostik, Computertomographie, Kernspintomographie; evtl. Messung der Hirndurchblutung (transkranielle Doppler-Sonographie) u. des Liquordrucks; **Ther.:** (neurochir.) Ventrikeldrainage*; wiederholte Lumbalpunktion als initiale Beh. des posthämorrhag. od. postinfektiösen H. insbes. beim Neugeborenen; **DD:** Makrozephalie. Vgl. Arnold-Chiari-Syndrom, Dandy-Walker-Fehlbildung.

Hydro|zephalus, otitischer (↑; ↑) m: (engl.) otitic hydrocephalus; v. a. bei Kindern nach akuter Otitis* media od. Mastoiditis* auftretender Hydrozephalus* bei Sinusthrombose mit Liquorabflussbehinderung; **Diagn.:** erhöhter Liquordruck; evtl. Stauungspapille; kraniale Computer- od. Kernspintomographie; **Ther.:** Antibiotika, Mastoidektomie u. evtl. neurochir. Thrombektomie u. Ventrikeldrainage.

Hygiene (gr. ὑγιεινός gesund, heilsam) f: med. Fachgebiet, das die Wechselbeziehungen zw. Mensch u. belebter sowie unbelebter Umwelt, insbes. den Einfluss der Umwelt auf die Gesundheit untersucht, aus ärztl. Sicht wertet u. wissenschaftl. begründete Kriterien, Anforderungen u. Maßnahmen für den Umweltzustand sowie für das kollektive u. individuelle Verhalten erarbeitet; Ziel ist die primäre Prävention, um Gesundheitsstörungen u. Krankheiten zu verhüten u. zu bekämpfen sowie Wohlbefinden u. Leistungsfähigkeit des Menschen zu erhalten u. zu steigern. K. Fie.

Hygiene|fach|kraft (↑): Krankenschwester bzw. -pfleger mit mind. dreijähriger Berufstätigkeit u. zusätzl. Ausbildung in der Krankenhaushygiene; Tätigkeit in Zusammenarbeit mit Krankenhaushygieniker* bzw. hygienebeauftragtem Arzt*. K. Fie.

Hygiene|kommission (↑): Kommission im Krankenhaus, deren Aufgaben Prophylaxe u. Bekämpfung von Nosokomialinfektionen* sind; Teilnehmer sind ärztlicher, Verwaltungs- u. technischer Leiter, Krankenhaushygieniker, hygienebeauftragter Arzt, leitende Pflegekraft, Hygienefachkraft u. Krankenhausdesinfektor. K. Fie.

Hygr-: Wortteil mit der Bedeutung feucht, flüssig; von gr. ὑγρός.

Hygrom (↑; -om*) n: (engl.) hygroma; chron. Entzündung eines Schleimbeutels (Bursitis*) od. einer Sehnenscheide mit Ergussbildung, z. B. bei Tuberkulose, Syphilis, Gonorrhö, Rheumatismus, bei chron. Reizzuständen sowie nach Traumen; bei tuberkulös bedingtem H. häufig Corpora oryzoidea im Sehnenscheidenhydrops, Verkäsung od. Durchbruch nach außen mit Fistelung möglich.

Hygroma (↑; ↑) n: s. Hygrom.

Hygroma colli (↑; ↑) n: (engl.) cervical hygroma; syn. zystisches Hygrom; Lymphangiom im Halsbereich des Fetus inf. Fehlbildung; in bis zu 70 % mit Chromosomenanomalien u. oft weiteren Fehlbildungen verbunden. Vgl. Nackenödem, Pränataldiagnostik. W. Str.

Hygroma durae matris (↑; ↑) n: Hygrom der harten Hirnhaut; Entstehung nach subduralem Hämatom* durch Resorption des Bluts.

Hygroma prae|patellare (↑; ↑) n: präpatellare Bursitis*.

Hygrom, zervikales (↑; ↑; Cerv-*) n: (engl.) cervical hygroma; syn. Hygroma colli cysticum; vom Saccus lymphaticus jugularis ausgehendes Lymphangiom* im Bereich des Halses; große, intrauterin entstandene z. H. stellen u. U. ein Geburtshindernis dar. **DD:** Halszyste*.

hygro|skopisch (↑; -skopie*): (engl.) hygroscopic; wasseranziehend.

Hyme|cromon (INN) n: Cumarinderivat mit papaverinartiger, erschlaffender Wirkung auf die glatte Muskulatur (Spasmolytikum); Choleretikum; **Verw.:** (i. v.) zur Herabsetzung des Tonus des Musculus sphincter ampullae hepatopancreatica, bei schmerzhaften Krampfzuständen inf. funktioneller Störungen im Gallenwegsystem; **UAW:** selten gastrointestinale Störungen, Schwindel, Überempfindlichkeitsreaktionen, Blutdruckabfall.

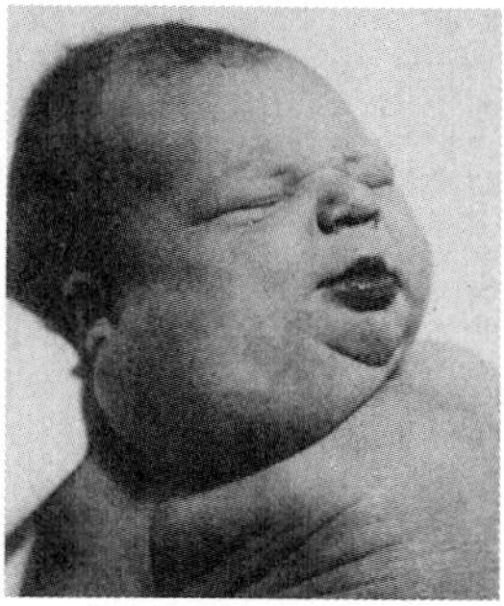

Hygrom, zervikales [540]

Hymen (gr. ὑμήν Häutchen) m: sog. Jungfernhäutchen; Schleimhautfalte am Scheideneingang mit kl. Öffnung; vgl. Virginität, Defloration.

Hymenal|a|tresie (↑; Atresie*) f: s. Atresie, hymenale.

Hymeno|lepiasis (↑; gr. λέπος Hülse, Schale; -iasis*) f: Inf. des Dünndarms mit dem Zwergbandwurm Hymenolepis nana; Endwirt: Nagetiere u. Mensch; bei Kindern häufiger als bei Erwachsenen; **Übertragung:** perorale Aufnahme von Eiern durch verunreinigte Nahrung; **Klin.:** Leib- u. Kopfschmerzen, Diarrhö, Pruritus, neurol. Symptome; häufig symptomlos; **Diagn.:** Wurmeiernachweis* im Stuhl; **Ther.:** Praziquantel, Albendazol.

Hymeno|lepis di|minuta (↑; ↑) f: Rattenbandwurm (s. Cestodes); Skolex ohne Hakenkranz, Gesamtlänge 20–60 cm; Endwirt: Maus, Ratte, gelegentl. Mensch; Zwischenwirt: Larven von Hunde- u. Rattenfloh; **Vork.:** kosmopolit.; **Inf.** des Endwirts durch orale Aufnahme infizierter Larven mit der Nahrung; **Nachw.:** Wurmeiernachweis* im Stuhl.

Hymeno|lepis nana (↑; ↑) f: Zwergbandwurm; Err. der Hymenolepiasis*; 10–40 mm lang, 0,5–1,0 mm breit; Skolex mit vier runden Saugnäpfen u. Hakenkranz, beim Menschen die Subspecies **H. n. nana** (Vork.: Tropen u. Subtropen), bei Ratten u. Mäusen **H. n. fraterna** (Vork.: kosmopolit.); Entw. evtl. mit Zwischenwirt (Insekten: Flöhe, Mehlkäfer u. a.); Schlüpfen der Eier im Darmlumen, Entw. der Finne (Zystizerkoid*) in den Dünndarmzotten, die im Darmlumen zum Adultwurm wird: Endo-Autoinfektion ohne Wirtswechsel (häufige Folge: Massenbefall); fäkal-orale Exo-Autoinfektion; **Nachweis:** Wurmeiernachweis* im Stuhl. Vgl. Cestodes.

Hymeno|pteren|all|ergie (↑; gr. πτέρυξ Flügel; Allergie*) f: (engl.) hymenoptera allergy; allergische Reaktion nach Insektenstich von Hautflüglern, z. B. Bienen, Hornissen od. Wespen; **Proph.:** Hyposensibilisierung* mit hochgereinigtem Insektengift; vgl. Bienengift, Wespengift.

hyo|glossus (gr. ὗς, ὑός Schwein; Gloss-*): (anat.) vom Os hyoideum zur Zunge ziehend; z. B. Musculus hyoglossus.

hyoideus (↑; -id*): (engl.) hyoid; (anat.) zum Zungenbein (Os hyoideum) gehörend.

Hyoscin|butyl|bromid n: syn. Butylscopolaminiumbromid*.

Hyoscyamus niger m: schwarzes Bilsenkraut; Pflanze aus der Fam. der Nachtschattengewächse; Blätter (Hyoscyami folium) enthalten die Alkaloide Hyoscyamin u. Scopolamin*; Verw. bei Spasmen im Magen-Darm-Trakt.

Hyp-: auch Hypo-; Wortteil mit der Bedeutung unter, unterhalb; von gr. ὑπό.

Hyp|ästhesie (↑; -ästhesie*) f: (engl.) hypoesthesia; herabgesetzte Empfindung von Sinnesreizen, i. e. S. von Berührungsreizen; vgl. Sensibilitätsstörungen.

Hyp|akusis (↑; gr. ἀκούειν hören) f: Schwerhörigkeit*; vgl. Dysakusis.

Hyp|albumin|ämie (↑; Album-*; -ämie*) f: (engl.) hypoalbuminemia; Verminderung des Albumins im Blut als Folge vermehrter Ausscheidung, beschleunigten Abbaus od. verminderter Synthese; **Nachw.:** Serumelektrophorese; **Vork.:** bei exsudativer Enteropathie, Lipoidnephrose, Leberzirrhose u. a.

Hyp|algesie (↑; -algie*) f: (engl.) hypoalgesia; syn. Hypopathie; verminderte Schmerzempfindlichkeit; vgl. Sensibilitätsstörungen.

Hyp|azidität (↑; Azid-*) f: besser Subazidität*.

Hyper-: Wortteil mit der Bedeutung über (- hinaus), oberhalb; von gr. ὑπέρ.

Hyper|ab|duktions|syn|drom (↑; lat. abducere, abductus wegführen) n: (engl.) hyperabduction syndrome; syn. Subkorakoid-Pectoralis-minor-Syndrom, Korakopektoralsyndrom; seltene Form des Thoracic*-outlet-Syndroms mit Kompression des Plexus* brachialis am Processus coracoideus des Schulterblatts durch den bei Hyperelevation des Arms angespannten M. pectoralis minor; **Sympt.:** Parästhesien (z. B. „Einschlafen" der Finger), Raynaud-Phänomen (vgl. Raynaud-Syndrom).

Hyper|ämie (↑; -ämie*) f: (engl.) hyperemia; Blutüberfüllung eines Organs, Blutreichtum; arteriell (aktiv, z. B. durch Muskelarbeit) od. venös bedingt (passiv, bei künstl. behindertem Blutabfluss, kollateral bei Verlegung benachbarter Gefäßbahnen).

Hyper|ämie, re|aktive (↑; ↑) f: (engl.) reactive hyperemia; Steigerung der Durchblutung eines Organs, insbes. der Extremitäten, nach vorübergehender Drosselung der Blutversorgung; stark überschießende Rötung weist auf geschädigte Endstrombahn hin; diagn. (Ratschow*-Lagerungsprobe) u. therap. (Krankengymnastik, Saug-Druck-Stiefel) insbes. bei arteriellen Verschlusskrankheiten* genutzt; i. R. der Kneipp*-Therapie erhöhte Hautdurchblutung als Reaktion auf Kaltanwendungen.

Hyper|ästhesie (↑; -ästhesie*) f: (engl.) hyperesthesia; **1.** (neurol.) Überempfindlichkeit für Schmerz-, Temperatur- u. Berührungsreize, i. e. S. nur für Berührungsreize; vgl. Sensibilitätsstörungen, Hyperpathie; **2.** (psychol.) gesteigerte affektive Erregbarkeit.

Hyper|aktivitäts|störung (↑; lat. activus tätig, handelnd): s. Aufmerksamkeitsdefizit-Hyperaktivitätsstörung.

Hyper|akusis (↑; gr. ἀκούειν hören) f: (engl.) hyperacusis; gesteigertes Hörempfinden; Vork. v. a. bei Fazialislähmung* mit Beteiligung des M. stapedius, wodurch die Anpassungsfunktion der Binnenohrmuskeln (M. stapedius, M. tensor tympani) an unterschiedl. Schallintensitäten gestört ist; auch psychogen bei Neurosen; vgl. Parakusis, Dysakusis.

Hyperaminoazidurie
Einteilung

prärenale Hyperaminoazidurien
bei Hyperaminoazidämien („Überlauf-Hyperaminoazidurien")
- ohne kompetitive Hemmung gruppenspezifischer Transportsysteme, z. B. bei der Phenylketonurie
- mit kompetitiver Hemmung gruppenspezifischer Systeme („kompetitive Hyperaminoazidurie"), z. B. durch Iminosäuren, dibasische Aminosäuren

bei fehlender oder geringer tubulärer
- Rückresorption („Non-threshold-Hyperaminoazidurie"), z. B. Betaaminoisobuttersäure, Cystathionin (Homocystinurie)

renale Hyperaminoazidurien
spezifische Hyperaminoazidurien
- Störung der individualspezifischen Transportsysteme
  - Hypercystinurie
  - Hyperglycinurie
- Störung der gruppenspezifischen Transportsysteme
  - Cystinurie
  - dibasische Hyperaminoazidurie
  - Hartnup-Krankheit
  - Iminoglycinurie

generalisierte Hyperaminoazidurien
- erworben (sekundäre renale Hyperaminoazidurie)
- vererbt (primäre renale Hyperaminoazidurie)

Hyper|aldo|steronismus (↑) m: (engl.) hyperaldosteronism; syn. Aldosteronismus; übermäßige Sekretion von Aldosteron* aus der Nebennierenrinde; führt v. a. zu Hypokaliämie, Hypomagnesiämie, Hypernatriämie, Hyperkaliurie u. metabol. Alkalose mit entsprechenden klin. Sympt. (paroxysmale Lähmungen, Muskelschmerzen u. -schwäche, Obstipation, Tetanie, Parästhesien, Polyurie, Nykturie u. Proteinurie, Hypervolämie u. Hypertonie); **Formen: 1.** primärer H.: Conn*-Syndrom; **2.** sek. H.: Folge permanenter Überstimulation der Aldosteronproduktion durch extraadrenale Faktoren, insbes. bei Aktivierung des Renin*-Angiotensin-Aldosteron-Systems (z. B. bei Herzinsuffizienz, Leberzirrhose, Nierenarterienstenose, Erkr. des Nierenparenchyms, Phäochromozytom, therap. Anw. von Diuretika, Laxanzien, Ovulationshemmern, Beta-2-Sympathomimetika u. a.), Überproduktion von ACTH* u. Hyperkaliämie*.

Hyper|algesie (↑; -algie*) f: (engl.) hyperalgesia; gesteigerte Schmerzempfindlichkeit; vgl. Sensibilitätsstörungen.

Hyper|alimentation (↑; alimentär*) f: Überernährung; **1.** überhöhte Nahrungsaufnahme; kann zu Adipositas* führen; vgl. Überfütterungsdyspepsie; **2.** Form der parenteralen Ernährung in der Intensivmedizin bei Krankheitsbildern mit erhöhtem Stoffwechsel, z. B. nach Traumen; vgl. Ernährung, künstliche.

Hyper|alimentations|syn|drom (↑; ↑) n: zusammenfassende Bez. für die verschiedensten Krankheitsbilder inf. chronischer Überernäh-

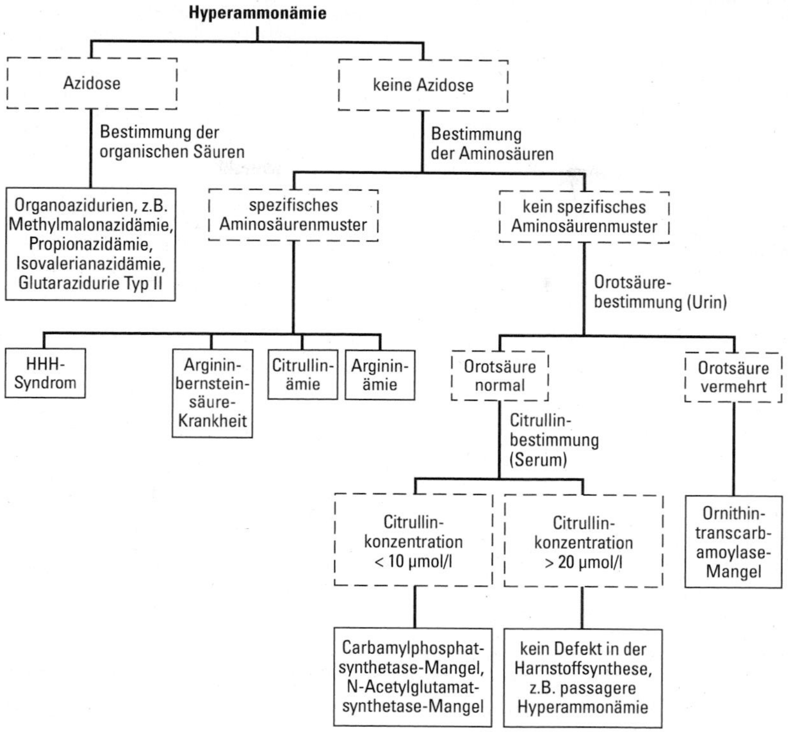

Hyperammonämie:
Differentialdiagnostik der Hyperammonämie bei Neugeborenen und Säuglingen [329]

rung mit Adipositas, Zwerchfellhochstand, Querstand des Herzens, chron. Dyspepsie, Sodbrennen, Meteorismus, Flankenblähung u. vor allem Infarktgefährdung.

Hyper|amino|azid|ämie (↑; Azid-*; -ämie*) f: (engl.) hyperaminoacidemia; vermehrtes Vork. einer od. mehrerer Aminosäuren im Blut, meist inf. eines angeborenen Enzymdefekts (z. B. bei Ahornsirupkrankheit, Phenylketonurie); häufig Urs. einer Hyperaminoazidurie*.

Hyper|amino|azid|urie (↑; ↑; Ur-*) f: (engl.) hyperaminoaciduria; pathol. vermehrte Aminosäureausscheidung im Urin; wird häufig nicht korrekt als Aminoazidurie bezeichnet; **Einteilung** in prärenale, renale u. generalisierte Störungen (s. Tab.); die prärenale H. mit erhöhtem Aminosäureserumspiegel (Hyperaminoazidämie) tritt sekundär hauptsächl. bei akuten Leberparenchymschäden (Störung des Proteinstoffwechsels) sowie primär u. a. bei der Phenylketonurie* auf; die renale H. kommt als primäre erbl. Störung der tubulären Rückresorption (Debré*-Toni-Fanconi-Syndrom, okulo-zerebro-renales Syndrom* u. a.) od. sekundär i. R. anderer Erkr. (z. B. Galaktosämie*, Rachitis*, Cystinose*, Tyrosinose*) u. bei toxischen Störungen der Tubuluszellen (z. B. durch Schwermetalle) vor.

Hyper|ammon|ämie (↑; -ämie*) f: (engl.) hyperammonemia; Leitsymptom einer Gruppe von Störungen der Synthese von Harnstoff, Aminosäuren u. org. Säuren; autosomal-rezessiv (z. B. Argininämie, Argininbernsteinsäure-Krankheit, Carbamoylphosphatsynthetase-Mangel, HHH-Syndrom, Citrullinämie, familiäre Lysinintoleranz) u. X-chromosomal (Ornithincarbamoyltransferase-Mangel) vererbte Enzymdefekte; **Sympt.:** neonatal Trinkunlust, Erbrechen, Krampfanfälle, Koma; zunehmende psychomotor. Retardierung, geistige Behinderung; **Diagn.:** typ. Laborparameter entspr. dem jeweiligen Enzymdefekt (s. Abb.); pränatale Diagn. ist möglich; **Ther.:** Reduktion der Proteinzufuhr, Dialyse, ggf. Gabe von Arginin, Natriumbenzoat u. Phenylbutyrat; **Progn.:** bei schweren Fällen z. T. stark verminderte Lebenserwartung.

Hyper|androgen|ämie (↑; Andro-*; -gen*; -ämie*) f: (engl.) hyperandrogenemia; allg. Bez. für erhöhte Androgenkonzentration im Serum durch gesteigerte Produktion in Gonaden od. Nebennierenrinde; Folge: Androgenisierung*, Pseudopubertas* praecox.

Hyper|ante|flexio uteri (↑; Ante-*; lat. flexio Biegung; Uter-*) f: übermäßige, spitzwinklige Beugung des Gebärmutterkörpers gegen die Zervix; oft kombiniert mit einer Uterushypoplasie*; vgl. Flexio uteri.

Hyper|azidität (↑; Azid-*) f: (engl.) hyperacidity; Übersäuerung des Magensaftes; s. Hyperchlorhydrie.

Hyper|azot|ämie (↑; -ämie*) f: Bez. für hochgradige Azotämie*.

Hyper|bili|rubin|ämie (↑; Bili-*; lat. ruber rot; -ämie*) f: (engl.) hyperbilirubinemia; erhöhter Gehalt von Bilirubin* im Blut (>17µmol/l bzw. 1 mg/dl des gesamten Bilirubins); **Urs.**: erhöhte Produktion, verminderte Konjugation od. verminderte Exkretion von Bilirubin; **Sympt.**: Abgeschlagenheit, Juckreiz, Ikterus. Das direkte Bilirubin ist v. a. bei Exkretions- u. Verschlussikterus, das indirekte v. a. bei Konjugations-, Produktions- u. Transportikterus erhöht. Vgl. Ikterus.

Hyper|bilirubin|ämie des Neugeborenen (↑; ↑; ↑; ↑) f: (engl.) hyperbilirubinemia of the newborn; ältere Bez. Icterus gravis; Erhöhung des (hauptsächlich unkonjugierten) Bilirubins* mit Gefahr einer Bilirubinintoxikation (v. a. Kernikterus*); **Urs.**: besondere Situation des Bilirubinstoffwechsels beim Neugeborenen* (s. Icterus neonatorum); zu unterscheiden sind pathol. Ikterusformen inf.: **1.** vermehrten Bilirubinanfalls, z. B. bei Morbus* haemolyticus neonatorum, einigen seltenen familiären Erkr. wie hereditärer Sphärozytose, Glukose-6-phosphat-Dehydrogenasemangel, Blutungen u. Hämatomen; **2.** verstärkter Bilirubinrückresorption, z. B. bei intestinalen Stenosen u. Mangelernährung; **3.** verminderter Glukuronidierung des Bilirubins, z. B. bei Frühgeborenen, Kindern diabet. Mütter, Crigler-Najjar-Syndrom, Galaktosämie, Hypothyreose des Neugeborenen, Lucey-Driscoll-Syndrom; **4.** Störungen des Galleabflusses (H. mit überwiegender Erhöhung des direkten Bilirubins), z. B. bei Gallengangatresie, zystischer Fibrose, extrahepatischer Obstruktion der Gallenwege, Alpha-1-Antitrypsinmangelkrankheit, Gallepfropfsyndrom; **5.** Pränatalinfektion* u. Sepsis* des Neugeborenen; **Ther.**: zur Proph. eines Kernikterus Phototherapie*, Austauschtransfusion* u. Beschleunigung der Darmpassage; evtl. Enzyminduktion* kurz vor od. nach der Geburt.

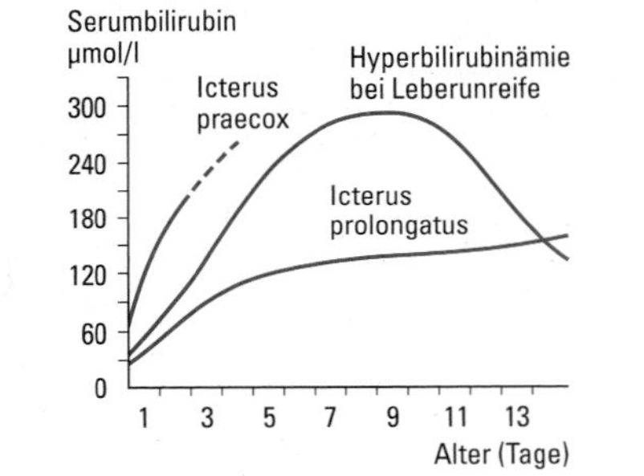

Hyperbilirubinämie des Neugeborenen: Verlauf der Serumbilirubinspiegel bei verschiedenen Formen [34]

Hyper|chlor|hydrie (↑; Hydr-*) f: (engl.) hyperchlorhydria; gesteigerte Salzsäureproduktion der Belegzellen der Magenschleimhaut; bedingt durch vagale od. hormonelle Überstimulation bzw. durch Vermehrung der Belegzellen; vgl. Magensaftuntersuchung .

Hyper|chlorid|ämie (↑; -ämie*) f: (engl.) hyperchloridemia; erhöhte Chloridkonzentration im Blut (>110 mmol/l); Vork. z. B. bei Nierenerkrankungen, Hämokonzentration.

Hyper|cholesterol|ämie (↑; -ämie*) f: (engl.) hypercholesterolemia; erhöhte Konz. von Cholesterol* im Serum; **Vork.**: primäre (familiäre H.) od. sekundäre H. inf. Diabetes mellitus, Hypothyreose, nephrotischen Syndroms, Lebererkrankungen. Eine H. gilt als Risikofaktor für Arteriosklerose*. Vgl. Hyperlipoproteinämien.

Hyper|chromasie (↑; Chrom-*) f: (engl.) hyperchromatism; **1.** (histol.) gesteigerte Anfärbbarkeit, z. B. von Zellkernen; vgl. Tumorzellen; **2.** (hämat.) vermehrter Hämoglobingehalt der Erythrozyten (dadurch zentrale Aufhellung weitgehend od. ganz fehlend).

hyper|dens (↑; lat. densus dicht): (engl.) hyperdense; (röntg.) Bez. eines Gewebes od. Organs mit hoher Dichte bei der Darstellung z. B. mittels Computertomographie.

hyper|diploid (↑; Dipl-*; -id*): Bez. für einen Chromosomensatz, bei dem ein Chromosom mehr als zweimal vorkommt (z. B. 2n + 1); s. Chromosomenaberrationen, Trisomie.

Hyper|dontie (↑; Odont-*) f: syn. Hyperodontie*.

Hyper|ek|plexie (↑; Ek-*; -plexie*) f: (engl.) startle disease; syn. Kok-Krankheit; meist autosomal-dominant vererbte Form der Myoklonien* aufgrund einer Mutation im Gen des inhibitorischen Glycinrezeptors (Genlokus 5q32) mit überschießender Schreckreaktion u. Myoklonien von Gesichts-, Hals- u. Extemitätenmuskulatur, ausgelöst durch visuelle, akustische od. propriozeptive Reize.

Hyper|elektro|lyt|ämie (↑; Elektro-*; gr. λυτός gelöst; -ämie*) f: (engl.) hyperelectrolytemia; meist vorübergehende Erhöhung der Elektrolytkonzentrationen im Blut; vgl. Dehydratation.

Hyper|emesis (↑; Emesis*) f: sehr starkes Erbrechen.

Hyper|emesis gravidarum (↑; ↑) f: syn. perniziöses Schwangerschaftserbrechen, Frühgestose; übermäßiges, über die Symptome der Emesis* gravidarum hinausgehendes Schwangerschaftserbrechen im 1. Trimenon; gilt als Folge schwangerschaftsbedingter hormoneller, metabol. u. immun. Umstellungen u. z. T. als psychosomat. Erkr.; **Kompl.**: bei schwerer H. g. Dehydratation* (Exsikkose) sowie Störung des (Kohlenhydrat-) Stoffwechsels (Ketonurie*) u. Elektrolythaushalts mit Gewichtsabnahme, Temperaturanstieg, Ikterus, Benommenheit bis zum Delirium; **DD:** Hyperthyreose, Nebennierenrindeninsuffizienz, Cholezystopathie, Pankreatitis, Zwerchfellhernie u. Magen-Darm-Ulkus; **Ther.**: stationäre Infusionstherapie (Volumen- u. Elektrolytsubstitution), Antiemetika, Sedativa, Psychotherapie.

Hyper|ergie (↑; Erg-*) f: (engl.) hyperergy; gesteigerte Empfindlichkeit, Reaktionsbereitschaft u. Reizbeantwortung eines sensibilisierten Gewebes bzw. Organismus bei Kontakt mit einem Antigen (Allergie* i. e. S.).

Hyper|ex|zitabilitäts|syn|drom (↑; lat. excitare aufscheuchen, erregen) n: (engl.) hyperexcitability syndrome; bei Neugeborenen u. jungen Säuglingen auftretende allg. Übererregbarkeit aller frühkindlichen Reflexe*; die Kinder schreien viel, trinken schlecht u. schlafen wenig; **Urs.**: z. B. gestörte Mutter-Kind-Beziehung, Infektion, Mangel an Calcium od. Zucker, perinataler Sauerstoffmangel, Enzephalopathie. Vgl. Aufmerksamkeitsdefizit-Hyperaktivitätsstörung, Hyperekplexie.

Hyper|fibrino|gen|ämie (↑; Fibr-*; -gen*; -ämie*) f: (engl.) hyperfibrinogenemia; erhöhter Fibrinogengehalt des Bluts; beschleunigte Blutkörperchensenkung bei normaler Blutgerinnung*; **Vork.:** bei Infektion, rheumatischer Erkr. (Akute*-Phase-Proteine), Malignom (bes. Lymphogranulomatose) od. i. R. einer Schwangerschaft; Risikofaktor für die Entw. einer koronaren Herzkrankheit*. Vgl. Hypofibrinogenämie, Dysfibrinogenämie.

Hyper|fibrino|lyse (↑; ↑; Lys-*) f: (engl.) hyperfibrinolysis; vermehrte Fibrinolyse* durch massive Freisetzung von Plasminogenaktivatoren mit der Folge einer gesteigerten Plasminkonzentration im Blut u. einer Verminderung von Fibrinogen, Faktor II, V u. VIII der Blutgerinnung; **Formen: 1.** primäre H.: ohne vorausgehende Thrombenbildung; z. B. postoperativ, bei malignem Tumor bes. der Lunge, Prostata, Schilddrüse, des Pankreas od. bei gebh. Komplikationen; **2.** sekundäre H.: i. R. einer Thrombose od. Embolie, v. a. bei Verbrauchskoagulopathie*; **Diagn.:** stark verlängerte Gerinnungszeit bzw. keine nachweisbare Blutgerinnung, Verlängerung der Thrombinzeit, der Thromboplastinzeit u. der partiellen Thromboplastinzeit, normale Thrombozytenzahl, Nachweis von Fibrinspaltprodukten* (D*-Dimere sprechen für sekundäre H.), erhöhte Konz. des PAP*-Komplexes; **Ther.:** bei primärer H. Fibrinolyseinhibitoren*, bei sekundärer H. Antikoagulanzien* (bes. Heparin); cave: Fibrinogensubstitution.

Hyper|flexions|phänomen (↑; lat. flexio Biegung) n: (engl.) hyperflexion phenomenon; übermäßige Beugung des Beins u. Aufsetzen der Ferse am Oberschenkel beim Knie*-Hacken-Versuch als Zeichen einer Hypermetrie; vgl. Dysmetrie.

Hyper|gamma|globulin|ämie (↑; Globuline*; -ämie*) f: (engl.) hypergammaglobulinemia; absolute Erhöhung der Gammaglobuline* im Blut; **Urs.:** gesteigerte Synthese von Immunglobulinen* bzw. Paraproteinen*, z. B. reaktiv bei (chron.) Entzündung, bei Paraproteinämie*; vgl. Antikörper, Elektrophorese.

Hyper|genitalismus (↑; Genitale*) m: (engl.) hypergenitalism; übermäßig starke bzw. vorzeitige Entw. von Genitale u. sek. Geschlechtsmerkmalen; vgl. Pubertas praecox.

Hyper|globulie (↑; Globuline*) f: syn. Polyglobulie*.

Hyper|globulin|ämie (↑; ↑; -ämie*) f: (engl.) hyperglobulinemia; absolute od. relative Vermehrung der Globuline* im Blutplasma; **Vork.:** z. B. bei Infektionskrankheiten, entzündl. Erkr., Leberparenchymschäden, Plasmazellenleukämie; vgl. Makroglobulinämie, Paraproteinämie, Elektrophorese.

Hyper|glycin|ämie (↑; -ämie*) f: (engl.) hyperglycinemia; syn. Glykokollkrankheit, Glycinurie mit H.; Erhöhung der Konz. von Glycin* im Plasma; **Formen: 1.** isolierte nichtketotische H.; autosomal-rezessiv erbl. Störung des Glycinabbaus (syn. Glycinose); vier Formen bekannt; **Klin.:** meist schon in den ersten Lebenstagen Muskelhypotonie, myoklonische Krämpfe, Apnoe, Lethargie; **Diagn.:** erhöhte Glycinkonzentration in Plasma, Urin u. Liquor mit Veränderung des Blut/Liquor-Quotienten; pränatale Diagn. ist möglich; **Ther.:** Versuch mit Proteinreduktion, Natriumbenzoat, Strychnin (als Glycinantagonist), Dextromethorphan; Progn.: oft Tod innerh. des ersten Lebensmonats; milde Verläufe sind beschrieben; **2.** ketotische H.: Sammelbez. für Erkr. mit Vermehrung von Ketosäuren u. sek. H.; z. B. Propionazidämie*, Methylmalonazidurie*, Isovalerianazidämie*.

Hyper|glyk|ämie (↑; Glyk-*; -ämie*) f: (engl.) hyperglycemia; Gehalt des Blutserums an Glukose über 6,7 mmol/l (120 mg/dl); **Vork.:** bei Diabetes mellitus, Basedow-Krankheit, Akromegalie, frischem Herzinfarkt, NNR-Überfunktion, Phäochromozytom, Inhalationsnarkose, Schock, Kohlenmonoxidvergiftung, zentralnervösen Störungen (Meningitis, Schädelhirntrauma, Hirntumoren) u. a. Vgl. Blutzucker.

Hyper|glyk|ämie, idio|pathische des Neugeborenen (↑; ↑; ↑) f: (engl.) idiopathic hyperglycemia of the newborn; Krankheitsbild bei unreifen Neugeborenen, das durch Hyperglykämie, Erbrechen, Polyurie u. Dehydratation gekennzeichnet ist; eine Ketoazidose tritt nicht auf. Zur Behandlung sind nur geringe Insulinmengen (bis zu 6 I. E.) nötig; nach einigen Mon. spontane Ausheilung.

H

Hyper|gonadismus (↑; Gonaden*) m: (engl.) hypergonadism; endokrine Überfunktion der weibl. od. männl. Gonaden*, meist inf. hormonproduzierender Tumoren.

Hyper|hidrose (↑; Hidr-*; -osis*) f: (engl.) hyperhidrosis; generalisierte od. lokale Steigerung der Schweißsekretion*, physiol. zur Wärmeregulation* u. während des Klimakteriums*; als symptomatische H. v. a. bei endokrin. (z. B. Hyperthyreose, Phäochromozytom) u. neurol. Erkrankungen (z. B. bei Schädigung des Sympathikus, fam. Dysautonomie, als sog. gustator. Schwitzen bei aurikulotemporalem Syndrom), mit gleichzeitiger Vermehrung der Talgsekretion (Seborrhö) als **Hyperhidrosis oleosa** v. a. bei Parkinson-Syndrom; medikamentös bedingt z. B. durch Parasympathomimetika, Kortikoide, Salicylsäure; inf. psych. Belastung (Angst, Schmerz, Stress) od. konstitutionell bedingt (emotionelle od. genuine H.) als **Hyperhidrosis axillaris** (Achselschweiß), **Hyperhidrosis manuum** (Handschweiß, auch als Reaktion auf chem. Substanzen, z. B. Kaltwellmittel bei Friseuren) u., begünstigt durch enges Schuhwerk, als **Hyperhidrosis pedum** (Fußschweiß); **Kompl.:** Dermatophytose*; **Ther.:** Behandlung der zugrunde liegenden Störung, Antihidrotika, evtl. Leitungswasseriontophorese; vgl. Nachtschweiß, Hemihyperhidrosis.

Hyper|homo|cystein|ämie (↑) f: syn. Homocysteinämie*.

Hyper|hydratation (↑; Hydr-*) f: (engl.) hyperhydration; Überschuss an Gesamtkörperwasser; **Einteilung: 1.** isotone H.: Überwässerung des Organismus mit isotonischer Flüssigkeit, d. h. Osmolarität u. Serum-Na^+ sind normal; als labordiagn. Hinweise Erniedrigung von Hb, Hämatokrit, Serumprotein (rel. Hypoproteinämie*), Erythrozytenzahl, als klin. Zeichen Blutdruckanstieg (Volumenhochdruck) u. Gewichtszunahme inf. Wassereinlagerung (Ödeme), u. U. Aszites, Pleuraerguss; Urs.: iatrogen durch Zufuhr größerer Na^+-Mengen durch Infusion od. mit einem Medikament (z. B. Na^+-Penicillin), bei Herzinsuffizienz, Hypokaliämie, sek. Hyperaldosteronismus, nephrot. Syndrom, akuter od. chron. Niereninsuffizienz, exsudativer Enteropathie; Ther.: Na^+- u. Wasserzufuhr absetzen, Diuretika; **2.** hypotone H.: Überwässerung ohne Na^+-Zufuhr (sog. Wasserintoxikation*), Osmolarität u. Serum-Na^+ vermindert; labordiagn. Er-

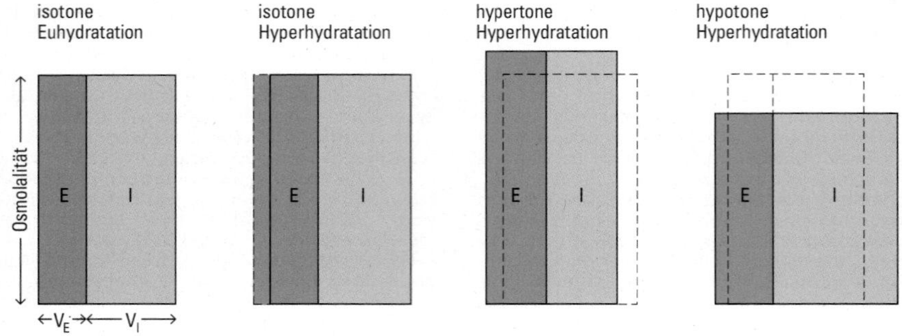

Hyperhydratation:
Veränderung von Serumosmolalität (v. a. Na^+-Konzentration) und Volumen der extrazellulären (V_E) und intrazellulären Flüssigkeit (V_I) bei verschiedenen Formen der Hyperhydratation im Vergleich zur physiologischen isotonen Euhydratation

niedrigung von Hb, Hämatokrit, Serumprorein, klin. Gewichtszunahme u. Blutdruckanstieg; Rö.: typisches interstitielles Lungenödem (Fluid* lung) ohne Auskultationsbefund; Urs.: terminale Niereninsuffizienz, inadäquate ADH-Sekretion, intensive Magenspülung mit Wasser; Ther.: Wasserzufuhr einstellen, ggf. Dialyse-Behandlung; **3.** hypertone H.: Überwässerung bei zusätzlich gesteigerter Na^+-Bilanz, Osmolarität u. Serum-Na^+ erhöht; labordiagn. Erniedrigung von Hb, Hämatokrit, Serumprotein, klin. Gewichtszunahme u. Blutdruckanstieg; Flüssigkeitsabstrom aus dem Intrazellulärraum nach extrazellulär bewirkt Durst. Urs.: iatrogene übermäßige Na^+-Zufuhr (v. a. bei bestehender Niereninsuffizienz), Trinken von Meerwasser, Conn-Syndrom, zentrales Salzspeichersyndrom; Ther.: Diuretika, (Peritoneal-)Dialyse bei Anurie. Vgl. Ödem.

Hypericum perforatum n: Johanniskraut*.

Hyper-IgE-Syn|drom (Hyper-*) **n:** Abk. HIES; syn. Hiob-Syndrom; autosomal-dominant erbl. Erkr. (Genlokus 4q21) mit unterschiedl. Expressivität; **Klin.:** im Säuglingsalter beginnende ekzematoide Dermatitis, rezidivierende, zur Abszessbildung neigende Infektionen (insbes. durch Staphylokokken) v. a. in Haut u. Atemwegen, chron. mukokutane Candidose u. grobe Gesichtszüge; **Diagn.:** erhöhte IgE-Konz. (5000 bis >50 000 I. E./ml), Eosinophilie; **Ther.:** Antibiotika-Dauerprophylaxe mit z. B. Flucloxacillin od. Cotrimoxazol.

Hyper-IgM-Syn|drom (↑) **n:** (engl.) immunodeficiency with hyper-IgM; X-chromosomal erbl. Immunglobulinmangel* mit niedriger IgG- u. IgA-Konzentration im Blut bei normalem od. erhöhtem IgM; **Urs.:** Ausbleiben der Umschaltung der B-Lymphozyten von der IgM- zur IgG- u. IgA-Synthese.

Hyper|im|mun|globulin (↑; immun*; Globuline*) **n:** (engl.) hyperimmunoglobulin; Abk. HIG; Bez. für spezif. humane Immunglobuline*, gewonnen von selektierten Spendern mit hohen Antikörpertitern gegen bestimmte Krankheitserreger (z. B. FSME-, Hepatitis-, Tollwut-, Röteln-, Varicella-Zoster-Viren), Bakteriengifte (Tetanustoxin), humane Rh-positive (D-) Erythrozyten; vgl. Immunserum.

Hyper|insulin|ämie (↑; -ämie*) **f:** (engl.) hyperinsulinemia; pathogenet. Teilkomplex des metabolischen Syndroms*; Risikofaktor für die Entstehung der Arteriosklerose*.

Hyper|insulin|ismus (↑) **m:** (engl.) hyperinsulinism; vermehrte Insulinkonzentration im Blut durch vermehrte Insulinproduktion (Folge Hypoglykämie bei diffuser Inselzellhyperplasie od. Pankreasadenom) od. endogene Insulinresistenz (Folge Hyperglykämie bei Diabetes mellitus Typ 2).

Hyper|in|volution (↑; Involution*) **f:** s. Superinvolution.

Hyper|kali|ämie (↑; -ämie*) **f:** (engl.) hyperkalemia; Verschiebung des Elektrolytgleichgewichts mit Serumkaliumkonzentrationen über dem Referenzwert (3,5-6,0 mmol/l); **Urs.:** Azidose (Koma bei Diabetes mellitus), Bluttransfusion, Niereninsuffizienz, Hypoaldosteronismus (Addison-Krankheit), Polytrauma, Verbrennung (endogene Kaliumfreisetzung aus dem Intrazellulärraum zerstörten Gewebes), Hämolyse, Therapie mit Zytostatika (Kaliumfreisetzung durch Zytolyse), Medikamente (kaliumsparende Diuretika, ACE-Hemmer); **Klin.:** s. Hyperkaliämiesyndrom.

Hyper|kali|ämie|syn|drom (↑; ↑) **n:** (engl.) hyperkalemia syndrome; Bez. für das Krankheitsbild inf. einer Hyperkaliämie*; **1.** (allg.) Unlust, Schwäche, Verwirrtheit; **2.** (kardiovaskulär) Bradykardie, Herzrhythmusstörungen, evtl. Herzstillstand in der Diastole; EKG-Veränderungen: schmalbasige, hohe T-Wellen bei mehr als 6,5 mmol/l, Verlängerung der PQ-Strecke, QRS-Komplexe schenkelblockartig verbreitert, tiefe plumpe S-Zacken; bei hochgradiger Hyperkaliämie P-Welle nicht mehr abgrenzbar, sinusoide od. biphasische Kammerkomplexe; **3.** (neurol.) Parästhesien, metallischer Geschmack im Mund, schlaffe myoplegische Lähmung*; **Ther.:** Ionenaustauscher (oral, langsamer Wirkungseintritt), Alkalisierung (z. B. isotone Natriumcarbonatlösung i. v.), Glukose-Insulin-Infusion, u. U. Dialyse.

Hyper|kalz|ämie (↑; Calc-*; -ämie*) **f:** (engl.) hypercalcemia; Anstieg der Calciumkonzentration im Serum auf >2,7 mmol/l durch erhöhte intestinale Ca^{2+}-Resorption, verminderte renale Ca^{2+}-Ausscheidung od. gesteigerte Ca^{2+}-Freisetzung aus Knochengewebe; **Urs.:** primärer Hyperparathyroidismus* (auch i. R. der MEN-Syndrome), maligner Tumor mit diffusen Osteolysen od. (paraneoplast.) endokriner Aktivität u. Sekretion von parathormonähnlichen Peptiden (s. Pseudohyperparathyroidismus), familiäre hypokalzurische Hyperkalzämie, Medikamente (Tamoxifen, Diuretika, Ionenaustauscher od. nach Absetzen von Glukokortikoiden), Calciferol- od. Vitamin-A-Intoxikation, granulomatöse Erkr. (z. B. Sarkoidose), Burnett-Syndrom, Hyperthyreose, Hyperkalzämiesyndrom bei Neugeborenen, angeborene Stoffwechselanomalie (Fanconi-Schlesinger-Syndrom, Williams-Beuren-Syndrom) od. idiopathisch; **Klin.:** s. Hyperkalzämiesyndrom.

Hyper|kalz|ämie, idio|pathische (↑; ↑; ↑) f: (engl.) idiopathic hypercalcemia; **1.** Sympt. verschiedener angeb. Stoffwechselanomalien mit erhöhtem Serum-Calcium-Spiegel bei Kalziurie u. Calciumablagerung in versch. Organen; **2.** chronische i. H: s. Fanconi-Schlesinger-Syndrom; **3.** infantile i. H.: s. Williams-Beuren-Syndrom.

Hyper|kalz|ämie|syn|drom (↑; ↑; ↑) n: (engl.) hypercalcemic syndrome; klin. Bez. für Sympt. inf. Hyperkalzämie*: Polyurie, Polydipsie, Übelkeit, Erbrechen, Obstipation, Muskelschwäche, Paresen, Adynamie, Herzrhythmusstörungen, psychische Veränderungen bis zur Psychose, Calciumablagerungen in Organen (Augen, Gelenkknorpel, Nieren); **Kompl.:** hyperkalzämische Krise mit Niereninsuffizienz, Somnolenz, Koma u. Herzstillstand; **Ther.** (bei Ca^{2+}-Konz. >3 mmol/l): Flüssigkeitszufuhr, Furosemid, ggf. Bisphosphonate, Glukokortikoide; op. bei primärem Hyperparathyroidismus u. paraneoplastischem Syndrom.

Hyper|kalz|urie (↑; ↑; Ur-*) f: (engl.) hypercalciuria; vermehrte Calciumausscheidung im Harn (ca. 6,5–17,5 mmol bzw. 260–700 mg pro 24 Std.); **Vork.:** z. B. bei primärem Hyperparathyroidismus, renaler tubulärer Azidose, Frakturen mit Immobilisationsosteoporose, Knochenmetastasen, Cushing-Syndrom, Überdosierung von Calciferolen, A.T. 10 u. als idiopath. Hyperkalzurie (aufgrund ungenügender Calciumrückresorption in den Nierentubuli); wichtiger Risikofaktor bei der Osteoporose des Mannes; **Kompl.:** Nephrolithiasis (Calciumoxalat- u. Calciumphosphatsteine).

Hyper|kapnie (↑; gr. καπνός Dunst, Gas) f: (engl.) hypercapnia; Erhöhung des art. CO_2-Partialdrucks über 45 mmHg; **Urs.:** v. a. respiratorische Insuffizienz* mit Hypoventilation* (führt u. U. zur respiratorischen Azidose*); kann auch (kompensatorisch) bei metabolischer Alkalose* auftreten; **Sympt.:** Bewusstseinsstörungen, evtl. Koma (sog. Kohlendioxidnarkose). Vgl. Hypokapnie.

Hyper|keratose (↑; Kerat-*; -osis*) f: (engl.) hyperkeratosis; Verdickung der Hornschicht der Haut; entweder durch vermehrte Bildung von Hornzellen (Proliferationshyperkeratose) od. verminderte Abstoßung (Retentionshyperkeratose). Vgl. Callositas, Clavus, Cornu cutaneum.

Hyper|keratosis follicularis et para|follicularis in cutem penetrans (↑; ↑; ↑) f: syn. Kyrle-Krankheit; seltene Verhornungsstörung unbekannter Ätiol.; regellos angeordnete bis linsengroße Knötchen mit zerklüfteten graubraunen Hornmassen im Zentrum durch überstürzte Verhornung im Stratum spinosum u. basale mit Penetration des Hornpfropfes in die Dermis.

Hyper|keratosis follicularis senilis (↑; ↑; ↑) f: follikuläre Verhornung auf degenerativ-seniler Atrophie; **Lok.:** bes. Stirn, Jochbogen, Schläfen; vgl. Elastoidosis cutanea nodularis.

Hyper|keratosis lenticularis per|stans (↑; ↑; ↑) f: autosomal-dominante Verhornungsstörung mit entzündl., rund-ovalen, bis linsengroßen, keratotischen Papeln u. Collerette-artigen Schuppenkrausen; Auftreten im Alter bes. an Unterschenkelstreckseiten u. Fußrücken.

Hyper|keratosis tonsillaris (↑; ↑; ↑) f: übermäßige Verhornung im Bereich der Kryptenöffnungen der Gaumenmandeln; harmloser Befund ohne pathol. Bedeutung.

Hyper|keratosis traumatica marginis calcis (↑; ↑; ↑) f: hufeisenförmige Hyperkeratose am hinteren Fersenrand mit schmerzhaften Rhagaden.

Hyper|kinese (↑; Kin-*) f: (engl.) hyperkinesia, hyperactivity; syn. Hyperkinesie; pathol. gesteigerte Motorik v. a. der Skelettmuskulatur mit z. T. unwillkürlich ablaufenden Bewegungen; **Vork.:** bei Erkr. des extrapyramidalen Systems (Athetose*, Ballismus*, Chorea*), Störungen der Psychomotorik (z. B. bei affektiver Psychose). Vgl. Akathisie, Motilitätspsychose, Poriomanie, Aufmerksamkeitsdefizit-Hyperaktivitätsstörung.

Hyper|ko|agulabilität (↑; Koagul-*) f: (engl.) hypercoagulability; vermehrte Gerinnbarkeit des Bluts; kann zu Thrombose* od. Embolie* bzw. Verbrauchskoagulopathie* führen; **Urs.: 1.** gesteigerte Aktivierung der Blutgerinnung* durch zerfallende Malignome, Verbrennung, postoperativ u. postpartal; **2.** Mangel an Hemmstoffen der Blutgerinnung (Antithrombin III, Heparin-Cofaktor-II, Protein C, Protein S) bzw. Überschuss an Gerinnungsfaktoren (z. B. als UAW einer Ther. mit PPSB*); **3.** Mangel an Fibrinolyseinhibitoren*. Vgl. Prothrombinfragmente.

Hyper|kortizismus (↑; Cort-*) m: (engl.) hypercorticism; Überfunktion der Nebennierenrinde mit vermehrter Cortisolbiosynthese; s. Nebenniere.

Hyper|kreatin|ämie (↑; Kreat-*; -ämie*) f: (engl.) hypercreatinemia; Vermehrung des Kreatins im Blut über 2,1 mg/dl; **Vork.:** z. B. bei Fieber, im Hunger, bei kohlenhydratfreier Ernährung, progressive Muskeldystrophie, Basedow-Krankheit, Diabetes mellitus, Karzinom.

Hyper|krinie (↑; -krin*) f: (engl.) hypercrinia; übermäßige Sekretion.

Hyper|lakt|azid|ämie (↑; Lact-*; Azid-*; -ämie*) f: (engl.) hyperlactacidemia; pathol. erhöhte Milchsäurekonzentration im Blut (u. Gewebe); **Vork.:** idiopathisch, bei verstärkter anaerober Glykolyse* (z. B. inf. schwerer Muskelarbeit, akuter Hypoxie*), angeb. Störung der Atmungskette od. des Pyruvatabbaus (z. B. Pyruvatdehydrogenasedefekt*); führt zur Laktatazidose*.

Hyper|leuko|zytose (↑; Leuk-*; Zyt-*; -osis*) f: (engl.) hyperleukocytosis; syn. leukämoide Reaktion, Pseudoleukämie; reaktive Vermehrung der segmentkernigen Leukozyten auf Werte über 20 000/µl mit einer starken Linksverschiebung im Differentialblutbild (Vortäuschung eines Blutbildes wie bei Leukämie*).

Hyper|lip|ämie (↑; Lip-*; -ämie*) f: (engl.) hyperlipemia; Vermehrung des Fettgehalts, insbes. der Neutralfette im Serum; vgl. Lipämie, Hyperlipoproteinämien.

Hyper|lip|azid|ämie (↑; ↑; Azid-*; -ämie*) f: (engl.) hyperlipacidemia; erhöhte Konz. von freien Fettsäuren* im Serum.

H

Hyperlipoproteinämien
Einteilung der primären Hyperlipoproteinämien

Typ	I	IIa	IIb	III	IV	V
Synonyma	exogene Hyperlipidämie; Bürger-Grütz-Krankheit	Hypercholesterolämie	kombinierte Hyperlipidämie	Broad-Beta-Disease; „Remnant"-Hyperlipidämie	endogene Hyperlipidämie	gemischte Hyperlipidämie
Pathophysiologie	Lipoprotein-Triglycerid-Lipase-Mangel	Membranrezeptordefekt	Membranrezeptordefekt	Apolipoproteinsynthese-Defekt	unbekannt	unbekannt
Klinik	Xanthome, Hepatosplenomegalie	tendinöse Xanthome, Xanthelasmen, Arcus lipoides corneae		tuberöse Xanthome	eruptive Xanthome	wie Typ I
Arterioskleroserisiko	gering	sehr hoch	sehr hoch	hoch	hoch	gering
Serum	milchig	klar	klar bis trüb	trüb	trüb	trüb bis milchig
Triglyceride	↑	n oder ↑	↑	↑	↑	↑
Chylomikronen	↑	n	n	n	n	↑
LDL	n	↑	↑	n	n	n
VLDL	n	n	↑	↑	↑	↑
Betalipoproteine	n	↑	↑	verbreiterte Bande	n	n
Präbetalipoproteine	n	n	↑	n	↑	↑
Glukosetoleranz	n	n	n	↓	↓	↓

n: normal; ↑: erhöht; ↓: vermindert

Hyper|lipid|ämie (↑; ↑; -ämie*) f: (engl.) hyperlipidemia; Erhöhung von Serumlipiden; Oberbegriff für Hypercholesterolämie* u. Hypertriglyceridämie*; s. Hyperlipoproteinämien.

Hyper|lipo|chrom|ämie (↑; ↑; Chrom-*; -ämie*) f: (engl.) hyperlipochromemia; alimentäre Vermehrung der gelben Lipochrome Xanthophyll u. Carotin im Blut durch gleichzeitige überreichl. Zufuhr von Fett u. lipochromreichen Nahrungsmitteln (z. B. grünes Gemüse, Tomaten).

Hyper|lipo|protein|ämien (↑; ↑; Prot-*; -ämie*) f pl: (engl.) hyperlipoproteinemias; Fettstoffwechselstörungen mit erhöhter Konz. best. Lipoproteine* im Serum u. evtl. Verschiebung der Lipoproteinanteile; **Formen: 1.** primäre H.: autosomal vererbte Erkr., die nach Fredrickson in die Typen I-V eingeteilt werden (s. Tab.); häufigste Form Typ IV; Typ I, III u. V sehr selten; **2.** sekundäre H.: Vork. z. B. bei Diabetes mellitus, Adipositas, biliärer Zirrhose, Pankreatitis, Cholestasesyndrom, Hypothyreose, nephrotischem Syndrom, Zieve-Syndrom, nach Alkoholkonsum, fettreicher Mahlzeit od. medikamentös bedingt, z. B. durch hormonale Kontrazeptiva; **Diagn.:** Bestimmung von Cholesterol u. Triglyceriden im Serum 12 Std. nach der letzten Nahrungsaufnahme; evtl. Lipoproteinelektrophorese bzw. Ultrazentrifugation zur exakten Quantifizierung der einzelnen Lipoproteine; **Ther.:** ggf. Behandlung einer Grundkrankheit, Gewichtsreduktion, Diät, evtl. Lipidsenker* od. Plasmapherese*. Vgl. Lipidosen, Hypercholesterolämie, Hypertriglyceridämie.

Hyper|magnesi|ämie (↑; -ämie*) f: (engl.) hypermagnesemia; erhöhter Magnesiumblutspiegel über 2,5 mg/dl; z. B. bei Nierenversagen, Urämie, erhöhter Magnesiumzufuhr.

Hyper|mastie (↑; Mast-*) f: (engl.) hypermastia; abnorm groß entwickelte Brüste (Makromastie, Gigantomastie); vgl. Mammahypertrophie.

Hyper|menor|rhö (↑; gr. μήν, μηνός Monat; -rhö*) f: (engl.) hypermenorrhea; übermäßig starke Menstruationsblutung bei normaler Dauer; **Urs.: 1.** organisch (über 90 %): **a)** genital, z. B. bei Endometriose, Uterusmyom, Polypen, Endometritis; **b)** extragenital (sehr selten), z. B. durch Bluthochdruck, Herz-, Nierenkrankheiten, Blutgerinnungsstörungen; **2.** funktionell, hormonal bedingt, meist bei Uterushypoplasie. Vgl. Zyklusstörungen.

Hyper|meta|bolismus (↑; metabolisch*) m: (engl.) hypermetabolism; Steigerung des Stoffwechsels im gesamten Organismus; z. B. bei Hyperthyreose*.

Hyper|methionin|ämie (↑; -ämie*) f: (engl.) hypermethioninemia; Erhöhung der Blutkonzentration von Methionin*; **Urs.**: z. B. Leberschaden, Fumarylacetoacetase-Mangel (Tyrosinose* Typ I), Cystathioninbetasynthase-Mangel (Homocystinurie* Typ I). E. Mön.

Hyper|metrie (↑; Metr-*) f: (engl.) hypermetria; Form der Dysmetrie*.

Hyper|metr|opie (↑; ↑; Op-*) f: (engl.) hypermetropia; syn. Hyperopie, Übersichtigkeit; Form der Ametropie*, bei der parallel laufende Strahlen im nicht akkommodierenden Auge hinter der Retina vereinigt werden; **Formen: 1.** Achsenhypermetropie mit zu kurzer Bulbusachse; **2.** Brechungshypermetropie mit zu geringem Brechwert des optischen Apparats, z. B. bei Abflachung der Hornhaut od. Verlust der Linse; **klin. Einteilung: 1.** latente H.: erkennbar erst nach Ausschaltung einer kompensatorisch bereits für den Fernblick eingeschalteten Akkommodation*; **2.** manifeste H.: v. a. im Alter inf. abnehmender Akkommodationsfähigkeit; bei fehlender Korrektur Neigung zur Asthenopie* inf. Überanstrengung des Ziliarmuskels sowie zur Esophorie (s. Heterophorie) inf. der relativen Koppelung zw. Akkommodation u. Konvergenz.

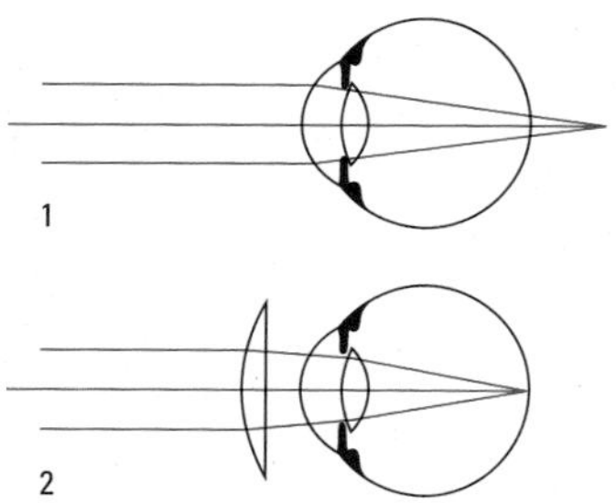

Hypermetropie:
1: unkorrigierte Hypermetropie im nicht akkommodierten Auge; 2: durch Konvexglas ausgeglichene Hypermetropie [125]

Hyper|mnesie (↑; -mnese*) f: (engl.) hypermnesia; Gedächtnisstörung* mit gesteigertem Erleben best. (u. U. bereits vergessen geglaubter) Erinnerungen; **Vork.**: z. B. im Traum, in Trance, i. R. einer Hypnose*, bei Fieber od. in Zus. mit einer org. Psychose* (z. B. org. Psychosyndrom od. nach Schädelhirntrauma*); **DD**: Zwangsgedanken*.

Hyper|motilität (↑; Mot-*) f: (engl.) hypermotility; allgemein pathol. gesteigerte Beweglichkeit; i. e. S. krankhafte Steigerung der unwillkürl. (reflektorischen od. vegetativ gesteuerten) Muskelbewegungen z. B. von Hohlorganen des Verdauungstrakts; vgl. Hyperkinese.

Hyper|natri|ämie (↑; -ämie*) f: (engl.) hypernatremia; Erhöhung der Serum-Na^+-Konzentration auf 150–170 mmol(mval)/l mit dadurch bedingtem Anstieg der Osmolarität* u. möglichem hyperosmolarem Koma; **Vork.**: bei hypertoner Dehydratation u. hypertoner Hyperhydratation, bei Hyperaldosteronismus, nach Infusion von hypertoner Kochsalzlösung, vermehrtem Verlust von Wasser über die Lunge (z. B. bei Tracheotomie, Fieber).

Hyper|nephrom (↑; Nephr-*; -om*) n: syn. Nierenkarzinom*.

Hyper|odontie (↑; Odont-*) f: (engl.) hyperodontia; angeb. Überzahl von Zähnen; häufig Urs. von Zahnstellungsfehlern.

Hyper|onychie (↑; Onych-*) f: (engl.) hyperonychia; übermäßige Nagelbildung; vgl. Onychogryposis.

Hyper|opie (↑; Op-*) f: syn. Hypermetropie*.

Hyper|orexie (↑; gr. ὄρεξις Verlangen, Begierde) f: (engl.) hyperorexia; Heißhunger; s. Bulimie.

Hyper|ornithin|ämie-Hyper|ammon|ämie-Homo|citrullin|urie-Syn|drom (↑; -ämie*; Ur-*) n: syn. HHH*-Syndrom; vgl. Hyperammonämie.

Hyper|osmie (↑; gr. ὀσμή Geruch) f: (engl.) hyperosmia; gesteigerte Geruchswahrnehmung; z. B. bei Epilepsie, Psychose, in der Schwangerschaft; vgl. Parosmie.

H

Hyper|ostose (↑; Ost-*; -osis*) f: (engl.) hyperostosis; Hyperplasie von Knochensubstanz; von der Knochenoberfläche ausgehende, höckerige u. spornartige Knochenvorsprünge (Exostose); Verdickungen im Innern der Knochen, meist von den Knocheninseln in der Spongiosa ausgehend (Enostose), diffuse H. auf hereditärer Grundlage. Vgl. Osteom, Osteosklerose.

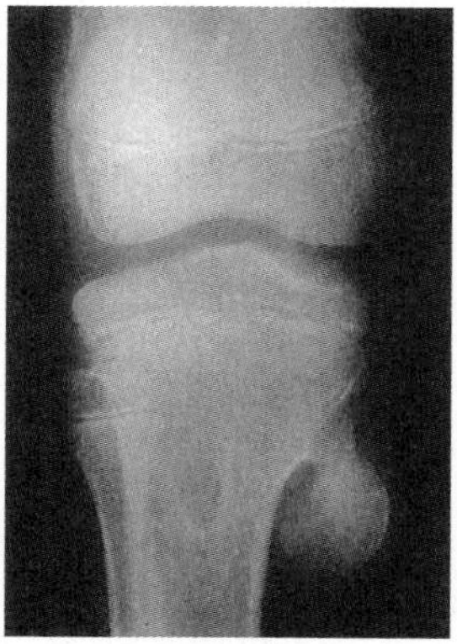

Hyperostose [540]

Hyper|ostosis (↑; ↑; ↑) f: s. Hyperostose.

Hyper|ostosis ankylosans vertebralis senilis (↑; ↑; ↑) f: syn. Forestier-Krankheit; Spondylosis* deformans der Lendenwirbelsäule bei alten Menschen, führt bes. bei Männern kaum zu klin. Beschwerden; Vork. gehäuft bei Diabetes mellitus.

Hyper|ostosis calvariae dif|fusa (↑; ↑; ↑) f: diffuse Hyperostose des Schädeldachs.

Hyper|ostosis corticalis generalisata (↑; ↑; ↑) f: syn. Buchem-Syndrom; autosomal-rezessiv erbl. Erkr. mit variabler Expressivität; Genlokus 17q11.2; **Sympt.**: ab der Pubertät progrediente Mandibulahyperplasie u. Vortreten der Stirnregion, später Hirnnervenausfälle inf. Schädelbasishyperostose; röntg. Sklerose von Schädelkalotte u. -basis, Endostose der langen Röhrenknochen.

Hyper|ost<u>o</u>sis cortic<u>a</u>lis infant<u>i</u>lis (↑; ↑; ↑) f: syn. Caffey*-Silverman-Syndrom.

Hyper|ost<u>o</u>sis dif|f<u>u</u>sa generalis<u>a</u>ta con-g<u>e</u>nita (↑; ↑; ↑) f: syn. Marmorknochenkrankheit*.

Hyper|ost<u>o</u>sis front<u>a</u>lis in|t<u>e</u>rna (↑; ↑; ↑) f: s. Morgagni-Syndrom.

Hyper|ost<u>o</u>sis sterno|clavicul<u>a</u>ris (↑; ↑; ↑) f: entzündliche Gelenkerkrankung v. a. der Sternoklavikular- u. Sternokostalgelenke mit Auftreibung der gelenknahen Knochenanteile (Clavicula, Sternum) bei meist gleichzeitiger Pustulosis* palmaris et plantaris.

Hyper|ost<u>o</u>sis tri|angul<u>a</u>ris <u>i</u>lii (↑; ↑; ↑) f: belastungsbedingte, dreieckige Verdichtungszone des Os ilium, die meist mit Kreuzschmerz einhergeht u. bes. bei Frauen zw. dem 30. u. 40. sowie dem 70. u. 80. Lj. beobachtet wird.

Hyper|<u>o</u>x|ämie (↑; Ox-*; -ämie*) f: (engl.) hyperoxemia; Erhöhung des Sauerstoffpartialdrucks im Blut; vgl. Hyperoxie.

Hyper|ox<u>a</u>l|ämie (↑; gr. ὀξαλίς Sauerampfer; -ämie*) f: (engl.) hyperoxalemia; Erhöhung des Blutgehalts an Oxalsäure; Vork. bei Oxalose, Gicht u. a.

Hyper|ox<u>a</u>l|urie (↑; ↑; Ur-*) f: (engl.) hyperoxaluria; syn. Oxalose; Sammelbez. für zwei seltene, autosomal-rezessiv erbl. Enzymdefekte mit Störung des Oxalsäurestoffwechsels; **Urs.**: bei Typ I Mangel an 2-Oxyglutarglyoxalat-Carboxylase (Genlokus 2q36-q37), bei Typ II Mangel an D-Glyceratdehydrogenase (Genlokus 9cen); erhöhte endogene Produktion von Oxalsäure*, die bei normaler Nierenfunktion zunächst durch erhöhte Ausscheidung (physiol. Oxalurie* bis zu 40 mg/24 Std.) kompensiert wird; **Sympt.**: Ablagerung von Calciumoxalatkristallen, vorwiegend im Nierengewebe, z. T. auch in anderen Organen, Nephrolithiasis, Hämaturie; **Ther.**: Versuch mit großen Mengen Pyridoxalphosphat, ggf. Leber- u. Nierentransplantation. Vgl. Nephrokalzinose.

Hyper|ox<u>ie</u> (↑; Ox-*) f: (engl.) hyperoxia; Erhöhung des Sauerstoffpartialdrucks in Blut u. Körpergeweben durch Einatmen eines Luftgemischs mit erhöhter Sauerstoffkonzentration bei atmosphärischem Druck od. Überdruck (s. Sauerstoff-Überdrucktherapie); längere Exposition kann zu Lungenfibrose führen. Vgl. Sauerstofftoxikose.

Hyper|ox<u>ie</u>|test (↑; ↑) m: (engl.) hyperoxia test; diagn. Verf. zur Abklärung einer Beatmungsindikation beim Atemnotsyndrom* des Neugeborenen sowie als Teil des Apnoetests* i. R. der Hirntoddiagnostik; zur DD angeborener Herzfehler* heute ungebräuchl., da es bei einigen Herzfehlern zu einer drastischen Verschlechterung (Verschluss des Ductus arteriosus) kommen kann. Beurteilt werden die Veränderung des art. Sauerstoffpartialdrucks bzw. die Spontanatmungsaktivität unter Zuführen von Sauerstoff.

Hyper|ox<u>ie</u>|training (↑; ↑) n: (engl.) hyperoxic training; unter Atmung von Sauerstoff bei normalem od. überhöhtem atmosphärischem Druck durchgeführtes Training; hat gegenüber dem normalen Training zusätzliche leistungssteigernde Effekte durch Vergrößerung der maximalen Sauerstoffaufnahme; vgl. Hypoxietraining. W. Hol.

Hyper|para|thyroid<u>i</u>smus (↑; Par-*; Thyreo-*; -id*) m: (engl.) hyperparathyroidism; Überfunktion der Nebenschilddrüsen mit vermehrter Bildung von Parathormon; **Formen: 1. primärer H.:** Vork. meist bei Parathyroideaadenom*, evtl. auch bei Hyperplasie, Karzinom der Nebenschilddrüsen od. sporadisch bzw. familiär i. R. von MEN*-Syndromen; Klin.: renale Manifestation mit Nephrolithiasis*, Nephrokalzinose; gastrointestinale Manifestation mit rezidiv. Ulcera ventriculi u. Ulcera duodeni, Neigung zu Pankreatitiden; ossäre Manifestation als Osteodystrophia* fibrosa generalisata (Recklinghausen); Kalkablagerungen in versch. Organen (Lunge, Magen, Konjunktiven, Cornea); Hyperurikämie* mit Gichtanfällen; Hyperkalzämiesyndrom*; Diagn.: Hyperkalzämie, Hyperkalzurie, Hypophosphatämie, Erhöhung von alkal. Phosphatase u. Parathormon; Osteodensitometrie, evtl. Knochenbiopsie; Ther.: chir. durch Adenomexstirpation od. subtotale Parathyroidektomie; postop. Tetanieprophylaxe mit Calciumsalzen od. Calciferolen; **2. sekundärer H.:** reaktive Hyperplasie aller vier Nebenschilddrüsen, verursacht durch Hypokalzämie (z. B. bei Malabsorption*, Calciferolmangel, Schwangerschaft, Laktation*, kalkarmer Ernährung, Steatorrhö*), Hyperphosphatämie (z. B. bei Niereninsuffizienz) od. neonatal durch mütterlichen H.; Sympt.: Normo- od. Hypokalzämie; Ther.: Behandlung der Grunderkrankung; **3. tertiärer H.:** seltene, sich meist auf dem Boden eines sek. H. mit renaler Urs. entwickelnde Form des H. bei reaktiver Überfunktion inf. autonomer adenomatöser Wucherung im bereits hyperplastischen Nebenschilddrüsengewebe bzw. massiver irreversibler Hyperplasie der Parathyroideae; hinsichtl. Sympt., Diagn. u. Ther. mit dem primären H. weitgehend identisch.

Hyper|path<u>ie</u> (↑; -pathie*) f: (engl.) hyperpathy; Überempfindlichkeit für sensible Reize bei gleichzeitig jedoch erhöhter Reizschwelle; alle Sinnesreize (auch Geräusche od. Vibrationen) werden erst ab einer höheren Intensität od. bei wiederholter Reizung, dann aber um so heftiger, länger anhaltend u. generell schmerzhaft empfunden; **Vork.**: nach Verletzung peripherer Nerven, bei Thalamussyndrom; vgl. Hyperästhesie, Sensibilitätsstörungen.

Hyper|per|fusi<u>o</u>ns|syn|drom, zerebr<u>a</u>les (↑; Perfusion*) n: (engl.) cerebral hyperperfusion syndrome; vermehrte Durchblutung geschädigter Hirnareale aufgrund gestörter Autoregulation der Gefäße, z. B. nach Schädelhirntrauma od. nach op. Desobliteration der Karotisgabel (sog. Korotisendarteriektomie).

Hyper|phen<u>y</u>l|alanin|ämie (↑; -ämie*) f: (engl.) hyperphenylalaninemia; **1.** Bez. für Phenylalaninhydroxylase-Mangel mit relativ hoher Restaktivität (im Ggs. zur Phenylketonurie*); vgl. Tetrahydrobiopterin-Mangel; **2.** Erhöhung von Phenylalanin im Blut aufgrund unterschiedl. Enzymdefekte (unabhängig von deren Ätiol.).

Hyper|phor<u>ie</u> (↑; -phor*) f: s. Heterophorie.

Hyper|phosph<u>a</u>t|ämie (↑; -ämie*) f: (engl.) hyperphosphatemia; Konzentrationserhöhung des anorg. Phosphats im Serum auf über 1,5 mmol/l; z. B. bei Niereninsuffizienz, Akromegalie, Hypoparathyroidismus u. Tetanie.

Hyper|phosph<u>a</u>t|urie (↑; Ur-*) f: (engl.) hyperphosphaturia; vermehrte Phosphatausscheidung im Urin; z. B. bei Phosphatdiabetes, Hyperparathyroidismus; vgl. Phosphaturie.

Hyper|pigment<u>ie</u>rung (↑; Pigmente*): (engl.) hyperpigmentation; lokalisiert od. generalisiert auftretende, verstärkte Färbung der Haut durch vermehrte Bildung od. Ablagerung von Pigment; **Vork.:** als Nävus, Ephelides, Chloasma, Lentigo u. a. Hauterkrankungen sowie bei Stoffwechselstörungen (z. B. Porphyrie) u. Medikamenteneinnahme (z. B. Zytostatika); vgl. Depigmentierung, Erythem.

Hyper|pipecol̲at|ämie (↑; -ämie*) f: (engl.) hyperpipecolinemia; autosomal-rezessiv erbl. Stoffwechselanomalie mit Abbaustörung der Pipecolinsäure* inf. einer generalisierten Unterfunktion der Peroxisomen; **Sympt.:** ab dem 6. Lebensmonat beginnender Entwicklungsstillstand mit schwerer geistiger Retardierung u. Hepatomegalie; **Diagn.:** erhöhte Konz. von Pipecolinsäure in Serum; **Progn.:** letaler Ausgang in den ersten Lebensjahren; **DD:** Zellweger*-Syndrom.

Hyper|pituitar̦ismus (↑; Pituita*) m: (engl.) hyperpituitarism; Bez. für die pathol. gesteigerte Sekretion eines od. (selten) mehrerer Hormone der Hypophyse*, i. e. S. des Hypophysenvorderlappens; s. Akromegalie, Cushing-Syndrom, Thyreotropinom.

Hyper|plasi̲e (↑; -plasie*) f: (engl.) hyperplasia; sog. numerische Hypertrophie; Vergrößerung eines Gewebes od. Organs durch Zunahme der Zellzahl bei unveränderter Zellgröße; wird z. B. durch vermehrte funkt. Belastung od. hormonelle Stimulation verursacht u. ist im Ggs. zur Neoplasie* nach Wegfall des entspr. Stimulus reversibel. Vgl. Hypertrophie.

Hyper|plasi̲e, adenomatö̲se (↑; ↑) f: (engl.) adenomatous hyperplasia; vorwiegend in Klimakterium u. Postmenopause auftretende, im Gegensatz zur glandulär-zystischen Hyperplasie* als prämaligne geltende Veränderung des Endometriums, die sich in Ätiol. u. Sympt. nicht von dieser unterscheidet; histol. werden drei **Schweregrade** unterschieden: Grad I u. II weisen nur strukturelle (reversible) Veränderungen der Drüsen auf; Grad III (atypische a. H.) zeigt zusätzl. Kernatypien u. gilt als Präkanzerose für ein Korpuskarzinom*, insbes. bei fortdauernder östrogener Überstimulation.

Hyper|plasi̲e, angio|lymphoi̲de (↑; ↑) f: (engl.) angiolymphoid hyperplasia; meist solitär in der Kopfhaut auftretender bis ca. 4 cm großer, benigner Gefäßtumor aus proliferierenden Kapillaren mit lymphomartigen Infiltraten u. Gewebeeosinophilie; vgl. Kimura-Krankheit.

Hyper|plasi̲e, foka̲le epi|theli̲a̲le (↑; ↑) f: (engl.) epithelial hyperplasia; syn. Heck-Krankheit; durch Papillomaviren (HPV 13, 32) ausgelöste weißl., flache Warzen im Bereich der gesamten Mundschleimhaut; Vork. bes. bei Kindern u. Jugendlichen, endemisch bei Indianern u. Eskimos, gelegentl. in Mitteleuropa.

Hyper|plasi̲e, foka̲le nodulä̲re (↑; ↑) f: (engl.) focal nodular hyperplasia; s. Lebertumoren.

Hyper|plasi̲e, foveolä̲re (↑; ↑) f: (engl.) hypertrophic gastropathy; foveoläre Hyperplasie der Magenschleimhaut; s. Ménétrier-Syndrom.

Hyper|plasi̲e, glandulä̲r-zy̦stische (↑; ↑) f: (engl.) cystic-glandular hyperplasia; übermäßige Proliferation der Uterusschleimhaut mit vermehrter Drüsenbildung (histol. große zystische Hohlräume, sog. Schweizer-Käse-Muster; s. Abb.); **Ätiol.:** lange (über Wochen) anhaltende Östrogeneinwirkung, meist bedingt durch Follikelpersistenz* od. (seltener) Östrogene produzierenden Ovarialtumor (Granulosazelltumor, Thekazelltumor); **Sympt.:** verstärkte u. verlängerte Blutung (Durchbruchblutung*), insbes. als juvenile Blutung bei Beginn u. als sog. klimakterische Blutung am Ende der Geschlechtsreife;

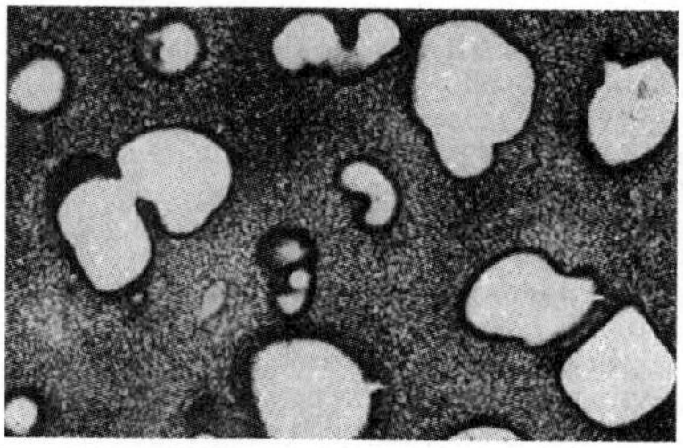

Hyperplasie, glandulär-zystische: Endometrium, histol. Befund [65]

Diagn.: Kürettage, evtl. Hysteroskopie; **Ther.:** hormonal (hochdosiertes Gestagen i. m. über mind. 2 Wochen, danach oral geringere Erhaltungsdosis); wiederholte Kontrollen. Vgl. Hyperplasie, adenomatöse.

hyper|plasio|ge̲n (↑; ↑; -gen*): (engl.) hyperplastic; **1.** aus einer Hyperplasie entstanden, z. B. ein Polyp; **2.** eine Hyperplasie erzeugend.

Hyper|plasmi̲e (↑; -plasma*) f: (engl.) hyperplasmia; vermehrtes Blutplasmavolumen.

Hyper|plasmi̲n|ämie (↑; ↑; -ämie*) f: (engl.) hyperplasminemia; vermehrter Gehalt des Bluts an Plasmin* mit schwerem Hämostasedefekt (Haut- u. Schleimhautblutungen); tritt bei der Anw. von Fibrinolytika auf od. besteht i. R. der Hyperfibrinolyse; **Ther.:** s. Hyperfibrinolyse.

Hyper|pno̲e (↑; -pnoe*) f: (engl.) hyperpnea; vertiefte Atmung (erhöhtes Atemzugvolumen), i. e. S. ohne Hyperventilation*.

Hyper|polarisati̲on (↑) f: (engl.) hyperpolarization; Erhöhung des (negativen) Ruhemembranpotentials (s. Membranpotential) einer erregbaren Zelle, die mit einer Erregbarkeitserniedrigung einhergeht; physiol. z. B. i. R. der späten Repolarisationsphase des Aktionspotentials* od. bei der postsynapt. Hemmung.

Hyper|prolaktin|ämi̲e (↑; Pro-*; Lact-*; -ämie*) f: (engl.) hyperprolactinemia; pathol. Erhöhung der Serumkonzentration von Prolaktin*; **Urs.:** Prolaktinom*, medikamentös verursachte Sekretionshemmung von PIH* (z. B. durch Reserpin), funkt. bedingt bei best. Formen der Hypothyreose mit vermehrter Sekretion von TRH, bei Akromegalie; H. hemmt die Sekretion von LH u. zusätzl. die Gonadotropinwirkung (Progesteron- bzw. Testosteronbildung). **Klin.:** bei der Frau Anovulation, hypogonadotrope Amenorrhö, evtl. Galaktorrhö, beim Mann Hypogonadismus, Impotenz; **Diagn.:** Nachw. der erhöhten Prolaktinserumkonzentration; **Ther.:** je nach Urs. chirurgisch od. medikamentös (Prolaktinhemmer*). Vgl. Galaktorrhö-Amenorrhö-Syndrom.

Hyper|proli̲n|ämie (↑; -ämie*) f: (engl.) hyperprolinemia; seltene, autosomal-rezessiv erbl. Störung des Prolinabbaus mit erhöhter Prolinkonzentration in Plasma u. Liquor; **Formen: Typ I:** Prolinoxidasemangel (Genlokus 22q11.2); Klin.: Nephropathie, Taubheit, photosensible Epilepsie u. Demenz; **Typ II:** Pyrrolincarboxylsäure-Dehydrogenasemangel (Genlokus 1p36) mit Vermehrung von Pyrrolincarbonsäure u. Prolin in Blut u. Harn; Klin.: Krämpfe u. geistige Retardierung; **DD:** Iminoglycinurie*.

Hyper|prosexie (↑; gr. πρόσεξις Aufmerksamkeit) **f:** (engl.) hyperprosexia; gesteigerte Aufmerksamkeit mit beschleunigtem Auffassungsvermögen u. erhöhter Ablenkbarkeit; Vork. z. B. bei manischen Zuständen, organischen Hirnschäden. Vgl. Aprosexie, Tenazität, Vigilität.

Hyper|protein|ämie (↑; Prot-*; -ämie*) **f:** (engl.) hyperproteinemia; Vermehrung des Gesamteiweißes* auf über 85 g/l; **Formen: 1.** absolute H. durch starke Vermehrung einer od. mehrerer Komponenten der Immunglobuline (meist Paraproteinämie*); **2.** relative H. durch Verminderung des Plasmavolumens (bei Exsikkose), labordiagn. meist parallele Zunahme des Hämatokrits.

Hyper|pyrexie (↑; Pyrexie*) **f:** (engl.) hyperpyrexia; hohes Fieber* über 41 °C.

Hyper|pyrexie, maligne (↑; ↑) **f:** syn. maligne Hyperthermie*.

Hyper|re|aktivität, bronchiale (↑) **f:** (engl.) bronchial hypersensitivity; gesteigerte Reaktionsbereitschaft der Bronchien gegenüber potentiell bronchokonstriktorisch wirkenden exogenen (z. B. Kälte, Änderung von Luftdruck od. Luftfeuchtigkeit, chem. Irritanzien, Tabakrauch) u. endogenen (psych. Alteration) Reizen inf. chron. Entzündungsprozesse durch Infekte, permanente Allergenexposition od. inhalative Noxen; wesentlicher Faktor in der Pathogenese des Asthma* bronchiale. **Klin.:** Reizhusten, Hyperkrinie, evtl. Dyspnoe, Laryngospasmus; **Diagn.:** Lungenfunktionsprüfung*, inhalativer Provokationstest* mit Cholinergika (Acetylcholin, Carbachol, Methacholin) od. Histamin; **Ther.:** inhalative Glukokortikoide, Mastzellprotektiva (DNCG), Beta-2-Sympathomimetika.

Hyper|re|flexie (↑; Reflekt-*) **f:** (engl.) hyperreflexia; meist in einer (pathol.) verbreiterten Reflexzone auslösbare gesteigerte Muskeleigenreflexe (s. Reflexe) durch Ausfall hemmender Einflüsse kortikospinaler u. extrapyramidaler Bahnen auf die Gammamotoneurone*.

Hyper|reninismus, primärer (↑; Ren-*) **m:** (engl.) primary hyperreninism; syn. Robertson-Kihara-Syndrom; vermehrte Sekretion von Renin* durch einen Tumor des juxtaglomerulären Apparats* der Nieren (Hämangioperizytom, Wilms-Tumor) bzw. durch extrarenale hormonaktive Tumoren (z. B. kleinzelliges Bronchialkarzinom); **Sympt.:** Hypertonie, Hypokaliämie, Alkalose, Kopfschmerz, sek. Hyperaldosteronismus; **Diagn.:** Computertomographie, Kavographie mit seitengetrennter Reninbestimmung aus Nierenvenenblut. Vgl. Renin-Angiotensin-Aldosteron-System.

Hyper|salivation (↑; Salivation*) **f:** syn. Ptyalismus*.

Hyper|schall (↑)**:** (engl.) hypersonic sound; s. Schall.

Hyper|sekretion (↑; Sekretion*) **f:** (engl.) hypersecretion; vermehrte Ausscheidung eines Drüsensekrets, z. B. Magensaft.

Hyper|sensibilität (↑; sensibel*) **f:** (engl.) hypersensibility; **1.** (neurol.) s. Sensibilitätsstörungen; **2.** (immun.) s. Allergie.

Hyper|sensitivitäts|vaskulitis (↑; ↑; Vas*; -itis*) **f:** s. Vasculitis allergica.

Hyper|serotonismus (↑) **m:** s. Karzinoidsyndrom.

Hyper|sexualität (↑; Sexual-*) **f:** (engl.) hypersexuality; bei Frauen als Nymphomanie, bei Männern als Satyriasis bzw. Don-Juanismus bezeichnetes Sexualverhalten* mit heftigem Drang nach sexueller Betätigung u. Befriedigung; **Vork.:** i. R. organischer Hirnerkrankungen od. Psychosen u. a. Vgl. Promiskuität.

Hyper|siderin|ämie (↑; gr. σίδηρος Eisen; -ämie*) **f:** (engl.) hyperferremia; pathol. erhöhte Konz. von Eisen* im Serum; **Vork.:** z. B. bei hämolytischer u. sideroachrestischer Anämie, Hämochromatose, ineffektiver Erythropoese, Pure red cell aplasia, aplastischem Syndrom, akuter Hepatitis u. a. Leberparenchymschäden; passager nach akutem Blutverlust.

Hyper|somato|tropismus (↑; Soma*; -trop*) **m:** (engl.) hypersomatotropism; erhöhte Serumkonzentration von STH* inf. hormonaktiver eosinophiler Hypophysenadenome; vgl. Akromegalie.

Hyper|somie (↑; ↑) **f:** (engl.) hypersomia; Riesenwuchs; s. Gigantismus, Hochwuchs.

Hyper|somnie (↑; lat. somnus Schlaf) **f:** (engl.) hypersomnia; Form der Schlafstörung* mit Schlafbedürfnis u. erhöhter Einschlafneigung am Tag; **Formen: 1.** primäre H. mit fast tägl. u. über einen längeren Zeitraum auftretenden Zuständen von Schläfrigkeit, die zu deutl. Einschränkungen der Leistungsfähigkeit führen u. nicht durch eine andere physische od. psychische Ursache zu erklären sind; **2.** sekundäre H. mit symptomat. erhöhtem Schlafbedürfnis, z. B. bei Intoxikationen, Pickwick*-Syndrom, Schlafapnoesyndrom* od. als Schlafanfälle* (bei symptomatischer Narkolepsie*).

hyper|sonor (↑; lat. sonorus tönend, schallend)**:** (engl.) hypersonorous; lauter u. schachtelartiger Perkussionsschall; z. B. bei Lungenemphysem u. Pneumothorax.

Hyper|spermie (↑; Sperm-*) **f:** nicht mehr gebräuchl. Bez. für Multisemie; s. Sperma-Untersuchung (Tab.).

Hyper|splenie|syn|drom (↑; Splen*) **n:** s. Hypersplenismus.

Hyper|splenismus (↑; ↑) **m:** (engl.) hypersplenism; gleichzeitiges Auftreten von Milzvergrößerung, Blutzellmangel u. Knochenmarkhyperplasie; führt zu Anämie*, Granulozytopenie* bzw. Thrombopenie* od. zu Panzytopenie*; **Formen: 1.** primärer H.: ohne erkennbare Grundkrankheit; **2.** sekundärer H.: bei versch. Erkrankungen, die mit Splenomegalie einhergehen, insbes. bei portaler Hypertension* inf. Leberzirrhose, Milzvenenprozessen (z. B. Thrombose), Infektionskrankheiten (z. B. Typhus, Sepsis), bei Felty-Syndrom, lymphoproliferativen Erkr. (z. B. Lymphogranulomatose).

Hyper|sthen|urie (↑; gr. σθένος Stärke, Kraft; Ur-*) **f:** (engl.) hypersthenuria; Ausscheidung eines stark konzentrierten Harns (spezif. Gewicht >1,025); vgl. Isosthenurie, Hyposthenurie.

Hyper|tel|orismus (↑; gr. τῆλε fern; ὁρίζειν begrenzen) **m:** (engl.) hypertelorism; Schädelanomalie mit vergrößertem Abstand der Augen u. verbreitertem Nasenrücken; Symptom vieler genet. Krankheitsbilder; vgl. Greig-Syndrom II.

Hyper|tel|orismus-Hypo|spadie-Syn|drom (↑; ↑; ↑; Hyp-*; gr. σπαδών Spalte) **n:** (engl.) hypertelorism-hypospadia syndrome; syn. Opitz-Syndrom; autosomal-dominant od. geschlechtsgebunden vererbter, androtroper Symptomenkomplex mit Hypertelorismus, Hypospadie, He-

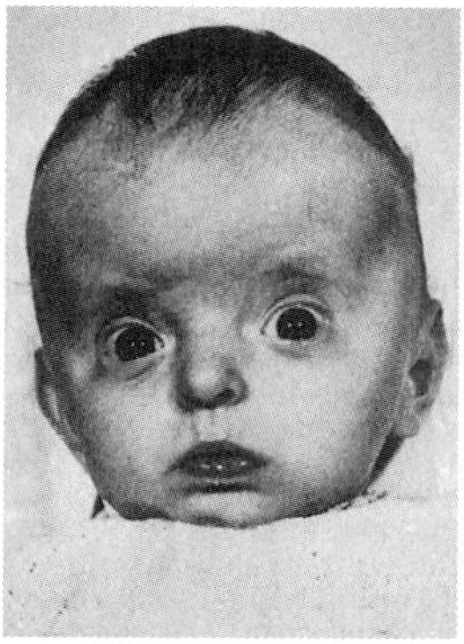
Hypertelorismus [540]

lixdysplasie u. Gesichtsspalten; 139 Fälle sind bekannt; Genlokus 22q11.2 u. Xp22.

Hyper|tensin (↑; Tend-*) n: syn. Angiotensin II; s. Angiotensine.

Hyper|tensino|gen (↑; ↑; -gen*) n: syn. Angiotensinogen*.

Hyper|tension (↑; ↑) f: Spannungs- bzw. Druckerhöhung; z. B. Erhöhung des art. Blutdrucks (s. Hypertonie).

Hyper|tension, portale (↑; ↑) f: (engl.) portal hypertension; syn. Pfortaderhochdruck, Pfortaderstauung; erhöhter Druck in der Pfortader* od. ihren Ästen (normal 5–12 cmWS = 0,5–1,2 kPa, pathol. Werte: bis ca. 50 cmWS = 4,9 kPa); **Ätiol.:** i. d. R. mechan. Strömungshindernisse im Pfortadersystem (Widerstandshochdruck); nach Lok. werden unterschieden (Häufigkeit): **1.** prähepatischer Block (15–25 %) mit einem vor der Leber, meist zentral im Pfortaderstamm (inf. Pfortaderthrombose*) od. peripher in einem der zuführenden Äste (z. B. Milzvenenthrombose bei Pankreatitis bzw. Pankreaskarzinom), lokalisierten Strömungshindernis; **2.** intrahepatischer Block (70–80 %) mit Strömungsbehinderung innerh. der Leber; **a)** präsinusoidal (z. B. bei Lymphogranulomatose, Sarkoidose, biliärer Zirrhose); **b)** postsinusoidal (z. B. bei Leberzirrhose* als Hauptursache der p. H., chron. Hepatitis); **3.** posthepatischer Block (ca. 1 %) durch eine Abflussstörung im Bereich der großen u. kleinen Lebervenen (sog. Budd*-Chiari-Syndrom) bzw. der V. cava inf.; selten bei arterioportaler Fistelbildung (Volumenhochdruck); als Folge der Pfortaderstauung Ausbildung versch. **Kollateralkreisläufe** möglich: **1.** gastroösophageal mit Bildung von Ösophagusvarizen*; **2.** umbilikal mit Caput* medusae; **3.** mesenterikohämorrhoidal mit Hämorrhoiden; **4.** gastrophrenikorenal bzw. suprarenal; **Klin.:** Ösophagusvarizenblutung*, therapierefraktärer Aszites*, hepatische Enzephalopathie*, Hypersplenismus*; **Diagn.:** Ösophagogastroskopie, Sonographie, evtl. Splenoportographie, Lebersequenzszintigraphie; **Ther.:** abhängig von der Grunderkrankung; bei Leberzirrhose mit ausreichender Leberrestfunktion evtl. Anlage eines portosystemischen Shunts* bzw. Gabe von Betarezeptorenblockern u. organischen Nitraten zur Senkung des Pfortaderdrucks u. damit Verringerung des Risikos einer Ösophagusvarizenblutung. Vgl. Koma, hepatisches.

Hyper|tension, pulmonale (↑; ↑) f: (engl.) pulmonary hypertension; auch pulmonale Hypertonie; Erhöhung des Mitteldrucks der A. pulmonalis auf >20 mmHg in Ruhe bzw. auf >32 mmHg unter Belastung (manifeste p. H.); latente p. H. bei nur unter Belastung erhöhten Druckwerten; **Formen: 1.** präkapilläre (aktive) p. H.: Veränderung im Bereich der Arteriolen; Reduzierung des Lungengefäßquerschnitts durch Thromboembolie od. alveoläre Hypoventilation (Euler*-Liljestrand-Reflex); **2.** kapilläre p. H.: Kompression der Kapillaren durch Erhöhung des intraalveolären Drucks; **3.** postkapilläre (passive) p. H.: retrograde Druckerhöhung durch Herzfehler u. Erkr. des li. Herzens; präkapilläre u. kapilläre p. H. führen zum Cor* pulmonale; sog. verselbständigte p. H. bei Erhöhung des transpulmonalen Druckgradienten (zw. pulmonalarteriellem u. linksatrialem Druck). **Diagn.:** Doppler-Echokardiographie, Messung des pulmonalarteriellen Drucks mit Pulmonaliskatheter*; **Ther.:** organische Nitrate, Calciumantagonisten, Sauerstoff-Langzeittherapie. Vgl. PFC-Syndrom.

Hyper|tetra|ploidie (↑; Tetra-*; -ploid*) f: s. Ploidiegrad.

Hyper|thecosis ovarii (↑; Theca*; -osis*) f: syn. Thekomatose; sehr seltene, fam. auftretende, mit dem polyzystischen Ovarialsyndrom* eng verwandte Erkr.; Vergrößerung meist beider Ovarien durch umschriebene od. diffuse Hyperplasie von Thekazellen mit Luteinisierung unter starker Verbreiterung des ovariellen Rindenstromas u. Verdrängung der Follikel; **Sympt.:** oft Virilisierung mit Hirsutismus inf. vermehrter Produktion von Androgenen u. Androstendion in den luteinisierten Thekazellen; gleichzeitig besteht Infertilität. Vgl. Ovarien, polyzystische.

Hyper|thermie (↑; Therm-*) f: (engl.) hyperthermia; Erhöhung der Körpertemperatur ohne Sollwertverstellung (vgl. Regelkreis) im hypothalamischen Wärmeregulationszentrum (im Ggs. zu Fieber*); **Urs.:** vermehrte Wärmezufuhr od. Wärmebildung bzw. verminderte Wärmeabgabe; vgl. Hitzeschäden, Wärmestauung, Wärmetherapie.

Hyper|thermie, künstliche (↑; ↑) f: (engl.) induced hyperthermia; künstliche, mit physik. Mitteln von außen bewirkte Erhöhung der Körpertemperatur über die Normaltemperatur; **1.** als Überwärmungstherapie Verf. der Onkologie, das die höhere Temperaturempfindlichkeit von Tumorzellen in der S-Phase des Zellzyklus im Vergleich zu normalen Zellen ausnutzt u. meist in Komb. mit Chemo- od. Strahlentherapie durchgeführt wird; die Anw. erfolgt lokal begrenzt mit möglichst selektiver Erhitzung des Tumors od. als **extrakorporale Ganzkörperhyperthermie**, bei der über einen extrakorporalen Kreislauf u. Wärmetauscher eine k. H. von mehr als 41 °C erzeugt wird. **2.** therap. Prinzip versch. Verfahren der physik. Therapie; vgl. Wärmetherapie.

Hyper|thermie, maligne (↑; ↑) f: (engl.) malignant hyperthermia; syn. maligne Hyperpyrexie, paroxysmale Hyperthermie; relativ seltene (1:15 000–1:50 000) akute Komplikation i. R. einer Narkose* mit extremer Steigerung wärmeproduzierender Stoffwechselvorgänge u. fulminantem Anstieg der Körpertemperatur von ca. 1 °C pro 5 Min. bis auf über 43 °C;

Ätiol.: wahrscheinl. genetisch bedingte Störung des Calciumtransports im Myoplasma; Auslösung bei Prädisponierten meist durch Gabe von volatilen Inhalationsanästhetika* sowie depolarisierend wirkenden Muskelrelaxanzien (z. B. Suxamethoniumchlorid); **Sympt.:** initial Tachykardie, Arrhythmie, Hypertonie, Zyanose, Schwitzen, Hyperventilation, Hyperaktivität der Skelettmuskulatur (in Rigidität übergehend); Folgen: Hypoxämie, extreme Azidose durch vermehrte Laktat- u. CO_2-Bildung, Elektrolytstörungen (Hyperkaliämie, Hyperkalzämie), Hyperglykämie, Blutgerinnungsstörungen, abnorme Erhöhung von CPK, AST, LDH, Myoglobinämie; **Ther.:** sofortiges Beenden der Narkose, Hyperventilation mit 100 % Sauerstoff, Dantrolen, symptomat. Maßnahmen (Kühlung, Azidosekorrektur, Heparinisierung, Diuretika, Antiarrhythmika).

Hyper|thermie|syn|drom (↑; ↑) n: syn. Hitzschlag; s. Hitzeschäden.

Hyper|thermo|bakterien (↑; ↑; Bakt-*) f pl: (engl.) thermophile bacteria; Hitzebakterien, die bei 45–75 °C u. teilweise bis zu 110 °C wachsen; **Vork.:** im Humusboden (Komposthaufen, feuchte Heuhaufen) u. in heißen Quellen; größtenteils Sporenbildner, ferner sporenlose Thermobakterien, manche Aktinomyzeten (s. Thermoaktinomyzeten) u. extrem thermophile Archaea. Vgl. Mesothermobakterien, Psychrobakterien.

Hyper|thymie (↑; gr. θυμός Lebhaftigkeit, Gemüt) f: (engl.) hyperthymia; Bez. für Aktivitäts- u. Antriebssteigerung mit gehobener Stimmung, die im Unterschied zur Hypomanie nicht vorübergehend, sondern als Persönlichkeitsmerkmal i. d. R. dauerhaft ist. Vgl. Persönlichkeitsstörung.

Hyper|thyreose (↑; Thyreo-*; -osis*) f: (engl.) hyperthyroidism; Überfunktion der Schilddrüse* mit gesteigerter Produktion u. Sekretion der Schilddrüsenhormone; führt zu pathol. gesteigertem Stoffwechsel im gesamten Organismus (Hypermetabolismus); **Formen** (nach Empfehlung der „Sektion Schilddrüse der Deutschen Gesellschaft für Endokrinologie"): **1.** H. bei Immunthyroitiden (insbes. Basedow-Krankheit); **2.** H. bei anderen Entz. der Schilddrüse (z. B. subakute Thyroiditis de Quervain, Strahlenthyroiditis); **3.** H. inf. funkt. Autonomie (disseminiert, uni- od. multifokal); **4.** H. bei Neoplasien (autonomes Adenom* der Schilddrüse, best. Formen des Schilddrüsenkarzinoms); **5.** durch TSH* (hypophysär) bzw. durch Substanzen mit TSH-ähnlicher Aktivität (paraneoplastisch) verursachte H.; **6.** iodinduzierte Hyperthyreose*; **7.** H. inf. exogener Schilddrüsenhormonzufuhr (Hyperthyreosis factitia). Häufigste **Urs.** sind Basedow-Krankheit, autonomes Adenom od. disseminierte Autonomie* der Schilddrüse. **Klin.:** Struma, Augensymptome (Exophthalmus, sog. Glanzauge, Dalrymple-, Graefe-, Stellwag-, Jellinek-, Moebius-Zeichen), Tachykardie, (systolischer) Hypertonus, motor.-psych. Unruhe mit feinschlägigem Tremor, Affektlabilität, warm-feuchte Haut, Hyperhidrose, Schweißausbrüche, Bevorzugung kalter Umgebungstemperaturen, Durchfälle, Gewichtsabnahme trotz Heißhungers, Haarausfall, Muskelschwäche (thyreotoxische Myopathie), Dekompensation einer Herzinsuffizienz; bei langer Dauer Herzmuskelschädigung u. Osteoporose; oft gleichzeitig Funktionsstörung anderer endokriner Drüsen u. des Stoffwechsels (erhöhter Insulinbedarf bei Pat. mit Diabetes mellitus). Die typischen Sympt. zeigen meist jugendl. Pat., bei alten Menschen sind oligo- bzw. monosymptomatische Verläufe häufig (sog. Altershyperthyreose*); bei Dekompensation einer schweren H. kann es zur thyreotoxischen Krise* kommen (insbes. bei Pat. im mittleren u. hohen Lebensalter). **Diagn.:** Erhöhung der Konz. von Gesamt-Thyroxin (T_4) u./od. Gesamt-Triiodthyronin (T_3) im Serum mit rel. (T_3/T_4-Index) od. absoluter (FT_4) Erhöhung der freien, biol. aktiven Hormone im Blut (bei ca. 5 % der Pat. findet sich bei gleicher Klin. eine isolierte Erhöhung von Triiodthyronin, sog. T_3-Hyperthyreose); TSH-Konzentration im Blut erniedrigt als Ausdruck der gehemmten TSH-Sekretion des Hypophysenvorderlappens; Abklärung der Grundkrankheit mittels Ultraschalldiagnostik u. Szintigraphie, ggf. Zytodiagnostik (Punktionszytologie); Radioiodtest* (nur vor Einleitung einer Radioiodtherapie*); **Ther.:** je nach Ätiol. medikamentös mit Thyreostatika*, ggf. operativ mit thyreostatischer Prämedikation (Strumektomie* bei Euthyreose) od. Radioiodtherapie.

Hyper|thyreose, iod|in|duzierte (↑; ↑; ↑) f: (engl.) iodine-induced hyperthyroidism; sog. Iod-Basedow; Hyperthyreose* inf. massiver Zufuhr von Iod bei bestehender Schilddrüsenhypertrophie nach Iodmangel u. autonomen Funktionsstörungen; vgl. Iodmangelstruma.

Hyper|thyreosis factitia (↑; ↑; ↑) f: durch bewusst (Münchhausen*-Syndrom) od. unbewusst (z. B. in Nahrungsmitteln) eingenommene Schilddrüsenhormonpräparate herbeigeführte Hyperthyreose*; Thyreoglobulin* dabei häufig supprimiert.

Hyper|tonie (↑; Ton-*) f: (engl.) hypertension; syn. Hypertonus, art. Hypertension, sog. Bluthochdruck, Hochdruckkrankheit; dauernde Erhöhung des art. Blutdrucks* auf Werte von systolisch ≥140 mmHg u. diastolisch ≥90 mmHg; pathophysiol. unterscheidet man den **Minutenvolumenhochdruck** (erhöhtes Herzminutenvolumen; führt zur Erhöhung v. a. des systol. Blutdrucks, z. B. bei Hyperthyreose) vom **Widerstandshochdruck** (erhöhter Tonus der peripheren Widerstandsgefäße; führt v. a. zur Erhöhung des diastol. Blutdrucks, z. B. bei essentieller H., den meisten Formen der endokrinen H. u. a.); durch die hypertoniebedingten Gefäßveränderungen geht ein Minutenvolumenhochdruck nach einiger Zeit in einen Widerstandshochdruck über. **WHO-Definition** (Einteilung nach der diastol. Blutdruckhöhe): s. Tab.; **Einteilung** nach der **Ätiol.: 1.** primäre (essentielle) H. mit unbekannter Urs.; **2.** sekundäre (symptomat.) H.: **a)** renale Hypertonie*; **b)** endokrine H., v. a. bei (primärem) Hyperaldosteronismus, Phäochromozytom, Cushing-Syndrom, Hyperpara-

Hypertonie
WHO-Definition (Einteilung nach der diastolischen Höhe des Blutdrucks)

Blutdruck (mmHg)	Form
85– 89	sog. Grenzwerthypertonie
90–104	milde Hypertonie
105–114	mittelschwere Hypertonie
≥115	schwere Hypertonie

thyroidismus, Akromegalie, reninproduzierenden Tumoren, Hyperthyreose (isolierte systol. Blutdruckerhöhung); **c)** medikamentös od. alimentär induzierte H., z. B. durch Ovulationshemmer, Lakritze (Glycyrrhicinsäure), Alkohol; **d)** kardiovaskulär bedingte H., z. B. bei Aortenisthmusstenose, Aortensklerose, hyperkinet. Herzsyndrom; **e)** Schwangerschaftshypertonie (s. Gestose); **f)** neurogen bedingte H., z. B. bei Hirndrucksteigerung, Hirntumoren; **Einteilung** nach **Endorganschäden: WHO-Grad I:** klin. keine nachweisbare Schädigung von Herz, Niere u. Gehirn, normaler Augenhintergrund; **WHO-Grad II:** Schädigungen an Herz, Niere od. Gehirn, Augenhintergrundveränderungen (Fundus* hypertonicus); **WHO-Grad III:** Schädigung mehrerer Organe, Augenhintergrundveränderungen (Retinopathia* hypertensiva); **Klin.:** unspezif. u. sehr variabel ausgeprägte Sympt. mit Schwindel, Kopfschmerz, Sehstörungen u. a.; Verlauf häufig auch symptomarm bzw. asymptomat. bis zum Auftreten von Sympt. als Folge von Organschäden (v. a. frühzeitige Entw. einer Arteriosklerose* mit koronarer Herzkrankheit*, zerebraler Durchblutungsstörung*, arteriosklerot. bedingten Schrumpfnieren mit Niereninsuffizienz* u. peripheren arteriellen Verschlusskrankheiten*). Unbehandelt führt die H. zu Schädigungen und frühzeitigem Versagen der Endorgane; dauerhaft erhöhte Werte >120 mmHg diastolisch (sog. **maligne H.**) gehen unbehandelt mit einem rasch progredienten Multiorganversagen einher und führen innerhalb von 2–5 Jahren zum Tode. Kriterien für die **Diagn.** einer H. sind erhöhte Blutdruckwerte bei dreimaliger Messung zu mind. zwei versch. Zeitpunkten, bei Erstmessung in der ärztl. Praxis häufig „zu hohe" Blutdruckwerte; ambulante Blutdruckselbstmessung od. automat. Langzeitblutdruckmessungen (24 Std.) unter Alltagsbedingungen erlauben zuverlässigere Aussagen; **Basisabklärungsprogramm** (nach der Deutschen Liga zur Bekämpfung des hohen Blutdrucks): **1.** Liegt eine sekundäre (evtl. heilbare) H. vor? **2.** Bestehen bereits Organschäden? **3.** Bestehen weitere Risikofaktoren für Herz-Kreislauf-Erkrankungen? **Ther.:** bei primärer H. symptomatisch mit Antihypertensiva* u./od. durch Umstellung der Lebensgewohnheiten (Kochsalzreduktion, Normalisierung des Körpergewichts, Verminderung sog. Stressoren, Ausdauersportarten wie Radfahren, Schwimmen, Jogging u. a.); Ziel ist die Senkung des Blutdrucks auf <140/90 mmHg bzw. <130/80 mmHg bei begleitendem Diabetes mellitus od. <125/75 mmHg bei manifester Niereninsuffizienz. Bei sekundärer H. steht die Behandlung der zugrundeliegenden Erkr. im Vordergrund. Vgl. Blutdruckmessung, indirekte; Blutdruckmessung, direkte.

Hyper|tonie, maligne (↑; ↑) f: (engl.) malignant hypertension; klin. Bez. für eine Hypertonie* mit konstanter Erhöhung des diastol. Blutdrucks auf >120 mmHg, unabhängig von der Ursache.

Hyper|tonie, portale (↑; ↑) f: s. Hypertension, portale.

Hyper|tonie, pulmonale (↑; ↑) f: s. Hypertension, pulmonale.

Hyper|tonie, renale (↑; ↑) f: (engl.) renal hypertension; auf parenchymatösen (Glomerulopathie*) od. vaskulären Erkr. (v. a. Nierenarterienstenose*) der Niere beruhende Hypertonie*.

Hyper|tonus (↑; ↑) m: syn. Hypertonie*.

Hyper|trichose (↑; Trich-*; -osis*) f: (engl.) hypertrichosis; lokalisiert od. generalisiert auftretende, vermehrte Körperbehaarung durch Übergang von Vellus- in Terminalhaare; vgl. Hirsutismus.

Hyper|trichosis circum|scripta (↑; ↑; ↑) f: angeb., umschriebener Haarwuchs an untyp. Stelle; z. B. Haarbüschel über dem Kreuzbein (Hypertrichosis sacralis); oft bei Spina bifida; tritt die H. c. im späteren Leben in der Jochbeingegend auf, ist an Porphyria cutanea tarda (s. Porphyrie) zu denken.

Hyper|trichosis ir|ritativa (↑; ↑; ↑) f: nach langanhaltenden mechan. od. therm. Hautreizungen auftretende Hypertrichose; z. B. bei Lastträgern auf den Schultern.

Hyper|trichosis lanuginosa ac|quisita (↑; ↑; ↑) f: plötzliches ungehemmtes Haarwachstum der sonst unsichtbaren Vellushaare; Vork. als paraneoplastisches Syndrom* bei Karzinomen versch. Organe.

Hyper|trichosis lanuginosa con|genita (↑; ↑; ↑) f: sehr seltene, angeb., manchmal X-chromosomal-rezessiv (Genlokus Xq24-q27.1) od. autosomal-dominant erbl. Erkr. mit Weiterwuchs der fetalen Lanugobehaarung u. Ausbleiben der Sekundärbehaarung. Die Haare können

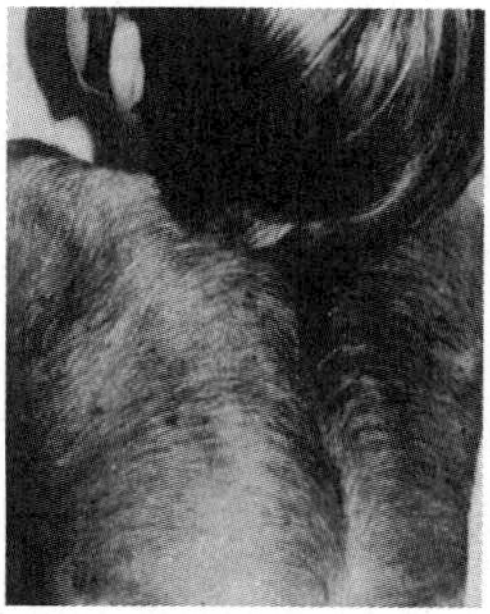

Hypertrichosis lanuginosa congenita [540]

am ganzen Körper, auch im Gesicht, eine erhebliche Länge (ca. 10 cm) u. Dichte erreichen. Beide genet. Formen sind in je ca. 40 Familien beschrieben. Vgl. Lange-Syndrom.

Hyper|trichosis medicamentosa (↑; ↑; ↑) f: Hypertrichose nach Langzeitbehandlung mit Hydantoinpräparaten, Streptomycin, Kortikoiden, ACTH, Ciclosporin A u. a.; nach Absetzen der Präparate i. d. R. Rückbildung; vgl. Hirsutismus.

Hyper|tri|glycerid|ämie (↑; -ämie*) f: (engl.) hypertriglyceridemia; erhöhte Konz. von Triglyceriden* im Serum; **Vork.: 1.** primäre H. (familiäre H.) mit Lipoproteinlipasemangel; **2.** sekundäre H. z. B. inf. Diabetes mellitus, Adipositas, Alkoholabusus, Pankreatitis, chron. Nierenversagen, Glykogenspeicherkrankheiten. S. Hyperlipoproteinämien.

Hyper|trophie (↑; Troph-*) f: (engl.) hypertrophy; sog. einfache Hypertrophie; Vergrößerung von Geweben od. Organen durch Zunahme des Zellvolumens bei gleichbleibender Zellzahl. Eine H. wird durch Anpassung an eine physiol. funktionelle Mehrbelastung (sog. Aktivitätshypertro-

H

phie, z. B. Leistungsherz) od. eine pathol. Überlastung verursacht (z. B. Herzhypertrophie* bei pathol. Volumen- od. Druckbelastung des Herzens). Nach Wegfall des Stimulus ist die H. weitgehend reversibel. Vgl. Hyperplasie.

Hyper|urik|ämie (↑; Ur-*; -ämie*) f: (engl.) hyperuricemia; erhöhte Harnsäurekonzentration im Blut (bei Frauen >400 µmol/l, bei Männern >440 µmol/l) mit gehäuftem Auftreten in Industrienationen; prädisponierend für Gicht*; **Urs.: 1.** Harnsäureüberproduktion: primär bei Enzymopathie (Lesch-Nyhan-Syndrom, erhöhter Phosphoribosylpyrophosphat-Synthetaseaktivität) od. idiopathisch; sek. bei exzessiver Purinaufnahme, gesteigertem Nukleotidabbau (myeloproliferative, lymphoproliferative od. hämolyt. Erkr., Psoriasis), Glykogenose (Typ I, III, V u. VII), extremer Muskelarbeit; **2.** verringerte Harnsäureausscheidung: z. B. bei chron. Niereninsuffizienz, verminderter tubulärer Uratausscheidung (z. B. bei Ketoazidose, Laktatazidose), verstärkter Uratreabsorption (z. B. Dehydratation, Einnahme von Diuretika) sowie bei art. Hypertonie, Hyperparathyroidismus, Bleinephropathie, Einnahme von Medikamenten (z. B. Ciclosporin, Pyrazinamid, Ethambutol, Salicylate); **Ther.** der persistierenden H.: diätetisch durch purinarme Kost, Gewichtsreduktion, Alkoholverzicht; Urikostatika (Allopurinol) od. Urikosurika (Probenecid, Sulfinpyrazon), Vermeidung von Acetylsalicylsäure u. Thiaziddiuretika; zu Beginn der Ther. nichtsteroidale Antiphlogistika od. Colchicin, um das erhöhte Gichtanfallrisiko bei Mobilisierung von Harnsäure* im Gewebe zu minimieren. T. Ulr.

Hyper|urik|ämie|syn|drom (↑; ↑; ↑) n: syn. Lesch*-Nyhan-Syndrom.

Hyper|ventilation (↑; Ventilation*) f: im Verhältnis zum erforderl. Gasaustausch des Körpers gesteigerte alveoläre Ventilation mit normalem bis erhöhtem art. Sauerstoffpartialdruck bei Erniedrigung des CO_2-Partialdrucks (Hypokapnie u. Alkalose); **Urs.:** psychogen (z. B. i. R. einer Somatisierungsstörung od. Angstneurose); metabolisch (z. B. bei Fieber, Hyperthyreose); bei Erkr. des ZNS (Läsion des Atemzentrums, Meningitis, Enzephalitis, Schädelhirntrauma u. a.); kompensatorisch als Folge einer Hypoxie, bei metabolischer Azidose; hormonell od. medikamentös bedingt, z. B. durch Progesteron, Adrenalin, Salicylsäure; **induzierte H.: 1.** in der neurol. Diagnostik Provokationsmethode für pathol. Veränderungen in der Elektroenzephalographie*; **2.** Form der Beatmung* in der Intensivmedizin zur Reduktion des zerebralen Blutvolumens (durch zerebrale Vasokonstriktion bei CO_2-Abfall) u. damit Senkung eines erhöhten Hirndrucks (z. B. nach Schädelhirntrauma).

Hyper|ventilations|syn|drom (↑; ↑) n: s. Hyperventilationstetanie.

Hyper|ventilations|tetanie (↑; ↑; Tetanus*) f: (engl.) hyperventilation tetany; tetanische Krämpfe mit Karpopedalspasmen (bes. Pfötchenstellung der Hände) u. perioralem Kribbeln inf. psychogen bedingter Hyperventilation (respirator. Alkalose) u. daraus resultierender Abnahme der Serumkonzentration des ionisierten Calciums; **Ther.:** kurzfristig Rückatmung in eine Plastiktüte (Erhöhung des alveolären pCO_2). Vgl. Tetanie, Hypokapnie.

Hyper|viskositäts|syn|drom (↑; Viskosität*) n: (engl.) hyperviscosity syndrome; Bez. für Symptomenkomplex, der bei Krankheitszuständen mit erhöhter Viskosität* des Bluts (z. B. Polycythaemia rubra vera, Makroglobulinämie, Myelom) vorkommt; **Sympt.:** Parästhesien, Kopfschmerz, Schwindel, Sehstörungen, Ohrgeräusche, Taubheit, Synkopen, Claudicatio intermittens, Raynaud-Syndrom, Angina pectoris u. a.

Hyper|vitaminosen (↑; -osis*) f pl: (engl.) hypervitaminoses; Erkrankungen durch Überdosierung von Vitaminen (meist in synthetischer Form); kommen v. a. bei den fettlöslichen Vitaminen (A, D, E, K) vor, da diese im Ggs. zu den wasserlöslichen Vitaminen gespeichert werden.

Hyper|vol|ämie (↑; -ämie*) f: (engl.) hypervolemia; erhöhtes zirkulierendes Blutvolumen bei Hyperhydratation*; physiol. H. in der Schwangerschaft.

Hyper|zoo|spermie (↑; gr. ζῷον Lebewesen; Sperm-*) f: (engl.) hyperspermia; erhöhte Spermiendichte im Ejakulat (>150 Mill./ml); geht häufig mit einer erhöhten Rate von Frühaborten od. Sterilität einher; **Ther.:** Testosteron; vgl. Sperma-Untersuchung.

Hyp|haema (Hyp-*; Häm-*) n: (engl.) hyphema; Blutansammlung in der vorderen Augenkammer; **Urs.:** Verletzung, Infektion, hämorrhag. Iritis.

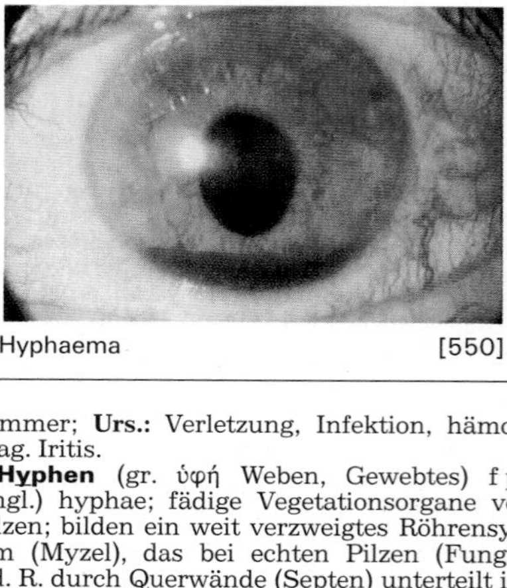

Hyphaema [550]

Hyphen (gr. ὑφή Weben, Gewebtes) f pl: (engl.) hyphae; fädige Vegetationsorgane von Pilzen; bilden ein weit verzweigtes Röhrensystem (Myzel), das bei echten Pilzen (Fungi*) i. d. R. durch Querwände (Septen) unterteilt ist. Unterschiedlich differenzierte H. dienen der Substrataufnahme od. der Fortpflanzung.

Hypho|myzeten (↑; Myk-*) m pl: (engl.) hyphomycetes; Gruppe myzelbildender Fungi* imperfecti, die Schimmelpilze, Dermatophyten u. Pflanzenparasiten umfasst; lassen sich nur in Kultur, nicht aber im Nativpräparat identifizieren, da u. a. auch die Hefe Candida albicans Myzel bilden kann. Bei nicht eindeutiger Lok. der Erkr. ist zusätzlich eine Differenzierung zw. Schimmelpilzen u. Dermatophyten erforderlich. Vgl. Pilzdiagnostik.

Hypno|gramm (gr. ὕπνος Schlaf; -gramm*) n: (engl.) hypnogram; Schlaftiefenkurve; Aufzeichnung der Schlafstadien mit Hilfe der Elektroenzephalographie*; s. Schlaf.

hypnoid (↑; -id*): (engl.) hypnoidal; Bez. für einen der Bewusstseinsveränderung beim Einschlafen ähnl. Zustand, z. B. bei oberflächlicher Hypnose* od. beim Autogenen* Training.

Hypnose (↑) f: (engl.) hypnosis; Veränderung des Bewusstseins mit Einengung der Aufmerksamkeit, Minderung des Realitätsbezugs u. gesteigerter Suggestibilität, die durch best. Reize

(z. B. verbale Suggestion*) hervorgerufen werden kann; die oberflächliche H. ist dem Wachzustand ähnlich. Bei der tiefen, schlafähnlichen H. besteht oft eine posthypnotische Amnesie*. Psychotherap. Anw. (sog. Hypnotherapie) bei entspr. vorhandener Suggestibilität z. B. als symptomgerichtete Ther., Heilschlafbehandlung od. Schmerztherapie, auch i. R. des Autogenen* Trainings (Selbsthypnose). Vgl. hypnoid, Psychotherapie.

Hyp|notika (↑) n pl: Schlafmittel*.

Hypno|zoit (↑; gr. ζῷον Lebewesen) m: (engl.) hypnozoite; einkernige exoerythrozytäre Entwicklungsform der Plasmodien* (Ø ca. 5 µm) in Leberparenchymzellen; entsteht (wie exoerythrozytäre Schizonten) aus dem durch Anophelesmücken übertragenen Sporozoit*; Urs. echter Spätrezidive (sog. Spätrückfälle) bei Malaria tertiana u. evt. auch Malaria quartana.

Hypo|aldosteronismus (Hyp-*) m: (engl.) hypoaldosteronism; Aldosteronmangel; **Formen: 1.** primärer H. mit adrenaler Genese; bei generalisierter NNR-Insuffizienz (z. B. Addison-Krankheit) od. isoliert, kongenital bei Enzymdefekten der Steroidbiosynthese (z. B. 17α- od. 11β-Monooxygenase-Mangel); Klin.: Hyponatriämie, Hyperkaliämie u. Hypovolämie; **2.** sekundärer H. mit extraadrenaler Genese; bei Hypernatriämie u. Hypervolämie, bei Mangel an Kalium od. ACTH; **3.** hyporeninämischer H.; v. a. bei älteren Pat. mit Diabetes mellitus u. Nierenfunktionsstörung. Vgl. Renin-Angiotensin-Aldosteron-System.

Hypo|alpha-Lipo|protein|ämie (↑; Lip-*; Prot-*; -ämie*) f: s. Analpha-Lipoproteinämie.

Hypo|chlor|hydrie (↑; Hydr-*) f: (engl.) hypochlorhydria; verminderte Salzsäureabsonderung des Magens; vgl. Magensaftuntersuchung.

Hypo|chlorid|ämie (↑; -ämie*) f: (engl.) hypochloridemia; auch hypochlorämische metabol. Alkalose; Verminderung des Chloridgehalts auf bis zu 40 mmol/l (1,4 g/l); **Vork.:** bei schweren Azidosen, Urämie, Pneumonie, starkem Erbrechen, Exsikkose, Diarrhöen, Stenose des Magenausgangs.

Hypo|chole|sterol|ämie (↑; -ämie*) f: (engl.) hypocholesterolemia; erniedrigte Konz. von Cholesterol* im Serum; **Vork.:** als primäre (familiäre H.) od. sekundäre H. inf. Hyperthyreose, Malabsorptionssyndrom, Diabetes mellitus, durch best. Medikamente od. ernährungsbedingt; vgl. Hypolipoproteinämien.

Hypo|chondrie (gr. ὑποχόνδρια Gegend unter den Rippen) f: (engl.) hypochondriasis; **1.** Besorgnis um die eigene Gesundheit, auf den eigenen Körper bezogene Angst* mit gesteigerter Selbstbeobachtung u. Überbewertung von Körperwahrnehmungen als Krankheitszeichen; kann sich bis zum hypochondrischen Wahn steigern; nach ICD-10 wird die nicht wahnhafte H. auch als hypochondr. Störung bezeichnet; DD: symptombezogene org. Erkr., wahnhafte od. psychot. Störung; vgl. Depression, hypochondrische; **2.** organ- od. krankheitsbezogene Phobie*; z. B. AIDS*-Phobie. E. Fri.

Hypo|chondrie, zirkum|skripte (↑) f: (engl.) circumscribed hypochondriasis; Bez. (K. Bonhoeffer) für Form der Hypochondrie*, bei der die Krankheitsbefürchtungen auf eine umschriebene Körperregion bezogen werden.

Hypo|chondrium (↑) n: Regio hypochondriaca; vgl. Bauchregionen.

Hypo|chondro|plasie (Hyp-*; Chondr-*; -plasie*) f: (engl.) hypochondroplasia; autosomal-dominant erbl. Fehlbildungssyndrom, milde Ausprägung einer Achondroplasie* (Osteochondrodysplasie); Manifestation im Kleinkindesalter; Endgröße für Männer 135–155 cm, für Frauen 128–148 cm.

Hypo|chromasie (↑; Chrom-*) f: (engl.) hypochromatism; hypochrome (hämoglobinarme) Erythrozyten im Blut mit einer meist großen zentralen Aufhellung; vgl. Anämie, MCH.

hypo|dens (↑; lat. densus dicht): (engl.) hypodense; (röntg.) Bez. für ein Gewebe od. Organ mit geringer Dichte bei der Darstellung z. B. mittels Computertomographie.

Hypo|dermis (↑; Derm-*) f: s. Subkutis.

Hypo|dermitis (↑; ↑; -itis*) f: abakterielle Entz. der Unterschenkelhaut im Stadium II der chronisch-venösen Insuffizienz*.

Hypo|dermo|clysis (↑; ↑) f: subkutane Infusion isotonischer Flüssigkeit an mehreren Stellen gleichzeitig; Anw. bei leichter Dehydratation* v. a. alter Menschen; **Kontraind.:** Gerinnungsstörung .

hypo|di|ploid (↑; Di-*; -ploid*): Bez. für einen diploiden Chromosomensatz, bei dem ein Chromosom nur einfach vorhanden ist (2n - 1); s. Chromosomenaberrationen, Monosomie.

Hyp|odontie (↑; Odont-*) f: s. Anodontie.

Hypo|ergie (Hyp-*; Erg-*) f: (engl.) hypoergy; abgeschwächte Reaktionsbereitschaft u. Reizbeantwortung eines sensibilisierten Gewebes bzw. Organismus bei Kontakt mit einem Antigen; vgl. Allergie.

Hypo|ferr|ämie (↑; lat. ferrum Eisen; -ämie*) f: s. Hyposiderinämie.

Hypo|fibrino|gen|ämie (↑; Fibr-*; -gen*; -ämie*) f: (engl.) hypofibrinogenemia; Verminderung des Fibrinogens* im Blut; **Urs.: 1.** angeboren (autosomal-rezessiv erbl.), sehr selten; **2.** erworben (Synthesestörung durch Leberparenchymschaden, erhöhter Fibrinogenverbrauch durch Verbrauchskoagulopathie*, gesteigerter Fibrinogenabbau i. R. einer Hyperfibrinolyse*); vgl. Afibrinogenämie.

Hypo|galaktie (↑; Galakt-*) f: (engl.) hypogalactia; quantitativ ungenügende Milchsekretion der Wöchnerin in der Laktationsperiode*, häufig passager nach komplizierter Schwangerschaft od. Geburt (op. Entbindung) auftretend; die funktionelle H. (u. a. inf. psychischer Faktoren wie Angst od. fehlende Bereitschaft zum Stillen*, auch unsachgemäße Stilltechnik) kann oft durch Motivierung, Erlernen der Stilltechnik u. regelmäßiges Anlegen des Säuglings überwunden werden.

Hypo|gamma|globulin|ämie (↑; Globuline*; -ämie*) f: (engl.) hypogammaglobulinemia; transitorische H. des Kindesalters; postnatal verzögert einsetzende Synthese von Immunglobulinen* der Klasse IgG bei i. d. R. altersentsprechend niedrigen Serumkonzentrationen von IgM u. IgA; Vork. insbes. bei Frühgeborenen; nach Antigenstimulation erfolgt eine adäquate Bildung spezif. Antikörper, die Zahl der B-Lymphozyten ist normal, die zellvermittelte Immunität nicht gestört. Eine Normalisierung der IgG-Serumkonzentration erfolgt meist innerh. der ersten drei Lebensjahre. **Ther.:** Substitution von IgG nur bei bedrohlichen u. rezidiv. Inf. erforderlich. Vgl. Agammaglobulinämie.

hypo|gastricus (↑; Gastr-*): im Unterbauch liegend.

H

Hypo|gastrium (↑; ↑) n: syn. Regio pubica; Areal über der Symphyse; s. Bauchregionen.

Hypo|genesie (↑; -genese*) f: syn. Hypoplasie*.

Hypo|genitalismus (↑; Genitale*) m: (engl.) hypogenitalism; Unterentwicklung von Genitale u. sek. Geschlechtsmerkmalen*; **Urs.**: meist endokrine Störung (z. B. Hypogonadismus, Hypophysenvorderlappen-Insuffizienz, Nebennierenrindeninsuffizienz) od. angeb. chromosomale Anomalie (z. B. Ullrich-Turner-Syndrom, Klinefelter-Syndrom).

Hypo|geusie (↑; gr. γεῦσις Geschmack) f: (engl.) hypogeusia; herabgesetzte Geschmacksempfindung; **Urs.**: Schädigung der Geschmacksnerven* durch Trauma, Hirntumoren, Entz., toxische od. medikamentöse Schädigung; vgl. Geschmacksprüfung.

Hypo|glossus (↑; Gloss-*) m: eigentl. Nervus hypoglossus; XII. Hirnnerv; versorgt die Zungenmuskulatur motorisch.

Hypo|glossus|lähmung (↑; ↑): (engl.) glossoplegia; Lähmung der Zungenmuskulatur inf. Schädigung des N. hypoglossus mit Atrophie einer Zungenhälfte; Zug der Zunge im Mund zur gesunden, beim Herausstrecken zur gelähmten Seite hin; bei beidseitiger H. völlige Zungenunbeweglichkeit; **Urs.**: tumoröse, traumat. od. op. Schädigung (z. B. bei Tonsillektomie), Prozesse im Kerngebiet des Hirnnerven (v. a. amyotrophische Lateralsklerose, progressive Bulbärparalyse).

Hypo|glycin A n: Abk. HG-A; nichtproteinogene Aminosäure, die die Acyl-CoA-Dehydrogenasen (v. a. Butyryl-CoA-Dehydrogenase) bei der Betaoxidation* inaktiviert; **Vork.**: frei od. in Hypoglycin B (Dipeptid aus HG-A u. Glutaminsäure*) in unreifen Früchten des auf Jamaika, in Nord- u. Zentralamerika sowie Westafrika vorkommenden Baumes Blighia sapida; **Wirkung**: Blutzuckersenkung durch Modifikation des Insulinstatus; bei akuter Vergiftung (Mortalität 80–90 %) Hypoglykämie* mit Erbrechen, Schläfrigkeit, Krämpfen, Stupor u. Bewusstlosigkeit. G. Hüb.

Hypo|glyk|ämie (Hyp-*; Glyk-*; -ämie*) f: (engl.) hypoglycemia; Verminderung der Konz. von Glukose im Blut unter einen dem jeweiligen Lebensalter entspr. Wert (s. Tab.); **Urs.**: **1.** pharmak., durch Insulin, Sulfonylharnstoffe; **2.** gesteigerte Glukoseverwertung, z. B. bei Insulinomen, insulinproduzierenden Karzinoiden u. Karzinomen (paraneoplastisches Syndrom*), bei Neugeborenen diabet. Mütter; **3.** verminderte Glukoseproduktion, z. B. bei Leberfunktionsstörungen, Alkoholintoxikation, Mangel an Insulinantagonisten (NNR-Hormone, Glucagon, Katecholamine), extrapankreat. Tumoren, die evtl. Hemmfaktoren der Glukoneogenese produzieren, u. Glykogenosen; **4.** postprandial, z. B. bei Tachyalimentationssyndrom, Diabetes mellitus (spätpostprandial); **5.** leucinempfindliche Hypoglykämie* Cochrane; **6.** H. bei Fruktoseintoleranz*; **Sympt.**: **1.** vegetative Sympt. als Ausdruck der adrenergischen Gegenregulation: kalter Schweiß, Zittern, Hungergefühl, Herzklopfen, Blässe der Haut u. a.; **2.** neurol. Ausfälle: z. B. Koordinationsstörungen, Doppelbilder, Ataxie, manchmal Apathie, quant. Bewusstseinsstörungen bis zum hypoglykämischen Schock*, evtl. auch psychot. Zustand mit Erregtheit u. Wutausbrüchen; **Diagn.** u. **Ther.**: Nachweis des niedrigen Blutzuckerspiegels (z. B. Schnelltest mit Teststreifen); sofortige i. v. Glukosegabe führt i. d. R. zum Verschwinden der hypoglykämischen Symptome.

Hypoglykämie
Grenzwerte der Glukosekonzentration im Blut

Frühgeborene	1,1 mmol/l (20 mg/dl)
Reifgeborene	1,6 mmol/l (30 mg/dl)
Säuglinge	2,2 mmol/l (40 mg/dl)
Kinder u. Erwachsene	2,8 mmol/l (50 mg/dl)

Hypo|glyk|ämie Cochrane, leucin|empfindliche (↑; ↑; ↑; W. A. C., zeitgen. Päd., London) f: (engl.) leucine-induced hypoglycemia; syn. proteinempfindliche Hypoglykämie; bes. bei Säuglingen u. Kleinkindern beobachtetes Auftreten einer ausgeprägten Hypoglykämie nach oraler Proteinzufuhr, die insbes. durch Leucin* induziert wird; Provokation durch Gabe von 100–150 mg Leucin/kg Körpergewicht; schwer zu unterscheiden von anderen Formen der leucininduzierbaren Hypoglykämie bei Insulinom*.

Hypo|gonadismus (↑; Gonaden*) m: (engl.) hypogonadism; fehlende od. verminderte endokrine Aktivität der Geschlechtsdrüsen (Hoden bzw. Ovarium) mit gestörter Ausbildung bzw. Rückbildung der primären u. ggf. der sek. Geschlechtsmerkmale*; **Formen: 1.** hypergonadotroper (primärer) H. mit kompensator. Erhöhung der zirkulierenden Gonadotropine* inf. angeborener Fehlanlage (Gonadenagenesie* bzw. Gonadendysgenesie*) od. erworben, z. B. bei traumatischer Schädigung, Kastration, Ovarektomie, Orchitis, schwerem (beidseitigem) Maldescensus testis, Castillo-Syndrom, Klinefelter-Syndrom; **2.** hypogonadotroper (sekundärer) H. mit Erniedrigung der Gonadotropine im Serum inf. einer dienzephal-hypophysären Störung (Fehlanlage von Neuronen, die GnRH* produzieren, entzündl., tumoröse, vaskuläre od. traumatische Veränderung von Hypothalamus/Hypophysenvorderlappen).

Die **klin. Zeichen** variieren nach dem Grad des Hormonmangels. Bei Auftreten eines H. in der Kindheit (präpuberaler H.) resultiert typischerweise Ausbleiben der Pubertät* (sexueller Infantilismus, primäre Amenorrhö, Eunuchismus). Gleichzeitiger Mangel an Wachstumshormon (STH*) kann zu hypophysär bedingtem Minderwuchs führen. Im Erwachsenenalter (postpuberaler H.) können sich primäre u. sek. Geschlechtsmerkmale (evtl. reversibel) zurückbilden, daneben bestehen Fertilitätsstörungen, es kommt zum Nachlassen von Libido u. Potenz sowie zu allg. Zeichen des Sexualhormonmangels (z. B. Sterilität, Zyklusstörungen der Frau). Der H. ist eine der häufigsten endokrin. Ursachen einer Osteoporose. Die von den in der Nebennierenrinde gebildeten androgenen Hormonen vermittelten sek. Geschlechtsmerkmale (Axillarbehaarung, Pubesbehaarung) sind i. Allg. nicht betroffen. Vgl. Pasqualini-Syndrom; Syndrom, adrenogenitales; Syndrom, olfaktogenitales.

Hypo|hidrose (↑; Hidr-*; -osis*) f: (engl.) hypohidrosis; verminderte Schweißsekretion*; **Urs.**: nerval bedingte Störung, Verlegung der

H

Ausführungsgänge od. Zerstörung der Schweißdrüsen*; **Vork.:** angeb. bei Ektodermaldysplasie*-Syndromen sowie erworben bei Allgemeinerkrankungen (z. B. Addison-Krankheit, Exsikkose, Diabetes insipidus, Hypothyreose, Niereninsuffizienz, Sjögren-Syndrom), neurol. Erkrankungen (z. B. Adie-Syndrom, Polyneuropathie, Läsionen peripherer Nerven, Sympathikusläsionen od. nach Sympathektomie) u. dermat. Erkrankungen (z. B. atopisches Ekzem, Ichthyosis vulgaris).

Hypo|hydratation (↑; Hydr-*) f: s. Dehydratation.

Hypo|kali|ämie (↑; -ämie*) f: (engl.) hypokalemia; häufige Form einer Elektrolytstörung mit Erniedrigung des Kaliums unter 3,5 mval/l, meist in Komb. mit Alkalose* (als Urs. od. Folge); **Urs.:** **1.** verminderte Zufuhr von Kalium, z. B. bei Anorexie od. Infusionstherapie mit kaliumfreien Flüssigkeiten; **2.** erhöhte renale Ausscheidung, z. B. bei Ther. mit best. Diuretika (häufig) od. Steroiden, chron. Niereninsuffizienz in der polyurischen Phase, Cushing-Syndrom od. Hyperaldosteronismus; **3.** gastrointestinale Verluste, z. B. bei Laxanzienabusus (sehr häufig), Erbrechen, Durchfall, Ileus, enteralen Fisteln, Zollinger-Ellison-Syndrom od. Verner-Morrison-Syndrom; **4.** Verteilungsstörungen ohne Verminderung des Gesamtkörperkaliums, z. B. bei Alkalose od. Insulintherapie bei diabeti-

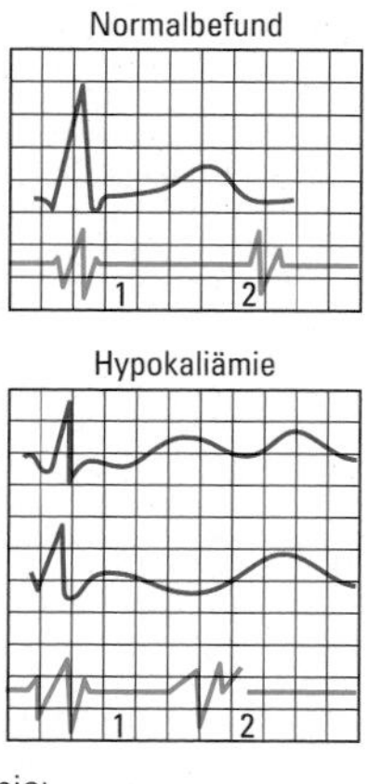

Hypokaliämie:
EKG u. Phonokardiogramm

schem Koma; **Klin.:** s. Hypokaliämiesyndrom; EKG-Veränderungen (häufig): T-Welle abgeflacht, Ausbildung von U-Wellen u. TU-Verschmelzungswellen; **cave:** gesteigerte Empfindlichkeit gegenüber Digitalis (Gefahr der Digitalisintoxikation auch bei normaler Dosis).

Hypo|kali|ämie|syn|drom (↑; ↑) n: (engl.) hypokalemia syndrome; syn. Kaliummangelsyndrom; Bez. für Symptome, die bei Hypokaliämie* auftreten: **1.** neuromuskuläre Sympt.: z. B. Apathie, Adynamie, Parese u. Hypotonie der Muskulatur, Wulstbildung bei Beklopfen der Muskulatur, Bewusstseinsstörungen bis zum Koma; **2.** gastrointestinale Sympt.: z. B. Appetitlosigkeit, Obstipation bis zum paralytischen Ileus; **3.** renale Sympt.: hypokaliämische Nephropathie; **4.** kardiovaskuläre Sympt.: z. B. Tachykardie, Extrasystolen, EKG-Veränderungen (s. Hypokaliämie), Ödeme.

Hypo|kalie (↑) f: (engl.) kaliopenia; Kaliumverarmung der Zellen.

Hypo|kalz|ämie (↑; Calc-*; -ämie*) f: (engl.) hypocalcemia; erniedrigte Calciumkonzentration im Blutserum (<2,0 mmol/l bzw. 8,0 mg/dl); **Urs.:** Hypoparathyroidismus, Calciferolmangel, Rachitis, Malabsorptionssyndrom, chron. Niereninsuffizienz, akute Pankreatitis u. a.; **Sympt.:** gesteigerte neuromuskuläre Erregbarkeit; s. Tetanie.

Hypo|kalz|urie (↑; ↑; Ur-*) f: (engl.) hypocalciuria; verminderte Calciumausscheidung durch die Niere (<2,5 mmol/d bzw. 100 mg/d), meist zus. mit Hypokalzämie z. B. bei Osteomalazie*; wichtiger Hinweis auf einen Calciferolmangel.

Hypo|kapnie (↑; gr. καπνός Dunst, Gas) f: (engl.) hypocapnia; verminderter art. CO_2*-Partialdruck, z. B. inf. Hyperventilation*; kann zu respirator. Alkalose* führen; tritt auch sekundär bei respirator. Kompensation einer metabolischen Azidose* auf.

Hypo|kinese (↑; Kin-*) f: (engl.) hypokinesia; auch Hypokinesie; **1.** (neurol.) in der (höchsten) Auslenkung (Amplitude) geminderte Willkür- u. Reaktivbewegungen sowie physiol. Mitbewegungen* bei Erkr. des extrapyramidalen Systems (z. B. Parkinson-Syndrom) u. bei Stirnhirnerkrankungen; **2.** (kardiol.) verminderte od. verlangsamte Bewegung von Herzwandabschnitten während der Systole, z. B. dauerhaft nach Herzinfarkt od. vorübergehend belastungsabhängig durch Ischämie bei koronarer Herzkrankheit (diagn. Kriterium); nachweisbar z. B. in der Echokardiographie*. Vgl. Akinese.

Hypo|koagulabilität (↑; Koagul-*) f: (engl.) hypocoagulability; verminderte Gerinnbarkeit des Bluts; **Klin.:** gestörte Blutstillung bei Blutungen aus physiol. Wunden (Menstruation), auch nach Injektionen, Verletzungen u. a.; **Urs.:** **1.** Koagulopathien*; **2.** Thrombopathien*; **3.** Hyperfibrinolyse*; **4.** induziert durch Ther. mit Antikoagulanzien*. Vgl. Diathese, hämorrhagische.

Hypo|konvertin|ämie (↑; -ämie*) f: s. Hypoprokonvertinämie.

Hypo|kortizismus (↑; Cort-*) m: s. Nebennierenrindeninsuffizienz, Hypophysenvorderlappen-Insuffizienz.

Hypo|lipid|ämie (↑; Lip-*; -ämie*) f: (engl.) hypolipemia; s. Hypolipoproteinämien.

Hypo|lipo|protein|ämien (↑; ↑; Prot-*; -ämie*) f pl: (engl.) hypolipoproteinemias; syn. Hypolipidämien; Erkr. mit erniedrigter Konz. der Lipoproteine* im Serum; **Vork.:** als primäre, angeborene Erkr. (s. ums. Tab.) od. als sekundäre H., die zu einer erniedrigten Konz. verschiedener Lipoproteine u. zu Hypocholesterolämie od. Hypotriglyceridämie führen können. Sekundäre H. treten z. B. auf inf. von Hunger, Malabsorptionssyndromen, Hyperthyreose, Lebererkrankungen.

Hypo|magnesi|ämie (↑; -ämie*) f: (engl.) hypomagnesemia; Erniedrigung der Magnesiumkonzentration im Blut; vgl. Magnesiummangelsyndrom.

Hypo|magnesi|ämie, primäre (↑; ↑) f: (engl.) primary hypomagnesemia; autosomal-rezessiv vererbte Störung der intestinalen Magnesiumresorption bzw. renalen Rückresorption (Genlokus 3q27), die zu Hypomagnesiämie u. sekundär zu Hypokalzämie u. Hyperphosphatämie führt;

H

Hypolipoproteinämien
Primäre Hypolipoproteinämien

Erkrankung	Pathophysiologie	Klinische Symptome	Laborbefunde
Analpha-Lipoproteinämie (Tangier-Krankheit)	völliges Fehlen von Apolipoprotein A	Vergrößerung u. gelbliche Verfärbung der Tonsillen, Splenomegalie, Schaumzellen	Hypocholesterolämie, normale od. erhöhte Triglyceridwerte, HDL-Mangel
Abeta-Lipoproteinämie (Bassen-Kornzweig-Syndrom)	völliges Fehlen von Apolipoprotein B	Retinitis pigmentosa, Akanthozytose, Steatorrhö, evtl. Ataxie u. Areflexie	extreme Hypocholesterolämie, Hypotriglyceridämie, Fehlen von Chylomikronen, VLDL, LDL
Hypobeta-Lipoproteinämie	Mangel an Apolipoprotein B	selten; evtl. Ataxie u. Polyneuropathie	erniedrigtes LDL, normales HDL, evtl. Hypocholesterolämie u. Hypotriglyceridämie
Hooft-Syndrom (familiäre Hypolipidämie)	unklar	Hautveränderungen, tapetoretinale Degeneration, Leukonychie	erniedrigte Konzentration aller Lipoproteine, Hypocholesterolämie, Hyperphosphatämie

Klin.: schwere generalisierte tetanische Krämpfe bereits im Neugeborenenalter.

Hypo|manie (↑; Manie*) f**:** (engl.) hypomania; Bez. für leichte, mehrere Tage andauernde manische Erregung, bei der die Sympt. geringer ausgeprägt sind als bei der Manie*.

Hypo|mastie (↑; Mast-*) f**:** (engl.) hypomastia; Unterentwicklung, evtl. auch Fehlen einer Brust bzw. beider Brüste als angeb. Anomalie; bei extrem unterentwickelter Brust spricht man von Mikromastie. Vgl. Poland-Symptomenkomplex.

Hypo|melanosen (↑) f pl**:** (engl.) hypomelanotic disorders; Erkr., bei denen es zu vorübergehender od. dauerhafter Verminderung der Anzahl, dem völligen Verlust od. einer Unterfunktion der Melanozyten in der Haut kommt; **Urs.:** Trauma (Narbe), Kontakt mit Chemikalien (Phenole, Chloroquin), als Folge von Mangelzuständen (z. B. Cobalamin), Infektionen (z. B. Pityriasis versicolor, Syphilis, Lepra), entzündl. Dermatosen (z. B. Ekzemen), idiopathisch (Vogt-Koyanagi-Harada-Syndrom) od. angeboren (Piebaldismus, Waardenburg-Syndrom, Incontinentia pigmenti achromians, Naevus depigmentosus, Albinismus, Chediak-Higashi-Syndrom). Vgl. Hyperpigmentierung.

Hypo|melanosis guttata idio|pathica (↑; ↑; ↑) f**:** idiopath. Auftreten multipler weißer, bis linsengroßer Flecken bes. an den Streckseiten der Beine ab dem 3. Lebensjahrzehnt; **DD:** Vitiligo, Pityriasis versicolor.

Hypo|melanosis Ito (↑; ↑; ↑) f**:** syn. Incontinentia* pigmenti achromians.

Hypo|menor|rhö (↑; gr. μήν, μηνός Monat; -rhö*) f**:** (engl.) hypomenorrhea; schwache Menstruationsblutung; **Urs.:** **1.** organisch, z. B. nach forcierter Kürettage* (s. Adhäsionen, intrauterine), bei chron. Endometritis*; **2.** psychogen bzw. hormonal, z. B. als Initialsymptom einer Ovarialinsuffizienz*, unter der Einnahme von oralen Kontrazeptiva, bei Störungen des Körpergewichts (Anorexia nervosa, Adipositas).

Hypo|methionin|ämie (↑; -ämie*) f**:** (engl.) hypomethioninemia; Erniedrigung der Methioninkonzentration im Blut als Folge der Störung der Remethylierung von Homocystein* (z. B. bei Folsäuremangel od. angeb. Defekt der Methioninsynthetase). E. Mön.

Hypo|metrie (↑; Metr-*) f**:** Form der Dysmetrie*.

Hypo|mimie (↑; gr. μιμεῖσθαι nachahmen) f**:** (engl.) hypomimesis; herabgesetzte Mimik*.

Hypo|mnesie (↑; -mnese*) f**:** (engl.) hypomnesia; Gedächtnisstörung* mit Schwächung des Erinnerungsvermögens, wobei i. d. R. das Kurzzeitgedächtnis stärker als das Langzeitgedächtnis betroffen ist. Im Ggs. zur Amnesie* ist H. nicht auf einen best. Zeitraum beschränkt. **Urs.:** org. Psychose, Schädelhirntrauma.

Hypo|mochlion (↑; gr. μοχλίον kleiner Hebel) n**:** Dreh-(Unterstützungs-)Punkt eines Hebels; med. v. a. in der Gelenklehre, aber auch i. S. von gebh. Stemmpunkt: diejenige Stelle des Kindskörpers, die sich bei der Austrittsbewegung während der Geburt* gegen den Schambogen anstemmt.

Hypo|natri|ämie (↑; -ämie*) f**:** (engl.) hyponatremia; Verminderung der Natriumkonzentration im Blut auf Werte unter 135 mmol/l (135 mval/l); meist als Zeichen eines Wasserüberschusses im Organismus, auch eines Mangels an Gesamtnatrium (absolute H.) inf. regulator. Verzichts auf Isotonie* zugunsten der Isovolämie*; **Vork.:** bei hypotoner Dehydratation* sowie hypotoner Hyperhydratation*; **Urs.:** Einteilung nach der Na^+-Konz. im Harn: **1.** H. mit Harn-Na^+ <5 mval/l bei extrarenalen Na^+-Verlusten (z. B. bei Erbrechen, Diarrhö, Pankreatitis, Schwitzen) u. als Verdünnungshyponatriämie (bei Herzinsuffizienz, Leberzirrhose, inadäquater Infusionstherapie); **2.** H. mit Harn-Na^+ >5 mval/l bei Nierenfunktionsstörungen, renalem bzw. zentralem (zerebralem) Salzverlustsyndrom, Diuretikatherapie, Nebennierenerkrankungen (Hypoaldosteronismus), Syndrom der inadäquaten ADH-Sekretion, Alkalose; **Sympt.:** Apathie, Kopfschmerz, Durst, Anorexie, Erbrechen, ggf. Zeichen der Hypovolämie (Tachykardie u. a.); **Ther.:** schrittweiser Natriumersatz unter Berücksichtigung der Kreislaufsituation.

Hyp|onychium (↑; Onych-*) n: Übergang des Epithels des Nagelbettes (Lectulus) in das der Epidermis als Unterlage des freien Randes am Nagel*.

Hypo|para|thyroid-Biermer-Gonaden|dysgenesie-Syn|drom (↑; Para-*; Thyreo-*; -id*; Gonaden*; Dys-*, -genese*) n: (engl.) hypoparathyroid-pernicious anemia-gonadal dysgenesis syndrome; auch H.-B.-G.-Syndrom; bes. Verlaufsform des polyglandulären Autoimmunsyndroms* (Typ I) bei jungen Mädchen; **Sympt.:** Hypoparathyroidismus, primärer Hypogonadismus, perniziöse Anämie.

Hypo|para|thyroidismus (↑; ↑; ↑; ↑) m: (engl.) hypoparathyroidism; verminderte od. fehlende Produktion von Parathormon*, meist nach versehentl. op. Entfernung od. Schädigung der Nebenschilddrüsen i. R. einer Strumektomie (parathyreopriver H.) od. als Folge anderer Erkrankungen (Metastasen, Entz.); sehr selten autoimmun. bedingt (idiopathischer H.); ein passagerer H. kurz nach der Geburt ist physiologisch. **Klin.:** Hypokalzämie (<2 mmol/l bzw. 8 mg/dl) mit Tetanie*, Hyperphosphatämie (>1,6 mmol/l bzw. 5 mg/dl), starke Hypokalzurie, Hypophosphaturie; als Spätsymptome troph. Störungen an Haaren, Haut u. Nägeln, metastat. Verkalkungen in Lungen, Linse, basalen Hirnganglien (vgl. Fahr-Krankheit); **Ther.:** Dauersubstitution mit Colecalciferol od. Calcitriol, individuelle Einstellung des Serumcalciums im unteren Referenzbereich. Vgl. Ellsworth-Howard-Test, Pseudohypoparathyroidismus.

Hypo|pathie (↑; -pathie*) f: syn. Hypalgesie*.

Hypo|pharyngo|skopie (↑; Pharyng-*; -skopie*) f: (engl.) hypopharyngoscopy; instrumentelle Inspektion des Hypopharynx* u. des Kehlkopfeingangs; **1.** indirekte H. (meist nach Oberflächenanästhesie) mit einem zw. Gaumensegel u. Rachenhinterwand eingeführten Endoskop, Lupenendoskop od. Kehlkopfspiegel, wobei nach Heben des Kehldeckels durch Druck auf den Zungengrund der Einblick bis zum Ösophaguseingang möglich ist; **2.** direkte H. (meist in Intubationsnarkose) nach Einführen eines (Lupen-)Endoskops bis zum Kehlkopfeingang; ermöglicht die Entnahme einer Biopsie bei Verdacht auf maligne Veränderungen u. die Durchführung kleinerer Eingriffe. Vgl. Laryngoskopie, Ösophagoskopie.

Hypo|pharynx (↑; ↑) m: unterster Bereich (Pars laryngea) des Pharynx*.

Hypo|pharynx|karzinom (↑; ↑; Karz-*; -om*) n: (engl.) hypopharynx carcinoma; sog. äußeres Kehlkopfkarzinom; maligner Tu. des Hypopharynx, der mit einem Maximum zw. 50. u. 70. Lj. v. a. bei Männern auftritt (m:w = 4:1); **histopathol.** meist Plattenepithelkarzinom; **Lok.:** häufig Recessus piriformis, seltener hintere Rachenwand u. Postkrikoidgegend; **Urs.:** diskutiert werden exogene Noxen (v. a. Tabak u. Alkohol) u. ein Zus. mit dem Plummer*-Vinson-Syndrom. **Sympt.:** einseitige, zum Ohr ziehende Schmerzen, Dysphagie, Heiserkeit, blutig tingiertes Sputum u. Schwellung der submandibulären Lymphknoten; **Diagn.:** (Mikro-)Laryngoskopie, Computertomographie; **Ther.:** bei H. ohne Fernmetastasen Laryngektomie mit Pharynxteilresektion u. Neck* dissection; bei ausgedehnten Tumoren kombinierte Chemo-Radiotherapie; final Schmerztherapie, Tracheostoma u. Ernährungssonde; **Progn.:** bei Diagnosestellung liegen in ca. 10 % Fernmetastasen (Leber, Lunge, Skelett) vor; Fünf-Jahres-Überlebensrate ca. 20 %. Vgl. Kehlkopfkarzinom.

Hypo|phonie (↑; Phono-*) f: (engl.) hypophonesis, hypophonia; **1.** (perkutor.) Dämpfung bzw. (auskultator.) vermindertes Atemgeräusch, bes. über den Lungenspitzen; vgl. Grocco-Rauchfuß-Dreieck; **2.** s. Phonasthenie.

Hypo|phorie (↑; -phor*) f: s. Heterophorie.

Hypo|phosphat|ämie (↑; -ämie*) f: (engl.) hypophosphatemia; herabgesetzter Phosphatgehalt im Serum unter 0,57 mmol/l (1,7 mval/l, 3 mg/dl) durch renal-tubulären Phosphatverlust; **Vork.:** bei Überfunktion der Nebenschilddrüsen, auch als (seltene) X-chromosomal-dominant erbl. Form (bei Frauen meist nur H., während die Männer außerdem eine Vitamin-D-resistente Rachitis* aufweisen).

Hypo|phosphatasie (↑) f: (engl.) hypophosphatasia; syn. Rathbun-Syndrom; angeborene Stoffwechselstörung mit verminderter Aktivität der alkal. Phosphatase (Genlokus 1p36.1-p34); gestörte Mineralisation des Skeletts (Kraniosynostose, Thoraxdeformitäten, früher Zahnverlust), Hyperkalzämie u. vermehrte Ausscheidung von Phosphoethanolamin im Harn; **Formen: 1.** letaler kongenitaler Typ mit Osteopenie des gesamten Skeletts; Tod bereits in utero od. in den ersten Lebenstagen; **2.** kindl. Typ mit autosomal-rezessivem Erbgang, epiphysären Veränderungen u. Krampfanfällen; schwerer Verlauf u. ungünstige Progn.; **3.** Erwachsenentyp mit autosomal-dominantem Erbgang u. leichten, Rachitis-ähnlichen Symptomen.

Hypo|physe (↑; gr. φύεσθαι entstehen, wachsen) f: (engl.) hypophysis, pituitary (gland); syn. Glandula pituitaria; Hirnanhangdrüse; in der Sella turcica der knöchernen Schädelbasis lokalisiertes, aus versch. Anteilen zusammengesetztes, kirschgroßes endokrines Organ; ist über den Hypophysenstiel (Infundibulum) direkt mit dem Hypothalamus verbunden u. stellt mit diesem eine morphol. u. funktionelle Einheit dar.

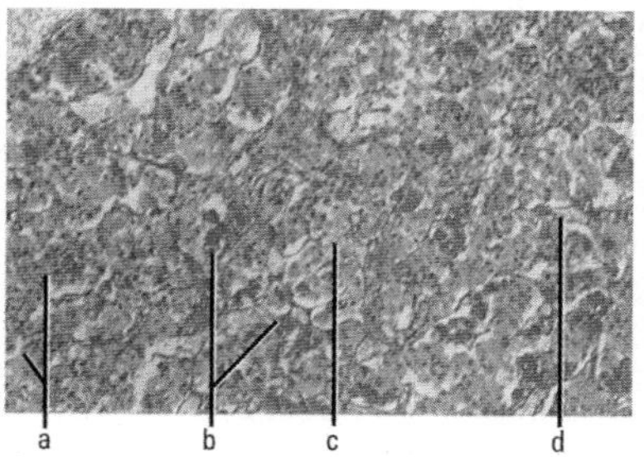

Hypophyse:
histologischer Schnitt durch die Pars distalis des Hypophysenvorderlappens (Trichrom-PAS-Färbung);
a: azidophile Zellen (orange); b: basophile Zellen (rot bis purpur); c: chromophobe Zellen (blassblau); d: sinusoidale Kapillare [134]

1. Hypophysenvorderlappen (Abk. HVL): sog. Adenohypophyse; endokrine Drüse, entwickelt sich aus dem ektodermalen Epithel des Mundhöhlendachs u. ist mit dem Zwischenhirn* über ein spez. Gefäßsystem (Pfortadergefäße* der Hypophyse) verbunden; bisher wurden sechs im HVL gebildete Proteohormone nachgewiesen: Gonadotropine* (FSH* u. LH*), thyreotropes Hormon (TSH*), adrenocorticotropes Hormon (ACTH*) sowie das Wachstumshormon STH* u. Prolaktin*; mit Ausnahme der beiden letzten direkt wirksamen Hormone handelt es sich um glandotrope Hormone, die die Funktion anderer (untergeordneter) endokriner Organe regulieren. Die Regulation der Hormonsekretion erfolgt durch die Releasing*-Hormone. Bei den epithelialen Zellen des HVL lassen sich drei Arten differenzieren; zwei Formen von azidophilen Zellen (STH- bzw. Prolaktinproduktion), betabasophile (TSH-Produktion), deltabasophile Zellen (Gonadotropinproduktion) u. chromophobe Zellen. ACTH wird wahrscheinl. in den basophilen Zellen produziert. **2. Hypophysenzwischenlappen** (Abk. HZL): beim Menschen nur rudimentär angelegt; Bildungsort des Melanozyten-stimulierenden Hormons (MSH*); **3. Hypophysenhinterlappen** (Abk. HHL): sog. Neurohypophyse; entwicklungsgeschichtlich Ausstülpung des Zwischenhirnbodens, besteht aus marklosen Nervenfasern, einem Kapillarnetz u. einer spez. Gliaform (Pituizyten); steht über Nervenfasern mit den Nuclei supraoptici u. Nuclei paraventriculares des Hypothalamus in Verbindung. Die beiden im Hypothalamus gebildeten Hormone Oxytocin* u. Vasopressin (ADH*) werden im HHL, gebunden an Polypeptide, gespeichert u. durch Exozytose freigesetzt. Vgl. Hypothalamus-Hypophysen-System.

Hypo|phys|ek|tomie (↑; ↑; Ektomie*) **f:** s. Hypophysenausschaltung.

Hypo|physen|adenome (↑; ↑; Aden-*; -om*) n pl: (engl.) pituitary adenomas; epitheliale Tumoren der Hypophyse mit od. ohne endokrine Aktivität; s. Hirntumoren (Tab.).

Hypo|physen|ausschaltung (↑; ↑)**:** (engl.) hypophysectomy; iatrogener Eingriff an der Hypophyse*, um deren hormonelle Aktivität zu beseitigen; **Verf.:** neurochir. Hypophysektomie, Strahlentherapie, evtl. medikamentös durch Prolaktinhemmer*; **Ind.:** evtl. Mamma- od. Prostatakarzinom zur Wachstumsbeeinflussung hormonsensibler Tumoren; nicht selektiv op. zu entfernendes Adenom der Hypophyse (s. Hirntumoren).

Hypo|physen|gang (↑; ↑)**:** (engl.) pituitary duct; Ductus craniopharyngeus; embryonaler Gang zw. Hypophyse u. Schlund.

Hypo|physen|hinter|lappen (↑; ↑)**:** (engl.) posterior lobe of pituitary (gland), posterior pituitary; Abk. HHL; s. Hypophyse.

Hypo|physen|hormone (↑; ↑; Horm-*) n pl: (engl.) pituitary hormones; s. Hypophyse.

Hypo|physen|in|suffizienz (↑; ↑; Insuffizienz*) **f:** (engl.) pituitary insufficiency; partielle od. (selten) generalisierte Verminderung der Sekretionsleistung der Hypophyse; s. Hypophysenvorderlappen-Insuffizienz, Diabetes insipidus.

Hypo|physen|tumoren (↑; ↑; Tumor*) m pl: (engl.) pituitary tumors; Hypophysenadenome* u. Gliome (selten; entstehen aus der Neurohypophyse); s. Hirntumoren (Tab.).

Hypo|physen|vorder|lappen (↑; ↑)**:** (engl.) anterior pituitary, anterior lobe of pituitary (gland); Abk. HVL; s. Hypophyse.

Hypo|physen|vorder|lappen-In|suffizienz (↑; ↑; Insuffizienz*) **f:** (engl.) hypopituitarism; syn. Hypopituitarismus, Simmonds-Krankheit; partieller od. kompletter Ausfall der endokrinen Funktionen des Hypophysenvorderlappens (Abk. HVL) inf. Zerstörung od. Verdrängung von HVL-Gewebe od. dessen Abtrennung von hypothalam. Zentren; **Urs.:** degen. (v. a. Nekrosen, u. a. postpartal beim Sheehan-Syndrom), autoimmune od. granulomatöse Prozesse (z. B. Sarkoidose), Entz., Traumen, intra- (v. a. Hypophysenadenome) u. paraselläre Tumoren, Hämochromatose, nach neurochir. Eingriffen u. Strahlentherapie; **Klin.:** häufig schleichende Abnahme der somato-, gonado-, thyreo- u. adrenokortikotropen HVL-Funktionen u. a. mit Adynamie, Oligo- u. Amenorrhö bzw. Libido- u. Potenzstörungen, blasser atroph. Haut, Pigmentschwund u. Reduktion der sek. Körperbehaarung; mit dem Leben vereinbar, wenn eine minimale Schilddrüsenhormon- u. basale Kortikosteroidsekretion erhalten bleibt. Im präpubertären Alter kommt es bei ausreichender STH-Sekretion zu eunuchoidalem Hochwuchs, bei STH-Mangel zu Minderwuchs. Eine akute H.-I. (selten) führt zum hypophysären Koma mit Hypothermie, Bradykardie u. Hypoventilation. **Ther.:** Substitution mit Cortisol, Testosteron bzw. Östrogenen u. Schilddrüsenhormonen unter Kontrolle der Hormonkonzentrationen im Blut. Vgl. Panhypopituitarismus.

Hypo|pigmentierung (↑; Pigmente*)**:** (engl.) hypopigmentation; umschriebene Depigmentierung* der Haut; s. Hypomelanosen.

Hypo|pituitarismus (↑; Pituita*) m**:** syn. Hypophysenvorderlappen*-Insuffizienz.

Hypo|plasie (↑; ↑) **f:** (engl.) hypoplasia; anlagebedingte morphol. Unterentwicklung; die Organanlage ist vorhanden, das Organ aber nicht vollständig entwickelt. Vgl. Aplasie, Minderwuchs.

Hypo|plasie, fokale dermale (↑; ↑) **f:** syn. Goltz*-Gorlin-Syndrom.

Hypo|pro|ak|zelerin|ämie (↑; Pro-*; lat. accelerare beschleunigen; -ämie*) **f:** (engl.) hypoproaccelerinemia; syn. Parahämophilie, Owren-Syndrom; seltene, autosomal-rezessiv erbl. Koagulopathie aufgrund verminderter Synthese von Faktor V (Proakzelerin) der Blutgerinnung*; gelegentl. Komb. mit Faktor-VIII-Mangel (s. Hämophilie); **Sympt.:** hämorrhagische Diathese v. a. mit Haut- u. Schleimhautblutungen u. Menorrhagien.

Hypo|pro|kon|vertin|ämie (↑; ↑; -ämie*) **f:** (engl.) hypoproconvertinemia; Faktor-VII-Mangelkrankheit; seltene, angeb. hämorrhagische Diathese mit phänotypisch autosomal-rezessivem u. genotypisch autosomal-kodominantem Erbgang; vgl. Prokonvertin, Blutgerinnung, Koagulopathien.

Hypo|protein|ämie (↑; Prot-*; -ämie*) **f:** (engl.) hypoproteinemia; Verminderung des Serumproteingehalts; **Formen: 1.** absolute H. bei Verminderung v. a. der Albuminfraktion (Hypalbuminämie) mit deutl. Abnahme des onkotischen Drucks, was eine interstitielle Wasseranreicherung (Ödeme) zur Folge hat (ab einem Proteingehalt von weniger als 5 g/dl Serum); Urs.: z. B. als Folge länger dauernder Proteinurie (meist Albuminurie) bei glomerulärer Nierenschädigung (Glomerulonephritis, Nephrose), Proteinmangelernährung (Hungerdystrophie, Mehlnährschaden, Kwashiorkor), mangelhafter Proteinsynthese bei chron. Leberzirrhose, kataboler Stoffwechsellage bei Neoplasien, Tuberkulose, bei starkem Proteinverlust durch großflächige Hautläsionen (Verbrennungen, Dermatitis, Ekzem) u. exsudativer Enteropathie; **2.** relative H. bei Wasserretention (Hydrämie*), z. B. bei übermäßiger Infusionstherapie, Anurie.

Hypo|pro|thrombin|ämie (↑; Pro-*; Thromb-*; -ämie*) f: (engl.) hypoprothrombinemia; Mangel an Prothrombin* im Blut; **Formen: 1.** seltene, autosomal-rezessiv erbl. Gerinnungsstörung mit Defekt der Prothrombinsynthese (Prothrombinaktivität etwa 1–10 % der Norm); Sympt.: Schleimhautblutungen, Hämatome, Verletzungsblutungen, Menorrhagien; Ther.: Substitution mit Frischplasma od. Prothrombinkonzentrat; **2.** erworben bei Vitamin-K-Resorptions- bzw. -Verwertungsstörung; Vork.: bei Gallenwegverschluss, Leberzirrhose, Hämochromatose, Malabsorptionssyndrom u. a.; **3.** vorübergehend bei Neugeborenen (keine Vitamin-K-Reserven, Synthese durch Darmflora gering, Unreife der Leberzellen); **4.** bei therap. Anw. von Antikoagulanzien.

Hypo|pyon (↑; Py-*) n: Eiteransammlung am Boden der Vorderkammer des Auges mit typ. Spiegelbildung; **Urs.:** eitrige Keratitis, postop. od. posttraumat. intraokulare Inf., schwere Iritis i. R. einer Behçet-Krankheit.

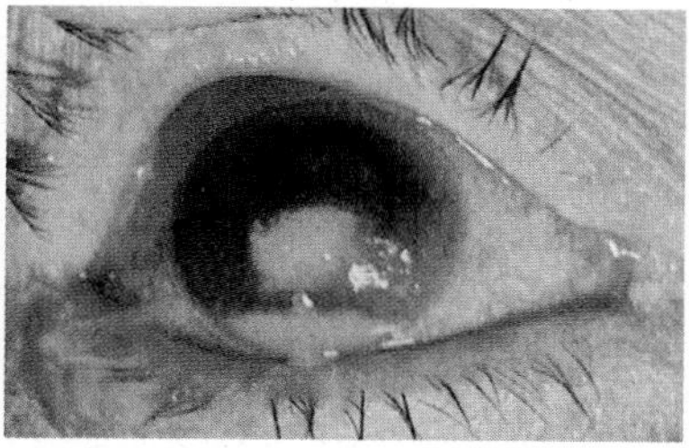

Hypopyon: hier bei Ulcus corneae [362]

Hypo|sensibilisierung (↑; sensibel*): (engl.) hyposensitization; auch Desensibilisierung; schrittweises Herabsetzen einer allergenspezif. IgE-vermittelten Reaktionsbereitschaft (Allergie* vom Soforttyp) durch regelmäßige, über einen längeren Zeitraum erfolgende subkutane Injektion od. orale Zufuhr (bei Kleinkindern) des auslösenden Allergens* in unterschwelligen, langsam ansteigenden Konzentrationen; als Wirkungsmechanismen werden z. B. Bildung blockierender Antikörper der IgG-Klasse, Induktion antiidiotypischer Antikörper, Supprimierung der Produktion spezif. IgE-Antikörper sowie verminderte Degranulationsbereitschaft der Mastzellen u. basophilen Granulozyten diskutiert. **Ind.:** ausgeprägte, therapieresistente u. zur Eskalation neigende Verlaufsformen der insbes. durch Pollen, Hausstaubmilben u. Tierepithelien ausgelösten allergischen Rhinokonjunktivitis (auch zur Asthmaprophylaxe) u. des exogen-allergischen Asthma bronchiale sowie der Hymenopterenallergie; **cave:** Auslösung eines anaphylaktischen Schocks* u. allergischer Reaktionen auf andere Inhaltsstoffe der Allergenlösungen.

Hypo|siderin|ämie (↑; gr. σίδηρος Eisen; -ämie*) f: (engl.) hypoferremia; Verminderung des Serumeisens; Vork. bei Eisenmangel mit u. ohne Anämie (dabei Eisenbindungskapazität erhöht), Tumor- bzw. Infektanämie (dabei Eisenbindungskapazität vermindert) u. bei der seltenen Atransferrinämie.

Hyp|osmie (↑; gr. ὀσμή Geruch) f: (engl.) hyposmia; herabgesetztes Geruchsvermögen; vgl. Anosmie.

Hypo|spadie (↑; gr. σπαδών Spalte) f: (engl.) hypospadia; syn. Fissura urethrae inferior; untere Harnröhrenspalte; Hemmungsfehlbildung der Harnröhre, die eine nach unten offene Rinne bildet u. proximal ihrer orthotopen Stelle mündet; oft in Komb. mit Penisverkrümmung, Meatusstenose, Scrotum fissus; **Einteilung** je nach Lok. der Urethramündung in glanduläre, penile, skrotale u. perineale H.; bei gleichzeitigem Maldescensus testis ist wegen mögl. Verwechslung mit Pseudohermaphroditismus femininus eine Geschlechtsbestimmung erforderlich. Als weibl. H. wird die Mündung der Blase in den Scheideneingang bei fehlender Harnröhre bezeichnet. **Ther.:** op. Rekonstruktion im 1.–5. Lj.; vgl. Browne-Operation, Epispadie.

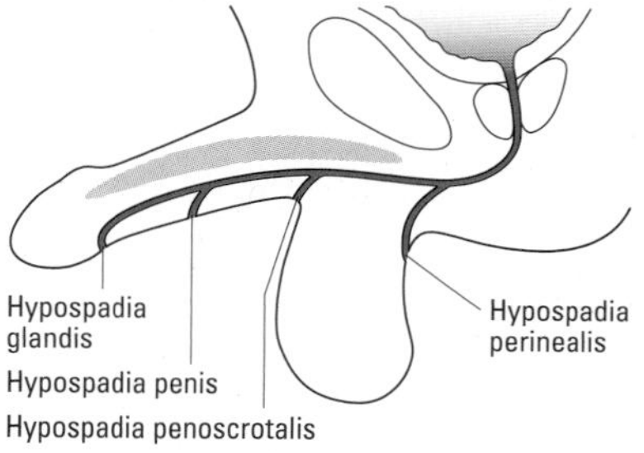

Hypospadie [443]

Hypo|spermie (↑; Sperm-*) f: nicht mehr gebräuchl. Bez. für Parvisemie; s. Sperma-Untersuchung (Tab.).

Hypo|sphagma (gr. ὑπόσφαγμα Bluterguss am Auge) n: gelegentl. rezidiv. Blutung unter die Augenbindehaut; **Urs.:** meist idiopathisch; Trauma, Inf., Gefäßerkrankung (generalisiert od. lokal), Keuchhusten*, nach Valsalva-Manöver; i. d. R. spontane Abheilung.

Hypo|stase (gr. ὑπόστασις Bodensatz) f: (engl.) hypostasis; **1.** (kardiol.) Senkungshyperämie, Senkungsblutfülle; der Schwerkraft folgende passive Blutfülle abhängiger Körperteile, insbes. bei Bettlägerigen mit meist kardial bedingt eingeschränkter Kreislauffunktion; vgl. Herzinsuffizienz; **2.** (pathol.) äußere H.: s. Totenflecke; **3.** (genet.) Überdeckbarkeit einer Erbanlage durch ein nicht zum gleichen Erbanlagepaar gehörendes Gen; Ggs. Epistase.

Hypo|sthen|urie (Hyp-*; gr. σθένος Kraft, Stärke; Ur-*) f: (engl.) hyposthenuria; verminderte Harnkonzentration; Bildung von Harn, dessen Osmolarität erheblich unter der Plasmaosmolarität liegt; setzt intakte Nierenfunktion voraus; spezif. Gewicht des Harns unter 1,006, minimale Harnosmolarität 40 mosmol/l; **Urs.:** ADH-Mangel od. -Suppression (Wasser, Alkohol). Vgl. Hypersthenurie, Isosthenurie.

Hypo|tension (↑; Tend-*) f: s. Hypotonie.

H

Hypo|tension, kontrollierte (↑; ↑) f: s. Blutdrucksenkung, kontrollierte.

Hypo|thalamus (↑; gr. θάλαμος Lager, Kammer) m: Abk. HT; unterh. des Thalamus* gelegene zentralnervöse Region, Teil des Zwischenhirns*; zum HT gehören u. a. Chiasma opticum, Tractus opticus, Tuber cinereum, Lamina terminalis, die Hypophyse u. das paarige Corpus mammillare; im HT finden sich dem vegetativen Nervensystem übergeordnete Zentren, welche die wichtigsten Regulationsvorgänge des Organismus wie Wärmeregulation, Wach- u. Schlafrhythmus, Blutdruck- u. Atmungsregulation, Nahrungsaufnahme (Hunger- u. Sättigungszentrum), Fettstoffwechsel, Wasserhaushalt, Sexualfunktion u. Schweißsekretion koordinieren. Wichtige Kerngebiete des HT sind die Nuclei paraventriculares, Nuclei supraoptici u. Nuclei tuberales. Im HT werden versch. endokrin wirksame Substanzen, die sog. Hypothalamushormone*, gebildet.

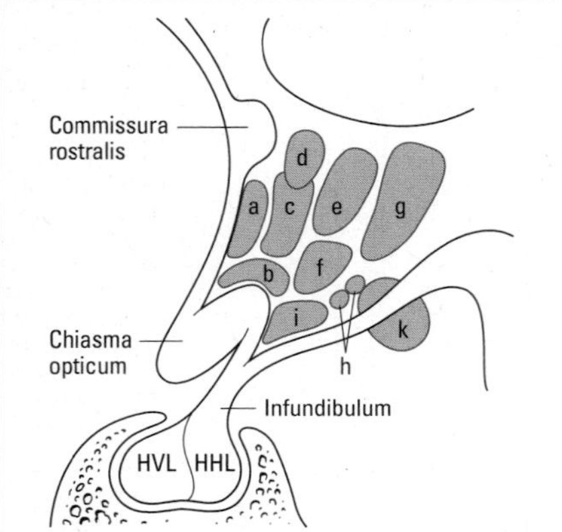

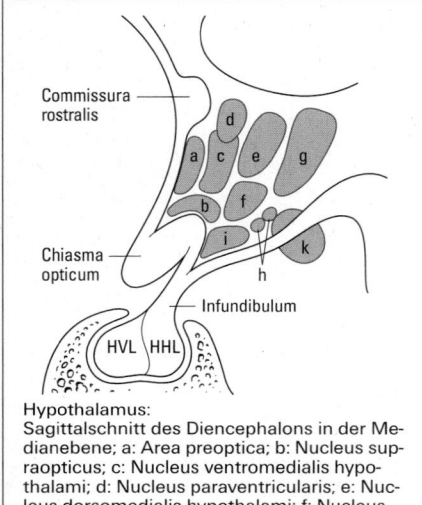

Hypothalamus:
Sagittalschnitt des Diencephalons in der Medianebene; a: Area preoptica; b: Nucleus supraopticus; c: Nucleus ventromedialis hypothalami; d: Nucleus paraventricularis; e: Nucleus dorsomedialis hypothalami; f: Nucleus tuberomamillaris; g: Nucleus posterior hypothalami; h: Nuclei tuberales laterales; i: Nucleus infundibularis; k: Corpus mamillare [470]

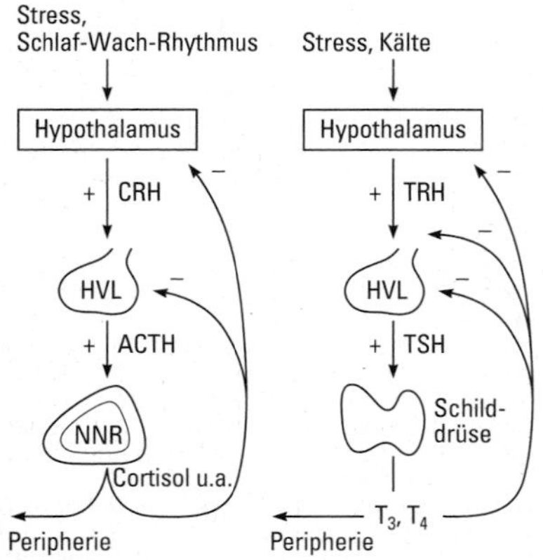

Hypothalamus:
Regulation am Beispiel der Cortisol- und Thyroxinsekretion

Hypo|thalamus|hormone (↑; ↑; Horm-*) n pl: (engl.) hypothalamic hormones; im Hypothalamus gebildete Neuropeptide: ADH* u. Oxytocin* (gelangen über den Tractus supraopticohypophysalis direkt zum Hypophysenhinterlappen) u. Releasing*-Hormone (setzen über die neurovaskuläre Kette* Hypophysenvorderlappen-Hormone frei).

Hypo|thalamus-Hypo|physen-System (↑; ↑; Hypophyse*) n: (engl.) hypothalamic-hypophyseal axis; (neurophysiol.) zentrales Steuer- u. Regelsystem zur funkt. Koordination zw. ZNS u. Hormonsystem; vgl. Hypothalamus, Hypophyse, Releasing-Hormone.

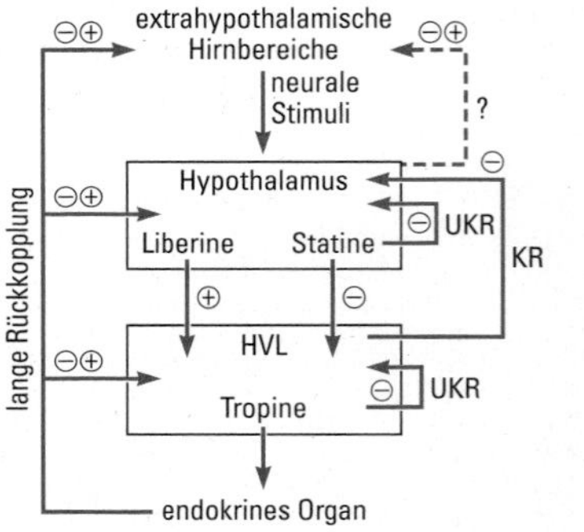

Hypothalamus-Hypophysen-System:
Regulation; UKR: ultrakurze Rückkopplung; KR: kurze Rückkopplung [419]

Hypo|thenar (↑; gr. θέναρ Handfläche) n: Kleinfingerballen.

Hypo|thenar-Hammer-Syn|drom (↑; ↑) n: (engl.) hypothenar hammer syndrome; akuter traumatischer Verschluss der Endstrecke der A. ulnaris durch Endothelläsion; **Vork.:** häufig bei Handwerkern (z. B. Automechaniker, Tischler) od. Sportlern, die Handkantenschläge einsetzen (z. B. bei Karate).

Hypo|thermie (↑; Therm-*) f: (engl.) hypothermia; Unterkühlung, Absinken od. Senken der Körpertemperatur*; **Formen: 1.** unternormale Körpertemperatur (Untertemperatur), z. B. bei Kollaps, Hypothyreose, Kachexie; **2.** akzidentelle H. durch Kälteexposition (bes. bei Berg- u. Ertrinkungsunfällen); Sympt.: s. Tab.; in der Pädiatrie sind v. a. Neugeborene u. spez. Frühgeborene inf. unreifer Wärmeregulation* durch eine postnatal auftretende Unterkühlung gefährdet u. müssen vor einer H. unter 34 °C geschützt werden. **3.** kontrollierte H.: Senkung der Körpertemperatur (z. B. mit Hilfe eines Wärmetauschers bei Anw. der Herz-Lungen-Maschine od. durch Oberflächenkühlung) führt über das Herabsetzen der Stoffwechselvorgänge u. des Sauerstoffverbrauchs zu einer Verlängerung der

Hypothermie

Körpertemperatur	Klinische Symptome	Tolerierter Kreislaufstillstand
36 °C	Kältezittern, Kältegefühl (leichte H.)	4–10 Min.
35–34 °C	psychische Alteration	
33 °C	Kältezittern in Rigor übergegangen	
30 °C	Bewusstseinsverlust, Pupillenerweiterung	10–16 Min.
28 °C	(mäßige H.) Kammerflimmern, Asystolie oder andere Herzrhythmusstörungen	
27 °C	Muskelerschlaffung (tiefe H.)	16–60 Min.
<18 °C	isoelektrisches EEG (ausgeprägte H.)	60–90 Min.

Ischämietoleranz aller Organe; Anw. bes. in der offenen Herzchirurgie, auch in der Neurochirurgie u. bei Transplantationen (Kühlung der entnommenen Organe durch Perfusionslösung von 4 °C). Vgl. Kryotherapie, Hibernation, artifizielle.

Hypo|thyreose (↑; Thyreo-*; -osis*) f: (engl.) hypothyroidism; Unterfunktion der Schilddrüse* u. unzureichende Versorgung der Körperzellen mit Schilddrüsenhormonen; **Formen** nach Empfehlung der „Sektion Schilddrüse der Deutschen Gesellschaft für Endokrinologie“: **1.** angeb. Neugeborenenhypothyreose (irreversibel): **a)** bei Schilddrüsenaplasie (Athyreose*); **b)** bei Schilddrüsenhypo- bzw. -dysplasie (orthotop, d. h. bei normaler Lok. od. ektop, z. B. als Zungengrundstruma*); **c)** bei Iodfehlverwertung*; **d)** bei peripherer Schilddrüsenhormonresistenz (sog. Endorganresistenz); **e)** bei Mangel an TSH*; **2.** intrauterin erworbene Neugeborenenhypothyreose (teilreversibel bzw. reversibel), z. B. inf. Iodmangels bzw. erhöhter Iodaufnahme der Mutter, Einfluss strumigener Substanzen od. immunogen bedingt; **3.** postnatal erworbene (thyrogene) H. (mit od. ohne Struma*): **a)** entzündl. bedingt (z. B. Struma lymphomatosa Hashimoto; s. Thyroiditis); **b)** postoperativ; **c)** nach Strahlentherapie* (z. B. Radioiodtherapie*, externe perkutane Bestrahlung); **d)** durch strumigene Substanzen (best. Medikamente od. massive Zufuhr von Iod); **e)** bei extremem Iodmangel; **f)** H. anderer Art (z. B. inf. Schilddrüsentumoren*, durch hormonbindende Antikörper u. a.); **4.** postnatal erworbene, sekundäre H.: hypophysär bzw. hypothalamisch bedingt, oft in Komb. mit Störungen anderer endokriner Drüsen; **5.** H. inf. peripherer Hormonresistenz (Spätmanifestation); **Sympt.: 1.** bei Neugeborenen respirator. Insuffizienz, Zyanose, Icterus praecox umbilicalis, Kretinismus*, muskuläre Hypotonie u. psychomotor. Behinderung, häufig weite Fontanelle. Bei den angeb. Formen treten erste Sympt. meist nicht sofort nach der Geburt auf, da das mütterl. Schilddrüsenhormon das Kind noch ca. 4–12 Wo. versorgt (Ausnahme: Athyreose). Müttern fällt oft frühzeitig Trinkfaulheit bei guter Gewichtszunahme u. die Neigung zu Obstipation auf. Mit dem H.-Screening (radioimmun. TSH-Filterpapierbestimmung am 5. Tag postpartal im Fersenblut) wird Neugeborenenhypothyreose meist früh erkannt. **2.** bei Kindern v. a. Störung des Wachstums u. der körperl. Entw.; die enchondrale u. periostale Ossifikation* ist verzögert; Epiphysenfugen bleiben lange offen, Knochenkerne treten verspätet auf, die Dentition setzt verzögert ein. Folgen: Minderwuchs* mit gedrungenem Körperbau u. kurzen Extremitäten; da die Kalkeinlagerung ins Osteoid nicht gestört ist, kalkreiche Flecken u. Linien (sog. Abschlussplatte an den Epiphysen) im Röntgenbild. Das Sprechvermögen der im Allg. apathischen Kinder setzt verspätet od. gar nicht ein u. bleibt dürftig, die Intelligenz ist herabgesetzt. Oft verzögerte Pubertät; röntg. evtl. (reaktiv) vergrößerte Sella turcica inf. Hypertrophie des Hypophysenvorderlappens; **3.** im Erwachsenenalter Vollbild aus Apathie u. a. psychischen Störungen (z. B. org. Psychose*), Myxödem* mit aufgedunsenem Gesicht u. schlitzförmig verschmälerten Augen inf. periorbitalem Ödem, verdickten Lippen, Makroglossie u. trockener, rauer u. verdickter Haut (inf. Carotineinlagerung oft gelblich gefärbt). Das Haar ist meist glanzlos u. struppig, die Stimme heiser u. dabei auffällig rau u. tief; allgemein Schwäche, leichte Ermüdbarkeit, Gewichtszunahme, oft extreme Obstipation, Hypothermie mit kühler Haut u. Kälteintoleranz, Hypotension, Bradykardie, u. U. Herzdilatation, Perikarderguss, Parästhesien, Muskelkrämpfe, Schwerhörigkeit sowie auffällige Verlangsamung der Reflexe* (MER), insbes. des ASR (über 350 ms). Labordiagn. u. a. erniedrigte Blutzuckerkonzentration, niedrige Aktivität der alkal. Serumphosphatase, Hypercholesterolämie u. Anämie inf. Resorptionsstörung von Eisenionen bzw. Cobalamin als Ausdruck des verlangsamten Stoffwechsels; **Diagn.:** bei klin. Verdacht Sicherung der Diagn. durch funkt. Schilddrüsendiagnostik*: erniedrigte Thyroxin-Konzentration u. erhöhte TSH-Konzentration im Blut; Triiodthyronin normal od. erniedrigt; Differenzierung zw. primärer u. sekundärer H. mittels TRH*-Test; ggf. Nachweis erhöhter Titer von Schilddrüsenantikörpern*; **Ther.:** (alle Formen) Substitution mit Schilddrüsenhormonpräparaten, darunter meist gute Rückbildung reversibler Symptome. Vgl. Altershypothyreose.

Hypo|thyreose, prä|klinische (↑; ↑; ↑) f: (engl.) subclinical hypothyroidism; latente Hypothyreose; kompensierte Schilddrüsenunterfunktion, d. h. labordiagn. erhöhter Basalwert für TSH* u. überschießende Antwort im TRH*-Test bei normalen Schilddrüsenhormonwerten; bei der Frau u. U. Ursache einer Hyperprolaktinämie* mit sek. Amenorrhö.

Hypo|tonia bulbi (↑; Ton-*) f: verminderter Augeninnendruck; führt bei längerem Bestehen zu Amotio* choroideae u. Schrumpfen des Augapfels (Phthisis bulbi); **Urs.:** Ablatio retinae, Trauma, Fistel der Augapfelwand nach Op., im diabetischen Koma.

Hypo|tonie (↑; ↑) f: (engl.) hypotension; Hypotension, Hypotonus; Druck-, Spannungs- bzw. Tonuserniedrigung; **I. H. des art. Blutdrucks:** bei Blutdruckmessung unter Ruhebedingungen systol. Druck beim Mann <110 mmHg, bei der Frau <100 mmHg u. diastol. Druck <60 mmHg; **Formen: 1.** konstitutionelle

H

H. (syn. essentielle od. primäre H.): hypotone Kreislaufregulation mit Kollapsneigung, Hyperhidrose, kalten Extremitäten, meist Bradykardie u. Herzklopfen sowie Neigung zur Hypoglykämie (v. a. bei asthen. Konstitution); **2.** symptomatische H. (syn. sekundäre H.): bei od. als Folge von Erkr., z. B. Herzinsuffizienz, Herzinfarkt, Aortenstenose, Accretio pericardi u. Concretio pericardii, Hypophysenvorderlappen- od. Nebennierenrindeninsuffizienz, Myxödem, bei paroxysmaler Tachykardie, Fieber, Hypovolämie, in der Schwangerschaft u. Rekonvaleszenz; **3.** orthostatische H. (syn. Orthostasesyndrom): Störung der orthostatischen Regulation* mit Blutdruckabfall inf. Blutverschiebung in Beine u. Splanchnikusgebiet beim Übergang vom Liegen od. Hocken zum Stehen; zerebrale Mangeldurchblutung (Schwarzwerden vor den Augen, Ohrensausen, Schwindel, ggf. Synkope); Vork. v. a. bei jüngeren Frauen u. Personen mit asthenisch-leptosomem Konstitutionstyp sowie bei längerer Immobilisation, Inf. u. hormonaler Dysfunktion; **a)** sympathikotone Form mit isolierter Abnahme des systol. Blutdrucks um mehr als 15 mmHg bei starkem Pulsanstieg; **b)** asympathikotone Form mit Abfall von systol. u. diastol. Blutdruck sowie fehlender sympath. Gegenregulation (Tachykardie, Schwitzen); Objektivierung der orthostatischen H. durch Schellong*-Test; vgl. Somatisierungsstörung. **2. H. der Muskulatur:** herabgesetzter Ruhetonus eines Muskels od. der gesamten Muskulatur (d. h. des Dehnungswiderstands bei passiver Bewegung eines Muskels); Urs.: funkt. Störungen des extrapyramidalen Systems, des Kleinhirns, der Hinterstrangbahnen des Rückenmarks, des 2. Neurons der Willkürmotorik (Vorderhornzelle u. peripherer Nerv); vgl. Lähmung.

Hypo|trichose (↑; Trich-*; -osis*) **f:** (engl.) hypotrichosis; spärliche Behaarung; s. Alopezie.

Hypo|tri|glycerid|ämie (↑; -ämie*) **f:** (engl.) hypotriglyceridemia; erniedrigte Konz. der Triglyceride* im Serum; **Vork.:** als primäre (familiäre H.) od. sekundäre H., z. B. bei Malabsorptionssyndrom. S. Hypolipoproteinämien.

Hypo|trophie (↑; Troph-*) **f:** (engl.) hypotrophy; Unterernährung; vgl. Ernährungsstörungen.

Hypo|trophie, fetale (↑; ↑) **f:** s. Wachstumsretardierung, intrauterine.

Hypo|tympanicum (↑; Tympanum*) **n:** syn. Hypotympanon; Raum zw. dem Boden der Paukenhöhle* u. einer gedachten Ebene durch den unteren Trommelfellrand.

Hypo|ventilation (↑; Ventilation*) **f:** alveoläre Minderbelüftung in Relation zum Stoffwechselbedarf des Organismus mit Absinken von pO_2 u. Anstieg von pCO_2 inf. verringerten Atemminutenvolumens*; führt u. U. zu klin. manifester respiratorischer Insuffizienz* bzw. respiratorischer Azidose*.

Hypo|vitaminosen (↑; -osis*) **f pl:** (engl.) hypovitaminoses; durch Vitaminmangel entstandene Krankheitszustände leichterer Art (schwere Form: Avitaminose*); meist durch Zufuhr des fehlenden Vitamins völlig reversibel; vgl. Vitamine.

Hypo|vol|ämie (↑; -ämie*) **f:** (engl.) hypovolemia; Verminderung der zirkulierenden Blutmenge; **Urs.:** Blutverluste nach außen, in Körperhöhlen od. Gewebe; Plasmaverluste, z. B. nach Verbrennungen; Flüssigkeitsverluste, z. B. inf. Diarrhö, Hitzeschäden od. durch Medikamente (Diuretika); **Sympt.:** kleine Blutdruckamplitude, Blutdruckabfall, Pulsanstieg, unzureichende periphere Durchblutung, niedriger zentraler Venendruck, Oligurie (hypovolämischer Schock*).

Hyp|ox|ämie (↑; Ox-*; -ämie*) **f:** (engl.) hypoxemia; Bez. für einen erniedrigten Sauerstoffgehalt im Blut; vgl. Hypoxie.

Hypo|xanthin **n:** (engl.) hypoxanthine; 6-Hydroxypurin; Purinbase von Inosin*; Abbau durch Xanthinoxidase*; vgl. Nukleoside.

Hyp|oxie (Hyp-*; Ox-*) **f:** (engl.) hypoxia; Verminderung des Sauerstoffpartialdrucks im arteriellen Blut (art. pO_2 <70 mmHg) bzw. verminderte Sauerstoffversorgung im Gesamtorganismus od. best. Körperregionen; **Einteilung/Ätiol.:** **1.** hypoxämische H.: Erniedrigung des art. Sauerstoffpartialdrucks inf. respiratorischer Insuffizienz* od. Aufenthalt in großen Höhen; **2.** anämische H.: Herabsetzung der O_2-Transportkapazität des Bluts durch Verminderung des Hämoglobingehalts (Anämie*) od. durch Beeinträchtigung des O_2-Bindungsvermögens (z. B. Kohlenmonoxidvergiftung); **3.** ischämische od. zirkulatorische H. (sog. Stagnationshypoxie): Beeinträchtigung der Gewebeperfusion inf. von Herzinsuffizienz, Blutgefäßverschluss u. a.; **4.** zytotoxische H.: Blockierung der Zellatmung durch Gifte (Cyanid, Pentachlorphenol); **Sympt.:** Angst u. Unruhe, Dyspnoe, Zyanose, Tachykardie, Blutdruckanstieg, Verwirrtheit, u. U. Bradykardie, Herzstillstand.

Hyp|oxie|training (↑; ↑) **n:** (engl.) hypoxic training; meist im Labor durchgeführtes körperliches Training unter vermindertem Sauerstoffpartialdruck; Effekte ähneln denen bei Höhentraining*; bei submaximaler Belastung verringern sich Herzfrequenz u. Atemminutenvolumen (Leistungsreserve). W. Hol.

Hyps|ar|rhythmie (gr. ὕψος Höhe; A-*) **f:** (engl.) hypsarrhythmia; s. Elektroenzephalographie.

Hyrtl-Muskel (Jozsef H., Anat., Prag, Wien, 1810–1894) **m:** Musculus iliopsoas.

Hyrtl-Plexus (Jozsef H., Anat., Prag, Wien, 1810–1894; Plexus*) **m:** (engl.) Hyrtl's plexus; Venenplexus unterhalb des Schilddrüsenisthmus.

Hyster|ek|tomie (gr. ὑστέρα Gebärmutter; Ektomie*) **f:** (engl.) hysterectomy; Entfernung der Gebärmutter; **Formen: 1.** H. über vaginalen Zugang, häufig laparoskop. assistiert: Schauta*-Stoeckel-Operation, Trachelektomie*, intrafasziale H. u. a.; **2.** H. über abdominalen Zugang: Wertheim*-Meigs-Operation, subtotale (supra-zervikale) H. mit Erhalt der Cervix uteri u. a.; **3.** laparoskop. H.: erweiterte H., subtotale H. (zervixerhaltend, mit Resektion der Transformationszone).

Hysterese (gr. ὑστερεῖν später kommen) **f:** (engl.) hysteresis; **1.** (physik.) nach Änderung einer Größe (Ursache) Änderung einer abhängigen anderen (Wirkung) mit zeitl. Verzug; **2.** (kardiol.) Verlängerung der relativen QT-Dauer im EKG bei plötzl. Wechsel der Herzaktion od. bei Herzschrittmacherimpulsrate von z. B. 70/min nach Absinken der Eigenfrequenz auf z. B. 60/min; **3.** (chem.) sek. Verfestigung eines Kolloids* inf. alterungsbedingter Verringerung der Hydratation*.

Hysterie (gr. ὑστερικός an der Gebärmutter leidend) **f:** (engl.) hysteria; psychogene körperl. Störung i. S. einer Konversionshysterie (mit

Sympt. wie bei Konversionsneurose*) od. Angsthysterie, bei der die Angst auf ein best. äußeres Objekt fixiert ist (s. Phobie). Vgl. Anfall, psychogener; Neurose; Persönlichkeitsstörung, histrionische.

Hystero|salpingo|graphie (gr. ὑστέρα Gebärmutter; Salpinx*; -graphie*) f: (engl.) hysterosalpingography; Abk. HSG; sonographische (selten röntg.) Darstellung des Zervikalkanals, des Uteruskavums u. der Tuben, z. T. mit Kontrastmittel; **Ind.:** in der Sterilitätsdiagnostik zur Prüfung der Tubendurchgängigkeit u. zum Nachw. von Uterusfehlbildungen; vgl. Pertubation.

Hystero|skopie (↑; -skopie*) f: (engl.) hysteroscopy; diagn. u. op. Meth. zur Inspektion der Gebärmutterhöhle od. Einbringen von Instrumenten durch das Endoskop (z. B. zur Teilresektion submuköser Myome, laserchir. Trennung von Septen od. intrauterinen Blutungstillung); vgl. Endoskopie.

Hystero|tomie (↑; -tomie*) f: (engl.) hysterotomy; auch Uterotomie; Eröffnung der Gebärmutter durch Schnitt, z. B. bei Schnittentbindung*, Myomenukleation*.

Hystero|zele (↑; -kele*) f: (engl.) hysterocele; Form der Hernia ventralis mit dem Uterus als Bruchinhalt; s. Hernie.

Hz: Einheitenzeichen für Hertz*.

HZV: Abk. für **H**erz**z**eit**v**olumen; s. Herzminutenvolumen.

H

I

i-: (chem.) Abk. für iso-; z. B. i-Butanol.

I: **1.** (chem.) Symbol für Iod*; **2.** (physik.) Formelzeichen für elektrische Stromstärke*, Schallintensität*; **3.** (biochem.) Abk. für Isoleucin*, Inosin*.

i. a.: Abk. für **i**ntra**a**rteriell.

-iasis: auch -iase; aus dem Griech. übernommene Endung mit der Bedeutung Krankheit, krankhafter Zustand; Befall von Parasiten od. Ungeziefer.

-iatr: auch -iater, -iatrie; Wortteil mit der Bedeutung Arzt; von gr. ἰατρός.

iatrogen (↑; -gen*): (engl.) iatrogenic; durch den Arzt verursacht (z. B. inf. diagn. od. therap. Einwirkungen).

Ibandron|säure (INN) n: zur Gruppe der Bisphosphonate* gehörendes Arzneimittel; **Ind.:** tumorinduzierte Hyperkalzämie.

IBM: Abk. für (engl.) **i**nclusion **b**ody **m**yositis; s. Einschlusskörpermyositis.

Ibu|profen (INN) n: nichtsteroidales Antiphlogistikum; die Wirkung von (S)-(+)-I. ist ca. 150fach stärker als die seines Enantiomeren (vgl. Isomerie); **UAW:** gastrointestinale Störung, Ulzerationen u. Blutungen im Magen-Darm-Trakt, Kopfschmerz, Ödem u. a.; s. Antiphlogistika, nichtsteroidale.

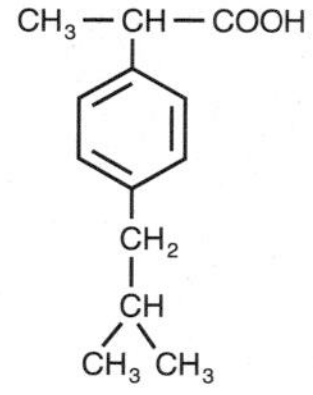

Ibuprofen

i. c.: Abk. für **1.** **i**ntra**c**utan; **2.** **i**ntra**c**ardial.

ICD: Abk. für (engl.) **1.** **I**nternational Statistical **C**lassification of **D**iseases and Related Health Problems (WHO); s. Internationale Klassifikation der Krankheiten; **2.** **i**mplantable **c**ardioverter-**d**efibrillator; s. Kardioverter-Defibrillator, implantierbarer.

Ich: (engl.) self, ego; syn. Ego; **1.** (psychol.) allg. Bez. für das Subjekt von Selbstbewusstsein u. Verhalten; **2.** (psychoanalyt.) psych. Instanz, die im Konflikt zw. Es* u. Über*-Ich sowie den Anforderungen der Außenwelt durch Wahrnehmung, Motorik, Denken od. Abwehrmechanismus vermittelt (sog. Realitätsprinzip). Die Ausbildung der Ich-Funktion (sog. Individuation) erfolgt in den Entwicklungsphasen*. Vgl. Ich-Störung, Psychodynamik.

Ich-Bewusstsein: (engl.) consciousness of self; Bez. für das im 3.–4. Lj. einsetzende Bewusstsein vom eigenen Ich; bis zum 3. Lj. besteht demgegenüber nur ein durch Sinnesorgane vermitteltes Gegenstandsbewusstsein für die Umwelt.

Ich-Störung: (engl.) ego disturbance; gestörtes Erleben der eigenen Persönlichkeit mit Störung der Abgrenzung zw. Ich u. Umwelt; Gedanken, Handlungen u. Zustände werden als Ichfremd u. von außen beeinflusst erlebt. **Vork.:** z. B. bei Übermüdung od. als (nicht beweisendes) Symptom bei Schizophrenie*. Vgl. Depersonalisation, Derealisation, Sperrung.

Ichthyose (gr. ἰχθύς Fisch; -osis*) f: (engl.) ichthyosis; sog. Fischschuppenkrankheit; erbl. flächenhafte Verhornungsstörung.

Ichthyosis con|genita (↑; ↑) f: Bez. für eine Gruppe seltener, bereits bei Geburt vorhandener od. in den ersten Lebensmonaten auftretender Verhornungsstörungen der gesamten Haut mit meist autosomal-dominantem Erbgang; **Formen:** **1.** nichtbullöse I. c. (lamelläre I. c.) mit od. ohne Erythrodermie* bei der Geburt; Mutationen im TGM1-Gen für Keratinozyten-Transglutaminase (Genlokus 14q11.2); **a)** milde Form (sog. Collodium-Baby) mit pergamentartiger, zusammenhängender Hornschicht u. Rhagadenbildung; im späteren Alter meist groblammelläre Schuppung; **b)** schwerste Form (sog. Harlekin-Fetus) mit universeller schuppenpanzerartiger Bedeckung der Haut, Ektropium der Lider, fischmaulartig aufgeworfenen Lippen; frühzeitige Behandlung mit Retinoiden oft lebensrettend; **2.** bullöse I. c.: selten; Hyperkeratose u. Spaltbildung in der oberen Epidermis; z. B. Erythrodermia* congenitalis ichthyosiformis bullosa Brocq; **3.** mit anderen angeb. Syndromen (z. B. Chondrodysplasia*-punctata-Syndrome, Netherton*-Syndrom, Sjögren*-Larsson-Syndrom) assoziierte, z. T. bullöse Ichthyosen; **Ther.:** lokal milchsäure- od. harnstoffhaltige Salben, systemisch Retinoide. Vgl. Ichthyosis vulgaris.

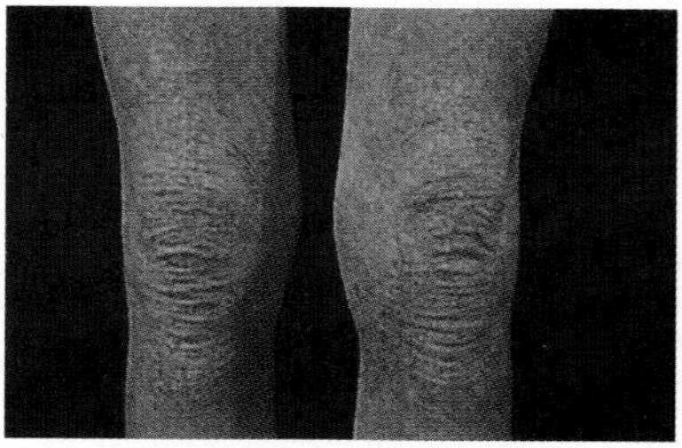

Ichthyosis congenita [3]

Ichthyosis hystrix (↑; ↑) f: s. Erythrodermia congenitalis ichthyosiformis bullosa Brocq.

Ichthyosis linearis circum|flexa (↑; ↑) f: s. Netherton-Syndrom.

Ichthyosis senilis (↑; ↑) f: syn. Pityriasis* senilis.

Ichthyosis vulgaris (↑; ↑) f: erbl. Verhornungsstörung mit Erstmanifestation meist im 1. Lj.; **Formen: 1.** autosomal-dominante I. v.: häufigste (1:250) u. leichteste Form mit Defekt der Profilaggrin- u. Filaggrinsynthese; sehr trockene, pulverartig schuppende Haut, teilweise mit dickeren, dunkelgrauen bis grünlichen Schuppen od. follikulären Erhebungen (s. Abb.);

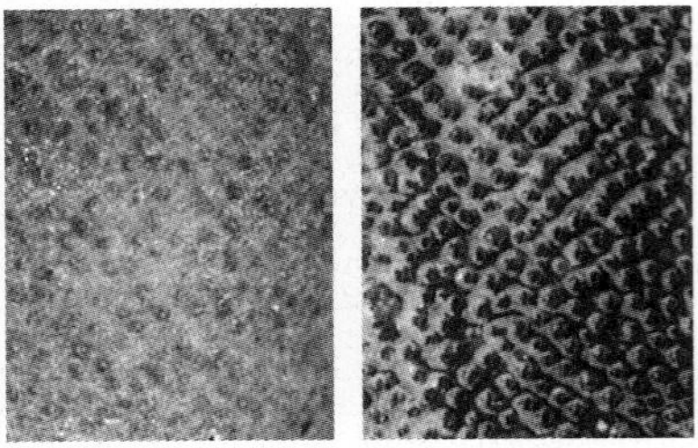

Ichthyosis vulgaris: „Fischhaut" des Menschen (links) im Vergleich zur Haut eines Haifischs [549]

Gelenkbeugen bleiben frei, Handfurchen vermehrt u. vertieft; **2.** X-chromosomal-rezessive I. v.: nur beim männl. Geschlecht ausgeprägter Steroidsulfatasemangel (Inzidenz 1:6000); grobe, bräunl. Schuppung mit Beteiligung der großen Gelenkbeugen; häufig Geburtskomplikationen u. Maldescensus testis; Besserung der Hautveränderungen im Sommer. Vgl. Refsum-Syndrom.

ICPM: Abk. für (engl.) **I**nternational **C**lassification of **P**rocedures in **M**edicine; internationale Klassifikation der Behandlungsmethoden in der Medizin; für medizinstatist. Zwecke entwickeltes Verzeichnis zur Anw. bei der Verschlüsselung von Therapien in der gesetzl. Kranken- u. Sozialversicherung; vgl. Internationale Klassifikation der Krankheiten.

ICR: Abk. für **1. I**nterk(**c**)ostal**r**aum, Zwischenrippenraum; **2. I**nterz(**c**)ellulär**r**aum.

ICRU: Abk. für (engl.) **I**nternational **C**ommission on **R**adiation **U**nits and Measurements; Internationale Kommission zur Festlegung u. Definition von Einheiten u. Größen zur Messung von Strahlung*; vgl. Ionendosis, Äquivalentdosis.

ICSH: Abk. für (engl.) **i**nterstitial **c**ell **s**timulating **h**ormone; dem LH* entspr. Gonadotropin beim Mann.

ICSI: Abk. für (engl.) **i**ntra**c**ytoplasmatic **s**permia **i**njection; intrazytoplasmatische Spermieninjektion; Methode der In*-vitro-Fertilisation, bei der ein aus Ejakulat od. op. aus dem Nebenhoden gewonnenes Spermatozoon mit einer Mikropipette direkt in das Zytoplasma der Eizelle injiziert wird; **Ind.:** schwere Oligozoospermie, Samenwegverschluss; Schwangerschaftsrate ca. 28 %. Vgl. Sperma-Untersuchung.

Icterus (Ikterus*) m: s. Ikterus.

Icterus gravidarum (↑) m: syn. Hepatopathia gravidarum, Schwangerschaftsgelbsucht; **Formen: 1.** Icterus in graviditate (Urs. unabhängig von der Schwangerschaft): bei akuter Hepatitis* (bei Hepatitis B evtl. Infektion des Kindes unter der Geburt, postnatal passiv-aktive Schutzimpfung* erforderl.), akuter gelber Lebernekrose, Leberzirrhose, Gallenstein-(Verschluss-)Ikterus u. Hämolyse; **2.** Icterus e graviditate (durch die Schwangerschaft bedingt): bei akuter Fettleber (selten, fetale Mortalität 20–30 %), Gestose mit HELLP-Syndrom, intrahepat. Cholestase (auch bei Einnahme hormonaler Kontrazeptiva beobachtet); Frühgeburtenrate 20 %, perinatale Mortalität 10 %.

Icterus gravis (↑) m: s. Hyperbilirubinämie des Neugeborenen.

Icterus juvenilis intermittens (↑) m: syn. Meulengracht*-Krankheit.

Icterus neonatorum (↑) m: Neugeborenengelbsucht; **Urs.:** physiol. Konjugationsikterus (s. Ikterus) inf. transitorischer Unreife der Transport- (u. a. Ligandin) u. Koppelungssysteme (UDP-Glukuronyltransferase) in der Leber.

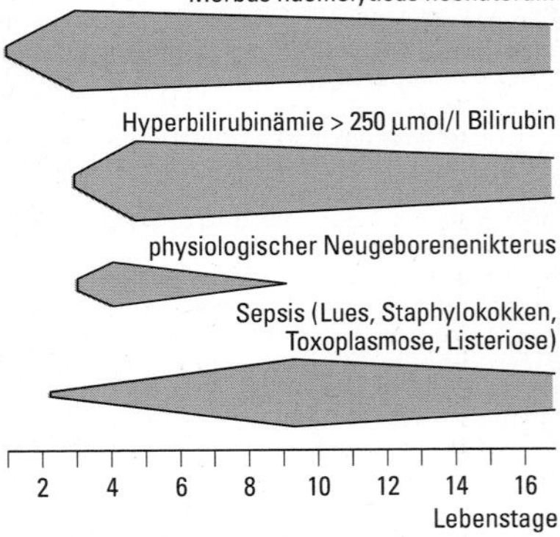

Icterus neonatorum [197]

Beim Neugeborenen kommt es zu einer beträchtl. enteralen Rückresorption von nicht konjugiertem Bilirubin*; postnatal steigt die Serumbilirubinkonzentration an, erreicht bei Reifgeborenen als Maximum ca. 100 µmol/l (6 mg/dl) am 3.–5. Lebenstag u. fällt dann innerh. von 2–3 Wo. zur Norm ab; v. a. bei Frühgeborenen treten höhere Serumbilirubinkonzentrationen auf, u. der Ikterus bleibt länger bestehen (s. Hyperbilirubinämie des Neugeborenen). Die Bilirubinkonzentration bei gestillten Kindern liegt insgesamt höher als bei anderweitig ernährten, wahrscheinl. aufgrund der hohen Taurinkonzentration der Muttermilch, die zu einer erhöhten Synthese von Taurocholsäure führt, die die Bilirubinrückresorption aus dem Darm begünstigt (vgl. Muttermilchikterus). Früher häufig verwendete Begriffe wie Icterus praecox (Hautikterus schon am 1. od. 2. Tag), Icterus tardus od. Icterus prolongatus (Dauer länger als 2 Wo.) werden heute nur selten benutzt. Vgl. Lucey-Driscoll-Syndrom.

Ictus cordis (lat. ictus Schlag, Fall) m: wenig gebräuchl. Bez. für Herzspitzenstoß*.

Ictus laryngis (↑) m: auf einen Hustenanfall folgender Glottiskrampf, evtl. mit kurzzeitiger Bewusstlosigkeit; Vork. überwiegend bei Männern mit unbekannter Ursache. H. Ger.

Ictus solis (↑) m: Sonnenstich; s. Hitzeschäden.

Id (gr. ἴδιον das erbl. Wesen) n: s. Gen.

-id: auch -ides, -ideus, -idea; Wortteil mit der Bedeutung ähnlich sein, gleichen; von gr. εἰδής.

Ideal|gewicht: (engl.) ideal weight; nach Körpergröße u. Geschlecht bestimmtes Körpergewicht* mit der (statistisch ermittelt) höchsten Lebenserwartung.

Ideation f: gedankl. Handlungsentwurf od. Generierung eines Denkprozesses; vgl. Apraxie.

Idee (gr. ἰδέα Meinung, Vorstellung, Urbild) f: (engl.) idea; Inhalt eines Gedankens; psychopathol. Bedeutung z. B. als überwertige Idee*, katathyme I. (s. Katathymie), Wahnidee (s. Wahn) od. Zwangsidee (s. Zwangsgedanken*).

Ideen|flucht (↑): (engl.) flight of ideas; formale Denkstörung* mit ständig wechselnden Assoziationen bei fehlender Tenazität*, Beschleunigung des Denkablaufs u. starker Ablenkbarkeit; Vork. insbes. bei Manie* u. Delir*.

Idee, über|wertige (↑) f: (engl.) exaggerated idea; Bez. für eine Idee, der affektiv eine übertriebene Bedeutung zugemessen wird u. die Denken u. Handeln prägt, ohne dass dies bewusst empfunden wird (im Ggs. zu Zwangsgedanken*).

Identi|fikation (lat. idem derselbe; facere machen) f: (engl.) identification; Gleichsetzung, Verschmelzung; **1.** (psychol.) Angleichung an eine andere Person durch Einstellungsbildung u. -veränderung; **2.** (psychol.) Wiedererkennen durch Erinnerung; **3.** (psychoanalyt.) Abwehrmechanismus, durch den sich eine Person unbewusst an die Stelle einer anderen setzt u. deren Eigenschaften u. Verhalten übernimmt; **4.** (forens.) eindeutiges Wiedererkennen einer Person od. Leiche anhand körperl. Merkmale; vgl. Leichenschau.

Identität (↑) f: (engl.) identity; sog. Selbst; **1.** (allg.) Komb. unverwechselbarer Daten des Individuums, die es eindeutig kennzeichnen; **2.** (psychol.) einzigartige Persönlichkeitsstruktur u. das Bild, das andere davon haben. S. Sch.

Ideo|kinese (Idee*; Kin-*) f: (engl.) ideokinesis; koordinierter Bewegungsablauf, der auf einem Vorstellungsbild (Idee) beruht; vgl. Apraxie, Carpenter-Effekt.

Idio-: Wortteil mit der Bedeutung **1.** eigentümlich, eigen; **2.** zu einer Art gehörig; von gr. ἴδιος.

Idio|glossie (↑; Gloss-*) f: (engl.) idioglossia; Sprachstörung mit Ausbilden einer eigenständigen Sprache meist ohne Kehl- u. Gaumenlaute, wobei die Sprechfähigkeit selbst nicht beeinträchtigt ist; **Vork.:** bei Kleinkindern, Schizophrenie od. Debilität; s. Idiolalie.

Idio|lalie (↑; gr. λαλεῖν schwatzen) f: (engl.) idiolalia; eigenständige u. individuell ausgebildete, einfache Sprache mit gestammelten Wörtern u. Silben, Lautverschiebungen u. Auslassungen; **Vork.:** z. B. als Phase der Sprachentwicklung bei Kindern u. bei Schizophrenie. Vgl. Dyslalie.

idio|pathisch (↑; -pathie*): (engl.) idiopathic; ohne erkennbare Urs. entstanden, Urs. nicht nachgewiesen; med. oft gleichbedeutend mit essentiell gebraucht.

Idio|plasma (↑; -plasma*) n: (engl.) germ plasma; Erbplasma, Erbsubstanz, sog. Keimplasma; wird kontinuierlich von einer Generation auf die nächste übertragen u. beinhaltet die Erbanlagen, ohne direkt Stoffwechselprozesse zu beeinflussen; vgl. Genotypus.

Idio|syn|krasie (↑; Syn-*; gr. κρᾶσις Mischung) f: (engl.) idiosyncrasy; angeb. Überempfindlichkeit gegenüber best. (exogenen) Stoffen bereits beim ersten Kontakt aufgrund eines Enzymdefekts*; z. B. Favismus. Vgl. Allergie.

Idiotie (gr. ἰδιώτης Privatperson, niedriger Mann, Laie, Stümper) f: (engl.) idiocy; veraltete Bez. für schwere geistige Behinderung*.

Idiotie, amaurotische (↑; gr. ἀμαυρός dunkel) f: (engl.) amaurotic idiocy; historische, obsolete Bez. für eine Gruppe von Lipidosen*, die mit psychomotor. Retardierung bis zur völligen Dezerebration, zunehmenden Sehstörungen u. Lähmungen einhergehen; die klassische Form der a. I. entspricht der G_{M2}-Gangliosidose Typ I (Tay-Sachs). Vgl. Gangliosidosen, Ceroidlipofuszinose, neuronale.

Idio|typie (Idio-*) f: (engl.) idiotype; genetisch bedingte Variantenbildung von intramolekularen Strukturen (Aminosäuresequenz) der variablen Region der H- u. L-Ketten der Immunglobuline* (unabhängig vom Allotyp) im Bereich der Antigenbindungsstelle (auch als Idiotop bezeichnet); bei den individuell auftretenden Idiotypen handelt es sich um komplexe antigene (idiotypische) Determinanten, die spezif. für alle von einem B-Lymphozyten- bzw. Plasmazellklon gebildeten (monoklonalen) Antikörper sind. Vgl. Allotypie.

IDL: Abk. für (engl.) **i**ntermediate **d**ensity **l**ipoproteins; an Transport u. Verteilung von Cholesterol* beteiligte Lipoproteine* mittlerer Dichte (1,006–1,019 g/ml), die als Vorläufer der LDL* aus VLDL* entstehen.

Idox|uridin (INN) n: iodiertes Thymidinderivat; Virostatikum (Nukleosidanalogon), bei dem die kompetitive Hemmung zu Thymidin die virale DNA-Synthese verhindert; **Verw.:** bei Infektion der Haut mit Herpes*-simplex-Virus u. Varicella*-Zoster-Virus; **UAW:** lokale Überempfindlichkeitsreaktionen; vgl. Virostatika.

Id-Re|aktion f: syn. Mikrobid*.

Id|uron|säure: (engl.) iduronic acid; 5-Epimer der Glukuronsäure*; Vork. in vielen Glykosaminoglykanen; vgl. Uronsäuren.

IDV: Abk. für **Ind**ina**v**ir*.

I.E.: auch IE; Abk. für **1.** **I**mmunitäts**e**inheit; vgl. Antitoxineinheit; **2.** **I**nternationale **E**inheit; z. B. diejenige Menge eines Antibiotikums, die in 1 ml Nährmedium das Wachstum des Testkeims gerade noch zu hemmen vermag (s. Antibiogramm). Bei chem. reinen Substanzen erfolgt Angabe in Gewichtseinheiten (g, mg, ng), unabhängig von Testmethoden (absolute Maßeinheit). Internationale Einheit der Enzymaktivität: s. IU; **3.** **I**nsulin**e**inheit.

IEI: Abk. für (engl.) **i**diopathic **e**nvironmental **i**ntolerances; s. Unverträglichkeiten, idiopathische umweltbezogene.

IEP: Abk. für **i**so**e**lektrischer **P**unkt*.

IF: Abk. für **1.** **I**ntermediär**f**ilamente; s. Zytoskelett; **2.** **i**soelektrische **F**okussierung; s. Elektrofokussierung; **3.** **I**nter**f**erone*.

IFG: Abk. für (engl.) **i**mpaired **f**asting **g**lucose; s. Diabetes mellitus.

IFN: Abk. für **I**nter**f**ero**n**; s. Interferone.

Ifosf|amid (INN) n: Zytostatikum (synthet. Cyclophosphamid, Alkylans); **Verw.:** bei Ovarial- u. Bronchialkarzinom, Hodentumoren, Lymphomen u. a.; **Kontraind.:** schwere Knochenmarkdepression, akute Infektion; vgl. Alkylanzien.

IfSG: Abk. für **I**n**f**ektions**s**chutz**g**esetz*.

IFT: Abk. für **I**mmun**f**luoreszenz**t**est*.

Ig: Abk. für **I**mmun**g**lobuline*.

I

IgA: Abk. für **I**mmun**g**lobuline der Klasse **A**; **Vork.: 1.** im Serum (Serum-IgA) zu über 80% als Monomer mit einem MG von ca. 160 000 u. einer Sedimentationskonstante von 7 S; die restlichen als Dimer u. Polymer vorkommenden IgA enthalten zusätzlich eine J*-Kette. Es existieren zwei Subklassen (IgA_1 u. IgA_2), die zus. ca. 15–20% aller Immunglobuline* im Serum ausmachen; Serumkonzentration 0,9–4,5 g/l; biol. Halbwertzeit 5–6 Tage; **2.** als Sekret-IgA: besteht aus zwei IgA-Molekülen, der J-Kette u. der Sekret-Komponente (Transportstück, das vor Proteolyse schützt); MG 385 000, Sedimentationskonstante 11 S; **Bedeutung:** Agglutination von Bakt. u. Viren, Neutralisation von Toxinen, jedoch keine Präzipitation löslicher Antigene; vorherrschende Antikörper* in seromukösen Sekreten (Speichel, Tränenflüssigkeit, Nasen- u. Tracheobronchialsekret, intestinale u. urogenitale Sekrete, Kolostrum u. a.) bei der immun. Abwehr an Schleimhautoberflächen; Sekret-IgA wird nach lokaler antigener Stimulation v. a. in lymphatischen Geweben des Verdauungs- u. Respirationstrakts gebildet. IgA passiert nicht die Plazenta. Die Synthese beginnt nach der Geburt u. erreicht erst mit dem 16. Lj. ihr Maximum; Säuglinge werden über die Muttermilch mit IgA versorgt u. so vor gastrointestinalen Inf. geschützt.

I

IgA-Mangel: (engl.) IgA deficiency; Abk. für **I**mmun**g**lobulin-**A**-Mangel; Verminderung od. Fehlen von IgA im Serum u. in Körpersekreten bei normaler Konz. der anderen Immunglobuline* u. intakter zellvermittelter Immunität* als häufigster Immundefekt (Häufigkeit ca. 1:600); **Urs.:** angeb. Defekt IgA-produzierender B*-Lymphozyten, u. a. bei Anomalien des Chromosoms 18, autosomal-dominant vererbt; Genlokus 6p21.3; **Klin.:** Neigung zu Erkr. des Respirations- (sinubronchopulmonale Inf.) u. Magen-Darm-Trakts (sprueähnliche Sympt.), Atopie, Autoimmunkrankheiten, z. T. asymptomatischer Verlauf. Vgl. Immundefekte.

IgA-Nephro|pathie (Nephr-*; -pathie*) f: s. Glomerulopathie.

IgD: Abk. für **I**mmun**g**lobuline der Klasse **D**; (monomere) Immunglobuline* (Ig) mit einem MG von ca. 175 000 u. einer Sedimentationskonstante von 7 S; machen weniger als 1% aller Ig im Serum aus; Serumkonzentration ca. 40 mg/l; biol. Halbwertzeit drei Tage; **Bedeutung:** Antigenrezeptor (gemeinsam mit 7-S-IgM-Antikörpern) auf der Membranoberfläche von B*-Lymphozyten; wahrscheinl. Mitwirkung bei deren antigeninduzierter Differenzierung.

IgE: Abk. für **I**mmun**g**lobuline der Klasse **E**; sog. hautsensibilisierende Antikörper, ältere Bez. Reagine; (monomere) Immunglobuline* (Ig) mit einem MG von ca. 190 000 u. einer Sedimentationskonstante von 8 S, kommen im Serum nur in Spuren (100–300 µg/l) vor; bei atopischen Erkr. häufig stark erhöht; biol. Halbwertzeit im Serum drei Tage, zellgebunden (hochaffine IgE-Rezeptoren) wesentlich länger; **Bedeutung:** IgE-Antikörper werden auf der Membranoberfläche von basophilen Granulozyten u. Mastzellen von IgE-Rezeptoren gebunden u. führen nach Bindung entspr. Antigene (Allergene) durch Vernetzung der IgE-Rezeptoren zur Freisetzung von Mediatoren* (bes. Histamin) aus diesen Zellen u. damit v. a. zu Überempfindlichkeitsreaktionen vom Soforttyp (Typ I der Allergie*); wahrscheinl. auch Beteiligung bei der immun. Abwehr von Parasiten (z. B. Helminthen). Vgl. Atopie.

IGF: Abk. für (engl.) **i**nsulin-like **g**rowth **f**actors (insulinähnliche Wachstumsfaktoren; syn. Somatomedine); Polypeptide (MG ca. 7500), die als Wachstumsfaktoren an der normalen körperl. Entwicklung, aber auch an der Tumorentstehung beteiligt sind; IGF-I (syn. Somatomedin C, 67 Aminosäurereste) u. IGF-II (syn. Somatomedin A, 70 Aminosäurereste) werden unter dem Einfluss von STH* in Leber, Niere u. Bindegewebe gebildet u. wirken über spezif. Rezeptoren auf Osteoblasten, Fibroblasten u. Knorpelgewebe (Einbau von Sulfat); IGF u. Insulin* sind strukturell u. funktionell ähnl., obwohl sie keine Kreuzreaktion zeigen.

IgG: Abk. für **I**mmun**g**lobuline der Klasse **G** (G für Gammaglobuline); intra- u. extravaskulär gleichmäßig verteilte (monomere) Immunglobuline* (Abk. Ig) mit einem MG von ca. 150 000 u. einer Sedimentationskonstante von 7 S; ca. 75 % aller Ig im Serum u. ca. 15 % aller Serumproteine; Serumkonzentration 8–18 g/l; biol. Halbwertzeit 20–23 Tage. Es werden vier Subklassen (IgG_{1-4}) unterschieden, deren Synthese von Art u. Eintrittspforte des Antigens abhängt sowie von der Dauer seiner Einwirkung; IgG_1- u. IgG_3-Synthese wird, vermittelt durch Helferzellen*, vorwiegend durch Proteine induziert, IgG_4-Synthese durch Parasiten, Haptene u. Allergene; **Bedeutung:** präzipitierende (auch agglutinierende), komplementbindende (v. a. IgG_3) Antikörper* insbes. der sek. Immunantwort*, u. a. wichtig bei der immun. Abwehr mikrobieller Inf. (z. B. durch Opsonisierung, Zytolyse); führen direkt über Immunkomplexbildung u. Aktivierung von Komplement* zur Zerstörung des Antigens bzw. (indirekt über die Bindung an Killerzellen*) der antigentragenden Zielzelle; können als einzige Klasse der Ig die Plazenta passieren u. sind daher von bes. Bedeutung für den postnatalen Infektionsschutz während der ersten Lebensmonate (aber auch in der Pathogenese des Morbus haemolyticus neonatorum); gehäufte Infekte bei Kindern beruhen oft auf einem IgG-Subklassenmangel, meist IgG_2-Mangel). Vgl. Antitoxine.

IgM: Abk. für **I**mmun**g**lobuline der Klasse **M** (M für Makroglobuline); hauptsächl. intravaskulär vorkommende Immunglobuline* (Ig) mit einem MG von 900 000, pentamerer Struktur u. einer Sedimentationskonstante von 19 S; ca. 10% aller Ig im Serum; Serumkonzentration 0,6–2,8 g/l; biol. Halbwertzeit 5–6 Tage. Die carboxyterminalen Enden der Moleküle werden durch eine J*-Kette stabilisiert; Vork. auch als monomerer Antigenrezeptor auf der Zellmembran ruhender B-Lymphozyten; **Bedeutung:** agglutinierende, komplementbindende u. toxinneutralisierende Antikörper*; Bildung insbes. i. R. der primären Immunantwort* bei Kontakt mit (partikulären) Antigenen komplexer Struktur (z. B. Bakterien); ihr Auftreten im Serum Neugeborener deutet auf eine Prä- od. Perinatalinfektion hin, da mütterliche IgM-Antikörper die Plazenta nicht passieren können. Zur IgM-Klasse gehören die natürlichen Antikörper wie Blutgruppenantikörper, Kälteagglutinine u. Rheumafaktoren.

IgM-FTA-ABS-Test m: Kurzbez. für **I**mmun**g**lobulin-**M**-**F**luoreszenz-**T**reponema-**A**ntikörper-**Abs**orptions-Test; s. Syphilis.

IgM-Latex|test m: (engl.) IgM latex test; Schnelltest zur Bestimmung von IgM im Nabelschnur- bzw. Neugeborenenserum bei Verdacht auf Pränatalinfektion*; bis zum 5. Lebenstag werden vom Neugeborenen fast ausschließlich IgM-Antikörper gebildet, mütterl. IgM-Antikörper können die Plazentaschranke nicht passieren. **Prinzip:** An Latexpartikel gekoppelte Anti-IgM-Antikörper werden mit einem Tropfen Serum vermischt; bei IgM-Werten >0,3 g/l (Referenzbereich bis 0,2 g/l) tritt nach 2–3 Min. eine Agglutination auf. Mittels immun. Verfahren (z. B. RIA, ELISA, Immunfluoreszenz) kann zusätzlich die Spezifität des IgM bestimmt werden.

IgM-Nephro|pathie (Nephr-*; -pathie*) f: syn. fokal-segmentale Glomerulosklerose; s. Glomerulopathie.

Igoumenakis-Zeichen: (engl.) Igoumenakis' sign; Verdickung der medialen Enden der Schlüsselbeine bei Erwachsenen als Spätsymptom einer angeb. Syphilis* (Syphilis connata).

IGT: Abk. für (engl.) **i**mpaired **g**lucose **t**olerance; s. Diabetes mellitus.

IH⁺: Abk. für Wasserstoffionen-Clearance-Index; s. Azidose.

IHA: Abk. für **i**ndirekte **H**äm**a**gglutination*.

Ii-System n: (engl.) I blood group; auf Erythrozyten, Lymphozyten u. Thrombozyten vorkommende Antigene (auch in Speichel, Fruchtwasser, Muttermilch nachgewiesen); das I-Antigen wird im Verlauf der ersten 18 Lebensmonate ausgebildet (vorher i-Eigenschaft) u. kommt in versch. antigenen Stärkegraden vor; Vererbungsmodus unklar; der Phänotyp ii (i-Ag) ist sehr selten. **Bedeutung:** hohe Titer von Anti-I bei erworbener hämolyt. Anämie; Anti-i (z. T. Auto-Ak) bei hämolyt. Anämie, Retikulosen u. Mononucleosis infectiosa; Antikörper des Ii-S. insbes. als Kältehämagglutinine* (Auto-Anti-I als IgM mit niedrigem Titer in fast jedem Serum; Auto-Anti-I od. Auto-Anti-i als IgG selten ursächlich für eine paroxysmale Kältehämoglobinurie), aber auch als Wärmeantikörper. Vgl. Antigene, ubiquitäre.

ikt|af|fin (Ictus*; Affinität*): (engl.) prone to seizures; eigentl. anfallsnahe, meist i. S. von anfallsprovozierend bzw. -auslösend gebraucht.

Ikterus (gr. ἴκτερος Gelbsucht) m: (engl.) jaundice, icterus; sog. Gelbsucht; hell- bis dunkelgelbe Hautfarbe inf. Übertritts von Gallenbestandteilen (Bilirubin* u. Gallensäuren*) zunächst ins Blut (Cholämie*, Hyperbilirubinämie*) sowie durch das Gefäßendothel in die Haut, die Conjunctiva bulbi u. das übrige Körpergewebe. I. ist ein **Symptom**, das bei versch. Grundkrankheiten auftreten kann u. sichtbar wird, wenn die Serumkonzentration von Bilirubin auf ca. 34 μmol/l (2,0 mg/dl) od. höher (mit Bilirubinurie*) ansteigt. Das Bilirubin bindet sich an die elast. Fasern der Haut u. der Konjunktiven, an denen die Verfärbung wegen des weißen Untergrunds am frühesten sichtbar wird (sog. Sklerenikterus). **Einteilung** nach der **Lok.** der auslösenden Urs.: prähepatischer I. (nichthepatischer I.), intrahepatischer I. (Parenchymikterus), posthepatischer I. (Verschlussikterus). **Einteilung** nach **pathogenet. Kriterien: 1. Produktionsikterus:** bei erhöhter Bilirubinproduktion (gesteigerter Häm-Abbau) wird das Glukuronyltransferasesystem funkt. überfordert, was zu einer Vermehrung des unkonjugierten (indirekten) Bilirubins führt; z. B. bei allen Formen der Hämolyse, bei sog. Shunthyperbilirubinämie od. Hyperbilirubinämie des Neugeborenen. **2. Transportikterus** (syn. Absorptionsikterus): Störung des Bilirubintransports von den Lebersinusoiden zu den Mikrosomen der Leberzellen; z. B. bei intermittierender Hyperbilirubinämie, Meulengracht-Krankheit u. wahrscheinl. z. T. bei best. Hepatitisformen bzw. ikterischer Leberzirrhose; **3. Konjugationsikterus:** Störung der Konjugation von Bilirubin mit Glukuronsäure in den Mikrosomen der Leberzelle inf. relativen od. absoluten Mangels der Glukuronyltransferase. Das wasserlösl. konjugierte (direkte) Bilirubin kann nicht gebildet werden; z. B. bei Crigler-Najjar-Syndrom, physiol. Neugeborenenikterus mit relativem Enzymmangel (s. Icterus neonatorum) od. Konjugationsstörungen beim Neugeborenen durch Inhibitoren der Glukuronyltransferase (z. B. Pregnandiolderivate in der Muttermilch, Medikamente). **4. Exkretionsikterus:** Vermehrung des konjugierten Bilirubins durch Störung der Ausscheidung in die Gallengänge; z. B. bei Dubin-Johnson-Syndrom, Rotor-Syndrom, Hepatitis, Leberzirrhose, Alkoholhepatitis, Schwangerschaftsikterus (s. Icterus gravidarum), sog. Drogenikterus od. I. nach Medikamenteneinnahme (z. B. durch Methyltestosteron, in C17-Stellung alkylierte Steroide, Ovulationshemmer, Isoniazid, Paracetamol, Rifampicin); **5. Verschlussikterus** (mechan. bedingter post- bzw. extrahepatischer I.): Störung des Bilirubintransports durch partielle od. totale Verlegung des Ductus choledochus; z. B. bei Gallengangkarzinom, Cholelithiasis, primär-sklerosierender Cholangitis od. Gallengangatresie. Das in der Leber gebildete Bilirubinglukuronid kann nicht od. nur geringfügig in den Darm abfließen u. tritt daher in das Blut über (sog. Resorptionsikterus). **Einteilung** nach der **Farbe** der versch. Ikterusformen: **1.** Flavinikterus (strohgelbe Hautfarbe, v. a. bei hämolyt. I.); **2.** Melasikterus (schmutzig-dunkelgrüne Hautfarbe, v. a. bei länger bestehendem Verschlussikterus); **3.** Rubinikterus (rötliche Hautfarbe, v. a. bei akuter Hepatitis); **4.** Verdinikterus (grüne Hautfarbe, v. a. bei Verschlussikterus); **Diagn.:** Leberfunktionsproben* u. Bestimmung von Bilirubin, Transaminasen, alkal. Phosphatase, Gamma-GT, Hepatitis-Serologie; Lebersonographie, evtl. ERCP od. PTC.

Ikterus Crigler-Najjar, familiärer (↑; John F. C. Jr., Päd., Boston, geb. 1919) m: s. Crigler-Najjar-Syndrom.

Ikterus, familiärer hämo|lytischer (↑) m: s. Sphärozytose, hereditäre.

Ikterus, hämo|lytischer (↑) m: (engl.) hemolytic icterus; sog. prähepatischer Ikterus* inf. eines beschleunigten Erythrozytenabbaus; s. Hämolyse.

Ikterus, konstitutioneller nicht|hämo|lytischer (↑) m: syn. Dubin*-Johnson-Syndrom.

Ikterus|zylinder (↑) m: (engl.) pigmented cast; hyaliner, gelb gefärbter Harnzylinder im Harnsediment* bei Ikterus mit Hyperbilirubinurie.

Ikwa|fieber: (engl.) Ikwa fever; Fünftagefieber, wolhynisches Fieber*.

IL: Abk. für **I**nter**l**eukine*.

ILA: Abk. für (engl.) **i**nsulin-**l**ike **a**ctivity (insulinähnliche Aktivität); Gesamtinsulin im Blut; s. Insulin.

Ile (Ile-*) n: Weiche; Gegend seitl. zw. Rippen u. Inguinalregion; davon gebildet z. B. Os ilium, das Weichenbein.

Ile-: auch Ileo-, Ileum-; Wortteil mit der Bedeutung Gedärme, Unterleib, Krummdarm; von lat. ile, ilis; pl ilia.

I

Ileitis (↑; -itis*) f: Entz. des Ileums.

Ileitis follicularis (↑; ↑) f: (engl.) Golden disease; hyperplastische Lymphknoten (Peyer*-Plaques) im terminalen Ileum; s. Lymphadenitis mesenterialis acuta.

Ileitis terminalis (↑; ↑) f: syn. Enteritis* regionalis Crohn.

Ileo|ano|stomie (↑; Ano-*; -stomie*) f: (engl.) ileoanostomy; op. Anastomosierung von Ileum u. Anus bei Anlage eines ileoanalen Pouchs*.

Ileo|kolo|stomie (↑; Kol-*; -stomie*) f: (engl.) ileocolostomy; op. Anastomosierung von Ileum u. Dickdarm nach Kolonresektion*; als Ileosigmoideostomie (Colon sigmoideum), Ileozökostomie (Caecum) od. Ileotransversostomie (Colon transversum).

Ileo|rekto|stomie (↑; Rect-*; -stomie*) f: (engl.) ileorectostomy; op. Anastomosierung des Ileums mit dem Rektum nach subtotaler Kolektomie*.

Ileo|skopie (↑; -skopie*) f: (engl.) ileoscopy; endoskop. retrograde Untersuchung des unteren Ileums i. R. einer Koloskopie* nach Passieren der Ileozökalklappe.

I

Ileo|stomie (↑; -stomie*) f: (engl.) ileostomy; op. Anlage eines Anus* praeternaturalis im Bereich des Ileums; z. B. protektiv doppelläufig zur Verhinderung einer Anastomoseninsuffizienz bei Op. am Dickdarm od. permanent endständig bei familiärer adenomatöser Polypose*.

Ileo|thorako|pagus (↑; Thorax*; -pagus*) m: (engl.) ileothoracopagus; Doppelfehlbildung* mit seitl. Verschmelzung des Beckens u. ausgedehnter Verwachsung im Bereich des Brustkorbs; besteht letztere nur im Bereich des unteren Brustbeins, so spricht man vom **Ileoxiphopagus**.

Ileo|trans|verso|stomie (↑; transversus*; -stomie*) f: (engl.) ileotransversostomy; op. Seit-zu-Seit- od. (häufiger) End-zu-End-Anastomosierung von Ileum u. Colon transversum nach Hemikolektomie re. (Colon ascendens); vgl. Kolonresektion.

ileo|zäkal (↑; Caec-*): (engl.) ileocaecal; das terminale Ileum u. Caecum betreffend.

Ileo|zäkal|geräusch (↑; ↑): (engl.) ileocaecal gurgle; Plätschergeräusch bei Druck auf die ileozäkale Gegend.

Ileo|zäkal|klappe (↑; ↑): s. Bauhin-Klappe.

Ileo|zäkal|tuberkulose (↑; ↑; Tuberkel*; -osis*) f: (engl.) ileocaecal tuberculosis; Tuberkulose des unteren Ileums u. des Caecums; häufigste Lok. der Darmtuberkulose*.

Ileo|zäkal|tumor (↑; ↑; Tumor*) m: (engl.) ileocaecal tumor; **1.** entzündl. Konglomerattumor im re. Unterbauch; Vork. bei Enteritis regionalis Crohn durch verklebte Darmschlingen (v. a. Ileum u. Caecum), bei Appendizitis* u. Darmtuberkulose*; **2.** maligner Tumor.

Ileo|zäkal|volvulus (↑; ↑; Volvulus*) m: (engl.) ileocaecal volvulus; Achsendrehung von Caecum u. Teilen des Ileums um das Mesenterium mit Entw. eines Ileus; Vork. insbes. im Säuglingsalter u. bei Mesenterium* ileocolicum commune; vgl. Volvulus.

Ileum (↑) n: Krummdarm; an das Jejunum anschließender Teil des Dünndarms, der in das Caecum mündet u. dessen Wand typische Lymphfollikel enthält (Peyer*-Plaques). Vgl. Darm.

Ileum|ausschaltung (↑): (engl.) ileal bypass; op. Herstellung einer Kurzschlussverbindung zw. Jejunum u. Caecum; vgl. Bypass, Dünndarmresektion, Jejunoileostomie.

Ileum-Conduit (↑; engl. conduit Röhre) n: (engl.) ileal conduit; syn. Bricker-Blase; op. Bildung einer inkontinenten künstlichen Harnableitung* aus einem ausgeschalteten Dünndarmsegment; 15–20 cm Darm werden mit dem ab-

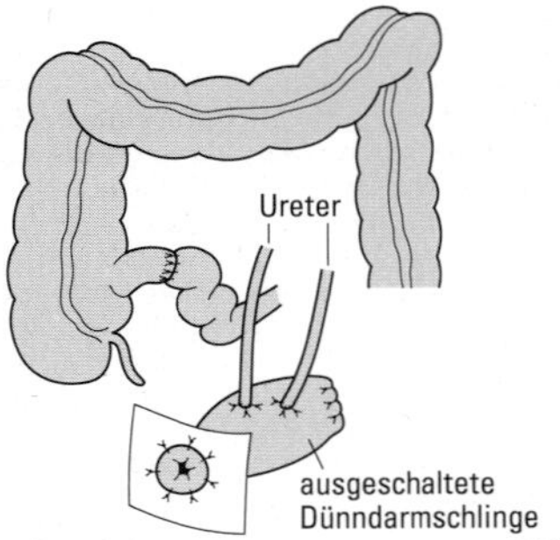

Ileum-Conduit [433]

oralen Ende durch die Bauchwand nach außen geführt; Einpflanzung der beiden Ureteren in das an der vorderen Bauchwand fixierte Ileumsegment u. transkutane Ableitung des Harns in einen Plastikbeutel. Vgl. Dünndarmersatzblase, Kolon-Conduit, Sigma-Conduit. B. Sch.

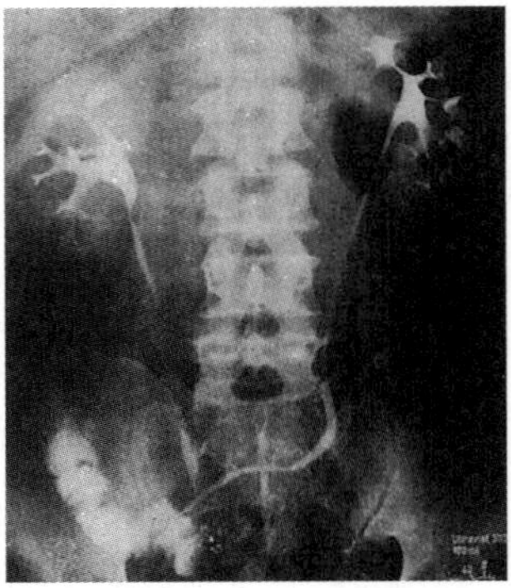

Ileum-Conduit:
Urogramm nach Zystektomie und Anlage eines Ileum-Conduits [27]

Ileum|neo|blase (↑; Neo-*): syn. Dünndarmersatzblase*.

Ileus (gr. εἰλεῖν zusammendrängen, einschließen) m: Störung der Darmpassage inf. Darmlähmung od. Darmverschluss; **Einteilung** nach **Pathogenese: 1.** mechan. bedingter I.: **a)** Okklusionsileus durch Verlegung des Darmlumens, z. B. inf. Stenose (u. a. angeboren, in höherem Alter v. a. tumorbedingt), entzündl. Striktur, Obturation (z. B. durch Polypen, Gallensteine, Kotballen, unverdaute Nahrungsmittel, Bezoar, Mekonium, Würmer, verschluckte Fremdkörper), bei Kompression durch Briden, Tumoren der Darmwand (od. von Nachbarorganen) u. Abknickung durch Adhäsionen; **b)** Strangulationsileus bei Durchblutungsstörungen der Mesenterialgefäße, z. B. bei Inkarzeration* von Hernien, Invagination*, Volvulus*, als Kompl. eines Meckel-Divertikels; **2.** funktioneller I.: **a)** paralytischer I. (Lähmung der Darmmotilität), meist entzündl. bedingt inf. Pankreatitis, Appendizitis, Cholezystitis, Peritonitis u. a., gelegentl. auch metabolisch (z. B. diabetische Azidose, Urämie, Hypokaliämie), hormonal (Schwangerschaft), reflektorisch (Gallen- od. Nierenkolik, als frühe Kompl. nach Bauchoperation, Blasenüberdehnung, Wirbelkörperfrakturen u. a.) od. vaskulär (Mesenterialgefäßverschluss) bedingt bzw. medikamentös verursacht (z. B. durch Opiate, Antidepressiva); **b)** spastischer I. z. B. bei Bleiintoxikation, Porphyrie, Askariasis u. a.; **3.** gemischter I.: sog. Kombinationsileus, entwickelt sich häufig bei länger bestehendem mechanischem I.; **Sonderform:** Neugeborenenileus*; **Pathophysiol.:** inf. der (reflektor.) Hemmung von Darmtonus u. -peristaltik mit zunehmender Stase u. Darmwandüberdehnung lokale Durchblutungsstörungen, Darmwandödem sowie intestinale Flüssigkeits- u. Proteinverluste mit Allgemeinsymptomen wie Hypovolämie*, Hämokonzentration, verringertem Herzminutenvolumen u. ggf. Schock; **Klin.:** akuter Beginn od. langsam zunehmende Sympt. (sog. Subileus od. unvollständiger, inkompletter I.) mit Übelkeit u. Erbrechen, Meteorismus mit Stuhl- u. Windverhaltung, (heftigen) kolikartigen Schmerzen, Aufstoßen, später evtl. Koterbrechen (sog. Miserere); chron. rezidivierende Verlaufsform inf. Verwachsungen möglich; **Diagn.:** Inspektion (Operationsnarben, Hernien), Palpation (Darmsteifungen, Tu., Abwehrspannung, Bruchpforten), rektale Untersuchung (leere Rektumampulle, Tu.), Perkussion u. Auskultation; Abdomenübersichtsaufnahme zur röntg. Höhenlokalisation anhand der Spiegelbildung (evtl. Passage mit wasserlösl. Kontrastmittel), Labordiagnostik zur Abschätzung des Elektrolyt- u. Volumenverlusts u. zur Operationsvorbereitung; **Ther.:** bei mechan. bedingtem I. sowie bei I. inf. Peritonitis od. Mesenterialgefäßverschluss i. d. R. operativ, bei chron. rezidivierendem I. Noble*-Operation; bei paralytischem I. konservativ mittels Dekompression* durch Ableitung von Darminhalt, Nahrungskarenz, Flüssigkeits- u. Elektrolytsubstitution; Laxanzien, Schwenkeinläufe, Sphinkterdehnung, Parasympathomimetika*, Sympatholytika*. Vgl. Darmatonie, Ogilvie-Syndrom.

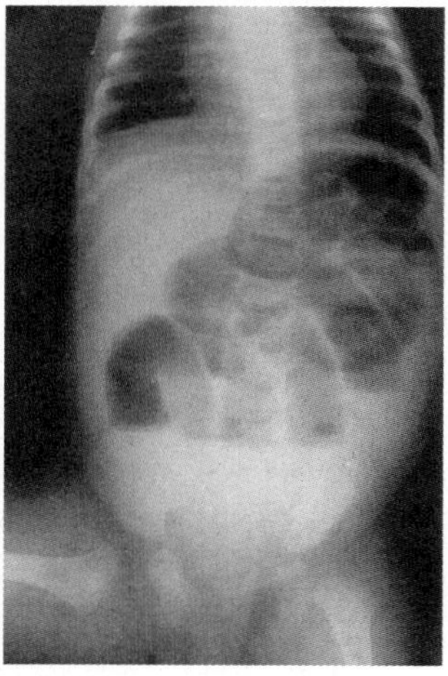

Ileus:
Röntgenaufnahme im Hängen bei Säugling mit Luft-Flüssigkeits-Spiegeln [393]

Ileus|einleitung (↑): (engl.) rapid sequence induction; s. Aspirationsprophylaxe.

Ilex para|guariensis f: Mate-Teestrauch; die Blätter (Mate folium) enthalten Coffein, Theobromin, cyanogenes Glykosid (Menisdaurin), Flavonoide, etherisches Öl, Vitamine (B_1, B_2, C) u. Gerbstoffe. **Verw.:** bei geistiger u. körperl. Ermüdung.

iliacus (Ile-*): zur Weiche, zum Darmbein (Weichenbein) gehörend.

Iliakal|ab|szess (↑; Abszess*) m: (engl.) iliac abscess; Psoasabszess*, der dem Verlauf des Musculus iliacus folgt u. sich unter dem Lig. inguinale (Poupart-Band) ausbreitet; verursacht Beugekontraktur des Beins.

Iliitis con|densans (↑; -itis*) f: syn. Ostitis* condensans.

Ilio|inguinal|neur|algie (↑; Inguen*; Neur-*; -algie*) f: (engl.) ilioinguinal neuralgia; auch Ilioinguinalissyndrom; Schmerzen u. Parästhesien im Versorgungsgebiet des N. ilioinguinalis (Leiste u. Oberschenkelinnenseite) inf. mechan. Nervenreizung; dabei Schonhaltung des Beins (Innenrotation u. Hüftbeugung) u. schmerzhafter Druckpunkt an der Nervendurchtrittstelle knapp oberh. der Spina iliaca anterior superior; **Ther.:** Infiltration mit Lokalanästhetika od. Neurolyse.

Ilio|psoas|syn|drom (↑; Psoas*) n: (engl.) iliopsoas syndrome; Schmerzen im Bereich des M. iliacus u. M. psoas major durch reflektor. Muskelanspannung bei lokalen entzündl. Prozessen (z. B. Appendizitis, perityphlitischer od. paranephritischer Abszess, Adnexitis, Psoasabszess); Verstärkung beim Heben des betroffenen Beins (sog. Psoaszeichen).

Ilio|sakral|syn|drom (↑; sacralis*) n: (engl.) sacroiliac syndrome; syn Sakroiliakalsyndrom; ausstrahlende Schmerzen u. Druckschmerzhaftigkeit im Bereich der Iliosakralfugen u. des dorsalen Oberschenkels; **Urs.:** Blockierung der Kreuzbein-Darmbein-Gelenke bei Bänderlockerung, Überlastung, Spondylarthrose u. reflektor. bei Bandscheibenschaden*; **Sympt.:** ähnl. Lumbago* (ohne echtes Lasègue*-Zeichen), positives Mennell*-Zeichen.

Ilium: syn. Os ilium*.

Il|lusion (lat. illusio Verspottung, Täuschung) f: sog. Verkennung; Sinnestäuschung* mit gestörter Wahrnehmung realer Objekte, die subjektiv umgedeutet od. verkannt werden, wobei aber der Bezug zu einem realen Sinnesreiz erhalten bleibt (im Ggs. zur Halluzination*); Vork. bei allen Formen von Psychosen möglich, insbes. bei org. Psychose; als veränderte Empfindung der zeitl. u. räuml. Objektmerkmale bei Migräne, epileptischer Aura u. Okzipitalhirnläsion; selten bei Übermüdung. Vgl. Metamorphopsie, Palinopsie, Pareidolie.

ILO-Klassifikation f: (engl.) ILO classification; Kurzbez. für das vom **I**nternational **L**abour **O**ffice (Internationales Arbeitsamt in Genf) herausgegebene standardisierte Bewertungssche-

I

ma röntg. Veränderungen bei Pneumokoniosen* mit Angaben zu Streuung, Verbreitung, Form u. Größe der Lungenschatten sowie zu Pleurabefunden, einschließl. Zwerchfell u. Brustwand, als Grundlage med. Befundung u. Begutachtung.

Ilo|prost (INN) n: stabiles Prostacyclinanalogon mit vasodilatierender, zytoprotektiver u. thrombozytenaggregationshemmender Wirkung; **Ind.:** fortgeschrittene Thrombangiitis* obliterans mit schwerer Durchblutungsstörung, bei der operative od. Katheterrevaskulierung nicht angezeigt sind; Anw. zur Wiederherstellung gestörter Mikrozirkulation, bei pulmonaler Hypertonie, zur Abheilung trophischer Läsionen der Haut u. Aufhebung des Ruheschmerzes; **UAW:** Gesichtsrötung, Kopfschmerz, nach längerer Infusion Übelkeit u. Erbrechen; Parästhesien u. Schmerzen in den betroffenen Extremitäten, Tachykardie, Herzrhythmusstörungen, in Einzelfällen Dyspnoe u. Asthma bronchiale. Vgl. Thrombozytenaggregationshemmung.

ILVEN: Abk. für **i**nflammatorischer **l**inearer **v**erruköser **e**pidermaler **N**ävus; psoriasiformer Nävus* entlang den Blaschko*-Linien bes. an den Extremitäten, meist mit Juckreiz.

I

i. m.: Abk. für **i**ntra**m**uskulär.

imaginär (Imago*): (engl.) imaginary; nur in der Einbildung vorhanden.

Imagination (↑) f: innere Vorstellung; psychotherap. Arbeit mit inneren Bildern; **Formen**: **1.** geführte I.: s. Psychotherapie, katathym-imaginative; **2.** aktive I.: vom Pat. selbstständig erlebte Begegnung mit inneren Bildern u. Symbolgestalten, auch i. R. des Psychodramas*; **3.** I. i. R. der In-sensu-Konfrontation (s. Konfrontation); **4.** I. in Verbindung mit psychotherapeutischen Entspannungsverfahren*. Vgl. Hypnose. E. Fri.

Imaging methods (engl. ↑): s. Verfahren, bildgebende.

Imago (lat. Bild) f: **1.** (zool.) vollständig entwickelter Gliederfüßer; vgl. Arthropoden; **2.** (psychol.) sog. Urbild; in der analytischen Psychologie* Ersteindruck des Kindes (z. B. das Bild von Mutter u. Vater), der in der Erinnerung dauerhaft fixiert bleiben soll.

Im|bezillität (lat. imbecillus schwach) f: (engl.) imbecillity, mental deficiency; veraltete Bez. für mittelgradige geistige Behinderung*.

Im|bibition (lat. imbibere einsaugen) f: Durchtränkung.

Imerslund-Gräsbeck-Syn|drom (Olga I., zeitgen. Päd., Oslo; Ralph G. G., Biochem., Helsinki, geb. 1930) n: selektive, autosomal-rezessiv erbl. Störung der Cobalaminresorption bei Kindern (Genlokus 10p12.1), verbunden mit schwerer megaloblast. Anämie, Proteinurie, Methylmalonazidurie*, Homocystinurie* u. körperlicher sowie geistiger Entwicklungshemmung; **Ther.:** Cobalamin i. m.

Imidapril (INN) n: ACE*-Hemmer zur Behandlung der essentiellen Hypertonie.

Imid|azol n: (engl.) imidazole; syn. Glyoxalin; heterocycl. Verbindung, Fünfring mit zwei Stickstoffatomen; vom I. leiten sich das Histidin* u. Histamin* ab; Grundstruktur für versch. Chemotherapeutika.

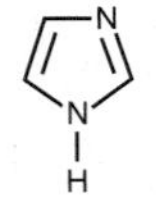

Imidazol

Imid|azol|derivate n pl: (engl.) imidazoles; Chemotherapeutika, die von Imidazol abgeleitet sind u. gegen Protozoen (z. B. Metronidazol), Helminthen (z. B. Mebendazol, Albendazol), Pilze (z. B. Miconazol, Ketoconazol) od. anaerobe Bakterien (z. B. Metronidazol) wirksam sind.

Imi|glucerase (INN) f: Glukosidase; Enzym zur Langzeittherapie der Gaucher*-Krankheit.

Imin n: (engl.) imine; org. Verbindung mit einer Doppelbindung zw. einem Kohlenstoff- u. einem Stickstoffatom (C=N).

Imino|di|peptid|urie (Ur-*) f: (engl.) prolidase deficiency; seltene, autosomal-rezessiv erbl. Stoffwechselstörung (Genlokus 19cen-q13.11) mit Ausscheidung von Prolin- u. Hydroxyprolin-enthaltenden Di- u. Tripeptiden im Harn; **Urs.:** verminderte Prolidaseaktivität; **Sympt.:** charakterist. Gesichtsveränderungen, Splenomegalie, Thrombopenie, Knochenentkalkung, evtl. geistige Retardierung.

Imino|glycin|urie (↑) f: (engl.) iminoglycinuria; autosomal-rezessiv erbl. tubuläre Anomalie, die zur vermehrten Ausscheidung von Prolin, Hydroxyprolin u. Glycin im Harn führt; Häufigkeit ca. 1:15 000; klin. symptomfrei; **DD:** Hyperprolinämie*, Hyperglycinämie*.

Imino|harn|stoff: syn. Guanidin*.

Imi|penem (INN) n: zu den Carbapenemen gehörendes Betalaktam-Antibiotikum mit breitem Wirkungsspektrum; **Verw.:** bei schweren bzw. lebensbedrohl. Infektionen mit Imipenem-empfindl. Erregern, z. B. der Atemwege, Nieren, Harnwege, Knochen, Gelenke, bei Sepsis; **Kontraind.:** Alter unter drei Monaten, Meningitis; **UAW:** gastrointestinale Störungen, Überempfindlichkeitsreaktionen.

Imipr|amin (INN) n: tricyclisches Antidepressivum mit geringer sedierender Wirkungskomponente u. antinozeptiver Wirkung; s. Antidepressiva.

Imiquimod (INN) n: Virostatikum (Immunmodulator) zur topischen Anw. bei Condylomata* acuminata; vgl. Virostatika.

Imitations|phänomen (lat. imitari nachahmen) n: (engl.) imitation phenomenon; neurol. Untersuchungstechnik, bei der der Pat. mit geschlossenen Augen die passive Bewegung einer Extremität mit der anderen imitiert; pathol. bei Störung der Koordination* u. der Lageempfindung*.

Imlach-Fett|pfropf (Francis I., Chir., Edinburgh, 1819–1891): (engl.) Imlach's fat plug; Fettgewebe des Leistenkanals der Frau.

Im|maturität (lat. immaturus unreif) f: (engl.) immaturity; unreife, unvollständige Entwicklung des Neugeborenen bzw. seiner Organe (bes. der Lunge; s. Surfactantmangel-Syndrom), z. B. eines Fetus zw. der 22.–28. SSW p. m. (bei Frühgeburt* unter optimaler Versorgung bedingt lebensfähig).

Im|mediat|pro|these (lat. immediatus unvermittelt; Prothese*) f: (engl.) immediate prosthesis; Sofortprothese; künstl. Gebiss, das sofort nach Entfernen der Zähne eingesetzt wird u. nach Abheilen des Kiefers durch eine Dauerprothese ersetzt bzw. zu einer solchen umgearbeitet wird. Vgl. Interimsprothese.

Im|mersion (lat. immergere, immersus eintauchen) f: (histol.) **1.** Eintauchen eines Gewebes in eine Flüssigkeit zur Fixierung*; **2.** s. Ölimmersion.

Im|migration (lat. immigrare einwandern) f: Einwanderung; vgl. Diapedese, Migration.

Im|mission (lat. immittere, immissus hineinschicken) f: durch Emission* entstandene Umweltveränderungen mit potentiell schädlicher Wirkung auf Menschen, Tiere u. Pflanzen; vgl. Bundesimmissionsschutzgesetz.

Im|missions|schutz|gesetz (↑): s. Bundesimmissionsschutzgesetz.

Im|missio penis (↑) f: (engl.) penal penetration; Einführen des Penis in die Vagina (Koitus*).

Im|mobilisierung (lat. immobilis unbeweglich): (engl.) immobilization; Unbeweglichmachen, Ruhigstellung; z. B. des Körpers od. eines Körperteils bei Schmerzen (Schonhaltung) od. therap. durch Schienung od. Gipsverband.

Im|mobilisierung der Hand (↑) f: (engl.) immobilization of the hand; Ruhigstellung von Hand- u. Fingergelenken z. B. mit Schiene od. Gipsverband; **Formen** (s. Abb.): **1.** I. d. H. in Intrinsic*-plus-Stellung; **2.** I. d. H. (selten) in Funktionsstellung: Extension im Handgelenk (30°), Flexion in den Metakarpophalangeal- (50–60°), proximalen u. distalen Interphalangealgelenken (jeweils 10°).

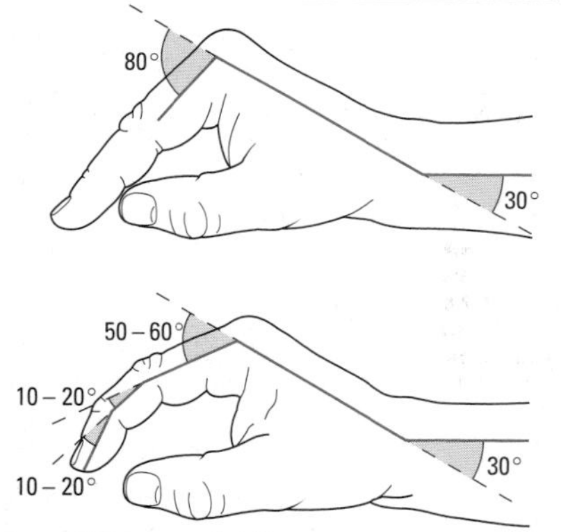

Immobilisierung der Hand:
oben: Intrinsic-plus-Stellung;
unten: Funktionsstellung [37]

im|mun (lat. immunis frei, verschont, unberührt, rein): (engl.) immune; unempfänglich, gefeit; s. Immunität.

Im|mun|abwehr (↑): (engl.) immune defense; Fähigkeit des Organismus zur spezif. Abwehr von Antigenen durch das Immunsystem* mit Hilfe spezif. Antikörper (humorale I.) bzw. zytotoxischer T-Lymphozyten (zellvermittelte I.).

Im|mun|ad|härenz (↑; adhärent*) f: (engl.) immune adherence; Anlagerung von Immunkomplexen* nach Aktivierung von Komplement* an zellmembranständige Rezeptoren für die Komplementproteine C3b u. C4b (z. B. auf Erythro-, Leuko-, Monozyten u. Makrophagen); vgl. Phagozytose, Opsonine.

Im|mun|anti|körper (↑; Anti-*): s. Antikörper, irreguläre.

Im|mun|antwort (↑): (engl.) immune reaction; Bez. für die nach Kontakt mit einem Antigen* erfolgende immun. Reaktion des Organismus; dabei kann es sich um die Bildung von spezif. Antikörpern* (humorale Immunität) bzw. mit dem Antigen spezif. reagierenden T*-Lymphozyten (zellvermittelte Immunität) od. um die Ausbildung einer Immuntoleranz* gegen dieses Antigen handeln. Als **primäre** I. wird die Reaktion auf den erstmaligen, als **sekundäre** I. die auf einen erneuten Antigenkontakt erfolgende, i. d. R. stärkere (rascher einsetzende u. länger anhaltende) Reaktion des Immunsystems* bezeichnet (s. Abb.). Vgl. Immunität, Booster-Effekt, Allergie.

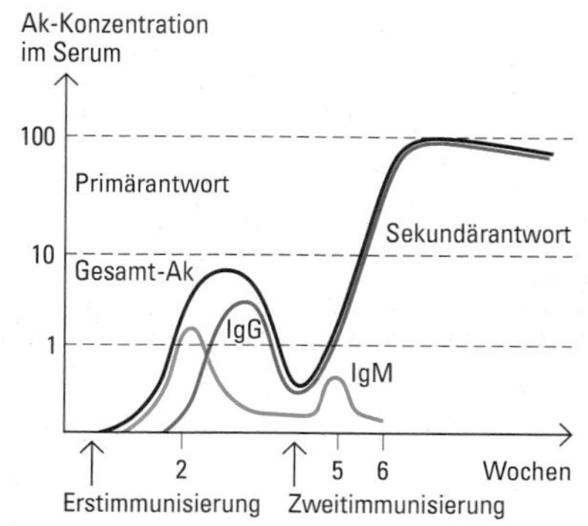

Immunantwort

Im|mun|assay (↑; engl. Prüfung) m: (engl.) immunoassay; Nachweis antigener Substanzen in vitro durch Antigen*-Antikörper-Reaktion als Prinzip immun. u. serol. Verfahren mit unterschiedl. Testaufbau (s. ums. Abb.). Zur Anw. kommen kompetitive (Probenantigen u. markierter Ligand konkurrieren um ein Defizit an Antikörpern; z. B. RIA) u. nichtkompetitive Verf. (Antikörper im Überschuss; z. B. ELISA*), wobei die Reaktionspartner alle in Lösung (homogener I., z. B EMIT*) od. ein Antigen od. Antikörper an eine Festphase gebunden (heterogener I., z. B. ELISA) vorliegen. Die **Auswertung** eines I. kann **direkt** durch physik. (photometr.) Nachweis der gebildeten Immunkomplexe erfolgen, z. B. beim nephelometrischen u. turbidimetrischen I. Die **indirekte** Auswertung verwendet spez. Antikörper od. Liganden (z. B. Staphylokokkenprotein A), an die ein Markermolekül kovalent gebunden ist. Die Marker (z. B. Fluoreszenzfarbstoffe, Enzyme od. Radionuklide) verstärken das Signal der detektierten Antigene u. erhöhen die Sensitivität des I. Der indirekte I. wird photometrisch über die Fluoreszenzintensität od. eine enzymat. Farbreaktion bzw. die Messung der Strahlungsintensität quantitativ ausgewertet. Vgl. Immunelektrophorese, Immunfluoreszenztest, Enzym-Immunassay, Lumineszenz-Immunassay, Radio-Immunassay, Radioimmunelektrophorese.

Im|mun|assay, nephelo|metrischer (↑; ↑) m: (engl.) nephelometric immunoassay; Abk. NIA; immun. Methode zur direkten quant. Bestimmung von Antigenen (z. B. Plasmaproteinen); **Prinzip:** Photometrie des durch die Immunkomplexe in der Suspension hervorgerufenen Streulichts; die Lichtstreuung kann bei kleinen od. niedrig konzentrierten Antigenen durch Kopp-

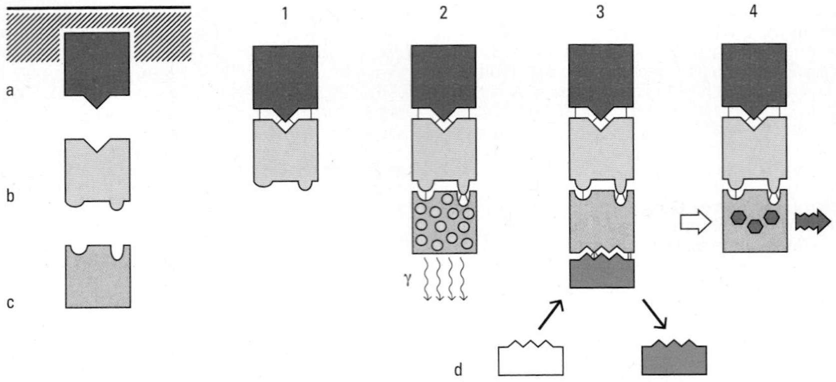

Immunassay:
Schema verschiedener Modifikationen; Antigene (a) können frei (gelöst) oder an einen Träger gebunden vorliegen, es kann sich bei diesen zu bestimmenden Antigenen auch um Antikörper oder Immunkomplexe handeln. Antikörper (b) sind in allen Testanordnungen bekannte spezifische Antikörper, an die kovalent ein Markermolekül (c) gebunden sein kann.
1: einfache Antigen-Antikörper-Reaktion (AAR); Auswertung durch Photometrie (Turbidimetrie, Nephelometrie)
2: AAR mit radioaktiv markierten Antikörpern (RIA); Auswertung durch Messung der Strahlungsintensität
3: AAR mit enzymmarkierten Antikörpern (ELISA); das Enzym setzt ein spezifisches chromogenes Substrat (d) um, die resultierende Farbreaktion wird photometrisch ausgewertet.
4: AAR mit Antikörpern, die mit Fluoreszenzfarbstoffen markiert sind (Immunofluoreszenz); Auswertung durch Fluoreszenzphotometrie

lung von Latex-Kügelchen an die Antikörper verstärkt werden (PENIA, Abk. für particle enhanced nephelometric immunoassay). Vgl. Nephelometrie.

Im|mun|assay, turbidi|metrischer (↑; ↑) m: (engl.) turbidimetric immunoassay; Abk. TIA; einfache immun. Methode zur direkten quant. Bestimmung von Antigenen (z. B. Plasmaproteine) od. Antikörpern; **Prinzip:** Photometrie der inf. Präzipitation von Immunkomplexen zunehmenden Trübung anhand der Absorption eines durch die Lösung hindurchgehenden Lichtstrahls (als kinet. Verfahren od. zur Endpunktbestimmung); die Trübung kann bei kleinen od. niedrig konzentrierten Antigenen mittels Kopplung von Latex-Kügelchen an die Antikörper verstärkt werden (PETIA, Abk. für particle enhanced turbidimetric immunoassay); vgl. Turbidimetrie.

Im|mun|de|fekte (↑; Defekt*) m pl: (engl.) immunodeficiencies; syn. Immundefizienz, -insuffizienz, -mangelkrankheiten; zu einer inadäquaten Immunantwort* bei Einwirkung immunogener Reize auf den Organismus führende Störungen des Immunsystems*; **Formen: 1.** primäre (angeb.) I. inf. von Störungen der Entw. bzw. Differenzierung immunkompetenter Zellen, v. a. der Stammzellen im Knochenmark (Insuffizienz der humoralen u. zellvermittelten Immunität*), B*-Lymphozyten (Störung der Antikörperbildung mit gesteigerter Empfänglichkeit insbes. für bakt. Infektionen) u. T*-Lymphozyten (Insuffizienz der zellvermittelten Immunität mit Disposition für virale u. einige bakt. Infektionen u. verminderter „immun. Überwachung" von maligne entarteten Körperzellen); Klassifikation (nach WHO): s. Tab.; **2.** sekundäre (erworbene) I.: Auftreten i. R. verschiedener Erkr. (u. a. bei Virusinfektionen, Leukämie, Lymphogranulomatose, exsudativer Enteropathie, intestinaler Lymphangiektasie, nephrotischem Syndrom, Verbrennungen) od. als (z. T. erwünschte) Folge best. therap. Maßnahmen (Immunsuppression*, Behandlung mit Zytostatika*, Strahlentherapie*). Vgl. HIV-Erkrankung, AIDS.

Im|mun|de|fekt, schwerer kombinierter (↑; Defekt*) m: (engl.) severe combined immunodeficiency (Abk. SCID); kombinierter primärer, autosomal-rezessiv od. X-chromosomal-rezessiv erbl. Immundefekt mit Insuffizienz der humoralen u. zellvermittelten Immunität* inf. eines Defekts der T*-Lymphozyten (meist TH2-Subtyp mit einem kompletten Mangel an Ekto-5-Nukleotidase); **Formen: 1.** retikuläre Dysgenesie: schwerste Form ohne T- u. B-Lymphozyten sowie gestörtem hämopoetischem System; **2.** SCID ohne T- u. B-Lymphozyten mit normaler Hämatopoese; **3.** sog. Schweizer Typ mit vorhandenen B-Lymphozyten; **4.** SCID mit Adenosindesaminasemangel* u. Purinnukleosidphosphorylasemangel; **5.** SCID mit defekter Expression von HLA-Klasse-I/II-Genprodukten; **6.** SCID mit defekter Expression des TCR-CD3-Komplexes bzw. defekter Interleukinbildung; **Klin.:** Manifestation in den ersten Lebensmonaten mit schweren, häufig systemisch verlaufenden Inf., z. B. Otitis, Bronchitis, Pneumonie (oft Pneumocystis-carinii-Pneumonie), orale, intestinale u. perianale Candidose, Diarrhö u. Malabsorption meist inf. einer Rotavirus-Infektion sowie Entwicklungsstörungen; **Diagn.:** keine Lymphknoten od. Tonsillen, unterentwickelter Thymus, Lymphopenie ($<1500/mm^3$) bei normaler Anzahl der Granulozyten, Agammaglo-

Immundefekte
Vereinfachte Klassifikation (in Anlehnung an eine Empfehlung der WHO)

Bezeichnung	Befund			Immundefekt
	Immunglobuline (Serum)	Zirkulierende B-Lymphozyten	Zirkulierende T-Lymphozyten	
Überwiegender Defekt der Antikörperbildung				
infantile X-chromosomal vererbte Agammaglobulinämie	⇓	⇓	n	B-Zell-Reifung
autosomal-rezessiv vererbte Agammaglobulinämie	⇓	⇓	n	B-Zell-Reifung
Hypogammaglobulinämie mit vermehrter Bildung von IgM	↓	↓	n	B-Zell-Reifung
IgA-Mangel	↓ (IgA)	n		IgA-produzierende B-Zelle
vorübergehende Hypogammaglobulinämie im Kindesalter	↓	n	n	B-Zell-Reifung
Hypogammaglobulinämie mit Thymom	⇓	n	⇓ (TH)	unbekannt
Überwiegender Defekt der T-Zell-vermittelten Immunität				
kombinierter Immundefekt	n–⇓	n	⇓	vermutl. T-Zell-Reifung
schwerer kombinierter Immundefekt bei Adenosindesaminasemangel	⇓	⇓	⇓	Schädigung von T- u. B-Zellen durch toxische Metabolite (Enzymdefekt)
schwerer kombinierter Immundefekt	⇓	↓	⇓	T- u. B-Zell-Reifung
schwerer kombinierter Immundefekt (Schweizer Typ)	⇓	⇓	⇓	T- u. B-Zell-Reifung
schwerer kombinierter Immundefekt mit Panmyelopathie	⇓	⇓	⇓	Stammzelle
Wiskott-Aldrich-Syndrom (Immundefekt, Thrombozytopenie, Ekzem)	↓	n	⇓	Membrandefekt hämatopoetischer Stammzellen
Ataxia teleangiectatica	↓	n	⇓	unbekannt
Variable Immundefekte (common variable immunodeficiency)				
überwiegend B-Zell-Defekt	⇓	n–⇓	n–⇓	B-Zell-Reifung
überwiegend T-Zell-Defekt	⇓	n	n–⇓	T-Zell-Reifung

n: normale Serumkonzentration aller Immunglobulinklassen u./od. normale Zahl zirkulierender B- und T-Lymphozyten
⇓: verminderte Serumkonzentration aller Immunglobulinklassen u./od. verminderte Zahl zirkulierender B- und T-Lymphozyten
↓: verminderte Serumkonzentration einzelner Immunglobulinklassen bzw. verminderte Zahl von B-Lymphozyten, die bestimmte Antikörperklassen bilden (z. B. von IgG-produzierenden B-Zellen)

bulinämie; Lymphozytentransformationstests mit Mitogenen fallen negativ aus; Pränataldiagnostik bei den meisten Formen möglich; **Ther.:** Stammzelltransplantation*, parenterale Ernährung; **Progn.:** die meisten Kinder sterben innerh. des ersten Lebensjahrs. Vgl. Immundefekte (Tab.).

Im|mun|de|fekt|syn|drom, erworbenes (↑; ↑) n: s. AIDS.

Im|mun|de|pression (↑; Depression*) f: s. Immunsuppression.

Im|mun|dif|fusion (↑; diffus*) f: (engl.) immunodiffusion; auf der Ausbreitung von Antigenen bzw. Antikörpern in (Agar-)Gelen u. der sichtbaren Präzipitationsreaktion* von Immunkomplexen in der Äquivalenzzone beruhende immun. Methode zur qual. u. quant. Analyse flüssiger antigen- od. antikörperhaltiger Proben; **Formen: 1.** einfache I.: eine Komponente befindet sich in Lösung, die andere im Gelmilieu (radiale Immundiffusion*, Oudin*-Präzipitationstest). **2.** doppelte I.: die antigen- u. antikörperhaltigen Lösungen sind durch ein Gel getrennt, in das beide Partner hineindiffundieren (z. B. Ouchterlony*-Test). Vgl. Elektroimmundiffusion.

Im|mun|dif|fusion, radiale (↑; ↑) f: (engl.) radial immunodiffusion; Abk. RID; auch Mancini-Ringdiffusionstest; Verf. der Immundiffusion zur quant. Bestimmung von Antigenen; **Prinzip:** auf Platten, die mit einem den spezif. Antikörper enthaltenden Agarosegel beschichtet sind, werden die antigenhaltigen Proben in runde Stanz-

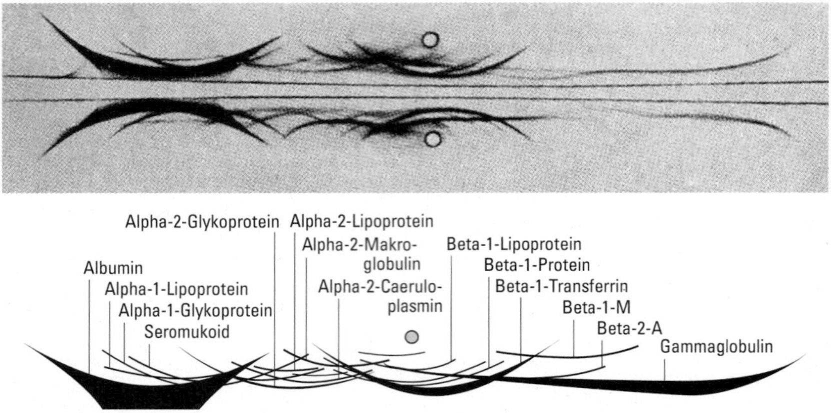

Immunelektrophorese: normales Serum

löcher aufgetragen; inf. radialer Diffusion der Antigene erfolgt im Bereich der Äquivalenzzone eine kreisförmige Präzipitation; vgl. Präzipitationsreaktion. **Auswertung** durch Vergleich mit Standardverdünnungen: **1.** nach Mancini, wenn die Diffusion beendet ist (nach 2–3 Tagen), wobei die Antigenkonzentration dem Quadrat des Durchmessers des Präzipitatrings proportional ist; **2.** nach Fahey aufgrund der konzentrationsabhängigen Diffusionsgeschwindigkeit (Vorteil: frühere Auswertung möglich).

Im|mun|elektro|phorese (↑; Elektro-*; -phor*) f: (engl.) immunoelectrophoresis; auch Immunoelektrophorese; aus Elektrophorese* u. Immundiffusion* kombiniertes Verf. zur Identifizierung einzelner Komponenten in komplexen Gemischen, v. a. zur Analyse von Plasmaproteinen; **Prinzip:** elektrophoretische Auftrennung der Proteinkomponenten in einem Trägermedium (z. B. Agargel), anschließend Diffusion der Proteine u. eines Antiserums in das Gel u. Ausbildung typ. Präzipitationslinien; **Verw.:** v. a. bei Verdacht auf Paraproteinämie*. Vgl. Elektroimmundiffusion, Immunfixation.

Im|mun|fixation (↑; Fixation*) f: (engl.) immunofixation; Variante der Immunelektrophorese* mit Anfärbung der durch Präzipitation mit monospezif. Antikörpern gebildeten Immunkomplexe; Anw. zur genaueren Differenzierung von Proteinuntergruppen, z. B. zum Nachw. von Paraproteinen* des Leichtkettentyps bei Plasmozytom (sog. Bence*-Jones-Plasmozytom).

Im|mun|fluoreszenz|test (↑; Fluoreszenz*) m: (engl.) immunofluorescence test; Abk. IFT; immun. Methode zum mikroskop. Nachweis von Antigenen od. Antikörpern in histol. od. zytol. Präparaten (z. B. Erregerantigene), zur Differenzierung von Zellen (z. B. Tumorzellen) u. versch. Gruppen von Immunglobulinen, in der immun. Diagn. von Autoimmunkrankheiten; **Prinzip:** Immunassay* unter Verw. fluoreszenzmarkierter Antikörper, die direkt an das homologe Antigen binden (**direkter** I.), od. unter Anw. der sog. Sandwich*-Methode mit fluoreszenzmarkierten Sekundär-Antikörpern, die sich an zuvor gebildete Immunkomplexe anlagern (**indirekter** I.); die fluoreszierenden Immunkomplexe können in der Fluoreszenzmikrosko-

Immunglobuline Tab. 1
Immunglobulinketten des Menschen

Bezeichnung	Vorkommen in Immunglobulinen der Klasse	Molekulargewicht	Isotypische oder Subklassenvarianten	Allotypische Varianten
leichte Ketten				
κ	alle Klassen	22 000	keine	InV 1–3
λ	alle Klassen	22 000	Oz^+, Oz^- Ke^+, Ke^-	–
schwere Ketten				
γ	IgG	50 000	1–4	Gm 1–23
α	IgA	50 000	1–2	Am 1–2
μ	IgM	58 000	1–2	Mm 1–2
δ	IdD	56 000	–	–
ε	IgE	61 000	–	–
J-Kette	IgM Sekret-IgA	15 000	–	–

Immunglobuline Tab. 2
Einteilung nach dem Aufbau ihrer schweren Ketten

	Immunglobulinklassen des Menschen (ohne Untergruppen)				
	IgG	IgM	IgA	IgD	IgE
schwere Ketten	γ	μ	α	δ	ε
Molekulargewicht	150 000	970 000	160 000 u. 385 000	175 000	190 000
Sedimentations-koeffizient	7 S	19 S	7 S, 11 S	7 S	8 S
elektrophoretische Fraktion	$\gamma_2-\gamma_1$	γ_1	$\gamma_1-\beta$	γ_1	γ_1
Vorkommen	Serum	Serum	Serum, Sekrete, Muttermilch	Serum[1]	Serum[2]
Konz. im Normalserum in g/l	8,0–18,0	0,6–2,8	0,9–4,5	0,04	0,0003
diaplazentare Übertragung	+	–	–	–	–
Komplement-fixation	+	+	–	–	–
funktionelle Bedeutung	(protektive) Antikörper der sek. Immunantwort	Antikörper der primären Immunantwort	immun. Schleimhautbarriere	antigeninduzierte Differenzierung von B-Lymphozyten	Sofortallergie, immun. Abwehr von Parasiten

[1] membranständig auf B-Lymphozyten [2] membranständig auf Basophilen u. Mastzellen

pie* sichtbar gemacht werden, eine quant. Auswertung ist mittels Fluoreszenzphotometrie* möglich.

Im|mun|genetik (↑; Genetik*) f: (engl.) immunogenetics; Teilgebiet der Immunologie*, das sich mit der Erforschung der genet. Steuerung von Immun- bzw. Abwehrmechanismen befasst.

Im|mun|globulin A (↑; Globuline*) n: s. IgA.

Im|mun|globulin D (↑; ↑) n: s. IgD.

Im|mun|globulin E (↑; ↑) n: s. IgE.

Im|mun|globuline (↑; ↑) n pl: (engl.) immunoglobulins; Abk. Ig; Glykoproteine mit gemeinsamer Grundstruktur, die nach Kontakt des Organismus mit einem Antigen von B*-Lymphozyten bzw. Plasmazellen* gebildet werden u. als Antikörper* in Blut, Gewebeflüssigkeiten u. Körpersekreten die Effektormoleküle für die humorale Immunität* darstellen (Ausnahme: Paraproteine*); ferner kommen Ig als Antigenrezeptoren auf der Zellmembran von B-Lymphozyten vor. **Grundstruktur:** Ig bestehen aus zwei jeweils paarweise ident. Polypeptidketten, den leichten od. L-Ketten (engl. light chains) u. den schweren od. H-Ketten (engl. heavy chains; s. Abb. u. Tab. 1), die über symmetrisch angeordnete Disulfidbrücken miteinander verbunden sind; die H-Ketten besitzen einen außen sitzenden Kohlenhydratanteil, der bis zu 12 % des Gesamtmoleküls ausmachen kann. Der aminoterminale, in seiner Aminosäurensequenz variable Teil des Moleküls trägt die Antigenbindungsstellen (Paratope), der carboxyterminale Teil hat eine relativ konstante Struktur. Polymere Ig (IgM u. IgA) enthalten zusätzlich eine J-Kette (engl. joining chain, MG 15 000), die ebenfalls in den Plasmazellen gebildet wird. Nach Aufspaltung durch proteolyt. Enzyme entstehen versch. Immunglobulinfragmente; durch Papain* zwei identische monovalente Fab-Fragmente (antigenbindende Fragmente, die jedoch keine Ag-

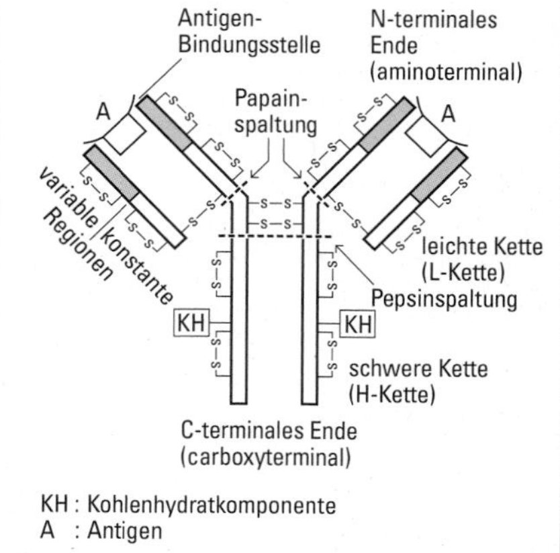

KH : Kohlenhydratkomponente
A : Antigen

Immunglobuline:
Struktur eines IgG-Antikörpers [381]

glutination od. Präzipitation bewirken) u. ein Fc-Fragment (frz. fragment crystalline, für best. biol. Funktionen, z. B. Bindung an zelluläre Rezeptoren u. von Komplementproteinen verantwortlich), durch Pepsin* ein bivalentes sog. $F(ab')_2$-Fragment (bewirkt nach Antigenbindung eine Agglutination od. Präzipitation) u. neben kleineren Bruchstücken ein Fc'-Fragment. Die **Einteilung** der Ig erfolgt nach physikochem. u. biol. (physiol. u. antigenen) Eigenschaften der schweren Ketten in **fünf Immunglobulinklassen** (s. ums. Tab. 2); eine Unterteilung in Subklassen mit gemeinsamer bzw. nur geringfügig voneinander abweichender Aminosäurensequenz im konstanten Teil ist möglich. Die leichten Ketten werden aufgrund ihrer Primärstruktur u. antigenen Eigenschaften in zwei Typen (κ u. λ) unterteilt u. sind nicht klassenspezifisch. Ig sind aufgrund ihrer Proteinstruktur selbst Antigene. Die versch., bei allen gesunden Individuen einer Species vorkommenden (Sub-)Klassen u. Kettentypen lösen bei nicht artverwandten Organismen eine Immunantwort aus u. werden als **isotypische Determinanten** bezeichnet. Best. genetische Varianten der L- u. insbes. H-Ketten, die sich durch einzelne Aminosäuren in der Primärstruktur v. a. der konstanten Regionen unterscheiden, kommen (aufgrund kodominanter Allele*) nicht bei allen gesunden Individuen einer Species vor u. stellen spezif. antigene, sog. **allotypische Determinanten** dar; z. B. die Allotypen InV 1–3 in Abhängigkeit von der Aminosäure (Leucin, Valin) in Position 191 der L(κ)-Ketten sowie über 20 allotypische Varianten der H-Ketten (z. B. Gm-Marker auf γ-Ketten, Am-Marker auf α-Ketten). Die für monoklonal gebildete Antikörper (Idiotypen) spezifische Anordnung der Aminosäuren im Paratop wird als **idiotypische Determinante** bezeichnet.

Im|mun|globuline, mono|klonale (↑; ↑) n pl: s. Antikörper, monoklonale; Paraproteine.

Im|mun|globulin G (↑; ↑) n: s. IgG.

Im|mun|globulin|klassen (↑; ↑): s. Immunglobuline.

Im|mun|globulin M (↑; ↑) n: s. IgM.

Im|mun|globulin|mangel (↑; ↑): (engl.) immunoglobulin deficiency; Verminderung der Konz. aller od. einzelner Klassen der Immunglobuline* (Ig) in Serum u. Sekreten mit Störung der humoralen Immunität*; **angeboren** v. a. als IgA*-Mangel, Hypogammaglobulinämie*, Agammaglobulinämie* u. Hyper*-IgM-Syndrom; häufiger **erworben** v. a. durch Proteinverlust (z. B. bei nephrotischem Syndrom, exsudativer Enteropathie) u. verminderte Ig-Synthese (physiol. im Säuglingsalter, bei Erkr. des lymphatischen Systems, Immunsuppression u. a.). Die klin. Manifestation eines I. ist abhängig von der resultierenden Funktionsminderung der (am stärksten) betroffenen Immunglobulinklasse(n). **Ther.:** Substitution mit nativen od. pepsinbehandelten Immunglobulinpräparaten von Rekonvaleszenten. Vgl. Immundefekte.

Im|mun|globulin-Super|familie (↑; ↑; Super-*): (engl.) immunoglobulin super family; Gruppe von membranständigen Proteinen mit mind. einer immunglobulinähnlichen Domäne (globuläre Struktur mit Disulfidbrücke); dazu gehören z. B. die Immunglobuline* selbst, Histokompatibilitätsantigene (s. HLA-System), CD1, CD2, CD3, CD4, CD8, Rezeptoren für das Fc-Fragment, für PDGF* u. M-CSF (s. CSF) sowie versch. Adhäsionsproteine*.

Im|mun|häm|ag|glutination (↑; Häm-*; Agglutination*) f: (engl.) immunohemagglutination; durch Antikörper* gegen Erythrozytenantigene hervorgerufene Hämagglutination*.

Im|mun|hämo|lyse (↑; ↑; Lys-*) f: (engl.) immunohemolysis; durch komplementbindende, gegen Erythrozytenantigene gerichtete Antikörper sowie durch Aktivierung des Komplementsystems hervorgerufene Hämolyse*.

Im|mun|histo|logie (↑; Hist-*; -log*) f: (engl.) immunohistology; auch Immunhistochemie od. Immunzytochemie; Darstellung antigener Strukturen (z. B. Tumorantigene*) auf od. in Zellen bzw. Geweben mittels daran bindender Antikörper-Farbkomplexe in histol. Präparaten.

Im|mun|in|suffizienz (↑; Insuffizienz*) f: s. Immundefekte.

Im|munisierung (↑): (engl.) immunization; Herbeiführung einer Immunität des Organismus; s. Schutzimpfung, Serumprophylaxe, Serumtherapie.

Im|munität (↑) f: (engl.) immunity; Unempfänglichkeit des Organismus für eine Inf. mit pathogenen Mikroorganismen (antiinfektiöse I.) bzw. Schutz vor der Wirkung mikrobieller Stoffwechselprodukte (v. a. Endo- u. Exotoxine) sowie pflanzl. od. tier. Gifte (antitoxische I.) aufgrund unspezif. Abwehrmechanismen bzw. einer adäquaten (protektiven) Immunantwort* des Immunsystems*; eine **unspezifische** (auch konstitutionelle od. genetische) I. kommt durch versch. physik. (v. a. die sog. Haut-Schleimhaut-Barriere) u. biol. Schutzmechanismen (z. B. antimikrobiell wirksame Enzyme u. a. Substanzen in Zellen, Geweben u. auf Schleimhäuten, Phagozytose*, Mikrobizidie*, Komplement*) zustande u. äußert sich u. a. als natürl. Resistenz* einer Species (z. B. des Menschen gegen den Err. der Hundestaupe). Eine **spezifische** I. (auch erworbene I.) wird durch selektiv zu einer immun. Reaktion mit dem entspr. Antigen befähigte spezif. Antikörper* in Körperflüssigkeiten (humorale I.) sowie durch spezif. sensibilisierte T*-Lymphozyten, Makrophagen* u. a. immunkompetente Zellen* (zellvermittelte I.) gewährleistet u. kann durch Immunisierung* i. R. einer Inf. bzw. Schutzimpfung* induziert (aktiv erworben) od., als sog. Leihimmunität, z. B. durch Übertragung von spezif. Antikörpern der Mutter über die Plazenta auf das ungeborene Kind (v. a. IgG-Antikörper) od. über die Muttermilch auf den Säugling (v. a. sekretorisches IgA) passiv erworben werden. Als **angeborene** I. wird die bereits zur Zeit der Geburt aufgrund unspezif. sowie spezif. immun. Schutzmechanismen (v. a. diaplazentar übertragene mütterliche Antikörper) bestehende (noch unvollkommene) Fähigkeit zur immun. Abwehr, als **natürliche** I. die auf dem Vorkommen sog. natürlicher Antikörper beruhende immun. Reaktionsbereitschaft (z. B. gegen fremde Blutgruppenantigene) ohne früheren Kontakt mit dem entspr. Antigen bezeichnet. Vgl. Paraimmunität, Allergie, Immuntoleranz.

Im|mun|ko|agulo|pathien (↑; Koagul-*; -pathie*) f pl: (engl.) immunocoagulopathies; durch neutralisierende (gegen Gerinnungsfaktoren gerichtete spezif.) od. interferierende (Auto-)Antikörper (sog. Immunhemmkörper) verursachte Störungen der Blutgerinnung*, **Vork.:** v. a. bei Hämophilie A (selten B) als sog. Hemmkörperhämophilie*; I. durch spezif. Antikörper gegen Fibrinogen, Faktor V, VII, X, XI, Protein C, Protein S. u. a. treten vereinzelt bei Frauen post partum, als Arzneimittelreaktion, bei Allergien, Antiphospholipid*-Syndrom u. rheumatoider Arthritis auf.

Im|mun|kom|plexe (↑) m pl: (engl.) immunocomplexes; Abk. IK; die inf. Antigen*-Antikörper-Reaktion gebildeten, präzipitierenden od. löslichen (zirkulierenden) Antigen-Antikörper-Komplexe; zirkulierende IK enthalten oft Komplement* (C1q, C3d); insbes. mittelgroße IK mit Antigenüberschuss können zu Immunkomplexkrankheiten* führen. Vgl. Arthus-Reaktion.

Im|mun|kom|plex|krankheiten (↑): (engl.) immune complex diseases; Erkr., bei denen die Ablagerung von löslichen Immunkomplexen* in den Blutgefäßwänden eine ursächliche, den Krankheitsprozess unterhaltende od. mitbestimmende Rolle spielt; zu den I. gehören Serumkrankheit, viele Autoimmunkrankheiten (z. B. rheumatoide Arthritis, systemischer Lupus erythematodes, Panarteriitis nodosa, Dermatomyositis, diffuse fibrosierende Alveolitis, Kryoglobulinämie), best. Formen der Glomerulopathie, bakt. Endokarditis, Lepra, Malaria, afrikan. Trypanosomiasis, chronisch-aggressive Hepatitis (v. a. Hepatitis C) u. Dengue-hämorrhagisches Fieber. **Path.:** Immunkomplexe verursachen eine Überempfindlichkeitsreaktion vom Arthus-Typ (Typ III der Allergie*), weil sie das Komplementsystem (C3a u. C5a) u. damit neutrophile Granulozyten aktivieren, so dass lokale Entzündungsprozesse verstärkt werden.

Im|mun|mangel|krankheiten (↑): s. Immundefekte.

Im|mun|modulation (↑; lat. modulari rhythmisch abmessen) f: (engl.) immunomodulation; Veränderung der Immunantwort* durch versch. Substanzen i. S. einer positiven Unterstützung (Immunstimulation) od. neg. Beeinflussung (Immunsuppression*). Vgl. Immunstimulanzien.

Im|mun|nephelo|metrie (↑; gr. νεφέλη Nebel; Metr-*) f: s. Immunassay, nephelometrischer.

Im|muno|blasten (↑; Blast-*) m pl: (engl.) immunoblasts; unter dem Einfluss von Antigenen* (in vivo u. in vitro) od. Mitogenen* (in vitro) stimulierte (aktivierte) Lymphozyten* mit vergrößertem Zellvolumen u. aufgelockertem Kern (sog. B- bzw. T-Zellblasten), die daraufhin proliferieren u. sich zu sog. Effektorzellen (Plasmazellen bzw. aktivierte T-Lymphozytensubpopulationen) od. zu sog. Gedächtniszellen (Memory* cells) entwickeln.

Im|muno|blot (↑; engl. blot Fleck) n: syn. Westernblot; Meth. zum Nachweis best. Proteine od. Antikörper, z. B. Serumantikörper, mittels Antigen-Antikörper-Reaktion; **Prinzip:** Trennung von (hier bekannten) Proteinmolekülen durch Polyacrylamidgel-Elektrophorese, anschl. Transfer auf Membranen (z. B. Nitrozellulosemembranen) u. Reaktion mit den Serumantikörpern, dann Reaktion mit spezif. Sekundär-Antikörpern i. R. eines Immunassays*; **Verw.** v. a. zur Diagn. von HIV*-Erkrankung (Bestätigungstest), anderen Infektionen (z. B. durch Borrelia, Helicobacter pylori, Yersinia, Epstein-Barr-Virus) u. Autoimmunkrankheiten*. Vgl. Southern-Blotting-Methode.

Im|muno|gen (↑; -gen*) n: s. Antigen, Allergen.

Im|muno|logie (↑; -log*) f: (engl.) immunology; Lehre von Struktur u. Funktion des Immunsystems*, den Erkennungs- u. Abwehrmechanismen eines Organismus für körperfremde (u. U. auch körpereigene) Substanzen u. Gewebe; umfasst zahlreiche Teilgebiete (Immunchemie, -genetik, -pathologie, -pharmakologie, Psychoneuroimmunologie u. a.).

Im|muno|pathien (↑; -pathie*) f pl: (engl.) immunodeficiency diseases; durch Störungen des Immunsystems* bzw. durch Immunreaktionen verursachte Krankheiten; z. B. Immundefekte*, Autoimmunkrankheiten*, Immunkomplexkrankheiten*.

Im|mun|orchitis (↑; Orch-*; -itis*) f: (engl.) autoimmune orchitis; syn. Autoimmunorchitis; durch lokale Entz. (z. B. Mumpsorchitis) od. Trauma verursachte Atrophie des Keimzellepithels u. Fibrose der Tubuluswände mit Antikörperbildung gegen Spermien u. Hodengewebe. Vgl. Sterilität.

Im|muno|zyten (↑; Zyt-*) m pl: immunkompetente Zellen*.

Im|muno|zytom (↑; ↑; -om*) n: (engl.) immunocytoma; lymphoplasmozytisches malignes Lymphom* niedriger Malignität mit kleinen Lymphozyten, Plasmazellen od. Immunoblasten.

Im|mun|para|lyse (↑; Paralyse*) f: (engl.) immunoparalysis; erworbene Immuntoleranz*.

Im|mun|re|aktion (↑) f: **1.** Antigen*-Antikörper-Reaktion; **2.** Immunantwort*.

Im|mun|serum (↑; Sero-*) n: (engl.) immune serum; durch natürliche od. künstliche Immunisierung von Tieren (heterologes I.) od. von Menschen (homologes I., meist Rekonvaleszentenserum) gewonnenes Antiserum mit hohem Gehalt (Titer) an spezif. Antikörpern; Anw. zur Serumprophylaxe* u. Serumtherapie* (passive Immunisierung) sowie als Testserum*. Vgl. Fermoserum, Hyperimmunglobulin.

Im|mun|stimulanzien (↑; Stimulanzien*) n pl: (engl.) immunostimulants; (pharmak.) Sammelbez. für Substanzen, die das Immunsystem* auf unterschiedl. Weise aktivieren u. die zur Förderung der Immunabwehr u. bei Immundefektzuständen therap. angewendet werden; u. a. pflanzl. Stoffe (z. B. Lektine*, Mistelpräparate), Extrakte aus Mikroorganismen, Impfstoffe (Vakzine*), physiol. (z. T. gentechnisch hergestellte) Immunmodulatoren wie Lymphokine*, Interleukine*, koloniestimulierende Faktoren (CSF*), Thymusfaktoren*, Interferone* u. chem. definierte Substanzen (z. B. Levamisol). Vgl. Adjuvans.

Im|mun|sup|pression (↑; Suppression*) f: (engl.) immunosuppression; Unterdrückung od. Abschwächung der Immunantwort*; **1.** physiol.: als Teil des immun. Regulationssystems durch spezif. Suppressorzellen ($CD4^-$, $CD8^+$), komplementär zu Helferzellen ($CD4^+$, $CD8^-$); **2.** therap.: durch physik. Maßnahmen (Bestrahlung des lymphatischen Systems, sog. umgekehrtes Y-Feld) od. Verwendung pharmak. Wirkstoffe (Immunsuppressiva*) mit dem Ziel, unerwünschte Immunreaktionen auszuschalten; z. B. bei Autoimmunkrankheiten* od. nach Transplantation*; **NW:** tox. Schädigungen, generelle Unterdrückung immun. Reaktionen mit Schwächung der Abwehr gegen Infektionskrankheiten u. erhöhter Gefahr des Auftretens bösartiger Erkrankungen.

Im|mun|sup|pressiva (↑; ↑) n pl: (engl.) immunosuppressives; **1.** i. e. S. Arzneimittel, die immun. Reaktionen unterdrücken bzw. abschwächen (s. ums. Tab.); Verw.: v. a. in der Transplantationschirurgie u. zur Behandlung von Autoimmunkrankheiten*; **2.** i. w. S. auch andere Agenzien (z. B. ionisierende Strahlen) mit hemmender Wirkung auf das Immunsystem*. Vgl. Immunsuppression.

I

Immunsuppressiva

Substanzen	Wirkungsmechanismen
chemische Agenzien	
Glukokortikoide	anti-inflammatorisch (Hemmung der Phospholipase A_2) Hemmung der Antigenpräsentation durch Makrophagen Hemmung von Zytokin-Gentransskription (Interleukin-1 u. a.) Hemmung der Expression von Adhäsionsmolekülen u. a.
Ciclosporin/Tacrolimus (cyclisches Peptid bzw. Makrolid)	Hemmung der Lymphokinsynthese (Interleukin-2); Bindung an Immunophilline; Hemmung der Calcineurin-Calmodulin-induzierten Phosphorylierung und damit der Gentransskription für Interleukin-2
Rapamycin (cyclisches Makrolid)	Hemmung der Lymphokinantwort; Bindung an Immunophilline; blockiert zytokinvermittelte Signaltransduktion (z. B. nach Bindung von Interleukin-2 an den Il-2-Rezeptor)
Antimetabolite:	Hemmung der DNA-Synthese bevorzugt in Lymphozyten durch Blockade der De-novo-Purin- oder Pyrimidinsynthese
Methotrexat	Folsäureantagonist; hemmt Dihydrofolatreduktase
Azathioprin	Purinanalog; Derivat des 6-Mercaptopurins
Mizoribin	Purinsythesehemmer; hemmt Inosinmonophosphat-Dehydrogenase
Mucophenolat-Mofetil	wie Mizoribin nach Umwandlung in mukophenolische Säure in vivo
Brequinar	Pyrimidinsynthesehemmer; hemmt Dihydroorotat-Dehydrogenase
Leflunomid	wie Brequinar sowie Hemmung der Tyrosinphosphorylierung (Hemmung der Il-2-Signaltransduktion)
Deoxyspergualin	nicht bekannt; hemmt Reifung von T- und B-Lymphozyten
biologische Agenzien	
polyklonale Antilymphozyten-Antikörper: ALS, ALG, ATG	Globuline von lymphozytenimmunisierten Pferden oder Kaninchen; inaktivieren vorwiegend T-Lymphozyten
monoklonale Antilymphozyten-Antikörper:	Globuline meist aus klonierten Mäusezellen
1-Anti-CD3 (OKT3), Anti-TCR	Hemmung der T-Zell-Mitogenese und -Zytotoxität durch Antigenmodulation und T-Zell-Depletion
Anti-CD4	u. a. Hemmung der Adhäsion von T-Zellen an spezifische Zielzellen
Anti-CD25	Blockade des Interleukin-2-Rezeptors
Anti-LFA-1, Anti-ICAM-1	Hemmung von Adhäsionsmolekülen auf Lymphozyten und Endothelzellen
Anti-IgE	Blockade der Bindung zirkulierender IgE-Antikörper an Mastzellen

Im|mun|system (↑) n: (engl.) immune system; komplexes funkt. System (der Vertebraten) zur Erhaltung der Individualstruktur durch Abwehr körperfremder Substanzen (Antigen*) u. kontinuierl. Elimination anomaler (z. B. maligne entarteter) Körperzellen (sog. immun. Überwachung), an der die Organe des lymphatischen Systems*, im gesamten Organismus verteilte Zellen (v. a. Leukozyten*, Zellen des Monozyten*-Makrophagen-Systems) u. Moleküle (Immunglobuline*, Lymphokine) beteiligt sind. Die unspezif. Abwehrmechanismen des **angeborenen** I. werden u. a. durch Phagozyten*, natürliche Killerzellen*, Komplement* u. Lysozym*, die spezif. Immunantwort* des **erworbenen** I. v. a. durch Lymphozyten* u. spezif. Antikörper* vermittelt. Vgl. Immunität.

Im|mun|szinti|graphie (↑; Szinti-*; -graphie*) f: (engl.) immunoscintigraphy; spezielles Verf. der Szintigraphie*, bei dem mit Gammastrahlern radioaktiv markierte, monoklonale Antikörper od. deren Fragmente nach Injektion in vivo mit entspr. Zielantigenen reagieren u. damit eine Aktivitätsanreicherung im Zielgewebe erreicht wird (positive Darstellung im Szintigramm); **Anw.:** zur Tumordiagnostik (z. B. Tc-99m-Anti-CEA-Antikörper bei kolorektalen Tumoren u. ihren Metastasen), zur Entzündungsdiagnostik (Antigranulozyten-Antikörper-Tc-99m-NCA-95 bei umschriebenen Entzündungen, auch zur Untersuchung des Knochenmarks), zum Nachweis geschädigter Myokardzellen bei Myokarditis od. Abstoßung eines transplantierten Herzens (In-111-Antimyosin). Vgl. Radioimmuntherapie.

Im|mun|therapie (↑) f: (engl.) immunotherapy; Beeinflussung immun. Reaktionen durch therap. Maßnahmen: **1.** Zufuhr von Immunglobulinen; z. B. Anti-TNF-α-Antikörper bei Enteritis regionalis Crohn u. rheumatischen Erkr., Anti-HER-2/neu-Antikörper bei Mammakarzinom; **2.** Immunsuppression*; **3.** aktive spezif. (z. B. Schutzimpfung) od. unspezif. (z. B. Interferone) Immunstimulation; **4.** Transfusion dendritischer Zellen, die gentechnisch verändert od. mit Tumorantigenen beladen sind (experimentell); vgl. Zellen, Antigen-präsentierende.

Im|mun|thrombo|zyto|penie (↑; Thromb-*; Zyt-*; -penie*) f: (engl.) immunological thrombocytopenia; (auto-)immun. bedingte Thrombopenie*.

Im|mun|thyroiditis (↑; Thyreo-*; -id*; -itis*) f: (engl.) autoimmune thyroiditis; s. Thyroiditis.

Im|mun|toleranz (↑) f: (engl.) immunotolerance; Zustand der immun. Nichtreaktivität gegen best. Antigene als eine Möglichkeit der Immunantwort* des intakten Immunsystems* neben der Entw. einer spezif. Immunität* des Organismus; kann u. a. durch Kontakt mit einem Antigen während der Reifung des Immunsystems in der Embryonalentwicklung entstehen (als natürliche I. z. B. bei Blutchimärismus; s. Chimärismus) od. durch Zufuhr hoher Antigenmengen (z. B. Diphtherietoxoid, Pneumokokkenpolysaccharide) beim Erwachsenen hervorgerufen werden (erworbene sog. High-zone-Toleranz); einige schwachimmunogene Antigene induzieren eine (unvollständige) I., wenn sie in kleinen Dosen appliziert werden (erworbene sog. Low-zone-Toleranz). Die Dauer der Antigenpersistenz ist von entscheidender Bedeutung für die Aufrechterhaltung einer erworbenen I., sie erlischt i. d. R. bei Elimination des betreffenden Antigens aus dem Organismus. Eine I. muss nicht vollständig sein u. kann sich durch Fehlen best. Merkmale einer Immunantwort äußern, da B- u. T-Lymphozyten unabhängig voneinander u. auf unterschiedliche Weise eine immun. Toleranz entwickeln (z. B. Induktion einer Antikörperproduktion durch ein best. Antigen, jedoch keiner zellvermittelten Immunantwort). Gegen körpereigene Gewebe besteht (wahrscheinl. durch fehlende Aktivierung normalerweise im Organismus vorhandener Anti-„Selbst"-B-Lymphozyten inf. Ausbleibens der Erkennung von Selbstantigenen durch Helferzellen bzw. durch dauernde Hemmung dieser B-Lymphozyten u. von Helferzellen durch Suppressorzellen) eine natürliche I. (sog. Selbsttoleranz), wodurch i. d. R. eine Autoimmunisierung* verhindert wird.

Im|mun|toxin (↑; Tox-*) n: (engl.) immunotoxin; Konjugat aus einer toxischen Substanz bakt. (Diphtherietoxin, Pseudomonas-Exotoxin A) od. pflanzl. (z. B. Ricin, Abrin) Ursprungs u. einem spezif., meist monoklonalen Antikörper gegen Zellmembranantigene (z. B. Tumorantigene*); Verw. bisher v. a. in vitro, z. B. zur Zerstörung der Tumorzellen bei autologer Stammzelltransplantation*.

Im|mun|toxizität (↑; Tox-*) f: (engl.) immunotoxicity; toxische Wirkung eines Agens auf das Immunsystem.

Im|mun|turbidi|metrie (↑; lat. turbidus trübe; Metr-*) f: s. Immunassay, turbidimetrischer.

Im|mun|vaskulitis (↑; lat. vasculum kleines Gefäß; -itis*) f: syn. Vasculitis* allergica.

Im|mun|zellen (↑; Zelle*): immunkompetente Zellen*.

Im|mun|zyto|metrie (↑; Zyt-*; Metr-*) f: (engl.) immunocytometry; Zytofluorometrie* mikroskop. Präparate bzw. im Durchflussverfahren (s. Durchflusszytometrie) unter Anw. monoklonaler, mit einem Fluoreszenzfarbstoff markierter Antikörper gegen Zellantigene; **Verw.:** zur Differenzierung von Leukozytensubpopulationen, Leukämiediagnostik, HLA-Bestimmung, Diagn. von Immundefekten u. Nachw. von Autoantikörpern. Vgl. CD-Nomenklatur.

IMP: Abk. für **I**nosin**m**ono**p**hosphat*.

Im|pedanz (lat. impedire hindern) f: (engl.) impedance; (physik.) **1.** Wechselstromwiderstand einer elektron. Schaltung, die sich aus Widerständen, Kondensatoren u. Spulen zusammensetzen kann; **2.** akustische I.: Bez. für den Wellenwiderstand (= Dichte × Schallgeschwindigkeit) eines Mediums, in dem sich Schall od. Ultraschall ausbreitet; an der Grenzfläche zw. Medien mit unterschiedl. Wellenwiderstand wird ein Teil des Schalls bzw. Ultraschalls reflektiert. Dies ist die Grundlage für die Bildgebung in der Ultraschalldiagnostik*.

Im|pedanz|audio|metrie (↑; Audi-*; Metr-*) f: (engl.) impedance audiometry; Messung der Impedanz des Trommelfells; **Anw.: 1.** indirekte Messung der Tubenfunktion (Veränderung durch Unterdruck, Erguss); **2.** Erfassung atem- u. pulssynchroner Impedanzänderung (klaffende Tube, Glomustumor des Mittelohrs); **3.** Bestimmung der Schwelle für den Stapediusreflex bei ipsi- u. kontralateraler Schallzuführung (Fixierung im Gehörknöchelchenbereich, Unterbrechung der Kette); für die DD sensorischer Hörschäden ergeben sich durch Auswertung der Stapediusreflexmessung* folgende Möglichkeiten: **a)** Ausschluss od. Bestätigung von Aggravation, **b)** Beitrag zur Recruitment-Diagnose (Metz-Recruitment), **c)** Ermüdungserscheinungen bei Dauertönen durch Hörnervenschwerhörigkeit; **d)** Reflex nicht auslösbar bei einer Knochen-Luftleitungsdifferenz von >30 dB (erhebl. Innenohrschwerhörigkeit, neuraler Schaden im 1. u. 2. Neuron). Vgl. Audiometrie, Tympanometrie. H. Ger.

Im|pedanz|zyto|metrie (↑; Zyt-*; Metr-*) f: (engl.) impedance-based flow cytometry; Verf. der Durchflusszytometrie*, bei der an der Messkapillare ein Spannung angelegt ist; bei Durchtritt einer Lösung suspendierter Zellen erfolgen messbare Spannungsänderungen, deren Häufigkeit bzw. Ausmaß von Zellzahl bzw. Zellgröße u. -form abhängig sind.

im|per|fectus (lat.): unvollkommen.

im|per|meabel (In-*; lat. permeare hindurchziehen): (engl.) impermeable; undurchgängig, undurchlässig.

Im|petigo (lat. Hautausschlag) f: Eiterflechte, Grindflechte; Bez. für eine nichtfollikuläre, oberflächliche Pyodermie mit Blasenbildung; vgl. Erysipel.

Im|petigo Bockhart (↑; Max B., Dermat., Wiesbaden, 1883–1921) f: syn. Folliculitis* staphylogenes superficialis.

Im|petigo bullosa (↑) f: großblasige Form der Impetigo* contagiosa.

Im|petigo contagiosa (↑) f: Bez. für blasenbildende Pyodermien; **Formen: 1.** kleinblasige I. c.: syn. Impetigo vulgaris, Grindflechte; häufigste Hautinfektion bei Kindern durch betahämolysierende Streptokokken der Gruppe A u. Staphylokokken; Klin.: im Gesicht, an Kopf u. Extremitäten lokalisierte rötl. Flecken, auf denen sich Bläschen, Pusteln, Erosionen u. gelbe bis braune Krusten (s. ums. Abb.) bilden; Entstehung oft auf vorgeschädigter Haut u. bei mangelnder Körperpflege; endemisches Auftreten möglich; Kompl.: akute Glomerulonephritis; **2.** großblasige I. c.: syn. Impetigo bullosa, Pemphigus neonatorum (bei Neugeborenen); lokalisier-

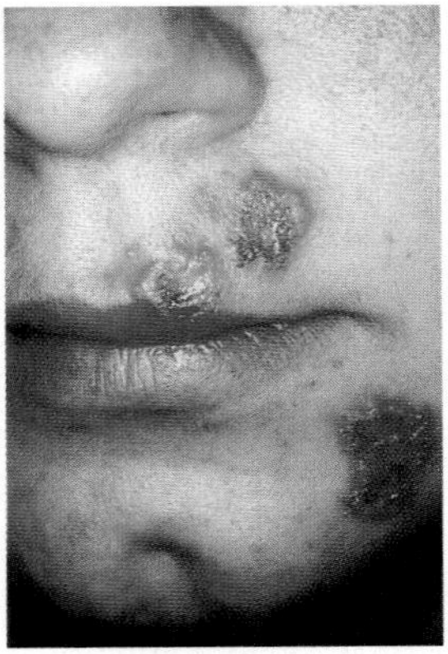

Impetigo contagiosa [580]

I

te Form des Staphylococcal scalded skin syndrome (Abk. SSSS*), bes. an Abdomen, Hals- u. Achselfalten, Genitalregion; Progn.: günstig; **Ther.:** lokal Antiseptika, systemisch Antibiotika.

Im|petigo herpeti|formis (↑) f: sehr seltene u. schwer verlaufende Variante der Psoriasis* pustulosa Typ Zumbusch bei Nebenschilddrüseninsuffizienz; **Sympt.:** Hypokalzämie, Fieber, Erbrechen, Durchfälle, tonisch-klon. Krämpfe, schubweise auftretende, rasch zu Krusten eintrocknende Pusteln auf gerötetem Grund bes. in der Leistengegend u. submammär; **Vork.:** meist bei Frauen insbes. in der Schwangerschaft (v. a. zweite Schwangerschaftshälfte), bei erneuter Schwangerschaft oft Rezidiv; selten bei Männern u. Kindern nach Strumektomie; **Ther.:** Glukokortikoide, Flüssigkeits- u. Elektrolytersatz; evtl. vorzeitige Geburtseinleitung.

Im|petigo vulgaris (↑) f: kleinblasige Impetigo* contagiosa.

Impf|feder: (engl.) vaccinating lancet; zweischneidige, federförmige Lanzette zur Impfung od. Wundsetzung bei kapillaren Blutentnahmen.

Impf|kalender: (engl.) calendar of vaccination; sog. Impfprogramm; festgelegte Reihenfolge der von der Ständigen Impfkommission am Robert-Koch-Institut (Abk. STIKO) empfohlenen Impfungen für Säuglinge, Kinder u. Jugendliche mit dem Ziel einer Immunität* gegen wichtige Infektionskrankheiten (s. Tab.). Für Erwachsene u. best. Personengruppen gelten bes. Empfehlungen für Auffrisch- u. Indikationsimpfungen (z. B. vor Reisen, bei Risikogruppen); vgl. Schutzimpfung (Tab.).

Impf|komplikation f: (engl.) postvaccinal complications; über die normale Impfreaktion od. Impfkrankheit hinausgehende, oft therapiebedürftige Erkr. aufgrund einer Impfung; in seltenen Fällen kann diese auch zu bleibenden Schäden (s. Impfschaden) führen. I. können durch das Impfantigen selber od. die im Impfstoff enthaltenen Hilfsstoffe verursacht werden. Vorübergehende therapiebedürftige Erkr. werden z. B. nach BCG-Impfung als abszedierende Lymphadenitis (ca. 3:1000 Impfungen), bei Immungeschwächten als disseminierte BCG-Infektion (1:1 Mill.) beobachtet. Nach oraler Poliomyelitis-Schutzimpfung (Sabin) kann eine Impfpoliomyelitis (1:3,3 Mill.) od. Kontaktimpfpoliomyelitis (1:3,3 Mill.) auftreten. Dementsprechend wird die BCG-Impfung in der Bundesrepublik Deutschland nur noch mit der inaktivierten Polio-Vakzine nach Salk (IPV) empfohlen. Bei Verdacht auf eine I. ist eine genaue Untersuchung u. Dokumentation einzuleiten, ggf. die Überweisung an eine Spezialabteilung u. Asservierung von Untersuchungsmaterial (Blut, Stuhl, Liquor u. a.) vorzunehmen. Bei Verdacht auf eine I. muss das zuständige Gesundheitsamt verständigt werden (Infektionsschutzgesetz § 6). Vgl. Schutzimpfung.

Impf|metastase (Metastase*) f: (engl.) inoculation metastasis; s. Metastase.

Impf|schaden: (engl.) vaccination damage; bleibender Schaden nach Schutzimpfung*, der über die übliche Impfreaktion hinausgeht; ein I. liegt auch vor, wenn eine andere als die mit vermehrungsfähigen Erregern geimpfte Person geschädigt wurde. I. trat vor Abschaffung der Pockenimpfpflicht relativ häufig nach Pockenschutzimpfung auf, z. B. als postvakzinale Enzephalitis* od. Vaccinia inoculata (Autoinokulation durch Verschmieren der Vakzine). Seit die Poliomyelitis-Schutzimpfung nur noch mit einer inaktivierten Vakzine (Salk) u. die Tuberkulose- u. Pockenschutzimpfung nicht mehr in der Bundesrepublik Deutschland durchgeführt werden, sind Impfschäden sehr selten. Nach § 60 Infektionsschutzgesetz* (Abk. IfSG) begründen I., die in Zus. mit einer gesetzl. vorgeschriebenen od. aufgrund des IfSG od. internationaler Gesundheitsvorschriften angeordneten Impfung stehen od. auf einer von einer Gesundheitsbehörde öffentl. empfohlenen Schutzimpfung beruhen, öffentl.-rechtl. Entschädigungsansprüche, deren Art u. Höhe sich nach dem Bundesversorgungsgesetz bemessen. Vgl. Impfkomplikation.

Impf|schutz: (engl.) protection by vaccination; s. Schutzimpfung, Immunität.

Impf|stoff: (engl.) vaccine; s. Vakzine; vgl. Schutzimpfung.

Impf|stoff, poly|valenter: (engl.) multivalent vaccine; Vakzine* bestehend aus einem Gemisch versch. Impfantigene der Typen eines Erregers (z. B Influenza-Virus, Poliomyelitis-Viren); vgl. Kombinationsimpfstoff, Simultanimpfung.

Impf|tuberkulose (Tuberkel*; -osis*) f: (engl.) immunization tuberculosis; auch Inokulationstuberkulose; tuberkulöse Erkr. (meist Tuberculosis* cutis od. Tendovaginitis tuberculosa) inf. Inokulation von Mycobacterium tuberculosis; z. B. bei Pathologen (BK Nr. 3101) od. Fleischern (BK Nr. 3102).

Impfung: (engl.) vaccination; **1.** Schutzimpfung*; **2.** (mikrobiol.) Übertragung lebender Mikroorganismen auf einen Nährboden od. in ein Nährmedium.

Impfung, passive: (engl.) passive vaccination; passive Immunisierung; s. Schutzimpfung.

Impf|zerti|fikat, inter|nationales n: (engl.) international inoculation certificate; bei Einreise in versch. Länder gefordertes Impfzeugnis über best. Schutzimpfungen, meist gegen Gelbfieber u. in wenigen Fällen gegen Cholera; vgl. Schutzimpfung.

Impingement-Syn|drom (engl. impingement Zusammenstoß, Einwirkung) n: Funktionsbeeinträchtigung des Schultergelenks durch chron. Überlastung bei Tennis- u. Golfspielern sowie Schwimmern u. Werfern; **Urs.:** zuneh-

Impfkalender
Empfehlungen für Säuglinge, Kinder und Jugendliche der Ständigen Impfkommission (STIKO; Stand Januar 2000)

Empfohlenes Impfalter		Impfung	Anmerkungen
ab Beginn 3. Lebensmonat		1. Diphtherie-Tetanus-Pertussis (DTaP)	
	und	1. Hepatitis-B-Impfung (HB)	
	und	1. inaktivierte Polio-Vakzine (IPV)	
	und	1. Haemophilus influenzae Typ b (Hib)	
ab Beginn 4. Lebensmonat		2. Diphtherie-Tetanus-Pertussis (DTaP)	
	und[1]	2. inaktivierte Polio-Vakzine (IPV)	
	und[1]	2. Haemophilus influenzae Typ b (Hib)	
ab Beginn 5. Lebensmonat		3. Diphtherie-Tetanus-Pertussis (DTaP)	
	und	2. Hepatitis-B-Impfung (HB)	
	und	3. inaktivierte Polio-Vakzine (IPV)	
	und	3. Haemophilus influenzae Typ b (Hib)	
12.–15. Monat		4. Diphtherie-Tetanus-Pertussis (DTaP)	
	und	3. Hepatitis-B-Impfung (HB)	Abschluss der Grundimmunisierung
	und[1]	4. inaktivierte Polio-Vakzine (IPV)	
	und	4. Haemophilus influenzae Typ b (Hib)	
	und	1. Masern-Mumps-Röteln (MMR)	
5.–6. Lj.		Tetanus-Diphtherie (Td-Impfstoff: mit reduziertem Diphtherietoxoidgehalt	1. Auffrischimpfung
	und	2. Masern-Mumps-Röteln (MMR)	
11.–18. Lj.		Tetanus-Diphtherie (Td)	2. Auffrischimpfung
		Hepatitis-B-Impfung Masern-Mumps-Röteln (MMR)[2] Pertussis (aP)	Grundimmunisierung für alle bisher nicht Geimpften bzw. Komplettierung eines unvollständigen Impfschutzes (Impfschema laut Hersteller)
		inaktivierte Polio-Vakzine (IPV) Pertussis (aP)	Auffrischimpfung (wenn letzte Impfung mehr als 12 Mon. zurückliegt)

[1] Bei bestimmten Impfstoffen kann dieser Impftermin entfallen.
[2] Die 2. MMR-Impfung kann bereits 4 Wochen nach der ersten MMR-Impfung erfolgen.

mende Einklemmung der Supraspinatussehne zw. Tuberculum majus u. Schulterdach; **Ther.:** offene od. arthroskopische subakromiale Dekompression; vgl. Periarthropathia humeroscapularis.

Im|plantate (In-*; lat. plantatus gepflanzt) n pl: (engl.) implants; zusammenfassende Bez. für Stoffe u. Teile, die zur Erfüllung best. Ersatzfunktionen für einen begrenzten Zeitraum od. auf Lebenszeit in den menschl. Körper eingebracht werden. Im Ggs. zum Transplantat bestehen I. aus toter Materie (Alloplastik). Als **Ersatzfunktionen** kommen v. a. die Unterstützung, Steuerung bzw. der partielle od. komplette Ersatz von Organfunktionen (z. B. Linsenimplantation*, künstl. Herzschrittmacher*, künstliche Herzklappen*, Gefäßimplantate aus Kunststoff bei der rekonstruktiven Gefäßchirurgie*, Endoprothese*), die Unterstützung von Heilungsprozessen (z. B. Ruhigstellung einer Fraktur mittels Osteosynthese*), die Übertragung von Kräften (z. B. übungsstabile u. exakte Reposition von Frakturenden mittels Osteosynthese), die Regulation von Deformitäten (z. B. Implantation von Harrington-Stäben zur Aufrichtung einer Skoliose) od. die plast. Raumausfüllung (z. B. Mammaplastik* mit Kunststoffimplantaten) bzw. Defektdeckung (z. B. der Bruchpforten einer Hernie* mit Kunststoffnetz od. von Kalottendefekten mit künstl. Schädelplatte) in Betracht. Bei Langzeitimplantaten tritt das Problem der Materialverträglichkeit in den Vordergrund. Vgl. Zahnimplantat.

Im|plantation (↑; ↑) f: **1.** Einbringen od. Einpflanzung von körperfremden (häufig alloplastischen) Materialien in den Organismus; vgl. Transplantation; **2.** syn. Nidation*.

Im|plantations|meta|stase (↑; ↑; Metastase*) f: s. Metastase.

Im|plantations|phase (↑; ↑) f: (engl.) implantation stage; Plazentaentwicklung; erste Ausbreitung des Trophoblasten* bis zur Formierung der Zotten, ab dem 6. Tag p. c.

Im|plantatio̲ns|schäden (↑; ↑): (engl.) defective implantation; fehlerhafte Eieinnistung in das Endometrium; **Formen: 1.** falscher Implantationsort (Placenta* praevia); **2.** Störungen der Implantationstiefe (Placenta* accreta, Placenta* increta, Placenta* percreta), häufig bedingt durch Schädigung der Uterusschleimhaut (u. a. durch Kürettage, Schwangerschaftsabbruch, Schnittentbindung, Puerperalfieber); **3.** Asymmetrie der Trophoblastausbreitung (pathol. Nabelschnuransatz; s. Insertio); **4.** Rückbildungsstörung des Chorion laeve (Placenta* extrachorialis, Placenta membranacea). Vgl. Plazentation, Plazentalösungsstörungen.

Im|planto|logi̲e (↑; ↑; -log*) f: (engl.) implantology; Lehre von dem Einpflanzen nicht lebender Gewebe u. Materialien; vgl. Implantate.

Im|plosio̲n (↑; lat. pla̲udere, pla̲usus schlagen) f: s. Reizüberflutung.

Im|potẹntia (lat. Unvermögen) f: Impotenz*.

Im|potẹntia co|eụndi (↑) f: Unvermögen, den Beischlaf überhaupt od. in physiol. Weise auszuführen; i. e. S. beim Mann Unmöglichkeit der Erektion (erektile Impotenz) u. des Orgasmus (ejakulatorische Impotenz) bzw. unzureichende Kontrolle über den Zeitpunkt des Orgasmus (Ejaculatio* praecox od. Ejaculatio* retardata); als sog. **relative Impotenz** inf. Abneigung gegen (bestimmte) Partner od. äußere Umstände; s. Erektionsstörung, Sterilität.

Im|potẹntia con|cipiẹndi (↑) f: Unfähigkeit der Frau, eine Eizelle* zur Befruchtung durch Spermien zur Verfügung zu stellen; s. Sterilität.

Im|potẹntia con|cupiscẹntiae (↑) f: fehlender Drang zur sexuellen Betätigung.

Im|potẹntia generạndi (↑) f: Fortpflanzungsunfähigkeit; unterschieden werden Infertilität* u. Sterilität*.

Im|potẹntia gesta̲ndi (↑) f: s. Infertilität.

Im|potẹntia satis|factio̲nis (↑) f: sexuelle Funktionsstörung* des Mannes, bei der es ohne Orgasmus zur Ejakulation kommt.

Ịm|potenz (↑) f: (engl.) impotence; Bez. für die Unfähigkeit zur Fortpflanzung (Impotentia generandi), i. w. S. für das Unvermögen, den Beischlaf (befriedigend) auszuüben (Impotentia coeundi); vgl. Infertilität, Sterilität, Funktionsstörung, sexuelle.

Im|prägnatio̲n (In-*; lat. praegna̲ns schwanger) f: (engl.) impregnation; **1.** (gyn.) Eindringen des Samenfadens in das reife Ei; s. Befruchtung; **2.** (histol.) Durchtränkung von Geweben, Zellen u. a. mit Gold- od. Silbersalzen (Metallimprägnation) zur Darstellung von Strukturen.

Im|prẹssio (lat.) f: Eindruck.

Im|pressio̲n, basa̲le (↑) f: (engl.) basal impression; syn. basiläre Impression, Konvexobasie; Anomalie des kraniozervikalen Übergangs mit Einstülpung des Bodens der hinteren Schädelgrube; **Urs.:** meist angeb. (z. B. bei Osteogenesis imperfecta Typ IV), selten erworben bei Osteomalazie, Osteoporose, Osteolysen (z. B. Knochentumoren), Osteodystrophia deformans; oft kombiniert mit Atlasdysplasie od. Syringomyelie; **Sympt.:** evtl. Kopfschmerz, Schwindel, Nystagmus u. a.; **Kompl.:** mechan. Kompression des Rückenmarks, Hydrozephalus, Durchblutungsstörung im Versorgungsbereich der Aa. vertebrales; **Diagn.:** röntg. Schädelaufnahme in zwei Ebenen, evtl. Computertomographie bzw. Kernspintomographie; die Spitze des Dens epistrophei überragt die Verbindungslinie zw. Foramen magnum u. hartem Gaumen; **Ther.:** neurochir. Dekompression u. Stabilisierung.

Im|pressio̲nes digita̲tae (↑) f pl: Vertiefungen an der Innenfläche des knöchernen Schädels, den Gyri cerebri entsprechend; vermehrt v. a. bei chron. Hirndrucksteigerung*.

Im|pressio̲ns|fraktur (↑; Fraktur*) f: (engl.) depression fracture; unvollständiger Biegungsbruch an Wirbelkörper, Schienbeinkopf, Fersenbein od. Schädeldach (s. Schädelfrakturen).

Imprinting, geno̲misches (engl. Einprägen) n: (engl.) genomic imprinting; unterschiedl. Expression eines Gens od. einer Genregion in Abhängigkeit von der Vererbung über die männl. od. weibl. Gametogenese; z. B. führen ähnl. Deletionen des proximalen Bereichs vom Chromosom 15 bei maternalem Ursprung zum Angelman*-Syndrom, bei paternalem Ursprung zum Prader*-Labhart-Willi-Syndrom.

Im|pụls (lat. impẹllere, impụlsus anstoßen, antreiben) m: (engl.) 1. impulse, 2. pulse; Antrieb, Anstoß; (physik.) **1.** Formelzeichen p; Produkt aus Masse (m) u. Geschwindigkeit (v) eines Körpers: $p = m \times v$. Der Gesamtimpuls eines abgeschlossenen Systems ist konstant. **2.** kurzzeitiges Auftreten od. kurzzeitige Änderung einer physik. Größe (z. B. Spannungsimpuls, Lichtimpuls); entw. als Einzelimpuls od. als Impulsfolge bzw. Impulsgruppenfolge; die I. od. Impulsfolgen können aperiodisch auftreten od. eine best. Frequenz* haben; med. von Bedeutung in der Nuklearmedizin* (jedes registrierte Gammaquant löst einen elektrischen I. aus), Ultraschalldiagnostik* (Echoimpuls), bei Anw. von Herzschrittmachern*, Laser*, bei der Lithotripsie* u. a.; vgl. Impulsrate.

Im|puls|echo|verfahren (↑): (engl.) pulse echo technique; Sammelbez. für versch. Verfahren der Ultraschalldiagnostik*.

Im|puls|höhen|ana|lysator (↑) m: (engl.) multichannel analyzer; v. a. in der nuklearen Analysen- u. in der Strahlenschutzmesstechnik, Radiochemie u. Nuklearmedizin angewendete elektron. Einrichtung zur Registrierung von nur solchen Strahlenquanten, deren Energie oberh. einer einstellbaren Energieschwelle (Diskriminatorbetrieb) od. innerh. eines definierten sog. Energiefensters (Analysatorbetrieb) liegt; **Verw.:** zur Empfindlichkeitserhöhung der In-vivo-Messung durch Unterdrückung von Untergrundstrahlung u. im Organismus enstehender Streustrahlung, zur energet. Trennung bei Mehrnuklidunteruchungen u. i. R. der Gammaspektrometrie* mit Szintillationsmesssonden.

Im|pulsi̲v-petit-mal (↑; frz. kleines Übel): (engl.) impulsive petit mal; syn. Herpin-Janz-Syndrom, juvenile myoklonische Epilepsie; idiopathische generalisierte Form der Epilepsie*, häufig in Komb. mit Grand mal; **Klin.:** Manifestationsalter meist 12.–20. Lj.; bilaterale Myoklonien (plötzliche Schleuderbewegungen der Extremitäten, insbes. der Arme); v. a. beim morgendlichen Aufwachen (Aufwachepilepsie); Auslösung durch Schlafmangel möglich.

Im|pụls|rate (↑): (engl.) pulses per unit of time; Anzahl der Impulse pro Zeiteinheit; z. B. von einem Strahlungsdetektor gemessen od. bei der Behandlung mit Laser* vorgewählt.

Im|puls|strom|therapie (↑) f: (engl.) pulsed direct current therapy; Verf. der Elektrotherapie*; Reizstrombehandlung mit niederfrequenten Gleichstromimpulsen; Impulsform (Rechteck-, Exponentialstrom- u. Schwellstromimpulse), Stromintensität, Impuls- u. Pausendauer sind je nach Ind. zu wählen; der bei der **Faradisation** angewandte Exponentialstrom* mit einer Frequenz von 50 Hz (Impulsdauer 1 ms) wird in Anlehnung an den histor. faradischen Strom (50-Hz-Wechselstrom) als neofaradischer Strom bez.; **Anw.:** zu wiederholten Kontraktionen bei kompletten u. inkompletten Denervationen, bei schlaffen Paresen, muskulärer Inaktivitätsatrophie, chron. Obstipation, neurogener Harnblasenstörung u. Schmerzsyndromen; vgl. Elektrodiagnostik, Elektrogymnastik, Niederfrequenztherapie.

Im|puls|zyto|photo|metrie (↑; Zyt-*; Phot-*; Metr-*) f: (engl.) pulse cytophotometry; s. Durchflusszytometrie.

IMV: Abk. für (engl.) **i**ntermittent **m**andatory **v**entilation, intermittierende maschinelle Beatmung; Beatmungsverfahren, bei dem Spontanatmungsphasen durch zwischengeschaltete maschinelle Beatmungshübe mit vorgewählter Frequenz unterbrochen bzw. unterstützt werden; je nach Wahl der IMV-Frequenz wird die Atemarbeit vorwiegend durch den Pat. od. den Respirator* geleistet; **Unterformen: 1.** synchronisierte IMV (SIMV): die maschinellen Beatmungshübe werden der Spontanatmung angepasst (synchron zur Spontanatmung, konstantes endinspiratorisches Volumen); **2.** MMV (Abk. für engl. mandatory minute volume): bei Unterschreiten eines vorgewählten, vom Pat. geatmeten Minutenvolumens setzt die maschinelle Beatmung ein; kann auch synchronisiert erfolgen (SMMV); **Ind.:** Training der Atemmuskulatur u. Entwöhnung vom Respirator nach Langzeitbeatmung; i. d. R. kombiniert mit CPAP*.

In: chem. Symbol für Indium*.

In-: auch Im-; Wortteil mit der Bedeutung **1.** in, hinein; **2.** Um-, Ohn-, Nicht-; von lat. in.

-in: Endung, die in der systemat. Nomenklatur der organischen Chemie das Vorhandensein einer Dreifachbindung anzeigt; z. B. Butin: $HC{\equiv}C{-}CH_2{-}CH_3$; vgl. -an, -en.

Inaba-Variante f: serol. Variante von Vibrio* cholerae.

in|äqual (lat. inaequalis): (engl.) unequal; ungleich.

In|aktivierung (In-*; lat. activus tätig, handelnd) f: (engl.) inactivation; **1.** (serol.) I. von Komplement* durch Erhitzen von Serum für 30 Min. auf 56 °C; **2.** chem. od. physik. Eingriff in die Struktur eines Virus, der dessen Vermehrungsfähigkeit aufhebt. Vgl. Denaturieren.

In|aktivitäts|a|trophie (↑; ↑; Atrophie*) f: (engl.) inactivity atrophy, disuse atrophy; Form der Atrophie*; **Urs.:** Nichtgebrauch, d. h. Fortfall der mit der Tätigkeit verbundenen Blutzufuhr u. Nervenreize; betrifft bes. Muskulatur u. Knochen der Extremitäten.

In|anition (lat. inanis leer) f: Hungerzustand; s. Malnutrition.

In|anspruch|nahme: (engl.) utilization; berufstheoretische Bez. für den einzelnen Arzt-Patient-Kontakt; inf. u. während einer Erkr. kann es zu einer unterschiedl. Anzahl von I. kommen.

in|ap|parent (In-*; lat. apparere erscheinen, sichtbar werden): symptomlos, symptomarm.

In|ap|petenz (↑; lat. appetere verlangen) f: (engl.) inappetence; fehlendes Verlangen; z. B. nach Nahrung.

In|azidität (↑; Azid-*) f: syn. Anazidität*.

Inborn errors of metabolism (engl.): Bez. für angeborene Stoffwechselanomalien*.

In|carceratio herniae (In-*; lat. carcer Gefängnis) f: Inkarzeration* einer Hernie*.

In|cisio (lat. incidere, incisus einschneiden) f: s. Inzision.

In|cisivus (↑) m: Kurzbez. für Dens incisivus; s. Schneidezähne.

In|cisura (↑) f: Inzisur, Einschnitt, Einkerbung.

In|cisura acetabuli (↑) f: Unterbrechung im unteren Umfang der Facies lunata des Hüftbeins.

In|cisura angularis gastricae (↑) f: Knick, der als tiefster Punkt der Curvatura minor die Grenze zw. Corpus u. Pars pylorica des Magens markiert.

In|clinatio pelvis (lat. inclinatio Hinneigung) f: Beckenneigung; Winkel zw. der Achse des Beckeneingangs u. der Waagerechten; im Stehen 55° beim männl., 60° beim weibl. Becken.

In|clusio (lat.) f: Einschließung.

In|clusio fetalis (↑) f: Doppelfehlbildung, wobei der eine, unentwickelte Fetus in einer Körperhöhle (Schädel-, Brust-, Bauchhöhle) des anderen, entwickelten Fetus eingeschlossen ist.

in|com|pletus (In-*; lat. completus vollständig, gefüllt): unvollständig.

In|con|tinentia (↑; lat. continentia das Zurückhalten, Unterdrücken) f: s. Harninkontinenz, Stuhlinkontinenz, Incontinentia pigmenti.

In|con|tinentia alvi (↑; ↑) f: Stuhlinkontinenz*.

In|con|tinentia alvi para|doxa (↑; ↑) f: Enkopresis* bei Defäkation großer retinierter Kotmassen; bei idiopath. Megakolon*.

In|con|tinentia pigmenti (↑; ↑) f: syn. Bloch-Sulzberger-Syndrom; ektodermales Fehlbildungssyndrom mit typischen Veränderungen der Haut, der Augen u. des ZNS; **Ätiol.:** X-chromosomal-dominanter Erbgang; letal für männl. Hemizygote; häufig Neumutationen; mehr als 700 Fälle bekannt; **Sympt.:** meist schon bei Neugeborenen auftretende Erkr.; Ablauf der Hauterscheinungen in drei Phasen: **1.** streifige, papulo-vesikuläre Effloreszenzen entlang den Blaschko-Linien mit Eosinophilie u. Leukozytose; **2.** Übergang in verruköse Herde; **3.** Abheilung (3.–6. Monat) mit meist graubraunen Pigmentierungen, die bis zur Pubertät verblassen; Stadium 1 u. 2 können auch vor der Geburt in utero ablaufen. Häufig assoziiert sind Alopezie der Kopfhaut, Nagelwachstumsstörungen, Zahnanomalien, Strabismus, Katarakt, Optikusatrophie, psychomotor. Retardierung u. Krampfanfälle. Vgl. Naegeli-Syndrom.

In|con|tinentia pigmenti a|chromians (↑; ↑) f: syn. Hypomelanosis Ito, Naevus achromians Ito; genetische Heterochromie*, die meist sporadisch bei versch. Chromosomenaberrationen auftritt; ca. 200 Fälle sind bekannt; **Sympt.:** meist schon bei Geburt vorhandene multiple, meist streifenförmige Depigmentierungen an Stamm u. Extremitäten, deren Verlauf sich oft an den Blaschko-Linien orientiert bzw. als Blatt- od. Schachbrettmuster auftritt; als weitere Anomalien Alopezie, geistige Behinderung, Strabismus, Hüftgelenkdysplasie u. a.; vgl. Incontinentia pigmenti, Mongolenfleck.

In|con|tinentia urinae et alvi (↑; ↑) f: kombinierte Harninkontinenz* u. Stuhlinkontinenz*.

In|con|tinentia urinae para|doxa (↑; ↑) f: syn. Ischuria* paradoxa.

In|crementum (lat.) n: Anwachsen, Zuwachs.

In|cretum (In-*; lat. cernere, cretus absondern) n: s. Inkrete.

in|curabilis (lat. incuratus unheilbar): unheilbar.

Incus (lat.) f: (engl.) anvil; Amboss*.

Indana|zolin (INN) n: Alphasympathomimetikum (Imidazolinderivat); **Verw.**: lokaler Vasokonstriktor (in Nasentropfen).

Indap|amid (INN) n: analog zu den Benzothiadiazinderivaten wirkendes Diuretikum; s. Diuretika.

In|dex (lat. Anzeiger) m: (engl.) 1. index finger, 2. index; **1.** (anat.) Zeigefinger; **2.** (statist.) eine aus mind. zwei Zahlenwerten errechnete Kenngröße zur einfachen Beurteilung komplexer Sachverhalte, in der Medizin meist als **Quotient** von zwei Werten (z. B. Schockindex, Schädelindex u. a.) od. als Summe aus mehreren Werten (**additiver I.**, z. B. APGAR-Schema, I. der sozialen Schichtzugehörigkeit, des Behinderungsgrads u. a.).

In|dex|a|metropie (↑; A-*; Metr-*; Op-*) f: (engl.) index ametropia; Brechungsfehler des Auges durch Veränderung des Brechungsverhältnisses der Linse od. anderer Medien; z. B. bei Trauma, Diabetes mellitus, Sklerose der Linse.

In|dex, chemo|therapeutischer (↑) m: (engl.) chemotherapeutic index; Verhältnis der für den Wirt gerade noch verträgl. Konz. zu der für den Erreger toxischen Konz. eines Chemotherapeutikums; je größer der ch. I., um so geringer die UAW.

In|dex, leuko|penischer (↑) m: (engl.) leukopenic index; Quotient aus der Leukozytenzahl vor u. nach Applikation leukozytenreduzierender Agenzien, z. B. i. R. einer zytostatischen Therapie.

In|dex, therapeutischer (↑) m: syn. therapeutische Breite*.

In|dicatio (lat. indicare anzeigen) f: s. Indikation.

in|different (lat. indifferens): gleichgültig, neutral, uncharakteristisch.

In|differenz|temperatur (↑) f: (engl.) comfortable temperature; syn. Behaglichkeitstemperatur; Umgebungstemperatur, bei der sich Wärmeproduktion i. R. des Stoffwechsels u. physiol. Wärmeabgabe ausgleichen u. die Körpertemperatur ohne Einwirken des hypothalamischen Wärmeregulationszentrums bei ca. 37 °C bleibt; abhängig von Alter, Luftfeuchtigkeit, Windverhältnissen u. a.; ca. 20 °C beim bedeckten, 30 °C beim nackten Menschen; vgl. Grundumsatz.

In|digestion (lat. indigestus ungeordnet) f: Verdauungsstörung.

Indigo (lat. indicus indisch) m: (engl.) indigo blue; Indigoblau; Oxidationsprodukt von Indoxyl*; pflanzl. Naturfarbstoff, der v. a. aus Indigofera tinctoria u. Isatis tinctoria gewonnen u. durch chem. Synthese (seit 1897) hergestellt wird.

Indikan n: (engl.) indican; farbloses pflanzl. Glykosid; Vorstufe von Indigo; durch Hydrolyse Zerfall in Glukose u. Indoxyl*.

Indikan|urie (Ur-*) f: (engl.) indicanuria; vermehrtes Auftreten von Indikan im Harn (normal ca. 5–20 mg/d); bes. bei gesteigerter Eiweißfäulnis* im Darm (Enteritis, Pankreasinsuffizienz, Peritonitis, Typhus, chron. Obstipation, Ileus); verminderte Ausscheidung bei Niereninsuffizienz.

In|dikation (lat. indicare anzeigen) f: (engl.) indication; Abk. Ind., sog. Heilanzeige; Grund zur Anw. eines best. diagnostischen od. therapeutischen Verfahrens in einem Erkrankungsfall, der seine Anw. hinreichend rechtfertigt, wobei grundsätzlich Aufklärungspflicht* gegenüber dem Pat. besteht. Es werden unterschieden: zwingender Grund (**absolute** I.), insbes. bei Lebensgefahr (**vitale** I.); besteht nur eine bedingte Gefährdung des Pat. od. kommen sinnvolle alternative Maßnahmen in Betracht (**relative** I.), so sind hinsichtlich der Beachtung von Nebenwirkungen strenge Maßstäbe anzulegen. Vgl. Kontraindikation.

In|dikation, kausale (↑) f: durch die Krankheitsursache begründete Indikation.

In|dikations|lösung (↑): s. Schwangerschaftsabbruch.

In|dikator (↑) m: (engl.) indicator; (chem.) Substanz, die durch sicht- bzw. messbare Reaktion (z. B. Farbwechsel, Fluoreszenz) einen Vorgang od. Zustand anzeigt; z. B. pH-Indikatoren (Lackmus, Methylorange, Phenolphthalein). Vgl. Bunte Reihe.

In|dikator, radio|aktiver (↑) m: (engl.) radioactive indicator; mit Radionukliden markierte Substanz (sog. Tracer); die Zugabe einer sehr geringen Menge radioaktiver Substanz zu einem biol. System ermöglicht durch Messung der radioaktiven Strahlung von außen, die Kinetik der entspr. nicht markierten biol. Substanz zu bestimmen (z. B. durch radioimmunologische Verf.); auch Verw. von Radionukliden* od. Radiopharmaka* zur nuklearmed. Diagnostik; vgl. Autoradiographie; Markierung, radioaktive.

In|dikator|re|aktion (↑) f: (engl.) indicator reaction; (labormed.) gekoppelte enzymatische Reaktion, bei der das zu bestimmende Substrat in einer meist nachgeschalteten I. zu einer Substanz umgesetzt wird, deren Konzentration i. d. R. photometrisch bestimmt werden kann (z. B. Hexokinasemethode; s. Blutzucker-Bestimmungsmethoden).

In|dikator|verdünnungs|methoden (↑) f pl: (engl.) indicator-dilution methods; Methoden zur Bestimmung von Kreislaufgrößen (z. B. Herzminutenvolumen, Blutvolumen, Shuntvolumen, regionale Durchblutung) anhand der Verdünnung (Funktion der Indikatorkonzentration in Abhängigkeit von der Zeit) einer i. v. injizierten Indikatorsubstanz; z. B. als Isotopen- od. Farbstoffverdünnungsmethode*, Thermodilution*, Oxymetrie*.

Indina|vir (INN) n: Abk. IDV; Virostatikum (Proteasehemmer); **Verw:** bei Infektion mit HIV* als Teil einer antiviralen Kombinationstherapie*; **Kontraind.**: schwere Leberfunktionsstörung, zeitgleiche Behandlung mit Substanzen, die eine geringe therap. Breite besitzen u. Substrate des Zytochrom-P-450-3A4-Isoenzyms der Leber sind; **UAW:** abdominelle Beschwerden, Nephrolithiasis, akute hämolytische Anämie, Hyperglykämie, Lipodystrophie-Syndrom, Diabetes mellitus; **cave:** Wechselwirkungen mit anderen Substanzen aufgrund der Beeinflussung des Leberstoffwechsels; vgl. Virostatika.

Indium (lat. indicum blauer Farbstoff) n: chem. Element, Symbol In, OZ 49, rel. Atommasse 114,82; zur Borgruppe gehörendes -1-, 1-, 2- u. 3-wertiges Metall; **Verw.**: in der Zahnmedizin als Bestandteil von Edelmetall-Dentallegierungen; Radionuklid Indium-111 zur Szintigraphie* in Verbindung mit versch. Trägersubstanzen (z. B. Octreotid, DTPA, Antimyosin) u. zur Thrombozytenmarkierung.

In|dividual|dosi|meter (mlat. individuum Person; Dosis*; Metr-*) n: (engl.) individual dosimeter; auch Personendosimeter; kleines, tragbares Strahlendosismessgerät (Dosimeter) für die Messung u. Überwachung der individuellen Strahlenexposition (Dosimetrie*); die Benutzung ist für beruflich strahlenexponierte Personen nach der Röntgenverordnung* u. der Strahlenschutzverordnung* gesetzlich vorgeschrieben; vgl. Filmdosimeter, Füllhalterdosimeter.

In|dividual|eigenschaften (↑): (engl.) individual traits; erbl. Ausprägung antigener Determinanten auf Körperzellen (familiäre Antigene*), die im Ggs. zu Art-, Stamm- od. Gruppenantigenen nur bei einzelnen Individuen auftreten.

In|dividual|psycho|logie (↑; Psych-*; -log*) f: (engl.) individual psychology; psychoanalyt. Schulrichtung (A. Adler, 1870–1937), die den Menschen aus seinem sog. Lebensplan zu verstehen sucht. Dieser Lebensplan umfasst das Streben nach sozialer Anerkennung u. die Kompensation (bzw. Überkompensation) des in früher Kindheit (z. B. durch naturbedingte Hilflosigkeit, sog. Organminderwertigkeit, soziale Benachteiligung) entstandenen Minderwertigkeitsgefühls* durch Streben nach Macht. Während dieses Prozesses formen sich Charakterzüge u. neurot. Fehlentwicklungen (sog. falscher Lebensplan). Die Heilung einer Neurose* wird durch erzieherische Umwandlung, Korrektur von Irrtümern u. Eingliederung in die Gemeinschaft angestrebt. Vgl. Psychologie.

in|diziert (lat. indicare anzeigen): (engl.) indicated; angezeigt.

Indol n: (engl.) indole; Benzopyrrol; biosynthet. aus Tryptophan* gebildeter Naturstoff, dessen Grundgerüst in Indigo* u. Indolalkaloiden (z. B. Yohimbin, Reserpin) zu finden ist; Vork. u. a. im Kot.

Indol|bildung: (engl.) formation of indole; (mikrobiol.) Entstehung von Indol beim enzymat. Abbau von Tryptophan durch Bakt. (z. B. Proteus, Vibrio cholerae, Escherichia coli); Nachweis durch Paradimethylaminobenzaldehyd-Lösung (Ehrlich-Reagens), das der tryptophanhaltigen Kultur zugegeben wird; pos.: kirschrote Farbe.

In|dolenz (lat. indolentia) f: (engl.) indolence; Schmerzlosigkeit, Gleichgültigkeit.

Indo|metacin (INN) n: nichtsteroidales Antiphlogistikum; **UAW:** bei chron. Applikation häufig gastrointestinale Beschwerden, Ulzerationen im Magen-Darm-Trakt, allerg. Reaktionen u. a.; s. Antiphlogistika, nichtsteroidale.

Indor|amin (INN) n: Alpharezeptorenblocker* mit selektiver Blockade von Alpha-1-Rezeptoren; **Verw.:** als Antihypertonikum; **Kontraind.:** Alter unter 18 Jahren, gleichzeitige Gabe von MAO-Hemmern; **UAW:** Müdigkeit, Schwindel, Hypotonie, Gewichtszunahme u. a.

Ind|oxyl n: 3-Hydroxyindol; entsteht biol. durch Oxidation von Indol* u. wird nach Biotransformation* als Schwefelsäureester od. an Glukuronsäure gebunden mit dem Harn (als Kaliumsalz: **Harnindikan**) ausgeschieden.

In|duktion (lat. inductio Hineinführen) f: (engl.) induction; **1.** (genet.) Derepression eines Prophagen, dessen virulenter Zyklus nach Inaktivierung des Repressors, z. B. durch UV-Strahlen od. induzierende Chemikalien, u. Desintegration der Phagen-DNA aus der Wirts-DNA beginnt; **2.** (physiol.) Hervorrufen einer nervalen Hemmung durch nervale Erregung u. umgekehrt; **3.** (immun.) durch Antigene induzierte Bildung von Antikörpern u. immunkompetenten Zellen; vgl. Immunität; **4.** (biochem.) Enzyminduktion*; **5.** (physik.) elektromagnet. I. z. B. zur Erzeugung elektr. Spannung in Generatoren.

In|duktions|pro|phylaxe (↑; Prophylaxe*) f: nicht mehr gebräuchl. therap. Enzyminduktion* zur Proph. der Hyperbilirubinämie* des Neugeborenen.

In|duktor (↑) m: (engl.) inducer, inductor; (genet.) syn. Effektor; bewirkt durch Aktivierung bzw. Inaktivierung eines Repressors die Steuerung der Aktivität eines Operatorgens u. damit indirekt auch die Ausprägung von auf dem dazugehörigen Strukturgen codierten Merkmalen; vgl. Genregulation.

In|duration (lat. indurare verhärten) f: Verhärtung u. Verdichtung von Gewebe od. Organen inf. Bindegewebehyperplasie; z. B. als rote od. braune I. der Lunge bei Mitralvitien (Färbung durch Hämosiderose), interstitielle I. der Lunge bei Lungenemphysem, schiefrige I. der Lunge mit grauer bis schwarzer Gewebepigmentierung durch Rußinfiltration.

In|duratio penis plastica (↑) f: syn. Sclerosis penis, Peyronie-Krankheit; chron. progredient verlaufende Induration* des Penis inf. von herdförmigen od. diffus sich ausbreitenden bindegewebigen Verhärtungen (Schwielen) der Tunica albuginea der Schwellkörper, u. U. des Septum penis u. seitl. Anteile des Corpus cavernosum, evtl. mit knorpeliger Umwandlung u. Verknöcherung; Häufigkeit ca. 1:1000 bei >40-Jährigen; **Ätiol.:** unbekannt, evtl. Disposition (nicht selten gleichzeitig Dupuytren*-Krankheit); **Sympt.:** Krümmung des erigierten Penis meist nach dorsal, u. U. Kohabitationsunmöglichkeit; **Ther.:** Tocopherole, operativ; Spontanremissionen kommen vor.

in|duriert (↑): (engl.) indurated; verhärtet; s. Induration.

In|dusium (lat.) n: Schleier.

In|dusium griseum (↑) n: dünne Schicht grauer Substanz auf der oberen Fläche des Corpus callosum; Teil des limbischen Systems*.

In|ermi|capsi|fer madagascariensis f: syn. Inermicapsifer cubensis; Bandwurm (s. Cestodes) in Nagetieren (ca. 30 cm lang); beim Menschen vereinzelt in Afrika, rel. häufig bei Kindern in Madagaskar; Inermicapsifer cubensis in Kuba verbreitet; Zwischenwirte u. Übertragungsweg unbekannt.

inert (lat. iners, inertis): untätig, reaktionsträge.

Inertia (↑) f: Trägheit, Langsamkeit.

Inf.: Abk. für **1.** Infektion; **2.** Infusion.

inf.: Abk. für (anat.) inferior* (der untere).

In|fans (lat.) n: Kind.

In|fantilismus (↑) m: (engl.) infantilism; **1.** (päd.) Bez. für Stehenbleiben der geistigen, seelischen od. körperl. Entwicklung auf einer kindl. Stufe; Vork.: z. B. bei angeb. Herzfehlern, Leberzirrhose, Zöliakie, Chromosomenaberrationen (z. B. Ullrich-Turner-Syndrom), Lipidosen, Hypothyreose od. Enzymopathien (z. B. Phenylketonurie); Sympt.: Minderwuchs, Intelligenzminderung, Hypogonadismus; vgl. Puerilismus, Retardierung; **2.** (psychiatr.) Bez. für das Beibehalten einzelner kindl. Verhaltens- u. Denkweisen in der erwachsenen Persönlichkeit, z. B. Unselbstständigkeit, Anschmiegsamkeit; Vork.: bes. bei Minderintelligenz (aber auch bei Normal- u. Hochintelligenz möglich).

In|farkt (lat. infarcire hineinstopfen) m: (engl.) infarct, infarction; Nekrose eines Organs, Organteils od. Gewebes durch Ischämie* inf. eines akuten Arterienverschlusses* bei Fehlen eines den Verschluss kompensierenden Kollateralkreislaufs (verschlossenes Gefäß ist echte od. funkt. Endarterie); die meist keilförmige Form des Infarkts zeigt mit der Spitze gegen den Gefäßverschluss u. entspricht dem Verteilungsgebiet der verschlossenen Arterie; histol. finden sich im Infarktbezirk Koagulations- od. Kolliquationsnekrosen (s. Nekrose); **Formen: 1.** anämischer (ischämischer, weißer) I.: gelbl., bräunl., grau-blasser bis weißer (z. B. bei Plazentainfarkt*), trockener u. derber Gewebebezirk; z. B. bei Nieren-, Milz-, Hirn- u. Herzinfarkt*; **2.** hämorrhagischer (roter) I.: inf. von Blutaustritt in das nekrot. Gewebe dunkelroter bis schwarzer Gewebebezirk, Vork. insbes. in Organen mit doppelter Gefäßversorgung, z. B. Lungeninfarkt*; **3.** septischer I.: i. e. S. Infarkt durch infizierten Embolus* mit Sequestrierung od. Abszessbildung; i. w. S. die sekundäre Inf. eines I.; **4.** blander I.: nicht infizierter, steriler I.; **5.** Harnsäureinfarkt*; **6.** Kalkinfarkt*.

In|farkt|pleuritis (↑; Pleur-*; -itis*) f: (engl.) pleurisy due to pulmonary infarction; Pleuritis über einem hämorrhagischen Lungeninfarkt.

In|farkt|pneumonie (↑; Pneum-*) f: (engl.) pneumonia due to pulmonary infarction; Pneumonie inf. Lungeninfarkts, meist als Pleuropneumonie.

In|farkt|schrumpf|niere (↑): (engl.) renal contraction due to infarction; syn. vaskuläre Schrumpfniere; Schrumpfniere* nach partiellem od. totalem Niereninfarkt*.

In|farzierung, hämor|rhagische (↑): (engl.) hemorrhagic infarction; hochgradige Blutstauung in einem Gewebe od. Organ inf. Blockierung des venösen Abflusses; Folge: starke Hyperämie des betr. Bezirks, Nekrose bzw. Gangrän; **Vork.** z. B. als h. I. des Darms bei eingeklemmter Hernie, Mesenterialvenenthrombose.

in|faust (lat. infaustus): aussichtslos; z. B. infauste Prognose.

Infekt-: auch Infect-; Wortteil mit der Bedeutung hineintun, anstecken; von lat. inficere.

In|fekt|an|ämie (↑; Anämie*) f: (engl.) anemia due to infection; Bez. für eine in Zus. mit chron. Infektionskrankheiten (z. B. Tuberkulose, HIV-Erkrankung, Endokarditis, chron.-entzündl. Darmerkrankungen u. chron.-rheumat. Erkrankungen) auftretende Anämie*; gekennzeichnet durch vermehrte Eisenspeicherung im Monozyten-Makrophagen-System bei normaler Ferritinkonzentration; vgl. Tumoranämie.

In|fekt, grippaler (↑) m: (engl.) influenzal infect, common cold, catarrhal fever; unspezif. Sammelbez. für fieberhafte Allgemeinerkrankungen mit unterschiedl. Ätiologie, meist mit mehr od. weniger starker Beteiligung der oberen Atemwege od. (seltener) des Magen-Darm-Trakts; DD: echte Grippe*.

in|fektiös (↑): (engl.) infectious; ansteckend.

In|fektio|logie (↑; -log*) f: (engl.) infectology; auch Infektologie; Bez. für die Lehre von den Infektionskrankheiten.

In|fektion (↑) f: (engl.) infection; Übertragung, Haftenbleiben u. Eindringen von Mikroorganismen (Viren, Bakterien, Pilze, Protozoen, Würmer u. a.) in einen Makroorganismus (Pflanze, Tier, Mensch) u. Vermehrung in ihm. I. bildet die Voraussetzung für die Entstehung einer Infektionskrankheit u. wird von den infektiösen (Übertragbarkeit bzw. Kontagiosität, Haftfähigkeit bzw. Tenazität, Eindringungsvermögen bzw. Invasivität, Vermehrungsvermögen bzw. Vitalität) u. pathogenen Eigenschaften des Mikroorganismus (Pathogenität) wesentl. bestimmt (vgl. Virulenz). Entstehung u. Verlauf einer Infektionskrankheit hängen außerdem von der Empfänglichkeit bzw. Unempfänglichkeit (Basisimmunität) u. von der Abwehr- u. Überwindungskraft (Immunität) des Makroorganismus ab; als **stumme I.** ohne Krankheitserscheinungen (stille Feiung), **abortive I.** mit leichten Krankheitserscheinungen, **manifeste I.** mit klin. deutlichen Krankheitserscheinungen. **Einteilung: 1.** nach der Eintrittspforte des Erregers: **a)** parenteral: perkutan (über die Haut), permukös (über die Schleimhäute), Inhalationsinfektion; **b)** enteral (über den Darm); **c)** über eine Wunde; **2.** Einteilung nach der Übertragbarkeit des Erregers: **a)** direkt von Mensch zu Mensch, z. B. als Tröpfcheninfektion, Kontaktinfektion, Staubinfektion; **b)** indirekt über Zwischenträger od. Zwischenwirte (Vektoren); vgl. Infektkette; **3.** Einteilung nach dem zeitlichen Ablauf der Krankheitserscheinungen: **a)** foudroyant (schneller Beginn, schwerster Verlauf, oft tödlich); **b)** akut (plötzl. Beginn, fieberhafter Verlauf über Tage); **c)** chronisch (allmählicher Beginn, subfebriler Verlauf über Wo., Mon. od. Jahre); **d)** rezidivierend (wiederholt auftretend, meist mit akut verlaufenden fieberhaften Krankheitsschüben); **e)** latent (klin. stumme Phasen über Monate bis Jahre); **4.** Einteilung nach ätiol. Gesichtspunkten, d. h. nach dem Krankheitserreger: viral, bakteriell, Mykose, Protozoeninfektionen; vgl. Perinatalinfektion; **5.** Einteilung nach der Immunitätslage: **a)** opportunistisch auf der Basis einer gestörten Immunabwehr (z. B. bei HIV-Infektion, Tumorerkrankung); **b)** inapparent bei wirksamer Immunabwehr ohne Krankheitserscheinungen (subklinisch).

In|fektion, fokale (↑) f: s. Fokalinfektion.

In|fektion, intra|uterine (↑) f: s. Pränatalinfektion, Perinatalinfektion.

In|fektions|abwehr (↑): (engl.) resistance to infection; physiol. Vorgänge, die der Abwehr von infektiösen Err. (Viren, Bakt., Pilze, Protozoen, Würmer) dienen; neben der sog. Epithelschranke erfolgt eine **unspezifische** I. durch Enzyme in Körperflüssigkeiten (z. B. Lysozym*) u. humorale Abwehrsysteme (Komplement*, Properdin*) sowie durch phagozytierende Zellen des Monozyten*-Makrophagen-Systems u. Granulozyten, eine **spezifische** I. durch Zellen des Immunsystems* (polymorphnukleäre Granulozyten, T- u. B-Lymphozyten, Zellen des mononukleären phagozytären Systems) u. Antikörper*. Vgl. Immunität.

In|fektions|epi|demio|logie (↑; Epidemie*; -log*) f: s. Epidemiologie.

In|fektions|index (↑) m: s. Kontagionsindex.

In|fektions|krankheiten (↑): (engl.) infectious diseases; Krkh., die durch Infektion* entstehen, unabhängig davon, ob sie ansteckend sind od. nicht.

In|fektions|krankheiten, melde|pflichtige (↑): (engl.) reportable infectious diseases; s. Infektionsschutzgesetz, Meldepflicht.

In|fektions|psychose (↑; Psych-*; -osis*) f: (engl.) psychosis due to infection; syn. Fieberpsychose; Form der akuten org. Psychose*, die

Infektionsschutzgesetz
Meldepflichtiger Nachweis von Krankheitserregern bei Hinweis auf akute Infektion

namentliche Meldung bei:	
Adenoviren	Leptospira interrogans
Bacillus anthracis	Listeria monocytogenes
Borrellia recurrentis	Marburg-Virus
Brucella sp.	Masern-Virus
Campylobacter sp. (darmpathogene)	Mycobacterium bovis
Chlamydia psittaci	Mycobacterium leprae
Clostridium botulinum	Mycobacterium tuberculosis
Corynebacterium diphtheriae	Neisseria meningitidis
Coxiella burnettii	Norwalk-ähnliches Virus
Cryptosporidium parvum	Poliomyelitis-Virus
Ebola-Virus	Tollwut-Virus
Escherichia coli (EHEC)	Rickettsia prowazekii
Escherichia coli (darmpathogene)	Rotavirus
Francisella tularensis	Salmonella paratyphi
FSME-Virus	Salmonella typhi
Gelbfieber-Virus	andere Salmonellen
Giardia lamblia	Shigella sp.
Haemophilus influenzae	Trichinella spiralis
Hanta-Viren	Vibrio cholerae (O1, O139)
Hepatitis-Viren (A, B, C, D, E)	Yersinia enterocolitica (darmpathogen)
Influenza-Viren	Yersinia pestis
Lassa-Virus	andere Erreger hämorrhagischer Fieber
Legionella sp.	
nicht namentliche Meldung bei:	
Treponema pallidum	Plasmodium sp.
HIV	Röteln-Virus
Echinococcus sp.	Toxoplasma gondii

bei bzw. nach Infektionskrankheiten (z. B. Typhus abdominalis, Fleckfieber, Grippe, Pneumonie, Sepsis) auftritt.

In|fektions|quelle (↑): (engl.) source of infection; infizierte Personen od. Tiere, die im Verbreitungsgebiet einer Krankheit ständige Reservoire infektiöser Err. sind (z. B. Wildtiere bei Tollwut); in besonderen Fällen besteht ein primäres Erregerreservoir auch außerhalb von Makroorganismen (z. B. Legionellen im Wasser, Tetanussporen im Staub). K. Fie.

Infektions|schutz|gesetz: Abk. IfSG; „Gesetz zur Verhütung u. Bekämpfung von Infektionskrankheiten beim Menschen" vom 20.7.2000 (BGBl. I S. 1045), das mit Wirkung ab dem 1.1.2001 anstelle des Bundesseuchengesetzes übertragbaren Krankheiten vorbeugen, Inf. frühzeitig erkennen u. ihre Weiterverbreitung verhindern soll; **Inhalt:** allg. Vorschriften (z. B. Prävention durch Aufklärung), Koordinierung u. Früherkennung (Aufgaben des Robert-Koch-Instituts, Bund-Länder-Informationsverfahren), Meldewesen (einschl. Fristen, Datenaustausch zw. Behörden), behördliche (z. B. Entseuchung, Entwesung, Quarantäne) u. prophylakt. Maßnahmen (z. B. Schutzimpfungen), Unterrichtungspflicht bei infizierten Blut-, Organ- u. Gewebespendern, bes. Vorschriften für Schulen u. a. Gemeinschaftseinrichtungen, Infektionshygiene, Beschaffenheit von Trink-, Schwimm- u. Badewasser, Abwasserbeseitigung, Tätigkeits- u. Beschäftigungsverbote (z. B. für Ausscheider) beim Umgang mit Lebensmitteln, Entschädigungen, Versorgung bei Impf- u. Gesundheitsschäden, Aufgaben von Bundeswehr u. Gesundheitsamt sowie Straf- u. Bußgeldvorschriften. Dem Gesundheitsamt sind Krankheitsverdacht, Erkr. u. Tod der **meldepflichtigen Krankheiten** mitzuteilen (§ 6): Botulismus, Cholera, Diphtherie, humane spongiforme Enzephalopathie, akute Virushepatitis, enteropathisches hämolytisch-urämisches Syndrom, virusbedingtes hämorrhagisches Fieber, Masern, Meningokokkenmeningitis od. -sepsis, Milzbrand, Poliomyelitis, Pest, Tollwut, Typhus abdominalis, Paratyphus, Tuberkulose, mikrobiell bedingte Lebensmittelvergiftung, akute infektiöse Gastroenteritis, gesundheitsschädliche Impfreaktion u. nosokomiale Infektionen. Der Nachweis best. Krankheitserreger* (s. Tab.) ist bei Hinweis auf eine akute Inf. zu melden. Zur Meldung verpflichtet ist i. d. R. der feststellende od. leitende Arzt bzw. Laborleiter, aber auch z. B. die Hebamme, der Luftfahrzeugführer, Kapitän eines Seeschiffs od. Heilpraktiker.

In|fektions|wechsel (↑): (engl.) selection of resistant organisms; Verdrängung der autochthonen, antibiotikaempfindlichen Populationen von Mikroorganismen durch antibiotikaresistente Hausstämme; nicht identisch mit Erregerwechsel*. Vgl. Nosokomialinfektionen.

In|fekt|kette (↑): (engl.) chain of infection; Übertragungsmodus von Krankheitserregern bei Infektionskrankheiten*; **Formen: I. homogene I.:** Übertragung der Err. von Warmblüter zu Warmblüter; **1.** Beschränkung auf eine Warmblüterspecies: **a)** Tröpfcheninfektion (Diphtherie, Scharlach, Masern, Windpocken, Pocken, Keuchhusten, Grippe, Tuberkulose); Ausbreitung hängt v. a. von der Bevölkerungsdichte u. den Verkehrswegen ab; sicherste Bekämpfung durch aktive Schutzimpfung*; **b)** Kontaktinfektion, entw. als fäkal-orale Schmierinfektion (Typhus, Paratyphus, Bakterienruhr, Poliomyelitis, Trachom), als Geschlechtskrankheit (Syphilis, Gonorrhö, Ulcus molle, Lymphogranuloma venereum, HIV-Infektion, Hepatitis B), alimentär (Cholera, Amöbenruhr, Hepatitis A), diaplazentar (Röteln, Toxoplasmose, Listeriose, Syphilis, HIV-Infektion) od. iatrogen (Hepatitis B, Hepatitis C, Zytomegalie); Ausbreitung überwiegend bei ungünstigen hygienischen u. sozialen Bedingungen; **2.** Übertragung auf mehrere Warmblüterarten; primäre Tierseuchen, Zoonosen, die gelegentl. auf den Menschen übertragen werden u. hier meist enden (Tiersalmonellose ohne Typhus u. Paratyphus, Malleus, Melioidose, Pasteurellose ohne Pest, Rotlauf, Listeriose; Leptospirose, Rattenbisskrankheit; Tollwut, Maul- u. Klauenseuche; Echinokokkeninfektion, Taeniasis, Trichinose); einige werden vom Menschen auf Menschen weiter übertragen (Rindertuberkulose, Maltafieber, Milzbrand). **II. heterogene I.:** Übertragung der Err. auf Warmblüter durch Insekten od. Spinnentiere (Wirtswechsel*); **1.** Beschränkung auf eine Warmblüterspecies; überwiegend Protozoen- u. Viruserkrankungen der Tropen u. Subtropen (Malaria, Schlafkrankheit, Rückfallfieber, Fleckfieber, wolhynisches Fieber, Gelbfieber, Dengue-Fieber, Pappatacifieber), ferner Wurmkrankheiten (Filariose, Onchozerkose); **2.** mehrere Warmblüterarten: v. a. Zoonosen, z. T. endet I. beim Menschen (Tularämie, Pest; Zeckenfleckfieber, Milbenfleckfieber; Buschgelbfieber), z. T. vom Menschen über Insekten auf Menschen übertragbar (endem. Fleckfieber, Leishmaniasen) bzw. direkt von Mensch zu Mensch (Pestpneumonie); Bekämpfung der unter 2. genannten Infektionskrankheiten in erster Linie durch Vektorbekämpfung.

In|fekt|krämpfe (↑)**:** s. Fieberkrämpfe.

In|fekt|zyklus (↑; Zykl-*) m**:** s. Infektkette.

in|ferior (lat.)**:** (anat.) Abk. inf.; der untere, weiter unten gelegen.

In|fertilität (In-*; lat. fertilis fruchtbar) f**:** (engl.) infertility; Unfähigkeit, eine Schwangerschaft bis zu einem lebensfähigen Kind auszutragen, obwohl eine Konzeption möglich ist (Impotentia gestandi); ein Absterben der Frucht vor der Implantation od. inf. Nidationsstörung ist klin. von Sterilität* der Frau nicht zu unterscheiden. Beim Vorliegen chromosomaler Störungen, die zu einem frühzeitigen Fruchttod führen, kann die Urs. auch beim Mann liegen (z. B. Hyperzoospermie*). Beim Mann werden die Begriffe I. u. Sterilität meist synonym verwendet.

Infiltrat (Infiltration*) n**:** (engl.) infiltrate; eine in das Körpergewebe eingedrungene od. eingebrachte Substanz, z. B. Blut, Exsudat, Zellen, Medikamente (z. B. Lokalanästhetika); auch Bez. für den durch die Infiltration* veränderten Gewebebezirk, z. B. Lungeninfiltrat*.

In|filtration (lat. in hinein; filtrum Seihetuch) f**: 1.** meist örtl. begrenztes Eindringen von Flüssigkeiten od. Zellen (z. B. Erythrozyten, Leukozyten, Tumorzellen) in das bindegewebige Interstitium; i. w. S. auch das Infiltrat*; z. B. als hämorrhagische, entzündl., eitrige I.; **2.** das Einbringen von Substanzen in Gewebe durch Injektion, z. B. als Infiltrationsanästhesie.

In|filtrations|an|ästhesie (↑; ↑; Anästhesie*) f**:** (engl.) infiltration anesthesia; Lokalanästhesie* mit intra- od. subkutaner bzw. intramuskulärer Umspritzung eines Operationsgebiets (sog. Feldblock).

in|fimus (lat.)**:** der Unterste.

In|flammatio (lat.) f**:** Entzündung*.

In|flammatio herniae (↑) f**:** lokale schmerzhafte Entz. des Bruchinhalts als Kompl. einer Hernie*; **Urs.:** u. a. misslungener Repositionsversuch, Trauma, Kompression durch Bruchband od. fortgeleitete Infektion; **cave:** Peritonitis. Vgl. Inkarzeration.

Infliximab: monoklonaler IgG1-Antikörper, der an Tumor-Nekrose-Faktor-α bindet u. dessen funktionale Aktivität hemmt; **Ind.: 1.** Enteritis* regionalis Crohn nach erfolgloser Therapie mit Glukokortikoiden u./od. anderen Immunsuppressiva; **2.** aktive rheumatoide Arthritis nach Versagen konventioneller Basistherapeutika zusätzlich zu Methotrexat; **Kontraind.:** Sepsis, klinisch manifeste Infektion u./od. Abszess; **UAW:** Überempfindlichkeitsreaktionen, Infektionen, selten medikamenteninduzierter Lupus erythematodes. M. Her.

In|fluenza (lat. influere hineinfließen, sich einschleichen) f**:** s. Grippe.

In|fluenza|bakterien (↑; Bakt-*) f pl**:** s. Haemophilus influenzae.

In|fluenza-Virus (↑; Virus*) n**:** syn. Grippe-Virus; zur Familie der Orthomyxoviridae* gehörendes RNA-Virus; **Unterteilung** durch das Matrixprotein in Typen A, B u. C. Die auf der Virushülle lokalisierten Proteinantigene Neuraminidase (N) u. Hämagglutinin (H) zeichnen sich durch eine erhebl. Antigenvariabilität aus (Antigenshift*, Antigendrift*). Seit 1972 wurden über 20 Serovarianten des Typs A nach dem H-N-System eingeordnet (z. B. das in Europa vorherrschende Hongkong-Virus H3N2 od. „Sowjet 77“ H1N1); **Übertragung** durch Tröpfcheninfektion; Viren des Typs A verursachen bei Mensch u. Tier (v. a. Pferde u. Vögel) die Grippe*. Typen B u. C führen (nur beim Menschen) zu sporad. Erkrankungen. I. R. der Proph. existiert eine Schutzimpfung*; Antigenvariabilität verhindert die Entw. eines konstanten allgemein wirksamen Standardimpfstoffs.

In|formatik, medizinische (lat. informare gestalten, darstellen) f**:** (engl.) medical information technology; Wissenschaft von der Informationsverarbeitung u. der Gestaltung von Informationssystemen im Gesundheitswesen; **Ziele:** Unterstützung von Gesundheitsfürsorge u. Krankenversorgung sowie von med. Forschung u. Lehre in Aspekten der Informationsverarbeitung, Förderung der fachlichen gesundheitsberufsbezogenen Aus- u. Weiterbildung in Hinblick auf Informationsverarbeitung; vier formalisierte Ausbildungsgänge: Medizinischer Dokumentationsassistent, Biowissenschaftlicher Dokumentar, Diplominformatiker (Fachrichtung Medizin), Diplominformatiker der Medizin. Als Richtlinie für die postgraduierte Fortbildung u. zur Förderung der beruflichen Weiterbildung wurde von der Deutschen Gesellschaft für medizinische Dokumentation, Informatik u. Statistik (GMDS) u. der Gesellschaft für Informatik (GI) das Zertifikat „Medizinischer Informatiker“ geschaffen; für Ärzte besteht die Möglichkeit zum Erwerb der Zusatzbezeichnung „Medizinische Informatik“.

In|formation, genetische (↑) f**:** (engl.) genetic information; Gesamtheit der von einer Generation auf die nächste übertragbaren, erblich bedingten Merkmale, die für Morphologie u. Metabolismus bestimmend sind; strukturelle Träger der g. I. sind die Chromosomen*. Vgl. Material, genetisches.

Informed consent (engl.)**:** informierte, d. h. auf Aufklärung beruhende Einwilligung*.

Infra-: Wortteil mit der Bedeutung unten, unterhalb von; von lat. infra.

Infra|duktion (↑; lat. ducere, ductus führen, ziehen) **f:** (engl.) infraduction; Abwärtswendung eines Auges; entspr. Blickwendung beider Augen wird als Infraversion bezeichnet. Vgl. Sonnenuntergangsphänomen.

In|fraktion (lat. infringere, infractus einknicken) **f:** s. Fraktur, unvollständige.

Infra|orbitalis|neur|algie (Infra-*; Orbita*; Neur-*; -algie*) **f:** (engl.) infraorbital neuralgia; Neuralgie* im Versorgungsgebiet des N. infraorbitalis mit anfallsweise auftretenden Schmerzen u. schmerzhaftem Trigeminusdruckpunkt am Foramen infraorbitale; vgl. Trigeminusneuralgie.

Infra|rot|ko|agulation (↑; Koagul-*) **f:** (engl.) infrared coagulation; Wärmekoagulation durch gebündeltes Licht einer Wolframhalogenlampe (>100 °C); zur schmerzarmen Ther. von Hämorrhoiden od. zur Stillung iatrogen od. traumatisch bedingter Blutungen parenchymatöser Organe durch Berührung mit der Lichtquelle; vgl. Elektrokoagulation.

Infra|rot|strahlung (↑)**:** (engl.) infrared radiation; Kurzbez. IR-Strahlung; syn. Ultrarotstrahlung (UR-Strahlung); auch Infrarotlicht (IR-Licht) od. Ultrarotlicht (UR-Licht); Frequenzbereich der elektromagnetischen Wellen*, der sich in Richtung größerer Wellenlänge (niedrigerer Frequenz) an den roten Bereich des sichtbaren Lichts anschließt; I. ist unsichtbar u. wird als Wärme wahrgenommen. **Anw.:** diagn. als Aufzeichnung der vom Körper abgegebenen I. bei der Thermographie*; therap. z. B. bei Infrarotkoagulation* od. Wärmetherapie*.

Infra|rot|thermo|graphie (↑; Therm-*; -graphie*) **f:** (engl.) infrared thermography; s. Thermographie.

Infra|version (↑; lat. vertere, versus wenden, drehen) **f:** s. Infraduktion.

In|fundibulum (lat. infundere hineingießen) **n:** Trichter; vgl. Hypophyse.

In|fundibulum ethmoidale (↑) **n:** hinteres trichterförmiges Ende des mittl. Nasengangs, an dessen Grund sich der Zugang zur Kieferhöhle befindet.

In|fundibulum|stenose (↑; Steno-*; -osis*) **f:** (engl.) infundibular stenosis; syn. Konusstenose; Herzfehlbildung mit Verengung der Ausflussbahn des re. Ventrikels durch Hypertrophie der Crista supraventricularis, die den Conus pulmonalis (auch Infundibulum) als sog. 3. Kammer vom übrigen re. Ventrikel trennt; häufige Form der Pulmonalstenose* bei Fallot*-Tetralogie.

In|fundibulum tubae uterinae (↑) **n:** abdominales Ende des Eileiters.

In|fusion (lat. infundere, infusus hineingießen) **f:** intravenöses (sehr selten auch intraarterielles, intraossäres, subkutanes od. rektales) Einbringen von Flüssigkeiten (>20 ml) in den Körper, meist über einen längeren Zeitraum (im Ggs. zur Injektion*); **Ind.:** Kreislaufstabilisierung, Wasser-, Elektrolyt- u. Substratzufuhr (vgl. Ernährung, künstliche), Verabreichung von Arzneistoffen od. Diagnostika (Kontrastmittel, Indikatoren), Blutzufuhr (vgl. Transfusion); die Lösungen werden über Verweilkanüle (s. Injektionskanüle) od. zentralen Venenkatheter* u. oft unter Verw. von Dosiergeräten (Infusionspumpe, Spritzenpumpe*) infundiert; meist ist eine genaue Bilanzierung von Ein- u. Ausfuhr notwendig (s. Wasserbilanz). Vgl. Instillation.

In|fusions|chole|zysto|chol|angio|graphie (↑; Chol-*; Kyst-*; Angio-*; -graphie*) **f:** (engl.) infusion cholecystocholangiography; röntg. Darstellung der Gallengänge u. der Gallenblase nach langsamer (>30 Min.) Infusion einer Kontrastmittellösung; besser verträgl. als die Cholangiographie* nach Bolusinjektion u. noch bei stärkerer Einschränkung der Leberfunktion (Serumbilirubin 5–6 mg/dl) möglich.

In|fusions|uro|graphie (↑; Ur-*; -graphie*) **f:** (engl.) infusion urography; s. Urographie.

In|fusoria (↑) **n pl:** syn. Ciliata; Wimperntierchen, Aufgusstierchen; s. Protozoen.

In|fusum (↑) **n:** (engl.) infusion; Aufguss.

In|gesta (lat. ingerere, ingestus hineinführen) **n pl:** Gesamtheit der im Verdauungstrakt befindl. Nahrung.

In|gestion (↑) **f:** Aufnahme eines Stoffs in den Verdauungstrakt mit dem Trinkwasser od. der Nahrung; vgl. Inkorporation.

In|gestions|all|ergie (↑; Allergie*) **f:** (engl.) ingestant allergy; Allergie*, die durch Aufnahme eines Allergens* über den Magen-Darm-Trakt verursacht wird; z. B. Nahrungsmittelallergie*.

Ingrassia-Fortsatz: Ala minor ossis sphenoidalis.

In|grediens (lat. ingredi hineinkommen) **n:** (engl.) ingredient; Bestandteil.

Inguen (lat.) **n:** (engl.) groin; (anat.) Leistengegend.

Inguinal|hernie (↑; Hernie*) **f:** (engl.) inguinal hernia; sog. Leistenbruch; s. Hernie.

Inguinal|tunnel|syn|drom (↑) **n:** syn. Meralgia* paraesthetica.

Ingwer: (engl.) ginger; Zingiber officinale; Staude aus der Fam. der Ingwergewächse; Wurzelstock (Zingiberis rhizoma) enthält etherisches Öl mit Sesquiterpenen (Zingiberen, Zingiberol) u. Scharfstoffe (Gingerole, Shoagole); **Wirkung:** antiemetisch, Förderung der Speichel- u. Magensaftsekretion, cholagog, Steigerung von Tonus u. Peristaltik des Darms; **Verw.:** bei dyspeptischen Beschwerden, als Proph. gegen Reisekrankheit u. als Gewürz; **Kontraind.:** Emesis gravidarum.

INH: Abk. für **I**so**n**icotinsäure**h**ydrazid; s. Isoniazid.

In|halation (lat. inhalare hauchen) **f:** Einatmung; i. e. S. Aufnahme von Gasen, Dämpfen, Aerosolen u. Stäuben in den Respirationstrakt; therap. zur topischen Applikation von Wirkstoffen genutzt (z. B. Aerosoltherapie*); vgl. Inkorporation.

In|halations|an|ästhetika (↑; Anästhesie*) **n pl:** (engl.) inhalation anesthetics; auch Inhalationsnarkotika; Gase (z. B. Lachgas*) od. Flüssigkeiten mit niedrigem Siedepunkt (sog. Dampfnarkotika od. volatile I.), z. B. halogenierte Kohlenwasserstoffe (z. B. Halothan) od. halogenierte Ether (z. B. Enfluran, Isofluran, Desfluran, Sevofluran), deren pulmonale Aufnahme durch Inhalation über eine Atemmaske od. einen Endotrachealtubus eine Narkose* bewirkt. Für den Verlauf einer Inhalationsnarkose (einschl. Nachschlaf) sind sowohl die physik. Eigenschaften der I. (bes. die Verteilungsverhältnisse Blut/Gas, Gehirn/Blut u. Fett/Blut, die während der Einleitung die Anflutung, während der Narkose die notwendige alveoläre Konz. (vgl. MAC) u. nach Unterbrechung der Narkosegaszufuhr die Abflutung durch Ausatmung weitgehend bestimmen) als auch Faktoren von seiten des Pat. (wie AZ, Alter, Anteil des Fettgewebes am KG, Herzminutenvolumen, zerebrale Durchblutung, alveoläre Ventilation) maßgebend. I. werden vielfach bei der balancierten Anästhesie* zur Narkoseerhaltung eingesetzt (vgl. Narkosestadi-

I

en). Mögliche **UAW:** Atemdepression, Beeinträchtigung von Herz- u. Kreislauffunktionen (v. a. Abnahme des Herzzeitvolumens u. der Myokardkontraktilität), Blutdruckabfall durch Abnahme des peripheren Widerstands, Bronchodilatation, Leberschäden, dosisunabhängig Übelkeit u. Erbrechen, Muskelzittern in der Aufwachphase, Hirndruckanstieg, maligne Hyperthermie* (selten). Zur Verminderung der Risiken für langzeitexponiertes med. Personal sowie zur Einhaltung max. Arbeitsplatzkonzentrationen sind Narkosesysteme mit möglichst niedriger Frischgaszufuhr u. Filter- od. Absauganlagen erforderlich.

In|halations|hyp|algesie (↑; Hyp-*; -algie*) f: (engl.) inhalation hypalgesia; bes. in der Geburtshilfe angewandtes Verf. der Schmerzlinderung unter Verw. von Inhalationsanästhetika* (v. a. Lachgas).

In|halations|narkose (↑; Narkose*) f: (engl.) inhalation anesthesia; Durchführung einer Narkose unter Anw. von Inhalationsanästhetika*; meist kein alleiniger Einsatz der I. (hohe Narkosegaskonzentration für ausreichende Narkosetiefe erforderlich), sondern Komb. mit anderen Narkotika als balancierte Anästhesie*; vgl. Narkoseapparat, Insufflation.

In|halations|verbrennung (↑): s. Rauchgasvergiftung.

In|hibine (lat. inhibere, inhibitus hemmen, einhalten) n: (engl.) inhibins; heterodimere Glykoproteine (MG 31 000), die aus je einer über Disulfidbrücken verbundenen α- u. β-Untereinheit (βA od. βB) bestehen; vermutl. Schlüsselhormone, die Follikulo- u. Spermatogenese regulieren; die Biosynthese von Inhibin A (αβA) u. Inhibin B (αβB) erfolgt in den Gonaden (Sertoli-Zellen, Granulosazellen). I. hemmen die Sekretion von FSH* u. stimulieren die Biosynthese von LH*. Bei der Geschlechtsdifferenzierung bewirken sie die Rückbildung des Müller-Gangs. Vgl. Releasing-Hormone. J. Fel.

Inhibiting-Faktoren (engl. ↑) m pl: release inhibiting factors; s. Releasing-Hormone.

In|hibition (lat. inhibitio) f: Hemmung.

In|hibitoren (↑) m pl: (engl.) inhibitors; Hemmer; **1.** (neurol.) z. B. hemmende Interneurone*; **2.** (biochem.) Hemmstoffe enzym- od./u. rezeptorspezif. Aktivität; vgl. Enzyme; Hemmung, kompetitive; **3.** (pharmak.) s. Antagonismus.

in|homo|gen (In-*; Homo-*; -gen*): (engl.) inhomogeneous; ungleichartig.

Ini|en|zephalie (gr. ἰνίον Hinterkopf; Enkephal-*) f: (engl.) iniencephaly; Enzephalie* mit Austritt von Gehirn im Hinterhauptbereich.

in|itial (lat. initialis am Anfang): am Anfang stehend, Anfangs-.

In|itial|dosis (↑; Dosis*) f: (engl.) initial dosis; die zu Beginn einer medikamentösen Behandlung verabreichte Arzneistoffmenge, durch die der erwünschte Blutspiegel möglichst rasch erreicht wird; vgl. Erhaltungsdosis, Depotpräparate.

In|itial|karies (↑; Karies*) f: (engl.) initial carious lesion, white spot lesion; syn. Initialläsion, Kreidefleck; matt opake, kreidig weiße u. oberflächlich intakte Läsion im Zahnschmelz*, die aufgrund erhöhter Porosität u. Mineralverlust nach bakt. Säurebildung unter dem Zahnbelag auffällt (s. Abb.); durch verstärkte Kariesprophylaxe* kann I. remineralisieren. Bei weiterer Demineralisierung kommt es zu einem kariösen Defekt (s. Zahnkaries).

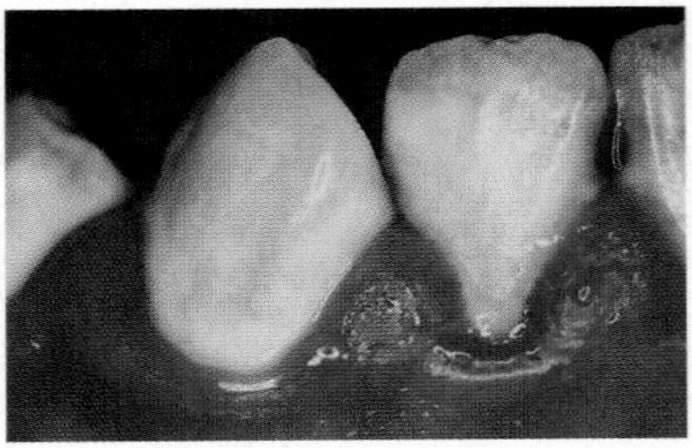

Initalkaries [467]

In|itial|sym|ptom (↑) n: (engl.) initial symptom; erstes Zeichen einer Erkrankung.

In|itiation (lat. initium Eingang, Beginn) f: (genet.) Bez. für die bei der Reduplikation*, der Transkription* od. der Proteinbiosynthese* notwendigen ersten Teilschritte.

In|itiator (↑) m: s. Kanzerogenese.

In|itiator-tRNA (↑): s. Proteinbiosynthese.

In|jektion (lat. inicere, iniectus hineintun, einflößen) f: (engl.) injection; Einspritzung; **1.** das im Ggs. zur Infusion* relativ schnelle Einbringen von gelösten od. suspendierten Arzneimitteln in den Körper auf parenteralem Weg durch intravenöses (i. v., in eine Vene), intramuskuläres (i. m., in einen Muskel), subkutanes (s. c., unter die Haut), intrakutanes bzw. intradermales (i. c., i. d., in die Haut), seltener intraarterielles (i. a., in eine Arterie), intrakardiales (ins Herz) od. intrathekales (in den Liquorraum) Einspritzen; vgl. Injektionskanüle, Injektionsspritze; **2.** (ophth., pathol.) Gefäßinjektion: Sichtbarwerden von Gefäßen inf. entzündlicher Hyperämie; bes. am Bulbus des Auges; **Formen: a)** konjunktivale I.: die einzelnen Gefäße sind hellrot zu erkennen u. lassen sich mit der Bindehaut verschieben; **b)** ziliare od. perikorneale I.: bläulichroter Farbton in Limbusnähe; einzelne Gefäße nicht zu erkennen; **c)** gemischte I. als Komb. von a) u. b); vgl. Konjunktivitis, Pannus.

In|jektion, intra|muskuläre (↑) f: (engl.) intramuscular injection; tiefe Injektion* in einen Muskel, meist intraglutäal, insbes. ventroglutäal nach Hochstetter od. in den M. vastus lateralis (s.

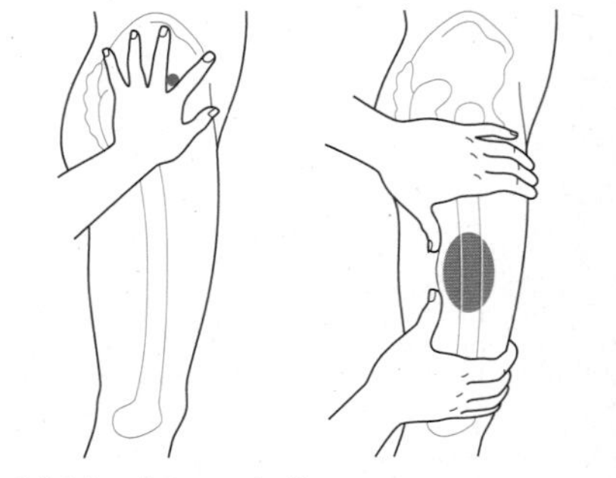

Injektion, intramuskuläre: ventroglutäale Injektion nach Hochstetter (links) und Injektion in den M. vastus lateralis (rechts) [122]

Abb.), auch in den M. deltoideus (Impfstoffe) u. a.; **cave:** korrekte Injektionstechnik zur Vermeidung von Nervenschädigungen wichtig, ebenso Aspiration, um eine Gefäßpunktion auszuschließen!

In|jektions|kanüle (↑; Kanüle*) f: (engl.) injection cannula; metallische, außen u. ggf. innen polierte Hohlnadel unterschiedlicher Stärke (Außendurchmesser; s. Gauge) u. Länge mit Spritzenansatz u. unterschiedlich abgeschrägter

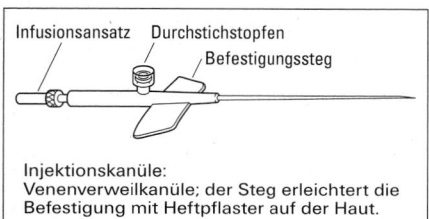

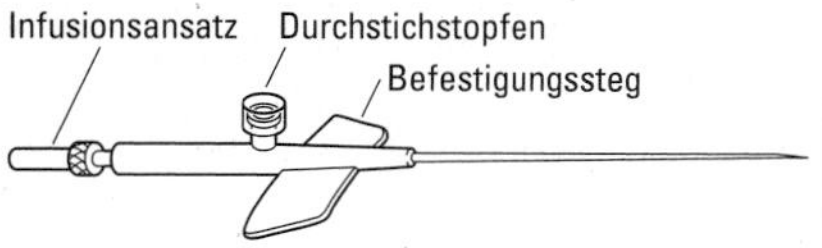

Injektionskanüle:
Venenverweilkanüle; der Steg erleichtert die Befestigung mit Heftpflaster auf der Haut.
[474]

Spitze; als Venenverweilkanüle für kurzzeitige Infusion*, z. B. in Form einer Metallkanüle mit Kunststoffflügeln (sog. Butterfly) bzw. einer Plastikkanüle mit Metallmandrin; vgl. Punktionskanüle, Injektionsspritze.

In|jektions|narkotika (↑; Narkose*) n pl: (engl.) intravenous narcotics; i. v. applizierbare Narkotika, die entw. allein (bei Mononarkose*) od. in Komb. (bei TIVA*) zur Einleitung od. Aufrechterhaltung einer Narkose eingesetzt werden; i. w. S. auch Substanzen, die bei balancierter Anästhesie* ergänzend i. v. verabreicht werden. I. zeichnen sich durch schnellen Wirkungseintritt u. rel. kurze Wirkungsdauer aus. Eingesetzt werden kurzwirkende Barbiturate* (z. B. Methohexital, Thiopental), injizierbare Benzodiazepinderivate* (insbes. Diazepam, Midazolam) sowie Etomidat*, Ketamin* u. Propofol* (mit Ausnahme von Ketamin ohne analgetische Wirkung); vgl. Neuroleptanästhesie, Neuroleptanalgesie.

In|jektions|spritze (↑): (engl.) syringe; Instrument zur Injektion* flüssiger bzw. gelöster Arzneimittel in Körpergewebe, z. T. auch zur Punktion*; eine I. besteht aus graduiertem Kunststoff- od. Glaszylinder mit zentrischem (Rekordspritze) od. exzentrischem (zur leichteren hautparallelen Injektion: Loeb-Spritze) Kanülenansatz u. einem beweglichen Kolben aus Metall (Rekordspritze), Glas (zur Injektion von Substanzen, die sich bei Metallkontakt verändern: Luer-Spritze) od. Kunststoff. Heute werden zur Injektion i. d. R. Einmalspritzen aus Kunststoff verwendet. Vgl. Injektionskanüle.

Inka-Knochen: (engl.) Inca bone; Os incae; bisweilen isoliert bleibender oberer Teil der Hinterhauptschuppe.

In|karzeration (In-*; lat. carcer Umfriedung, Gefängnis) f: (engl.) incarceration; Incarceratio, Einklemmung; i. e. S. die Incarceratio herniae (sog. Brucheinklemmung) mit akuter od. sich progredient entwickelnder Abschnürung des Bruchinhalts einer Hernie* von der Blutzufuhr; bei I. von Darm kommt es zu mechan. Ileus*, Darmgangrän mit Durchlässigwerden der Darmwand (Ulzeration, Perforation) u. häufig zur Peritonitis*, bei eingeklemmten Netzteilen meist reflektor. zum paralyt. Ileus. Bei der retrograden (sog. paradoxen) I. sind die im Bruchsack liegenden Eingeweide verhältnismäßig wenig durchblutungsgestört, während die abgeklemmten Eingeweide intraabdominal lokalisiert sind

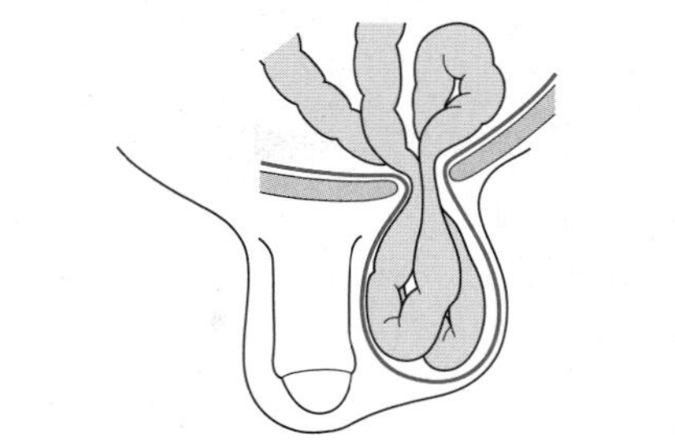
retrograde Inkarzeration [411]

(s. Abb.). **Ther.:** sofortige manuelle Reposition innerh. der ersten Stunden nach I. unter Analgosedation bzw. sofortige Operation.

In|klination (lat. inclinatio Krümmung) f: (engl.) inclination; Neigung, Neigungswinkel; z. B. Inclinatio pelvis.

In|kohärenz (In-*; lat. cohaerentia Zusammenhang) f: (engl.) incoherence; syn. Zerfahrenheit; formale Denkstörung*, bei der Denken u. Sprechen durch einen Mangel an logischen u. assoziativen Verknüpfungen den verständl. Zusammenhang verlieren (bis zur Auflösung von Satzbau u. Silbenzusammenhang); **Vork.:** im Traum, bei organischem Psychosyndrom od. Manie; vgl. Ideenflucht. G. St.-I.

In|komitanz (In-*; comitans*) f: (engl.) incomitance; Zunahme eines konvergenten Schielwinkels bei Aufblick (sog. A-Inkomitanz) bzw. Abblick (sog. V-Inkomitanz); vgl. Strabismus, Trochlearislähmung.

In|kom|patibilität (↑; Kompatibilität*) f: (engl.) incompatibility; Unverträglichkeit; **1.** (serol.) **a)** Unverträglichkeit von transfundiertem Blut bzw. Blutbestandteilen od. eines Transplantats wegen vorhandener Antikörper gegen fremde Alloantigene bzw. Histokompatibilitätsantigene beim Empfänger; **b)** Bildung von Blutgruppenantikörpern* durch die Schwangere gegen die vom Vater ererbten Blutgruppenantigene des Fetus mit Schädigung der fetalen Erythrozyten; s. Morbus haemolyticus fetalis; **2.** (pharmak.) Unverträglichkeit gleichzeitig od. als Gemisch verabreichter Arzneistoffe, die miteinander (chem. od. physik.) reagieren (Komplex- od. Salzbildung u. a.) u. dadurch toxisch od. unwirksam werden; vgl. Interaktion.

in|kon|stant (lat. inconstans): (engl.) inconstant; unbeständig, wechselnd.

In|kon|tinenz (In-*; lat. continentia das Zurückhalten, Unterdrücken) f: (engl.) incontinence; s. Harninkontinenz, Stuhlinkontinenz, Incontinentia pigmenti.

In|korporation (↑; Corpus*) f: (engl.) incorporation; Einverleibung; Aufnahme eines Stoffs in den Organismus, i. e. S. von Radionukliden* über die Atmungsorgane (Inhalation), den Magen-Darm-Trakt (Ingestion) u. die Haut (perkutane Resorption) bzw. - bei nuklearmed. Anwendungen - durch intravenöse od. intrakavitäre Injektion. Bei **diaplazentarem Transfer** können

Inkubationszeit
Inkubationszeiten ausgewählter Infektionskrankheiten

Amöbiasis	Tage bis Jahre (meist 2–4 Wochen)
Bakterienruhr	2–7 Tage
Brucellose	1–3 Wochen
Cholera	Stunden bis 5 Tage
Dengue-Fieber	5–8 Tage
Diphtherie	2–5 Tage
Erythema infectiosum acutum	7–14 Tage
epidemisches Fleckfieber	10–14 Tage
Gasbrand	5–48 Stunden
Gelbfieber	3–6 Tage
Gonorrhö	3 Tage
Grippe	1–3 Tage
Hepatitis A	15–45 Tage
Hepatitis B	40–160 Tage
Hepatitis C	2–6 Wochen
Keuchhusten	7–14 Tage
Lepra	9 Monate bis 20 Jahre (meist 4–8 Jahre)
Lymphogranuloma venereum	1–3 Wochen
Malaria quartana	20–35 Tage
Malaria tertiana	8–20 Tage
Malaria tropica	8–12 Tage
Malleus	2 Tage bis Jahre
Masern	8–14 Tage
Maul- und Klauenseuche	3–8 Tage
Milzbrand	2–7 Tage
Ornithose	7–18 Tage
Pappatacifieber	3–6 Tage
Parotits epidemica	12–25 Tage
Pest	2–6 Tage
Poliomyelitis	5–14 Tage
Q-Fieber	2–3 Wochen
Rattenbisskrankheit	1–2 Wochen
Röteln	14–21 Tage
Rückfallfieber	4–7 Tage
Scharlach	2–4 Tage
Syphilis (Primäraffekt)	3 Wochen
Tetanus	3–21 Tage
Tollwut	3–8 Wochen
Trachom	5–7 Tage
Tuberkulose	4–12 Wochen
Tularämie	2–10 Tage
Typhus abdominalis	3–60 Tage
Ulcus molle	3–5 Tage
Varizellen	14–16 Tage
Weil-Krankheit	7–14 Tage

Radioisotope in gleicher Weise wie ihre inaktiven Isotope die Plazentarschranke passieren u. akkumulieren u. U. im fetalen Gewebe (dadurch Verlängerung der biologischen Halbwertzeit*). Die Elimination* inkorporierter Radionuklide erfolgt physiol. über sämtl. Exkretionswege (einschl. der Muttermilch); sie kann unter best. Bedingungen therap. beschleunigt werden (s. Dekorporation); vgl. Submersion, Strahlenrisiko, Kompartiment.

In|krement (lat. incrementum Wachstum, Zuwachs) n: (engl.) increment; Bez. für den Erkrankungszuwachs pro Person; wird z. T. auch synonym mit Inzidenz* verwendet.

In|krete (↑; lat. cernere, cretus scheiden, sondern) n pl: (engl.) incretions; von endokrinen Drüsen* in den Blutkreislauf abgegebene Hormone*.

In|kretion (↑; ↑) f: s. Sekretion.

In|krustation (lat. incrustare mit einer Kruste od. Schicht überziehen) f: (engl.) incrustation; Verkrustung, Ablagerung v. a. von Kalksalzen.

In|kubations|re|sistenz (lat. incubare bewachen, brüten; Resistenz*) f: (engl.) incubation resistance; Resistenzbestimmung* der Erythrozyten nach Inkubation des Bluts bei 37°C für 24 Std.; bei der hereditären Sphärozytose ist die Resistenz der inkubierten gegenüber nichtinkubierten Erythrozyten deutl. herabgesetzt.

In|kubations|zeit (↑): (engl.) incubation period; Zeit zw. der Ansteckung (Eindringen des Krankheitserregers in den Körper) bis zum Auftreten der ersten Symptome der Infektionskrankheit; I. wichtiger Infektionskrankheiten: s. Tab.

In|kubator (↑) m: (engl.) incubator; klimatisierte Kleinkammer zur Pflege des Frühgeborenen* u. schwerkranken Neugeborenen*, bestehend aus einem Patientenraum u. einem Geräteteil.

in|kurabel (lat. incuratus unheilbar): (engl.) incurable; unheilbar.

INN: Abk. für (engl.) **I**nternational **N**on-proprietary **N**ame, in einer von der WHO herausgegebenen Liste enthaltener internationaler Freiname pharmaz. Grundstoffe; die Bez. INN wird ggf. mit folgenden Zusätzen verwendet: pINN bzw. rINN: vorgeschlagener (engl. proposed) bzw. empfohlener (engl. recommended) internationaler Freiname; INNv: zur Aufnahme in das INN-Verzeichnis vorgeschlagen; INN-L (INNv-L): (vorgeschlagener) lateinischer Name des betr. pharmaz. Grundstoffs; INN-E (INNv-E): (vorgeschlagener) englischer Name des betr. pharmaz. Grundstoffs. Vgl. Generic name.

Innen|körper: s. Heinz-Innenkörperchen.

Innen|körper|an|ämie (Anämie*) f: (engl.) Heinz-body anemia; Bez. für eine Anämie*, bei der intraerythrozytäre Heinz*-Innenkörperchen im Blutausstrich nachgewiesen werden können.

Innen|ohr: (engl.) internal ear, inner ear; (anat.) Auris int.; in der Felsenbeinpyramide untergebrachte Teile des Gehör- u. Gleichgewichtsorgans (Labyrinth); **1.** Das knöcherne Labyrinth (Labyrinthus osseus) besteht aus Vestibulum, drei Canales semicirculares, Cochlea u. Meatus acusticus int., es umschließt das Spatium perilymphaticum mit der Perilymphe, in dem **2.** das mit Endolymphe gefüllte häutige Labyrinth (Labyrinthus membranaceus) untergebracht ist. **3.** Das Labyrinthus vestibularis ist der Gleichgewichtsanteil des Labyrinths mit Utriculus, Sacculus, drei Ductus semicirculares, Ductus utriculosaccularis, Ductus endolymphaticus. **4.** Das Labyrinthus cochlearis enthält den Ductus cochlearis (Schneckengang) mit dem Organum spirale (Corti-Organ) für das Gehörorgan.

Innen|ohr|schwerhörigkeit: (engl.) cochlear hearing loss; syn. Schallempfindungsstörung; auf Erkr. des Innenohrs beruhende Schwerhörigkeit* inf. Haarzellschadens.

Innen|rotations|gang (lat. rotare kreisförmig herumdrehen): (engl.) pigeon-toe walk; s. Gangstörungen.

Innere Medizin f: (engl.) internal medicine; Spezialgebiet der Humanmedizin, das sich mit Prävention, Diagn., konservativer Ther. u. Reha-

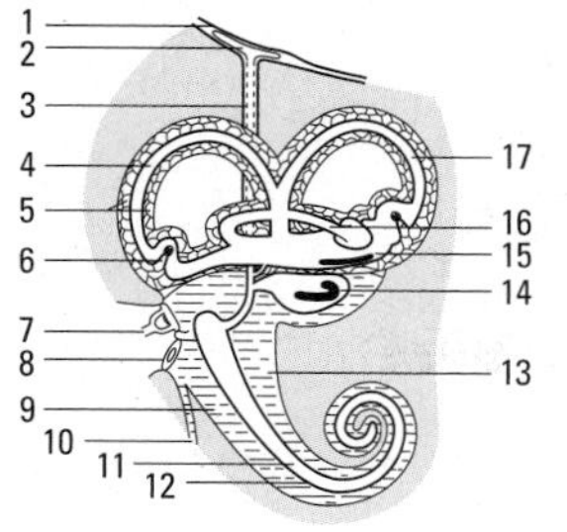

Innenohr:
Schema der endo- und perilymphatischen Räume;
1: Dura mater an der Hinterfläche der Felsenbeinpyramide; 2: Saccus endolymphaticus; 3: Ductus endolymphaticus; 4: Ductus semicircularis posterior; 5: Spatium perilymphaticum; 6: Crista ampullaris; 7: Steigbügel in der Fenestra vestibuli (Mittelohr); 8: Fenestra cochleae; 9: Scala tympani; 10: Aqueductus cochleae; 11: Ductus cochlearis; 12: Lamina basilaris; 13: Scala vestibuli; 14: Sacculus mit Macula; 15: Utriculus mit Macula; 16: Ductus semicircularis lateralis; 17: Ductus semicircularis anterior [172]

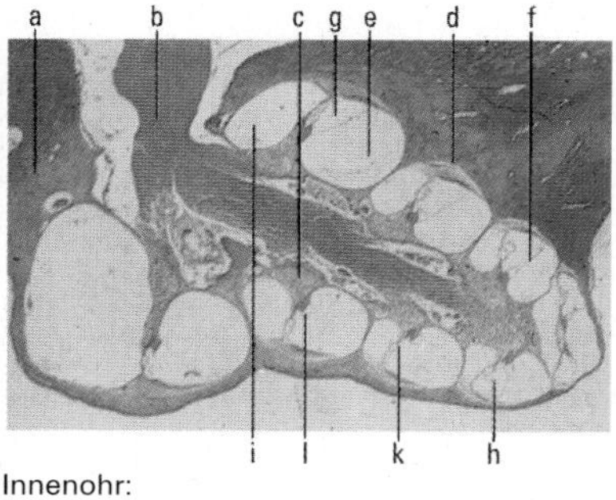

Innenohr:
histologischer Schnitt durch die Cochlea (Azan-Färbung);
a: Knochenwand der Cochlea; b: Nervus cochlearis; c: Ganglion spirale; d: Stria vascularis; e: Scala vestibuli; f: Membrana vestibularis (Reissner-Membran); g: Ductus cochlearis; h: Corti-Organ; i: Scala tympani;
k: Membrana spiralis (Basilarmembran);
l: Lamina spiralis ossea [134]

bilitation der Krankheiten der Atmungsorgane, des Herz- u. Kreislaufs- sowie des Verdauungssystems, der Nieren u. ableitenden Harnwege, des Bluts u. der blutbildenden Organe, des Stoffwechsels u. der inneren Sekretion, der Infektionskrankheiten sowie z. T. auch mit Erkr. des Stütz- u. Bewegungsapparats u. allergischer bzw. immunologischer Erkr. befasst; umfasst auch die Intensivmedizin*.

In|nervation (In-*; Nervus*) **f:** nervale Versorgung von Körpergeweben u. Organen.

In|nervation, reziproke (↑; ↑) **f:** s. Sherrington-Gesetz.

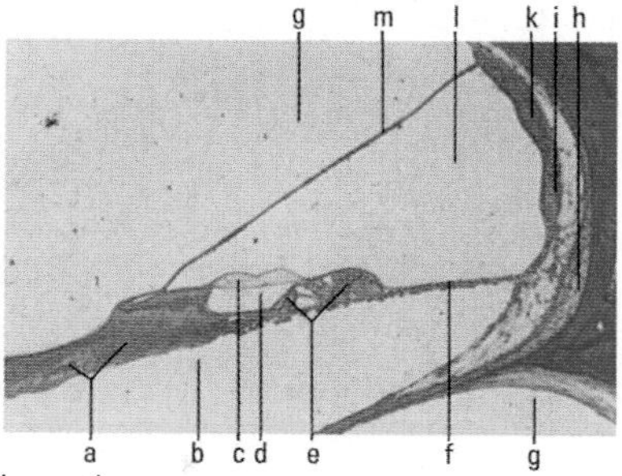

Innenohr:
histologischer Schnitt durch die Spitzenwindung der Cochlea (Hämatoxylin-Eosin-Färbung);
a: Äste des Nervus cochlearis in der Lamina spiralis ossea; b: Scala tympani; c: Membrana tectoria; d: Canalis spiralis cochleae; e: Corti-Organ; f: Membrana basilaris (Basilarmembran); g: Scala vestibuli; h: Ligamentum spirale cochleae; i: Prominentia spiralis; k: Stria vascularis; l: Ductus cochlearis; m: Membrana vestibularis (Reissner-Membran) [266]

In|nervation, segmentäre (↑; ↑) **f:** (engl.) segmentary innervation; Innervation der einzelnen Körperbezirke aus best. Rückenmarksegmenten; vgl. Dermatom, Sherrington-Gesetz.

in|nocens (lat.)**:** unschädlich, harmlos, auch innocuus.

In|okulation (lat. inoculatio Einpflanzung) **f:** (engl.) inoculation; Einbringen (Übertragung, Impfung) von Erreger- od. Zellmaterial in ein Nährmedium od. einen Organismus.

In|okulum (↑) **n:** (engl.) inoculum; Menge od. Anzahl eingesetzter Mikroorganismen (Reinkultur) im Tierversuch, zur Erregeridentifizierung u. im Antibiogramm; vgl. Inokulation.

Inosin (INN) **n:** 9-β-D-Ribofuranosylhypoxanthin, Nukleosid aus Hypoxanthin* u. Ribose; Vork. in Fleisch u. Hefe, als Zwischenprodukt im Purinstoffwechsel u. integriert im Anticodon best. tRNAs; therap. **Anw.** als Immunstimulans bei Virusinfektion.

Inosin|mono|phosphat n: (engl.) inosine monophosphate; Inosin-5-monophosphat; Abk. IMP; Mononukleotid aus Phosphorsäure, Ribose u. Hypoxanthin; in der Purinbiosynthese Vorläufer von AMP u. GMP sowie aller anderen Purinbasen*; Anw. als Geschmacksverstärker.

Inosit n: syn. Inositol*.

Inositol n: syn. Inosit; 1,2,3,4,5,6-Hexahydroxycyclohexan; cycl. Hexitol (s. Zuckeralkohole) mit neun natürl. Isomeren; das optisch inaktive myo-I. (cis-1,2,3,5-trans-4,6-Hexahydroxycyclohexan) ist in den Phosphatiden* aller Zellmembranen enthalten u. Vorstufe von Inositoltrisphosphat*; Vork. in Getreiden, Früchten, Hefe, Fleisch u. Milch; Bedarf: ca. 1–1,5 g/d.

Inositol|nicotinat (INN) **n:** Nicotinsäurederivat; s. Lipidsenker.

Inositol|tris|phosphat n: (engl.) inositol trisphosphate; Abk. IP_3; myo-Inositol-1,4,5-trisphosphat; Second* messenger vieler hydrophiler Hormone*, der nach Bindung an den Rezeptor aus Phosphatiden (Phosphatidylinositol-4,5-bisphosphat) der Zellmembran frei wird u. die intrazelluläre Ca^{2+}-Konzentration erhöht.

Ino|skopie (gr. ἴς, ἰνός Faser, Muskel; -skopie*) f: (engl.) inoscopy; Freisetzung u. mikroskop. Untersuchung von in Gewebe eingeschlossenen Bakt. durch Pepsinandauung.

ino|trop (↑; -trop*): (engl.) inotropic; die Schlagstärke od. Kontraktionskraft des Herzmuskels beeinflussend; Pharmaka mit steigernder Wirkung (positiv inotrop) sind z. B. Herzglykoside*, Katecholamine, Methylxanthine; herabsetzend (negativ inotrop) wirken z. B. Betarezeptorenblocker* u. best. Calciumantagonisten*.

INR: Abk. für (engl.) **i**nternational **n**ormalized **r**atio; s. Thromboplastinzeit.

Insall-Salvati-In|dex m: s. Patellahochstand, angeborener.

In|sania (lat.) f: Wahnsinn*.

Insect repellents (engl.-lat. insectus mit Einschnitt; repellus abstoßend): Stoffe wie z. B. Ester der Phthalsäure, die, auf die Haut aufgetragen, durch ihren spezif. Geruch Stechmücken, Fliegen u. a. Insekten abhalten sollen.

In|sekten (↑) n pl: (engl.) insects; Hexapoda; Klasse der Tracheata; s. Arthropoden.

In|sekti|zide (↑; -zid*) n pl: (engl.) insecticides; zu den Pestiziden* gehörende Chemikalien zur Insektenbekämpfung; z. B. Kontakt-, Fraß- u. Atemgifte, Niederschlagsmittel, Akarizide, Ovizide u. Systeminsektizide; angewendet werden neben aus pflanzl. Rohstoffen gewonnenen I. (z. B. Pyrethrum, Nicotin) anorg. (z. B. Antimon) u. org. Verbindungen (z. B. Chlorkohlenwasserstoffe, Ester von Phosphor- u. Thiophosphorsäuren). Vgl. Insect repellents.

Insel (lat. insula): (engl.) insula of Reil; (anat.) Insula (Reili); von den umgebenden Teilen des Stirn-, Scheitel- u. Schläfenlappens verdeckter Teil der Großhirnrinde.

Insel|organ n: s. Langerhans-Inseln.

Insel|zell|adenom (Zelle*; Aden-*; -om*) n: s. Insulinom, Glucagonom.

Insel|zellen (↑): (engl.) islet cells; s. Pankreas, Insulin.

Insel|zell|karzinom (↑; Karz-*; -om*) n: (engl.) islet-cell carcinoma; karzinomatös entartetes Insulinom*, selten.

Insel|zell|trans|plantation (↑; Transplantation*) f: (engl.) islet-cell transplantation; syn. Inseltransplantation; Übertragung von Zellen der Langerhans*-Inseln; **Formen: 1.** autogene I. i. R. einer Pankreatektomie wegen chron. Pankreatitis; **2.** allogene I. zur Behandlung des Diabetes* mellitus (Typ 1): aus Bauchspeicheldrüsengewebe von Organspendern isolierte Inselzellen werden über die Pfortader in die Leber od. operativ auf das Peritoneum übertragen. Nach allogener I. ist die Insulinproduktion oft zu gering, um Insulinfreiheit zu erreichen. Wegen der erforderl. Immunsuppression* erfolgt I. meist kombiniert mit od. nach Nierentransplantation*. Vgl. Pankreastransplantation.

In|semination (In-*; lat. seminare säen, pflanzen) f: Besamung; künstl. Einbringen des Samens in den weibl. Genitalapparat; i. w. S. auch natürl. Besamung (Kohabitation) od. extrakorporale Vereinigung von Samen- u. Eizelle (s. In-vitro-Fertilisation); **Ind.:** Kinderwunsch; **Vorbereitung: 1. a)** Sperma*-Untersuchung zur dd Abklärung männl. Subfertilität; **b)** bakteriol. Untersuchung von Scheideninhalt u. Zervixsekret, ggf. Abklärung weibl. Empfängnishindernisse (z. B. zum Ausschluss tubar bedingter Sterilität od. Uterusanomalie); **2.** Sperma wird durch Masturbation gewonnen, frisch verwendet od. kryokonserviert. **Verf.: 1.** Sperma in der präovulatorischen Phase instrumentell in die Zervix einspritzen od. mittels Portiokappe vor die Portio setzen; **2.** GIFT (Abk. für engl. gamete intrafallopian tube transfer): Eizelle u. Sperma in die Tube einbringen (selten genutztes Verf.); juristisch relevante **Formen: 1.** homologe I.: eine Ehefrau erhält Sperma ihres Ehemannes zur Zeugung eines ehel. Kindes; juristisch unbedenkl., gemäß §§ 27a, 121a SGB V unter die Leistungspflicht der gesetzl. Krankenversicherung fallend; **2.** quasi-homologe I.: eine Unverheiratete erhält Sperma ihres Lebenspartners; vom Embryonenschutzgesetz* tolerierte Form, deren ethisch vertretbare Anw. im Einzelfall ärztl. Verantwortung obliegt; **3.** heterologe I.: Sperma eines anderen Mannes wird zur I. verwendet. Obwohl durch das Embryonenschutzgesetz weder verboten noch eingeschränkt, sind berufsethische u. juristische Probleme (Persönlichkeitsrechte u. familienrechtl. Status des Kindes; Recht des Ehemannes u. des Kindes zur Ehelichkeitsanfechtung) vorhanden.

In|semination, extra|uterine (↑; ↑) f: s. In-vitro-Fertilisation.

In|sertio (lat. inserere, insertus einfügen, einlassen) f: **1.** (anat.) Muskelansatz; wird für alle knöchernen Befestigungen von Muskeln anstelle des alten Wortpaares Ansatz/Ursprung (Insertio/Origo) verwendet, da sie bei fast allen Muskeln funktionell austauschbar sind. **2.** (gebh.) Ansatz, Anheftung der Nabelschnur; Formen: **a)** I. centralis: Anheftung in der Mitte der Plazenta; **b)** I. lateralis: exzentr. Anheftung; **c)** I. marginalis: am Rand der Plazenta; **d)** I. velamentosa: Anheftung an den Eihäuten; bei letzterer kann es beim Blasensprung zu Einrissen der aberrierenden Nabelschnurgefäße kommen mit Verblutungsgefahr des Kindes; die Blutung beginnt mit dem Blasensprung, während eine Blutung bei Placenta praevia mit dem Blasensprung sistiert.

In|sertion (↑) f: (genet.) spontane, durch Mutagene* od. gentechnisch bewirkte Einfügung einer od. mehrerer Nukleotide* in eine DNA-Sequenz; vgl. Plasmide.

In|sertions|mutation (↑; Mutation*) f: s. Mutation.

In|sertions|tendo|pathie (↑; Tend-*; -pathie*) f: s. Tendopathie.

in situ (lat. am natürlichen Ort): in natürl. Lage, im Körper.

In-situ-Bypass (↑; Bypass*) m: Operationsverfahren bei Verschluss der Beinarterien; die als Ersatz vorgesehene V. saphena magna wird in ihrem Strombett belassen u. nur im Bereich der geplanten Anastomosen präpariert; die Venenklappen werden reseziert u. die Seitenäste verschlossen. Vgl. Bypass-Operation.

In|solation (In-*; lat. sol Sonne) f: **1.** Sonnenbestrahlung; vgl. Ultraviolettstrahlung; **2.** Sonnenstich; s. Hitzeschäden.

in|solubel (lat. insolubilis): (engl.) insoluble; unlöslich.

In|somnie (lat. insomnia) f: (engl.) insomnia; syn. Schlaflosigkeit, Asomnie; über längere Zeit (mind. 1 Mon.) andauernde Schlafstörung* mit ungenügender Schlafdauer, unzureichend erholsamem Schlaf u. subjektivem Leidensdruck bzw. Beeinträchtigung der sozialen bzw. berufl. Leistungsfähigkeit; **Formen: 1.** Einschlafstörung; primär bei Erkr. der Schlafzentren, sekun-

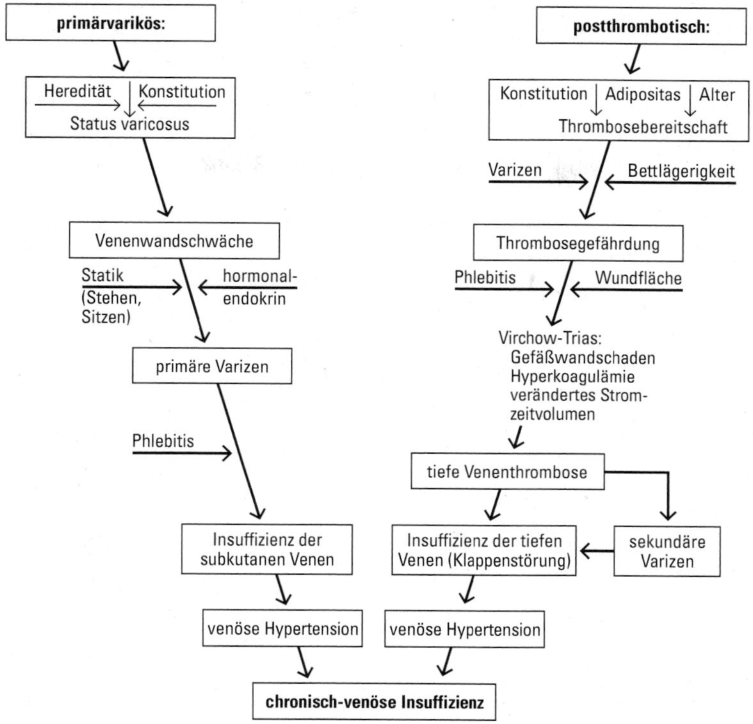

Insuffizienz, chronisch-venöse: Ätiologie und Pathogenese [253]

där z. B. bei Einwirkung von Licht od. Lärm, nach Einnahme von Drogen (z. B. Amphetamine, Ecstasy), bei Schmerzen, Stress, Sorge, Angst; **2.** Durchschlafstörung mit beeinträchtigter Schlafkontinuität (häufig im Alter u. bei hohem Fieber); **3.** morgendl. Früherwachen (häufig i. R. eines depressiven Syndroms*). I. entwickelt sich oft in Zus. mit belastenden Lebensereignissen, dd sind jedoch org. Urs. (Enzephalitits*, Schlafapnoesyndrom*, Myoklonien*, Herzinsuffizienz*) sowie psychiatr. Erkr. (v. a. Depression*, Demenz*, Psychose*) auszuschließen.

In|somnie, fatale familiäre (↑) f: (engl.) fatal familial insomnia; Abk. FFI; syn. tödliche familiäre Schlaflosigkeit*.

In|spektion (lat. inspectio Durchsicht) f: (engl.) inspection; äußerl. Untersuchung eines Pat. durch Betrachten.

In|spiration (lat. inspirare einhauchen) f: auch Inspirium; aktive Einatmung; Einströmen von Außenluft in die Atemwege u. Lungenalveolen inf. eines subatmosphärischen Drucks in der Lunge, hervorgerufen durch Erweiterung des Thorax u. nachfolgende Vergrößerung des Lungenvolumens bei Anspannung der inspiratorischen Atemmuskeln*.

In|spirations|druck (↑): (engl.) inspiratory pressure; Gasdruck bei Beatmung*, der während der Inspirationsphase am oralen Ende des Endotrachealtubus gemessen wird; **Einteilung: 1.** inspirator. Spitzendruck nach vollständiger Applikation des Hubvolumens; **2.** inspirator. Plateaudruck, der am Ende der endinspirator. Pause bei geschlossenem Ein- u. Ausatemventil gemessen werden kann (entspricht zu diesem Zeitpunkt dem Druck in den Lungenalveolen u. kann daher zur Berechnung der Compliance* verwendet werden); **3.** inspirator. Mitteldruck. Der Grad der Beeinträchtigung der Herzfunktion durch die Beatmung inf. Behinderung des venösen Rückstroms mit Abnahme des Herzminutenvolumens ist von der Höhe des Mitteldrucks abhängig.

In|stabilitas (lat. instabilis nicht standhaltend) f: Unbeständigkeit.

Instanzen, psychische (mlat. instantia zuständige Stelle) f pl: s. Psychoanalyse.

In|stillation (lat. instillare einträufeln) f: tropfenweises Einbringen von Flüssigkeiten bzw. flüssigen Arzneimitteln in den Organismus (Hohlorgane, Körperhöhlen u. -öffnungen, Blutgefäße, Bindehautsack); vgl. Infusion.

In|stillation, rektale (↑) f: s. Darmreinigung.

In|stillations|zyto|statika|therapie (↑; Zyt-*; statisch*) f: (engl.) instillation cytostatic therapy; Blaseninstillation* von Zytostatika* bei oberflächl. wachsendem Tumor (z. B. der Harnblase), bes. nach transurethraler Resektion zur Rezidivprophylaxe.

In|stitution (lat. institutio Einrichtung) f: (soziol.) gesellschaftl. Einrichtung od. Tatbestand mit der Funktion, soziales Handeln in bestimmte, organisierte Bahnen zu lenken, um das Individuum von der Notwendigkeit ständig neuer Verhaltensentscheidungen zu entlasten.

Instrumente, chirurgische n pl: (engl.) surgical instruments; für op. Eingriffe erforderliche Geräte; **1.** Standardinstrumente: z. B. Skalpell, Diathermiemesser, Pinzetten, Klemmen, Zangen, Wundsperrer, Haken, Nadelhalter, Nadeln; **2.** Spezialinstrumente: z. B. in der Knochenchirurgie Elevatorien, Hämmer, Meißel, Sägen.

In|sudation (lat. insudare bei etwas schwitzen) f: Eindringen od. Einpressen von Plasmabestandteilen in die Gefäßwand, insbes. in die gefäßlose Intima; vgl. Intimaödem.

In|suf|fizienz (lat. in un-; sufficiens hinreichend, genügend) f: (engl.) insufficiency; Schwäche, ungenügende Leistung eines Organs od. Organsystems; z. B. Herzinsuffizienz, Leberinsuffizienz, Niereninsuffizienz.

In|suf|fizienz, chronisch-venöse (↑; ↑) f: (engl.) chronic venous insufficiency; Abk. CVI; Form der venösen Insuffizienz der unteren Extremitäten; früher als variköser Symptomenkomplex od. Status varicosus bezeichnet; **Ätiol.** u. **Path.:** s. ums. Abb.; **klin. Einteilung: Grad I:** Venenerweiterungen an den Seiten der Füße (Corona phlebectatica paraplantaris), am Abend Knöchelödeme; **Grad II:** Hyperpigmentierungen (Purpura jaune d'ocre), abakterielle Entzündung (Hypodermitis), Induration von Dermis u. Subcutis (Dermatoliposklerose), Depigmentierungen (Capillaritis alba); **Grad III:** florides od. abgeheiltes Ulcus* cruris; **Sympt.:** leichte Ermüdbarkeit, Spannungs- u. Schweregefühl in den Beinen, Brennen der Fußsohlen, beim Stehen zunehmende Beschwerden, Besserung beim Laufen, perimalleoläres bzw. prätibiales Ödem, das bei horizontaler Lagerung der Beine wieder zurückgeht; **Kompl.:** Unterschenkelstauungsekzem, Kontaktekzem, Elephantiasis; **Diagn.:** klin. Untersuchung, farbkodierte Duplexsonographie, Phlebographie; **Ther.:** je nach Schweregrad Kompressionsbehandlung* u. Lauftraining, bei ausgeprägten Varizen* evtl. Sklerotherapie*, Varizenstripping*.

In|suf|fizienz, pluri|glanduläre (↑; ↑) f: (engl.) autoimmune polyendocrine syndrome; syn. polyglanduläres Autoimmunsyndrom*.

In|suf|fizienz|punkt (↑; ↑): (engl.) insufficiency point; Bez. für den Punkt einer Vene bei Varikose*, an dem der insuffiziente Anteil nach proximal bzw. distal hin mit einer kompetenten Venenklappe endet.

In|suf|fizienz, re|spiratorische (↑; ↑) f: (engl.) respiratory failure; Störung der äußeren Atmung mit respirator. Partial- od. Globalinsuffizienz; **Urs.: 1.** alveoläre Hypoventilation inf. Beeinträchtigung des Atemantriebs bzw. der Atemmuskulatur (z. B. Narkoseüberhang) sowie inf. obstruktiver od. restriktiver Ventilationsstörungen*; **2.** pulmonale Diffusionsstörung; **3.** pulmonale Verteilungsstörung. Eine akute, schwere r. I. (z. B. inf. Pneumonie, ARDS) erfordert sofortige maschinelle Beatmung*.

In|suf|fizienz, vertebro|basiläre (↑; ↑) f: s. Durchblutungsstörung, vertebrobasiläre.

In|suf|fizienz, zerebro|vaskuläre (↑; ↑) f: s. Durchblutungsstörung, zerebrale.

In|suf|flation (In-*; Sub-*; lat. flare blasen) f: **1.** (radiol.) Einblasen von Gasen (z. B. CO_2) als (negative) Röntgenkontrastmittel* zur Pneumographie*; **2.** (intensivmed.) Zufuhr von O_2 zur kurzfristigen Oxygenierung mittels eines Nasopharyngealkatheters (z. B. Neugeborenes mit Atemstörung); **3.** (anästh.) Einleiten eines Narkosegasgemischs in den Rachenraum über einen spez. Zungenspatel od. einen Sauerstoffkatheter (sog. Insufflationsnarkose, nur noch selten angewandt; vgl. Inhalationsnarkose); **4.** (gyn.) s. Pertubation; **5.** (chir.) Einblasen von CO_2 zur Schaffung eines Pneumoperitoneums*; cave: niemals atmosphärische Luft (Gefahr der Luftembolie) od. O_2 (Explosions- bzw. Brandgefahr) verwenden.

Insula (lat.) f: Insel.

Insulae pan|creaticae (↑) f pl: s. Langerhans-Inseln.

Insulin (INN) n: in den Betazellen der Langerhans*-Inseln des Pankreas gebildetes Proteohormon (MG >6000), das blutzuckersenkend wirkt u. an der Einstellung der normalen Blutzuckerkonzentration von ca. 3,9–6,4 mmol/l (70–115 mg/dl) beteiligt ist; weitere biol. Wirkungen: s. Abb.; **Biosynthese**: aus Präproinsulin

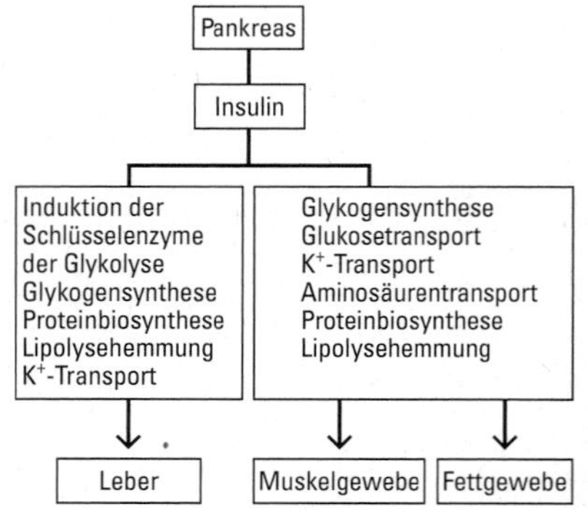

Insulin:
Wirkung auf Leber-, Muskel- und Fettgewebe [314]

(Peptid aus 107 Aminosäuren) entsteht nach posttranslationaler Abspaltung eines N-terminalen Signalpeptids Proinsulin (81 Aminosäurereste), aus dem das C-Peptid (33 Aminosäurereste) proteolyt. gelöst wird. Die entstehende A- u. B-Kette sind im biol. aktiven I. über Disulfidbrücken (eine intramolekulare in der A-Kette, zwei intermolekulare zw. A- u. B-Kette) verbunden. Die Aminosäuresequenz ist speciesspezif. (s. Humaninsulin). Natürl. I. besteht aus Di- u. Polymeren der Grundeinheit. Ausschüttung durch nervale u. hormonale Reize; Stimulation der Biosynthese bei Blutzuckerkonzentrationen >2–4 mmol/l; Steigerung der physiol. Insulininkretion durch Blutzuckerkonzentrationen >4–6 mmol/l, Drosselung durch Blutzuckerabfall; biol. Halbwertzeit ca. 30 Min. Im Blut wird zw. Gesamtinsulin (insulinähnl. Aktivität, engl. insulin-like activity, Abk. ILA) u. freiem I. (engl. immune reaction insulin, Abk. IRI) differenziert. Bei Gesunden sind ca. 200 μE/ml Gesamtaktivität u. 20 μE/ml freies I. vorhanden. Physiol. **Abbau** v. a. durch Glutathion*-Insulin-Transhydrogenase u. Insulinase*. Da bei oraler Gabe Verdauungsenzyme I. sofort inaktivieren, erfolgt die Substitutionstherapie bei Diabetes* mellitus parenteral (s. c., i. m., i. v. od. intranasal). Therap. **Verw.** zur Insulintherapie*; dabei können Antikörper gebildet werden, so dass bes. bei Neueinstellung gentechn. hergestelltes Humaninsulin zu bevorzugen ist. Neben kurz wirkendem I. (sog. Altinsulin u. die Insulinanaloga Insulin lispro u. Insulin aspart) wird Verzögerungsinsulin (sog. Depotinsulin) mit unterschiedl. Wirkungsablauf eingesetzt. Vgl. Insulinrezeptor, Insulinresistenz, Kohlenhydratstoffwechsel.

Insulin|all|ergie (Allergie*) f: (engl.) insulin allergy; v. a. durch tier. Insulin, Begleitstoffe in Insulinpräparaten (z. B. Protamine) od. (selten) dimeres Humaninsulin hervorgerufene Allergie*, meist als zelluläre Spätreaktion am Ort der Inj. (verschwindet i. d. R. spontan bei Fortführung der Ther.), selten systemisch als Urtikaria, gastrointestinale bzw. kardiopulmonale Sympt. od. i. S. einer Anaphylaxie*; **Ther.:** Glukokortikoide, Antihistaminika, u. U. Wechsel des Insulinpräparats. Vgl. Insulinresistenz.

Insulin|ant|agonisten (Antagonismus*) m pl: (engl.) insulin antagonists; Biomoleküle der diabetischen Gegenregulation*, die vermehrt bei Hypoglykämie ausgeschüttet werden.

Insulinase f: spezif. Protease der Skelettmuskulatur, die am Abbau von Insulin* beteiligt sein kann; vgl. Glutathion-Insulin-Transhydrogenase.

Insulin|einheit: (engl.) insulin unit; internationale Einheit (Abk. I. E.) der Insulinmenge, die der Aktivität eines biol. Standardpräparats von ca. 41,67 µg entspricht, d. h. 1 mg kristallisiertes Insulin ≙ 28 I. E.; **Bestimmung** im biol. Test durch Messung des Abfalls der Blutzuckerkonzentration beim Kaninchen.

Insulin glargin (INN) n: biotechnol. hergestelltes Insulin; parenterales Antidiabetikum.

Insulin-Glukose-Äqui|valent n: (engl.) insulin-glucose equivalent; Glukosemenge, die durch eine Insulineinheit* aus dem Harn entfernt werden kann; vgl. Diabetes mellitus.

Insulin-Glukose-Dosier|einheit (Dosis*): (engl.) insulin-glucose unit; s. Insulininfusionssysteme.

Insulin-Glukose-Toleranz|test m: (engl.) insulin-glucose tolerance test; diagn. Test zur Funktionsprüfung des Hypothalamus-Hypophysen-Nebennierenrinden-Systems; Gabe von 0,1 I. E/kg Körpergewicht (KG) Insulin i. v., nach 30 Min. von 0,8 g Glukose/kg KG oral; normalerweise fällt die Blutzuckerkonzentration auf Werte unter 2,5 mmol/l (<45 mg/dl), steigt dann bis zum physiol. Gipfel nach 90 Min. u. erreicht nach 180 Min. den Ausgangswert; bei Hypophysenerkrankung u. Nebennierenrindeninsuffizienz flacher Kurvenverlauf. Vgl. Insulin-Hypoglykämietest, Gegenregulation, diabetische.

Insulin-Hypo|glyk|ämie|test (Hyp-*; Glyk-*; -ämie*) m: (engl.) insulin hypoglycemia test; Funktionstest zur DD zw. hypophysärer u. hypothalamischer endokriner Störung (z. B. Cushing-Syndrom, STH-Mangel); **Prinzip:** Auslösung von Hypoglykämie durch Insulingabe mit anschl. Bestimmung der Cortisol- bzw. STH-Konzentration im Blut (als Parameter der physiol. Stressreaktion); **Beurteilung:** hypothalam. Störung bei normalem Lysin*-Vasopressintest u. pathol. I.-H. (keine erhöhte Cortisolsekretion).

Insulin|in|fusions|systeme (Infusion*) n pl: (engl.) insulin infusion systems; elektr. betriebene Pumpsysteme zur kontinuierl. geregelten Dauerinfusion von Insulin* (u. ggf. Glukose); die Insulinzufuhr erfolgt i. Allg. über einen subkutan (einfach u. komplikationsarm) bzw. intravenös liegenden flexiblen dünnen Kunststoffkatheter od. durch intraperitonealen Zugang. **Ind.** u. **Bedeutung:** Blutzuckereinstellung i. S. einer möglichst permanenten Normoglykämie bei Pat. mit insulinpflichtigem Diabetes* mellitus Typ 1, die mit der herkömmlichen u. unphysiol. subkutanen Insulin-Injektionsbehandlung nur selten mögl. ist. Die kontinuierl. Basalinfusionsrate von Insulin, bes. auch nachts, trägt vermutl. erheblich zur Stabilisierung der Stoffwechsellage bei. Neben der Symptomfreiheit kommt es oft zu weitgehender Normalisierung anderer diabetesbedingter Stoffwechselveränderungen u. zur Besserung der Spätkomplikationen Neuropathie, Nephropathie u. floride proliferative Retinopathie. Die bessere Blutzuckereinstellung auch nach Beendigung der therap. Anwendung von I. erklärt sich möglicherweise u. a. durch gesteigerte Sensitivität des Insulinrezeptors* inf. Stoffwechseloptimierung. **Klin. relevante Systeme: 1.** blutzuckerkontrollierte computergesteuerte Insulin- u. Glukoseinfusionssysteme (closed loop systems) ahmen das physiol. Insulinsekretionsmuster nach u. bestehen prinzipiell aus **Glukosesensor** zur Messung der Glukosekonzentration im Blut, **Rechnereinheit** zur Bestimmung der zu verabreichenden Insulindosis entspr. der Vorgabe u. **Insulin-Glukose-Dosiereinheit**; v. a. zur stationären Anw., z. B. bei diabetischem Koma*, Op., Entbindung von Diabetikerinnen, Pat. mit Insulinom*, zur Neu- bzw. Schnelleinstellung insulinpflichtiger Diabetiker; **2.** tragbare batteriebetriebene I. ohne Glukosesensor (open loop systems): mit der sog. Insulinpumpe ist neben der kontinuierl. Insulininfusion die steuerbare, bedarfsadaptierte Insulinzufuhr vor u. zu den Mahlzeiten möglich (entspr. der in Eigenkontrolle ermittelten aktuellen Blutzuckerkonzentration). Diese Geräte können ca. 1 Std./d abgenommen werden. Bei guter Blutzuckereinstellung kann der Pat. Ernährungsweise u. Tagesablauf relativ frei gestalten. **Kompl.** bei langdauernder ambulanter Anw.: techn. Probleme (z. B. Katheterknickung od. -ausriss), lokale Schmerzen u. Verhärtungen. Vgl. Pankreastransplantation.

Insulin|lipo|dys|trophie (Lip-*; Dys-*; Troph-*) f: (engl.) insulin induced lipodystrophy; Fettschwund (Lipatrophie*), seltener Lipombildung (Lipohypertrophie) an Insulininjektionsstellen bes. bei jugendlichen Diabetikern; **Proph.:** regelmäßiger Wechsel der Injektionsstellen; Anw. von hochgereinigtem tier. Insulin od. (rekombinantem) Humaninsulin*.

Insulin|mangel|diabetes (Diabet-*) m: (engl.) insulinopenic diabetes; Diabetes* mellitus (Typ 1).

Insulinom (-om*) n: (engl.) insulinoma; Inselzelladenom, Inselzelltumor; von den B-Zellen der Langerhans*-Inseln ausgehendes Apudom* mit autonomer Produktion von Insulin*; **Klin.:** Hyperinsulinismus u. Hypoglykämie mit vegetativen Sympt. (Schweißausbruch, Schwindel, Müdigkeit, Tachykardie), zentralnervösen Störungen (Dämmer- od. Erregungszustände, Sprach- u. Sehstörungen, Lähmungen u. Krämpfe), evtl. hypoglykämischer Schock*; häufig Adipositas

I

durch vermehrte Aufnahme von Kohlenhydraten (zur Vermeidung der Hypoglykämie). Die **Whipple-Trias** (hypoglykäm. Anfälle nach Fasten od. körperl. Anstrengung, Blutzuckerkonzentration unter 1,65 mmol/l bzw. 30 mg/dl, schlagartige Besserung nach i. v. Glukosezufuhr) ist für I. charakteristisch. **Diagn.:** Hungerversuch*; Lok. u. Morphol. mittels Ultraschalldiagnostik, Computertomographie u. ggf. Angiographie (Zöliakographie). **Ther.** der Wahl: op. Entfernung; **DD:** Hypoglykämie anderer Ursache.

Insulin|pumpe: (engl.) insulin pump; s. Insulininfusionssysteme.

Insulin|re|sistenz (Resistenz*) f: (engl.) insulin resistance; ineffiziente Interaktion zw. Insulin u. Insulinrezeptor; Stoffwechselzustand mit hohen Insulinwerten trotz normaler od. erhöhter Blutzuckerkonzentration; i. R. der Insulintherapie bedingt durch spezif. IgG-Antikörper; Folge: Mehrbedarf an Insulin (>80 I. E./d) zur Stoffwechseleinstellung bei Diabetes* mellitus. Vgl. Insulinsensitizer.

Insulin|re|zeptor (Rezeptoren*) m: (engl.) insulin receptor; membranständiger (v. a. in Leber-, Muskel- u. Fettzellen), insulinspezifischer Rezeptor (Glykoprotein), der nach Bindung von Insulin auch als Insulin-Rezeptor-Komplex in das Zellinnere aufgenommen werden kann (In-

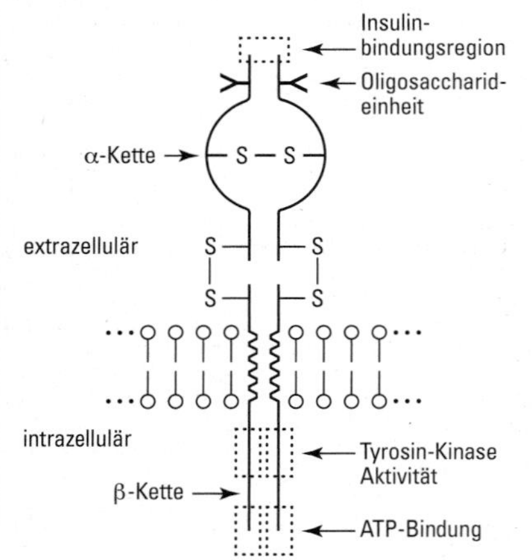

Insulinrezeptor [40]

ternalisierung); **Wirkung: 1.** der Insulin-Rezeptor-Komplex besitzt die Aktivität einer Tyrosinkinase, die zu Autophosphorylierung führt u. Effektorproteine aktiviert; **2.** vermehrte Freisetzung von Glukosetransportern*; **3.** nach Internalisierung direkte Wirkung auf die Transkription* möglich. Vgl. Hormonrezeptoren.

Insulin|schock m: (engl.) insulin shock; hypoglykämischer Schock* nach Insulingabe.

Insulin|sensitizer m pl: Antidiabetika* zur Senkung der Insulinresistenz*; **Wirkungsprinzip:** I. erhöhen die Blutzuckeraufnahme des peripheren Muskel- u. Fettgewebes, indem sie den Kernrezeptor PPAR-gamma (Abk. für peroxisome proliferator activated receptor) aktivieren; **Ind.:** Diabetes mellitus Typ 2, metabolisches Syndrom. Vgl. Thiazolidindione.

Insulin|test m: s. Magensaftuntersuchung.

Insulin|therapie f: (engl.) insulin therapy; Behandlung des Diabetes* mellitus durch Substitution von Insulin mit dem Ziel einer befriedigenden Einstellung des Blutzuckers (präprandial u. 2 Std. postprandial Blutglukosekonzentration <160 mg/dl); **Formen: 1.** konventionelle I.: i. d. R. starres Schema von 2–3 Injektionen einer vorgegebenen Mischung aus Intermediärinsulin (verzögernd wirkend) u. Normalinsulin (rasch wirkend) morgens, evtl. mittags u. abends; nicht optimal auf Schwankungen des Blutzuckerwerts abstimmbare Variante; **2.** intensivierte I.: zweimalige Injektion eines Intermediärinsulins morgens u. spät abends nach dem Basis-Bolus-Prinzip (Imitation der Basalsekretion von Insulin des Gesunden) u. zusätzl. eines Normalinsulins zu den Mahlzeiten (angepasst an den Kohlenhydratgehalt der Nahrung u. präprandial gemessene Blutzuckerwerte) od. mit Insulininfusionssystemen*. **UAW:** Hypoglykämie, Insulinlipodystrophie, selten Ödeme.

Insulin|toleranz|test m: (engl.) insulin tolerance test; Testverfahren zur Diagn. der Insulinresistenz*; **Prinzip:** nach i. v. Injektion von 0,1 I. E. Insulin/kg KG sinkt die Blutzuckerkonzentration normalerweise nach 30 Min. auf max. 40 % des Ausgangswerts. Bei Insulinresistenz Abfall der Blutzuckerkonzentration auf max. 80 % des Ausgangswerts erst bei höherer Dosis (0,3–1 I. E./kg KG); **cave:** hypoglykämischer Schock* (klin. Überwachung!).

Insulinum isophanum n: syn. Isophaninsulin*.

Insulitis (-itis*) f: (histol.) intra- u. periinsuläre lymphozytäre Infiltration bei 70 % der jugendl. Pat. bis zu einem Jahr nach Manifestation eines juvenilen Diabetes* mellitus.

Insult (lat. insultare taumeln) m: Anfall; s. Schlaganfall.

Insult, isch|ämischer zerebraler (↑) m: s. Schlaganfall, Durchblutungsstörung, zerebrale.

Integral|dosis (lat. integer unversehrt; Dosis*) f: (engl.) integral dose; syn. Raumdosis, Volumendosis; (radiol.) die gesamte durch Einwirkung ionisierender Strahlung* auf den Organismus übertragene Energie*; SI-Einheit Gray × Kilogramm (Gy × kg) bzw. Joule (J).

Integration (↑) f: **1.** (genet.) Einfügung eines zelleigenen od. fremden Plasmids*, einer Virus-DNA od. einer sonstigen DNA in das Wirtsgenom. Der Prozess erfordert Rekombination* u. häufig spezif. Integrationsproteine. Die I. kann sich, je nach System, statist. od. an fest liegenden Integrationspunkten vollziehen. Sie ist bei einigen Plasmiden od. Viren notwendig für deren Vermehrung. Der Vorgang der I. ist meist (mehr od. weniger spezif.) umkehrbar (Exzision der DNA) u. kann wiederum spezif. Exzisionsfaktoren benötigen. **2.** s. Rehabilitation.

Integrine (↑) n pl: (engl.) integrins; ubiquitär im Tierreich verbreitete Adhäsionsproteine*, die als heterodimere Transmembranproteine aktivierbar Moleküle des intrazellulären Zytoskeletts* mit der extrazellulären Matrix* od. mit anderen Zellen verbinden; **Funktion:** Zellhaftung, Zellmobilität, interzellulärer Kontakt u. Kommunikation (z. B. bei Adhäsion von Leukozyten an Endothelzellen der Blutkapillaren u. Migration zum Entzündungsort, Interaktion zw. Zellen i. R. der Immunantwort*, bei Hämostase, Morphogenese, Wundheilung).

Integrität (↑) f: (engl.) integrity, freedom from bodily harm; Unversehrtheit.

In|tegumentum (lat.) n: (engl.) integument; Decke, Hülle, äußere Haut (I. commune).

In|tegumentum com|mune (↑) n: s. Haut.

Intel|ligenz (↑) f: (engl.) intelligence; Bez. für kognitive psychische Fähigkeiten (z. B. Konzentration, Vorstellung, Gedächtnis, Denken, Lernen, Sprache, Fähigkeit zum Umgang mit Zahlen u. Symbolen); i. e. S. geistige Begabung u. Beweglichkeit, die Menschen befähigt, sich

Für das Merkmal „Intelligenz" gibt es keine allgemein akzeptierte Definition oder Messmethode.

schnell in neuen Situationen zurecht zu finden, Sinn- u. Beziehungszusammenhänge zu erfassen sowie den neuen Gegebenheiten u. Anforderungen durch Denkleistungen sinnvoll zu entsprechen. Die Ausprägung ist von genetischen, kulturellen u. sozialen Faktoren abhängig. Vgl. Intelligenztest. A. Mon.

Intel|ligenz|minderung (↑): (engl.) retardation; Zustand verzögerter od. unvollständiger Entw. der geistigen Fähigkeiten (ICD-10); Einteilung in leichte (IQ 50–69), mittelgradige (IQ 35–49), schwere (IQ 20–34) u. schwerste (IQ <20) I.; bildet die Grundlage für die Festlegung des Schweregrads einer geistigen Behinderung*.

Intel|ligenz|quotient (↑) m: (engl.) intelligence quotient; Abk. IQ; Ergebnis eines Intelligenztests*; der von W. Stern (1912) als Maß für Intelligenz* eingeführte IQ ist der Quotient aus Intelligenz- u. Lebensalter (× 100). Gebräuchlicher ist inzwischen der Abweichungs-IQ, der die rel. Position in der Vergleichsgruppe widerspiegelt. Der IQ-Mittelwert beträgt 100, Abweichungen beschreiben graduelle Leistungsabstufungen. Die IQ-bezogene Intelligenzminderung dient der Einteilung geistiger Behinderung*. M. Rin.

Intel|ligenz|test (↑) m: (engl.) intelligence test; Verf. zur Prüfung intellektueller Fähigkeiten u. Bestimmung des Intelligenzquotienten*. Der I. erlaubt nur begrenzte Aussagen über die Intelligenz des Probanden, da versch. Tests unterschiedl. Aspekte der Intelligenz erfassen u. wesentliche Persönlichkeitsmerkmale unberücksichtigt lassen. Verwendung finden u. a. der Hamburg*-Wechsler-Intelligenztest für Erwachsene bzw. Kinder (Abk. HAWIE bzw. HAWIK), der Binet-Simon-Test, die Raven-Tests u. der Intelligenzstrukturtest (Abk. IST). Vgl. Testverfahren, psychologische.

Intensität (lat. intensio Spannung) f: (engl.) intensity; Energie einer Strahlung*, die pro Zeiteinheit durch eine Flächeneinheit hindurchtritt:

$$I = \frac{E}{t \cdot A}$$

(I = Intensität, E = Energie, A = Fläche, t = Zeit).

In|tensiv|medizin (↑) f: (engl.) intensive care, intensive care medicine, critical care medicine; Überwachung u. Ther. von Pat. mit (potentiell) akut lebensbedrohlichen Erkr. od. Kompl. unter bes. räuml., personellen u. apparativen Voraussetzungen (Intensivstation) mit einem Höchstmaß an Behandlungsintensität; dabei wird häufig der temporäre maschinelle Ersatz gestörter od. ausgefallener Organfunktionen (z. B. durch Beatmung*, Hämodialyse*, Hämofiltration*) bei gleichzeitiger Behandlung des verursachenden Grundleidens erforderlich; **Ziel:** Wiederherstellung der Funktion lebenswichtiger Organsysteme, um ein weiteres Leben unter lebenswerten Bedingungen zu gewährleisten. Häufige **Ind.** zur intensivmed. Behandlung: Schock (hypovolämisch, kardial, septisch-toxisch), Herzinfarkt u. bedrohliche Herzrhythmusstörungen, respirator. Insuffizienz, Bewusstlosigkeit bzw. Koma unterschiedl. Genese (z. B. Schädelhirntrauma, Vergiftungen, Stoffwechselentgleisungen), postoperative Kompl., Status epilepticus u. a. Vgl. APACHE, TISS.

Intensiv|station (↑) f: (engl.) intensive care unit; Behandlungseinrichtung (Krankenstation) in einem Krankenhaus, die durch ihre besondere personelle, räumliche u. materielle Ausstattung die bestmögliche Behandlung u. Pflege von Pat. i. R. der Intensivmedizin* ermöglicht.

In|tentions|tremor (lat. intentio Spannung; Tremor*) m: (engl.) intention tremor; s. Tremor, Charcot-Trias, Ataxie.

Inter-: Wortteil mit der Bedeutung (da)zwischen, inmitten; von lat. inter.

Inter|aktion (↑; lat. agere, actus treiben, bewegen) f: (engl.) interaction; **1.** (pharmak.) Wechselwirkung zw. zwei od. mehr Arzneimitteln* i. S. einer quantitativen (Abschwächung od. Verstärkung) od. qualitativen Änderung der Wirkung bei gleichzeitiger od. nacheinander verabreichter Arzneimittelgabe; **2.** (soziol.) Bez. für die aufeinander bezogenen Handlungen u. deren wechselseitige Beeinflussung von Mitgliedern einer Gruppe od. von Gruppen untereinander; wichtigstes Instrument der sozialen I. ist die Kommunikation*. Vgl. Gruppendynamik, Interaktion, themenzentrierte.

Inter|aktion, themen|zentrierte (↑; ↑) f: (engl.) theme-centered interaction; Abk. TZI; pädagogisch orientierte Methode (nach Ruth Cohn) zur Leitung einer Gruppe u. Versuch, mit best. Kommunikationsregeln ein lebendiges Lernen u. individuelle Kommunikationsfähigkeiten zu fördern; Anw. z. B. in Selbsterfahrungsgruppe*.

Inter|dentalität (↑; Dens*) f: syn. dentale Dysglossie*.

Inter|digital|mykose (↑; lat. digitus Finger; Myk-*; -osis*) f: (engl.) interdigital mycosis; Pilzinfektion zw. den Fingern u. Zehen; **Err.:** Dermatophyten* u. Hefen*.

Inter|digital|räume (↑; ↑): (engl.) web spaces, interdigital areas; die Räume zw. den Ansätzen der Finger u. Zehen.

Inter|ferenz (↑; lat. ferre tragen, bringen) f: (engl.) interference; gegenseitige Beeinflussung; **1.** (physik.) Erscheinungen, die bei Überlagerung von unterschiedl. Wellen* auftreten, z. B. Verstärkung, Schwächung od. Aufhebung; **2.** (pharmak.) Zusammenwirken bzw. gegenseitige Beeinflussung von Pharmaka; kann außerh. od. innerh. des Organismus stattfinden; vgl. Interaktion; **3.** (virol.) Hemmung der Virusreplikation bei Doppel- od. Superinfektion einer Zelle durch Bildung von Interferonen.

Inter|ferenz|dis|soziation (↑; ↑; Dissoziation*) f: (engl.) interference dissociation; Form der Pararhythmie*; Wechsel zw. normalen Herzerregungen u. dissoziierten Vorhof- u. Kammerkontraktionen (wie bei AV*-Dissoziation), wobei sich zwei mit unterschiedl. Frequenz arbeitende

Interferone
Wirkungen

Antiviral	Antiproliferativ	Immunmodulatorisch
Hemmung der Virusreplikation	Hemmung des Übergangs von der G_1- in die S-Phase des Zellzyklus, d. h. Hemmung der Wirkung von Wachstumsfaktoren	Induktion von Zytokinen; Aktivierung von Makrophagen, Lymphozyten (T u. B) und natürlichen Killerzellen; Expression von HLA-Molekülen (Klasse I u. II); Beeinflussung der Expression tumorassoziierter Antigene

Automatiezentren (meist Sinusknoten u. AV-Knoten) zeitweise in der Erregung der Kammer abwechseln u. jeweils gegen den evtl. schnelleren Rhythmus des anderen Erregungsbildungszentrums abgeschirmt sind. Vgl. Parasystolie.

Inter|ferenz|filter (↑; ↑) n: (engl.) interference filter; Filter, das mit Hilfe von Interferenz* durch Vielfachreflexion u. additive Überlagerung reflektierter Strahlen bei Auslöschung anderer Wellenlängenbereiche annähernd monochromatisches Licht erzeugt.

Inter|ferenz|muster (↑; ↑): (engl.) interference pattern; normales dichtes Innervationsmuster bei maximaler Muskelkontraktion u. Rekrutierung aller verfügbaren motorischen Einheiten; s. Elektromyographie.

Inter|ferenz|strom|therapie (↑; ↑) f: Verf. der Elektrotherapie*, bei dem zwei mittelfrequente, in der Tiefe sich kreuzende Wechselströme mit gleicher Amplitude u. nur geringem Frequenzunterschied (z. B. 3900 u. 4000 Hz) im Körper Überlagerungen i. S. von stehenden Wellen erzeugen, wodurch bei geringer Hautbelastung die Stromintensität im Körper erhöht wird; **Anw.:** bei Durchblutungsstörungen, Myalgie u. degen. Wirbelsäulenerkrankungen.

Inter|feron-alfacon-1 (INN) n: gentechnisch hergestelltes Interferon-α, dessen Primärstruktur die Konsensussequenz der häufigsten Alphainterferone aufweist; **Ind.:** Inf. mit Hepatitis-C-Virus, bes. bei ungünstigem HCV-Genotyp 1 od. hoher Viruslast. Vgl. Hepatitis-Viren, Interferone.

Inter|feron beta-1b (INN) n: Analogon des rekombinanten Interferon-β; **Verw.:** zur Reduktion der Frequenz u. des Schweregrades der klin. Schübe bei Multipler* Sklerose; **UAW:** Entzündungen, Schmerzen, grippeähnl. Sympt., Bronchospasmus, anaphylakt. Reaktionen; gelegentl. Nekrosen an der Injektionsstelle.

Inter|ferone (Inter-*; lat. ferre tragen, bringen) n pl: (engl.) interferons; Abk. IFN; speciesspezif. Proteine, die von vielen menschl. u. tierischen Zellen i. R. der Immunantwort* auf virale Infektionen sowie unter Einfluss zahlreicher antigener od. mitogener Stimuli (z. B. Lektine*) gebildet werden; **Klassifikation:** IFN-α, IFN-β (Leukozyten- bzw. Fibroblasten-IFN, säurestabil, früher Typ I), IFN-γ (Immun-IFN, säurelabil, früher Typ II); **Struktur:** IFN-α: besteht aus 150–172 Aminosäuren, 23 Varianten bekannt, überwiegend nicht glykolysiert; IFN-β: Glykoprotein aus 166 Aminosäuren; IFN-γ: Glykoprotein aus 146 Aminosäuren, liegt in aktiver Form als Dimer vor; **Wirkungen:** antiviral, antiproliferativ u. immunmodulatorisch nach Bindung an versch. Rezeptoren auf der Zielzelle, Genaktivierung u. Induktion spezif. Proteine (s. Tab.); IFN-α u. IFN-β wirken hauptsächl. antiviral, IFN-γ wirkt mehr immunmodulatorisch, d. h. in Abhängigkeit von den Bedingungen stimulierend od. supprimierend v. a. auf die Antikörperproduktion; **therap. Verw.** von gentechnolog. hergestellten IFN bei versch. viralen u. onkolog. Erkrankungen; **Bestimmung** durch Bioassay (Hemmung von Testviren auf Zellkulturen) od. Immunassay*.

Inter|feron gamma-1b (INN) n: Zytokin, das zur Infektionsprophylaxe bei Pat. mit chron. Lymphogranulomatose* angewendet wird.

inter|foveolar (↑; Dim. von lat. fovea Grube): zwischen den Grübchen liegend.

Interims|pro|these (Prothese*) f: (engl.) temporary denture; syn. provisorische Prothese; Prothese, die nur für eine Übergangszeit genutzt wird u. i. d. R. nur Frontzahnlücken komplettiert. Vgl. Immediatprothese.

inter|kalar (lat. intercalare einschalten, einschieben): (engl.) intercalary; zwischengeschaltet.

Inter|kalar|staphylom (↑; gr. σταφυλή Weintraube; -om*) n: s. Staphyloma.

inter|kostal (Inter-*; lat. costa Rippe): (engl.) intercostal; zw. den Rippen liegend.

Inter|kostal|blockade (↑; ↑) f: (engl.) intercostal nerve blockade; temporäre Ausschaltung der Nervi intercostales durch Unterspritzen der Sulci inferiores der entspr. Rippen mit Lokalanästhetika*, z. B. zur postop. Schmerztherapie od. bei Rippenserienfraktur; **cave:** Pneumothorax*; **Kontraind.:** Funktionseinschränkung der kontralateralen Seite. Vgl. Lokalanästhesie.

Inter|kostal|neur|algie (↑; ↑; Neur-*; -algie*) f: (engl.) intercostal neuralgia; Neuralgie* eines od. mehrerer Zwischenrippennerven (Nn. intercostales) mit Hyper- od. Hypästhesie in den entspr. Interkostalräumen; **Urs.:** häufig Teilerscheinung eines Zoster* sowie bei Veränderungen an den Rippen (Fraktur, Periostitis), Wirbelsäulenerkrankungen (Spondylitis, Osteochondrose, Tu.), extramedullären Rückenmarktumoren, Tabes dorsalis, Pleuritis u. a.

Inter|kriko|thyreo|tomie (↑; gr. κρίκος Ring; Thyreo-*; -tomie*) f: syn. Koniotomie*.

inter|kurrent (lat. intercurrens): (engl.) intercurrent; zwischenlaufend, dazukommend, auch interkurrierend.

Inter|kuspidation (Inter-*; Cuspis*) f: (engl.) intercuspidation; Vielpunktkontakt der Zähne; Unterscheidung in habituelle (gewohnheitsmäßige) u. maximale I.; vgl. Okklusion.

Inter|leukine (↑; Leuk-*) n pl: (engl.) interleukins; Abk. IL; von Leukozyten* sezernierte Kommunikationsproteine der Immunregulation; **IL-1:** von vielen Zellarten, v. a. Makrophagen gebildet; stimuliert T-Lymphozyten zur Bildung von IL-2 u. Helferzellen; bewirkt Proliferation von B-Lymphozyten, Chemotaxis, Degranulation u. Freisetzung von Neutrophilen aus dem Knochenmark; beeinflusst über Wachstumsfaktoren* die Blutbildung; wirkt als endogenes Pyrogen; induziert Prostaglandinfreisetzung, Chemotaxis u. Tumorzelllyse durch Makrophagen; **IL-2:** wirkt (autokrin u. parakrin) v. a. in der zellvermittelten Immunität; wird von aktivierten Helferzellen produziert u. aktiviert T- u. B-Lymphozyten u. natürliche Killerzellen; **IL-3** (auch multi-CSF): fördert Wachstum u. Differenzierung von Zellen der Hämatopoese (wirkt u. a. auf Stammzellen im Knochenmark); **IL-4:** wird von T-Lymphozyten gebildet; stimuliert über einen spezif., hochaffinen Rezeptor (auf Gehirn-, Muskel-, Lebergewebe, Fibroblasten, Lymphozyten, Makrophagen u. Melanomzellen) die IgG- u. IgE-Synthese; **IL-5:** stimuliert die Immunglobulinproduktion durch aktivierte Lymphozyten, die Expression von IL-2-Rezeptoren auf B-Zellen sowie die Granulozytopoese; **IL-6:** wird v. a. von T-Zellen, aber auch von Mono- u. Hepatozyten gebildet; induziert die Bildung von Akute*-Phase-Proteinen; beeinflusst B-Zell-Aktivierung u. Blutbildung; **IL-7:** gebildet von Fibroblasten u. Endothelzellen, wirkt als Wachstumsfaktor für die Lymphopoese; **IL-8:** wird nach Induktion durch Tumor*-Nekrose-Faktor od. IL-1 von Monozyten als chemotakt. Faktor für neutrophile Granulozyten gebildet; **IL-9:** von T-Zellen gebildeter Wachstumsfaktor für versch. Helferzellklone; **IL-10:** wird als Zytokinsyntheseinhibitor von Helferzellen gebildet; hemmt T-Suppressorzellen u. damit die Produktion von Interferonen* (IFN-γ); **IL-11:** von Stromazellen (Fibroblasten) des Knochenmarks als Stimulator der Megakaryozytopoese gebildet; **IL-12:** von Makrophagen u. B-Lymphozyten gebildet; wirkt auf NK- u. TH1-Zellen, induziert die Bildung von IFN-γ u. erhöht die zytotoxische Aktivität des Immunsystems; **IL-13:** von TH2-Zellen gebildet; wirkt auf B-Lymphozyten u. fördert die humorale Immunität; **IL-14:** von aktivierten B-Lymphozyten gebildet; wirkt parakrin auf B-Lymphozyten; **IL-15:** von mononukleären Zellen gebildet; wirkt auf T-Lymphozyten; **IL-16:** von $CD8^+$-T-Lymphozyten gebildet; blockiert wahrscheinl. die HIV-Replikation in $CD4^+$-T-Lymphozyten; **IL-17:** in $CD4^+$-T-Lymphozyten gebildet; induziert Expression von IL-6, IL-8 u. ICAM-1 durch Fibroblasten, stimuliert T-Zellproliferation; **IL-18:** induziert die Bildung von IFN-γ u. G-CSF, hemmt die Bildung von IL-10 u. aktiviert NK-Zellen. Viele IL sind als rekombinante Arzneimittel* zur therap. Verw. verfügbar. Vgl. CSF.

Inter|lock (engl.): (zahnmed.) geschiebeartige Verbindung im Interdentalraum zw. festsitzenden Kronen u. Brücken zur funkt. Trennung von Brückenteilen u. zum Ausgleich von Pfeilerdivergenzen; vgl. Geschiebe.

Inter|maxillar|knochen (Inter-*; Maxilla*): s. Os incisivum.

inter|mediär (↑; lat. medium Mitte): (engl.) intermediate; dazwischenliegend.

Inter|mediär|filamente (↑; ↑; filum Faden) n pl: (engl.) intermediate filaments; s. Zytoskelett.

Inter|mediär|sinus (↑; ↑; Sinus*) m: s. Lymphknoten.

Inter|mediär|stadium (↑; ↑) n: (engl.) intermediary stage; Phase zw. akutem Krankheitsstadium u. Intervallstadium (Stadium nach Abklingen aller entzündl. Erscheinungen).

Inter|mediär|stellung (↑; ↑): (engl.) intermediary position; Position der Stimmlippen bei Lähmung des Nervus laryngeus sup. u. inf. zw. Inspirations- u. Phonationsstellung; s. Kehlkopflähmung.

Inter|mediär|zellen (↑; ↑; Zelle*): (engl.) intermediate cells; Zellen eines scheingeschichteten Säulenepithels (z. B. in der Trachea), die der Basalmembran aufsitzen, aber nur bis zur Hälfte der Strecke bis zur Oberfläche reichen.

Intermediate density lipoproteins (engl. intermediate dazwischenliegend; mittlere Dichte; Lip-*; Prot-*): Abk. IDL*.

Inter|mediate-care-Station (↑; engl. care Pflege) f: Einrichtung zur Behandlung schwerkranker Pat. im Krankenhaus, die auf einer Normalstation nicht mehr ausreichend versorgt werden können, jedoch nicht der Behandlungsintensität einer Intensivstation* bedürfen.

Inter|medin (Inter-*; lat. medium Mitte) n: syn. MSH*.

Inter|medius (↑; ↑) m: (anat.) Kurzbez. für Nervus intermedius; s. Nervus facialis.

inter|medius (↑; ↑): in der Mitte liegend; z. B. Nervus intermedius.

Inter|medius|neur|algie (↑; ↑; Neur-*; -algie*) f: syn. Genikulatumneuralgie*.

Inter|menstruum (↑; lat. menstruus monatlich) n: Zeit zw. zwei Regelblutungen; vgl. Menstruationszyklus.

Inter|mission (lat. intermissio Unterbrechung) f: symptomfreie Phase im Verlauf einer Krankheit.

inter|mittierend (lat. intermittere unterbrechen): (engl.) intermittent; auch intermittens; zeitweise (aussetzend), stoßweise, zwischenzeitl. nachlassend; z. B. intermittierendes Fieber bei Malaria.

intern (lat. internus): (engl.) internal; innerlich.

Inter|nationale Klassi|fikation der Krankheiten f: (engl.) International Classification of Diseases, Injuries and Causes of Death (Abk. ICD); für medizinstatist. Zwecke entwickeltes, bis zu sechsstelliges Verzeichnis der Krankheiten, Verletzungen u. Todesursachen. Die einzelnen Gruppen sind nach versch. Prinzipien (z. B. Ätiologie, Morphologie, klin. Fächer, Organe, Regionen) eingeteilt. Die ICD wird seit der 6. zehnjährlichen Revision in der Verantwortung der WHO weiterentwickelt u. liegt in der 10. Revision (ICD-10) vor; Anw. zur Verschlüsselung von Diagnosen in der gesetzl. Krankenversicherung (seit dem 1.1.2000 nach § 295 Abs. 1 S. 2 SGB V verbindlich) u. Sozialversicherung; vgl. ICPM, SNOMED, SNOP.

Inter|neurone (Inter-*; Neur-*) n pl: (engl.) interneurons; Nervenzellen im ZNS, deren kurzes Axon die graue Substanz nicht verlässt; dienen der Erregungssteuerung u. Informationsverarbeitung, indem sie lange Nervenbahnen hemmend od. bahnend miteinander verschalten. Sie können auch i. S. einer Rückkopplung auf eine Nervenzelle wirken (Renshaw*-Zellen). Als Transmitter an den Synapsen der I. dienen GABA (Gammaaminobuttersäure), Glycin u. möglicherweise andere Aminosäuren sowie Katecholamine. Vgl. Neurotransmitter.

Inter|neuronen|gifte (↑; ↑): (engl.) interneuron poisons; auch Interneuronenblocker; Stoffe,

Intersexualität

	Gonaden	Karyotyp	Phänotyp	Äußeres Genitale
Hermaphroditismus verus	Ovotestis, Testis und/oder Ovar	46,XX oder 46,XY	weiblich oder männlich	intersexuell
Pseudohermaphroditismus masculinus	Testes	46,XY	vorwiegend weiblich	intersexuell, vorwiegend weibl.
Pseudohermaphroditismus femininus	Ovarien	46,XX	vorwiegend männlich	intersexuell, vorwiegend männl.

die die Vorgänge an den Synapsen im Rückenmark zw. zwei Neuronen beeinflussen; z. B. führen Strychnin* u. Tetanustoxin in Interneuronen (insbes. Renshaw-Zellen) zur Aufhebung der postsynapt. Hemmung u. damit zu einer gesteigerten Erregbarkeit (Krämpfe inf. Enthemmung).

internus (lat.): Abk. int.; innen (gelegen).

Internus|schwäche (↑): s. Kehlkopflähmung.

Inter|ok|klusal|abstand (Inter-*; lat. occludere, occlusus verschließen): (engl.) interocclusal distance; (zahnmed.) Ruheschwebe* bei bezahnten Patienten.

inter|osseus (↑; Os-*): (engl.) interosseous, interosseal; zw. Knochen liegend.

Inter|osseus-anterior-Syn|drom (↑; Os-*; anterior*) n: s. Medianuskompressionssyndrom.

Inter|osseus-posterior-Syn|drom (↑; ↑; posterior*) n: syn. Radialiskompressionssyndrom*.

Inter|phalangeal|arthrose (↑; Phalanx*; Arthr-*; -osis*) f: s. Heberden-Polyarthrose, Bouchard-Arthrose.

Inter|phase (↑; Phase*) f: Phase zw. zwei Zellteilungen, in der sich die Zelle in der stoffwechselaktiven Arbeitsform befindet (Phasen G_1, S u. G_2 des Zellzyklus*).

Inter|positio hepato-dia|phragmatica (↑; lat. positio Stellung, Lage) f: s. Chilaiditi-Syndrom.

Inter|position (↑; ↑) f: **1.** op. Zwischenschaltung von Trans- u. Implantaten, z. B. bei Gefäß-, Sehnen- od. Magen-Darm-Operationen; **2.** (otol.) Operationsmethode bei Otosklerose (Stapesplastik*, Tympanoplastik* Typ IIIc mit Columella); **3.** spontane Verlagerung von Gewebe od. Organen zw. andere Organstrukturen, evtl. mit Einklemmung (z. B. von Weichteilen in einen Frakturspalt).

Inter|ruptio (lat.) f: (engl.) interruption of pregnancy; Unterbrechung; früher häufig gebrauchte Bez. für Schwangerschaftsabbruch*.

Inter|sectiones tendineae (Inter-*; Sectio*) f pl: die sehnigen Querstreifen des M. rectus abdominis.

Inter|section-Syn|drom (↑; ↑) n: Schmerzsyndrom an der Radialseite des Handgelenkes (zweites Streckerfach u. Überkreuzungsbereich des M. abductor pollicis longus u. M. extensor pollicis brevis mit den Sehnen der beiden Handgelenkstrecker); **Urs.:** wiederholte ungewohnte Bewegungen des Handgelenkes bei Sport u. Arbeit, lokales Trauma; **Ther.:** Ruhigstellung, nichtsteroidale Antiphlogistika; evtl. op. (Synovektomie, Spaltung des zweiten Streckerfachs). D. Buc.

Inter|sexualität (↑; Sexual-*) f: (engl.) intersexuality; Störung der sexuellen Differenzierung, bei der sich innere u. äußere Geschlechtsorgane in unterschiedl. starker Ausprägung im Widerspruch zum chromosomalen Geschlecht* entwickeln (s. Tab.); I. i. w. S.: Agonadismus*, Gonadendysgenesie* u. adrenogenitales Syndrom*; Häufigkeit 1:500; s. Feminisierung, testikuläre; vgl. Transsexualität.

Inter|skalenus|block (↑; gr. σκαληνός ungleichseitig, uneben): (engl.) interscalenic block; Form der Armplexusanästhesie*.

Inter|skapular|linie (↑; Scapula*): (engl.) interscapular line; Linie zw. hinterer Medianlinie u. Skapularlinie (Linea* scapularis).

inter|spinal (↑; Spina*): interspinalis; zw. den Processus spinosi der Wirbel liegend.

Inter|spinal|linie (↑; ↑): (engl.) interspinal line, midplane line; gedachte Linie, die zwei Spinae, z. B. die bd. vorderen oberen Darmbeinstachel od. die bd. Spinae ischiadicae, verbindet.

inter|stitiell (lat. interstitium Zwischenraum): (engl.) interstitial; im Zwischengewebe liegend, interstitialis.

Inter|stitium (↑) n: (engl.) interstice; Zwischenraum; der zw. den organtypischen Parenchymkomplexen gelegene Raum, der Bindegewebe, Gefäße u. Nerven enthält.

inter|tarsalis (Inter-*; gr. ταρσός Fläche, Fußsohle): (engl.) intertarsal; zw. Knochen der Fußwurzel liegend.

Inter|trigo (lat. Wundreiben) f: sog. Wolf; rote, erosive, juckende u. brennende Hautveränderungen in den Körperfalten (unter Brüsten, in Analfalte, am Damm, zw. den Oberschenkeln usw.), oft Rhagaden, durch Reibung, Okklusion u. Mazeration sowie sek. Infektion mit Bakterien u. Candida (s. Candidose der Körperfalten); **Vork.:** bes. bei Säuglingen (Windeldermatitis), adipösen Menschen u. Diabetikern; **DD:** Psoriasis.

inter|trochantericus (Inter-*; Trochanter*): zw. den beiden Rollhügeln liegend.

Inter|vall (lat. intervallum Zwischenraum) n: (engl.) interval; ruhige Zwischenzeit; z. B. das fieberfreie I. bei Malaria; vgl. Latenzzeit.

Inter|vall|operation (↑) f: (engl.) interval operation; s. Operation.

Inter|vall|therapie (↑) f: (engl.) interval therapy; Behandlungsmethode, bei der unterschiedl. lange Zeitintervalle zw. den einzelnen Therapiemaßnahmen (Medikamentenapplikation, Strahlentherapie u. a.) eingeschaltet werden.

Inter|ventions|radio|logie (lat. interventio Dazwischenkommen, Eingreifen, Vermittlung; Radio-*) f: (engl.) interventional radiology; Bez. für therap. Maßnahmen der Radiologie bzw. Endoskopie mittels Röntgen-, Ultraschall- u. Computertomographie- sowie angiographischen Verf. an Gefäßen u. Organen; z. B. Punktion, Embolisation, Gefäßdilatation, Stent- u. Endoprotheseneinlage, Lithotripsie u. Konkremententfernung.

Inter|ventions|studie (↑) f: (engl.) intervention study; syn. Präventivstudie; quasi-experimentelle Langzeitstudie, in der die durch eine Veränderung (od. das Ausschalten) von als krankmachend geltenden Faktoren erzielten Effekte auf die Gesundheit von Bevölkerungsgruppen (z. B. die Wirksamkeit von Präventivmaßnahmen) untersucht werden.

inter|ventrikulär (Inter-*; Ventriculus*): (engl.) interventricular; interventricularis; zw. den Kammern liegend, z. B. das Septum.

Inter|vertebral|scheibe (↑; Vertebra*): (anat.) Discus intervertebralis, Bandscheibe*.

Inter|view n: mündliche gezielte Befragung (gestellte Fragen verfolgen ein definiertes Ziel); in den Sozialwissenschaften werden drei Hauptformen unterschieden: **1.** standardisiertes I.: Befragung anhand eines festgelegten, ausformulierten Katalogs von Fragen, wobei die Antwortmöglichkeiten bereits festgelegt sind od. vorgegebenen Kategorien zugeordnet werden; **2.** halbstandardisiertes I.: Befragung anhand vorformulierter Fragen, wobei der Interviewer an einzelnen Stellen die Möglichkeit zur freien Exploration hat (Übergang in eine offene Interviewtechnik); **3.** offenes (qualitatives, narratives) I.: Befragung anhand eines Leitfadens anzusprechender Themen, wobei entscheidend ist, die Äußerungen der Befragten so wenig wie möglich zu beeinflussen.

Interview, diagnostisches n: (engl.) diagnostic interview; (psychol.) Methode zur Erfassung u. Quantifizierung von Merkmalen, die direkter Beobachtung, apparativer Registrierung od. Erfassung mittels psychologischen Testverfahren* nicht od. nur bedingt zugängl. sind; **Formen: 1.** klin. Interview ohne Vorgaben; **2.** strukturiertes d. I. mit vorgegebem Fragenkatalog u. Ablauf; **3.** standardisiertes d. I. mit festgelegtem Prozess der Informationserhebung u. -bewertung; **4.** computerisiertes d. I. R. Sti.

inter|zellulär (Inter-*; Zelle*): (engl.) intercellular; intercellularis; zw. den Zellen liegend.

Inter|zellular|brücken (↑; ↑): s. Desmosomen.

Inter|zellular|substanz (↑; ↑; Substantia*) f: syn. extrazelluläre Matrix*.

Inter|zeption (lat. intercipere, interceptus auffangen, abfangen, unterbrechen) f: (engl.) interception; Bez. für die Verhinderung einer Schwangerschaft nach erfolgter Konzeption durch Verhinderung der Nidation; **Methoden: 1.** hormonal durch orale Verabreichung hoher Östrogen- und Gestagendosen innerh. 24–36 Std. post coitum als Notfallmaßnahme bei ungeplant ungeschütztem Geschlechtsverkehr um die Zeit der Ovulation (sog. Pille-danach, Postkoitalpille); wegen der erhebl. Nebenwirkungen kein Ersatz für die üblichen Meth. der Kontrazeption*; Mifepriston ist von dieser Ind. ausgeschlossen. **2.** Einlegen eines Intrauterinpessars* bis zu 5 Tage nach der Konzeption (Vorteil gegenüber der hormonalen I.); Zuverlässigkeit 99 %. Da der Eingriff vor der Nidation stattfindet, handelt es sich nicht um eine abortive Methode.

Intestin-: Wortteil mit der Bedeutung Darm, Eingeweide; von lat. intestinum.

in|testinal (↑): intestinalis; zum Darmkanal gehörend.

In|testinal|sonde (↑) f: s. Duodenalsonde.

In|testinum (lat.) n: Darm*.

In|testinum crassum (↑) n: Dickdarm mit Caecum (Blinddarm), Colon (Grimmdarm), Rektum (Mastdarm) u. Canalis analis (Analkanal).

In|testinum tenue (↑) n: Dünndarm, mit Duodenum (Zwölffingerdarm), Jejunum (Leerdarm) u. Ileum (Krummdarm).

Intima (lat. intimus der innerste) f: eigentl. Tunica intima, Tunica interna; innerste Schicht der Gefäßwand der Arterien, Venen u. Lymphgefäße; vgl. Arteria.

Intima|fibrose (↑; Fibr-*; -osis*) f: (engl.) intimal fibrosis; Bindegewebevermehrung u. daraus resultierende Verdickung der Gefäßintima, z. B. bei Arteriosklerose.

Intima|ödem (↑; Ödem*) n: (engl.) edema of the intima; Insudat; durch Insudation* entstandene Flüssigkeitsansammlung in der Gefäßintima, Initialstadium der Arteriosklerose.

Intim|pflege (↑): (engl.) intimate hygiene; Reinigung des äußeren Genitales; in der Krankenpflege v. a. als Maßnahme zur Verhinderung einer aufsteigenden Infektion nach Entbindungen, gyn., urol. u. a. Operationen u. bei liegendem Blasenkatheter*.

Intim|sphäre (↑) f: (engl.) privacy; Bereich des Menschen, der des bes. Schutzes vor dem Eindringen anderer bedarf; auf die Verletzung der I. wird mit Scham reagiert.

In|toleranz (lat. intolerantia Ungeduld, Unwille) f: (engl.) intolerance; (immun.) Bez. für nichtimmun. Haut- u. Schleimhautveränderungen (z. B. Konjunktivitis, Rhinitis, Asthma bronchiale, Urtikaria), die klin. allergischen Reaktionen ähneln (Pseudoallergie); als pathophysiol. Grundlagen werden Komplementaktivierung, Störungen im Stoffwechsel der Arachidonsäure* bzw. gesteigerte Labilität der Mastzell- u. Basophilenmembran vermutet; klin. bedeutsam insbes. die Analgetika*-Intoleranz; vgl. Allergie, Reaktion, anaphylaktoide.

In|toxikation (lat. in, hinein; gr. τοξικόν φάρμακον Pfeilgift) f: Vergiftung*; vgl. Autointoxikation, Toxizität.

In|toxikation, alimentäre (↑; ↑) f: s. Lebensmittelvergiftung.

In|toxikations|ambly|opie (↑; ↑; Ambly-*; Op-*) f: (engl.) toxic amblyopia; toxischer Sehnervenschaden; klin. Bild wie bei Retrobulbärneuritis (s. Neuritis nervi optici); **Ätiol.:** Alkohol- u. Nicotinabusus, Intoxikation mit Methanol, Ethambutol, Salicylaten, Blei.

Intra-: Wortteil mit der Bedeutung innerhalb, in - hinein; von lat. intra.

intra|abdominal (↑; Abdomen*): auch intraabdominell; innerh. des Bauchraums.

intra|arteriell (↑; Arteri-*): (engl.) intra-arterial; intraarterialis; in einer Arterie liegend; in eine Arterie hinein; z. B. intraarterielle Injektion.

intra|artikulär (↑; Articul-*): (engl.) intra-articular; intraarticularis; im Innern eines Gelenks liegend, in einem od. in ein Gelenk hinein; z. B. intraartikuläre Injektion.

intra|bronchial (↑; Bronchi-*): in einen od. innerh. eines Bronchus (endobronchial).

intra|dermal (↑; Derm-*): intradermalis; in der od. in die Haut.

intra|epi|thelial (↑; Epithel*): intraepithelialis; innerh. der Epithelschicht gelegen; z. B. intraepitheliales Karzinom (Carcinoma in situ).

I

intra|fusal (↑; lat. fusus Spindel): innerh. einer Muskelspindel*.

intra|gastral (↑; Gastr-*): im od. in den Magen; z. B. intragastrale pH-Messung.

intra|glutäal (↑; Glutae-*): (engl.) intragluteal; innerh. des Gesäßmuskels, in den Gesäßmuskel hinein; z. B. intraglutäale Injektion.

intra|hepatisch (↑; Hepat-*): (engl.) intrahepatic; innerh. der Leber od. in die Leber hinein.

intra|kanalikulär (↑; lat. canalicula Röhrchen): (engl.) intracanalicular; in den od. in die Kanälchen.

intra|kardial (↑; Kard-*): (engl.) intracardiac; intracardialis; im Herzen od. in das Innere des Herzens, innerh. des Herzens gelegen, in das Herz hinein; z. B. intrakardiale Injektion.

intra|kavitär (↑; Cavum*): (engl.) intracavitary; in einer der natürl. Körperhöhlen stattfindend od. von dort ausgehend; z. B. intrakavitäre Strahlentherapie.

intra|koronar (↑; Corona*): (engl.) intracoronary; intracoronaris; innerhalb der Kranzarterien des Herzens, in die Kranzarterien hinein.

intra|kraniell (↑; Krani-*): (engl.) intracranial; intrakranial, intracranialis; im od. in den Schädel bzw. die Schädelhöhle; z. B. intrakranieller Tumor.

intra|kutan (↑; Cut-*): (engl.) intracutaneous; intracutaneus, intradermal; in der Haut (gelegen), in die Haut (hinein); z. B. intrakutane Injektion.

Intra|kutan|naht (↑; ↑): (engl.) subcuticular suture; s. Nahtmethoden.

Intra|kutan|test (↑; ↑) m: (engl.) intracutaneous test; Hauttestung* durch intrakutane Applikation von Antigenen zum Nachw. einer Allergie* durch Auslösung einer urtikariellen Reaktion (Jucken, Erythem, Quaddelbildung) am Testort; intrakutane Injektion geringer Mengen (max. 0,05 ml) einer wässrigen Antigenlösung in die obere Dermis der Rückenhaut bei neg. Prick*-Test aber weiterbestehendem Allergieverdacht; Beurteilung der Hautreaktionen nach 15–20 Min. (Allergie vom Soforttyp) u. ggf. nach einigen Std. (verzögerte Soforttypreaktion) im Vergleich zu einer Kontrollreaktion mit physiol. Kochsalzlösung u. Histaminlösung (0,1–0,01 %). I. können bei hohem Sensibilisierungsgrad Fernreaktionen vom Typ I (Rhinokonjunktivitis, Asthma bronchiale, Urtikaria, Angioödem, anaphylaktischer Schock) auslösen. Vgl. Epikutantest, Tuberkulintest, Schick-Test.

intra|lobär (↑; Lobus*): (engl.) intralobar; intralobaris; in einem od. in einen Lappen hinein; z. B. intralobäre Sequestration.

intra|lumbal (↑; Lumb-*): intralumbalis; im od. in den Lumbalkanal (lumbaler Wirbelkanal) hinein; z. B. Lumbalpunktion*.

intra|medullär (↑; Medulla*): (engl.) intramedullary; **1.** im Rückenmark gelegen (Medulla, Medulla oblongata), in das Rückenmark hinein; **2.** im Knochenmark gelegen (z. B. intramedullärer Tumor); in das Knochenmark hinein.

intra|mural (↑; lat. murus Mauer, Wand): intramuralis; innerh. der Wand eines Hohlorgans gelegen; z. B. intramurales Myom*; intramuraler Teil des Ureters.

intra|muskulär (↑; Musculus*): (engl.) intramuscular; Abk. i. m.; intramuscularis; in einen Muskel hinein (z. B. intramuskuläre Injektion*), in einem Muskel gelegen.

intra|okulär (↑; lat. oculus Auge): (engl.) intraocular; innerh. des Auges.

intra|operativ (↑): (engl.) intraoperative; während einer Operation.

intra partum (↑; lat. partus Geburt): während bzw. unter der Geburt.

intra|peritoneal (↑; Peritoneum*): intraperitonealis; innerh. des Bauchfells, (klin.) im Bauchraum. Eine intraperitoneale Lage besitzen Organe des Bauch- u. Beckenraums, die an Bauchfellduplikaturen aufgehängt od. allseits von Peritoneum umschlossen sind, z. B. Magen, Milz, Leber, Dünndarm, Colon transversum u. Colon sigmoideum.

intra|pleural (↑; Pleur-*): in die od. innerh. der Pleurahöhle.

intra|pulmonal (↑; Pulmo*): innerh. der Lunge od. des Lungengewebes.

intra|thekal (↑; gr. θήκη Rahmen, Hülle, Überzug): (engl.) intrathecal; intrathecalis; **1.** innerh. der Theca* folliculi; **2.** innerh. der Theca medullae spinalis, d. h. der Dura mater spinalis zw. äußerem u. innerem Durablatt (intradural) bzw. im Liquorraum.

intra|thorakal (↑; Thorax*): (engl.) intrathoracic; innerh. der Brusthöhle.

Intra|uterin|pessar (↑; Uter-*; Pessar*) n: (engl.) intrauterine device; Abk. IUP; umgangssprachl. Bez. Spirale; zur Kontrazeption* in die Uterushöhle eingelegte Gebilde unterschiedl. Form u. Größe; **Formen:** früher verwendete Metall- u. reine Kunststoffspiralen sind heute weitgehend ersetzt durch mit feinem Kupferdraht umwickelte Kunststoffspiralen (zusätzl. kontrazeptiver Effekt), die wegen des Kupferverbrauchs nach 3–5 Jahren gewechselt werden sollten. Gestagenhaltige IUP mit protrahierter Levonorgestrel-Abgabe sollten nach 5 Jahren gewechselt werden. **Wirkungsweise:** Atrophisierung des Endometriums, Verdichtung des Zervixschleims (vgl. Nidationshemmer); Zuverlässigkeit relativ hoch: Pearl-Index 0,1 (gestagenhaltige IUP) bis 2,7. **NW:** Entzündungen im Adnexbereich (aszendierende Inf.) treten etwa 3- bis 7-mal häufiger auf als bei Frauen ohne IUP, Extrauteringraviditäten etwa 10-mal häufiger; Uterusperforationen (bes. bei der Einlage) wurden beschrieben. Die Quote der wegen Blutungen u. Schmerzen notwendigen Entfernungen des IUP u. von Spontanausstoßungen liegt bei 5–15 % pro Anwendungsjahr. Bei Hormonspiralen kann es zu Zwischenblutungen, Oligo- u. Amenorrhö kommen.

intra|vasal (↑; Vas*): in ein Gefäß, innerh. eines Gefäßes.

intra|venös (↑; Vena*): (engl.) intravenous; Abk. i.v.; in eine(r) Vene; z. B. intravenöse Injektion.

intra|vital (↑; Vita*): während des Lebens, in Bezug auf den lebenden Körper.

intra|zellulär (↑; Zelle*): (engl.) intracellular; in (innerh.) der Zelle.

Intra|zellular|flüssigkeit (↑; ↑): (engl.) intracellular fluid; Abk. IZF; die innerhalb der Zelle befindl. Flüssigkeit (ca. 35 % des Körpergewichts); vgl. Flüssigkeitskompartimente, Wasserhaushalt.

Intra|zellular|raum (↑; ↑): (engl.) intracellular space; Abk. IZR; der von der Zellmembran umgebene Raum, in dem sich die Intrazellularflüssigkeit befindet; die Messung des Volumens des I. erfolgt näherungsweise nach dem Prinzip der Indikatorverdünnung (Differenz der Verteilungsräume von z. B. Phenazon u. Inulin); vgl. Wasserhaushalt, Flüssigkeitskompartimente.

Intrinsic-Faktor (engl. intrinsic innerlich): syn. Castle-Faktor; neuraminsäurehaltiges Glykoprotein, das in den Belegzellen der Magenschleimhaut gebildet wird; bildet mit Cobalamin* (sog. Extrinsic-Faktor) einen gegen Pepsin resistenten Komplex u. ermöglicht so dessen Resorption im Ileum; Fehlen des I. f. (z. B. bei Atrophie der Magenschleimhaut od. nach totaler Magenresektion) führt zu perniziöser Anämie*. Vgl. Urinexkretionstest.

Intrinsic-minus-Stellung (↑): (engl.) intrincic minus position; Position der Finger mit Überstreckung der Grundgelenke u. Beugung der Mittel- u. Endgelenke; **Urs.:** Lähmung der Handbinnenmuskulatur durch kombinierte Medianus-Ulnarisparese; s. Krallenhand. D. Buc.

Intrinsic-plus-Stellung (↑): (engl.) intrinsic plus position; Position der Finger mit Beugung der Grund- (70°), Mittel- u. Endgelenke (je 10°); **Urs.:** narbige Schrumpfung der Handbinnenmuskulatur, z. B. bei ischämischer Kontraktur*; therap. Anwendung zur Immobilisierung* der Hand (Abb.). D. Buc.

Intro|itus (lat. Eintritt) m: Eingang.

Intron n: DNA-Abschnitt eines eukaryotischen Gens, der den codierenden Bereich (Exon*) unterbricht u. nach der Transkription* aus der Messenger-RNA entfernt wird. Vgl. mRNA-Editierung.

Intro|spektion (lat. introspectare hineinsehen) f: (engl.) introspection; (psychol.) Selbstbeobachtung der eigenen Erlebnis- u. Verhaltensweisen.

Intro|version (lat. intro hinein; vertere, versus wenden) f: Bez. für eine gegenüber der Außenwelt zurückhaltende, zögernde Einstellung; nach C. G. Jung Typ der psych. Einstellung zur Welt (Orientierung der Persönlichkeit auf das eigene Selbst*). Vgl. Extraversion, Psychologie, analytische. E. Fri.

In|tubation (In-*; Tubus*) f: Einführen eines Schlauchs od. Rohrs in ein röhrenförmiges Hohlorgan od. eine Körperhöhle; i. e. S. Einführen eines Spezialtubus in die Trachea od. einen Hauptbronchus: **1.** endotracheale I.: Einführen eines Endotrachealtubus* **a)** durch den Mund (orotracheale I.) od. **b)** durch die Nase (nasotracheale I.) in die Trachea; Ind.: Beatmung* während Narkose od. Intensivtherapie (v. a. Dauerbeatmung*), bei Bewusstlosen Aspiration* verhindern, akute Kehlkopfstenosen (inf. Larynx- od. Glottisödem) überbrücken; **2.** endobronchiale I.: Doppellumentubus* od. Endobronchialtubus* in einen Hauptbronchus zur seitengetrennten Belüftung der Lunge einführen (v. a. in der Lungenchirurgie). **Technik:** die orotracheale I. erfolgt i. d. R. in Jackson*-Lagerung unter laryngoskop. Sicht in Narkose (u. Muskelrelaxation) od. in Lokalanästhesie bzw. Sedierung am wachen Pat.; das Ende des Endotrachealtubus erreicht dabei nicht die Carina; eine blinde I. kann orotracheal unter digitaler Kontrolle ohne Laryngoskop*, nasotracheal (bei Langzeitbeatmung) durch Orientierung am Atemgeräusch vorgenommen werden; bei bestehendem anat. Intubationshindernis ist u. U. eine bronchoskopische I. nötig. **Kompl.** während der I.: Laryngospasmus, Erbrechen, Aspiration, Verletzungen von Nasengang, Hypopharynx, Kehlkopf od. Trachea, endoösophageale od. endobronchiale Fehllage.

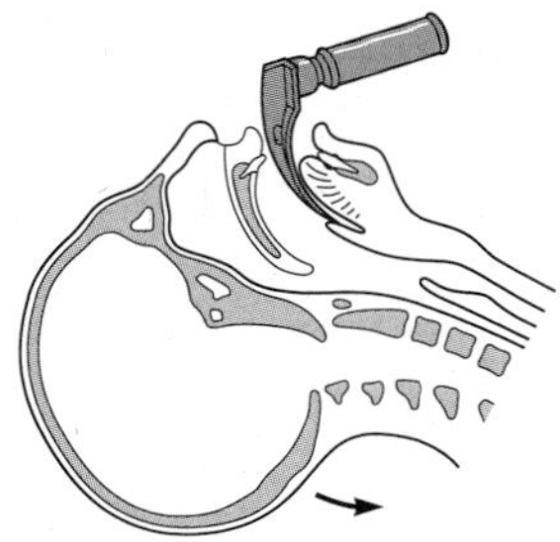

Intubation:
Position des Laryngoskops vor Intubation

In|tubations|narkose (↑; ↑; Narkose*) f: (engl.) intubation anesthesia; Abk. ITN; Narkose* mit endotrachealer Intubation*.

In|tuition (lat. intueri in sich hineinschauen) f: plötzl. Idee; Erkennung eines Zusammenhangs ohne verstandesmäßige Überlegung.

In|tumescentia (lat. intumescere anschwellen) f: (engl.) intumescentia; Anschwellung; (anat.) **I. cervicalis** u. **I. lumbosacralis:** Anschwellung des Rückenmarks im Halsbereich bzw. im Bereich der LWS, bedingt durch den Eintritt zahlreicher Nervenfasern aus den Innervationsarealen der oberen bzw. unteren Extremitäten; vgl. Rückenmark.

In|tumescentia tympanica (↑) f: syn. Ganglion tympanicum; in den N. tympanicus unregelmäßig eingestreute Ganglienzellen.

In|tumeszenz (↑) f: Anschwellung, Verdickung; vgl. Intumescentia.

In|turgeszenz (lat. inturgescere anschwellen) f: Anschwellung mit Ödem.

Intus|sus|zeption (lat. intus innen; suscipere, susceptus aufnehmen) f: syn. Invagination*.

Inulin n: β(2–1)-D-Fruktofuranan; pflanzl. Reservekohlenhydrat (z. B. in Chicorée- u. Dahlienwurzel, Topinamburknolle) aus ca. 5–40 (bis ca. 60) glykosid. verknüpften D-Fruktosemonomeren; die Wasserlöslichkeit u. damit Bioverfügbarkeit von I. sinkt mit dem Polymerisationsgrad. **Anw.: 1.** Oligofruktoside (gut wasserlösliches I. mit ca. 5–12 Fruktosemonomeren): sog. lösl. Ballaststoff; Präbiotikum (fördert spez. die Vermehrung des Bifidobakteriums* in Darm); geeignetes Kohlenhydrat zur bes. Ernährung bei Glukosetoleranzstörung u. Diabetes mellitus; **2.** hochpolymeres I.: diagn. zur Bestimmung der glomerulären Filtrationsrate (s. Clearance). Vgl. Fruktose.

In|vagination (In-*; Vagina*) f: (engl.) intussusception; syn. Intussuszeption; Einstülpung eines Darmabschnitts in einen anderen (am häufigsten des Ileums in das Caecum bzw. das Colon ascendens) od. eines Magenabschnitts in den Magen selbst, den Ösophagus od. das Duodenum; **Vork.:** als idiopathische I. bei Säuglingen u. Kleinkindern bis zum 3. Lj. (abnorme Darmbeweglichkeit); bei älteren Kindern u. Er-

Reponierung der Invagination bei Kindern durch Kontrasteinlauf möglich; am aussichtsreichsten in den ersten 14 Stunden.

wachsenen meist in Zus. mit Tu., Polypen od. Divertikeln des Darms; **Sympt.:** je nach Lok. anfallsweise krampfartige Bauchschmerzen, Blut- u. Schleimabgang, Erbrechen, Ileus*; **Diagn.:** palpabler walzenförmiger Tumor, bei rektaler Untersuchung Blutnachweis; Ultraschalldiagnostik (Schießscheibenphänomen), Abdomenübersichtsaufnahme (Dünndarmileus); Kolonkontrasteinlauf mit Barium (Aussparung des Invaginats, partielle perifokale Kontrastmittelstraße); **Ther.:** Devagination* bzw. Resektion.

In|vaginations|ileus (↑; ↑; Ileus*) m: (engl.) mechanical ileus due to intussusception; durch Invagination* bedingter mechan. Ileus*.

In|vasion (lat. invasio) f: Eindringen; **1.** I. von Krankheitserregern; vgl. Infektion; **2.** (pharmakokinet.) die sich überlagernden Vorgänge von Resorption*, Verteilung* u. Speicherung eines Arzneimittels.

In|vasions|test (↑) m: s. Penetrationstest.

in|vasiv (↑): eindringend.

In|vasivität (↑) f: (engl.) invasivity; Eindringvermögen von Mikroorganismen in Makroorganismen; s. Virulenz.

in|vers (lat. inversio Umstellung, Umkehrung): umkehrbar, umgekehrt.

In|version (↑) f: Umkehrung; **1.** (physik.-chem.) Umkehrung der Drehung von polarisiertem Licht; vgl. Isomerie; **2.** (genet.) Umkehrung eines Chromosomenstücks um 180° mit mögl. Veränderungen im Phänotypus*.

In|versions|gastro|skopie (↑; Gastr-*; -skopie*) f: (engl.) inversion gastroscopy; s. Gastroskopie.

In|versio uteri (↑) f: Um- bzw. Einstülpung der Gebärmutter, wobei der Uteruskörper mit der Schleimhautschicht nach außen in der Scheide od. vor der Vulva liegt; vgl. Prolapsus uteri et vaginae.

In|versio viscerum (↑) f: Situs* inversus viscerum.

In|vertase f: s. Invertzucker.

In|vert|zucker: (engl.) invertose; äquimolares Gemisch aus Glukose u. Fruktose, das aus Saccharose* entsteht, wenn sie enzymat. durch Saccharase od. durch verdünnte Mineralsäuren hydrolyt. gespalten wird; dabei kommt es zur Umkehrung (Inversion) des opt. Drehungssinns der rechtsdrehenden Saccharose, da Fruktose stärker links- als Glukose rechtsdrehend ist. Vork. z. B. in Honig.

in|visibel (lat. invisibilis): unsichtbar.

in vitro (lat.): im (Reagenz-)Glas, d. h. außerhalb des lebenden Organismus; vgl. in vivo.

In-vitro-Fertilisation (↑; lat. fertilis fruchtbar) f: (engl.) in-vitro fertilization; Abk. IVF; extrakorporale Befruchtung von laparoskopisch od. unter Ultraschallkontrolle transabdominal bzw. transvaginal aus den (zuvor hormonell stimulierten) Ovarien entnommenen Eizellen (vgl. Ovulationsinduktion); IVF mit anschließendem Embryonentransfer* als Behandlung bei Sterilität*; die Schwangerschaftsrate wird mit etwa 25 % pro Embryonentransfer, die Mehrlingsrate bei eingetretener Schwangerschaft mit etwa 15 % u. die Rate geborener Kinder mit etwa 18 % angegeben. Das Embryonenschutzgesetz* hat die mit Konsens der Beteiligten u. nicht postmortal vorgenommene IVF grundsätzl. nicht unter Strafe gestellt; es behält sie lediglich dem Arzt vor, begrenzt sie auf Schwangerschaftszwecke u. verbietet es, mehr Eizellen einer Frau zu befruchten, als ihr innerh. eines Menstruationszyklus übertragen werden sollen. Nach dem ärztl. Standesrecht gilt eine (vom Arzt vor ihrer Durchführung der Ärztekammer anzuzeigende) IVF mit anschließendem Embryonentransfer bei Sterilität nur dann als med. u. ethisch vertretbar, wenn die von der Ärztekammer erlassenen Richtlinien befolgt werden; diese beschränken die IVF u. a. grundsätzl. auf Ehepaare u. machen Ausnahmen vom homologen System von der vorherigen Anrufung einer bei der Ärztekammer eingerichteten Kommission abhängig. Die Mitwirkung an einer IVF ist dem Arzt gesetzl. u. berufsrechtl. freigestellt. Vgl. Insemination, ICSI.

In-vitro-Verfügbarkeit (↑): (engl.) in-vitro availability; Aussage über die Arzneistofffreisetzung* aus einer Arzneiform in vitro; i. Allg. unter Simulierung von In-vivo-Verhältnissen; vgl. Bioverfügbarkeit.

in vivo (lat. am Lebendigen): in einem lebenden Organismus; vgl. in vitro.

In|volution (lat. involvere, involutus einhüllen) f: Rückbildung; übermäßig starke I.: Hyperinvolution bzw. Superinvolution*.

In|volutions|de|pression (↑; Depression*) f: s. Involutionspsychose.

In|volutions|melancholie (↑; Melancholie*) f: s. Involutionspsychose.

In|volutions|osteo|porose (↑; Ost-*; gr. πόρος Öffnung, Loch; -osis*) f: (engl.) involutional osteoporosis; Bez. für postmenopausale u. senile Osteoporose* der Frau.

In|volutions|psychose (↑; Psych-*; -osis*) f: (engl.) involutional psychosis; Bez. für im höheren Lebensalter auftretendes psychot. Syndrom, z. B. als depressives Syndrom* (sog. Involutionsmelancholie bzw. Involutionsdepression) od. wahnhafte Störung. Vgl. Depression, somatogene.

In|volutio uteri (↑) f: Rückbildung der Gebärmutter nach der Geburt; Stillen fördert durch vermehrte Oxytocinausschüttung (Uteruskontraktionen) die I. u.; vgl. Rückbildungsphase, Fundusstand (Abb.).

Inzest (lat. incestus unrein) m: (engl.) incest; sog. Blutschande; Beischlaf (Koitus*) zw. Verwandten. Nach § 173 StGB ist mit Strafe bedroht, wer mit einem leibl. Abkömmling, mit einem leibl. Verwandten in aufsteigender Linie sowie unter leibl. Geschwistern den Beischlaf vollzieht; für Abkömmlinge u. Geschwister unter 18 Jahren ist die Tat nach § 173 Abs. 3 StGB straffrei. Vgl. Vergewaltigung.

Inzi-: s. a. Inci-.

Inzidentom (lat. incidere vorkommen, sich ereignen; -om*) n: (engl.) incidental tumor; syn. Inzidentalom; Bez. für einen zufällig diagnostizierten, hormonell inaktiven Tumor im Bereich der Nebennieren od. des Grenzstrangs.

In|zidenz (↑) f: (engl.) incidence; (statist.) Anzahl der Neuerkrankungsfälle einer best. Erkrankung innerh. eines best. Zeitraums; epidemiol. Maß zur Charakterisierung des Krankheitsgeschehens in einer best. Population; **Inzidenzrate:** Anzahl der Personen mit Neuerkrankung pro Zeiteinheit im Verhältnis zur Anzahl der exponierten Personen. Vgl. Prävalenz.

In|zidenz, ad|ministrative (↑) f: (engl.) administrative incidence; Anzahl der Neuerkrankungsfälle, die in einer Institution behandelt werden u. damit der Erfassung zugängl. sind.

In|zidenz, wahre (↑) f: (engl.) true incidence; nicht genau zu bestimmende Gesamtanzahl der Neuerkrankungsfälle in der Bevölkerung in einem best. Zeitabschnitt; Versuche zur Ermittlung der w. I. werden i. R. von Haushaltsbefragungen sowie von Mikrozensuszusatzbefragungen durch das Statistische Bundesamt unternommen.

in|zipient (lat. incipere beginnen, anfangen): (engl.) incipient; beginnend, incipiens.

in|zisal (lat. incidere einschneiden): (engl.) incisal; (zahnmed.) schneidekantenwärts.

In|zision (lat. incisio) f: (engl.) incision; (chir.) Einschnitt; körpereigenes Gewebe durchtrennen od. pathol. entstandenen Hohlraum eröffnen (z. B. Abszess); vgl. Schnittführung.

In|zisur (lat. incisura) f: (engl.) incisure; (anat.) Einschnitt, Einbuchtung eines Knochens.

Iobitridol (INN) n: nichtionisches Röntgenkontrastmittel*.

Iod (gr. ἰοειδής veilchenfarben) n: (engl.) iodine; ältere Nomenklatur Jod; chem. Element, Symbol I (ältere Nomenklatur J), OZ 53, rel. Atommasse 126,90; -1-, 1-, 3-, 5- u. 7-wertiges Halogen, in reinem Zustand grau-schwarz glänzende Kristalle; 24 Isotope; essentielles Spurenelement; biol. Halbwertzeit bezogen auf die Schilddrüse* 138, auf versch. andere kritische Organe 7–14 u. auf den ganzen Körper durchschnittlich 138 Tage; **Verw.:** das radioaktive Isotop I-123 (HWZ 13 Std.) in Verbindung mit versch. Trägersubstanzen (z. B. Hippuran, Iodobenzamid, Metaiodbenzylguanidin) zur Szintigraphie*; I-131(HWZ 8 Tage) zur Radioiodtherapie* u. nur noch in Ausnahmefällen bei best. Fragestellungen zur Diagnostik (Schilddrüse, Nebennierenrinde); Iod-125 (HWZ 60 Tage) in der In-vitro-Diagnostik (s. Schilddrüsendiagnostik). Vgl. Serumiod.

Iod|akne (↑; Akne*) f: s. Acne venenata, Iodausschlag.

Iod|amoeba bütschlii (↑; Amöben*; Otto Bütschli, Zool., Heidelberg, 1848–1920) f: apathogene Darmamöbe des Menschen (∅ 10–20 µm) ohne definitive Trennung von Ekto- u. Endoplasma, letzteres enthält Bakterien; langsam fließende Bewegung; Kern mit großem zentralem Karyosom, Kernmembran ohne Chromatin; Zysten kugelförmig od. länglich, ∅ ca. 10 µm, ein Kern. Trophozoit u. Zysten haben eine große, Glykogen enthaltende Vakuole, die sich mit Lugol-Lösung braun färbt. Vgl. Entamoeba, Protozoen.

Iodate (↑) n pl: (engl.) iodates; (chem.) Salze der Iodsäure HIO_3.

Iod|ausschlag (↑): (engl.) iodine rash; Bez. für Hautveränderungen, die nach kutaner, enteraler od. parenteraler Aufnahme von Iod (z. B. in Medikamenten, Röntgenkontrastmitteln, Seefisch) auftreten; z. B. Erythem, Urtikaria, Iodakne (follikuläre Papeln mit zentralen Pusteln), bullöse Exantheme, Iododerma* tuberosum.

Iod|fehl|verwertung (↑): (engl.) defective metabolism of iodine; Synthese abnormer Schilddrüsenhormone (z. B. von Mono- u. Diiodtyrosin) inf. angeborenen od. erworbenen Defekt der Schilddrüsenperoxidase (verminderte Oxidation von Iodid zu Iod; vgl. Peroxidasen); mögl. Urs. einer Hypothyreose*.

Iod-123-Hippur|säure-Clearance (↑): s. Clearance, Nierendiagnostik.

Iodid|blockade der Schild|drüse (↑) f: (engl.) iodine blockage of the thyroid; szintigraph. nachweisbare Verminderung der Iodspeicherfunktion der Schilddrüse inf. vorausgegangener (auch ungewollter) Inkorporation* von iodhaltigen Verbindungen (z. B. Medikamente, Röntgenkontrastmittel); hohe Iodiddosen führen zur Herabsetzung der Schilddrüsendurchblutung sowie zur Hemmung der Iodidaufnahme, der Hormonsynthese u. -freisetzung mit raschem Abfall des T_4-Spiegels (sog. Wolff-Chaikoff-Effekt), der 7–14 Tage wirksam ist. Danach kann es zu einem bedrohlichen Wiederanstieg (Escape-Phänomen) kommen. Der Effekt wird zur kurzfristigen Operationsvorbereitung bei hyperthyreoter Schilddrüse genutzt (sog. Plummerung), heute nur noch in Verbindung mit Thyreostatika (besser längerfristige Vorbereitung bei Vorliegen einer Hyperthyreose mit Thyreostika). **Proph.:** Einlagerung von radioaktiven Iodisotopen (z. B. Iod-131 nach Reaktorunfällen) durch Verabreichen insbes. von Kaliumiodid verhindern. Bei frühzeitiger u. ausreichend hoher Iod(id)applikation wird die weitere Aufnahme von (radioaktivem) Iod inf. Hemmung der org. Bindung nahezu vollständig blockiert. Iodid in normaler Dosierung hat bei Euthyreoten keine Auswirkungen auf die Schilddrüsenfunktion, da der Iodstoffwechsel der Schilddrüse einer TSH-unabhängigen Autoregulation unterliegt. Bei Bestehen einer latenten Hyperthyreose kann es zur Provokation einer iodinduzierten Hyperthyreose* kommen. Die Schilddrüsenblockade kann bei bestehender Kontraindikation gegen die Einnahme von Iod auch durch Na-/K-Perchlorat erfolgen, z. B. vor einer nuklearmed. Diagnostik mit I-123-(I-131-)Verbindungen od. mit Tc-99m-Pertechnetat.

Iodide (↑) n pl: (engl.) iodides; (chem.) Salze der Iodwasserstoffsäure (HI); z. B. Kaliumiodid*; vgl. Thyreostatika.

Iodination (↑) f: der aktive Transport von Iodid aus dem Blut in die Schilddrüse* zum Zweck der Anreicherung; vgl. Iodisation.

Iodisation (↑) f: (engl.) iodization; Bez. für die enzymat. katalysierte Oxidation (Iodidperoxidase) von Iodid zu Iod in der Schilddrüse*; vgl. Iodination.

Iodixanol (INN) n: nichtionisches Röntgenkontrastmittel*.

Iod|mangel|struma (Iod*; Struma*) f: (engl.) iodine deficiency goitre; Struma* mit euthyreoter Stoffwechsellage bei exogenem Iodmangel; **Pathophysiol.:** Schilddrüsenhyperplasie, induziert durch kompensatorisch erhöhte Ausschüttung von TSH*; **Urs.:** eingeschränkte Biosynthese von Schilddrüsenhormonen; **Proph.:** s. Speisesalz.

Iodo|derma tuberosum (↑; Derm-*) n: nach langer Iodeinnahme bei Überempfindlichkeit auftretende umschriebene, dunkelrote, rundl., schwammig-weiche Vegetationen mit ulzerokrustöser Oberfläche u. pustulösem Randsaum, bes. im Gesicht u. an den Unterschenkeln; vgl. Bromoderma tuberosum, Iodausschlag.

Iodo|metrie (↑; Metr-*) f: (engl.) iodometry; Form der Maßanalyse*; durch Rücktitration wird diejenige Iodmenge bestimmt, die im Verlauf der Reaktion verbraucht wird.

Iod|opsin (↑; Op-*) n: rotempfindl. Zapfenpigment in der Retina des Huhns; ähnl. Pigmente mit max. Absorption bei 420, 530 u. 560 nm auch in der menschl. Retina; im Vergleich zu Rhodopsin* haben diese geringe Unterschiede in der Primärstruktur des Opsins. G. Hüb.

Iod|ox|amin|säure (INN): iodhaltiges (dimeres, ionisches) Röntgenkontrastmittel* (Dimegluminsalz) zur Cholezystocholangiographie.

I

Iod|probe (↑): s. Schiller-Iodprobe.

Iod, protein|gebundenes (↑) n: s. PBI.

Iod|re|aktion (↑) f: (engl.) iodine reaction; qualitativer Nachw. von Stärke (Blaufärbung) od. Glykogen (Braunfärbung) mit Iod-Iodkalium-Lösung; vgl. Best-Karminfärbung.

131Iod|test (↑) m: syn. Radioiodtest*.

131Iod|therapie (↑) f: syn. Radioiodtherapie*.

Iod|tinktur (↑) f: (engl.) iodine tincture; Tinctura Iodi, Iodi solutio; Desinfektionsmittel mit 2,5 Teilen Iod, 2,5 Teilen Kaliumiodid, 28,5 Teilen Wasser u. 66,5 Teilen Alkohol (90 %); **Verw.:** zu gleichen Teilen mit Wasser verdünnt für die Haut- u. Wunddesinfektion; **cave:** Überempfindlichkeit (Iodausschlag*), Gefahr der iodininduzierten Hyperthyreose* bei Prädisposition, bes. nach wiederholter Anwendung. Vgl. Lugol-Lösung.

Iod|zahl (↑): (engl.) iodine number; die Iodmenge in g, die von 100 g Lipid an die Doppelbindungen der ungesättigten Fettsäuren addiert werden; Bestimmung zur Abschätzung des Gehalts an ungesättigten Fettsäuren*. Vgl. Iodometrie, Säurezahl, Verseifungszahl.

I

Io|hexol (INN) n: iodhaltiges (monomeres, nichtionisches, niederosmolares) Röntgenkontrastmittel* für die Angio- u. Urographie.

Iomeprol (INN) n: nichtionisches Röntgenkontrastmittel*.

Ionen (gr. ἰών wandernd) n pl: (engl.) ions; positiv (Kationen*) od. negativ (Anionen*) geladene Atome od. Moleküle, die sich im elektr. Feld zur jeweils entgegengesetzt geladenen Elektrode bewegen.

Ionen|austausch|chromato|graphie (↑; Chrom-*; -graphie*) f: (engl.) ion exchange chromatography; Verf. der Chromatographie* unter Verw. einer stationären Phase, an die Ionenaustauscher* gekoppelt sind.

Ionen|austauscher (↑): (engl.) ion exchangers; wasserunlösliche, polymere Polyelektrolyte (Kunstharze, auch Resine genannt), die je nach funktioneller Gruppe, pH u. Beladung in wässriger Lösung Ionen reversibel binden; **Einteilung: 1.** Kationentauscher mit saurer funktioneller Gruppe (z. B. —SO_3H) tauschen Kationen gegen H^+ o. a. Kationen; **2.** Anionentauscher mit basischer funktioneller Gruppe (z. B. —$N(CH_3)_3OH$) tauschen Anionen gegen OH^- o. a. Anionen; **Anw.:** zur Entsalzung (z. B. von Trinkwasser), analyt. u. präparativen Trennung von Biomolekülen (z. B. Ionenaustauschchromatographie zur Proteintrennung od. DNA-Isolierung), Aufbereitung von Spüllösungen für die Hämodialyse; therap. zum Entzug von Na^+ u. K^+ sowie als Lipidsenker*.

Ionen|bindung (↑): (engl.) ionic bond; s. Bindung, chemische.

Ionen|dosis (↑; Dosis*) f: (engl.) ionization dose; Formelzeichen J; elektr. Ladung der durch ionisierende Strahlung* in Luft erzeugten, positiv od. negativ geladenen Ionen bezogen auf die Masse der Luft; SI-Einheit Coulomb pro Kilogramm (C/kg); frühere Einheit Röntgen (R); $1\ R = 2{,}58 \times 10^{-4}$ C/kg; vgl. Energiedosis, Kerma.

Ionen|dosis|rate (↑; ↑): (engl.) ionization dose per time unit; auch Ionendosisleistung; Formelzeichen j; Quotient aus Ionendosis* (J) u. Zeit (t); $j = J/t$; Einheit A/kg; frühere Einheit Röntgen pro Sekunde (R/s); $1\ R/s = 2{,}58 \times 10^{-4}$ A/kg. G. Spr.

Ionen|kanal (↑): (engl.) ionic channel; auch Membrankanal; Bez. für ein integrales Membranprotein, das einen ionenspezifischen Kanal durch die Zellmembran bildet; Regulierung der Permeabilität* z. B. durch Änderungen des Membranpotentials, Hormone od. Neurotransmitter (evtl. mittels Second* messenger); beeinflusst über die zytoplasmatische Konz. des entsprechenden Ions z. B. die Kontraktion von Myofibrillen od. Sekretionsvorgänge; Ansatzpunkt für medikamentöse Therapie mittels öffnender od. blockierender (sog. Kanalblocker) Pharmaka.

Ionen|therapie (↑) f: Bez. für **1.** Elektrolyttherapie*; **2.** Iontophorese*; **3.** Strahlentherapie mit ionisierender Strahlung*.

Ionescu-Shiley-Klappe (Thomas I., rumän. Chir., 1860–1926): s. Herzklappen, künstliche.

Ionisation (Ionen*) f: syn. Ionisierung*.

Ionisations|kammer (↑): (engl.) ionization chamber; Strahlungsdetektor, dessen Funktion auf der Fähigkeit ionisierender Strahlung* zur Ionisierung von Gasen beruht; das Funktionsprinzip entspricht dem eines gasgefüllten Kondensators, wobei die unter Strahlungseinwirkung entstehenden positiven Ionen u. negativen Elektronen (s. Abb.) im elektrischen Feld getrennt werden u. zu einem messbaren elektrischen Strom führen; der gemessene Strom ist unter best. Voraussetzungen der einwirkenden Dosisleistung* proportional, so dass je nach Schaltung die einwirkende Dosis od. Dosisleistung gemessen werden können. Je nach Eichung kann mit der Ionisationskammer die Energiedosis (bzw. -leistung) in Wasser od. die Luftkerma (bzw. -leistung) gemessen werden. Vgl. Dosimetrie, Strahlungsdetektoren.

Ionisierung (↑): (engl.) ionization; syn. Ionisation; Veränderung der Elektronenzahl in der Hülle eines Atoms* od. Moleküls durch Entfernen od. Hinzufügen von Elektronen*; dabei entstehen positive od. negative Ionen*. Ionisierende Strahlung* kann unter Energieaufwand Elektronen aus der Atomhülle entfernen; dadurch wird Energie auf das absorbierende Material übertragen, was bei Körpergewebe zu chem. u. biochem. Reaktionen u. strahlenbiol. Folgen führen kann.

Iono|gramm (↑; -gramm*) n: (engl.) ion diagram; graph. Darstellung (Histogramm) der Konzentration von Ionen, z. B. in Flüssigkeitskompartimenten*.

Ionto|phorese (↑; -phor*) f: (engl.) iontophoresis; gezieltes Einschleusen von Ionen od. undissoziierten, aber ionisierbaren (Molekularionen) Medikamenten durch die intakte Haut mittels galvanischen Stroms. Die unter der aktiven Elektrode liegenden Wirkstoffe wandern in Richtung auf die Gegenelektrode. Die Methode wird wegen unzuverlässiger Dosierbarkeit (abhängig von Wirkstoffmenge, Größe der aktiven Elektrode, Stromstärke, Stromflusszeit) wenig genutzt. Anw. der sog. Leitungswasseriontophorese zur Ther. der Hyperhidrose* an den Händen u. Füßen.

Iop|amidol (INN) n: iodhaltiges (monomeres, nichtionisches, niederosmolares) Röntgenkontrastmittel*.

Iopodate n: Natrium- od. Calciumsalz der Iopodinsäure; iodhaltiges Röntgenkontrastmittel* für die orale Cholangiographie.

Iopromid (INN) n: iodhaltiges (monomeres, nichtionisches, niederosmolares) Röntgenkontrastmittel* für die Angiographie.

Io|sarcol (INNv) n: iodhaltiges Röntgenkontrastmittel*.

Iotalamin|säure (INN): iodhaltiges (ionisches) Röntgenkontrastmittel* für die Angio-, Uro- u. Sialographie.

Iotrolan (INN) n: iodhaltiges (dimeres, nichtionisches, blutisotones) Röntgenkontrastmittel* mit geringer Neurotoxizität für die intravasale, -kavitäre u. -thekale Anwendung.

Iotroxin|säure (INN): iodhaltiges Röntgenkontrastmittel* für die Cholezystocholangiographie.

Ioxaglin|säure (INN): iodhaltiges (ionisches) Röntgenkontrastmittel* für die Angio-, Arthro- u. Urographie.

Ioxital|amin|säure (INN): iodhaltiges (ionisches) Röntgenkontrastmittel* für die Angio- u. Urographie.

i. p.: Abk. für **i**ntra**p**eritoneal*.

Ipecacuanha f: Cephaelis ipecacuanha u. Cephaelis acuminata; Brechwurz; Stauden aus der Fam. der Rötegewächse; unterirdische Organe (Ipecacuanhae radix) enthalten die Alkaloide Emetin* u. Cephaelin; **Verw.:** als Expektorans mit sekretolytischen u. sekretomotorischen Eigenschaften; in Sirupform u. hoher Dosierung als Emetikum bei Vergiftungen.

IPPV: Abk. für (engl.) **i**ntermittent **p**ositive **p**ressure **v**entilation; intermittierende Überdruckbeatmung während der Inspirationsphase bei kontrollierter Beatmung*, Null-Beatmungsdruck (ZEEP) in der endexspiratorischen Phase; Grundtyp der maschinellen Beatmung. Vgl. CPPV.

Ipr|atropium|bromid (INN) n: Parasympatholytikum; **Verw.:** zur Proph. u. Ther. von chron. obstruktiven Atemwegerkrankungen, bei bradykarden Herzrhythmusstörungen; **UAW:** s. Parasympatholytika.

ipsi|lateral (lat. ipse selbst; Lateral-*): auf der gleichen Seite; syn. kollateral*.

IPSP: Abk. für **i**nhibitorisches **p**ost**s**ynaptisches **P**otential; Hyperpolarisation* der Nervenzellmembran inf. Transmitterwirkung mit Permeabilitätserhöhung für Kalium- bzw. Chloridionen, z. B. durch ein hemmendes Zwischenneuron.

IPSS: Abk. für **I**nternationaler **P**rostata-**S**ymptom-**S**core; s. Prostatahyperplasie, benigne.

IQ: Abk. für **I**ntelligenz**q**uotient*.

Ir: chem. Symbol für Iridium*.

Irbesartan (INN) n: Angiotensin*-II-Blocker.

IRDS: Abk. für (engl.) **i**nfant **r**espiratory **d**istress **s**yndrome; s. Atemnotsyndrom des Neugeborenen.

Irid-: auch Iris-; Wortteil mit der Bedeutung Regenbogen, Regenbogenhaut; von gr. ἶρις, ἴριδος.

Irid|ek|tomie (↑; Ektomie*) f: (engl.) iridectomy; op. Entfernung von Teilen der Iris; **Formen:** **1.** Sektoriridektomie bei Iristumoren od. zur Erzeugung einer optischen Lücke; **2.** basale I. unter Erhalt der Pupille u. des M. sphincter pupillae zur Verhinderung eines Pupillarblocks* u. zur Behandlung des akuten Glaukomanfalls.

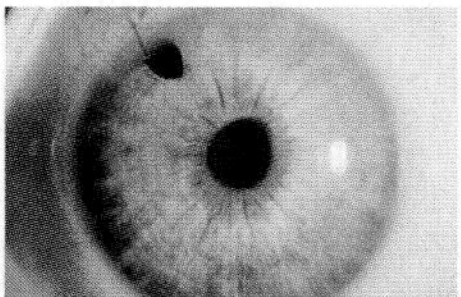

Iridektomie [550]

Irid|en|kleisis (↑; gr. ἐγκλείειν einschließen) f: (engl.) iridencleisis; fistulierende Op. zur Behandlung eines chron. Glaukoms*; Eröffnung der Sklera im Limbusbereich, Durchtrennung der Iris u. Einklemmen der Irisschenkel in die Sklerawunde, Abdecken mit Bindehaut.

Iridium (↑) n: chem. Element, Symbol Ir, OZ 77, rel. Atommasse 192,22; zur Gruppe der Platinmetalle gehörendes 3-, 4- u. 6-wertiges Edelmetall; 20 Isotope, die (bis auf Ir-191 u. Ir-193) sämtlich instabil sind; biol. Halbwertzeit bezogen auf einzelne Organe bis zu 50 Tage, auf den ganzen Körper durchschnittlich 20 Tage; Verw. in der Zahnmedizin als mögl. Bestandteil von Edelmetall-Dentallegierungen.

Irido|dia|lysis (↑; Dialyse*) f: traumat. od. op. Ablösung der Iris vom Ziliarrand; vgl. Contusio bulbi.

Irido|donesis (↑; gr. δονεῖν heftig bewegen, schütteln) f: syn. Iris tremulans; Schlottern der Iris nach Entfernung od. Luxation der sie stützenden Linse.

Irido|korneal|winkel (↑; Cornea*): (engl.) iridocorneal angle; Angulus iridocornealis; s. Kammerwinkel.

Irido|pathia urica (↑; -pathie*) f: anfallsweise bei Gicht* vorkommende, schmerzhafte Iridozyklitis*, oft in Komb. mit Konjunktivitis bzw. Episkleritis.

Irido|plegie (↑; -plegie*) f: (engl.) iridoplegia; Ausfall der Irismuskulatur (v. a. des M. sphincter pupillae) nach Schädelhirntrauma, Intoxikationen u. a.; vgl. Pupillenstarre.

Irido|schisis (↑; gr. σχίσις Spaltung, Trennung) f: Abtrennung der vorderen Irisblätter von den hinteren Anteilen; Vork. nach Traumen sowie spontan im Alter (mit Winkelblockglaukom assoziiert).

Irido|tomie (↑; -tomie*) f: (engl.) iridotomy; op. Einschnitt in die Iris, z. B. zur Bildung einer künstl. Pupille, zur Drucksenkung bei Glaukom u. bei Staroperation; i. d. R. als Laseriridotomie durchgeführt; vgl. Iridektomie.

Irido|zyklitis (↑; Zykl-*; -itis*) f: (engl.) iridocyclitis; Entz. der Iris u. des Ziliarkörpers; **Ätiol.:** meist endogene immun. bedingte Entz.; isoliert v. a. bei rheumat. Erkr. (z. B. juvenile rheumatoide Arthritis, Spondylitis ankylopoetica, häufig mit HLA B-27 assoziiert) u. Allgemeinerkrankungen (z. B. Sarkoidose); auch begleitend bei schweren Entz. anderer Augenhäute (Skleritis, Keratitis, Chororetinitis), seltener als bakt. (Lues, Tuberkulose) od. virale (Herpes) Infektion; **Sympt.:** Lichtscheu, ziliare Injektion der Bindehaut, Trübung des Kammerwassers (Tyndall*-Effekt) u. des vorderen Glaskörpers, Hyperämie der Iris, Hornhautpräzipitate; **Ther.:** lokal Kortikoide, Mydriatika, bei bakterieller bzw. viraler Inf. ggf. Antibiotika bzw. Aciclovir; **Kompl.:** Verklebung zw. Linse u. Iris, Seclusio pupillae, Sekundärglaukom, Katarakt, Ophthalmophthisis. Vgl. Zyklitis.

Irino|tecan (INN) n: Zytostatikum (Topoisomerase*-I-Hemmer); **Ind.:** fortgeschrittenes kolorektales Karzinom*; **Kontraind.:** schwere Knochenmarkdepression, Nierenfunktionsstörung, chron. entzündl. Darmerkrankung; **UAW:** akutes cholinerges Syndrom (Diarrhö, Schweißausbruch, abdominale Krämpfe; durch Atropin therap. beeinflussbar). R. Leh.

Iris (Irid-*) f: Regenbogenhaut des Auges*; Teil der mittl. Augenhaut (Tunica vasculosa bulbi); frontal gestelltes Segel zw. vorderer u. hinterer Augenkammer mit einer zentralen kreisrunden Öffnung (Sehloch, Pupille*). Der freie Pupillarrand (Margo pupillaris) liegt der Vorderfläche der Linse auf, der äußere Rand, die Iriswurzel (Margo ciliaris), ist am Ziliarkörper u. am Balkenwerk des Kammerwinkels befestigt. Die eingelagerten glatten Muskelzellen des M. dilatator u. M. sphincter pupillae regulieren die Pupillenweite u. damit die Intensität des Lichteinfalls.

Iris|blenden|phänomen (↑) n: (engl.) iris phenomenon; s. Akrozyanose.

Iris|block (↑): syn. Pupillarblock*.

Iris|pro|laps (↑; Prolaps*) m: (engl.) iris prolapse; Vorfall der Iris; **Urs.:** Verletzung des vorderen Augenabschnitts, entzündl. Hornhautperforation, während bzw. nach Kataraktoperation (Bücken u. Pressen bei mechanisch noch instabiler Wunde); **Sympt.:** Verziehung der Pupille; **Ther.:** op. Reposition.

Iris|schlottern (↑): Iridodonesis*.

Iris|tumoren (↑; Tumor*) m pl: (engl.) iris tumors; pigmentierte od. unpigmentierte, benigne

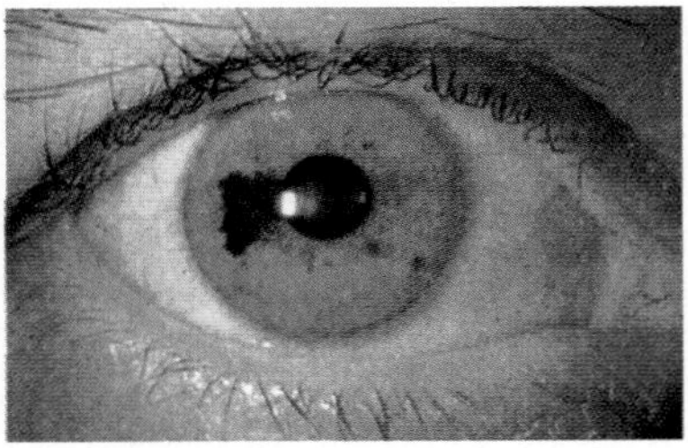

Iristumoren:
benigner Pigmentnävus [362]

(Nävus, Angiom, Myom) od. maligne (Melanom) Tumoren der Iris; **Ther.:** Iridektomie* bei Tumorwachstum.

Iris|zyste (↑; Kyst-*) f: (engl.) iris cyst; angeb. epitheliale Zyste des hinteren Pigmentblatts od. des Stromas der Iris (Entwicklungsstörung), erworbene Zyste des Pigmentblatts (durch langdauernde Anw. von Cholinesterasehemmern bei Glaukom) od. Epithelimplantationszyste (nach Op. od. Perforation).

Iritis (↑; -itis*) f: Regenbogenhautentzündung; meist rheumatisch bedingt u. bei Fokalinfektionen sowie in Zus. mit einer Keratitis*, seltener bei Gicht, Gonorrhö, Syphilis, Tuberkulose, Katarakt od. länger bestehender Netzhautablösung; vgl. Iridozyklitis.

Ir|radiation (lat. irradiare bestrahlen) f: Ausstrahlung, z. B. von Schmerzen.

ir|regulär (In-*; lat. regula Maß, Ordnung): (engl.) irregular; unregelmäßig.

ir|reponibel (↑; lat. reponere zurückbringen, wiederherstellen): (engl.) irreducible; auch irreduktibel; nicht mehr zurückschiebbar (z. B. Hernie mit eingeklemmtem Inhalt), nicht einrenkbar (z. B. Luxation*).

Irre|sein: umgangssprachl. Bez. für Psychose*.

ir|reversibel (In-*; lat. reversio Umkehr, Rückkehr): (engl.) irreversible; nicht umkehrbar, nicht rückgängig zu machen.

Irrigation (lat. irrigatio Bewässerung) f: Darmspülung (s. Darmreinigung); nach Anlage eines endständigen Anus* praeternaturalis (Sigmaafter) I. mit 0,5–1 l Wasser zur geplanten Stuhlentleerung u. Erlangung von Stuhlkontinenz für 1–2 Tage. J. Die.

Ir|rigator (↑) m: (engl.) irrigator, enemator; Spülkanne; Gefäß, aus dem durch einen Schlauch Flüssigkeit unter (je nach Flüssigkeitsmenge u. Höhe der Ausflussöffnung) versch. hydrostatischem Druck ausfließt; z. B. zur Darmreinigung*.

Ir|ritanzien (lat. irritare reizen) n pl: (engl.) irritants; Reizmittel für die Haut, die bei top. Aufbringung eine Hyperämie verursachen; z. B. Senföl, etherische Öle, Kampfer, Nicotinsäurederivate; vgl. Rubefacienzien.

Ir|ritatio (↑) f: Reizung.

Irrtums|wahrscheinlichkeit: (engl.) level of significance; syn. Signifikanzniveau; (statist.) Festlegung darüber, wie häufig Irren bei einer Signifikanzaussage akzeptiert wird; vor der Interpretation des Ergebnisses eines statistischen Testverfahrens* muss die I. (Symbol α) angegeben werden (meist 0,05, 0,01, od. 0,001). Wenn die Wahrscheinlichkeit* p eines Testergebnisses bei der Prüfung einer Hypothese unter der gewählten I. bleibt, wird das Ergebnis als signifikant bezeichnet.

IR-Spektro|photo|metrie (Spektrum*; Phot-*; Metr-*) f: (engl.) IR spectrophotometry; Abk. für **I**nfra**r**otspektrophotometrie; Methode der Spektrophotometrie* mit elektromagnetischen Wellen, z. B. zum Nachw. von Drogen im Urin.

IRV: Abk. für **1. i**nspiratorisches **R**eserve**v**olumen (s. Lungenvolumina); **2.** (engl.) **i**nversed **r**atio **v**entilation; Beatmung* mit umgekehrtem Atemphasen*-Zeit-Verhältnis, bei der die Inspirationszeit auf das 2–3fache der Exspiration verlängert wird; Beatmungsverfahren bei ARDS*, Atemnotsyndrom* des Neugeborenen u. einseitigen Ventilationsstörungen; **Vorteil:** aufgrund der langen Inspirationszeit langsame Strömung (Flow) mit gleichmäßiger Verteilung des Hubvolumens auf gesunde u. kranke Lungenbezirke; durch die kurze Exspirationsphase können sich Lungenbezirke mit niedriger Resistance nicht ausreichend entleeren (entspricht einer automatischen Anpassung des PEEP* an das Ausmaß der Schädigung).

ISA: Abk. für **i**ntrinsische **s**ympathomimetische **A**ktivität*.

Isch|ämie (gr. ἴσχειν zurückhalten, hindern; -ämie*) f: (engl.) ischemia; Verminderung od.

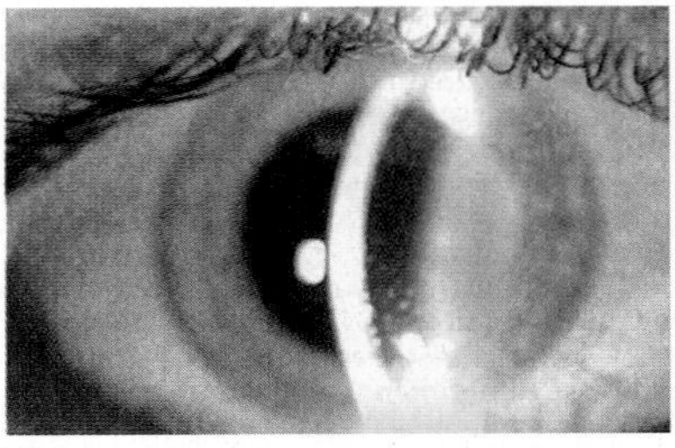

Iritis:
Pupille medikamentös erweitert zur Verhinderung hinterer Synechien; im regredienten Licht des Spaltlampenbildes deutlich erkennbare Präzipitate auf der Hornhautrückfläche [362]

Unterbrechung der Durchblutung eines Organs, Organteils od. Gewebes inf. mangelnder arterieller Blutzufuhr (z. B. durch Thrombose, Embolie, Endarteriitis obliterans, Gefäßspasmus, Tumoren); Folge: Hypoxie*, bei längerem Bestehen Nekrose*. Vgl. Infarkt.

Isch|ämie|syn|drom (↑; ↑) n: (engl.) ischemic syndrome; nach akutem od. verzögert verlaufendem Arterienverschluss auftretende Sympt. der arteriellen Durchblutungsstörung; mögl. Folgen: Infarkt*, Nekrose*.

Isch|ämie|toleranz (↑; ↑) f: (engl.) ischemic tolerance; Widerstandsfähigkeit eines Gewebes gegenüber einer pathol. od. künstlich erzeugten Ischämie (reversible hypoxische Schädigungen) in Abhängigkeit von Zeitdauer u. Empfindlichkeit des betr. Gewebes (I. des Gehirns 3 Min., der Haut mehrere Std.); vgl. Wiederbelebungszeit.

Ischi-: auch Ischio-; Wortteil mit der Bedeutung Hüftgelenk, Hüfte; von gr. ἰσχίον.

ischiadicus (↑): zum Sitzbein gehörend; z. B. Nervus ischiadicus.

Ischi|algie (↑; -algie*) f: (engl.) sciatic pain; Schmerzen im Versorgungsbereich des N. ischiadicus; s. Ischiassyndrom.

Ischias|syn|drom (↑) n: (engl.) sciatica, sciatic pain syndrome; akut od. subakut auftretende radikuläre Reizsymptomatik mit dermatomorientierter Schmerzausstrahlung im Bein, Abschwächung der Muskeleigenreflexe u. Störung der Willkürmotorik; **Ätiol.:** Reizung bzw. Kompression des Nervus* ischiadicus od. seiner Wurzeln (z. B. inf. Irritation bzw. Kompression im Bereich $L_4/L_5/S_1$, Bandscheibenvorfall, Rückenmarktumoren, Tu. im Bereich des kl. Beckens, Retroflexio uteri, in der Schwangerschaft), Erkr. der Wirbelsäule (z. B. Osteochondrosis lumbalis, Spondylose, Spondylolisthesis), Neuritis bei Infektionskrankheiten (z. B. Lepra, Zoster), Traumen (auch durch chir. Eingriff, z. B. bei Totalendoprothese der Hüfte), Frakturen, Hüftgelenkluxation, unsachgemäße intramuskuläre Injektion sowie i. R. einer Polyneuropathie (z. B. bei Diabetes mellitus); **Sympt.:** Schmerzen in der Lendengegend, die in das betroffene Bein bis zum Fußaußenrand ausstrahlen, evtl. mit Verstärkung beim Niesen, Husten od. Pressen; typische Schonhaltung des Pat. mit leicht angewinkeltem u. außenrotiertem Bein, Bewegungseinschränkung (Schober*-Zeichen); lokale Druck- u. Klopfempfindlichkeit über den Dornfortsätzen mit Verspannung der paravertebralen Muskulatur, Druckschmerzhaftigkeit der Valleix*-Punkte, Sensibilitätsstörungen* u. motor. Lähmungen (insbes. Fuß- u. Zehensenker, Zehenspreizer, Kniebeuger; bei hoher Nervenläsion am Hauptstamm Komb. aus Tibialislähmung* u. Peroneuslähmung*); Abschwächung des Achillessehnenreflexes, Lasègue*-Zeichen u. Moutard*-Martin-Zeichen positiv, häufig Minor*-Zeichen, reflektor. Skoliose (Vanzetti-Zeichen), Schmerzen (inf. Nervendehnung) bei Dorsalflexion des Fußes (Bragard-Gowers-Zeichen) od. Beugung u. Dorsalflexion der gestreckten Großzehe (Turyn-Zeichen) sowie bei Adduktion des Beins (Bonnet-Zeichen); **Ther.** (bei Kompression der Nervenwurzel): Flach- od. Stufenlagerung, Analgetika u. Antiphlogistika, Massage, Krankengymnastik u. Rückenschule, Elektrotherapie; Bandscheibenoperation* bei häufigen, Wochen anhaltenden od. beidseitigen Schmerzen sowie motorischen Ausfällen u. Blasen- bzw. Mastdarmstörungen; **DD:** Erkrankungen des Hüft- u. Iliosakralgelenks, Spinalkanalstenose, Spondylolisthesis, Spondylodiszitis, Syringomyelie, zerebraler Krankheitsprozess an der Mantelkante des Gyrus precentralis, Pankreatitis, Borreliose.

Ischio|pagus (↑; -pagus*) m: Doppelfehlbildung* mit Verschmelzung im Beckenbereich.

Ischium (↑) n: Gesäß.

Isch|uria para|doxa (gr. ἴσχειν zurückhalten, hindern; Ur-*) f: syn. Incontinentia urinae paradoxa; Überlaufinkontinenz* mit ständigem Harntröpfeln bei gefüllter, aufgrund einer Harnabflussbehinderung nicht entleerbarer Blase; Vork. bei benigner Prostatahyperplasie*, Harnröhrenverengung* u. Blasenlähmung; vgl. Harnverhaltung.

Isch|urie (↑; ↑) f: Harnverhaltung*.

ISDN: Abk. für **I**so**s**orbid**d**i**n**itrat*; vgl. Nitrate, organische.

IS-Elemente (Element*) n pl: (genet.) Kurzbez. für **I**nsertions**s**equenz-Elemente, Insertosome; DNA-Sequenzen, die zw. den Transposons liegen u. keine genet. Information enthalten.

Iselin-Krankheit (Marc H. I., Chir., Paris, 1898–1987): (engl.) Iselin's disease; aseptische Knochennekrose des Metatarsale V; s. Knochennekrosen, aseptische.

Ishihara-Tafeln (Shinobu I., japan. Ophth., 1879–1963): (engl.) Ishihara plates; pseudoisochromatische Testtafeln zur Diagn. der Farbenfehlsichtigkeit* (v. a. im Rot-Grün-Bereich); die I.-T. zeigen aus helligkeitsgleichen Farbpunkten zusammengesetzte Flächen, auf denen der Normalsichtige in der Mitte eine Zahl erkennt, der Farbenfehlsichtige dagegen nicht.

iso-: (chem.) Abk. für isomere Verbindungen (z. B. iso-Butanol); vgl. Isomerie.

Iso-: auch Is-; Wortteil mit der Bedeutung gleich, ähnlich; von gr. ἴσος.

Iso|ag|glutinine (↑; Agglutination*) n pl: s. Alloagglutinine.

Iso|all|oxazine n pl: syn. Flavine*.

Iso|anti|gen (Iso-*; Antigen*) n: s. Alloantigen.

Iso|anti|körper (↑; Anti-*): ältere Bez. für Alloantikörper*.

Iso|bare (↑; gr. βάρος Schwere) n pl: (engl.) isobars; **1.** (kernphysik.) Nuklide* mit gleicher Massenzahl* u. versch. Kernladungszahl*; z. B. ^{3}H (Tritium) u. ^{3}He; **2.** (physik.) graph. Darstellung der Veränderung von Volumen od. Temperatur eines idealen Gases bei gleichbleibendem Druck; auch Bez. für Linien od. Flächen gleichen Drucks in graph. Darstellungen (Wetterkarten u. a.); vgl. Isotherme.

Iso|chinolin n: (engl.) isoquinoline; in Steinkohlenteer vorkommendes Isomer des Chinolins; Grundgerüst vieler Opiumalkaloide.

iso|chrom (Iso-*; Chrom-*): (engl.) isochromatic; gleichfarbig.

Iso|chromo|somen (↑; ↑; Soma*) n pl: (engl.) isochromosomes; durch Quer- statt Längsteilung des Zentromerapparats entstandene Chromosomen mit zwei homologen Armen (entweder p- od. q-Arme); Vork. z. B. beim X-Chromosom des Menschen (Iso-X-Chromosom) (s. ums. Abb).

Iso|conazol (INN) n: Imidazolderivat; Antimykotikum mit breitem Wirkungsspektrum zur lokalen Anw.; s. Antimykotika.

Iso|cortex (Iso-*; Cort-*) m: histol. Bez. für den stammesgeschichtl. jungen Teil der Großhirnrinde (Neocortex), der zytoarchitektonisch einen sechsschichtigen Grundplan aufweist; von außen nach innen werden folgende Schich-

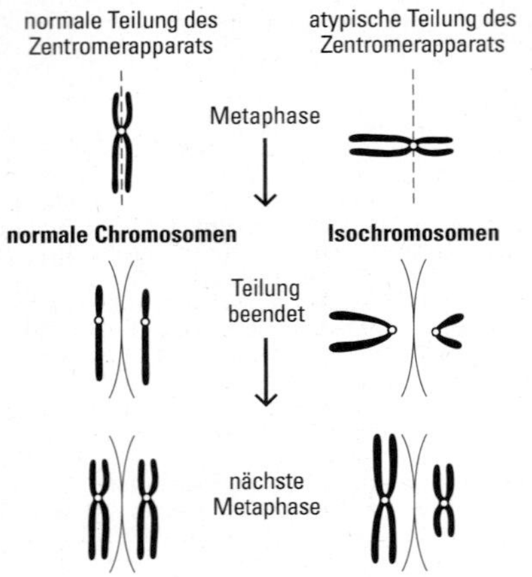

Isochromosomen [478]

ten (Laminae) unterschieden: **1.** Lamina molecularis (I): mit Gliazellen u. spärl. kleinen Nervenzellen; **2.** Lamina granularis externa (II): äußere Körnerschicht mit zahlreichen, dicht gelagerten Nervenzellen; **3.** Lamina pyramidalis externa (III): äußere Pyramidenzellschicht mit kleinen u. mittelgroßen, pyramidenförmigen Nervenzellen; **4.** Lamina granularis interna (IV): innere Körnerschicht mit kleinen, dichtgelagerten Nervenzellen; **5.** Lamina pyramidalis interna (V): innere Pyramidenzellschicht mit mittelgroßen Pyramidenzellen, im Gyrus precentralis mit Betz*-Zellen; **6.** Lamina multiformis (VI): mit meist spindelförmigen Nervenzellen versch. Größe. Vgl. Allocortex.

Iso|cyanate (↑; Zyan-*) n pl**:** (engl.) isocyanates; org. Substanzklasse mit dem Strukturelement —N═C═O (v. a. Toluen-, Hexamethylen-, Naphthalen- u. Diphenylmethandiisocyanat), die u. a. zur Herstellung von Polyurethankunststoffen, Lacken, Schaum- u. Klebstoffen, Gummi u. Plastik dienen; gesundheitsschädl. Folgen einer Exposition mit I. können sein: exogen-allergische Alveolitis*, bronchiale Hyperreaktivität* u. Asthma* bronchiale durch Inhalation bzw. toxisch-irritatives od. allergisches Kontaktekzem nach Hautkontakt; BK Nr. 1315 bzw. 5101.

Is|odontie (↑; Odont-*) f**:** syn. Homodontie*.

Iso|dosen (↑; Dosis*) f pl**:** (engl.) isodoses; diejenigen Linien in graphischen Darstellungen der Dosisverteilung eines bestrahlten Gebiets, die alle Punkte mit gleicher Dosis verbinden; in der Strahlentherapie* wichtig für die Bestrahlungsplanung.

Iso|dosen|plan (↑; ↑)**:** (engl.) isodose plan; in der Strahlentherapie* für best. Bestrahlungsmethoden vorgeschriebene Darstellung der zu bestrahlenden Körperstrukturen mit den entspr. Isodosen.

iso|dynamisch (↑; gr. δύναμις Kraft)**:** (engl.) isodynamic; für die Kraft- bzw. Wärmeerzeugung gleichwertig; isodynamisch sind die Mengen versch. Nährstoffe, deren Verbrennung im Körper gleiche Mengen von Wärme bzw. nutzbarer Energie liefert (z. B. 2,3 g Protein, 1 g Fett, 2,3 g Kohlenhydrate).

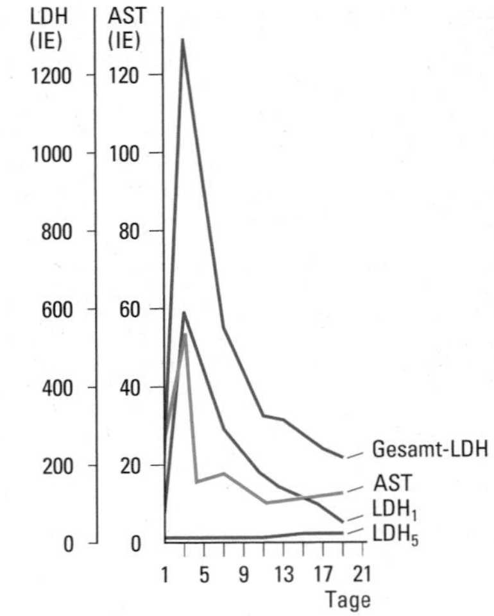

Isoenzyme:
Enzymmuster nach Herzinfarkt: im Gegensatz zu LDH_5 ist LDH_1 stark erhöht.

Iso|elektro|fokussierung (↑; Elektro-*; Fokus*) f**:** s. Elektrofokussierung.

Iso|en|zyme (↑; Enzyme*) n pl**:** (engl.) isoenzymes; genetische Varianten von Enzymen*, die sich in der Primärstruktur meist gering, in ihren Eigenschaften (z. B. isoelektr. Punkt, Reaktionskinetik, Regulation, Substrataffinität, Substratspezifität*) jedoch oft erheblich unterscheiden u. durch Genduplikation, -diversifikation u. die Entw. von Polymorphismen entstanden sind (Glukose-6-phosphat-Dehydrogenase hat z. B. mehr als 250 I.); gewebe- od. zellspezifisch unterschiedl. Genexpression kann zu versch. Enzymmustern führen, z. B. bei Kreatinkinase* u. Laktatdehydrogenase*, die z. T. für die Diagn. einer Organschädigung verwendbar sind (s. Abb.). Pharmak. wichtige I. sind die I. von Zytochrom-P-450 (s. Biotransformation). I. sind mit physik., biochem. u. immun. Methoden differenzierbar. Vgl. Enzymdiagnostik, Polymorphismus.

Iso|fluran n**:** (engl.) isoflurane; halogenierter Ether, Strukturisomer des Enflurans*; s. Inhalationsanästhetika.

Iso|gamie (Iso-*; gr. γάμος Hochzeit) f**:** (engl.) isogamy; Fortpflanzung durch morphol. gleiche Gameten*; vgl. Anisogamie.

iso|gen (↑; -gen*)**:** (engl.) isogenic; syn. isolog, syngen; Bez. für Individuen mit ident. Erbanlage; s. Transplantation (Tab.).

Iso|hämo|lysine (↑; Häm-*; Lys-*) n pl**:** (engl.) isohemolysins; Alloantikörper* (meist der Klasse IgM), die unter Aktivierung von Komplement Erythrozyten hämolysieren; von Bedeutung sind v. a. die Alloagglutinine*.

Iso|im|munisierung (↑; immun*)**:** s. Alloimmunisierung.

Iso|kapnie (↑; gr. καπνός Gas) f**:** (engl.) isocapnia; Bez. für den Zustand mit normalem arteriellem CO_2*-Partialdruck (Referenzbereich: 31–44 mmHg).

Iso|kinetik (↑; Kin-*) n**:** (engl.) isokinetic; Methode zur Muskelbeanspruchung außerhalb der üblichen konzentrischen u. exzentrischen dynamischen Belastung; apparative Durchführung einer kontrollierten Bewegung mit konstant gehaltener Geschwindigkeit gegen einen maximalen Widerstand über den gesamten Bewegungsbereich; **Anw.:** v. a. in der Sportmedizin für Training, Therapie u. Rehabilitation. W. Hol.

Iso|korie (↑; gr. κόρη Pupille) f**:** (engl.) isocoria; Gleichheit der Pupillenweite beider Augen; vgl. Anisokorie.

Iso|leucin n: (engl.) isoleucine; Abk. Ile, I; L-α-Amino-β-methylpentansäure; proteinogene, essentielle, aliphat. u. neutrale Aminosäure (s. Aminosäuren); gluko- u. ketoplastisch; Anw. zur parenteralen Ernährung. Vgl. Ahornsirupkrankheit.

Isolierungs|station: (engl.) isolation ward, quarantine ward; Station zur Isolation von Pat. zur Verhinderung der Übertragung von Infektionen; **Formen: 1.** Standardisolierung (z. B. bei Ruhr, Typhus abdominalis, Meningokokken-Meningitis): Einzelzimmer, hyg. Händedesinfektion, Schutzkittel, Schutzhandschuhe; **2.** strikte Isolierung (z. B. bei virusbedingtem hämorrhagischem Fieber): zusätzlich eigene Nasszelle, Mund-Nasenschutz, Klimaanlage mit virusdichten Filtern; **3.** protektive Isolierung zum Schutz immungeschwächter Patienten. Bei 1. u. 2. Desinfektion* aller auszubringenden, bei 3. Sterilisation aller einzubringenden Gegenstände. Vgl. Quarantäne, Life island. K. Fie.

iso|log (Iso-*; -log*)**:** (engl.) isologous; syn. homolog, syngen; genet. identisch, artgleich; s. Transplantation (Tab.).

Iso|lysine n pl**:** s. Isohämolysine.

Iso|malt: Zuckeraustauschstoff aus Disaccharidalkoholen; s. Palatinose.

Iso|maltose f**:** Disaccharid aus alpha-1,6-glykosid. verknüpfter Glukose; entsteht beim Abbau verzweigter Homoglykane, z. B. Amylopektin* u. Glykogen*.

Iso|merasen f pl**:** (engl.) isomerases; fünfte Hauptklasse der Enzyme*, die intramolekulare Umlagerungen katalysieren, z. B. Triosephosphatisomerase*, Phosphoglyceratmutase*; vgl. Isomerie.

Iso|mere (Iso-*; gr. μέρος Teil) n pl**:** (engl.) isomers; **1.** (chem.) s. Isomerie; **2.** (kernphysik.) Nuklide (s. Nuklid) mit gleicher Massenzahl*, die sich durch den Anregungszustand (Energiezustand) ihres Kerns unterscheiden (sog. metastabile Nuklide) u. mit einer charakterist. Halbwertzeit i. Allg. unter Emission von Gammastrahlung (Radionuklide*) in ihren Grundzustand übergehen (isomerer Übergang). Der **m**etastabile Zustand wird durch ein m hinter der Massenzahl gekennzeichnet, z. B. Technetium-99m.

Iso|merie (↑; ↑) f**:** (engl.) isomerism; Bez. für das Phänomen, dass chem. Verbindungen mit gleicher Summenformel (Isomere) chem. u. physikal. versch. Eigenschaften zeigen.

1. Strukturisomerie: syn. Konstitutionsisomerie; unterschiedl. Strukturformeln. Beispiele:

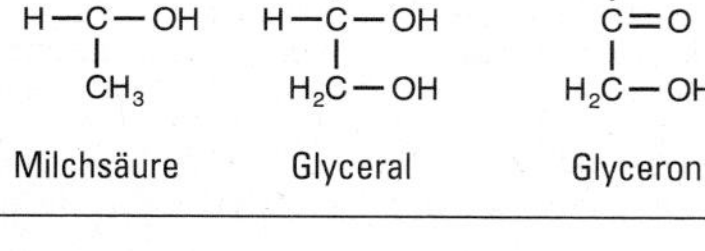

Milchsäure Glyceral Glyceron

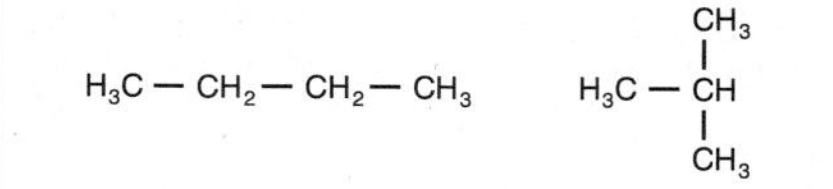

n-Butan iso-Butan

2. Raum- od. Stereoisomerie: unterschiedl. räumliche Anordnung (Konfiguration) bei gleichartiger Verkettung der Atome: **a) cis-trans-I.** od. **(Z)-(E)-I.:** benachbarte, durch Doppelbindung verbundene C- u./od. N-Atome sind in einer Ebene fixiert (im Ggs. zur Einfachbindung ist die freie Drehbarkeit aufgehoben). Ihre Substituenten können auf der gleichen (cis-Form) od. entgegengesetzten (trans-Form) Seite dieser Ebene stehen (cis-Isomere sind energiereicher als trans-Isomere). Werden die Substituenten nach Priorität entspr. ihrer Atomnummer geordnet, können die mit höherer Priorität auf der gleichen (Z-Form) od. entgegengesetzten Seite (E-Form) stehen. Die Z-E-Bezeichnung kann von der cis-trans-Bezeichnung abweichen. Beispiel:

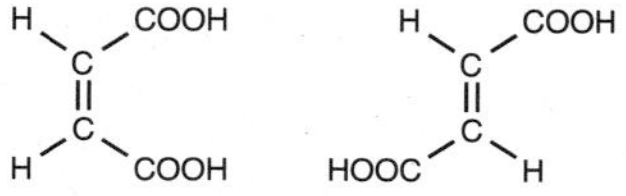

Maleinsäure (cis-Form, Z-Form) Fumarsäure (trans-Form, E-Form)

b) Optische I. (Chiralität, Spiegelbildisomerie, Enantiomerie): Jedes C-Atom mit vier versch. Substituenten ist ein asymmetrisches od. chirales C-Atom u. kommt in zwei Konfigurationen vor, die wie Bild u. Spiegelbild sind, d. h. sie können nicht zur Deckung gebracht werden. Moleküle mit Chiralitätszentrum sind optisch aktiv. Sie drehen polarisiertes Licht, nach rechts (+) od. links (-). Beispiel:

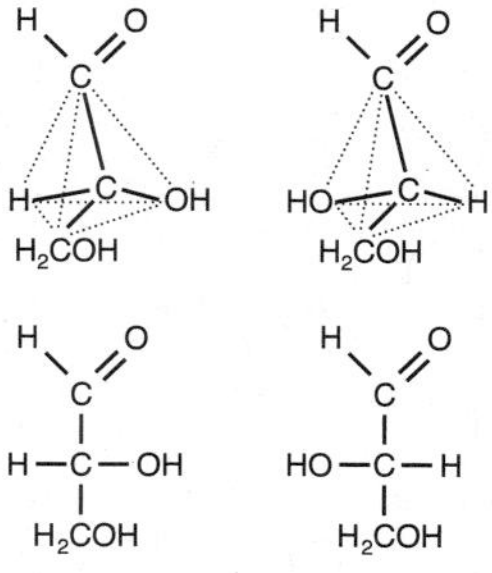

D(+) - Glyceral (R) - Glyceral L(–) - Glyceral (S) - Glyceral

Enantiomere gleichen sich in allen anderen chem. u. physik. Eigenschaften. Sie sind nur in chiralen Medien trennbar; da biol. Prozesse (z. B. Enzymreaktionen) i. Allg. in chiraler Umgebung ablaufen, erzeugen Enantiomere häufig verschiedene biol. Wirkungen (s. Ibuprofen). Wird in der Formel das am höchsten oxidierte C-Atom (größte Oxidationszahl) nach oben geschrieben, werden die Enantiomere entspr. der Stellung der Gruppen am asymmetr. C-Atom als **D-** od. **L-Form** bezeichnet (z. B. bei Aminosäuren, die physiol. in L-Form vorkommen). Bei Monosacchariden* (physiol. in D-Form) bezieht sich die Zugehörigkeit zur D- od. L-Reihe auf Glyceral u. leitet sich von der Stellung der OH-Gruppe an dessen asymmetr. C-Atom ab. D- u. L-Form drehen polarisiertes Licht stets in die entgegengesetzte Richtung (vgl. Drehung, spezifische). Ein Racemat, die DL- od. (±)-Form, ist ein Gemisch aus D- u. L-Form u. optisch inaktiv. Bei dem **RS-System** zur Bestimmung der absoluten Konfiguration am Chiralitätszentrum werden dessen vier Liganden entspr. ihrer Ordnungszahl nach Priorität geordnet. Im Tetraedermodell liegt das Atom mit der niedrigsten Priorität hinten; die anderen, nach vorn gerichteten Atome werden in fallender Priorität geordnet. Diese weist entw. im Uhrzeigersinn nach rechts (R-Form) od. entgegen dem Uhrzeigersinn nach links (S-Form). **Diastereomerie:** nichtspiegelbildl. Stereoisomerie; Diastereomere haben mehrere Chiralitätszentren u. zeigen erhebl. chem. u. physik. Unterschiede; **Epimerie:** Sonderform der Diastereomerie, bei der sich Verbindungen nur an einem Chiralitätszentrum unterscheiden, u. bei Monosacchariden, deren Konfiguration sich nur am chiralen C2-Atom unterscheidet (z. B. D-Glukose, D-Mannose).

iso|metrisch (↑; Metr-*)**:** (engl.) isometric; s. Kontraktion, isometrische.

Iso|metr|opie (↑; ↑; Op-*) **f:** (engl.) isometropia; Gleichsichtigkeit (Refraktionsgleichheit) beider Augen; vgl. Ametropie.

iso|morph (↑; -morph*)**:** (engl.) isomorphous; gleichgestaltig.

Iso|niazid (INNv) **n:** syn. Isonicotinsäurehydrazid (Abk. INH); Antituberkulotikum der ersten Wahl mit bakterizider Wirkung auf schnellwachsende Stämme von Mycobacterium tuberculosis; **Verw.:** in Komb. mit anderen Antituberkulotika* (rasche Resistenzentwicklung unter Monotherapie); **Kontraind.:** akute Lebererkrankungen, periphere Neuropathien, Psychosen od. Krampfanfälle; **UAW:** Kopfschmerz, Schwindel, Polyneuropathien, gastrointestinale Störungen, Transaminasenanstieg, Überempfindlichkeitsreaktionen u. a.

Iso|niazid|poly|neuro|pathie (Poly-*; Neur-*; -pathie*) **f:** (engl.) isoniacide polyneuropathy; toxische Polyneuropathie* inf. einer langfristigen Einnahme von Isoniazid in hoher Dosierung; **Ther.:** Pyridoxin*.

Iso|nicotin|säure|hydr|azid **n:** Abk. INH; syn. Isoniazid*.

Iso|pentenyl|di|phosphat **n:** sog. aktives Isopren*.

Iso|peri|staltik (Iso-*; Peristaltik*) **f:** (engl.) isoperistalsis; in ihrer Bewegungsrichtung von oral nach anal verlaufende, physiol. Peristaltik* des Verdauungstrakts.

iso|phän (↑; gr. φαίνεσθαι sich zeigen)**:** (engl.) isophenous, isophenic; (genet.) Bez. für Lebewesen mit gleichem Phänotypus*.

Iso|phan|insulin (INN) **n:** syn. Insulinum isophanum; kristalliner Insulin-Protamin-Komplex; Verzögerungsinsulin; s. Insulin.

Iso|plastik (Iso-*; -plastik*) **f:** s. Plastik.

Iso|pren **n:** (engl.) isoprene; 2-Methyl-1,3-butadien; ungesättigter Kohlenwasserstoff; als sog. **aktives I.** (Isopentenyldiphosphat) Zwischenprodukt in der pflanzl. u. tier. Biosynthese mono-, oligo- u. polymerer Isoprenoide (z. B. Cholesterol, Gallensäuren, Steroide, Kautschuk, Carotinoide, Mono- u. Diterpene, Dolichol); aktives I. entsteht über Mevalonsäure aus drei Molekülen Acetyl-CoA.

Iso|prenalin (INN) **n:** Betasympathomimetikum; **Verw.:** als lokales Antiasthmatikum bei Asthma bronchiale u. a.; **UAW:** s. Sympathomimetika.

Iso|propyl|alkohol **m:** (engl.) isopropyl alcohol; $(CH_3)_2CHOH$, Propanol-2; sekundärer Alkohol, der häufig als Ersatz des Ethylalkohols zur Desinfektion u. als Lösungsmittel in der Kosmetik, Lack- u. Farbenindustrie verwendet wird; häufiger Kontakt führt zu Hautentfettung u. Dermatitis; etwa doppelt so toxisch wie Ethanol*. MAK: 200 ppm bzw. 500 mg/m^3; BAT: 50 mg Aceton/l Blut od. Urin (am Ende einer Arbeitsschicht).

Iso|serum (Iso-*; Sero-*) **n:** veraltete Bez. für Alloantiserum*.

Iso|sorbid|di|nitrat (INN) **n:** Abk. ISDN; Vasodilatator; s. Nitrate, organische.

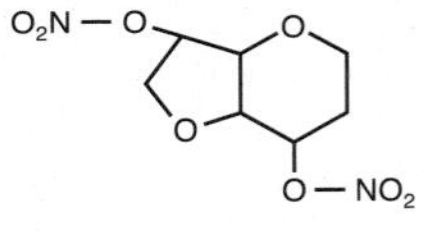

Isosorbiddinitrat

Iso|sorbid|mono|nitrat (INN) **n:** Vasodilatator; s. Nitrate, organische.

Iso|spora (Iso-*; Spora*) **f:** zu den Kokzidien gehörende Sporozoengattung (vgl. Protozoen); Parasiten des Darmepithels bei Mensch u. Karnivoren, Err. der Kokzidiose*; **Entw.:** im Darmepithel Schizogonie u. Gamogonie mit Bildung von Oozysten, die mit dem Stuhl ausgeschieden werden; bei der anschl. Sporogonie entstehen zwei Sporozysten mit je vier Sporozoiten innerh. einer Oozyste. **Inf.** des Menschen durch orale Aufnahme von Oozysten; **Vork.:** rel. selten; häufiger in warmen Klimazonen, bes. südwestl. Pazifik, Chile, Brasilien, Kolumbien, USA, Südafrika; **Nachw.:** Oozysten im Stuhl; **1.** Nativpräparat; **2.** Anreicherung (MIFC- od. Flotationsmethode).

Iso|spora belli (↑; ↑) **f:** ovale bis kugelförmige Oozysten; reife Formen ca. 10–20 × 20–40 µm, mit derber Membran; Err. der Kokzidiose*.

Iso|sthen|urie (↑; gr. σθένος Kraft, Stärke; Ur-*) **f:** (engl.) isosthenuria; Harnstarre; annäherndes Gleichbleiben der Harnkonzentration (spezif. Gewicht zw. 1,010 u. 1,012 od. 270–320 mosmol/l) sowohl beim Dursten als auch bei vermehrter Flüssigkeitszufuhr inf. mangelnder Konzentrationsfähigkeit der Niere bei Niereninsuffizienz; führt zu Polyurie* u. Nykturie* mit einer Ausscheidung von ca. 2–3 l Urin/24 Std.; eine Unterschreitung dieser Harnmenge bei I. hat die zunehmende Retention harnpflichtiger Substanzen zur Folge u. zeigt damit die Entw. einer Urämie* mit Übergang in das Terminalstadium der Niereninsuffizienz an. Vgl. Hyposthenurie, Hypersthenurie.

Iso|therme (↑; Therm-*) **f:** (engl.) isotherm; graph. Darstellung der Veränderung von Druck od. Volumen eines idealen Gases bei konstanter Temperatur. Vgl. Boyle-Mariotte-Gesetz, Isobare.

Iso|thermie (↑; ↑) f: (engl.) isothermia; Bez. für die Erhaltung der normalen Körpertemperatur; vgl. Wärmeregulation.

Iso|tone (↑; Ton-*) n pl: (engl.) isotones; Atome mit gleicher Neutronen-, aber unterschiedl. Protonen- bzw. Kernladungszahl.

Iso|tonie (↑; ↑) f: (engl.) isotonia; Gleichheit zweier Lösungen hinsichtl. des wirksamen osmot. Drucks; bei Vorliegen echter semipermeabler Membranen ist I. mit Isoosmose gleichzusetzen; zum Blutplasma isotonische Lösungen enthalten gelöste Teilchen in einer Konz. von ca. 290 mosmol/l (z. B. 0,9%ige wässrige NaCl-Lösung).

iso|tonisch (↑; ↑): (engl.) isotonic; **1.** s. Kontraktion, isotonische; **2.** s. Isotonie.

iso|top (↑; gr. τόπος Ort): (engl.) isotopic; s. Transplantation (Tab.).

Iso|tope (↑; ↑) n pl: (engl.) isotopes; unterschiedl. Atomarten des gleichen chem. Elements mit gleicher Kernladungszahl* u. unterschiedl. Massenzahl* u. Neutronenzahl; I. haben meist gleiche chem. Eigenschaften (Ausnahmen: v. a. die I. Wasserstoff*, Deuterium* u. Tritium*), können stabil sein od. unterschiedl. Arten der radioaktiven Umwandlung zeigen; sie treten bei Inkorporation* durch den Menschen i. Allg. als Bestandteile physiol. Substanzen auf u. entfalten - sofern sie ionisierende Strahlung* emittieren - im Körper eine Strahlenwirkung*; Anw. von radioaktiven I. in der Nuklearmedizin* in Ther. (Strahlentherapie*) u. Diagn. (z. B. Szintigraphie*); nahezu alle chem. Elemente sind Gemische von I., deren Anzahl u. jeweilige Häufigkeit pro Element festliegen. Vgl. Nuklid.

Iso|topen|dia|gnostik (↑; ↑) f: (engl.) isotope studies; s. Radionuklide, Nuklearmedizin.

Iso|topen|gemisch (↑; ↑): (engl.) isotope mixture; (physik.) **1.** Gemisch versch. Isotope* unterschiedlicher chem. Elemente, wie es z. B. bei der Kernspaltung* entsteht (sog. Spaltgemisch); **2.** Gemisch versch. schwerer Isotope des gleichen Elements*. Natürlich vorkommende Elemente liegen gewöhnlich als I. vor.

Iso|topen|nephro|gramm (↑; ↑; Nephr-*; -gramm*) n: s. Radioisotopennephrographie.

Iso|trans|plantation (↑; Transplantation*) f: syn. syngene Transplantation; s. Transplantation (Tab.).

Iso|tretinoin (INN) n: 13-cis-Retinsäure; Derivat des Tretinoins; s. Retinoide.

Iso|typie (Iso-*; gr. τύπος das Geprägte) f: (engl.) isotypy; genet. bedingte Heterogenität von Proteinen in allen Individuen einer Species, z. B. der Proteinstruktur (Aminosäuresequenz) im Bereich der konstanten Region der H- u. L-Ketten der Immunglobuline* (die fünf Immunglobulinklassen u. die Subklassen als isotypische Strukturvarianten). Die mit heterologen Antiseren erfassbaren Epitope werden als isotypische Determinanten bezeichnet. Vgl. Allotypie, Idiotypie.

Iso|valerian|azid|ämie (Azid-*; -ämie*) f: (engl.) isovaleric acidemia; autosomal-rezessiv erbl. Mangel an Isovaleryl-CoA-Dehydrogenase (Genlokus 15q14-q15) mit charakterist. sog. Schweißfußgeruch; Anstieg der Isovaleriansäure* kann bei der akuten Form zu Ketoazidose, Erbrechen, Dehydratation u. Koma in den ersten Lebenstagen führen; häufig auch Thrombo- u. Leukopenie; bei der chron. Form Anfälle nach eiweißreicher Kost; sek. Anstieg der Glycinkonzentration (Hyperglycinämie*); **Ther.:** leucinarme Diät, L-Carnitin. Vgl. Ahornsirupkrankheit.

Iso|valerian|säure: (engl.) isovaleric acid; 3-Methylbuttersäure; C_5H_9COOH, Monocarbonsäure; Metabolit im Stoffwechsel von Leucin*; zus. mit Valeriansäure charakterist. Inhaltstoff der Baldrianwurzel (s. Baldrian); vgl. Isovalerianazidämie.

Iso|vol|ämie (Iso-*; -ämie*) f: (engl.) isovolemia; Konstanz des Blutvolumens, i. w. S. auch der Extrazellulärflüssigkeit; die Regulation erfolgt v. a. bei Abnahme des zirkulierenden Blutvolumens (wahrscheinl. vermittelt durch Dehnungsrezeptoren der Herzvorhöfe) über eine Freisetzung von ADH* (sog. nichtosmotische Stimulation); vgl. Gauer-Henry-Reflex.

Isox|suprin (INN) n: Betasympathomimetikum; Vasodilatatior; wirkt stimulierend auf Beta- u. hemmend auf Alpharezeptoren; **Verw.:** bei zerebralen u. peripheren Durchblutungsstörungen; **UAW:** s. Sympathomimetika.

Iso|zytose (Iso-*; Zyt-*; -osis*) f: (engl.) isocytosis; Bez. für normale, gleich große, rote Erythrozyten; Ggs. Anisozytose*.

I

ISTA: Abk. für **I**sthmus**st**enose der **A**orta; s. Aortenisthmusstenose.

Isthm-: Wortteil mit der Bedeutung schmaler Zugang; von gr. ἰσθμός.

Isthmus (↑) m: Engpass, verengte Stelle, schmale Verbindung.

Isthmus aortae (↑) m: Aortenenge; 3. Abschnitt des Aortenbogens, d. h. Endstrecke des Aortenbogens zw. Abgang der li. A. subclavia u. Einmündung des Ductus arteriosus (Übergang in die absteigende Aorta).

Isthmus faucium (↑) m: die Schlund- od. Rachenenge zw. Mundhöhle u. Rachen, durch die Gaumenbögen gebildet.

Isthmus glandulae thyroideae (↑) m: Verbindungsstück der beiden Schilddrüsenlappen.

Isthmus pro|statae (↑) m: die beiden Seitenlappen verbindender Mittelteil der Prostata vor der Urethra.

Isthmus|stenose (↑; Steno-*; -osis*) f: s. Aortenisthmusstenose.

Isthmus tubae auditivae (↑) m: Enge zw. knöchernem u. knorpeligem Teil der Ohrtrompete.

Isthmus tubae uterinae (↑) m: mediales enges Drittel des Eileiters.

Isthmus uteri (↑) m: s. Uterus.

Itai-Itai-Krankheit (japan. itai schmerzhaft): (engl.) itai-itai disease; in Japan bei ca. 350 Personen beobachtete chron. Cadmiumvergiftung* (ca. 100 Todesfälle) nach Verseuchung von Getreide-, Reis- u. Gemüsefeldern durch cadmiumhaltige Bergwerkabwässer; **Klin.:** heftige Schmerzen im Rücken u. in den Schenkeln sowie Spontanfrakturen inf. Osteomalazie; labordiagn. Proteinurie, Glykosurie, Anstieg der Serumphosphatasen, Abfall des Serumphosphatspiegels sowie metabolische Azidose; z. T. tödlicher Verlauf.

Iteration (lat. iteratio Wiederholung) f: stereotype Wiederholung von Lauten, Silben, Wörtern, Satzteilen bzw. Sätzen od. rhythmischen Bewegungen ohne konkreten Bezug; vgl. Stereotypien, Verbigeration.

Iterativ|bewegungen (↑): (engl.) iterative behaviour; ständig wiederholte Bewegungen (sog. Beschäftigungsunruhe); vgl. Stereotypien.

-itis: aus dem Griech. übernommene Endung mit der Bedeutung Entzündung.

ITN: Abk. für **In**tubations**n**arkose*.

Ito-Nävus (M. I., zeitgen. Dermat., Japan; Nävus*) m: (engl.) nevus of Ito; Mongolenfleck* im Schulterbereich; vgl. Incontinentia pigmenti achromians.

Ito-Syn|drom (↑) n: s. Incontinentia pigmenti achromians.

Ito-Zellen (↑; Zelle*): (engl.) Ito cells; Fett speichernde interstitielle Zellen im Dissé-Raum der Leber; vgl. Fettleber.

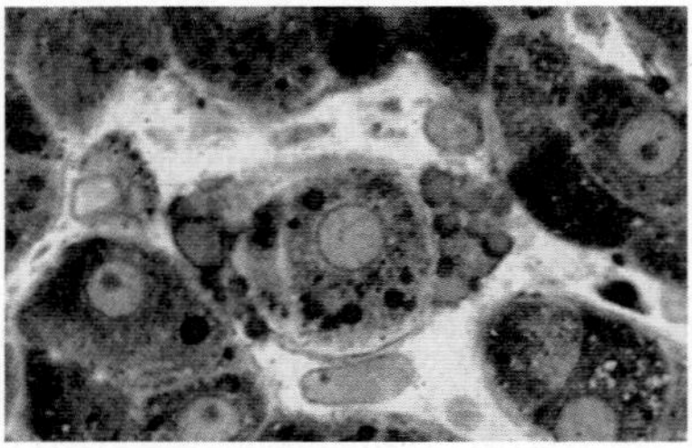

Ito-Zellen, Leberhistologie [62]

ITP: Abk. für **1. I**nosin**tri**phosphat; **2. i**diopathische **t**hrombozytopenische **P**urpura; s. Werlhof-Krankheit.

I/T-Quotient m: Parameter zur Diagn. einer Infektion bei Früh- u. Neugeborenen; Verhältnis von unreifen (engl. **i**mmature, z. B. stabkernige neutrophile Granulozyten) bzw. entzündl. stimulierten Vorstufen zur Gesamtzahl (engl. **t**otal) der neutrophilen Granulozyten*; Hinweis auf eine bakt. Infektion bei Werten >0,2. Vgl. Protein, C-reaktives. M. Rad.

Itra|conazol (INN) n: Antimykotikum zur oralen Anw.; **Verw.:** bei schweren Dermatophytosen, die einer externen Behandlung nicht ausreichend zugänglich sind; vgl. Antimykotika.

I.U.: auch IU; Abk. für (engl.) **i**nternational **u**nit, internationale Einheit (I. E.); z. B. für Enzymaktivität: 1 I. U. ist die Enzymmenge, die unter definierten Bedingungen 1 µmol Substrat/min umsetzt (Def. der Enzymkommission der Internationalen Union für Biochemie). Vgl. Katal, I. E.

IUP: Abk. für **I**ntra**u**terin**p**essar*.

IUPAC: Abk. für (engl.) **I**nternational **U**nion of **P**ure and **A**pplied **C**hemistry, Internationale Union für Reine u. Angewandte Chemie (Basel); vgl. Generic name.

iuxta (lat.): auch: juxta; neben, daneben.

i. v.: Abk. für **i**ntra**v**enös.

Ivemark-Syn|drom (Björn I., Päd., Pathol., Stockholm, geb. 1925) n: syn. Milzagenesiesyndrom; kombiniertes Fehlbildungssyndrom mit fehlender Milzanlage, Lageanomalien der Eingeweide (typ. ist der partielle od. komplette Situs inversus) u. versch. häufig zyanotischen Angiokardiopathien; **Urs.:** wahrscheinl. pränatale Schädigung zw. dem 31. u. 36. Tag der Embryogenese; autosomal-rezessive Vererbung vereinzelt beobachtet; **Klin.:** bereits im Neugeborenenalter Zyanose; **Diagn.:** röntg. z. B. Mittelständigkeit od. Rechtslage des Magens; im Blutausstrich intraerythrozytäre Jolly-Körperchen u. Heinz-Innenkörperchen; **Progn.:** 80 % der Kinder sterben im 1. Lebensjahr.

Iver|mectin (INNv) n: Anthelminthikum mit breitem Wirkungspektrum gegen Nematoden, bes. gegen Onchocerca* volvulus; gehört zu einer Gruppe makrocycl. Lactone, die von Streptomyces avermitilis gebildet werden.

IVF: Abk. für **In***-vitro-**F**ertilisation.

Ixodes (gr. ἰξός Mistel) m: Gattung der Schildzecken; s. Zecken.

I-Zell-Krankheit (Zelle*): (engl.) I-cell disease; syn. Leroy-Syndrom; Mukolipidose Typ II mit Mangel an lysosomaler N-Acetylglukosamin-Phosphotransferase u. Speicherung von Dermatansulfat in Fibroblasten; autosomal-rezessiver Erbgang (Genlokus 4q21-q23); **Histopathol.:** Einschlüsse in Fibroblasten u. Leukozyten; **Klin.:** ähnlich den Mukopolysaccharid*-Speicherkrankheiten. Vgl. Mukolipidosen.

IZF: Abk. für **I**ntra**z**ellular**f**lüssigkeit*.

IZR: Abk. für **I**ntra**z**ellular**r**aum*.

J

J: 1. (chem.) veraltetes Symbol für Iod*; **2.** (physik.) Einheitenzeichen für Joule*; **3.** (radiol.) Formelzeichen für Ionendosis*.

Jaborandi|blätter: (engl.) jaborandi leaves; Jaborandi folium; Fiederblättchen von Pilocarpus-Arten, z. B. Pilocarpus jaborandi; Verw. zur Gewinnung von Pilocarpin*.

Jaboulay-Winkelmann-Operation (Mathieu J., Chir., Lyon, 1860–1913; W. Karl W., Chir., Barmen, 1863–1925) **f:** Operation einer Hydrozele* ohne Resektion des Hydrozelensacks; die eröffnete Zystenwand wird auf die Rückseite von Hoden u. Samenstrang umgeschlagen, vernäht u. an der Rückwand des Skrotums befestigt.

Jaccoud-Zeichen (Sigismond J., Arzt, Paris, 1830–1913)**:** (engl.) Jaccoud's sign; negativer Herzspitzenstoß*.

Jacket|krone (engl. jacket Umhüllung)**:** (engl.) jacket crown; (zahnmed.) nicht mehr gebräuchl. Bez. für Keramik- od. Kunststoffmantelkrone; vgl. Krone.

Jackson-Anfall (John H. J., Neurol., London, 1834–1911)**:** (engl.) jacksonian epilepsy; motorischer einfach-partieller Anfall (s. Epilepsie) mit tonischen Verkrampfungen od. Myoklonien, die meist an einem distalen Extremitätenabschnitt beginnen u. sich auf der betr. Körperhälfte ausbreiten (sog. March of convulsion); auch Beginn im Gesicht möglich.

Jackson-Lagerung (Chevalier J., Laryngologe, Philadelphia, 1865–1958)**:** (engl.) Jackson's position; Lagerung des Kopfes zur Intubation* (sog. Schnüffelstellung); das Anheben des Kopfes (durch ca. 10 cm hohes Intubationskissen) u. die Überstreckung im Atlantookzipitalgelenk schaffen eine kurze, nahezu gerade verlaufende Achse von den Schneidezähnen bis zur Epiglottis.

Jackson-Membran f: Fascia precaecocolica; inkonstant.

Jackson-Syn|drom (John H. J., Neurol., London, 1834–1911) **n:** s. Hirnstammsyndrome (Tab.).

Jacob-Monod-Schema (François J., Genet., Paris, geb. 1920; Jacques M., Biochem., Paris, 1910–1976) **n:** (engl.) Jacob-Monod model; Modell zur Erklärung der Genregulation* mit einer funkt. Einteilung der DNA in Strukturgene, Operatorgene u. Regulatorgene.

Jacobson-Geflecht: s. Plexus nervosus tympanicus.

Jacobson-Ana|stomose (Ludwig L. J., Anat., Kopenhagen, 1783–1843; Anastomose*) **f:** (engl.) Jacobson's nerve; Verbindung des Ganglion inferius des N. glossopharyngeus mit dem Ganglion oticum über den N. tympanicus u. seine Fortsetzung, den N. petrosus minor; führt parasympath. Fasern für die Glandula parotis.

Jacobson-Kanälchen (↑)**:** Canaliculus* tympanicus.

Jacobson-Knorpel (↑)**:** Cartilago vomeronasalis.

Jacobson-Nerv (↑)**:** Nervus* tympanicus.

Jacobson-Organ (↑) **n:** (engl.) Jacobson's organ; Organum vomeronasale; rudimentäres, bei vielen Amphibien, Reptilien u. manchen Säugetieren stark ausgebildetes Geruchsorgan (Organon vomeronasale), das am vorderen unteren Abschnitt des Nasenseptums liegt; beim Menschen embryonal angelegt u. später zurückgebildet; selten postnatal als kleiner Kanal erhalten.

Jacod-Syn|drom (Maurice J., frz. Neurol., geb. 1880) **n:** Ausfall der Hirnnerven II-VI; **Urs.:** v. a. maligne Epipharynxtumoren*, die die Schädelbasis infiltrieren.

Jactatio capitis nocturna (lat. iactatio Werfen, Schütteln) **f:** Bez. für v. a. im Einschlafstadium auftretendes rhythm. Kopfschaukeln u. -wackeln, das als lustbetonte Bewegung od. Selbststimulation bei sensorischer Deprivation* interpretiert wird; **Vork.:** v. a. im Kleinkindesalter, evtl. in Zus. mit frühkindl. Hirnschaden, geistiger Behinderung, Hospitalismus; **cave:** Verletzungsgefahr; **DD:** Tic, fokale komplex-partieller Anfall. Vgl. Jaktation.

Jactatio corporis nocturna (↑) **f:** Bez. für v. a. im Einschlafstadium auftretende Körperbewegungen; vgl. Jactatio capitis nocturna.

Jadassohn-Krankheit (Josef J., Dermat., Bern, 1863–1936)**:** syn. Granulosis* rubra nasi.

Jadassohn-Lewandowsky-Syn|drom (↑; Felix L., Dermat., Basel, 1879–1921) **n:** syn. Pachyonychia* congenita.

Jaffé-Lichtenstein-Syn|drom (Henry L. J., Pathol., New York, 1896–1979; Louis L., Pathol., Los Angeles, 1906–1977) **n:** (engl.) Jaffé-Lichtenstein disease, polyostotic fibrous dysplasia; syn. Osteofibrosis deformans juvenilis, poly- od. monoostotische fibröse Knochendysplasie; meist einseitige u. lokalisierte Störung der Knochenentwicklung inf. fibröser Dysplasie (Ersatz des Knochenmarks durch zellarmes, faserreiches Bindegewebe); Beginn zw. dem 5. u. 15. Lj., schubweiser Verlauf; **Sympt.:** Knochenschmerzen, Knochenverbiegungen, u. U. Spontanfrakturen; Vork. oft in Komb. mit Pigmentstörungen der Haut, Pubertas praecox u. a. endokrinen Störungen (McCune*-Albright-Syndrom); **Diagn.:** röntg. Auftreibung der flachen Knochen, Ausweitung u. Spongiosierung der Dia- u. Metaphysen der langen Röhrenknochen (bes. Femur u. Humerus), exzentrische Kompaktaatrophie, Pseudozystenbildung; labordiagn. Calcium- u. Phosphatspiegel im Serum normal.

Jaffé-Methode (Max J., Int., Pharmak., Königsberg, 1841–1911)**:** (engl.) Jaffé method; Verf. der Kreatininbestimmung; alkalisierte Kreatininlösung zeigt nach Komplexbildung mit Pikrinsäure eine orangerote Färbung, deren Intensität proportional zur Kreatininkonzentration ist.

Jagd|hund|stellung: Chien*-de-fusil-Stellung.

Jakob-Creutzfeldt-Erkrankung (Alfons J., Neurol., Hamburg, 1884–1931)**:** s. Creutzfeldt-Jakob-Krankheit.

Jaksch-Hayem-Syn|drom (Rudolf Ritter von J.-Wartenhorst, Int., Prag, Wien, 1855–1947; Georges H., Int., Paris, 1841–1933) n: syn. Ziegenmilchanämie*.

Jaktation (lat. iactatio Werfen, Schütteln) f: (engl.) jactation; Hin- u. Herwälzen des Kopfs od. des Körpers als Bewegungsstereotypie; s. Jactatio capitis nocturna, Jactatio corporis nocturna; **DD:** Gilles*-de-la-Tourette-Syndrom.

Jalousie|plastik (-plastik*) f: s. Thorakoplastik.

Jamais-vu-Erlebnis (frz. nie gesehen): (engl.) jamais vu; Entfremdungserlebnis gegenüber der vertrauten Umwelt; z. B. als Aura bei fokalen Anfällen; vgl. Epilepsie, Déjà-vu-Erlebnis.

James-Box-Versuch: (engl.) James-Box protocol; syn. Kletterstufentest*.

James-Bündel: (engl.) James bundle; akzessorische Reizleitungsbahn im Herzen; Verbindung zw. dem posterioren, internodalen, intraatrialen Reizleitungssystem u. den tiefen Anteilen des AV-Knotens od. des His-Bündels; vgl. Präexzitationssyndrom.

Jansen-Ritter-Radikal|operation (Albert J., Otol., Berlin, 1859–1933; lat. radix, radicis Wurzel) f: (engl.) Jansen-Ritter's method; s. Stirnhöhlenoperation.

J

Jansky-Bielschowsky-Krankheit (Jan J., Serol., Prag, Baltimore, 1873–1921; Max B., Neuropathol., Berlin, 1869–1940): (engl.) Jansky-Bielschowsky disease; spätinfantile Form der neuronalen Ceroidlipofuszinose*.

Janusgrün-Färbung: (engl.) Janus green (B) staining; Färbemethode der Supravitalfärbung zur Darstellung von Mitochondrien; z. B. in Lymphozyten.

Jargon m: sinnlose u. unverständliche Aneinanderreihung von Wörtern u. Redefloskeln (semantischer J.) od. von Lauteinheiten (phonematischer J.) bei erhaltenem Sprechvermögen; **Vork.:** z. B. bei (sensorischer) Aphasie*; vgl. Paraphasie.

Jarisch-Herxheimer-Re|aktion (Adolf J., Physiol., Wien, Innsbruck, 1891–1965; Karl H., Dermat., Frankfurt a. M., 1861–1944) f: (engl.) Herxheimer's reaction; Reaktion auf Endotoxine, die durch den Zerfall von Treponema* pallidum nach der ersten Inj. eines Antibiotikums (z. B. Penicillin) frei werden; Temperaturerhöhung, Anstieg proinflammatorischer Zytokine (Tumor-Nekrose-Faktor), Verschlimmerung od. Auftreten noch nicht sichtbar gewesener klin. Erscheinungen, bes. bei Frühsyphilis. Ähnliche Reaktionen können bei der Ther. von Typhus abdominalis, Rückfallfieber u. Leptospirosen auftreten.

JBE-Virus (Virus*) n: (engl.) JBE virus; Kurzbez. für **J**apanese-**B**-**E**ncephalitis-Virus; s. Enzephalitis, japanische.

JC-Virus (↑) n: (engl.) JC virus; s. Polyomavirus.

Jeans-Krankheit: (engl.) designer jeans syndrome; durch Tragen sehr enger Hosen (Jeans) hervorgerufene Meralgia* paraesthetica.

Jecur (lat. iecur) n: Leber*.

JEE-Virus (Virus*) n: (engl.) JEE virus; Kurzbez. für **J**apanese-**E**-**E**ncephalitis-Virus; s. Enzephalitis, japanische.

Jefferson-Fraktur (Sir Geoffrey J., Neurochir., London, 1886–1961; Fraktur*) f: (engl.) Jefferson fracture; Berstungsfraktur des Atlas* (Massae laterales) mit Ruptur des Lig. transversum u. Subluxation inf. axialer Gewalteinwirkung, evtl. mit neurol. Ausfällen; **Ther.:** ggf. Extension mittels Haloextension od. Crutchfield-Klemme, Gipskrawatte; vgl. Schädelfrakturen.

Jeghers-Syn|drom (Harold J., Int., Boston, geb. 1904) n: s. Peutz-Jeghers-Syndrom.

jejunalis (lat. ieiunus mit leerem Magen): zum Jejunum* gehörig.

Jejunitis (↑; -itis*) f: Entzündung des Jejunums; **Vork.:** bei Gastroenteritis u. als isoliertes Krankheitsbild (nekrotisierende J.) mit bedrohl. Symptomen (schwere Darmkoliken, Ileus, Peritonitis).

Jejuno|ileo|stomie (↑; Ile-*; -stomie*) f: (engl.) jejuno-ileostomy; Enteroanastomose* zw. Jejunum u. Ileum; ggf. nach Tumorresektion od. als kaum gebräuchl. Meth. zur Gewichtsreduktion i. S. einer Dünndarmausschaltung bei extremer Adipositas.

Jejuno|plicatio (↑; lat. plicare zusammenfalten) f: auch Jejunoplikation; op. Verfahren zur Sicherung der ösophagojejunalen Anastomose, d. h. zur Verhinderung einer postop. auftretenden Nahtinsuffizienz nach Gastrektomie* u. Ersatzmagenbildung*, durch Umhüllung der Ösophagojejunostomie mit dem überstehenden proximalen Dünndarmschenkel.

Jejuno|stomie (↑; -stomie*) f: s. Enterostomie.

Jejuno|stomie, endo|skopisch kontrollierte per|kutane (↑; ↑) f: (engl.) percutaneous endoscopic jejunostomy (Abk. PEJ); Abk. EPJ; endoskopisch angelegte Enterostomie* zur Sicherstellung der enteralen Ernährung bei Pat. mit Tumorrezidiv u. Voroperation am oberen Magen-Darm-Trakt. J. Die.

Jejunum (↑) n: Leerdarm; an den Zwölffingerdarm anschließender Teil des Dünndarms mit hohen Kerckring*-Falten u. schlanken Zotten. Vgl. Darm.

Jejunum|lappen (↑): (engl.) jejunum flap; mukokutaner Gewebelappen mit anat. definierter Gefäßversorgung (Darmschlingenarkadengefäße); **Verw.:** nach Auftrennung des abgesetzten Darmrohrs u. Exposition der Schleimhautseite zur intraoralen Lappenplastik* in der plast. Gesichtschirurgie.

Jellinek-Zeichen (Stefan J., Pathol., Wien, 1871–1964): (engl.) Jellinek's sign; Pigmentation der Augenlider bei Hyperthyreose*.

Jendrassik-Hand|griff (Ernest J., Int., Budapest, 1858–1921): (engl.) Jendrassik's maneuver; Methode zur Reflexbahnung* bei Prüfung der Muskeleigenreflexe an den Beinen, wobei der Pat. die Arme bei ineinandergehakten Fingern aktiv auseinanderzieht; wahrscheinlich führen die aus den oberen Extremitäten stammenden afferenten Impulse zu einer Steigerung der Impulsfrequenz am gammamotorischen System der Beinmuskulatur bzw. zu einer latenten Mitinnervation der lumbosakralen Alphamotoneurone.

Jenner-Pockenimpfung (Edward J., Arzt, Berkeley, 1749–1823): (engl.) Jenner's vaccination; s. Schutzimpfung.

Jerne-Technik (Niels K. J., Immun., Frankfurt a. M., Dänemark, geb. 1911) f: s. Plaque-Test.

Jervell-Lange-Nielsen-Syn|drom (Anton J., Int., Oslo, geb. 1901; Fred L.-N., zeitgen. Int., Tönsberg) n: syn. kardioauditives Syndrom, familiäres QT-Syndrom, Pseudohypokaliämie-Syndrom; seltenes, autosomal-rezessiv erbl. Syndrom mit Verlängerung der QT-Dauer im

EKG u. Innenohrschwerhörigkeit (im Ggs. zum Romano*-Ward-Syndrom mit autosomal-dominantem Erbgang); Häufigkeit ca. 0,25 % aller tauben Kinder; **Ätiol.:** molekulargenet. sind bisher vier versch. Genloci bekannt, deren Deletion zu einer Synthesestörung des Proteins führt, das den K^+-Influx an den Zellmembranen steuert. **Sympt.:** angeborene Taubheit, bei körperlicher Belastung Neigung zu synkopalen Anfällen inf. Kammerarrhythmien (Torsade* de pointes) mit Gefahr des plötzlichen Herztodes; **Diagn.:** erhebliche Verlängerung der QT-Zeit (QTc >0,45 s); **Ther.:** Betarezeptorenblocker.

Jet lag (engl.)**:** s. Dysrhythmie.

Jitter (engl. Zittern)**: 1.** (neurol.) bei Einzelfaserelektromyographie* nachweisbare zeitl. Differenz zw. den nach einem nervalen Erregungsimpuls ableitbaren Aktionspotentialen der zu einer motorischen Einheit* gehörenden Muskelfasern mit einer Schwankungsbreite von ca. 20 µs; erhöhte Jitterwerte weisen auf eine Störung der Impulsübertragung hin, z. B. bei Myasthenia gravis pseudoparalytica; **2.** (phoniatr.) Schwanken der Grundfrequenz im Stimmsignal; meist unregelmäßige Kurzzeitvariation der Periodenlänge aufeinanderfolgender glottaler Schwingungsperioden in gehaltenen od. langen Vokalen.

Jk: (serol.) Symbol der Kidd*-Blutgruppen.

J-Kette: (engl.) joining chain, J-chain; Kurzbez. für das von den Plasmazellen synthetisierte Polypeptid (MG 15 000), das die Monomere des (pentameren) IgM* u. (dimeren) sekretorischen IgA* verbindet; wahrscheinl. an dem vor Sekretion der Immunglobuline* stattfindenden Polymerisationsprozess beteiligt.

JNA: Abk. für **J**enaer **N**omina **A**natomica (1935); heute international gültig: PNA*; vgl. BNA.

Jobert-Grube (Antoine J. J. de Lamballe, Chir., Paris, 1799–1867)**:** (engl.) Jobert's fossa; Muskellücke an der Innenseite des Oberschenkels zw. M. adductor magnus einerseits, M. sartorius u. M. gracilis andererseits; markiert hohe Unterbindungsstelle der A. poplitea.

Joch|bein: Os* zygomaticum.

Joch|bogen|ab|szess (Abszess*) m**:** s. Zygomatizitis.

Jod n**:** frühere Bez. für Iod*.

Johannis|kraut: Hypericum perforatum; Pflanze aus der Fam. der Johanniskrautgewächse; oberirdische Pflanzenteile (Hyperici herba) enthalten Naphtodianthrone (z. B. Hypericin), Phloroglucinderivate (z. B. Hyperforin), etherisches Öl, Flavonoide u. Xanthone; **Verw.:** äußerlich als Johanniskrautöl bei Verletzungen, Verbrennungen 1. Grades, Myalgien; innerlich bei psychovegetativen Störungen, depressiven Verstimmungszuständen, Angst u. innerer Unruhe (Einfluss auf Serotonin-Melatonin-Konzentration); auch bei dyspeptischen Beschwerden; **NW:** Photosensibilisierung.

Johnson-Syn|drom (1. Frank C. J., amerikan. Päd., 1894–1934; 2. Frank B. J., Pathol., Washington, geb. 1919) n**: 1.** (dermat.) Stevens*-Johnson-Syndrom; **2.** (int.) Dubin*-Johnson-Syndrom.

Jolly-Körperchen (Justin M. J. J., Histol., Paris, 1870–1950)**:** (engl.) Howell-Jolly bodies; syn. Howell-Jolly-Körperchen; meist einzelner kleiner Kernrest in Erythrozyten (ca. 0,5 µm großes punktförmiges, meist exzentrisch gelegenes Gebilde); **Vork.:** nach Splenektomie, bei Hyposplenismus, bei hämolyt. u. megaloblast. Anämien.

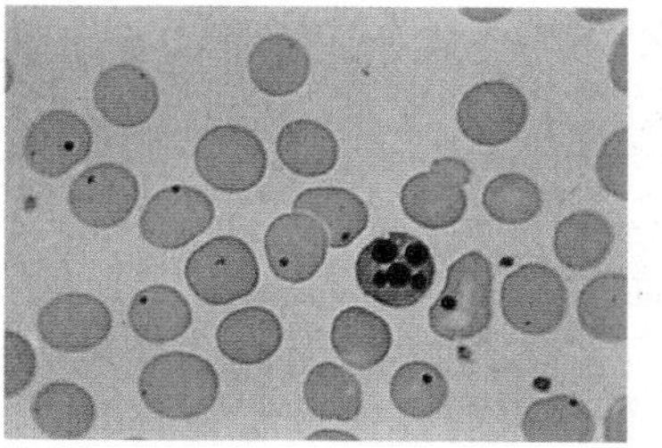

Jolly-Körperchen: Blutausstrich (Pappenheim-Färbung); intraerythrozytär gelegene, homogen-basophile Granula [181]

Jones-Kriterien (Dukett T. J., zeitgen. Kardiol., Boston) n pl**:** (engl.) Jones diagnostic criteria; klin. u. paraklin. Parameter zur Diagn. des rheumatischen Fiebers*.

Jones-Mote-Re|aktion f**:** (engl.) Jones-Mote reaction, cutaneous basophil hypersensitivity; syn. kutane basophile Überempfindlichkeit; IgE-abhängige, lokale Entzündungsreaktion der Haut (v. a. Infiltration mit basophilen Granulozyten unterhalb der Epidermis), die 24 Std. nach (erneutem) Kontakt mit einem sehr hoch dosierten Antigen ihren Höhepunkt erreicht; Spätreaktion der Allergie* vom Soforttyp.

Jordans-An|omalie (Anomalie*) f**:** (engl.) Jordans' anomaly; seltene, familiär gehäuft auftretende Anomalie der Leukozyten (Granulozyten, Monozyten u. gelegentl. auch der Lymphozyten) mit Vork. zahlreicher lipidhaltiger Vakuolen im Zytoplasma.

Josa|mycin (INN) n**:** Antibiotikum aus Kulturen von Streptomyces narbonensis var. josamyceticus; s. Makrolid-Antibiotika.

Joseph-Krankheit: syn. Machado*-Krankheit.

Joubert-Syn|drom (Marie J., zeitgen. Ärztin, Montreal) n**:** autosomal-rezessiv erbl. Erkr. (Genlokus 9q34.3) mit Hypo- bzw. Aplasie des Vermis cerebelli, Ataxie, Tachydyspnoe, Entwicklungsretardierung sowie z. T. unerwarteten Todesfällen im Kleinkindesalter; vgl. Tod, plötzlicher im Kindesalter.

Joule (James J., engl. Physiker, 1818–1889) n**:** Einheitenzeichen J; abgeleitete SI-Einheit der Arbeit, Energie u. Wärme; weitere SI-Einheit: Newtonmeter (Nm); 1 J = 1 Nm = 1 VAs = 1 Ws; J gibt auch den chem. Nährwert an, der früher mit Kalorie* (cal) angegeben wurde (1 J = 0,239 cal). Vgl. Elektronvolt.

J-Pouch (Pouch*)**:** s. Pouch.

J-Punkt: Kurzbez. nach (engl.) **j**unctional point, Übergangspunkt; im EKG der Endpunkt des QRS-Komplexes u. Beginn der ST-Strecke.

J-Re|zeptoren (Rezeptoren*) m pl**:** Kurzbez. für **j**uxtakapilläre Rezeptoren*.

Juck|reiz: s. Pruritus.

Jüngling-Krankheit (Otto A. J., Chir., Tübingen, Flensburg, 1884–1944)**:** syn. Ostitis* multiplex cystoides Jüngling.

Jürgens-Syn|drom (Rudolf J., Hämat., Berlin, Basel, 1898–1961) n**:** s. Willebrand-Jürgens-Syndrom.

Juga alveolaria (Jugum*) n pl**:** durch die Zahnwurzeln bedingte Erhabenheiten an der Außenseite des Ober- u. Unterkiefers.

Jugend|arbeits|schutz|gesetz: vom 12.4.1976 (BGBl. I S. 965, mit späteren Änderungen); danach sind verboten: Kinderarbeit, Nacht-, Akkord-, tempoabhängige u. gefährl. Arbeiten mit schädl. Einwirkungen von Lärm, Erschütterungen, Strahlen od. von giftigen, ätzenden od. reizenden Stoffen. Arbeitszeit, Pausen, Urlaub werden geregelt. Ärztl. Untersuchungen sind vorgeschrieben.

Jugend|gesundheits|untersuchung: einmalige Maßnahme i. R. der gesetzl. Krankenversicherung zur Früherkennung psych. u. psychosozialer Risiken bei Jugendlichen im Zeitraum von 12 Monaten vor Vollendung des 13. Lj. u. nach Vollendung des 14. Lj. mit dem Ziel der Verhinderung einer Fehlentwicklung in der Pubertät*. E. Rei.

Juglans regia f: echte Walnuss; Laubblätter (Juglandis folium) enthalten Gerbstoffe mit adstringierender Wirkung; **Verw.:** äußerlich bei leichten Entz. der Haut u. Hyperhidrose.

jugularis (lat. iugulum Schlüsselbein): zur Drosselgrube (zur vorderen Halsseite) gehörend.

Jugularis|punktion (↑; Punktion*) f: (engl.) jugular puncture; perkutane Punktion der V. jugularis interna od. V. jugularis externa zum Einführen eines zentralen Venenkatheters* od. Pulmonaliskatheters*; geringere Komplikationsrate als bei Subklaviapunktion*.

J

Jugular|venen|puls (↑; Vena*; Puls*) m: (engl.) jugular pulse; s. Venenpuls.

Jugulum (↑) n: Drosselgrube.

Jugum (lat. iugum) n: Joch, Erhebung.

Juhel-Renoy-Syn|drom (Jean E. J.-R., frz. Arzt, 1855–1894) n: syn. Nierenrindennekrose*.

Juliusberg-Krankheit (Fritz J., Dermat., Braunschweig, geb. 1872): s. Pityriasis lichenoides.

Jump-graft (engl.): Form des femorokruralen Bypass* zur Revaskularisation des Unterschenkels bei langstreckigem od. Mehretagenverschluss der Beinarterien.

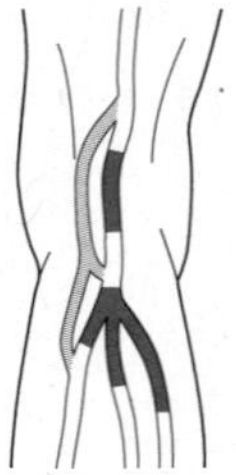

Jump-graft: Überbrückung eines Mehretagenverschlusses [69]

Junctura (lat. iunctura) f: Verbindung.

Junctura cartilaginea (↑) f: knorpelige Verbindung; s. Synchondrose, Symphyse.

Junctura fibrosa (↑) f: Bandverbindung zw. zwei Knochen; s. Syndesmose.

Junctura ossea (↑) f: Knochenhaftung zw. zwei Knochen; s. Synostose.

Junctura synovialis (↑) f: s. Gelenk.

Jungfern|häutchen: (anat.) Hymen*.

Junin-Virus (Virus*) n: zur Gattung der Tacaribe*-Viren gehörender Err. des argentinischen hämorrhagischen Fiebers*.

Juniperi fructus m: Wacholderbeere; s. Wacholder.

Junktions|nävus (lat. iunctio Verbindung; Nävus*) m: (engl.) junctional nevus; s. Nävuszellnävus.

juvans (lat. iuvare helfen): helfend, heilend.

juvenil (lat. iuvenilis): (engl.) juvenile; jugendlich.

Juxta|position (lat. iuxta daneben, nahe dabei; positio Stellung, Lage) f: Anlagerung; z. B. bei Steinbildung.

K

K: Symbol für **1.** (chem.) Kalium*; **2.** (serol.) Kell*-Blutgruppen; **3.** Formelzeichen für Kerma*; **4.** Einheitenzeichen für Kelvin*.

k: Vorsatzzeichen für Kilo- (Faktor 10^3).

Kabat-Methode f: (engl.) Kabat's method; syn. propriozeptive neuromuskuläre Fazilitation (Abk. PNF); krankengymnastische Behandlung mit Bahnung zentralnervöser Aktivitäten unter Nutzung der afferenten Zuströme aus den Muskeln (Propriozeptivität) u. der efferenten Impulse aus den Motoneuronen in die motorische Endstrecke (neuromuskuläre Fazilitation); **Anw.:** bei Lähmungen z. B. durch Schlaganfall u. infantile Zerebralparese.

Kabuki-Syn|drom n: syn. Kabuki-make-up-Syndrom; nach der charakterist. Schminkart der traditionellen jap. Schauspieler benannter Fehlbildungskomplex unklarer Ätiol. mit langen Augenlidspalten u. Ektropion im lateralen Drittel der Unterlider, großen, dysplast., abstehenden Ohrmuscheln, Fingerpolstern, sek. Minderwuchs u. leichter geistiger Retardierung; **Häufigkeit:** in Japan 1:32 000 Neugeborene.

Kachektin n: s. Tumor-Nekrose-Faktor.

Kach|exie (gr. καχεξία schlechter Zustand) f: (engl.) cachexia; sog. Auszehrung; schwere Form der Abmagerung* mit allg. Atrophie*.

Kadaver|re|aktion (lat. cadaver, cadaveris Leiche) f: (engl.) cadaver-type reaction; in der Elektrodiagnostik* Abnahme der elektr. Erregbarkeit geschädigter Muskeln für faradischen u. galvanischen Strom.

Kadaver|stellung (↑): (engl.) cadaveric position; s. Kehlkopflähmung (Abb.).

Kader-Fistel (Bronislaw K., Chir., Breslau, 1863–1937; Fistel*) f: (engl.) Kader's fistula; nur noch selten indizierte äußere Magenfistel* durch Gastrostomie* mit Bildung eines senkrechten Kanals durch Einnähen eines gebildeten Magenschlauchs in der Bauchdecke.

Kadmium n: Cadmium*.

Kälte|ag|glutinin|krankheit (Agglutination*): (engl.) cold agglutinin disease; syn. Akrocyanosis haemopathica Frank; seltene durch Kältehämagglutinine* hervorgerufene autohämolytische Anämie*; **Formen: 1.** chronische idiopathische K. (häufigste Form); **2.** chronische sekundäre K. in Zus. mit malignen lymphoproliferativen Erkr. (z. B. malignes Lymphom); **3.** akute (passagere) K. nach Mykoplasmenpneumonie u. (selten) Mononucleosis infectiosa; **Klin.:** Blässe u. Zyanose (evtl. Nekrose) der Akren insbes. bei niedriger Umgebungstemperatur, kälteinduzierte Hämoglobinurie*, evtl. leichter Ikterus u. Hepatosplenomegalie; als Zeichen der meist nur geringen, in der kalten Jahreszeit oft stärker ausgeprägten normochromen Anämie Erhöhung der Retikulozyten* im Blut u. gesteigerte Erythropoese* im Knochenmark; **Diagn.:** Nachweis eines erhöhten Kälteagglutinintiters (meist um 1:30 000), indirekter Antiglobulintest* mit sensibilisierten Erythrozyten positiv, direkter Antiglobulintest positiv, in der Immunelektrophorese evtl. deutlicher M*-Gradient; **cave:** wegen der Verstärkung der Hämolyse u. des möglichen Auftretens von Kompl. (v. a. Gangrän der Akren) ist Kälteexposition unbedingt zu vermeiden!

Kälte|an|ästhesie (Anästhesie*) f: (engl.) cryoanesthesia; wegen der u. U. auftretenden Gewebeschäden nicht mehr gebräuchl. Form der Lokalanästhesie* mit Kohlensäureschnee od. Chlorethan.

Kälte|angiitis (Angio-*; -itis*) f: (engl.) cold induced angiitis; durch lokale Gefäßwandschäden inf. Kältetraumas (ab Erfrierung 2. Grades) verursachte (obliterierende) Angiitis v. a. an Haut- u. peripheren (akralen) Gefäßen. Vgl. Kälteagglutininkrankheit.

Kälte|anti|körper (Anti-*): s. Kältehämolysine, Kältehämagglutinine, Kryoglobuline.

Kälte|bakterien (Bakt-*) f pl: s. Psychrobakterien.

Kälte|chirurgie (Chirurgie*) f: s. Kryochirurgie.

Kälte-Druck-Test m: s. Cold-pressure-Test.

Kälte|globuline (Globuline*) n pl: s. Kryoglobuline.

Kälte|häm|ag|glutinine (Häm-*; Agglutination*) n pl: (engl.) cold hemagglutinins; komplette Antikörper* der Klasse IgM, die Erythrozyten bei Temp. um 4 °C optimal, bei Körpertemperatur praktisch nicht agglutinieren; einige Blutgruppenantikörper sind K., z. B. Anti-I, Anti-i, Anti-Pr, Anti-A_1 (α1) u. Antikörper gegen die P-, MN-, Lu- u. Lewis-Blutgruppen; erhöhte Titer z. B. bei Lebererkrankungen (bes. Hepatitis C), Virusinfektionen, Inf. mit Trypanosomen, Malaria, hämolytischer Anämie, Leukämie u. bei Kälteagglutininkrankheit*.

Kälte|hämo|globin|urie, par|oxysmale (↑; Globus*; Ur-*) f: (engl.) paroxysmal cold hemoglobinuria; syn. Dressler-Syndrom; durch biphasische Kältehämolysine (Donath*-Landsteiner-Antikörper) verursachte, nach Kälteexposition auftretende (passagere) Hämolyse* mit Hämoglobinämie u. -urie, Schüttelfrost, Fieber u. diffusen Schmerzen; **Vork.:** seit dem Rückgang der tertiären Syphilis selten, tritt heute v. a. während akuter viraler Inf. (z. B. Masern, Parotitis epidemica) auf; **Diagn.:** Antikörpernachweis, Ehrlich-Fingerversuch.

Kälte|hämo|lysine (↑; Lys-*) n pl: (engl.) cold hemolysins; hämolysierende Kälteantikörper; als monothermische K. (Antikörperbindung u. komplementabhängige Hämolyse* bei gleicher Temp.) od. biphasische K. (Donath*-Landsteiner-Antikörper).

Kälte|pannikulitis (lat. panniculus Läppchen; -itis*) f: (engl.) cold panniculitis; syn. Adiponecrosis e frigore; 6–72 Std. nach stärkerer Kälteeinwirkung auftretende schmerzhafte, kissenartige Schwellung (histol. lymphohistiozytäre Infiltrate in der Subkutis), die sich nach spätestens 3 Wo. vollständig zurückbildet; Vork. bes.

bei Säuglingen u. Kleinkindern mit Lok. v. a. im Gesicht; **DD:** Kälteurtikaria*. Vgl. Pannikulitis.

Kälte|schaden: (engl.) cold injury; durch Einwirken von Kälte hervorgerufene Schädigung od. Störung; lokaler K.: s. Erfrierung; K. bei allg. Unterkühlung: s. Hypothermie; bestimmte Erkr. mit individueller Disposition werden erst durch Kälteexposition ausgelöst: z. B. Kälteagglutininkrankheit, paroxysmale Kältehämoglobinurie. Vgl. Erkältungskrankheiten.

Kälte|urtikaria (Urtika*) **f:** (engl.) cold urticaria; Urticaria e frigore; durch Kälteeinwirkung hervorgerufene physikalische Urtikaria*; **Formen: 1.** Kältekontakturtikaria: Auftreten urtikarieller Exantheme innerh. von Min. bis Std. an Stellen, die mit kalten Gegenständen, kaltem Wasser od. kalter Luft in Berührung gekommen sind; evtl. assoziiert mit Mononucleosis infectiosa, Myelom, Kryoglobulinämie, Syphilis u. a.; **2.** Kältereflexurtikaria: kleine Quaddeln an Körperstellen, die entfernt vom Kältekontakt liegen; **3.** familiäre K.: autosomal-dominant erbl., durch kalten Wind hervorgerufene, brennende Papel- od. Quaddelbildung mit Fieber, Leukozytose u. Arthralgie; **Ther.:** Versuch mit Antibiotika (Remission od. Besserung bei bis zu 70 %), Antihistaminika, Kältedesensibilisierung; bei familiärer K. Stanozolol.

Kälte|verdünnungs|methode f: s. Thermodilution.

K

Känguru-Methode f: (engl.) kangaroo method, skin-to-skin care; Pflegemaßnahme für das Frühgeborene*, das (anfangs unter Überwachung) für mehrere Std. pro Tag auf die nackte Brust od. den Bauch der Mutter od. des Vaters gelegt u. in direktem Hautkontakt herumgetragen wird; Ziel ist Förderung der allg. Entwicklung u. der Eltern-Kind-Beziehung sowie eine Verringerung von Komplikationen. H. Hof.

Käse|pappel: s. Malve, wilde.

Käse|schmiere: Vernix* caseosa.

Käse|wäscher|lunge: (engl.) cheese washer's lung; Form der persistierenden Pneumokoniosen* mit exogen-allergischer Alveolitis* durch Sensibilisierung gegen Schimmelpilzsporen (Penicillium casei) u. Milben; meist blander u. reversibler Verlauf; Vork. bei Personen, die schimmelbefallene Käselaibe mit Salzwasser reinigen.

Kahler-Krankheit (Otto K., Int., Wien, Prag, 1849–1893): s. Plasmozytom.

Kahn|bauch: (engl.) scaphoid abdomen; kahnförmige Einziehung der Bauchwand bei (fortgeschrittener) Meningitis*.

Kahn|bein: 1. Os scaphoideum; s. Ossa carpi; **2.** Os naviculare; s. Ossa tarsi.

Kahn|bein|bruch: s. Navikularfraktur, Skaphoidfraktur.

Kahn|schädel: (engl.) scaphocephaly; syn. Skaphozephalus; s. Stenozephalie.

Kahn|thorax (Thorax*) **m:** (engl.) scaphoid thorax; Kahnform des Brustkorbs als Entwicklungsanomalie bei Syringomyelie*.

Kaiser|schnitt: s. Schnittentbindung.

Kakao|butter: Butyrum* Cacao.

Kak|idrose (gr. κακός schlecht; Hidr-*; -osis*) **f:** (engl.) cacidrosis; übelriechende Schweißabsonderung; s. Bromhidrose.

Kako|geusie (↑; gr. γεῦσις Geschmack) **f:** (engl.) cacogeusia; subjektiv als übel empfundener Geschmack.

Kak|osmie (↑; gr. ὀσμή Geruch) **f:** (engl.) cacosmia; Geruchstäuschung, bei der subjektiv alles übel riecht; vgl. Riechstörung.

Kala-Azar f: syn. viszerale Leishmaniase; s. Leishmaniasen.

Kalabar-Beule: (engl.) Calabar swelling; sog. Kamerun-Beule; durch subkutane Wanderung von Loa* loa verursachte, ödematöse, juckende Schwellung, die u. U. mit Fieber einhergeht u. sich nach wenigen Tagen zurückbildet; vgl. Loiasis.

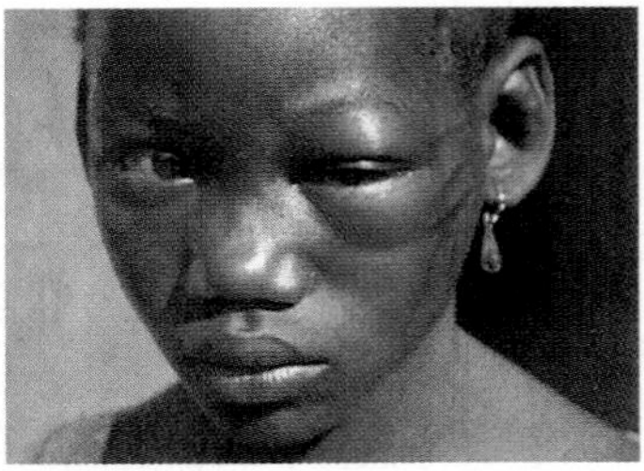

Kalabar-Beule:
periorbitale Schwellung bei Loiasis [194]

Kalabar-Bohne: (engl.) Calabar bean; Calabar semen, Gottesgerichtsbohne; Samen von Physostigma venenosum; enthält Indolalkaloide (bes. Physostigmin*).

Kalender|methode f: (engl.) calendar based method, rhythm method; syn. Knaus-Ogino-Methode; Meth. der Empfängnisverhütung, basierend auf der Messung u. Aufzeichnung der Aufwachtemperatur der Frau (Basaltemperatur) über ein Jahr; die Ovulation* wird dabei für den 15. Tag (Methode nach Knaus) bzw. für zw. dem 12. u. 16. Tag (Methode nach Ogino) vor Beginn der folgenden Menstruation* angenommen; vgl. Kontrazeption, natürliche.

Kalibrierung: (engl.) calibration; Abgleich von Messinstrumenten od. Messmitteln mit vorgegebenen Standards in regelmäßigen Abständen durch den Anwender; vgl. Eichgesetz.

Kali|ek|tasie (Calix*; -ektasie*) **f:** (engl.) caliectasy; Erweiterung eines Nierenkelchs inf. Stenose im Kelchhals, z. B. bei Nierentuberkulose; vgl. Kelchdivertikel.

Kali|lauge: (engl.) potash lye; KOH; wässrige Lösung von Kaliumhydroxid; nach DAB als 15%ige K. offizinell.

Kalium n: (engl.) potassium; chem. Element, Symbol K, OZ 19, rel. Atommasse 39,10; an der Luft unbeständiges, mit Sauerstoff u. Wasser heftig reagierendes Alkalimetall (Schmelzpunkt 63,5 °C), das (in Verbindungen) in den meisten Mineralien enthalten ist; wichtigstes Isotop: K-40; wichtigstes Kation des Intrazellulärraums, dort insbes. in Mitochondrien u. Ribosomen; Erythrozyten enthalten bes. viel K^+. **Funktion:** Aufrechterhaltung des zellulären Ruhepotentials (s. Membranpotential) u. Beteiligung an den elektr. Vorgängen in erregbaren Geweben (Nerven- u. Muskelgewebe); Kaliummangel führt zu Störungen der Erregungsleitung u. der Muskelkontraktion. K^+ ist außerdem für die Aufrechterhaltung des osmot. Drucks in der Zelle verantwortl. u. am Eiweißaufbau u. bei der Kohlenhydratverwertung beteiligt. **Bestimmung:** Nachweis z. B. mittels Spektralanalyse; quantitative Bestimmung z. B. mit der Flammenemissionsphotometrie*; fehlerhafte Bestimmung z. B. bei Untersuchung hämolyt.

Seren od. Verw. kaliumhaltiger Antikoagulanzien möglich. Vgl. Referenzbereiche (Tab.), Hyperkaliämie, Hypokaliämie, Elektrolythaushalt.

Kalium|aluminium|sulfat n: (engl.) aluminum potassium sulfate; s. Alaun.

Kalium/Calcium-Quotient m: (engl.) potassium/calcium ratio; Verhältnis der Kalium- (ca. 5,0 mmol/l) zur Calciumkonzentration (ca. 2,5 mmol/l) im Serum; Referenzwert um 2; Werte über 2 bei allergischen od. tetanischen Erkr.; bei Urämie kommen Werte über 4 vor.

Kalium|canrenoat (INN) n: Aldosteronantagonist zur kurzfristigen (parenteralen) Anw. bei Hyperaldosteronismus*; s. Spironolacton.

Kalium causticum fusum n: Kaliumhydroxid (KOH); Ätzmittel; s. Kalilauge.

Kalium|chlorid n: (engl.) potassium chloride; chem. Formel KCl; syn. Chlorkalium, Kalium chloratum; farbloses, in Wasser lösl. Pulver; **Verw.**: zur Prophylaxe u. Ther. von Kaliummangelzuständen (z. B. bei starkem Erbrechen u. Durchfällen); parenterale Gabe von KCl muss langsam u. unter Kontrolle von Plasmakonzentration u. EKG erfolgen.

Kalium|cyanid n: s. Cyankalium.

Kalium|cyanid|test m: (engl.) potassium cyanide test; KCN-Test; Verf. zur Prüfung der Vermehrungsfähigkeit von Bakt. in kaliumcyanidhaltigen Nährböden (z. B. gepuffertes Peptonwasser); meist Bestandteil der Bunten* Reihe.

Kalium iodatum n: Kaliumiodid*.

Kalium|iodid n: (engl.) potassium iodide; Iodkalium, Kalium iodatum; **Verw.**: v. a. zur (Rezidiv-)Prophylaxe u. Ther. der Struma, ferner (präoperativ) bei Hyperthyreose; als Expektorans (obsolet). Vgl. Lugol-Lösung.

Kalium-Kanal|öffner: (engl.) potassium channel opener; Bez. für Substanzen, die über eine Eröffnung der ATP-abhängigen K^+-Kanäle den Ca^{2+}-Einstrom u. damit den Tonus v. a. der glatten Arteriolenmuskulatur vermindern; z. B. Diazoxid* u. Minoxidil*.

Kalium|mangel: s. Hypokaliämie.

Kalium|mangel|syn|drom n: s. Hypokaliämiesyndrom.

Kalium|per|manganat n: (engl.) potassium permanganate; Kalium permanganicum, $KMnO_4$, übermangansaures Kalium; aufgrund seiner oxidierenden Wirkung Verw. als Antiseptikum (in 0,05–0,1%iger Lösung).

Kalix (lat. calix, calicis Becher) m: (engl.) calyx; Nierenkelch.

Kalk: (engl.) chalk; Calciumoxid (CaO), Ätzkalk, gebrannter K.; nicht korrekt werden oft auch andere Calciumsalze als K. bezeichnet. Vgl. Kalkmilch, Chlorkalk.

Kalk-: s. a. Calc-, Kalz-.

Kalkaneus (Calcaneo-*) m: Calcaneus, Fersenbein.

Kalkaneus|fraktur (↑; Fraktur*) f: Fersenbeinfraktur*.

Kalkaneus|sporn (↑): (engl.) calcaneal spur; Fersensporn; ein- od. beidseitige, dornartige, knöcherne Ausziehung an der Unterseite des Tuber calcanei am Ansatz überbeanspruchter Sehnen u. Aponeurosenfasern (M. plantaris) od. bei Entzündung (z. B. Rheuma).

Kalk|galle: s. Porzellangallenblase.

Kalk|gicht: (engl.) calcium gout; Ablagerung von phosphorsaurem u. kohlensaurem (nicht harnsaurem) Calcium (nicht korrekt Kalk genannt) in der Haut der Fingerspitzen; s. Kalkinfiltration.

Kalk|in|farkt (Infarkt*) m: (engl.) renal calcium deposits; Kalkablagerung im Bindegewebe der Nierenpapillen bei Hyperkalzurie; s. Nephrokalzinose.

Kalk|in|filtration (Infiltration*) f: (engl.) calcinosis; Kalzifikation, Kalzinose; Kalkablagerung in Geweben als regelmäßige, hormonal (Parathormon) bedingte Alterserscheinung durch Übergang lösl. Ca-Salze (kohlen-, phosphor-, milchsaures Calcium) in die unlösl. Ca-Salze der Fettsäuren od. durch Ablagerung von unlösl. Ca-Salzen in abgestorbenem od. ungenügend ernährtem Gewebe, auch als Residualzustand nach Entzündungen, z. B. in Schwarten von Pleura u. Perikard (Panzerherz).

Kalk|milch: (engl.) lime water; Suspension von einem Teil Calciumhydroxid mit drei Teilen Wasser; Verw. zur Stuhldesinfektion (ungeeignet bei Tuberkulose); Gebrauchsverdünnung 20 % bei 6 Std. Einwirkungszeit.

Kalk|seifen|stuhl: (engl.) putty stool; kittähnliche Stuhlbeschaffenheit bei proteinreicher, schlackenarmer Säuglingskost (viel Kuhmilch, wenig Kohlenhydrate; vgl. Milchnährschaden); die aus der Milch stammenden Fettsäuren bilden mit Calcium u. Magnesium Seifen (Gefahr des Calcium- u. Magnesiumverlusts). Vgl. Steatorrhö.

Kalk|stick|stoff: (engl.) lime nitrogen; Calciumcyanamid (CaN—C≡N); Düngemittel; obsoletes Alkoholentzugsmittel; Resorption von K. führt entw. direkt od. nach Aufnahme von nur minimalen Mengen Alkohol zur sog. **Kalkstickstoffkrankheit** mit Blutandrang zum Kopf, Blutdruckabfall bis Kollaps, Herzklopfen, Atemnot, Schweißausbruch, Schwindel; **Ther.**: symptomat., Cystein. Vgl. Acetaldehydsyndrom.

Kalk|verätzung am Auge: (engl.) lime burn; Kolliquationsnekrose durch Einwirkung von Calciumoxid in fester od. gelöster Form (Kalkmilch) mit gefährlicher Tiefenwirkung; **Sympt.**: Rötung, Blasenbildung, Chemose, Nekrose, weißl. Hornhauttrübung (sog. gekochtes Fischauge) u. Hornhautperforation; **Ther.**: gründliches Ausspülen des Auges mit fließendem Wasser od. Pufferlösung; **Kompl.**: Linsentrübung, Fehlstellung der Lider durch Verwachsungen der Bindehaut. Vgl. Hornhautverätzung.

Kallidin n: syn. Lysylbradykinin*.

Kallidin I n: syn. Bradykinin*.

Kallikrein n: syn. Kininogenin, Kininogenase; Protease, die (zu ca. 65 %) an hochmolekulares Kininogen gebunden ist u. daraus biol. aktive Kinine* freisetzt; **Vork.** in Plasma, Speicheldrüse u. Pankreas (glanduläres K.) sowie im Harn; im Plasma liegt K. in Form seines Proenzyms Präkallikrein (Fletcher*-Faktor) vor, das durch aktivierten Faktor XII (XIIa) zu K. umgewandelt wird; im Harn wirkt K. antagonistisch zum Renin-Angiotensin-Aldosteron-System; **Bestimmungsmethoden: 1.** biol. durch Muskelkontraktion; **2.** radioimmun. mit I-123-Bradykinin; **3.** Messung von Esteraseaktivität; **4.** Bestimmung mit chromogenen Substraten; **therap. Einsatz** bei männl. Fertilitätsstörungen (Asthenozoospermie, Oligozoospermie). Vgl. Kallikrein-Kinin-System.

Kallikrein|inhibitor m: s. Aprotinin.

Kallikrein-Kinin-System n: Abk. KKS; Komponente der physiol. Blutdruckregulierung durch Kontrolle von Nierendurchblutung, Salz- u. Wasserausscheidung; enge Beziehungen zum Renin*-Angiotensin-Aldosteron-System u. zur

K

Blutgerinnung*; Beeinflussung der Prostaglandinsynthese u. Entstehung entzündl. u. allerg. Zustände, Ödeme u. Schmerzen; bei Nierenparenchymerkrankung Urs. für die Entstehung von Hypertonie; vgl. Kinine.

Kallmann-Syn|drom (Franz K., Psychiater, Berlin, New York, 1897–1965) n: syn. olfaktogenitales Syndrom*.

kallös (Kallus*): (engl.) callous; callosus, schwielig.

Kallus (lat. callus Schwiele) m: (engl.) callus; **1.** nach Knochenfraktur an der Bruchstelle i. R. einer Sekundärheilung neu gebildeter Knochen; s. Frakturheilung; **2.** Hyperkeratose inf. fortgesetzten Reibens unter Druck, bes. an Handflächen u. Fußsohlen.

Kalomel n: Hydrargyrum* chloratum mite.

Kalorie (lat. calor Wärme) f: (engl.) calorie; Einheitenzeichen cal; nicht mehr zugelassene Einheit der Wärme; ersetzt durch Joule* (J); 1 cal = 4,187 J.

Kalorien|bedarf (↑): (engl.) caloric requirement; s. Grundumsatz, Säuglingsernährung.

Kalori|metrie (↑; Metr-*) f: (engl.) calorimetry; Messung von Wärmemengen; z. B. Bestimmung der Verbrennungswärme, der spezif. Wärme; vgl. Grundumsatz.

Kalorisation (↑) f: (engl.) calorization; Verf. zur funktionellen Prüfung der peripheren vestibulären Rezeptoren mit Einbringen von Wasser (als Kalt- u. Warmspülung, z. B. mit 30 °C u. 44 °C) u. Luft in den äußeren Gehörgang; Auswertung der Nystagmusreaktionen im Seitenvergleich.

Kalotte f: Schädeldach.

Kaltenbach-Schema (Rudolf K., Gyn., Gebh., Gießen, Halle, 1842–1893) n: (engl.) Kaltenbach's diagram; Schema zur graph. Aufzeichnung von Zeitpunkt, Dauer u. Stärke der Menstruationsblutung sowie zur Erfassung von Zyklusstörungen*.

Kalt|kaustik (Kaustik*) f: (engl.) electric coagulation; s. Elektrokoagulation; vgl. Kryochirurgie.

Kalt|licht: (engl.) cold light; Bez. für Licht ohne wesentlichen Anteil an Infrarotstrahlung* (Wärmestrahlung); **Anw.:** z. B. im Endoskop*. Vgl. Lumineszenz.

Kalz-: s. a. Calc-, Kalk-.

Kalzi|fikation (Calc-*; lat. facere machen, tun) f: (engl.) calcification; Kalzifizierung; Kalkeinlagerung, Verkalkung; vgl. Mikroverkalkungen, Kalkinfiltration, Ossifikation, Kalziphylaxie.

Kalzi|phylaxie (↑; gr. φύλαξ Wächter, Hüter) f: (engl.) calciphylaxis; biol. Reaktionsform, in deren Verlauf Gewebeverkalkungen entstehen; wird im Tierversuch durch Einwirkung zweier, von einander unabhängiger pharmaz. od. mechan. Reize innerh. eines best. Zeitabschnitts hervorgerufen. Der erste Reiz ist eine mit dem Calciumstoffwechsel in Beziehung stehende Substanz (sensitizer, z. B. Parathormon, Calciferole, Dihydrotachysterol) u. bewirkt eine Calciummobilisierung. Der zweite Reiz löst die selektive Gewebeverkalkung aus. Dies sind entweder pharmaz. (challenger, z. B. Eisen-Dextran, Eisen-Dextranchelat) od. mechan. Provokatoren (z. B. Haare ausreißen führt zur **externen K.**, d. h., es entstehen an den kahlen Stellen verknöcherte Kalkplatten). Dabei lassen sich nach Art des Provokators u. der Applikationsweise **lokale K.** od. bei intravenöser Gabe **systematisierte K.** (z. T. streng organ- bzw. gewebespezifisch) unterscheiden. K. wird als ein spez. Abwehrmechanismus angesehen.

Kalzi|tonin n: Calcitonin*.

Kalzium n: Calcium*.

Kambium|schicht (lat. cambiare wechseln, tauschen): (engl.) cambium layer; innerste Osteoblastenwachstumsschicht des Periosts*.

Kamelo|zytose (Zyt-*; -osis*) f: syn. hereditäre Elliptozytose*.

Kamerun-Beule: syn. Kalabar*-Beule.

Kamille f: (engl.) chamomile; Matricaria recutita (syn. Chamomilla recutita); Pflanze aus der Fam. der Korbblütler; Blütenköpfe (Matricariae flos) enthalten nach DAB 10 mindestens 0,4 % etherisches Öl (Matricariae aetheroleum); (-)-α-Bisabolol (INN: Levomenol*), Matricin u. Chamazulen, Flavonderivate (z. B. Apigenin, Apigenin-7-glukosid); antiphlogistische, spasmolytische, wundheilungsfördernde, desodorierende u. antibakterielle Wirkung; **Verw.:** äußerlich bei Entz. der Haut u. Schleimhaut, Erkr. der Atemwege (Inhalation) u. im Anal- u. Genitalbereich (Bäder, Spülungen); innerlich bei Spasmen u. Entz. im Bereich des Magen-Darm-Trakts.

Kammer|an|archie f: s. Torsade de pointes.

Kammer|automatie (Automatismen*) f: (engl.) ventricular automatism; Form des Herzautomatismus*; Fähigkeit der Herzkammern zur selbstständigen rhythmischen Erregungsbildung z. B. bei totalem AV-Block durch Aktivierung eines (tertiären) Erregungsbildungszentrums im Bereich des Kammermyokards (Ersatzrhythmus*) mit völliger Dissoziation zw. Vorhof- u. Kammertätigkeit; im EKG schenkelblockartige Deformierung der QRS-Komplexe, niedrige Herzfrequenz (um 35/min); große Blutdruckamplitude.

Kammer|flattern: (engl.) ventricular flutter; rasche Folge relativ regelmäßiger Herzkammeraktionen mit einer Frequenz von 200–350/min (heterotope Erregungsbildungsstörung); meist fließender Übergang in Kammerflimmern*; **Ther.:** bei Pat. mit tastbarem Puls u. ohne Bewusstseinsverlust Lidocain i. v.; bei Adams*-Stokes-Syndrom sofortige Reanimation u. Defibrillation; vgl. Tachykardie, ventrikuläre.

Kammer|flimmern: (engl.) ventricular fibrillation; Herzrhythmusstörung inf. einer heterotopen Erregungsbildungsstörung, die durch hochfrequente arrhythm. Flimmerwellen (350–500/min) ohne effektive Kammerkontraktionen (funkt. Herz*-Kreislauf-Stillstand) gekennzeichnet ist (s. Tachykardie, Abb.) u. sich aus allen tachykarden Herzrhythmusstörungen* entwickeln kann; **Urs.:** Koronarinsuffizienz, Cor pulmonale, Kardiomyopathie, Elektrolytentgleisungen, Überdosierung von Antiarrhythmika, Elektrounfall, QT-Syndrom u. a.; **Klin.:** Adams*-Stokes-Syndrom; **Ther.:** sofortige Defibrillation* u. Reanimation*; **Proph.:** s. Tachykardie, ventrikuläre.

Kammer|kom|plex m: (engl.) ventricular complex; QRS-Komplex im EKG; s. Elektrokardiographie.

Kammer|scheide|wand: Septum* interventriculare.

Kammer|septum|de|fekt (Septum*) m: s. Ventrikelseptumdefekt.

Kammer|stimulation (lat. stimulare anstacheln, antreiben) f: syn. Ventrikelstimulation*.

Kammer|tachy|kardie (Tachy-*; Kard-*) f: syn. ventrikuläre Tachykardie*.

Kammer|test m: s. Duhring-Kammertest.

Kammer|wand|an|eurysma (Aneurysma*) n: s. Herzwandaneurysma.

Kammer|wasser: (engl.) intraocular fluid; Humor aquaeus; Inhalt der vorderen u. hinteren Augenkammer; entsteht durch aktive Sekretion einer klaren, farblosen Flüssigkeit (2–3 mm^3/min) durch die Ziliarfortsätze; Abfluss in den Kammerwinkel, durch das Trabeculum corneosclerale u. die Fontana-Räume in den Schlemm-Kanal u. in die Kammerwasservenen, z. T. Rückresorption. K. ist in der Zusammensetzung fast ident. mit Liquor cerebrospinalis u. isoton. zum Serum, enthält Elektrolyte, Proteine, Zucker, Enzyme, Hyaluronsäure, Ascorbinsäure; es dient der Formerhaltung des Bulbus sowie der Ernährung von Linse u. Hornhaut. Störungen des Abflusses können zu Augeninnendruckerhöhung u. Glaukom* führen.

Kammer|winkel: (engl.) chamber angle; Augenkammerwinkel; spitzer Winkel, den die Hornhaut am Übergang zur Lederhaut u. die Regenbogenhaut am Übergang zum Ziliarkörper einschließen. Im K. erfolgt der Abfluss des Kammerwassers. Vgl. Glaukom.

Kampfer m: (engl.) camphor; Camphora; auch Campher; durch Wasserdampfdestillation aus dem Holz des Kampferbaums (Cinnamomum camphora) gewonnener u. anschl. durch Sublimation gereinigter (rechtsdrehend) od. synthet. (opt. inaktiv) Wirkstoff; enthält 2-Bornanon; **Verw.:** bei Muskelverspannungen, entzündl. Erkr. der Atemwege, hypotoner Kreislaufregulationsstörung.

Kampfer|öl: (engl.) camphor oil; Oleum camphoratum; 10- od. 20%ige Lösung von D,L-Kampfer in Erdnuss- bzw. Olivenöl mit hyperämisierender Wirkung.

Kampi|metrie (lat. campus Feld, Fläche; Metr-*) f: (engl.) campimetry; Nachweismethode für feine Skotome im zentralen u. parazentralen Gesichtsfeldbereich, die mit der gewöhnlichen kinet. Perimetrie* nicht erfassbar sind; vgl. Bjerrum-Schirm.

Kampo|melie (gr. κάμπτειν beugen, krümmen; -melie*) f: (engl.) camptomelia; auch Kamptomelie; Fehlbildungssyndrom aufgrund einer autosomal-dominanten Neumutation im SOX9-Gen auf Chromosom 17q; **Häufigkeit:** 1:10 000 Lebendgeborene; **Sympt.:** symmetrische Verbiegungen u. Kürzungen der unteren Extremitäten mit prätibialen Hautgrübchen u. Klumpfüßen, auffälliger Gesichtsausdruck (Hypertelorismus, tiefliegende Nasenwurzel, enge Lidspalten, Mikrostomie, Mikrogenie); u. U. auch Fehlbildungen innerer Organe; **Progn.:** sehr ungünstig, da Atmungs- u. Ernährungsschwierigkeiten in den ersten Lebenswochen eintreten u. zu frühzeitigem Tod führen können.

Kampto|daktylie (↑; Daktyl-*) f: (engl.) camptodactyly; angeb. Beugekontraktur eines Fingergelenks ohne knöcherne Veränderung (v. a. Finger V, selten IV).

Kanalikulo|rhino|stomie (lat. canaliculus Röhrchen; Rhin-*; -stomie*) f: (engl.) canaliculorhinostomy; Operationsmethode zur Tränenableitung in die Nase durch Einnähen des Tränenkanälchens in die Nasenschleimhaut nach op. Entfernung des Tränensacks; ähnl. der Toti*-Operation.

Kanalo|lithiasis (Lith-*; -iasis*) f: s. Lagerungsschwindel.

Kana|mycin (INN) n: Aminoglykosid-Antibiotikum zur top. Anw. am Auge; vgl. Aminoglykosid-Antibiotika.

Kandida-: s. Candida-.

Kangri-Krebs: (engl.) kangri cancer; bei Kashmiris vorkommendes Plattenepithelkarzinom* an Bauch- u. Oberschenkelhaut, das mit der Gewohnheit, zur Warmhaltung des Körpers einen mit glühender Holzkohle gefüllten Tontopf unter der Kleidung zu tragen, in Zusammenhang gebracht wird.

Kanikola|fieber (lat. canicula Hündchen) n: (engl.) canicola fever; syn. Stuttgarter Hundeseuche; grippeartige Infektionskrankheit, verursacht durch Leptospira canicola; **Klin.:** ähnl. der Weil*-Krankheit, jedoch meist mit günstigerer Progn.; **Chemotherapie** wie bei Weil-Krankheit; **Epidemiol.** u. **Proph.:** s. Leptospira (canicola); vgl. Leptospirosen.

Kankroid (Cancer-*; -id*) n: nicht korrekte Bez. für Plattenepithelkarzinom*; vgl. Adenokankroid.

Kanner-Syn|drom (Leo K., päd. Psychiater, Baltimore, 1894–1991) n: veraltete Bez. für frühkindlichen Autismus*.

Kanonen|schlag: (engl.) cannon beat; Bez. für den auskultator. bes. lauten 1. Herzton bei allen Formen einer vollständigen Dissoziation der Vorhof- u. Kammertätigkeit; tritt bei einer PQ-Zeit von <0,15 s auf. Dabei werden die in der Vorhofssystole gespannten Segelklappen durch die gleichzeitig einsetzende Kammersystole zugeschlagen (vgl. Vorhofpfropfung); bei dissoziierter Kammeraktion (Schenkelblock) od. Vorliegen eines ventrikulären Automatiezentrums gespaltener 1. Herzton als Doppel-Kanonenschlag.

Kantho|plastik (gr. κανθός Augenwinkel; -plastik*) f: (engl.) canthoplasty; op. Herstellung eines neuen äußeren Lidwinkels z. B. zur Erweiterung der Lidspalte.

Kanüle (frz. canule Röhrchen) f: (engl.) cannula; Hohlnadel; s. Injektionskanüle.

Kanzero-: s. a. Karz-.

kanzero|gen (Cancer-*; -gen*): (engl.) cancerogenic; krebserzeugend.

Kanzero|gene (↑; ↑) n pl: (engl.) cancerogens; Substanzen od. Faktoren, die beim Menschen od. im Tierversuch die Inzidenz maligner (auch spontan auftretender) Tumoren erhöhen, die Latenzzeit der Kanzerogenese* verkürzen od. das Tumorspektrum in einem Gewebe verändern (erweitern) können; wirken direkt od. indirekt (nach Umwandlung in reaktionsfähige Metaboliten im Stoffwechsel od. Entstehung von Radikalen, z. B. Sauerstoffmetaboliten) v. a. durch kovalente Bindung an ein DNA-Basenpaar mutagen (s. Mutagene) u. können lokal am Einwirkungsort bzw. nach Resorption systemisch u. dabei z. T. in best., für die jeweilige Substanz charakterist. Geweben (Organotropie) wirksam werden. **Einteilung: I.** nach Substanzart: **1.** chemische K.; **a)** organische Verbindungen: aromatische Kohlenwasserstoffe (z. B. Benzpyren, das u. a. in Teer* vorkommt u. ein Hautkarzinom od. Skrotaltumoren verursachen kann), chlorierte Kohlenwasserstoffe (in Lösungsmitteln, als Ausgangssubstanzen von Kunststoffen; können ein Hämangiosarkom der Leber verursachen), aromatische Amine (z. B. Naphthylamin, kann Blasenkarzinom* verursachen), N-Nitrosoverbindungen (z. B. Nitrosamine*, können Bronchialkarzinom verursachen), Alkylanzien* (z. B. best. Insektizide, Zytostatika); **b)** anorganische Substanzen: v. a. Metalle bzw. Metallsalze (z. B. Arsen, Beryllium, Chrom, Cadmium, Nickel), Asbest (s. Asbestose) od. Quarz (s. Silikose); **2.**

K

natürliche Substanzen; z. B. Aflatoxine* (können ein primäres Leberzellkarzinom* verursachen), Viren; **3.** physikalische K.; z. B. ionisierende od. ultraviolette Strahlen (s. Strahlenkrebs, UV-Schäden). **II.** Nach der MAK-Werte-Liste: **1.** krebserzeugend; **2.** aufgrund von Tierversuchen u. epidemiol. Studien als krebserzeugend anzusehen; **3.** mögliche, nicht endgültig als krebserzeugend beurteilte K.; **4.** u. **5.** krebserzeugend mit untergeordneter od. so geringer genotoxischer Wirkung, dass bei Einhaltung der maximalen Arbeitsplatzkonzentrationen (Abk. MAK*) kein nennenswerter Beitrag zum Krebsrisiko zu erwarten ist. Da die Dosis-Wirkungsbeziehungen von K. nicht hinreichend geklärt sind u. wahrscheinl. keine Schwellenwerte existieren, unterhalb derer das Fehlen einer gesundheitsschädl. Wirkung anzunehmen ist, werden für K. keine MAK, sondern technische Richtkonzentrationen (Abk. TRK*) sowie Expositionsäquivalente für krebserzeugende Arbeitsstoffe (Abk. EKA*) festgelegt. Vgl. Kokanzerogene.

Kanzero|genese (↑; -genese*) f: (engl.) cancerogenesis; Entstehung maligner Tumoren unter Beteiligung versch. Faktoren (z. B. Kanzerogene*, Hormone, onkogene Viren*, genetisch bedingte Defekte der Reparatursysteme der DNA, erworbene od. angeb. Immundefekte*), die nach der sog. Mehrstufenhypothese die Mutation mehrerer Protoonkogene (s. Onkogene) od. Tumorsuppressorgene* benötigt u. in **drei Phasen** verläuft: **1.** Initiierung: Auslösung einer Mutation in einer Zelle u. ihre irreversible molekulare Transformation*; **2.** Latenzperiode: in dieser ca. 15–20 Jahre dauernden Phase kommt es zur Proliferation der initiierten Zelle, zu weiteren Mutationen u. Bildung von Tumorzellen*, die der Vernichtung durch das Immunsystem entgehen. Das Zusammenwirken versch. Kanzerogene (Synkanzerogenese), die Einwirkung von Kokanzerogenen* (Kokanzerogenese) od. unspezifischen Faktoren (Promotoren) kann die K. beschleunigen. **3.** Klin. Manifestation des Tumors: frühzeitig z. B. als Carcinoma* in situ, u. U. auch als primär benignes Neoplasma*, das maligne entarten kann. Im weiteren Verlauf erfolgt bei malignen Tumoren infiltrierendes Wachstum u. Metastasierung*. Vgl. Präkanzerose.

Kanzero|genitäts|test (↑; ↑) m: (engl.) cancerogenity test; Form des chron. Toxizitätstests* zur Prüfung von Substanzen auf krebserzeugende Wirkung durch spez. darauf ausgerichtete Tierversuche von langer Dauer (18–24 Monate). C. Fle.

Kaolin|lunge: (engl.) kaolinosis; Form der progredienten, kollagenösen Pneumokoniosen*; seltene Mischstaubsilikose durch Inhahalation von Kaolin (Kaolinit, Quarz, Feldspat, Glimmer; z. B. in Porzellanstaub) u. damit insbes. hydratisiertem Aluminiumsilikat; BK Nr. 4101.

Kapazität, elektrische (lat. capacitas Raum, Fähigkeit) f: (engl.) electrical capacity; **1.** beim Kondensator* Speicherfähigkeit für elektr. Ladung; Formelzeichen C; SI-Einheit Farad* (F); abhängig von Materialeigenschaften u. Bauform des Kondensators; beschreibt das Verhältnis zw. gespeicherter Ladung (Q) u. Spannung (U); $C = Q/U$; **2.** beim Akkumulator nutzbare Elektrizitätsmenge, die ein galvanisches Element unter vorgeschriebenen Bedingungen abgeben kann; Formelzeichen K; Einheit Amperestunde (Ah) od. Wattstunde (Wh). G. Spr.

Kapazität, in|spiratorische (↑) f: (engl.) inspiratory capacity; Abk. IK; s. Lungenvolumina.

Kapazitation (↑) f: (engl.) capacitation; Aktivierungsprozess; Verschmelzung von Plasmamembran des Spermienkopfes u. der Membran des Akrosoms unter Freisetzung von Enzymen, die ein Eindringen der Spermien* in die Eizelle ermöglichen; Teil einer Reaktion, durch die die Spermatozoen erst befruchtungsfähig werden.

kapillar (lat. capillus Haar): (engl.) capillary; zu den Blutkapillaren* gehörend, die Blutkapillaren betreffend.

Kapillar|an|eurysma (↑; Aneurysma*) n: (engl.) capillary aneurysm; Aneurysma des arteriellen Kapillarschenkels; **Vork.:** häufig bei Raynaud*-Syndrom u. Panarteriitis*; **Diagn.:** Kapillarmikroskopie.

Kapillar|druck (↑): (engl.) capillary pressure; Blutdruck in den Kapillaren; ca. 30 mmHg im arteriellen u. ca. 15 mmHg im venösen Schenkel (gemessen in Herzhöhe u. Ruhe).

Kapillar|ek|tasie (↑; -ektasie*) f: (engl.) capillary ectasia; angeb. od. erworbene Erweiterung von Kapillaren; vgl. Hämangiom, kavernöses.

Kapillaren (↑) f pl: Vasa capillaria; s. Blutkapillaren.

Kapillar|häm|angiom (↑; Häm-*; Angio-*; -om*) n: syn. kavernöses Hämangiom*.

Kapillar|mikro|skopie (↑; Mikr-*; -skopie*) f: (engl.) capillaroscopy; auch Vitalmikroskopie; mikroskop. Beurteilung oberflächl. Kapillaren (z. B. von Nagelbett, Bindehaut) zur Diagnostik von Mikrozirkulationsstörungen unter Verw. eines Kapillarmikroskops, am Augenhintergrund mittels Ophthalmoskopie (auch in Komb. mit Fluoreszenzangiographie). Vgl. Angioskopie.

Kapillar|puls (↑; Puls*) m: (engl.) capillary pulse; auch Quincke-K.; bei großer Blutdruckamplitude (Pulsus celer et altus) inf. Aortenklappeninsuffizienz* sichtbare Pulsation der kapillären Hautgefäße, bes. deutlich als sog. Nagelpuls unter den Fingernägeln u. an den Lippen beim Aufpressen eines Objektträgers; vgl. Müller-Zeichen.

Kapillar|re|sistenz (↑; Resistenz*) f: (engl.) capillary resistance; Widerstandsfähigkeit der Blutkapillaren; Bestimmung durch Saugmethoden od. Stauung; vgl. Rumpel-Leede-Test.

Kapillar|thrombus (↑; Thromb-*) m: s. Mikrothrombus.

Kaplan-Syn|drom (Herbert K., zeitgen. Arzt, USA) n: Symptomenkomplex mit Sarkoidose, Psoriasis u. Gicht; Vork. v. a. bei Arbeitern im Kohlebergbau.

Kapno|graphie (gr. καπνός Rauch; -graphie*) f: (engl.) capnography; nichtinvasives Verf. zur kontinuierl. Kontrolle des art. CO_2*-Partialdrucks durch Messung u. graph. Aufzeichnung des endexspirator. Kohlendioxidgehalts der Ausatemluft (entspricht bei normaler Lungenfunktion dem art. pCO_2). Messung (**Kapnometrie**) nach dem Prinzip der Ultrarotabsorptionsmethode im Hauptstrom der Ausatemluft od. im Nebenstrom durch Absaugen einer Gasprobe; **Anw.:** v. a. bei beatmeten Pat. zur Anpassung des Atemminutenvolumens an die Kohlendioxidproduktion. Vgl. Oxymetrie.

Kaposi-Sarkom (Moriz K. K., Dermat., Wien, 1837–1902; Sark-*; -om*) n: (engl.) Kaposi's sarcoma; syn. Sarcoma idiopathicum multiplex haemorrhagicum, Pseudosarcomatosis haemorrhagica pigmentosa, Retikuloangiomatose; meist symmetrische, anfangs v. a. an den unteren Extremitäten auftretende, bräunlich-livide, noduläre bis plaque- od. walzenartige Effloreszenzen im Bereich der Haut u. des subkutanen Bindegewebes; später Beteiligung von Schleimhäuten u. inneren Organen (Leber, Milz, Knochen, Gehirn u. a.); (histol.) Gefäßneubildungen u. Proliferation spindeliger Zellen; **Ätiol.:** induziert durch Herpes-Virus Typ 8 (Abk. HHV-8; s.

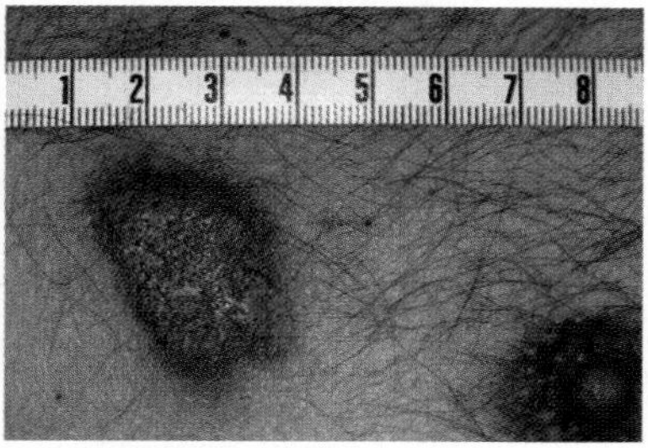

Kaposi-Sarkom [242]

Herpesviridae); **Formen: 1.** chronisches K.-S.: v. a. bei Männern aus Osteuropa u. Italien nach dem 50. Lj. auftretende sog. klassische Form; bleibt meist auf die Extremitäten beschränkt, selten kutane Dissemination sowie viszerale Beteiligung; **2.** Lymphadenopathie-assoziiertes K.-S.: in Afrika südlich der Sahara gehäuft vorkommende, gutartig verlaufende od. aggressive, lymphadenopathische Formen (bes. bei Kindern); **3.** Transplantation-assoziiertes K.-S.: Vork. bei Pat. unter Immunsuppression (z. B. nach Nierentransplantation), teilweise mit Rückbildung nach Absetzen der Therapie; **4.** K.-S. bei Pat. mit HIV*-Erkrankung: deutl. aggressivere, disseminiert-kutane bzw. viszerale (multilokuläre) Form in fortgeschrittenen Stadien, oftmals mit Erstlokalisation der Effloreszenzen im Bereich der Mundhöhle u. der Schleimhäute des Magen-Darm-Trakts sowie häufig mit Lymphknoten- (Biopsie!) u. Organbefall; **Ther.:** keine etablierte antivirale Therapie; lokale Chemo- od. Immuntherapie mit Vinblastin bzw. Interferon-α, Kryo- u. Laserchirurgie, Radiotherapie; bei multifokalem Befall Versuch mit Radio-Chemotherapie (Vinblastin, Doxorubicin, Daunorubicin in liposomaler Zubereitung); bei HIV-Erkrankung Komb. von antiretroviraler Ther. (vgl. HAART) u. Interferon-α; Ther. der Grunderkrankung; symptomat. Ther., insbes. bei pulmonalem Befall; lokale Camouflage.

Kappa|ketten|marker (gr. κάππα K) **m:** (engl.) kappa-chain marker; s. Km-System.

Kappa|winkel (↑)**:** (engl.) kappa angle; Winkel zw. Gesichtslinie (Gerade zw. Fovea centralis u. Fixierobjekt) u. Pupillenachse (Gerade zw. Hornhautscheitel u. Pupillenzentrum); entsteht inf. der nicht genau am hinteren Augenpol lokalisierten, gering nach temporal verschobenen Lage der Fovea centralis u. bedingt eine Abweichung des Hornhautreflexbildes nach nasal; vgl. Pseudostrabismus.

Kappa|zismus (↑) **m:** Form der Dyslalie* mit Fehlbildung des K-Lautes, der ausgelassen od. evtl. durch T ersetzt wird.

Kapsel (Capsula*)**:** (engl.) capsule; (bakteriol.) extrazelluläre (außerh. der Zellwand gelegene) Hülle kapselbildender Bakterien* (z. B. Haemophilus influenzae, Klebsiella pneumoniae, Streptococcus pneumoniae), die einen Schutz vor Phagozytose* vermittelt; chem. handelt es sich meist um Polysaccharide (z. B. bei Streptococcus pneumoniae), seltener um Proteine (Poly-D-glutaminat bei Bacillus anthracis); Bakt. einer Species lassen sich in Kapselserovare (-typen) unterteilen; inf. Konfluierens des Kapselmaterials zeigen kapselbildende Bakt. auf festen Nährböden meist schleimiges od. muköses Koloniewachstum.

Kapsel|bakterien (↑; Bakt-*) **f pl:** (engl.) encapsulated bacteria; Bakterien, die von einer Kapsel* umhüllt sind (s. Bakterien, Abb.); i. e. S. Bez. für die Gattung Klebsiella*.

Kapsel|färbung (↑)**:** (engl.) capsule staining; bakteriol. Verfahren zur indirekten Darstellung der Kapsel* durch Färbung mit Safraninlösung; vgl. Tuscheverfahren.

Kapsel|fibrose (↑; Fibr-*; -osis*) **f:** (engl.) capsular fibrosis; häufige Kompl. der Mammaplastik* bei Verw. von Silikonprothesen (s. Mammaprothese); Ausbildung einer harten bindegewebigen Kapsel u. (z. T. schmerzhaften) Verformungen von Implantat u. rekonstruierter Mamma; **Urs.:** nicht eindeutig geklärt; evtl. Entzündungsreaktion auf freiwerdende Silikonpartikel, Narbenreaktion, Folge eines zu engen Prothesenbetts; **Ther.:** meist manuelle (evtl. operative) Kapselsprengung bzw. Entfernung der Prothese u. erneute Rekonstruktion mit autologem Material.

Kapsel, innere (↑)**:** (anat.) Capsula* interna.

Kapsel|phlegmone (↑; Phlegmone*) **f:** (engl.) capsular abscess; eitrige Gelenkinfektion des periartikulären Gewebes einschl. der fibrösen Gelenkkapsel; **Diagn.** u. **Ther.:** s. Gelenkempyem.

Kapsel|star (↑)**:** Cataracta capsularis; s. Katarakt.

Kapsid n: (engl.) capsid; stäbchenförmige od. sphärische Proteinumhüllung der Nukleinsäure eines Virions; Kapsidproteine treten zu Kapsomeren zusammen; s. Viren.

Kapsomer n: (engl.) capsomer; Untereinheit eines Kapsids*.

Kara Yara: s. Hexachlorbenzol.

Karaya|ring: (engl.) karaya gum ring; verformbarer Hautschutzring aus Naturharz in versch. Größen für die Stomaversorgung in Verbindung mit Auffangbeuteln (aus geruchdichtem Kunststoffmaterial). Karaya ist das extrem hygroskopische Harz des tropischen Sterculia-urens-Baums. Vgl. Anus praeternaturalis.

Karb-: s. a. Carb-.

Karb|amid n: syn. Harnstoff*.

Karbol|fuchsin|lösung: (engl.) carbolfuchsin solution; wässrige Lösung aus Fuchsin, Alkohol u. Karbolsäure; Verw. z. B. zur Gram*-Färbung, Ziehl*-Neelsen-Färbung u. zur Bakterienfärbung im Harnsediment.

Karbol|gentiana|violett n: (engl.) carbol gentian violet solution; wässrige Lösung aus Gentianaviolett, Alkohol u. Karbolsäure; vgl. Gram-Färbung.

Karbol|säure: s. Phenol.

Karbonisation f: (engl.) carbonization; Verkohlung; s. Verbrennung.

Karbunkel (lat. carbunculus fressendes Geschwür) **m:** (engl.) carbuncle; durch Staphylokokken verursachte, flächenhaft konfluierende Entz. mehrerer benachbarter Haarbälge (Furunkel*) mit Abszedierung, Nekrose u. Einschmelzung des dazwischenliegenden Gewebes; Prädisposition bei Diabetes mellitus; **Lok.:** häufig Nacken, Rücken, Gesäß; **Sympt.:** lokale u. systemische Entzündungsreaktionen, Lymphadenitis u. -angitis; **Ther.:** Antibiotika, Inzision u. Drainage.

Kard-: auch Kardio-, Kardia-, Cardio-, Cardia-; Wortteil mit der Bedeutung **1.** Herz; **2.** Magenmund; von gr. καρδία.

Kardia (↑) f: syn. Cardia, unterer Ösophagussphinkter (Abk. UÖS); Mageneingang, Übergangszone der zweischichtigen Ösophagusmuskulatur in die dreischichtige Magenmuskulatur; **Hauptfunktion:** gastro-ösophagealer Verschluss. Der Übergang vom Plattenepithel des Ösophagus zum Zylinderepithel des Magens ist nicht als K. zu bezeichnen, da diese Grenze inkonstant u. nicht an die muskulären Strukturen gebunden ist. Vgl. Epithelgrenze.

Kardia|in|suffizienz (↑; Insuffizienz*) f: (engl.) cardia insufficiency; Insuffizienz der Kardia bei Hiatushernie* u. Brachyösophagus*.

Kardia|karzinom (↑; Karz-*; -om*) n: (engl.) cardia carcinoma; Adenokarzinom des ösophagogastralen Übergangs; **Formen: Typ I:** im Endobrachyösophagus gelegen bei Barrett*-Ösophagus; **Typ II:** von der Kardiaschleimhaut ausgehend; **Typ III:** subkardial gelegen mit submuköser Infiltration des distalen Ösophagus; **Sympt.:** Sodbrennen, Dysphagie*, Gewichtsverlust, Tumoranämie; **Diagn.:** Endoskopie, Biopsie, (röntg.) ösophagogastrale Passage; zum Staging Endosonographie, CT, Oberbauchsonographie u. Rö.-Thorax, ggf. Kernspintomographie u. Laparoskopie; **Ther.:** bei Typ I subtotale Ösophagektomie mit proximaler Magenresektion* u. abdominozervikalem transmediastinalem Magenhochzug; bei Typ II u. III transhiatale od. abdominothorakale Gastrektomie* mit distaler Ösophagusresektion. Vgl. Magenkarzinom, Ösophaguskarzinom.

K

Kardia|krampf (↑): (engl.) cardiospasm; s. Ösophagusachalasie.

kardial (↑): (engl.) cardiac; das Herz betreffend, vom Herzen ausgehend.

Kardia|re|sektion (↑; Resektion*) f: s. Magenresektion.

Kardinal|vene (Vena*) f: (engl.) cardinal vein; links-persistierende obere Hohlvene, die während der Embryogenese die obere Körperregion drainiert u. sich i. d. R. bis auf den Sinus* coronarius zurückbildet; die rechte Hohlvene wird zur Vena* cava superior. Vgl. Lungenvenenfehlmündung. G. Bei.

Kardio-: s. a. Cardio-, Kardia-.

Kardio|chalasie (Kard-*; Chalasie*) f: (engl.) cardiochalasia; seltene Erkr. im Neugeborenenalter mit Insuff. der anat. normal lokalisierten Kardia; **Ätiol.:** unklar, u. U. neuromuskuläre Störung; vgl. Achalasie.

Kardio|graphie (↑; -graphie*) f: (engl.) cardiography; Darstellung des Herzens bzw. Aufzeichnung der Herzfunktion; s. Angiokardiographie, Elektrokardiographie, Echokardiographie, Phonokardiographie, Kardiotokographie.

Kardio|lipin (↑; Lip-*) n: (engl.) cardiolipin; Glycerophospholipid (s. Phosphatide), das in versch. Geweben u. v. a. Membranen vorkommt; aus Rinderherzmuskel extrahiertes K. stellt in Verbindung mit Lecithin u. Cholesterol ein hochempfindl. Antigen dar, welches in der Syphilisserologie (VDRL) verwendet wird; vgl. Antiphospholipid-Syndrom.

Kardio|logie (↑; -log*) f: (engl.) cardiology; Teilgebiet der Inneren Medizin bzw. Kinderheilkunde, das sich mit den Erkr. u. Veränderungen des Herzens sowie deren Behandlung befasst.

Kardio|megalie (↑; Mega-*) f: (engl.) cardiomegaly; übermäßige Herzvergrößerung; familiär gehäuftes Vorkommen wurde beschrieben; vgl. Herzinsuffizienz, Herzdilatation, Herzhypertrophie, Kardiomyopathie, Viszeromegalie.

Kardio|myo|pathie (↑; My-*; -pathie*) f: (engl.) cardiomyopathy; auch Cardiomyopathie (Abk. CM), syn. Myokardiopathie; klin. Bez. für alle Herzmuskelerkrankungen, die nicht durch Koronarsklerose, Erkr. des Perikards, art. od. pulmonale Hypertonie od. angeb. bzw. erworbene Herzfehler bedingt sind; **Einteilung** nach der Ätiol.: **1.** primäre (idiopathische) K. unbekannter Urs. (z. T. angeboren); **2.** sekundäre K., i. R. einer meist generalisierten Grundkrankheit auftretend, mit entzündl. (Karditis*, als Postmyokardinfarktsyndrom*, bei Kollagenosen u. a.), infektiöser (z. B. bakteriell od. viral verursachte Myokarditis*), nutritiv-tox. (z. B durch Alkohol, best. Medikamente, Zytostatika), metabol. (sog. Myokardose* bei Amyloidose, Hämochromatose, Hyper- od. Hypothyreose u. a.), neuro- bzw. myopathischer (z. B. bei Friedreich-Ataxie, progressive Muskeldystrophie), infiltrativer (inf. primärer Herztumoren, Leukämieinfiltrationen, Metastasen, Herzverfettung, Sarkoidose) od. physik. (traumatischer od. strahlenbedingter) Genese sowie postpartal; Einteilung nach pathol. u. hämodynam. Kriterien: **1.** hypertrophische K. (Abk. HCM): fortschreitende Hypertrophie einzelner od. aller Wandschichten insbes. des li. Ventrikels, daraus resultierende verminderte diastol. Ventrikelfüllung (erhöhter enddiastol. Druck) bei (zunächst) normaler systol. Herzfunktion (hypertrophische nichtobstruktive K., Abk. HNCM). Eine asymmetrische Hypertrophie im Bereich der basisnahen Anteile des Ventrikelseptums führt mesosystolisch zu einem Anschlagen des anterioren Mitralsegels an das Septum, wodurch eine funkt. dynam. Obstruktion der aortalen Ausflussbahn mit einem intraventrikulären Druckgradienten entsteht (hypertrophische obstruktive K., Abk. HOCM; syn. idiopathische hypertrophische Subaortenstenose); Sympt.: Dyspnoe, Angina pectoris, Palpitationen, Synkopen, auskultator. oft funkt. spätsystolisches Spindelgeräusch; rel. typisch ist ein stark hebender Herzspitzenstoß; Ther.: Betarezeptorenblocker, Calciumantagonisten; Progn.: eingeschränkte Lebenserwartung (akute Herzrhythmusstörungen). Neben dem sporadischen Auftreten der HCM sind fam. gehäuft auftretende Formen (ca. 50 % aller HCM) mit autosomal-dominanter (HNCM, HOCM) u. autosomal-rezessiver Vererbung (HNCM) beschrieben. **2.** kongestive (dilatative) K. (Abk. CCM bzw. DCM für engl. congestive bzw. dilative cardiomyopathy): häufigste Form, tritt v. a. beim männl. Geschlecht auf; Vergrößerung der Ventrikel ohne Dickenzunahme der Herzmuskulatur mit primärer Verminderung der systol. Auswurfleistung (enddiastol. Ventrikeldruck erhöht); Sympt.: insbes. Herzinsuffizienz, Herzrhythmusstörungen, ggf. kardial bedingte art. Embolien; Ther.: medikamentöse Behandlung der Herzinsuffizienz, Antikoagulanzien; Progn.: bei manifester K. schlecht; **3.** restriktive od. obliterative K. (Abk. RCM, OCM): als primäre K. in Mitteleuropa selten, hämodynamisch charakterisiert durch eine Störung der diastol. Ventrikelfüllung bei normaler systol. Funktion; hierzu gehören die Endocarditis fibroplastica Löffler (s. Endokarditis), die Endomyokardfibrose u. die Endokardfibroelastose; **4.** latente K. (Abk. LCM): genaue Zuordnung ist erst im weiteren Verlauf möglich; Diagn.: Echokardiographie, Herzkatheterisierung (ggf. mit Myokardbiopsie), Rö.-Thorax, EKG. Die Diagn. einer primären K. ist häufig eine Ausschlussdiagnose.

Kardio|myo|tomie (↑; ↑; -tomie*) **f:** (engl.) cardiomyotomy; auch Gottstein-Heller-Operation; Spaltung der verdickten Muskulatur im Bereich des unteren Ösophagussphinkters bis auf die Mucosa (Myotomie) bei Ösophagusachalasie*

Kardio|palmus (↑; gr. πάλλειν schwingen, zittern) **m:** syn. Palpitatio* cordis.

Kardio|plegie (↑; -plegie*) **f:** (engl.) cardioplegia; künstl. induzierter reversibler Herzstillstand bei Op. am offenen Herzen (Herzchirurgie*); **Formen: 1.** ischämische K. durch Abklemmen der Aorta (bei Körpertemperatur für 10–20 Min. ohne Myokardschädigung möglich); **2.** K. in Hypothermie* (bei 25 °C) mit intermittierender Koronarperfusion durch gekühltes Blut (führt zu kälteinduziertem Kammerflimmern); **3.** K. unter Verw. sog. myokardprotektiver Lösungen (durch hohe Kaliumkonzentration od. durch Entzug von Na^+ u. Ca^{2+}).

Kardio|ptose (↑; -ptose*) **f:** (engl.) cardioptosis; sog. Wanderherz; Herzsenkung, Herztiefstand meist i. R. einer Enteroptose*.

Kardio|toko|graphie (↑; Toko-*; -graphie*) **f:** (engl.) cardiotokography; fortlaufende apparative Ableitung u. Aufzeichnung (Kardiotokogramm, CTG) der fetalen Herzschlagfrequenz u. gleichzeitig der Wehentätigkeit in der Spätschwangerschaft (antepartale K.) u. während der Geburt (intrapartale K.) zur Überwachung des Feten u. frühzeitigen Erkennung einer intrauterinen Hypoxie (evtl. durch Oxytocinbelastungstest*); **Meth.: 1.** Fetalelektrokardiographie: direkte Ableitung der fetalen EKG-Potentiale von einem kindl. Teil (z. B. vom fetalen Kopf nach Blaseneröffnung) od. indirekt mit am mütterl. Abdomen befestigten Elektroden; **2.** Phonokardiographie: Aufnahme des fetalen Herzschalls zur Herzfrequenzregistrierung mit Hilfe eines Mikrophons; **3.** Doppler-Sonographie: Anw. der Ultraschalldiagnostik zum Nachw. der fetalen Herzwandbewegungen. Die Registrierung der Wehentätigkeit (Tokographie*) erfolgt durch abdominale od. intrauterine Ableitung. **Bewertungskriterien: 1.** Basalfrequenz*; **2.** Oszillationen*; **3.** Akzeleration*; **4.** Dezeleration*; semiquantitative Bewertung z. B. mit CTG-Score.

kardio|vaskulär (↑; lat. vasculum kl. Gefäß): (engl.) cardiovascular; Herz u. Gefäße betreffend.

Kardio|version (↑; lat. vertere, versus wenden, drehen) **f:** (engl.) cardioversion; Maßnahme zur Wiederherstellung eines normfrequenten Sinusrhythmus bei Tachyarrhythmie inf. Vorhofflimmerns u. a. tachykarden Herzrhythmusstörungen*; **elektrisch** mittels Defibrillator, wobei der Elektroschock (im Ggs. zur Defibrillation* bei Kammerflimmern) EKG-getriggert ausgelöst wird, um die Entstehung von Kammerflimmern zu vermeiden; **medikamentös** mittels geeigneter Antiarrhythmika*.

Kardio|verter-De|fibrillator, implantierbarer (↑; ↑; De-*; Fibrilla*) **m:** (engl.) (automatic) implantable cardioverter-defibrillator, Abk. (A)ICD; auch sog. antitachykarder Schrittmacher; Gerät zur Unterbrechung lebensbedrohlicher tachykarder Herzrhythmusstörungen*, das aus einer transvenös dauerhaft im re. Herz platzierten Elektrode u. einem damit verbundenen, unter dem großen Brustmuskel implantierten Steuerungsaggregat besteht; **Funktion:** kontinuierl. Überwachung der elektr. Herzaktion u. bei Registrierung entspr. Herzrhythmusstörungen automat. Durchführung einer Defibrillation*, Kardioversion* od. Überstimulation (engl. overdrive-pacing); die meisten Geräte verfügen zusätzl. über eine antibradykarde Schrittmacherfunktion; **Ind.:** v. a. gegen Antiarrhythmika* resistente Kammertachykardien, Kammerflattern u. Kammerflimmern. Vgl. Katheterablation.

Karditis (↑; -itis*) **f:** (engl.) carditis; Entzündung des Herzens; s. Endokarditis, Myokarditis, Perikarditis, Pankarditis.

Karenz (lat. carere entbehren) **f:** (engl.) privation; Entbehrung, Aussetzen, Verzicht.

Karies (lat. caries Fäulnis) **f:** s. Zahnkaries.

Karies|pro|phylaxe (↑; Prophylaxe*) **f:** (engl.) caries prevention; vorbeugende Maßnahmen zur Verhütung od. Verminderung der Zahnkaries*; **Ziele: 1.** Verminderung der unvermeidl. tägl. Mikroentkalkungen inf. Säurebildung der Bakterien im Zahnbelag (Plaque) in ihrer Schwere u. Häufigkeit durch gute Mundhygiene mit regelmäßiger Plaqueentfernung u. Beschränkung der Häufigkeit der Zuckeraufnahme; **2.** Unterstützung der Remineralisation durch häufige Fluoridierung; lokal durch Fluoridzahnpasten, Pinseln der Zähne mit fluoridhaltigen Lösungen, Lacken od. Gelen; zusätzlich systemische Fluoridzufuhr (Tabletten, Zusatz zu Speisesalz, Milch, Trinkwasser). Durch die Förderung der lokalen Remineralisation kleiner Mikroentkalkungen (Initialkaries) kann die Entstehung behandlungsbedürftiger kariöser Defekte verhindert werden.

Karina **f:** Carina, Kiel; z. B. Carina* tracheae.

Karlsbader Salz: Sal* Carolinum factitium.

Karmin **n:** (engl.) carmine; roter Farbstoff aus der Cochenille-Laus; Verw. z. B. bei Best*-Karminfärbung zum Nachweis von Glykogen.

Karminativa (lat. carminare reinigen) **n pl:** (engl.) carminatives; Mittel gegen Blähungen; z. B. Anisi fructus, Foeniculi fructus, Carvi fructus, Coriandri fructus, Chamomillae flos, Alchemillae herba.

Karni|fikation (Carn-*; lat. facere machen) **f:** (engl.) carnification; narbige Organisation eines intraalveolären, fibrinösen Exsudats mit Schrumpfung als Kompl. einer lobären Pneumonie*.

Karni|voren (↑; lat. vorare verschlingen) **m pl:** (engl.) carnivores; **1.** (allg.) Fleischfresser; Konsumenten 2. Ordnung in der Nahrungskette*; vgl. Herbivoren; **2.** Raubtiere (Carnivora); Ordnung der Säugetiere.

Karnofsky-In|dex (David A. K., amerikan. Onkologe, 1914–1969) **m:** sog. Aktivitätsindex; Index zur Beurteilung der Aktivität von Pat. unter Berücksichtigung körperlicher u. sozialer Faktoren, wobei z. B. ein K.-I. von 100 einer uneingeschränkten Aktivität, von 70 einer Arbeitsunfähigkeit bei möglicher selbstständiger Versorgung des Pat., von 40 einem Zustand mit erforderlicher Betreuung in einer Pflegestation od. einem Krankenhaus entspricht. Der K.-I. wird

K

z. B. in der Onkologie ergänzend zur TNM*-Klassifikation verwendet.

Karnosin|ämie (-ämie*) f: (engl.) carnosinemia; autosomal-rezessiv erbl. Karnosinasemangel mit Konzentrationserhöhung von Karnosin (Betaalanylhistidin) im Blut; vgl. Histidinämie.

Karotiden|pulsation (Karotis*; Puls*) f: (engl.) carotid pulsation; am Hals sichtbare Pulsation der A. carotis; Vork. bei Aorteninsuffizienz, totalem Herzblock, Aortenisthmusstenose, Ductus arteriosus apertus, Hyperthyreose u. a.

Karotine n pl: Carotine*.

Karotinoide n pl: Carotinoide*.

Karotis (gr. καρωτίς Hauptschlagader) f: (engl.) carotid artery; Kurzbez. für Arteria carotis (communis, interna, externa); die große, zum Kopf führende Halsarterie.

Karotis|arterio|graphie (↑; Arteri-*; -graphie*) f: (engl.) carotid arteriography; Röntgenkontrastdarstellung der A. carotis u. ihrer Verzweigungen, bes. der A. carotis int. zur Diagnostik von zerebralen Gefäßveränderungen. Vgl. Angiographie.

Karotis|drüse (↑): (engl.) carotid body; Glomus caroticum, Chemorezeptor; s. Paraganglien, Karotissinus-Nerv (Abb.).

Karotis|gabel (↑): (engl.) carotid bifurcation; Teilungsstelle der A. carotis communis in die A. carotis ext. u. int.; in der Wand befinden sich Presso- u. Chemorezeptoren.

K

Karotis|gabel|tumor (↑; Tumor*) m: s. Glomustumoren.

Karotis|knickungs|syn|drom (↑) n: s. Knickungssyndrom der Arteria carotis interna.

Karotis|puls|kurve (↑; Puls*): (engl.) carotid pulse curve; Abk. CPK (C für Carotis); Aufzeichnung des Druckverlaufs in der A. carotis durch Platzierung eines Druckaufnehmers am Hals über der A. carotis communis; meist in Komb. mit EKG u. Phonokardiogramm insbes. zur DD von hypertrophisch-obstruktiver Kardiomyopathie u. Aortenklappenfehlern. Vgl. Sphygmogramm.

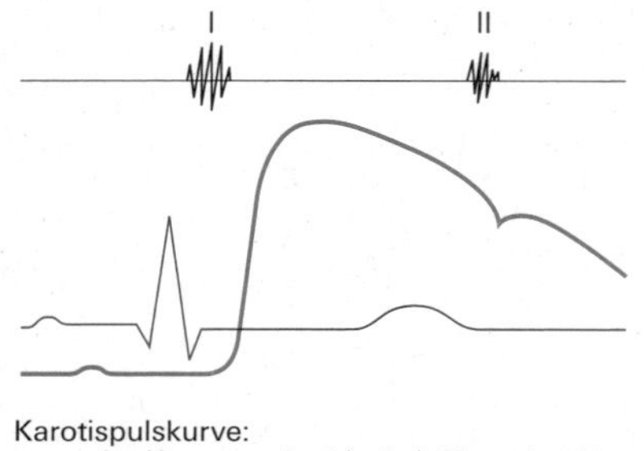

Karotispulskurve:
normaler Kurvenverlauf (grün); Phonokardiogramm (schwarz) und Elektrokardiogramm (rot); I, II: 1. und 2. Herzton [531]

Karotis|schwirren (↑): (engl.) carotid thrill; über den Karotiden tastbares Schwirren bei Aortenstenose*.

Karotis|sinus (↑; Sinus*) m: (engl.) carotid sinus; Sinus caroticus; Erweiterung an der Teilungsstelle der A. carotis communis, kann sich auf der A. carotis int. fortsetzen.

Karotis|-Sinus-cavernosus-An|eurysma (↑; ↑; Caverna*; Aneurysma*) n: s. Carotis-Sinus-cavernosus-Aneurysma.

Karotis|-Sinus-cavernosus-Fistel (↑; ↑; ↑; Fistel*) f: s. Carotis-Sinus-cavernosus-Fistel.

Karotis|sinus-Druck|versuch (↑; ↑): (engl.) carotid sinus pressure test; syn. Czermak-Versuch, sog. Vagusdruckversuch; manuelle Kompression im Bereich des Karotissinus* führt durch Erregung der Pressorezeptoren* zu reflektorischer Bradykardie u. Hypotonie, evtl. zum Herzstillstand (Karotissinus-Reflex); therap. Anw. bei supraventrikulärer Tachykardie*; vgl. Karotissinus-Syndrom.

Karotis|sinus-Nerv (↑; ↑; Nervus*): (engl.) carotid sinus nerve; Ramus sinus carotici; Ast des N. glossopharyngeus für die Pressorezeptoren in der Wand des Sinus caroticus; besitzt Verbindungen zu N. vagus, Sympathicus u. Paraganglion caroticum (s. Abb.).

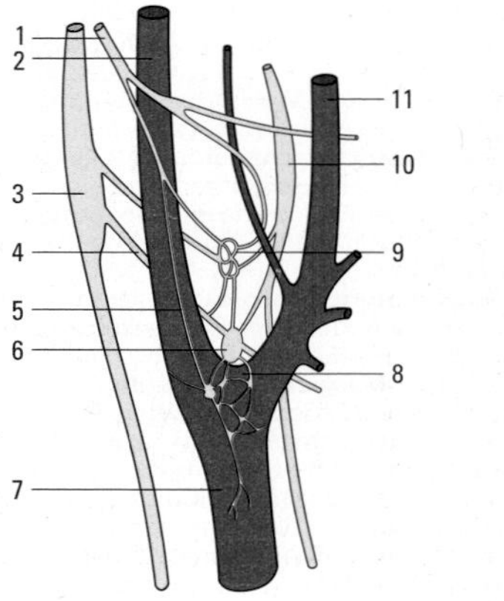

Karotissinus-Nerv:
1: N. glossopharyngeus; 2: A. carotis interna; 3: N. vagus (Ganglion caudale); 4: N. laryngeus superior; 5: Karotissinus-Nerv; 6: Paraganglion (Glomus) caroticum; 7: A. carotis communis; 8: Sinus und Plexus caroticus; 9: Plexus intercaroticus; 10: Truncus sympathicus (Ganglion cervicale superius); 11: A. carotis externa [532]

Karotis|sinus-Re|flex (↑; ↑; Reflekt-*) m: s. Karotissinus-Druckversuch.

Karotis|sinus-Syn|drom (↑; ↑) n: (engl.) carotid sinus syndrome; hyperaktiver Karotissinus-Reflex; spontane od. durch Druck auf den Karotissinus* ausgelöste Bradykardie, evtl. Hypotonie u. Herzstillstand; **Urs.:** Schädigung der Pressorezeptoren* der A. carotis durch Arteriosklerose, Druck auf den Karotissinus bei Neigung des Kopfes nach hinten bzw. Kopfdrehung od. durch Tu. im Halsbereich (z. B. Glomustumor, Lymphom); **Sympt.:** Schwindel, evtl. Synkope od. Adams-Stokes-Syndrom; **DD:** Sick*-Sinus-Syndrom. Vgl. Karotissinus-Druckversuch.

Karotis|siphon (↑; gr. σίφων Röhre, Trinkgerät) m: (engl.) carotid siphon; S-förmige Krümmung der A. carotis interna innerh. der Schädelhöhle neben der Sella turcica.

Karotis|stenose (↑; Steno-*; -osis*) f: s. Arteria-carotis-interna-Stenose, Schlaganfall, Durchblutungsstörung, zerebrale.

Karp-: auch Carp-; Wortteil mit der Bedeutung Frucht, Handwurzel; von gr. καρπός.

Karpal|gelenk (↑)**:** Articulatio mediocarpalis.

Karpal|tunnel (↑)**:** Canalis* carpi.

Karpal|tunnel|syn|drom (↑) n**:** (engl.) carpaltunnel syndrome; Form des Medianuskompressionssyndroms*; **Urs.:** chron. Kompression des N. medianus im Karpaltunnel; **Sympt.:** Daumenballenatrophie, Sensibilitätsstörung an Hohlhand u. Fingern I-III einschl. der radialen Seite von Finger IV; in ca. 50 % der Fälle Brachialgia* paraesthetica nocturna; **Vork.:** bes. bei Frauen zw. 40. u. 50. Lj. (m:w = 1:10); i. R. einer rheumatoiden Arthritis*, Amyloidose*; **Diagn.:** Elektromyographie, Elektroneurographie; **Ther.:** op. Dekompression; **DD:** Durchblutungsstörungen, vertebragene Schmerzen.

Karpal|zeichen (↑)**:** (engl.) carpal sign; Verkleinerung des Karpalwinkels (Winkel der Tangenten am proximalen Rand von Os scaphoideum u. Os lunatum sowie Os lunatum u. Os triquetum); normal ca. 130°; positives K.: Karpalwinkel <120°; **Vork.:** z. B. bei Ullrich*-Turner-Syndrom.

Karpo|meta|karpal|re|flex (↑; Meta-*; Karp-*; Reflekt-*) m**:** (engl.) carpometacarpal reflex; Handrückenreflex; Kontraktion der Fingermuskulatur nach Beklopfen des Handrückens; vgl. Reflexe.

Karpo|pedal|spasmen (↑; lat. pes, pedis Fuß; Spas-*) m pl**:** (engl.) carpopedal spasms; Hand- u. Fußkrämpfe bei Tetanie*.

Karsch-Neugebauer-Syn|drom (J. K., Ophth.; H. N., Orthop., Wien) n**:** autosomal-dominant erbl. Fehlbildungskomplex mit Ektrodaktylie, Spalthand bzw. -fuß, Kamptodaktylie, Nystagmus, retinalen Pigmentanomalien u. Katarakt; **DD:** EEC*-Syndrom.

Kartagener-Syn|drom (Manes K., Int., Zürich, 1897–1975) n**:** (engl.) immotile cilia syndrome; autosomal-rezessiv erbl. pluriglanduläre Insuffizienz inf. Störung des mukoziliären Transports (Strukturanomalie der Zilien); mehrere hundert Fälle bekannt; **Sympt.:** Trias aus: **1.** Situs* inversus viscerum; **2.** Bronchiektasen*; **3.** chron. Sinusitis* u. Nasenpolypen; ggf. weitere fakultative Sympt. (z. B. Störung der Spermienmotilität, Innenohrschwerhörigkeit).

kartilaginär (Cartilago*)**:** (engl.) cartilagineous; knorpelig.

Kartoffel|bazillus (Bacill-*) m**:** Bacillus mesentericus; s. Bacillus.

Kartoffel-Glycerol-Blut|agar m**:** (engl.) potato-glycerol blood agar; syn. Bordet-Gengou-Agar; Nährboden zur Züchtung von Bordetella* pertussis; s. Hustenplatte.

Kartoffel-Karotten|agar m**:** (engl.) potato-carrot agar; s. Pilznährböden.

Kartoffel|leber: postnekrotische Leberzirrhose*.

Karunkel f**:** s. Caruncula.

Karyo-: Wortteil mit der Bedeutung Nuss, Kern; von gr. κάρυον.

Karyo|gamie (↑; gr. γάμος Hochzeit, Ehe) f**:** (engl.) karyogamy; syn. Konjugation; Kernverschmelzung; Vereinigung der haploiden Chromosomensätze beider Gameten in einer diploiden Zygote bei der Befruchtung*.

Karyo|gramm (↑; -gramm*) n**:** (engl.) karyogram; syn. Karyotyp; Darstellung des Chromosomenbestands (Chromosomengröße, -form u. -zahl); vgl. Zytogenetik.

Karyo|kinese (↑; Kin-*) f**:** syn. Mitose*.

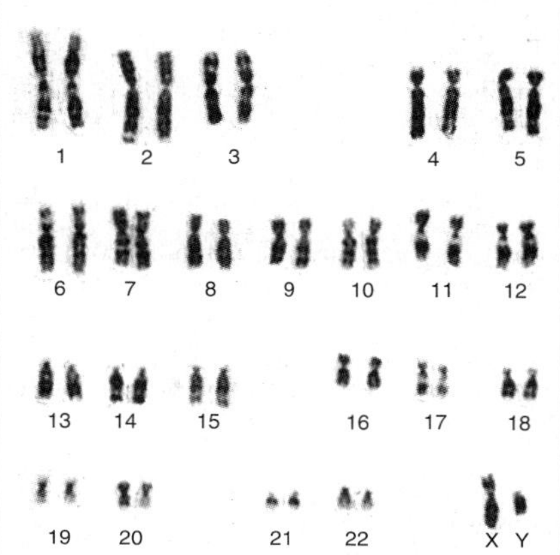

Karyogramm:
normales Karyogramm eines Mannes [264]

Karyo|klasie (↑; gr. κλάσις Zerbrechen) f**:** (engl.) karyoclasis; Kernzerbrechlichkeit, Kernauflösung i. R. der Erythropoese.

Karyo|lymphe (↑; Lymph-*) f**:** s. Karyoplasma.

Karyo|lyse (↑; Lys-*) f**:** (engl.) karyolysis; vollständige Auflösung von Zellkernbestandteilen nach Karyorrhexis*.

Karyon (↑) n**:** Zellkern*.

Karyo|plasma (↑; -plasma*) n**:** (engl.) karyoplasm; syn. Nukleoplasma; Plasma des Zellkerns* mit Chromatin, Nukleolen u. umgebender Flüssigkeit (Karyolymphe); vgl. Zytoplasma.

Karyo|pyknose (↑; gr. πυκνός dicht, fest, stark; -osis*) f**:** (engl.) karyopyknosis; Verdichtung der Zellkerne mit zahlreichen Chromatinkörnchen u. stärkerer Färbbarkeit bei schrumpfendem Volumen zu Beginn des Kernzerfalls; vgl. Kernatypie.

Karyo|pyknose|in|dex (↑; ↑; ↑) m**:** (engl.) karyopycnotic index; Zahlenverhältnis zw. Basalzellen u. Superfizialzellen zur Beurteilung des Östrogenstimulus; Messwert der gyn. Zytodiagnostik*; s. Kolpozytologie, Papanicolaou-Färbung.

Karyor|rhexis (↑; Rhexis*) f**:** Zerfall des Zellkerns in Chromatinbrocken nach dem Zelltod.

Karyo|somen (↑; Soma*) n pl**:** (engl.) karyosomes; versch. färbbare Binnenkörper im Zellleib zu Beginn der Zellteilung, werden von den Nukleoli ausgeschieden.

Karyo|typ (↑) m**:** (engl.) karyotype; best. Anzahl u. Form der im Zellkern vorhandenen Chromosomen, die durch Anfärbung in der Metaphase der Mitose dargestellt werden können; s. Karyogramm.

Karz-: auch Karzino-, Carc-, Carcino-; Wortteil mit der Bedeutung Krebs; von gr. καρκίνος.

karzino|gen (↑; -gen*)**:** (engl.) carcinogenic; ein Karzinom* erzeugend.

Karzino|gene (↑; ↑) n pl**:** (engl.) carcinogens; Substanzen od. Faktoren, die zur Entstehung eines Karzinoms* beitragen; vgl. Kanzerogene.

Karzinoid (↑; -id*) n**:** (engl.) carcinoid; neuroendokriner Tumor, der von den enterochromaffinen Zellen des APUD*-Systems ausgeht, meist langsam wächst u. selbst bei Lebermetastasierung Fünf-Jahres-Überlebensraten zw. 20 u.

K

65 % aufweist; **Lok.:** 85 % im Magen-Darm-Trakt (Appendix ca. 50 %, Rektum ca. 15 %, Dünndarm ca. 10 %), 10 % im Bronchialsystem u. 5 % in Pankreas, Ovarien u. a.; nach Lebermetastasierung od. Lok. außerhalb des Pfortaderstromgebiets kann ein Karzinoidsyndrom* durch die Produktion von Serotonin* u. a. vasoaktiven Substanzen auftreten (in 6 % der Fälle). **Diagn.:** Nachweis von Serotonin im Serum od. von seinem Metaboliten 5-Hydroxyindolessigsäure im Harn; radiol. u. endoskop. Lok. des Primärtumors, Ultraschalldiagnostik (Endosonographie), Somatostatinrezeptorszintigraphie; **Ther.:** chir. Resektion; im fortgeschrittenen Stadium Chemotherapie, Chemoembolisation der Lebermetastasen, Interferon-α; symptomatisch bei Karzinoidsyndrom Octreotid.

Karzinoid|syn|drom (↑; ↑) n: (engl.) carcinoid syndrome; syn. Flush-Syndrom, Hyperserotonismus, Angiomatosis miliaris, Steiner-Voerner-Syndrom; bei Karzinoiden (bei Lok. im Magen-Darm-Trakt erst nach Lebermetastasierung) auftretendes Krankheitsbild, das durch die Ausschwemmung von vasoaktiven Substanzen (Serotonin, Histamin, Neurokinine, Kallikrein, Bradykinin) aus dem Tumor in das Blut verursacht wird; **Sympt.:** Flush mit anfallartig auftretender rotblauer Verfärbung des Oberkörpers u. der Extremitäten, verbunden mit Hitzewallungen, Diarrhöen inf. verstärkter Flüssigkeitssekretion u. Motilitätssteigerung, asthmaähnliche Bronchokonstriktion, Endokardfibrose sowie Pellagra-artige Hautveränderungen; gelegentlich lebensbedrohliche Krisen mit zentralnervösen (bis zum Koma) u. kardiovaskulären (Arrhythmien, Hypotonie) Störungen; Auslösung z. B. durch Nahrungsaufnahme, körperliche Anstrengung u. Palpation der Leber. **Diagn.** u. **Ther.:** s. Karzinoid.

Karzinom (↑; -om*) n: (engl.) carcinoma; Carcinoma, Abk. Ca.; vom Epithel ausgehender maligner Tumor; **Einteilung** nach Herkunft u. Differenzierungsgrad (Zelltyp): **1.** Plattenepithelkarzinom (verhornend, nicht verhornend); **2.** Adenokarzinom (tubulär, alveolär, papillär, verschleimend, Siegelringzellenkarzinom, solides

Warnsignale zur Früherfassung von Karzinomen:
1. Änderung der Stuhl- oder Miktionsgewohnheiten
2. schlechte Wundheilung
3. ungewöhnliche Blutungen und Ausfluss
4. Verdickung oder Knoten in der Brust oder an anderen Stellen
5. Verdauungs- oder Schluckstörungen
6. sichtbare Veränderung einer Warze oder eines Muttermals
7. chronischer Husten oder Heiserkeit
8. Sensibilitätsausfälle und Lähmungen

Adenokarzinom; Sonderform: Adenokankroid*); **3.** undifferenziertes K. (histol. Aussagen über das Muttergewebe sind nicht möglich); Einteilung nach dem Bindegewebegehalt (Volumenverhältnis zw. Tumorparenchym u. Bindegewebe): **1.** medulläres K. (Anteil des Tumorparenchyms deutlich über 50%, weiche Konsistenz); **2.** einfaches K. (Carcinoma simplex; Verhältnis etwa 1:1, mittelfest); **3.** szirrhöses K. (Bindegewebeanteil über 50%, feste Konsistenz); die **Ausbreitung** eines K. erfolgt durch infiltrierendes Wachstum* mit Übergreifen auf benachbarte Gewebe, Organe u. Organsysteme od. als Lymphangiosis* carcinomatosa (per continuitatem) sowie durch Metastasierung*. Vgl. Carcinoma in situ, Präkanzerose, Tumoreinteilung.

Karzinom, adenoid|zystisches (↑; ↑) n: s. Speicheldrüsentumoren.

Karzinom, branchio|genes (↑; ↑) n: (engl.) branchiogenic carcinoma; syn. Kiemengangkarzinom; selten vorkommendes, von der Epithelauskleidung einer lateralen Halszyste* bzw. Halsfistel ausgehendes Karzinom; **DD:** Lymphknotenmetastase eines (unbekannten) Primärtumors des Naso-, Oro- u. Hypopharynx od. der Schilddrüse, Lunge u. Mamma.

Karzinom, embryonales (↑; ↑) n: s. Embryonalkarzinom.

Karzinom, hepato|zelluläres (↑; ↑) n: s. Leberzellkarzinom, primäres.

Karzinom, hyper|nephroides (↑; ↑) n: syn. Nierenkarzinom*.

Karzinom, kolo|rektales (↑; ↑) n: (engl.) colorectal carcinoma; Karzinom im Bereich des Colons bzw. Rektums; dritthäufigstes Karzinom in der Bundesrepublik Deutschland (Inzidenz ca. 40:100 000); **Vork.:** bei Frauen häufiger als bei Männern; Auftreten v. a. zw. dem 60. u. 70. Lj., bei hereditärer Genese (z. B. Lynch*-Syndrom, familiäre adenomatöse Polypose*) auch deutlich früher; hohe Inzidenz in Industrieländern aufgrund fettreicher, ballaststoffarmer Ernährung; gehäuftes Auftreten auch bei Colitis ulcerosa u. Strahlenkolitis; **Lok.:** s. Abb., Zweit- od. Mehrfachkarzinome werden in ca. 5 % der Fälle beobachtet; **Histol.:** v. a. Adenokarzinom (95 %); Dysplasie eines Adenoms mit Infiltration der Submukosa gilt als Karzinom; **Klassifikation: 1.** Dukes*-Klassifikation; **2.** TNM*-Klassifikation

Karzinom, kolorektales
TNM-Klassifikation (Kurzfassung)

T1	Submukosa
T2	Muscularis propria
T3	Subserosa, nicht peritonealisiertes perikolisches/perirektales Gewebe
T4	viszerales Peritoneum/andere Organe oder Strukturen
N1	<3 perikolisch/perirektal
N2	>3 perikolisch/perirektal
N3	Lymphknoten an benanntem Gefäßstamm

(s. Tab.); **Metastasierung: 1.** lymphogen: relativ spät in die mesenterialen Lymphknoten entlang der Blutgefäße; beim Rektumkarzinom in Abhängigkeit von der Lok. des Karzinoms: **a)** oberes Rektumdrittel: nach kranial, in die mesenterialen Lymphknoten; **b)** mittleres Drittel: nach kranial u. lateral (Beckenlymphknoten); **c)** unteres Drittel (Analbereich): nach kranial, lateral u. inguinal; **2.** hämatogen: primär in die Leber, sekundär in die Lunge; **Sympt.:** makroskop. sichtbares od. okkultes Blut im Stuhl, Flatulenz, Darmkrämpfe, Anämie, Gewichtsverlust, Änderung der Stuhlgewohnheiten, Wechsel zw. Diarrhö u. Obstipation, u. U. palpabler abdominaler Tumor, Ileus; **Diagn.:** digitale rektale Palpation mit Untersuchung auf okkultes Blut im Stuhl (i. R. der Krebsfrüherkennungsuntersuchungen*), Rektosigmoidoskopie, Koloskopie mit Biopsie, Endosonographie (Tiefeninfiltration), (röntg.) Kontrasteinlauf, Sonographie (Lebermetastasen, Lymphknotenvergrößerungen), evtl. CT (Tumorinfiltration von Nachbarorganen), CEA-Bestimmung als Verlaufsparameter

70 % aller Kolonkarzinome kommen im sigmorektalen Bereich vor, können also mit Sigmoidoskopie leicht erfasst werden.

bei der Tumornachsorge; **Ther.:** bei karzinomatösem Polyp endoskop. (ggf. operative) Polypektomie mit radikulärer Absetzung der Stammgefäße; bei vererbbarem k. K. subtotale Kolektomie; bei Lok. im Caecum, Colon ascendens u. re. Flexur rechtsseitige Hemikolektomie (s. Kolektomie); bei Lok. im Colon transversum, der li. Flexur u. des Colon descendens linksseitige, evtl. erweiterte Hemikolektomie unter Wiederherstellung der Darmpassage durch Kolokolostomie od. Ileokolostomie; bei Lok. im Colon sigmoideum bzw. Rektum Resektion in Form der Dixon*-Operation; bei tiefsitzendem Rektumkarzinom ggf. Hochenegg*-Durchzugverfahren

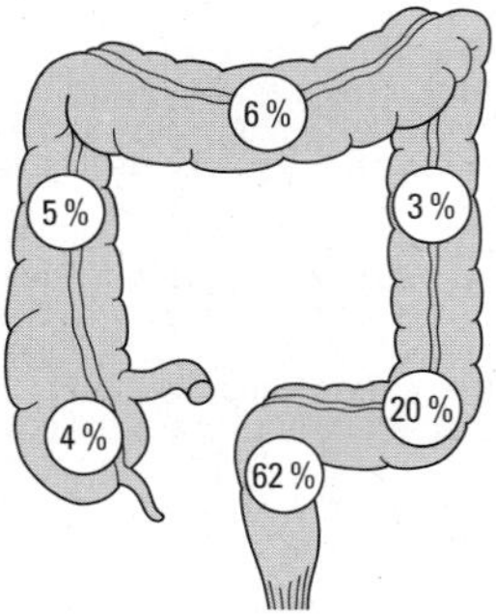

Karzinom, kolorektales: Verteilung der Lokalisationen [155]

bzw. Miles*-Operation; bei Frühkarzinomen (uT1) ohne Anhalt für Lymphknotenmetastasen ggf. transanale endoskopische Mikrochirurgie* od. Mason*-Operation; bei fortgeschrittenem Rektumkarzinom Komb. der Op. mit neoadjuvanter Radiochemotherapie (präop. Bestrahlung, prä- u. postop. Chemotherapie) evtl. in Komb. mit künstlicher Hyperthermie*; bei Kolonkarzinom Dukes B u. C obligate adjuvante Chemotherapie; bei Inoperabilität nach Möglichkeit Anlage einer Umgehungsanastomose od. eines Anus praeternaturalis, ggf. lokale Tumorverkleinerung durch Laser- od. Kryochirurgie; **Nachsorge:** regelmäßig, stadienadaptiert (50–80 % der Rezidive innerhalb von zwei Jahren); **Progn.:** Fünf-Jahres-Überlebensrate bei Dukes A 90–100 %, Dukes B 65–90 %, Dukes C 25–70 %, Dukes D <6 %. Vgl. Analkarzinom.

Karzinom, prä|in|vasives (↑; ↑) n: syn. Carcinoma* in situ.

Karzinom, spino|zelluläres (↑; ↑) n: syn. Plattenepithelkarzinom*.

Karzinom|verkalkung (↑; ↑): s. Mikroverkalkungen.

Karzino|sarkom (↑; Sark-*; -om*) n: (engl.) carcinosarcoma; seltener, maligner Tumor, der sowohl Karzinom- als auch Sarkomgewebe enthält.

Karzinose (↑; -osis*) f: (engl.) carcinosis; ausgedehnte Besiedelung des gesamten Körpers od. von Körperhöhlen mit Metastasen eines Karzinoms*.

Kasabach-Merritt-Syn|drom (Haig H. K., amerikan. Päd., 1898–1943; Katharine K. M., amerikan. Päd., geb. 1886) n: syn. Thrombopenie-Hämangiom-Syndrom; seltenes, meist im Säuglingsalter auftretendes Krankheitsbild mit Riesenhämangiomen im Bereich der Haut od. inneren Organe u. dadurch ausgelöster Verbrauchskoagulopathie*; **Ther.:** op. Entfernung (Laserchirurgie), ggf. Low-dose-Heparinisierung.

Kasai-Operation (Morio K., jap. Chir.) f: (engl.) Kasai procedure; Hepatikojejunostomie, biliodigestive Anastomose; Anastomosierung von Leberhilum u. Jejunum zur palliativen bzw. passageren Behandlung des neonatalen Cholestasesyndroms (z. B. Byler*-Krankheit) od. bei der extrahepatischen Form der Gallengangatresie*; meist zur Überbrückung vor einer geplanten Lebertransplantation. Vgl. Hepatoenterostomie. M. Rad.

Kaschin-Beck-Krankheit (Nikolai I. K., russ. Orthop., 1825–1872; E. V. Beck, zeitgen. russ. Med.): (engl.) Kashin-Beck disease; endemisch in Nordostsibirien, Nordchina u. Nordkorea vorkommende, polytope, symmetrische Deformierungen der Extremitätengelenke durch Hemmung des enchondralen Skelettwachstums; **Urs.:** unklar, evtl. exogene u. endogene Intoxikationen, Avitaminose, Mangel an Selen od. Iod; **Klin.:** Manifestation oft um das 5. Lj.; Minderwuchs, evtl. skorbutähnl. Blutungen, Polyneuritis. Vgl. Dysostosis.

Kasein n: Casein*.

Kaskaden|magen: (engl.) cascade stomach; (röntg.) Lagevariante des Magens; der Fundus bildet nicht mehr das Dach des Magens, sondern ist nach hinten u. unten gekippt, das Antrum liegt vorn; bei der Magen*-Darm-Passage bleibt der Kontrastmittelbrei zunächst im Fundus, um erst bei stärkerer Füllung kaskadenartig ins Antrum abzulaufen; beste Darstellung im rechten Schräg- od. Seitenbild. Vgl. Magenvolvulus.

Kassen|ärztliche Vereinigung: Abk. KV; gesetzl. angeordneter Zusammenschluss der zugelassenen Vertragsärzte u. der zur vertragsärztl. Versorgung zugelassenen Psychotherapeuten mit Pflichtmitgliedschaft auf Landesebene in der Form einer Körperschaft des öffentl. Rechts; die KVen sind in der Kassenärztlichen Bundesvereinigung (Abk. KBV) zusammengeschlossen u. nehmen i. R. der Selbstverwaltung öffentl. Aufgaben eigenverantwortlich wahr. Zw. den KVen u. der KBV einerseits u. den gesetzl. Krankenkassen u. ihren Spitzenverbänden andererseits besteht ein öffentl.-rechtl. Vertragssystem zur Gewährleistung einer ausreichenden, zweckmäßigen u. wirtschaftlichen Versorgung der Versicherten sowie einer angemessenen Vergütung der ärztlichen Leistungen. Vgl. Bewertungsmaßstab, einheitlicher.

Kassen|patient (lat. patiens leidend) m: Bez. für ein Mitglied der gesetzlichen Krankenversicherung u. seine Angehörigen (s. Familienversicherung), die einen Anspruch auf ambulante ärztl. Behandlung, ferner (bei gesetzl. festgelegter Selbstbeteiligung in Form einer Zuzahlungspflicht) auf Versorgung mit Arznei-, Verband-, Heil- und Hilfsmitteln, auf Krankenhausbehandlung sowie auf weitere Leistungen der GKV haben; grundsätzl. besteht das Recht auf freie Arzt- u. Krankenhauswahl (freie Wahl unter den zur vertragsärztl. Versorgung zugelassenen u. den ermächtigten Ärzten sowie unter den zugelassenen Kliniken; Inanspruchnahme anderer Ärzte u. Einrichtungen nur im Notfall); berechtigender Behandlungsausweis ist die Krankenversicherungskarte. Vgl. Kassenärztliche Vereinigung, Krankenversicherung, Vertragsarzt.

Kass-Zahl: (engl.) Kass number; empirische Größe zur Bewertung der Bakteriurie*; bei $\geq 10^5$ colony forming units (Abk. CFU) pro ml im Spontanurin ist eine bakt. Harnweginfektion* hochwahrscheinlich; Werte $<10^4$ CFU/ml sind klin. ohne Bedeutung. Vgl. Eintauchverfahren.

Kastration (lat. castrare entmannen) f: (engl.) castration; op. Entfernung der Keimdrüsen* (Hoden bzw. Eierstöcke) od. Ausschaltung der Keimdrüsen durch Röntgenbestrahlung (Röntgenkastration*); **Folgen: 1.** im Kindesalter sog. Kastratenstimme, Fehlen der sek. Geschlechtsmerkmale, verspätete Epiphysenverknöcherung u. hierdurch verlängerte Extremitäten verbunden mit einer psychosexuellen Reifungshemmung; **2.** im Erwachsenenalter Aufhebung der Zeugungs- bzw. Empfängnisfähigkeit; neben den körperl. Ausfallerscheinungen erhebl. psychische Alteration, oft depressive Zustandsbilder. Die Libido wird vermindert, die sexuelle Objektwahl bleibt unverändert (wichtig in Zus. mit der K. von Sexualstraftätern). In der Bundesrepublik Deutschland ist die **zwangsweise K.** verboten; die **freiwillige K.** darf nur bei Vorliegen best. im „Gesetz über die freiwillige Kastration und andere Behandlungsmethoden" (KastrG) vom 15.8.1969 (BGBl. I S. 1143), zuletzt geändert durch Gesetz vom 26.1.1998 (BGBl. I S. 164), definierten Voraussetzungen, nach vorheriger Konsultation einer Gutachterstelle u. nur mit Einwilligung* des (mind. 25 Jahre alten) Betroffenen erfolgen; in best. Fällen sind zudem die Einwilligung des Betreuers (s. Betreuung) u. die Genehmigung des Vormundschaftsgerichts erforderlich. Das KastrG gilt nicht für Heilbehandlungen u. körperliche Eingriffe anderer Art, z. B. Entfernung der Keimdrüsen wegen eines malignen Tumors. Wird eine K. zwar mit Einwilligung des Betroffenen, aber ohne Vorliegen der Voraussetzungen des KastrG bzw. einer med. Indikation i. e. S. vorgenommen, z. B. zur Geschlechtsangleichung* Transsexueller, so kann sie dennoch strafbar sein, wenn die Einwilligung sittenwidrig ist (§ 226 a StGB). Soweit Methoden zur Dämpfung des Geschlechtstriebs nicht die Funktion od. Funktionstüchtigkeit der Keimdrüse berühren, liegen sie außerh. des Verbotsbereichs des KastrG; es gilt § 226 a StGB. Das KastrG findet dementsprechend nur selten Anwendung, da weniger eingreifende Meth., z. B. medikamentös durch Antiandrogene*, oft ausreichend erscheinen. Vgl. Transsexuellengesetz.

Kastration, operative (↑) f: s. Ovarektomie, Orchiektomie.

Kastration, pharmako|logische (↑) f: s. Therapie, kontrahormonale.

Kastrations|bestrahlung (↑): s. Röntgenkastration, Menolyse.

Kasu|graphie (lat. casus Fall; -graphie*) f: (engl.) casugraphy; Nomenklatur der regelmäßig häufigsten Beratungsergebnisse in der Allgemeinmedizin; falls eine überzeugende Zuordnung zu Krankheiten unmöglich ist, erfolgt die Benennung nach der Symptomatik mit dem Ziel, gleichartige, aber versch. bezeichnete Fälle (z. B. grippaler Infekt, fieberhafte Erkältung, febrile Bronchitis) nur einem Begriff (uncharakteristisches Fieber) zuzuordnen. Vgl. Beratungsergebnis, Nosologie. R. Bra.

Kasuistik (↑) f: (engl.) casuistics; Beschreibung eines Krankheitsfalls.

Kat: auch Khat, Qat; Bestandteile (Blätter, Rinde) des Katstrauches (Catha edulis), die verbreitet in Nord- u. Ostafrika sowie auf der südl. arabischen Halbinsel (Jemen) in frischem Zustand gekaut od. als Tee bzw. mit Honig vergoren getrunken werden; enthalten Norpseudoephedrin (Cathin), das eine zentral stimulierende, leicht euphorisierende Wirkung besitzt u. zu einer Abhängigkeit vom Amphetamintyp führen kann.

kat: s. Katal.

Kata-: Wortteil mit der Bedeutung von – herab, gegen, gänzlich; von gr. κατά.

Kata|biose (↑; Bio-*) f: (engl.) catabiosis; Verbrauch lebender Substanz inf. physiol. Zelluntergangs, z. B. durch Alterung.

Kata|bolismus (gr. καταβολή Niederlegen) m: (engl.) catabolism; syn. Dissimilation; Abbaustoffwechsel, i. e. S. Proteinabbau; Gegenteil: Anabolismus; vgl. Stoffwechsel.

Kata|krotie (Kata-*; gr. κρότος Schlagen) f: (engl.) catacrotism; Erhebung im absteigenden Schenkel der Pulswellenkurve; s. Dikrotie, Polykrotie.

Katal n: Abk. kat; SI-Einheit (s. Einheiten) für enzymat. Aktivität; 1 kat ist die Enzymmenge, die unter Standardbedingungen (konstante Temperatur, pH-Optimum, Substratsättigung) 1 mol Substrat/Sek. umsetzt; kat soll die Internationale Einheit (I. E.) bzw. Unit* (U) ersetzen. Meist wird die Enzymaktivität in Nanokatal (nkat) angegeben: $1\ \text{kat} = 60 \times 10^6$ U; 1 U = 16,67 nkat.

Katalase f: tetramere Oxidoreduktase (MG 245 000) mit Häm* als prosthetischer Gruppe in jeder Untereinheit; K. spaltet tox. Wasserstoffperoxid ($2\ H_2O_2 \rightarrow 2\ H_2O + O_2$); **Vork.** in Erythrozyten, Peroxisomen vieler Organe (v. a. der Leber u. Niere), Pflanzen u. aeroben Mikroorganismen; pos. **Nachweis:** mit H_2O_2 Sauerstoffbläschenbildung. Vgl. Akatalasämie.

Kata|lepsie (gr. κατάληψις Besitznahme) f: (engl.) catalepsy; anhaltendes Verharren in einer best. (evtl. passiv gegebenen) Körperhaltung (meist bei erhöhtem Muskeltonus) mit der Unfähigkeit, sich trotz intakter Körperfunktionen spontan zu bewegen; **Vork.:** z. B. als extrapyramidal-motorische Störung bei postenzephalitischem Syndrom*, Katatonie* od. nach Schädelhirntrauma*. Vgl. Flexibilitas cerea.

Kata|lysator (gr. κατάλυσις Auflösung) m: (engl.) catalyst; (chem.) Substanz, die die Reaktionsgeschwindigkeit erhöht, ohne dabei selbst verändert zu werden; Katalyse ist der Vorgang dieser Reaktionsbeschleunigung, ohne den org. Reaktionen oft unmöglich sind; Enzyme* sind Biokatalysatoren; Vgl. Coenzyme.

Kata|mnese (Kata-*; Anamnese*) f: (engl.) catamnesis; Bericht über eine Erkrankung u. ihren Verlauf nach Abschluss der Behandlung; vgl. Epikrise.

Kata|plasie (↑; -plasie*) f: (engl.) cataplasia; **1.** Umbildung eines Gewebes in rückläufigem Sinn (Herabsetzung der Differenzierung); oft mit Auftreten embryonaler Ausprägungen verbunden; **2.** Bez. für die atyp. Gewebeeigenschaft bei Neoplasien; Kennzeichen der Malignität.

Kata|plexie (↑; -plexie*) f: (engl.) cataplexy; syn. affektiver Tonusverlust; anfallartiger, kurz andauernder (<2 Min.) Tonusverlust der Kopf- od. (seltener) der gesamten Körpermuskulatur, der durch einen starken Affekt (z. B. Erschrecken, sog. Schrecklähmung) ausgelöst wird; **Ätiol.:** idiopathisch od. als Folge einer Enzephalitis* unterschiedl. Ursache; **Sympt.:** plötzl. Augenlidschluss, evtl. Sturz, erloschene Muskeleigenreflexe, dabei erhaltene Augenmotilität; kein Bewusstseinsverlust; EEG oft unauffällig, evtl. REM-Schlafmuster; **Ther.:** evtl. Imipramin. Vgl. Narkolepsie.

Kata|rakt (gr. καταρράκτης herabstürzend) f: (engl.) cataract; Cataracta; sog. grauer Star; Bez. für jede Trübung der Augenlinse unabhängig von deren Ursache; **Einteilung** (nach Ätiol., Morphologie bzw. Alter beim Auftreten): **1.** angeborene K. (Cataracta congenita): hereditär od. embryopathisch (z. B. bei Röteln) bedingt; als

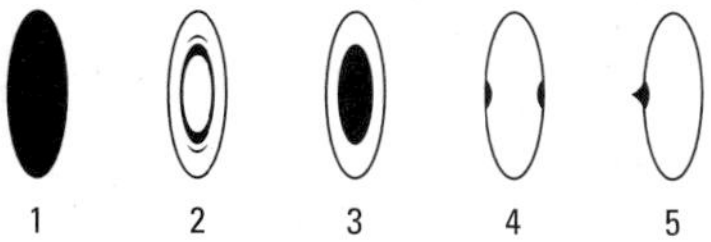

Katarakt, angeborene Formen:
1: Cataracta totalis; 2: C. zonularis; 3: C. centralis; 4: C. polaris; 5: C. pyramidalis [125]

völlige Trübung (Cataracta totalis), umschriebene Trübung unterschiedl. Ausmaßes in versch. Schichten der Linse od. Teiltrübung wie Schichtstar (Cataracta zonularis), Nahtstar, Kernstar (Cataracta centralis) od. Kapselstar, der als vorderer u. hinterer Polstar (Cataracta polaris) u. als Pyramidalstar (Cataracta pyrami-

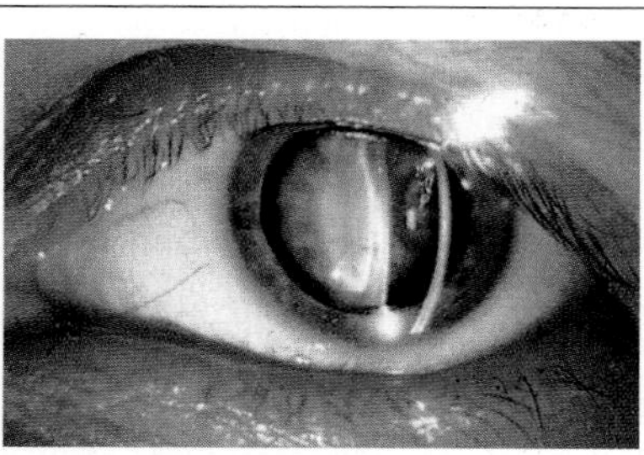

Katarakt:
angeborener Kernstar, Rindenanteile noch klar [362]

dalis) auftritt; **2.** juvenile K. (Entwicklungskatarakt): meist als Kranzstar (Cataracta coronaria) mit bläul. Punkttrübungen (Cataracta coerulea); **3.** erworbene Linsentrübung der Rinde (Cataracta corticalis) od. des Kerns (Cataracta nuclearis); **4.** Altersstar (Cataracta senilis, häufigste Form): Komb. von Rinden- u. Kernstar; **5.** K. bei Stoffwechselerkrankungen (Cataracta diabetica, Cataracta tetanica, Cataracta myotonica, Cataracta hypothyreotica u. a.), bei Hauterkrankungen (Cataracta syndermatica), nach Contusio bulbi od. Augapfelperforation (Cataracta traumatica), nach Einwirkung elektromagnet. Energie (Blitzstar, Cataracta electrica), thermischer Einflüsse

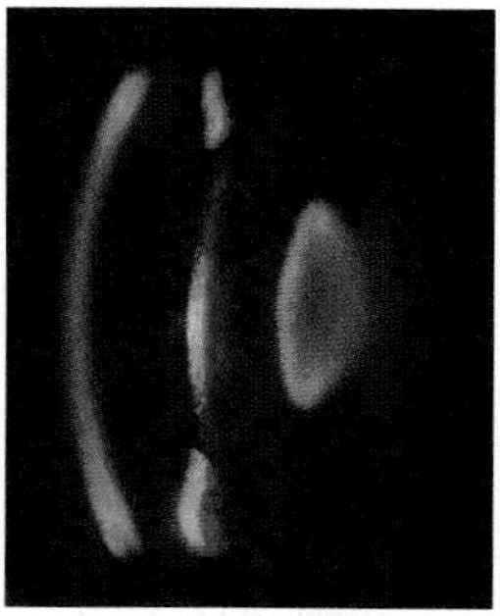

Katarakt:
angeborener Kernstar; Spaltlampenbild [362]

(sog. Feuerstar*) bzw. als Strahlenkatarakt* od. Cataracta complicata i. R. anderer Augenerkrankungen (z. B. Iridozyklitis, Glaukom) sowie nach Behandlung mit Glukokortikoiden; **Klin.:** Trübung der Linse (Cataracta incipiens, Cataracta immatura) mit zunehmendem Blendungsgefühl u. allmähl. Abnahme der Sehschärfe (Cataracta provecta) mit Aufnahme von Flüssigkeit in die Linse (Cataracta intumescens) bis zum

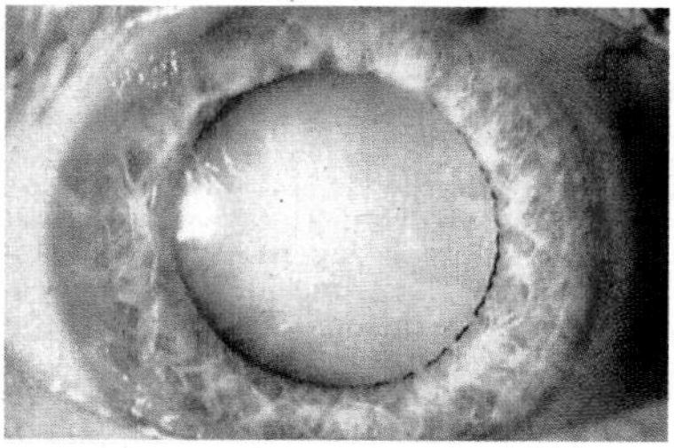

Katarakt:
reifer Star (Cataracta matura) [550]

sog. reifen Star (Cataracta matura) mit nur noch wahrnehmbaren Helligkeitsunterschieden; kurzfristig wieder zunehmende Sehfähigkeit inf. Schrumpfung einer reifen K. möglich (Cataracta hypermatura); **Ther.:** bei erheblich eingeschränkter Sehkraft Staroperation*; Ausgleich der postop. Aphakie* durch Starglas*, Kontaktlinsen* od. Linsenimplantation*; **Kompl.:** Glaukom durch Quellung der Linse, intraokulare Entz. durch Freisetzung von degen. Linsenprotein in das Kammerwasser.

Katarrh (gr. καταρρεῖν herabfließen) m: (engl.) catarrh; Bez. für eine mit Schleimabsonderungen einhergehende Entzündung der Schleimhäute; vgl. Rhinitis, Bronchitis.

Katastrophen|medizin f: (engl.) disaster medicine; Teilgebiet der Medizin, das sich mit der Planung u. Sicherstellung der med. Versorgung im zivilen od. militärischen Katastrophenfall befasst. Durch das Ungleichgewicht zw. hoher Verletztenzahl u. den dieser gegenüberstehenden, beschränkten personellen u. materiellen Gegebenheiten sind spez. Vorgehensweisen (z. B. Triage*) erforderlich.

Kata|thymie (Kata-*; gr. θυμός Gemüt, Leidenschaft) f: (engl.) catathymia; **1.** Beeinflussung von Wahrnehmung, Denken u. Erinnerung durch Einwirkung eines affektbetonten, bildhaften Erlebnisses; vgl. Psychotherapie, katathym-imaginative; **2.** plötzlich einsetzender Stimmungswechsel.

Kata|tonie (↑; Ton-*) f: (engl.) catatonia; psych. Erkrankungszustand, bei dem psychomotor. Störungen im Vordergrund stehen; die Sympt. kann Tage bis Mon. persistieren u. umfasst zwei entgegengesetzte, manchmal im schnellen Wechsel auftretende **Formen: 1.** katatoner Sperrungszustand mit Hemmung der Motorik, Stupor*, Negativität, Rigidität der Muskulatur; **2.** katatoner Erregungszustand mit psychomotorischer Erregung. Weitere Sympt. i. R. einer K. sind Stereotypien*, Manierismen, Katalepsie*, Flexibilitas* cerea u. Mutismus*. Als **febrile** od. perniziöse K. wird eine selten vorkommende, extreme Steigerung der K. mit Tachykardie u. stark erhöhter Körpertemperatur (lebensbedrohlich) bezeichnet. **Vork.:** v. a. bei katatoner Schizophrenie*, auch i. R. org. Erkr. (z. B. bei Infektionskrankheiten, Hirntumoren u. a.) od. bei schwerer Depression; **DD:** malignes neuroleptisches Syndrom*, akinetische Krise bei Parkinson*-Syndrom, Entzug von Levodopa; **Ther.:** intensive Überwachung, Neuroleptika, Elektrokrampftherapie.

Katayama-Syn|drom (Katayam: Region der Hiroshima-Präfektur, Japan) n: (engl.) Katayama disease; syn. Katayama-Fieber, Yangtse-Fieber; frühes Stadium der Schistosomiasis*; vermutl. Reaktion auf die Bildung von Immunkomplexen, ausgelöst durch antigene Stoffwechselprodukte in der Wachstumsphase der Würmer; **Klin.:** 2–12 Wo. nach Erstinfektion Fieber, Schüttelfrost, Schweißausbruch, Kopfschmerz, Husten, Urtikaria, Diarrhö, Hepatosplenomegalie, Lymphadenopathie, Pneumonie (hämorrhagisches Sputum), Eosinophilie, Glomerulopathie (durch Immunkomplexe); Krankheitsdauer bis mehrere Wo., tödl. Ausgang möglich; **Ther.:** Praziquantel, Kortikoide.

Kat|echol|amine (gr. κατέχειν aufhalten, zügeln) n pl: (engl.) catecholamines; Bez. für biogene Amine*, Neurotransmitter u. Hormone (z. B. Dopamin, Adrenalin) einschl. synthet. Derivate (z. B. Isoprenalin) mit Brenzkatechin* als Grundgerüst; relevante, im Harn nachweisbare **Abbauprodukte** der K. **1.** von Adrenalin u. Noradrenalin: Vanillinmandelsäure*, Metanephrin u. Normetanephrin (zus. 20–120 mg/d); **2.** von Dopamin: Homovanillinsäure* u. 3,4-Dihydroxyphenylessigsäure; vgl. Schock, Phäochromozytom.

Kat|echol-O-Methyl|trans|ferase (↑) f: s. COMT.

Kat|elektro|tonus (Kata-*; Elektro-*; Ton-*) m: s. Elektrotonus.

Katharsis (gr. κάθαρσις Reinigung) f: (engl.) catharsis; geistig-seelische Läuterung; als sog. kathartische Behandlung in der Psychoanalyse zur Behandlung neurotischer Erkr. (Breuer u. Freud 1889), bei der in Hypnose od. im eingehenden Gespräch die Erinnerung an Vorgänge (verdrängte Affekterlebnisse) geweckt wird, die durch ihren Eingriff in das Seelenleben das Leiden verursacht haben; durch Abreaktion begleitender Affekte wird eine therapeutische K. bewirkt.

Kath|epsine n pl: (engl.) cathepsins; lysosomale Endopeptidasen (s. Proteasen); vgl. Lysosomen.

Katheter (gr. καθετήρ Sonde) m: (engl.) catheter; röhren- od. schlauchförmiges, starres od. flexibles Instrument zum Einführen in Hohlorgane, Gefäße bzw. präformierte Körperhöhlen zur Drainage, Spülung, Probengewinnung, Untersuchung, Messung u. Überwachung von Körperfunktionen u. Therapie. Vgl. Blasenkatheter, Venenkatheter, zentraler.

Katheter|ab|lation (↑; Ablatio*) f: (engl.) catheter-induced ablation; therap. Verf. der Kardiologie, bei dem i. R. einer Herzkatheterisierung* zuvor durch intrakardiales Mapping* identifizierte Strukturen einer pathol. Erregungsbildung od. -leitung durch die Anw. hochfrequenten Wechselstroms (300–1000 kHz) zerstört (koaguliert) werden; **Ind.:** v. a. medikamentös therapierefraktäre supraventrikuläre (absolute Tachyarrhythmie bei Vorhofflimmern, AV-Knotentachykardie durch Reentry-Mechanismus u. bei Präexzitationssyndrom inf. akzessorischer Leitungsbahnen) u. ventrikuläre Tachykardien mit monomorphen QRS-Komplexen (d. h. mit nur einem arrhythmogenen Herd). Vgl. EEV, Kardioverter-Defibrillator, implantierbarer.

Katheter|di|latation (↑; Dilatation*) f: s. Angioplastie.

Katheter|em|bolie (↑; Embol-*) f: (engl.) catheter embolism; Form der Fremdkörperembolie* durch Katheterteile.

Katheter|em|bolisation (↑; ↑) f: syn. therapeutische Embolisation*.

Katheter|fieber (↑): (engl.) catheter fever; klin. Bez. für ein nach Einmalkatheterisierung, bei Anw. eines Blasen- od. Venenverweilkatheters od. nach instrumentellen Eingriffen im Bereich der Urethra auftretendes Fieber; **Urs.:** meist bakt. Infektion, z. B. inf. Keimverschleppung durch Schleimhautläsionen od. durch Keimaszension entlang des Verweilkatheters; **Kompl.:** Sepsis* bzw. Urosepsis*.

Katheterisierung (↑): (engl.) catheterization; Einführung eines Katheters; z. B. Blasenkatheter.

Katheterismus, inter|mittierender (↑) m: (engl.) clean intermittent catheterization (Abk. CIC); regelmäßige, möglichst sterile Blasenentleerung (3- bis 5-mal tägl.); **Anw.** bei myogener od. neurogener Blasendysfunktion* anstelle der komplikationsreichen Dauerableitung mittels Blasenverweilkatheter (s. Blasenkatheter). B. Sch.

Katheter|re|kanalisation (↑; Re-*; Kanal*) f: s. Angioplastie.

Katheter|sepsis (↑; Sepsis*) f: s. Katheterfieber.

Katheter|tip|mano|meter (↑; engl. tip Spitze; gr. μανός gasförmig; Metr-*) n: (engl.) catheter tip manometer; syn. Katheterspitzenmanometer; kleiner Druckaufnehmer* an der Spitze eines Katheters, der in Gefäße od. Herzkammern zur direkten Blutdruckmessung* eingebracht wird.

Katheter|urin (↑; Ur-*) m: (engl.) catheter specimen; mit einem Blasenkatheter* entnommener Urin.

Ka|thode (gr. κάθοδος Rückkehr) f: (engl.) cathode; negative Elektrode (Pol) des elektr. Stromkreises; Kationen* werden von der K. angezogen, Elektronen* können von ihr freigesetzt werden (z. B. Glühkathode, Photokathode). Vgl. Anode.

Kat|hoden|strahlen (↑): (engl.) cathode rays; Bez. für gebündelte Strahlen freier Elektronen*, die von einer Kathode* ausgehen u. durch Glüh-, Feld- u. Photoemission erzeugt werden; sie besitzen Energien von 10–100 keV.

Kat|ionen (Kata-*; gr. ἰών wandernd) n pl: (engl.) cations; positiv geladene Ionen*, die bei Elektrolyse zur Kathode* wandern u. dort unter Aufnahme von Elektronen* in elektr. neutrale Atome übergehen können.

Kat|ionen|tauscher (↑; ↑): s. Ionenaustauscher.

Katral|gläser: (engl.) Katral glasses; (ophth.) punktuell abbildende Brillengläser*; Anw. bei stärkerer Hypermetropie*, insbes. nach Staroperation*.

Katzen|auge, amaurotisches: (engl.) cat's eye amaurosis; gelblich reflektierende Pupille des blinden Auges; **Vork.:** v. a. beim Retinoblastom, auch bei totaler Ablatio retinae u. retrolentaler Fibroplasie.

Katzen|augen|syn|drom n: (engl.) cat's eye syndrome; durch Chromosomenaberration (überzähliges, satellitentragendes, isodizentrisches Chromosom 22) bedingtes Fehlbildungssyndrom; **Sympt.:** auffälliges Gesicht (Hypertelorismus, antimongoloide Lidachse, flache Nasenwurzel), präaurikuläre Anhängsel bzw. Fisteln, Kolobom der Iris, evtl. Mikrophthalmie, Analatresie, Nierenfehlbildungen, ggf. weitere fakultative Fehlbildungen innerer Organe; geistige Entwicklungsbehinderung meist nur geringgradig.

Katzen|floh: (engl.) cat flea; Ctenocephalides felis; s. Flöhe (Abb.).

Katzen|kratz|krankheit: (engl.) cat scratch disease; bes. bei Kindern u. Jugendlichen auftretende Infektionskrankheit, auch bei Pat. mit Immundefekten od. AIDS; **Err.:** Bartonella henselae; **Epidemiol.:** Verbreitung weltweit; Infektionsquelle v. a. junge Katzen; Nachweis des Err. auch in Katzenflöhen; **Inkubationszeit:** 4–6 Tage; **Klin.:** am Ort der Inf. papulo-pustulöser Primäraffekt bzw. Rötung mit nachfolgender schmerzhafter Schwellung der regionären Lymphknoten, evtl. Fluktuation; Allgemeinsymptome (Fieber, Schüttelfrost, Gelenk- u. Muskelschmerzen); Parinaud*-Konjunktivitis; selten Kompl. (Tonsillitis, Enzephalitis, Radikulitis, granulomatöse Hepatitis, thrombozytopenische Purpura); meist spontane Rückbildung in 1–2 Monaten; **Ther.:** Makrolid-Antibiotika (u. U. mit Rifampicin); bei Fluktuation chir. Intervention.

Katzen|leber|egel: Opisthorchis* felineus.

Katzen|räude: (engl.) cat mange; von Katzen auf Menschen übertragene Krankheit mit Papelbildung u. (bes. nachts) starkem Pruritus; evtl. auch symptomlos; **Err.:** Milben* (Notoedres cati, Cheyletiella blakei).

Katzen|schrei-Syn|drom n: (engl.) cri du chat syndrome; syn. Cri-du-chat-Syndrom, Chromosom-5p⁻-Syndrom, Lejeune-Syndrom; komplexes Fehlbildungssyndrom inf. struktureller Chromosomenaberration mit partiellem Verlust der kurzen Arme des Chromosoms 5; Häufigkeit ca. 1 : 50 000 Neugeborene; Gynäkotropie; erhöhtes Wiederholungsrisiko bei entspr. Translokation bei den Eltern; **Sympt.:** katzenschreiartige, hohe, schrille Lautäußerungen in den ersten Lebensmonaten, vermutlich inf. einer Kehlkopfhypoplasie, die sich im weiteren Verlauf verliert; charakterist. rundes Gesicht mit Hypertelorismus, Epikanthus u. nach lateral abfallender Lidachse; primordialer Minderwuchs bei normaler Schwangerschaftsdauer; Mikrozephalie; schwere psychomotor. Retardierung; fakultative Begleitfehlbildungen innerer Organe, insbes. des Herzens; **Progn.:** Verlauf, Phänotyp u. Retardierung sind abhängig von der Größe der Deletion; viele Betroffene erreichen das Erwachsenenalter.

Katzen|spul|wurm: Toxocara cati; s. Toxocara.

Kauda (lat. cauda Schwanz) f: (anat.) Cauda* equina.

Kauda|konus|syn|drom (↑; Konus*) n: (engl.) cauda-conus syndrome; Komb. von Kaudasyndrom* u. Konussyndrom*.

kaudal (↑): (engl.) caudal; schwanzwärts, fußwärts, abwärts liegend.

Kaudal|an|ästhesie (↑; Anästhesie*) f: (engl.) caudal anesthesia; syn. Sakralanästhesie; Sonderform der Periduralanästhesie* mit Inj. des Lokalanästhetikums in den Sakralkanal durch den Hiatus sacralis (ca. 2 cm oberh. der Rima

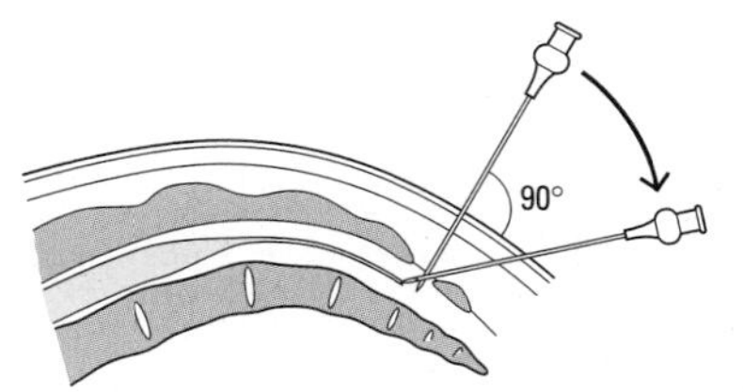

Kaudalanästhesie [564]

ani); **Anw.:** v. a. bei anorektalen od. vaginalen Operationen; **Vorteil:** keine akzidentelle Durapunktion, kein Blutdruckabfall, keine sensorische u. motorische Blockade von Bauch u. Beinen; **Nachteil:** schwierige Punktionstechnik.

Kaudal|variante (↑) f: (engl.) caudal variant; Anomalie der Wirbelsäule mit Verschiebung der Grenzen der Abschnitte nach kaudal (kurzer Querfortsatz des 7. Halswirbels, ausgeprägte 12. Rippe, kl. Lendenrippe am 1. Lendenwirbel, Lumbalisation des 1. Sakralwirbels, Sakralisation des 1. Steißwirbels); vgl. Kranialvariante.

Kauda|syn|drom (↑) n: (engl.) cauda equina syndrome; nach Läsion der Cauda* equina auftretende schlaffe Lähmung mit Schmerzen u. Sensibilitätsstörungen (Reithosenanästhesie) an den unteren Extremitäten, oft Blasen- u. Mastdarmstörungen. Das klin. Bild ist von der Segmenthöhe der Schädigung abhängig. **Urs.:** LWS-Frakturen, Bandscheibenvorfall, Rückenmarktumoren. Vgl. Konussyndrom.

Kauffmann-Koli-Anti|gen|tabelle (Fritz K., Serol., Mikrobiol., Berlin, Kopenhagen, 1899–

1978; Antigen*) f: (engl.) Kauffmann-Koli antigen table; Escherichia-Antigentabelle nach Kauffmann, Knipschildt u. Vahlne; Ordnung der Escherichia-coli-Serovare entsprechend ihrer O-, K- u. H-Antigene.

Kauffmann-White-Schema (↑; E. B. W., zeitgen. Mikrobiol., Großbritannien) n: (engl.) Kauffmann-White classification; diagn. Antigentabelle der Stämme u. Subgenera der Gattung Salmonella*; aufgrund der Struktur von O- u. H-Antigenen u. einer Seroformel lassen sich bisher mehr als 2300 Salmonella-Serovare differenzieren.

Kaufmann-Schema (Carl K., Gyn., Berlin, Köln, 1900–1980) n: (engl.) Kaufmann's method; zyklusgemäße Verabreichung von Östrogenen* u. Gestagenen*, z. B. zur Substitution bei Ovarialinsuffizienz*; vgl. Menstruationszyklus, Östrogen-Gestagen-Test.

Kau|muskel|krampf: (engl.) trismus; **1.** tonischer K.: s. Trismus; **2.** klonischer K. (sog. Zähneklappern), z. B. i. R. von oromandibulärer Dystonie*, maligner Hyperthermie*, malignem neuroleptischem Syndrom*.

kausal (lat. causa Ursache): (engl.) causal; ursächlich.

Kausal|behandlung (↑): s. Behandlung, spezifische.

Kaus|algie (gr. καῦσις Brennen; -algie*) f: zu den komplexen regionalen Schmerzsyndromen* gehörendes Krankheitsbild mit brennenden Schmerzen u. Störungen des sympathischen Nervensystems als Folge einer definierten Nervenläsion; **Ther.:** s. Reflexdystrophie, sympathische. B. Mey.

Kau|schwielen: (engl.) chewing pads; ausgeprägte Hautverdickung über den Dorsalseiten der Fingermittelgelenke durch dauerndes Kauen; **Vork.:** bei Jugendlichen; **DD:** Fingerknöchelpolster, rheumatische Gelenkschwellungen, Ostitis multiplex cystoides Jüngling, Pachydermoperiostose.

Kaustik (gr. καυστικός brennend, ätzend) f: syn. Ätzung*.

Kaustika (↑) n pl: syn. Ätzmittel*.

Kautelen (lat. cautela Vorsicht) f pl: (engl.) precautions; Vorsichtsmaßregeln.

Kauterisation (gr. καυτήριον Brenneisen) f: syn. Ätzung*.

Kautschuk|schädel: s. Caput membranaceum.

Kavain n: auch Kawain; Psychotonikum; **Ind.:** Angst- u. Spannungszustände, Erschöpfungssyndrom, Dysphorie u. a.; vgl. Psychostimulanzien.

Kava|katheter (lat. cavum Höhle, Loch; Katheter*) m: s. Venenkatheter, zentraler.

Kava-Kava: Piperis methystici rhizoma; Wurzelstock von Piper methysticum (Rauschpfeffer); enthält Kavalactone (Kavain, Methysticin) mit anxiolytischer Wirkung; **Verw.:** bei nervösen Angst-, Spannungs- u. Unruhezuständen; **NW:** Verminderung der Sehleistung u. des Reaktionsvermögens; reversible Gelbfärbung der Haut, selten allerg. Hautreaktion; **Kontraind.:** Schwangerschaft, Stillzeit, endogene Depression.

Kava|sperr|operation (lat. cavum Höhle, Loch) f: s. Vena-cava-Blockade.

Kava-superior-Syn|drom (↑; superior*) n: s. Vena-cava-superior-Syndrom.

Kava|trichter (↑): (engl.) cava funnel; Fortsetzung der Vorhofmuskulatur in die V. cava; vgl. Herz.

Kava|typ (↑): (engl.) caval displacement; bes. Form der hämatogenen Metastasierung bei Tumoren im Einstromgebiet der V. cava (z. B. primäres Leberzellkarzinom, Hypernephrom, Osteosarkom); Metastasen finden sich zunächst in der Lunge (Primärfilter) u. streuen von hier in den großen Kreislauf.

Kaverne (lat. caverna Höhle) f: (engl.) cavern; durch entzündl. Einschmelzung bzw. Sequestrierung u. Abstoßung einer Nekrose entstandener Hohlraum in parenchymatösen Organen; **Vork.:** bes. in der Lunge bei Tuberkulose*, seltener bei Lungeninfarkt od. Bronchialkarzinom; vgl. Frühkaverne.

Kavernen|sym|ptome (↑) n pl: (engl.) physical findings with caverns; bei einer Kaverne* ab Walnussgröße perkutorisch zirkumskripte Tympanie, Gerhardt*-Schallwechsel, Wintrich*-Schallwechsel, Friedreich*-Schallwechsel, bei brustwandnahen, größeren Kavernen mit glatter u. gespannter Wandung schepperndes Geräusch (Geräusch des gesprungenen Topfes) durch Austreiben von Luft durch die enge Öffnung einer brustwandnahen Kaverne bei starker Perkussion, bei stärkerer Wandspannung mit metallischem Charakter (sog. Münzenklirren*); auskultator. amphorisches Atmen, sog. Kavernenjauchzen, -quietschen, -knarren, evtl. metallisch klingende Rasselgeräusche*.

Kaverne, tuberkulöse (↑) f: (engl.) tuberculous cavern; durch Einschmelzung verkästen tbk. Gewebes entstandener luftgefüllter Hohlraum; **Diagn.:** (röntg.) Ringschatten, der häufig von disseminierten Fleckschatten umgeben ist.

Kavernitis (↑; -itis*) f: (engl.) cavernitis; Entz. der Schwellkörper des Penis*, meist als Folge von Urethritis* od. Verletzung.

Kavernom (↑; -om*) n: s. Hämangiom, kavernöses.

Kavernoso|graphie (↑; -graphie*) f: (engl.) cavernography; Röntgendarstellung des Penisschwellkörpers u. seiner Abflusswege durch intrakavernöse Kontrastmittelinjektion zur Diagn. einer Erektionsstörung* od. Penisfraktur*.

Kavernoso|metrie (↑; Metr-*) f: (engl.) cavernometry; Messung des Blutdrucks im Corpus cavernosum penis u. Bestimmung der zur Aufrechterhaltung einer Erektion erforderl. Flussrate (Maintenance-Flow), die bei Schwellkörperinsuffizienz inf. mangelnder Restriktion des venösen Abflusses erhöht ist.

Kavernosus|syn|drom (↑) n: (engl.) cavernous syndrome; syn. Sinus-cavernosus-Syndrom; Augenmuskellähmungen, Ptose, Sensibilitätsstörungen im Gesicht, evtl. Exophthalmus inf. Drucklähmung* des N. oculomotorius, N. trochlearis, N. trigeminus, N. abducens; abhängig von der Beteiligung der einzelnen Trigeminusäste werden ein vorderes, mittleres u. hinteres K. unterschieden; **Urs.:** Tumor, Aneurysma der A. carotis interna, Kavernosusthrombose; **DD:** Subarachnoidalblutung, Hirntumoren, Myasthenia gravis pseudoparalytica, Syphilis; vgl. Fissura-orbitalis-superior-Syndrom.

Kavernosus|thrombose (↑; Thromb-*; -osis*) f: (engl.) cavernous thrombosis; lebensgefährliche Thrombose* des Sinus cavernosus mit Fieber, Bewusstseinsstörungen, Protrusio bulbi (inf. retrobulbärem Ödem), evtl. epileptischen Anfällen, Ödem über dem Processus mastoideus, Hirnnervenparesen; **Urs.:** septische Thrombophlebitis*, meist fortgeleitet von einem Furunkel im Gesichtsbereich (z. B. Nasenfurunkel);

K

Hyperkoagulabilität des Bluts; **Diagn.:** zerebrale Angiographie; **Ther.:** Antibiotika, Behandlung des Hirnödems, evtl. Antikoagulanzien.

Kavität (lat. cavus hohl) f: (engl.) cavity; Hohlraum.

Kavo|graphie (↑; -graphie*) f: (engl.) cavography; Röntgenkontrastdarstellung beider Hohlvenen (Vena cava sup., Vena cava inf.); **1. untere K.** durch Punktion beider Femoralvenen u. gleichzeitige Kontrastmittelinjektion od. Einführen eines zentralen Venenkatheters* in die Vena cava inf.; **Anw.:** zur Feststellung von Thrombosen od. Verschlüssen im Bereich der Beckenvenen, in der urol. Diagnostik zur Darstellung der Vena cava bei retrokavalem Ureter, zum Nachweis paraaortaler Lymphdrüsenvergrößerungen (z. B. bei Seminom); **2. obere K.** durch ein- od. beidseitige Punktion einer Ellenbogenvene u. Injektion eines Kontrastmittelbolus; Darstellung der Oberarmvenen, der Schulterregion, des Mediastinums u. der Vena cava sup.; **Anw.:** venöse Abflussbehinderung durch Raumforderungen im Mediastinum, Vena*-cava-superior-Syndrom.

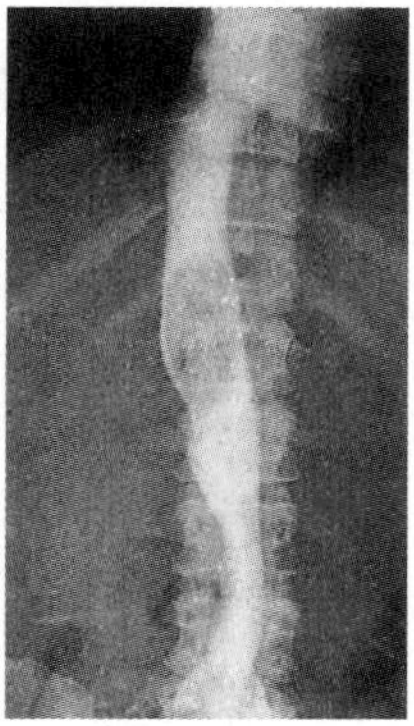

Kavographie:
Füllungsdefekt der V. cava inferior in Höhe des 1. Lendenwirbels inf. eines rechtsseitigen Nierentumors [27]

Kawasaki-Syn|drom (Tomisaku K., zeitgen. Päd., Japan) n: syn. mukokutanes Lymphknotensyndrom (Abk. MCLS); system. Vaskulitis*, die meist vor dem 5. Lj. auftritt; **Vork.:** bes. in Industriestaaten; in Japan Inzidenz bei Kindern unter fünf Jahren 70–80 : 100 000; **klin. Kriterien: 1.** länger als fünf Tage anhaltendes (antibiotikaresistentes) Fieber (100 %); **2.** beidseitige Konjunktivitis (85 %); **3.** typ. Veränderung (90 %) an Lippen (trocken, verdickt, gerötet, Fissuren) u. Mundhöhle (sog. Erdbeerzunge, gerötete Mundschleimhaut, Pharyngitis); **4.** Erythembildung, ödematöse Schwellung an Handflächen u. Fußsohlen (70 %), Schuppung der Finger- u. Zehenkuppen (meist erst in der 2.–3. Krankheitswoche); **5.** polymorphes Exanthem v. a. am Körperstamm (80 %); **6.** akute nichteitrige zervikale Lymphknotenschwellung; evtl. Karditis, Arthritis, Meningitis, Enzephalitis, Uveitis; v. a. im Säuglings- u. frühen Kleinkindesalter sog. inkomplettes K.-S. mit fehlenden Hauptsymptomen, jedoch häufig mit Aneurysmen; **Kompl.:** Beteiligung der Koronararterien mit Herzrhythmusstörungen, Herzinfarkt, Aneurysmabildung; **Diagn.:** Vorhandensein von fünf der sechs klin. Kriterien od. von vier klin. Kriterien mit Beteiligung der Koronararterien; **Ther.:** Thrombozytenaggregationshemmer, Immunglobuline. E. Fei.

Kayser-Fleischer-Korneal|ring (Bernhard K., Ophth., Stuttgart, 1869–1954; Bruno R. F., Ophth., Erlangen, 1848–1904; Cornea*): (engl.) Kayser-Fleischer ring; bei Chalkose bzw. hepatolentikulärer Degeneration vorkommender dünner olivgrüner od. bräunl. Ring in der peripheren Descemet-Membran.

Kaznelson-Syn|drom (Paul K., Arzt, Prag) n: chronische, idiopathische Form der Pure* red cell aplasia bei Erwachsenen.

KBR: Abk. für **K**omplement**b**indungs**r**eaktion*.

KBV: Abk. für **K**assenärztliche **B**undes**v**ereinigung; s. Kassenärztliche Vereinigung.

KCl: chem. Formel für Kaliumchlorid*.

KCN: chem. Formel für Kaliumcyanid; s. Cyankalium.

Kearns-Sayre-Syn|drom (Thomas P. K., Ophth., Rochester, geb. 1922; George P. S., Pathol., Rochester, geb. 1911) n: syn. Ophthalmoplegia plus; Trias aus: **1.** Ophthalmoplegia* chronica progressiva (Beginn vor dem 20. Lj.); **2.** Retinopathia* pigmentosa; **3.** einem der folgenden Befunde: zerebellare Ataxie*, Proteinerhöhung im Liquor cerebrospinalis, Erregungsleitungsstörungen*; **Ätiol.:** Deletion von 2000–8000 Basenpaaren der mitochondrialen DNA (nur über die Mütter übertragbar); meist Neumutation; **Diagn.:** Muskelbiopsie (vermehrte u. vergrößerte Mitochondrien, sog. ragged red fibers), Nachw. der Mutation (in Leukozyten). M. Bre.

Keel-Schiene: Schaumstoffschiene zur Hochlagerung der Beine.

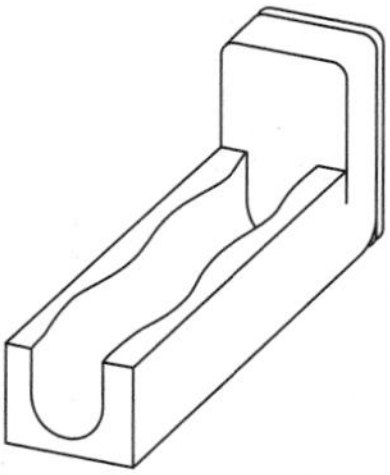

Keel-Schiene [331]

Kehl|deckel: (anat.) Epiglottis.

Kehl|kopf: (anat.) Larynx*; s. a. Laryngo-.

Kehl|kopf|entzündung: Laryngitis*.

Kehl|kopf|karzinom (Karz-*; -om*) n: (engl.) laryngeal carcinoma; Larynxkarzinom; häufigster maligner Tu. im Halsbereich (histol. überwiegend Plattenepithelkarzinome), der v. a. ab dem 50. Lj. u. bei Männern auftritt (m : w = 5 : 1); **Ätiol./Path.:** es besteht ein enger Zus. zur Inhalation von Tabakrauch u. Alkoholkonsum (bes. in Kombination); Entw. über Kehlkopfpräkanzerosen* möglich; **Einteilung** nach der **Lokalisation** in supraglottisches (ca. 30 %), glottisches (ca. 60 %) u. subglottisches (selten) K.; als transglottischer Tu. wird ein K. mit Beteiligung aller drei Etagen bezeichnet. **Sympt.:** bei glottischem K. stehen Heiserkeit, bei supraglottischem K. Fremdkörpergefühl u. Schluckbeschwerden im Vordergrund. **Diagn.:** indirekte u. direkte Laryngoskopie*, Biopsie, Stroboskopie*, Computertomographie, Kernspintomographie; **Ther.:** in Abhängigkeit von der Ausdehnung Chordektomie, Teilresektion des Kehlkopfes od. totale Laryngektomie mit Neck* dissection; evtl. Nachbestrahlung; **Progn.:** aufgrund meist frühzeitiger Diagnosestellung u. seltener Fernmetastasierung beim Glottiskarzinom günstig; bei supraglottischem K. deutl. schlechter wegen schneller lokaler Metastasierung in die jugulären Lymphknoten; **DD:** chronische Laryngitis*. Vgl. Kehlkopftumoren, Kehlkopfoperationen, Hypopharynxkarzinom.

Kehl|kopf|lähmung: (engl.) laryngoplegia; Laryngoparalyse, Lähmung der Kehlkopfmuskulatur; **Formen: 1.** myopathische Lähmung mit unvollständigem Glottisschluss; Urs.: Überbeanspruchung, bes. nach Laryngitis, Myopa-

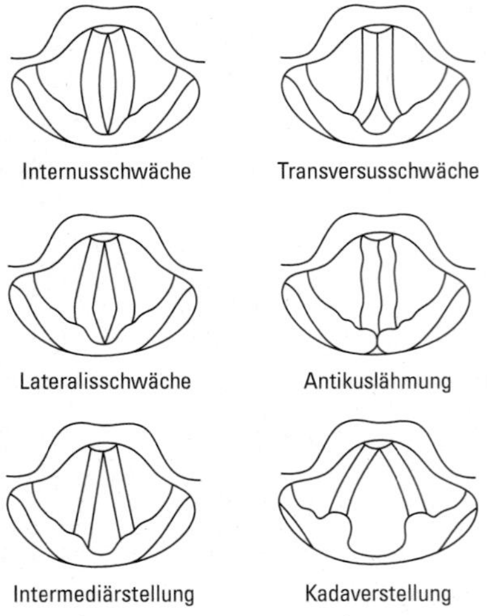

Kehlkopflähmung:
verschiedene Befunde in der indirekten Laryngoskopie

thien; Sympt.: raue bis heisere Stimme: **a)** Internusschwäche durch Schädigung der Mm. vocales; **b)** Transversusschwäche bei Parese des N. arytenoideus transversus u. M. arytenoideus obliquus; **c)** Lateralisschwäche bei Parese des M. cricoarytenoideus lateralis; **2.** peripher neurogene K., sog. Stimmlippenlähmung: **a)** Lähmung des N. laryngeus superior (Antikuslähmung) mit Ausfall des M. cricothyroideus u. der Sensibilität im oberen Kehlkopf bis zur Glottis; Urs.: Trauma, Operationsverletzung; Sympt.: geringe Heiserkeit, Verlust der hohen Töne, Stimmschwäche; **b)** Lähmung des N. laryngeus inferior (N. recurrens) mit Ausfall aller inneren Kehlkopfmuskeln; Urs.: Operationsverletzung nach Schilddrüsen- u. anderen Halsoperationen, Tumor im oberen Mediastinum, Aortenaneurysma, Vergrößerung des li. Herzens (Ortner-Syndrom; meist li.), Neuritis (Grippe); Stimmlippe auf der gelähmten Seite in Median- bis Paramedianstellung; Sympt.: bei einseitiger Lähmung nur geringe Heiserkeit, Verlust der Singstimme, rasche Stimmermüdung; Ther.: Stimmübungsbehandlung; **c)** Lähmung von N. laryngeus superior u. N. laryngeus inferior; Urs.: Schädigung des N. vagus an der Schädelbasis (Tumoren) u. a.; Ausfall aller äußeren u. inneren Kehlkopfmuskeln; die gelähmte Stimmlippe steht in Intermediärstellung still; kein Gottisschluss; Sympt.: starke Heiserkeit, Stimme verhaucht; **d)** doppelseitige Recurrensparese; beide Stimmlippen stehen in Paramedianstellung still; Sympt.: geringe Heiserkeit, starke Atemnot, inspiratorischer Stridor; Ther.: bei akutem Auftreten (Strumaoperation) häufig Tracheotomie erforderl.; Sprechkanüle; bei ausbleibender Erholung innerhalb von 12 Mon. op. Glottiserweiterung; s. Kehlkopfoperationen; **3.** zentrale K. durch Schädigung der Kerngebiete der versorgenden Nerven; Urs.: Bulbärparalyse, andere Hirnstammsyndrome, Multiple Sklerose. H. Ger.

Kehl|kopf|maske: (engl.) laryngeal mask airway; ovaler, aufblasbarer Silikonkörper mit flexiblem Tubus, der den Raum um u. hinter dem Kehlkopf ausfüllt u. abdichtet; Verw. zur Narko-

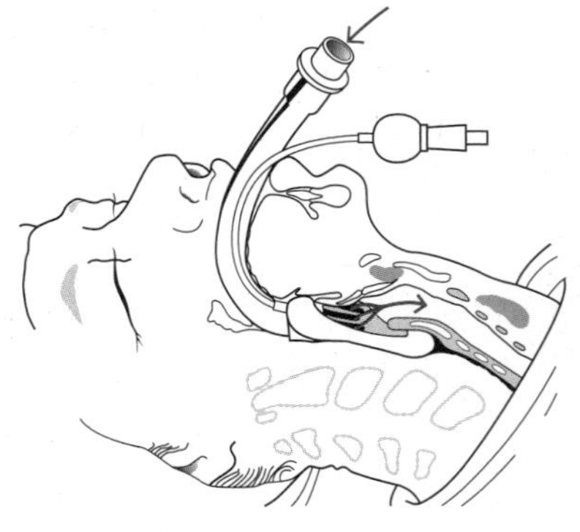

Kehlkopfmaske [328]

sebeatmung als Alternative zur Maskenbeatmung; im Vergleich zum Endotrachealtubus* kein sicherer Schutz vor Aspiration.

Kehl|kopf|muskulatur (Musculus*) f: (engl.) laryngeal muscles; **1.** Stimmbandspanner: **a)** M. cricothyroideus (äußerer Stimmbandspanner): vom Ringknorpeloberrand zum Schildknorpelunterrand; **F:** durch Annäherung des Schild- an den Ringknorpel wird das Stimmband gespannt; als einziger Muskel vom N. laryngeus sup., alle anderen (innere Kehlkopfmuskeln) vom N. laryngeus recurrens (R. laryngeus inf.) innerviert; **b)** M. vocalis (auch als Internus od. Pars interna des M. thyroarytenoideus); **F:** Stimmbandspanner, Verengung der Stimmritze, Feinregulierung des Tons; **2.** Stimmritzenverengerer (Adduktoren): **a)** M. cricoarytenoideus lateralis: Lateralis, vom Processus muscularis des Aryknorpels zum Ringknorpel; **F:** schließt die vorderen zwei Drittel der Glottis; **b)** M. arytenoideus obliquus et transversus: verlaufen zw. den Aryknorpel; **F:** schließen das hintere Drittel der Glottis; **3.** Stimmritzenerweiterer

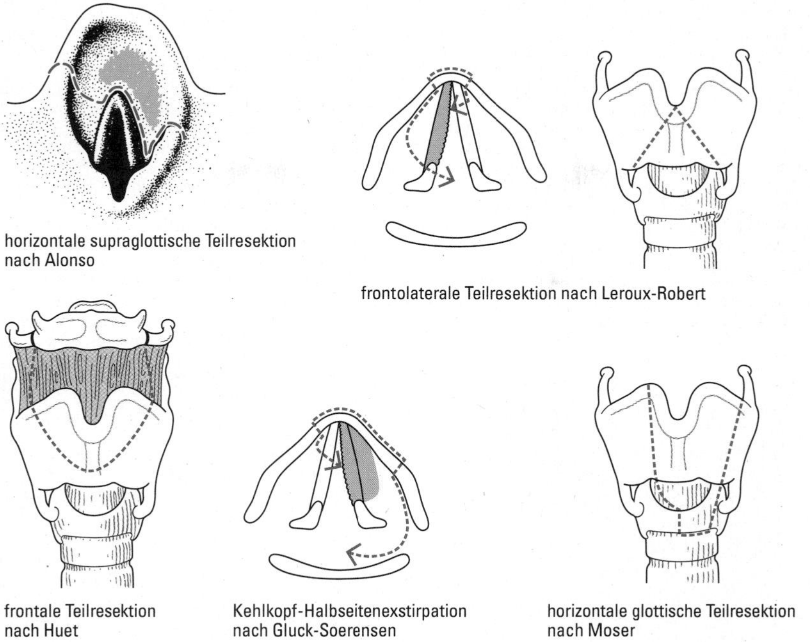

Kehlkopfoperationen

(Abduktor): M. cricoarytenoideus posterior: Postikus, von der Ringknorpelplatte zum Processus muscularis des Aryknorpels; einziger Stimmspaltenöffner.

Kehl|kopf|ödem (Ödem*) n**:** (engl.) laryngeal edema; Bez. für ein im Bereich von Kehlkopfstrukturen auftretendes subepitheliales Ödem unterschiedl. Urs.; s. Glottisödem, Angioödem, Reinke-Ödem.

Kehl|kopf|operationen f pl**:** (engl.) laryngeal operations; **1.** Laryngotomie: op. Eröffnung des Kehlkopfes, z. B. durch mediane Spaltung des Schildknorpels (Laryngofissur); **2.** Chordektomie: teilweise od. vollständige Entfernung einer Stimmlippe bei Stimmlippenkarzinom nach Laryngotomie od. endolaryngeal mit Hilfe der Mikrolaryngoskopie u. CO_2-Laser; **3.** Kehlkopfteilresektion (partielle Laryngektomie, Resektionsgebiete s. Abb.); **a)** horizontale supraglottische Teilresektion nach Alonso bei Karzinom der Epiglottis; **b)** frontolaterale Teilresektion nach Leroux-Robert bei Stimmlippenkarzinom mit Ausbreitung auf die vordere Kommissur; **c)** frontale Teilresektion nach Huet bei Karzinom der Epiglottis; **d)** Hemilaryngektomie nach Gluck-Soerensen bei einseitigem Stimmlippenkarzinom; **e)** horizontale glottische Teilresektion nach Moser; Form der erweiterten frontolateralen Kehlkopfresektion; **4.** vollständige Kehlkopfexstirpation: totale Laryngektomie mit Entfernung des Larynx zw. Zungengrund u. Trachea, primärem Verschluss des Pharynx u. Anlage eines Tracheostomas (Trennung von Luft- u. Speiseweg) bei ausgedehntem Kehlkopfkarzinom*, ggf. in Komb. mit Pharyngektomie u. Neck* dissection. Funkt. Folgen: Atmung nur über ein Tracheostoma, Sprechen nur durch Erlernen der Ösophagusstimme*, mit elektron. Sprechhilfen* od. Stimmprothese mögl.; **5.** glottiserweiternde Eingriffe: Lateralfixation einer der gelähmten Stimmlippen (meist mit Arytenoidektomie) bei beidseitiger Rekurrenslähmung, wenn nach 6–12 Mon. keine Spontanremission eingetreten ist.

Kehl|kopf|papillom (Papilla*; -om*) n**:** (engl.) laryngeal papilloma; makroskop. blumenkohlartiger, blassroter, benigner Tumor im Bereich des Kehlkopfes; histol. Fibroepitheliom mit brei-

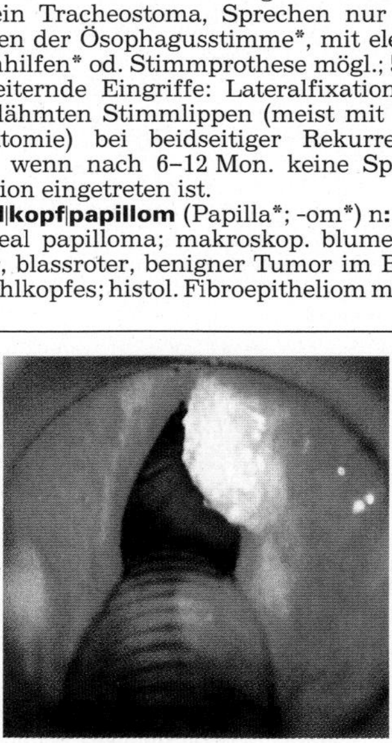
Kehlkopfpapillom: hyperkeratotisches Papillom der rechten Stimmlippe [279]

tem mehrschichtigem Plattenepithel; multiples Vork. von häufig rezidiv. Kehlkopfpapillomen (sog. **Kehlkopfpapillomatose**) insbes. im Kindesalter; maligne Entartung v. a. im Erwachsenenalter möglich; **Urs.:** wahrscheinl. virale Genese (Papovaviridae*); **Sympt.:** Heiserkeit u. Behinderung der Atmung in Abhängigkeit von Größe u. Lokalisation; **Diagn.:** (Mikro-)Laryngoskopie* (s. Abb.), Biopsie; **Ther.:** möglichst vollständige mikrochir. od. laserchir. Abtragung (Rezidive!); spontane Rückbildung in der Pubertät kommt vor. Vgl. Kehlkopfpräkanzerosen.

Kehl|kopf|papillomatose (↑; ↑; -osis*) **f:** (engl.) laryngeal papillomatosis; multiple Kehlkopfpapillome; Vork. v. a. im Kindesalter; s. Kehlkopfpapillom.

Kehl|kopf|polypen (Polyp*) m pl**:** (engl.) laryngeal polyps; benigne Schleimhauthyperplasien im Bereich des Kehlkopfes u. bes. der Stimmlippen; Auftreten nach chron. Laryngitis;

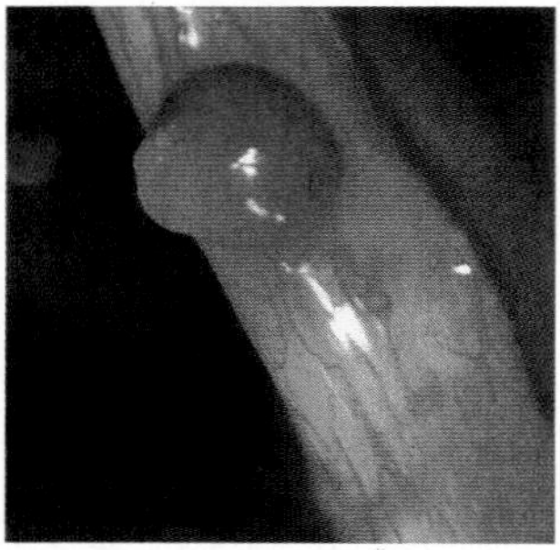

Kehlkopfpolypen: angiomatöser Polyp des mittleren Drittels der rechten Stimmlippe [279]

Sympt.: Stimmstörung (Aphonie, Diplophonie), Heiserkeit, Reizhusten; **Diagn.:** Laryngoskopie (s. Abb.); **Ther.:** mikrochir. od. laserchir. Abtragung; histol. Untersuchung. Vgl. Stimmlippenknötchen, Kehlkopfpapillom.

Kehl|kopf|prä|kanzerosen (Prä-*; Cancer-*; -osis*) f pl**:** (engl.) precancerous larynx; makroskop. erkennbare (Leukoplakie*), evtl. mit Heiserkeit, Räusperzwang u. Fremdkörpergefühl einhergehende histol. Veränderungen der Kehlkopfschleimhaut, auf deren Grundlage sich ein Kehlkopfkarzinom* entwickeln kann; **Urs.:** Einwirken exogener Noxen (z. B. Tabakrauch, Alkohol), Strahlenschäden; **Einteilung: Grad I:** einfache Epitheldysplasie mit Epithelhyperplasie ohne Zellatypien; **Grad II:** mittelgradige Epitheldysplasie mit Hyperplasie der Basalzellen, geringgradiger Zellpolymorphie u. Dyskariose; **Grad III:** hochgradige Epitheldysplasie mit Zellpolymorphie, Dyskeratosen, Kernatypie, Mitosereichtum, jedoch noch ohne infiltrierendes Wachstum (Carcinoma* in situ); **Diagn.:** Mikrolaryngoskopie mit Biopsie; **Ther.:** Elimination von Noxen, evtl. Dekortikation, chir. Abtragung des veränderten Gewebes, regelmäßige Befundkontrolle (Lupenstroboskopie). Vgl. Kehlkopfpapillom.

Kehl|kopf|re|flex (Reflekt-*) **m:** (engl.) larynx reflex; **1.** physiol. Verschluss der Stimmritze u. des Kehlkopfeingangs zu Beginn des Schluckens; **2.** reflektor. Schluss der Stimmritze u. nachfolgend Husten bei Fremdkörperreiz im Bereich des Kehlkopfs zur Vermeidung einer Aspiration.

Kehl|kopf|spiegel: Laryngoskop*.

Kehl|kopf|stenose (Steno-*; -osis*) **f:** (engl.) laryngostenosis; syn. Larynxstenose; Verengung des Kehlkopfs durch Kehlkopfödem*, Pseudomembran*, Kehlkopftumoren od. Narben nach Verletzung.

Kehl|kopf|tuberkulose (Tuberkel*; -osis*) **f:** (engl.) laryngeal tuberculosis; tuberkulöse Laryngitis*, meist in Zus. mit einer Lungentuberkulose* entstehend; **Sympt.:** über Mon. persistierende Heiserkeit mit Husten, evtl. Dysphagie; **Diagn.:** in der Mikrolaryngoskopie rötl. Granulationen od. Ulzerationen; Biopsie, bakteriol. Abstrich u. Kultur; Rö.-Thorax; **Ther.:** s. Tuberkulose; **DD:** Kehlkopfkarzinom.

Kehl|kopf|tumoren (Tumor*) m pl**:** (engl.) laryngeal tumors; Tumoren im Bereich des Larynx; **1.** benigne K.: Kehlkopfpapillom*, Chondrom* des Larynx; **2.** maligne K.: v. a. Kehlkopfkarzinom*.

Kehrer-Zeichen (Ferdinand A. K., Neurol., Münster, 1883–1966)**:** (engl.) Kehrer's reflex; Druckschmerzhaftigkeit der Austrittstellen des N. occipitalis major am Hinterkopf bei Hirndrucksteigerung*.

Kehr-Zeichen (Hans K., Chir., Berlin, 1862–1916)**:** (engl.) Kehr's sign; in die li. Schulter ausstrahlender Schmerz mit Hauthyperästhesie; typ. für Milzruptur* od. Tubarruptur (s. Tubargravidität).

Keil|bein: 1. Schädel: Os* sphenoidale; **2.** Fußwurzel: Os cuneiforme; s. Ossa tarsi.

Keil|bein|höhle: s. Sinus sphenoidalis.

Keil|bein|meningeom (Mening-*; -om*) **n:** (engl.) sphenoid meningioma; Meningeom* im Bereich der mittleren Schädelgrube, das vom inneren od. äußeren Anteil des Keilbeinflügels ausgeht.

Keil|osteo|tomie (Ost-*; -tomie*) **f:** (engl.) cuneiform osteotomy; Osteotomie* in Keilform, um eine Richtungsänderung der Knochenachse zu erreichen.

Keil|wirbel: (engl.) wedge-shaped vertebra; keilförmig deformierter Wirbelkörper bei angeb. od. erworbener Skoliose, enchondraler Dysostose, Scheuermann-Krankheit, Calvé-Krankheit, Osteoporose u. traumatisch bedingt.

Keim|bahn: (engl.) germ line; s. Idioplasma.

Keim|blätter: (engl.) germ layers; (embryol.) allg. Bezeichnung für die in der frühen Embryogenese* entstehenden Zellschichten Ektoderm*, Entoderm* u. Mesoderm*, von denen sich sämtl. in der Organogenese* u. Histogenese* entstehenden Strukturen des Embryos ableiten; vgl. Keimscheibe, Gastrulation.

Keim|blase: (engl.) blastula; Blastozyste*.

Keim|dis|lokation (Dis-*; lat. lọcus Ort, Stelle) **f:** syn. Choristie*.

Keim|drüsen: (engl.) gonads; Gonaden; Hoden u. Eierstöcke; Drüsen äußerer (Spermien, Eier) u. innerer Sekretion (Sexualhormone).

Keim|entwicklung: s. Blastogenese, Embryogenese.

Keim|epi|thel (Epithel*) **n:** (engl.) germinal epithelium; **1.** Epithelüberzug des Ovars; s. Follikelreifung; **2.** Auskleidung der Tubuli seminiferi des Hodens*; nach der Pubertät besteht K. aus Sertoli-Zellen u. Keimzellen; s. Spermatogenese.

Keim|leiste: s. Genitalleiste.

Keim|schädigung: (engl.) germ cell damage; Sammelbez. für die Wirkung mutagener u. teratogener Einflüsse auf Keimzellen, Embryo od. Fetus; vgl. Embryotoxizität, Mutagenität, Teratogenität.

Keim|scheibe: (engl.) blastoderm; (embryol.) **1.** am 8. Entwicklungstag des Keims erreichtes Stadium der **zweiblättrigen K.**: aus zwei Keimblättern (Ektoderm u. Entoderm) bestehender Embryoblast*; **2.** in der 3. Entwicklungswoche entstehende **dreiblättrige K.** durch Invagination von Ektodermzellen u. Bildung des Mesoderm; vgl. Keimblätter.

Keim|schild: (engl.) germ disk; (embryol.) Bez. für die dreiblättrige Keimscheibe*.

Keim|strang|tumoren (Tumor*) m pl: s. Ovarialtumoren.

Keim|träger: (engl.) carrier; **1.** mit Testkeimen* beschickte Materialien (z. B. Holz, Textilien, Filtrierpapierstückchen); dienen zur Prüfung der Oberflächenwirkung von Desinfektionsmitteln; **2.** Personen, die ohne vorausgegangene klin. Erkrankung od. vor Auftreten typ. Symptome bzw. nach Genesung von Infektionskrankheiten noch Err. ausscheiden (z. B. Salmonella enterica Serovar Typhi u. Paratyphi, Enteritissalmonellen, Shigellen, Staphylokokken, Streptokokken, Hepatitis-B-Viren). Vgl. Ausscheider, Dauerausscheider.

Keim|zahl: (engl.) bacteria count; Anzahl der in einer Maßeinheit (z. B. 1 ml) vorhandenen Keime (v. a. Bakterien); vgl. Keimzahlbestimmung.

Keim|zahl|bestimmung: (engl.) bacterial count; Messung der Dichte einer Bakteriensuspension; **1.** quant. Keimzählung: **a)** Plattenzählverfahren*; **b)** Membranfilterverfahren; **c)** Eintauchverfahren*; **d)** direktes Auszählen in der Zählkammer*; **2.** qual. Trübungsmessung (Nephelometrie*). Angaben von **Keimmengen: 1.** auf festen Nährböden in koloniebildenden Einheiten (CFU); **2.** in flüssigen Nährmedien in Bakterien pro ml od. Feuchtgewicht (nach Zentrifugation).

Keim|zellen (Zelle*): s. Gameten, Eizelle, Spermien.

Keim|zell|tumoren (↑; Tumor*) m pl: (engl.) germ cell tumors; von pluripotenten Keimzellen ausgehende Tumoren; **Lok.:** bes. Ovar, Steißbein, Hoden, ZNS; histopathol. **Einteilung** in absteigender Malignität: Embryonalkarzinom*, malignes Chorionepitheliom*, endodermaler Sinustumor*, Germinom*, Teratom*.

Keinig-Zeichen: (engl.) Keinig's sign; s. Dermatomyositis.

Keith-Flack-Knoten (Sir Arthur K., Anat., London, 1866–1955; Martin W. F., Physiol., London, 1882–1931): syn. Sinusknoten*.

Kelch|divertikel (Divertikel*) n: (engl.) caliceal diverticulum; seltene Nierenfehlbildung; mit Epithel ausgekleideter Hohlraum im Nierenparenchym mit eigenen Sammelröhren u. schmaler Verbindung zu einem Nierenkelch; röntg. als scharf begrenztes, glattwandiges Kontrastmitteldepot; meist Zufallsbefund ohne klin. Bedeutung; **DD:** Hydro- od. Pyokalix, tuberkulöse Kaverne.

-kele: auch -cele, -zele; Wortteil mit der Bedeutung Bruch, Geschwulst; von gr. κήλη.

Kell-Blut|gruppen: (engl.) Kell blood groups; Symbol K; von über 20 Allelen genetisch gesteuertes Blutgruppensystem mit noch nicht vollständig geklärter Vererbung; neben den antithetischen Hauptantigenen K (Kell, K_1) u. k (Cellano, K_2) werden noch 19 weitere hoch- u. niedrigfrequente Antigene (sog. Para-Kell-Antigene, die z. T. durch die Allele an drei dem K/k-Genort benachbarten Genorten determiniert werden) zum Kell-System gerechnet. **Bedeutung:** Antikörper gegen Blutgruppensubstanzen des Kell-Systems (meist IgG, selten IgM, Autoantikörper; Nachweis meist im indirekten Antiglobulintest*) können zu Transfusionszwischenfällen u. zu Morbus haemolyticus neonatorum (mit rel. mildem Verlauf) führen. Vgl. Blutgruppen.

Keloid (-kele*; -id*) n: Wulstnarbe; derbe, platte od. strangförmige, manchmal juckende Bindegewebewucherungen, die sich bei individueller u. ethnischer Disposition Wo. bis Mon. nach Verletzungen (Trauma, Verbrennung, Verätzung, Impfung, op. Eingriff) im Bereich von Narben entwickeln; im Ggs. zu hypertrophen Narben Ausdehnung über die ursprüngl. Narbe hinaus auf unbeschädigte Haut (sog. Krebsscherenrelief, s. Abb.); spontanes Auftreten ohne vorausgegangene Hautverletzung (sog. Spontankeloid) ist umstritten; **Ther.:** intraläsionale Inj. von Glukokortikoiden, Kryochirurgie, Röntgenbestrahlung, Druckverband mit Silikonfolie, Laserabtragung, evtl. chir. Durchtrennung der Stränge bei Narbenkontrakturen; **DD:** Desmoid*.

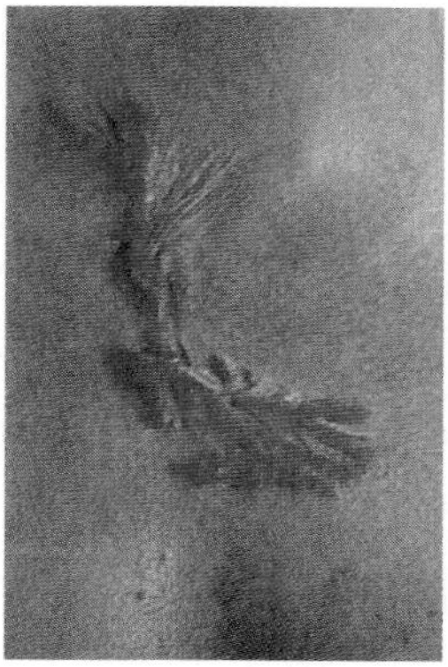

Keloid [3]

Keloid|akne (↑; ↑; Akne*) f: s. Acne vulgaris; vgl. Folliculitis sclerotisans nuchae.

Kelvin n: Einheitenzeichen K; SI-Basiseinheit der thermodynamischen Temperatur* (T); 0 K =-273,15 °C; vgl. Nullpunkt, absoluter.

Kennedy-Syn|drom (Foster K., Neurol., New York, 1884–1952) n: s. Foster-Kennedy-Syndrom.

Kennerschaft: (engl.) expertise; (allgemeinmed.) Fähigkeit, die es gestattet, ein neues Beratungsproblem aufgrund früher gesehener, einschlägiger u. diagn. konkurrierender Beratungsergebnisse direkt einem Krankheitbild (z. B. Verbrennung, Psoriasis vulgaris) zuzuorden. R. Bra.

Kenn|muskel (Musculus*): (engl.) segment-indicating muscle; Muskel, dessen isolierte Lähmung auf die Läsion eines best. spinalen Segments hinweist, z. B. M. quadriceps femoris - L_4.

K

Kent-: auch Cent-, -centese, Zent-; Wortteil mit der Bedeutung stechen, duchbohren; von gr. κεντεῖν.

Kent-Bündel (Albert F. K., Physiol., London, Manchester, 1863–1958): (engl.) Kent's bundle; (anat.) Fasciculus atrioventricularis; akzessorische Leitungsbahn unterschiedlicher Lokalisation zw. Vorhof u. Kammer mit höherer Erregungsleitungsgeschwindigkeit als der AV-Knoten; verursacht daher eine vorzeitige Kammerdepolarisation mit typischen Veränderungen der Depolarisationsphase; s. Präexzitationssyndrom, WPW-Syndrom (Abb.).

Kenya-Fieber: (engl.) Kenya fever; in Ostafrika endemisches Boutonneuse*-Fieber; vgl. Rickettsiosen.

Keph-: auch Kephalo-, Ceph-, Cephalo-, Zephalo-; Wortteil mit der Bedeutung Kopf, Haupt; von gr. κεφαλή.

Keph|algie (↑; -algie*) f: Kopfschmerz*.

Kephal|hämatom (↑; Häm-*; -om*) n: (engl.) cephalhematoma; Kopfblutgeschwulst; Bluterguss zw. Periost u. Knochen, subperiostales Hämatom; deutl. fluktuierende, tauben- bis hühnereigroße, halbkugelige pathol. Anschwellung am Schädel bei Neugeborenen. Die Geschwulst kann im Ggs. zur Geburtsgeschwulst* die Knochennähte nicht überschreiten. **Urs.:** Zerreißung von Gefäßen zw. Periost u. Knochen während des Kopfdurchtritts unter der Geburt inf. Verschiebung der Weichteile gegenüber den platten Schädelknochen.

K

Kephaline (↑) n pl: (engl.) cephalins; die zu den Phosphatiden* zählenden Membranlipide Phosphatidylserin u. Phosphatidylethanolamin, die bes. häufig im Myelin* vorkommen.

Kephalo|hydro|zele (↑; Hydr-*; -kele*) f: (engl.) cephalohydrocele; Ansammlung von Liquor* cerebrospinalis unter der Kopfhaut nach Perforation des knöchernen Schädeldachs; vgl. Enzephalozele.

Kephalo|metrie (↑; Metr-*) f: (engl.) cephalometry; Vermessen des Schädels anhand der lateralen (od. frontalen) Fernaufnahme* (Mindestabstand 1,40 m) zur kieferorthop. Diagnostik des Schädelaufbaus u. der Zahnstellung sowie der Ermittlung des Wachstumstyps (individuelle Wachstumsvorhersage).

Kephalo|metrie, intra|uterine (↑; ↑) f: (engl.) fetal cephalometry; Größenmessung des kindl. Kopfs in utero durch Messung des Umfangs od. eines definierten Durchmessers, meist des **biparietalen Durchmessers**, als Index für das fetale Gewicht u. das Schwangerschaftsalter, s. Fetometrie, Ultraschalldiagnostik.

Kephalo|pagus (↑; -pagus*) m: syn. Kraniopagus*.

Kephalo|thorako|pagus (↑; Thorax*; -pagus*) m: Doppelfehlbildung* mit Verwachsung von Kopf u. Brust.

Kephalo|zele (↑; -kele*) f: (engl.) cephalocele; syn. Zephalozele; angeborene od. erworbene Knochenlücke im Schädel mit Vorfall von Hirnhäuten, evtl. auch Hirnanteilen; s. Enzephalozele, Meningozele.

Keramik f: s. Dentalkeramik, Plastik.

Kerasin n: Cerasin*.

Kerat-: Wortteil mit der Bedeutung Horn, Hornhaut, Geweih; von gr. κέρας, κέρατος.

Keratan|sulfat n: (engl.) keratan sulfate; saures Glykosaminoglykan , in dem N-Acetyl-D-glukosamin-6-sulfat mit D-Galaktose β-1,3- u. β-1,4-glykosid. verknüpft sind; hohes Wasserbindungsvermögen; Vork. in Knorpel, Cornea, Anulus fibrosus, Nucleus pulposus.

Kerat|ek|tomie (Kerat-*; Ektomie*) f: s. Chirurgie, refraktive.

Keratine (↑) n pl: (engl.) keratins; faserartige, cystinreiche, intrazelluläre Strukturproteine (MG 40 000–70 000), die Intermediärfilamente bilden; **Vork.:** in Haaren, Nägeln, oberster Hautschicht, Seide; vgl. Keratohyalin, Kollagen.

Keratino|zyten (↑; Zyt-*) m pl: (engl.) keratinocytes; Zellen der Epidermis* auf ihrem Weg u. bei ihrem Formwandel vom Stratum basale bis zum Stratum corneum; entspr. der Lage u. Differenzierung werden Basal-, Stachel-, Körnerzellen u. Hornschuppen unterschieden.

Keratitis (↑; -itis*) f: Hornhautentzündung des Auges mit Einwanderung von Entzündungszellen aus den hyperämischen Gefäßen des Limbus u. aus der Tränenflüssigkeit; **Urs.:** häufig Benetzungsstörungen (vgl. Keratoconjunctivitis sicca); Inf. mit versch. Bakterien, Viren (z. B. Adenoviren, Herpes-Viren), Pilzen (z. B. Candida albicans, Aspergillus fumigatus), Verletzung der Oberfläche, Einwirkung von Medikamenten od. ätzenden Chemikalien; vgl. Hornhautinfiltrat.

Keratitis bullosa (↑; ↑) f: s. Fuchs-Hornhautdystrophie.

Keratitis e lag|ophthalmo (↑; ↑) f: Keratitis bei Fazialislähmung od. extremem Exophthalmus inf. mangelhaften Lidschlusses; vgl. Ulcus corneae.

Keratitis electrica (↑; ↑) f: s. Keratoconjunctivitis photoelectrica.

Keratitis inter|stitialis (↑; ↑) f: syn. Keratitis* parenchymatosa.

Keratitis neuro|para|lytica (↑; ↑) f: Keratitis* bei Lähmung des N. ophthalmicus.

Keratitis par|en|chymatosa (↑; ↑) f: syn. Keratitis interstitialis; allergische Reaktion des Hornhautstromas auf Treponema-Antigen, meist bei angeborener Syphilis*; typischerweise im Alter von 5–15 Jahren plötzlich auftretende Infiltrationen mit nachfolgender Vaskularisation.

Keratitis sicca (↑; ↑) f: s. Keratoconjunctivitis sicca.

Kerato|akanthom (↑; Akanth-*; -om*) n: (engl.) keratoacanthoma; syn. Molluscum sebaceum, Molluscum pseudocarcinomatosum; benigner epithelialer Hauttumor bei älteren Menschen, bes. in lichtexponierten Regionen (Gesicht, Handrücken); vom Akroinfundibulum eines Haarfollikels ausgehender, halbkugeliger, knotenförmiger Tu. (histol. ähnlich einem Plat-

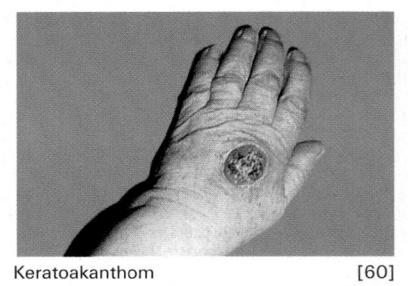

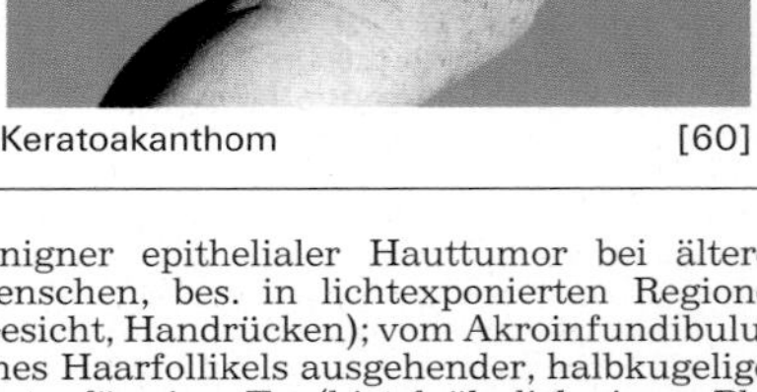

Keratoakanthom [60]

tenepithelkarzinom*), dessen Oberfläche sich zentral einsenkt u. von einem Hornpfropf ausgefüllt ist (s. Abb.); in wenigen Wochen bis zu einer Größe von 1–3 cm, im Knorpelbereich von Ohr u. Nase destruierend wachsend; spontane Rückbildung (evtl. mit Narbenbildung) nach ca. 8 Wochen; Auftreten multipler K. i. R. von Erbkrankheiten od. bei immunsupprimierten Patienten; **Ther.:** Exzision, Kryotherapie, evtl. Retinoide.

Kerato|con|junctivitis epi|demica (↑; Conjunctiva*; -itis*) f: auch Keratoconjunctivitis nummularis, Viruskeratitis; Virusinfektion von Cornea u. Conjunctiva; oft einseitig; **Err.:** Adenoviridae* (v. a. Typ 8, selten 19 u. a.); **Übertragung:** v. a. iatrogen durch Tropfpipetten, wahrscheinlich auch durch best. Stäube; **Klin.:** Inkubationszeit 4–10 Tage; Fremdkörpergefühl, heftiges Tränen, Rötung der Plica semilunaris, Schwellung der Karunkel, Lidödem, geringe Chemose, eiförmig durchschimmernde Follikel in der Bindehaut, Schwellung der präaurikulären Lymphknoten ab dem 7. Krankheitstag; Keratitis mit münzenförmigen Infiltrationen, meist in Hornhautmitte (s. Abb.), Herabsetzung der Sehleistung, Rückbildung nach 2–3 Wo.; **Kompl.:** Iridozyklitis, bleibende Infiltrate.

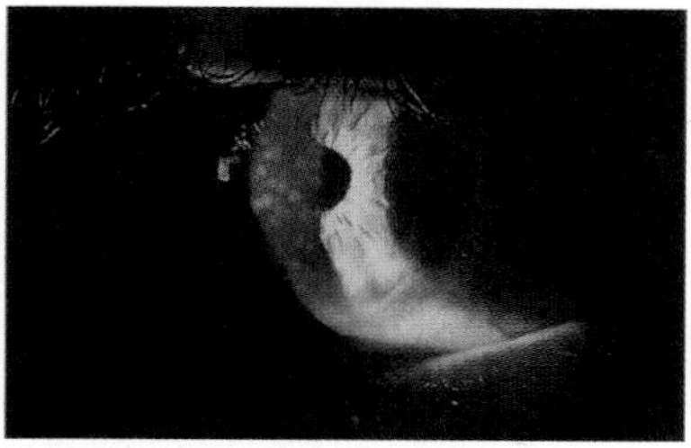

Keratoconjunctivitis epidemica: im Spaltlampenbild erkennbare feine münzenförmige Infiltrate [362]

Kerato|con|junctivitis herpetica (↑; ↑; ↑) f: syn. Herpes* corneae.

Kerato|con|junctivitis phlyktaenulosa (↑; ↑; ↑) f: meist multiples Auftreten von kleinen, weißlich-gelblich gefärbten, aus Lymphozyten u. Plasmazellen bestehenden Knötchen (Phlyktaenae) von Sandkorn- bis Linsengröße auf der Bindehaut bzw. am Limbus mit begleitender Bindehautgefäßerweiterung; wahrscheinlich Überempfindlichkeitsreaktion vom verzögerten Typ gegenüber bakt. Antigenen.

Kerato|con|junctivitis photo|electrica (↑; ↑; ↑) f: sog. Verblitzung, Schneeblindheit; Entz. der Horn- u. Bindehaut, ausgelöst durch Ultraviolettstrahlung* (beim Schweißen ohne Schutzbrille, i. R. künstl. Hautbräunung, in Schneegebieten im Gebirge). Vgl. Lichttoxizität.

Kerato|con|junctivitis sicca (↑; ↑; ↑) f: Syndrom des trockenen Auges; mangelhafte Benetzung der Bindehaut (Conjunctivitis sicca) u. Hornhaut (Keratitis sicca) durch verminderte Tränensekretion; **Vork.:** primär bei Sjögren-Syndrom I; sek. bei rheumatischen Erkr., Sarkoidose, Non-Hodgkin-Lymphomen, HIV-Erkrankung, nach Knochenmarktransplantation (Zeichen für Abstoßung), lang dauernder Bildschirmarbeit; **Sympt.:** Fremdkörpergefühl, Brennen, Asthenopie; **Diagn.:** Spaltlampenuntersuchung, Bengalrosa-Probe, Schirmer*-Test; **DD:** Xerophthalmie inf. Vitamin-A-Mangel; **Ther.:** Tränenersatzmittel, Mukolytika, Lidrandmassage, Kontaktlinsen, Behandlung der Grunderkrankung. Vgl. Auge, trockenes.

Kerato|elastoidosis verrucosa (↑; gr. ἐλαστός dehnbar, biegbar; -id*; -osis*) f: syn. Stuccokeratosis*.

Kerato|globus (↑; Globus*) m: Augenfehlbildung mit kugelförmiger Ektasie der Hornhaut bei gleichmäßiger Verdünnung des Parenchyms; **Sympt.:** Brechungsmyopie, irregulärer Astigmatismus.

Kerato|hyalin (↑; Hyal-*) n: basophile Granula in den Zellen des Stratum granulosum, die über die azidophilen Eleidingranula des Stratum lucidum zur Bildung des weichen Keratins des Stratum corneum beitragen.

Kerato|kon|junktivitis (↑; Conjunctiva*; -itis*) f: (engl.) keratoconjunctivitis; Entz. von Cornea u. Conjunctiva.

Kerato|konus (↑; Konus*) m: (engl.) keratoconus; Hornhautkegel; kegelförmige Vorwölbung der Hornhaut mit Verdünnung des Parenchyms; primär dystrophischer Prozess, wahrscheinlich aufgrund einer Synthesestörung der Glykosaminoglykane des Hornhautstromas, u. U. mit Pigmenteinlagerungen an der Kegelbasis (sog. Fleischer-Ring); Vork. sporadisch od. häufiger bei Down*-Syndrom u. atopischem Ekzem*; **Klin.:** bei Einreißen der Descemet-Membran akute Quellung des Stromas; zunehmende Sehverschlechterung durch Brechungsanomalie; **Ther.:** Kontaktlinsen, Keratoplastik.

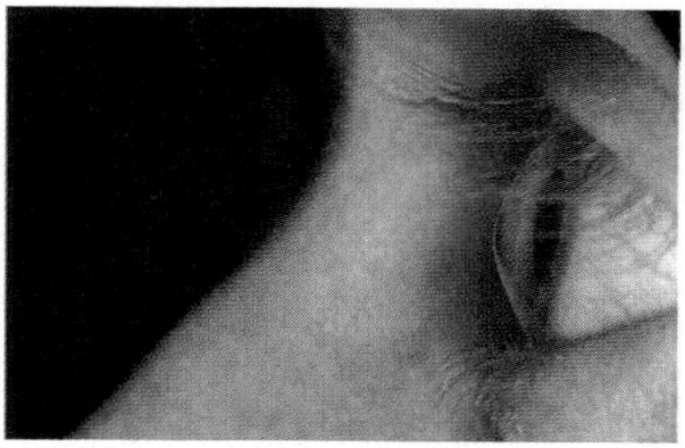

Keratokonus: kegelförmig deformierte Hornhautmitte [362]

Kerato|lysis bullosa hereditaria (↑; Lys-*) f: s. Epidermolysis bullosa hereditaria.

Kerato|lytika (↑; ↑) n pl: (engl.) keratolytics; Hornschichtmaterial auflösende Substanzen, z. B. Salicylsäure u. Harnstoff; K. verbessern als Additiva die Wirksamkeit anderer Externa.

Keratom (↑; -om*) n: (engl.) keratoma; Verdickung der Hornschicht der Epidermis*.

Keratoma blennor|rhagicum (↑; ↑) n: übermäßige Verhornung der Haut, v. a. im Zehen- u. Vorfußbereich bei Reiter*-Krankheit.

Keratoma climactericum (↑; ↑) n: symmetr. an Handflächen u. Fußsohlen im od. kurz nach dem Klimakterium* auftretende Hyperkeratose; oft gleichzeitig Adipositas.

Keratoma dis|sipatum (↑; ↑) n: syn. Keratosis palmoplantaris papulosa; s. Palmoplantarkeratosen, hereditäre (Tab.).

K

Kerato|malazie (↑; -malazie*) f: (engl.) keratomalacia; Einschmelzungsvorgänge an der Hornhaut der Augen unterernährter Kinder durch Vitamin-A-Mangel; vgl. Xerophthalmie.

Keratoma palmare et plantare hereditarium (↑; -om*) n: s. Palmoplantarkeratosen, hereditäre.

Keratoma senile (↑; ↑) n: s. Keratosis actinica.

Kerato|metrie (↑; Metr-*) f: (engl.) keratometry; Messung des Hornhautdurchmessers am Auge u. der Hornhautkrümmung mit Keratometer bzw. Keratoskop*.

Kerato|mykose (↑; Myk-*; -osis*) f: (engl.) fungal keratitis; Pilzinfektion der Hornhaut, meist durch Aspergillus fumigatus od. Candida albicans.

Kerato|pathie, band|förmige (↑; -pathie*) f: (engl.) band-shaped keratopathy; Einlagerung von Calciumsalzen in die Bowman-Membran, bes. im Lidspaltenbereich; **Urs.:** chron. Augenentzündung, Hyperkalzämie, idiopathisch bedingt.

Kerato|phakie (↑; Phako-*) f: (engl.) keratophakia; s. Chirurgie, refraktive.

Kerato|plastik (↑; -plastik*) f: (engl.) keratoplasty; Ersatz einer erkrankten Hornhaut durch eine Spenderhornhaut; **Formen: 1.** optische K. zur Verbesserung des Sehvermögens bei Hornhautnarben, Keratokonus; **2.** kosmetische K., z. B. bei Leukom; **3.** kurative u. prophylaktische

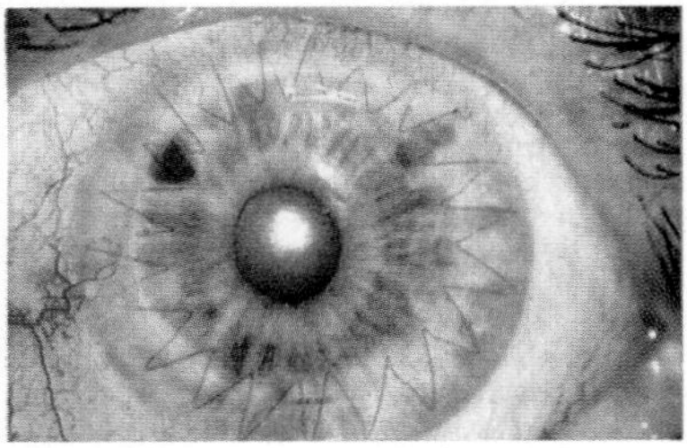

Keratoplastik:
Zustand nach penetrierender Keratoplastik [550]

K. bei Hornhautulzera u. -fistelbildung; **Unterteilung: 1.** nach der Größe des Transplantats in totale, subtotale u. partielle K.; **2.** nach der Art des Vorgehens in penetrierende u. lamellierende K. Als Transplantat werden menschliche lebende Hornhaut od. frische bzw. konservierte Leichenhornhaut verwendet. Vgl. Hornhautendothel-Mikroskopie.

Keratose (↑; -osis*) f: (engl.) keratosis; Verhornung.

Keratose, sebor|rhoische (↑; ↑) f: syn. Verrucae* seborrhoicae.

Keratosis (↑; ↑) f: Keratose*.

Keratosis actinica (↑; ↑) f: syn. Keratosis senilis, Lichtkeratose; bes. im Gesicht u. am Handrücken bei älteren Menschen auftretende, durch chron. Sonnenexposition hervorgerufene, rotbräunliche, leicht schuppende Erhebungen, die selten u. nach jahrelangem Bestehen in ein Plattenepithelkarzinom* übergehen können; vgl. Retikuloid, aktinisches.

Keratosis follicularis serpiginosa Lutz (↑; ↑; Wilhelm L., Dermat., Basel, 1888–1958) f: syn. Elastosis perforans serpiginosa, Elastoma intrapapillare perforans verruciforme Miescher; Hauterkrankung mit ringförmig od. serpiginös angeordneten, bis linsengroßen, verrukösen Papeln bes. an Hals u. Nacken, hervorgerufen durch transepidermale u. follikuläre Ausscheidung degenerierter elastischer Fasern; spontane Abheilung möglich, Neigung zu Rezidiven u. Keloidbildung nach Verletzungen; **Vork.:** isoliert, zus. mit anderen Erkr. (z. B. Down-Syndrom, Ehlers-Danlos-Syndrom) od. Ther. mit Penicillamin.

Keratosis palmo|plantaris (↑; ↑) f: s. Palmoplantarkeratosen, hereditäre.

Keratosis pilaris (↑; ↑) f: syn. Lichen* pilaris.

Keratosis pilaris rubra a|trophicans faciei (↑; ↑) f: Sonderform des Lichen* pilaris mit Rötung, follikulärer Keratose, Neigung zu Alopezie, insbes. an der lateralen Hälfte der Augenbrauen (Ulerythema ophryogenes) u. den Wangen.

Keratosis punctata (↑; ↑) f: wahrscheinl. autosomal-dominant erbl. Hyperkeratose der Handlinien; Vork. gehäuft bei Schwarzen zw. dem 15. u. 20. Lj.; evtl. Variante der Hyperkeratosis* follicularis et parafollicularis in cutem penetrans; kleine (Ø 1–2 mm), gelbbraune, harte, keratotische Pfropfen, die herausfallen u. kleine Dellen hinterlassen; Dauer ca. 4–5 Jahre mit spontaner Rückbildung.

Keratosis punctata diffusa (↑; ↑) f: auf die gesamte Handinnenfläche ausgedehnte Variante der Keratosis* punctata; evtl. mit Karzinomen innerer Organe assoziiert.

Keratosis senilis (↑; ↑) f: syn. Keratosis* actinica.

Kerato|skop (↑; Skop-*) n: (engl.) keratoscope; Instrument zur qual. Beurteilung von Hornhautkrümmungen; runde, in der Mitte durchbohrte Scheibe mit konzentr. weißen u. schwarzen Ringen (sog. Placido-Scheibe), deren Spiegelbilder (auf dem Patientenauge) dem durch das Loch Sehenden bei astigmat. Hornhaut verzerrt erscheinen.

Kerato|tomie, radiäre (↑; -tom*) f: (engl.) radial keratotomy; s. Chirurgie, refraktive.

Kerato|zele (↑; -kele*) f: syn. Descemetozele*.

Keraunо|para|lyse (gr. κεραυνός Blitz; Paralyse*) f: (engl.) keraunoparalysis; Bez. für eine Lähmung nach Rückenmarkschädigung durch einen Blitzschlag*.

Kerckring-Falten (Theodorus K., Anat., Amsterdam, Hamburg, 1640–1693): (engl.) Kerckring's valves; Plicae circulares; zirkuläre Schleimhautfalten im gesamten Dünndarm; vgl. Darm.

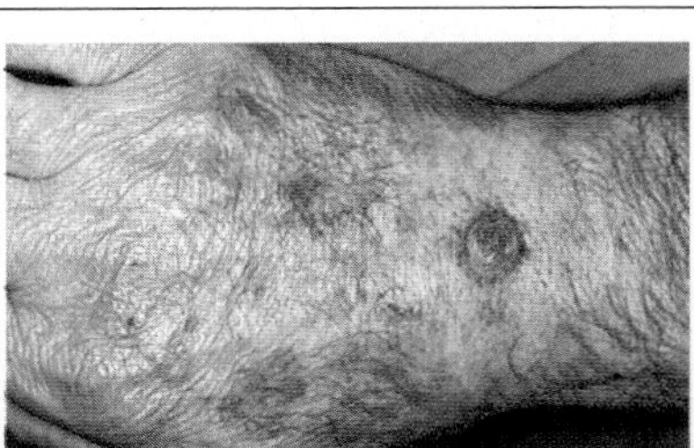

Keratosis actinica [3]

K

Ker|ek|tasie (Kerat-*; -ektasie*) f: s. Keratokonus, Staphyloma.

Kerley-Linien (Peter J. K., engl. Radiol., geb. 1900): (engl.) Kerley lines; Streifenschatten im Röntgenbild der Lunge, die verdickten Interlobärsepten entsprechen; **Formen: Typ A:** bis zu 5 cm lange, hilifugale Linien in den Lungenoberfeldern, schmaler als Gefäßschatten u. unverzweigt; **Typ B:** ca. 1–2 cm lange horizontale Linien in der lateralkaudalen Lungenperipherie als Zeichen eines interstitiellen Ödems bei kardialer Stauung (am häufigsten sichtbar); **Typ C:** sog. retikuläres Muster, diffuse feinmaschige Netzzeichnung.

Kerma f: Formelzeichen K; von (engl.) **k**inetic **e**nergy **r**eleased in **ma**terial abgeleitete Bez.; Dosisgröße für die Wirkung indirekt ionisierender Strahlung*, beschreibt die Anfangswerte der kinetischen Energie aller in einem Massenelement inf. Einwirkung indirekt ionisierender Strahlung freigesetzten geladenen Sekundärteilchen; die Luftkerma kann mit einer entspr. geeichten Ionisationskammer* gemessen werden; hieraus lässt sich die K. in anderen Materialien u. die daraus resultierende Energiedosis* berechnen. Die SI-Einheit der K. ist Gray (Gy).

Kern: s. Nucleus.

Kern-: s. a. Nucl-, Nucleo-, Nukl-, Nukleo-, Karyo-.

Kern|an|omalie (Anomalie*) f: (engl.) nuclear anomaly; Anomalie der Zellkerne, bes. der Blutzellen; vgl. Pelger-Huet-Kernanomalie.

Kern|a|plasie (A-*; -plasie*) f: s. Moebius-Kernaplasie.

Kern|a|typie (↑; gr. τύπος Geprägtes) f: (engl.) nuclear atypia; syn. Dyskaryose; atypische Größe u. Form des Zellkerns; **Formen: 1.** gestörte Kern*-Plasma-Relation; **2.** Hyperchromasie*; **3.** Kernpolymorphie*; **4.** Karyopyknose*. Vgl. Tumorzellen, Dysplasie, epitheliale.

Kern|auflösung: Karyolyse*.

Kern|gerüst: (engl.) nuclear reticulum; Zellkerngerüst, nur in der fixierten Zelle sichtbar; wegen der starken Färbbarkeit auch als Chromatin* bezeichnet.

Kern|geschlecht: (engl.) nuclear sex; das durch das Vorhandensein (od. Fehlen) von Geschlechtschromatin* nachgewiesene chromosomale Geschlecht eines Individuums: **1. X-Chromatin:** Geschlechtschromatin in 40–80 % der Zellkerne von (weibl.) Individuen mit XX-Konstellation (X-Chromatin-positiv); bei Individuen mit nur einem X-Chromosom (XY, X0) fehlt es (X-Chromatin-negativ). **2. Drumstick:** trommelschlägelförmiges Gebilde an den Kernen der segmentkernigen Leukozyten bei Individuen mit zwei X-Chromosomen in ca. 3 % (Drumstick-positiv), bei Individuen mit nur einem X-Chromosom nicht vorhanden (Drumstick-negativ). **3. Y-Chromatin:** Y-Körper in den Ruhekernen von (männl.) Individuen mit einem Y-Chromosom in 30–70 % der Kerne fluoreszenzmikroskop. nachweisbar (Y-Chromatin-positiv). Vgl. Karyogramm, Geschlechtsdeterminierung, chromosomale.

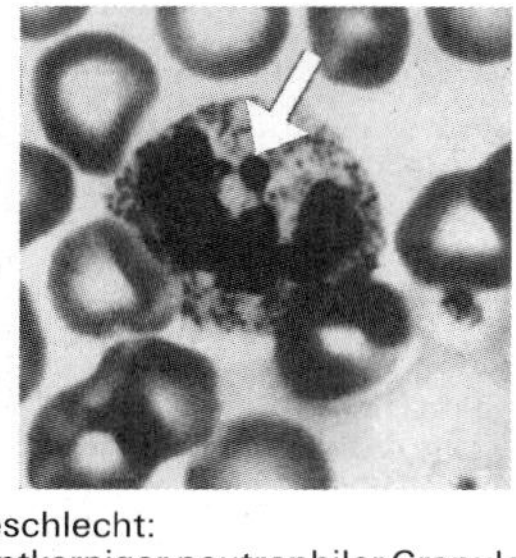

Kerngeschlecht:
segmentkerniger neutrophiler Granulozyt mit Drumstick [478]

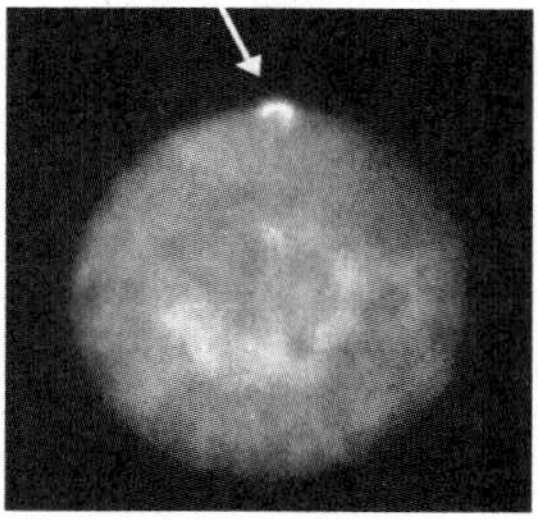

Kerngeschlecht:
Lymphozyt mit Y-Chromatin [478]

Kernig-Zeichen (Vladimir M. K., Arzt, St. Petersburg, 1840–1917): (engl.) Kernig's sign; Dehnungsphänomen bei meningealem Syndrom*, Ischiassyndrom*, Bandscheibenschaden*; Unmöglichkeit der aktiven Streckung des Beins im Kniegelenk bei sitzendem od. mit im Hüftgelenk gebeugtem Bein liegendem Pat.; bei passiver Hebung des im Kniegelenk gestreckten Beins wird das Knie zur Entdehnung des N. ischiadicus gebeugt. Vgl. Lasègue-Zeichen, Brudzinski-Nackenzeichen.

Kern|ikterus (Ikterus*) m: (engl.) kernicterus; syn. Bilirubinenzephalopathie; Einlagerung von zytotox. wirkendem unkonjugiertem Bilirubin* in Ganglienzellen des Stammhirns bei Neugeborenen, bes. bei Morbus* haemolyticus neonatorum; die Entw. eines K. hängt nicht nur von der Serumbilirubinkonzentration, sondern auch von anderen Faktoren wie Hypoxie, Azidose, Hypalbuminämie, Gabe von Medikamenten mit Albuminbindung (z. B. Sulfonamide), erhöhter Kapillarpermeabilität (z. B. Sepsis) ab. Die Schädigung der Nervenzellen führt klin. zu zentralen **Sympt.:** als uncharakterist. Frühzeichen Trinkschwäche, allg. Hypotonie der Muskulatur, Schläfrigkeit u. häufiges Gähnen, als rel. charakterist. Symptome schrilles Schreien, Rigidität, Hyperreflexie, Krampfneigung, Opisthotonus, anfallsweise Dyspnoe bis Apnoe; überlebt das Neugeborene, so können sich Spätschäden entwickeln, v. a. Störungen im extrapyramidalen System, Choreoathetose, Zerebralparese mit mehr od. weniger ausgeprägter geistiger Retardierung u. Hörstörungen; **Proph.:** s. Hyperbilirubinämie des Neugeborenen.

Kern|körperchen: s. Nukleolen.

Kern|ladungs|zahl: (engl.) atomic number; Formelzeichen Z; syn. Ordnungszahl (Abk. OZ); Anzahl der Protonen* im Kern eines Atoms*; die K. ist gleich der Anzahl der Hüllenelektronen des jeweiligen neutralen Atoms u. bestimmt daher dessen chem. Eigenschaften u. seine Position im Periodensystem* der Elemente. Vgl. Massenzahl.

Kern|lähmung: (engl.) nuclear paralysis; Lähmung von Hirnnerven inf. Moebius*-Kernaplasie.

Kern|lappung: (engl.) segmentation of nucleus; Kernsegmentierung; Aufteilung des (Leukozyten-)Kerns in einzelne Segmente (Reifezeichen); vgl. Kernverschiebungsindex, Segmentkernige.

Kern|membran (Membran*) f: (engl.) nuclear membrane; den Zellkern* gegen den umgebenden Zellkörper abgrenzende doppelte Membran, die den spaltförmigen perinukleären Raum umschließt; inneres u. äußeres Blatt der K. sind durch Kernporen* verbunden. Das äußere Blatt setzt sich stellenweise kontinuierl. in das endoplasmatische Retikulum* fort. Vgl. Mitose.

Kern|neurose (Neur-*; -osis*) f: s. Persönlichkeitsstörung.

Kern|photo|ef|fekt (Phot-*) m: (engl.) photogenic chain reaction; Kernreaktion*, die durch energiereiche Photonenstrahlung induziert wird; dabei wird ein Proton od. Neutron aus dem Kern eines Atoms herausgelöst. Vgl. Photoeffekt.

Kern-Plasma-Re|lation, gestörte (-plasma*; lat. relatio Verhältnis) f: (engl.) disturbed nucleoplasmic ratio; Störung der Relation zw. Kern u. Plasma einer Zelle mit Vergrößerung des Zellkerns; Vork. v. a. bei Tumorzellen*. Vgl. Malignitätsgrad, Kernatypie.

Kern|poly|morphie (Poly-*; -morph*) f: (engl.) nuclear polymorphy; unterschiedl. Größe u. Gestalt von Zellkernen in einem Gewebe als Zeichen einer überstürzten Zellteilung v. a. von Tumorzellen*. Vgl. Kernatypie.

Kern|poren (Pore*): (engl.) nuclear pores; Unterbrechungen der Kernmembran durch dehnbare kanalbildende Proteinkomplexe (Ø ca. 50 nm), an deren Rand äußere u. innere Kernmembran ineinander übergehen, wahrscheinl. verschlossen durch ein Diaphragma. Der Transport von Makromolekülen durch die K. erfolgt aktiv u. reguliert. Transportsignale sind z. B. für prozessierte mRNA die Cap-Struktur am 5'-Ende, für andere RNA mit ihr verbundene Proteine, für Kernproteine ein konservierter Peptidanhang (nuclear localization signal). Vgl. Proteinbiosynthese.

Kern|pyknose (gr. πυκνός dicht, fest; -osis*) f: s. Karyopyknose.

Kern|re|aktion f: (engl.) nuclear reaction; Umwandlung von Atomkernen durch Zerfall (Alphazerfall*, Betazerfall*, Gammazerfall) od. durch Beschuss mit Korpuskeln* od. Photonenstrahlung; **med. Bedeutung: 1.** Herstellung künstl. Radionuklide* durch Beschuss stabiler Ausgangsstoffe mit Korpuskeln; **2.** Erzeugung von K. über den Kernphotoeffekt* beim Betrieb von Teilchenbeschleunigern* in der Strahlentherapie.

Kern|reste in Erythro|zyten (Erythr-*; Zyt-*): (engl.) nuclear residues in erythrocytes; im Zellplasma von Erythrozyten vorkommende Gebilde, z. B. Jolly*-Körperchen, Cabot*-Ringe.

Kern|schatten: s. Gumprecht-Schatten.

Kern|schwund: (engl.) karyolysis; nachlassende Färbbarkeit des Chromatins* bei beginnendem Zelluntergang.

Kern|segmentierung (Segment*): s. Kernlappung.

Kern|spaltung: (engl.) nuclear fission; spontane od. durch Zufuhr von Energie (z. B. über ein Neutron) erfolgende Spaltung von Atomkernen mit hoher Ordnungszahl unter Freisetzung von Neutronen* u. Energie sowie Bildung versch., meist radioaktiver Spaltprodukte mit unterschiedl. Halbwertzeiten. Vgl. Kettenreaktion.

Kern|spin (engl. spin Drall) m: s. Spin.

Kern|spindel: syn. Spindelapparat*.

Kern|spin|re|sonanz (engl. spin Drall; Resonanz*) f: syn. Magnetresonanz*.

Kern|spin|tomo|graphie (↑; -tom*; -graphie*) f: (engl.) nuclear spin tomography; syn. Magnetresonanztomographie (Abk. MRT); computergestütztes bildgebendes Verfahren der Tomographie*, das auf dem Prinzip der Magnetresonanz* (NMR) beruht; im Ggs. zur konventionellen Röntgendiagnostik bzw. Computertomographie wird hierbei keine ionisierende Strahlung verwendet, sondern die Energie gemessen, die unter Einfluss eines von außen angelegten starken Magnetfeldes bei Relaxation der durch einen kurzen Hochfrequenzimpuls angeregten Kernspins aus dem Körper in Form von elektromagnet. Wellen austritt. Durch Überlagerung eines homogenen magnet. Hauptfeldes mit einem Gradientenfeld werden Magnetresonanzmessungen ermöglicht, bei denen aus den von der Feldstärke abhängigen Resonanzsignalen zusätzl. auf deren

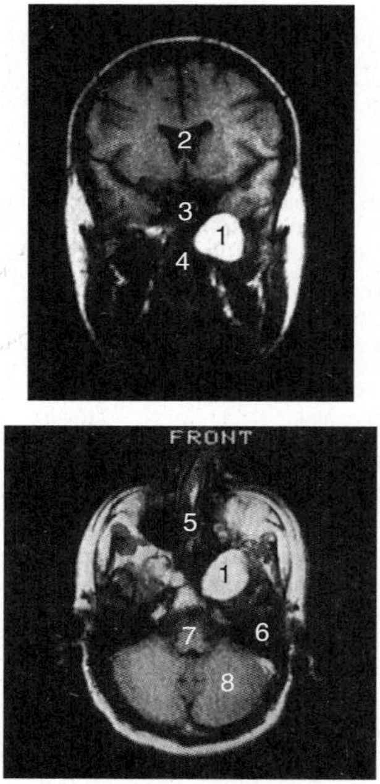

Kernspintomographie:
Kernspintomogramm eines retroorbitalen Tumors rechts (Dermoid); oben: frontales Schnittbild; unten: transversales Schnittbild; 1: Tumor; 2: Ventrikel; 3: Keilbeinhöhle; 4: Rachenraum; 5: Nasenseptum; 6: Felsenbein; 7: Hirnstamm; 8: Kleinhirn [397]

Entstehungsort geschlossen werden kann. Die Signale aus versch. beliebig wählbaren Körperschichten lassen sich mit Hilfe eines Rechners zu zwei- od. dreidimensionalen Schichtbildern zusammensetzen, gleichzeitig können z. B. transversale, frontale u. sagittale Schnittbilder errechnet werden. Unter Verwendung von supraleitenden Magneten, die sich zur Erzeugung bes. stabiler Magnetfelder hoher Flussdichte eignen, ist eine der Computertomographie* meist überlegene, sehr hohe Kontrastauflösung u. Darstellung kleiner anat. Strukturen möglich. Die Bildkontraste sind durch Wichtung der kontrastbestimmenden physikalischen Faktoren (Protonendichte, T_1- u. T_2-Relaxationszeiten) variierbar u. geben Hinweise auf die Morphologie; so erscheinen Flüssigkeiten u. pathologische Strukturen im T_1-gewichteten Bild signalarm, im T_2-gewichteten Bild dagegen signalreich. Der Einfluss der Geschwindigkeit der Protonen auf die Signalintensität kann zur Blutflussmessung (Magnetresonanzangiographie) ausgenutzt werden. Für best. Fragestellungen werden zusätzlich spez. MRT-Kontrastmittel eingesetzt. Die bes. Bedeutung dieses Verfahrens liegt u. a. darin, dass damit unterschiedl. Gewebe dargestellt werden können, die sich nicht in ihrer Dichte bzw. ihren Absorptionseigenschaften gegenüber ionisierender Strahlung (z. B. Knochen/Weichteilgewebe), sondern in ihrer Protonendichte u. in deren chem. Bindung unterscheiden (z. B. Weichteilgewebe ähnlicher Dichte). **Ind.:** v. a. Erkrankungen des Nervengewebes (Hirn u. Rückenmark, Multiple* Sklerose), Bandscheibendiagnostik, Gelenk- u. Muskeldarstellung.

Kern|star: (engl.) nuclear cataract; Cataracta centralis; s. Katarakt.

Kern|strahlung: (engl.) nuclear radiation; s. Radioaktivität.

Kern|teilung: s. Mitose, Amitose.

Kern|verschiebung: s. Linksverschiebung, Rechtsverschiebung.

Kern|verschiebungs|in|dex m: (engl.) nuclear shift index; sog. Schilling-Index; Quotient aus nichtsegmentkernigen u. segmentkernigen neutrophilen Granulozyten*; normal etwa 1:16, vergrößert bei Linksverschiebung*.

Kern|zerfall: s. Karyorrhexis, Karyopyknose.

Kerzen|flammen|verfahren: (engl.) candle light technique; Meth. zur Erzeugung einer CO_2-Atmosphäre unter O_2-Reduktion für die Anzucht best. Bakterien; der beimpfte Nährboden wird mit einer brennenden Kerze in ein luftdichtes Glasgefäß gebracht; weitgehend durch CO_2-Brutschränke ersetzt.

Kerzen|fleck|phänomen n: (engl.) candle phenomenon; s. Psoriasis.

Ket|amin (INN) n: Cyclohexanon; Injektionsnarkotikum (auch i. m. Gabe möglich); **Wirkung:** komplette Analgesie bei oberflächl. Bewusstlosigkeit (katalepsieähnl. Zustand) mit erhaltenen Schutzreflexen (keine muskelrelaxierende Wirkung), Anstieg von art. Blutdruck u. Herzfrequenz, in der Aufwachphase evtl. Alpträume u. Halluzinationen bei bestehender Amnesie für das Realgeschehen (dissoziative Wahrnehmung); **Verw.:** als Narkotikum, ggf. in Komb. mit einem Benzodiazepinderivat für kleine op. Eingriffe, auch zur Wundversorgung brandverletzter Kinder.

Ketazolam (INN) n: Benzodiazepinderivat mit langer Halbwertzeit; **Verw.:** als Tranquilizer*; s. Benzodiazepinderivate.

Keto|azidose (Acid-*; -osis*) f: (engl.) ketoacidosis; durch Ketonkörper* verursachte metabolische Azidose*; vgl. Koma, diabetisches.

Keto|conazol (INN) n: Imidazolderivat; Antimykotikum, auch zur oralen Anw.; **Verw.:** s. Antimykotika.

Keto|form: Isomer der Enolform* mit der Gruppe —CO—CH_2—; vgl. Tautomerie.

Keto|genese (-genese*) f: (engl.) ketogenesis; s. Ketonkörper.

Keto|gruppe: (engl.) keto group; s. Ketone.

Keto|hexo|kinase f: syn. Fruktokinase; Transferase, die in der Leber ATP-abhängig Fruktose* am C-Atom 1 phosphoryliert.

Keto|hexose f: Hexose mit Ketogruppe; s. Monosaccharide.

Keto|lyse f: (engl.) ketolysis; Reaktionen zur Einschleusung von Ketonkörpern* in den Stoffwechsel: **1.** Bildung von Acetoacetyl*-Coenzym A; **2.** Umsetzung von Aceton zu Laktat. G. Hüb.

Keton|ämie (-ämie*) f: (engl.) ketonemia; erhöhte Konz. von Ketonkörpern* im Blut.

Ketone n pl: (engl.) ketones; syn. Alkanone; org. Verbindungen mit Ketogruppe (syn. Carbonylgruppe) >C=O, die z. B. durch Oxidation sek. Alkohole entstehen; wirken im Ggs. zu Aldehyden nicht reduzierend u. sind selbst nicht höher oxidierbar. Das einfachste Keton ist Aceton*.

Keton|körper: (engl.) ketone bodies; Sammelbez. für Verbindungen, die bei Lipolyse* u. Abbau ketoplastischer Aminosäuren* durch **Ketogenese** entstehen: **1.** Acetessigsäure* entsteht bei Spaltung von Betahydroxymethylglutaryl-CoA (HMG-CoA) u. wird durch β-Hydroxybutyrat-Dehydrogenase zu **2.** Betahydroxybuttersäure* reduziert od. durch Acetoacetat-Decarboxylase zu **3.** Aceton* decarboxyliert; vermehrte Bildung z. B. bei Insulinmangel (Diabetes mellitus), erhöhter Glucagonkonzentration u. Hunger; **Nachweis** im Urin durch Legal*-Probe. Vgl. Ketoazidose, Ketone, Ketolyse, Fettstoffwechsel.

Keton|urie (Ur-*) f: (engl.) ketonuria; Ausscheidung von Ketonkörpern* im Harn; **Vork.:** bes. bei Diabetes mellitus, auch bei langdauerndem Erbrechen (Hyperemesis gravidarum), im Hungerzustand od. bei überwiegender Fetternährung, bei Fieber, nach Op., kompensatorisch bei Alkalose u. a.; **Urs.:** Glykogenarmut der Leber inf. Versagens des Kohlenhydratstoffwechsels*.

Keto|profen (INN) n: Antiphlogistikum, Antirheumatikum; **Ind.:** s. Antiphlogistika, nichtsteroidale; **UAW:** s. Ibuprofen.

Keto|rolac (INN) n: Analgetikum, nichtsteroidales Antiphlogistikum; **Kontraind.:** Blutbildstörung, Schwangerschaft u. Stillzeit, Empfindlichkeit gegen Acetylsalicylsäure u. a. Inhibitoren der Prostaglandinsynthese; **UAW:** gastrointestinale Beschwerden, Erbrechen, Juckreiz u. a.

Ketose f: Ketozucker; s. Monosaccharide.

17-Keto|steroide n pl: (engl.) 17-ketosteroids; Abk. 17-KS; Steroide* mit Ketogruppe am C-Atom 17; Bestimmung im Urin (v. a. als Abbauprodukte der Androgene) bei Verdacht auf Nebennierenrindentumor u. als Screening-Verfahren für adrenogenitales Syndrom*.

3-Keto|thiolase-Defekt m: (engl.) β-ketothiolase deficiency; autosomal-rezessiv erbl. Stoffwechselstörung (Genlokus 11q22.3-q23.1 mit mehreren Mutationen) im Abbau von Isoleucin* durch Mangel an 2-Methylacetoacetyl-CoA-Thiolase; **Sympt.:** episodisch auftretende Krämpfe, Erbrechen, metabolische Azidose; **Diagn.:** Nachw. von 2-Methyl-3-hydroxybuttersäure, 2-Methylacetoacetat u. Tiglylglycin im Urin bes. während der Episoden sowie von 3-OH-Butyryl- u. Tiglylcarnitin im Blut (Tandem-Massenspektrometrie-Screening); **Ther.:** Versuch mit proteinreduzierter Diät; Gabe von L-Carnitin.

Keto|tifen (INN) n: Histamin-H_1-Rezeptorenblocker (s. Antihistaminika) mit ähnl. Wirkungen wie Cromoglicinsäure*; **Verw.:** als Antiallergikum, zur Asthmaprophylaxe.

Kette, neuro|vaskuläre: (engl.) neurovascular chain; Transport von Releasing*-Hormonen aus hypothalam. Kernen über Nervenaxone zum Infundibulum der Hypophyse; dort Freisetzung aus den Nervenendigungen u. Weitertransport über Pfortadergefäße zum Vorderlappen der Hypophyse.

Ketten|fraktur (Fraktur*) f: (engl.) serial fracture; s. Fraktur, vollständige.

Ketten, leichte: (engl.) light chains; s. Immunglobuline, Bence-Jones-Plasmozytom.

Ketten|re|aktion f: (engl.) chain reaction; **1.** (chem.) Folge von chem. Reaktionen, wobei ein zur Startreaktion erforderlicher Auslöser zusätzlich zum Endprodukt immer wieder neu erzeugt wird, was zu einer Wiederholung der Reaktionsfolge führt; **2.** (physik.) Folge von Kernspaltungen von Atomkernen (z. B. Uran, Plutonium) auf Basis der bei vorhergehenden Kernspaltungen freiwerdenden Neutronen*, die weitere analoge Kernspaltungen auslösen.

Ketten, schwere: (engl.) heavy chains; s. Immunglobuline, H-Kettenkrankheit.

Keuch|husten: (engl.) whooping cough; syn. Pertussis, Tussis convulsiva, Stickhusten; durch Bordetella* pertussis hervorgerufene Infektionskrankheit, die mit charakterist. Hustenanfällen einhergeht; **Übertragung** durch Tröpfcheninfektion; **Inkubationszeit:** 7–14 Tage; **Epidemiol.:** in ungeimpfter Population sind v. a. jüngere Kinder betroffen, bei hoher Impfrate Säuglinge u. Erwachsene. Die Ansteckungsgefahr ist im katarrhal. Stadium am größten u. klingt mit der 6. Krankheitswoche ab. Der Kontagionsindex* ist sehr hoch (80–90 %). Nach überstandener Erkr. besteht Immunität, die allerdings innerh. von Jahrzehnten nachlässt (Zweiterkrankung der Erwachsenen). **Path.:** Tracheobronchitis, Bronchiolitis (mit Nekrosen des Ziliarepithels) u. Peribronchiolitis gehen mit Sekretion eines zähen Schleims einher; Schädigung des zilientragenden Epithels u. Adhäsion der Bakt. durch Toxine u. Virulenzfaktoren: Pertussistoxin (Exotoxin u. Adhäsin), filamentöses Hämagglutinin, Pertactin, Trachealzytotoxin (Endotoxin) u. a. Sauerstoffmangel inf. länger dauernder Dyspnoe führt evtl. zur Entw. einer Enzephalopathie. **Klin. Stadieneinteilung: 1.** Stadium catarrhale (Dauer 7–14 Tage): Rhinopharyngitis, manchmal auch Konjunktivitis, subfebrile Temp., meist nachts zunächst noch uncharakterist. Husten, der allmähl. in Krampfhusten übergeht; **2.** Stadium convulsivum (Dauer 3–6 Wo.): typ. Keuchhustenanfälle (nachts häufiger als tags), heftige stakkatoartige Hustenstöße mit vorgestreckter Zunge, anschließend juchzendes, ziehendes Inspirium inf. Verengung der Stimmritze (Laryngospasmus, zäher Schleim); Wiederholung der Hustenanfälle (Reprise) in kurzen Abständen mit zunehmender Dyspnoe u. Zyanose sowie prall gefüllten Schädel- u. Halsvenen bis zur Gefahr der exspirator. Apnoe (Stickhusten), schließl. Entleerung des zähen, glasigen Schleims häufig mit Erbrechen; anschließend Periode mit verminderter Hustenreizschwelle (hustenrefraktäre Phase). Die Zahl der Hustenanfälle schwankt zw. 5 u. 50 pro 24 Std.; bei Säuglingen kommen anfallsweise auftretende, (lebensgefährl.) dys- bis apnoische Zustände vor. Venöse Stauungen führen zu Blutungen in die Lider u. unter die Bindehaut, seltener in die Netzhaut. **3.** Stadium decrementi (Dauer 2–6 Wo.): allmähl. abnehmende Sympt., nur noch Bronchitis. Der Husten kann jedoch bes. bei psych. auffälligen Kindern noch lange Zeit pertussiform klingen. Abortive Verlaufsformen sind bes. nach Schutzimpfung* u. bei Zweiterkrankung häufig. **Diagn.:** klin. Bild (vgl. Facies pertussica); im Rö.-Thorax starke Verbreiterung der Hili mit vermehrter streifiger u. fleckförmiger Lungenzeichnung (Infiltration des Interstitiums) in beiden Unterfeldern medial (basales Dreieck); im Blutbild bei jungen Säuglingen in ca. 20 %, bei älteren Kindern in bis zu 80 % der Fälle starke Leukozytose mit Werten zw. 20 000 u. 50 000/mm^3 (selten höher), rel. Lymphozytose meist um 80 %; bakteriol. Untersuchung des tiefen Nasenabstrichs im Stadium catarrhale bzw. in den ersten Tagen des Stadium convulsivum; **Ther.:** bei älteren Kindern meist Expektoranzien ausreichend, im 1. Lj. Erythromycin (auch zur Pneumonieprophylaxe), Sicherstellung der Atmung, häufige kleine Mahlzeiten; **Kompl.: 1.** Bronchopneumonie, bes. im Säuglingsalter (häufigste Todesursache bei K.), u. Otitis* media durch Sekundärinfektionen (Auftreten von Fieber); **2.** plötzl. Tod im Kindesalter; **3.** Enzephalopathie mit Krampfanfällen; **4.** Aktivierung latenter Inf. (z. B. Tuberkulose); **5.** als Spätfolge Bronchiektasen* (häufigste Urs. erworbener Bronchiektasen); **Progn.:** Letalität im jungen Säuglingsalter bis zu 5 %, mit zunehmendem Alter geringer; **Proph.:** Expositionsprophylaxe (Isolierung) bei Säuglingen; Schutzimpfung der gesunden Säuglinge (vgl. Impfkalender); bei bereits erfolgter Exposition Antibiotikaprophylaxe mit Erythromycin. Vgl. Parapertussis.

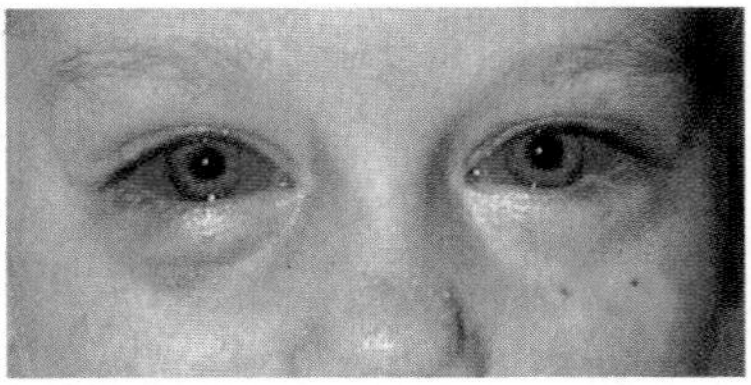

Keuchhusten:
Hyposphagmata bei Keuchhusten [179]

Keuch|husten|bakterien (Bakt-*) f pl: s. Bordetella pertussis.

Key-Retzius-Foramen (Anders A. R., Anat., Lund, Stockholm, 1796–1860) n: syn. Luschka-Foramen; Apertura* lateralis ventriculi quarti.

KG: Abk. für **1. K**örper**g**ewicht*; **2. K**ranken**g**ymnastik*.

KH: Abk. für **1. K**ohlen**h**ydrate*; **2. K**ranken**h**aus*.

Khaini-Karzinom (Karz-*; -om*) n: s. Oropharyngealkarzinom.

KHE: Abk. für **k**oronare **H**erz**e**rkrankung; s. Herzkrankheit, koronare.

Khella|früchte: s. Ammi visnaga.

KHK: Abk. für **k**oronare **H**erz**k**rankheit*.

Kidd-Blut|gruppen: (engl.) Kidd blood groups; Symbol Jk; schwach antigenes Blutgruppensystem, dessen Allele Jk^a (Jk 1) u. Jk^b (Jk 2) autosomal-kodominant vererbt werden; Häufigkeit des Jk^a-Antigens bei Weißen ca. 75%, bei Schwarzen über 90%, bei Asiaten ca. 50%. Daneben existiert ein seltenes, möglicherweise stummes Allel Jk bzw. Jk 3; Individuen mit dem sehr seltenen (homozygoten) Phänotyp Jk^{a-b-} können Antikörper gegen die Erythrozyten aller drei anderen Phänotypen bilden. **Bedeutung:** Die Bildung von Antikörpern (meist komplementbindende IgG-Ak) kann durch Bluttransfusion, seltener während Schwangerschaften induziert werden; darauf zurückzuführende schwere hämolytische Transfusionszwischenfälle u. Einzelfälle von Morbus haemolyticus neonatorum sind beschrieben. Vgl. Blutgruppen.

Kiebitz|ei|nävus (Nävus*) m: s. Naevus spilus.

Kiefer|arthro|pathie (Arthr-*; -pathie*) f: (engl.) temporomandibular joint syndrome (Kurzbez. TMJ syndrome); meist dysfunktionsbedingte Erkr. des stomatognathen Systems (Kauorgan mit Muskeln, Bändern u. Gelenken); **Urs.:** unphysiologische Überlastungen durch muskuläre Hyperaktivität (oft inf. psychischer, stressbedingter od. okklusaler Störungen); **Sympt.:** Kiefergelenkgeräusche, Bewegungseinschränkungen, Abweichen des Unterkiefers, Gelenkschmerzen, Myalgien der Kaumuskulatur od. zunächst unspezifische Schmerzzustände im Kopfhalsbereich.

Kiefer|frakturen (Fraktur*) f pl: (engl.) facial skeleton fractures; Kieferbrüche; **Formen: 1.** Unterkieferfraktur: häufigste Lok. im Bereich von Kiefergelenk (oft Luxationsfraktur), Kieferwinkel u. Kinn, evtl. kombiniert mit Frakturen des Alveolarfortsatzes, der Zähne u. des Oberkiefers; **2.** Oberkieferfraktur: Mittelgesichtfraktur mit Abriss von Teilen od. des gesamten Mittelgesichts vom Neurocranium; häufig mit Beteiligung der Orbita u. des naso-ethmoidalen Bereichs (s. LeFort-Oberkieferfrakturlinien, Guérin-Fraktur); **Urs.:** v. a. Verkehrsunfälle u. Roheitsdelikte; **Diagn.:** Inspektion (Gesichtsasymmetrie, Blutung aus Mund u. Nase, Okklusionsstörung, Mundöffnungsbehinderung, Diplopie bei Orbitabeteiligung), Palpation (Stufen), Nachweis direkter u. indirekter Frakturzeichen, Röntgendiagnostik (CT); **Ther.:** op. Reposition, Mini- od. Mikroplattenosteosynthese, Schienung von Ober- u. Unterkiefer, Rekonstruktion der Orbitawandung. Vgl. Schädelfrakturen.

Kiefer|gelenk: Articulatio* temporomandibularis.

Kiefer|gelenk|knacken: (engl.) clicking joint; typisches Geräusch im Kiefergelenk während der Unterkieferbewegung bei Arthropathie u. habitueller Kieferluxation (am Schluss der Öffnungsbewegung); **Urs.:** ruckartige Verlagerung von Diskus bzw. Kondylus od. Ligamentum laterale; **Ther.:** okklusale Equilibrierung (z. B. mit Aufbissbehelf*), Muskelentspannung.

Kiefer|höhlen|radikal|operation (lat. radix, radicis Wurzel) f: s. Caldwell-Luc-Operation.

Kiefer|klemme: (engl.) lockjaw; behinderte Mundöffnung; **Urs.:** z. B. Kiefergelenkveränderungen, entzündl. Prozesse im Kieferbereich, Dentitio* difficilis, Narbenkontrakturen von Haut od. Schleimhaut od. neurogen bedingt als reflektorischer Kaumuskelkrampf (Trismus*). Vgl. Bisssperre.

Kiefer|luxation (Luxation*) f: (engl.) temporomandibular joint luxation; Unterkieferverrenkung, Luxatio mandibulae; häufig beidseitige Verlagerung des Gelenkköpfchens des Unterkiefers v. a. nach vorn (typische K.), selten nach hinten, außen, oben od. divergierend; **Urs.:** extreme Öffnung des Mundes od. Trauma; **Sympt.:** Unfähigkeit zum Mundschluss (Bisssperre), bei einseitiger K. Abweichung des Unterkiefers zur Gegenseite u. Mundschiefstand. Als habituelle K. wird die sich häufig wiederholende K. mit selbständigem Zurückgleiten bezeichnet. **Ther.:** manuelle Reposition, Aufbissbehelf* in therap. Zentrik u. Muskelübungen; bei wiederholtem Auftreten op. Korrektur des Kiefergelenks.

Kiefer|ortho|pädie (Ortho-*; gr. παιδεία Erziehung) f: (engl.) dentofacial orthopedics, orthodontics; Erkennung, Prophylaxe u. Behandlung einer fehlerhaften Stellung der Zähne od. einer veränderten Lagebeziehung der Kiefer sowie von Dysplasien der Zähne u. der Kiefer. Therap. Hilfsmittel sind herausnehmbare od. festsitzende kieferorthop. Apparate sowie myofunktionelle u. a. Behandlungsmethoden. Vgl. Orthodontie.

Kiefer|spalte: (engl.) cleft jaw; Gnathoschisis; angeb. Spaltbildung im Bereich des Unter- od. Oberkiefers; vgl. Gesichtsspalten.

Kiefer|sperre: syn. Bisssperre*.

Kiefer|zyste (Kyst-*) f: (engl.) jaw cyst; pathol. Hohlraum innerh. der Ober- bzw. Unterkieferknochen; **Formen: 1.** odontogene K.: **a)** radikuläre Zyste (entzündl. Genese nach Untergang der Pulpa, seltener bei Parodontitis marginalis profunda); **b)** follikuläre Zyste (dysgenetisch, Zyste um die Krone eines nicht durchgebrochenen Zahns); **c)** Durchbruchs- od. Eruptionszyste; **d)** Zyste des zahnlosen Kiefers (Residualzyste); **e)** odontogene Keratozyste (dysgenetisch); **2.** nichtodontogene K.: **a)** Nasopalatinusgangzyste (Inzisivuskanalzyste); **b)** nasoalveoläre Zyste (Nasolabialzyste, außerh. des Kieferknochens); **c)** globulomaxilläre Zyste (häufig radikuläre Zyste); **3.** Kieferpseudozyste: **a)** aneurysmatische Knochenzyste; **b)** einfache (traumatische, hämorrhagische) K.; **Ther.:** Zystektomie, Zystostomie; **DD:** zystische Osteopathie, osteolytische Knochentumoren (bes. Ameloblastom*).

Kiel|brust: s. Pectus carinatum.

Kieler Klassifikation f: (engl.) Kiel classification; durch die REAL*-Klassifikation ersetzte Einteilung der primären malignen Tumoren des lymphatischen Gewebes nach ihrer Malignität; vgl. Lymphom, malignes.

Kieler Knochen|span: (engl.) Kiel graft; heteroplastisches Knochentransplantat von mazeriertem Tierknochenspan, das als Gerüst zur Auffüllung eines Knochendefekts verwendet wird; geringe Antigenität inf. Denaturierung der Proteine; heute selten indiziert; vgl. Knochentransplantation.

Kielland-Zange (Christian K., Gyn., Oslo, 1871–1941)**:** (engl.) Kielland's forceps; Form der Geburtszange* mit universeller Anwendbarkeit; unterscheidet sich von der Naegele*-Zange durch das Gleitschloss u. die fehlende Beckenkrümmung. Vgl. Zangenextraktion.

Kiemen|bögen: (engl.) branchial arches; syn. Branchial- od. Viszeralbögen; in der Embryonalzeit vorübergehend bestehende Wände zw. den Kiemenspalten, die außer Mesenchym eine Knorpelspange, Muskelanlage, einen Nerv u. eine Arterie enthalten. Aus dem Knorpel des 1. Kiemenbogens (Mandibularbogen) entwickeln sich Hammer u. Amboss (vgl. Meckel-Knorpel); aus dem Knorpel des 2. Kiemenbogens (Hyoidbogen) Steigbügel, Proc. styloideus, Lig. stylohyoideum, die obere Hälfte des Zungenbeinkörpers u. das kl. Zungenbeinhorn (vgl. Reichert-Knorpel); aus dem 3. Kiemenbogen die untere Hälfte des Zungenbeinkörpers u. das gr. Zungenbeinhorn; aus dem 4.–6. Kiemenbogenknorpel entstehen die Kehlkopfknorpel.

Kiemen|gänge: s. Kiemenspalten.

Kiemen|gang|fistel (Fistel*) f: s. Halszyste.

Kiemen|gang|karzinom (Karz-*; -om*) n: syn. branchiogenes Karzinom*.

Kiemen|gang|zyste (Kyst-*) f: s. Halszyste.

Kiemen|spalten: (engl.) branchial clefts; auch Kiemengänge, Viszeralspalten, Schlundtaschen; Spalten zw. zwei Kiemenbögen, entwickeln sich als vier (u. eine rudimentäre) seitl. Ausbuchtungen am Vorderdarm des Embryos, gleichzeitig stülpen sich vom äußeren Kopfepithel her Buchten ein (deutlich nur am 4–6 cm langen Embryo nachweisbar). Aus dem 1. Kiemengang entwickeln sich primäre Paukenhöhle, innere Epithelschicht des Trommelfells u. Ohrtrompete; aus dem 2. Kiemengang entsteht die Tonsillenbucht mit der Gaumentonsille; aus dem Epithel des 3. u. 4. Gangs Thymus u. Epithelkörperchen, aus dem Epithel des 5. Gangs der Ultimobranchialkörper (später C-Zellen der Schilddrüse).

Kienböck-Krankheit (Robert K., Röntg., Wien, 1871–1953): syn. Lunatummalazie*.

Kienböck-Zeichen (↑): syn. paradoxe Zwerchfellbewegung*.

Kiesel|säure|an|hydrid n: (engl.) silica; kristallines Siliciumdioxid, SiO_2 (Quarz, Cristobalit, Tridymit); Inhalation von Stäuben kann zur Silikose* führen; kanzerogene Wirkung.

Kiesselbach-Ort (Wilhelm K., Otol., Laryngologe, Erlangen, 1839–1902): Locus* Kiesselbachi.

Killer|zellen (engl. Mörder; Zelle*): (engl.) killer cells; Lymphozyten*, die von Erregern befallene körpereigene Zellen abtöten; **Formen: 1.** zytotoxische T-Lymphozyten (engl. cytotoxic T cells, Abk. T_c): Zellen mit antigenspezifischer Aktivität gegen virusinfizierte Zellen, Tumorzellen u. Zellen histoinkompatiblen Gewebes; Erkennung der Antigene durch T-Zell-Rezeptoren auf der Zelloberfläche nur bei gleichzeitiger Bindung an HLA-Klasse-I-Moleküle der zu zerstörenden Zielzelle (s. HLA-System); T_c tragen den Zellmarker CD8. **2.** natürliche Killerzellen*; vgl. Interferone, Makrophagen.

Killer|zellen, natürliche (↑; ↑): (engl.) natural killer cells; kurz NK-Zellen; Killerzellen*, die natürlich vorhanden u. nicht das Resultat einer Immunantwort sind; im Unterschied zu den K-Zellen wirken sie gegenüber den Targetzellen (virusinfizierte u. maligne transformierte Zellen) antigenunspezifisch u. ohne Beteiligung von HLA-Molekülen der Zielzellen. NK-Zellen besitzen eine sog. antikörperabhängige zellvermittelte Zytotoxizität (ADCC), die durch an Targetzellen gebundene Antikörper ausgelöst wird, sobald diese mit den Fc-Rezeptoren der NK-Zellen in Kontakt treten. Die Proliferation der n. K. unterliegt der Regulation durch T-Lymphozyten (Helfer- u. Suppressorzellen); ihre Aktivität wird v. a. durch Interferone* sowie Interleukine* u. a. Immunmodulatoren stimuliert. Nachweis mittels Durchflusszytometrie* (Marker $CD\,3^-$, $CD\,16^+$ u. $CD\,56^+$). Vgl. Lymphozyten.

Killian-Muskel (Gustav K., Laryngologe, Berlin, Freiburg, 1860–1921; Musculus*) m: (engl.) Killian's bundle; Schleudermuskel; die untersten, in nach unten konvexen Bögen verlaufenden Muskelfasern des M. constrictor pharyngis inferior.

Killian-Radika̲l|operation (↑; lat. ra̲dix, radi̲cis Wurzel) f: s. Stirnhöhlenoperation.

Killian-Se̩ptum|re|sektion (↑; Septum*; Resektion*) f: s. Septumresektion, submuköse.

Kilo-: Abk. k; Dezimalvorsatz zur Kennzeichnung des Faktors 10^3 einer Einheit; vgl. Einheiten (Tab.).

Kilo|gramm n: (engl.) kilogram; Einheitenzeichen kg; SI-Basiseinheit der Masse*; 1 kg ist gleich der Masse des internationalen Kilogrammprototyps, eines Platin-Iridium-Zylinders im Bureau International des Poids et Mesures in Sèvres; vgl. Einheiten.

Kilo|watt|stunde: (engl.) kilowatt hour; Einheitenzeichen kWh; Einheit der Energie*; $1\ kWh = 3{,}6 \times 10^6$ J. Vgl. Einheiten, Joule, Watt.

Kimmelstiel-Wilson-Syn|dro̲m (Paul K., Pathol., Boston, Hamburg, 1900–1970; Clifford W., Int., London, geb. 1906) n: s. Glomerulosklerose, diabetische.

Kimura-Krankheit: (engl.) Kimura's disease; in Japan vorkommende Form der angiolymphoiden Hyperplasie* mit Bluteosinophilie u. Lymphadenopathie.

Kin-: auch -kinese; Wortteil mit der Bedeutung bewegen, Bewegung; von gr. κινεῖν.

Kin|ästhesi̲e (↑; -ästhesie*) f: (engl.) kinesthesia; Empfindung der Bewegung des Körpers als Qualität der Propriozeption*.

Kina̲sen f pl: phosphorylierende Transferasen*, denen ein Nukleosidphosphat (meist ATP) als Substrat dient; z. B. Hexokinase, Kreatinkinase.

Kind|bett: Puerperium*.

Kind|bett|fieber: Puerperalfieber*.

Kindchen|schema n: (engl.) childlikeness; kindl. Verhaltens- u. Körpermerkmale, die als Reizmuster für angeborene Auslösemechanismen eine pos. Gesamteinstellung (z. B. Pflegeverhalten) bewirken.

Kinder|audio|metrie (Audi-*; Metr-*) f: (engl.) pediatric audiometry; s. Pädaudiologie.

Kinder|dosis (Dosis*) f: (engl.) pediatric dosage; therap. Dosis von Arzneimitteln für Kinder; Parameter zur Errechnung der K. sind die Körperoberfläche u. das Körpergewicht.

Kinder|ek|zem (Ekzem-*) n: Ekzema* infantum.

Kinder|früh|erkennungs|untersuchungen: (engl.) child health checks; Programm der gesetzl. Krankenkassen in der Bundesrepublik Deutschland zur Früherkennung von körperl. od. geistigen Störungen der Entw. bei Kindern bis zur Vollendung des 5. Lj. (U1-U9); **U1:** Neugeborenenerstuntersuchung, erfolgt i. d. R. direkt nach der Geburt durch den Geburtshelfer; **U2:** Neugeborenenbasisuntersuchung zw. dem 3. u. 10. Lebenstag; **U3:** 3.–6. Lebenswoche; **U4:** 2.–4., **U5:** 6.–7., **U6:** 9.–12., **U7:** 20.–24., **U8:** 43–48., **U9:** 60.–64. Lebensmonat. Die Untersuchungen umfassen eine eingehende Anamnese u. eine strukturierte, ausführl. (kinder)ärztliche Untersuchung hinsichtl. altersabhängiger Kriterien der somat., psychomotor., sensorischen u. psychischen Entw. des Kindes einschl. Tests auf angeb. Stoffwechselstörungen i. R. der U2 (Phenylketonurie*, Hypothyreose*, Galaktosämie*) u. Beratung über Rachitis-, Kariesprophylaxe sowie Impfempfehlungen (s. Impfkalender). K. werden dokumentiert u. fallbezogen zusammengeführt u. ausgewertet.

Kinder|heil|kunde: Pädiatrie*.

Kinder|lähmung, spinale: s. Poliomyelitis.

Kinder|lähmung, zerebrale: syn. infantile Zerebralparese*.

Kinder|sterblichkeit: (engl.) child mortality; i. e. S. Mortalität* von Kindern im Alter von 1 bis unter 15 Jahren, meist bezogen auf die Gesamtzahl von Kindern gleichen Alters; i. w. S. wird die Säuglingssterblichkeit* zur K. zugerechnet.

Kinder|tumor|register (Tumor*) n: (engl.) register of childhood tumors; Abk. KTR; Zentralstelle der Gesellschaft für Pädiatrische Onkologie und Hämatologie in Kiel, die Tumorpräparate auswertet, typisiert u. diagnostisch berät.

Kindes|miss|handlung: (engl.) battered child syndrome, non-accidental injury; nicht zufällige Verletzung; aktive (z. B. Schläge, Verbrühung) od. passive (Vernachlässigung) körperliche u./ od. psychische Schädigung von Kindern, die oft von Erziehungsberechtigten ausgeübt wird; **Urs.:** sozioökonomische Probleme, Überforderung der Eltern, Ablehnung des Kindes, psych. Erkrankung der Eltern (insbes. Suchterkrankung), soziale Isolation der Familie; **Häufigkeit:** ca. 1700 registrierte Fälle pro Jahr; hohe Dunkelziffer; betroffen sind v. a. Säuglinge u. Kleinkinder; **Sympt.:** multiple Verletzungen, v. a. Frakturen u. Hämatome in unterschiedl. Heilungsstadium, Verbrühungen, evtl. subdurales Hämatom (bei Schütteltrauma), Schädelnahtsprengung, Subarachnoidalblutung u. Retinablutungen; psychische u. psychosomatische Störungen: Angst, Apathie, Deprivation, Schlaflosigkeit, Enkopresis, Enuresis u. psychomotorische Retardierung; **Diagn.:** Diskrepanz zw. körperlichem Untersuchungsbefund u. Anamnese (z. B. wird über kein adäquates Trauma berichtet); häufig wird eine verstärkte Blutungsneigung angegeben; **Ther.:** bei Verdacht auf K. stationäre Aufnahme u. Ther. der Verletzungen; weitergehende Diagn. u. Ther. in Zusammenarbeit von Ärzten, Psychologen, Sozialarbeitern u. Pädagogen; der Arzt kann im wohlverstandenen Interesse des Kindes die Schweigepflicht befugt durchbrechen (§ 225 StGB, Misshandlung von Schutzbefohlenen); **DD:** Osteogenesis imperfecta, hämorrhagische Diathese. Vgl. Missbrauch, sexueller.

Kindes|tötung: (engl.) infanticide; nach § 217 StGB die vorsätzl. Tötung eines **nichtehelichen** Kindes durch die Mutter während od. gleich nach der Geburt*. Die Geburt i. S. dieser Vorschrift beginnt erst mit den Eröffnungswehen. Vorher gilt die Leibesfrucht jurist. nicht als „Mensch" i. S. der §§ 212, 217 StGB.

Kindler-Thrombose|zeichen (Werner K., Otol., Heidelberg, 1895–1976; Thromb-*; -osis*): (engl.) Kindler's sign; bei Thrombose des Sinus sigmoideus od. Sinus transversus (z. B. inf. einer Otitis* media) ausbleibender od. nur geringer Anstieg des Liquordrucks bei Kompression der V. jugularis der erkrankten Seite; nicht mehr gebräuchl. Test.

Kinds|bewegungen: (engl.) fetal movements; Bewegungen des Fetus in utero; werden von Erstgebärenden etwa um die 20., von Mehrgebärenden zw. 16. u. 20. SSW wahrgenommen; vgl. Schwangerschaftszeichen.

Kinds|lage: (engl.) presentation; i. e. S. die Position der Frucht im Uterus; zur genauen Beschreibung der K. sind Angaben über Lage, Stellung, Haltung u. Einstellung notwendig (s. Abb.); **1. Lage:** Verhältnis der Längsachse des

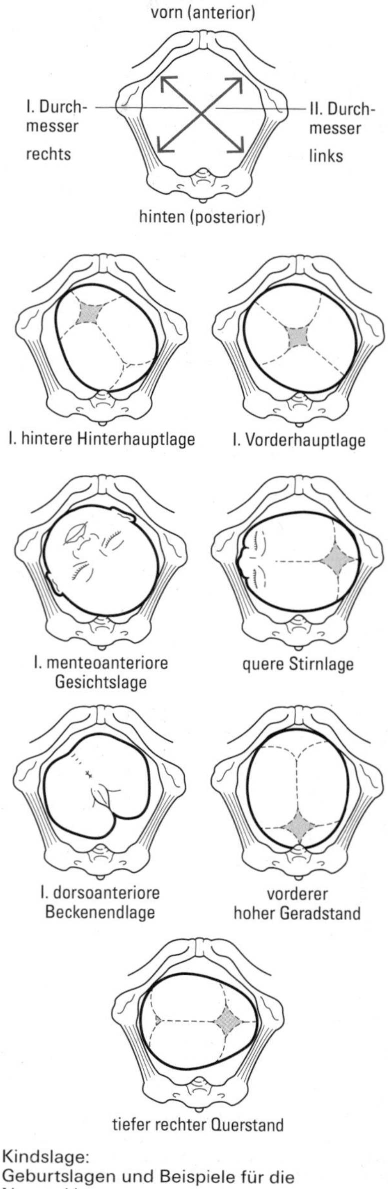

Kindslage:
Geburtslagen und Beispiele für die Nomenklatur [386]

Kindes zur Längsachse des Uterus; Längslage od. Geradlage (99 % zum Zeitpunkt der Geburt, davon 96 % Schädellagen, 3 % Beckenendlagen), Querlagen u. Schräglagen (zusammen 1 %); **2. Stellung:** Verhältnis des kindl. Rückens zur Gebärmutterinnenwand; **3. Haltung:** räuml. Beziehung von Kopf u. Extremitäten zum Rumpf: Flexionslagen* u. Deflexionslagen* sowie die indifferente Scheitellage; **4. Einstellung:** Beziehung des vorangehenden Kindsteils zum Geburtskanal. Bei Kopflagen unterscheidet man Hinterhauptlage*, Vorderhauptlage*, Stirnlage* u. Gesichtslage*, bei Beckenendlage* Steiß-, Steißfuß-, Knie- u. Fußlagen; vgl. Einstellungsanomalien.

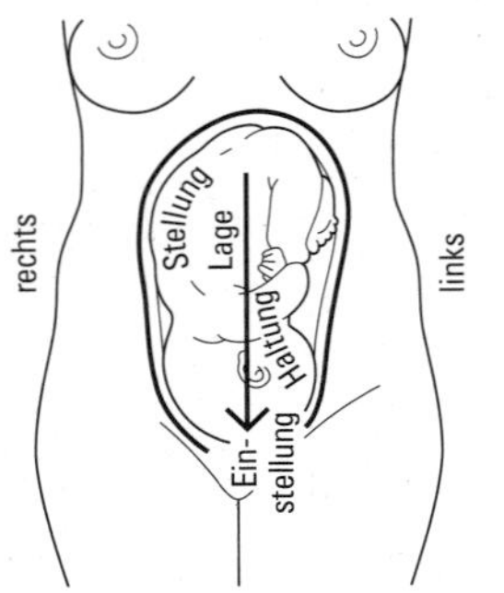

Kindslage [386]

Ist (bei der Geradlage) der Rücken links (rechts) u. seitlich, so spricht man von linker od. I. (rechter od. II.) Lage; I a (II a) bezeichnet die dorsoanteriore, I b (II b) die dorsoposteriore Lage bei Rücken links (rechts). Bei den Kopflagen ist die I. Lage doppelt so häufig wie die II. Lage. Die regelrechte Geburtslage ist die vordere Hinterhauptlage. Geht bei der Querlage* eine Schulter voran, so spricht man von Schulterlage. Vgl. Leopold-Handgriffe.

Kinds|pech: s. Mekonium.

Kinds|teile: (engl.) fetal parts; die Körperteile des Feten in utero; große K.: Kopf, Beckenende; kleine K.: Extremitäten; erkennbar durch Palpation (s. Leopold-Handgriffe) u. Ultraschalldiagnostik*. Eindeutiger Nachw. der K. ist ein sicheres Schwangerschaftszeichen*.

Kinds|tod, plötzlicher: s. Tod, plötzlicher im Kindesalter.

Kine|densito|metrie (Kin-*; lat. densitas Dichte; Metr-*) f: (engl.) cinedensitometry; Verfahren zur Messung der Röntgenstrahlentransparenz best. abgegrenzter Körperbereiche durch die Schwärzungsmessung an Röntgenfilmen; die zeitl. Änderung der Transparenz* wird zur Klärung von Funktionsabläufen, z. B. der Durchblutung od. Bewegung in Gefäßen, benutzt. **Anw.:** v. a. zur Beurteilung der art. Nierenstrombahn, z. B. bei der chron. Pyelonephritis* sowie bei Hypertonie, nach Nierentransplantation zur Prüfung der Funktion der Spenderniere.

Kine|kardio|graphie (↑; Kard-*; -graphie*) f: (engl.) cinecardiography; Angiokardiographie* mit gleichzeitigen Rö.-Serienaufnahmen zur Beurteilung der anat. u. funkt. Verhältnisse der Herzinnenräume u. des Klappenapparats.

Kinesio|therapie (↑; Therapie*) f: syn. Bewegungstherapie*.

Kinesis (gr. κίνησις) f: Bewegung.

Kineto|chor (Kin-*; gr. χορός Tanzplatz) n: syn. Zentromer*.

Kineto|plast (↑; Plast-*) m: Mitochondrion der Flagellatenfamilie Trypanosomatidae* mit einem hohen DNA-Gehalt; immer nahe der Geißelbasis.

Kinetosen (↑; -osis*) f pl: (engl.) kinetoses; sog. Reise- od. Bewegungskrankheiten; Oberbegriff für eine durch wiederholte Stimulation des Vestibularapparats* (v. a. durch plötzliche u. schnelle Bewegungen) verursachte, aufgrund reflektor. Verbindungen zw. Vestibularapparat u. Hirnstamm vorwiegend vegetative **Sympt.** aus Übelkeit, Erbrechen, Schwindel, Schweißausbrüchen, Blutdruckschwankungen bzw. Hypotonie u. Kopfschmerz, wie sie häufig auf (Flug-, See-, Auto- u. Eisenbahn-)Reisen v. a. im Kindesalter auftritt; **Ther.:** Flachlagerung mit Ruhigstellung des Kopfes, evtl. Antiemetika.

Kineto|somen (↑; Soma*) n pl: (engl.) kinetosomes, basal bodies of cilium; Basalkörperchen; dicht unter der Zelloberfläche gelegene motorische Zentren der Flimmerbewegung der Kinozilien*; Abkömmlinge des Zentriols*.

Kinin 9 n: syn. Bradykinin*.

Kininase f: s. Angiotensin-converting-Enzym.

Kinine (Kin-*) n pl: (engl.) kinins; zu den Gewebehormonen zählende biol. aktive Oligopeptide, die Kallikrein* aus Kininogenen (Plasmaproteine der Alpha-2-Globulinfraktion) frei setzt; Hauptvertreter: Bradykinin* u. Lysylbradykinin, ferner Harnkinin, Neurokinin u. Kolostrokinin; **pharmak. Eigenschaften:** Blutdrucksenkung, Kontraktion u. Relaxation versch. glattmuskulärer Organe, Erhöhung der Gefäßpermeabilität, v. a. der Venolen, in zweiter Linie der Kapillaren, Schmerzerzeugung, Bronchokonstriktion beim Meerschweinchen (aufhebbar durch Salicylate); **physiol.** u. **pathophysiol. Bedeutung** möglicherweise für die Aktivität glattmuskulärer Organe, Regulierung der Gefäßweite u. -durchlässigkeit, Erregung sensibler Strukturen (Schmerzen); K. sind an der Entstehung von Schock u. Entz. (z. B. Pankreatitis) beteiligt. Hemmung der Kininfreisetzung durch Aprotinin*; proteolyt. **Abbau** von Bradykinin (zu dem andere K. metabolisiert werden): durch Kininase II (Angiotensin*-converting-Enzym). Vgl. Kallikrein-Kinin-System.

Kinino|genase (↑; -gen*) f: syn. Kallikrein*.

Kinino|gene (↑; ↑) n pl: s. Kinine, HMW-Kininogen; vgl. Blutgerinnung.

Kinino|genin (↑; ↑) n: syn. Kallikrein*.

Kinking (engl. kink Knick): s. Knickungssyndrom der Arteria carotis interna, Pseudocoarctatio aortae.

Kinky hair syndrome (engl. verfilztes Haar): s. Menkes-Syndrom.

Kinn|schleuder: s. Funda.

Kino|zilien (Kin-*; Ciliar-*) n pl: (engl.) cilia; Flimmerhaare; dicht beieinanderstehende bewegliche Zellfortsätze aus Achsenfaden u. umgebender Plasmahülle, die aus den Kinetosomen* hervorgehen; elektronenmikroskopisch besteht der Achsenfaden aus zwei zentralen Mikrotubuli u. 9 × 2 peripheren Mikrotubuli, die als Diplomikrotubulus mit teilweise gemeinsamer Wand vorliegen. **Vork.:** z. B. am Epithel der Atemwege, abhängig vom Funktionszustand in Eileiter u. Uterus.

Kinsbourne-Syn|drom (M. K., brit. Päd.) n: syn. Encephalopathia myoclonica infantilis; meist zw. 1. u. 3. Lj. auftretende, zu Myoklonien* von Rumpf u. Extremitäten u. Opsoklonus* führende Enzephalopathie unklarer Urs. (Vork. auch als paraneoplastisches Syndrom bei Neuroblastom); normale Befunde bei Blut- u. Liquoruntersuchungen sowie bildgebenden Verfahren.

Kirchmayr-Kessler-Naht: (engl.) Kirchmayr-Kessler suture; s. Sehnennaht (Abb.).

Kirsch|angiom (Angio-*; -om*) n: (engl.) cherry angioma; s. Hämangiom, eruptives.

Kirschner-Draht (Martin K., Chir., Heidelberg, 1879–1942) f: (engl.) Kirschner wire; ein- od. zweiseitig zugespitzter halbstarrer Stift aus rostfreiem Stahl od. Titan (Ø 0,6–2,5 mm); **Anw.:** perkutane Drahtextension*, Osteosynthese* an kleinen Knochen od. -fragmenten, temporäre transartikuläre Fixation (z. B. an Hand u. Handgelenk), als Führungdraht für Instrumente. D. Buc.

Kirschner-Operation (↑) f: perkutane Elektrokoagulation* des Ganglion trigeminale bei medikamentös nicht (ausreichend) behandelbarer Trigeminusneuralgie*; **Kompl.:** Anaesthesia dolorosa, Keratitis neuroparalytica; ersetzt durch perkutane Thermokoagulation* od. Glycerolinjektion*. Vgl. Neurotomie.

Kissing spine (engl. to kiss küssen; spine Wirbel): s. Baastrup-Zeichen.

Kitt|niere: (engl.) mortar kidney; s. Nierentuberkulose.

Kitzler: s. Klitoris.

KKS: Abk. für **K**allikrein*-**K**inin-**S**ystem.

Klär|faktor m: syn. Lipoproteinlipase*.

Klär|funktion, muko|ziliäre f: mukoziliäre Clearance*.

Klaes-Bechterew-Streifen: Stria laminae molecularis des Isocortex*.

Klammer|naht: (engl.) stapling; s. Nähapparate, Nahtmethoden.

Klang: (engl.) tone, sound; Schallereignis, das sich aus Grundton u. harmonischen Obertönen* zusammensetzt u. sich im Unterschied zum Ton als periodische, nicht sinusförmige Welle darstellen lässt; vgl. Schall, Geräusch, Knall.

Klang, am|phorischer: s. Metallklang, Atmungsgeräusche.

Klappen: (engl.) valves; anat. Strukturen zur Strömungsregulierung in Herz, Venen u. Lymphgefäßen.

Klappen|fehler: s. Herzklappenfehler.

Klappen|öffnungs|fläche: (engl.) valve opening area; hämodynam. Größe, die der bei max. Herzklappenexkursion entstehenden Öffnung entspricht u. i. R. einer Herzkatheterisierung* od. Echokardiographie* bestimmt werden kann; dient v. a. zur Einschätzung des Ausmaßes einer Herzklappenstenose.

Klapp-Kriechen (Rudolf K., Chir., Orthop., Marburg, Berlin, 1873–1949): (engl.) Klapp's creeping; aktive Gymnastik in Form versch. Kriechübungen zur Kräftigung der paravertebralen Muskulatur insbes. bei leichten Skoliosen*.

Klar|zell|akanthom (Zelle*; Akanth-*; -om*) n: (engl.) clear cell acanthoma; syn. Hellzellenakanthom; seltener, benigner Epidermistumor; bräunlich-rötliches, schuppendes, zuweilen nässendes od. leicht blutendes derbes Knötchen, histol. aus glykogenreichen, hellen Stachelzellen bestehend; Vork. v. a. bei älteren Frauen an den Unterschenkeln.

Klasmato|zyten (gr. κλάσμα, κλάσματος Bruchstück; Zyt-*) m pl: syn. Histiozyten*.

Klassifizierung: (engl.) classification; allgemeinmed. Ordnungsprinzip für Beratungsergebnisse, die keine exakten Diagnosen darstellen (z. B. Lungenentzündung od. Furunkel ohne Erregernachweis) bzw. in denen der Arzt über die Nennung von Krankheitszeichen diagnostisch nicht hinauskommt (z. B. Kopfschmerz, Schwindel).

Klasto|gen (gr. κλάειν brechen; -gen*) n: (engl.) clastogen; Substanz, die Chromosomenbrüche erzeugt (z. B. Mitomycin).

Klatsch|präparat (lat. praeparatus zubereitet) n: (engl.) impression preparation; **1.** Aufdrücken eines Deckglases auf Oberflächenkolonien von Bakt.; Methode, die Lagerung der Keime im Kolonieverband mikroskop. zu untersuchen; vgl. Abklatschverfahren; **2.** Erfassung von Kontaminationskeimen auf Oberflächen mittels nähragarbeschichteten Folien.

Klatskin-Tumor (Gerald K., amerikan. Int., geb. 1910; Tumor*) m: s. Gallengangkarzinom.

Klauen|fuß: (engl.) claw foot; Fußdeformität mit Hohlfuß u. Krallenstellung der Zehen; u. a. bei spinaler Kinderlähmung, Syringomyelie.

Klauen|hand: syn. Krallenhand*.

Klaustro|philie (lat. claustrum Verschluss, Käfig; -phil*) f: (engl.) claustrophilia; übertriebene Neigung, die Wohnung nicht zu verlassen od. sich einzuschließen; Vork. z. B. bei Verfolgungswahn* od. Agoraphobie*.

K

Klaustro|phobie (↑; Phob-*) f: (engl.) claustrophobia; Angst* (u. U. Phobie*) vor Aufenthalt in geschlossenen Räumen, bes. in solchen ohne Fluchtmöglichkeit (Aufzug), od. vor dicht gedrängten Menschenmassen (Kino, Kaufhaus); **Ther.:** Verhaltenstherapie mit Verf. der Konfrontation*.

Klavier|tasten|phänomen n: durch Druck auslösbarer lateraler Klavikulahochstand nach Reposition einer Luxatio* acromioclavicularis mit Zerreißung der Bänder.

Klavikula|de|fekt (Clavicula*) m: s. Dysostosis cleidocranialis.

Klavikula|fraktur (↑; Fraktur*) f: (engl.) clavicle fracture; Schlüsselbeinbruch; häufigste Fraktur durch indirekte Gewalteinwirkung, bes. im mittleren Drittel der Clavicula; evtl. mit Begleitverletzung von Plexus brachialis u. A. subclavia; **Sympt.:** Hochstand des medialen Fragments, Verkürzung, schmerzhafte Bewegungseinschränkung; **Diagn.:** Rö.; **Ther.:** konservativ durch Rucksackverband*; u. U. Reposition, Plattenosteosynthese od. Zuggurtung.

Klavikula|luxation (↑; Luxation*) f: (engl.) dislocation of the clavicle; Luxation des Schlüsselbeins im Akromioklavikulargelenk (s. Luxatio acromioclavicularis) od. Sternoklavikulargelenk.

Klavus m: Clavus*.

Kleber|eiweiß: syn. Gluten*.

Klebocin n: von Bakterien der Gattung Klebsiella* gebildetes Bakteriozin; s. Bakteriozine.

Klebsiella (Theodor E. Klebs, Pathol., Bakteriol., Bern, Chicago, 1834–1913) f: Gattung gramnegativer, unbewegl., fakultativ anaerober, bekapselter Stäbchenbakterien der Fam. Enterobacteriaceae* (vgl. Bakterienklassifikation); Oxidase-negativ, Voges*-Proskauer-Reaktion positiv; vier Species; **Verbreitung:** Boden, Wasser, Getreide; Intestinaltrakt von Mensch u. Tier; resistent gegen Penicillin; opportunistische Err.

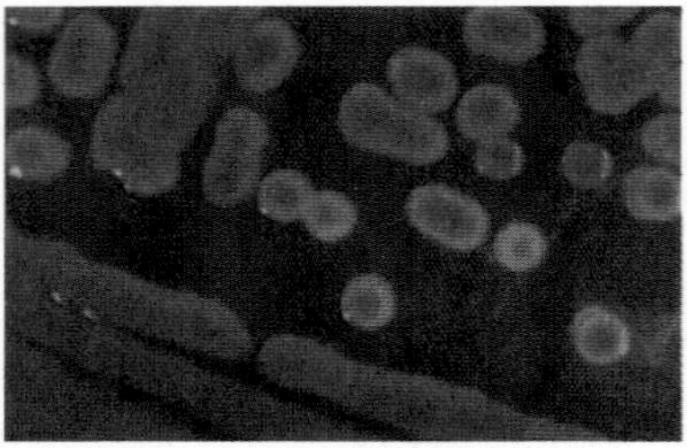

Klebsiella:
Kultur; typisch sind schleimige Kolonien
[547]

von Nosokomialinfektionen; med. relevant: Klebsiella* pneumoniae.

Klebsiella pneumoniae (↑) f: syn. Bact. pneumoniae Friedländer, Friedländer-Bakterium; **Morphol.:** nicht sporenbildende unbegeißelte Stäbchen; **Kultur:** aerob üppiges, schnelles Wachstum schleimiger Kolonien (s. Klebsiella, Abb.); drei Subspecies: K. p., Klebsiella rhinoscleromatis (s. Rhinosklerom), Klebsiella ozaenae (isoliert bei Ozäna*); **Differenzierung:** **1.** Bunte* Reihe; bes. abzugrenzen gegen die nah verwandten Enterobacter-Species; **2.** serol. (Kapsel-Antigene); **3.** Lysotypie*; **4.** Tierversuch (weiße Mäuse); **Verbreitung:** ubiquitär; u. a. Bestandteil der Darmflora des Menschen; fakultativ pathogen, verursachen 10 % aller Nosokomialinfektionen, v. a. bei Vorliegen chron. Lungenerkrankungen; häufig sind Harnweginfektionen u. Inf. des Respirationstrakts (Friedländer*-Pneumonie).

K

Klee|blatt|schädel: (engl.) cloverleaf skull; auch Holtermüller-Wiedemann-Syndrom; Form der Stenozephalie* mit kleeblattförmiger Schädel- u. sek. Gesichtsdeformierung (Exophthalmus, antimongoloide Lidachsenstellung) sowie Kraniosynostose, ggf. mit Hydrozephalus; meist autosomal-dominanter Erbgang; Vork. auch in Komb. mit anderen Anomalien z. B. bei Apert-Syndrom, Carpenter-Syndrom, Dysostosis craniofacialis, Pfeiffer-Syndrom u. thanatophorer Dysplasie.

Kleider|laus: (engl.) clothes louse; Pediculus humanus; s. Läuse.

Kleido-: auch Cleido-; Wortteil mit der Bedeutung Schlüssel, Schlüsselbein; von gr. κλείς, κλειδός.

Kleie: (engl.) bran; Hüllen der Roggen- u. Weizenkörner, mineralstoff-, protein- u. vitaminhaltiger Ballaststoff; vgl. Ballaststoffe.

Kleien|pilz|flechte: s. Pityriasis versicolor.

Kleine-Levin-Syn|drom n: (engl.) hypersomnia-bulimia syndrome; periodische Schlafsucht; autosomal-dominant erbl., androtrope Erkr. mit Episoden von Schlafanfällen* u. Heißhunger (Bulimie*) über evtl. mehrere Tage, psychischen (z. B. Verwirrtheit, Verstimmung, Verlangsamung) u. vegetativen Störungen (schwankende Bradykardie u. Blutzuckerwerte) sowie Erschlaffung des Muskeltonus.

Kleinert-Schiene (Harold K., zeitgen. Chir. Louisville, Kentucky): (engl.) Kleinert's dynamic splint; dynamische, die Finger überragende Unterarmschiene mit Fixierung von Hand- u. Fingergrundgelenk in mittlerer Flexionsstellung; ein am Fingernagel u. Verband befestigter Gummizügel ermöglicht die aktive Streckung des Fingers bei passiver Rückführung; **Anw.:** Nachbehandlung (Adhäsionsprophylaxe) bei Beugesehnenverletzung an der Hand mit Sehnennaht*.

Klein|finger|ballen: Hypothenar.

Klein|hirn: syn. Cerebellum; der in der hinteren Schädelgruppe unterh. der Hinterhauptlappen des Großhirns gelegene Teil des Gehirns; das K. besteht aus den beiden Hemisphären u. einem mittl. Teil, dem Kleinhirnwurm (Vermis). Die Oberfläche wird durch zahlreiche Furchen in schmale blattförmige Windungen unterteilt. Zwei tiefere Furchen trennen 3 Lappen des Corpus cerebelli: die Fissura prima den Lobus cerebelli ant. vom Lobus cerebelli post., die Fissura posterolat. den letzteren vom Lobus flocculonodularis. Die von der Rinde (Cortex cerebelli) ganz umhüllte weiße Substanz bildet im Innern das zusammenhängende Marklager (Corpus medullare), von dem die Markblätter in alle Windungen ziehen (sog. Arbor vitae). Das Mark enthält vier paarige zentrale graue Kerne (Nucleus dentatus, emboliformis, globosus, fastigii), in denen vor allem efferente Bahnen umgeschaltet werden. Über die drei paarigen Kleinhirnstiele ist es durch afferente u. efferente Bahnen mit Großhirn, Hirnstamm, Vestibularissystem u. Rückenmark verbunden. **Funktionen:** Mitwirkung bei der Aufrechterhaltung des normalen Tonus der Skelettmuskulatur u. des Körpergleichgewichts, Regulierung der Innervationsgröße der Einzelbewegungen u. deren Zusammenfassung zu geordneten (koordinierten) kombinierten Bewegungsabläufen; vgl. Symptome, zerebellare.

Klein|hirn|ab|szess (Abszess*) m: (engl.) cerebellar abscess; zerebellarer Abszess, meist inf. eitriger Entzündungen des Mittelohrs, Mastoids od. der Nasennebenhöhlen bzw. inf. von Schädelverletzungen; **Sympt.:** Kopfschmerz, Nackensteifigkeit, Schwindel, Erbrechen, Fieber, Leukozytose, zerebellare Symptome*, Hirndrucksteigerung.

Klein|hirn|a|genesie (A-*; -genese*) f: (engl.) cerebellar agenesis; fehlende Anlage von Kleinhirn od. best. Kleinhirnanteilen; kann zu zerebellaren Symptomen* führen.

Klein|hirn|astro|zytom (gr. ἄστρον Stern; Zyt-*; -om*) n: (engl.) cerebellar astrocytoma; s. Hirntumoren (Tab.).

Klein|hirn|a|trophie (Atrophie*) f: (engl.) cerebellar atrophy (Abk. CA); hereditär od. idiopathisch auftretende bzw. toxisch (z. B. Alkohol, Hydantoin) od. durch Stoffwechselerkrankungen bedingte Atrophie des Kleinhirns, z. T. kortikal betont (Atrophie* cérébelleuse tardive) u. in Komb. mit allg. Hirnatrophie*; vgl. Ataxie, autosomal-dominante zerebellare; Ataxie, idiopathische zerebellare; Atrophie, olivopontozerebellare.

Klein|hirn|brücken|winkel: (engl.) cerebellopontine angle; nischenartige Vertiefung am hinteren Rand der Hirnbasis, in der Kleinhirn, Brücke u. verlängertes Mark zusammenstoßen; vgl. Hirntumoren.

Kleinhirn|brücken|winkel-Syn|drom n: (engl.) cerebellopontine angle syndrome; klass. Krankheitsbild des Kleinhirnbrückenwinkel-Tumors (v. a. Neurinome u. Meningeome) mit gleichseitigen Hirnnervenausfällen, zerebellaren Symptomen* u. Zeichen einer Hirndrucksteigerung*; evtl. auch vaskulär od. entzündl. bedingt.

Klein|hirn|brücken|winkel-Tumoren (Tumor*) m pl: (engl.) cerebellopontine angle tumors; s. Kleinhirnbrückenwinkel-Syndrom.

Klein|hirn|seiten|strang|bahn: (engl.) cerebellar tract of lateral funiculus; Bahnen, die das Rückenmark mit dem Kleinhirn verbinden; Hauptbahn für die Verbindung des Rückenmarks mit dem Kleinhirn, leitet afferente Impulse zum Kleinhirn, die für die Koordination der Körperbewegungen wichtig sind; **1.** dorsale K.: Tractus spinocerebellaris posterior (syn. Flechsig-Bündel); entspringt aus Ganglienzellanhäufung (Clarke-Säule) an der Basis der Hinterhörner des Rückenmarks; **2.** ventrale K.: Tractus spinocerebellaris anterior (syn. Gowers-Bündel); entspringt aus großen Hinterhornzellen des Rückenmarks.

Klein|hirn|sym|ptome n pl: s. Symptome, zerebellare.

Klein|hirn|syn|drom n: (engl.) cerebellar syndrome; **1.** kongenitales K.: im Säuglingsalter auftretender Symptomenkomplex mit Hypotonie best. Muskelgruppen, Hyperkinesen, Unfähigkeit, den Kopf zu halten, Gangstörungen, dysarthrischen Sprechstörungen, häufig zus. mit geistigem Entwicklungsrückstand; Urs.: angeb. Agenesie, Dysplasie od. Hypoplasie des Kleinhirns; **2.** hereditäre od. idiopathische zerebellare Systemdegeneration; **3.** erworbenes K. nach entzündl., toxischer, traumatischer vaskulärer, paraneoplastischer od. durch Tumor bedingter Schädigung des Kleinhirns auftretende zerebellare Symptome*.

Klein|hirn|tonsille (Tonsilla*) f: (engl.) cerebellar tonsil; Tonsilla cerebelli; mandelförmiger Lappen an der Unterseite der Kleinhirnhemisphäre.

Klein|hirn|tumoren (Tumor*) m pl: (engl.) cerebellar tumors; Neubildungen im Kleinhirn, meist Medulloblastome u. Astrozytome; s. Hirntumoren (Tab.).

Klein|hirn|zelt: s. Tentorium cerebelli.

Klein|kindes|alter: (engl.) infancy; Zeit zw. 1. u. 3. Lebensjahr; vgl. Lebensabschnitte.

Klein-Waardenburg-Syn|drom (David K., Ophth., Humangenet., Genf, geb. 1908) n: Typ I des Waardenburg*-Syndroms.

Klein|wuchs: s. Minderwuchs, Wachstumsstörungen.

Klepto|manie (gr. κλέπτειν stehlen; -manie*) f: (engl.) cleptomania; Stehlsucht; Verhaltensstörung, die durch krankhaftes Stehlen ohne materielles Interesse gekennzeichnet ist (symbolisches Habenwollen); häufig unbewusstes Strafbedürfnis; **Vork.**: bei neurot. Erkrankungen (z. B. Zwangsneurose), Essstörungen od. als eigenständige Erkr.; **Ther.**: (lerntheoret.) Einführung von Verstärkern, die vom Diebesgut verschieden sind; Verhaltensanalyse u. Stimuluskontrolle; (tiefenspsychol.) Behandlung einer zugrunde liegenden Beziehungsstörung. E. Fri.

Kles|a|sthenie (gr. κλῆσις Ruf; Asthenie*) f: s. Phonasthenie.

Kletter|fasern: (engl.) climbing fibres; afferente Fasern aus Rückenmark u. Endkernen der Gleichgewichtsnerven, die an den Dendriten der Purkinje*-Zellen der Kleinhirnrinde aufwärts „klettern" u. synaptische Verbindungen mit ihnen eingehen.

Kletter|fuß: (engl.) pes supinatus; Bez. für hochgradige Supinationshaltung des Fußes.

Kletter|puls (Puls*) m: vgl. Mahler-Zeichen.

Kletter|stufen|test m: (engl.) step exercise test; syn. James-Box-Versuch; reproduzierbare Form der orientierenden Kreislauffunktionsprüfung, wobei die abwechselnd mit dem re. u. li. Bein bis zum Auftreten einer Dyspnoe in einem vorgegebenem Rhythmus erstiegene Anzahl von Stufen (Höhe 25 cm) ermittelt wird. Vgl. Master-Test.

Klick|syn|drom (engl. klick Knacken) n: syn. Mitralklappenprolapssyndrom*.

Klick, sy|stolischer (↑): (engl.) systolic click; auskultatorisch kurzer, hochfrequenter Extraton während der Systole; eher spätsystol. bei Mitralklappenprolapssyndrom* od. frühsystol. als Ejektionsklick, der als Dehnungston in der Austreibungsphase bei nicht vollständig öffnenden Taschenklappen entsteht; vgl. Herztöne.

Kligler-Agar (Israel J. K., Bakteriol., New York, 1889–1943) m: (engl.) Kligler's agar; kombiniertes Testsubstrat zur Differenzierung von Enterobacteriaceae*; Fertignährboden, der die gleichzeitige Beurteilung mehrerer biochem. Leistungen ermöglicht; vgl. Bunte Reihe, TSI-Agar.

Klima (gr. κλῖμα Gegend, Landstrich) n: (engl.) climate; Gesamtheit der äußeren physik. Lebensbedingungen an einem best. Ort der Erdoberfläche; man unterscheidet Makro- od. Großraumklima (Kontinente, Länder, Landschaften), Meso- od. Ortsklima u. Mikroklima (direkt den Menschen umgebend); ferner Land- od. Kontinentalklima mit heißem Sommer u. strengem Winter, See- od. maritimes K. mit kühlem Sommer u. mildem Winter, Gebirgs- od. Höhenklima mit hohen Niederschlägen u. lokalen Winden; das alpine K. ist dem polaren ähnl., aber mit geringerem Winter- u. Sommerunterschied bzgl. Wärme u. Licht. Das tropische K. ist durch scharfe Trennung von Trocken- u. Regenzeit gekennzeichnet. Vgl. Mikroklima, Heilklima.

Klima|kammer (↑): (engl.) climatic chamber; Raum, in dem klimat. Bedingungen (Temperatur, Druck, Feuchtigkeit, Partikelgehalt) regulierbar sind; **Anw.:** v. a. bei Asthma bronchiale (allergenfreie Luft), Keuchhusten (Druck <750 hPa) u. rheumatischen Erkrankungen (Kälte); vgl. Überdruckkammer.

Klimakterium (gr. κλιμακτήρ kritischer Punkt im menschl. Leben) n: (engl.) climacteric; Klimax, Wechseljahre der Frau; Übergangsphase ab dem Beginn unregelmäßiger Blutungen bis hin zur Postmenopause*, bedingt durch das Erlöschen der zykl. Ovarialfunktion; die letzte

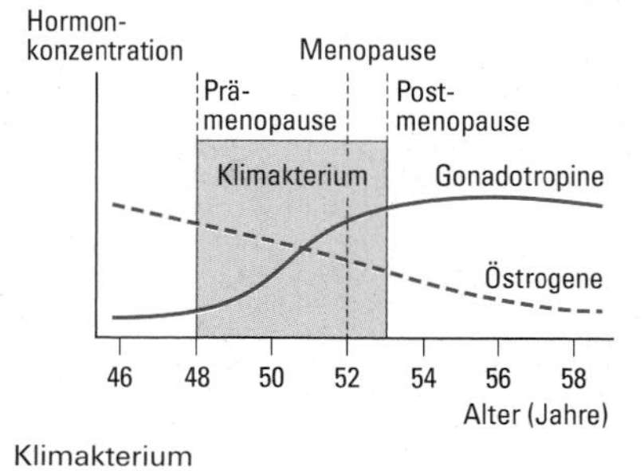

Klimakterium

Menstruation (Menopause*) fällt in diese Zeit. Etwa ein Drittel aller Frauen im K. ist subjektiv symptomfrei; ein Drittel leidet unter vegetativen Beschwerden, unter der gesteigerten Form des Menopausensyndrom* ein weiteres Drittel.

Klimakterium prae|cox (↑) n: Eintritt ins Klimakterium* inf. vorzeitiger Ovarialinsuffizienz vor dem 40. Lebensjahr.

Klimakterium tardum (↑) n: stark verzögerter Eintritt ins Klimakterium* (jenseits des 50. Lj.).

Klimakterium virile (↑) n: (engl.) male climacteric; sog. Wechseljahre des Mannes; dem Klimakterium der Frau ähnl. Symptomatik mit vegetativer Labilität, Neigung zu depressiven Verstimmungen, Nachlassen der Leistungsfähigkeit, Libido- u. Potenzschwäche inf. eines allmählich einsetzenden Rückgangs der Testosteronproduktion u. LH-Ausschüttung (Beginn 45.–60. Lj.); die spermatogene Aktivität der Hoden bleibt bis ins hohe Alter erhalten. Laborchem. **Diagn.** durch Bestimmung der Testosteron- u. LH-Konzentrationen im Blut; **Ther.:** Androgen-, evtl. auch HCG-Substitution u. psychol. stützende Maßnahmen. Vgl. PADAM.

Klima|kur|ort (Klima*): (engl.) climatic spa; Ort, dessen Klima (unterstützt durch Kureinrichtungen) heilsamen Einfluss auf best. Erkrankungen nimmt; s. Heilklima.

Klima|therapie (↑) f: (engl.) climatotherapy; auch Klimatotherapie; therap. Ausnutzen der klimat. Wirkungsfaktoren auf best. Krankheiten; Schonung durch Ausschaltung belastender klimat. Einflüsse, Kräftigung durch Anpassung körpereigener Regulationsleistungen sowie Steigerung der funktionellen Kapazität von Organsystemen u. der unspezif. Resistenz gegen Infektionskrankheiten (Abhärtung); vgl. Klimakurort, Heilklima.

Klimax (gr. κλῖμαξ Treppe, Leiter) f: (engl.) climax; **1.** Klimakterium*; **2.** Orgasmus*; **3.** Höhepunkt einer Krankheit.

Klima|zelt (Klima*): (engl.) tent; durchsichtige Kunststoffabdeckung über dem Patientenbett mit der Möglichkeit, innerh. des abgedeckten Raums Temperatur, Luftfeuchtigkeit u. Sauerstoffgehalt zu regulieren.

Klinefelter-Syn|drom (Harry F. K. Jr., Endokrin., Baltimore, geb. 1912) n: syn. Klinefelter-Reifenstein-Albright-Syndrom; bes. Form des männl. primären hypergonadotropen Hypogonadismus* mit gonosomaler Aneuploidie (meist Trisomie 47,XXY, seltener auch 48,XXXY, 49,XXXXY od. XXXYY); **Häufigkeit:** ca. 1:590 lebendgeborene Knaben; **Ätiol.:** die gonosomale Trisomie beruht auf Non*-disjunction u. kann nicht vererbt werden, da die Patienten i. d. R. steril sind. **Sympt.:** phänotypisch männl., Geschlechtschromatin-positive Personen mit normal angelegtem männl. Genitale bei Hodenhypoplasie (Tubulussklerose; mangelhafte od. fehlende Spermiogenese mit Azoo- u. Oligozoospermie, Infertilität), Nebenhoden- u. Skrotumhypoplasie, häufig Gynäkomastie*, Pubertas* tarda, weibl. Behaarungstyp, verzögerter Epiphysenschluss u. retardiertes Knochenalter; Intelligenzquotient 10–15 Punkte geringer als bei gesunden Geschwistern bzw. Normalpopulation; passives, ängstl. Verhalten; fakultativ eunuchoidaler Hochwuchs u. versch. unspezifische Dysmorphie- bzw. Dysplasiezeichen. Folge der verminderten Testosteronproduktion ist (sofern vorhanden) eine Abnahme von Libido u. Potenz nach dem 35. Lj.; als Späterscheinung tritt häufig eine vorzeitige allg. Osteoporose auf. **Diagn.:** erhöhte Gonadotropin- u. Östrogenausscheidung im Harn bei normaler od. leicht erniedrigter 17-Ketosteroid- u. verminderter Pregnandiol- (u. -triol-), Estron- u. Estradiolausscheidung; Chromosomenuntersuchung, Karyogramm; **Ther.:** Substitution mit Testosteron. Vgl. Pseudo-Klinefelter-Syndrom, Gonadendysgenesie.

Klinger-Wegener-Granulomatose (Granulum*; -om*; -osis*) f: s. Wegener-Granulomatose.

Klinik (gr. κλίνη Bett) f: (engl.) clinic, hospital; **1.** Krankenhaus* (häufig spez. Universitätsklinik); **2.** Bez. für die gesamte Erscheinung u. den Verlauf einer Erkrankung.

Klino|daktylie (gr. κλίνειν biegen; Daktyl-*) f: (engl.) clinodactyly; meist kongenitale radiale Schiefstellung der Finger(glieder), oft zus. mit Brachydaktylie*; Vork. bei ca. 1 % aller Neugeborenen.

Klino|kephalie (↑; Keph-*) f: syn. Sattelkopf*.

Klippel-Feil-Syn|drom (Maurice K., Neurol., Paris, 1858–1942; André F., Neurol., Paris, geb. 1884) n: (engl.) Klippel-Feil deformity; Disruptionssequenz als Folge einer embryonalen Gefäßstörung der A. subclavia; **Häufigkeit:** 1:40 000 Neugeborene; **Sympt.:** sehr kurzer Hals durch frühembryonale Verschmelzung mehrerer Halswirbel (Blockwirbelbildung) mit Bewegungseinschränkung bzw. ossärem Schiefhals, zervikales Wurzelirritationssyndrom*, evtl. angeb. Schulterblatthochstand (Sprengel*-Deformität), Rippenanomalien, Kyphoskoliose, Gaumenspalte, Zahnanlagestörungen, Störung der Fingerentwicklung (Syndaktylie, Kamptodaktylie) u. a.

Klippel-Trénaunay-Weber-Syn|drom (↑; Paul T., Neurol., Paris, geb. 1875; Frederick P. W., Arzt, London, 1863–1962) n: syn. angiektatischer Riesenwuchs, angio-osteohypertrophisches Syndrom; kongenitales, sporadisch auftretendes Fehlbildungssyndrom mit großem Naevus*

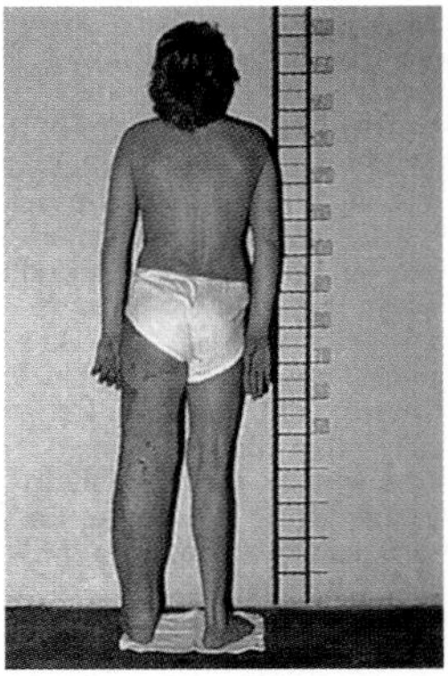

Klippel-Trénaunay-Weber-Syndrom [3]

flammeus, Lymphangiomen u. Längenriesenwuchs im Gliedmaßenbereich (häufig monomel od. auf einen Finger bzw. Unterarmstrahl begrenzt); mehr als 1000 Fälle beschrieben; **Sonderform:** Parkes-Weber-Krankheit mit zusätzlichen arteriovenösen Fisteln im Bereich der betroffenen Extremität; **Klin.:** Ektasie der zuführenden Arterien, lautes Schwirren u. kontinuierliches Maschinengeräusch über der jeweiligen arteriovenösen Fistel*; im weiteren Verlauf Ausbildung einer sek. Varikose sowie postpubertär ggf. lokale Kompl. wie Ulzera, Blutungen, distale Nekrosen od. progressive vaskuläre u. kardiale Dekompensation. Vgl. Sturge-Weber-Krabbe-Syndrom.

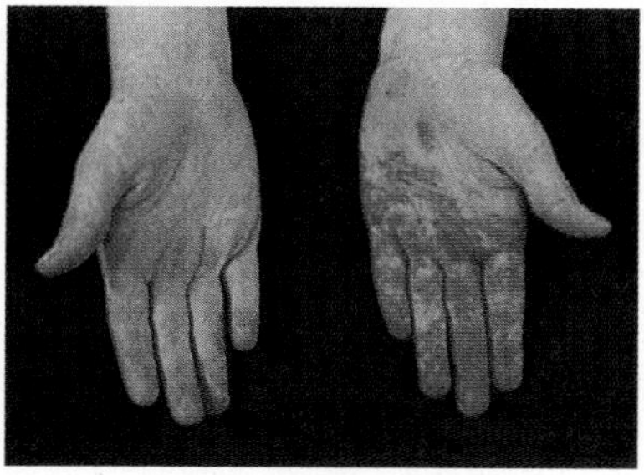

Klippel-Trénaunay-Weber-Syndrom [179]

Klips: s. Clips.

Klistier (gr. κλύζειν reinigen, wegspülen) **n:** (engl.) enema; Klysma, Darmeinlauf, Darmausspülung; **1.** zur Darmreinigung*; **2.** als spez. Applikationsform von Medikamenten zur therap. rektalen Instillation.

Klitorid|ek|tomie (Klitoris*; Ektomie*) **f:** (engl.) clitoridectomy; **1.** op. Entfernung der von einem Tumor (z. B. Fibrom) befallenen Klitoris*; **2.** sog. weibliche Beschneidung; in vielen Ländern verbotene, bei manchen Völkern u. ethnischen Gruppen rituell übliche Entfernung der Klitoris; oft mit Komplikationen, gesundheitl. u. psych. Schäden verbunden. Vgl. Zirkumzision.

Klitoris (gr. κλειτορίς) **f:** (engl.) clitoris; Kitzler; weibl. erektiles Sexualorgan am vorderen Ende der kl. Schamlippen, bestehend aus den beiden Crura clitoridis, die zum Corpus clitoridis (mit Glans clitoridis) verschmelzen; entspricht dem Corpus cavernosum penis.

Klitoris|hyper|trophie (↑; Hyper-*; Troph-*) **f:** (engl.) clitoral hypertrophy; penisartig vergrößerte Klitoris; Urs.: verstärkte Androgenbildung in Nebennierenrinden (z. B. bei adrenogenitalem Syndrom*) od. Hoden (z. B. bei gemischter Gonadendysgenesie*).

Klitoris|riss (↑): (engl.) clitoral laceration; Weichteilverletzung unter der Geburt (u. U. starke Rissblutung).

Klivus (Clivus*) **m:** s. Clivus Blumenbachii.

Klivus|kanten|syn|drom (↑) **n:** (engl.) clivus syndrome; Mydriasis* auf der Herdseite bei akuter Hirndrucksteigerung* durch Abklemmung des N. oculomotorius auf der Kante des Clivus Blumenbachii.

Kloake (lat. cloaca Abzugskanal) **f:** (engl.) cloaca; **1.** gemeinsamer Endteil des Darm- u. Urogenitalkanals; Vork. bei allen Wirbeltieren außer Knochenfischen u. höheren Säugetieren (dort nur i. R. der embryol. Entwicklung); **2.** Bez. für Fistelgang bei Osteomyelitis*.

Klon (gr. κλών Zweig, Schößling) **m:** (engl.) clone; Gruppe von genet. identischen Zellen od. Organismen, die durch Teilung (ungeschlechtl. Fortpflanzung) aus einer einzigen Zelle od. einem einzelnen Organismus hervorgegangen sind.

Klonierung (↑): (engl.) cloning; Aufzucht einer Zellkultur, die sich von einer einzelnen, genotypisch definierten Zelle herleitet; Vervielfachung mit dem Ergebnis identischer Organismen. Vgl. DNA-Klonierung.

klonisch (Klonus*): (engl.) clonic; schüttelnd; z. B. klonische Krämpfe.

Klon|se|lektions|theorie (Klon*; Selektion*) **f:** (engl.) clonal-selection theory; von N. K. Jerne u. F. M. Burnet formuliertes Konzept, wonach alle immunkompetenten Zellen, die spezif. Antikörper* gegen ein best. Antigen* produzieren, zu einem Klon gehören, d. h. von einer einzigen Zelle abstammen; das Antigen löst durch Selektion u. Stimulation eines spezif. B-Lymphozyten eine Immunantwort durch dessen klonale Expansion aus.

Klonus (gr. κλόνος heftige Bewegung) **m:** (engl.) clonus; **1.** sich schnell wiederholende reflektor. Muskelkontraktionen als Antwort auf einen Dehnungsreiz; als unerschöpfl. K. Sympt. bei Läsion des 1. motor. Neurons (Pyramidenbahnzeichen*); vgl. Reflexe; **2.** Primärsymptom bei Stottern*.

Klopf|massage f: (engl.) percussion; **1.** syn. Tapotement; klass. Massagetechnik, die die Durchblutung der Haut u. der darunterliegenden Muskulatur durch Beklopfen mit Fingern od. Handkanten fördert; z. B. bei Muskeldystrophie; **2.** physik. Maßnahme i. R. der Atemtherapie*, insbes. zur bronchialen Sekretmobilisation; z. B. bei zystischer Fibrose u. chron. Bronchitis.

Klüver-Bucy-Syn|drom (Heinrich K., Neurol., Psychol., Chicago, 1897–1979; Paul C. B., Neurol., Chicago, geb. 1904) **n:** Symptomenkomplex mit ausgeprägten oralen Tendenzen (z. B. wahllose, wiederholte orale Exploration aller beweglichen Objekte der Umgebung, Gefräßigkeit), Hypersexualität*, Verlangsamung motorischer Abläufe u. Gedächtnisstörungen; **Vork.:** bei beidseitiger Schädigung der Temporallappen inf. von Traumen, zerebraler Durchblutungsstörung, Hirnatrophie, Enzephalitis.

Klump|fuß: s. Pes equinovarus.

Klump|hand: (engl.) radial clubhand; Manus vara; Fehlstellung der Hand; inf. Radiusaplasie bzw. -hypoplasie steht die Hand wie der Fuß beim Klumpfuß (s. Pes equinovarus); **Urs.:** angeb. od. postnatal traumat. bedingte Wachstumshemmung (z. B. Epiphysenlösung); vgl. Holt-Oram-Syndrom (Abb.).

Klumpke-Lähmung (Augusta Déjerine-K., Neurol., Paris, 1859–1927): syn. untere Armplexuslähmung*.

Klump|niere: (engl.) clump kidney; unförmige u. meist dystope Niere; s. Nierenfehlbildungen.

Klysma (gr.) **n:** s. Klistier.

KM: Abk. für **1. K**nochen**m**ark; **2. K**ontrast**m**ittel.

K-Mesonen n pl**:** s. Mesonen, Elementarteilchen (Tab.).

Km-System n: abgeleitet von **K**appaketten**m**arker; genet. Polymorphismus* der Kappaketten der Immunglobuline* mit sechs phänotyp. Varianten (vier Allele auf Chromosom 2 mit autosomal-kodominantem Erbgang); gute Nachweisbarkeit in Blutspuren (max. ein Jahr). Vgl. Serumgruppen.

Knäuel|drüsen: (engl.) coiled glands; s. Schweißdrüsen.

Knäuel|filarie (Filarien*) f: Onchocerca* volvulus.

Knall: (engl.) blast; kurzdauerndes Schallereignis, das sich aus beliebigen Frequenzen (kontinuierl. Spektrum) mit großer Druckamplitude zusammensetzt. Die Amplituden klingen dabei so schnell ab, dass nur wenige Perioden durchlaufen werden. Vgl. Geräusch, Klang, Lärm.

Knall|trauma (Trauma*) n: (engl.) muzzle blast trauma; Schädigung der Sinneszellen des Corti-Organs durch eine kurze Schalleinwirkung (<2 ms) mit hohem Schalldruck (bis >200 dB); **Sympt.:** kurzer stechender Ohrschmerz, kontinuierliches, nur langsam abklingendes Ohrgeräusch, meist umschriebene (teils irreversible) Hochtonschwerhörigkeit mit Maximum bei 4000 Hz (c^5-Senke der Tonschwellenaudiometrie) u. positivem audiometrischem Recruitment im entspr. Frequenzbereich. Vgl. Trauma, akustisches. H. Ger.

Knarren: s. Crepitatio.

Knaus-Ogino-Methode (Hermann K., Gyn., Graz, Prag, 1892–1970; Kynsaku O., japan. Gyn., 1882–1975) f: syn. Kalendermethode*.

Kneipp-Therapie (Sebastian K., Pfarrer, Wörishofen, 1821–1897) f: (engl.) Kneipp therapy; Anw. von Hydrotherapie* (bes. Güsse, Bäder, Wassertreten, Waschungen, Wickel, Packungen) zus. mit Phytotherapie*, Bewegungstherapie*, Ernährungstherapie* u. sog. Ordnungstherapie*; **Anw.:** bei chron., funktionellen u. psychosomat. Erkr. (Anregung der Selbstheilung u. -regulation), zur Gesunderhaltung (Prävention) u. i. R. der Rehabilitation. Vgl. Naturheilkunde.

Knick|fuß: s. Pes valgus.

Knickungs|syn|drom der Arteria carotis in|terna n: (engl.) kinked carotid syndrome; syn. Karotisknickungssyndrom; mehrfache Schlängelung (Coiling) u. Knickung (Kinking) der A. carotis interna; **Urs.:** Ektasie* od. Arteriosklerose*; **Klin.:** meist asymptomatisch, ansonsten Sympt. der zerebrale Durchblutungsstörung*; **Diagn.:** Ultraschalldiagnostik (Doppler- od. Duplexsonographie), Angiographie; **Ther.:** evtl. Gefäßchirurgie.

Knie: (anat.) Genu; s. Abb.

Knie|ankylose (Anky-*; -osis*) f: (engl.) ankylosis of the knee joint; Knieversteifung; s. Kontraktur.

Knie-Ellen|bogen-Lage: (engl.) genucubital position; Stellung zu Untersuchungs- od. Behandlungs- bzw. Operationszwecken, wobei der Pat. mit Knien u. Ellenbogen auf der Unterlage ruht; vgl. Lagerung.

Knie|gelenk: (engl.) knee joint; Articulatio genus; größtes Gelenk des menschl. Körpers (s. Abb.); an der Bildung des K. sind beteiligt: **1.** Femur, Tibia, Patella; **2.** Menisci (lat. u. med.), halbmondförmige Faserknorpelscheiben zum Ausgleich der Inkongruenz der artikulierenden Knochen; **3.** Gelenkkapsel; **4.** Bandapparat; Lig. patellae, Retinacula patellae, Lig. popliteum arcuatum u. obliquum, Seitenbänder (Lig. collaterale fibulare u. tibiale), Binnenbänder (Lig. cruciatum ant. u. post.); **5.** Corpus adiposum infrapatellare; **6.** zahlreiche Schleimbeutel, die z. T. mit der Gelenkhöhle kommunizieren (Bursa suprapatellaris, Recessus subpopliteus). Vgl. Meniskusriss, Schubladenphänomen.

Knie|gelenk|band|ruptur (Ruptur*) f: (engl.) genicular ligament injury; Kniegelenkbänderriss; meist durch indirekte Gewalteinwirkung verursachte Bandruptur* eines od. mehrerer Kniegelenkbänder, bes. an ihren Ansätzen, evtl. mit knöchernem Abriss; **Formen: 1.** mediale bzw. laterale Seitenbandruptur mit vermehrter Aufklappbarkeit des Gelenks bei Valgus- bzw.

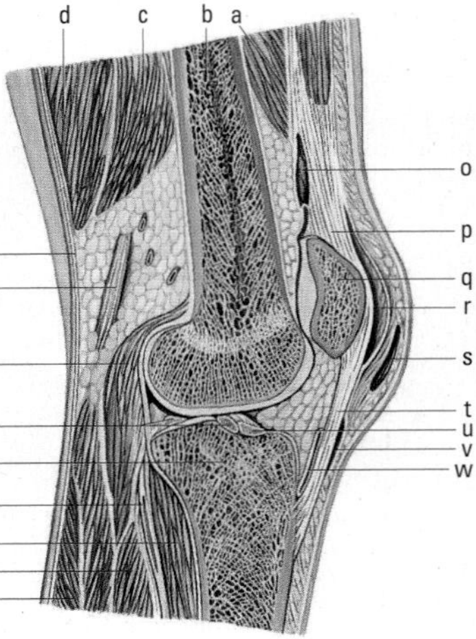

Knie:
a: M. articularis genus; b: Femur; c: M. biceps femoris, Caput breve; d: M. biceps femoris, Caput longum; e: Fascia lata; f: N. tibialis; g: M. plantaris; h: Meniscus medialis; i: Tibia; k: Vasa poplitea; l: M. popliteus; m: M. soleus; n: M. gastrocnemius; o: Bursa suprapatellaris; p: Tendo musculi quadricipitis femoris; q: Patella; r: Bursa subfascialis prepatellaris; s: Bursa subcutanea prepatellaris; t: Lig. patellae; u: Lig. cruciatum anterius; v: Bursa subcutanea infrapatellaris; w: Bursa infrapatellaris profunda [532]

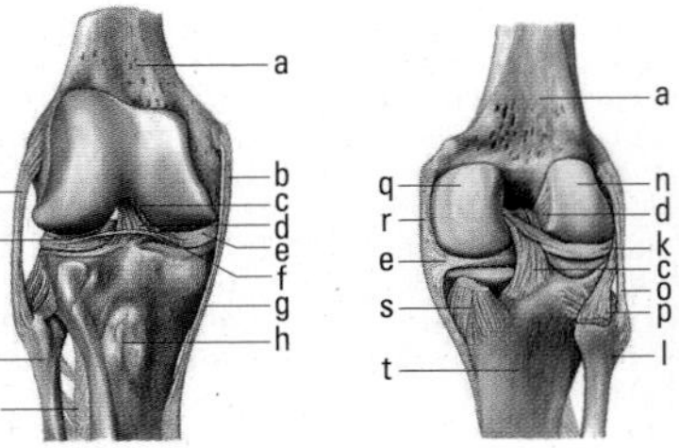

Kniegelenk:
li.: von ventral; re.: von dorsal;
a: Femur; b: Lig. collaterale tibiale; c: Lig. cruciatum posterius; d: Lig. cruciatum anterius; e: Meniscus medialis; f: Lig. transversum genus; g: Lig. collaterale tibiale; h: Tuberositas tibiae; i: Lig. collaterale fibulare; k: Meniscus lateralis; l: Fibula; m: Membrana interossea; n: Condylus lateralis; o: Lig. collaterale fibulare; p: M. popliteus (abgeschnitten); q: Condylus medialis; r: Lig. collaterale tibiale; s: Tendo musculi semimembranosi; t: Tibia [532]

Varusinstabilität; **2.** vordere od. hintere Kreuzbandruptur mit sagittaler Instabilität u. positivem Schubladenphänomen*; **3.** Kombinationsverletzungen mit Schubladenphänomen in Außen- bzw. Innenrotationstellung des Fußes: **a)** v. a. mediale Seitenbandruptur, vorderer Kreuzbandriss u. medialer Meniskusriss (sog. unhappy triad) bei anteromedialer Rotationsinstabilität; **b)** laterale Seitenbandruptur, lateraler Meniskusriss u. vorderer Kreuzbandriss bei anterolateraler Rotationsinstabilität; **c)** selten Riss der seitl. Bandstrukturen u. des hinteren Kreuzbandes bei posteromedialer bzw. posterolateraler Rotationsinstabilität; **Sympt.**: Bewegungs- u. Druckschmerz, Schwellung, Hämatom, Hämarthros; **Diagn.**: Stabilitätsprüfung in Streck- u. Beugestellung bei Innen- bzw. Außenrotation u. Neutralstellung des Fußes, Rö. zum Ausschluss knöcherner Läsionen, Kernspintomographie; **Ther.**: Bandrekonstruktion, kurzfristige Bewegungslimitierung in Knieorthese, funkt. Übungsbehandlung.

Knie|gelenk|erguss: (engl.) water on the knee; Gelenkerguss inf. Gonarthritis*.

Knie|gelenk|ganglion (Gangl-*) n: s. Meniskuszyste.

Knie|gelenk|luxation (Luxation*) f: (engl.) luxation of the knee; **1.** durch große Gewalteinwirkung verursachte Verrenkung der Tibia nach ventero- od. posterolateral mit Ruptur beider Kreuzbänder u. des medialen Seitenbandes, häufig mit Kompartmentsyndrom*, art. (A. poplitea) u. nervalen (N. peroneus u. N. tibialis) Begleitverletzungen; Ther.: sofortige Reposition u. op. Versorgung, Ruhigstellung im Oberschenkelgipsverband od. Fixateur* externe, Krankengymnastik; Progn.: evtl. irreversible Peroneuslähmung* u. Kniegelenkinstabilität; **2.** seltene, angeb. (seitliche) Subluxationsstellung im Kniegelenk.

Knie|gelenk|verstauchung: (engl.) knee sprain; Distorsion* des Kniegelenks durch indirekte Gewalteinwirkung bzw. Verdrehung zw. Ober- u. Unterschenkel mit Überdehnung od. Faserteilabrissen des Bandapparats, evtl. auch Meniskusriss* u. Kreuzbandverletzung (s. Kniegelenkbandruptur).

Knie-Hacken-Versuch: (engl.) heel-knee test; (neurol.) Prüfung der Koordination*, bei der der Pat. in Rückenlage zuerst bei geöffneten, dann geschlossenen Augen mit einer Ferse das Knie des anderen Beins berührt; Störung der Ziel- u. Richtungssicherheit als Hinweis auf Ataxie*. Vgl. Symptome, zerebellare.

Knie|kehlen|region (Regio*) f: (engl.) popliteal region; Fossa poplitea: s. Abb.

Knie|kuss|phänomen n: (engl.) spine sign; Unvermögen, bei angewinkelten Beinen die Knie mit dem Mund zu berühren; Vork. bei Meningitis*.

Knie|lage: (engl.) knee presentation; Form der Beckenendlage*.

Knie|scheibe: Patella*.

Knie|scheiben|bruch: Patellafraktur*.

Kniest-Dys|plasie (Wilhelm K., zeitgen. Päd., Naumburg; Dys-*; -plasie*) f: (engl.) Kniest dysplasia; komplexes autosomal-dominantes Fehlbildungssyndrom mit sehr unterschiedl. Expressivität (u. U. letaler Verlauf); Mutation im COL2A1-Gen, Genlokus 12q13.11-q13.2; **Sympt.:** ab dem Säuglingsalter einsetzender disproportionierter Minderwuchs (Endgröße 100–150 cm) mit thorakaler Kyphoskoliose u. verkürzten Extremitäten, Myopie, Schwerhörigkeit, Gaumenspalte; röntg. Platyspondylie, plumpe Schenkelhälse, metaphysäre Auftreibungen; **DD:** metatrope Dysplasie*.

Knips|bi|opsie (Bio-*; Op-*) f: (engl.) punch biopsy; Biopsie* der Portio uteri mit entspr. Biopsiezangen aus makroskop. oder kolposkop. suspekten Arealen zur gezielten histol. Abklärung makroskop. auffälliger bzw. karzinomverdächtiger Befunde; vgl. Konisation.

Knips|re|flex (Reflekt-*) m: (engl.) snapping reflex; s. Reflexe (Tab.).

Knirscher|schiene: syn. Aufbissbehelf*.

Knistern: s. Crepitatio.

Knister|rasseln: s. Crepitatio.

Knoblauch: s. Allium sativum.

Knochen: (engl.) bone; (anat.) Os; s. a. Knochengewebe.

Knochen|ab|szess (Abszess*) m: s. Brodie-Knochenabszess.

Knochen|alter: (engl.) bone age; Entwicklungszustand des knöchernen Skelettsystems; radiol. Bestimmung des Lebensalters nach Auftreten u. Zahl der Knochenkerne sowie Zustand der Wachstumsfugen; vgl. Gewichtsalter, Längenalter, Ossifikationskern.

Knochen|bildung: s. Ossifikation.

Knochen|bruch: s. Fraktur.

Knochen|brüchigkeit: (engl.) bone fragility; erhöhte Frakturanfälligkeit des Knochengewebes durch Veränderung der Mineralisation u. des strukturellen Knochenaufbaus; z. B. bei Osteomalazie, Osteoporose, Osteopsathyrose, Osteodystrophia fibrosa generalisata, Osteodystrophia deformans u. Knochenmetastasen. Vgl. Spontanverformung, Fraktur, pathologische.

Knochen|chondromatose (Chondr-*; -om*; -osis*) f: (engl.) enchondromatosis; syn. Dyschondroplasie; von der Metaphyse der Röhrenknochen ausgehende tumorähnliche, enchond-

K

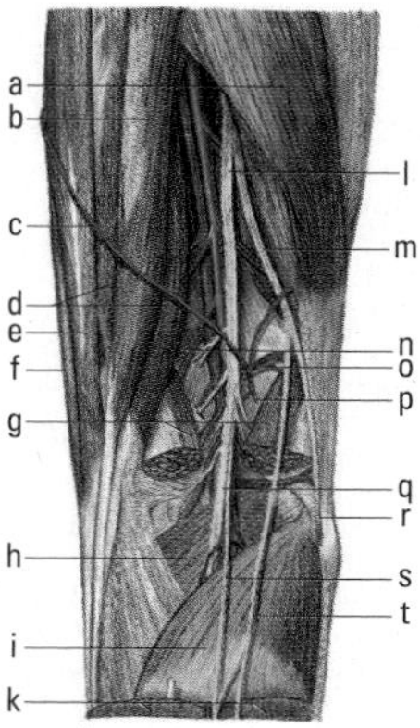

Kniekehlenregion:
a: M. biceps femoris; b: M. semitendinosus; c: V. femoropoplitea; d: M. semimembranosus; e: M. gracilis; f: M. sartorius; g: M. gastrocnemius, medialer u. lateraler Kopf; h: M. popliteus; i: M. soleus; k: M. gastrocnemius; l: N. tibialis; m: N. fibularis communis; n: A. genus medialis superior; o: A. genus lateralis superior; p: V. saphena parva (abgeschnitten); q: N. tibialis; r: N. fibularis communis; s: N. suralis; t: N. cutaneus surae lateralis [532]

rale Ossifikationsstörung, oft asymmetrisch auftretend, die zur Einschränkung des Längenwachstums von Gliedmaßen führt; vgl. Dysostosis, Enchondromatose Ollier.

Knochen|dys|plasie, fibröse (Dys-*; -plasie*) **f:** syn. Jaffé*-Lichtenstein-Syndrom.

Knochen|entzündung: s. Ostitis.

Knochen|ersatz: (engl.) bone replacement; Verfahren u. Materialien zum Füllen od. Überbrücken von Knochendefekten u. -läsionen, die allein durch körpereigene Regenerationsfähigkeit nicht behoben werden können; **Ind.**: Pseudarthrose nach Fraktur, Knochentumor, rekonstruktiver Eingriff; **Formen: 1.** Transplantation von autogener od. allogener (kryokonservierter od. lyophilisierter) Spongiosa od. Kortikalis zur Osteoneogenese, -konduktion u. -induktion; **2.** Reimplantation autogener pluripotenter Zellen aus Defektnähe (Periost) od. Beckenkammpunktat nach In-vitro-Vermehrung u. -Differenzierung; **3.** Verw. von biotoleranten, bioinerten (z. B. aus Titan, Carbonfaser, Keramik) od. bioaktiven (z. B. TCP) Implantaten.

Knochen|erweichung: s. Osteomalazie, Rachitis.

Knochen|fuge: s. Synarthrose.

Knochen|geschwulst: s. Osteom.

Knochen|gewebe: (engl.) osseous tissue; neben den Zähnen festester Baubestandteil des Körpers (Zugfestigkeit 10 kg/mm^2, Druckfestigkeit 15 kg/mm^2); **Funktionen:** Gerüst des Körpers (Skelett mit langen Röhrenknochen, kurzen u. platten Knochen) mit Gelenken als Hebel für den Muskelansatz (Bewegungsapparat), mechan. Schutz für Gehirn, Rückenmark, Sinnesorgane, Knochenmark; **Bildung** durch chondrale od. desmale Ossifikation*; **Aufbau: 1. Knochenhaut*** (Periost); **2. Knochensubstanz** mit äußerer Substantia corticalis (auch Substantia compacta) od. Os compactum (feste Außenzone) u. innerer Substantia spongiosa (auch Os spongiosum, schwammartiges Gerüstwerk feiner Knochenbälkchen); **3. Knochenmark** (Medulla ossium), in der Markhöhle zw. den Bälkchen der Spongiosa; bei der Geburt ist nur rotes blutbildendes Knochenmark vorhanden (s. Blutbildung), das im Laufe des Lebens allmählich durch gelbes Fettmark verdrängt wird u. nur in wenigen Knochen erhalten bleibt, z. B. Rippen, Sternum, Wirbelkörper, Hand- u. Fußwurzelknochen, platte Schädelknochen, Darmbeinkamm. **Histol. Aufbau: 1.** Knochenzellen (Osteozyten*); **2.** Interzellularsubstanz, bestehend aus kollagenen Fasern u. verkalkter Grundsubstanz (vorwiegend phosphorsaurer u. kohlensaurer Kalk). Die Anordnung der Zwischensubstanz ist lamellär (Lamellenknochengewebe) od. regellos (Geflechtknochengewebe). Vgl. Havers-Kanäle, Volkmann-Kanäle, Knochenmarkzellen.

Knochen|gewebe|re|modellierung: (engl.) bony tissue remodeling; Bez. für den Vorgang des ständigen Knochenumbaus, bei dem die Osteoklasten an der endostalen Oberfläche Mulden aushöhlen, die von Osteoblasten wieder aufgefüllt werden; eine Störung der Abstimmung zw. Knochenresorption u. -formation wird als pathogenet. Faktor für die Entstehung der Osteoporose* angenommen (Coupling-Hypothese). Vgl. Ossifikation.

Knochen|granulom, eosino|philes (Granulum*; -om*) **n:** syn. eosinophiles Granulom*.

Knochen|häm|angiom (Häm-*; Angio-*; -om*) **n:** (engl.) hemangioma of the bone; Gefäßtumor im Skelett; **Formen: 1.** benignes K., z. B. kavernöses Hämangiom (v. a. in den Wirbelkörpern der BWS), kapilläres Hämangiom (v. a. im Bereich der Metaphysen der langen Röhrenknochen); **2.** malignes K., z. B. Hämangiosarkom*. Vgl. Knochentumoren.

Knochen|haken: (engl.) bone lever; chir. Instrument; einzinkiger, scharfer Haken, der in die Markhöhle eingesetzt wird.

Knochen|haut: Periost; bestehend aus Stratum fibrosum, Stratum osteogenicum u. Fibrae perforantes; vgl. Knochengewebe.

Knochen|kern: s. Ossifikationskern.

Knochen|leitung: (engl.) bone conduction; Schalleitung über die Schädelknochen zum Innenohr; bei Hörprüfungen* u. in der Audiometrie* genutztes Phänomen zur DD von Schwerhörigkeit*.

Knochen|leitungs|kurve: (engl.) bone conduction curve; graph. Darstellung der Hörschwelle für die Knochenleitung in der Audiometrie*.

Knochen|mark: s. Knochengewebe, Knochenmarkzellen.

Knochen|mark|a|plasie (A-*; -plasie*) **f:** (engl.) bone marrow aplasia; Verminderung aller hämatopoet. Zellformen im Knochenmark (sowie des im Knochenmark gebildeten Faktors V der Blutgerinnung); z. B. als Folge einer Milzvergrößerung (splenomegale Markhemmung; vgl. Banti-Syndrom), durch zytostat. Ther., nach Strahlenunfällen u. bei aplastischem Syndrom*.

Knochen|mark|bi|opsie (Bio-*; Op-*) **f:** (engl.) bone marrow biopsy; Biopsie* von Knochenmark zur histol. Untersuchung, z. B. bei granulomatösen Knochenmarkerkrankungen, myeloproliferativen Syndromen, Panmyelopathie, Knochenmarkmetastasen od. zur Stadieneinteilung von malignen Lymphomen; **Methoden: 1.** Aspiration* von Knochenmark nach Punktion* des Markraums v. a. platter Knochen unter Verw. spezieller Hohlnadeln mit Arretierungsplatte (verhindert ein zu tiefes Eindringen), v. a. als Sternal- u. Beckenkammpunktion; **2.** Entnahme eines Knochenzylinders (Myelotomie) meist aus dem Beckenkamm durch Ausstanzung od. unter Verw. eines Hohlbohrers; v. a. nach vorheriger Punctio* sicca.

Knochen|mark|de|pression (Depression*) **f:** (engl.) bone marrow depression; klin. Bez. für eine herabgesetzte (blutbildende) Funktion des Knochenmarks; vgl. Knochenmarkaplasie.

Knochen|mark|entzündung: s. Osteomyelitis.

Knochen|mark|fibrose (Fibr-*; -osis*) **f:** s. Osteomyelofibrose.

Knochen|mark|karzinose (Karz-*; -osis*) **f:** (engl.) bone marrow carcinosis; Metastasierung eines Karzinoms in das Knochenmark; Vork. insbes. bei Prostatakarzinom*, Mammakarzinom* u. Bronchialkarzinom*; **Sympt.:** inf. Verdrängung der Hämatopoese (hypochrome) Anämie od. Panzytopenie; **Diagn.:** Knochenmarkbiopsie; **DD:** aplastisches Syndrom*. Vgl. Knochentumoren.

Knochen|mark|meta|stasierung (Metastase*)**:** s. Knochenmarkkarzinose.

Knochen|mark|punktion (Punktion*) **f:** s. Knochenmarkbiopsie.

Knochen|mark|riesen|zellen (Zelle*)**:** s. Megakaryozyten.

Knochen|mark|trans|fusion (Transfusion*) **f:** (engl.) bone marrow transfusion; **1.** syn. Kno-

K

chenmarktransplantation, s. Stammzelltransplantation; **2.** Blutübertragung über eine Sternalpunktionskanüle.

Knochen|mark|trans|plantation (Transplantation*) f**:** s. Stammzelltransplantation.

Knochen|mark|zellen (Zelle*)**:** (engl.) bone marrow cells; im Knochenmark normalerweise vorkommende Zellen, v. a. Stammzellen u. Vorstufen der Erythro-, Granulo- u. Thrombozyten sowie Monozyten, Lymphozyten, Plasmazellen u. Gefäßendothelien.

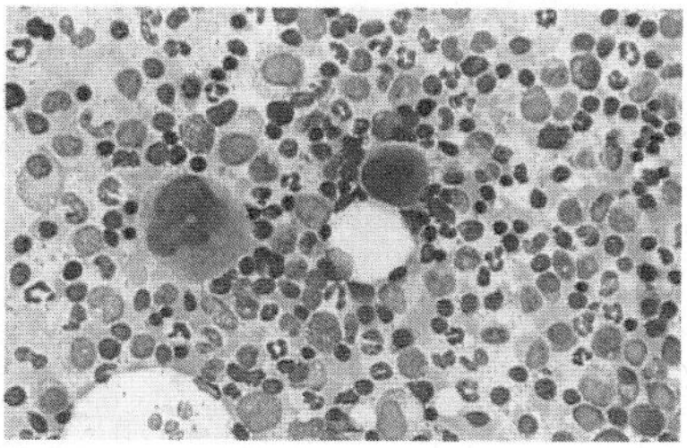

Knochenmarkzellen: normales Knochenmark (Pappenheim-Färbung); neben Fettvakuolen finden sich reichlich myeloische Zellen. Zwei Megakaryozyten sind bei dieser Vergrößerung besonders gut erkennbar. [181]

Knochen|masse, maximale: (engl.) peak bone mass; Skelettmasse eines Individuums, die nach Abschluss des Knochenwachstums weiter zunimmt u. zw. 30. u. 40. Lj. ihr Maximum erreicht; danach nimmt sie bei Frauen verstärkt, bei Männern langsamer wieder ab. Eine niedrige m. K. ist ein wichtiger Risikofaktor für eine spätere Osteoporose*. Vgl. Osteodensitometrie.

Knochen|matrix (Matrix*) f**:** (engl.) bone matrix; Interzellularsubstanz des Knochens (geformte u. ungeformte Substanz zw. den Zellen).

Knochen|meta|stasen (Metastase*) f pl**:** (engl.) bone metastases; s. Knochentumoren; vgl. Knochenmarkkarzinose.

Knochen|nekrose (Nekr-*; -osis*) f**:** (engl.) osteonecrosis; Absterben von Knochengewebe, u. U. mit Sequestration; **Vork.:** u. a. nach Erfrierung, Verbrennung, Bestrahlung, Infarkten in Knochengefäßen, (z. B. bei Caisson-Krankheit, Hyperlipidämie), als Frakturfolge, bei Dauerkortikoidmedikation, als Phosphornekrose od. spontan (s. Knochennekrosen, aseptische).

Knochen|nekrosen, a|septische (↑; ↑) f pl**:** (engl.) aseptic osteonecroses; syn. avaskuläre Knochennekrosen, spontane Osteonekrosen bzw. Osteochondronekrosen; unspezifische Destruktionsherde umschriebener Knochenpartien am wachsenden Skelett (Kinder, Jugendliche), v. a. an Epi-, Meta- u. Apophysen der langen Röhrenknochen u. den enchondral verknöchernden Fuß- u. Handwurzelknochen; Vork. auch bei Erwachsenen (z. B. Ahlbäck-, Kienböck- u. Kümmel-Verneuil-Krankheit). Als **Urs.** werden lokale Durchblutungsstörungen u. konstitutionelle Faktoren diskutiert; Auftreten außerdem nach lange durchgeführter system. Glukokortikoidtherapie, bei Hyperlipidämie, Hyperurikämie, Kollagenosen u. Alkoholabusus sowie nach Transplantation od. Bestrahlung. **Klin.:** oft symptomarm; Belastungsschmerz mit Bewegungseinschränkung u. (nächtl.) Ruheschmerz bei sek. Gelenkbeteiligung.

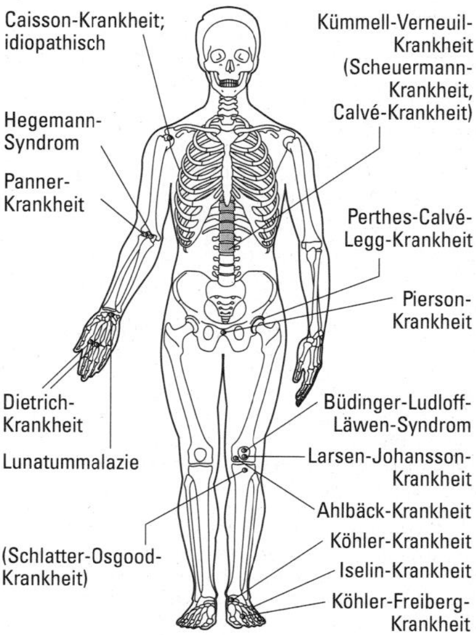

Knochennekrosen, aseptische: Lokalisationen; Krankheitsbilder, die histologisch keine Knochennekrosen i. e. S. darstellen, sind in Klammern gesetzt.

Knochen|reiben: s. Crepitatio.

Knochen|sarkom (Sark-*; -om*) n**:** s. Osteosarkom.

Knochen|span|plastik (-plastik*) f**:** (engl.) bone chip plasty; (chir.) Plastik* unter Verw. eines Knochenspans, z. B. bei Skaphoidpseudarthrose nach Skaphoidfraktur* mit Einpassung eines kortikospongiösen Beckenkammspans nach Matti-Russe od. bei Lunatummalazie* mit gefäßgestieltem Os pisiforme; vgl. Knochentransplantation, Kieler Knochenspan.

Knochen|sporn: (engl.) spur; Verkalkung od. Verknöcherung am Knochenansatz der Sehnen; z. B. Kalkaneussporn*.

Knochen|trans|plantation (Transplantation*) f**:** (engl.) bone grafting; autogene, allogene od. xenogene Transplantation* von Knochen; die Transplantate haben nach dem Auffüllen des Knochendefekts eine stimulierende u. induzierende Wirkung auf das Knochenwachstum. **Anw.** z. B. bei Frakturen, Tumoren, Pseudarthrosen, nach Osteomyelitis, traumat. Schädeldefekten (platte Schädelknochen sind unfähig zur Kallusbildung), zur Arthrodese, Überbrückung der Knochenlücken bei Gesichtsspalten u. a.; **Formen: 1.** autogene K.: beste osteogene Potenz haben kortikospongiöse u. spongiöse Transplantate sowie mikrovaskuläre Transplantate aus dem Beckenkamm (s. Spongiosaplastik); auch alleinige Kortikalistransplantate sind möglich (Rippe, Tibiavorderkante u. a.). **2.** homologe K. zum Auffüllen bei knie- od. hüftendoprothetischem Ersatz; **3.** xenogene K. unter Verw. von artfremdem Knochenmaterial, das intensiv vor-

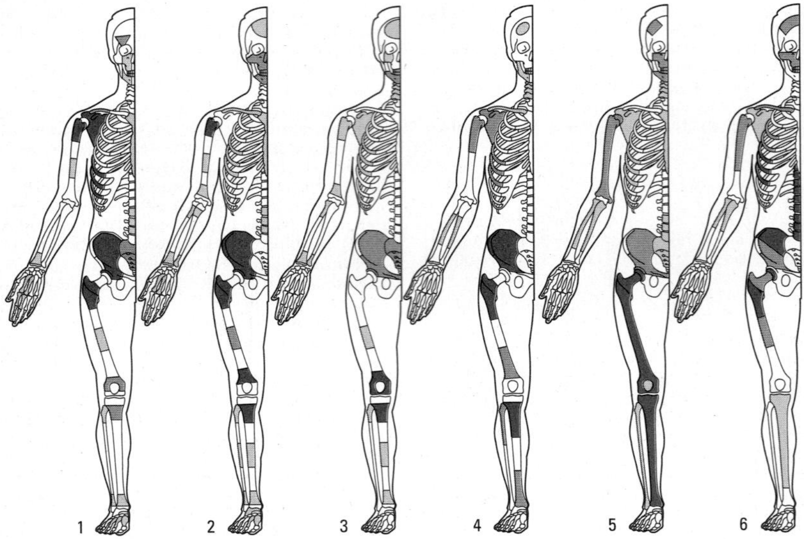

Knochentumoren:
Lokalisation maligner Knochentumoren (dunkelrot: sehr häufig; hellrot: selten);
1: Chondrosarkome; 2: osteogene Sarkome; 3: Fibrosarkome; 4: Ewing-Sarkome;
5: Retikulumzellsarkom; 6: Plasmozytom [63]

K

behandelt wurde (Verlust der Antigenität), z. B. Kieler* Knochenspan.

Knochen|tuberkulose (Tuberkel-*; -osis*) f: (engl.) tuberculous osteitis; meist auf hämatogenem Weg entstehende Tuberkulose* des Knochengewebes; Aussaat von Mycobacterium tuberculosis u. Absiedelung im Knochenmark, bei primärer Gelenktuberkulose in der Synovia; der Primärherd befindet sich meist in den Lungen; **Formen: 1.** produktiv-granulierende K. mit Ausbildung von Granulationsgewebe (Caries sicca); **2.** exsudativ-verkäsende K. mit Bildung von Nekrosen (z. T. Sequester), Fisteln u. Abszessen (Senkungsabszess*); **3.** Mischformen; **Lok.:** Metaphyse der langen Röhrenknochen, Diaphyse der kurzen Röhrenknochen (an den Fingern als Spina* ventosa), an kurzen u. platten Knochen sowie Wirbelkörpern (Spondylitis tuberculosa, häufigste Form; s. Spondylitis); **Klin.:** anfangs uncharakterist. Sympt. (Appetitlosigkeit, Müdigkeit, Nachtschweiß), später Belastungs- u. nächtl. Schmerzen in den befallenen Abschnitten; **Diagn.:** (röntg.) Auftreibung, Aufhellung, Defekt; Biopsie, Punktion; **Ther.:** s. Tuberkulose; **Kompl.:** Übergreifen auf Gelenke (Arthritis* tuberculosa). Vgl. Wirbelsäulenaffektionen (Abb.).

Knochen|tumoren (Tumor*) m pl: (engl.) bone tumors; Neubildungen im Bereich des Knochengewebes; **Formen: 1. primäre K.**, gehen vom Knochen aus; **a)** benigne, langsam wachsende u. differenzierte K., z. B. Enchondrom*, Chordom*, epiphysäres Chondroblastom*, Osteoidosteom*, Osteochondrom*; **b)** semimaligne, destruktiv wachsende K. ohne Neigung zur Metastasierung, z. B. benigner Riesenzelltumor*; **c)** maligne, relativ langsam wachsende K. mit später Metastasierung, z. B. parossales u. hochdifferenziertes Sarkom*; **d)** hochmaligne, rasch wachsende K. mit früher Metastasierung (s. Abb.), z. B. Chondrosarkom*, Ewing*-Sarkom, Fibrosarkom*, Osteosarkom*; **e)** maligne entartete, primär benigne K., z. B. Sarkom bei Osteo-

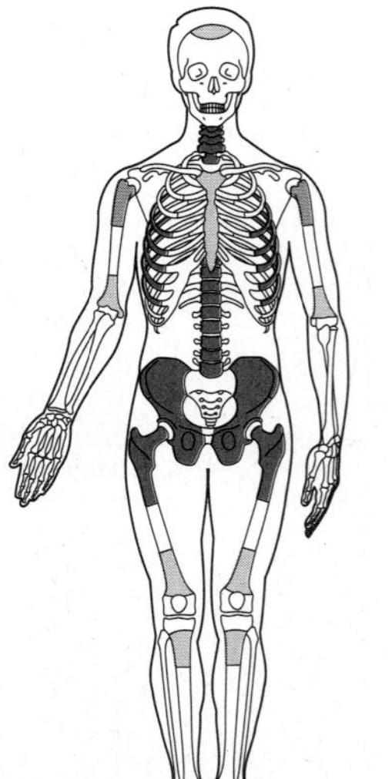
Knochentumoren:
Lokalisation von Metastasen; dunkelrot: sehr häufig; hellrot: selten [191]

dystrophia* deformans, Jaffé*-Lichtenstein-Syndrom; **2. sekundäre K.**, Metastasen* maligner Tumoren (s. Abb.); **a)** osteoplastische Metastasen mit Knochenneubildung, z. B. bei Mammakarzinom, Prostatakarzinom; **b)** osteoklastische od. osteolytische Metastasen mit Knochenabbau, z. B. bei Bronchialkarzinom, Nierenkarzinom, Plasmozytom, Schilddrüsenkarzinom; **3.** tumorähnliche Knochendefekte mit intraossärer Raumforderung, z. B. Knochenhämangiom*,

Am häufigsten in den Knochen metastasieren Mamma-, Prostata-, Bronchial-, Schilddrüsenkarzinom u. Hypernephrom.

Knochenzyste*; **Sympt.:** meist unspezifisch, evtl. Schmerzen, Fieber, Leukozytose, Erhöhung der Phosphatasen, evtl. Spontanfraktur; **Diagn.:** röntg. umschriebene Aufhellung u. Sklerosesaum bei benignen K., unscharf begrenzte Knochendefekte, Periostreaktion, Spiculae* bei malignen K.; als ergänzende Untersuchungsverfahren Tomographie, Computertomographie, Kernspintomographie, Szintigraphie, Angiographie, Biopsie.

Knochen|wachstum: (engl.) bone growth; enchondrales Längenwachstum von den Ossifikationskernen der Epiphysen aus; das Dickenwachstum kommt zustande, indem Knochensubstanz perichondral vom Periost aus angelagert wird. Vgl. Ossifikation.

Knochen|zement m: (engl.) bone cement; zur Verankerung einer Endoprothese* od. Auffüllung eines Knochendefekts verwendetes Material aus Polymethylmetacrylat*.

Knochen|zyste (Kyst-*) f: (engl.) bone cyst; Knochendefekt mit zystischer Hohlraumbildung; **Formen: 1.** juvenile K. (syn. Ostitis fibrosa localisata, Mikulicz-Krankheit): solitäre Zyste (sog. brauner Tumor durch Blutungen in das Knochenmark, histol. mesenchymales Tumorgewebe) mit Lok. v. a. in den proximalen Metaphysenabschnitten von Femur, Tibia u. Humerus, bildet sich im Kindes- od. Jugendalter u.

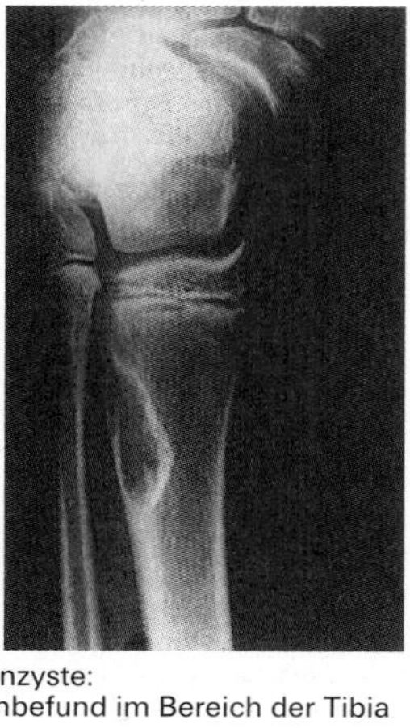

Knochenzyste:
Röntgenbefund im Bereich der Tibia [396]

führt u. U. zur Spontanfraktur; bei Rezidiven Gefahr der malignen Entartung; **2.** aneurysmatische K.: mehrkammerige, septierte Hohlräume v. a. in den proximalen Metaphysenabschnitten langer Röhrenknochen u. in Wirbelkörpern, klin. evtl. als schmerzhafte Schwellung; **3.** Knochendefekt bei Sarkoidose; s. Ostitis multiplex cystoides Jüngling; **4.** bei Hyperparathyroidismus*; s. Osteodystrophia fibrosa generalisata (Abb.); **5.** dentogene K. in den Kieferknochen (s. Kieferzyste); **Diagn.:** röntg. umschriebene Aufhellung; **Ther.:** bei Spontanfraktur zunächst konservativ; evtl. op. Ausräumung mit Spongiosaplastik* bzw. Resektion mit autoplast. Spanüberbrückung. Vgl. Knochentumoren.

Knöchel-Arm-Index m: (engl.) ankle brachial pressure index (Abk. ABPI); Quotient aus systol. Knöchel- u. Armarteriendruck zur Bewertung des Verschlussgrades der Beinarterien; Referenzbereich ≥1. C. Die.

Knöchel|frakturen (Fraktur*) f pl: (engl.) ankle fractures; Malleolarfrakturen, malleoläre Frakturen; häufig durch indirekte Gewalt (Umknicken des Fußes in Form der Supination-Adduktion, Pronation-Eversion od. Pronation-Abduktion) entstehende, einseitige (meist Außenknöchel) od. beidseitige (bimalleoläre K.) Frak-

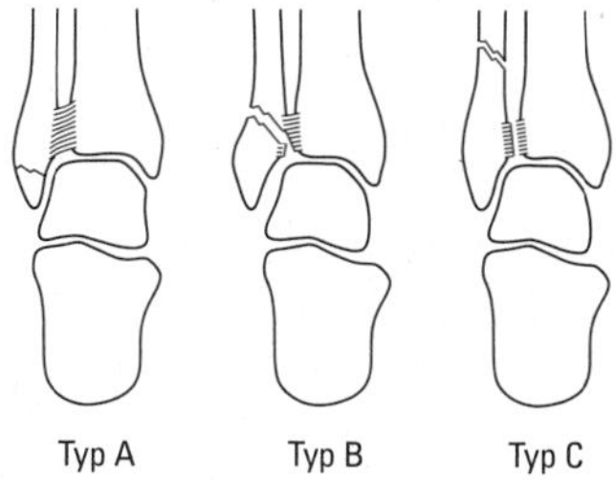

Knöchelfrakturen:
Einteilung nach Weber [155]

tur; **Einteilung** nach Weber (s. Abb.) unter Berücksichtigung von (obligaten) Mitverletzungen des Bandapparats: **Typ A:** Querfraktur des Malleolus lat. unterh. der unversehrten Syndesmose; **Typ B:** Fraktur des Malleolus lat. in Höhe der Syndesmose, evtl. ohne Zerreißung der Syndesmose (meist Ruptur des vorderen Syndesmoseanteils); **Typ C:** Fibulafraktur oberh. der Syndesmose mit Einriss der Membrana interossea dis-

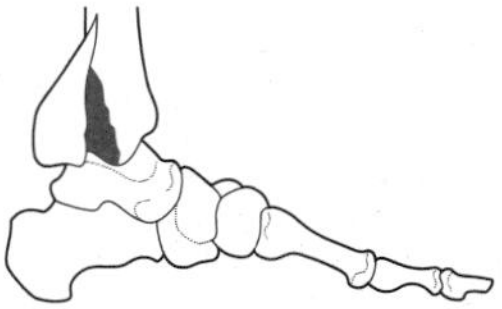

Knöchelfrakturen, Volkmann-Dreieck [223]

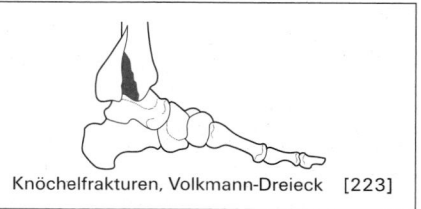

tal der Fraktur; **Sonderform:** hohe Weber-C-Fraktur od. Maisonneuve*-Fraktur; **Begleitverletzungen:** am Innenknöchel: Distorsion des Bandapparats (nur bei Typ A), sonst immer Ruptur des Lig. deltoideum bzw. Innenknöchelfraktur; evtl. dreieckiger Ausbruch an der posterolateralen Tibiagelenkfläche (sog. Volkmann-Dreieck), meist bei Typ B od. C; hier auch häufig Subluxation bzw. Luxation (bimalleoläre Fraktur) im oberen Sprunggelenk; u. U. Gefäß- u.

> Die Knöchelfraktur ist die häufigste Bruchverletzung der unteren Extremität.

Nervenläsionen; **Diagn.:** Rö.; **Ther.:** meist op. durch exakte offene Reposition, Osteosynthese, Ruhigstellung im Gipsverband; kons. nur bei nicht dislozierter Weber-A- u. stabiler Weber-B-Fraktur.

Knöchel|ödem (Ödem*) n: (engl.) ankle edema; Ödem* der Fußknöchelgegend; bei Herzinsuffizienz oft als erstes Symptom auftretend, auch als frühes Symptom einer chronisch-venösen Insuffizienz.

Knöllchen|bakterien (Bakt-*) f pl: s. Rhizobium.

Knötchen|flechte: s. Lichen ruber planus.

Knötchen|kopf|schmerz: veraltete Bez. für Spannungskopfschmerz*.

Knollen|blätter|pilz: Amanita* phalloides.

Knollen|nase: Rhinophym*.

Knopf|loch|de|formität f: (engl.) button hole deformity, (frz.) boutonnière; Fingerdeformität mit sek. fixierter Beugestellung im Mittel- u. kompensator. Überstreckung im Endgelenk bei Störung des Sehnengleichgewichts in der

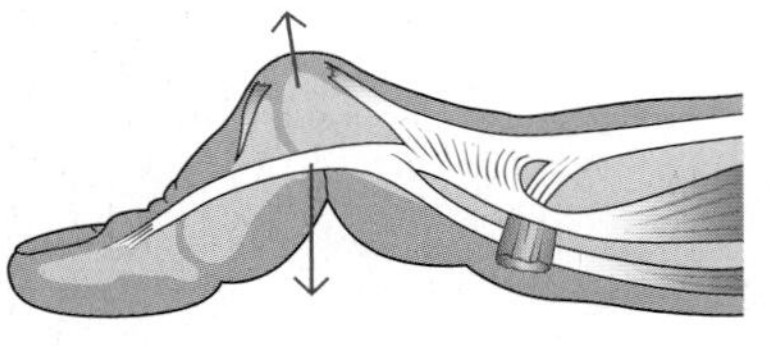

Knopflochdeformität [37]

Streckaponeurose; **Urs.:** Ruptur, offene Durchtrennung od. synovialitische Ausdünnung des zentralen Teils der Streckaponeurose, Abgleiten der Seitenzügel palmarwärts u. Durchtritt des Mittelgelenks nach dorsal; **Vork.:** bei rheumatoider Arthritis* u. Trauma.

Knopf|naht: (engl.) over-and-over suture; s. Nahtmethoden.

Knopf|sonde: (engl.) silver probe; Sonde* mit kugelförmiger Spitze; Verw. bes. zur Sondierung von Fistelgängen.

Knorpel: (engl.) cartilage; (anat.) Cartilago; druckfestes (1,5 kg/mm^2) Stützgewebe, das aus wasserreichen Knorpelzellen (Chondrozyten) u. Interzellularsubstanz (homogene Grundsubstanz u. Fasern) besteht; **Formen** je nach Beschaffenheit der Zwischensubstanz: **1.** hyaliner K.: im frischen Zustand bläulich opaleszierend; knorpelig vorgebildetes embryonales Skelett, Epiphysenfugen, Gelenkknorpel, Rippenknorpel, große Teile des Kehlkopfs, Luftröhren- u. Bronchialknorpel; **2.** elastischer K.: im frischen Zustand gelblich; Epiglottis, Ohrmuschel, Ohrtrompete, kleine Kehlkopfknorpel, kleine Bronchien; **3.** Faser- od. Bindegewebeknorpel: Gemisch von kollagenem Bindegewebe u. K.; Symphyse, Bandscheiben, Menisci, Disci, Gelenklippen.

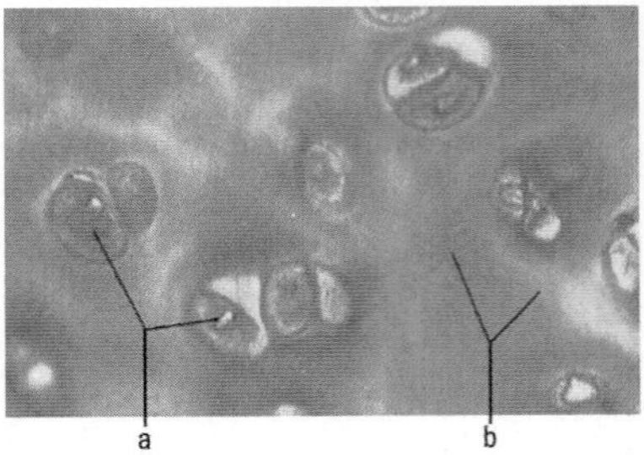

Knorpel:
histologischer Schnitt durch eine Trachealspange aus hyalinem Knorpel (Hämatoxylin-Eosin-Färbung);
a: Chondrone mit Chondrozyten, Knorpelkapseln und Knorpelhof (Territorien); b: homogen erscheinende Interzellularsubstanz [134]

Knorpel|ersatz: (engl.) cartilage replacement; Verfahren u. Materialien zur Wiederherstellung einer belastbaren, kongruenten Knorpeloberfläche u. normalen Gelenkfunktion mit freier u. schmerzloser Beweglichkeit; **Formen: 1.** Verw. von Chondroprotektiva im Frühstadium einer Arthrose*: Chondroitinsulfat u. Hyaluronsäure (intraartikulär), Glukosaminsulfat (oral); **2.** reparative Verfahren: Pridie-Bohrung, Mikrofrakturierung, Carbonfaserstift-Implantation; **3.** regenerative Verfahren: lokale Applikation von Wachstumsfaktoren (z. B. TGF-α) u. Refixation vitaler Knorpel-Knochen-Splitter nach frischem Trauma, autogene od. allogene Knochen-Knorpel-Transplantation, autogene Transplantation chondrogenen Gewebes, Transplantation autogenen Gewebes nach In-vitro-Zellvermehrung.

Knorpel-Haar-Hypo|plasie (Hypo-*; -plasie*) f: s. Chondrodysplasia metaphysaria.

Knorpel|haft: Junctura cartilaginea.

Knorpel|haut: Perichondrium*.

Knorpel|knochen|nekrose (Nekr-*; -osis*) f: s. Knochennekrosen, aseptische.

Knorpel|knötchen: s. Schmorl-Knorpelknötchen.

Knorpel|verkalkung: s. Chondrokalzinose.

Knoten|filariose (Filarien*; -osis*) f: syn. Onchozerkose*.

Knoten, heißer: (engl.) hot thyroid nodule; s. Schilddrüsenknoten, Szintigraphie.

Knoten, kalter: (engl.) cold thyroid nodule; s. Schilddrüsenknoten.

Knoten|rhythmus m: s. AV-Rhythmus.

Knoten|rose: s. Erythema nodosum.

Knoten|struma (Struma*) f: Struma* nodosa.

Knoten|tachy|kardie (Tachy-*; Kard-*) f: (engl.) nodal tachycardia; s. AV-Knotentachykardie.

Knoten|technik f: (engl.) knot tying technique; unterschiedl. Verfahren zur Verknüpfung chir. Nahtmaterials nach Legen einer Naht* (s. Abb.).

Koagul-: Wortteil mit der Bedeutung Gerinnung, gerinnen; von lat. coagulare.

Ko|agulasen (↑) f pl: (engl.) koagulases; Enzyme*, die eine Blutgerinnung bewirken; z. B.

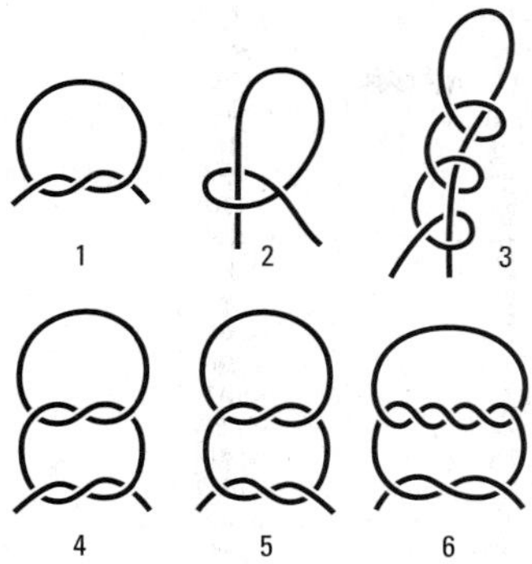

Knotentechnik:
1: einfacher Knoten; 2: überschlungener Knoten; 3: Rutschknoten mit Gegenknoten;
4: Weiberknoten; 5: Schifferknoten;
6: chirurgischer Knoten

Staphylokokkenkoagulasen od. Coagulin (Klapperschlangengift).

Ko|agulation (↑) f: (engl.) coagulation; Gerinnung; Übergang kolloidaler Stoffe aus dem Solzustand (Lösungszustand) in den Gelzustand (Flockungszustand); verursacht durch Hitze, Elektrolyte od. Enzyme; therap. Auslösung v. a. zur dosierten thermischen Gewebedestruktion u. Blutstillung durch Elektrokoagulation*, Gaskoagulation*, Infrarotkoagulation*, Chemokoagulation* u. bei der Laserchirurgie*. Vgl. Kolloid, Blutgerinnung.

Ko|agulations|nekrose (↑; Nekr-*; -osis*) f: (engl.) coagulation necrosis; s. Nekrose.

Ko|agulo|pathien (↑; -pathie*) f pl: (engl.) coagulopathies; angeborene (sog. Defektkoagulopathien, s. Tab. 1) od. erworbene Gerinnungsstörungen (s. Tab. 2), verursacht durch Mangel an od. Funktionsstörung von plasmat. Gerinnungsfaktoren; entspr. der unterschiedl. Symptomatik

Koagulopathien Tab. 1
Angeborene Koagulopathien

Bezeichnung	Ursache
Afibrinogenämie u. Dysfibrinogenämie	Faktor-I-Mangel, funktionsgestörte Fibrinogene
Hypoprothrombinämie	Faktor-II-Mangel
Hypoproakzelerinämie (Parahämophilie)	Faktor-V-Mangel
Hypoprokonvertinämie	Faktor-VII-Mangel
Hämophilie A	Faktor-VIII-Mangel
Hämophilie B	Faktor-IX-Mangel
Stuart-Prower-Defekt	Faktor-X-Mangel
PTA-Mangelsyndrom (sog. Hämophilie C)	Faktor-XI-Mangel
Hagemann-Faktor-Defizit	Faktor-XII-Mangel
Fibrinstabilisierender-Faktormangel	Faktor-XIII-Mangel

Koagulopathien Tab. 2
Erworbene Koagulopathien

Bezeichnung bzw. Symptom	Ursache
Prothrombinkomplexmangel	Synthesehemmung der Faktoren II, VII, IX u. X durch Mangel an bzw. Verwertungsstörung von Vitamin K, z. B. inf. Therapie mit Vitamin-K-Antagonisten, langdauernder parenteraler Ernährung, Resorptionsstörung (Veränderung der Darmflora, Gallengangverschluss)
Verbrauchskoagulopathie	disseminierte intravasale Gerinnung (DIC) mit Umsatzsteigerung von Thrombozyten u. plasmatischen Gerinnungsfaktoren, oft in Kombination mit Hyperfibrinolyse; z. B. bei hämolytisch-urämischem Syndrom, Waterhouse-Friderichsen-Syndrom, Purpura fulminans, Schock
Hyperfibrinolyse	Verminderung von Fibrinogen, Faktor II, V u. VIII inf. exzessiver Plasminbildung, z. B. nach operativem Eingriff, vorzeitiger Plazentalösung, Fruchtwasserembolie bzw. im Gefolge einer Verbrauchskoagulopathie
Immunkoagulopathie	durch neutralisierende oder interferierende Immunglobuline hervorgerufene Gerinnungsstörungen, v. a. bei Hämophilie A (seltener B) als Hemmkörperhämophilie, auch bei systemischem Lupus erythematodes, Allergie, Erkrankung des Monozyten-Makrophagen-Systems
komplexe Koagulopathien	Kombination versch. Mangelzustände (z. B. Synthesestörung der Gerinnungsfaktoren, Thrombopenie) u. anderer Störungen der Blutgerinnung (z. B. Verbrauchskoagulopathie, Hyperfibrinolyse), meist inf. akuter od. chron. Leberparenchymschädigung, auch bei Niereninsuffizienz, nach Bluttransfusion, Infusion von Plasmaexpandern, Paraproteinämie

werden K. mit Blutungstendenz (Minuskoagulopathien) u. K. mit Thrombosetendenz (Pluskoagulopathien) sowie entspr. dem Ort der Ursache hepatogene, kardiogene u. Immunkoagulopathien unterschieden; s. Blutgerinnung, Diathese, hämorrhagische.

Ko|agulum (↑) n: Blutgerinnsel*.

Ko|arktation (lat. coarctare zusammendrängen) f: (engl.) coarctation; Lumeneinengung eines Gefäßes, i. e. S. der Aorta (Coarctatio* aortae).

Ko|arktations|syn|drom (↑) n: s. Aortenisthmusstenose, Coarctatio aortae; „umgekehrtes" K.: s. Aortenbogensyndrom.

Ko|azervat (lat. coacervare zusammenhäufen) n: (engl.) coacervate; im Kolloid* in wässriger Lösung spontan zusammentretendes tröpfchenförmiges Gebilde mit membranöser Oberfläche ähnlich der einer lebenden Zelle.

Kobak-Kanüle (Kanüle*) f: (engl.) Kobak's cannula; Spezialkanüle zur Parazervikalblockade*, die beim Einführen durch eine Hülse geschützt werden kann.

Kobalt n: Cobalt*.

Kobelt-Tubuli m pl: Paroophoron*.

Koch-Bazillus (Robert K., Bakteriol., Berlin, 1843–1910; Bacill-*) m: s. Mycobacterium tuberculosis.

Koch-Dreieck: Trigonum nodi sinuatrialis.

Kocher-Bogen|schnitt (Emil T. K., Chir., Bern, 1841–1917): (engl.) Kocher's anterolateral

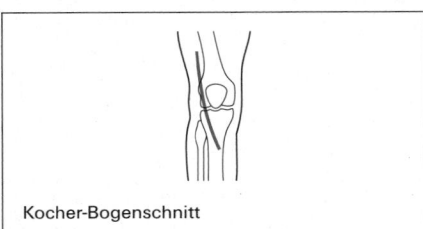

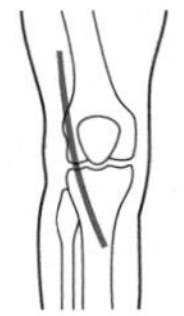

Kocher-Bogenschnitt

incision; seitl. Bogenschnitt zur Eröffnung des Kniegelenks; vgl. Schnittführung.

Kocher-Debré-Semélaigne-Syn|drom (↑; Robert D., Päd., Bakteriol., Paris, 1882–1978) n: syn. Semélaigne*-Syndrom.

Kocher-Klemme (↑): (engl.) Kocher's clamp; scharfe Klemme zum Fassen von Gewebe (s. Abb.); vgl. Instrumente, chirurgische.

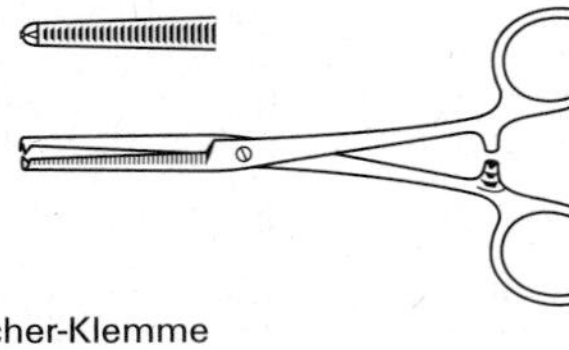

Kocher-Klemme

Kocher-Kragen|schnitt (↑): (engl.) Kocher's collar incision; (chir.) Hautschnitt mit querer, nach unten leicht bogenförmiger Schnittführung etwa fingerbreit über dem Jugulum zw. den Mm. sternocleidomastoidei; Anw. v. a. bei Strumektomie u. kollarer Mediastinotomie. Vgl. Schnittführung (Abb.).

Kocher-Re|position (↑; lat. reponere, repositus zurückstellen) f: (engl.) Kocher's method; Verf. zur Reposition einer vorderen Schultergelenkluxation* durch geführte Bewegungen in vier Phasen: Abduktion, Außenrotation, Adduktion bis vor die Brust, Innenrotation.

Koch-Knoten: syn. Keith-Flack-Knoten; Nodus* sinuatrialis.

Kochleo|graphie (Cochlea*; -graphie*) f: s. Elektrokochleographie.

Koch-Postulate (Robert K., Bakteriol., Berlin, 1843–1910) n pl: s. Henle-Koch-Postulate.

Koch|salz: s. Speisesalz.

Koch|salz|hyper|thermie (Hyper-*; Therm-*) f: (engl.) salt fever; sog. Salzfieber; Fieber bei Säuglingen nach zu reichl. Kochsalzzufuhr od. Wasserverlust; vgl. Durstfieber.

Koch|salz|lösung, physio|logische: (engl.) physiological saline; mit dem Blutserum isotonische Kochsalzlösung mit einem Gehalt von 0,9 % NaCl; Verw. v. a. zur Herstellung von Injektions-, Infusions- u. Dialysatlösungen sowie im Notfall als kurzfristiger Volumenersatz*; vgl. Osmose.

Koch-Weeks-Bakterien (Robert K., Bakteriol., Berlin, 1843–1910; John E. W., Ophth., New York, 1853–1949; Bakt-*) f pl: s. Haemophilus aegypticus.

Kock-Pouch (Pouch*): s. Pouch.

Kodein (gr. κώδεια Mohnkopf) n: Codein*.

ko|dominant (Co-*; lat. dominari herrschen): (engl.) codominant; syn. kombinant; Bez. für die gemeinsame Ausprägung von mehreren Allelen eines Gens; beim ABNull-Blutgruppensystem z. B. sind die Allele der Merkmale A u. B k., A_1 dominant über A_2 bzw. A_1, A_2 u. B dominant über 0. Vgl. Erbgang, dominanter.

Kodon (Code*) n: Codon*.

Köbner-Phänomen (Heinrich K., Dermat., Breslau, Berlin, 1838–1904) n: (engl.) Köbner's phenomenon; sog. isomorpher Reizeffekt; Entstehung neuer Krankheitsherde einer Dermatose an Stellen, die mechanisch gereizt wurden; Vork. bes. bei Lichen* ruber planus u. Psoriasis*.

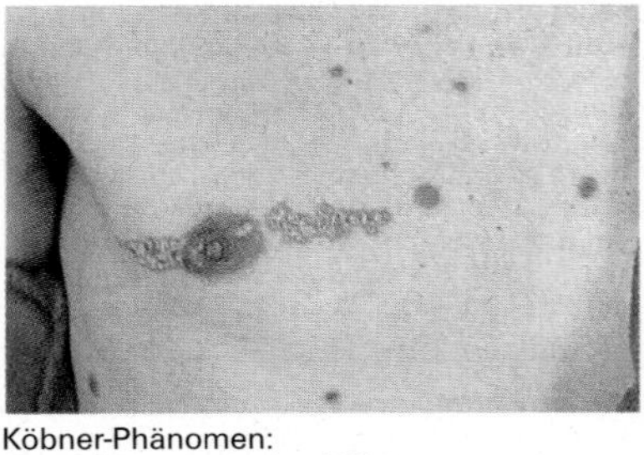

Köbner-Phänomen: Entwicklung typischer Effloreszenzen entlang einer Kratzspur bei Psoriasis [3]

Köhler-Freiberg-Krankheit (Alban K., Röntg., Wiesbaden, 1874–1947; Albert H. F., Chir., Cincinnati, 1868–1940): (engl.) Freiberg's infraction; auch Köhler-II-Krankheit; v. a. bei Mädchen zw. dem 12. u. 18. Lj. vorkommende Form der aseptischen Knochennekrosen* mit Abflachung u. Deformierung des Metatarsalköpfchens II (evtl. III u. IV); **Sympt.:** Belastungsschmerz, Spreizfuß.

Köhler-Krankheit (↑): (engl.) Köhler's disease; auch Köhler-I-Krankheit; v. a. bei Jungen zw. dem 3. u. 8. Lj. (in 30% beidseitig) vorkommende Form der aseptischen Knochennekrosen* mit Befall des Os naviculare pedis; **Sympt.:** schmerzhafte Funktionsbehinderung des Mittelfußes u. Schwellung über dem Os naviculare; röntg. Verdichtung der Knochenstruktur, Zusammensinterung u. selten völliger Verfall.

Kölliker-Kern (Rudolf A. von K., Anat., Zool., Zürich, Würzburg, 1817–1905): (engl.) Kölliker's nucleus; den Zentralkanal des Rückenmarks* umgebende graue Substanz.

Koenen-Tumoren (J. K., Arzt, Holland; Tumor*) m pl: (engl.) Koenen's tumors; sub- u. periunguale Fibrome bei tuberöser Sklerose*.

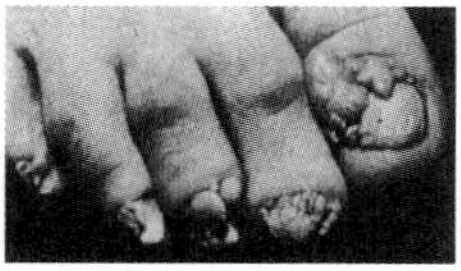

Koenen-Tumoren [549]

Königskerze: (engl.) mullein; Verbascum densiflorum bzw. Verbascum phlomoides; Blumenkronen (Verbasci flos, Wollblumen) enthalten Saponine, Flavonoide u. Schleimstoffe; reizlindernde u. expektorierende Wirkung bei Erkältungskrankheiten.

König-Syn|drom (Franz K., Chir., Rostock, Berlin, 1832–1910) n: meist bei Jungen im Wachstumsalter auftretende Form der aseptischen Knochennekrosen* mit Osteochondrosis* dissecans der distalen medialen Femurepiphyse; **Sympt.:** Gelenkschmerzen u. -erguss, evtl. Kniegelenksperre.

Ko|enzyme (Co-*; Enzyme*) n pl: Coenzyme*.

Körner|krankheit: s. Trachom.

Körner|schicht: (engl.) granular layer, nuclear layer; **1.** Stratum granulosum des Kleinhirns*; **2.** äußere u. innere K. der Großhirnrinde; s. Isocortex; **3.** K. der Retina*: Kerne der bipolaren Nervenzellen; **4.** Stratum granulosum der Epidermis*.

Körper: (anat.) Corpus.

Körper|achsen: s. Achsen des Körpers.

Körper|anti|gen (Antigen*) n: syn. O*-Antigen.

Körper|bild: (engl.) body image; (psychol.) Bez. für das aufgrund der Wahrnehmung des eigenen Körpers u. der Grenze zw. eigenem Körper u. Umwelt entstehende Bild (P. Schilder 1935); Störungen des K. mit Störung des Körpererlebens treten z. B. bei Hypochondrie od. Depersonalisation auf. Vgl. Körperschema.

Körperchen, meta|chromatische: (engl.) metachromatic granules; s. Volutin.

Körper|dosis (Dosis*) f: (engl.) body dose; Bez. für die über den gesamten Körper od. Teile gemittelte (evtl. gewichtete) Äquivalentdosis*; Grenzwerte für Ganz- u. Teilkörperdosen sind gesetzlich festgelegt. Die gesetzlichen Dosisgrenzwerte für den Strahlenschutz beziehen sich auf die K. Vgl. Ganzkörperdosis.

Körper|ebenen: s. Ebenen des Körpers.

Körper|fett|bestimmung: (engl.) body fat determination; Differenzierung der im Körper enthaltenen Fettmasse (engl. lean body mass, Abk. LBM) gegenüber dem Nicht-Fettgewebe; Durchführung meist mittels bioelektrischer Impedanzmethode od. Caliper (Gerät zur Bestimmung der Hautfaltendicke); **Referenzwerte:** Hautfaltendicke z. B. über dem M. triceps brachii <7 mm = mager, 7–13 mm = akzeptabel, >13 mm = überdurchschnittlich fett. W. Hol.

Körper|fühl|sphäre (Sphäre*) f: (engl.) somatosensory area; Regionen der Großhirnrinde, in denen die aufsteigenden sensiblen Bahnen enden, sensible Erregungen ausgewertet u. in Bewegungsimpulse umgesetzt od. als Erinnerungsbilder gespeichert werden; umfasst Gyrus postcentralis (primäres sensibles Rindenfeld) u. die nach dorsal angrenzenden sek. sensiblen Rindenfelder im Lobulus paracentralis u. Lobulus parietalis superior.

Körper|gewicht: (engl.) body weight; von Körperlänge, Alter, Ernährung u. endokrinen Faktoren abhängiges Gewicht; das gemessene K. (Istgewicht) kann in Normwerttabellen mit dem Soll- od. Normalgewicht* unter Berücksichtigung des Lebensalters, des Geschlechts u. der Körperlänge verglichen werden; hierbei sind individuelle Abweichungen von den Durchschnittswerten häufig, die u. U. bis zu pathol. Befunden wie Adipositas* reichen. Durchschnittliches K. während der Wachstumsperioden*: s. ums. Abb.; vgl. Gewichtsentwicklung des Säuglings, Gewichtsalter, Bernhardt-Formel, Body-mass-Index, Broca-Formel.

Körper|haltung: (engl.) posture; physiol. aufrechte Haltung des menschl. Körpers in Abhängigkeit von der Schwerkraft mit normaler Wirbelsäulenkrümmung u. der Fähigkeit zum Haltungswechsel bei freier Beweglichkeit aller Wirbelsäulensegmente; vgl. Haltungsstörungen.

Körper|länge: (engl.) body length; Länge des gesamten Körpers; Männer sind durchschnittl. 10–12 cm größer als Frauen; die Durchschnittswerte der K. (s. ums. Abb.) zeigen in den letzten Jahrzehnten eine Zunahme (s. Akzeleration), (pathol.) Abweichungen: s. Minderwuchs, Hochwuchs; vgl. Wachstumsprognose.

Körper|massen|zahl: s. Body-mass-Index.

Körper|ober|fläche: (engl.) body surface area; Abk. KO; die von der Haut bedeckte Oberfläche des gesamten Körpers; med. wichtige physiol. Bezugsgröße u. a. zur Abschätzung des Kalorien- u. Flüssigkeitsbedarfs (Infusionstherapie), des Ausmaßes von Schädigungen der Haut (z. B. Neunerregel bei Verbrennung*), zur Berechnung der Medikamentendosierung, für Stoffwechsel- u. Clearance-Untersuchungen usw. Die K. ist die einzige Variable, die mit dem Grundumsatz* korreliert, da sie für den Wärmeverlust maßgeblich ist. Da eine direkte Bestimmung der K. schwierig ist, werden häufig nach der Dubois*-Formel konstruierte Nomogramme zur Schätzung der K. benutzt. **Schätzwerte:** Neugeborenes 0,2 m^2; 2-jähriges Kind 0,5 m^2; 9-jähriges Kind 1 m^2; Erwachsener 1,73 m^2; vgl. Meeh-Formel.

Körper|plethysmo|graphie (gr. πληθυσμός Vermehrung; -graphie*) f: s. Ganzkörperplethysmographie.

Körper|schema n: (engl.) body image; (neuropsychol.) Orientierung (Vorstellung) bzgl. des eigenen Körpers; Repräsentation des eigenen Körpers, die durch kinästhetische, taktile u. optische Reize vermittelt ist; Störungen des K. mit Autotopagnosie, Fingeragnosie u. Rechts-Links-Störung treten v. a. bei hirnlokalem Syndrom* auf. Vgl. Agnosie.

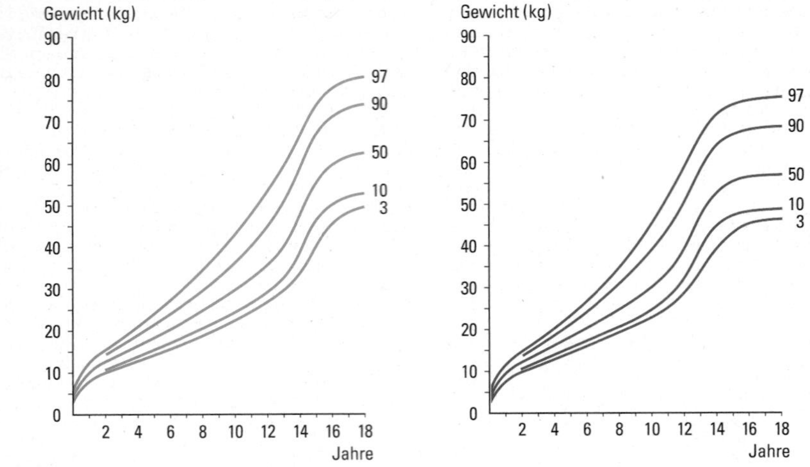

Körpergewicht:
Altersabhängigkeit bei Jungen (li.) und Mädchen (re.) mit Darstellung einiger Perzentilenwerte [464]

Körper|stell|re|flex (Reflekt-*) m: s. Stellreflexe.

Körper|temperatur f: (engl.) body temperature; zur Aufrechterhaltung aller Lebensvorgänge notwendige Wärme; unterschieden werden Kern- u. Oberflächentemperatur. Messung der K. mittels Thermometer vorzugsweise oral (sublingual, normal ca. 36,7 °C), aber auch rektal (ca. 37 °C) od. axillar (ca. 36,5 °C). Vgl. Fieber, Wärmeregulation.

Körper|therapie f: (engl.) body therapy; Sammelbez. für versch. psychotherapeutische Verfahren, deren gemeinsames Merkmal es ist, durch intensive Beschäftigung mit körperl. Funktionen (Bewegung, Körperhaltung, Atmung u. a.), u. U. verbunden mit meditativen Übungen, Selbstheilungstendenzen des Körpers zu fördern u. so Gesundungsprozesse zu stützen; beinhaltet Elemente der Krankengymnastik* (übende Verfahren), der Bewegungstherapie* u. Entspannungstherapie, der bioenergetischen Analyse* u. des Biofeedback*. Vgl. Heilverfahren, alternative.

Körper|verletzung: (engl.) bodily injury; jeder (u. damit auch jeder zu diagn. u./od. therap. Zwecken erfolgende) Eingriff in die körperl. Integrität des lebenden Menschen; nach §§ 223 ff. StGB strafbar; nach § 228 StGB handelt indes

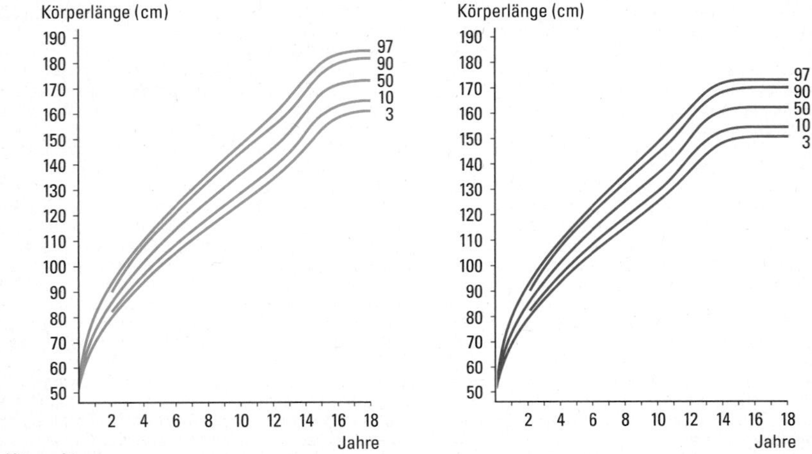

Körperlänge:
altersabhängiges Längenwachstum bei Jungen (li.) u. Mädchen (re.) mit Darstellung klinisch relevanter Perzentilenwerte [464]

nicht rechtswidrig, wer eine K. mit **Einwilligung*** des Betroffenen vornimmt (sofern die Tat trotz Vorliegens einer Einwilligung nicht gegen die guten Sitten verstößt). Grundsätzlich ist somit jeder operative, pharmak. u. radiol. Eingriff zu diagn. u./od. therap. Zwecken einwilligungspflichtig. Der ärztl. Eingriff ohne Einwilligung kann jedoch gemäß § 34 StGB wegen rechtfertigenden Notstands gestattet sein, etwa wenn bei einem Notfall die Einwilligung wegen Bewusstlosigkeit des Pat. nicht eingeholt werden kann od. wenn eine missbräuchliche Behandlungsverweigerung durch die gesetzl. Vertreter Schaden für das Kind besorgen lässt u. auch das Vormundschaftsgericht nicht rechtzeitig angerufen werden kann. Auch bei einer Operationserweiterung kann § 34 StGB anwendbar sein. Vgl. Operation, Methoden, invasive.

Körper|wasser: (engl.) total body water; Gesamt-H_2O-Bestand des Körpers; das K. ist je nach Alter u. Geschlecht mit 46 % (Greisin) bis 75 % (Säugling) am Körpergewicht beteiligt. Frauen haben wegen des höheren Fettanteils am Körpergewicht einen geringeren Wasseranteil. Nach dem Prinzip der Indikatorverdünnung können die Volumina des K. u. der einzelnen Flüssigkeitskompartimente* mit versch. Indikatoren (Radionuklide, Polysaccharide, Farbstoffe) näherungsweise gemessen bzw. aus deren Differenzen berechnet werden. Vgl. Wasserhaushalt.

Ko|faktoren m: Cofaktoren*.

Koffein n: Coffein*.

Kofferath-Syn|drom (Walter K., deutscher Arzt) n: geburtstraumatisch entstandene, meist einseitige Phrenikuslähmung*, oft in Komb. mit Armplexuslähmung* inf. Läsion der 3., 4. u. 5. Zervikalwurzel; Vork. insbes. nach Zangenextraktion od. Entbindung bei Steißlage; **Sympt.:** oft Schwellung der betroffenen Halsseite, Atemstörungen mit Zyanose u. Tachypnoe (thorakale Atmung), eingefallenes Abdomen; **Diagn.:** (röntg.) einseitiger Zwerchfellhochstand mit paradoxer Zwerchfellbewegung; oft Atelektasen; **Ther.:** ggf. Beatmung, Zwerchfellstimulation; sofern keine Spontanremission eintritt chir. Zwerchfellraffung.

Koffer|dam (engl. cofferdam Kastendamm): um den Zahn gespanntes u. mit Klammer befestigtes Latextuch zur Abdichtung; **Anw.** bei der zahnärztl. Applikation einer Kunststofffüllung (Schutz vor Feuchtigkeit), Wurzelbehandlung (Trockenlegen), Entfernen einer Amalgamfüllung (Schutz vor Verschlucken) od. beim Befestigen von Restaurationen.

Kognition (lat. cognitio Erkennen) f: (engl.) cognition; (psychol.) allg. Bez. für Prozesse u. Produkte von Wahrnehmung*, Erkennen, Denken, Schlussfolgern, Urteilen, Erinnern usw.; Störungen kognitiver Funktionen sind z. B. Gedächtnisstörung*, Denkstörung*, Unfähigkeit zur Abstraktion u. sog. Rigidität (Festhalten an einer Überzeugung), die z. B. bei Schizophrenie u. Demenz vorkommen. Vgl. Dissonanz, kognitive.

Ko|habit|arche (lat. cohabitare zusammenwohnen; gr. ἀρχή Anfang) f: (engl.) initial intercourse; Zeitpunkt des ersten Geschlechtsverkehrs; s. Defloration.

Ko|habitation (↑) f: Beischlaf; syn. Koitus*.

Ko|habitations|verletzungen (↑): (engl.) coital injuries; Verletzungen des weibl. Genitales bei (einvernehmlichem od. nicht einvernehmlichem) Koitus*; man unterscheidet: **1.** Deflorationsverletzungen (v. a. erweiterte Hymenaleinrisse); **2.** Verletzungen koituserfahrener Frauen (v. a. Querrisse im hinteren Scheidengewölbe; vgl. Scheidenriss); prädisponierende mechanische od. hormonale Faktoren sind ein genitales Missverhältnis, Puerperium* u. Postmenopause* mit Involutionserscheinungen. Vgl. Vergewaltigung.

Kohle: (med.) Carbo medicinalis; s. Aktivkohle.

Kohlen|di|oxid n: (engl.) carbon dioxide; CO_2, Anhydrid der Kohlensäure, auch nicht korrekt als Kohlensäure bezeichnet; farbloses, schweres, nicht brennbares Gas, Dichte (bezogen auf Luft) 1,529. Unterhalb von 31 °C lässt es sich durch Druckerhöhung zu einer farblosen Flüssigkeit verdichten. Bei niedriger Temp. (-70 °C) feste, weiße Masse (Kohlensäureschnee). K. kommt in der Luft zu 0,03 % vor (Ausatemluft ca. 4,5 Vol.%), ferner z. B. als Carbonat in Mineralien; entsteht als Endprodukt im Oxidationsstoffwechsel durch Decarboxylierung, allg. beim Verbrennen kohlenstoffhaltiger Verbindungen. In physiol. Konz. im Blut hat K. eine aktivierende Wirkung auf das Atemzentrum. 8–10 Vol.% CO_2 in der Luft führen zu Kopfschmerz, Ohrensausen, Blutdruckanstieg, Atemnot, Bewusstlosigkeit u. ggf. Tod durch Erstickung. 20 Vol.% CO_2 wirken tödlich. MAK-Wert 5000 ppm. Vgl. CO_2-Partialdruck.

Kohlen|di|oxid|bindungs|vermögen: (engl.) carbon dioxide binding capacity; s. Alkalireserve.

Kohlen|di|oxid|kapazität f: (engl.) carbon dioxide capacity; Bez. für die CO_2-Transportfähigkeit von Blut bzw. Plasma, ausgedrückt als CO_2-Gehalt (Summe aus physik. gelöstem u. chemisch gebundenem CO_2) einer mit 40 mmHg (alveoläre CO_2-Spannung) äquilibrierten Probe; **Bestimmung:** Blut wird nach anaerober Entnahme bis zur Gerinnung stehen gelassen. Nach Abtrennung des Plasmas wird dieses äquilibriert u. das ionisch gebundene CO_2 (Standardbicarbonat*) mittels einer schwachen Säure freigesetzt. Das erhaltene Gasvolumen wird auf Standardbedingungen (0 °C, 760 mmHg, wasserdampffrei) umgerechnet.

Kohlen|di|oxid|narkose (Narkose*) f: (engl.) carbon dioxide narcosis; s. Hyperkapnie.

Kohlen|di|oxid|partial|druck: (engl.) carbon dioxide partial pressure; CO_2*-Partialdruck.

Kohlen|di|oxid|vergiftung: (engl.) carbon dioxide poisoning; s. Kohlendioxid, Hyperkapnie.

Kohlen|hydrate n pl: (engl.) carbohydrates; Abk. KH; syn. Saccharide, (chem.) Polyhydroxyaldehyde u. -ketone; allg. Formel $C_n(H_2O)_n$; **Einteilung: 1.** nach Polymerisationsgrad in Monosaccharide*, Disaccharide*, Oligosaccharide* u. Polysaccharide*; **2.** nach Reduktionsvermögen in reduzierende u. nicht reduzierende KH; **3.** (physiol.) in verdauliche u. unverdauliche KH; vgl. Ballaststoffe; **Funktionen: 1.** Grundnahrungsstoffe, die im pflanzl. Organismus als Stärke u. Inulin, im tier. als Glykogen gespeichert werden. **2.** Gerüstsubstanz bei Pflanzen (z. B. Zellulose*, Hemizellulosen) u. Tieren (z. B. Chitin); auch in der extrazellulären Matrix (Glykosaminoglykane*); **3.** Bestandteil der Glykoproteine* u. Glykolipide*; **Biosynthese:** de novo durch Photosynthese*; im tier. Organismus wird Glukose durch Glukoneogenese* gebildet. Vgl. Glykane, Glykoside, Kohlenhydratstoffwechsel.

K

Kohlen|hydrat|mal|ab|sorption (Mal-*; Absorption*) f: (engl.) carbohydrate malabsorption; angeb. od. erworbene Störung des Abbaus od. der Resorption versch. Kohlenhydrate (Abk. KH); **Klin.:** Leitsymptome sind Durchfälle (vgl. Dyspepsie), die osmotisch bedingt bzw. Folge der Vergärung der KH durch Darmbakterien sind u. zu Gedeihstörungen des Säuglings führen können. Erworbene Defekte sind oft die Folge einer Atrophie der Mukosazellen mit Aktivitätsverlust der dort lokalisierten Disaccharidasen* (Laktase wegen ihrer geringen Aktivität meist am stärksten betroffen), z. B. bei Zöliakie*, Mangelernährung (Kwashiorkor), Kolitis, Gastroenteritis, nach Op. od. zytostatischer Therapie; **Formen: 1.** Monosaccharidmalabsorption: s. Glukose-Galaktose-Malabsorption; **2.** Disaccharidmalabsorption: **a)** Laktoseintoleranz (syn. Alaktasie): Laktasemangel bedingt Nichtverwertbarkeit des Milchzuckers (Laktose); die angeb. (autosomal-rezessiv erbl.) Form führt zu Störungen in der Phase der reinen Milchernährung des Säuglings, erworbene Form bei Erwachsenen durch seltenen Milchgenuss u. damit verbundenem Rückgang der Laktaseaktivität (voll reversibel durch erneute Gewöhnung). **b)** Saccharoseintoleranz: auch Saccharose-Isomaltose(Stärke)-Malabsorption mit autosomal-rezessiv erbl. Saccharasemangel; Rohr- bzw. Rübenzucker kann nicht gespalten werden; Sympt. treten auf nach Beginn der Beigabe von Obst zur Säuglingsnahrung. **c)** Maltoseintoleranz mit autosomal-rezessiv erbl. Mangel an Maltase; **3.** passagere K. inf. physiol. Insuffizienz der Stärkeverdauung bei Frühgeborenen, Neugeborenen u. jungen Säuglingen, da Amylasen* zunächst fehlen; **Ther.:** Diät mit Elimination des unverträglichen KH führt zur sofortigen Besserung. Vgl. Verdauung.

K

Kohlen|hydrat|stoff|wechsel: (engl.) carbohydrate metabolism; im tier. Metabolismus Um- u. Abbau der aufgenommenen u. vorhandenen Kohlenhydrate (Abk. KH); bei Pflanzen zusätzl. Neusynthese von KH (s. Photosynthese); in der Nahrung enthaltene verdaul. KH werden bei der Verdauung* in den Dünndarmmukosazellen enzymat. (Amylasen*, Disaccharidasen*) in Monosaccharide* gespalten, die in die Blutbahn abgegeben werden u. in die Zellen gelangen. Die konstante Glukosekonzentration im Blut (70–115 mg/dl) ist bes. für Zellen mit hohem Energieverbrauch od. schlechter Sauerstoffversorgung lebensnotwendig. Glukose*, das quantitativ wichtigste Monosaccharid im K. (vgl. Fruktose), wird durch erleichterte Diffusion mittels Glukosetransporter* in die Zellen des Muskel- u. Fettgewebes aufgenommen u. gelangt durch aktiven, Na^+-gekoppelten Transport in die Zellen der Darmmukosa u. Nierentubuli. Sie wird intrazellulär zu Glukose-6-phosphat (Abk. G-6-P) phosphoryliert. **Stoffwechselwege: 1.** G-6-P ist Substrat von Glykolyse* u. Pentosephosphatzyklus*; **2.** UDP-Glukose (aktive Glukose) entsteht aus UTP u. Glukose-1-phosphat (Abk. G-1-P) u. wird für Glykogenese*, Umbau in andere Zucker (z. B. Epimerisierung zu Galaktose*), Synthese von Disacchariden u. Synthese von Glukuronsäure* (vgl. Glukuronide) benötigt.

Regulation: 1. Hohe G-6-P-Konz. aktiviert die Glykogenese mit verstärkter Bildung von G-1-P. **2.** Enzyme der Glykolyse (Glukokinase, Phosphofruktokinase u. Pyruvatkinase) werden bei hoher ATP-Konz. gehemmt u. bei hoher ADP- u. AMP-Konz. aktiviert. **3.** Sauerstoff: Milchsäuregärung (s. Gärung) erfolgt bei niedriger O_2-Konz., bei ausreichender O_2-Konz. wird der Energiebedarf durch die Atmungskette* gedeckt. **4.** Hormone: **a)** Insulin* senkt die Blutglukosekonzentration (vgl. Insulinrezeptor), stimuliert die Glykolyse durch Induktion der Glukokinase* u. aktiviert gleichzeitig den Pentosephosphatzyklus. **b)** Glucagon* (in der Leber) u. Adrenalin* (in Leber u. Muskel) fördern den Glykogenabbau, indem sie die Phosphorylase* aktivieren. Adrenalin steigert gleichzeitig (nur im Muskel) die Glykolyserate, Glucagon die Glukoneogenese*. Beide Hormone wirken daher i. S. einer Blutzuckererhöhung. Zu **Entgleisungen** des K. kommt es bei Monosaccharidosen (Diabetes mellitus, Hypoglykämie, Galaktosämie, mitochondriale Enzephalomyopathien u. a.), Glykoproteinosen (z. B. Mannosidose, Fukosidose, Sialidose) u. Polysaccharidosen (z. B. Glykogenosen, progressive myoklonische Epilepsie). Vgl. Cori-Zyklus, Kohlenhydratmalabsorption.

Kohlen|mon|oxid n: (engl.) carbon monoxide; CO; kurz Kohlenoxid; in reinem Zustand farb-, geruch- u. geschmackloses, brennbares, giftiges, mit Luft gemischt explosibles Gas; **Vork.:** in Erd- u. Grubengasen, industriell als Generatorgas, Stadt- bzw. Kokereigas (Leuchtgas), in Auspuffgasen von Ottomotoren, bei unvollkommener Verbrennung von Kohle u. Holz.

Kohlen|mon|oxid|vergiftung: (engl.) carbon monoxide poisoning; nach Inhalation von Kohlenmonoxid* (CO) erfolgende Sauerstoffverarmung des Organismus durch Bildung von Carboxyhämoglobin (Abk. CO-Hb; entsteht durch die im Vergleich zu O_2 250-mal festere Bindung von CO an Hämoglobin); der Vergiftungsgrad ist abhängig von der CO-Konz. u. der Einwirkungszeit (s. Tab.). **Pathol./Anat.:** bei akuter K. bilaterale Pallidumnekrosen bereits nach zwei Tagen; bei chron. Verlauf umschriebene Entmarkungen (sog. Grinker-Myelinopathie); **Sympt.:** s. Tab.; **Diagn.:** im EKG ST-Senkung u. T-Abflachung als Hypoxämiezeichen; spektroskop. od. gasanalyt. Nachweis von CO-Hb, kirsch- bis scharlachrotes Blut; **Ther.:** Frischluft, Beatmung mit Sau-

Kohlenmonoxidvergiftung
Symptome entspr. der CO-Konzentration der Atemluft

CO-Konzentration Vol.%	Symptome
0,005	MAK-Wert: keine Gesundheitsgefährdung zu erwarten
0,01	nach mehreren Stunden leichte Kopfschmerzen
0,05	nach mehreren Stunden heftige Kopfschmerzen, Schwindel, Ohnmachtsneigung
0,1–0,2	Tod nach 30 Minuten
0,3–0,5	in wenigen Minuten Tod durch Atemlähmung und Herzversagen

erstoff bis CO-Hb <5 %, Stabilisierung der Vitalfunktionen, Intensivüberwachung.

Kohlen|säure: (engl.) carbonic acid; H_2CO_3; schwache Säure (pK = 6,52), die in Form ihrer Salze (Carbonate, Bicarbonate) vorkommt u. in wässriger Lösung mit Kohlendioxid* im Gleichgewicht steht ($CO_2 + H_2O \rightleftharpoons H_2CO_3$); der pH-Wert von 7,38 des menschl. Bluts wird vom Hydrogencarbonatpuffersystem (HCO_3^-/H_2CO_3) reguliert (s. Bicarbonatpuffer).

Kohlen|säure|an|hydrase f: Carboanhydrase*.

Kohlen|säure|druck: (engl.) carbon dioxide pressure; s. CO_2-Partialdruck.

Kohlen|säure|schnee: (engl.) carbon dioxide snow; Bez. für festes Kohlendioxid*.

Kohlen|säure|schnee|behandlung: (engl.) carbon dioxide snow treatment; Kältebehandlung von Hautveränderungen (z. B. bei Hämangiomen, Warzen, Keloiden) mittels Kohlensäureschnee; vgl. Kryochirurgie.

Kohlen|staub|lunge: syn. Anthrakose*.

Kohlen|stoff: (engl.) carbon; Symbol C (Carboneum), OZ 6, rel. Atommasse 12,011; 4-wertiges, reaktionsträges chem. Element; Grundbaustein aller org. Verbindungen u. der belebten Materie; natürliches Vork. als Graphit u. Diamant. Die Menge an K. als fossile Biomasse wird auf 5×10^{12} t geschätzt.

Kohlen|stoff-14: (engl.) carbon 14; chem. Symbol ^{14}C; natürl. radioaktives Isotop des Kohlenstoffs (6 Protonen, 8 Neutronen; Betastrahler), das durch kosm. Höhenstrahlung entsteht u. als $^{14}CO_2$ in Luft od. als $H^{14}CO_3^-$ in Wasser vorkommt; physik. Halbwertzeit 5730 Jahre, biol. Halbwertzeit bezogen auf Knochen 40, auf den ganzen Körper durchschnittl. 10 Tage; **Verw.:** in der Forschung z. B. zur Autoradiographie u. Altersbestimmung fossilen org. Materials (Radiocarbonmethode).

Kohlen|stoff|atom, a|sym|metrisches n: (engl.) asymmetric carbon atom; Kohlenstoffatom, dessen vier Valenzen mit vier voneinander versch. Atomen od. Atomgruppen verbunden sind; diese molekulare Asymmetrie ist die Urs. der optischen Aktivität*. Vgl. Isomerie.

Kohlen|stoff-13-Ex|halations|test (Exhalatio*) m: (engl.) carbon 13 breathing test; syn. ^{13}C-Harnstoff-Atemtest; Bestimmung der ^{13}C-Isotope in der Ausatemluft zum Nachweis einer Helicobacter-pylori-Infektion; ^{13}C-markierter Harnstoff, der mit einem Probetrunk aufgenommen wird, wird von der Urease des Helicobacter* pylori im Magen gespalten (s. Harnstoffspaltung), wobei $^{13}CO_2$ freigesetzt u. abgeatmet wird, das absorptionsspektrometrisch gemessen werden kann.

Kohlen|wasser|stoffe: (engl.) hydrocarbons; aus Kohlenstoff- u. Wasserstoffatomen bestehende kettenförmige Moleküle; man unterscheidet gesättigte (Alkane) u. ungesättigte (Alkene, Alkine), cyclische u. aromatische (vom Benzol* abgeleitete) Kohlenwasserstoffe. Vgl. Halogenkohlenwasserstoffe.

Kohlen|wasser|stoffe, poly|cyclische aromatische: (engl.) polycyclic aromatic hydrocarbons (Abk. PAH); Abk. PAK; Gruppe org. Substanzen mit kondensiertem Ringsystem, von denen einige starke Kanzerogene* sind (z. B. Benzpyren); Vork. als org. Brennstoffe u. deren Verarbeitungsprodukte; entstehen bei unvollständiger Verbrennung, z. B. in Ruß, Dieselabgasen, Zigarettenrauch, Räucher- u. Grillwaren.

Kohlen|wasser|stoff|vergiftung: (engl.) hydrocarbon poisoning; Vergiftung mit aliphat. od. aromat. Lösungsmitteln, Benzin, Halogenkohlenwasserstoffen; Gefährdung durch Aspiration mit chem. Pneumonie (bes. bei Kleinkindern durch Lampenöle) u./od. system. Giftigkeit mit Krämpfen, Herzrhythmusstörungen u. a.; **Ther.:** symptomatisch; nach oraler Aufnahme Magenspülung u. Aktivkohle.

Kohlrausch-Falte (Otto L. B. K., Arzt, Hannover, 1811–1854): (engl.) Kohlrausch's fold; Plica transversa recti; halbmondförmige Querfalte im Rektum, ca. 6,5 cm oberh. des Anus.

Kohlrausch-Knick (Arnt K., Physiol., Tübingen, 1884–1969): (engl.) Kohlrausch's break; (ophth.) bei der Dunkeladaptation* nach 7–8 Min. auftretender Knick der Adaptationskurve, der nach der Duplizitätstheorie* des Sehens den Übergang vom maximal adaptierten Zapfen- zum Stäbchensehen anzeigt.

Kohorten|studie (lat. cohors, cohortis Hundertschaft) f: (engl.) cohort study; epidemiol. Studie, bei der die untersuchte Bevölkerungsgruppe durch ein gemeinsames Merkmal, z. B. eine best. Alters- od. Berufsgruppe, gekennzeichnet ist.

Koil|onychie (gr. κοῖλος hohl; Onych-*) f: (engl.) koilonychia; Hohlnägel, Löffelnägel; Nägel mit muldenförmiger Eindellung der Nagelplatte u. erhöhter Brüchigkeit; **Vork.:** bes. bei chron. Eisenmangel, Durchblutungsstörungen (Raynaud-Syndrom) u. Vitaminmangel (Pellagra, Sprue) sowie traumatisch bedingt.

K

Koitus (lat. coitus Zusammentreffen, Vereinigung) m: (engl.) coitus; syn. Kohabitation; heterosexueller Genitalverkehr mit Einführen des Penis in die Vagina; vgl. Geschlechtsverkehr, Coitus interruptus.

Ko|kanzero|gene (Co-*; Cancer-*; -gen*) n pl: (engl.) cocancerogens; Substanzen od. Faktoren, die den Effekt von Kanzerogenen* verstärken, ohne selbst kanzerogen zu sein (sog. Promotoren); als chemische K. z. B. Crotonöl, Phenol, Öle aus Fruchtschalen von Zitrusfrüchten. Vgl. Kanzerogenese.

Ko|kanzero|genese (↑; ↑; -genese*) f: (engl.) cocancerogenesis; Entstehung maligner Tumoren durch Zusammenwirken von Kokanzerogenen* mit Kanzerogenen* (im Ggs. zur Synkanzerogenese*); vgl. Kanzerogenese.

Kokarden|zellen (Zelle*): s. Targetzellen.

Kokkels|körner: (engl.) levant berry seeds; Cocculi fructus; Steinfrüchte des Schlingstrauchs Anamirta cocculus; Samen enthalten Picrotoxin*; wirkt vestibulär dämpfend; **Verw.:** zur Kupierung eines Schwindels (Wirksamkeit nicht durch klinische Studien erwiesen).

Kokken (gr. κόκκος Kern, Beere) f pl: (engl.) coccobacilli; kugelförmige Bakterien; je nach Lagerung unterscheidet man Einzel-, Diplo-, Ketten- (Strepto-), Tetraden-, Haufen- (Staphylo-) sowie Paketkokken.

Kok-Krankheit: syn. Hyperekplexie*.

Kokzidien (Dim. von Kokken*) f pl: Coccidia; taxonom. Ordnung der Sporozoa mit meist pathogenen Arten, z. B. Toxoplasma gondii, Isospora belli, versch. Sarcocystis-, Babesia-, Eimeria-, Cryptosporidium- u. Plasmodium-Species. Vgl. Protozoen.

Kokzidioido|mykose (↑; -id*; Myk-*; -osis*) f: s. Coccidioides-Mykose.

Kokzidiose (↑; -osis*) f: (engl.) coccidiosis; Infektionskrankheit durch Kokzidien; i. e. S. von

Isospora* belli u. Sarcocystis* verursachte Inf. des Dünndarmepithels; meist symptomlos od. mit leichter, nach 3 Wo. abklingender Diarrhö; selten schwerer Verlauf; opportunistische Inf. bei Immundefekten*; **Ther.:** Cotrimoxazol.

Kokzygeal|teratom (gr. κόκκυξ, κόκκυγος Kuckuck, Steißbein; τέρας, τέρατος Ungeheuer; -om*) n: (engl.) coccygeal teratoma; syn. Steißteratom*.

Kokzyg|odynie (↑; -odynie*) f: (engl.) coccygodynia; umschriebener Schmerz u. Druckempfindlichkeit im Bereich von Steißbein u. evtl. Rektum; **Vork.:** häufiger bei Frauen; **Urs.:** meist chron. Mikrotraumen, z. B. aufgrund zu langen Sitzens (sog. television bottom), seltener nach Verletzungen des Beckens, Sturz mit Stauchungstrauma, chir. Eingriff od. Entbindung, sowie i. R. einer Neuralgie; **Ther.:** Lokalanästhetika, physik. Therapie.

Kol-: auch Koli-, Kolo-, Kolon-, Coli-, Colo-, Colon-; Wortteil mit der Bedeutung Darm; von gr. κῶλον.

Kolben|finger: s. Trommelschlägelfinger.

Kolchizin n: Colchicin*.

Kol|ek|tomie (Kol-*; Ektomie*) f: (engl.) colectomy; op. Entfernung des gesamten Dickdarms (subtotale K.) i. w. S. auch des Rektums (totale K.); anschl. Rekonstruktion der Darmpassage durch Ileorekto- bzw. Ileoanostomie; **Ind.:** multiple Karzinome (s. Karzinom, kolorektales), Colitis* ulcerosa od. familiäre adenomatöse Polypose*; vgl. Kolonresektion, Koloproktektomie, Rektumresektion.

Koli-Anti|gen|tabelle (↑; Antigen*) f: s. Kauffmann-Koli-Antigentabelle.

Koli|bakterien, entero|patho|gene (↑; Bakt-*) f pl: s. Escherichia coli.

Koli|dys|pepsie (↑; Dys-*; -pepsie*) f: (engl.) Escherichia coli enteritis; akute Ernährungsstörung* des Säuglings inf. Infektion mit enteropathogenen Stämmen von Escherichia* coli (EPEC); epidem.-endemisches Auftreten, insbes. in Kindereinrichtungen u. auf Säuglingsstationen (Form des infektiösen Hospitalismus*). Junge Säuglinge sind anfälliger, da sie noch keine (enterale Schleimhaut-)Immunität (vgl. IgA) besitzen u. ungenügend Magensäure als natürl. Barriere orthograder Darmkeimbesiedelung sekretieren. **Übertragung**: v. a. durch Kontakt (Hände der Pflegepersonen), auch über die Luft (Staubpartikel); **Klin.:** s. Dyspepsie; **Ther.:** diätet. Maßnahmen (orale ggf. parenterale Flüssigkeits- u. Elektrolytsubstitution); bei sept. Verlauf Antibiotika (vgl. Sepsis); **Proph.:** allg. Hygienemaßnahmen.

Koli|enteritis (↑; Enter-*; -itis*) f: s. Kolidyspepsie.

Kolik (gr. κωλικός am Darm leidend) f: (engl.) colic; krampfartige Leibschmerzen inf. spastischer Kontraktionen eines abdominalen Hohlorgans mit Zug am Mesenterium u. Reizung der dort verlaufenden sensiblen Nerven; häufig vegetative Begleitsymptomatik (Schweißausbruch, Brechreiz, Erbrechen u. evtl. Kollaps); **Vork.:** z. B. als Darm-, Nieren- od. Gallensteinkolik; **DD:** s. Akutes Abdomen. Vgl. Spasmolytika.

Kolitis (Kol-*; -itis*) f: (engl.) colitis; auch Colitis; Entzündung des Dickdarms, mit Diarrhöen verlaufender Dickdarmkatarrh; meist als Enterokolitis; s. Enteritis.

Kolitis, Anti|biotika-as|soziierte (↑; ↑) f: (engl.) antibiotic-associated colitis; sog. postantibiotische Enterokolitis inf. Darmbesiedelung mit anaeroben, toxinbildenden Stämmen von Clostridium* difficile; nicht selten Nosokomialinfektion* (s. Abb.); **pathogenet.** relevant ist die Beeinträchtigung der physiol. Darmflora meist i. R. antibiotischer Therapien (Ampicillin, Clindamycin, Cephalosporine u. a.), auch als Kompl.

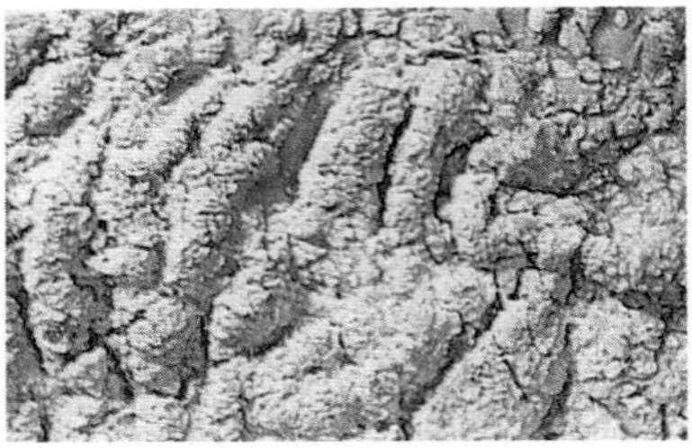

Kolitis, Antibiotika-assoziierte: Oberflächenrelief des Dickdarms mit Fibrinausschwitzungen (ruhrähnlich) bei „dysbakterischer Kolitis" nach oraler Antibiotikatherapie [471]

einer zytostat. Chemotherapie. **Vork.:** in allen Altersgruppen, bei Kindern jedoch seltener als bei Erwachsenen; **Diagn.:** Toxinnachweis im Stuhl mittels ELISA; **Ther.:** Absetzen des ursächl. Antibiotikums (u. U. auch Beibehaltung notwendig); Vancomycin oral, bei Rezidiven auch wiederholt; Metronidazol nur eingeschränkt wirksam (Err. möglicherweise resistent). Vgl. Colitis pseudomembranacea.

Kolitis, isch|ämische (↑; ↑) f: (engl.) ischemic colitis; segmentale Kolitis inf. Ischämie der Darmschleimhaut, evtl. auch der Submukosa;

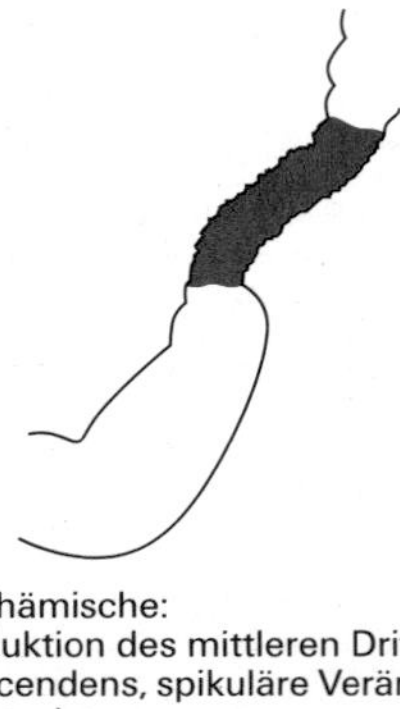

Kolitis, ischämische: Kaliberreduktion des mittleren Drittels des Colon descendens, spikuläre Veränderungen (Ulzerationen)

Sympt.: bei akuter i. K. Blutstuhl, Bauchschmerzen, evtl. Fieber u. Leukozytose.

Kolitis, pseudo|membranöse (↑; ↑) f: s. Colitis pseudomembranacea.

Koli|titer (↑) m: (engl.) Escherichia coli titre; Bez. für die kleinste Menge Wasser (od. Milch) in ml, in der noch Kolibakterien (Escherichia* coli u. koliforme Bakt.) nachweisbar sind; Grenzwert für Trinkwasser: >100 (in 100 ml sind keine Kolibakterien nachweisbar). Vgl. Fäkalstreptokokken.

Koli|urie (↑; Ur-*) f: (engl.) coliuria; Ausscheidung von Kolibakterien (s. Escherichia coli) im Urin; vgl. Bakteriurie.

Kolizine (↑) n pl: (engl.) colicins; Bakteriozine* von Escherichia* coli.

Kolla (gr.) f: Leim; s. Glutin.

Kolla|gen (↑; -gen*) n: (engl.) collagen; fibrilläres Strukturprotein der extrazellulären Matrix*; unlösl. unter physiol. Bedingungen; durch Kochen u./od. Zusatz von Säure entsteht Glutin*; Kollagenfibrillen bestehen aus Tropokollagenmolekülen (Länge ca. 300 nm; ∅ 1,5 nm; MG ca. 360 000), in denen drei Peptidketten schraubenförmig zu einer Tripelhelix verdrillt sind (je nach Primärstruktur der Peptidkette existieren mind. 19 K.-Varianten); **Vork.:** häufigstes tier. Protein (ca. 25–30 %); Hauptbestandteil des Bindegewebes (Sehnen, Faszien, Bänder, Knorpel, Knochen, Zahnbein); **Biosynthese:** In den Fibroblasten werden die Peptidketten (reich v. a. an Glycin-, Prolin-, Glutaminsäure-, Alanin- u. Argininresten) des **Protokollagens** posttranslational durch Hydroxylierung der Prolin- u. Lysinreste u. Glykosilierung einiger Hydroxylysinreste modifiziert. Als **Tropokollagen** gelangen sie in den Extrazellulärraum u. aggregieren nach proteolyt. Abspaltung C- u. N-terminaler Peptide zu Fibrillen (∅ 0,2–0,5 µm). Best. Lysin- u. Hydroxylysinreste werden von der Lysyloxidase oxidiert, so dass die inter- u. intramolekulare Vernetzung des K. durch spontane Kondensationsreaktion erfolgt. **Störungen** der K.-Biosynthese: **1.** erbl.: Ehlers*-Danlos-Syndrom, Marfan*-Syndrom, Osteogenesis* imperfecta; **2.** erworben: z. B. Mangel an Ascorbinsäure*; erhöhter Abbau normalen K. bei rheumatoider Arthritis, Sklerodermie u. Alkaptonurie. Aus devitalisiertem Bindegewebe gewonnenes K. dient als Rohstoff für chirurgisches Nahtmaterial*, Hämostatika* u. Hautersatz.

Kolla|gen|ase (↑; ↑) f: (engl.) collagenase; proteolyt. Enzym (s. Proteasen), das Kollagen in niedermolekulare Peptide spaltet; **Vork.:** in Bakterien (z. B. Clostridium* perfringens; vgl. Aggressine), Pilzen, Arthropoden, Amphibien u. Säugern; **Verw.:** zur Chemonukleolyse.

Kolla|genosen (↑; ↑; -osis*) f pl: (engl.) connective tissue diseases; systemische entzündl. Autoimmunkrankheiten* des Bindegewebes bzw. interstitieller Fasern; häufig Nachw. von Autoantikörpern* (ANA zu 99 %); i. e. S. zählen zu den K.: systemischer u. chron. diskoider Lupus erythematodes, Sjögren-Syndrom I, progressive systemische Sklerodermie, Sharp-Syndrom, Dermatomyositis, Polymyositis, Mischkollagenosen u. Überlappungssyndrome (Antisynthetasesyndrom, Anti-Jo1-Syndrom).

Kollaps (lat. collabi zusammensinken, -fallen) m: (engl.) collapse; **1.** Bez. für eine plötzlich auftretende (passagere) Kreislaufinsuffizienz inf. akuter Verminderung des venösen Blutrückstroms zum Herzen; Sympt.: kurzzeitige Bewusstlosigkeit od. Bewusstseinseintrübung (Synkope*); Urs.: funktionelle Kreislaufstörungen*, Vena*-cava-inferior-Syndrom der Schwangeren; DD: kardiale od. zerebrale Synkope, Schock*; **2.** Zusammenfallen der Lunge z. B. bei Pneumothorax*.

Kollaps|a|tel|ektase (↑; gr. ἀτελής unvollständig; -ektasie*) f: (engl.) collapse atelectasis; syn. Entspannungsatelektase; Zusammensinken eines Lungenabschnitts nach Eindringen von Luft in die Pleurahöhle; es verbleibt die sog. Minimalluft in den Alveolen, die nach Wiederherstellung des pleuralen Unterdrucks reexpansionsfähig sind.

Kollaps|syn|drom, tracheo|bronchiales (↑) n: (engl.) tracheobronchial collapse syndrome; exspiratorische Invagination des Paries membranaceus der Trachea inf. pathol. Erschlaffung u. Verbreiterung; **Sympt.:** evtl. exspiratorischer Stridor, Dyspnoe, Sekretretention, unstillbare Hustenanfälle, u. U. Hustensynkopen, später chronisch-obstruktive Ventilationsstörung mit erhöhtem exspirator. Strömungswiderstand; **Diagn.:** Bestimmung der Sekundenkapazität*, Bronchoskopie*.

kol|lateral (Co-*; lateralis*): (engl.) collateral; seitl., auf derselben Seite des Körpers befindlich, benachbart; Ggs. kontralateral.

Kol|lateral|kreislauf (↑; ↑): (engl.) collateral circulation; Umgehungskreislauf zu einem durch arterielle Verschlusskrankheiten* od. chronisch-venöse Insuffizienz* minderdurchbluteten Körpergewebe; **Formen: 1.** primärer K.: Anpassung bereits vorhandener Kollateralgefäße durch Dilatation; **2.** sekundärer K.: durch Ischämie induzierte Gefäßneubildung.

Kol|lektiv|dosis (Dosis*) f: (engl.) collective dose; Messgröße für die Gesamtstrahlenbelastung von Bevölkerungsgruppen in einem anzugebenen Zeitraum; Berechnung als Summe der Individualdosen (i. d. R. effektive Dosen) einer Gruppe von Menschen, z. B. der Beschäftigten in einer kerntechn. Anlage od. der Bevölkerung in einem definierten Gebiet; gebräuchliche Einheit: Personen-Sievert (man-Sv). Die K. wird gewöhnlich als Vergleichsmaß, z. B. für Vergleiche der Wirksamkeit von Strahlenschutzmaßnahmen, verwendet. Vgl. Dosisgrenzwerte.

Koller-Test (Fritz K., zeitgen. Hämat., Basel) m: syn. Vitamin*-K-Test.

Kollidon n: Polyvinylpyrrolidon, MG ca. 35 000; **Verw.:** zur Plasmasubstitution, zum Nachweis inkompletter Hämagglutinine.

Kol|limator (Co-*; lat. limare vermindern, wegnehmen) m: (engl.) collimator; (radiol.) Vorrichtung aus stark absorbierendem Material (z. B. Blei) zur Ausblendung od. Fokussierung von Strahlung u. Abschirmung von Streustrahlung; über eine od. mehrere Bohrungen kann ausgeblendete Strahlung mit Hilfe von Strahlungsdetektoren registriert werden. **Anw.:** z. B. in der Szintigraphie, Computertomographie.

Kol|liquation (↑; lat. liquare schmelzen) f: (engl.) colliquation; Einschmelzung, Verflüssigung von Geweben.

Kol|liquations|nekrose (↑; ↑; Nekr-*; -osis*) f: (engl.) colliquative necrosis; s. Nekrose.

Kollo|diaphysen|winkel (Collum*; Diaphyse*): s. CCD-Winkel.

Kollodium (gr. κολλώδης leimartig, klebrig) n: Collodium*.

Kolloid (Kolla*; -id*) n: (engl.) colloid; Bez. für die spez. Verteilung eines Stoffs in Flüssigkeiten (Dispersionsmittel), der bei Osmose* nicht od. nur schwer durch Membranen diffundiert; in **kolloidaler Lösung** (sog. Lyosol) sind 1–100 nm große Teilchen (Submikronen) im Ggs. zur echten Lösung* kolloidispers verteilt. Sie können durch Tyndall*-Effekt sichtbar gemacht werden u. sind ultramikroskop. erkennbar; z. B. wässrige Kongorotlösung. Prinzipiell kann fast jeder Stoff kolloidal vorliegen. **Einteilung** nach **1.** Dis-

K

persionsmittel in Hydrosole (Wasser), Alkosole (Alkohol), Organosole (org. Lösungsmittel), Aerosole (Gas; z. B. Rauch); **2.** chem. Bindung: **a)** Molekülkolloide mit kovalenten Bindungen zw. den Atomen; **b)** Mizellkolloide mit Nebenvalenzkräften zw. Atomen u. kleinen Molekülen. Vgl. Suspension, Emulsion, Sol, Gel.

Kolloid|entartung (↑; ↑): (engl.) colloid degeneration; (pathol.) Umwandlung von Zellen in eine leim- od. gallertartige Masse, die in Essigsäure löslich ist; bes. in Schilddrüse u. Hypophyse.

Kolloid|karzinom (↑; ↑; Karz-*; -om*) n: syn. Gallertkarzinom*.

Kolloid|milium (↑; ↑; lat. milium Hirse, Grieß) n: (engl.) colloid milium; bes. Form der Altersatrophie der Haut; gelbliche, weiche Papel, bes. im Gesicht, aus der beim Anritzen eine geleeartige Masse austritt; vgl. Altershaut.

Kolloid|struma (↑; ↑; Struma*) f: s. Struma colloides.

Kolloid|syn|drom (↑; ↑) n: (engl.) colloid syndrome; Frühreaktion bei parenteraler Ernährung durch Fettinfusionen; **Sympt.:** Fieber, Schüttelfrost, Hautrötung, Dyspnoe, Schwindel, Blutdruckabfall, Zyanose u. a. Auftreten bis zu 1 Std. nach Infusionsbeginn; Rückgang der Erscheinungen nach Absetzen der Infusion; **Urs.:** ungenügende Emulgierung der Fette, Verwendung synthet. Emulgatorsubstanzen, Verunreinigungen bei natürlichen Netzmitteln.

Kolloid|test (↑; ↑) m: (engl.) colloid test; auch Konglutinations- bzw. Supplementtest; serol. Verfahren zum Nachw. inkompletter Antikörper* im kolloidalen Milieu unter Verw. agglutinationsverstärkender Zusätze, insbes. natürlicher Kolloide (z. B. Rinder- od. AB-Serum, Albumin, Gelatine, Gummi arabicum) od. (halb-) synthetischer Polymere (z. B. Dextran, Kollidon); **Anw.:** v. a. zum blutgruppenserol. Nachw. inkompletter Hämagglutinine* (z. B. als Antiglobulintest*), wobei der sich auf der Oberfläche der Testerythrozyten bildende Kolloidüberzug die intrazelluläre Vernetzung durch die inkompletten Antikörper fördert.

Kol|loid|zyste (↑; ↑; Kyst-*) f: (engl.) colloid cyst; mit Fett (bes. Cholesterol) gefüllte Zyste, ausgekleidet mit Ependym*; **Lok.:** meist im 3. Hirnventrikel am Foramen interventriculare Monroi; s. Hirntumoren (Tab.). S. Rör.

Kollo|nema (↑; gr. νῆμα Faden, Gewebe) n: (engl.) collonema; gallertartige Geschwulst, Myxom.

Kollum|karzinom (Collum*; Karz-*; -om*) n: syn. Zervixkarzinom*.

Kolmer-Test (John A. K., Pathol., Philadelphia, 1866–1962) m: nicht mehr gebräuchl. diagn. Verfahren bei Syphilis*.

Kolo-: s. a. Colo-.

Kolobom (gr. κολοβός verstümmelt) n: (engl.) coloboma; **1.** angeb. od. erworbene Spaltbildung, z. B. Lippenkolobom; **2.** (ophth.) angeb. (z. T. hereditäre) Spaltbildung der Iris, der Linse, der Aderhaut u. des Discus nervi optici durch unvollständigen Schluss der embryonalen Augenbecherspalte; kann vollständig ausgebildet sein od. als partielles K. nur einige Abschnitte betreffen; Bez. auch für erworbenen Gewebedefekt des Lids u. der Iris inf. Trauma bzw. Operation (s. Iridektomie).

Kolo|kolo|stomie (Kol-*; -stomie*) f: (engl.) colocolostomy; Anastomose zw. den zwei Dickdarmenden nach Kolonresektion*.

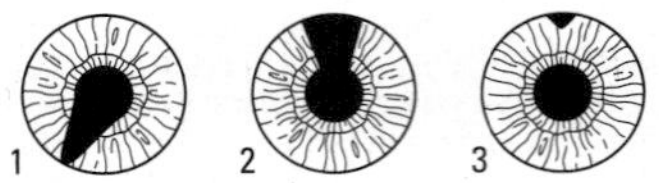

Kolobom:
1: angeborenes totales Kolobom;
2: operatives Kolobom (Sektoriridektomie);
3: operatives basales Kolobom [504]

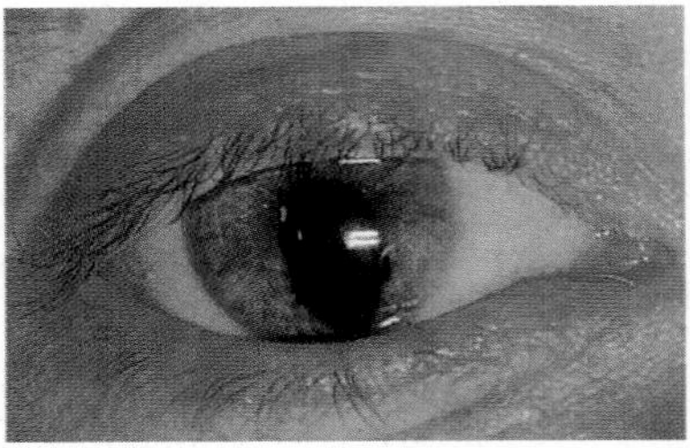

Kolobom:
nach nasal unten offenes Kolobom der Iris inf. unvollständigen Verschlusses der embryonalen Augenbecherspalte [362]

Kolombo|wurzel: (engl.) calumba root; Colombo radix; Nebenwurzeln von Jateorhiza palmata; enthalten Alkaloide vom Berberintyp u. Bitterstoffe; Verw. bei Verdauungsstörungen mit Diarrhö.

Kolon (Kol-*) n: s. Colon, Darm.

Kolon-Conduit (↑; engl. conduit Röhre) n: (engl.) colon conduit; Methode der künstlichen Harnableitung* über ein ausgeschaltetes Dickdarmsegment zur Haut; in die Kolonschlinge werden beide Harnleiter antirefluxiv od. ohne Refluxschutz implantiert; wie beim Ileum*-Conduit wird das aborale Ende durch die Bauchwand nach außen geleitet. B. Sch.

Kolon|di|vertikulitis (↑; Divertikel*; -itis*) f: s. Divertikulitis.

Kolonie f: (engl.) colony; durch Vermehrung aus einem Einzelkeim entstehende, makroskopisch sichtbare Anhäufung von Bakt. nach Aufbringung einer verdünnten Bakteriensuspension auf einen Nährboden; Koloniebildung ist eine Voraussetzung für diagn. Verfahren in der Bakteriologie.

Kolon|inter|position (Kol-*; Inter-*; lat. positio Stellung, Lage) f: (engl.) colon interposition; **1.** op. Verfahren zur Wiederherstellung der ösophagogastralen Passage nach Entfernung der Speiseröhre bei Ösophaguskarzinom*; subkutane, retrosternale od. mediastinale Verlagerung eines Kolonanteils (häufig Colon ascendens) mit Gefäßstiel u. Anastomosierung mit dem verbliebenen proximalen Ösophagusrest; **2.** s. Chilaiditi-Syndrom.

Kolon, ir|ritables (↑) n: s. Reizkolon.

Kolon|karzinom (↑; Karz-*; -om*) n: s. Karzinom, kolorektales.

Kolon|lavage (↑; frz. lavage Reinigung) f: (engl.) colonic lavage; **1.** Form der Darmreinigung* vor Endoskopien, Röntgendiagnostik u. Op. im Bereich von Colon u. Rektum; bis zu 10 l physiol. Kochsalzlösung über eine Duodenalsonde einleiten od. bis zu 5 l Mannitlösung trinken (mind. 1 l/h), bis aus dem Darm klare Flüssigkeit entleert wird, unter Kontrolle der Elektrolyte u. des Gewichts; Kontraind.: hohes Alter, Herz- u. Niereninsuffizienz, Elektrolytstörungen, stenosierende Prozesse im Darmbereich; **2.** intraoperatives Verf. zur Entlastung u. Reinigung des Dickdarms i. R. von Notfalleingriffen (z. B. bei Ileus*).

Kolon|massage (↑) f: (engl.) colon massage; Spezialmassage, bei der der Dickdarm beim Caecum beginnend atemsynchron analwärts massiert wird; Anw. von Serienbehandlungen zur Anregung der Peristaltik bei chron. Obstipation u. Meteorismus.

Kolono|skopie (↑; -skopie*) f: syn. Koloskopie*.

Kolon|polyp (↑; Polyp*) m: s. Polyp.

Kolon|re|sektion (↑; Resektion*) f: (engl.) colon resection; chir. Verf. zur Teilentfernung eines Dickdarmabschnitts, i. w. S. auch des Rektums (s. Rektumresektion); **Formen:** abhängig von Lok., Ausdehnung u. Dignität des pathol. Befundes sowie von Gefäßversorgung u. Lymphabfluss; **1.** Segmentresektion: Entfernung eines kleineren Abschnitts bei benignen Tumoren; **2.** Hemikolektomie re.: Standardverfahren bei Karzinomen des Caecums u. Colon ascendens mit Resektion des Darms vom terminalen Ileum bis einschl. der re. Kolonflexur u. anschl. Ileotransversostomie; **3.** Transversumresektion: palliatives Verf. bei fortgeschrittenem Karzinom des Querkolons od. bei Risikopatienten; Entfernung des Querkolons ohne Resektion der re. od. li. Flexur u. ohne radikale Lymphknotenausräumung; **4.** Hemikolektomie li.: Standardverfahren bei Karzinomen der li. Kolonflexur u. des Colon descendens mit Resektion des li. Querkolons bis zum proximalen Colon sigmoideum u. anschl. Transversosigmoideostomie; **5.** erweiterte Hemikolektomie re. od. li. als Radikaleingriff bei Tumoren des Colon transversum; **6.** Sigmaresektion: Entfernung des Colon sigmoideum bei Divertikulose od. kleinen Tumoren mit anschl. Deszendorektostomie. Vgl. Hartmann-Operation, Schloffer-Operation, Kolektomie.

Kolon|spasmen (↑; Spas-*) m pl: (engl.) colonic spasms; s. Reizkolon, Kolik.

Kolon, spastisches (↑; ↑) n: s. Reizkolon.

Kolon|zwischen|schaltung (↑): s. Koloninterposition, Pouch.

Kolo|pexie (↑; -pexie*) f: (engl.) colopexy; (chir.) Fixierung eines elongierten, geschlängelt verlaufenden od. abnorm bewegl. Dickdarms (z. B. bei Malrotation*) an Bauchwand od. Beckenschaufelweichteile.

Kolo|prokt|ek|tomie (↑; Prokt-*; Ektomie*) f: (engl.) coloproctectomy; totale Entfernung von Colon u. Rektum mit Wiederherstellung der Kontinuität durch ileoanalen Pouch* od. Anlage eines endständigen Ileostomas (s. Anus praeternaturalis) bzw. Schaffung eines kontinenten Ileumreservoirs (Kock-Pouch); vgl. Kolektomie.

Kolo|ptose (↑; -ptose*) f: (engl.) coloptosis; Senkung des Colons; vgl. Enteroptose.

Kolori|metrie (lat. color, coloris Farbe; Metr-*) f: (engl.) colorimetry; Verf. zur Bestimmung der Konz. gelöster farbiger Substanzen; s. Photometrie.

Kolorit (↑) n: (engl.) complexion; Hautpigmentierung, Hautfarbe.

Kolo|skopie (Kol-*; -skopie*) f: (engl.) coloscopy; syn. Kolonoskopie; endoskop. Untersuchung des Dickdarms (Colon) unter Verw. eines flexiblen Spezialendoskops (Koloskop) mit der Möglichkeit zur Biopsie* u. zur Durchführung kleiner op. Eingriffe (v. a. endoskopische Polypektomie*); **Ind.:** persistierende Durchfälle unklarer Ätiol., röntg. od. klin. Verdacht auf entzündl. Dickdarmerkrankungen (u. a. Enteritis regionalis Crohn, Colitis ulcerosa), Darmpolypen od. maligne Tu. (kolorektales Karzinom); relative **Kontraind.:** schwere lokale Entz., z. B. bei Colitis ulcerosa, toxischem Megakolon, akuter Divertikulitis (Perforationsgefahr!). Vgl. Endoskopie.

Kolo|stomie (↑; -stomie*) f: (engl.) colostomy; op. Anlegen einer äußeren Dickdarmfistel; s. Anus praeternaturalis.

Kolostrum (lat. colostrum Erstmilch nach dem Kalben) n: (engl.) colostrum; syn. Kolostralmilch; das bereits während der Schwangerschaft (ab 6. SSW), reichlicher in den ersten (3–5) Tagen nach der Entbindung von der weibl. Brustdrüse produzierte Sekret; unterscheidet sich in der Zusammensetzung (s. Tab.) von der reifen Muttermilch* u. enthält die sog. Kolostrumkörperchen (Donné-Körperchen, mit Fett beladene Leukozyten). Die gelbl. Farbe des K. beruht auf dem Carotinoidgehalt.

Kolostrum
Durchschnittliche Zusammensetzung und Nährwert (pro 100 ml)

Nährwert		281 kJ (67 kcal)
Proteine		2,3 g (1,5–9,0)
Casein		1,0 g
Laktalbumin		0,8 g
Laktoglobulin		0,5 g
Fette		3,0 g
Kohlenhydrate		4,0 g
Asche (Salze)		0,3 g
Vitamin A	etwa	0,16 g
Ascorbinsäure	etwa	0,007 g

Kolp-: auch Kolpo-, Colp-; Wortteil mit der Bedeutung Wölbung, Scheide; von gr. κόλπος.

Kolpitis (↑; -itis*) f: (engl.) colpitis; syn. Vaginitis, auch Colpitis; akute od. chronische Entz. der Vagina*, häufig zus. mit Entz. der Vulva (Vulvovaginitis); **Path.:** meist Fremdbesiedelung der Vagina inf. mangelnder Östrogenstimulie-

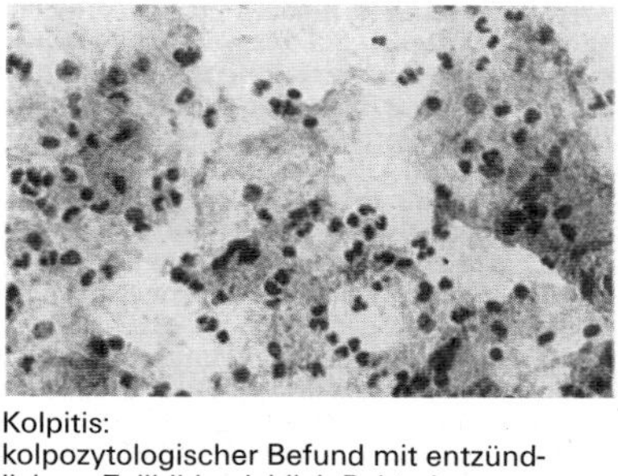

Kolpitis:
kolpozytologischer Befund mit entzündlichem Zellbild: reichlich Bakterien, besonders auf Plattenepithelzellen, und Entzündungszellen [444]

K

rung des Vaginalepithels, Atrophie (physiol. in der Kindheit bis zur Pubertät u. in Klimakterium, Postmenopause u. Senium), Veränderung des sauren Scheidenmilieus od. direkter Schädigung der Scheidenflora* (v. a. durch Antibiotika, Sulfonamide, Scheidenspülungen); **Err.:** Trichomonas vaginalis (s. Trichomoniasis), Candida albicans (s. Vulvovaginitis candidomycetica), selten Staphylococcus, Escherichia coli, Gardnerella vaginalis, Neisseria gonorrhoeae (s. Vulvovaginitis gonorrhoica); bei der unspezifischen K. findet sich im Abstrich eine bakterielle Mischflora. **Sympt.:** Fluor* genitalis, häufig Juckreiz, brennende Schmerzen, evtl. Miktionsbeschwerden; **Formen: 1.** Colpitis simplex: diffuse Rötung u. glatte Schwellung der Scheidenwand; **2.** Colpitis granularis: diffuse od. herdförmige Rötung mit bis linsengroßen, rötl. Knötchen (Leukozyteninfiltrate), aus denen nach Abstoßung kleine Geschwüre, nach Abheilung graubraune Flecken entstehen; **Sonderform:** Colpitis senilis; nicht selten akut verlaufende K. im Senium auf dem Boden der altersbedingten Atrophie des Vaginalepithels (Östrogenmangel) mit Verlust des Säureschutzes, meist verursacht durch Aufsteigen hautständiger Keime. Vgl. Vaginose, bakterielle.

Bei Kolpitis alter Frauen ist immer an ein Karzinom zu denken.

Kolpo|hyster|ek|tomie (↑; gr. ὑστέρα Gebärmutter; Ektomie*) f: (engl.) colpohysterectomy; op. Entfernung von Uterus u. Scheide bei ausgedehntem Uterus- bzw. Vaginalkarzinom; auch bei Totalprolaps (vgl. Prolapsus uteri et vaginae) mit nicht vorhandenem Kohabitations- bzw. Kinderwunsch der Patientin.

Kolpo|kleisis (↑; gr. κλεῖσις Verschließung) f: (engl.) colpocleisis; op. Verschluss der Vagina; z. B. bei Scheidenvorfall* u. allgemeiner Inoperabilität.

Kolpo|perineo|plastik (↑; Perineum*; -plastik*) f: (engl.) colpoperineoplasty; auch Kolpoperineorhaphie; Rekonstruktion des Beckenbodens durch Levator-Dammplastik bei Rektozele u. Beckenbodenhernie (vgl. Descensus uteri et vaginae).

Kolpo|poese (↑; -poese*) f: (engl.) colpopoiesis; op. Bildung einer Vagina (sog. Neovagina), z. B. bei Gynatresie*, Pseudohermaphroditismus* masculinus od. Verlust einer funktionsfähigen Vagina durch Op. od. Strahlentherapie; **Vorgehen:** Bildung der Neovagina aus Colon sigmoideum, Ileum od. Caecum, Auskleidung des Vaginalrohrs mit Spalthaut od. Peritoneum (bei Geschlechtsangleichung* meist durch Penishaut).

Kolpor|rhaphie (↑; Rhaph-*) f: (engl.) colporrhaphy; Colporrhaphia; Inzision der vorderen bzw. hinteren Scheidenwand mit Rekonstruktion des Beckenbodens bei Scheidensenkung od. Scheidenvorfall*.

Kolpor|rhexis (↑; Rhexis*) f: (engl.) colporrhexis; Kolpaporrhexis; vollständiger od. teilweiser Abriss der Scheide vom Uterus im Scheidengewölbe, z. B. bei Geburt; vgl. Scheidenriss.

Kolpo|skopie (↑; -skopie*) f: (engl.) colposcopy; Lupenbetrachtung der Portiooberfläche (u. Scheidenhaut) in 10–30facher Vergrößerung mit dem **Kolposkop** zur Beurteilung des Epithels, insbes. im Bereich der Epithelgrenze* der Portio vaginalis; Betupfen mit 5 % Essigsäure od. Lugol-Lösung (Schiller-Iodprobe) ermöglicht Beurteilung von Veränderungen des originären glatten, (iodpositiven) Plattenepithels. Physiol. sind eine Ektopia* cervicis u. offene bzw. geschlossene Umwandlungszone*; eine dd Abklärung erfordernder unklarer Befund ist Portioerosion*; verdächtige Befunde (iodnegativ) sind Leukoplakia* portionis, Felderung*, Punktierung* u. eine atyp. Umwandlungszone; sie werden als fakultative Präkanzerose* für ein Zervixkarzinom* angesehen u. erfordern eine Probeexzision (diagn. Konisation, evtl. Knipsbiopsie) mit histol. Abklärung (Carcinoma in situ?) sowie regelmäßige Kontrollen, u. U. eine op. Therapie. Vgl. Zytodiagnostik.

Kolpo|suspension (↑; Suspension*) f: (engl.) colposuspension; abdominales Operationsverfahren zur Behandlung der Stressinkontinenz*, das über eine kranioventrale Elevation der Scheide indirekt eine Rückverlagerung der funkt. wichtigen Blasenhalsregion in den Abdominalraum erreicht; die Scheidenwand bzw. das Parakolpium kann entw. am Periost u. dem Knorpel der Symphyse (Marshall*-Marchetti-Krantz-Operation), der Fascia obturatoria (Franz-Hirsch-Operation) od. dem Lig. iliopectineum bzw. Lig. pubicum superius (Burch-Cowan-Operation) fixiert werden.

Kolpo|tomie (↑; -tom*) f: (engl.) colpotomy; sog. Scheidenschnitt; Durchtrennung der Scheidenwand als Operationsschnitt, z. B. bei Kolporrhaphie*, Tubensterilisation, Appendektomie od. bei vaginaler Hysterektomie*.

Kolpo|zölio|tomie (↑; gr. κοιλία Bauchhöhle; -tom*) f: (engl.) coeliocolpotomy; Coeliotomia vaginalis; op. Verfahren mit Zugang zum Intraabdominalraum von der Scheide aus; z. B. zur Drainage eines Ovarialabszesses; vgl. Douglas-Punktion.

Kolpo|zyto|logie (↑; Zyt-*; -log*) f: (engl.) colpocytology; Beurteilung der durch Abstrich von der seitl. Scheidenwand entnommenen Epithelien (s. Abb.); Aufbau u. Abbau der Scheidenepithelien werden durch Östrogene u. Progesteron gesteuert. Im Verlauf eines Menstruationszyklus* ändern die Scheidenepithelien ihre Form u. Färbbarkeit. **Follikelphase:** große, einzeln liegende Epithelien mit zunächst bläschenförmigem, später kleinem pyknot. Kern; die Epithelien färben sich bes. mit sauren Farbstoffen an. **Corpus-luteum-Phase:** charakterist. Massenabschilferung der Epithelienzellen mit typ. Haufenbildung bei zunehmender Faltenbildung u. Einrollung; vorwiegend Intermediärzellen mit bläschenförmigem Kern u. basophilem Zytoplasma; **Bewertung** insbes. suspekter gyn. Abstriche: s. Zytodiagnostik. Vgl. Karyopyknoseindex, Kolposkopie.

Kolumno|tomie (Columna*; -tom*) f: (engl.) spinal osteotomy; syn. Rhachiotomie; Osteotomie* im Bereich der Wirbelsäule, insbes. zur op. Korrektur einer ausgeprägten Kyphose* bei Spondylitis* ankylosans; **Prinzip:** Kombination aus Wirbelteil- (ggf. Bandscheiben- u. Längsband-)Resektionen u. Knochenspanplastik; vgl. Laminektomie.

Koma (gr. κῶμα tiefer, fester Schlaf) n: (engl.) coma; schwerster Grad der quant. Bewusstseinsstörung*, bei der der Pat. durch äußere Reize nicht mehr zu wecken ist. Vgl. Präkoma.

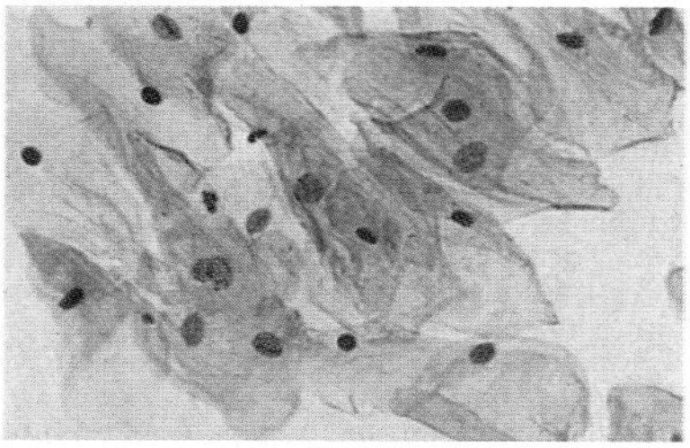

Kolpozytologie:
normale Plattenepithelzellen der Portio uteri (Pap. I, II); Intermediärzellen (basophiles Plasma, bläschenförmige Kerne) und Superfizialzellen (eosinophiles Plasma, pyknotische Kerne)

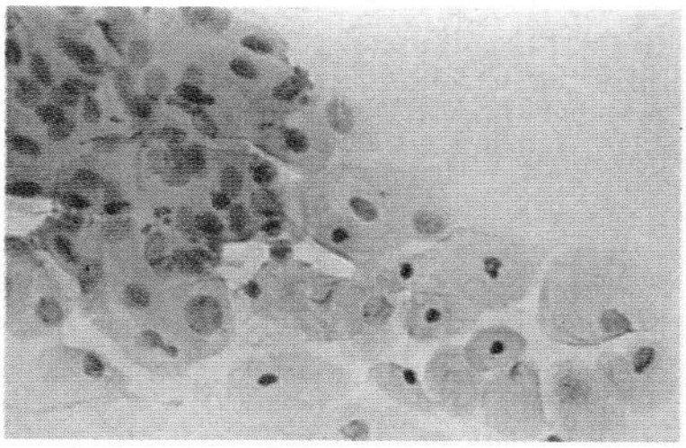

Atrophie des Vaginalepithels (Pap. II); niedriger Epithelaufbau mit Parabasalzellen und kleinen Intermediärzellen als Folge des Östrogenmangels nach der Menopause

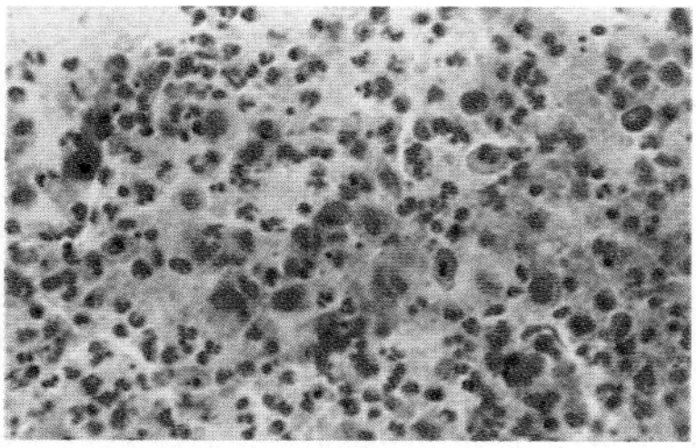

schwerst atrophisch-entzündliches Zellbild nach der Menopause (Pap. III); endgültige Beurteilung nach Östrogenbehandlung

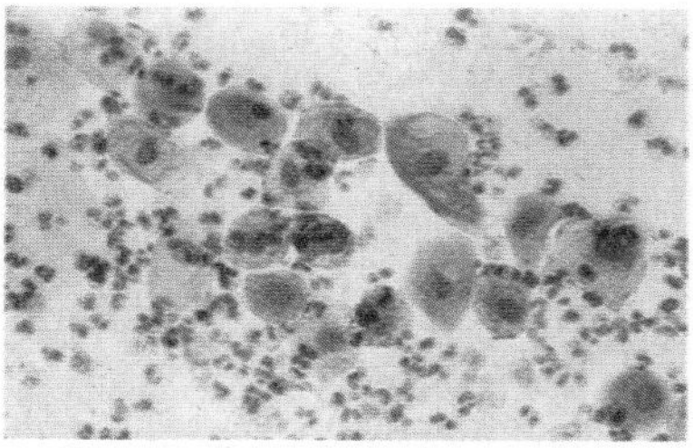

Metaplasiezellen; schaumiges Zytoplasma mit zipfeligen Ausziehungen

[444]

Koma, dia|betisches (↑) **n:** (engl.) diabetic coma; syn. Coma diabeticum; hyperglykämisches Koma bei Diabetes* mellitus inf. von Insulinmangel, Insulinresistenz, Hunger, Infekt od. anderer Begleiterkrankung; **Formen: 1.** ketoazidotisches Koma: ausgeprägte Ketoazidose mit erhöhter Blutglukosekonzentration (meist <55,5 mmol/l bzw. 1000 mg/dl); typ. für Diabetes mellitus Typ 1; **2.** hyperosmolares Koma durch Dehydratation u. prärenale Urämie mit extrem hoher Blutzuckerkonzentration (meist >55,5 mmol/l), oft ohne Azidose; typisch für Diabetes mellitus Typ 2; **3.** laktatazidotisches Koma; s. Laktatazidose; **Ther.:** Insulin, Natriumbicarbonat od. Tris-Puffer, Rehydratation, ggf. Kaliumsubstitution.

Koma, dys|peptisches (↑) **n:** s. Säuglingstoxikose.

Koma, hepatisches (↑) **n:** (engl.) hepatic coma; durch mangelhafte Entgiftungsfunktion bei schwerer Leberfunktionsstörung verursachte Bewusstseinsstörung; Schädigung des ZNS durch NH_3, Amine, Phenolkörper u. a.; **Formen: 1.** exogenes h. K. (Leberausfallkoma): s. Enzephalopathie, hepatische; **2.** endogenes h. K. (Leberzerfallskoma): entsteht v. a. durch eine nekrotisierende akute Hepatitis* od. Intoxikation (z. B. mit Knollenblätterpilz, Tetrachlorkohlenstoff, Paracetamol); **Ther.:** Vermeidung komaauslösender Faktoren (gastrointestinale Blutungen, Saluretika), Eiweißrestriktion, Darmsterilisation, Kontrolle des Elektrolyt- u. Säurebasenhaushalts, Lactuloseklysmen; evtl. Hämoperfusion*, extrakorporale Leberperfusion*, Lebertransplantation.

Koma, hyper|osmolares (↑) **n:** (engl.) hyperosmolar coma; Koma inf. Funktionsstörung von Hirnzellen bei hyperosmolarer extrazellulärer Flüssigkeit; s. Koma, diabetisches.

Koma, hypo|glyk|ämisches (↑) **n:** s. Schock, hypoglykämischer.

Koma, hypo|physäres (↑) **n:** (engl.) hypophyseal coma; schwere Bewusstseinsstörung inf. vital bedrohlicher Dekompensation einer Hypophysenvorderlappen*-Insuffizienz mit Hypothermie, Bradykardie, Hypotonie, Hypoventilation u. Hypoglykämie; auslösende Faktoren sind u. a. Infektionen, Trauma, Operation, Stress. **Ther.:** NNR- u. Schilddrüsenhormone.

Koma, keto|azidotisches (↑) **n:** s. Koma, diabetisches.

Koma, laktat|azidotisches (↑) **n:** (engl.) lactic acid coma; s. Laktatazidose.

Koma, pylorisches (↑) **n:** (engl.) pyloric coma; durch eine hochgradige metabolische Alkalose* (inf. Verlusts von K^+ u. Cl^- durch Erbrechen) bei dekompensierter hypertrophischer Pylorusstenose* verursachtes Koma.

Koma, thyreo|toxisches (↑) **n:** (engl.) thyrotoxic coma; syn. Basedow-Koma; Koma mit vorausgehendem agitiertem, selten ruhigem Delir; entwickelt sich aus einer thyreotoxischen Krise*.

Koma, ur|ämisches (↑) **n:** (engl.) uremic coma; Koma als Folge einer Urämie*.

Koma, vigiles (↑) **n:** Coma vigile, Wachkoma; s. Syndrom, apallisches.

Koma|zylinder (↑) **m pl:** (engl.) coma casts; zylinderähnliche, granulierte Gebilde im Harnsediment*, die kurz vor u. während des diabetischen Komas* in frischem Harn nachweisbar sind; K. entstehen durch die fällende Wirkung von Ketonkörpern* auf Nierenepithelien u. Muzine.

Kombinationsianiästhesie (Anästhesie*) f: (engl.) mixed anesthesia; Konzept der Anästhesie unter Einsatz von Methoden der Narkose* u. der Lokalanästhesie* bzw. Regionalanästhesie*; vgl. Anästhesie, balancierte.

Kombinations|impf|stoff: (engl.) combination vaccine; syn. Mehrfachimpfstoff; Impfstoff zur gleichzeitigen Immunisierung gegen mehrere Infektionskrankheiten zur Erleichterung einer empfohlenen Schutzimpfung*; z. B. DaPT-Hib, DaPT-Hib-HB (Diphtherie-, azellulärer Pertussis-, Tetanus-, Haemophilus-influenzae-b-, Hepatitis-B-Impfstoff), MMR (Masern-, Mumps-, Röteln-Impfstoff). Vgl. Impfkalender; Impfstoff, polyvalenter; Simultanimpfung.

Kombinations|kopf|schmerz: s. Spannungskopfschmerz.

Kombinations|therapie, anti|virale f: (engl.) combination antiviral therapy; Kombination mehrerer Virostatika*, deren Wirkungsmechanismen od. Angriffsorte unterschiedlich sind; Methode zur Vermeidung von Resistenzentwicklung gegen antivirale Therapeutika; **Beispiele:** Komb. von Amantadin u. Rimantadin bei Influenza-A-Infektion im Falle eines lebensbedrohenden Infektionsverlaufs; Komb. von Zidovudin, Zalcitabin u. Saquinavir bei HIV-Infektion (nach dem Auftreten resistenter Virusmutanten wird Zalcitabin durch Didanosin ersetzt).

K

Kom|edo|karzinom (lat. comedere essen, verzehren; Karz-*; -om*) n: (engl.) comedocarcinoma; seltene Form des Mammakarzinoms*, die sich ausschl. od. vorwiegend auf eine Ausbreitung in den Milchgängen beschränkt; bei Druck auf die Schnittfläche treten gelblich-nekrot. Tumormassen aus den oft geweiteten Milchgängen (wie bei Komedonen); meist nicht infiltrierend, zentral in der Brustdrüse wachsend (sog. intrakanalikuläres Milchgangkarzinom); **Klin.:** Sympt. eines Mammakarzinoms fehlen i. d. R., kein Tastbefund; evtl. serös-weißl., seltener blutige Mamillensekretion; **Diagn.:** i. R. der Mammographie* häufig aufgrund von Mikroverkalkungen*; **Ther.:** bei fehlender Infiltration Mastektomie* mit eingeschränkter Radikalität, evtl. Quadrantenresektion od. Segmentektomie (s. Operation, brusterhaltende); **Progn.:** relativ günstig; jedoch aufgrund multizentrischer Entstehung häufig Rezidive trotz postop. Bestrahlung.

Kom|edonen (↑) m pl: (engl.) comedones; sog. Mitesser; erweiterte, mit Keratin u. Talg gefüllte Haarfollikel; Entw. aus Mikrokomedonen über zur Hautoberfläche hin geschlossene zu offenen K. mit einem durch Melanin geschwärzten Anteil; primäre nichtentzündl. Leiteffloreszenz einer Acne* vulgaris.

Komma|bakterien (Bakt-*) f pl: s. Vibrio cholerae.

Kom|mensalismus (lat. commensalis Tischgenosse) m: (engl.) commensalism; Zusammenleben zweier artverschiedener Organismen, bei der eine Art (Kommensale) von der Nahrung der anderen Art (Wirt) profitiert, ohne dem Wirt zu schaden od. zu nützen; vgl. Metabiose, Symbiose, Parasiten. S. Bun.

Kom|minutiv|fraktur (lat. comminuere zerstückeln; Fraktur*) f: (engl.) comminuted fracture; Trümmerfraktur; s. Fraktur, vollständige.

Kom|missuren|bahnen (lat. commissura Verbindung): (engl.) commissural fibres; Nervenbahnen in der weißen Substanz des Großhirns, die identische Stellen beider Gehirnhälften verbinden; sind im Balken (Corpus callosum) u. in der Commissura ant. u. post. enthalten.

Kom|missuren|zellen (↑; Zelle*): (engl.) commissural cells; ihre Neuriten dienen der Verbindung von Neuronen beider Rückenmarkhälften.

Kom|missuro|tomie (↑; -tom*) f: (engl.) commissurotomy; op. Erweiterung (Sprengung) der vorderen od. der hinteren Kommissur der Mitral-, Aorten-, Pulmonal- od. Trikuspidalklappe mit dem Finger (digitale K.) od. bei Klappenstenose mit dem Kommissurotom (Dilatator mit drei endständigen Messern). Der Zugang erfolgt durch das Herzohr u. den Vorhof, bei Aortenstenose über den Ventrikel. Vgl. Herzchirurgie.

Kom|motions|psychose (↑; Psych-*; -osis*) f: (engl.) postconcussional psychosis; Bez. für (seltene) nach Commotio* cerebri auftretende akute org. Psychose*, die i. d. R. reversibel ist.

Kom|munikation (lat. communicare gemeinsam tun, besprechen) f: (engl.) communication; (sozialpsychol.) Prozess der Informationsübertragung zw. Individuen mittels verbaler u. nichtverbaler Ausdrucksmittel (Gestik u. Mimik), wobei neben der Sachinformation i. e. S. auch Beziehungen definiert u. komplexe soziale Mitteilungen ausgetauscht werden (Metakommunikation). In der Arzt-Patienten-K. werden häufig Kommunikationsbarrieren beobachtet, die z. T. durch soziale Distanz u. Unterschiede des jeweiligen Herkunftsmilieus begründet sind.

Ko|morbidität (Co-*; lat. morbus Krankheit) f: (engl.) co-morbidity; Vorkommen von zwei od. mehr diagn. unterscheidbaren Krankheiten nebeneinander bei einem Pat., ohne dass eine ursächl. Beziehung zw. diesen bestehen muss; vgl. Polymorbidität.

Kom|pakta (lat. compactus gedrungen, dicht) f: s. Knochengewebe.

Kompartiment (ital. compartimento Abteilung) n: (engl.) compartment; Inhaltsraum; ein durch seinen Inhalt definierter Raum; **1.** (biol.) Raum innerh. einer Zelle*, die strukturell v. a. durch Membranen gegen den übrigen Zellraum abgegrenzt ist u. die Enzyme u. Reaktionspartner für einen best. biochem. Prozess enthält. Durch Kompartimentierung der Zelle können die spezif. Stoffwechselvorgänge im Zytoplasma* ohne wechselseitige Störungen koordiniert nebeneinander ablaufen. Vgl. Zellorganellen, Zytosomen. **2.** (anat.) durch best. Strukturen bzw. Organe des Körpers begrenzter, weitgehend allseits abgeschlossener Raum, z. B. Gefäß-Nerven-Kanal, durch Faszien umschlossene Muskelgruppe (Muskelloge); vgl. Kompartmentsyndrom; **3.** (physiol.) i. e. S. einer der versch. Flüssigkeitsräume innerh. des Körpers (s. Flüssigkeitskompartimente); i. w. S. auch (patho-)physiol. u. pharmak. wichtige K. wie Fett- u. Knochengewebe (Speicherräume); **4.** (pharmak.) ein Teil des gesamten Verteilungsraums einer in den Organismus eingebrachten Substanz (Pharmakon, Radionuklid), in dem diese sich homogen verteilt u. gleichen biokinet. Gesetzen unterliegt; mit Ausnahme des Blutgefäßsystems handelt es sich um einen fiktiven Raum i. S. eines hypothet. Volumenbereichs, der sich je nach betrachteter Substanz aus versch. Körperflüssigkeiten bzw. -geweben zusammensetzen kann.

Kompartment|syn|drom (engl. compartment Abteilung) n: (engl.) compartment syndrome; syn. Logensyndrom; Funktionsstörung in einem geschlossenen Muskelkompartiment (Faszienloge); **Lok.:** v. a. am Unterarm u. Unterschenkel, selten am Fuß; **Urs.:** lang anhaltende Kompression eines Extremitätenteils (bei Verschüttung od. durch den Körper eines Bewusstlosen) u. Zunahme des Kompartimentinhalts durch Ödem (posttraumatisch nach Fraktur, Weichteilkontusion od. Brandverletzung, postischämisch, postoperativ) od. Hämatom; Druckanstieg u. Gefäßkompression führen zu neuromuskulären Funktionsausfällen, Muskelnekrose u. (nach fibröser Umwandlung) zu ischämischer Kontraktur*. **Sympt.:** akut zunehmender Schmerz, druckschmerzhafte harte Schwellung der Haut, Muskelfunktionsschwäche, passiver Dehnungsschmerz, Parästhesie; **Diagn.:** Gewebedruckmessung; **Ther.:** notfallmäßige Dekompression* durch ausgedehnte Faszienspaltung.

Kom|patibilität (Co-*; lat. patibilis erträglich) f: (engl.) compatibility; Verträglichkeit, Vereinbarkeit.

Kom|pensation (lat. compensatio Ausgleich) f: (engl.) compensation; **1.** (klin.) Ausgleich einer verminderten Leistung durch gesteigerte Tätigkeit; z. B. gesteigerte Pumpleistung durch ventrikuläre Hypertrophie bei Herzklappenfehlern; **2.** (genet.) kompensierende od. restaurierende Mutation*, die zur Bildung einer funkt. Revertante* führt; partielle od. vollständige Wiederherstellung der (enzymat.) Funktion eines zunächst durch Mutation inaktiv gewordenen Genprodukts durch weitere Mutation(en); **a)** intragene Restaurierung als Rückmutation eines mutierten Codons; **b)** intergene Kompensation mit Mutation eines anderen Gens, meist in Form einer Suppression*; **c)** K. durch ein in die Zelle eingeführtes genet. Element (Virus, Plasmid), das die notwendige genet. Information mitbringt (Komplementation).

kom|petitiv (lat. competere zusammen etwas begehren): (engl.) competitive; auf Wettbewerb beruhend.

Kom|plement (lat. complementum Ergänzung) n: (engl.) complement; Abk. C; Bez. für die mind. 20 thermolabilen Serumproteine (Glykoproteine; Inaktivierung durch 30 Min. Inkubation bei 56 °C), die bei Säugern das Komplementsystem bilden u. nacheinander aktiviert werden, um eingedrungene Fremdstoffe zu inaktivieren; aktivierte Komplementfaktoren sind hochspezifische Proteasen*. **Aktivierung: 1.** klassischer Weg, ausgelöst durch Ca^{2+}-abhängige Bindung von C1 (Untereinheiten C1q, C1r, C1s) an die Fc-Region IgG- od. IgM-haltiger Immunkomplexe; Beteiligung von C2, C4, C3; **2.** alternativer Weg, ausgelöst durch IgA- u. IgE-Antikörper, hochmolekulare Polysaccharide von Bakterien u. Pilzen, Zellwandbestandteile von Protozoen u. a. Aktivatoren; Beteiligung von Properdin, Faktor B, D u. C3; **3.** gemeinsame Endstrecke führt zum lytischen Komplex aus C5b, C6, C7, C8, C9; **endogene Inaktivatoren:** C1-Esteraseinhibitor (Abk. C1-INH), Faktor H u. I sowie C4-bindendes Protein; verhindern schädl. Wirkungen des C, da es ständig auf geringem Niveau aktiviert ist (sog. tickover). C1-INH stoppt die Aktivierung über den klassischen Weg, Faktor H u. I greifen am Schnittpunkt der C3-Aktivierung an. **Zelluläre Rezeptoren** (Abk. CR) bes. für Fragmente des C3: u. a. CR1 (v. a. auf Erythrozyten), CR2 (B-Lymphozyten), CR3 u. CR4 (Monozyten, Granulozyten); **Hauptwirkungen: 1.** Lyse fremder Zellen durch Komplexe, die aus den Komplementfaktoren C5-C9 nach Anlagerung eines bei der Spaltung von C3 entstehenden Fragments an das Antigen gebildet werden; **2.** Aktivierung immunkompetenter Zellen durch die bei Spaltung von Komplementproteinen entstehenden Peptide (C3a, C5a, sog. Anaphylatoxine); **3.** Opsonisierung durch Anlagerung des C3 an Antigen-Antikörper-Komplexe, wodurch deren Phagozytose* begünstigt wird. **Anw.:** i. R. der Serodiagnostik zur Verstärkung serol. Nachweisreaktionen (s. Komplementbindungsreaktion). Die Komplementproteine unterliegen wahrscheinl. einem genet. Polymorphismus*, z. B. das Pt*-System. Erbl. Varianten führen meist nicht zu schwerer Erkrankung, können aber in Zus. mit Krankheiten stehen (s. Tab.).

Komplement
Mit erblichen Varianten von Komplementfaktoren assoziierte Krankheiten

Komponente	Assoziierte Krankheiten
C1–C4	Lupus-erythematodes-ähnliche Syndrome, Glomerulonephritis, Arthralgien, Vaskulitis
C3	eitrige bakterielle Infektionen
C5–C8	Neisserieninfektionen, rheumatoide Syndrome
C1-INH	hereditäres Angioödem

kom|plementär (↑): (engl.) complementary; ergänzend.

Kom|plementär|farben (↑): (engl.) complementary colors; Gegenfarben; Farben best. Wellenlängen, die bei sog. additiver Mischung Weiß ergeben; z. B. Hochrot + Grünblau, Gelb + Indigoblau.

Kom|plementär|raum (↑): s. Recessus pleurales.

Kom|plementation (↑) f: s. Kompensation.

Kom|plement|bindungs|re|aktion (↑) f: (engl.) complement fixation reaction; Abk. KBR; serol. Methode zum Nachweis von Antikörpern u. Antigenen (z. B. von Viren mit Hilfe spezif. Antiseren); **Prinzip:** Immunkomplexe binden Komplement*, wenn an der Antigen*-Antikörper-Reaktion Immunglobuline* der Klasse IgG u. IgM beteiligt sind. Der Komplementverbrauch kann mit Hilfe eines standardisierten sog. hämolytischen Systems (mit Anti-Erythrozyten-Antikörpern beladene Erythrozyten) nachgewiesen u. durch Vergleich mit Seren bekannter Komplementaktivität (inaktivierte Seren, denen Komplement zugefügt wurde) quantitativ bestimmt werden; erfolgt keine Antigen-Antikörper-Reaktion im Testsystem, so werden die später hinzugefügten Testerythrozyten unter dem Einfluss des noch unverbrauchten Komplements lysiert (negative KBR), bei Komplementverbrauch inf. Antigen-Antikörper-Reaktion erfolgt keine bzw. eine abgeschwächte Hämolyse (positive KBR).

Kom|plement|de|fekte (↑) m pl: (engl.) complement deficiency disorders; s. Komplement.

Kom|plement|faktoren (↑) m pl: s. Komplement.

Kom|plement|system (↑) n: s. Komplement.

Kom|plex (lat. complexus Umfassen) m: (engl.) complex; **1.** (chem.) Molekül, das sog. semipolare (koordinative) Bindungen enthält, bei denen ein Atom ein Elektronenpaar, das andere ein unbesetztes Orbital zur Verfügung stellt; **2.** (psychol.) Bez. (C. G. Jung) für Vereinigung mehrerer gefühlsbetonter Vorstellungen, die aus einer Konfrontation von Ich u. Umwelt (psych. Trauma) entstehen u. wegen ihrer negativen Gefühlsqualität oft aus dem Bewusstsein verdrängt sind. K. können als Fehlleistung, Neurose od. Zwangsvorstellung zum Ausdruck kommen. Vgl. Elektra-Komplex, Ödipus-Komplex, Psychologie, analytische.

Kom|plikation (lat. complicare, complicatus verwickeln) f: (engl.) complication; Ereignis od. Umstand, wodurch der durchschnittl. Ablauf einer Erkr., eines ärztl. Eingriffs od. natürl. Vorgangs (z. B. Geburt) gestört werden kann; Entw. zu einem eigenständigen diagn. u. therap. Problem möglich. Vgl. Sekundärkrankheit.

Kom|ponente (lat. componere, compositus zusammensetzen) f: (engl.) component; Bestandteil, Teil eines zusammengesetzten Ganzen.

Kom|positum (↑) n: (engl.) composit; das Zusammengesetzte; Mixtum compositum: Gemisch, Mischung z. B. versch. Medikamente, Kombinationspräparat.

K

Kom|presse (lat. comprimere, compressus zusammendrücken) f: (engl.) compress; **1.** meist rechteckige Wundauflage aus Verbandmull, Vliesstoff od. ähnlichem Material; **2.** nasser Umschlag; kalt, warm od. als Dampfkompresse (sehr heißer Umschlag, z. B. bei Gallenkoliken).

Kom|pression (↑) f: (engl.) compression; Zusammendrückung, Quetschung.

Kom|pression, digitale (↑) f: (engl.) digital compression; notfallmäßige Blutstillung* durch manuelles Abdrücken von art. Gefäßen z. B. gegen knöcherne Strukturen.

Kom|pressions|a|tel|ektase (↑; gr. ἀτελής unvollständig; -ektasie*) f: (engl.) compression atelectasis; s. Atelektase.

Kom|pressions|behandlung (↑): (engl.) compression treatment; Methode zur Behandlung einer chronisch-venösen Insuffizienz*; **Formen: 1.** mittels Kompressionsverband* od. Anw. von elastischen Kompressionsstrümpfen (vier Druckklassen); führt durch Querschnittverengung u. Verbesserung der sog. Muskelpumpe* (v. a. beim Laufen) zu einer Entstauung der betroffenen Extremität; Anw. auch zur Thromboseprophylaxe* bzw. Embolieprophylaxe* sowie bei Lymphödem; **2.** intermittierend: maschinell mit spez. Kompressionsstiefeln (Einkammer- u. Mehrkammersysteme) zur venösen u. lymphatischen Entstauung. **Cave:** bei ausgeprägten peripheren arteriellen Verschlusskrankheiten*.

Kom|pressions|fraktur (↑; Fraktur*): (engl.) compression fracture; s. Fraktur, vollständige.

Kom|pressions|lähmung (↑): s. Drucklähmung.

Kom|pressions|nagelung (↑): (engl.) compression plating; Verfahren der Osteosynthese*, bei dem durch einen Mechanismus im Innern eines Marknagels (Verriegelungsnagel) eine Kombination von innerer Schienung u. Druckosteosynthese erzielt wird; vgl. Marknagelung.

Kom|pressions|syn|drom (↑) n: (engl.) compression syndrome; **1.** K. des Spinalkanals: s. Nonne-Froin-Syndrom; **2.** neurovaskuläre Kompressionssyndrome, z. B. Nervenkompressionssyndrom*, Kompartmentsyndrom*; **3.** Wurzelkompressionssyndrom*, Compressio* cerebri; **4.** K. der V. cava bei Schwangeren: s. Vena-cava-inferior-Syndrom.

Kom|pressions|uro|graphie (↑; Ur-*; -graphie*) f: (engl.) ureteral compression urography; s. Urographie.

Kom|pressions|verband (↑): (engl.) compression bandage; Verband mit dosiertem Druck auf das darunterliegende Gewebe; **Anw.: 1.** Blutstillung an Extremitäten (Druckverband); **2.** Kompressionsbehandlung* bei Varikose, Lymphödem, Distorsion; **cave:** art. Minderdurchblutung bei zu starkem Druck. Vgl. Verbände.

Kom|pressorium (↑) n: (engl.) compressor; Bez. für versch. Vorrichtungen z. B. zum Abdrücken großer Gefäße zwecks Blutstillung*, zur vorsichtigen Quetschung der weibl. Brust bei hochauflösender Mammographie*, zur Herstellung eines Quetschpräparates*. J. Die.

Koncho|skop (gr. κόγχη Muschel; Skop-*) n: (engl.) conchoscope; röhrenförmiger Nasenspiegel für die mittlere u. hintere Rhinoskopie*.

Koncho|tomie (↑; -tom*) f: (engl.) conchotomy; op. partielle Abtragung der unteren, mittleren od. beider Nasenmuscheln, häufig zus. mit einer Septumplastik* od. i. R. einer endonasalen Nasennebenhöhlenoperation; **Ind.:** v. a. hyperplastische chron. Rhinitis* u. Rhinopathia* vasomotorica non allergica mit Hyperplasie der Nasenschleimhaut u. dadurch behinderter Nasenatmung; **Kompl.:** Rhinitis* sicca mit Borkenbildung durch zu ausgedehnte Resektion. H. Ger.

Kon|densation (lat. condensare verdichten) f: (engl.) condensation; **1.** (chem.) Reaktion von mind. zwei Molekülen unter Abspaltung einfacher Moleküle zu einer neuen Verbindung, z. B. Alkohol + Säure ⇌ Ester + Wasser; **2.** (physik.) Gasverflüssigung durch Temperaturerniedrigung bzw. Druckerhöhung; **3.** (genet.) Verdichtung der Chromosomen in der Pro- u. Metaphase der Mitose*.

Kon|densator (↑) m: (engl.) capacitor; elektr. Bauelement, bei dem zwei plattenförmige Leiter durch einen Isolierstoff voneinander getrennt sind; ein K. speichert Ladung; vgl. Kapazität, elektrische.

Kon|densor, optischer (↑) m: (engl.) optic condenser; Sammellinse bzw. Linsensystem zur Beleuchtung von Objekten mit parallelem Licht im Mikroskop u. bei Projektionsvorrichtungen; besteht bei Mikroskopie im UV-Bereich aus Quarz.

Kon|dition (lat. conditio) f: (engl.) condition; Bedingung, Beschaffenheit, allgemeine Verfassung, Zustand; Summe aller leistungsbedingenden Faktoren für eine best. Tätigkeit, insbes. Sportart.

Kon|ditionierung (↑): (engl.) conditioning; (physiol./psychol.) Erzeugen einer bedingten Reaktion durch Lernen*; **Formen: 1.** klassische K. (sog. Signallernen, Pawlow-Experiment am Hund): ein neutraler Reiz* (z. B. Glockenton), der normalerweise eine unspezif. Orientierungsreaktion (z. B. Hinwenden zur Schallquelle) hervorruft, wird zeitl. gemeinsam mit einem unbedingten Reiz (z. B. Futter) dargeboten, der stets reflexartig eine unbedingte Reaktion (z. B. Speichelfluss) zur Folge hat. Nach mehrmaliger Wiederholung ruft der ursprüngl. neutrale Reiz ohne Koppelung an den unbedingten Reiz diese Reaktion hervor. Er ist zum bedingten (konditionierten) Reiz u. die ursprüngl. unbedingte Reaktion zur bedingten (konditionierten) Reaktion geworden. Der Lerninhalt der klassischen K. kann durch Extinktion* gelöscht (d. h. verlernt) werden. **2.** operante K. (instrumentelle K., sog. Lernen am Erfolg): die Verknüpfung einer (auch zufällig ausgeführten) Handlung od. Verhaltensweise mit verstärkenden Reizen (s. Verstärker) hat eine Verhaltensänderung i. S. einer Wiederholungs- (bei positiven Verstärkern) bzw. Vermeidungstendenz (bei negativen Verstärkern) zur Folge. Therap. **Anw.** z. B. bei Verhaltenstherapie* od. Biofeedback*. Vgl. Behaviorismus, Psychologie.

Kondom (frz.-engl. condom) n: syn. Präservativ*.

Kon|duktor (lat. conducere, conductus zusammenführen) m: (engl.) conductor; (genet.) Überträger; Individuum, das eine Krankheitsanlage von der vorausgehenden Generation auf die nächstfolgende überträgt, ohne selbst krank zu sein; die Bez. wird insbes. für Frauen verwendet, die heterozygot für ein X-chromosomal-rezessives Gen sind; die Hälfte ihrer Söhne zeigen statistisch das X-chromosomal-rezessive Merkmal, 50 % der Töchter werden wieder K. (z. B. bei Hämophilie*).

Kondyl-: auch Condyl-; Wortteil mit der Bedeutung Knochengelenk, Knöchel; von gr. κόνδυλος.

Kondylen|fraktur (↑; Fraktur*) f: (engl.) condylar fracture; Bruch eines Gelenkkopfs von Humerus, Femur od. Tibia; erfordert inf. Gelenkbeteiligung meist op. Eingriff; s. Humerusfraktur, Oberschenkelfraktur, Tibiafraktur.

Kondylome (↑; -om*) n pl: (engl.) condylomas; Hyperplasien des Plattenepithels im Anogenitalbereich durch Inf. mit Papillomavirus (Condylomata* acuminata, Condylomata* plana) od. Treponema pallidum (Condylomata* lata).

Kondylom-Virus (↑; ↑; Virus*) n: (engl.) condyloma virus; zur Gruppe der humanen Papillomaviren (HPV 6 u. 11) gehörender Err. der Condylomata acuminata u. plana.

Kondylus (↑) m: (engl.) condyle; Gelenkkopf, Knochenende.

Kon|fabulation (lat. confabulari vertraulich plaudern) f: (engl.) confabulation; Überspielen von Gedächtnislücken durch Erzählen meist zufälliger Einfälle, die der Pat. selbst für Erinnerungen hält; **Vork.:** z. B. bei Hirnatrophie, org. Psychose (v. a. bei Korsakow*-Syndrom). Vgl. Gedächtnisstörung, Pseudologia phantastica.

Kon|fabulose (↑; -osis*) f: (engl.) confabulosis; Form der org. Psychose*, bei der Konfabulationen im Vordergrund stehen; Vork. bei org. Hirnschaden od. Infektion (Fleckfieber, Typhus).

Konfidenz|inter|vall n: (engl.) confidence interval; Abk. KI; statist. Vertrauensbereich, der die Unsicherheit einer Schätzung berücksichtigt; ein 95%-KI gibt den Bereich an, indem mit 95%iger Wahrscheinlichkeit das wahre Ergebnis liegt. Das KI verengt sich mit dem Umfang der Stichprobe*. J. Thü.

Kon|figuration (lat. configurare gleichförmig gestalten, anpassen) f: (engl.) configuration; Form, Umformung; z. B. Aortenkonfiguration* des Herzens.

Konflikt m: (engl.) conflict; (psychol.) Zusammentreffen von Gegensätzen; **Formen: 1.** interpersonaler K.: zw. zwei od. mehreren Personen; **2.** intrapersonaler K.: zw. gegenläufigen (unbewussten) Tendenzen derselben Person; latente bzw. unbewusste u. damit unbewältigte K. werden v. a. in der Psychoanalyse als Urs. für die Entw. einer Neurose*, Persönlichkeitsstörung* bzw. Verhaltensstörung* angesehen.

kon|fluierend (lat. confluere zusammenfließen): (engl.) confluent; zusammenfließend.

Kon|frontation f: (engl.) confrontation; (psychotherap.) Annäherung an angstbesetzte, vermiedene Situationen, Bilder od. Gedanken unter psychotherap. Schutz; **Formen: 1.** In-vivo-Konfrontation: tatsächliche Situation in Begleitung des Therapeuten aufsuchen; **2.** In-sensu-Konfrontation: vermiedene Inhalte in der Phantasie od. durch Imagination* aufsteigen lassen; **3.** (psychoanalyt.) Erinnerung an widersprüchliche, unverbundene Gefühls- u. Erlebnisinhalte (cave: Retraumatisierung durch Überflutung mit sich aufdrängenden Bildern). E. Fri.

kon|genital (Co-*; lat. genitus geboren, entstanden): (engl.) congenital; ererbt (u. bei der Geburt manifest); s. angeboren.

Kon|gestion (lat. congerere, congestus anhäufen) f: (engl.) congestion; Bez. für arterielle Blutüberfüllung als Folge von Entzündungsreizen; vgl. Hyperämie.

Kon|gestions|ab|szess (↑; Abszess*) m: syn. Senkungsabszess*.

Kon|glomeration (lat. conglomerare zusammenballen) f: s. Agglomeration.

Kon|glomerat|tumor (↑; Tumor*) m: (engl.) conglomerate tumor; Verklebung od. Verwachsung von Organen u. Organteilen, die bei Untersuchung den Eindruck einer größeren Tumorbildung entstehen lassen; z. B. palpabler, im Unterbauch lokalisierter, entzündl. bedingter K., bestehend aus der in eine Hydrosalpinx umgewandelten Tube mit Dünndarmschlingen u. Netzteilen od. (röntg.) intrathorakaler Hilumtumor, bestehend aus einem zentralen Bronchialkarzinom* u. Metastasen* in regionären Lymphknoten.

Kon|glutination (lat. conglutinare zusammenkleben) f: (engl.) conglutination; Agglutination* von Erythrozyten unter Beteiligung von Konglutininen*; z. B. als komplementverbrauchende K. (Bordet*-Konglutinationsreaktion) od. ohne Beteiligung von Komplement (K. nach Wiener).

Kon|glutinations|test (↑) m: s. Kolloidtest.

Kon|glutinine (↑) n pl: (engl.) conglutinins; Bez. für Substanzen (insbes. Kolloide; s. Kolloid), die v. a. durch Herabsetzung der Hydrophilie der Oberfläche von Partikeln (z. B. Bakt., Erythrozyten) zu deren Agglutination* o. a. sichtbaren serol. Reaktionen durch inkomplette Antikörper* führen; i. e. S. wird ein im Serum v. a. von Wiederkäuern vorkommendes Gammaglobulin mit hoher Affinität für an Immunkomplexe gebundenes Komplementprotein C3 als Konglutinin bez.; es bewirkt in Gegenwart von Komplement eine starke Agglutination (u. Hämolyse) von antikörperbeladenen (immunkomplextragenden) Testerythrozyten. Als **Immunkonglutinine** werden gegen die Komplementproteine C3 u. C4 gerichtete Allo- od. Autoantikörper bez., die bei Immunisierungsvorgängen u. Autoimmunkrankheiten gebildet werden.

Kongo|rot: (engl.) congo red; Diazofarbstoff; pH-Indikator; vgl. Benzidin.

Konidien (gr. κονία Staub; -id*) n pl: syn. Konidiosporen*.

Konidio|sporen (↑; Spora*): (engl.) conidiospores; syn. Konidien; ungeschlechtl. gebildete Exosporen als Nebenfruchtformen versch. Pilze, z. B. Aspergillus u. Penicillium; vgl. Fungi, Fungi imperfecti.

Koniin (gr. κώνειον Schierling) n: (engl.) coniine; auch Coniinum; Alkaloid des gefleckten Schierlings (Conium maculatum); verursacht aufsteigende periphere motor. u. sensible Lähmung (Giftbecher des Sokrates).

Koniose (↑; -osis*) f: (engl.) coniosis; Staubkrankheit; s. Pneumokoniosen.

Konio|tomie (Conus*; -tom*) f: (engl.) coniotomy; syn. Interkrikothyreotomie, Krikothyreotomie, Konikotomie; Notfalleingriff zum schnellen Beheben einer Erstickungsgefahr bei Verlegen der oberen Luftwege (z. B. durch Glottisödem, Fremdkörper, Kehlkopfkarzinom), wenn eine Intubation* od. eine Tracheotomie* unmöglich sind. Nach Hautschnitt wird das Lig. cricothyroideum (Lig. conicum) quer gespalten (notfalls mit dem Taschenmesser) u. eine Trachealkanüle* o. ä. eingeführt.

Konisation (gr. κῶνος Kegel) f: (engl.) conization; syn. Portiokonisation, Zervixkonisation; Entnahme einer konusförmigen Gewebeprobe aus der Portio uteri zur histol. Untersuchung; **Ind.:** zur definitiven Klärung von mit Suchmethoden (Kolposkopie*, Zytodiagnostik*) entdeckten Epithelatypien an der Portio u. im Zervikalkanal (Serienschnitte); auch als therap. K. bei schwersten Zellatypien u. Carcinoma* in situ sowie therapieresistentem Fluor cervicalis. Vgl. Epithelgrenze.

K

kon|jugal (lat. coniunx, coniugis Gatte): (engl.) conjugal; ehelich.

Kon|jugase (lat. coniugatio Verbindung) f: syn. Gammaglutamylcarboxypeptidase*.

Konjugat|impf|stoff (↑): (engl.) conjugate vaccine; Impfstoff, bei dem das T-Zell-unabhängige Antigen durch Koppelung an Proteine zu einem T-Zell-abhängigen Antigen gemacht wird, z. B. Kapselpolysaccharide an Toxoide; der Proteinanteil bewirkt eine Aktivierung von T-Zellen, die die B-Zell-Reaktion modifiziert. K. führt auch bei Säuglingen u. Kleinkindern zur Bildung anhaltend schützender IgG-Antikörper. **Beispiele:** Impfstoffe gegen Inf. mit Haemophilus influenzae Typ b, Pneumokokken u. Meningokokken; vgl. Schutzimpfung. B. Stü.

Kon|jugation (↑) f: (engl.) conjugation; **1.** (biol.) syn. Karyogamie*; **2.** (genet.) Zusammentreten homologer Chromosomen in der Prophase der Meiose*; **3.** (chem.) Wechselwirkung benachbarter Doppelbindungen im Molekül, die durch eine Einfachbindung getrennt sind; **4.** (bakteriol.) parasexueller Mechanismus zur Übertragung von genet. Material; Bildung einer Plasmabrücke zw. einem Donorbakterium mit Konjugationsfaktor (vgl. Plasmide) u. einem Akzeptorbakterium. Über den sog. Sexualpilus* dringt ein Plasmid-DNA-Strang, der auch für den Konjugationsfaktor codiert, in die Empfängerzelle. K. ist zw. allen Enterobacteriaceae* sowie Pseudomonas-, Pasteurella-, Vibrio-Species u. grampositiven Kokken möglich. Enterokokken besitzen dafür ein spez. Sexpheromon-System.

Kon|jugations|faktor (↑) m: (engl.) conjugation factor; extrachromosomales genet. Element, welches eine Konjugation* zw. Bakterien verursachen kann; z. B. F*-Faktor, R*-Faktor, Col*-Faktoren. Vgl. Plasmide.

Kon|junktiva (↑) f: Conjunctiva*.

Kon|junktivitis (↑; -itis*) f: (engl.) conjunctivitis; auch Conjunctivitis; Augenbindehautentzündung; **Urs.: 1.** chem.-physik. Reize, z. B. Fremdkörper, Verletzungen (Verätzungen, Verbrennungen, Strahlen), Staub; **2.** Infektion durch Bakterien (z. B. als Conjunctivitis* pseudomembranosa, Gonoblennorrhö*), Chlamydien (Einschlusskonjunktivitis*, Schwimmbadkonjunktivitis*), Viren (Conjunctivitis* follicularis); **3.** benachbarte pathol. Prozesse (z. B. Meibom-Karzinom); **4.** Benetzungsstörungen inf. verminderter Tränensekretion (vgl. Keratoconjunctivitis sicca); **5.** Allergien (z. B. als Conjunctivitis* vernalis); **Sympt.: 1.** akute K.: Rötung, Schwellung, starke Sekretion, Lichtscheu, Blepharospasmus; **2.** chronische K.: kein Ödem, geringe Sekretion, Wucherung der Papillarkörper; **Ther.:** Ausschalten auslösender Faktoren, lokal desinfizierende u. adstringierende sowie ggf. antibakterielle Medikamente. Vgl. Episkleritis, Keratokonjunktivitis.

kon|kav (lat. concavus): (engl.) concave; nach innen gewölbt, hohl; Ggs. konvex.

Kon|kav|linse (↑): (engl.) concave lens; syn. Zerstreuungslinse; s. Linse.

kon|kom|itierend (lat. concomitatus begleitet): (engl.) concomitant; begleitend.

kon|kordant (lat. concordare übereinstimmen): (engl.) concordant; übereinstimmend; im EKG: gleiche Ausschlagrichtung.

Kon|kordanz (↑) f: (engl.) concordance; (genet.) phänomenologische Übereinstimmung wichtiger Merkmale bei Zwillingen, z. B. Haarfarbe u. -form, Augenfarbe, Sommersprossen; Ggs. Diskordanz. Vgl. Phänotypus.

Kon|krement (lat. concrementum Mischung, Verdichtung) n: (engl.) concrement; feste Masse, die durch Ausfällung vorher gelöster Stoffe in Hohlkörpern od. im Gewebe gebildet wird; Größe von mm bis einige cm; s. Blasenstein, Gallensteine, Kotstein, Nephrolithiasis, Psammom, Sialolithen, Ureterstein.

kon|natal (Co-*; lat. natalis Geburts-): (engl.) connatal; in uteri bzw. während der Geburt erworben; s. angeboren.

Kon|sanguinität (lat. consanguinitas) f: syn. Blutsverwandtschaft*.

kon|sensuell (lat. consensus Übereinstimmung): (engl.) consensual; gleichsinnig, in demselben Sinne wirkend.

kon|servativ (lat. conservare erhalten): (engl.) conservative; erhaltend.

Kon|servierung (↑): (engl.) preservation; Haltbarmachen von zersetzbaren org. Stoffen durch Keimhemmung od. Keimvernichtung; **Meth.: 1.** Hitze (Pasteurisieren*, Kochen, Sterilisation*); **2.** Kälte (Kühlen, Gefrieren u. Tiefgefrieren); **3.** Wasserentzug (Trocknung, Gefriertrocknung*); **4.** chem. Verfahren: Senkung der Wasseraktivität (Salzen mit Kochsalz, Pökeln zusätzl. mit Nitrat u. Nitrit); Räuchern; Konservierungsstoffe (Antioxidanzien, z. B. Vitamine C u. E, Antimykotika*, Benzoesäure*, Sorbinsäure*; vgl. Zusatzstoff-Zulassungsverordnung); **5.** Bestrahlung (s. Lebensmittelbestrahlung).

Kon|siliarius (lat. consiliarius Ratgeber) m: beratender Arzt.

Kon|silium (lat. consilium Rat) n: Beratung mehrerer Ärzte zur Klärung eines Krankheitsfalles.

Kon|sistenz (lat. consistere sich aufstellen, feststehen) f: (engl.) consistency; (physik.) Beschaffenheit bzw. Grad der Festigkeit eines Stoffs, z. B. hart, zähflüssig, weich, schwammig.

Kon|solidierung (Co-*; lat. solidare fest machen, zusammenfügen): (engl.) consolidation; Verfestigung; medizinisch i. S. einer nicht weiter fortschreitenden bzw. abheilenden Krankheit; traumatolog. die knöcherne Verfestigung einer Fraktur; vgl. Frakturheilung.

kon|stant (lat. constans): (engl.) constant; beständig, stetig, gleichbleibend, unveränderlich.

Kon|stituens (lat. constituere, constitutus einrichten, ordnen, festigen) n: (engl.) excipient; der indifferente Bestandteil eines Arzneimittels; z. B. Wasser bei Solutionen, Schweinefett bei Salben.

Kon|stitution (↑) f: (engl.) constitution; **1.** Summe der körperlichen u. psychischen Eigenschaften eines Menschen; das Konstrukt der K. ist Grundlage umstrittener Einteilungsversuche in sog. Konstitutionstypen; **2.** (chem.) Anordnung der Atome in einem Molekül.

Kon|striktion (lat. constringere, constrictus zusammenbinden, -ziehen) f: (engl.) constriction; Zusammenziehung; **1.** Kontraktion eines Hohlorgans od. Ringmuskels, z. B. Bronchokonstriktion; **2.** (genet.) Einschnürung an best. Stellen von Chromosomen*.

Kon|sultation (lat. consultare überlegen, um Rat fragen) f: (engl.) consultation; ärztliche Beratung.

Kon|sumption (lat. consumptio Verzehrung) f: (engl.) consumption; Auszehrung; vgl. Kachexie.

Kon|tagions|in|dex (lat. contagium Ansteckung) m: (engl.) contagion index; syn. Infektionsindex; (epidemiol.) Größe zur Quantifizierung der Erkrankungswahrscheinlichkeit bei einer Exposition gegenüber einem infektiösen Agens, d. h. die Anzahl der tatsächlich (erkennbar od. nicht erkennbar) Erkrankten bezogen auf 100 nicht immune Exponierte; wenn der K. den Wert 1 hat, bedeutet das, dass 100% der erstmalig Exponierten erkranken. Vgl. Manifestationsindex; s. Tab.

Kontagionsindex
Werte für einige Infektionskrankheiten

Masern	0,95
Pocken	0,95
Keuchhusten	0,80
Diphtherie	0,10–0,20
Röteln	0,15–0,20
Typhus	0,50
Bakterienruhr	0,15
Poliomyelitis	0,1 (0,001–0,003)

Kon|tagiosität (↑) f: (engl.) contagiosity; Ansteckungsfähigkeit; Ansteckungskraft eines Erregers als Vorraussetzung für die Fähigkeit zur Infektion*.

Kon|takt|akne (lat. contactus Berührung, Ansteckung; Acne*) f: syn. Acne* venenata.

Kon|takt|all|ergie (↑; Allergie*) f: s. Kontaktekzem, Kontakturtikaria.

Kon|takt|aufnahme (↑): (engl.) contact radiography; Röntgenaufnahme mit möglichst geringem Fokus-Objekt-Abstand.

Kon|takt|bestrahlung (↑): (engl.) contact irradiation; Strahlentherapie* mit einer tumornahen Strahlenquelle, z. B. durch Implantate (Nadeln, Kapseln) od. Injektion von radionuklidhaltigen Suspensionen; vgl. Radiumtherapie, Afterloading-Verfahren.

Kon|takt|blutung (↑): (engl.) contact bleeding; spontane Blutung im Bereich der Geschlechtsorgane nach Kohabitation od. med. Eingriff (z. B. Abstrichentnahme); mögliches Sympt. bei Zervixkarzinom* od. Peniskarzinom*.

Kon|takt|ek|zem (↑; Ekzem-*) n: (engl.) contact eczema; exogen ausgelöstes Ekzem*; **Formen: 1.** toxisches K. (syn. Irritationsekzem): Schädigung der Hautbarriere durch andauernden od. wiederholten Kontakt mit Säuren u. Basen, Mineralölen, org. Lösungsmitteln, oxidierenden u. reduzierenden Substanzen sowie inf.

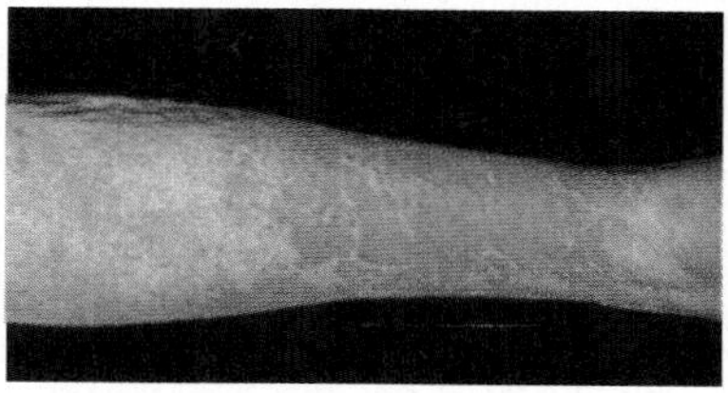

Kontaktekzem:
toxische Reaktion mit bullösen Effloreszenzen [3]

UV-Überdosierung; **2.** kumulativ-subtoxisches K. (syn. degeneratives Ekzem, Abnutzungsdermatose): Hautschädigung mit Fissur- u. Rhagadenbildung; die Austrocknung der Haut, bes. durch Wasser, erleichtert Haptenen die Permeation u. Vollantigenbildung u. begünstigt eine Kontaktallergie; Vork. z. B. bei Friseuren, Bäckern, Pflegepersonal, Hausfrauen. **3.** allergisches K.: Allergie* vom Spättyp; durch Kontakt mit einem Allergen* (meist niedermolekulares Hapten*) erworbene Überempfindlichkeit. Die durch Langerhans-Zellen veränderten Antigene werden den T-Lymphozyten präsentiert, die

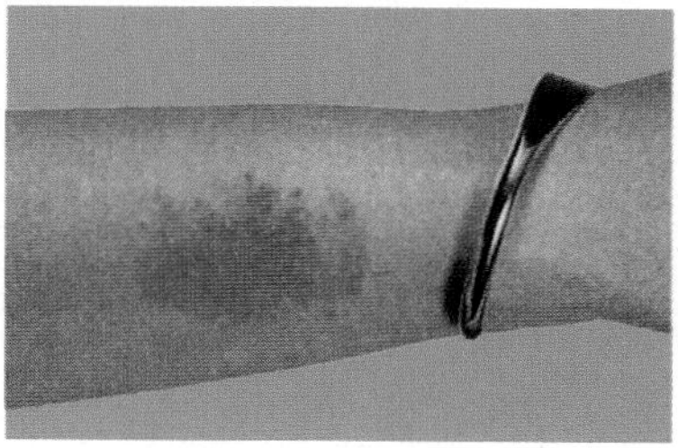

Kontaktekzem:
allergische Reaktion auf einen nickelhaltigen Armreifen [3]

Zellklone mit antigenspezif. Rezeptorstrukturen bilden. Nach der Sensibilisierungsphase (mind. 5 Tage) führt erneuter Kontakt zu Erythem, Ödem, Papulovesikeln u. nässenden Erosionen mit einem Maximum meist nach 24–72 Std.; histol. im Akutstadium neutrophile, dann lymphomonozytäre Infiltrate in der oberen Dermis mit Eindringen in die spongiotisch aufgelockerte Epidermis. Häufige auslösende Allergene sind z. B. Nickelsulfat, Cobaltchlorid, Kaliumdichromat, p-Phenylendiamin, Duftstoffe, Thiurame, Formaldehyd, Perubalsam, Kolophonium, Parabene u. a. Konservierungsstoffe, Wollwachsalkohole, Epoxidharz, Benzocain, Neomycin, Pflanzeninhaltsstoffe (z. B. Latexproteine); Nachw. mit Epikutantest*. **4.** aerogenes K.: Sonderform des K. durch Einwirken allergenpotenter Stäube, Dämpfe od. Gase (Holzstäube, Terpentin, Friseurchemikalien u. a.) auf luftexponierte Hautareale (bes. Gesicht, Hals u. Dekolleté).

Kon|takt|epi|demie (↑; Epidemie*) f: (engl.) contact epidemic; s. Epidemie.

Kon|takt|gifte (↑): (engl.) contact poisons; s. Pestizide.

Kon|takt|in|fektion (↑; Infekt-*) f: (engl.) contact infection; Übertragung von Krankheitserregern durch Berührung eines infizierten Menschen bzw. Tiers (direkte K.) od. durch Berührung kontaminierter Gegenstände (indirekte K.). Die durch Husten, Niesen u. Sprechen erfolgende Erregerübertragung wird demgegenüber als Tröpfcheninfektion, die durch Verschmieren infektiösen Materials wie Sputum, Eiter, Fäzes, ggf. Harn auf andere Körperteile bzw. dessen orale Aufnahme als Schmierinfektion bezeichnet. Vgl. Infektion.

Kon|takt|linsen (↑): (engl.) contact lenses; syn. Kontaktschalen, Haftschalen; der Hornhaut od. dem vorderen Augapfel angepasste, durchsichtige Schalen aus hartem od. weichem Kunststoff; **Ind.:** Refraktionsfehler (Myopie, Hypermetropie, Astigmatismus), einseitige Aphakie (um binokulares Sehen zu ermöglichen), Keratitis, perforierende Augenverletzung. K. verbessern bes. bei Myopie die Sehschärfe, da die verkleinernde Wirkung starker Konkavgläser entfällt. Im Ggs. zur Brille* besteht erhöhter Pflegebedarf; es kann zu stoffwechselbedingten Hornhautstörungen, mechan. Irritationen u. allergisch-toxischen Reaktionen auf Kontaktlinsenmaterial u. Pflegemittel kommen.

Kon|takt|störung (↑): (engl.) contact disorder; (psych.) Einschränkung der Fähigkeit, Nähe u. Distanz zu anderen Personen sozial adäquat u. den eigenen Wünschen gemäß zu gestalten bzw. Affekte in einer persönl. Beziehung adäquat zu erleben u. zu äußern; **Vork.** als unspezif. Symptom bei einer Vielzahl psychischer Erkr., z. B. bei Neurose* od. Psychose*. Als überschießendes, distanzloses Verhalten tritt die K. v. a. bei maniformen Krankheitsbildern auf, in Form einer misstrauischen bzw. affektarmen Zurückgezogenheit (vgl. Autismus) v. a. bei best. Formen der Schizophrenie; K. i. R. neurotischer Entw. sind häufig von zusätzl. Problemen (abweichendes Sexualverhalten*, Suchtverhalten, Leistungsschwäche u. a.) als Folge von Abwehr- od. unzulängl. Kompensationsversuchen begleitet.

Kon|takt|thermo|graphie (↑; Therm-*; -graphie*) f: (engl.) contact thermography; Verfahren der Thermographie*.

Kon|takt|urtikaria (↑; Urtika*) f: (engl.) contact urticaria; durch Hautkontakt ausgelöste, lokal begrenzte urtikarielle Reaktion; **Formen: 1.** allergische K. vom Soforttyp, ausgelöst z. B. durch Gräserpollen, Katzenspeichel, Milbenkot, Latexhandschuhe; bei hohem Sensibilisierungsgrad evtl. Auftreten von Fernreaktionen (Rhinitis, Asthma bronchiale, Schock); **2.** chem.-physik. K., z. B. durch vasoaktive Substanzen od. Histaminliberatoren in Brennnesselblättern, Erdbeeren, Raupenhaaren, Nesselkapseln von Quallen, Seeanemonen u. Feuerkorallen. Vgl. Allergie, Urtikaria.

Kon|tamination (lat. contaminare besudeln) f: (engl.) contamination; Verunreinigung, Verschmutzung, Verseuchung; allg. Bez. für die Verunreinigung von Umwelt, Räumen, Gegenständen u. Personen mit Schadstoffen, bes. durch Radioaktivität*, biol. Gifte* u. chem. Substanzen; **1.** radioaktive K.: oberflächl. Verunreinigung mit anhaftenden od. auf der Oberfläche adsorbierten radioaktiven Substanzen bei Überschreitung der Grenzwerte für Radioaktivität; **2.** chemische K.: Verunreinigung durch Rauch, Abgase, industrielle Abwässer, Detergenzien, Pestizide, giftige Abfälle u. a.; **3.** (hyg.-mikrobiol.) Behaftung von Gegenständen, Lebensmitteln, Wasser, Luft, Boden u. Makroorganismen mit Mikroorganismen; **4.** (psychiatr.) Wortneubildung durch Verbindung mehrerer formal od. inhaltl. verwandter Wörter od. Silben; Vork. z. B. bei Schizophrenie; vgl. Neologismus; **5.** (pharmaz.) Verunreinigung von Arzneimitteln durch Fremdstoffe i. R. der Herstellung od. Lagerung. Vgl. Dekontamination.

Kon|tiguität f: s. Contiguitas.

Kon|tinenz (lat. continere zusammenhalten, zurückhalten) f: (engl.) continence; Fähigkeit, den Inhalt eines Hohlorgans (i. e. S. von Harnblase u. Rektum) durch willkürliche Kontrolle zurückzuhalten.

kon|tinuierlich (lat. continuus): (engl.) continuous; zusammenhängend, fortdauernd, ununterbrochen.

Kon|tinuität (↑) f: (engl.) continuity; Zusammenhang; vgl. Continuitas.

Kon|tinuitäts|trennung (↑): (engl.) disruption of continuity; **1.** (pathol.) Trennung des natürlichen gewebl. Zusammenhangs durch Verwundung, Verletzung; **2.** (radiol.) Zeichen einer Fraktur.

Kon|torsion (lat. contortio Windung) f: (engl.) contorsion; Verdrehung eines Glieds; vgl. Distorsion, Luxation.

Kontra-: s. a. Contra-.

Kontra|in|dikation (contra*; Indikation*) f: (engl.) contraindication; Gegenanzeige; Umstand, der die Anw. eines diagn. od. therap. Verfahrens bei an sich gegebener Indikation* in jedem Fall verbietet (**absolute** K.) bzw. nur unter strenger Abwägung sich dadurch ergebender Risiken (**relative** K.) zulässt; vgl. Indikation.

Kontrakt-: Wortteil mit der Bedeutung zusammenziehen; von lat. contrahere, contractus.

kon|traktil (↑): (engl.) contractile; fähig, sich zusammenzuziehen.

Kon|traktion (↑) f: (engl.) contraction; Zusammenziehung; z. B. eines Muskels inf. Ineinandergleitens der Myofibrillen.

Kon|traktion, auxo|tonische (↑) f: (engl.) auxotonic contraction; Verkürzung eines Muskels bei gleichzeitiger Spannungszunahme; (häufige) Mischform aus isometrischer u. isotonischer Kontraktion.

Kon|traktion, idio|muskuläre (↑) f: (engl.) idiomuscular contraction; örtl. Wulstbildung eines Muskels nach Perkussion; Vork.: bei Myotonie, Muskelatrophie, Diabetes mellitus, Kachexie.

Kon|traktion, iso|metrische (↑) f: (engl.) isometric contraction; auch statische Kontraktion; Bez. für Spannungszunahme eines Muskels bei gleichbleibender Länge; vgl. Muskelkontraktion.

Kon|traktion, iso|tonische (↑) f: (engl.) isotonic contraction; auch dynamische Kontraktion;

Bez. für Verkürzung eines Muskels bei gleich bleibender Spannung; vgl. Muskelkontraktion.

Kon|traktion, pseudo|motorische (↑) **f:** (engl.) pseudomotor contraction; fibrilläre Zuckungen in degenerierenden Muskeln nach Durchtrennung der motor. Nerven (Neurotmesis), evtl. verstärkt durch Reizung der zugehörenden sensiblen Nerven.

Kon|traktur (↑) **f:** (engl.) contracture; **I.** (pathophysiol.) dauerhafte Verkürzung eines Muskels; inf. veränderter extrazellulärer K^+- od. intrazellulärer Ca^{2+}-Konzentration keine Weiterleitung von Aktionspotentialen; **II.** (orthop.) Funktions- u. Bewegungseinschränkung von Gelenken; **Einteilung: 1.** nach Gelenkstellung: **a)** Beugekontraktur: Gelenksteife in Beugestellung durch Verkürzung der an der Beugeseite gelegenen Weichteile; Streckung im Gelenk unmöglich; **b)** Streckkontraktur: Gelenksteife in Streckstellung, Streckung evtl. möglich, Beugung aufgehoben; **c)** Abduktions- bzw. Adduktionskontraktur v. a. des Daumens: Gelenksteife in Ab- bzw. Adduktionsstellung; **2.** nach betroffenem Gewebe: **a)** dermatogene K. (Narbenkontraktur): nach ausgedehnter Haut- u. Weichteilverletzung, Brandverletzung sowie Entzündung; **b)** tendomyogene K.: häufigste K. inf. Entwicklungsstörungen mit Knochenbeteiligung, Verwachsung, Verbackung, Verlötung von Gleitgewebe der Muskulatur u. Faszien; nur selten Folge direkter Muskelverletzung, häufig nach Verletzung od. Entzündung der Knochen od. Gelenke; Sonderform: ischämische Kontraktur*; **c)** arthrogene K.: Verwachsung der Gelenkflächen nach Bluterguss, Gelenkentzündung, -verletzung; Schrumpfung der Gelenkkapsel; **d)** neurogene K.: bei Schädigung des zentralen Neurons spastische K.; **Ther.:** je nach Ätiol. physikalische Therapie, intraartikulär Lokalanästhetika, u. U. op. Mobilisation (Arthrolyse). Vgl. Ankylose, Dupuytren-Krankheit.

Kon|trakturen|pro|phylaxe (↑; Prophylaxe*) **f:** (engl.) contracture prophylaxis; Maßnahmen zur Vorbeugung u. Verhinderung einer Kontraktur*, u. a. durch Lagerung* u. Mobilisation* bei zentralen Lähmungen (Vermeidung der Entstehung einer spastischen Lähmung aus einer zentralen schlaffen), Bewegungsschiene* u. Krankengymnastik* bei Erkr. od. Verletzungen des Bewegungsapparats, evtl. in Komb. mit Schmerztherapie*; Anw. auch bei komatösen Pat. in Form der regelmäßigen Durchbewegung (ein- bis zweimal pro Tag) aller Gelenke u. zweistündl. Umlagerung. Vgl. Prophylaxe.

Kon|traktur, ischämische (↑) **f:** (engl.) ischemic contracture; Schädigung der Muskulatur durch ein Kompartmentsyndrom*; **Lok.: 1.** Unterarm (Volkmann-Kontraktur): Beugekontraktur in Handgelenk u. Fingern nach fibröser Umwandlung der nekrot. Beugemuskulatur (selten Streckmuskulatur) u. narbiger Schrumpfung; **a)** ohne Nervenbeteiligung; Beugestellung im Handgelenk u. allen Fingergelenken; bei weiterer Beugung des Handgelenks aktive Verringerung bis zum Ausgleich der Fingerbeugung (s. Abb.); **b)** mit Schädigung von N. medianus u. N. ulnaris: Krallenhand*; Ther.: je nach Ausmaß Exzision nekrot. Muskelgewebes, Sehnenverlängerung, Desinsertion (Ablösung der Muskelursprünge) der gesamten Beugemuskulatur mit evtl. Ersatz durch Transposition von Streckmuskeln; freie funkt. Muskeltransplantation; Neurolyse; **2.** Hand: Schädigung der Binnenmuskulatur; Intrinsic-plus-Stellung (s. Immobilisierung der Hand, Abb.) inf. narbiger Verkürzung, selten Nervenbeiteiligung; Ther.: Exzision der Muskelnekrosen, Durchtrennung der Interosseussehnen, Teilexzision der Streckaponeurose; **3.** Unterschenkel: Beteiligung versch. Muskellogen, v. a. der Loge des M. tibialis anterior; Bewegungseinschränkung in Sprunggelenk u. Zehen; ggf. Sensibilitätsstörung inf. Nervenbeteiligung; Ther.: Exzision nekrot. Muskelgewebes, Sehnenverlängerung, Neurolyse. Vgl. Kontraktur. D. Buc.

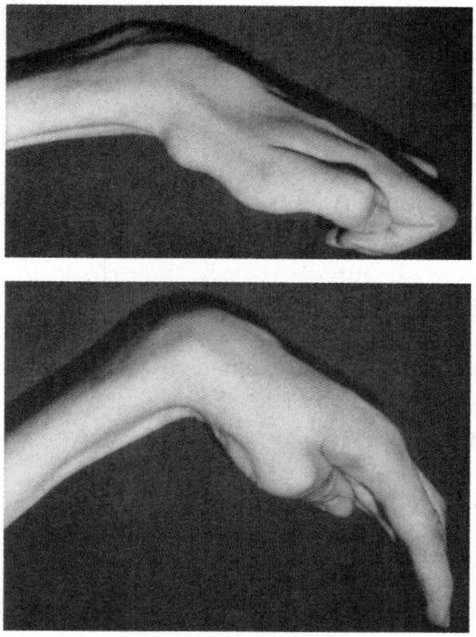

Kontraktur, ischämische: Lokalisation am Unterarm ohne Nervenbeteiligung [37]

kontra|lateral (contra*; lateralis*): (engl.) contralateral; auf der entgegengesetzten Seite, gekreuzt; Ggs. kollateral.

Kontrast (↑) **m:** (engl.) contrast; Gegensatz; (physik.) Schwärzungs- od. Farbunterschiede benachbarter Bildteile; vgl. Dichte, optische.

Kontrast|einlauf (↑): (engl.) contrast enema; syn. Kolonkontrasteinlauf; Abk. KE; Röntgenuntersuchung des Dickdarms mit retrograder Zufuhr (Einlauf) von Kontrastmitteln (meist Bariumsulfatsuspension) u. Luft mit der Doppelkontrastmethode*; spez. Vorbereitung zur Darmreinigung erforderlich.

Kontrast|färbung (↑): (engl.) contrast staining; Mehrfachfärbung zur besseren Differenzierung von Geweben, Bakt. usw.; z. B. Hämalaun-Eosinfärbung, Heidenhain-Färbung, Giemsa-Färbung, Gram-Färbung, Manson-Färbung, May-Grünwald-Färbung, Pappenheim-Färbung, Ziehl-Neelsen-Färbung. Vgl. Färbung.

Kontrast|mittel (↑): (engl.) contrast media; bei bildgebenden Verfahren zur Verstärkung von Kontrastunterschieden in den Körper eingebrachte Mittel, insbes. Röntgenkontrastmittel*; zunehmend auch bei der Ultraschalldiagnostik* u. Kernspintomographie* gebräuchlich.

Kontra|zeption (↑; lat. concipere, conceptus aufnehmen) **f:** (engl.) contraception; Antikonzeption, Konzeptionsverhütung; Empfängnisverhütung zur Familienplanung* bzw. i. R. staatl. Lenkung (Geburtenkontrolle*); versch. Methoden mit unterschiedl. Zuverlässigkeit (s. Tab.) werden je nach geograph., sozialen u. a. Gegebenheiten angewendet: **1.** K. ohne Hilfsmittel: Coitus* interruptus u. Meth. der natürlichen Kontrazeption*; **2.** Barrieremethoden: Präservativ*; Portiokappe*, Scheidendiaphragma*; **3.** Spermizide*; **4.** hormonale Kontrazeption*; **5.** Intrauterinpessare*; **6.** op. Sterilisation* des Mannes bzw. der Frau. Vgl. Nidationshemmer.

Kontrazeption
Versagerquoten

Methode	Pearl-Index
Temperaturmethode	1
Mikropille	0,2–0,5
Minipille	0,8–1,5
Implantate	0–0,5
IUP	0,5–2,7
Scheidendiaphragma mit Spermizid	4
Präservativ	7–14
Spermizide	3–25
Coitus interruptus	10–38

Kontra|zeption, chemische (↑; ↑) f: (engl.) chemical contraception; s. Spermizide.

Kontra|zeption, hormonale (↑; ↑) f: (engl.) hormonal contraception; seit 1960 Form der Kontrazeption* bei der Frau, beruhend auf der regelmäßigen Einnahme von östrogen- u./od. gestagenhaltigen Präparaten nach einem best. Schema od. deren parenteraler Applikation. Die Wirkungsweise der verwendeten Steroidhormone* beruht nicht nur auf der Verhinderung der Ovulation durch Gonadotropinhemmung, sondern je nach Art der Hormone u. nach Dosierung auch auf Veränderungen des Zervixschleims* (wodurch den Spermien die Durchwanderung erschwert od. unmöglich gemacht wird), Veränderungen des Endometriums (erschwert od. verhindert die Nidation) u. Hemmung der Tubenmotilität. Bei Unterbrechung der Hormongaben alle 21 Tage treten zykl., menstruationsähnliche Blutungen auf (Abbruchblutung*).

Formen: I. H. K. mit Ovulationshemmung: 1. Einphasenpille (Kombinationspräparat): klassische Pille nach Pincus; 20 od. 21 Tage lang die gleiche Komb. von Östrogen u. Gestagen (Östrogengehalt pro Tag 50 µg od. mehr); **2.** hormonarme Einphasenpille (Mikropille): Östrogengehalt pro Tag liegt unter 50 µg; Gestagengehalt entspr. niedrig, z. B. täglich 150 µg Levonorgestrel od. Desogestrel; **3.** Zweiphasenpille (Sequentialpräparat): östrogenhaltiges Präparat während der ersten, östrogen- u. gestagenhaltiges Präparat während der zweiten Einnahmephase; seltener Zyklusstörungen* als bei Einphasenpille; die Abbruchblutung unterscheidet sich nach Stärke u. Dauer nicht von einer Regelblutung. **4.** Zweistufenpille: im Unterschied zur Zweiphasenpille bereits während der ersten Einnahmephase gering gestagenhaltiges Präparat (sog. step up pill); **5.** Dreistufenpille: verbindet die Vorteile der hormonarmen Pille mit den Vorteilen des Mehrstufenpräparates; in drei Phasen werden unterschiedl. Dosierungen an Östrogenen u. Gestagenen genommen, die an den Hormonspiegel im Normalzyklus angepasst wurden. **6.** Parenterale Ovulationshemmung durch **a)** Gestagendepotinjektion (sog. Dreimonatsspritze): hohe Zuverlässigkeit; Pearl-Index 0,5; **b)** Gestagenimplantate: mittels Trokar am Oberarm subdermal für etwa 3 Jahre implantiert; Freisetzung von zunächst 60, später 30 µg/d Levonorgestrel bzw. Entonogestrel; Pearl-Index ca. 0,3; Nachteil: häufige Zyklusstörungen, nach einiger Zeit bleibt die Abbruchblutung völlig aus. Ovulationshemmer bieten die größte jemals erreichte Sicherheit gegen eine ungewollte Empfängnis; Pearl-Index um 0,2. **Cave:** Barbiturate, Rifampicin, Antibiotika u. bestimmte Antiepileptika können die Wirkung von oralen Ovulationshemmern aufheben.

II. H. K. ohne Ovulationshemmung: 1. Minipille (1965): täglich (ohne Pause) einzunehmendes Präparat mit kleiner Gestagendosis (z. B. 30 µg Levonorgestrel/d). Hauptwirkung ist die Verhinderung der Spermienaszension. Wichtig sind die exakt einzuhaltenden Einnahmeintervalle; Zyklusstörungen; weniger zuverlässig als die Pille; Pearl-Index um 3; geringe Verbreitung; **2.** Intrauterinpessar* mit Gestagen (syn. Intrauterinsystem, Abk. IUS; sog. Hormonspirale) mit Freisetzung von z. B. 20 µg Levonorgestrel/d;

Kontrazeption, hormonale

Absolute Kontraindikation	Relative Kontraindikation
akute u. progrediente Lebererkrankung	Operationen mit erhöhtem Thromboembolierisiko
hormonabhängiger maligner Tumor	Nicotinkonsum (Frauen älter als 30 Jahre)
schwerer Schwangerschaftsikterus, -pruritus od. Herpes gestationis in der Anamnese	Porphyrie
Otosklerose mit Verschlechterung in vorangegangenen Schwangerschaften	Gallenblasenerkrankung
Störung der Gallensekretion	Niereninsuffizienz
Thrombosen od. Embolien u. thromboembolische Erkrankung	Herzinsuffizienz
Sichelzellenanämie	Fettstoffwechselstörung
schwer einstellbare Hypertriglyceridämie	vorausgegangene od. bestehende Thrombophlebitiden
Diabetes mellitus mit Gefäßschäden	Rauynaud-Syndrom
ungeklärte uterine Blutungen	periphere Durchblutungsstörungen
schwer einstellbare Hypertonie	Ödeme
Migraine accompagnée	
Schwangerschaft	

Atrophie des Endometriums, Verhinderung der Spermienaszension; Liegedauer 5 Jahre; Pearl-Index ca. 0,2.

UAW: Begünstigung thromboembolischer Erkr., bes. bei Raucherinnen, bei Kontrazeptiva der sog. 3. Generation (mit der Gestagenkomponente Desogestrel od. Gestoden) nach derzeitigem Stand häufiger als bei der sog. 2. Generation (mit dem Gestagen Levonorgestrel); ferner mehr od. weniger häufig Gewichtszunahme, Ödeme, Übelkeit, Erbrechen, Kopfschmerz, psych. Störungen, selten stärkerer Blutdruckanstieg. Vgl. Östrogene, Gestagene, Nidationshemmer.

Kontra|zeption, natürliche (↑; ↑) f: (engl.) natural contraception; Meth. der Kontrazeption* durch Beschränkung der Kohabitationen auf die unfruchtbaren Tage im Menstruationszyklus* der Frau; **Meth.:** Temperaturmethode*, Billings*-Ovulationsmethode, Kalendermethode* (nach Knaus u. Ogino), symptothermale Methode*; niedrige od. mittlere kontrazeptive Sicherheit (zw. 1 u. 30 Schwangerschaften auf 100 Frauenjahre); die erfolgreiche Anw. aller Meth. setzt einen stabilen Menstruationszyklus der Frau u. eine entspr. Disziplinbereitschaft beider Partner voraus.

Kontra|zeption, post|koitale (↑; ↑) f: (engl.) post-coital contraception; ungenaue Bez. für die postkonzeptionelle Schwangerschaftsverhütung (sog. Interzeption*); vgl. Nidationshemmer.

Kontra|zeptiva (↑; ↑) n pl: (engl.) contraceptives; empfängnisverhütende Mittel; s. Kontrazeption.

Kon|tusion (lat. contundere, contusus zerquetschen) f: (engl.) contusion; Prellung u. Quetschung durch direkte stumpfe Gewalteinwirkung; z. B. Gelenkkontusion*, Hirnkontusion (Contusio* cerebri), Herzkontusion*, Lungenkontusion*, Brustkorbprellung*, Augapfelprellung (Contusio* bulbi); vgl. Commotio.

Kon|tusions|kata|rakt (↑; Katarakt*) f: (engl.) contusion cataract; traumatisch, durch Kontusion entstandene Katarakt*.

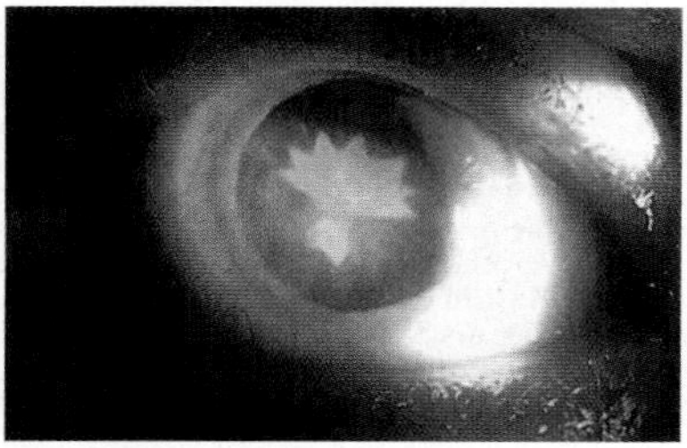

Kontusionskatarakt:
typische Rosettenbildung in der Linse [362]

Kon|tusions|psychose (↑; Psych-*; -osis*) f: (engl.) acute organic traumatic psychosis; nach Contusio* cerebri akut auftretende org. Psychose*.

Konus (gr. κῶνος Kegel) m: Kegel, Conus.

Konus|krone (↑): s. Doppelkrone.

Konus|stenose (↑; Steno-*; -osis*) f: syn. Infundibulumstenose*.

Konus|syn|drom (↑) n: (engl.) medullary cone syndrome; nach Läsion des Conus* medullaris auftretende **Sympt.:** Blasenlähmung*, Lähmung des M. sphincter ani ext., Impotentia* coeundi, Lähmung der Mm. glutei (Glutäalreflex erloschen), evtl. (dissoziierte) Sensibilitätsstörung S_1-S_5 als sog. Reithosenanästhesie; **Urs.:** Wirbelsäulentrauma, Rückenmarktumoren*, Bandscheibenvorfall* u. a. Vgl. Kaudasyndrom.

Kon|valeszenz (lat. convalescere kräftig werden, erstarken) f: (engl.) convalescence; Genesung, auch Rekonvaleszenz; letzte Phase einer Erkr. mit abklingenden Krankheitserscheinungen bis zur Wiederherstellung der Gesundheit (restitutio ad integrum); vgl. Remission.

Kon|vektion (lat convehere, convectus zusammenbringen) f: (engl.) convection; (physik.) Transport von Materie od. Energie durch Trägerstoffe; Beispiele für K. im menschl. Organismus sind Teilprozesse der Atmung (Ventilation, Transport der Atemgase durch das Blut), der Wärmeregulation (Wärmeabtransport durch die Umgebungsluft) od. der intestinalen Resorption. Vgl. Diffusion.

Kon|vergenz (lat. convergere sich zusammenneigen) f: (engl.) convergence; Annäherung; **1.** (ophth.) K. der Augachsen; s. Konvergenzreaktion; **2.** (neurophysiol.) K. von Nervenzellen; Verschaltungsprinzip z. B. in der Retina, bei dem Achsenzylinder versch. Nervenzellen ein nachgeschaltetes (integrierendes) Neuron erregen bzw. hemmen.

Kon|vergenz|lähmung (↑): (engl.) convergence paralysis; s. Konvergenzschwäche.

Kon|vergenz|re|aktion (↑) f: (engl.) convergence reaction; syn. Akkommodationstrias; Reaktion der Augen bei Naheinstellung; besteht aus drei Komponenten einer synergistischen Koppelung des Konvergenzzentrums: **1.** dosierte motorische Einwärtsbewegung beider Augen bei Fixation eines Objekts im Nahbereich (Konvergenz der Augenachsen); **2.** nahpunktbezogene Akkommodation*; **3.** über Konvergenzzentrum u. Sphinkterkern gesteuerte Verengung der Pupillen.

Kon|vergenz-Re|traktions|nystagmus (↑; lat. retrahere, retractus zurückziehen; Nystagmus*) m: (engl.) convergence-retraction nystagmus; s. Nystagmus.

Kon|vergenz|schwäche (↑): (engl.) convergence insufficiency; Störung der Konvergenzbewegungen der Augen inf. Ungleichgewicht zw. Akkommodation u. Konvergenz mit rascher Ermüdung beim Nahsehen; **Ätiol.:** angeb. Strabismus*, Amblyopie*, Übermüdung, selten Läsion des dorsalen Mesencephalons (führt zu Konvergenzlähmung); **Ther.:** Sehschule, Prismenbrille. Vgl. Blicklähmung. M. Bre.

Konvergenz|spasmus (↑; Spas-*) m: (engl.) convergence spasm; verstärkte Konvergenz* mit Sehstörungen bei Fernsicht; **Urs.:** meist psychogen, selten bei Läsion des dorsalen Mittelhirns; **Klin.:** bei psychogener Urs. normale Augenbewegungen u. normal weite Pupille bei Abdecken eines Auges, fluktuierende Konvergenz der Bulbi mit Miosis bei binokularem Sehen; bei Mittelhirnläsion Blickparese nach oben. M. Bre.

Kon|version (lat. conversio Wendung, Veränderung) f: (engl.) conversion; **1.** allg. Umkehrung, Umwandlung; z. B. Serokonversion*; **2.** (psychol.) Abwehrmechanismus*, durch den ein unverarbeiteter Konflikt, eine unerträgliche Vorstellung od. ein Affekt durch körperl. Symptombildung symbolisch zum Ausdruck gebracht u. dadurch unbewusst wird; vgl. Alexithymie, Somatisierung. E. Fri.

K

Kon|versi̲on, lyso|ge̲ne (↑) **f:** (engl.) lysogenic conversion; syn. Phagenkonversion; die Aufnahme von Bakteriophagen* u. deren Integration in das Chromosom (temperenter Phage) bei best. Bakterien kann zur bakt. Toxinbildung führen. Auf l. K. beruht die Bildung von Diphtherietoxin durch Corynebacterium* diphtheriae, erythrogenen Toxinen durch Streptokokken der Gruppe A, Tetanustoxine durch Clostridium* tetani u. a.

Kon|versi̲ons|hysterie (↑; Hysterie*) **f:** (engl.) conversion hysteria; Form der Konversionsneurose*; s. Hysterie.

Kon|versi̲ons|neurose̲ (↑; Neur-*; -osis*) **f:** (engl.) conversion neurosis; **1.** syn. dissoziative Störungen* (ICD-10); **2.** i. w. S. Bez. für körperlich anmutende Organfunktionsstörung, die durch Konversion* entsteht; motor. u./od. sensor. Ausfälle (z. B. Beinlähmung, Sehstörung), Krämpfe, Schmerzen ohne fassbares organisches Substrat (z. B. Herzschmerzen), Globussymptom od. Torticollis spasmodicus; DD: Alexithymie*, Somatisierung*. Vgl. Hysterie, Neurose, Psychosomatik. E. Fri.

Kon|versi̲ons|re|aktion (↑) **f:** (engl.) conversion reaction; motor. od. sensor. Erscheinung (z. B. psychogener Anfall*) als symbolische Abwehr eines traumatischen Konflikts*; vgl. Hysterie.

Konversions|störung (↑)**:** (engl.) conversion disorder; fehlende od. deutl. beeinträchtigte körperl. (bes. sensor. od. motor.) Funktionalität, die zwar auf eine körperl. Erkr. hinweist, aber psych. bedingt ist (nicht vorgetäuscht od. absichtlich erzeugt); **Sympt.:** z. B. psychogene Krämpfe (oft mit Arc* de cercle), Lähmung, Hyperventilation, Globussymptom, hysterische Amaurose, psychogene Sensibilitätsstörung, funkt. Aphonie, Gangstörung; **Ther.:** Psychotherapie, kognitive Therapie, Verhaltenstherapie. Vgl. Hysterie, Neurose, Psychosomatik. J. Marg.

kon|ve̲x (lat. conve̲xus gewölbt)**:** (engl.) convex; erhaben, nach außen gewölbt; Ggs. konkav.

Kon|vexitä̲ts|meningitis (↑; Mening-*; -itis*) **f:** (engl.) meningitis of the convexity of the brain; s. Haubenmeningitis.

Kon|ve̲x|linse (↑)**:** syn. Sammellinse; s. Linse.

Kon|vexo|basi̲e (↑; Bas-*) **f:** syn. basale Impression*.

Kon|volu̲t (lat. convo̲lvere, convolu̲tus zusammenwinden) **n:** (engl.) convolution; Knäuel; bes. für Darmschlingen gebraucht, die miteinander verklebt od. verwachsen sind.

Kon|vulsi̲on (lat. conve̲llere, convu̲lsus erschüttern) **f:** (engl.) convulsion; Schüttelkrampf; s. Krämpfe.

Kon|zentrati̲on **f:** (engl.) concentration; **1.** (chem.) Menge pro Volumen, z. B. einer gelösten Substanz; Angaben als Massenkonzentration* (z. B. in mg/l) od. Stoffmengenkonzentration (z. B. in mol/l); **2.** (pharmak.) K. bezogen auf den Wirkungsort (Rezeptor) eines Pharmakons: **a)** EC (Abk. für engl. effective concentration); z. B. EC_{50} als diejenige K., bei der die erwartete Wirkung bei 50 % der exponierten Individuen eintritt; **b)** LC (Abk. für engl. lethal concentration); z. B. LC_{50} als diejenige K., die bei 50 % der exponierten Individuen zum Tod führt; vgl. Dosis; **3.** (psychol.) bewusst herbeigeführte Ausrichtung der Aufmerksamkeit auf eine best. Tätigkeit od. einen best. Gegenstand bzw. Erlebnisinhalt.

Kon|zentrati̲on, minima̲le bakterizi̲de **f:** (engl.) minimal bactericidal concentration; Abk. MBK; die Antibiotika-Konzentration i. R. einer bakt. Resistenzbestimmung, die im Verdünnungstest die zu prüfenden Bakterien noch abtötet. Vgl. Bakterizidie, Antibiogramm.

Kon|zentrati̲ons|schwäche: (engl.) lack of concentration; (nephrol.) besser Konzentrierungsschwäche; s. Hyposthenurie.

Kon|zentrati̲ons|störung: (engl.) impaired concentration; (psychol.) Störung der Fähigkeit zur Konzentration, u. a. mit der Folge erhöhter Ablenkbarkeit; Vork. z. B. bei Ermüdung*, posttraumatischer Hirnleistungsschwäche* u. Aufmerksamkeitsdefizit*-Hyperaktivitätsstörung.

Kon|zepti̲on (lat. conci̲pere, conce̲ptus aufnehmen) **f:** syn. Empfängnis*.

Kon|zepti̲ons|optimum (↑; lat. o̲ptimus der beste) **n:** (engl.) optimal conception time; günstigster Zeitraum für die Befruchtung der Frau, der um die Ovulation* liegt, da das Ei nur wenige Stunden befruchtbar ist u. die Spermien nur ca.

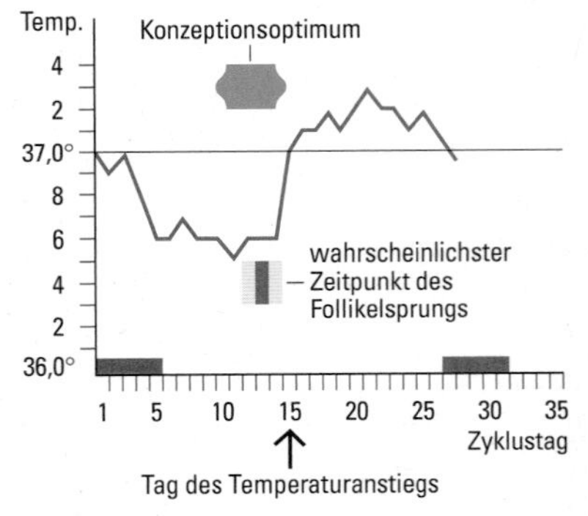

Konzeptionsoptimum im Verlauf der Basaltemperaturkurve [75]

2–3 Tage befruchtungsfähig sind; **Bestimmung:** indirekt durch Nachw. der Progesteronwirkung: **1.** Temperaturmethode*; **2.** funkt. Zervixdiagnostik (s. Cervix score), evtl. unter gleichzeitiger Auswertung der Kolpozytologie*; **3.** symptothermale Methode*. Vgl. Ovulationstests.

Kon|zepti̲ons|verhütung (↑)**:** s. Kontrazeption.

Ko|ordinati̲on (Co-*; lat. ordina̲re ordnen, regeln) **f:** (engl.) coordination; (physiol.) Abstimmung u. Zusammenwirken von Funktionen, neurol. insbes. als Synergie* der Muskulatur bei Bewegungsabläufen; die neurol. Prüfung der K. umfasst bei Säuglingen u. Kleinkindern die Auslösung der Lagereaktionen* durch plötzlich veränderte Körperlage, bei Erwachsenen Bárány-Zeigeversuch, Fingerversuch, Finger-Nase-Versuch, Imitationsphänomen, Knie-Hacken-Versuch, Rebound-Phänomen, Romberg-Versuch, Unterberger-Tretversuch, Prüfung der Diadochokinese, Untersuchung des Gehens. Störungen der K., z. B. Ataxie*, Gangstörungen*, Dysmetrie* od. Bradyteleokinese*, treten nach Schädigung des Gehirns, Rückenmarks od. peripheren Nervensystems auf. **Cave:** Lähmungen können Störungen der K. vortäuschen!

Kopf: (anat.) Caput*.

Kopf|bein: Os capitatum; s. Ossa carpi.

Kopf|biss: (engl.) edge-to-edge bite; syn. Zangenbiss; Bissanomalie, bei der im Ggs. zum normalen Scherenbiss* die Kanten der Schneidezähne aufeinandertreffen; im Molarenbereich besteht K., wenn die Höcker aufeinandertreffen (im Ggs. zur normalen Höcker-Fossa-Beziehung).

Kopf|form|anomalien (Anomalie*) f pl: s. Dyszephalie (Abb.).

Kopf|gelenk: (engl.) atlanto-occipital joint; oberes K.: Articulatio atlantooccipitalis; unteres K.: Articulatio atlantoaxialis lateralis, mediana).

Kopf|geschwulst: s. Geburtsgeschwulst.

Kopf|grind: s. Favus.

Kopf|höcker: in die Höhle von reifen Dermoidzysten u. Teratomen vorspringender Höcker, der verschiedenste ausgereifte Organgewebe enthält.

Kopf|lage: (engl.) cephalic presentation; syn. Schädellage; s. Kindslage.

Kopf|laus: Pediculus capitis; s. Läuse.

Kopf|maße: (engl.) head measures; wichtige gebh. Reifezeichen des Fetus; in ihrem Verhältnis zu den Beckenmaßen* der Schwangeren ausschlaggebend für den mechan. Geburtsverlauf. Vgl. Kopfumfang, kindlicher; Fetometrie; Reifezeichen des Neugeborenen.

Kopf|neige|test m: s. Bielschowsky-Zeichen.

Kopf|schimmel: s. Mucor, Rhizopus.

Kopf|schmerz: (engl.) headache, cephalgia; Cephalgia, Cephalaea; ätiol. **Einteilung** (s. ums. Tab.): **1.** Migräne* ohne u. mit Aura; **2.** Spannungskopfschmerz*; **3.** Cluster*-Kopfschmerz; **4.** org. bedingter K. bei Subarachnoidalblutung, Arteriitis temporalis, Schlaganfall, Erhöhung des intrakraniellen Drucks (durch Raumforderungen wie z. B. Hirntumoren, intrakranielles Hämatom, Hirnabszess; bei Sinusvenenthrombose, Pseudotumor cerebri), Liquorzirkulationsstörungen (z. B. bei Liquorunterdrucksyndrom, Hydrozephalus), Infektionskrankheiten (z. B. Enzephalitis, Meningitis), Schädelhirntrauma, Wirbelsäulenaffektionen, Allgemeinerkrankungen (z. B. Hypertonie), Augenerkrankungen (z. B. Glaukom, Ametropie), Hals-Nasen-Ohren-Erkr. (z. B. Otitis, Stenosekopfschmerz*); **5.** Gesichtsneuralgie*; **6.** Erkr. im Mund-Kieferbereich (Zahnschmerz, Dysfunktion der Kiefergelenke, Mundhöhlenkarzinom); **7.** medikamentös od. toxisch bedingt (z. B. medikamenteninduzierter Dauerkopfschmerz*, durch Methanol, Kohlenmonoxid u. a.).

Kopf|schmerz, vaso|motorischer: veraltete Bez. für Spannungskopfschmerz*.

Kopf|schwarte: (engl.) scalp; Skalp; behaarte Kopfhaut u. Galea aponeurotica.

Kopf|stimme: (engl.) head voice; s. Stimme.

Kopf|tief|lagerung: (engl.) Trendelenburg's position; syn. Trendelenburg*-Lagerung.

Kopf|umfang, kindlicher: (engl.) infantile head circumference; horizontaler, über Protuberantia occipitalis ext. u. Stirn (Circumferentia fronto-occipitalis) gemessener Umfang des kindl. Kopfs; bei der Geburt größer als der Brustumfang (in Höhe der Mamillen) u. der Bauchumfang (in Nabelhöhe); die drei Größen sind bis zum 2. Lj. etwa gleich groß, während danach der Brustumfang am stärksten u. der Kopfumfang am wenigsten zunimmt.

Kopf|wackeln, nächtliches: s. Jactatio capitis nocturna.

Kopf|zwangs|haltung, okuläre: (engl.) ocular torticollis; kompensator. Kopfhaltung (Kopfwendung, -neigung, -hebung, -senkung) zur Vermeidung von Sehstörungen; **Vork.:** **1.** bei Augenmuskellähmung (Torticollis ocularis) zur Vermeidung von Diplopie u. zur Ermöglichung des binokularen Sehens; **2.** bei Nystagmus: Bevorzugung der Blickrichtung, in der der Nystagmus am geringsten ausgeprägt auftritt; **3.** bei falsch korrigierten Refraktionsfehlern u. dezentrierten Brillengläsern.

Kophosis (gr. κωφός taub; -osis*) f: Taubheit*.

kopiös (lat. copiosus): (engl.) copious; massenhaft.

Koplik-Flecke (Henry K., Päd., New York, 1858–1927): (engl.) Koplik's spots; kleine weißliche Stippchen der Wangenschleimhaut mit leicht gerötetem Hof in Höhe der oberen u. unteren Backenzähne im Prodromalstadium von Masern*; bilden sich nach 2–3 Tagen zurück.

Koppelung, arterio|venöse: (engl.) arteriovenous coupling; funkt. Koppelung der in einer gemeinsamen bindegewebigen Gefäßscheide gelegenen Arterien u. tiefen Begleitvenen der unteren Extremitäten durch Übertragung der Arterienpulsationen auf die Venen (über Anastomosen auch auf oberflächl. Venen), wodurch (bei intakten Venenklappen*) der venöse Blutrückstrom entgegen dem hydrostat. Druck gefördert wird. Vgl. Muskelpumpe.

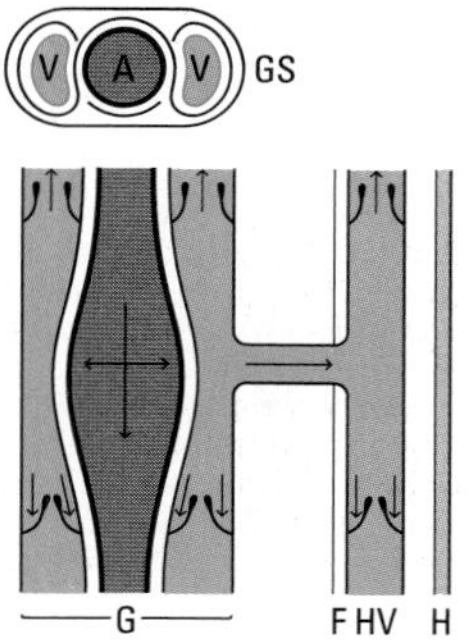

Koppelung, arteriovenöse:
Auswirkung auf tiefe Begleitnerven u. Hautvenen;
A: Arterie; V: Begleitvene; G: Gefäßbündel; GS: bindegewebige Gefäßscheide; HV: Hautvene; F: Oberflächenfaszie; H: Haut [172]

Koppelung, elektro|mechanische: (engl.) excitation-contraction coupling; Auslösung einer (mechan.) Kontraktion inf. (elektrischer) Erregung einer Muskelzelle; Potentialänderungen der Zellmembran werden über transversale Tubuli (T-System) des Plasmalemms zu den longitudinalen Tubuli (L-System) des glatten endoplasmatischen Retikulums* der Muskelfaser geleitet, an denen es zu einer Leitfähigkeitserhöhung für gespeicherte Calciumionen kommt, die ins Zytoplasma diffundieren u. über Bindung an Troponin* die Anlagerung von Aktinfilamenten an Myosinfilamente vermitteln, welche nach Spaltung von ATP (in Anwesenheit von Magnesium) ineinander gleiten. Vgl. Myofibrillen.

Koppelung, genetische: (engl.) genetic linkage; gemeinsame Übertragung von Genen an die Nachkommen, die auf demselben Chromosom liegen; je nach Abstand der beiden Genorte von-

Kopfschmerz
Differentialdiagnose häufiger Kopfschmerzsyndrome

Form	Lokalisation	Alter, Geschlecht	Zeitpunkt
Migräne ohne Aura	unilateral, temporal	Pubertät Frauen > Männer	morgens
Migräne mit Aura	unilateral, temporal, frontal	siehe oben	morgens
Cluster-Kopfschmerz	unilateral, retroorbital	> 30 Jahre 80% Männer	meist nachts
Spannungskopfschmerz	diffus, frontal, parietal	Frauen > Männer	tagsüber
medikamenteninduzierter Dauerkopfschmerz	diffus	Erwachsene, Frauen > Männer (10:1)	morgens
Arteriitis temporalis	bitemporal, frontal	> 60 Jahre	tagsüber und nachts
Trigeminusneuralgie	unilateral, V2 >V3	höheres Alter, Frauen > Männer	tagsüber
atypische Gesichtsneuralgie	unilateral, Wange	30–40 Jahre, Frauen > Männer	tagsüber

K

einander ist die g. K verschieden eng. Absolute g. K. bezeichnet die Unmöglichkeit, eng benachbarte Gene zu trennen. Vgl. Crossing over, Koppelungsungleichgewicht.

Koppelungs|un|gleich|gewicht: (engl.) linkage disequilibrium; syn. Koppelungsdisäquilibrium; Bez. für die gemeinsame Vererbung best. Allele* zweier Gene bzw. Genorte, die häufiger od. seltener auftritt als nach der individuellen Häufigkeit der Allele zu erwarten wäre; vgl. Koppelung, genetische.

Kopr-: auch Kopro-, Copro-; Wortteil mit der Bedeutung Mist, Schmutz, Kot; von gr. κόπρος.

Kopr|agoga (↑; -agoga*) n pl: (engl.) copragogues; durch Peristaltikerhöhung abführend wirkende Mittel, z. B. Agar-Agar; vgl. Laxanzien.

Kopr|emesis (↑; Emesis*) f: syn. Miserere*.

Kopro|kultur (↑; lat. cultura Züchtung) f: (engl.) stool culture; Verf. zum Nachweis von Hakenwurm- u. Strongyloideslarven; Kot wird mit gleicher Menge Kohlepulver u. etwas Wasser verrührt, in Petrischalen eingebracht u. bei genügender Feuchtigkeit u. 25–30 °C für 5–6 Tage inkubiert; entw. Larven werden mit Wasser abgeschwemmt u., ggf. nach Anreicherung, mikroskop. untersucht.

Kopro|lalie (↑; gr. λαλεῖν sprechen) f: (engl.) copralalia; Bez. für den zwanghaften Gebrauch vulgärer Ausdrücke (häufig aus dem Bereich der Fäkalsprache), z. B. bei Gilles*-de-la-Tourette-Syndrom, Zwangsstörung*.

Kopro|lith (↑; Lith-*) m: Kotstein*.

Koprom (↑; -om*) n: (engl.) stercoroma; Fäkulom; Kotgeschwulst (verhärteter Stuhl).

Kopro|por|phyrie, hereditäre (↑; Porphyrie*) f: s. Porphyrie, hepatische.

Kopro|porphyrine (↑; ↑) n pl: (engl.) coproporphyrins; Gruppe von vier isomeren Porphyrinen*, die z. T. (I u. III) als Intermediärprodukte im Hämstoffwechsel entstehen. Physiol. Ausscheidung in geringer Menge in Galle, Stuhl (bis 0,4 mg/d), Urin (bis 0,1 mg/d), vermehrt bei Porphyrie* u. Porphyrinurie*.

Kopro|stase (↑; -stase*) f: (engl.) coprostasis; Kotstauung im Dickdarm evtl. mit Koprombildung.

Kopro|sterol (↑; Stear-*) n: (engl.) coprosterol; durch bakterielle Reduktion im Darm entstehendes Abbauprodukt von Cholesterol; Ausscheidung im Kot.

Kopulation (lat. copulatio Verbindung) f: (engl.) copulation; geschlechtliche Vereinigung zweier bewegl. (Gameten) od. unbewegl. Zellen zu einer Zygote* bzw. Zygospore; auch syn. mit Koitus* verwendet.

Korako|pektoral|syn|drom (gr. κόραξ, κόρακος Rabe; Pectus*) n: syn. Hyperabduktionssyndrom*.

Korallen|stein: (engl.) coral calculus; s. Nephrolithiasis.

Korazidium n: Wimpernlarve, Flimmerlarve; mit Wimpernepithel versehenes erstes Larvenstadium best. Bandwürmer (z. B. Diphyllobothrium* latum u. verwandte Arten); s. Cestodes.

Korb|henkel|riss: (engl.) bucket-handle tear; längsverlaufender Meniskusriss*.

Korb|henkel-Shunt (Shunt*) m: (engl.) bucket handle shunt; s. Palma-Operation.

Korb|zellen (Zelle*): (engl.) basket cells; **1.** multipolare Nervenzellen in der Rinde des Kleinhirns mit parallel zur Oberfläche verlaufenden Neuriten, deren Kollateralen die Purkinje*-Zellen korbartig umfassen; **2.** Myoepithelzellen*.

Kor|ek|topie (gr. κόρη Pupille; ἔκτοπος verlagert) f: (engl.) corectopia; syn. Ektopia pupillae; exzentr. Lage der Pupille (meist innen u. oben) mit meist entgegengesetzter Verlagerung der Linse.

Kore|lyse (↑; Lys-*) f: (engl.) corelysis; syn. Iridolyse; op. Spaltung einer Synechie*.

Korium (lat. corium Lederhaut) n: veraltete Bez. für Dermis*.

Kork|staub|lunge: syn. Suberose*.

Korn|ähren|verband: s. Spica.

Kornea (lat. cornea cutis Hornhaut) f: Cornea*.

Dauer	Charakteristik	Provokation	Begleitsymptome
12–72 Std.	pulsierend, pochend	Alkohol, Stress, Wochenende	Übelkeit, Erbrechen, Photophobie
12–36 Std.	pulsierend, pochend	siehe oben	Gesichtsfelddefekt, Dysästhesien, Schwindel, Übelkeit, Erbrechen
30–120 Min.	unerträglich, stechend, bohrend	Alkohol, Nitrate	Ptose, Miose, Lakrimation, Rhinorrhö, motorische Unruhe
12–16 Std.	dumpf, drückend	Alkohol	Schlafstörungen, diffuser Schwindel
ganztags	dumpf, drückend, stechend	Analgetikaentzug	graue Gesichtsfarbe, Anämie, Ergotismus, Nierenschäden
Wochen Monate	dumpf, stechend	Kauen	BKS ↑, Fieber, Leukozytose, Gelenkschmerzen, Erblindung
Sekunden	heftigst stechend, brennend	Essen, Kauen, Berührung, Schlucken	Gewichtsverlust, Sprechunfähigkeit
ganztags täglich	dumpf, drückend	keine	Angst, Tumorphobie, Schlafstörungen

Korneal|re|flex (Cornea*; Reflekt-*) m: (engl.) corneal reflex; s. Reflexe (Tab.).

Korneal|ring (↑): s. Kayser-Fleischer-Kornealring.

Korneo|metrie (↑; Metr-*) f: (engl.) corneometry; Bestimmung des kapazitiven Hautwiderstands als relative Hautfeuchtigkeit (Abk. RHF); Maß für den intrazellulären Wassergehalt der oberen Epidermis, das zur Beurteilung von Hautschäden bei atopischem Ekzem* u. Kontaktekzem* sowie zur Objektivierung des Therapieerfolgs dient. Vgl. Evaporimetrie.

Korn|zange: (engl.) dressing forceps; chir. Instrument; Fasszange mit innen eingekerbten Branchen.

Kornzweig-Syn|drom (Abraham L. K., amerikan. Arzt, geb. 1900) n: s. Hypolipoproteinämien.

koronal (Corona*): (engl.) coronal; (zahnmed.) kronenwärts.

Koronar|angio|graphie (↑; Angio-*; -graphie*) f: (engl.) coronary angiography; auch Koronarographie; Röntgenkontrastdarstellung der Koronararterien (s. ums. Abb.); **Ind.:** Differenzierung der versch. Typen der Koronarsklerose, Lokalisierung von Stenosen u. Darstellung des Kollateralkreislaufs bei koronarer Herzkrankheit*, insbes. vor koronarchir. Eingriffen; gleichzeitig Angioplastie* u. Thrombolyse* möglich. Vgl. Angiographie.

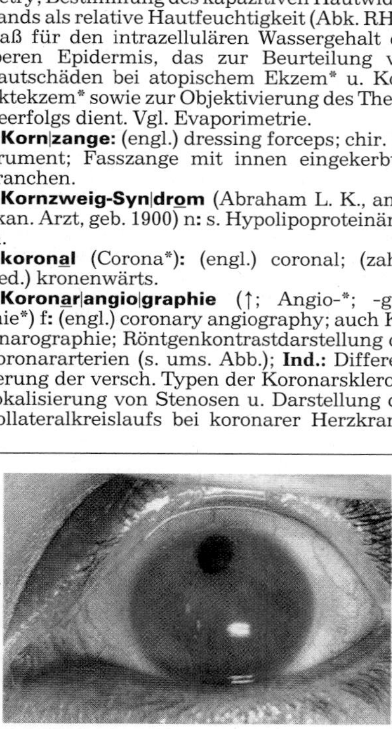

Korektopie [362]

Koronar|angio|plastie (↑; ↑; -plastik*) f: (engl.) coronary angioplasty; s. PTCA.

Koronar|arterien (↑; Arteri-*) f pl: (engl.) coronary arteries; Aa. coronariae, arterielle Kranzgefäße des Herzens (s. ums. Abb.); s. Arterien.

Koronar|arterien|an|omalie (↑; ↑; Anomalie*) f: s. Bland-White-Garland-Syndrom.

Koronar|arterien|verschluss (↑; ↑): (engl.) coronary occlusion; s. Herzinfarkt, Herzkrankheit, koronare.

Koronar|chirurgie (↑; Chirurgie*) f: (engl.) coronary surgery; op. Methoden zur Verbesserung einer durch Koronararteriosklerose* bedingten Mangeldurchblutung des Herzmuskels, i. d. R. durch aortokoronaren Bypass*. Vgl. Herzchirurgie.

Koronar|di|latation (↑; Dilatation*) f: (engl.) coronary dilatation; s. PTCA.

Koronar|ebene (↑) f: syn. Frontalebene*.

Koronarien (↑) f pl: gebräuchl. Bez. für Koronararterien*.

Koronar|in|farkt (↑; Infarkt*) m: s. Herzinfarkt.

Koronar|in|suffizienz (↑; Insuffizienz*) f: (engl.) coronary insufficiency; rel. od. absolut unzureichende Koronardurchblutung; **Folge:** Missverhältnis zw. dem Bedarf des Herzmuskels (unter Belastung, in Ruhe) an energieliefernden Substraten bzw. Sauerstoff u. dem tatsächl. Angebot; **primäre K.** meist inf. stenosierender Prozesse an den extra- u. intramuralen Koronargefäßen (insbes. Koronarsklerose, auch Koronarspasmen, Koronarangiitis), latent-chron. mit verminderter Koronarreserve*, ischämisch bedingter Herzmuskeldegeneration (diffuse Fibrosierung od. Herzmuskelverfettung) u. zunehmender Herzinsuffizienz* einhergehend; bei akutem Auftreten zu mehr od. minder ausgeprägter Herzmuskelischämie (Angina* pectoris), u. U. (insbes. inf. obliterierender arteriosklerot. Prozesse, Koronarthrombose, koronarer Embolie) zu einer zusam-

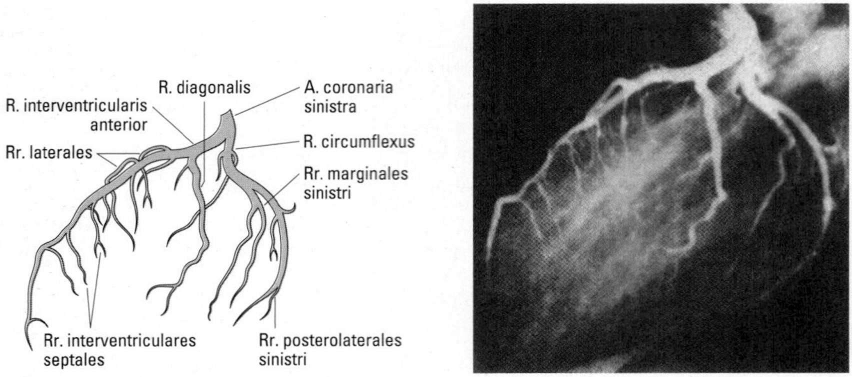

Koronarangiographie:
linke Koronararterie, 2. schräger Durchmesser (26-jähriger Mann) [119]

menhängenden Herzmuskelnekrose (Herzinfarkt*) führend. Das klin. Bild der primären K. ist die koronare Herzkrankheit*. Von einer **sekundären** (funktionellen) K. spricht man bei klin. Zeichen der Herzmuskelischämie durch zu geringen Sauerstoffgehalt des Bluts (Anämie, Hypoxämie), inf. unzureichenden Perfusionsdrucks der Koronararterien (bei best. Herzfehlern od. Schock) bzw. inf. rheologischer Störungen* od. durch erhöhten Blutbedarf (Herzhypertrophie*) ohne vorliegende Gefäßveränderungen am Herzen.

Koronar|re|serve (↑) f: (engl.) coronary flow reserve; Fähigkeit zur Steigerung der Durchblutung der Koronargefäße auf das 4–6fache des Ruhewerts, um bei Belastung einen erhöhten Sauerstoffbedarf decken zu können; eingeschränkte K. bei koronarer Herzkrankheit*.

Koronar|sklerose (↑; Skler-*; -osis*) f: (engl.) coronary sclerosis; Arteriosklerose* der Koronararterien mit Verengung od. Verschluss der Gefäße; häufigste Urs. der primären Koronarinsuffizienz* u. damit der koronaren Herzkrankheit*.

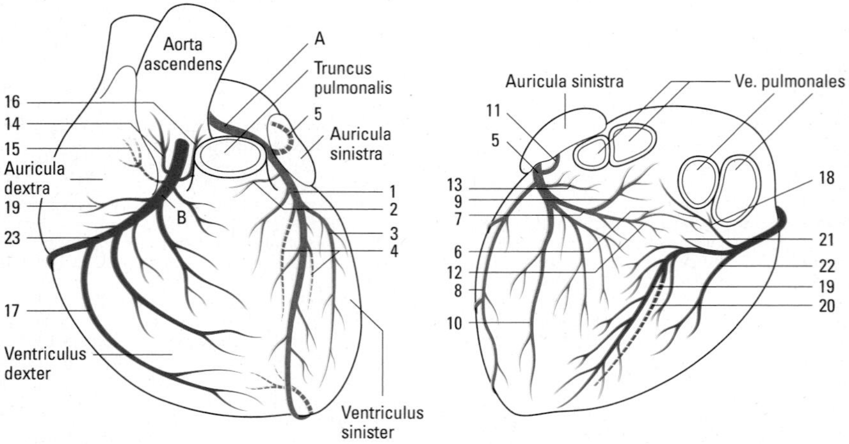

Koronararterien:
Arterien der Vorderwand (links) und der Hinterwand des Herzens (rechts); zusätzliche klinisch übliche Bezeichnungen sind in Klammern angegeben.
A: Arteria coronaria sinistra; 1: R. interventricularis ant.; 2: R. coni arteriosi; 3. R. lateralis; 4: Rr. interventriculares septales (Rr. septales ant.); 5: R. circumflexus (R. circumflexus sin.); 6: R. atrialis anastomoticus; 7: Rr. atrioventriculares; 8: R. marginalis sin.; 9: R. atrialis sin.; 10: R. posterior ventriculi sinistri; 11: R. nodi sinuatrialis; 12: R. atrioventricularis sin.; 13: Rr. atriales; B: Arteria coronaria dextra; 14: R. coni arteriosi; 15: R. nodi sinuatrialis (R. nodi sinuatrialis dexter); 16: Rr. atriales; 17: R. marginalis dexter; 18: R. atrialis intermedius (R. atrialis dexter); 19: R. interventricularis posterior; 20: Rr. interventriculares septales (Rr. septales posteriores); 21: R. nodi atrioventricularis; 22: R. posterolateralis dexter; 23: Fortsetzung der A. coronaria dextra (R. ventricularis dexter) [470]

Koronar|spasmus (↑; Spas-*) m: s. Prinzmetal-Angina.

Koronar|stenose (↑; Steno-*; -osis*) f: (engl.) coronary stenosis; meist durch Koronarsklerose* verursachte Verengung einer od. mehrerer Koronararterien; pathol. Unterteilung in konzentrische u. exzentrische K.; vgl. Herzkrankheit, koronare.

Koronar|thrombose (↑; Thromb-*; -osis*) f: (engl.) coronary thrombosis; Thrombose* einer Koronararterie, i. d. R. am Ort einer vorbestehenden arteriosklerot. Koronarstenose; führt durch akuten Sauerstoffmangel im nicht mehr (ausreichend) durchbluteten Herzmuskel zur Nekrosenbildung mit dem klin. Bild eines Herzinfarkts*; vgl. Thrombolyse, koronare.

Korotkow-Ton (Nikolai S. K., Chir., Moskau, St. Petersburg, 1874–1920): (engl.) Korotkoff's sound; syn. Korotkow-Geräusch; pulssynchrones Strömungsgeräusch, das bei der auskultator. Blutdruckmessung bei sinkendem Manschettendruck distal von der Manschette auftritt; zeigt die obere Grenze des systol. Drucks an u. wird bei Erreichen des diastol. Blutdrucks deutlich leiser; vgl. Blutdruckmessung, indirekte.

Korpus (lat. corpus Körper) n: (anat.) Corpus.

Korpus|adenom (↑; Aden-*; -om*) n: ältere Bez. für Korpuspolyp*.

Korpus|karzinom (↑; Karz-*; -om*) n: (engl.) corpus carcinoma; syn. Carcinoma corporis uteri, Endometriumkarzinom; bes. in der Postmenopause vorkommendes Karzinom* des Corpus uteri, bei jüngeren Frauen oft in Zus. mit einem polyzystischen Ovarialsyndrom* auftretend; häufigstes Uteruskarzinom (vor dem Zervixkarzinom*); **Histol.:** meist Adenokarzinom vom endometrialen Typ (>80 %); die restlichen K. (muzinöse, klarzellige, serös-papilläre Karzinome, selten Adenokankroid*) entstehen oft aus heterotopen Metaplasien des pluripotenten Müller-Epithels (meist in der späten Menopause) u. haben eine deutl. schlechtere Prognose. **Path.:** östrogenbedingte Überstimulation ohne kompensator. Gestagenaktivität (beim Adenokarzinom), die zu prämalignen Veränderungen des Endometriums (v. a. adenomatöse Hyperplasie*, Dysplasie) führt; TNM-Klassifikation u. FIGO-Stadien: s. Tab. Die lymphogene Metastasierung erfolgt in Abhängigkeit von Lokalisation u. Wachstumsrichtung in paraaortale u. Beckenlymphknoten, in ca. 10 % der Fälle in die Ovarien; hämatogene Metastasierung v. a. in Lunge (über V. cava inferior), Leber, Skelettsystem u. Gehirn. **Sympt.:** intermittierende (geringe) uterine Blutungen, Menorrhagie, Metrorrhagie, gelegentl. wehenartige Schmerzen; **Diagn.:** fraktionierte Kürettage* mit histol. Untersuchung, Ultraschalldiagnostik, Computertomographie, Kernspintomographie; **Ther.:** operativ (Hysterektomie* u. Ovarektomie* ggf. mit Entfernung eines Teils der Vagina, evtl.

Korpuskarzinom
TNM-Klassifikation und FIGO-Stadien (Kurzfassung)

TNM	FIGO	Tumorwachstum
Tis	0	Carcinoma in situ
T1	I	begrenzt auf Corpus uteri
T1a	IA	begrenzt auf Endometrium
T1b	IB	infiltriert innere Hälfte des Myometriums
T1c	IC	infiltriert mehr als innere Hälfte des Myometriums
T2	II	infiltriert Zervix, keine Ausbreitung jenseits des Uterus
T2a	IIA	endozervikaler Drüsenbefall
T2b	IIB	infiltriert Zervixstroma
T3	III	weiter reichende lokale bzw. regionale Ausbreitung
T3a	IIIA	Ausdehnung auf Serosa bzw. Adnexe, Tumorzellen in Aszites oder Peritonealspülflüssigkeit
T3b	IIIB	Ausdehnung auf Vagina
N1	IIIC	Metastasen in Becken- bzw. paraaortalen Lymphknoten
T4	IVA	infiltriert Blasen- bzw. Darmschleimhaut
M1	IVB	Fernmetastasen

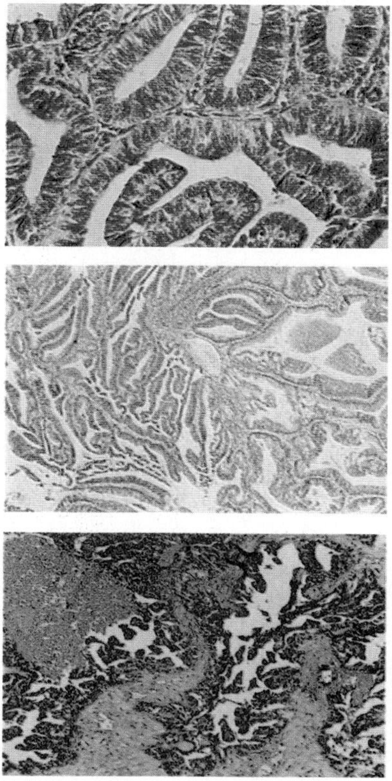

Korpuskarzinom:
gut differenziertes Adenokarzinom (oben), gut differenziertes, papillär gebautes Adenokarzinom (Mitte) und wenig differenziertes papilläres Karzinom (unten); histol. Präparate des Korpusendometriums [65]

Wertheim*-Meigs-Operation), alternativ intrakavitäre (s. Afterloading-Verfahren) bzw. kombinierte Strahlentherapie, Gestagene.

Korpuskeln (lat. corpusculum Körperchen) f pl: (engl.) corpuscles; (physik.) Materieteilchen mit Ruhemasse; können elektrisch geladen (z. B. Elektronen*, Positronen*) od. ungeladen (z. B. Neutronen*) sein.

Korpuskular|strahlen (↑): (engl.) corpuscular rays; aus geladenen od. ungeladenen Materieteilchen bestehende ionisierende Strahlung*, deren Energie der kinetischen Energie der einzelnen Korpuskeln entspricht u. in Elektronvolt* (eV) angegeben wird.

Korpuskular|therapie (↑) f: s. Strahlentherapie.

Korpus|polyp (Korpus*; Polyp*) m: (engl.) corpus polyp; auch Korpusadenom; umschriebene, meist benigne polypöse Hyperplasie der Gebärmutterschleimhaut, ausgehend von der Basalisschicht des Endometriums*; proliferierendes Drüsengewebe u. faserreiches Stroma, das inf. von Progesteronrezeptordefekten bei der Menstruation nicht abgestoßen wird u. erhebl. Größe erreichen kann (s. Abb.); **Sympt.:** uterine Blutungen, eitriger od. blutiger Fluor* genitalis, wehenartige Schmerzen; **Diagn.:** Sonographie, Hysteroskopie; **Ther.:** Abtragung durch Kürettage* bzw. op. Hysteroskopie u. histol. Untersuchung (cave: selten Adenokarzinom); **DD:** glandulär-zystische Hyperplasie*.

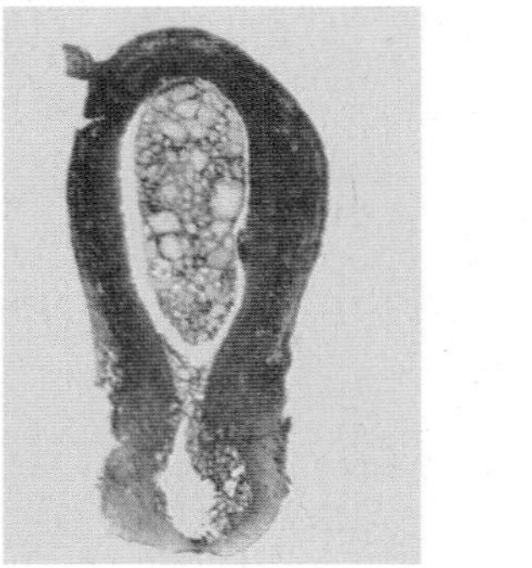

Korpuspolyp:
histologischer Großflächenschnitt durch den Uterus mit Portio. In die ausgeweitete Korpuslichtung hängt ein zystenreicher, gestielter, benigner Korpuspolyp des Endometriums. Die Zervixschleimhaut ist ebenfalls zystisch-hyperplastisch verändert. [471]

Kor|rektur|osteo|tomie (lat. corrigere, correctus gerade richten; Ost-*; -tom*) f: (engl.) corrective osteotomy; s. Osteotomie.

Kor|relation (Co-*; lat. relatio Verhältnis, Beziehung) f: (engl.) correlation; Wechselbeziehung.

Kor|relations|gewicht (↑; ↑): (engl.) correlated weight; Ist-Gewicht als prozentuale Abweichung vom Soll-Gewicht unter Berücksichtigung von Geschlecht, Alter u. Größe; vgl. Körpergewicht.

Kor|relations|ko|ef|fizient (↑; ↑) m: (engl.) coefficient of correlation; (statist.) Maßzahl für den linearen Zus. zw. zwei normalverteilten Variablen (r); der K. kann Werte zw. -1 u. +1 annehmen. Bei r = 0 liegt kein linearer Zus. vor; je näher r an +1 (bzw. -1) herankommt, desto größer ist der gleichsinnige (bzw. gegensinnige) lineare Zus. u. desto genauer kann er durch eine Regressionsgerade* beschrieben werden. Liegen keine normalverteilten Variablen vor od. ist der Zusammenhang nichtlinear aber monoton, ist ein Rangkorrelationskoeffizient zu verwenden.

kor|re|spondierend (↑; lat. respondere antworten): (engl.) corresponding; einander entsprechend, in Verbindung stehend.

Kor|rigenzien (lat. corrigere berichtigen, verbessern) n pl: (engl.) corrigents; geschmackverbessernde Zusätze zu Arzneien; z. B. Sirupe, etherische Öle, Aromen, Schleime.

Kor|rosion (lat. corrodere, corrosus zerfressen) f: (engl.) corrosion; **1.** (pathol.) durch Entzündungsvorgänge od. Ätzmittel bewirkte langsame Gewebezerstörung; **2.** (zahnmed.) langsame Zerstörung von Werkstoffen durch aggressives Medium in der Mundhöhle, verstärkt durch Lokalelementbildung in Spalten, Poren, Gusslunkern u. a.; vgl. Dentallegierung.

Korsakow-Syn|drom (Sergei S. K., Psychiater, Neurol., Moskau, 1854–1900) n: syn. amnestisches Psychosyndrom, auch Korsakow-Psychose; Syndrom aus Desorientiertheit, Gedächtnisstörungen (Merkfähigkeitsstörung, Pseudomnesie) u. Konfabulationen; **Vork.:** reversibel od. irreversibel i. R. einer org. Psychose, bes. bei Alkoholkrankheit (meist in Komb. mit Polyneuropathie*), auch bei Vitaminmangelzuständen, zerebraler Hypoxie, Schädelhirntrauma, Intoxikationen, Inf. (Typhus abdominalis, Fleckfieber) od. Hirnatrophie. Vgl. Alkoholpsychose, Durchgangssyndrom, Wernicke-Enzephalopathie.

Kortex (lat. cortex) m: Rinde; s. Cortex.

Korti-: s. a. Corti-.

kortikal (Kortex*): (engl.) cortical; von der Gehirnrinde ausgehend, in der Gehirnrinde lokalisiert.

Kortikalis (↑) f: (engl.) cortical substance; eigentl. Substantia corticalis sive compacta des Knochengewebes*.

Kortikalis|osteoid (↑; Ost-*; -id*) n: syn. Osteoidosteom*.

Kortikoide (↑; -id*) n pl: (engl.) corticoids; syn. Kortikosteroide; in der Nebennierenrinde aus Cholesterol* gebildete Steroidhormone*; **1.** Mineralokortikoide* (Zona glomerulosa); **2.** Glukokortikoide* (Zona fasciculata); **3.** Sexualhormone* (Zona reticularis); **4.** i. w. S. synthetische K. mit z. T. im Vergleich zu natürl. K. stark veränderter Gluko- u. Mineralokortikoidaktivität.

Kortiko|steroide (↑; Stear-*; -id*) n pl: syn. Kortikoide*.

Kortiko|tropin (↑; -trop*) n: syn. ACTH*.

Kortisol (↑) n: Cortisol*.

Kortison n: Cortison*.

Korund|schmelzer|lunge: (engl.) corundum smelter's lung; syn. Bauxitfibrose; progrediente, kollagenöse Form der Pneumokoniosen* durch inhaliertes staubförmiges Korund (Alphaaluminiumoxid, dient der Herstellung von Schleifscheiben u. feuerfesten Baustoffen); entspricht klin. u. pathol.-anat. der Aluminose*; BK Nr. 4106.

Koryne|bakterien (gr. κορύνη Stab; Bakt-*) f pl: s. Corynebacterium.

Koryza (gr.) f: Schnupfen; s. Rhinitis.

Kosmetik|verordnung: „Verordnung über kosmetische Mittel" in der Fassung vom

7.10.1997 (BGBl. I S. 2410) mit zahlreichen Änderungen, regelt die Verwendung chem. Stoffe in Körperpflegemitteln u. enthält Verwendungsverbote u. -beschränkungen (Borsäure z. B. darf nicht mehr in Babypflegeprodukten enthalten sein) sowie Hinweispflichten auf best. Inhaltsstoffe (z. B. Ammoniak, Formaldehyd, Phenol, Resorcin, Fluoride, Amine) od. besondere Anwendungsbedingungen.

kostal (lat. costa Rippe): (engl.) costal; zur Rippe gehörend, auf die Rippe bezogen.

Kostal|atmung (↑): (engl.) costal breathing; syn. Thorakalatmung, Brustatmung; s. Atmungstypen.

Kost, alkalisierende: (engl.) alkalinizing diet; Diät zur Erzielung einer alkal. Harnreaktion, z. B. zur Steinprophylaxe* bei Harnsäure- u. Xanthinsteinen; vgl. Urolitholyse.

Kostmann-Syn|drom (Rolf K., Päd., Norrköping, geb. 1909) **n:** syn. infantile Agranulozytose; autosomal-rezessiv erbliche, sich früh manifestierende hochgradige Granulozytopenie* mit Auftreten akuter, lebensbedrohl. Infektionen; **Ther.:** lebenslange Substitution mit gentechnisch hergestelltem Granulozyten-Wachstumsfaktor (G-CSF; s. CSF), bei passendem Spender auch Stammzelltransplantation*. Vgl. Neutropenie, angeborene.

Kosto|brachial|syn|drom (lat. costa Rippe; Brachi-*) **n:** syn. Kostoklavikularsyndrom*.

Kosto|klavikular|syn|drom (↑; Clavicula*) **n:** (engl.) costoclavicular syndrome; syn. Kostobrachialsyndrom; Thoracic*-outlet-Syndrom mit Kompression von Plexus brachialis (Pars infraclavicularis), A. u. V. subclavia im Raum zw. 1. Rippe u. Clavicula (Kostoklavikularspalt); **Vork.:** bei Thoraxdeformitäten (z. B. inf. Skoliose od. Lungenemphysem), nach Klavikulafraktur u. a.; **Sympt.:** wie bei Scalenus*-anterior-Syndrom, evtl. zusätzl. venöse Stauung im Armbereich; **Ther.:** Resektion der 1. Rippe.

Kosto|trans|vers|ek|tomie (↑; transversus*; Ektomie*) **f:** (engl.) costotransversectomy; (chir.) Resektion des Querfortsatzes eines Wirbels u. ggf. des Rippenköpfchens u. -halses zur hinteren seitl. Freilegung des Canalis vertebralis od. eines Wirbelkörpers; vgl. Laminektomie.

Kortikoide
Gluko- u. Mineralokortikoidaktivität einiger natürlicher u. synthetischer Kortikoide

Substanz	Glukokortikoidaktivität	Mineralokortikoidaktivität
natürliche Kortikoide		
Cortisol	1	1
Cortison	0,8	0,8
Corticosteron	0,3	15
Desoxycorticosteron	0	100
Aldosteron	0	1000
synthetische Kortikoide		
Fludrocortison	10	125
Prednison	4	0,8
Prednisolon	4	0,8
Methylprednisolon	5	0,5
Triamcinolon	5	0
Betamethason	25	0
Dexamethason	25	0

Kot: (engl.) faeces; syn. Faeces, Fäzes, Stuhl, Exkrement; Ausscheidungsprodukt des Darms; besteht aus **körpereigenen Substanzen** (abgestoßene Epithelien, Verdauungsenzyme, Schleim u. Gallenfarbstoffe, die die gelblich-bräunliche Farbe bedingen), Darmbakterien u. nicht resorbierten **Resten der Nahrungsstoffe** (Wasser, bakt. Abbauprodukte, von denen v. a. Skatol u. Indol den typ. Geruch verursachen). Die stark variierende **Menge** des K. hängt weitgehend von der Ernährung ab; kleine Mengen (<200 g/d) bei schlackenarmer Kost, große bei ballaststoffreicher Ernährung. Vgl. Obstipation, Diarrhö.

Kot|erbrechen: Miserere, Kopremesis; s. Ileus.

Kot|fistel (Fistel*) **f:** äußere Darmfistel*.

Kot|geschwulst: s. Koprom.

Kot|kultur (lat. cultura Züchtung) **f:** s. Koprokultur.

Kot|stein: (engl.) coprolith; Koprolith, Enterolith, Darmstein; Ablagerung von eingedicktem Kot, Phosphaten u. Schleim als steinartige Gebilde im Dickdarm (bes. Blinddarm), bis Kirschgröße.

Kotyledo (gr. κοτυληδών Saugnapf) **f:** s. Cotyledo.

Kox-: s. a. Cox-.

Kox|algie (Cox-*; -algie*) **f:** (engl.) coxalgia; Hüftschmerz, oft bei Koxarthrose u. Koxitis.

Kox|arthrose (↑; Arthr-*; -osis*) **f:** (engl.) osteoarthritis of the hip; syn. Arthrosis deformans coxae; Arthrose* eines od. beider Hüftgelenke; Manifestation häufig im Alter (Malum coxae senile); **Urs.: 1.** langdauerndes Missverhältnis zw. Belastung u. Belastungsfähigkeit; **2.** angeb. Störung der Hüftkopf-Hüftpfanne-Funktion (z. B. Coxa valga, Coxa vara, Coxa plana); **3.** posttraumatisch (z. B. Schenkelhalsfraktur); **4.** Durchblutungs- od. Stoffwechselstörung (Perthes-Calvé-Legg-Krankheit, Gicht, Diabetes mellitus, Alkoholabusus); **5.** entzündlich; **Klin.:** Schmerzen, Funktionseinschränkung bis zur Kontraktur*; **Diagn.** u. **Ther.:** s. Arthrose.

Koxitis (↑; -itis*) **f:** (engl.) coxitis; Arthritis* des Hüftgelenks; **Formen: 1.** bakterielle K.: Vork. v. a. im Säuglingsalter durch hämatogene Streuung von Strepto- od. Staphylokokken i. R. einer Nabelinfektion od. Läsion der Haut u. Schleimhäute; später gelegentlich nach intraartikulären Eingriffen; selten tuberkulös; Diagn.: Ultraschalldiagnostik; Gelenkpunktion (s. Gelenkerguss), röntg. evtl. Luxation (sog. Distensionsluxation) nachweisbar; Ther: Ruhigstellen der Hüfte, Antibiotika, u. U. op. Herdausräumung u. Drainage; **2.** rheumatische K. bei chron. entzündlich-rheumatischen Erkr. (seronegative Spondylarthropathien*, rheumatoide Arthritis*); **3.** flüchtige K. als Begleitarthritis i. R. von Allgemeininfektionen, vorwiegend bei Kindern (unspezif. Reaktion der Synovialmembran; spontanes Abklingen unter Bettruhe); **Sympt.:** evtl. nach Fieber auftretende Hüftschmerzen bei Belastung u. Bewegung, Hüfthinken, Schonung u. Beugeadduktion-Außenrotationsstellung des Beins, reaktive Muskelatrophie im Bereich des Ober- u. Unterschenkels. Vgl. Osteomyelitis.

Koyanagi-Krankheit (Yoshizo K., japan. Ophth., geb. 1880)**:** s. Vogt-Koyanagi-Harada-Syndrom.

Koyter-Muskel m: Musculus* corrugator supercilii.

Koževnikow-Syn|drom (Alexis J. K., Neurol., Psychiater, Moskau, 1836–1902) **n:** syn. Epilepsia partialis continua; s. Epilepsie.

K

Kr: chem. Symbol für Krypton*.

Krabbe-Krankheit (Knud K., Neurol., Kopenhagen, 1885–1965) **n:** syn. Globoidzellen*-Leukodystrophie.

Krabben: (engl.) crabs; zur Ordnung der Decapoda gehörende, sog. kurzschwänzige Krebse mit fünf Beinpaaren u. reduziertem, unter den Cephalothorax eingeschlagenem Abdomen; Zwischenwirte von Lungenegeln (vgl. Paragonimiasis); nicht identisch mit Speisegarnelen; vgl. Arthropoden.

Krämpfe: (engl.) convulsions, spasms, cramps, seizures; unwillkürl. Muskelkontraktionen; **Formen:** nach Ausdehnung u. Ablauf werden unterschieden: **1.** klonische K.: rasch aufeinanderfolgende, kurzdauernde, rhythmische Zuckungen antagonist. Muskeln; **2.** tonische K.: Kontraktionen von starker Intensität u. langer Dauer, z. B. bei Tetanie u. Tetanus; **3.** tonisch-klonische K.: als generalisierte K. (Konvulsionen) bei Epilepsie (Grand mal), Eklampsie, Urämie, Entzugssyndrom u. als psychogene K. bei Neurosen; **4.** lokalisierte K. einzelner Muskeln od. Muskelgruppen, z. B. fokal-motorischer epileptischer Anfall, Trismus*, Tic*; Hals-, Nacken- u. Schultermuskelkrämpfe, z. B. Torticollis* spasmodicus; Wadenkrampf (s. Krampussyndrom); **5.** Beschäftigungskrämpfe (z. B. Schreibkrampf), entstehen als Folge einer übermäßigen Beanspruchung der Muskulatur.

Krätze: Scabies*.

Krätz|milbe: Sarcoptes scabiei; s. Milben.

Kraft: (engl.) force, power; **1.** (physik.) Formelzeichen F; Produkt aus Masse (m) u. Beschleunigung (a); $F = m \times a$; SI-Einheit: Newton* (N); **2.** (neurol.) motorische Kraft; Einteilung in Kraftgrade zur Beurteilung der verbliebenen Muskelkraft bei Lähmung* (s. Tab.).

Kraft
Neurologische Einteilung in Kraftgrade

0	keine Muskelaktivität
1	sichtbare Muskelkontraktion ohne Bewegungseffekt
2	Bewegung bei Ausschaltung der Schwerkraft
3	Bewegung gegen die Schwerkraft
4	Bewegung gegen Widerstand
5	normale Muskelkraft

Kragen|knopf|panaritium (Panaritium*) **n:** (engl.) shirt-stud abscess; s. Panaritium.

Kragen|schnitt: s. Kocher-Kragenschnitt.

Krallen|hand: (engl.) claw hand; syn. Klauenhand, Intrinsic-minus-Stellung; Handstellung mit Überstreckung in den Langfingergrundgelenken, Beugung in den Mittel- u. Endgelenken sowie Adduktion des Daumens (s. Abb.); **Urs.:** kombinierte Medianus-Ulnarislähmung mit Funktionsausfall der Handbinnen-, Daumen- u. Kleinfingerballenmuskulatur. D. Buc.

Krallen|nagel: s. Onychogryposis.

Krallen|zehe: (engl.) claw toe; Fehlstellung der Zehe mit Überstreckung des Endgliedes u. Beugekontraktur zw. Mittel- u. Grundglied; vgl. Hammerzehe.

Kramer-Pollnow-Syn|drom (Franz K., Psychiater, Neurol., Berlin, 1878–1967; Hans P., Psychiater, Neurol., Berlin) **n:** syn. erethisch-hyperkinetisches Syndrom; Syndrom aus gesteigerter Erregbarkeit, psychomotorischer Unruhe, evtl. Intelligenzdefizit u. fokalen Anfällen (s. Epilepsie); Manifestation v. a. im Kindesalter; **Ätiol.:** unbekannt, evtl. besteht ein Zus. mit frühkindlichem Hirnschaden. Vgl. Antriebsstörung, Erethismus, Psychose.

Krampf: s. Krämpfe.

Krampf|ader (mhd. Krummader)**:** (engl.) varicose vein; Varix; s. Varizen.

Krampf|ader|bruch: Varikozele*.

Krampf|anfall: s. Krämpfe, Epilepsie.

Krampf|gifte: (engl.) convulsants; Konvulsiva; Stoffe, die eine zentralerregende Wirkung besitzen u. dadurch Krämpfe* auslösen können, z. B. Strychnin*, Tetanustoxin; s. a. Analeptika.

Krampf|potentiale n pl**:** veraltete Bez. für epilepsietypische Potentiale; s. Elektroenzephalographie.

Krampf|wehen: (engl.) hypertonic contractions; s. Wehen.

Krampus m**:** Muskelkrampf; s. Krämpfe, Krampussyndrom.

Krampus|syn|drom n**:** (engl.) crampus syndrome; auf einen Muskel od. eine Muskelgruppe beschränkter tonischer, schmerzhafter Krampf, meist einseitig in den Morgenstunden (Crampi nocturni) in Wadenmuskeln u. Zehenbeugern; Auftreten evtl. nach anstrengenden Märschen, bei Wurzelirritationssyndrom* od. Elektrolytstörungen. Vgl. Krämpfe.

Krani-: auch Cranio-; Wortteil mit der Bedeutung Schädel; von gr. κρανίον.

kranial (↑)**:** (engl.) cranial; zum Kopf gehörend, kopfwärts, scheitelwärts; (JNA für superior gebraucht); Ggs. kaudal.

Kranialisation (↑) **f:** (engl.) cranialization; (röntg.) vermehrte zentrale Lungengefäßzeichnung mit hiloapikaler Betonung in den Oberfeldern bei erhöhtem pulmonalem Venendruck (Perfusionsumverteilung).

Kranial|variante (↑) **f:** (engl.) cranial variant; Anomalie der Wirbelsäule mit Verschiebung der Grenzen der Abschnitte nach kranial (7. Halswirbel durch lange Querfortsätze dem 1. Brustwirbel ähnlich, 12. Rippe verkürzt, Sakralisation* des 5. Lendenwirbels); vgl. Kaudalvariante.

Kranio|pagus (↑; -pagus*) **m:** (engl.) craniopagus; syn. Kephalopagus; Doppelfehlbildung* mit Verwachsung an den Köpfen.

Kranio|pharyngeom (↑; Pharyng-*; -om*) **n:** (engl.) craniopharyngioma; syn. Erdheim-Tumor; dysontogenetischer Tumor aus Resten des embryonalen Ductus craniopharyngicus (Rath-

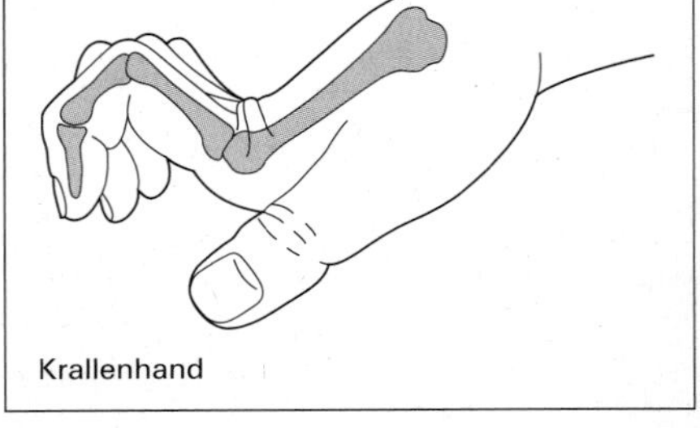
Krallenhand

ke-Tasche); langsam wachsend mit Zystenbildung u. (oft) Verkalkungen sowie Kompression der Hypophyse; **Sympt.**: Sehstörungen, Hypophysenvorderlappen-Insuffizienz (ggf. mit Minderwuchs u. verzögerter Geschlechtsreife), Diabetes insipidus centralis; Spätsymptome (durch Beeinträchtigung der Mittelhirnfunktion) sind Essstörungen sowie Störung von Vigilanz u. Temperaturregulation u. a.; **Ther.**: neurochir. Eingriff, Bestrahlung. S. Hirntumoren (Tab.).

Kranio|rhachi|schisis (↑; Rhachi-*; gr. σχίσις Spaltung, Trennung) f: (engl.) craniorhachischisis; kombinierte Spaltbildung an Schädel u. Wirbelsäule.

Kranio|schisis (↑; gr. σχίσις Spaltung, Trennung) f: (engl.) cranioschisis; syn. Cranium bifidum; angeb. Schädelspalte bei Rhachischisis; vgl. Spina bifida.

Kranio|sklerose (↑; Skler-*; -osis*) f: syn. Leontiasis cranii; s. Leontiasis ossea.

Kranio|syn|ostosis (↑; Syn-*; Ost-*; -osis*) f: (engl.) craniostenosis; Kraniostosis; verfrühte Verknöcherung einer od. mehrerer Schädelnähte; s. Stenozephalie.

Kranio|tabes (↑; Tabes*) f: (engl.) craniotabes; elast. Eindrückbarkeit des Schädels im parietookzipitalem Bereich; ist für Rachitis* nicht beweisend (auch bei Vitamin-A-Überdosierung vorkommend) u. tritt nur bei Erstmanifestation der Rachitis vor dem 6. Lebensmonat auf.

Kranium (↑) n: knöcherner Schädel, Cranium*.

Kranken|geschichte: (engl.) case history; patientenbezogene Aufzeichnungen des behandelnden Arztes, zu denen der Arzt von Rechts wegen verpflichtet ist (s. Dokumentationspflicht); sie umfasst neben den administrativen Daten alle für die Behandlung wichtigen Umstände wie die Anamnese, Angaben zu Krankheitsursachen und -verlauf, diagn. u. therap. Maßnahmen, ärztl. Hinweise sowie ggf. nach Behandlungsabschluss eine katamnestische Zusammenfassung. Vgl. Einsichtsrecht, Auskunftsanspruch.

Kranken|gymnast m: syn. Physiotherapeut*.

Kranken|gymnastik f: (engl.) physical therapy; syn. Heilgymnastik; Unterstützung von Therapie u. Pflege durch planmäßigen abgestuften Einsatz von passiven Maßnahmen (Lagerung, Massage, Dehnübungen) u. aktiven körperl. Bewegungsübungen (z. B. allgemeine Gymnastik, Hockergymnastik, Hemmungsgymnastik, Kriechverfahren od. Widerstandsgymnastik) unter Anleitung durch einen Physiotherapeuten*; z. B. in der Orthopädie zur Vorbeugung u. Beseitigung von Schäden des Haltungs- u. Bewegungsapparats, in der Inneren Medizin als Kreislauf- u. Lungenfunktionstraining, zur Kontrakturenprophylaxe, in der Gynäkologie bei Schwangerschaft u. im Wochenbett, in der Neurologie, in der Rehabilitation, auch als Atemgymnastik, Unterwassergymnastik. Vgl. Bobath-Methode, Kabat-Methode, Vojta-Methode, Reiten, therapeutisches.

Kranken|haus: (engl.) hospital; med. Einrichtung, in der durch ärztliche u. pflegerische Hilfeleistung Erkrankungen, Leiden od. Körperschäden festgestellt, geheilt od. gelindert werden sollen od. Geburtshilfe geleistet wird u. in dem die zu versorgenden Personen untergebracht u. verpflegt werden können (§ 2 Nr. 1 Krankenhausfinanzierungsgesetz, Abk. KHG; in der Fassung vom 10.4.1991, BGBl. I 1991 S. 887, mit späteren Änderungen). Eine im Vergleich zum KHG engere Definition findet sich in § 107 SGB V. Dort wird für den Bereich der gesetzl. Krankenversicherung verlangt, dass die ärztl. u. pflegerische Hilfeleistung überwiegt. § 30 der Gewerbeordnung stellt daneben bes. Kriterien für die Erteilung der Konzession zum Betrieb von Privatkrankenanstalten auf. K. lassen sich unterscheiden nach der Art der ärztlich-pflegerischen Zielsetzung, d. h. ihrer betrieblichen Funktion (Allgemein-, Fach-, Sonderkrankenhäuser), nach der Art der ärztlichen Besetzung (Anstalts-, Belegkrankenhäuser; s. Belegarzt), nach der Intensität von Behandlung u. Pflege (Akut-, Langzeitkrankenhaus, K. für chronisch Kranke), nach der Versorgungsstufe (Grund-, Regel-, Maximalversorgung), nach der Art der Leistungserbringung (voll-, teilstationär), nach der Trägerschaft (öffentlich, freigemeinnützig, privat) u. nach der Betriebsform (staatlich- bzw. kirchlich-öffentlich-rechtlich, zivilrechtlich betriebene K.). Die vom Statistischen Bundesamt in Wiesbaden herausgegebene amtliche Krankenhausstatistik publiziert jährlich Daten über die K. u. Betten, die stationär behandelten Kranken u. das in K. tätige Personal nach fachlicher u. regionaler Gliederung.

Krankenhaus
Patientenbewegung in stationären Einrichtungen

Jahr	Stationär behandelte Patienten (× 1000)	Durchschnittliche Verweildauer (Tage)	Durchschnittliche Bettenauslastung (%)
1990	15 074	16,7	84,4
1992	15 808	15,6	84,6
1994	16 391	14,7	83,2
1996	17 148	13,5	80,9
1998	17 698	12,3	78,0

Kranken|haus|hygieniker: Facharzt für Hygiene od. für med. Mikrobiologie u. Infektionsepidemiologie; ein hauptamtlicher K. ist erforderl. in Akutkrankenhäusern mit über 450 Betten, Krankenhäusern der Maximalversorgung u. Universitätskliniken; Aufgaben sind Beratung u. Fortbildung des Personals, Begehung der Krankenhausbereiche, Erarbeitung von Hygieneplänen u. Richtlinien für Infektionsstatistiken mit deren Auswertung u. Kontrolle, Veranlassung von hyg.-mikrobiol. Untersuchungen sowie Geschäftsführung der Hygienekommission*. K. Fie.

Kranken|haus|in|fektionen f pl: s. Nosokomialinfektionen.

Kranken|kost: (engl.) diet; Diät; die auf die Bedürfnisse des Pat. u. die Therapie der Erkr. abgestimmte Ernährung; kann in der Einschränkung der gesamten Ernährung (Reduktionskost, z. B. bei Übergewicht), in der Verminderung best. Anteile (z. B. kohlenhydratreduzierte Kost bei Diabetes mellitus, kochsalzarme Kost bei best. Nierenerkrankungen, fettarme Kost bei Pankreaserkrankungen) od. in der Vermehrung aller (Aufbaukost) od. best. Nahrungsanteile (z. B. proteinreiche Kost bei Kachexie) bestehen.

Kranken|pflege: (engl.) nursing; pflegerische Betreuung von Kranken durch ausgebildetes Krankenpflegepersonal mit den Zielen: **1.** umfassende (phys., psych. u. soziale Faktoren berücksichtigende) Förderung des Gesundungsprozesses; **2.** Prophylaxe* von weiteren Krankheiten u. Komplikationen; **3.** Linderung von Schmerzen u. Leiden; **4.** Durchführung u. Überwachung ärztl. Verordnungen sowie Hilfeleistung bei diagn. u. therap. Maßnahmen. Professionelle K. erfordert die Erstellung einer Pflegeanamnese* u. einer Pflegeplanung* sowie die Dokumentation über die Durchführung der geplanten Pflegemaßnahmen u. deren Erfolg bzw. Misserfolg. Je nach baulichen, fachspezif. u. personellen Gegebenheiten wird die K. als Funktionspflege*, Gruppenpflege* od. Zimmerpflege* durchgeführt. S. Krankenpflege, häusliche.

Kranken|pflege|berufe: (engl.) nursing careers; gesetzl. geregelte Ausbildungsberufe (u. damit geschützte Berufsbezeichnungen) in der Krankenpflege: Krankenschwester bzw. Krankenpfleger, Kinderkrankenschwester bzw. Kinderkrankenpfleger, Krankenpflegehelfer/in; Ausbildung u. Prüfung sind geregelt im „Gesetz über die Berufe in der Krankenpflege“ (Krankenpflegegesetz, Abk. KrPflG) in der Fassung vom 4.6.1985 (BGBl. I S. 893), zuletzt geändert durch Gesetz vom 17.11.2000 (BGBl. I S. 1513) u. in der „Ausbildungs- und Prüfungsordnung für die Berufe in der Krankenpflege“ vom 16.10.1985 (BGBl. I S. 1973), zuletzt geändert durch Gesetz vom 21.9.1997 (BGBl. I S. 2390). Die dreijährige Ausbildung der Vollpflegekräfte setzt u. a. i. d. R. eine abgeschlossene Realschulbildung, die einjährige Ausbildung in der Krankenpflegehilfe den Hauptschulabschluss voraus.

Kranken|pflege, häusliche: (engl.) home nursing care; in der Wohnung des Pat. erfolgende Krankenpflege; für Versicherte der GKV in § 37 SGB V geregelt; sie wird unter best. Voraussetzungen neben der ärztlichen Behandlung bis zu einer Höchstdauer von i. d. R. vier Wochen je Krankheitsfall dann erbracht, wenn Krankenhauspflege geboten, aber nicht ausführbar ist od. wenn diese dadurch vermieden od. verkürzt wird (sog. Krankenhausersatzpflege), ferner dann, wenn sie zur Sicherung des Ziels ambulanter ärztl. Behandlung erforderlich ist (sog. Behandlungssicherungspflege). Besteht zugleich Pflegebedürftigkeit*, ruhen nach § 34 Abs. 2 SGB XI im Falle der Krankenhausersatzpflege die Leistungen der sozialen Pflegeversicherung*; dagegen dürfen im Falle der Behandlungssicherungspflege nach § 37 Abs. 2 S. 4 SGB V bei gleichzeitiger Pflegebedürftigkeit von den Krankenkassen nur Leistungen der Behandlungspflege*, nicht aber die Satzungsleistungen der Grundpflege* u. der hauswirtschaftl. Versorgung erbracht werden. Anspruch auf Krankenhausersatzpflege besteht nach § 32 SGB VII ferner in der gesetzl. Unfallversicherung*. In den meisten Bundesländern wird die h. K. von Sozialstationen in der Trägerschaft der Wohlfahrtsverbände, zunehmend aber auch von privaten Anbietern geleistet.

Kranken|rolle: (engl.) patient role; (soziol.) Summe der von einem Kranken erwarteten Verhaltensweisen als Ergebnis eines Aushandlungsprozesses zw. Arzt u. Patient; zur K. gehört z. B. die Compliance*; u. U. steht die K. im Widerspruch zu bestehenden Patientenrechten. Vgl. Krankheitsverhalten, Selbstbestimmungsrecht, Patiententestament.

Kranken|versicherung: (engl.) health insurance; **1.** gesetzliche K. (Abk. GKV): Zweig der Sozialversicherung mit den Aufgaben der Gesundheitsförderung u. der Vorsorge zur Früherkennung u. Verhütung von Krankheiten (s. Früherkennungsuntersuchungen, Vorsorgeuntersuchungen), der Krankenbehandlung (einschl. häuslicher Krankenpflege u. Haushaltshilfe sowie - subsidiär - Leistungen zur Rehabilitation*), der Mutterschaftshilfe* bei Schwangerschaft u. Entbindung sowie der Hilfe zur Familienplanung u. bei nicht rechtswidriger Sterilisation* od. bei nicht rechtswidrigem Schwangerschaftsabbruch*; bei Entgeltausfall infolge von Arbeitsunfähigkeit* od. Krankenhausaufenthalt wird Krankengeld gezahlt. Pflichtmitgliedschaft besteht für alle in der Ausbildung befindlichen Personen (Auszubildende, Studenten), Arbeiter u. Angestellte, sofern ihr Jahreseinkommen unter der sog. Beitragsbemessungsgrenze liegt, Rentner (mit Einschränkungen), Bezieher von Arbeitslosengeld od. -hilfe, ferner für best. selbständige Berufe u. a.; freiwillige Versicherung ist möglich. Familienangehörige sind unter best. Voraussetzungen in die GKV einbezogen (s. Familienversicherung). Träger der GKV sind insbes. die Allgemeinen Ortskrankenkassen (Abk. AOK), die Betriebs- u. Innungskrankenkassen sowie die Ersatzkassen; vgl. Kassenpatient, Solidarprinzip; **2.** neben der GKV gibt es die im Leistungsumfang vergleichbare private K. (Abk. PKV) sowie private Zusatzversicherungen für in der GKV Versicherte.

Kranken|versicherungs|karte: (engl.) health insurance card; Mitgliedsausweis der gesetzl. Krankenversicherung zum Nachweis des Anspruchs auf ärztl. od. zahnärztl. Behandlung; s. Kassenpatient.

Krankheit: (engl.) disease, illness; Erkrankung, Nosos, Pathos, Morbus; **1.** Störung der Lebensvorgänge in Organen od. im gesamten Organismus mit der Folge von subjektiv empfundenen bzw. objektiv feststellbaren körperl., geistigen bzw. seelischen Veränderungen; **2.** i. S. der sozialversicherungs- u. arbeitsrechtl. Gesetze der regelwidrige Körper- od. Geisteszustand, der in der Notwendigkeit einer Heilbehandlung (wobei bereits die Erforderlichkeit einer Diagnosestellung genügt) od. der Arbeitsunfähigkeit* wahrnehmbar zutage tritt; **3.** begriffl. Bez. für eine definierbare Einheit typischer ätiol., morphol., sympt., nosologisch beschreibbarer Erscheinungen, die als eine best. Erkrankung verstanden wird. Vgl. Gesundheit.

Krankheiten, ansteckende: (engl.) contagious diseases; von Mensch zu Mensch unmittelbar od. mittelbar übertragbare Krankheiten, die durch Krankheitserreger od. deren tox. Produkte verursacht werden; Unterbegriff der Infektionskrankheiten*; vgl. Seuche, Infektionsschutzgesetz.

Krankheiten, anzeige|pflichtige: (engl.) notifiable diseases; s. Meldepflicht.

Krankheiten, anzeige|pflichtige über|tragbare: (engl.) notifiable communicable diseases; s. Meldepflicht, Infektionsschutzgesetz.

Krankheiten, genetische: (engl.) genetic diseases; sog. Erbkrankheiten, Erbleiden; erbl. Krankheiten, die familiär gehäuft od. durch spontane Neumutation in einer durch g. K. bisher unbelasteten Familie auftreten können. Neumutationen treten in unterschiedl. Häufigkeit auf u. werden ggf. auf nachfolgende Generationen weitervererbt. **Formen: 1.** chromosomal bedingte g. K. mit numerischen od. strukturellen Abweichungen (Chromosomopathien), die z. T. mit dem Alter der Mutter zunehmen (vgl. Chromosomenaberrationen); **2.** einfach (monogen) vererbte g. K., die theoretisch den Mendel-Gesetzen entspr. vererbt werden u. einen geschlechtsgebundenen (vgl. Konduktor) od. autosomal-dominanten (Heterozygote erkranken) bzw. autosomal-rezessiven (nur Homozygote erkranken) Erbgang aufweisen können; die klin. Manifestation wird jedoch zusätzl. durch die Penetranz* u. Expressivität* des jeweiligen Gens bestimmt. **3.** multifaktoriell ausgelöste g. K. (polygene Vererbung), die durch abnorme Gene u. Umweltfaktoren verursacht werden; häufig mit fließenden Übergängen zu pathol. Veränderungen (Schwellenwerteffekt). Die Abgrenzung eines monogenen von einem polygenen Vererbungsmodus ist daher nicht immer einfach. **4.** mitochondriale Vererbung; z. B. Mukopolysaccharid*-Speicherkrankheiten; **Sympt.:** G. K. manifestieren sich als körperl., geistige od. kombinierte Anomalien, die phänomenologisch nicht immer von intrauterin erworbenen Defekten unterschieden werden können (vgl. Phänokopie). Bei monogen vererbten g. K. sind heute häufig die zugrunde liegenden biochem. Defekte (veränderte Proteinsynthese) nachweisbar. Potentielle Veränderungen, die nicht unbedingt zu Krkh. führen, sind wahrscheinl. sehr viel häufiger; sie können u. U. erst durch hinzutretende äußere Einflüsse (z. B. Medikamente, Infektionen, alimentäre Faktoren) induziert u. klinisch manifest werden (z. B. als hämolytische Krise bei Glukose-6-phosphat-Dehydrogenasemangel). Oft beruhen g. K. auf dem Ausfall od. der Veränderung eines best. Enzyms im intermediären Stoffwechsel; die Manifestation kann sehr früh od. auch erst in fortgeschrittenem Lebensalter erfolgen. Folgen eines Enzymdefekts können unterschiedl. Enzymeigenschaften betreffen; z. B. veränderte Kinetik einer enzymat. Reaktion (z. B. Citrullinämie), Herabsetzung der Enzymstabilität (Beeinflussung der Glukose-6-phosphat-Dehydrogenase durch Medikamente), Erhöhung der Enzymaktivität (z. B. akute intermittierende Porphyrie), Fehlen einer Rückkopplung (z. B. überschießende Synthese od. mangelnder Abbau von Stoffwechselprodukten als Urs. vieler Speicherkrankheiten wie Lipidose, Gangliosidose, Glykogenose). Neben Enzymdefekten können auch Veränderungen anderer wichtiger Proteine zu g. K. führen; z. B. von Hämoglobin (s. Hämoglobinopathien), Transport- u. Rezeptorproteinen in Zellmembranen (z. B. Lipämien, Cholesterolämien), Proteohormonen, Serumproteinen (Analbuminämien, Alpha- u. Betalipoproteinämien), Faktoren der Blutgerinnung (versch. Hämophilien). **Diagn.:** Frühdiagnose, z. B. durch sog. Heterozygotentests (vgl. Beratung, genetische), während der Schwangerschaft evtl. durch Amniozentese od. Chorionzottenbiopsie (vgl. Pränataldiagnostik). Vgl. Krankheitsanlage, Letalfaktor, Fehlbildung, kongenitale.

Krankheiten, hepato|lienale: (engl.) hepatolienal diseases; versch. Krankheitsbilder mit Hepatosplenomegalie, bei denen sich gleiche pathol. Vorgänge in Leber u. Milz abspielen; z. B. die Speicherkrankheiten (s. Thesaurismosen); vgl. Schistosomiasis.

Krankheiten, iatro|gene: (engl.) iatrogenic diseases; durch Handlungen u. Äußerungen des Arztes verursachte Krankheiten; vgl. Hospitalismus.

Krankheiten, melde|pflichtige: (engl.) reportable diseases; s. Meldepflicht, Infektionsschutzgesetz.

Krankheiten, organische: (engl.) organic diseases; Erkr., die auf anat. Veränderungen im Organismus beruhen (im Ggs. zu funkt. Erkr. inf. einer Störung der Funktion eines Organs).

Krankheiten, sexuell über|tragbare: s. STD.

Krankheits|anlage: (engl.) predisposition; pathol. Erbfaktor (Gen) als Urs. von genetischen Krankheiten*; bei homozygotem Auftreten dominanter Allele sind die Schäden u. U. so schwerwiegend, dass die Individuen nicht lebensfähig sind (Letalfaktor, z. B. bei Kindern, deren Eltern beide eine Achondroplasie haben), bei heterozygotem Auftreten von dominanten Krankheitsanlagen kann es in jeder Generation zu der entspr. Erkr. kommen; bei rezessivem Erbgang tritt die Erkr. nur bei Homozygotie in Erscheinung, heterozygote Individuen mit rezessiver Krankheitsanlage sind gesund u. können sie statistisch auf die Hälfte ihrer Nachkommen übertragen. Die Ausprägung eines rezessiven Gens wird in einigen Fällen trotz der Dominanz des anderen Allels nicht völlig unterdrückt, so dass leichte Anomalien entstehen können (intermediäre Manifestation). K. beruhen i. d. R. auf Schäden einzelner Gene (Monogenie); durch Fehlen eines spez. Enzyms kann es z. B. zu charakterist. Stoffwechselanomalien* kommen (Enzymopathien). Kommt es durch eine einzige Genmutation zur Ausbildung versch. pathol. Merkmale, so spricht man von **Polyphänie** (Pleiotropie), z. B. bei vielen Fehlbildungssyndromen. Eine K. kann an die Geschlechtschromosomen (Gonosomen*) gekoppelt sein; eine auf dem X-Chromosom lokalisierte rezessive K. kann beim weibl. Geschlecht (zwei X-Chromosomen) durch das entspr. (normale) Allel auf dem anderen X-Chromosom kompensiert werden u. manifestiert sich nur bei Homozygotie. Bei Übertragung des X-Chromosoms mit der Krankheitsanlage auf männl. Nachkommen kommt es dagegen immer zur Manifestation der Krankheit; z. B. bei Hämophilie*, Agammaglobulinämie*, Wiskott*-Aldrich-Syndrom, Glukose*-6-phosphat-Dehydrogenasemangel u. okulo-zerebro-renalem Syndrom*.

Krankheits|erreger: (engl.) pathogenic agent, germ; laut Infektionsschutzgesetz* ein vermehrungsfähiges (Virus, Bakterium, Pilz, Parasit) od. sonstiges biol. transmissibles Agens, das bei Menschen eine Infektion od. übertragbare Krankheit verursachen kann.

Krankheits|gewinn: (engl.) morbid gain; (psychol.) Bez. für die objektiven od. subjektiven Vorteile, die sich aus der (u. U. unfreiwilligen) Übernahme der Rolle des Kranken ergibt; **Formen**: **1.** primärer K.: Entlastung vom Konfliktdruck u. Bindung von Angst durch Symptombildung (vgl. Somatisierung, Konversion); **2.** sekundärer K.: Zuwendung, Anteilnahme u. a. soziale Konsequenzen, durch die die Krankenrolle bzw. die Symptomatik stabilisiert werden. Vgl. Rentenneurose, Krankheitsverhalten. E. Fri.

Krankheits|konzept n: (engl.) concept of disease; Bez. für die Summe der Vorstellungen u. Erklärungsansätze von Pat. (sog. Laientheorien*) u. Therapeuten in Bezug auf eine konkrete

K

Erkr. od. auf Kranksein insgesamt; kann ein entscheidender Faktor für Therapeutenverhalten u. Krankheitsverhalten* des Pat. sein.

Krankheits|lehre: s. Nosologie.

Krankheits|register n pl: (engl.) disease register; Einrichtungen, die Auftreten bzw. Verlauf von Krankheiten in einer Population aufgrund einer Meldepflicht, eines Melderechts od. mit Einwilligung des Pat. zum Zweck der Forschung u. Statistik systematisch u. kontinuierlich patienten- od. fallbezogen erfassen; K. gibt es in der Bundesrepublik Deutschland u. a. für Herzinfarkt, Diabetes mellitus, HIV-Infektionen, psychiatrische Erkr. u. Krebserkrankungen (s. Krebsregister). Vgl. Datenschutz, medizinischer.

Krankheits|über|träger, aktiver: (engl.) active disease carrier; syn. Vektor; als End- od. Zwischenwirt* fungierender Überträger von Krankheitserregern, die sich in ihm weiterentwickelt bzw. vermehrt haben; vgl. Wirtswechsel, Arthropoden.

Krankheits|über|träger, passiver: (engl.) passive disease carrier; sog. Keimverschlepper; Organismus, der Bakterien, Viren, Wurmeier u. a. mechanisch (z. B. durch Exkrementabsetzung auf Lebensmittel) überträgt; vgl. Fliegen.

Krankheits|verhalten: (engl.) sickness behaviour; Verhalten bei Erkrankungen u. bei akuten od. chron. Beschwerden; dazu gehört die Übernahme der Krankenrolle*, das sog. Hilfesuchen*, Krankheitsbewältigung (Compliance*, Coping*) u. parallel zum K. ein hierdurch modifiziertes Gesundheitsverhalten*. Vgl. Patientenkarriere.

Krankheits|vor|feld: Bereich, der zw. Gesundheit u. Krankheit liegt; die subjektiv asymptomatische Frühphase einer Krankheit.

Krankheits|wahn: syn. hypochondrischer Wahn*.

Kranz|arterien (Arteri-*) f pl: s. Koronararterien.

Kranz|naht: Sutura* coronalis.

Kranz|star: (engl.) coronary cataract; Cataracta coronaria; s. Katarakt.

Kratschmer-Holmgren-Re|flex (Florin K., Ritter von Forstburg, Physiol., Wien, 1843–1922; Alarik F. H., Physiol., Uppsala, 1831–1897; Reflekt-*) m: reflektorischer Atemstillstand bei Einatmen schleimhautreizender Dämpfe (z. B. Ether, Essigsäure); Auslösung über den N. trigeminus.

Kratz|würmer: Acanthocephala*.

Kraurose (gr. κραῦρος trocken; -osis*) f: s. Craurosis.

Krause-Drüsen (Karl F. K., Anat., Hannover, 1797–1868): (engl.) Krause's glands; Glandulae conjunctivales; akzessorische Tränendrüsen am oberen Rand der Tarsalplatte des Oberlids.

Krause-End|kolben (Wilhelm J. K., Anat., Göttingen, Berlin, 1833–1910): (engl.) Krause's corpuscles; Mechanorezeptoren der Haut; rundl. od. ovale Körper, in deren Inneres sich Nervenfasern einsenken.

Krause-Klappe (Karl F. K., Anat., Hannover, 1797–1868): (engl.) Krause's valve; Valvula sacci lacrimalis inferior.

Krause-Reese-Syn|drom (Arlington C. K., zeitgen. Ophth., USA; Algernon B. R., zeitgen. Ophth., New York) n: syn. retinale Dysplasie* Reese.

Kreat-: auch Creatin-; Wortteil mit der Bedeutung Fleisch; von gr. κρέας, κρέατος.

Kreatin (↑) n: (engl.) creatine; syn. N-Amidosarkosin; Methylguanidinoessigsäure; Zwischenprodukt des Aminosäurestoffwechsels, liegt in der Muskulatur in phosphorylierter Form als **Kreatinphosphat** (nach dem 4. Lj.) vor, das die Kreatinkinase* aus K. u. ATP regeneriert; **Biosynthese** in Leber u. Niere aus Glycin, der Guanidinogruppe von Arginin u. der Methylgruppe von Adenosylmethionin; das im Muskel aufgebaute K. verstärkt die hypoglykäm. Insulinwirkung, da es die Glukoseaufnahmefähigkeit des Muskels erhöht. Konz. im Plasma (mg/100 ml): normal 0,35–0,93 bei Frauen u. 0,17–0,50 bei Männern; K. wird auch mit Fleischnahrung aufgenommen, die Ausscheidung im Harn erfolgt als Kreatinin*. Vgl. Kreatinurie.

Kreatinin (↑) n: (engl.) creatinine; in der Muskulatur nichtenzymatisch gebildetes cyclisches Anhydrid u. Ausscheidungsform des Kreatin*; die Ausscheidung mit dem Harn (1–1,8 g/24 h) ist individuell verschieden, aber konstant, u. der Muskelmasse direkt proportional. K. wird in der Niere nahezu vollständig glomerulär filtriert u. ausgeschieden. Es eignet sich deshalb zur Bestimmung der glomerulären Filtrationsrate* (vgl. Clearance). **Bestimmung:** Jaffé*-Methode od. enzymat. im optischen Test*. Vgl. Nierendiagnostik, Referenzbereiche (Tab.).

Kreatinin-Clearance (↑) f: s. Clearance, Nierendiagnostik.

Kreatin|kinase (↑; Kin-*) f: (engl.) creatine kinase; auch Creatinkinase (Abk. CK), Creatinphosphokinase (Abk. CPK); intrazelluläres dimeres Enzym (MG 82 000), das Kreatin ATP-abhängig reversibel phosphoryliert; für K. existieren die drei Untereinheiten M (engl. muscle, Muskel), B (engl. brain, Gehirn) u. Mi (engl. mitochondria, Mitochondrien) u. vier versch. Isoenzyme*: **1.** CK-BB (CK-I) kommt bes. in Gehirn u. glatter Muskulatur sowie in embryonaler Skelettmuskulatur vor; erhöhte Serumwerte nach Apoplexie, epilept. Anfall u. bei chron. Niereninsuffizienz. **2.** CK-MB (CK-II) kommt v. a. im Herzmuskel vor; erhöht bei Herzinfarkt (Anstieg nach ca. 4–8 Std., max. nach 24–48 Std.) mit einem Anteil von >10 % an der Gesamt-CK. **3.** CK-MM (CK-III) kommt v. a. im Skelettmuskel vor; erhöht bei Muskelerkrankung (z. B. progressive Muskeldystrophie) u. Muskelschädigung (z. B. Trauma, Injektion). **4.** CK-MiMi ist an der Außenseite der inneren Mitochondrienmembran lokalisiert u. an ein ADP/ATP-Transportenzym gekoppelt. **Bestimmung:** durch CK gebildetes ATP wird von Hexokinase umgesetzt u. das durch Glukose-6-phosphat-Dehydrogenase proportional entstehende NADPH im optischen Test* gemessen; immun. u. chromatograph. Bestimmung der CK-Isoenzyme. Vgl. Referenzbereiche (Tab.), Enzymdiagnostik.

Kreatin|phosphat (↑) n: s. Kreatin.

Kreatin|phospho|kinase (↑) f: s. Kreatinkinase.

Kreatin|urie (↑; Ur-*) f: (engl.) creatinuria; Auftreten von Kreatin* im Harn; **Referenzwerte** (24 Std.): 90 mg/kg KG bei Frauen, 50 mg/kg KG bei Männern, 4 mg/kg KG bei Kindern; erhöht bei Muskelerkrankungen, Hyperthyreose, Diabetes mellitus (Typ 1), Cushing-Syndrom, Akromegalie; erniedrigt bei Testosteronzufuhr u. Hypothyreose.

Krebs: (engl.) cancer; allg. Bez. für eine bösartige Neubildung (Tumor); i. e. S. das Karzinom* (maligner epithelialer Tumor) bzw. das Sarkom* (maligner mesenchymaler Tumor).

Krebs|früh|erkennungs|untersuchungen: (engl.) cancer check-up; Früherkennungsuntersuchungen* bei Frauen u. Männern zur Erkennung best. Krebserkrankungen (v. a. Zervixkarzinom*, Mammakarzinom*, kolorektales Karzinom*, Prostatakarzinom*, malignes Melanom*); vgl. Vorsorgeuntersuchungen.

Krebsfrüherkennungsuntersuchungen

Alter	Untersuchung[1]
Frauen	
ab 20. Lj.	Genitale
ab 30. Lj.	Genitale, Brust, Haut
ab 40. Lj.	Genitale, Brust, Haut u. Dickdarm Untersuchung auf Blut im Stuhl zytologische Untersuchung
Männer	
ab 40. Lj.	äußeres Genitale, Prostata, Haut, Dickdarm Untersuchung auf Blut im Stuhl

[1] im Allg. jährlich

Krebs|häufigkeit: (engl.) cancer incidence; Inzidenz* bösartiger Neubildungen; in der Bundesrepublik Deutschland inf. des Fehlens einer vollständigen Morbiditätsstatistik auf Bevölkerungsebene nur annähernd bestimmbar. Für Schätzungen werden u. a. Daten der gesetzlichen Krankenversicherung sowie Daten der Krebsregister* einzelner Bundesländer u. Fachgesellschaften ausgewertet.

Krebs|milch: (engl.) cancer milk; (pathol.) bei einigen Karzinomen inf. fettiger Degeneration u. Zellzerfalls des Parenchyms leicht von der Schnittfläche abstreifbare milchige Flüssigkeit.

Krebs|nabel: (engl.) tumor pit; (pathol.) bei oberflächl. gelegenen Metastasen inf. zentraler Einschmelzung mit folgender bindegewebiger Vernarbung entstehende Dellenbildung, bes. bei Lebermetastasen.

Krebs|register n pl: (engl.) cancer registries; meist von Tumorzentren geführte spez. Krankheitsregister* zur Erfassung der Häufigkeit bösartiger Neubildungen in einer Bevölkerung; **Formen: 1.** epidemiol. orientierte K.: auf Totalerfassung einer Population ausgerichtete Register; z. B. zur Feststellung von Inzidenz* u. Prävalenz*; **2.** spez. Organregister (pathol.-anat. Spezialregister): Sammlung von Informationen über best. Tumorformen, zur Diagnosehilfe u. als Grundlage zur Standardisierung von Nomenklatur, Klassifikation u. Stadieneinteilung; **3.** klin. Nachsorgeregister: Verzeichnis von im Bereich eines Krankenhauses bzw. Tumorzentrums untersuchten u. behandelten Pat. zur zuverlässigen Nachsorge; Mischformen sind üblich. Vgl. Epidemiologie; Datenschutz, medizinischer.

Krebs|register|gesetz: Abk. KRG; gesetzl. Grundlage zur Führung von Krebsregistern*; **1.** (Bundes-) „Gesetz über Krebsregister" vom 4.11.1994 (BGBl. I S. 3351); das KRG war bis 31.12.1999 befristet u. ordnete die stufenweise Einrichtung grundsätzl. flächendeckender u. einheitl. Krebsregister durch die Länder bis zum 1.1.1999 an. **2.** Landesgesetzl. Regelungen zur fortlaufenden u. einheitl. Erhebung personenbezogener Daten über das Auftreten bösartiger Neubildungen einschl. ihrer Frühstadien sowie zur Verarbeitung u. Nutzung dieser Daten zum Zwecke der Sicherstellung der Weiterführung der Krebsregister liegen in den meisten Bundesländern vor. Bei Widerspruch des Pat. hat die Datenübermittlung zumeist ganz zu unterbleiben, in einzelnen Bundesländern darf sie dann anonym erfolgen. Zur Meldung ist der behandelnde Arzt z. T. berechtigt, z. T. auch verpflichtet. Daneben ist vereinzelt auch eine Meldebefugnis od. -pflicht von Ärzten bestimmt, die durch spez. Untersuchungsmethoden die Krebserkrankung bestimmen, ohne Behandler zu sein. E. Rei.

Krebs|syn|drome, familiäre n pl: (engl.) familial cancer syndromes; s. Li-Fraumeni-Syndrom, Lynch-Syndrom, Ataxia teleangiectatica, Bloom-Syndrom, Xeroderma pigmentosum, Fanconi-Anämie, WAGR-Syndrom, Neurofibromatose, Polypose, familiäre adenomatöse. J. Bec.

Krebs|vorstufen: s. Präkanzerose, Carcinoma in situ.

Krebs-Zyklus (Sir Hans-Adolf K., Biochem., Berlin, Oxford, 1900–1981; Zykl-*) m: syn. Citratzyklus*.

Kreis|lauf: s. Blutkreislauf.

Kreis|lauf, entero|hepatischer: (engl.) enterohepatic circulation; Ausscheidung einer im Blutkreislauf zirkulierenden Substanz über die Leber in die Galle, von dort in den Darm u. Rückresorption (meist im Colon) → Pfortader → Leber → Galle → Darm; betrifft hauptsächl. Gallensäuren* u. Gallenfarbstoffe* sowie körpereigene u. körperfremde Steroidhormone, Glukokortikoide u. versch. Medikamente (z. B. Digitoxin). Die Substanzen durchlaufen den e. K. unter Umständen mehrfach. Vgl. Bilirubin.

Kreis|lauf, extra|korporaler: (engl.) extracorporeal circulation; mit dem Blutkreislauf verbundenes, blutführendes künstl. System außerh. des Körpers zur Aufrechterhaltung des Gesamtkreislaufs (Herz*-Lungen-Maschine) bzw. von Kreislauf- u. lokalen Gefäßabschnitten v. a. bei Op.; auch Bestandteil extrakorporaler Blutreinigungsverfahren* in Komb. mit der sog. künstlichen Niere.

Kreis|lauf|funktions|prüfungen: (engl.) tests for circulatory functions; diagn. Verf. zur Abklärung funktioneller Kreislaufstörungen* u. Abgrenzung von org. bedingten Störungen der Kreislaufregulation; neben Blutdruckmessung z. B. Schellong-Test, Kletterstufentest, Ergometrie, Valsalva-Versuch, Vorderarmplethysmographie, Cold-pressure-Test.

Kreis|lauf|mittel: (engl.) cardiovascular agents; umgangssprachl. Bez. für den Blutkreislauf beeinflussende Pharmaka; i. e. S. zentral od. peripher ansetzende, gefäßerweiternde od. -verengende Substanzen; vgl. Sympathomimetika, Sympatholytika.

Kreis|lauf, prä|nataler: s. Blutkreislauf.

Kreis|lauf|still|stand: s. Herz-Kreislauf-Stillstand.

Kreis|lauf|störungen, funktionelle: (engl.) functional circulatory disorders; passagere od. prolongierte, u. U. anfallartig auftretende Funktionsstörungen des Herz-Kreislauf-Systems ohne nachweisbare org. Erkr.; **Urs.:** häufig psychosomat. u. durch Umwelteinflüsse bedingt;

K

Einteilung: 1. hyperdyname f. K. (s. Herzsyndrom, hyperkinetisches); können übergehen in **2.** hypodyname f. K.: **a)** hypotone Kreislaufregulationsstörungen: konstitutionelle u. orthostatische Hypotonie*; **b)** Hypotonie durch verminderte Aktivität des Sympathikus mit Kollapsneigung ohne vorausgehende Tachykardie u. ohne periphere Vasokonstriktion; **c)** sog. vagovasale Synkope* mit Bewusstseinsverlust bei plötzl. Blutdruck- u. Pulsfrequenzabfall inf. vegetativ od. reflektor. ausgelöster peripherer Vasodilatation (vgl. Somatisierungsstörung); Ther. der hypotonen f. K.: Flachlagerung (Autotransfusion), Sympathomimetika.

Kreis|lauf|störungen, hyper|dyname: (engl.) hyperdynamic circulatory disorders; Erhöhung des Herzminutenvolumens u. verkürzte Zirkulationszeit als charakterist. hämodynam. Störung bei hyperkinetischem Herzsyndrom*, im hyperdynamen Stadium des septisch-toxischen Schocks* u. bei Leberzirrhose*.

Kreis|lauf|störungen, hypo|dyname: s. Kreislaufstörungen, funktionelle.

Kreis|lauf|widerstand: (engl.) circulatory resistance; hämodynamische Größe, die im großen Kreislauf (Körperkreislauf) dem peripheren Widerstand* entspricht u. i. R. einer Herzkatheterisierung* aus den Messwerten von Blutdruck u. Herzminutenvolumen berechnet werden kann.

Kreis|lauf|zeit: (engl.) circulation time; Kreisumlaufzeit; Zeit, die ein Teststoff zum Zurücklegen des gesamten Weges od. einer Teilstrecke des Blutkreislaufs benötigt; ist von der Herzleistung u. vom Zustand der Peripherie abhängig; wichtige Größe bei der Diagnose eines Shunts* (z. B. Septumdefekt im Herzen); vgl. Farbstoffverdünnungsmethode.

K

Kreis|lauf|zentralisation (Centr-*) **f:** (engl.) peripheral hypoperfusion; Anpassungsmechanismus des Kreislaufs an ein vermindertes zirkulierendes Blutvolumen; durch Vasokonstriktion wird die Durchblutung in peripheren Gefäßgebieten (Haut, Muskulatur, Magen-Darm-Trakt, Nieren) zugunsten der Durchblutung der Hirn- u. Herzkranzgefäße gedrosselt; vgl. Schock.

Kreis|lauf|zentren (↑) n pl**:** (engl.) cardiovascular centres; Kerngebiete in der Formatio reticularis der Medulla oblongata, die Impulse für die Kreislaufregulation v. a. über Herznerven u. vasokonstriktor. Nerven aussenden (medulläre od. bulbäre K.); sind weitgehend autonom, werden jedoch durch übergeordnete Zentren im Zwischenhirn (dienzephale od. hypothalamische K.) u. durch Impulse aus der motor. Hirnrinde beeinflusst. Aktivierung durch periphere Afferenzen aus den pressorezeptorischen Kreislaufzonen u. durch die chemische Blutzusammensetzung. Die spinalen K. in der Seitensäule des Rückenmarks (präganglionäre Neurone des Sympathikus) sind untergeordnete Zentren mit geringer Autonomie.

kreißen (mhd. krißen scharf schreien)**:** (engl.) to labour; gebären.

Kreiß|saal (↑)**:** (engl.) delivery room; Raum in einer Klinik, in dem entbunden wird.

Kremaster (Cremaster*) **m:** Kurzbez. für Musculus* cremaster.

Kremaster|re|flex (↑; Reflekt-*) **m:** s. Reflexe (Tab.).

Krepitation (Crepitatio*) **f:** s. Crepitatio.

Kresol n: (engl.) cresol; Gemisch aus Methylphenolen (Hydroxytoluolen), $C_6H_4(OH)(CH_3)$; Destillationsprodukt des Steinkohlenteers, schlecht lösl. in Wasser, gut lösl. in Seifenlösung; **Verw.:** zur Scheuer- u. Sputumdesinfektion (hohe Resorptionstoxizität); vgl. Desinfektionsmittel.

Kretinen|hüfte (frz. crétin)**:** (engl.) cretin hip, deossification of femoral head; Bez. für an den oberen Femurepiphysen entstehende röntg. Veränderungen, die bei Hypothyreose* inf. verzögerter Ossifikation entstehen; von einer Perthes*-Calvé-Legg-Krankheit schwer zu unterscheiden.

Kretinismus m: (engl.) cretinism; kindl. Entwicklungsstörung durch Mangel an Schilddrüsenhormonen; **Formen: 1.** endemischer K.: Schädigung im Mutterleib durch Iodmangel bzw. Hypothyreose* der Mutter; überdurchschnittl. häufig in Iodmangelgebieten (z. B. Alpen); Schilddrüsenanlage des Kindes einschl. Enzymausstattung sind normal; postnatal gelegentlich Euthyreose im unteren Referenzbereich, meist aber hypothyreote Stoffwechsellage des kindl. Organismus (Struma* neonatorum nicht obligat) mit der Folge irreparabler intrauteriner Schädigung u. Entwicklungsverzögerung bes. von ZNS (geistige Behinderung unterschiedl. Grades), Skelett (röntg. zurückgebliebenes Knochenalter, kurze Finger, offene Fontanellen) u. a. Organen (u. a. trockene Haut, flache Nase, dicke Zunge, Innenohrschwerhörigkeit od. Taubheit); **2.** sporadischer K.: angeb. (irreversible) od. intrauterin erworbene (teil)reversible Neugeborenenhypothyreose; Urs.: zu 80% inf. Schilddrüsendysgenesie (Athyreose, Ektopie), selten defekte Schilddrüsenhormonbiosynthese, transient durch iodhaltige Medikamente od. Thyreostatika der Mutter; führt in Abhängigkeit von der Versorgung des Feten mit mütterlichen Schilddrüsenhormonen u. U. zu ähnlichen (meist aber weniger ausgeprägten) intrauterinen Entwicklungsstörungen wie bei endemischem K.; **Diagn.:** Hypothyreose-Screening (TSH-Bestimmung) bei Neugeborenen; ggf. funkt. Schilddrüsendiagnostik* (TSH, T_3 u. T_4) u. Schilddrüsensonographie; zur Langzeitüberwachung Kontrolle des Knochenalters u. der Schilddrüsenhormonkonzentrationen sowie der körperlichen u. geistigen Entw.; **Ther.:** postnatale Schilddrüsenhormonsubstitution; **Proph.:** iodiertes Speisesalz (bzw. Trinkwasser) in Iodmangelgebieten.

Kreuz|all|ergie (Allergie*) **f:** (engl.) allergic cross reaction; Sensibilisierung gegenüber biol. od. chem. verwandten Substanzen mit (Teil-) Identität der allergenen Strukturen, wodurch es schon bei Erstkontakt zu allerg. Reaktionen kommen kann; Vork. z. B. gegenüber Tieren (Haus- u. Raubkatzen, Wasserflöhe u. Milben), Pflanzen (Beifußpollen u. Sonnenblume, Arnika, Kamille) u. Medikamenten (Penicilline u. Cephalosporine).

Kreuz|bänder: Ligamentum* cruciatum anterius, posterius; vgl. Kniegelenkbandruptur.

Kreuz|bein: Os* sacrum.

Kreuz|biss: (engl.) crossbite; Bissanomalie, bei der sich einzelne Zähne od. Zahngruppen der oberen u. unteren Zahnreihe kreuzen; **Ätiol.:** dental od. skelettal; ein- od. beidseitiges Vork. möglich.

Kreuz|blut: s. Kreuzprobe.

Kreuz|darm|bein|gelenk: Articulatio* sacroiliaca.

Kreuz|dorn: Rhamnus* catharticus.

Kreuz|kopf: syn. Sattelkopf*.

Kreuz|otter: (engl.) adder; Vipera berus; lebendgebärende Giftschlange mit kreuzartiger Fleckung der Kopfhaut u. dunklem, zickzackförmigem Rückenband, Biss selten tödlich.

Kreuz|probe: (engl.) cross matching; auch Kreuztest, serol. Verträglichkeitsprobe; **1.** durch Richtlinien der Bundesärztekammer festgelegte Prüfung der serol. Verträglichkeit von Spender- u. Empfängerblut vor einer Bluttransfusion* (v. a. durch Erfassung irregulärer Blutgruppenantikörper*), die von einem Arzt durchzuführen od. zu beaufsichtigen ist; im sog. **Majortest** wird die Kompatibilität von Spendererythrozyten u. Empfängerserum beurteilt; Durchführung als indirekter Antiglobulintest* zum Nachw. irregulärer Blutgruppenantikörper, evtl. als Dreistufentest (Kochsalzphase, LISS-Phase in Low ionic strength solution, indirekter Antiglobulintest); zusätzliche Blutgruppenbestimmung* (ABNull, Rhesus) aus dem Patientenblut obligat. Im (nur noch selten erforderl.) sog. **Minortest** wird die Verträglichkeit von Empfängererythrozyten u. Spenderserum überprüft. Der sog. **eigene Tropfen** erlaubt die Abgrenzung von serol. Reaktionen zw. Erythrozyten u. Serum des Empfängers (z. B. bei Vorhandensein von Autoantikörpern); bei unspezif. Autoagglutination (z. B. bei Paraproteinämie, hämolytischer Anämie) ist die Verw. gewaschener Erythrozyten angezeigt. Die K. verhindert nicht eine Immunisierung des Empfängers gegen unbekannte bzw. nicht bestimmte Blutgruppenantigene der Spendererythrozyten, sie verhindert jedoch i. d. R. das Auftreten von Transfusionszwischenfällen* bei erneuter Transfusion von Blut mit entspr. Blutgruppenantigenen. Bei jeder K. ist zur Erfassung von transfusionsrelevanten Antikörpern ein Antikörpersuchtest* mitzuführen (Ausnahme: vorausgehender Antikörpersuchtest aus einer Blutprobe, die kürzer als 3 Tage zurückliegt). Vgl. Bedside-Test, Gelzentrifugationstest. **2.** sog. Kreuzprobe im HLA-System: s. Cross-match.

Kreuz|re|aktion f: (engl.) cross reaction; immun. Reaktion spezif. Antikörper* bzw. spezif. sensibilisierter T*-Lymphozyten mit heterologen Antigenen (Fremdsubstanzen mit ähnlichen od. identischen Epitopen wie das homologe Antigen); Urs. für molekulares Mimikry*.

Kreuz|re|sistenz (Resistenz*) f: (engl.) cross resistance; Resistenzentwicklung bei Bakt. nicht nur gegen ein best. Antibiotikum sondern auch gegen i. Allg. chem. verwandte Antibiotika od. Chemotherapeutika; z. B. Kanamycin u. Neomycin.

Kreuz|schmerz: (engl.) low back pain; Bez. für Schmerzen in der Kreuzbeinregion; Vork. v. a. bei Weichteilaffektionen, Erkr. innerer Organe, Gefäßerkrankungen, bei orthop. (Fußdeformitäten, Skelettanomalien, Trauma, statische Fehlbelastung), neurol. (Ischiassyndrom, Bandscheibenvorfall, Neuralgien) u. gyn. Erkrankungen (Myoma uteri, Ovarialtumoren, Dysmenorrhö u. a.) sowie in der (Spät-)Schwangerschaft häufig als diffuser K.; vgl. Kokzygodynie, Lumbago.

Kreuz|titration (frz. titre Feingehalt einer Substanz) f: (engl.) cross titration; syn. Blocktitration; Methode zur quant. Auswertung serol. Reaktionen, die zu einer Präzipitation führen; **Prinzip:** nach Herstellung von Verdünnungsreihen eines Antigens u. seines spezif. Antikörpers wird jede einzelne Verdünnung mit jeweils einer Verdünnungsreihe des „Partners" gemischt (sog. Schachbretttitration). **Auswertungskriterien:** Flockungsoptimum (sog. Äquivalenzzone) u. Prozonenphänomen*. Vgl. Präzipitationsreaktion.

Kreuz|toleranz (Toleranz*) f: (engl.) cross tolerance; Wirkungsabschwächung eines Pharmakons aufgrund einer Toleranz* gegenüber anderen (häufig ähnl. wirkenden) Substanzen.

Kreuzung: s. Hybridisierung.

Kreuzungs|phänomen n: (engl.) crossing sign; (ophth.) Gunn- u. Salus-Zeichen; s. Fundus arterioscleroticus.

Kriblüren (frz. crible Sieb) f pl: 500–1000 μm große erweiterte perivaskuläre Räume inf. einer Arteriolo- od. Arteriosklerose; auch als Lakunen Typ III bezeichnet.

kribri|form (lat. cribrum Sieb): (engl.) cribriform; siebartig, cribriformis.

Kriebel|mücken: Simuliidae; s. Mücken.

Kriech|verfahren: s. Klapp-Kriechen.

Kriko|thyreo|tomie (gr. κρίκος Ring; Thyreo-*; -tom*) f: syn. Koniotomie*.

Kriko|tomie (↑; -tom*) f: (engl.) cricotomy; Ringknorpelspaltung; ergänzendes Verf. zur Thyreotomie bei Kehlkopfoperationen*.

Krim-Kongo-Fieber, hämor|rhagisches: (engl.) Congo-Crimean hemorrhagic fever (Abk. CCHF); akute, fiebrige Erkr. mit schweren hämorrhag. Symptomen; **Verbreitung:** GUS, Zentral- u. Südostasien, Naher Osten, Südosteuropa; milderer Verlauf in Afrika; saisonal gehäuft in Sommermonaten, v. a. bei Land- u. Waldarbeitern; **Err.:** CCHF-Virus, ein Nairovirus der Bunyaviridae*; **Übertragung:** Zecken (v. a. Hyalomma-Gattungen); nosokomial; **Klin.:** Inkubationszeit 7–12 Tage; Fieber, Kopfschmerz, Myalgien, Erbrechen, Bauchschmerz, Hämorrhagien, vaskulärer Kreislaufkollaps; Letalität ca. 20 %; **Diagn.:** Virusnachweis, Antikörpernachweis; **Ther.:** symptomatisch; Gammaglobuline; **Proph.:** in der GUS u. Bulgarien sind Impfstoffe in Gebrauch.

-krin: Wortteil mit der Bedeutung abscheidend, absondernd; von gr. κρίνειν.

Krino|zytose (↑; Zyt-*; -osis*) f: (engl.) crinocytosis; Form der Sekretabgabe bei Drüsenzellen, wobei die Membran der Sekretvakuole mit dem oberflächl. Plasmalemm verschmilzt u. das Sekret durch eine momentane Öffnung in das Drüsenlumen entleert wird. Vgl. Zellmembran.

Krippen|tod: umgangssprachl. Bez. für plötzlichen Tod* im Kindesalter.

Krise, a|kinetische (Krisis*) f: (engl.) akinetic crisis; sich rasch ausbildende Verschlechterung der Symptomatik bei Parkinson*-Syndrom mit Bewegungsstarre, Dysphagie u. häufig vegetativer Begleitsymptomatik, ausgelöst durch plötzl. Reduktion der Medikation u./od. akute Begleiterkrankung; **Ther.:** Levodopa u. Benserazid über eine Magensonde, Amantadin i. v. A. Küh.

Krise, a|plastische (↑) f: (engl.) aplastic crisis; passagere akute krisenhafte Abnahme bzw. Sistieren der Erythropoese* mit Absinken der Erythrozyten- u. Retikulozytenzahlen (Anämie) sowie der Bilirubinwerte im Blut, oft begleitet von Fieber, abdominalen Beschwerden u. Übelkeit; hämat. im Knochenmark (Sternalpunktat) Fehlen von reifen Zellformen, evtl. Vork. besonders großer u. mehrkerniger Proerythroblasten (sog. Maturationsarrest); **Urs.:** oft infektiös od. tox.-allergisch bedingt, häufig auch unbekannt;

Erholungsphase mit Zunahme der Erythropoese im Knochenmark u. Anstieg der Retikulozyten im Blut nach ca. 8–14 Tagen; **Vork.:** v. a. bei hereditärer Sphärozytose u. Elliptozytose, Stomatozytose, Sichelzellenanämie u. hämolyt. Anämien inf. von Erythrozytenenzymopathien, bei der akuten Form der Pure* red cell aplasia u. bei der paroxysmalen nächtlichen Hämoglobinurie*; **Progn.:** ernst. Vgl. Syndrom, aplastisches.

Krise, cholin|ergische (↑) f: (engl.) cholinergic crisis; Überdosierungssymptome bei Behandlung der Myasthenia* gravis pseudoparalytica mit Cholinesterasehemmern*: Übelkeit, Speichelfluss, Miosis, abdominale Krämpfe, Diarrhö, Muskelkrämpfe u. -schwäche; **Ther.:** Atropin.

Krise, endo|krine (↑) f: (engl.) endocrine emergency; Sammelbez. für lebensbedrohl. Stoffwechselentgleisung, evtl. mit Bewusstseinsstörung od. psych. Veränderung; vgl. Koma, diabetisches; Krise, thyreotoxische; Myxödemkoma; Nebennierenrindeninsuffizienz; Schock, hypoglykämischer.

Krise, gastrische (↑) f: (engl.) gastric crisis; kolikartige Schmerzen in der Magengegend als Organkrise bei Tabes* dorsalis; **DD:** Oberbauchsyndrom*.

Krise, hämo|lytische (↑) f: (engl.) hemolytic crisis; passagere Steigerung der Hämolyse* bei hämolytischer Anämie* mit Verschlechterung des Allgemeinbefindens u. Abnahme der Leistungsfähigkeit; dabei weiterer Anstieg der Retikulozytenzahlen im Blut u. des Serum-Bilirubins; **Urs.:** häufig Infektionen.

Krise, hyper|kalz|ämische (↑) f: (engl.) hypercalcemic crisis; s. Hyperkalzämiesyndrom.

Krise, hyper|tensive (↑) f: (engl.) hypertensive crisis; syn. hypertone Krise, Blutdruckkrise, Hochdruckkrise; starker, plötzlich auftretender Anstieg des systol. u. meist auch diastol. Blutdrucks* bei normalen od. erhöhten Ausgangswerten mit od. ohne Hinweise auf eine Endorganschädigung (Herz, Gehirn, Nieren); **Urs.:** primäre (essentielle) od. sek. Hypertonie*, plötzl. Absetzen von Antihypertensiva (insbes. von Clonidin, sog. Rebound*-Phänomen), neurogen bedingt z. B. bei Querschnittlähmung, Tabes dorsalis, intrazerebralen Blutungen u. Infektionen; **Sympt.:** zerebral bedingt v. a. Kopfschmerz, Verwirrtheit, Sehstörungen, Somnolenz, Koma, Krampfanfälle, kardial bedingt v. a. Angina pectoris, Dyspnoe/Lungenödem, Herzrhythmusstörungen, renal bedingt v. a. Oligurie od. Anurie; **Ther.:** sofortige medikamentöse Blutdrucksenkung auf maximal 25 % unterhalb des Ausgangswerts bzw. nicht unter 105 mmHg diastolisch (i. v. z. B. mit Nitroprussidnatrium, Isosorbiddinitrat, Urapidil jeweils zus. mit Furosemid) nur bei h. K. mit Endorganschädigung; bei h. K. ohne Endorganschädigung zunächst Beobachtung unter Ausschaltung von Umweltreizen u. evtl. medikamentös peroral mit z. B. Urapidil, Nitroglycerol, Clonidin od. Nifedipin; **Kompl.:** akute Linksherzinsuffizienz mit Lungenödem, Herzinfarkt bei vorbestehender koronarer Herzkrankheit, hypertensive Enzephalopathie (Hirnödem), Hirnblutung, postop. Blutungen, Nasenbluten (Epistaxis) u. a.; **DD:** maligne Hypertonie*.

Krise, hyper|thyreote (↑) f: syn. thyreotoxische Krise*.

Krise, hyper|tone (↑) f: syn. hypertensive Krise*.

Krise, keton|ämische (↑) f: syn. acetonämisches Erbrechen*.

Krisen|intervention (↑) f: (engl.) crisis intervention; Bez. für kurzfristige ambulante od. stationäre, i. d. R. psychotherapeutische Hilfe als Unterstützung in psych. Krisen (z. B. bei Suizidalität, nach Suizidversuch od. Katastrophenfall), zur Verhinderung von ungünstigen Krisenfolgen (Sekundärprävention) od. als Einleitung einer längerfristigen, über die Krise hinausgehenden Psychotherapie; auch als Basiskrisenintervention i. S. einer „Ersten Hilfe" vor Ort in psych. Ausnahmesituationen, z. B. durch geschulte Rettungsdienstmitarbeiter (räuml. u. emotionale Distanzierung vom traumatischen Reiz). Vgl. Notfallpsychologie. E. Fri.

Krise, okulo|gyre (↑) f: syn. Blickkrampf*.

Krise, psycho|soziale (↑) f: (engl.) psychosocial crisis; Bez. für die latente od. durch Symptombildung manifeste Überforderung der individuellen od. sozialen Ressourcen eines Menschen; **Sympt.:** posttraumatische Belastungsstörung*, Suizidalität; **Ther.:** Krisenintervention*.

Krise, sui|zidale (↑) f: (engl.) suicidal crisis; Situation, in der der Betroffene Ereignisse nicht mehr adäquat bewältigen kann u. ihm der Suizid* als einziger Ausweg erscheint.

Krise, tabische (↑) f: s. Organkrisen, tabische.

Krise, thyreo|toxische (↑) f: (engl.) thyrotoxic crisis; syn. hyperthyreote Krise; akute lebensbedrohl. Exazerbation einer Hyperthyreose*; **Vork.:** nach schwerer Erkr., Op., Anw. von iodhaltigen Röntgenkontrastmitteln, Radioiodtherapie od. Iodzufuhr bei nicht od. unzureichend behandelter Hyperthyreose; **Klin.:** Einteilung in drei Stadien: **1.** hohes Fieber (bis 41 °C), Tachykardie bei Vorhofflimmern, Hautrötung, Schweißausbrüche, Durchfälle, Erbrechen, Exsikkose, Muskelschwäche, Adynamie, psychomotorische Unruhe bis zum Delir; **2.** zusätzl. Bewusstseinsstörung u. Somnolenz; **3.** Koma, Kreislaufversagen (ggf. mit Nebenniereninsuffizienz); **Ther.:** Flüssigkeits- u. Elektrolytsubstitution, Verabreichung von Cortisol, Thyreostatika u. ggf. Lithium, frühestmögliche Schilddrüsenoperation (sonst hohe Letalität).

Krisis (gr. κρίσις Entscheidung, Trennung) f: (engl.) crisis; schneller Fieberabfall bei Infektionskrankheiten, der innerh. 24 Std. zu normaler od. subnormaler Temperatur führt u. die Genesung einleitet.

Kristall (gr. κρύσταλλος Eis) m: (engl.) crystal; von ebenen Flächen begrenzter fester Körper (anorg. u. org. Natur) mit gesetzmäßiger Form durch regelmäßige Anlagerung von Ionen, Atomen od. Molekülen zu einer Raum-(Gitter-)Struktur; Bildung bei Abkühlung von Schmelzen od. aus übersättigten Lösungen.

Kristall|arthro|pathie (↑; Arthr-*; -pathie*) f: (engl.) crystal arthropathia; Arthropathie inf. artikulärer Kristallablagerungen, z. B. bei Gicht*, Chondrokalzinose*-Krankheit, Hydroxylapatitkristall*-Ablagerungskrankheit; vgl. Arthritis.

Kristalline (↑) n: (engl.) cristallins; sehr stabile, lösl. Proteine, die ca. 90 % des Augenlinsenproteins bilden; Einteilung in oligomere α- (MG 800 000) u. β-K. sowie monomere γ-K. (MG <28 000).

Kristall|sus|pension (↑; Suspension*) f: (engl.) crystal suspension; (med.) Aufschwemmung von kristallinen Substanzen (z. B. Glukokortikoidkristalle) in meist wässriger Lösung zur Injektion.

Kristall|violett (↑) n: syn. Gentianaviolett*.

Kristeller-Hand|griff (Samuel K., Gyn., Berlin, 1820–1900): (engl.) Kristeller's maneuver; (gebh.) Handgriff zum Ersatz ungenügender Kraft der Bauchpresse bei Geburt des Kopfes, Entw. der Schultern u. bei Beckenendlage; ein- od. beidhändiger Druck auf den Fundus uteri in Richtung der Beckenachse.

Krönig-Schall|felder (Georg K., Int., Berlin, 1856–1911): (engl.) Krönig's fields; Felder mit

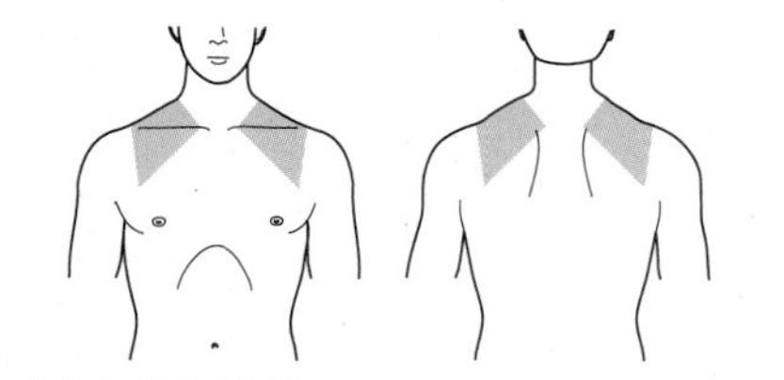

Krönig-Schallfelder

Lungenschall über der Lungenspitze (s. Abb.); Einengung bei spezif. Spitzenherden (Lungentuberkulose).

Krönlein-Linien|schema (Rudolf U. K., Chir., Zürich, 1847–1910) n: (engl.) Krönlein's trepanation area; an der Schädeloberfläche konstruiertes Liniensystem zur Lokalisation der A. meningea media u. ihrer Äste sowie des Sulcus centralis u. des Sulcus lateralis (s. Abb.), z. B. vor einer Trepanation*. Vgl. Schädeltopographie.

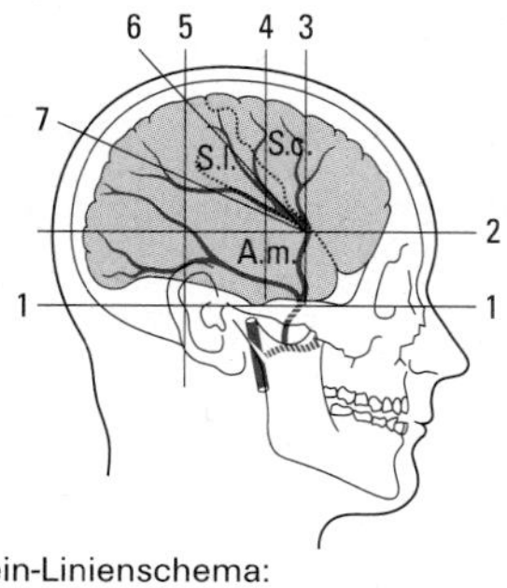

Krönlein-Linienschema:
1: Deutsche od. Frankfurter Horizontale;
2: obere Horizontale; 3, 4, 5: vordere, mittlere, hintere Vertikale; 6: Linea Rolandi obliqua; 7: Linea Sylvii obliqua
A. m.: Arteria meningea media; S. c.: Sulcus centralis cerebri; S. l.: Sulcus lateralis cerebri
[532]

Krönlein-Orbital|re|sektion (↑; Orbita*; Resektion*) f: (engl.) Krönlein's orbital resection; chir. Resektion der lateralen Orbitawand als op. Zugang bei Tumoren der Orbita od. des N. opticus; vgl. Orbitotomie.

Krogius-Kapsel|plastik (Frans A. K., Chir., Helsinki, 1864–1939; -plastik*) f: s. Ali-Krogius-Kapselplastik.

Krokodils|tränen|phänomen n: (engl.) crocodile tears; Phänomen der paroxysmalen Tränen; Tränenfluss beim Essen durch Einwachsen regenerierter Nervenfasern in die Tränendrüse statt in die Ohrspeicheldrüse nach Fazialislähmung* (Defektheilung).

Krone: (engl.) crown; **1.** natürliche K.: Corona dentis, Zahnkrone; **2.** klinische K.: frei in die Mundhöhle ragender Teil des Zahns; **3.** anatomische K.: mit Schmelz bedeckter Anteil des Zahns; **4.** künstliche K.: künstlicher Ersatz für die natürliche u. anatomische K. mit einem Überzug aus Dentallegierung*, Dentalkeramik* bzw. Kunststoff; der Zahn wird bis in das Dentin hinein zirkulär mit diamantiertem rotierendem Instrumentarium beschliffen u. eine laborgefertigte Restauration mit Phosphat-, Carboxylat- od. Glasionomerzementen od. adhäsiv mit Compositen befestigt. Die Präparationsgrenzen sollten supragingival liegen; ehemalige Defekte müssen immer vollständig durch die Restauration bedeckt sein. **a)** Vollkrone: vollständig aus einem Werkstoff als Vollgusskrone (Dentallegierung), Vollkeramikkrone (Dentalkeramik) od. Vollkunststoffkrone (Dentalkunststoff); **b)** Verblendkrone: K. aus Dentallegierung mit zahnfarbenem Überzug aus Keramik od. Kunststoff auf der sichtbaren Seite (vgl. Facette); **c)** Teilkrone: nur teilweiser Ersatz der Zahnhartsubstanz im Bereich der Zahnkrone; **d)** Ankerkrone: Krone als Anker für Brückenzahnersatz* od. Geschiebe*.

Kronen|sequester (Sequester*) n: (engl.) ring sequestrum; abgestorbenes Knochenstück, das sich kronenförmig vom Knochenende nach Amputation abstößt; s. Osteomyelitis.

Kropf: s. Struma.

Kropf|asthma (Asthma*) n: Atemnot durch eine die Atemwege komprimierende Struma.

Kropf|geräusch: (engl.) thyroid bruit; systol. u. diastol. Strömungsgeräusche über einer gefäßreichen Struma bei Hyperthyreose.

Kropfherz: (engl.) goiter heart; Rechtsherzhypertrophie inf. chron. Trachealstenose (s. Euler-Liljestrand-Reflex) bei Struma.

Krümel|nagel: (engl.) dystrophic nail; bröckelige Auflösung der Nagelplatte bei Psoriasis* od. Onychomykose*.

Krukenberg-Tumor (Friedrich E. K., Pathol., Halle, Marburg, 1871–1946; Tumor*) m: Bez. für ein metastat. entstandenes, fast immer beidseitiges Ovarialkarzinom (histol. mit charakterist., oft schleimbildenden Siegelringzellen) bei im Magen-Darm-Trakt lokalisiertem, malignem Primärtumor; entsteht möglicherweise durch Absinken von Tumorzellen in den Douglas-Raum (Implantationsmetastase) od. durch lymphogene bzw. hämatogene Metastasierung.

Krumm|darm: Ileum*.

Krupp (frz. croup) m: (engl.) croup; auch Croup; bes. bei Säuglingen u. Kleinkindern auftretende Obstruktion der Atemwege im Bereich des Kehlkopfs mit inspirator. Stridor; **Formen: 1.** echter K.: spez. Kehlkopfentzündung i. R. einer Diphtherie; charakteristisch sind Bildung von Pseudomembranen u. Stimmlosigkeit; **2.** andere Kruppsyndrome; s. Pseudokrupp.

Kruse-Sonne-Bakterien (Walther K., Bakteriol., Bonn, 1864–1943; Carl O. S., Bakteriol., Kopenhagen, 1882–1948; Bakt-*) f pl: Shigella sonnei; s. Shigella.

Kry-: Wortteil mit der Bedeutung Frost, Eiskälte; von gr. κρύος.

Kryo|bank (↑): (engl.) cryobank; Einrichtung zur Lagerung von biol. Material bei extrem tiefen Temperaturen (z. B. durch Verw. von flüssi-

K

gem Stickstoff bei -196 °C); v. a. zur **Kryokonservierung** von Zellen, Geweben u. Organen (z. B. Knochenmark vor Transplantation).

Kryo|chirurgie (↑; Chirurgie*) **f:** (engl.) cryosurgery; sog. Kältechirurgie, Kältenekrotisierung; med. Anwendung der Kryotechnik (Erzeugung tiefer Temperaturen) als chir. Verfahren; hierbei werden versch. **biol. Reaktionsformen** der Gewebe auf eine Kälteeinwirkung genutzt: **1.** die entzündl. Reaktion (Verklebung); **2.** der sog. Klebeeffekt, z. B. zur Kryoextraktion der Linse des Auges; **3.** der nekrotisierende Effekt (hämorrhagische Koagulationsnekrose) zur Gewebezerstörung u. Kryoresektion; **4.** der Tiefkühleffekt zur temporären Blutstillung (bes. vorteilhaft bei kryochir. Eingriffen an parenchymatösen Organen); **Anw.:** in der **Urologie** insbes. zur Behandlung (Verkleinerung) des Prostataadenoms bzw. -karzinoms (bei Risikopatienten); in der **Gynäkologie** z. B. zur Behandlung gutartiger Portioveränderungen, Entfernung von Endometrioseherden, auch bei inoperablen Vulvakarzinomen; in der **Dermatologie** zur Entfernung von Hämangiomen, Nävi, Warzen, Papillomen, Condylomata acuminata, Keratoakanthomen; in der **Ophthalmologie** insbes. zur Netzhautfixierung bei Ablatio retinae, bei der Staroperation älterer Pat.; in der **HNO** z. B. zur Entfernung von Hämangiomen, Angiomen, Nasen- u. Larynxpapillomen, bei Tonsillektomie; in der **Neurochirurgie** Anw. bei Hirntumoren, stereotaktischen Operationen. **Technisch** unterscheidet man Geräte (vakuumisolierte spez. Kanülen, Kältesonden, sog. Kryoskalpell), an denen durch Verdampfen verflüssigter Gase Temperaturen bis zu -76 °C (CO_2, sog. Kohlensäureschneebehandlung), -85 °C (Lachgas, N_2O) bzw. -196 °C (Stickstoff) erzielt werden. **Vorteil** der K. ist die Möglichkeit eines rel. gewebeschonenden u. organerhaltenden op. Vorgehens bei guter Blutstillung, rel. geringer Belastung des Pat., Schmerzarmut. Viele kryochir. Eingriffe können ohne Anästhesie, z. T. ambulant durchgeführt werden u. sind bes. geeignet für Eingriffe bei älteren Menschen. Vgl. Elektrochirurgie.

Kryo|de|sikkation (↑; De-*; siccus*) **f:** syn. Gefriertrocknung*.

Kryo|globulin|ämie (↑; Globuline*; -ämie*) **f:** (engl.) cryoglobulinemia; Vork. von Kryoglobulinen* im Blut, die zu Hyperviskosität, Verklumpung von Erythrozyten u. Beeinträchtigung der Thrombozytenfunktion mit Störung der Mikrozirkulation, Blutgerinnung u. Gefäßwandpermeabilität sowie zu einer Glomerulopathie führen können; **Sympt.:** sekundäres Raynaud*-Syndrom mit Kälteempfindlichkeit u. Zyanose der Akren, Infarkten innerer Organe, Thrombose von Netzhautgefäßen, petechialen Haut- u. Schleimhautblutungen (Purpura kryoglobulinaemica).

Kryo|globuline (↑; ↑) **n pl:** (engl.) cryoglobulins; Serumproteine (Immunglobuline* od. deren Fragmente), die bei Abkühlung auf +4 °C gelieren u. als (Kryo-)Präzipitate od. Kristalle reversibel ausfallen; **Vork.:** pathol., selten idiopathisch; **Einteilung: Typ I:** monoklonale K. (v. a. IgM) ohne spezif. Antikörpereigenschaften; Vork.: oft i. R. bösartiger Erkr. (v. a. Makroglobulinämie, Plasmozytom, malignes Lymphom); **Typ II** (sog. gemischter Typ): gegen die Fc-Region von IgG gerichtete monoklonale K. (IgM u./od. IgG); **Typ III** (ca. 50 % aller K.): gegen IgG gerichtete polyklonale K. (v. a. IgM); Vork.: oft bei rheumatoider Arthritis, systemischem Lupus erythematodes, Autoimmunkrankheiten, chron. Infektion (z. B. chron. Hepatitis C). Vgl. Kryoglobulinämie.

Kryo|hämor|rhoid|ek|tomie (↑; Hämorrhoiden*; Ektomie*) **f:** (engl.) cryohemorrhoidectomy; op. Entfernung von (inneren) Hämorrhoiden* unter Anw. der Kryochirurgie*; Einfrierung der Knoten für ca. 3 Min. (bei -90 °C); Abstoßung der nekrotischen Hämorrhoidalknoten nach ca. zwei Wochen.

Kryo|skopie (↑; -skopie*) **f:** (engl.) cryoscopy; Methode zur Bestimmung der Gefrierpunkterniedrigung* u. damit des osmotischen Drucks (Osmometrie) einer Lösung; **Prinzip:** Messung der Temperatur, bei der eine unter Kühlung gerührte Flüssigkeit in den festen Zustand übergeht (Referenzbereich für Serum: -0,55 bis -0,58 °C).

Kryo|therapie (↑) **f:** (engl.) cryotherapy; **1.** lokale Kälteerzeugung durch Eis, tiefgekühlte Silikatmasse (Kryopack) od. Chlorethanspray (Verdunstungskälte) zur Hemmung entzündl. Prozesse od. Hämatombildung; Ind.: Schmerzen, z. B. bei Prellungen, Distorsionen od. rheumatischen Erkr.; **2.** als Ganzkörperkältetherapie in einer Kältekammer (1–2 Min. bei Temperaturen unter -100 °C); v. a. bei rheumatischen Erkr.; vgl. Kryochirurgie.

Krypt-: Wortteil mit der Bedeutung verbergen, verborgen; von gr. κρύπτειν.

Krypt|anti|gene (↑; Antigen*) **n pl:** (engl.) cryptic antigens; durch terminale neuraminsäurehaltige Kohlenhydrate „maskierte" antigene Determinanten (subterminale Zucker) auf der Oberfläche menschl. Zellen, die unter Einwirkung glykosidischer Enzyme (v. a. Neuraminidasen) freigelegt werden können (sog. Friedenreich-Antigene, v. a. T*-Antigen); i. w. S. auch durch proteolytische Enzyme freigelegte sog. Pseudo-Kryptantigene.

Krypten (↑) **f pl:** (engl.) crypts; **1.** die verborgenen Gruben an der Tonsillenoberfläche, in denen sich Bakt. ansiedeln können; **2.** Lieberkühn*-Krypten.

Kryptitis (↑; -itis*) **f:** (engl.) cryptitis; Form der Proktitis* mit Entz. der zw. den Papillen liegenden Morgagni-Krypten, oft auch Urs. für eine Papillitis* der Analpapillen. Vgl. Symptomenkomplex, analer.

Krypto|gene (↑; Gen*) **n pl:** (engl.) cryptogenes; Bez. für Gene, die zwar unter normalen Entwicklungsbedingungen nicht zu einem abweichenden Phänotyp führen, aber die Anfälligkeit des Individuums gegenüber exogenen Noxen erhöhen u. während der Embryogenese zu einem vermehrten Auftreten von Fehlbildungen führen können.

krypto|genetisch (↑; Genetik*)**:** (engl.) cryptogenetic; von verborgenem Ursprung; vgl. idiopathisch.

Krypto|kokken (↑; Kokken*) **f pl:** s. Cryptococcus.

Krypto|kokken|meningitis (↑; ↑; Mening-*; -itis*) **f:** s. Kryptokokkose.

Krypto|kokkose (↑; ↑; -osis*) **f** (engl.) cryptococcosis; syn. Cryptococcus-Mykose; Pilzinfektion durch Cryptococcus* neoformans; primär meist asymptomat. Befall der Lungen durch Inhalation sporenhaltiger Stäube, dann hämatogene Streuung mit Befall der Meningen u. evtl. des Hirnparenchyms (Kryptokokkenmeningitis bzw. -meningoenzephalitis), selten Entstehung intrazerebraler Granulome; andere Organe meist asymptomat. befallen (bes. Prostata); **Vork.:** v. a. bei Abwehrschwäche, bes. im Stadium 3 der HIV*-Erkrankung (AIDS); **Klin.:** Fieber, Kopfschmerz, Bewusstseinstrübung; selten Meningismus; **Diagn.:** Nachw. des Err. im Liquor; **Ther.:** Komb. von Amphotericin B u. Flucytosin; Fluconazol od. Itraconazol zur Rezidivprophylaxe; in Ausnahmefällen liposomales Amphotericin B. Vgl. Blastomykosen, Systemmykosen. E. Sch.

Krypto|menor|rhö (↑; gr. μήν, μηνός Monat; -rhö*) f: (engl.) cryptomenorrhea; **1.** inf. Gynatresie* nicht nach außen abfließende Menstruationsblutung; Vork. meist bei sek. Zervixatresie (z. B. nach Verletzungen u. Infektionen in der Kindheit od. nach intrakavitärer Strahlentherapie); **2.** syn. stummer Zyklus; inf. einer weitgehenden Regression des sekretor. transformierten Endometriums keine menstruelle Abstoßung bei sonst normalem Ablauf des Menstruationszyklus*; **DD:** Amenorrhö*. Vgl. Hämatometra.

Krypto|mnesie (↑; -mnese*) f: (engl.) cryptomnesia; Gedächtnisstörung*, bei der Erinnerungen nicht als solche bewusst sind, sondern als neu erlebt aufgefasst werden.

Krypton (↑) n: chem. Element, Symbol Kr, OZ 36, rel. Atommasse 83,80; Edelgas; das radioaktive Gas Krypton-81m (HWZ 13 s) aus einem Rubidium-81-Generator (HWZ 4,6 Std.) kann zur Lungenventilationsszintigraphie* u. Blutflussmessung (in Lösung i. v. injiziert) verwendet werden.

Krypt|ophthalmus (↑; Ophthalm-*) m: (engl.) cryptophthalmos; sog. verborgenes Auge; Fehlbildung mit unvollständiger Entw. des Auges bei angeb. totalem od. partiellem Ankyloblepharon*.

Krypt|orchismus (↑; Orch-*) m: syn. Maldescensus* testis.

Krypto|sporidiose (↑; Spora*; -osis*) f: (engl.) cryptosporidiosis; Inf. mit Protozoen der Gattung Cryptosporidium*; **Erregerreservoir:** Haustiere (v. a. Kälber), erkrankte Personen u. (selten) Dauerausscheider; **Klin.:** bei immunkompetenten Pat. meist Sympt. einer Gastroenteritis mit Diarrhö, Erbrechen, Bauchschmerzen u. evtl. Fieber; bei immundefizienten Pat. (v. a. bei HIV*-Erkrankung) u. U. schwerer Verlauf mit massiver Diarrhö u. erhebl. Flüssigkeitsverlusten sowie Dissemination der Err. in Lunge u. a. Organe; **Ther.:** keine kausale Ther. bekannt; symptomat. mit i. v. Flüssigkeitszufuhr, Loperamid, Opiumtinktur, Somatostatin, antiparasitär u. U. mit Paromomycin, Pentamidin, Albendazol; i. d. R. Spontanheilung nach 12–14 Tagen (Ausscheidung von Oozysten u. U. 2–6 Wochen länger); bei immundefizienten Pat. monate- bis jahrelanger Verlauf mit infauster Prognose.

Krypt|otie (↑; Ot-*) f: (engl.) cryptotia; angeb. Fehlbildung der Ohrmuschel, bei der der obere Teil des Ohrknorpels unter der Schläfenhaut liegt u. die obere Umschlagfalte fehlt; Vork. in Ostasien 10-mal so häufig wie in Mitteleuropa; **Ther.:** plast. Rekonstruktion der oberen Umschlagfalte. H. Ger.

Krypto|zoo|spermie (↑; gr. ζῷον Lebewesen; Sperm-*) f: (engl.) cryptozoospermia; syn. schwere Oligozoospermie; Spermienzahl unter 1 Mill./ml, mit Auftreten unreifer Spermien bei Tubulusschäden; s. Sperma-Untersuchung (Tab.).

17-KS: Abk. für 17-Ketosteroide*.

KTR: Abk. für Kindertumorregister*.

Kubitus m: Cubitus, Ellenbogen.

Kuchen|niere: s. Nierenfehlbildungen.

Kühle|bakterien (Bakt-*) f pl: s. Mesothermobakterien.

Kühl|schrank|flora (lat. Flora römische Blumengöttin) f: (engl.) psychrophilic flora; Bakterien- u. Pilzarten, die noch bei 4 °C gedeihen, proteolytische Potenz haben u. somit Lebensmittel (bes. Fleisch) verderben können; **Beispiel:** Pseudomonas aeruginosa, Proteus-Species, Serratia marcescens, Aspergillus-Species. Vgl. Psychrobakterien.

Kümmel: (engl.) caraway; Carum carvi; Pflanze aus der Fam. der Doldengewächse; Spaltfrüchte (Carvi fructus) u. daraus gewonnenes etherisches Öl mit D-Carvon; **Verw.:** bei dyspeptischen Beschwerden (leichte Spasmen, Blähungen, Völlegefühl).

Kümmell-Punkt (Hermann K., Chir., Hamburg, 1852–1937): (engl.) Kümmell's point; Druckschmerzpunkt bei Appendizitis*.

Kümmell-Verneuil-Krankheit (↑; Aristide A. V., Chir., Paris, 1823–1895): (engl.) Kümmell-Verneuil disease; histor. Bez. für ein langsames Zusammensintern eines Wirbelkörpers mit Gibbusbildung; Auftreten evtl. nach oft nur leichtem sog. Bagatelltrauma nach Wo. od. Jahren.

Küntscher-Verfahren (Gerhard K., Chir., Kiel, Hamburg, 1900–1972): (engl.) Küntscher nailing; Osteosynthese* mittels Marknagelung*.

Kürbis|samen: (engl.) pumpkin seeds; Cucurbitae peponis semen; Samen von Cucurbita pepo u. Kulturvarietäten; enthalten fettes Öl, Cucurbitin, Phytosterole, Tocopherole, Kalium, Selen; **Verw.:** bei Reizblase u. Miktionsbeschwerden inf. benigner Prostatahyperplasie (Stadium I u. II).

Kürettage (frz. curettage) f: (engl.) curettage; Ausschabung; Verf. zur Gewinnung bzw. Entfernung von Gewebe (i. e. S. aus dem Uteruskavum) mit gefensterter scharfer od. stumpfer Kürette; Anw. zu diagn. (s. Aspirationskürettage, Strichkürettage) u. therap. Zwecken, z. B. bei Blasenmole, zum Schwangerschaftsabbruch (Saugkürettage*) sowie nach Abort (Nachkürettage*).

Kürettage, fraktionierte (↑) f: (engl.) fractional curettage; (gyn.) getrennte Gewinnung u. histol. Untersuchung von Endometriumgewebeproben aus Gebärmutterhals u. -körper; diagn. Verf. zur Lokalisation u. Ausdehnung von krankhaften Veränderungen u. bes. zur Abgrenzung von Korpuskarzinom* u. Zervixkarzinom*; oft kombiniert mit Hysteroskopie*.

Kürschner|naht: (engl.) furrier's suture; fortlaufende Naht; s. Nahtmethoden.

Küstner-Zeichen (Otto E. K., Gyn., Dorpat, Breslau, 1849–1931): (engl.) Küstner's sign; s. Nabelschnurzeichen.

Küvette (frz. cuvette Spülbecken, Näpfchen) f: (engl.) cuvette; trogförmiges Gefäß; **1.** aus optischem Spezialglas od. Kunststoff zur Aufnahme flüssigen od. gasförmigen Untersuchungsmaterials für die Photometrie*; **2.** zur Bearbeitung histol. u. zytol. Präparate.

Kufs-Hallervorden-Krankheit (Hugo K., Neuropathol., Leipzig, 1871–1955; Julius H., Neurol., Gießen, 1882–1965): (engl.) Kufs-Hallervorden disease; Erwachsenenform der neuronalen Ceroidlipofuszinose*.

Kugel|bauch|milbe: Pyemotes tritici; s. Milben.

Kugelberg-Welander-Syn|drom (Erik K., schwed. Neurol., 1913–1983; Lisa W., schwed.

Neurol., geb. 1909) **n:** Typ III der spinalen Muskelatrophie*.

Kugel|blutung: (engl.) ball bleeding; kleine Blutung in der Hirnrinde bei Pat. mit Hypertonie od. akuter hämorrhagischer Enzephalitis; vgl. Ringblutung.

Kugel|gelenk: (engl.) ball-and-socket joint; s. Gelenkformen.

Kugel|thrombus (Thromb-*) **m:** (engl.) ball thrombus; durch Herz- u. Blutbewegung abgerundeter, frei flottierender Thrombus* im li. Vorhof, der bei plötzl. Verlegung der Mitralklappe zu akutem Herztod führen kann. Vgl. Herzthrombose.

Kugel|zange: (engl.) bullet forceps; (gyn.) Hakenzange mit kugelförmigen Segmenten an den Enden der Greifzinken, z. B. zum Fassen der Portio.

Kugel|zellen (Zelle*)**:** (engl.) spherocytes; syn. Sphärozyten; Erythrozyten*, die im Vergleich zu den normalen flachen Erythrozyten eine kugelige Form aufweisen (Durchmesser kleiner, Höhe größer als normal), dabei Fehlen der normalen Delle u. Verminderung der osmot. Resistenz; **Vork.:** bes. bei hereditärer Sphärozytose*, aber auch bei anderen hämolyt. Anämien.

Kugel|zellen|an|ämie (↑; Anämie*) **f:** s. Sphärozytose, hereditäre.

Kuh|milch: (engl.) cow milk; die gelblichweißliche, undurchsichtige Absonderung der Milchdrüsen von Kühen; unterscheidet sich von der Muttermilch* nicht nur durch ihre Artfremdheit u. in ihrer Zusammensetzung (s. Tab.), sondern auch durch ihren Bakteriengehalt; med. Anw. künstl. Säuglingsernährung*.

Kuhmilch
Durchschnittliche Zusammensetzung und Nährwert (pro 100 ml)

Nährwert	281 kJ (67 kcal)
Proteine	3,3 g
Casein	2,8 g
Laktalbumin	0,4 g
Laktoglobulin	0,2 g
Fette	3,7 g
Kohlenhydrate	4,8 g
Asche (Salze)	0,7 g
Vitamin A	ca. 0,03 g
Ascorbinsäure	ca. 0,002 g

Kuh|milch|all|ergie (Allergie*) **f:** (engl.) cow milk allergy; durch Proteine der Kuhmilch (bes. Laktoglobulin) verursachte Allergie*, die sich v. a. im Säuglings- u. Kleinkindesalter manifestiert; **Sympt.:** Erbrechen, Durchfälle, Gedeihstörungen, ekzematöse Hautveränderungen, selten Asthma bronchiale; im Blut Eosinophilie u. Anstieg von IgE; die sog. Zwischenfütterung von Kuhmilchpräparaten im Neugeborenenalter vor der Muttermilchernährung begünstigt die Ausbildung einer K.; **Proph.:** Vermeidung der Zwischenfütterung mit Fremdproteinen (Kuhmilch, Soja), Verwendung von Frauenmilch od. hypoallergenen Produkten.

Kuh|milch|in|toleranz (Intoleranz*) **f:** kuhmilchinduzierte Nahrungsmittelunverträglichkeit* inf. Kuhmilchallergie* od. angeb. bzw. erworbenen Mangels an spezif. Verdauungsenzymen (z. B. Laktasemangel, s. Kohlenhydratmalabsorption). M. Rad.

Kuhn-System (Franz K., Chir., Berlin, Kassel, 1866–1929) **n:** Kindernarkosesystem für Spontanatmung u. Beatmung über Handbeatmungsbeutel nach dem Prinzip des Ayre*-T-Stücks.

Kuhn-Tubus (↑; Tubus*) **m:** s. Endotrachealtubus.

Kuh|pocken: (engl.) cow pox; milde Pockenerkrankung des Rindes, die direkt od. evtl. durch Katzen auf den Menschen übertragbar ist; **Err.:** Orthopoxvirus* bovis (originäres Kuhpockenvirus); **Klin.:** rötlich-livide bis haselnussgroße, z. T. hämorrhag. Knoten; oft Lymphadenitis, Lymphangitis, Fieber. Vgl. Melkerknoten.

Kuldo|skopie (frz. cul Boden; -skopie*) **f:** syn. Douglasskopie*.

Kulenkampff-Plexus|an|ästhesie (Dietrich K., Chir., Zwickau, 1880–1967; Plexus*; Anästhesie*) **f:** (engl.) Kulenkampff's anesthesia; supraklavikuläre Armplexusanästhesie*.

Kulissen|phänomen **n:** bei einseitiger Glossopharyngeuslähmung* (z. B. bei Sprechen des Vokals A) auftretende Abweichung von Zäpfchen, weichem Gaumen u. Rachenhinterwand zur gesunden Seite; vgl. Gaumensegellähmung. H. Ger.

Kulissen|schnitt: (engl.) pararectal incision; syn. Falltürschnitt; (chir.) Pararektalschnitt* mit versetzter Durchtrennung der einzelnen Muskelschichten; z. B. als schräger Unterbauchschnitt (Lennander-Kulissenschnitt) bei Appendektomie.

Kultur|verfahren (lat. cultura Züchtung)**:** (engl.) culture preparation; Sammelbez. für zahlreiche unterschiedl. Methoden zur Anzucht von Mikroorganismen.

Kumarin **n:** Cumarin*.

Kumulation (lat. cumulare anhäufen) **f:** (engl.) cumulation; allmähl. Anhäufung von (Arznei-) Substanzen im Organismus bei wiederholter Dosierung, wenn die Einzelgaben schneller erfolgen als die Substanz eliminiert werden kann; Nichtbeachtung von Kumulationsvorgängen (z. B. bei Pharmaka mit langer Halbwertzeit) kann zur Überschreitung der therap. Blutkonzentration u. damit zur Vergiftung führen (z. B. durch Digitalisglykoside, Barbiturate).

Kunkel-Krankheit (Henry George K., Arzt, New York, 1916–1983)**:** veraltete Bez. für autoimmune chronische Hepatitis*.

Kunst|after **m:** s. Anus praeternaturalis.

Kunst|fehler, ärztlicher: (engl.) malpractice; Behandlungsfehler*.

Kunst|herz: (engl.) artificial heart; apparativer Organersatz mit Implantation eines extern od. intern angetriebenen künstl. Pumpsystems anstelle des Herzens vor der angestrebten Herztransplantation*.

Kunst|stoff|einbettung: (engl.) synthetic polymer implantation; Verf. zur Fixierung* eines histol. Präparats durch Verw. von Kunstharz (meist Hydroxyethylmethacrylat); Vorteil: keine Artefakte, geringe Schnittdicke möglich. Vgl. Paraffineinbettung, Mikrotom.

Kunst|stoff|linse: (engl.) plastic lens; s. Linsenimplantation.

Kunst|stoff|verband: (engl.) synthetic bandage; Verband unter Verw. von Kunststoffen (z. B. thermoplast. linearer Polyester, versetzt mit org. Füllsubstanzen); wird in Form von Binden bzw. Longuetten angelegt u. häufig anstelle eines Gipsverbandes* angewendet. Vgl. Hartschaumverband, Gehverband.

Kunst|therapie f: s. Gestaltungstherapie.

Kupfer: (engl.) copper; chem. Element, Symbol Cu (Cuprum), OZ 29, rel. Atommasse 63,55, spezif. Gewicht 8,9; zur Kupfergruppe gehörendes, rotgoldfarbiges, 1- u. 2-wertiges Halbedelmetall von großer Dehnbarkeit u. mit guter Leitfähigkeit; essentielles Spurenelement; **Vork.:** bei Wirbellosen im sog. Hämocyanin (sauerstofftransportierende Substanz); beim Menschen als Bestandteil von Caeruloplasmin*, Superoxiddismutase* in Erythrozyten (Kupfergehalt ca. 0,2 %), Zytochromoxidase* u. a. Oxidoreduktasen. K. ist als Spurenelement für die Erythropoese wichtig; tägl. Bedarf etwa 2 mg. Der **Kupferserumgehalt** (normal 12–24 µmol/l bzw. 70–150 µg/dl) ist bei Eisenmangelanämien, Tumoren, Infekten u. in der Schwangerschaft erhöht (Urs. unklar). Verw. in der Zahnmedizin als Bestandteil einer Dentallegierung*.

Kupfer|draht|arterien (Arteri-*) f pl: (engl.) copper wire arteries; s. Fundus arteriosclerоticus.

Kupfer|finnen f pl: s. Rosacea.

Kupfer|speicher|krankheit: s. Degeneration, hepatolentikuläre.

Kupffer-Stern|zellen (Karl W. von K., Anat., Kiel, München, 1829–1902; Zelle*): (engl.) Kupffer's cells; Makrophagen*, die in den Lebersinusoiden z. T. im Endothelverband, z. T. dem Endothel außen aufliegen u. ihre Zellfortsätze in das Sinusoidlumen hineinsenden; **Funktion:** zur Phagozytose* befähigt, gehören zum Monozyten*-Makrophagen-System. W. Ric.

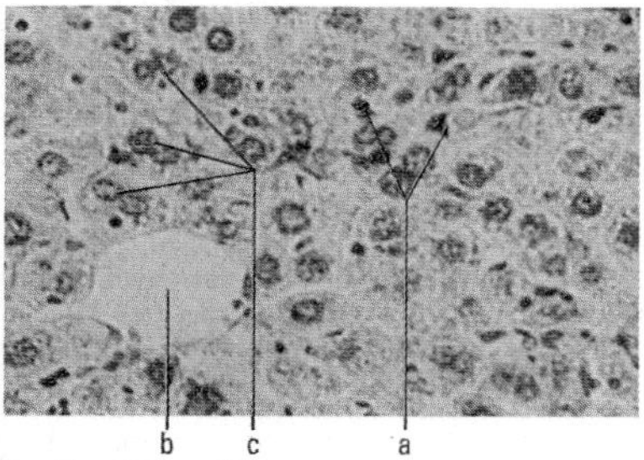

Kupffer-Sternzellen: histologischer Schnitt (Kernechtrot-Trypanblau-Färbung); a: Kupffer-Sternzellen; b: Vena centralis; c: Hepatozyten [470]

Kupieren (frz. couper abschneiden): (engl.) to arrest; eine Krankheit im Keim unterdrücken od. zu sehr abgekürztem Verlauf bringen; vgl. Abortiva.

Kuppen|weichheit: (engl.) softness of the parietal bone; physiol. Weichheit der kindl. Scheitelbeine; Normalbefund bei Neu- u. Frühgeborenen bis zu etwa 2–3 Mon.; **cave:** nicht mit rachit. Kraniotabes verwechseln.

Kupulo|lithiasis (lat. cupula kleine Kufe; Lith-*; -iasis*) f: s. Lagerungsschwindel.

Kur (lat. cura Sorge, Pflege) f: (engl.) cure; vorübergehender Aufenthalt in einem spezialisierten Kurort zur Prävention*, Therapie bzw. Rehabilitation*; die offene u. geschlossene Badekur wird von den Versicherungsträgern auf Antrag des Hausarzts gefördert. Die einzelnen Maßnahmen während der K. legt der Kurarzt fest.

kurabel (lat. curare heilen): (engl.) curable; heilbar.

Kurare n: Curare*.

kurativ (lat. curare heilen): (engl.) curative; heilend, auf Heilung ausgerichtet; z. B. kurative Medizin im Ggs. zu Präventivmedizin*. Vgl. Palliativmedizin.

Kur|krise (Krisis*) f: syn. Kurreaktion; Reaktion des Organismus während der Kur mit vorübergehender Verschlechterung der zu behandelnden Erkr. od. dem Auftreten neuer Symptome; auch inf. Überdosierung der Kurmittel (z. B. Bäder, klimat. Reize); vgl. Badedermatitis, Badereaktion.

Kuru m: im östl. Hochland Papua-Neuguineas auftretende Form der Prionkrankheiten*; der endemische Charakter der Erkr. (früher bis zu 1 % der Bevölkerung betroffen) ist auf Ingestion infektiösen Materials (Hirngewebe) u. parenterale Übertragung über kontaminierte Hände i. R. der Zubereitung kannibalist. Mahlzeiten zurückzuführen. Seit Verbot des Kannibalismus 1957 drast. Rückgang (zurzeit ≤1 Neuerkrankung pro Jahr). **Klin.:** nach einer Inkubationszeit von 2–30 Jahren Gangunsicherheit, Dysarthrie, schüttelfrostartiger Tremor (lokale Bez. K.), zerebellare Ataxie, Strabismus, Wesensveränderung, terminal Demenz; Tod bei Kindern ca. 6–9 Mon., bei Erwachsenen 12 Mon. nach Erkrankungsbeginn. Vgl. BSE, Creutzfeldt-Jakob-Krankheit.

Kurvatur (lat. curvare krümmen, biegen) f: (engl.) curvature; Krümmung; bes. die große u. kleine Krümmung des Magens.

Kurz|darm|syn|drom n: (engl.) short bowel syndrome; Bez. für Verdauungsstörungen u. a. Beschwerden nach Resektion großer Dünndarmabschnitte, z. B. Malabsorption u. Diarrhö; i. w. S. stark eingeschränkte Dünndarmfunktion (z. B. bei Enteritis regionalis Crohn); **Ther.:** Dünndarmtransplantation.

Kurz|ketten-Acyl-CoA-De|hydrogenase-Defekt m: (engl.) short-chain acyl-CoA-dehydrogenase deficiency; autosomal-rezessiv erbl. Stoffwechselerkrankung (Genlokus 12q22-pter mit mehreren Mutationen) mit Störung der mitochondrialen Betaoxidation der kurzkettigen Fettsäuren (C_4-C_6); **Sympt.:** metabolische Azidose, Ernährungsschwierigkeiten, Entwicklungsrückstand, Muskelhypotonie; **Diagn.:** Vermehrung von Ethylmalonsäure u. Butyrylglycin im Urin sowie von kurzkettigen Acylcarnitinen im Blut (Tandem-Massenspektrometrie-Screening); **Ther.:** fettreduzierte Diät, Gabe von Riboflavin. E. Mön.

Kurz|narkose (Narkose*) f: (engl.) short anesthesia; Allgemeinnarkose von bis zu 15 Min. Dauer.

Kurz|rippen-Poly|daktylie-Syn|drome (Poly-*; Daktyl-*) n pl: (engl.) short-rib-polydactyly syndromes; Oberbegriff für alle autosomal-rezessiv erbl., meist letalen Osteochondrodysplasien mit kurzen Rippen u. Polydaktylie; **Klassifizierung** (nach Spranger): Typ I: Saldino-Noonan, Typ II: Majewski, Typ III: Verma-Naumoff, Typ IV: Beemer-Langer; vgl. Achondroplasie, Chondrodysplasia-punctata-Syndrome.

Kurzrok-Miller-Test (Raphael K., Gyn., New York, 1895–1961) m: Form des Penetrationstests* (in vitro) zur Beurteilung des sog. Zervixfaktors* i. R. einer Sterilitätsuntersuchung; der **einfache Test** beurteilt das Eindringen der Spermien in den Zervixschleim auf einem Objektträger; beim **gekreuzten Test** wird der Zervixschleim der Frau mit sicher fertilem Sperma eines fremden Mannes bzw. das Sperma des Mannes mit dem Zervixschleim einer sicher fertilen fremden Frau in Kontakt gebracht. Eine Abwandlung des K.-M.-T. stellt der **Kapillar-Sperma-Penetrationstest** dar, bei dem anstatt eines Objektträgers Hämatokritkapillaren verwendet werden u. die maximale Penetrationshöhe nach 30, 60 u. 90 Min. beurteilt wird.

Kurz|schädel: s. Brachyzephalus.

Kurz|sichtigkeit: s. Myopie.

Kurz|wellen|dia|thermie (Dia-*; Therm-*) f: (engl.) short-wave diathermy; s. Hochfrequenztherapie.

Kussmaul-Atmung (Adolf K., Int., Heidelberg, Straßburg, 1822–1902): (engl.) Kussmaul's respiration; rhythmische, abnorm tiefe Atmung mit normaler od. erniedrigter Frequenz; bewirkt Hyperventilation* mit respirator. Kompensation (vermehrte CO_2-Abatmung) einer ausgeprägten metabolischen Azidose* (Azidoseatmung); Vork. z. B. bei diabetischem Koma u. Niereninsuffizienz; vgl. Atmungstypen (Abb.).

Kussmaul-Maier-Syn|drom (↑; Rudolf M., Pathol., Freiburg, 1824–1888) n: syn. Panarteriitis* nodosa.

Kutikular|saum (Cuticula*): syn. Bürstensaum*.

Kutis (lat. cutis Haut) f: s. Haut.

Kutis|fissur (↑; Fissur*) f: (engl.) skin fissure; Fehlbildungen der Haut (Einziehung, Faltenbildung) über angeb. Sternumspalte.

Kutis|nabel (↑): (engl.) skin navel; Hautnabel; s. Nabelanomalien.

Kux-Operation (Erhard K., Chir., Wien, geb. 1905) f: thorakoskopische Sympathektomie*.

KV: Abk. für **K**assenärztliche* **V**ereinigung.

Kveim-Haut|test (Morten A. K., Pathol., Oslo, geb. 1892) m: (engl.) Kveim's test; nicht zugelassener spezif. Intrakutantest bei Sarkoidose* zur Bestätigung der Diagn. durch Injektion einer sterilen Aufschwemmung von zermahlenem menschl. Sarkoidosegewebe; **Auswertung:** im pos. Fall nach 4–6 Wochen rötlich-bräunliche Impfpapel (∅ 2–6 mm); Treffsicherheit 50–70 %.

Kwashiorkor m: trop. Form der Eiweißmangeldystrophie*.

Kyasanur-Forest-Krankheit: (engl.) Kyasanur forest disease (Abk. KFD); Kyanasur-Fieber; erstmals 1957 in Indien beobachtete, durch Zecken (Ixodes, Haemaphysalis) übertragene Erkr.; **Err.:** Kyasanur-forest-Virus, ein Flavivirus* der Flaviviridae; **Klin.:** biphas. Verlauf; Fieber, milde Meningoenzephalitis; nach fieberfreiem Intervall (7–21 Tage) evtl. Rückfall mit Kopf-, Rücken- u. Bauchschmerzen; Erbrechen, Diarrhö, Dehydratation, Hämorrhagien, ZNS-Beteiligung, Leukopenie, Albuminurie; Letalität bis 10 %.

Kybernetik (gr. κυβερνητική τέχνη Steuermannskunst) f: (engl.) cybernetics; Theorie der Funktionsmöglichkeiten informationeller Systeme unter Abstraktion von deren physik., physiol. od. psychol. Besonderheiten; auch Konkretisierung der abstrakten Theorie auf vorgegebene physik., physiol. od. psychol. zu kennzeichnende Systeme u. schließlich die planmäßige Verwirklichung entspr. Systeme zur Erreichung vorgegebener Ziele. Vgl. Regelkreis.

Kyem (Kyem-*) n: (engl.) product of conception; Keimling von der Konzeption bis zur Geburt; Oberbegriff für befruchtete Eizelle, Embryo u. Fetus.

Kyem-: Wortteil mit der Bedeutung Embryo, Frucht im Mutterleib; von gr. κύημα.

Kymo|graphie (gr. κῦμα Welle; -graphie*) f: s. Flächenkymographie.

Kyn|orexie (gr. κύων, κυνός Hund; ὄρεξις Verlangen) f: (engl.) cynorexia; Heißhunger; s. Bulimie.

Kyn|urenin (Ur-*) n: (engl.) kynurenine; Metabolit beim Abbau von Tryptophan*; bei Pyridoxinmangel wird K. zu Kynuren- u. Xanthurensäure umgesetzt u. mit dem Harn ausgeschieden; vgl. Stoffwechselstörung, pyridoxinabhängige.

Kyphose (gr. κυφός vorwärts gebeugt; -osis*) f: (engl.) kyphosis; nach dorsal konvexe Krümmung der Wirbelsäule, physiol. angedeutet in der BWS; pathol. verstärkt u. fixiert (sog. Buckel);

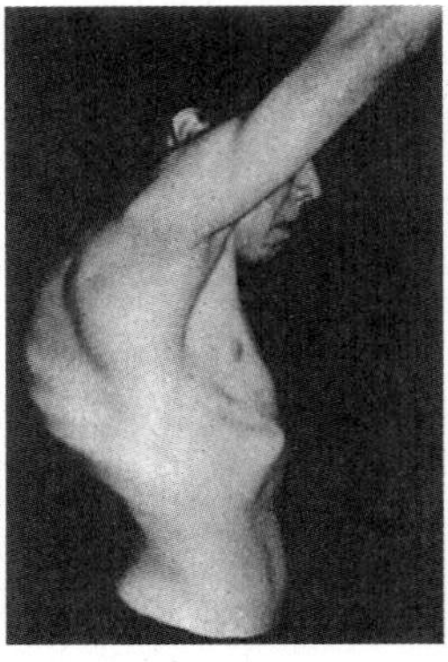

Kyphose [364]

Formen: 1. angeb. bei Fehlbildungen eines Wirbelkörpers (Bogenspaltbildung, dorsaler Halswirbel), bei Systemerkrankungen (enchondrale Dysostose, Chondrodystrophie, Osteogenesis imperfecta); **2.** erworben bei Rachitis*, Spondylitis* ankylosans, Scheuermann*-Krankheit (Adoleszentenkyphose), Osteoporose* (senile K.) u. a.; **3.** als Gibbus od. Pott-Buckel mit spitzwinkliger, kurzstreckiger Knickung der Wirbelsäule; Vork. z. B. bei tuberkulöser Spondylitis, nach Wirbelfrakturen u. bei Kümmell-Verneuil-Krankheit; **Klin.:** ausgeprägte funkt. Störungen, evtl. schwere psych. Veränderungen; **Ther.:** je nach Grunderkrankung u. U. op. Aufrichtung u. Stabilisierung durch Osteotomie bzw. Knochentransplantation. Vgl. Haltungsstörungen.

Kyphose, juvenile (↑; ↑) f: s. Scheuermann-Krankheit.

Kyphosis sacralis, thoracica (↑; ↑) f: die nach dorsal konvexen Krümmungen der Wirbelsäule.

Kypho|skoliose (↑; gr. σκολιός krumm, schief; -osis*) f: (engl.) kyphoskoliosis; Buckelbildung bei gleichzeitiger seitl. Verkrümmung; sehr selten, meist ist die Kyphose vorgetäuscht, da die Torsion der Wirbelkörper eine Rippenbuckelbildung bedingt. Vgl. Skoliose.

Kyrle-Krankheit (Josef K., Dermat., Wien, 1880–1926): (engl.) Kyrle's disease; syn. Hyperkeratosis* follicularis et parafollicularis in cutem penetrans.

Kyst-: auch Cyst-, Zyst-; Wortteil mit der Bedeutung Blase, Harnblase; von gr. κύστις.

Kyst|ade̲no|fibrom (↑; Aden-*; Fibr-*; -om*) n: s. Adenofibrom.

Kyst|adeno̲|karzinom (↑; ↑; Karz-*; -om*) n: (engl.) cystadenocarcinoma; Adenokarzinom* mit zystisch erweiterten atypischen Drüsenschläuchen, die teilweise od. nahezu vollständig von Tumorgewebe ausgefüllt sind, sekundär einbluten u. nekrotisch zerfallen können; häufigste, meist aus einem Kystadenom* hervorgehende Form des Ovarialkarzinoms (s. Ovarialtumoren), führt nach Kapseldurchbruch oft zu einer Peritonealkarzinose*, das muzinöse K. häufig zu einem Pseudomyxoma* peritonei.

Kyst|adeno|lympho̲ma papilli̲|ferum (↑; ↑; Lymph-*; -om*) n: syn. Warthin-Tumor; s. Speicheldrüsentumoren.

Kyst|adeno̲m (↑; ↑; -om*) n: (engl.) cystadenoma; Cystadenoma, auch Adenokystom, Kystom; vom Epithel exkretor. u. inkretor. Drüsen ausgehendes Adenom* mit fortschreitender Erweiterung der Drüsenlumina (u. a. durch Sekretstauung); **Formen: pathol.-anat.** ein- u. mehrkammeriges sowie einfaches (glattwandiges) u. papilläres K.; **histol.** nach Art der Epithelauskleidung seröses (serös-papilläres) od. muzinöses K; sog. Borderline*-Tumor bei Nachweis epithelialer Atypien ohne invasives Wachstum; **Vork.:** v. a. in Ovar, auch in Mamma, Niere, Lunge, Schilddrüse, Hoden. Das serös-papilläre Ovarialkystom neigt häufiger als das muzinöse zur malignen Entartung (Kystadenokarzinom*); beim Platzen eines muzinösen K. entwickelt sich häufig ein Pseudomyxoma* peritonei.

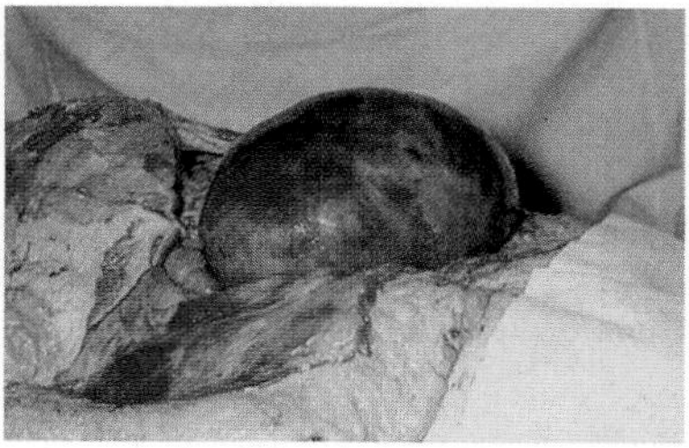

Kystadenom:
blutgestautes Ovarialkystom mit beginnender hämorrhagischer Infarzierung infolge Stieldrehung [471]

Kysto̲m (↑; -om*) n: s. Kystadenom.

KZ-Syn|dro̲m n: (engl.) concentration camp syndrome; Kurzbez. für Konzentrationslagersyndrom; syn. Überlebenssyndrom; Form der posttraumatischen Belastungsstörung* bei überlebenden KZ-Häftlingen (auch nach längerem Aufenthalt in Ghetto od. illegalem Versteck); u. U. noch mit einer Latenz von 10–20 Jahren auftretend; **Sympt.:** psychophysische Erschöpfung, Schlafstörungen, Zwangsgedanken, Hypochondrie sowie depressive u. schizophreniforme Störungen; hohe Suizidrate, spez. Therapiemöglichkeiten sind umstritten. Vgl. Asthenie, Erlebnisreaktion, abnorme.

K

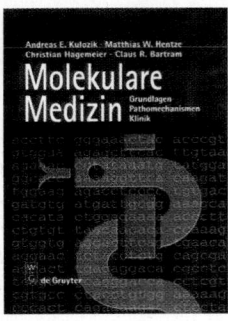

L

L.: Abk. für **1.** Liquor*; **2.** Lues; s. Syphilis; **3.** (biol.) Linné; nachgestellte Abk. bei Gattungs- u. Artnamen in der Botanik u. Zoologie, wenn Carl von Linné (1707–1778) Erstbeschreiber war; **4.** (physik.) Länge.

L_n: Abk. für lumbales spinales Segment* (L_1-L_5).

La: chem. Symbol für Lanthan*.

Lab: syn. Labferment*.

Labbé-Vene (Léon L., Chir., Paris, 1832–1916; Vena*) **f:** s. Vena media superficialis cerebri.

Lab|ferment (lat. fermentum Gärung) **n:** (engl.) rennin; syn. Lab, Chymosin, Rennin; Endopeptidase, die im Magensaft von Kälbern u. anderen Säugetieren während der Milchernährung vorkommt; spaltet im leicht sauren Bereich (pH 3–4) in Gegenwart von Calciumionen spezifisch eine Peptidbindung im Milchprotein Casein* u. führt so zur Koagulation der Milchproteine, die dadurch der weiteren Verdauung zugänglich gemacht werden; Verw. in der Käseherstellung. Vgl. Gastricsin.

Labhardt-Stenose (Alfred L., Gyn., Basel, 1874–1949; Steno-*; -osis*) **f:** (engl.) Labhardt's stenosis; ringförmige Stenose des oberen Scheidenabschnitts als Involutionserscheinung in der Postmenopause.

Labhardt-Zeichen (↑)**:** (engl.) Labhardt's sign; livide Verfärbung des Introitus vulvae in der Frühschwangerschaft; vgl. Schwangerschaftszeichen.

Labi-: Wortteil mit der Bedeutung Lippe, Wulst; von lat. labium.

labial (↑)**:** labialis; Lippen-, zu den Lippen gehörend, lippenwärts.

labil (lat. labilis)**:** (engl.) labile; schwankend, unsicher, unbeständig.

Labium (lat.) **n:** Lippe.

Labium anterius ostii uteri (↑) **n:** vordere Lippe des äußeren Muttermunds.

Labium externum et internum cristae iliacae (↑) **n:** Knochenlinien am äußeren u. inneren Rand des Darmbeinkamms.

Labium fissum (↑) **n:** Lippenspalte*.

Labium inferius et superius (↑) **n:** Unter- u. Oberlippe des Mundes.

Labium limbi tympanicum laminae spiralis ossei (↑) **n:** unterer Ausläufer des Limbus spiralis der Lamella tympanica der Lamina* spiralis ossea im Schneckengang des Innenohrs.

Labium limbi vestibulare laminae spiralis ossei (↑) **n:** oberer Ausläufer des Limbus spiralis der Lamella vestibularis der Lamina* spiralis ossea im Schneckengang des Innenohrs.

Labium majus et minus pudendi (↑) **n:** große u. kleine Schamlippe.

Labium posterius ostii uteri (↑) **n:** hintere Lippe des äußeren Muttermunds.

Labor|berichts|verordnung: seit In-Kraft-Treten des Infektionsschutzgesetzes* nicht mehr gültig.

Labrum (lat.) **n:** Lippe, Lefze, Rand; Lippe von Gelenkpfannen; **L. acetabulare:** s. Articulatio coxae; **L. glenoidale:** s. Articulatio humeri.

Labyrinth (gr. λαβύρινθος Irrgang) **n:** Innenohr*; vgl. Bogengangapparat, Vestibularapparat, Gehörorgan.

Labyrinth|funktions|prüfungen (↑)**:** s. Gleichgewichtsprüfungen.

Labyrinth|hydr|ops (↑; Hydrops*) **m:** (engl.) endolymphatic hydrops; vermehrte Ansammlung von Endolymphe in den geweiteten endolymphatischen Räumen des Labyrinths (s. Innenohr) als typ. Befund bei Menière*-Krankheit. H. Ger.

labyrinthicus (↑)**:** zum Labyrinth gehörend.

Labyrinthitis (↑; -itis*) **f:** Entz. des Labyrinths; **Formen: 1.** umschriebene L. durch Arrosion des lateralen Bogengangs bei Cholesteatom* des Mittelohrs; Sympt.: Schwindel, Reiznystagmus zur betroffenen Seite, Fistelsymptom; **2.** diffuse L.: **a)** seröse Form bei akuter Otitis media, bedingt durch Toxinübertritt ins Innenohr; Sympt.: Drehschwindel, Reiznystagmus, Übelkeit, Erbrechen, Hörminderung; Ther.: Parazentese, evtl. Mastoidektomie; **b)** eitrige Form inf. Mastoiditis, chron. Otitis media od. eitriger Meningitis; Sympt.: starker Drehschwindel, Ausfallnystagmus zur gesunden Seite, rasche Ertaubung; Ther.: Antibiotika i. v., op. Maßnahmen nach Befund.

Labyrinth, knöchernes (↑) **n:** s. Innenohr.

Labyrinth|re|flexe (↑; Reflekt-*) **m pl:** (engl.) labyrinth reflexes; **1.** Bewegungsreflexe; Reaktionen u. Gliederstellung inf. von Kopfbewegungen; **2.** Reflexe nach galvanischer od. therm. Reizung des Labyrinths; **3.** Lagereflexe, abhängig von der Kopfstellung im Raum, z. B. tonische Haltung der Hals- u. Rumpfmuskulatur od. kompensator. Augenbewegungen (Labyrinthstellreflexe).

Labyrinth|schwindel (↑)**:** (engl.) labyrinthine vertigo; Vestibularisschwindel; s. Schwindel.

Labyrinthus ethmoidalis (↑) **m:** zu den Nasennebenhöhlen gehörendes u. aus der Gesamtheit der Siebbeinzellen (Cellulae ethmoidales) bestehendes Hohlraumsystem zw. Augen- u. Nasenhöhle.

Lac (lat.) **n:** Milch.

Laceratio (lat.) **f:** Zerreißung.

Lachen, queres: (engl.) transverse grin; transversales Lachen; breites Verziehen des Gesichts bei beidseitiger Fazialislähmung*; vgl. Zwangslachen.

Lach|gas: (engl.) nitrous oxide; Stickoxidul, N_2O; geruchloses, inexplosibles, nicht brennbares u. nahezu untoxisches Gas; Inhalationsanästhetikum mit guter analget., schwacher hypnot. u. fehlender muskelrelaxierender Wirkung; **Verw.:** v. a. zur Ergänzung anderer Anästhetika z. B. bei der balancierten Anästhesie* (zur Mononarkose ungeeignet); eine ausreichende Sauerstoffkonzentration im Beatmungsgas (mind. 25

Lähmung

	Zentrale („spastische") Lähmung	Periphere („schlaffe") Lähmung
Lokalisation der Schädigung	1. motor. Neuron (von Hirnrinde über Pyramidenbahn bis zu motor. Hirnnervenkernen bzw. Vorderhorn des Rückenmarks)	2. motor. Neuron (Vorderhornzellen des Rückenmarks, vordere Wurzeln, peripherer Nerv bis motor. Endplatte)
Ruhetonus der Muskulatur	hyperton	hypoton
Muskeleigenreflexe	gesteigert	abgeschwächt od. erloschen
Muskelatrophie	keine	ja
Mitbewegungszeichen	ja	keine
Pyramidenbahnzeichen	ja	keine
Entartungsreaktion	keine	ja

Vol.%) muss gewährleistet sein. **UAW:** Druckanstieg in luftgefüllten Körperhöhlen (cave: Pneumothorax, Luftembolie); Diffusionshypoxie*.

Lachman-Test m: Prüfung der vorderen Schublade in leichter Beugung des Kniegelenks (10°); positiv bei isolierter Bandruptur* des vorderen Kreuzbandes. Vgl. Schubladenphänomen.

Lach|schlag: Geloplexie; s. Kataplexie.

Lacidipin (INN) n: Calciumantagonist; **Ind.:** essentielle Hypertonie; **Kontraind.** u. **UAW:** s. Calciumantagonisten.

Lack|lippen: (engl.) glazed lips; knallrote, leicht glänzende Lippen; z. B. bei Leberzirrhose.

Lack|mus n: (engl.) litmus; blauer Farbstoff aus Flechten u. Moosen (z. B. Roccela tincta u. Lecarnora), dient als pH-Indikator; durch Säuren gerötetes Lackmuspapier (pH <7) wird durch Laugen wieder blau (pH >7).

Lack|sprung: (engl.) lacquer crack; (ophth.) Dehiszenzen in der Bruch-Membran am hinteren Pol des Augenhintergrunds* bei Myopie.

Lack|zunge: (engl.) beefy red tongue; s. Sprue, tropische.

Lac neo|natorum (Lac*) n: sog. Hexenmilch*.

Lacrima (lat.) f: Träne.

lacrimalis (↑): zu den Tränenorganen gehörend.

Lact-: auch Lakt-; Wortteil mit der Bedeutung Milch; von lat. lac, lactis.

lactans (lat. lactare Milch geben): stillend.

Lacto|bacillus (Lact-*; Bacill-*) m: Gattung grampositiver, sporenloser, unbewegl., fakultativ anaerober, kurzer od. langer Stäbchenbakterien der Fam. Lactobacillaceae (vgl. Bakterienklassifikation); **Kultur:** nur in schwach saurem Milieu, mikroaerophil od. unter Anaerobiose; vergären Glukose zu Milchsäure, entw. homo- od. heterofermentativ (wenn außerdem CO_2 u. Ethanol entstehen); wichtig bei der Herstellung von Milchprodukten u. Sauerkraut sowie der Konservierung von Viehfutter; **Vork.:** auf Pflanzen u. Tieren, Wasser u. Abwasser; einige Species gehören zur Normalflora des menschl. Oral- u. Intestinaltrakts (i. d. R. für den Menschen nicht pathogen); in der Vagina halten L. acidophilus, L. casei, L. fermentum u. L. cellobiosus (sog. Döderlein-Vaginalstäbchen) ein saures Milieu aufrecht. L. bifidus: s. Bifidobacterium.

Lact|ulose (INN) n: osmotisch wirksames Laxans; **Ind.:** hepat. Enzephalopathie (Ammoniakentgiftung).

Lacuna (lat.) f (pl Lacunae): Lücke, Spalte; im Gehirn Verödungsherde mit Gewebeuntergang, v. a. bei Binswanger*-Krankheit.

Lacunae laterales (↑) f pl: seitl. Ausbuchtungen des Sinus sagittalis sup.; vgl. Hirnsinus.

Lacunae urethrales (↑) f pl: (engl.) urethral lacunae; Buchten der Harnröhrenschleimhaut mit Mündungen der Glandulae urethrales.

Lacuna musculorum et vasorum retroinguinalis (↑) f: Lücke zw. Os pubis u. Leistenband, unterteilt durch den Arcus iliopectineus; dient

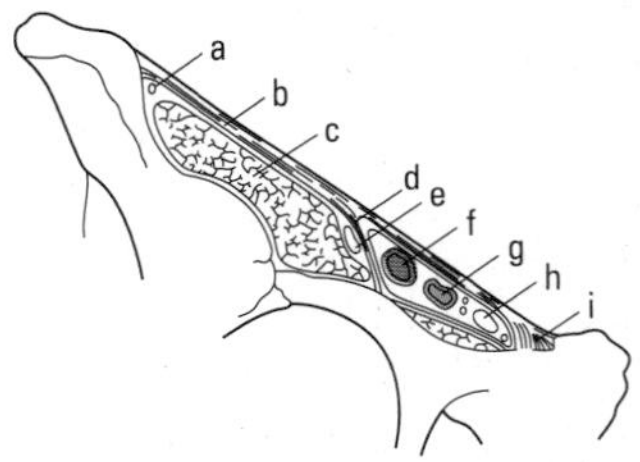

Lacuna musculorum et vasorum retroinguinalis:
a: N. cutaneus femoris lateralis; b: Ligamentum inguinale; c: M. iliopsoas; d: Arcus iliopectineus; e: N. femoralis; f: A. femoralis; g: V. femoralis; h: Septum femorale et Nl. inguinalis profundus proximalis (Rosenmüller); i: Ligamentum lacunare [532]

dem Durchtritt des M. iliopsoas u. N. femoralis bzw. der Vasa femoralia (s. Abb.).

lacunaris (↑): lakunär, Buchten enthaltend.

Lacus (lat.) m: Loch, Grube, See.

Lacus lacrimalis (↑) m: Tränensee im medialen Augenwinkel in der Umgebung der Caruncula lacrimalis.

LAD: Abk. für (engl.) **l**eukocyte **a**dhesion **d**eficiency syndrome; seltener, angeb. Defekt des Adhäsionsproteins ICAM (Abk. für engl. intercellular adhesion molecule); durch mangelnde Haftung der Leukozyten an das Endothel u. fehlende Einwanderung in das entzündete Gewebe ist die Infektionsabwehr* herabgesetzt; **Progn.:** bei intensiver Antibiotikatherapie wird das Erwachsenenalter erreicht.

Ladung: (engl.) charge; **1.** (physik.) elektrische L.: Elektrizitätsmenge; Formelzeichen Q; SI-Einheit Coulomb* (C); Einheit für die Kapazität galvanischer Elemente: Amperestunde (Ah); 1 Ah = 3600 C; **2.** (physiol.) Oberflächenladung der Zellmembran; vgl. Membranpotential.

Lähmung: (engl.) paralysis, palsy; Oberbegriff für die Minderung (Parese) bzw. den Ausfall (Paralyse bzw. Plegie) der Funktionen eines Körperteils od. Organsystems; i. e. S. (neurol.) Minderung der motor. od. sensiblen Funktionen eines Nervs mit Bewegungseinschränkung bzw. -unfähigkeit (motorische L.) od. quantitativen Sensibilitätsstörungen* (sensible L.); Unterscheidung in zentrale u. periphere L.: s. Tab. Eine L. kann durch psychogene Erkr. (z. B. Neurose) vorgetäuscht sein (Pseudolähmung); zur DD dient der Beintest*. Vgl. Kraft.

Lähmung, myo|plegische: (engl.) myoplegic paralysis; Lähmung bei Erkr. des Muskelgewebes (z. B. bei Myopathien, Myositis), in Zus. mit Störungen der extra- u. intrazellulären Kaliumverteilung (z. B. bei periodischer hypokaliämischer od. hyperkaliämischer Lähmung, Bartter*-Syndrom) u. als normokaliämische periodische Lähmung nach körperl. Anstrengung, Alkoholkonsum, Einwirkung von Kälte od. Nässe u. psychischem Stress.

Lähmung, peri|odische hyper|kali|ämische: (engl.) periodic hyperkalemic paralysis; syn. Adynamia episodica hereditaria, Gamstorp-Syndrom; autosomal-dominant erbl. Erkr. mit Punktmutation in dem für die Alpha-Untereinheit des muskulären Na^+-Kanals verantwortlichen SCN4A-Gen (Genlokus 17q23.1-q25.3); ausgeprägte Expressivität beim männl. Geschlecht; **Häufigkeit:** 0,2 : 1 000 000 Neugeborene; **Sympt.:** anfallsweise auftretende schlaffe (aufsteigende) Lähmung der Extremitäten- u. Stammuskulatur (auch bulbärer Muskeln u. der Gesichtsmuskulatur) u. Hyperkaliämie* im Anfall; Provokation durch Hunger, Kälte od. Kaliumzufuhr möglich; Manifestation meist in der frühen Kindheit mit Frequenzabnahme im Alter. Vgl. Lähmung, myoplegische.

Lähmung, peri|odische hypo|kali|ämische: (engl.) periodic hypokalemic paralysis; syn. Westphal-Syndrom; autosomal-dominant erbl. androtrope Erkr. (verminderte Penetranz u. Expressivität beim weibl. Geschlecht) mit Mutation im Kalziumkanalgen CACNL1A3 (Genlokus 1q32); **Sympt.:** anfallsweise (häufig nachts) auftretende schlaffe Lähmung v. a. der Extremitätenmuskulatur, evtl. unter Mitbeteiligung des Herzmuskels (Herzrhythmusstörungen, Bradykardie) u. der Eingeweidemuskulatur (erschwerte Blasen- u. Darmentleerung), Hypokaliämie* im Anfall u. vegetativen Begleitsymptomen (Blutdrucklabilität, Schweißausbrüche); Manifestation meist zw. 7. u. 21. Lj.; Provokation durch kohlenhydratreiche Mahlzeit, Kälte, Alkoholkonsum.

Lähmung, phonische: (engl.) phonic paralysis; Stimmlippenlähmung bei Phonation; s. Kehlkopflähmung.

Lähmungs|schielen: (engl.) paralytic strabismus; Strabismus paralyticus; s. Augenmuskellähmung.

Länge: (engl.) length, height; Formelzeichen l; SI-Basisgröße mit der SI-Einheit Meter* (m); weitere Einheiten* der L.: Inch (in) od. Zoll ("), Yard (yd) u. Foot (ft); 1 in = 1" = 25,4 mm; 1 yd = 36 in; 1 ft = 12 in.

Längen|alter: (engl.) length age; (päd.) Alter, bei dem die aktuelle Körperlänge* dem 50. Perzentil (d. h. der Durchschnittsgröße) der Normalpopulation entspricht; vgl. Gewichtsalter, Knochenalter.

Längen|breiten|in|dex m: (engl.) length-breadth index; errechnet sich aus der größten Breite des Schädels in Prozenten der Länge; vgl. Dolichozephalie.

Längen|dis|paration (Disparation*) f: (engl.) longitudinal disparity; auch Längsdisparation; s. Disparation.

Längen|höhen|in|dex m: (engl.) length-height index; errechnet sich aus der größten Länge des Schädels in Prozenten der Höhe.

Längen|wachstum: (engl.) longitudinal growth; s. Körperlänge, Wachstumsperioden.

Längs|lage: (engl.) longitudinal lie; s. Kindslage.

Längs|schnitt, inguinaler: (engl.) inguinal incision; (chir.) s. Schnittführung (Abb.).

Längs|schnitt|untersuchung: syn. Longitudinalstudie*.

Lärm: (engl.) noise; unerwünschter, belästigender u. ggf. schädigender Schall*; kann ab ca. 85 dB(A) zu Hörschäden u. ab ca. 120 dB(A) zu Schmerzreaktionen führen u. wirkt auch über zentralnervöse Impulse auf den Gesamtorganismus. Es kommt zu Stressreaktionen des zentralen u. vegetativen Nervensystems (Blutdruckanstieg, Pupillenerweiterung, Ausschüttung von Katecholaminen, verminderte Magensaft- u. Speichelproduktion, Anstieg der Atem- u. Herzfrequenz, Veränderungen des Hirnstrombildes, der Muskelaktivität u. des elektr. Hautwiderstands, Störung des psych. Wohlbefindens, Schlaf-, Leistungs- u. Konzentrationsstörungen). Behinderungen der Sprachverständlichkeit u. der akust. Orientierung durch L. treten ab ca. 70 dB(A) auf. Nach der Arbeitsstättenverordnung* gelten 55 dB(A) als Höchstbelastung bei überwiegend geistiger, 70 dB(A) bei überwiegend mechanisierter u. 85 dB(A) als Obergrenze für alle sonstigen Tätigkeiten. Von diesem Bereich an kann es bei regelhafter berufl. Exposition zu Lärmschwerhörigkeit* kommen; ca. 30 % aller Verdachtsanzeigen auf Berufskrankheiten* betreffen Hörschäden (BK Nr. 2301); bes. betroffen sind Berufstätige in der Metall- u. Textilindustrie u. im Tiefbau. **Lärmschutz** kann durch Emissions- (Reduzieren der Schallerzeugung u. -abstrahlung) u. Immissionsschutz (Schutz gegen Einwirken von vorhandenem Schall, v. a. persönlicher Gehörschutz) erreicht werden.

Lärm|schwerhörigkeit: (engl.) noise trauma deafness; Schädigung des Gehörorgans bes. an den Haarzellen* (Innenohrschwerhörigkeit) durch langzeitiges Einwirken von Lärm* od. Schalltrauma*; häufige Berufskrankheit (BK Nr. 2301); Vorsorgeuntersuchungen sind nach der UVV „Lärm“ vorgeschrieben.

Lärm|trommel: s. Bárány-Lärmtrommel.

Läsion (lat. laedere, laesus verletzen) f: (engl.) lesion; Laesio, Schädigung, Verletzung, Störung; vgl. Functio laesa.

Läuse: (engl.) lice; Anoplura; flügellose, stationäre, permanent ektoparasit. Insekten mit stechend-saugenden Mundwerkzeugen u. reduzierten Augen; med. relevant sind drei nur beim Menschen vorkommende Arten der Pediculidae, die Auslöser der Pedikulose* u. potentielle Krankheitsüberträger (Rückfallfieber*, epidemisches Fleckfieber*, wolhynisches Fieber*) sind. Die Entw. vom Ei (sog. Nisse), das an Haaren (Filz- u. Kopflaus) od. in Falten der Kleidungsnähte (Kleiderlaus) angeklebt wird, über die Larve (drei Häutungen) zur Imago dauert

2–3 Wo.; Lebensdauer der L. ca. 3–4 Wo.; hungernde L. überleben je nach Temp. 1–7 Tage; Eier überleben nur bei Temp. über 22 °C. **Filzlaus:** Phthirus pubis, Schamlaus; 1,4–1,6 mm lang; vorwiegend an Schamhaaren, Barthaaren, Augenbrauen u. Wimpern, prakt. nie im Kopfhaar; Übertragung meist bei Geschlechtsverkehr; stirbt ohne Kontakt z. Menschen in 12 Std.;

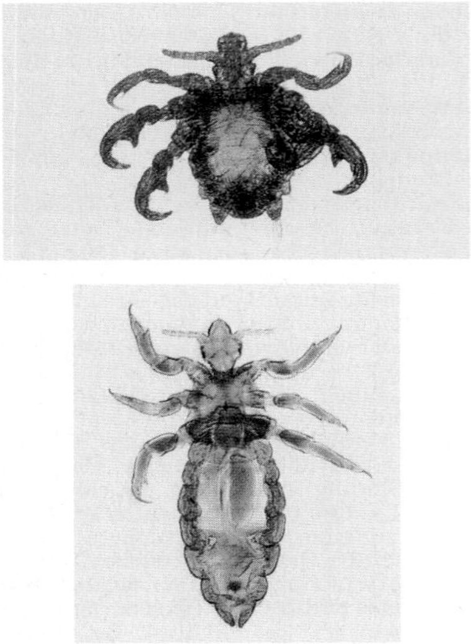

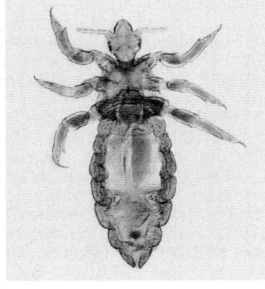

Läuse:
oben: Filzlaus; unten: Kleiderlaus [302]

Kleiderlaus: Pediculus humanus corporis, Körperlaus; ♀ bis zu 4,5 mm lang; legt ihre Eier v. a. an raue Fasern, z. B. Wolle, selten auch an Körperhaare; wichtigster passiver Überträger von Rickettsia, Bartonella u. Borrelia recurrentis; Übertragung von Mensch zu Mensch durch Kontaktinfektion; **Kopflaus:** Pediculus humanus capitis; ♀ bis zu 3,1 mm lang; Übertragung durch engen Körperkontakt (z. B. bei spielenden Kindern); abgefallene Nissen u. L. sterben ab u. sind keine Infektionsquelle. Vgl. Arthropoden.

Läuse|fleck|fieber: s. Fleckfieber, epidemisches; s. a. Rickettsiosen (Tab.).

Läuse|rückfall|fieber: s. Rückfallfieber.

Läuse|test m: (engl.) lice test; nicht mehr gebräuchl. Nachw. von Rickettsien aus dem menschl. Blut; rickettsienfreie Kleiderläuse werden während mehrerer Fiebertage dem Pat. angesetzt; mikroskop. Untersuchung nach Vermehrung der Err. in den Magenzellen der Läuse; vgl. Rickettsiosen, Xenodiagnose.

laevigatus (lat. levigare erleichtern, glätten): zerrieben, glatt, laevis.

laevis (lat. lęvis): glatt, unbehaart.

Laevo-: s. a. Levo-.

Lävo|kardio|graphie (lat. laevus links; Kard-*; -graphie*) f: (engl.) levocardiography; Darstellung der li. Herzhälfte mit der Aorta bei der Angiokardiographie*.

Lävulose f: syn. Fruktose*.

Lafora-Körper (Gonzalo R. L., Neuropathol., Madrid, 1886–1971): (engl.) Lafora's bodies; rundl. Einschlüsse in Ganglienzellen v. a. von Substantia nigra, Thalamus u. Nucleus dentatus bei progressiver myoklonischer Epilepsie*, mit der PAS*-Reaktion anfärbbar; **Urs.:** wahrscheinl. Enzymdefekt im Polysaccharidstoffwechsel; vgl. Polyglukosaneinschlüsse.

Lage: 1. Geburtslage, Kindslage*; **2.** s. Lagerung.

Lage|anomalien (Anomalie*) f pl: (engl.) anomalies of presentation; (gebh.) insbes. Quer- u. Schräglage sowie Beckenendlage; s. Kindslage.

Lage|empfindung: (engl.) posture sense; eine Qualität der Propriozeption*; bei geschlossenen Augen vorhandene Wahrnehmung der Lage der Extremitäten im Raum; vgl. Sensibilität.

Lage|nystagmus (Nystagmus*) m: (engl.) positional nystagmus; s. Nystagmus.

Lage|re|aktionen f pl: (engl.) postural reflexes; Reaktionen des Säuglings auf plötzlich veränderte Körperlagen mit typ. altersabhängigen Bewegungsmustern (z. B. Landau-Reflex, Traktionsreaktion); Prüfung der L. (sog. kinesiolog. Diagn.) zur Früherkennung einer zerebralen Koordinationsstörung; vgl. Reflexe, frühkindliche.

Lage|re|flexe (Reflekt-*) m pl: s. Labyrinthreflexe.

Lagerlöf-Sonde f: (engl.) Lagerlöf tube; doppellumige Magen-Darm-Sonde zum getrennten Absaugen von Magen- u. Duodenalsekret; vgl. Duodenalsonde.

Lagerung: (engl.) positioning, position; Prozess od. Ergebnis der passiven od. aktiven Einnahme einer best. Körperhaltung eines Pat.; **1.** zur Durchführung diagn. od. therap. Verfahren od. Eingriffe (z. B. Steinschnittlage*, Knie*-Ellenbogen-Lage, Jackson*-Lagerung); **2.** als diagn. Methode (z. B. Ratschow*-Lagerungsprobe); **3.** als therap. Maßnahme (z. B. Kopftieflagerung u. Anheben der Beine zur Autotransfusion bei Kollaps od. Schock, Hochlagerung des Oberkörpers bei Schädelhirntrauma, Dyspnoe bzw. kardiogenem Schock; s. Abb.); **4.** i. R. der Pflege zur Vorbeugung von Schädigungen bei Langzeitbettlägerigen (s. Dekubitusprophylaxe, Kontrakturenprophylaxe). In der Gebh. ist durch entspr. L. der Gebärenden eine Beeinflussung der Kindslage möglich. Durch unsachgemäße L. von bewusstlosen od. narkotisierten Pat. (v. a. während lang dauernder Op.) können inf. Ausfalls der Schutzreflexe Lagerungsschäden* auftreten, bei Verletzten durch ungeeignete Lagerungsmanöver zusätzliche Schädigungen ausgelöst werden (vgl. Seitenlagerung, stabile).

Lagerungs|probe: s. Ratschow-Lagerungsprobe.

Lagerungs|schäden: (engl.) lesions due to wrong position; durch falsche Lagerung* von (z. B. bewusstlosen od. narkotisierten) Pat. verursachte Schäden, z. B. Nervenlähmung, Dekubitus*.

Lagerungs|schwindel: (engl.) positional vertigo; Schwindel, der durch Lagewechsel des Kopfs ausgelöst wird; **Formen: 1.** benigner paroxysmaler L.; häufigste vestibuläre Erkr.; Drehschwindelattacken mit einer Dauer von ca. 1 Min.; Urs.: mechan. Irritation der Rezeptoren eines Bogengangs des Vestibularapparats durch (traumat. od. spontan abgelöste) flottierende bzw. an der Cupula ampullaris haftende Statolithen* (sog. Kanalolithiasis bzw. Kupulolithiasis); Diagn.: im Hallpike*-Test rotatorisch-verti-

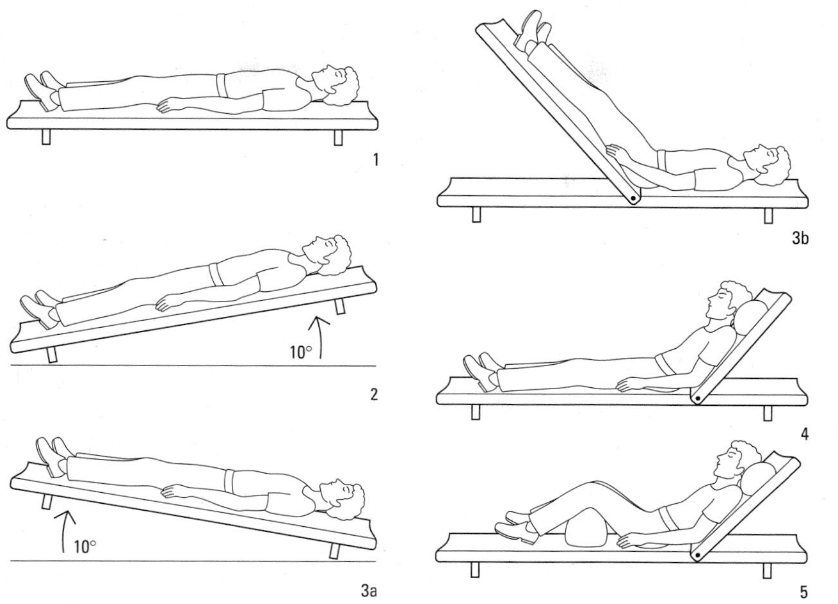

Lagerung:
1: Flachlagerung, z. B. bei Wirbel- oder Beckenfraktur; 2: Hochlagerung des Kopfes, z. B. bei Schädelhirntrauma; 3: Flachlagerung in Kopftieflage, z. B. bei Hypovolämie (a), ggf. mit Anheben der Beine (b); 4: Oberkörperhochlagerung, z. B. bei kardiorespiratorischer Erkrankung; 5: Fowler-Lagerung, z. B. bei Abdominaltrauma od. Peritonitis [445]

kaler Nystagmus, der mit einer Latenz von 1–5 Sek. auftritt, max. 30 Sek. anhält u. bei wiederholtem Test abgeschwächt ist; Ther.: Lagerungsmanöver (z. B. nach Epley od. Semont), selten op. Ausschaltung des Bogengangs; **2.** zentraler L.: anhaltender L. inf. Hirnstamm- od. Kleinhirnläsion mit (im Hallpike-Test) untypischem Nystagmus u. evtl. weiteren Hirnstammsymptomen (vgl. Hirnstammsyndrome). M. Bre.

Lage|typ des Herzens: (engl.) electric heart position; die durch die Projektion der elektrischen Herzachse* in der Frontalebene definierte Position des Herzens im Thorax; entspricht bei normaler Erregungsausbreitung (Normaltyp) ungefähr der anat. Herzachse u. wird durch Dicke u. Ausdehnung des Myokards sowie Erregungsleitungsstörungen* beeinflusst. Die Feststellung des L. d. H. erfolgt durch Ermittlung eines Summenvektors aus den Einzelvektoren der R-Zacken der Extremitätenableitungen (s. Einthoven-Dreieck, Abb.) im sog. Cabrera-Kreis (s. Abb.); der sog. Sagittaltyp (bei dem die Achse nach dorsal, also aus der Frontalebene heraus, verdreht ist) lässt sich in dieser frontalen Projektion nicht zuordnen (s. ums. Tab.). Vgl. Elektrokardiographie, Vektorkardiographie.

Lag|ophthalmus (gr. λαγώς Hase; Ophthalm-*) m**:** sog. Hasenauge; Erweiterung der Lidspalte, so dass der Pat. das Auge nicht schließen kann; **Urs.: 1.** mechanischer L. durch narbige Verkürzung der Lider od. Exophthalmus*; **2.** paralytischer L. durch Lähmung des Schließmuskels der Lider bei Fazialislähmung*; **Kompl.:** Ulcus* corneae.

Lag-Phase f**:** (mikrobiol.) Latenzphase des Wachstums zw. dem Einbringen von Bakt. in ein Nährmedium u. dem Einsetzen der ersten Zellteilungen; Übergang in die Log*-Phase; vgl. Inokulum.

Laien|theorien f pl**:** (engl.) layman's theories; Bez. für Vorstellungen med. Laien über die Entstehung u. den Verlauf von Erkr. sowie die adäquate Form des Umgangs mit ihnen; vgl. Krank-

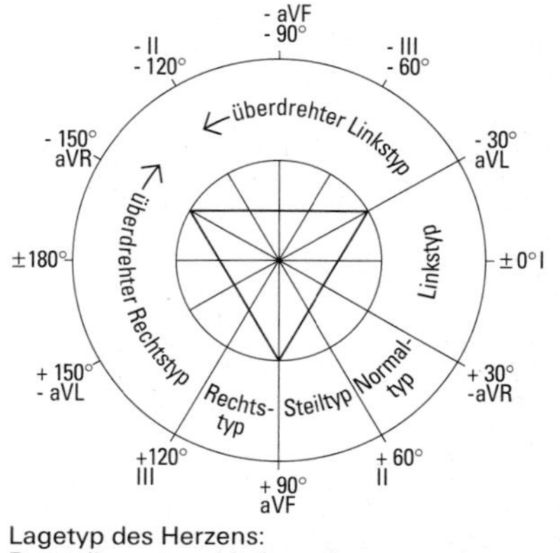

Lagetyp des Herzens:
Darstellung verschiedener Lagetypen im Cabrera-Kreis

Lagetyp des Herzens
Formen und Vorkommen

Bezeichnung	EKG-Befund	Vorkommen
überdrehter Linkstyp	aVL hoch pos. III tief neg., II neg.	linksanteriorer Hemiblock, Linksherzhypertrophie
Linkstyp (Horizontaltyp, Querlagetyp)	I hoch pos. III neg.	Erwachsene >40 Jahre, Adipositas, Linksherzbelastung
Normaltyp (Indifferenztyp, Mittellagetyp, Zwischentyp)	II hoch pos. aVR tief neg. III flach pos.	Erwachsene
Steiltyp (Vertikaltyp)	II hoch pos. I flach pos. aVL flach neg.	Jugendliche, Astheniker, ältere Patienten, Adipositas (Rechtsherzbelastung)
Rechtstyp	III, aVF hoch pos. I flach neg.	Kleinkinder, asthenische Jugendliche, verstärkte Rechtsherzbelastung
überdrehter Rechtstyp	I, aVL tief neg. aVR pos.	linksposteriorer Hemiblock, angeborene Herzfehler, Rechtsherzhypertrophie
Sagittaltyp	S_I-S_{II}-S_{III}-Typ S_I-Q_{III}-Typ	Jugendliche, Rechtsherzhypertrophie durch Rechtsherzbelastung

heitskonzept, Krankheitsverhalten, Gesundheitsverhalten.

Laimer-Dreieck (Eduard L., zeitgen. Anat., Österreich): (engl.) Laimer's triangle; nur von Ringmuskeln gestützte dreiseitige schwache Stelle der Ösophaguswand an der Grenze zw. Pharynx (Pars cricopharyngea des M. constrictor pharyngis inf.) u. Ösophagus, in deren Bereich beim Schluckakt der größte Druck entsteht; häufig Lokalisation eines Ösophagusdivertikels*.

Lakritze: Succus* Liquiritiae.

Lakt|agoga (Lact-*; -agoga*) n pl: syn. Galaktagoga*.

Lakt|albumin (↑; Album-*) n: (engl.) lactalbumin; hitzestabiles lösl. Protein (MG ca. 14 000), das in Muttermilch* reichlicher als in Kuhmilch enthalten ist; Bestandteil der Laktosesynthase*.

Lakt|amasen f pl: s. Betalaktamasen.

Laktase f: s. Disaccharidasen.

Laktase|mangel: (engl.) lactase deficiency; s. Kohlenhydratmalabsorption.

Laktat n: (engl.) lactate; Salz der Milchsäure; L-Laktat entsteht bei Milchsäuregärung (s. Gärung), z. B. bei Muskelarbeit u. Sauerstoffmangel (s. Laktatazidose); labordiagn. Bestimmung enzymat. mit Laktatdehydrogenase im optischen Test*; **Referenzbereich:** 5–15 mg/dl bzw. 0,6–1,7 mmol/l.

Laktat|azidose (Azid-*; -osis*) f: (engl.) lactate acidosis; auch Laktazidose; Milchsäureazidose; metabol. Azidose* durch Vermehrung von Laktat im Blut (Referenzbereich venös bis 1,3 mmol/l bzw. ca. 12 mg/dl); **Urs.:** Gewebehypoxie mit verstärkter anaerober Glykolyse, meist in Zus. mit lebensbedrohl. Zuständen, z. B. bei Lungenembolie, Schockzuständen, Operationen, Diabetes mellitus, bei neurol. Erkr. (z. B. Myopathien), Muskelarbeit (reversibel); früher bes. häufig unter Biguanidbehandlung v. a. bei gleichzeitigen Leber- od. Nierenschäden, Herzinsuffizienz, Alkoholkrankheit u. Leberzirrhose; **Sympt.:** Übelkeit, Bauchschmerzen, Hyperventilation, gelegentl. plötzl. Blindheit, schließl. Benommenheit, laktatazidotisches Koma.

Laktat|de|hydro|genase f: (engl.) lactate dehydrogenase; Abk. LDH; tetrameres Enzym (MG 140 000), das bei Milchsäuregärung (s. Gärung) Pyruvat (Endprodukt der Glykolyse*) zu L-Laktat reduziert; die Untereinheiten der LDH (je 334 Aminosäurereste, MG 36 000) sind vom H- (Herz) u./od. M-Typ (Muskel), so dass sich fünf **Isoenzyme** LDH_1 (H_4), LDH_2 (H_3M), LDH_3 (H_2M_2), LDH_4 (HM_3) u. LDH_5 (M_4) ergeben, die organspezifisch verteilt sind (z. B. in Herz u. Erythrozyten v. a. LDH_1 u. LDH_2, in Muskel u. Leber v. a. LDH_4 u. LDH_5). Bei erhöhten Werten im Serum kann auf Schädigungen in den entspr. Organsystemen (z. B. Herzinfarkt, Blut-, Leber- u. Muskelerkrankung, Tumor) geschlossen werden. **Bestimmung** durch Umsetzung von Pyruvat im optischen Test*; vgl. Referenzbereiche (Tab.), Enzymdiagnostik, Leberfunktionsproben.

$$\text{L-Laktat} + NAD^+ \underset{}{\overset{LDH}{\rightleftarrows}} \text{Pyruvat} + NADH + H^+$$

Laktat|dia|gnostik f: (engl.) lactate diagnostic; (sportmed.) in best. zeitlichen Abständen vorgenommene Ermittlung der Konz. von Laktat* im arterialisierten Blut zur Beurteilung der aerob-anaeroben Schwelle* od. des Laktatspiegels im Verhältnis zu gegebenen Belastungsintensitäten.

Laktation (lat. lactare, lactatus Milch geben, säugen) f: (engl.) lactation; Produktion u. Sekretion von Muttermilch* durch die weibliche Brustdrüse, i. d. R. nach beendeter Geburt. Das Ingangkommen u. die Aufrechterhaltung der L. ist ein noch nicht in allen Einzelheiten geklärter komplexer Vorgang; vorbereitend gehören hierzu die unter dem Einfluss der Ovarialhormone stehende, bereits in der Pubertät beginnende

Entwicklung der Milchdrüsen zum funktionsfähigen Organ (**Mammogenese**) sowie die in der Schwangerschaft unter dem Einfluss der plazentaren Steroidhormone (s. Plazentahormone), von HPL*, Prolaktin*, Relaxin*, Thyroxin u. Insulin erfolgende Vorbereitung auf die Milchproduktion (**Laktogenese**; weitere Volumenzunahme und Differenzierung des Drüsenparenchyms). Die Milchsekretion (**Galaktogenese**) kommt erst nach Wegfall des hemmenden Effekts der plazentaren Steroidhormone (nach Ausstoßung der Plazenta) u. dem Anstieg der Prolaktinrezeptoren postpartal in Gang u. wird, wie die Aufrechterhaltung der L. (**Galaktopoese**), durch den physiol. Saugreiz u. daran gekoppelte neurale Faktoren, insbes. die weitere Produktion von Prolaktin im HVL u. vermehrte Ausschüttung von Oxytocin* aus dem HHL, unterstützt; Oxytocin regt die Kontraktion der Myoepithelien der Alveolarwände u. der kleineren Milchgänge u. damit die Entleerung der Milch (**Galaktokinese**) an.

Laktatio̲ns|a|menor|rhö (↑; A-*; gr. μήν Monat; -rhö*)**:** (engl.) lactation amenorrhea; das Ausbleiben der Menstruation* während des Stillens*, wahrscheinlich inf. Hemmung der Wirkung von LH-RH auf die Hypophyse u./od. der Gonadotropine LH u. FSH auf die Ovarien durch hohe Prolaktinspiegel; physiol. Form der Amenorrhö*.

Laktatio̲ns|a|trophie (↑; Atrophie*)**:** s. Chiari-Frommel-Syndrom.

Laktatio̲ns|hormon (↑; Horm-*) n**:** s. Prolaktin.

Laktatio̲ns|hyper|in|volution des Uterus (↑; Hyper-*; Involution*) f**:** (engl.) lactation hyperinvolution of the uterus; übermäßig starke Involutio* uteri bei sehr langem Stillen*.

Laktatio̲ns|peri|ode (↑) f**:** (engl.) lactation period; Stillzeit; Zeitraum der Laktation* nach der Entbindung.

Lakta̲t|stau (↑)**:** (engl.) lactate accumulation; Anstieg der Laktatkonzentration in hypoxischem Gewebe inf. Milchsäuregärung (s. Gärung); vgl. Laktatazidose.

Lakta̲t|test (↑) m**:** (engl.) lactate test; Messung des Milchsäureanstiegs im Blut des gestauten Unterarms nach Arbeitsleistung der Hand; Ausbleiben dieses Anstiegs bei der Glykogenose* Typ 5 (Muskelphosphorylasedefekt).

Lakt|azido̲se, kon|genita̲le (↑; Azid-*; -osis*) f**:** s. Pyruvatdehydrogenasedefekt.

lakti|fer (↑; lat. ferre tragen)**:** (engl.) lactiferous; milchführend.

Lakto|ferri̲n (↑; lat. ferrum Eisen) n**:** (engl.) lactoferrin; eisenbindendes, rotgefärbtes Protein der Säugermilch (vgl. Muttermilch) mit bakterizider Wirkung; pro Molekül L. können 2–6 Atome Eisen gebunden werden. Vgl. Transferrin.

Lakto|flavi̲n (↑) n**:** syn. Riboflavin*.

Lakto|globuli̲ne (↑; Globuline*) n pl**:** (engl.) lactoglobulins; Bez. für eine Gruppe globulärer Proteine der Säugermilch, die auch Immunglobuline beinhaltet; s. Kolostrum, Muttermilch.

Lakto̲se (Lakt-*) f**:** (engl.) lactose; Milchzucker, Saccharum lactis; 4-O-β-D-Galaktopyranosyl-α-D-Glukopyranose; reduzierendes Disaccharid u. Hauptkohlenhydrat der Milch (Muttermilch: 6–8 g/dl; Kuhmilch: 4–5 g/dl); Synthese durch Laktosesynthase* in der Milchdrüse aus UDP-Galaktose u. Glukose-1-phosphat; Spaltung durch Laktase (s. Disaccharidasen); **Verw.:** mildes Laxans, Zusatz in Säuglingsnahrung, pharmaz. Hilfsmittel. Vgl. Kohlenhydratmalabsorption.

Lakto̲se-In|dika̲tor-Nähr|böden (↑)**:** (engl.) lactose-indicator culture media; bakteriol. Nährmedien zur Unterscheidung der Laktose spaltenden Escherichia* coli von den laktosenegativen Salmonellen u. Shigellen.

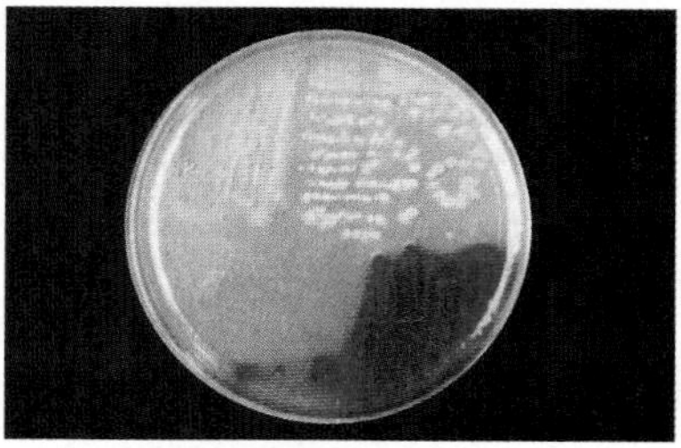

Laktose-Indikator-Nährböden: Escherichia coli färbt den Nährboden rot, da Laktose-Abbauprodukte zu pH-Verschiebung führen. Pseudomonas aeruginosa (oben) verwertet Laktose nicht. [547]

Lakto̲se|in|toleranz (↑; Intoleranz*) f**:** (engl.) lactose intolerance; s. Kohlenhydratmalabsorption.

Lakto̲se|synthase (↑) f**:** (engl.) lactose synthase; Enzym der laktierenden Mamma, das aus den Komponenten Protein A u. Protein B besteht; Protein A, eine Galaktosyltransferase, überträgt UDP-Galaktose auf N-Acetylglukosamin. Durch Protein B (Laktalbumin) wird die Substratspezifität so modifiziert, dass UDP-Galaktose auf Glukose-1-phosphat übertragen u. Laktose* synthetisiert wird. G. Hüb.

Laktos|uri̲e (↑; Ur-*) f**:** (engl.) lactosuria; Auftreten von Laktose im Harn; physiol. bei Schwangeren u. Wöchnerinnen.

lakto|tro̲p (↑; -trop*)**:** (engl.) lactotropic; auf Milcherzeugung gerichtet.

Lall|phase f**:** (engl.) lallation phase; Phase der kindlichen Sprachentwicklung*.

Lalouette-Pyramide (Pierre L., Anat., Paris, 1711–1792) f**:** syn. Lobus* pyramidalis glandulae thyroideae.

Lambda|naht (gr. λάμβδα L)**:** (anat.) Sutura* lambdoidea.

Lambdazi̲smus (↑) m**:** (engl.) lambdacism; Form der Dyslalie* mit Fehlbildung des L-Lautes.

lambdo̲ideus (↑; -id*)**:** lambda-(λ-)förmig; z. B. Sutura* lambdoidea (Lambdanaht).

Lambert-Beer-Gesetz (Johann H. L., Phys., Basel, Berlin, 1728–1777; Georg B., deutscher Ophth., 1763–1821)**:** (engl.) Beer-Lambert law; die Extinktion* (E) einer Lösung ist proportional der Konzentration (c) der darin gelösten lichtabsorbierenden Substanz, der Schichtdicke (d) der Lösung u. abhängig vom molaren Extinktionskoeffizienten* (ε):

$$E = \varepsilon \cdot c \cdot d$$

Lambert-Eaton-Rooke-Syn|dro̲m (Edward H. L., amerikan. Arzt, geb. 1915; Lee M. E., amerikan. Neurol., 1905–1958; E. D. R., zeitgen. amerikan. Arzt) n: (engl.) Lambert-Eaton syndrome; syn. pseudomyasthenisches Syndrom; v. a. bei kleinzelligem Bronchialkarzinom* od. i. R. von Autoimmunkrankheiten* vorkommendes Krankheitsbild; **Sympt.**: Schwäche u. vorzeitige Ermüdbarkeit insbes. der proximalen Muskulatur. Im Ggs. zur Myasthenia* gravis pseudoparalytica nimmt die Muskelstärke beim Üben zunächst zu, um erst später nachzulassen. **Diagn.**: Anstieg des Muskelantwortpotentials in der Elektromyographie bei indirekter repetitiver Reizung (10/s); **Ther.**: Besserung nach chir. Entfernung des Tu. möglich; evtl. Immunsuppressiva, Cholinesterasehemmer, Guanidinhydrochlorid (vermehrte Acetylcholinfreisetzung). Vgl. Syndrom, paraneoplastisches.

Lamblia in|testinalis f: veraltete Bez. für Giardia* lamblia.

Lambliasis (-iasis*) f: veraltete Bez. für Giardiasis*.

Lamella (lat.) f: dünnes Blättchen, Plättchen.

Lamellen|knochen (↑): (engl.) lamellar bone; s. Knochengewebe.

Lamellen|körperchen (↑): s. Vater-Pacini-Lamellenkörperchen.

Lamina (lat.) f (pl Laminae): Blatt, dünne Platte, Schicht.

Lamina af|fixa (↑) f: dünner, den Thalamus überkleidender Teil der Endhirnwandung des Seitenventrikels.

Lamina arcus vertebrae (↑) f: Wirbelplatte; hinterer Teil des Wirbelbogens; vgl. Laminektomie.

Lamina basalis (↑) f: s. Basalmembran.

Lamina basilaris ductus cochlearis (↑) f: Basilarmembran*.

Lamina choroido|capillaris (↑) f: s. Choroidea.

Lamina cribrosa ossis ethmoidalis (↑) f: Teil des Siebbeins bds. der Crista galli mit zahlreichen Löchern für den Durchtritt der Nn. olfactorii.

Laminae albae (↑) f pl: vom Marklager des Kleinhirns in die Rinde ziehende Markblätter.

Laminae medullares thalami (↑) f pl: dünne Blätter weißer Substanz, welche die Thalamuskerne unvollständig trennen.

Lamina epi|scleralis (↑) f: s. Sklera.

Lamina externa calvariae (↑) f: äußeres Blatt der knöchernen Schädelkapsel.

Lamina fusca sclerae (↑) f: s. Sklera.

Lamina horizontalis ossis palatini (↑) f: Teil des Gaumenbeins, bildet den hinteren Abschnitt des harten Gaumens.

Lamina limitans anterior et posterior cornae (↑) f: s. Cornea (Bowman- u. Descemet-Membran).

Lamina medullaris lateralis (↑) f: Marklamelle zw. Globus pallidus u. Putamen.

Lamina medullaris medialis (↑) f: Marklamelle innerh. des Globus pallidus.

Lamina multi|formis iso|corticis (↑) f: s. Isocortex.

Lamina muscularis mucosae (↑) f: Schicht glatter Muskelzellen in der Schleimhaut des Magen-Darm-Trakts, zw. Lamina propria u. Tela submucosa; Teil der Plicae circulares; auch Schutzfunktion, z. B. gegen verschluckte spitze Fremdkörper.

Lamina orbitalis ossis ethmoidalis (↑) f: auch Lamina papyracea; Teil des Siebbeins; papierdünne Knochenlamelle, die das Siebbeinlabyrinth nach lateral begrenzt u. einen Teil der medialen Orbitawand bildet.

Lamina papyracea (↑) f: s. Lamina orbitalis ossis ethmoidalis.

Lamina perpendicularis ossis ethmoidalis (↑) f: mediane Knochenlamelle des Siebbeins; bildet den oberen Teil der Nasenscheidewand.

Lamina perpendicularis ossis palatini (↑) f: vertikal gestellte Knochenplatte des Gaumenbeins; Teil der medialen Wand der Oberkieferhöhle.

Lamina pre|trachealis et pre|vertebralis fasciae cervicalis (↑) f: s. Fascia cervicalis.

Lamina propria mucosae (↑) f: unter dem Epithel sitzende Bindegewebeschicht der Schleimhaut des Magen-Darm-Trakts.

Lamina quadri|gemina (↑) f: s. Tectum mesencephali.

Laminar|flow (↑; engl. to flow fließen): mit Hilfe einer techn. Anlage erzeugte wirbelfreie u. durch Filterung keimfreie Luftströmung; Anw. v. a. in Operationsräumen, bei keimfreien Arbeiten in Laboratorien u. bei der Behandlung immunsupprimierter Patienten.

Lamina spiralis ossea (↑) f: im Labyrinth von der Schneckenachse ausgehende zweiblättrige Knochenlamelle.

Lamina spiralis secundaria (↑) f: im Labyrinth in der basalen Schneckenwindung gegenüber der Lamina spiralis ossea gelegene Knochenleiste.

Lamina super|ficialis fasciae cervicalis (↑) f: s. Fascia cervicalis.

Lamina supra|choroidea (↑) f: s. Choroidea.

Lamina tecti (↑) f: syn. Lamina quadrigemina; s. Tectum mesencephali.

Lamina terminalis (↑) f: Blättchen grauer Substanz vor u. über dem Chiasma opticum; vorderer Teil des Bodens des 3. Hirnventrikels.

Lamina vasculosa (↑) f: s. Choroidea.

Lamina zonalis (↑) f: syn. Stratum moleculare; s. Isocortex.

Lamin|ek|tomie (↑; Ektomie*) f: (engl.) laminectomy; selten angewandte chir. Resektion eines ganzen Wirbelbogens mit Dornfortsatz, häufiger als (Teil-)**Hemilaminektomie** (Resektion eines Halbbogens) ausgeführt, da es nach L. zur Instabilität mit Kyphosebildung kommen kann; **Ind.**: op. Erweiterung einer interlaminären Fensterung* zur besseren Darstellung des Operationsgebiets od. benachbarter Spinalwurzeln, z. B. bei Bandscheibenoperation* od. Rückenmarktumoren*. Vgl. Kolumnotomie.

Laminin n: Glykoprotein der extrazellulären Matrix* (MG 850 000–1 000 000), das aus drei über Disulfidbrücken verbundenen Polypeptidketten (A, B_1 u. B_2) besteht; besitzt viele funkt. Domänen, z. B. Bindungsstellen für Kollagen, Heparin, Integrine, Entactin; Vork. in Basalmembranen. G. Hüb.

Lami|vudin (INN) n: syn. 3′-Thiacytidin (Abk. 3TC); Virostatikum (Nukleosidanalogon); hemmt kompetitiv die für die Replikation von HIV* erforderliche reverse Transkriptase; **Verw.**: bei HIV-Infektion als Teil einer antiviralen Kombinationstherapie* u. bei chronisch aktiver Hepatitis B; **UAW**: Müdigkeit, Kopfschmerz, gastrointestinale Störungen, Laktatazidose, periphere Polyneuropathie, Leukopenie u. a.; vgl. Virostatika.

Lamotrigin (INN) n: Antiepileptikum, hemmt die Glutamatfreisetzung im Anfall; **Verw.**: zusätzl. zu anderen Antiepileptika* bei Epilepsie;

UAW: Hautausschläge, Müdigkeit, Schwindel, Kopfschmerz u. a.

Lamy-Maroteaux-Syn|drom (Maurice E. J. L., Päd., Paris, 1895–1975; Pierre M., Genet., Paris, geb. 1926) **n:** s. Mukopolysaccharid-Speicherkrankheiten (Tab.).

Lana (lat.) **f:** Wolle, i. e. S. Wollhaar.

Lana|tosid C (INN) **n:** Herzglykosid aus Digitalis lanata; vgl. Digitalisglykoside.

Lancefield-Einteilung (Rebecca C. L., Bakteriol., New York, 1895–1981)**:** (engl.) Lancefield classification; serol. Einteilung von Bakterienspecies der Gattung Streptococcus*.

Lancisi-Streifen: Stria longitudinalis med. des Corpus* callosum.

Landau-Re|flex (Arnold L., geb. 1923; Reflekt-*) **m:** auch Landau-Reaktion; frühkindliche Lagereaktion, die etwa im 3. Lebensmonat auftritt u. zw. 12. u. 24. Lebensmonat verschwindet; bei Haltung des Säuglings in schwebender Bauchlage erfolgt Hebung des Kopfs u. Streckung von Wirbelsäule u. Beinen; bei anschl. passiver Kopfbeugung Aufhebung des Strecktonus u. Beugung v. a. im Hüftgelenk; in Zus. mit anderen frühkindlichen Reflexen* zum Nachweis einer frühkindlichen Hirnschädigung geeignet.

Landing-O'Brien-Syn|drom (Benjamin H. L., zeitgen. Pathol., USA) **n:** Typ I der G_{M1}-Gangliosidosen; s. Ganglosidosen (Tab.).

Land|karten|schädel: (engl.) map-like skull; s. Hand-Schüller-Christian-Krankheit.

Land|karten|zunge: s. Lingua geographica.

Land|manns|haut: s. Seemannshaut.

Landolt-Ringe (Edmund L., Ophth., Zürich, Paris, 1876–1926)**:** (engl.) Landolt rings; Tafeln zur Prüfung der Sehschärfe in logarithmischer Einteilung; Optotypen* als Ringe von versch. Größe u. Dicke mit Aussparung, deren Richtung der Proband anzugeben hat; vorgeschriebenes Sehzeichen bei allen Sehschärfeprüfungen für Versicherungs-, Führerschein- u. Gerichtsgutachten.

Landouzy-Typho|bazillose (Louis Th. L., Arzt, Paris, 1845–1917; Typhus*; Bacill-*; -osis*) **f:** s. Sepsis tuberculosa acutissima.

Landry-Para|lyse (Jean B. L., Arzt, Paris, 1826– 1865; Paralyse*) **f:** (engl.) Landry's paralysis; syn. Paralysis spinalis ascendens acuta; akute Verlaufsform des Guillain*-Barré-Syndroms; **Klin.:** an den Beinen beginnende, bis zur Tetraplegie rasch fortschreitende schlaffe Lähmung mit Areflexie, Muskelatrophie, evtl. Sensibilitätsstörungen; Mitbeteiligung des spinalen Segments C_4 führt zur Atemlähmung, Beteiligung der kaudalen Hirnnervenkerne zu Schlucklähmung u. evtl. Diplegia facialis; **Ther.:** ggf. künstliche Beatmung; **Progn.:** oft tödlicher Verlauf.

Landsteiner-Re|aktion (Karl L., Pathol., Serol., Wien, New York, 1868–1943) **f:** Donath-Landsteiner-Reaktion; s. Donath-Landsteiner-Antikörper.

Landsteiner-Regel (↑)**:** (engl.) Landsteiner's rule; blutgruppenserol. Grundregel, nach der bei jedem Menschen nur diejenigen Alloagglutinine* auftreten, die nicht mit den ABNull*-Blutgruppen der eigenen Erythrozyten korrespondieren. Vgl. Horror autotoxicus, Chimärismus.

Langenbeck-Wund|haken (Bernhard v. L., Chir., Berlin, Kiel, 1810–1887)**:** (engl.) Langenbeck retractor; chir. Instrument; breiter, langer, stumpfer Wundsperrhaken mit rechtwinklig abgebogenem Blatt.

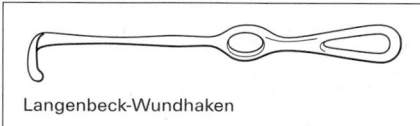

Langenbeck-Wundhaken

Langer-Achsel|bogen (Karl Ritter von Edenberg von L., Anat., Wien, 1819–1887)**:** (engl.) Langer's axillary line; Muskelbündel, die vom M. latissimus dorsi durch die Achselhöhle zur Sehne des M. pectoralis major ziehen.

L

Langerhans-Inseln (Paul L., Pathol., Freiburg, Madeira, 1847–1888)**:** (engl.) Langerhans' islets; endokrines Pankreas, sog. Inselorgan; bei Feten 30 %, Neugeborenen 15 %, Erwachsenen 2–3 % des Pankreasvolumens. Jede der ca. 1 Mill. L.-I. enthält bis zu 5000 u. mehr große, epitheloide, hormonproduzierende Zellen u. ist dicht vaskularisiert u. innerviert (s. ums. Abb.). **Zelltypen:** s. Tab. Die antagonistisch wirkenden Hormone Insulin* (B-Zelle) u. Glucagon* (A-Zelle) beeinflussen Energieumsatz (Insulin) u. Energieverbrauch (Glucagon); eine gestörte Insulinproduktion verursacht Diabetes* mellitus. Zwei **Inseltypen:** sog. PP-reiche Inseln (viele PP-, keine A-Zellen) gehen auf die ventrale Pankreasanlage zurück u. werden hauptsäch-

Langerhans-Inseln
Zelltypen

Zelltyp	Anteil am Inselzellvolumen	Sezerniertes Hormon	Hauptwirkung	
A	15–20%	Glucagon	steigernd:	Hyperglykämie, Glykogenolyse, Glukoneogenese (Leber)
			hemmend:	Glukoseoxidation, exokrine Pankreassekretion
B	60–80%	Insulin	steigernd:	Hypoglykämie, Glukoseoxidation
			hemmend:	exokrine Pankreassekretion
D	5–15%	Somatostatin	universeller Hemmer der gastrointestinalen Funktion und der Freisetzung von Hormonen (Glucagon, Insulin, pankreatisches Polypeptid)	
PP	bis 2%	pankreatisches Polypeptid	hemmt exokrine Pankreassekretion und Gallefluss	

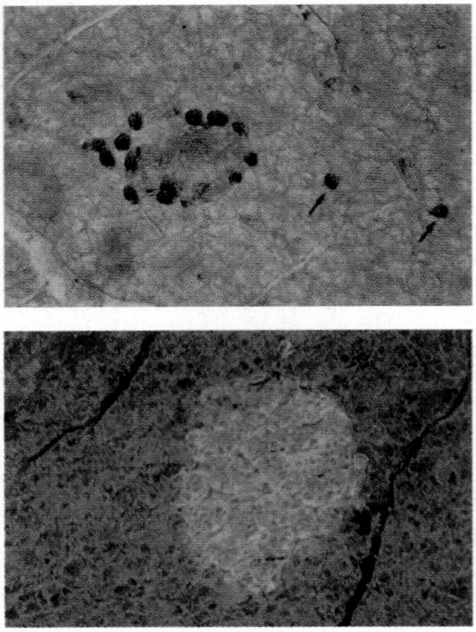

Langerhans-Inseln: immunohistochemische Darstellung von A- (oben; PAP-Methode) u. B-Zellen (unten; indirekte Immunfluoreszenz). Zu beachten ist die Lokalisation der B-Zellen im Inselmark und der A-Zellen im Inselkortex sowie extrainsulär (intraazinär, Pfeile). [395]

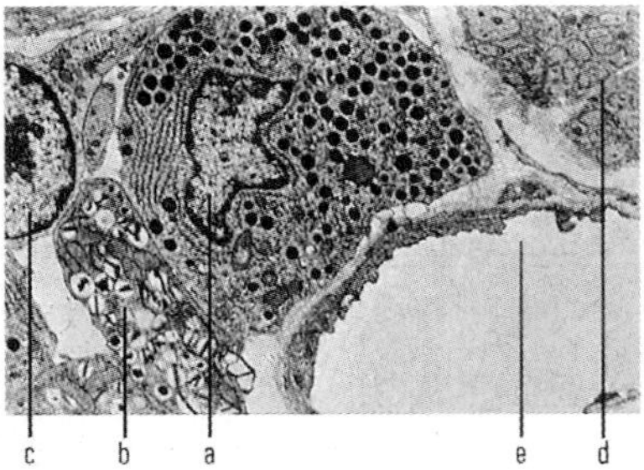

Langerhans-Inseln: elektronenmikroskopische Darstellung von A-Zelle (a), insulinbildender B-Zelle (b) und Schwann-Zelle (c) sowie deren topographische Nähe zu Achsenzylindern (d) und Kapillare (e) (× 13 000) [395]

lich im Pankreaskopfbereich angetroffen. PP-arme Inseln (viele A-, keine PP-Zellen) liegen in Corpus u. Cauda pancreatis. Vgl. Inselzelltransplantation.

Langerhans-Zellen (↑; Zelle*): (engl.) Langerhans' cells; (dermat.) die insbes. im tiefen Stratum spinosum der Epidermis* gelegenen, durch Goldimprägnation histol. darstellbaren dendritischen Zellen mesenchymaler Herkunft mit phagozytotischen Fähigkeiten; gehören dem Monozyten*-Makrophagen-System an u. vermitteln u. a. die Antigenpräsentation bei epikutaner Sensibilisierung.

Langerhans-Zell|histio|zytose (↑; Zelle*; Hist-*; Zyt-*; osis*) f: (engl.) Langerhans' cell disease; Abk. LZH; syn. Typ-II-Histiozytose, alte Bez. Histiocytosis X; Oberbegriff für reaktiv-proliferative Erkr. im Kindesalter mit Vermehrung von Histiozyten* des Langerhans-Zellphänotyps; **Ätiol.:** unklar; möglicherweise atypische Immunantwort od. Autoimmunkrankheit; drei sich z. T. überlappende **Formen: 1.** eosinophiles Granulom*; **2.** Letterer*-Siwe-Krankheit; **3.** Hand*-Schüller-Christian-Krankheit; **Diagn.:** histol., immunhistochem. (CD1-Antigene auf Langerhans-Zellen) u. elektronenmikroskopisch (Birbeck-Granula in Langerhans-Zellen).

Langer-Linien (Karl Ritter von Edenberg von L., Anat., Wien, 1819–1887): (engl.) Langer's lines; (anat.) Lineae distractiones; syn. Hautspaltlinien; natürliche, in Richtung der geringsten Hautdehnbarkeit verlaufende Spaltlinien der Haut, die senkrecht zu den sog. Hautspannungslinien stehen; chir. Hautschnitte in Richtung der L.-L. klaffen nicht auseinander. Vgl. Schnittführung.

Lange-Stellung (Fritz L., Orthop., München, 1864–1952): (engl.) Lange's position; Lagerung der Beine in Abduktion von ca. 140° u. Innenrotation mit leichter Beugung im Hüftgelenk nach Einrenkung einer angeb. Hüftgelenkluxation*; anschließend Fixation im Gipsverband zur Sicherung des Repositionsergebnisses; vgl. Lorenz-Stellung.

Lange-Syn|drom (Cornelia de L., Päd., Niederlande, 1871–1950) n: syn. Brachmann-de-Lange-Syndrom, Amsterdamer Degenerationstyp Lange, Typus degenerativus Amstelodamensis; komplexes Fehlbildungs- u. Retardierungssyndrom; **Häufigkeit:** 1:20 000 Neugeborene; **Ätiol.:** ungeklärt; sporadisch, teilweise familiär; Genlokus 3q26.3; **Sympt.:** charakterist. Gesichtsdysmorphie mit Synophrys, Hypertelorismus, kleiner kurzer Nase, schmalen Lippen u. tiefem vorderem u. hinterem Haaransatz, Mikrobrachyzephalie, Retrogenie, Hypertrichose vom Lanugotyp, Akromikrie, Klinodaktylie u. proximal verschobener Daumenansatz, in ⅓ der Fälle schwerer ulnarer Defekt mit Monodaktylie; primordialer Minderwuchs (Mangelgeburt), psychomotor. Retardierung, muskuläre Hypertonie; **Progn.:** in ⅓ der Fälle verkürzte Lebenserwartung inf. Infektdisposition bei schwerster Retardierung; 50 % der Kinder sprechen mit 4 Jahren Zwei- bis Vier-Wort-Sätze, sitzen nach dem 25. Monat u. laufen nach dem 35. Monat.

Langhans-Struma (Theodor L., Pathol., Bern, 1839–1915; Struma*) f: s. Schilddrüsentumoren.

Langhans-Zellen (↑; Zelle*): (engl.) 1. Langhans cells, 2. Langhans giant cells; **1.** (embryol.) die unterh. der Synzytiumschicht des Trophoblasten gelegene innere Schicht isoprismatischer, deutlich voneinander abgrenzbarer, heller Epithelzellen versch. Differenzierungsgrade (Langhans-Zellschicht, Zytotrophoblast); Synzytiotrophoblast u. Zytotrophoblast entsprechen unterschiedlichen Formen der Trophoblastreifung, ausgehend von undifferenzierten L.-Z. **2.** (histol.) Riesenzellen mit mehreren randständigen Kernen im Granulationsgewebe bei Tuberkulose, Lepra, Sarkoidose u. Syphilis.

Lang|ketten-Acyl-CoA-De|hydrognase f: (engl.) long-chain acyl-CoA dehydrogenase (Abk. LCAD); mitochondriales Enzym im Abbau bes. der verzweigten langkettigen Fettsäuren (Genlokus 2q34–35); ein LCAD-Defekt wurde bisher nicht gesichert; vgl. Acyl-CoA-Dehydrogenase-Defekt, überlangkettiger. E. Mön.

Lang|ketten-3-Hydroxy-Acyl-CoA-De|hydrogenase-Defekt m: (engl.) long-chain-3-hydroxyacyl-CoA dehydrogenase-deficiency (Abk. LCHAD); autosomal-rezessiv vererbte Stoffwechselstörung der mitochondrialen Betaoxidation der langkettigen 3-Hydroxy-Fettsäuren (Genlokus 2p23 mit mehreren Mutationen); **Sympt.:** Kardiomyopathie, Muskelhypotonie, Hepatopathie, Neuropathie, Hypoglykämie; **Diagn.:** mittel- bis langkettige Hydroxy- u. entspr. Dicarbonsäuren im Urin sowie langkettige Hydroxyacylcarnitine im Blut (Tandem-Massenspektrometrie-Screening); **Ther.:** Reduktion der Fettzufuhr, evtl. Gabe von mittelkettigen Triglyceriden. E. Mön.

Lang|niere: syn. Doppelniere*.

Lang|schädel: s. Dolichozephalie.

Lang|zeit|beatmung: s. Dauerbeatmung.

Lang|zeit|elektro|kardio|graphie (Elektro-*; Kard-*; -graphie*) f: (engl.) prolonged electrocardiography; kontinuierl. Registrierung eines EKG, meist über einen Zeitraum von 24–48 Std., z. B. mit tragbaren batteriebetriebenen Aufzeichnungsgeräten od. durch Telemetrie*; **Ind.:** Abklärung von komplexen Herzrhythmusstörungen*, Synkopen, Palpitationen, (z. B. nächtlichen) Angina-pectoris-Anfällen bzw. Aufdeckung sog. stummer (asymptomat.) Ischämien, Kontrolle einer antiarrhythmischen Therapie bzw. der Herzschrittmacherfunktion; vgl. Elektrokardiographie.

Lang|zeit|präparate (lat. praeparatus zubereitet) n pl: (engl.) sustained release preparations; Bez. für **1.** Depotpräparate*; **2.** Arzneimittel, die zur langfristigen Behandlung geeignet sind.

Lanolin (lat. lana Wolle) n: s. Adeps lanae anhydricus.

Lano|sterol (↑; Stear-*) n: Zwischenprodukt der Biosynthese von Cholesterol*.

Lanreotide n: synthet. Somatostatinanalogon mit Depotwirkung; therap. Anw. (i. m.) bei Akromegalie* u. a. endokrinen Tumoren (z. B. Karzinoid, Insulinom). M. Sch.

Lansing-Stamm: (engl.) Lansing virus; Typ II der Poliomyelitis-Viren.

Lanso|prazol (INN) n: Magensäuresekretionshemmer (durch Inaktivierung des Enzyms H^+/K^+-ATPase); **Ind.:** Ulcus ventriculi et duodeni, Refluxösophagitis; **UAW:** selten Kopfschmerz, gastrointestinale Störungen, sehr selten Müdigkeit u. Schwindel, in Einzelfällen Muskelbeschwerden, Depression, allerg. Hautreaktion, Erektionsstörungen.

Lanterman-Einkerbungen (A. J. L., Anat., Straßburg, 19. Jahrhundert): s. Schmidt-Lanterman-Einkerbungen.

Lanthan (gr. λανθάνειν verbergen) n: (engl.) lanthanum; chem. Element, Symbol La, OZ 57, rel. Atommasse 138,91; zur Scandiumgruppe gehörendes Metall.

Lanthanoide n pl: (engl.) lanthanoids; frühere Bez. Seltene Erden od. Lanthanide; Gruppe der im Periodensystem* der Elemente auf das Lanthan (La) folgenden 14 Elemente der Ordnungszahlen 58–71; sie sind sich chem. außerordentlich ähnlich, was ihre Isolierung u. Reindarstellung lange Zeit erschwert hat. **Verw.:** in Katalysatoren, in der Metallurgie (Lasertechnik), Glas- u. Keramikindustrie.

Lanugo (lat.) f: Flaumhaar; Behaarung des Fetus; wird vor der Geburt überwiegend durch Vellushaar (Wollhaar) ersetzt u. ist bei Reifgeborenen nur noch im Bereich der oberen Schulterpartie zu finden; vgl. Haare.

Lanzette (frz. Dim. von lat. lancea Lanze) f: (engl.) lancet; zweischneidiges spitzes Messerchen.

Lanzett|egel (↑): s. Dicrocoelium dendriticum.

Lanzett|kokken (↑; Kokken*) f pl: s. Streptococcus pneumoniae.

Lanz-Punkt (Otto L., Chir., Amsterdam, 1865–1935): (engl.) Lanz's point; druckempfindl. Stelle bei Appendizitis*.

LAP: Abk. für **L**eucin**a**mino**p**eptidase*.

Laparo|skopie (gr. λαπάρη Flanke, Weiche; -skopie*) f: (engl.) laparoscopy; sog. Bauchspiegelung; Inspektion der Bauchhöhle mit einem starren Spezialendoskop (Laparoskop), das unter sterilen Kautelen nach paraumbilikaler Stichinzision, ggf. nach Gasinsufflation (CO_2) u. Einstechen eines Trokars in die Bauchhöhle eingebracht wird; **Ind.:** Beurteilung von Bauch- od. Beckenorganen (Pelviskopie*), tumorösen Prozessen, Gefäßstauungen u. a., auch mit Biopsie od. Probepunktion. Vgl. Endoskopie, Chirurgie, minimal-invasive.

Laparo|tomie (↑; -tom*) f: (engl.) laparotomy; op. Eröffnung der Bauchhöhle; vgl. Schnittführung, Probelaparotomie, Laparoskopie.

Laparo|zele (↑; -kele*) f: (engl.) laparocele; Bauchwandbruch, Hernia ventralis; s. Hernie.

Lapis (lat.) m: Stein; (pharmaz.) in Stiftform gegossene Schmelze.

Lapis causticus (↑) m: Ätzkalistift.

Lapis divinus (↑) m: Ätzstift aus Kupfersulfat, Alaun (u. Salpeter); früher zum Ätzen der Augenbindehaut (Lapis ophthalmicus).

Lapis in|fernalis (↑) m: sog. Höllensteinstift aus Argentum nitricum.

Lapis ophthalmicus (↑) m: s. Lapis divinus.

Lappen|operation f: (engl.) flap operation; (zahnmed.) operatives Verf., bei dem ein Mukoperiostlappen an Zähnen (mit Knochentaschen) bei fortgeschrittener Parodontitis* marginalis präpariert wird; **Therapieziel:** Herstellung einer gingivalen Morphologie zur Erleichterung der Mundhygiene, Reduzieren von Sondierungstiefen u. Anw. regenerativer Verf. (z. B. gesteuerte Geweberegeneration*, Einbringen von Knochenersatzmaterial); **Durchführung:** Granulationsgewebe u. Scaling* der Wurzeloberfläche unter Sicht zum Entfernen bakt. Beläge (Konkremente, Zahnstein, Plaque) entfernen, Wundverschluss durch Nähte.

Lappen|plastik (-plastik*) f: (engl.) tissue transfer; Sammelbez. für Operationstechniken der plast. Chirurgie, bei denen nach Region, Zusammensetzung u. Gefäßversorgung definierte Gewebeareale aus einem Spendergebiet gehoben u. in einen Gewebedefekt verschoben od. übertragen werden. Vgl. Hautlappen, Hauttransplantat.

Lappen|schnitt: (engl.) flap amputation; (chir.) Schnittführung bei Amputation* bzw. Exartikulation*; durch Bildung eines unterschiedl. großen vorderen u. hinteren Weichteillappens ergibt sich eine bewegliche, nicht über dem Knochenstumpf gelegene Narbe, was eine gute prothetische Versorgung des Stumpfs ermöglicht.

Lappen|zunge: Lingua* lobata.

Laquear (lat.) n: Decke, Gewölbe; insbes. Scheidengewölbe (Fornix vaginae).

Larrey-Hernie (Dominique-Jean L., Chir., Paris, 1766–1842; Hernie*) f: (engl.) Larrey's hernia; durch die Larrey-Spalte hindurchtretende parasternale Zwerchfellhernie*.

Larrey-Spalte (↑): (engl.) Larrey's cleft; Trigonum sternocostale sinistrum; linksseitige Spalte zw. Pars sternalis u. Pars costalis des Zwerchfells*, Durchtrittstelle der Vasa epigastrica superiora.

Larsen-Johansson-Krankheit (Christian M. F. S. L., Arzt, Oslo, 1866–1930; Sven C. J., Chir., Göteborg, 1880–1976): (engl.) Larsen-Johansson disease; Form der aseptischen Knochennekrosen*; Ossifikationsstörung der Patella mit rezidiv. Kniegelenkbeschwerden u. evtl. intraartikulärem Erguss; vgl. Büdinger-Ludloff-Läwen-Syndrom.

Larsson-Syn|drom (Tage K. L. L., Psychiater, Stockholm, geb. 1905) n: s. Sjögren-Larsson-Syndrom.

Larva migrans (lat. larva Maske, Hülle) f: Sammelbez. für Infektionen mit Larvenstadien von Nematodes*, für die der Mensch Fehlwirt ist; Wandern der Larven im Gewebe od. in der Haut verursacht mechan. Schädigung u. allerg. od. entzündl. Reaktionen (Pruritus, Rötung, Ödem, Eosinophilie, entzündl., gewundene Gänge in der Haut, die tägl. mehrere Millimeter länger werden); vgl. Lungeninfiltrat, eosinophiles; **Formen: 1.** L. m. cutanea (auch Creeping eruption, Hautmaulwurf), in den Tropen u. Subtropen häufig durch Larven von Ankylostoma*, seltener durch Uncinaria stenocephala u. Strongyloides myopotami (Nutria-strongyloides-Arten), Gnathostoma spinigerum; **2.** L. m. visceralis durch Larven von Toxocara*, Gnathostoma- u. Angiostrongylus-Arten (s. Meningoenzephalitis). Vgl. Sparganose, Myiasis.

larvatus (↑): larviert, versteckt, verkappt; z. B. Malaria od. Febris palustris larvata (Malariainfektion, die sich z. B. durch Neuralgie statt durch typ. Fieberanfall äußert).

Larve (↑): (engl.) larva; frühes Entwicklungsstadium z. B. bei Arthropoden* u. Nematodes*.

Laryng-: Wortteil mit der Bedeutung Kehlkopf, Schlund; von gr. λάρυγξ, λάρυγγος.

laryngeal (↑): den Kehlkopf betreffend.

Laryng|ek|tomie (↑; Ektomie*) f: (engl.) laryngectomy; totale od. partielle op. Entfernung des Kehlkopfes; s. Kehlkopfoperationen.

laryngicus (↑): zum Kehlkopf gehörend.

Laryngitis (↑; -itis*) f: Kehlkopfentzündung, evtl. in Komb. mit Pharyngitis* auftretend; **Formen: 1.** akute L.: meist viral od. bakteriell bedingte L., die häufig in Zus. mit Erkr. der oberen Luftwege (z. B. Erkältungskrankheiten*) auftritt; Sympt.: Schmerzen, Heiserkeit, Fieber, Aphonie; Diagn.: bei Laryngoskopie* gerötete Stimmlippen; Ther.: Rachentherapeutika, Stimmschonung, allg. Kopfdampfbäder, evtl. Halswickel, Antibiotika, bei Ödem Kortikoidspray; **2.** chronische L.: über Wo. bis Mon. persistierende, meist durch ständige Überbeanspruchung der Stimme (Lehrer, Sänger) od. exogene Noxen verursachte L., z. B. bei Luftverunreinigung, trockener Luft, Tabakrauch; Sympt.: Heiserkeit, Stimmstörung, Globusgefühl, evtl. Husten, seltener Schmerzen; Diagn.: laryngoskopische Rötung u. Verdickung der Stimmlippen; evtl. Mikrolaryngoskopie mit Biopsie zum Ausschluss einer Epitheldysplasie; Ther.: Elimination exogener Noxen (Rauchen), Antiphlogistika, logopädische Behandlung; **Sonderformen** der chronischen L.: bei Sarkoidose, rheumatoider Arthritis, Syphilis, Pemphigus vulgaris u. Amyloidose, Kehlkopftuberkulose, Sklerom, Perichondritis des Larynx nach Strahlentherapie. Vgl. Krupp, Epiglottitis, Kehlkopfstenose.

Bei chronischer Laryngitis sind Kehlkopfpräkanzerosen und -karzinom auszuschließen.

Laryngitis sub|glottica (↑; ↑) f: syn. Pseudokrupp*.

Laryngo|fissur (↑; Fissur*) f: (engl.) laryngofissure; s. Kehlkopfoperationen.

Laryngo|graphie (↑; -graphie*) f: (engl.) laryngography; nicht mehr gebräuchl. Röntgenkontrastuntersuchung des Kehlkopfs nach Besprühen der Schleimhaut mit Kontrastmittel; durch Computertomographie* ersetzt.

Laryngo|para|lyse (↑; Paralyse*) f: Kehlkopflähmung*.

Laryngo|pathia gravidarum (↑; -pathie*) f: Heiserkeit inf. ödematöser Anschwellung der Stimmlippen während der Schwangerschaft als mögl. Zeichen einer Präeklampsie; spontane Rückbildung nach der Entbindung. H. Ger.

Laryngo|phonie (↑; Phono-*) f: (engl.) laryngophony; die über dem Kehlkopf auskultierbare Stimme.

Laryngor|rhagie (↑; gr. ῥαγῆναι reißen, hervorbrechen) f: (engl.) laryngorrhagia; Kehlkopfblutung; Vork. z. B. nach Kehlkopfoperationen* od. als Kompl. bei Intubation.

Laryngo|skop (↑; Skop-*) n: (engl.) laryngoscope; **1.** (anästh.) Instrument zur direkten Laryngoskopie* i. R. der Intubation*, bestehend aus einem (mit Batterien gefüllten) Handgriff u. einem geraden (Miller-L.) od. gebogenen (Macintosh-L.) Spatel mit Lichtquelle; **2.** Kehlkopfspiegel zur indirekten Laryngoskopie; **3.** Lupenlaryngoskop; Stabendoskop (90°-Optik) zur indirekten Laryngoskopie (vgl. Endoskop); **4.** Rhinolaryngoskop; flexibles fiberoptisches Endoskop* zur direkten Laryngoskopie; **5.** Stützlaryngoskop; auf dem Sternum des Pat. abge-

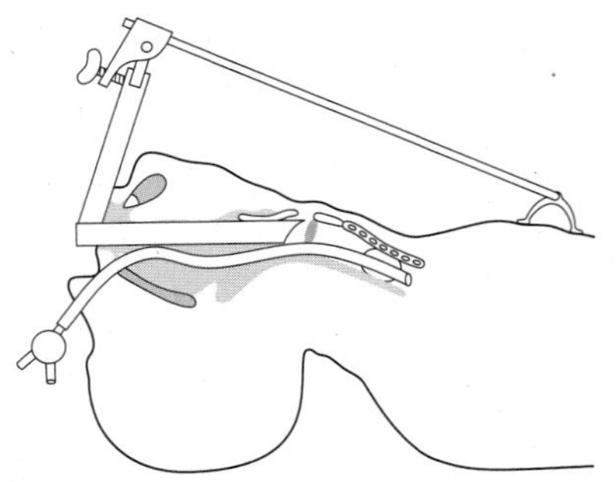

Laryngoskop:
Position von Stützlaryngoskop und Narkosetubus bei direkter Laryngoskopie

stütztes starres Laryngoskop (s. Abb.), das (in Komb. mit einem binokulären Auflichtmikroskop) zur direkten Laryngoskopie (Mikrolaryngoskopie) verwendet wird.

Laryngo|skopie (↑; -skopie*) **f:** (engl.) laryngoscopy; instrumentelle Inspektion des Kehlkopfes; **1.** indirekte L.: **a)** Kehlkopfspiegelung; die Zunge wird vorsichtig vorgezogen u. ein planer Spiegel bis zur Uvula vorgeschoben, dabei seitenrichtige Wiedergabe des Bildes (s. Abb.); **b)** lupenendoskopische L. nach Einführen eines Laryngoskops* in den Mund bis zur Rachenhinterwand; die indirekte L. kann nach Lokalanästhesie der Rachenhinterwand durchgeführt

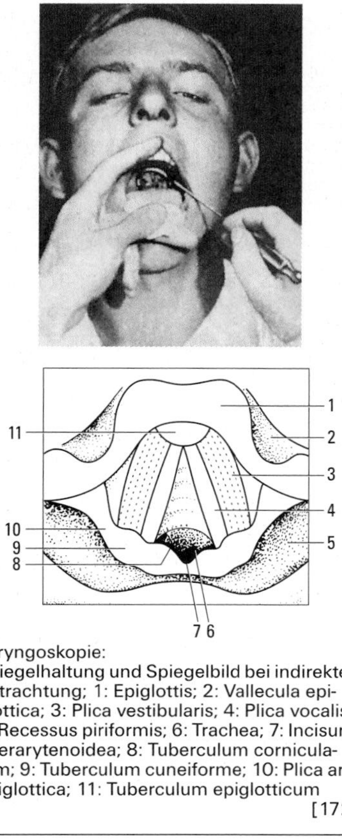

Laryngoskopie:
Spiegelhaltung und Spiegelbild bei indirekter Betrachtung; 1: Epiglottis; 2: Vallecula epiglottica; 3: Plica vestibularis; 4: Plica vocalis; 5: Recessus piriformis; 6: Trachea; 7: Incisura interarytenoidea; 8: Tuberculum corniculatum; 9: Tuberculum cuneiforme; 10: Plica aryepiglottica; 11: Tuberculum epiglotticum
[172]

werden (Vermeidung des Würgreflexes). **2.** Direkte L.: syn. Autoskopie; **a)** endoskop. Inspektion des Larynx nach Einführen eines Stützlaryngoskops in Intubationsnarkose; **b)** Mikrolaryngoskopie unter Verw. eines mit einem Auflichtmikroskop verbundenen starren Laryngoskops; ermöglicht endolaryngeale mikrochir. u. laserchir. Eingriffe. Bei der L. werden die Farbe der Schleimhaut, lokale od. diffuse Veränderungen, Auflagerungen u. Beweglichkeit der Stimmlippen beurteilt; pathol. Befunde: s. Kehlkopflähmung, Kehlkopfpräkanzerosen, Kehlkopfkarzinom.

Laryngo|spasmus (↑; Spas-*) **m:** Stimmritzenkrampf*.

Laryngo|tomie (↑; -tom*) **f:** (engl.) laryngotomy; s. Kehlkopfoperationen.

Laryngo|tracheo|tomie (↑; Trachea*; -tom*) **f:** (engl.) laryngotracheotomy; op. Eröffnung von Kehlkopf u. Trachea bei Kehlkopfoperationen*; vgl. Tracheotomie.

Laryngo|typhus (↑; Typhus*) **m:** (engl.) typhoid laryngitis; Laryngitis bei Typhus* abdominalis, führt evtl. zu einer Kehlkopfstenose.

Laryngo|zele (↑; -kele*) **f:** (engl.) laryngocele; sog. Luftsack; angeb. od. erworbene (Blasmusiker, Glasbläser) Erweiterung des Morgagni-Ventrikels des Kehlkopfes mit Ausstülpung in das Kehlkopfinnere (innere L.) od. die Halsweichteile (äußere L., sog. Blähhals); **Sympt.:** evtl. Dyspnoe od. Dysphonie; **Diagn.:** Laryngoskopie, Palpation, Computertomographie; **Ther.:** op. Entfernung.

Larynx (↑) **m:** Kehlkopf; kranialer Teil der Luftröhre mit der Doppelfunktion als Pförtner der unteren Luftwege u. Apparat der Stimmbildung; besteht aus einem Gerüst von Knorpeln, die durch Gelenke, Bänder u. Membranen (s.

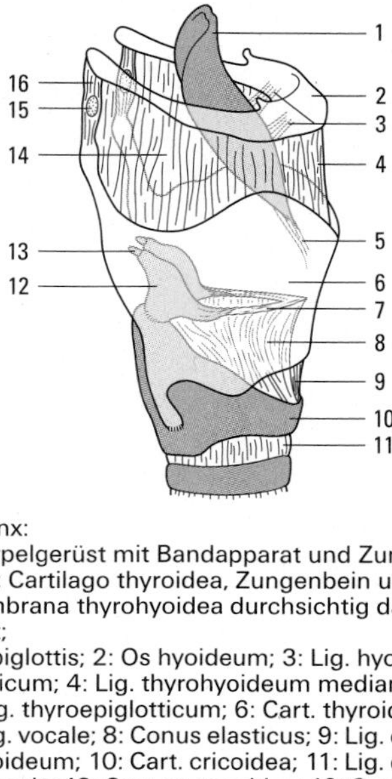

Larynx:
Knorpelgerüst mit Bandapparat und Zungenbein; Cartilago thyroidea, Zungenbein und Membrana thyrohyoidea durchsichtig dargestellt;
1: Epiglottis; 2: Os hyoideum; 3: Lig. hyoepiglotticum; 4: Lig. thyrohyoideum medianum; 5: Lig. thyroepiglotticum; 6: Cart. thyroidea; 7: Lig. vocale; 8: Conus elasticus; 9: Lig. cricothyroideum; 10: Cart. cricoidea; 11: Lig. cricotracheale; 12: Cart. arytenoidea; 13: Cart. corniculata; 14: Membrana thyrohyoidea;
15: Cart. triticea; 16: Lig. thyrohyoideum laterale

ums. Abb.) beweglich verbunden sind. Stellung der Knorpel u. Spannung der Bänder werden durch die quergestreiften Kehlkopfmuskeln reguliert. Die Kehlkopfhöhle ist von Schleimhaut ausgekleidet, die zwei Paare sagittal gestellter Falten bildet, eine obere Plica vestibularis (Taschenfalte) mit Flimmerepithel u. eine untere Plica vocalis (Stimmfalte) mit Plattenepithel, in der das Lig. vocale (Stimmband) u. der M. vocalis liegen. S. Laryngoskopie (Abb.).

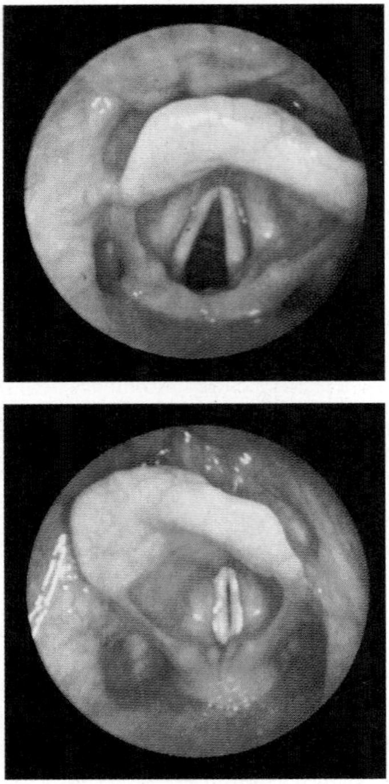

Larynx:
laryngoskopisches Bild in Respirations- (oben) und Phonationsstellung (unten) [279]

Larynx|karzinom (↑; Karz-*; -om*) **n:** s. Kehlkopfkarzinom.

Larynx|maske (↑)**:** s. Kehlkopfmaske.

Larynx|stenose (↑; Steno-*; -osis*) **f:** syn. Kehlkopfstenose*.

Lasègue-Zeichen (Ernest Ch. L., Int., Paris, 1816–1883)**:** (engl.) Lasègue's sign; durch Dehnung des N. ischiadicus (bei passivem Anheben des gestreckten Beins des liegenden Pat.) ausgelöster Schmerz in Gesäß u. (dorsalem) Oberschenkel der erkrankten Seite (L.-Z. positiv); **Vork.:** v. a. bei Bandscheibenvorfall, Ischiassyndrom, meningealem Syndrom.

Laser: Abk. für (engl.) **l**ight **a**mplification by **s**timulated **e**mission of **r**adiation, Lichtverstärkung durch stimulierte Emission; physik. Methode zur Erzeugung monochromat., kohärenter, (fast) paralleler Lichtstrahlung mit extrem hoher Energiedichte; **Prinzip:** Verstärkung elektromagnet. Wellen aus dem Spektralbereich (s. Abb.). Voraussetzung für die Auslösung eines Laserprozesses ist ein Lasermedium, das (von Ausnahmen abgesehen) mind. drei versch. Energieniveaus besitzt. Durch dauernde Zufuhr von Energie von außen wird das Medium auf ein hohes Energieniveau gepumpt, kann jedoch nur durch zusätzliche Anregung in das Grundniveau unter Aussendung von Photonen zurückfallen (sog. stimulierte Emission). Dabei werden Photonen gleicher Energie mit zeitl. u. räuml. Kohärenz ausgesandt. Das aktive Glied in einem L. kann ein Festkörper sein, vorzugsweise ein Kristall, z. B. aus Neodym (YAG-L.), ein Halbleiter od. ein Gas bzw. Gasgemisch (z. B. Neon-Helium-L.). Diese Substanzen sind entscheidend für die Wellenlänge des jeweils emittierten Lichts im ultravioletten, sichtbaren u. ultraroten Spektralbereich. **Praktischer Einsatz:** in der Laserchirurgie*; **1.** CO_2-L.: gute Schnittwirkung, geringe Koagulationswirkung; **2.** Nd(Neodym)-YAG-L.: geringe Schnittwirkung, gute Koagulationswirkung; wird bes. bei der Endoskopie zur Blutstillung im Magen-Darm-Trakt, zur Aufweitung bronchialer Tumorstenosen u. zur laserinduzierten Lithotripsie* benutzt; **3.** Excimer-L. (Gaslaser im ultravioletten Bereich) mit sehr kurzen Pulszeiten u. hohen Spitzenenergien (z. B. zur Laserangioplastie, Hornhaut- u. Linsenchirurgie); **4.** Argon-L. mit hoher Selektivität für körpereigene Farbstoffe (z. B. Hämoglobin, Melanin).

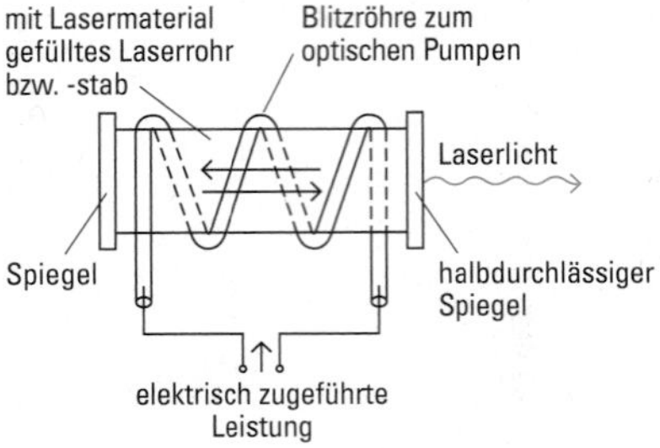

Laser:
Schema der Funktionsweise eines Lasers; das mittels Blitzröhre im Lasermaterial erzeugte Licht wird zwischen den Spiegeln hin- und hergepumpt, bis es (vielfach verstärkt) den teilweise durchlässigen Spiegel durchdringt und durch eine Sammellinse fokussiert werden kann.

Laser|angio|plastie (Angio-*; -plastik*) **f:** (engl.) laser angioplasty; Katheter-Rekanalisationsverfahren mit Lasertechnik, bei dem das arteriosklerotische Material verdampft wird.

Laser|chirurgie (Chirurgie*) **f:** (engl.) laser surgery; Anw. des Lasers* v. a. in der Chirurgie, Neurochirurgie, Ophthalmologie, Otorhinolaryngologie, Mund-Kiefer-Gesichtschirurgie, plast. Gesichtschirurgie, Dermatologie, Urologie u. i. R. einer Endoskopie; **Ind.:** Tumorentfernung (CO_2-Laser), z. B. im Gesichts- u. Kehlkopfbereich; Koagulation von gefäßreichem Gewebe bis zu einer Tiefe von ca. 1 mm durch Umwandlung von Licht in thermische Energie (z. B. Argon-Laser, Farbstofflaser); Stillen massiver gastrointestinaler Blutungen (Nd-YAG-Laser mit größerer Koagulationstiefe); Adhäsionskoagulation zur Proph. einer Ablatio retinae bei Netzhautdegeneration u. -defekt; Straffen erschlaffter Gesichtshaut; Abtragen von Gewebe bei benigner Prostatahyperplasie (Ho-YAG-Laser), Zerstören von Harnleitersteinen über ein Ureterorenoskop (gepulster Farbstofflaser); **Kompl.**: Hyperpigmentierung (v. a. im Oberlippenbereich), Narben (ggf. Keloidbildung).

Laser-Doppler-Flux|metrie (lat. fluxus das Fließen; Metr-*) **f:** (engl.) laser-Doppler fluxme-

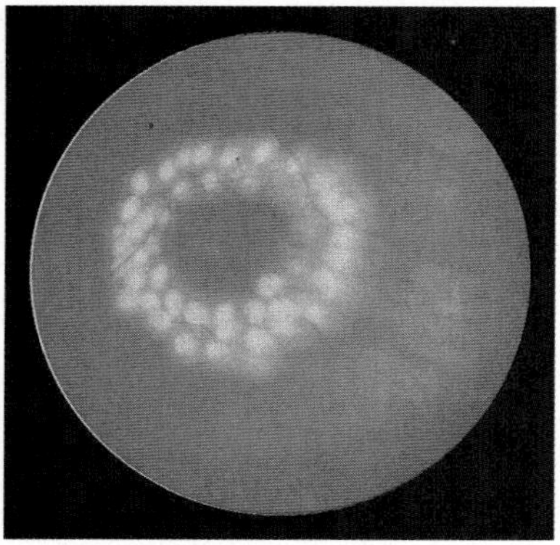

Laserchirurgie:
Abriegelung eines Netzhautlochs durch Lasereffekte [362]

try; Verf. zur nichtinvasiven Erfassung der kutanen mikrovaskulären Hämodynamik (z. B. bei peripheren arteriellen Verschlusskrankheiten, primärem u. sekundärem Raynaud-Syndrom, Akrozyanose u. Kollagenosen).

Laser|nephelo|metrie (gr. νεφέλη Wolke, Nebel; Metr-*) **f:** (engl.) laser nephelometry; Streulichtmessung mit einem Laser* (z. B. Helium-Neon-Laser) als Lichtquelle; s. Nephelometrie.

Laser|re|vaskularisierung, myo|kardiale f: (engl.) transmyocardial laser revascularization (Abk. TMLR); Setzen kleiner transmyokardialer Kanäle (meist 10–40) in das linksventrikuläre Myokard mittels hochenergetischen Laserimpulses am schlagenden Herzen od. im kardioplegischen Herzstillstand; Anw. bei koronarer Herzkrankheit* zur Erhöhung der Myokarddurchblutung (vermutl. durch Gefäßneubildung); evtl. Komb. mit PTCA* od. aortokoronarem Bypass*. R. Pfi.

Lassa-Fieber: (engl.) Lassa fever; erstmals 1969 in Lassa (Nordnigeria) aufgetretene Viruskrankheit, bisher nur im westafrikan. Raum (Nigeria, Liberia, Sierra Leone) beobachtet; **Err.:** Lassa-Virus (Fam. Arenaviridae*); **Übertragung:** Inhalation von eingetrocknetem Kot u. Harn infizierter Nager, Nosokomialinfektion, Mensch-zu-Mensch-Kontaktinfektion; **Inkub.:** 1–3 Wochen; **Klin.:** akutes hohes Fieber, Hämorrhagien, Ödeme, Pneumonie, tox. Kreislauf- od. Nierenversagen; Letalität 30–50 %; **DD:** Malaria*, Typhus* abdominalis; **Ther.:** symptomatisch, Ribavirin, Rekonvaleszentenserum; **Proph.:** Impfstoff aus rekombinanten Vacciniaviren.

Lasseur-Graham-Little-Syn|drom (Sir Ernest G. G. Li., britischer Dermat., 1867–1950) **n:** Sonderform des Lichen* ruber planus mit atrophisierender Alopezie, follikulären Papeln u. Nageldystrophie.

lat.: Abk. für lateralis, lateral, seitlich.

Latam|oxef (INN) **n:** syn. Lamoxactam; Oxacephalosporin zur parenteralen Anw.; s. Cephalosporine.

Latano|prost (INN) **n:** Prostaglandinderivat; **Verw.:** zur Senkung des Augeninnendrucks bei Glaukom u. okululärer Hypertension.

Latarjet-Nerv: syn. N. curvaturae minoris; s. Truncus vagalis anterior, Truncus vagalis posterior.

latent (lat. latens)**:** verborgen, versteckt, gebunden, ohne Symptome verlaufend.

Latenz (↑) **f:** (engl.) latency; Verstecktheit; zeitweiliges Verborgensein z. B. von Krankheiten i. S. einer symptomfreien Zeit.

Latenz|phase (↑) **f:** (engl.) latency period; s. Entwicklungsphasen.

Latenz|stadium (↑) **n:** syn. Inkubationsstadium; s. Inkubationszeit.

Latenz|zeit (↑)**:** (engl.) latency time; **1.** (klin.) symptomfreie Phase zw. dem Einwirken einer Noxe (Toxin, Kanzerogen, ionisierende Strahlung) auf einen Organismus u. dem Auftreten erkennbarer Sympt. bzw. klin. fassbarer Manifestationen (Vergiftung, maligne Tumoren, Strahlenschäden); vgl. Inkubationszeit, Intervall; **2.** (neurol.) von der Nervenleitungsgeschwindigkeit peripherer Nerven abhängiges Zeitintervall zw. Reiz u. Reizantwort (z. B. Muskelkontraktion) bzw. Empfindung (z. B. Schmerz); s. Elektroneurographie.

Lateral-: Wortteil mit der Bedeutung seitlich; von lat. lateralis.

Lateral|fixation (↑; Fixation*) **f:** s. Kehlkopfoperationen.

Lateral|in|farkt (↑; Infarkt*) **m:** (engl.) lateral myocardial infarction; Seiteninfarkt; Herzinfarkt* mit Beteiligung von Vorder- u. Hinterwand; **Formen: 1.** Anterolateralinfarkt mit überwiegenden Vorderwandsymptomen; **2.** Posterolateralinfarkt mit überwiegenden Hinterwandsymptomen.

lateralis (lat. auf der Seite)**:** Abk. lat.; seitlich, seitwärts, auswärts, lateral.

Lateralis|lähmung (↑)**:** (engl.) lateral cricoarytenoid muscle palsy; s. Kehlkopflähmung.

Lateral|sklerose, a|myo|trophische (↑; Skler-*; -osis*) **f:** (engl.) amyotrophic lateral sclerosis; Abk. ALS; syn. myatrophische Lateralsklerose, Charcot-Krankheit; progressive degenerative Erkr. des 1. u. 2. motorischen Neurons mit leichter Androtropie; **Ätiol.:** in den meisten Fällen unklar; z. T. genetisch (autosomal-dominant mit variabler Penetranz, in ca. 2 % der Fälle Mutation des Superoxiddismutase-Gens), möglicherweise toxisch od. infektiös bedingt; **Formen:** in >90 % der Fälle sporadisch auftretend, in ca. 5–10 % familiär gehäuft od. endemisch (Komb. der ALS mit Demenz u. Parkinson-Syndrom auf der Insel Guam); **Klin.:** Manifestation meist zw. dem 40. u. 65. Lj.; asymmetrische Paresen der proximalen od. distalen Muskulatur, Muskelatrophie, Spastik, Krämpfe, Faszikulationen; im weiteren Verlauf Lähmung der Atemmuskulatur u. Bulbärparalyse*; **Diagn.:** gesteigerte Reflexe, evtl. Pyramidenbahnzeichen; in der Elektromyographie Nachweis von Faszikulationen u. Fibrillationspotentialen; in der Muskelbiopsie Bild einer neurogenen Muskelatrophie; **Progn.:** schlecht; die Fünf-Jahres-Überlebensrate beträgt ca. 20 %; **DD:** Systemerkrankungen des Rückenmarks, Lues cerebrospinalis.

lateritius (lat. latericius aus Ziegeln)**:** ziegelrot.

Latero|positio uteri (Lateral-*; lat. positio Stellung, Lage) **f:** s. Positio uteri.

Latero|pulsion (↑; lat. pulsare heftig schlagen, bewegen) **f:** überschießende Körperbewegung mit Seitwärtssinken od. -fallen; Vork. v. a. bei Parkinson*-Syndrom.

L

Latero|trusion (↑; lat. trudere, trusus stoßen, drängen) f: s. Artikulation.

Latex (lat. Flüssigkeit, Nass) m: natürl. (Roh-) Kautschuk als hochmolekularer Kohlenwasserstoff, wird aus dem Milchsaft zahlreicher Pflanzen der Fam. Euphorbiaceae, Moraceae, Apocynaceae u. Cichoriaceae gewonnen; L. enthält (in ungewaschenem Zustand) mehr als 250 versch. Proteine (sog. Latexproteine); **Verw.:** feinverteilte Partikel in wässriger Suspension als Trägermaterial von Proteinen (Antigene od. Antikörper) für serol./immun. Schnelltests (s. Latextest); auch Grundstoff für Gummihandschuhe, Präservative, Dispersionsfarben u. a.; Auftreten von IgE-vermittelter Latexallergie* durch gehäuften Hautkontakt.

Latex|all|ergie (↑; Allergie*) f: (engl.) latex allergy; bei Nutzung von Handschuhen aus gepudertem Latex* auftretende allerg. Reaktion auf Latexproteine, die bei Herstellung od. Gebrauch an den Puder gebunden werden; darüber Kontakt mit der Haut der Hände u. beim An- u. Ausziehen Freigabe in die Raumluft; **Klin.:** Erythem, Urtikaria, Kontaktekzem, Konjunktivitis, Schnupfen, Husten, Asthma bronchiale; ggf. BK Nr. 4301 bzw. 5101. E. Str.

Latex-Rheuma|faktor|test (↑; gr. ῥεῦμα Fließen, Strömen) m: (engl.) latex agglutination test for rheumatoid factor; Latextest* mit adsorbiertem IgG zum qual. Nachw. des Rheumafaktors*; positiv bei rheumatoider Arthritis u. a. rheumat. Erkr. (z. B. systemischer Lupus erythematodes, Sklerodermie, Sjögren-Syndrom, Panarteriitis nodosa) sowie chron. Infektionskrankheiten (bakt. Endokarditis u. Lepra). Vgl. Rheumatests.

Latex|test (↑) m: (engl.) latex agglutination test; Latexagglutinationstest; immun. Methode zum Nachweis antigener Substanzen (z. B. Antistreptolysine, Antistaphylolysin, C-reaktives Protein, HCG, IgM) durch eine bei Antigen*-Antikörper-Reaktion erfolgende Agglutination von Latexpartikeln, die mit Testantigenen bzw. spezif. Testantikörpern beladen wurden.

Lathyrismus (gr. λάθυρος Kichererbse) m: (engl.) lathyrism; auch Neurolathyrismus; Intox. durch in den Samen der Saatplatterbse (Lathyrus sativus) u. a. Fabaceae (Leguminosen) vorkommende, neurotox. Aminosäuren; **Path./Anat.:** symmetrische Degeneration der kortikospinalen Bahnen; **Vork.:** v. a. in Indien, Äthiopien, Algerien; **Sympt.:** spast. Paraplegie, Harninkontinenz, Impotenz u. Krämpfe; nach entspr. diätet. Maßnahmen soll es zu einer raschen Besserung kommen.

latissimus (lat.): sehr breit, der Breiteste; z. B. Musculus latissimus dorsi.

Latitudo (lat.) f: Breite, Größe.

Latschen|kiefer|öl: Pini* pumilionis aetheroleum.

Latus (lat.) n: Seite, seitliche Hälfte.

latus (lat.): breit, weit.

Latwerge f pl: (engl.) electuary; Electuarium; Bez. für breiförmige Mischungen pulverförmiger Arzneistoffe od. Drogen mit Honig, Zuckersirup, fetten Ölen od. Dickextrakten zum Einnehmen.

Laudanum n: syn. Opium*.

Lauenstein-Technik (Carl L., Röntg., Hamburg, 1850–1915) f: (engl.) Lauenstein's technique; (röntg.) spezielle Aufnahmetechnik zur Darstellung des Hüftgelenks im a.-p. Strahlengang; Rückenlage des Pat. bei im Hüftgelenk gebeugtem u. nach außen abduziertem Bein.

Lauf|band|ergo|metrie (Erg-*; Metr-*) f: (engl.) treadmill ergometry; Ergometrie* auf dem Laufband zur kardiol. Diagnostik bei koronarer Herzkrankheit* u. in der Angiologie zur standardisierten Ermittlung der schmerzfreien u. maximalen Gehstrecke bei peripheren arteriellen Verschlusskrankheiten*; vgl. Gehtest.

Laufe-Zange: (engl.) Laufe's forceps; Form der Geburtszange*; Beckenausgangszange (Divergenzzange), die die Kompression des kindl. Kopfs weitgehend vermindern soll.

Laugier-Hernie (Stanislas L., Chir., Paris, 1799–1872; Hernie*) f: (engl.) Laugier's hernia; Form der Hernia femoralis; s. Hernie.

Laurell-Eriksson-Syn|drom (Carl-Bertil L., Int., Malmö; S. E., Int., Malmö) n: syn. Alpha*-1-Antitrypsinmangel.

Laurence-Moon-Syn|drom (John Z. L., Ophth., London, 1830–1874; Robert Ch. M., Ophth., Philadelphia, 1845–1914) n: autosomal-rezessiv erbl. Fehlbildungssyndrom mit Retinopathia pigmentosa, Hypogenitalismus, geistiger Behinderung u. spastischer Paraparese; vgl. Bardet-Biedl-Syndrom.

Laurén-Klassifikation f: (engl.) Laurén's classification; histopathol. Klassifikation des Magenkarzinoms*.

Lautheit: (engl.) loudness; Maß für die subjektiv empfundene Intensitätsänderung der Lautstärke* (wächst nicht linear mit dem Schalldruck); L. (Einheit **sone**) wird angegeben als Faktor, mit dem ein Ton lauter (bzw. leiser) erscheint als ein Vergleichston von 1000 Hz mit 40 dB.

Lautheits|ausgleich: (engl.) recruitment; s. Audiometrie.

Laut|stärke: (engl.) sound pressure level; Maß für die subjektive Empfindung der Intensität von Schallwellen; Einheit Phon; entspricht dem Schallpegel* eines als gleich laut empfundenen Vergleichstons von 1 kHz; Töne gleicher L. können in einem Diagramm als Linien angegeben werden (Isophone); die Angabe der L. in Phon ist weitgehend durch Werte in dB(A) ersetzt. Vgl. Lärm, Lautheit.

LAV: Abk. für **L**ymphadenopathie-**a**ssoziiertes **V**irus; 1983 beschriebenes humanes Retrovirus (L. Montagnier), das seit 1986 als HIV* bezeichnet wird.

Lavage (frz. Waschung, Reinigung) f: Spülung*.

Lavage, broncho|alveoläre (↑) f: (engl.) bronchoalveolar lavage; Abk. BAL; diagn. Maßnahme i. R. der Bronchoskopie* zur Gewinnung von Flüssigkeit u. Zellen aus Alveolen u. terminalen Bronchiolen zwecks Untersuchung der prozentualen Zusammensetzung des Zellbildes; **Ind.:** interstitielle Lungenerkrankungen wie Sarkoidose*, Alveolitis*, Asbestose*, Fibrose*; Lymphangiosis* carcinomatosa, opportunistische Inf. bei HIV*-Erkrankung u. a. Durchführung: Verschluss eines Segmentbronchus durch das Bronchoskop, fraktionierte Instillation von 100 ml Flüssigkeit u. Aspiration zur Rückgewinnung.

Lavage|zytologie (↑; Zyt-*; -log*) f: (engl.) lavage cytology; Methode, bei der durch Spülung mit physiol. Kochsalzlösung Zellmaterial aus Hohlräumen bzw. Hohlorganen (z. B. Bronchien, Verdauungstrakt, Douglas-Raum u. Harnblase) gewonnen, aufgearbeitet u. bes. hinsichtlich Tumorzellen zytol. untersucht wird. Vgl. Zytodiagnostik.

Lavendel: (engl.) lavender; Lavandula angustifolia; Halbstrauch aus der Fam. der Lippenblütler; Blüten (Lavandulae flos) enthalten etherisches Öl (Lavandulae aetheroleum) mit Linalylacetat, Linalool, Campher, Betaocimen u. 1,8-Cineol sowie Gerbstoffen; **Verw.:** in der Balneotherapie zur Behandlung funkt. Kreislaufstörungen; innerlich bei Unruhezuständen, Einschlafstörungen, funkt. Oberbauchbeschwerden.

Lawrencium (nach E. O. Lawrence, amerikan. Phys., 1901–1958) n: Symbol Lr, OZ 103, rel. Atommasse 260; zur Gruppe der Actinoide* gehörendes chem. Element.

Laxanzien (lat. laxare lockern) n pl: (engl.) laxatives; syn. Laxativa, Abführmittel; Mittel zur Förderung u. Erleichterung der Darmentleerung, v. a. durch Steigerung der Peristaltik inf. Vermehrung des intraluminalen Volumens; **Einteilung** nach Wirkungsweise: **1.** Gleitmittel (z. B. Paraffinöl); **2.** Füll- u. Quellstoffe (z. B. Agar, Leinsamen); **3.** Osmolaxanzien (salinisch, z. B. Karlsbader Salz; Zucker: z. B. Lactulose); **4.** antiresorptiv u. hydragog wirkende L. (z. B. Anthrachinonderivate, Bisacodyl, Natriumpicosulfat); **5.** L. mit Stimulation der Prostaglandinsynthese im Dünndarm (Rizinusöl); **Verw.:** einmalig od. kurzfristig zur Darmentleerung vor diagn. Untersuchungen, bei schmerzhaften Analleiden, nach op. Eingriffen, bei Obstipation*, ggf. zur Entfernung oral aufgenommener Gifte; **UAW** bei längerer od. hochdosierter Anw.: Elektrolytverlust (v. a. Kaliumverlust, dadurch Verstärkung der Obstipation), Melanosis* coli (Anthrachinonderivate), Fremdkörpergranulome (Paraffinöl), hämorrhag. Enteritiden u. lebensbedrohl. Überempfindlichkeitsreaktionen (Phenolphthalein); akut: Blähungen (Quellstoffe) od. Bauchschmerzen (Anthrachinonderivate).

Laxanzien|ab|usus (↑; A-*; Usus*) m: (engl.) laxative abuse; missbräuchliche Einnahme von Abführmitteln; gelegentl. psychisch bedingt, betrifft v. a. Frauen; klin. manifestiert sich der Abusus in Kaliurese u. intermittierender Hypokaliämie. Vgl. Hypokaliämiesyndrom, Bulimia nervosa.

Lazeration (lat. laceratio) f: (engl.) laceration; Zerreißung, Einriss.

Lazerations|ek|tropium (↑; gr. ἐκτρέπειν nach außen wenden) n: (engl.) laceration ectropion; übermäßige Vorwölbung der Muttermundlippen nach außen als Folge der narbigen Abheilung eines unter der Geburt entstandenen Zervixrisses*.

LBM: Abk. für (engl.) **l**ean **b**ody **m**ass; s. Körperfettbestimmung.

LCAT: Abk. für **L**ecithin-**C**holesterol-**A**cyl**t**ransferase; syn. Phosphatidylcholin-Sterol-Acyltransferase; in der Leber gebildetes Enzym, das im Serum die Fettsäuren von Lecithin (aus HDL*) auf Cholesterol unter Bildung von Cholesterolestern überträgt; bei Leberfunktionsstörung Abnahme der Enzymaktivität mit Verringerung der Veresterungsrate (sog. sekundärer LCAT-Mangel); vgl. Estersturz, Norum-Krankheit.

LCM-Virus (Virus*) n: Kurzbez. für (engl.) **l**ymphocytic **c**horio**m**eningitis virus; RNA-Virus (⌀ 110–130 nm) aus der Fam. der Arenaviridae*; weit verbreitet bei versch. Nagetierarten; Hauptwirt: Hausmaus (Mus musculus), Übertragung auf den Menschen v. a. durch Goldhamster; Err. der lymphozytären Choriomeningitis*; ca. 3 % der Landbevölkerung der Bundesrepublik Deutschland weist Antikörper gegen LCM-V. auf. Die Infektion der Maus mit LCM-V. ist als Modell aller Viruskrankheiten zu verstehen, deren Verlauf überwiegend von der Abwehrreaktion des Wirts u. nicht von der direkten Wirkung des Err. bestimmt wird.

LCR: Abk. für (engl.) **l**igase **c**hain **r**eaction; s. Ligase-Kettenreaktion.

LD: Abk. für **L**etal**d**osis; s. Dosis.

LDH: Abk. für **L**aktat**d**e**h**ydrogenase*.

LDL: Abk. für (engl.) **l**ow **d**ensity **l**ipoproteins; Lipoproteine* niedriger Dichte (1,019–1,063 g/ml); entstehen aus VLDL* u. bestehen zu 75 % aus Lipiden u. zu 25 % aus Apolipoproteinen (Apo-B); entspr. den Betalipoproteinen*; **Funktion:** Transport von Cholesterol* (v. a. in veresterter Form) in periphere Zellen. Vgl. Hyperlipoproteinämien, Hypolipoproteinämien.

LDL-A|pherese (A-*; gr. φέρεσθαι sich fortbewegen, hingetragen werden) f: (engl.) LDL apheresis; Methode der extrakorporalen Entfernung von LDL u. Lp(a)-Lipoproteinen bei homozygoter u. schwerer heterozygoter Hypercholesterolämie* mittels heparininduzierter extrakorporaler LDL-Präzipitation (Abk. HELP), Immunadsorption, Dextransulfatadsorption od. Kaskadenfiltration; vgl. Plasmapherese.

LDL/HDL-Chole|sterol|quotient (Chol-*; Stear-*) m: (engl.) LDL/HDL ratio; Verhältnis der zwei cholesteroltragenden Lipoproteinfraktionen LDL* u. HDL* im Blut; Bestimmung zur Ermittlung des Arterioskleroserisikos; bei Werten >5 (LDL-Cholesterol >130 mg/dl, HDL-Cholesterol <35 mg/dl) ist das Risiko deutl. erhöht; bei LDL-Cholesterol >175 mg/dl liegt eine absolute Vermehrung des Apolipoprotein-B vor, die den Quotienten verfälscht.

L-Dopa n: Kurzbez. für Levodopa*.

LDSG: Abk. für **L**andes**d**aten**s**chutz**g**esetz; s. Datenschutzgesetze.

LE: Abk. für **L**upus* **e**rythematodes.

Le: (serol.) Symbol für Lewis*-Blutgruppen.

Lebend|geburt: (engl.) live birth; in der Bundesrepublik Deutschland gilt ein Kind als lebendgeboren, wenn nach der Trennung vom Mutterleib folgende Lebenszeichen nachweisbar sind: regelmäßige Herzaktivität, regelmäßige Atembewegungen, Pulsation der Nabelschnur, Bewegung der willkürlichen Muskulatur (unabhängig von Länge od. Gewicht des Kindes od. der Dauer der Schwangerschaft). Vgl. Totgeburt.

Lebend|impf|stoff: (engl.) live vaccine; s. Vakzine, Schutzimpfung.

Leben, inter|mediäres: (engl.) intermediary life; zeitl. begrenztes Überleben von Zellen u. Zellsystemen über den Hirntod* hinaus bis zum Absterben der letzten Zelle (absoluter Tod); im i. L. auslösbare Reaktionen (z. B. pharmak. ausgelöste Pupillenreaktion bis 15 Std. p. m., elektrisch bzw. mechanisch ausgelöste Muskelkontraktionen bis 20 Std. p. m.; Überlebenszeit der Spermien von 20–24 Std.) werden als **supravital** bezeichnet. Vgl. Sterben.

Lebens|abschnitte: (engl.) stages of life; Phasen der nachgeburtlichen Entw. u. des Lebenslaufs, die unter Berücksichtigung körperlicher, sexueller u. psychosozialer Entwicklungsphasen in best. Altersstufen (s. ums. Tab.) eingeteilt werden. Vgl. Wachstumsperioden, Reifung, Altern.

Lebens|alter|dosis (Dosis*) f: (engl.) age-adjusted dose; maximale Strahlendosis (400 mSv), der nach der Strahlenschutzverord-

L

Lebensabschnitte

Alter	Bezeichnung
Geburt – 28. Tag	Neugeborenes
29. Tag – 12. Mon.	Säugling
2. – 3. Lj.	Kleinkind
4. – 6. Lj.	Vorschulkind
7. – 16. Lj.	Schulkind
17. – 18. Lj.	Jugendlicher
19. – 25. Lj.	junger Erwachsener
ab 26. Lj.	Erwachsener
26. – 50. Lj.	Leistungsphase
51. – 65. Lj.	Rückbildungsphase
ab 66. Lj.	Alterung, Senium

nung* u. Röntgenverordnung* eine Person in ihrem Leben aufgrund berufl. Strahlenexposition insgesamt ausgesetzt sein darf; vgl. Dosisgrenzwerte.

Lebens|ereignisse, kritische: syn. (engl.) stressful life-events; wichtige biographische Ereignisse (z. B. Verlust des Lebenspartners, Tod von Angehörigen od. berufl. Veränderung), die zu einer Gefährdung der psych. Stabilität u. einer psych. Krise führen können. Vgl. Trauerreaktion; Krise, psychosoziale; Coping.

Lebens|erwartung: (engl.) life expectancy; erwartbare Lebensdauer für jede Altersgruppe zum Beobachtungszeitpunkt; die mittlere L. bei der Geburt beträgt entspr. der Sterbetafel 1997/99 in der Bundesrepublik Deutschland 74,44 Jahre für Männer u. 80,57 Jahre für Frauen. Die Zunahme der L. seit der Jahrhundertwende (L. ca. 46 Jahre) hat sich verlangsamt; in einigen Ländern der Dritten Welt stagniert die L. bzw. ist rückläufig.

Lebens|mittel: (engl.) food; **1.** Nahrungs- u. Genussmittel; gemäß Lebensmittel*- u. Bedarfsgegenständegesetz Stoffe, die dazu bestimmt sind, in unverändertem, verarbeitetem od. zubereitetem Zustand vom Menschen verzehrt zu werden; ausgenommen sind Stoffe, die überwiegend zu anderen Zwecken als zur Ernährung od. zum Genuss verzehrt werden; **2.** im allgemeinen Sprachgebrauch syn. mit Nahrungsmittel*.

Lebens|mittel|bestrahlung: (engl.) irradiation of food; Behandlung von Lebensmitteln mit ionisierender Strahlung (v. a. Röntgen-, Gamma- od. Betastrahlung) zum Zweck der Sterilisation bzw. Haltbarmachung (z. B. Verhinderung des Auskeimens); in der Bundesrepublik Deutschland ist nach § 13 des Lebensmittel*- und Bedarfsgegenständegesetzes einheitlich die L. nur unter best. Voraussetzungen (zu Kontroll- u. Messzwecken) zulässig. Eine allgemeine L. ist verboten, da eine Schädlichkeit nicht auszuschließen ist.

Lebens|mittel- und Bedarfs|gegenstände|gesetz: Abk. LMBG; „Gesetz über den Verkehr mit Lebensmitteln, Tabakwaren, kosmetischen Mitteln u. sonstigen Bedarfsgegenständen" vom 15.8.1974 (BGBl. I S. 1945) in der Fassung vom 9.9.1997 (BGBl. I S. 2296), zuletzt geändert durch Gesetz vom 20.7.2000 (BGBl. I S. 1045); regelt u. a. die Verwendung von Lebensmittelzusatzstoffen, enthält Verordnungsermächtigungen insbes. für Hygienevorschriften u. Maßnahmen zum Schutz der Gesundheit beim Herstellen, Behandeln u. Inverkehrbringen von Lebensmitteln sowie für zulässige Höchstmengen von z. B. Pestizidrückständen; es wird ergänzt durch die Kosmetikverordnung*, die Zusatzstoff*-Zulassungsverordnung u. a. Verordnungen.

Lebens|mittel|vergiftung: (engl.) food poisoning; Intoxikationserscheinungen inf. Aufnahme verunreinigter, giftiger, zersetzter od. bakteriell infizierter Nahrungsmittel; **1.** chem. Gifte: best. Metalle wie Blei, Zink, Kupfer, Antimon, Cadmium in den Legierungen der Glasur od. Emaillierung der Kochgeräte u. Töpfe können, insbes. bei Aufbewahrung saurer Lebensmittel, herausgelöst werden u. in diese übergehen (Erbrechen, Durchfälle, Leibkrämpfe wenige Min. bis Std. nach der Nahrungsaufnahme); unbedenkl. ist die Verwendung von Nickel, Aluminium, Chromnickelstahl od. von anderen amtl. geprüften u. als unschädl. befundenen Legierungen. Verwendung salpetersaurer u. salpetrigsaurer Salze im Lebensmittelverkehr ist verboten (Magen-Darm-Reizungen, Erbrechen u. Durchfälle, u. U. Blutveränderungen u. Herzschädigung); ausgenommen ist Nitritpökelsalz unter best. Bedingungen (s. Konservierung). **2.** natürliche Gifte: z. B. Pilzvergiftung (Myzetismus), Mutterkornvergiftung (Ergotismus), Bohnenvergiftung (Favismus), Vergiftung mit fauligem Fleisch (Ptomainismus); **3.** bakterielle L. (am häufigsten): auf durch bakt. Toxine* bzw. best. lebende Bakt. kontaminierte Nahrungsmittel u. Getränke zurückzuführende L.; die Infektkette geht häufig von Schlachttieren aus, deren Fleisch intravital od. postmortal infiziert wurde. Auch andere Nahrungsmittel, v. a. Milch u. Milchprodukte, Salate, Eier bzw. Eipulver, Speiseeis, Obst, Trinkwasser, Fische u. Meeresfrüchte, können kontaminiert sein. Je nachdem, ob die primär durch die bakt. Infektion verursachten Krankheitssymptome od. die durch Bakterientoxine ausgelösten Intoxikationserscheinungen im Vordergrund stehen, spricht man von Nahrungsmittelinfektion od. -intoxikation; strenge Unterscheidung oft nicht mögl., z. B. bei Salmonella-Enteritiden, wo sich durch Bakt. provozierte Erscheinung u. Toxinwirkung häufig überschneiden. **Err.:** am häufigsten sog. Enteritis-Salmonellen u. enterotoxinbildende Stämme von Staphylococcus* aureus (beide meist als Gruppenerkrankungen); weniger häufig Salmonella typhi, Salmonella paratyphi, Shigellen, Clostridium botulinum, Clostridium perfringens, Bacillus cereus, Vibrio parahaemolyticus sowie zahlreiche z. T. saprophytäre Keime, sofern diese im betr. Nahrungsmittel die Möglichkeit zu stärkerer Vermehrung u. Bildung schädl. Stoffwechselprodukte hatten; selten Staphylococcus albus, Streptokokken, Vibrio fetus u. Listerien. Außerdem können Brucellose, Tularämie, Tuberkulose, Milzbrand u. Cholera als Lebensmittelinfektionen verbreitet werden. **Untersuchungsmaterial:** verdächtige Lebensmittel bzw. Speisereste; vom Pat. Stuhl, Erbrochenes u. ggf. Blut zum Toxinnachweis (Botulismus); zur Vermeidung nachträgl. Keimvermehrung Eiltransport unter Kühlhaltung des Materials; **Klin.:** entw. klassische Krankheitsbilder (z. B. Typhus, Paratyphus, Ruhr) od. akut bzw. perakut (Inkubation wenige Std.) einsetzende Brechdurchfälle. Demgegenüber steht als reine Intoxikation der Botulismus*. **Ther.: 1.** bei gastroenteritischen Formen Ersatz des Flüssigkeitsverlusts, Kreislaufbehandlung bei älteren Pat., in Ausnahmefällen Antibiotikatherapie; **2.** bei Botulismus Gabe von Antitoxin* u. Schockbekämpfung; vgl. Typhus abdominalis, Paratyphus, Cholera; **Proph.:** vorschriftsmäßige Trinkwasseraufbereitung, Lebensmittelhygiene (z. B. Milch-Pasteurisierung, korrektes Sterilisieren aller Konserven, einwandfreie Lagerung von Nahrungsmitteln, Kontrolle auf Dauerausscheider* bzw. Keimträger in Betrieben der Nahrungsmittelindustrie).

Lebens|mittel|zusatz|stoffe: (engl.) food additives; Hilfsstoffe, die Lebensmitteln z. B. zur opt. od. geschmacklichen Aufbesserung sowie zur Konservierung* zugesetzt werden. Die Verwendung solcher L. bezüglich Art, Menge u. Kenntlichmachung regelt die Zusatzstoff-Zulassungsverordnung vom 29.1.1998 (BGBl. I S. 230, 231; mit Änderung vom 13.11.2000, BGBl. I S. 1520).

Leber: (engl.) liver; Hepar, Jecur; mit ca. 1,5 kg Gewicht größtes parenchymatöses Organ des menschl. Körpers, entwicklungsgeschichtl. aus dem Entoderm hervorgegangen; **makroskop. Anatomie:** Lage größtenteils im re. Oberbauch; die konvexe Oberfläche (Facies diaphragmatica) ist mit dem Zwerchfell verwachsen (bauchfellfreie Area nuda, Pars affixa); die Unterfläche (Facies visceralis) mit Leberpforte

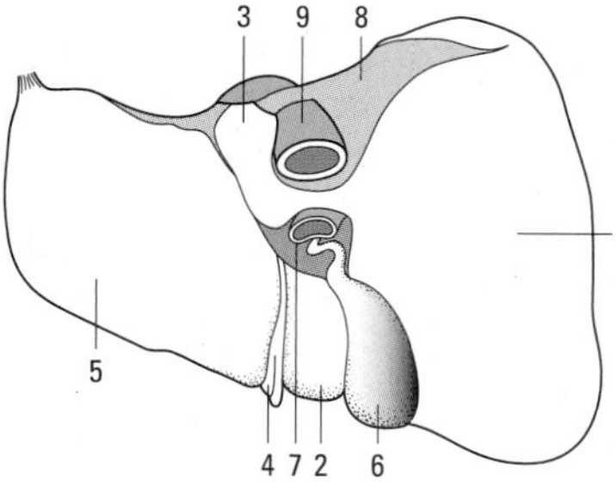

Leber:
makroskopische Anatomie: 1: Lobus hepatis dexter; 2: Lobus quadratus; 3: Lobus caudatus; 4: Ligamentum teres hepatis; 5: Lobus sinister; 6: Gallenblase; 7: Leberpforte mit V. portae, A. hepatica propria, Ductus hepaticus; 8: Area nuda; 9: V. cava inferior [172]

liegt den Baucheingeweiden auf (s. Abb.); **mikroskop. Anatomie:** morphol. Bauelement der L. ist das ca. 1,2 mm × 2 mm große Leberläppchen (Zentralvenenläppchen), gebildet von einem auf die V. centralis hin ausgerichteten räuml. Netzwerk von Leberzellbalken u. Blutkapillaren; sog. Glisson-Trias aus Venae, Arteriae interlobulares u. ableitenden Gallengängen (Ductus interlobulares biliferi) in den bindegewebigen Periportalfeldern zw. benachbarten Leberläppchen (Glisson-Dreiecke). Die Vv. interlobulares aus der V. portae (Arbeitskreislauf) gehen am Läppchenrand in weite Kapillaren (Lebersinusoide) über, deren Wandung von Endothel mit Kupffer*-Sternzellen u. einem Gitterfasergerüst gebildet wird. Zw. Sinusoidwand u. Leberzellen befindet sich der kapilläre Dissé*-Raum. Blutabfluss aus den Sinusoiden über V. centralis – Vv. sublobu-

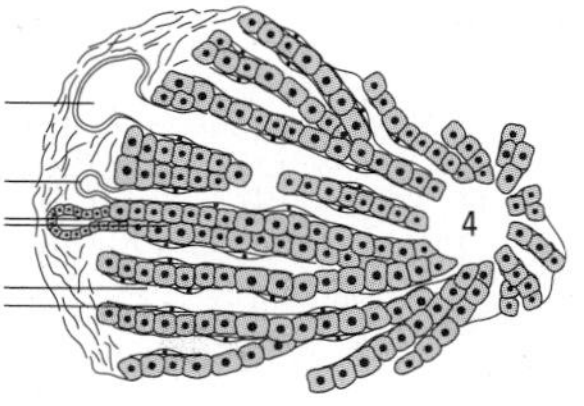

Leber:
mikroskopische Anatomie: 1: V. interlobularis; 2: A. interlobularis; 3: Ductus interlobularis; 4: V. centralis; 5: Lebersinusoid; 6: Kupffer-Sternzelle; 7: Canaliculus biliferus [172]

lares – Vv. hepaticae – V. cava inf. Die Aa. interlobulares aus der A. hepatica propria dienen dem Ernährungskreislauf der L. u. gehen ebenfalls in die Sinusoide über. Die Gallenkapillaren (Canaliculi biliferi) werden durch rinnenförmige Einstülpungen der Plasmamembran einander zugekehrter Leberzellen gebildet. Funktionelles od. Pfortaderläppchen: gefäßarchitekton. Einheit der L., deren Mittelpunkt die Gefäße im Glisson-Dreieck bilden, zusammengesetzt aus Segmenten aller angrenzenden morphol. Leber-

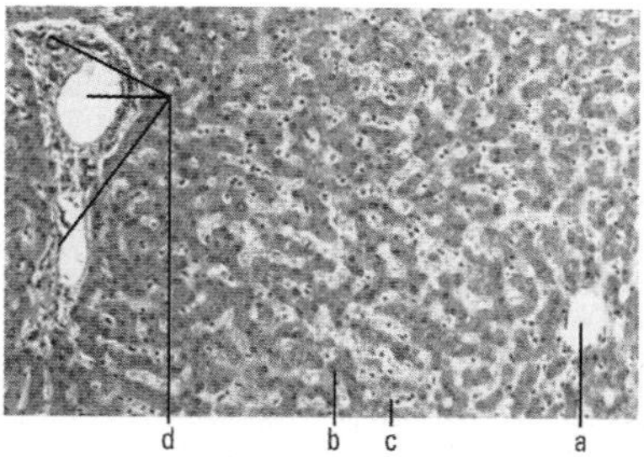

Leber:
histologischer Schnitt (Hämatoxylin-Eosin-Färbung); a: Vena centralis mit umgebenden Leberläppchen (Zentralvenenläppchen); b: Hepatozyten; c: Blutsinus; d: sog. Trias hepatica (Glisson-Trias: A., V. interlobularis, Ductus interlobularis bilifer) [470]

läppchen bis hin zur V. centralis; **Funktion:** Bildung u. Ausscheidung der Galle*; beherrschende Stellung im Intermediärstoffwechsel: Glykogenese, Glykogenolyse, Glukoneogenese, Verwertung der durch die Pfortader zugeführten Aminosäuren aus der intestinalen Verdauung, Speicherung von Glykogen, Protein, Vitaminen (Vitamin A, Cobalamin), Bildung von Plasmaproteinen (Albumine, Alpha- u. Betaglobuline, Fibrinogen, Prothrombin, versch. Gerinnungsfaktoren), Desaminierung u. Harnstoffsynthese aus Ammoniak, Bildung von Ketonkörpern, Fettsäurenabbau, Synthese u. Verwertung von Cholesterol u. Phosphatiden, Biotransformation; bis zum 6. Fetalmonat Ort der Blutbildung; vgl. Leberdämpfung, Leberfunktionsproben, Gallengänge.

Leber-: s. a. Hepat-, Hepato-.

Leber|ab|szess (Abszess*) m: (engl.) liver abscess; intrahepatischer Abszess; **Formen: 1.** pyogener L.: Lok. häufig im re. Leberlappen, solitär od. multipel auftretend; Urs.: abszedierende Cholangitis*, Entz. im Zustromgebiet der Pfortader, Septikämie, Fortleitung einer Entz. benachbarter Strukturen (z. B. subphrenischer Abszess), posttraumatisch od. idiopathisch; zu 30 % nach intraabdominalen Eingriffen; Err.: intestinale Bakterienflora (50 % Anaerobier); Klin.: lebensbedrohl. Erkr., Hepatomegalie, Druckschmerz im re. Oberbauch, Übelkeit, Erbrechen, Fieber, evtl. Ikterus u. körperl. Verfall; Diagn.: Ultraschalldiagnostik (evtl. mit Punktion zum Keimnachweis), CT, (röntg.) Leeraufnahme (Zwerchfellhochstand, evtl. Pleuraerguss); DD: Leberzysten, Lebertumoren; Kompl.: Fortleitung, Sepsis, Ruptur, Peritonitis, Pleuraempyem; Ther.: op. Eröffnung mit Spülung u. Drainage od. perkutane transhepatische Drainage, systemisch Antibiotika; Progn.: abhängig von solitärem od. multiplem Auftreten, Letalitätsrate >30 %; **2.** Amöbenabszess: v. a. bei Männern auftretender L. als Kompl. einer Amöbiasis*; Sympt.: s. o.; zusätzl. Diarrhö; Diagn.: s. o.; zusätzl. serol. Antikörpernachweis (IFT, ELISA); Kompl.: s. o.; Ther.: kons. mit Metronidazol, Chloroquin; u. U. perkutane transhepatische Abszessdrainage; Op. nur bei Ikterus od. drohender Ruptur, ggf. Leberresektion; Progn.: mehrmonatiger Verlauf, Letalitätsrate <1 %.

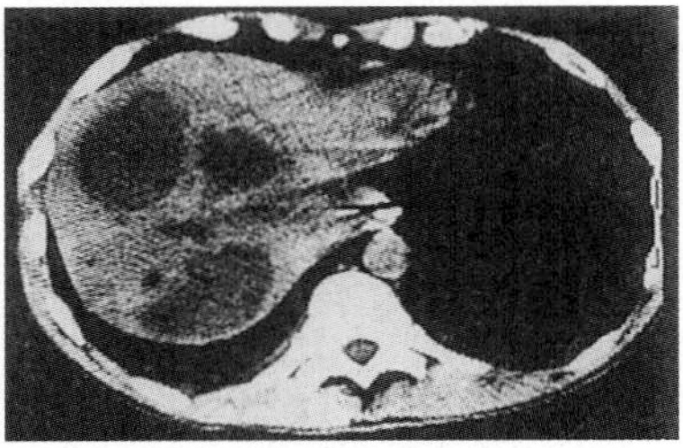

Leberabszess:
computertomographisch dargestellte Leberabszesse bei chronischer Pankreatitis [153]

Leber|a|trophie, akute gelbe (Atrophie*) f: s. Lebernekrose, akute.

Leber|ausfall|koma (Koma*) n: (engl.) liver coma; exogenes hepatisches Koma*.

Leber|bi|opsie (Bio-*; Op-*) f: (engl.) liver biopsy; Biopsie* der Leber zur histol. Diagnostik, DD u. Verlaufskontrolle von Lebererkrankungen (z. B. Hepatitis, Fettleber, Hämochromatose, bei Hyperbilirubinämie); **Formen: 1.** gezielte L. unter Sicht i. R. einer Laparoskopie bzw. Laparotomie (als Probeexzision) od. Ultraschalluntersuchung; **2.** ungezielte perkutane L. (sog. Leberblindpunktion) v. a. bei diffusen Lebererkrankungen, z. B. als Feinnadelbiopsie* mit der Menghini*-Nadel; **Kontraind.:** z. B. Stauungsikterus, Stauungsleber, Echinokokkuszyste, Leberabszess, Hämangiom der Leber, hämorrhagische Diathese.

Leber|bouillon f: (engl.) liver broth; Nährmedium mit Zusatz von Kaninchen- od. Meerschweinchenleber zur anaeroben Kultur von Bakt.; **Prinzip:** reduzierende Wirkung des Lebergewebes.

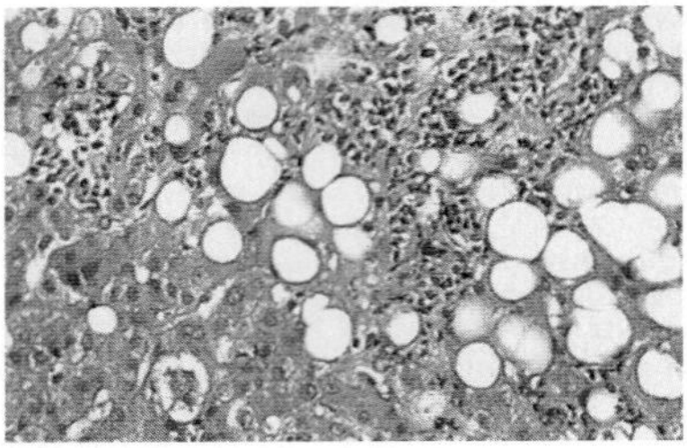

Leberbiopsie:
akute alkoholtoxische Hepatitis [62]

Leber|dämpfung: (engl.) hepatic dullness; die durch die Leber bedingte Dämpfung des Klopfschalls bei der Perkussion des re. Oberbauchs; kranial wird ein Teil der Leber von der re. Lunge überdeckt, nur der von der Lunge nicht überdeckte untere Teil der Leber kann durch die Perkussion erfasst werden.

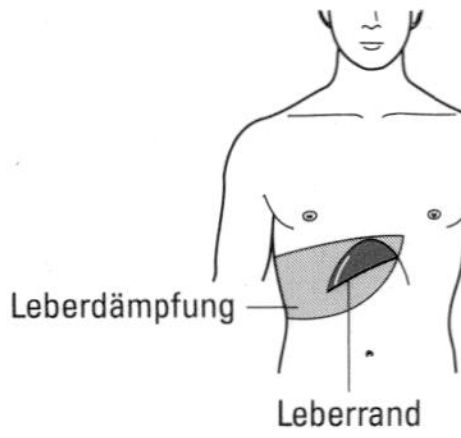

Leberdämpfung

Leber|di|stomatose (Di-*; Stoma*; -osis*) f: (engl.) hepatic distomatosis; Befall der intra- u. extrahepatischen Gallenwege mit Egeln (Saugwürmern; s. Trematodes) der Gattungen Fasciola, Opisthorchis u. Dicrocoelium.

Leber|dys|trophie (Dys-*; Troph-*) f: s. Lebernekrose, akute.

Leber|echino|kokkose (gr. ἐχῖνος Igel; Kokken*; -osis*) f: s. Echinokokkose.

Leber|egel: (engl.) liver flukes; Sammelbez. für Trematodes*, die in den Gallengängen parasitieren; s. Opisthorchis, Fasciola hepatica, Dicrocoelium dendriticum.

Leber|entzündung: s. Hepatitis, akute; Hepatitis, chronische.

Leber|fibrose (Fibr-*; -osis*) f: s. Stauungsleber, Leberzirrhose.

Leber|fleck: s. Lentigo, Nävus.

Leber|funktions|proben: (engl.) liver function tests; Untersuchungen zur Beurteilung leberspezif. Stoffwechselleistungen u. zur Feststellung des Schweregrades akuter u. chron. Lebererkrankungen; es werden versch. Störungen erfasst: **1.** Zellschädigung u. Störung der Membranfunktion durch Bestimmung von ALT, AST, LDH, GLDH, Ornithincarbamyltransferase, Sorbitoldehydrogenase, Aldolase u. a.; **2.** Synthesestörungen z. B. in der Serumelektrophorese, durch Bestimmung von Albumin, Gerinnungsfaktoren (Quick-Test), weiteren Proteasen des Gerinnungssystems, Lipoproteinen, Haptoglobin, Transferrin, Hämopexin, Caeruloplasmin, (Pseudo-)Cholinesterase, Ammoniak; **3.** Störungen der Konjugation u. Exkretion v. a. durch Bestimmung von Bilirubin, Leucinaminopeptidase, AP, Gammaglutamyltransferase u. Durchführung des Bromsulfaleintests; **4.** Speicherfunktions- u. Verwertungsstörungen v. a. durch Bestimmung der Cholesterolester, von Eisen u. Kupfer im Serum u. Durchführung des Galaktosetoleranztests.

Leber|haut|zeichen: (engl.) skin changes due to liver disease; s. Palmarerythem, Naevus araneus.

Leber|hilum (Hilum*) n**:** Leberpforte, Porta hepatis (s. Abb.).

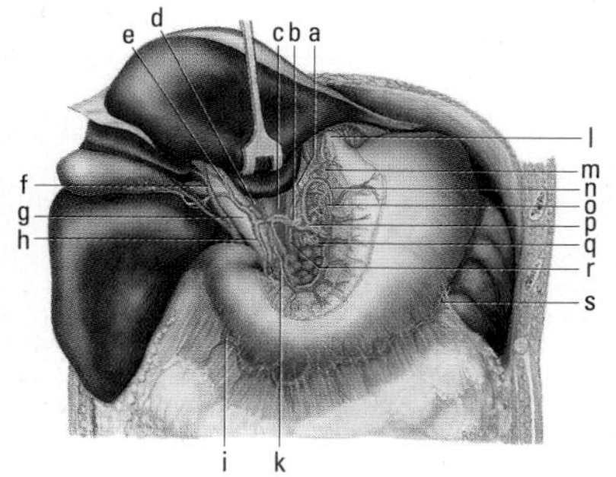

Leberhilum:
a: A. phrenica inferior; b: A. hepatica communis; c: V. cava inferior; d: A. gastrica dextra; e: A. hepatica propria; f: Ductus hepaticus communis; g: V. portae hepatis; h: A. gastroduodenalis; i: V. gastroomentalis dextra; k: V. gastrica dextra; l: N. vagus sinister; m: Ösophagus; n: A. gastrica sinistra; o: V. gastrica sinistra (beachte Anastomose zu den unteren Ösophagusvenen); p: Truncus coeliacus; q: A. splenica; r: Anastomose zur V. splenica; s: Vasa gastroomentalia sinistra [532]

Leber|in|farkt (Infarkt*) m**:** (engl.) liver infarction; Infarktbildung im Lebergewebe; als **1.** hämorrhagischer L. bei Verschluss eines Pfortaderastes; **2.** anämischer L. bei Verschluss eines Astes der A. hepatica; **3.** Fettinfarkt (umschriebene Verfettung).

Leber|in|suffizienz (Insuffizienz*) f**:** (engl.) liver insufficiency; Erlöschen mehrerer od. aller Leberfunktionen bis zum hepatischen Koma*.

Leber|karzinom (Karz-*; -om*) n**:** (engl.) liver carcinoma; Bez. für primäres Leberzellkarzinom* od. cholangiozelluläres L. (s. Gallengangkarzinom); vgl. Lebertumoren.

Leber|koma (Koma*) n**:** s. Koma, hepatisches.

Leber|läppchen: (engl.) liver lobules; Zentralvenenläppchen der Leber*.

Leber|meta|stasen (Metastase*) f pl**:** (engl.) hepatic metastases; solitäre od. multiple Metastasen* in der Leber, die durch hämatogene Metastasierung maligner Tu. verursacht werden; über das Pfortadersystem metastasieren insbes. Tu. des Magen-Darm-Trakts (v. a. Pankreas-, Magen- u. Rektumkarzinom), über die A. hepatica v. a. Bronchial-, Mamma-, Ösophagus- u. Schilddrüsenkarzinom. L. werden gelegentlich auch von Tu. der weibl. Genitalorgane sowie einem malignen Melanom verursacht. **Diagn.:** Ultraschalldiagnostik, Computertomographie,

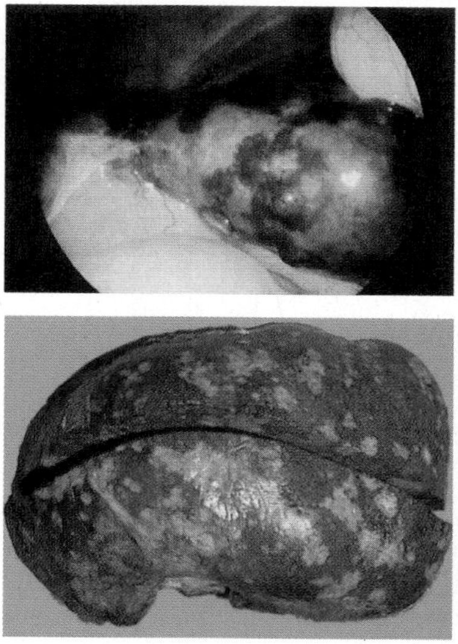

Lebermetastasen:
oben: Lebermetastasen eines malignen Melanoms, Laparoskopiebefund;
unten: Leberbefall bei primärem Mammakarzinom [62, 471]

evtl. Laparoskopie; **Ther.:** bei solitären od. auf einen Leberlappen bzw. ein Lebersegment beschränkten L. (ohne Vorliegen anderer Organmetastasen) chir. Resektion als Leberteilresektion od. Hemihepatektomie mögl., evtl. regionale intraarterielle Leberperfusion mit Zytostatika. Vgl. Lebertumoren.

Leber|nekrose, akute (Nekr-*; -osis*) f**:** (engl.) acute liver necrosis; syn. akute gelbe Leberatrophie, Hepatodystrophie, Hepatitis parenchymatosa gravis acuta; massiver Leberzellzerfall bei der fulminanten Verlaufsform der akuten Hepatitis* od. bei schweren Hepatosen (z. B. Pilzvergiftung mit Amanita* phalloides); **Klin.:** hepatisches Koma*; bei Überleben des Komas Narbenleber; **Ther.:** Lebertransplantation.

Leber-Optikus|a|trophie (Theodor L., Ophth., Heidelberg, 1840–1917; Optico-*; Atrophie*) f**:** (engl.) Leber's hereditary optic neuropathy; mitochondrial, nur über Frauen vererbte, meist beidseitig auftretende Optikusatrophie*; Vork. fast ausschl. bei Männern (ca. 85 %); **Klin.:** zw. 20. u. 30. Lj. beginnende, rasch fortschreitende Sehminderung mit zentralen Skotomen, Veränderungen des Augenhintergrunds (gewundene Arteriolen, peripapilläre Teleangiektasien, Kalibersprünge); gelegentl. (Teil-)Remissionen.

Leber|per|fusion, extra|korporale (Perfusion*) f**:** (engl.) extracorporeal liver perfusion; auch extrakorporale Leberdialyse; extrakorporale Durchströmung einer Tierleber (Pavian) od.

eines technischen Membransystems als temporärer Leberersatz bei akutem Leberzerfallskoma (bei fulminanter Hepatitis od. Knollenblätterpilzvergiftung).

Leber|puls (Puls*) m: (engl.) hepatic pulse; bei Trikuspidalinsuffizienz* palpierbare Pulsationen der vergrößerten Leber.

Leber|re|sektion (Resektion*) f: (engl.) liver resection; partielle Entfernung der Leber unter Berücksichtigung des anat. Aufbaus der Leber in acht Segmente; es können bis zu 80 % des Parenchyms ohne Beeinträchtigung der Leberfunktion reseziert werden. **Ind.:** s. Tab.; **Formen:** **1.** L. entsprechend den anat. Verhältnissen: Segmentresektion, Hemihepatektomie (rechter od. linker Leberlappen, auch Lobektomie), erweiterte Hemihepatektomie rechts (auch Trisegmentresektion); **2.** sog. atypische L.: Keilexzision od. -resektion isolierter Herde (z. B. Metastase).

Leberresektion

Indikationen
primäres Leberzellkarzinom
Lebermetastase
Gallenblasenkarzinom
benigner Lebertumor
Echinokokkose
Leberabszess
Gallendrainage (Longmire, Dogliotti)
Leberzyste
Riedel-Lappen
Leberruptur

Leber|ruptur (Ruptur*) f: (engl.) hepatic rupture; Zerreißung der Leber meist in Zus. mit einem Polytrauma*; häufig Begleitverletzungen (u. a. Rippenfrakturen, Milzruptur, Lungenkontusion, Schädelhirntrauma); **Sympt.:** hämorrhagischer Schock, Schulter- od. Oberbauchschmerz re.; **Diagn.:** Palpation, (röntg.) Zwerchfellhochstand, (labordiagn.) Hb-Abfall, Leukozytose, Sonographie (Hämatomnachweis), Computertomographie, Laparotomie; **Ther.:** Übernähung, Fibrinklebung, Tamponade mit Omentum majus, Gefäßligaturen, Débridement devitalisierten u. zerfetzten Gewebes, u. U. Leberresektion; bei massiver Blutung Abklemmen der Gefäße im Lig. hepatoduodenale (Pringle-Manöver) bzw. komprimierendes Einwickeln u. Einnähen der Leber für mehrere Tage in situ (sog. Packing); Rekonstruktion abgerissener Lebervenen od. der V. cava inf.; **Kompl.:** Nachblutung, biliodigestive Fistel, Nekrose von Lebergewebe, Leberabszess, subphrenischer Abszess, Hämobilie, Bilhämie (selten); **Progn.:** abhängig von der Schwere der Verletzung; Letalität ca. 50 %.

Leber|schall: (engl.) hepatic dullness; dumpfer Perkussionsschall; vgl. Leberdämpfung.

Leber|sinusoide (Sinus*; -id*) n pl: s. Leber.

Leber|stauung: s. Stauungsleber.

Leber|szinti|graphie (Szinti-*; -graphie*) f: (engl.) liver scintigraphy; Szintigraphie* der Leber mit gallengängigen Radiopharmaka zur Beurteilung der Perfusion, Leberzellfunktion u. Ausscheidungsfunktion in den Darm; **Anw.:** v. a. zur Diagnostik der follikulären nodulären Hyperplasie u. eines Leberhämangioms (zus. mit Blutpoolszintigraphie*).

Leber|tran: (engl.) cod liver oil; Oleum Jecoris aselli; Fischleberöl mit hohem Gehalt an Vitamin A u. Calciferolen.

Leber|trans|plantation (Transplantation*) f: (engl.) liver transplantation; meist orthotope Transplantation* der Leber bei Leberversagen (Leberzirrhose, akute Lebernekrose u. a.), Lebertumoren, Speicherkrankheiten u. a., seltener Transplantation einer Teilleber (zur Größenanpassung bei Kindern) od. sog. auxiliäre L.; zunehmend häufiger durchgeführte Operation, deren Erfolgsaussichten von der Grunderkrankung abhängig sind, am günstigsten bei Leberzirrhose (ca. 80 % Überlebensrate nach einem Jahr); **chir. Vorgehen:** Exstirpation der erkrankten Leber; temporärer Bypass zw. portokavalen Gefäßen u. der V. axillaris; Einpflanzen des Spenderorgans durch Anastomosierung von supra-, dann subhepatischer V. cava inf., der V. portae u. der A. hepatica (bei Kindern aortale Anastomose), Rekonstruktion der Gallenwege durch End-zu-Seit-Anastomose des Choledochus, durch Choledochojejunostomie od. durch Verbindung der Gallengänge mit der Gallenblase; postoperative Immunsuppression zur Proph. od. Ther. der Abstoßungsreaktion*; **Überwachung:** Kontrolle der Leberfunktion, Leberbiopsie, Szintigraphie, (farbkodierte) Duplexsonographie, Ultraschalldiagnostik; **Progn.:** Fünf-Jahres-Überlebensrate 60–70 %.

Leber|tumoren (Tumor*) m pl: (engl.) liver tumors; **1. benigne L.:** meist Hämangiom, seltener Lymphangiom, Teratom, Hamartom, Fibrom u. Adenom (Leberzelladenom*) sowie die fokale noduläre Hyperplasie bei Frauen (möglicherweise aufgrund hormoneller Kontrazeption); Diagn.: histol. (Leberbiopsie bzw. Tumorexstirpation); **2. maligne L.:** primäre L., v. a. Karzinom* hepatozellulären od. cholangiozellulären Ursprungs (primäres Leberzellkarzinom*, Gallengangkarzinom*), äußerst selten Sarkom* u. Hepatoblastom*; häufiger sind sekundäre maligne Tumoren der Leber, insbes. Lebermetastasen* u. direkter Einbruch anderer maligner Tumoren (z. B. Gallenblasenkarzinom), sowie in der Leber lokalisierte, jedoch nicht vom Leberparenchym ausgehende, maligne Tumoren (z. B. malignes Lymphom, Leberbefall bei Lymphogranulomatose, Leukämie, malignes Hämangioendotheliom u. a.); vgl. Hepatom, Hämangiosarkom, Karzinoidsyndrom, Echinokokkuszyste, Leberabszess.

Leber|venen|verschluss|druck (Vena*): (engl.) wedged hepatic vein pressure; in einer kleinen, mit einem Katheter verschlossenen Lebervene gemessener Blutdruck; entspricht dem **sinusoidalen Druck** (normal: 5 mmHg); der postsinusoidale Druck wird im gleichen Gefäß bei frei flottierender Katheterspitze (sog. freier Lebervenendruck) gemessen. Die Messung dient der DD der portalen Hypertension*.

Leber|verfettung: s. Fettleber.

Leber|vergrößerung: Hepatomegalie.

Leber|zell|adenom (Zelle*; Aden-*; -om*) n: (engl.) liver cell adenoma; kleiner, scharf abgegrenzter benigner Tumor der Leber aus Leberzellen u. Sinusoiden ohne typischen Läppchenaufbau; **Diagn.:** Ultraschalldiagnostik, Szintigraphie, evtl. Kernspintomographie; **Ther.:** chir. Entfernung bei Raumforderung.

Leber|zell|karzinom, primäres (↑; Karz-*; -om*) n: (engl.) hepatocellular carcinoma; syn.

hepatozelluläres Karzinom, malignes Hepatom; solitär, multizentrisch od. diffus infiltrativ wachsender, weicher, gelblicher Tumor des Leberparenchyms mit frühzeitiger intrahepatischer (durch Übergreifen auf die Lebergefäße) als auch extrahepatischer (in Lymphknoten, Lunge, Knochen) Metastasierung; **Ätiol.:** in 60–80 % sind Leberzirrhose bzw. Hepatitis-B- u. -C-Virusinfektion prädisponierend, weiterhin Exposition mit Aflatoxinen, Vinylchlorid, Arsen (sog. Winzerkrebs) u. früher Thorium-232; **Vork.:** geringe Inzidenz in Europa, hohe Inzidenz in Afrika u. Asien, insbes. bei Männern; **Sympt.:** unspezif. Druck- u. Völlegefühl, in die re. Schulter ausstrahlende Oberbauchschmerzen, Leistungsknick, Gewichtsverlust; **Diagn.:** Erhöhung von Alphafetoprotein, Ultraschalldiagnostik (Sonographie), Kernspintomographie, Laparo-

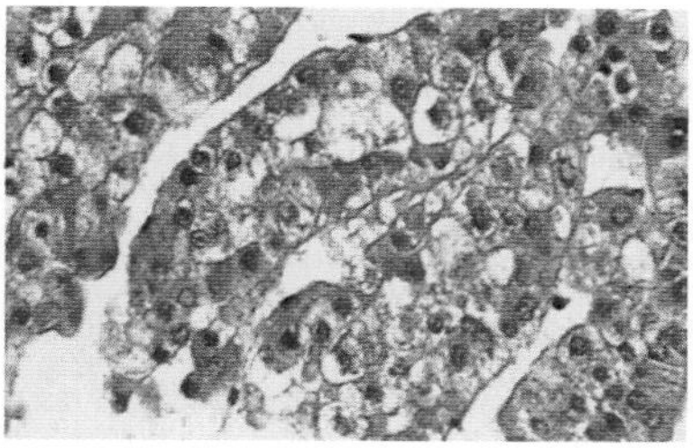

Leberzellkarzinom, primäres:
Histologie [62]

skopie mit Biopsie, Angiographie; **Ther.:** bei ca. 25 % Leberresektion möglich, u. U. (solitär, ∅ <3,5 cm) Lebertransplantation; palliativ systemische od. regionale Zytostatikagabe (Infusion über die A. hepatica), evtl. alternierend mit Bestrahlung; **Progn.:** bei Inoperabilität ca. 6 Mon., nach Resektion Fünf-Jahres-Überlebensrate ca. 20 %. Vgl. Lebertumoren.

Leber|zerfalls|koma (Koma*) **n:** (engl.) endogenous hepatic coma; endogenes hepatisches Koma*.

Leber|zirrhose (Zirrhose*) **f:** (engl.) liver cirrhosis; Cirrhosis hepatis; diffuse chron. Lebererkrankung; **Pathol./Anat.:** progrediente narbig-bindegewebige Umwandlung der Leber inf. **Parenchymuntergangs**, Umgestaltung des Gefäßapparats u. regenerator. Parenchymumbaus; nach erfolgtem Umbau ist eine Wiederherstellung der normalen Leberarchitektur nicht mehr möglich; makroskop. gehöckerte Oberfläche. **Histol.:** Pseudoacinibildung, Zerstörung des normalen Läppchenaufbaus durch Einbruch von Rundzellen u. Bindegewebe von den Glisson-Feldern aus; dadurch Abschnürung u. Bildung neuer Parenchyminseln mit exzentrisch gelagerten od. nicht mehr erkennbaren Zentralvenen; Gallengangwucherungen; **Ätiol.: 1.** Alkoholzirrhose; **2.** posthepatitische L.; **3.** L. aus unbekannter Urs. (sog. kryptogene Zirrhose); **4.** stoffwechselbedingte L.: **a)** Hämatochromatose; **b)** L. bei hepatolentikulärer Degeneration; **c)** L. bei Glykogenosen; **d)** L. bei Galaktosämie; **e)** L. bei Debré-Toni-Fanconi-Syndrom; **f)** L. bei zystischer Fibrose; **5.** biliäre Zirrhose*; **6.** kardiovaskulär bedingte L.: **a)** Cirrhose* cardiaque; **b)** L. bei Budd-Chiari-Syndrom; **c)** L. bei Osler-Ren-

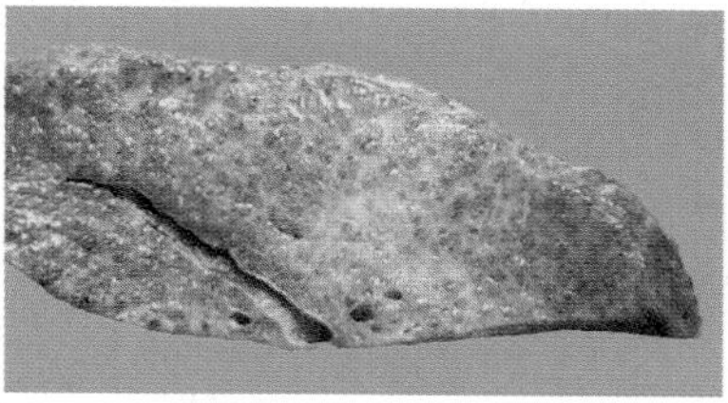

Leberzirrhose:
deutliche graue (derbe) Narbenzüge im Lebergewebe, dazwischen klein- bis mittelgroßknotige Parenchymregenerate; sog. Narbenleber mit erschwertem Blut- und Lymphdurchfluss [471]

du-Weber-Krankheit; **7.** L. als Folge einer chron. Hepatitis; **Klin.:** bei sog. kompensierter L. (ohne Aszites) anfangs subjektive Symptome wie bei der chron. Hepatitis, u. a. Müdigkeit, Übelkeit, Obstipation, Flatulenz, Fettintoleranz, Druck unter dem re. Rippenbogen; Leberhautzeichen (Naevus araneus, Palmarerythem), palpator. vergrößerte u. verhärtete Leber u. Milz, inf. der fortschreitenden narbig-bindegewebigen Umwandlung der Leber zunehmende Einengung der Pfortaderstrombahn, dadurch portale Hypertension* u. Pfortaderstauung mit Aszites durch Transsudation der Mesenterialvenen (bis zu 15 l u. mehr), häufig bereits vorher starker Meteorismus; Ausbildung von Kollateralen u. Anastomosen zw. Pfortader- u. Vena-cava-System: Ösophagusvarizen* (über V. coronaria ventriculi), äußere Hämorrhoiden* (über Plexus haemorrhoidalis), Caput* medusae (longitudinal verlaufende Kollateralen unter der Bauch-

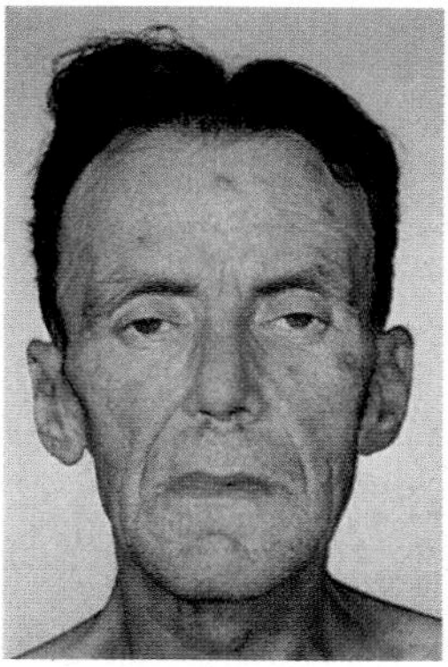

Leberzirrhose:
eingefallenes Gesicht, Lacklippen und Naevi aranei (typische Befunde) [26]

haut); **Diagn.:** (labordiagn.) inf. Hypersplenismus* Thrombopenie, Leukopenie, Anämie, BKS u. Leberfunktionsproben* meist pathol., in der Elektrophorese Verminderung der Albumine mit Vermehrung der Gammaglobuline; Hyperbilirubinämie, Gerinnungsstörungen (Faktor I,

V u. VII erniedrigt) mit klin. Zeichen der hämorrhag. Diathese, Serumeisen erhöht, Transaminasen u. alkal. Phosphatase evtl. leicht erhöht, Urobilinogenurie nicht obligat; häufig Elektro-

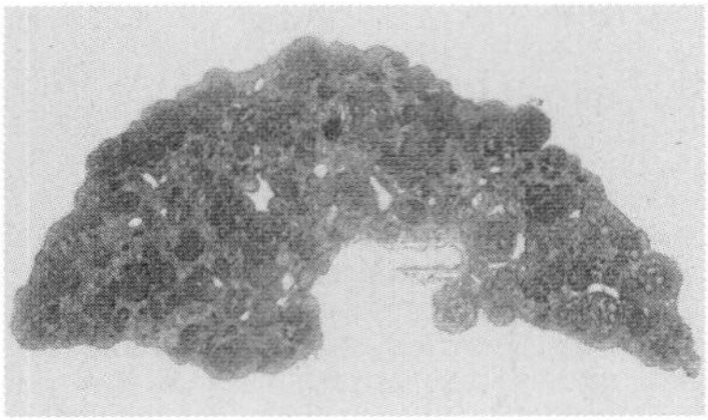

Leberzirrhose:
histologischer Großflächenschnitt der Leber mit Umbau des Parenchyms durch Narben und dazwischen gelegenen Regeneratknoten; Narbenleber nach Alkoholabusus; Gieson-Färbung [471]

lytstoffwechselstörung mit Hypokaliämie; Sicherung der Diagn. durch Laparoskopie u. Leberbiopsie; Beurteilung der eingeschränkten Leberfunktion mittels Child*-Pugh-Klassifikation; **Kompl.:** Blutung aus Ösophagusvarizen (häufigste Todesursache), hepatisches Koma, primäres Leberzellkarzinom.

Leber|zirrhose, biliäre (↑) **f:** s. Zirrhose, biliäre.

Leber|zirrhose, infantile (↑) **f:** s. Alpha-1-Antitrypsinmangel.

Leber|zysten (Kyst-*) **f pl:** (engl.) hepatic cysts; solitäre od. multiple (evtl. gekammerte) intrahepatische Zysten; **Formen: 1.** parasitäre L.: s. Echinokokkuszyste; **2.** nichtparasitäre L.: kongenitale (Gallengangzysten, parenchymatöse Zysten, Zystenleber meist in Komb. mit multiplen Zysten in Nieren u. Pankreas) od. erworbene Erkr. (Zystadenom, Zystadenokarzinom, durch Cholestase bedingte Gallengangzysten); **Klin.:** kleine L. oft symptomlos (sonographischer Zufallsbefund), bei größeren L. evtl. Druckgefühl, Ikterus u. Fieber; **Ther.:** (chir.) ggf. Enukleation od. Drainage nach Fensterung.

Lecithin (gr. λέκιθος Dotter) **n:** O-Phosphatidylcholin; mit Cholin* verestertes Phosphatid; Biosynthese aus CDP-Cholin u. Diacylglycerol unter Abspaltung von CMP; Abbau durch LCAT* u. Ausscheidung mit den Gallensäuren*; **Vork.:** als Membranlipid, Hauptbestandteil von Surfactant*; pharmaz.-techn. Verw. als Emulgator; vgl. Gallensteine.

Lecithinase (Lecithin*) **f:** s. Phospholipasen (Abb.).

Lecithin|bestimmung im Frucht|wasser (↑)**:** (engl.) amniotic lecithin determination; Meth. der pränatalen Lungenreifediagnostik*.

Lecithin-Chole|sterol-Acyl|trans|ferase (↑) **f:** Abk. LCAT*.

Lecithin/Sphingo|myelin-Quotient (↑; gr. σφίγγειν schnüren; Myel-*) **m:** L/S*-Quotient.

Lecomte-Pro|nator **m:** Musculus* articularis cubiti.

LED: Abk. für **L**upus **e**rythematodes **d**isseminatus; s. Lupus erythematodes, systemischer.

Ledderhose-Syn|drom I (Georg L., Chir., München, Straßburg, 1855–1925) **n:** syn. Fibromatosis plantae; Knotenbildung an der Fußsohle, ähnl. der bei Dupuytren*-Krankheit in der Hohlhand; sehr selten nach distal fortschreitende Strangbildung mit Zehenbeugekontraktur. D. Buc.

Ledderhose-Syn|drom II (↑) **n:** spindelförmige, etwa bohnengroße Geschwulst am proximalen Ende des Metatarsale I, die so starke Schmerzen in der Fußsohlenmitte bereitet, dass Auftreten fast unmöglich ist; **Urs.:** traumat. Zerreißung der Plantarfaszie bei Unterschenkel- od. Fußfraktur.

Leder|haut: s. Dermis.

Leder|knarren: (engl.) pleural crackles; syn. Strepitus coriarius; bereits von Hippokrates beschriebener Auskultationsbefund bei Pleuritis sicca, ausgelöst durch das Reiben der entzündeten Pleurablätter aneinander.

Leder|zecken: Argasidae; s. Zecken.

Leede-Zeichen (Carl. S. L., Arzt, Seattle, geb. 1882)**:** s. Rumpel-Leede-Test.

Lee-Hand|griff (Joseph Bolivar de L., Gyn., Chicago, 1869–1942)**:** (engl.) Lee's maneuver; (gebh.) äußerer Handgriff (Druck von zwei Fingern seitl. einer großen Schamlippe am Innenrand des absteigenden Schambeinastes in die Tiefe) zur Feststellung des auf dem Beckenboden angekommenen Kindskopfs.

Leer|aufnahme: (engl.) plain film; (röntg.) Nativaufnahme ohne Kontrastmittel, z. B. Abdomenübersichtsaufnahme* vor Cholangio- od. Urographie.

Leer|lauf|handlung: (psychol.) Handlung, die nach Ausbleiben des auslösenden Reizes weiterhin auftritt; vgl. Übersprungshandlung, Auslösemechanismus, angeborener.

Lee-Test **m:** s. Audiometrie.

Leflunomid (INN) **n:** Hemmstoff der Dihydroorotat-Dehydrogenase (Schlüsselenzym der De-novo-Pyrimidinsynthese); **Verw.:** als Basistherapeutikum bei rheumatoider Arthritis*; **UAW:** Durchfall, Übelkeit, Hautreaktionen, Alopezie, Leberfunktionsstörung, reversible Agranulozytose. T. Dör.

LeFort-Ober|kiefer|fraktur|linien (René L., Chir., Lille, 1869–1951; Fraktur*)**:** (engl.) LeFort fractures; drei typ. Frakturlinien des Oberkiefers (s. Abb.); Typ I entspricht der Guérin*-Fraktur. Vgl. Kieferfrakturen.

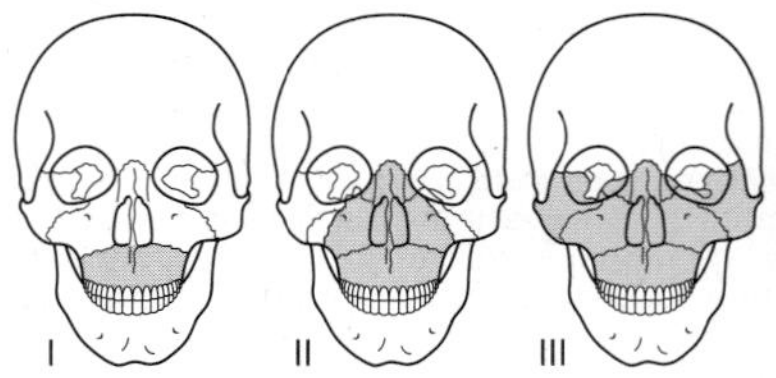

LeFort-Oberkieferfrakturlinien:
LeFort I: tiefe maxilläre Querfraktur;
LeFort II: Pyramidenfraktur der Maxilla;
LeFort III: Abriss des Gesichtsschädels von der Schädelbasis [454]

Legal-Probe (Emmo L., Arzt, Breslau, 1859–1922)**:** (engl.) Legal's test; Methode zum Nachw. von Ketonkörpern* im Harn durch Bildung von purpurviolettem Isonitrosoaceton mit Nitroprussidnatrium nach Ansäuerung mit konzentrierter Essigsäure.

Leg|asthenie (lat. legere lesen; Asthenie*) f: (engl.) legasthenia; Lese-Rechtschreib-Störung; Störung von Lesen u. Rechtschreibung bei normaler Gesamtintelligenz (Teilleistungsschwäche) inf. eingeschränkter Fähigkeit, Wörter aus Buchstaben zusammenzusetzen od. in Buchstaben zu zerlegen; **Vork.:** v. a. bei Jungen (bei ca. 6 %) mit Manifestation meist im 2. Schuljahr; **Ätiol.:** wahrscheinl. multifaktoriell; mögliche Einflussfaktoren sind Vererbung, minimale zerebrale Dysfunktion* u. generelle Entwicklungsverzögerung. **Sympt.:** Verwechslung von graphischen Symbolen der Schriftsprache, fehlerhafte Orthographie, Störung des Leseverständnisses, evtl. Sprach- od. Sprechstörungen. Der Umgang mit Zahlen (vgl. Arithmasthenie) ist i. d. R. nicht betroffen. Als Folge der L. können psychosoziale Störungen auftreten. **Ther.:** heilpädagogische u. logopädische Übungsbehandlung mit Stärkung des Selbstwertgefühls. Vgl. Alexie, Sprachentwicklung, verzögerte.

lege artis (lat. lex, legis Gesetz; ars, artis Kunst): Abk. l. a.; nach den Regeln der Kunst.

Legierung: (engl.) alloy; verschmolzene Mischung aus mehreren Metallen, um günstige mechan. u. chem. Festigkeit u. sachgerechte Verarbeitbarkeit zu erzielen; s. Dentallegierung.

Legionärs|krankheit: (engl.) legionnaires' disease; syn. Legionellose, Veteranenkrankheit; 1976 erstmals beschrieben, als es nach einem Treffen amerikan. Kriegsveteranen in einem Hotel in Philadelphia zu einer Epidemie mit 180 Erkr. u. 29 Todesfällen kam; **Err.:** Legionella* pneumophila (versch. Serotypen), weltweit verbreitet, auch in der Bundesrepublik Deutschland häufiger Erreger respirator. Infekte; **Klin.:** Inkubationszeit 2–10 Tage, nach unspezif. Prodromi (Kopf- u. Muskelschmerzen, allg. Krankheitsgefühl) hohes Fieber, Husten, Thoraxschmerzen, Diarrhö, Verwirrtheit; u. U. schwerer Verlauf mit respirator. Insuffizienz u. Nierenversagen, Letalität 15–20 %; **Diagn.:** (röntg.) zunächst unilobäre, fleckige Infiltrate, später Übergreifen auf andere Lungenlappen, häufig Pleurabeteiligung, Erregernachweis schwierig (Immunfluoreszenz, Antigennachweis aus dem Urin, Gram-Färbung); **Ther.:** Erythromycin, evtl. zusätzlich Rifampicin od. Tetracyclin. Vgl. Pontiac-Fieber.

Legionella pneumo|phila f: gramnegatives, bewegl., aerobes, kurzes, z. T. pleomorphes Stäbchenbakterium der Fam. Legionellaceae (vgl. Bakterienklassifikation); Katalase-positiv; Anzucht auf Spezialmedien; 12 Serovarianten; **Epidemiol.:** ubiquitäres Vork. in Oberflächenwasser u. feuchtem Boden, in Amöben u. fakultativ intrazellulär in Phagozyten lebend; humanpathogen; Übertragung durch Inhalation erregerhaltiger Tröpfchen, Mensch-zu-Mensch-Infektion nicht bekannt; isoliert aus Lunge, Sputum u. Blut; opportunistischer Err. der Legionärskrankheit* u. des Pontiac*-Fiebers; **Nachw.:** im Direktpräparat aus Material des tiefen Respirationstrakts mit Fluorescein-markierten Antikörpern; Gensonde für spezif. Nukleinsäurenachweis, serol. Antikörpernachweis mit indirekter Immunfluoreszenz.

Leguminosen (lat. legumen Hülsenfrucht; -osis*) f pl: s. Hülsenfrüchte.

Lehndorff-Leiner-Erythem (Erythem*) n: syn. Erythema* anulare rheumaticum.

Lehr|ana|lyse (Analyse*) f: s. Psychoanalyse.

Leib: (engl.) body, trunc, abdomen; der menschl. Körper, Stamm, insbes. der Bauch.

Leibes|frucht: Embryo*, Fetus*.

Leibes|höhle: (engl.) coelom; (embryol.) Coeloma, Zölom*.

Leiche: (engl.) corpse; Körper eines Verstorbenen, gekennzeichnet durch die Leichenerscheinungen*; grundsätzl. kann an einer L. kein Eigentum begründet werden; den nächsten Angehörigen stehen die sich aus dem Recht zur Totenfürsorge ergebenden Befugnisse zu. Nach § 168 StGB ist strafbar, wer unbefugt aus dem Gewahrsam des Berechtigten (Angehörige, Krankenhausverwaltung) den Körper od. Teile des Körpers eines verstorbenen Menschen, eine tote Leibesfrucht, Teile einer solchen od. die Asche eines verstorbenen Menschen wegnimmt. Jede L. muss bestattet werden (Erd-, Feuer- od. Seebestattung). Vgl. Sektion, Explantation. V. Sch.

Leichen|erscheinungen: (engl.) signs of death; charakterist. Merkmale, v. a. äußerl. Veränderung an einer Leiche inf. Autolyse u. Fäulnis; wichtig zur Bestimmung des Todeszeitpunkts*; **Einteilung: 1.** frühe L.: Totenflecke u. Totenstarre; **2.** späte L.: Fäulnis u. Verwesung, ggf. Adipocire u. Mumifikation. Vgl. Todeszeichen.

Leichen|finger: s. Digitus mortuus, Raynaud-Syndrom.

Leichen|flecke: s. Totenflecke.

Leichen|gerinnsel: (engl.) postmortem thrombus; syn. Cruor phlogisticus, Speckhautgerinnsel; Blutgerinnsel, das in den Blutgefäßen nach dem Tod entsteht, nicht zu verwechseln mit Thromben. Das L. liegt meist locker im Gefäß, ist feucht-glatt, gummiartig dehnbar u. von gallertartiger Konsistenz.

Leichen|gifte: s. Ptomaine.

Leichen|öffnung: s. Sektion.

Leichen|pass: (engl.) burial-transit permit; nach mehreren internationalen Vereinbarungen (insbes. dem Berliner Abkommen vom 10.2.1937, RGBl. II 1938, S. 199) zur zwischenstaatl. Leichenbeförderung erforderliches Dokument mit Angaben zu Identität u. Alter des Verstorbenen sowie zu Ort, Tag u. Ursache seines Todes.

Leichen|schau: (engl.) 1. inspection of the corpse, 2. autopsy; **1. äußere L.:** vollständige äußerl. ärztl. Untersuchung der entkleideten Leiche bei guter Beleuchtung zur Feststellung des Todes, des Todeszeitpunkts, der Todesursache u. der Todesart. Diese **allgemeine L.** für **jeden** Todesfall ist auf Länderebene in den Bestattungsgesetzen z. T. sehr unterschiedl. geregelt. Anhaltspunkte für eine nichtnatürl. Todesursache od. ungeklärte bzw. ungewisse Todesart erfordern die polizeiliche Anzeige. **2. Krematoriumsleichenschau** ist zweite L., die vor Einäscherung durch einen Amtsarzt od. Rechtsmediziner erfolgen muss; **3. innere L.:** Sektion*. Vgl. Todeszeichen, Todesbescheinigung.

Leichen|schau|schein: s. Todesbescheinigung.

Leichen|starre: s. Totenstarre.

Leichen|tuberkel (Tuberkel*) n: (engl.) tuberculous wart; s. Tuberculosis cutis.

Leichen|wachs: Adipocire*.

Leichte-Ketten-Krankheit: s. Bence-Jones-Plasmozytom.

Leiden-Mutation (Mutation*) f: in Leiden (Niederlande) erstmals identifizierte Faktor-V-Mutation; s. APC-Resistenz.

Leidens|druck: (engl.) degree of suffering; Bez. für das subjektive Erleben einer Störung od. Erkr. als Leiden; hoher L. motiviert den Pat. zum Hilfeersuchen u. zur Mitarbeit in Diagnostik u. Therapie; vgl. Krankheitsverhalten.

Leifson-Agar (Einar L., Bakteriol., Chicago) m: Elektivnährboden zur Diagnostik von Typhus-, Paratyphus- u. Enteritiserregern.

Leigh-Syn|drom (Archibald D. L., Neuropathol., London, geb. 1915) n: (engl.) Leigh syndrome; syn. subakute nekrotisierende Enzephalomyelopathie; autosomal-rezessiv (z. B. Genlokus 11q13, 9q34 od. 19p13), X-chromosomal-rezessiv (Genlokus Xp22.2-p22.1) od. mitochondrial erbl. Erkr., der ein Defekt von Enzymen des Energiemetabolismus (z. B. E1-alpha-Untereinheit der Pyruvatdehydrogenase bei X-chromosomaler Vererbung) zugrunde liegt; **Pathol./Anat.:** multifokale, bilateral-symmetrische Nekrosen in Gehirn u. Rückenmark mit Wucherung von Glia u. Kapillaren, v. a. im Bereich von Hirnstamm, N. opticus, Tractus opticus u. Chiasma; **Klin.:** Erkrankungsbeginn in den ersten Lj.; häufig Augensymptome (Nystagmus, Augenmuskellähmung, Optikusatrophie), Atemstörungen, Muskelhypotonie u. Paresen, Probleme bei der Nahrungsaufnahme (Anorexie, Erbrechen, Dystrophie); Störungen der Glukoneogenese; **Diagn.:** erhöhte Laktat- u. Pyruvatkonzentration in Blut, Liquor u. Urin; evtl. Nachweis des Enzymdefekts; hypodense Zonen in den Basalganglien bei der Kernspin- u. Computertomographie; **Progn.:** infaust; Tod inf. Atemmuskellähmung meist nach einem Jahr. Vgl. Enzephalomyopathien, mitochondriale.

L

Leih|mutter: (engl.) surrogate mother; syn. Ersatzmutter*.

Leim: s. Glutin.

Leim|ohr: s. Seromukotympanon.

Leiner-Krankheit (Carl L., Päd., Wien, 1871–1930): s. Erythrodermia desquamativa Leiner.

Leinsamen: (engl.) flaxseed; Lini semen; Samen von Linum usitatissimum u. versch. Cultivars; enthält fettes Öl, Proteine, Schleim- u. Ballaststoffe sowie cyanogene Glykoside (Linustatin, Linamarin); schleimhautabdeckende u. laxierende Wirkung; **Verw.:** bei Gastritis u. Enteritis sowie habitueller Obstipation; äußerlich als Kataplasma bei lokalen Entzündungen.

Leio-: Wortteil mit der Bedeutung glatt, sanft; von gr. λεῖος.

Leio|derma (↑; Derm-*) n: Glanzhaut*.

Leio|myom (↑; My-*; -om*) n: (engl.) leiomyoma; benigner Tumor aus glatten Muskelfasern; vgl. Myom.

Leio|myo|sarkom (↑; ↑; Sark-*; -om*) n: (engl.) leiomyosarcoma; maligner Tumor aus glatten Muskelfasern; vgl. Myom.

Leishmania (Sir William B. Leishman, brit. Pathol., Tropenarzt, 1865–1926) f: Gattung runder bis ovaler, 2–6 μm großer Flagellaten der Fam. Trypanosomatidae*, deren Kinetoplast* sich neben dem Kern befindet; intrazellulär in Zellen des retikuloendothelialen Systems (Makrophagen, Monozyten, Langerhans-Zellen) des Menschen als amastigote (geißellose) Form, im Überträger (Sandmücken, Phlebotomus) als promastigote Form (s. Abb.); mehr als zehn humanpathogene Arten und Unterarten, die morphol. nicht unterscheidbar sind; Differenzierung beruht auf Isoenzymmuster u. DNA-Analyse. Vgl. Leishmaniasen.

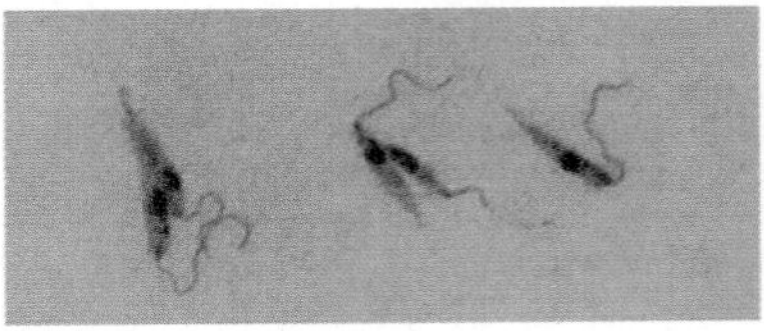

Leishmania:
promastigote Kulturformen [455]

Leishmania brasiliensis (↑) f: Err. der mukokutanen Leishmaniase; **Vork.:** versch. Unterarten in spez. Gebieten Zentral- u. Südamerikas; Erregerreservoir stellen Waldnager, Faultier u. Opossum dar; vgl. Leishmaniasen.

Leishmania donovani (↑; Charles Donovan, Tropenarzt, Madras, 1863–1951) f: Gruppe von Err. der viszeralen Leishmaniase; **Vork.:** entsprechend der Unterart in Asien od. Afrika; Erregerreservoir stellen Hund, Fuchs, Nagetiere u. Mensch dar; vgl. Leishmaniasen.

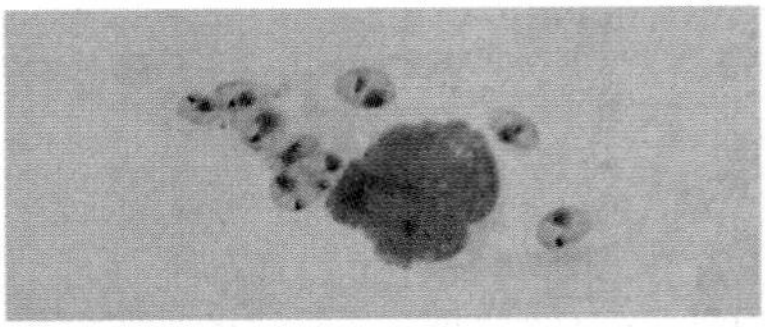

Leishmania donovani:
amastigote Formen in einer Retikulumzelle [455]

Leishmania major (↑) f: Err. der kutanen Leishmaniase; **Vork.:** Nordafrika, Mittlerer Osten, Westasien, Erregerreservoir sind Nagetiere; vgl. Leishmaniasen.

Leishmania mexicana (↑) f: Err. der kutanen Leishmaniase Südamerikas u. der Leishmaniasis* tegumentaria diffusa; **Vork.:** versch. Unterarten in spez. Gebieten Zentral- u. Südamerikas; Erregerreservoir sind Nagetiere; vgl. Leishmaniasen.

Leishmaniasen (↑; -iasis*) f pl: (engl.) leishmaniases; auch Leishmaniosen; durch Leishmanien (intrazellulär parasitierende Protozoen der Klasse Mastigophora) verursachte u. durch Phlebotomen (Sandmücken) übertragene Infektionskrankheiten. Klin. unterscheidet man kutane, mukokutane u. viszerale L. sowie die Leishmaniasis* tegumentaria diffusa. L. können große dd Schwierigkeiten bereiten. **Formen: 1. kutane Leishmaniase** (syn. Hautleishmaniose, Leishmaniasis cutis, Orientbeule): durch Leishmania tropica, Leishmania major, seltener auch Leishmania donovani verursachte, morphol. sehr variable, granulomatöse u. ulzeröse Hautläsionen; Verbreitung: in Regionen Südeuropas, des Vorderen Orients u. Asiens; Klin.: frühestens 2–3 Wo. nach Stich der infizierten Sandmücke bildet sich eine Papel, die sich in Mon. zu einem über 0,5 cm großen Knötchen entwickelt; anschl. Ulzeration u. Spontanheilung unter typ. Narbenbildung in 9–15 Mon. (städtische Form, Leishmaniasis tropica); bei der ländlichen Form

(Leishmaniasis major) kommt es schon nach 1–2 Wo. zur Ulzeration, häufiger multipel, Spontanheilung nach 6 Mon.; meist sind Kopf, Hals od. Arme befallen. Progn. gut; Ther. meist nicht erforderlich (Spontanheilung). In ca. 10 % der Fälle tritt ein lupusartiges Krankheitsbild (Leishmaniasis recidivans, lupoide Leishmaniase) mit chron. Verlauf u. inkompletter Heilung

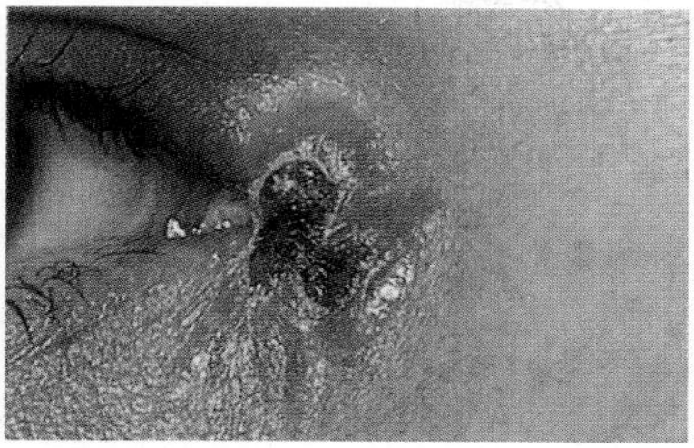

Leishmaniasen:
kutane Leishmaniase (Orientbeule) durch Leishmania tropica [194]

auf. **2. Mukokutane Leishmaniase Südamerikas** (syn. südamerikan. Haut- u. Schleimhautleishmaniase, Espundia): durch Leishmania brasiliensis verursachte papulo-ulzeröse Läsion im Gesicht; Verbreitung: Südamerika; Primärläsion ähnl. wie bei kutaner Leishmaniase, anschl. Geschwürbildung mit Zerstörung der Haut, Muskulatur u. des Knorpels im Mund-Nasen-

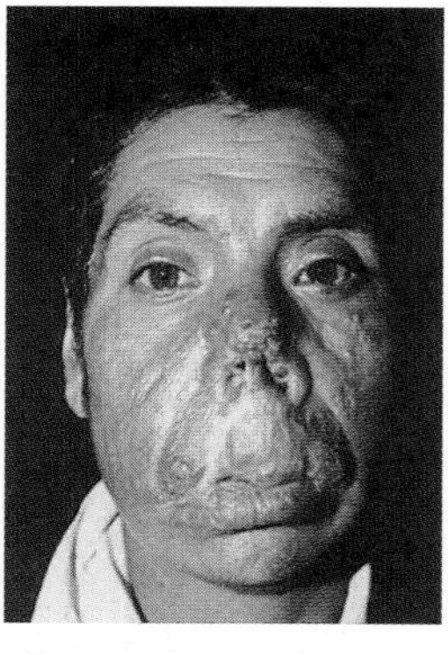

Leishmaniasen:
mukokutane Leishmaniase durch Infektion mit Leishmania brasiliensis [285]

Rachen-Raum; geringe Heilungstendenz; **3. kutane Leishmaniase Südamerikas** (syn. Chiclero-Ulkus): durch Leishmania mexicana verursachte kutane Leishmaniase, ähnl. wie 2., aber meist auf die Ohrmuschel beschränkt; tritt v. a. bei Waldarbeitern u. Kautschuksammlern im feuchten Regenwald auf. Die Unterformen Uta u. Pian bois (Err. aus dem Leishmania-brasiliensis-Komplex) sind meist gutartige, kutane Erkrankungen. Zur Diagn. von 1.–3.: Leishmaniennachweis im Punktions- u. Biopsiematerial, auch Kultur in Spezialmedien; Serol. v. a. bei kleinen Läsionen nicht zuverlässig (KBR, IFT, ELISA-Test); Ther. von 2. u. 3.: fünfwertige Antimonverbindungen (Pentostam, Glucantime), Amphotericin B; **4. viszerale Leishmaniase** (syn. Kala-Azar): durch Leishmania donovani verursachte, meist subakut bis chron. verlaufende Allgemeininfektion; Verbreitung: Asien (v. a. Indien), Afrika, Mittelmeerraum, Südamerika. Die Epidemiol. der Krankheit unterscheidet sich in den einzelnen Teilen der Welt (Tierreservoir, endemisches od. epidemisches Auftreten, Prädilektionsalter). Akute Verläufe können vorkommen. Nach dem Stich der Phlebotomen gelangen die Leishmanien in das retikuloendotheliale System, wo sie sich in Makrophagen, Monozyten u. Langerhans-Zellen vermehren; Leber, Milz, Knochenmark, Lymphknoten sind bes. befallen. Inkubationszeit: 10 Tage bis zu 10 Mon., gelegentl. über 2 Jahre; Klin.: schleichender Beginn mit Fieber, das remittierend wochenlang anhält, Hepatosplenomegalie, schwere hypochrome Anämie, Leukopenie, Thrombopenie, schmutzig-graue Hautpigmentierung, Schleimhautblutungen, Cancrum oris, Amyloidose, Kachexie; verläuft unbehandelt fast immer in 6 Mon. bis zu 2 Jahren tödlich; bei rechtzeitiger Ther. gute Prognose. Nach dem Überstehen der Krkh. kann sich ein kleinknotiges od. verruköses Hautleishmanoid (sog. Post*-Kala-Azar-Hautleishmanoid) bilden. Diagn.: Leishmaniennachweis in Milz-, Leber-, Knochenmark-, Lymphknotenpunktat, durch Polymerase-Kettenreaktion, Serol. od. im Tierversuch; Ther.: fünfwertige Antimonpräparate (Na-Stibogluconat, Meglumin), Pentamidin, Amphotericin B, Allopurinol (in dieser Reihenfolge, je nach Ansprechen).

Leishmaniasis tegumentaria dif|fusa (↑; ↑) f: syn. Leishmaniasis cutis diffusa; in Venezuela u. Äthiopien vorkommende Form der kutanen Leishmaniase (wahrscheinlich bei herabgesetzter Resistenz des Menschen), bei der es zu Knotenbildung ähnlich wie bei lepromatöser Lepra kommen kann; vgl. Leishmaniasen.

Leishmania tropica (↑) f: Erreger der kutanen Leishmaniase; **Vork.:** Mittelmeerraum, Südwestasien, Erregerreservoir ist der Mensch, vermutl. auch Hund u. Dachs; vgl. Leishmaniasen.

Leishmanin-Test (↑) m: syn. Montenegrotest; nur noch selten angewendeter Intrakutantest mit Leishmania-Antigen zur Bestimmung der zellvermittelten Immunität gegen Leishmania-Species, v. a. i. R. der Überwachung des Durchseuchungsgrades exponierter Bevölkerungen; zur Diagn. von Leishmaniasen* nur bedingt u. außerh. von Endemiegebieten geeignet.

Leisten|band: s. Ligamentum inguinale.

Leisten|beuge: (engl.) groin; Inguinalgegend; Gegend der Falte zw. Bauch u. Oberschenkel.

Leisten|bruch: (engl.) inguinal hernia; Hernia inguinalis; s. Hernie.

Leisten|drüsen|entzündung: s. Bubo.

Leisten|hoden: (engl.) inguinal testis; s. Maldescensus testis.

Leisten|kanal: (engl.) inguinal canal; Canalis inguinalis; 4–5 cm langer Kanal, der die Bauchwand der Leistengegend von der Bauchhöhle zur Schamgegend von lateral oben innen nach medial vorn außen durchsetzt (s. ums. Abb.); enthält beim Mann den Samenstrang, bei der Frau das runde Mutterband u. den Imlach*-Fettpfropf. Vgl. Hernie.

L

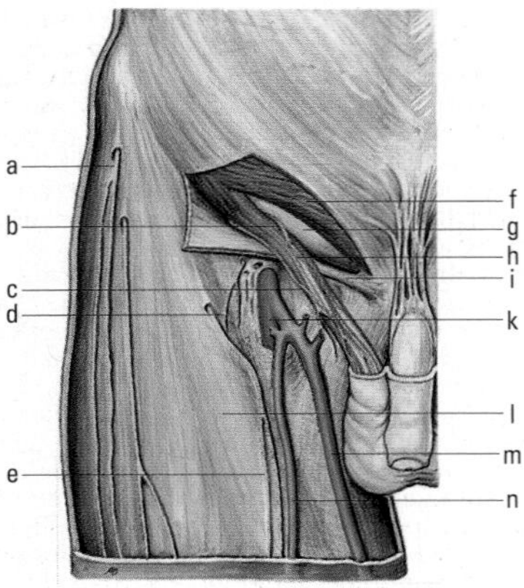

Leistenkanal:
a: N. cutaneus femoris lateralis; b: R. genitalis des N. genitofemoralis; c: N. ilioinguinalis; d: R. femoralis des N. genitofemoralis; e: R. cutaneus anterior des N. femoralis; f: M. obliquus internus abdominis; g: Fascia transversalis; h: Funiculus spermaticus et M. cremaster; i: Ligamentum inguinale; k: V. femoralis; l: M. sartorius; m: V. saphena magna; n: V. saphena accessoria [532]

L

Leisten|lappen: (engl.) groin flap; kutaner u. lipokutaner Gewebelappen aus der Leistenregion mit anat. definierter Gefäßversorgung über die A. circumflexa ilium superficialis u. ihre mitlaufenden Venen; Verw. zur Lappenplastik* in der plast. Gesichtschirurgie.

Leisten|ring: (engl.) inguinal ring; (anat.) Anulus inguinalis; **1. äußerer L.:** Sehnenlücke im M. obliquus ext. abdominalis als äußere Öffnung des Leistenkanals; **2. innerer L.** als innere Pforte des Leistenkanals an der Übergangsstelle der Fascia transversalis in die Fascia spermatica int.; vgl. Canalis inguinalis.

Leistung: (engl.) power, output; Formelzeichen P; **1.** elektrische L.: Produkt aus elektr. Spannung (U) u. Stromstärke (I); P = U × I; SI-Einheit Watt (W); **2.** mechanische L.: Produkt aus Kraft (F) u. Geschwindigkeit (v); P = F × v; bzw. Quotient aus Arbeit (W) u. Zeit (t); P = W/t. Die frühere Leistungseinheit Pferdestärke (1 PS = 735,5 W) ist nicht mehr zugelassen. G. Spr.

$$1\,\text{W} = 1\,\text{V}\cdot\text{A} = 1\,\frac{\text{Nm}}{\text{s}} = 1\,\frac{\text{J}}{\text{s}}$$

Leistungs|fähigkeit, an|aerobe: (engl.) anaerobic performance capacity; Bez. für die muskuläre Beanspruchung unter anaeroben Bedingungen; **Formen: 1.** alaktazide a. L.: höchste Leistung über einen Zeitraum von 2–4 s; Energiebereitstellung fast ausschl. durch ATP-Abbau; **2.** laktazide a. L.: höchste a. L., die z. B. beim Laufen zwischen 40 u. 60 s erreicht wird; Energiebelieferung belastungsbezogen durch anaerobe Glykolyse. W. Hol.

Leistungs|herz: (engl.) performance heart; Bez. für das trainierte Herz eines Breitensportlers mit verminderter Herzfrequenz in Ruhe u. auf submaximalen Belastungsstufen, vergrößertem Schlagvolumen, verlängerter Diastolendauer, verringerter Katecholaminfreisetzung u. verbesserter Kapillarisierung des Herzmuskels; im Ggs. zum Sportherz* keine nennenswerte Herzvergrößerung.

Leit|geschwindigkeit: (engl.) conduction velocity; Nervenleitungsgeschwindigkeit; s. Elektroneurographie.

Leit|linien: (engl.) guidelines; Empfehlungen der wissenschaftlichen medizinischen Fachgesellschaften für ärztl. Handeln in charakterist. Situationen bei Diagn. u. Ther., die weder haftungsbegründende noch -befreiende Wirkung haben; Qualitätskriterien bei der Erstellung sind z. B. Validität, Reliabilität, Reproduzierbarkeit, klin. Anwendbarkeit u. Flexibilität. Vgl. Medizin, evidenzbasierte.

Leit|stelle: (engl.) presenting part; tiefster Punkt des vorangehenden Kindsteils in der Führungslinie des Beckens unter der Geburt; bei regelrechter vorderer Hinterhauptlage die kleine Fontanelle.

Leitungs|an|ästhesie (Anästhesie*) **f:** (engl.) anesthetic block; Nerven- od. Leitungsblockade durch perineurale Injektion eines Lokalanästhetikums; nach Applikationsort bzw. Nervenart werden unterschieden: **1.** periphere Nervenblockaden: **a)** L. i. e. S., vorgenommen am peripheren Einzelnerv (z. B. Pudendusanästhesie*); **b)** vegetative Nervenblockade (i. d. R. als Sympathikusblockade*); **c)** Plexusanästhesie*; **d)** Paravertebralanästhesie*; **2.** zentrale Nervenblockaden (auch rückenmarknahe Anästhesie): **a)** Periduralanästhesie*; **b)** Spinalanästhesie*; **Anw.:** v. a. bei kleineren (peripheren) Eingriffen, erwünschter Patientenmitarbeit (z. B. in der Gebh.), ambulanten Pat. od. Risikopatienten zur Vermeidung einer Narkose.

Leitungs|a|phasie (A-*; gr. φάσις Sprechen) **f:** (engl.) conduction aphasia; s. Aphasie.

Leitungs|bahnen: (engl.) pathways; syn. Nervenbahnen, Tractus; Lage u. Verlauf der durch Synapsen hintereinandergeschalteten Neuronen, d. h. der Ganglienzellen mit den von ihnen ausgehenden Nervenfasern; Lage im Rückenmark*: s. Abb.

1. Motorische L. (absteigende, efferente L.): die Hauptnervenbahn, die **Pyramidenbahn** (Tractus corticospinalis), die wichtigste Bahn für die willkürl. Bewegung, besteht aus zwei Neuronen: **a) zentrales Neuron:** verläuft vom Gyrus precentralis u. anderen Gebieten der Großhirnrinde durch Corona radiata, Capsula interna, Pedunculus cerebri, Pons u. Medulla oblongata. Ein großer Teil der Neuriten kreuzt in der Pyramidenkreuzung (Decussatio pyramidum) u. bildet die Pyramidenseitenstrangbahn, während ein kleiner Teil im Vorderstrang der gleichen Seite verläuft u. erst im Endsegment zum Vorderhorn der anderen Seite kreuzt; bei Unterbrechung des zentralen Neurons straffe od. spastische Muskellähmung. Daneben bestehen noch andere motor. Bahnen: **extrapyramidale** (subkortikale) **Bahnen**; dienen unwillkürl. Bewegungen, Dämpfung od. Förderung willkürl. Bewegungen, Einleitung grober willkürl. Bewegungskomplexe, Verteilung des Muskeltonus; verlaufen von Großhirn u. der Medulla oblongata zur Vorderhornzelle des Rückenmarks; vgl. Tractus; **b) peripheres Neuron:** gemeinsame Endstrecke des motor. Apparats, entspringt in

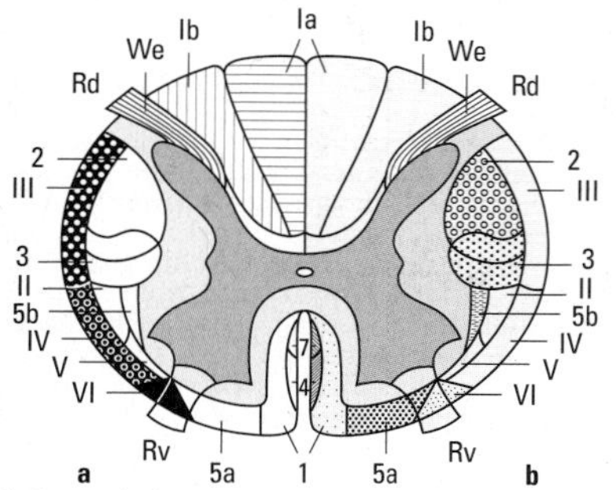

Leitungsbahnen:
Querschnitt des Rückenmarks;
a: aufsteigende Bahnen; b: absteigende Bahnen; graue Substanz dicht punktiert; Grundbündel fein punktiert;
Ia: Fasciculus gracilis (Goll); Ib: Fasciculus cuneatus (Burdach); II: Tr. spinothalamicus lateralis; III: Tr. spinocerebellaris posterior; IV: Tr. spinocerebellaris anterior; V: Tr. spinotectalis; VI: Tr. spinoolivaris
1: Tr. corticospinalis anterior; 2: Tr. corticospinalis lateralis; 3: Tr. rubrospinalis; 4: Tr. tectospinalis; 5: Tr. vestibulospinalis anterior; 6: Fibrae olivospinales; 7: Fasciculus longitudinalis medialis
Rd: Radix dorsalis; Rv: Radix ventralis;
We: Wurzeleintrittszone [532]

den Vorderhornzellen, zieht zum Muskel u. besitzt dort als Endorgan die motorische Endplatte; bei Unterbrechung resultiert eine schlaffe Muskellähmung.

2. Sensible L. (aufsteigende, afferente L.): Bahnen sämtl. Empfindungsqualitäten (Berührungs-, Druck-, Schmerz-, Temperaturempfindung, Tiefensensibilität, Lokalisationsempfindung), liegen im Bereich der hinteren Wurzeln des Rückenmarks, bestehen aus drei Neuronen; peripheres **1. Neuron:** Nerv, der von den versch. sensiblen Endapparaten in Haut, Schleimhäuten, Faszien, Bändern, Sehnen, Muskeln usw. zum Spinalganglion zieht u. am 2. Neuron endet; **2. Neuron:** liegt entw. im Hinterhorn (dann findet eine Kreuzung noch im Rückenmark statt) od. in der Medulla oblongata (Kerne des Goll- u. Burdach*-Strangs; Kreuzung dann im Lemniscus medialis); zieht zum Thalamus bzw. Kleinhirn; **3. Neuron:** überträgt die Erregung vom Thalamus auf best. Gebiete der Großhirnrinde. Vgl. Rückenmark, Goll-Strang.

Leitungs|bahnen, ak|zessorische: s. Erregungsleitungssystem.

Leitungs|störung, atrio|ventrikuläre: s. AV-Block.

Leitungs|störung, aurikuläre: (engl.) auricular conduction disturbance; (kardiol.) Verzögerung der Erregungsausbreitung durch Veränderungen im Bereich des linken Vorhofs; im EKG P-Welle auf 0,11 s verbreitert u. gesplittert (P-mitrale bei gleichzeitigem Rechtstyp); Vork. bei Mitralvitium, Endomyokarditis, Perikarditis od. Vorhofinfarkt. Vgl. Erregungsleitungsstörungen.

Leitungs|störungen: 1. (kardiol.) s. Erregungsleitungsstörungen; **2.** (neurol.) s. Elektroneurographie.

Leitungs|störung, intra|ventrikuläre: (engl.) intraventricular conduction disturbance; s. Schenkelblock, Verzweigungsblock, Fokalblock.

Leit|venen (Vena*) f pl: (engl.) guide veins; Bez. für die großen Sammelvenen, die an Ober- u. Unterschenkel subfaszial in der Muskelloge verlaufen u. ca. 90 % des venösen Bluts herzwärts transportieren; epifasziale Venen sind die V. saphena magna u. die V. saphena parva mit ihren Ästen.

Leit|wert, elektrischer: (engl.) conductance; auch Konduktanz; Formelzeichen G; Kehrwert des elektr. Widerstandes R (G = 1/R); abgeleitete Einheit: Siemens* (S). G. Spr.

Lejeune-Syn|drom (Jérôme L., Päd., Paris, geb. 1926) n: syn. Katzenschrei*-Syndrom.

LE-Körperchen: (engl.) LE bodies; s. Lupus erythematodes, systemischer.

Lektine (lat. legere wählen, nehmen) n pl: (engl.) lectins; syn. Phythämagglutinine; aus best. Pflanzen(samen) gewonnene Glykoproteine, die membranständige Kohlenhydratstrukturen auf versch. Zellen (Erythrozyten, Tumorzellen, best. Bakterien u. Hefen) binden u. diese mit z. T. großer Spezifität agglutinieren bzw. präzipitieren; einige L. wirken als Mitogene bzw. fördern Wachstum u. Differenzierung best. Zellen (z. B. T-Lymphozyten); **Verw.** v. a. zur Differenzierung der A-Untergruppen der Blutgruppen A u. AB sowie im Lymphozyten-Transformationstest zum Nachweis der polyklonalen (unspezif.) Ansprechbarkeit von Lymphozyten auf mitogene Reize. Vgl. Concanavalin A, Agglutination.

Lektin|re|zeptoren (↑; Rezeptoren*) m pl: s. T-Antigen.

Lembert-Naht (Antoine L., Chir., Paris, 1802–1851): (engl.) Lembert's suture; Darmnaht; s. Nahtmethoden.

Lemmo|zyten (Zyt-*) m pl: (engl.) lemmocytes; syn. Schwann-Zellen; s. Neuroglia.

Lemniscus (gr. λημνίσκος Band) m: Schleife.

Lemniscus lateralis (↑) m: seitliche Schleifenbahn, in der lateralen Wand der Brücke; die Fasern stammen aus den Endkernen des N. cochlearis u. den Kernen des Trapezkörpers u. enden im unteren Paar der Vierhügel u. im Corpus geniculatum mediale. Vgl. Hörbahn.

Lemniscus medialis (↑) m: nach der Schleifenkreuzung (Decussatio lemnisci med.) in der Medulla oblongata beginnende Fortsetzung der Fasern aus den Hinterstrangkernen, dem Nucleus principalis nervi trigemini (Lemniscus trigeminalis) u. dem Nucleus tractus solitarii; enden im Thalamus.

Lenden: (engl.) loins; (anat.) Regio lumbalis; Abschnitt der seitlichen Bauchwand unterh. der 11. u. 12. Rippe bis zum Darmbeinkamm u. bis zur Grenze der Lendenwirbelsäule (s. ums. Abb.).

Lenden-: s. a. Lumbo-, Lumbal-.

Lenden|bruch: (engl.) lumbar hernia; Hernia lumbalis; s. Hernie.

Lenden|wirbel: (engl.) lumbar vertebrae; Vertebrae lumbales; s. Vertebra.

Lenden|wulst: (engl.) lumbar protuberance; Vorwölbung einer Lendenpartie paravertebral bei Skoliose* mit Scheitelpunkt im Bereich der LWS; vgl. Rippenbuckel.

Lenègre-Krankheit (Jean L., frz. Kardiol., geb. 1904): syn. Lev-Krankheit; sklerotisch-degenerative Veränderungen des Erregungsleitungssystems* ohne nachweisbare Beteiligung von Koronararterien u. Myokard, die zu Rechts-

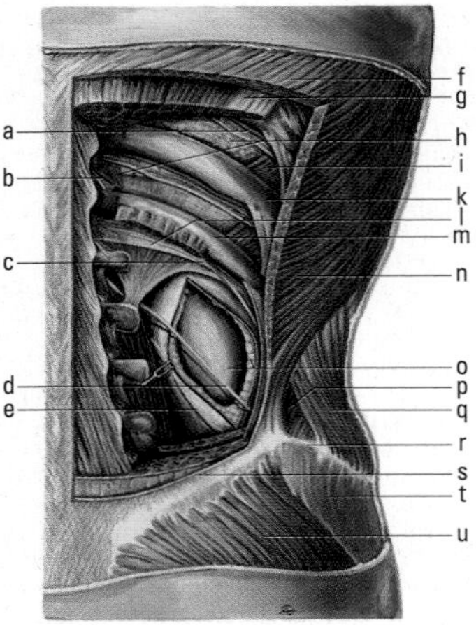

Lenden:
a: N., Vasa intercostalia X; b: Rr. dorsales; c: N. subcostalis; d: N. iliohypogastricus; e: N. ilioinguinalis; f: M. latissimus dorsi; g: M. iliocostalis; h: Lunge u. untere Lungengrenze; i: M. intercostalis internus; k: 11. Rippe; l: Pleura parietalis u. untere Pleuragrenze; m: 12. Rippe; n: M. latissimus dorsi; o: Niere u. Nierenkapsel; p: M. obliquus internus abdominis; q: M. obliquus externus abdominis; r: Crista iliaca; s: Fascia thoracolumbalis; t: M. gluteus medius; u: M. gluteus maximus [532]

schenkelblock* u. später AV*-Block III. Grades führen können.

Lengemann-Draht|naht: (engl.) Lengemann's suture; s. Sehnennaht (Abb.).

lenitivus (lat. lenire, lenitus sanfter machen, mildern)**:** lindernd, leniens.

Lennander-Kulissen|schnitt (Karl G. L., Chir., Uppsala, 1857–1908)**:** s. Kulissenschnitt.

Lennert-Lymphom (Lymph-*; -om*) **n:** (engl.) Lennert's lymphoma; auch epitheloidzellige Lymphogranulomatose, lymphoepitheloides Lymphom; T-Zell-Lymphom mit niedrigem Malignitätsgrad; vgl. T-Zell-Lymphome, kutane.

Lennox-Gastaut-Syn|drom (William G. L., Neurol., Boston, 1884–1960) **n:** Komb. von Sturzanfällen, nächtlichen tonischen Anfällen u. Myoklonien; Erstmanifestation im 2.–7. Lj.; **Urs.:** meist frühkindlicher Hirnschaden* od. genetisch bedingt; **Diagn.:** im EEG 2/s Spike-wave-Variantmuster; therap. schwer beeinflussbar; s. Epilepsie.

Leno|grastim (INN) **n:** rekombinanter humaner Granulozyten-Kolonien stimulierender Faktor (G-CSF; vgl. CSF); **Verw.:** bei Neutropenie, insbes. bei myelosuppressiver od. myeloablativer Chemotherapie zur Mobilisierung von Blutstammzellen; **Kontraind.:** maligne myeloische Erkrankung; **UAW:** Kopfschmerz, Übelkeit, Erbrechen, Thrombopenie.

Lens (lat.) **f:** Linse*; insbes. L. cristallina (Augenlinse).

Lenta|sepsis (lat. lentus zäh, langsam; Sepsis*) **f:** schleichend verlaufende Sepsis*, die häufig von einer Endocarditis lenta (s. Endokarditis) ausgeht, mit subfebrilen Temperaturen verläuft u. zu einer Anämie führen kann. Vgl. Fokus, Fokalinfektion.

Lent|ek|tomie (Lens*; Ektomie*) **f:** s. Phakektomie.

Lenti|conus (↑; gr. κῶνος Kegel) **m:** Formanomalie der Augenlinse; kegelförmige Ausbuchtung der vorderen (L. anterior) od. hinteren Linsenoberfläche (L. posterior); Vork. bes. i. R. eines Alport*-Syndroms; **Sympt.:** Brechungsanomalie u. Sehverschlechterung.

Lenticula (Dim. von lat. lens Linse) **f:** kleine Linse, auch Lenticulus.

lenticularis (↑)**:** linsenförmig.

Lentiginosis centro|facialis (Lentigo*; -osis*) **f:** autosomal-dominant erbl. Krankheitsbild mit bereits im 1. Lj. in der Gesichtsmitte auftretenden Lentigines, die kombiniert sein können mit Epilepsie, geistiger Behinderung, Spina bifida, Kyphoskoliose, Trichterbrust u. a. Veränderungen; vgl. LEOPARD-Syndrom.

Lentiginosis peri|genito|axillaris (↑; ↑) **f:** Lentigines im Bereich der apokrinen Schweißdrüsen (Genitalien u. Axillen); Auftreten meist sporadisch od. i. R. einer Neurofibromatose*; vgl. Lentigo.

Lentiginosis-pro|fusa-Syn|drom (↑; ↑) **n:** syn. LEOPARD*-Syndrom.

Lentigo (lat.) **f:** sog. Linsen- od. Leberfleck; bis 3 mm großer, rundl. od. ovaler brauner Fleck an Haut u. Schleimhaut durch Vermehrung der Melanozyten; vgl. Ephelides.

Lentigo maligna (↑; lat. malignus bösartig) **f:** syn. Melanosis circumscripta praeblastomatosa Dubreuilh; horizontal in der Epidermis wachsender, mehrere Zentimeter großer, rundl. od. polyzykl., ungleichmäßig pigmentierter, langsam größer werdender Fleck; Auftreten im Alter an lichtexponierten Körperstellen, meist im Gesicht; nach vielen Jahren Übergang in ein Lentigo-maligna-Melanom; s. Melanom, malignes.

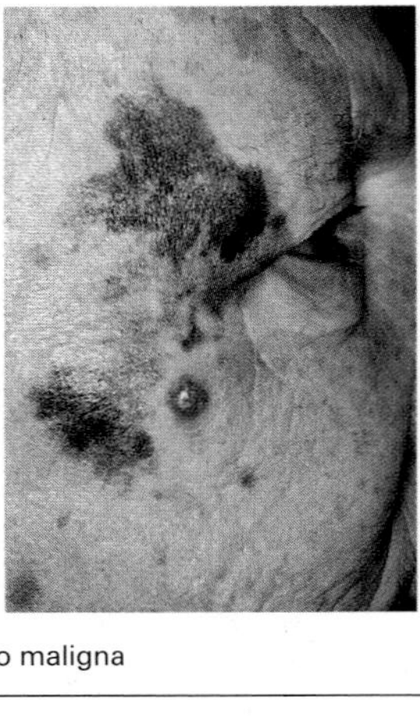

Lentigo maligna [580]

Lentigo-maligna-Melanom (↑; ↑; Melan-*; -om*) **n:** s. Melanom, malignes.

Lentigo senilis (↑; lat. senilis greisenhaft) **f:** syn. Alterspigmentierungen*.

Lenti|virinae (lentus*; Virus*) **f pl:** (engl.) lentiviruses; Viren-Subfamilie der Retroviridae*;

Err. von Virusinfektionen mit einer Inkubationszeit bis zu vielen Jahren u. verlangsamtem Krankheitsverlauf; **Aufbau:** Innenkörper (core) entsteht simultan zum Knospungsprozess (budding) an der Zellmembran (wie bei Typ C der Oncovirinae*); reifes Virus mit zylindrischem Innenkörper; **wichtigste Vertreter:** Maedi/Visna-Virus (verursacht bei Schafen eine degenerative Erkr. des ZNS u. progrediente Pneumonien; vgl. Slow virus infections); EIAV (Abk. für engl. equine infectious anemia virus); CAEV (Abk. für engl. caprine arthritis encephalitis virus); STLV 3 (Abk. für engl. simian T-cell lymphotropic virus type 3, verursacht Immundefizienz bei Rhesusaffen); HIV* (humanes Immundefizienz-Virus, Erreger von HIV*-Erkrankung u. AIDS*).

lẹntus (lat.): langsam, zäh.

Lenz-Majewski-Syn|drọm (Widukind L., Humangenet., Münster, geb. 1919; Frank M., Düsseldorf, geb. 1941) n: syn. hyperostotischer Minderwuchs; sporadisch auftretendes Fehlbildungssyndrom; **Sympt.:** progeroider Aspekt im Säuglingsalter bei weit offenen Schädelnähten mit kraniofazialen Dysmorphien, Kutishypoplasie, Symphalangie, Minderwuchs; Retardierung; röntg. Sklerose von Schädelknochen u. Diaphysen; **DD:** Camurati*-Engelmann-Syndrom.

Lenzmann-Punkt (Richard L., Chir., Duisburg, 1856–1927): (engl.) Lenzmann's point; Druckschmerzpunkt bei Appendizitis*.

Lenz-Syn|drọm (Widukind L., Humangenet., Münster, 1919–1995) n: X-chromosomal-rezessiv erbl. Erkr. mit symmetr. Mikrophthalmie (u. U. Anophthalmie), Mikrokornea, totalem Kolobom, Nystagmus, Katarakt, fazialen Dysmorphien, Syndaktylie bzw. präaxialer Hexadaktylie, spastischer Diplegie, Analatresie, Urogenitalfehlbildungen u. angeb. Herzfehlern.

Leonardo-da-Vinci-Strang: Trabecula* septomarginalis.

Leon-Stamm m: (engl.) Leonvirus; Typ III der Poliomyelitis*-Viren.

Leonti̱asis ọssea (gr. λέων, λέοντος Löwe; -iasis*) f: Knochenriesenwuchs, z. B. als Leontiasis cranii (Kraniosklerose) mit Verformung des Schädels durch Knochenverdickung bis zu 4 cm, insbes. bei Osteodystrophia* deformans.

Leoparden|haut: (engl.) leopard skin; Bez. für **1.** asymmetrisch verteilte, bläulich-gelb-grünbräunl. Hauteinblutungen bei hämorrhagischer Diathese* inf. Thrombopenie; **2.** fleckförmige Depigmentierung bes. im Bereich der Unterschenkel u. Leisten bei lange bestehender Onchozerkose*

LEOPARD-Syn|drọm n: seltenes (mehr als 75 Fälle) angeborenes Fehlbildungssyndrom; autosomal-dominanter Erbmodus mit starker Penetranz u. variabler Expressivität; die Bez. des Syndroms ergibt sich aus den Anfangsbuchstaben der sieben Hauptmerkmale: (engl.) **l**entigines (Lentigo ohne Beteiligung der Schleimhäute), **e**lectrocardiographic conduction defects (Erregungsleitungsstörungen, sowie obstruktive hypertrophe Kardiomyopathie), **o**cular hypertelorism (Hypertelorismus), **p**ulmonary stenosis (Pulmonalstenose), **a**bnormalities of genitalia (Genitalfehlbildungen: Ovarhypoplasie bzw. Hodenhypoplasie, Maldescensus testis, Hypospadie, verzögerter Pubertätseintritt, genitaler Infantilismus), **r**etardation of growth (Wachstumsverzögerungen), **d**eafness (Taubheit).

Leopold-Hand|griffe (Christian G. L., Gyn., Dresden, 1846–1911): (engl.) Leopold's maneuvers; **vier Handgriffe** (s. Abb.) zur manuellen Untersuchung der Schwangeren: **1.** beide Hände, die sich mit den Fingerspitzen fast berühren, werden oberh. des Nabels flach ausgelegt u. der

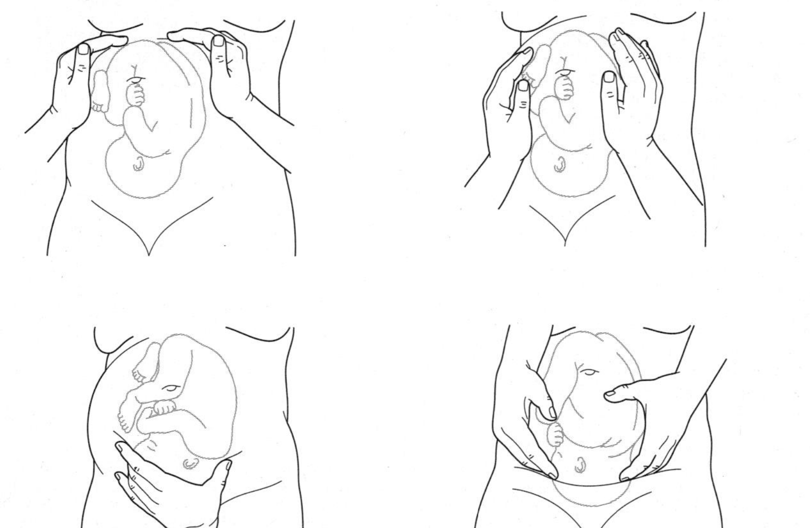

Leopold-Handgriffe:
oben: erster (li.) und zweiter Leopold-Handgriff (re.); unten: dritter (li.) und vierter Leopold-Handgriff (re.) [384]

L

Fundusstand* unter leichtem Druck in die Tiefe ermittelt. **2.** Feststellung des kindl. Rückens u. der kleinen Kindsteile durch seitl. flaches Auflegen der Hände; **3.** Bestimmung von Lage u. Größe des vorliegenden Kindsteils durch Umgreifen in der Symphysengegend; **4.** als Ergänzung von 3. zur Feststellung des Standes des vorliegenden Teils nach Eintritt in das Becken durch flaches Auflegen beider Hände auf den Unterbauch, wobei die Fingerspitzen vorsichtig in die Tiefe drängen; **5.** sog. Zusatzhandgriff: s. Zangemeister-Handgriff. Vgl. Kindslage, Fundusstand.

LE-Phänomen n: s. Erythematodes-Phänomen.

Lepi|rudin (INN) n: Thrombozytenaggregationshemmer; rekombinantes Hirudin*.

Lepore-Hämo|globin (Häm-*; Globus*) n: (engl.) Lepore hemoglobin; pathol. Hämoglobin, bestehend aus normalen Alphaketten u. Fusionsketten aus Beta- u. Deltaketten; Vork. bei Thalassämie.

Lepra (gr. λέπρα Aussatz) f: (engl.) leprosy; durch Mycobacterium* leprae verursachte Infektionskrankheit der Haut mit Neigung zu trophischen u. sensiblen Störungen, Lähmungen u. Verstümmelungen; **Verbreitung:** Afrika, Asien, Lateinamerika, Südeuropa; weltweit sind mehr als 1,8 Mill. Menschen betroffen. **Übertragung:** nicht genau bekannt, evtl. aerogen od. durch direkten Kontakt über Haut- u. Mukosaverletzung; **Inkubationszeit:** 9 Mon. bis 20 Jahre (meist 4–8 Jahre). Die Ansteckungsmöglichkeit ist i. Allg. gering. Nach der Art der Gewebereaktion werden zwei **Formen** unterschieden: **1.** tuberkuloide L. (Abk. TL) mit starker Gewebereaktion, Nervenschädigungen durch hyperergische Reaktion, relativ guter Prognose u. geringer Kontagiosität (sog. Nervenlepra); **2.** lepromatöse L. (Abk. LL) mit fehlender Gewebereaktion (anergische Form), massiver Infiltration der Haut u. schlechter Prognose bei höherer Kontagiosität (sog. Knotenlepra). **3.** Übergangsformen: sog. Borderline-L. (Abk. BL) od. dimorphe L. Als Vorstadium wird die noch nicht voll entwickelte indeterminierte L. (I) angesehen, die häufig spontan heilt. **Klin.:** nach extrem langer Inkubationszeit zunächst Macula u. Depigmentierung (I-Form); TL: solitäre od. symmetrisch ausgedehnte Maculae, Nervenbefall durch hyperergische Gewebereaktion schon in der Frühphase der Krankheit (N. ulnaris, N. fibularis u. a.). Durch Sensibilitätsstörung, Verletzungen u. Lähmungen ergeben sich langfristig schwere Verstümmelungen. LL: Infiltration der Haut, Haarausfall (Madarosis; Verlust der lateralen Augenbrauen), Abnahme der Schweißsekretion. Die Infiltration der Haut durch Mycobacterium leprae führt zur Knotenbildung (Leprom) bes. im Gesicht (Facies leontina); Zerstörung der peripheren Nerven mit Lähmungen, Sensibilitätsverlust u. schweren Verstümmelungen. Im Spätstadium der LL breitet sich die Krankheit auf den gesamten Organismus aus. **Kompl.:** Leprareaktion Typ 1: Änderung der Immunitätslage (downgrading reaction, reversal reaction), meist akute Verschlechterung des Krankheitsbildes; Typ 2: allerg. Reaktion auf Produkte zerfallender Mykobakterien nach meist zu plötzl. Beginn der Ther. mit DDS (Erythema nodosum leprosum, Abk. ENL); Befall der Augen u. Erblindung, Amyloidose; **Diagn.:** Klinik, Nachweis der Mykobakterien in der Haut od. im Abstrich vom Nasenseptum (Ziehl-Neelsen-Färbung), Lepromintest* zur Klassifikation; **Progn.:** bei rechtzeitiger Diagn. u. vor dem Einsetzen von Verstümmelungen günstig; Ther. muss aber sehr lange durchgeführt werden (zwei Jahre bis lebenslang). **Ther.:** DDS, DADDS (Depotpräparat), Thiambutosin, Clofazimin, Rifampicin, i. d. R. als Kombinationsbehandlung (bakterienarme L.: DDS/Rifampicin; bakterienreiche L.: DDS/Rifampicin/Clofazimin); bei Leprareaktion auch Glukokortikoide; bei Verstümmelungen plastische Chir. u. Rehabilitationsmaßnahmen; **Proph.:** Früherkennung u. -behandlung; Isolierung des behandelten Kranken wird nicht gefordert; Proph. durch BCG-Impfung umstritten; Impfung mit attenuiertem Mycobacterium leprae möglich.

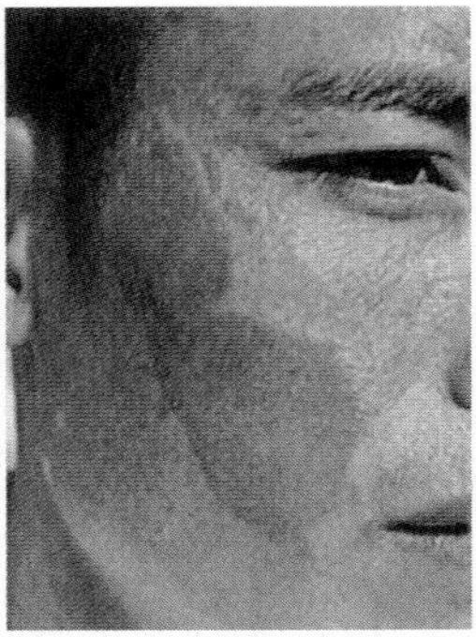

Lepra:
Hautinfiltrat bei tuberkuloider Form [547]

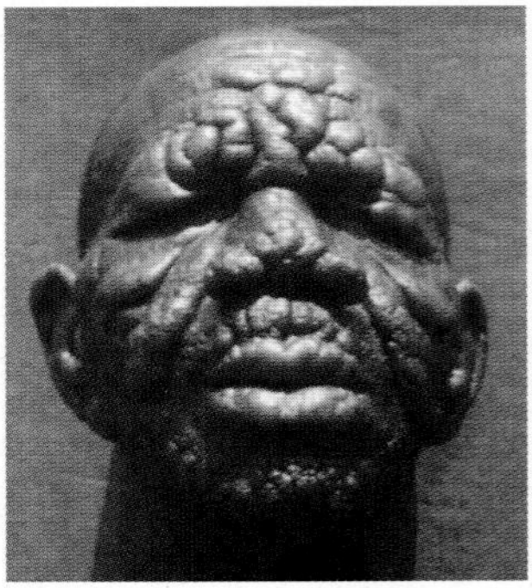

Lepra:
Facies leontina bei Lepra lepromatosa [488]

Leprechaunismus m: (engl.) leprechaunism; seltenes (mehr als 50 Fälle) autosomal-rezessiv erbl., gynäkotropes Dysmorphiesyndrom mit Hyperinsulinämie u. Hypertrophie der Langerhans-Inseln inf. Insulinrezeptordefekts durch Mutation im entspr. INSR-Gen (Genlokus 19p13.2); Bez. erfolgte nach dem charakterist. Aussehen der Pat., das der Faungestalt der Romanfigur Leprechaun ähnelt (große weite Augen, Hypertelorismus, dysplast. lappige Ohren, Vollwangigkeit); daneben kongenitale Gynäkomastie, Hypertrophie der Klitoris u. der Labia minora sowie Minderwuchs, psychomotor. Retardierung, Hepatosplenomegalie; fakultativ polyzystische Ovarien, Hypertrichose, Akanthosis nigricans.

Leprom (Lepra*; -om*) n: (engl.) leproma; Lepraknoten; s. Lepra.

Lepromin|test (↑; ↑) m: Meth. zur Unterscheidung von Formen der Lepra*, nach bereits diagnostizierter Krankheit; **Verf.:** intrakutane Injektion von 0,1 ml Lepromin (standardisierte Suspension hitzeinaktivierter Leprabakterien) an gesunder Hautstelle; **Auswertung: 1.** Frühreaktion (Fernandez-Reaktion): nach 1–3 Tagen 1–3 cm breite, scharf umgrenzte Rötung; **2.** Spätreaktion (Mitsuda-Reaktion): nach einigen Wochen kleine violette Papel, später geschwürig zerfallend. Pos. bei tuberkuloider Lepra u. Tuberkulin-pos. Personen, neg. bei lepromatöser Lepra; die Borderline-Lepra zeigt sowohl pos. als auch neg. Resultate. Da häufig falschpos. Reaktionen auftreten, ist der Test zur Diagn. der Lepra nicht geeignet.

-lepsie: Wortteil mit der Bedeutung das Nehmen, Empfangen, Anfall; von gr. λῆψις.

Leptin n: Hormon (MG 16 000, 146 Aminosäurereste), das ausschl. von Fettzellen gebildet wird; appetit- u. gewichtsregulierende Wirkung über die Bindung an einen membranständigen Rezeptor im Hypothalamus; bei Adipositas* liegt vermutlich ein Rezeptordefekt od. ein Fehler bei der Signalweitergabe vor. Die labordiagn. im Serum nachweisbare L.-Konzentration korreliert beim Menschen direkt mit der Masse des Fettgewebes.

Lepto|meningitis (-lepsie*; Mening-*; -itis*) f: Entz. der weichen Hirnhäute; s. Meningitis.

Lepto|meninx (↑; ↑) f: zusammenfassende Bez. für Pia mater u. Arachnoidea mater; s. Meninges.

Leptonen (↑) n pl: (engl.) leptons; Gruppe leichter Elementarteilchen* mit Ruhemassen unter der 250fachen Elektronenmasse u. halbzahligem Spin; hierzu gehören Neutrinos u. Antineutrinos, Elektronen u. Positronen sowie Myonen (μ-Mesonen).

Lepto|spira (↑; gr. σπεῖρα Windung) f: Gattung gramnegativer, bewegl., helikal gewundener Schraubenbakterien (Ø 0,1 μm, Länge 6 bis über 12 μm) der Fam. Leptospiraceae (Ordnung Spirochaetales; vgl. Bakterienklassifikation); im Ggs. zu Species der Gattung Borrelia* sehr zarte Spirochäten mit 12–24 rel. gleichmäßigen Primärwindungen, an den Enden kleiderbügelförmig gebogen; Darstellung in Dunkelfeld- od. Phasenkontrastmikroskopie; Oxidase-positiv; **Kultur:** aerob langsames Wachstum in alkal. Milieu (z. B. Korthof-Nährlösung); Temperaturoptimum 27–30 °C; **Species:** L. biflexa (apathogene Wasserkeime); L. interrogans mit über 200 Serovarianten, die in 19 Serogruppen unterteilt sind; Parasiten v. a. des Nierengewebes von Mensch u. Tier; Err. von Leptospirosen: Weil*-Krankheit (durch Serovariante icterohaemorrhagiae), Kanikolafieber* (durch Serovariante canicola), Feldfieber* (durch Serovarianten grippotyphosa, sejroe, australis u. a.), Schweinehüterkrankheit* (durch Serovarianten pomona u. a.) u. Reisfeldfieber* (durch Serovarianten icterohaemorrhagiae u. bataviae); **Epidemiol.:** Reservoir für alle pathogenen Leptospiren sind warmblütige Tiere (v. a. Ratten, Mäuse, Schweine, Hunde, Katzen, auch Pferde, Schafe, Ziegen u. Rinder), die Err. im Urin ausscheiden. Übertragung auf den Menschen durch Kontakt mit leptospirenhaltigem Urin od. urinkontaminiertem feuchtem Milieu über verletzte Hautstellen od. intakte Schleimhäute (z. B. Konjunktiven); exponiert sind v. a. Tierärzte, Laborpersonal, Tierwärter, Metzger, Schlachthofpersonal, Reisfeld- u. Abwasserarbeiter, aber auch Wassersportler u. Bergarbeiter; keine Übertragung von Mensch zu Mensch. Leptospiren gehen in saurem, trockenem od. kaltem Milieu schnell zugrunde. **Nachw.:** kulturelle Anzucht aus Blut, Liquor, Urin od. Organbiopsien, Antikörpernachweis, Typisierung im Agglutinationslysisversuch*, KBR; **Ther.** bei Leptospirose: hochdosiertes Penicillin G (cave: Jarisch-Herxheimer-Reaktion), alternatv Tetracycline od. Erythromycin; **Proph.** einer Inf.: Ratten- u. Mäusebekämpfung; Verw. geeigneter Kleidungsstücke (Gummistiefel, Gummihandschuhe u. Schutzbrille bei Kanalarbeiten od. bei der Bearbeitung verdächtigen Materials im Labor), Tötung od. Sanierung infektiöser Haustiere; Abwasserdesinfektion in Schlachthöfen u. Schweinezuchtbetrieben; aktive Immunisierung bes. Exponierter.

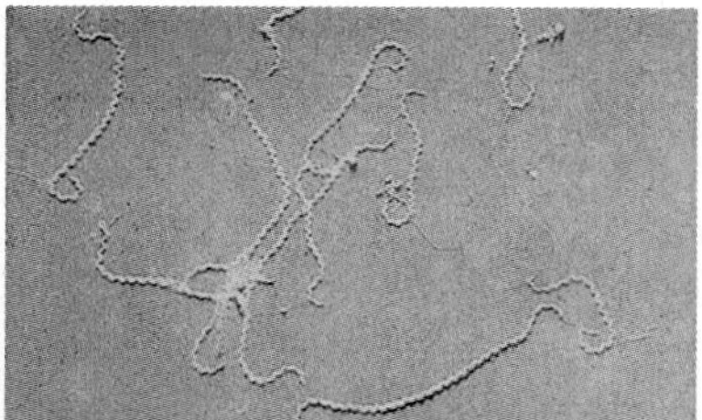

Leptospira

Lepto|spirosen (↑; ↑; -osis*) f pl: (engl.) leptospiroses; durch Spirochäten der Gattung Leptospira* verursachte Infektionskrankheiten; häufig vorkommende, weltweit verbreitete Zoonosen*; meldepflichtig. Nach einer Inkubationszeit von ca. 7–12 Tagen kommt es zu Symptomen, die dem zweiphasigen Fieberverlauf zugeordnet sind (s. ums. Abb.); s. Bataviafieber, Feldfieber, Fort-Bragg-Fieber, Kanikolafieber, Reisfeldfieber, Schweinehüterkrankheit, Weil-Krankheit.

Lepto|zyten (↑; Zyt-*) m pl: syn. Planozyten*.

Lercanidipin (INN) n: Calciumantagonist; **Ind.:** essentielle Hypertonie; Wechselwirkung mit Inhibitoren des Zytochrom-P-450-Isoenzyms CYP-3A4 (Ketoconazol, Erythromycin, Fluoxetin u. a.); vgl. Calciumantagonisten.

Leriche-Syn|drom (René L., Chir., Lyon, Strasbourg, 1879–1955) n: syn. Bifurkationssyndrom; Beckentyp der arteriellen Verschlusskrankheiten* (Typ II) mit Einengung od. Verlegung der Aa. iliacae communes im Bereich der Aortenbifurkation; **Sympt.:** häufig frühzeitige Sexualfunktionsstörungen (Impotentia* coeundi), Schwächegefühl, Muskelatrophie, Kälte u. Blässe der Haut der unteren Extremitäten, evtl. Claudicatio* intermittens; **Ther.:** je nach der Kompensationssituation konservative Behandlung, Lysetherapie od. chir. Maßnahmen wie

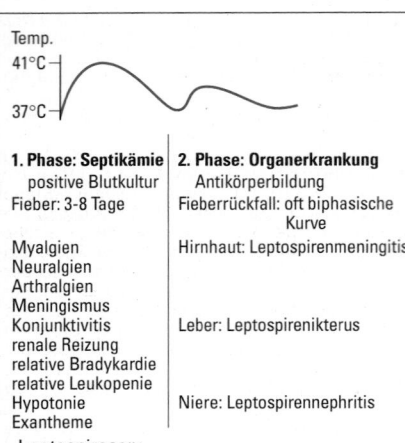

1. Phase: Septikämie	2. Phase: Organerkrankung
positive Blutkultur	Antikörperbildung
Fieber: 3-8 Tage	Fieberrückfall: oft biphasische Kurve
Myalgien Neuralgien Arthralgien Meningismus	Hirnhaut: Leptospirenmeningitis
Konjunktivitis renale Reizung relative Bradykardie relative Leukopenie	Leber: Leptospirenikterus
Hypotonie Exantheme	Niere: Leptospirennephritis

Leptospirosen:
Klinik der Leptospireninfektion [143]

Thrombendarteriektomie u. Bypass-Operation (z. B. aortobifemoraler Bypass aus Kunststoff).

Léri-Syn|drom (André L., Neurol., Paris, 1875–1930) n**:** (engl.) Léri's melorheostosis; syn. Melorheostose; streifenförmige Sklerosierungen an den Knochen meist einer Extremität (röntg. ähnl. einem Wachstropfen, der an einer Kerze herabfließt) als Folge enostaler u. periostaler Osteosklerose bei system. normalem Mineralstoffwechsel; s. Dysostosis.

Léri-Vorder|arm|zeichen (↑)**:** (engl.) Léri's sign; syn. Hand-Vorderarm-Zeichen; s. Pyramidenbahnzeichen (Tab.).

Léri-Weill-Syn|drom (↑; J. A. W., Neurol., Paris) n**:** syn. Dyschondrosteosis* Léri-Weill.

Lermoyez-Syn|drom (Marcel L., Otolaryngologe, Paris, 1858–1929) n**:** besondere Form der Menière*-Krankheit, bei der es während od. kurz nach dem Schwindelanfall zur Hörverbesserung kommt.

Lernen: (engl.) learning; auf Erfahrung basierender Prozess, der zu Vermehrung individuellen Wissens sowie zu pos. od. neg. Verhaltensänderung* führt, z. B. durch Habituation, klass., operante u. instrumentelle Konditionierung*, Modelllernen u. einsichtiges Lernen (d. h. durch kognitive Prozesse); therap. **Anw.** i. R. der Verhaltenstherapie*: z. B. Habituation bei Angst, Verlernen von Vermeidungs- u. Fluchtreaktionen, Einsicht in neg. Lernprozesse. Vgl. Prägung, Reifung. M. Rin.

Leroux-Robert-Operation f**:** s. Kehlkopfoperationen.

Leroy-Syn|drom (Jules G. L., zeitgen. Genetiker, Belgien) n**:** syn. I*-Zell-Krankheit.

Leschke-Syn|drom (Erich L., Int., Berlin, 1887–1933) n**:** Variante der Neurofibromatose* ohne Hauttumoren.

Lesch-Nyhan-Syn|drom (Michael L., Arzt, Baltimore, geb. 1939; William L. N., Päd., Miami, San Diego, geb. 1926) n**:** syn. Hyperurikämiesyndrom; X-chromosomal-rezessiv erbl. Störung des Harnsäurestoffwechsels inf. Mangels an Hypoxanthin-Guanin-Phosphoribosyl-Transferase mit Dysfunktion des ZNS (Genlokus Xq26–27.2 mit mehr als 50 Mutationen); **Sympt.:** Muskelhypotonie, Choreoathetose, geistige Behinderung, Selbstbeschädigung der Lippen u. Finger, gelegentl. Hyperkinesie- u. Hyperpyrexieanfälle (progredienter Verlauf), Nephrolithiasis u. Arthritis (Gicht*); **Ther.:** Xanthinoxidasehemmer; u. U. frühe Lebertransplantation.

Lese-Recht|schreib-Störung: s. Legasthenie.

Lese-Schreib-Zentrum n**:** (engl.) read-write centre; Abk. LSZ; Bez. für Hirnareale, deren Funktion für die Fähigkeit zum Lesen u. Schreiben u. die Integration von Reizen aus dem Seh- u. Sprachzentrum u. die motorische Koordinierung verantwortlich ist. Das LSZ ist kein genau umgrenztes Areal, sondern umfasst Anteile von der Umgebung des Gyrus angularis, Lobus parietalis, Striatum u. Globus pallidum. Vgl. Agraphie, Alexie.

Lesshaft-Raum: (engl.) Lesshaft's space; auch Lesshaft-Dreieck; syn. Grynfelt*-Dreieck; Trigonum lumbale superius.

LE-Syn|drom n**:** Kurzbez. für **L**upus-**E**rythematodes-Syndrom; s. Lupus erythematodes, systemischer.

letal (lat. letalis)**:** tödlich.

Letal|dosis (↑; Dosis*) f**:** (engl.) lethal dose; Abk. LD; zum Tod führende Dosis*.

Letal|faktor (↑) m**:** (engl.) lethal gene; (genet.) Mutation*, die dazu führt, dass die Entw. der Zygote gestört ist und das fortpflanzungsfähige Alter nicht erreicht wird; L. können schon vor dem Geburtstermin zum Absterben der Zygote führen (embryonale od. fetale L.), in seltenen Fällen kann die krit. Phase auch zw. Geburt u. Erreichen der Fortpflanzungsfähigkeit liegen (postfetale L.). L. können dominant od. rezessiv sein; sie sind z. T. Genmutationen, jedoch häufiger als andere Mutationen mit sichtbaren Chromosomenveränderungen, z. B. Stückverlusten, verbunden. S. Krankheitsanlage, Chromosomenaberrationen.

Letalität (↑) f**:** (engl.) lethality; Tödlichkeit einer best. Erkrankung; die **Letalitätsrate** ist das Verhältnis der Anzahl der an einer best. Krankheit Verstorbenen zur Anzahl neuer Fälle (nur bei akuten Erkr. sinnvoll zu berechnen). Vgl. Mortalität.

Leth|argie (gr. ληθαργία Schlafsucht) f**:** (engl.) lethargy; Form der Bewusstseinsstörung* mit Schläfrigkeit u. Verlangsamung der psych. Aktivität; **Vork.:** z. B. bei posttraumatischer Hirnleistungsschwäche, Hirndrucksteigerung, Encephalitis lethargica sive epidemica u. a. Vgl. Somnolenz.

Letrozol (INN) n**:** Zytostatikum (Aromatasehemmer); hemmt die Östrogenbiosynthese; **Verw.:** bei östrogenrezeptorpositivem Mammakarzinom im fortgeschrittenen Stadium (nach Rezidiv od. Progression der Erkrankung) bei Frauen in der Postmenopause, die zuvor mit Antiöstrogenen behandelt wurden; vgl. Zytostatika. M. Her.

Letterer-Siwe-Krankheit (Erich L., Pathol., Tübingen, 1895–1982; Sture A. S., Päd., Lund, 1897–1966)**:** (engl.) Letterer-Siwe disease; auch Abt-Letterer-Siwe-Krankheit, akute Säuglingsretikulose; disseminierte Verlaufsform der Langerhans*-Zellhistiozytose mit Beteiligung von Leber, Lungen u. Knochenmark; Manifestation im 1. u. 2. Lj. als akute Erkr. mit hohem Fieber, Hautpetechien, Knochenerweichungsherden, Lymphknotenschwellung, Hepatosplenomegalie u. Anämie; im Jugendalter chron. verlaufend mit späteren Lipoideinlagerungen im granulomatösen Gewebe; **Ther.:** kombinierte Zytostati-

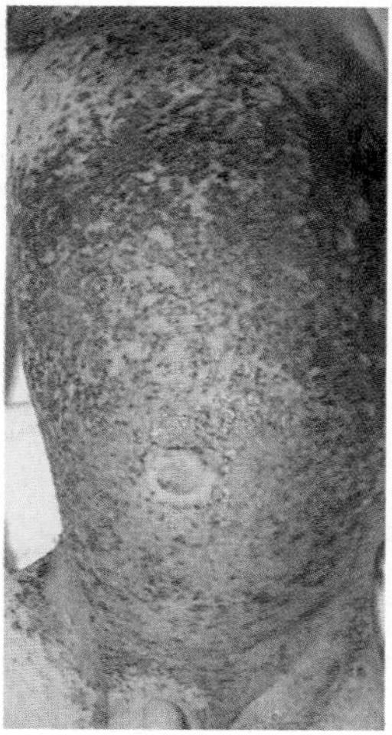

Letterer-Siwe-Krankheit [549]

katherapie; **Progn.:** Letalität ca. 50 % bei Kindern <2 Jahre.

Leuc-: s. a. Leuk-, Leuz-.

Leucht|bakterien (Bakt-*) f pl: (engl.) photobacteria; Licht (Bio-, Chemolumineszenz) aussendende, saprophyt. Bakterien (vertreten in allen drei morphol. Hauptgruppen: Stäbchen, Kokken, Vibrionen) auf Lebensmitteln, bes. Meeresfischen; die Leuchtstoffe (Luziferine) werden durch Luziferasen auf ein höheres Energieniveau gebracht, dessen Energie bei Oxidation als Licht abgegeben wird. Vgl. Lumineszenz.

Leucht|brille: s. Frenzel-Brille.

Leucht|dichte: (engl.) luminance; Formelzeichen L; die von einer Lichtquelle senkrecht zu einer Fläche abgestrahlte Lichtstärke*; Maß für den Helligkeitseindruck, den das Auge von einer leuchtenden od. beleuchteten Fläche hat; SI-Einheit: Candela pro m^2 (Einheitenzeichen cd/m^2); zu hohe L. führt zu Blendung*. G. Spr.

Leucht|schirm: (engl.) fluorescent screen; (röntg.) mit lumineszierenden Substanzen beschichtete Platte, auf der Röntgenstrahlung durch Umwandlung in Licht sichtbar wird; weitgehend ersetzt durch Röntgenbildverstärker*. Vgl. Braun-Röhre.

Leucin n: (engl.) leucine; Abk. Leu, L; α-Aminoisocapronsäure, L-2-Amino-4-methylpentansäure; essentielle, proteinogene, neutrale Aminosäure; Vork. der D-Form in Peptidantibiotika; Anw. als Lebertherapeutikum; s. Aminosäuren, Leucin-Tyrosin-Sediment, Ahornsirupkrankheit.

Leucin|amino|peptidase f: (engl.) leucine aminopeptidase; Abk. LAP; syn. Leucinarylamidase, Aminosäurearylamidase; Exopeptidase (s. Proteasen), die Proteine am N-terminalen Ende (neben einem Leucinrest) spaltet; **Vork.:** beim Menschen in Dünndarmschleimhaut, Niere, Leber u. a. Organen; **Bestimmung:** kolorimetrisch mit Leucinnitroanilid; Referenzbereich: 16–35 U/l; erhöhte Werte im Enzymmuster mit anderen Leberenzymen (AP, GGT, ASAT, ALAT) u. a. bei Cholestase, Leberschädigung, Schwangerschaft; Anw. in der Biochemie zur Sequenzanalyse von Polypeptiden u. Proteinen. Vgl. Kathepsine, Leberfunktionsproben.

Leucin|aryl|amidase f: syn. Leucinaminopeptidase*.

Leucinose (-osis*) f: syn. Ahornsirupkrankheit*.

Leucin-Tyrosin-Sediment (Sediment*) n: (engl.) leucine-tyrosine sediment; seltene Bestandteile im Harnsediment*; Leucinsediment als gelbl.-weiße Kugelkristalle, Tyrosinsediment als Nadelbüschel; **Vork.:** bei massivem Gewebeuntergang spez. der Leber, z. B. nach Intoxikation mit Leberzellgiften, bei Leberzirrhose, Leberausfallkoma, auch bei schwerer Leukämie.

Leuco|derma (Leuk-*; Derm-*) n: s. Leukoderm.

Leuco|derma ac|quisitum centri|fugum (↑; ↑) n: syn. Halonävus*.

Leuco|derma colli (↑; ↑) n: s. Leucoderma syphiliticum.

Leuco|derma psoriaticum (↑; ↑) n: weiße Flecken auf abgeheilten Arealen einer Psoriasis*.

Leuco|derma syphiliticum (↑; ↑) n: weiße Flecken bes. an Hals (Leucoderma colli) u. Schultern an Stellen abgeheilter Sekundärsyphilide.

Leuco|en|cephalitis haemor|rhagica acuta (↑; Enkephal-*; -itis*) f: syn. Hurst-Enzephalitis; s. Enzephalomyelitis, akute demyelinisierende.

Leuco|en|cephalitis peri|axialis con|centrica (↑; ↑; ↑) f: syn. Baló*-Krankheit.

Leuco|en|cephalitis sclerosans van Bogaert (↑; ↑; ↑; Ludo van B., Neurol., Antwerpen, 1887–1989) f: s. Panenzephalitis, subakute sklerosierende.

Leuk-: auch Leuc-, Leuz-; Wortteil mit der Bedeutung weiß, hell, glänzend; von gr. λευκός.

Leuk|ämie (↑; -ämie*) f: (engl.) leukemia; bösartige Erkr. der weißen Blutkörperchen durch klonale Proliferation unreifer hämatopoetischer Stammzellen; **Ätiol.:** diskutiert werden mehrere Faktoren, die das Erkrankungsrisiko möglicher-

Leukämie
Morphologische Einteilung der akuten lymphatischen Leukämie (ALL) und der akuten myeloischen Leukämie (AML) nach der FAB-Klassifikation

ALL	
FAB-L1:	kleinzellige Lymphoblastenleukämie
FAB-L2:	polymorphzellige Lymphoblastenleukämie
FAB-L3:	Burkitt-Typ
AML	
FAB-M1:	unreife AML
FAB-M2:	reife AML
FAB-M3:	Promyelozytenleukämie
FAB-M4:	akute myelomonozytäre Leukämie
FAB-M5:	akute monozytäre Leukämie a) undifferenziert b) differenziert
FAB-M6:	akute Erythroleukämie
FAB-M7:	akute Megakaryozytenleukämie

L

weise erhöhen, v. a. Chemikalien (z. B. Benzol), ionisierende Strahlung, Zytostatika u. onkogene Viren (z. B. HTLV I), evtl. genet. Disposition. **Häufigkeit:** Jährlich erkranken ca. 50 pro 1 Mill. Einwohner, mehr Männer als Frauen, bei zunehmender Inzidenz; bei Kindern ist die L. mit 45 % die häufigste bösartige Erkrankung. **Einteilung:** nach klin. Verlauf, Reifegrad u. Abstammung der pathol. veränderten Leukozyten* in akute u. chron., unreifzellige u. reifzellige, lymphatische u. myeloische L. Die morphol. Einteilung der akuten lymphatischen L. u. der akuten myeloischen L. erfolgt anhand der FAB*-Klassifikation (s. ums. Tab.). Nach der Leukämiezellzahl im Blut wird in aleukämische (keine Leukämiezellen), subleukämische (einige Leukämiezellen bei normaler Gesamtleukozytenzahl) u. leukämische (viele Leukämiezellen bei dadurch hoher Leukozytenzahl) Verlaufsformen unterteilt.

1. Akute L.: unbehandelt in Wo. bis wenigen Mon. tödl. verlaufend; die periphere Gesamtleukozytenzahl ist in 50 % der Fälle erhöht, in 25 % normal u. in 25 % erniedrigt; typisch ist der Hiatus* leucaemicus; zur Diagn. Knochenmarkbiopsie unbedingt erforderlich; klin. gekennzeichnet durch Infektanfälligkeit (Granulozytopenie u. Granulozytopathie), hämorrhagische Diathese* (Thrombopenie, selten Koagulopathie bzw. Hyperfibrinolyse), Anämiesymptome u. unterschiedl. ausgeprägten Organbefall. Wegen unterschiedl. therap. Ansprechbarkeit u. dadurch versch. Prognose ist es wichtig, mit zytochem. Färbungen u. durch Immunphänotypisierung eine weitergehende Untergliederung vorzunehmen:

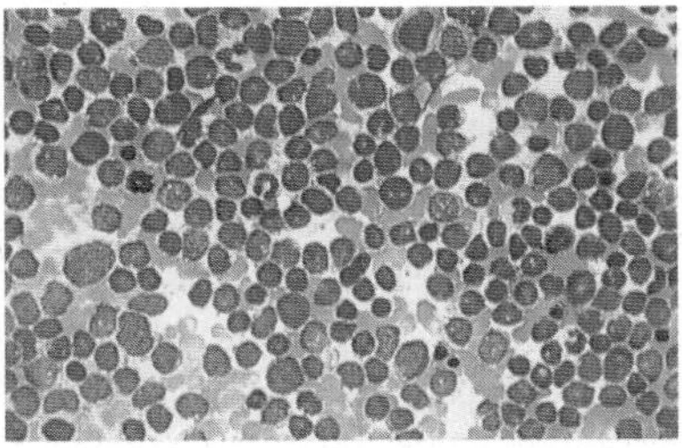

Leukämie:
akute lymphatische Leukämie, Knochenmarkausstrich (Pappenheim-Färbung); dichte Infiltration durch mittelgroße Zellen, die einen schmalen basophilen Zytoplasmasaum ohne Granulation sowie einen feinstrukturierten, meist einen Nukleolus enthaltenden Zellkern aufweisen (Lymphoblastenleukämie). Die regulären Zellen der Hämatopoese sind weitgehend verdrängt (vereinzelt Vorstufen der Erythropoese, z. T. in Mitose). [181]

a) akute lymphatische L. (Abk. ALL): Lymphoblastenleukämie, zytochem. PAS positiv, überwiegende Leukämieform des Kindesalters (80 %). Unter Berücksichtigung der Zellmarker* (Oberflächenmarker) lassen sich insbes. vier Typen der ALL unterscheiden: Common-ALL (syn. c-ALL, Prä-B-Zell-ALL, ca. 75 %), T-Zell-ALL (ca. 20 %), T-/B-Zell-ALL (ca. 2 %) u. (bei fehlendem T- od. B-Zell-Oberflächenmarker) 0-Zell-ALL; c- u. T-ALL werden den FAB-Subtypen L1 od. L2 zugeordnet, B-ALL dem Subtyp L3, 0-ALL kann keiner Zellreihe zugeordnet werden. Progn.: durch aggressive zytostat. Ther. u. Proph. eines ZNS-Befalls (Meningeosis* leucaemica) bei Kindern Verbesserung der Fünf-Jahres-Überlebensrate auf 80 %, der Zehn-Jahres-Überlebensrate auf 50 %; bei Erwachsenen kann Lebensverlängerung, aber nur selten Heilung erzielt werden.

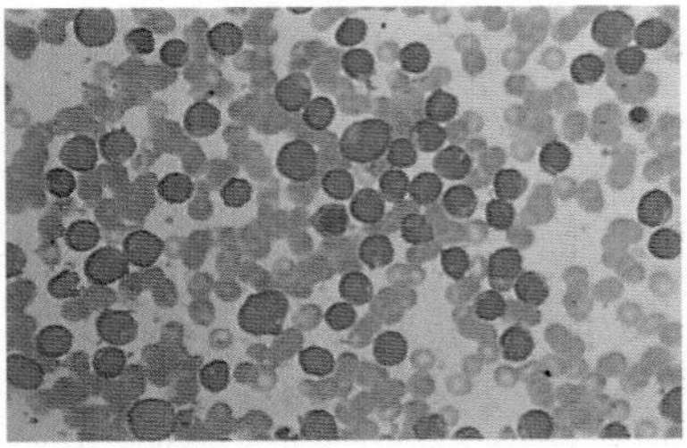

Leukämie:
akute myeloische Leukämie, Blutausstrich (Pappenheim-Färbung); Leukozytose mit überwiegend unreifen, entdifferenzierten myeloischen Zellelementen, die eine feine Kernstruktur mit teils riesigen Nukleolen sowie ein basophiles Zytoplasma aufweisen, das häufig Auer-Stäbchen enthält [181]

b) akute myeloische L. (Abk. AML): hierzu zählen Myeloblasten- u. Promyelozytenleukämie (Peroxidasetyp), monozytäre (unspezif. Esterasetyp) u. myelomonozytäre L. (Peroxidase-Esterase-Mischtyp) sowie die Erythroleukämie (s. Erythrämie); Vork. überwiegend im Erwachsenenalter. Mit kombinierter zytostat. Chemotherapie (z. B. Cytarabin, Daunorubicin, 6-Thioguanin) u. umfangreichen unterstützenden Behandlungsmaßnahmen können in 25–50 % Vollremissionen erreicht werden, die jedoch meist nur wenige Mon. anhalten.

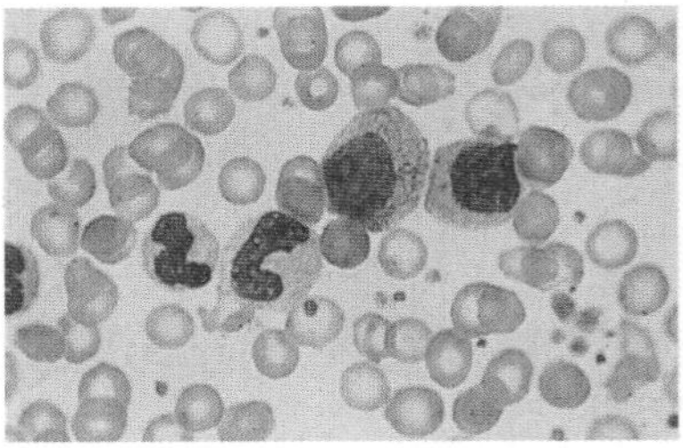

Leukämie:
chronisch-myeloische Leukämie, Blutausstrich; Pappenheim-Färbung [181]

2. Chronisch-myeloische L. (Abk. CML): starke Vermehrung aller granulopoetischen Zellen im Knochenmark, Blut u. mehreren Organen (Hepatosplenomegalie); Thromboseneigung; Diagn.: peripheres Blutbild (Leukozytose, pathol. Linksverschiebung*), Knochenmarkuntersuchung; Nachw. eines erniedrigten alkalischen

Leukozytenphosphataseindex u. des Philadelphia*-Chromosoms in allen myeloischen Zellen (Granulozytopoese, Erythropoese, Megakaryozytopoese); Besserung des Krankheitsverlaufs durch Behandlung mit Zytostatika (z. B. Busulfan, Hydroxycarbamid) u. Interferonen, zusätzlich Allopurinol. Die mittlere Krankheitsdauer beträgt 2–3 Jahre. Der Exitus erfolgt meist im terminalen Myeloblastenschub (Myeloblastenkrise*), evtl. auch durch therap. bedingte Knochenmarkaplasie.

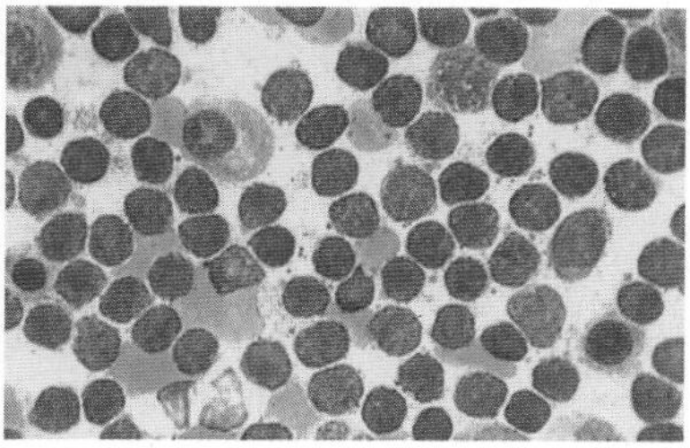

Leukämie:
chronisch-lymphatische Leukämie, Knochenmarkausstrich (Pappenheim-Färbung); dichte Infiltration mit reifzelligen Lymphozyten unter weitgehender Verdrängung regulärer Zellen der Hämatopoese [181]

3. Chronisch-lymphatische L. (Abk. CLL): Erkr. des höheren Lebensalters; variable klin. Symptomatik: häufig symmetrische Lymphknotenschwellungen, Hepato- u. Splenomegalie inkonstant, Hautinfiltration selten; im Blutausstrich Vermehrung der kleinen Lymphozyten auf 60–99 %, zahlreiche Gumprecht*-Schatten; überwiegend B-Lymphozyten mit funkt. Defekt (Antikörpermangelsyndrom, Autoimmunkrankheiten); sehr unterschiedlicher, i. d. R. jedoch protrahierter Verlauf. Subleukämische Formen sind schwierig vom lymphozytären Lymphosarkom (malignes Lymphom*) zu differenzieren. Zurückhaltung mit zytostat. u. Kortikosteroidtherapie wird empfohlen. Vgl. Megakaryozytenleukämie, Monozytenleukämie, Eosinophilenleukämie, Basophilenleukämie, HTLV, Stammzelltransplantation, Syndrom, myeloproliferatives.

Leuk|ämoid, eosino|philes (↑; ↑; -id*) n: (engl.) eosinophilic leukemid; erhebl., reaktiv bedingte Vermehrung eosinophiler Granulozyten im Blut (Leukozytose bis 100 000/mm^3) u. Knochenmark; **Vork.:** bei Lymphogranulomatose, Kollagenerkrankungen (Periarteriitis nodosa, Dermatomyositis), Wurmbefall.

Leuk|en|zephalo|pathie (↑; Enkephal-*; -pathie*) f: (engl.) leukoencephalopathy; Erkr. mit pathol. Veränderungen der Marksubstanz* des ZNS; s. Entmarkungskrankheiten.

Leuk|en|zephalo|pathie, meta|chromatische (↑; ↑; ↑) f: s. Leukodystrophie, metachromatische.

Leuk|en|zephalo|pathie, pro|gressive multi|fokale (↑; ↑; ↑) f: (engl.) progressive multifocal leukoencephalopathy; Abk. PML; syn. subakute demyelinisierende Enzephalomyelitis; v. a. bei Pat. mit gestörter Immunabwehr (immunsuppressive Ther., maligne Tumoren, AIDS u. a.); **Pathol./Anat.:** entzündliche Infiltrate im Gehirn nicht nachweisbar; multiple, konfluierende demyelinisierte Plaques, mehrkernige Astrozyten, abnorme Oligodendrogliazellen mit intranukleären Einschlusskörperchen, in denen elektronenmikroskop. Papovavirus-Strukturen erkennbar sind; **Err.:** wahrscheinlich JC-Virus u. BK-Virus, evtl. auch SV40-Virus (s. Polyomavirus); **Klin.:** Wesensveränderung, motor. Störungen, Gesichtsfeldausfälle; seltener Inkontinenz, Ataxie, bulbäre Symptome; Tod durchschnittlich 3–6 Mon. nach Erkrankungsbeginn.

Leukine (↑) n pl: (engl.) leukins; antimikrobiell wirkende, bis 85 °C thermostabile (lysosomale) Substanzen aus polymorphkernigen Leukozyten*.

Leuko|araiose (↑) f: (engl.) leukoaraiosis; Bez. für Demyelinisierungen der Substantia alba, nachgewiesen mit kranialer Computertomographie u. Kernspintomographie.

Leuko|derm (↑; Derm-*) n: (engl.) leukoderma; fleckförmige Hypo- od. Depigmentierung der Haut durch Störung der Melanozytenfunktion; Auftreten i. R. von entzündl. Hauterkrankungen, z. B. nach Rückbildung des Exanthems bei Syphilis, bei atopischem Ekzem, Lepra, Pinta od. Pityriasis versicolor; vgl. Vitiligo.

Leuko|dys|trophie (↑; Dys-*; Troph-*) f: (engl.) leukodystrophy; progrediente Degeneration der Marksubstanz* des ZNS inf. erbl. Enzymopathien*; häufig pathol. Speicherung von lysosomalen Lipiden; vgl. Canavan-Krankheit, Globoidzellen-Leukodystrophie, Leukodystrophie, metachromatische.

Leuko|dys|trophie, meta|chromatische (↑; ↑; ↑) f: (engl.) metachromatic leukodystrophy; syn. fam. juvenile diffuse Sklerose, Mukosulfatidose; Genlokus 22q13.31-qter; autosomal-rezessiv vererbte Leukodystrophie mit Arylsulfatase-A-Mangel, Störung des Sulfatidabbaus im Myelin u. Sulfatideinlagerungen in ZNS, peripheren Nerven u. Nieren; abhängig von der Erstmanifestation werden spätinfantile (Typ Greenfield), juvenile (Typ Scholz) u. adulte (Typ Austin) Formen unterschieden. **Klin.:** Pes valgus, spastische Tetraplegie, extrapyramidale u. zerebellare Sympt., psychische Auffälligkeiten; **Diagn.:** erhöhte Eiweißkonzentration im Liquor cerebrospinalis; Elektromyographie, Kernspintomographie des ZNS, Nervenbiopsie; Nachw. von Arylsulfatase A im Urin, erniedrigte Aktivität in Leukozyten u. Fibroblasten; molekulargenet. Nachweis des Gendefekts.

Leuko|keratosis nicotina palati (↑; Kerat-*; -osis*) f: durch starkes Rauchen verursachte weißliche, derbe, 1–3 mm große Knötchen mit zentralem rotem Punkt am Gaumen; nur selten bösartige Umwandlung i. S. einer Leukoplakie*; vgl. Uranitis glandularis.

Leuko|kinin n: spezif. leukophiles Gammaglobulin, das an Leukozytenmembranen bindet; Präkursor für Tuftsin*.

Leuko|lysine (Leuk-*; Lys-*) n pl: (engl.) leukolysins; leukozytenauflösende Stoffe, z. B. in Phagozyten; auch als Urs. der Agranulozytose* nachgewiesen.

Leukom (↑; -om*) n: (engl.) leukoma; (ophth.) weiße Hornhautnarbe*; nimmt meist einen großen Teil der Hornhaut ein (s. ums. Abb.).

Leukom, ad|härierendes (↑; ↑) n: (engl.) adherent leukoma; Leucoma adhaerens; Hornhaut-Narbentrübung, an deren Rückfläche die

L

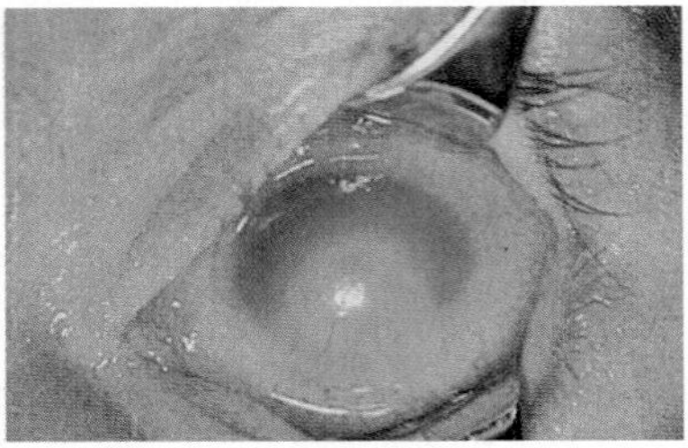

Leukom [362]

Iris ein- od. angeheilt ist; z. B. nach perforierender Verletzung, geplatzter Descemetozele, durchbrochenem Hornhautulkus.

Leuko|maine (↑) n pl: (engl.) leukomaines; giftige, stickstoffhaltige Basen, die beim Proteinabbau im Körper gebildet werden können u. möglicherweise an der Entstehung der Urämie* beteiligt sind; vgl. Ptomaine, Eiweißfäulnis.

Leuko|mel|algie (↑; gr. μέλος Glied; -algie*) **f:** (engl.) leukomelalgia; anfallsweises Auftreten von Kälte u. Blässe der Haut; vgl. Erythromelalgie, Akrozyanose.

Leuko|melano|dermie (↑; Melan-*; Derm-*) **f:** (engl.) leukomelanoderma; Bez. für fleckförmige Depigmentierungen neben Hyperpigmentierungen, z. B. bei Altershaut, Xeroderma pigmentosum; vgl. Poikilodermie.

L

Leuk|onychie (↑; Onych-*) **f:** (engl.) leukonychia; Weißfärbung der Nägel; **Formen: 1.** punktförmige L., meist nach Traumen; **2.** streifenförmige L.: Querstreifen (sog. Mees-Streifen) bei Arsen- u. Thalliumvergiftung, fieberhaften Erkr., Verbrennung der Handrücken, Röntgenbestrahlung der Nagelmatrix; Längsstreifen idiopathisch od. bei Darier-Krankheit; **3.** totale L.: meist durch gewerbl. Schädigung (Nitritlösung), Onychomykosen, bei Nierenerkrankungen od. Colitis ulcerosa; selten erbl., z. B. beim Hooft-Syndrom.

Leuko|pathie (↑; -pathie*) **f:** s. Albinismus, Vitiligo.

Leuko|pedese (↑; gr. πηδᾶν springen, hüpfen) **f:** s. Diapedese.

Leuko|penie (↑; -penie*) **f:** (engl.) leukopenia; auch Leukozytopenie; Verminderung der Gesamtleukozytenzahl unter 5000/mm^3, i. d. R. Verminderung insbes. der neutrophilen Granulozyten (Granulozytopenie*); **Urs.:** u. a. Bildungsstörung im Knochenmark, vorzeitiger Leukozytenuntergang od. Verteilungsstörung; **Vork.:** bei tox. u. physik. Knochenmarkschädigung (z. B. durch Zytostatika, ionisierende Strahlung), Blutkrankheiten (z. B. perniziöse Anämie, Panmyelopathie, Hämoblastosen), Hypersplenismus, reaktiv bei Virusinfektionen, selten bei bakt. Infektionskrankheiten (z. B. Typhus, Brucellose); **DD:** Agranulozytose*.

Leuko|plakia (↑; gr. πλάξ, πλακός Platte, Fläche) **f:** s. Leukoplakie.

Leuko|plakia penis (↑; ↑) **f:** Leukoplakie* an der Glans penis.

Leuko|plakia portionis (↑; ↑) **f:** Leukoplakie* an der Portiooberfläche, oft multipel auftretend, iodnegativ; als zarte L. p. harmlos, als grobe L. p. über Schleimhautniveau u. ohne Essigsäureanwendung erkennbar verdächtiger Befund i. R. einer Kolposkopie*.

Leuko|plakia vulvae (↑; ↑) **f:** s. Vulvadystrophie.

Leuko|plakie (↑; ↑) **f:** (engl.) leukoplakia; sog. Weißschwielenkrankheit; Bez. für weiße, nicht abwischbare flache od. papillomatöse Schleimhautveränderungen; i. e. S. Hyperkeratosen mit zellulären u. epithelialen Atypien sowie vermehrten od. atypischen Mitosen, die durch chron. exogene Reizeinwirkung (mechan., physik. u. chem. Noxen, insbes. Nicotin- u. Alkoholkonsum) entstehen u. in ein Plattenepithelkarzinom* übergehen können; verdächtig sind infiltrierte verruköse od. erosive Veränderungen. I. w. S. auch idiopathisch od. i. R. von erbl. (z. B. Dyskeratosis congenita, Darier-Krankheit) od. erworbenen Erkr. (z. B. Lichen ruber, chronischer diskoider Lupus erythematodes, Lupus vulgaris, tertiäre Syphilis) auftretend. **Diagn.:** Probeexzision; **Ther.:** chir. Exzision, Laser- od. Kryochirurgie; regelmäßige Kontrollen. Vgl. Haarleukoplakie.

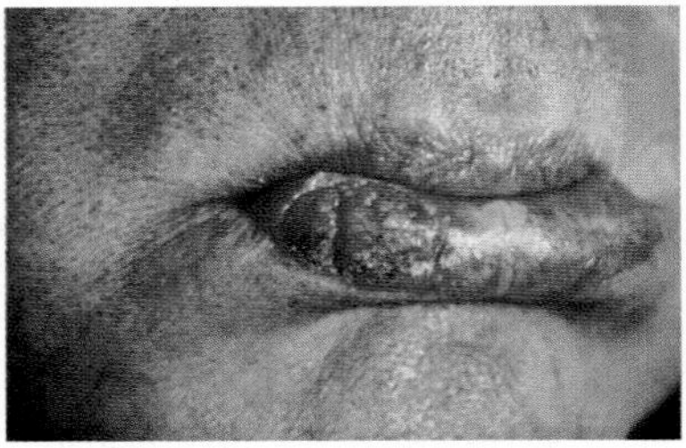

Leukoplakie mit beginnendem Plattenepithelkarzinom [60]

Leuko|plakie, orale haar|förmige (↑; ↑) **f:** s. Haarleukoplakie.

Leuko|poese (↑; -poese*) **f:** (engl.) leukopoiesis; Bildung weißer Blutkörperchen; vgl. Blutbildung.

Leuko|porphyrie (↑; Porphyrie*) **f:** s. Porphyrie.

Leuko|proteasen (↑; Prot-*) f pl: (engl.) leukoproteases; lysosomale Proteasen* in Granulozyten, die phagozytierte proteinhaltige Partikel (z. B. Mikroorganismen, Zellen) u. nach Freisetzung auch körpereigene abbauen, z. B. bei Entzündung. Vgl. Leukozytenenzyme.

Leukor|rhö (↑; -rhö*) **f:** (engl.) leukorrhea; auch Weißfluss; vermehrte Bildung von nicht entzündl., weißlichem Scheidensekret; Vork. v. a. bei jungen Mädchen (meist inf. Östrogenmangels); vgl. Fluor genitalis.

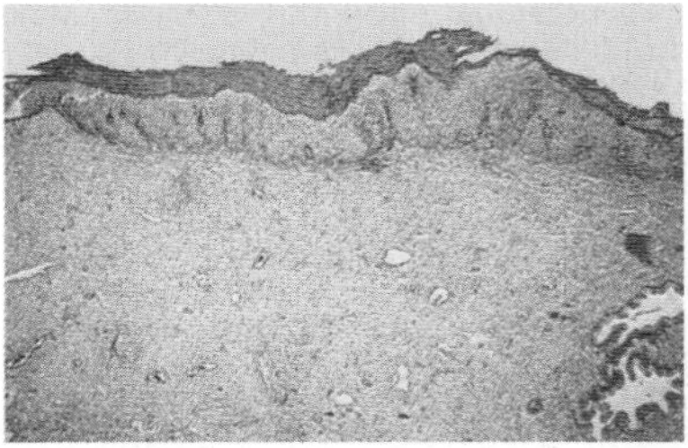

Leukoplakia portionis [65]

Leukose (↑; -osis*) **f:** veraltete Bez. für Leukämie*.

Leuko|taxis (↑; Taxis*) **f:** s. Chemotaxis.

Leuko|tomie (↑; -tom*) **f:** (engl.) leukotomy; syn. Lobotomie; chir. Durchtrennung frontothalamischer Faserverbindungen; früher Verf. der Psychochirurgie* od. zur Schmerztherapie (ersetzt durch stereotaktische Operation*, z. B. Thalamotomie*); **Folgen:** hirnorganisches Psychosyndrom, Persönlichkeitsveränderungen mit Störung des Antriebs u. der Emotionalität. Vgl. Split-brain-Operation.

Leuko|toxin (↑; Tox-*) **n:** bei Leukozytenzerfall freiwerdendes tox. Peptid aus 14 Aminosäuren, das die Kapillarpermeabilität steigert.

Leuko|trichose (↑; Trich-*; -osis*) **f:** syn. Canities; s. Haarveränderungen.

Leuko|triene (↑) **n pl:** (engl.) leukotrienes; mit den Prostaglandinen* verwandte, körpereigene Metaboliten des Arachidonsäurestoffwechsels; mittels 5-Lipoxygenase wird Arachidonsäure* über Zwischenprodukte in Leukotrien A (Abk. LTA, Epoxyderivat), dieses in Leukotrien B (Abk. LTB, Dihydroxyderivat) u. Leukotrien C (Abk. LTC, Hydroxythiolderivat der Arachidonsäure), Leukotrien D, E u. F umgewandelt. **Funktion:** L. sind stark wirksame Mediatoren* entzündl. bzw. allerg. Reaktionen; sie wirken über Bindung an Leukotrienrezeptoren der Zellmembran u. a. chemotaktisch, bronchokonstriktorisch, vasoaktiv (Förderung von Gefäßpermeabilität u. Ödembildung) u. aktivierend auf Suppressorzellen*. Es bestehen Wechselwirkungen mit Interleukinen* u. Interferonen*. L.-Rezeptorantagonisten (z. B. Montelukast) werden zur Behandlung von Asthma bronchiale verwendet. Vgl. Slow reacting substances.

Leuko|zidin (↑; -zid*) **n:** (engl.) leukocidin; von pathogenen Staphylokokken (Staphylococcus aureus) gebildetes Exotoxin mit membranschädigender Wirkung auf Leukozyten.

Leuko|zyten (↑; Zyt-*) **m pl:** (engl.) leukocytes; weiße Blutkörperchen; **Einteilung** in Granulozyten* (60–70 %), Lymphozyten* (20–30 %) u. Monozyten* (2–6 % der Blutleukozyten); Referenzbereiche: s. Blutbild (Tab.). Bei infektiösen Erkr. kommt es zu phasenhaft ablaufenden Veränderungen der Leukozytenverteilung, die im Differentialblutbild* erfasst werden können u. einen Rückschluss auf den Krankheitsverlauf ermöglichen: **1. neutrophile Kampfphase** (0.–4. Tag, Abwehr eingedrungener Err.) mit Vermehrung der neutrophilen Granulozyten, Linksverschiebung*, Verminderung der eosinophilen Granulo- u. der Lymphozyten; **2. monozytäre Abwehr- od. Überwindungsphase** (4.–7. Tag) mit Monozytose* als Zeichen der Aktivierung des Monozyten*-Makrophagen-Systems, tritt bei beginnender Immunisierung (meist auf dem Höhepunkt der Erkr.) auf u. deutet meist auf einen Verlauf mit Heilung hin; als Dauerzustand bei chron. rezidivierenden Erkr. (z. B. Tuberkulose, Malaria); **3. lymphozytär-eosinophile Heilphase** (ab dem 7. Tag) mit Lymphozytose u. Eosinophilie, weiterem Rückgang der absoluten Leukozytenzahlen u. der Linksverschiebung (Kernverschiebung zur Norm). Vgl. Blutbildung, Leukozytose.

Leuko|zyten-Ad|häsions|mangel (↑; ↑; lat. adhaerere anhaften)**:** (engl.) leukocyte adhesion deficiency; s. LAD.

Leuko|zyten|anti|gene (↑; ↑; Antigen*) **n pl:** (engl.) leukocyte antigens; antigene Strukturen auf der Leukozytenmembran, u. a. HLA-I-u. HLA-II-Moleküle (s. HLA-System), Rezeptoren od. Adhäsionsmoleküle, meist i. R. der CD*-Nomenklatur benannt. L. können die Bildung von Leukozytenantikörpern* induzieren.

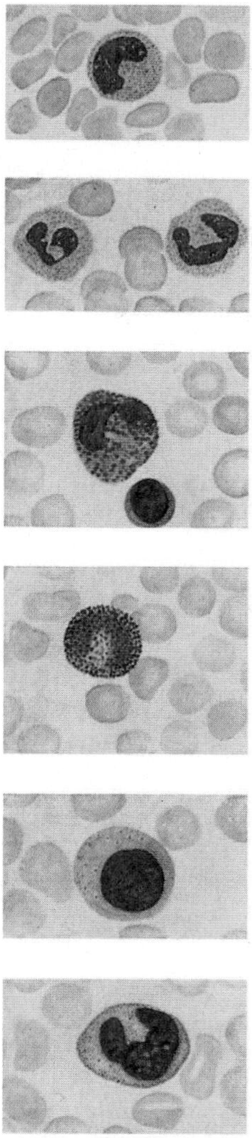

Leukozyten im Blutausstrich [532]

Leuko|zyten|anti|körper (↑; ↑; Anti-*)**:** (engl.) leukocyte antibodies; gegen Leukozyten gerichtete agglutinierende od. lysierende (komplementbindende) Antikörper*, die u. a. nach Geburten, Bluttransfusionen (v. a. von Leukozytenkonzentrat) u. bei angeborener Neutropenie* auftreten od. (als Autoantikörper) i. R. von Autoimmunkrankheiten* gebildet werden.

Leuko|zyten|de|pletion (↑; ↑) **f:** syn. Leukozytenfiltration; annähernd vollständige Entfernung von Leukozyten insbes. aus einem Erythrozytenkonzentrat* (<1 × 10^6 Restleukozyten pro Transfusionseinheit) durch Filtration zur Verringerung des Risikos der Immunisierung gegen Antigene des HLA-Systems od. der Übertragung von Zytomegalie-Viren; **Prinzip:** Filterfasern führen zur Aktivierung u. Adhäsion von Granulozyten, Lymphozyten verfangen sich im Filter; L. von Thrombozytenkonzentrat* mit spez. oberflächenbehandeltem Filtermaterial; **Ind.:** Transfusion von Blutprodukten bei aplastischer Anämie, aplastischem Syndrom, Leukämie, Osteomyelofibrose, Transplantation (bes. Knochenmarktransplantation), Immunsuppression (CMV-negative Pat.); häufige Transfusion; intrauterine Transfusion, Transfusionen bei Frühgeborenen. A. Pru.

Leuko|zyten|en|zyme (↑; ↑; Enzyme*) n pl: (engl.) leukocyte enzymes; lysosomale Enzyme in Leukozyten*; Granulozyten enthalten u. a. alkalische Leukozytenphosphatase, Oxidoreduktasen (Katalase, Peroxidasen), Leukoproteasen, Amylasen, Lipasen u. Kathepsine, Monozyten v. a. Proteasen, Lymphozyten v. a. Lipasen. Vgl. Lysosomen.

Leuko|zyten|filtration (↑; ↑) f: syn. Leukozytendepletion*.

Leuko|zyten|in|dex (↑; ↑) m: (engl.) leukocyte index; Quotient aus dem prozentualen Anteil der neutrophilen Granulozyten u. der Lymphozyten im peripheren Blutbild:

$$J = \frac{\text{\% der neutrophilen Granulozyten}}{\text{\% der Lymphozyten}}$$

Leuko|zyten|kon|zentrat (↑; ↑) n: (engl.) leukocyte concentrate; syn. Granulozytenkonzentrat; aus frischem Vollblut versch. Spender (wegen des rel. geringen Anteils der Leukozyten an der Gesamtzellzahl) v. a. mit Hilfe von Zellseparatoren (Leukopherese) gewonnenes, v. a. Granulozyten* enthaltendes Blutpräparat mit kurzer Haltbarkeit (2–4 Std.); **Ind.:** schwerste Infektionen bei reversibler Granulozytopenie* (<500/µl); wegen der rel. kurzen Lebensdauer der Granulozyten in vivo u. Gefahr einer Immunisierung gegenüber Leukozytenantigenen* problematisch.

Leuko|zyten|phosphatase, alkalische (↑; ↑) f: (engl.) alkaline leukocyte phosphatase; in reifen neutrophilen Granulozyten* vorkommende Phosphomonoesterase, die durch zytochem. Farbreaktion im getrockneten Blutausstrich sichtbar gemacht werden kann; nach Auszählung von 100 neutrophilen Granulozyten kann der Phosphataseindex gebildet werden (Referenzbereich: 18–100); erniedrigter Index bei chronisch-myeloischer Leukämie, häufig bei paroxysmaler nächtlicher Hämoglobinurie, gelegentl. bei sideroachrestischer Anämie, Erythrämie u. Virusinfektionen, erhöhter Index bei bakt. Infektionen, malignen Tumoren, Lymphogranulomatose, Polycythaemia rubra vera, Osteomyelofibrose, terminalem Myeloblastenschub bei chronisch-myeloischer Leukämie, akuter Leukämie u. Cholestase.

Leuko|zyto|penie (↑; ↑; -penie*) f: s. Leukopenie.

Leuko|zytose (↑; ↑; -osis*) f: (engl.) leukocytosis; Vermehrung der Leukozytenzahl im Blut (über 10 000/mm^3); **Vork.:** bei den meisten infektiösen Prozessen, die mit einer akuten (lokalisierten) Entz. einhergehen, z. B. Appendizitis, Cholezystitis, Adnexitis. Vgl. Hyperleukozytose, Leukämie, Leukopenie.

Leuko|zyt|urie (↑; ↑; Ur-*) f: (engl.) leukocyturia; vermehrt Leukozyten im Urin (>5–10 Leukozyten/µl); Hinweis auf Harnweginfektion*, Nephropathie od. Tumor; bei steriler L. muss Tuberkulose (mikroskop. u. durch Kultur) ausgeschlossen werden; Schnellnachweis mit Teststreifen (Nachweisgrenze 20 Leukozyten/µl); vgl. Stansfeld-Webb-Verfahren, Windeltest, Harnsediment.

Leupro|relin (INN) n: GnRH-Agonist; **Ind.:** Prostatakarzinom, Endometriose; s. GnRH-Agonisten, Zytostatika.

Leuz-: s. a. Leuc-, Leuk-.

Lev-Krankheit: syn. Lenègre*-Krankheit.

Lev|acetyl|methadol|hydro|chlorid n: synthet. Opioidagonist mit morphinähnl. Wirkung; unterliegt der Betäubungsmittel-Verschreibungsverordnung; **Verw.:** zur Substitutionstherapie bei Opiatabhängigkeit; vgl. Levomethadon.

Levaditi-Versilberungs|methode (Constantin L., Bakteriol., Paris, 1874–1928) f: (engl.) Levaditi's method; Meth. zur Darstellung von Spirochäten in Gewebeschnitten; Spirochäten: schwarz, Gewebe: durchsichtig gelb.

Leva|misol (INN) n: Immunmodulator, der postoperativ in Komb. mit Fluoruracil* zur adjuvanaten Ther. bei kolorektalem Karzinom (Stadium Dukes C) Anw. findet; **UAW:** u. a. Nervosität, Schlafstörungen, Depression, Blutbildveränderungen, Übelkeit, Erbrechen.

Lev|arterenol n: syn. Noradrenalin*.

Levator (lat. levare emporheben) m: Heber; z. B. M. levator ani.

Levator|wulst (↑): s. Torus levatorius.

Leventhal-Syn|drom (Michael L., Gyn., Chicago, 1901–1971) n: Stein-Leventhal-Syndrom; s. Ovarialsyndrom, polyzystisches.

Levetiracetam (INNv) n: Ethylanalogon von Piracetam; **Verw.:** als Antiepileptikum zur Zusatzbehandlung von partiellen Anfällen; s. Antiepileptika.

levis (lat.): **1.** leicht, nicht drückend; **2.** glatt, unbehaart.

Levisticum officinale n: Liebstöckel*.

Levo-: s. a. Laevo-.

Levo|bunolol (INN) n: Sympatholytikum, Betarezeptorenblocker*; **Verw.:** bei Glaukom, als Antihypertonikum.

Levocabastin (INN) n: Histamin-H_1-Rezeptorenblocker; **Verw.:** zur top. Anw. bei allerg. Rhinitis u. Konjunktivitis; s. Antihistaminika.

Levo|dopa (INN) n: Kurzbez. L-Dopa; Vorstufe in der Synthese von Dopamin*; **Verw.:** als Dopaminergikum bei Parkinson*-Syndrom, da es im Ggs. zu Dopamin die Blut-Hirn-Schranke durchdringen kann (wird in den Neuronen zu Dopamin umgewandelt u. beeinflusst v. a. Akinese u. Rigor); **UAW:** Hyperkinesen, psych. Symptome, orthostat. Regulationsstörungen, Arrhythmien, gastrointestinale Störungen u. a.

Levo|floxacin (INN) n: Antibiotikum (Fluorchinolon); **Ind.:** akute Sinusitis, chron. Bronchitis, Pneumonie, Pyelonephritis u. a.; vgl. Chinolone.

Levo|menol (INN) n: syn. Alphabisabolol; **Verw.:** als Antiphlogistikum.

Levo|me|promazin (INN) n: Phenothiazinderivat mit ähnl. Wirkung wie Chlorpromazin u. Promethazin; **Verw.:** s. Neuroleptika; vgl. Phenothiazinderivate.

Levo|methadon (INN) n: starkes Analgetikum mit qualitativ gleichen Wirkungen wie Morphin*; unterliegt der Betäubungsmittel-Verschreibungsverordnung; **Verw.:** als Narkoanalgetikum (cave: Abhängigkeit); in vielen Ländern (u. a. Bundesrepublik Deutschland, Niederlande, USA) zur Substitutionstherapie der Heroinabhängigkeit in Verbindung mit psycho- u. soziotherap. Angeboten.

Levo|nor|gestrel (INN) n: syn. D-Norgestrel; stark wirkendes Gestagen; s. Gestagene.

Levo|propyl|hexedrin (INN) n: zentral stimulierendes Sympathomimetikum; **Verw.:** als Appetitzügler*.

Levo|thyroxin-Natrium (INN) n: Natriumsalz von Thyroxin*; **Verw.:** zur Schilddrüsenhormonsubstitution; in Komb. mit Iodid zur Suppressionstherapie bei endem. Struma; bei Überdosierung Sympt. einer Hyperthyreose*.

Lewis-Blut|gruppen: (engl.) Lewis blood groups; Symbol Le; Blutgruppensystem aus löslichen Glykolipiden im Serum, die sich sekundär an die Erythrozyten anlagern; der Vererbungsmodus ist ungeklärt; es bestehen Beziehungen zum Sekretorsystem* u. den ABNull*-Blutgruppen, wodurch beim Erwachsenen mehrere antigene Determinanten (Le^a, Le^b, Le^c, Le^d) u. Phänotypen zustande kommen. An den Erythrozyten Neugeborener ist meist nur Le^x-Ag als gemeinsamer Bestandteil von Le^a u. Le^b nachweisbar, deren endgültige Ausprägung innerh. der ersten Lebensjahre erfolgt, wobei Le^b etwa vom 6. Lj. an bei ca. 72 % der Europäer, Le^a dagegen mit zunehmendem Alter seltener nachweisbar wird. Le-Antigene sind serol. nur schwer nachzuweisen (v. a. mittels indirektem Antiglobulintest, Supplement- u. Enzymtests). **Bedeutung:** Le-Antikörper kommen rel. häufig vor, v. a. als Kältehämagglutinine der Klasse IgM (klin. unbedeutend) insbes. bei Individuen mit dem Phänotyp Le (a-b-) sowie passager während Schwangerschaften mit Lewis-Inkompatibilität (werden als Urs. für habituelle Aborte diskutiert). Komplementbindende Le-Antikörper können hämolytische Transfusionszwischenfälle auslösen, was i. d. R. durch Infusion von ca. 200 ml Spenderplasma vor Bluttransfusion verhindert werden kann (Neutralisation der Ak in vivo); transfundierte Erythrozyten verlieren innerh. von Tagen die löslichen Le-Antigene des Spenders u. nehmen die Le-Eigenschaft des Empfängers an. Vgl. Blutgruppen.

Lewy-Körper (Fritz H. L., Neurol., Berlin, Philadelphia, 1885–1950): (engl.) Lewy bodies; intrazytoplasmatische, eosinophile Einschlüsse in melaninhaltigen Nervenzellen des Gehirns (insbes. im Locus caeruleus) bei idiopath. Parkinson*-Syndrom.

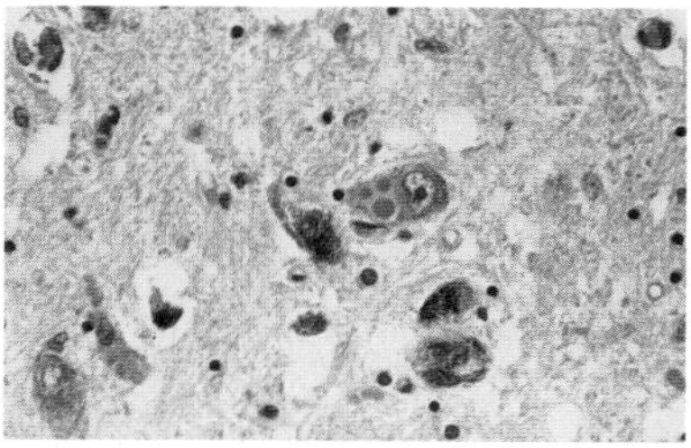

Lewy-Körper [51]

Lewy-Körper|krankheit, diffuse (↑) f: (engl.) diffuse Lewy body disease; klin. mildes Parkinson*-Syndrom mit frühzeitiger Entwicklung einer Demenz, akust. u. opt. Halluzinationen u. fluktuierenden Vigilanzstörungen; histol. zahlreiche Lewy-Körper in den Neuronen der Hirnrinde u. den Basalganglien. A. Küh.

Lexer-Span|trans|plantation (Erich L., Chir., Königsberg, München, 1867–1937; Transplantation*) f: nicht mehr gebräuchliches op. Verf. zur Behandlung von (Defekt-)Pseudarthrosen durch Einlagerung eines Knochenspans mit Periost; vgl. Knochentransplantation.

Leyden-Kristalle (Ernst V. van L., Int., Berlin, Königsberg, 1832–1910) m pl: s. Charcot-Leyden-Kristalle.

Leydig-Zellen (Franz von L., Anat., Würzburg, Bonn, 1821–1908; Zelle*): s. Leydig-Zwischenzellen.

Leydig-Zell|funktions|test (↑; ↑) m: (engl.) Leydig cell test; syn. HCG-Test; diagn. Verfahren zur Beurteilung der Hodenfunktionsreserve bzgl. Testosteronbiosynthese; nach Inj. von 5000 I. E. HCG* steigt die Konz. von Serumtestosteron innerh. von 48 Std. physiol. etwa um das Zweifache über den Ausgangswert; kein od. geringer Anstieg bei bds. Anorchie, primärer Leydig-Zellinsuffizienz, Hypogonadismus.

Leydig-Zell|in|suffizienz (↑; ↑; Insuffizienz*) f: (engl.) Leydig cell insufficiency; unzureichende inkretor. Hodenfunktion mit verminderter Testosteronproduktion in den Leydig-Zwischenzellen bei Hypogonadismus, Klimakterium virile, Hodenatrophie, adrenogenitalem Syndrom, Pasqualini-Syndrom.

Leydig-Zell|tumor (↑; ↑; Tumor*) m: (engl.) Leydig cell tumor; von den Leydig-Zwischenzellen des Gonadenstromas ausgehender, zu 90 % benigner hormonproduzierender Tumor des Hodens u. Ovars (Androgene, Östrogene); **Sympt.:** Pseudopubertas* praecox, Gynäkomastie*.

Leydig-Zwischen|zellen (↑; ↑): (engl.) Leydig's cells; syn. interstitielle Drüsenzellen (s.

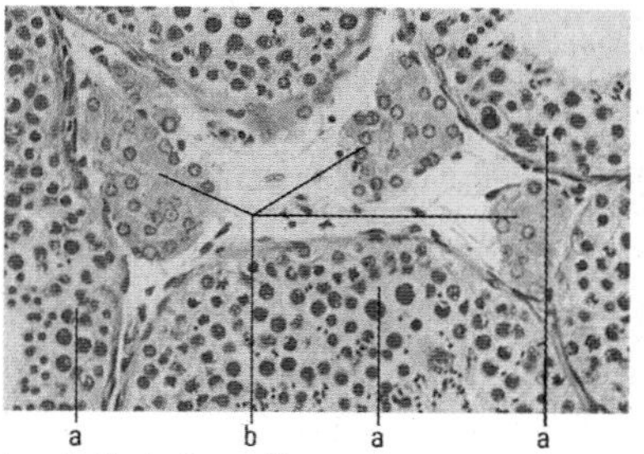

Leydig-Zwischenzellen:
histologischer Schnitt durch den Hoden (Hämatoxylin-Eosin-Färbung); a: Tubuli seminiferi; b: Gruppen von Leydig-Zwischenzellen im intertubulären lockeren Bindegewebe [134]

Abb.); epitheloide Zellhäufchen zw. den Samenkanälchen im interstitiellen Bindegewebe des Hodens*; einer der Bildungsorte der Androgene* (bes. Testosteron, tägl. ca. 6–8 mg beim er-

L

wachsenen Mann); ca. 10–20 % der Organmasse des Hodens.

LE-Zellen (Zelle*) f pl: (engl.) LE cells; bei systemischem Lupus* erythematodes im Blutbild vorkommende neutrophile Granulozyten mit basophilen Einschlusskörperchen, die Kernresten phagozytierter, zerstörter Leukozyten entsprechen.

LE-Zell|test (↑) m: (engl.) LE cell test; nicht mehr gebräuchl. Untersuchungsmethode zur Diagn. eines systemischen Lupus* erythematodes, bei der Leukozyten mit Patientenserum inkubiert werden, die durch zirkulierende zelluläre Antikörper in LE-Zellen umgewandelt werden; ersetzt durch Nachw. von antinukleären u. Anti-DNA-Antikörpern.

Lezithin n: Lecithin*.

L-Formen: (engl.) L configurations; **1.** (bakteriol.) zellwanddefekte Bakterienwuchsformen, die durch Antibiotikaeinwirkung od. Faktoren der körpereigenen Abwehr (Serum, Leukozytenextrakt, Lysozym, Antikörper usw.) entstehen; **Charakteristika:** pleomorph, filtrierbar, osmolabil, vermehrungsfähig, verminderte Virulenz, reduzierter Stoffwechsel. L-F. können zu ihrer Ausgangsform revertieren u. wieder voll virulent werden. **Klin. Bedeutung:** L-F. können evtl. im Organismus persistieren u. so zu chron.-rezidivierenden Inf. führen. **2.** (chem.) s. Isomerie.

LFPPV: Abk. für (engl.) **l**ow **f**requency **p**ositive **p**ressure **v**entilation; Beatmungsverfahren bei ARDS*; durch niedrige Beatmungsfrequenz (3–4/min) soll die kranke Lunge ruhiggestellt werden. Die Oxygenierung erfolgt durch Diffusion bei erhöhter inspirator. Sauerstoffkonzentration, die CO_2-Eliminierung im extrakorporalen Bypass ($ECCO_2R$). Vgl. Beatmung.

LGL-Syn|drom n: Kurzbez. für **L**own-**G**anong-**L**evine-Syndrom; Präexzitationssyndrom* mit verkürzter PQ-Zeit ohne Deltawelle bei normalem Kammerkomplex im EKG; **Klin.** u. **Ther.:** s. WPW-Syndrom.

LH: Abk. für **l**uteinisierendes **H**ormon; in basophilen Zellen des Hypophysenvorderlappens gebildetes Gonadotropin (Glykoprotein, MG 28 000, 22 % Kohlenhydratanteil); identisch mit ICSH (Abk. für engl. interstitial cell stimulating hormone) beim Mann; die Ausschüttung wird durch LHRH (GnRH*) sowie Estradiol u. Progesteron kontrolliert. LH besteht aus einer Alphakette (MG 10 700) u. einer Betakette (MG 12 700). Die Alphakette von LH ist mit der von HCG, FSH u. TSH identisch. Die Betakette ist spezifisch für LH, wirkt immunogen u. ist (nur in Komb. mit der Alphakette) für die biol. Wirkung verantwortlich. **Wirkungsmechanismus:** über Hormonrezeptoren* an den Interstitialzellen der Keimdrüsen; **Wirkung:** Auslösen von Follikelreifung u. Ovulation; bewirkt Entw. u. Funktion des Corpus* luteum (Synthese von Östrogenen u. Progesteron); beim Mann Anregung des Wachstums der Leydig*-Zwischenzellen des Hodens u. der Androgensynthese.

Lhermitte-Zeichen (Jaques L., Neuropathol., Paris, 1877–1959): (engl.) Lhermitte's sign; Nackenbeugezeichen; bei Nackenbeugung auftretende Parästhesien, die sich blitzartig über Wirbelsäule u. Rücken nach kaudal ausbreiten u. evtl. in die Extremitäten ausstrahlen; Vork. v. a. bei Multipler* Sklerose.

LHRH: Abk. für **l**uteinisierendes **H**ormon-**R**eleasing-**H**ormon; identisch mit GnRH*.

LH-RH-A|gonisten (Agonist*) m pl: syn. GnRH*-Agonisten.

LHRH-Test m: syn. GnRH*-Test.

Li: chem. Symbol für Lithium*.

LIA: Abk. für **L**umineszenz*-**I**mmun**a**ssay.

liber (lat.): frei.

Liberation (↑) f: Freisetzung.

Liberine n pl: syn. Releasing-Faktoren; s. Releasing-Hormone.

Libido (lat. Lust) f: **1.** allg. Bez. für den Sexualtrieb*; **2.** (psychoanalyt.) Bez. (Freud) für die best. Triebmanifestationen begleitende psychische Energie; vgl. Trieb.

Libido|fixierung (↑): (engl.) libido fixation; (psychoanalyt.) Festlegung der Libido auf infantile Triebobjekte od. Befriedigungsformen früherer Entwicklungsphasen; z. B. bei Regression*.

Libido sexualis (↑; Sexual-*) f: syn. Sexualtrieb*.

Libido|störung (↑): (engl.) libido disorder; ungenaue Bez. für Störung des sexuellen Appetenzverhaltens, die sich als sexuelle Funktionsstörung* od. fehlendes sexuelles Interesse (s. Alibidinie) äußert.

Libman-Sacks-Syn|drom (Emmanuel L., Int., New York, 1872–1946; Benjamin S., Int., New York, 1896–1939) n: Endstadium des systemischen Lupus* erythematodes; charakterisiert durch eine atyp. verruköse Endokarditis, ferner durch Perikarditis, Pleuritis, Arthritis, Splenomegalie u. a.

Lichen (gr. λειχήν Flechte) m: (dermat.) Bez. für ein kleinpapulöses Exanthem; vgl. Flechte.

Lichen amyloidosus (↑) m: s. Amyloidosis cutis.

Licheni|fikation (↑) f: (engl.) lichenification; flächenhafte Infiltration der Haut mit Vergröberung der Hautfelderung (s. Abb.) i. R. eines Ekzems*.

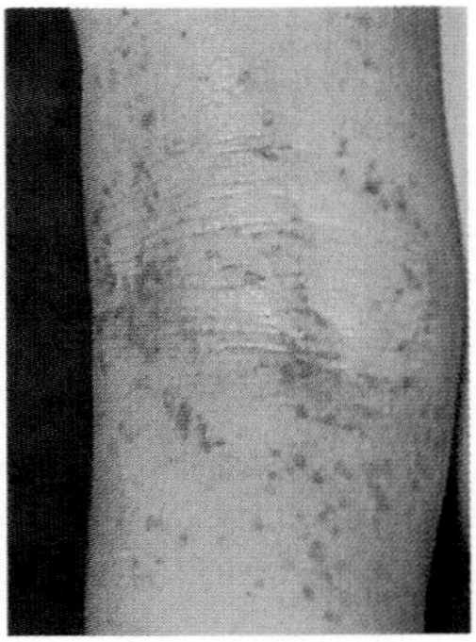

Lichenifikation der Haut der Ellenbeuge bei atopischem Ekzem [179]

Lichen islandicus (↑) m: Isländisches Moos; Thallus der Flechte Cetraria islandica mit Schleim- u. Bitterstoffen; Verw.: bei Schleimhautreizungen im Mund- u. Rachenraum; Appetitlosigkeit.

Lichen myx|oedematosus (↑) m: syn. Skleromyxödem*.

Lichen nitidus (↑) m: bes. bei Kindern u. Jugendlichen auftretende Hauterkrankung; evtl. Variante des Lichen* ruber planus; stecknadelkopfgroße, weiße od. rötliche, glänzende, transparente Knötchen v. a. an Penis u. Unterarmbeugeseiten; nach längerer Zeit spontane Rückbildung.

Lichen pilaris (↑) m: syn. Keratosis pilaris; derbe, stecknadelkopfgroße, manchmal rote Knötchen an den Follikeln, bes. an den Streckseiten der Oberarme u. Oberschenkel sowie am Gesäß, bes. bei Mädchen zw. 15. u. 20. Lj.; später teilweise spontane Rückbildung; gelegentl. assoziiert mit Akrozyanose* u. Erythrocyanosis* crurum puellarum.

Lichen ruber planus (↑) m: sog. flache Knötchenflechte; häufige entzündl. Erkr. der Haut u. Schleimhaut; **Ätiol.:** unklar, mögliche Assoziation mit Lebererkrankungen; **Klin.:** multiple polygonale, flache, oft zentral gedellte, wachsartig glänzende, livide Papeln, die konfluieren können u. meist stark jucken; Auftreten weißer

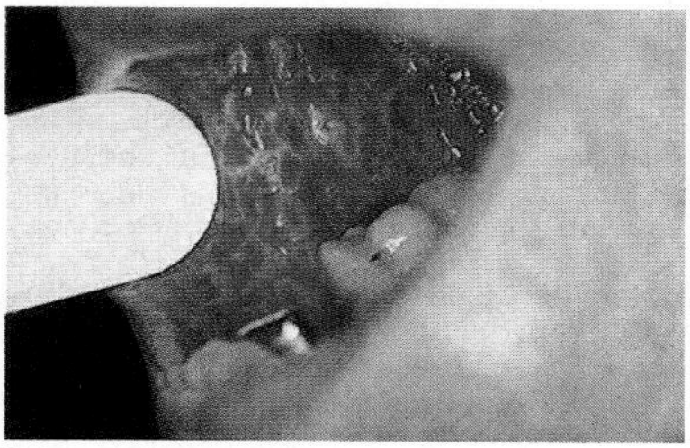

Lichen ruber planus: Wickham-Zeichnung der Mundschleimhaut [3]

Punkte u. Netze in den Papeln (Wickham-Streifen) als Ausdruck einer Verdickung des Stratum granulosum, bes. deutlich nach Einölen der Oberfläche u. an der Wangenschleimhaut; Auslösung eines Köbner*-Phänomens möglich; spontane Abheilung nach 1–2 Jahren mit Pigmentierungen u. Atrophien; **Lok.:** bes. Beugeseiten der Unterarme, Unterschenkel, Sakralregion, Genitale u. Mundschleimhaut; auch disseminiert (Lichen ruber generalisatus), evtl. mit Übergang zu einer Erythrodermie (Lichen ruber

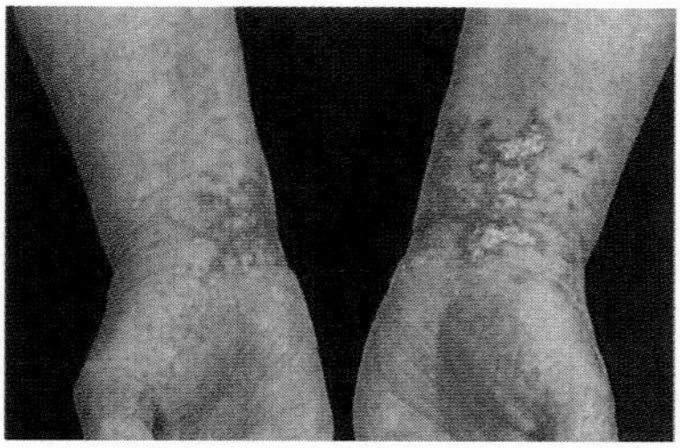

Lichen ruber planus: typische Lokalisation an den Beugeseiten der Handgelenke [3]

exanthematicus); **Sonderformen** mit ringförmiger (Lichen ruber anularis) od. linearer Anordnung (Lichen ruber linearis od. Lichen ruber striatus), Blasenbildung (Lichen ruber bullosus od. Lichen ruber pemphigoides), Schleimhauterosionen (Lichen ruber erosivus), warzenartigem Aussehen (Lichen ruber verrucosus), Nagelbefall (Lichen ruber unguium) od. follikulär gebundenen Papeln (Lichen ruber follicularis od. Lichen ruber acuminatus; s. Lasseur-Graham-Little-Syndrom); **Ther.:** Glukokortikoide lokal od. systemisch, PUVA, Retinoide.

Lichen sclerosus et atrophicus (↑) m: syn. Weißfleckenkrankheit; rundl., porzellanweiße, linsengroße, juckende, atrophisch erscheinende Areale, die zu größeren Herden konfluieren u.

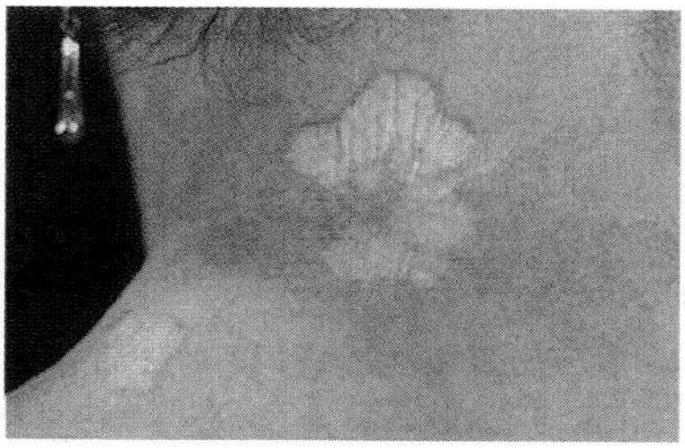

Lichen sclerosus et atrophicus [3]

follikuläre Hyperkeratosen zeigen können; **Lok.:** bes. Nacken, Rücken, Genitalgegend; **Ther.:** glukokortikoid- od. östrogenhaltige Cremes, Retinoide systemisch.

Lichen sclerosus et atrophicus penis (↑) m: syn. Craurosis penis; Verhärtung u. Verengung (Phimose*) der Vorhaut, weißl. Verfärbung der Eichel (Balanitis xerotica obliterans), des inneren Vorhautblatts, Verdickung, Schrumpfung des Frenulums, Meatusstenose*, Juckreiz; fakultative Präkanzerose; **Ther.:** Zirkumzision, Meatotomie.

Lichen sclerosus et atrophicus vulvae (↑) m: auch Weißfleckenkrankheit; bei Mädchen u. jungen Frauen sowie nach der Menopause (s. Vulvadystrophie) auftretende Atrophie der Haut des äußeren Genitales.

Lichen simplex chronicus circumscriptus (↑) m: syn. Lichen Vidal, Neurodermitis circumscripta; ekzematöse Hautveränderung mit bis zu handtellergroßen, rundl. od. auch streifenförmigen, stark juckenden, lichenifizierten, manchmal depigmentierten Effloreszenzen; Vork. v. a. bei Frauen zw. 20. u. 50. Lj. an Kopf, Nacken, Extremitäten, Sakral- u. Genitalregion; Urs. unklar, möglicherweise artifizielles, durch Kratzen unterhaltenes Ekzem mit umstrittener Beziehung zum atopischen Ekzem*; **Ther.:** blande Salben, Okklusivverband.

Lichen urticatus (↑) m: syn. Prurigo* simplex acuta.

Lichen Vidal (↑; Jean B. V., Dermat., Paris, 1825–1893) m: syn. Lichen* simplex chronicus circumscriptus.

Lich-Grégoire-Operation (Raymond G., Chir., Anat., Paris, geb. 1875) f: Verfahren zur Ther. des vesikoureteralen Refluxes*, z. B. bei Ureterfehlbildungen*; Verlagerung des distalen Ureterabschnitts in einen 3–5 cm langen, präparierten Harnblasenmuskelabschnitt auf die intakte Blasenschleimhaut bei extravesikalem Zugang; vgl. Politano-Leadbetter-Operation.

Licht: (engl.) light; i. e. S. der optisch wahrnehmbare Bereich im Spektrum der elektromagnetischen Wellen*, der etwa zw. den Wellenlängen 380–780 nm liegt; i. w. S. auch die nicht sichtbaren angrenzenden Wellenlängenbereiche (sog. Infrarot- u. Ultraviolettlicht). Vgl. Photonen.

Licht|behandlung: s. Lichttherapie.

Licht|dermatosen (Derm-*; -osis*) f pl: (engl.) photodermatoses; syn. Photodermatosen; Veränderungen der Haut inf. von Lichteinwirkung, bes. Ultraviolettstrahlung*; **Formen: 1.** physiol. Reaktionen der Haut: vermehrte Melaninbildung (Hyperpigmentierung), Akanthose u. Hyperkeratose (Lichtschwiele) sowie Reparatur geschädigter DNA (s. Reparatursysteme); **2.** akute L. (Dermatitis solaris, sog. Sonnenbrand): phototraumatische Reaktion bei normaler Lichtempfindlichkeit durch Überdosierung von UV-Licht; Sympt.: Entz., evtl. Blasenbildung, später Schuppung der lichtexponierten Hautstellen; **3.** chronische L.: Atrophie der Epidermis u. Degeneration des Bindegewebes in der Dermis durch jahrelange übermäßige Sonnenexposition mit Vergröberung des Hautreliefs, Zysten, Komedonen, Keratosen, Pigmentflecken, gehäuftem Auftreten von Plattenepithelkarzinomen u. Basaliomen; **4.** phototoxische Reaktionen: Dermatitis u. länger anhaltende Hyperpigmentierung durch Lichteinwirkung u. externen od. systemischen Kontakt mit Lichtsensibilisatoren, z. B. Teer (Teersonnendermatitis), Furocumarinen in Kosmetika mit Bergamottöl (Berloque-Dermatitis, Hyperpigmentierung in Form ablaufender Tropfen) od. in Herkulesstaude, Pastinak, Sellerie u. a. Pflanzen (Wiesengräserdermatitis), Medikamenten (Ammoidin, Resorcin- u. Phenothiazinderivate, Nalidixinsäure, Tetracycline u. a.) sowie Farbstoffen (z. B. Rivanol, Trypaflavin, Eosin, Methylenblau); **5.** photoallergische Reaktionen durch photochem. aktivierte Substanzen, z. B. Medikamente (Chlorpromazin, Sulfonamide u. a.), Lichtschutzfilter in Sonnencremes u. Kosmetika, antimikrobielle u. -mykotische Substanzen (bes. Salicylanilide), optische Aufheller (Stilbene) u. Cyclamate; Auftreten eines ekzemartigen Bildes nach einer Sensibilisierungsphase; Nachweis durch Epikutantestung mit Belichtung; **6.** polymorphe L. (sog. Sonnenallergie): überwiegend durch UV-A ausgelöste, ätiol. unklare Hautreaktion mit papulösen, evtl. vesikulösen, pruriginösen bzw. lichenoiden Effloreszenzen; **7.** Dermatosen, bei denen Licht provozierend u. verschlimmernd wirken kann, z. B. Acne aestivalis, Albinismus, Herpes simplex, Hydroa vacciniformia, Lichturtikaria, Lupus erythematodes, Pellagra, versch. Formen der Porphyrie, Xeroderma pigmentosum, selten bei atopischem Ekzem u. Psoriasis. Vgl. UV-Schäden.

Lichtenstein-Krankheit (Louis L., Pathol., New York, 1906–1977): s. Jaffé-Lichtenstein-Syndrom.

Lichtenstein-Operation f: (engl.) Lichtenstein's herniorrhaphy; Form der Hernioplastik* bei Hernia inguinalis; nach Inversion des medialen Bruchs bzw. Abtragung des lateralen Bruchsacks wird nach Naht der Aponeurose des M. transversus abdominis auf diese ein nicht resorbierbares Maschennetz zur Verstärkung der Leistenhinterwand implantiert, das den Samenstrang umscheidet. J. Die.

Licht|geschwindigkeit: (engl.) velocity of light; Formelzeichen c; Einheit m/s; Ausbreitungsgeschwindigkeit des Lichts; abhängig vom durchstrahlten Medium; L. im Vakuum (c_0) 2,997925 × 10^8 m/s; vgl. Brechungsindex.

Licht|ko|agulation (Koagul-*) f: (engl.) light coagulation; s. Photokoagulation, Infrarotkoagulation.

Licht|menge: (engl.) luminance; Formelzeichen Q; die von einer Lichtquelle im sichtbaren Bereich abgegebene Lichtenergie; Faktor aus Lichtstrom* (Φ) u. Zeit ($Q = \Phi \times t$); abgeleitete SI-Einheit: Lumen × Sekunde (lms).

Licht-Nah-Dis|soziation (Dissoziation*) f: (engl.) light-near dissociation; träge od. fehlende Pupillenreaktion auf Licht bei erhaltener od. überschießender Nahreaktion; **Urs.:** Läsion im Tegmentum des Mesencephalons*; vgl. Aquäduktsyndrom, Argyll-Robertson-Zeichen, Pupillotonie.

Licht|quanten (lat. quantum Menge) n pl: syn. Photonen*.

Licht|re|aktion f: (engl.) light response; reflektor. Pupillenverengung auf Lichtreiz; s. Pupillenreaktionen.

Licht|re|flex (Reflekt-*) m: (engl.) light reflex; **1.** (ophth.) s. Pupillenreaktionen; **2.** (otol.) s. Trommelfellreflex.

Licht|reizung, inter|mittierende: syn. Photostimulation*.

Licht|scheu: (engl.) photophobia; syn. Photophobie; unangenehme Augenempfindungen bei Lichteinfall; **Urs.:** Hornhautveränderungen, Linsentrübung, intraokuläre Entz., Achromatopsie, mangelnder Schlaf, übermäßiger Alkohol- u. Nicotinkonsum, Migräne, Meningitis, Masern u. a.

Licht|schutz|faktor m: (engl.) light protection factor; Abk. LF; Maß für die Wirksamkeit von Lichtschutzmitteln; gibt an, um wieviel länger man sich im Vergleich zur ungeschützten Exposition der Sonne nach Auftragen eines Lichtschutzmittels aussetzen kann, bis eine Dermatitis auftritt.

Licht|schwiele: s. Lichtdermatosen.

Licht|stärke: (engl.) luminous intensity; Formelzeichen I; der von einer Lichtquelle im sichtbaren Bereich innerh. eines best. Raumwinkels abgegebene Lichtstrom*; SI-Basiseinheit: Candela (cd); vgl. Einheiten, Leuchtdichte.

Licht|starre: s. Pupillenstarre.

Licht|strom: (engl.) luminous flux; Formelzeichen Φ; die von einer Lichtquelle pro Zeiteinheit im sichtbaren Bereich abgegebene Lichtmenge*; abgeleitete SI-Einheit: Lumen (lm).

Licht|testung: (engl.) light test; Untersuchung der Lichtempfindlichkeit von Pat. vor einer Lichttherapie, zur Diagn. von Lichtdermatosen bzw. allerg. Lichtüberempfindlichkeit (Lichturtikaria) od. zur Feststellung der photosensibilisierenden od. -toxischen Potenz einer Substanz; Bestrahlung mit aufsteigenden Dosierungen (sog. Lichttreppe) von UV-A, UV-B od. sichtbarem Licht am Rücken; Ablesen sofort, 10–15 Min. u. 24 Std. nach Bestrahlung; vgl. Erythemdosis, minimale.

Licht|therapie f: (engl.) phototherapy; therap. Anwendung des Lichts; **Formen:** Lichtbad, Sonnenbad od. Anw. künstlichen Lichts mittels Höhensonne (Quarzlampe), Finsen-Bogenlicht, Solluxlampe, Glühlicht (Lichtbügel), Infrarotlicht usw.; **Sonderform:** PUVA*, selektive Ultraviolettphototherapie*; **Anw.:** u. a. bei chron. Hautkrankheiten, Hyperbilirubinämie des Neugeborenen (s. Phototherapie), saisonal abhängigen Depressionen, zur Steigerung der Infektabwehr u. Vorbeugung des Calciferolmangels insbes. älterer Menschen; **NW:** onkolog. Risiko für die Haut bei Überdosierung.

Licht|toxizität (Tox-*) f: (engl.) light toxicity; (ophth.) schädigende Wirkung von Licht unterschiedl. Wellenlänge auf die Strukturen des Auges; **Schädigungsmechanismen: 1.** mechanisch: Erzeugung extrem hoher Energiedichten für sehr kurze Zeit, z. B. bei therap. Anw. des Neodym-YAG-Lasers; **2.** thermisch: lokaler Temperaturanstieg bis zur Gewebekoagulation durch Absorption von Licht hoher Energie v. a. in pigmentierten Strukturen wie Iris u. Pigmentepithel (z. B. Makulaverbrennung durch Sonnenlicht, Photokoagulation*); **3.** photochemisch: Einwirkung von Licht über längere Zeit mit der Induktion oxidativer Prozesse, meist unter Bildung freier Radikale; Schädigung durch UV-Licht v. a. in Hornhaut u. Linse, durch sichtbares Licht in der Retina. Vgl. Keratoconjunctivitis photoelectrica, Lichtdermatosen.

Licht|urtikaria (Urtika*) f: (engl.) solar urticaria; Urticaria solaris, auch Sonnenurtikaria; selten vorkommende, vorwiegend an sonst lichtgeschützten Hautarealen unmittelbar nach Lichteinwirkung (UV-B, UV-A u. sichtbares Licht) auftretende, physikalische Urtikaria*; **Ther.:** Lichtdesensibilisierung, evtl. Plasmapherese, Lichtschutz, Antihistaminika.

Lid: (engl.) lid, eyelid; (anat.) Palpebra; Augenlid.

Lid|halter: (engl.) blepharostat; Instrument zum mechan. Auseinanderspreizen der Lider, z. B. bei Op., Spülung nach Verätzung, Fremdkörperentfernung; s. Desmarres-Lidhalter.

Lid|karzinom (Karz-*; -om*) n: (engl.) eyelid carcinoma; von der Lidhaut u. ihren Anhangsgebilden ausgehende, bösartige, epitheliale Geschwulst des Augenlids, meist Basaliom*, seltener Plattenepithelkarzinom* od. Talgdrüsenkarzinom (Meibom-Karzinom).

Lid|krampf: s. Blepharospasmus.

Lido|cain (INN) n: **1.** Lokalanästhetikum vom Amidtyp; s. Lokalanästhetika; **2.** membranstabilisierendes Antiarrhythmikum (Klasse IB); s. Antiarrhythmika; **Kontraind.:** Schenkel- od. AV-Block, Leberschädigung; **UAW:** v. a. Störungen des ZNS (Schwindel, Somnolenz, Verwirrtheit, Krämpfe); bei hohen Dosen Blutdruckabfall.

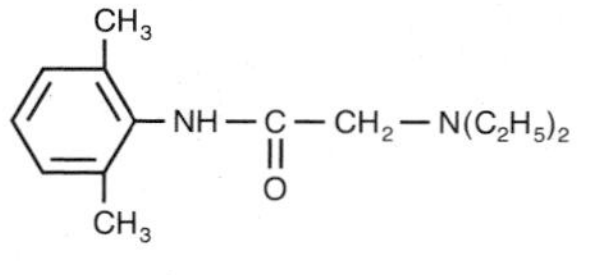

Lidocain

Lid|ödem (Ödem*) n: (engl.) eyelid edema; Schwellung des Augenlids; **Vork.** als Sympt. bei: **1.** Allgemeinerkrankungen, z. B. Anaphylaxie, Angioödem, Glomerulopathie, Dermatomyositis, Mikulicz-Krankheit I, Myxödem, Trichinose, Thrombophlebitis der V. angularis u. V. ophthalmica, Kavernosusthrombose, Schädelbasisfrakturen, Phlegmone od. Erysipel im Gesicht; **2.** ophth. Erkrankungen, z. B. Hordeolum, Dakryozystitis, Blennorrhö, Orbitalphlegmone u. durch Insektenstich.

Lid|platte: Tarsus*.

Lid|rand|entzündung: Blepharitis*.

Lid|schlag: (engl.) blink; unbewusste, reflektorische Bewegung des oberen Augenlids; verteilt die Tränenflüssigkeit* über die Hornhaut.

Lid|schluss|re|aktion f: (engl.) eyelid closure reflex; syn. Orbikularisreaktion, Westphal-Pilcz-Zeichen; Pupillenverengung bei kräftigem Lidschluss od. beim Versuch, das Auge gegen Widerstand zu schließen; beruht auf Faserverbindungen zw. den Kerngebieten des N. facialis u. N. oculomotorius u. ist auch bei lichtstarrer Pupille auszulösen. Vgl. Pupillenreaktionen.

Liebe, lesbische: (engl.) lesbianism; syn. Sapphismus, Tribadie; sexuelle Aktivität, Erregbarkeit unter Frauen; s. Homosexualität.

Lieberkühn-Krypten (Johann N. L., Arzt, Anat., Berlin, 1711–1756; Krypt-*): (engl.) Lieberkühn's crypts; Glandulae intestinales; schlauchförmige Epitheleinsenkungen im Bereich der Lamina propria des Dünn- u. Dickdarms; **Funktion:** Oberflächenvergrößerung u. Sekretion. Im Dünndarm befinden sich am Kryptengrund spezif. Drüsenzellen (Paneth*-Körnerzellen, enterochromaffine Zellen*).

Liebstöckel: (engl.) lovage; Levisticum officinale; Kulturpflanze aus der Fam. der Doldengewächse; Wurzel u. Wurzelstock (Levistici radix) enthält etherisches Öl mit spasmolytischer Wirkung u. Cumarinderivate; **Verw.:** als Diuretikum bei Entz. der ableitenden Harnwege u. zur Proph. von Nierengrieß; **Kontraind.:** akute Entz. des Nierenparenchyms, eingeschränkte Herz- od. Nierenfunktion.

Lien (lat.) m: veraltete Bez. für Milz*.

Lien ac|cessorius (↑) m: syn. Splen accessorius, Lien succenturiatus, Nebenmilz; mehrere rundl. bis haselnussgroße Körper aus Milzgewebe in der Nähe od. als Anhänge der Milz*.

Lien mobilis (↑) m: Wandermilz*.

Lieno-: s. a. Spleno-.

Lieno|graphie (Lien*; -graphie*) f: s. Hepatolienographie.

Lien suc|centuriatus (↑) m: syn. Lien* accessorius.

Li|enterie (gr. λεῖος glatt; Enter-*) f: (engl.) lientery; Durchfall mit unverdauten Nahrungsbestandteilen.

Lieutaud-Dreieck (Joseph L., Anat., Paris, Montpellier, 1703–1780): syn. Trigonum* vesicae.

Life island (engl. life Leben; island Insel): Bez. für eine sterile Isoliereinheit bzw. einen sterilen Raum zum Schutz infektionsgefährdeter Pat. (z. B. bei Immunsuppression, Agranulozytose, zytostatischer Ther.). Zur Vermeidung einer Inf. mit fakultativ pathogenen Keimen der eigenen Bakterienflora* werden meist schwer resorbierbare Antibiotika zur enteralen Keimreduktion angewendet u. eine Desinfektion der Haut durchgeführt. Vgl. Behandlung, gnotobiotische.

Li-Fraumeni-Syn|drom n: familiäres Krebssyndrom mit Auftreten solider Tumoren (auch im ZNS, Astrozytom) im Kindesalter in Familien, in denen auch bei anderen Familienmitgliedern <45 Jahre gehäuft Tumoren (Mammakarzinom, Knochen-, ZNS-, Lungentumoren u. a.) vorkommen; meist mit einer Mutation des Tumorsuppressorgens p53 verbunden. Vgl. Lynch-Syndrom.

Lig.: Abk. für Ligamentum.

Ligament (Ligamentum*) n: Band; **1.** aus kollagenem (seltener elast.) Bindegewebe bestehende strangförmige od. platte Gebilde, die der Befestigung gegeneinander beweglicher Teile des Skeletts dienen. Verstärkungsbänder der Gelenkkapsel sichern den Zus. der beteiligten Knochen (Haftbänder) u. die dem Gelenk zukommende Bewegung (Führungsbänder) od. hemmen eine Überbewegung (Hemmungsbänder). Bänder im Innern von Gelenken (Binnen- od. Zwischenknochenbänder) sind ihrer Funktion nach ebenfalls Haft-, Führungs- od. Hemmungsbänder. **2.** In der Bauchhöhle werden als L. solche Teile des Bauchfells bezeichnet, die entweder als Duplikaturen od. als einfache Lamellen an ein Organ herantreten u. bei Bewegungen des Organs gespannt sein können (wurden in der JNA als Chorda, Meso-, Plica bezeichnet).

Ligamenta alaria (↑) n pl: Flügelbänder; Dens axis ↔ medialer Rand der Hinterhauptkondylen u. der oberen Gelenkflächen des Atlas.

Ligamenta anularia trachealia (↑) n pl: bindegewebige Verbindungen der Knorpelspangen der Luftröhre.

Ligamenta auricularia (↑) n pl: Bindegewebezüge vom Ohrknorpel zum Schläfenbein.

Ligamenta carpo|meta|carpalia dorsalia, palmaria (↑) n pl: Verstärkungsbänder der Karpometakarpalgelenke.

Ligamenta col|lateralia (↑) n pl: Seitenbänder der Finger-, Zehen-, Metakarpo- u. Metatarsophalangealgelenke.

Ligamenta costo|xiphoidea (↑) n pl: Rippenbogen ↔ Schwertfortsatz des Brustbeins.

Ligamenta cuneo|navicularia dorsalia, plantaria (↑) n pl: Os naviculare ↔ Ossa cuneiformia.

Ligamenta flava (↑) n pl: vorwiegend aus elast. Fasern bestehende (gelbe) Bänder zw. benachbarten Wirbelbögen.

Ligamenta gleno|humeralia (↑) n pl: Verstärkungsbänder in der Vorderwand der Schultergelenkkapsel.

Ligamenta inter|carpalia dorsalia, interossea, palmaria (↑) n pl: Verstärkungsbänder an den dorsalen, interossealen bzw. palmaren Flächen der Handwurzelknochen.

Ligamenta inter|cuneiformia dorsalia, inter|ossea, plantaria (↑) n pl: Verstärkungsbänder an den entspr. Flächen der Keilbeine.

Ligamenta inter|spinalia, inter|trans|versaria (↑) n pl: zw. den Dornfortsätzen u. Querfortsätzen benachbarter Wirbel.

Ligamenta meta|carpalia dorsalia, interossea, palmaria (↑) n pl: Verstärkungsbänder der entspr. Flächen zw. den Basen des 2.–5. Mittelhandknochens.

Ligamenta meta|tarsalia dorsalia, interossea, plantaria (↑) n pl: Verstärkungsbänder zw. den Basen der entspr. Flächen der Mittelfußknochen.

Ligamenta ossiculorum auditus (↑) n pl: Bänder der Gehörknöchelchen.

Ligamenta palmaria meta|carpo|phalangeae (↑) n pl: faserknorpelige Verstärkung der Gelenkkapsel an der Palmarseite der Fingergrundgelenke; Bestandteil des Bodens der Sehnenscheiden.

Ligamenta plantaria articulationis metatarso|phalangeae (↑) n pl: faserknorpelige Verstärkung der Gelenkkapsel an der Plantarfläche der Zehengrundgelenke.

Ligamenta sacro|iliaca anteriora (↑) n pl: Verstärkungsbänder des Kreuzdarmbeingelenks; Facies pelvica ossis sacri ↔ Os ilium.

Ligamenta sterno|costalia radiata (↑) n pl: strahlige Verstärkungszüge, bes. an der Vorderwand der Kapsel der Artt. sternocostales.

Ligamenta sterno|peri|cardiaca (↑) n pl: Bindegewebezüge vom Herzbeutel zum Brustbein.

Ligamenta sus|pensoria mammae (↑) n pl: Bindegewebestränge von der Haut über die Brustdrüse zur Fascia pectoralis.

Ligamenta tarsi dorsalia inter|ossea, plantaria (↑) n pl: Verstärkungsbänder zw. den Fußwurzelknochen.

Ligamenta tarso|meta|tarsalia dorsalia, plantaria (↑) n pl: Verstärkungsbänder der Fußwurzel-Mittelfußgelenke einschl. Ligg. cuneometatarsalia.

ligamentosus (↑): mit Bändern versehen.

Ligamentum (lat.) n (pl Ligamenta): Abk. Lig.; Band, Ligament*.

Ligamentum acromio|claviculare (↑) n: Verstärkungsband des Akromioklavikulargelenks.

Ligamentum ano|coccygeum (↑) n: Anus ↔ Steißbein; dient dem oberflächl. Teil des M. sphincter ani ext. zur Anheftung am Steißbein.

Ligamentum anulare radii (↑) n: Ringband der Speiche; Verstärkungsband des Ellenbogengelenks; ringförmig um den Radiuskopf vom vorderen zum hinteren Rand der Incisura radialis der Ulna.

Ligamentum anulare stapediale (↑) n: Ringband zw. der Fußplatte des Steigbügels u. dem Vorhoffenster des Innenohrs.

Ligamentum apicis dentis (↑) n: Spitze des Dens axis ↔ vorderer Umfang des Hinterhauptlochs; Rest der Chorda dorsalis.

Ligamentum-arcuatum-medianum-Syndrom (↑; lat. arcuatus bogenförmig gekrümmt; Medi-*) n: Sonderform der Angina* abdominalis inf. Kompression des Truncus coeliacus durch angeb. Anomalie des Ligamentum arcuatum medianum.

Ligamentum arteriosum (↑) n: bindegewebiger Rest des Ductus* arteriosus.

Ligamentum bi|furcatum (↑) n: Pinzettenband; „Schlüssel der Chopart-Amputationslinie"; Calcaneus ↔ Os naviculare (Lig. calcaneonaviculare), Os cuboideum (Lig. calcaneocuboideum).

Ligamentum calcaneo|cuboideum dorsale (↑) n: s. Ligamentum bifurcatum.

Ligamentum calcaneo|cuboideum plantare (↑) n: plantarseitiges Verstärkungsband des Kalkaneokuboidgelenks.

Ligamentum calcaneo|fibulare (↑) n: Verstärkungsband des oberen Sprunggelenks; Spitze des Malleolus lat. fibulae ↔ laterale Fläche des Calcaneus.

Ligamentum calcaneo|naviculare plantare (↑) n: Pfannenband, Plattfußband; Rand des Sustentaculum tali ↔ plantare Fläche des Os naviculare; bildet mit seiner verknorpelten oberen Fläche einen Teil der Gelenkpfanne für den Taluskopf.

Ligamentum capitis costae intra|articulare (↑) n: innerh. des Gelenkspalts des Rippenwirbelgelenks; Crista capitis costae der 2.–10. Rippe ↔ Bandscheibe.

Ligamentum capitis costae radiatum (↑) n: Caput costae ↔ radiär an benachbarten Wirbelkörpern u. Bandscheibe.

Ligamentum capitis femoris (↑) n: Incisura acetabuli der Hüftgelenkpfanne ↔ Fovea capitis

L

femoris; enthält den R. acetabularis der A. obturatoria.

Ligamentum capitis fibulae anterius, posterius (↑) n: Verstärkungsbänder des Wadenbein-Schienbeingelenks.

Ligamentum cardinale (↑) n: mit glatter Muskulatur durchsetzte Bindegewebezüge an der Basis des Ligamentum* latum uteri zur Cervix uteri.

Ligamentum carpi radiatum (↑) n: Palmarfläche des Os capitatum ↔ benachbarte Handwurzelknochen.

Ligamentum col|laterale carpi radiale (↑) n: Proc. styloideus radii ↔ Os scaphoideum.

Ligamentum col|laterale carpi ulnare (↑) n: Proc. styloideus ulnae ↔ Os triquetrum u. pisiforme.

Ligamentum col|laterale fibulare (↑) n: Epicondylus lat. femoris ↔ Caput fibulae.

Ligamentum col|laterale mediale articulationis talo|cruralis (↑) n: auch Lig. deltoideum; Malleolus med. ↔ Sustentaculum tali calcanei (Pars tibiocalcanea); vorderer Abschnitt des Talushalses (Pars tibiotalaris ant.), Tuberculum med. des Proc. post. tali (Pars tibiotalaris post.), Dorsalfläche des Os naviculare (Pars tibionavicularis).

Ligamentum col|laterale radiale (↑) n: Epicondylus lat. humeri ↔ über das Lig. annulare radii zur Incisura radialis ulnae.

Ligamentum col|laterale tibiale (↑) n: Epicondylus u. Condylus med. femoris ↔ Tibia; Teil der Gelenkkapsel, mit Meniscus med. verwachsen.

Ligamentum col|laterale ulnare (↑) n: Epicondylus med. humeri ↔ Proc. coronoideus ulnae, Olecranon ulnae.

Ligamentum conoideum (↑) n: Teil des Ligamentum coracoclaviculare.

Ligamentum coraco|acromiale (↑) n: Proc. coracoideus scapulae ↔ Acromion scapulae: Dach des Schultergelenks.

Ligamentum coraco|claviculare (↑) n: Proc. coracoideus scapulae ↔ laterales Ende der Clavicula; wird unterteilt in Ligamentum conoideum (hinten) u. Ligamentum trapezoideum (vorn).

Ligamentum coraco|humerale (↑) n: Basis des Proc. coracoideus scapulae ↔ Tuberculum majus humeri; Verstärkungsband der Schultergelenkkapsel.

Ligamentum coronarium hepatis (↑) n: Umschlag des Peritoneum parietale an der Unterseite des Zwerchfells auf das Peritoneum viscerale der Leber an der Zirkumferenz der Area nuda der Leber; vgl. Leber.

Ligamentum costo|claviculare (↑) n: inneres Ende des Schlüsselbeins ↔ Knorpel der 1. Rippe.

Ligamentum costo|trans|versarium laterale (↑) n: Rippenhals ↔ Vorderkante bzw. lateral am Wirbelquerfortsatz.

Ligamentum costo|trans|versarium superius (↑) n: Oberrand des Rippenhalses ↔ Unterrand des Querfortsatzes des nächsthöheren Wirbels.

Ligamentum crico|arytenoideum (↑) n: Ringknorpelplatte ↔ mediale u. untere Kante des Stellknorpels: Verstärkung des Krikoarytenoidgelenks.

Ligamentum crico|pharyngeum (↑) n: Ringknorpelplatte u. Cartilago corniculata ↔ Vorderwand der Pharynx; besteht aus elast. Fasern.

Ligamentum crico|thyroideum medianum (↑) n: Ringknorpelbogen ↔ Unterrand des Schildknorpels; mediane Verstärkung des Conus elasticus; besteht aus elastischen Fasern.

Ligamentum crico|tracheale (↑) n: elast. Membran zw. Unterrand des Ringknorpels u. oberster Trachealknorpelspange.

Ligamentum cruciatum anterius, posterius (↑) n: Kreuzbänder des Kniegelenks; Area intercondylaris anterior ↔ Innenseite des Condylus lat. femoris (L. c. ant.); Area intercondylaris posterior ↔ Innenseite des Condylus med. femoris (L. c. post.).

Ligamentum cruci|forme atlantis (↑) n: Querschenkel (Ligamentum transversum atlantis): zw. den Massae laterales des Atlas; Längsschenkel (Fasciculi longitudinales): zw. Vorderrand des Hinterhauptlochs u. Körper der Axis.

Ligamentum cuboideo|naviculare dorsale, plantare (↑) n: Os cuboideum ↔ Os naviculare.

Ligamentum cuneo|cuboideum dorsale, inter|osseum, plantare (↑) n: Os cuneiforme lat. ↔ Os cuboideum.

Ligamentum denticulatum (↑) n: frontal gestellte Bindegewebeplatte, am seitl. Umfang des Rückenmarks von der Pia mater ausgehend, die sich mit 19–23 Zacken zw. den Austrittsstellen der Spinalnervenwurzeln an der Dura mater befestigt; Aufhängevorrichtung des Rückenmarks.

Ligamentum epi|didymidis inferius, superius (↑) n: Falten des viszeralen Blatts der Tunica vaginalis testis zw. Hoden u. Nebenhodenschwanz bzw. -kopf; begrenzen den Sinus epididymidis.

Ligamentum falci|forme hepatis (↑) n: sichelförmige Bauchfellduplikatur zw. Vorderfläche der Leber u. vorderer Bauchwand; der freie untere Rand reicht bis zum Nabel. Vgl. Ligamentum teres hepatis.

Ligamentum fundi|forme penis (↑) n: Linea alba abdominis unterh. des Nabels ↔ schlingenförmig um die Peniswurzel.

Ligamentum gastro|colicum (↑) n: Bauchfellplatte zw. großer Kurvatur des Magens u. Colon transversum; besteht aus den Blättern des Omentum majus u. dem Mesocolon transversum.

Ligamentum gastro|phrenicum (↑) n: Teil des großen Netzes von der großen Kurvatur des Magens zum Zwerchfell.

Ligamentum gastro|splenicum (↑) n: Bauchfellplatte zw. großer Kurvatur des Magens u. Milzhilus, Teil des Omentum majus.

Ligamentum hepato|colicum (↑) n: Bauchfellfalte von der Leber zum Colon transversum u. zur Flexura coli dextra; Fortsetzung des Ligamentum hepatoduodenale.

Ligamentum hepato|duo|denale (↑) n: Teil des Omentum* minus; Bauchfellplatte zw. Leberpforte u. Duodenum; der freie rechte Rand begrenzt von vorn das Foramen* omentale; enthält Ductus choledochus, V. portae, A. hepatica.

Ligamentum hepato|gastricum (↑) n: Teil des Omentum* minus; Bauchfellplatte zw. kleiner Kurvatur des Magens u. Leberpforte.

Ligamentum hepato|phrenicum (↑) n: Teil des Lig. triangulare dextrum hepatis; zw. rechtem Leberlappen u. Zwerchfell.

Ligamentum hepato|renale (↑) n: Teil des Lig. coronarium hepatis zw. rechtem Leberlappen u. rechter Niere.

Ligamentum hyo|epi|glotticum (↑) n: Bandzüge zw. Zungenbeinkörper u. Vorderfläche des Kehldeckels.

Ligamentum ilio|femorale (↑) n: Bertin-Band; Verstärkungsband an der Vorderfläche der Hüftgelenkkapsel. Umgebung der Spina iliaca ant. inf. ↔ Linea intertrochanterica femoris.

Ligamentum ilio|lumbale (↑) n: Proc. costiformis des 5. Lendenwirbels ↔ Crista iliaca.

Ligamentum incudis posterius, superius (↑) n: Aufhängebänder des Amboss; Crus breve incudis ↔ seitl. Wand der Paukenhöhle; Corpus incudis ↔ Dach des Recessus epitympanicus.

Ligamentum inguinale (↑) n: Leistenband; Spina iliaca ant. sup. ↔ Tuberculum pubicum; Verstärkungszug der Fascia iliaca, verwachsen mit den Aponeurosen der schrägen Bauchmuskeln, der Fascia transversalis, Fascia investiens abdominis u. Fascia lata.

Ligamentum inter|claviculare (↑) n: zw. den medialen Enden beider Schlüsselbeine.

Ligamentum inter|foveolare (↑) n: bandartiger Verstärkungszug der Fascia transversalis an der medialen Seite des inneren Leistenrings*.

Ligamentum ischio|femorale (↑) n: Verstärkungsband an d. Hinterfläche der Hüftgelenkkapsel. Sitzbein ↔ Zona orbicularis der Kapsel, lateraler Teil des Lig. iliofemorale, Linea intertrochanterica.

Ligamentum lacunare (↑) n: Fasern der Aponeurose des M. obliquus ext. abdominis, die am medialen Ende des Leistenbands sichelförmig zum Pecten ossis pubis umbiegen; mediale Begrenzung der Lacuna vasorum.

L

Ligamentum laterale articulationis temporo|mandibularis (↑) n: Verstärkungsband des Kiefergelenks; Arcus zygomaticus des Schläfenbeins ↔ Collum mandibulae.

Ligamentum latum uteri (↑) n: Bauchfellduplikatur von den Seitenkanten des Uterus zur seitl. Beckenwand; vgl. Mesometrium, Mesosalpinx, Mesovarium.

Ligamentum longitudinale anterius, posterius (↑) n: vorderes Längsband, befestigt an den Vorderflächen des Hinterhaupts, der Wirbelkörper bis zum Kreuzbein; hinteres Längsband mit der Verankerung an den Hinterflächen der Bandscheiben.

Ligamentum lumbo|costale (↑) n: Verstärkungszüge des tiefen Blatts der Fascia thoracolumbalis; Procc. costiformia der Lendenwirbel ↔ untere Rippen, Beckenkamm.

Ligamentum mallei anterius, laterale, superius (↑) n: Proc. anterior des Hammers ↔ Fissura petrotympanica; Hals des Hammers ↔ Incisura tympanica; Hammerkopf ↔ Dach des Recessus epitympanicus.

Ligamentum menisco|femorale posterius (↑) n: akzessorische Faserzüge des Lig. cruciatum post.; hinterer Rand des Meniscus lat. ↔ Condylus lat. femoris.

Ligamentum meta|carpale trans|versum pro|fundum (↑) n: palmar zw. den Sehnenscheiden des 2.–5. Fingerbeugers in Höhe der Köpfchen der Mittelhandknochen.

Ligamentum meta|carpale trans|versum super|ficiale (↑) n: Verstärkungszüge der oberflächl. Hohlhandfaszie, mit der Zwischenfingerhaut verbunden.

Ligamentum meta|tarsale trans|versum pro|fundum (↑) n: plantar zw. den Sehnenscheiden der Zehenbeuger in Höhe der Köpfchen der Mittelfußknochen.

Ligamentum meta|tarsale trans|versum super|ficiale (↑) n: Verstärkungszüge der oberflächl. Faszie der Fußsohle, mit der Zwischenzehenhaut verbunden.

Ligamentum nuchae (↑) n: Nackenband; sehnige Platte, reich an elastischen Fasern, zw. den beiderseitigen Nackenmuskeln. Protuberantia occipitalis ext. ↔ Procc. spinosi aller Halswirbel.

Ligamentum ovarii proprium (↑) n: Eierstockband, entstanden aus der kaudalen Keimdrüsenfalte. Extremitas uterina ovarii ↔ Tubenwinkel des Uterus; in der Hinterwand des Lig. latum uteri.

Ligamentum palpebrale laterale (↑) n: Tarsalplatten des Ober- u. Unterlids ↔ seitl. Wand der Augenhöhle.

Ligamentum palpebrale mediale (↑) n: Tarsalplatten des Oberlids ↔ Crista lacrimalis ant. u. post.; umfasst den Tränensack.

Ligamentum patellae (↑) n: Sehne des M. quadriceps femoris von der Kniescheibenspitze bis zur Tuberositas tibiae.

Ligamentum phrenico|colicum (↑) n: Anheftungsstelle der linken Kolonflexur am Zwerchfell.

Ligamentum phrenico|splenicum (↑) n: Bauchfellfalte zw. Zwerchfell, li. Niere u. Milzhilum.

Ligamentum piso|hamatum, piso|meta|carpale (↑) n: Fortsetzung der Sehne des M. flexor carpi ulnaris; Os pisiforme ↔ Hamulus ossis hamati bzw. Basis des 4. u. 5. Mittelhandknochens.

Ligamentum plantare longum (↑) n: Plantarfläche des Calcaneus ↔ Os cuboideum, Basen der Ossa metatarsalia II-V; überbrückt die Sehnenscheide des M. peroneus longus.

Ligamentum popliteum arcuatum (↑) n: bogenförmiger Verstärkungszug in der oberflächl. Faszie des M. popliteus, strahlt in die Hinterwand der Kniegelenkkapsel ein; Verbindungszug zum Fibulakopf.

Ligamentum popliteum obliquum (↑) n: Teil der Sehne des M. semimembranosus zur Hinterwand der Kniegelenkkapsel.

Ligamentum pterygo|spinale (↑) n: Lamina lat. proc. pterygoidei ossis sphenoidalis ↔ Spina ossis sphenoidalis.

Ligamentum pubicum inferius (↑) n: Band am Unterrand der Symphyse.

Ligamentum pubicum superius (↑) n: am Oberrand der Symphyse quer verlaufend.

Ligamentum pubo|femorale (↑) n: Verstärkungsband an der Vorderwand der Hüftgelenkkapsel. Ramus sup. ossis pubis u. Membrana obturatoria ↔ Kapsel des Hüftgelenks u. Femurhals.

Ligamentum pubo|prostaticum (↑) n: Symphyse ↔ Prostata; entspr. bei der Frau dem Lig. pubovesicale.

Ligamentum pubo|vesicale (↑) n: paarige Verstärkungszüge der Fascia superior diaphragmatis pelvis von der Hinterfläche der Schambeinäste zur Blase ziehend (vgl. Fascia pelvis); entspricht beim Mann dem Lig. puboprostaticum.

Ligamentum pulmonale (↑) n: Umschlagfalte der Pars mediastinalis der Pleura parietalis in der Pleura visceralis; zieht vom Lungenhilum abwärts zum Zwerchfell.

Ligamentum quadratum (↑) n: Faserzug an der Vorderseite der Ellenbogengelenkkapsel; Radialseite der Ulna ↔ Collum radii.

Ligamentum radio|carpale dorsale, palmare (↑) n: Radius (Dorsal- bzw. Palmarfläche) ↔ Os triquetrum u. lunatum; palmar: Os capitatum.

Ligamentum reflexum (↑) n: Colles-Band; tiefe Sehnenfasern des M. obliquus externus abdominis der anderen Körperseite zum Tuberculum pubicum am Ansatz des Leistenbands; mediale Begrenzung des äußeren Leistenrings.

Ligamentum sacro|coccygeum anterius (↑) n: Vorderfläche des letzten Kreuzwirbels ↔ Steißbein; entspricht Lig. longitudinale anterius.

Ligamentum sacro|coccygeum laterale (↑) n: Pars lat. des Kreuzbeins ↔ Seitenfläche des 1. Steißwirbels.

Ligamentum sacro|coccygeum posterius pro|fundum (↑) n: Hinterfläche des letzten Kreuzbeinwirbels ↔ 1.–2. Steißbeinwirbel; Fortsetzung des Lig. longitudinale post.

Ligamentum sacro|coccygeum posterius super|ficiale (↑) n: Hiatus sacralis ↔ 2. Steißbeinwirbel; Äquivalent der Ligg. flava.

Ligamentum sacro|iliacum inter|osseum (↑) n: Binnenband des Kreuzdarmbeingelenks; Tuberositas ossis sacri ↔ Tuberositas iliaca.

Ligamentum sacro|iliacum posterius (↑) n pl: Verstärkungsband des Kreuzdarmbeingelenks; Proc. articularis sup. des Kreuzbeins u. Crista sacralis lat. ↔ Spina iliaca posterior superior et inferior.

Ligamentum sacro|spinale (↑) n: Kreuz- u. Steißbein ↔ Spina ischiadica; trennt Foramen ischiadicum majus u. minus.

Ligamentum sacro|tuberale (↑) n: Kreuzbein; Spina iliaca post. sup. ↔ Tuber ischiadicum.

Ligamentum spheno|mandibulare (↑) n: Spina ossis sphenoidalis ↔ Lingula mandibulae.

Ligamentum spirale ductus cochlearis (↑) n: Lamina basilaris ↔ Periost des Ductus cochlearis.

Ligamentum sterno|claviculare anterius, posterius (↑) n: Verstärkungsbänder des Sternoklavikulargelenks.

Ligamentum sterno|costale intra|articulare (↑) n: bes. am 2. Rippenansatz ausgeprägtes Band im Innern der Art. sternocostalis.

Ligamentum stylo|hyoideum (↑) n: Proc. styloideus des Schläfenbeins ↔ Cornu minus des Zungenbeins.

Ligamentum stylo|mandibulare (↑) n: Proc. styloideus des Schläfenbeins ↔ Angulus mandibulae.

Ligamentum supra|spinale (↑) n: befestigt an den Dornfortsätzen der Wirbel, im Halsbereich verbreitert zum Lig. nuchae.

Ligamentum suspensorium clitoridis (↑) n: Symphyse ↔ Rücken der Klitoris.

Ligamentum suspensorium duo|deni (↑) n: s. Musculus suspensorius duodeni.

Ligamentum sus|pensorium ovarii (↑) n: Bauchfellfalte von der Extremitas tubaria des Eierstocks zur seitl. Beckenwand aufsteigend; enthält die Vasa ovarica. Entwicklungsgeschichtl. aus dem kranialen Keimdrüsenband hervorgegangen.

Ligamentum sus|pensorium penis (↑) n: Symphyse ↔ Fascia penis.

Ligamentum talo|calcaneum interosseum (↑) n: Binnenband der hinteren Kammer des unteren Sprunggelenks; Sulcus calcanei ↔ Sulcus u. Caput tali.

Ligamentum talo|calcaneum laterale (↑) n: Verstärkungsband des unteren Sprunggelenks; Trochlea tali ↔ Seitenfläche des Calcaneus.

Ligamentum talo|calcaneum mediale (↑) n: Verstärkungsband des unteren Sprunggelenks; Proc. post. tali ↔ Sustentaculum tali des Calcaneus.

Ligamentum talo|fibulare anterius (↑) n: Verstärkungsband des oberen Sprunggelenks; Malleolus lat. ↔ Collum tali.

Ligamentum talo|fibulare posterius (↑) n: Verstärkungsband des oberen Sprunggelenks; Malleolus lat. ↔ Proc. post. tali.

Ligamentum talo|naviculare (↑) n: Verstärkungsband des unteren Sprunggelenks; Caput tali ↔ Os naviculare.

Ligamentum teres hepatis (↑) n: Bindegewebestrang im freien Rand des Lig. falciforme hepatis; obliterierter Rest der V. umbilicalis.

Ligamentum teres uteri (↑) n: Verlauf vom Uterus-Tuben-Winkel in die Vorderwand des Ligamentum* latum uteri durch den Leistenkanal in das Bindegewebe der großen Schamlippen; entwicklungsgeschichtlich aus dem kaudalen Keimdrüsenband entstanden.

Ligamentum thyro|epi|glotticum (↑) n: Innenfläche des Schildknorpels ↔ Petiolus des Kehldeckels.

Ligamentum thyro|hyoideum laterale, medianum (↑) n: elastische Verstärkungszüge der Seitenränder der Membrana thyrohyoidea; Cornua supp. des Schildknorpels ↔ Cornua majora des Zungenbeins bzw. zw. Incisura thyroidea sup. u. Corpus ossis hyoidei.

Ligamentum tibio|fibulare anterius, posterius (↑) n: Verstärkungsbänder der Syndesmosis tibiofibularis; Tibia ↔ Vorder- u. Hinterfläche des Malleolus lat.

Ligamentum trans|versum acetabuli (↑) n: überbrückt die Incisura acetabuli der Hüftgelenkpfanne.

Ligamentum trans|versum atlantis (↑) n: Teil des Lig. cruciforme atlantis.

Ligamentum trans|versum genus (↑) n: Querband, das beide Menisci des Kniegelenks vorn verbindet.

Ligamentum trans|versum perinei (↑) n: derbe Bindegewebeplatte, am vorderen Rand des M. transversus perinei prof. im Schambeinwinkel ausgespannt; nur beim Mann.

Ligamentum trans|versum scapulae inferius, superius (↑) n: überbrückt die Incisura scapulae.

Ligamentum trapezoideum (↑) n: Teil des Lig. coracoclaviculare.

Ligamentum tri|angulare dextrum et sinistrum hepatis (↑) n: rechter u. linker Ausläufer des Lig. coronarium hepatis; re.: Bauchfellfalte von der Leber zum Zwerchfell (Lig. hepatophrenicum) u. zur rechten Niere (Lig. hepatorenale), li.: von der Leber zur li. Zwerchfellkuppel.

Ligamenta ulno|carpale palmare, dorsale (↑) n pl: Verstärkungsbänder des proximalen Handgelenks; Proc. styloideus ulnae ↔ Os triquetrum u. capitatum.

Ligamentum umbilicale medianum (↑) n: bindegewebiger Rest des obliterierten Urachus; vom Blasenscheitel in die Plica umbilicalis mediana an der vorderen Bauchwand zum Nabel.

Ligamentum venae cavae sinistrae (↑) n: Rest der embryonales V. cava sup. sin.; - - - → vor den li. Lungenvenen.

Ligamentum venosum: obliterierter Rest des Ductus venosus in der Fissura lig. venossi der Leber.

L

Ligamentum vestibulare (↑) n: oberh. der Stimmbänder gelegene verstärkte untere Ränder der Membrana quadrangularis des Kehlkopfs.

Ligamentum vocale (↑) n: Stimmband; s. Stimmlippen.

Ligase-Ketten|re|aktion f: (engl.) ligase chain reaction (Abk. LCR); Verf. der Gentechnologie* zur Feststellung einzelner abweichender Nukleotide (z. B. Punktmutationen) in bekannten DNA-Abschnitten, die selektiv neusynthetisiert u. vervielfältigt (amplifiziert) werden; **Prinzip:** zwei synthetische, markierte Oligonukleotide, die direkt nebeneinander auf der zu amplifizierenden DNA-Sequenz hybridisieren, werden nur bei korrekter Basenpaarung an der Verbindungsstelle durch Ligase miteinander verbunden u. fungieren in der anschl. Polymerase*-Kettenreaktion als Primer. Der Nachweis der Amplifikate erfolgt durch Immunassay. **Verw.** v. a. zur Diagn. von Virusinfektionen (Herpes, Zytomegalie, Hepatitis u. a.) u. zum Nachw. bakterienspezifischer DNA-Abschnitte.

Ligasen f pl: (engl.) ligases; syn. Synthetasen; sechste Hauptklasse der Enzyme*, verknüpfen zwei Substrate unter Hydrolyse energiereicher Phosphate (z. B. ATP).

Ligatur (lat. ligare binden) f: (engl.) ligation; (chir.) Unterbindung, z. B. von Blut- u. Lymphgefäßen, anat. Gängen (Ductus cysticus, Ductus omphaloentericus usw.) od. Hohlorganen evtl. in Form einer Umschlingungs- od. Durchstichligatur; i. w. S. auch L. durch Klammern u. Clips.

L

Ligatur|thrombus (↑; Thromb-*) m: (engl.) ligation thrombosis; roter Thrombus*, der ein unterbundenes Blutgefäß bis zum nächsten durchgängigen Seitenast anfüllt.

Ligg.: Abk. für Ligamenta.

Lightwood-Albright-Syn|drom (Reginald L., zeitgen. Päd., London; Fuller A., Klin., Boston, 1900–1969) n: s. Azidose, renale tubuläre.

Lignac-Krankheit (George O. L., Pathol., Leiden, 1891–1954): s. Cystinose.

Lignin n: (engl.) lignine; Holzstoff; hochmolekulares Polyphenylpropan; neben Zellulose u. Hemizellulose ein wesentl. Bestandteil der pflanzl. Zellwand; für den Menschen unverdaulich; vgl. Ballaststoffe.

Lignum (lat.) n: Holz.

Lilac ring (engl.): s. Sclerodermia circumscripta.

Lila-Krankheit: s. Dermatomyositis.

Liley-Zonen: (engl.) Liley's zones; s. Fruchtwasser-Spektrophotometrie (Abb.).

Limbus (lat.) m: Saum; z. B. L. corneae, seichte Rinne im Übergang der Cornea auf die Sklera.

Limen (lat.) n: Schwelle, Grenze.

Limen insulae (↑) n: Inselschwelle; Teil der Insel*, der in die basale Fläche des Großhirns übergeht.

Limen nasi (↑) n: Grenze zw. Nasenvorhof u. eigentl. Nasenhöhle.

limitans (lat.): begrenzend.

Limnatis f: Gattung der Blutegel (Hirudinea*); Err. der internen Hirudiniasis*; vollgesogen bis 12 cm lang; Arten: **L. nilotica:** Südeuropa, Nordafrika, Vorder- u. Mittelasien; **L. africana:** Westafrika; **L. granulosa:** Indien. Vgl. Dinobdella ferox.

Lin.: Abk. für Linimentum*.

Linco|mycin (INN) n: aus Streptomyces lincolnensis isoliertes Antibiotikum; **Wirkungsspektrum:** grampositive Bakt., insbes. penicillinaseproduzierende Staphylokokken, ferner anaerobe gramnegative Stäbchen; **Verw.:** bei schweren Staphylokokkeninfektionen der Knochen u. der angrenzenden Weichteilregionen bei Penicillinallergie od. Unwirksamkeit von Penicillin; **Kontraind.:** Störungen der neuromuskulären Übertragung, Colitis ulcerosa, Enteritis regionalis Crohn; **UAW:** schwere Diarrhöen, Colitis* pseudomembranacea, Blutbildveränderungen, Allergien; vgl. Clindamycin.

Lindan (INN) n: syn. Gammexan, Hexachlorcyclohexan; Insektizid; **Verw.:** bei Pedikulose, Scabies; tox. Sympt. bei nicht bestimmungsgemäßem Gebrauch: Unruhe, Erbrechen, Schwindel, Kopfschmerz, Krämpfe, Tachykardie, Koma, Atemlähmung.

Lindau-Syn|drom (Arvid L., Pathol., Lund, 1892–1958) n: klin. Sonderform des Hippel*-Lindau-Syndroms mit Angioblastom u. Zystenbildung im Kleinhirn (Lindau-Tumor); Auftreten von Hirnnervenlähmungen u. zerebellaren Symptomen ab 20. Lebensjahr.

Linde: (engl.) lime tree; Tilia platyphyllos (Sommerlinde), Tilia cordata (Winterlinde); Baum aus der Fam. der Lindengewächse; Blütenstände (Tiliae flos) mit Flavonoiden (Tilirosid), etherischem Öl, Gerb- u. Schleimstoffen; **Verw.:** als Diaphoretikum u. Antispastikum bei Erkältungskrankheiten mit Reizhusten.

Lindemann-Mieder (Kurt L., Orthop., Heidelberg, 1901–1966): (engl.) Lindemann's corset; entlordosierendes, halbelastisches Mieder; s. Orthese.

Linea (lat.) f (pl Lineae): Linie; (anat.) gedachte Linien zur Orientierung auf der Körperoberfläche; s. Abb.

Linea alba (↑) f: weiße Linie; entsteht durch Verflechtung der Aponeurosen der seitl. Bauchmuskeln in der Medianlinie der Bauchwand; reicht vom Schwertfortsatz des Brustbeins bis zur Symphyse.

Linea alba colli (↑) f: muskelfreier Streifen in der Medianlinie des Halses; in seinem oberen Bereich sind mittl. u. oberflächl. Halsfaszie miteinander verwachsen.

Linea arcuata ilii (↑) f: schräg von hinten oben nach vorn unten verlaufende Linie am Darmbein an der Grenze zw. großem u. kleinem Becken*.

Linea arcuata vaginae musculi recti abdominis (↑) f: auch Linea arcuata Douglasi; unterer bogenförmiger Rand des hinteren Blatts der Rektusscheide unterh. des Nabels; meist nicht scharf begrenzt.

Linea aspera (↑) f: kräftige Knochenleiste an der Rückseite des Femurschafts.

Linea axillaris anterior, media, posterior (↑) f: s. Axillarlinien.

Linea epi|physialis (↑) f: Epiphysenlinie zw. Epi- u. Diaphyse der Röhrenknochen.

Lineae trans|versae ossis sacri (↑) f pl: die vorn am Kreuzbein gelegenen vier Verschmelzungslinien der fünf Kreuzwirbelkörper; reichen nach lateral bis zu den Foramina sacralia anteriora.

Linea glutea anterior, inferior, posterior (↑) f: flache Knochenleisten zw. den Ursprungsfeldern der Mm. glutei an der Außenfläche der Darmbeinschaufel.

Linea inter|condylaris (↑) f: quere Leiste dorsal zw. den Femurkondylen.

Linea inter|media cristae iliacae (↑) f: die mittl. Knochenleiste am Darmbeinkamm.

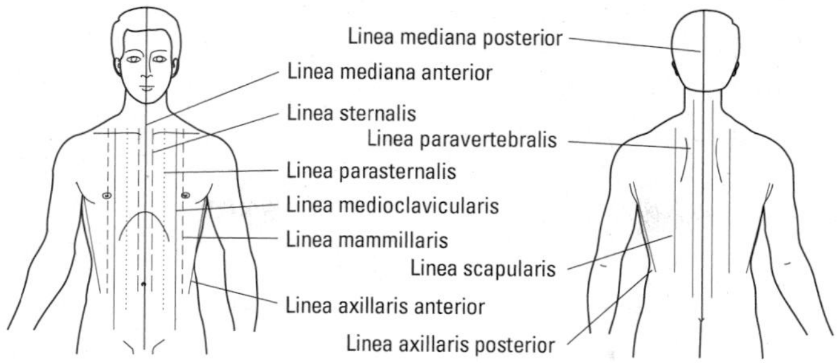

Linea:
anatomische Orientierungslinien

Linea inter|trochanterica (↑) f: vom Trochanter major zum Trochanter minor ziehende Knochenleiste vorn zw. Femurhals u. -schaft.

Linea mammillaris (↑) f: Senkrechte durch die Brustwarze.

Linea mediana anterior, posterior (↑) f: vordere bzw. hintere Mittellinie des Körpers.

Linea medio|clavicularis (↑) f: Senkrechte durch die Mitte des Schlüsselbeins.

Linea musculi solei (↑) f: Ursprungslinie des M. soleus im oberen Bereich der Tibiarückseite.

Linea mylo|hyoidea (↑) f: Ursprungslinie des M. mylohyoideus an der Innenseite des Mandibulakörpers.

Linea nuchalis inferior, superior, suprema (↑) f: quere Knochenleisten am Hinterhauptbein.

Linea obliqua cartilaginis thyroideae (↑) f: schräge Leiste an der Außenfläche des Schildknorpels; Ansatz des M. thyrohyoideus u. des M. sternohyoideus.

Linea obliqua mandibulae (↑) f: schräge Linie, die vom Vorderrand des Ramus mandibulae an die Außenfläche des Corpus mandibulae zieht.

Linea para|sternalis (↑) f: Senkrechte in der Mitte zw. Linea sternalis u. Linea mammillaris.

Linea pectinea femoris (↑) f: von der Wurzel des Trochanter minor zur Linea aspera hinführende Leiste am Femur; Ansatz des M. pectineus.

linear (↑): geradlinig.

Linear|beschleuniger (↑): (engl.) linear accelerator; Teilchenbeschleuniger* mit zylindrischem Beschleunigungsrohr zur Erzeugung von hochenerget. Elektronen, die direkt als Elektronenstrahlung eingesetzt od. - auf ein Target gelenkt - zur Erzeugung ultraharter Röntgenstrahlung* ausgenutzt werden; Einsatz in der Strahlentherapie* zur Behandlung halbtief (Elektronenstrahlung) bzw. tief gelegener Tumoren (ultraharte Röntgenstrahlung).

Linea scapularis (↑) f: Senkrechte durch den unteren Schulterblattwinkel.

Linea semi|lunaris (↑) f: lateralwärts konvexe Muskel-Sehnengrenzen des M. transversus abdominis.

Linea serrata (↑) f: gezackte, scharfe Trennlinie zw. der Schleimhaut der Speiseröhre u. der des Magens.

Linea sternalis (↑) f: Senkrechte am Seitenrand des Brustbeins.

Linea temporalis inferior ossis parietalis (↑) f: Ursprungslinie des M. temporalis am Scheitelbein.

Linea temporalis ossis frontalis (↑) f: seitliche Linie am Stirnbein.

Linea temporalis superior ossis parietalis (↑) f: Befestigungslinie der Fascia temporalis am Scheitelbein.

Linea terminalis (↑) f: s. Becken.

Lingelsheim-Nähr|böden: (engl.) Lingelsheim culture media; Zucker-Indikator-Nährböden zur Differenzierung von Neisseria* gonorrhoeae gegenüber anderen gramneg. Kokken; Gonokokken spalten Glukose, nicht dagegen Maltose, Fruktose u. Saccharose.

Lingua (lat.) f: Zunge*.

Lingua bi|fida (↑) f: s. Spaltzunge.

Lingua dis|secata (↑) f: syn. Lingua* plicata.

Lingua geo|graphica (↑) f: syn. Exfoliatio areata linguae, sog. Landkartenzunge; häufige, ätiol. nicht geklärte, harmlose Veränderung der Zungenoberfläche; von einem weißl.-gelben Randsaum umgebene rote Herde, die ihre Form ständig ändern.

Lingua glabra (↑) f: glatte Zunge; vgl. Glossitis atrophicans.

lingual (↑): lingualis; die Zunge betreffend, in der Zahnheilkunde die der Zunge zugewandte Fläche eines Zahns der unteren Zahnreihe.

Lingua lobata (↑) f: Lappenzunge; narbig entstandene viereckige Felderung der Zungenoberfläche bei tertiärer Syphilis*.

Lingua plicata (↑) f: syn. Lingua dissecata, sog. Faltenzunge; angeb. od. erworbene tiefe Furchung der Zunge; vgl. Melkersson-Rosenthal-Syndrom.

Linguatula serrata (Dim. ↑) f: syn. Linguatula rhinaria, Linguatula taenioides; Zungenwurm (s. Pentastomida); **Vork.:** kosmopolit. Parasit im Nasopharynx des Hundes u. a. Caniden; ♀ 10 cm, ♂ 1 cm lang; Larvenentwicklung in Leber, Milz u. a. Organen von herbivoren Säugetieren (Zwischenwirte); Mensch kann Zwischen- u. Endwirt sein. L. s. ist Err. parasitärer Pharyngitis (im Vorderen Orient Halzoun*, im Sudan Marrara genannt). Vgl. Porozephalose, Pentastomum denticulatum.

Lingua villosa nigra (↑) f: syn. Melanoglossie, Nigrities linguae, sog. schwarze Haarzunge; haarige Verlängerung der Papillae filiformes der Zunge, bes. auf der Rückenmitte, je nach aufgenommener Nahrung mit dunkelgrüner bis

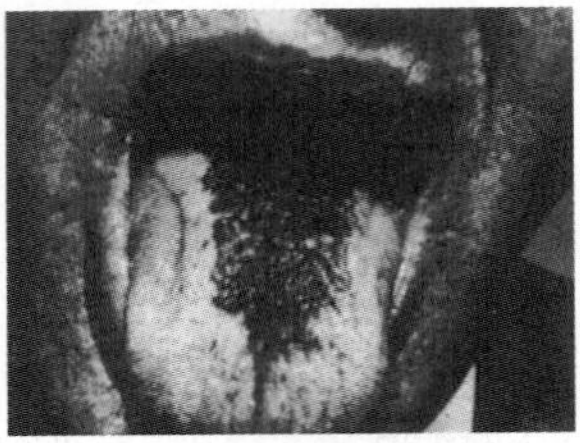

Lingua villosa nigra [549]

schwärzl. Färbung; **Urs.:** wahrscheinlich Veränderung der Mundhöhlenflora z. B. bei Antibiotikatherapie, Nicotinabusus, Niacinmangel, Lebererkrankungen; **Ther.:** Kürzung der Fasern mit der Schere od. Zahnbürste, Niacingaben.

Lingula (lat.) f: kleine Zunge.

Lingula cerebelli (†) f: Teil des Kleinhirnwurms.

Lingula mandibulae (†) f: Knochensporn am Eingang des Unterkieferkanals.

Lingula pulmonis sinistri (†) f: unteres Ende des Oberlappens der li. Lunge.

Linien|spektrum (Spektrum*) n: (engl.) line spectrum; s. Spektrum.

Linimentum (lat.) n: Abk. Lin.; weiche, fast flüssige Salbe als Einreibungsmittel zum äußeren Gebrauch.

L

Linin n: syn. Achromatin; s. Chromatin.

Lini semen n: Leinsamen*

Linitis plastica (gr. λίνον Faden, Netz; -itis*; -plastik*) f: entzündl. Schrumpfmagen mit plumpen, starren Schleimhautfalten; chron. Entzündung aller Magenwandschichten mit bindegewebiger Umwandlung, Verhärtung u. Schrumpfung der Magenwand; **Ätiol.:** heterogen, u. a. Karzinom, Syphilis, Tuberkulose; **Diagn.:** (röntg.) Versteifung u. Starre der Konturen u. Abflachung der Schleimhautfalten durch Infiltrationen u. Indurationen der Magenwand.

Links-Bypass (engl. bypass Umgehung) m: (engl.) left bypass; intraoperative extrakorporale Blutumleitung über eine Herz*-Lungen-Maschine vom linken Herzvorhof zur A. femoralis, z. B. während Op. eines thorakalen Aortenaneurysmas.

Links|händigkeit: (engl.) left-handedness; angeb. od. erworbene Bevorzugung der linken Hand; Vork. bei ca. 5% der Menschen.

Links|herz|hyper|trophie (Hyper-*; Troph-*) f: (engl.) left ventricular hypertrophy; Hypertrophie des li. Herzens; z. B. bei Hypertonie, hypertrophischer Kardiomyopathie; EKG-Kriterien für L.: Sokolow*-Index ≥3,5 mV; s. Herzhypertrophie; vgl. Roller-coaster-Syndrom.

Links|herz|hypo|plasie-Syn|drom (Hyp-*; -plasie*) n: (engl.) left ventricular hypoplasia; syn. hypoplastischer linker Ventrikel; seltene Form der Angiokardiopathie (ca. 1 % der angeborenen Herzfehler*) mit Hypoplasie der li. Herzkammer u. der Aorta ascendens sowie häufig Atresie bzw. hochgradige Stenose der Aorten- bzw. Mitralklappen; **Hämodynamik:** das Pulmonalvenenblut kann nur durch das Foramen ovale in den erweiterten re. Vorhof fließen; der re. Ventrikel pumpt das arteriovenöse Mischblut in die Pulmonalarterien u. über den offenen Ductus arteriosus in die Aorta; die hypoplastische aszendierende Aorta mit den Koronararterien u. die Halsgefäße werden retrograd versorgt. **Diagn.:** Echokardiographie; **Verlauf:** nicht therapierbare kardiale Dekompensation innerh. weniger Tage mit schlechter Füllung der peripheren Pulse bei grau-blassem Aussehen der Kinder (u. U. dd eine Sepsis vortäuschend); **Ther.:** palliativ mit Norwood*-Operation, Herztransplantation, andernfalls Tod innerh. der ersten 2–3 Lebenswochen.

Links|herz|in|suffizienz (Insuffizienz*) f: (engl.) left-sided heart failure; Form der Herzinsuffizienz mit unzureichender Leistung des li. Ventrikels inf. Kontraktionsschwäche des Myokards, die zu einer Volumenüberlastung des kleinen Kreislaufs führt; **Urs.:** Kardiomyopathie, koronare Herzkrankheit, Herzinfarkt, Hypertonie, angeborene od. erworbene Herzfehler; **Sympt.:** inf. Lungenstauung Dyspnoe, Orthopnoe, Zyanose u. Stauungsbronchitis mit Reizhusten, evtl. rostbrauner Auswurf mit Herzfehlerzellen, nächtl. Asthma cardiale, Lungenödem; Tachykardie mit Auftreten eines 3. Herztons (Dritter-Ton-Galopp); **Diagn.:** auskultator. feuchte kleinblasige Rasselgeräusche über der Lunge, Rö.-Thorax (Linksherzverbreiterung, zentrale bzw. periphere Lungenstauung, Kerley-Linien); im EKG evtl. Zeichen der Linksherzhypertrophie, P-mitrale; ggf. Herzkatheterisierung zur Quantifizierung u. dd Abklärung der Ursache. **Ther.:** s. Herzinsuffizienz.

Links|herz|katheter (Katheter*) m: (engl.) left cardiac catheter; s. Herzkatheterisierung.

Links-Rechts-Shunt (Shunt*) m: (engl.) left-to-right shunt; s. Shunt.

Links|schenkel|block: (engl.) left bundle branch block; Form der intraventrikulären Erregungsleitungsstörungen* mit Blockierung im li. Tawara-Schenkel od. weiter distal in beiden Faszikeln des li. Tawara-Schenkels (sog. bifaszikulärer L.); als Folge wird der li. Ventrikel nach dem rechten erregt. **Urs.:** z. B. Koronarinsuffizienz, Hypertonie, angeb. od. erworbene Herzfehler; **Formen: 1.** kompletter L.: deformierter (M-Form) u. verbreiterter (≥0,12 s) QRS-Komplex, Verspätung des oberen Umschlagpunkts* u. fehlende Q-Zacke in den linkspräkordialen Ableitungen (V_5, V_6), Q-Zacke in V_1 sowie sek. Repolarisationsstörungen; evtl. paradoxe Spaltung des 2. Herztons (s. Herztöne); **2.** inkompletter L.: syn. Linksverspätung*. Vgl. Hemiblock, Schenkelblock.

Links|typ: (engl.) horizontal heart; s. Lagetyp des Herzens.

Links|verschiebung: (engl.) left shift; (hämat.) vermehrtes Auftreten von Metamyelozyten (stabkernigen u. jugendlichen Granulozyten) im weißen Blutbild; **Vork.:** bei den meisten Infektionskrankheiten, auch bei Leukämie*. Vgl. Leukozyten, Metamyelozyten.

Links|verspätung: (engl.) left cardiac conduction delay; syn. inkompletter Linksschenkelblock; Erregungsleitungsstörung im li. Ventrikel; **Urs.:** Linksherzhypertrophie, Myokarditis, Koronarinsuffizienz; **Nachw.** im EKG v. a. in den linkspräkardialen Brustwandableitungen* V_5 u. V_6; verspäteter oberer Umschlagpunkt* bei nicht verbreiterten QRS-Komplexen. Vgl. Linksschenkelblock.

Linolen|säure: (engl.) linolenic acid; α-Linolensäure; Oktadekatriensäure (ω-3); $C_{17}H_{29}COOH$; dreifach ungesättigte essentielle Fettsäure; **Vork.:** v. a. in Leinöl u. z. T. auch in

Phosphatiden tierischer Fette; vgl. Fettsäuren, essentielle.

Linol|säure: (engl.) linolic acid; Oktadekadiensäure (ω-6); $C_{17}H_{31}COOH$; zweifach ungesättigte essentielle Fettsäure, Bestandteil pflanzl. Öle u. tierischer Fette; wichtig v. a. für die Synthese mehrfach ungesättigter Fettsäuren wie Linolensäure* u. Arachidonsäure*; vgl. Fettsäuren, essentielle.

Linse: (engl.) lens; **1.** (physik.) lichtdurchlässiger Körper (z. B. aus Glas, Quarz od. Kunststoffen) mit zwei kugelförmigen od. einer planen u. einer kugelförmigen Grenzfläche; als Konvex-, Sammel-, positive L. od. Plusglas mit nach außen gewölbten Grenzflächen (wandeln ein paralleles Lichtstrahlenbündel in ein konvergierendes um) od. als Konkav-, Zerstreuungs-, negative L. od. Minusglas mit nach innen gewölbten (hohlen) Grenzflächen (wandeln ein paralleles Lichtstrahlenbündel in ein divergierendes um). Charakterist. Größe einer L. ist die Brennweite*. Vgl. Elektronenlinsen, Brille. **2.** (anat.) L. des Auges; (lat.) Lens; aufgebaut aus Linsenepithel u. -fasern; die Linsenfasern (modifizierte Zellen, deren Zellkerne am Linsenäquator liegen) bilden den Linsenkern. Die L. liegt zw. Iris u. Glaskörper u. ist durch die Zonula ciliaris am Ziliarkörper* befestigt. Die Elastizität der L. ermöglicht die Akkommodation* des Auges u. lässt im Alter nach.

Linsen|ek|topie (gr. ἔκτοπος verlagert) f: (engl.) lenticular ectopia, luxation of lens; vollständige (Linsenluxation) od. teilweise (Linsensubluxation) Verlagerung der Linse aus der Pupillarebene in der Vorderkammer od. den Glaskörperraum; **Formen: 1.** traumatisch bedingte (nicht progrediente) L.; **2.** angeborene L. (Ektopia lentis congenita) durch autosomal-dominant od. -rezessiv vererbte Fehlanlage der Fibrae zonulares; **3.** L. i. R. von Systemerkrankungen, z. B. Marfan-Syndrom, Marchesani-Syndrom, Homocystinurie; u. U. in Komb. mit Mikro- u. Sphärophakie; **Ther.:** evtl. Entfernung der luxierten Linse; **Kompl.:** Sehminderung, Glaukom.

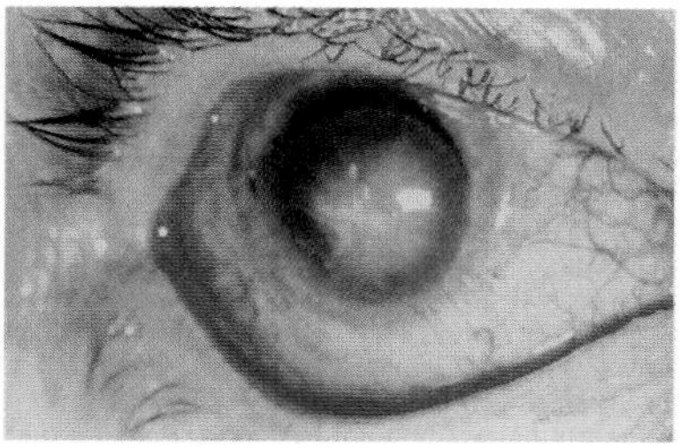

Linsenektopie:
Luxation in die Vorderkammer [362]

Linsen|ex|traktion (lat. extrahere, extractus herausziehen) f: (engl.) phacoeresis; s. Staroperation.

Linsen|hernie (Hernie*) f: (engl.) phacocele; syn. Linsenvorfall, Phakozele; Vorfall der Linse in eine Ausbuchtung od. Öffnung der Hornhaut od. Lederhaut (z. B. bei Ulkus, Trauma) nach außen.

Linsen|im|plantation (In-*; lat. planta Setzling, Gewächs) f: (engl.) lens implantation; Einsetzen einer künstl. Linse aus Kunststoff anstelle der getrübten, durch Staroperation* entfernten Linse. Vorderkammerlinsen werden nach intrakapsulärer Kataraktextraktion an der Iris befestigt od. mit Bügeln im Kammerwinkel abgestützt; Hinterkammerlinsen werden nach extrakapsulärer Kataraktextraktion entw. in den verbliebenen Kapselsack eingepflanzt od. mit Bügeln im Sulcus iridociliaris abgestützt.

Linsen|kern: Nucleus* lentiformis.

Linsen, künstliche: s. Kontaktlinsen, Linsenimplantation.

Linsen|losigkeit: s. Aphakie.

Linsen|luxation (Luxation*) f: s. Linsenektopie.

Linsen|schlottern: (engl.) phakodenesis; krankhafte Beweglichkeit bzw. Pendeln der Linse bei Augenbewegungen; **Urs.:** Erschlaffung od. Läsion der Fibrae zonulares im Alter od. nach Verletzungen; vgl. Linsenektopie.

Linsen|trübung: s. Katarakt.

Linsen|verlagerung: s. Linsenektopie.

Linton-Linie (Robert R. L., Chir., Brookline, geb. 1900): (engl.) Linton's line; einen Querfinger hinter dem Malleolus medialis gezogene senkrechte Linie, auf der sich die Venae* perforantes der medialen Seite des Unterschenkels befinden.

Linton-Nachlas-Sonde (↑) f: s. Ballonsonde.

Linum usitatissimum (lat. linum Lein) n: s. Leinsamen.

Lio|thyronin (INN) n: Triiodthyronin*.

Lip-: auch Lipo-; Wortteil mit der Bedeutung Fett; von gr. λίπος.

Lip|aemia retinalis (↑; -ämie*) f: milchigweißliche Verfärbung der Gefäße am Augenhintergrund inf. einer Lipämie* ab Triglyceridwerten von 23 mmol/l (2000 mg/dl); spezif. Symptom bei Hyperlipoproteinämien* vom Typ I, V u. hochgradigem Typ IV.

Lip|ämie (↑; ↑) f: (engl.) lipemia; fettreiches, milchiges Serum, das inf. Lichtstreuung an den Lipoproteinpartikeln trüb erscheint (s. Tyndall-Effekt); **physiol.** nach einer fettreichen Mahlzeit (durch Chylomikronen* bedingt), **pathol.** L. nach 12-stündiger Nahrungskarenz bei versch. Typen der Hyperlipoproteinämien* durch erhöhte Präbetalipoproteine od. Chylomikronen (Vermehrung der Triglyceride*).

Lipasen (↑) f pl: (engl.) lipases; Esterasen*, die emulgiertes Neutralfett hydrolyt. in Fettsäuren und Glycerol od. Monoacylglycerol spalten, z. B. die Triacylglycerollipase des Pankreas (Pankreaslipase) greift zus. mit Colipase Fett an, das von Gallensäuren emulgiert sind; **Bestimmung:** z. B. durch Turbidimetrie* der inf. Lipasewirkung entstehenden Emulsion od. mit Enzym*-Immunassay; erhöhte Werte bei Pankreatitis, akuter Oberbaucherkr., fortgeschrittener Niereninsuffizienz, nach ERCP. Vgl. Phospholipasen, Referenzbereiche (Tab.).

Lip|a|trophia anularis (↑; Atrophie*) f: band- od. ringförmige Fettgewebeatrophie an den Extremitäten von Frauen mit unklarer Genese; teilweise spontane Rückbildungstendenz.

Lip|a|trophie (↑; ↑) f: (engl.) lipodystrophy; umschriebene Rückbildung von subkutanem Fettgewebe; **Urs.:** Traumen, andauernder Druck, mehrmalige Inj. von Insulin od. Glukokortikoiden in dasselbe Hautareal (s. ums. Abb.).

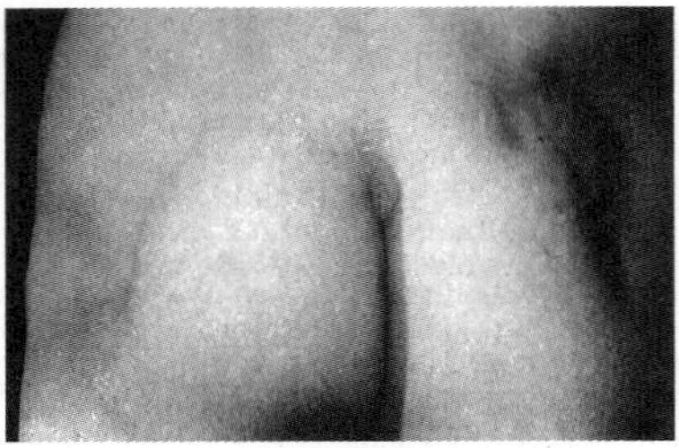

Lipatrophie nach Insulininjektionen [549]

Lip|azid|urie (↑; Azid-*; Ur-*) f: (engl.) lipaciduria; Ausscheidung freier Fettsäuren* im Urin bei Hyperlipazidämie.

Lipid A n: Phospholipid aus einem Glukosamindisaccharid, das an den Hydroxyl- u. Aminogruppen mit unterschiedl. Fettsäuren verestert ist; als tox. Bestandteil der äußeren Bakterienmembran gramnegativer Bakt. (s. Lipopolysaccharide) bindet es an das CD14-Antigen von Makrophagen u. Monozyten u. aktiviert diese zur Freisetzung von Interleukin-1, Tumor-Nekrose-Faktor-α u. a. Zytokinen. Vgl. Pyrogene.

Lipid|doppel|schicht (Lip-*; -id*): (engl.) lipid bilayer; membranähnliches supramolekulares Aggregat amphiphiler Verbindungen (z. B. Phospho- u. Glykolipide), das sich im wässrigen Medium spontan bildet u. aus einer bimolekularen Schicht besteht, die so angeordnet ist, dass die hydrophoben Teile der Moleküle einander zugekehrt sind; im Ggs. zu Mizellen* kann die L. einige Millimeter groß sein.

Lipide (↑; ↑) n pl: (engl.) lipids; chem. heterogene Biomoleküle mit starker Lipophilie*; **Einteilung: 1.** hydrolysierbare (verseifbare; s. Verseifung) L. sind verestert mit Fettsäure(n); z. B. Triglyceride*, Wachse*, Sterolester (s. Sterole), Phospholipide*, Glykolipide*; biol. durch Esterasen* spaltbar; **2.** nichthydrolysierbare L.: heterogene Verbindungen, z. B. langkettige aliphat. Alkohole, cycl. Sterole (z. B. Cholesterol*), Steroide*, Fettsäuren u. Fettsäurederivate (z. B. Eikosanoide*), Carotinoide* u. a. Terpene. **Vork.:** im menschl. Körper als Serumlipide (freie Fettsäuren*, Lipoproteine*), polare L. als Membranlipide*, Cholesterol, Depotfett, i. w. S. hydrophobe Hormone u. Mediatoren (z. B. Eikosanoide, Steroide) u. a.; vgl. Fettstoffwechsel, Referenzbereiche.

Lipid|granulomatose (↑; ↑; Granulum*; -osis*) f: s. Hand-Schüller-Christian-Krankheit.

Lipidosen (↑; ↑; -osis*) f pl: (engl.) lipidoses; Gruppe von Stoffwechseldefekten mit Speicherung von Lipiden in versch. Organen; gelegentl. auch Sammelbez. für alle Störungen mit Veränderungen der Lipid- u. Lipoproteinkonzentration im Organismus; **Einteilung** nach Ort der Speicherung, Art der gespeicherten Lipide bzw. Lokalisation des Enzymdefekts in den Zellorganellen: **1.** Sphingolipidosen*; **2.** Wolman*-Krankheit; **3.** Fukosidose*; **4.** Störungen im peroxisomalen Abbau der sehr langkettigen Fettsäuren (s. Adrenoleukodystrophien) u. Refsum*-Syndrom. Vgl. Hyperlipoproteinämien, Hypolipoproteinämien.

Lipid|per|oxidation (↑; ↑) f: in Gegenwart von Metallionen durch Radikale (i. R. von Biotransformation* bzw. Giftung*) od. Licht u. Sauerstoff ausgelöste nicht enzymatische Reaktion mit (insbes. ungesättigten) Fettsäuren, bei der gewebeschädigende Hydroxyperoxide u. wiederum Radikale (z. B. O_2^-) entstehen; diese können durch Antioxidanzien (z. B. Glutathion*) entgiftet werden. C. Fle.

Lipid|pneumonie (↑; ↑; Pneum-*) f: (engl.) lipid pneumonia; Fett-, Öl- od. Paraffinpneumonie; Form der Aspirationspneumonie als Folge der Inhalation ölhaltiger Medikamente (Nasentropfen), nach Aspiration von Milch bei Säuglingen, Lampenölen bei Kindern od. Mineralöl bei Schiffbrüchigen; pathol.-anat. in Form einer chron. interstitiellen Pneumonie; zahlreiche Alveolarbezirke sind mit ölhaltigen Makrophagen ausgefüllt u. werden bindegewebig organisiert.

Lipid|proteinose (↑; ↑; Prot-*; -osis*) f: syn. Hyalinosis* cutis et mucosae.

Lipid|senker (↑; ↑): (engl.) antilipemics; syn. Antilipidämika; Arzneimittel zur Senkung der Blutfettwerte i. R. der Ther. von Hyperlipoproteinämien* (v. a. Hypercholesterolämie); **Einteilung: 1.** Anionenaustauscher (z. B. Colestipol, Colestyramin) binden Gallensäuren, so dass deren enterohepat. Kreislauf unterbrochen wird. Die jetzt vermehrte Ausscheidung der Gallensäuren regt die Neusynthese an, die geringere intrazelluläre Cholesterolkonzentration in Leberzellen induziert die Zunahme der LDL-Rezeptoren, so dass mehr LDL aus dem Blut aufgenommen wird. UAW: v. a. gastrointestinale Störungen, Resorptionsbehinderung von Cumarinderivaten, Digitalisglykosiden, Schilddrüsenhormonen, Tetracyclinen; **2.** HMG-CoA-Reduktasehemmer (syn. CSE-Hemmer), z. B. Lovastatin, Pravastatin, Simvastatin, hemmen die HMG*-CoA-Reduktase, die intrazelluläre Cholesterolkonzentration sinkt, über Feedback-Aktivierung werden mehr LDL-Rezeptoren gebildet, LDL u. Gesamtcholesterol sinken; UAW: gastrointestinale Störungen, Kopfschmerz, Hautausschläge, Leberfunktionsstörung, Myopathie, vereinzelt Rhabdomyolyse; **3.** Fibrate* wirken über Clofibrinsäure; UAW: gastrointestinale Störungen, Kopfschmerz, Tendenz zur Gallensteinbildung, selten Allergie, Myositis; **4.** Nicotinsäure u. -derivate (z. B. Pyridylmethanol) hemmen Triacylglycerollipasen u. somit die Lipolyse, in der Leber werden weniger VLDL gebildet u. somit LDL; ferner Aktivierung der Lipoproteinlipase; UAW: Flush, gastrointestinale Störungen, bei hohen Dosen Leberfunktionsstörung, verminderte Glukosetoleranz, Hyperurikämie; **5.** Sitosterol* interferiert mit der Cholesterolresorption; UAW: gastrointestinale Störungen; **6.** Probucol* beeinflusst LDL-Stoffwechsel aufgrund antioxidativer Eigenschaften u. fördert den Abtransport von LDL; senkt LDL u. HDL; UAW: gastrointestinale Störungen, Kopfschmerz, vereinzelt EKG-Veränderungen; **7.** Omegafettsäuren* senken v. a. Triglyceride (vermutl. über eine Verminderung der VLDL-Synthese).

Lipid|speicherungs|krankheiten (↑; ↑): s. Lipidosen.

Lipid|stoff|wechsel (↑; ↑): (engl.) lipid metabolism; Auf-, Ab- u. Umbau der Lipide* im menschl. Organismus; vgl. Fettstoffwechsel.

Lipid|stoff|wechsel|störungen (↑; ↑): s. Lipidosen.

Lipo-: s. a. Fett-.

Lipo|blast (Lip-*; Blast-*) m: Vorläuferzelle der Fettzelle, meist Retikulumzelle.

Lipo|chrome (↑; Chrom-*) n pl: (engl.) lipochromes; zu den Lipiden* zählende, gelbe bis rotviolette Farbstoffe (v. a. Carotinoide*).

Lipo|dys|trophia in|testinalis (↑; Dys-*; Troph-*) f: s. Whipple-Krankheit.

Lipo|dys|trophie (↑; ↑; ↑) f: Fettgewebeschwund; vgl. Lipatrophie.

Lipo|dys|trophie, pro|gressive (↑; ↑; ↑) f: syn. Berardinelli*-Seip-Syndrom.

Lipo|dys|trophie-Syn|drom (↑; ↑; ↑) n: (engl.) lipodystrophy syndrome; Fettverteilungsstörung unklarer Genese i. R. der Therapie einer HIV-Infektion; erstmals 1996 nach Einführung von Proteasehemmern* (z. B. Indinavir) beobachtet; **Sympt.:** Fettzunahme im Nacken (sog. Buffalo hump), Bauch- u. Brustbereich, zentrale Adipositas, Lipatrophie* v. a. an Extremitäten u. Glutealregion; Hyperlipidämie, Insulinresistenz, selten Diabetes mellitus; **Ther.:** Umstellung der antiretroviralen Therapie auf nicht-nukleosidische Reverse*-Transkriptase-Hemmer, hormonell (Testosteron, Anabolika), evtl. Lipidsenker (z. B. Gemfibrozil, chir. Fettabsaugung od. -implantation.

Lip|ödem (↑; Ödem*) n: (engl.) lipedema; symmetrisch an den Unterschenkeln von Frauen mittleren Alters auftretende, schmerzhafte Schwellung des Fettgewebes mit Hyperlipoproteinämie.

Lipo|fuszin (↑; Fuszin*) n: (engl.) lipofuscin; sog. Alterspigment, Abnutzungspigment; bei Organatrophie u. im Senium* nachweisbares, eisenfreies, braungelbes Pigment*; lysosomales Abbauprodukt von Lipoproteinen zelleigener Organellen in mesenchymalen Geweben (v. a. Leber u. Myokard) bei Zellalterung; vgl. Fuszin, Hämochromatose.

Lipo|granulom (↑; Granulum*; -om*) n: (engl.) lipogranuloma; schmerzhaftes, plattenartiges, zuweilen fistelndes Infiltrat nach Injektion von öligen Medikamenten, Insulin (Insulinlipodystrophie), Paraffin (Paraffinome) od. nach Traumen; **DD:** Pannikulitis.

Lipo|granulomatose, dis|seminierte (↑; ↑; ↑; -osis*) f: syn. Ceramidasemangel*.

Lipo|granulomatosis Erdheim-Chester (↑; ↑; ↑; ↑; Jakob E., Pathol., Wien, 1874–1937; William Ch., amerikan. Pathol.) f: Auftreten multipler Lipoidgranulome u. cholesterolhaltiger Schaumzellen in inneren Organen, Orbita u. Knochen.

Lipo|granulomatosis sub|cutanea (↑; ↑; ↑; ↑) f: syn. Pannikulitis* Typ Rothmann-Makai.

Lipoidosen (↑; ↑; -osis*) f pl: s. Lipidosen.

Lipo|kalzino|granulomatose (↑; Calc-*; Granulum*; -om*; -osis*) f: (engl.) lipocalcigranulomatosis; syn. Calcinosis universalis interstitialis, Teutschländer-Krankheit; fam. gehäuft auftretende Lipidspeicherkrankheit mit tumorartigen Kalzinoseherden (v. a. im Bereich der Schleimbeutel großer Gelenke) u. Einlagerung von Kalk in die Muskelfasern.

Lipo|lyse (↑; Lys-*) f: (engl.) lipolysis; hydrolyt. Spaltung des Neutralfetts aus dem Fettgewebe durch Triacylglycerollipasen* u. Abgabe von Glycerol u. freien Fettsäuren ins Blut; Aktivierung der L. durch Adrenalin, Noradrenalin, Glucagon, ACTH, TSH, Medikamente (Alpharezeptorenblocker, Betasympathomimetika); Hemmung durch Insulin, Prostaglandin E_1, Nicotinsäure, Medikamente (Alpha-2-Sympathomimetika, Betarezeptorenblocker); vgl. Fettstoffwechsel.

Lipom (↑; -om*) n: (engl.) lipoma; gutartige, langsam wachsende Fettgewebeneubildung; gelegentl. familiär vorkommend, bes. bei multiplen L.; Lok. meist in der Subcutis von Stamm u. Extremitäten; **Ther.:** evtl. Enukleation. Vgl. Angiolipom, Liposarkom.

Lipoma arborescens (↑; ↑) n: verzweigtes Lipom* der Gelenkkapseln, ausgehend von den Gelenkzotten, hauptsächl. bei posttraumat. Arthrose* des Kniegelenks; **Sympt.:** Gelenkbeschwerden, häufig Einklemmungen, Atrophie des M. quadriceps femoris (bei L. a. des Kniegelenks).

Lipo|mastie (↑; Mast-*) f: (engl.) lipomastia; Form der Pseudogynäkomastie*.

Lipo|matose, multiple sym|metrische (↑; ↑; -osis*) f: (engl.) multiple symmetric lipomatosis; androtrope, symmetr. Fettgewebehyperplasie in der Subcutis an Hals (Madelung-Fetthals), Nacken, Schultern, Oberarmen u. Brust; **Ätiol.:** unklar; Auftreten bes. i. R. einer alkoholbedingten Lebererkrankung.

Lipo|matosis cervicalis (↑; ↑; ↑) f: syn. Madelung*-Fetthals.

Lipo|matosis cordis (↑; ↑; ↑) f: syn. Adipositas cordis; sog. Fettherz; Myokardatrophie mit interstitieller Fettgewebebildung, die häufig i. R. einer allgemeinen Adipositas*, aber auch im Gefolge einer Myodegeneratio* cordis auftritt; betrifft insbes. die re. Herzkammer u. kann zu Rechtsherzinsuffizienz führen.

Lipo|matosis dolorosa (↑; ↑; ↑) f: syn. Dercum*-Krankheit.

Lipo|muko|poly|saccharidose (↑; Muc-*; Poly-*; gr. σάκχαρ Zucker; -osis*) f: (engl.) lipomucopolysaccharidosis; syn. Mukolipidose Typ I; s. Sialidose.

Lipon|säure (↑): (engl.) lipoic acid; syn. Thioctsäure; Coenzym bei oxidativer Decarboxylierung* von Alphaketosäuren; therap. Verw. bei (diabetischer) Polyneuropathie*.

Lipo|philie (↑; -phil*) f: (engl.) lipophilia; **1.** (chem.) Fettlöslichkeit; Bez. für die Eigenschaft org. Lösungsmittel, Fette zu lösen; wird allg. durch den in vitro bestimmten Verteilungskoeffizienten zw. einem org. Lösungsmittel u. Wasser charakterisiert; **2.** (klin.) Neigung zu Fettleibigkeit; **3.** (pharmakokinet.) hydrophober Charakter eines Arzneimittels.

Lipo|poly|saccharide (↑; Poly-*; gr. σάκχαρ Zucker; -id*) n pl: (engl.) lipopolysaccharides; hochmolekulare Komplexe aus Lipid* A (tox. Komponente), Kernregion u. Polysacchariden* (immunogene Komponente), die charakterist. Zellwandbestandteile gramnegativer Bakt. (v. a. Enterobacteriaceae*) sind; insbes. die Polysaccharidkomponente (entspr. dem O*-Antigen) variiert stark (führt z. B. bei Salmonellen zur Unterscheidung von mehr als 2000 versch. Serotypen; vgl. Kauffmann-White-Schema); Wirkung u. a. als Endotoxin, B-Zell-Mitogen u. immun. Adjuvans.

Lipo|protein a (↑; Prot-*) n: Abk. Lp(a); aus LDL* u. Apolipoprotein A bestehendes Plasmalipoprotein mit atherogener u. thrombogener Potenz; Indikator für ein erhöhtes Risiko, eine koronare Herzkrankheit* od. zerebrale Durchblutungsstörung* zu erleiden; Bestimmung mittels Immunassay; **Referenzbereich:** <300 mg/l.

Lipo|proteine (↑; ↑) n pl: (engl.) lipoproteins; **1.** kovalent an Lipide* gebundene Proteine*;

Lipoproteine
Charakteristika von Plasmalipoproteinen

Elektrophorese-fraktion	Ultrazent-rifugen-fraktion	Dichte	Molekular-gewicht (× 10^6)	Plasmakon-zentration (mg/dl)	Protein-anteil (%)	Hoher Gehalt an
Chylomikronen		<0,96		0–50	1	Triacyl-
Prä-β	VLDL	0,960–1,006	5,0–20	150–250	7	glycerolen
α_2, β_1	IDL	1,006–1,019	3,4	50–100	11	Cholesterol-
β	LDL	1,019–1,063	2,0–2,7	315–385	21–23	estern
α_1	HDL	1,063–1,210	0,375	270–380	35–50	Phospho-lipiden
α_1	$VHDL_1$	>1,210	0,145	?	65	freien Fett-
Albumin	$VHDL_2$	1,210	0,280	?	97	säuren

VLDL: Very-low-density-Lipoproteine; IDL: Intermediate-density-Lipoproteine; LDL: Low-density-Lipoproteine; HDL: High-density-Lipoproteine; VHDL: Very-high-density-Lipoproteine

meist Membranproteine (z. B. Hormonrezeptoren, Struktur- u. Adhäsionsproteine); **2.** Plasmalipoproteine; nichtkovalent mit Lipiden verbundene Proteine (Apolipoproteine*); hochmolekulare wasserlösliche Komplexe variabler Zusammensetzung, die in Leber u. Darm synthetisiert werden u. v. a. dem Transport von Cholesterol u. -estern, Phospholipiden, Triglyceriden u. fettlösl. Vitaminen im Blut dienen (s. Tab.). Einteilung: entspr. der Dichte im Dichtegradienten der Ultrazentrifuge in Chylomikronen*, VLDL*, IDL*, LDL* u. HDL* sowie dem elektrophoretischen Wanderungsverhalten in Alphalipoproteine*, Präbetalipoproteine* u. Betalipoproteine*; Bestimmung: densitometrische Auswertung der Elektropherogramme nach Färbung mit Fettfarbstoffen (Ölrot, Sudanschwarz) od. als Komb. von Ultrazentrifugation, Präzipitationsreaktionen u. Cholesterolbestimmung; pathol. Veränderungen: s. Hyperlipoproteinämien, Hypolipoproteinämien, LP-X.

Lipo|protein|lipase (↑; ↑) f: (engl.) lipoprotein lipase; syn. Klärfaktor; membranständige Lipase (s. Lipasen) in Endothel-, Leber- u. Fettzellen, die Lipoproteine* (Chylomikronen u. VLDL) durch Hydrolyse* der Triacylglycerolanteile zu IDL u. LDL abbaut; Aktivierung durch Apolipoprotein C_{II} u. Heparin; die Bildung der L. wird durch Insulin induziert.

Lipo|proteinose (↑; ↑; -osis*) f: s. Alveolarproteinose.

Lipo|sarkom (↑; Sark-*; -om*) n: (engl.) liposarcoma; seltenes, maligne entartetes, häufig gut differenziertes, myxoides, rundzelliges, pleomorphes Weichteilsarkom* des Fettgewebes; **Lok.:** meist in den tiefen Weichteilen der Extremitäten (Bein häufiger als Arm) u. in der Bauchhöhle; **Ther.:** möglichst vollständige Entfernung, Strahlentherapie zur Verminderung von Lokalrezidiven.

Lipo|somen (↑; Soma*) n pl: (engl.) liposomes; **1.** (pathol.-anat.) Fetttröpfchen im Zytoplasma von Parenchymzellen bei Verfettung od. fettiger Degeneration*; **2.** (pharmaz.) von ein- od. mehrschichtigen Phospholipid-Doppelmembranen umgebene Partikel, die in der (inneren) wässrigen Phase mit hydrophilen Arzneistoffmolekülen beladen sind; mit dem Einsatz als Arzneistoffträger soll eine gezielte lokale Anreicherung von Wirkstoffen (z. B. Antimykotika) u. verzögerte Wirkstoffabgabe bei Reduktion der UAW (inf. geringerer system. Resorption) erreicht werden.

Lipo|suktion (↑) f: (engl.) liposuction; Absaugung von Depotfettansammlungen meist aus kosmet. Gründen; nach Inj. von physiol. NaCl-Lösung unter Zusatz von Lidocain u. Adrenalin wird ggf. mit Ultraschall zur besseren Fettverflüssigung zerstörtes Fettgewebe abgesaugt.

Lipo|tropie (↑; -trop*) f: (engl.) lipotropy; **1.** (chem.) s. Lipophilie; **2.** (biochem.) Eigenschaft von Stoffen, den Lipidstoffwechsel zu beeinflussen, insbes. Fette vermehrt zur Metabolisierung in der Leber zu mobilisieren.

Lipo|tropine (↑; ↑) n pl: (engl.) lipotropins; lipotrope Hormone (Abk. LPH); Peptidhormone im Hypophysenvorderlappen, die aus Proopiomelanocortin* entstehen; **Einteilung: 1.** Betalipotropin (aus 91 Aminosäuren; MG 9894): steigert die Lipolyse* u. ist Präcursor für Betaendorphin; **2.** Gammalipotropin: Teil des Betalipotropins (Aminosäurereste 1–58).

Lip|oxine n pl: (engl.) lipoxins; vasoaktive Moleküle (konjugierte Tetraene) mit immunregulatorischer Funktion; Biosynthese aus Arachidonsäure* durch kombinierte Aktion mehrerer Lipoxygenasen, so dass L. sauerstoffreicher als Leukotriene* sind. G. Hüb.

Lip|oxy|genase (Lip-*; Ox-*; -gen*) f: Schlüsselenzym in der Biosynthese der Leukotriene* u. Lipoxine*; Einteilung entspr. der Position der Arachidonsäure*, an der der Einbau von Sauerstoff erfolgt in 5-, 12- u. 15-Lipoxygenase. G. Hüb.

Lipo|zele (↑; -kele*) f: s. Adipozele, Galaktozele.

Lippe: (engl.) lip; (anat.) Labium.

Lippen|angiom (Angio-*; -om*) n: (engl.) venous lake; syn. seniles Hämangiom der Unterlippe; weicher, blauroter, erbsgroßer Knoten, meist am seitl. Rand der Unterlippe; Vork. ab dem 5. Lebensjahrzehnt.

Lippen|bändchen: (engl.) lip ligaments; von den Lippen in die Gingiva einstrahlende Fasern (auch von den Wangen ausgehend), die mit Muskelfasern unterlegt sein können; bei schmaler bzw. fehlender Gingiva verursachen sie marginale Irritationen (z. B. Rezessionen) u. behindern die Mundhygiene; **Ther.:** Durchtrennen

(Frenotomie) od. Ausschneiden des gesamten L. (Frenektomie).

Lippen|bremse: durch Spitzen der Lippen u. Verkleinerung der Mundöffnung bei der Ausatmung herbeigeführte Erhöhung des intrapulmonalen Drucks zur Verhinderung des Bronchialkollapses; typ. bei Pat. mit obstruktiven Ventilationsstörungen.

Lippen|furunkel (Furunkel*) m: (engl.) labial furuncle; Furunkel* an Ober- od. Unterlippe, oft als Kompl. bei Akne; **cave:** bei Oberlippenfurunkel Gefahr der Thrombophlebitis der V. angularis u. des Sinus cavernosus mit Kavernosusthrombose* u. Meningitis; **Ther.:** Antibiotika, Ruhigstellung der Gesichtsmuskulatur (Kauverbot). Vgl. Nasenfurunkel.

Lippen|karzinom (Karz-*; -om*) n: (engl.) carcinoma of the lip; Karzinom, das sich meist an der Unterlippe entwickelt; **Histol.:** Plattenepithelkarzinom*, an der Oberlippe häufig auch Basaliom*; **Urs.:** evtl. Ultraviolettstrahlung u. chem. Noxen (Tabakrauch, v. a. bei Pfeifenrauchern); **Ther.:** op. Keilexzision mit plast. Rekonstruktion durch Estlander*-Lippenplastik; **Progn.:** Fünf-Jahres-Überlebensrate bei kleinem L. (<2 cm) ca. 90 %.

Lippen|kiefer|gaumen|spalte: (engl.) cheilognathopalatoschisis; s. Gaumenspalte.

Lippen|plastik (-plastik*) f: (engl.) cheiloplasty; chir. Deckung u. Korrektur eines angeborenen (Lippenspalte*) bzw. erworbenen Lippendefekts durch kleinste, genau vermessene Einschnitte bzw. Hautplastik, z. B. in Form gestielter Hautlappen; dabei muss der M. orbicularis oris erhalten bleiben bzw. aus Resten des Muskels neu geformt werden. Vgl. Estlander-Lippenplastik.

Lippen|spalte: (engl.) cheiloschisis; syn. Cheiloschisis, Labium fissum, sog. Hasenscharte; Fehlbildung im Bereich der Oberlippe, i. Allg. seitl. der Mittellinie (ein- od. beidseitig), häufig in Komb. mit Kiefer- u. Gaumenspalte; **Ätiol.:** gestörte Mesenchymnivellierung; **Ther.:** kosmetisch u. funktionell einwandfreier Verschluss durch op. Methoden; der Eingriff erfolgt bei einem gesunden Säugling meist zw. dem 3. u. 6. Lebensmonat. Vgl. Gesichtsspalten.

Lippen|zeichen: (engl.) lip sign; rüsselartiges Vorstrecken der Lippen bei Beklopfen der Mundmuskeln; Teil des Chvostek*-Zeichens bei Tetanie*.

Lippen|zyste (Kyst-*) f: s. Schleimgranulom.

Lippitudo (lat. lippus triefend) f: (engl.) lippitude; sog. Triefauge; Hypersekretion der Meibom-Drüsen bei Blepharitis; vgl. Epiphora.

Lip|urie (Lip-*; Ur-*) f: (engl.) lipuria; Ausscheidung von Lipiden bzw. Lipoproteinen der Klasse VLDL, LDL u. HDL im Harn; Vork. beim nephrotischen Syndrom* des Kindesalters.

lique|factus (lat.): verflüssigt.

Liquiritiae radix f: s. Süßholz.

Liquor (lat.) m: Abk. Liq. od. L.; Flüssigkeit; im DAB Bez. für versch. flüssige Arzneimittel, z. B. für Lösungen von Aluminium- (L. aluminii acetici: essigsaure Tonerde), Calcium-, Eisensalzen; auch kurz für Liquor* cerebrospinalis.

Liquor amnii (↑) m: Fruchtwasser*.

Liquor cerebro|spinalis (↑) m: Gehirn-Rückenmark-Flüssigkeit; die in den vier Hirnventrikeln u. im Subarachnoidalraum enthaltene Flüssigkeit wird v. a. in den Plexus* choroidei der Seitenventrikel gebildet. Die Resorption erfolgt v. a. in den Foveolae* granulares u. wahrscheinlich an den perineuralen lymphatischen Abgängen der Spinalnerven. Der L. c. schützt das ZNS gegen Stoß u. Druck von außen. Die Entnahme erfolgt meist durch Lumbalpunktion*, seltener durch Subokzipitalpunktion* od. Ventrikelpunktion*; vgl. Liquordiagnostik.

Liquordiagnostik
Referenzwerte im lumbalen Liquor cerebrospinalis Erwachsener

Gesamtmenge	100–160 ml
Liquordruck	60–200 mm H_2O
Zellzahl	≤ $^{12}/_3$ Zellen/µl
Lymphozyten	50–70 %
Monozyten	30–50 %
relative Dichte	1,006–1,009
pH-Wert	pH 7,31
Protein	120–500 mg/l
Präalbumine	1,8–8,6 %[1]
Albumin	45–60 %
α_1-Globuline	4,2–9,2 %
α_2-Globuline	5,3–10,9 %
β-Globuline	9,2–15,2 %
τ-Globuline	2,9–8,3 %
γ-Globuline	5,1–13,1 %
Glukose	2,7–4,8 mmol/l
Natrium	128–152 mmol/l
Kalium	2,3–4,6 mmol/l
Chlorid	110–129 mmol/l

[1] prozentuale Angaben bezogen auf Gesamtprotein

Liquor|dia|gnostik (↑) f: (engl.) cerebrospinal fluid diagnostics; Untersuchung des Liquor cerebrospinalis, evtl. mit Messung des Liquordrucks* bei der Entnahme; **1.** Beurteilung des Aspekts: Blutbeimengung, Xanthochromie*, Eiter, Gerinnsel; **2.** Zellzählung in der Fuchs-Rosenthal-Kammer mit Bestimmung der sog. Drittelzellen*; **3.** Liquorzytologie: mikroskop. Untersuchung der Liquorzellen nach Anreicherung in Sedimentkammer (Sayk-Verfahren) od. Zytozentrifuge u. Differenzierung der Zellen nach Pappenheim*-Färbung; **4.** Proteinbestimmung: qualitativ im orientierenden Verfahren, z. B. Pándy*-Reaktion; quantitativer Nachweis mit der modifizierten Biuretreaktion*; Bestimmung der Proteinfraktionen mittels Lasernephelometrie*; **5.** Bestimmung von Liquorzucker, Elektrolyten u. ggf. Enzymen mit den für serol. Nachweise übl. Methoden; **6.** Liquorelektrophorese: Auftrennung der Liquorproteine mit den versch. Methoden der Elektrophorese*; Bestimmung oligoklonaler IgG-Banden; **7.** Nachweis von Antikörpern, z. B. in der Diagn. viraler Erkrankungen; **8.** bakteriol. Untersuchung zur Diagn. entzündlicher Erkrankungen; **Referenzwerte** im Liquor Erwachsener: s. Tab. (variieren in Abhängigkeit vom Entnahmeort des Liquors, Alter des Pat. u. von Labormethoden, z. T. auch von der Konz. der Stoffe im Serum). Vgl. Lumbalpunktion.

Liquor|druck (↑): (engl.) cerebrospinal fluid pressure; der während Lumbalpunktion* messbare Druck des Liquor cerebrospinalis; **Referenzbereich:** bei liegendem Pat. 60–200 mm H_2O, im Sitzen 150–250 mm H_2O; durch Puls u. Atmung werden rhythmische Schwankungen bis 20 mm H_2O hervorgerufen. Vgl. Liquordiagnostik, Queckenstedt-Versuch.

Liquor|fistel (↑; Fistel*) **f:** (engl.) cerebrospinal fluid fistula; pathol. Öffnung der Liquorräume nach außen (meist im Bereich der Nase, der schädelbasisnahen Nasennebenhöhlen, seltener der Ohren); **Urs.:** v. a. Schädelhirntrauma*, Schädelbasisfrakturen* mit Einriss der Dura mater; **Sympt.:** Abfließen von klarer Flüssigkeit (Liquorrhö), evtl. Liquortympanon*; **Diagn.:** Nachweis von Glukose od. β-Transferrin (im Liquor cerebrospinalis positiv) od. in den Liquor eingebrachten Farbstoffen od. Radionukliden im abfließenden Sekret; **Kompl.:** aszendierende eitrige Meningitis*, Hirnabszess*; **Ther.:** op. Verschluss bei Rhinoliquorrhö immer erforderl.; bei Otoliquorrhö häufig Spontanverschluss.

Liquor-Hirn-Schranke (↑)**:** (engl.) CSF-brain barrier; Grenze zw. Hirnventrikel u. Hirngewebe bzw. zwischen Hirnoberfläche u. Subarachnoidalraum; besteht aus Ependym* u. einer Schlussleiste (Membrana gliae terminalis).

Liquor|passage (↑) **f:** (engl.) cerebrospinal fluid circulation; Zirkulation des Liquor* cerebrospinalis im System der miteinander kommunizierenden inneren (Hirnventrikel*) u. äußeren Liquorräume (Subarachnoidalraum) im Bereich von Gehirn u. Rückenmark; vgl. Queckenstedt-Versuch.

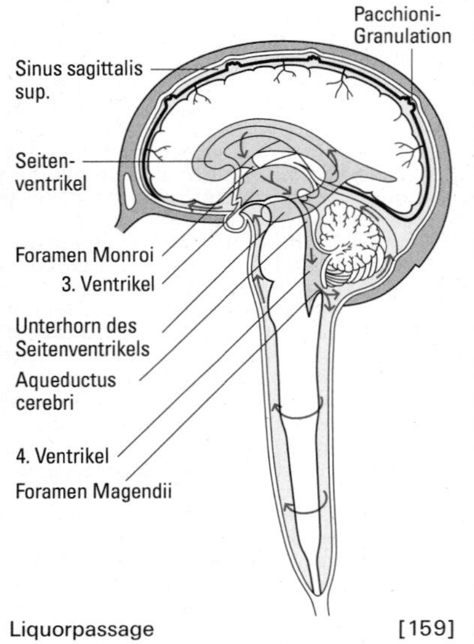

Liquorpassage [159]

Liquor|rhö (↑; -rhö*) **f:** (engl.) liquorrhea; Abfließen von Liquor cerebrospinalis über eine Liquorfistel*.

Liquor|stopp (↑) **m:** (engl.) cerebrospinal fluid stasis; Behinderung der Liquorpassage mit Störung der Liquorzirkulation u. Sympt. der Hirndrucksteigerung*; **Urs.:** entzündliche Verklebung der Meninges (z. B. nach Pneumokokkenmeningitis), angeb. Stenose (z. B. Aquäduktstenose), intrakranielle Zyste, Hirntumor, intraspinale Raumforderung u. a.; **Kompl.:** Entw. eines Hydrozephalus*. Vgl. Nonne-Froin-Syndrom.

Liquor|tympanon (↑; Tympanum*) **n:** (engl.) tympanic cerebrospinal fluid; Ansammlung von Liquor* cerebrospinalis hinter dem Trommelfell inf. Liquorfistel*.

Liquor|unter|druck|syn|drom (↑) **n:** (engl.) low cerebrospinal fluid pressure syndrome; Krankheitsbild inf. Erniedrigung des Liquordrucks* auf Werte unter 70 mm H_2O; Vork. z. B. nach intrakraniellen Eingriffen, Schädelhirntrauma*, Lumbalpunktion* (sog. postpunktionelles Syndrom), selten spontan inf. mangelnder Liquorproduktion (Hypo- bzw. Aliquorrhö); **Sympt.:** diffuser, meist bei Orthostase verstärkt auftretender Kopfschmerz, evtl. Übelkeit u. Erbrechen, Schwindel u. Meningismus; **Ther.:** Bettruhe u. Flüssigkeitszufuhr, evtl. autologer Blood* patch; **Proph.:** Vermeidung eines L. nach Lumbalpunktion durch Verwendung einer atraumat. Nadel (Sprotte-Nadel).

Liquor|verlust|syn|drom (↑) **n:** (engl.) cerebrospinal fluid depletion syndrome; s. Liquorunterdrucksyndrom.

Liquor|zucker (↑)**:** (engl.) cerebrospinal fluid sugar; Glukosegehalt des Liquor* cerebrospinalis, i. d. R. ca. 20–30 % geringer als der **gleichzeitig** bestimmte Blutzucker* des Pat.; stark erniedrigte Werte (unter 1,4 mmol/l bzw. 20 mg/dl) kommen bei tuberkulöser Meningitis* (zu Beginn evtl. auch erhöht) u. eitrigen Meningitiden, erhöhte Werte bei Hyperglykämie* vor. Vgl. Liquordiagnostik.

Lisfranc-Band (Jacques L., Chir., Paris, 1790–1847)**:** (engl.) Lisfranc's ligament; medialer Faserzug der Ligg. cuneometatarsalia interossea.

Lisfranc-Gelenk|linie (↑)**:** (engl.) Lisfranc's joint; Articulationes tarsometatarsales zw. Fußwurzel u. Mittelfuß (s. Fußskelett); Amphiarthrosen mit geringer Beweglichkeit. Vgl. Chopart-Gelenklinie.

Lisfranc-Höcker (↑)**:** Tuberculum musculi scaleni anterioris der 1. Rippe.

Lisino|pril (INN) **n:** s. ACE-Hemmer.

Lispeln: s. Sigmatismus.

LISS: Abk. für (engl.) **l**ow **i**onic **s**trength **s**olution; Pufferlösung, die wegen ihrer geringen Ionenstärke (z. B. 0,03 mol/l NaCl) die Antigen-Antikörperwechselwirkung z. B. bei der Blutgruppenbestimmung verstärkt.

Lissauer-Para|lyse (Heinrich L., Neurol., Breslau, 1861–1891; Paralyse*) **f:** (engl.) Lissauer's paralysis; seltene Verlaufsform der progressiven Paralyse*.

Lissauer-Rand|bündel (↑)**:** (engl.) Lissauer's column; auch Lissauer-Randzone, Lissauer-Tractus, Tractatus posterolateralis; Fasergruppe zw. der Spitze des Hinterhorns u. der Oberfläche des Rückenmarks; führt Neuriten von Hinterwurzelzellen u. den Zellen der Substantia gelatinosa u. vermittelt Oberflächensensibilität, Temperatur- u. Schmerzempfindung.

Lissauer-Zone (↑)**:** (engl.) Lissauer's marginal zone; Zona terminalis medullae spinalis; weiße Substanz zw. Hinter- u. Vorderseitenstrang; Bestandteil des Eigenapparats des Rückenmarks.

Lister-Höcker (Sir Joseph L., engl. Chir., 1827–1912)**:** Tuberculum dorsale radii.

Listeria (Sir Joseph Lister, Chir., Glasgow, London, 1827–1912) **f:** Gattung grampositiver, peritrich begeißelter, kokkoider Stäbchenbakterien mit Tendenz zur Kettenbildung (noch keiner Fam. zugeordnet; vgl. Bakterienklassifikation); Katalase-positiv; Vermehrung noch bei 5–10 °C; **Kultur:** aerob auf Nalidixinsäure-Trypaflavin-Serumagar; zarte, grauweiße Kolonien, leichte Betahämolyse; aerob bis mikroaerophil; **Vork.:** ubiquitär, spez. im Kot von Mensch u. Tier, Abwasser, Kompost; Parasit von Warmblütern; mehrere Species, opportunistische Err., humanpathogen: Listeria* monocytogenes u. die sehr seltene Art Listeria ivanovii; vgl. Listeriose.

Listeria|agglutination (↑; Agglutination*) f: (engl.) Listeria agglutination; serol. Reaktion zum Nachw. von Agglutininen im Patientenserum bei Verdacht auf Listeriose* (Titer über 1:320 verdächtig) bzw. zur Identifizierung verdächtiger Bakterienkolonien mit spezif. agglutinierenden Immunseren; vgl. Widal-Reaktion.

Listeria mono|cyto|genes (↑) f: für den Menschen pathogene Species der Gattung Listeria* mit versch. Serotypen; **Morphol.:** grampos., sporenlose Stäbchen; peritrich begeißelt, z. T. kokkoid; **Epidemiol.:** weit verbreitet, v. a. in mit tierischen Ausscheidungen verunreinigtem Wasser u. im Boden; Übertragung durch engen Kontakt mit Vieh u. Haustieren, Verzehr von Weichkäse aus nichtpasteurisierter Milch; diaplazentar übertragbar; **Inf.** des Menschen kann sich in unterschiedl. Krankheitsbildern manifestieren (s. Listeriose). **Nachweis:** mikroskop. u. kulturell; Nachweis von O-(Körper-) u. H-(Geißel-) Antigenen; der Antikörpernachweis im Serum ist von zweifelhaftem diagn. Wert.

Listeriose (↑; -osis*) f: (engl.) listeriosis; Zoonose (Rind, Schaf, Ziege, Schwein, Huhn, Nager), selten auf Menschen übertragen; **Err.:** Listeria* monocytogenes; **Inkub.:** 1–3 Tage bis zu Wochen; **Klin.:** **1.** bei Erwachsenen oft als stumme Inf.; bei bes. Disposition (Rekonvaleszenz, Schwangerschaft, Immunsuppression) Krankheitsmanifestation unter dem klin. Bild einer Grippe mit Meningoenzephalitis, lokal als Keratokonjunktivitis; bei Schwangeren häufig als Zystopyelitis od. Myometritis; selten septisches Bild mit Hepatosplenomegalie; **2.** viel häufiger u. gefährlicher ist der diaplazentare Übertritt der Err. von infizierten Schwangeren auf das Kind während der letzten Schwangerschaftswochen mit Folge einer Fetopathie*; hämatogene Streuung der Err. im gesamten kindl. Organismus (Sepsis) führt nicht selten zu Tot- od. Frühgeburt. Neugeborene zeigen inf. der Überschwemmung des Körpers mit Erregern u. granulomatöser Gewebereaktion in Haut u. inneren Organen (Bakterienembolien; sog. Granulomatosis infantiseptica) papulöse Effloreszenzen der Haut, Meningoenzephalitis mit meningitischen Zeichen (Krämpfe, Erbrechen, Benommenheit, Atemstörung bis Atemstillstand; Liquorbefund) u. Hepatosplenomegalie evtl. mit Icterus gravis prolongatus. **Diagn.:** Bakteriennachweis in Stuhl, Urin, Nasen-, Rachenabstrich, Blut od. Liquor des Kindes, evtl. im Mekonium od. im Fruchtwasser (schmutzig gefärbt) bzw. in Urin, Blut, Lochien od. Abrasionsmaterial bei der Mutter. **Ther.:** Amoxycillin, Penicillin G, Cotrimoxazol; **Progn.:** ungünstig (Letalität ca. 50 %), häufig Spätschäden (geistige Entwicklungsstörungen).

Lisurid (INN) n: Prolaktinhemmer* mit zusätzl. hoher Affinität zu Serotoninrezeptoren; **Ind.:** Abstillen, Prolaktinom, Proph. von Migräne, Parkinson-Syndrom; **UAW:** Übelkeit, Schwindel, selten Schlafstörungen u. Muskelschwäche.

Liter: (engl.) litre; Einheit für Volumen*; Einheitenzeichen l; 1 l = 1 dm^3 (Kubikdezimeter), 1 m^3 = 1000 l.

Lith-: Wortteil mit der Bedeutung Stein; von gr. λίθος.

Lithiasis (↑; -iasis*) f: Steinleiden; Steinbildung in Nieren, Gallen-, Harnblase, Meibom-Drüsen u. anderen Organen; vgl. Konkrement.

Lithium (↑) n: chem. Element, Symbol Li, OZ 3, rel. Atommasse 6,941; 1-wertiges Alkalimetall; **Verw.** von Lithiumsalzen (z. B. Lithiumacetat) zur Proph. u. Behandlung von manisch-depressiven Erkrankungen u. rezidiv. Depression; **cave:** enge therap. Breite; regelmäßige Serumkontrollen erforderlich; erhöhte Lithiumkonzentration bei salzarmer Kost (erhöhte Rückresorption) od. geringer Flüssigkeitsaufnahme; Gefahr der Überdosierung (Erstsymptome: Erbrechen, feinschlägiger Tremor, Zittern, Krampfanfälle). Vgl. Psychopharmaka.

Litho|chol|säure: (engl.) lithocholic acid; s. Gallensäuren.

litho|gen (Lith-*; -gen*): (engl.) lithogenic; durch einen Stein hervorgerufen.

Litho|lyse (↑; Lys-*) f: (engl.) litholysis; auch Chemolitholyse; medikamentöse Steinauflösung; s. Urolitholyse, Cholelitholyse; vgl. Lithotripsie.

Litho|tripsie (↑; gr. τρίβειν reiben, abnützen) f: (engl.) lithotripsy; Zertrümmerung von Konkrementen in Hohlorganen, v. a. bei Nephrolithiasis* u. Gallensteinen*; **Verfahren:** **1.** extrakorporale Stoßwellenlithotripsie (Abk. ESWL): berührungsfreie Zertrümmerung durch mehrfache Applikation von Stoßwellen (ca. 500–3000 je Behandlung), die durch Reflexion so gebündelt werden, dass ihr zweiter Brennpunkt auf das Konkrement fokussiert ist; **2.** instrumentell-invasive (perkutane) L. mittels Ultraschall od. Stoßwellen über Sonden (perkutane Nephrolithotripsie, Abk. PNL; perkutane transhepatische Cholelithotripsie, Abk. PTCL); **3.** bei Blasensteinen als transurethrale L. unter endoskop. Kontrolle; Zertrümmerung durch Ultraschall-Lithotripter od. elektrohydraulische Stoßwellen (sog. Urat-I-Methode); Entfernen der Steinfragmente mit Zangen; **4.** endoskop. Zertrümmerung von kleineren Steinen mit spez. Zangen unter Sicht (Blasensteinlithotripsie).

Little-Krankheit (William J. L., Chir., Orthop., London, 1810–1894): (engl.) Little's disease; veraltete allg. Bez. für im Kindesalter auftretende Lähmungen inf. eines frühkindlichen Hirnschadens* bzw. für die beidseitige Form der infantilen Zerebralparese*.

Littré-Drüsen (Alexis L., Chir., Anat., Paris, 1658–1725): Glandulae* urethrales.

Littré-Hernie (↑; Hernie*) f: (engl.) Littré's hernia; auch Richter-Littré-Hernie, sog. Darmwandbruch; eingeklemmte Hernie* mit divertikelartig ausgestülptem Darmwandanteil (od. einem Meckel*-Divertikel) als Bruchinhalt bei erhaltener Darmpassage.

Litzmann-Ob|liquität (Karl K. L., Gyn., Kiel, 1815–1890; Obliquität*) f: (engl.) Litzmann's obliquity; (gebh.) leichter Grad einer Hinterscheitelbeineinstellung, seltene Form des Asynklitismus*; Gefahr der verzögerten Eröffnung, Einklemmung der Muttermundlippe u. a.

Livedo racemosa (lat. livere bläulich sein) f: bizarre blitzfigurenartige, livide Streifenbildungen inf. von Verschlüssen od. Entzündungen der kleinen subkutanen Gefäße u. a. bei Periarteriitis nodosa, Endangiitis obliterans, Hypertonie; vgl. Sneddon-Syndrom.

Livedo reticularis (↑) f: syn. Cutis* marmorata.

livid (lat. lividus): blassbläulich, fahl.

Livor mortis (lat. livor blauer Fleck; mors, mortis Tod) m: s. Totenflecke.

L-Ketten: (engl.) L chains; Kurzbez. für die sog. **l**eichten Ketten der Immunglobuline*.

L-Ketten-Krankheit: s. Bence-Jones-Plasmozytom.

LKGS: Abk. für **L**ippen**k**iefer**g**aumen**s**palte; s. Gaumenspalte.

LMM: Abk. für **L**entigo-**m**aligna-**M**elanom; s. Melanom, malignes.

L-Niere: (engl.) L-shaped kidney; L-förmige Verschmelzungsniere; s. Nierenfehlbildungen.

Loa loa f: Filaria loa; Wanderfilarie, Taglarvenfilarie, Augenwurm; parasitärer Fadenwurm (vgl. Filarien); ♂ 0,35 × 30 mm, ♀ 0,4–0,5 mm × 50–60 mm; **Vork.:** in trop. Regenwaldgebieten West-, Zentral- u. Ostafrikas; Err. der Loiasis*; Übertragung durch Bremsen der Gattung Chrysops*.

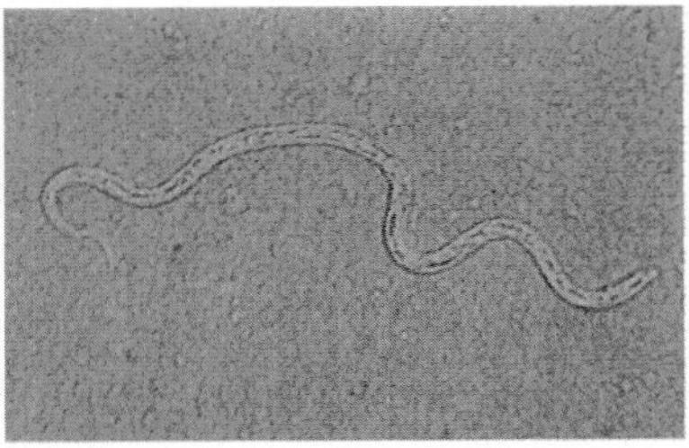

Loa loa:
Nativpräparat [547]

lobär (gr. λοβός Lappen): (engl.) lobar; lobaris, einen Lappen betreffend; z. B. Lobärpneumonie.

Lob|ek|tomie (↑; Ektomie*) f: (engl.) lobectomy; **1.** op. Entfernung eines Lungenlappens, z. B. bei Bronchiektasen, Tumoren, Tuberkulose; **2.** op. Entfernung eines Leberlappens (s. Leberresektion); **3.** neurochir. Lappenresektion am Gehirn, z. B. bei infiltrierendem Gliom; vgl. Leukotomie.

Lobelin (INN) n: Alkaloid aus Lobelia inflata (Indianertabak) mit nicotinähnl. Wirkung; Verw. als Analeptikum ist obsolet.

Lobo|tomie (gr. λοβός Lappen; -tom*) f: syn. Leukotomie*.

Lobstein-Krankheit (Johann F. L., Pathol., Chir., Gebh., Straßburg, 1777–1835): s. Osteogenesis imperfecta.

lobulär (Lobulus*): (engl.) lobular; einzelne Läppchen (bes. eines Lungenlappens) betreffend, läppchenförmig.

Lobulus (Dim. von gr. λοβός Lappen) m: (engl.) lobule; Läppchen; z. B. von Drüsen u. parenchymatösen Organen (L. hepatis: Leberläppchen, L. renalis: Nierenläppchen usw.).

Lobulus des Groß|hirns (↑) m: (engl.) parietal lobule; Lobulus parietalis inf. u. sup.: hinter dem Gyrus postcentralis an der Außenfläche des Scheitellappens; Lobulus paracentralis: hakenförmig zw. Gyrus pre- u. postcentralis an der medialen Hemisphärenfläche.

Lobulus des Klein|hirns (↑) m: (engl.) lobule of cerebellum; Lobulus biventer, centralis, quadrangularis, semilunaris inf. u. sup., simplex.

Lobus (gr. λοβός Lappen) m: Lappen; z. B. Großhirnlappen (L. frontalis, L. occipitalis, L. parietalis, L. temporalis), Leberlappen (L. hepatis dexter et sinister, L. caudatus, L. quadratus), Lungenlappen (links L. superior, Oberlappen u. L. inferior, Unterlappen; rechts zusätzl. L. medius, Mittellappen). L. cardiacus: basaler paramediastinaler Dreieckschatten im Leberherzwinkel, akzessorischer Lungenlappen.

Lobus glandulae mammariae (↑) m: Drüsenlappen der weibl. Brust; 15–20 in jeder Mamma.

Lobus pyramidalis glandulae thyroideae (↑) m: syn. Lalouette-Pyramide; inkonstanter, vom Isthmus od. einem Lappen der Schilddrüse* aufsteigender, median vor dem Kehlkopf liegender u. durch einen Bindegewebestreifen mit dem Os hyoideum verbundener schmaler Fortsatz von Schilddrüsengewebe; entwicklungsgeschichtl. kaudaler Rest des Ductus* thyroglossalis; in seltenen Fällen kann der L. p. g. th. bis zum Zungengrund reichen. Vgl. Schilddrüsendystopie.

Lobus venae a|zygos (↑) m: durch den Verlauf der V. azygos rechts demarkiertes, anat. getrenntes bronchopulmonales Segment, das zum apikalen Bronchus gehört. Der Segmentbronchus ist proximal disloziert u. kann selbst aus der Trachea kommen.

Loch|brille: (engl.) stenopeic spectacles; (ophth.) lichtundurchlässige Brille mit kleiner Durchtrittsöffnung zur Ruhigstellung der Augen bei Netzhautablösung od. Contusio bulbi.

Loch|geschwür: s. Malum perforans pedis.

Lochien (gr. λοχεῖα Wöchnerin) f pl: (engl.) lochia; sog. Wochenfluss; physiol. uterine Wundsekretion nach der Geburt, in den ersten 3–4 Tagen p. p. blutig (Lochia cruenta od. Lochia rubra), dann einige Tage bräunl. (Lochia fusca), danach gelbl. (Lochia flava), nach 3 Wochen weißl. (Lochia alba); durch Scheidenbakterien sehr keimhaltig; nach 6 Wochen p. p. ist die Wundheilung i. Allg. abgeschlossen.

Lochio|metra (↑; gr. μήτρα Gebärmutter) f: Stauung der Lochien* in der Gebärmutter (fötid); Folge einer Infektion durch Scheidenbakterien.

Locked-in-Syn|drom (engl. eingesperrt) n: Bez. für die Unfähigkeit, sich bei erhaltenem Bewusstsein sprachlich od. durch Bewegungen spontan verständlich zu machen; Verständigung durch Augenbewegungen ist möglich. **Urs.:** beidseitige Querschnittläsion* des Tractus corticobulbaris u. Tractus corticospinalis im Bereich des Pons, z. B. bei Arteria*-basilaris-Thrombose; **Progn.:** infaust. Vgl. Dezerebrationssyndrome.

Locke-Lösung (Frank Sp. L., Physiol., London, 1871–1949): (engl.) Locke's solution; isoton. elektrolythaltige Infusionslösung.

Lockwood-Band: (engl.) Lockwood's ligament; Lig. suspensorium bulbi der Vagina des Augapfels.

Loco typico (lat.): an typischer Stelle; s. Radiusfraktur an typischer Stelle.

Locus (lat.) m: Ort; (genet.) Genlokus*, Genort.

Locus caeruleus (↑) m: bläulichgraues Feld am seitl. Rand des vorderen Abschnitts der Rautengrube mit zahlreichen pigmentierten Ganglienzellen.

Locus Kiesselbachi (↑; Wilhelm K., Otol., Erlangen, 1839–1902) m: gefäßreiche Gegend im vorderen Bereich des knorpeligen Nasenseptums, oft Ursprung von Nasenbluten. Vgl. Epistaxis.

Locus minoris re|sistentiae (↑) m: Ort des geringsten Widerstandes; Gebiet geringerer Belastbarkeit.

Lodox|amid (INN) n: Antiallergikum; **Anw.**: in Augentropfen bei allerg. Konjunktivitis; **UAW:** Juckreiz, trockenes Auge, Hyperämie, Sehstörungen u. a.; selten system. Reaktionen wie Kopfschmerz u. Übelkeit.

Loeb-Spritze (Heinrich L., Mannheim, geb. 1911): (engl.) Loeb's syringe; s. Injektionsspritze.

LOEC: Abk. für (engl.) **l**owest **o**bserved **e**ffect **c**oncentration; (toxikol.) die geringste Konzentration* einer (an lebenden Organismen untersuchten) Substanz, bei der gerade noch eine Wirkung beobachtet werden kann; vgl. LOEL, NOEC, NOEL. C. Fle.

Löffel: (engl.) spoon; ungenaues Maß für einzunehmende Arzneien; Esslöffel ca. 15 ml bzw. 15 g, Teelöffel ca. 5 ml bzw. 5 g wässriger Flüssigkeiten.

Löffel|hand: (engl.) spoon hand; Fehlbildung mit Syndaktylie der Finger, z. B. bei Apert*-Syndrom (Abb.).

Löffel|nägel: s. Koilonychie.

Löffel, scharfer: (engl.) sharp spoon; chir. löffelartiges Instrument mit scharfen Rändern, z. B. zum Auskratzen von Wucherungen od. zur Kürettage*.

Löffler-Bakterien (Friedrich A. L., Bakteriol., Berlin, Greifswald, 1852–1915; Bakt-*) f pl: s. Corynebacterium diphtheriae.

Löffler-Endo|karditis (Wilhelm L., Int., Basel, Zürich, 1887–1972; End-*; Kard-*; -itis*) f: syn. Endocarditis fibroplastica; s. Endokarditis.

Löffler-Methylen|blau, alkalisches (Friedrich A. L., Bakteriol., Berlin, Greifswald, 1852–1915): (engl.) Löffler's alkaline methylene blue; Lösung zur Färbung von Bakterien.

Löffler-Syn|drom (Wilhelm L., Int., Basel, Zürich, 1887–1972) n: L.-S. I: syn. eosinophiles Lungeninfiltrat*; L.-S. II: Löffler-Endokarditis; s. Endokarditis.

Löfgren-Syn|drom (Sven H. L., Klin., Stockholm, geb. 1910) n: akute Form der Sarkoidose*; **Sympt.:** stürmischer Beginn mit Fieber, BKS-Erhöhung, Erythema nodosum, (meist Oligo-)Arthritis in 20–40 % der Fälle, typischerweise beidseitige Arthritis der oberen Sprunggelenke bei Frauen im 3. Lebensjahrzehnt; **Diagn.:** (röntg.) bilaterale Hiluslymphome; **Ther.:** symptomatisch.

Eine beidseitige Arthritis der oberen Sprunggelenke bei jungen Frauen muss bis zum Beweis des Gegenteils als Löfgren-Syndrom gelten.

Löhde-Formel: (engl.) Löhde's equation; Formel zur Abschätzung einer Grundumsatzabweichung (GUA) in % der Norm:

$$GUA = {}^{2}/_{3} \cdot (f + a) - 72$$

(f = Pulsfrequenz, a = Blutdruckamplitude); vgl. Grundumsatz, Read-Formel.

Löhlein-Herd|nephritis (Max L., Pathol., Marburg, 1877–1921; Nephr-*; -itis*) f: s. Herdnephritis.

LOEL: Abk. für (engl.) **l**owest **o**bserved **e**ffect **l**evel; (toxikol.) die geringste Dosis* einer (an lebenden Organismen untersuchten) Substanz, bei der gerade noch eine Wirkung beobachtet werden kann; vgl. LOEC, NOEL, NOEC.

Loennecken-Tubus (Tubus*) m: (engl.) Loennecken tube; Endotrachealtubus* für Säuglinge u. Kleinkinder.

Lösung: (engl.) solution; (lat.) Solutio; **1. echte L.:** molekulardispers in einem Lösungsmittel verteilte Teilchen (Größe <1 nm), die ultramikroskop. nicht sichtbar sind u. bei Osmose* diffundieren, z. B. Kochsalzlösung; **2. kolloidale L.:** s. Kolloid. Vgl. Suspension, Emulsion.

Lösung, hyper|tonische: (engl.) hypertonic solution; Lösung mit höherem osmot. Druck als dem des Blutplasmas.

Lösung, hypo|tonische: (engl.) hypotonic solution; Lösung mit niedrigerem osmot. Druck als dem des Blutplasmas.

Lövset-Arm|lösung (Jörgen L., Gyn., Bergen): (engl.) Lövset's maneuver; Methode der Armlösung bei Beckenendlage*; **Vorgehen: 1.** Drehung des am Becken umfassten Kindes unter Zug um 180° nach vorn, wobei der nach vorn gebrachte Arm meist von selbst frei kommt;

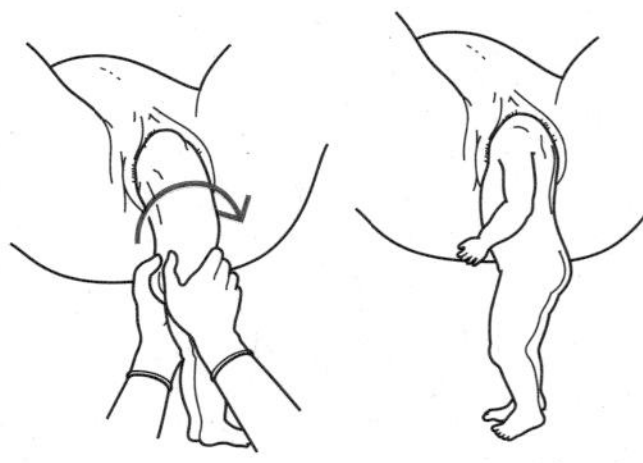

Lövset-Armlösung:
erster (li.) und zweiter Schritt (re.) [385]

2. schraubenförmige Rückdrehung um 180°, wobei der nach hinten gebrachte Arm meist von selbst frei kommt; anschl. Veit*-Smellie-Handgriff zur Entw. des Kopfs.

Löwen|gesicht: Facies leontina; s. Lepra.

Lofe|pramin (INN) n: tricyclisches Antidepressivum mit geringeren sedierenden Eigenschaften als Imipramin u. Desipramin; s. Antidepressiva.

log: Abk. für **Log**arithmus auf der Basis 10.

-log: auch -logie; Wortteil mit der Bedeutung Wort, Lehre; von gr. λόγος.

Logen|syn|drom n: syn. Kompartmentsyndrom*.

Logo|klonie (-log*; Klonus*) f: (engl.) logoclonia; Wiederholung von (kurzen) Wörtern, (letzten) Wortsilben od. Lauten in monotonem Rhythmus; Vork. bei Erkr. des extrapyramidalen Systems, Alzheimer-Krankheit. Vgl. Stottern.

Logo|päde (↑; gr. παιδεία Unterricht, Erziehung) m: (engl.) logopedist; Angehöriger eines med. Hilfsberufs, der Diagnostik, Therapie u. Beratung bei Stimm-, Sprech-, Sprach- u. Hörstörungen durchführt. Die Ausbildung ist im „Gesetz über die Logopäden" vom 7.5.1980

(BGBl. I S. 529), zuletzt geändert durch Gesetz vom 8.3.1994 (BGBl. I S. 446), u. in der entspr. Durchführungsverordnung vom 1.10.1980 (BGBl. I S. 1892), geändert durch Verordnung vom 6.12.1994 (BGBl. I S. 3770), geregelt. Sie besteht aus einer dreijährigen Ausbildung an einer staatlich anerkannten Lehranstalt für Logopädie. Der L. arbeitet mit versch. Fachrichtungen zusammen, z. B. HNO, Neurologie, Pädiatrie, Pädagogik, Phoniatrie u. Psychologie.

Logo|pädie (↑; ↑) f: (engl.) logopedics; Prävention, Diagnostik, Therapie u. Beratung von Pat. mit Stimm-, Sprech- od. Sprachstörungen durch einen Logopäden*.

Logor|rhö (↑; -rhö*) f: (engl.) logorrhea; starker, oft unstillbarer Rededrang mit Verlust der Selbstkontrolle über die eigene Sprachproduktion; Vork. z. B. bei sensorischer Aphasie* od. Manie*.

Logo|therapie (↑) f: (engl.) logotherapy; existenzanalytisch orientierte Form der Psychotherapie* (V. E. Frankl), die dem Pat. ein Identitäts- u. Zugehörigkeitsgefühl u. einen Sinn des Daseins vermitteln will; als therap. Verfahren wird u. a. die sog. paradoxe Intention angewendet: der Pat. wird aufgefordert, das zu tun bzw. zu wünschen, was bei ihm i. d. R. eine exzessive Angstreaktion auslöst. Ziel ist die Distanzierung von neurot. Angstzuständen im schützenden therap. Rahmen. Vgl. Desensibilisierung, Reizüberflutung.

Log-Phase f: (mikrobiol.) Phase des Bakterienwachstums mit **log**arithmischer Vermehrung der Bakt. (auch exponentielle Wachstumsphase), die der Lag*-Phase folgt; Übergang in die stationäre Phase.

Loiasis (-iasis*) f: syn. Loa-loa-Infektion, Filaria-loa-Infektion; zu den Filariosen* gehörende, durch den Nematoden Loa* loa verursachte u. durch Bremsen der Gattung Chrysops* übertragene Krankheit, die nur im trop. Regenwald Afrikas vorkommt. Der wachsende Wurm wandert im Unterhautzellgewebe u. Bindegewebe sowie gelegentl. subkonjunktival. **Inkub.:** 6–9 Mon., auch länger bis zum Nachweis der

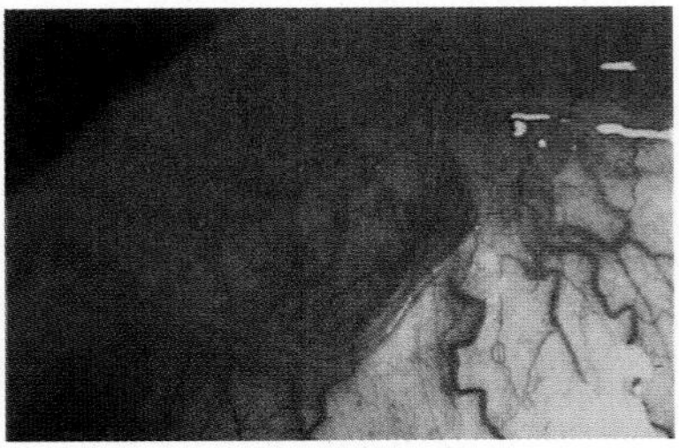

Loiasis:
Adultfilarie in der Conjunctiva [194]

Mikrofilarien; **Sympt.:** meist allerg. bedingte, plötzl. auftretende, juckende Schwellungen der Haut, die 2–3 Tage bestehen bleiben u. in unregelmäßigen Intervallen rezidivieren (Kalabar-Beule); Eosinophilie; selten Proteinurie, Meningoenzephalitis; chron. Verlauf; **Diagn.:** Nachweis von Mikrofilarien (tagsüber) im Blut od. adulte Parasiten in der Unterhaut od. Konjunktiva; Immunfluoreszenztest; Juckreiz nach einmaliger Gabe von Diethylcarbamazin (Abk. DEC) ist indirekter Beweis für das Vorliegen von Mikrofilarien. **Ther.:** Versuch mit DEC, wenn erforderl. unter Antihistaminikagabe zur Abschwächung allerg. Reaktionen; vgl. Mazzotti-Test.

Loimo|logie (gr. λοιμός Pest, Seuche; -log*) f: veraltete Bez. für Seuchenlehre, Infektionsepidemiologie; s. Epidemiologie.

lokal (lat. locus Ort, Stelle): (engl.) local; örtlich.

Lokal|an|ästhesie (↑; Anästhesie*) f: (engl.) local anesthesia; örtliche (lokale) Betäubung; örtlich begrenzte Schmerzausschaltung bei Op. od. zur Schmerztherapie* unter Anw. von Lokalanästhetika*; **Formen: 1.** Oberflächenanästhesie*; **2.** Infiltrationsanästhesie*. Vgl. Regionalanästhesie, Narkose.

Lokal|an|ästhetika (↑; ↑) n pl: (engl.) local anesthetics; Substanzen, die eine örtlich begrenzte, reversible, teilweise od. vollständige Blockade der Erregungsleitung in Nervenfasern

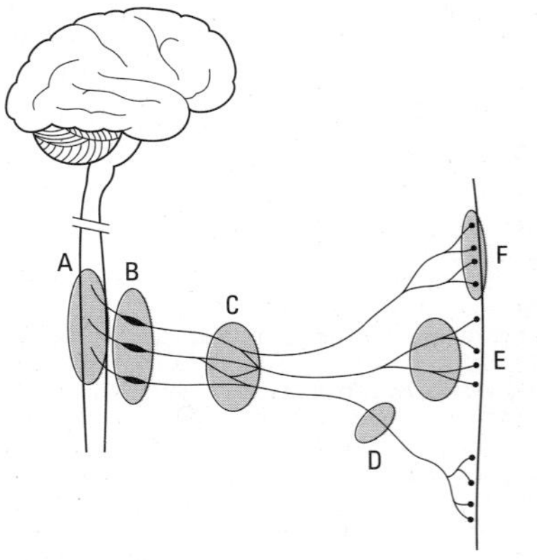

Lokalanästhesie:
mögliche Unterbrechungen sensibler Nervenbahnen; A: Peridural- bzw. Spinalanästhesie (ganzer Körperabschnitt distal des Blocks); B: Paravertebralanästhesie (Körperteil); C: Plexusanästhesie (Extremität); D: Leitungsanästhesie (Teil einer Extremität); E: Infiltrationsanästhesie (größere Fläche); F: Oberflächenanästhesie (kleines Areal) [41]

bewirken; **Substanzgruppen** (abgeleitet vom natürlichen Alkaloid Cocain): **1.** Aminoester (z. B. Procain, Tetracain); **2.** Aminoamide (z. B. Bupivacain, Etidocain, Lidocain, Mepivacain, Prilocain); Metabolisierung der L. vom Estertyp durch Cholinesterasen* des Blutplasmas (Pseudocholinesterase), der L. vom Amidtyp in der Leber; in Abhängigkeit u. a. von der Lipidlöslichkeit werden L. mit kurzer (30–60 Min., z. B. Procain), mittlerer (60–120 Min., z. B. Lidocain) u. langer Wirkungsdauer (bis 400 Min., z. B. Bupivacain) unterschieden; zur Verlängerung der Wirkungsdauer werden **Vasokonstriktoren** (z. B. Adrenalin) zugesetzt (cave: keine Anw. in Endarteriengebieten wie Zehen u. Finger wegen der Gefahr von Gangränen); **Verw.:** zur Oberflächenanästhesie*, Infiltrationsanästhesie*, Leitungsanästhesie*; **UAW** als Folge system. Resorption: zentrale Erregung bis zu epileptiformen Krämpfen, hemmende Wirkungen am Herzen bis zum Herzstillstand, Hemmung des bulbären Atemzentrums bis zur Atemlähmung u. a.; allerg. Reaktionen.

Lokalisation (↑): (engl.) localization; **1.** Fähigkeit zur topograph. Zuordnung von Sinnesreizen ohne gleichzeitige opt. Wahrnehmung; vgl. Sensibilitätsstörungen; **2.** im Zentralnervensystem die topograph. Zuordnung von Funktionen zu anat. Strukturen von Gehirn u. Rückenmark.

Lokomotiv|geräusch: (engl.) engine murmur; ungenaue vergleichende Bez. für kontinuierl. systolisch-diastolische Herzgeräusche*; **Vork.:** v. a. bei arteriovenösen Fisteln u. Ductus* arteriosus apertus; vgl. Maschinengeräusch.

Lombard-Test (Etienne L., Otol., Paris, 1869–1920) m: s. Audiometrie.

Lombard-Zeichen (↑): (engl.) Lombard's sign; Verstärkung der Sprechlautstärke bei einseitiger Schwerhörigkeit*, wenn die Eigenkontrolle durch das normal hörende Ohr mittels Bárány*-Lärmtrommel unterbrochen wird.

Lome|floxacin (INN) n: Breitband-Antibiotikum (Fluorchinolon) zur Behandlung bakt. Infektionen der Conjunctiva; s. Chinolone.

Lomustin (INN) n: Abk. CCNU; Nitrosoharnstoffderivat; Zytostatikum, Alkylans; **Verw.:** v. a. bei Hirntumoren, Lymphogranulomatose; **UAW:** u. a. Schädigung des Knochenmarks; vgl. Alkylanzien.

Lona|zolac (INN) n: s. Antiphlogistika, nichtsteroidale.

Longissimus (lat.) m: der Längste; z. B. Musculus longissimus dorsi.

longitudinal (lat. longitudo Länge): längsgerichtet.

Longitudinal|studie (↑) f: (engl.) longitudinal study; syn. Längsschnittuntersuchung, Panelstudie; epidemiol. Studie, bei der an mind. zwei Zeitpunkten Daten erhoben werden, um zeitl. Zusammenhänge untersuchen zu können.

Longmire-Operation (William P. L., Chir., Los Angeles, geb. 1913) f: **1.** Ersatzmagenbildung* durch Jejunuminterposition; **2.** Ösophagusersatz durch freie Dünndarmtransplantation.

Longuette f: mehrere Lagen gleichlanger Gips- od. Kunststoffbinden zur Modellierung eines Schienen- od. Schalenverbands; i. w. S. auch fertiger Verband.

longus (lat.): lang.

Looser-Milkman-Syn|drom (Emil L., Chir., Zürich, 1877–1936) n: s. Milkman-Syndrom.

Looser-Umbau|zonen (↑): (engl.) Looser's transformation zones; (röntg.) im Knochen sichtbare Aufhellungsstreifen, die durch Auflockerung des kristalloiden Systems (Entmineralisierung) u. kompensator. Bildung von osteoidem Gewebe zustandekommen u. zu Frakturen (Ermüdungsbruch*) führen können; **Vork.:** z. B. bei alimentärer Osteopathie*, Rachitis* u. Osteomalazie* (Abb.); vgl. Milkman-Syndrom.

Loper|amid (INN) n: Opioid mit Hemmwirkung auf die Darmperistaltik; einer missbräuchl. Anw. steht die geringe system. Verfügbarkeit (hoher First-pass-Effekt) entgegen; **Verw.:** Antidiarrhoikum; **UAW:** Kopfschmerz, selten Müdigkeit, Bauchkrämpfe, u. U. Ileus.

lopho|trich (gr. λόφος Büschel; Trich-*): (engl.) lophotrichous; Form der Begeißelung von Bakt. mit endständigem (polarem) Geißelbüschel; z. B. Pseudomonas* aeruginosa; vgl. monotrich, peritrich, amphitrich.

Lopra|zolam (INN) n: Benzodiazepinderivat mit kurzer bis mittlerer Halbwertzeit; **Verw.:** als Schlafmittel*; s. Benzodiazepinderivate.

Lora|carbef (INN) n: Carbacephemanalogon des Cefaclor mit breitem Wirkungsspektrum; s. Cephalosporine.

Lora|tadin (INN) n: Histamin-H_1-Rezeptorenblocker mit nichtsedierender Wirkung; **Verw.:** s. Antihistaminika.

Lora|zepam (INN) n: Benzodiazepinderivat mit mittellanger Halbwertzeit; **Verw.:** als Tranquilizer*; s. Benzodiazepinderivate.

Lorchel: (engl.) false morel; Gyromitra esculenta; Genuss roher bzw. ungenügend abgekochter L. führt innerh. 6–24 Std. zu einer Pilzvergiftung* mit langer Latenz hauptsächl. in Form einer akuten Gastroenteritis bzw. eines hepatorenalen Syndroms, u. U. mit letalem Ausgang.

Lordose (gr. λορδός rückwärts gekrümmt; -osis*) f: (engl.) lordosis; nach ventral konvexe Verbiegung der Wirbelsäule in der Medianebene (Ggs. Kyphose*), in geringerem Maß physiol. im HWS- u. LWS-Bereich; pathol. verstärkte L. im LWS-Bereich wird verursacht durch Senkung des Kreuzbeins. Vgl. Haltungsstörungen.

Lordosierung (↑): **1.** Bildung einer Lordose*, z. B. bei Schwangeren, um die durch das Kind verursachte Verlagerung des Schwerpunkts nach vorn zu kompensieren; **2.** (therap.) künstliche Einwirkung in Richtung einer Lordose der Wirbelsäule zur Beseitigung eines Gibbus.

Lorenz-Re|klinations|bett (Adolf L., Orthop., Wien, 1854–1946; Reklination*): (engl.) Lorenz's reclining bed; Gipsbett zur Ruhigstellung der Wirbelsäule u. Druckentlastung.

Lorenz-Stellung (↑): (engl.) Lorenz's position; Froschstellung; Lagerung beider Beine in 90° Beugung mit Abduktion u. Außenrotation im Hüftgelenk zur Sicherung des Repositionsergebnisses nach Einrenkung einer angeb. Hüftgelenkluxation* u. Fixation dieser Stellung im Gipsverband; vgl. Lange-Stellung.

Lor|meta|zepam (INN) n: injizierbares Benzodiazepinderivat; **Verw.:** als Schlafmittel*; s. Benzodiazepinderivate.

Lornoxicam (INNv) n: nichtsteroidales Antiphlogistikum u. Antirheumatikum; **Ind.:** aktivierte Arthrose, rheumatoide Arthritis; vgl. Antiphlogistika, nichtsteroidale.

Losartan (INN) n: Angiotensin*-II-Blocker; blockiert selektiv den Angriff von Angiotensin II am Rezeptorsubtyp AT1; **Ind.:** essentielle Hypertonie.

Loschmidt-Zahl (Joseph L., Phys., Österreich, 1821–1895): syn. Avogadro*-Zahl.

Los|lass|schmerz: (engl.) rebound tenderness; Schmerzempfindung nach Eindrücken der Bauchdecke u. schnellem Loslassen bei Akutem* Abdomen u. Peritonitis*; kontralateraler L. (Blumberg-Zeichen) charakterist. für Appendizitis*.

Lost m: (engl.) mustard gas; Bis-(β-chlorethyl)-sulfid; Bez. nach den Herstellern **Lo**mmel u. **St**einkopf, auch als Gelbkreuz, Senfgas bezeichnet; **Wirkung:** N-L. [Methylbis-(β-chlorethyl)-amin] u. N-Lost-Derivate wirken radiomimetisch u. sind Ruhekerngifte (keine Mitosegifte); Blockierung von Enzym-SH-Gruppen; therap. **Anw.** der weniger toxischen Derivate als

L

Zytostatika bei leukäm. Erkrankungen u. bei der Lymphogranulomatose.

Lotion f: (pharmaz.) auch Lotio; flüssige Arzneizubereitung (wässrige od. wässrig-alkohol. Lösung) zur lokalen Anw. mit suspendierten od. emulgierten (Öl-in-Wasser; s. Emulsion) Wirkstoffen; i. w. S. jede flüssige Öl-in-Wasser-Emulsion zur äußeren Anwendung. Die sog. **Schüttelmixtur** (auch Trockenpinselung) ist eine L. mit hohem unlösl. Feststoffanteil (z. B. bis zu 50 % Zinkoxid, Talkum o. ä.); vgl. Paste.

Louis-Bar-Syn|drom (Denise L.-B., belg. Neuropathologin, geb. 1914) n: syn. Ataxia* teleangiectatica.

Louis-Winkel: syn. Angulus Ludovici, Ludwig-Winkel; Angulus* sterni.

Louvel-Zeichen: (engl.) Louvel's sign; Thrombosefrühzeichen; s. Thrombose (Abb.).

Lova|statin (INN) n: HMG*-CoA-Reduktasehemmer; s. Lipidsenker.

Low-cardiac-output-Syn|drom (engl. niedrige Herzleistung) n: Syndrom des verminderten Herzzeitvolumens; charakterisiert durch niedrigen art. u. hohen zentralvenösen Druck, periphere Vasokonstriktion, verminderte Harnproduktion u. rezidivierende metabol. Azidose bei Herzinsuffizienz*.

Low-density-Lipo|proteine (engl. niedrige Dichte; Lip-*; Prot-*) n pl: Abk. LDL*.

Low-dose-Heparinisierung (engl. niedrige Dosis): (engl.) low-dose heparinization; s. c. Injektion von Heparin* in niedriger Dosierung (i. d. R. tägl. 3 × 5000 I. E. Standardheparin od. Einmalgabe einer entspr. Dosis niedermolekularen Heparins) insbes. zur perioperativen Thromboseprophylaxe* bzw. Embolieprophylaxe*.

Lowenberg-Test m: Test zur Diagn. einer symptomarmen tiefen Thrombose* bzw. Thrombophlebitis* des Beins durch Nachweis einer erniedrigten Schmerzschwelle bei Kompression mittels Blutdruckmanschette im mittleren Drittel des Unterschenkels (bereits bei 80–120 mmHg gegenüber 160–180 mmHg beim Gesunden).

Lower-Höcker: (engl.) Lower's tubercle; Tuberculum intervenosum des rechten Herzvorhofs.

Lowe-Syn|drom (Charles U. L., Päd., Boston, geb. 1921) n: syn. okulo-zerebro-renales Syndrom*.

Lown-Ganong-Levine-Syn|drom (Bernard L., amerikan. Kardiol., geb. 1921; William F. G., amerikan. Physiol., geb. 1924; Samuel A. L., amerikan. Kardiol., 1891–1966) n: Kurzbez. LGL*-Syndrom.

Lown-Klassi|fizierung (↑): (engl.) Lown classification; s. Extrasystolen (Abb.).

Low-T_3-low-T_4-Syn|drom (engl. low niedrig) n: niedrige Konz. von Triiodthyronin* u. Thyroxin* im Blut bei hohem rT_3* u. normalem Basalwert für TSH* sowie oft geringem TSH-Anstieg im TRH*-Test; ohne eigenen Krankheitswert; Vork. meist bei Schwerkranken. Vgl. Altershypothyreose, Low-T_3-Syndrom.

Low-T_3-Syn|drom (↑) n: erniedrigte Konz. von Triiodthyronin* im Blut mit rel. hohem rT_3* bei normalem bis leicht erhöhtem Thyroxin*, normalem TSH* u. pos. TRH*-Test; kein eigener Krankheitswert (Substitution mit Schilddrüsenhormonen unnötig); Vork. meist bei Schwerkranken mit Fieber, Verbrennungen, Herzinfarkt od. Trauma, bei chron. Niereninsuffizienz u. Dialyse; **DD:** Hypothyreose* (rT_3 normal, TSH erhöht, überschießende Antwort im TRH-Test), Altershypothyreose; vgl. Low-T_3-low-T_4-Syndrom.

Low voltage (engl.): Niedervoltage*.

Lp(a): Abk. für **L**ipo**p**rotein* **a**.

LPH: Abk. für **l**ipotrope **H**ormone; s. Lipotropine.

LP-X: Abk. für **L**ipo**p**rotein-**X**; Komplex aus Phospholipiden (65 %), Cholesterol (25 %) u. Proteinen, der beim Cholestasesyndrom* im Blut nachweisbar ist; vgl. Lipoproteine.

Lr: chem. Symbol für Lawrencium*.

LRS: Abk. für **L**ese- u. **R**echtschreib**s**törung; s. Legasthenie.

LSD: Abk. für **L**ysergsäure**d**iethylamid; Halluzinogen; bewirkt Halluzinationen, visuelle Illusionen, Synästhesien, Fixierung auf magische Gedanken; **Kompl.:** wahnhafte Selbstüberschätzung, panische Reaktionen u. psychot. Episoden; vgl. Psychodysleptika, Abhängigkeit.

L/S-Quotient m: (engl.) L/S ratio; Kurzbez. für **L**ecithin/**S**phingomyelin-Quotient im Fruchtwasser; s. Lungenreifediagnostik, pränatale.

LSSC: Abk. für (engl.) **l**imited **s**ystemic **scl**erosis; s. CREST-Syndrom.

LSZ: Abk. für **L**ese*-**S**chreib-**Z**entrum.

LTA: Abk. für **l**aboratoriums**t**echnischer **A**ssistent; s. Assistenzberufe, medizinisch-technische.

LTH: Abk. für **l**akto**t**ropes **H**ormon; s. Prolaktin.

L-Trypto|phan n: syn. Tryptophan*.

Lu: Symbol für **1.** (serol.) **Lu**theran*-Blutgruppen; **2.** (chem.) **Lu**tetium*.

Lubchenco-Schema n: s. Neugeborenes.

Lubrikanzien (lat. lubricare schlüpfrig, glatt machen) n pl: (engl.) lubricants; Lubricantia, Gleitmittel; **1.** zu den Laxanzien* gehörende Arzneimittel, die den Inhalt des Mastdarms durchweichen u. besser gleitend machen; z. B. Paraffinum (sub)liquidum; **2.** Kathetergleitmittel.

Lubrikation (↑) f: (engl.) lubrication; Transsudation* einer mukoiden Substanz (sog. Gleitsubstanz) durch das Vaginalepithel* während der sexuellen Erregungsphase (s. Reaktionszyklus, sexueller).

Lucey-Driscoll-Syn|drom n: syn. transiente familiäre Neugeborenenhyperbilirubinämie; sehr seltene Form des Icterus* neonatorum, die auf der Anwesenheit eines Inhibitors des UDP-Glukuronyltransferasesystems im mütterl. u. kindl. Blut zurückzuführen ist; möglicherweise autosomal-rezessiver Erbmodus; **Klin.:** Entw. eines schweren Ikterus innerh. der ersten 48 Std. nach der Geburt (ohne Hinweis auf Hämolyse); **Ther.:** meist Austauschtransfusion*.

Lucilia: Schmeißfliegen; s. Fliegen.

Lucke-Kader-Gastro|stomie (Gastr-*; -stomie*) f: (engl.) Lucke-Kader gastrostomy; Gastrostomie* mit Anlage einer Kader*-Fistel.

Luc-Operation (Henri L., Otolaryngologe, Paris, 1855–1925) f: s. Caldwell-Luc-Operation.

Ludloff-Zeichen (↑): (engl.) Ludloff's sign; Unfähigkeit, im Sitzen das gestreckte Bein anzuheben, während es in Rückenlage mögl. ist; Vork. bei isoliertem Abrissbruch des Trochanter minor des Oberschenkels; vgl. Oberschenkelfraktur.

Ludwig-Angina (Wilhelm F. von L., Chir., Gebh., Stuttgart, Tübingen, 1790–1865; Angina*) f: s. Angina Ludovici.

Ludwig-Winkel: syn. Angulus Ludovici, Louis-Winkel; Angulus* sterni.

Lückengebiss
Einteilung

Kennedy-Klassen		
I	beidseitig verkürzte Zahnreihe	
II	einseitig verkürzte Zahnreihe	
III	seitlich unterbrochene Zahnreihe	
IV	frontal unterbrochene Zahnreihe	
Eichner-Klassen		
A	alle Stützzonen erhalten	
	A1	vollständiges Gebiss
	A2	fehlende Zähne in einem Kiefer
	A3	fehlende Zähne in beiden Kiefern
B	1–3 Stützzonen erhalten	
	B1	3 Stützzonen
	B2	2 Stützzonen
	B3	1 Stützzone
	B4	Abstützung außerhalb der Stützzonen
C	keine Stützzone erhalten	
	C1	Restbezahnung ohne Abstützung
	C2	zahnlos in einem Kiefer
	C3	zahnlos in beiden Kiefern

Als Stützzonen werden die 4 Abstützungen über den Zähnen der antagonistischen Molaren- und Prämolarengruppen beidseits bezeichnet.

Lübecker Darm|brand: s. Enteritis necroticans.

Lücke, aus|kultatorische: (engl.) ascultatory gap; bei indirekter Blutdruckmessung* auftretende Schallücke zw. den ersten Korotkow-Tönen; Vork. bei Hypertonie*.

Lücken|gebiss: (engl.) partial dentition; Zahnreihen mit fehlenden Zähnen; **Einteilung:** s. Tab.

Lücken|schädel: (engl.) fenestrated skull; Schädel mit angeb., reversiblen Ossifikationsstörungen (Knochenlücken); Hemmungsfehlbildung, oft bei Hydrocephalus internus, Spina bifida u. Osteogenesis imperfecta; **DD:** Akrozephalie, Syphilis, Osteomyelitis, Rachitis, Achondroplasie, Hirndruckschädel, Kuppenweichheit.

Luer-Spritze (Wülfing L., deutscher Instrumentenmacher, Paris, gestorben 1883)**:** (engl.) Luer syringe; s. Injektionsspritze.

Lues (lat. lues Seuche, Pest) **f:** syn. Syphilis*.

Lues cerebro|spinalis (↑) **f:** bei später Frühsyphilis (selten) u. Spätsyphilis auftretende Form der Neurosyphilis*; **Formen: 1.** vaskuläre Form mit Vaskulitis u. obliterierender Endarteriitis (Heubner-Arteriitis) v. a. im Bereich der A. basilaris u. der A. cerebri media mit zerebraler Durchblutungsstörung* od. Schlaganfall*; Sympt.: in Abhängigkeit von der Lok. der Gefäßverschlüsse v. a. Lähmungen, hirnlokales Syndrom*, Hirnstammsyndrome*, Hirnnervenausfälle u. (bei Beteiligung spinaler Gefäße) Hinterstrangsymptome*; **2.** meningitische Form mit Meningoenzephalitis, Leptomeningitis od. Meningomyelitis; Sympt.: meningeales Syndrom*, Hirnnervenausfälle (v. a. Augenmuskellähmung u. Okulomotoriuslähmung), Neuritis* nervi optici, Sensibilitätsstörungen im Gesichtsbereich; **3.** gummöse Form mit Gummen, die von den Meninges ausgehen u. in Abhängigkeit von der Lok. Symptome wie bei Hirntumoren* od. Rückenmarktumoren* verursachen können; **Diagn.** u. **Ther.:** s. Syphilis.

Lues con|nata (↑) **f:** angeborene Syphilis*.

Lues|sero|logie (↑; Sero-*; -log*) **f:** s. Syphilis.

Luft|bad: (engl.) air bath; Reiztherapie zur Kreislaufanregung durch Freiluftexposition; wirkt durch Anpassungsreaktionen der peripheren Durchblutung als Stellglied der Thermoregulation; vgl. Heilklima.

Luft|dusche: s. Politzer-Verfahren.

Luft|em|bolie (Embol-*) **f:** (engl.) air embolism; durch Eindringen von Gasen (Luft) in den großen od. kleinen Kreislauf verursachte Embolie* mit Verlegung von kapillären Gefäßgebieten (z. B. in Lunge, Gehirn, Herz) u. nachfolgendem Perfusions- u. Funktionsausfall; **Urs.:** Druckgefälle zw. Luft u. Blutkreislauf, insbes. bei eröffneten Gefäßen im Bereich des Niederdrucksystems (venöse L.), z. B. während neurochir. Op. mit hochgelagertem Oberkörper (bei offenem Foramen ovale u. erhöhtem Rechtsherzdruck auch paradoxe arterielle L. möglich), ferner u. a. bei Lungenoperationen, Pneumothorax, Explosionen, Angiographie; **Sympt.:** abhängig von Menge (kritisch über 50 ml) u. Geschwindigkeit des Lufteintritts; Zyanose, Dyspnoe, Brustschmerzen (auskultator. typ. Mühlengeräusch), Bewusstlosigkeit (akutes Cor* pulmonale); **Ther.:** Vermeidung weiteren Lufteintritts, Linksseitenlagerung in Kopftieflage, Beatmung mit reinem Sauerstoff, symptomat. Therapie der Rechtsherzinsuffizienz*.

Luft|feuchtigkeit: (engl.) atmospheric humidity; der Wasserdampfgehalt der Luft; **relative L.:** L. in Prozent der bei einer best. Temp. maximal möglichen L.; **absolute L.:** g Wasserdampf/m^3 Luft; **spezifische L.:** g Wasserdampf/kg Luft.

Luft|kur|ort: s. Klimakurort.

Luft|leitung: (engl.) air conduction; s. Schallleitung; vgl. Hörprüfungen, Audiometrie.

Luft|leitungs|kurve: (engl.) air conduction curve; graph. Darstellung der Hörschwelle für die Luftleitung in der Audiometrie*.

Luft|röhre: Trachea*.

Luft|röhren|schnitt: s. Tracheotomie, Koniotomie.

Luft|schlucken: syn. Aerophagie*.

Luft|wege: Atemwege*.

Lugol-Lösung (Jean G. L., Arzt, Paris, 1786–1851)**:** (engl.) Lugol's solution; wässrige Iodiodkaliumlösung zur Färbung mikrobiol. Präparate, zur Schiller*-Iodprobe u. als Desinfiziens; Zusammensetzung aus 5 Teilen Iod, 10 Teilen Kaliumiodid u. 85 Teilen Wasser.

Lumb-: auch Lumbal-, Lumbo-; Wortteil mit der Bedeutung Lende; von lat. lumbus.

Lumbago (lat.) **f:** sog. Hexenschuss; meist plötzlich auftretende intensive Schmerzen im Bereich der Lenden, evtl. nach thorakal ausstrahlend, mit Schonhaltung u. schmerzbedingter Bewegungseinschränkung, muskulärem Hartspann der Rückenmuskulatur u. Druckschmerzhaftigkeit der Dornfortsätze; **Urs.:** Bandscheibenschaden*, Wirbelsäulenaffektionen*, Rückenmarktumoren*, intraabdominale Tumoren. Vgl. Ischiassyndrom.

Lumbal|an|ästhesie (Lumb-*; Anästhesie*) **f:** veraltete Bez. für Spinalanästhesie*.

lumbalis (↑)**:** zur Lende gehörig, Lenden-.

Lumbalisation (↑) **f:** (engl.) lumbarization; angeb. Isolierung des ersten Sakralwirbels aus dem Kreuzbeinmassiv; vgl. Kaudalvariante, Sakralisation, Übergangswirbel.

Lumbal|punktion (↑; Punktion*) f: (engl.) lumbar puncture; Spinalpunktion; Punktion des Duralsacks zw. 3. u. 4. od. 4. u. 5. Lendenwirbeldornfortsatz mit langer Hohlnadel mit Mandrin; **1.** diagn. L. zur Gewinnung von Liquor cerebrospinalis zur Liquordiagnostik* od. i. R. einer Myelographie*; Ind.: Verdacht auf entzündliche Erkr. des ZNS (z. B. Meningitis, Enzephalitis, Multiple Sklerose, Neurosyphilis), im CT nicht nachweisbare Subarachnoidalblutung, Meningeosis carcinomatosa od. leucaemica, Guillain-Barré-Syndrom; **2.** therap. L. zur intrathekalen Applikation von Medikamenten (z. B. zur Spinalanästhesie*); **Kontraind.**: Hirndrucksteigerung*

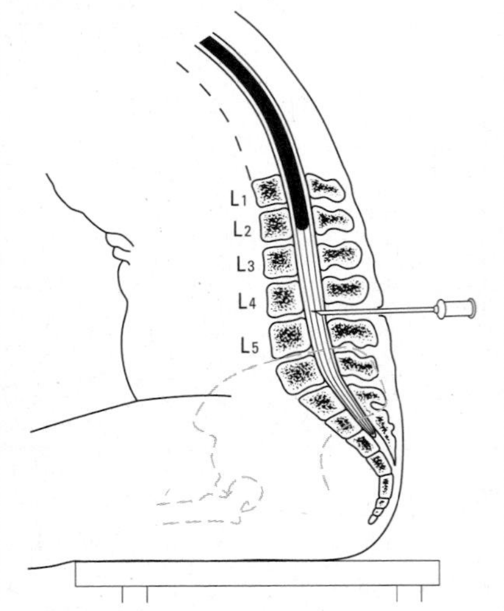

Lumbalpunktion

(insbes. bei Hirntumoren* der hinteren Schädelgrube), Gerinnungsstörungen. Nach L. kann durch die Duraläsion ein Liquorunterdrucksyndrom* auftreten. Vgl. Queckenstedt-Versuch, Blood patch, autologer.

Lumbal|syn|drom (↑) n: s. Lumbago, Ischiassyndrom.

Lumbo-: s. a. Lenden-, Lumbal-.

lumbricalis (lat. lumbricus Regenwurm): regenwurmähnlich.

Lumbus (lat.) m: (anat.) Lende; s. Lenden.

Lumen (lat. Licht) n: **1.** (allg.) lichte Weite röhrenförmiger Körper u. Hohlorgane; **2.** (physik.) Einheitenzeichen lm; abgeleitete SI-Einheit für den Lichtstrom*.

Lumineszenz (↑) f: (engl.) luminescence; (physik.) Bez. für alle Leuchterscheinungen, die auf der Freisetzung von Lichtquanten beruhen, die in zuvor durch Absorption zugeführter Energie angeregten Atomen bei Rückkehr der Elektronen auf ihr ursprüngliches Energieniveau erfolgt (sog. Kaltlicht); kann sofort (Fluoreszenz) od. mit Verzögerung erfolgen (Phosphoreszenz); **Biolumineszenz** wird in lebenden Organismen (z. B. Leuchtbakterien, Glühwürmchen, Algen) erzeugt, **Chemilumineszenz** durch chem. Reaktionen (z. B. Oxidation von Phosphor) hervorgerufen; **Thermolumineszenz*** tritt bei hohen Temp. auf; **Radiolumineszenz** kommt inf. Anregung durch ionisierende Strahlung (Alpha-, Beta- od. Gammastrahlung) zustande; **Tribolumineszenz** wird mechanisch verursacht.

Lumineszenz-Im|mun|assay (↑; immun*; engl. assay Probe, Untersuchung) m: (engl.) luminescence immunoassay; Abk. LIA; Variante des Immunassays*, bei der zur Markierung von Antigen od. Antikörper chemi- (z. B. Luminol) od. biolumineszierende (z. B. Luziferin-Luziferase-System) Substanzen eingesetzt werden. Vgl. Lumineszenz, Radio-Immunassay.

Lump|ek|tomie (engl. lump Klumpen; Ektomie*) f: (engl.) lumpectomy; syn. Tylektomie; Form der brusterhaltenden Operation* bei Mammakarzinom* bei relativ zur Brust kleinem Tumor, ausgeschlossener Multizentrizität, Abstand Tumorrand-Mamille ≥2 cm u. histol. freier Umgebungsmanschette ≥1 cm; Exzision des suspekten Knotens u. Ausräumung der axillären Lymphknoten über einen zweiten Zugang; postop. Bestrahlung der Brust.

Lunar|monat (lat. luna Mond): (engl.) lunar month; Mondmonat; Monat mit 28 Tagen; die Schwangerschaft wird (vom 1. Tag der letzten Regel aus gerechnet) in zehn Lunarmonate (280 Tage), d. h. rund neun Kalendermonate eingeteilt.

Lunatismus (↑) m: sog. Mondsüchtigkeit; s. Somnambulismus.

Lunatum (↑) n: Kurzbez. für Os lunatum; s. Ossa carpi.

Lunatum|luxation (↑; Luxation*) f: (engl.) dislocation of the lunate bone; traumat. Verrenkung des Os lunatum gegenüber den übrigen Handwurzelknochen nach palmar u. Zerreißung v. a. des skapholunären u. lunotriquetralen Bandes; **Ther.:** bei frischer Verletzung sofortige geschlossene Reposition mit Stabilisierung durch Kirschner-Draht u. anschl. Ruhigstellung im Gipsverband. Vgl. Dorsalluxation, perilunäre.

Lunatum|malazie (↑; -malazie*) f: (engl.) lunatomalacia; syn. Kienböck-Krankheit; aseptische Knochennekrose* des Os lunatum, meist inf. starker Belastung od. Fraktur; **Vork.** v. a. bei männl. Erwachsenen (20.–40. Lj.), auch inf. berufl. Tätigkeit mit Pressluftwerkzeugen (BK Nr. 2103); in >70 % der Fälle Minusvariante der Ulna (s. Hultén-Variante); **Sympt.:** druckschmerzhafte Schwellung u. Funktionsbehinderung bei Beugung im Handgelenk; in der Kernspintomographie anfangs Knochenödem, später Nekrose; **Ther.:** Ruhigstellung, Spongiosaplastik; im späten Stadium Exstirpation, bei arthrot. Veränderungen Denervation od. Arthrodese.

Lundborg-Krankheit (Hermann L., Psychiater, Uppsala, 1868–1943): s. Unverricht-Lundborg-Syndrom.

Lunge: (engl.) lung; (anat.) Pulmo; Organ der äußeren Atmung (Sauerstoffaufnahme u. Kohlendioxidabgabe), daneben der Regulierung des Wasser- u. Wärmehaushalts, entwicklungsgeschichtl. hervorgegangen aus dem Entoderm; paariges, kegelförmiges, von Pleura umschlossenes Organ, füllt den größten Teil des Thorax aus u. umfasst das Herz. Jede der beiden Lungen sitzt mit der Basis dem Zwerchfell auf (Facies diaphragmatica), ragt mit der Spitze (Apex) über die 1. Rippe u. die Clavicula hinaus, liegt mit der großen konvexen Facies costalis den Rippen an u. ist über die Facies mediastinalis, die das pleurafreie Lungenhilum u. die Lungenwurzel (Radix pulmonis mit Hauptbronchus, A. pulmonalis, Vv. pulmonales sowie die ernährenden Rr. bronchiales (aus Aorta u. A. thoracica int.) u. Vv. bronchiales, Lymphgefäßen u. Nerven) enthält, mit dem Mediastinum verbunden. Die re. Lunge wird durch Fissura obliqua u. horizontalis in Lobus sup., medius u. inf., die li. Lunge durch Fissura obliqua in Lobus superior u. inferior unterteilt. Die Hauptbronchien verbinden die L. mit der Trachea u. verzweigen sich re. in drei, li. in zwei Lappenbronchien, diese wieder in die Segmentbronchien, die unter fortlaufender dichotomischer Teilung in die Bronchiolen u. schließl. in die Alveolargänge (Ductus alveolares) mit den Alveolarbläschen (Ort des Gasaustauschs) über-

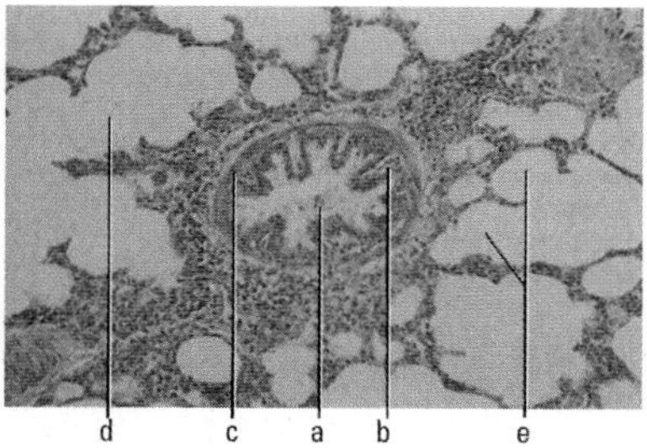

Lunge:
histologischer Schnitt durch die Lunge (Hämatoxylin-Eosin-Färbung);
a: Lumen eines Bronchiolus; b: gefaltete Schleimhaut des Bronchiolus; c: glatte Muskulatur des Bronchiolus; d: Ductus alveolaris; e: Alveolen [134]

gehen (vgl. Lungensegmente). Die L. ist aus zahlreichen Lungenläppchen (Lobuli pulmonis) aufgebaut (s. Abb.). Vgl. Bronchus, Bronchiolen, Alveole.

Lunge, eiserne: s. Eiserne Lunge.

Lunge, gefesselte: (engl.) restraint lung; s. Pleuraschwarte, Fibrothorax.

Lunge, helle: (engl.) hyperlucent lung; s. Swyer-James-Syndrom.

Lungen|ab|szess (Abszess*) m: (engl.) lung abscess; solitäre od. multiple umschriebene Lungengewebeeinschmelzung mit Bildung von Erweichungshöhlen mit eitrigem Inhalt; **Urs.:** Pneumonie*, speziell durch Staphylokokken, Klebsiellen, Anaerobier od. Mykobakterien, Aspiration von Fremdkörpern od. (postop.) Blut u. Geweberesten, Lungeninfarkt*, Bronchialkarzinom* mit direktem Zerfall des Tumors od. retrostenotischer Pneumonie; **Klin.:** Fieber, Thoraxschmerzen, Dyspnoe, Husten. Bei Einbruch eines L. in einen Bronchus plötzlich massiv eitriger Auswurf (zweischichtiges Sputum), bei Infektion durch Fäulniserreger u. U. Lungengangrän; **Diagn.:** Rö.-Thorax (Rundherd, evtl. mit Spiegel), Bronchoskopie; **Ther.:** Antibiotika, u. U. Drainage der Abszesshöhle.

Lungen|adenomatose (Aden-*; -om*; -osis*) f: (engl.) pulmonary adenomatosis; s. Alveolarzellkarzinom.

Lungen|aspergillose (nlat. aspergillus Weihwasserwedel; -osis*) f: s. Aspergillose.

Lungen|a|trophie, idio|pathische (Atrophie*) f: s. Lungendystrophie, progressive.

Lungen|ballonierung: syn. Emphysema aquosum; (forens.) exzessive Blähung der Lungen, z. B. bei Tod durch Ertrinken*.

Lungen|bi|opsie (Bio-*; Op-*) f: (engl.) lung biopsy; Biopsie* der Lunge mit unterschiedl. Methoden zur Klärung diffuser Lungenerkrankungen od. isolierter Tumoren; **1.** transbronchiale Zangenbiopsie*; Kompl.: Blutung, selten auch Pneumothorax; **2.** perbronchiale Punktion vorwiegend der bronchopulmonalen Lymphknoten i. R. einer Bronchoskopie; **3.** perthorakale Nadelbiopsie in Lokalanästhesie vorwiegend bei isolierten Lungenherden; **4.** sog. kleine (Mini-)Thorakotomie zur Gewinnung von Lungenparenchym aus einem Lappenrand bei diffusen Lungenerkrankungen (periphere Resektion); **5.** L. durch Probeexzision aus der Lungenoberfläche während Thorakoskopie. Vgl. Punktionszytologie.

Lungen|blähung: s. Lungenemphysem.

Lungen|bläschen: s. Alveole.

Lungen|blutung: s. Hämoptoe, Hämoptyse.

Lungen|brand: syn. Lungengangrän; s. Lungenabszess.

Lungen|dehnbarkeit: s. Compliance.

Lungen|dehnungs|re|flex (Reflekt-*) m: syn. Hering*-Breuer-Reflex.

Lungen|dys|trophie, pro|gressive (Dys-*; Troph-*) f: (engl.) vanishing lung; fortschreitender Schwund des Lungengewebes (einschl. Gefäßen u. Bronchien) im Bereich einzelner od. mehrerer Lappen, meist apikokaudal fortschreitend; **Urs.:** unbekannt, Beziehungen zum Nicotinabusus; **Klin.:** zunehmende chron. Atmungsinsuffizienz; neben langsamem jahrelangem Verlauf auch rasch progrediente Entw. möglich; **Diagn.:** (röntg.) helle Bezirke mit fehlender Lungenzeichnung.

Lungen|echino|kokkose (gr. ἐχῖνος Igel; Kokken*; -osis*) f: s. Echinokokkose.

Lungen|egel: Paragonimus*.

Lungen|egel|in|fektion (Infekt-*) f: s. Paragonimiasis.

Lungen|em|bolie (Embol-*) f: (engl.) pulmonary embolism; Lungenarterienembolie; thromboembol. Verschluss der art. Lungenstrombahn durch Einschwemmung eines Thrombus* (selten von Luft, Gewebeteilen, Fett) aus der Peripherie, meist aus (Unter-)Schenkel- bzw. Beckenvenen (od. dem Plexus venosus prostaticus), seltener aus dem Einzugsbereich der V.

Die Lungenembolie ist eine gefährliche Komplikation nach Operation oder Entbindung.

cava sup. stammend; das **klin. Bild** wird weitgehend von der Größe des verschleppten Blutgerinnsels bestimmt. Massive L. (bei Verlegung von mehr als der Hälfte der Lungenstrombahn, ca. 5–10 % aller L.) zeigen i. d. R. das Vollbild mit Bedrohungsgefühl, plötzl. Dyspnoe, Tachypnoe, Hypoxämie u. Zyanose, präkardialen Schmerzen, Rechtsherzinsuffizienz u. -dilatation, Tachykardie, Hypotonie, u. U. Schock. Vorbestehende pulmonale u. kardiale Erkr. modifizieren das klin. Bild (z. B. Lungenödem bei Linksherzinsuffizienz). Der weitere **Verlauf** ist davon abhängig, ob sich der Thrombus wieder auflöst (Restitutio ad integrum) od. das Gefäß verschlossen bleibt (Lungeninfarkt* in ca. 10–15 %

der Fälle, bes. bei mangelhafter O_2-Versorgung über die nutritiven Bronchialarterienäste, z. B. bei Linksherzinsuffizienz). **Diagn.:** bei der körperl. Untersuchung i. d. R. keine pathol. Lungenbefunde, auskultator. oft gespaltener zweiter Herzton bei akzentuiertem Pulmonalton (s. Herztöne), Galopprhythmus*, Halsvenenstauung, Lebervergrößerung; EKG-Veränderungen inf. Rechtsherzüberlastung (s. Cor pulmonale)

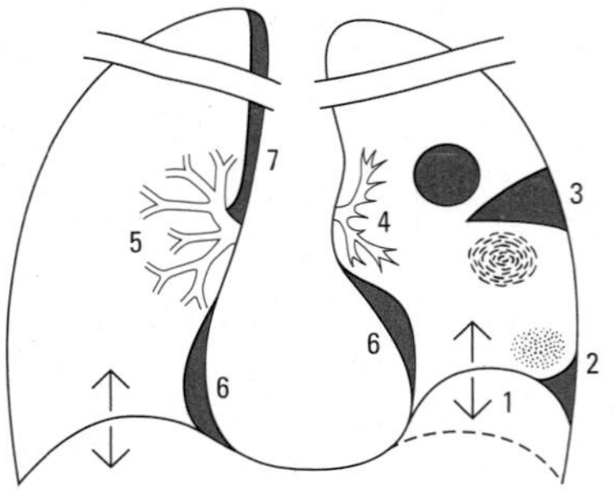

Lungenembolie:
charakteristische Röntgensymptome:
1: Hochstand u. verminderte Exkursionen des Zwerchfells; 2: basale Verschattungen, kleine Pleuraergüsse; 3: Verdichtungen mit der Basis an der Pleuraoberfläche (rund – halbspindelig – keilförmig – wolkig – streifig); 4: Gefäßabbrüche in Hilumnähe mit hypovaskularisierten Zonen, ggf. Hilumamputation (Westermark-Zeichen); 5: Hyperämie der kontralateralen Lunge; 6: Dilatation des rechten Ventrikels; 7: Dilatation der V. azygos und der V. cava superior [175]

sind häufig, jedoch wegen ihrer Variabilität diagn. nicht beweisend. Im Rö.-Thorax evtl. Zwerchfellhochstand u. Plattenatelektasen, bei massiver L. Erweiterung der Pulmonalarterien u. der perfundierten Lungengefäße bei erhöhter Transparenz nicht perfundierter Areale; Lungenperfusions- u. -ventilationsszintigraphie, u. U. Pulmonalarteriographie. **Cave:** Um Rezidiven vorzubeugen, ist die Erfassung peripherer Thrombosen wichtig! **Ther.:** sofortige i. v. Gabe von Heparin, ggf. Umstellung auf Cumarinderivate (bei Dauertherapie); Methode der Wahl bei massiver L.: Thrombolyse* mittels Fibrinolytika*, evtl. direkte Embolektomie (Trendelenburg*-Operation); **Proph.:** s. Embolieprophylaxe; **DD:** Herzinfarkt, Pneumothorax. Vgl. Beckenvenenthrombose, Mikroembolien der Lunge, rezidivierende.

Lungen|em|physem (Emphysem*) n**:** (engl.) pulmonary emphysema; syn. Emphysema pulmonum; irreversible Vergrößerung des Luftraums distal der Bronchioli terminales durch Zerstörung von Alveolen u. Lungensepten; **Ätiol.:** bei Pat. <40 Jahre meist durch Alpha*-1-Antitrypsinmangel, v. a. bei Rauchern; bei 50–60-jährigen Pat. meist emphysematöse Umwandlung der Lungen inf. einer chron. Bronchitis; **Formen: 1.** zentrilobuläres L.: Destruktion im Bereich der Bronchioli respiratorii, v. a. in den zentralen Anteilen der Lobuli u. Acini; häufig in Komb. mit chron. Bronchitis*, obstruktiven

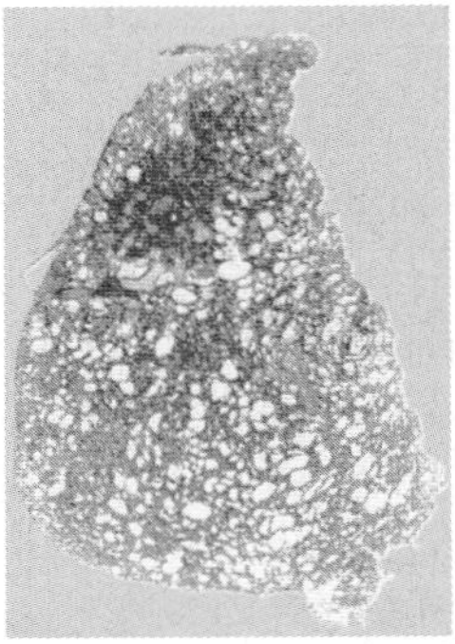

Lungenemphysem:
Histologischer Großflächenschnitt; die Septen der blasig aufgeblähten Alveolen gehen zugrunde, und die entstehenden größeren Emphysemblasen verringern die innere Atmungsoberfläche. [471]

Atemwegerkrankungen*, Hypoxie u. Hyperkapnie (sog. obstruktives L.; vgl. Blue bloater); **2.** panlobuläres L.: gleichmäßige Destruktion sämtl. Strukturen distal der Bronchioli terminales, häufig Belastungsdyspnoe u. Gewichtsverlust (vgl. Pink puffer); **3.** bullöses L.: Untergang des respirator. Gewebes mit Ausbildung zahlreicher Blasen versch. Größe ohne begleitende Infektion, u. U. Kompression des umliegenden Gewebes. Ruptur einer Blase führt zum Spontanpneumothorax. **4.** kompensator. L.: durch chir. od. andere Volumenverminderung (z. B. Narben) bedingte Überdehnung benachbarter Be-

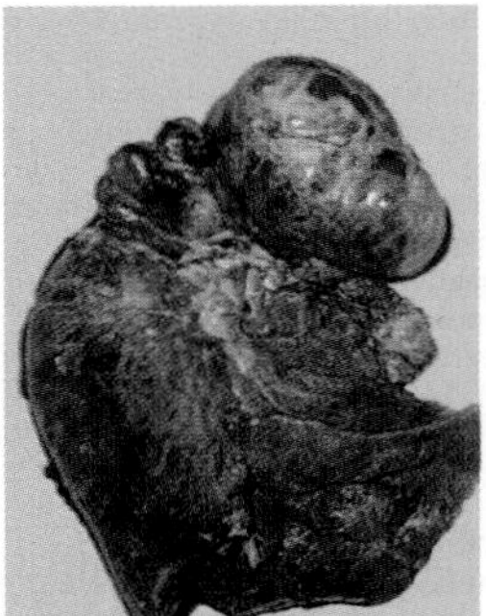

Lungenemphysem:
große Emphysemblase im Oberlappen (sog. bullöse Form); bei Ruptur der Blase: Pneumothorax! [471]

zirke (Randemphysem); **5.** atroph. (seniles) L.: duktalveoläre Dilatation u. Atrophie des Lungengewebes im Alter; **6.** unilobuläres (unilaterales) L.: angeb. od. inf. einer frühkindl. Bronchiolitis erworbene Überblähung eines Lungenlappens bzw. einer Lunge (Swyer-James- od. McLeod-Syndrom); **Klin.:** Atemnot, erst bei Be-

Lungenfunktionsprüfung

Lungenfunktionsparameter	Obstruktive Lungenerkrankung	Restriktive Lungenerkrankung
Lungenvolumina		
Totalkapazität	normal	vermindert
Residualvolumen	erhöht	normal
RV/TKL-Quotient	erhöht	normal
Vitalkapazität	vermindert	vermindert
Ventilatorische Größen		
forciertes Exspirationsvolumen (1 s)	vermindert	vermindert[1]
forciertes Exspirationsvolumen (%)	vermindert	normal
max. Flussgeschwindigkeit (Peak flow)	vermindert	vermindert[1]
Gasaustauschparameter		
Diffusionskapazität für CO	normal oder vermindert[2]	vermindert oder normal
O_2-Partialdruck	normal oder vermindert	vermindert (besonders nach Belastung) oder normal
CO_2-Partialdruck	normal oder erhöht[3]	vermindert (durch Tachypnoe)

[1] Verminderung durch geringeres Lungenvolumen, nicht durch Obstruktion
[2] bei Asthmatikern evtl. auch erhöht
[3] bei Asthmatikern evtl. auch vermindert

lastung, später auch in Ruhe, eingeschränkte Atembreite (Differenz des Thoraxumfangs zw. maximaler Inspiration u. Exspiration verkleinert); perkutor. tiefstehende u. kaum atemverschiebl. Lungengrenzen, hypersonorer Klopfschall, stark abgeschwächtes Atemgeräusch; **Diagn.:** (röntg.) erhöhte Strahlentransparenz der Lungen, rarefizierte Strukturzeichnung, Gefäßkalibersprung, tiefstehendes u. abgeflachtes Zwerchfell, Darstellung kl. Bullae in der Computertomographie*, Zunahme des Residualvolumens*, deutlich eingeschränkte Sekundenkapazität* mit sog. Emphysemknick, kaum Änderung der Befunde nach Bronchospasmolyse; **Ther.:** Vermeidung der auslösenden Noxe (Nicotinkarenz), Ther. der begleitenden od. auslösenden Erkr., evtl. Kortikosteroide, Sauerstoff-Langzeittherapie, Atemgymnastik.

Lungen|entzündung: s. Pneumonie.

Lungen|erkrankungen, chronisch-ob|struktive: (engl.) chronic obstructive lung diseases (Abk. COLD); zusammenfassende Bez. für chron. Erkrankungen des bronchopulmonalen Systems mit obstruktiven Ventilationsstörungen*.

Lungen|fell: s. Pleura.

Lungen|fibrose (Fibr-*; -osis*) f: (engl.) lung fibrosis; bindegewebig-narbiger Umbau des Lungengerüsts, meist Endzustand interstitieller chron.-entzündl. Lungenerkrankungen; führt zu restriktiver Ventilationsstörung mit Abnahme des art. Sauerstoffpartialdrucks u. chron. Cor* pulmonale; **Einteilung: 1.** idiopathische L. (z. B. diffuse fibrosierende Alveolitis*); **2.** L. bei Systemerkrankungen (z. B. systemischer Lupus erythematodes, Dermatomyositis, progressive systemische Sklerodermie, rheumatoide Arthritis, Sarkoidose); **3.** L. inf. von Pneumokoniosen*; **4.** L. inf. von ARDS*, Bestrahlung, chron. Linksherzinsuffizienz, rezidiv. Embolien, Medikamenten (z. B. Zytostatika) u. a.; **Klin.:** Belastungs- u. später Ruhedyspnoe, Husten, Fieberschübe, Gewichtsabnahme, Trommelschlägelfinger, Uhrglasnägel, Zyanose; **Diagn.:** Lungenfunktionsprüfung, Ergospirometrie, Bronchoskopie mit bronchoalveolärer Lavage*, offene Lungenbiopsie*; (röntg. u. im CT) vermehrte Gerüstzeichnung u. nur geringe inspiratorische Volumenzunahme.

Lungen|fistel (Fistel*) f: (engl.) pulmonary fistula; **1.** Bronchusfistel*; **2.** Verbindung zw. Lungengewebe u. Pleuraspalt, z. B. durch Platzen direkt unter der Pleura (visceralis) gelegener kleiner Emphysembläschen; vgl. Pneumothorax; **3.** arteriovenöse L.: Gefäßanomalie des Lungenkreislaufs, bei der venöses Blut aus dem Gebiet der A. pulmonalis unter Umgehung der kapillären Abschnitte in die Lungenvenen gelangt; meist angeb. od. i. R. der Osler-Rendu-Weber-Krankheit.

Lungen|funktions|prüfung: (engl.) pulmonary function test; Überprüfung der Mechanik u. des Gasaustauschs der Lungen in Ruhe u. unter Belastungsbedingungen; **1. atemmechanische Funktionsgrößen:** Lungenvolumina*; Bestimmung mittels Spirometrie* u. Ganzkörperplethysmographie* (Vitalkapazität der Lunge, inspiratorische Kapazität, exspiratorisches Reservevolumen, funktionelle Residualkapazität, Residualvolumen*); Berechnung des Quotienten Residualvolumen zur Totalkapazität der Lungen (RV/TKL); Sekundenkapazität* (Bestimmung mittels Spirometrie od. Pneumotachographie); Atemwegwiderstand* (Bestimmung mittels Ganzkörperplethysmographie); pulmonale Compliance*; **2. ventilatorische Funktionsgrößen** (Ventilationsgrößen): Atemfrequenz*, Atemminutenvolumen*, Atemgrenzwert* u. Atemzugvolumen*, Bestimmung mittels Spirometrie; **3. Funktionsgrößen des Gasaustausches:** Ermittlung des art. Sauerstoffpartial- u. Kohlensäurepartialdrucks (Blutgasanalyse*); Bestimmung der pulmonalen Diffusionskapazität*; **4. ergometrische Untersuchungen:**

s. Ergospirometrie. Eine Gegenüberstellung von Veränderungen wichtiger diagn. Parameter der Lungenfunktion bei obstruktiven bzw. restriktiven Lungenerkrankungen: s. ums. Tab.

Lungen|gangrän (Gangrän*) f: s. Lungenabszess.

Lungen|hämo|siderose (Häm-*; gr. σίδηρος Eisen; -osis*) f: (engl.) pulmonary hemosiderosis; **1.** idiopathische L. (syn. Ceelen-Krankheit): seltene Erkr. unbekannter Ätiol., die v. a. bei Kindern u. Jugendlichen auftritt; Sympt.: rezidiv. Lungenblutungen, Dyspnoe, Eisenmangelanämie; im weiteren Verlauf Lungenfibrose u. respirator. Insuffizienz; Diagn.: Nachweis hämosiderinspeichernder Alveolarmakrophagen bei der bronchoalveolären Lavage bzw. Lungenbiopsie; Ther.: Versuch mit Kortikosteroiden u. Zytostatika; schlechte Progn.; **2.** L. i. R. anderer Erkr., z. B. beim Goodpasture-Syndrom (mit Nierenbeteiligung), bei angeborenen Herzfehlern mit chron. Lungenstauung, Panarteriitis nodosa.

Lungen|hernie (Hernie*) f: (engl.) pulmonary hernia; seltene hernienartige Vorwölbung von Lungengewebe in einem von der Pleura parietalis gebildeten Bruchsack; meist ins Mediastinum bzw. den gegenüberliegenden Thoraxraum bei einseitig schrumpfenden Prozessen (Atelektase, nach Lungenresektion); selten auch angeb. od. posttraumatisch in die Brustwand.

Lungen|hilum (Hilum*) m: (engl.) hilum of lung; **1.** (anat.) Hilum* pulmonis; **2.** (klin.) Bez. für die im Bereich des Hilum pulmonis lokalisierten anat. Gebilde (Lungen- u. Bronchialgefäße, Hauptbronchus u. Äste, Lymphknoten u. a.), die im Röntgenbild den sog. Hilumschatten bewirken; **Formveränderungen: 1.** durch Vergrößerung der normalerweise röntg. nicht sichtbaren Lymphknoten; **2.** Vergrößerung od. Verkleinerung durch Gefäßveränderungen; **Bedeutung:** einseitige Hilumvergrößerung im Kindesalter typisch für Tuberkulose, ein- od. beidseitige Hilumvergrößerungen im jugendl. Alter charakterist. für Sarkoidose; Verschmelzen von mediastinalen u. bronchopulmonalen Lymphknotengruppen als Hinweis auf eine Lymphogranulomatose*. Die einseitige Hilumvergrößerung ist bes. bei älteren Männern auf ein zentrales Bronchialkarzinom* verdächtig. Für gefäßbedingte Hilumbefunde ist der sog. Aufzweigungscharakter des Hilums charakteristisch; Vork. bei angeborenen Herzfehlern* mit Links-Rechts-Shunt sowie bei Linksherzinsuffizienz.

Lungen|in|duration (lat. indurare verhärten) f: (engl.) pulmonary induration; Verhärtung des Lungengewebes, z. B. inf. chronischer Stauung (s. Stauungslunge), bei Pneumonie* (Karnifikation), Pneumokoniosen*.

Lungen|in|farkt (Infarkt*) m: (engl.) pulmonary infarction; durch Verschluss eines Lungenarterienasts (z. B. durch Embolie) sek. verhärteter keilförmiger Lungenbezirk; Vork. bei ca. 25 % der Lungenembolien, insbes. bei Embolien mit Lok. im re. Unterlappen; **Formen: 1.** hämorrhagischer L. (Laennec): roter L., schwarzroter Keil, entsteht nach Lungenembolie u. Stauungslunge inf. plötzlichen Druckabfalls u. Einblutung von bisher gestautem Blut in den betroffenen Lungenbezirk; **2.** anämischer L. durch ausbleibende kollaterale Blutversorgung (meist bei Pneumonie), selten; **Sympt.:** plötzl. stechende Schmerzen in der Brust, blutrotes Sputum (später mit reichl. Pigmentzellen), evtl. Hämoptysen, kleiner u. frequenter Puls, Temperaturanstieg, Zyanose, Dyspnoe; bei größeren L. evtl. Exitus letalis; **Diagn.:** röntg. bei komplettem u. inkomplettem L. nach 12–24 Std. auftretende lappen- od. segmentbegrenzte Verschattung eines Lungenabschnitts hinter dem verschlossenen Gefäß. Vgl. Hampton hump.

Lungen|in|filtrat (Infiltration*) n: (engl.) pulmonary infiltrate; Bez. für eine röntg. als Verdichtung erkennbare, durch Infiltration* entstandene, umschriebene Veränderung von Lungengewebe; perkutor. evtl. Dämpfung u. auskultator. Abschwächung der Atemgeräusche.

Lungen|in|filtrat, eosino|philes (↑) n: (engl.) eosinophilic pneumonitis; syn. Löffler-Syndrom I; Symptomenkomplex mit flüchtigen, wandernden Lungeninfiltraten u. Eosinophilie; **Urs.:** v. a. die Lungenpassage von Ascaris* lumbricoides, Medikamente (z. B. Nitrofurantoin, Acetylsalicylsäure), Mykosen (Aspergillose), Bakterienantigene.

Lungen|kapillaren-Verschluss|druck (lat. capillus Haar): syn. Wedge*-Druck.

Lungen|karzinom (Karz-*; -om*) n: (engl.) lung cancer; meist gleichbedeutend mit Bronchialkarzinom* gebraucht; vgl. Alveolarzellkarzinom, Lungentumoren.

Lungen|kon|tusion (Kontusion*) f: (engl.) lung contusion; Lungenprellung; häufigste Begleitverletzung bei stumpfem Thoraxtrauma* mit Einblutung in das Lungenparenchym; **Formen: 1.** einfache L. ohne respirator. Insuffizienz; **2.** schwere L. mit respirator. Insuffizienz durch interstitielles, u. U. auch alveoläres Ödem; **Diagn.:** (röntg.) Lungenverschattung, bronchoskop. Blutnachweis, arterielle Hypoxie; **Ther.:** bronchoskop. Entfernung endobronchialen Bluts, Beatmung mit PEEP*, Antibiotika; **Kompl.:** Pneumonie, selten Lungenabszess.

Lungen|krebs: s. Bronchialkarzinom.

Lungen|kreislauf: (engl.) pulmonary circulation; s. Blutkreislauf.

Lungen|lappen, ak|zessorische: (engl.) accessory lung; s. Lobus.

Lungen|mykosen (Myk-*; -osis*) f pl: (engl.) pneumomycoses; Lungeninfektion durch Pilze; **Err.:** in Europa vorwiegend ubiquitäre, fakultativ pathogene Schimmelpilze der Gattung Aspergillus, ferner Sprosspilze (Candida albicans), Cryptococcus neoformans, Mucorales; primärpathogene, dimorphe Pilze als Err. tropischer u. subtropischer, auf Endemiegebiete in Nord- u. Südamerika, Afrika u. Südostasien begrenzter Mykosen, die meist zuerst den Respirationstrakt befallen, aber disseminieren können (vgl. Mykosen, Systemmykosen); **Sympt.:** u. U. wie bei Tuberkulose*, v. a. hinsichtl. extrapulmonaler Manifestationen (z. B. Erythema nodosum, basale Meningitis); **Ther.:** je nach Schweregrad der Erkr., Erregertyp u. Resistenz Amphotericin B, Flucytosin, Imidazole (allein od. in Komb.).

> Es gibt keine für Pilzerkrankung der Lunge charakteristischen klinischen Zeichen, so dass bei jedem unklaren Lungenbefund differentialdiagnostisch an Mykose zu denken ist.

Lungen|ödem (Ödem*) n: (engl.) pulmonary edema; abnorme Ansammlung seröser Flüssigkeit (Transsudat) im Interstitium des Lungengewebes (interstitielles od. Prälungenödem) bzw. in den Alveolen (alveoläres od. manifestes L.); bei intakten Kapillarwänden tritt nur in geringem Umfang seröse Flüssigkeit in das interstitielle Gewebe aus, da der nach außen gerichtete hydrostat. Druck in den Gefäßen (5–8 mmHg) gegenüber dem nach innen gerichteten kolloidosmotischen Druck* (etwa 25 mmHg) gering ist. **Urs.: 1.** Anstieg des hydrostatischen Drucks mit erhöhtem Lungenvenen- bzw. Lungenkapillardruck; häufigste Form, meist kardial bedingt durch Linksherzinsuffizienz* als sog. kardiales L. (auch Lungenstauung; vgl. Stauungslunge), kann auch neurogen (reflektor. Venolenkonstriktion) ausgelöst sein od. nach Punktion eines ausgedehnten Pleuraergusses auftreten; **2.** Abfall des kolloidosmotischen Drucks unter den Kapillardruck inf. Verminderung der Plasmaproteine, z. B. bei nephrotischem Syndrom, übermäßiger Flüssigkeitszufuhr (Infusion), Hungerzuständen; **3.** abnorme Gefäßdurchlässigkeit bei normalem Lungenkapillardruck, meist inf. toxisch-infektiöser Einflüsse od. allergischer Vorgänge, i. d. R. als Teil eines ARDS*; u. U. auch Störungen des Surfactant-Systems sowie Lymphabflussstörungen. Mischformen kommen vor, z. B. bei Urämie (toxischer Kapillarwandschaden, Hypalbumie u. evtl. Überwässerung); Vork. eines L. auch in der Agonie sowie bei zu raschem Aufstieg Nichtadaptierter in große Höhen (sog. Höhenlungenödem*), bei Barotrauma u. Ertrinken; **Klin.:** zunehmende Dyspnoe, Zyanose bis zur rasselnden Atmung mit Orthopnoe* u. schaumigem Sputum, evtl. auch Bronchospasmus (sog. Asthma* cardiale); **Diagn.:** Auskultation (anfangs normal, dann feinblasige, feuchte Rasselgeräusche*), im Rö.-Thorax Bild der sog. Fluid* lung; **Sofortmaßnahmen** bei akutem alveolärem L.: Oberkörper hoch u. Beine tief lagern, unblutiger Aderlass, Diuretika, Nitroglycerol (Blutdruckkontrolle!), Sauerstoffzufuhr, Sedierung, bei Asthma cardiale Bronchospasmolytika, ggf. Beatmung u. Hämodialyse bzw. kontinuierliche arteriovenöse Hämofiltration, therap. Beeinflussung der Grundstörung (z. B. Digitalisierung).

Lungen|parasitose f: (engl.) parasitosis affecting the lung; Erkr. der Lunge durch Würmer od. Protozoen; vgl. Askariasis, Echinokokkose, Filariosen, Hakenwurmkrankheit, Paragonimiasis, Pneumocystis-carinii-Pneumonie, Strongyloidiasis, Toxoplasmose, Trichinose.

Lungen|per|fusions|szinti|graphie (Perfusion*; Szinti-*; -graphie*) **f:** (engl.) pulmonary perfusion scintigraphy; Szintigraphie* zur Beurteilung der Lungendurchblutung unter Einsatz von Technetium-99m-markierten, makroaggregierten Albuminpartikeln; **Prinzip:** Die in den Pulmonalkreislauf nach i. v. Injektion gelangenden radioaktiv markierten Eiweißpartikel bewirken eine (ungefährl.) Mikroembolisierung eines Teils der durchbluteten Lungenkapillaren. Lungenabschnitte mit verminderter od. aufgehobener Durchblutung, z. B. inf. embolischen Verschlusses eines Pulmonalisastes od. reflektorischer Minderdurchblutung bei verengtem Bronchuslumen (vgl. Euler-Liljestrand-Reflex), kommen als aktivitätsverminderte od. -freie Zonen der sonst homogen aktivitätsbelegten Lunge zur Darstellung. **Anw.:** insbes. bei Verdacht auf Lungenembolie. Ergänzendes Verfahren ist die Lungenventilationsszintigraphie*.

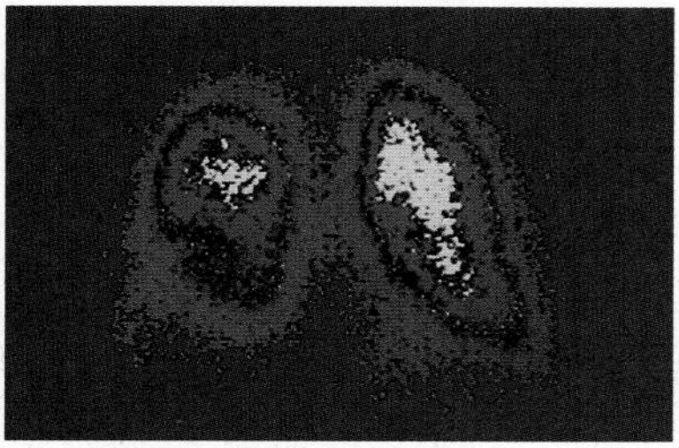

Lungenperfusionsszintigraphie [403]

Lungen|pest: s. Pest.

Lungen|proteinose (Prot-*; -osis*) **f:** s. Alveolarproteinose.

Lungen|punktion (Punktion*) **f:** s. Lungenbiopsie.

Lungen|reife|dia|gnostik, prä|natale f: (engl.) prenatal lung maturity tests; Verfahren zur Messung von Surfactant* im Fruchtwasser als Maß für die fetale Lungenreife; **Methoden: 1.** dünnschichtchromatographische Bestimmung des Verhältnisses von Lecithin zu Sphingomyelin im Fruchtwasser (sog. L/S-Ratio); Werte >2,0 zeigen eine ausreichende Lungenreife an; **2.** physik. Bestimmung der Oberflächenspannung durch den sog. Schaum- od. Schütteltest (Clements-Test): Bildung von stabilem Schaum auf der Fruchtwasseroberfläche nach Schütteln in Gegenwart von Ethanol bei versch. Verdünnungsstufen deutet auf Lungereife hin; **Ind.:** vorzeitiger Blasensprung u. drohende Frühgeburt zw. 30. u. 34. SSW (davor begrenzte Aussagekraft); geplante Entbindung vor der 39. SSW; Ergänzung durch sonographische Beurteilung des Reifegrades der Plazenta. Vgl. Fruchtwasserdiagnostik, Surfactantmangel-Syndrom.

Lungen|reife|förderung, medikamentöse: (engl.) induced lung maturation; pränatale Medikamentengabe an die Mutter zur Stimulierung der Synthese von Surfactant* in der fetalen Lunge bei zu erwartender Lungenunreife (s. Lungenreifediagnostik, pränatale); wichtigste Arzneimittel sind Glukokortikoide, z. B. Dexamethason. Die Gabe von Ambroxol, Theophyllin-Ethylendiamin u. Betasympathomimetika sowie die direkte intraamniale Applikation von Surfactant werden kontrovers diskutiert.

Lungen|reifung, fetale: (engl.) fetal lung development; Entwicklung des Lungengewebes von den sich aufzweigenden Bronchialknospen (6.–14. SSW) über Zwischenstadien bis zum alveolären Lungentyp (etwa ab 25.–27. SSW) mit Lungenbläschen; neben dieser Gewebereifung gehört zur f. L. die Differenzierung der Gewebezellen in verschiedenartige Zellen (Bronchialepithelzellen, Pneumozyten Typ I u. II) u. die biochem. Reifung (Produktion von Surfactant*).

Lungen|re|sektion (Resektion*) **f:** (engl.) pulmonary resection; op. Entfernung von Teilen der Lunge (Lobektomie, Lungensegmentresektion); vgl. Pneumektomie.

Lungen|sarkoidose (Sark-*; -om*; -id*; -osis*) **f:** Sarkoidose* der Lunge.

Lungen|schall: (engl.) pulmonary resonance; s. Perkussion.

Lungen|schwimm|probe: (engl.) pulmonary docimasia; (pathol.) Prüfung der Schwimmfähigkeit der Lunge, um festzustellen, ob das verstorbene Neugeborene geatmet hat; beruht auf dem Gehalt an Minimalluft. Vgl. Magen-Darm-Schwimmprobe.

Lungen|segmente (Segment*) n pl: (engl.) bronchopulmonary segments; die kleinsten anat.-funktionell selbständigen Lungenteile, die durch abgrenzende Aufteilung von Gefäßen u. Bronchialbaum zustande kommen; nicht identisch mit den Lungenlappen. Nach Reichardt wird die Lunge nach ihrer vegetativ-nervalen, segmentalen Versorgung durch den Sympathikus in scheiben- od. etagenförmige Versorgungsgebiete aufgeteilt. Sie können einzeln reseziert werden (**Lungensegmentresektion**), z. B. bei Tumoren, kavernöser Lungentuberkulose.

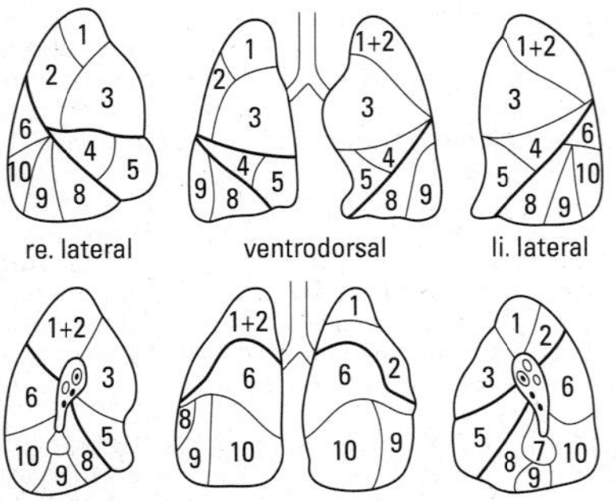

Lungensegmente:
Nummerierung nach internationalem Klassifizierungsschema;
rechte Lunge:
1: Segmentum apicale; 2: S. posterius; 3: S. anterius; 4: S. laterale; 5: S. mediale; 6: S. superius; 7: S. basale mediale (cardiacum); 8: S. basale anterius; 9: S. basale laterale; 10: S. basale posterius
linke Lunge:
1 u. 2: S. apicoposterius; 3: S. anterius; 4: S. lingulare superius; 5: S. lingulare inferius; 6: S. superius; 7: S. basale mediale (cardiacum, inkonstant); 8: S. basale anterius; 9: S. basale laterale; 10: S. basale posterius

Lungen|sequestration (Sequester*) f: (engl.) pulmonary sequestration; kongenitale Fehlbildung der Lunge ohne Einfluss auf ihre Funktion; meist zystisch umgewandelter zusätzl. Lungenlappen (akzessorische Lungenknospe). Die erhaltene Fähigkeit zur Schleimproduktion kann zur Vergrößerung, Ruptur in den Tracheobronchialbaum od. den Ösophagus sowie zu rezidiv. Infektionen führen. **Formen: 1.** intralobäre L.: innerhalb des Lungenparenchyms ohne eigenen Pleuraüberzug, meist im li. Lungenunterlappen posterobasal; art. Versorgung aus der Aorta (zum Ausschluss infradiaphragmal entspringender aortaler Äste präop. Aortographie notwendig), venöser Abfluss über die Lungenvenen; **2.** extralobäre L.: meist li. basal gelegene Fehlbildung mit eigenem Pleuraüberzug; art. Versorgung aus der Aorta, venöser Abfluss über die Azygosvenen; sehr selten, meist symptomlos; **3.** Nebenlunge (syn. Rokitansky-Lappen): eigene Pleura, rudimentärer Bronchus, z. T. mit Anschluss an Trachea od. Ösophagus; **Sympt.:** rezidiv. Pneumonien an derselben Stelle; **Ther.:** bei klin. Beschwerden bzw. bei dd Tumorverdacht chir. Entfernen.

Lungen|siderose (gr. σίδηρος Eisen; -osis*) f: (engl.) pulmonary siderosis; sog. Eisenlunge, Schweißerlunge, Eisenoxidlunge; Form der persistierenden, nicht kollagenösen Pneumokoniosen* mit reaktionsloser interstitieller Ablagerung von Eisen-II-oxid (schwarze Eisenlunge) od. Eisen-III-oxid (rote Eisenlunge) bei Schweißern, Kesselreinigern, Eisenhüttenwerkern; bei extremer Schweißrauchexposition evtl. auch als progrediente Pneumokoniose mit Fibrosierungen im Lungengewebe. Vgl. Hämosiderose.

Lungen|stauung: s. Stauungslunge.

Lungen|steine: (engl.) pneumoliths; Pneumolithen; kalkige Ablagerungen um eingeatmete Fremdkörper, abgestorbenes Lungengewebe, verkalkte Tuberkulome usw.

Lungen|szinti|graphie (Szinti-*; -graphie*) f: (engl.) lung scintigraphy; Szintigraphie* der Lunge zur Untersuchung der Ventilation u./od. Perfusion, zur Bestimmung der alveolären Permeabilität u. der mukoziliären Clearance; vgl. Lungenperfusionsszintigraphie, Lungenventilationsszintigraphie.

Lungen|trans|plantation (Transplantation*) f: (engl.) lung transplantation; orthotope Transplantation* einer od. beider Lungen bei irreversiblen Endstadien chron. Lungenerkrankungen; Voraussetzung ist eine ausreichende Leistung des rechten Herzens mit intakten Herzklappen u. einer rechtsventrikulären Auswurffraktion über 30 % (sonst Herz*-Lungen-Transplantation). **Formen: 1.** einseitige L. bei restriktiven Lungenerkrankungen (Silikose, Fibrose, Sarkoidose) auf der funkt. stärker beeinträchtigten Seite; chir. Vorgehen: Anastomosierung der Pulmonalvenen mit dem linken Vorhof des Empfängerherzens, jeweils End-zu-End-Anastomose der Pulmonalarterie u. des Hauptbronchus; **2.** Doppellungentransplantation bei obstruktiven Lungenerkrankungen (zystische Fibrose, Emphysem, Alpha-1-Antitrypsinmangel); chir. Vorgehen: meist als sequentielle Transplantation der rechten u. der linken Lunge wie bei einseitiger L., seltener mit gemeinsamer Gefäßanastomose an der Pulmonalarterie u. am linken Vorhof; ggf. Einsatz der Herz-Lungen-Maschine erforderlich; postoperative Immunsuppression zur Proph. u. Ther. der Abstoßungsreaktion*; Glukokortikoide möglichst niedrig dosiert (Gefahr bronchialer Nahtinsuffizienz); **Überwachung:** Bronchoskopie, bronchoalveoläre Lavage (Infektionserreger, Lymphozytensubpopulationen), Lungenbiopsie, Rö.-Thorax, Lungenfunktionsprüfung; **Progn.:** Ein-Jahres-Überlebensrate 60–70 %.

Lungen|tuberkulose (Tuberkel*; -osis*) f: (engl.) lung tuberculosis; sog. Lungenschwindsucht, Phthisis pulmonum; Tuberkulose* der Lunge (häufigste Form der Tbc), als primäre od. postprimäre L.; Lok. v. a. in den kranialen Anteilen der Unterlappen u. in den basalen Anteilen der Oberlappen rechts (häufig im Bereich von Interlobärspalten); **Formen: 1.** chron. produktive L.: azinös-nodöse L. mit Ausbildung kirschgroßer Herde, die eine zentrale Verkäsung u. Vernarbung mit Neubildung produktiver Knötchen (sog. Kokardentuberkel) aufweisen; **2.** indurierende zirrhotische L.: fibröse L. mit Vernarbung u. Schrumpfung von Bron-

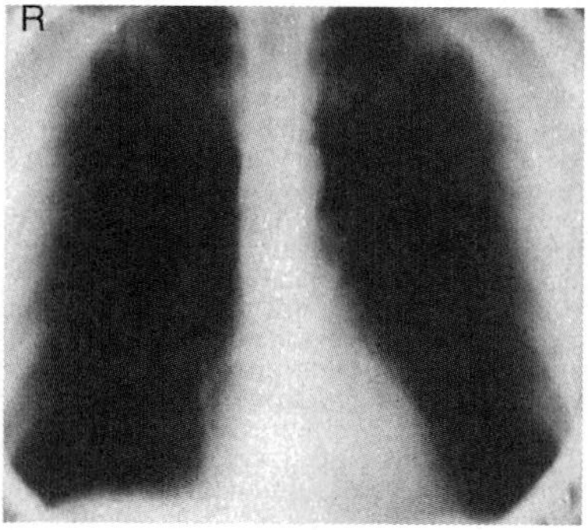

Lungentuberkulose:
tuberkulöser Primärkomplex in der rechten Lunge [15]

chien bzw. Gefäßen inf. chron. Entzündung; **3.** exsudative käsige Pneumonie mit ausgedehnter grobfleckiger bis flächiger Beteiligung; **4.** kavernöse L. mit Hohlraumbildung u. Pleurabeteiligung, Einschmelzungen u. Nekrose von Lungengewebe.

Lungen|tumoren (Tumor*) m pl: (engl.) pulmonary tumors; **1. benigne L.:** meist symptomlos u. Zufallsbefund bei Röntgenuntersuchungen als scharf begrenzte Verschattungen mit meist peripherer Lok.; z. B. Fibrome, Hamartome, Lipome, Chondrome, Osteome; Neurinome meist vom hinteren, Dermoide u. Teratome meist vom vorderen Mediastinum ausgehend; **2. maligne L.: a)** primär, überwiegend von den Bronchien, seltener von den Alveolarepithelien ausgehend; s. Bronchialkarzinom, Pancoast-Tumor, Alveolarzellkarzinom; **b)** metastasierend, entw. in Form der Lymphangiosis* carcinomatosa od. als umschriebene hämatogene Metastasen von Karzinomen (Fernmetastasen); z. B. bei malignem Chorionepitheliom, Hypernephrom, Mamma-, Prostata- u. Magenkarzinom, malignen Hodentumoren; **c)** fortgeleitet, z. B. bei Tumoren von Pleura, Mediastinum, Ösophagus, Mamma. Vgl. Bronchialadenom.

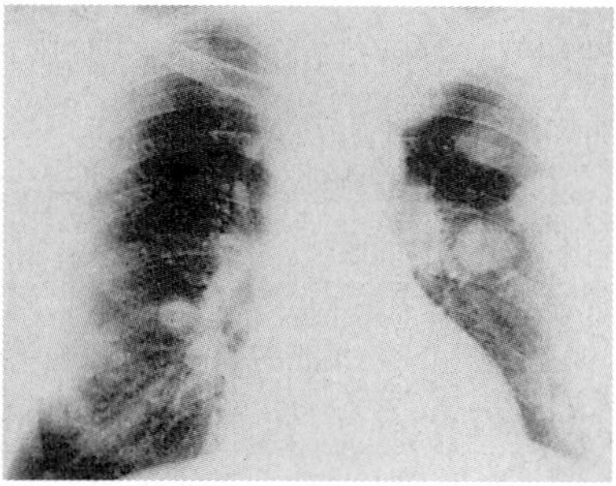

Lungentumoren:
pulmonale Metastasen eines Nierenkarzinoms [27]

Lungen|überblähung: (engl.) pneumonectasia; pathol. Erhöhung des intrapulmonalen Gasvolumens v. a. bei obstruktiven Ventilationsstörungen* mit Behinderung der Exspiration, z. B. bei Asthma bronchiale als akute L. (Volumen* pulmonum auctum); im Gegensatz zum Lungenemphysem ist die L. reversibel (spontan od. durch Ther. z. B. mit Bronchospasmolytika).

Lungen|venen|fehl|mündung (Vena*): (engl.) anomalous pulmonary venous drainage; syn. Pulmonalvenentransposition; Angiokardiopathie mit abnormer Mündung von Lungenvenen in Körpervenen bzw. in den re. Vorhof; **Formen: 1.** totale Fehlmündung sämtl. Lungenvenen (1–2 % der angeborenen Herzfehler*) mit gleichzeitigem Vorhofseptumdefekt, in ca. 25 % der Fälle zusätzl. Ductus arteriosus apertus; Einteilung nach Lok. in kardiale (15–16 %), supra- (ca. 30 %) od. infrakardiale Formen (selten) sowie Mischformen; **Hämodynamik:** arteriovenöses Mischblut im Körperkreislauf durch vollständigen Links-Rechts-Shunt (inf. L.) in Komb. mit interatrialem Rechts-Links-Shunt; Überfüllung des Lungenkreislaufs, u. U. verstärkt durch Abflussbehinderung aus den Lungenvenen (v. a. bei subdiaphragmaler L.); **Klin.:** Manifestation mit Herzinsuffizienz, Tachypnoe u. (geringer) Zyanose meist am Ende des 1. Lebensmonats, bei hochgradiger venöser Abflussbehinderung ggf. bereits postpartal fortschreitende kardiale

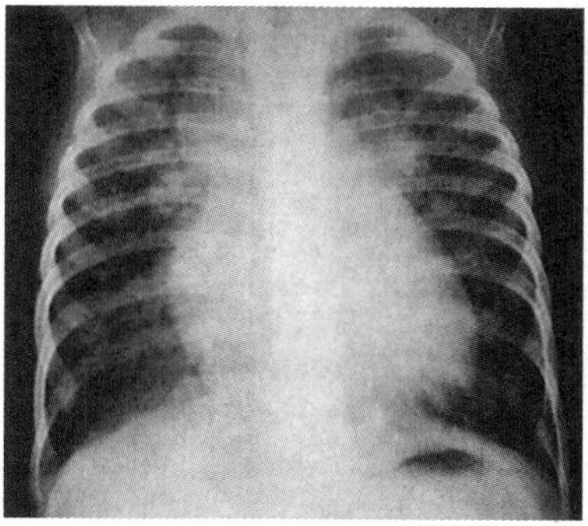

Lungenvenenfehlmündung:
sog. Schneemannfigur bei totaler Lungenvenenfehlmündung in die linke obere Hohlvene [79]

Dekompensation; **Diagn.:** auskultator. multiple Extratöne, betonter Pulmonalklappenschlusston (s. Herztöne), im EKG Zeichen der rechtsseitigen Vorhof- u. Kammerbelastung; im Rö.-Thorax verstärkte Hilum- u. Lungengefäßzeichnung, variable Kardiomegalie; bei Fehlmündung aller Lungenvenen in eine li. obere Kardinalvene* im 2. Lebenshalbjahr zunehmende Verbreiterung des oberen Mittelschattens nach beiden Seiten, so dass zus. mit dem Herz die Figur einer 8 bzw. eines Schneemanns entsteht; Nachw. durch Echokardiographie, Herzkatheterisierung, Angiokardiographie; **Ther.:** evtl. palliativ Ballonatrioseptostomie*, op. Korrektur durch Anastomosierung des von den Lungenvenen gemeinsam gebildeten Sinus mit dem li. Vorhof; der Vorhofseptumdefekt wird funktio-

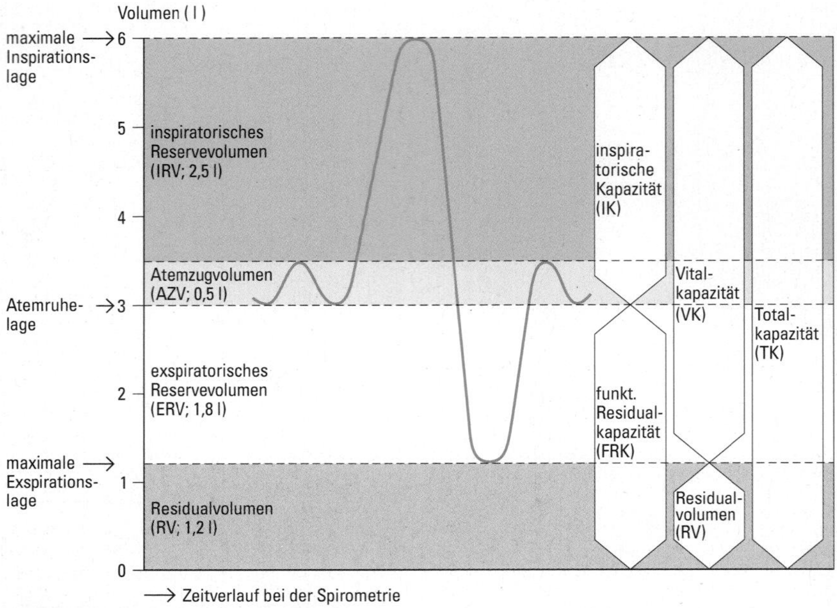

Lungenvolumina:
spirographisch dargestellte Volumina eines Gesunden

nell verschlossen; **2.** partielle L. mit Transposition von einer od. mehreren Lungenvenen (die li. Lungenvenen münden in die li. V. cava superior od. in den Koronarvenensinus, die re. Lungenvenen in die re. V. cava superior od. in den re. Vorhof), häufig in Komb. mit einem Vorhofseptumdefekt vom Sinus-venosus-Typ. Die hämodynam. Auswirkungen einer partiellen L. sind meist rel. gering, die Sympt. wird v. a. durch zusätzl. Fehlbildungen (häufig der re. Lunge u. ihrer art. Blutversorgung sowie Herzfehler) bestimmt. Vgl. Scimitar-Syndrom.

Lungen|ventilations|szinti|graphie (Ventilation*; Szinti-*; -graphie*) **f:** (engl.) pulmonary ventilation scintigraphy; Szintigraphie* zur Untersuchung der Lungenbelüftung u. Ventilation durch Inhalation von radioaktiven Aerosolen (z. B. Tc-99m-DTPA) od. Edelgasen (z. B. Krypton-81m, Xenon-133) u. Darstellung der Verteilung in der Lunge; bei Verw. von Xe-133 als einmaliger Atemzug zur Ergänzung der Lungenperfusionsszintigraphie* od. bei kontinuierlicher Atmung zur Beurteilung der Aktivitätsverteilung in der Lunge als Maß der regionalen Ventilationsfunktion u. des Wash-out, der die Beurteilung einer Atemwegobstruktion gestattet.

Lungen|volumina n pl**:** (engl.) pulmonary volumes; statische Größen versch. Gasvolumina der Lungen; Einteilung nach der Bestimmungsmethode: **1.** L., die ventiliert u. mittels Spirometrie* gemessen werden können: **a) Vitalkapazität** (Abk. VK): Volumen, das nach maximaler Inspiration maximal ausgeatmet werden kann (Summe aus IK u. ERV); **b) inspiratorisches Reservevolumen** (Abk. IRV): Volumen, das nach einer normalen Inspiration noch maximal eingeatmet werden kann; **c) inspiratorische Kapazität** (Abk. IK): Volumen, das nach einer normalen Exspiration maximal eingeatmet werden kann (Summe aus Atemzugvolumen u. IRV); **d) exspiratorisches Reservevolumen** (Abk. ERV): Volumen, das nach einer normalen Exspiration noch maximal ausgeatmet werden kann; **2.** L., die nicht (komplett) ventiliert werden können u. mittels Ganzkörperplethysmographie* bzw. Fremdgasmischmethode* gemessen werden: **a) funktionelle Residualkapazität** (Abk. FRK): das nach einer normalen Exspiration in der Lunge noch vorhandene Volumen (Summe aus ERV u. RV); **b) Residualvolumen*** (Abk. RV): Volumen, das nach maximaler Exspiration in der Lunge verbleibt; **c) Totalkapazität** (Abk. TK): das nach maximaler Inspiration in der Lunge enthaltene Volumen (Summe aus VK u. RV); s. Abb.

Lungen|zysten (Kyst-*) f pl**:** (engl.) pulmonary cysts; **1.** entwicklungsbedingte Fehlbildungen der Lungen mit einzelnen od. mehreren zyst. Erweiterungen versch. Größe; vgl. Sacklunge, Wabenlunge; **2.** erworbene Substanzdefekte (traumatisch bedingt, Echinokokkuszyste).

Lunula (lat. halbmondförmiges Halsband) **f:** (anat.) halbmondförmiges weißl. Feld im proximalen Teil des Nagelbetts; Matrix für die Nagelbildung.

Lunulae valvularum semi|lunarium valvae (↑) f pl**:** die beiden halbmondförmigen dünnen Stellen am freien Rand der Taschenklappen des Herzens.

Lupen|brille: (engl.) loupe spectacles; s. Brille.

Lupinin n**:** (engl.) lupinine; Chinolizidinalkaloid; Hauptalkaloid in Lupinen, das neben Lupa-

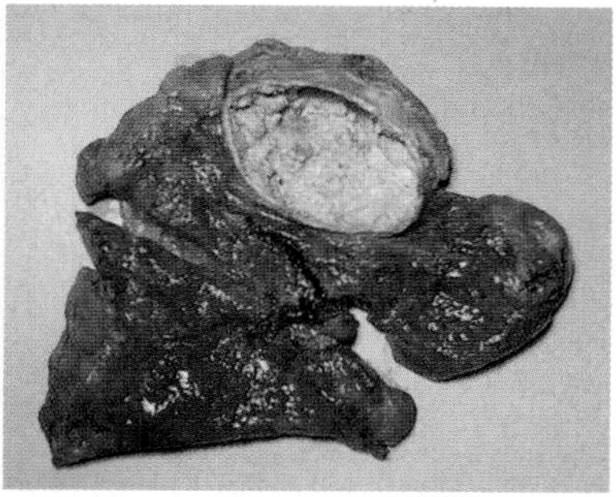

Lungenzysten:
Echinokokkuszyste [471]

nin, Hydroxylupanin u. Spartein bei Weidetieren zu Vergiftung (Lupinose) mit Appetitlosigkeit, Atemstörungen u. Ikterus inf. einer fettigen Leberdegeneration führen kann; heute Verw. alkaloidfreier Zuchtsorten (sog. Süßlupinen) zu Futterzwecken.

Lupinose (-osis*) f: (engl.) lupinosis; Lupinenvergiftung; s. Lupinin.

Lupino|toxin (Tox-*) n: s. Lupinin.

Lupus|anti|ko|agulans n: (engl.) lupus anticoagulant; Antiphospholipid*-Antikörper, der phospholipidabhängige In-vitro-Blutgerinnungstests beeinflusst (z. B. Verlängerung der partiellen Thromboplastinzeit) u. in vivo die Neigung zu Thrombosen erhöht (vgl. Antiphospholipid-Syndrom); **Vork.:** bei systemischem Lupus* erythematodes u. a. Autoimmunkrankheiten, bei rezidiv. Abort, nach Viruserkrankung u. bei Thrombose (in 10 % der Fälle). E. Fei.

Lupus erythematodes (lat. lupus Wolf) m: Abk. LE; Sammelbez. für Autoimmunkrankheiten der Haut u. innerer Organe sowie für diaplazentar übertragbare Syndrome; **Ätiol.:** vermutl. genet. HLA-Prädisposition, Viren, Umwelt- u. hormonelle Faktoren; **Formen:** s. Tab. T. Dör.

Lupus erythematodes
Formen

1. Hautmanifestation
   Lupus erythematodes cutaneus chronicus discoides
   subakuter kutaner Lupus erythematodes
   akuter kutaner Lupus erythematodes
2. systemische Beteiligung
   systemischer Lupus erythematodes
   medikamenteninduzierter Lupus erythematodes
3. neonatale Lupus-erythematodes-Syndrome
   kongenitaler Herzblock
   neonataler Lupus erythematodes mit kutaner, hämatologischer u. Leberbeteiligung

Lupus erythematodes, chronischer diskoider (↑) m: (engl.) chronic discoid lupus erythematosus; Abk. CDLE; syn. Erythematodes integumentalis, Erythematodes chronicus discoides faciei; kutane Form des Lupus erythematodes ohne systemische Beteiligung; **Sympt.:** münzgroße, scharf begrenzte Herde mit zentralen follikulären Hyperkeratosen, die bes. am Rand entzündlich infiltriert sind u. oft schon bei geringer Berührung schmerzen; allmähliche Entw. größerer, festhaftender, gelb-bräunlicher Schuppen, an deren Unterseite sich nach dem Ablösen typische dornartige Hornzapfen finden (sog. Tapeziernagelphänomen); nach Abheilung oft narbige Atrophie im Zentrum der Herde mit Hyper- u. Depigmentierung; bei langem Verlauf Vernarbung; **Lok.:** lichtexponierten Hautareale, meist Gesicht od. behaarte Kopfhaut (Alopecia atrophicans); **Ther.:** Chloroquin, Hydroxychloroquin, Versuch mit Dapson u. Isotretinoin; lokal Glukokortikoide u. Kryotherapie.

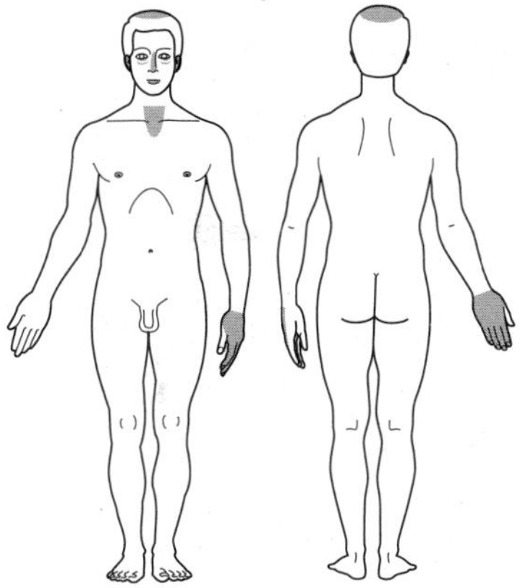

Lupus erythematodes, chronischer diskoider: hauptsächliche Lokalisationen der Effloreszenzen [347]

Lupus erythematodes, medikamenten|induzierter (↑) m: (engl.) drug-induced lupus erythematosus; auch Pseudo-Lupus-erythematodes-Syndrom; systemischer Lupus* erythematodes, der durch Arzneimittel (Hydralazin, Hydantoine, Isoniazid, Sulfasalazin, Procainamid, Penicillamin, Interferon-α u. a.) ausgelöst wird; **Klin.:** wie bei system. Lupus erythematodes, jedoch meist keine Nephritis od. ZNS-Symptomatik; **Diagn.:** Nachw. von antinukleären Antikörpern* v. a. gegen Histone (H2A, H2B) u. Einzelstrang-DNA; **Progn.:** nach Absetzen des verursachenden Medikaments meist komplette Rückbildung der Symptome.

Lupus erythematodes, neo|nataler (↑) m: (engl.) neonatal lupus erythematosus; Abk. NLE; Form des Lupus erythematodes (Abk. LE) bei Kindern inf. diaplazentaler Übertragung maternaler Autoantikörper; **Klin.:** AV-Block (meist III. Grades) ab der 16.–24. Schwangerschaftwoche, fetale Arrythmie inf. degeneriertem AV-Knoten; reversibler kutaner NLE mit Hautveränderungen ähnl. denen bei subakutem kutanem LE (Manifestation nach UV-Strahlenexposition); Zytopenie, Hepatitis; Rückbildung entspr. dem Abbau mütterl. IgG-Antikörper in den ersten sechs Monaten. T. Dör.

Lupus erythematodes pro|fundus (↑) m: syn. Lupus-Pannikulitis; Form des chronischen diskoiden Lupus erythematodes mit derben lividen Knoten im subkutanen Fettgewebe von Gesicht, Schultern, Gesäß u. Extremitäten; Abheilung mit tiefen, atrophischen Narben; Befall anderer Organsysteme in ca. 20 %.

Lupus erythematodes, sub|akuter kutaner (↑) m: (engl.) subacute cutaneous lupus erythematosus; Abk. SCLE; zw. kutaner u. systemischer Form des Lupus erythematodes stehende Erkr.; **Sympt.:** photosensible, anulär-polyzyklische od. papulosquamöse Erytheme, die im Ggs. zum chronischen diskoiden Lupus erythematodes nicht vernarben u. zumeist symmetrisch u. generalisiert auftreten; allg. Krankheitszeichen, evtl. Myalgien u. Arthralgien; **Diagn.:** meist antinukleäre Antikörper* nachweisbar; Leitantikörper gegen Ro(SSA)-Antigen; **Progn.:** 10 % der Pat. entwickeln einen systemischen Lupus* erythematodes.

Lupus erythematodes, systemischer (↑) m: (engl.) systemic lupus erythematosus; Abk. SLE; Form der Kollagenosen*, die v. a. bei jungen Frauen vorkommt (Gynäkotropie w : m = 9 : 1); **Ätiol.:** ungeklärt; genet. Prädisposition bes. im HLA-System; **Path.:** exo- u. endogene Faktoren (Sonnenlicht, Hormone) sind an der Auslösung beteiligt. Bildung autoreaktiver Lymphozyten, diverser Autoantikörper, Immunkomplexe; Veränderung des Komplementsystems; **Klin.:** unterschiedl. Muster im Organbefall (Häufigkeit): Arthritiden (85 %), Hauterscheinungen (50–60 %), Blutbildveränderungen (60 %), Lupusnephritis* (51 %), Pleuritis u. Perikarditis (56 %), Endokarditis (Libman-Sacks-Syndrom), neurol. (vgl. Devic-Syndrom) u. psych. Störungen (23–30 %); **Progn.:** variabel zw. akutem tödl. (selten) bis jahrzehntelangem chron. Verlauf je nach ZNS-, renaler u. kardiopulmonaler Beteiligung; **Diagn.:** s. Tab.; Verbrauch von Komplement (C3, C3d, C4) im aktiven Stadium; antinukleäre Antikörper* (99 %) u. typ. Antikörper gegen Doppelstrang-DNA, RNP u. Smith-Antigen; häufig Antikörper gegen Phospholipide, Erythro-, Leuko- u. Thrombozyten, Gerinnungsfaktoren u. Immunglobuline (Rheumafaktor); LE*-Zellen im Blut bei ca. 80 % der SLE-Patienten; **Ther.:** Glukokortikoide, nichtsteroidale Antiphlogistika, Immunsuppressiva (z. B. Cyclophosphamid, Azathioprin, Hydroxychloroquin); Plasmapherese (Immunadsorption); zusätzl. Schutz vor UV-Exposition, keine hormonellen Antikonzeptiva, Vermeiden allergener Chemotherapeutika (Penicilline, Sulfonamide); lebenslange engmaschige ärztl. Betreuung; **experimentelle Ther.:** Stammzelltransplantation, Antikörper gegen Komplement (C5a), CD4 u. CD40-Liganden, hoch dosierte Chemotherapie, Prolaktinhemmer.

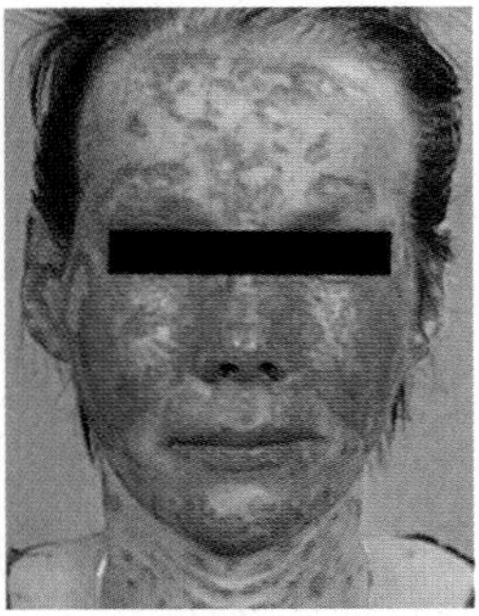

Lupus erythematodes, systemischer: kutane Manifestation (Schmetterlingserythem) [3]

Lupus erythematodes, systemischer
Diagnosekriterien

1. Schmetterlingserythem
2. diskoide Hautveränderungen
3. Lichtempfindlichkeit
4. Schleimhautulzera (im Allg. schmerzlos)
5. Arthritis in mind. zwei Gelenken
6. Serositis (Pleuritis od. Perikarditis)
7. Nierenbeteiligung (Proteinurie >0,5 g/d od. Zylinder)
8. ZNS-Beteiligung (Krämpfe od. Psychose)
9. hämatologische Befunde (hämolyt. Anämie, Leuko- od. Thrombopenie)
10. immunologische Befunde:
    Anti-dsDNA-Antikörper
    Anti-Sm-Antikörper
    Antikardiolipin-Antikörper
11. antinukleäre Antikörper ohne Einnahme Lupus erythematodes auslösender Medikamente

Auswertung:
bei vier (drei) positiven Befunden gilt die Diagnose als sicher (wahrscheinlich)

Lupus mutilans (↑) m: s. Tuberculosis cutis.

Lupus|nephritis (↑; Nephr-*; -itis*) f: durch zirkulierende DNA-haltige Immunkomplexe ausgelöste Glomerulopathie* bei systemischem Lupus* erythematodes; selten als einzige Organmanifestation; **Sympt.:** Hämaturie, Proteinurie, arterielle Hypertonie.

Lupusnephritis
WHO-Klassifikation

1. normale od. gering veränderte Glomeruli (minimal changes)
2. geringe bis mäßige mesangioproliferative Glomerulonephritis
3. fokale u. segmentale Glomerulonephritis
4. schwere diffuse Glomerulonephritis (endokapillär, mesangioproliferativ od. membranoproliferativ)
5. membranöse Glomerulonephritis
6. fortgeschrittene vernarbte Glomerulonephritis

Lupus pernio (↑) m: s. Sarkoidose.

Lupus profundus (↑) m: Pannikulitis* bei systemischen Vaskulitiden, v. a. bei Lupus* erythematodes u. bei Panarteriitis* nodosa.

Lupus vulgaris (↑) m: s. Tuberculosis cutis.

Luque-Operation (Eduardo R. L., zeitgen. orthopäd. Chir., Mexico) f: Form der Spondylodese*.

Luschka-Foramen (Hubert von L., Anat., Tübingen, 1820–1875; Foramen*) n: s. Hirnventrikel.

Luschka-Nerv, rekurrenter (↑): Ramus* meningeus eines Spinalnerven.

Luschka-Tonsille (↑) f: Tonsilla pharyngea; s. Rachenmandel.

lusi|trop (-trop*): (engl.) lusitropic; die Erschlaffungsgeschwindigkeit der Herzmuskulatur in der Diastole beeinflussend; positiv lusitrope Wirkung von Sympathikus u. Betasympathomimetika.

Lust-Zeichen (Franz L., Päd., Heidelberg, Karlsruhe, 1880–1976): syn. Fibularisphänomen*.

Lutea|phase (luteus*) f: Corpus-luteum-Phase des Menstruationszyklus*.

Lutein (↑) n: 3,3′-Dihydroxy-α-carotin, $C_{40}H_{56}O_2$; gelber Farbstoff aus der Gruppe der Carotinoide*; wichtigste Verbindung der Xanthophylle; in grünen Pflanzen (Laubfärbung), Eidotter, Getreide u. a.

Lutein|zyste (↑; Kyst-*) f: (engl.) lutein cyst; mit Granulosaluteinzellen* ausgekleidete Follikelzyste*, die sich aus einem atretischen Follikel nach ausgebliebenem Follikelsprung entwickelt; Vork. häufig bei Blasenmole*, malignem Chorionepitheliom* sowie nach längerer, hochdosierter Anw. von Gonadotropinen*.

Lutembacher-Syn|drom (René L., Kardiol., Paris, 1884–1968) n: sehr seltene Herzfehlerkombination aus Vorhofseptumdefekt* u. Mitralstenose*; **Vork.:** meist angeb., früher häufig in Zus. mit rheumatischem Fieber; **Hämodynamik:** Behinderung des Blutstroms vom li. Vorhof zur li. Herzkammer inf. Mitralstenose, dadurch vermehrter Links-Rechts-Shunt durch den Vorhofseptumdefekt u. verstärkte Volumenbelastung des re. Ventrikels; **Klin.:** entspr. schwerem Vorhofseptumdefekt; **Diagn.:** auskultator. systol. Herzgeräusch im 2./3. ICR li. parasternal, diastol. Geräusch über der Herzspitze, mesodiastol. Geräusch am unteren Sternum (inf. relativer Trikuspidalstenose); EKG wie bei Vorhofseptumdefekt, im Rö.-Thorax Kardiomegalie mit starker Überfüllung der Hilus- u. Lungengefäße (sog. tanzende Hili); Nachw. durch (Doppler-) Echokardiographie, Herzkatheterisierung; **Ther.:** operativ.

Luteo|hormon (luteus*; Horm-*) n: syn. Corpus-luteum-Hormon, Progesteron*.

Luteom (↑; -om*) n: (engl.) luteoma; aus luteinisierten Granulosa- bzw. Thekazellen im Ovarium bestehender, endokrin aktiver (Östrogene) benigner Tumor; **Vork.:** v. a. in der Postmenopause od. vorübergehend i. R. einer Schwangerschaft; eine maligne Entartung ist extrem selten. Vgl. Granulosazelltumor, Thekazelltumor.

Lutetium n: Symbol Lu, OZ 71, rel. Atommasse 174,97; zur Gruppe der Lanthanoide* gehörendes chem. Element.

luteus (lat.): gelb.

Lutheran-Blut|gruppen: (engl.) Lutheran blood groups; Symbol Lu; Blutgruppensystem mit den beiden antithetischen Hauptantigenen Lu^a bzw. Lu 1 u. Lu^b bzw. Lu 2; die Vererbung der Hauptantigene erfolgt autosomal-kodominant; Häufigkeit des Lu^b-Antigens bei Weißen ca. 99 %, von Lu^a-Ag in Europa 4–10 %. Ein dominantes (vom Lu-Genlocus unabhängiges) Suppressorgen, In (Lu), hemmt neben der Ausprägung von Lu-Antigenen auch die von Au^a- u. P_1-Ag. Zw. den Genorten für Lu u. Se (möglicherweise auch Le) besteht eine Koppelung. **Bedeutung:** Anti-In^a u. Anti-Lu^b werden nur selten gebildet u. können leichte Transfusionszwischenfälle od. einen Morbus haemolyticus neonatorum mit mildem Verlauf verursachen. Vgl. Blutgruppen.

Lutzner-Zellen (Zelle*): (engl.) Lutzner cells, Sézary cells; auch Sézary-Zellen; kleine (diploide) od. größere (tetraploide) lymphoide Zellen (∅ 6–10 μm) mit wenig Zytoplasma, relativ großem eingebuchtetem od. zerebriformem Kern, intrazytoplasmatischen PAS-positiven Granula u. für T-Lymphozyten charakterist. Oberflächenantigenen (atypische T-Lymphozyten); **Vork.:** in der Haut bei kutanen T-Zell-Lymphomen, auch bei Lupus erythematodes, Psoriasis, unspezif. chron. Dermatitiden, im Synovialsekret bei versch. Arthritiden.

Lux (lat. Licht, Helligkeit) n: (engl.) brightness; abgeleitete SI-Einheit der Beleuchtungsstärke*; Einheitenzeichen lx.

Luxatio acro|mio|clavicularis (Luxation*) f: Akromioklavikularluxation, Klavikulaluxation; durch Bandrupturen entstehende Luxation im

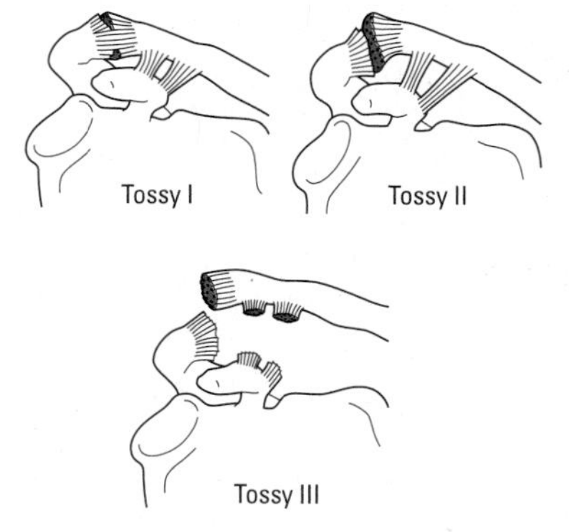

Luxatio acromioclavicularis: Einteilung nach Tossy [90]

Akromioklavikulargelenk; **Einteilung** (nach Tossy): **Tossy I:** Kontusion bzw. Distorsion der Ligg. acromioclavicularia; **Tossy II:** Ruptur der Ligg. acromioclavicularia (Subluxation); **Tossy III:** Ruptur der Ligg. acromioclavicularia u. Ligg. coracoclavicularia; **Typ IV:** subakromiale Dislokation der Clavicula; **Sympt.:** Bewegungsschmerz, evtl. Schwellung, Klavikulahochstand, Klaviertastenphänomen*; **Diagn.:** Rö. (Frakturausschluss, gehaltene Aufnahmen im Seitenvergleich); **Ther.:** funkt. Übungsbehandlung bei Tossy I, Ruhigstellung im Desault-, Gilchrist- od. Hartung-Verband bei Tossy II, Osteosynthese (u. a. durch Zuggurtung) sowie Bandnaht bei Tossy III. Vgl. Schultergelenkluxation.

Luxatio ante|brachii (↑) f: Ellenbogenverrenkung*.

Luxation (lat. luxare verrenken) f: Verrenkung; Gelenkverletzung mit vollständiger Diskontinuität der gelenkbildenden Knochenenden; **Formen: 1.** traumatische L. mit resultierender Kapsel- u. Bandruptur sowie ggf. mit Knorpel-, Knochen-, Gefäß- u. Nervenverletzungen; **2.** angeborene L. durch Gelenkdysplasie (z. B.

Hüftgelenkluxation*); **3.** habituelle L.: aus angeborener Gelenkinstabilität resultierende Luxationsbereitschaft schon bei minimaler Inanspruchnahme des betr. Gelenks (z. B. habituelle Patellaluxation* od. Schultergelenkluxation*); **4.** pathol. L. durch chron. Gelenkschädigung, Entz. (Distensionsluxation*, Destruktionsluxation*) od. inf. von Muskellähmungen (paralytische L.). Vgl. Subluxation, Luxationsfraktur, Dislokation.

Luxation der Costae spuriae (↑) f: s. Gleitrippe.

Luxation, peri|lunäre (↑) f: s. Dorsalluxation, perilunäre.

Luxations|fraktur (↑; Fraktur*) f: (engl.) luxation fracture; Komb. von Luxation u. Knochenfraktur an einem Gelenk; vgl. Bennett-Luxationsfraktur, Galeazzi-Luxationsfraktur.

Luxations|lähmung (↑): (engl.) dislocation-induced nerve paralysis; Drucklähmung* inf. Luxation eines Gelenks; z. B. Schädigung des N. suprascapularis bei Schultergelenkluxation.

luxurians (lat. luxuriare üppig wachsen): wuchernd.

Luys-Körper (Jules B. L., Neurol., Paris, 1828–1897): (engl.) Luys' body; Nucleus subthalamicus; zum extrapyramidalen System* gehörender Kern im Zwischenhirn; bei Schädigung kommt es zum Ballismus*.

Luzidität (lat. lucidus leuchtend, hell) f: (engl.) lucidity; (psychiatr.) Bez. für Bewusstseinsklarheit; vgl. Bewusstseinstrübung.

Luzi|ferin n: s. Leuchtbakterien.

LWK: Abk. für **L**enden**w**irbel**k**örper.

Lwoff-Ef|fekt (André M. L., Mikrobiol., Virol., Paris, 1902–1994) m: (engl.) Lwoff's effect; Aktivierung evtl. vorhandener Prophagen durch Bestrahlung von Bakt. mit UV-Licht; vgl. Lysogenie.

LWS: Abk. für **L**enden**w**irbel**s**äule.

LWS-Syn|drom n: klin. Kurzbez. für lumbales Wurzelirritationssyndrom*.

Lyasen f pl: (engl.) lyases; vierte Hauptklasse der Enzyme*, katalysieren die nichthydrolytische Spaltung chem. Bindungen (z. B. Pyruvatdecarboxylase*) od. Dehydratisierung ihres Substrats (z. B. von Äpfelsäure zu Fumarsäure im Citratzyklus) unter Einführung einer Doppelbindung; Einteilung in C—C-, C—O-, C—N-, C—S- u. C—Halogen-Lyasen.

Lyell-Syn|drom (Alan L., zeitgen. Dermat., Aberdeen) n: syn. Epidermolysis acuta toxica, Syndrom der verbrühten Haut; toxische epidermale Nekrolyse mit generalisierter subepidermaler Blasenbildung (Nikolski*-Phänomen positiv) der Haut, auch der Mund-, Nasen-, Genitoanalschleimhaut u. Konjunktiven (Erblindungsgefahr!); tritt v. a. bei Erwachsenen, selten bei Kindern auf; **Ätiol.:** medikamentös induziert durch Sulfonamide, Antiepileptika u. a.; Pathogenese unklar; **Ther.:** Plasmapherese; sonst wie bei ausgedehnten Verbrennungen, Verhinderung von Sekundärinfektionen. Vgl. SSSS.

Lyme-Borreliose (-osis*) f: (engl.) Lyme disease; syn. Erythema-migrans-Krankheit; erstmals 1976 in Lyme (Connecticut, USA) beobachtete Erkr.; **Err.:** Borrelia burgdorferi (s. Borrelia); **Übertragung:** im mitteleuropäischen Raum durch die Zecke Ixodes ricinus (Holzbock), in den USA Ixodes dammini; entspr. der Aktivität der Zecken saisonale Häufung der Erkr. im Sommer u. Herbst; Durchseuchung der Zecken regional sehr unterschiedlich (5–60 %); der Zeckenbiss bleibt nicht selten unbemerkt (bis zu 50 % der Erkrankungsfälle); Übertragung auf den Fetus bei Inf. in der Schwangerschaft; keine bleibende Immunität (Reinfektion möglich). **Klin.:** Das klin. Spektrum umfasst Sympt., die lange als eigenständige Krankheitsbilder unklarer Ätiol. galten; zweiphasiger Verlauf möglich, aber nicht obligat; **1.** Stadium I: unspezif. Allgemeinsymptome (Kopfschmerz, Arthralgie, Myalgie, gastrointestinale Beschwerden, evtl. Fieber) u. Erythema* migrans (meist an der Zeckenbissstelle), das sich zentrifugal ausbreitet u. auch disseminiert manifestieren kann; **2.** Stadium II (bis Monate nach Inf.): Lymphadenosis* cutis benigna (Borrelia-Lymphozytom); Karditis; sog. Neuroborreliose (Meningitis, Meningoenzephalitis, Bannwarth*-Syndrom; häufig Beteiligung der Hirnnerven, meist akute periphere Fazialislähmung, auch monosymptomatisch; immer mit lymphozytärer Liquorpleozytose); **3.** Stadium III (Monate bis Jahre nach Inf.): oft ohne vorausgehende Frühsymptome; isoliertes od. in variabler Reihenfolge gemeinsames Auftreten von: **a)** Mono- od. Oligoarthritis, die in ein rheumatisches Krankheitsbild mit chronisch-erosiver Arthritis übergehen kann (Lyme-Arthritis); **b)** Akrodermatitis* chronica atrophicans; **c)** chron. Enzephalomeylitis; andere isolierte Hirnnervenausfälle, akute Ataxie, akute Hemiplegie, Myelitis, Pseudotumor cerebri; fakultativ chronisch-rezidivierender Verlauf mit irreversibler Residualsymptomatik (chron. myelitische od. enzephalitische Prozesse sowie enzephalomalazische Krankheitsbilder); **Path.:** während für die Frühsymptome u. die Mehrzahl der Spätkomplikationen ein direkter Zus. mit der Borrelieninfektion anzunehmen ist, wird als Urs. der chronisch-rezidivierenden Krankheitsverläufe (Akrodermatitis chronica atrophicans, chronisch-erosive Polyarthritis, chronisch-progressive Enzephalomyelitis) ein Autoimmunprozess bei genetischer Disposition diskutiert. **Diagn.:** Nachweis spezif. IgM- u. IgG-Antikörper gegen Borrelia burgdorferi in Blut, Liquor od. Gelenkpunktat mittels ELISA, Immunoblot od. Immunfluoreszenztest. Der in Einzelfällen gelungene direkte Erregernachweis in Biopsiematerial (Haut, Synovia), Liquor od. Blut ist für die Routinediagnostik ungeeignet. Die Interpretation der serol. Befunde bereitet nicht selten Schwierigkeiten, da mit einer hohen Quote klin. stummer Inf. zu rechnen ist (Durchseuchung der Bevölkerung regional unterschiedlich 7–10 %, bei Waldarbeitern bis 30 %). **Ther.:** im Stadium I orale Antibiotikatherapie (Tetracycli-

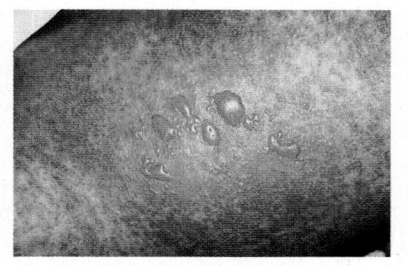

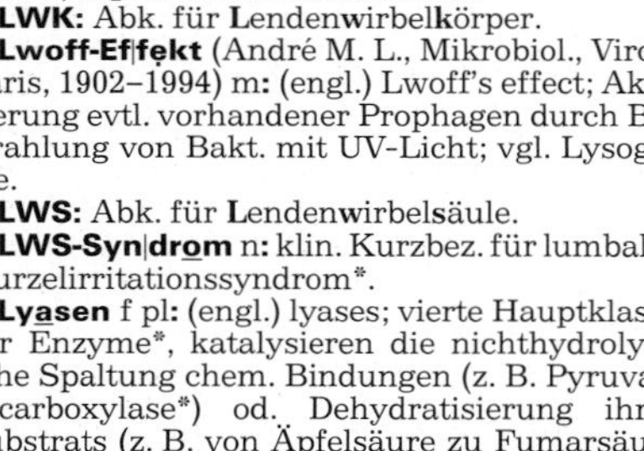

Lyell-Syndrom [60]

ne, Amoxicillin, Makrolid-Antibiotika); in den Stadien II u. III intravenöse Antibiotikatherapie (Penicillin G, liquorgängige Cephalosporine); cave: Jarisch*-Herxheimer-Reaktion möglich. Eine prophylaktische Antibiotikagabe nach erfolgtem Zeckenbiss wird nicht empfohlen, da die Übertragungsgefahr gering ist.

Lymph-: Wortteil mit der Bedeutung klares Wasser, Quellwasser; von lat. lympha.

lymphaceus (↑): zur Lymphe gehörend.

Lymph|aden|ek|tomie (↑; Aden-*; Ektomie*) f: (engl.) lymphadenectomy; syn. Lymphknotendissektion; op. Entfernung von Lymphknoten, entw. isoliert od. systematisch-radikal i. R. der Diagn. (z. B. Staging*) od. der erweiterten Tumorchirurgie.

Lymph|adenie (↑; ↑) f: (engl.) lymphadenia; Lymphadenopathie; generalisierte Wucherung des lymphatischen Gewebes, bes. in Lymphknoten u. Milz.

Lymph|adenitis (↑; ↑; -itis*) f: Lymphknotenentzündung; vgl. Lymphangitis.

Lymph|adenitis acuta non specifica (↑; ↑; ↑) f: schmerzhafte Anschwellung von Lymphknoten während der Infektionsabwehr, auf eine Lymphknotengruppe beschränkt; Eintrittspforte meist leicht zu finden, gelegentl. weist ein lymphangitischer Strang auf die Verletzung hin.

Lymph|adenitis chronica non specifica (↑; ↑; ↑) f: bis haselnussgroße, nicht schmerzhafte Lymphknoten bes. am Kieferwinkel u. in der Leistenbeuge.

Lymph|adenitis, dermo|pathische (↑; ↑; ↑) f: (engl.) dermatopathic lymphadenitis; syn. lipomelanotische Retikulose (Pautrier-Woringer); reaktive Lymphknotenschwellung durch Vermehrung von phagozytären Zellen mit Lipidspeicherung, Melanin- u. Hämosiderinablagerung; **Vork.:** z. B. bei generalisiertem Ekzem, Mycosis fungoides, Psoriasis.

Lymph|adenitis mes|enterialis acuta (↑; ↑; ↑) f: durch Yersinia pseudotuberculosis (s. Yersinia) verursachte Anschwellungen der Mesenteriallymphknoten, unter dem Bild der akuten Appendizitis verlaufend; bei Laparotomie findet sich eine reizlose Appendix, paketartige Lymphknotenanschwellungen u. seröses Exsudat; vgl. Pseudotuberkulose.

Lymph|adenitis specifica (↑; ↑; ↑) f: histol. Bez. für Lymphadenitis unterschiedl. Genese; häufig i. R. von Infektionen (Blastomykose, Brucellose, Katzenkratzkrankheit, Lymphogranuloma venereum, Mononucleosis infectiosa, Röteln, Toxoplasmose, Tularämie u. a.) u. Autoimmunkrankheiten (z. B. systemischer Lupus erythematodes, Felty-Syndrom, Sarkoidose).

Lymph|adenitis tuberculosa (↑; ↑; ↑) f: s. Lymphknotentuberkulose.

Lymph|adenom (↑; ↑; -om*) n: syn. Lymphom*.

Lymph|adeno|pathie (↑; ↑; -pathie*) f: (engl.) lymphadenopathy; allg. Bez. für Erkr. der Lymphknoten; vgl. Lymphangiopathie.

Lymph|adenose (↑; ↑; -osis*) f: frühere Bez. für chronisch-lymphatische Leukämie*.

Lymph|adenosis cutis benigna (↑; ↑; ↑) f: Manifestation der Lyme*-Borreliose; v. a. im Kindes- u. Jugendalter u. beim weibl. Geschlecht nach Zeckenbiss auftretende Infiltrate in der Haut, die vorwiegend aus Lymphozyten bestehen; meist umschriebene, weiche, blaurote, von verdünnter Haut bedeckte, halbkugelige, evtl. geschwürig zerfallene Tumoren (Lymphozytome); Prädilektionsstellen an den Mamillen, im Genitalbereich u. an den Ohrläppchen. **Diagn.** u. **Ther.:** s. Lyme-Borreliose.

Lymph|angi|ek|tasie (↑; Angio-*; -ektasie*) f: (engl.) lymphangiectasia; pathol. Erweiterung von Lymphgefäßen.

Lymph|angiitis (↑; ↑; -itis*) f: s. Lymphangitis.

Lymph|angio|graphie (↑; ↑; -graphie*) f: s. Lymphographie.

Lymph|angio|leio|myo|matose (↑; ↑; Leio-*; My-*; -om*; -osis*) f: (engl.) lymphangiomyomatosis; Systemerkrankung unbekannter Ätiol. mit diffuser Proliferation glatter Muskelzellen in den thorakalen u. abdominalen Lymphbahnen u. -knoten sowie im interstitiellen Lungengewebe; **Vork.:** nur bei Frauen im gebärfähigen Alter; **Sympt.:** zunehmende Dyspnoe, Chylothorax, rezidiv. Pneumothorax, evtl. Myoma* uteri; **Ther.:** Gestagene in hoher Dosierung (verhindern das Fortschreiten der Erkr., keine Heilung).

Lymph|angiom (↑; ↑; -om*) n: (engl.) lymphangioma; benigne, selten maligne entartende Neubildung von Lymphkapillaren, oft mit gleichzeitiger Erweiterung präexistenter Lymphkapillaren; meist angeboren od. in früher Kindheit auftretend, im Erwachsenenalter sehr selten; Lok. bes. an Hals (zervikales Hygrom*), Schultern, Gesicht; **Ther.:** evtl. chir. Entfernung. Vgl. Hämangiom, kavernöses.

Lymph|angioma cavernosum sub|cutaneum (↑; ↑; ↑) n: syn. Lymphangioma* circumscriptum profundum.

Lymph|angioma circum|scriptum profundum (↑; ↑; ↑) n: syn. Lymphangioma cavernosum subcutaneum; angeb. kissenartige, weiche, unscharf begrenzte Schwellung der Haut od. Schleimhaut, z. B. als unförmige Verdickung des Halses, Makrocheilie, Makroglossie.

Lymph|angioma circum|scriptum super|ficiale (↑; ↑; ↑) n: syn. Lymphangioma cysticum; bis linsengroße, meist gruppierte Zysten mit serösem Inhalt; **Ther.:** Exzision, Kryo- od. Laserchirurgie.

Lymph|angioma cysticum (↑; ↑; ↑) n: syn. Lymphangioma* circumscriptum superficiale.

Lymph|angio|pathia ob|literans (↑; ↑; -pathie*) f: zur Reduktion der Lymphgefäße, Lumeneinengung u. Lymphödem führende Lymphangiopathie; **Ätiol.:** lokalisierte Form: Entzündung, Bestrahlung, Tumor u. a.; bei generalisierter Form unklar.

Lymph|angio|pathie (↑; ↑; ↑) f: (engl.) lymphangiopathy; Erkr. der Lymphgefäße; **Formen: 1.** primäre (angeb.) L., z. B. Atresie, Aplasie, Ektasie, Hypo- od. Hyperplasie, hereditäres Lymphödem, Zysten od. Lymphangiom; **2.** sekundäre (erworbene) L., z. B. Lymphangitis, Lymphangiosis, Lymphangiektasie.

Lymph|angiosis carcinomatosa (↑; ↑; -osis*) f: kontinuierl. Ausbreitung eines Karzinoms in den Lymphgefäßen, makroskop. als feines, dem Lymphgefäßverlauf entsprechendes weißl. Netz (z. B. in der Pleura).

Lymph|angitis (↑; ↑; -itis*) f: Entz. der Lymphbahnen (evtl. abszedierend) im Abflussgebiet eines lokalen Infektionsherdes mit sichtbarem rotem Streifen (umgangssprachl. Blutvergiftung), Schwellung u. evtl. bereits vergrößerten regionären Lymphknoten (Lymphadenitis); **Urs.: 1.** als Begleiterscheinung einer meist akuten Gewebeentzündung; **2.** Staphylokokken, Streptokokken der Gruppe A u. Mischinfektionen, die sich über die korialen Lymphgefäße der Haut ausbreiten; **Ther.:** Antibiotika, Ruhigstellung, lokal Antiseptika; bei Abszedierung Inzision u. Drainage.

Lymph|drainage, manuelle (↑; Drainage*) f: (engl.) lymphatic drainage; Form der Streichmassage zur Beseitigung von Lymphstauungen; unter kreisendem Druck werden ödematöse Areale von distal nach proximal massiert, fibrosklerot. Bindegewebe wird gelockert; anschl. Anlage von Kompressionsverband od. Kompressionsstrümpfen; Anw. in Komb. mit komplexer physikalischer Entstauungstherapie* bei Lymphödem, Ödem inf. von Operation (z. B. Armödem nach Mastektomie*), Verletzung, rheumatischer Erkr. od. chronisch-venöser Insuffizienz.

Lymph|drüse (↑): veraltete, nicht korrekte Bez. für Lymphknoten*.

Lymphe (↑) f: (engl.) lymph; klare bis hellgelbe Flüssigkeit aus Lymphplasma u. Lymphozyten; entsteht durch Austritt von Blutplasma aus Blutkapillaren ins Gewebe (ca. 0,1 l/h); fließt in Gewebespalten u. wird durch bes. Gefäße (Lymphgefäße; anfangs ohne, später mit Wandung) über die regionären Lymphknoten (Einschwemmen von Lymphozyten) wieder dem Blutkreislauf zugeführt. Das zirkulierende Volumen ist abhängig von der Höhe des Kapillarblutdrucks u. dem Aktivitätsgrad der Organe (bes. der Muskulatur). Hauptlymphgefäß ist der Ductus* thoracicus. Vgl. Chylus.

Lymph|gefäß|erkrankungen (↑): s. Lymphangiopathie.

Lymph|kapillaren (↑; kapillar*) f pl: (engl.) lymph capillaries; kleinste (initiale) Lymphgefäße; bestehen im Ggs. zu Blutkapillaren aus einer Schicht von Endothelzellen ohne Basalmembran; durch Interzellularspalten ist der Durchtritt von Makromolekülen bis zu einem MG von ca. 40 000 möglich.

Lymph|knoten (↑): (engl.) lymph nodes; (anat.) Nodi lymphoidei, Lymphonodi; in die Strombahn der Lymphgefäße eingeschaltete, linsen- bis bohnengroße plattrundl. sekundäre

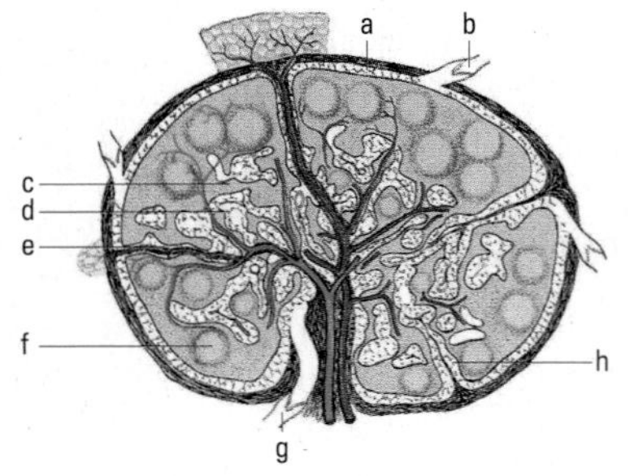

Lymphknoten:
a: Randsinus; b: Vas afferens mit Klappe; c: Markstrang; d: Marksinus; e: Trabekel mit Vene; f: Rindenknötchen; g: Vas efferens; h: Intermediärsinus [532]

Organe des lymphatischen Systems*; **Morphologie** (s. Abb.): von der bindegewebigen **Kapsel** ziehen Septen (Trabekel) in das Innere des L., die sich zu einem grobmaschigen Gerüstwerk verbinden, in dem sich ein feineres Schwammwerk von retikulärem Bindegewebe ausspannt. In der **Rinde** (Cortex, Zone der B-Lymphozyten) bildet ein dichtmaschiges lymphoretikuläres Gewebe die primären u. sekundären **Lymphfollikel** (Noduli lymphoidei solitarii); unscharf von der Rinde abgesetzt der Paracortex (Zone der T-Lymphozyten). Das **Mark** (Medulla) besteht aus untereinander netzförmig verbundenen lymphoretikulären Strängen. Der Zwischenraum zw. dem Bindegewebegerüst, den Lymphknötchen u. Marksträngen ist von weitmaschigem retikulärem Gewebe, den **Lymphsinus**, gefüllt, die von Retikulumzellen (Uferzellen) begrenzt werden. Die zum L. fließende Lymphe gelangt durch mehrere Vasa afferentia in den subkapsulären Sinus (Marginalsinus), durchsickert die Rindensinus (Intermediärsinus) u. schließl. die Marksinus. Der Abfluss der Lymphe erfolgt am Hilum des L. durch das Vas efferens, das neben den ernährenden Gefäßen (Arterie, Vene) verläuft. Das Einzugsgebiet der Lymphe für bestimmte L. wird als tributäres Gebiet, die einer best. Körpergegend zugehörigen L. werden als (loko-)regionäre L. bezeichnet. **Funktionelle Bedeutung:** „Filterung" der Lymphe während ihrer Passage von der Peripherie zum Ductus thoracicus durch Phagozytose* von Mikroorganismen, Toxinen, Zellfragmenten u. a. Antigenen; wichtig für die antigeninduzierte Differenzierung u. Proliferation der Lymphozyten*, wobei die B-Lymphozyten als lokale Ansammlungen die Primärfollikel u. nach antigener Stimulation (unter Vermittlung von antigenpräsentierenden Zellen u. Makrophagen) Sekundärfollikel mit Keimzentren aus proliferierten B-Zellen bilden, während im Paracortex v. a. T-Lymphozyten u. viele antigenpräsentierende Zellen vorkommen. Die medullären Stränge enthalten den größten Teil der antikörperproduzierenden Plasmazellen eines Lymphknotens.

Lymph|knoten|hyper|plasie (↑; Hyper-*; -plasie*) f: s. Lymphom.

Lymph|knoten|punktion (↑; Punktion*) f: (engl.) lymph node puncture; Punktion* eines Lymphknotens in Lokalanästhesie*; z. B. bei Verdacht auf Lymphogranulomatose, Tuberkulose, Leishmaniasen. Vgl. Punktionszytologie.

Lymph|knoten|schwellung (↑): (engl.) swelling of a lymph node; Lymphknotenvergrößerung; s. Lymphom.

Lymph|knoten|syn|drom, muko|kutanes (↑) n: syn. Kawasaki*-Syndrom.

Lymph|knoten|tuberkulose (↑; Tuberkel*; -osis*) f: (engl.) lymph node tuberculosis; Manifestation der Tuberkulose an den Lymphdrüsen des Körpers; s. Halslymphknotentuberkulose, Bronchiallymphknotentuberkulose, Mesenteriallymphknotentuberkulose.

Lymph|knoten|verkalkung (↑): (engl.) calcification of a lymph node; mögliches Endstadium einer Tuberkulose od. Silikose; es treten Kalkablagerungen od. regelrechte Verkalkungen regionärer Lymphknoten auf.

Lymph-node-permeability-Faktor (engl. ↑; node Knoten; permeability Durchlässigkeit) m: Abk. LNPF; s. Entzündung.

Lympho|blasten (↑; Blast-*) m pl: (engl.) immunoblasts; durch Antigen- od. Mitogenkontakt aktivierte Lymphozyten* mit basophilem Protoplasma u. normalerweise großem rundem, kaum eingebuchtetem Kern mit meist einem, selten zwei Nukleolen, die als Abkömmlinge von B-Lymphozyten in Keimzentren der Noduli lymphoidei liegen u. sich zu Plasmazellen differenzieren od. als Abkömmlinge von T-Lymphozyten in thymodependenten Zonen (z. B. Paracortex der Lymphknoten) liegen u. sich zu Immunozyten mit zellständigen Antikörpern (Killerzellen*) differenzieren. W. Ric.

Lympho|blasten|leuk|ämie (↑; ↑; Leuk-*; -ämie*) f: syn. akute lymphatische Leukämie*.

Lympho|blastom, groß|follikuläres (↑; ↑; -om*) n: (engl.) lymphoblastoma; syn. Brill-Symmers-Krankheit, Germinoblastom; zentroblastisch-zentrozytisches malignes Lymphom* mit Proliferation von Zentrozyten u. Zentroblasten.

Lympho|cytosis (↑; Cyt-*; -osis*) f: s. Lymphozytose.

Lympho|cytosis in|fectiosa acuta (↑; ↑; ↑) f: epidemisch auftretende gutartige Erkr. ungeklärter Ätiol. (u. U. Enterovirusinfektion); Vork. meist bei Kindern <10 Jahren, mit katarrhal. Erscheinungen im Bereich der oberen Atemwege, Diarrhö u. einer erhebl. Leukozytose (40 000–100 000/mm^3) mit rel. Lymphozytose (bis 90 %).

Lymph|ödem (↑; Ödem*) n: (engl.) lymphedema; chron. Ödem* inf. Lymphabflussbehinderung; blasse, teigige, nur z. T. eindrückbare, schmerzfreie, regionale Schwellung (häufig im Bereich von Extremitäten, Genitale); **Urs.: primäres L.** bei A- od. Hypoplasie von Lymphgefäßen; **sekundäres L.** z. B. bei Entz., Tumor, Filariose, nach Strahlentherapie od. op. Eingriff; L. des Armes früher häufig nach radikaler Mastektomie*; **Ther.:** manuelle u. maschinelle Lymphdrainage, evtl. Kompressionsverband; vgl. Lymphangiopathia obliterans, Elephantiasis, Stewart-Treves-Syndrom.

Lymph|ödem, hereditäres (↑; ↑) n: (engl.) 1. Milroy's disease, 2. Meige's disease; autosomal-dominant erbl. Hypoplasie des Lymphgefäßsystems mit unterschiedl. Ausprägung; Mutation im FLT4-Gen, das für den vaskulären endothelialen Wachstumsfaktor-Rezeptor 3 kodiert (Genlokus 5q35.3); **Typ I** (Nonne-Milroy-Syndrom): angeb. ödematöse Schwellung der unteren Extremitäten ohne weitere Anomalien; **Typ II** (Meige-Syndrom): Auftreten des Ödems während der Pubertät mit entzündl. Veränderungen im Bereich der unteren Extremitäten, selten auch Genitale, obere Extremitäten, Gesicht; Exsudationen in den Pleura- u. Peritonealraum u. a. Fehlbildungen.

lympho|gen (↑; -gen*): (engl.) lymphogenic; von den Lymphorganen ausgehend, durch die Lymphgefäße weiter getragen.

Lympho|granulomatose (↑; Granulum*; -om*; -osis*) f: (engl.) lymphogranulomatosis; syn. Morbus Hodgkin; malignes Lymphom*, das wahrscheinl. von den Lymphknoten ausgeht u. durch das Auftreten einkerniger Hodgkin*-Zellen u. mehrkerniger Sternberg*-Reed-Riesenzellen charakterisiert ist; **Urs.:** unklar, evtl. onkogene Viren; **Häufigkeit:** Inzidenz ca. 6:100 000; **Einteilung** nach histol. Kriterien in vier Subtypen: **1.** lymphozytenreich; **2.** nodulärsklerosierend; **3.** gemischtzellig; **4.** lymphozytenarm; **Klin.:** Beginn meist mit Lymphknotenschwellungen (Lymphomen) im Halsbereich (insbes. Waldeyer-Rachenring) u. Mediastinum, als unspezif. Allgemeinsymptome u. a. Leistungsabfall, generalisierter Juckreiz od. Nachtschweiß; evtl. Schmerzen in best. Lymphknotenregionen nach Alkoholkonsum (sog. Alkoholschmerz), Fieber (evtl. als wellenförmiges Pel-Ebstein-Fieber mit intermittierenden afebrilen Perioden), in Abhängigkeit von der Lok. der Lymphome Kompressionserscheinungen, Hepatomegalie u. Splenomegalie; pathol.-anat. **Stadieneinteilung:** s. Tab.; **Diagn.:** histol. u. zytol. Untersuchung von betroffenen Lymphknoten; Stadienzuordnung (Staging) durch Computerto-

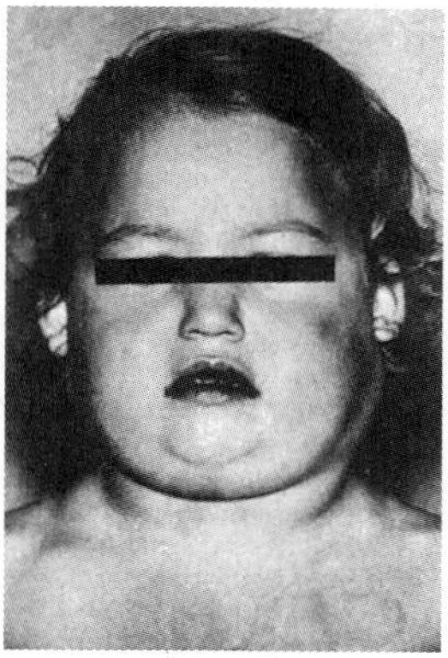

Lymphogranulomatose:
Schwellung der Hals- und Supraklavikularlymphknoten [540]

L

Lymphogranulomatose
Stadieneinteilung nach der Ann-Arbor-Klassifikation (Kurzfassung)

I		einzelne Lymphknotenregion
	I (E)	einzelnes extralymphatisches Organ/Bezirk
II		zwei oder mehr Lymphknotenregionen auf der gleichen Zwerchfellseite
	II (E)	einzelne Lymphknotenregion und lokalisierter Befall eines einzelnen extralymphatischen Organs/Bezirks
III		Lymphknotenregionen auf beiden Seiten des Zwerchfells befallen
	III (E)	zusätzlicher Befall eines einzelnen extralymphatischen Organs/Bezirks
	III (S)	Milzbefall
	III (ES)	beides
IV		diffuser Befall von extralymphatischem Organ/Bezirk mit oder ohne Befall der Lymphknotenregionen

Alle Stadien werden zusätzlich durch die Parameter A oder B gekennzeichnet:
A: ohne Gewichtsverlust, Fieber und Nachtschweiß
B: mit Gewichtsverlust, Fieber und Nachtschweiß

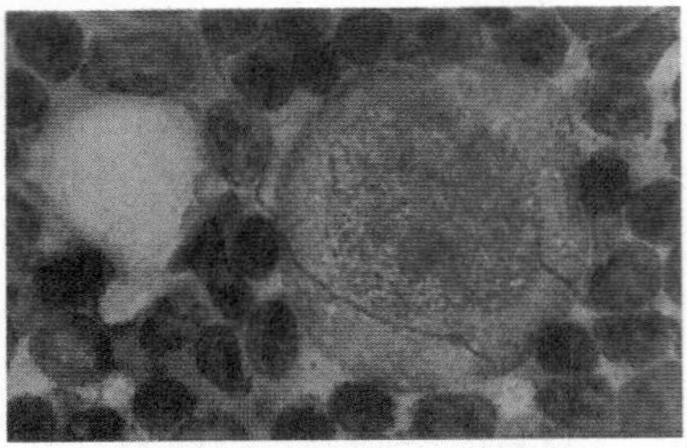

Lymphogranulomatose: Lymphknotentupfpräparat (Pappenheim-Färbung) mit Sternberg-Reed-Riesenzellen und Hodgkin-Zellen [181]

mographie, Röntgen- u. Ultraschalldiagnostik, Knochenmarkpunktion u. ggf. explorative Laparotomie u. Splenektomie; (labordiagn.) im Differentialblutbild Lymphozytopenie, Eosinophilie in 30 % der Fälle, BKS stark erhöht, evtl. pathol. Serumelektrophorese u. Erhöhung der Phosphatasen im Serum; **Ther.:** Strahlentherapie u. evtl. Polychemotherapie; **Progn.:** abhängig von Stadium u. Subtyp (beste Progn. bei lymphozytenreichem Typ); insgesamt in ca. 70 % langfristige Remissionen.

Lympho|granulomatosis benigna (↑; ↑; ↑; ↑) f: veraltete Bez. für Sarkoidose*.

Lympho|granulomatosis inguinalis (↑; ↑; ↑; ↑) n: syn. Lymphogranuloma* venereum.

Lympho|granulomatosis X (↑; ↑; ↑; ↑) f: angioimmunoblastische Lymphadenopathie; mit generalisierten Lymphknotenschwellungen (histol. Störung des Aufbaus der Lymphfollikel mit auffälliger Gefäßproliferation u. Vermehrung von Immunoblasten u. Plasmazellen), Hepato- u. Splenomegalie, schweren Allgemeinsymptomen (v. a. Fieber, Gewichtsverlust, Nachtschweiß) sowie häufig Juckreiz u. Exanthemen einhergehendes Krankheitsbild, dabei labordiagn. meist Anämie, Hypergammaglobulinämie u. Eosinophilie; **Urs.:** unklar, evtl. allergische Reaktion (u. a. auf Medikamente, Exazerbation z. B. nach Einnahme von Antibiotika u. Allopurinol beobachtet); **Progn.:** ernst.

Lympho|granuloma venereum (↑; ↑; ↑) n: syn. Lymphopathia venerea, Lymphogranulomatosis inguinalis, Nicolas-Durand-Favre-Krankheit; seltene, auf der ganzen Erde, bes. in den Tropen vorkommende Geschlechtskrankheit; **Err.:** Chlamydia* trachomatis (Serovar L_1-L_3); **Inkubationszeit:** 1–3 Wo.; **Klin.: 1.** Lokalsymptome: Primärläsion an der Eintrittspforte (genital, rektal, oral) in Form einer kleinen, schmerzlosen, meist unbemerkt bleibenden Vesikel, Papel od. Ulzeration, die nach 10–14 Tagen abklingt; nach 1–4 Wo. schmerzhafte Vergrößerung der regionalen Lymphknoten, im Genitalbereich ober- u. unterhalb des Leistenbandes (Furchenzeichen); weitere, zunächst einzeln abtastbare Knoten verbacken unter Einbeziehung der Haut, schmelzen ein u. sezernieren unter schlecht heilender Fistelbildung zähen Eiter; Strikturen im Bereich von Pharynx u. Trachea sowie Rektum; durch Behinderung des Lymphabflusses Entw. einer Elephantiasis* genitoanorectalis möglich; **2.** Allgemeinsymptome: Fieber, Gelenk-, Muskel- u. Kopfschmerzen, Meningitis, Hepatitis, Konjunktivitis, Hauterscheinungen (Erythema exsudativum, Erythema nodosum). Eine Ausheilung kann jederzeit spontan unter Bildung kleiner eingezogener Narben erfolgen. **Diagn.:** Nachweismethoden: s. Chlamydia trachomatis; **Ther.:** Tetracycline, Erythromycin od. Cotrimoxazol; evtl. chir. Behandlung der Elephantiasis; **DD:** v. a. Syphilis, Ulcus molle, Pest, Tularämie, Tuberkulose, Mykosen, Malignome (einschl. Lymphogranulomatose). Vgl. Granuloma inguinale.

Lympho|graphie (↑; -graphie*) f: (engl.) lymphography; nur noch selten angewendetes röntgendiagn. Verfahren zur Darstellung der Lymphgefäße u. -knoten unter Verw. von Röntgenkontrastmitteln in wässriger u. öliger Lösung; meist ersetzt durch die Lymphoszintigraphie*.

Lympho|graphie, in|direkte (↑; ↑) f: s. Lymphoszintigraphie.

Lymphoid|zellen (↑; -id*; Zelle*): (engl.) atypical lymphocytes; atypische Lymphozyten, Virozyten; mittelgroße Zellen mit aufgelockertem Kern u. blauem Protoplasma, Vorstufen der Plasmazellen; bes. vermehrt bei Reizung des RES (lymphat. Reizformen), entsprechen stimulierten Lymphozyten; vgl. Downey-Zellen.

Lympho|kine (↑; Kin-*) n pl: (engl.) lymphokines; sog. Kommunikationsproteine (z. T. Glykoproteine), die von Lymphozyten* (v. a. antigenaktivierte T-Lymphozyten) produziert u. sezerniert werden u. andere Zellen zur Bildung versch. Enzyme u. a. Faktoren od. zur Proliferation anregen (s. Tab.). Vgl. Monokine, Zytokine.

Lymphom (↑; -om*) n: (engl.) lymphoma; klin. Sammelbez. für ätiologisch unterschiedl. Lymphknotenvergrößerungen; **1.** benigne (entzündl.) Lymphknotenvergrößerung, z. B. bei Mononucleosis infectiosa, Toxoplasmose, Lymphknotentuberkulose, Sarkoidose; **2.** maligne Lymphknotenvergrößerung, z. B. bei Lymphogranulomatose, malignem Lymphom, lymphat. Leukämie, Makroglobulinämie, Lymphknotenmetastasen.

Lymphom, epi|demisches (↑; ↑) n: syn. Burkitt*-Tumor.

Lymphom, malignes (↑; ↑) n: (engl.) malignant lymphoma; Neoplasma, das vom lymphatischen Gewebe der Lymphknoten, Tonsillen, Milz o. a. Organen ausgeht; Inzidenz ca. 3:100 000; tritt mit einem Maximum zw. 60. u.

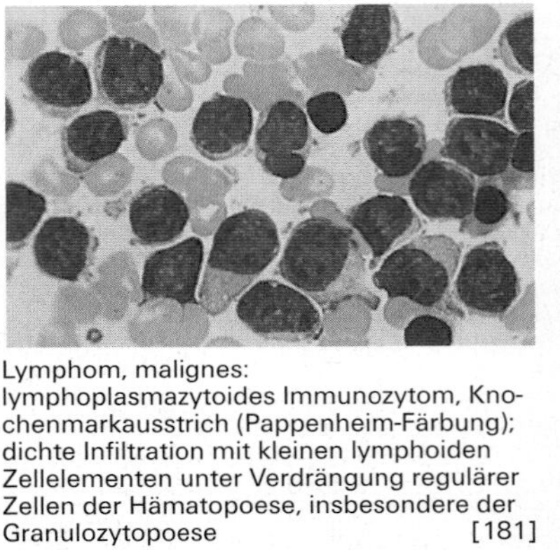

Lymphom, malignes: lymphoplasmazytoides Immunozytom, Knochenmarkausstrich (Pappenheim-Färbung); dichte Infiltration mit kleinen lymphoiden Zellelementen unter Verdrängung regulärer Zellen der Hämatopoese, insbesondere der Granulozytopoese [181]

Lymphokine
Eigenschaften verschiedener Lymphokine

hautreaktiver Faktor (skin reactive factor, SRF)	Induktion einer Entzündung und einer mononukleären Zellinfiltration
Migrationsinhibitionsfaktor	lokale Immobilisation
Makrophagenmigration inhibierender Faktor (MIF, identisch mit GM-CSF)	von Makrophagen
Leukozytenmigration inhibierender Faktor (LIF)	von mononukleären Zellen
Makrophagen aktivierender Faktor (MAF, evtl. identisch mit IFN-γ)	Stimulation der Phagozytoseaktivität von Makrophagen und der Abtötung intrazellulärer Mikroorganismen
chemotaktischer Faktor (CF)	Chemotaxis mononukleärer Phagozyten
koloniestimulierende Faktoren (CSF)	Regulation der Proliferation anderer Zellsysteme, Modulation ihrer Funktion
mitogene Faktoren (MF)	Stimulation der DNA-Synthese in nichtsensibilisierten Lymphozyten (T-Helfer-Funktion)
Tumor-Nekrose-Faktor β	Zerstörung von nichtleukozytären Zielzellen, Tumorhemmung (?)
Interferone (IFN-α, IFN-β, IFN-γ)	Modulation der Immunantwort durch Regulation der Funktion und Aktivität von Lymphozyten (nicht antigenspezifisch), antivirale Eigenschaften (Hemmung der Virusreplikation durch IFN-γ)
Interleukine (Il-1 – Il-18)	Regulation der Funktion und Aktivität von Lymphozyten (nicht antigenspezifisch)
antigenspezifische Helferfaktoren (T_HF) und Suppressorfaktoren (T_SF)	antigenspezifische Regulation der Funktion und Aktivität anderer Lymphozyten (T-Helfer- bzw. T-Suppressor-Funktion)

70. Lj. u. in neuerer Zeit gehäuft in Zus. mit HIV*-Erkrankung auf; häufigste Form im Kindesalter ist das lymphoblastische Lymphom. **Einteilung** in Morbus Hodgkin (s. Lymphogranulomatose) u. Non-Hodgkin-Lymphome (s. ums. Tab.); **Sympt.:** Lymphknotenschwellung, evtl. Splenomegalie, in Abhängigkeit von der Lok. Kompression anderer Organe; klin. Stadieneinteilung analog der Lymphogranulomatose; **Diagn.:** Lymphknoten- u. Knochenmarkbiopsie zur histol. u. zytol. Untersuchung; DD unter Anwendung immun. (Zellmarker) u. zytochemischer Methoden; **Ther.:** in Abhängigkeit von Typ u. Stadium: Polychemotherapie (z. B. mit Cyclophosphamid, Vincristin, Prednisolon), evtl. Strahlentherapie; **Progn.:** auch ohne Ther. evtl. langfristiger stationärer Verlauf; als Kompl. treten v. a. interkurrente Infekte u. inf. progredienter Knochenmarkinsuffizienz Anämie u. Blutungen auf. Vgl. Lymphom, Hirntumoren.

Lympho|nodulus (↑; Noduli*) m: (engl.) lymphoid nodule; Nodulus lymphoideus; runde Ansammlung von Lymphozyten (meist mit Keimzentrum) in lymphoiden Organen (Milz, Lymphknoten, Tonsillen); auch in der Darmwand als Einzel- (Solitärknötchen) od. Haufenknötchen (Peyer*-Plaques). W. Ric.

Lympho|nodus (↑; Nodus*) m: s. Lymphknoten.

Lympho|pathia venerea (↑; -pathie*) f: syn. Lymphogranuloma* venereum.

Lympho|penie (↑; -penie*) f: (engl.) lymphopenia; Lymphozytopenie; Verminderung der Lymphozyten* im peripheren Blut, als **relative** L. bei ausgeprägter Leukozytose*, als **absolute** L. (<1000 mm^3 bzw. 1×10^9/l) u. a. in der akuten Phase vieler Infektionskrankheiten, bei Miliartuberkulose (obligat), fortgeschrittener HIV-Erkrankung u. AIDS sowie Lymphogranulomatose.

Lympho|poese (↑; -poese*) f: (engl.) lymphopoiesis; **1.** Bildung der Lymphe*; **2.** Kurzbez. für Lymphozytopoese*.

Lymphor|rhagie (↑; gr. ῥαγῆναι reißen, hervorstürzen) f: (engl.) lymphorrhagia; syn. Lymphorrhö; Ausfluss von Lymphe aus pathol. veränderten Lymphgefäßen; **Urs.:** z. B. bei Verletzung des Ductus thoracicus, Fisteln bei Elephantiasis sowie iatrogen als Folge einer Lymphdrüsen- od. Lymphgefäßläsion bei Operation.

Lympho|sarkom (↑; Sark-*; -om*) n: s. Lymphom, malignes.

Lympho|stase (↑; -stase*) f: s. Lymphödem.

Lympho|szinti|graphie (↑; Szinti-*; -graphie*) f: (engl.) lymphoscintigraphy; szintigraphisches Verfahren zur Darstellung der Lymphgefäße u. -knoten; **Prinzip: 1.** Lymphabfluss aus Tumoren bzw. deren Umgebung: nach peritumoraler, intra- od. subkutaner Injektion Technetium-99m-markierter, kolloidaler Substanzen Darstellung des Abtransports des Markers über die Lymphbahnen in die regionalen Lymphknotenstation; Darstellung des jeweiligen Wächterlymphknotens, der während der innerhalb eines Tages durchgeführten Operation mit einer spez. Szintillationsmesssonde (vgl. Szintillationszähler) intraoperativ lokalisiert werden kann. **Ind.:** prä- bzw. intraoperative Diagn. eines Melanoms od. Mammakarzinoms; **2.** Lymphabfluss bei Arm- od. Beinödem: nach interdigitaler Injektion des kolloidalen Radiopharmakons Darstel-

Lymphom, malignes
WHO-Klassifikation (1999) der Non-Hodgkin-Lymphome[1]

B-Zell-Neoplasien

1. Vorläufer-B-Zell-Neoplasien
   Vorläufer-B-lymphoblastische Leukämie/Lymphom
2. reife (periphere) B-Zell-Neoplasien
   chronisches lymphozytisches B-Zell-Lymphom/kleinzelliges lymphozytisches Lymphom
   B-Zell-Prolymphozytenleukämie
   lymphoplasmozytisches Lymphom
   Marginalzonen-B-Zell-Lymphom der Milz
   Haarzell-Leukämie
   Plasmazellmyelom/Plasmozytom
   extranodales Marginalzonen-B-Zell-Lymphom vom MALT-Typ
   nodales Marginalzonen-B-Zell-Lymphom
   follikuläre Lymphome
   Mantelzell-Lymphom
   diffuse großzellige B-Zell-Lymphome
   Burkitt-Lymphom/Burkitt-Zell-Leukämie

T- und NK-Zell-Neoplasien

1. Vorläufer-T-Zell-Neoplasien
   Vorläufer-T-lymphoblastische Leukämie/Lymphom
2. reife (periphere) T-Zell-Neoplasien
   T-Zell-Prolymphozytenleukämie
   T-Zell-Leukämie großer granulärer Lymphozyten
   aggressive NK-Zell-Leukämie
   adulte T-Zell-Leukämie/Lymphom (HTLV 1)
   extranodales NK/T-Zell-Lymphom, nasaler Typ
   intestinales T-Zell-Lymphom, enteropathischer Typ
   hepatosplenes Gamma-Delta-T-Zell-Lymphom
   subkutanes Pannikulitis-artiges T-Zell-Lymphom
   Mycosis fungoides/Sézary-Syndrom
   anaplastisches großzelliges Lymphom, primär kutaner Typ
   unspezifizierte periphere T-Zell-Lymphome
   angioimmunoblastisches T-Zell-Lymphom
   anaplastisches großzelliges Lymphom, primär systemischer Typ

[1] Offizielle Übersetzung liegt noch nicht vor.

lung der Lymphbahnen u. -kollektoren bzw. Nachweis des Fehlens der Lymphgefäße.

Lympho|toxin (↑; Tox-*) **n:** s. Tumor-Nekrose-Faktor.

Lympho|zele (↑; -kele*) **f:** (engl.) lymphocele; Lymphansammlung in präformierten Körperhöhlen od. ektatischen Lymphgefäßen.

Lympho|zyten (↑; Zyt-*) **m pl:** (engl.) lymphocytes; von pluripotenten (lymphoiden) Stammzellen im Knochenmark abstammende, in Knochenmark, Lymphknoten, Thymus u. Milz gebildete u. hauptsächlich über die Lymphbahnen ins Blut gelangende, kleine weiße Blutkörperchen (Leukozyten*) mit großem, chromatindichtem, rundem Kern u. wenig basophilem, meist granuliertem Zytoplasma; morphol. als **kleine** (Ø 7–9 µm), v. a. inaktive reife, u. **große** L. (Ø ca. 12 µm), bei denen es sich meist um aktivierte (durch ein spezif. Antigen stimulierte) sog. Lymphoblasten handelt. Nur etwa 4 % der insgesamt ca. 2×10^{12} L. des Menschen befinden sich im peripheren Blut (davon sind 70–80 % T*-Lymphozyten), etwa 70 % in den Organen des lymphatischen Systems*, 10 % im Knochenmark, der Rest in anderen Organen. Abhängig von ihrer **Funktion** werden B*-Lymphozyten (B-Zellen, Träger der spezif. humoralen Immunität u. Vorläufer der Plasmazellen*), T-Lymphozyten (T-Zellen, Träger der zellvermittelten Immunität) u. natürliche Killerzellen (NK-Zellen) unterschieden. Die L.-Population besteht aus Zellen, die eine breite Vielfalt von jeweils versch. spezif.

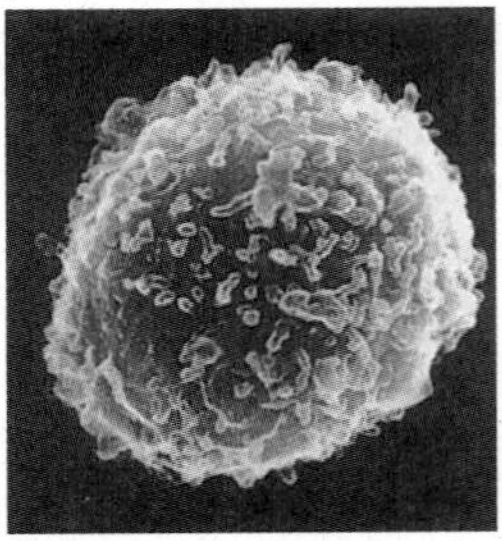

Lymphozyten:
rasterelektronische Aufnahme eines B-Lymphozyten (× 12 500) [32]

Antigenrezeptoren aufweisen (T-Zell-Rezeptor bzw. membranständigen Antikörpern bei B-Zellen); der Kontakt eines L. mit einem zu seinem Rezeptor passenden Antigen führt zur Aktivierung, klonalen Vermehrung u. Differenzierung zu immun. aktiven sog. Effektorzellen (Lebensdauer von einigen Tagen) od. zu sog. Gedächtniszellen bzw. Memory* cells (Lebensdauer bis zu 10 Jahren). B- u. T-Lymphozyten können durchflusszytometrisch über ihre Zellmarker* od. mit dem sog. Rosettentest* bestimmt werden. Vgl. Killerzellen, Lymphoidzellen, Immunität.

Lympho|zyten|anti|gen, humanes (↑; ↑; Antigen*) **n:** (engl.) human lymphocyte antigen; s. HLA-System.

Lympho|zyten|misch|kultur (↑; ↑; lat. cultura Züchtung) **f:** (engl.) mixed lymphocyte culture (Abk. MLC); Testverfahren zur Auswahl von geeigneten Gewebe- bzw. Organspendern für eine Transplantation*; **Formen: 1.** Zweiweg-MLC: Bei 4–5-tägiger Inkubation u. Kultivierung von Lymphozyten* zweier genetisch nicht identischer Individuen kommt es inf. wechselseitiger immun. Stimulation durch die Oberflächenantigene HLA-D (s. HLA-System) zur Transformation eines in Abhängigkeit von der Gewebeverträglichkeit unterschiedl. hohen Anteils der Lymphozyten zu Immunoblasten*, die durch mikroskop. Untersuchung od. nach radioaktiver Markierung (z. B. mit ^{3}H-Thymidin, das in DNA eingebaut wird) identifiziert werden können. **2.**

Einweg-MLC: Die wechselseitige Stimulierung kann durch Blockierung des DNA-Stoffwechsels der einen Lymphozytenpopulation (i. d. R. der des prospektiven Spenders) durch Bestrahlung od. Mitomycin-Inkubation ausgeschaltet werden, wonach nur die Reaktion der intakten (Empfänger-)Lymphozyten beurteilt wird. Bei ausbleibender od. nur minimaler Stimulierung lassen sich gute Transplantationsergebnisse erwarten. Die L. ist wegen der Dauer des Verf. nicht geeignet zur Beurteilung der Verwendungsmöglichkeit von Organen u. Geweben aus Leichen. Vgl. Gewebetypisierung.

Lympho|zyten|sturz (↑; ↑): (engl.) acute lymphocytopenia; rasche u. plötzl. Abnahme der Lymphozyten im peripheren Blut, v. a. bei schweren Infektionskrankheiten; progn. ungünstiges Zeichen.

Lympho|zyten|trans|formations|test (↑; ↑) m: (engl.) lymphocyte transformation test; Abk. LTT; Testverfahren zum Nachweis sensibilisierter Lymphozyten, v. a. spezif. sensibilisierter T-Lymphozyten (zellvermittelte Immunität) in vitro, das meist gut mit In-vivo-Nachweisen (z. B. Hauttestung) korreliert; **Prinzip:** bei Kultivierung von Lymphozyten mit einem spezif. Antigen od. mit Mitogenen kommt es zur Proliferation u. Differenzierung der Lymphozyten zu Immunoblasten*, die durch mikroskop. Untersuchung od. nach radioaktiver Markierung (z. B. durch Einbau von ^{3}H-Thymidin) identifiziert werden können. Klin. **Anw.:** bei Immundefekten (Therapiekontrollen) u. Testung von Immunmodulatoren.

Lympho|zytom (↑; ↑; -om*) n: (engl.) lymphocytoma; s. Lymphadenosis cutis benigna.

Lympho|zyto|poese (↑; ↑; -poese*) f: (engl.) lymphocytopoiesis; kurz Lymphopoese; Bildung der Lymphozyten*; vgl. Blutbildung.

Lympho|zytose (↑; ↑; -osis*) f: (engl.) lymphocytosis; Vermehrung der Lymphozyten* im peripheren Blut, bei Erhöhung über 4000/µl (bei Erwachsenen) als **absolute** L. bez.; **Vork.:** u. a. bei vielen Infektionskrankheiten (z. B. Mumps, Keuchhusten, Röteln, Windpocken, Hepatitis, Malaria), in der lymphozytär-eosinophilen Heilphase chron. Infektionen (z. B. Tuberkulose, Syphilis), charakterist. bei Mononucleosis infectiosa, hochgradig bei Inf. mit lymphotropen Viren, Lymphocytosis infectiosa acuta u. bei lymphatischer Leukämie. Die sog. **relative** L. (prozentuale Erhöhung der Lymphozyten im Differentialblutbild) bei Verminderung der Granulozyten (insbes. Neutropenie*) ist diagn. selten verwertbar.

Lympho|zyto|toxizitäts|test (↑; ↑; Tox-*) m: (engl.) lymphocytotoxicity assay; s. Gewebetypisierung.

Lynch-Syn|drom (Henry T. L., zeitgen. Int., Omaha) n: (engl.) hereditary nonpolyposis colorectal carcinoma syndrome (Abk. HNPCC); autosomal-dominant vererbte Erkr. mit Entw. eines kolorektalen Karzinoms*; **Ätiol.:** Mutation von Reparaturgenen auf Chromosom 2, 3 bzw. 7; Auftreten bereits im 3. u. 4. Lebensjahrzehnt bes. im proximalen Colon (2–5 % der kolorektalen Karzinome); gehäuftes Vork. von Zweitkarzinomen in Endometrium, Magen, hepatobiliärem System, Urothel u. a.; **Proph.:** Familienstammbaumanalyse, molekulargenetische Untersuchung, regelmäßige klin. Untersuchung, Endoskopie, Ultraschalluntersuchung. Vgl. Polypose, familiäre adenomatöse.

Lyn|estrenol (INN) n: Gestagen, das sich vom 19-Nortestosteron ableitet; s. Gestagene.

Lyo|chrome (Lys-*; Chrom-*) n pl: s. Flavine.

Lyon-Hypo|these (Mary L., Humangenet., Großbritannien, geb. 1925) f: (engl.) Lyon hypothesis; Annahme, dass nur ein Gonosom von doppelt od. mehrfach vorhandenen X-Chromosomen genetisch aktiv ist; basiert auf der Beobachtung, dass ein X-Chromosom für die normale Funktion eines Individuums ausreicht u. alle X-Chromosomen außer einem in heterochromat. Form (Geschlechtschromatin*) vorliegen. Die Inaktivierung entw. des mütterl. od. väterl. X-Chromosoms findet bei allen somatischen Zellen während der frühen Embryogenese statt, ist irreversibel u. bewirkt ein Mosaik* von Zellklonen bei Trägern von mind. zwei X-Chromosomen. Heterozygote Konduktorinnen eines X-chromosomalen Erbleidens (z. B. eines Glukose-6-phosphat-Dehydrogenasemangels) besitzen sowohl normale als auch defiziente Erythrozyten nebeneinander (sog. Lyonisierung).

Lyo|philisation (Lys-*; -phil*) f: syn. Gefriertrocknung*.

Ly|pressin (INN) n: Vasopressinderivat; Antidiuretikum, Vasokonstriktor; **Ind.:** Diabetes insipidus; vgl. ADH.

Lys-: auch Lyso-, -lyse, lyt-; Wortteil mit der Bedeutung Lösung, Auflösung, Beendigung; von gr. λύσις.

Lyse (↑) f: (engl.) lysis; **1.** Lösung, Auflösung, z. B. von Bakterien (Bakteriolyse), Zellen (z. B. Hämolyse); **2.** allmähl. Abklingen einer Krankheit bzw. Fieberabfall (lytische Deferveszenz); **3.** therap. Auflösung von im Körper befindl. Abflusshindernissen (Thrombolyse*, Urolitholyse*, Cholelitholyse*).

Lys|erg|säure: (engl.) lysergic acid; Grundsubstanz der Lysergsäurealkaloide; vgl. Ergotalkaloide, LSD.

Lys|erg|säure|di|ethyl|amid n: Abk. LSD*.

Lysieren (Lys-*): (engl.) lyzing; Auflösen von Zellen; Lyse von Bakterien kann erfolgen durch **1.** lysierende Antikörper in Verbindung mit Komplement*, **2.** virulente Bakteriophagen*, **3.** lytische Enzyme (z. B. Lysozym*), die die Zellwände grampositiver Bakterien auflösen.

Lysin n: (engl.) lysine; Abk. Lys, K; basische essentielle Aminosäure; Vork. in den meisten tierischen (Myosin*, Kollagen*, Histone*), weniger in pflanzl. Proteinen; Decarboxylierung ergibt Cadaverin*; Abbau in der Leber über Pipecolinsäure zu Acetoacetyl-CoA bzw. Acetyl-CoA; s. Aminosäuren.

Lysin|acetyl|salicylat n: s. Acetylsalicylsäure.

Lysin|in|toleranz (Intoleranz*) f: (engl.) lysine intolerance; syn. lysinurische Proteinintoleranz; autosomal-rezessiv vererbte Enzymopathie mit Fehlen der L-Lysin-NAD-Oxidoreduktase (Genlokus 14q11.2); **Sympt.:** im Neugeborenenalter bei proteinreicher Ernährung rezidiv. Erbrechen, Apathie u. Koma sowie Episoden mit Muskelhypertonie u. Krämpfen; Hyperammonämie* (mit Hyperlysinämie u. Hyperargininämie); **Ther.:** proteinarme Ernährung.

Lysin-Vaso|pressin|test m: (engl.) lysine-vasopressin test; Funktionstest zur DD zw. hypophysärer u. hypothalamischer endokriner Störung, v. a. bei Cushing*-Syndrom; **Prinzip:** Vasopressin (ADH*) stimuliert die ACTH-Sekretion ähnl. wie CRH; i. v. infundiertes Lysin-8-Vasopressin erhöht daher bei Gesunden die Corti-

L

solkonzentration im Blut; **Beurteilung: 1.** hypothalam. Störung: Anstieg der Cortisolsekretion bei gleichzeitig pathol. Insulin*-Hypoglykämietest; **2.** hypophysäre Störung: pathol. L.-V. bei gleichzeitig normalem ACTH*-Test; moderne Alternative: CRH*-Test.

Lysis (Lys-*) f: s. Lyse.

Lyso|genie (↑; -gen*) f: (engl.) lysogenicity; genetisch kontrollierte Eigenschaft eines Bakteriums, in Abwesenheit freier Bakteriophagen* zu lysieren; lysogene Zellen besitzen extrachromosomal od. ins Bakterienchromosom integrierte Phagen-DNA (sog. Prophage); ein von der Phagen-DNA gesteuerter Repressor verhindert die Stimulation der Vermehrung phageneigener Nukleinsäuren* u. Proteine im Bakterium. Durch Induktion spezif. Phagengene (spontan od. auch durch physik. u. chem. Noxen) wird der virulente Zyklus (vgl. Virulenz) eingeleitet, an dessen Ende die Lyse* des Wirtsbakteriums u. das Auftreten freier Phagen erfolgt; vgl. Lwoff-Effekt.

Lyso|kephalin n: s. Lysophospholipide.

Lyso|kinasen f pl: s. Plasminogenaktivatoren.

Lyso|lecithin n: s. Lysophospholipide.

Lyso|phospho|lipide n pl: (engl.) lysophospholipids; Phospholipide*, von denen ein Acylrest abgespalten wurde; z. B. Lysolecithin (entsteht aus Lecithin durch die Phospholipasen* A_1, A_2, B u. LCAT*), Lysokephalin; z. T. starke Hämolysine*.

Lyso|somen (Lys-*; Soma*) n pl: (engl.) lysosomes; im Golgi-Apparat gebildete, Hydrolasen (s. Enzyme) enthaltende Zellorganellen (Größe: 0,25–0,5 μm); **Funktion:** intrazellulärer Abbau von org. Substanzen, die von der Zelle durch Pinozytose* u. Phagozytose* aufgenommen wurden (z. B. Glykogen, Lipide), bzw. Abbau von Zellmaterial. Lysosomale Defekte führen zu Speicherkrankheiten (z. B. Mukopolysaccharid*-Speicherkrankheiten, Sphingolipidosen).

Lyso|typ (↑): (engl.) lysotype; syn. Phagtyp; Bez. für einen Bakterienstamm, der anhand der Lyse durch spezif. Bakteriophagenstämme von anderen Bakterienstämmen unterschieden werden kann.

Lyso|typie (↑) f: (engl.) lysotype; auch Phagentypisierung; Typendifferenzierung von Bakterienarten mittels spezif. adaptierter, konstanter u. standardisierbarer Bakteriophagen*, z. B. bei Salmonella typhi, Salmonella paratyphi od. Staphylococcus aureus; **Verfahren:** der zu prüfende Bakterienstamm wird mit den zu einem sog. Phagensatz gehörenden Phagenstämmen im sog. Tropfentest zusammengebracht; **Prinzip:** Untersuchung, durch welche Phagen die Bakt. lysiert werden, ermöglicht Typendifferenzierung. Die L. ist u. a. wichtig für epidemiol. Erhebungen (z. B. Nachweis einer Infektkette*).

Lyso|zym (↑; Enzyme*) n: (engl.) lysozyme; syn. Muramidase; zu den Glykosidasen* zählendes Enzym, das spezif. Murein* durch Hydrolyse der glykosid. Bindung zw. N-Acetylglukosamin u. N-Acetylmuraminsäure spaltet u. dadurch bakterizid wirkt; **Vork.:** beim Menschen z. B. in Tränenflüssigkeit, Nasen- u. Darmsekret, Blutplasma, hochkonzentriert in polymorphkernigen Leukozyten, auch in Bakteriophagen*, Hühnereiweiß. Vgl. Resistenz.

Lyssa (gr. λύσσα Wut, Hundswut) f: s. Tollwut.

Lysyl|brady|kinin n: syn. Kallidin; zu den Kininen* zählendes Gewebehormon, das ähnl. wie Bradykinin* wirkt.

lytisch (Lys-*): (engl.) lytic; allmähl. abfallend; vgl. Lyse.

L

M

M: **1.** (serol.) ein Hauptantigen der MNSs*-Blutgruppen; **2.** (chem.) veraltete Abk. für mol/l; vgl. Stoffmengenkonzentration; **3.** Vorsatzzeichen für Mega- (Faktor 10^6).

M.: Abk. für **1.** (anat.) Musculus*; Muskel; **2.** Morbus*.

m: **1.** SI-Einheitenzeichen für Meter*; **2.** Vorsatzzeichen für Milli- (Faktor 10^{-3}).

µ: Abk. für **1.** den Dezimalvorsatz Mikro- (10^{-6}) vor Einheiten*; **2.** das Mikron (als Längeneinheit); ersetzt durch Mikrometer (µm).

MAC: Abk. für (engl.) **m**inimal **a**lveolar **c**oncentration; alveoläre Konz. eines Anästhetikums, bei der z. B. 50 % (MAC_{50}) aller Pat. auf einen Hautschnitt nicht mehr mit einer Abwehrbewegung reagieren; beeinflussende Faktoren: Hypoxie, Anämie, Hypotension, Körpertemperatur, Alter, gleichzeitige Anw. anderer Narkotika.

Macchiavello-Färbung (A. M., chilen. Arzt)**:** (engl.) Macchiavello's stain; Spezialfärbung zur Darstellung von Rickettsien u. Chlamydien: Err. rot, Zellkerne tiefblau, Zytoplasma hellblau.

Macewen-Dreieck: Foveola suprameatica ossis temporalis.

Machado-Guerreira-Re|aktion f**:** (engl.) Machado-Guerreira reaction; Komplementbindungsreaktion* zur Diagn. der Chagas*-Krankheit.

Machado-Krankheit: (engl.) azorean disease; syn. Joseph-Krankheit; nach der erstbeschriebenen Azorenfamilie benannte, autosomal-dominant erbl. Erkr.; Genlokalisation 14q32.1; **Sympt.:** subakut verlaufende Kleinhirnatrophie mit Ataxie u. Nystagmus; Ophthalmoplegie, extrapyramidale u. spastische Störungen, periphere Neuropathie, Inkontinenz, Hohlfußbildung; verlängertes Cytosin-Adenin-Guanin-Repeat (>60-mal) molekulargenetisch nachweisbar.

Mach-Ef|fekt (Ernst M., Phys., Graz, Wien, 1838–1916) m**:** (engl.) Mach's phenomenon; auch Mach-Täuschung; opt. Täuschung durch Wahrnehmung von Streifen an Hell-Dunkel-Übergängen (z. B. zw. verschieden stark geschwärzten Bereichen im Röntgenbild); vgl. Simultankontrast.

Machray-Tubus (Tubus*) m**:** s. Endobronchialtubus.

Machupo-Virus n**:** zur Gattung der Tacaribe*-Viren gehörender Err. des bolivianischen hämorrhagischen Fiebers*.

Macintosh-Leatherdale-Tubus (Sir Robert R. M., Anästh., Oxford, 1897–1989; Tubus*) m**:** s. Endobronchialtubus.

Mackenrodt-Band (Alwin K. M., Gyn., Berlin, 1859–1925)**:** Ligamentum* cardinale.

Mackenzie-Zeichen: (engl.) Mackenzie's sign; s. Cholezystitis.

Mackenzie-Zonen (Sir Stephen M., schott. Chir., London, 1844–1909) f pl**:** (engl.) Mackenzie's zones; bestimmte Muskelgruppen umfassende Zonen, in die bei Erkr. innerer Organe, die von demselben spinalen Segment innerviert werden, Schmerzen projiziert werden; vgl. Head-Zonen.

Macr|acantho|rhynchus (Makr-*; Akanth-*; gr. ῥύγχος Schnauze, Rüssel) m**:** Riesenkratzer; Gattung der Acanthocephala*.

Macro-: s. a. Makro-.

Macro|gol (INN) n**:** Polyethylenglykol; **Verw.:** Emulgator.

Macula (lat.) f (pl Maculae)**:** **1.** (dermat.) Fleck; Primäreffloreszenz der Haut, die durch abweichende Färbung charakterisiert ist; vgl. Effloreszenzen; **2.** (anat.) Kurzbez. für Macula* lutea.

Macula ad|haerens (↑) f**:** syn. Desmosom; vgl. Schlussleisten, Desmosomen.

Macula corneae (↑) f**:** halbdurchsichtiger Hornhautfleck; mittlerer Schweregrad der Hornhautnarbe*, hinsichtlich der Transparenz zw. Nubecula u. Leukom stehend.

Macula densa (↑) f**:** s. Apparat, juxtaglomerulärer.

Maculae caeruleae (↑) f pl**:** syn. Taches* bleues.

Maculae lacteae (↑) f pl**:** Sehnenflecke*.

Maculae staticae (↑) f pl**:** Sinnesepithelbereich im häutigen Labyrinth mit aufliegender Statolithenmembran; Organ der Gleichgewichtsempfindung in Sacculus (Macula sacculi) u. Utriculus (Macula utriculi).

Macula lutea (↑) f**:** der gelbe Fleck der Netzhaut des Auges; liegt ca. 4 mm temporal von der Papille u. enthält die Fovea* centralis der Retina*; vgl. Makuladegeneration, Makulaloch.

Macula matricis (↑) f**:** Muttermal; s. Nävus.

Macular pucker (engl. ↑; Falte)**:** s. Gliose, epiretinale.

maculosus (↑)**:** fleckenreich, fleckig.

Madarosis (gr. μαδάρωσις Haarausfall) f**:** syn. Ptilosis; Wimpernverlust inf. destruktiver Prozesse am Lidrand (z. B. Blepharitis).

Maddox-Zylinder (Ernest E. M., Ophth., Edinburgh, 1860–1933) m**:** (engl.) Maddox rod; Glas aus mehreren parallelen Zylindern; ein Punktlicht wird so abgebildet, dass der Betrachter einen Lichtstrich sieht; Anw. zur Schielwinkelbestimmung; vgl. Strabismus.

Madelung-De|formität (Otto W. M., Chir., Rostock, Straßburg, 1846–1926; lat. deformitas Entstellung, Verunstaltung) f**:** (engl.) Madelung's deformity; häufig beidseitige Epiphysenwachstumsstörung am distalen Radiusende (ulnar, palmar) mit Verschiebung der V-förmig deformierten Handwurzel palmarwärts. Die Ulna zeigt keine Wachstumsstörung u. erscheint nach dorsal luxiert, da sie den Radius längenmäßig überragt (s. ums. Abb.). **Ätiol.:** X-chromosomal-rezessive od. autosomal-dominante Vererbung; z. T. Deletion der pseudoautosomalen Region am X- bzw. Y-Chromosom nachweisbar (Genlokus Xpter-Xp22.32); auch Teilsymptom der Dyschondrosteosis* Léri-Weill.

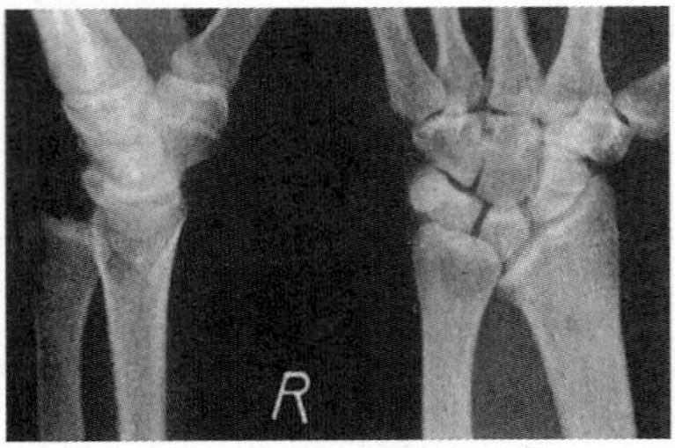

Madelung-Deformität [540]

Madelung-Fett|hals (↑)**:** (engl.) adenolipomatosis syndrome; syn. Lipomatosis cervicalis; Variante der multiplen symmetrischen Lipomatose* mit Fettgewebehyperplasie im Halsbereich.

Maden|krankheit: s. Myiasis.

Maden|wurm: Enterobius* vermicularis.

madescens (lat. madescere nass werden)**:** nässend.

Madonnen|finger: (engl.) Madonna fingers; s. Sklerodermie, progressive systemische.

Madura|fuß: syn. Mycetoma pedis; s. Aktinomyzetom, Eumyzetom.

Mäde|süß: (engl.) queen of the meadow; Filipendula ulmaria; syn. Spiraea ulmaria; Pflanze aus der Fam. der Rosengewächse; Blüten (Spiraeae flos) u. oberirdische Teile blühender Pflanzen (Spiraeae herba) mit Flavonoiden, Phenolglykosiden, Gerbstoffe u. etherischem Öl; antimikrobielle, wundheilende u. antitumorale Wirkung; **Verw.:** bei Erkältungskrankheiten; **Kontraind.:** Salicylatüberempfindlichkeit.

Mäuse: (engl.) mice; je nach Species u. U. med. relevant als Reservewirt* u. Infektionsquelle zahlreicher Seuchenerreger, z. B. Salmonella typhimurium, Salmonella enteritidis, Spirillum minus, Leptospiren, Borrelia duttoni, Borrelia burgdorferi, Rickettsia tsutsugamushi, Choriomeningitis-Virus, Trichinella spiralis.

Mäuse|dorn|wurzel|stock: Rusci* aculeati rhizoma.

Maffucci-Syn|drom (Angelo M., Pathol., Neapel, Pisa, 1845–1903) n**:** syn. Maffucci-Kast-Syndrom, Osteochondromatose-Hämangiom-Syndrom; komplexe Entwicklungsstörung mesodermaler Gewebe mit unbekannter Ätiol.; mehr als 100 Fälle bekannt; **Sympt.:** Manifestation häufig vor der Pubertät; multiple Hämangiome an Haut u. inneren Organen (Blutungsgefahr), Enchondrome bes. an Händen u. Füßen, asymmetrische Knochenchondromatose der Extremitätenknochen mit Skelettdeformierungen; maligne Entartung der Tumoren (Chondro-, Hämangio-, Fibrosarkome, Gliome u. a.) in ca. 20 % der Fälle.

Magal|drat (INN) n**:** s. Antazida.

Magen: (engl.) stomach; (anat.) Gaster, Ventriculus, Stomachus; Organ, das dem eigentl. Verdauungstrakt vorgeschaltet ist u. dessen Funktion die Nahrungsspeicherung mit langsamer Abgabe in den Darm bzw. Durchmischung der Nahrung ist; man unterscheidet: Cardia (Speiseröhreneinmündung), Fundus (Kuppel), Corpus (eigentl. Körper) u. Pars pylorica (unterer Teil mit Antrum, Canalis u. Pylorus, dem Pförtner, der in das Duodenum mündet). Zwei

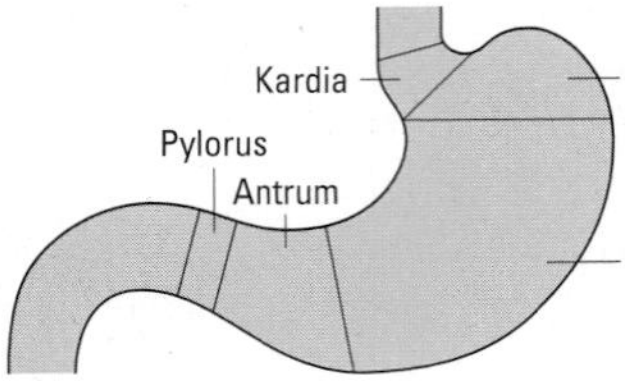

Abschnitte des Magens

Krümmungen: Curvatura major (am li. Magenrand), Curvatura minor (am re. Magenrand). Die Incisura angularis der kleinen Kurvatur markiert die Grenze zw. Corpus u. Pars pylorica. Die Magenwand ist 2–3 mm stark u. besitzt vier Schichten: Serosa, Muscularis, Submucosa, Mucosa; letztere hat drei Drüsenarten (Glandulae gastricae): mukoide Drüsen an der Kardia; Fundus- u. Korpusdrüsen, die vier Zellarten besit-

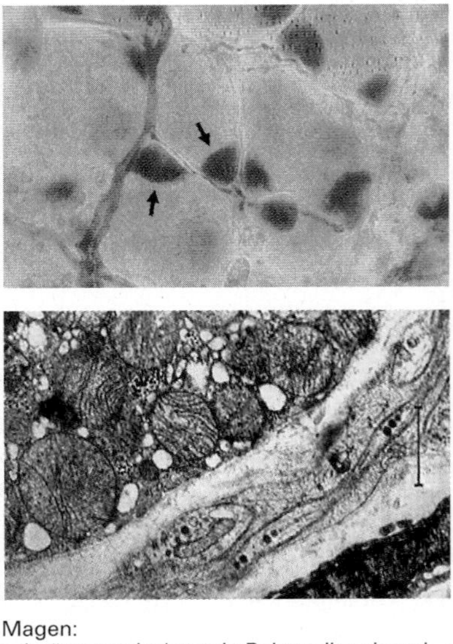

Magen:
salzsäureproduzierende Belegzelle mit typischer Lokalisation innerhalb des Drüsenschlauchs (oben, Pfeile; Acetylcholinesterase-Reaktion) und zahlreichen großen Mitochondrien (unten; elektronenmikroskopische Aufnahme) [395]

zen: die Hauptzellen (Bildung von Pepsinogen*), Belegzellen (Salzsäure* u. Intrinsic*-Faktor), Nebenzellen (Magenschleim) u. im Bereich des Antrums enterochromaffine Zellen* (bilden u. a. Gastrin*); mukoide Pylorusdrüsen. Fassungsvermögen des M.: bei Neugeborenen etwa 30 ml, bei Erwachsenen 1600–2400 ml. Vgl. Hormone, gastrointestinale.

Magen|a|tonie (Atonie*) f**:** (engl.) gastroatonia; syn. Magenlähmung, Gastroparese; Lähmung der Magenmotilität mit Entleerungsstörung bes. für feste Nahrung; **Urs.: 1.** neurogen: bei Diabetes mellitus, Amyloidose, idiopathisch (z. B. i. R. einer intestinalen Pseudoobstruktion); **2.** myogen: bei Muskeldystrophien, Kollagenosen, Amyloidose; **3.** viral: akute M. bei Infektionen z. B. mit Zytomegalie- od. Norwalk-Virus; **4.** medikamentös: durch Opiate, Dopaminagonisten, Sympathomimetika, Anticholinergika; **5.** als postoperative Kompl. durch Schädigung od. Durchtrennung des N. vagus (Vagotomie*); **Sympt.:** Völlegefühl, Reflux, Übelkeit, Erbrechen; **Ther.:** Behandlung der Grunderkrankung; Magensonde, Nahrungskarenz, Peristaltika, abführende Maßnahmen.

Magen|ausheberung: s. Magenspülung.

Magen|ausheberung, fraktionierte: s. Magensaftuntersuchung.

Magen|blase: (engl.) gastric bubble; (röntg.) der oberste, mit Luft gefüllte Abschnitt des Magens (Fundus), wenn der Pat. steht od. sitzt.

Magen|blutung: s. Blutung, gastrointestinale.

Magen|bypass (engl. bypass Umgehung) m: (engl.) gastric stapling; nur noch selten durchgeführte op. Methode zur Gewichtsreduktion bei exzessiver Adipositas* nach Versagen aller kons. Methoden; Reduktion des Magenreservoirs auf ein Fünftel mittels Querdurchtrennung im Fundusbereich u. anschl. Wiederherstellung der Magen-Darm-Passage durch Gastrojejunostomie. Vgl. Magenplastik.

Magen-Darm-Bi|opsie (Bio-*; Op-*) f: (engl.) gastrointestinal biopsy; Entnahme einer Gewebeprobe (Biopsie*) aus dem Magen-Darm-Trakt, meist gezielt i. R. einer endoskop. Untersuchung, selten blind als Saugbiopsie*.

Magen-Darm-Blutung: s. Blutung, gastrointestinale.

Magen-Darm-Katarrh (Katarrh*) m: s. Gastroenteritis, infektiöse.

Magen-Darm-Passage f: (engl.) upper gastrointestinal x-ray series; Abk. MDP; Röntgenkontrastuntersuchung von Magen, Duodenum, Jejunum u. Ileum mit Bariumsulfatsuspension od. wasserlöslichen Röntgenkontrastmitteln*.

Magen-Darm-Schwimm|probe: (engl.) gastrointestinal hydrostatic test; (pathol.) Nachweis von stattgefundener Atmung bei verstorbenen Neugeborenen durch das Schwimmen von Magen u. Darm auf Wasser. Vgl. Lungenschwimmprobe.

Magen-Darm-Syn|drom, funktionelles n: s. Abdominalbeschwerden, funktionelle.

Magen-Darm-Trakt: (engl.) gastrointestinal tract; syn. Gastrointestinaltrakt; Sammelbez. für die anat. Strukturen zw. Magenmund (Cardia*) u. Anus*; s. Magen, Duodenum, Jejunum, Ileum, Colon. **Histol.:** s. Abb.

Magendie-Foramen (François M., Physiol., Paris, 1783–1855) n: Apertura* mediana ventriculi quarti.

Magen|di|vertikel (Divertikel*) n: (engl.) gastric diverticulum; meist asymptomatisches, häufig an der kleinen Kurvatur u. proximalen Magenhinterwand lokalisiertes Divertikel*.

Magen|ersatz: s. Ersatzmagenbildung.

Magen|erweiterung: Gastrektasie*.

Magen|fistel (Fistel*) f: (engl.) gastric fistula; operativ od. endoskop. angelegte (Gastrostomie*) od. durch Trauma entstandene offene Verbindung des Magens mit der äußeren Bauchwand (äußere M.) od. mit Darmanteilen (innere M.). Vgl. Kader-Fistel, Witzel-Fistel.

Magen|früh|karzinom (Karz-*; -om*) n: (engl.) early gastric carcinoma; syn. Mikro- od.

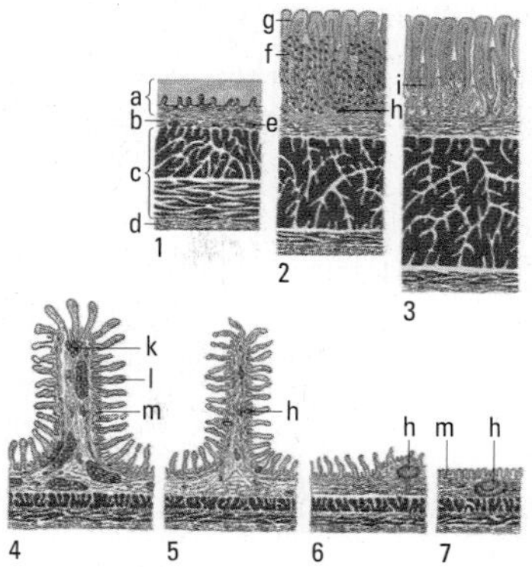

Magen-Darm-Trakt:
Histologie: 1: Ösophagus; 2: Corpus ventriculi; 3: Pylorus; 4: Duodenum; 5: Jejunum; 6: Ileum; 7: Colon
a: Tunica mucosa mit Lamina epithelialis, Lamina propria, Lamina muscularis mucosae; b: Tela submucosa; c: Tunica muscularis mit Stratum circulare u. Stratum longitudinale; d: Tunica serosa; e: Glandula oesophagea; f: Glandula gastrica; g: Foveola gastrica; h: Folliculus lymphaticus; i: Glandula pylorica; k: Glandula duodenalis; l: Zotte; m: Krypte
[532]

Oberflächenkarzinom; auf Mukosa u. Submukosa begrenztes Magenkarzinom* (entspr. T1 in der TNM-Klassifikation; s. Abb.); in ca. 10 % multizentrisch vorkommend, lymphogene Metastasierung in 20 % der Fälle; Fünf-Jahres-Überlebensrate nach Operation ca. 90 %.

Magen|geschwür: s. Ulcus ventriculi.

Magen|grube: s. Epigastrium.

Magen|hoch|zug: op. Methode der Wahl zum Ösophagusersatz nach Ösophagektomie*; Verlagerung des häufig schlauchförmig umgestalteten Magens bis in die obere Brusthöhle bzw. zum Hals u. anschl. Ösophagogastrostomie.

Magen, hyper|tonischer: (engl.) hypertonic stomach; (röntg.) Bez. für hoch stehenden, quer gelagerten Magen (Stierhornform).

Magen|in|vagination (In-*; Vagina*) f: (engl.) gastric intussusception; Einstülpung des Magens; s. Invagination.

Magen|karzinom (Karz-*; -om*) n: (engl.) gastric cancer; Karzinom des Magens, vierthäufigstes (23:100 000), v. a. zwischen 60. u. 70. Lj. auftretendes Karzinom mit geringer Androtropie (m:w = 1,5:1) u. weltweit rückläufiger Inzidenz; **Ätiol.:** ungeklärt, möglicherweise Umwelt- u. Ernährungsfaktoren (Nitrosamin-, Benzpyren- u. Nitrostilbenexposition, Vitamin-A- u. Ascorbinsäuremangel), prädisponierende genet. Faktoren (vgl. Lynch-Syndrom) sowie präkanzeröse Faktoren (u. a. durch Helicobacter pylori induzierte Gastritis, chron.-atrophische Gastritis, Borderline-Läsion, Magenteilresektion, Ménétrier*-Syndrom, adenomatöse Magenpolypen); **Einteilung: 1.** histol. Typisierung der versch. Differenzierungsgrade des Adenokarzinoms nach Laurén (s. Tab.); **2.** entspr. der TNM*-Klassifikation; **3.** makroskop. Beurteilung der

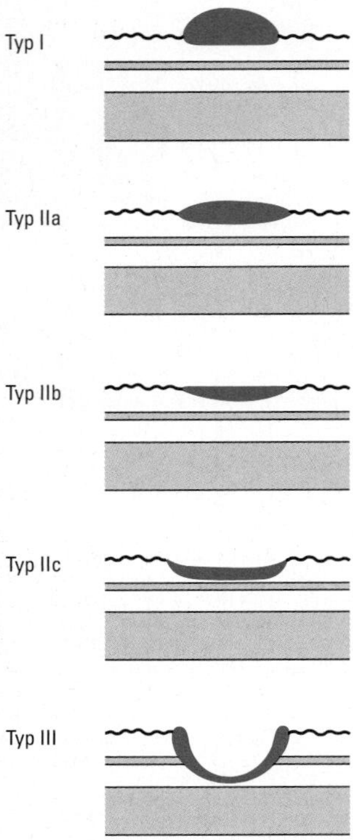

Magenfrühkarzinom:
Klassifizierung der Japanischen Gesellschaft für Endoskopie; rot: karzinomatöses Gewebe

Wachstumsformen nach Borrmann (s. Abb.); **Ausbreitung:** per continuitatem in Aufhängebänder u. Nachbarorgane (Ösophagus, Leber, Milz, Pankreas, Quercolon, Zwerchfell); peritoneal über das subseröse Lymphgefäßsystem in die freie Bauchhöhle u. die Ovarien (Krukenberg*-Tumor); lymphogen in perigastrische u. entferntere Lymphknotengruppen (u. a. paraaortal, retroperitoneal, mediastinal, über den Ductus thoracicus in den li. Venenwinkel, sog. Virchow*-Drüse); hämatogen in Leber, Lunge, Skelett, Gehirn; **Sonderformen: 1.** Magenfrühkarzinom*; **2.** Kardiakarzinom*; **3.** Magenstumpfkarzinom*; **Sympt.:** unspezifisch (sog. empfindlicher Magen), u. a. mangelnder Appetit, Speisenunverträglichkeit, Übelkeit, Erbrechen, Druck- u. Völlegefühl, Dysphagie*, gastrointestinale Blutung*; **Diagn.:** Gastroskopie* mit Biopsie, Röntgenkontrastmitteluntersuchung (Füllungsdefekt, Wandstarre, Störung der Peristaltik); Endo- u. Oberbauchsonographie (Lebermetastasen), CT (Fernmetastasen, Tumorausdehnung), Rö.-Thorax (Lungenmetastasen) zur Festlegung des Tumorstadiums u. Beurteilung der Operabilität; evtl. Probelaparotomie; **DD:** Ulcus ventriculi, erosive Gastritis, andere Tumoren, Ménétrier-Syndrom; **Ther.:** subtotale Magenresektion*, Gastrektomie* mit Exstirpation des gr. Netzes u. ausgedehnter Lymphknotendissektion; palliative Op. bei nicht resektablem M. u. Magenausgangstenose als Gastroenterostomie*; evtl. adjuvante Zytostatikatherapie bzw. Strahlentherapie; **Progn.:** Fünf-Jahres-Überlebensrate nach chir. Ther. (u. a. abhängig von Operationsmethode, Tumorstadium u. -lokalisation) zw. 20 u. 30 %.

Magenkarzinom
TNM-Klassifikation (Kurzfassung)

T1	Lamina propria, Submukosa
T2	Muscularis propria, Subserosa
T3	Penetration der Serosa
T4	Nachbarstrukturen
N1	perigastrisch <3 cm vom Tumor
N2	>3 cm vom Tumor, entlang A. gastrica sinistra, A. hepatica communis, A. linealis oder A. coeliaca

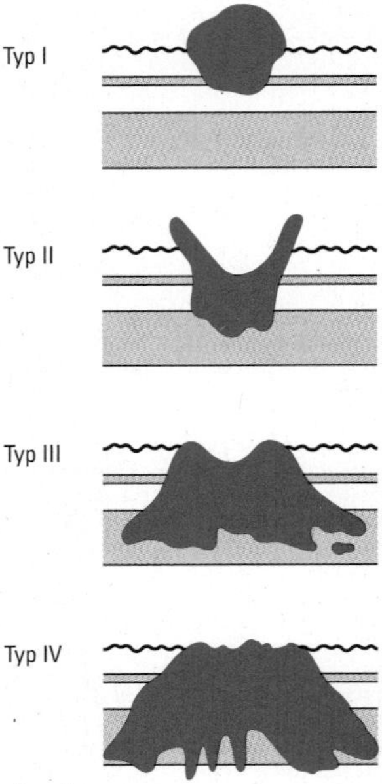

Magenkarzinom:
Einteilung makroskopischer Wuchsformen nach Borrmann: I: polypös; II: schüsselförmig; III: ulzerierend infiltrativ; IV: diffus infiltrierend (szirrhös); rot: karzinomatöses Gewebe

Magen|katarrh (Katarrh*) m**:** (engl.) gastritis; akute od. chron. Gastritis*.

Magen|krampf: (engl.) stomach cramp; heftiger Magenschmerz, meist mit Erbrechen; bei Ulkus, Karzinom, Gastritis.

Magen|krebs: s. Magenkarzinom.

Magen|lähmung: syn. Magenatonie*.

Magen|mund: Cardia; s. Magen.

Magen|neurosen (Neur-*; -osis*) f pl**:** (engl.) gastric neuroses; nervös bedingte Magenkrämpfe, Erbrechen u. Dyspepsie. Vgl. Psychosomatik.

Magenkarzinom
Laurén-Klassifikation

Typ	Histopathologie	Ätiologie/Prädisposition	Prognose
intestinaler Typ[1]	abgrenzbare Tumormasse mit Drüsenstruktur, expansive Ausbreitung im geschlossenen Zellverband	Umwelt- u. Ernährungsfaktoren (Nitrate, Nitrosamine, Benzpyrene), Enzympolymorphismus (Hydroxylierer-, Acetylierer-Phänotyp)	günstiger, seltener Lymphknotenmetastasen, höhere Kurabilität
diffuser Typ[1]	diffus infiltrativ wachsend ohne Drüsenstruktur, ausgedehnte, in Zellnestern verstreute Tumorausbreitung	genetische Faktoren (Blutgruppe A, Gynäkotropie), jüngeres Lebensalter	ungünstig, Gastrektomie erforderlich, häufiger ausgedehnte Lymphknotenmetastasen

[1] Vorkommen auch als gemischter Typ möglich

Magen|operati̲ons|folgen: (engl.) postgastrectomy syndromes; Auftreten von Spätkomplikationen nach Magenresektion* od. Gastrektomie*; mögl. **Formen: 1.** Dumping*-Syndrom; **2.** Syndrom* der zuführenden Schlinge; **3.** Anastomosenulkus*; **4.** agastrisches Syndrom*; **5.** Refluxösophagitis*; **6.** Magenstumpfkarzinom* (bes. nach Billroth-II-Resektion); **7.** Postvagotomiesyndrom* bei kombinierter Magenop.; **8.** Syndrom* des kleinen Magens.

Magen|per|foration (lat. perfora̲re durchbohren) f: (engl.) perforation of the stomach; Perforation der Magenwand; meist als Ulkusperforation*, selten bei Magenkarzinom, inf. Magenverätzung od. iatrogen (z. B. bei Gastroskopie).

Magen|pförtner|krampf: s. Pylorospasmus.

Magen|plastik (-plastik*) f: (engl.) gastroplasty; syn. Gastroplastik; bei extremer Adipositas nach Ausschöpfung aller kons. Meth. zur Gewichtsreduktion angewandtes op. Verf. zur Verkleinerung des Magenreservoirs u. dadurch resultierendem raschem Sättigungs- od. Völlegefühl; **Meth.: 1.** vertikal bandagierte M. durch vertikale Stapler-Nahtreihen u. Verhinderung einer Dilatation des neu geschaffenen Magenausgangs mittels Kunststoffband od. -ring; **2.** sog. Gastric banding: laparoskop. Platzierung eines dilatierbaren Silikonbands, das kurz unterhalb der Kardia um den Magen geschlungen u. verschlossen wird (Steuerung der Dilatation u. damit der Magenpassage über einen subkutan gelegten Port); **Progn.:** Gewichtsreduktion von 30–70 kg bei diätetischer Beratung u. psychol. Ther. möglich. J. Die.

Magen|polyp (Polyp*) m: (engl.) gastric polyp; s. Polyp.

Magen|re|sektion (Resektion*) f: (engl.) gastric resection; op. Teilentfernung des Magens; **Formen: 1.** distale Zweidrittelresektion; nur noch selten angewendetes Verf. zur Reduktion der Säuresekretion bei Ulcus* ventriculi od. Ulcus* duodeni, durch die Eradikationstherapie* kaum noch erforderlich; **2.** distale Vierfünftelresektion (syn. subtotale M.) bei im Antrum lokalisiertem Magenkarzinom* vom Intestinaltyp; Wiederherstellung der gastrointestinalen Passage nach Billroth I (gastroduodenal) od. II (gastrojejunal) bzw. nach Roux (s. Abb.); **3.** proximale Magenteilresektion (sog. Kardiaresektion) mit Ösophagoantrostomie, selten ausgeführt bei kleinem Kardiakarzinom* (Typ I). Vgl. Gastrektomie, Magenoperationsfolgen.

Nach Billroth-II-Magenresektion sind zur rechtzeitigen Erkennung eines Magenstumpfkarzinoms regelmäßige Kontrolluntersuchungen mit Gastroskopie und Biopsie erforderlich.

Magen|ruptur (Ruptur*) f: (engl.) gastric rupture; Zerreißung der Magenwand; Vork. sehr selten, z. B. bei starker Bauchpresse, übermäßiger Gasfüllung (z. B. bei fehlerhafter Intubati-

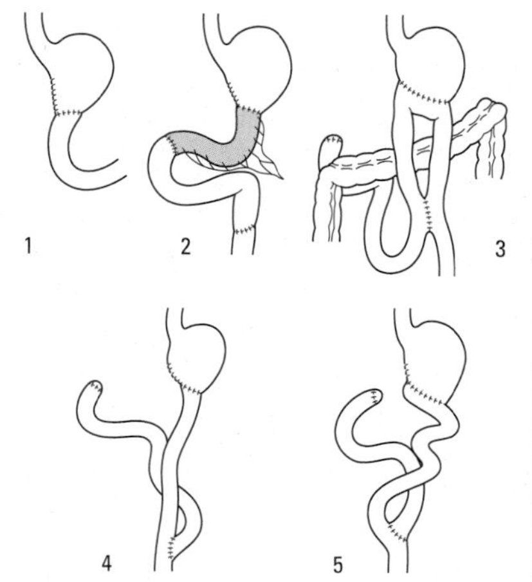

Magenresektion:
Rekonstruktion nach Billroth I: 1: termino-terminale Gastroduodenostomie; 2: wie 1, mit Interposition einer ausgeschalteten Jejunumschlinge;
nach Billroth II: 3: Rekonstruktion durch antekolische Gastroenteroanastomose und Braun-Enteroanastomose; 4: Rekonstruktion mit ausgeschalteter Jejunumschlinge nach Roux und termino-terminaler Gastrojejunostomie; 5: wie 4, mit termino-lateraler Gastrojejunostomie [154]

M

Magensaft
Hauptbestandteile und Referenzwerte

Trockensubstanz	5,5 g/l
pH	1,0–1,5
Volumen	1–3 l/d
Proteine	2,0–3,5 g/l
Muzin	0,5–15,0 g/l
Pepsin I–II	
Männer	29 kU/24 Std. (38 °C)
Frauen	19 kU/24 Std. (38 °C)
Phosphat	6–180 mg/l
Gesamtstickstoff	910–2180 mg/l
freie Säure	max. 115 mmol/l
Chlorid	77,5–159 mmol/l
Natrium	18,5–69,9 mmol/l
Kalium	6,5–16,5 mmol/l
Calcium	1,0–2,3 mmol/l
Magnesium	0,25–1,5 mmol/l

on), Trauma u. a.; **Sympt.:** Oberbauchschmerzen, blutiges Erbrechen, Akutes* Abdomen. Vgl. Magenperforation.

Magen|saft: (engl.) gastric juice; wässriges, saures Sekret, das von den Zellen der hauptsächl. im Fundus gelegenen Magendrüsen produziert wird; aufgrund psychisch-nervaler (zephale Phase), lokaler (gastrale Phase) u. intestinal-hormonaler (intestinale Phase) Einflüsse werden 1–3 l/d mit einem pH von 1,0–1,5 abgesondert. Funktionell wesentliche **Bestandteile** sind: **1.** die in den Belegzellen gebildete Salzsäure (HCl); **2.** proteinspaltende Enzyme (z. B. Pepsin*); **3.** von den Nebenzellen produzierter Schleim (Muzine); **4.** in den Belegzellen gebildeter Intrinsic*-Faktor; **5.** Gastrin*; quantitative Zusammensetzung des M.: s. Tab.; vgl. Hormone, gastrointestinale.

Magen|saft|untersuchung: (engl.) analysis of gastric juice; Bestimmung einiger sekretor. Magenfunktionen (z. B. Salzsäureproduktion); **Methoden: 1.** Pentagastrintest: gilt als Universaltest, mit dem eine Normo-, Hyper- od. Hyposekretion erfasst werden kann; Bestimmung der basalen Säuresekretion (BAO, Abk. für engl. basal acid output) mit Errechnung der HCl-Sekretion/Std. nach Gewinnung von vier Portionen Magensaft* über jeweils 15 Min.; Referenzwerte: Mann: 2–3 mmol HCl/h, Frau: 1–2 mmol HCl/h. Die maximal stimulierte Sekretion (MAO, Abk. für engl. maximal acid output) wird über 1 Std. nach Stimulierung mit 6 μg Pentagastrin/kg KG gemessen. Referenzwerte: Mann: 18 mmol HCl/h, Frau: ca. 30 % weniger; Durchführung nur noch bei spez. wissenschaftl. Fragestellungen; evtl. zur Therapiekontrolle bei Zollinger*-Ellison-Syndrom. **2.** Insulintest (Hollander-Test): wurde zur Prüfung des Erfolgs einer Vagotomie* verwendet (nach Durchtrennung der Vagusfasern bleibt der sekretionsstimulierende Effekt von Insulin aus).

Magen|sarkom (Sark-*; -om*) n: (engl.) gastric sarcoma; vom Mesenchym des Magens ausgehender Tumor, ca. 1 % aller Magentumoren*; **Formen:** Sarkom, Leiomyosarkom, Leiomyoblastom, bei fortgeschrittenem Stadium von AIDS auch Kaposi-Sarkom; **Klin., Diagn.** u. **Ther.:** s. Magenkarzinom. J. Die.

Magen|schlauch: (engl.) stomach tube; Schlauch mit abgerundeter massiver Spitze zur Magenspülung*; vgl. Magensonde.

Magen|schleim|haut|entzündung: syn. Gastritis*.

Magen|schleim|haut|e|rosion (Erosion*) f: (engl.) erosive gastritis; oberflächl. Epitheldefekt der Magenschleimhaut, der im Ggs. zum Ulcus* ventriculi nicht die Muscularis mucosae überschreitet; **Formen: 1.** akute hämorrhagische, flache M.: entsteht durch nichtsteroidale Antiphlogistika, Alkohol od. Schock (Mikrozirkulationsstörung); Abheilung innerhalb Stunden möglich; **2.** chron., meist polypoid erhabene M. mit entzündl. Infiltraten u. Ödemen; neben den Urs. der akuten Form kommt eine Infektion mit Helicobacter pylori in Betracht. **Klin.:** häufig symptomarm; evtl. Druckgefühl im Oberbauch; aus akuten M. kann es bluten. **Diagn.:** Gastroskopie (s. Abb.), evtl. mit Biopsie; **Ther.:** Weglassen der Noxe, Antazida u. Histamin-H_2-Rezeptorenblocker, evtl. Eradikationstherapie; **DD** der erhabenen M.: Magenfrühkarzinom*.

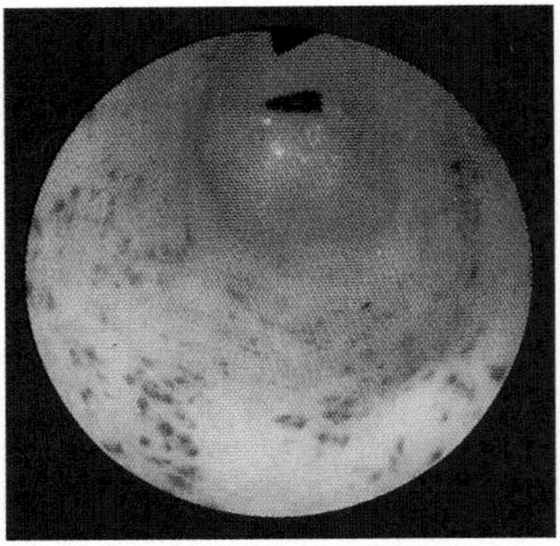

Magenschleimhauterosion: gastroskopischer Befund bei blutenden Erosionen [62]

Magen|schleim|haut|inseln: (engl.) ectopic gastric mucosa; hauptsächlich wenige Zentimeter unterh. der oberen Ösophagusenge lokalisierte ektope Magenschleimhaut (Korpusschleimhaut); kann sich entzündl. verändern u. zu peptischen Ulzerationen mit nachfolgend narbiger Stenosierung führen.

Magen|schmerz: Gastralgie; s. Magenkrampf.

Magen|sekretion (Sekretion*) f: (engl.) gastric secretion; s. Magensaft.

Magen|senkung: Gastroptose*.

Magen|sonde f: (engl.) nasogastric tube; dünner langer Schlauch aus Weichkunststoff od. Gummi mit Längenmarkierungen; **Formen: 1.** einlumig, z. B. zur Sondenernährung* als Verweilsonde; **2.** doppellumig, insbes. zur effektiven Magenentleerung als Aspirationsprophylaxe vor Einleiten einer Narkose* (z. B. bei Notfallpatienten), während intensivmed. Ther. sowie bei allen Formen der verzögerten bzw. unterbrochenen Magen-Darm-Passage (z. B. bei Ileus*, Magenatonie*); **Kompl.:** Druckläsionen, v. a. des Ösophagus; vgl. Duodenalsonde.

Magen|spiegelung: s. Gastroskopie.

Magen|spülung: (engl.) gastrolavage; auch Magenausheberung; Ausspülung des Magens durch den eingeführten Magenschlauch*, z. B. bei Vergiftung.

Magen|straße: Canalis* gastricus.

Magen|stumpf|karzinom (Karz-*; -om*) n: (engl.) gastric stump carcinoma; auch Anastomosenkarzinom; Magenkarzinom* in einem teilresezierten Magen; **Vork.** bei ca. 10 % der Pat. 15–20 Jahre nach Magenresektion* (Billroth II); **Diagn.:** regelmäßige gastroskop. Kontrollen; **Ther.:** Gastrektomie.

Magenta|zunge: (engl.) magenta tongue; hochrote, raue, papillenfreie Zunge mit heftigen Schmerzen; Vork. bei Riboflavinmangel.

Magen|tetanie (Tetanus*) f: (engl.) gastric tetany; meist durch (massives) Erbrechen bedingte, zur Tetanie* (Tetania gastrica) führende metabolische Alkalose* (mit Hypochloridämie).

Magen|tumoren (Tumor*) m pl: (engl.) gastric tumors; **1.** benigne M. (rel. selten): Lipom, Fibrom, Angiom, Neurinom, am häufigsten Leiomyom (M. mesenchymalen Ursprungs) bzw. Adenom (adenomatöser Magenpolyp), ektopes Pankreas; **2.** maligne M.: häufig Magenkarzinom*, selten Magensarkom (meist Leiomyosarkom) u. Karzinoid (M. epithelialen Ursprungs).

Magen|verätzung: (engl.) caustic burn of the stomach; inf. oraler Aufnahme von Säuren od. Alkalien entstehende Verätzung der Magenschleimhaut mit nekrotisierender Entzündung; **Kompl.:** Magenwandperforation, Narbenstriktur, Narbenkarzinom; vgl. Ösophagusverätzung.

Magen|volvulus (Volvulus*) m: (engl.) gastric volvulus; Volvulus ventriculi; meist im Kleinkindalter auftretende, mit kompletter Verlegung des Lumens einhergehende Drehung des Magens um die eigene Längsachse (organoaxial) od. die Querachse (mesentericoaxial), u. U. in Komb. mit dem Colon transversum (s. Borchardt-Syndrom); **Sympt.:** epigastrische Schmerzen, Dyspnoe, Unruhe, Akutes Abdomen, Schock; **Ther.:** Magensonde zur Entlüftung, evtl. Derotation durch Endoskopie möglich; bei Schocksymptomatik sofortige op. Derotation u. ggf. Gastropexie. J. Die.

Magen|wurm: s. Gnathostoma.

Mager|sucht: s. Anorexia nervosa.

Magill-Tubus (Sir Ivan Whiteside M., Anästh., London, 1888–1986; Tubus*) m: s. Endotrachealtubus, Pharyngealtubus.

Magill-Zange (↑): (engl.) Magill's forceps; abgewinkelte Zange, mit der unter Sicht ein Nasotrachealtubus (s. Endotrachealtubus) durch die Stimmritze in die Trachea bzw. eine Magensonde* in den Ösophagus geführt werden kann.

Magnesium n: chem. Element, Symbol Mg, OZ 12, rel. Atommasse 24,305; 2-wertiges Erdalkalimetall; physiol. **Funktion:** physiol. Calciumantagonist u. Aktivator von allen Reaktionen, an denen ATP beteiligt ist. Die Resorption von Mg^{++} wird durch Thyroxin* gefördert. Eine Mg-Intoxikation kann durch Blockierung der Erregungsüberleitung im ZNS zur sog. Magnesiumnarkose führen. Therap. **Verw.:** bei Hypomagnesiämie (vgl. Magnesiummangelsyndrom), beim akuten Herzinfarkt, bei best. Herzrhythmusstörungen u. a.; vgl. Referenzbereiche (Tab.), Hypermagnesiämie, Chlorophyll.

Magnesium|ammonium|phosphat n: (engl.) magnesium ammonium phosphate; syn. Ammoniummagnesiumphosphat; $Mg(NH_4)PO_4$; als Sargdeckelkristalle* u. als Struvitstein bei Nephrolithiasis* auskristallisiertes Salz, das sich leicht in Essigsäure löst; Vork. im alkalisierten Harn (z. B. bei Harnstoffspaltung durch bakt. Urease*).

Magnesium|carbonat n: (engl.) magnesium carbonate; s. Antazida.

Magnesium|mangel|syn|drom n: (engl.) hypomagnesemia syndrome; inf. Magnesiummangels auftretende **Sympt.:** normokalzämische Tetanie, Tremor, Muskelzuckungen, choreiforme u. athetoide Bewegungen, seltener Krämpfe u. delirante Zustände; **Vork.** z. B. bei schwerem Erbrechen, Durchfällen, renalen Verlusten, chron. Alkoholkrankheit, fast ausschl. Milchernährung (Milch ist sehr magnesiumarm), nach Jejuno-Ileostomie (mit Hypokaliämie). Parathormon beeinflusst Magnesium in gleicher Weise wie Calcium.

Magnesium|sulfat n: (engl.) magnesium sulfate; Magnesium sulfuricum ($MgSO_4 \cdot 7H_2O$), Bittersalz; **Verw.:** parenteral zur Elektrolytsubstitution, zur antikonvulsiven Behandlung der Eklampsie, Tokolyse; oral als (salinisches) Laxans (obsolet wegen NW).

Magnesium sulfuricum n: Magnesiumsulfat*.

Magnet|en|zephalo|graphie (Enkephal-*; -graphie*) f: (engl.) magneto-encephalography; Abk. MEG; Meth. zur Aufzeichnung von Magnetfeldänderungen des Gehirns, die durch Potentialschwankungen zerebraler Neuronenverbände verursacht werden; die Hirnaktivität wird von kontaktlosen Sensoren erfasst, digitalisiert u. computergestützt analysiert, wodurch die Lok. von Erregungsmustern (z. B. epilepsietypische Spikes) möglich ist u. die sensorische, motorische u. kognitive Hirnfunktion nach wiederholten Reizen dargestellt werden kann. Vgl. Elektroenzephalographie.

Magnet|re|aktion f: (engl.) magnet reaction; s. Greifreflex.

Magnet|re|sonanz f: (engl.) magnetic resonance; Abk. MR; physik. Vorgang, der mit der Ausrichtung u. Messung von Elektronen (Elektronenspinresonanz, Abk. ESR) od. geeigneten Atomkernen (Kernspinresonanz, engl. nuclear magnetic resonance, Abk. NMR) verbunden ist; Atomkerne mit ungerader Protonen- u./od. Neutronenzahl (im med. Bereich bes. die Protonen* als Kerne des Wasserstoffs) verfügen über einen Drehimpuls (sog. Spin*) u. damit über ein magnetisches Moment, das in einer Substanz ohne äußere Einwirkung statistisch verteilt ist (daher keine resultierende magnetische Wirkung). Durch Anlegen eines konstanten äußeren Magnetfeldes an wasserstoffhaltiges Material (org. Substanzen, Körpergewebe) werden die magnetischen Momente der Protonen ausgerichtet u. führen eine rotierende Bewegung mit einer best. Frequenz (sog. Larmor-Frequenz) aus, die proportional zur Stärke des äußeren Magnetfeldes ist. Werden von außen elektromagnetische Wellen mit der gleichen Frequenz (Resonanz) eingestrahlt, wird die Ausrichtung der Protonen zum äußeren Magnetfeld gestört. Nach Abschalten der Störung kehren die Protonen unter Aussendung von elektromagnetischen Wellen in ihre Ausgangsverteilung zurück. Diese ausgesandten Wellen können mit Detektorspulen aufgefangen werden u. geben Auskunft über Protonendichte u. chem. Umgebung der Protonen in der zu untersuchenden Substanz. In der **NMR-Spektroskopie** lassen sich so molekulare Strukturen von Stoffen ohne deren Zerstörung analysieren. In der **Kernspintomographie*** können unter-

M

schiedl. Gewebe (v. a. Weichteilgewebe) differenziert werden, die für dünne Schnitte durch den Körper (Tomographie) in (meist) Grautonbildern sichtbar gemacht werden können.

Magnet|re|sonanz-Chol|angio|pankreatikographie (Chol-*; Angio-*; Pankreas*; -graphie*) **f:** Abk. MRCP*.

Magnet|re|sonanz|tomo|graphie (-tom*; -graphie*) **f:** Abk. MRT; syn. Kernspintomographie*.

Magnet|stimulation (lat. stimulare anstacheln, antreiben) **f:** (engl.) magnetic stimulation; schmerzfreies Reizverfahren, bei dem magnetisch induzierte elektr. Ströme zur Depolarisation von Nervenfasern führen; **Anw.: 1.** diagn.: transkraniell zur Feststellung der kortikal-motor. Leitzeit bzw. transkutan zur Ermittlung der peripher-motor. Leitzeit (die Differenz zur kortikal-motor. Leitzeit ergibt die zentral-motor. Leitzeit im Tractus corticospinalis) od. der Leitfähigkeit von N. facialis u. peripheren Nerven; **2.** therap.: als Reizserien zur Behandlung der Depression. B. Mey.

magnus (lat.)**:** groß.

Magnus-Re|flex (Rudolf M., Physiol., Utrecht, 1873–1927; Reflekt-*) **m:** tonischer Halsextremitätenreflex; s. Reflexe, frühkindliche.

Mahaim-Bündel: (engl.) Mahaim fibers; auch Mahaim-Fasern; innerh. der Septummuskulatur des Herzens zw. oberem u. unterem His-Bündel verlaufende akzessorische Leitungsbahn des Erregungsleitungssystems*; Urs. für ein Präexzitationssyndrom*.

Mahler-Zeichen (Richard A. M., deutscher Gebh., Budapest, 1863–1941)**:** (engl.) Mahler's sign; treppenförmiges Ansteigen des Pulses (Kletterpuls) bei gleichbleibender Temp. als Frühzeichen einer Thrombose* od. Embolie*.

Mahl|zähne: s. Molaren.

Mahorner-Ochsner-Test (Howard R. M., amerikan. Chir., 1903–1977; Alton O., amerikan. Chir., 1896–1981) **m:** Untersuchungsmethode bei Varikose* der Beine (Nachw. einer Venenklappeninsuffizienz); am stehenden Pat. werden in versch. Höhen des Beins mehrere Staubinden angelegt u. von proximal nach distal verschoben; rasche Füllung der oberflächl. Varizen zw. zwei Abschnürstellen weist auf eine Insuffizienz der entspr. Venae* perforantes hin. Vgl. Perthes-Test, Pratt-Test.

Maier-Sinus m: Fornix sacci lacrimalis.

Mai|glöckchen: Convallaria* majalis.

MAIPA-Assay m: Abk. für (engl.) **m**onoclonal **a**ntibody **i**mmobilization of **p**latelet **a**ntigens assay; glykoproteinspezifischer Enzym*-Immunassay zur Charakterisierung von gegen Thrombozyten gerichteten Antikörpern im Serum (auch bei komplexem Gemisch versch. Antikörper) u. zum Nachweis thrombozytenständiger Autoantikörper (sog. direkter MAIPA-A.). A. Pru.

Maisonneuve-Fraktur (Jacques G. M., Chir., Paris, 1809–1897; Fraktur*) **f:** (engl.) Maisonneuve's fracture; Sonderform der Sprunggelenkfraktur vom Typ Weber C mit hoher Fraktur der Fibula unterh. des Wadenbeinköpfchens, Ruptur der Membrana interossea cruris sowie der Syndesmosis tibiofibularis (Syndesmosenbänder) bei gleichzeitiger Innenknöchelfraktur bzw. Ruptur des Lig. deltoideum (Innenband); **Ther.:** op. Naht von Syndesmose u. Innenband bzw. Osteosynthese des Innenknöchels, Stellschraube zur Sicherung der Syndesmose; vgl. Knöchelfrakturen.

Maissiat-Gurt: Tractus* iliotibialis.

Majocchi-Krankheit (Domenico M., Dermat., Bologna, 1849–1929)**:** syn. Purpura* anularis teleangiectodes.

major (lat.)**:** größer, der Größere.

Major|test (↑) **m:** s. Kreuzprobe.

MAK: Abk. für **1.** (arbeitsmed.) **m**aximale **A**rbeitsplatz**k**onzentration; Grenzwert für die höchste, am Arbeitsplatz zulässige Konz. einer Chemikalie in der Luft (als Gas, Dampf od. Aerosol), die bei wiederholter, i. d. R. tägl. achtstündiger Exposition keine Gesundheitsschäden verursacht (u. keine unangemessene Belästigung darstellt); da für Kanzerogene* kein entspr. Schwellenwert existiert, gilt die technische Richtkonzentration (Abk. TRK*); jährlich aktualisierte Werte veröffentlicht die Deutsche Forschungsgemeinschaft u. der Ausschuss für Gefahrstoffe beim Bundesministerium für Arbeit u. Sozialordnung. Vgl. BAT, EKA, MIK, Gefahrstoffverordnung. **2.** (endokrin.) **m**ikrosomale **A**nti**k**örper; s. Schilddrüsenantikörper.

Makro-: auch Macro-; Wortteil mit der Bedeutung lang, groß, weit; von gr. μακρός.

Makro|angio|pathie (↑; Angio-*; -pathie*) **f:** (engl.) macroangiopathy; Erkr. der großen u. größeren Gefäße (Extremitäten-, Abdominal-, Koronar-, extra- u. intrakranielle hirnversorgende Gefäße); meist Arteriosklerose*. Vgl. Mikroangiopathie.

Makro|blast (↑; Blast-*) **m:** (engl.) macroblast; Vorstufe der Erythrozyten; s. Erythroblasten, Erythropoese.

Makro|cheilie (↑; Cheil-*) **f:** (engl.) macrocheilia; abnorme Verdickung der Lippen, z. B. durch Trauma, Lymphangiektasie*, kavernöses Hämangiom*, Angioödem* od. granulomatöse Entzündungen (Melkersson*-Rosenthal-Syndrom).

Makro-Elektro|myo|graphie (↑; Elektro-*; My-*; -graphie*) **f:** (engl.) macro-electromyography; kurz Makro-EMG; Elektromyographie* unter Verw. einer Nadelelektrode mit großem Ableitradius zur Erfassung der elektr. Aktivität einer motorischen Einheit*.

Makro|gameten (↑; Gameten*) **f pl:** (engl.) macrogametes; weibl. Malariaparasiten; vgl. Plasmodien.

Makro|genito|somia prae|cox (↑; Genitale*; Soma*) **f:** zentrale Pubertas* praecox bei Jungen durch konnatale Nebennierenrindenüberfunktion inf. Pinealom.

Makro|glia (↑; Glia*) **f:** (engl.) macroglia; Sammelbez. für einige Zellen der Neuroglia* des ZNS (protoplasmatische u. faserige Astrozyten, Oligodendrozyten).

Makro|globulin|ämie (↑; Globuline*; -ämie*) **f:** (engl.) macroglobulinemia; syn. Waldenström-Krankheit, lymphoplasmozytäres Immunozytom; malignes Lymphom* der B*-Lymphozyten mit Paraproteinämie* inf. Vermehrung eines monoklonalen Makroglobulins vom Typ IgM (MG >1 000 000); Haupterkrankungsalter um das 50. Lj., Männer erkranken häufiger. **Sympt.:** allg. Müdigkeit, Leistungsabfall u. Infektanfälligkeit, hämorrhagische Diathese (v. a. Nasenbluten, Magen-Darm-Blutungen), Lymphknotenschwellungen, Spleno- u. Hepatomegalie, Polyneuropathie (Bing-Neel-Syndrom), Durchblutungsstörungen inf. Hyperviskosität des Bluts, Fundus paraproteinaemicus mit Dilatation der Venen u. Retinablutungen; **Diagn.:** Anämie (80 %), evtl. Leuko- u. Thrombopenie, Hypergammaglobulinämie, hohe BKS; in biopt. Präparaten (v. a. Knochenmark-, Lymphknotenpunktat) ist die Durchsetzung mit lymphoiden u. Plasmazellen (Anteil ≥30 %) charakteristisch; Nachweis des monoklonalen IgM-Paraproteins v. a. mittels Immunelektrophorese (M*-Gradient) u. Immunfixation*. **Ther.:** in frühen Stadien Bestrahlung, bei fortgeschrittener Erkrankung Polychemotherapie; evtl. Plasmapherese, Kortikosteroide; **Progn.:** besser als beim Plasmozytom* (Überlebenszeit bis zu 15 Jahre).

Makro|globuline (↑; ↑) n pl: (engl.) macroglobulins; Globuline* mit einem MG >200 000; z. B. Alpha-2-Makroglobulin (MG 725 000; s. Antithrombine), Gammamakroglobulin (IgM-Polymer, MG >1 000 000); Vork. bei Makroglobulinämie*.

Makro|glossie (↑; Gloss-*) f: (engl.) macroglossia; abnorme Größe der Zunge (s. Abb.);

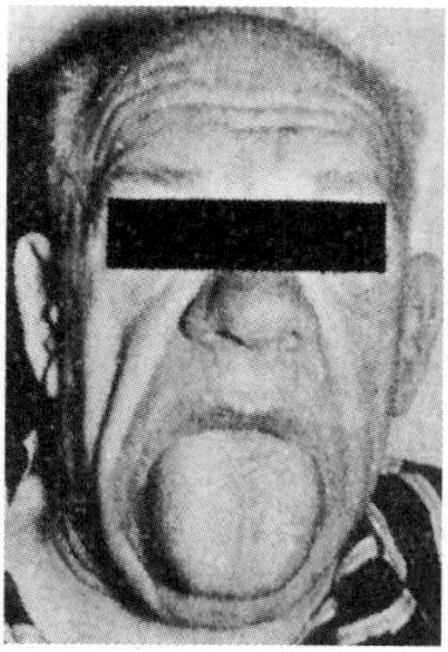

Makroglossie bei Akromegalie [549]

Vork.: z. B. bei Hypothyreose, Down-Syndrom, Exomphalo-Makroglossie-Gigantismus-Syndrom, Mukopolysaccharid-Speicherkrankheit Typ I u. II, Akromegalie, Amyloidose, Hämangiom; akut auftretend inf. Wespenstichs, Inf. (z. B. Erysipel), bei Angioödem.

Makro|hämat|urie (↑; Häm-*; Ur-*) f: s. Hämaturie.

Makro|karyose (↑; Karyo-*; -osis*) f: (engl.) macrokaryosis; große Zellkerne, bes. von Zellen maligner Tu.; s. Tumorzellen.

Makro|lid-Anti|biotika (↑; Anti-*; Bio-*) n pl: (engl.) macrolide antibiotics; Gruppe von aus versch. Streptomyces gewonnenen (Erythromycin, Josamycin, Spiramycin) od. synthetisch hergestellten (z. B. Clarithromycin, Roxithromycin) Antibiotika mit einem großen Laktonring u. i. d. R. bakteriostatischer Wirkung; **Wirkungsspektrum:** grampos. (vereinzelt auch gramneg.) Bakterien, Mykoplasmen, Chlamydien, Rickettsien, Legionellen, Treponemen; **UAW:** (selten) gastrointestinale Störungen, Allergien, cholestatischer Ikterus u. reversible Leberschädigungen (Erythromycinestolat).

Makro|melie (↑; -melie*) f: (engl.) macromelia; Riesenwuchs; s. Hochwuchs, Wachstumsstörungen, Proteus-Syndrom.

Makro|moleküle (↑) n pl: (engl.) macromolecules; Moleküle mit Molekulargewichten von 10 000 bis über 500 000 (z. B. Proteine, Nukleoproteine, Lipoproteine).

Makro|nesie (↑; gr. νῆσος Insel) f: (engl.) macronesia; (pathol.) Hyperplasie der Langerhans*-Inseln des Pankreas bei Hyperinsulinismus*.

Makro|phagen (↑; Phag-*) m pl: (engl.) macrophages; syn. adhärente od. akzessorische Zellen, A-Zellen; zu Phagozytose* u. Pinozytose* sog. großer Partikel (Bakt. u. a. Mikroorganismen, Fremdkörper, Zelltrümmer, polymerisierte lösliche Moleküle u. a.) u. deren Elimination od. Speicherung befähigte, amöboid bewegliche

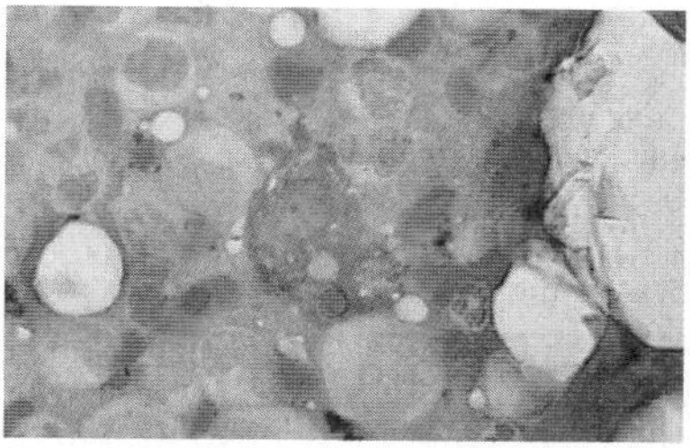

Makrophagen:
Knochenmarkausstrich (Berliner-Blau-Reaktion); Knochenmark-Makrophagen mit deutlicher Speicherung von eisenhaltigem Pigment (blau gefärbt) [181]

mononukleäre Zellen des Monozyten*-Makrophagen-Systems; stammen (wie die neutrophilen Granulozyten*) von einer gemeinsamen myeloischen Stammzelle (Monoblast, Promonozyt) ab u. zirkulieren nach Ausreifung im Knochenmark 1–2 Tage als Monozyten* (Blutmakrophagen) im Intravasalraum, bevor sie in versch. Gewebe einwandern u. sich dort zu ortsständigen gewebetypischen M. differenzieren (s. Tab.). Rei-

Makrophagen

Bezeichnung	Gewebe, Organ
Histiozyten	Bindegewebe
Kupffer-Sternzellen	Leber
Alveolarmakrophagen	Lunge
Pleura-, Peritonealmakrophagen	seröse Höhlen
Deckzellen	Synovialis
Osteoklasten	Knochen
Mikrogliazellen	Nervensystem
freie u. sessile Makrophagen	Lymphknoten
Langerhans-Zellen	Epidermis u. Mundschleimhaut

fe M. sind größer als Lymphozyten (∅ 12–30 μm), besitzen reichlich Zytoplasma, das zahlreiche endozytotische Vesikel u. Lysosomen* enthält, einen kleinen eingebuchteten Kern u. versch. Rezeptoren auf ihrer Membranoberfläche (u. a. für IgG, C3b des Komplements u. Fibronektine); ihre mikrobizide Potenz (Abtötung phagozytierter Mikroorganismen mit

Hilfe des oxidativen Metabolismus u. lysosomaler Enzyme) u. (antitumoröse) Zytotoxizität ist nach Aktivierung (z. B. durch bakt. Stoffwechselprodukte, Lymphokine u. a. Zytokine) bes. ausgeprägt. M. synthetisieren eine Vielzahl von Substanzen, die sie z. T. kontinuierlich, nach Phagozytose od. im aktivierten Zustand sezernieren; hierzu gehören Enzyme (z. B. Kollagenase, Elastase, Hyaluronidase, lysosomale Proteasen, Lysozym) u. a. an Entz. u. unspezif. Abwehrmechanismen beteiligte Proteine (z. B. Prostaglandine, die Komplementproteine C1-C5, Interleukin 1, endogenes Pyrogen), Faktoren, die die Funktion anderer Zellen bzw. Zellsysteme modulieren (z. B. mitogenes Protein, koloniestimulierende Faktoren, fibroblastenstimulierender Faktor, Tumor-Nekrose-Faktor), sowie Blutgerinnungsfaktoren. **Funktion:** Induktion u. Regulation von Entz., Gewebereorganisation u. Organheilung, Immuninduktion u. Stimulation von Lymphozyten (Interaktion mit B- u. T-Lymphozyten in der Anfangsphase der Immunantwort* als Antigen verarbeitende u. Antigen präsentierende Zellen*), als mikrobizide, zytotoxische (antitumoröse) u. Entzündungszellen von zentraler Bedeutung für die zellvermittelte Immunität*.

Makro|phagen-Elektro|phorese-Mobilitätstest (↑; ↑; Elektro-*; -phor*; mobilis*) m: (engl.) macrophage-electrophoresis-motility test; Kurzbez. MEM-Test; auch Makrophagen-Migrationsinhibitionstest; Labormethode zur Beurteilung der Reaktivität von T*-Lymphozyten gegenüber Antigenen, z. B. bei zellvermittelten Überempfindlichkeitsreaktionen vom verzögerten Typ (Typ IV der Allergie*); **Prinzip:** sensibilisierte T-Lymphozyten geben bei Kontakt mit dem spezif. Antigen sog. Migrationsinhibitionsfaktoren* ab, die die Wanderungsgeschwindigkeit von Makrophagen im elektrischen Feld herabsetzt.

Makro|potential (↑) n: (engl.) macropotential; hohe Welle aus einer Summe kleinerer Potentiale bei der Elektroenzephalographie*.

Makr|opsie (↑; Op-*) f: s. Metamorphopsie.

makro|skopisch (↑; Skop-*): (engl.) macroscopic; mit bloßem Auge sichtbar; Ggs. mikroskopisch.

Makro|somie (↑; Soma*) f: Hochwuchs*.

Makro|stoma (↑; Stoma*) n: (engl.) macrostomia; syn. Stomatoschisis; angeb., überwiegend einseitige Vergrößerung der Mundspalte; s. Gesichtsspalten.

Makro|zephalie (↑; Keph-*) f: (engl.) macrocephaly; Form der Dyszephalie* mit Vergrößerung des Schädelumfangs; **Vork.:** als physiol. Überproportionierung des Schädels über dem 90er Perzentil in den ersten 3 Lj. (s. Kopfumfang, kindlicher), familiäre Form, i. R. von versch. Stoffwechsel- u. Ossifikationsstörungen, bei Neurofibromatose u. als Folgezustand bei Hydrozephalus od. Megalenzephalie (dann M. i. e. S. mit Schädelumfang oberhalb des 97. Perzentils).

Makro|zyten (↑; Zyt-*) m pl: (engl.) macrocytes; junge, große, früh entkernte Erythrozyten; Auftreten physiologisch; vgl. Anisozytose.

Makula|de|generation (Macula*; Degeneratio*) f: (engl.) macular degeneration; Erkr. der Macula* lutea meist beider Augen im Alter mit fortschreitendem Sehverlust bei Erhalt des peripheren Gesichtsfeldes; **Pathol./Anat.:** Ablagerung von hyalinem Material (Drusen*) im retinalen Pigmentepithel, zw. Pigmentepithel u. Basalmembran sowie in der Bruch-Membran; **Klin.:** mäßiger Visusverlust bei Atrophie des retinalen Pigmentepithels (sog. trockene senile M.); starker Sehschärfeverlust bei seröser Abhebung von Netzhaut u. Pigmentepithel inf. subretinaler Neovaskularisation (sog. feuchte senile M.) mit zentraler, prominenter Narbe als

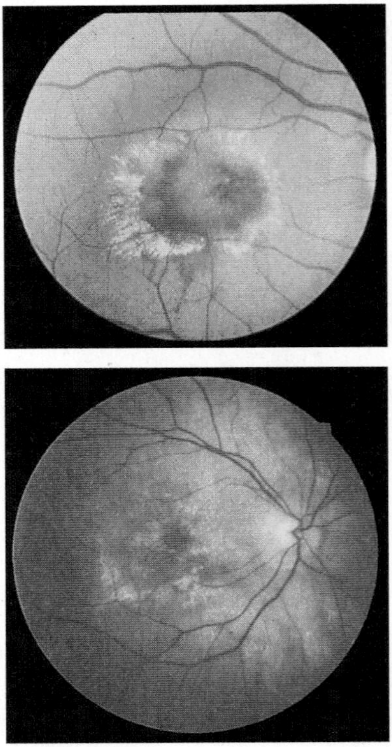

Makuladegeneration:
oben: feuchte Makuladegeneration;
unten: trockene Makuladegeneration [550]

Endstadium (Junius-Kuhnt-M.); **Ther.:** Laserchirurgie bei begrenzter extrafovealer subretinaler Neovaskularisation, Bestrahlung, Operation. Vgl. Makuladystrophie, Makulopathie.

Makula|dys|trophie (↑; Dys-*; Troph-*) f: (engl.) macular dystrophy; Sammelbez. für erbl. zentralretinale Dystrophien mit Degeneration der Macula* lutea, die sich in versch. Altersstufen manifestieren, beidseitig auftreten u. mit unterschiedl. starkem Sehschärfeverlust einhergehen; **Formen:** Achromatopsie, X-chromosomal-rezessive juvenile Retinoschisis, fam. Drusen (Doyne-Choroidose), autosomal-rezessive juvenile Makuladegeneration (Stargardt*-Syndrom: Genlokus 1p21-p13, Mutationen im ABCR-Gen), autosomal-dominante vitelliforme M. (Genlokus 11q13); **Diagn.:** Fluoreszenzangiographie, Elektroretinographie, Elektrookulographie, Farbsinnprüfung; **Ther.:** keine Behandlungsmöglichkeit.

Makula|loch (↑): (engl.) macular hole; umschriebene, scharf begrenzte, häufig nur partielle (sog. Schichtloch) Zerstörung der Netzhaut in der Fovea der Macula* lutea inf. Glaskörperzug u. -schrumpfung meist nach Trauma od. anderen Netzhauterkrankungen.

Makula|ödem (↑; Ödem*) n: (engl.) macular edema; Schwellung der zentralen Netzhaut mit Sehschärfeverlust bzw. Metamorphopsie; **Formen: 1.** grau-weißliches, intrazelluläres Ödem bei Ischämie; **2.** glasig erscheinendes, extrazelluläres Ödem v. a. bei retinalen Venenverschlüssen, Retinopathia diabetica, Retinopathia hypertensiva, intraokularen Entz.; **3.** zystoides M. als schwerste Form des extrazellulären M. mit rosettenartiger Verteilung zystenähnlicher Räume im Bereich der Macula lutea. Vgl. Chororetinopathia centralis serosa.

Makulo|pathie (↑; -pathie*) f: (engl.) maculopathy; Sammelbez. für krankhafte morphol. Veränderungen im Bereich der Macula lutea mit unterschiedlich stark ausgeprägtem zentralem Sehschärfeverlust; **Formen: 1.** angeborene M.: s. Makuladystrophie; **2.** erworbene M.: senile Makuladegeneration, Chororetinopathia centralis serosa, Makulaloch, zystoides Makulaödem, myopische M., epiretinale Gliose, toxische M. (v. a. bei Chloroquin-Langzeittherapie); **Diagn.:** Prüfung der Sehschärfe u. des Farbensehens, Fluoreszenzangiographie, Elektroretinographie.

Makulo|pathie, myopische (↑; ↑) f: (engl.) myopic maculopathy; i. R. einer bestehenden Myopie* auftretende Atrophie der zentralen Netzhaut, evtl. mit Einrissen der Bruch-Membran (sog. Lacksprünge), choroidalen Gefäßneubildungen u. sek. Hyperplasie des Pigmentepithels (Fuchs-Fleck).

Mal-: Wortteil mit der Bedeutung schlecht, schädlich, bösartig; von lat. malus.

Mala (lat.) f: Wange; s. Bucca.

Mal|ab|sorption (Mal-*; Absorption*) f: Verdauungsinsuffizienz; Störung der Resorption vom Darmlumen in die Blut- u. Lymphbahn; **Urs.: 1.** angeb. Störungen: z. B. Kohlenhydratmalabsorption, Hartnup-Krankheit, Methioninmalabsorption; **2.** Dünndarmerkrankungen: akute od. chron. Darminfektionen, Parasitosen, Zöliakie, einheimische u. tropische Sprue, Whipple-Krankheit, Enteritis regionalis Crohn, verminderte Laktase, Amyloidose, Lymphome u. Lymphknotenmetastasen, Strahlenenteritis;

Leitsymptome:
1. Gewichtsabnahme
2. Massenstühle
3. Muskelschwäche
4. Haut- u. Schleimhautveränderungen
5. Anämie

3. Kurzdarmsyndrom: bei Zustand nach ausgiebiger Dünndarmresektion; **4.** Durchblutungsstörungen: Angina abdominalis, Rechtsherzinsuffizienz, konstriktive Perikarditis; **5.** neuroendokrine Tumoren: Karznoid, Zollinger-Ellison-Syndrom, Verner-Morrison-Syndrom u. a. J. Die.

Mal|ab|sorptions|syn|drome (↑; ↑) n pl: (engl.) malabsorption syndromes; Erkr., die mit Malabsorption* einhergehen.

Malacia (-malazie*) f: s. Malazie.

Malaco|placia vesicae urinariae (↑; gr. πλάξ, πλακός Platte, Fläche) f: plattenförmige gelbliche Schleimhautveränderungen in den ableitenden Harnwegen (zu 75 % in der Harnblase) inf. eines Schleimhautimmundefekts; **Histol.:** PAS-positive Makrophagen, deren Zytoplasma Michaelis-Gutmann-Körperchen enthält (verkalkte, nicht vollständig abgebaute Bakterienanteile, v. a. von Kolibakterien); **Sympt.:** gelegentl. Hämaturie, Harndrang, Dysurie od. Pollakisurie, Flankenschmerzen.

Maladie des tics (frz. Tick-Krankheit) f: s. Gilles-de-la-Tourette-Syndrom.

Malako|plakie (-malazie*; gr. πλάξ, πλακός Platte, Fläche) f: s. Malacoplacia vesicae urinariae.

Mal|aria (ital. mala aria schlechte Luft) f: Sammelbez. für Inf. durch Protozoen der Gattung Plasmodium, die durch eine Stechmücke (Anopheles*) übertragen werden; zu unterscheiden sind Malaria* tropica, verursacht durch Plasmodium falciparum, Malaria* tertiana, verursacht durch Plasmodium vivax od. Plasmodium ovale, u. Malaria* quartana, verursacht durch Plasmodium malariae. Entwicklungszyklus u. Übertragung: s. Plasmodien; **Verbreitung:** trotz intensiver Bekämpfungsmaßnahmen ist die M. heute weltweit in den Tropen u. z. T. auch in den Subtropen unterhalb 2000 m Höhe verbreitet; jährlich erkranken ca. 100 Millionen Menschen u. sterben über 1 Million Menschen an M. Durch zunehmende Resistenz der Plasmodien gegen Chemotherapeutika u. der Anopheles-Mücken gegen Insektizide bzw. durch unzureichende allg. Bekämpfungsmaßnahmen verschlechtert sich die Situation in vielen Endemiegebieten. In Europa zunehmende Zahl importierter M. (vgl. Airport-Malaria); endemisches Vorkommen in Europa im Donaudelta u. Teilen der Türkei. **Klin.:** Manifestation durch den zyklischen Zerfall von mit Plasmodien befallenen Erythrozyten; der hierbei auftretende Fieberanfall wiederholt sich bei M. tertiana jeden 3. Tag, bei M. quartana jeden 4. Tag, bei M. tropica unregelmäßig. Doppelbefall mit einer Plasmodienart zu versch. Zeiten od. mit versch. Plasmodienarten gleichzeitig führt zu uncharakterist. Fieberrhythmen (vgl. Quotidiana). Die **Pathogenese** wird möglicherweise durch frei werdende Stoffwechselprodukte, die hämolyt. Anämie u. Hypoxie sowie durch Autoimmunreaktionen des Wirts u. kapillare Stase inf. Verklumpung befallener Erythrozyten bestimmt. **Diagn.:** mikroskop. Nachweis der Plasmodien (Blutausstrich, Dicker* Tropfen), v. a. zu Beginn

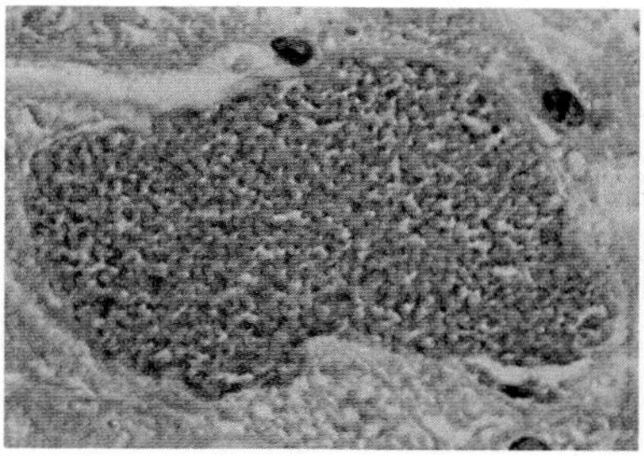

Malaria:
präerythrozytärer Leberschizont [194]

des Fieberanfalls. Serodiagnostik (IFT, KBR) nur zur Bekräftigung anamnest. Hinweise auf Malaria.

Mal|aria|mücke (↑): Anopheles*.

Mal|aria|plasmodien (↑) f pl: s. Plasmodien.

Mal|aria|pro|phylaxe (↑; Prophylaxe*) f: (engl.) malaria prophylaxis; Maßnahme zur Verhinderung einer Malariainfektion; je nach Resistenzentwicklung der Plasmodien in den einzelnen Regionen u. unter Beachtung der Kontraindikationen ist eine regelmäßige Einnahme von Chloroquin, Proguanil u. (kurzfristig) Mefloquin 1 Wo. vor Reiseantritt bis 4 Wo. nach letzter Expositionsmöglichkeit (Inkubationszeit) notwendig (aktuelle Chemoprophylaxe). Zusätzl. Maßnahmen zur Vermeidung von Mückenstichen (Expositionsprophylaxe) sind Moskitonetze, geeignete Kleidung, Insekten-abwehrende Substanzen (Insect repellents). Die großräumige Mückenbekämpfung mit Insektiziden wird durch die Resistenz der Mücken erschwert.

Mal|aria quartana (↑) f: (engl.) quartan malaria; **Err.:** Plasmodium malariae, heute seltenste Malariaform; Inkubationszeit 20–35 Tage; **Klin.:** allmähl. Beginn (Prodromi), Fieberanfall jeden 4. Tag (alle 72 Std.), Hepatosplenomegalie; Rekrudeszenz nach Jahren noch möglich (bis ca. 20 Jahre nach Inf., in Ausnahmefällen noch später); **Ther.:** Chloroquin; **Kompl.:** Nephropathie (Immunkomplexablagerung in der Niere); **Progn.:** relativ günstig, sofern keine Nierenbeteiligung vorliegt; bei Nephropathie ungünstig.

Mal|aria tertiana (↑) f: (engl.) tertian malaria; **Err.:** Plasmodium vivax, Plasmodium ovale; Inkubationszeit i. Allg. 8–20 Tage; **Sympt.:** zunächst 3–7 Tage uncharakterist. Initialfieber, anschl. Fieberanfall alle 48 Std. (jeden 3. Tag) mit 40–41 °C Fieber u. Schüttelfrost, krit. Entfieberung nach mehreren Std.; Anämie u. Splenomegalie nach längerer Dauer; Rezidive (8 Mon. bis 2 Jahre) relativ häufig; **Ther.:** Chloroquin; Beseitigung exoerythrozytärer Parasitenstadien (Hypnozoiten, Schizonten) in der Leber durch Primaquin; **Progn.:** ohne erneute Inf. Ausheilung meist nach zwei Jahren, nicht lebensbedrohlich.

Mal|aria tropica (↑) f: (engl.) falciparum malaria; **Err.:** Plasmodium* falciparum; schwerste Form der Malaria mit akuter Lebensgefahr; Inkubationszeit i. Allg. 8–12 (5–17) Tage; **Klin.:** oft sehr uncharakterist. Beginn, plötzl. hohes Fieber, Schüttelfrost, gastrointestinale Beschwerden, Erbrechen, Benommenheit; Anämie u. Ikterus (Erythrozytenzerfall) treten ebenso wie Leber- u. Milzschwellung frühzeitig auf; führt oft nach wenigen Tagen zum Tod; beim Überstehen der Krankheit nach ca. 9 Mon. kein Rezidiv mehr; **Diagn.:** Hyperparasitämie (>250 000 Parasiten/µl Blut), Hämoglobin <4,5 mmol/l, Thrombozytopenie, Bilirubin >50 µmol/l, Hypoglykämie (<2,2 mmol/l), Kreatinin >265 µmol/l, Laktatazidose; **Ther.:** Chinin, Chloroquin, Sulfadoxin-Pyrimethamin, Sulfalen-Pyrimethamin, Mefloquin u. Halofantrin gegen Schizonten; Primaquin zur Beseitigung der Gametozyten; bei schwerem Verlauf evtl. Austauschtransfusion (Erythrozytopherese); **Kompl.:** gastrointestinale Malaria kann Darminfektionen vortäuschen; zerebrale Malaria mit Hämorrhagien u. Nekrosen im Gehirn inf. kapillarer Stase führt zu unterschiedlichen neurol. Störungen, je nach Lok. u. Ausmaß z. B. Paresen, Epilepsien, meningo-enzephalit. Bilder, Koma u. Tod; kardiale Malaria mit Kollaps u. Myokardschädigung; als renale Kompl. Immunkomplex-Glomerulonephritis; Verbrauchskoagulopathie, Thrombozytopenie; **Schwarzwasserfieber:** intravasale Hämolyse mit folgender Hämoglobinurie, häufig mit letalem Ausgang (Anurie, Koma, Azidose).

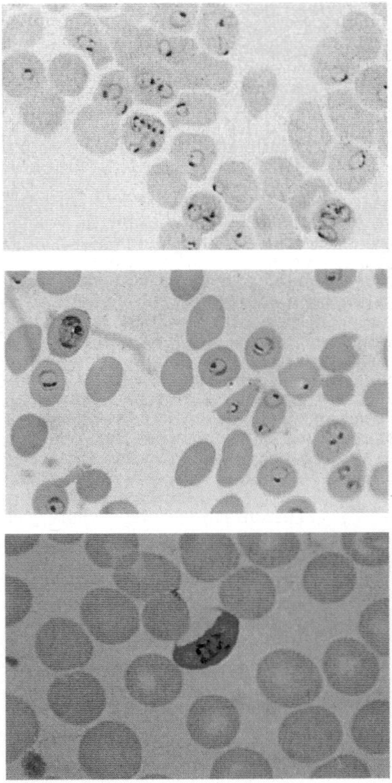

Malaria tropica: Entwicklungsstadien von Plasmodium falciparum im peripheren Blut: junge siegelringförmige Trophozoiten (oben); z. T. schon etwas ältere Trophozoiten, ein unreifer Schizont (Mitte); männlicher Mikrogametozyt (unten) [455]

Malassez-Epi|thel|reste (Louis-Charles M., Chir., Pathol., Paris, 1862–1910; Epithel*): (engl.) Malassez's rests; versprengte Epithelzellen bzw. -inseln im Desmodont der Zähne, die Reste der epithelialen Wurzelscheide (Hertwig-Wurzelscheide) des Schmelzorgans darstellen; von ihnen geht u. U. die Bildung einer odontogenen Kieferzyste* od. eines Ameloblastoms* aus.

Malassezia furfur (↑) f: syn. Pityrosporum ovale; ubiquitäre Hefe aus der Gruppe der Fungi* imperfecti, verwandt mit Ascomycetes; morphol. ellipsoide od. flaschenähnl. 1,5–5,5 µm große Zellen, die beim Absprossen der Tochterzellen typ. Kragen bilden; Err. der Pityriasis* versicolor u. an der Entstehung des seborrhoischen Ekzems* beteiligt.

Mal|assimilation (Mal-*; Assimilation*) f: verminderte Nährstoffausnutzung; auch Oberbegriff für Maldigestion* u. Malabsorption*.

Mal|assimilations|syndrom (↑; ↑) n: (engl.) mal-assimilation syndrome; Abk. MAS; Mangelsyndrom, das durch Maldigestion* bzw. Malabsorption* verursacht wird; **Sympt.:** Diarrhö, voluminöse, grau glänzende Fettstühle, Gewichtsverlust; **Diagn.:** Fettbestimung im Stuhl, ^{14}C-Triolein-Atemtest, Xylose-Toleranz-Test, Vitamin-B_{12}-Resorptionstest; **Ther.:** Ausgleich der Mangelerscheinung, Ther. der Grunderkrankung. J. Die.

Malat (lat. malum Apfel) n: (engl.) malate; Salz der Äpfelsäure*; Zwischenprodukt im Citratzyklus* (mitochondrial) u. Lieferant von Reduktionsäquivalenten (NADPH) im Zytosol.

Malat|de|hydro|genase (↑) f: Abk. MDH; Enzym (Oxidoreduktase), das mit Coenzym NAD^+ die Dehydrierung von Malat zu Oxalacetat katalysiert; kommt v. a. im Citratzyklus* mitochondrial, i. R. der Glukoneogenese* auch zytosol. vor.

Malat|en|zym (↑; Enzyme*) n: (engl.) malic enzyme; Oxidoreduktase, die Malat zu Pyruvat decarboxyliert u. dabei $NADP^+$ zu NADPH reduziert od. umgekehrt der Malatsynthese dient; Vork. in Zytosol u. Mitochondrien.

Mala|thion n: syn. Phosphotion; **Verw.:** bei Pedikulose; s. Insektizide.

Malayen|filarie (Filarien*) f: Brugia* malayi.

Malazie (-malazie*) f: (engl.) malacia; Malacia, Erweichung; z. B. Osteomalazie, Chondromalazie.

-malazie: auch -malacia; Wortteil mit der Bedeutung Weichlichkeit, Krankheit; von gr. μαλακία.

Malbin-Zellen (Barney M., zeitgen. Arzt, USA; Zelle*): s. Sternheimer-Malbin-Zellen.

Mal de Meleda (Mal-*): s. Palmoplantarkeratosen, hereditäre (Tab.).

Mal de Pinto (↑): syn. Pinta*.

Mal|de|scensus testis (↑; lat. descensus Herabsteigen) m: (engl.) undescended testis; syn. Hodendystopie, Kryptorchismus; Ausbleiben der regelrechten Wanderung des Hodens von kranial retroperitoneal ins Skrotum ab der 5. Embryonalwoche; **Vork.** bei ca. 3 % der männl. Neugeborenen; da Hoden in den ersten Lebensmonaten z. T. spontan deszendieren, besteht am Ende des 1. Lj. nur bei 0,8 % aller Jungen ein Hodenhochstand. **Formen** (s. Abb.): **1.** Hodenretention: **a)** Retentio testis abdominalis (sog. Bauchhoden): nicht tastbarer Hoden in abdominaler Lok.; **b)** Retentio testis inguinalis (sog. Leistenhoden): im Leistenkanal palpabler Hoden, der sich manuell nicht ins Skrotum schieben lässt (vgl. Gleithoden); **2.** Hodenektopie*. **Urs.:** mechan. Behinderung, gonosomale Chromosomenaberration (häufig bei Klinefelter*-Syndrom), gestörte Testosteronbiosynthese, verminderte LH-Sekretion (auch bei der Mutter); **Folgen:** durch verstärkten Druck u. erhöhte Temp. Spermatogonienschwund in den ersten 2 Lj.; später Infertilität; zusätzl. erhöhtes Risiko zu maligner Entartung; **Ther.:** konservativ mit Gonadorelin*, op. mit Funikulolyse u. Orchidopexie vor Ende des 2. Lj. Vgl. Pendelhoden.

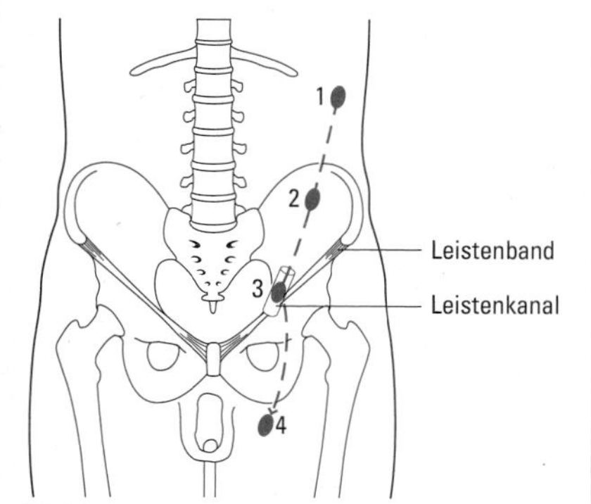

Maldescensus testis:
Lageanomalien des Hodens; 1: Hodenanlage; 2: Bauchhoden; 3: Leistenhoden; 4: Hodenektopie [539]

Mal|di|gestion (↑; Digestion*) f: Störung der Verdauung* in Magen u. Duodenum inf mangelnder Andauung od. Aufspaltung der Nahrung durch Pankreasenzyme bzw. Galle; **Urs.:** Magenresektion, exokrine Pankreasinsuffizienz, fehlende konjugierte Gallensäuren bei Cholestase od. enteralem Gallensäureverlustsyndrom, Allergie gegenüber versch. Nahrungsmitteln, primäre (Fehlbildung der Lymphgefäße) od. sek. Gastroenteropathie; vgl. Malabsorption, Malassimilationssyndrom. J. Die

Malein|säure: (engl.) maleic acid; cis-Isomer der Fumarsäure*; Salze: Maleate.

Maleyl|aceto|acetat n: (engl.) maleylacetoacetate; Metabolit beim Abbau von Tyrosin*.

Mal|formation (Mal-*) f: s. Fehlbildung, kongenitale.

Malgaigne-Becken|ring|fraktur (Joseph-François M., Chir., Paris, 1806–1865; Fraktur*) f: (engl.) Malgaigne's fracture; doppelte Vertikalfraktur des Beckenrings am Schambein u. an der Articulatio sacroiliaca; vgl. Beckenfrakturen.

Maliasmus (gr. μάλις Rotz) m: s. Malleus.

Malign-: Wortteil mit der Bedeutung bösartig, ungünstig; von lat. malignus.

maligne (↑): (engl.) malignant; bösartig; Ggs. benigne.

Malignität (↑) f: (engl.) malignancy; Bösartigkeit, meist von Tumoren (Karzinome bzw. Sarkome).

Malignitäts|grad (↑): (engl.) degree of malignancy; durch histol. Kriterien charakterisierter Grad der Malignität von Tumoren; s. Grading.

Malignom (↑; -om*) n: (engl.) malignant tumor; ungenaue Bez. für malignen (bösartigen) Tumor; vgl. TNM-Klassifikation.

Malioidosis (gr. μάλις Rotz; -id*; -osis*) f: s. Melioidose.

Malle-: Wortteil mit der Bedeutung **1.** Hammer, Rotz; von lat. malleus; **2.** Hämmerchen, Knöchel; von lat. malleolus.

malleolaris (Malleolus*): zum Knöchel gehörend.

Malleolus (lat. Hämmerchen) m: Knöchel.

Malleolus|fraktur (↑; Fraktur*) f: s. Knöchelfrakturen.

Malleo|myces m: veralteter Gattungsname für Burkholderia* mallei u. Burkholderia* pseudomallei.

Malleus (lat. Hammer) m: **1.** (anat.) Hammer, Gehörknöchelchen in der Paukenhöhle, zw. Trommelfell u. Amboss gelegen; **2.** (orthop.) Di-

M

gitus malleus valgus, Hammerzehe*; **3.** (veterin.) Maliasmus, Rotz; Infektionskrankheit bei Tieren (bes. Einhufer, Pferd, Esel, Maulesel), übertragbar auf den Menschen; **Err.:** Burkholderia* mallei; **Inkubationszeit:** 2 Tage bis mehrere Jahre; **Klin.:** Infiltrationen, Pusteln u. Abszesse der Haut der Hände u. des Gesichts, Ulzerationen der Bindehaut, Nasen-, Rachen- u. Kehlkopfschleimhaut; chron. Formen mit Exazerbation über Jahre; u. U. Pneumonie od. Sepsis mit generalisiertem Exanthem, die in 1–3 Wo. zum Tod führen kann; **Ther.:** Tetracycline, Sulfonamide. M. kommt in Europa nicht mehr vor.

Mallorca-Akne (Akne*) f: syn. Acne* aestivalis.

Mallory-Körperchen (Frank B. M., Pathol., Boston, 1862–1941)**:** (engl.) Mallory's bodies; hyaline Degenerationsprodukte im Plasma der Leberzelle beim Zieve*-Syndrom; bestehen aus einer Anhäufung pathol. Filamente; experimentell auch durch Rifampicin* hervorzurufen.

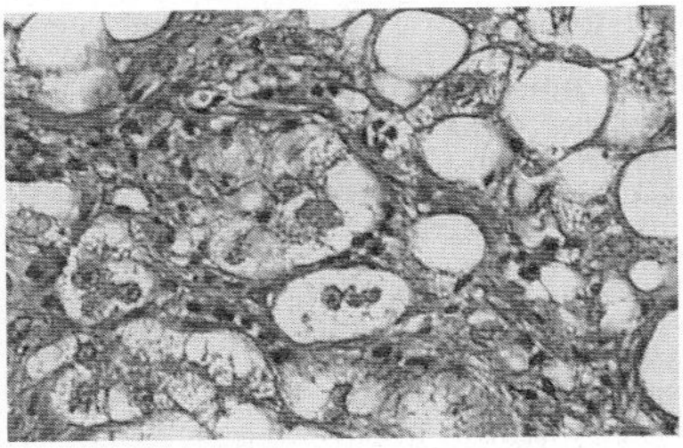

Mallory-Körperchen:
alkoholinduzierte Hyalinspeicherung (Leberhistologie) [62]

Mallory-Weiss-Syn|drom (G. Kenneth M., Pathol., Boston, geb. 1900; Soma W., Arzt, Boston, 1898–1942) n: durch Druckerhöhung bei Würgen u. Erbrechen hervorgerufene längsgestellte Schleimhauteinrisse im Bereich des ösophagogastralen Übergangs; **Sympt.:** epigastrische Schmerzen, Hämatemesis, Bluterbrechen; **Ther.:** endoskopische Spülung (häufig spontanes Sistieren der Blutung) ggf. Unterspritzung od. Koagulation; **cave:** Ballonsondentamponade nicht indiziert. Vgl. Boerhaave-Syndrom. J. Die.

Mal|nutrition (Mal-*; Nutrition*) f: Sammelbegriff für eine Fehl- od. Mangelernährung; unterschieden werden quant. (Dystrophie, Marasmus) u. qual. M. (Eiweißmangeldystrophie, Milchnährschaden, Hypo- u. Avitaminose) sowie chron.-dyspeptische Formen durch Verdauungsinsuffizienz z. B. bei zystischer Fibrose u. versch. angeb. od. erworbenen Formen der Malabsorption*; vgl. Protein-Energie-Mangelsyndrome.

Malon|säure: (engl.) malonic acid; Methandicarbonsäure, $CH_2(COOH)_2$; als unphysiol. Metabolit kompetitiver Hemmstoff der Succinatdehydrogenase; **Malonyl-CoA** entsteht im ersten Schritt der Fettsäurebiosynthese durch Carboxylierung von Acetyl-CoA; s. Fettsäuren.

Malonyl|harn|stoff: syn. Barbitursäure*.

Malpighi-Bläschen (Marcello M., Anat., Bologna, Roma, 1628–1694)**:** (engl.) Malpighi's vesicles, pulmonary alveoli; Lungenbläschen, Alveoli pulmonis; s. Alveole.

Malpighi-Kanal (↑)**:** Ductus* epoophori longitudinalis .

Malpighi-Kapsel (↑) m: Tunica fibrosa der Milz*.

Malpighi-Körperchen (↑)**:** (engl.) malpighian corpuscles; **1.** Corpuscula renalia (Nierenkörperchen), bestehen aus der Bowman-Kapsel u. dem eingestülpten Kapillarknäuel (Glomerulus; s. Abb.); in ihnen erfolgt die Bildung des Primärharns. **2.** Noduli lymphoidei splenici, Milzknötchen.

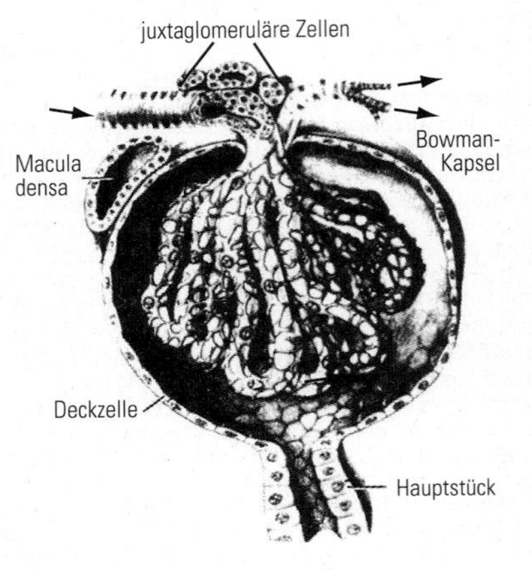

Malpighi-Körperchen:
Die Pfeile geben die Richtung des Blutstroms durch den Kapillarknäuel an. [16]

Malpighi-Schicht (↑)**:** (engl.) Malpighi's layer; Stratum germinativum der Epidermis*.

Mal|rotation (Mal-*; lat. rotatio Drehen) f: Störung der Drehung des Darms während der Embryonalentwicklung; **Formen:** (nach Grob): **1.** Nonrotation (90°-Rotation, Ausbleiben der 2. u. 3. Drehung); **2.** M. I (180°-Rotation, Ausbleiben der 3. Drehung); **3.** M. II (inverse 2. Drehung mit regelrechter od. fehlgerichteter 3. Drehung); **Sympt.:** rezidiv. Bauchschmerzen im Kleinkindes- u. Kindesalter, (Sub-)Ileus durch Volvulus*; **Ther.:** op. Lösung von Verwachsungen, anatomiegerechte Fixation.

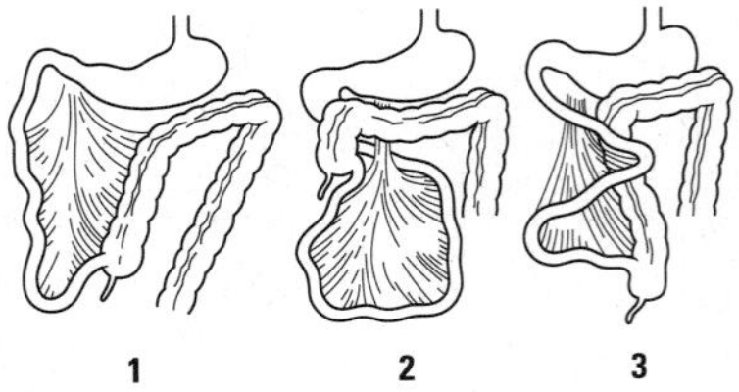

Malrotation:
1: Nonrotation; 2: Malrotation I; 3: Malrotation II [154]

MALT: Abk. für (engl.) **m**ucosa **a**ssociated **l**ymphoid **t**issue; v. a. in der Submukosa des Verdauungstrakts (GALT), Respirationstrakts (BALT) u. Urogenitaltrakts, den Haupteintrittspforten für Mikroorganismen, als diffuse Aggregate (z. B. in der Bronchialwand) od. organisierte knotenförmige Ansammlungen lymphatischer Zellen mit Keimzentren (z. B. in den Tonsillen, als Peyer*-Plaques im Ileum) lokalisiertes schleimhautassoziiertes lymphatisches Gewebe, in dem Lymphozyten* gegen Antigene spezif. sensibilisiert werden u. als lokale Immunantwort* sekretorisches IgA gebildet wird. Vgl. SALT.

Malta|fieber: s. Brucella melitensis, Brucellosen.

Maltase f: s. Disaccharidasen.

Maltase|mangel: (engl.) α-glucosidase deficiency; s. Myopathien, hereditäre metabolische.

MALT-Lymphom (Lymph-; -om*) n: (engl.) MALT lymphoma; sog. Maltom; extranodales Lymphom (meist Non-Hodgkin-Lymphom) aus MALT*; **Häufigkeit:** ca. 0,7 : 100 000; **Lok.:** am häufigsten im Verdauungstrakt (Magen, Dünndarm, Dickdarm); **Ätiol.:** chron. Infektion mit Helicobacter* pylori, Kompl. bei Zöliakie* mit Ausbildung eines T-Zell-Lymphoms. Vgl. Lymphom, malignes. J. Die.

Maltose f: (engl.) malt sugar; Maltobiose, Malzzucker; Disaccharid aus zwei Molekülen Glukose in α-1,4-glykosidischer Verknüpfung; Zwischenprodukt beim Abbau linearer Polysaccharidketten z. B. in Stärke* u. Glykogen* i. R. der Verdauung; **Vork.:** z. B. in keimendem Getreide (Bierherstellung); **Nachw.:** enzymat. Glukosenachweis nach Spaltung mit spezif. Disaccharidasen*. Vgl. Isomaltose.

Maltose|in|toleranz (Intoleranz*) f: (engl.) maltose intolerance; s. Kohlenhydratmalabsorption.

Malum per|forans pedis (lat. durchbohrende Fußkrankheit) n: tiefe Geschwüre bes. an Ferse u. Zehenballen; Vork. bei neurol. Störungen i. R. von Alkoholabusus, Diabetes mellitus, Lepra, Tabes dorsalis u. a.

Malve, wilde: (engl.) common mallow; Malva silvestris; Käsepappel; Pflanze aus der Fam. der Malvengewächse; Blüten (Malvae flos) u. Blätter (Malvae folium) mit reizlindernden Schleimstoffen; Verw. als Mucilaginosum bei Schleimhautreizungen im Mund- u. Rachenraum.

Malz|arbeiter|lunge: (engl.) malt worker's lung; Form der persistierenden Pneumokoniosen* mit exogen-allergischer Alveolitis* durch Verarbeitung feuchter Gerste u. Sensibilisierung gegen Pilzsporen von Aspergillus clavatus (u. a. Aspergilli sowie Penicillia bei der Malzgewinnung nach älteren Brauverfahren); BK Nr. 4201.

Malz|ex|trakt (Extractum*) m: (engl.) malt extract; wässriger Auszug aus gekeimter Gerste; enthält Maltose, Dextrine, Glukose, Protein, Milchsäure, Vitamine u. Amylasen; Verw. als Kräftigungsmittel, bes. für Kinder; vgl. Nährzucker.

Malz|zucker: s. Maltose.

Mamilla (lat. Brustwarze) f: Mamille, Brustwarze*; vgl. Mamma.

Mamillar|re|flex (↑; Reflekt-*) m: (engl.) mamillary reflex; Erektion der Brustwarze* (Mamilla) bei Reizung des Warzenhofs (Areola mammae) durch Berührung.

Mamillen|bestrahlung (↑): (engl.) mamillary irradiation; Telegammatherapie* der männl. Brustdrüse mit Cobalt-60 vor Einleitung einer Östrogentherapie bei Prostatakarzinom* zur Verhütung einer Gynäkomastie.

Mamillen|plastik (↑; -plastik*) f: (engl.) theleplasty; op. Verfahren zur Rekonstruktion von Areola mammae bzw. Mamille; z. B. nach Mastektomie* od. zur kosmet. Korrektur; Übertragung von Teilen der kontralateralen Brustwarze od. stärker pigmentierter Haut von anderen Stellen (Oberschenkel, Augenlider, Haut hinter den Ohren); Pigmentunterschiede zur Gegenseite können durch Tätowierung ausgeglichen werden.

Mamillen|rand|schnitt (↑): (engl.) circumareolar incision; s. Schnittführung (Abb.).

Mamille, se|zernierende (↑) f: (engl.) secreting nipple; Entleerung von wässrig-milchigem Sekret aus der (weibl.) Brustwarze außerh. der Stillzeit; **Urs.:** fibrozystische Mastopathie*, Milchgangektasien, u. U. Prolaktinom* od. Mammakarzinom*; dd Abklärung v. a. mittels Galaktographie, Mammazytologie, Mammographie, Ultraschalldiagnostik, ggf. Bestimmung des Serumspiegels von Prolaktin. Vgl. Mamma, blutende.

Mamma (lat.) f: weibl. Brust mit der Brustdrüse (Glandula mammaria); sekundäres Geschlechtsmerkmal der Frau; besteht aus ca. 15 Einzeldrüsen, Bindegewebezügen u. einem individuell versch. großen Anteil Fettgewebe; Drüsengewebe in Ruhe mit azinösen Endstücken, bei Laktation* stets alveolär mit apokriner Sekretion. Östrogene* u. Progesteron* induzieren zyklusabhängige Veränderungen des Drüsengewebes mit z. T. schmerzhaften Schwellungen u. Knotenbildungen, die gegen Ende des Menstruationszyklus* ihren Höhepunkt erreichen.

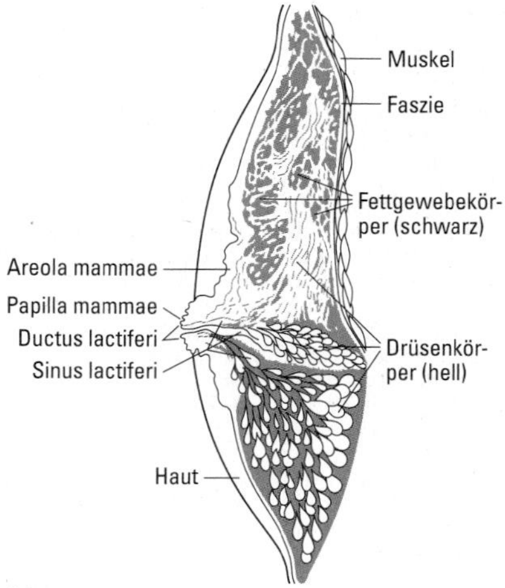

Mamma [532]

Mamma, ab|errierende (↑) f: (engl.) aberrant breast; Bez. für außerh. der Milchleiste* lokalisiertes, vom normalen Brustdrüsenkörper entfernt liegendes Brustdrüsengewebe (meist im Bereich der li. Axilla); u. U. ohne Mamille u. Areola (keine Abflussmöglichkeit) mit Beschwerden bei der Milchproduktion; Gefahr der Entartung; **Ther.:** Beobachtung, ggf. chir. Exzision. Vgl. Mamma, akzessorische.

M

Mamma|adenom (↑; Aden-*; -om*) n: (engl.) mammary adenoma; meist Fibroadenom*, häufigster benigner Mammatumor.

Mamma, ak|zessorische (↑) f: (engl.) accessory breast; syn. Polymastie, Hypermastie, Mamma accessoria; angeb. Vorhandensein überzähliger kompletter Brustanlagen (Drüsengewebe, Brustwarze, Areola mammae) im Bereich der Milchleiste*, oft in Komb. mit anderen

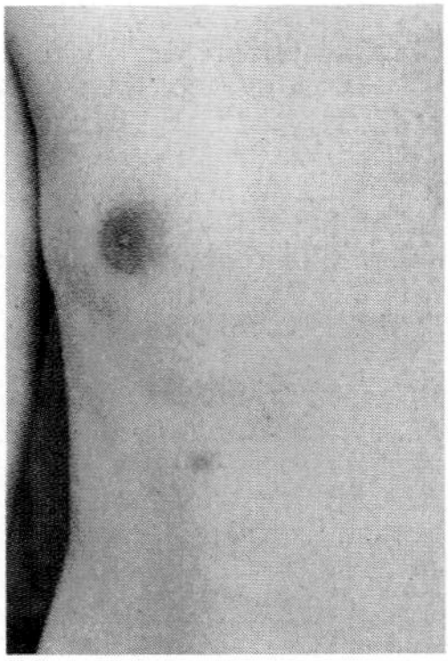

Mamma, akzessorische [540]

strukturellen Anomalien (s. Syndrom, mammorenales); **Ther.:** Beobachtung, ggf. chir. Exzision. Vgl. Mamma, aberrierende, Polythelie.

Mamma|amputation (↑; lat. amputatio das Abschneiden) f: s. Mastektomie.

Mamma|an|omalien (↑; Anomalie*) f pl: (engl.) breast anomalies; **1.** kongenitale M.: aberrierende Mamma*, akzessorische Mamma*, Polythelie*, Pseudomamma*, Amastie*, Hypomastie*; **2.** erworbene M.: Mammahypertrophie*, Mastoptose*; **3.** Asymmetrien: kongenitale Anisomastie, erworbene Deformation (posttraumatisch od. postoperativ); **4.** Gynäkomastie*.

Mamma|a|plasie (↑; A-*; -plasie*) f: s. Amastie.

Mamma|augmentation (↑; lat. augmentum Wachstum, Zunahme) f: s. Mammaplastik.

Mamma|bi|opsie (↑; Bio-*; Op-*) f: (engl.) breast biopsy; möglichst vollständige Exzision eines verdächtigen Bezirks bzw. Knotens in der Mamma zur histol. Untersuchung; zur Diagnosesicherung vor primärer Chemotherapie Stanzbiopsie ausreichend; bei palpator. u. mammograph. nicht sicher darstellbaren Knoten od. Zysten evtl. Durchführung einer Punktionszytologie* bzw. Lokalisationsdiagnostik zur gezielten Biopsie.

Mamma, blutende (↑) f: (engl.) bleeding nipple; (tropfenweise) Entleerung von Blut bzw. bluthaltiger Flüssigkeit aus der Brustwarze; **Urs.:** v. a. zystische Mastopathie* od. Milchgangpapillom*; dd Mammakarzinom* (bes. Komedokarzinom), deshalb sorgfältige diagn. Abklärung durch Palpation, Mammazytologie, Ultraschalldiagnostik, Mammographie, Galaktographie, Milchgangexstirpation. Vgl. Mamille, sezernierende.

Mamma|fibromatose (↑; Fibr-*; -om*; -osis*) f: (engl.) mammary fibromatosis; s. Fibromatose.

Mamma|hyper|trophie (↑; Hyper-*; Troph-*) f: (engl.) hypermastia; Hypermastie, Gigantomastie; abnorm groß entwickelte Mamma als erworbene Anomalie der Brustdrüse inf. eines überschießenden Wachstums aller Organbestandteile, häufig mit Mastoptose*; **Formen: 1.** Pubertätshypertrophie: mit der Menarche einsetzende ein- od. beidseitige M., u. U. Mammaplastik (Reduktionsplastik) indiziert; **2.** Graviditätshypertrophie: meist reversible M. in der Schwangerschaft; **3.** M. in der Geschlechtsreife; Ätiol. unbekannt. Vgl. Mammaplastik, Gynäkomastie.

Mamma|karzinom (↑; Karz-*; -om*) n: (engl.) breast carcinoma; Brustkrebs, Carcinoma mammae; häufigster maligner Tumor der Frau (Inzidenz: 76,4 : 100 000 Frauen), tritt v. a. zw. dem 45. u. 70. Lj. auf; **Ätiol./Path.:** Risikofaktoren sind u. a. frühe Menarche, späte Menopause, späte Schwangerschaft, Kinderlosigkeit, fettreiche Ernährung u. Mutationen im BRCA1- od. BRCA2-Gen; kein Einfluss hormonaler Kontra-

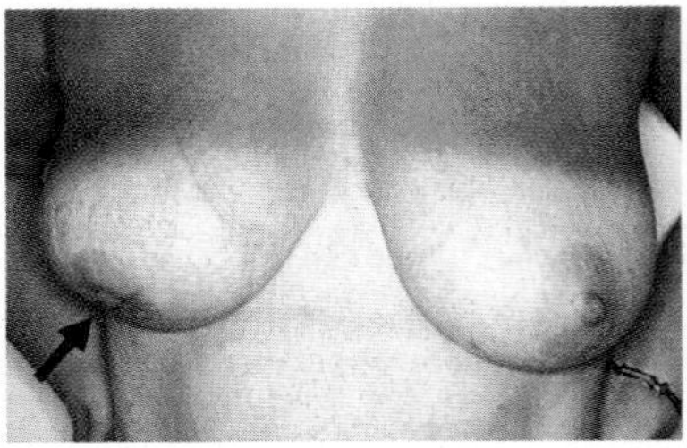

Mammakarzinom: deutliche Einziehung der Brustwarze (Pfeil) inf. eines Karzinoms von 3,5 cm Durchmesser [148]

zeptiva; **Sympt.:** schmerzloser, derber Knoten, u. U. schmerzhafte, sezernierende Mamille*, lokales Ödem, Einziehung der Brustwarze (Erstsymptome eines fortgeschrittenen Karzinoms); Frühsymptome sind verdächtige Tastbefunde i. R. der Krebsfrüherkennungsuntersuchungen* sowie bei regelmäßiger Selbstuntersuchung der Brust; weitere klin. Sympt. sind Einziehung der Haut od. Unverschieblichkeit über einer Verhärtung, Grobporigkeit (Orangenschalenhaut inf. eines Lymphödems), Plateauphänomen*, offene Ulzeration u. Paget-Krebs (s. Paget-Krankheit);

Hochverdächtig auf Mammakarzinom ist jeder einseitige Knoten in der Brust, besonders wenn er sich derb und höckerig anfühlt. Häufig ist er mit der Haut verwachsen.

Verlauf: abhängig von Tumorstadium (v. a. vom Lymphknotenbefall) u. Differenzierungsgrad des Tumors. Die **Metastasierung** erfolgt lymphogen in die regionären Lymphknoten u. häufig früh hämatogen (dann inkurabel); Lymphabfluss aus dem oberen äußeren Quadranten hauptsächl. in die Achsellymphknoten*, aus den inneren Quadranten in die retrosternalen Lymphknoten. M. bis max. 2 cm Durchmesser

Mammakarzinom Tab. 1
Histologische Klassifikation (WHO)

nichtinvasive Karzinome
duktales Carcinoma in situ (DCIS)
lobuläres Carcinoma in situ (LCIS)

invasive Karzinome
invasive duktale Karzinome
invasive duktale Karzinome mit dominanter intraduktaler Komponente
invasive lobuläre Karzinome
muzinöse Karzinome
medulläre Karzinome
papilläre Karzinome
tubuläre Karzinome
adenoid-zystische Karzinome
sekretorische Karzinome
apokrine Karzinome
Karzinom mit Metaplasie
sonstige Typen

Pagetkarzinom der Mamille

haben in der Axilla in bis zu 60 % der Fälle bereits histol. nachweisbare Lymphknotenmetastasen. Fernmetastasen in Wirbelsäule, Becken, Leber, Lunge, Pleura, Ovarien; **histol. Klassifizierung:** s. Tab. 1; **Diagn.:** Inspektion, Palpation aller Quadranten (Resistenzen), der Achselhöhlen u. Supraklavikulargruben (vergrößerte Lymphknoten); Hauptlokalisation ist der obere äußere Quadrant (s. Abb.), bei Multizentrizität

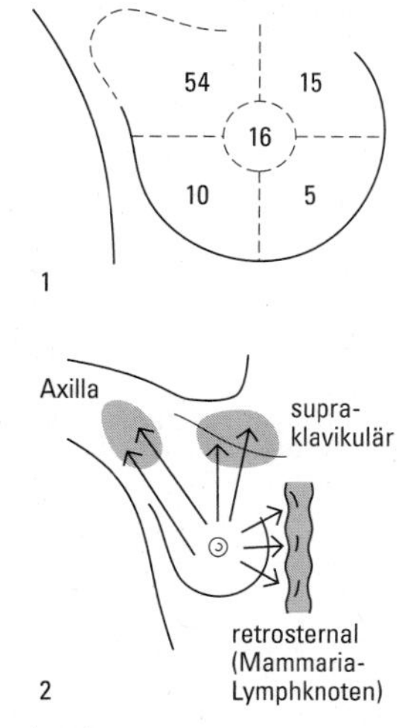

Mammakarzinom:
1: Lokalisationshäufigkeit (%) in den verschiedenen Quadranten; 2: Metastasierungswege [440]

Karzinomherde in versch. Quadranten; Tumormarker CA15–3 u. CEA, Ultraschalldiagnostik, Mammographie* insbes. zur Klärung eines suspekten Palpationsbefundes (unscharf begrenzte Rundherde, Verdichtungen mit radiären Ausläufern, Mikroverkalkungen*), ggf. Galaktographie*; Kernspintomographie; Mammazytologie*; **Stadieneinteilung:** TNM*-Klassifikation (s. Tab. 2); **Ther.: 1. operativ:** Standard ist die brusterhaltende Ther. (BET) mit Tumorexstirpation (Lumpektomie*, evt. Quadrantenresektion*), Dissektion axillärer Lymphknoten (mind. 10) u. Nachbestrahlung des Restdrüsenkörpers; bei größerem M. Mastektomie* (u. U. subkutane); evtl. Wiederherstellung mit Implantaten u. Gewebeexpandern od. Rekonstruktion mit muskulokutanem Lappen (mit M. latissimus dorsi od. M. transversus abdominis), Mamillenrekonstruktion; **2. systemisch** (ab Grading* G2-G3): **a)** Chemotherapie: meist Polychemotherapie als präoperative od. adjuvante Ther. bei Frauen in der Prämenopause mit vier pos. Lymphknoten, größerem Primärtumor sowie bei Fernmetastasen; die Hochdosis-Chemotherapie mit Stammzelltransplantation wird kontrovers diskutiert; **b)** endokrine Ther.: v. a. indiziert bei Nachweis spezif. Hormonrezeptoren* (Östrogen- u. Progesteronrezeptoren) im Tumorgewebe, langem Zeitabstand zw. Diagn. des Primärtumors u. Auftreten von Fernmetastasen, dominanter Knochen- u./od. Weichteilmetastasierung u. nach der Menopause; Antiöstrogene (z. B. Tamoxifen), hochdosierte Gestagene, Aromatasehemmer (Aminoglutethimid) bzw. GnRH-Agonisten; experimentelle Anw. von monoklonalen Antikörpern gegen EGF-Rezeptor u. HER-2-

Mammakarzinom Tab. 2
TNM-Klassifikation (Kurzfassung)

Tis	in situ
T1	≤2 cm
T1a	≤0,5 cm
T1b	>0,5 cm bis 1 cm
T1c	>1 bis 2 cm
T2	>2 bis 5 cm
T3	>5 cm
T4	Brustwand, Haut
T4a	Brustwand
T4b	Hautödem, Ulzeration, Satellitenknoten der Haut
T4c	a und b
T4d	inflammatorisches Karzinom
N1	beweglich axillär pN1
	pN1a nur Mikrometastasen ≤0,2 cm
	pN1b Makrometastasen
	i 1–3 Lymphknoten, >0,2 cm bis <2 cm
	ii ≥4 Lymphknoten, >0,2 cm bis <2 cm
	iii durch Kapsel, <2 cm
	iv ≥2 cm
N2	fixiert axillär pN2
N3	Mammaria interna pN3
M0	keine Fernmetastasierung
M1	Fernmetastasierung

Die Unterweisung der Patientin in regelmäßiger Selbstuntersuchung ist unerlässlicher Bestandteil der Vorsorgeuntersuchung.

neu-Onkogen; **c)** Strahlentherapie: kombiniert mit op. u. medikamentöser Ther., obligatorisch bei brusterhaltender Operation*, bei lokoregionärem Rezidiv u. Fernmetastasen; **Progn.:** inf. der frühen lymphogenen u. hämatogenen Metastasierung (30–50 % schon bei Stadium T1) erleiden mind. 50 % der primär behandelten Frauen ein Rezidiv; von diesen sterben ca. 70 % in den folgenden 3 Jahren. **Nachsorge:** Die meisten Lokalrezidive u. Fernmetastasen treten postoperativ in den ersten 3 Jahren auf; deshalb während dieser Zeit vierteljährliche Kontrollen (Rö.-Thorax, Knochenszintigraphie, Mammographie der erhaltenen Brust, gyn. Untersuchung). Vgl. Tumormarker, Lymphödem.

Mamma pendulans (↑) **f:** s. Mastoptose.

Mamma|plastik (↑; -plastik*) **f:** (engl.) mammoplasty; op. Verfahren zur Herstellung einer physiol. Brustform (Eumastie), als wiederherstellende Op. nach Mastektomie* bzw. aus ästhet. Gründen; **Methoden: 1.** M. ohne Implantate; z. B. Mastopexie bei Mastoptose*; Reduktionsplastik bei Mammahypertrophie; sek. Rekonstruktion nach einer Mastektomie durch muskulokutane Verschiebelappen- u. Schwenklappenverfahren, z. B. Latissimus-dorsi-Hautlappen od. transversaler muskulokutaner Lappen (TRAM-Lappen) mit Mamillenrekonstruktion; **2.** M. unter Verwendung von Implantaten; zur Mammaaugmentation bei Hypomastie* od. nach Mastektomie; Implantation von Silikonprothesen od. auffüllbaren Prothesen, evtl. nach Vorbereitung durch vorübergehendes Einsetzen eines Hautexpanders; häufig ergänzend Mamillenplastik*.

Mamma|pro|these (↑; Prothese*) **f:** (engl.) breast implant; **1.** Büstenhalterprothesen zur Erstversorgung nach Mastektomie* u. zur Dauerversorgung als Epithesen* aus Baumwolle od. Silikon; **2.** implantierte Prothesen zur Dauerversorgung nach Mammaplastik*, wobei hauptsächl. Silikonprothesen mit Gelkern, Kochsalzlösung od. Sojaöl in mehreren Hüllen verwendet werden (häufige Kompl.: Kapselfibrose*). Der Implantation einer M. geht u. U. die Schaffung einer hinreichend gr. Prothesentasche mittels vorübergehend implantierten Hautexpanders voraus, der über ein subkutan gelegenes Ventil nach u. nach bis zur gewünschten Größe gefüllt wird.

Mamma|sono|graphie (↑; lat. sonare tönen; -graphie*) **f:** (engl.) breast sonography; Ultraschalldiagnostik* der Mamma; erlaubt Unterscheidung von Zysten u. soliden Tumoren ohne röntg. Belastung; im Ggs. zur Mammographie* kein Nachw. von malignitätsverdächtigen Mikroverkalkungen möglich. W. Str.

Mamma|tumoren (↑) **m pl:** (engl.) breast tumors; Neoplasien der (weibl.) Mamma; **1.** benigne M.: vorwiegend bei jüngeren Pat. auftretend, v. a. Fibroadenom* (Neigung zur Entartung) u. Milchgangpapillom* sowie Adenome, seltener Fibrome, Lipome, Angiome, Leiomyome, Chondrome, Osteome u. Myxome; **2.** maligne M.: insbes. Mammakarzinom*, seltener Paget*-Krankheit (Adenokarzinom), sehr selten Mammasarkom mit rascher Entw. u. schlechter Progn. (Ausnahme: Cystosarcoma* phylloides); best. Formen der Mastopathie* werden als Präkanzerose* angesehen.

Mamma|zyto|logie (↑; Zyt-*; -log*) **f:** (engl.) breast cytology; zytol. Untersuchung von Absonderungen aus der Brustwarze (Exfoliativzytologie*), Zystenpunktat od. aus Solitärknoten aspirierten Zellen (Punktionszytologie*); **Ind.:** v. a. bei (pathol.) Sekretion der Mamma außerh. der Laktation* (sezernierende Mamille*, blutende Mamma*), zur Abklärung zyst. Mammaveränderungen (z. B. bei Mastopathie*) sowie fragl. Tastbefunde bei negativen od. zweifelhaften röntg. Befunden. Vgl. Zytodiagnostik.

Mammillar|linie (↑): s. Linea mammillaris.

Mammo|graphie (↑; -graphie*) **f:** (engl.) mammography; (röntg.) Nativaufnahme der Brust mit einer bes. Technik (meist Rastertechnik), insbes. zur Erkennung von Präkanzerosen (atyp. proliferierende Mastopathie*), zur Objektivierung u. Lokalisation eines pathol. Tastbefundes, bei sezernierender Mamille od. blutender Mamma u. zur Überwachung von Risikopatienten bzw. zum Screening gesunder Kollektive; **Aufnahmetechnik:** kraniokaudale, mediolateral-schräge Aufnahme u. Profilaufnahme, zusätzl. Spezialaufnahme der Axilla; i. d. R. müssen beide Seiten untersucht werden, da individuelle Variationen in der physiol. Gewebestruktur groß sind. Zeichen für ein Mammakarzinom* sind unscharf begrenzte Rundherde, seitendifferente suspekte Verdichtungen mit radiären Ausläufern u. gruppierte polymorphe Mikroverkalkungen*. **Cave:** In ca. 5 % der Fälle von bestehenden Karzinomen kann die M. unauffällig sein. Mitunter ist eine sichere Unterscheidung zw. gutartigen u. bösartigen Veränderungen nicht möglich (histol. Abklärung!). Vgl. Galaktographie, Mammasonographie.

mammo|trop (↑; -trop*): (engl.) mammotropic; auf die Brustdrüse wirkend.

Mancini-Ring|dif|fusions|test (diffus*) **m:** s. Immundiffusion, radiale.

Mandel: (engl.) tonsil; (anat.) Tonsilla, Tonsille; **1.** Gaumenmandel*; **2.** Rachenmandel*; **3.** Tubenmandel (Tonsilla* tubaria); **4.** Zungenmandel*; vgl. Rachenring, lymphatischer.

Mandel|entzündung: (engl.) tonsillitis; Entzündung der Gaumenmandeln; s. Tonsillitis.

Mandel|hyper|trophie (Hyper-*; Troph-*) **f:** (engl.) tonsillar hypertrophy; Hyperplasie des lymphatischen Tonsillengewebes; **Ätiol.:** meist Folge häufig rezidiv. Infekte, Förderung durch kohlenhydratreiche Kost, auch konstitutionell. H. Ger.

Mandel|kern: (anat.) Corpus* amygdaloideum.

Mandel|öl: (engl.) almond oil; Amygdalae oleum; blausäurefreies, fettes Öl der süßen u. bitteren Mandeln von Prunus dulcis; vgl. Amygdalin.

Mandel|pfröpfe: (engl.) tonsillar plugs; gelbl.-weiße Massen in den Krypten der Gaumenmandel; physiol. als Detritus aus Epithelzellen, Lymphozyten, Bakterien u. evtl. Speiseresten.

Mandibula (lat.) **f:** Unterkiefer; knöcherne Grundlage des Untergesichts; Teile: Corpus mandibulae mit Pars alveolaris (zahntragender Teil) u. Ramus mandibulae mit dem Gelenkkopf für das Kiefergelenk.

Mandibular|bogen (↑): s. Kiemenbögen.

Mandibular|gelenk|syn|drom (↑) **n:** syn. Costen*-Syndrom.

Mandrin (frz.) **m:** (engl.) mandrel; **1.** Führungsstab für weiche Katheter u. Endotrachealtuben, der nach dem Einführen entfernt wird; **2.** Einlagestab aus Metall od. Kunststoff in Injektions- u. Punktionskanülen zum Schutz vor Verlegung des Lumens u. Verschmutzung.

Mangafodipir (INN) **n:** Kontrastmittel für die Kernspintomographie* zum Nachw. von Leberläsionen.

Mangan n: (engl.) manganese; chem. Element, Symbol Mn, OZ 25, rel. Atommasse 54,94; zur Mangangruppe (7. Nebengruppe) gehörendes, 1- bis 7-wertiges, silbergraues, hartes u. sprödes Schwermetall (rel. Dichte 7,21 g/cm^3); Mn(II) ist essentielles Spurenelement (30–40 mg im menschl. Körper, im Blutserum 5–20 µg/dl), Tagesbedarf ca. 2–5 mg; M. steigert die Wirkung von Thiamin, ist Cofaktor* einiger Enzyme (z. B. Superoxiddismutase, Arginase, saure Phosphatase) u. aktiviert die Glykosyltransferasen i. R. der Biosynthese von Oligosacchariden u. Glykoproteinen; Anreicherung v. a. über die aquatische Nahrungskette* (Algen, Schalentiere), aber auch über Pflanzen; biol. Halbwertzeit* bezogen auf kritische Organe 3–25, auf den ganzen Körper durchschnittlich ca. 17 Tage. MAK-Wert 5 mg/m^3. **Manganmangel** kann zu Sterilität u. Knochenfehlbildung führen. Vgl. Manganpneumonie, Manganvergiftung.

Mangan|pneumonie (Pneum-*) f: (engl.) manganese pneumonia; Pneumonie* durch Einatmen von Manganstaub; BK Nr. 1105.

Mangan|vergiftung: (engl.) manganese poisoning; **1.** akute M.: s. Manganpneumonie; **2.** chronische M. (sog. Manganismus): seltene Berufskrankheit (BK Nr. 1105) durch mehrjährige Manganexposition (Elektroschweißer, Arbeiter in Eisenindustrie, Braunsteingewinnung, Farben- u. Batterieherstellung); **Pathol.:** degen. Veränderungen in Putamen, Nucleus caudatus, Globus pallidus u. Thalamus; **Sympt.:** Müdigkeit, Schwindel, Apathie, Parkinson*-Syndrom, akute Psychosen.

Mangel|an|ämien (Anämie*) f pl: (engl.) deficiency anemias; Anämien inf. eines Mangels an für die Erythropoese* notwendigen Substanzen; **Urs.:** z. B. Mangelernährung, Malabsorption, Maldigestion, Avitaminose; **Vork.:** z. B. als Eisenmangelanämie, Proteinmangelanämie, Folsäuremangelanämie, perniziöse Anämie (Cobalaminmangel), Anämie bei Mangel an Pyridoxin u. Ascorbinsäure.

Mangel|geborenes: (engl.) light (small) for date baby; syn. hypotrophes Neugeborenes; unter dem 10. Perzentil der Standardgewichtskurve liegendes Neugeborenes*; hypotrophe Reifgeborene bzw. Frühgeborene (sog. Frühmangelgeborene) gelten als Risikoneugeborene u. sind akut bes. durch Hypoglykämie gefährdet; **Urs.:** intrauterine Wachstumsretardierung*.

Mangel|mutante (Mutation*) f: (engl.) defective mutant; Zelle, bei der inf. Mutation* ein Enzym in der Biosynthesekette (z. B. einer Aminosäure) ausgefallen ist; der Mangel kann ausgeglichen werden, wenn dem Nährmedium das fehlende End- od. Zwischenprodukt zugesetzt wird (auxotrophe Mutante). In M. akkumuliert oft das Stoffwechselzwischenprodukt, das dem durch Mutation ausgefallenen Enzym als Substrat dient. Zur Selektion* von M. wird ihr Wachstum auf Komplett- u. sog. Mangelmedium verglichen. **Anw.:** Aufklärung von Biosyntheseketten, Ames*-Test.

Mangrove|fliege: Chrysops dimidiatus; s. Chrysops.

Manie (-manie*) f: (engl.) mania; Form der affektiven Psychose* mit inadäquat gehobener (heiterer od. gereizter) Stimmung, Antriebssteigerung, Steigerung der Wahrnehmungsintensität, Denkstörungen (Ideenflucht, Assoziationsreichtum, Logorrhö), Störungen vegetativer Funktionen (Blutdruckanstieg, Tachykardie, herabgesetztes od. gesteigertes Hungergefühl, Schlafstörungen), materiellem Verschwendungsverhalten u. oft erhebl. Einschränkung der sozialen bzw. berufl. Leistungsfähigkeit; evtl. zusätzl. Halluzinationen bzw. Wahnideen (bes. als Größenwahn); **Vork.:** häufig i. R. einer manisch-depressiven Erkrankung*, im Verlauf einer schizoaffektiven Psychose od. als einzelne manische Episode; **DD:** Schizophrenie, org. Psychose, z. B. i. R. eines Durchgangssyndroms od. nach Drogenkonsum (bes. Haschisch, Mescalin, Cocain); **Ther.:** Schutz vor sozialer bzw. materieller (Selbst-)Schädigung, Neuroleptika kombiniert mit Lithium; zur **Prophylaxe** evtl. Lithium, Carbamazepin, Valproinsäure od. neue Antiepileptika (Lamotrigin, Gabapentin); Psychotherapie, Soziotherapie.

-manie: Wortteil mit der Bedeutung Wahnsinn, Sucht; von gr. μανία.

Manieriertheit (altfrz. maniere Art, Betragen) f: (engl.) mannerism; verschrobene, verschnörkelte, posenhafte Art, bezogen auf Bewegungen, Handlungen, Gestik, Mimik od. Sprache; Vork. bei Schizophrenie, Hysterie, Minderbegabung. G. St.-I.

Mani|festation (lat. manifestare offenbaren, sichtbar machen) f: Äußerung, Erscheinung; Erkennbarwerden z. B. einer Erkr. od. einer Erbanlage; vgl. Krankheitsanlage, Latenzzeit.

Mani|festations|in|dex (↑) m: (engl.) manifestation index; (epidemiol.) Anzahl der manifest Erkrankten bezogen auf 100 mit einem best. Err. Infizierte; Größe zur Quantifizierung der Wahrscheinlichkeit, bei Erstinfektion manifest (klin.) zu erkranken; je kleiner der M. ist, desto häufiger treten abortive u. stumme Verlaufsformen auf. Vgl. Kontagionsindex.

Mani|festations|muster (↑): (engl.) manifestation pattern; Gesamtheit der feststellbaren physiol. u. morphol. Phäne, die der Wirkung eines Erbfaktors zugeordnet werden können. Vgl. Phänotypus, Pleiotropie.

Mani|pulationen, genetische (lat. manipulus eine Hand voll) f pl: (engl.) genetic engineering; s. Gentechnologie, Hybridisierung.

manisch (-manie*): (engl.) manic; erregt; an einer Manie* leidend.

Mannane n pl: (engl.) mannans; Homoglykane (s. Glykane) aus D-Mannose, die in der Wand von Pflanzen- (unverzweigt) u. Hefezellen (verzweigt) vorkommen; Hauptbestandteil der sog. Reservezellulose.

Mannitol n: syn. Mannit; 6-wertiger Zuckeralkohol, der in der Natur weit verbreitet ist; **Verw.:** in Infusionen zur Osmotherapie*.

Mannitol|spaltung: (engl.) mannitol breakdown; biochem. Unterscheidungsmöglichkeit zw. Staphylococcus aureus u. Staphylococcus epidermidis; vgl. Chapman-Agar.

Mann-Lentz-Färbung (Gustav M., Physiol., New Orleans, 1864–1921; Otto L., Hyg., Berlin, 1873–1952): (engl.) Mann's method; Verfahren zur histol. Färbung der Negri*-Körperchen bei Tollwut* in Eosin-Methylenblaulösung; sie sind rot u. enthalten blaue Einschlüsse.

Mannos|amin n: (engl.) mannosamine; D-Mannose mit Amino- statt Hydroxylgruppe am C-Atom 2; N-Acetylmannosamin-6-phosphat wird zur Biosynthese der Neuraminsäure* benötigt.

Mannose f: Aldohexose, C2-Epimer von Glukose*; Monosaccharid*, das nach Phosphorylierung durch Hexokinase* u. Epimerisierung durch Phosphomannoseisomerase zu Glukose-6-phosphat in der Glykolyse* abgebaut werden kann; **Vork.:** in Mannanen*; im Organismus hauptsächl. Bestandteil von Glykoproteinen* u. Glykolipiden*, z. B. in der Glykokalyx*.

Mannosidose (-osis*) f: (engl.) mannosidosis; autosomal-rezessiv erbl. Abbaustörung lysosomaler Glykoproteine*; **Formen: 1.** Alphamannosidose mit mangelnder Aktivität der Alphamannosidase (Genlokus 4q22-q25); Sympt.: Facies wie bei Mukopolysaccharid*-Speicherkrankheiten, Muskelhypotonie, Hepatosplenomegalie, Skelettveränderungen wie bei Hurler*-Pfaundler-Krankheit, evtl. Katarakt u. Schwerhörigkeit; **2.** Betamannosidose mit mangelnder Aktivität der Betamannosidase (Genlokus 19cen-q12); Sympt.: geistige Behinderung (ab Kleinkindalter), Angiokeratome, keine Skelettveränderungen; **Diagn.:** Bestimmung der Enzymaktivität in Lymphozyten, Thrombozyten u. a. Organgeweben; erhöhte Ausscheidung mannosehaltiger Oligosaccharide im Urin; pränatale Diagn. ist möglich. Vgl. Enzymopathien.

Mano|meter (gr. μανός gasförmig; Metr-*) n: Druckmesser; Gerät zum Messen des Drucks von Gasen od. Flüssigkeiten.

Mano|metrie, gastro|intestinale (↑; ↑) f: (engl.) gastrointestinal manometry; Verf. zur qual. u. quant. Bestimmung der Motilität des Magen-Darm-Trakts; durch die gleichzeitige Messung über hintereinander platzierte Druckabnehmer können Kontraktionsabläufe (Amplitude, Frequenz, Richtung) analysiert werden. Vgl. Ösophagusmanometrie.

Manschette f: (engl.) 1. cuff like anesthesia, 2. cuff; **1.** (neurol.) Bez. für einen stulpenförmigen Sensibilitätsausfall an den Extremitäten, z. B. bei Polyneuropathie*; **2.** s. Blutdruckmessung, indirekte.

M

Manschetten|test m: s. Lowenberg-Test, Rumpel-Leede-Test.

Mansfeld-Ef|fekt (Géza M., Pathol., Budapest, Pressburg, geb. 1882) m: (engl.) Mansfeld's phenomenon; Hyperplasie der Langerhans*-Inseln bei Sekretabflussbehinderung aus dem Pankreas inf. Obstruktion des Ductus pancreaticus.

Mansonella ozzardi (Sir Patrick Manson, Tropenarzt, Bakteriol., Hongkong, London, 1844–1922) f: Filarienart des Menschen; parasitiert im peritonealen Bindegewebe; Mikrofilarien* im Blut; meist apathogen; Überträger sind Bartmücken; **Vork.:** Mittel- u. Südamerika; vgl. Filarien.

Mansonella perstans (↑) f: syn. Dipetalonema perstans, Filaria perstans; Filarienart des Menschen; parasitiert in der Peritoneal- u. Pleurahöhle; Mikrofilarien* nachtsubperiodisch im peripheren Blut; meist apathogen; Überträger sind Bartmücken; **Vork.:** West- u. Zentralafrika; gebietsweise in Mittel- u. Südamerika. Vgl. Filarien.

Mansonella strepto|cerca (↑) f: syn. Dipetalonema streptocerca; Filarienart des Menschen; parasitiert im subkutanen Bindegewebe; Mikrofilarien* in der Haut; verursacht Hautödem u. Dermatitis; Überträger sind Bartmücken; **Vork.:** Westafrika. Vgl. Filarien.

Mansonia (↑) f: Stechmückengattung; Überträger der Filarienarten Brugia u. Wuchereria sowie des Gelbfieber-Virus; **Vork.:** an Gewässer mit reichl. Vegetation gebunden, da Larven u. Puppen ihren Sauerstoffbedarf aus den Schwimmwurzeln von Wasserpflanzen decken; vgl. Mücken.

man-Sv (engl. man Mann): Kurzbez. für Personen-Sievert; s. Kollektivdosis.

Mantel|feld|bestrahlung: (engl.) upper-body irradiation; vollständige Bestrahlung der Lymphknotenstationen oberh. des Zwerchfells mit Abschirmung zu schonender Organe; z. B. bei Lymphogranulomatose*.

Mantel|kante: (anat.) Margo superior hemispherii cerebri, an der Umschlagfalte zur Fissura longitudinalis cerebri.

Mantel|kanten|syn|drom n: (engl.) parasagittal cortical syndrome; Schädigung des oberen Teils des Gyrus precentralis u. Gyrus postcentralis mit Parese u. Sensibilitätsstörungen des kontralateralen Beins, häufig mit Blasenstörungen; **Vork.:** v. a. bei parasagittalem Meningeom, Hirnmetastasen u. Thrombose des Sinus sagittalis superior.

Mantel|pneumo|thorax (Pneum-*; Thorax*) m: (engl.) mantle pneumothorax; die Lunge mantelförmig umschließender Pneumothorax*.

Mantel|zellen (Zelle*): 1. (engl.) satellite cells of peripheric neurons, 2. cover cells; **1.** syn. Satellitenzellen, Gliocyti ganglii; Bestandteil der Neuroglia* des peripheren Nervensystems; kleine Zellen an der Oberfläche der Nervenzellen sensibler od. vegetativer Ganglien; **2.** B-Lymphozyten in der Rinde von Lymphknoten*.

M-Anti|gen (Antigen*) n: **1.** Mukosus-Antigen; Antigen schleimbildender Bakterien (z. B. Salmonella paratyphi B); **2.** M-Protein; fimbrienähnliches Protein von Streptococcus pyogenes; **3.** Antigen M der MNSs*-Blutgruppen.

Manual|hilfe (Manus*): (engl.) assisted breech delivery; halbe Extraktion; gebh. Handgriffe zur Entw. aus Beckenendlage, wenn das Kind bis zum unteren Schulterblattwinkel bzw. bis zum Nabelschnuransatz geboren ist; **Vorgehen:** einzeitig durch Bracht*-Handgriff; falls erfolglos zweizeitige Entwicklung: 1. von Schultern u. Armen (Müller-, Lövset-, Bickenbach- od. klassische Armlösung); 2. des nachfolgenden Kopfs (Veit*-Smellie-Handgriff). Vgl. Extraktion, manuelle.

Manubrium (lat. Griff, Stiel) n: Handgriff; z. B. M. sterni: oberster Teil des Brustbeins.

manuell (Manus*): (engl.) manual; mit der Hand; **bimanuell:** mit beiden Händen.

Manus (lat.) f: Hand*.

Manus vara (↑) f: s. Klumphand.

MAO: Abk. für **1.** **M**onoaminoxidase*; **2.** (engl.) **m**aximal **a**cid **o**utput; s. Magensaftuntersuchung.

MAP: Abk. für **1.** (engl.) **m**ean **a**rterial **p**ressure (mittlerer art. Blutdruck); s. Blutdruck, mittlerer; **2.** **M**uskel**a**ktions**p**otential*.

MAP-Kinasen f pl: Kurzbez. für **M**itogen **a**ktivierte **P**roteinkinasen; tier. u. pflanzl. Serin/Threonin-spezifische Proteinkinasen*; **Funktion:** Beteiligung an der Signalübertragung mitogen wirkender Wachstumsfaktoren von der Zelloberfläche zum Zellkern. G. Hüb.

Maple syrup urine disease (engl.): Abk. MSUD; s. Ahornsirupkrankheit.

Mapping (engl. Kartographie): vollständige Vermessung eines Organs od. Organteils u. Zusammensetzen der einzelnen Messergebnisse zu einem Bild; z. B. mit der Elektrokardiographie* zur Größenbestimmung eines Herzinfarkts od. zur Lokalisierung arrhythmogener Herde in der Kammermuskulatur (intrakardiales EKG), mit der Elektroenzephalographie* zur räuml. Eingrenzung atypischer elektr. Hirnaktivität od. mit der Emissionscomputertomographie* zur Zuordnung u. Quantifizierung von Stoffwechselvorgängen in bestimmten Hirnarealen; vgl. Brainmapping.

Mapro|tilin (INN) n: tetracyclisches Antidepressivum mit ähnl. Eigenschaften wie Amitriptylin; s. Antidepressiva.

Marasmus (gr. μαρασμός Schwachwerden) m: s. Protein-Energie-Mangelsyndrome.

Marasmus senilis (↑) m: Altersschwäche*.

Marburg-Virus|krankheit (Virus*): (engl.) Marburg virus disease; auch Marburg-Fieber; 1967 nach epidemischem Auftreten in Marburg (25 Fälle) bekannt gewordene, schwer verlaufende, meldepflichtige Infektionskrankheit; hämorrhagisches Fieber; **Err.:** Marburg-Virus, ein RNA-Virus der Fam. Filoviridae*; **Verbreitung:** die bisher in Europa bekannt gewordenen Erkr. waren zunächst durch Kontakt zu aus Uganda importierten Grünen Meerkatzen (Cercopithecus aethiops) bzw. Zellkulturen dieser Tiere ausgelöst worden; vermutl. Zoonose mit bislang unbekanntem Erregerreservoir; Übertragung auch von Mensch zu Mensch (Kontaktinfektion); unter der Bevölkerung West- u. Zentralafrikas finden sich asymptomatische Antikörperträger gegen Marburg-Virus. **Inkubationszeit:** 4–16 Tage; **Klin.:** hohes Fieber (8 Tage), Myalgien, Kopfschmerz, Photophobie, Erbrechen, wässrige Diarrhö, Exsikkose, Nierenbeteiligung, Orchitis, Exanthem u. Enanthem, ZNS-Beteiligung (Paralysen, Bewusstseinseintrübung, Koma), Hämorrhagien; hohe Letalität (ca. 22–88 %); **Diagn.:** direkter Virusnachweis in Blut, Urin, Rachensekret, Zellkulturen; serol. ELISA; cave: Untersuchungsmaterialien hochinfektiös, daher Hochsicherheitslabor erforderl.; **Ther.:** symptomatisch; Rekonvaleszentenserum; **DD:** Gelbfieber*, Lassa*-Fieber, Ebola*-Viruskrankheit. Als Konsequenz dieser Laborinfektion wurden die internationalen Richtlinien über Transport u. Quarantäne von Versuchstieren u. daraus gewonnener Zellkulturen u. die Sicherheitsvorkehrungen beim Umgang mit Lebendvirusimpfstoffen verschärft.

Marchesani-Syn|drom (Oswald M., Ophth., Hamburg, 1900–1953) n: syn. Weill-Marchesani-Syndrom; autosomal-rezessiv vererbte Erkr. mit angeb. Kugellinse (Sphärophakie), abnorm kleiner Linse (Mikrophakie), Linsenektopie, Minderwuchs, Brachyzephalie, Brachydaktylie, subvalvulärer fibromuskulärer Aortenstenose.

Marchiafava-Bignami-Krankheit (Ettore M., Pathol., Rom, 1847–1935; Amico B., ital. Pathol., 1862–1929): (engl.) Marchiafava disease; syn. progressive alkoholische Demenz, Corpus-callosum-Demyelinisierung; Folgeerkrankung bei chron. Alkoholkrankheit*; **Sympt.:** akut (in Tagen letal), subakut (in Wochen letal) od. chron. verlaufender Persönlichkeits- u. Sprachabbau bis zur Demenz, Tremor, Spastik, Marasmus; **Histopathol.:** nekrot. Entmarkung v. a. des Corpus callosum, kortikale Hirnsklerose.

Marchiafava-Micheli-An|ämie (↑; Ferdinando Mi., Hämat., Italien, 1847–1935; Anämie*) f: s. Hämoglobinurie, paroxysmale nächtliche.

March of convulsion (engl. Fortschreiten von Krämpfen): Bez. für die Ausbreitung epilept. Anfallsaktivität bei Jackson*-Anfall; vgl. Epilepsie.

Marcus-Gunn-Phänomen (Robert Marcus G., engl. Ophth., 1850–1909) n: (engl.) Marcus Gunn's phenomenon; **1.** bei angeb. Lidptose öffnet sich das sonst gelähmte Lid bei Mundöffnung u. Kinnbewegung; Urs.: angeb. Koinnervation des M. levator palpebrae u. des ipsilateralen M. masseter; **2.** s. Pupillenstörung.

Marcy-Operation f: Einengung des innere Leistenrings durch Einzelknopfnähte im Niveau der Fascia tansversalis zur Behandlung einer Hernia inguinalis indirecta (s. Hernie) bes. bei jungen Erwachsenen. J. Die.

Marey-Re|flex (Etienne J. M., frz. Physiol., 1830–1904; Reflekt-*) m: Abfall des Blutdrucks in der Aorta bewirkt Anstieg der Herzfrequenz.

Marfan-Syn|drom (Antoine-Bernard M., Päd., Paris, 1858–1942) n: syn. Achard-Marfan-Syndrom; autosomal-dominant vererbte (Genlokus 15q21.1), generalisierte Bindegewebeerkrankung (Fibrillindefekt) mit variabler Expressivität, charakterisiert durch Veränderungen des Habitus, des kardiovaskulären Systems u. der Augen; **Häufigkeit:** ca. 1:10 000; Vork. familiär (75 % der Fälle) od. sporadisch durch Neumutation; **Sympt.: 1.** Habitus (s. Abb.): lange, schmale Extremitäten (Dolichostenomelie, Arachnodaktylie, sog. Madonnenhände), Trichter- od. Hühnerbrust, Kyphoskoliose, oft nichtfamiliärer Großwuchs, langer u. schmaler Kopf mit prominenten Augenleisten u. tiefliegenden Augen, spitzer Gaumen, Gelenke überstreckbar, weiche Haut, gehäuft Striae, Leistenhernien; **2.** kardiovaskuläre Veränderungen: progressive Erweiterung der Sinus Valsalvae u. der Aorta ascendens mit Aorteninsuffizienz od. dissezierendem Aor-

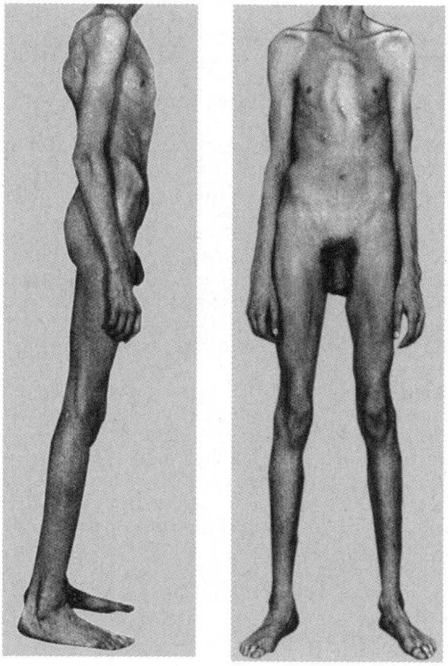

Marfan-Syndrom:
typischer Habitus: nichtfamiliärer Hochwuchs, distal betonte Langgliedrigkeit, Thoraxdeformität und -kyphose; Zustand nach mehreren Operationen wegen Zwerchfellhernien [477]

M

tenaneurysma (cave: Ruptur), Mitralklappenprolaps u. -insuffizienz; **3.** Augen: Dysmorphie der Cornea, Subluxation od. Luxation der Linsen, evtl. mit Iridodonesis*, evtl. Kugellinse, Achsenmyopie, Glaukom, Netzhautablösung, enge Pupillen; **Ther.:** regelmäßige Echokardiographie, bes. während der Schwangerschaft (kein erhöhtes Risiko für Aortenruptur bei Aortenwurzeldurchmesser <40 mm); Endokarditisprophylaxe bei Aorten- u. Mitralinsuffizienz, rechtzeitige Herzchirurgie, u. U. Prävention der Aortendilatation mit Betarezeptorenblockern, orthop. Maßnahmen, evtl. frühzeitige Pubertätseinleitung zur Wachstumsreduktion, Augenkontrollen, keine körperl. Überforderung; **Progn.:** mittlere Lebenserwartung ohne Behandlung ca. 32–35 Jahre; mittlere Überlebenszeit nach operativer kardiovaskulärer Korrektur 61 Jahre; **DD:** kontrakturelle Arachnodaktylie, Homocystinurie (geistige Behinderung), Klinefelter-Syndrom, Syndrom des fragilen X-Chromosoms u. best. Formen des Ehlers-Danlos-Syndroms.

marginalis (lat. margo, marginis Rand): randständig, zum Rande gehörend.

Marginal|sinus (↑; Sinus*) m: subkapsulärer Sinus der Lymphknoten*.

marginatus (lat. marginare einfassen): gerändert.

Margo (lat.) m (pl Margines): Rand; z. B. M. acutus (scharfer Rand), M. crenatus (gespaltener Rand, z. B. der Milz), M. liber (freier Rand), M. obtusus (stumpfer Rand).

Marie-Bahn: (engl.) tract of Marie; Fasciculus sulcomarginalis im Funiculus ant. des Rückenmarks*.

Marie-Foix-Zeichen (Pierre M., Neurol., Paris, 1853–1940; Charles F., Neurol., Int., Paris, 1882–1927): (engl.) Marie-Foix sign; syn. Gonda-Zeichen; s. Pyramidenbahnzeichen (Tab.).

Marie-Krankheit (↑): **1.** s. Osteoarthropathie, hypertrophe; **2.** s. Spondylitis ankylosans; **3.** s. Ataxie, autosomal-dominante zerebellare.

Marie-Sée-Syn|drom (Julien M., zeitgen. Päd., Paris; Georges S., zeitgen. Päd., Paris) n: gutartiger, akuter, hypersekretorischer Hydrozephalus* bei jungen Säuglingen inf. Vitamin-A-Intoxikation; **Klin.:** Erbrechen, Nahrungsverweigerung, Schlaffheit, psychische Retardierung, gelegentlich Ausbildung von Fontanellenhernien.

Marihuana n: (engl.) marijuana, cannabis; lateinamerikan. Bez. für die getrockneten, blühenden Zweigspitzen von Cannabis* sativa; vgl. Haschisch.

Marinescu-Sjögren-Syn|drom (Gheorghe M., Neurol., Bukarest, 1863–1938; Karl G. T. S., Neurol., Stockholm, geb. 1896) n: seltene, autosomal-rezessiv erbl. Krankheit mit spinozerebellarer Ataxie, Dysarthrie, angeb. Katarakt, Mikrozephalie, geistiger Behinderung, Kleinwuchs u. Skoliose.

Marisken (frz. marisques Feigwarzen) f pl: (engl.) mariscae; Analfalten; nicht reponierbare Hautfalten außen am Anus, oft als harmloser Restzustand einer abgeheilten Analthrombose*; füllen sich im Unterschied zu Hämorrhoiden* bei Betätigung der Bauchpresse nicht; größere M. können ein chron. Analekzem* unterhalten; **Ther.:** elektrochir. Abtragung.

Mark: (engl.) medulla, marrow; (anat.) Medulla.

Marker m: Markierungssubstanz; biol. Substanz (Protein, Enzym, Hormon), deren Vorhandensein, Auftreten bzw. (vermehrtes) Vork. in Geweben od. Körperflüssigkeiten ein unverwechselbares, mittels geeigneter Nachweismethoden erkenn- u. bestimmbares, physiol. (z. B. Blutgruppen) bzw. auf einen Krankheitszustand hindeutendes (z. B. Tumormarker*) Strukturkennzeichen darstellt. Vgl. Marker, genetische; Tracer; Zellmarker.

Marker, genetische m pl: (engl.) genetic markers; chromosomale od. mitochondriale DNA-Sequenzen, die mit (markierten) Gensonden (ggf. nach Polymerase*-Kettenreaktion) mit der Southern*-Blotting-Methode nachgewiesen werden; **Anw.:** Genkartierung u. -identifizierung, Charakterisierung von Gendefekten; **Formen: 1.** Restriktionsfragmentlängen*-Polymorphismus (RFLP) zur Unterscheidung von zwei Allelen; **2.** VNTR (engl. variable number of tandem repeats) od. Minisatelliten zur Unterscheidung mehrerer Allele, für Kopplungsanalysen u. DNA*-Fingerprint-Methode; **3.** SNP (engl. single nucleotid polymorphism) unterscheidet einzelne Nukleotide; **4.** SSCP (engl. single strand conformation polymorphism) zur Identifikation von Punktmutationen.

Marker-X-Syn|drom n: syn. Syndrom* des fragilen X-Chromosoms.

Mark|fibrom (Fibr-*; -om*) n: s. Nierenmarkfibrom.

Mark|hemmung, spleno|megale: (engl.) splenomegalic myelosuppression; s. Knochenmarkaplasie.

Mark|höhle: (engl.) medullary cavity; von der Kompakta des Knochens umschlossener Raum zw. den Knochenbälkchen, ausgefüllt von Knochenmark; s. Knochengewebe.

Markierung: (engl.) labelling; Etikettierung eines Substrats, z. B. durch Radionuklide* zur Prüfung von Stoffwechsel- u. Kreislauffunktionen (s. Markierung, radioaktive); neben Radionukliden werden auch Enzyme od. Fluoreszenzfarbstoffe zur M. einer Komponente des Antigen-Antikörper-Systems (Antigen, Hapten, Antikörper) eingesetzt (Enzym-Immunassay, Immunfluoreszenztest).

Markierung, radio|aktive: (engl.) radioactive labelling; Koppelung eines Radionuklids an eine chem. od. biol. Substanz (z. B. Zellbestandteile, Zellen) zur Herstellung einer radioaktiven Verbindung (sog. Tracer*); **Formen: 1.** Eigenmar-

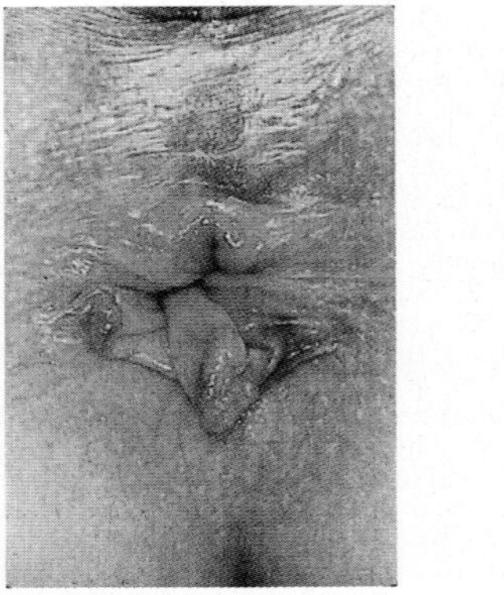

Marisken [3]

kierung: Ersatz des originären Atoms durch ein entspr. radioaktives Isotop, z. B. I-131; **2.** Fremdmarkierung: Einführen eines Fremdatoms; führt i. d. R. zu Änderungen der chem. Eigenschaften; grundlegende Methode zur Herstellung von Radiopharmaka*.

Mark|nagelung: (engl.) medullary nailing; Verfahren der Osteosynthese* zur Behandlung von Humerusfraktur, Oberschenkel- u. Unterschenkelschaftfraktur (Quer- u. Schrägfraktur sowie Pseudarthrose im mittl. Schaftdrittel) mit frühestmögl. Mobilisation u. Belastungsstabilität durch elast. Verklemmung eines intramedullär platzierten, nicht sperrenden Kraftträgers; **Formen: 1.** gedeckte M.: Reposition auf dem Extensionstisch, frakturfernes Aufbohren der Kortikalis (Trochantermassiv des Femurs, Tuberositas tibiae), Weiten des Markraums u. Einschlagen eines Marknagels unter Bildwandlerkontrolle über die Fraktur hinweg; **2.** offene M.: op. Darstellung der Frakturzone mit nachfolgender Reposition u. Nagelung; **3.** M. mit Verriegelung (syn. Verriegelungsnagelung): zusätzl. Fixation des Nagels durch frakturferne (proximal bzw. distal) Querbolzen zur Versorgung instabiler Frakturen (Trümmerfrakturen, Spiralfrakturen); **Kompl.:** Osteomyelitis. Vgl. Ender-Nagelung.

Mark|phlegmone (Phlegmone*) f: (engl.) 1. phlegmonous bone abscess, 2. phlegmonous myelitis; Phlegmone*: **1.** des Knochenmarks durch hämatogene od. posttraumatische Inf. (vgl. Osteomyelitis); **2.** der Marksubstanz* des ZNS z. B. nach offener Verletzung.

Mark|scheide: s. Myelinscheide.

Mark|schwamm: medulläres Karzinom*.

Mark|schwamm|niere: (engl.) medullary sponge kidney; angeb., nicht erbl. zystische Fehlbildung der Sammelrohre in den Nieren;

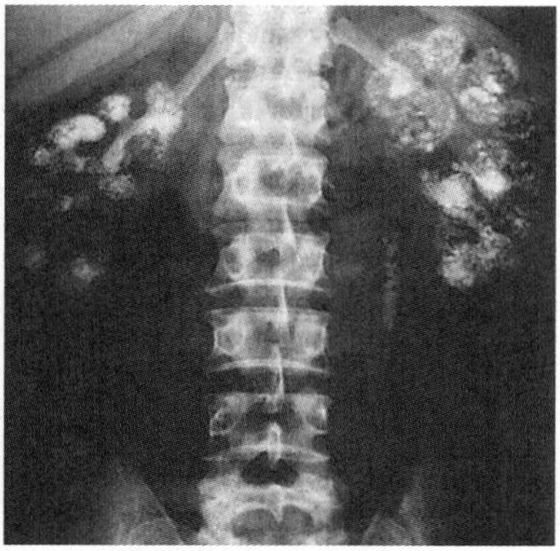

Markschwammnieren [27]

Häufigkeit 1:5000; **Pathol./Anat.:** multiple, bis erbsgroße zystische Erweiterungen der Sammelrohre im Bereich einer, meist aber beider Nieren, die normal groß od. leicht vergrößert sind. Die Zysten sind mit Flüssigkeit, u. U. mit Epithelien, Leukozyten, Erythrozyten u. Zelltrümmern gefüllt; in 80 % der Zysten befinden sich kleine calciumhaltige Konkremente. Die Rindenbezirke erscheinen normal. **Klin.:** Beschwerden entstehen meist im 4.–5. Lebensjahrzehnt durch rezidiv. Pyelonephritiden od. durch Nierensteinabgänge; selten Niereninsuffizienz; **Diagn.:** Ausscheidungsurographie (zahlreiche stecknadelkopf- bis erbsgroße Steinschatten im Bereich der Nierenpapillen, s. Abb.), Ultraschalldiagnostik u. Computertomographie; **Progn.:** gut, da die Zysten sich nicht vergrößern. Vgl. Nierenzyste, Zystennieren.

Mark|substanz (Substantia*) f: (engl.) medullary substance; die aus markhaltigen Nervenfasern aufgebaute weiße Substanz (Substantia alba) des Gehirns u. Rückenmarks.

Mark, verlängertes: s. Medulla oblongata.

Marmor|knochen|krankheit: (engl.) osteopetrosis; syn. Osteopetrosis familiaris, Osteosclerosis congenita diffusa, Albers-Schönberg-Krankheit; angeb. Störung der Osteoklastentätigkeit, die bei erhaltener Knochenbildung zur Einschränkung des Knochenabbaus führt (s.

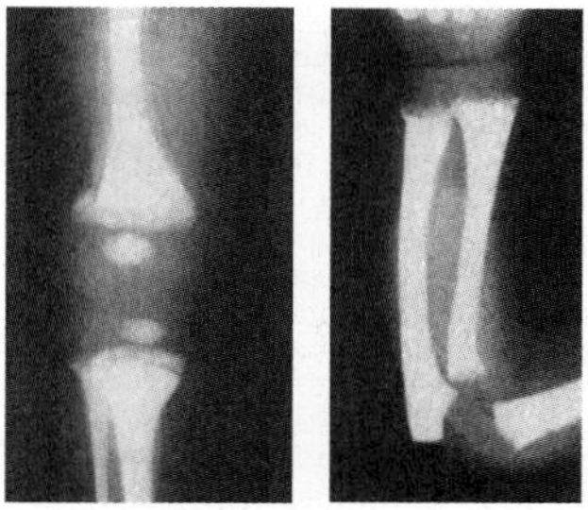

Marmorknochenkrankheit: Osteosklerose des Bein- (links) und Armskeletts (rechts) [540]

Ossifikationsstörungen); **Ätiol.:** autosomal-rezessive u. -dominante Formen; **Sympt.:** sehr variabel; leichteste Verlaufsformen werden zufällig bei Röntgenuntersuchungen (Osteosklerose, Einengung des Markraums, typische Dreischichtung der Wirbelkörper) entdeckt; Knochenschmerzen, Spontanfrakturen u. Osteomyelitiden kommen gehäuft vor. Der rezessiv erbl. maligne Typ tritt bereits im frühen Säuglingsalter auf u. führt inf. einer Knochenmarkdysfunktion zu Anämie, Panzytopenie, Erythroblastose, Myeloblastose u. Hepatosplenomegalie; Erblindung durch Einklemmung des Fasciculus opticus, Schwerhörigkeit, Fazialislähmung, hypokalzämische Tetanie* durch erschwerte Mobilisation von Ca^{2+} aus den Knochen; **Ther.:** Knochenmarktransplantation; **cave:** iatrogen pathol. Frakturen, z. B. der Kieferknochen bei op. Zahnentfernung; **DD:** Lues connata, Rachitis, im späteren Alter auch eine Leukämie.

Maroteaux-Lamy-Syn|drom (Pierre M., Genet., Paris, geb. 1926; Maurice E. J. L., Päd., Humangenet., Paris, 1895–1975) n: Typ VI der Mukopolysaccharid*-Speicherkrankheiten (Tab.); vgl. Pyknodysostose.

Marsch|albumin|urie (Album-*; Ur-*) f: (engl.) march albuminuria; Auftreten von Eiweiß im Harn nach längerem anstrengendem Laufen; i. Allg. ohne pathol. Bedeutung; vgl. Albuminurie, Proteinurie.

Marsch|fraktur (Fraktur*) f: (engl.) march fracture; syn. Deutschländer-Fraktur, sog.

Marschgeschwulst; schmerzhaftes Anschwellen des Schaftes des Metatarsale II-V des Fußes nach ungewohnt starker mechan. Beanspruchung (Ermüdungsbruch*); röntg. periostale Auftreibung, evtl. Looser*-Umbauzone, nur selten regelrechte Frakturlinie erkennbar.

Marsch|hämat|urie (Häm-*; Ur-*) f: (engl.) march hematuria; Ausscheidung von Erythrozyten im Urin bei starker körperl. Anstrengung; häufige Veränderung des Harnsediments bei Sportlern; **Urs.:** vasomotorische Labilität der Nieren mit hormonell ausgelöstem Nachlassen des Gefäßtonus u. anschl. Durchtritt von Erythrozyten durch die Nierengefäßwände; auch thermische Einflüsse möglich; Abgrenzung gegenüber sonstigen klin. Befunden notwendig; s. Hämaturie.

Marsch|hämo|globin|urie (↑; Globus*; Ur-*) f: (engl.) march hemoglobinuria; passagere Hämoglobinurie* 1–3 Std. nach starker körperl. Anstrengung (z. B. Dauerlauf); **Urs.:** vermutl. das Zertreten von Erythrozyten in den Fußsohlen.

Marshall-Bonney-Test m: s. Bonney-Probe.

Marshall-Marchetti-Krantz-Operation (Victor F. M., amerikan. Urol., geb. 1913; Andrew A. M., amerikan. Gebh., Gyn., 1901–1970) f: nur noch selten angewendetes Verf. der Kolposuspension* zur Behebung der weibl. Stressinkontinenz*; Elevation u. Fixation der Urethra durch Verankerung des paraurethralen bzw. -vaginalen Gewebes am Periost der Symphyse (cave: Periostitis) od. Einengung der Blasenhalsregion unter Sicht durch kleine Vesikotomie.

Marshall-Test m: diagn. Methode bei Stressinkontinenz*; nach Füllen der Blase (mit Katheter) wird zum Husten aufgefordert. Vgl. Harninkontinenz.

Marshall-Vene (John M., Chir., Anat., London, 1818–1891; Vena*) f: Vena* obliqua atrii sinistri.

Marsupialisation (lat. marsupium Beutel) f: (engl.) marsupialization; **1.** (chir.) Einnähen einer Zyste (nach Eröffnen u. Entleeren) in die Oberfläche der Haut od. des Verdauungstrakts (z. B. einer Pankreaszyste mit Bildung einer Fistel zum Verdauungstrakt); **2.** (zahnmed.) syn. Zystostomie* bei Kieferzysten.

Martin-Bell-Syn|drom n: syn. Syndrom* des fragilen X-Chromosoms.

Martorell-Syn|drom (Fernando M. Otzet, Angiologe, Kardiol., Barcelona, 1906–1984) n: **1.** s. Ulcus cruris hypertonicum Martorell; **2.** Martorell-Fabré-Syndrom: s. Aortenbogensyndrom.

Maschen|trans|plantat (Transplantat*) n: s. Mesh graft.

Maschinen|geräusch: (engl.) machinery murmur; (frz.) souffle continu; (kardiol.) ungenaue Bez. für das bei Ductus* arteriosus apertus auskultator. laute Herzgeräusch mit kontinuierl. systol. Crescendo u. diastol. Decrescendo; p. m. über dem 1./2. ICR links parasternal u. lateral davon sowie Fortleitung nach dorsal. Vgl. Herzgeräusche.

Masern: (engl.) measles; syn. Morbilli; akute Virusinfektion, die durch starke katarrhal. Erscheinungen der oberen Luftwege u. durch ein typ. Exanthem gekennzeichnet ist; **Err.:** Masern*-Virus; **Übertragung:** Tröpfcheninfektion auch über größere Entfernungen (als sog. fliegende Inf.); **Inkub.:** 8–14 Tage; verlängerte Inkubationszeit bisweilen bei schwacher spezif. Prophylaxe (Säuglinge im 6.–8. Lebensmonat, Inj. von Gammaglobulin); **Epidemiol.:** die Ansteckungsfähigkeit beginnt bereits 1–2 Tage vor Beginn des katarrhal. Vorstadiums (Kontagionsindex 95 % u. mehr) u. dauert an, bis das Exanthem die Füße erreicht hat. Der Durchseuchungsgrad ist hoch. Nach Maserninfektion besteht lebenslange Immunität; sog. Zweiterkrankungen im Erwachsenenalter beruhen meist auf diagn. Irrtümern (Röteln*). Säuglinge erkranken in den ersten vier Lebensmonaten nicht, wenn sie von der Mutter diaplazentar übertragene spezif. Antikörper haben. Durch Schutzimpfung* kann die Morbidität deutlich reduziert werden. Meldepflicht nach dem Infektionsschutzgesetz bei Verdacht, Erkrankung u. Tod. **Path.:** direkte virusbedingte od. toxisch-allergische Permeabilitätssteigerung von Gefäß- u. Zellwänden, die zu einem hämorrhag. Einschlag des Exanthems sowie u. U. zu Endothelschäden im Bereich der Lungenkapillaren mit der Folge einer Pneumonose* mit ungünstiger Progn. führen kann. **Klin.**

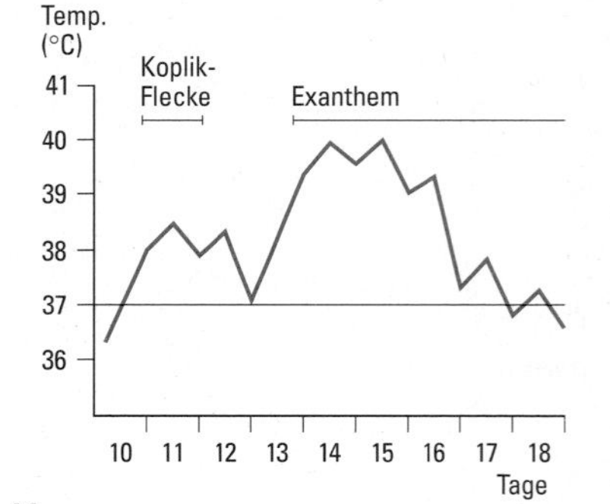

Masern:
Fieberkurve [359]

Stadieneinteilung: 1. Prodromalstadium (Dauer 3–5 Tage): uncharakterist. katarrhal. Erscheinungen der oberen Atemwege; Rhinitis, Konjunktivitis, Pharyngitis mit Angina, Bronchitis (verquollenes Aussehen mit Lichtscheu u. Husten), häufig Koplik*-Flecke mit anschl. fleckigem Enanthem der gesamten Mundschleimhaut; Fieberabfall; in 25 % der Fälle flüchtiges (bräunlich-livides) Vorexanthem bes. auf den Wangen; **2. Exanthemstadium** (Dauer ca. 3 Tage): unter erneutem Fieberanstieg auf 39–40 °C auftretendes, typisches Masernexanthem, beginnend hinter den Ohren mit Ausbreitung über Hals, Gesicht, Schultern, Rumpf u. Extremitäten; rosa- bis violettrote, follikulär betonte Effloreszenzen als klein- od. grobfleckiges, disseminiertes od. konfluierendes Exanthem, evtl. in der Mitte der Effloreszenzen hirsekorngroße, mit klarem Inhalt gefüllte Blasen (Morbilli vesiculosi); nach 3–4 Tagen Abklingen des Exanthems mit rascher (manchmal krit.) Entfieberung; **3. Rekonvaleszenzstadium:** zunächst noch hypod. anergische Reaktionslage mit Anfälligkeit gegenüber anderen Erkr.; nach Abklingen des Exanthems pityriasiforme Schuppung der Haut ohne Beteiligung der Hände u. Füße (vgl. Scharlach). Die klin. **Diagn.** (Prodrome, Koplik-Flecke, Fieberverlauf, Exanthem) wird durch Blutbild (Leukopenie mit rel. Neutrophilie, rel. Lymphopenie u. leichter Monozytose) sowie u. U. den Nachweis spezif. Antikörper unterstützt. **Ther.:** symptomatisch, bei bakt. Sekundärinfektion Antibiotika; **Kompl.** (Verschlechterung der Progn. bes. im Kleinkindesalter): **1.** Otitis* media; selten Pigmentdegeneration der Netzhaut (s. Retinopathia pigmentosa); **2.** Pseudokrupp* bereits im katarrhal. Vorstadium; **3.** Pneumonie, meist primär, selten durch bakt. Sekundärinfektion (Staphylokokken) mit Abszedierung, Pleuraempyem u. a.; **4.** Enzephalitis* mit 8–14 Tage nach Exanthemausbruch auftretenden zentralnervösen Sympt., oft mit bleibenden Ausfallerscheinungen (Lähmungen, Sprachstörungen u. a.). Als eine seltene, erst nach Jahren auftretende schwere Masernkomplikation gilt die subakute sklerosierende Panenzephalitis*. **5.** Aktivierung chron. Infektionen (Tuberkulose u. a.). Bei Immundefizienten atypische Verläufe, z. B. sog. weiße M. ohne Exanthem, mit Riesen-

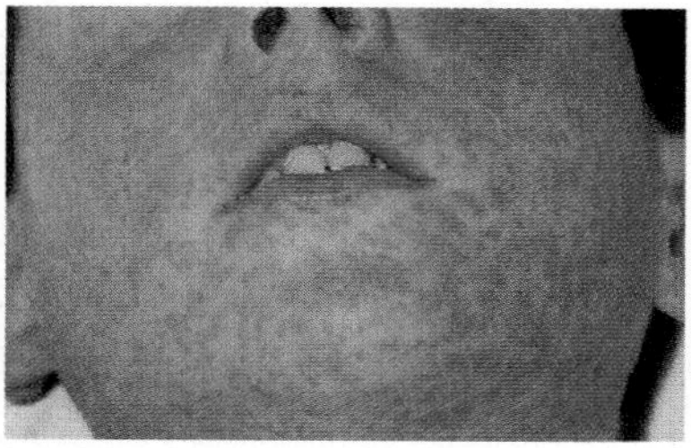
Masern: Masernexanthem [179]

zellpneumonie; **Progn.:** ohne Kompl. gut; Letalität bei Kompl. 3–5 %; Erwachsene erkranken oft schwerer als Kinder. **Proph.:** Isolierung ist oft nicht möglich (Ansteckung bereits vor Ausbruch des Exanthems), aber für Kleinkinder wichtig; Serumprophylaxe* durch humane Immunglobuline bei Pat. mit primärer od. sek. Abwehrschwäche (schwächt Erkr. zum sog. Morbilloid ab); aktive Immunisierung: s. Schutzimpfung, Impfkalender.

Masern-Virus (Virus*) n: (engl.) measles virus; lymphotropes Morbillivirus der Paramyxoviridae*; durch Seitz-EK-Filter filtrierbar; Err. der Masern* (Morbilli) u. der subakuten sklerosierenden Panenzephalitis; **Übertragung:** durch Tröpfcheninfektion od. direkten Kontakt (Virusausscheidung während der gesamten Inkubation u. bis zum Ende des Exanthemstadiums); kleinste Mengen an Virus führen zur Inf.; lebenslang Immunität (daher v. a. Kinderkrankheit); **Nachw.:** Antikörpernachweis, Virusanzucht in humanen Zellkulturen od. embryonierten Hühnereiern; ggf. Tierversuch (auf Affen übertragbar). Antitoxine verhindern das Masern-Exanthem am Ort der Applikation bei s. c. Injektion kurz vor Ausbruch desselben (sog. Aussparphänomen). Infektionsprophylaxe: s. Schutzimpfung.

Masken|gesicht: (engl.) mask-like face; verminderte od. fehlende Mimik* (Hypo- bzw. Amimie) u. verminderte Lidschlagfrequenz, evtl. in Komb. mit Seborrhö* (sog. Salbengesicht) u. vermindertem Speichelschlucken (wird meist für Ptyalismus gehalten); **Vork.:** bei Parkinson-Syndrom, Myasthenie, progressiver systemischer Sklerodermie, selten bei Multipler Sklerose u. rheumatoider Arthritis.

Masken|narkose (Narkose*) f: (engl.) mask narcosis; Narkose*, bei der Inhalationsanästhetika über eine dicht aufsitzende Atemmaske zugeführt werden; Anwendung v. a. bei elektiven, kurzdauernden (30–45 Min.) Eingriffen, die keine Intubationsnarkose erfordern; bei nicht nüchternen Pat. wegen Aspirationsgefahr kontraindiziert; heute weitgehend durch Narkose mit Kehlkopfmaske* abgelöst.

Maskulinisierung (lat. masculinus männlich): syn. Virilisierung*.

Masochismus (Leopold von Sacher-Masoch, Schriftsteller, 1835–1895) m: (engl.) masochism; abweichendes Sexualverhalten*, bei dem sexuelle Erregung u. Befriedigung allein durch psych. Demütigung, Unterwerfung od. körperl. Misshandlung u. Züchtigung erreichbar ist. In der Bandbreite sexueller Erlebnisformen kommt Verschmelzung von Schmerz u. Lust regelmäßig vor; therap. Notwendigkeit besteht nur bei evtl. Leidensdruck u. Gefährdung von Beteiligten. Ggs.: Sadismus*; vgl. Sadomasochismus.

Mason-Operation (Eduard E. M., amerikan. Chir., geb. 1920) f: syn. parasakrale transsphinktäre Rektotomie, Rectotomia posterior; selten angewendetes kontinenzerhaltendes Verf. zur Resektion benigner Tumoren (v. a. Adenome) od. kleiner, tief sitzender Rektumkarzinome im Stadium T1, N0 bei Risikopatienten; in Heidelberger*-Lagerung Eröffnung u. Resektion des Rektums durch eine parasakral li. geführte Hautinzision mit Durchtrennen der Sphinktermuskulatur des Anus; vgl. Mikrochirurgie, transanale endoskopische; Rektumresektion.

mAs-Produkt: (engl.) mAs product; Milliamperesekunde; neben der Röhrenspannung (kV) wichtiger Parameter für die korrekte Belichtung von Röntgenaufnahmen; setzt sich aus dem Röhrenstrom (mA) u. der Belichtungszeit (s) einer Röntgenaufnahme zusammen u. wird bei manueller Belichtung am Schalttisch eingestellt. Bei Verwendung einer Belichtungsautomatik wird das mAs-P. so geschaltet, dass die Dosis am Röntgenfilm den für eine korrekte Belichtung erforderlichen Wert erhält.

Masque biliaire (frz. biliaire gallig): (engl.) hepatic chloasma; brillenartige Braunfärbung um die Augen bei Pat. mit Leber-Galle-Krankheiten.

Massage f: physik.-therap. Behandlung von Gewebe u. Muskeln durch Druck- u. Zugreize; **Formen: 1.** klass. manuelle M. durch Streichung, Reibung, Knetung od. Walkung, Klopfung u. Erschütterung (Vibration); **2.** Reflexzonenmassage*: Nervenpunktmassage*, Bindegewebemassage*, Periostmassage u. a.; **3.** apparative M. mit Vibrationsgeräten, Ultraschall (Mikromassage), Unterwassermassage*, Elektromassage (vibrierende Effekte unter Reizstromimpulsen); **Wirkungen:** Tonusänderungen der Muskeln, Hyperämie, neuroreflektor. Fernwirkungen; vgl. Segmenttherapie.

Massa inter|media (lat. massa Teig, Klumpen, Masse) f: (BNA, JNA); s. Adhesio interthalamica.

Maß|ana|lyse f: (engl.) quantitative analysis; (chem.) quant. Bestimmung des Gehalts einer gelösten Substanz durch Messung des zur quant. Umsetzung der Substanz erforderlichen Volumens einer geeigneten Reagenzlösung bekannter Konz. (Titration); Anzeige des Äquivalenzpunkts erfolgt durch Indikatoren.

Masse: (engl.) mass; (physik.) SI-Basisgröße mit der Basiseinheit Kilogramm* (kg); Formelzeichen m; weitere Einheit Tonne (t) 1 t = 1000 kg; M. beschreibt die in einem Körper vorhandene Materie mit den Eigenschaften Trägheit u. Gravitation (Massenanziehung); umgangssprachl. häufig syn. Gewicht* (im Ggs. dazu ist M. ortsunabhängig); **1.** träge M. (m_t) ist ein Maß für den Widerstand, den ein Körper einer Beschleunigung* (a) entgegensetzt. Um ihn zu überwinden, muss Kraft (F) aufgewendet werden, die von der trägen M. u. der Beschleunigung abhängt ($F = m_t \times a$). **2.** schwere M. (m_g) ist ein Maß für die Anziehung eines Körpers, die er durch einen anderen erfährt. Von bes. Bedeutung ist die schwere M. eines Körpers im Gravitationsfeld der Erde, die zur Entstehung der Gravitationskraft (Gewichtskraft*) führt. Sowohl Trägheit als auch Gravitation können zur **Massenbestimmung** genutzt werden. Nach Einstein besteht zw. M. (m), Energie (E) u. Lichtgeschwindigkeit (c) der Zus. $E = m \times c^2$. Deutlich wird dies bes. im atomaren Bereich, wenn Strahlung (= Energie) in Materie (Paarbildung*) übergeht u. umgekehrt (Paarvernichtung*). Vgl. Einheiten, Masseneinheit, atomare.

Maß|einheiten: s. Einheiten.

Massen|bewegungen: (engl.) mass movements; frühkindliche Reflexe* des Neugeborenen u. jungen Säuglings mit weit ausstrahlenden Reflex- u. Bewegungskomplexen, die mit der Ausreifung stammesgeschichtl. jüngerer Hirnstrukturen verschwinden.

Massen|blutung: (engl.) massive bleeding; intrakranielle Blutung* mit Verdrängung des Hirngewebes; s. Schlaganfall.

Massen|einheit, atomare: (engl.) atomic unit of mass; Abk. AME; Einheitenzeichen u; Einheit für die Angabe von Teilchenmassen (z. B. Atome*, Elementarteilchen*) bezogen auf 1/12 der Masse des Kohlenstoffisotops ^{12}C: $1\,u = 1{,}66 \times 10^{-27}$ kg ≙ $9{,}31 \times 10^8$ eV; nicht mehr zugelassen ist die Einheit Dalton (D): 1 u = 1 D.

Massen|kon|zentration f: (engl.) mass concentration; die auf das Volumen der Lösung bezogene Masse eines gelösten Stoffs; abgeleitete SI-Einheit: kg/m^3; weitere gebräuchliche Einheiten g/l, g/ml; in der Med. auch g/dl, mg/dl (= mg%). Vgl. Konzentration.

Massen|schwächungs|ko|ef|fizient m: (engl.) mass attenuation coefficient; (radiol.) auf die Dichte ρ des strahlungsschwächenden Materials bezogener Schwächungskoeffizient*.

Massen|spektro|metrie (Metr-*) f: (engl.) mass spectometry; Abk. MS; analyt. Verfahren, bei dem eine org. Verbindung im Vakuum verdampft wird u. durch Elektronenbeschuss in Fragmentionen zerfällt, die sich im Magnetfeld entspr. ihrem Verhältnis von Massenzahl u. Ladung (m/z) trennen; ein für die Substanz charakterist. Verteilungsmuster (Massenspektrogramm) entsteht. Vgl. GC-MS.

Massen|vergiftung: (engl.) mass poisoning; Intoxikationserscheinungen bei Gruppen von mehr als fünf Personen inf. bakt. od. durch Schadstoffe kontaminierter Nahrungs- u. Genussmittel, Trinkwasser od. von Giftgasen; z. B. Lebensmittelvergiftung*, Chlorgasvergiftung, Pilzvergiftung*.

Massen|verschiebung: (engl.) displacement of brain tissue; Verschiebung von Gehirnteilen z. B. durch Hirntumoren od. Ödembildung, i. Allg. verbunden mit Hirndrucksteigerung*; führt zur Einengung der inneren u. äußeren Liquorräume bis zum Hydrocephalus occlusus u. evtl. zur Einklemmung* wichtiger Gehirnanteile.

Massen|wirkungs|gesetz: (engl.) law of mass action; Abk. MWG; Gesetz, das die Bedingungen für die Erreichung chem. Gleichgewichte formuliert; es besagt, dass im Gleichgewicht einer chem. Reaktion der Quotient aus dem Produkt der Konzentrationen der Endstoffe u. dem Produkt der Konzentrationen der Ausgangsstoffe einen best. (temperaturabhängigen) Wert K (Gleichgewichtskonstante) erreicht, der dem Quotienten der Geschwindigkeitskonstanten für die Hin- u. Rückreaktion entspricht.

$$[AB] \underset{k_2}{\overset{k_1}{\rightleftharpoons}} [A] + [B]$$

Proportionalitätsfaktor = Geschwindigkeitskonstante

Hinreaktion $v = k_1 \cdot [A]\,[B]$

↑ Reaktionsgeschwindigkeit

Rückreaktion $v' = k_2 \cdot [AB]$

(MWG) $K = \frac{k_2}{k_1} = \frac{[A]\,[B]}{[AB]}$

Massen|zahl: (engl.) mass number; Formelzeichen A bzw. M; Anzahl der in einem Atomkern vorhandenen Kernbausteine (Protonen u. Neutronen), die zur Kennzeichnung unterschiedl. Isotope links oben am Elementsymbol angegeben wird (z. B. ^{125}I, ^{131}I). Die ganzzahlige M. ist fast identisch mit der relativen Atommasse (s. Atom). Vgl. Masseneinheit, atomare.

Masseter (gr. μασᾶσθαι kauen) m: Kurzbez. für Musculus* masseter.

Masseter|klonus (↑; Klonus*) m: (engl.) masseter clonus; Unterkieferklonus; gesteigerter Eigenreflex des M. masseter, der bei Schädigung neuronaler Bahnen zw. Cortex cerebri u. Nucleus motorius nervi trigemini auftritt u. durch Bewegung od. Beklopfen des Unterkiefers auslösbar ist.

Masseter|re|flex (↑; Reflekt-*) m: s. Reflexe (Tab.).

Masseur m: M. u. Masseurin sind im „Gesetz über die Berufe in der Physiotherapie“ vom

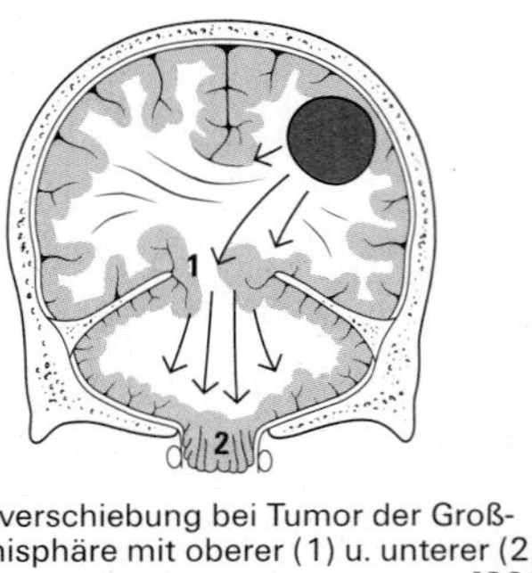

Massenverschiebung bei Tumor der Großhirnhemisphäre mit oberer (1) u. unterer (2) Einklemmung [380]

26.5.1994 (BGBl. I S. 1084) u. in der entspr. Durchführungsverordnung vom 6.12.1994 (BGBl. I S. 3770) geregelte Ausbildungsberufe. Das Führen der Berufsbezeichnung „Masseur(in) u. medizinische(r) Bademeister(in)" u. damit auch die Zulassung zur freien Berufsausübung erfordert die erfolgreiche Teilnahme an einem zweijährigen Lehrgang an einer staatl. anerkannten Schule sowie die Ableistung einer praktischen Tätigkeit von sechs Monaten Dauer. Ausbildungsinhalte sind sämtliche Techniken der Massage, der Elektro- u. Hydrotherapie sowie der med. Bäder. Vgl. Physiotherapeut.

Masson-Goldner-Färbung: (engl.) Masson staining; trichromat. Färbung zur Darstellung von Bindegewebe (Kerne dunkelbraun, Zytoplasma rot, kollagene Fasern grün).

Masson-Organ (C. L. Pierre M., Pathol., Montreal, 1880–1959) n: syn. Glomusorgan*.

Masson-Tumoren (↑; Tumor*) m pl: s. Glomustumoren.

Mast-: Wortteil mit der Bedeutung Brust; von gr. μαστός.

Mast|algie (↑; -algie*) f: syn. Mastodynie*.

Mast|darm: Rektum*; s. Darm.

Mast|darm|fistel (Fistel*) f: s. Analfistel.

Mast|darm|karzinom (Karz-*; -om*) n: syn. Rektumkarzinom; s. Karzinom, kolorektales.

Mast|darm-Scheiden|fistel (Fistel*) f: (engl.) rectovaginal fistula; Fistel zw. Rektum u. Vagina; s. Darmfistel.

Mast|darm|verschluss: Analatresie; s. Fehlbildung, anorektale.

Mast|darm|vorfall: s. Rektumprolaps.

Mast|ek|tomie (Mast-*; Ektomie*) f: (engl.) mastectomy; Ablatio mammae, Mammaamputation; op. Entfernung der weibl. Brust bei fortgeschrittenem (ab Stadium T2) od. multizentrischem Mammakarzinom*, falls keine brusterhaltende Operation* möglich ist; die heute übliche Form ist die modifiziert radikale M. (nach Patey) mit Entfernung der Faszie des M. pectoralis minor u. Ausräumung der axillären Lymphknoten, u. U. mit Beibehaltung des Mamillen-Areola-Komplexes; nachfolgende sek. Rekonstruktion der Brust (s. Mammaplastik).

Mast|ek|tomie, sub|kutane (↑; ↑) f: (engl.) subcutaneous mastectomy; nicht mehr gebräuchl. brusterhaltende Operation* bei Mammakarzinom* mit Entfernung des gesamten Drüsenkörpers u. der axillären Lymphknoten; ersetzt durch Lumpektomie* od. Quadrantenresektion*.

Masters-Allen-Syn|drom (William H. M., Gyn., St. Louis, geb. 1915) n: s. Allen-Masters-Syndrom.

Master-Test (Arthur M. M., Kardiol., New York, 1895–1973) m: (engl.) two-step-exercise test; auch Step-Test, Stufentest; Herzbelastungstest, bei dem der Pat. 90 Sek. lang zwei Stufen von ca. 25 cm Höhe hinauf- u. hinuntersteigt; sofort nach Beendigung der Belastung, nach 3 u. 10 Min. wird ein EKG aufgezeichnet; weitgehend ersetzt durch die Fahrradergometrie. Vgl. Belastungselektrokardiographie, Kletterstufentest.

Mastigo|phora (gr. μάστιξ, μάστιγος Geißel; φορεῖν tragen) n pl: Geißeltierchen; s. Protozoen.

Mastitis (Mast-*; -itis*) f: auch Mastadenitis; Entzündung der weibl. Brustdrüse; **Vork.:** meist im Wochenbett od. während der Laktationsperiode; **Sympt.:** schmerzhafte Schwellung u. Rötung, evtl. Verhärtung, oft plötzl. Temperaturanstieg; später u. U. Fluktuation als Zeichen der Gewebeeinschmelzung; **Ther.:** Hochbinden u. Kühlen der Brust; Oxacillin, Erythromycin, Prolactinhemmer. Vgl. Mastopathie.

Mastitis, granulomatöse (↑; ↑) f: (engl.) granulomatous mastitis; unspezifische Mastitis, die als destruierender granulomatöser Prozess meist durch Hyperprolaktinämie, autoimmunologisch od. selten durch Infektionen bedingt ist.

Mastitis neo|natorum (↑; ↑) f: Mastitis der durch Östrogene stimulierten Brustdrüse bei Neugeborenen (evtl. mit Abszessbildung), meist am 4.–6. Tag nach der Geburt bei beiden Geschlechtern vorkommend; wird begünstigt durch Manipulation beim Ausdrücken der sog. Hexenmilch*; **Ther.:** staphylokokkenwirksame Antibiotika i. v.

Mastitis non puerperalis (↑; ↑) f: selten vorkommende, häufig rezidiv. Entzündung der Brustdrüse außerh. der Stillzeit; **Err.:** Anaerobier; **Ther.:** Antibiotika; **DD:** histol. Ausschluss eines inflammatorischen Mammakarzinoms*.

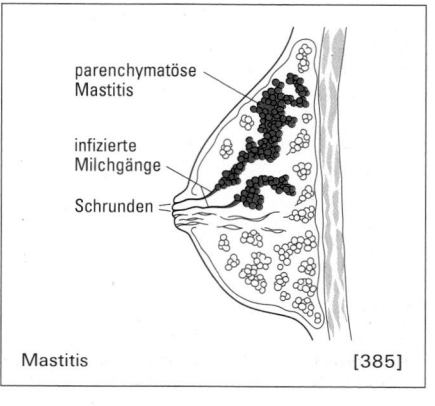

Mastitis puerperalis (↑; ↑) f: Mastitis der stillenden Wöchnerin, meist in der 2.–4. Woche nach Entbindung auftretend; **Formen: 1.** interstitielle Mastitis (häufig): auf lympho- od. hämatogenem Weg sich diffus im Brustbindegewebe ausbreitende (phlegmonöse) Entz.; kann u. U. zum subareolären, sub- od. retromammären Abszess führen; **2.** parenchymatöse Mastitis mit intrakanalikulärer Ausbreitung in den Milchgängen (v. a. bei Milchstau*); **Err.:** in über 90 % der Fälle Staphylococcus* aureus (z. T. als Nosokomialinfektionen* auf Entbindungsstationen). Die Übertragung erfolgt v. a. beim Stillen* vom Kind auf die Mutter.

Mastix (lat. Harz) m: (engl.) mastic; Harz vom Baum Pistacia lentiscus, Almazigaharz der Philippinen; med. Anw. z. B. zur Fixierung von Verbänden.

Mast|odynie (Mast-*; -odynie*) f: (engl.) mastodynia; syn. Mastalgie; häufiger prämenstruell als kontinuierl. empfundenes Spannungs- u. Schwellungsgefühl meist mit diffusen od. umschriebenen Schmerzen in den Brüsten; vielfältige **Urs.:** endokrin-vaskulär ausgelöstes Ödem (bei Hormonsubstitution Zeichen von Östrogenüberdosierung), Mastopathie*, Mastitis, u. U. Mammakarzinom*, Gynäkomastie, Interkostalneuralgie; häufig auch unklar.

Mastoid (↑; -id*) n: s. Processus mastoideus.

Mastoid|ek|tomie (↑; -id*; Ektomie*) f: (engl.) mastoidectomy; Ausräumung aller erreichbaren

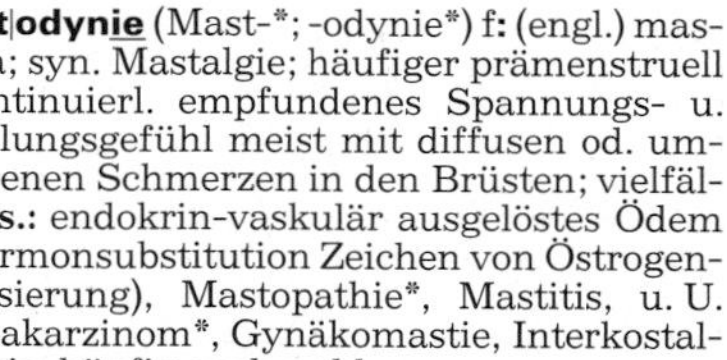

Mastitis [385]

M

Mastoidzellen über einen retroaurikulären Schnitt mit der Fräse u. weite Eröffnung des Antrum mastoideum unter Vermeidung der Verletzung von Dura, Sinus sigmoideus, N. facialis u. Labyrinth (lateraler Bogengang); der auf der Antrumschwelle liegende kurze Ambossfortsatz darf nicht luxiert werden; Gehörgang u. Paukenhöhle bleiben unberührt; **Ind.:** Mastoiditis*. Vgl. Antrotomie. H. Ger.

mastoideus (↑; ↑): (engl.) mastoid; warzenförmig; zum Processus mastoideus gehörig.

Mastoiditis (↑; ↑; -itis*) **f:** Entz. der Schleimhaut in den lufthaltigen Zellen des Processus mastoideus mit Übergreifen auf den Knochen (rarefizierende Ostitis der Zellsepten); **Urs.:** Kompl. einer Otitis* media; gefördert durch erschwerten Sekretabfluss, Virulenz der Erreger, geminderte Abwehrlage (Immunsupression, andere Infektionskrankheit) od. ungenügende antibiotische Behandlung; **Sympt.:** Ohreiterung länger als 2 Wo., pulssynchroner Schmerz im Ohr, Druckschmerz über dem Processus mastoideus; Fieber, Leukozytose, Linksverschiebung, Anstieg der BKS; **Rö.:** Zellverschattung u. Auflösung der Zellsepten auf der Schüller*-Aufnahme od. im CT; **Kompl.:** Durchbruch des Eiters nach außen, meist über den Processus mastoideus (Abszess, Abdrängen der Ohrmuschel), sonst in den Gehörgang (schwappende hintere obere Gehörgangwand), im Bereich der Jochbeinzellen (Oberwangenabszess, meist bei Kindern u. Jugendlichen), im Bereich der Mastoidspitze (Bezold*-Mastoiditis) od. in das Endokranium mit Meningitis, Thrombose des Sinus sigmoideus, epi- od. subduralem Abszess, Schläfenlappen- od. Kleinhirnabszess; bei Verhaltung im Pyramidenspitzenbereich Gradenigo*-Syndrom; **Ther.:** Mastoidektomie*, Antibiotika. H. Ger.

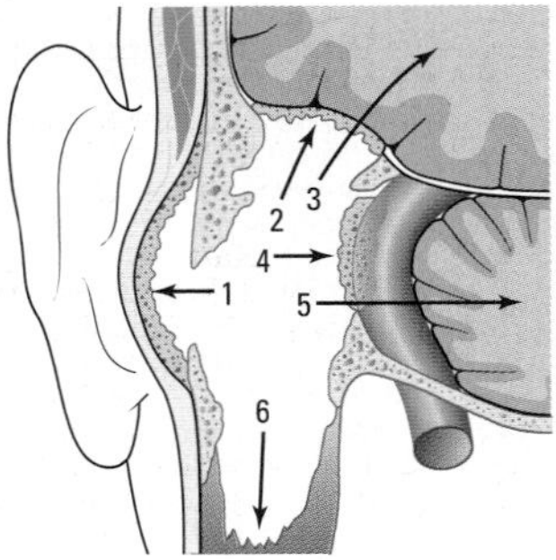

Mastoiditis:
Komplikationen: retroaurikulärer Durchbruch (1); Beteiligung der Hirnhäute (2); Schläfenlappenabszess (3); Sinusphlebitis (4); Kleinhirnabszess (5); Bezold-Mastoiditis (6)

Mastoiditis, okkulte (↑; ↑; ↑) **f:** (engl.) silent mastoiditis; bakterielle Entz. im Processus mastoideus inf. einer latenten Otitis* media beim Säugling od. Kleinkind; gering ausgeprägte **Sympt.** mit Gedeihstörung, Gewichtsabnahme, Dyspepsie, evtl. erhöhter BKS u. Fieber; **Ther.:** Mastoidektomie*, wenn antibiot. Behandlung erfolglos.

Masto|pathie (↑; -pathie*) **f:** (engl.) mastopathy; nichttumoröse, hormonabhängige degen. od. proliferative Veränderung im Brustdrüsenparenchym; v. a. bei Frauen zw. 35. u. 55. Lj. vorkommend (50 % betroffen); **Urs.:** östrogene Dominanz (Gestagenmangel) in der 2. Zyklushälfte, evtl. Hyperprolaktinämie; **Path.-anat.:** Mikro- u. Makrozysten, Fibrosklerose (Narben), Ödembildung; **Sympt.:** knotige Verhärtungen, Schmerzen (Mastodynie*), selten pathol. Sekretion (sezernierende Mamille*, blutende Mamma*); charakterist. ist die prämenstruelle Verstärkung der Symptome; u. U. Rückbildung in der Postmenopause; **Einteilung** (nach Prechtel): **Grad I:** ohne Epithelproliferation; **Grad II:** mit Epithelhyperplasie/-proliferation, lobulär als Adenose, duktal als Papillomatose; **Grad III:** mit Epithelhyperplasie u. atyp. Zellen (Risikoläsionen); **Diagn.:** Sonographie (Zysten), Mammographie, bei unklarem Befund Biopsie; **DD:** szirrhöses Mammakarzinom*. **Ther.:** Gestagene, gestagen betonte Kontrazeptiva, Prolaktinhemmer; **Progn.:** Karzinomrisiko gering (außer bei Grad III); jährl. Kontrollen u. bei wiederholtem Nachw. histol. Abklärung erforderlich. W. Str.

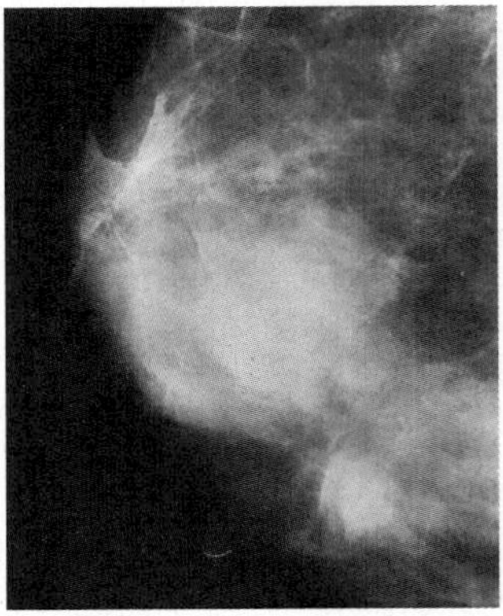

Mastopathie:
typische homogene Verdichtungen mit einzelnen grobscholligen Verkalkungen in der Mammographie [409]

Masto|ptose (↑; -ptose*) **f:** (engl.) mastoptosis; Mamma pendulans, sog. Hängebrust; **Formen: 1.** hypertroph., fettreiche M.: v. a. bei Mehrgebärenden, Mammahypertrophie* u. allg. Adipositas (insbes. im Klimakterium); **2.** atroph. M.: vorwiegend bei älteren Frauen mit Bindegewebeschwäche; **Sympt.:** u. U. diffuse Brustschmerzen; **Ther.:** möglichst konservatives Vorgehen mit stützenden Miedern, bei jüngeren Frauen evtl. Mammaplastik*.

Masto|zytom (↑; Zyt-*; -om*) **n:** (engl.) mastocytoma; isoliertes massives Mastzellinfiltrat in der Dermis; rel. selten, v. a. bei Kleinkindern auftretend; morphol. halbkugeliger harter, bis pflaumengroßer, bräunlicher Tumor, bei dem sich wie auch bei der Mastozytose* das sog. Reibephänomen auslösen lässt; meist spontane Rückbildung innerh. weniger Jahre.

Masto|zytose (↑; ↑; -osis*) **f:** (engl.) mastocytosis; Anhäufung u. Proliferation von Mastzellen* in Haut, Knochen, Knochenmark, Leber, Milz u. Magen-Darm-Trakt; Auftreten meist im

1. Lj. mit Rückbildung bis zur Pubertät, seltener im Erwachsenenalter ohne Rückbildungstendenz; **Klin.:** gelblich-braune Hautflecken unterschiedl. Größe an Stamm u. Extremitäten (Urticaria pigmentosa); Anschwellen, Rötung u. Juckreiz, im Kleinkindesalter auch Blasenbildung nach Reiben der Hautoberfläche u. heißem Bad (sog. Reibephänomen); bes. bei Erwachsenen Beteiligung des Magen-Darm-Trakts (Diarrhö, Ulcus ventriculi), der Knochen (z. B. Osteoporose, Osteofibrose), Lymphknotenschwellungen, Hepatosplenomegalie, Tachykardie u. Hypertonie; sehr selten Übergang in eine maligne M. u. myeloische Leukämie mit schlechter Prognose; **Ther.:** evtl. Phototherapie; Meidung von Mastzelliberatoren (Bienen- u. Wespengift, Muskelrelaxanzien, Codein u. a.); Antihistaminika, Cromoglicinsäure; vor Operationen Antihistaminika u. Glukokortikoide; bei maligner M. Versuch mit Interferon-α.

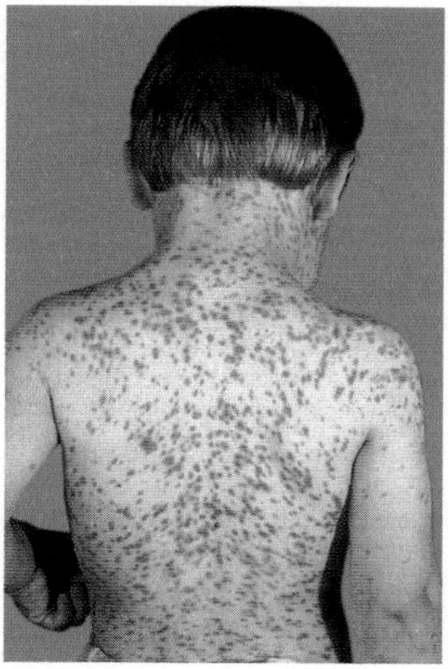

Mastozytose:
Urticaria pigmentosa [60]

Masturbation (lat. masturbari sich selbst befriedigen) f: auch Onanie, Ipsation; sexuelle Selbstbefriedigung; biograph. frühe u. häufig zum Orgasmus führende (meist manuelle) Selbstreizung im Genitalbereich, begleitet von (u. U. sexualpsychol. aufschlussreichen) Masturbationsphantasien.

Mast|zellen (Zelle*): (engl.) tissue mast cells; **1.** Blutmastzellen: polymorphkernige basophile Granulozyten*, deren wasserlösl. basophile Granula Heparin, Histamin u. ECF-A enthalten; vermehrt bei chronisch-myeloischer Leukämie, Polyzythämie; **2.** Gewebemastzellen: bes. in der Adventitia kleinerer Blutgefäße, im lockeren Bindegewebe u. in der Wandung seröser Höhlen; enthalten im Zytoplasma Granula, die bei der Antigen-Antikörper-Reaktion ausgestoßen werden u. Histamin, Serotonin u. a. Mediatoren* freisetzen. Im Alter nimmt die Mastzellenzahl ab; damit lässt die Reaktivität der Haut u. Schleimhäute nach.

Mast|zellen|leuk|ämie (↑; Leuk-*; -ämie*) f: s. Basophilenleukämie.

Matched-pairs-Technik (engl. to match zusammenpassen; pairs Paare) f: syn. matching; (statist.) bei Fallkontrollstudien zur Vermeidung nachträglicher statist. Manipulationen der Standardisierung angewandte Technik der Kontrollenauswahl, bei der jeweils statist. Paare von Fällen u. Kontrollvorgängen so ausgewählt werden, dass sie in einigen wesentl. Merkmalen u. deren Komb. vergleichbar sind.

Matching (↑) n: syn. Matched*-pairs-Technik.

Mate: Ilex* paraguariensis.

Material, genetisches n: (engl.) genetic substance; Bez. für diejenigen Nukleinsäuren*, die eine genetische Information* enthalten u. durch Reduplikation* vermehrt werden können; bei den meisten Lebewesen besteht das g. M. aus doppelsträngiger DNA*. Diese ist bei Prokaryonten in einem kernartigen Aggregat (Pronukleus), bei Eukaryonten im Chromatin* des Zellkerns organisiert. Zellorganellen* wie Mitochondrien od. Chloroplasten enthalten eigenes g. M. (in Form ringgeschlossener doppelsträngiger DNA); außerdem kann weitere extrachromosomale DNA (meist als ringgeschlossene Moleküle) in Zellen gefunden werden (vgl. Plasmide). Viren* enthalten als g. M. entweder doppel- od. einzelsträngige DNA bzw. RNA. Vgl. Genom.

Material|lockerung: (engl.) loosening; Kompl. bei Osteosynthese*.

Matratzen|naht: (engl.) mattress suture; s. Nahtmethoden.

Matratzen|phänomen n: (engl.) mattress phenomenon; s. Zellulitis.

Matricaria recutita f: Kamille*.

Matrix (lat. Muttertier, Gebärmutter) f: **1.** Mutterboden; **2.** Keimschicht; **3.** Bez. für Anzahl u. Anordnung von Mess-, Abtast- od. Bildpunkten, z. B. in der Nuklearmedizin* (Speicherung der szintigraph. Informationen in einer Bildmatrix; vgl. Szintigraphie) u. in der Radiologie bei der Computertomographie*. Vgl. Knochenmatrix.

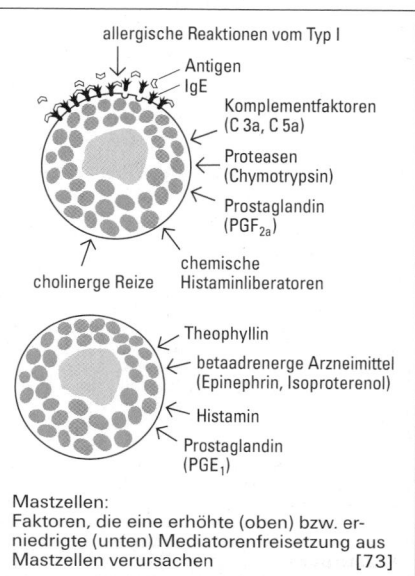

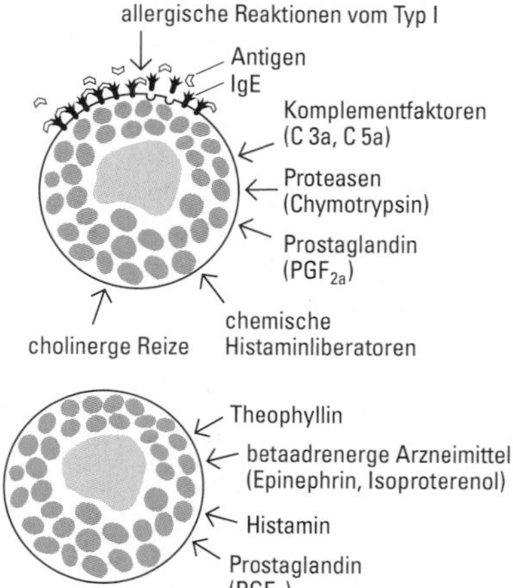

Mastzellen:
Faktoren, die eine erhöhte (oben) bzw. erniedrigte (unten) Mediatorenfreisetzung aus Mastzellen verursachen [73]

Matrix, extra|zelluläre (↑) f: (engl.) extracellular matrix; syn. Interzellularsubstanz; Struktur, die den Zwischenraum zw. Zellen ausfüllt; bei Bindegewebe, Knorpel u. Knochengewebe bes. ausgeprägt u. eigentl. Funktionsträger; Hauptbestandteile sind Strukturproteine* (v. a. Kollagen, Elastin, Fibrillin), Adhäsionsproteine* (bes. Fibronektine, Laminin) u. Grundsubstanz, die aus Proteoglykanen* besteht (im Knochen imprägniert durch Apatite*).

Matrizen-RNA (↑) f: s. Messenger-RNA.

Matti-Russe-Methode (Hermann M., Chir., Bern, 1879–1941) f: Knochenspanplastik*.

Maturation (lat. maturare zur Reife bringen) f: Reifung.

Maturations|ar|rest (↑) m: (engl.) maturation arrest; mangelhafte Reifung der Erythrozyten als Urs. für eine hypo- bzw. aregenerator. (aplastische) Anämie* trotz eines hyperplastischen roten Knochenmarks; vgl. Krise, aplastische.

Maturity onset diabetes of the young (engl.): Abk. MODY; s. Diabetes mellitus.

Mauchart-Bänder: Ligamenta* alaria.

Maul- und Klauen|seuche: (engl.) foot-and-mouth disease; Abk. MKS; fieberhafte Viruserkrankung der Klauentiere (Rind, Schaf, Ziege, Büffel, Wildwiederkäuer, Schwein) mit Bläschen u. Erosionen (Aphthen) an Schleimhaut u. unbehaarter Haut, bes. im Bereich von Maul u. Klauen, nach einer Inkubationszeit von 1–14 Tagen; Leistungsabfall der Tiere, evtl. Myokarditis; **Err.:** Maul*- und Klauenseuche-Virus; **Vork.:** ausgehend von der Türkei im südöstl. Teil Europas sowie in vielen Ländern Asiens, Afrikas u. Südamerikas; Ausbruch einer Epidemie in Großbritannien im Frühjahr 2001. Infektionen des Menschen sind sehr selten; große Virusmengen, erhöhte Virulenz u. direkter Kontakt zu infizierten Tieren (Hautverletzung) sind notwendig. **Klin.:** 2–8 Tage nach Infektion leichtes Fieber mit Mattigkeit, Kopf- u. Gliederschmerzen, Primäraphthe am Eintrittsort des Err., schmerzhafte Bläschen u. Aphthen an der Mundschleimhaut, Bläschen an Händen u. Füßen; keine Manifestationen an ZNS u. Herz; Abheilen der Erosionen innerhalb von 10 Tagen; Meldepflicht; **DD:** Gingivostomatitis* herpetica, Hand*-Fuß-Mund-Krankheit, Infektionen mit Herpesviridae*, Pemphigus* vulgaris, Erythema* exsudativum multiforme.

M

Maul- und Klauen|seuche-Virus (Virus*) n: (engl.) foot-and-mouth disease virus; Abk. MKS-Virus; Aphthovirus der Picornaviridae*; Err. der Maul*- und Klauenseuche; **Übertragung:** Kontaktinfektion, auch durch kontaminiertes Futter, Lebensmittel, Tierprodukte; wichtige Infektionsquelle ist wahrscheinl. der (meist resistente) Mensch als Virusträger (Reiseverkehr); **Kultur:** Virusanzucht in embryonierten Hühnereiern, Zellkultur; **Nachw.:** Bearbeitung der Proben von Tieren nur durch die Bundesforschungsanstalt für Viruserkrankungen der Tiere (BFAV); serol. Nachw. virusneutralisierender Antikörper Typ A, B, C; ELISA, Plaque-Test, Polymerase-Kettenreaktion; beim Menschen direkter Nachw. des Err. in Blasendecken od. -inhalt sowie Bestimmung von Antikörpern im Serum.

Maurer-Fleckung (Georg M., Tropenmed., Medan, Sumatra, geb. 1909): (engl.) Maurer's dots, Maurer's spots; syn. Perniziosafleckung; unregelmäßige Veränderung im Stroma des von Plasmodium* falciparum befallenen Erythrozyten; wird nur in frischem, bei pH 7,2–7,4 (Giemsa-)gefärbtem Blutausstrich sichtbar; typisch für Malaria* tropica.

Mauriac-Syn|drom (Pierre M., Int., Bordeaux, 1882–1963) n: seltene Kompl. bei Diabetes* mellitus Typ 1 im Kindesalter durch chron. extreme Hyperglykämie; **Klin.:** Wachstumsretardierung, Hepatomegalie (inf. Glykogenspeicherung), Pubertas tarda; nach Senkung der Blutzuckerkonzentration Aufholwachstum u. Gefahr der proliferativen Retinopathia* diabetica. J. Fel.

Maxilla (lat. Kinnbacke, Kinnlade) f: Oberkieferknochen; Bestandteil der knöchernen Grundlage des Mittelgesichts; Teile: Corpus maxillae (mit Sinus maxillaris), Processus frontalis, Processus zygomaticus, Processus palatinus, Processus alveolaris (mit den Fächern für die oberen Zähne).

Maximal acid output (engl. maximaler Säureausstoß): Abk. MAO; s. Magensaftuntersuchung.

Maximal|dosis (Dosis*) f: (engl.) maximum dose; Maximalwert für eine Einzel- bzw. Tagesdosis; s. Dosis; vgl. Höchstabgabemenge.

Mayer-Aufnahme (Ernst G. M., Röntg., Wien, geb. 1893): (engl.) Mayer's view; axiale röntg. Darstellung des Schläfenbeins, spez. des Antrums u. der Gehörgangwände; der um 45° zur erkrankten Seite gedrehte Hinterkopf liegt an der Filmkassette, der Zentralstrahl ist 45° nach oben ausgelenkt. Vgl. Schüller-Aufnahme, Stenvers-Aufnahme.

Mayer-Finger|grund|gelenk|re|flex (Carl M., Neurol., Psychiater, Innsbruck, 1862–1937; Reflekt-*) m: (engl.) Mayer's reflex; Fremdreflex, bei dem die maximale passive Flexion des Mittelfingers zu Adduktion, Opposition u. Extension des Daumens führt; seitendifferente Auslösbarkeit spricht für eine Schädigung des Rückenmarks in Höhe C_6-Th_1, des N. ulnaris od. des N. medianus. Vgl. Reflexe.

Mayer-Rokitansky-Küster-Hauser-Syndrom (Karl M., Anat., Physiol., Bonn, 1787–1865) n: syn. Rokitansky*-Küster-Hauser-Syndrom.

May-Grünwald-Färbung (Richard M., Int., München, 1863–1937; Ludwig G., Otol., München, geb. 1863): (engl.) May-Grünwald staining; Kontrastfärbung für luftgetrocknete, nicht fixierte Ausstrichpräparate mit konzentrierter May-Grünwald-Lösung (1,0 ml eosinsaures Methylenblau + 100 ml Methylalkohol + 50 ml Glycerol); vgl. Pappenheim-Färbung.

May-Hegglin-An|omalie (↑; Robert H., Int., Zürich, 1907–1970; Anomalie*) f: (engl.) May-Hegglin anomaly; autosomal-dominant erbl. Thrombopathie u. -penie mit spindel- od. schlierenförmigen Plasmaeinschlüssen (Doehle-Körperchen) in neutrophilen Granulozyten. Thrombozyten sind bes. groß (Riesenplättchen) u. abnorm geformt, Thrombozytenüberlebenszeit verkürzt, verlängerte Blutungszeit; meist ohne Krankheitswert.

Mayo-Faszien|doppelung (William J. M., amerikan. Chir., 1861–1939; Charles H. M., amerikan. Chir., 1865–1939; Fasc-*): (engl.) Mayo's operation; op. Verfahren zum Verschluss einer Bruchpforte u. Erhöhung der Bauchwandfestigkeit durch transversale od. longitudinale Doppelung der Faszie (vordere Rektusscheide); **Ind.:** Nabelbruch*, Narbenbruch* u. evtl. bei Rektusdiastase*.

Mayo-Vene (Vena*) f: Vena prepylorica; s. Vena portae hepatis.

May-Vene (Robert M., 1914–1985; Vena*) f: (engl.) May's perforating vein; Perforansvene zw. V. saphena parva u. den Venen des M. gastrocnemius in der Mitte der Wade; ihre Projektion auf die Haut ist der Gastrocnemiuspunkt; s. Venae perforantes.

Mazeration (lat. macerare einweichen) f: (engl.) maceration; syn. Maceratio; **1.** (pharmaz.) mit Wasser od. anderen Lösungsmitteln bei Zimmertemperatur gewonnener Drogenauszug. Die bei 40 °C vorgenommene M. heißt Digestion. Abtrennung des Rückstands durch Kolieren (Durchseihen); **2.** (anat.) Präparationsverfahren zur Herstellung eines reinen Knochenpräparats durch Entfernung org. Substanz; **3.** (dermat.) Auf- bzw. Erweichen der Haut z. B. bei starker Schweißbildung, bes. in Körperregionen mit ungünstigem Mikroklima* (Zehenzwischenräume, große Hautfalten).

Mazzotti-Test (Luigi M., zeitgen. Arzt, Mexico) m: Verf. zum Nachweis von Mikrofilarien*; nach einer oralen Gabe von 50 od. 100 mg Diethylcarbamazin (Abk. DEC) kommt es durch die abgestorbenen Mikrofilarien zu Hautjucken u. Rötung. Bei starkem Befall kann die Einnahme zu Fieber, Lymphadenopathie, Arthropathie u. in Einzelfällen zum Tod führen. **Mazzotti-Patch-Test:** topische Applikation von DEC ohne system. Wirkung; **Mazzotti-Reaktion:** Auftreten der Symptome bei der Ther. von Filariosen* mit DEC. Vgl. Loiasis, Onchozerkose.

MBC: Abk. für (engl.) **m**inimum **b**actericidal **c**oncentration; s. Konzentration, minimale bakterizide.

MBK: Abk. für **m**inimale **b**akterizide **K**onzentration*.

MBU: Abk. für **M**ikro**b**lut**u**ntersuchung* des Fetus.

McArdle-Krankheit (Brian McA., Neurol., London, geb. 1911): Typ V der Glykogenosen* (Tab.).

McBurney-Punkt (Charles McB., Chir., New York, 1845–1913): (engl.) McBurney's point; schmerzhafter Druckpunkt bei Appendizitis*.

McCune-Albright-Syn|drom (Donovan J. McC., Päd., New York, 1902–1976; Fuller A., Arzt, Boston, 1900–1969) n: seltene, nicht erbl. konstitutionelle Entwicklungsstörung inf. postzygotischer somatischer Mutation in einem Gen, das für die Alphaeinheit eines G-Proteins codiert (Genlokus 20q13.2); **Klin.:** Komb. von mono- od. polyostotischer fibröser Dysplasie bes. der langen Röhrenknochen, landkartenförmig angeordneten milchkaffeefarbenen Hautpigmentationen (Café-au-lait-Flecke) u. Pubertas* praecox bei Mädchen (Menarche u. U. zw. 5. u. 8. Lj.); bei Jungen meist normale Sexualentwicklung; Überfunktion weiterer endokriner Organe (Hyperthyreose, Akromegalie, Hyperparathyroidismus, Cushing-Symptomatik, Gynäkomastie); anamnest. oft Angaben über einen bes. ausgeprägten Neugeborenenikterus; **Diagn.:** (laborchem.) Erhöhung der Serumwerte für Estradiol bei weibl. Pat., von T_3 u. T_4, Cortisol, STH u. alkalischer Phosphatase. Vgl. Jaffé-Lichtenstein-Syndrom, Polyadenomatose-Syndrome.

MCD: Abk. für (engl.) **m**inimal **c**erebral **d**ysfunction; s. Dysfunktion, minimale zerebrale.

McDonald-Operation f: s. Cerclage.

McGinn-White-Syn|drom (Silvester McG., amerikan. Kardiol., geb. 1904; Paul D. W., amerikan. Kardiol., 1886–1973) n: (engl.) McGinn White sign; vorübergehende EKG-Veränderung inf. akuter Rechtsherzbelastung bei Cor* pulmonale (v. a. durch Lungenembolie*); Rotation der elektr. Herzachse im Uhrzeigersinn führt in den Extremitätenableitungen nach Einthoven I zu tiefen S-Zacken u. III zu tiefen Q-Zacken (sog. S_I-Q_{III}-Lagetyp); nur bei Vorliegen eines Vor-EKG diagn. verwertbar.

MCH: Abk. für (engl.) **m**ean **c**orpuscular **h**emoglobin; syn. Färbekoeffizient, Hb_E; Hämoglobingehalt des einzelnen Erythrozyten:

$$\text{MCH (pg)} = \frac{\text{Hämoglobin (g/l)}}{\text{Erythrozytenzahl } (10^{12}/\text{l})}$$

Referenzbereich: 1,74–1,98 fmol Hb (28–32 pg). Erythrozyten mit MCH <1,74 fmol Hb werden als hypochrom, mit MCH >1,98 fmol Hb als hyperchrom bezeichnet. Ebenso werden normochrome (z. B. Tumor- od. Infektanämie, Anämie nach Blutverlust od. bei chron. Erkrankungen) von hypochromen (z. B. Eisenmangel-, Pyridoxinmangel-, sideroachrestische Anämie u. Thalassämie) u. hyperchromen Anämien (z. B. perniziöse Anämie, Folsäuremangelanämie) unterschieden. Vgl. MCHC, MCV, RDW.

MCHC: Abk. für (engl.) **m**ean **c**orpuscular **h**emoglobin **c**oncentration; mittlere korpuskuläre Hämoglobinkonzentration; Hämoglobinkonzentration aller zellulären Bestandteile im Blut:

$$\text{MCHC (g/l)} = \frac{\text{Hämoglobin (g/l)}}{\text{Hämatokrit (l/l)}}$$

Referenzbereich: 330–360 g/l; Erhöhung z. B. bei hereditärer Sphärozytose*, Verminderung bei Eisen- u. Pyridoxinmangel, Thalassaemia* major, sideroachrestischer Anämie* u. a. Vgl. MCH, MCV, RDW.

McKinley-Zellen (Zelle*): s. Downey-Zellen.

McKusick-Kata|log (Victor A. McK., Humangenet., Baltimore, geb. 1921) m: (engl.) McKusick's catalogue; syn. OMIM*.

MCL: Abk. für **M**ediok(**c**)**l**avikularlinie.

McLeod-Syn|drom (William M. McL., brit. Arzt, 1911–1977) n: **1.** syn. Swyer*-James-Syndrom; **2.** x-chromosomal-rezessiv vererbte Neuroakanthozytose*.

MCLS: Abk. für **m**ucok(**c**)utanes **L**ymphknoten**s**yndrom; s. Kawasaki-Syndrom.

McMurray-Test (Thomas P. McM., Chir., Liverpool, geb. 1887) m: (engl.) McMurray sign; durch Rotation des gebeugten Unterschenkels ausgelöster Schmerz bzw. Schnappen im Kniegelenk bei Hinterhornschaden des äußeren od. inneren Meniskus. J. Thü.

MCP-Test m: Kurzbez. für (engl.) **m**ucin **c**lot **p**revention test; s. Anti-Hyaluronidase-Test.

MCS: Abk. für **m**ultiple **c**hemische **S**ensibilität*.

MCTD: Abk. für (engl.) **m**ixed **c**onnective **t**issue **d**isease; s. Sharp-Syndrom.

MCV: Abk. für (engl.) **m**ean **c**orpuscular **v**olume; mittleres Volumen des einzelnen Erythrozyten:

$$\text{MCV (fl)} = \frac{\text{Hämatokrit (l/l)}}{\text{Erythrozytenzahl } (10^{12}/\text{l})}$$

Referenzbereich: 82–92 fl; Erythrozyten mit einem MCV <82 fl werden als Mikrozyten, bei MCV >92 fl als Makrozyten bez.; Abweichungen bei versch. Formen der Anämie*, erhöht bei Alkoholkrankheit. Vgl. MCH, MCHC, RDW.

McVay-Lotheissen-Operation (Georg L., Chir., Wien, 1868–1941) f: op. Verfahren zur Ther. einer Schenkelhernie (s. Hernie); Bruchpfortenverschluss mit Hilfe des Lig. pubicum superius Cooper.

Md: chem. Symbol für Mendelevium*.

MDA: Abk. für **m**edizinischer **D**okumentationsassistent*.

MdE: Abk. für **M**inderung **d**er **E**rwerbsfähigkeit*.

Meadows-Syn|drom (William R. M., amerikan. Kardiol., geb. 1919) n: postpartal od. während einer Schwangerschaft entstehende Kardiomyopathie*.

Meato|tomie (Meatus*; -tom*) f: (engl.) meatotomy; Erweiterung eines Gangs, z. B. der verengten äußeren Harnröhrenmündung durch Schnitt; vgl. Meatusstenose.

Meatus (lat.) m: Gang.

Meatus acusticus ex|ternus (↑) m: äußerer Gehörgang; setzt sich zusammen aus einem äußeren knorpeligen u. einem inneren knöchernen Abschnitt, die beide miteinander einen nach unten offenen stumpfen Winkel bilden.

Meatus acusticus in|ternus (↑) m: innerer Gehörgang; beginnt an d. Hinterwand der Felsenbeinpyramide u. enthält den N. vestibulocochlearis, den N. facialis u. die A. u. V. labyrinthi.

Meatus nasi communis (↑) m: gemeinsamer Nasengang; Teil der Nasenhöhle zw. medialen Flächen der Nasenmuscheln u. Nasenseptum.

Meatus nasi inferior, medius, superior (↑) m: unterer, mittlerer, oberer Nasengang.

Meatus naso|pharyngeus (↑) m: Vereinigung der drei Nasengänge hinter den Nasenmuscheln.

Meatus|stenose (↑; Steno-*; -osis*) f: (engl.) meatal stenosis; Meatusenge; angeb. od. erworbene (Trauma, Entz., Lichen* sclerosus et atrophicus penis) Verengung der äußeren Harnröhrenöffnung; **Sympt.:** gedrehter od. gespaltener Harnstrahl, Nachträufeln; **Ther.:** Meatotomie od. -plastik. Vgl. Harnröhrenverengung.

Meatus urethrae (↑; Urethra*) m: klin. Bez. für Ostium urethrae externum od. Ostium urethrae internum.

Me|bend|azol (INN) n: Wurmmittel* (Benzimidazolderivat), das gegen Nematoden u. Cestoden wirksam ist; **Verw.:** in niedriger Dosierung bei gastrointestinalem Wurmbefall mit Nematoden u. Cestoden, in hoher Dosierung bei system. Wurmbefall (zystische u. alveoläre Echinokokkose sowie Trichinose).

Me|be|verin (INNv) n: Spasmolytikum mit myotroper (papaverinartiger) u. anticholinerger Wirkung.

Meb|hydrolin (INN) n: Histamin-H_1-Rezeptorenblocker; **Verw.:** s. Antihistaminika.

Mechano|re|zeptoren (gr. μηχανᾶν bewirken; Rezeptoren*) m pl: (engl.) mechanoreceptors; Rezeptoren in Haut, Muskeln, Sehnen, Gefäßen, Herz, Lunge, Intestinaltrakt u. Harnblase, die auf mechanische Reize (z. B. Druck, Dehnung) ansprechen; vgl. Druckrezeptoren, Pressorezeptoren.

Meckel-Di|vertikel (Johann F. M. Jr., Anat., Chir., Halle, 1781–1833; Divertikel*) n: (engl.) Meckel's diverticulum; Diverticulum ilei; bei 1–3 % aller Menschen vorkommende, meist handschuhfingerförmige, ca. 2–10 cm lange Ausstülpung des Ileums zw. 0,4 u. 1 m vor der Einmündung in das Caecum; als Darmanhang fortbestehender Rest des embryonalen Ductus* omphaloentericus; **Sympt.:** rezidiv. Bauchschmerzen, Übelkeit, Erbrechen, anorektale Blutung, Akutes Abdomen; **Kompl.:** Entzündung mit u. ohne Perforation, Blutung, Strangulationsileus, Invaginationsileus, Volvulus; **DD:** Appendizitis, Divertikulitis; **Ther.:** op. Abtragung. Vgl. Divertikulitis, Littré-Hernie.

Meckel-Eindruck: Impressio trigeminalis.

Meckel-Ganglion (Johann Fr. M., Anat., Berlin, 1724–1774) n: Ganglion* pterygopalatinum.

Meckel-Gruber-Syn|drom (↑; Georg B. O. G., Pathol., Göttingen, 1884–1977) n: autosomal-rezessiv erbl. letales Fehlbildungssyndrom mit Hexadaktylie, Enzephalozele, multizystisch degenerierten Nieren u. a. zystischen Veränderungen innerer Organe; Genlokus 17q22-q23.

Meckel-Knorpel (↑): (engl.) Meckel's cartilage; embryonaler Knorpel des 1. Kiemenbogens, aus dem sich Hammer u. Amboss entwickeln; das ventrale Ende verschwindet, u. aus dem umgebenden Mesenchym entwickelt sich durch desmale Ossifikation der Unterkiefer.

Meckel-Tasche (↑): Cavum* trigeminale.

Meclo|cyclin (INN) n: Antibiotikum zur top. Anw. aus der Gruppe der Tetracycline*.

Meclo|fenoxat (INN) n: Nootropikum; Verw. bei Hirnleistungsstörungen; s. Nootropika.

Meclozin (INNv) n: Histamin-H_1-Rezeptorenblocker mit antiemet. Wirkung; **Verw.:** als Antiemetikum; Sedativum; s. Antihistaminika.

MED: Abk. für **m**inimale **E**rythem**d**osis*.

Meda|zepam (INN) n: Benzodiazepinderivat mit langer Halbwertzeit; **Verw.:** als Tranquilizer*; s. Benzodiazepinderivate.

Medi-: Wortteil mit der Bedeutung mitten, mittlerer; von lat. medius.

Media (↑) f: Kurzbez. für Tunica media, mittl. Wandschicht der Arterien, Venen u. Lymphgefäße; besteht aus glatter Muskulatur (streng zirkulär bei Arterien, ungeordneter spiralig bei Venen u. Lymphgefäßen) u. elastischen Fasern.

Media|kalzinose (↑; Calc-*; -osis*) f: (engl.) medial calcific sclerosis; syn. Mönckeberg*-Sklerose.

medial (↑): medialis; nach der Mittelebene des Körpers zu gelegen, mittelwärts, einwärts.

Median (↑) m: (statist.) s. Mittelwert; vgl. Quantil.

Median|ebene (↑) f: (engl.) median plane; die Sagittalebene, die den Körper in ventral-dorsaler Richtung in zwei gleiche Teile teilt. Vgl. Ebenen des Körpers.

Media|nekrose (↑; Nekr-*; -osis*) f: (engl.) medionecrosis; syn. Medionecrosis; umschriebener Untergang der Tunica media von Arterien mit idiopathischer, traumat. od. infektiös-toxischer Genese; Gefahr der Gefäßruptur od. Aneurysmabildung bes. an der Aorta (Medianecrosis aortae); vgl. Aortenruptur.

Median|linie (↑): (engl.) median line; Linie, in der die Medianebene die Oberfläche des Körpers schneidet. Vgl. Ebenen des Körpers.

Median|schnitt (↑): (engl.) median incision; (chir.) Ober- u. Unterbauchschnitt; s. Schnittführung (Abb.).

Medianus|gabel (↑): s. Nervus medianus.

Medianus|kom|pressions|syn|drom (↑; Kompression*) n: (engl.) median nerve compression syndrome; Druckschädigung des N. medianus; **Formen: 1.** Pronator-teres-Syndrom: Kompression des Hauptstamms des N. medianus beim Durchtritt durch den M. pronator teres; Sympt.: Parästhesien in den radialen dreieinhalb Fingern, evtl. Schwäche der Daumenballenmuskulatur u. Schreibkrampf, Druckschmerz über dem M. pronator teres, Schmerzen bei Pronation des Unterarms gegen Widerstand; **2.** Interosseus-anterior-Syndrom: Kompression des N. interosseus anterior im proximalen Unterarm; Urs.: fibröse Bänder, sehniger Rand des M. flexor digitorum superficialis, Unterarmfraktur; Sympt.: Unfähigkeit zur Beugung der Daumen- u. Zeigefinger- (selten der Mittelfinger)endglieder durch Lähmung des M. flexor pollicis longus u. digitorum profundus II (u. III); im Ggs. zum Pronator-teres-Syndrom keine Sensibilitätsstörungen; gelegentl. spontante Rückbildung; **3.** Karpaltunnelsyndrom*. D. Buc.

Medianus|lähmung (↑): (engl.) paralysis of the median nerve; Lähmung durch Schädigung des N. medianus (C_5-Th_1); **Urs.:** Druckschädigung am Oberarm (z. B. durch den aufgelegten Kopf des schlafenden Partners; sog. paralysie des amants), Humerusfraktur, Punktion in der Ellenbeuge, Kompression (bzw. offene Verletzung) am Unterarm od. Handgelenk (z. B. Karpaltunnelsyndrom*); **Sympt.: 1.** distale M.: Lähmung der Daumenmuskulatur (M. abductor pollicis brevis, M. opponens pollicis) mit deutl. Atrophie (Abductor-opponens-Atrophie) u. fehlender Daumenopposition u. -abduktion senkrecht zur Handfläche, einhergehend mit positivem Flaschenzeichen*; Sensibilitäts- u. vegetativ-trophische Störungen an den Beugeseiten von Daumen, Zeige- u. Mittelfinger, der radialen Ringfingerhälfte u. den Streckseiten der Zeige- u. Mittelfingerendglieder; **2.** hohe M.: Lähmung der Unterarmpronatoren, des radialen Handgelenk- u. langen Daumenbeugers sowie der Fingerbeuger (Ausnahme: tiefe Beuger zum IV. u. V. Finger); typ. sog. Schwurhand*; **Ther.:** mikrochir. Nervenwiederherstellung (Naht, Transplantation), op. Dekompression, motorische Ersatzoperation*; **DD:** Armplexuslähmung, ischämische Kontraktur*, amyotrophische Lateralsklerose*.

Media|sklerose (↑; Skler-*; -osis*) f: syn. Mönckeberg*-Sklerose.

Mediastinal|em|physem (Mediastinum*; Emphysem*) n: (engl.) mediastinal emphysema; syn. Pneumomediastinum; Emphysem* des Mediastinalraums durch Eindringen von Luft in das interstitielle Bindegewebe des Mediastinums*; **Ätiol.:** meist Verletzung von Trachea, Bronchien od. Ösophagus (auch bei Endoskopie möglich), entzündl. bedingt z. B. nach Tracheabzw. Bronchusperforation, idiopathisch z. B. nach Spontanpneumothorax; **Sympt.:** Schmerzen hinter dem Brustbein u. in der Herzgegend, Auftreibung von Halsregion u. Gesicht (Froschgesicht) als Folge der oberen Einflussstauung, u. U. Kompression der V. cava od. extraperikardiale Herztamponade; **Diagn.:** sog. Schneeballknirschen im Emphysembereich (palpator. Reiben, auskultator. Reibegeräusche), herzsynchrones Knistern u. Rasseln; röntg. Abhebung der Pleura mediastinalis mit feinen Doppelschatten entlang der li. Herzkontur; **Ther.:** Naht bzw. Übernähung von Trachea, Bronchus od. Ösophagus; **DD:** Infektion mit gasbildenden Bakterien.

Mediastinal|fibrose (↑; Fibr-*; -osis*) f: (engl.) mediastinal fibrosis; seltene chronische Erkr. mit Ausbreitung von sich progredient konstringierendem kollagenem Gewebe im Mediastinum u. Ummauerung der dort verlaufenden Gefäße; kann zur oberen Einflussstauung* führen; Ther. kaum möglich.

Mediastinal|flattern (↑): (engl.) mediastinal flutter; ausgeprägte atemsynchrone Rechts-Links-Bewegung des Mediastinums bei offenem Pneumothorax* od. Thoraxinstabilität; führt bei großem Defekt zu Beeinträchtigung der Kreislauftätigkeit inf. Behinderung des venösen Rückflusses zum Herzen durch Knickung der V. cava; Verstärkung der respirator. Insuffizienz inf. Pendelluft*.

Mediastinal|hernie (↑; Hernie*) f: (engl.) mediastinal hernia; **1.** umschriebene Ausstülpung od. Verlagerung des gesamten Mediastinums inf. Änderung der intrathorakalen Druckverhältnisse, z. B. bei Spannungspneumothorax (s. Pneumothorax) od. nach Pneumektomie*; **2.** Eindringen eines Lungenanteils in das Mediastinum durch eine Lücke in der Pleura mediastinalis.

Mediastinal|tumoren (↑; Tumor*) m pl: (engl.) mediastinal tumors; Bez. für raumfordernde Prozesse im Bereich des Mediastinums (s. Tab.); **Formen: 1.** Pseudotumoren, z. B. vergrößerte Lymphknoten, endothorakale Struma, Aortenaneurysma od. Zwerchfellhernie; **2.** benigne M., z. B. Lipome, Xanthome, Hämangiome, Zysten, Fibrome, Thymome od. Neurinome; **3.**

Mediastinaltumoren
Differentialdiagnose nach der Lokalisation

vorderes Mediastinum	Aneurysma der Aorta ascendens eintauchende Struma Thymustumor embryonale Tumoren pleuroperikardiale Zyste Hernie der Larrey-Spalte
mittleres Mediastinum	Aortenbogenaneurysma Dilatation der V. azygos Bronchialzyste Ösophagustumor vergrößerte Lymphknoten Hiatushernie
hinteres Mediastinum	Aneurysma der Aorta descendens neurogene Tumoren pathol. Prozesse paravertebral bzw. Befall von Wirbelkörpern (Tumor, Abszess)

maligne M., z. B. Retothelsarkom, Neurosarkom, malignes Lymphom, Ösophagus- od. Bronchialkarzinom; Topographie: s. Abb.; **Klin.:** inf. einer Kompression von Mediastinalorganen evtl. Husten, Stridor, Einflussstauung, Herz-

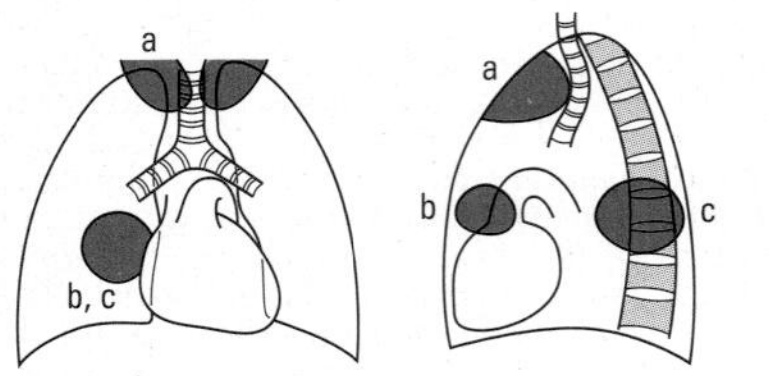

Mediastinaltumoren:
röntg. Projektion von Tumoren des vorderen und des hinteren Mediastinums;
a: retrosternale Struma (Trachealstenose, Schluckverschieblichkeit); b: Dermoid/Teratom (Verkalkungen, Verknöcherungen);
c: Neurinom (oft Aufweitung des Foramen intervertebrale) [126]

rhythmusstörungen od. Schluckbeschwerden; **Diagn.:** Rö.-Thorax, CT, evtl. MRT, Endosonographie über den Ösophagus, Mediastinoskopie od. Thorakotomie.

Mediastinitis (↑; -itis*) f: Entz. des Bindegewebes im Mediastinum; **Formen: 1.** akute M., v. a. inf. von Ösophagusperforation (Karzinomdurchbruch, Fremdkörper, Verätzung, Boerhave-Syndrom) od. iatrogen (Mediastinoskopie, thoraxchir. Eingriffe, Ösophagusbougierung, Ösophagoskopie), selten inf. fortgeleiteter Entz. der Halsregion; Sympt.: Fieber, retrosternale Schmerzen, Husten, Dysphagie, evtl. Mediastinal- od. Hautemphysem; Diagn.: (röntg.) Mediastinalverbreiterung, parakardiale Doppelkontur; Ther.: Antibiotika, Drainage, evtl. op. Sanierung der Eintrittspforte; **2.** chronische M. inf. chron. Infektion (z. B. Tbc) od. Bestrahlung; Sympt.: evtl. subfebrile Temp., häufig unstillbarer Singultus*; Diagn.: (röntg.) Mediastinalverbreiterung; Ther.: medikamentöse u. meist auch op. Ther. der Grunderkrankung.

Mediastino|graphie (↑; -graphie*) f: (engl.) mediastinography; Röntgenkontrastdarstellung des Mediastinalraums durch substernale Injektion des Kontrastmittels; veraltete Methode, durch Computertomographie* u. Kernspintomographie* ersetzt.

Mediastino|skopie (↑; -skopie*) f: (engl.) mediastinoscopy; Inspektion des vorderen oberen Mediastinums in Intubationsnarkose unter Verw. eines Mediastinoskops (beleuchteter Röhrenspatel od. starres Spezialendoskop) mit der Möglichkeit zur Biopsie*; **Ind.:** dd Abklärung mediastinaler Krankheitsprozesse (z. B. Mediastinaltumoren*), unklare bronchopulmonale Erkr. mit Vergrößerung der Hilumlymphknoten (z. B. bei Sarkoidose, Bronchialkarzinom); **Durchführung:** nach einem kollaren Hautschnitt (oberh. des Jugulums) wird die Trachea stumpf bis zur Bifurkation u. den Oberlappenbronchien dargestellt. Vgl. Endoskopie.

Mediastino|tomie (↑; -tom*) f: (engl.) mediastinotomy; op. Eröffnung des Mediastinums; Zugang transpleural (Rippenresektion u. Spaltung der Pleura mediastinalis), extrapleural (von vorn durch das Sternum od. von hinten paravertebral) od. kollar (vom Hals her mit einem Kocher*-Kragenschnitt). Vgl. Schnittführung.

Mediastinum (lat. quod per medium stat was in der Mitte steht) n: Mittelfell (s. Abb.); mittleres Gebiet des Brustraums, sog. Mediastinal- od. Mittelfellraum; Raum zw. den beiden Pleurahöhlen (bzw. Lungen); reicht von den Körpern der Brustwirbel bis zum Brustbein u. wird nach beiden Seiten durch die Pleurae parietales (Partes mediastinales) begrenzt. Kaudal endet es am Zwerchfell, kranial steht es durch die obere Thoraxapertur mit dem Bindegeweberaum des Halses in direktem Zusammenhang. Eine Transversalebene durch die Bifurcatio tracheae teilt in:

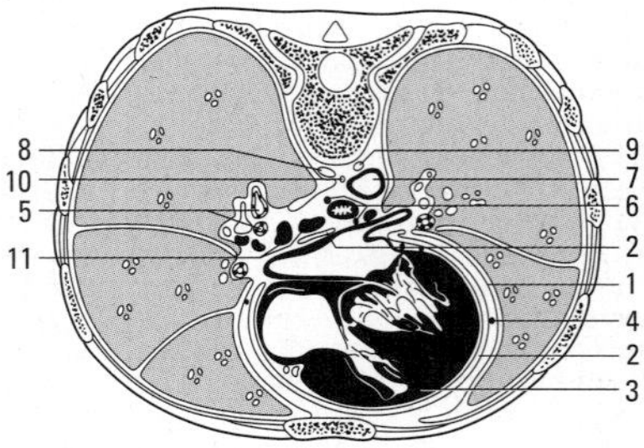

Mediastinum:
1: Pleura parietalis, Pars mediastinalis;
2: Herzbeutel; 3: Herz; 4: N. phrenicus;
5: Bronchien; 6: Ösophagus u. Nn. vagi;
7: Aorta thoracica; 8: V. azygos; 9: V. hemiazygos; 10: Ductus thoracicus; 11: Nll. bronchopulmonales [172]

1. M. superior (u. a. mit Thymus, V. cava sup., Aortenbogen, Trachea, Ösophagus, N. vagus, N. phrenicus); **2.** M. inferior, das weiter unterteilt wird in: **a)** M. anterior, zw. Herzbeutelvorderfläche u. Sternumrückseite; **b)** M. medium, mit Herzbeutel, Herz, Nn. phrenici, Vasa pericardiacophrenica; **c)** M. posterior, zw. Herzbeutelhinterwand u. Wirbelsäulenvorderfläche (u. a. mit Ösophagus, Nn. vagi, V. azygos, V. hemiazygos, N. splanchnicus major, minor, Ductus thoracicus).

Mediastinum testis (↑) n: in das Innere des Hodens vorspringende Verdickung des Bindegewebes der Tunica albuginea; enthält das Rete* testis.

Mediatoren (lat. mediator Mittler) m pl: (engl.) mediators; Biomoleküle der interzellulären Kommunikation mit parakriner Wirkung: Eikosanoide*, Histamin*, Serotonin* u. Kinine*. Vgl. Gewebehormone.

Media|verkalkung (Medi-*): s. Mönckeberg-Sklerose.

Medikamente (lat. medicamentum Heilmittel) n pl: Arzneimittel*.

Medikamenten|abhängigkeit (↑): (engl.) drug dependency; auch Arzneimittelsucht, Pharmakomanie; s. Abhängigkeit.

Medikamenten|inter|aktion (↑; Inter-*; lat. agere, actus bewegen, treiben) f: (engl.) drug interaction; s. Interaktion.

Medikation (↑) f: (engl.) medication; Arzneiverordnung, -verschreibung, -verabreichung.

Medina|wurm: Dracunculus* medinensis.

M

Medio|klavikular|linie (Medi-*; Clavicula*) f: (engl.) midclavicular line; Linea* medioclavicularis, Abk. MCL; senkrechte, von der Mitte des Schlüsselbeins abwärts gezogene Linie. Vgl. Regio.

Medizin (lat. ars medicina ärztliche Kunst) f: (engl.) 1. medicine, 2. drug, remedy; **1.** die Wissenschaft vom gesunden u. kranken Menschen, von den Ursachen, Wirkungen u. der Vorbeugung u. Heilung der Krankheiten; **2.** Medikament, Arzneimittel.

Medizin, evidenz|basierte (↑) f: (engl.) evidence based medicine; Abk. EBM; auf objektive Beweise u. wissenschaftl. Studien gestützte Strategie zur Etablierung treffsicherer Diagnosen, wirksamer Therapien sowie sicherer u. effektiver med. Verfahren u. Maßnahmen; die Cochrane* Collaboration veröffentlicht Untersuchungsergebnisse, die zunehmend in Leitlinien berücksichtigt werden, um qualitativ bestmögliche diagn. u. therap. Maßnahmen zu erreichen. **Beispiel:** Da EBM-Daten beweisen, dass präoperative Radiochemotherapie bei Rektumkarzinom (Stadium T4) die Lokalrezidivrate u. das Überleben des Pat. signifikant verbessern, wäre es nach den Leitlinien der Deutschen Gesellschaft für Chirurgie inakzeptabel, diese Vorbehandlung zu unterlassen. J. Thü.

Medizin|geräte|verordnung (↑): „Verordnung über die Sicherheit medizinisch-technischer Geräte" (Abk. MedGV) in der Fassung vom 14.1.1985 (BGBl. I S. 93), zuletzt geändert durch Gesetz vom 14.9.1994 (BGBl. I S. 2325); teilt die med.-techn. Geräte in drei Gruppen ein u. regelt u. a. deren Inverkehrbringen, Inbetriebnahme u. sicherheitstechn. Kontrolle. Seit dem 1.1.1995 ist die MedGV nur noch in den vom Medizinproduktegesetz* (Abk. MPG) gesetzten inhaltl. u. zeitl. Grenzen anwendbar: Für die bislang der Gruppe 2 zugeordneten energetisch betriebenen Implantate (z. B. implantierbare Herzschrittmacher) gilt ausschl. das MPG; Geräte der Gruppen 1, 3 u. 4 konnten bis zum 13.6.1998 wahlweise nach dem MPG od. der MedGV in den Verkehr gebracht werden, für die Errichtung u. den Betrieb med.-techn. Geräte gelten dagegen nur noch die Vorschriften des MPG; med.-techn. Geräte zur In-vitro-Diagnostik (z. B. AIDS-Diagnostika, Analysegeräte, sonstige Laborgeräte) unterliegen weiterhin allein u. unbefristet der MedGV.

Medizin, öko|logische (↑) f: (engl.) ecological medicine; Fachgebiet der Medizin, das sich befasst mit sämtlichen Aspekten (v. a. gestörter) ökolog. Gleichgewichte, die die Gesundheit* der Menschen beeinflussen; sie wendet dazu u. a. Methoden u. Erkenntnisse der klassischen Infektionswissenschaften (Mikrobiologie, Hygiene, Infektionsepidemiologie) an u. überträgt sie auf andere (meist erheblich komplexere) Ursache-Wirkungszusammenhänge; sie greift Ergebnisse der Sozialmedizin (Epidemiologie i. w. S., Arbeitsmedizin, med. Soziologie u. Psychologie) auf u. leitet daraus Vorschläge, Lösungsmodelle u. Verfahren zur langfristigen Verbesserung der gesundheitlichen Lage von Bevölkerungen ab (Präventivmedizin). Vgl. Ökologie, Umweltmedizin.

Medizin, peri|mortale (↑) f: (engl.) perimortal medicine; Bez. für eine interdisziplinäre Forschungsrichtung, die sich mit Fragen der Sterbeaufklärung, Todesursachen sowie der besonderen Betreuung Sterbender u. Hinterbliebener befasst.

Medizin|produkte (↑) n pl: (engl.) medical products; nach der Definition des Medizinproduktegesetzes* alle einzeln od. miteinander verbunden verwendete Instrumente, Apparate, Vorrichtungen, Stoffe u. Zubereitungen aus Stoffen od. andere Gegenstände (einschl. eingesetzter Software), die nach der ihnen vom Hersteller gegebenen Zweckbestimmung der Erkennung, Verhütung, Überwachung, Behandlung od. Linderung von Krankheiten, Verletzungen od. Behinderungen, der Untersuchung, Ersetzung od. Veränderung des anat. Aufbaus od. eines physiol. Vorgangs od. der Empfängnisregelung zu dienen bestimmt sind; im Unterschied zu Arzneimitteln* erfüllen M. ihre Zwecke nicht vorwiegend durch pharmak. od. immun., sondern durch physik. Wirkungen (z. B. Herzschrittmacher, Knochenzement, Wundpflaster, sofern nicht als Arzneimittelträger verwendet).

Medizin|produkte|gesetz (↑): Abk. MPG; am 1.1.1995 in Kraft getretenes „Gesetz über Medizinprodukte" vom 2.8.1994 (BGBl. I S. 1963), geändert durch Gesetz vom 6.8.1998 (BGBl. I S. 2005) das insbes. Vorschriften für die Herstellung, das Inverkehrbringen u. die Verwendung von Medizinprodukten (mit Ausnahme der In-vitro-Diagnostika; s. Medizingeräteverordnung) u. deren Zubehör enthält. Medizinprodukte, die mit einer irreführenden Bez., Angabe od. Aufmachung versehen sind od. bei denen der begründete Verdacht einer Sicherheits- od. Gesundheitsgefährdung von Pat., Anwendern od. Dritten besteht, unterliegen umfassenden Verboten (§ 4); die §§ 17 ff. beinhalten grundsätzl. am Arzneimittelgesetz* orientierte Maßgaben zum Schutz von Personen, die an der klinischen Prüfung eines Medizinprodukts teilnehmen. Vgl. Eichgesetz, Ethik-Kommissionen, Strahlenschutzverordnung, Röntgenverordnung.

Medizin|publizistik (↑; lat. publicus öffentlich) f: (engl.) medical journalism; Bereich der Wissenschaftspublizistik, der sich mit der Präsentation med., pharmak. bzw. allg. gesundheitsbezogener Information u. deren Interpretation durch Druck- u. audiovisuelle Medien im Expertenkreis sowie gegenüber od. unter med. Laien befasst.

Medizin|recht (↑): s. Gesundheitsrecht.

Medizin|sozio|logie (↑; lat. socialis die Gesellschaft betreffend; -log*) f: s. Soziologie, medizinische.

Medro|geston (INN) n: s. Gestagene.

Medroxy|pro|gesteron (INN) n: s. Gestagene.

Medroxy|pro|gesteron|acetat n: s. Gestagene.

Medryson (INNv) n: nichthalogeniertes Glukokortikoid zur lokalen Anw. am Auge; s. Glukokortikoide.

Medulla (lat.) f: Mark.

Medulla glandulae supra|renalis (↑) f: Mark der Nebenniere*.

Medulla nodi lymphoidei (↑) f: Mark des Lymphknotens*.

Medulla ob|longata (↑) f: verlängertes Mark; Myelencephalon, Bulbus, Nachhirn; geht in Höhe des 1. Zervikalnervs ohne scharfe Grenze aus dem Rückenmark hervor u. reicht ventral bis zum kaudalen Rand der Brücke, dorsal bis zur Mitte der Rautengrube (in Höhe der Striae medullares ventriculi quarti); enthält lebenswichtige Zentren (vgl. Formatio reticularis), auf- u. absteigende Projektionssysteme der Groß- u. Kleinhirnrinde, Hirnnervenkerne.

Medulla ossium (↑) f: Knochenmark; s. Knochengewebe.
Medulla renalis (↑) f: Marksubstanz der Niere*.
Medullar|krebs (↑): medulläres Karzinom*.
Medullar|platte (↑): (engl.) medullary plate; s. Neuralplatte.
Medullar|rinne (↑): (engl.) medullary groove; s. Neuralplatte.
Medullar|rohr (↑): (engl.) medullary tube; s. Neuralplatte.
Medullar|wülste (↑): (engl.) medullary swellings; s. Neuralplatte.
Medulla spinalis (↑) f: s. Rückenmark.
Medullo|blastom (↑; Blast-*; -om*) n: (engl.) medulloblastoma; s. Hirntumoren (Tab.).
Medullo|graphie (↑; -graphie*) f: (engl.) osteomyelography; syn. Osteomedullographie, Osteomyelographie; nicht mehr gebräuchl. Röntgenkontrastdarstellung der knochenmarkhaltigen Räume u. des venösen Systems im Markraum langer Röhrenknochen.
Medusen|haupt (gr. Μέδουσα mythologische Gestalt): s. Caput medusae.
Meeh-Formel (Karl M., Physiol., Tübingen, 19. Jahrhundert): (engl.) Meeh-Dubois formula; Formel zur Berechnung der Körperoberfläche* von Tieren u. Menschen (Einheit cm^2):

$$O\,(\text{Oberfläche}) = K \cdot \sqrt[3]{g^2}$$

(K = Konstante, für jede Tierart verschieden; beim erwachsenen Menschen 12,3 u. beim Säugling 10,3; g = Körpergewicht in Gramm); Anw. bei der Bestimmung des Grundumsatzes*. Vgl. Dubois-Formel.
Meer|zwiebel: (engl.) squill; Scilla maritima, Urginea maritima; Sammelart aus der Fam. der Hyacinthaceae; Zwiebel (Scillae bulbus) enthält herzwirksame Glykoside (Scillaren A, Proscillaren A), Flavonoide u. Anthocyane; Verw. der Monosubstanzen u. standardisierten Extrakte bei leichten Formen der Herzinsuffizienz (NYHA II); s. Herzglykoside.
Mees-Streifen (R. A. M., Neurol., Niederlande, geb. 1873): (engl.) Mees' stripes; s. Leukonychie.
Mefen|amin|säure (INN): Anthranilsäurederivat; **Verw.:** s. Antiphlogistika, nichtsteroidale.
Mefenorex (INNv) n: indirekt wirkendes Sympathomimetikum; **Verw.:** für kurze Zeit (3–4 Wo.) als Appetitzügler*; **Kontraind.:** Psychosen, Abhängigkeitsanamnese, Hypertonie, Herzerkrankungen, Tachykardie u. a.; **UAW:** häufig Nervosität, Schlafstörungen, Herzklopfen, Schwindel, Kopfschmerz; vgl. Sympathomimetika.
Mefloquin (INN) n: Antimalariamittel; rasch wirkendes Blutschizontozid zur Proph. u. Behandlung chloroquinresistenter Inf. mit Plasmodium* falciparum.
Mefrusid (INN) n: analog zu den Benzothiadiazinderivaten wirkendes Diuretikum; s. Diuretika.
MEG: Abk. für **M**agnet**e**nzephalo**g**raphie*
Mega-: **1.** auch Megalo-; Wortteil mit der Bedeutung groß, lang; von gr. μέγας, μεγάλη, μέγα; **2.** Dezimalvorsatz zur Kennzeichnung des Faktors 10^6 vor einer Einheit (Abk. M); vgl. Einheiten (Tab.).
Mega|colon con|genitum (↑; Kol-*) n: s. Megakolon, kongenitales.
Mega|dolicho|basilaris (↑; Bas-*) f: (engl.) megodolichobasilar artery; langstreckige Ektasie der A. basilaris.
Mega|kalikose (↑) f: (engl.) megacalycosis; Erweiterung der Nierenkelche inf. Papillenfehlbildung mit erhöhter Anzahl der Nierenkelche; Vork. v. a. bei männl. Individuen. B. Sch.
Mega|karyo|blasten (↑; Karyo-*; Blast-*) m pl: (engl.) megakaryoblasts; jüngste Zellen der Thrombozytopoese* mit einem diploiden od. tetraploiden Chromosomensatz (⌀ ca. 25 µm); runder Zellkern ohne sichtbare Nukleolen, ungranuliertes, basophiles mittelbreites Zytoplasma.
Mega|karyo|zyten (↑; ↑; Zyt-*) m pl: (engl.) megakarocytes; thrombozytenbildende Knochenmarkriesenzellen (⌀ 30–100 µm) mit anfängl. basophilem u. später feingranuliertem, azurophilem Plasma, rund- bis polymorphkernig. Vgl. Thrombozyten.
Mega|karyo|zyten|leuk|ämie (↑; ↑; ↑; Leuk-*; -ämie*) f: (engl.) megakaryocytic leukemia; seltene Form der akuten od. chron. myeloischen Leukämie* mit qual. Veränderungen der Megakaryozyten im Knochenmark (Mikrokaryozyten*, übersegmentierte Megakaryozyten, abnorme Größe). Megakaryozyten können dabei z. T. in bes. kleinen Formen mit pyknot. Kern im Blut nachgewiesen werden. Die Thrombozytenzahl kann erhöht, normal od. erniedrigt sein. Die akute M. scheint eine bes. ungünstige Prognose zu haben. Die chron. M. geht häufig in eine Osteomyelofibrose* über.
Mega|kolon (↑; Kol-*) n: (engl.) megacolon; massive Dilatation des Dickdarms; **Ätiol.: 1.** kongenitales Megakolon*; **2.** erworbenes M. (ohne mech. Obstruktion): bei Chagas*-Krankheit, Ogilvie*-Syndrom, als toxisches Megakolon*; **Diagn.:** Abdomenübersichtsaufnahme mit Aufweitung von Colon descendens (>6,5 cm), Colon ascendens (>8 cm) u. Caecum (>12 cm). J. Die.
Mega|kolon, kon|genitales (↑; ↑) n: (engl.) congenital megacolon, Hirschsprung's disease; syn. Megacolon congenitum, aganglionotisches Megakolon, Morbus Hirschsprung; umschriebe-

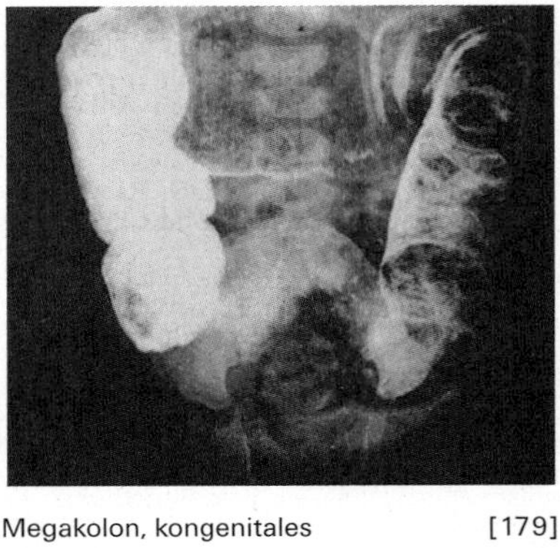

Megakolon, kongenitales [179]

ne Dickdarmerweiterung mit schwerer Passagestörung; Androtropie (m:w = 3–5:1), familiäre Häufung (in 10 % der Fälle); **Ätiol./Path.:** Kotstauung inf. Aganglionose* im Bereich der intramuralen parasympathischen Nervengeflechte (Meissner- u. Auerbach-Plexus) u. fehlender Peristaltik mit Stenose der Darmsegmente; die prästenotische Dilatation mit Ausbildung eines Megakolons entsteht sekundär u. ist i. e. S. nicht angeboren. **Klin.:** schwere Obstipation mit Bauchauftreibungen im Neugeborenen- bzw. Säuglingsalter; evtl. mechanischer Ileus*; **Diagn.:**

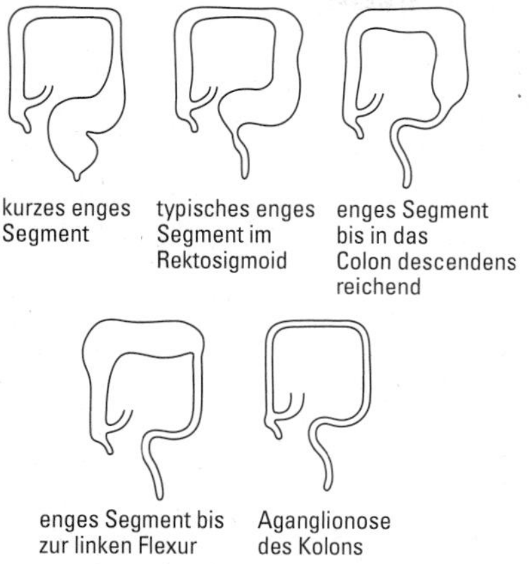

Megakolon, kongenitales: Ausdehnung des aganglionären Segments

rektale Untersuchung (enger Analkanal, leere Ampulle), sonograph. u. röntg. enges Rektum mit Megakolon, Drei*-Stufen-Biopsie (fehlende Ganglienzellen mit histochem. nachweisbarer sek. erhöhter Acetylcholinesteraseaktivität); **Ther.:** op. Entfernung des aganglionären Segments (z. B. Rehbein*-Operation); **Kompl.:** Enterokolitis, Durchwanderungsperitonitis, toxisches Megakolon*. Vgl. Zuelzer-Wilson-Syndrom.

Mega|kolon, toxisches (↑; ↑) n: (engl.) toxic megacolon; akute massive Dilatation des Colons mit klin. fulminanter Kolitis; lebensbedrohl. Kompl. von Colitis* ulcerosa, Enteritis* regionalis Crohn u. Colitis* pseudomembranacea; **Klin.:** schmerzhaft aufgetriebenes Akutes* Abdomen, Subileus, Schock, hohes Fieber, Tachykardie; **Ther.:** parenterale Ernährung, Rö. der Magendarmpassage bzw. Kolonkontrasteinalauf mit wasserlösl. Kontrastmittel (wirkt laxierend), endoskop. Darmdekompression, ggf. Dekompressionssonde, bei hohen laborchem. Entzündungsparametern bzw. Peritonitis op. Anlage eines Anus* praeternaturalis; u. U. Radikaloperation in Form der Proktokolektomie. Vgl. Ogilvie-Syndrom.

Megal|en|zephalie (↑; Enkephal-*) f: (engl.) megalencephaly; auch Megaenzephalie, Kephalonie; Zunahme der Hirnsubstanz; Vork. z. B. bei versch. Thesaurismosen* (mit zystischer Leukenzephalopathie) u. als autosomal-dominant erbl. Erkr. mit (zu 90 %) normaler Intelligenz sowie evtl. verzögerter motor. Entwicklung u. Hypotonie der Muskulatur; vgl. Makrozephalie.

Megal|erythema in|fectiosum (↑; Erythem*) n: s. Erythema infectiosum acutum.

Megalo|blasten (↑; Blast-*) m pl: (engl.) megaloblasts; abnorme Vorstufen der Megalozyten*, entwickeln sich vom noch hämoglobinfreien Promegaloblasten über M. unterschiedlicher Reifegrade bis zum kernlosen Megalozyten. Die Promegaloblasten unterscheiden sich vom Proerythroblasten durch ein zarteres, oft feingranuliertes Chromatingerüst des Kerns. Die polychromat. u. azidophilen M. sind große Zellen mit unregelmäßig geformten Kernen,

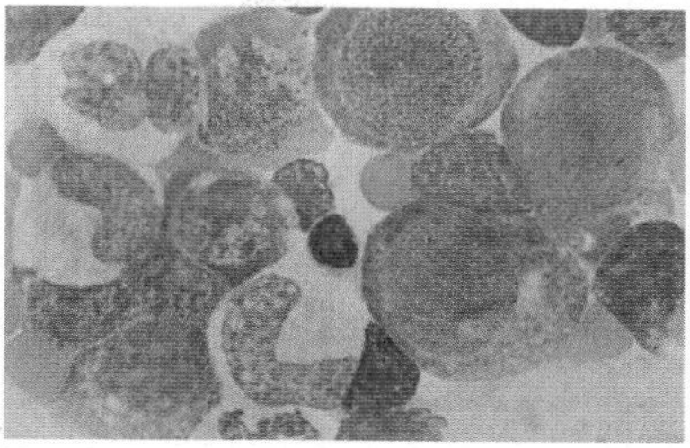
Megaloblasten: Knochenmarkausstrich (Pappenheim-Färbung) bei perniziöser Anämie; zellreiches Knochenmark mit schwer reifungsgestörter Erythropoese (Zellen megaloblastär verändert, daneben Riesen-Metamyelozyten und Riesen-Stabkernige) [181]

enthalten oft Chromatinabsprengungen u. reichl. Zytoplasma. Mit zunehmender Entwicklung wird eine Reifungsdissoziation zw. Kern u. Zytoplasma immer deutlicher; trotz weitgehender Hämoglobinisation des Plasmas besitzen die M. (im Gegensatz zu den Normoblasten) noch jugendl. Kerne mit lockerer Chromatinstruktur. Die sog. megaloblastäre Erythropoese ist meist Folge eines Mangels an Cobalamin od. Folsäure; **Vork.:** bei allen megaloblastären Anämien, auch z. B. bei Erythrämie u. nach Anwendung von Zytostatika. Vgl. Erythropoese.

Megalo|manie (↑; -manie*) f: s. Größenwahn.

Megal|opsie (↑; Op-*) f: s. Metamorphopsie.

Megalo|spermie (↑; Sperm-*) f: (engl.) megalospermia; Vergrößerung der Köpfe einzelner Spermien*.

Megalo|zephalie (↑; Keph-*) f: syn. Makrozephalie*.

Megalo|zyten (↑; Zyt-*) m pl: (engl.) megalocytes; bes. Erythrozytenform; sind größer (12–14 µm) als normale Erythrozyten (7,2–7,9 µm), haben eine leicht ovale Form u. sind hämoglobinreich (Hb_E 33–38 pg). Vork. bei Cobalamin- u. Folsäuremangel. Nach Substitutionsbehandlung werden sie durch normale Erythrozyten ersetzt. Auch unter zytostat. Therapie können M. auftreten.

Mega|öso|phagus (↑; Ösophagus*) m: (engl.) megaloesophagus; (hochgradige) Dilatation des Ösophagus, häufig mit gleichzeitiger Verlängerung; **Ätiol.:** v. a. bei Ösophagusachalasie*, Infektion (Chagas-Krkh.) od. toxisch (chron. Morphinabusus, zentralnervöse Veränderung bei Hypothyreose) bedingt, ferner inf. von Kardiastenosen, durch Verätzung, Narbenschrumpfung (nach Ulkus), Tumor.

Mega|pyelon (↑; Pyel-*) n: (engl.) dilated renal pelvis; irreversible Erweiterung des Nierenbeckens, z. B. bei Hydronephrose*.

Mega|sigmoideum (↑; sigmoideus*) n: (engl.) megasigmoid; auch Megasigma; Dilatation im Bereich des Colon sigmoideum; s. Megakolon.

Mega|ureter (↑; Ureter*) m: ein- od. beidseitig erweiterter u. geschlängelter Harnleiter; Häufigkeit ca. 1:3000 Geburten; Androtropie; **Formen: 1.** primärer M. bei prävesikaler Einengung (obstruktiver M.), vesikoureteralem Reflux (refluxiver M.) od. pathol. Wandstruktur; **2.** sekundärer M. bei subvesikalem Abflusshindernis (Harnröhrenklappen) od. neurogener Blasendysfunktion; **Kompl.:** Harntransportstörung, Pyelonephritis, Urosepsis, ggf. Niereninsuffizienz; **Ther.:** künstliche Harnableitung* od. Ureterozystostomie* bei Verschlechterung der Nierenfunktion u. rezidiv. Pyelonephritis. Vgl. Ureterfehlbildungen. B. Sch.

Mega|ureter-Mega|zystis-Syn|drom (↑; ↑; Kyst-*) n: (engl.) megaureter megacystis syndrome; ätiol. unklares Krankheitsbild mit refluxiven Megaureteren, Golflochostien u. stark vergrößerter, glatt konfigurierter, dünnwandiger Blase ohne Zeichen einer intravesikalen Abflussbehinderung; Vork. oft zus. mit Nierendysplasie; kann zu progredienter Niereninsuffizienz führen. B. Sch.

Mega|volt|therapie (↑) f: (engl.) megavoltage therapy; s. Strahlentherapie.

Mega|zephalus (↑; Keph-*) m: s. Makrozephalie.

Mega|zystis (↑; Kyst-*) f: (engl.) megacystis; syn. Megavesica; angeb. Harnblasenerweiterung inf. Urethralklappen, Harnröhrenagenesie od. Prune-belly-Syndrom.

Megestrol|acetat (INNv) n: s. Gestagene.

Mehl|nähr|schaden: (engl.) flour malnutrition; Eiweißmangeldystrophie* bei Säuglingen u. Kleinkindern inf. Milchersatz durch Mehlprodukte in Krisenzeiten; vgl. Milchnährschaden.

Mehl|staub|asthma (Asthma*) n: s. Bäckerasthma.

Mehrfach|impf|stoff: syn. Kombinationsimpfstoff*.

Mehrfach|in|fekt (Infekt-*) m: (engl.) multiple infections; Infektion versch. Körperbereiche mit unterschiedl. Erregern, die sich i. R. eines einzigen Krankheitsprozesses gebildet haben; z. B. gleichzeitiges Vork. eines syphilitischen Primäraffekts an der Glans penis u. einer gonorrhoischen Urethritis. Vgl. Mischkultur, Mischinfekt.

Mehrfach|malignome, primäre (Malign-*; -om*) n pl: (engl.) multiple primary malignancies; gleichzeitiges Vorkommen versch. (primärer) maligner Tumoren, z. B. von Ovarial- od. Mammakarzinom bei Pat. mit Korpuskarzinom (in ca. 10 % der Fälle beschrieben).

Mehrfach|re|sistenz, in|fektiöse (Resistenz*) f: (engl.) multiple drug resistance; durch den R*-Faktor gramnegativer Darmbakterien bzw. Staphylokokken-Plasmide vermittelte Resistenz* gegen Antibiotika* bzw. Chemotherapeutika*, die durch Konjugation* übertragbar ist; die übertragenen Plasmide codieren meist für mehrere Resistenzen.

Mehrlinge: zwei od. mehr Individuen, die einer synchronen intrauterinen Entw. unterliegen (Zwillinge*, Drillinge, Vierlinge usw.), wobei sich das intrauterine Wachstum vorzeitig verlangsamt (bei Zwillingen ab der 34./35., bei Drillingen u. Vierlingen schon ab der 28. SSW); perinatal besteht für diese Kinder ein überdurchschnittl. Risiko, Entbindung möglichst im Perinatalzentrum. Vgl. Mangelgeborenes, Risikoneugeborenes, Hellin-Regel.

Mehr|lumen|katheter (Lumen*; Katheter*) m: (engl.) multi-lumen catheter; s. Venenkatheter, zentraler.

Meibom-Drüsen (Heinrich M., Anat., Arzt, Helmstedt, 1638–1700): (engl.) Meibomian glands; Glandulae tarsales; Talgdrüsen in der Tarsalplatte der Augenlider, die am freien Lidrand münden. Vgl. Chalazion.

Meige-Syn|drom (Henry M., Arzt, Paris, 1866–1940) n: **1.** syn. Brueghel-Syndrom; Kombination von Blepharospasmus* u. oromandibulärer Dystonie*; vgl. Torsionsdystonie, Syndrom, dystones; **2.** s. Lymphödem, hereditäres.

Meigs-Syn|drom (Joe V. M., Gyn., Chir., Boston, 1892–1963) n: Symptomenkomplex mit Aszites*, (meist rechtsseitigem) Hydrothorax u. benignen Ovarialtumoren* (meist Ovarialfibrom*), bes. bei älteren Frauen. Nach op. Tumorentfernung kommt es zur Spontanrückbildung der Ergüsse. Die Pathogenese ist ungeklärt. Das **Pseudo-Meigs-Syndrom** bezeichnet die gleiche Symptomatik in Zus. mit malignen Tumoren der Ovarien u. bei Uterusmyomen.

Meinicke-Klärungs|re|aktion (Ernst M., Serol., Münster, 1878–1945) f: (engl.) Meinicke's reaction; nicht mehr gebräuchl., unspezifische Flockungsreaktion* zum Nachw. einer Syphilis*.

Meiose (gr. μείωσις Verringerung) f: (engl.) meiosis; syn. Reifeteilung, Reduktionsteilung; genet. Grundvorgang der sexuellen Vermehrung, durch den der Chromosomensatz einer Art erhalten bleibt. Die Zellen höherer Organismen haben einen diploiden Satz, eine Komb. aus väterlichen u. mütterlichen Erbanlagen. Keimzellen unterscheiden sich darin nicht von anderen Körperzellen. Durch die M. erhalten Gameten einen haploiden Satz; bei der Befruchtung verschmelzen zwei Gameten wieder zu einer diploiden Zelle, der **Zygote**, aus der das neue Individuum hervorgeht. Die M. beginnt mit der Paarung der homologen Chromosomen. Hierbei kann durch Bruch u. überkreuzte Wiedervereinigung, das sog. Crossing* over, ein Austausch gleichlanger Abschnitte zw. homologen Chromosomen stattfinden. In der 1. Reifeteilung erfolgt die Spindelbildung mit Trennung gepaarter Chromosomen; in der 2. Reifeteilung trennen sich die Chromatiden; Resultat: 4 haploide, homologe, aber genetisch unterschiedl. Zellen. Durch Non*-disjunction homologer Chromosomen kommt es zu Gameten mit über- bzw. unterzähligem Chromosomensatz. Nach Befruchtung entstehen daraus Organismen, die häufig schwere Defekte (z. B. Klinefelter*-Syndrom, Down*-Syndrom) aufweisen. Vgl. Chromosomenaberrationen, Mitose.

Meissner-Plexus (Georg M., Anat., Physiol., Basel, Göttingen, 1829–1905; Plexus*) m: (engl.) Meissner's plexus; Plexus submucosus; dem Auerbach*-Plexus entspr. Nervenplexus in der Submukosa des Darms, der die Mukosa innerviert; vgl. Nervensystem, enterisches.

Meissner-Tast|körperchen (↑): (engl.) Meissner's corpuscles; Druckrezeptoren in den Papillen der Lederhaut, mit denen je 3–5 markhaltige Nervenfasern verbunden sind.

Mekonium (gr. μήκων Mohn, Mohnsaft) n: (engl.) meconium; sog. Kindspech; der während der intrauterinen Entw. gebildete, aufgrund des hohen Biliverdingehalts schwärzlich-grünliche Stuhl des Kindes, der normalerweise postnatal abgesetzt wird; mekoniumhaltiges Fruchtwas-

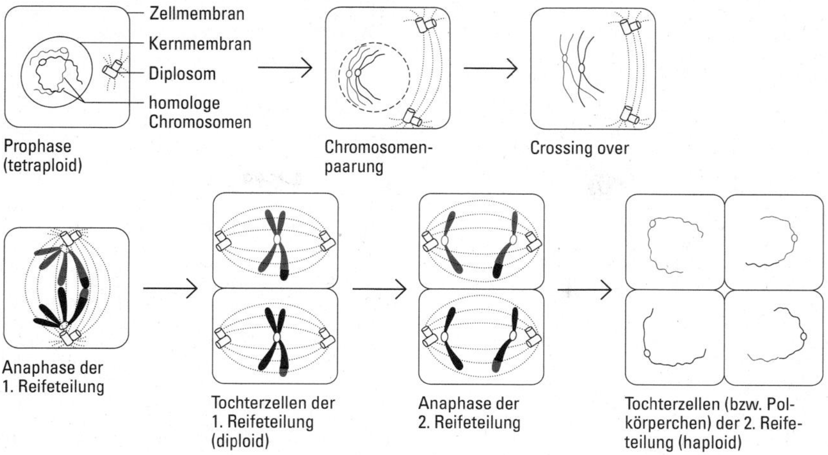

Meiose: schematische Darstellung am Beispiel eines homologen Chromosomenpaars (Autosomen)

ser deutet auf eine intrauterine fetale, auch zeitl. zurückliegende Gefährdung mit möglicher Mekoniumaspiration (Pneumonie, PFC-Syndrom) hin. Vgl. Amnioskopie, Risikogeburt.

Mekonium|ileus (↑; Ileus*) m: (engl.) meconium ileus; Ileus* bei Neugeborenen inf. Verschlusses des terminalen Ileums mit zähklebrigem Mekonium; Vork. bei 1:20 000 Neugeborenen, oft i. R. einer zystischen Fibrose*; kann zu intrauteriner Mekoniumperitonitis führen; **Ther.:** Auflösung u. Entleerung mit Spülungen, evtl. Laparotomie mit Ileostomie.

Mekonium|test (↑) m: (engl.) meconium test; nicht mehr gebräuchl. Screening-Test bei Neugeborenen zur Früherkennung der zystischen Fibrose* durch Nachw. eines erhöhten Albumingehalts im Mekonium.

Melaena (Melan-*) f: Blutstuhl*.

Melaena neo|natorum (↑) f: Blutstuhl* beim Neugeborenen; **Formen: 1.** M. n. vera: Darmblutungen i. R. eines Morbus* haemorrhagicus neonatorum; **2.** M. n. spuria: Teerstühle u. Bluterbrechen nach Schlucken mütterlichen Bluts aus dem Geburtskanal od. aus Rhagaden der Brustwarze (kein Nachw. HbF-haltiger Erythrozyten).

Melan-: Wortteil mit der Bedeutung schwarz, dunkel; von gr. μέλας, μέλανος.

Melan|ämie (↑; -ämie*) f: (engl.) melanemia; Ablagerung schwarzen körnigen Pigments in Milz, Leber, Knochenmark, Hirnrinde; Pigmentembolien nach Hämolyse, z. B. bei Malaria.

Melan|cholie (gr. μελαγχολία Schwarzgalligkeit, Tiefsinn) f: s. Episode, depressive.

Melan|choliker (↑) m: (engl.) melancholiac; s. Temperament.

Melanine (Melan-*) n pl: (engl.) melanins; dunkle (braune bis schwarze) polymere Farbstoffe (Pigmente); allg. Formel: $(C_8H_3NO_2)_x$; die Biosynthese aus DOPA* in den Melanozyten* wird hormonell durch MSH* gesteuert; die Farbe der Haut u. Haare, der Iris u. Choroidea ist auf M. zurückzuführen.

Melano|blastom (↑; Blast-*; -om*) n: syn. malignes Melanom*.

Melano|erythro|dermie (↑; Erythr-*; Derm-*) f: (engl.) melanoerythroderma; meist bei älteren Männern auftretende, anfangs düsterrote, später anthrazitähnl. Verfärbung der gesamten Haut mit pigmentlosen Inseln; oft pityriasiforme Schuppung, Lichenifikation, Haarausfall, Nageldystrophie, starker Juckreiz, Schwellung der hautnahen Lymphknoten, schweres Krankheitsgefühl, Kachexie; möglicherweise Vorstadium des Sézary*-Syndroms od. eigenständige Erkrankung.

Melano|gen (↑; -gen*) n: Vorstufe der Melanine*; die chem. Natur dieser bei Melanurie* im Harn ausgeschiedenen Substanz ist nicht völlig geklärt, z. T. Brenzkatechinderivate, z. T. Abkömmlinge des Indols.

Melano|glossie (↑; Gloss-*) f: syn. Lingua* villosa nigra.

Melano|liberin n: s. MRH.

Melanom (Melan-*; -om*) n: (engl.) melanoma; an der Haut, seltener an der Schleimhaut vorkommender, von den Melanozyten ausgehender Tumor; **1.** juveniles M.: s. Spitz-Tumor; **2.** malignes Melanom*.

Melanoma in situ (↑; ↑; lat. in natürlicher Lage, an seinem Platz) n: auf die Epidermis beschränktes malignes Melanom* ohne Metastasierung; vgl. Lentigo maligna.

Melanom, akral-lentiginöses (↑; ↑) n: s. Melanom, malignes.

Melanom, malignes (↑; ↑) n: (engl.) malignant melanoma; Abk. MM; maligner, von den pigmentbildenden Zellen (Melanozyten) der Haut, seltener der Schleimhaut, der Aderhaut u. der Hirnhäute (vgl. Hirntumoren, Tab.) ausgehender neuroektodermaler Tumor mit lymphogener u. hämatogener Metastasierung; steigende Inzidenz vermutlich durch höhere Sonnenbelastung der Haut (insbes. bei häufigen Sonnenbränden); Entstehung spontan auf vorher völlig normaler Haut od. auf dem Boden eines vorbestehenden Nävuszellnävus (nävogenes MM). Vorstufen sind Lentigo* maligna, große kongenitale Pigmentzellnävi (Naevus* pigmentosus et

Melanom, malignes Tab. 1
Merkmale der Malignität

objektive Symptome
schnelle Größenzunahme eines Nävus
Entstehung einer höckerigen Oberfläche
Zunahme der Pigmentierung
blauschwarze Verfärbung
rötlicher entzündlicher Hof um einen Nävus
Blutungsneigung
Ulzeration
regionäre Metastasierung in Form kleiner Satellitenknötchen
Anschwellung der zugehörigen Lymphknoten

subjektive Symptome
Schmerzen
Juckreiz
Unruhe im Tumor („es arbeitet")

Melanom, malignes Tab. 2
Klinische Stadieneinteilung

Stadium	Tumordicke (nach Breslow)	Metastasen
Ia	≤0,75 mm (pT1)	
Ib	0,76–1,5 mm (pT2)	
IIa	1,51–4,0 mm (pT3)	
IIb	>4,0 mm (pT4)	
IIIa		Satelliten bzw. In-Transit-Metastasen
IIIb		Lymphknoten (N1, N2)
IV		Organ (M1)

pilosus) u. atypische Nävuszellnävi bei Nävusdysplasie*-Syndrom. **Klassifikation** (modifiziert nach Clark): **1. oberflächlich spreitendes Melanom** (auch pagetoides MM; engl. superficial spreading melanoma, Abk. SSM): Tumorprogression zunächst oberflächl. horizontal, nach 2–4 Jahren vertikal-invasives Wachstum; charakterist. ist die partielle zentrale Regression

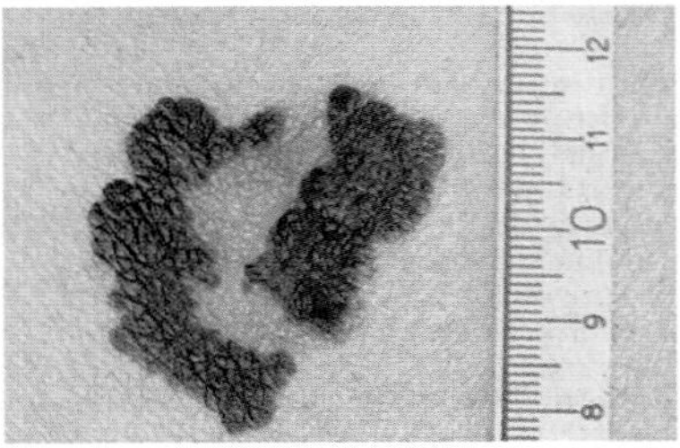

Melanom, malignes:
oberflächlich spreitendes Melanom [3]

(s. Abb.); Lok.: bes. Rücken, Beine; häufigster Typ des MM; **2. Lentigo-maligna-Melanom** (Abk. LMM): von einer Lentigo maligna mit zu-

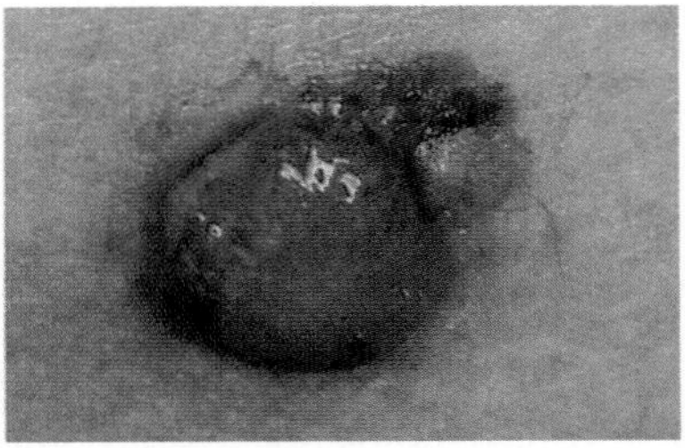

Melanom, malignes:
noduläres Melanom mit amelanotischen Anteilen [3]

nächst ausschließlich radialer Wachstumsphase erfolgt Übergang in ein LMM; vertikales, invasives Wachstum erst nach bis zu 15 Jahren; Lok.: insbes. im Gesicht; meist im höheren Alter; **3. noduläres Melanom** (Abk. NM; engl. nodular melanoma): Wachstumsrichtung von vornherein vertikal; nicht selten (fast) amelanotisch, dann bes. schwer dd abzugrenzen u. a. vom Granuloma* pyogenicum; metastasiert frühzeitig

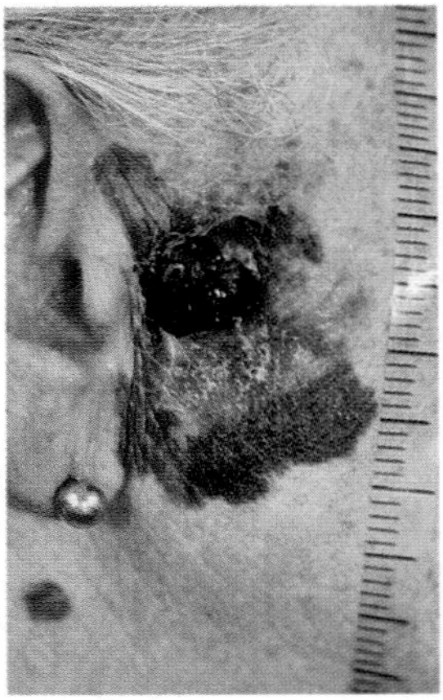

Melanom, malignes:
Lentigo-maligna-Melanom [60]

lymphogen u. hämatogen; insbes. betroffenes Alter 40.–70. Lj.; **4. akral-lentiginöses Melanom** (Abk. ALM; engl. acral lentiginous melanoma): Lok. bes. an den Akren, bei subungualer Lok. pigmentierter Randsaum am proximalen Nagelwall (Hutchinson-Zeichen); die radiale Wachstumsphase verläuft schneller als beim LMM. **5. Sonderformen**: MM der Schleimhäute (insbes. oral, genital, anal, konjunktival), der Aderhaut u. der Hirnhäute; **Metastasierung** in der Haut lokal mit Satelliten um den Primärtumor (s. Abb.) od. auf dem Weg zu den regionalen Lymphknoten (sog. In-Transit-Metastasen);

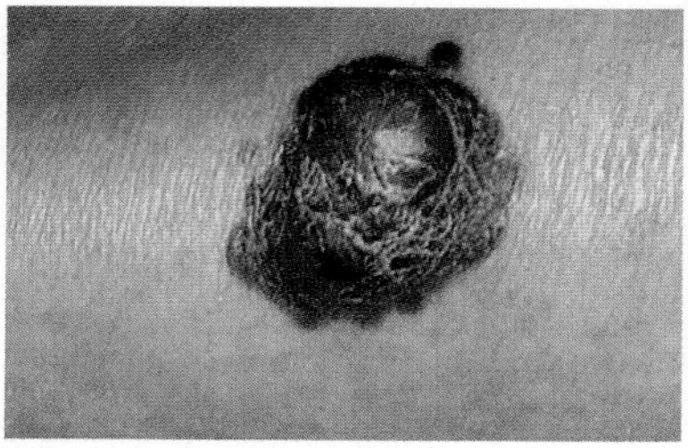

Melanom, malignes:
noduläres Melanom mit Satelliten [3]

Fernmetastasen meist in Haut, Lunge, Leber, Gehirn u. Knochen; **Diagn.:** klin.-anamnest. Kriterien zur Früherkennung s. Tab. 1; Auflichtmikroskopie, Histologie; Metastasensuche mittels Röntgendiagnostik, Knochenszintigraphie u. Sonographie; **Stadieneinteilung** nach klin. (Metastasierung) u. histol. (Tumordicke) Kriterien (s. Tab. 2); histol. relevant sind außerdem der Mitoseindex (Anzahl der Mitosen/mm^2) als Ausdruck der Wachstumsgeschwindigkeit sowie

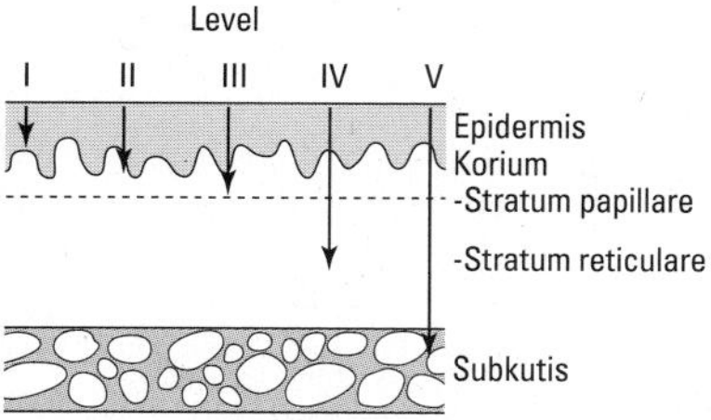

Melanom, malignes:
Eindringtiefe; Level I–V nach Clark [390]

der Nachw. einer Gefäßinvasion. **Ther.:** chir. Exzision bis zur Muskelfaszie mit einer Sicherheitszone von 1–3 cm (abhängig von der Tumordicke) um das MM herum, ggf. En-bloc-Resektion od. Amputation; Chemo- u. Immuntherapie bei Metastasierung; palliativ Röntgenbestrahlung; **Progn.:** abhängig von klin. u. histol. Stadium, Lok. (Kopfhaut, Schleimhaut, Akren, Netzhaut ungünstig) u. Geschlecht (bei Frauen günstiger); Zehn-Jahres-Überlebensrate je nach Tumordicke im Stadium Ia-IIb 97–28 %, im Stadium IIIa/b 28–19 %, im Stadium IV 3 %.

Melanom, malignes der Ader|haut (↑; ↑) n: (engl.) malignant melanoma of the choroid; häufigster maligner Primärtumor des Auges; **Diagn.:** ophthalmoskopisch u. diaphanoskopisch, zusätzlich Ultraschalldiagnostik, Fundusphotographie, Fluoreszenzangiographie u. Szintigraphie; **Ther.:** Strahlentherapie, Lichtkoagulation od. mikrochir. Exzision; bei weit fortgeschrittenem Tumor Enukleation; **Progn.:** abhängig von Größe, Zelltyp, Lok. u. Alter des Pat.; insgesamt ungünstig (Metastasierung v. a. in die Leber).

Melanom, noduläres (↑; ↑) n: s. Melanom, malignes.

Melanom, ober|flächlich spreitendes (↑; ↑) n: s. Melanom, malignes.

Melano|sarkom (↑; Sark-*; -om*) n: nicht mehr gebräuchl. Bez. für ein invasiv wachsendes malignes Melanom*.

Melanose, neuro|kutane (↑; -osis*) f: (engl.) neurocutaneous melanosis; kongenital vorhandene große Anzahl von Nävuszellnävi, an der Haut oft zus. mit Hypertrichose (Naevus* pigmentosus et pilosus); durch die Lok. u. a. im Gehirn u. an den Leptomeningen kann es zu Hydrozephalus internus occlusus kommen; Entw. maligner Melanome im Kindes- u. Jugendalter möglich.

Melanosis (↑; ↑) f: primär in der Haut entstehende Dunkelfärbung (Melaninablagerung); Vork. z. B. bei Basedow-Krankheit, Addison-Krankheit, Schwangerschaft od. idiopathisch; i. w. S. bräunlich-graue Verfärbung der Haut durch Arzneimittel. Vgl. Chloasma.

Melanosis circum|scripta prae|blastomatosa Dubreuilh (↑; ↑) f: syn. Lentigo* maligna.

Melanosis coli (↑; ↑) f: (engl.) melanosis coli; schwärzliche Pigmentierung der Dickdarm-

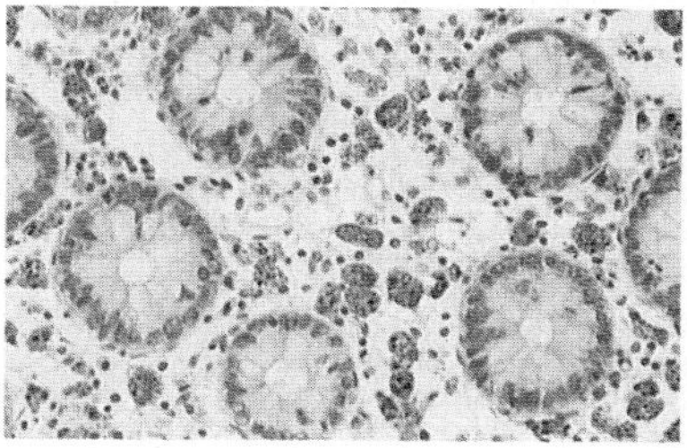

Melanosis coli [333]

schleimhaut nach langzeitiger Einnahme von Laxanzien* durch pigmentspeichernde Makrophagen in der Mukosa.

Melanosis lenticularis pro|gressiva (↑; ↑) f: syn. Xeroderma* pigmentosum.

Melanosis naevi|formis (↑; ↑) f: syn. Becker*-Melanose.

Melanosis oculo|cutanea (↑; ↑) f: syn. Ota-Nävus; s. Mongolenfleck.

Melano|statin (↑) n: s. MIH.

Melano|tropin (↑; -trop*) n: s. MSH.

Melano|zyten (↑; Zyt-*) m pl: (engl.) melanocytes; zur Melaninbildung befähigte Zellen in der Basalschicht der Epidermis; in schwach pigmentierter Haut erscheinen sie mikroskop. als

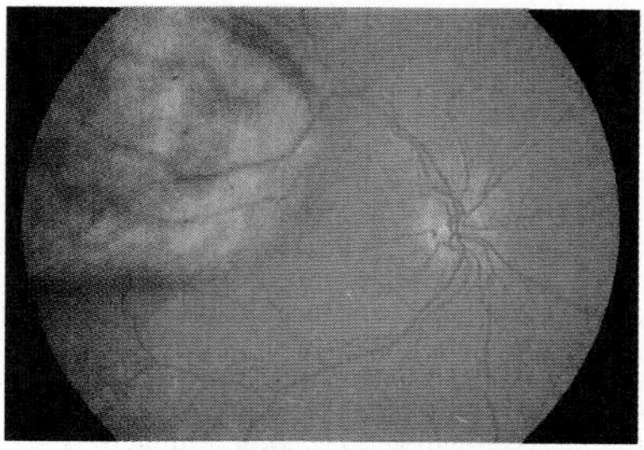

Melanom, malignes der Aderhaut [46]

cellules claires von Masson, bei dunkler Haut sind sie als dendritische, mit feinen braunen Melaninkörnchen gefüllte Zellen zu sehen; Sekretionsprodukt ist das Melanin, das durch Pigmenttransfer an die Keratinozyten übertragen wird. Die M. stammen beim Menschen wahrscheinl. von der Neuralleiste ab. Sie kommen auch in Teilen des Auges u. in den Leptomeningen vor.

Melano|zyto|blastom (↑; ↑; Blast-*;-om*) n: (engl.) melanoblastoma; allg. Bez. für einen von Melanozyten ausgehenden Tumor, z. B. malignes Melanom, Naevus coeruleus, Spitz-Tumor.

Melano|zytom (↑; ↑; -om*) n: (engl.) melanocytoma; benigner melanozytärer Tumor des zentralen Nervensystems; s. Hirntumoren (Tab.).

Melan|urie (↑; Ur-*) f: (engl.) melanuria; **1.** Melaninausscheidung im Harn; Vork.: selten bei malignem Melanom*; **2.** Schwarzwasserfieber; s. Malaria.

Melarso|prol (INN) n: arsenhaltiges Chemotherapeutikum; wirksam gegen Trypanosoma* brucei gambiense u. Trypanosoma* brucei rhodesiense; wegen seiner Toxizität nur bei Befall des ZNS einzusetzen.

Melas|ikterus (Melan-*; Ikterus*) m: (engl.) melas icterus; schmutzig-dunkelgrüne Hautfarbe bei lange bestehendem Ikterus*.

Melasma (↑) n: syn. Chloasma*.

MELAS-Syn|drom: Kurzbez. für **M**yopathie-**E**nzephalopathie-**La**ktatazidose-**S**chlaganfall-Syndrom; s. Enzephalomyopathien, mitochondriale.

Mela|tonin (Melan-*; Ton-*) n: 5-Methoxy-N-acetyltryptamin; neurosekretor. Hormon, das wahrscheinl. nur in den Pinealozyten der Epiphyse in Abhängigkeit vom Hell-Dunkel-Rhythmus (vermehrt bei Dunkelheit) sezerniert wird u. an der Steuerung des zirkadianen Rhythmus* beteiligt ist; funktioneller Antagonist des MSH*; da die max. Sekretion von M. zw. dem 1. u. 3. Lj. erfolgt u. bis zum Erwachsenenalter um ca. 80 % abnimmt, wird M. als sog. Jugendhormon bezeichnet; pharmak. Wirkungen i. S. verzögerter biol. Alterung sind beim Menschen nicht nachgewiesen. Klin. **Anw.** bei chron. Schlafstörungen od. Jet lag; **NW:** Bauchkrämpfe, Müdigkeit, depressive Verstimmung; wahrscheinl. wachstumsfördernde Wirkung auf maligne Melanome.

Melde|erlaubnis: s. Anzeigerecht, Krebsregistergesetz.

Melde|pflicht: (engl.) duty of notification; durch das Infektionsschutzgesetz*, § 202 SGB VII (Berufskrankheiten*) u. § 16 e des Chemikaliengesetzes (Vergiftungen) geregelte ärztl. Pflicht zur Meldung best. Krankheiten; vgl. Offenbarungspflicht.

-melie: auch -mel; Wortteil mit der Bedeutung -gliedrigkeit, mit ... Gliedern; von gr. μέλος.

Melioidose (gr. μηλίς Rotz; -id*; -osis*) f: (engl.) melioidosis; syn. Whitmore-Krankheit; Infektionskrankheit durch Burkholderia* pseudomallei v. a. in kontaminierten Nahrungsmitteln, Wasser od. Erde; **Vork.:** hauptsächl. in Südostasien u. Nordaustralien; **Klin.:** dem Malleus* ähnlich; meist subklin. Infektion; akute Sepsis (DD: Typhus abdominalis, Malaria) bei geschwächten Pat.; subakute u. chron. Formen mit Abszessbildung in Haut, Leber, Lungen u. Milz; **Ther.:** Sulfonamide, Tetracycline u. Chloramphenicol; **Proph.:** Tragen von festem Schuhwerk bei Exkursionen.

Melisse: (engl.) balm; Melissa officinalis; Zitronenmelisse; Staude aus der Fam. der Lippenblütler; Laubblätter (Melissae folium) enthalten etherisches Öl (Citronellal, Citral a u. b, Caryophyllen u. a. Mono- u. Sesquiterpene), Gerbstoffe, Bitterstoffe u. Flavonoide; spasmolytische, karminative u. sedierende Wirkung; **Verw.:** bei Einschlafstörungen u. funkt. Magen-Darm-Beschwerden.

Melittin (lat. mellitus honigsüß, Honig) n: s. Bienengift.

Melker|knoten: (engl.) milker's nodules; syn. Melkerpocken, Paravaccinia, Vakzineknoten; erbsgroße, halbkugelige, blaurote Knoten, umgeben von hellrotem Saum; Vork. v. a. an Händen von Melkern; Abheilung spontan nach ca. 8 Wochen; **Err.:** Parapoxvirus* (bovis 2); vgl. Kuhpocken.

Melker|lähmung: (engl.) milker's paralysis; Medianuslähmung* bei Melkern inf. Überanstrengung.

Melker|panaritium (Panaritium*) n: (engl.) milker's panaritium; Panaritium* u. Abszessbildung bei Melkern durch in die Haut eingedrungene Tierhaare; führt häufig zum sog. Melkergranulom u. Ausbildung von Fisteln.

Melker|schwielen: (engl.) milker's callosity; bei Melkern auftretende symmetr., erbsengroße Schwielen an den Streckseiten der Daumenendgelenke.

Melkersson-Rosenthal-Syn|drom (Ernst G. M., Arzt, Göteborg, 1892–1932; Curt R., zeitgen. Neurol., Psychiater, Breslau) n: Symptomenkomplex unklarer Ätiol. mit peripherer Fazialislähmung, Schmerzen im Bereich des äußeren Ohrs, Lingua plicata u. ödematöser, anfangs rezidiv. Gesichts- u. Mundschleimhautschwellungen, später granulomatöser Schwellung (Fibrosierung) bes. im Bereich einer od. beider Lippen (Cheilitis granulomatosa), evtl. der Wangen, des Gaumens, der Zunge u. der Gingiva.

Mellemgaard-Astrup-Formel: Berechnung des Bicarbonatbedarfs zum Ausgleich einer metabolischen Azidose; s. Azidose (Kasten).

Mellit|urie (gr. μέλιττα Honig; Ur-*) f: (engl.) melituria; Ausscheidung von Zuckern mit dem Urin, i. e. S. anderer Zucker als der Glukose; z. B. Pentosurie*, Fruktosurie*, Galaktosurie*, Laktosurie*. Vgl. Glukosurie.

Melo|rhe|ostose (gr. μέλος Glied; -rhö*; Ost-*; -osis*) f: (engl.) melorheostosis; mit Gliederschmerzen einhergehende, bandförmige endostale u. periostale Osteosklerose* einer Extremität.

Meloxi|cam (INN) n: zur Gruppe der Oxicame* gehörendes nichtsteroidales Antiphlogistikum.

Melperon (INN) n: Butyrophenonderivat; s. Neuroleptika.

Melphalan (INN) n: Zytostatikum (Alkylans, Lost-Derivat); **Verw.:** bei malignem Melanom, Mamma- u. Ovarialkarzinom, Plasmozytom, Seminom; vgl. Alkylanzien.

Melusinidae f pl: syn. Simuliidae; Kriebelmücken; s. Mücken.

Memantin (INN) n: Amantadinderivat; **Verw.:** als Antiparkinsonmittel, Myotonolytikum.

Membran (lat. membrana zarte Haut) f: (engl.) membrane; syn. Membrana; (zarte) Haut; (physiol.) Grenzfläche; vgl. Kernmembran, Zellmembran.

Membrana (↑) f: Membran.

Membrana atlanto|oc|cipitalis anterior (↑) f: breite Bandverbindung zw. vorderem Atlasbogen u. Hinterhauptbein.

Membrana atlanto|oc|cipitalis posterior (↑) f: breite Bandverbindung zw. hinterem Atlasbogen u. Hinterhauptbein.

Membrana fibro|elastica laryngis (↑) f: mit reichl. elastischen Fasern ausgestattete Bindegewebeschicht des Kehlkopfs; vgl. Larynx.

Membrana fibrosa (↑) f: bindegewebige Schicht der Gelenkkapsel; vgl. Gelenk.

Membrana hyaloidea (↑) f: Membrana vitrea; s. Corpus vitreum.

Membrana inter|costalis externa (↑) f: membranöse Fortsetzung der Mm. intercostales extt. zw. den Rippenknorpeln.

Membrana in|ter|costalis interna (↑) f: membranöse Fortsetzung der Mm. intercostales intt. medial der Rippenwinkel.

Membrana inter|ossea ante|brachii (↑) f: Zwischenknochenhaut der Unterarmknochen aus straffem Bindegewebe.

Membrana inter|ossea cruris (↑) f: Zwischenknochenhaut der Unterschenkelknochen aus straffem Bindegewebe.

Membrana limitans ex|terna et in|terna (↑) f: s. Müller-Stützzellen.

Membrana limitans gliae peri|vascularis (↑) f: selektiv permeable Grenzmembran der Neuroglia um die Blutgefäße des ZNS; v. a. von Astrozyten gebildet.

Membrana limitans gliae super|ficialis (↑) f: selektiv permeable Grenzmembran der Neuroglia an der Oberfläche des ZNS; v. a. von Astrozyten gebildet.

Membran, alveolo|kapilläre (↑) f: (engl.) alveolocapillary membrane; Grenzschicht zw. Lungenalveole u. -kapillare, bestehend aus Surfactant*, Alveolarepithel, gemeinsamer Basalmembran u. Kapillarendothel; vgl. Block, alveolokapillärer.

Membrana ob|turatoria (↑) f: das Foramen obturatum des Hüftbeins verschließende Bindegewebezüge.

Membrana pellucida (↑) f: syn. Zona* pellucida.

Membrana perinei (↑) f: bindegewebiger Überzug auf der Unterseite des M. transversus perinei profundus (beim Mann) bzw. M. compressor urethrae u. M. sphincter urethrovaginalis (bei der Frau).

Membrana quadr|angularis (↑) f: in die Taschenfalte reichender Teil der Membrana fibroelastica laryngis.

Membrana reticularis organi spiralis (↑) f: (engl.) reticular membrane; aus den Kopfplatten der Stützzellen des Corti-Organs gebildete Deckmembran, durch deren Lücken die Sinneshärchen der Hörzellen ragen.

Membrana stato|coniorum (↑) f: glykoproteinhaltige Ausscheidung des Sinnesepithels der Macula sacculi u. utriculi mit eingelagerten Kalkkörnchen (Statolithen); wird von den Härchen der Sinneszellen durchsetzt.

Membrana supra|pleuralis (↑) f: syn. Gibson-Faszie; Verstärkung der Fascia endothoracica im Bereich der Pleurakuppel.

Membrana syn|ovialis (↑) f: Innenschicht der Gelenkkapsel; vgl. Gelenk.

Membrana tectoria (↑) f: **1.** Fortsetzung des hinteren Längsbands der Wirbelsäule zw. Axis u. Vorderrand des Foramen magnum; **2.** vom Labium limbi vestibulare ausgehende gallertige Membran, die das Corti-Organ überragt.

Membrana tympanica (↑) f: Trommelfell; gespannte Haut (Pars tensa) zw. äußerem Gehörgang u. Paukenhöhle; dreischichtig mit Ausnahme der Pars flaccida (Shrapnell-Membran), wo die mittlere, faserreiche Schicht fehlt.

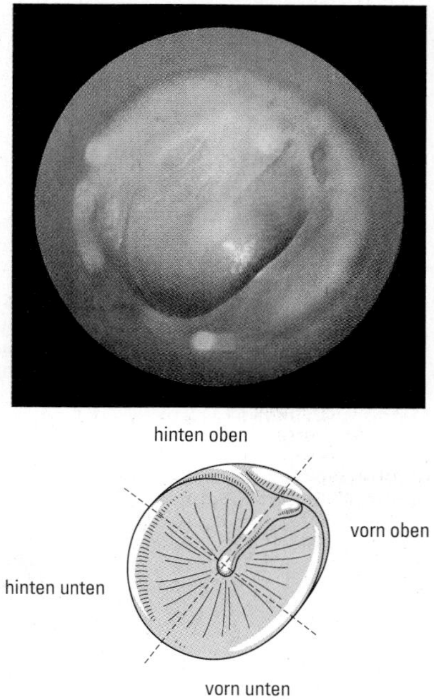

Membrana tympanica:
rechtes Trommelfell (Normalbefund, oben) und schematische Darstellung mit Orientierungslinien. Eine parallel dem Hammergriff verlaufende Linie teilt das Trommelfell in einen vorderen und einen hinteren Abschnitt, eine Linie senkrecht zu ihr begrenzt vier Quadranten. [85]

Membrana tympanica secundaria (↑) f: s. Fenestra cochleae.

Membrana vestibularis (↑) f: syn. Reissner*-Membran.

Membranen, hyaline (↑) f pl: (engl.) hyaline membranes; s. Surfactantmangel-Syndrom.

Membran|filter|verfahren (↑): (engl.) membrane filter procedure; Methode zur mechan. Anreicherung von Mikroorganismen aus einer beliebigen Menge filtrierbaren Untersuchungsmaterials; Membranen aus Kieselgur, Glas, Porzellan od. Zellulosederivaten bilden ein feinporiges Filter. M. gilt als Verfahren der Wahl für die Prüfung auf vermehrungsfähige Mikroorganismen (Sterilitätsprüfung) sowie für die Keimzahlbestimmung*.

Membran|lipide (↑; Lip-*) n pl: (engl.) membrane lipids; Lipide der Lipiddoppelschicht von Biomembranen: Phospholipide*, Sterole* u. Glykolipide*.

Membran|oxy|genator (↑; Ox-*; -gen*) m: (engl.) membrane oxygenator; s. Oxygenator.

Membran|potential (↑) n: (engl.) membrane potential; elektr. Spannung, die auftritt, wenn eine Membran verschiedene od. versch. konzentrierte Elektrolytlösungen voneinander trennt od. wenn sie für die Ionen eines Elektrolyten eine versch. Durchlässigkeit besitzt (vgl. Donnan-Verteilung); in erregbaren Zellen (Muskel-, Nervenzelle) ist das Zellinnere negativ im Vergleich zur Außenflüssigkeit. Für dieses sog. **Ruhemembranpotential*** (bei Nervenzellen ca. -60 bis -80 mV) sind die Kaliumionen maßgebend, die im Inneren von Nerven- u. Muskelzelle 40- bis 50fach konzentrierter als im Extrazellulärraum vorkommen. Die Natriumionen sind außen in 3- bis 10fach höherer Konz. vorhanden als im Inneren der Zelle. Da die nicht erregte Membran für Na^+ fast undurchlässig ist, beeinflussen sie das Ruhepotential praktisch nicht. Erfolgt jedoch die Erregung der Membran durch einen überschwelligen Reiz* (vgl. Reizschwelle), so wird ein Aktionspotential* ausgelöst.

Membran, semi|per|meable (↑) f: (engl.) semipermeable membrane; halbdurchlässige Membran (durchlässig für den Lösungsstoff, für die gelöste Substanz jedoch nur bis zu einer best. Molekülgröße); vgl. Donnan-Verteilung, Osmose.

Membran|syn|drom (↑) n: syn. Surfactantmangel*-Syndrom.

Membrum (lat.) n: Glied.

Membrum virile (↑) n: männl. Glied, Penis.

Memory cells (engl.): Gedächtniszellen; langlebige (Mon. bis Jahre), funkt. ruhende, immunkompetente (B- u. T-)Lymphozyten*, die für das sog. immun. Gedächtnis verantwortlich sind u. nach Kontakt mit einem (spezif.) Antigen nicht (wie die gleichzeitig gebildeten immun. aktiven Effektorzellen) absterben, sondern bei jedem erneuten Antigenkontakt eine schnelle Immunantwort* ermöglichen (Booster*-Effekt).

Memory-Klinik f: teilstationäre Einrichtung zur Diagn. u. Ther. von Gedächtnisstörung* u. Demenz*.

MEM-Test m: Kurzbez. für **M**akrophagen*-**E**lektrophorese-**M**obilitätstest.

Menachinon n: s. Vitamin K.

Menadion n: s. Vitamin K.

Men|arche (gr. μήν, μηνός Monat; ἀρχή Anfang) f: erstes Auftreten der Menstruation* i. R. der Pubertät; in den westl. Industriestaaten etwa zw. 10. u. 15. Lj., durchschnittl. mit 12,8 Jahren (aufgrund der Akzeleration* 4 Jahre früher als vor 100 Jahren), Zeitpunkt wird mit beeinflusst von ethnischen, klimat. u. konstitutionellen Faktoren (bei Inuit etwa im 23. Lj., in Südeuropa zw. 10. u. 12. Lj.).

Men|arche, prä|mature (↑; ↑) f: (engl.) premature menstruation; syn. Menstruatio praecox; deutlich verfrühtes Auftreten der Menstruation*; Vork. als Normvariante od. bei org. Erkrankung (z. B. bei hormonproduzierenden Tumoren); vgl. Pubertas praecox.

Mendel-Bechterew-Zeichen (Kurt M., Neurol., Berlin, 1874–1946; Wladimir M. von B., Neurol., St. Petersburg, 1857–1927): s. Pyramidenbahnzeichen (Tab.).

Mendelevium (nach D. I. Mendelejew, russ. Chem., 1834–1907) n: Symbol Md, OZ 101, rel. Atommasse 258; zur Gruppe der Actinoide* gehörendes künstl., radioaktives Element.

Mendel-Gesetze (Gregor J. M., Augustinerpater, Naturforscher, Brünn, 1822–1884): (engl.) Mendel's laws; 1865 empirisch gefundene Regeln des Erbgangs autosomaler, nicht gekoppelter Gene; **1. Uniformitätsregel:** Individuen der ersten Filialgeneration hinsichtl. versch. Merkmale homozygoter Eltern sind gleichartig (d. h. geno- u. phänotypisch gleich). **2. Spaltungsregel:** Individuen der zweiten Filialgeneration spalten die Merkmale genotypisch im Verhältnis 1:2:1 auf; aus heterozygoten Eltern entstehen 50 % homozygote u. 50 % heterozygote Individuen. **3. Unabhängigkeitsregel:** Wenn sich die kreuzenden Individuen in mehr als einem Anlagepaar unterscheiden, so verhalten sich die einzelnen Anlagepaare in Bezug auf die Spaltung unabhängig voneinander (Ausnahme: genetische Koppelung*). Vgl. Crossing over; Erbgang, dominanter; Erbgang, rezessiver; Genom, mitochondriales.

Mendel-Mantoux-Tuberkulin|probe (Felix Me., Arzt, Essen, 1862–1925; Charles Ma., Arzt, Paris, 1877–1947; Tuberkel*): s. Tuberkulintest.

Mendelson-Syn|drom (Curtis L. M., Anästh., New York, geb. 1913) n: akute Aspirationspneumonie* durch Aspiration* von Magensaft v. a. bei Bewusstlosigkeit od. während Narkose (bes. gefährlich bei einem pH <2,5 u. Volumen >25 ml), führt zur Schädigung der alveolokapillären Membran; **Sympt.:** akute respiratorische Insuffizienz, Bronchopneumonie; sek. Folgen: ARDS, Lungenabszess; **Ther.:** Beatmung, Bronchoskopie, ggf. Antibiotika.

Mendel-Zeichen (Kurt M., Neurol., Berlin, 1874–1946): (engl.) Mendel's sign; Klopfschmerz im Epigastrium bei Ulcus ventriculi od. duodeni.

Mendes-DaCosta-Syn|drom (Jacob Mendes DaC., Int., Philadelphia, 1833–1900) n: syn. Erythrokeratodermia* figurata variabilis.

Ménétrier-Syn|drom (Pierre E. M., Int., Paris, 1859–1935) n: (engl.) Ménétrier's disease; syn. Morbus Ménétrier, Polyadenomatosis polyposa, Gastritis polyposa, Gastritis cystica, Gastropathia hypertrophicans gigantea; foveale Schleimhauthypertrophie (endoskop. Riesenfalten) mit zystischen Erweiterungen der Drüsengänge im Magenkorpus; **Urs.:** unklar; in 90 % der Fälle ist eine Inf. mit Helicobacter* pylori nachweisbar. **Diagn.:** Gastroskopie mit Biopsie, ggf. Gordon*-Test; **Klin.:** Manifestation meist zw. dem 40. u. 60. Lj.; Hyp- bzw. Anazidität; aufgrund des gastralen Proteinverlusts kann es zu einer exsudativen Enteropathie* u. hypoproteinämischen Ödemen kommen; evtl. Übelkeit, Erbrechen, auch symptomlos; fakultative Präkanzerose; **Ther.:** Histamin-H_2-Rezeptorenblocker, Protonenpumpenhemmer, ggf. Eradikationstherapie; **DD:** intramurales Magenkarzinom. Vgl. Polyadenomatose-Syndrome.

Menghini-Nadel (Georgio M., Int., Perugia, 1916–1984): (engl.) Menghini needle; dünne Hohlnadel (⌀ 1,0–1,4 mm) zur Feinnadelbiopsie*.

Menière-Krankheit (Prosper M., Arzt, Paris, 1799–1862): (engl.) Menière's disease; syn. Morbus Menière; endolymphatischer Hydrops des Labyrinths; **Urs.:** gestörter Regelkreis zw. Produktion (Stria vascularis) u. Rückresorption (Saccus endolymphaticus) der Endolymphe, möglicherweise als Folge einer durch chron. Sauerstoffmangel bedingten Änderung der Kalium-Pumpenfunktion der Striazellen; Kaliumüberschuss in der Endolymphe führt dann zu Wasserzustrom aus den umgebenden perilymphatischen Räumen (endolymphatischer Hydrops, Erweiterung der Endolymphräume). Der Mechanismus der Auslösung eines Drehschwindelanfalls ist noch unklar. **Formen: 1.** leichte funkt. Form: reversible Durchblutungsdefizite; Vork. meist bei jüngeren Pat. mit Hypotonie; **2.** progredienter Verlauf: evtl. durch anlagenmäßige Defizite im Stria-vascularis- od. Ductus- u. Saccus-endolymphaticus-Bereich, Unterentwicklung des art. Systems des inneren Gehörgangs; bei älteren Pat. auch Durchblutungsdefizite anderer Art (Arteriosklerose, Mikroangiopathien) im zerebrovaskulären Endstrombereich; **Sympt.:** Trias aus Anfällen von Schwindel, Übelkeit u. Erbrechen, Tinnitus u. fluktuierender Schwerhörigkeit (bei einem Drittel der Pat.); bei den übrigen zu Beginn nur fluktuierender Hörverlust im tief- u. mittelfrequenten Bereich (bis ca. 2 kHz) mit Druckgefühl im Ohr, wechselndem Tinnitus u. Diplakusis. Nach dem 10. Erkrankungsjahr ist das Hörvermögen im Hauptsprachbereich (500–2000 Hz) meist auf 60 dB abgesunken; völlige Ertaubungen kommen praktisch nicht vor. Parallel dazu erfolgt die Abnahme der vestibulären Erregbarkeit u. damit von Frequenz u. Intensität der Schwindelanfälle (sog. ausgebrannter Menière); **Ther.: 1.** konservativ: Kupierung hypotoner Zustände, im Anfall symptomat. (Antiemetika); bei bereits erhebl. Hörschädigung Versuch der selektiven Ausschaltung des vestibulären Endorgans durch Applikation ototoxischer Medikamente (Gentamycin) in das Mittelohr; **2.** operativ: Versuch der Entlastung der Endolymphräume durch Drainage des Saccus endolymphaticus; in Problemfällen Neurotomie der Vestibularisäste; bei fortbestehendem erhebl. Tinnitus Resektion des N. vestibulocochlearis; **DD:** Lermoyez*-Syndrom, Kleinhirnbrückenwinkel-Tumor, Wirbelsäulenaffektion, chronisch-venöse Insuffizienz, Hirnstammsyndrom. H. Ger.

Mening-: Wortteil mit der Bedeutung Haut, Hirnhaut; von gr. μῆνιγξ, μήνιγγος.

Meningeom (↑; -om*) n: (engl.) meningioma; auch Meningiom; langsam wachsender, benigner Tumor, von den Meningen (Deckzellen der

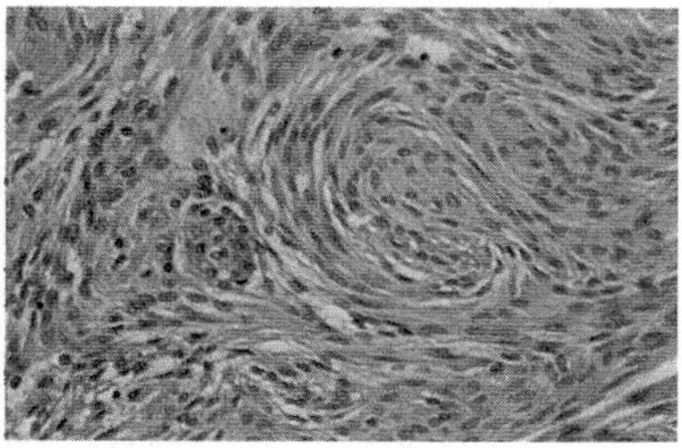

Meningeom:
histologisch endotheliomatöser Typ mit Wirbelbildung [89]

Arachnoidea mater) des Gehirns u. Rückenmarks (hier von den Ligg. denticulata) ausgehend; maligne Entartung möglich; Prädilektionsalter: 35.–50. Lj.; histol. 14 versch. Typen (z. B. endotheliomatös, fibroblastisch, angiomatös, psammomatös); ca. 25 % aller intrakraniellen Tumoren sind M.; **Sympt.:** s. Hirntumoren (Tab.); **Diagn.:** Rö. (Hyperostosen, Arrosionen, verbreiterte Gefäßfurchen), Computertomographie bzw. Kernspintomographie (homogene, vom umgebenden Gewebe scharf abgegrenzte Kontrastmittelanreicherung), Angiographie (Gefäßversorgung zerebraler M. über A. carotis externa, in der Tumorperipherie über Äste der A. carotis interna); **Ther.:** neurochir., ggf. Bestrahlung.

Meningeosis carcinomatosa (↑; -osis*) f: diffuse Metastasierung eines Karzinoms (meist Bronchialkarzinom) in die Meninges, insbes. in

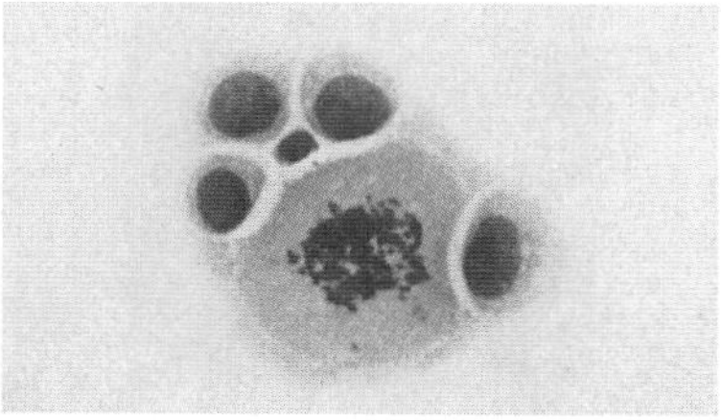

Meningeosis carcinomatosa:
atypische Mitose, Hyperchromasie, verschobene Kern-Plasma-Relation in der Liquorzytologie [52]

den Subarachnoidalraum; **Sympt.:** meningeales Syndrom*; **Diagn.:** Liquorzytologie (s. Abb.).

Meningeosis leucaemica (↑; ↑) f: Infiltration der Meninges mit Tumorzellen bei Leukämie* (v. a. akute lymphatische, selten akute myeloische Leukämie); **Sympt.:** meningeales Syndrom*; bei Infiltration des Gehirns (Meningoencephalomyelopathia leucaemica) kann das klin. Bild einer Enzephalitis* auftreten. **Diagn.:** Liquorzytologie; **Ther.:** Bestrahlung des Schädels, wird in Komb. mit intrathekaler Applikation von Methotrexat bei akuter lymphat. Leukämie prophylakt. durchgeführt.

Meningeosis sarcomatosa (↑; ↑) f: Sarkomatose* der Meninges inf. Metastasierung eines Sarkoms; Sympt. u. Diagn. wie bei Meningeosis* carcinomatosa.

Meninges (↑) f pl: Hirn- bzw. Rückenmarkhäute; bestehen aus: **1. Dura* mater**, Pachymeninx od. harte Hirnhaut; **2. Leptomeninx**, weiche Hirnhaut, besteht aus Arachnoidea* mater u. Pia* mater.

Meningismus (↑) m: s. Syndrom, meningeales.

Meningitis (↑; -itis*) f: Entz. der Meninges*; **pathol.-anat.** als Entz. der harten (Pachymeningitis) od. weichen Hirnhaut (Leptomeningitis) bzw. der Rückenmarkhäute (M. spinalis), meist kombiniert (M. cerebrospinalis); meldepflichtige Erkr.; **Formen: 1.** bakterielle M.: **a)** eitrige (purulente) M. mit Eiteransammlung v. a. über den Großhirnhemisphären (Hauben- bzw. Konvexitätsmeningitis, s. Abb.); Err.: Meningokokken, Pneumokokken, Staphylokokken, Haemophilus influenzae, E. coli, Proteus, Pseudomonas, Salmonellen, Klebsiella, Listeria u. a.; Inf. durch Fortleitung von eitrigen Prozessen im Kopfbereich (z. B. Sinusitis, Otitis) bzw. nach Schädelhirntrauma (u. U. mit Liquorfistel) od. hämatogen (z. B. i. R. einer Sepsis); bei der durch Neisseria meningitidis verursachten, v. a. bei Säuglingen u. Kleinkindern auftretenden Meningokokkenmeningitis (M. cerebrospinalis epidemica) erfolgt die Inf. fast ausschl. hämatogen über den Nasopharynx; Kompl.: septisch-toxischer Schock*, Waterhouse*-Friderichsen-Syndrom; **b)** nichteitrige M., meist als sog. Begleitmeningitis i. R. von infektiösen Allgemeinerkrankungen, z. B. Borreliosen

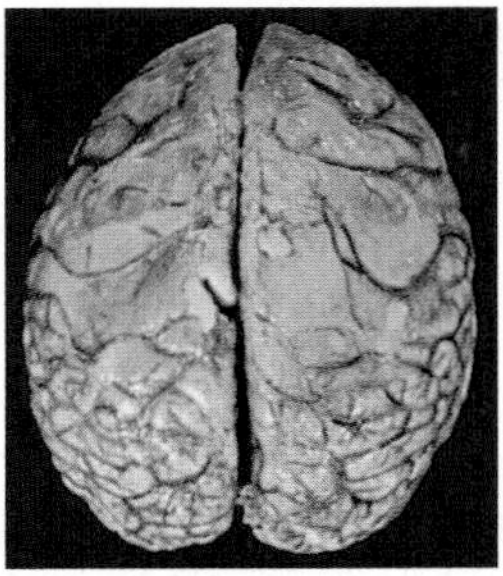

Meningitis:
eitrige Meningitis (Haubenmeningitis) [89]

(Bannwarth*-Syndrom als Manifestation einer Lyme*-Borreliose), Brucellosen, Leptospirosen, bei Syphilis (s. Lues cerebrospinalis) u. Tuberkulose; die M. tuberculosa entsteht i. d. R. sekundär durch hämatogene Aussaat von Mykobakterien bei Organtuberkulose bzw. (insbes. bei Kindern) i. R. einer Miliartuberkulose u. beginnt häufig schleichend mit subfebrilen Temp., Reizbarkeit, Antriebsminderung, Appetitlosigkeit u. Kopfschmerzen. Wegen ihrer vorwiegenden Ausbreitung im Bereich der Hirnbasis (basale M.) ist die frühzeitige Beteiligung basaler Hirnnerven typisch. Eine nichteitrige M. tritt auch in der Frühphase einer eitrigen M. bzw. nach deren antibiotischer Anbehandlung auf. **2.** abakterielle M.: **a)** virale M.: sog. lymphozytäre M. mit lymphozytärer Pleozytose im Liquor* cerebrospinalis, kann in eine Meningoenzephalitis* übergehen; Err.: v. a. Coxsackie-Viren, ECHO-Viren, Poliomyelitis-Viren, Mumps-Virus, Enteroviren, Adenoviridae, LCM-Virus; **b)** M. durch Protozoen, z. B. bei Toxoplasmose; **c)** M. durch Pilze, z. B. Cryptococcus neoformans; vgl. Mykosen; **d)** M. durch physik. Einwirkung, z. B. nach Strahlenexposition od. Sonnenbestrahlung; **Klin.:** allgemeine Sympt., z. B. meningeales Syndrom*, Fieber, Kopfschmerz, evtl. Bewusstseinsstörung*, Krämpfe*, Stauungspapille*; beim Neugeborenen oft nur unspezif. Symptome, evtl. vorgewölbte Fontanelle u. Krämpfe; **Kompl.:** v. a. Hirnödem, Hirnabszess, Sepsis, als Spätkomplikation Hydrozephalus; **Diagn.:** Lumbalpunktion* zur Liquordiagnostik* u. zum Erregernachweis im Liquor; bei bakterieller M. häufig starke Pleozytose, bei tuberkulöser M. meist erniedrigte Glukose; **Ther.:** intensivmed. Überwachung; bei Erregernachweis spezif. Chemotherapie, bei viraler M. symptomat. Behandlung; bei Verdacht auf bakterielle M. bereits vor dem Ergebnis des Antibiogramms initiale Chemotherapie mit Penicillinen u. Cephalosporinen; bei Meningokokken-M. u. U. prophylaktische antibiotische Behandlung von Kontaktpersonen; **DD:** Meningeosis leucaemica, Meningeosis carcinomatosa od. Meningeosis sarcomatosa, Hirntumoren, Enzephalitis, Subarachnoidalblutung, Intoxikation.

Meningitis, basale (↑; ↑) f: (engl.) basilar meningitis; Meningitis* an der Hirnbasis, insbes. als tuberkulöse b. M. u. bei Systemmykosen.

Meningitis|gürtel (↑; ↑): (engl.) meningitis belt; Endemiegebiet für Neisseria* meningitidis südl. der Sahara von Burkina Faso über Nigeria, Tschad bis Äthiopien, in dem die Meningokokken meist eine Kapsel vom Typ A od. C exprimieren. Die Schutzimpfung* ist bei diesen Kapseltypen wirksam. E. Stra.

Meningo|en|cephalitis herpetica (↑; Enkephal-*; -itis*) f: syn. Herpes*-simplex-Enzephalitis.

Meningo|en|cephalo|myelo|pathia leucaemica (↑; ↑; Myel-*; -pathie*) f: s. Meningeosis leucaemica.

Meningo|en|zephalitis (↑; ↑; -itis*) f: (engl.) meningoencephalitis; syn. Enzephalomeningitis; auf das Gehirn übergreifende Meningitis* bzw. auf die Meninges übergreifende Enzephalitis* mit entsprechenden klin. Symptomen.

Meningo|en|zephalo|myelitis (↑; ↑; Myel-*; -itis*) f: (engl.) meningoencephalomyelitis; Meningoenzephalitis mit Entz. des Rückenmarks; vgl. Myelitis.

Meningo|en|zephalo|zele (↑; ↑; -kele*) f: s. Enzephalozele.

Meningo|en|zephalo|zysto|zele (↑; ↑; Kyst-*; -kele*) f: s. Enzephalozele.

Meningo|kokken (↑; Kokken*) f pl: s. Neisseria meningitidis.

Meningo|myelitis (↑; Myel-*; -itis*) f: Entz. des Rückenmarks u. seiner Häute (Meningitis spinalis); s. Meningitis.

Meningo|myelo|zele (↑; ↑; -kele*) f: (engl.) meningomyelocele; häufigste Fehlbildung des Rückenmarks bei Spina* bifida (partialis); **Formen: 1.** einfache M. mit Vorwölbung von Rückenmark u. Meningen als gedeckte od. offene M. (mit frei liegendem Rückenmark); **2.** Meningomyelozystozele: M. mit Erweiterung des Zentralkanals des Rückenmarks; **3.** Hydromyelozele: M. mit Flüssigkeitsansammlung. Kompl: Infektion; in ca. 80% Arnold-Chiari-Syndrom u. interner Hydrozephalus; **Ther.:** chir. Verschluss. Vgl. Dysrhaphiesyndrome, Tethered cord.

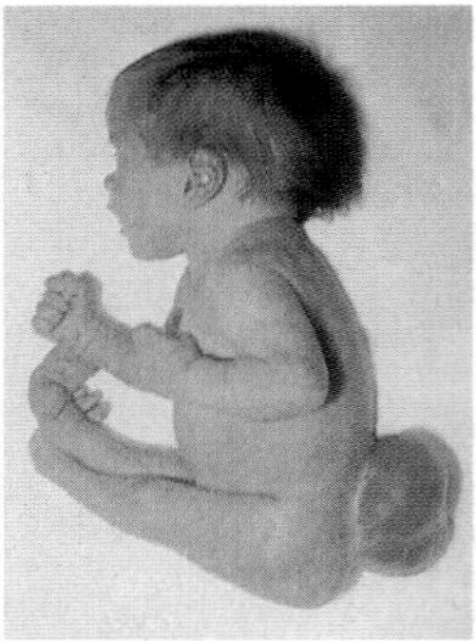

Meningomyelozele [179]

Meningo|myelo|zysto|zele (↑; ↑; Kyst-*; -kele*) f: s. Meningomyelozele.

Meningo|zele (↑; -kele*) f: (engl.) meningocele; Vorwölbung von Meningen des Rückenmarks bei Spina* bifida (partialis); **Formen: 1.** einfache M. mit Vorfall der Meningen durch einen Wirbelspalt; **2.** Meningozystozele: M. mit Liquoransammlung; **3.** Hydromeningozele: M. mit Flüssigkeitsansammlung; **Ther.:** chir. Verschluss. Vgl. Enzephalozele, Dysrhaphiesyndrome.

Meningo|zysto|zele (↑; Kyst-*; -kele*) f: (engl.) meningocystocele; Ausbildung einer Pseudozyste bei Meningozele*.

Meniscus (gr. μηνίσκος mondsichelförmige Scheibe) m: s. Meniskus.

Menisk|ek|tomie (gr. μηνίσκος mondsichelförmige Scheibe; Ektomie*) f: (engl.) meniscectomy; partielle, selten subtotale od. totale Entfernung eines Meniskus nach Meniskusriss*.

Meniskus (↑) m: (engl.) meniscus; auch Gelenkmeniskus; scheiben- od. ringförmiger Zwischenknorpel aus Faserknorpel, z. B. im Kniegelenk*.

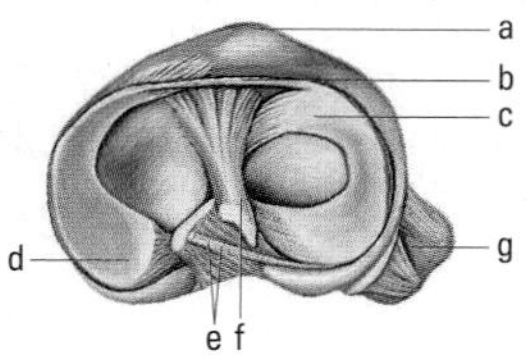

Meniskus: proximale Fläche der Tibia mit den Menisci und den Kreuzbändern; a: Tuberositas tibiae; b: Lig. transversum genus; c: Meniscus lateralis; d: Meniscus medialis; e: Lig. cruciatum posterius et Lig. meniscofemorale posterius; f: Lig. cruciatum anterius; g: Caput fibulae [532]

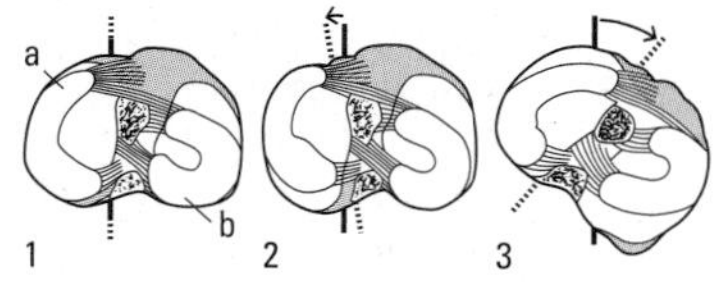

Meniskus: Verlagerung der Menisci bei Bewegungen im Kniegelenk. Die schwarze Gerade gibt die Rotationsstellung des Femurs, die gestrichelte Gerade die der Tibia an. a: Meniscus medialis; b: Meniscus lateralis; 1: stärkste Beugung; 2: rechtwinklige Beugung u. 10 Innenrotation; 3: rechtwinklige Beugung u. 42 Außenrotation [532]

Meniskus|ganglion (↑; Gangl-*) n: syn. Meniskuszyste*.

Meniskus|riss (↑): (engl.) meniscus tear; Einriss des Meniskus (innen häufiger als außen); **Formen:** s. Abb.; **Urs.:** traumatisch (Torsionstrauma) od. degenerativ; **Sympt.:** Schmerzen, Erguss, Streckhemmung bei Einklemmung; **Diagn.:** Steinmann*-Zeichen, Böhler*-Zeichen, Apley*-Zeichen; **Ther.:** Arthroskopie* u. partielle Meniskektomie, Meniskusnaht, bei Abriss Reinsertion.

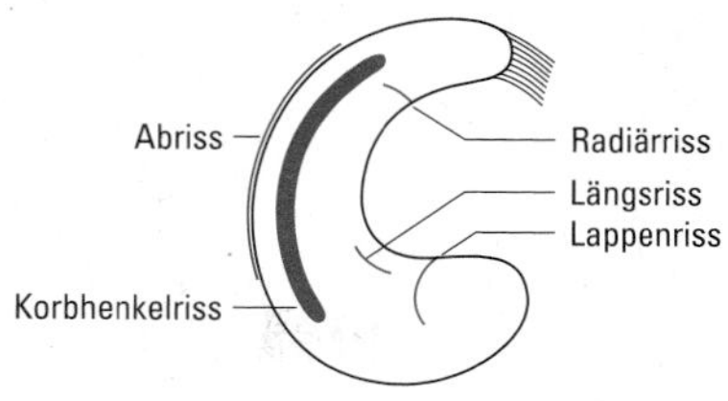

Meniskusriss: Lokalisationen

Meniskus|zyste (↑; Kyst-*) f: (engl.) cyst of the meniscus; syn. Meniskusganglion; umschriebener mehrkammriger Hohlraum mit gallertigem Inhalt am od. im Meniskus (bes. Außenmeniskus) i. R. einer mukoiden Gewebedegeneration mit Einriss- u. Einklemmungserscheinungen; **Ther.:** bei breitbasiger Verbindung Meniskektomie, sonst ggf. nur Zystenentfernung. Vgl. Baker-Zyste.

Menkes-Syn|drom (John H. M., Päd., Baltimore, geb. 1928) n: (engl.) Menkes disease, kinky hair syndrome; syn. Trichopoliodystrophie; X-chromosomal-rezessiv vererbte Kupferstoffwechselstörung bei Knaben (Genort Xq12–13); **Klin.:** Cutis laxa, pigmentarme Spindelhaare, typ. Gesichtsausdruck, Minderwuchs, Krampfanfälle u. psychomotor. Entwicklungsstörung; Tod im 1.–2. Lebensjahr.

Mennell-Zeichen (James B. M., Orthop., London, 1880–1957): (engl.) Mennell's sign; Schmerzen im Iliosakralgelenk bei Druck auf beide Darmbeinschaufeln in Rückenlage od. Überstreckung des oben liegenden Beins nach hinten in Seitenlage; Vork. bei entzündl. od. degen. Gelenkveränderungen, insbes. beim Iliosakralsyndrom*.

Meno|lyse (gr. μήν, μηνός Monat; Lys-*) f: (engl.) termination of menstrual flow; reversible Suppression der ovariellen Östrogenproduktion durch Gabe von GnRH*-Agonisten (Herabregulierung der GnHR-Rezeptoren); **Ind.:** v. a. hormonrezeptorpositive gyn. Tumoren, z. B. Mammakarzinom; vgl. Therapie, kontrahormonale.

Meno|pause (↑; gr. παῦσις Ende) f: Zeitpunkt der letzten spontanen Menstruation*, der retrospektiv ein Jahr lang keine weitere ovariell gesteuerte uterine Blutung folgt; meist zw. dem 45. u. 55. Lj. Vgl. Klimakterium, Postmenopause.

Meno|pausen|gonado|tropin, humanes (↑; ↑; Gonaden*; -trop*) n: Abk. HMG*.

Meno|pausen|syn|drom (↑; ↑) n: (engl.) menopausal syndrome; auch vegetativ-klimakterisches Syndrom; meist in der Menopause vorkommende typische **Trias** aus Hitzewallungen, Schwindel u. Schweißausbrüchen; daneben auch psychonervöse (Reizbarkeit, Lustlosigkeit, Leistungsabfall, Schlafstörungen) u. somatische (Atrophie der Genitalorgane u. Mammae, Adipositas, Osteoporose) Störungen; Auftreten evtl. bereits in der Prämenopause od. bei op. Kastration* jüngerer Frauen.

Menor|rhagie (↑; gr. ῥαγῆναι reißen, hervorstürzen) f: (engl.) menorrhagia; verlängerte Menstruation*; **Urs.:** entzündl. bzw. infektiöse Erkr. des Uterus u. der Ovarien, benigne u. maligne Tumoren, hormonale Regulationsstörungen u. internist. Erkr. (z. B. Gerinnungsstörungen, Stoffwechselkrankheiten).

Menschen|floh: Pulex irritans; s. Flöhe.

Menses (lat. Monate) m pl: s. Menstruation.

Mensinga-Pessar (Wilhelm M., Gyn., Flensburg, 1836–1910; Pessar*) n: syn. Scheidendiaphragma*.

Menstruation (lat. menstruus allmonatlich) f: auch Menses, monatl. Regelblutung, Periode; mit Blutung einhergehende Abstoßung der Gebärmutterschleimhaut (am Anfang eines jeden Menstruationszyklus*). Eine echte M. liegt nur dann vor, wenn im vorangegangenen Zyklus ein Corpus* luteum gebildet wurde, also eine Ovulation* stattfand. Vgl. Eumenorrhö, Menarche, Menopause.

Menstruations|störungen (↑): s. Zyklusstörungen.

Menstruations|zyklus (↑; Zykl-*) m: (engl.) menstrual cycle; wiederkehrender Ablauf weiblicher Körper- u. Erlebnisfunktionen mit Bereitstellung einer befruchtungsfähigen Eizelle u. einer einnistungsfähigen Uterusschleimhaut sowie endokrinen, org. u. psychosexuellen Veränderungen; beginnt bei Nichtbefruchtung mit dem ersten Tag der Menstruation* u. dauert 21–35, durchschnittl. 28 Tage bei meist individueller Konstanz. Die charakterist. zyklischen Veränderungen des M. im Gesamtorganismus, am Ovar u. am Endometrium (s. Abb.) werden im normalen zweiphasigen Zyklus hormonell durch das Hypothalamus*-Hypophysen-System u. die davon abhängigen Ovarialhormone gesteuert, die untereinander in Wechselbeziehung stehen. In der ersten Zyklusphase bewirkt die durch FSH* u. LH* induzierte Östrogenbildung im reifenden Follikel (**Follikelreifungsphase**) des Ovars die Proliferation der Uterusschleimhaut; eine Reifung weiterer Follikel wird vom jeweils dominanten Follikel mittels Inhibinsekretion verhindert. Der Follikelsprung (**Ovulation**) erfolgt nach Anstieg von FSH u. bes. LH etwa am 14. Zyklustag (variabel); durch das vom Corpus* luteum unter LH-Einfluss abgesonderte Progesteron (**Corpus-luteum-Phase** od. **Lutealphase**) wird die Uterusschleimhaut in das prägravide **Sekretionsstadium** transformiert (konstant 14 Tage). Wenn Befruchtung u. Nidation nicht stattfinden, sinkt die Produktion der Ovarialhormone im sich zurückentwickelnden Corpus luteum. Aufgrund des Hormonmangels kommt es zur Abstoßung des Endometriums (**Desquamationsphase:** Menstruationsblutung als Hormonentzugsblutung). Vgl. Basaltemperatur; Kolpozytologie; Zervixschleim; Syndrom, prämenstruelles; Zyklusstörungen; Zyklus, anovulatorischer; Phase, präovulatorische.

Menstruatio prae|cox (↑) f: syn. prämature Menarche*.

Menstruatio tarda (↑) f: verspätetes Auftreten der Menstruation*; vgl. Pubertas tarda.

MEN-Syn|drome n pl: Kurzbez. für autosomal-dominant erbl. Krankheitsbilder mit **m**ultiplen **e**ndokrinen **N**eoplasien in versch. Organen; **Formen: Typ I:** Wermer*-Syndrom; Genlokus 11q13; **Typ IIa:** Sipple*-Syndrom; Mutation im RET-Onkogen, Genlokus 10q11.2; **Typ IIb:** MMN*-Syndrom; Gen u. Lokalisation wie bei IIa; **DD:** andere (endokrin aktive) Polyadenomatose*-Syndrome.

mentalis (lat. mentum Kinn u. lat. mens, mentis Verstand, Geist): **1.** zum Kinn (mentum) gehörend; **2.** zum Geist (mens) gehörend, geistig.

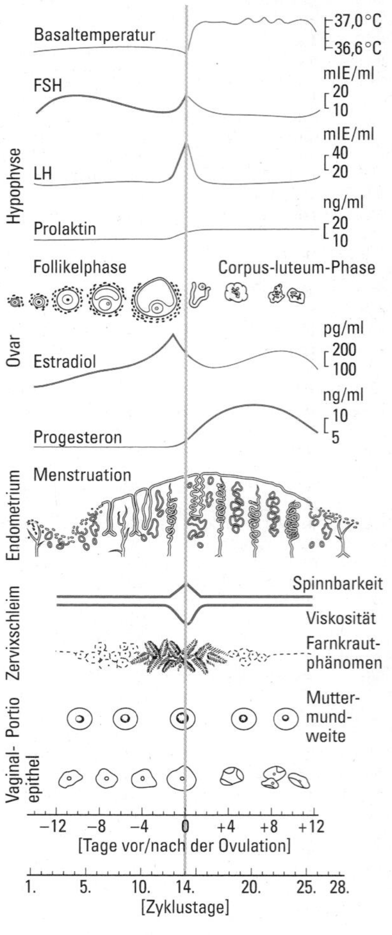

Menstruationszyklus: hormonelle und morphologische zyklische Veränderungen [376]

Mentha piperita (lat. mentha Minze) f: Pfefferminze*.

Menthol (↑) n: natürliches D-(-)-M. (Hauptbestandteil von Menthae piperitae aetheroleum; s. Pfefferminze) od. synthet. racemisches M.; monocyclischer Monoterpenalkohol; erzeugt auf der Haut ein Kältegefühl u. wirkt lokalanästhetisch; bei innerlicher Anw. spasmolytisch, expektorierend, cholagog; **Verw.:** bei Erkältung, rheumatischen Beschwerden, Juckreiz, Insektenstichen, Migräne.

Mentum (lat.) n: Kinn.

Menyanthes tri|foliata f: Bitterklee; Fieberklee; Sumpfpflanze der Fam. Menyanthaceae; Laubblätter (Menyanthis folium, Trifolii fibrini folium) mit Bitterstoffen, die die Magen- u. Speichelsekretion fördern; **Verw.:** bei Appetitlosigkeit u. dyspeptischen Beschwerden.

MEP: Abk. für **m**otorisch **e**vozierte **P**otentiale*.

Mephenesin (INN) n: zentrales Muskelrelaxans; s. Muskelrelaxanzien, zentrale.

Mepin|dolol (INN) n: nichtselektiver Betarezeptorenblocker*.

Mepiva|cain (INN) n: Lokalanästhetikum vom Amidtyp mit mittellanger Wirkungsdauer; **Verw.:** s. Lokalanästhetika.

Mepro|bamat (INN) n: psychotrope Substanz vom Typ der Dicarbamate, der anxiolytische, sedierende u. antikonvulsive Eigenschaften zugeschrieben werden; s. Tranquilizer.

Me|proscillarin (INN) n: Herzglykosid; vgl. Digitaloide.

Mepta|zinol (INN) n: Opioidanalgetikum; s. Opioide.

Mequi|tazin (INN) n: Histamin-H_1-Rezeptorenblocker; **Verw.:** s. Antihistaminika.

MER: Abk. für **M**uskel**e**igen**r**eflex; s. Reflexe.

Mer|algia par|aesthetica (gr. μηρός Oberschenkel; -algie*) f: syn. Inguinaltunnelsyndrom; Neuralgie* u. Parästhesien am lateralen Oberschenkel im Versorgungsgebiet des N. cutaneus femoris lat.; **Urs.:** mechan. Kompression des Nervs bei der Unterquerung des Lig. inguinale in der Lacuna musculorum (z. B. bei Hängebauch, bei Schwangerschft od. als sog. Jeans*-Krankheit).

Mer|bromin (INN) n: bakteriostat. Antiseptikum, Desinfektionsmittel; obsolet wegen hoher Resorptionstoxizität.

Mercaptane n pl: nicht mehr verwendete Bez. für Thiole*.

Mercapto|purin (INN) n: Zytostatikum (Antimetabolit, Purinanalogon); **Verw.:** bei akuter Leukämie; vgl. Antimetaboliten, Azathioprin.

Mercier-Katheter (Louis A. M., Urol., Paris, 1811–1882; Katheter*) m: s. Blasenkatheter (Abb.).

Mercier-Mündung (↑): Ostium* ureteris der Harnblase.

Mercuria lentis f: durch Einlagerung von Quecksilbersulfid (HgS) verursachte, braune Verfärbung der vorderen Linsenkapsel; irreversibles Sympt. der chron. Quecksilbervergiftung*. C. Fle.

Merendino-Technik (K. Alvin M., amerikan. Chir., geb. 1914) f: (engl.) Merendino's procedure; Anuloplastik (Raffung) des Mitralklappenrings bei Mitralinsuffizienz*.

Meristom (gr. μερίζειν teilen; -om*) n: syn. Zytoblastom*.

Merkel-Tast|scheibe (Friedrich S. M., Anat., Göttingen, 1845–1919): (engl.) Merkel's corpuscle; syn. Meniscus tactus; flächige Nervenendigung im Stratum germinativum der Epidermis*.

Merkel-Zelle (↑; Zelle*): (engl.) Merkel's cell; in der Basalschicht der Epidermis u. der äußeren Haarwurzelscheide gelegene große, helle Zelle; als Merkel-Zell-Neuritenkomplex an der Rezeption mechan. Reize beteiligt; evtl. neurosekretor. Funktion.

Merkel-Zell|karzinom (↑; ↑; Karz-*; -om*) n: (engl.) Merkel cell carcinoma; syn. trabekuläres Hautkarzinom, primäres neuroendokrines Hautkarzinom; sehr seltener, maligner Hauttumor, dessen Zelltyp den Merkel-Zellen gleicht; Ausbreitung von der Dermis in die Subkutis; **Klin.:** meist im Kopf- od. Halsbereich auftretender solitärer, rötlich-brauner schmerzloser Knoten, ∅ 1–6 cm bei Diagnosestellung, variable Konsistenz; destruierendes Wachstum, lymphogene Metastasierung; **Ther.:** radikale Exzision, evtl. mit Lymphknotenexstirpation; Strahlen- u. Chemotherapie. Vgl. Apudom.

Merk|fähigkeit: s. Gedächtnis.

Merkurialismus m: syn. Quecksilbervergiftung*.

Mero|gonie (gr. μέρος Teil; γονή Spross) f: syn. Schizogonie*.

mero|krin (↑; -krin*): (engl.) merocrine; Bez. für Drüsensekretion, bei der kein Zytoplasma mit dem Sekret verlorengeht; vgl. Drüsen.

Mero|melie (↑; -melie*) f: (engl.) meromelia; Gliedmaßendefekt; vgl. Dysmelie.

Meront (↑) m: syn. Schizont*.

Mero|penem (INN) n: zu den Carbapenemen gehörendes Betalaktam-Antibiotikum; vgl. Imipenem.

Mero|zoit (↑; gr. ζῷον Lebewesen) m: (engl.) merozoite; Stadium der ungeschlechtl. Vermehrung versch. Sporozoen; s. Plasmodien, Schizogonie.

MERRF: Abk. für **M**yoklonus**e**pilepsie mit **R**agged **r**ed **f**ibres; s. Enzephalomyopathien, mitochondriale.

Merritt-Syn|drom (Katharine K. M., amerikan. Päd., geb. 1886) n: s. Kasabach-Merritt-Syndrom.

Merseburger Trias (Trias*) f: (engl.) Merseburg triad; die Leitsymptome Struma, Exophthalmus u. Tachykardie der Basedow-Krankheit (s. Thyroiditis).

Mes-: auch Meso-; Wortteil mit der Bedeutung mittleres, mitten, zwischen; von gr. μέσος.

MESA: Abk. für **m**ikrochirurgische **e**pididymale **S**permien**a**spiration; Samengewinnung durch Hodenbiopsie für ICSI*.

Mesalazin (INN) n: Bestandteil von Sulfasalazin* mit antiphlogist. Wirkung; **Verw.:** bei Colitis ulcerosa, Enteritis regionalis Crohn.

Mes|angium|zellen (Mes-*; Angio-*; Zelle*): (engl.) mesangial cells; Bindegewebezellen am Stiel der Kapillarlobuli in den Malpighi*-Körperchen, die mesangiale Matrix (Lamella hyalini) bilden; vgl. Glomerulus.

Mes|aortitis luica (↑; Aorta*; -itis*) f: s. Syphilis.

Mescalin n: (engl.) mescaline; Hauptalkaloid versch. mittel- u. südamerikan. Kakteenarten (z. B. Peyotl); wegen seiner halluzinogenen Potenz traditionelles Rauschmittel (orale Aufnahme, v. a. als sog. Mescal-buttons, Pflanzenscheiben von Lophophora williamsii); erzeugt bes. Farbhalluzinationen; vgl. Halluzinogene.

Mes|en|cephalon (Mes-*; Enkephal-*) n: Mittelhirn; zw. Diencephalon u. Metencephalon gelegener u. vom Aqueductus cerebri durchzogener Teil des Gehirns*; dorsal reicht es vom Unterrand der Vierhügelplatte bis zum Stiel der Zirbeldrüse, ventral vom Oberrand der Brücke bis zum Unterrand der Corpora mamillaria. Gliederung im Querschnitt: s. ums. Abb.

Mes|en|chym (↑; -enchym*) n: (engl.) mesenchyma; embryonales Bindegewebe, dessen verzweigte Zellen ein lockeres, von Interzellularflüssigkeit ausgefülltes Schwammwerk bilden; Herkunft zunächst aus undifferenzierten Furchungszellen (intraembryonales M.), vom Trophoblasten (extraembryonales M.), dann aus allen drei Keimblättern; multipotentes Muttergewebe aller Formen von Stütz- u. Bindegeweben, der quergestreiften Muskulatur, fast aller glatten Muskelzellen, der Herzmuskulatur, Gefäßendothelien u. Blutzellen.

Mes|en|chymom (↑; ↑; -om*) n: (engl.) mesenchymoma; benigner, seltener Mischtumor des Mesenchyms mit bes. Beziehung zum Gefäßsys-

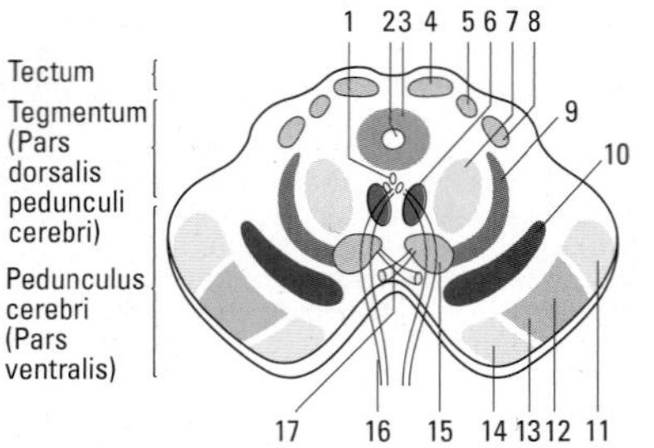

Mesencephalon:
Horizontalschnitt im rostralen Bereich;
1: Nuclei nervi oculomotorii; 2: Aqueductus mesencephali; 3: Substantia grisea centralis; 4: Colliculus superior; 5: Brachium colliculi superioris; 6: Fasciculus longitudinalis medialis; 7: Formatio reticularis; 8: Corpus geniculatum mediale (Zwischenhirnteil); 9: Lemniscus medialis; 10: Substantia nigra; 11: Fibrae (F.) parieto- et temporopontinae; 12: F. corticospinales; 13: F. corticonucleares; 14: F. frontopontinae; 15: Nucleus ruber; 16: N. oculomotorius; 17: Decussatio tegmentalis anterior [470]

tem; gehört zur Gruppe der dysontogenetischen Tumoren; vgl. Dysontogenie.

Mes|enterial|gefäß|verschluss (↑; Enter-*): (engl.) mesenteric vascular occlusion; Verlegung art. od. venöser Mesenterialgefäße; **1. Mesenterialarterienverschluss: a)** akuter Mesenterialinfarkt durch art. Embolie mit Verschluss der A. mesenterica sup. bzw. A. mesenterica inf. mit Infarzierung u. Nekrotisierung der betr. Darmabschnitte; Klin.: typisch in drei Stadien: Initialstadium (Infarzierung) mit abrupt einsetzenden, ca. 6 Std. anhaltenden diffusen Leibschmerzen (bes. periumbilikal) bei häufig fehlender Abwehrspannung u. fehlendem Druckschmerz; Intervall mit Besserung der Beschwerden (sog. fauler Friede) von ca. 12 Std.; Endstadium mit Akutem* Abdomen inf. Durchwanderungsperitonitis, paralyt. Ileus u. hämorrhag. Schock bei blutigen Durchfällen; Diagn.: gründliche Anamnese, Leukozytose (>20 000/µl), metabol. Azidose u. Laktatazidose, Rö. (Abdomenübersicht), Sonographie, Angiographie; Ther.: möglichst im Initialstadium op. Embolektomie mit anschl. Antikoagulation, evtl. Darmresektion; **b)** chron. M.: i. R. arterieller Verschlusskrankheiten* auftretende Durchblutungsstörung der Baucheingeweide mit den Sympt. einer Angina* abdominalis; wegen eines meist gut ausgebildeten Kollateralkreislaufs* (s. Riolan-Anastomose) häufig nur geringe Beschwerden; **c)** nonokklusiver M.: syn. hämorrhagische Enteropathie, Perfusionsischämie; Gefäßspasmus im Arkadenbereich mit Nekrosen in der Darmschleimhaut u. evtl. auch tieferer Wandschichten durch linksventrikuläre Herzinsuffizienz od. Schock; **2. Mesenterialvenenthrombose:** Verschluss der V. mesenterica sup. bzw. V. mesenterica inf. insbes. durch Traumen, schwere eitrige abdominale Entz. u. Tumoren; Sympt., Diagn. u. Ther. wie bei art. Verschlüssen.

Symptome:
1. plötzliche Bauchschmerzen
2. weicher Bauch
3. Leukozytose (≥20 000/µl)
4. metabolische und Laktatazidose

Mes|enterial|lymph|knoten|tuberkulose (↑; ↑; Lymph-*; Tuberkel*; -osis*) **f:** (engl.) mesenteric lymph node tuberculosis; syn. Lymphadenitis mesenterica tuberculosa; Tuberkulose* der Lymphknoten des Mesenteriums, pathol.-anat. mit Verkäsung u. Verkalkung von Lymphknoten; Vork. meist als tuberkulöser Primärkomplex bei Darmtuberkulose*, seltener inf. hämatogener Aussaat; **Klin.:** Appetitlosigkeit, Bauchschmerzen; bei Perforation der Lymphknoten evtl. tuberkulöse Peritonitis.

Mes|enteriko|graphie (↑; ↑; -graphie*) **f:** s. Zöliakographie.

Mes|enterium (↑; ↑) **n:** (engl.) mesentery; Mesostenium, Dünndarmgekröse; Aufhängeband des Jejunums u. Ileums, heftet diese Dünndarmabschnitte an die hintere Bauchwand; zw. den beiden Bauchfellblättern des M. liegt eine stärkere Bindegewebeschicht, in der (neben Fettmassen) Lymphknoten, Gefäße u. Nerven enthalten sind. Vgl. Mesocolon.

Mes|enterium ileo|colicum com|mune (↑; ↑) **n:** Hemmungsfehlbildung*, bei der das Mesocolon ascendens nicht an der hinteren Bauchwand fixiert ist u. ein gemeinsames Mesenterium u. Mesocolon ascendens besteht; begünstigt inf. einer abnormen Beweglichkeit des Colon ascendens die Entstehung eines Volvulus* u. einer Invagination*.

Mes|en|zephalitis (↑; Enkephal-*; -itis*) **f:** (engl.) mesencephalitis; Enzephalitis* im Bereich des Mittelhirns (Mesencephalon).

Mesh graft (engl. Masche, Netz)**:** Maschen- od. Netztransplantat; Sonderform des Spalthauttransplantats, bei der die entnommene Spalthaut über eine Messerwalze geführt wird, die in best. Abständen einschneidet; durch Auseinanderziehen (max. dreifach) entsteht ein rautenförmiges Hautgitter zum Decken großer Hautdefekte. Aus den Zwischenräumen kann Wundsekret abfließen; inf. sek. Epithelisierung kosmet. ungünstiges Ergebnis. Eine sek. Schrumpfung ist zur Annäherung der Wundränder, z. B. bei Faszienspaltung eines Kompartmentsyndroms, erwünscht. Anw. bes. bei Brandverletzungen, wenn nur wenige Entnahmestellen zur Verfügung stehen. Vgl. Hauttransplantat. D. Buc.

mesial (Mes-*)**:** nach der Mitte des Zahnbogens gerichtet; Ggs. distal.

Mesial|biss (↑)**:** (engl.) mesial bite; Dysgnathie, bei der die Zähne des Unterkieferzahnbogens gegenüber den Zähnen des Oberkieferzahnbogens nach mesial (ventral) versetzt stehen (Angle-Klasse III). Im Molarenbereich sind die Höcker um 1, ½ od. ¼ Prämolarenbreiten (Abk. Pb) versetzt. Im Frontzahnbereich besteht Kopfbiss od. eine vergrößerte umgekehrte sagittale Stufe. **Urs.:** meist Wachstumsüberschuss des Unterkiefers (mandibuläre Prognathie), aber auch Wachstumsdefizit des Oberkiefers (maxilläre Retrognathie) od. rein dental bedingt bei korrekter Relation der skelettalen Basen. Vgl. Distalbiss.

Mesio|dens (↑; Dens*) **m:** zwischen den oberen mittleren Schneidezähnen stehender Zahn;

auch doppelt vorkommend; vgl. Dentes supplementarii.

Meskalin n: Mescalin*.

Mesna (INN) n: Mukolytikum; Zytoprotektivum; **Verw.:** als Antidot zur Vermeidung von Urotoxizität bei Chemotherapie mit Oxazaphosphorinen*; **cave:** allergische Reaktionen.

Meso|appendix (Mes-*; Append-*) n: syn. Mesenteriolum; Gekröse des Wurmfortsatzes.

Meso|bili|rubin (↑; Bili-*; lat. ruber rot) n: s. Bilirubin.

Meso|bili|rubino|gen (↑; ↑; ↑; -gen*) n: farbloses Zwischenprodukt im reduktiven Abbau von Bilirubin durch Darmbakterien; Vork. in Galle, Kot u. Urin; erhöht bei Lebererkrankung.

Meso|blast (↑; Blast-*) m: s. Mesoderm; vgl. Eizelle, Keimblätter.

Meso|cardium (↑; Kard-*) n: nur am embryonalen Herzen vorhandenes doppelblättriges Herzgekröse.

Meso|cestoides variabilis m: syn. Mesocestoides lineatus; Bandwurm (s. Cestodes) von Karnivoren; selten beim Menschen.

Meso|colon (Mes-*; Kol-*) n: syn. Mesokolon; Dickdarmgekröse; heftet das Colon* an die hintere Bauchwand: **M. ascendens** u. **M. descendens** mit unbewegl. Fixierung der entspr. Abschnitte des Colons, **M. sigmoideum** u. **M. transversum** mit gut bewegl. Fixierung der entspr. Abschnitte des Colons.

Meso|derm (↑; Derm-*) n: (embryol.) mittleres der drei embryonalen Keimblätter*, das sich ab dem Stadium der dreiblättrigen Keimscheibe* (ca. 17. Tag) komplex differenziert u. sich zum paraxialen (Skelett u. Muskeln des Rumpfs, Lederhaut, Unterhautbindegewebe), intermediären (Nieren, Keimdrüsen mit Ausführungsgängen außer Geschlechtszellen) u. lateralen M. (viszerales M.: glatte Muskulatur, Herz, Blutzellen, Gefäße, Mesothel der Eingeweide, Nebennierenrinde, Milz, Bindegewebe, Trigonum vesicae; parietales M.: Mesothel für Pleura, Perikard u. Peritoneum, Bindegewebe) entwickelt.

Meso|gastrium (↑; Gastr-*) n: **1.** Magengekröse; **M. dorsale** u. **M. ventrale:** entwicklungsgeschichtl. vorderes u. hinteres Gekröse des Magens; wird durch die Magendrehung frontal gestellt u. zum Omentum majus bzw. minus umgestaltet; **2.** Mittelbauchgegend (syn. Regio abdominis media); umfasst Regio lateralis u. Regio umbilicalis; s. Bauchregionen.

Meso|glia (↑; Glia*) f: s. Neuroglia.

meso-Inositol: syn. myo-Inositol; s. Inositol.

Meso|kardie (↑; Kard-*) f: (engl.) mesocardia; Drehungsanomalie des Herzens in eine Mittelstellung mit nach ventral gerichteter Herzspitze ohne eindeutige Rechts- od. Linkslage; vgl. Dextrokardie.

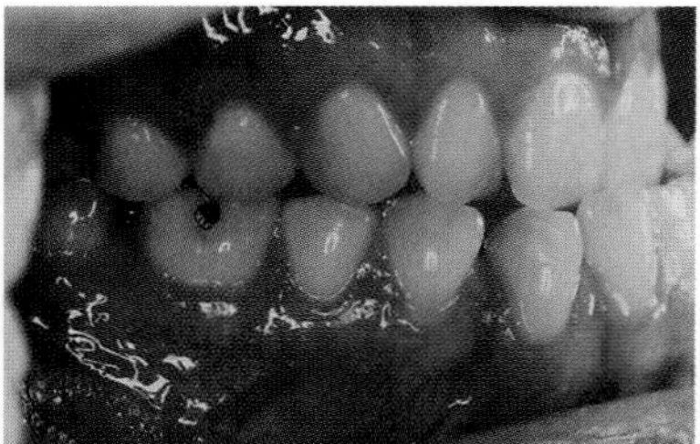

Mesialbiss [394]

Meso|merie (↑; gr. μέρος Teil) f: (engl.) mesomerism; Molekülzustand zw. best. angebbaren, real nicht vorliegenden Grenzstrukturen einer chem. Verbindung inf. Delokalisierung der π-Elektronen.

Meso|metrium (↑; gr. μήτρα Gebärmutter) n: Lig. latum uteri, breites Mutterband; Bauchfellduplikatur beidseits neben der Gebärmutter.

Mesonen (↑) n pl: (engl.) mesons; Gruppe mittelschwerer Elementarteilchen* mit Ruhemassen zw. dem 250fachen u. 1800fachen der Elektronenmasse u. ganzzahligem Spin, zu der Pi*-Mesonen u. K-Mesonen gehören.

Meso|nephros (↑; Nephr-*) m: s. Urniere.

Mes|orchium (↑; Orch-*) n: Bauchfellfalte, die (im frühen Entwicklungsstadium) zum Hoden zieht.

Meso|salpinx (↑; Salpinx*) f: Bauchfellduplikatur um die Eileiter, bestehend aus den beiden Blättern des Lig. latum uteri.

Meso|tendineum (↑; Tend-*) n: gefäß- u. nervenführende Verbindung zw. der Vagina synovialis der Sehnenscheiden u. den Sehnen.

Meso|thel (↑; gr. θηλεῖν blühen, wachsen) n: (engl.) mesothelium; Deckzellschicht; einschichtiges Plattenepithel als oberflächlichste Schicht von Pleura* u. Peritoneum*.

Meso|theliom (↑; ↑; -om*) n: (engl.) mesothelioma; maligner Tumor an Pleura, Perikard od. Peritoneum; entwickelt sich aus Mesothelzellen, meist mit bindegewebigem Anteil; vgl. Pleuramesotheliom.

Meso|thermo|bakterien (↑; Therm-*; Bakt-*) f pl: (engl.) mesothermic bacteria; sog. mesophile Bakterien, Kühlebakterien; Wachstum bei einem Temperaturoptimum um ca. 37 °C (zw. +18 °C u. +45 °C). Vgl. Hyperthermobakterien, Psychrobakterien.

Meso|tympanicum (↑; Tympanum*) n: syn. Mesotympanum bzw. Mesotympanon; Mittelteil der Paukenhöhle*, medial des Trommelfells; vgl. Hypotympanicum, Epitympanicum.

Mes|ovarium (↑; lat. ovarium Eierstock) n: Gekröse des Eierstocks; Bauchfellduplikatur; s. Ligamentum latum uteri.

Messenger-RNA (engl. messenger Bote) f: Abk. mRNA; durch Transkription eines DNA-Abschnitts gebildete, einzelsträngige RNA*, die als sog. Matrizen-RNA in der Proteinbiosynthese* als Informationsvorlage für die Synthese einer spezif. Polypeptidkette dient.

Mesterolon (INN) n: oral wirksames Androgen; **Ind.:** psychovegetative Störung, renale Anämie; s. Androgene.

Mestranol (INN) n: synthet. Östrogen, wird demethyliert zu Ethinylestradiol*; s. Östrogene.

Mesuximid (INN) n: Antiepileptikum (Succinimidderivat); s. Ethosuximid.

Met-: auch Meta-; Wortteil mit der Bedeutung nach, hinter; von gr. μετά.

meta-: (chem.) Bez. für die 1,3-Substitution am Benzolring; s. Benzol.

Meta|biose (Met-*; Bio-*) f: (engl.) metabiosis; Form der Symbiose*, in der nur für einen Partner Vorteile bestehen.

Metabolic pool (engl. Stoffwechselbecken): sog. Sammelbecken des Intermediärstoffwechsels; Gesamtheit aller dem Organismus für Biosynthese od. Energiegewinnung zur Verfügung stehenden exogen zugeführten (resorbierte Nah-

M

rungsbestandteile) u. endogen entstandenen (Abbauprodukte des Zwischenstoffwechsels) Stoffe.

meta|bolisch (gr. μεταβολή Veränderung, Umsetzen): (engl.) metabolic; veränderlich; (physiol.) im Stoffwechsel entstanden, stoffwechselbedingt.

Meta|bolisierung von Arznei|stoffen (↑): (engl.) metabolic degradation of pharmaceuticals; s. Biotransformation.

Meta|bolismus (↑) m: syn. Stoffwechsel*.

Meta|bolismus, oxidativer (↑) m: (engl.) oxidative metabolism; sauerstoffabhängiger Metabolismus von Phagozyten* mit Bildung toxischer, mikrobizid wirkender Sauerstoffmetaboliten während der Phagozytose*, insbes. von Superoxid-Anion (O_2^-) durch ein membrangebundenes Enzymsystem (NADPH-abhängige Oxidase) u. von Wasserstoffperoxid (H_2O_2) sowie dem bes. toxischen Hydroxylradikal ($^{\cdot}OH$) durch chem. Reaktionen in Gegenwart von Metallionen (Eisen). Ein assoziiertes Phänomen ist die Chemilumineszenz. Vgl. Mikrobizidie.

Meta|bolit (↑) m: (engl.) metabolite; im Stoffwechsel* durch Enzymreaktionen entstandene od. veränderte Verbindung.

Meta|carpus (Met-*; Karp-*) m: Mittelhand; zw. Handwurzel u. Fingern.

Meta|chromasie (↑; Chrom-*) f: (engl.) metachromasia; Eigenschaft best. Gewebebestandteile, durch basische Farbstoffe in einem anderen Ton gefärbt zu werden als dem der angebotenen Farblösung; z. B. rotviolett mit Toluidinblau, das orthochromat. Strukturen blau färbt; zeigt die Anwesenheit hochpolymerer saurer Mukopolysaccharide an.

M

meta|chromatisch (↑; ↑): (engl.) metachromatic; (histol.) Eigenschaft einer Färbung, bei der der Farbton der verwendeten Farblösung vom Farbton der damit behandelten Gewebeprobe abweicht; z. B. beim Romanowsky*-Effekt; vgl. orthochromatisch.

Meta|clazepam (INN) n: Benzodiazepinderivat; **Verw.:** als Tranquilizer*; s. Benzodiazepinderivate.

Meta|genese (Met-*; -genese*) f: (engl.) metagenesis; Form des Generationswechsels* mit gesetzmäßiger Abfolge von geschlechtl. u. ungeschlechtl. (Teilung, Knospung) Fortpflanzung; Vork. z. B. beim Hundebandwurm (Echinococcus); vgl. Heterogonie.

Meta|gonimus yokogawai m: kleinster (nur 1 mm langer) im Menschen parasitierender Darmegel*; verursacht bei Massenbefall der Heterophyiasis* ähnliche Symptome; **Vork.:** Mittelmeerraum, Süd-Ostasien (insbes. Korea); Infektion durch rohe Fischgerichte.

Meta|karpal|zeichen (Met-*; Karp-*): (engl.) metacarpal sign; (röntg.) Verkürzung des Os metacarpale IV (4. Mittelhandknochen); bes. bei Pseudohypoparathyroidismus* u. Ullrich*-Turner-Syndrom.

Met|albumin n: syn. Pseudomuzin*.

Metall|dampf|fieber: (engl.) metal fume fever; syn. Gießerfieber, sog. Messingmalaria; Std. bis wenige Tage anhaltendes Fieber mit ausgeprägtem Krankheitsgefühl u. Atemwegreizung durch Einatmen rauch- od. dampfförmiger Metalloxide (z. B. Cadmium, Zink, Kupfer).

Metall|klang: (engl.) metallic sound; perkutor. Schallerscheinung von metallisch klingendem Charakter inf. Mittönens luftgefüllter Hohlräume (Pneumothorax, Kavernen, Aszites mit Meteorismus); vgl. Münzenklirren, Stäbchenperkussion.

Metallo|en|zyme (Enzyme*) n pl: s. Enzyme.

Metallose f: (engl.) metallosis; Metallablagerung im Gewebe; Vork. z. B. als Chalkose*, Mercuria* lentis, Siderosis* bulbi, Siderosis* cutis u. bei Abrieb von Prothesen großer Gelenke.

Meta|lues (Met-*; Lues*) f: syn. Metasyphilis*.

Meta|merie (↑; gr. μέρος Teil) f: (engl.) metamerism; entwicklungsgeschichtl. Gliederung des embryonalen Körpers in hintereinander liegende Abschnitte; postnatal metamere od. segmentäre Innervation der Haut u. Zusammenhang der Hautnervenbezirke mit best. Rückenmarksegmenten.

Meta|mizol (INNv) n: syn. Noramidopyrin, Novaminsulfon; Analgetikum; s. Pyrazolonderivate.

Meta|morph|opsie (gr. μεταμόρφωσις Umgestaltung; Op-*) f: (engl.) metamorphopsia; Sehstörung mit vergrößerter (Makropsie, Megalopsie), verkleinerter (Mikropsie), weiter entfernter (Teleopsie, Porropsie) od. näher gerückter (Pelopsie), verzerrter od. deformierter, räumlich verstellter (z. B. auf dem Kopf, Dysmorphopsie) od. farblich veränderter Wahrnehmung von Gegenständen; **Vork.: 1.** als konstante Störung bei Erkr. der lichtbrechenden Medien od. Veränderungen im Bereich der zentralen Netzhaut (Makulopathie*); **2.** als kurzzeitige, wiederholt auftretende visuelle Illusion*, die nicht durch eine zerebrale Amblyopie* verursacht wird; bei Erkr. des ZNS (v. a. des Okzipitalhirns u. der temporookzipitalen Regionen), auch i. R. einer epilept. Aura, bes. im Dreamy* state. Vgl. Gitternetz.

Meta|myelo|zyten (Met-*; Myel-*; Zyt-*) m pl: (engl.) metamyelocytes; syn. jugendl. Granulozyten*; nicht mehr teilungsfähige Reifungsstufe der Granulozytopoese*, die den Myelozyten* folgt. M. haben einen bohnen- od. wurstförmigen Kern u. azidophiles Zytoplasma mit neutrophiler Granulation u. kommen normalerweise nur im Knochenmark vor; Auftreten im Blut bei Linksverschiebung*.

Meta|nephrin n: s. Katecholamine.

Meta|nephros (Met-*; Nephr-*) m: syn. Nachniere*.

Meta|phase (↑) f: s. Mitose.

Meta|phylaxe (↑; gr. φύλαξις Schutz) f: (engl.) metaphylaxis; nachgehende Fürsorge; Maßnahmen zur Verhinderung von Progression od. Exazerbation nicht heilbarer Erkr., z. B. Stoffwechselanomalien; vgl. Prävention.

Meta|physe (gr. μεταφύεσθαι umwachsen, sich umgestalten) f: (engl.) metaphysis; Abschnitt des Röhrenknochens zw. Diaphyse* (Mittelstück) u. Epiphyse* (Endstück); Längenwachstumszone.

Meta|plasie (gr. μεταπλάσσειν umbilden) f: (engl.) metaplasia; reversible Umwandlung eines differenzierten Gewebes in ein anderes differenziertes Gewebe, tritt v. a. nach chron. Irritation durch entzündl., chem. od. mechan. Faktoren i. R. der Regeneration auf; **Vork.:** z. B. als Plattenepithelmetaplasie des Bronchialepithels (s. Abb.), an der Epithelgrenze* der Cervix uteri, bei chron. Prostatitis, als Form der intestinalen Metaplasie bei chron.-atrophischer Gastritis od. als pathol. Ossifikation* mit M. des Binde- u. Stützgewebes, z. B. bei Myositis* ossificans u. Spondylitis* ankylosans. Vgl. Anaplasie, Dysplasie, Prosoplasie.

Meta|plasie, myeloische (↑) f: (engl.) myeloid metaplasia; s. Blutbildung, extramedulläre.

Meta|plasma (Met-*; -plasma*) n: (engl.) metaplasm; Differenzierungen des Zellprotoplasmas mit spezif. Sonderleistungen; zum M. zählen Tonofibrillen*, Myofibrillen*, Neurofibrillen*, Mikrofilamente u. Mikrotubuli.

Meta|stase (gr. μετάστασις Veränderung) f: (engl.) metastasis; (allg.) als Folge der Verschleppung best. Faktoren aus einem lokalen (primären) Krankheitsprozess an anderer Stelle im Organismus entstandener sek. Krankheitsherd

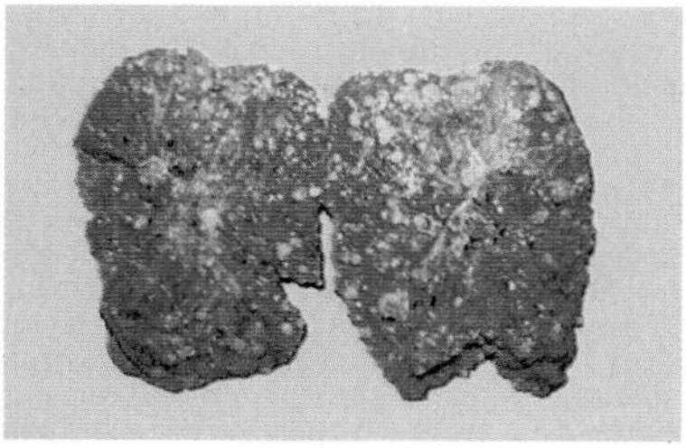

Metastase:
Lungenpräparat mit zahlreichen klein- und grobknotigen Metastasen eines primären Mammakarzinoms [471]

(„Absiedlung"), i. e. S. Geschwulstmetastase insbes. maligner Tumoren (Karzinom, Sarkom u. a.) durch Verschleppung von Tumorzellen (sog. Tochtergeschwulst); dabei unterscheidet man **lokale** (in der Umgebung des Primärtumors), **regionäre** (in der nächsten im Lymphabflussgebiet liegenden Lymphknotengruppe) u. **Fernmetastasen**, nach der Art der Ausbreitung (Metastasierung*) **hämatogene** (Verschleppung über die Blutbahn nach Einbruch in das Gefäßsystem), **lymphogene** (Verschleppung von Tumorzellen über Lymphgefäße u. Durchsetzung

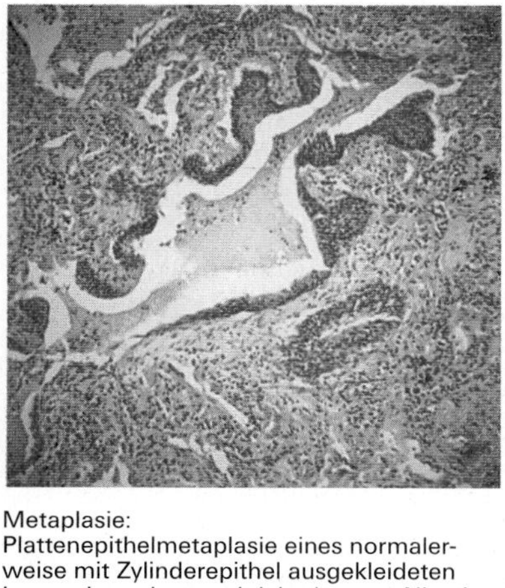

Metaplasie:
Plattenepithelmetaplasie eines normalerweise mit Zylinderepithel ausgekleideten Lungenbronchus nach jahrelangem Nicotinabusus [471]

der regionären Lymphknoten mit Tumorgewebe), **Implantationsmetastasen** (Implantation von Tumorzellen in serösen Häuten, v. a. Pleura u. Peritoneum), **Abklatschmetastasen** (durch Berührung mit einem gegenüberliegenden Tumor entstandene M.) u. **Impfmetastasen** (z. B. in Stichkanälen u. Wunden nach op. Eingriffen).

Meta|stasen|leber (↑): s. Lebermetastasen.

Meta|stase, osteo|plastische (↑) f: (engl.) osteoblastic metastasis; s. Knochentumoren.

Meta|stasierung (↑): (engl.) metastasis; syn. Filialisierung; allg. Bez. für Krankheitsprozesse, bei denen eine Absiedelung von Zellen od. Zellverbänden über den Blut- od. Lymphweg in primär nicht erkrankte Körperregionen stattfindet. Vgl. Embolie, Metastase.

Meta|syphilis (Met-*) f: syn. Metalues, Nachsyphilis; früher übliche Sammelbez. für Tabes* dorsalis u. progressive Paralyse*; s. Neurosyphilis, Syphilis.

Meta|tars|algie (↑; gr. ταρσός Fläche, Fußsohle; -algie*) f: syn. Morton*-Neuralgie.

Meta|tarsus (↑; ↑) m: Mittelfuß, zw. Fußwurzel u. Zehen.

Meta|tarsus varus (↑; ↑) m: Klumpfußstellung des Mittelfußes; meist erworben.

Meta|thalamus (↑; gr. θάλαμος Kammer) m: Teil des Zwischenhirns, besteht aus dem medialen u. lateralen Kniehöcker (Corpus geniculatum med., lat.).

Meta|zerkarie (↑; gr. κέρκος Schwanz) f: (engl.) metacercaria; enzystiertes Jugendstadium der Trematodes* (mit Ausnahme der Schistosomen); entwickelt sich aus der Zerkarie im 2. Zwischenwirt (z. B. bei Opisthorchis) od. auf Pflanzen (z. B. bei Fasciolopsis buski); aus ihr entsteht im Endwirt der geschlechtsreife Saugwurm.

Meta|zoen (↑; gr. ζῷον Lebewesen) n pl: (engl.) metazoa; mehrzellige Organismen des Tierreichs, im Ggs. zu den Einzellern (Protozoen*).

Met|en|cephalon (↑; Enkephal-*) n: Hinterhirn; Teil des Rhombencephalons, besteht aus Kleinhirn* (Cerebellum) u. Brücke (Pons*).

Metenolon (INN) n: orales Anabolikum mit androgener Wirkungskomponente; s. Anabolika.

Meteorismus (gr. μετέωρος in der Luft befindlich) m: (engl.) meteorism; sog. Blähsucht; Luft- bzw. Gasansammlung im Darm od. in der freien Bauchhöhle, z. B. bei Verdauungsstörungen, Typhus, Ileus, Peritonitis, Leberzirrhose, auch bei Herzinsuffizienz inf. mangelnder Resorption der Darmgase u. bei abnorm schlaffen Bauchdecken.

Meter (lat. metrum; griech. metron): SI-Basiseinheit der Länge*; Einheitenzeichen m; 1 m ist die Strecke, die Licht im Vakuum in der Zeit 1/299 794 458 s durchläuft. Vgl. Einheiten. G. Spr.

Met|ergolin (INN) n: Prolaktinhemmer*.

Met|formin (INN) n: Insulinsensitizer* aus der Gruppe der Biguanide*.

Methacholin|test m: unspezif. inhalativer Provokationstest* zur Ermittlung einer bronchialen Hyperreaktivität*; pos. bis zur Schwellendosis von 0,5 mg.

Methadon n: s. Levomethadon.

Met|hämo|globin (Met-*; Häm-*; Globus*) n: (engl.) methemoglobin; Abk. Met-Hb; s. Hämoglobin, Methämoglobinämie.

Met|hämo|globin|ämie (↑; ↑; ↑; -ämie*) f: (engl.) methemoglobinemia; Vermehrung von Methämoglobin im Blut; **Formen: 1.** toxisch bedingte M. durch Substanzen, die eine Oxidation von Hämoglobin bewirken, z. B. Phenazopyridin, Phenacetin, Sulfonamide, Chinin, p-Aminosalicylsäure, Amylnitrit, Nitroglycerol, Lokalanästhetika, Nitrobenzol, Paraquat, Anilinderivate, nitrose Gase; **Vork.:** bes. gefährdet (z. B. durch nitrithaltiges Wasser) sind Säuglinge, da bei diesen die enzymat. Reduktion des Methämoglobins langsamer erfolgt als bei Erwachsenen. **Klin.:** Zyanose, die sich in zeitl. Zusammenhang mit der Aufnahme der genannten Substanzen entwickelt; Allgemeinsymptome (Kopfschmerz, Übelkeit, Tachykardie, Atemnot u. Unruhe) sowie hämolytische Anämie mit Bildung von Heinz-Innenkörperchen nur bei stärkerer Methämoglobinbildung; Kollaps bei einem Methämoglobingehalt des Bluts von 45–70 %, Tod bei >70 %; **Ther.:** Absetzen der auslösenden Substanz u. evtl. Methylenblaulösung i. v.; **2.** M. bei NADH-Methämoglobinreduktase-Mangel: autosomal-rezessiv erbl. Erythrozytenenzymopathie mit einem Methämoglobinanteil von bis zu 40 % bei homozygotem Träger des Defekts; Sympt.: Zyanose (das Blut hat oft eine schokoladenbraune Färbung), neurol. Störungen; Heterozygote sind beschwerdefrei. Aus psychol. od. kosmet. Gründen kann eine Behandlung mit Ascorbinsäure od. Methylenblau durchgeführt werden. Die Aufnahme der unter 1. genannten Substanzen ist zu meiden. **3.** Hämoglobin-M-Krankheit: Hämoglobinopathie mit dominantem Erbgang; mehrere Hämoglobinvarianten sind bekannt, wobei entw. die Betakette od. die Alphakette des Globins in der Nähe des Häms verändert ist. Nur heterozygote Träger der Anlage sind lebensfähig. Zyanose besteht seit Kindheit. Methämoglobinanteil des Gesamthämoglobins beträgt ca. 20–40 %. Bei Veränderung der Betakette kann eine milde, manchmal kompensierte hämolyt. Anämie vorhanden sein. Eine Ther. ist nicht möglich. Vgl. Hämoglobinopathien.

Met|hämo|globin|cyanid (↑; ↑; ↑; Zyan-*) n: (engl.) cyanmethemoglobin; s. Hämoglobin.

Methan n: (engl.) methane; CH_4, sog. Sumpf- od. Grubengas; Grundkohlenwasserstoff der Paraffin-Gruppe; farbloses, brennbares Gas, Kp. -164 °C; **Vork.:** z. B. im Erdgas u. in Darmgasen.

Methanol n: Methylalkohol, Holzgeist; CH_3OH, farblose, hochgiftige Flüssigkeit, ähnelt in Geruch u. Geschmack dem Ethylalkohol; Anw. als Lösungsmittel z. B. für Farben, als Reinigungsmittel u. in der chem.-pharmaz. Industrie; MAK-Wert 200 ppm od. 260 mg/m^3; vgl. Methanolvergiftung.

Methanol|vergiftung: (engl.) methanol poisoning; **1. akute M.:** nach oraler Aufnahme von Methanol auftretende Sympt. mit Schwindel, Kopfschmerz, Erbrechen, Sehstörungen bis zu Erblindung u. Krämpfen; u. U. Tod durch tox. Metaboliten (Formaldehyd, Ameisensäure); tödl. Dosis 30–50 ml; **2. chronische M.:** durch Resorption über die Haut u. Einatmen verursachte Sympt. mit Reizung der Augenbindehäute u. der Atemwege, Kopfschmerz, Ohrensausen, Sehstörungen, zentralem Skotom, Neuritiden u. Leberschaden; BK Nr. 1306.

Methan|thelinium|bromid (INNv) n: Parasympatholytikum (quartäre Ammoniumverbindung) mit geringer ganglioplegischer Wirkung; **Verw.:** u. a. bei Spasmen im Magen-Darm-Trakt; s. Parasympatholytika.

Meth|aqualon (INN) n: Chinazolinderivat, Schlafmittel; wird wegen Missbrauchs u. erheblicher neurol. UAW nicht mehr verwendet.

Methen|amin (INN) n: syn. Hexamethylentetramin; **Verw.:** als Harnwegantiseptikum, bei Hyperhidrose.

Methim|azol n: syn. Thiamazol*.

Methionin (INN) n: (engl.) methionine; Abk. Met, M; α-Amino-γ-methylmercaptobuttersäure; essentielle schwefelhaltige proteinogene Aminosäure*, aus der durch Reaktion mit ATP der Methylgruppendonor Adenosylmethionin* entsteht; Tagesbedarf: 1–2 g; mit bakteriostatischer Wirkung; therap. **Verw.** bei Harnweginfekt u. chron. Niereninsuffizienz.

Methionin-Belastungs|test m: (engl.) methionine challenge test; Methode zur Diagn. der Homocysteinämie* (Risikofaktor für Arteriosklerose*); nach Blutentnahme (Basalwert von Homocystein*) orale Gabe von 0,1 g Methionin/kg KG; Bestimmung von Homocystein nach vier Std. (Referenzwert: <42 μmol/l).

Methionin|mal|absorption (Mal-*; Absorption*) f: (engl.) methionine malabsorption; Störung der Resorption von Methionin sowie Valin, Leucin u. Isoleucin im Darm; durch bakt. Abbau entsteht Alphahydroxybuttersäure; **Sympt.:** geistige Behinderung, Krämpfe, stinkende Durchfälle, weiße Haare.

Metho|carbamol (INN) n: zentrales Muskelrelaxans; s. Muskelrelaxanzien, zentrale.

Methoden, in|vasive f pl: (engl.) invasive methods; Bez. für diagn. u. therap. Verfahren, bei denen ärztl. Instrumentarium (i. w. S. auch ionisierende Strahlung) in den Körper eindringt u. die dadurch mit einem Risiko für die Gesundheit des Betroffenen verbunden sind, z. B. Herzkatheterisierung; dagegen nichtinvasiv: konventionelle EKG-Untersuchung. Vgl. Körperverletzung, Operation, Aufklärungspflicht.

Methoden, zyto|chemische f pl: (engl.) cytochemical methods; Anw. enzymatischer u. chem. Reaktionen (Histochemie) an zytol. u. histol. Präparaten zur Differenzierung von Zellen (z. B. von Blut- u. Knochenmarkzellen in der DD unreifzelliger Leukämien); z. B. PAS*-Reaktion, Berliner*-Blau-Reaktion, Feulgen*-Plasmalfärbung, Nachw. von Peroxidasen, Esterasen u. Phosphatasen. Vgl. Färbung, Zytodiagnostik.

Methode, sym|pto|thermale f: (engl.) symptothermal method; Methode der natürlichen Kontrazeption*; Messung der Basaltemperatur* u. Beobachtung des Zervixschleims* zur Bestimmung der fruchtbaren u. unfruchtbaren Tage der Frau; sind nach Verschwinden des flüssigen Zervixschleims an drei Tagen die Temperaturwerte höher als an den vorangegangenen sechs Tagen, ist die sicher unfruchtbare Phase erreicht.

Metho|hexital (INN) n: Kurznarkotikum aus der Gruppe der Barbiturate*; i. v. Gabe zur Narkoseeinleitung.

Metho|trexat (INN) n: syn. Amethopterin; als Antimetabolit wirksames Analogon der Tetrahydrofolsäure (s. Folsäure), das kompetitiv die Dihydrofolsäurereduktase u. damit bes. die S-Phase des Zellzyklus hemmt; **Verw.** als Zytostatikum u. a. bei akuter lymphatischer Leukämie, Non-Hodgkin-Lymphomen, malignem Chorionepitheliom, Mamma- u. Zervixkarzinom, kleinzelligem Bronchialkarzinom, Tumoren des ZNS u. bei therapieresistenter rheumatoider Arthritis; **UAW:** Übelkeit, Stomatitis, Hepatotoxizität. Vgl. Zytostatika.

Metho|trexat-Em|bryo|pathie (Embryo-*; -pathie*) f: s. Aminopterin-Embryopathie.

Meth|oxy|fluran (INN) n: Inhalationsnarkotikum (halogenierter Methylethylether); wird wegen Nephrotoxizität nicht mehr eingesetzt.

Meth|oxy|psoralen n: syn. Ammoidin*.

Methyl|alkohol m: Methanol*.

Methyl|cellulose (INN) f: Cellulosemethylether, Polymethylether der Zellulose mit 25–32 Gew.% Methoxylgehalt; **Verw.**: pharmazeutischer Hilfsstoff, Laxans.

Methyl|cobal|amin n: s. Cobalamin.

3-Methyl|crotonyl|glycin|urie f: (engl.) methylcrotonylglycinuria; isolierter 3-Methylcrotonyl-CoA-Carboxylase-Mangel; angeb. Defekt im Stoffwechsel von Leucin; **Sympt.**: Ketoazidose, Hypoglykämie, Muskelhypotonie, Krämpfe, Koma, evtl. Kardiomyopathie; **Diagn.**: Nachw. von 3-Methylcrotonylglycin u. 3-OH-Isovaleriansäure im Urin, erhöhte Serumkonzentration von Methylcrotonyl- u. Isovalerylcarnitin (Tandem-Massenspektrometrie-Screening); **Ther.**: eiweißreduzierte Diät, Substitution von L-Carnitin u. evtl. Glycin. E. Mön.

Methyl|dopa (INN) n: Antisympathotonikum; wirkt blutdrucksenkend v. a. über eine Stimulierung zentralnervöser adrenerger Alpharezeptoren (nach Metabolisierung zu Alphamethylnoradrenalin, das den physiol. Transmitter Noradrenalin in zentralen Neuronen verdrängt); **UAW:** u. a. starke Sedierung, orthostatische Hypotonie; selten psychische Veränderungen u. Unverträglichkeitsreaktionen; s. Antisympathotonika.

Methylen|blau: (engl.) methylene blue; syn. Methylthioniniumchlorid (INN); Derivat des Thiazins*; basischer, in wässriger Lösung dunkelblauer Farbstoff; **Verw.**: zur bakt. Färbung (z. B. von Neisseria gonorrhoeae, in der May-Grünwald-Färbung, Manson-Färbung), bei Vergiftungen durch Methämoglobinbildner, früher als Magenfunktionsdiagnostikum.

Methylen|blau-Färbung: (engl.) methylene blue staining; Färbung* mit Löffler-Methylenblau (mit Kalilauge verdünnte alkohol. Methylenblau-Lösung) zum Nachw. von Bakt., insbes. Neisseria* gonorrhoeae, die tiefblau auf blassem Grund erscheinen. Die M.-F. wird nur bei der akuten typ. Gonorrhö* des Mannes als ausreichend zuverlässig betrachtet.

Methylen|chlorid n: (engl.) methylene chloride; Dichlormethan (CH_2Cl_2); häufig industriell verwendetes org. Lösungsmittel; u. U. kanzerogen; BAT: 1 mg/l Blut (am Ende einer Arbeitsschicht); s. Halogenkohlenwasserstoffe.

Methylen|prednisolon n: syn. Prednyliden*.

Methyl|ergo|metrin (INN) n: halbsynthet. Mutterkornalkaloid mit kontrahierender Wirkung auf den Uterus; s. Ergotalkaloide.

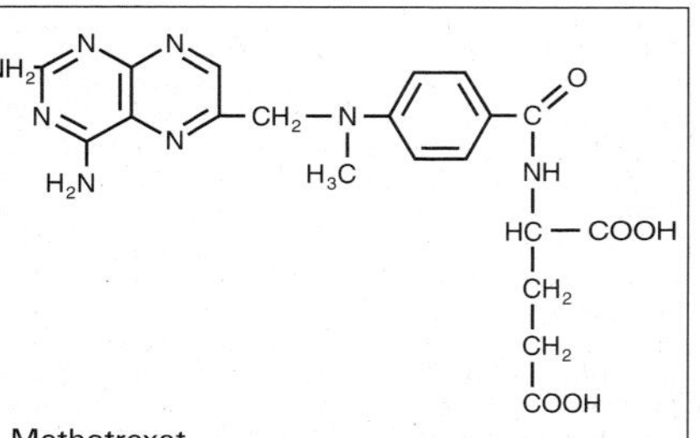

Methotrexat

3-Methyl|gluta|conyl-CoA-Hydratase-Mangel: (engl.) 3-methylglutaconic aciduria; Sammelbez. für vier angeb. Defekte im Abbau von Leucin mit versch. Erbgängen; **Sympt.**: je nach Typ unterschiedl., Sprachentwicklungsstörung, Muskelhypotonie, Kardiomyopathie, Chorea, Ataxie, spastische Paraparese, allg. Entwicklungsretardierung; **Diagn.**: erhöhte Konz. von Methylglutaconsäure, Methylglutarsäure im Urin u. Methylglutaconylcarnitin im Blut (Tandem-Massenspektrometrie-Screening); **Ther.**: eiweißreduzierte Diät, Gabe von L-Carnitin. E. Mön.

Methyl|glycin n: s. Sarkosin.

Methyl|gruppe: (engl.) methyl group; CH_3-Gruppe; Methylgruppenübertragung im Stoffwechsel von Adenosylmethionin* mittels Tetrahydrofolsäure als Coenzym.

Methyl|guanidino|essig|säure: Kreatin*.

Methyl|malon|azid|urie (Azid-*; Ur-*) f: (engl.) methylmalonic aciduria; Oberbegriff für eine Gruppe seltener, autosomal-rezessiv erbl. Stoffwechselstörungen, denen die erhöhte Konz. von Methylmalonsäure* in Blut u. deren Ausscheidung im Urin gemeinsam sind; **Formen: 1.** Methylmalonsäure-CoA-Mutase-Defekt (Genlokus 6p21); Klin.: im Neugeborenenalter Trinkschwäche, Erbrechen, Gedeihstörungen, Muskelhypotonie, Hyperventilation, Lethargie, Krampfanfälle, Koma; später sporadisch Ketoazidose (vgl. Hyperglycinämie); **2.** symptomgleiche, cobalaminsensible M. mit verschiedenartigen Störungen der Synthese von Adenosylcobalamin; **3.** M. mit Homocystinurie* u. megaloblastärer Anämie (s. Imerslund-Gräsbeck-Syndrom); **Ther.**: bei 1. proteinarme Kost mit Zugabe von Aminosäuregemischen (frei von Isoleucin, Valin, Threonin u. Methionin) u. Carnitin, bei 2. u. 3. Cobalaminsubstitution.

Methyl|malon|säure: (engl.) methylmalonic acid; in aktivierter Form als Methylmalonyl-CoA (vgl. Coenzym A) Zwischenprodukt beim Abbau der Aminosäuren Methionin*, Isoleucin*, Valin* u. ungeradzahliger Fettsäuren; erhöhte Konz im Urin bei perniziöser Anämie* (da Propionyl-CoA abhängig von Cobalamin* über Methylmalonyl-CoA zu Succinyl-CoA umgesetzt wird). Vgl. Methylmalonazidurie, Propionazidämie, Citratzyklus.

Methyl|morphin n: syn. Codein*.

Methyl|orange n: Helianthin; pH-Indikator, in 0,01%iger Lösung im sauren Milieu rot u. im alkal. gelb; Farbumschlag bei pH 3–4.

Methyl|phenidat (INN) n: indirekt wirkendes Sympathomimetikum bzw. Psychostimulans; **Ind.**: Aufmerksamkeitsdefizit-Hyperaktivitätsstörung u. Narkolepsie; wegen Missbrauchs der Betäubungsmittel-Verschreibungsverordnung unterstellt.

Methyl|prednisolon (INN) n: nichthalogeniertes Glukokortikoid; s. Glukokortikoide.

Methyl|rosalinium|chlorid (INN) n: syn. Gentianaviolett*.

Methyl|thioninium|chlorid (INN) n: syn. Methylenblau*.

Methyl|violett n: syn. Gentianaviolett*.

Methyl|xanthine n pl: s. Purinalkaloide.

Methys|ergid (INN) n: Serotoninantagonist; **Verw.**: bei Migräne; **UAW:** Schwindel, Übelkeit, Müdigkeit; bei Langzeitanwendung u. U. Retroperitonealfibrose.

Metil|digoxin (INN) n: syn. Betamethyldigoxin; Herzglykosid; vgl. Digitalisglykoside.

Meti|pranolol (INN) n: nichtselektiver Betarezeptorenblocker*.

Metixen (INN) n: Antiparkinsonmittel (mit anticholinerger Wirkung), insbes. gegen Tremor; s. Parasympatholytika.

Meto|clopr|amid (INN) n: Dopaminantagonist, der die Magenentleerung beschleunigt u. die Motilität des Darms anregt; **Verw.**: bei Motilitätsstörungen des oberen Gastrointestinaltrakts als Prokinetikum, als Antiemetikum; **UAW:** Diarrhö, Dyskinesien, Somnolenz, Kopfschmerz, bei längerer Anw. Prolaktinanstieg.

Meto|fenazat (INN) n: Phenothiazinderivat; s. Neuroleptika.

Meto|lazon (INN) n: analog zu den Benzothiadiazinderivaten wirkendes Diuretikum; s. Diuretika.

Metopitis granulomatosa (gr. μέτωπον Stirn; -itis*) f: Schwellung der Stirn bei Melkersson*-Rosenthal-Syndrom.

Meto|prolol (INN) n: (relativer) Beta-1-selektiver Betarezeptorenblocker*.

Metr-: auch -metrie, -meter; Wortteil mit der Bedeutung Maß, -prüfung, -messung; von gr. μέτρον.

Metras-Katheter (Henri M., frz. Chir., 1918–1958; Katheter*) m: (engl.) Metras catheter; halbstarrer Gummikatheter mit versch. Krümmungen der Spitze aus röntgenkontrastgebendem Material für die gezielte Darstellung einzelner Bronchien; s. Bronchographie.

Metritis (gr. μήτρα Gebärmutter; -itis*) f: syn. Myometritis*.

Metronid|azol (INN) n: Chemotherapeutikum (Imidazolderivat); **Verw.**: gegen Trichomonaden, Lamblien, Amöben, auch Anaerobier; **UAW:** u. a. Kopfschmerz, Schwindel, Parästhesien, gastrointestinale Störungen, selten Allergien; **cave:** Alkoholunverträglichkeit; **Kontraind.**: Schwangerschaft (1. Trimenon), Stillzeit, ZNS-Erkrankungen.

M

Metro|plastik (gr. μήτρα Gebärmutter; -plastik*) f: (engl.) metroplasty; rekonstruierende bzw. plastische Op. zur Beseitigung einer kongenitalen od. erworbenen Uterusfehlbildung* od. eines Uterusmyoms bei bestehendem Kinderwunsch.

Metror|rhagie (↑; gr. ῥαγῆναι reißen, hervorstürzen) f: (engl.) metrorrhagia; unregelmäßige, länger als 14 Tage andauernde, zyklusunabhängige Uterusblutung; **Urs.: 1.** hormonal (azyklische dysfunktionelle Blutung*); **2.** organisch (z. B. Endometritis, Endometriumhyperplasie, Uterusmyom od. -polyp, Karzinom, Granulosazelltumor). Vgl. Menorrhagie, Menstruation.

Metyrapon|test m: (engl.) metyrapone test; diagn. Verfahren zur Prüfung der regulator. Funktion zw. Hypothalamus, Hypophyse, Nebennierenrinde, z. B. bei Cushing*-Syndrom; **Prinzip:** Metyrapon blockiert die 11-β-Hydroxylase u. damit die Cortisol- u. Aldosteronbiosynthese. Bei Gesunden verursacht das erhöhte Sekretion von CRH (u. ACTH) u. gesteigerte Nebennierenrindenaktivität. **Beurteilung: 1.** normaler bis überschießender Anstieg der Konz. an 11-Desoxykortikosteroiden im Plasma bei hypophysär od. hypothalamisch bedingtem Cushing-Syndrom I; **2.** kein Anstieg bei NNR-Tumor mit autonomer Glukokortikoidproduktion (neg. Rückkopplung führte zu hypotrophierten ACTH-produzierenden Zellen).

Meulengracht-Krankheit (Einar M., Int., Kopenhagen, geb. 1887): (engl.) Gilbert's disease; syn. Icterus juvenilis intermittens, Gilbert-Meulengracht-Syndrom; autosomal-dominant erbl. Erkr. mit Erhöhung des indirekten Bilirubins; **Urs.:** wahrscheinl. Störung der Aufnahme von unkonjugiertem Bilirubin in die Hepatozyten u. leichte Verminderung der Aktivität der UDP-Glukuronyltransferase; **Sympt.**: intermittierender Ikterus, uncharakteristische Oberbauchbeschwerden; Manifestation meist zw. dem 20. u. 40. Lj.; **Diagn.:** Erhöhung des indirekten Bilirubins im Serum.

Mevalon|azid|urie (Azid-*; Ur-*) f: (engl.) mevalonaciduria; seltener, autosomal-rezessiv erbl. Defekt (Genlokus 12q24) der Cholesterolsynthese (Mevalonatkinasemangel); **Klin.**: statomotor. Retardierung, Anämie, Hepatosplenomegalie, Katarakt; hohe Mevalonsäurekonzentration in Blut u. Urin.

Mexil|etin (INN) n: Antiarrhythmikum vom Lidocaintyp; s. Antiarrhythmika.

Meyenburg-Altherr-Uehlinger-Syn|drom (Hans von M., Pathol., Zürich, geb. 1877) n: Chondromalazie; s. Polychondritis, rezidivierende.

Meyenburg-Kom|plexe (↑; lat. complexus Umfassen) m pl: (engl.) Meyenburg complexes; adenomartige Gallengangwucherungen (Hamartome) in der Leber.

Meyer-Burgdorff-Operation (Hermann M.-B., Chir., Göttingen, Lübeck, 1889–1960) f: Aufrichtung des Penis bei Hypospadie* durch Entfernen der sog. Chorda u. Deckung des ventralen Hautdefekts mit entfalteter überschüssiger Vorhaut (erster Schritt einer Hypospadiekorrektur).

Meyer-Druck|punkte: (engl.) Meyer's points; s. Thrombose (Abb.).

Meyer-Weigert-Regel (R. M.; Karl W., Pathol., Histol., Frankfurt a. M, Leipzig, 1845–1904): (engl.) Meyer-Weigert rule; bei getrennter Mündung doppelter Ureteren (Ureter duplex) in die Blase ist der laterokranial mündende Ureter mit dem kaudalen Nierenbecken u. der mediokaudal mündende Ureter mit dem kranialen Nierenbecken verbunden. S. Ureterfehlbildungen (Abb.).

Meynert-Bündel (Theodor H. M., Neurol., Psychiater, Wien, 1833–1892): (engl.) Meynert's bundle; Fasciculus retroflexus; Faserzug von den Nuclei habenulares (Epithalamus) zum Nucleus interpeduncularis (Tegmentum mesencephali).

Meynert-Hauben|kreuzung (↑): (engl.) tegmental decussations; die dorsal in der Mittellinie des Tegmentum mesencephali (Mittelhirnhaube) kreuzenden Fasern der Tractus tectospinales.

Meynert-Kern (↑): Nucleus basalis des Telencephalons*.

Meynert-Kommissur (↑) f: Commissura supraoptica dorsalis.

Mezlo|cillin (INN) n: Acylamino-Penicillin mit einem dem Piperacillin vergleichbaren Wirkungsspektrum; s. Penicilline.

MG: Abk. für **M**olekular**g**ewicht*.

Mg: chem. Symbol für Magnesium*.

mg%: eigentl. mg/100 ml, mg/dl; Einheit der Massenkonzentration*.

M-Gradient m: (engl.) M component; **M**yelom-Gradient; hohe schmalbasige Zacke im Beta- u. Gammabereich bei Serumelektrophorese, die durch Paraproteine* insbes. eines Plasmozytoms, i. w. S. auch anderer Paraproteinämien verursacht wird.

MHC: Abk. für (engl.) **m**ajor **h**istocompatibility **c**omplex; Haupthistokompatibilitätskomplex der Wirbeltiere, dessen Gene die Histokompatibilitätsantigene (beim Menschen HLA*-System) codieren.

MHK: Abk. für **m**inimale **H**emm**k**onzentration*.

MI: Abk. für **1. M**itral**i**nsuffizienz*; **2. M**yokard**i**nfarkt; s. Herzinfarkt.

Mian|serin (INN) n**:** tetracyclisches Antidepressivum mit ausgeprägter sedierender Wirkung; s. Antidepressiva.

Mibelli-Krankheit (Vittorio M., Dermat., Parma, 1860–1910)**:** s. Porokeratosis Mibelli.

MIC: Abk. für **1.** (engl.) **m**inimum **i**nhibitory **c**oncentration, minimale Hemmkonzentration*; **2. m**inimal-**i**nvasive **C**hirurgie*.

Micellen f pl**:** Mizellen*.

Michaelis-Gutmann-Körperchen (Gustav A. M., Gyn., Kiel, 1798–1848; Carl G., Arzt, geb. 1872)**:** (engl.) Michaelis-Gutmann bodies; s. Malacoplacia vesicae urinariae.

Michaelis-Kon|stante (Leonor M., Biochem., Berlin, New York, 1875–1945) f**:** (engl.) Michaelis constant; Abk. K_m; (biochem.) charakteristische Größe der Enzymkinetik nach dem Michaelis-Menten-Modell, das die Beziehung zw. Enzym (E), Substrat (S), Enzym-Substrat-Komplex (ES) u. Produkt (P) vereinfachend beschreibt; die M.-K. ist die Substratkonzentration, bei der die Enzymreaktion mit der Hälfte der max. Reaktionsgeschwindigkeit abläuft, d. h. die Hälfte des Enzyms als ES vorliegt. Falls der Zerfall von ES geschwindigkeitsbestimmend ist, entspricht die M.-K. der Enzym-Substrat-Dissoziationskonstante. Vgl. Enzyme.

Michaelis-Raute (Gustav A. M., Gyn., Kiel, 1798–1848)**:** (engl.) Michaelis' rhomboid; rautenförmige, oberflächlich sichtbare Figur im Sakralbereich der Frau, begrenzt durch die eingezogene Haut über dem 5. Lendenwirbel, die beiden Spinae iliacae posteriores superiores u. den kaudalen Steißbeinanteil; wichtig für die orientierende Beurteilung der Beckenform.

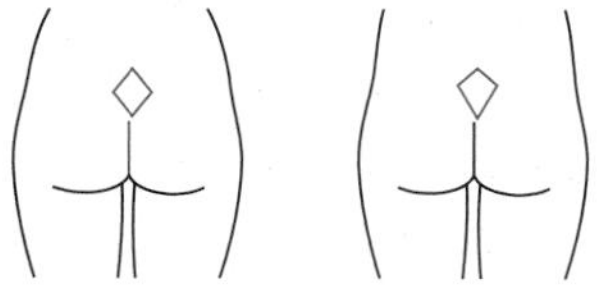

Michaelis-Raute:
links: normale Michaelis-Raute;
rechts: Michaelis-Raute bei plattrachitischem Becken

Michels-Arterien (Arteri-*) f pl**:** Arteriae* retroduodenales.

Miconazol (INN) n**:** Imidazolderivat; Antimykotikum mit breitem Wirkungsspektrum, zur lokalen u. system. Anw.; vgl. Antimykotika.

Microbody (engl. Mikr-*; body Körper)**:** s. Peroxisomen.

Micro|coccus (Mikr-*; Kokken*) m**:** Gattung grampositiver, unbewegl., aerober, teils pigmentierter Kugelbakterien der Fam. Micrococcaceae (vgl. Bakterienklassifikation); Lagerung in Trauben, Haufen, paarweise od. in kurzen Ketten; mehrere Species; **Vork.:** ubiquitär v. a. im Boden u. Oberflächenwasser, häufig auf der Haut von Mensch u. Tier; nicht pathogen.

Micro|sporum (↑; Spora*) n**:** Pilzgattung aus der Gruppe der Fungi* imperfecti mit multizellulären, gelegentl. rauwandigen Makrokonidien am Luftmyzel, die nur in Kultur (nicht im Nativpräparat) zur Identifizierung dienen; Err. der

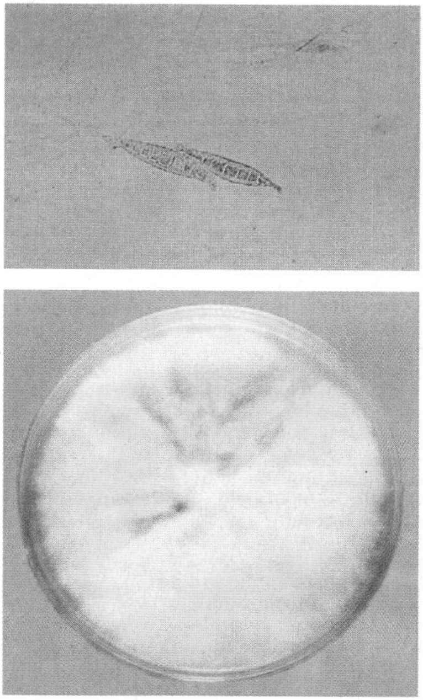

Microsporum:
Microsporum canis: Makrokonidien, mikroskopisch (oben), Kultur (unten) [12]

Mikrosporie*; **M. audouinii:** hochinfektiös, früher häufiger, inzwischen jedoch selten Err. von Mikrosporie (spez. Tinea corporis), bildet in Kultur deformierte, bizarre Makrokonidien; im Nativpräparat typ. Manschette um Haarstümpfe aus dichtgelagerten, kleinzelligen Sporen (2–3 μm); **M. canis:** v. a. tierpathogen, weit verbreitet, Übertragung häufig von Katzen auf Kinder; Err. u. a. von Tinea capitis; bildet in Kultur spindelförmige, dickwandige Makrokonidien; **M. gypseum:** bildet in Kultur spindelförmige, dünnwandige Makrokonidien, Err. u. a. der Dermatophytose von Fuß u. Hand; weitere human- bzw. tierpathogene M.-Arten sind M. ferrugineum, M. nanum, M. persicolor u. M. rivalieri .

Mictio (lat. Wasserlassen) f**:** Miktion, Entleerung der Harnblase.

Mictio in|voluntaria (↑) f**:** unwillkürlicher Harnabgang; s. Enuresis, Harninkontinenz.

Mida|zolam (INN) n**:** Benzodiazepinderivat mit kurzer Halbwertzeit; **Verw.:** Kurzhypnotikum (p. o., i. m., i. v.); vgl. Benzodiazepinderivate.

MIDD: Abk. für (engl.) **m**aternally **i**nherited **d**iabetes and **d**eafness; zu den Mitochondropathien* zählende Erkr. mit Hochtonschwerhörigkeit, die sich im frühen Erwachsenenalter oft Jahre vor Beginn eines Diabetes* mellitus manifestiert; MIDD entspricht ca. 1 % aller Diabetesformen. J. Fel.

Midodrin (INN) n: Sympathomimetikum mit vorwiegend alphasympathomimetischer Wirkung; **Verw.:** bei Hypotonie.

Miesmuschel|vergiftung: (engl.) shellfish poisoning; s. Saxitoxin.

Mietens-Syn|drom (Carl M., Päd., Würzburg, Bochum, geb. 1933) n: (engl.) Mietens-Weber syndrome; wahrscheinl. autosomal-rezessiv erbl. Fehlbildungssyndrom mit Minderwuchs, Skelettanomalien (Beugekontrakturen der Ellenbogen, kurze Unterarme u. a.), geistiger Entwicklungsstörung, auffälligem Gesichtsausdruck (Hornhauttrübung, Nystagmus, Strabismus, schmale, spitze Nase mit hypoplastischen Nasenflügeln) u. möglichen weiteren Fehlbildungen.

MIF: Abk. für **1. M**igrations**i**nhibitions**f**aktoren*; **2. M**ikro**i**mmun**f**luoreszenztest; s. Immunfluoreszenztest.

MIFC: Abk. für (engl.) **m**erthiolat **i**od **f**ormol **c**oncentration; Verf. zum Nachw. von Wurmeiern u. Protozoenzysten im Stuhl (Fixierung mit Konservierung u. Anreicherung).

Mife|priston (INN) n: auch RU 486; Antigestagen mit fünfmal stärkerer Affinität zu Progesteronrezeptoren als Progesteron* u. einer dreimal stärkeren zu Glukokortikoidrezeptoren als Dexamethason*; **Verw.:** zum medikamentösen Schwangerschaftsabbruch (Induktion eines Frühaborts), nicht als Nidationshemmer* zugelassen.

M

Miglitol (INNv) n: als Alphaglukosidaseinhibitor wirkendes orales Antidiabetikum, das die enzymatische Hydrolyse der Disaccharide (Saccharose, Maltose, Isomaltose, z. T. Laktose) im Dünndarm verzögert; therap. **Anw.** bei Diabetes mellitus Typ 1 zur Senkung des Insulinbedarfs, bei Typ 2 zur Senkung der Blutzuckerkonzentration u. des postprandialen Insulinspiegels; Vorteil: keine Hypoglykämiegefahr. Vgl. Disaccharidasen. M. Sch.

Migräne (frz. migraine Kopfschmerzen) f: (engl.) migraine; anfallartige, oft pulsierende Kopfschmerzen, die wiederholt u. meist einseitig auftreten (Hemikranie), in den frühen Morgenstunden beginnen u. Std. bis Tage andauern können; die M. wird oft von vegetativen Sympt. (z. B. Übelkeit, Erbrechen), Licht- u. Lärmscheu, visuellen Sympt. od. neurol. Ausfällen begleitet. **Pathophysiol.:** asept. perivaskuläre Entz. von Arterien der Dura mater encephali (führt zu Kopfschmerz); Hemmung neuronaler Aktivität im Cortex cerebri (verursacht Aura); auslösende Faktoren sind hormonelle Änderungen (z. B. i. R. des Menstruationszyklus), Umwelt- u. Klimaeinflüsse, Nahrungs- u. Genussmittel (z. B. Rotwein, Käse), Arzneimittel (z. B. organische Nitrate), psych. Belastungen u. a.; **Formen:** s. Tab.; **Diagn.:** unauffällige neurol. Untersuchung bei der unkomplizierten M., evtl. unspezif. EEG-Veränderungen; **Ther.:** im akuten Anfall nichtsteroidale Antiphlogistika, Metoclopramid, Ergotalkaloide, Triptane; prophylakt. v. a. Ausschalten anfallfördernder Faktoren, Betarezeptorenblocker; **DD:** s. Kopfschmerz (Tab.). Vgl. Cluster-Kopfschmerz.

Migraine accompagnée (frz. ↑; accompagner begleiten) f: (engl.) accompanied migraine; veraltete Bez. für eine Migräne* mit Aura, die in Funktionsstörungen einer Großhirnhemisphäre (sensible Reiz- od. Ausfallserscheinung, motor. Lähmung, Sprachstörung) besteht.

Migraine cervicale (frz. ↑) f: (engl.) cervical migraine; syn. Barré-Liéou-Syndrom; Zervikobrachialsyndrom* mit (postulierter) Irritation der A. vertebralis u. des Sympathikus inf. Arthrose od. nach Schleudertrauma*; als eigenständiges Krankheitsbild umstritten; **Sympt.:** anfallsweise auftretender Kopfschmerz (bes. am Hinterkopf), Parästhesien, Sehstörungen (Flimmern, Schleier), Ohrgeräusche, Brechreiz; **DD:** s. Kopfschmerz, Wirbelsäulenaffektionen. Vgl. Durchblutungsstörung, vertebrobasiläre.

Migraine ophtalmique (frz. ↑) f: (engl.) ophthalmic migraine; veraltete Bez. für eine einseitige Migräne* mit Aura, die in Sehstörungen (Fortifikationsfiguren, Flimmerskotom*, Hemianopsie*) besteht.

Migraine ophtalmoplégique (frz. ↑) f: (engl.) ophthalmoplegic migraine; syn. Hemicrania ophthalmoplegica; einseitige Migräne* mit reversibler gleichseitiger Lähmung eines od. mehrerer die Augenmuskeln innervierender Hirnnerven (N. trochlearis, N. abducens, N. oculomotorius) bei Ausschluss eines Krankheitsprozesses im Bereich um die Sella turcica. Vgl. Okulomotoriuslähmung.

migrans (lat.): wandernd; z. B. Larva* migrans.

Migration (lat. migratio) f: Wanderung; **1.** (med.) Bewegung von Zellen od. Fremdkörpern im Organismus, z. B. Wanderung von Neuroblasten aus den Keimschichten zu ihrer endgültigen Lok. im Gehirn, von Leukozyten durch Gefäßwände (Diapedese) u. von Spermien im Zervixschleim; **2.** (soziol.) Wanderung von Individuen od. Gruppen (Immigration, Einwanderung bzw. Emigration, Auswanderung).

Migrations|in|hibitions|faktoren (↑; Inhibition*) m: (engl.) (macrophage) migration inhibitory factor; Abk. MIF; von aktivierten T-Lymphozyten bei Antigenkontakt freigesetzte Lymphokine wie z. B. GM-CSF (s. CSF) od. IFN-Gamma,

Migräne
Klassifikation nach der International Headache Society

1.	Migräne ohne Aura
2.	Migräne mit Aura
2.1	Migräne mit typischer Aura
2.2	Migräne mit prolongierter Aura
2.3	familiäre hemiplegische Migräne
2.4	Basilarismigräne
2.5	Migräneaura ohne Kopfschmerz
2.6	Migräne mit akutem Aurabeginn
3.	ophthalmoplegische Migräne
4.	retinale Migräne
5.	periodische Syndrome in der Kindheit als mögliche Vorläufer oder Begleiterscheinungen einer Migräne
5.1	gutartiger paroxysmaler Schwindel in der Kindheit
5.2	alternierende Hemiplegie in der Kindheit
6.	Migränekomplikationen
6.1	Status migraenosus
6.2	migränöser Infarkt
7.	migräneartige Störungen, die nicht die obigen Kriterien erfüllen

die die Wanderungsgeschwindigkeit von Makrophagen* herabsetzen, wahrscheinl. um sie am Ort der immun. Reaktion zu konzentrieren. Vgl. Makrophagen-Elektrophorese-Mobilitätstest.

Migrations|in|hibitions|test (↑; ↑) m: (engl.) migration inhibiting test; s. Makrophagen-Elektrophorese-Mobilitätstest.

MIH: Abk. für **M**elanotropin-Release-**I**nhibiting **H**ormon (syn. Melanostatin); Oligopeptid, das antagonistisch zu MRH* wirkt u. die Sekretion von MSH* hemmt. Vgl. Releasing-Hormone.

MIK: Abk. für **m**aximale **I**mmissions**k**onzentration; vom Verein Deutscher Ingenieure (Abk. VDI) erarbeiteter Orientierungswert für die Konz. eines luftfremden Stoffs in bodennahen Schichten der Atmosphäre; gilt nach aktuellem Wissensstand für Mensch, Tier u. Pflanzen bei best. Dauer u. Häufigkeit der Einwirkung als unbedenklich. Vgl. MAK.

Mikity-Wilson-Syn|drom (Viktor G. M., Röntg., Los Angeles, geb. 1919) n: s. Wilson-Mikity-Syndrom.

Mikr-: auch Mikro-; Wortteil mit der Bedeutung klein, gering, niedrig; von gr. μικρός.

Mikr|en|zephalie (↑; Enkephal-*) f: (engl.) micrencephaly; (zu) kleines Gehirn, z. B. inf. familiär bedingter Anlagestörung, metabol. Erkr. im Embryonalstadium od. frühkindlichen Hirnschadens.

mikro|aero|phil (↑; Aer-*; -phil*): (engl.) micro-aerophilic; Bez. für eine Eigenschaft von Mikroorganismen, die ihr Wachstumsoptimum unter reduziertem O_2-Gehalt u. einer auf 5–10 % erhöhten CO_2-Atmosphäre erreichen (z. B. Neisseria gonorrhoeae, Neisseria meningitidis, Brucellen, Listerien); i. e. S. von Mikroorganismen, die O_2-bedürftig sind, allerdings bei herabgesetztem Partialdruck. Vgl. Aerobier, Anaerobier.

Mikro|albumin|urie (↑; Album-*; Ur-*) f: (engl.) microscopic albuminuria; s. Albuminurie.

Mikro|an|eurysma (↑; Aneurysma*) n pl: (engl.) microaneurysm; kleinste, solitär od. multipel auftretende aneurysmatische Erweiterung an Kapillaren der terminalen Strombahn; **Vork.:** z. B. bei Retinopathia* diabetica u. Panarteriitis* nodosa.

Mikro|angio|pathie (↑; Angio-*; -pathie*) f: (engl.) microangiopathy; durch Stenosierung (u. Thrombosierung) kleiner u. kleinster arterieller Gefäße bedingtes Krankheitsbild; **Formen: 1.** diabetische M.: typ. Spätsyndrom des Diabetes* mellitus; generalisierter Prozess insbes. der Retina, der Nieren (diabetische Glomerulosklerose*) u. der kleinen peripheren Gefäße mit akralen Durchblutungsstörungen u. Nekrosen (z. B. diabetische Gangrän* am Fuß); Pathogenese unklar; Pathol./Anat.: Verdickung der kapillaren Basalmembran, Mikroaneurysmen (Augenhintergrund), Endothelproliferationen. Die Ausprägung der diabet. M. steht i. d. R. in Korrelation zu Dauer u. Schwere der Glukose- u. Fettstoffwechselstörung. Vgl. Okulomotoriuslähmung. **2.** M. bei Sklerodermie*: Kapillaropathie u. arterielle Verschlüsse im Finger- u. Hand-, seltener Fußbereich mit akralen Durchblutungsstörungen (sek. Raynaud*-Syndrom).

Mikro|angio|pathie, thrombotische (↑; ↑; ↑) f: (engl.) thrombotic microangiopathy; Sammelbez. für Syndrome mit mikroangiopathischer hämolytischer Anämie, Thrombopenie u. hyalinen Mikrothromben in den Arteriolen; **Path.:** vermutl. durch Inf., Arzneimittel od. immun. Prozesse induzierte Defekte des Gefäßendothels; **Formen: 1.** thrombotisch-thrombozytopenische Purpura (Abk. TTP), syn. Moschcowitz-Krankheit: hämorrhagische Diathese* u. neurol. Symptome; Vork. v. a. bei Frauen im dritten Lebensjahrzehnt; **2.** hämolytisch-urämisches Syndrom (Abk. HUS), syn. Gasser-Syndrom: Erkr. vorwiegend im Kleinkindesalter; Gefäßveränderungen in der Niere mit akutem Nierenversagen, oft als Folge von Inf. mit enterohämorrhagischer Escherichia coli; **Diagn.:** indirektes Bilirubin, Retikulozyten, Serumeisen erhöht; Hämoglobin, Haptoglobin erniedrigt; Fragmentozyten im Blutausstrich, Thrombopenie; **Ther.:** Glukokortikoide, Azathioprin, Zytostatika; bei Nierenversagen Peritonealdialyse; evtl. Plasmapherese in Komb. mit Plasmainfusion. Vgl. Nephrosklerose.

Mikroben (↑; Bio-*) f pl: s. Mikroorganismen.

Mikrobid (↑; ↑; -id*) n: (engl.) microbid, id-reaction; syn. Id-Reaktion; Sammelbez. für entzündl. Fernreaktionen der Haut (meist symmetr. Exantheme), die bei hyperergischer Reaktionslage in Zus. mit Infektionen durch Bakterien (Bakterid), Tuberkelbakterien (Tuberkulid*), Treponema pallidum (Syphilid), Pilze (Mykid*), Trypanosomen (Trypanid) od. Viren (Virusid) entstehen; Reaktion auf im Blut zirkulierende, als Antigen wirkende Bestandteile der Err., häufig ohne Erregernachweis in den Läsionen.

Mikro|bio|logie (↑; ↑; -log*) f: (engl.) microbiology; Wissenschaftszweig, der sich mit den Lebensbedingungen von Mikroorganismen* beschäftigt u. deren (pathol.) Einfluss auf andere Lebewesen sowie mögl. Therapien untersucht.

Mikrobi|zidie (↑; ↑; -zid*) f: Fähigkeit von Phagozyten*, Mikroorganismen abzutöten; s. Metabolismus, oxidativer.

Mikro|blut|untersuchung des Fetus (↑; Fet-*): (engl.) fetal blood analysis; Abk. MBU; Verfahren zur Überwachung des Kindes unter der Geburt (frühzeitige Erfassung einer intrauterinen Azidose* bzw. Hypoxämie) durch Entnahme einiger Tropfen Blut aus der Haut des vorangehenden kindl. Teils u. Bestimmung des pH-Werts.

Mikro|chir|urgie (↑; Chirurgie*) f: (engl.) microsurgery; Durchführung von Operationen mit feinsten Instrumenten bei 15–30facher opt. Vergrößerung (durch Lupenbrille, Operationsmikroskop) zur funkt. Verbindung kleiner anat. Strukturen (Ø <2 mm) mit chirurgischem Nahtmaterial* der Größe 8–0 bis 11–0 (<25 μm); **Anwendungsgebiete:** Wiederherstellungschirurgie (Replantation*), freie Gewebetransplantation bei Defekten, z. B. nach radikaler Tumorentfernung, Verletzung, Osteomyelitis mit Verpflanzung von Haut-, Fett-, Muskel-, Knochengewebe; plast. Chirurgie, Mikrogefäßchirurgie, Gynäkologie (z. B. Eileiterkanalisation), HNO, Augenheilkunde, Mund-Kiefer-Gesichtschirurgie, Neurochirurgie u. a.

Mikro|chirurgie, trans|anale endo|skopische (↑; ↑) f: (engl.) transanal endoscopic microsurgery; Abk. TEM; Form der minimal-invasiven Chirurgie*, bei der durch eine spez. endoskopische Vorrichtung mit feinen Instrumenten große Adenome u. Frühkarzinome des Rektums vom Lumen her entfernt werden können. J. Die.

Mikro|em|bolien (↑; Embol-*) f pl: (engl.) microembolisms; Verschluss kleinster Blutgefäße durch meist zahlreich im Blut zirkulierende, kleine Teilchen (Blutgerinnsel, Cholesterolkris-

M

talle, Zellklumpen, Bakterien); z. B. als Osler*-Knötchen bei Endocarditis lenta od. i. R. einer Sepsis* sowie iatrogen bei Lungenperfusionsszintigraphie*; vgl. Thrombose, Embolie, Störungen, rheologische.

Mikro|em|bolien der Lungen, rezidivierende (↑; ↑) f pl: (engl.) recurring microembolisms of the lungs; wiederholtes Auftreten kleiner Lungenembolien mit der Folge einer zunehmenden Reduzierung des perfundierten Gefäßquerschnitts des Lungenkreislaufs, u. U. Entw. einer pulmonalen Hypertension* u. Rechtsherzinsuffizienz*; **Sympt.:** erhebl. gesteigerte Ruheventilation, Belastungsdyspnoe u. -zyanose, Kollapsneigung; **Diagn.:** anfangs oft nur flüchtige Veränderungen im EKG als Zeichen einer akuten Druckerhöhung im kleinen Kreislauf u. einer Drehung des Herzens um seine anat. Achse, u. U. Nachw. kleiner Lungeninfarkte (Rö., Lungenszintigraphie); **DD:** primäre Pulmonalsklerose.

Mikro|fibrillen (↑; Fibrilla*) f pl: (engl.) microfibrils; s. Kollagen.

Mikro|filarien (↑; Filarien*) f pl: (engl.) microfilarias; erstes Larvenstadium der Filarien* in Blut od. Unterhautbindegewebe; Vorhandensein od. Fehlen der Scheide (der nicht abgestreiften Eihülle) u. Kernanordnung im Schwanzende sind wichtige Unterscheidungsmerkmale; einige Arten mit period. Auftreten im peripheren Blut entw. am Tag od. in der Nacht: Microfilaria diurna mit Tagesperiodik (z. B. Loa loa), Microfilaria nocturna mit Nachtperiodik (z. B. Brugia malayi, Wuchereria bancrofti); ohne Periodizität: Microfilaria perstans (z. B. Mansonella perstans). Vgl. Filariosen.

Mikro|gameten (↑; Gameten*) m pl: (engl.) microgametes; männl. Malariaparasiten; vgl. Plasmodien.

M

Mikro|genie (↑; gr. γένειον Kinn) f: (engl.) microgenia; syn. Brachygenie; Unterentwicklung des Unterkiefers, z. B. bei Robin*-Syndrom.

Mikro|glia (↑; Glia*) f: (engl.) microglia; syn. Hortega-Glia; Bez. für kleine Zellformen der Neuroglia* des ZNS.

Mikro|glossie (↑; Gloss-*) f: (engl.) microglossia; angeb. Kleinheit der Zunge; z. B. beim oroakralen Fehlbildungskomplex.

Mikro|gnathie (↑; gr. γνάθος Kinnbacke) f: (engl.) micrognathia; syn. Brachygnathie; abnorm kleiner Oberkiefer; angeb. Unterentwicklung.

Mikro|graphie (↑; -graphie*) f: (engl.) micrographia; Bez. für das Kleinerwerden der Handschrift (am Zeilenende); z. B. bei Parkinson*-Syndrom.

Mikro|gyrie (↑; Gyrus*) f: (engl.) microgyria; abnorme Kleinheit der Gehirnwindungen bei hereditären Entwicklungsstörungen des Gehirns od. nach pränataler Hirnschädigung (vgl. Hirnschaden, frühkindlicher); meist als **Mikropolygyrie** mit zugleich gesteigerter Anzahl der Gehirnwindungen; vgl. Ulegyrie.

Mikro|hämat|urie (↑; Häm-*; Ur-*) f: (engl.) microscopic hematuria; s. Hämaturie.

Mikro|karyo|zyten (↑; Karyo-*; Zyt-*) m pl: (engl.) microkaryocytes; kleine, symmetrisch geformte Megakaryozyten (150–800 μm^2) mit einem od. zwei runden, diploiden Zellkernen u. reifem, gefeldertem Protoplasma; Vork. normalerweise bei der embryonalen Blutbildung*. Nachw. von M. im Knochenmark des Erwachsenen spricht für eine pathol. Hämatopoese. Auftreten häufig bei chronisch-myeloischer Leukämie*, selten auch bei akuter myeloischer Leukämie, Polycythaemia* rubra vera u. Präleukämie*.

Mikro|karzinom (↑; Karz-*; -om*) n: (engl.) microcarcinoma; echtes, invasiv wachsendes Karzinom* von sehr geringer Ausdehnung; nur histol. erfassbar.

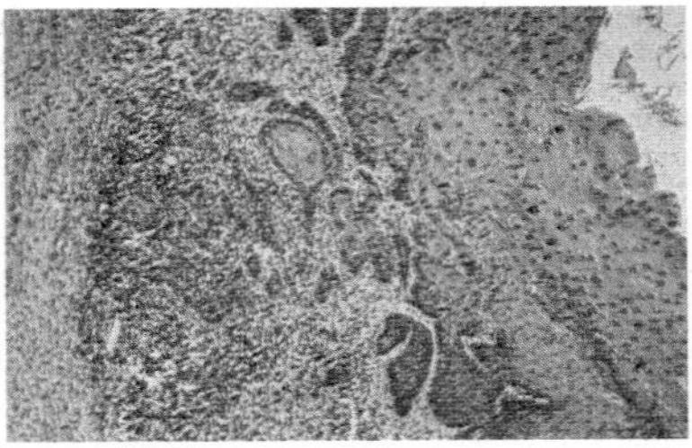

Mikrokarzinom:
histologisches Präparat der Portio mit netzartiger Infiltration des Stromas [65]

Mikro|klemme (↑): s. Gefäßklemme.

Mikro|klima (↑; Klima*) n: (engl.) microclimate; **1.** Temperatur- u. Feuchtigkeitsverhältnisse in der Luftzirkulation schwer od. unzugängl. Körperregionen (z. B. Zwischenzehenräume, Genitalbereich); **2.** Kleinstklima, Ortsklima; Klimaverhältnisse in Bodennähe, bedingt durch Bepflanzung, Besonnung, Windschutz; **3.** (arbeitsmed.) Temperatur- u. Feuchtigkeitsverhältnisse innerhalb der (Arbeits-)Bekleidung.

Mikro|kokken (↑; Kokken*) m pl: s. Micrococcus.

Mikro|korie (↑; gr. κόρη Pupille) f: (engl.) microcoria; angeb. Pupillenverengung.

Mikro|kultur (↑; lat. cultura Züchtung) f: (engl.) microculture; Kulturverfahren zur beschleunigten mikroskop. Erkennung charakterist. Wuchsformen von Bakterien bzw. Fungi; **1.** als Kultur im Hängenden* Tropfen (Verwendung eines Tropfens flüssigen Nährsubstrats, bes. gute Vaselinabdichtung); **2.** als Deckglaskultur*; **3.** Pilzmikrokulturen; s. Pilzdiagnostik (Plaut-in-situ-Kultur, Littmann-Methode); **4.** Objektträgermikrokultur; vgl. Antibiogramm.

Mikro|laryngo|skopie (↑; Laryng-*; -skopie*) f: (engl.) microlaryngoscopy; s. Laryngoskopie.

Mikro|lithiasis (↑; Lith-*; -iasis*) f: (engl.) microlithiasis; Bildung kleinster Steine (kalkdichte Infiltrate) in Organen (z. B. Nieren, Lungen); bei Hyperkalzämie u. a.

Mikro|melie (↑; -melie*) f: (engl.) micromelia; abnorm kurze, plumpe Gliedmaßen; z. B. bei Achondrogenese.

Mikro|myelo|blasten (↑; Myel-*; Blast-*) m pl: (engl.) micromyeloblasts; abnorm kleine u. häufig entdifferenzierte Myeloblasten; bei Leukämie.

Mikro|organismen (↑; gr. ὄργανον Werkzeug) m pl: (engl.) microorganisms; auch Mikroben, Kleinlebewesen; Bakterien*, Viren*, Protozoen*, Pilze (Kleinpilze, sog. Funguli; s. Fungi).

Mikro|phagen (↑; Phag-*) m pl: syn. Granulozyten*.

Mikro|phakie (↑; Phako-*) f: (engl.) microphakia; angeb. Kleinheit der Linse; z. B. bei Marchesani-Syndrom.

Mikr|ophthalmie (↑; Ophthalm-*) f: (engl.) microphthalmia; abnorm kleines Auge mit Mikrocornea (exakte Längenmessung durch Ultraschalluntersuchung); häufig in Komb. mit Iriskolobom; **Vork.:** als X-chromosomal-rezessiv erbl. Fehlbildung (Lenz-Syndrom), i. R. einer Embryopathie (z. B. Röteln-, Retinoid-, Thalidomid-Embryopathie) u. bei Chromosomenaberrationen (z. B. Chromosom-18q⁻-Syndrom, Katzenaugensyndrom, Trisomie 13).

Mikro|pille (↑): (engl.) micropill; gebräuchliche Bez. für Einphasenpillen mit niedrigem Hormongehalt (Tagesdosis <50 μg Ethinylestradiol) zur hormonalen Kontrazeption*.

Mikr|opsie (↑; Op-*) f: s. Metamorphopsie.

Mikro|skop (↑; Skop-*) n: (engl.) microscope; opt. Gerät zur Betrachtung kleiner Objekte; die mit einem M. erzielbare Vergrößerung wird durch eine zweistufige Abbildung des Objekts erreicht: Von dem beleuchteten Objekt erzeugt das Objektiv ein vergrößertes, reelles, umgekehrtes Zwischenbild. Dieses wird mit dem Okular wie mit einer Lupe betrachtet, also ein weiteres Mal vergrößert. Die Gesamtvergrößerung des M. ergibt sich als Produkt der Objektiv- u. Okularvergrößerung. Bei der Betrachtung sehr kleiner Objekte werden zur Erhöhung des Auflösungsvermögens Immersionsobjektive verwendet, bei denen der Zwischenraum zw. Objekt u. Objektiv mit Öl ausgefüllt wird (dessen Brechzahl etwa mit der des Deckglases übereinstimmt). Damit können mit sichtbarem Licht Strukturen einer Größenordnung von ca. 200 nm noch aufgelöst werden. Eine weitere Möglichkeit zur Steigerung des Auflösungsvermögens liegt in der Verwendung von kurzwelligem UV-Licht (λ bis ca. 200 nm); s. Ultraviolettmikroskop, Elektronenmikroskop.

Mikro|somen (↑; Soma*) n pl: (engl.) microsomes; Bruchstücke des endoplasmatischen Retikulums* der Zelle.

Mikro|somie (↑; ↑) f: Kleinwuchs; s. Minderwuchs.

Mikro|spektro|photo|metrie (↑; Spektrum*; Phot-*; Metr-*) f: (engl.) microspectrophotometry; quant. Bestimmung von kleinsten Substanzmengen (bis ca. 0,5 fmol) durch Komb. von Mikroskopie u. Spektrophotometrie; **Anw.:** u. a. zur Analyse intrazellulärer Substanzen (Zytophotometrie*); **Prinzip: 1.** Absorptionsspektrum der zu bestimmenden Substanzen (z. B. DNA, RNA, Aminosäuren) am mikroskop. Präparat (meist im UV-Bereich) messen; **2.** Absorption nach Ausführen substratspezif. Farbreaktionen (z. B. Feulgen-Plasmalfärbung) od. Fluochromisierung in monochromat. Licht messen (einfacher als 1., da im sichtbaren Bereich des Spektrums).

Mikro|spermie (↑; Sperm-*) f: (engl.) microspermia; Bez. für das Vork. pathol. kleiner Spermien*.

Mikro|sphären (↑; Sphäre*) f pl: (engl.) microspheres; Radiopharmaka* in Form feinster Partikel; z. B. Technetium-99m-markierte Albuminpartikel für die Lungenperfusionsszintigraphie*.

Mikro|sporie (↑; Spora*) f: (engl.) microsporum infection; Dermatomykose durch Infektion mit Microsporum* (Microsporum audouinii, Microsporum canis u. Microsporum gypseum); **Klin.:** bes. bei Kindern auf dem behaarten Kopf runde, fein schuppende Herde mit kurz über der Kopfhaut abgebrochenen Haaren (Tinea capitis); juckende, randbetonte, hellrote, schuppende Areale im Gesicht, am Rumpf u. an den Extremitäten (Tinea corporis); **Diagn.:** im Wood-Licht Grünfluoreszenz, Nativpräparat, Kultur; **DD:** Psoriasis, seborrhoisches Ekzem, Pityriasis rosea.

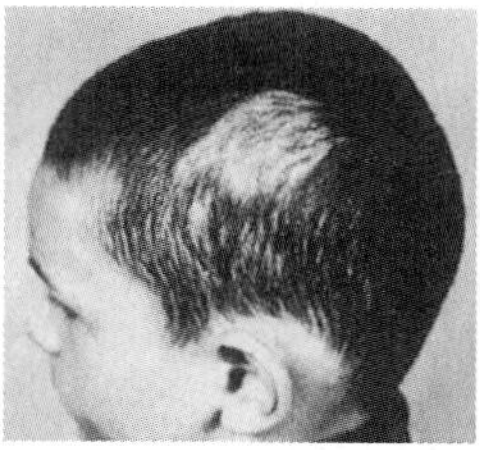

Mikrosporie [549]

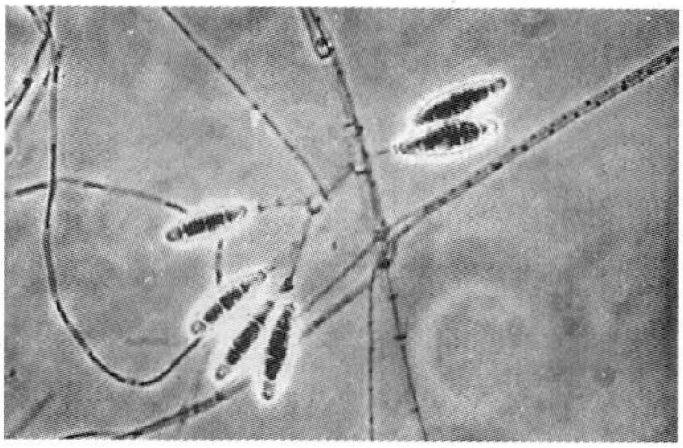

Mikrosporie:
Makrokonidien von Microsporum gypseum;
phasenkontrastmikroskopische Aufnahme
[285]

Mikro|stomie (↑; -stomie*) f: (engl.) microstomia; Kleinheit des Mundes; Vork. bei versch. angeborenen Erkr. u. progressiver systemischer Sklerodermie*.

Mikro|therapie (↑; Therapie*) f: (engl.) microtherapy; Methode zum perkutanen Einbringen von lokal wirksamen Medikamenten, Mikroprothesen od. Mikroinstrumenten für Mikrooperationen unter computer- od. kernspintomograph. Steuerung; meist ambulant u. in Lokalanästhesie durchgeführte, schmerzfreie u. komplikationsarme Behandlung auch in unmittelbarer Nachbarschaft lebenswichtiger anat. Strukturen; **Ind.:** Biopsie, Arthrose, Bandscheibenvorfall (periradikuläre u. epidurale Therapie, Nukleo- u. Sequestrektomie), Wirbelkörperfrakturen (Stabilisierung mit Knochenzement), periphere arterielle Verschlusskrankheit u. Raynaud-Syndrom (lumbale/thorakale Sympathikusausschaltung), Tumorschmerzen, Abszesse, Nekrosen bei akuter Pankreatitis, Metastasen (lokale Hyperthermie, Chemo-, Immun-, Strahlentherapie). Vgl. Chirurgie, minimal-invasive.

Mikro|thrombosierung (↑; Thromb-*): (engl.) microthrombosis; Thrombosierung der Endstrombahn; s. Verbrauchskoagulopathie.

Mikro|thrombus (↑; ↑) m: (engl.) microthrombus; sehr kleiner Thrombus* der terminalen Strombahn; entsteht v. a. bei septisch-toxischem Schock*, bewirkt in den betroffenen Organen schwere ischämische Schäden u. führt zur Verbrauchskoagulopathie*; vgl. Störungen, rheologische.

Mikr|otie (↑; Ot-*) f: (engl.) microtia; Fehlbildung der Ohrmuschel; **Formen: 1.** Klappohr; stark verkürzte Helix ascendens mit nach außen u. unten umgeklapptem oberem hinterem Rand der Ohrmuschel; **2.** M. 1. Grades: hypoplastische Ohrmuschel bei noch erkennbarer Ausbildung sämtl. Teile; meist stenot. äußerer Gehörgang; **3.** M. 2. Grades: Ohrmuschelrudiment als länglich wulstige Hautknorpelleiste mit nach vorn gekrümmtem oberem Ende, verbunden mit Gehörgangatresie; **4.** M. 3. Grades: Anotie* mit Rudimenten von Aurikularanhängen, häufig mit Gesichthypoplasie. H. Ger.

Mikro|tom (↑; -tom*) n: (engl.) microtome; Präzisionsapparat zur Herstellung sehr dünner Schnitte (1–15 µm) von Geweben zur histol. Untersuchung; Vorbehandlung des Gewebes: 1. Gefrieren (für Schnellschnittdiagnostik* u. für histochem. Untersuchungen); 2. Fixation (Einbettung in Paraffin, Zelloidin, Methacrylat u. a.).

Mikro|trans|fusion (↑; Transfusion*) f: (engl.) microtransfusion; Übertritt fetaler Erythrozyten aus der Plazenta in den mütterl. Kreislauf; kommt in der Eröffnungs-, Austreibungs- u. bes. in der Nachgeburtsperiode vor u. ist für die Pathogenese des Morbus haemolyticus fetalis u. Morbus haemolyticus neonatorum wichtig. Nachw. fetaler Erythrozyten mittels Durchflusszytometrie. Vgl. Transfusion, fetomaternale.

Mikro|tubuli (↑; Tubulus*) m pl: (engl.) microtubules; röhrenförmige intrazelluläre Proteinstrukturen (Ø 24 nm) zur Zellstabilisierung (Zytoskelett) u. zum intrazellulären Transport (z. B. in Neuronen zum Transport synaptischer Bläschen; vgl. Synapse); sog. stabile M. bilden das Gerüst von Zentriol*, Zilien*, Geißeln*; sog. labile M. bilden z. B. die Spindeltubuli des Spindelapparats*.

Mikro|verkalkungen (↑): (engl.) microcalcifications; (gyn.) nur mittels Mammographie* nachweisbare, 150–400 µm große Kalkablagerungen in der Mamma; gelten als dringend malignitätsverdächtig (Mammakarzinom), wenn sie kristallin aussehen, feinkörnig in einer Gruppe bzw. in einem radiär zur Mamille ausgerichteten Segment liegen od. diffus das gesamte Mammaparenchym durchsetzen. Vgl. Kalkinfiltration.

> Nicht eindeutig gutartige Mikroverkalkungen sind durch gezielte Probeexzision zu entfernen, da ihre Dignität aufgrund der Mammographie nicht sicher zu beurteilen ist.

Mikro|villi (↑; lat. villus zottiges Haar) m pl: (engl.) microvilli; feine zytoplasmat. Fortsätze von 1–6 µm Länge u. 0,1 µm Dicke an der freien Zelloberfläche mit 10–30 Aktinfilamenten im Inneren; bei dichter Lagerung bilden sie die Bürsten- u. Stäbchensäume. Zellen mit M. besitzen durch die beträchtl. Oberflächenvergrößerung eine starke Resorptionskraft. **Vork.:** Hauptstücke der Nierenkanälchen, Saumzellen des Dünndarmepithels, Plexus choroidei, Synzytium der Plazentazotten; vermehrtes Auftreten bei höheren Anforderungen an die Resorptionsfunktion versch. Epithelien, z. B. Gallenblase, Schilddrüse.

Mikro|wellen (↑): (engl.) microwaves; elektromagnetische Wellen* mit Wellenlängen zw. ca. 1 mm u. 100 cm; s. Hochfrequenztherapie.

Mikro|zephalie (↑; Keph-*) f: (engl.) microcephaly; Form der Dyszephalie* mit Verkleinerung des Schädelumfangs (unterhalb des 3. Perzentils; vgl. Kopfumfang, kindlicher); Einteilung nach den **Urs.: 1.** primäre M. ohne erkennbare Urs. als fam. (einfache) M. od. bei versch. Formen der Dysostosis*; **2.** sekundäre M. inf. pränataler Erkr. (Embryopathia* rubeolosa, Toxoplasmose*), die häufig auch zu einem Hydrozephalus* führen (Hydromikrozephalie). Vgl. Stenozephalie.

Mikro|zirkulation (↑; lat. circulus Kreis, Ring) f: (engl.) microcirculation; Blutzirkulation mit Austauschvorgängen zw. Blut u. Interstitium im Bereich der Endstrombahn*.

Mikro|zirkulations|störungen (↑; ↑): (engl.) disturbances of microcirculation; gestörte Mikrozirkulation; Sludge*-Phänomen mit Mikrothrombosierung (z. B. der Lungenstrombahn), Steigerung der Kapillarpermeabilität, Exsudation von Blut u. Blutbestandteilen ins Interstitium u. in die Alveolen (vgl. Plasma skimming); **Vork.** u. a. bei arteriellen Verschlusskrankheiten, hämatol. Erkr. (Polyzythämie, Dysproteinämie, Kryoglobulinämie), im Schock, bei Verbrennung u. a. Erkr. mit rheologischen Störungen*; vgl. Mikroangiopathie.

Mikro|zyten (↑; Zyt-*) m pl: (engl.) microcytes; abnorm kleine Erythrozyten; z. B. bei versch. Anämieformen; s. a. Anisozytose.

Miktio|metrie (↑; Metr-*) f: s. Zystomanometrie.

Miktion (lat. mictio Wasserlassen) f: (engl.) micturition, voiding; Harnlassen, Blasenentleerung.

Miktion, imperative (↑) f: (engl.) urge micturition; starker, unwiderstehlicher Harndrang bis zum stürmischen Harnzwang bei Zystitis*, Blaseninstabilität, psych. Stress; vgl. Dranginkontinenz, Dysurie, Pollakisurie.

Miktions|druck (↑): (engl.) micturition pressure; Blasendruck während der Entleerungsphase; vgl. Zystomanometrie.

Miktion, seltene (↑) f: (engl.) infrequent voiding; seltene Blasenentleerung großer Urinmengen; Folge: rezidiv. Harnweginfektion*.

Miktions|störung (↑): Blasenentleerungsstörung*.

Miktions|tagebuch (↑): (engl.) micturition diary; diagn. Hilfsmittel zur Ermittlung von Miktionsfrequenz, Harnmenge pro Miktion u. Tag sowie Frequenz der Einnäss- u. Harndrangepisoden. B. Sch.

Miktions|zysto|urethro|graphie (↑; Kyst-*; Urethra*; -graphie*) f: (engl.) micturition cystourethrography; Röntgenkontrastdarstellung von Blase u. Harnröhre (im schrägen Strahlengang) während der Miktion, meist im Anschluss an eine Urographie* od. nach retrograder Füllung der Blase mit wasserlösl. Kontrastmittel; **Ind.:** Erkr. der Urethra (Striktur, Klappe, Tumor), Nachw. eines vesikoureteralen Refluxes* bei Blasenentleerungsstörung in Verbindung mit Zystomanometrie. Vgl. Urethrographie, Videourodynamik.

Miktion, unterbrochene (↑) f: s. Harnstottern.

Mikulicz-Klemme (Johann Freiherr von M.-Radecki, Chir., Königsberg, Breslau, 1850–1905): (engl.) Mikulicz's clamp; lange u. gebogene Klemme zum Anklemmen des geöffneten Bauchfells; vgl. Instrumente, chirurgische.

Mikulicz-Krankheit I (↑): (engl.) Mikulicz syndrome; symmetr., schmerzlose Tränen- u. Mundspeicheldrüsenschwellung, paraneoplastisch bedingt bei malignem Lymphom*, als lymphoretikuläre Hyperplasie bei Entz., bei Sialose*; begleitende Iridozyklitis häufig; Spätfolge Sicca-Syndrom (s. Sjögren-Syndrom).

Mikulicz-Krankheit II (↑): s. Knochenzyste.

Milben: (engl.) mites; Acari; parasit. Spinnentiere von meist kugeligem Körperbau u. geringer Größe (Verschmelzung von Kopf, Brust u. Hinterleib); vgl. Arthropoden; **Entw.:** Ei, sechsbeinige Larve, achtbeinige Nymphe (zwei Stadien), geschlechtsreife M.; **1. Hautparasiten: Krätzmilbe** (Sarcoptes scabiei var. hominis): ♀ 0,25 mm–0,35 mm × 0,35 mm–0,45 mm, ♂ etwas kleiner (s. Abb.); Err. der Scabies*; ♀ gräbt bis zu 10 mm lange Gänge in die Oberhaut, 10–30 Tage p. i. Beginn des starken Juckens; Übertragung: Kontaktinfektion, z. B. bei Geschlechtsverkehr; Nachw.: mikroskop. Deckglaspräparat in einem Tropfen Glycerol nach Aufpräparieren eines Bohrgangs; **Haarbalgmilbe** (Demodex folliculorum u. Demodex brevis): 0,04 mm–0,05 mm × 0,3 mm–0,4 mm (s. Abb.); lebt in Haarfollikeln bzw. Talgdrüsen (Demodex brevis) des Gesichts (vgl. Demodikose); Nachw.: ausgequetschten Talg mit 1 Tropfen Paraffinöl mikroskopieren; meist nicht pathogen, evtl. auslösender Faktor bei Rosacea* u. perioraler Dermatitis*; **Räudemilben** der Tiere (Sarcoptes spec.): gehen gelegentl. auf den Menschen über, verschwinden aber meist spontan nach 2–3 Wo. (vgl. Katzenräude); **Raubmilben:** Dermanyssidae* (Vogelmilben): Err. der Gamasidiose*; **Erntemilbe** (Neotrombicula autumnalis, syn. Herbstgrasmilbe): Gattung der Trombiculidae, deren Larven (0,3 mm × 0,4 mm) gelegentl. am Menschen, bes. an den unteren Extremitäten, parasitieren; Err. der Ernte- od. Heukrätze im Sommer u. Herbst (Trombidiose*); möglicherweise Überträger von Rickettsien, Coxiella burneti u. FSME-Virus; **Kugelbauchmilbe** (Pyemotidae): Vork. in Mühlen u. Getreidespeichern; Err. der Getreidekrätze; **2. Hausstaubmilben** (Dermatophagoides pteronyssinus, Dermatophagoides farinae, Dermatophagoides microceras, Euroglyphus maynei): ubiquitär in Haus- u. Bettstaub vorkommende M., die v. a. von Hautschuppen u. Haaren der Menschen u. Haustiere leben; Milbenkot wirkt allergen u. ist häufig Urs. des allergischen Asthma* bronchiale, evtl. auch Auslöser eines atopischen Ekzems*; Minderung der Milbenexposition durch allergenundurchlässige Bettbezüge; Beseitigung des Milbenbefalls der Wohntextilien mit Benzylbenzoat; ggf. Hyposensibilisierung*; **3. Vorratsmilben:** z. B. Tyrophagus putrescentiae, Acarus siro, Lepidoglyphus destructor: Vork. auf Mehl- u. Milchprodukten, getrockneten Früchten u. a.; können Acarodermatitis od. Inhalationsallergien auslösen; **4. Krankheitsüberträger: Rattenmilben**, **Mäusemilben**; die Larven von Leptotrombidium akamushi: in Asien Überträger der Tsutsugamushi*-Krankheit (Rickettsia tsutsugamushi); **Vogelmilben** (Dermanyssidae): in den USA Überträger der St.-Louis-Enzephalitis; Ornithonyssus bacoti:

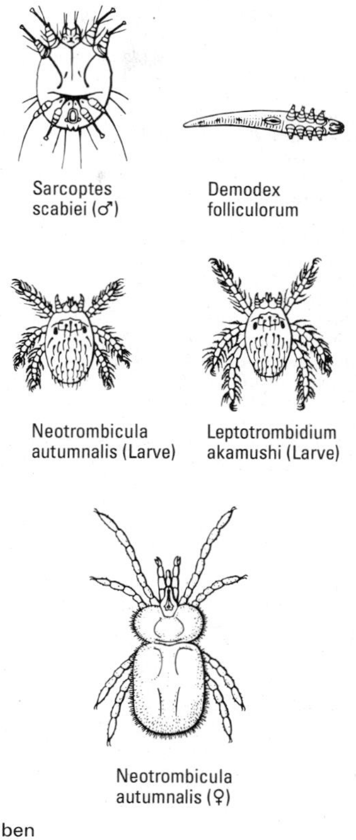

Milben

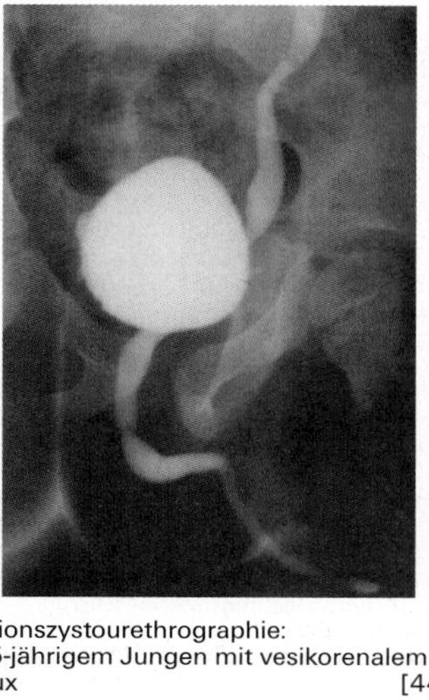
Miktionszystourethrographie: bei 5-jährigem Jungen mit vesikorenalem Reflux [443]

M

Überträger der Rickettsienpocken* (Rickettsia akari). Vgl. Zecken.

Milben|fleck|fieber: syn. Tsutsugamushi*-Krankheit; s. a. Rickettsiosen.

Milch: (engl.) milk; beim Menschen u. allen Säugetieren in den Milchdrüsen gebildete Flüssigkeit (Emulsion* aus in Wasser fein verteilten Fetttröpfchen) zur artspezif. optimalen Ernährung von Säuglingen; s. Buttermilch, Hexenmilch, Krebsmilch, Kuhmilch, Muttermilch.

Milch-Alkali-Syn|drom n: syn. Burnett*-Syndrom.

Milch|brust|gang: Ductus* thoracicus.

Milch|drüse: Brustdrüse; s. Mamma.

Milch|einschuss: (engl.) shooting-in of the milk; s. Muttermilch.

Milch|fistel (Fistel*) f: (engl.) lacteal fistula; bei Mastitis* puerperalis inf. Gewebeeinschmelzung vorkommende Fistel mit Verbindung zu einem Milchgang, aus der sich Muttermilch entleert.

Milch|flecken: s. Taches laiteuses.

Milch|fluss: s. Galaktorrhö, Laktation.

Milch|gänge: Ductus* lactiferi.

Milch|gängigkeit: (engl.) breast milk passage; Bez. für den Übergang von Umwelt-, Genussgiften u. Medikamenten in die Muttermilch*.

Milch|gärung: (engl.) milk fermentation; enzymat. Abbau von Laktose* durch Milchsäurebakterien; die bei dieser Gärung* gebildete D-u./od. L-Milchsäure bewirkt die Fällung von Casein*; vgl. Molke.

Milch|gang|karzinom (Karz-*; -om*) n: s. Komedokarzinom.

Milch|gang|papillom (Papilla*; -om*) n: (engl.) intraductal papilloma of the breast; papillomatöse, meist gutartige Wucherung in den Milchgängen zentral unter der Brustwarze; Vork. meist in zyst. Erweiterungen, vorwiegend bei Frauen um die Menopause; kann sich (bei Zotteneinriss) klin. unter dem Bild der blutenden Mamma* manifestieren; Übergang in ein Mammakarzinom* sehr selten.

Milch|gebiss: s. Milchzähne.

Milch|gerinnung: (engl.) milk coagulation; Fällung des Milchproteins Casein* durch Säuren od. Labferment*; vgl. Milchgärung, Molke.

Milch|leiste: (engl.) milk line; Rest einer streifenförmigen Verdickung der Epidermis, die beim zwei Monate alten Embryo auf beiden Seiten des Körpers entsteht; der größte Teil der M. verschwindet, ein kl. Teil bleibt in der mittl. Thoraxregion bestehen u. wird zur Brustdrüse. An jeder Stelle der M. können aber akzessor. Brustwarzen (Polythelie) od. auch vollständige überzählige Brustdrüsen (Polymastie) entstehen; s. Mamma, akzessorische.

Milch|mangel: Hypogalaktie*.

Milch|nähr|schaden: (engl.) cow's milk malnutrition; heute sehr seltene Form der Dystrophie* inf. mangelhafter Kohlenhydrat- bei ausreichender bis übermäßiger Milchernährung, z. B. mit unverdünnter Kuhmilch. Die kalorisch zwar ausreichende, aber einseitige u. schwer verdauliche Kost führt beim Säugling zu einer Verdauungsinsuffizienz mit Malabsorption u. Maldigestion. **Sympt.:** Obstipation, Meteorismus, Kalkseifenstühle, Vitamin-, Calcium- u. Eisenmangel mit Anämie; **Ther.:** z. B. Adaptierung der Milch an die Zusammensetzung der Muttermilch durch Zugabe von Wasser, Laktose (evtl. ein weiteres Kohlenhydrat) u. Fett. Vgl. Mehlnährschaden, Säuglingsernährung, Möller-Barlow-Krankheit.

Milch|pfropf|syn|drom n: (engl.) lactobezoar syndrome; durch einen sog. Milchpfropf (Laktobezoar) im Bereich des unteren Dünndarms verursachter Ileus*, wurde bisher nur bei mit Kuhmilchpräparaten ernährten Säuglingen (i. d. R. nach zu konzentrierter Zubereitung) in den ersten vier Lebenswochen beobachtet.

Milch|pocken: Alastrim; s. Variola.

Milch|poren (Pore*): (engl.) lactiferous ducts; s. Brustwarze, Ductus lactiferi.

Milch|säure: (engl.) lactic acid; Acidum lacticum; Alphahydroxypropionsäure, 2-Hydroxypropansäure (CH_3—CHOH—COOH); Salz der M.: Laktat*.

Milch|säure|azidose (Azid-*; -osis*) f: syn. Laktatazidose*.

Milch|säure|bakterien f pl: (engl.) Lactobacilli; Bakt. der Fam. Lactobacillaceae (u. a. der Gattung Lactobacillus*), die Laktose i. R. der Milchgärung* abbauen.

Milch|säure|gärung: (engl.) lactic acid fermentation; s. Gärung.

Milch|schimmel: s. Geotrichum candidum.

Milch|schorf: s. Ekzem, atopisches.

Milch|sinus (Sinus*) m pl: (engl.) lactiferous sinuses; auch Milchzisternen; spindelförmige Erweiterungen der radiär verlaufenden Ausführungsgänge der Brustdrüse.

Milch|stau: (engl.) galactostasis; Galaktostase; Verhaltung der Muttermilch* im Drüsen- u. Gangsystem der Brust einer Stillenden inf. Abflussbehinderungen od. unzureichender Entleerung m. Gefahr der Entw. einer parenchymatösen Mastitis* u. der Zystenbildung, früher häufige Urs. eines Puerperalfiebers*.

Milch, transitorische: (engl.) transitional milk; s. Muttermilch.

Milch|verordnung: in der Fassung vom 20.7.2000 (BGBl. I S. 1178), verbietet allen Personen, die beim Melken, dem Behandeln der Milch u. bei Stallarbeiten im Erzeugerbetrieb über die Milch Krankheiten übertragen können, den Umgang mit Milch u. schreibt für Personen, die melken, u. a. saubere, waschbare Oberbekleidung u. die Reinigung von Händen u. Unterarmen vor. Personen in Milchsammel- u. Standardisierungsstellen sowie in Be- u. Verarbeitungsbetrieben müssen während ihres Umgangs mit Milch saubere Arbeitskleidung u. Kopfbedeckung tragen u. saubere Hände haben. Die Milch betreffende Vorschriften finden sich auch in §§ 42 u. 43 des Infektionsschutzgesetzes*.

Milch|zähne: (engl.) deciduous teeth; Dentes decidui; die ersten Zähne des Kindes, deren Durchbruch durchschnittl. um den 6.–8. Monat beginnt u. mit 2–2½ Jahren beendet ist; das Milchgebiss besteht aus 20 Zähnen (8 Schneidezähnen, 4 Eckzähnen, 8 Molaren). Nach Resorption der Wurzeln fallen die M. vom 6.–12. Lj. aus. Gelegentl. werden Kinder mit M. (meist den unteren Schneidezähnen) geboren (Dentes natales; evtl. Zeichen für Ektodermaldysplasie*-Syndrome) bzw. brechen diese beim Neugeborenen durch (Dentes neonatales). Die M. unterscheiden sich von den bleibenden durch kleinere Gestalt u. eine leicht ins Bläuliche gehende Färbung. Vgl. Gebissschema.

Milch|zucker: Laktose*.

Miles-Operation (William E. M., Chir., London, 1869–1947) f: syn. Quénu-Operation; abdominoperineale Rektumexstirpation (sog. Rektumamputation) mit Anlage eines permanenten Anus* praeternaturalis (wegen Verlusts der Kontinenz); **Ind.:** im unteren Rektumdrittel lokalisiertes Rektumkarzinom u. fortgeschrittenes Analkarzinom. Vgl. Rektumresektion.

miliar (lat. milium Hirsekorn)**:** hirsekorngroß, -ähnlich.

Miliar|an|eurysmen (↑; Aneurysma*) n pl**:** (engl.) miliary aneurysms; bis zu 2 mm große Aneurysmen der Arteriolen u. Kapillaren des Gehirns; Vork. meist im subkortikalen Marklager bei Pat. mit Hypertonie; s. Aneurysma, intrakranielles.

Miliaria (↑) n pl**:** syn. Sudamina, sog. Friesel; hirsekorngroße, wasserhelle Bläschen (M. cristallina), evtl. mit rotem Hof; Auftreten bes. bei Kindern nach starkem Schwitzen u. Verlegung der Schweißdrüsengänge; meist in den Tropen als M. rubra (engl. prickly heat, sog. Roter Hund) mit Papeln durch entzündl. Reaktion der Dermis.

Miliar|lupoid (↑; lat. lupus Wolf; -id*) n**:** s. Sarkoidose.

Miliar|tuberkel (↑; Tuberkel*) m**:** (engl.) miliary tubercle; hirsekorngroßer Tuberkel, der in mehreren Organen massenhaft auftritt; vgl. Tuberkulose.

Miliar|tuberkulose (↑; ↑; -osis*) f**:** (engl.) miliary tuberculosis; generalisierte Tuberkulose*, die durch hämatogene od. lymphogene Dissemination meist unmittelbar nach Bildung des Primärkomplexes (sog. subprimäre M.) od. im späteren Verlauf (sog. postprimäre M.) entsteht;

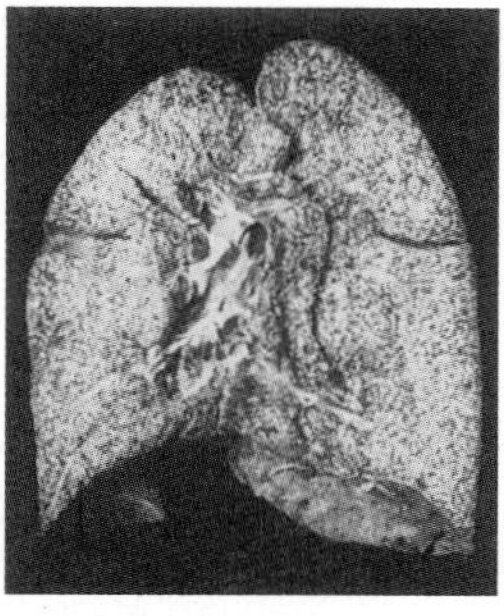

Miliartuberkulose: aufgeschnittene Lunge mit gleichmäßig in allen Lappen sichtbarer feinkörniger (hämatogener) tuberkulöser Streuung reiskorngroßer Herde [471]

Formen: 1. pulmonale M. mit Beteiligung der Lungen; **2.** meningitische M. mit tuberkulöser Meningitis*; **3.** typhoide M. mit Somnolenz; **Klin.:** schweres Krankheitsgefühl, hohes Fieber, Kopfschmerz, Meningismus, Dyspnoe, Husten, evtl. Schmerzen bei der Atmung; **Diagn.:** 10–14 Tage nach Dissemination im Rö.-Thorax multiple, stecknadelkopfgroße Herde erkennbar; Erregernachweis in Sputum od. Magensaft nur selten möglich. Der Tuberkulintest wird im Verlauf der M. negativ (Anergie). **Progn.:** ohne antituberkulot. Ther. (u. U. in Komb. mit Kortikosteroiden) letal. Vgl. Sepsis tuberculosa acutissima.

Milien (↑) f pl**:** (engl.) milia; Hautgrieß; stecknadelkopfgroße, weißl., subepitheliale Zysten v. a. im Gesicht; **Vork.:** primär (sog. eruptive M.) bes. bei Mädchen od. sekundär nach Traumen u. Blasenbildung (z. B. Pemphigus, Epidermolysis, Verbrennung); vgl. Atherom.

Milieu interne (frz. innere Umgebung)**:** inneres Milieu; s. Homöostase.

Milieu|therapie f**:** (engl.) milieu therapy; syn. Milieugestaltung; s. Soziotherapie.

Military exercise (engl. Militärübung)**:** neurovaskulärer Provokationstest; s. Thoracic-outlet-Syndrom (Tab.).

Milkman-Syn|drom (Louis A. M., Röntg., Scranton, 1895–1951) n**:** syn. Dekalzifizierungssyndrom; multiple, spontane, oft symmetrische partielle od. komplette Ermüdungsbrüche mit Bildung eines nichtmineralisierten Kallus (Looser*-Umbauzonen); manchmal kombiniert mit Hypophosphatämie, Hyperphosphaturie u. erhöhter alkal. Serumphosphatase (Phosphatdiabetes); **Vork.:** idiopath., sek. bei Rachitis, Osteoporose u. Osteomalazie. Vgl. Ermüdungsbruch.

Millard-Gubler-Syn|drom (Auguste L. M., Arzt, Paris, 1830–1915; Adolphe M. G., Arzt, Paris, 1821–1897) n**:** s. Hirnstammsyndrome (Tab.).

Miller-Abbott-Sonde (Thomas G. M., Int., Philadelphia, geb. 1886; William O. A., Arzt, Philadelphia, 1902–1943) f**:** (engl.) Miller-Abbott tube; zur Entlastung bzw. Schienung des Dünndarms angelegte u. transnasal ausgeleitete dünne Ballonsonde, die bis an ein Passagehindernis im Dünndarm gelangen bzw. darüberhinaus vorgeschoben werden kann. J. Die.

Miller-Fisher-Syn|drom n**:** s. Fisher-Syndrom.

Miller-Kurzrok-Test m**:** s. Kurzrok-Miller-Test.

Milli-: Abk. m; Dezimalvorsatz zur Kennzeichnung des Faktors 10^{-3} vor einer Einheit; vgl. Einheiten (Tab.).

Milligan-Operation f**:** Op. zur Entfernung von Hämorrhoiden* 2.–4. Grades; Umschneidung, Stielung rektalwärts, Ligatur u. Abtragung der Hämorrhoiden.

Millingen-Operation (Edward van M., Ophth., 1851–1900) f**:** intermarginale Lippenschleimhautplastik zur Korrektur einer Wimpernfehlstellung; vgl. Trichiasis.

Millin-Operation (Terence John M., Urol., London, 1903–1980) f**:** offene retropubische extravesikale Prostataadenomektomie*.

Milte|fosin (INNv) n**:** Alkylphosphocholin (Zytostatikum); **Verw.:** bei bösartigen Hautveränderungen bei Mammakarzinom.

Milwaukee-Korsett n**:** (engl.) Milwaukee brace; Extensionskorsett, bestehend aus einem Beckenkorb, verstellbaren ventralen u. dorsalen Stahlstreben u. einer modellierten Kopfstütze sowie seitl. Pelotten bei Lendenwulst od. Rippenbuckel; dient zur Streckbehandlung kindl. u. jugendl. Skoliosen als Vorbereitung der Spondylodese*. Vgl. Extensionsmethoden, Orthese.

Milwaukee-Schulter|syn|drom n**:** (engl.) Milwaukee shoulder syndrome; seltene, vorwiegend bei älteren Frauen beobachtete Arthrose* des Schultergelenks, häufig mit beidseitiger Rotatorenmanschettenruptur, Gelenkversteifung u. Gelenkinstabilität bei Hydroxylapatitkristall*-Ablagerungskrankheit. Vgl. Periarthropathia humeroscapularis.

Milz: (engl.) spleen; (anat.) Splen, Lien; im oberen li. Quadranten des Abdomen hinter dem Magen u. in Nähe des Zwerchfells lokalisiertes, in den Blutkreislauf eingeschaltetes sek. Organ

M

des lymphatischen Systems*; größtes lymphoretikuläres Organ mesodermaler Herkunft (Gewicht ca. 150–200 g), das in Segmente unterteilt wird. Eine akzessorische M. kann vorkommen. **Anat.:** Die M. wird von einer bindegewebigen, von Peritonealepithel bedeckten Kapsel umgeben, von der ein trabekuläres Bindegewebegerüst u. einige glatte Muskelzellen in das Parenchym, die Milzpulpa, einstrahlen. Das dichtmaschige Retikulum enthält die makroskop. weißlichen u. in ihrer Gesamtheit als weiße Pulpa bez. Milzknötchen (Malpighi-Körperchen), bestehend aus lymphatischem Gewebe mit (um die Zentralarteriole herum angeordneten) T-Lymphozyten u. mit in primären od. (nach antigener Stimulation) sekundären Knötchen (mit einem Keimzentrum außerh. des T-Zell-Areals) gruppierten B-Lymphozyten. Der Raum zw. den

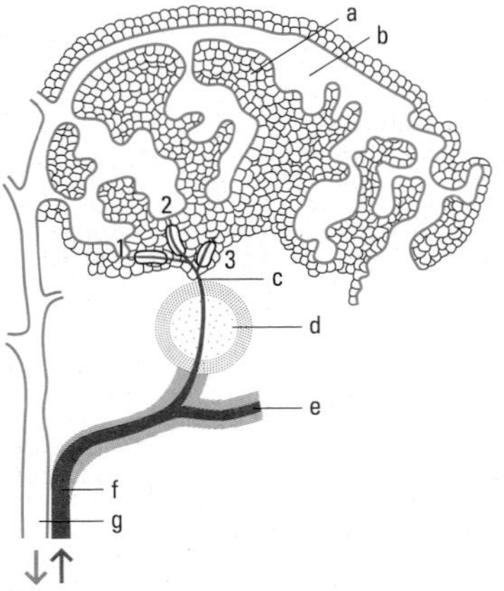

Milz:
a: Milzretikulum; b: Milzsinus; c: Pinselarterien u. Hülsenkapillaren; d: Sekundärfollikel mit Zentralarterie; e: Pulpaarterie mit lymphoretikulärer Scheide; f: Balkenarterie;
g: Balkenvene;
1 u. 2: Mündung des arteriellen Teils direkt in die Sinus („geschlossener Kreislauf");
3: Mündung in das Milzretikulum („offener Kreislauf", fraglich!) [532]

Knötchen ist von einem weitmaschigen Retikulum ausgefüllt, das von Blut durchströmt u. als rote Pulpa bez. wird. Die Blutversorgung erfolgt über die am Hilum eintretende A. splenica. Sie verzweigt sich in Trabekel- u. Balkenarterien, aus denen die im Zentrum der Milzfollikel mündenden Zentralarterien (Endarterien) hervorgehen; von hieraus fließt das Blut entweder direkt in irreguläre elongierte Gefäße mit wechselndem Lumen (Milzsinus) od. in das weitmaschige, von Makrophagen, Lymphozyten und v. a. von Plasmazellen besiedelte Retikulum der roten Pulpa (Milzkammern). Die Endothelauskleidung der Milzsinus ist durch Schlitze in der Basalmembran für korpuskuläre Blutbestandteile durchlässig u. bildet gleichzeitig die Wandung der Milzkammern. Die aus den Milzsinus hervorgehenden, von geschlossenem Endothel ausgekleideten Pulpavenen münden in die Trabekel- od. Balkenvenen, die sich am Hilum zur V. splenica vereinigen. **Funktion: 1.** Phagozytose* u. Abbau durch Makrophagen von überalterten, in ihrer Verformbarkeit veränderten od. durch Membran- od. Enzymdefekte geschädigten Blutzellen (v. a. Erythrozyten), von Antikörperbeladenen Thrombozyten, von Mikroorganismen, Immunkomplexen, Fibrinmonomeren, kolloidalen u. a. Partikeln; **2.** antigeninduzierte Differenzierung u. Proliferation von B- u. T-Lymphozyten. Vgl. Hypersplenismus, Splenektomie.

Milz|a|genesie|syn|drom (A-*; -genese*) **n:** (engl.) splenic agenesis syndrome; syn. Ivemark*-Syndrom.

Milz|brand: (engl.) anthrax, milzbrand; syn. Anthrax; vom Tier (Rind, Schaf, Schwein, Pferd u. Tierfelle) auf den Menschen übertragbare, meldepflichtige Infektionskrankheit; **Err.:** Bacillus* anthracis; Manifestation als **Hautmilzbrand** nach einer Inkubationszeit von 2–7 Tagen (gelegentl. nach einigen Std.) an der Infektionsstelle mit Bildung eines Bläschens (Pustula maligna) u. des Milzbrandkarbunkels (Carbunculus contagiosus) mit anschl. entzündl. Ödem u. Eiterung, Fieber u. lokaler Lymphknotenschwellung; als **Lungenmilzbrand** durch Streuung vom Karbunkel aus od. durch Einatmen der Sporen mit atyp. Bronchopneumonie u. schwerem sept. Krankheitsbild; als **Darmmilzbrand** durch Verschlucken der Erreger (selten) od. durch Verzehr von Fleisch kranker Tiere mit hämorrhag. Entz. des Darms, Allgemeininfektion mit Schwellung u. brandiger Verfärbung der Milz, Fieber, Herzinsuffizienz, Kräfteverfall; **Diagn.:** mikroskop. od. kulturell; **Ther.:** Penicillin G in hohen Dosen, keine chir. Eingriffe; **Proph.:** Impfung von Risikogruppen.

Milz|ex|stirpation (Exstirpation*) **f:** Splenektomie*.

Milz|punktion (Punktion*) **f:** (engl.) splenic puncture; Punktion der Milz; nach Markierung der Organgrenzen Einstich in Rückenlage (vordere Axillarlinie ca. 6–8 cm unterhalb der oberen Grenze der abseitigen Dämpfung) mit Punktionsnadel (mit Mandrin) in tiefer Inspiration zur Aspiration von Material; **Kontraind.:** septische Milz, Milzinfarkt, hämorrhagische Diathese.

Milz|ruptur (Ruptur*) **f:** (engl.) splenic rupture; meist durch ein stumpfes Bauchtrauma verursachte Zerreißung der Milz (Kapsel- od. Parenchymriss, Organzertrümmerung, evtl. Abriss des Gefäßstiels); klin. **Formen: 1.** einzeitige M. mit lebensbedrohl. akuter massiver Blutung in die freie Bauchhöhle; **2.** zweizeitige M.: in ca. 15–20 % nach einem freien Intervall (Stunden bis Wochen) bei zentralem od. subkapsulärem Hämatom inf. Kapselriss auftretend (insbes. bei Polytrauma leicht zu übersehen!); **Sympt.:** Schocksymptome, lokale Bauchdeckenspannung u. perkutor. Flankendämpfung li. (Ballance-Zeichen), positives Kehr*-Zeichen u. Saegesser*-Zeichen; **Diagn.:** akut Sonographie mit Nachw. freier intraabdomineller Flüssigkeit, Abfall des Hämoglobins, Anstieg der Leukozyten, Peritoneallavage, ggf. CT; eindeutige Diagn. bei akuter Blutung oft erst durch Laparotomie möglich; **Ther.:** möglichst organerhaltende Ther. (Fibrinklebung*, Argon-, Laser- od. Infrarotkoagulation, organumspannendes Netz zur Kompression); evtl. Teilresektion od. Splenektomie* mit postop. Vakzination zur Vermeidung eines OPSI*-Syndroms.

Milz|tumor (Tumor*) m: (engl.) splenic tumor; s. Splenomegalie.

Milz|venen|thrombose (Vena*; Thromb-*; -osis*) f: (engl.) splenic vein thrombosis; s. Hypertension, portale.

mimetisch (gr. μιμητικός nachbildend): (engl.) mimetic; nachahmend.

Mimik (↑) f: (engl.) facial expression; Mienenspiel, Ausdrucksbewegungen der Gesichtszüge durch komplexe Innervation der Gesichtsmuskulatur, die beim Gesunden aktuelles seelisches Geschehen (Gefühle, Stimmungen, Willensregungen) widerspiegeln u. meist unwillkürl. ablaufen; Störungen z. B. inf. Fazialislähmung*, bei Parkinson*-Syndrom od. Pseudobulbärparalyse* (Zwangslachen, -weinen); vgl. Maskengesicht.

Mimikry, molekulares (↑) n: (engl.) molecular mimicry; angenommener Mechanismus der Entstehung von Autoimmunkrankheiten; aufgrund der Ähnlichkeit bzw. Identität antigener Determinanten von Infektionserregern u. Zellen des Wirtsorganismus reagiert dieser mit der Bildung von Autoantikörpern* bzw. autoaggressiven T*-Lymphozyten.

Minamata-Krankheit: (engl.) Minamata disease; chron. Quecksilbervergiftung* (z. T. mit tödlichem Ausgang) bei einem Teil der Bevölkerung von Minamata (Japan); **Urs.:** Genuss von durch quecksilberhaltige Abwässer (Methylquecksilberchlorid u. -sulfid) der örtlichen Industrie kontaminierten Meeresfrüchten.

Minderung der Erwerbs|fähigkeit: (engl.) diminution of fitness for work; Abk. MdE; s. Erwerbsfähigkeit.

Minder|wertig|keits|gefühl: (engl.) feeling of inferiority; negatives Selbstwertgefühl*, bei dem das eigene Selbst als mangelhaft u. unzureichend empfunden wird; vgl. Individualpsychologie.

Minder|wuchs: (engl.) hyposomia; krankhaft vermindertes Längenwachstum; **Formen: 1.** Kleinwuchs: die Körperlänge* unterschreitet das 10. Perzentil der Wachstumskurve für das entspr. Alter (Endgröße beim Mann <150 cm, bei der Frau <140 cm). **2.** M. i. e. S. mit Unterschreitung des 3. Perzentils; Häufigkeit: 2,3 %; Endgröße <120 cm fast nur bei Skelettdysplasie u. Seckel-Syndrom; **Einteilung** (nach Nieschlag): **1.** familiärer M.; **2.** konstitutionelle Entwicklungsverzögerung; **3.** intrauteriner (primordialer) M. (Silver-Russell-Syndrom); **4.** M. bei Chromosomenaberration (z. B. bei Ullrich-Turner-Syndrom, Down-Syndrom); **5.** durch Umweltfaktoren bedingter M. (Mangelernährung, psychosozialer Minderwuchs); **6.** endokriner M. (z. B. hypophysärer M., isolierter STH-Mangel, Hypophysenvorderlappen-Insuffizienz, Prader-Labhart-Willi-Syndrom, Hypothyreose, adrenogenitales Syndrom, Cushing-Syndrom, Leydig-Zelltumor, Pubertas praecox, selten Diabetes mellitus); **7.** M. inf. nicht endokriner Stoffwechselstörung (z. B. Rachitis), renaler M. (Phosphatdiabetes, chron. Glomerulonephritis, Nierenfehlbildung mit chron. Infekten), intestinaler M. (Malabsorption, zystische Fibrose, Zöliakie, Megakolon), hepatischer M. (chron. Hepatitis, Glykogenose), anoxämischer M. (angeb. Herzfehler mit Zyanose, chronische Anämie, Bronchiektasien), Speicherkrankheit (Gaucher-Krankheit, Niemann-Pick-Krankheit, Hand-Schüller-Christian-Krankheit, Dysostosis multiplex); **8.** M. bei Skeletterkrankung (z. B. Achondroplasie, chondroektodermale Dysplasie, Osteogenesis imperfecta). Vgl. Wachstumsstörungen, Infantilismus.

Mineralo|kortikoide (Cort-*; -id*) n pl: (engl.) mineralocorticoids; Steroidhormone (C21-Steroide), die neben Glukokortikoiden* u. Sexualhormonen in der Nebennierenrinde gebildet werden; die wichtigsten natürl. M. sind Aldosteron* u. Desoxycorticosteron*; **Wirkungen:** Steigerung der Rückresorption von Na^+ insbes. im distalen Tubulus, vermehrte tubuläre K^+-Sekretion (keine Koppelung mit Na^+-Rückresorption); bei primärem Hyperaldosteronismus* od. Dauermedikation (mit hoher Dosis) verminderte Na^+-Rückresorption vermutl. im proximalen Tubulus (Escape-Phänomen); **Regulation** durch das Renin*-Angiotensin-Aldosteron-System, in geringem Maß auch durch ACTH; Erhöhung der Angiotensinproduktion bei Hyperkaliämie; **Ind.:** primäre NNR-Insuffizienz u. adrenogenitales Syndrom; **Kontraind.:** Hypertonie, Ödeme, zerebrale Durchblutungsstörung; **UAW:** Kopfschmerz, Ödeme, Hypertonie, Hypokaliämie. Vgl. Kortikoide (Tab.).

Mineral|wasser: (engl.) mineral water; Wasser mit >1 g Mineralstoffe/kg bzw. >250 mg CO_2/kg; Verwendung als Tafelwasser (Lebensmittel) od. als Heilwasser*.

Minerva-Gips: s. Thoraxhals-Gipsverband.

Minimal cerebral dysfunction (engl.): minimale zerebrale Dysfunktion*.

Minimal|medium (lat. minimus kleinster; medium die Mitte, das Vermittelnde) n: (engl.) minimal medium; einfachstes voll- od. teilsynthetisches Medium, das die (normale) Vermehrung einer Zelle erlaubt; bei Mikroorganismen reichen oft nur Mineralsalze u. Puffersubstanzen, dazu eine Stickstoffquelle (z. B. NH_4^+) u. eine Kohlenstoff- bzw. Energiequelle (z. B. Glukose, Glycerol), evtl. müssen best. Vitamine zugesetzt werden. In solchen Medien können sich nur Zellen (des Wildtyps) vermehren, die die Fähigkeit haben, aus den vorhandenen Nahrungsstoffen alle für das Wachstum essentiellen Substanzen selber zu synthetisieren (prototrophe Zellen). Auxotrophe Mutanten benötigen ein entspr. Supplement (Mangelmedium). Vgl. Mangelmutante.

Mini-mental-state-Test (engl.) m: Abk. MMST; Kurztest zur Beurteilung geistiger Leistungsfähigkeit; Anw. zur Diagn., Therapie- u. Verlaufskontrolle einer senilen Demenz*.

Minimum separabile (lat. minimus kleinster) n: Bez. für den kleinsten Abstand od. Sehwinkel zw. zwei Punkten, der erforderlich ist, damit diese vom Auge noch getrennt wahrgenommen werden; Maß für das Auflösungsvermögen der Netzhaut (abhängig von Dichte u. Verschaltung der Rezeptoren), das in der Fovea centralis am größten ist u. ca. 1 Bogenminute = 1/60 Winkelgrad beträgt; vgl. Noniussehschärfe.

minimus (↑): der Kleinste.

Mini|pille (↑): (engl.) minipill; gebräuchliche Bez. für ausschl. Gestagene* enthaltende Hormonpräparate zur hormonalen Kontrazeption* ohne Ovulationshemmung.

Mini|viren, nackte (↑; Viren*) n pl: s. Viroid.

Minkowski-Chauffard-Krankheit (Oskar M., Int., Wiesbaden, 1853–1931; Anatole M. Ch., Int., Paris, 1855–1932): s. Sphärozytose, hereditäre.

Mino|cyclin (INN) n: halbsynthet. Antibiotikum aus der Gruppe der Tetracycline*.

M

Minor illness (engl. minor kleiner, geringer; illness Krankheit)**:** uncharakterist. febrile Erkrankung bei Inf. mit Coxsackie*-Viren (Typ B).

Minor|test (↑) m**:** s. Kreuzprobe.

Minor tranquilizers (↑; engl. to tranquilize beruhigen)**:** angloamerikan. Bez. für Sedativa* u. Anxiolytika*; vgl. Psychopharmaka.

Minor-Zeichen (Lazar S. M., Neurol., Moskau, 1855–1942)**:** (engl.) Minor's sign; Pat. mit Ischiassyndrom* belasten ausschl. das gesunde Bein während des Aufstehens aus dem Liegen; bei Lumbago* klettert der Pat. dagegen an beiden Beinen hoch.

Min|oxidil (INN) n**:** Kalium*-Kanalöffner; **Verw.:** Antihypertensivum; nur in Komb. mit Diuretika u. Betarezeptorenblocker* stark vasodilatorisch; **UAW:** ausgeprägte Na^+- u. Wasserretention, reflektor. Tachykardie, ferner u. a. Hypertrichose.

Minus|dys|trophie (lat. minus weniger; Dys-*; Troph-*) f**:** (engl.) dystrophy with weight loss; Dystrophie* mit Untergewicht, vgl. Körpergewicht.

Minus|gläser (↑)**:** (engl.) minus lenses; s. Linse.

Minus|sym|ptomatik (↑; Symptom*) f**:** (engl.) minus symptoms; syn. Negativsymptomatik; Störung bzw. Minderung früher vorhandener psychischer Fähigkeiten im kognitiven, affektiven od. vegetativen Bereich; z. B. Aufmerksamkeitsstörungen, Sprachverarmung, Verlust von Initiative, Interessen u. emotionaler Schwingungsfähigkeit, Apathie, sozialer Rückzug, allgemeine Verlangsamung od. Kraftlosigkeit; Vork. bei Schizophrenie. Vgl. Plussymptomatik. G. St.-I.

Minus|varianten (↑) f pl**:** (engl.) minus variations; Dissoziationsformen von Bakterienarten bzw. -typen i. S. eines Verlusts bestimmter serol. od. biochem. Qualitäten (z. B. Spaltungsvermögen best. Kohlenhydrate).

Minuten|volumen|hoch|druck: (engl.) hyperdynamic hypertension; Anstieg v. a. des systol. Blutdrucks inf. Erhöhung des Herzminutenvolumens*; **Vork.:** bei Hyperthyreose* u. im 1. Stadium der essentiellen Hypertonie*.

Miosis (gr. μείωσις Verkleinerung) f**:** Stenokorie; Pupillenverengung (Ø <2 mm) durch Erregung des M. sphincter pupillae od. Lähmung des M. dilatator pupillae; **Vork.:** als physiol. Reaktion auf Lichteinfall (vgl. Pupillenreaktionen), als Reaktion auf Pharmaka od. Eingriffe, die den Parasympathikus reizen od. den Sympathikus lähmen; im höheren Alter, bei Neurosyphilis, Sympathikuslähmung im Halsgebiet durch Struma, Tumoren, Verletzungen, Stellatumblockade u. a., bei Halsmarkläsionen (Syringomyelie), Vergiftungen mit Morphin, Pilocarpin u. a., als kochleo-pupillärer Reflex nach Einwirkung lauter Töne od. Geräusche. Vgl. Mydriasis, Horner-Syndrom.

Miotika (↑) n pl**:** (engl.) miotics; pupillenverengende Mittel, wirken durch Reizung des M. sphincter pupillae (Parasympathomimetika*, z. B. Pilocarpin, Carbachol, Physostigmin) od. durch Lähmung des M. dilatator pupillae (Sympatholytika, z. B. Thymoxamin, Dapiprazol); **Verw.:** therap. bei Glaukom u. zu diagn. Zwecken.

mirabilis (lat.)**:** wunderbar; z. B. Rete* mirabile.

Mirazidien (gr. μειράκιον der Jugendliche) f pl**:** (engl.) miracidia; Wimpernlarven; in der Eihülle entstehendes erstes Larvenstadium der Trematodes*; Weiterentwicklung in Schnecken (Zwischenwirt) zur Sporozyste*.

Mirazidien|schlüpf|versuch (↑)**:** (engl.) miracidia hatching test; Abk. MSV; **1.** Verf. zum Nachweis einer Schistosomiasis* bei spärl. Eiausscheidung: Stuhlprobe wird in kalter 1%iger NaCl-Lösung gewaschen u. das Sediment anschl. in Leitungswasser starkem Licht (optimal ist Sonnenlicht) ausgesetzt; Mirazidien schlüpfen nach ca. 30 Min. u. lassen sich mit der Lupe zuverlässig erkennen. **2.** Nachweis einer Schistosoma-haematobium-Infektion: Urin 30 Min. stehen lassen, Überstand abgießen, mit Leitungswasser auffüllen, belichten; Mirazidien schlüpfen nach wenigen Minuten.

Mirhosseini-Holmes-Walton-Syn|drom (Gordon M. H., Neurol., London, 1876–1965) n**:** Komb. von zerebellarer Störung (s. Ataxie, autosomal-dominante zerebellare) u. unterentwickelten od. fehlenden sek. Geschlechtsmerkmalen sowie Sterilität; Manifestation der neurol. Sympt. ab dem 20. Lj.; außerdem evtl. mentale Retardierung, Demenz, pigmentäre Retinadegeneration, Choreoathetose, Taubheit, Muskelschwäche, gestörte Tiefensensibilität, Mikrozephalie, Skoliose, Arachnodaktylie.

Mirizzi-Syn|drom (Pablo M., Chir., Buenos Aires, 1893–1964) n**:** Kompression u. Stenose des Ductus hepatocholedochus durch einen Zystikusstein* bei Cholelithiasis* mit gering ausgeprägter Sympt. (schmerzloser Ikterus) ähnlich bösartigen Erkr. der Gallenwege bzw. des Pankreaskopfes (DD); Vork. nur bei anat. Variante der Einmündung des Ductus cysticus nahe der Papilla duodeni major.

Mirtazapin (INN) n**:** tetracyclisches Antidepressivum; wirkt noradrenerg (Freisetzung von Noradrenalin durch Blockade des zentralen α_2-Adrenozeptors) u. serotonerg (Noradrenalin aktiviert über α_1-Rezeptoren die Serotoninfreisetzung); s. Antidepressiva.

Misch|in|fekt (Infekt-*) m**:** (engl.) mixed infection; gleichzeitige ursächl. Beteiligung mehrerer Erregerarten an einem einzigen Prozess, der sich in einem umschriebenen Infektionsbezirk abspielt; vgl. Mehrfachinfekt.

Misch|kollagenose f**:** syn. Überlappungssyndrom*.

Misch|kultur (lat. cultura Züchtung) f**:** (engl.) mixed culture; gleichzeitige Isolierung mehrerer Bakterienarten aus Untersuchungsmaterial, das einem einzigen Infektionsvorgang entstammt, an dem aber ein od. mehrere Err. beteiligt sind; kann Zeichen einer ausschl. Kontamination* des Untersuchungsmaterials mit gemischter Standortflora aus dem Entnahmebereich sein, aber auch durch Monoinfektion mit sek. Besiedlung durch andere potentiell pathogene Keime bedingt sein; ferner durch einen Mischinfekt* od. Mehrfachinfekt* mit od. ohne Kontamination durch Standortflora.

Misch|tumoren (Tumor*) m pl**:** (engl.) mixed tumors; Tumoren, die sich aus versch. Gewebearten zusammensetzen; z. B. embryonales Teratom*, pleomorphes Adenom der Glandula parotidea (s. Parotistumoren), Müller*-Mischtumor. Vgl. Tumoreinteilung.

Mischungs|zyanose (Zyan-*; -osis*) f**:** (engl.) mixed cyanosis; Zyanose* durch Vermischung von venösem u. art. Blut bei angeborenen Herzfehlern* mit Rechts-Links-Shunt.

Misch|zell|ag|glutination (Zelle*; Agglutination*) f**:** (engl.) mixed cell agglutination; Methode zum Nachweis von Gewebeantigenen, z. B. von Blutgruppenantigenen auf nicht od. nur schwer agglutinablen Zellen (z. B. Epidermiszellen); **Prinzip:** nach Inkubation der zu untersuchenden Zellen mit einem spezif., multivalente Antikörper enthaltenden Antiserum u. anschl. Waschen werden der Suspension Indikatorzellen zugesetzt, die das gleiche Antigen besitzen (z. B. Testerythrozyten bekannter Blutgruppe); sind die Gewebezellen mit Antikörpern besetzt, so kommt es zu einer Vernetzung mit den Testzellen. Die Mitführung neg. u. pos. Kontrollen ist erforderlich.

Miserere (lat. misereri sich erbarmen) n: (engl.) copremesis; Koterbrechen bei Ileus*.

Misgav-Ladach-Methode f: Misgav-Ladach method; schonendes Verf. der Schnittentbindung* aus dem Misgav-Ladach-Hospital in Jerusalem; durch Ritzen u. Dehnen des subkutanen Gewebes, der Faszie u. des Peritoneums bleiben Gefäße u. Nerven erhalten; die Op. kann bei geringerem Blutverlust schneller durchgeführt werden. W. Str.

Miso|prostol (INN) n: Derivat des PGE_1 (s. Prostaglandine); **Ind.:** Magen- u. Duodenalulzera; zur Prophylaxe u. Behandlung von medikamentös bedingten Magenschleimhautschädigungen (z. B. durch nichtsteroidale Antiphlogistika*); **UAW:** häufig Bauchschmerzen u. Diarrhö, gelegentl. Übelkeit.

Miss|bildung: s. Fehlbildung, Fehlbildung, kongenitale.

Miss|bildungs|syn|drome n pl: s. Fehlbildungssyndrome.

Miss|brauch: (engl.) abuse; syn. Abusus; (pharmak.) von der WHO definiert als Anw. von Pharmaka od. sog. Genussmitteln (Alkohol, Tabak u. a.) ohne med. Ind. bzw. in übermäßiger Dosierung; wiederholter M. kann zu Abhängigkeit* führen.

Miss|brauch, sexueller: (engl.) sexual abuse; Ausnutzen eines Kindes, Jugendlichen, Schutzbefohlenen od. einer anderen Person zur sexuellen Befriedigung; Straftaten gegen die sexuelle Selbstbestimmung werden im 13. Abschnitt des besonderen Teils des StGB (§§ 174–184c) abgehandelt. Vgl. Inzest, Vergewaltigung, Kindesmisshandlung.

Missed abortion (engl.): verhaltener Abort; wochen- bis monatelange Retention einer abgestorbenen unreifen Frucht in der Gebärmutter; kann zum Dead*-fetus-Syndrom führen. Vgl. Fruchttod, intrauteriner.

Missed labour (engl.): fehlende Wehen u. damit Retention einer abgestorbenen Frucht über die normale Tragezeit hinaus; vgl. Dead-fetus-Syndrom.

Miss|handlungs|syn|drom n: s. Kindesmisshandlung.

Miss|verhältnis: (engl.) disproportion; (gebh.) Missverhältnis zw. mütterlichen Beckenmaßen u. Kopfdurchmesser des zu gebärenden Kindes (s. Kopfmaße); **Formen: 1.** relatives M.: funktionelle Geburtskomplikation, z. B. bei Einstellungsanomalien*; **2.** absolutes M.: anat. begründete Kompl., die nicht mit einer vaginalen Geburt vereinbar ist, z. B. bei platt-rachit. Becken; s. Beckenformen (Abb.).

Mistel: Viscum* album.

Mit|ag|glutination (Agglutination*) f: (engl.) group agglutination; syn. Paragglutination; Agglutination artverwandter, aber auch artfremder Bakterienarten durch spezif. agglutinierende Immunseren aufgrund gleicher Partialantigene; vgl. Kauffmann-White-Schema, Weil-Felix-Reaktion, Widal-Reaktion.

Mit|bewegungen: (engl.) synkineses; Synkinesen; unwillkürliche zusätzl. Bewegungen i. R. komplexer Bewegungsabläufe; physiol. z. B. das Pendeln der Arme beim Gehen; pathol. als Pyramidenbahnzeichen* bei Erkr. des extrapyramidalen Systems u. zentraler Lähmung.

Mitchell-Krankheit (Silas W. M., Neurol., Philadelphia, 1829–1914): s. Erythromelalgie.

Mitella (Dim. von lat. mitra Kopfbinde) f: Tragetuch für den Arm, das um den Nacken geschlungen wird; vgl. Verbände.

Mit|esser: s. Komedonen.

Mithra|mycin (INN) n: syn. Plicamycin*.

Mitigatio (lat. Milderung, Besänftigung) f: Mitigierung, Abschwächung.

mitigatus (↑): gemildert; z. B. Scarlatina mitigata (abgeschwächter Scharlach).

mitis (lat.): mild.

Mitnahme|selbst|mord: Bez. für erweiterten Suizid*.

Mito|chondrien (gr. μίτος Faden; Chondr-*) n pl: (engl.) mitochondria; etwa bakteriengroße (1–5 μm lang), ovale, lipoidreiche Zellorganellen der Eukaryonten*, die von einer Doppelmembran umgeben sind; die innere Membran ist zur Oberflächenvergrößerung kammähnlich (Cristae) od. röhrenförmig (Tubuli) eingefaltet. M. sind meist in der Nähe von Energiequellen (z. B. Fettvakuolen) od. ATP-bedürftigen Zellstrukturen lokalisiert u. enthalten die Enzyme der Atmungskette*, der oxidativen Phosphorylierung*, des Citratzyklus* u. der Betaoxidation*. **Aufgaben:** Energiegewinnung durch Oxidation der versch. Nährstoffe in der Zelle, wobei zugleich Rohstoffe für Biosynthesen anfallen (Phospholipide, Aminosäuren, Porphyrin, Häm). Die frei werdende Energie wird zur Bildung von ATP (vgl. Adenosinphosphate) verwendet. M. mit vielen Lamellen, z. B. in aerob arbeitenden Muskeln, dienen vorwiegend der inneren Atmung* u. Energieproduktion (ATP-Erzeugung); M. mit weniger Innenmembranen (z. B. in Leberzellen) enthalten viele synthetisierende Enzyme. Während die M. in Muskelzellen mehr od. weniger fixiert sind, können sich M. in Leberzellen frei im Zytoplasma bewegen. Alle M. enthalten eigene ringförmige DNA* sowie besondere Ribosomen* (vom 70S-Typ), die bakteriellen Ribosomen nahestehen; die Fähigkeit zur Selbstreduplikation deutet daraufhin, dass sich die M. evolutiv von intrazellulären Symbionten herleiten.

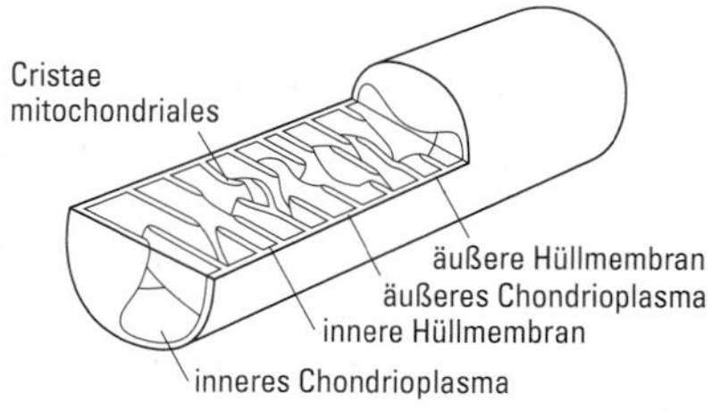

Mitochondrium [553]

Mito|chondro|pathien (↑; ↑; -pathie*) f pl: (engl.) mitochondriopathies; Erkr. inf. Mutation

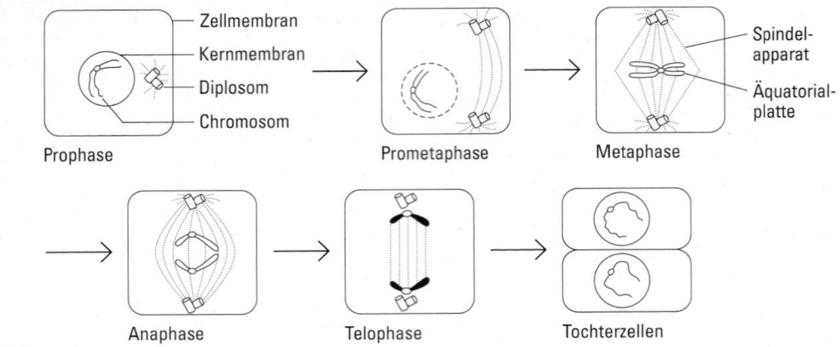

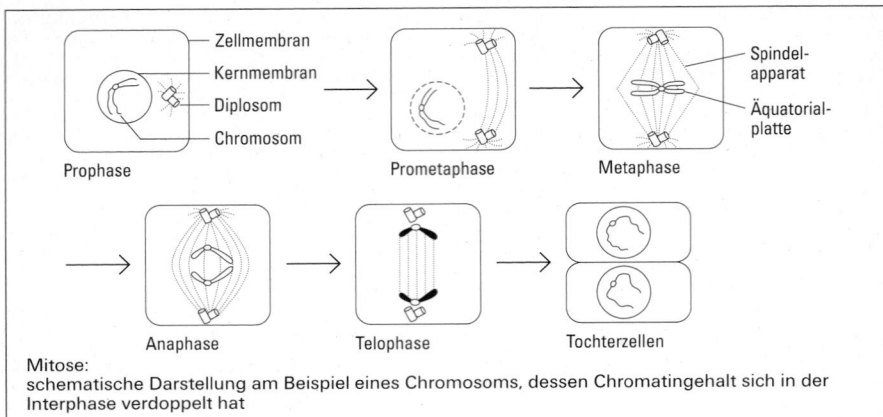

Mitose:
schematische Darstellung am Beispiel eines Chromosoms, dessen Chromatingehalt sich in der Interphase verdoppelt hat

im mitochondrialen Genom*; **Formen: 1.** erbliche M.: Vererbung ausschl. maternal; z. B. Leber*-Optikusatrophie, mitochondriale Enzephalomyopathien*, Pearson*-Syndrom, Kearns*-Sayre-Syndrom; **2.** erworbene M. sind inf. der rel. hohen spontanen Mutationsrate der mitochondrialen DNA an der Pathogenese von Alterserkrankungen beteiligt. G. Hüb.

Mito|gene (↑; -gen*) n pl: (engl.) mitogens; exogene, die Zellteilung induzierende Substanzen (z. B. EGF, Somatomedine); vgl. Kanzerogene.

Mito|mycin (INN) n: Zytostatikum (Alkylans); aus Streptomyces caespitosus isolierbare Substanz, die durch Alkylierung der DNA u. Bildung freier Radikale antibiotisch u. zytostatisch wirkt; **Verw.:** bei gastrointestinalem Karzinom, Mamma-, Ovarial- u. Blasenkarzinom; **UAW:** v. a. Knochenmarkdepression, Leukopenie, Thrombopenie, Nierenschaden; vgl. Alkylanzien.

Mitose (gr. μίτος Faden) f: (engl.) mitosis; Zellteilung nach identischer DNA-Reduplikation (Längsspaltung u. Verdoppelung der Chromosomen*), Verteilung je eines vollständigen Chromosomensatzes auf die neuen Tochterkerne (Karyokinese) u. Zuordnung eines Zytoplasmabereiches zu jedem Kern durch Zellteilung od. Furchung (Zytokinese); Ablauf in vier Phasen (s. Abb.): **Prophase:** Kondensierung des Chromatins, Auflösung der Kernhülle, Wanderung der Zentriolen zu den Polen; **Metaphase:** Die Chromosomen ordnen sich in der Äquatorialebene an. **Anaphase:** Die Spalthälften der Chromosomen (Chromatiden) werden durch den Spindelapparat* auseinandergezogen. **Telophase:** Einschnürung der Zelle u. Bildung neuer Kernmembran; aus einer Mutterzelle entstehen zwei identische, diploide Tochterzellen, auf die die Zellorganellen verteilt werden (sog. Zytokinese). Vgl. Meiose, Zellzyklus.

Mitose|hemm|stoffe (↑): (engl.) mitotic inhibitors; syn. Antimitotika; Stoffe, die die Zellteilung hemmen; Unterscheidung in Zellteilungsgifte, Spindelgifte* u. Chromosomengifte; Anw. als Zytostatika*; vgl. Chalone.

Mitose|in|dex (↑) m: (engl.) mitotic index; syn. Zellteilungsindex; rel. Anteil der Zellen einer Zellpopulation, der sich zum Beobachtungszeitpunkt in Teilung befindet; direkt proportional der Anzahl proliferierender Zellen u. der Dauer der Mitose, umgekehrt proportional der Generationszeit.

Mito|xantron (INN) n: dem Doxorubicin* chem. verwandtes Zytostatikum; **Verw.:** bei Mammakarzinom; **Kontraind.:** Schwangerschaft; **UAW:** Knochenmarkdepression, Haarausfall; vgl. Zytostatika.

Mitra (lat. Kopfbinde) f: Binde, Mütze, Haube.

Mitral|in|suffizienz (↑; Insuffizienz*) f: (engl.) mitral insufficiency; Abk. MI; syn. Mitralklappeninsuffizienz; Herzklappenfehler mit Schlussunfähigkeit der Mitralklappe durch narbige Schrumpfung inf. Endokarditis* (valvuläre Form) od. als relative (funktionelle) MI auch bei intakten Herzklappen u. Erweiterung der li. Herzkammer (muskuläre Form); in ca. 30 % der Fälle kombiniert mit Mitralstenose*, ca. 20 % aller Mitralklappenfehler sind reine MI; **Hämodynamik** (s. Abb.): Dilatation des li. Vorhofs, Rückstau im kleinen Kreislauf, Hypertrophie u. Dilatation der re. Kammer; Hypertrophie u. Dilatation der li. Kammer durch Volumenbelastung; **Sympt.:** durch Volumen- u. Druckbelastung des li. Vorhofs zunächst Lungenstauung mit Zeichen der Linksherzinsuffizienz*, bei zunehmender Belastung des re. Herzens auch Rechtsherzinsuffizienz*; **Diagn.:** auskultator. u. phonokardiograph. 1. Herzton leise mit anschl. holosystol., hochfrequentem (blasendem), meist bandförmigem Geräusch mit p. m. über der Herzspitze, 2. Herzton gespalten, da Aortenklappe vorzeitig schließt, häufig wegen starken frühdiastol. Bluteinstroms 3. Herzton; (röntg.) Vergrößerung des

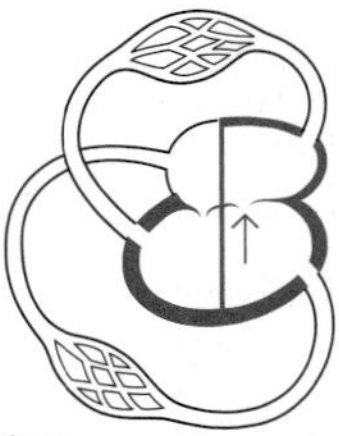

Mitralinsuffizienz

li. Ventrikels u. des li. Vorhofs, später Betonung der Pulmonalarterien u. des re. Ventrikels; im EKG anfangs Links-, später Rechtstyp, P-sinistrocardiale (mitrale), später Vorhofflimmern; das Refluxvolumen kann durch Farbdoppler-Echokardiographie bzw. angiographisch durch Lävokardiographie ermittelt werden (überhöhte v-Welle bei gleichzeitiger transseptaler Herzkatheterisierung). **Ther.:** op. Herzklappenersatz.

Mitralisation (↑) f: (engl.) mitralization; Umformung des Herzens i. S. einer Mitralkonfiguration*.

Mitral|klappe (↑): (engl.) mitral valve; Valva atrioventricularis sinistra; zweizipflige Segelklappe zwischen li. Vorhof u. li. Herzkammer; s. Herz.

Mitral|klappen|fehler (↑): (engl.) mitral valve defect; Herzklappenfehler* der Mitralklappe; s. Mitralinsuffizienz, Mitralstenose.

Mitral|klappen|pro|laps|syn|drom (↑; Prolaps*) n: (engl.) mitral valve prolapse; Abk. MPS; syn. Barlow-Syndrom, Klicksyndrom, Floppy-valve-Syndrom; systol. ballonartige Vorwölbung des hinteren od. beider Mitralklappensegel in den li. Vorhof inf. Überdehnung des fibrösen Klappenhalteapparats, häufig gleichzeitig minimale bis hochgradige Mitralinsuffizienz*; häufigste Veränderung der Herzklappen im Erwachsenenalter (Prävalenz ca. 10 %), Frauen sind häufiger betroffen als Männer. **Ätiol.:** unklar; fam. Häufung ist beschrieben (autosomal-dominanter Erbgang?). In einigen Fällen wird das MPS auf antinukleäre Antikörper zurückgeführt (Autoimmunkrankheit?). **Sympt.:** Palpitationen, Arrhythmien; meist symptomarmer od. -loser Verlauf; **Diagn.:** auskultator. (spät-)systol. Klick mit anschl. spätsystol. Herzgeräusch, Echokardiographie*, EKG; **DD:** Sehnenfädenabriss*; **Ther.:** evtl. Antiarrhythmika; Mitralklappenersatz, Antibiotikaprophylaxe einer bakt. Endokarditis* bei ausgeprägteren Formen.

Mitral|kon|figuration (↑; Konfiguration*) f: (engl.) mitral configuration; (röntg.) Veränderung der Herzform v. a. bei Mitralstenose*, weniger ausgeprägt bei Mitralinsuffizienz*; im Rö.-Thorax im p.-a. Strahlengang ausgefüllte sog. Herztaille durch Vorspringen des 2. u. 3. Bogens (Erweiterung der A. pulmonalis u. des Truncus pulmonalis, Vorwölbung des li. Herzohrs) sowie im Seitenbild erkennbare Vergrößerung des li. Vorhofs mit Einengung des retrokardialen Raums; bei Mitralinsuffizienz zusätzlich Vergrößerung der li. Kammer. Die Bez. sollte nur noch eingeschränkt verwendet werden, da eine ähnliche Konfiguration auch bei Rezirkulationsvitien vorkommt. Vgl. Herzformen.

Mitral|öffnungs|ton (↑): (engl.) mitral opening snap; (frz.) bruit de rappel; Abk. MÖT; diastol. Geräusch bei Mitralstenose*, das durch das Umschlagen der am Schließungsrand weitgehend stenotisch fixierten, sonst aber bewegl. Mitralklappensegel in den li. Ventrikel entsteht, wenn der Vorhofdruck den Kammerdruck übersteigt; die phonokardiograph. bestimmbare Zeit vom Beginn des 2. Herztons (A_2) bis zum MÖT (sog. Mitralöffnungszeit) verhält sich umgekehrt proportional zum Vorhofdruck u. ist ein Maß für den Schweregrad der Erkrankung.

Mitral|stenose (↑; Steno-*; -osis*) f: (engl.) mitral stenosis; syn. Mitralklappenstenose; häufigster erworbener Herzklappenfehler mit Verengung der Mitralklappenöffnung als Folge entzündl. Verwachsungen der Klappenränder (inf. Endokarditis*), evtl. mit Kalkeinlagerung; ca. 50 % aller Mitralklappenfehler sind reine M., ca. 30 % der Fälle sind mit Mitralinsuffizienz* kombiniert. **Hämodynamik** (s. Abb.): Behinderung der diastol. Füllung der li. Herzkammer, Dilatation u. Hypertrophie des li. Vorhofs, Stauung im kleinen Kreislauf (pulmonale Hypertension), Hypertrophie u. Dilatation der re. Kammer (führt zu Rechtsherzinsuffizienz); dabei normale li. Kammer; **Sympt.:** v. a. Atemnot inf. chron. Lungenstauung mit Husten (Nachw. von Herzfehlerzellen*), später zusätzl. Rechtsherzinsuffizienz*; durch Thrombenbildung im li. Vorhof (bes. Herzohr) Gefahr embolischer Kompl.; Mitralgesicht (Facies mitralis): gerötete Wangen inf. Gefäßerweiterung sowie Lippenzyanose; **Diagn.:** auskultator. lauter 1. Herzton, Systole frei, 2. Herzton anfangs unauffällig, später bei pulmonaler Hypertension enge Spaltung mit betonter Pulmonaliskomponente; frühdiastol. Extraton als Mitralöffnungston*, dem sich ein mittel- bis tieffrequentes (raues) diastol. Decrescendo anschließt; bei Sinusrhythmus kurzes präsystol. Crescendo; evtl. Steell*-Geräusch bei rel. Pulmonalinsuffizienz; Quantifizierung mit Hilfe der Farbdoppler-Echokardiographie; Rö.: Mitralkonfiguration*, Rechtsherzhypertrophie, bei chron. Stauung Kerley*-Linien, verkalkte Mitralklappen; im EKG häufig absolute Arrhythmie bei Vorhofflimmern u. Zeichen der chron. Rechtsherzbelastung; Herzkatheterisierung (Druckmessung zur Quantifizierung); **Ther.:** Valvuloplastie, Kommissurotomie od. Klappenersatz.

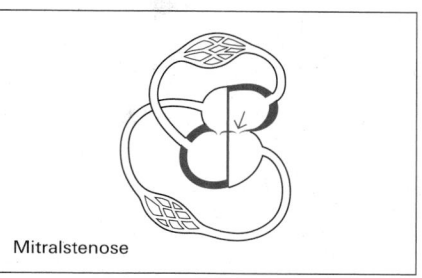

Mitralstenose

Mitral|vitium, kom|biniertes (↑; Vitium*) n: (engl.) combined mitral defect; Komb. von Mitralstenose* u. Mitralinsuffizienz*, bei etwa 30 % aller Mitralklappenfehler.

Mitsuda-Re|aktion (Kensuke M., japan. Arzt, geb. 1876) f: s. Lepromintest.

Mittel|blutung: syn. Ovulationsblutung*.

Mittel|darm: (engl.) midgut; zusammenfassende Bez. für Duodenum, Jejunum u. Ileum.

Mittel|druck: **1.** s. Beatmungsmitteldruck; **2.** s. Blutdruck, mittlerer.

Mittel|fell|raum: s. Mediastinum.

Mittel|format|technik f: (engl.) medium format technique; Verfahren zur Anfertigung indirekter Röntgenaufnahmen, bei dem der Ausgangsleuchtschirm des Röntgenbildverstärkers* mit einer Mittelformat- od. Blattfilmkamera abfotografiert wird; **Vorteil:** geringer Dosisbedarf u. damit verminderte Strahlenexposition des Pat. im Vergleich zu einer gewöhnlichen Röntgenaufnahme; geringere Filmkosten wegen des kleinen Formats; vgl. Röntgendurchleuchtung.

Mittel|fuß: s. Metatarsus.

M

Mittel|fuß|knochen: Ossa* metatarsi.

Mittel, galenische: (engl.) galenics; pharmaz. Zubereitungen, im Ggs. zu Rohdrogen u. chem. Substanzen. Vgl. Galenik.

Mittel|gesichts|osteo|tomie (Ost-*; -tom*) f: (engl.) midfacial osteotomy; i. R. der plast. Gesichtschirurgie od. kieferorthop. Chirurgie eingesetztes Operationsverfahren, bei dem die Lösung u. Umstellung in der Ebene der LeFort-Oberkieferfrakturlinien II od. III erfolgt; vgl. Oberkieferosteotomie.

Mittel|hand: s. Metacarpus.

Mittel|hand|fraktur (Fraktur*) f: (engl.) metacarpal fracture; Biegungs- od. Stauchungsfraktur der Ossa metacarpi durch Sturz od. Faustschlag; meist subkapitale, selten Schaft- od. Basisfraktur; **Diagn.:** Rö. der Hand in zwei Ebenen; **Ther.:** nach Reposition kons. mit Gipsschiene od. durch Osteosynthese* mit intramedullär befestigten Kirschner-Drähten bzw. Platten u. Schrauben; bes. bei Fraktur des ersten Mittelhandknochens (Bennett*-Luxationsfraktur, Rolando*-Fraktur) ist zur Vermeidung einer Arthrose auf korrekte Achsenstellung u. stufenlose Adaptation der Gelenkfläche zu achten. Vgl. Winterstein-Fraktur.

Mittel|hand|knochen: Ossa* metacarpi.

Mittel, harn|treibende: s. Diuretika.

Mittel|hirn: Mesencephalon*.

Mittel|hirn|fuß: Pedunculus* cerebri.

Mittel|hirn|syn|drom, akutes n: (engl.) acute mesencephalic syndrome; Abk. MHS; zu den Dezerebrationssyndromen* gehörende Erkr. inf. ausgedehnter diffuser Schädigung des Mittelhirns, v. a. durch Einklemmung*; **Einteilung** nach Schweregrad in **MHS I:** leichte Somnolenz, verzögerte gezielte Reaktion auf Schmerzreize, pendelnde Bulbi, erhaltene Fixation; **MHS II:** tiefe Somnolenz, ungezielte Abwehr auf Schmerzreize, erhöhter Muskeltonus der Beine, mittelweite Pupillen mit verzögerter Lichtreaktion, pos. okulozephaler Reflex; **MHS III:** Koma, generalisiert erhöhter Muskeltonus, Beugestellung der Arme, Streckstellung der Beine, enge Pupillen mit träger Lichtreaktion, divergente Bulbusstellung, beginnende Maschinenatmung; **MHS IV:** Koma bei fehlender Spontanmotorik, Strecksynergismen auf Schmerzreize, beginnende Pupillenerweiterung mit verminderter Lichtreaktion, nur noch schwacher okulozephaler Reflex; bei weiter fortschreitender Schädigung des Hirnstamms Übergang in ein akutes Bulbärhirnsyndrom*. Vgl. Syndrom, apallisches.

Mittel|hirn|syn|drom, dorsales n: syn. Aquäduktsyndrom*.

Mittel|ketten-Acyl-CoA-De|hydro|genase-De|fekt m: (engl.) medium chain acyl-CoA dehydrogenase deficiency; autosomal-rezessiv erbl. Stoffwechselanomalie mit Störung der mitochondrialen Betaoxidation mittelkettiger (C_6-C_{10}) Fettsäuren; Häufigkeit 1:10 000–20 000 (Genlokus 1p31; viele Mutationen); **Sympt.:** meist i. R. von Infektionskrankheiten mit Fieber u. Diarrhö im Säuglings- u. Kleinkindesalter episodisch auftretende Lethargie bzw. Koma, Erbrechen u. Hypoglykämie (ohne Ketonurie); evtl. Urs. für plötzlichen Tod* im Kindesalter; **Diagn.:** während der Episoden od. bei Belastungstest mit Propionylglycin massive Vermehrung von Dicarbonsäuren, 5-Hydroxy-hexanoat u. Suberylglycin im Urin; Erhöhung der entspr. Acylcarnitine im Blut (Tandem-Massenspektrometrie-Screening), pränatale Diagn. ist möglich; **Ther.:** Vermeidung hypoglykämischer Zustände.

Mittel, krampf|lösende: s. Antiepileptika, Spasmolytika.

Mittel|lappen|syn|drom n: (engl.) middle-lobe syndrome; (röntg.) atelektatische Schrumpfung des Lungenmittellappens bei Bronchusstenose od. -verschluss; **Urs.:** Lymphknoteneinbruch bei Tuberkulose*, zentrales Bronchialkarzinom* u. a.

Mittel|linien|kom|plex (lat. complexus Umfassen) m: (engl.) midline syndrome; ventrale bzw. dorsale Verschlussstörung der Mittellinie des Körpers; **Sympt.:** einzelne od. kombinierte Spaltbildungen im Bereich von ZNS, Gesicht, Kiefer, Thorax, Abdomen, Wirbelsäule u. Genitale; **Vork.:** z. B. bei G-Syndrom u. VATER-Syndrom; vgl. Sternumspalte, Meningomyelozele, Dysrhaphiesyndrome.

Mittelmeer|an|ämie (Anämie*) f: s. Thalassämie.

Mittelmeer|fieber: (engl.) Mediterranean fever; syn. Maltafieber; s. Brucellosen.

Mittelmeer|fieber, familiäres: engl. familial Mediterranean fever; Abk. FMF; syn. familiäre rekurrente Polyserositis, sog. periodische Krankheit; autosomal-rezessiv vererbte Erkr. (Genlokus16p13) bei Personen aus dem Mittelmeerraum (Prävalenz 1 %); **Klin.:** Beginn in 90 % der Fälle nach dem 20. Lj.; in unregelmäßigen Abständen rezidivierendes 1–3 Tage dauerndes hohes Fieber (96 %) in Verbindung mit peritonitischen (91 %; sog. Pseudoperitonitis), pleuritischen (52 %) od. arthritischen (45 %) Symptomen sowie Pleurodynie (57 %), Erythemen (ähnl. Erysipel, 13 %), Skrotumschmerz (selten, bei Kindern). Bei einem Teil der Pat. Auftreten einer sekundären Amyloidose* (SAA-Typ). **Ther.:** symptomatisch; im Anfall nichtsteroidale Antiphlogistika, Analgetika; Interferon-α-2b stoppt den Anfall. Typischerweise sind Steroide wirkungslos. **DD:** andere heriditäre period. Fiebersyndrome (Hyper-IgD-Syndrom, Hibernian-Fieber); **Progn.:** entscheidend ist die lebenslange Anfallsprophylaxe (Anfallsreduktion) mit Colchicin (im Anfall selbst wirkungslos), die das Amyloidoserisiko (v. a. terminale Niereninsuffizienz) drastisch senkt.

Mittelmeer-Zecken|fleck|fieber: syn. Boutonneuse*-Fieber.

Mittel|ohr: (engl.) middle ear; (anat.) Auris media; System aus lufthaltigen, mit Schleimhaut ausgekleideten Räumen, d. h. der Paukenhöhle* (in deren oberem Teil die Gehörknöchelchen* liegen) u. ihren pneumatischen Nebenräumen (Antrum* mastoideum, Cellulae* mastoideae), die über die Ohrtrompete* mit dem Schlund (Pharynx*) in Verbindung stehen u. durch das Trommelfell gegen den äußeren Gehörgang abgegrenzt werden.

Mittel|ohr|entzündung: Otitis* media.

Mittel|ohr|karzinom (Karz-*; -om*) n: (engl.) middle ear carcinoma; meist Plattenepithelkarzinom* nahe dem Trommelfell; selten adenoidzystisches Karzinom (vgl. Speicheldrüsentumoren), das primär von der Mittelohrschleimhaut ausgeht; **Sympt.:** neuralgiformer Ohrschmerz, blutiger (meist fötider) Ohrfluss, progrediente Schwerhörigkeit; bei fortgeschrittener Infiltration Schwindel u. Ertaubung (Labyrinthausfall), Fazialislähmung, Kopfschmerz (Infiltration der Dura mater); **Diagn.:** otoskop. blutender Ohrpolyp, Zerstörung der hinteren Gehörgangwand;

röntg. Knochendestruktionen im Bereich von äußerem Gehörgang u. Mittelohr; **Ther.:** chir. u./od. Strahlentherapie. H. Ger.

Mittel|ohr|katarrh (Katarrh*) m: s. Tubenkatarrh.

Mittel|ohr|schwerhörigkeit: (engl.) middle ear deafness; auf Erkr. des Mittelohrs beruhende Schwerhörigkeit* (Schallleitungsstörung).

Mittel|schmerz: (engl.) intermenstrual pain, mittelschmerz; Unterleibschmerz zum Zeitpunkt der Ovulation*; beruht auf einer durch das Platzen des Follikels entstandenen Bauchfellreizung.

Mittel|strahl|urin (Ur-*) m: (engl.) midstream urine; Spontanurin zur bakteriol. Untersuchung, der zur Reduzierung der bakt. Kontamination mit einer bes. Technik gewonnen wird; **Vorgehen:** Reinigung der Genitalregion, Verwerfen des ersten Harnstrahls (Spülung der Harnröhre) u. Auffangen der folgenden Harnportion in einem sterilen Behälter. Vgl. Harngewinnung.

Mittel|wert: (engl.) mean; (statist.) Kenngröße für die Lage einer Messreihe; i. Allg. wird M. syn. für **arithmetischer M.** ($\bar{x}$) verwendet; dieser wird berechnet als Quotient aus der Summe der Messwerte u. ihrer Anzahl n. Der **Median** (Zentralwert, $\tilde{x}$) halbiert bei aufsteigender Sortierung der Messwerte die Messreihe; jeweils 50 % der Messwerte liegen ober- u. unterhalb des Medians, dieser ist somit das 50. Perzentil. Bei gerader Anzahl von Messwerten wird der Median als arithmetischer M. zw. den beiden mittl. Werten bestimmt. Das **geometrische Mittel** (G) wird berechnet als die n-te Wurzel aus dem Produkt aller n Messwerte; Voraussetzung ist, dass jeder Einzelwert größer als Null ist. Der **Modalwert** (syn. Modus) ist der in einer Messreihe am häufigsten vorkommende Wert. Die versch. M. werden entspr. der statist. Fragestellung angewendet. Zur Charakterisierung einer Messreihe ist außerdem die Streuung* der Einzelmesswerte um den M. von Bedeutung. Vgl. Skalen, Standardabweichung, Quantil.

Mivacurium|chlorid (INN) n: peripheres Muskelrelaxans; s. Muskelrelaxanzien, periphere.

Mixed connective tissue disease (engl. gemischte Bindegewebekrankheit): s. Sharp-Syndrom.

Mixo|plasma (gr. μεῖξις Vermischung; -plasma*) n: (engl.) mixoplasm; Vermischung des Karyoplasmas mit dem Zellplasma, die in der Prophase der Zellteilung durch Auflösung der Kernmembran entsteht; mikroskop. zentraler Teilungsraum, der frei von Mitochondrien u. paraplasmat. Einschlüssen ist. Vgl. Mitose.

Mixtura (lat.) f: Mischung, Mixtur, flüssige Arzneimischung.

Mixtura agitanda (↑) f: Schüttelmixtur; s. Lotion.

Mixtura pepsini (↑) f: Mischung aus Pepsin, Acidum hydrochloricum dilutum, Tinctura Auranti u. Aqua dest.; früher angewendet bei Salzsäure- u. Pepsinmangel des Magensafts.

Mixtura solvens (↑) f: schleimlösende Mixtur; Ammonii chlorati 5,0, Succi Liquiritiae depurati 5,0, Aqua dest. ad 200,0; Verw. bei Bronchitis.

Miyagawanella f: s. Chlamydia.

Miyasato-Krankheit: (engl.) Miyasato's disease; seltene, nach einem japan. Pat. benannte Form der Hämophilie*, bei der Alpha-2-Antiplasmin fehlt; **Sympt.:** prolongierte Hämorrhagien, Ekchymosen nach Minimalverletzungen, Gelenkblutungen; **Ther.:** Tranexamsäure.

Mizellen f pl: (engl.) micelles; kugelförmige supramolekulare Aggregate amphiphiler Verbindungen (z. B. Phospho- u. Glykolipide); Ø <20 nm; im wässrigen Milieu sind die polaren Köpfe zur Oberfläche, die Kohlenwasserstoffschwänze nach innen orientiert. Vgl. Lipiddoppelschicht.

Mizolastin (INN) n: Histamin-H_1-Rezeptorenblocker; **Ind.:** allerg. Rhinokonjunktivitis, Urtikaria; **Kontraind.:** gleichzeitige Gabe von Makrolidantibiotika u. Imidazol-Antimykotika, Leberfunktionsstörungen, Herzerkrankungen u. -rhythmustörungen; s. Antihistaminika.

Mizuo-Phänomen n: (engl.) Mizuo's phenomenon; s. Oguchi-Syndrom.

MKS: Abk. für **M**aul*- und **K**lauen**s**euche.

MM: Abk. für **1. M**utter**m**und*; **2. m**alignes **M**elanom*.

Mm.: (anat.) Abk. für Musculi (Muskeln).

MMN-Syn|drom n: syn. multiple endokrine Neoplasie (Abk. MEN) Typ IIb; zu den MEN*-Syndromen gehörende autosomal-dominant erbl. Erkr. mit Mutation im RET-Onkogen, Genlokus 10q11.2; **Sympt.:** **m**ultiple **M**ukosafibrome od. -**n**eurofibrome (v. a. im Bereich von Lippen u. hinterer Zunge), Phäochromozytom (in ca. 75 % der Fälle bilateral), C-Zellkarzinom (in ca. 75 % bilateral-symmetrisch) u. Adenom der Nebenschilddrüsen (in ca. 40 % multipel); marfanoider Habitus.

MMV: Abk. für (engl.) **m**andatory **m**inute **v**olume; s. IMV.

Mn: chem. Symbol für Mangan*.

Mneme (-mnese*) f: Gedächtnis*.

-mnese: auch -mnesia, -mnesie; Wortteil mit der Bedeutung Erinnerung; von gr. μνήμη.

mnestisch (↑): (engl.) mnemic; das Gedächtnis betreffend.

MNSs-Blut|gruppen: (engl.) MNSs blood groups; seit 1927 bekanntes Blutgruppensystem mit den Hauptantigenen M, N, S u. s (in versch. Varianten); biochem. handelt es sich um N-Acetylneuraminsäure-haltige Glykoproteine, deren antigene Spezifität v. a. auf Strukturunterschieden im Peptidanteil beruht; zusätzl. werden dem MNSs-System zahlreiche weitere seltene Blutgruppenantigene zugeordnet. Die vier Hauptantigene werden wahrscheinl. durch Allele an zwei eng benachbarten Genorten (M/N, S/s) determiniert, die Vererbung erfolgt autosomal-kodominant; Häufigkeit des Antigens M bei Weißen in Europa ca. 30 %, von N ca. 20 %, Vork. von MN bei ca. 50 %. Die Oligosaccharide best. MNSs-Antigene dienen als Rezeptoren für das Eindringen der Merozyten von Plasmodium falciparum (was das häufigere Vork. bestimmter Phänotypen in endemischen Malariagebieten erklären könnte), ferner als Rezeptoren für versch. Bakterien (z. B. E. coli), Viren u. Komplement. **Bedeutung:** v. a. für die Abstammungsbegutachtung* (die Blutgruppenantigene sind bereits bei Geburt voll ausgeprägt). Anti-M, Anti-N u. seltener Anti-S kommen als reguläre Antikörper vor u. sind klin. ohne Bedeutung (Kälteagglutinine); irreguläre Antikörper (Anti-M, -N, -S u. -s) können durch Bluttransfusion u. Schwangerschaften induziert werden u. selten hämolytische Transfusionszwischenfälle u. einen Morbus haemolyticus neonatorum (insbes. bei Ss-Inkompatibilität) hervorrufen. Autoantikörper gegen versch. MNSs-Antigene konnten bei Kälteagglutininkrankheit u. autoimmunhämolytischen Anämien nachgewiesen werden.

Mo: chem. Symbol für Molybdän*.

Moberg-Test (Erik M., Chir., Göteborg, 1905–1993) m**:** syn. Ninhydrintest*.

mobilis (lat.)**:** beweglich; z. B. Cor mobile (Wanderherz), Ren mobile (Wanderniere).

Mobilisation (↑) f**:** (engl.) mobilization; auch Mobilisierung; **1.** Maßnahmen zur körperl. Aktivierung von Pat., v. a. bei Bettlägerigkeit od. nach Op.; z. B. als Aufsetzen am Bettrand u. Aufstehen mit Hilfe; als Frühmobilisation das möglichst frühe Aufstehen nach Op. v. a. zur Thromboseprophylaxe*; **2.** Durchbewegung von Gelenken, z. B. zur Kontrakturenprophylaxe*.

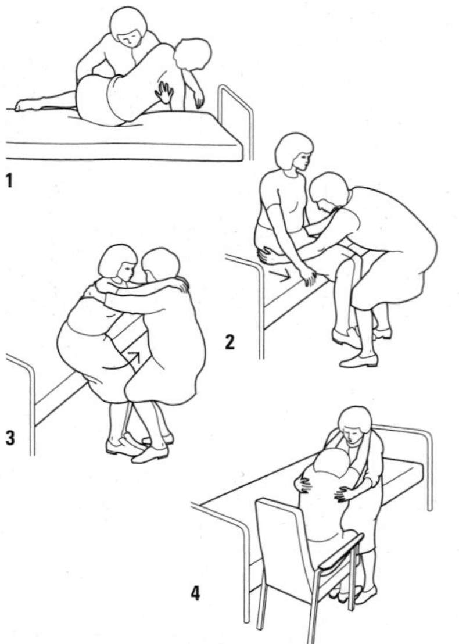

Mobilisation:
Hilfestellung beim Verlassen des Bettes:
1: Aufrichten über die kranke Seite;
2: Patienten sitzend zur Bettkante ziehen;
3: Knie und Füße gut blockieren und Rumpf weit nach vorn ziehen; 4: zum Hinsetzen über die kranke Seite drehen [370]

Mobilität (↑) f**:** (engl.) mobility; willkürliche Steuerung von Bewegungsabläufen; in den Sozialwissenschaften Bez. für die Bewegung einer Person aus einer Position in eine andere innerhalb eines gesellschaftl. Gebildes. Vgl. Motilität.

Moclo|bemid (INN) n**:** selektiver reversibler Monoaminoxidasehemmer*; **Verw.:** als Antidepressivum.

Modafinil (INN) n**:** Psychostimulans, Sympathomimetikum; **Ind.:** Narkolepsie; **Kontraind.:** Behandlung mit Prazosin, Abhängigkeitserkrankung; **UAW:** häufig Kopfschmerz, gelegentl. Nervosität, Hautreaktionen, Hypertonie.

Modal|wert: (engl.) modal value; s. Mittelwert.

Modell n**:** (engl.) model cast; (zahnmed.) Ausguss einer Abformung* der Kiefer z. B. mit Gips zur dreidimensionalen Darstellung der Zahnsituation u. der umgebenden Schleimhautareale für Diagnose, Dokumentation od. Anfertigen von Zahnersatz; **Formen: 1.** Situationsmodell, Orientierungsmodell: zur zahnärztl. Behandlungsplanung u. Dokumentation; **2.** Okklusionsmodell: zur Analyse der Okklusion*; **3.** Funktionsmodell: M. aus einer Funktionsabformung für die Herstellung von Teil- od. Totalprothesen; **4.** Fixationsmodell: M., auf dem Zahnersatz in derselben Stellung wie in der Mundhöhle fixiert wird; **5.** Sägeschnittmodell: zweiteiliges M., aus dem sich die Einzelstümpfe herausnehmen lassen; notwendig bei der Herstellung von fest sitzendem Zahnersatz.

Modell|einstück|guss-Pro|these (gr. προτιθέναι vorsetzen, an eine Stelle setzen) f**:** (engl.) model cast framework; metallisches Gerüst einer herausnehmbaren Teilprothese, i. d. R. aus Cobalt-Chrom-Molybdän-Legierung; Klammern u. Prothesenbasisanteile werden in einem Gussvorgang auf ein feuerfestes Modell gegossen.

Modell|lernen: (psychol.) s. Lernen.

Modell|psychose (Psych-*; -osis*) f**:** (engl.) experimental psychosis; einer Psychose* ähnelnder Zustand, der zu Forschungszwecken durch Gabe von Psychedelika* herbeigeführt wird. G. St.-I.

Modi|fikation (lat. modificare abwandeln) f**:** (engl.) modification; (genet.) syn. Paravariation; durch Umwelteinflüsse hervorgerufene Variation*; sie verändert nur den Phänotypus u. ist nicht erblich.

Modi|fikations|gene (↑; Gen*) n pl**:** (engl.) modifying genes; Gene, die die phänotyp. Wirkung anderer Gene abwandeln.

Modiolus (lat. Radnabe) m**:** Spindel; Modiolus cochleae, die Achse der knöchernen Schnecke des Innenohrs.

Modiolus anguli oris (↑) m**:** palpabler Muskelknoten lateral des Mundwinkels, Einstrahlen radiär orientierter mimischer Muskeln in den M. orbicularis oris.

MODS: Abk. für **M**ulti**o**rgan-**D**ysfunktions**s**yndrom; s. Multiorganversagen.

MODY: Abk. für (engl.) **m**aturity **o**nset **d**iabetes of the **y**oung; nicht mehr gebräuchl. Bez. für Diabetes* mellitus inf. genetischer Defekte der B-Zellfunktion.

Moebius-Kern|a|plasie (Paul J. M., Neurol., Leipzig, 1853–1907; A-*; -plasie*) f**:** (engl.) infantile nuclear aplasia; syn. Moebius-Syndrom; angeb. beidseitige Aplasie versch. Hirnnervenkerne, v. a. des Nucleus nervi abducentis u. facialis; **Sympt.:** horizontale Blicklähmung, Fazialislähmung, Zungenatrophie, Kau- u. Schluckstörungen sowie Fehlbildungen an Extremitäten (v. a. Pes equinovarus), Kopf (Aplasie des Gehörgangs) u. Rumpf.

Moebius-Zeichen (↑)**:** (engl.) Moebius' sign; gestörte Einwärtsbewegung eines Auges bei der Konvergenzreaktion*; sieht der Pat. erst in die Ferne u. dann auf seine Nasenspitze, so tritt nur ein Auge in Konvergenzstellung, das andere weicht nach außen ab (Schwäche des M. rectus internus); Vork. v. a. bei Basedow-Krankheit (s. Thyroiditis; Ophthalmopathie, endokrine).

Möller-Barlow-Krankheit (Julius O. M., Chir., Königsberg, 1819–1887; Sir Thomas B., Päd., London, 1845–1945)**:** (engl.) infantile scurvy; syn. Osteopathia haemorrhagica infantum, infantiler Skorbut; schwere Avitaminose* (Ascorbinsäuremangel) der Säuglinge u. Kleinkinder; **Urs.:** einseitige Ernährung (Kuhmilch, kein frisches Obst u. Gemüse); **Sympt.:** anfangs Mattigkeit, Appetitmangel, Gewichtsverlust, Kopfschmerzen, später starke Berührungsempfindlichkeit (sog. Hampelmannphänomen), Neigung zu Blutungen an Gingiva, Haut (Rumpel-Leede-Test pos.) u. Muskulatur; typische Skelettveränderungen mit Auftreibung der Knorpel-Knochen-Grenze der Rippen (skorbutische Stufenbrust), Epiphysenlösung u. subperiostalen Blutungen; blutungsbedingte hypochrome, z. T. auch megaloblastäre Anämie; **Diagn.:** erhöhte Tyrosinkonzentration in Blut u. Urin; erniedrigte Ascorbinsäurekonzentration im Blut; **Ther.:** Ascorbinsäure. Vgl. Milchnährschaden, Skorbut.

Möller-Hunter-Glossitis (↑; John H., Chir., London, 1728–1793; Gloss-*; -itis*) f: s. Hunter-Glossitis.

Mönchs|pfeffer: (engl.) chaste tree; Vitex agnus castus; Keuschlamm; Strauch aus der Fam. der Verbenengewächse; Steinbeeren (Agni casti fructus) enthalten Iridoide (Aucubin, Agnusid), etherisches Öl, Flavonoide, Bitterstoff u. fettes Öl; vermutl. Einfluss auf FSH- u. LH-Sekretion, in vitro Hemmung der Prolaktinsekretion; **Verw.:** bei Menstruationsstörungen, prämenstruellen Beschwerden u. Mastodynie; auch als Aphrodisiakum.

Mönckeberg-Sklerose (Johann G. M., Pathol., Bonn, 1877–1925; Skler-*; -osis*) f: (engl.) Mönckeberg's sclerosis; syn. Mediasklerose; vorwiegend bei Männern (m:w = 3:1), oft in Zus. mit Diabetes* mellitus, Niereninsuffizienz* sowie primärem u. sek. Hyperparathyroidismus* auftretende Erkr. mit steinharten, häufig spangenförmigen Verkalkungen od. Verknöcherungen in der Tunica media von Extremitätenarterien (sog. Gänsegurgelarterien), primär basierend auf einer Medianekrose; die Intima ist nicht mitbetroffen, das Gefäßlumen ist offen. Vgl. Arteriosklerose.

Moexipril (INN) n: Antihypertensivum; s. ACE-Hemmer.

Mofe|butazon (INN) n: s. Pyrazolonderivate.

Mogi|graphie (gr. μόγις mit Mühe; -graphie*) f: (engl.) mogigraphia; Schreibkrampf; s. Krämpfe.

Mohn: s. Papaver somniferum.

Mohrenheim-Grube (Baron Joseph J. Freiherr von M., Chir., Gebh., Wien, St. Petersburg, 1759–1799): (engl.) Mohrenheim's fossa; Trigonum deltopectorale; Einsenkung unterh. des Schlüsselbeins, zw. M. pectoralis major u. M. deltoideus, Stelle für die Auskultation der A. subclavia.

Mohr-Syn|drom (Otto L. M., Genet., Norwegen, 1886–1967) n: s. Syndrom, oro-fazio-digitales.

MOK: Abk. für **m**aximale **O**rgan**k**onzentration; Richtwert für Fremdstoffe od. Metaboliten in Blut, Harn, Haaren od. Atemluft, dessen Überschreitung Gesundheitsgefahren anzeigt u. Rückschlüsse auf eine gesundheitsgefährdende Exposition gegenüber Gefahrstoffen erlaubt.

mol n: Einheitenzeichen für Mol*.

Mol (lat. moles Masse) n: (engl.) mole; molekulare Einheit der Stoffmenge, Einheitenzeichen mol; diejenige Menge eines chem. einheitlichen Stoffs in Gramm, die seiner rel. Molekularmasse* entspricht u. aus so vielen elementaren Einheiten (Atome, Moleküle, Ionen) besteht, wie Atome in 12 g des Kohlenstoffisotops ^{12}C enthalten sind; Beispiele: 1 mol HCl (Molekularmasse 36,46) sind 36,46 g Salzsäure, 1 mol H_2O (Molekularmasse 18) sind 18 g Wasser. Vgl. Avogadro-Zahl, Stoffmengenkonzentration.

Molalität (↑) f: (engl.) molality; Quotient aus der Stoffmenge eines gelösten Stoffs (n) u. der Masse (m) des Lösungsmittels (b = n/m); Formelzeichen b; SI-Einheit mol/kg; vgl. Stoffmengenkonzentration. G. Spr.

molar (↑): (chem.) Abk. M; veraltete Einheit für die Stoffmengenkonzentration* mol/l.

Molaren (lat. molaris Mühlstein) m pl: (engl.) molars; Dentes molares, Mahlzähne; die zwölf mehrhöckerigen Zähne im bleibenden Gebiss (die drei letzten jeder Zahnreihe) u. die acht Mahlzähne im Milchgebiss mit im Oberkiefer i. Allg. drei, im Unterkiefer zwei Wurzeln; die vier letzten bleibenden M. heißen Weisheitszähne*; die vier ersten werden oft nach dem Jahr ihres Durchbruchs als Sechsjahrmolaren od. nach ihrer Nummer im Gebissschema* als Sechser bezeichnet.

Molarität (lat. moles Masse) f: veraltete Bez. für Stoffmengenkonzentration*.

Mole (lat. mola verunstalteter Embryo) f: entartete Frucht; s. Blasenmole, Blutmole.

Molekül (lat. moles Masse) n: (engl.) molecule; aus zwei od. mehr miteinander verbundenen Atomen bestehendes kleinstes Teilchen einer chemischen Verbindung; als **Makromolekül** wird i. Allg. ein M. mit mehr als 10^3 Atomen bezeichnet.

Molekular|gewicht (↑): (engl.) molecular weight; Abk. MG; nicht mehr korrekte Bez. für die rel. Molekularmasse*.

Molekular|masse (↑): (engl.) molecular mass; relative, dimensionslose Zahl, die angibt, wievielmal mehr Masse ein best. Molekül besitzt als die atomare Masseneinheit*; ergibt sich durch Addition der am Aufbau des Moleküls beteiligten rel. Atommassen.

Molen|ei (Mole*): syn. Abortivei*.

Mol|gramostim (INN) n: rekombinanter humaner Granulozyten-Makrophagen-Kolonien stimulierender Faktor (GM-CSF; vgl. CSF); **Verw.:** zur Verkürzung der Dauer von Neutropenien, insbes. bei myelosuppressiver Chemotherapie; **UAW:** u. a. Übelkeit, Erbrechen, Fieber, Kopfschmerz, allerg. Reaktionen.

Molke: (engl.) whey; Serum lactis; die aus Magermilch nach Ausfällung des Caseins* durch Labferment* (süße M.) od. Säure (saure M.) zurückbleibende Flüssigkeit; in dieser sind noch Milchzucker bzw. Milchsäure, Laktalbumin, Laktoglobuline u. Mineralien enthalten. Vgl. Milchgärung.

Moll-Drüsen (Jakob A. M., Ophth., Den Haag, Utrecht, 1832–1914): (engl.) Moll's glands; Glandulae ciliares; apokrine Drüsen, münden am Lidrand in die Haarbälge der Augenwimpern.

Molluscum con|tagiosum (lat. weiche Nuss, Pilz) n: syn. Epithelioma contagiosum, sog. Dellwarze; weltweit verbreitete Inf. der Haut mit M.-c.-Virus (Fam. der Poxviridae*, ⌀ 240–320 nm); Übertragung durch Schmierinfektion; Inkubationszeit 2–8 Wo.; **Vork.:** häufig bei Kindern (gelegentl. Epidemien), bei Pat. mit atopischem Ekzem, Immundefekten, HIV-Erkrankung; **Klin.:** derbe, bis zu erbsgroße Papeln mit zentraler Eindellung, bes. im Gesicht (Lider), an Hals, Achseln, seitl. Thorax u. Genitalien; auf Druck entleert sich eine krümelige Masse; spontane Rückbildung nach mehreren Monaten; **Ther.:** Aus-

M

drücken nach Anritzen, Entfernen mit scharfem Löffel nach Oberflächenanästhesie, keratolyt. mit Salicylsäurepflaster.

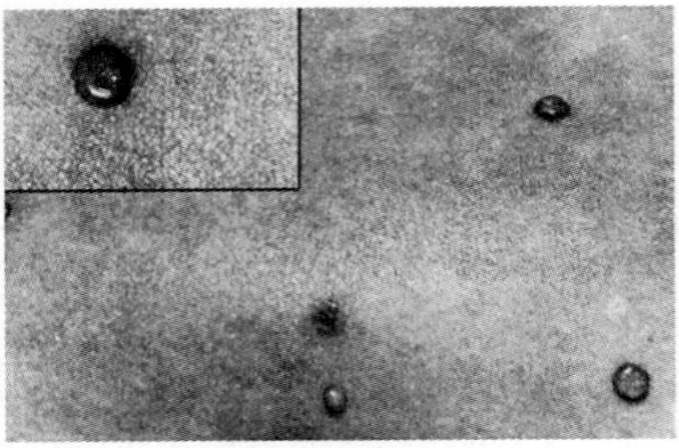

Molluscum contagiosum: zentrale Eindellung der Papeln [540]

Mollụscum pseudo|carcinomatosum (↑) n: syn. Keratoakanthom*.

Mollụscum sebaceum (↑) n: syn. Keratoakanthom*.

Molluski|zide (↑; -zid*) n pl: (engl.) molluscicides; Mittel gegen Schnecken; s. Pestizide.

Moloney-Test (Peter J. M., Immunochem., Kanada, geb. 1891) m: vor Schutzimpfung* gegen Diphtherie* früher durchgeführter Intrakutantest mit verdünntem Diphtherietoxoid zur Feststellung einer Überempfindlichkeit (Bildung einer Papel); vgl. Schick-Test.

Molsi|domin (INN) n: Koronartherapeutikum mit ähnl. Wirkung wie org. Nitrate (s. Nitroglycerol); **Verw.:** bei Angina pectoris.

Molybdän n: (engl.) molybdenum; chem. Element, Symbol Mo, OZ 42, rel. Atommasse 95,94; zur Chromgruppe gehörendes silberweißes, hartes u. sprödes Metall (Dichte 10,2 g/cm^3, Schmelzpunkt 2620 °C); **1.** als essentielles Spurenelement Bestandteil der Xanthinoxidase* u. anderer Molybdoenzyme; tägl. Bedarf ca. 0,1–0,3 mg; Mangelsymptome od. Folgen einer Intoxikation sind nicht bekannt bzw. ungeklärt; **2.** als Radioisotop Molybdän-99 Ausgangssubstanz für das Zerfallsprodukt Technetium*-99m.

Molybdän-Co|faktor|mangel: (engl.) molybdoenzyme deficiency; s. Sulfitoxidasemangel, Xanthinoxidasemangel.

Molybdo|en|zyme (Enzyme*) n pl: Sammelbez. für molybdänhaltige Oxidoreduktasen; **Einteilung: 1.** M. mit Pterin-Molybdän-Cofaktor: molybdänhaltige Hydroxylasen*, Sulfitoxidase; **2.** molybdänhaltige Nitrogenasen (nur bei Prokaryonten, z. B. Rhizobium).

Mon-: auch Mono-; Wortteil mit der Bedeutung allein, einzig; von gr. μόνος.

Monakow-Bündel (Constantin von M., Neurol., Zürich, 1853–1930): Tractus* rubrospinalis.

Monakow-Zeichen (↑): (engl.) Monakow's reflex; s. Pyramidenbahnzeichen (Tab.).

Monaldi-Saug|drainage (Vincenzo M., Pneumonologe, Rom, geb. 1899; Drainage*) f: (engl.) Monaldi's drainage; **1.** wenig gebräuchl. Verfahren der Thorax- bzw. Pleuradrainage* im Dauersaugverfahren nach Punktion im 2. ICR parasternal; **2.** direkte Drainage pleuranah gelegener, tuberkulöser Kavernen. Vgl. Bülau-Drainage.

Mon|arthritis (Mon-*; Arthr-*; -itis*) f: Entz. eines einzigen Gelenks; s. Arthritis.

Mond|bein: Os lunatum; s. Ossa carpi.

Mond|bein|nekrose (Nekr-*; -osis*) f: s. Lunatummalazie.

Mond|gesicht: (engl.) moon face; Facies* lunata.

Mondor-Krankheit (Henri M., Chir., Paris, 1885–1962): (engl.) Mondor's disease; strangförmige, oberflächl. Thrombophlebitis*; **Sympt.:** bis 30 cm lange, harte, stricknadeldicke, subkutane, evtl. netzartig untereinander verbundene Stränge; **Lok.:** vordere Brustwandpartien, Extremitäten, Preputium clitoridis, penis; **Urs.:** unklar; evtl. paraneoplastisch (selten bestehen gleichzeitig ein Mammakarzinom od. andere Malignome im Thoraxbereich), Traumen od. infektiöse Prozesse.

Mond|süchtigkeit: s. Somnambulismus.

Monge-Krankheit (Carlos M., Pathol., Lima, 1884–1970): (engl.) Monge's disease; in den Anden bekanntes chron. Krankheitsbild mit großem Thorax, Polyzythämie sowie gesteigertem Myoglobin- u. Gewebehämingehalt; **Urs.:** langer Aufenthalt in O_2-armen Höhenlagen; Resultat von Adaptationsvorgängen. Vgl. Höhenreaktion.

Mongolen|falte: s. Epikanthus.

Mongolen|fleck: (engl.) mongolian spot; angeb., bes. bei Asiaten vorkommender blaugrauer Pigmentfleck durch Melanozytenansammlungen in der Dermis mit Rückbildungstendenz im

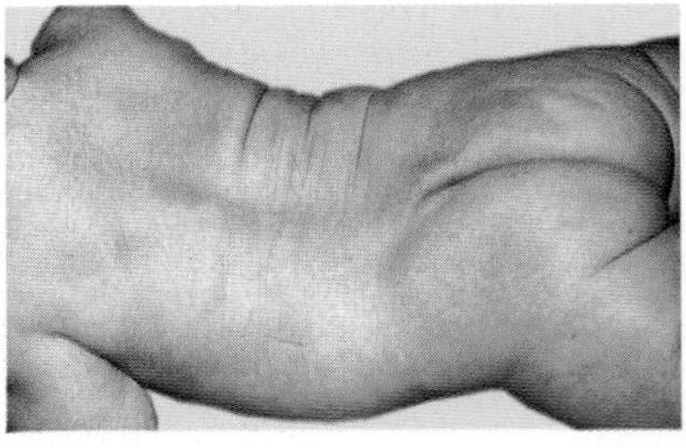

Mongolenfleck [580]

Kindesalter; Lok. in der Kreuzbeinregion, im Schulterbereich (Ito-Nävus) od. im Versorgungsgebiet des 1. u. 2. Astes des N. trigeminus unter Mitbeteiligung der Augen (Ota-Nävus).

Mongolen|lücke: (engl.) mongolian gap; sog. 3. Fontanelle; z. B. beim Down*-Syndrom auftretende fontanellenartige Erweiterung im hinteren Abschnitt der Pfeilnaht.

Mongolịsmus m: veraltete Bez. für Down*-Syndrom.

Monile|thrix (lat. monile Halsband; Trich-*) f: Spindelhaare; s. Haarveränderungen.

Moniliasis (↑; -iasis*) f: veraltete Bez. für Candidosen*.

Monili|fọrmis monili|fọrmis (↑; -formis*): Kratzwurm; s. Acanthocephala.

Mono|amin|oxidase f: Abk. MAO; FAD-abhängige kupferhaltige Oxidoreduktase, die einige biogene Amine* desaminiert (z. B. Serotonin, Dopamin, Noradrenalin, Tyramin) u. damit inaktiviert.

Mono|amin|oxidase|hemmer: (engl.) MAO inhibitors; Abk. MAOH; Substanzen, die das Enzym Monoaminoxidase* (A u. B) u. dadurch den Abbau von Noradrenalin, Dopamin u. Serotonin hemmen; unterschieden werden nichtselektive

(z. B. Tranylcypromin) u. selektive M. (Wirkung durch Inaktivierung spez. Isoenzyme der Monoaminoxidase, z. B. Moclobemid, Selegilin); **Verw.:** bei depressivem Syndrom, als Antiparkinsonmittel (Selegilin). Vgl. Serotoninsyndrom, Antidepressiva.

Mono|bactame n pl: (engl.) monobactams; zu den Betalaktam*-Antibiotika gehörende Substanzen mit monocyclischer Ringstruktur; s. Aztreonam.

Mono|carbon|säuren: (engl.) monocarboxylic acids; organ. Verbindungen, die nur eine Carboxylgruppe (—COOH) enthalten; vgl. Fettsäuren.

Mono|choriate (Mon-*; Chorio-*): (engl.) monochorionic twins; Zwillinge* mit nur einem Chorion*.

Mono|chromasie (↑; Chrom-*) f: (engl.) monochromasia; Einfarbensehen; seltene Form der Farbenfehlsichtigkeit*, bei der nur eine Farbe von den Zapfen aufgenommen wird; keine Verminderung der Sehschärfe.

mono|chromatisch (↑; ↑): (engl.) monochromatic; einfarbig; z. B. Licht* einer best. (einheitl.) Wellenlänge bzw. eines sehr schmalen Wellenlängenbereichs; i. w. S. auch Bez. für elektromagnetische Wellen* gleicher Frequenz.

Mono|chromator (↑; ↑) m: (physik., opt.) Apparat zur Erzeugung von monochromat. Licht mit Hilfe von opt. Gittern, Prismen, Filtern u. Linsen; **Anw.:** z. B. im Photometer*.

Mon|oculus (Mon-*; Oculus*) m: einseitiger Augenverband.

Monod-Jacob-Schema (Jacques L. M., Biochem., Paris, 1910–1976) n: s. Jacob-Monod-Schema.

mono|gen (Mon-*; -gen*): (engl.) monogenic; syn. monomer; Auftreten einer monosymptomatischen Erkrankung (z. B. Stoffwechselanomalien) aufgrund nur einer Krankheitsanlage*. Vgl. Polygenie.

Mono|hydr|oxy|cholan|säure: (engl.) hydroxycholanic acid; Lithocholsäure; s. Gallensäuren.

Monokel|hämatom (Mon-*; lat. oculus Auge; Häm-*; -om*) n: (engl.) eyeglass hemorrhage; einseitiges Brillenhämatom*.

Mono|kine (↑; Kin-*) n pl: (engl.) monokines; Bez. für Substanzen, die von Monozyten* u. deren Abkömmlingen in Geweben (Makrophagen, dendritische Zellen, Langerhans-Zellen) produziert werden u. die Funktion anderer Zellen beeinflussen (z. B. spezif. od. unspezif. lymphozytenaktivierende Faktoren, Wachstumsfaktoren). Vgl. Interleukine, Lymphokine.

mono|klonal (↑; gr. κλών Zweig, Schoß): (engl.) monoclonal; von einem einzigen Zellklon ausgehend bzw. produziert; z. B. monoklonale Antikörper*, monoklonale Gammopathie*.

mono|krot (↑; gr. κροτεῖν klopfen, schlagen): (engl.) monocrotic; einschlägig; z. B. der normale Puls; vgl. Dikrotie.

Mono|makro|phago|zytose (↑; Makro-*; Phag-*, Zyt-*; -osis*) f: (engl.) monomacrophagocytosis; starke Vermehrung von Monozyten u. Übergangsformen zu Makrophagen im Ohrkapillarblut (nicht im Fingerblut); **Vork.** v. a. bei Endocarditis lenta (in 50 % der Fälle, oft als Erstsymptom), vereinzelt bei schwerer Sepsis.

Mono|manie (↑; -manie*) f: (engl.) monomania; impulsives Irresein; veraltete Bez. für auf einen engen (einzelnen) Bereich beschränkte psychopathol. Verhaltensweise bei sonst unbeeinträchtigtem psych. Zustand (z. B. Kleptomanie, Poriomanie od. Zählzwang).

mono|mer (↑; gr. μέρος Teil): (genet.) syn. monogen*.

Mono|mere (↑; ↑) n pl: (engl.) monomers; (chem.) Grundbausteine hochmolekularer Verbindungen; vgl. Polymere.

Mono|narkose (↑; Narkose*) f: (engl.) monoanesthesia; Narkose* unter ausschl. Verwendung eines einzigen Narkotikums (früher gebräuchl. als Ethermononarkose); heute nur noch als i. v. Kurznarkose (z. B. mit Ketamin) angewandt.

Mono|neuritis multi|plex (↑; Neur-*; -itis*) f: (engl.) multiple mononeuritis; syn. Multiplextyp der Polyneuritis, Mononeuropathia multiplex; Sonderform der Polyneuritis* mit meist asymmetrischem Befall mehrerer peripherer Nerven; z. B. bei Diabetes mellitus, Panarteriitis nodosa.

Mono|neuro|pathia multi|plex (↑; ↑; -pathie*) f: syn. Mononeuritis* multiplex.

Mono|nucleosis in|fectiosa (↑; Nucl-*; -osis*) f: (engl.) infectious mononucleosis; syn. Pfeiffer-Drüsenfieber, infektiöse Mononukleose; Virusinfektion, die zu einer Hyperplasie u. Hypertrophie des lymphat. Gewebes mit charakterist. Blutbildveränderungen führt; **Err.:** Epstein*-Barr-Virus; **Übertragung:** meist durch Speichel, selten durch Bluttransfusion od. Organtransplantation; Vork. weltweit mit Frühjahrs- u. Herbstgipfel; es erkranken v. a. ältere

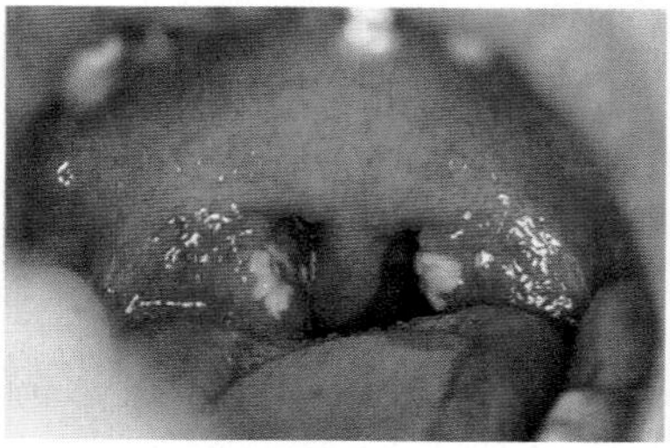

Mononucleosis infectiosa: typische Beläge auf den Tonsillen [490]

Kinder u. junge Erwachsene. **Inkubationszeit:** 8–21 Tage; **Klin.:** Beginn mit Fieber (38–39 °C), Kopf- u. Gliederschmerzen, evtl. Leibschmerzen; typisch sind gleichzeitig auftretende generalisierte Lymphknotenschwellungen (erbs- bis kirschgroß, derb, beweglich, wenig schmerzhaft), diphtherieähnliche Tonsillitis (Beläge sind jedoch eher schmutzig-grau u. greifen nicht auf die Umgebung der Tonsillen über) bei relativ gutem Allgemeinbefinden u. Milz-, manchmal auch Lebervergrößerung (in 7 % der Fälle Ikterus); gelegentl. multiformes Exanthem (bes. nach Ampicillingabe). Die Dauer der Erkr. schwankt zw. Tagen u. Wochen. **Formen: 1.** anginöse Verlaufsform (Monozytenangina), häufig bei Erwachsenen mit im Vordergrund stehender Tonsillitis, manchmal Konjunktivitis, Iridozyklitis, Neuritis nervi optici, Netzhautveränderungen u. Augenmuskellähmungen; DD: Listeriose, Plaut-Vincent-Angina; **2.** febrile Verlaufsform (Drüsenfiebertyphoid), häufig bei Kindern; im Vordergrund stehen Fieber u. Lymphknotenschwellungen; **3.** abortive Verlaufsform, häufig bei Kleinkindern mit klin. nur sehr geringer

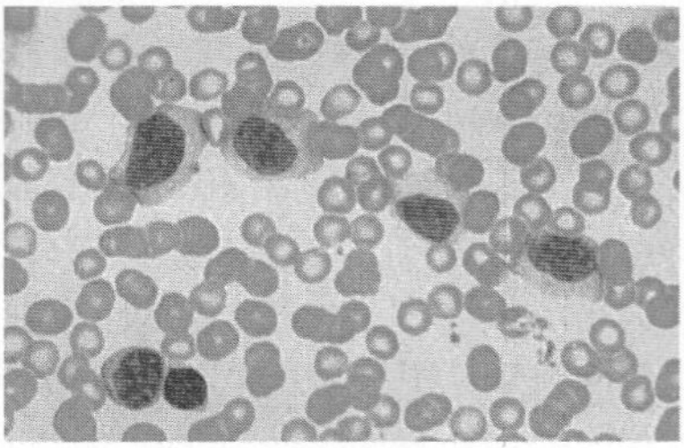

Mononucleosis infectiosa: Blutbild [179]

Symptomatik; **4.** lymphoproliferative Verlaufsform bei angeborenen u. erworbenen Immundefekten, häufig letal; **Diagn.:** im Blutbild meist Leukozytose zw. 10 000 u. 25 000/mm^3 mit 60–80 % lymphoiden (mononukleären) Zellen (sog. Downey*-Zellen); Schnelltest auf heterophile Antikörper (Paul*-Bunnell-Reaktion, bei Kindern oft neg.), Nachweis virusspezif. Antikörper; **Kompl.:** selten Hepatitis, Meningoenzephalitis, Myokarditis, Nephritis, Polyneuritis, Milzruptur, Purtilo*-Syndrom, Burkitt*-Tumor; **Progn.:** ohne Kompl. gut, schwere Verläufe bei Pat. mit zellulärem Immundefekt od. nach Transplantation.

mono|nukleär (↑; ↑)**:** (engl.) mononuclear; **1.** (histol.) einkernig, Zelle mit nur einem Kern; große Mononukleäre: rundkernige Monozyten; **2.** (neurol.) durch Erkr. eines einzelnen Nervenkerns hervorgerufen.

Mono|oxy|genasen (↑; Ox-*) f pl**:** (engl.) monooxygenases; hydroxylierende Oxidoreduktasen*, die ein Sauerstoffatom aus O_2 in ihr Substrat einführen u. das andere mit Hilfe eines reduzierten Coenzyms zu H_2O reduzieren; z. B. Steroid-11β-M., Calcidiol-1-M. u. Zytochrom*-P-450-Isoenzyme.

Mono|parese (↑; Parese*) f**:** (engl.) monoparesis; syn. Monoparalyse; Lähmung* einer einzelnen Extremität.

Mono|phy|odontie (↑; gr. φύειν hervorbringen; Odont-*) f**:** (engl.) monophyodontia; Ausbildung nur einer Zahngeneration (einmalig zahnbildend); Vork. z. B. bei Edentaten; die permanenten Molaren des Menschen, die als Zuwachszähne keine Vorgänger im Milchgebiss haben, sind auch monophyodont. Vgl. Diphyodontie, Polyphyodontie.

Mon|orchie (↑; Orch-*) f**:** (engl.) monorchidism; angeb. Fehlen eines Hodens, einseitige Anorchie*; Vork. 1:5000; vgl. Hodenfehlbildung.

Mono|saccharide (↑; gr. σάκχαρ Zucker) n pl**:** (engl.) monosaccharides; syn. Einfachzucker; kleinste, durch Hydrolyse nicht weiter abbaubare Einheiten der Kohlenhydrate*; mehrwertige Keto- od. Aldehydalkohole; **1. Aldosen:** tragen am C-Atom 1 (C1) eine Aldehydgruppe (z. B. Glukose, Ribose); **2. Ketosen:** tragen am C2 eine Ketogruppe (z. B. Fruktose, Ribulose). Nach der Anzahl der C-Atome werden Triosen*, Tetrosen*, Pentosen*, Hexosen* u. Heptosen* unterschieden. Triosen haben ein, längerkettige M. mehrere Asymmetriezentren u. zeigen optische Isomerie*. Physiol. wichtige M.: s. Abb.

In wässriger Lösung liegen Pentosen, Hexosen u. Heptosen nicht in Aldehyd- od. Ketoform vor, sondern sind intramolekular zur Ringform verknüpft inf. Reaktion zw. Aldehyd- od. Ketogruppe u. einer Alkoholgruppe des gleichen Moleküls (cyclische Halbacetalbildung). Dabei entsteht ein fünf- (Furanose) od. sechsgliedriger Ring (Pyranose) mit einem O-Atom. Durch den Ringschluss entsteht ein zusätzl. asymmetrisches C-Atom an C1 od. C2, das sich bes. leicht über die offene Form umlagert (α-Form ⇌ β-Form; Mutarotation*). Der Ring ist nicht eben, sondern nimmt eine energetisch günstige Sesselform an. **Derivate:** Phosphorsäureester (im Stoffwechsel werden nur phosphorylierte Zucker umgesetzt); Aminozucker*; Uronsäuren*, UDP-Zucker.

Mono|somie (↑; Soma*) f**:** (engl.) monosomy; das nur einfache Vorliegen eines best. Chromosoms im (sonst) diploiden Chromosomensatz (Genommutation), z. B. inf. von Non*-disjunction od. Chromosomenverlust bei der Kernteilung; während das Fehlen eines Autosoms eine normale Embryogenese beim Menschen wohl ausschließt, ist eine gonosomale M. mit dem Leben vereinbar (Ullrich*-Turner-Syndrom). Als partielle M. wird der Verlust eines Chromosomenstücks (Deletion) bezeichnet (z. B. beim Katzenschrei*-Syndrom).

mono|trich (↑; Trich-*)**:** (engl.) monotrichous; Form der Begeißelung von Bakt. mit endständiger (polarer) Geißel, z. B. Vibrio* cholerae; vgl. amphitrich, lophotrich, peritrich.

mono|zygot (↑; Zyg-*)**:** (engl.) monozygotic; eineiig; s. Zwillinge, Zygotie.

Mono|zyten (↑; Zyt-*) m pl**:** (engl.) monocytes; zu den Leukozyten* gehörende größte mononukleäre Zellen im Blut (Ø 12–20 μm); großer, meist nierenförmig gebuchteter od. gelappter

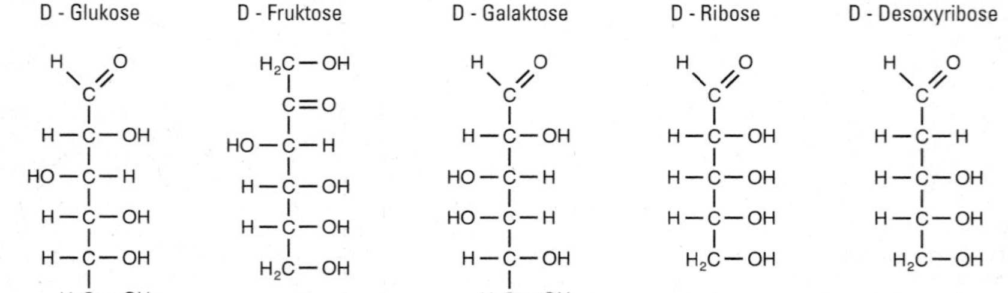

Monosaccharide (Fischer-Projektion)

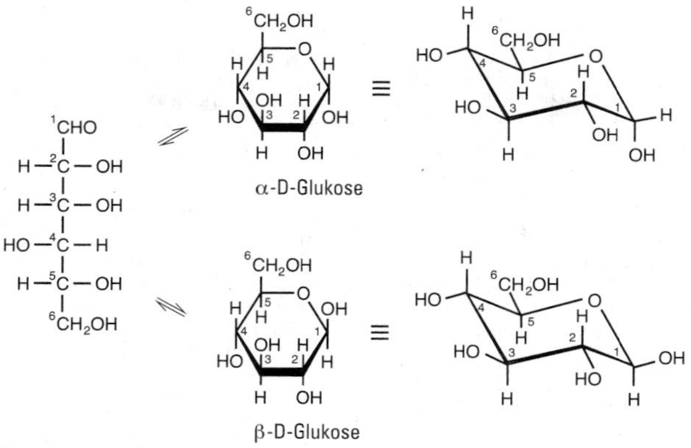

Monosaccharide:
D-Glukose in Aldehydform (Fischer-Projektion), Ringformen mit Sesselkonfiguration [55]

Kern mit grobmaschigem Chromatingerüst u. reichlich basophiles Zytoplasma mit feinen azurophilen Granula u. vielen Lysosomen, die Peroxidase u. versch. Säurehydrolasen enthalten (wichtig für die mikrobizide Potenz der M.). M. sind zur Phagozytose* u. Migration* befähigt u. besitzen auf ihrer Membranoberfläche u. a. Rezeptoren für Komplementproteine (z. B. C3b) u. Fc-Rezeptoren für IgG (wichtig für Anlagerung u. Phagozytose von Mikroorganismen). Die im Blut 1–2 Tage zirkulierenden M. differenzieren sich nach Auswanderung in versch. Organe bzw. Gewebe(systeme) zu ortsständigen gewebetypischen Makrophagen*. Aus der granulopoetisch determinierten myeloischen Stammzelle (Myeloblast) können sich unter Einfluss humoraler Faktoren (z. B. koloniestimulierender Faktoren) M. (aus Promonozyten) od. neutrophile Granulozyten* entwickeln. Vgl. Blutbild (Tab.).

Mono|zyten|angina (↑; ↑; Angina*) f: (engl.) monocytic angina; anginöse Verlaufsform der Mononucleosis* infectiosa.

Mono|zyten|leuk|ämie (↑; ↑; Leuk-*; -ämie*) f: (engl.) monocytic leukemia; **1.** akute monoblastäre bzw. myelomonoblastäre Leukämie*, gekennzeichnet durch starke Aktivität u. unspezif. Esterase in den unreifen Leukämiezellen; **2.** seltene chron. Leukämieform mit Vermehrung von Monozyten im Blut über 1000/mm^3; im Knochenmark dominiert eine granulozytopoet. Zellvermehrung mit zahlreichen Übergangsformen (sog. Promonozyten); Vork. v. a. im höheren Lebensalter. **Klin.:** anfangs wenig Allgemeinsymptome, erst später Anämie bzw. Infektionsneigung; häufig Splenomegalie, Thrombopenie in über 50 % der Fälle; Lysozymgehalt im Serum u. Urin deutl. erhöht; meist Hyperurikämie. Therap. Zurückhaltung mit Zytostatika wird empfohlen.

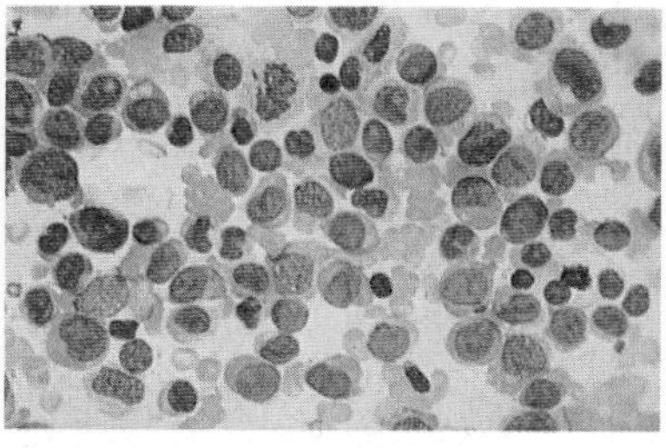

Monozytenleukämie:
akute monozytäre Leukämie, Knochenmarkausstrich (Pappenheim-Färbung); Nachweis großer monozytär differenzierter Blasten [181]

Mono|zyten-Makro|phagen-System (↑; ↑; Makro-*; -phag*) n: (engl.) mononuclear phagocyte system; monozytäres Phagozytensystem, ältere Bez. retikuloendotheliales System bzw. retikulohistiozytäres System; Bez. für die Gesamtheit aller phagozytoseaktiven, von Monozyten* abstammenden Zellen, den Makrophagen* der versch. Gewebe u. Körperhöhlen, z. B. auch Osteoklasten* u. Zellen der Mikroglia*; **Funktion:** v. a. Phagozytose*, Zytotoxizität, Immunregulation (Antigenprozessierung u. -präsentation i. R. der Kooperation mit Lymphozyten) u. Synthese unterschiedl. biol. aktiver Substanzen (Monokine*).

Mono|zytose (↑; ↑; -osis*) f: (engl.) monocytosis; erhöhte Monozytenkonzentration im Blut (>900/µl); **Vork.** bei vielen Infektionskrankheiten (z. B. Malaria, Tuberkulose, Typhus abdominalis) in der sog. monozytären Abwehrphase (s. Leukozyten), myeloischer Leukämie, chron.-entzündl. u. malignen Erkrankungen.

Monro-Foramen (Alexander M., Anat., Edinburgh, 1733–1817; Foramen*) n: s. Hirnventrikel.

Monro-Punkt (↑): (engl.) Monro-Richter point; Einstichstelle für Bauchpunktion (z. B. bei Aszites*) im li. Unterbauch, im dritten äußeren Viertel der Verbindungslinie zw. Nabel u. Spina iliaca sup. ant. sin. (Monro-Richter-Linie).

Monro-Zyste (↑; Kyst-*) f: (engl.) Monro's cyst; Ependymzyste* (meist Kolloidzyste) am Foramen interventriculare Monroi; kann zum sog. Monro-Block mit Entw. eines Hydrocephalus occlusus internus (erweiterte Seitenventrikel) führen; **Sympt.:** heftigste episodische, z. T. lageabhängige Kopfschmerzen.

Mons (lat.) m: Berg.

Mons pubis (↑) m: Mons veneris, Venusberg, Schamberg, Fettpolster der vorderen Schamgegend bei der Frau mit charakterist. Schamhaardreieck; s. Genitale.

Monstrositas (lat. monstrum Ungeheuer) f: sog. Missgeburt mit Fehlen von Körperteilen (M. per defectum), örtl. Fehlbildung (M. per fabricam alienam), mit überzähligen od. übermäßigen Fehlbildungen (M. per excessum) od. als Doppelfehlbildung (M. duplex).

Montags|fieber: s. Byssinose.

Monteggia-Luxations|fraktur (Giovanni B. M., Chir., Mailand, 1762–1815; Luxation*; Fraktur*) f: (engl.) Monteggia's fracture-dislocation; Fraktur der Ulna (proximale Hälfte) mit Luxation des Radiuskopfes (s. Abb.) inf. Ruptur des

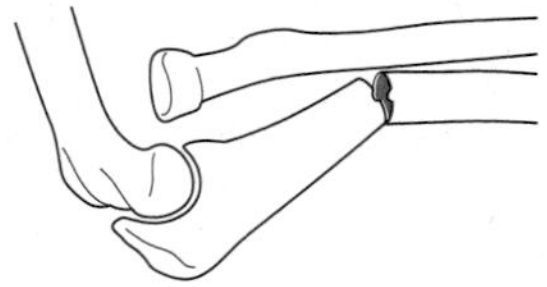

Monteggia-Luxationsfraktur [223]

Lig. anulare radii od. Lig. quadratum; Achsenknickung der Ulna, Radiuskopf in der Ellenbeuge tastbar; **cave:** Übersehen der Radiuskopfluxation od. Nichterkennen einer der beiden Verletzungen; evtl. Verletzung des N. radialis (Fallhand); **Ther.:** stabile Osteosynthese der Ulna, evtl. Bandnähte, Oberarmgipsverband; bei kons. Ther. mit Reposition u. Ruhigstellung weiterhin Luxationstendenz des Radiuskopfes inf. Ulnaverkürzung. Vgl. Ellenbogenverrenkung.

Monte|lukast (INN) n: Leukotrien-D4-Rezeptorantagonist; Chinolinderivat mit antientzündlicher u. antibronchokonstriktorischer Wirkung inf. Hemmung der Leukotriene*; biläre Ausscheidung; **Ind.:** leichtes bis mittelgradiges chron. od. belastungsinduziertes Asthma* bronchiale.

Montevideo-Einheit: (engl.) Montevideo unit; veraltetes Maß für die Wehentätigkeit (Produkt aus Wehenstärke u. Wehenhäufigkeit in 10 Min.); vgl. Wehen.

Montgomery-Drüsen (William F. M., Gyn., Gebh., Dublin, 1797–1859): (engl.) Montgomery's glands; Glandulae areolares; 12–15 apokrine Drüsen an der Peripherie des Brustwarzenhofs.

Moor|bad: (engl.) moor bath; aus Torf (abgestorbene, unvollständig humifizierte Laubmoose) u. Wasser zubereitetes heißes Bad* breiiger Konsistenz; Badetorf enthält Huminsäuren, Gerbsäure, Östrogene, Mineralsalze u. a.; weitere Wirkung durch hohen hydrostat. Druck, hohe spezif. Wärme u. konvektionslose Wärmeleitung; **Ind.:** rheumat., entzündl. u. degenerative Gelenkerkrankungen, mangelnde endokrine Aktivität des weibl. Organismus; vgl. Peloid.

Moos|fasern: (engl.) mossy fibres; zur Körnerschicht der Kleinhirnrinde ziehende Nervenfasern aus den Brückenkernen.

Morado-Krankheit: Onchozerkose* in Mexiko.

Morand-Foramen n: syn. Morgagni-Foramen; Foramen* caecum linguae.

Moraxella (Victor Morax, Ophth., Paris, 1866–1935) f: Gattung gramnegativer, unbewegl., z. T. plumper, kurzer Stäbchenbakterien der Fam. Neisseriaceae* (vgl. Bakterienklassifikation); mehrere Species in Subgenera Moraxella u. Branhamella (kokkoide Formen); wichtigste Vertreter: **M.** (Moraxella) **lacunata** (syn. Diplobakterium Morax-Axenfeld, häufig paarig gelagert); Err. der Diplobakterienkonjunktivitis u. Keratitis; **M.** (Branhamella) **catarrhalis**; vgl. Branhamella catarrhalis. M. ist sensitiv gegenüber Penicillin.

Morbidität (lat. morbidus krank) f: (engl.) morbidity; Krankheitshäufigkeit innerh. einer Population; wird in best. Größen (z. B. Inzidenz*, Prävalenz*) ausgedrückt; vgl. Mortalität.

Morbilli (Dim. von lat. morbus Krankheit) m pl: s. Masern.

morbilli|form (↑; -formis*): masernähnlich.

Morbilloid (↑; -id*) n: abgeschwächte Masern* nach Gammaglobulinapplikation.

Morbus (lat.) m: Krankheit; Krankheitsbez. der Form M. u. Eigenname finden sich alphabet. unter dem jeweiligen Eigennamen (z. B. M. Scheuermann unter Scheuermann-Krankheit).

Morbus caeruleus (↑) m: sog. Blausucht*.

Morbus haemo|lyticus fetalis (↑) m: syn. fetale Erythroblastose; immunhämolytische Anämie* des Fetus (mit Erythroblastose inf. gesteigerter Erythrozytenregeneration), verursacht durch mütterliche, meist i. R. einer Rhesus-inkompatiblen Schwangerschaft gebildete irreguläre Blutgruppenantikörper (IgG) gegen kindl. Rhesus-Blutgruppen (Anti-D u. Anti-c mit schwerem Verlauf, Anti-E u. Anti-C mit meist mildem Verlauf, Anti-e sehr selten); selten durch andere Blutgruppenantikörper (z. B. Anti-Kell, Anti-Duffy, Anti-Kidd, Anti-S) bedingt mit i. d. R. leichterem klin. Verlauf; **Urs.:** Immunisierung der Mutter nach fetomaternaler Transfusion fetaler Blutmengen; ein M. h. f. tritt meist erst bei vorangegangener blutgruppeninkompatibler Schwangerschaft inf. einer verstärkten Antikörperbildung (Booster-Effekt) auf. **Klin.:** intrauterin (od. postnatal) auftretende hämolytische Anämie unterschiedl. Schweregrades, Entw. eines rasch zunehmenden Ikterus beim Fetus mit Bilirubinwerten >342 µmol/l (20 mg/dl, Icterus gravis) u. postnatal Gefahr des Auftretens eines Kernikterus*. Als schwerste Verlaufsform führt der Hydrops fetalis (universalis) mit Flüssigkeitseinlagerung in Plazenta u. fetalem Gewebe sowie Ergussbildung beim Fetus inf. anämiebedingter Hypoxie u. Hypoproteinämie unbehandelt innerh. weniger Tage zum intrauterinen Fruchttod*. **Diagn.:** Amniozentese u. Fruchtwasser-Spektrophotometrie zur Beurteilung des Bilirubingehalts sowie Polymerase-Kettenreaktion zur Bestimmung der fetalen Blutgruppe, Nabelschnurpunktion zur Anämiediagnostik; Ultraschalldiagnostik (erhöhte Plazentadicke, Hydramnion, Kardiomegalie; Aszites, Pleuraerguss u. Galeaödem beim Fetus); serol. Untersuchungen (z. B. Antikörpertiter im mütterl. Serum). **Ther.:** Gabe von Phenobarbital an die Mutter zur Leberenzyminduktion im Fetus u. Verhinderung des neonatalen Ikterus, beim Neugeborenen in leichteren Fällen Phototherapie* u. evtl. Austauschtransfusion*, bei schwerem Verlauf fetale Bluttransfusion in die Nabelgefäße; **Proph.:** Anti*-D-Prophylaxe; ggf. Beratung der Eltern über das individuelle Risiko.

Morbus haemo|lyticus neo|natorum (↑) m: syn. Neugeborenenerythroblastose; durch Bildung von blutgruppenspezif., gegen die kindl.

M

Erythrozyten gerichteten Alloantikörpern* (IgG) der Mutter in der Schwangerschaft hervorgerufene immunhämolytische Anämie* des Neugeborenen; **Urs.:** Immunisierung der Mutter nach fetomaternaler Transfusion* bzw. Mikrotransfusion bei Blutgruppeninkompatibilität, insbes. bei AB0-Inkompatibilität (meist Mutter Blutgruppe 0, Kind A od. B), seltener bei Rhesus-Inkompatibilität (führt häufiger zum Morbus* haemolyticus fetalis) sowie sehr selten durch andere irreguläre Blutgruppenantikörper (z. B. gegen Kell-, Duffy-, Kidd-Blutgruppen) bedingt; **Klin.:** i. d. R. milde hämolytische Anämie (Anaemia neonatorum), die bis zur 4.–6. Lebenswoche zunimmt, leicht bis mäßig verstärkter Icterus neonatorum. Bei AB0-Inkompatibilität ist durch das häufige Vorliegen von (plazentagängigen) IgG-Antikörpern der Spezifität Anti-A bzw. Anti-B bei Individuen der Blutgruppe 0 in ca. 50 % der Fälle bereits das erste Kind betroffen; bei weiteren AB0-inkompatiblen Schwangerschaften nimmt die Schwere der Erkr. bei den Kindern nicht zu. **Diagn.:** serol. Nachweis von IgG-Antikörpern der entspr. Spezifität im mütterlichen Serum u. auf den kindl. Erythrozyten (z. B. mittels Radio-Immunassay, Eluattest); direkter Antiglobulintest oft neg.; **Ther.:** Phototherapie*, selten zusätzl. Austauschtransfusion* (frisches Erythrozytenkonzentrat der Blutgruppe 0 u. der Rhesusblutgruppe des Kindes entsprechend mit alloagglutininfreiem AB-Plasma) erforderlich.

Morbus haemor|rhagicus neo|natorum (↑) **m:** hämorrhagische Diathese* des Neugeborenen durch Verminderung der Vitamin-K-abhängigen Gerinnungsfaktoren II, VII, IX u. X (Prothrombinkomplex); **Urs.:** Ernährung mit Muttermilch (wenig Vitamin* K); Antibiotikatherapie od. parenterale Ernährung; Vitamin-K-Malabsorption inf. zystischer Fibrose od. Ikterus bei Leberparenchymschaden, Gallengangatresie; **Sympt.:** Blutungen in Haut, Schleimhaut, Bauchhöhle, Lunge, Leber u. Darm (Melaena neonatorum vera), Kephalhämatome, intrakranielle Blutungen; **Ther.:** Vitamin K parenteral, bei schweren Erkr. ggf. Substitution von Gerinnungsfaktoren, Transfusion von Erythrozytenkonzentrat bzw. Frischplasma; **Proph.:** bei gesunden, gestillten Neugeborenen mehrmalige orale Vitamin-K-Substitution (in Mizellen-Präparation); bei Frühgeborenen od. Neugeborenen mit schweren Erkr. parenterale Gabe postnatal.

Morbus sacer (↑) **m:** in der Antike Bez. für Epilepsie*; nach Bachhofen nicht heilige (sanctus), sondern „dämonische" (sacer, Attribut der Erdgötter bzw. Dämonen) Krankheit.

Morcellement (frz.): (engl.) morcellation; op. Zerstückelung eines als Ganzes schwer entfernbaren Gebildes; z. B. von großen Myomen des Uterus bei Hysterektomie* unter vaginalem Zugang.

Morgagni-Adams-Stokes-Anfall (Giovanni B. M., Anat., Padua, 1682–1771): syn. Adams*-Stokes-Syndrom.

Morgagni-Foramen (↑) **n:** syn. Morand-Foramen; Foramen* caecum linguae.

Morgagni-Hernie (↑; Hernie*) **f:** (engl.) Morgagni's hernia; durch die Morgagni*-Spalte hindurchtretende parasternale Zwerchfellhernie*.

Morgagni-Hydatide (↑; Hydatide*) **f:** (engl.) hydatid of Morgagni; syn. Appendix testis; gestieltes, mit Wasser gefülltes Bläschen neben dem Hoden, Rest des Müller*-Gangs; vgl. Hydatidentorsion.

Morgagni-Knötchen (↑): Noduli* valvularum semilunarium valvae der Valva trunci pulmonalis.

Morgagni-Knorpel (↑): syn. Wrisberg-Knorpel; Cartilago* cuneiformis.

Morgagni-Lakunen (↑; lat. lacuna Vertiefung, Höhlung) **f pl:** Lacunae* urethrales der männl. Harnröhre.

Morgagni-Säulen (↑): Columnae* anales.

Morgagni-Spalte (↑): (engl.) triangle of Morgagni; Trigonum sternocostale dextrum; rechtsseitige Spalte zw. Pars sternalis u. Pars costalis des Zwerchfells*.

Morgagni-Syn|drom (↑) **n:** (engl.) Stewart-Morel-Morgagni syndrome; syn. Morgagni-Trias; v. a. bei älteren Frauen vorkommende Komb. aus Adipositas, Hirsutismus u. Hyperostose an der Lamina interna des Os frontalis (Hyperostosis frontalis interna); Ätiol. ungeklärt.

Morgagni-Ventrikel (↑; Ventriculus*) **n:** syn. Ventriculus* laryngis.

Moria (gr. μωρία Narrheit) **f:** Bez. für Witzelsucht mit Neigung zu inadäquatem, läppischem Verhalten; Vork. z. B. bei Stirnhirnläsionen (evtl. mit leichter Bewusstseinsstörung). Vgl. Euphorie, Syndrom, hirnlokales.

moribund (lat. moribundus): moribundus; sterbend.

Morison-Tasche: Recessus hepatorenalis der Peritonealhöhle.

Moritz-Rivalta-Probe (Friedrich H. M., Int., Köln, 1861–1938; Fabio R., Pathol., Bologna, 1863–1959): (engl.) Moritz test; histor. Methode zur Unterscheidung zw. Exsudat* u. Transsudat*; ein Tropfen der zu untersuchenden Flüssigkeit wird in stark verdünnte Essigsäure gegeben, wobei Exsudate beim Absinken einen deutlichen Schleier hinterlassen, während sich Transsudate vollständig auflösen.

Moro-Brei (Ernst M., Päd., Heidelberg, 1874–1951): (engl.) Moro's pudding; Vollmilch mit 7 % Mehl, 5 % Butter u. 5 % Zucker; vgl. Moro-Milch.

Moroctocog alpha: rekombinanter Faktor VIII der Blutgerinnung zur Ther. der Hämophilie A; **UAW:** Induktion neutralisierender Antikörper.

Moro-Milch (Ernst M., Päd., Heidelberg, 1874–1951): (engl.) Moro's milk; Vollmilch mit 3 % Mehl, 5 % Butter u. 5–7 % Zucker; Verw. bei hypo- u. atrophischen, jedoch nicht dyspept. Säuglingen.

Moro-Re|aktion (↑) **f:** s. Tuberkulintest.

Moro-Re|flex (↑; Reflekt-*) **m:** Umklammerungsreflex; s. Reflexe, frühkindliche.

-morph: auch Morpho-, Morphi-; Wortteil mit der Bedeutung Gestalt, Form; von gr. μορφή.

Morphaea (↑) **f:** syn. Sclerodermia* circumscripta.

Morphin (nach dem gr. Gott des Schlafes Μορφεύς) **n:** (engl.) morphine; syn. Morphium; Hauptalkaloid des Opiums* (s. ums. Abb.); **Verw.:** als narkotisches Analgetikum; s. Opiate, Morphinvergiftung.

Morphin|ant|agonisten (↑; Antagonismus*) **m pl:** s. Opiatantagonisten.

Morphine, endo|gene (↑) **n pl:** s. Endorphine.

Morphinismus (↑) **m:** s. Morphinvergiftung.

Morphin|vergiftung (↑): (engl.) acute morphine intoxication, morphinism; **Formen** u. **Sympt.:** **1.** akute M.: Koma, Miosis, starke Atemdepression mit einer Atemfrequenz von 2–4 Atemzügen pro Min. od. Atemstillstand, Zyanose, erniedrigte Körpertemperatur, Hypotonie

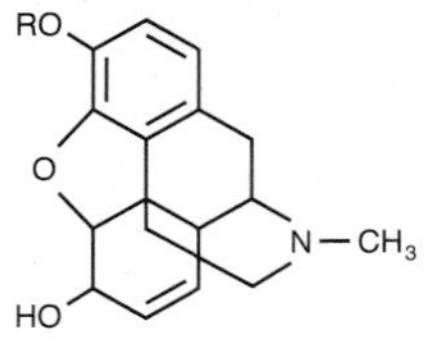

Morphin:
R = H: Morphin
R = CH_3: Codein

der Muskulatur, Areflexie; Ther.: Beatmung, Opiatantagonisten; vgl. Vergiftung; **2.** chron. M.: sog. Morphinismus; chron. Gebrauch von Morphin* mit Entw. einer physischen u. u. U. psychischen Abhängigkeit*; bei Entzug typisches Entzugssyndrom*; vgl. Heroinabhängigkeit.

Morphium (↑) **n:** Morphin*.

Morpho|genese (-morph*; -genese*) **f:** (engl.) morphogenesis; Gestalt- u. Formentwicklung.

Morpho|logie (↑; -log*) **f:** (engl.) morphology; Lehre von der Körper- (Organ-)Form u. Körperstruktur.

Morquio-Brailsford-Syn|drom (Louis M., Päd., Montevideo, 1867–1935; James F. B., Radiol., Birmingham, 1888–1961) **n:** syn. Morquio-Krankheit; Typ IV der Mukopolysaccharid*-Speicherkrankheiten.

Morrison-Priest-Alexander-Verner-Syndrom (Ashton B. M., Pathol., Philadelphia, geb. 1922)**:** s. Verner-Morrison-Syndrom.

Morris-Punkt (Robert M., Chir., New York, 1857–1945)**:** (engl.) Morris' point; Druckschmerzpunkt bei Appendizitis*.

Mors (lat.) **f:** Tod*; **M. subita:** plötzlicher Tod; **ante mortem:** vor dem Tod; **post mortem:** nach dem Tod.

Morsicatio (lat. das Kauen, Benagen) **f:** (engl.) morsication; häufiges Kauen bzw. Beißen an der Schleimhaut von Lippen od. Wangen; dadurch Bildung von Schleimhautveränderungen mit opaker Trübung, evtl. mit Erosion, Ulzeration, Hyperplasie; **DD:** Leukoplakie*, Lichen* ruber planus, Leukokeratosis* nicotina palatina.

Morsier-Syn|drom (Georges de M., Neuropathol., Genf, geb. 1894) **n:** syn. **1.** olfaktogenitales Syndrom*; **2.** septooptische Dysplasie*.

morsitans (lat. mordere, morsus beißen)**:** beißend.

Morsus (lat.) **m:** Biss, Bisswunde; s. Wunde.

Mortalität (lat. mortalitas die Sterblichkeit) **f:** (engl.) mortality; Sterblichkeit; Sterbe- bzw. **Mortalitätsziffer:** das Verhältnis der Anzahl der Sterbefälle zum Durchschnittsbestand der Population. Vgl. Todesursachenstatistik.

Mortalität, kindliche (↑) **f:** s. Kindersterblichkeit, Säuglingssterblichkeit.

Mortalität, mütterliche (↑) **f:** s. Müttersterblichkeit.

Mortalität, peri|natale (↑) **f:** perinatale Sterblichkeit*.

Mortalität, prä|natale (↑) **f:** (engl.) prenatal mortality rate; s. Abort, Totgeburt.

Morton-Neur|algie (Thomas G. M., Chir., Philadelphia, 1835–1903; Neur-*; -algie*) **f:** (engl.) Morton's neuralgia; syn. Metatarsalgie; Neuralgie* im Versorgungsbereich eines der digitalen Äste des N. tibialis (Nn. digitales plantares communes od. proprii), verursacht durch Bildung kleiner Neurome inf. mechan. Belastung (z. B. bei Spreizfuß); **Sympt.:** intermittierende Schmerzen im Bereich von Fußsohle u. Vorderfuß, im weiteren Verlauf evtl. Dauerschmerz; **Diagn.:** Schmerzfreiheit bei Lokalanästhesie* des Nervs; **Ther.:** Entlastung des Fußes, ggf. Schuheinlagen, evtl. chir. Exzision des Neuroms.

Morula (Dim. von lat. morum Maulbeere) **f:** solide kugelige Ansammlung von Blastomeren*; Ergebnis der Furchung* am 3.–4. Tag nach Befruchtung; Weiterentwicklung zur Blastozyste*.

Morula|zellen (↑; Zelle*)**:** s. Mott-Zellen.

Morvan-Syn|drom (Augustin M. M., Arzt, Paris, 1819–1897) **n:** (engl.) Morvan's disease; Panaritium analgicum; fortschreitende, schmerzlose Fingereiterungen ohne Heilungstendenz, u. U. mit lepraähnl. Verstümmelungen, Verlust von Fingergliedern bzw. ganzen Fingern, Paresen in den Armen; **Vork.:** bei peripheren Neuropathien u. Erkr. des Rückenmarks (z. B. Syringomyelie*), die zur Zerstörung der Columna lateralis führen.

Mosaik n: (engl.) mosaic; **1.** (genet.) unterschiedl. Zusammensetzung des Genoms in Zellen eines Individuums od. einer Zellkultur, die von einer Ursprungszelle abstammen. M. können durch somatische Mutation od. durch Verpflanzung von Zellen eines Individuums auf ein anderes entstehen, z. B. bei zweieiigen Zwillingen durch Gefäßanastomosen in der Schwangerschaft (Blutchimären). Bes. häufig scheinen M. in Zus. mit Störungen der Sexualentwicklung vorzukommen; dabei finden sich in versch. Geweben Zellen mit unterschiedl. Anzahl von Geschlechtschromosomen, z. B. bei einem Teil der Zellen normal XX, bei einem anderen Teil X0 (sog. XX/X0-M.). Vgl. Down-Syndrom, Lyon-Hypothese. **2.** (gyn.) syn. Felderung*.

Mosaik|warzen: (engl.) mosaic warts; s. Verrucae plantares.

Moschcowitz-Krankheit (Eli M., Ärztin, Baltimore, New York, 1879–1964)**:** s. Mikroangiopathie, thrombotische.

Moser-Operation f: s. Kehlkopfoperationen.

Moskitos (span. mosquito Mücke) **m pl:** syn. Mücken* im span. u. engl. Sprachraum.

Mosse-Syn|drom (Max M., Int., Berlin, geb. 1873) **n:** gleichzeitiges Vork. von Polycythaemia rubra vera u. Leberzirrhose.

Mot-: auch Mob-; Wortteil mit der Bedeutung bewegen, in Bewegung setzen; von lat. movere, motus.

Motilin n: gastrointestinales Peptidhormon (22 Aminosäuren), das im Duodenum gebildet wird; aktiviert Motorik in Magenkorpus, -antrum, Duodenum u. Gallenblase. Vgl. Hormone, gastrointestinale.

Motilität (Mot-*) **f:** (engl.) motility; Bewegungsvermögen, i. e. S. von Organen, deren Bewegungen reflektorisch od. vegetativ reguliert werden (z. B. Peristaltik*); vgl. Mobilität, Motorik.

Motilitäts|psychose (↑; Psych-*; -osis*) **f:** (engl.) motility psychosis; Form der zykloiden Randpsychose* mit häufigem Wechsel zw. Akinese u. Hyperkinese; kann u. U. zu lebensbedrohl. Zuständen führen (s. Katatonie).

Motilitäts|regulatoren (↑; lat. regula Richtschnur, Norm) **m pl:** (engl.) motility regulators; Bez. für Substanzen, die über eine Hemmung des Acetylcholinabbaus (Parasympathomimetika*) bzw. Blockierung dopaminerger Rezeptoren (Dopaminantagonisten, z. B. Metoclopramid) die Peristaltik im Magen-Darm-Trakt anregen; vgl. Nervensystem, enterisches.

Motiv (↑) n: (engl.) motive; subjektiver Beweggrund für ein best. Verhalten; vgl. Bedürfnis, Trieb.

Motivation (↑) f: (psychol.) Gesamtheit subjektiver Beweggründe i. S. der Handlungsbereitschaft für ein best. Verhalten.

Motorik (↑) f: (engl.) motoricity, motor functions; Gesamtheit der vom ZNS kontrollierten Bewegungsvorgänge; vgl. Pyramidenbahn, Motilität.

motorisch (↑): (engl.) motor; der Bewegung dienend bzw. sie betreffend.

Motor|schiene (↑): s. Bewegungsschiene.

Moto|therapie (↑) f: (engl.) mototherapy; therap. Verf. zur Korrektur u. Kompensation psychomotor. Fehlverhaltens u. zur Förderung nicht ausgebildeten motor. Verhaltens; Anw. insbes. bei geistiger Behinderung, frühkindl. Hirnschaden, org. Psychosyndrom, Seh- u. Hörstörungen, Sprachstörungen.

MOTT: Abk. für (engl.) **m**ycobacteria **o**ther **t**han **t**uberculosis; auch im deutschen Sprachgebrauch verwendete Bez. für atypische Mykobakterien*.

Motten|fraß|nekrosen (Nekr-*; -osis*) f pl: (engl.) piecemeal necroses; Bez. für Zellnekrosen im Bereich der Leberläppchenperipherie; zusätzl. meist entzündl. Infiltration der Portalfelder mit Übergreifen auf die Leberläppchen; typ. histol. Befund bei chron.-aggressiver Hepatitis (s. Hepatitis, chronische).

Mott-Zellen (Sir Frederik W. M., Int., Neurol., London, 1853–1926; Zelle*): (engl.) Mott cells; Plasmazellen* mit zahlreichen großen Zytoplasmavakuolen (enthalten amorphe Proteine) bei Plasmozytom*. Vgl. Traubenzelle.

Mouches volantes (frz. fliegende Mücken): (engl.) floaters; sog. Mückensehen; durch Glaskörperabhebung* bedingte, mückenartig erscheinende Wahrnehmungen im Gesichtsfeld, v. a. auf hellblauem Hintergrund.

Moulage (frz. Abguss): farbiges anatomisches od. pathologisches Wachspräparat.

Mounier-Kuhn-Syn|drom (P. M.-K., Otorhinolaryngologe, Lyon) n: (engl.) tracheobronchomegaly; syn. Tracheobronchomegalie; seltene, angeborene Ektasie von Trachea u. Hauptbronchien inf. eines Strukturdefekts der bindegewebigen u. muskulären Wandfasern; **Sympt.:** Hustenreiz inf. Trachealkollaps, Bronchiektasie, Spontanpneumothorax, Pneumonie, Cor pulmonale.

Moutard-Martin-Zeichen: (engl.) Moutard-Martin sign; kontralaterales Lasègue*-Zeichen; Schmerzen im Bereich des erkrankten N. ischiadicus bei Anheben des Beins der nicht betroffenen Seite; **Urs.:** Wurzelneuritis; s. Ischiassyndrom.

Moutons (frz. Schafe): Bez. für ekchymöse Hautveränderungen bei Caisson*-Krankheit.

Moxa|verin (INN) n: Papaverinderivat; myotropes Spasmolytikum; **Verw.:** u. a. bei Spasmen u. Koliken im Gastrointestinaltrakt, Gallenblase u. Harnleiter.

Moxi|floxacin (INN) n: Fluorchinolon, Antibiotikum zur Ther. von Infektionen der Atemwege; s. Chinolone.

Moxonidin (INN) n: Antisympathotonikum, wirkt blutdrucksenkend über eine Stimulierung zentralnervöser Alpharezeptoren; **Verw.:** als Antihypertensivum.

Moya-Moya-Syn|drom (jap. moyamoya nebelhaft) n: seltene Durchblutungsstörung beider Aa. carotis internae mit unklarer Ätiol. u. variabler klin. Symptomatik (neurol. Ausfallerscheinungen, geistige Retardierung); anfangs bilaterale Stenose im Bereich der A.-carotis-interna-Gabelung; progressive Stenosierung u. Verschlüsse der distalen Abschnitte der A. carotis interna mit gleichzeitiger Ausbildung eines funktionell nicht nutzbaren Gefäßnetzes.

mPAN: Abk. für **m**ikroskopische **P**oly**an**giitis*.

M-Phase f: Bez. für die Mitose* während des Zellzyklus*.

M-Proteine (Prot-*) n pl: (engl.) M proteins; Sammelbez. für die bei **m**ultiplem **M**yelom (Plasmozytom*), **M**akroglobulinämie* u. **m**alignem Lymphom* im Blut auftretenden Paraproteine*.

MRCP: Abk. für **M**agnet**r**esonanz-**C**holangio**p**ankreatikographie; auch MR-Cholangiopankreatikographie; Darstellung des Gallengangsystems u. der Pankreasgänge (Ductus pancreaticus major u. minor) mittels Kernspintomographie*; indirekte Darstellungsweise ohne Kontrastmittelfüllung der Gangsysteme, die das invasive Vorgehen (s. Cholangiographie) ergänzen bzw. weitgehend ersetzen kann.

MRH: Abk. für **M**elanotropin-**R**eleasing-**H**ormon (syn. Melanoliberin); im Hypothalamus gebildetes neurosekretor. Pentapeptid (Tyr-Ile-Gln-Asn-Cys), das zus. mit MIH* die Sekretion von MSH* steuert; vgl. Releasing-Hormone.

mRNA: Abk. für **M**essenger*-**RNA**.

mRNA-Editierung f: (engl.) mRNA editing; auch mRNA-Reifung; posttranskriptionaler Prozess im Zellkern, bei dem das primäre Transkript (s. Transkription) zur funktionsfähigen Messenger-RNA reift; **1.** Spleißen: aus der heterogenen nukleären RNA (Abk. hnRNA) schneiden Endonukleasen u./od. Ribozyme* nichtcodierende Sequenzen (Introns) aus; Ligasen verbinden die verbleibenden Exons. **2.** Polyadenylierung: eine Poly-A-Polymerase hängt an das zuvor von einer Exonuklease verkürzte 3′-Ende 50–100 Adeninnukleotide an (sog. Poly-A-Schwanz). Dadurch werden Stabilität u. translationale Effektivität erhöht. **3.** Capping: am 5′-Ende wird ein GTP-Rest angefügt u. durch eine 7-Methyltransferase methyliert (sog. 5′-Kappe). Vgl. Proteinbiosynthese.

MRSA: Abk. für **M**ethicillin-**r**esistenter **S**taphylococcus **a**ureus (syn. Oxacillin-resistenter Staphylococcus aureus, Abk. ORSA); Staphylococcus* aureus, der aufgrund eines veränderten Penicillin-bindenden Proteins resistent gegenüber allen Betalaktam*-Antibiotika ist (Oxacillinresistenz); das Auftreten von MRSA-Stämmen im Krankenhaus erfordert gezielte antiepidemische Maßnahmen mit Isolierung des Pat.; meist Besiedlung der Nasenschleimhaut bei Pat. u. Personal (Versuch einer Sanierung mit Mupirocin-Salbe); sensitiv für Glykopeptid-Antibiotika (z. B. Vancomycin).

MRT: Abk. für **M**agnet**r**esonanz**t**omographie; s. Kernspintomographie.

MRZ-Re|aktion f: (engl.) MRZ-reaction; Kurzbez. für das gleichzeitige Auftreten erhöhter erregerspezif. Antikörperquotienten gegen **M**asern-, **R**öteln- u. Varicella-**Z**oster-Virus; typisch für Multiple* Sklerose; vgl. ASI.

MS: Abk. für **1. M**ultiple* **S**klerose; **2. M**assenspektrometrie*.

M

M-Scan (engl. to scan abtasten, absuchen) m: syn. Time-motion-Verfahren; s. Ultraschalldiagnostik.

MSF: Abk. für (engl.) **m**acrophage **s**lowing **f**actor; s. Migrationsinhibitionsfaktoren.

MSH: Abk. für **M**elanozyten-**s**timulierendes **H**ormon (syn. Melanotropin, Intermedin); im Hypophysenzwischenlappen (Pars intermedia) gebildete Peptidhormone od. Neuropeptide, die in den Melanozyten* die Melaninsynthese sowie die Melanozytenexpansion u. Pigmentdispersion regulieren; Alpha-MSH besteht aus 13 Aminosäureresten, Beta-MSH aus 22 Aminosäureresten; die Sequenz von Alpha-MSH ist identisch mit einer Teilsequenz von ACTH*. Wie ACTH u. andere Peptidhormone entsteht MSH aus Proopiomelanocortin*. Die MSH-Sekretion wird durch MRH* u. MIH* gesteuert.

M-Streifen: (engl.) M band; s. Myofibrillen.

MTA: Abk. für **m**edizinisch-**t**echnischer **A**ssistent; s. Assistenzberufe, medizinisch-technische.

mtDNA: Abk. für **mit**ochondriale DNA; s. Genom, mitochondriales.

MTS: Abk. für (frz.) **m**aladies **t**ransmissibles **s**exuelles; s. STD.

Muc-: auch Muko-, Muco-; Wortteil mit der Bedeutung Schleim, Schleimhaut; von lat. mucus.

Mucha-Habermann-Krankheit (Viktor M., Dermat., Wien, 1877–1919; Rudolf H., Dermat., Wien, 1884–1941): s. Pityriasis lichenoides.

Mucilaginosa (Muc-*) n pl: (engl.) mucilages; schleimhaltige Arzneimittel; z. B. Gummi arabicum, Leinsamen.

Mucilago (↑) f: Schleim.

Mucinosis erythematosa reticularis (↑; -osis*) f: s. REM-Syndrom.

Mucinosis follicularis (↑; ↑) f: syn. Alopecia mucinosa; vernarbende Alopezie* mit teigiger Infiltration (Muzinablagerung) der meist am Kopf befindl. ovalen Herde u. follikulären Knötchen an den Streckseiten der Extremitäten; **Formen: 1.** idiopath., akut od. chron. vorkommend (spontane Abheilung möglich); **2.** als Symptom bei malignen Lymphomen der Haut, bes. Mycosis* fungoides.

Mucinosis papulosa (↑; ↑) f: syn. Skleromyxödem*.

Muckle-Wells-Syn|drom (Thomas J. M., zeitgen. Päd., Newcastle; Michael V. W., zeitgen. Arzt, Nottingham) n: (engl.) Muckle-Wells syndrome; wahrscheinlich autosomal-dominant vererbte Erkr. (Genlokus 1q44) mit intermittierend spontan auftretenden urtikariellen od. papulösen, juckenden Exanthemen, progressivem Hörverlust u. inkonstant auftretender Amyloidose* der Nieren; **DD:** chronische Urtikaria*.

Mucoid impaction: Bez. für den Verschluss zentraler od. distaler Bronchien durch feste Schleimpfröpfe (sog. plugs) aus Pilzmyzelien, Fibrin, eosinophilen Zellen, Curschmann*-Spiralen u. Charcot*-Leyden-Kristallen; pathognomon. für die allergische bronchopulmonale Aspergillose*. Distal der Bronchialverschlüsse können sich Atelektasen, retrostenot. Pneumonien od. von Bronchiektasen entwickeln. **Ther.:** bronchoskop. Absaugung, Kortikoide, Expektoranzien.

Mucor (lat. Schimmel) m: Köpfchenschimmel; Gattung innerh. der Pilzordnung Mucorales der Zygomycetes mit kugelförmigen Sporangien u. Endosporen (vgl. Fungi); Saprophyten auf org. Stoffen, bes. Lebensmitteln; gelegentl. bei Mensch u. Tier (meist Säuger, selten Vögel); opportunist. Err. bei Pat. mit Immundefekten od. Stoffwechselerkrankungen; als fakultativ pathogen wurde M. circinelloides identifiziert. Die bekannteste M.-Species ist der gemeine Köpfchenschimmel (M. mucedo). Vgl. Mucor-Mykosen.

Mucor-Mykosen (↑; Myk-*; -osis*) f pl: (engl.) mucormycoses; akute Pilzinfektionen, verursacht von Absidia*, Mucor*, Rhizomucor u. Rhizopus* (Pilzordnung Mucorales, Köpfchenschimmel); Eindringen der Err. in den Organismus durch Respirations- od. Speisetrakt; Pilzthromben, Wandnekrosen u. septische Infarkte mit letalem Ausgang werden v. a. bei Pat. beobachtet, die durch Zytostatika-, Kortikoidtherapie, Diabetes mellitus od. Mangelernährung schwer vorgeschädigt sind. Vier **Hauptlokalisationen:** rhinozerebral (bes. bei Diabetes mellitus), pulmonal (meist bei Leukämien), enteral (bes. bei Ernährungsstörungen), korneal (meist nach Läsionen); **Diagn.:** Nachweis der Gewebeinfiltration von Pilzfäden, Kultur auf Sabouraud-Agar, Morphol. der Fruktifikationsorgane; **Ther.:** Amphotericin B. Vgl. Mykosen (Tab. 3).

Mucosa (Muc-*) f: Schleimhaut*.

mucosus (↑): schleimig.

Mucus (lat.) m: Schleim.

Mücken: (engl.) mosquitoes, midges; (zool.) Nematocera; schlanke, zweiflügelige Insekten mit schmalen Flügeln u. langen, 6–15-gliedrigen Fühlern (Ordnung Diptera, Unterstamm Antennata; vgl. Arthropoden); wichtige aktive (durch Stich) Krankheitsüberträger (Vektoren); **Entw.:** Ei (meist auf der Oberfläche von Gewässern), Larve im Wasser (drei Häutungen), Puppe, Imago* (in ca. 3–4 Wo.); Überwinterung als Eier u. Larven (Aedes) od. meist als begattete weibl. M. (Culex, Anopheles); nur weibl. M. sind Blut saugende Parasiten*. **Fam.: 1. Psychodidae** (Schmetterlingsmücken), 2–3 mm lang: z. B. Sandmücken (Phlebotominae), Überträger von Pappatacifieber-Virus, Leishmania* u. best. Species von Bartonella*; **2. Ceratopogonidae** (Heleidae, Gnitzen), bis 2 mm lang, dorsal gewölbter Thorax, meist Blutsauger: z. B. Culicoides (Bartmücken), Zwischenwirt von Dipetalonema-Arten u. Mansonella* ozzardi (vgl. Filarien); **3. Simuliidae** (Kriebelmücken, Melusinidae), 2–6 mm lang, schwärzl., gedrungen, in Seitenansicht buckelig, meist Blutsauger; Larven u. Puppen sind an schnell fließende Gewässer angepasst; wichtigste Art in Europa: Simulium ornatum; ein Toxin im Speichel des Weibchens führt beim Menschen zu Lymphadenitis, Lymphangitis u. ödematösen Schwellungen, bei Rindern u. U. zum Tod; wichtigste Art in Afrika: Simulium damnosum; Zwischenwirt von Onchocerca* volvulus (vgl. Filarien); **4. Culicidae** (Stechmücken, weltweit verbreitet, vorwiegend nachtaktiv): Unterfamilie **Anophelinae** (Gabelmücken), Taster u. Stechrüssel der Weibchen gleichlang, schräge Haltung zur Unterlage, gerade Kopf-Brust-Hinterleib-Achse; Eier einzeln, Larven liegen waagerecht auf Wasseroberfläche (vgl. Anopheles); Endwirt von Plasmodien* (Malariamücken), Überträger von Filarien* (Wuchereria* bancrofti, Brugia* malayi) u. O'nyong-nyong-Virus. Folgende Gattungen der Unterfamilie **Culicinae** sind die wichtigsten Überträger von Arboviren* u. Filarien*: **Culex*** (Hausmücke), parallele Haltung zur Unterlage, C-förmig gekrümmte Kopf-Brust-Hinterleib-Achse, Taster kürzer als Stechrüssel, kahnförmiges Eigelege, Larven hängen von Wasseroberfläche herab; **Aedes*** (Wald- u. Wiesenmücken), dunklere Farbe u. spitzeres Hinterende als Culex, verstreute silberweiße Schuppen (sog. Tigermoskito); **Mansonia** (Zwischenwirt von Brugia); **Haemagogus** u. **Aedes aegypti**, am Tag stechend, Überträger des Gelbfieber-Virus.

Mücken|sehen: s. Mouches volantes.

Müdigkeits|syn|drom, chronisches n: syn. chronisches Erschöpfungssyndrom*.

Mühl|rad|geräusch: (engl.) mill-wheel murmur; (frz.) bruit de moulin; Herzgeräusch bei Pyopneumoperikard* u. Luftembolie*.

Müller-Arm|lösung (Arthur M., Gyn., Gebh., München, 1863–1926): (engl.) Müller's maneuver; (gebh.) Schulter- u. Armlösung bei Beckenendlage*; Entw. der vorderen Schulter durch starken Zug abwärts, der hinteren Schulter durch starken Zug nach oben; anschließend Veit*-Smellie-Handgriff. Vgl. Manualhilfe.

Müller-Epi|thel|zyste (Epithel*; Kyst-*) f: (engl.) Müller's epithelial cyst; aus versprengten Resten der Müller-Gänge entstehende, klin. meist unauffällige Epithelzyste; vorwiegend in Uterus u. Vagina (75 % aller Vaginalzysten) lokalisiert.

Müller-Gang (Johannes P. M., Physiol., Anat., Berlin, 1801–1858): (engl.) müllerian duct; syn. Ductus paramesonephricus; embryonaler Geschlechtsgang, der zu Beginn des 2. Embryonalmonats aus einer Einsenkung des Zölomepithels seitlich vom Wolff-Gang entsteht; entwickelt sich beim weibl. Geschlecht im oberen Abschnitt zu Fimbrien u. Tuben, durch kaudale Verschmelzung mit dem kontralateralen M.-G. zu Uterus u. oberer Vagina; beim männl. Geschlecht zur gestielten Hydatide (Appendix testis) u. evtl. zum Prostataschlauch (Utriculus prostaticus). Vgl. Müller-Epithelzyste, Müller-Mischtumor.

Mueller-Hinton-Agar (William A. H., Pathol., Boston, 1883–1959) m: Fertignährboden zur Sensibilitätstestung von Bakterien gegen Antibiotika u. Sulfonamide.

Müller-Misch|tumor (Tumor*) m: (engl.) Müller's mixed tumor; maligner Tumor aus epithelialen u. mesenchymalen Komponenten des noch pluripotenten Epithels der Müller-Gänge; traubenförmiges Wachstum, Lok. meist im Uterus; vgl. Uterussarkome.

Müller-Muskeln (Heinrich M., Anat., Würzburg, 1820–1864; Musculus*) m pl: (engl.) Müller's muscles; **1.** die inneren, zirkulär verlaufenden Muskelzüge des Musculus* ciliaris; vgl. Akkommodation, Brücke-Muskel; **2.** syn. Musculus* orbitalis; **3.** syn. Musculus* tarsalis superior.

Müller-Stütz|zellen (↑; Zelle*): (engl.) Müller's cells; der Neuroglia* angehörende Zellen in der inneren Körnerschicht der Retina*, deren Fortsätze (Müller-Fasern) die Netzhaut radiär durchsetzen u. mit ihren kegelförmigen äußeren u. inneren Enden die beiden Grenzschichten der Netzhaut (Membrana limitans externa et interna) bilden; haben neben der Stütz- v. a. Stoffwechselfunktion.

Müller-Zeichen (Friedrich von M., Int., München, 1858–1941): (engl.) Müller's sign; Sichtbarwerden des Kapillarpulses* im Rachen bei Aortenklappeninsuffizienz*.

Münchhausen-Stell|vertreter-Syn|drom (Karl F. H. Freiherr von M., Offizier, Gut Bodenwerder, 1720–1797) n: (engl.) Munchausen by proxy syndrome; s. Münchhausen-Syndrom.

Münchhausen-Syn|drom (↑) n: Bez. für eine neurot. Fehlhaltung von Pat., die durch falsche anamnest. Angaben u. dringl. Schilderung nicht vorhandener Krankheitssymptome (z. B. akute Bauchbeschwerden) versuchen, eine stationäre Behandlung, u. U. auch eine Op., zu erreichen; beim **Münchhausen-Stellvertreter-Syndrom** erzeugen i. Allg. Eltern bei ihrem Kind Krankheitssymptome (z. B. Blut- od. Zuckerbeimengung zum Urin, Gabe von Abführmitteln od. Medikamenten), mit denen sie es beim Arzt vorstellen (Form der Kindesmisshandlung, z. T. mit Todesfolge). Ziel ist meist die Befriedigung eigener Bedürfnisse (z. B. Zuwendung). Vgl. Pseudologia phantastica. G. St.-I.

Münchmeyer-Syn|drom (Ernst M., Arzt, Leipzig, 1846–1880) n: syn. Myositis* ossificans multiplex progressiva.

Münzen|klirren: (engl.) cracked pot sound; (frz.) bruit du pot fêlé; sog. Geräusch eines gesprungenen Topfes; perkutor. schepperndes bei stärkerer Perkussion* metallisch klirrendes Geräusch, v. a. supraklavikulär über großen Lungenkavernen, am Schädel bei Hydrozephalus (inf. klaffender Schädelnähte).

Münzen|zähler|tremor (Tremor*) m: (engl.) coin-counting tremor; s. Tremor.

Mütter|sterblichkeit: (engl.) maternal mortality; Anzahl der Sterbefälle von Frauen an den Folgen von Kompl. der Schwangerschaft, der Geburt u. des Wochenbetts; Berechnung i. d. R. auf 100 000 Lebendgeborene; die M. betrug in der Bundesrepublik Deutschland im Jahre 1999 4,8 (1956: 139,2; 1966: 65,1; 1976: 36,3; 1980: 20,6; 1985: 10,7).

Muir-Torre-Syn|drom (E. G. M., brit. Arzt; Douglas P. T., amerikan. Dermat., geb. 1919) n: autosomal-dominant erbl. Erkr. mit Auftreten von multiplen benignen u. malignen Talgdrüsentumoren sowie Karzinomen innerer Organe (insbes. des Colons) im frühen Erwachsenenalter; vermutl. Teil des fam. Lynch-Syndroms; Mutationen im MSH2-Gens (Genlokus 2p22-p21) od. im MLH1-Gen (Genlokus 3p).

Muko|diar|rhö (Muc-*; Diarrhö*) f: (engl.) mucodiarrhea; durchfallartiger Schleimabgang, evtl. zus. mit massiven Elektrolytverlusten; Vork. v. a. bei villösen Polypen des Darms.

Muko|epi|dermoid|tumor (↑; Ep-*; Derm-*; -id*; Tumor*) m: (engl.) mucoepidermoid tumor; s. Speicheldrüsentumoren.

Mukoide (↑; -id*) n pl: syn. Muzine*.

Muko|lipidosen (↑; Lip-*; -osis*) f pl: (engl.) mucolipidoses; Oberbegriff für autosomal-rezessiv vererbte lysosomale Stoffwechselstörungen mit Speicherung von Oligosacchariden; **Formen:** **Typ I:** s. Sialidose; **Typ II:** s. I-Zell-Krankheit; **Typ III:** Pseudo-Hurler-Polydystrophie; milde Verlaufsform des Typ II mit Störung in der Biogenese lysosomaler Enzyme; **Typ IV** mit sehr seltenem Defekt (wahrscheinlich) der Gangliosidsialidase; **Sympt.:** leichte psychomotor. Entwicklungsstörung, Reflexsteigerung, Muskelhypotonie, extrapyramidale Symptome, i. d. R. Corneatrübung, Hepatosplenomegalie. Vgl. Mukopolysaccharid-Speicherkrankheiten, Lipidosen.

Muko|lytika (↑; gr. λυτικός fähig zu lösen) n pl: s. Expektoranzien.

Muko|poly|saccharide, neutrale (↑; Poly-*; gr. σάκχαρ Zucker; -id*) n pl: veraltete Bez. für Glykoproteine*.

M

Mukopolysaccharid-Speicherkrankheiten

Typ	Variante	Klinische Merkmale	Enzymdefekt	Erbgang (Genlokus)
I–H	Hurler-Pfaundler-Krankheit	Dysmorphie (Gargoylismus), geistige Retardierung, Skelettdeformierung (Dysostose), Hornhauttrübung, Minderwuchs, Hernien, Hepatomegalie	Alpha-L-Iduronidase	autosomal-rezessiv (4p16.3)
I–S (früher Typ V)	Scheie-Krankheit	geistig normal, Skelettdeformierung, Hornhauttrübung, Herzklappenfehler	Alpha-L-Iduronidase	autosomal-rezessiv (4p16.3)
I–H/S	Hurler-Scheie Variante	zwischen I–H und I–S, Intelligenz leicht eingeschränkt	Alpha-L-Iduronidase	autosomal-rezessiv (4p16.3)
II	Hunter-Krankheit	mäßige geistige Retardierung, Skelettdeformierung, erhebliche somatische Veränderungen, frühe Taubheit	Iduronatsulfat-sulfatase	X-chromosomal-rezessiv (Xq28)
III	Sanfilippo-Krankheit			
	Typ A	geistige Retardierung, Dysmorphie, Hornhauttrübung kann fehlen, häufig Schwerhörigkeit, rasche Progredienz	Heparansulfat-sulfamidase	autosomal-rezessiv (17q25.3)
	Typ B	wie Typ A	Alpha-N-Acetyl-glukoseaminidase	autosomal-rezessiv (17q21)
	Typ C	wie Typ A	Acetyl-CoA: Alpha-glukosaminid-N-Acetyltransferase	autosomal-rezessiv (Chromosom 14)
	Typ D	wie Typ A	N-Acetylglukosamin-6-sulfatsulfatase	autosomal-rezessiv (12q14)
IV	Morquio-Krankheit			
	Typ A	geistig normal, Skelettdeformierung sehr ausgeprägt, Hornhauttrübung fehlt	N-Acetylgalaktosamin-6-sulfat-sulfatase	autosomal-rezessiv (16q24.3)
	Typ B	milde Verlaufsform von Typ A	Betagalaktosidase	autosomal-rezessiv (unbekannt)
VI	Maroteaux-Lamy-Krankheit	geistig normal, schwere Skelettdeformierung, Hornhauttrübung, somatische Veränderungen (Minderwuchs)	N-Acetylgalaktosamin-4-sulfat-sulfatase	autosomal-rezessiv (5q11–q13)
VII	Sly-Syndrom	mäßige Dysmorphie und Skelettdeformierung, Hornhauttrübung, normale bis eingeschränkte Intelligenz	Betaglukuronidase	autosomal-rezessiv (7q21.11)
IX		geistig normal, Minderwuchs, periartikuläre Weichteiltumoren	Hyaluronidase	autosomal-rezessiv (3p21.3–p21.2)

Muko|poly|saccharide, saure (↑; ↑; ↑; ↑) n pl: veraltete Bez. für Glykosaminoglykane*.

Muko|poly|saccharid-Speicher|krankheiten (↑; ↑; ↑; ↑): (engl.) mucopolysaccharidoses; Abk. MPS; syn. Mukopolysaccharidosen; überwiegend autosomal-rezessiv erbl. Stoffwechselstörungen mit intrazelulärer, lysosomaler Speicherung von Glykosaminoglykanen (früher saure

Mukopolysaccharide genannt) in versch. Organen (ZNS, Skelett, Leber, Milz u. a.) inf. von Enzymdefekten im Glykosaminoglykanabbau; **Formen:** s. Tab.; **Diagn.:** Nachweis der mit dem Urin vermehrt ausgeschiedenen Glykosaminoglykane durch die Toluidinblaureaktion od. Fällungsreaktionen, Enzymaktivitätsbestimmung in Fibroblasten u. Leukozyten; Pränataldiagnostik durch Amniozentese od. Chorionzottenbiopsie.

Muko|proteine (↑; Prot-*) n pl: syn. Muzine*.

muko|purulent (↑; lat. purulentus eitrig): (engl.) mucopurulent; schleimig-eitrig.

Mukor (lat. mucor Schimmel) m: s. Mucor.

Muko|stase (Muc-*; -stase*) f: (engl.) mucostasis; Schleimstauung, Störung des Schleimabflusses, z. B. aus den Bronchien.

Muko|sulfatidose (↑; -osis*) f: syn. metachromatische Leukodystrophie*.

Mukosus-Otitis (↑; Ot-*; -itis*) f: veraltete Bez. für eine subakut verlaufende Otitis* media mit Mastoiditis* u. Neigung zu otogenen Spätkomplikationen, die v. a. durch Streptococcus pneumoniae Typ III (früher Pneumococcus mucosus) verursacht wird.

Muko|tomie (↑; -tom*) f: (engl.) mucotomy; op. Abtragung der Nasenmuschelschleimhaut; z. B. bei chron. Rhinitis* mit Schleimhauthyperplasie; vgl. Konchotomie.

Muko|tympanon (↑; Tympanum*) n: s. Tubenkatarrh.

Muko|viszidose (↑; lat. viscidus klebrig, zähflüssig; -osis*) f: syn. zystische Fibrose*.

Muko|zele (↑; -kele*) f: (engl.) mucocele; Schleimansammlung in einem Hohlraum; z. B. in der Appendix als Kompl. bei Appendizitis* od. in einer Nasennebenhöhle durch entzündl., traumat. od. tumorös bedingte Verlegung der

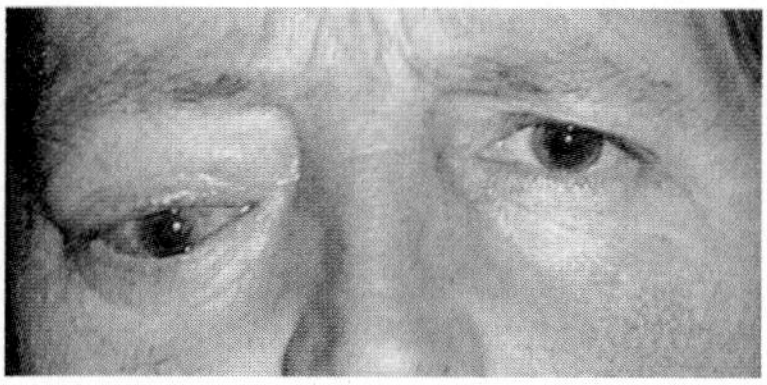

Mukozele:
Mukozele der rechten Stirnhöhle, Protrusio bulbi mit starker Verdrängung des rechten Augapfels nach vorn und unten [362]

Ausführungsgänge mit Retention des Sekrets, Umbau (Druckatrophie) der knöchernen Sinuswand, Volumenzunahme u. Verdrängungssymptomen; **Diagn.:** Rö., CT, Sonographie; **Ther.:** Operation.

Mull (hindi malmal sehr weich) m: (engl.) gauze; syn. Gaze; weitmaschiges Gewebe aus entfetteter Baumwolle zur Haut- u. Wundreinigung, für Tamponaden u. Verbände (Kompressen, Binden).

Muller-Dammann-Operation (Herman J. M., Genet., Bloomington, 1890–1967) f: syn. Banding, Bändelungsoperation, Pulmonalisbändelung; partielle Einengung der A. pulmonalis durch ein zirkulär gelegtes u. fixiertes Band; Palliativeingriff beim Säugling zur Verminderung einer hohen Druck- u. Volumenbelastung der art. Lungengefäße bei großem Ventrikelseptumdefekt* bzw. komplettem AV-Kanal (s. Canalis atrioventricularis) bis zur definitiven op. Versorgung meist im 3. Lj.; nur noch selten durchgeführt, da meist primäre Frühkorrektur mögl. ist.

Multi|band|apparatur (lat. multum viel) f: (engl.) multiband appliance; kieferorthop., festsitzendes Behandlungsgerät zur Korrektur von Zahn- u. Kieferfehlstellungen; besteht aus bukkal bzw. lingual auf die Zähne aufgeklebte Bra-

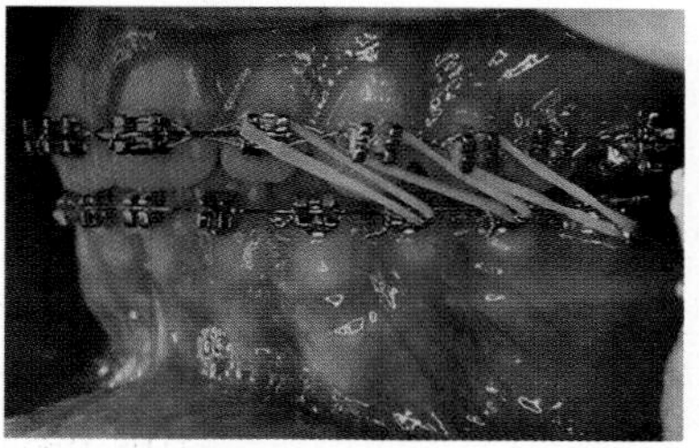

Multibandapparatur [394]

ckets (s. Bracket), meist im Molarenbereich zementierten Bändern u. Drahtbögen, die aktiviert werden, um Zahnbewegungen durchzuführen; oft ergänzt durch z. B. Federn od. Gummizüge (s. Abb.).

multi|cellularis (↑; Cellula*): vielzellig.

Multi|ceps (↑; -ceps*) m: Gattung von Bandwürmern (Cestodes*); 20–100 cm lang; Endwirt: Hund u. Fuchs; Finne (Zönurus*) im Zwischenwirt (Wiederkäuer, Nager, selten Mensch); **Quesenbandwurm** (M. multiceps): Finne (Coenurus cerebralis, Drehwurm) im ZNS; Err. der Drehkrankheit bei Schafen; beim Menschen selten Befall von ZNS, Subkutis, Auge.

Multicore disease (engl. ↑; core Kern, Mark; disease Krankheit): syn. Minicore disease; nicht progrediente Form der kongenitalen Myopathien* mit herdförmiger (multifokaler) Degeneration der Muskelfasern (Typ I u. II); **Klin.:** verzögerte statomotorische Entw., allg. Muskelhypotonie, verminderte Reflexerregbarkeit, evtl. Ptosis; **Diagn.:** Kreatinkinasekonzentration im Serum normal, vermehrt polyphasische Muskelkontraktionspotentiale in der Elektromyographie, histol. veränderte Myofibrillen u. Sarkomerverkürzung. Vgl. Central core disease.

multi|faktoriell (↑): (engl.) multifactorial; **1.** aus vielen Faktoren bestehend (z. B. multifaktorielle Ätiol. einer Krankheit); **2.** (humangenet.) polymerer Erbgang; die Genese einer Krankheit od. Fehlbildung wird als m. bezeichnet, wenn mehrere Gene u. versch. Umwelteinflüsse an der Entstehung beteiligt sind; z. B. bei Anenzephalie, Spina bifida, Pes equinovarus, angeb. Pylorusstenose u. Epilepsie.

multi|fidus (lat.): vielspaltig; z. B. Musculus multifidus; s. Musculi multifidi.

Multi|fidus-Drei|eck-Syn|drom (↑) n: (engl.) multifidus-triangle syndrome; akute Schmerzen im Bereich des M. multifidus zw. Wirbelsäule u. Spina iliaca post. sup., ferner Druckschmerz u. muskulärer Hartspann in diesem Dreieck sowie in Gesäß u. Oberschenkel ausstrahlende Schmerzen bei normaler Beweglichkeit der Wirbelsäule; **Urs.:** Fehlhaltungen, lumbales Wurzelirritationssyndrom*; vgl. Wirbelsäulenaffektionen, Kreuzschmerz.

Multi|in|farkt|de|menz (lat. multum viel; Infarkt*; lat. dementia Wahnsinn) f: (engl.) multi-infarct dementia; Abk. MID; Form der vaskulären Demenz* durch multiple Hirninfarkte; vgl. Binswanger-Krankheit.

Multi|leaf-Kol|limator (↑; Co-*; lat. limare vermindern, wegnehmen) m: Vorrichtung an Bestrahlungsgeräten zur Einblendung von Strahlenfeldern; besteht aus einer Vielzahl gegenüberstehender Metallamellen, die zur Anpassung an ein irregulär geformtes Planungszielvolumen* in das rechteckige Strahlenfeld hineingefahren werden.

multi|lobulär (↑; Lobulus*): (engl.) multilobular; viellappig.

multi|locularis (↑; lat. locus Ort, Stelle): vielkammerig, vielfächerig.

Multi|morbidität (↑; Morbidität*) f: (engl.) polypathia; syn. Polymorbidität, Polypathie; gleichzeitiges Bestehen von mehreren Krankheiten.

Multi|organ-Dys|funktions|syn|drom (↑) n: s. Multiorganversagen.

Multi|organ|versagen (↑): (engl.) multiple organ failure (Abk. MOF); auch Multiorgan-Dysfunktionssyndrom (Abk. MODS); gleichzeitig od. rasch aufeinanderfolgendes Versagen von zwei od. mehr vitalen Organfunktionen (z. B. akutes Lungen- u. Nierenversagen); Vork. bei Sepsis, Schock, Polytrauma, Vergiftung u. a. Vgl. Intensivmedizin.

multipel (lat. multiplex): vielfach.

Multiple Sklerose (↑; Skler-*; -osis*) f: (engl.) multiple sclerosis; Abk. MS; syn. Encephalomyelitis disseminata, Polysklerose; primär entzündliche Erkr. des ZNS mit herdförmiger Entmarkung sowie (weniger ausgeprägt) Schädigung von Axonen; tritt v. a. zw. 20. u. 40. Lj. u. gehäuft bei Frauen (w:m = 1,2–2:1) auf, in ca. 15 % fam. Häufung; Assoziation mit dem HLA-System (HLA-DR 2, HLA-DW 2); **Ätiol.:** wahrscheinl. Autoimmunkrankheit gegen Markscheidenantigene; genet. Faktoren spielen eine Rolle, Viren u. andere Erreger sowie Umwelteinflüsse tragen evtl. zur Auslösung bei; **Epidemiol.:** Inzidenz in Nordeuropa u. Nordamerika ca. 100:100 000; im Süden sehr viel seltener; **Pathol./Anat.:** makroskopisch grauweiße, fleckförmige, im gesamten ZNS verteilte (insbes. im Bereich der Seitenventrikel konfluierende) perivenöse Herde unterschiedl. Größe von derber Konsistenz (Sklerose), histol. meist perivenös angeordnete Entmarkungsherde mit dichten, lymphoplasmazellulären Infiltraten u. im weiteren Verlauf gliöser Narbenbildung; **Klin.:** zerebrale u. spinale Sympt. verschiedener Art, insbes. spastische Paresen, (umschriebene) Sensibilitätsstörungen u. zerebellare Ataxie (sog. Charcot-Trias: Nystagmus, Intentionstremor u. skandierende Sprache); Beginn mit Lähmungen (ca. 45 % der Fälle), Sensibilitätsstörungen (ca. 40 % der Fälle) u./od. Retrobulbärneuritis (ca. 30 % der Fälle; s. Neuritis nervi optici). Hirnstammsymptome (Augenmuskellähmungen, Blickparesen, Dysarthrie, Schluckstörung) u. spinale Sympt. (Querschnittlähmung, Blasen-/Mastdarmstörung) führen oft zu ernsten Kompl. (Pneumonie, Dekubitus, Thrombose, Harnweginfektion). Psychische Sympt. (z. B. hirnorganisches Psychosyndrom, depressives Syndrom, Euphorie, reaktive Störung, selten paranoide Psychose) treten v. a. in späten Krankheitsstadien auf. In ca. 80 % ist der Verlauf primär schubförmig mit (kompletter od. inkompletter) Rückbildung der Sympt.; primär chron. progredienter Verlauf v. a. in höherem Lebensalter; **Diagn.:** klin. Bild u. Verlauf; im Liquor cerebrospinalis typischerweise leichte Pleozytose (bis 150/3 Zellen, überwiegend transformierte Lymphozyten u. Plasmazellen), bei normalem od. leicht erhöhtem Gesamteiweiß in ca. 85 % intrathekale IgG-Bildung (vgl. Eiweißquotient) u. in ca. 95 % oligoklonale IgG-Banden in der Elektrofokussierung nachweisbar; ferner Kernspintomographie; neurophysiol. Diagnostik v. a. mit visuell

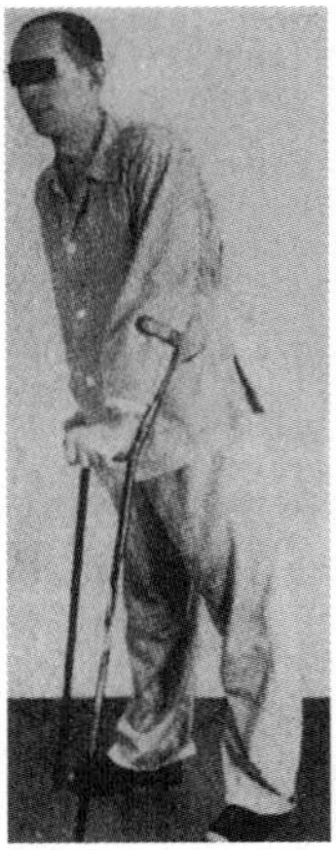

Multiple Sklerose:
Gangstörung bei Paraparese der Beine [305]

evozierten Potentialen*; **Ther.:** wegen häufiger Spontanremission der Sympt. sind therap. Erfolge nur schwer zu beurteilen; als gesichert gilt die Wirksamkeit von Glukokortikoiden zur Verkürzung der Schubdauer sowie Interferon-β, Azathioprin u. Glatirameracetat (polymerisiertes Gemisch aus Glutamin, Lysin, Alanin u. Tyrosin im selben Verhältnis wie im Myelin; in der Bundesrepublik Deutschland bisher nicht zugelassen) zur Verringerung der Schubfrequenz; Interferon-β verlangsamt darüberhinaus die Progredienz von Behinderungen. Der Effekt einer fettarmen Diät ist umstritten. Neben der medikamentösen Behandlung von Inf., Blasenentleerungsstörungen u. Spastik sind physik. Therapie (insbes. Krankengymnastik), psychosoziale Unterstützung u. Selbsthilfegruppen von bes. Bedeutung. **Progn.:** abhängig von der Verlaufsform u. auftretenden Kompl.; in ca. 15 % der Fälle sog. gutartige Formen, bei denen die Diagn. meist zufällig gestellt wird; in ca. 5–10 % sog. bösartige Form mit tödl. Verlauf in Mon. bis wenigen Jahren; bei ca. 30 % der Pat. auch nach längerem Verlauf keine wesentl. Behinderungen. Vgl. Devic-Krankheit, Baló-Krankheit.

Multi|plex|typ der Poly|neuritis (↑; Poly-*; Neur-*; -itis*): syn. Mononeuritis* multiplex.

multi|polar (↑; gr. πόλος Achsenende): (histol.) mit vielen Fortsätzen versehen; z. B. Nervenzellen.

Multi|punktur|stempel (↑; Punktion*): (engl.) multiple-puncture device; s. Tuberkulintest.

Multi|semie (↑; lat. semen Samen) f: (engl.) multisemia; Bez. für pathol. vergrößertes Ejakulatvolumen (>6 ml); vgl. Sperma-Untersuchung.

Multi|system|a|trophie (↑; Atrophie*) f: (engl.) multiple system atrophy; Abk. MSA; sporadisch nach dem 30. Lj. auftretende neurodegenerative Erkr. mit jeder mögl. Kombination aus Parkinson*-Syndrom, Pyramidenbahnzeichen, zerebellaren Symptomen u. vegetativen Störungen bei geringem Ansprechen auf Levodopa (initial bei ca. 30 % der Pat.); **Pathol.:** Nervenzellverlust u. Gliose in mind. zwei ZNS-Strukturen (v. a. Corpus striatum, Substantia nigra, Pons, Cerebellum, untere Olive); oligodendrogliale u. intraneuronale zytoplasmat. Einschlüsse; **Formen: 1.** striatonigraler Degenerationstyp*; **2.** sporadische olivopontozerebellare Atrophie*; **Progn.:** mittlere Überlebenszeit 5–6 Jahre. A. Küh.

Multi|system|de|generation (↑; Degeneratio*) f: (engl.) multiple system degeneration; Degeneration von mehreren Strukturen u. Systemen im ZNS, die keine unmittelbare physiol. Beziehung zueinander haben; **Formen:** Multisystematrophie* vom striatonigralen Degenerationstyp, olivopontozerebellare Atrophie*, kortikobasalganglionäre Degeneration*, dentatorubro-pallidolysische Atrophie*, Steele*-Richardson-Olszewski-Syndrom, Niemann*-Pick-Krankheit u. der sog. Demenz-Parkinson-ALS-Komplex als Komb. von amyotrophischer Lateralsklerose, Parkinson-Syndrom u. Demenz. A. Küh.

Mumi|fikation (arab. mumiya einbalsamierter Leichnam, Mumie; lat. facere machen) f: (engl.) mummification; trockene Gangrän*; vgl. Leichenerscheinungen.

Mumps: syn. Parotitis* epidemica.

Mumps|orchitis (Orch-*; -itis*) f: s. Orchitis, Parotitis epidemica.

Mumps-Virus (Virus*) n: (engl.) mumps virus; syn. Rabula inflans; RNA-Virus aus der Fam. der Paramyxoviridae* (Ø 150–300 nm); Err. der Parotitis* epidemica (Mumps, Ziegenpeter); **Übertragung:** Tröpfchen- u. Kontaktinfektion; lokale Epidemien in Schulen, Krankenhäusern, Internaten. Vgl. Schutzimpfung, Impfkalender.

Mund|amöben (Amöben*) f pl: s. Entamoeba gingivalis.

Mund|antrum|fistel (Antrum*; Fistel*) f: (engl.) maxillary sinus fistula; artifizielle Verbindung zw. Mund u. Kieferhöhle, meist inf. einer Zahnentfernung im Oberkieferseitenbereich; unbehandelt entwickelt sich eine meist polypöse Sinusitis maxillaris; **Ther.:** umgehende chir. Defektdeckung durch Rehrmann*-Plastik.

Mund|atmung: (engl.) mouth breathing; Atmen durch den Mund; z. B. bei forcierter Atmung, Behinderung der Nasenatmung durch Nasenpolypen*, adenoide Vegetationen*, Schleimhautschwellung bei Rhinitis* u. a.

Mund|boden: (engl.) floor of mouth; (anat.) Diaphragma* oris; gebildet von den Mm. mylohyoidei, die oben u. unten verstärkt werden durch die Mm. geniohyoidei bzw. den beiderseitigen Venter anterior des M. digastricus.

Mund|boden|atmung: (engl.) paraglossic breathing; inspirator. Bewegung des Kinns mit Öffnung des Mundes als Vorläufer der Schnappatmung*; Ausdruck höchster Atemnot im frühen Säuglingsalter; vgl. Asphyxie.

Mund|boden|in|fektion (Infekt-*) f: (engl.) paraglossitis; Oberbegriff für Inf. im Bereich des Unterkiefers, meist Logenabszess od. Phlegmone (s. Angina Ludovici); **Urs.:** häufig fortgeleitete dentogene Inf. (z. B. Pulpitis, Parodontitis apicalis u. Parodontitis marginalis, Zahngranulom), Inf. einer Kieferzyste od. -fraktur, Osteomyelitis des Unterkiefers, Entz. der Speicheldrüsen;

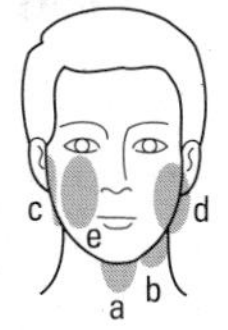

Mundbodeninfektion:
Lokalisation der Infiltrate bei Abszessen im Kieferbereich;
a: submental; b: submandibulär; c: parapharyngeal, soweit der Palpation zugänglich;
d: Parotis; e: paramandibulär [36]

Sympt.: typ. Entzündungszeichen, Zungenschwellung mit Glossoptose, Atemwegverlegung u. Schluckstörung, kloßige Sprache, Kieferklemme; **Ther.:** Eröffnung der Abszesshöhle od. Phlegmone, Materialgewinnung für Erregerbestimmung u. Antibiogramm, Drainage; Ursachenbeseitigung nach Abklingen der akuten Entz. (ggf. unter Antibiotikaschutz).

Mund|fäule: s. Gingivostomatitis herpetica.

Mund|flora (lat. Flora römische Blumengöttin) f: (engl.) oral microflora; Bakterienflora* in der menschl. Mundhöhle, stellt den ausschl. Standort zahlreicher spez. adaptierter Bakterienarten dar (z. B. Streptococcus mutans, Streptococcus salivarius, Prevotella gingivalis, Capnocytophaga ochracea, Treponema denticola u. a.); diese kommen aufgrund spezif. Adhärenzverhaltens an Zähnen, Mundschleimhaut, Zunge u. Gaumen sowie in supra- u. subgingivalen Plaques in unterschiedl. Häufigkeit vor.

Mund|geruch: s. Foetor ex ore.

Mund|höhle: s. Cavitas oris.

Mund|höhlen|karzinom (Karz-*; -om*) n: (engl.) oral cavity carcinoma; häufigster maligner Tumor im Kopf-Hals-Bereich; **Histopathol.:** Plattenepithelkarzinom, meist unregelmäßige Ulzeration mit lappigem Proliferationsrand in indurierter Umgebung, gelegentlich auch exophytisch wachsend; **Auftreten:** gehäuft bei Männern im jüngeren Lebensalter, seltener bei Frauen, dann im höheren Lebensalter; **Lok.:** Mundboden, Zungenrand, Alveolarfortsatz der Kiefer, Gaumen, Wange; lokaltypische Destruktionszeichen (pathol. Fraktur, Arrosionsblutung, Sensibilitätsausfall, Lähmung, blutige Speichelsekretion) können Erstsymptome eines schon fortgeschrittenen M. sein; Leukoplakie* als Frühbefund u. Krebsvorstufe; lymphogene Metastasierung in die regionalen Abflusswege (submandibulär, zervikal); Fernmetastasierung in Leber, Lunge u. Knochen. **Diagn.:** Inspektion (auch schwer einsehbarer Mundhöhlenregionen), Palpation, Funktionsprüfung der sensiblen u. motorischen Nerven, der Speichelsekretion u. Kiefergelenke; Rö. der Kieferknochen (Or-

M

thopantomographie, Zahnfilm, CT), Ultraschalluntersuchung der regionalen Lymphabflusswege, Szintigraphie, Oberbauchsonographie u. Rö.-Thorax als Screening für Fernmetastasen; **Ther.:** op. Resektion des Primärtumors im Block mit den Lymphabflusswegen (Neck* dissection) als Ther. der 1. Wahl; Ther. der 2. Wahl sind allein od. in Komb. Bestrahlung u. Chemotherapie (s. Tumorzellassay, klonaler). **Progn.:** gut bei früh erkanntem M. mit kleiner Ausdehnung des Primärtumors u. ohne Metastasen nach chir. Ther.; die 5-Jahres-Überlebensrate ohne Wiederauftreten von Krankheitszeichen liegt insges. für alle Stadien bei 60 %.

Mund-Kiefer-Gesichts|chirurgie (gr. χειρουργία Handtätigkeit, Wundarzneikunst) f: (engl.) oral and craniomaxillofacial surgery; fachärztl. Spezialgebiet der Chirurgie, das insbes. die Behandlung von Tumoren, Frakturen, Gewebedefekten, Fehlbildungen, Fehlstellungen, Entzündungen, Funktions- u. Harmoniestörungen im Kopf- u. Halsbereich umfasst; wegen der Orientierung auf das stomatognathe System* ist Approbation in Human- u. Zahnmedizin Voraussetzung; vgl. Gesichtschirurgie, plastische; Chirurgie, zahnärztliche.

Mund|pflege: s. Parotitisprophylaxe.

Mund|phänomen n: (engl.) pursing reflex; Brustsuchreflex; s. Reflexe, frühkindliche.

Mund|schleim|haut|entzündung: Stomatitis*.

Mund|speichel|drüsen: s. Glandulae oris.

Mund|vorhof: (engl.) oral vestibule; s. Vestibulum oris.

Mund-zu-Mund-Beatmung: (engl.) mouth-to-mouth resuscitation; s. Atemspende.

Mund-zu-Nase-Beatmung: (engl.) mouth-to-nose resuscitation; s. Atemspende.

Munro-Ab|szesse (William J. M., austral. Dermat., 19. Jahrhundert; Abszess*) m pl: (engl.) Munro's abscesses; Neutrophileninfiltrate unter der Hornschicht der Haut bei Psoriasis*.

Mupirocin (INN) n: Antibiotikum aus Pseudomonas fluorescens zur topischen Anw. v. a. bei Staphylokokkeninfektionen.

Muramidase f: syn. Lysozym*.

Murein (lat. murus Mauer) n: syn. Peptidoglykan; Heteropolymer aus β-1,4-glykosidisch verknüpften Dimeren aus N-Acetylglucosamin u. N-Acetylmuraminsäure, die über Peptidbrücken miteinander verknüpft sind u. in Form eines netz- bzw. sackförmigen Riesenmoleküls die innerste Schicht der Zellwand von Bakterien bilden. Das Mureinnetz gramnegativer Bakterien ist zwei- bis fünfschichtig, das Netz grampositiver dagegen besteht aus bis zu 40 Schichten. Durch Lysozym* u. bakt. Muroendopeptidasen wird M. spezif. gespalten. Die bakterizide Wirkung der Betalaktam*-Antibiotika auf wachsende Bakterien beruht auf einer Hemmung der Mureinbiosynthese.

murin (lat. mus, muris Maus): zur Maus gehörend, aus der Maus stammend.

Muro|monab-CD$_3$ (INN) n: monoklonaler muriner Antikörper gegen humane T*-Lymphozyten; **Verw.:** als Immunsuppressivum bei akuter Abstoßungsreaktion nach Organtransplantation; vgl. Immunsuppressiva.

Murphy-Zeichen (John B. M., Chir., Chicago, 1857–1916): (engl.) Murphy's sign; druckschmerzbedingtes Sistieren der Atmung bei tiefer Inspiration, ausgelöst durch Palpation der Gallenblasenregion bei Cholezystitis* bzw. Cholezystolithiasis.

Murray-Puretic-Syn|drom (John. M., brit. Arzt) n: syn. juvenile hyaline Fibromatose*.

Murray-Valley-En|zephalitis (Enkephal-*; -itis*) f: s. Australian-Murray-Valley-Virus.

Mus (lat.) m: Maus; s. Mäuse.

Mus articularis (↑) m: Gelenkmaus, freier Gelenkkörper*.

Musca (lat.) f: Stubenfliege; s. Fliegen.

Muscarin n: (engl.) muscarine; quartäre Ammoniumbase, Alkaloid aus Amanita muscaria (Fliegenpilz) u. a. Giftpilzen*, regt die postganglionären cholinerg. Rezeptoren (Parasympathikus) an; Sympt. bei **Vergiftung:** Tobsuchtsanfälle, Tonus- u. Peristaltikerhöhung des Magen-Darm-Trakts, Gefäßdilatation, Bronchospasmen, Miosis, Akkommodationsstörung, Speichel- u. Tränenfluss u. a.; **Antidot:** Atropin*. Vgl. Pilzvergiftung.

Muscarin|re|zeptor|agonisten (Rezeptoren*; Agonist*) m pl: s. Parasympathomimetika.

Muscarin|re|zeptor|ant|agonisten (↑; Antagonismus*) m pl: syn. Muscarinantagonisten; s. Parasympatholytika.

Muschel|vergiftung: (engl.) mussel poisoning; s. Saxitoxin.

Muscularis mucosae (Musculus*) f: Kurzbez. für Lamina* muscularis mucosae.

Musculus (Dim. von lat. mus Maus) m (pl Musculi): Abk. M. (pl Mm.); Muskel; vgl. Muskelgewebe. **Mm. ab|dominis** (↑) m pl: Bauchmuskeln. **M. ab|ductor digiti minimi manus** (↑) m: Os pisiforme, Lig. pisohamatum, Retinaculum m. flexorum ←--→ Ulnarrand der Basis der Grundphalanx u. Dorsalaponeurose des Kleinfingers; **I:** N. ulnaris; **F:** Abduktion, Beugung der Grundphalanx, Streckung der Mittel- u. Endphalanx des Kleinfingers. **M. ab|ductor digiti minimi pedis** (↑) m: lateral am Tuber calcanei, Aponeurosis plantaris ←--→ Tuberositas des Os metatarsi V, Basis der Kleinzehengrundphalanx; **I:** N. plantaris lat.; **F:** Plantarflexion, Abduktion der Kleinzehe. **M. ab|ductor hallucis** (↑) m: Proc. med. des Tuber calcanei, Aponeurosis plantaris, Retinaculum musculorum flexorum ←--→ Basis der Grundphalanx, mediales Sesambein; **I:** N. plantaris med.; **F:** Abduktion u. Plantarflexion der Großzehe. **M. ab|ductor pollicis brevis** (↑) m: Os scaphoideum, Retinaculum m. flexorum ←--→ Basis der Grundphalanx des Daumens, laterales Sesambein, Dorsalaponeurose; **I:** N. medianus; **F:** Abduktion des Daumens, unterstützt Opposition u. Streckung. **M. ab|ductor pollicis longus** (↑) m: Facies post. ulnae et radii, Membrana interossea ←--→ Basis ossis metacarpalis I, Os trapezium; **I:** N. radialis; **F:** Abduktion der Hand u. des Daumens, unterstützt Dorsalflexion der Hand u. Supination des Unterarms. **M. ad|ductor brevis** (↑) m: Ramus inf. ossis pubis ←--→ oberes Drittel medial an der Linea aspera femoris; **I:** N. obturatorius; **F:** Adduktion, Außenrotation u. Beugung des Oberschenkels. **M. ad|ductor hallucis** (↑) m: Caput obliquum: Os cuboideum, Os cuneiforme lat., plantare Bänder, Basis der Metatarsalia II-IV; Caput transversum: Gelenkkapseln der Zehengrundgelenke der (2.) 3.–5. Zehe ←--→ laterales Sesambein u. Basis der Grundphalanx der Großzehe; **I:** N. plantaris lat.; **F:** Adduktion u. Plantarflexion der großen Zehe, Stütze für die Fußgewölbe. **M. ad|ductor longus** (↑) m: zw. Symphyse u. Tuberculum pubicum des Os pubis ←--→ mittl. Drittel medial an der Linea aspera femoris u. seitliche Veranke-

M

rung an dem Septum intermusculare vastoadductorium; **I:** N. obturatorius; **F:** Adduktion, Außenrotation u. Beugung des Oberschenkels. **M. ad|ductor magnus** (↑) m: Tuber ischiadicum, Ramus ossis ischii, R. inf. ossis pubis ←- - -→ obere zwei Drittel medial an der Linea aspera femoris, Epicondylus med. femoris, Septum intermusculare vastoadductorium; **I:** N. obturatorius u. N. tibialis; **F:** Adduktion, Streckung u. Außenrotation des Oberschenkels, wichtig für die Äquilibrierung des aufrechten Körpers, Pars epicondylica dreht den außenrotierten Oberschenkel nach innen zurück. **M. ad|ductor minimus** (↑) m: oberster Teil des M. adductor magnus, Ansatz am Becken weiter vorn. **M. ad|ductor pollicis** (↑) m: Caput obliquum; Basis der Metacarpalia II u. III, Os capitatum u. hamatum; Caput transversum: Palmarfläche des Os metacarpale III ←- - -→ ulnares Sesambein, Kapsel u. Basis der Grundphalanx des Daumens; **I:** N. ulnaris; **F:** Adduktion des Daumens, unterstützt Opposition. **M. anconeus** (↑) m: Epicondylus lat. humeri, lateral an der Ellenbogengelenkkapsel ←- - -→ dorsal an der Ulna; **I:** N. radialis; **F:** Streckung des Unterarms, Spannung der Gelenkkapsel des Ellenbogengelenks u. evtl. Streckung des Unterarms. **M. ano|perinealis** (↑) m: s. Musculi anorectoperineales. **Mm. ano|recto|perineales** (↑) m pl: syn. M. rectourethrales; Längsmuskulatur des Rektums (M. rectoperinealis) bzw. des Canalis analis (M. anoperinealis); **I:** enterisches Nervensystem, N. pudendus; **F:** Harnröhrenverschluss. **M. anti|tragicus** (↑) m: Cauda helicis ←- - -→ Antitragus; **I:** N. facialis; **F:** rudimentärer Muskel der Ohrmuschel. **M. arrector pili** (↑) m: glattes Muskelbündel; Haarbalg unterh. der Talgdrüse ←- - -→ Stratum papillare der Dermis; **I:** Sympathikus; **F:** Aufrichtung des Haars, Kompression der Talgdrüse. **M. ar|ticularis** (↑) m: an einer Gelenkkapsel ansetzender Muskel. **M. articularis cubiti** (↑) m: Fasern des M. triceps brachii zur Kapsel des Ellenbogengelenks; **I:** N. radialis; **F:** Kapselspanner. **M. articularis genus** (↑) m: distalste Bündel des Musculus* vastus intermedius zur Kniegelenkkapsel; **I:** N. femoralis; **F:** Kapselspanner. **M. ary|tenoideus obliquus** (↑) m: Hinterfläche des Proc. muscularis des Stellknorpels ←- - -→ Spitze des gegenüber liegenden Stellknorpels; Pars aryepiglottica: zur Epiglottis abzweigende Fasern; **I:** N. laryngeus recurrens; **F:** Verschluss der Pars intercartilaginea der Stimmritze. **M. ary|tenoideus trans|versus** (↑) m: zw. den Hinterflächen der Stellknorpel; **I:** N. laryngeus recurrens; **F:** Verschluss der Pars intercartilaginea der Stimmritze. **Mm. auriculares** (↑) m pl: beim Menschen rudimentäre u. praktisch bedeutungslose Muskeln der Ohrmuschel: Mm. helicis major, minor, M. tragicus (mit dem inkonstanten M. incisurae terminalis), M. pyramidalis auriculae, M. antitragicus, M. transversus auriculae, M. obliquus auriculae; **I:** N. facialis. **M. auricularis anterior, posterior, superior** (↑) m: Fascia temporalis, Proc. mastoideus, Galea aponeurotica ←- - -→ Ohrmuschel; **I:** N. facialis; **F:** geringfügige Bewegung der Ohrmuschel. **M. bi|ceps brachii** (↑) m: zweiköpfiger Armmuskel; Caput longum: Tuberculum supraglenoidale scapulae; Caput breve: Proc. coracoideus scapulae ←- - -→ Tuberositas radii u. Aponeurosis m. bicipitis (Fascia antebrachii); **I:** N. musculocutaneus; **F:** Abduktion (Caput longum), Adduktion (Caput breve) u. Vorwärtsheben des Oberarms, Beugung u. Supination des Unterarms. **M. bi|ceps femoris** (↑) m: zweiköpfiger Schenkelmuskel; Caput longum: Tuber ischiadicum, Caput breve: mittl. Drittel lateral an der Linea aspera femoris, Septum intermusculare lat. ←- - -→ Caput fibulae, Fascia cruris, Condylus lat. tibiae; **I:** N. tibialis (Caput longum), N. fibularis communis (Caput breve); **F:** Streckung u. Adduktion des Oberschenkels, Aufrichtung des Beckens, Beugung u. Außenrotation des Unterschenkels. **M. bi|pennatus** (↑) m: ein doppelt gefiederter Muskel. **M. brachialis** (↑) m: distale Humerusvorderfläche, Ellenbogengelenkkapsel, Intermuskularsepten des Oberarms ←- - -→ Tuberositas ulnae; **I:** N. musculocutaneus; **F:** Unterarmbeugung. **M. brachio|radialis** (↑) m: Margo lat. humeri, Septum intermusculare lat. ←- - -→ proximal vom Proc. styloideus radii; **I:** N. radialis; **F:** Beugung des Unterarms, bringt den gebeugten Unterarm in Mittelstellung zw. Pro- u. Supination. **M. broncho|oeso|phageus** (↑) m: glatte Muskelbündel zw. li. Hauptbronchus u. Speiseröhre. **M. buccinator** (↑) m: muskuläre Grundlage der Wange; Außenfläche des Alveolarfortsatzes bzw. -teils von Ober- u. Unterkiefer in Höhe der hinteren Molaren, Raphe pterygomandibularis ←- - -→ Modiolus anguli oris, Lippen, Pars alveolaris mandibulae an den Prämolaren; **I:** N. facialis; **F:** Widerlager für die Zunge beim Kauen, verbreitert die Mundspalte, Sprengung des Lippenschlusses beim Pfeifen. **Mm. bulbi** (↑) m pl: die Muskeln des Augapfels. **M. bulbo|spongiosus** (↑) m: Centrum perinei, mediane Raphe des Corpus spongiosum ←- - -→ Membrana perinei, Penisrücken, umgreift bei der Frau den Bulbus vestibuli; **I:** N. pudendus; **F:** Kompression, Verkürzung der Harnröhre, unterstützt stoßweise Entleerung bei der Ejakulation. **Mm. capitis** (↑) m pl: Muskeln des Kopfs. **M. cerato|cricoideus** (↑) m: (inkonstant) unteres Schildknorpelhorn ←- - -→ unterer Ringknorpelrand; **I:** N. laryngeus recurrens. **M. cerato|glossus** (↑) m: Cornu majus ossis hyoidei ←- - -→ Aponeurosis linguae; **I:** N. hypoglossus; **F:** zieht Zunge nach hinten u. unten, einseitig: Drehung der Zunge zur gleichen Seite. **M. chondro|glossus** (↑) m: Cornu minus ossis hyoidei ←- - -→ Aponeurosis linguae; **I:** N. hypoglossus; **F:** zieht die Zunge nach hinten u. unten. **M. ciliaris** (↑) m: glatte Muskelzüge im Corpus ciliare der mittl. Augenhaut mit Fibrae meridionales, longitudinales, radiales, circulares; **I:** N. oculomotorius (Ganglion ciliare); **F:** s. Ziliarkörper. **M. coccygeus** (↑) m: s. Musculus ischiococcygeus. **Mm. colli** (↑) m pl: syn. Mm. cervicis; Halsmuskeln. **M. com|pressor urethrae** (↑) m: nur bei der Frau; mediale Fläche des Sitzbeinhöckers ←- - -→ vor der Urethra kontinuierlich mit dem gegenseitigen Muskel u. dem M. sphincter urethrae ext. u. M. sphincter urethrovaginalis; zus. mit Letzterem Entsprechung des M. transversus perinei prof. des Mannes; **I:** N. pudendus; **F:** Harnröhrenverschluss. **M. con|strictor pharyngis inferior** (↑) m: **1.** Pars thyropharyngea: Linea obliqua des Schildknorpels; **2.** Pars cricopharyngea: Ringknorpel ←- - -→ Raphe pharyngis; **I:** N. vagus; **F:** Schlundschnürer. **M. con|strictor pharyngis medius** (↑) m: **1.** Pars chondropharyngea: kl. Zungenbeinhorn; **2.** Pars ceratopharyngea: gr. Zungenbeinhorn; ←- - -→ Raphe pharyngis; **I:** N. glossopharyngeus, N. vagus; **F:** Schlundschnürer. **M. con|strictor pharyngis superior** (↑) m: **1.** Pars pterygopha-

M

ryngea: Lamina med. proc. pterygoidei, Hamulus; **2.** Pars buccopharyngea: Raphe pterygomandibularis; **3.** Pars mylopharyngea: hinteres Ende der Linea mylohyoidea; **4.** Pars glossopharyngea: Zungenbinnenmuskulatur ←---→ Raphe pharyngis; **I:** N. glossopharyngeus (N. vagus); **F:** Schlundschnürer. **M. coraco|brachialis** (↑) m**:** Proc. coracoideus scapulae ←---→ Humerus in der Verlängerung der Crista tuberculi minoris, Septum intermusculare mediale; **I:** N. musculocutaneus; **F:** Adduktion u. Vorwärtsheben des Oberarms. **M. cor|rugator super|cilii** (↑) m**:** Pars nasalis ossis frontalis ←---→ medialer Augenbrauenbereich; **I:** N. facialis; **F:** Bildung senkrechter Falten zw. den Augenbrauen. **M. cremaster** (↑) m**:** Abspaltung der M. transversus u. M. obliquus int. abdominis ←---→ Samenstrang, Hoden; **I:** Ramus genitalis nervi genitofemoralis; **F:** Hebung des Hodens. **M. crico|arytenoideus lateralis** (↑) m**:** kurz Lateralis; Oberrand der Ringknorpelseitenfläche ←---→ Proc. muscularis des Stellknorpels; **I:** N. laryngeus recurrens; **F:** Verengung der Pars intermembranacea u. Erweiterung der Pars intercartilaginea der Stimmritze. **M. crico|arytenoideus posterior** (↑) m**:** kurz Postikus; Hinterfläche der Ringknorpelplatte ←---→ Proc. muscularis des Stellknorpels; **I:** N. laryngeus recurrens; **F:** Stimmritzenerweiterung. **M. crico|pharyngeus** (↑) m**:** syn. für Pars cricopharyngea des M. constrictor phayngis inf. **M. crico|thyroideus** (↑) m**:** Seitenfläche des Ringknorpels ←---→ Unterrand des Schildknorpels einschl. unteres Horn (Pars recta: vorderer, steiler verlaufender Teil, Pars obliqua: hinterer, schräg verlaufender Teil); **I:** N. laryngeus sup.; **F:** Spannung der Stimmfalten. **M. cutaneus** (↑) m**:** in die Haut einstrahlender Muskel. **M. dartos** (↑) m**:** syn. Tunica dartos; glatte Muskelzellen im subkutanen Bindegewebe des Hodensacks. **M. deltoideus** (↑) m**:** Pars clavicularis: laterales Schlüsselbeindrittel; Pars acromialis, Pars spinalis: Scapula ←---→ Tuberositas deltoidea humeri; **I:** N. axillaris; **F:** an allen Armbewegungen im Schultergelenk beteiligt. **M. de|pressor anguli oris** (↑) m**:** Unterrand der Mandibula seitl. des Tuberculum mentale ←---→ Mundwinkel u. Unterlippenhaut; **I:** N. facialis; **F:** Herabziehen des Mundwinkels. **M. de|pressor labii inferioris** (↑) m**:** Unterkieferunterrand seitl. des Tuberculum mentale (teils Platysmafortsetzung) ←---→ Unterlippenhaut; **I:** N. facialis; **F:** Herabziehen der Unterlippe. **M. de|spressor septi nasi** (↑) m**:** Haut über dem mittl. Schneidezahn ←---→ Nasenseptum; **I:** N. facialis; **F:** Senkung des Nasenseptums. **M. de|pressor super|cilii** (↑) m**:** M. orbicularis oculi ←---→ med. Augenbrauenbereich; **I:** N. facialis; **F:** Herabziehen der Augenbraue. **M. de|trusor vesicae** (↑) m**:** dreischichtige Muskulatur der Blasenwand mit inneren u. äußeren Längsfaserzügen u. einer mittleren Zirkulärfaserschicht. **M. di|gastricus** (↑) m**:** Venter post.: Incisura mastoidea ossis temporale, Venter ant.: Fossa digastrica mandibulae ←---→ Zwischensehne am Zungenbein u. durch Schlitz des Ansatzes des M. stylohyoideus fixiert; **I:** Venter post.: N. facialis, Venter ant.: N. mylohyoideus (V_c); **F:** Hebung des Zungenbeins od. bei fixiertem Unterkiefer (Mm. infrahyoidei) Herabziehen des Unterkiefers (Mundöffnung). **M. di|latator pupillae** (↑) m**:** radiär gestellte glatte Muskelzellen zw. Pigmentepithel u. Stroma der Iris; **I:** Sympathikus; **F:** Erweiterung der Pupille. **Mm. dorsi** (↑) m pl**:** Rückenmuskeln; Mm. dorsi proprii (echte od. atochthone Rückenmuskeln) werden von Rr. postt. der Spinalnerven innerviert, nach hinten eingewanderte Schultergürtelmuskeln von Rr. antt. **M. epi|cranius** (↑) m**:** Schädeldachmuskeln; s. Musculus occipitofrontalis, Musculus temporoparietalis. **M. e|rector spinae** (↑) m**:** Sammelbez. für autochthone Rückenmuskulatur: M. iliocostalis, M. longissimus, M. spinalis, M. spinotransversales, Mm. transversospinales, Mm. interspinales, Mm. intertransversarii; **I:** Rr. postt. der Spinalnerven; **F:** Aufrichtung der Wirbelsäule. **M. ex|tensor carpi radialis brevis** (↑) m**:** Epicondylus lat. humeri ←---→ Basis ossis metacarpalis III; **I:** N. radialis; **F:** Dorsalflexion u. radiale Abduktion der Hand. **M. ex|tensor carpi radialis longus** (↑) m**:** Margo lat. humeri, Septum intermusculare lat., Epicondylus lat. humeri ←---→ Basis ossis metacarpalis II; **I:** N. radialis; **F:** Dorsalflexion u. radiale Abduktion der Hand, Beugung des Unterarms. **M. ex|tensor carpi ulnaris** (↑) m**:** Caput humerale: Epicondylus lat. humeri, Caput ulnare: Margo posterior ulnae, Fascia antebrachii ←---→ Basis ossis metacarpalis V; **I:** N. radialis; **F:** ulnare Abduktion, schwache Dorsalflexion der Hand. **M. ex|tensor digiti minimi** (↑) m**:** Epicondylus lat. humeri ←---→ Dorsalaponeurose des 5. Fingers; **I:** N. radialis; **F:** Streckung des Kleinfingers u. des Handgelenks. **M. ex|tensor digitorum** (↑) m**:** Epicondylus lat. humeri ←---→ Dorsalaponeurose des 2.–5. Fingers, Sehnen am Handrücken über Connexus intertendinei verbunden; **I:** N. radialis; **F:** Streckung der Finger, Dorsalflexion der Hand. **M. ex|tensor digitorum brevis** (↑) m**:** dorsolaterale Fläche des Calcaneus, Retinaculum musculorum extensorum inf. ←---→ Dorsalaponeurose der 2.–4. (5.) Zehe; **I:** N. fibularis prof.; **F:** Streckung der 2.–4. (5.) Zehe. **M. ex|tensor digitorum longus** (↑) m**:** Condylus lat. tibiae, Margo ant. fibulae, Membrana interossea, Septum intermusculare ant., Fascia cruris ←---→ Dorsalaponeurose der 2.–5. Zehe; **I:** N. fibularis prof.; **F:** Dorsalflexion, Pronation u. Abduktion des Fußes, Streckung der 2.–5. Zehe. **M. ex|tensor hallucis brevis** (↑) m**:** Dorsalfläche des Calcaneus ←---→ Grundphalanx der großen Zehe; **I:** N. fibularis prof.; **F:** Streckung der großen Zehe. **M. ex|tensor hallucis longus** (↑) m**:** Facies med. fibulae, Membrana interossea ←---→ Nagelphalanx der großen Zehe; **I:** N. fibularis prof.; **F:** Dorsalflexion des Fußes u. der großen Zehe. **M. ex|tensor in|dicis** (↑) m**:** distales Drittel der Facies post. ulnae ←---→ Dorsalaponeurose des Zeigefingers; **I:** N. radialis; **F:** Streckung des Zeigefingers, Dorsalflexion der Hand. **M. ex|tensor pollicis brevis** (↑) m**:** Facies post. ulnae, Membrana interossea ←---→ Basis der Daumengrundphalanx; **I:** N. radialis; **F:** Streckung u. Abduktion des Daumens im Grundgelenk, radiale Abduktion der Hand. **M. ex|tensor pollicis longus** (↑) m**:** Facies post. ulnae, Membrana interossea ←---→ Basis der Endphalanx des Daumens; **I:** N. radialis; **F:** Streckung der Daumengrund- u. Endphalanx, Adduktion des Daumens, Dorsalflexion der Hand. **Mm. ex|terni bulbi oculi** (↑) m pl**:** äußere Augenmuskeln: M. orbitalis, M. rectus sup., M. rectus inf., M. rectus lat., M. obliquus sup., M. obliquus inf., M. levator palpeabrae sup. **Mm. faciei et masticatorii** (↑) m pl**:** Muskeln des Gesichts u. des Kauapparats. **Mm. faciei** (↑) m pl**:** mimische Muskeln des Gesichts; **I:** N. facialis; **F:** Mimik, Mitbeteiligung bei Nahrungsaufnahme, Kauvorgang, Schluckakt, Sprache. **M. fibularis** (↑) **m:** s. Musculus fibularis brevis, Musculus fibularis longus, Musculus fibularis tertius, Musculus peroneus brevis, Musculus peroneus longus. **M. fibularis brevis** (↑) **m:** syn. M. peroneus brevis; laterale Fläche der unteren Fibulahälfte, Septa intermuscularia cruris ant., post, Fascia cruris ←---→ Tuberositas ossis metatarsi V, Sehne zur kl. Zehe; **I:** N. fibularis superficialis; **F:** Plantarflexion, Pronation, Abduktion des Fußes. **M. fibularis longus** (↑) **m:** syn. M. peroneus longus; Kapsel der Art. tibiofibularis, Caput fibulae, obere zwei Drittel der Fascia lat. u. des Margo post. fibulae, Septa intermuscularia cruris ant., post., Fascia cruris ←---→ Tuberositas ossis metatarsi I (II), Os cuneiforme med.; **I:** N. fibularis superficialis; **F:** Plantarflexion, Pronation, Abduktion des Fußes. **M. fibularis tertius:** syn. M. peroneus tertius; Abspaltung des distalen Teils des M. extensor digitorum longus ←---→ Basis des Os metatarsale V (u. IV); **I:** N. fibularis prof.; **F:** Pronation, Abduktion, Dorsalflexion des Fußes. **M. flexor ac|cessorius** (↑) **m:** s. Musculus quadratus plantae. **M. flexor carpi radialis** (↑) **m:** Epicondylus med. humeri, Fascia antebrachii ←---→ Basis ossis metacarpalis II (u. III); **I:** N. medianus; **F:** Palmarflexion, schwache radiale Abduktion der Hand, schwache Beugung des Unterarms. **M. flexor carpi ulnaris** (↑) **m:** Caput humerale: Epicondylus med. humeri, Fascia antebrachii, Caput ulnare: Olecranon u. obere zwei Drittel der Ulna ←---→ Os pisiforme, über die Ligg. zum Os metacarpale V u. Os hamatum; **I:** N. ulnaris; **F:** Palmarflexion u. ulnare Abduktion der Hand. **M. flexor digiti minimi brevis manus** (↑) **m:** Hamulus ossis hamati, Retinaculum m. flexorum ←---→ Basis der Grundphalanx des Kleinfingers; **I:** N. ulnaris; **F:** Beugung der Grundphalanx des Kleinfingers. **M. flexor digiti minimi brevis pedis** (↑) **m:** Basis ossis metatarsi V; Lig. plantare longum ←---→ Basis der Grundphalanx der Kleinzehe: **I:** N. plantaris lat.; **F:** Plantarflexion der Kleinzehe. **M. flexor digitorum brevis** (↑) **m:** Processus med. tuberis calcanei, Plantaraponeurose ←---→ mit gespaltenen Sehnen (sog. Perforatus) an der Mittelphalanx der 2.–4. (5.) Zehe; **I:** N. plantaris lat.; **F:** Beugung der Mittelphalanx der 2.–4. (5.) Zehe. **M. flexor digitorum longus** (↑) **m:** Facies post. tibiae, distales Drittel der Fibula (mittels Sehnenarkade) ←---→ Endphalangen der 2.–5. Zehe (sog. Perforans); **I:** N. tibialis; **F:** Beugung der Endphalanx der 2.–5. Zehe, Plantarflexion, Supination u. Adduktion des Fußes, bewegt den Unterschenkel bei festgestelltem Fuß gegen die Ferse. **M. flexor digitorum pro|fundus** (↑) **m:** Facies ant. ulnae (proximale zwei Drittel), Membrana interossea ←---→ Basis der Endphalangen des 2.–5. Fingers (sog. Perforans); **I:** N. medianus u. N. ulnaris; **F:** Beugung des 2.–5. Fingers (bes. Endphalanx), Beugung u. ulnare Abduktion der Hand. **M. flexor digitorum super|ficialis** (↑) **m:** Caput humeroulnare: Epicondylus med. humeri, Proc. coronoideus ulnae, Caput radiale: Facies u. Margo ant. radii ←---→ mit gespaltenen Sehnen an den Mittelphalangen des 2.–5. Fingers (sog. Perforatus); **I:** N. medianus; **F:** Beugung der Mittel- u. Grundphalanx des 2.–5. Fingers, Adduktion der Finger, Palmarflexion der Hand. **M. flexor hallucis brevis** (↑) **m:** Os cuneiforme I, Lig. plantare longum, Aponeurosis plantaris, Sehne des M. tibialis post. ←---→ Caput med.: Sehne des M. adductor hallucis, mediales Sesambein, Grundphalanx; Caput lat.: Sehne des M. adductor hallucis, laterales Sesambein, Grundphalanx der Großzehe; **I:** Nn. plantares med., lat.; **F:** Plantarflexion der Großzehe. **M. flexor hallucis longus** (↑) **m:** distale zwei Drittel der Facies post. fibulae, Membrana interossea, Septum intermusculare post. ←---→ Basis der Endphalanx der großen Zehe; **I:** N. tibialis; **F:** Beugung der Großzehe, mittels Sehnenverbindung mit dem M. flexor digitorum longus auch der übrigen Zehen, Plantarflexion, Supination u. Adduktion des Fußes, Hebung der Ferse. **M. flexor pollicis brevis** (↑) **m:** Caput superficiale: Retinaculum m. flexorum, Caput profundum: Ossa trapezium, trapezoideum, capitatum ←---→ laterales Sesambein des Daumengrundgelenks; **I:** N. medianus (Caput superficialis), N. ulnaris (Caput profundum); **F:** Beugung der Grundphalanx, geringe Adduktion, Opposition u. Beugung im Karpometakarpalgelenk des Daumens. **M. flexor pollicis longus** (↑) **m:** Facies ant. radii, Membrana interossea ←---→ Basis der Endphalanx des Daumens; **I:** N. medianus; **F:** Beugung der Endphalanx des Daumens, Palmarflexion u. radiale Abduktion der Hand. **M. fusi|formis** (↑) **m:** ein spindelförmiger Muskel. **M. gastro|cnemius** (↑) **m:** zweiköpfig oberh. der Femurkondylen, Kniegelenkkapsel ←---→ Tuber calcanei (Tendo calcaneus Achilles, gemeinsam mit dem M. soleus); **I:** N. tibialis; **F:** Plantarflexion, Supination u. Adduktion des Fußes, geringe Beugung des Unterschenkels. **M. gemellus inferior et superior** (↑) **m:** Tuber ischiadicum bzw. Spina ischiadica ←---→ Fossa trochanterica femoris; **I:** Plexus sacralis; **F:** Außenrotation des Oberschenkels. **M. genio|glossus** (↑) **m:** Spina mentalis sup. mandibulae ←---→ Aponeurosis linguae von der Zungenspitze bis zum Zungengrund; **I:** N. hypoglossus; **F:** zieht die Zunge nach unten u. vorn. **M. genio|hyoideus** (↑) **m:** Spina mentalis inf. mandibulae ←---→ Zungenbeinkörper; **I:** Plexus cervicalis (über N. hypoglossus); **F:** Hebung des Zungenbeins, Senkung des Unterkiefers (Mundöffnung). **M. gluteus maximus** (↑) **m:** großer Gesäßmuskel; Os ilium, hinter der Linea glutea post., Fascia thoracolumbalis, Facies dorsalis ossis sacri, Os coccygis, Lig. sacrotuberale ←---→ Tractus iliotibialis, Tuberositas glutea femoris, Septum intermusculare; **I:** N. gluteus inf.; **F:** Streckung des Oberschenkels, Aufrichtung des Beckens (u. des Körpers), Abduktion (kranialer Teil), Außenrotation u. Adduktion (kaudaler Teil) des Oberschenkels, Streckung des Unterschenkels (über dem Tractus iliotibialis). **M. gluteus medius** (↑) **m:** mittl. Gesäßmuskel; Os ilium, zw. Linea glutea ant., post. u. Crista iliaca ←---→ Außenseite des Trochanter major; **I:** N. gluteus sup.; **F:** Abduktion des Oberschenkels, Neigung des Beckens gegen das Standbein, vorderer Teil: Innenrotation u. Beugung, hinterer Teil: Außenrotation u. Streckung des Oberschenkels. **M. gluteus minimus** (↑) **m:** Os ilium, zw. Linea glutea ant. u. inf. ←---→ Trochanter major; **I:** N. gluteus sup.; **F:** s. Musculus gluteus medius. **M. gracilis** (↑) **m:** Ramus inf. ossis pubis ←---→ Tuberositas tibiae, Fascia cruris; **I:** N. obturatorius; **F:** Adduktion, Beugung u. Innenrotation des Oberschenkels, Beugung u. Innenrotation des Unterschenkels. **M. helicis major, minor** (↑) **m:** auf der Spina helicis bzw. Crus helicis des Ohrknorpels liegend; **I:** N. facialis; **F:** beim Menschen unwesentlich. **M. hyo|glossus** (↑) m: Corpus ossis hyoidei ←- - -→ seitl. in die Aponeurosis linguae; **I:** N. hypoglossus; **F:** zieht Zunge nach hinten unten. **M. iliacus** (↑) m: Fossa iliaca, Spina iliaca ant. inf., vorderer Bereich der Hüftgelenkkapsel ←- - -→ Trochanter minor, angrenzender Teil der Linea aspera; **I:** Plexus lumbalis; **F:** Kippen des Beckens nach vorn, Beugung, geringe Außen- u. Innenrotation, Adduktion des Oberschenkels. **M. ilio|coccygeus** (↑) m: s. Musculus levator ani. **M. ilio|costalis** (↑) m: **1.** M. i. lumborum: Crista iliaca, Crista sacralis lat. ←- - -→ Pars lumbalis: Winkel der 6–9 unteren Rippen; Pars thoracica: Winkel der 6 oberen Rippen; **2.** M. i. cervicis: Winkel der 6.–3. Rippe ←- - -→ Tubercula postt. der 6.–4. Halswirbelquerfortsätze; **I:** Rr. postt. der segmentalen Spinalnerven; **F:** Streckung, Seitwärtsbeugung der Wirbelsäule, Atemhilfsmuskel. **M. ilio|psoas** (↑) m: s. Musculus psoas major, Musculus iliacus. **Mm. infra|hyoidei** (↑) m pl: untere Zungenbeinmuskeln: M. sternohyoideus, M. omohyoideus, M. thyrohyoideus, M. levator glandulae thyroideae (inkonstant). **M. infra|spinatus** (↑) m: Fossa u. Fascia infraspinata ←- - -→ mittl. Facette des Tuberculum majus humeri; **I:** N. suprascapularis; **F:** Außenrotation u. geringe Abduktion des Oberarms. **Mm. inter|costales externi** (↑) m pl: in allen Zwischenrippenräumen, schräg von hinten oben nach vorn unten, reichen vom Tuberculum costae bis zur Rippenknorpel-Knochengrenze; **I:** Nn. intercostales; **F:** Rippenheber (Inspirationsmuskeln). **Mm. inter|costales interni** (↑) m pl: in allen Zwischenrippenräumen, schräg von hinten unten nach vorn oben, reichen vom Sternum bis zum Rippenwinkel; **I:** Nn. intercostales; **F:** Rippensenkung (Exspiration). **Mm. inter|costales intimi** (↑) m pl: durch Interkostalnerven u. -gefäße bedingte Abspaltung der Mm. intercostales intt. auf deren Innenseite. **Mm. inter|ossei dorsales manus** (↑) m pl: zweiköpfig von der gegenüber liegenden Flächen aller Metacarpalia ←- - -→ Dorsalaponeurose des 2.–4. Fingers; **I:** N. ulnaris; **F:** Spreizung (Abduktion) der Finger, Beugung der Grundphalanx, Streckung der Mittel- u. Endphalangen. **Mm. inter|ossei dorsales pedis** (↑) m pl: zweiköpfig von den gegenüber liegenden Flächen aller Metatarsalia, Lig. plantare longum ←- - -→ Basis der Grundphalanx, Dorsalaponeurose der 2.–4. Zehe; **I:** N. plantaris lat.; **F:** Spreizung der Zehen, Beugung der Grundphalanx, Streckung der Mittel- u. Endphalangen. **Mm. inter|ossei palmares** (↑) m pl: einköpfig, Ulnarseite des Metacarpale II, Radialseite der Metacarpalia IV u. V ←- - -→ Dorsalaponeurose des 2., 4. u. 5. Fingers; **I:** N. ulnaris; **F:** Adduktion der Finger zur Mittelfingerachse, Beugung der Grundphalanx, Streckung der Mittel- u. Endphalangen. **Mm. inter|ossei plantares** (↑) m pl: einköpfig, medialer Rand u. Basis der Metatarsalia III-V, Lig. plantare longum ←- - -→ mediale Seite der Basis der Grundphalanx u. der Gelenkkapsel, Dorsalaponeurose der 3.–5. Zehe; **I:** N. plantaris lat.; **F:** Adduktion der 3.–5. Zehe zur 2. Zehe hin, Beugung der Grundphalanx, Streckung der Mittel- u. Endphalangen. **Mm. inter|spinales** (↑) m pl: Unterabteilungen: Mm. i. cervicis, thoracis, lumborum; zw. zwei benachbarten Dornfortsätzen; **I:** Rr. dorsales der Spinalnerven; **F:** Streckung der Wirbelsäule (Dorsalflexion). **Mm. inter|spinales cervicis, lumborum, thoracis** (↑) m pl: zw. zwei benachbarten Dornfortsätzen: **I:** Rr. postt. der Spinalnerven; **F:** Streckung und Dorsalflexion der Wirbelsäule. **Mm. inter|trans|versarii** (↑) m pl: intertransversales System der autochthonen Rüchenmuskeln; Mm. i. medd. lumborum, Mm. i. thoracis, postt., Mm. i. medd. cervicis; zw. benachbarten Querfortsätzen; **I:** Rr. postt. der Spinalnerven; **F:** Seitwärtsneigung der Wirbelsäule. **Mm. inter|trans|versarii anteriores et posteriores cervicis** (↑) m pl: zw. den Tubercula antt. u. postt. der Halswirbelquerfortsätze; **I:** Rr. dorsales der Spinalnerven; **F:** Seitneigung der Halswirbelsäule. **Mm. inter|trans|versarii laterales et mediales lumborum** (↑) m pl: zw. benachbarten Procc. mamillares u. accessorii der Lendenwirbel; **I:** Rr. dorsales der Spinalnerven; **F:** Seitneigung der Lendenwirbelsäule. **Mm. inter|trans|versarii thoracis** (↑) m pl: zw. benachbarten Procc. transversi der Brustwirbelsäule (inkonstant); **I:** Rami dorsales der Spinalnerven; **F:** Seitwärtsneigen der Brustwirbelsäule. **Mm. inter|trans|versarii laterales lumborum** (↑) m pl: zw. übereinander liegenden Proc. mammillares u. accessorii der Lendenwirbel; **I:** Rr. antt. der Nn. lumbales; **F:** Seitneigung der Lendenwirbelsäule. **Mm. inter|trans|versarii posteriores laterales cervicis** (↑) m pl: syn. Mm. intertransversarii posteriores laterales colli; zw. den Tubercula postt. der Halswirbelquerfortsätze; **I:** Rr. antt. der Nn. cervicales; **F:** Seitneigung der Halswirbelsäule. **M. ischio|cavernosus** (↑) m: Ramus ossis ischii ←- - -→ Tunica albuginea corporum cavernosorum; **I:** Nn. perineales; **F:** unterstützt Erektion u. Ejakulation. **M. ischio|coccygeus** (↑) m: syn. M. coccygneus, Spina ischiadica ←- - -→ Os coccygis, Os sacrum; **I:** Plexus sacralis; **F:** unterer Beckenabschluss. **Mm. laryngis** (↑) m pl: Kehlkopfmuskeln: M. cricothyroideus, M. ciricoarytenoideus post., M. ciricoarytenoideus lat., M. vocalis, M. thyroarytenoideus, M. arytenoideus obliquus, M. arytenoideus transversus. **M. latissimus dorsi** (↑) m: Dornfortsätze des 7.–12. Brustwirbels, Fascia thoracolumbalis, mediales Drittel der Crista iliaca, 9.–12. Rippe, Angulus inf. scapulae (inkonstant) ←- - -→ Crista tuberculi minoris humeri; **I:** N. thoracodorsalis; **F:** Adduktion, Retroversion u. Innenrotation des Arms im Schultergelenk.

Musculus-latissimus-dorsi-Lappen (↑): (engl.) latissimus dorsi flap; muskulärer u. muskulokutaner Gewebelappen aus variablen Anteilen des M. latissimus dorsi u. seiner anat. definierten Gefäß- u. Nervenversorgung; **Verw.:** Lappenplastik* in der plast. Gesichtschirurgie.

Musculus levator anguli oris (↑) m: Fossa canina maxillae ←- - -→ Mundwinkelhaut; **I:** N. facialis; **F:** hebt Mundwinkel. **M. levator ani** (↑) m: beide Muskeln bilden trichterförmiges Diaphragma pelvis; Os pubis, Fascia obturatoria (Arcus tendineus m. levatoris ani), Spina ischiadica ←- - -→ Centrum perinei, Lig. anococcygeum; vordere mediale Fasern lassen Lücke für den Durchtritt von Urethra, Vagina (weibl.), Rektum frei; **Unterabteilungen:** M. pubococcygeus (mit M. puboperinealis, M. puboprostaticus, M. pubovaginalis, M. puboanalis), M. puborectalis, M. iliococcygeus; **I:** Plexus sacralis, N. pudendus; **F:** Trag- u. Haltefunktion für die Beckeneingeweide, Unterstützung des M. sphincter ani externus. **Mm. levatores costarum** (↑) m pl: Querfortsätze des 7. Halswirbels u. des

1.–11. Brustwirbels ←---→ Angulus der nächstunteren (Mm. l. c. breves) u. der übernächsten Rippe (Mm. l. c. longi); **I:** Rami ventrales der Spinalnerven; **F:** Streckung der Wirbelsäule, Neigung nach der gleichen, Rotation nach der entgegengesetzten Seite. **Mm. levatores costarum breves, longi** (↑) m pl: Querfortsätze vom 7. Hals- bis 11. Brustwirbel ←---→ Winkel der nächsttieferen (breves) oder übernächsten (longi) Rippe; **I:** Rr. antt. der Spinalnerven; **F:** Streckung der Wirbelsäule, Neigung nach der gleichen, Drehung nach der entgegengesetzten Seite. **M. levator glandulae thyroideae** (↑) **m:** inkonstante Abspaltung des M. thyrohyoideus zur Schilddrüsenfaszie. **M. levator labii superioris** (↑) **m:** Margo infraorbitalis maxillae, Proc. zygomaticus maxillae ←---→ Haut von Oberlippe u. Nasolabialfalte; **I:** N. facialis; **F:** hebt Oberlippe. **M. levator labii superioris alaeque nasi** (↑) **m:** Proc. frontalis, Margo infraorbitalis maxillae ←---→ Oberlippen- u. Nasenflügelhaut; **I:** N. facialis; **F:** hebt Oberlippe u. Nasenflügel. **M. levator palpebrae superioris** (↑) **m:** Orbitwand um den Canalis opticus ←---→ Tarsus des Oberlids (Lamina prof.) u. auf dessen Vorderfläche in das hautnahe Bindegewebe bis zum Lidrand (Lamina superf.); **I:** N. oculomotorius; **F:** hebt Oberlid. **M. levator pro|statae** (↑) **m:** syn. M. puboprostaticus; s. Musculus levator ani. **M. levator scapulae** (↑) **m:** Tubercula postt. der 1.–4. Halswirbelquerfortsätze ←---→ Angulus sup. scapulae; **I:** N. dorsalis scapulae; **F:** Hebung des oberen Schulterblattwinkels nach medial-kranial. **M. levator veli palatini** (↑) **m:** Unterfläche der Felsenbeinpyramide ←---→ Aponeurosis palatina; **I:** Nn. facilialis, glossopharyngeus, vagus; **F:** hebt das Gaumensegel, erweitert die Tube. **Mm. linguae** (↑) m pl: Zungenmuskeln, **1.** äußere: M. genioglossus, M. hyoglossus (mit M. chondroglossus, ceratoglossus), M. styloglossus, M. palatoglossus; **2.** innere: M. longitudinalis sup. u. inf., M. transversus linguae, M. verticalis linguae. **M. longissimus** (↑) **m: 1.** M. l. thoracis: Hinterfläche des Kreuzbeins, Dornfortsätze der Lenden- u. unteren Brustwirbel, Proc. mamillares der oberen Lenden- u. Proc. transversi der unteren Brustwirbel ←---→12.–2. Rippewinkel, Querfortsätze der Brustwirbel; **2.** M. l. cervicis (syn. M. l. colli): Querfortsätze der oberen Brust- u. unteren Halswirbel ←---→ Tubercula postt. der 7.–2. Halswirbelquerfortsätze; **3.** M. l. capitis: Querfortsätze des 3. Brust- bis 3. Halswirbels ←---→ Proc. mastoideus; **I:** Rr. postt. der Spinalnerven; **F:** Streckung u. Seitneigung der Wirbelsäule, Rück- u. Seitneigung des Kopfs, Atemhilfsmuskel. **M. longitudinalis inferior linguae** (↑) **m:** Längsmuskelzug zw. Mm. hyoglossus u. genioglossus über der Zungenunterfläche; **I:** N. hypoglossus; **F:** Verkürzung der Zunge. **M. longitudinalis superior linguae** (↑) **m:** Längsmuskel unter der Aponeurosis linguae; **I:** N. hypoglossus; **F:** Verkürzung der Zunge. **M. longus capitis** (↑) **m:** Tubercula antt. der Querfortsätze der 3.–6. Halswirbelquerfortsätze ←---→ Unterfläche der Pars basilaris des Os occipitale; **I:** Plexus cervicalis; **F:** Vorbeugung des Kopfs, einseitig: Drehung u. Seitwärtsneigung. **M. longus cervicis** (↑) **m:** syn. M. longus colli, medialer Teil: Ventralflächen der Körper der 3 oberen Brust- u. 3 unteren Halswirbel ←---→ Ventralflächen oberer Halswirbelkörper; lateraler Teil: von oberen Hals- u. unteren Hals- u. Brustbeinwirbeln ←---→ Tubercula antt. der Querfortsätze von Halswirbeln (6. Halswirbel als Zentrum); **I:** Plexus cervicalis; **F:** Vorwärtsbeugung der Halswirbelsäule, einseitig: Seitwärtsneigung u. Drehung. **Mm. lumbricales manus** (↑) m pl: Sehnen des M. flexor digitorum prof. ←---→ radialer Zipfel der Dorsalaponeurose des 2.–5. Fingers; **I:** N. medianus, N. ulnaris; **F:** Beugung im Grund-, Streckung im Mittel- u. Endgelenk der Finger. **Mm. lumbricales pedis** (↑) m pl: Sehnen des M. flexor digitorum longus ←---→ medialer Rand der Grundphalanx u. Dorsalaponeurose der 2.–5. Zehe; **I:** N. plantaris lat. u. med.; Beugung im Grund-, Streckung im Mittel- u. Endgelenk der Zehen. **M. masseter** (↑) **m:** Pars superficialis (schräg): Unterrand des Os zygomaticum; Pars profunda (senkrecht): Arcus zygomaticus, Fascia temporalis ←---→ Außenseite des Angulus mandibulae; **I:** N. massetericus (V_c); **F:** Kieferschluss. **Mm. masticatorii** (↑) m pl: Kaumuskeln: M. masseter, M. temporalis, Mm. pterygoidei med., lat.; **I:** N. mandibularis (V_c). **Mm. membri inferioris** (↑) m pl: Muskeln der unteren Gliedmaße. **Mm. membri superioris** (↑) m pl: Muskeln der oberen Gliedmaße. **M. mentalis** (↑) **m:** Juga alveolaria der lateralen unteren Schneidezähne u. des Eckzahns ←---→ Kinnhaut; **I:** N. facialis; **F:** hebt die Kinnhaut. **Mm. multi|fidi** (↑) **m:** Teil des transversospinalen Systems der autochthonen Rückenmuskeln, 2 od. 3 Wirbel überspringend; M. multifudus lumborum, thoracis, cervicis: Rückenfläche des Kreuzbeins, Crista iliaca, Proc. mamillares der Lendenwirbel, Querfortsätze der Brustwirbel, Gelenkfortsätze des 7.–4. Halswirbels ←---→ Wirbelbögen u. Dornfortsätze der Lenden-, Brust- u. des 7.–2. Halswirbels; **I:** Rr. postt. der Spinalnerven; **F:** Dorsalflexion, Seitbeugung u. Drehung der Wirbelsäule. **M. multi|pennatus** (↑) **m:** ein vielgefiederter Muskel. **M. mylo|hyoideus** (↑) **m:** Hauptmuskel des Mundbodens; Linea mylohyoidea mandibulae ←---→ Zungenbeinkörper, mediane Raphe zw. Mandibula u. Zungenbein; **I:** N. mylohyoideus (V_c); **F:** Heben des Zungenbeins; Senken des Unterkiefers (Mundöffnung). **M. nasalis** (↑) **m:** Pars transversa: Haut über der Eckzahlwurzel ←---→ Flächensehne auf dem Nasenrücken; Pars alaris: Haut über dem seitl. Schneidezahn ←---→ Ränder der Nasenöffnung; **I:** N. facialis; **F:** Erweiterung u. Herabziehen der Nasenlöcher. **M. obliquus auriculae** (↑) **m:** Eminentiae fossae triangularis des Ohrknorpels ←---→ Eminentia conchae; **I:** N. facialis; **F:** unwesentlich. **M. obliquus capitis inferior** (↑) **m:** Dornfortsatz des Axis ←---→ Querfortsatz des Atlas; **I:** N. suboccipitalis; **F:** Kopfdrehung zur gleichen Seite (einseitig). **M. obliquus capitis superior** (↑) **m:** Proc. transversus atlantis ←---→ Linea nuchalis inferior; **I:** N. suboccipitalis; **F:** Dorsalflexion (beidseitig), Seitneigung zur gleichen Seite (einseitig). **M. obliquus externus abdominis** (↑) **m:** Außenflächen der 5.–12. Rippe ←---→ Labium ext. cristae iliacae, Lig. inguinale, Tuberculum pubicum, Linea alba; **I:** Nn. intercostales 5–11, N. subcostales, Plexus lumbalis; **F:** Vor- u. Seitneigung des Rumpfs, Drehung nach der entgegengesetzten Seite, Bauchpresse, Rippensenkung, Beckenhebung. **M. obliquus inferior bulbi** (↑) **m:** Boden der Orbita, lateral neben dem Canalis nasolacrimalis ←---→ temporale untere Bulbusfläche hinter dem Äquator; **I:** N. oculomotorius; **F:** Hebung, Abduktion, Außenrotation der Pupille. **M. obliquus internus abdominis** (↑)

m: Fascia thoracolumbalis, Linea intermedia cristae iliacae, Lig. inguinale ←‑‑‑→ Unterrand der (9.) 10.–12. Rippe, Linea alba; **I:** Nn. intercostales, Plexus lumbalis; **F:** Vor- u. Seitneigung des Rumpfs, Drehung nach der gleichen Seite, Bauchpresse, Senkung der Rippen, Hebung des Beckens. **M. obliquus superior** (↑) m: Orbita, medial von Canalis opticus ←‑‑‑→ über die Trochlea, temporal oben hinter dem Aequator bulbi; **I:** N. trochlearis; **F:** Senkung (Blicksenkung), Abduktion u. Innenrotation des Bulbus. **M. obliquus superior bulbi** (↑) m: Orbitawand medial von Canalis opticus ←‑‑‑→ über die Trochlea zur temporalen, oberen Bulbusfläche hinter dem Äquator; **I:** N. trochlearis; **F:** Senkung, Abduktion, Außenrotation der Pupille. **M. obturatorius externus** (↑) m: Außenfläche der medialen Knochenumrandung des Foramen obturatum, Membrana obturatoria ←‑‑‑→ Fossa trochanterica, Hüftgelenkkapsel; **I:** N. obturatorius; **F:** Außenrotation des Oberschenkels u. Adduktion. **M. obturatorius internus** (↑) m: Innenfläche des Os coxae, Membrana obturatoria ←‑‑‑→ Fossa trochanterica; **I:** Plexus sacralis; **F:** Außenrotation des Oberschenkels. **M. oc|cipito|frontalis** (↑) m: Venter frontalis: Augenbrauenhaut, Stirnbein ←‑‑‑→ Galea aponeurotica; Venter occipitalis: Linea nuchae suprema ←‑‑‑→ Galea aponeurotica; **I:** N. facialis; **F:** Hebung der Augenbrauen, Stirnrunzeln, Spannung der Galea aponeurotica. **M. omo|hyoideus** (↑) m: Venter sup.: Corpus ossis hyoidei, Venter inf.: Oberrand der Scapula med. der Incisura ←‑‑‑→ Zwischensehne über V. jugularis int. an der Vagina carotica befestigt; **I:** Ansa cervicalis; **F:** Spannung der Lamina pretrarchealis der Fascia cervicalis, Zungenbeinfeststellung. **M. op|ponens digiti minimi manus** (↑) m: Hamulus ossis hamati, Retinaculum m. flexorum ←‑‑‑→ Ulnarseite des Os metacarpale V; **I:** N. ulnaris; **F:** Opposition des Kleinfingers. **M. op|ponens digiti minimi pedis** (↑) m: inkonstant; Lig. plantare long., Sehnenscheide des M. fibularis longus ←‑‑‑→ Os metatarsi V; **I:** N. plantaris lat.; **F:** Beugung, Abduktion der Kleinzehe. **M. op|ponens pollicis** (↑) m: Os trapezium, Retinaculum m. flexorum ←‑‑‑→ Radialseite des Os metacarpale I; **I:** N. medianus; **F:** Opposition u. Adduktion des Daumens. **M. orbicularis** (↑) m: Ringmuskel. **M. orbicularis oculi** (↑) m: Pars palpebralis: in den Lidern zw. Ligg. palpebrale med. u. lat., Pars profunda (der Pars palpebralis): Crista lacrimalis post. ←‑‑‑→ unter dem Lig. palpebrale med. in die Pars palpebralis; Pars orbitalis: Stirnbein, Proc. frontalis maxillae, Lig. palpebrale med. ←‑‑‑→ umkreist Aditus orbitalis; **I:** N. facialis; **F:** Lidschluss, -schlag, Erweiterung des Tränensacks. **M. orbicularis oris** (↑) m: Pars marginalis: im Querschnitt hakenförmig nach außen umgebogener Teil unter dem Lippenrot; Pars labialis: vom Modiolus anguli oris um die Mundöffnung, Anheftungsstellen an Ober- u. Unterkiefer; **I:** N. facialis; **F:** Schließen der Mundspalte, Regulierung des Lippentonus. **M. orbitalis** (↑) m: im Bereich der Fissura orbitalis inf. in die Periorbita eingelagerter glatter Muskel; **I:** sympathisch, Plexus caroticus int.; **F:** Bulbuspositionierung. **Mm. ossiculorum auditus** (↑) m pl: an den Gehörknöchelchen ansetzende Mittelohrmuskeln: Tensor tympani, M. stapedius. **Mm. palati mollis et faucium** (↑) m pl: Muskeln des Gaumensegels u. der Schlundbögen: M. levator veli palatini, M. tensor veli palatini, M. uvulae, M. palatoglossus, M. palatopharyngeus. **M. palato|glossus** (↑) m: Aponeurosis palatina ←‑‑‑→ M. transversus linguae; **I:** N. glossopharyngeus, N. vagus; **F:** verengt u. verschliesst die Schlundenge, hebt den Zungengrund. **M. palato|pharyngeus** (↑) m: Aponeurosis palatina, Lamina med. proc. pterygoidei ←‑‑‑→ laterale Pharynxwand; **I:** N. glossopharyngeus, N. vagus; **F:** hebt den Pharynx, senkt das Gaumensegel, verengt die Schlundenge. **M. palmaris brevis** (↑) m: ulnarer Rand der Palmaraponeurose, Retinaculum m. flexorum ←‑‑‑→ Haut des Kleinfingerballens; **I:** N. ulnaris; **F:** Spannung der Palmaraponeurose. **M. palmaris longus** (↑) m: Epicondylus med. humeri ←‑‑‑→ Aponeurosis palmaris; **I:** N. medianus; **F:** Spannung der Palmaraponeurose u. Beugung im Ellenbogen- u. Handgelenk. **Mm. papillares cordis** (↑) m pl: Papillarmuskeln; kegelförmig vorspringende Muskeln an der Innenwand der Herzkammern. Ihre Sehnenfäden (Chordae tendineae) ziehen zu den Segelklappen. Verhindern das Rückschlagen der Klappensegel in den Vorhof bei der Kammersystole. Rechts: M. papillaris ant., post. u. septalis; links: M. papillaris ant. u. post. **Mm. pectinati atrii** (↑) m pl: Muskelleisten im Bereich des entwicklungsgeschichtl. alten Anteils des rechten Vorhofs (bis zur Crista terminalis) u. der bd. Herzohren. **M. pectineus** (↑) m: Pecten ossis pubis, Tuberculum pubicum, Lig. pubicum sup. ←‑‑‑→ Linea pectinea femoris; **I:** N. femoralis u. N. obturatorius; **F:** Beugung, Adduktion u. geringe Innenrotation des Oberschenkels.

Musculus-pectoralis-Lappen (↑): (engl.) pectoralis major flap; muskulokutaner Gewebelappen aus variablen Anteilen des M. pectoralis major u. seiner anat. definierten Gefäßversorgung (A. u. V. thoracoacromialis); **Verw.:** Lappenplastik* in der plast. Gesichtschirurgie.

Musculus pectoralis major (↑) m: Pars clavicularis: mediale Hälfte des Schlüsselbeins; Pars sternocostalis: Vorderfläche von Manubrium u. Corpus sterni, 2.–7. Rippenknorpel; Pars abdominalis: vorderes Blatt der Rektusscheide ←‑‑‑→ Crista tuberculi majoris humeri; **I:** Nn. pectorales; **F:** Adduktion, Anteversion, Innenrotation des Arms, Senkung der Schulter, Atemhilfsmuskel (Inspiration). **M. pectoralis minor** (↑) m: 3.–5. Rippe ←‑‑‑→ Proc. coracoideus scapulae; **I:** Nn. pectorales; **F:** Senkung des Schultergürtels, Atemhilfsmuskel (Inspiration). **Mm. perinei** (↑) m pl: Dammmuskeln: M. regionis analis (mit M. sphincter ani ext.), M. regionis urogenitalis: M. transversus perinei superf., M. ischiocavernosus, M. bulbospongiosus, M. transversus perinei prof. (männl.), M. sphincter urethrae ext., M. compressor urethrae (weibl.), M. sphincter urethrovaginalis (weibl.). **M. peroneus brevis** (↑) m: laterale Fläche der unteren Fibulahälfte, Septa intermuscularia ant. et post., Fascia cruris ←‑‑‑→ Tuberositas ossis metatarsalis V u. Sehne zur kleinen Zehe; **I:** N. peroneus superficialis; **F:** Plantarflexion, Pronation u. Abduktion des Fußes. **M. peroneus longus** (↑) m: Kapsel der Art. tibiofibularis, Caput fibulae, obere zwei Drittel der Facies lat. u. der Margo post. fibulae, Septa intermuscularia ant. et post., Fascia cruris ←‑‑‑→ Tuberositas ossis metatarsalis I (II), Os cuneiforme med.; **I:** N. peroneus superficialis; **F:** Plantarflexion, Pronation u. Abduktion des Fußes. **M. peroneus tertius** (↑) m: s. Musculus fibularis tertius. **Mm. pharyngis** (↑)

m pl: syn. Tunica muscularis pharyngis; Rachenmuskeln: M. constrictor pharyngis sup., M. constrictor pharyngis medius, M. constrictor pharyngis inf., M. stylopharyngeus, M. salpingopharyngeus, M. palatopharyngeus. **M. piriformis** (↑) m: Facies pelvina ossis sacri, lateral der Foramina sacralia antt. 2–4, Kapsel der Art. sacroiliaca ←--→ Spitze des Trochanter major; **I:** Plexus sacralis; **F:** Außenrotation, Abduktion, Rückheben des Oberschenkels, Neigung des Beckens zur Seite u. nach hinten. **M. plantaris** (↑) m: Condylus lat. femoris, Kniegelenkkapsel ←--→ Tuber calcanei, medial der Achillessehne; **I:** N. tibialis; **F:** schwache Plantarflexion u. Supination des Fußes. **M. pleuro|oesophageus** (↑) m: glatte Muskelbündel zw. li. Pleura parietalis (Pars mediastinalis) u. Speiseröhre. **M. popliteus** (↑) m: Epicondylus lat. femoris, Kniegelenkkapsel ←--→ Facies post. tibiae oberhalb der Linea m. solei; **I:** N. tibialis; **F:** Beugung u. Innenrotation des Unterschenkels. **M. pro|cerus** (↑) m: Nasenrücken ←--→ Haut zw. den Augenbrauen; **I:** N. facialis; **F:** Herabziehen der Stirnhaut, Bildung von Querfurchen an d. Nasenwurzel. **M. pro|nator quadratus** (↑) m: distales Viertel des Margo ant. ulnae ←--→ distales Viertel des Margo u. der Facies ant. radii; **I:** N. interosseus ant.; **F:** Pronation. **M. pro|nator teres** (↑) m: Caput humerale: Epicondylus med. humeri, Septum intermusculare brachii med.; Caput ulnare: Proc. coronoideus ulnae; ←--→ mittleres Drittel der lateralen u. dorsalen Radiusfläche; **I:** N. medianus; **F:** Beugung u. Pronation des Unterarms. **M. psoas major** (↑) m: 12. Brust- u. 1.–4. Lendenwirbelkörper, Proc. costales der Lendenwirbel ←--→ Trochanter minor; **I:** Plexus lumbalis; **F:** Beugung des Oberschenkels, Kippen des Beckens gegen den Oberschenkel, geringe Außen- u. Innenrotation, Adduktion, Seitneigung der Wirbelsäule. **M. psoas minor** (↑) m: inkonstant; Körper des 12. Brust- u. des 1. Lendenwirbels ←--→ Pecten ossis pubis; **I:** Plexus lumbalis. **M. pterygoideus lateralis** (↑) m: Seitenfläche der Lamina lat. des Proc. pterygoidei, Unterfläche der Ala major des Os sphenoidale ←--→ Fovea pterygoidea mandibulae, Kiefergelenkkapsel u. -diskus; **I:** N. pterygoideus lat. (V_c); **F:** beidseitig: Vorschieben, einseitig: seitl. Verschiebung der Mandibula (Mahlbewegung). **M. pterygoideus medialis** (↑) m: Fossa pterygoidea ossis sphenoidalis ←--→ Innenfläche des Angulus mandibulae; **I:** N. pterygoideus (V_c); **F:** Kieferschluss. **M. pubo|analis** (↑) m: s. Musculus levator ani. **M. pubo|coccygeus** (↑) m: s. Musculus levator ani. **Mm. puboperineales** (↑) m pl: s. Musculus levator ani. **M. pubo|prostaticus** (↑) m: syn. M. levator prostatae; s. Musculus levator ani. **M. pubo|rectalis** (↑) m: s. Musculus levator ani. **M. pubo|vaginalis** (↑) m: s. Musculus levator ani. **M. pubo|vesicalis** (↑) m: glatte Muskulatur von der Symphyse zum Blasenhals. **M. pyramidalis** (↑) m: in der Rektusscheide; Symphyse ←--→ Linea alba; **I:** N. subcostalis; **F:** Spannung der Linea alba. **M. pyramidalis auriculae** (↑) m: Tragus ←--→ Spina helicis des Ohrknorpels; **I:** N. facialis; **F:** beim Menschen unwesentlich. **M. quadratus** (↑) m: ein quadratischer Muskel. **M. quadratus femoris** (↑) m: Tuber ischiadicum ←--→ Crista intertrochanterica femoris; **I:** N. ischiadicus; **F:** Außenrotation u. Adduktion des Oberschenkels. **M. quadratus lumborum** (↑) m: Labium int. cristae iliacae, Lig. iliolumbale, Proc. costales des 1.–4. Lendenwirbels ←--→ 12. Rippe u. Brustwirbelkörper, Lig. lumbocostale; **I:** N. subcostalis, Plexus lumbalis; **F:** Seitneigung der Wirbelsäule, Senkung der 12. Rippe. **M. quadratus plantae** (↑) m: syn. M. flexor accessorius; zweiköpfig vom Calcaneus ←--→ lateraler Rand der Sehne des M. flexor digitorum longus; **I:** N. plantaris lat.; **F:** korrigiert die Zugrichtung der Sehnen des M. flexor digitorum longus. **M. quadri|ceps femoris** (↑) m: Schenkelstrecker; Muskelgruppe aus: Musculus* rectus femoris, Musculus* vastus lateralis, Musculus* vastus intermedius, Musculus* vastus medialis. **M. recto|coccygeus** (↑) m: Längsmuskelschicht der Rektumwand ←--→ 2.–3. Steißwirbel. **M. recto|perinealis** (↑) m: s. Musculi anorectoperineales. **M. recto|urethralis** (↑) m: Längsmuskelschicht der Rektumwand ←--→ Pars membranacea der Harnröhre. **M. recto|uterinus** (↑) m: Längsmuskelschicht der Rektumwand ←--→ seitl. Uteruskanten (in d. Plica rectouterina). **M. recto|vesicalis** (↑) m: Längsmuskulatur des Rektums ←--→ seitl. Blasengrund. **M. rectus abdominis** (↑) m: Vorderfläche des 5.–7. Rippenknorpels u. des Proc. xiphoideus ←--→ Os pubis u. Symphyse; Intersectiones tendineae sind Zwischensehnen, die mit dem vorderen Blatt der Rektusscheide verwachsen sind; **I:** Nn. intercostales, Plexus lumbalis; **F:** Rumpfbeugung, Hebung des Beckens, Rippensenkung, Bauchpresse. **M. rectus capitis anterior** (↑) m: Massa lateralis atlantis ←--→ Pars basilaris ossis occipitalis; **I:** Plexus cervicalis; **F:** Vorneigen des Kopfs. **M. rectus capitis lateralis** (↑) m: Proc. transversus atlantis ←--→ Proc. jugularis ossis occipitalis; **I:** Ramus ant. (C_1); **F:** Beugung des Kopfs nach vorn. **M. rectus capitis posterior major** (↑) m: Dornfortsatz der Axis ←--→ Linea nuchalis inf.; **I:** N. suboccipitalis; **F:** Dorsalflexion des Kopfs, einseitig: Drehung nach der gleichen Seite. **M. rectus capitis posterior minor** (↑) m: Tuberculum post. atlantis ←--→ unterh. der Linea nuchalis inf.; **I:** N. suboccipitalis; **F:** Dorsalflexion des Kopfs. **M. rectus femoris** (↑) m: Spina iliaca inf., oberer Rand des Acetabulums ←--→ oberer u. seitl. Rand der Patella, mittels Lig. patellae an der Tuberositas tibiae; **I:** N. femoralis; **F:** Streckung des Unterschenkels, Beugung des Oberschenkels. **M. rectus inferior bulbi** (↑) m: Anulus tendineus comm. ←--→ untere Bulbusfläche vor dem Äquator; **I:** N. oculomotorius; **F:** Senkung, Adduktion, Innenrotation der Pupille. **M. rectus lateralis bulbi** (↑) m: Anulus tendineus comm. ←--→ temporale Bulbusfläche vor dem Äquator; **I:** N. abducens; **F:** Abduktion der Pupille. **M. rectus medialis bulbi** (↑) m: Anulus tendineus comm. ←--→ nasale Bulbusfläche vor dem Äquator; **I:** N. oculomotorius; **F:** Adduktion der Pupille. **M. rectus superior bulbi** (↑) m: Anulus tendineus comm. ←--→ obere Bulbusfläche vor dem Äquator; **I:** N. oculomotorius; **F:** Hebung, Adduktion, Innenrotation der Pupille. **M. rhomboideus major** (↑) m: Dornfortsätze des 1.–4. Brustwirbels ←--→ Margo med. scapulae; **I:** N. dorsalis scapulae; **F:** Fixierung des Schulterblatts am Rumpf, Kranial- u. Medianwärtsziehen des Schulterblatts. **M. rhomboideus minor** (↑) m: Dornfortsätze des 6., 7. Halswirbels ←--→ Margo med. scapulae; **I:**, **F:** s. Musculus rhomboideus major. **M. risorius** (↑) m: Fascia parotidea, masseterica, Wangenhaut ←--→ Mundwinkel; **I:** N. facialis; **F:** Seitwärtsziehen der Mundwinkel, erzeugt Lachgrübchen. **Mm. rotatores** (↑) m pl: Teil des transversospinalen Systems der autochthonen Rückenmuskeln, jeweils zum nächsthöheren od. übernächsten Wirbel ziehend; Mm. r. lumborum (inkonstant), Mm. r. thoracis, Mm. r. cervicis: Querfortsätze der (Lenden-) Brust- u. unteren Halswirbel ←- - -→ Dornfortsatzwurzeln des nächsthöheren od. übernächsten Wirbels; **I:** Rr. postt. der Spinalnerven; **F:** Streckung u. Drehung der Wirbelsäule. **M. salpingo|pharyngeus** (↑) m: Tubenknorpel ←- - -→ seitl. Pharynxwand; **I:** N. glossopharyngeus; **F:** Schlundheber. **M. sartorius** (↑) m: Schneidermuskel; Spina iliaca ant. sup. ←- - -→ Tuberositas tibiae, Fascia cruris; **I:** N. femoralis; **F:** Beugung, Abduktion u. Außenrotation des Oberschenkels, Beugung u. Innenrotation des Unterschenkels. **M. scalenus anterior** (↑) m: Tubercula antt. der 3.–6. Halswirbelquerfortsätze ←- - -→ Tuberculum m. scaleni ant. der 1. Rippe; **I:** Plexus cervicalis, brachialis; **F:** Hebung der 1. Rippe (Inspiration), Beugung, Seitwärtsneigung, Drehung der Halswirbelsäule. **M. scalenus medius** (↑) m: Tubercula antt. aller Halswirbelquerfortsätze ←- - -→ 1. Rippe; **I.**, **F:** wie Musculus* scalenus anterior. **M. scalenus minimus** (↑) m: inkonstant, zw. M. scalenus ant. u. med.; 6. od. 7. Halswirbelquerfortsatz ←- - -→ 1. Rippe, Pleurakuppel; **I:** Plexus brachialis; **F:** Atemhilfsmuskel. **M. scalenus posterior** (↑) m: 4.–6. Halswirbelquerfortsätze ←- - -→ 2. Rippe; **I:** Plexus cervicalis, brachialis; **F:** Hebung der 2. Rippe (Inspiration), Beugung, Seitwärtsneigung, Drehung der Halswirbelsäule. **M. semi|membranosus** (↑) m: Tuber ischiadicum ←- - -→ Condylus med. tibae, Hinterwand der Kniegelenkkapsel (Lig. popliteum obliquum), Faszie des M. popliteus; **I:** N. tibialis; **F:** Beugung u. Innenrotation des Unterschenkels, Streckung im Hüftgelenk. **M. semi|spinalis** (↑) m: Teil des transversospinalen Systems der autochthonen Rückenmuskeln, 4 u. mehr Wirbel überspringend; M. s. thoracis, M. s. cervicis: Querfortsätze aller Brust- u. des 7. Halswirbels ←- - -→ Dornfortsätze der mittl. u. oberen Brust- u. des 7.–2. Halswirbels; M. s. capitis: Querfortsätze vom 6. Brust- bis 4. Halswirbel ←- - -→ zw. Linea nuchalis sup. u. inf.; **I:** Rr. postt. der Spinalnerven; **F:** Streckung der Wirbelsäule, Dorsalflexion u. Drehung (einseitig) von Wirbelsäule u. Kopf nach der entgegengesetzten Seite. **M. semi|tendinosus** (↑) m: Tuber ischiadicum ←- - -→ Condylus med. tibiae, Fascia cruris; **I:** N. tibialis; **F:** Beugung u. Innenrotation des Unterschenkels, Streckung im Hüftgelenk. **M. serratus anterior** (↑) m: 1.–9. Rippe ←- - -→ Angulus sup., Margo med. bis Angulus inf. scapulae; **I:** N. thoracicus longus; **F:** Rumpffixierung der Scapula, Drehung der Scapula um den Angulus lat. (ermöglicht Heben des Arms über die Horizontale), Heben der Rippen (Atemhilfsmuskel). **M. serratus posterior inferior** (↑) m: Fascia thoracolumbalis im unteren Brust- u. oberen Lendenbereich ←- - -→ 12.–9. Rippe; **I:** Nn. intercostales; **F:** Rippensenkung. **M. serratus posterior superior** (↑) m: Lig. nuchae, Dornfortsätze des 6. Hals- bis 2. Brustwirbels ←- - -→ 2.–5. Rippe; **I:** Nn. intercostales; **F:** Heben der Rippen. **M. soleus** (↑) m: Caput, Facies u. Margo post. fibulae, Facies post. tibiae, Arcus tendineus m. solei ←- - -→ Tuber calcanei (gemeinsam mit dem M. gastrocnemius: Tendo calcaneus Achilles); **I:** N. tibialis; **F:** Plantarflexion, Adduktion u. Supination des Fußes. **M. sphincter** (↑) m: ein Schließmuskel. **M. sphincter ampullae hepato|pan|creaticae** (↑) m: sog. Oddi-Sphinkter; Ringmuskulatur im Bereich der Ampulla hepatopancreatica. **M. sphincter ani externus** (↑) m: quer gestreift; Pars subcutanea: Unterhautbindegewebe hinter dem Anus ←- - -→ Haut vor dem Anus, M. bulbospongiosus; Pars superficialis: Steißbein, Lig. anococcygeum ←- - -→ Centrum perinei; Pars prof.: vom Centrum tendineum schlingenförmig um den Analkanal; **I:** Nn. perineales; **F:** willkürlicher Verschluss des Analkanals. **M. sphincter ani internus** (↑) m: Zone verdickter (glatter) Ringmuskulatur des Darmrohrs am Canalis* analis; **I:** Nn. anales supp., enterisches Nervensystem; **F:** unwillkürlicher Verschluss des Anus. **M. sphincter ductus choledochi** (↑) m: Verstärkung der Ringmuskulatur des Ductus choledochus vor der Vereinigung mit dem Ductus pancreaticus. **M. sphincter ductus pan|creatici** (↑) m: Ringmuskel in der Wand des Ductus pancreaticus vor dessen Einmündung in die Ampulla hepatopancreatica. **M. sphincter palato|pharyngeus** (↑) m: s. Musculus palatopharyngeus. **M. sphincter pupillae** (↑) m: zirkulär angeordnete glatte Muskelzellen in der Pupillarzone der Iris; **I:** N. oculomotorius (Ganglion ciliare); **F:** Verengung der Pupille. **M. sphincter pyloricus** (↑) m: verstärkte Ringmuskelschicht am Magenausgang. **M. sphincter urethrae internus** (↑) m: Ringfasern des M. transversus perinei prof. um den Pars membranacea der Harnröhre: **I:** Nn. perineales; **F:** Verschluss der Harnröhre. **M. sphincter urethrae externus** (↑) m: beim Mann ringförmig die Pars membranacea urethrae umfassend; bei der Frau die Urethra vom Blasengrund bis in Höhe der Mm. compressor urethrae et sphincter urethrovaginalis umfassend; **I:** N. pudendus; **F:** Harnröhrenverschluss, bedingt beim Mann mittl. Harnröhrenenge. **M. sphincter urethro|vaginalis** () m: nur bei der Frau; umgibt ringförmig unterhalb des Hiatus urogenitalis des Diaphragma pelvis Urethra u. Vagina; zus. mit dem M. compressor urethrae Entsprechung des M. transversus perinei prof, des Mannes; **I:** N. pudendus; **F:** Verschluss von Harnröhre u. Scheide. **M. spinalis** (↑) m: M. sp. thoracis: Proc. spinosi der oberen Lenden- u. unteren Brustwirbel ←- - -→ Proc. spinosi des 8.–2. Brustwirbels; M. sp. cervicis: Proc. spinosi oberer Brust- u. unterer Halswirbel ←- - -→ Proc. spinosi des 4.–2. Halswirbels; M. sp. capitis: wie M. sp. cervicis ←- - -→ Protuberantia occipitalis ext.; **I:** Rr. postt. der Spinalnerven; **F:** Streckung u. Seitbeugung der Wirbelsäule. **Mm. spino|trans|versales** (↑) m pl: s. Musculus splenius. **M. splenius** (↑) m: spinotransversales Systems der autochthonen Rückenmuskeln; M. sp. cervicis: 5.–3. Brustwirbeldornfortsätze ←- - -→ Tubercula postt. der 3.–1. Halswirbelquerfortsätze; M. sp. capitis: 3. Brust- bis 7. Halswirbeldornfortsätze, Lig. nuchae ←- - -→ Linea nuchalis sup., Proc. mastoideus; **I:** Rr. postt. der Spinalnerven; **F:** Rückbeugung des Kopfs, Drehung u. Neigung zur gleichen Seite. **M. stapedius** (↑) m: Knochenkanälchen in der Eminentia pyramidalis ←- - -→ Caput stapedis; **I:** N. facialis; **F:** Feineinstellung der Gehörknöchelchenkette. **M. sternalis** (↑) m: (inkonstant) parallel zum Sternalrand auf dem M. pectoralis major. **M. sterno|cleido|mastoideus** (↑) m: Manubrium sterni, mediales Drittel der Clavicula ←- - -→ Proc. mastoideus, Linea nuchae sup.; **I:** N. accessorius, Plexus cervicalis; **F:** beidseitig: Dorsalflexion des Kopfs, Hebung des Brustkorbs (Atemhilfsmuskel), einseitig: Drehung u. Neigung des Kopfs zur Gegenseite. **M. sterno|hyoideus** (↑) m: Innenfläche des Manubrium sterni ←- - -→ Corpus ossis hyoidei; **I:** Ansa cervicalis; **F:** Feststellen u. Herabziehen des Zungenbeins. **M. sterno|thyroideus** (↑) m: Innenfläche von Manubrium sterni u. 1. Rippenknorpel ←- - -→ Linea obliqua des Schildknorpels; **I:** Ansa cervicalis; **F:** Senkung des Kehlkopfs. **M. stylo|glossus** (↑) m: Proc. styloideus ossis temporalis ←- - -→ Seitenrand der Zunge bis zur Zungenspitze; **I:** N. hypoglossus; **F:** zieht die Zunge nach hinten u. oben. **M. stylo|hyoideus** (↑) m: Proc. styloideus ossis temporale ←- - -→ mit gespaltener Sehne (s. Musculus digastricus) an Cornu minus ossis hyoidei; **I:** N. facialis; **F:** zieht Zungenbein nach hinten oben. **M. stylo|pharyngeus** (↑) m: Proc. styloideus ←- - -→ Pharynxwand zw. Mm. constrictor pharyngis sup. u. medius, Schildknorpel; **I:** N. glossopharyngeus; **F:** Schlundheber, erweitert Schlundenge. **M. sub|clavius** (↑) m: 1. Rippenknorpel ←- - -→ Unterfläche des Schlüsselbeins; **I:** N. subclavius; **F:** Sicherung des Sternoklavikulargelenks. **Mm. sub|costales** (↑) m pl: kaudale Rippen zw. Angulus u. Tuberculum, Verlauf wie Mm. intercostales intt., überspringen mind. eine Rippe; **I:** Nn. intercostales; **F:** Rippensenkung. **Mm. sub|occipitales** (↑) m pl: ausschl. auf die Kopfgelenke wirkende, kurze Muskeln: M. rectus capitis ant., M. rectus captits lat., M. rectus capitis post. major, M. rectus captitis post minor, M. obliquus captitis sup., M. obliquus captitis inf. **M. sub|scapularis** (↑) m: Fossa subscapularis ←- - -→ Tuberculum minus humeri u. Crista tuberculi minoris; **I:** Nn. subscapulares; **F:** Innenrotation u. Adduktion des Oberarms. **M. supinator** (↑) m: Epicondylus lat. humeri, Lig. collaterale radiale, Lig. anulare radii, Crista m. supinatoris ulnae ←- - -→ proximal u. distal der Tuberositas radii; **I:** N. radialis; **F:** Supination. **Mm. supra|hyoidei** (↑) m pl: obere Zungenbeinmuskeln: M. digastricus, M. stylohyoideus, M. mylohyoideus, M. geniohyoideus. **M. supra|spinatus** (↑) m: Fossa supraspinata scapulae, Fascia supraspinata ←- - -→ Tuberculum majus humeri (obere Facette), Schultergelenkkapsel; **I:** N. suprascapularis; **F:** Abduktion u. Außenrotation des Oberarms, Spannung der Gelenkkapsel. **M. sus|pensorius duo|deni** (↑) m: syn. Lig. suspensorium duodeni; Treitz-Muskel; Bündel glatter Muskulatur in der Umgebung der A. mesenterica sup., evtl. des Truncus coeliacus ←- - -→ Flexura duodenojejunalis; **F:** Fixierung der Flexur. **M. tarsalis inferior, superior** (↑) m: syn. Müller-Muskel; glatte Muskelzüge vom Rand der Tarsalplatten der Lider zu den Sehnen der geraden Augenmuskeln u. des M. levator palpebrae sup.; **I:** Sympathikus; **F:** beeinflussen die Weite der Lidspalte. **M. temporalis** (↑) m: Schädelseitenfläche der Fossa temporalis, Lamina prof. der Fascia temporalis ←- - -→ Proc. coronoideus u. R. mandibulae; **I:** Nn. temporales proff. (V_c); **F:** Kieferschluss u. -rückführung. **M. temporo|parietalis** (↑) m: Haut u. Lamina superficialis der Fascia temporalis oberh. u. vor der Ohrmuschel ←- - -→ Galea aponeurotica; **I:** N. facialis; **F:** Spannung der Galea aponeurotica. **M. tensor fasciae latae** (↑) m: Spina iliaca ant. sup. ←- - -→ Tractus iliotibialis der Fascia lata (Condylus lat. tibiae); **I:** N. gluteus sup.; **F:** Innenrotation u. Beugung im Hüftgelenk, Fixierung des gestreckten Kniegelenks, Spannen der Fascia lata. **M. tensor tympani** (↑) m: Trommelfellspanner; Wand des Semicanalis m. tensoris tympani (über der Tuba auditiva) ←- - -→ nach rechtwinkligem Umbiegen um den Proc. cochleariformis zum Manubrium mallei; **I:** N. tensoris tympani (Vc); **F:** Spannung der Gehörknöchelchenkette u. des Trommelfells. **M. tensor veli palatini** (↑) m: Fossa scaphoidea u. Spina ossis sphenoidalis, Tubenknorpel ←- - -→ nach Umbiegen der Sehne am Hamulus pterygoideus zur Aponeurosis palatina; **I:** N. m. tensoris veli palatini (V_c); **F:** spannt das Gaumensegel in Höhe der Hamuli pterygoidei, erweitert die Tuba auditiva. **M. teres major** (↑) m: Dorsalfläche des Angulus inf. scapulae ←- - -→ Crista tuberculi minoris humeri; **I:** N. thoracodorsalis; **F:** Adduktion, Innenrotation u. Rückheben des Oberarms. **M. teres minor** (↑) m: Margo lat. scapulae, Fascia infraspinata ←- - -→ distale Facette des Tuberculum majus humeri; **I:** N. axillaris; **F:** Außenrotation u. Adduktion des Oberarms, Spannung der Schultergelenkkapsel. **Mm. thoracis** (↑) m pl: Muskeln des Brustkorbs. **M. thyro|arytenoideus** (↑) m: Schildknorpelinnenfläche ←- - -→ Seitenkante u. Vorderfläche des Stellknorpels: Pars thyroepiglottica: abzweigende Fasern zur Epoglottis; **I:** N. laryngeus recurrens; **F:** Entspannung der Stimmbänder, Verengung der Pars intermembranacea der Stimmritze. **M. thyro|hyoideus** (↑) m: Linea obliqua des Schildknorpels ←- - -→ Corpus, Cornu majus des Zungenbeins; **I:** Ansa cervicalis; **F:** Hebung des Kehlkopfs. **M. thyro|pharyngeus:** syn. für Pars thyropharyngea des M. constrictor pharyngis inf. **M. tibialis anterior** (↑) m: Condylus u. Facies lat. tibiae, Membrana interossea cruris, Fascia cruris ←- - -→ Os cuneiforme med., Basis ossis metatarsalis I; **I:** N. fibularis prof.; **F:** Dorsalflexion, Adduktion u. Supination des Fußes, evtl. auch pronatorische Wirkung. **M. tibialis posterior** (↑) m: Facies post. tibiae, Membrana interossea, Facies med. fibulae ←- - -→ Tuberositas ossis navicularis, Plantarfläche der Ossa cuneiformia, evtl. Basis der Ossa metatarsalia II, III, IV, Os cuboideum; **I:** N. tibialis; **F:** Supination, Adduktion u. Plantarflexion des Fußes. **M. trachealis** (↑) m: glatte Muskulatur zw. den freien Enden der Knorpelspangen der Luftröhre. **M. tragicus** (↑) m: auf die Lamina tragi des Ohrknorpels; **I:** N. facialis; **F:** ohne wesentl. Funktion. **Mm. trans|verso|spinales** (↑) m pl: s. Musculi multifidi, Musculus semispinalis, Musculi rotatores. **M. trans|versus abdominis** (↑) m: Innenfläche der 6 unteren Rippen, tiefes Blatt der Fascia thoracolumbalis, Labium int. cristae iliacae, Lig. inguinale ←- - -→ Linea alba; **I:** Nn. intercostales, N. iliohypogastricus, N. ilioinguinalis; **F:** Bauchpresse. **M. trans|versus linguae** (↑) m: Septum linguae ←- - -→ Aponeurosis linguae v. a. des Zungenseitenrands; **I:** N. hypoglossus; **F:** Verschmälerung u. Herausstrecken der Zunge. **M. trans|versus menti** (↑) m: quere Fasern zw. den Mm. depressores anguli oris beider Seiten; **I:** N. facialis; **F:** Spannung der Kinnhaut. **M. trans|versus perinei pro|fundus** (↑) m: nur beim Mann; trapezförmige Muskelplatte zw. beidseitigen Sitz- u. unteren Schambeinästen; **I:** Nn. perineales; **F:** ventrokaudaler Verschluss des Beckenausgangs. **M. trans|versus perinei super|ficialis** (↑) m: Ramus ossis ischii ←- - -→ Centrum perinei; **I:** Nn. perineales; **F:** Fixierung des Bulbus penis. **M. trans|versus thoracis** (↑) m: Innenfläche von Sternum u. unteren Rippenknorpeln ←- - -→ Unterränder des 2.–6. Rippenknorpels; **I:** Nn. intercostales; **F:** Exspiration. **M. trapezius** (↑) m: Pars descendens, transversa, ascendens; Linea nuchalis sup., Protuberantia occipitalis externa, Lig. nuchae, Procc. spinosi u. Ligg. supraspinalia der 12 Brustwirbel ←- - -→ laterales Drittel der Clavicula, Acromion, Spina scapulae; **I:** N. accessorius, Plexus cervicalis; **F:** **1.** Pars descendens: Hebung der Scapula u. Drehung des Angulus inf. nach außen (ermöglicht Hebung des Arms über die Horizontale), Drehung des Kopfs nach der entgegengesetzten Seite, Hebung der Clavicula; **2.** Pars transversa: Zug des Schultergürtels nach hinten (Gesamtwirkung); **3.** Pars ascendens: Senkung der Scapula. **M. tri|ceps brachii** (↑) m: Caput longum: Tuberculum infraglenoidale scapulae; Caput lat.: lateraler u. dorsaler Umfang des Corpus humeri (proximal des Sulcus n. radialis), Septum intermusculare lat.; Caput med.: dorsaler Umfang des Corpus humeri (distal des Sulcus n. radialis), Septum intermusculare lat. u. med. ←- - -→ Olecranon, Kapsel des Ellenbogengelenks; **I:** N. radialis; **F:** Strecken des Unterarms, Rückheben des Oberarms (Caput longum). **M. tri|ceps surae** (↑) m: s. Musculus gastrocnemius, Musculus soleus. **Mm. trigoni vesicae super|ficialis, profundus** (↑) m pl: Wandmuskulatur der Harnblase* im Bereich des Trigonum vesicae. **M. uvulae** (↑) m: Aponeurosis palatina ←- - -→ Spitze des Zäpfchens; **I:** N. glossopharyngeus, N. vagus; **F:** verkürzt das Zäpfchen. **M. vastus inter|medius** (↑) m: vorderer Umfang des Femurs ←- - -→ Basis patellae, über Lig. patellae zur Tuberositas tibiae; **I:** N. femoralis; **F:** Streckung des Unterschenkels. **M. vastus lateralis** (↑) m: laterale Fläche des Trochanter major, Linea intertrochanterica, Labium lat. lineae asperae ←- - -→ Patella, Tuberositas tibiae (Lig. patellae); **I:** u. **F:** wie Musculus* vastus intermedius. **M. vastus medialis** (↑) m: Labium med. lineae asperae, Endsehnen des M. adductor magnus u. longus; Ansatz, **I:** u. **F:** wie Musculus* vastus intermedius. **M. verticalis linguae** (↑) m: senkrechte Muskelzüge zw. Zungenrücken u. -unterfläche; **I:** N. hypoglossus; **F:** Herausstrecken der Zunge. **M. vesico|prostaticus** (↑) m: glatte Muskelfasern von der Blasenwand zur Prostata. **M. vesico|vaginalis** (↑) m: glatte Muskelfasern von der Blasenwand zur Scheide. **M. vocalis** (↑) m: in der Stimmfalte gelegener Teil des M. thyroarytenoideus; Schildknorpelinnenfläche, paramedian ←- - -→ Proc. vocalis, Fovea oblonga des Stellknorpels; **I:** N. laryngeus recurrens; **F:** Feineinstellung der Stimmfaltenspannung. **M. zygomaticus major** (↑) m: Facies lat. ossis zygomatici ←- - -→ Mundwinkel u. Oberlippenhaut; **I:** N. facialis; **F:** zieht Mundwinkel nach außen u. oben. **M. zygomaticus minor** (↑) m: Facies lat. ossis zygomatici, M. orbicularis oculi ←- - -→ Haut von Nasolabialfurche u. Oberlippe; **I:** N. facialis; **F:** hebt Oberlippe.

Musik|therapie f: (engl.) musical therapy; Form der Psychotherapie*, bei der insbes. die Selbstwahrnehmung durch Anhören von Musik (sog. rezeptive M.) od. Musizieren (sog. aktive M.) verbessert werden soll; Anw. in Zus. mit anderen Formen von Psychotherapie.

Muskat|nuss|leber: (engl.) nutmeg liver; Hepar moschatum; bei Stauungsleber (bes. mit Ödem) hat die Schnittfläche das Aussehen einer durchschnittenen Muskatnuss, da die peripheren Teile der Lobuli (inf. Verfettung) gelblich, die zentralen dagegen blaurot aussehen.

Muskel (lat. musculus Mäuschen) m: (engl.) muscle; die fleischigen Teile des Körpers, die durch Zusammenziehen u. Erschlaffen Bewegung vermitteln; s. Muskelgewebe, Musculus.

Anatomische Bezeichnung der Muskeln siehe unter Musculus.

Muskel|aktions|potential (↑) n: (engl.) muscle action potential; Abk. MAP; Aktionspotential*, das bei Erregung der Skelettmuskelfaser an den motor. Endplatten entsteht u. sich über die Muskelfaser ausbreitet (gefolgt von deren Kontraktion); vgl. Elektromyographie.

Muskel|a|trophie (↑; Atrophie*) f: (engl.) muscular atrophy; Amyotrophie, Muskelschwund; Abnahme der Muskelmasse inf. Verkleinerung des Durchmessers (einfache M.) od. der Zahl (numerische M.) von Muskelfasern.

Muskel|a|trophie, myo|gene (↑; ↑) f: (engl.) myopathic atrophy; durch eine Myopathie* verursachter Muskelschwund.

Muskel|a|trophie, neurale (↑; ↑) f: syn. hereditäre motorisch-sensible Neuropathie*.

Muskel|a|trophie, neuro|gene (↑; ↑) f: (engl.) neuropathic muscular atrophy; Oberbegriff für versch. (z. T. erbl.) Formen der Muskelatrophie, die auf einer Schädigung der motor. Vorderhornzellen des Rückenmarks od. der peripheren Nerven beruhen; s. Muskelatrophie, spinale.

Muskel|a|trophie, spinale (↑; ↑) f: (engl.) spinal muscular atrophy; Abk. SMA; fortschreitende Muskelschwäche u. -atrophie inf. Degeneration der motorischen Vorderhornzellen; **Häufigkeit:** 1:10 000 Neugeborene; **Formen:** s. Tab.; **Klin.:** meist proximal betonte Schwäche, abgeschwächte od. fehlende Muskeleigenreflexe, häufig Faszikulationen, (sekundäre) Skelettanomalien (Skoliose, Hyperlordose, Hohlfuß, Kontrakturen), normale Intelligenz; **Diagn.:** Serumaktivität der Kreatinkinase in 30 % der Fälle erhöht; in der Elektromyographie neurogene Veränderungen (Faszikulationen, Fibrillationen, positive Wellen, Willküraktionspotentiale mit verlängerter Dauer u. Amplitude, vermehrt Polyphasien, gelichtetes Innervationsmuster); Muskelbiopsie (felderförmige Atrophie, insbes. bei SMA III zus. mit myopathischen Veränderungen); Formen mit bekannter Genmutation können pränatal molekulargenetisch diagnostiziert werden. **Ther.:** keine spezif. Ther. bekannt.

Muskel|bi|opsie (↑; Bio-*; Op-*) f: (engl.) muscle biopsy; Nadelbiopsie von Muskelgewebe zur histol., histochem. u. immunhistochem. Untersuchung (s. Abb.) zur DD neuromuskulärer Erkrankungen; für sportmed. Zwecke zur Feststellung des Prozentsatzes der Masse an langsamen (engl. slow twich, Abk. ST) u. schnellen Muskelfasern (engl. fast twich, Abk. FT).

Muskel|bruch (↑): s. Muskelhernie.

Muskel|de|fekte, angeborene (↑) m pl: (engl.) congenital muscle anomalies; angeb. Aplasie od. Hypoplasie der Skelettmuskulatur; Vork. an allen Muskeln, häufig als (einseitige) Aplasie des M. pectoralis major (vgl. Poland-Symptomenkomplex), des M. trapezius u. M. quadrizeps femoris; vgl. Prune-belly-Syndrom.

Muskelatrophie, spinale

Formen	Erkrankungsalter	Lokalisation	Vererbungsmodus, (Genlokus)
SMA Typ 1 (Werdnig-Hoffmann)	0–12 Mon.	proximal	autosomal-rezessiv (5q11.2–q13.3)
SMA Typ II (intermediärer Typ)	0–2 Jahre	proximal	autosomal-rezessiv (5q11.2–q13.3)
SMA Typ III (Kugelberg-Welander)	3–18 Jahre u. Erwachsenenalter	Beckengürtel	autosomal-rezessiv (5q11.2–q13.3)
SMARD1 mit diaphragmaler Schwäche	bei Geburt	Diaphragma; Arme (stärker betroffen), Beine	autosomal-rezessiv (11q13–q21)
SMA mit Arthrogryposis u. Knochenfrakturen	0–6 Mon.	proximal	unbekannt
distale SMA	10–20 Jahre	Unterarm, Hand	(7p)
skapulohumeraler Typ (Vulpian-Bernhardt)	Jugend- u. Erwachsenenalter	Schultergürtel	sporadisch
fazioskapulohumeraler Typ	Jugendalter	Gesicht u. Schultergürtel	autosomal-dominant
skapulo-peronealer Typ	30–50 Jahre	Schultergürtel u. Unterschenkel	autosomal-dominant
distale SMA Typ Duchenne-Aran	30–40 Jahre	Unterarm, Hand	sporadisch
peronealer Typ	Kindheit, Erwachsenenalter	Unterschenkel, Fuß	sporadisch, autosomal-dominant u. -rezessiv
bulbospinale Form (Typ Kennedy)	Erwachsenenalter	proximale Extremitäten, Gesicht, Zunge	X-chromosomal-rezessiv (Xq12)

Muskel|dys|trophie (↑; Dys-*; Troph-*) f: (engl.) muscular dystrophy; **1.** i. e. S. histol. Veränderung von Muskelgewebe, gekennzeichnet durch degenerierende u. in Regeneration befindl. Muskelfasern mit zentralständigen Kernen u. erhöhter Kaliberschwankung, durch vermehrte Fetteinlagerung u. Vermehrung des endo- u. perimysialen Bindegewebes; **2.** i. w. S. Erkrankung, die mit einer solchen Veränderung des Muskelgewebes einhergeht; vgl. Dystrophie. A. Moe.

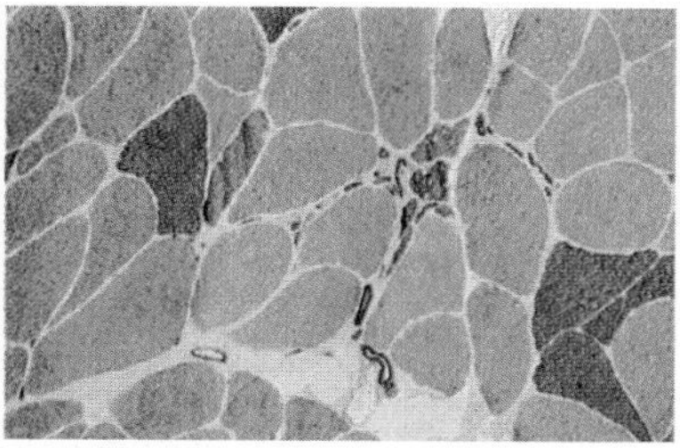

Muskelbiopsie:
histologischer Befund bei neurogener Muskelatrophie; Typ-1-Fasern (hell) und Typ-2-Fasern (dunkel) sind nicht mosaikartig verteilt, sondern zeigen eine pathologische Fasertypengruppierung. [89]

Muskel|dys|trophie, fazio|skapulo|humerale (↑; ↑; ↑) f: (engl.) facioscapulohumeral muscular dystrophy; Abk. FSHD; autosomal-dominant erbl. Form der progressiven Muskeldystrophien* mit langsamer Progredienz (Genlokus 4q35); in Manifestationsalter u. Schweregrad stark variierend; anfangs Schwäche der Muskulatur von Gesicht, Schultergürtel u. Oberarmen, häufig asymmetrisch; **Diagn.:** Nachw. des Gendefekts, Muskelbiopsie; **Ther.:** symptomatisch. A. Moe.

Muskel|dys|trophien, kongenitale (↑; ↑; ↑) f pl: (engl.) congenital muscular dystrophies; Abk. CMD; Gruppe von autosomal-rezessiv erbl. frühkindl. Erkrankungen mit Muskelschwäche u. Dystrophie* der Muskulatur (oft mit starker Proliferation von Fett- od. Bindegewebe, aber ohne erhebl. Nekrose- od. Regenerationsherde); **Formen:** s. Tab.; zusätzl. ZNS-Veränderungen (u.

Muskeldystrophien, kongenitale

Formen	Genlokus
Fukuyama CMD	9q31–q33
CMD mit Merosinmangel	6q2
Muscle-eye-brain disease	1q32–34
Walker-Warburg-Syndrom	9q31
CMD2 mit sek. Merosinmangel	1q42
CMD mit Integrinmangel	12q13
CMD mit „rigid-spine“	1p35–36

z. T. Augenveränderungen) bei Fukuyama-Typ, Muscle-eye-brain disease, Walker-Warburg-Syndrom u. CMD mit Merosinmangel. A. Moe.

Muskel|dys|trophien, pro|gressive (↑; ↑; ↑) f pl: (engl.) progressive muscular dystrophies; genet. u. klin. sehr variable Muskelerkankungen, die durch einen pathol. Umbau des Gewebes mit erhebl. Funktionsstörung gekennzeichnet sind;

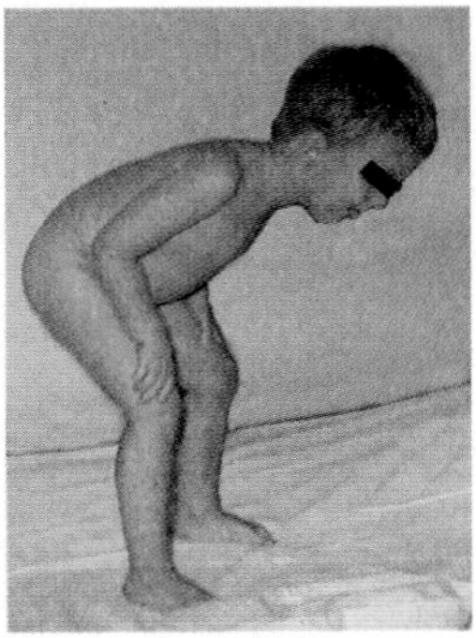

Muskeldystrophien, progressive: Gowers-Manöver („An-sich-selbst-emporklettern") [179]

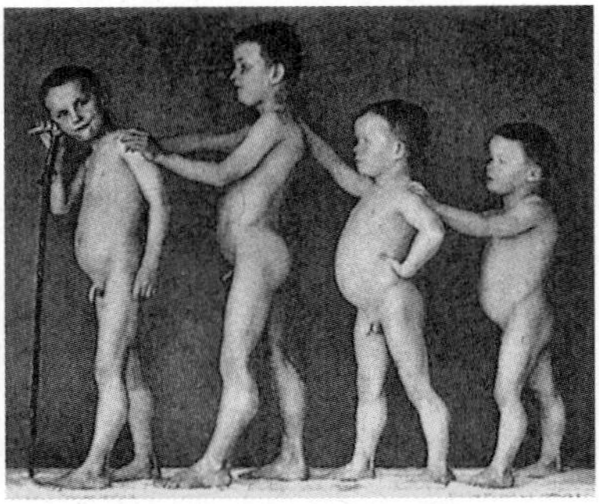

Muskeldystrophien, progressive: historische Aufnahme von vier Brüdern mit den typischen klinischen Merkmalen: Minderwuchs, Hyperlordosierung der Wirbelsäule, Genua recurvata, Pseudohypertrophie der Wadenmuskulatur [163]

Histol. des Muskelgewebes: degenerierende (atrophierende) neben sich regenerierenden (hypertrophierenden) Fasern mit großer Unregelmäßigkeit im Faserdurchmesser, zentralständige Kerne, zelluläre Infiltrate, Vermehrung des Bindegewebes; zu den p. M. gehören u. a. Duchenne*-Muskeldystrophie (häufigste Form), Becker*-Muskeldystrophie, kongenitale Muskeldystrophien*, Emery*-Dreifuß-Muskeldystrophie, fazioskapulohumerale Muskeldystrophie*, okulopharyngeale Muskeldystrophie*. A. Moe.

Muskel|dys|trophie, okulo|pharyngeale (↑; ↑; ↑) **f:** (engl.) oculopharyngeal muscular dystro-

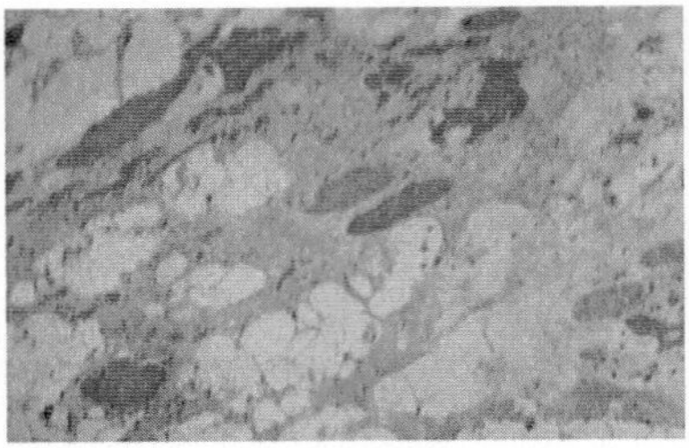

Muskeldystrophien, progressive: muskelbioptischer Befund; diffuser dystrophischer Prozess mit Ersatz untergegangenen Muskelgewebes durch interstitielles Bindegewebe und Fettgewebe [163]

phy; i. Allg. autosomal-dominant (selten autosomal-rezessiv) erbl. Form der progressiven Muskeldystrophien* (Genlokus 14q11.2-q13); **Klin.:** Manifestation zw. 40. u. 60. Lj., vereinzelt im Kindesalter; anfangs Ptosis (z. T. auch Augenmuskellähmung) u. Schluckbeschwerden; im weiteren Verlauf Schwäche von Skelettmuskeln. A. Moe.

Muskel|end|platte (↑)**:** syn. motorische Endplatte*.

Muskel|ermüdung (↑)**:** (engl.) muscle fatigue; Abnahme der Kontraktionsfähigkeit der Skelettmuskulatur durch Anhäufung von Stoffwechselend- u. -zwischenprodukten, insbes. Laktat*, Verlust an Glykogen u. zentrale Ermüdung; vgl. Muskelkater.

Muskel|faser|riss (↑)**:** (engl.) muscle fiber rupture; bei akuter od. chron. Überforderung eines Muskels entstandene Muskelverletzung mit Fasereinrissen. Unzureichende Aufwärmung vor Belastung od. auch Weiterbelastung bei Übermüdung begünstigen das Auftreten der Verletzung. **Sympt.:** akutes Schmerzereignis, Bewegungs-, Anspannungs-, Druck- u. Dehnschmerz, verbunden mit Hämatom; **Ther.:** Ruhigstellung für 24–48 Std., Kälteanwendung im Verletzungsbereich, Druckverband, Hochlagerung des betroffenen Glieds, nach Ablauf der ersten 72 Std. lokale Wärmeanwendung, leichte aktive Muskelübungen. Heilungsdauer 3–16 Wochen (abhängig von Ort u. Ausmaß der Verletzung); **Kompl.:** Narbenbildung, heterotope Knochenbildung, Pseudotumore. Vgl. Muskelkater.

Muskel|fibrillieren (↑; Fibrilla*)**:** s. Fibrillation.

Muskel|gewebe (↑)**:** (engl.) muscle tissue; mit wenigen Ausnahmen (Irismuskeln, Myoepithel) aus dem Mesoderm hervorgegangene Gewebeart, die in bes. Maß die Eigenschaft der Kontraktilität besitzt; die kontraktilen Elemente jeder Muskelzelle sind die im Zytoplasma (Sarkoplasma) gelegenen Myofibrillen*; eine Bindegewebehülle (Kollagenmatrix) umgibt netzartig einzelne Muskelfasern (Endomysium), Muskelfaserbündel (Perimysium) u. den gesamten Muskel (Epimysium). **Einteilung: 1.** glatte Muskulatur: spindelförmige, 50–200 μm große Muskelzellen mit längsovalem, zentral gelegenem Zellkern. Die Myofibrillen sind im polarisierten Licht einheitlich anisotrop. Vork. in der Wand innerer Hohlorgane (z. B. Magen, Darm, Harnbla-

Muskeldystrophien, progressiva

Typ (Genlokus)	Häufigkeit	Manifestationsalter	Klinik	Prognose
X-chromosomal-rezessiv				
Typ Duchenne, syn. bösartige Beckengürtelform (Xp21.2)	1:3000–1:6000 männliche Neugeborene	2.–5. Lebensjahr	Beginn im Beckengürtel, Schwierigkeiten beim Aufrichten des Körpers (Gowers-Manöver), Pseudohypertrophie bes. der Wadenmuskulatur, Lendenlordose, Übergang auf andere Muskelgruppen, Herzmuskelbeteiligung, geistige Retardierung bei ca. 30%	rasch progredient, Gehunfähigkeit zwischen dem 8. u. 15. Lebensjahr, Lebenserwartung 15–30 Jahre
Typ Becker-Kiener, syn. gutartige Beckengürtelform (Xp21.2)	1:20 000 männliche Neugeborene	5.–25. Lebensjahr	Symptome ähnlich denen des Typ Duchenne	langsam progredient, Gehunfähigkeit zwischen dem 30. u. 50. Lebensjahr, Lebenserwartung über 40 Jahre
Typ Emery-Dreifuss, syn. humeroperoneale Form (Xq27.3–q28)	bisher über 140 Merkmalsträger beschrieben	1. Lebensjahrzehnt	Gelenkkontrakturen, Schwäche der Oberarm- u. Beinmuskulatur, Herzmuskelbeteiligung, geistige Retardierung	langsam progredient, verkürzte Lebenserwartung
autosomal-rezessiv				
Gliedergürteldystrophie (15q22)	regional unterschiedl., ca. 1:30 000	sehr variabel, 1.–4. Lebensjahrzehnt	Beginn entw. im Becken- od. Schultergürtel, Symptome ähnlich denen des Typ Duchenne ohne Herzmuskelbeteiligung	langsam progredient, verkürzte Lebenserwartung
distaler juveniler Typ	sehr selten	1.–2. Lebensjahrzehnt	Befall zuerst der distalen Extremitätenmuskeln	langsam progredient
autosomal-dominant				
fazioskapulohumeraler Typ, syn. Landouzy-Déjerine-Syndrom (4q35–qter)	ca. 1:250 000	meist 2. Lebensjahrzehnt	Beginn im Gesichtsbereich (Facies myopathica, „Tapirlippe"), Übergang auf Schulter- u. Beckengürtel	langsam progredient, kaum verkürzte Lebenserwartung
distaler Typ Welander	sehr selten	5.–6. Lebensjahrzehnt	Befall zuerst der distalen Extremitätenmuskeln	langsam progredient
okulärer Typ, syn. okuläre Myopathie	sehr selten	meist 2.–3. Lebensjahrzehnt	Ptose, Befall der äußeren Augenmuskulatur, später Übergang auf die Gesichts- u. Schultergürtelmuskulatur	langsam progredient
okulopharyngealer Typ (14q11.2–q13)	sehr selten	5.–6. Lebensjahrzehnt	Ptose u. Dysphagie, später Befall der übrigen Augenmuskeln u. a. Muskelgruppen	langsam progredient

se u. -leiter, Uterus) u. Blutgefäße; **2.** quer gestreifte (Skelett-)Muskulatur: lang gestreckte Zellen (Fasern) mit einer Vielzahl randständig unter der Zellmembran gelegener ellipt. Kerne. Die charakterist. Querstreifung beruht auf der Struktur der Myofibrillen. **3.** quer gestreifte Herzmuskulatur: besteht aus sich verzweigenden u. anastomosierenden Herzmuskelzellbalken mit zentral gelegenem ovalem Zellkern. Die mehr randständig gelagerten Myofibrillen sind weniger zahlreich als bei Skelettmuskelfasern. Eine Besonderheit der Herzmuskulatur sind die sog. Glanzstreifen*. Vgl. Erregungsleitungssystem.

Muskel|hart|spann (↑): s. Myogelose.

Muskel|hernie (↑; Hernie*) f: (engl.) muscle hernia; sog. Muskelbruch; **1.** echte M.: Hervortreten von Teilen eines Muskels nach Ruptur der Muskelfaszie; **2.** falsche M.: Myozele; Auswölbung von Teilen eines Muskels inf. Faszienschwäche od. Muskelriss*.

Muskel|kater (↑): (engl.) muscle stiffness; Auftreten von Muskelschmerzen (v. a. bei Bewegungen) insbes. 24–48 Std. nach ungewohnter muskulärer Beanspruchung; **Urs.:** multiple Mikrofaserrisse mit nachfolgender lokaler Ödembildung; **Ther.:** leichte Weiterbewegung, Wärme. Vgl. Muskelfaserriss.

Muskel|kon|traktion (↑; Kontrakt-*) f: (engl.) muscle contraction; willkürl. od. unwillkürl. Verkürzung des Muskels durch teleskopartiges Ineinanderschieben von Aktin- u. Myosinfilamenten; s. Koppelung, elektromechanische.

Muskel|naht (↑): (engl.) myosuture; s. Nahtmethoden.

Muskel|proteine (↑) n pl: (engl.) muscle proteins; zytoplasmat. Proteine der Muskelzelle; **Einteilung: 1.** Strukturproteine: Aktin*, Myosin*, Troponin*, Tropomyosin*; **2.** akzessorische M.: Caldesmon*, Desmin*, Dystrophin*, Nebulin* u. a.; **3.** lösl. M.: Myoglobin*. G. Hüb.

Muskel|pumpe (↑): (engl.) muscle pump; Bez. für den wechselnden Druck, den die Skelettmuskeln bei Kontraktion u. Erschlaffung auf das Venensystem ausüben; insbes. im Bereich der unteren Extremitäten wird der venöse Rückfluss durch die Wadenmuskulatur gefördert (s. Abb.). Voraussetzung sind funktionstüchtige Venenklappen*. Vgl. Koppelung, arteriovenöse.

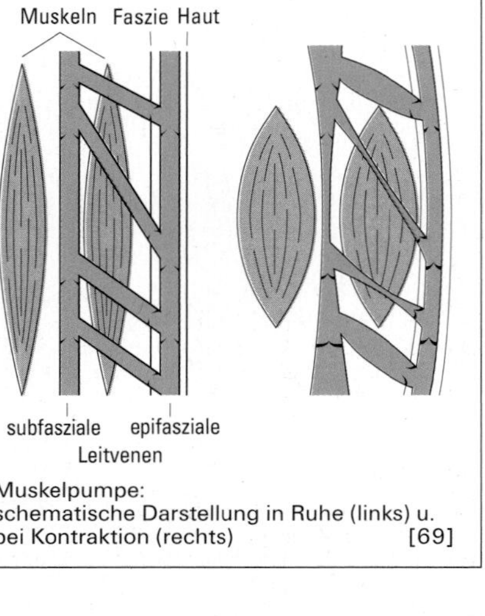

Muskelpumpe: schematische Darstellung in Ruhe (links) u. bei Kontraktion (rechts) [69]

Muskel|re|laxanzien, peri|phere (↑; Relaxanzien*) n pl: (engl.) peripheral muscle relaxants; Pharmaka mit hemmender Wirkung auf die neuromuskuläre Übertragung in den motor. Endplatten, wodurch der Tonus der Skelettmuskulatur herabgesetzt wird; **Verw.:** zur Muskelrelaxation* bei Narkose; **Einteilung: 1.** kompetitive Antagonisten des nicotinartigen Acetylcholinrezeptors (mit nichtdepolarisierender Wirkung), abgeleitet von Curare*: z. B. Atracuriumbesilat, Cisatracuriumbesilat, Mivacuriumchlorid, Pancuronium-, Rocuronium- u. Vecuroniumbromid; UAW: z. T. parasympatholytische u. ganglionär blockierende Wirkung, Histaminfreisetzung; Antagonisierung (sog. Decurarisierung) z. T. durch Cholinesterasehemmer* möglich; **2.** acetylcholinähnl. Agonisten des nicotinartigen Acetylcholinrezeptors (mit kurzer depolarisierender Wirkung), v. a. Suxamethoniumchlorid; UAW: parasympathomimetische Wirkung, stark verlängerte Wirkungsdauer bei disponierten Pat., in sehr seltenen Fällen Auslösen einer malignen Hyperthermie*.

Muskel|re|laxanzien, zentrale (↑; ↑) n pl: (engl.) central muscle relaxants; syn. Myotonolytika; Pharmaka mit zentral dämpfender Wirkung, die über eine Senkung des (pathol. gesteigerten) Muskeltonus die Skelettmuskulatur zum Erschlaffen bringen; **Verw.:** bei zerebral u. spinal ausgelöster Spastik (z. B. Baclofen, Dantrolen), lokalen Muskelspasmen (z. B. Benzodiazepinderivate*, Carisoprodol, Chlormezanon, Tizanidin); **UAW:** häufig Müdigkeit, Schwindel, selten Übelkeit, zentralnervöse Störungen u. a.; **cave:** Wechselwirkung mit zentral dämpfenden Pharmaka u. Alkohol (gegenseitige Wirkungsverstärkung).

Muskel|re|laxation (↑; ↑) f: (engl.) muscle relaxation; auch Muskelrelaxierung; reversible, schlaffe Lähmung der Skelettmuskulatur durch Hemmung (Block) der Impulsübertragung an der motorischen Endplatte* des Muskels; **Formen: 1.** Nichtdepolarisationsblock durch kompetitiv hemmende periphere Muskelrelaxanzien*, die den postsynaptischen Rezeptor besetzen u. für den physiol. Neurotransmitter Acetylcholin blockieren; kann durch Erhöhen der Acetylcholinkonzentration (z. B. kurzfristig durch Gabe von Cholinesterasehemmern*) aufgehoben werden; **2.** Depolarisationsblock (auch Phase-I-Block) durch depolarisierende periphere Muskelrelaxanzien, die eine lang anhaltende Depolarisation der Muskelzellmembran veranlassen u. damit eine erneute Erregungsübertragung durch Acetylcholin verhindern; kann bei hoher od. wiederholter Gabe in einen Nichtdepolarisationsblock (sog. **Dualblock** od. Phase-II-Block) mit Wirkungsverlängerung übergehen; **Anw.:** v. a. in der Anästhesie zur Erleichterung der Intubation, Beatmung u. Muskelerschlaffung im Operationsgebiet; der Relaxierungsgrad kann anhand klin. Parameter (Spontanbewegung, Bauchpresse, Augenöffnen) od. apparativ mittels Nervenstimulator u. Mechanogramm beurteilt werden. Vgl. Narkose.

Muskel|re|laxation, pro|gressive (↑; ↑) f: (engl.) progessive muscle relaxation; Abk. PMR; syn. progressive Relaxation; Entspannungstechnik, die auf der Wahrnehmung des Unterschieds zw. willkürl. angespannter u. entspannter Muskulatur aufbaut; bei der von Jacobson eingeführten Form werden in sechs Schritten wichtige Muskelgruppen der Willkürmotorik nach dem Anspannen entspannt; Anw. in der Verhaltenstherapie* z. B. zur systemat. Desensibilisierung*. Vgl. Entspannungsverfahren, psychotherapeutische. J. Marg.

Muskel|riss (↑): (engl.) muscle rupture; Zerreißen eines Skelettmuskels inf. direkter Gewalteinwirkung od. starker Kontraktion, u. U. mit Ausbildung einer sog. falschen Muskelhernie*; vgl. Muskelfaserriss.

Muskel|schwiele (↑): (engl.) induration (scar) in a muscle; Narbe im Muskel nach umschriebenem Untergang von Muskelfasern; **Vork.** z. B. am M. quadriceps, M. gastrocnemius (selten; häufiger Sehnenruptur*), als sog. Herzschwiele* nach Herzinfarkt.

Muskel|schwund (↑): Muskelatrophie*.

Muskel|spindel (↑): (engl.) neuromuscular spindle; intramuskuläres Sinnesorgan mit mehreren intrafusalen Muskelfasern (parallel zur extrafusalen Arbeitsmuskulatur angeordnet) u. anulospiralen Rezeptoren, die von Ia-Fasern sensibel innerviert werden; misst i. R. der Propriozeption* die Muskellänge; Aktivierung der M. durch Längenzunahme des Muskels (passive Dehnung) bewirkt reflektorische Kontraktion desselben Muskels (s. Reflexbogen). Die Empfindlichkeit der M. wird durch den Tonus der intrafusalen Muskelfasern bestimmt, die von Agammafasern der Gammamotoneurone efferent innerviert werden (Mitinnervation bei willkürlicher Muskelkontraktion). Vgl. Golgi-Sehnenorgan, Bahn, motorische.

Muskel|steifheit (↑): s. Rigor.

Muskel|tonus (↑; Ton-*) m: (engl.) muscle tone; der durch Einfluss der Gammamotoneurone* bedingte Spannungszustand der Muskeln (Reflextonus).

Muskel|trichine (↑; gr. τρίχινος aus Haaren) f: s. Trichinella spiralis.

Muskel|verhärtung (↑): s. Myogelose.

Muskel|verknöcherung (↑): s. Myositis ossificans.

Muskel|zellen, epi|theloide (↑; Zelle*): (engl.) epithelioid muscle cells; fibrillenfreie Muskelzellen mit hellem Zytoplasma in epithelartigem Verband; Zuflussregler in den Verbindungsstrecken arteriovenöser Anastomosen; wahrscheinl. sekretorisch (Acetylcholin) tätig. Vgl. Glomusorgan, Corpus coccygeum.

Muskel|zonen (↑): s. Mackenzie-Zonen.

Muskulatur, extra|fusale (↑) f: (engl.) extrafusal muscles; Skelettmuskulatur außerh. der Muskelspindel*; vgl. Muskelgewebe.

Musset-Zeichen: (engl.) Musset's sign; pulssynchrones Kopfnicken bei ausgeprägter Aortenklappeninsuffizienz* (zuerst bei dem frz. Dichter Louis Ch. Alfred de Musset, 1810–1857, beobachtet).

Muster, neuro|genes: (engl.) neurogenic pattern; typisch verändertes Innervationsmuster in der Elektromyographie* bei neurogener Funktionsbeeinträchtigung eines Muskels.

Muta|gene (lat. mutare verändern; -gen*) n pl: (engl.) mutagens; Mutationen auslösende Agenzien, z. B. ionisierende Strahlung (Alphastrahlung stärker als Beta- u. Gammastrahlung), Ultraviolettstrahlung mit einem Maximum um 260 nm (Absorptionsmaximum der DNA), bestimmte chem. Substanzen, Viren u. versch. Arzneimittel (z. B. Zytostatika, Vinca-Alkaloide). Entsprechende mutagene Effekte sind experimentell an Mikroorganismen, Zellkulturen u. in Tierversuchen nachgewiesen worden. Somatische Mutationen werden als eine mögliche Urs. der Kanzerogenese* angesehen. Vererbbare Veränderungen inf. exogen ausgelöster (induzierter) Mutationen sind beim Menschen bisher nicht beobachtet worden. Vgl. Mutation, Reparatursysteme.

Muta|genität (↑; ↑) f: (engl.) mutagenicity; Potential eines Agens, eine Mutation* auszulösen.

Mutagenitäts|prüfung (↑): (engl.) mutagenicity test; Untersuchung von Substanzen auf Mutationen auslösende Eigenschaften z. B. an Bakterien (Ames*-Test) od. Säugetierzellen.

Mutans-Strepto|kokken (↑; Strept-*; Kokken*) m pl: (engl.) mutans streptococci; Bez. für eine Gruppe von haufenförmigen, Kolonien bildenden Bakterien (Streptococcus mutans, Streptococcus sobrinus, Streptococcus cricetus),

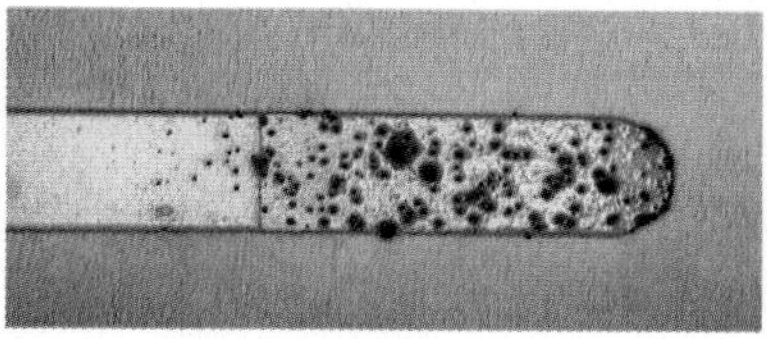

Mutans-Streptokokken [467]

die aufgrund ihrer Eigenschaften (Anheftung an glatte Flächen, Zuckervergärung, Säurebildung) als Initiatoren für Plaque* u. Zahnkaries* gelten; Nachw. im Speichel (s. Abb.) u. durch Plaquetest.

Mutante (↑) f: (engl.) mutant; Individuum, in dessen Genom mind. ein Gen inf. Mutation* verändert wurde.

Muta|rotation (↑; Rotation*) f: Phänomen, dass die frisch zubereitete wässrige Lösung eines optischen Isomers (z. B. von Monosacchariden*) in Abhängigkeit von pH u. Temp. beim Stehenlassen ihren optischen Drehwert ständig ändert, bis sich ein Gleichgewichts zw. α- u. β-Isomer eingestellt hat; inf. M. erreichen z. B. sowohl α-D-Glukose- (+112°) wie auch β-D-Glukose-Lösung (+19°) nach einigen Std. den Endwert von +52° (die konfigurationsbegünstigte α-D-Glukose macht im Gleichgewichtszustand 62 % u. β-D-Glukose 38 % aus). Das Enzym **Mutarotase** beschleunigt die Gleichgewichtseinstellung. Vgl. Isomerie.

Mutasen f pl: (engl.) mutases; sog. intramolekulare Transferasen; zu den Isomerasen* gehörende Enzyme, katalysieren die Umlagerung von Gruppen innerhalb eines Substrats; z. B. Phosphoglukomutase*.

Mutation (lat. mutare verändern) f: **1.** (genet.) Veränderung des genet. Materials, die ohne erkennbare äußere Ursache (**Spontanmutation**) od. durch exogene Einflüsse (**induzierte M.**) entstehen kann; M. betreffen einerseits Körperzellen (**somatische M.**) u. lassen ein somat. Mosaik entstehen; sie sind nicht vererbbar u. werden zur Erklärung z. B. der Tumorentstehung u. des Alterungsprozesses herangezogen; andererseits können Keimzellen betroffen sein (**generative M.**), was zu einer erblichen Schädigung des Genträgers führt. Je nach Ausmaß der Veränderung

M

werden numerische u. strukturelle Chromosomenaberrationen*, Punkt- u. Blockmutationen unterschieden; neben dem Austausch einer Purinbase gegen eine andere Purinbase (Transition) od. Pyrimidinbase (Transversion) kann es sowohl zum Verlust (Deletion) als auch Einfügen (Insertion) einzelner Basen bzw. Basensequenzen kommen. M., die den proteincodierenden Bereich eines Gens betreffen, können zum Aminosäureaustausch, der Verschiebung des Leserahmens u. einem meist verkürzten Protein od. (bei Translokation) zu einem neu gebildeten Fusionsprotein führen. Außerdem können M. auch die Genregulation od. die mRNA-Editierung (Spleißen) betreffen. Das Ergebnis einer M. reicht von der Synthese eines unveränderten Genprodukts (stille M.) über die nichtpathogene Veränderung des Phänotypus (z. B. Polymorphismus) bis zur nicht lebensfähigen, letalen M. Vgl. Mutagene, Letalfaktor. **2.** (päd.) Bez. für den Stimmwechsel (Stimmbruch) in der Pubertät.

Mutation, kon|ditional-letale (↑) f: (engl.) conditional lethal mutation; Mutation*, bei der sich die dadurch bedingte Veränderung des Genprodukts nur unter best. Wachstumsbedingungen als letaler Effekt bemerkbar macht; vgl. Letalfaktor.

Mutations|fistel|stimme (↑; lat. fistula Rohrpfeife): (engl.) mutation falsetto; Bez. für eine persistierende hohe Stimmlage inf. Ausbleibens des Stimmwechsels trotz abgeschlossenen Kehlkopfwachstums; **Urs.:** lokale, psychol. od. hormonelle Faktoren; **Ther.:** Logopädie*.

Mutations|rate (↑): (engl.) mutation rate; syn. Mutationswahrscheinlichkeit; Anzahl der spontanen od. induzierten Mutationen, die sich in einer Stichprobe von Zellen od. Organismen in einer best. Zeitspanne ereignen; s. Mutation.

mutilans (lat. mutilare verstümmeln): verstümmelnd.

Mutilationen (↑) f pl: (engl.) mutilations; Verstümmelungen an den Akren (Extremitäten u. Gesicht); **Vork.:** nach Trauma u. sek. bei versch. Erkr., v. a. bei Lepra, Tuberculosis cutis luposa,

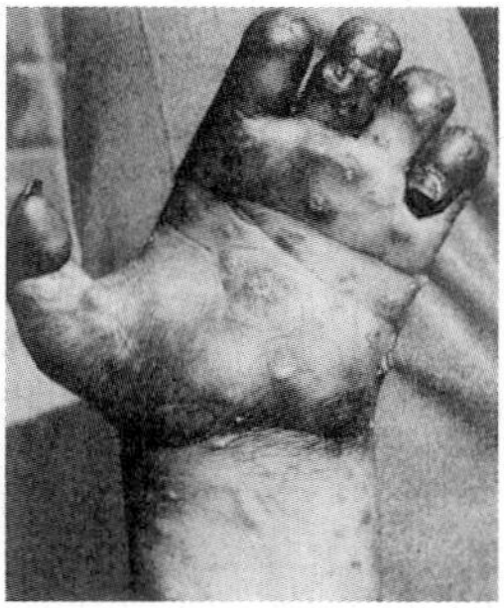

Mutilationen bei Lepra [540]

Sklerodermie, erythropoetischer Porphyrie, Akrodermatitis suppurativa continua, Psoriasis deformans, art. Verschlusskrankheiten, Polyneuropathie, Raynaud-Syndrom, Syringomyelie.

Mutismus (lat. mutus stumm) m: (engl.) mutism; Stummheit (bzw. Nicht-Sprechen) bei intaktem Sprachvermögen u. intakten Sprechorganen; **Vork.:** z. B. bei depressivem Syndrom, akuter Schreckstarre, Negativismus od. Stupor (z. B. bei Schizophrenie). Vgl. Sprechstörung, Autismus.

Mutismus, a|kinetischer (↑) m: (engl.) akinetic mutism; Mutismus inf. Hemmung aller Sprechfunktionen; **Vork.:** z. B. bei bifrontaler Hirnläsion, Coma vigile (s. Syndrom, apallisches) od. Psychosen.

Mutismus, e|lektiver (↑) m: (engl.) elective mutism; anhaltende Unfähigkeit eines Kindes in best. sozialen Situationen zu sprechen (z. B. Schule) bei sonst normaler Sprechfähigkeit; häufig verbunden mit Sozialangst; **Ther.:** Elterngespräche, Verhaltenstherapie; **Progn.:** spontane Remission nach wenigen Monaten, selten mehrjährige Dauer; **DD:** Sozialphobie*. S. Sch.

Mutismus, neurotischer (↑) m: (engl.) neurotic mutism; psychogener Mutismus; i. R. einer Neurose auftretender (meist elektiver) Mutismus.

Mutitas (lat.) f: syn. Stummheit*.

Mutter|band: (engl.) ligament of the uterus; **1.** breites M.: Ligamentum* latum uteri; **2.** rundes M.: Ligamentum* teres uteri.

Mutter|korn: syn. Secale* cornutum.

Mutter|korn|alkaloide n pl: syn. Ergotalkaloide*.

Mutter|korn|vergiftung: syn. Ergotismus*.

Mutter|kuchen: Plazenta*.

Mutter|mal: s. Nävus.

Mutter|milch: (engl.) breast milk; das während der Laktationsperiode von der weibl. Brustdrüse abgesonderte Sekret; enthält z. B. die Inhibine Lysozym, Laktoferrin, Neuraminsäure u. spezif. Immunglobuline (v. a. IgA), wodurch die verminderte Anfälligkeit gestillter Kinder gegenüber Infektionen u. Allergenen erklärt wird; durchschnittl. Zusammensetzung: s. Tab. 1.

Muttermilch Tab. 1

Bestandteil	Durchschnittliche Konzentration (g/100 ml)	Schwankungsbreite (g/100 ml)
Proteine	1,5	0,7–2,0
Casein	0,4	
Laktalbumin	0,4	
Laktoglobulin (Immunantikörper)	0,7	
Fette	4,5	1,3–8,2
Kohlenhydrate	7,0	4,5–9,5
Asche (Salze)	0,2	
Vitamin A	ca. 0,04	
Ascorbinsäure	ca. 0,005	

Der **Nährwert** schwankt zwischen 188 kJ (≙45 kcal) und 502 kJ (≙120 kcal) pro 100 ml.

Während der Schwangerschaft kommt es unter dem Einfluss plazentarer Hormone (Östrogene, Progesteron, HPL) u. von Prolaktin zum Wachstum des Drüsenparenchyms, die Drüsenzellen enthalten zunehmend Fetttröpfchen. Die Laktation* beginnt jedoch erst nach Wegfall der von den plazentaren Hormonen ausgehenden Hemmung (Lösung der Plazenta). In den ersten Ta-

Muttermilch Tab. 2
Medikamente während Schwangerschaft und Stillzeit

Medikament	Wirkungen auf den Embryo, Fetus oder Säugling, Hinweise für die Medikation
Chemotherapeutika	
Sulfonamide	Risiko der Hyperbilirubinämie
Nitrofurantoin, Nalidixinsäure	Gefahr der akuten Hämolyse bei Glukose-6-phosphat-Dehydrogenasemangel (selten!)
Metronidazol	hohe Milchspiegel – während Kurzzeitbehandlung Stillen unterbrechen
Antibiotika	
Penicillin G, Ampicillin	Sensibilisierung, Keimverschiebung, Entwicklung resistenter Keime
Tetracycline	Bildung von Calciumkomplexen führt zu Verfärbung der Nägel und später des Milch- u. bleibenden Gebisses, reversible Wachstumshemmung
Chloramphenicol	Grey-Syndrom
Aminoglykoside	in höheren Dosen Ototoxizität
Hormone	
orale Kontrazeptiva	Gynäkomastie bei Knaben und Vaginalepithelproliferation bei Mädchen möglich
Cortison	nur bei zwingender Indikation verabreichen
Psychopharmaka, Hypnotika	Sedierung, hypnotische Zustände
Sedativa	Muskelhypotonie
Antikonvulsiva	
Phenytoin, Phenobarbital	geringer Übergang in die Milch – erlaubt
Valproinsäure	leicht milchgängig – vermeiden
Carbamazepin	noch nicht genügend abgeklärt
Diuretika	lange Halbwertzeit – Gefahr der Kumulation Hypokaliämie, Thrombozytopenie Bradykardie, Blutdruckabfall
Antihypertensiva	
Reserpin	Hypersekretion der Nasenschleimhaut, Störung der Wärmeregulation, Lethargie, Depression
Antikoagulanzien	
Cumarine	Blutungsgefahr
Heparin	erlaubt, da nicht milchgängig
Analgetika, Antipyretika, Antiphlogistika	
Pethidin, Opiate	vereinzelte Applikationen erlaubt
Salicylate	dosisabhängige Gerinnungsstörungen
Ergotamin	Erbrechen, Diarrhö
Methylergometrin	erlaubt
Thyreostatika	Gefahr der Kropfentwicklung
Abführmittel	resorbierbare Laxanzien vermeiden
Vitamin-D-haltige Präparate	bei gleichzeitiger Rachitisprophylaxe Gefahr der Hyperkalzämie

gen nach der Geburt wird das Kolostrum*, nach einer Übergangsperiode (transitorische M., Übergangsmilch) vom 10.–15. (selten 21.) Tag die reife M. produziert. Der eigentl. Milcheinschuss (ab dem 3.–4. Wochenbetttag) erfolgt unter dem Einfluss von Oxytocin*. Der physiol. Reiz für das Ingangbleiben der Milchsekretion ist der Saugreiz bei möglichst völliger Entleerung der Milchdrüsen.

In die M. können versch. Schadstoffe (Genuss- u. Umweltgifte) u. Medikamente (s. Tab. 2) übergehen; ihre **Milchgängigkeit** ist u. a. abhängig von Löslichkeit, Proteinbindung, Lipophilie u. Ionisationsgrad der Substanz. Bei Arzneimitteln liegen die in der M. auftretenden Konz. unterhalb der Wirksamkeitsgrenze u. sind i. d. R. für den Säugling unschädlich. Es besteht jedoch die Gefahr der Kumulation, weshalb die Einnahme von Medikamenten während der Stillzeit mit dem Kinderarzt abgesprochen werden sollte; ggf. ist das Stillen zu unterbrechen. Vgl. Abstillen.

Mutter|milch|ikterus (Ikterus*) m: (engl.) breast milk jaundice; bei 0,5–5 % aller reifen Neugeborenen zw. 4. u. 7. Lebenstag auftretender u. bis zur 3. Woche anhaltender Ikterus mit Vermehrung von indirektem Bilirubin; nur selten behandlungsbedürftig; **Pathophysiol.:** kompetitive Hemmung der Glukuronyltransferase durch in der Muttermilch* enthaltenen 5-β-Pregnan-3-α,20-β-diol od. unveresterten langen Fettsäuren; rapider Abfall der Bilirubinkonzentrationen bei Unterbrechung der Muttermilchernährung für 2–4 Tage. Vgl. Icterus neonatorum.

Mutter|mund: (engl.) external, internal os of uterus; Abk. MM; **äußerer** MM: Ostium uteri; **innerer** MM: Ostium anatomicum, histologicum uteri internum.

Mutter|mund|spasmus (Spas-*) m: s. Zervixdystokie.

Mutter|pass: Dokument, in das administrative u. med. Basisinformationen über die Mutter (insbes. anamnestische u. aktuelle Risiken), den Schwangerschaftsverlauf, die Ergebnisse der Vorsorgeuntersuchungen nach den Mutterschaftsrichtlinien*, den Ablauf der Geburt* u. Angaben zum Neugeborenen* eingetragen werden; vgl. Schwangerenvorsorge.

Mutterschaft: (engl.) maternity; Bez. für die Zeit der Schwangerschaft* u. nach der Entbindung; vgl. Schwangerenvorsorge, Elternzeit.

Mutterschafts|feststellung: (engl.) ascertainment of maternity; s. Abstammungsbegutachtung.

Mutterschafts|geld: (engl.) maternity allowance; an in der gesetzlichen Krankenversicherung (Abk. GKV) versicherte erwerbstätige Frauen für die Zeit der im Mutterschutzgesetz* geregelten Schutzfrist* (§ 200 RVO, §§ 13 u. 14 Mutterschutzgesetz) durch die Krankenkasse als Lohnersatzleistung erbrachte Beträge. Der Anspruch auf M. ruht, wenn u. soweit Arbeitsentgelt gezahlt wird. Bei nicht in der GKV versicherten erwerbstätigen Frauen wird das M. aus Bundesmitteln gezahlt. Den Unterschiedsbetrag zw. dem M. u. dem um die gesetzl. Abzüge verminderten durchschnittl. kalendertäglichen Arbeitsentgelt trägt für den Zeitraum der gesetzl. Schutzfristen der Arbeitgeber; bei Frauen, deren Arbeitsverhältnis während der Mutterschutzfristen endet od. zulässig aufgelöst wird, wird dieser Zuschuss aus Bundesmitteln getragen. Versicherte, die keinen Anspruch auf M. haben (insbes. Familienversicherte), erhalten nach der Entbindung ein Entbindungsgeld (§ 200 b RVO). Wer keine od. keine volle Erwerbstätigkeit ausübt, hat ferner Anspruch auf Erziehungsgeld*; zu zahlendes M. wird hierauf grundsätzlich angerechnet.

M

Mutterschafts|hilfe: Leistungen der gesetzlichen Krankenversicherung bei Schwangerschaft u. Mutterschaft nach §§ 195–200 b RVO; umfasst u. a. ärztl. Betreuung (entspr. den Mutterschaftsrichtlinien*) u. Hebammenhilfe*, Versorgung mit Arznei-, Verband- u. Heilmitteln, Pflege in einer Kranken- od. Entbindungsanstalt (längstens für 6 Tage nach der Entbindung), Betreuung durch Hauspflegerinnen sowie ein während der Schutzfrist* gezahltes Mutterschaftsgeld* bzw. Entbindungsgeld.

Mutterschafts|richtlinien: Richtlinien des Bundesausschusses der Ärzte u. Krankenkassen über die ärztl. Betreuung während der Schwangerschaft (s. Schwangerenvorsorge) u. nach der Entbindung. Nach den M. in der Fassung vom 10.12.1985 (letzte Änderung 1998) umfasst die ärztl. Betreuung in der Schwangerschaft als Regelleistung der GKV (§ 92 SGB V u. § 196 RVO): **1.** Feststellung der Schwangerschaft, Untersuchungen (u. a. gyn. Untersuchung, insbes. Feststellung von Fundusstand* u. Kindslage*, Messung von Blutdruck u. Körpergewicht, Urinuntersuchung, Hämoglobinbestimmung, Ultraschalldiagnostik*) u. Beratungen (Ernährungshinweise einschl. Hinweis auf mögl. Gefährdung des Fetus durch Alkohol u. Nicotin sowie best. Medikamente, Beratung über die Risiken einer HIV-Infektion bzw. Erkr. an AIDS, ggf. genetische Beratung*, psychoprophylakt. Geburtsvorbereitung usw.) überwiegend im Abstand von vier, in den letzten beiden Schwangerschaftsmonaten von zwei Wochen; **2.** Erkennung u. Überwachung einer Risikoschwangerschaft* bzw. Risikogeburt; **3.** serol. Untersuchungen: Abklärung pränataler Inf. (Syphilis, Röteln, im Verdachtsfall weitere Inf.), Bestimmung des Rhesusfaktors (Morbus* haemolyticus fetalis?) u. der Blutgruppe, Antikörpersuchtest*; **4.** blutgruppenserol. Untersuchungen nach Geburt od. Fehlgeburt u. ggf. Anti*-D-Prophylaxe; **5.** Untersuchungen u. Beratungen der Wöchnerin (bis 8 Wo. nach der Entbindung); **6.** Verordnung von Medikamenten, Verband- u. Heilmitteln; **7.** Ausstellen eines Mutterpasses*. Vgl. Kinderfrüherkennungsuntersuchungen, Mutterschutzgesetz.

Mutterschafts|urlaub: frühere Bez. für Elternzeit*.

Mutterschafts|vorsorge: s. Schwangerenvorsorge.

Mutter|schutz|gesetz: „Gesetz zum Schutze der erwerbstätigen Mutter“ in der Fassung vom 17.1.1997 (BGBl. I S. 22, 293; letzte Änderung 2000), das den arbeitsrechtl. Schutz von berufstätigen Frauen in der Schwangerschaft u. nach der Entbindung sichert; es gilt für Arbeiterinnen, Angestellte, Heimarbeiterinnen u. Auszubildende. Für Beamtinnen, Soldatinnen u. weibl. Sanitätsoffiziere bestehen durch Bundes- u. Ländergesetze analoge Regelungen. Das M. enthält Schutzfristen, in denen ein Beschäftigungsverbot vor u. nach der Entbindung besteht. Weitere Beschäftigungsverbote bei Schwangeren od. Stillenden betreffen Arbeiten, die mit besonderen körperl. Belastungen (schwer heben od. tragen, ständig stehen, ungünstige Körperhaltung, Akkord usw.) od. mit schädl. Einwirkungen (gesundheitsgefährdende Stoffe, Strahlen, Staub, Hitze, Kälte, Erschütterungen usw.) verbunden sind. Das M. regelt Fragen der Arbeitsplatzgestaltung, der Arbeitszeiten, ein Kündigungsverbot während der Schwangerschaft u. bis zum Ablauf von vier Monaten nach der Entbindung sowie die Verpflichtung zur frühzeitigen Mitteilung der Schwangerschaft an den Arbeitgeber. Im Anschluss an das Beschäftigungsverbot nach der Entbindung besteht ein Anspruch auf Elternzeit*. In der gesetzlichen Krankenversicherung versicherte Frauen erhalten Leistungen der Mutterschaftshilfe*. Sie sind zur Durchführung notwendiger Untersuchungen (Schwangerenvorsorge*) sowie zum Stillen (sog. Stillzeit) von der Arbeit freizustellen. Während der Schutzfrist* wird ein Mutterschaftsgeld* gezahlt.

mutuell (lat. mutare wechseln)**:** (engl.) mutual; wechselseitig.

Muzilaginosa (Muc-*) n pl**:** Mucilaginosa*.

Muzine (↑) n pl**:** (engl.) mucins; syn. Mukoide, Mukoproteine; Schleimstoffe aus der Gruppe der Glykoproteine*, die von Haut u. Schleimhäuten zum Schutz gegen chem. u. mechan. Einwirkung ausgeschieden werden u. einen wesentl. Bestandteil des Speichels u. des Magensafts (Schutz vor Pepsinwirkung) bilden; kommen außerdem in Knorpel, Sehnen, Haut, Serum, Glaskörper u. als Nubecula im Harn vor u. werden durch Essigsäure ausgefällt.

Muzinose, retikuläre erythematöse (↑; -osis*) f**:** Kurzbez. REM*-Syndrom.

mval: Abk. für Milliäquivalent*.

MWG: Abk. für Massenwirkungsgesetz*.

My-: auch Myo-; Wortteil mit der Bedeutung Muskel, Maus; von gr. μῦς, μυός.

My|algia acuta epi|demica (↑; -algie*) f: s. Pleurodynie, epidemische.

My|algia capitis (↑; ↑) f: Myalgie* der Kopfmuskulatur; vgl. Kopfschmerz.

My|algie (↑; ↑) f: (engl.) myalgia; diffuser od. lokalisierter Muskelschmerz (s. Abb.), häufig in Komb. mit Myogelose*; **Urs.:** Überanstrengung (sog. Muskelkater), Überbeanspruchung bei Haltungsschäden, Infektionskrankheiten (z. B. epidemische Pleurodynie, Trichinose), Autoimmunkrankheiten (u. a. systemischer Lupus erythematodes, Polymyalgia rheumatica, Polymyositis acuta, extraartikulärer Rheumatismus), Stoffwechselkrankheiten (z. B. Addison-Krankheit), arterielle Verschlusskrankheiten, Trauma; **Ther.:** Behandlung der Grundkrankheit bzw. symptomatisch, v. a. mit physikalischer Therapie*.

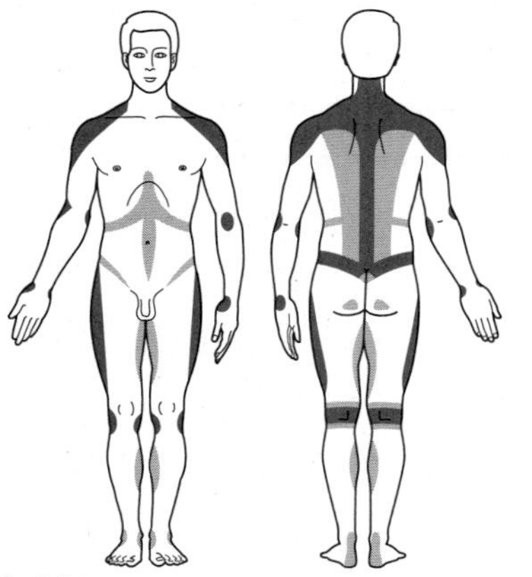

Myalgie: häufige Lokalisationen [139]

My|asthenia gravis pseudo|para|lytica (↑; Asthenie*) f: syn. Erb-Goldflam-Krankheit, Goldflam-Krankheit, Hoppe-Goldflam-Syndrom; Autoimmunkrankheit mit Störung der neuromuskulären Reizübertragung inf. (reversibler) Blockade von Acetylcholinrezeptoren der motor. Endplatte durch (im Serum zirkulierende) Autoantikörper; gelegentlich verbunden mit anderen Autoimmunkrankheiten; **Formen: 1.** zw. dem 20. u. 40. Lj. auftretende gynäkotrope (2–3:1) Form, häufig verbunden mit Thymushyperplasie* (in ca. 70 % der Fälle) od. Thymom* (ca. 10 % der Fälle) u. assoziiert mit HLA-B8 u. HLA-DR3; **2.** nach dem 40. Lj. auftretende androtrope Form; **Sympt.:** belastungsabhängige Ermüdung der quergestreiften Muskulatur, insbes. der okulo-fazio-pharyngealen Muskeln; als Kompl. besonders gefürchtet sind Schluck- u. Atemlähmung. **Diagn.:** Nachw. von Acetylcholinrezeptorantikörpern im Serum, Aufhebung der Muskelschwäche durch i. v. Injektion von Cholinesterasehemmern* (z. B. Edrophoniumchlorid), myasthenische Reaktion* in der Elektromyographie*; **Ther.:** Cholinesterasehemmer, Immunsuppressiva (Kortikoide, Azathioprin), evtl. hochdosiert Immunglobuline, Plasmapherese, Thymektomie. Vgl. Myasthenie, symptomatische.

My|asthenie, okuläre (↑; ↑) f: (engl.) ocular myasthenia; auf die äußeren Augenmuskeln*, den M. levator palpebrae u. den M. orbicularis oculi beschränkte Erscheinungsform einer Myasthenia* gravis pseudoparalytica mit ermüdungsabhängiger Ptosis u. Augenmuskelparesen; oft ohne Nachw. von Acetylcholinrezeptorantikörpern im Serum; bleiben Symptome der Erkr. über zwei Jahre auf die Augen begrenzt, ist eine Generalisierung unwahrscheinlich.

My|asthenie, sym|ptomatische (↑; ↑) f: (engl.) symptomatic myasthenia; Bez. für Muskelschwäche, die zu einem Myastheniesyndrom* führen kann u. durch best. Erkr., z. B. Kollagenosen* (v. a. systemischer Lupus erythematodes), Autoimmunkrankheiten (z. B. Myositis), Virusinfektionen (z. B. Poliomyelitis*) od. Medikamente (z. B. Penicillamin, Aminoglykosid-Antibiotika, Chloroquin) ausgelöst wird.

My|asthenie|syn|drom (↑; ↑) n: (engl.) myasthenic syndrome; unter Belastung zunehmende, in Ruhe sich zurückbildende abnorme Ermüdbarkeit der Willkürmuskulatur mit typ. myasthenischer Reaktion* in der Elektromyographie.

My|a|tonia con|genita (↑; Atonie*) f: s. Floppy infant.

Myc-: s. a. Myk-.

Mycetoma pedis (Myk-*; -om*) f: sog. Madurafuß; Myzetom* der Füße.

Myco|bacteriaceae (↑; Bakt-*) f pl: Familie säurefester Stäbchenbakterien (Ordnung Actinomycetales*; vgl. Bakterienklassifikation) mit der med. wichtigen Gattung Mycobacterium*.

Myco|bacterium (↑; ↑) n: Gattung grampositiver, säurefester, aerober, unbewegl., morphol. variabler Stäbchenbakterien der Fam. Mycobacteriaceae*; charakteristisch sind hoher Lipidgehalt (Wachshülle) u. langsames Wachstum; Ziehl-Neelsen-Färbung zur Differenzierung. **Verbreitung:** Boden u. Wasser; warm- u. kaltblütige Tiere; mehr als 25 med. wichtige Species, darunter Mycobacterium tuberculosis, Mycobacterium bovis, Mycobacterium leprae sowie sog. atypische Mykobakterien*.

Myco|bacterium avium (↑; ↑) n: Err. der Geflügeltuberkulose mit versch. Subspecies; Erregerreservoir: Vögel, Schweine, weit verbreitet in Gewässern; verursacht beim Menschen selten (v. a. bei Pat. mit Immundefekt u. immunsuppressiv Behandelten) chron. Lungeninfektionen ähnlich einer Tuberkulose, lokale Lymphadenitis, Arthritis, Nephritis, Meningitis u. Hautaffektionen. Vgl. Mykobakterien, atypische.

Myco|bacterium bovis (↑; ↑) n: syn. Mycobacterium tuberculosis varietas bovis; **Morphol.:** Färbeverhalten wie Mycobacterium tuberculosis, jedoch plumpere, kürzere Stäbchen; **Kultur:** aerob-mikroaerophil; langsames, dysgonisches Wachstum auf Spezialnährböden bei 37 °C; **Übertragung:** Erregerreservoir vorwiegend Rind (Zoonose); auch infizierte Menschen; Vektor: nicht gekochte kontaminierte Milch (Fütterungstuberkulose); **Tierversuch:** hochpathogen für Kaninchen u. Meerschweinchen; M.-b.-Krankheiten: Rindertuberkulose (Perlsucht), bovine Tuberkulose des Menschen. Vgl. BCG.

Myco|bacterium intra|cellulare (↑; ↑) n: Err. eines Krankheitsbildes, das dem durch Mycobacterium* hervorgerufenen ähnelt; vgl. Mykobakterien, atypische.

Myco|bacterium leprae (↑; ↑) n: Erreger der Lepra*; **Morphol.:** als Einzelstäbchen von Mycobacterium* tuberculosis morphol. nicht zu unterscheiden; ebenfalls säurefest, nimmt aber die Farben leichter an u. gibt sie leichter ab; nicht kultivierbar; **Nachweis:** mikroskop. im Abstrich der Nasenschleimhaut durch Ziehl-Neelsen-Färbung als intrazellulär gelagerte u. zigarrenbündelförmig verklumpte, säurefeste Stäbchen (Globi, s. Abb).

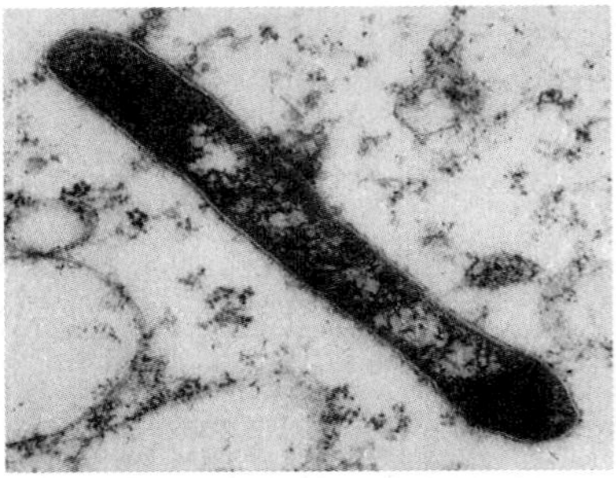

Mycobacterium leprae (× 89 000) [540 a]

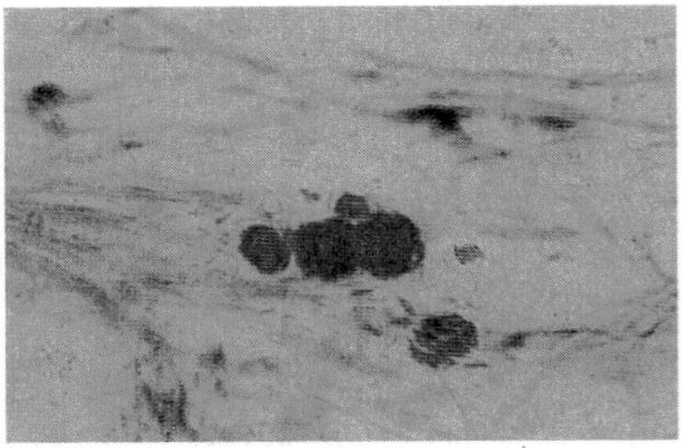

Mycobacterium leprae: Ausstrich von Nasensekret mit deutlichen „Globi"; Ziehl-Neelsen-Färbung [547]

Myco|bacterium tuberculosis (↑; ↑) n: syn. M. t. varietas hominis; Err. der Tuberkulose*; **Morphol.:** nach Ziehl*-Neelsen-Färbung kleine rote, leicht gekrümmte Stäbchen; **Kultur:** aerob; langsames eugonisches Wachstum (s. Eugonie) auf Spezialnährböden bei 37 °C; **Übertragung:** überwiegend Tröpfchen- u. Staubinfektion; Erregerreservoir Mensch; **Nachw.:** mikroskop. nach Anfärbung, mittels PCR od. kulturell (Dauer bis zu 10 Wochen; Schnellverfahren durch Bestimmung von Stoffwechselprodukten; vgl. Niacintest); **Hautreaktionen:** s. Tuberkulinreaktion.

Myco|phenolat|mofetil (INN) n: Immunsuppressivum; **Verw.:** in Komb. mit Ciclosporin u. Glukokortikoiden zur Proph. von akuten Abstoßungsreaktionen bei Pat. nach allogener Nieren- od. Herztransplantation; **UAW:** Diarrhö, Erbrechen, Leukopenie, Sepsis, erhöhte Infektanfälligkeit; vgl. Immunsuppressiva. M. Her.

Myco|plasma (Myk-*; -plasma*) n: Gattung zellwandloser Bakterien der Fam. Mycoplasmataceae; häufiges Vork. der Arten Mycoplasma* pneumoniae (pathogen) sowie M. hominis u. Ureaplasma urealyticum (Kommensalen im Genitalbereich, fakultativ pathogen); **M. hominis:** verursacht Entz. des kleinen Beckens, Fieber post partum bzw. post abortum; **Ureaplasma urealyticum:** verursacht unspezif. Urethritis u. wahrscheinl. Prostatitis; **Morphol.:** variable Form u. geringe Affinität zu Farbstoffen; **Nachw.:** Kultur auf proteinreichen (Pferdeserum) Nährböden; bei mikroskop. Beurteilung der Kolonien im Phasenkontrast- od. Dunkelfeldmikrokop weisen M.-hominis-Kolonien typ. Spiegeleiform auf, Ureaplasma-urealyticum-Kolonien wachsen ohne Hof; Bestätigung durch Nachw. der (für den Keim typ.) Harnstoffspaltung mittels Indikator; **Serol.:** KBR spez. bei respiratorischen Inf., bei urogenitalen Inf. ohne klin. Relevanz.

Myco|plasma hominis (↑; ↑) n: s. Mycoplasma.

Myco|plasma pneumoniae (↑; ↑) n: syn. Eaton agent; pathogenes Bakterium der Fam. Mycoplasmataceae; **Morphol.** u. **Kultur:** Gliederung in Zellkörper u. bes. Spitzenstruktur; Fortbewegung durch Gleiten; haftet intensiv an Erythrozyten u. Epithelien von Trachea, Brochien u. Brochiolen; Kultur auf isotonischen Spezialmedien; bildet reichlich H_2O_2; sehr langsames Wachstum; **Epidemiol.:** weltweit verbreitet, einziges Erregerreservoir bildet der Mensch; Übertragung v. a. durch Tröpfcheninfektion, mäßig kontagiös; endemisch in dicht besiedelten Gebieten, kleine Epidemien in Heimen, Kasernen u. bei Vorschulkindern; alle 3–4 Jahre ausgedehnteres epidemisches Auftreten; M. p. ist Err. einer primär atypischen Pneumonie* u. anderer respirator. Infekte (v. a. Tracheobronchitis, Pharyngitis, Myringitis u. Otitis media). Häufige Kompl. u. Folgeerkrankungen: Meningoenzephalitis, Myokarditis, Perikarditis, Arthralgie, reaktive Arthritis, hämolytische Anämie, thrombozytopenische Purpura, Erythema* exsudativum multiforme, Guillain*-Barré-Syndrom; **Nachw.:** Erregernachweis aus Rachenabstrich od. Sputum nach kultureller Anzucht; speciesspezif. DNA-Sonden für Nukleinsäurenachweis; serol. Antikörpernachweis mit KBR u. indirekter Immunfluoreszenz. M. p. ist empfindl. gegenüber Makrolid-Antibiotika, Tetracyclinen u. Chinolonen.

Mycosis fungoides (↑; -osis*) f: früher fälschlich als Pilzerkrankung angesehenes, vorwiegend nach dem 4. Lebensjahrzehnt gehäuft

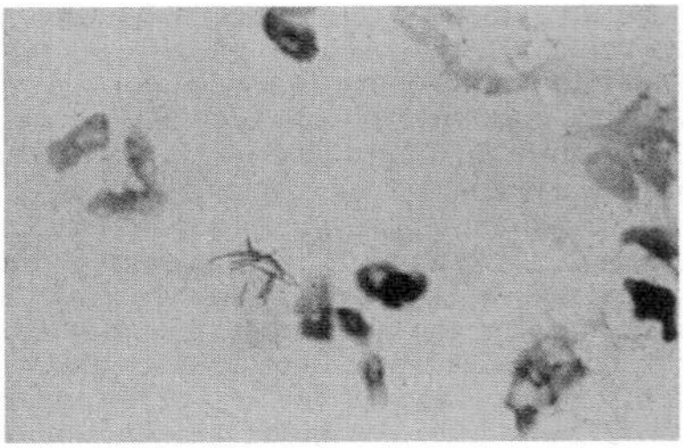

Mycobacterium tuberculosis: gefärbter Ausstrich eines Urinsediments [156]

bei Männern auftretendes kutanes T-Zell-Lymphom unbekannter Ätiol. mit chron.-progressivem Verlauf u. langfristig meist infauster Progn.; klin.-histol. **Stadieneinteilung: 1.** prämykosides Stadium mit uncharakterist. Sympt. wie Pruritus, urtikariellen, ekzematösen, oft der Parapsoriasis en plaques ähnl. Hautveränderungen, depigmentierten Flecken, selten Erythrodermie (frz. l'homme rouge d'Hallopeau) mit kleinen Aussparungen gesunder Haut als Erstmanifestation; Entw. häufig über Jahre; **2.** infiltratives Stadium mit roten, bis handtellergroßen, rundlichen u. plattenartigen Infiltraten, gelegentlich mit Ausbildung scharf begrenzter, polygonal geformter Inseln normaler Haut; **3.** mykosides Stadium mit Entw. pilzförmiger, oft geschwürig zerfallender braunroter Tu., dabei

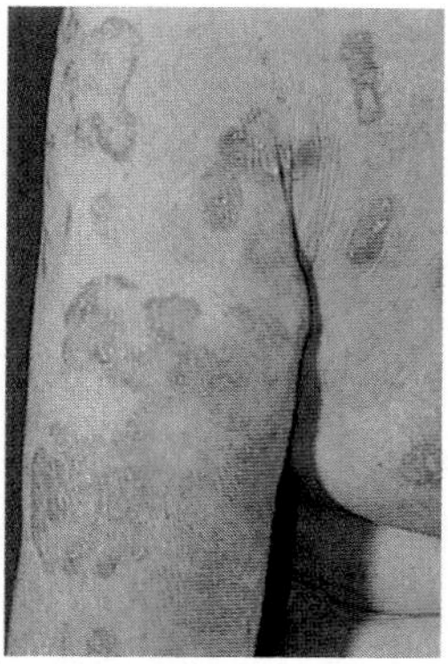

Mycosis fungoides: infiltratives Stadium [3]

häufig Fieber u. reduzierter AZ. Die sog. **Mycosis fungoides d'emblée** manifestiert sich primär mit Tumoren u. ist eher eine Manifestationsform höher maligner Lymphome. Eine Schleimhautbeteiligung (Mund, Nase, Pharynx) kann in allen, eine Beteiligung innerer Organe (Infiltration insbes. von Lymphknoten, Milz, Leber) v. a. in späten Phasen des Krankheitsverlaufs auftreten. **Diagn.:** histol. subepidermales Infiltrat mit atypischen lymphoiden Zellen mit Einwanderung in die Epidermis u. Ausbildung herdförmiger abszessartiger Ansammlungen atypischer lymphoider u. monozytoider Zellen (Pautrier-Mikroabszesse); im Blut manchmal atypische T-Lymphozyten (Lutzner*-Zellen); **DD:** im 1. Stadium nummuläres od. lichenifiziertes Ekzem*, Psoriasis*, im 2. u. 3. Stadium Pseudolymphome*, andere kutane T*-Zell-Lymphome u. maligne Lymphome der Haut, Leukämie (CLL); **Ther.:** in der Anfangsphase PUVA, evtl. zus. mit Retinoiden; Versuch mit Interferon, lokal Stickstofflost od. Ganzkörperelektronentherapie; palliative Röntgenbestrahlung bei Tumoren; (Poly-) Chemotherapie im Spätstadium; **Progn.:** definitive Ausheilung nur sehr selten.

Mydriasis (gr. μυδρίασις) f: Pupillenerweiterung (⌀ >5 mm) durch Sympathikusreizung od. Okulomotoriuslähmung; **Vork.:** bei allen stärkeren sensiblen, sensor. u. psych. Reizen od. Erregungszuständen (z. B. Schreck, Angst, Schmerz); herdgleichseitig bei extra- u. subduralen Blutungen, bei Hypothyreose* als sog. Halsdruckzeichen u. nach Anw. von Mydriatika*.

Mydriasis, springende (↑) f: (engl.) springing mydriasis; syn. springende Pupillen; rascher Wechsel der Pupillenweite bei konstantem Lichteinfall; **Formen: 1.** physiol. Pupillenunruhe meist beider Augen (Hippus); **2.** periodische Anisokorie* ohne neurol. Ausfälle; **3.** pathol. alternierende Anisokorie z. B. bei zyklischer Okulomotoriuslähmung od. als Zeichen einer sympath. Dysfunktion bei Läsion des zervikalen Rückenmarks z. B. durch Trauma, Syringomyelie* od. Multiple* Sklerose.

Mydriatika (↑) n pl: (engl.) mydriatics; pupillenerweiternde Mittel; wirken durch Lähmung des M. sphincter pupillae (Parasympatholytika*, z. B. Atropin, Homatropin) od. durch Reizung des M. dilatator pupillae (Alphasympathomimetika*, z. B. Phenylephrin); **Verw.:** zur Prophylaxe von Synechien, diagnost. Pupillenerweiterung.

Myel-: auch Myelo-; Wortteil mit der Bedeutung Mark, Rückenmark; von gr. μυελός.

Myel|en|cephalon (↑; Enkephal-*) n: Nachhirn; s. Medulla oblongata.

Myelin (↑) n: aus Lipiden (Kephaline*, Sphingomyeline*, Cerebroside*), Protein u. Wasser bestehende isolierende Schicht der markhaltigen Nervenfasern (Substantia alba), die von der Oligodendroglia od. in der Schwann*-Scheide gebildet wird; **Myelinprotein A1** löst nach Inj. die allergische Autoimmunenzephalitis aus (tierexperimentell).

Myelin|scheide (↑): (engl.) myelin sheath; Markscheide; die aus Myelin* bestehende Umhüllung der Achsenzylinder* eines Neurons*, wird in Abständen von ca. 1 mm durch Ranvier*-Schnürringe unterbrochen. Vgl. Nervenfaser, Schwann-Scheide, Schmidt-Lanterman-Einkerbungen.

Myelin|scheiden|zerfall (↑): (engl.) myelin sheath degeneration; Abbau des Myelins; Vork. z. B. nach Verletzung u. Entzündung eines Nervs.

Myelitis (↑; -itis*) f: **1.** häufig multilokuläre Entz. des Rückenmarks; **Formen: a)** parainfektiöse M., tritt ca. 1–2 Wo. nach einer Infektionskrankheit (v. a. Masern, Röteln, Parotitis epidemica, Inf. mit Varicella-Zoster-Virus) auf; **b)** fortgeleitete M., per continuitatem v. a. nach syphilitischer od. tuberkulöser Meningitis od. hämatogen, z. B. bei Inf. mit Leptospiren, Mykoplasmen od. Rickettsien; **c)** postvakzinale M. nach Schutzimpfung gegen Variola od. Tollwut; **d)** M. transversa (Querschnittmyelitis), entsteht meist ohne erkennbare spezif. Affektion, ist v. a. in den thorakalen Abschnitten des Rückenmarks lokalisiert u. führt zu Sympt. einer vollständigen Querschnittläsion*; vgl. Devic-Krankheit; **Klin.:** (allg.) dumpfe Rückenschmerzen, evtl. Parästhesien, Sensibilitätsstörungen u. Sympt. einer Querschnittläsion; Abschwächung der Reflexe, evtl. positive Pyramidenbahnzeichen*; **Diagn.:** Lumbalpunktion* zur Liquordiagnostik* (mäßige Pleozytose, Erhöhung der Lymphozytenzahl), ggf. Komplementbindungsreaktion; **Ther.:** Antibiotika, Antiphlogistika; **DD:** Epiduralabszess, andere Rückenmarkschädigungen, neurogene Muskelatrophie, Multiple Sklerose, Poliomyelitis epidemica anterior acuta, Guillain-Barré-Syndrom; **2.** Knochenmarkentzündung; s. Osteomyelitis.

Myelo|blasten (↑; Blast-*) m pl: (engl.) myeloblasts; jüngste morphol. erkennbare Zellen der Granulopoese, kommen im normalen Knochenmark nur selten vor. M. (⌀ 12–20 µm) besitzen einen großen, nahezu runden Kern mit feinfädigem Chromatingerüst u. 2–5 meist gut sichtbaren Nukleolen sowie einen schmalen basophilen, ungranulierten Zytoplasmasaum. Vgl. Myelozyten, Zellmarker.

Myelo|blasten|krise (↑; ↑) f: (engl.) myeloblast crisis; syn. Myeloblastenschub; akute Transformation einer chron.-myeloischen Leukämie* mit Überwiegen einer unreifzelligen Population; **Klin.:** Fieber, Zunahme der Milzgröße u. der Leukozytose inf. Auftretens von zahlreichen Myeloblasten, gelegentl. Lymphknotenschwellungen. Der alkal. Leukozytenphosphataseindex ist erhöht. Zytogenet. Veränderungen (Entwicklung von aneuploiden Zellinien durch Akquisition u. Duplikation von Extrachromosomen) können den klin. Symptomen vorangehen. Der **Verlauf** gleicht einer akuten myeloischen Leukämie. Die therap. Ansprechbarkeit auf Zytostatika ist gering. Vgl. Blastenkrise, terminale.

Myelo|blasten|schub (↑; ↑): syn. Myeloblastenkrise*.

Myelo|delese (↑; gr. δήλησις Schaden) f: (engl.) traumatic syringomyelia; Höhlenbildung im Rückenmark nach Trauma; Sympt. wie bei Syringomyelie*.

Myelo|dys|plasie (↑; Dys-*; -plasie*) f: (engl.) myelodysplasia; **1.** Dysraphiesyndrom mit Dysplasie des Rückenmarks; s. Spina bifida; **2.** (hämat.) s. Syndrom, myelodysplastisches.

Myelo|fibrose (↑; Fibr-*; -osis*) f: s. Osteomyelofibrose.

myelo|gen (↑; -gen*): (engl.) myelogenous; aus dem Knochenmark entstanden.

Myelo|graphie (↑; -graphie*) f: (engl.) myelography; röntgendiagn. Verfahren zur Darstellung des spinalen Subarachnoidalraums; Durchführung als positive M. nach Lumbalpunktion* u. Injektion eines wasserlösl. iodhaltigen Röntgenkontrastmittels (z. B. Metrizamid) in den Spinalkanal; Verteilung des Kontrastmittels durch Umlagerung des Patienten. Die negative M. mit Verw. von Luft (Pneumomyelographie) wird heute nicht mehr durchgeführt, die positive M. ist durch die Computertomographie u. die Kernspintomographie weitgehend ersetzt worden. **Ind.:** Verdacht auf Bandscheibenvorfall, Rückenmarktumor, spinale Gefäßfehlbildung, Fistel der spinalen Dura mater, Dysrhaphiesyndrome, Arachnopathie, Nervenwurzelkompression bei engem Spinalkanal; als Radikulographie bei traumat. Schädigung der Wurzeln des Rückenmarks (Wurzeltaschenausriss); zur Funktionsuntersuchung des spinalen Subarachnoidalraums unter Belastung (im Stehen; bes. bei degen. Wirbelsäulenerkrankungen); **Kontraind.:** Hirndrucksteigerung, hämorrhagische Diathese, Allergie gegen Röntgenkontrastmittel; **Kompl.:** selten Blutung inf. Punktion eines Spinalgefäßes; postpunktionelle Beschwerden i. S. eines meningealen Syndroms*.

myeloid (↑; -id*): knochenmarkähnlich, markartig.

Myelo|kat|hexis (↑; gr. κάθεξις Festhalten) f: Form der Granulozytopenie* durch Absterben der reifen Granulozyten im Knochenmark.

Myelom (↑; -om*) n: (engl.) myeloma; vom Knochenmark ausgehender Tumor; i. e. S. das Plasmozytom*.

Myelo|malazie (↑; -malazie*) f: (engl.) myelomalacia; sog. Rückenmarkerweichung; Nekrose* des Rückenmarks inf. Ischämie; **Vork.:** bei Thrombose od. Embolie spinaler Gefäße, Kompression durch Rückenmarktumoren* od. als angiodysgenetische M. (Foix*-Alajouanine-Syndrom).

Myelom, endo|theliales (↑; -om*) n: s. Ewing-Sarkom.

Myelo|meningitis (↑; Mening-*; -itis*) f: Entz. des Rückenmarks u. seiner Häute; vgl. Myelitis.

Myelo|meningo|zele (↑; ↑; -kele*) f: s. Meningomyelozele.

Myelom, multiples (↑; -om*) n: s. Plasmozytom.

Myelom|nephro|pathie (↑; ↑; Nephr-*; -pathie*) f: s. Plasmozytom.

Myelom|proteine (↑; ↑; Prot-*) n pl: s. Paraproteine.

Myelo|optiko|neuro|pathie, sub|akute (↑; Op-*; Neur-*; -pathie*) f: s. SMON-Krankheit.

Myelo|pathie (↑; -pathie*) f: (engl.) myelopathia; Bez. für **1.** Erkr. des Rückenmarks; **2.** Erkr. des Knochenmarks.

Myelo|sarkom (↑; Sark-*; -om*) n: (engl.) myelosarcoma; seltene extramedulläre Manifestation einer myeloischen Leukämie*.

Myelose (↑; -osis*) f: Bez. für myeloische Leukämie*.

Myelose, erythr|ämische (↑; ↑) f: s. Erythrämie.

Myelose, funikuläre (↑; ↑) f: (engl.) funicular myelosis; syn. funikuläre Spinalerkrankung, Dana-Lichtheim-Krankheit; Rückenmarkschädigung bei Mangel an Cobalamin* durch unsystemische Entmarkung markhaltiger Nervenfasern v. a. im Bereich der Seiten- u. Hinterstränge inf. Störung der Myelinsynthese; kann zu irreversiblen neurol. Ausfällen führen; **Urs.:** meist gestörte Resorption, evtl. ungenügende Zufuhr od. erhöhter Verbrauch von Cobalamin; **Klin.:** unabhängig von hämat. Veränderungen u. Allgemeinsymptomen (s. Anämie, perniziöse) können Sensibilitätsstörungen* (insbes. Störungen der Propriozeption*), Parästhesien, Ataxie, Abschwächung von Reflexen, motor. Lähmungen, Pyramidenbahnzeichen*, Polyneuropathie* u. evtl. psychische Sympt. auftreten. **Diagn.:** verminderte Cobalaminkonzentration im Blut, Urinexkretionstest*; **Ther.:** parenterale Substitution von Cobalamin.

Myelo|sklerose (↑; Skler-*; -osis*) f: s. Osteomyelofibrose.

Myelo|tomie (↑; -tom*) f: (engl.) myelotomy; **1.** op. Durchtrennung best. Strukturen des Rückenmarks; z. B. als Chordotomie* zur Schmerzbehandlung; **2.** Beckenkammpunktion* zur Knochenmarkbiopsie*.

Myelo|zele (↑; -kele*) f: s. Meningomyelozele.

Myelo|zysto|zele (↑; Kyst-*; -kele*) f: (engl.) myelocystocele; Vorwölbung von Teilen des Rückenmarks u. der Rückenmarkhäute durch einen Wirbelknochen- u. Duraspalt bei gleichzeitig bestehender zystischer Erweiterung der Rückenmarkhäute; Form der Spina* bifida; vgl. Dysrhaphiesyndrome.

Myelo|zyten (↑; Zyt-*) m pl: (engl.) myelocytes; granulopoetische, z. T. noch teilungsfähige Vorstufen der Granulozyten* im Knochenmark; die unreifen M. haben ein überwiegend basophiles, die reifen M. ein azidophiles Zytoplasma, der Kern ist rund bis abgeflacht, Nukleolen sind nicht mehr erkennbar. Im Plasma sind spezif. baso-, eosino- od. neutrophile Granulationen erkennbar, zytochem. starke Peroxidasereaktion. Vgl. Myeloblasten.

my|entericus (My-*; Enter-*): zur Muskulatur des Darms gehörend; z. B. Plexus myentericus (Auerbach*-Plexus).

Myiasis (gr. μυῖα Fliege; -iasis*) f: Fliegenmadenkrankheit; Befall von Mensch od. Tier durch Fliegenlarven (Fliegenmaden); als furunkuläre Dermatomyiasis od. Wundmyiasis, seltener sind Ophthalmomyiasis, nasopharyngeale, intestinale u. urogenitale M. Intestinale M. (Pseudomyiasis) nach Verschlucken der Larven mit der Nahrung (Schinken, Käse); urogenitale M. nach Eiablage in Anal- od. Genitalregion u. Einwanderung der Larven in Rektum od. Blase. Fakultative Err. einer **Wundmyiasis** sind in Europa die Larven von Calliphora (Schmeißfliegen), Lucilia sericata (Goldfliege) u. Sarcophaga (Fleischfliegen), die auch in Aas u. Exkrementen leben; Larven verbleiben in totem Gewebe u. können zur Wundheilung beitragen (therap. bei Gangrän* verwendet), sog. benigne M.; Larven verwandter Arten (z. B. Wohlfahrtia magnifica) können gesundes Gewebe invadieren u. schwere Läsionen verursachen (sog. maligne M.). Obligatorischer Err. einer **furunkulären Dermatomyiasis** in Afrika ist Cordylobia anthropophaga (Tumbufliege); Eiablage auf trocknende Unterwäsche, Larven penetrieren gesunde Haut des Trägers (Proph.: Wäsche bügeln). Ähnliches Krankheitsbild durch Dermatobia hominis in Südamerika (Larven werden durch blutsaugende Insekten übertragen). Schwere permanente Zerstörungen können die Larven der Schraubenwurmfliegen der alten (Chrysomya bezziana) u. der neuen Welt (Cochliomyia hominivorax) hervorrufen, wenn sie in natürl. Körperöffnungen wie Nase, Mund, Augen od. Vagina eindringen, wo sie sich rasch weiterentwickeln. Vgl. Fliegen, Larva migrans.

Myk-: auch Myc-; Wortteil mit der Bedeutung Pilz; von gr. μύκης.

Myk|ämie (↑; -ämie*) f: syn. Fungämie*.

Mykid (↑; -id*) n: (engl.) mycid, fungal id reaction; durch Ausschwemmung von Pilzantigenen ausgelöste exanthematische, urtikarielle, ekzematiforme, papulosquamöse, lichenoide, multiforme od. an das Erythema* nodosum erinnernde Veränderungen, in denen keine Pilze gefunden werden; auch als dyshidrotisches M. an den Händen inf. einer Tinea* am Fuß. Vgl. Mikrobid.

Myko|bakterien (↑; Bakt-*) f pl: s. Mycobacterium.

Myko|bakterien, a|typische (↑; ↑) f pl: (engl.) atypical mycobacteria, mycobacteria other than tuberculosis (Abk. MOTT); Sammelbez. für extrem pleomorphe Bakt. der Gattung Mycobacterium*, die im Unterschied zu Mycobacterium* tuberculosis u. Mycobacterium* bovis als opportunistische Erreger* v. a. bei abwehrgeschwächten Pat. Lungeninfektionen, Lymphadenitiden, Abszesse, chron. Hautaffektionen (Ulzera), Meningitis, Nephritis, Arthritis od. Osteomyelitis verursachen können; **Nachweis:** Erregeranzucht, Tierversuch (Ausschluss von Mycobacterium tuberculosis, Mycobacterium bovis); Amidase-Aktivität, Niacintest*; ausgeprägte Resistenz gegen Antituberkulotika; langsamer, chron. progredienter Krankheitsverlauf; Übertragung von Mensch zu Mensch bzw. Tier zu Mensch nicht bekannt; **Einteilung** nach Wachstumsgeschwindigkeit u. Pigmentation (Runyon-Gruppen): **1.** photochromogene a. M. (Mycobacterium kansasii, Mycobacterium marinum): langsames, im Dunkeln farbloses Wachstum, nach Lichteintritt leuchtend gelbes Pigment; **2.** skotochromogene a. M. (Mycobacterium scrophulaceum): meist langsames Wachstum; bildet auch im Dunkeln Farbstoff; **3.** nicht (photo)chromogene a. M. (Mycobacterium* avium, Mycobacterium intracellulare, Mycobacterium ulcerans, Mycobacterium xenopi): schnelles Wachstum, auch nach Lichtexposition keine Pigmentbildung; **4.** schnell wachsende a. M. (Mycobacterium fortuitum): schon innerh. einer Woche kräftige Entw. grauweißer-graugelber Kolonien; **Sensitivität:** Komb. von Clarithomycin, Ethambutol u. Rifabutin (bei HIV-Erkrankten); nach anfänglichem Therapieerfolg häufig weitere Progression durch Resistenzentwicklung; Proph. evtl. mit Rifabutin, Clarithomycin, Azithromycin (Monotherapie bei HIV-Erkrankten mit einer Anzahl von Helferzellen <75/μl).

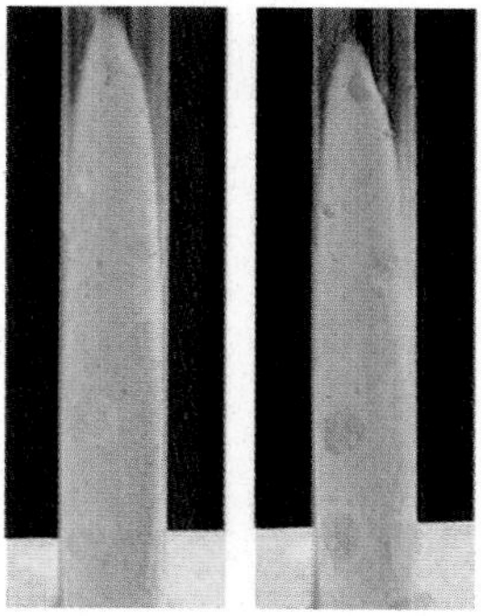

Mykobakterien, atypische: photochromogene Mykobakterien (hier Mycobacterium marinum, der Erreger des Schwimmbadgranuloms) vor (links) und 24 Stunden nach Lichtexposition (rechts) [547]

Myko|bakteriosen (↑; ↑; -osis*) f pl: (engl.) mycobacterioses; Krankheiten u. Veränderungen, die durch Mycobacterium* verursacht werden; vgl. Tuberkulose, Lepra.

Myko|logie (↑; -log*) f: (engl.) mycology; Pilzkunde.

Myko|plasmen (↑; -plasma*) n pl: s. Mycoplasma.

Mykosen (↑; -osis*) f pl: (engl.) mycoses; durch Pilze verursachte Infektionskrankheiten; **Einteilung** nach unterschiedl. Kriterien: **1.** Art des Erregers: **D**ermatophyten*, **H**efen*, **S**chimmelpilze* (sog. DHS-System nach Rieth); Dermatophyten infizieren nur die Haut u. ihre Anhangsgebilde; opportunistische Hefen u. Schimmelpilze können Haut-, Schleimhaut- u. Systemmykosen verursachen; primärpathogene, dimorphe Pilze infizieren zuerst die Lunge u. können anschließend disseminieren. **2.** Lok. der Erkr.: oberflächliche, kutane u. subkutane Dermatomykosen, Schleimhaut- u. Systemmykosen; **3.** Entstehungsursache: z. B. Verletzungsmykose;

M

Mykosen Tab. 1
Dermatomykosen

Erreger	Erkrankung
Candida albicans	Candidose der Haut u. Hautanhangsgebilde
Epidermophyton floccosum	Tinea (T.) manuum et pedum, T. corporis, T. inguinalis, T. unguium
Exophilia werneckii	T. nigra
Microsporum-Arten	Mikrosporie
Piedraia hortai	schwarze Piedra
Malassezia furfur	Pityriasis versicolor
Scopulariopsis brevicaulis	T. unguium
Trichophyton mentagrophytes Trichophyton rubrum andere Trichophyton-Arten (selten)	Trichophytie, T. manuum et pedum, T. corporis, T. inguinalis, T. granulomatosa nodularis, T. unguium
Trichophyton schoenleinii	Favus
Trichophyton verrucosum	tiefe Trichophytie, T. capitis, T. barbae
Trichosporon cutaneum	weiße Piedra

4. Symptomatik: z. B. Chromomykose*; **Diagn.:** Erregerdifferenzierung im Nativpräparat u. in Kultur (s. Pilzdiagnostik) ist insbes. bei Dermatomykosen u. Systemmykosen wichtig, da sich die verfügbaren Antimykotika in ihrem Wirkungsspektrum unterscheiden. **Ther.:** s. Antimykotika.

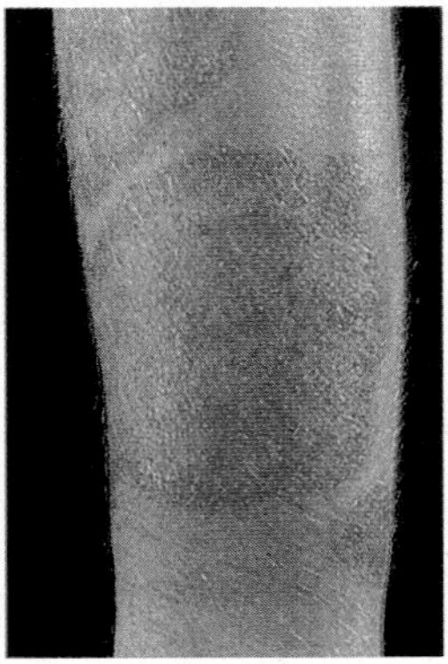

Mykosen:
Tinea corporis, Befund am Unterarm [3]

Myko|sterole n pl: (engl.) mycosterols; Sterole* aus Pilzen, die auch im menschl. Organismus Wirkungen entfalten; z. B. Ergosterol (Provitamin D_2; s. Calciferole).

Myko|toxine (Myk-*; Tox-*) n pl: (engl.) mycotoxins; Stoffwechselprodukte aus Pilzen, die auf Menschen u. einige tierische Warmblüter bereits in geringer Dosis toxisch wirken; **1.** aus Fruchtkörpern von Großpilzen (meist Basidiomyzeten*) v. a. die Phallotoxine u. Amanitine aus versch. Knollenblätterpilzen (Amanita spp.), Muscarin, Muscimol u. Ibotensäure, z. B. aus Fliegen- u. Pantherpilz (Amanita muscaria, Amanita pantherina); weitere Toxinproduzenten sind einige helle od. rein weiße Trichterlinge (Gattung Clitocybe), die Rötlinge (Gattung Entoloma) E. nidorosum, E. rhodopolium u. E. sinuatum, einige Schirmlinge der Gattung Lepiota u. Macrolepiota sowie eine Reihe dunkelblättriger Blätterpilze (Braunsporer), die Schleierlinge (Gattung Cortinarius), Häublinge (Gattung Galerina) u. viele Arten von sehr giftigen Risspilzen (Gattung Inocybe); aus der Klasse der Askomyzeten* v. a. die Frühjahrslorchel (Gyromitra esculenta) als Gyromitrinproduzent; **2.** M. aus parasitär wachsenden Askomyzeten u. Fungi* imperfecti: Ergotalkaloide aus Claviceps* purpurea (vgl. Secale cornutum), die im Mittelalter Massenvergiftungen verursachten (s. Ergotismus); auch heute noch gelegentl. in Nahrungsmitteln (Müsli, selbstgemahlenes Korn usw.) vorhanden; Aflatoxine* werden bei feuchtwarmer La-

Mykosen Tab. 2
Kutane und subkutane (z. B. posttraumatisch entstandene) Mykosen

Erreger	Erkrankung	Manifestation
Cladosporium carrionii Phialophora compacta Phialophora dermatitidis Phialophora pedrosoi Phialophora verrucosa	Chromoblastomykose	Haut, Lymphsystem, Generalisation möglich
Sporothrix schenckii	Sporothrix-Mykose	
Cephalosporium-Arten Madurella grisea Madurella mycetomi Petriellidium boydii	Eumyzetom (Mycetoma pedis)	Haut, Lymphsystem, Skelettsystem

Mykosen Tab. 3
Erreger von Systemmykosen und Manifestation

Erreger	Erkrankung	Manifestation
opportunistische Erreger		
Aspergillus fumigatus	Aspergillus-Mykose Aspergillom	Atmungsorgane, Ohr, Generalisation
Aspergillus niger u. a.		Ohr
Candida albicans		
Candida glabrata		
Candida guilliermondii		
Candida krusei		
Candida parapsilosis	Candida-Mykose	Magen-Darm-Trakt, Atmungsorgane, ZNS, Generalisation
Candida pseudotropicalis		
Candida stellatoidea		
Candida tropicalis		
Cryptococcus neoformans	Cryptococcus-Mykose	Atmungsorgane, ZNS, Generalisation
Rhizopus oryzae u. a.	Mucor-Mykose	
primär pathogene dimorphe Pilze		
Blastomyces dermatitidis	Blastomyces-Mykose	Atmungsorgane, Haut, Genitale, Generalisation
Coccidioides immitis	Coccidioides-Mykose	
Histoplasma capsulatum	Histoplasma-Mykose	Atmungsorgane, Haut, Genitale, Lymphsystem, Generalisation
Paracoccidioides brasiliensis	Paracoccidioides-Mykose	

gerung von Nüssen, Getreide usw. durch Aspergillus-Arten gebildet, bes. durch Aspergillus flavus u. Aspergillus parasiticus; sie wirken lebertoxisch u. kanzerogen. Fusarium-Arten gehören zu den ökonomisch wichtigsten mykotoxinproduzierenden Pilzen: Fusarium avenaceum, Fusarium culmorum, Fusarium graminearum, Fusarium moniliforme u. Fusarium nivale (Microdochium nivale) infizieren mit unterschiedl. Spezifität schon auf dem Feld od. bei feuchter Lagerung Getreide, Kartoffeln, Mais u. Gemüse; ihre M., die Trichothecene, bewirken beim Menschen Erbrechen, Durchfall, Kopfschmerz u. schwere Krämpfe. Das Mykotoxin Patulin wird

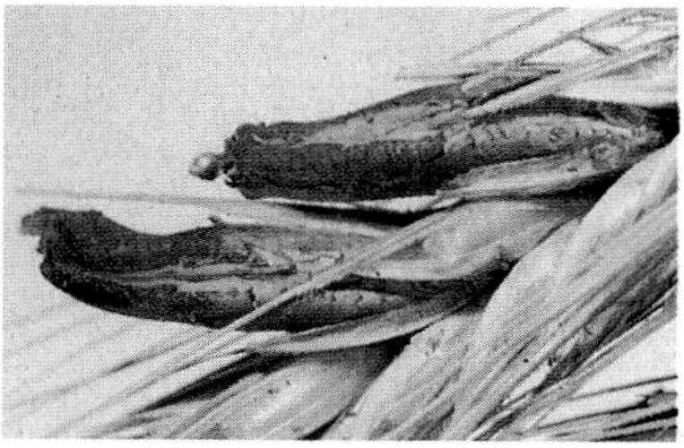

Mykotoxine:
Roggenähre mit Sklerotien von Claviceps purpurea [12]

von mind. 10 versch. Penicillium-Arten gebildet; es wirkt toxisch gegenüber Bakt., Protozoen, Pilzen u. Säugetieren (u. a. verursachen mit Patulin urticae verunreinigte Futtermittel ein Massensterben von Kühen). Weitere den Aflatoxinen verwandte M. sind Sterigmatocystin, das von Aspergillus versicolor gebildet wird u. im Tierversuch Sarkome u. Lebertumoren verursacht, sowie Versicolorin C, das ebenfalls von Aspergillus versicolor u. zusätzlich von Aspergillus flavus u. Aspergillus nidulans produziert wird. Mykotoxinverseuchte Lebens- u. Futtermittel führen in vielen Ländern, in denen eine trockene Lagerhaltung problematisch ist, zu Massenvergiftungen von Menschen u. Tieren. Viele M. sind außerordentlich hitzeresistent. Um ihre Akkumulation in der Nahrungskette auszuschließen, muss das Wachstum der Produzenten verhindert werden.

Myo|adenylat-Des|aminase-Mangel: (engl.) myoadenylate deaminase deficiency; s. Myopathien, hereditäre metabolische.

Myo|blast (My-*; Blast-*) m: Bildungszelle für die Zellen des Muskelgewebes*.

Myo|blasten|myom (↑; ↑; -om*) n: (engl.) myoblastomyoma; syn. Abrikossoff-Tumor, Myoblastoma granucellularis; sehr seltener, benigner Tumor aus großen myoblastenähnlichen, glykogen- u. lipoidreichen granulierten Zellen, der von der quergestreiften Muskulatur od. vom Nervengewebe ausgeht (granuläres Neuroblastom); **Vork.:** bes. an Zunge, Harnblase u. Haut; maligne Entartung selten.

Myo|cardium (↑; Kard-*) n: Myokard*.

Myo|de|generatio cordis (↑; Degeneratio*) f: degenerative, nichtentzündl. Entartung des Herzmuskels, pathol.-anat. meist mit einer sog. braunen Atrophie (Organatrophie mit starker Lipofuszinablagerung) verbunden; **Vork.:** physiol. im Alter, bei Dystrophie u. chron. Allgemeinkrankheiten; **Sympt.:** Herzinsuffizienz, Angina pectoris. Vgl. Myolysis cordis toxica.

Myo|dese (↑; gr. δέσις das Binden) f: (engl.) myodesis; selten durchgeführte Fixierung von Muskelstümpfen am Knochenende i. R. einer Amputation*.

My|odynie (↑; -odynie*) f: syn. Myalgie*.

Myo|epi|thel|zellen (↑; Epithel*; Zelle*): (engl.) myoepithelial cells; vom Epithel abstammende glatte Muskelzellen an den Endstücken von Schweiß-, Tränen- u. Speicheldrüsen; liegen zw. der Basis der sekretor. Zellen u. der Basalmembran. An den Endstücken der Speicheldrüsen sind sie verzweigt (Korbzellen). Durch ihre Kontraktion wird die Sekretabgabe gefördert.

Myo|fibrillen (↑; Fibrilla*) f pl: (engl.) myofibrils; fibrillär differenzierte, kontraktile metaplasmat. Elemente im Zytoplasma der Muskelzellen; die M. der glatten Muskulatur verhalten sich im polarisierten Licht einheitl. anisotrop. Die lichtmikroskop. erkennbaren M. der Skelett- u. Herzmuskulatur sind abwechselnd aus optisch dichteren, dunklen, anisotropen A-Streifen u. helleren, isotropen I-Streifen aufgebaut (s.

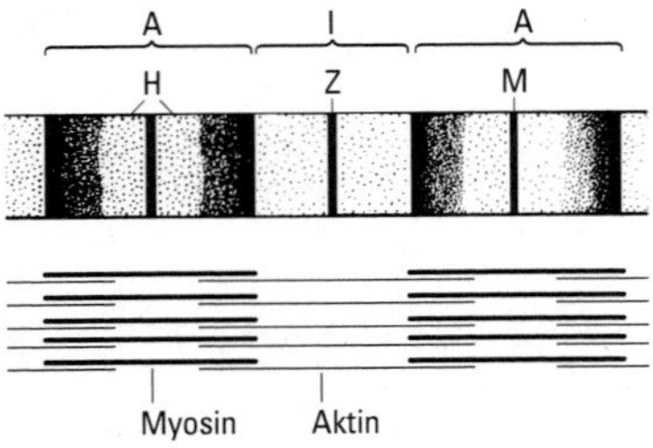

Myofibrillen

Abb.), welche die Querstreifung verursachen. Die A-Streifen sind nochmals durch eine Aufhellung (H-Streifen, Hensen-Streifen), die I-Streifen durch die anisotrope Zwischenscheibe (Z-Streifen) unterteilt. In der Mitte der H-Streifen ist eine dünne Mittelmembran (M-Streifen) erkennbar. In den M. lassen sich elektronenmikroskop. zwei Arten von Proteinfilamenten nachweisen; die Myosinfilamente bilden den A-Streifen, die dünneren Aktinfilamente kommen im I-Streifen vor. Vgl. Myomere, Koppelung, elektromechanische.

Myo|fibrosis (↑; Fibr-*; -osis*) f: syn. Myofibrose; bindegewebige Durchsetzung der Muskulatur, z. B. bei Endomyokardfibrose.

Myo|fibrosis cordis (↑; ↑; ↑) f: Myokardfibrose*.

Myo|filamente (↑; Filamentum*) n pl: s. Myofibrillen.

Myo|gelose (↑; lat. gelum Frost; -osis*) f: (engl.) myogelosis; sog. Muskelhärte, Hartspann; umschriebene knoten- od. wulstförmige Verhärtung der Muskulatur mit Palpationsschmerz u. oft dumpfem Spontanschmerz (Myalgie*); **Vork.:** bei statischer Überbeanspruchung, funktionellen u. entzündlichen Muskelerkrankungen sowie reaktiv bei Gelenkerkrankungen; **Ther.:** physik. Therapie (z. B. Massage, Dehnungsübungen, Wärme- od. Kälteanwendung, Ultraschall, diadynamische Ströme), lokal Quaddelung mit Lokalanästhetika (u. U. Kortikoide), ggf. systemisch Antiphlogistika bzw. Myotonolytika. Vgl. Fibromyalgiesyndrom.

myo|gen (↑; -gen*): (engl.) myogenous; vom Muskel ausgehend; z. B. myogene Muskelatrophie.

Myo|globin (↑; Globus*) n: roter Muskelfarbstoff (dem Hämoglobin* ähnlich), MG ca. 17 000; prosthet. Gruppe: Häm*; der Proteinanteil besteht (im Ggs. zu Hämoglobin) nur aus einer Peptidkette. M. bindet O_2 reversibel, wobei es eine ca. sechsfach höhere O_2-Affinität als Hämoglobin besitzt, d. h. auch bei geringerem Sauerstoffpartialdruck als Hämoglobin mit Sauerstoff gesättigt ist. M. dient als Sauerstoffspeicher im Muskelgewebe*. Vgl. Myoglobinurie, Myosiderin.

Myo|globin|urie (↑; ↑; Ur-*) f: (engl.) myoglobinuria; Myoglobinausscheidung im Harn; **Vork.** z. B. bei Marschhämoglobinurie, Monge-Krankheit, McArdle-Krankheit, Rhabdomyolyse, Crush-Syndrom, auch paroxysmal auftretend.

myo-Inositol (↑; gr. ἴς, ἰνός Muskel) n: s. Inositol.

Myo|kard (↑; Kard-*) n: (engl.) myocardium; Myocardium; muskuläre Wand des Herzens; die Muskelzüge der Kammern sind in einer äußeren Schräg-, mittl. Ring- u. inneren Längsschicht angeordnet; die Muskulatur der Vorhöfe u. der Kammern ist durch das Herzskelett voneinander getrennt. Vgl. Muskelgewebe, Herz, Endokard, Perikard.

Myo|kard-: s. a. Herz-.

Myo|kard|fibrose (My-*; Kard-*; Fibr-*; -osis*) f: (engl.) myocardial fibrosis; Myofibrosis cordis; Vermehrung des interstitiellen Bindegewebes des Herzmuskels; **Vork.** z. B. bei Hypoxämie, Fiedler*-Myokarditis, Endomyokardfibrose; vgl. Endokardfibroelastose.

Myo|kard|in|farkt (↑; ↑; Infarkt*) m: syn. Herzinfarkt*.

Myo|kardio|pathie (↑; ↑; -pathie*) f: syn. Kardiomyopathie*.

Myo|karditis (↑; ↑; -itis*) f: (engl.) myocarditis; umschriebene od. diffuse entzündl. Erkr. des Herzmuskels; **Urs.: 1.** rheumatische M. bei rheumatischem Fieber* unter Mitbeteiligung von Peri- u. Endokard (Pankarditis); **2.** para- u. postinfektiöse M., häufig bei Virusinfekten (Coxsackie-, Grippe-Viren), Diphtherie* (Schädigung durch Toxine), Scharlach*, Toxoplasmose*, Trichinose*, Chagas*-Krankheit; **3.** allergische M.; **4.** Sarkoidose*; **5.** idiopathische M., Fiedler*-Myokarditis; **Sympt.:** Palpitationen inf. Herzrhythmusstörungen, Herzinsuffizienz mit Kurzatmigkeit, Unruhe, rascher Ermüdbarkeit, u. U. kardiogener Schock; klin. akute od. chron., pathol.-anat. seröse, parenchymatöse, interstitielle od. gemischte Verlaufsformen möglich; **Diagn.:** auskultator. evtl. akzidentelle Herzgeräusche; EKG nicht pathognomonisch, jedoch zur Beurteilung des Verlaufs relevant mit Nachweis von Herzrhythmusstörungen, PQ-Veränderungen bis zu AV-Blocks, QRS-Aufsplitterungen (Blockbilder), ST-Streckensenkungen u. T-Abflachungen (präterminale bis terminale Negativierungen); Zeichen einer Lungenstauung, echokardiograph. Kardiomegalie; **Ther.:** allg. Schonung, ggf. spezif. Behandlung mit Chemotherapeutika bzw. Antitoxinen od. symptomat. bei Kompl. (Herzinsuffizienz, Arrhythmien).

Myo|kardose (↑; ↑; -osis*) f: (engl.) myocardosis; sog. Hyperthyreoseherz, Myxödemherz; Herzmuskelveränderungen bei Dysproteinämien (Myokardose i. e. S. nach Wuhrmann), versch. Stoffwechsel- u. Mineralhaushaltsstörungen, Hämochromatose, Avitaminosen, Amyloidose, Paramyloidose; **Klin.:** Zeichen einer Herzinsuffizienz; EKG-Veränderungen i. S. eines diffusen Myokardschadens.

Myo|kard|szinti|graphie (↑; ↑; Szinti-*; -graphie*) f: (engl.) myocardial scintigraphy; Szintigraphie* zur Erfassung versch. Funktionen des Myokards: rel. regionale Perfusion mit Koronarreserve (Untersuchung in Ruhe u. unter Belastung), Myokardvitalität u. Stoffwechsel (Fett-, Glukosestoffwechsel); Durchführung als Emissionscomputertomographie* (SPECT od. PET); **Ind.:** Diagn. einer koronaren Herzkrankheit mit Nachweis von Ischämie od. Narbe bei nicht beurteilbarem EKG (z. B. Linksschenkelblock); Vitalitätsbeurteilung von geschädigtem Myokard (sog. hibernated u. stunned myocardium) vor interventionellen u. op. Eingriffen an Koronararterien u./od. Myokard; selten szintigraph. Darstellung der myokardialen adrenergen Neurone mit I-123-MIBG u. mittels Immunszintigraphie* Nachweis geschädigter Myokardzellen.

Myo|kinase (↑; Kin-*) **f:** syn. Adenylatkinase*.

Myo|klonien (↑; Klonus*) f pl**:** (engl.) muscle cloni; kurze ruckartige Zuckungen einzelner Muskeln ohne od. mit nur geringem Bewegungseffekt; **Vork.: 1.** physiol. bei vielen Menschen als nächtliche M. in der Einschlaf- od. Aufwachphase; **2.** als gemeinsames Hauptsymptom versch. Erkr. (z. B. bei Multipler Sklerose, Encephalitis epidemica, epidem. Genickstarre, Kleinhirnverletzungen); **3.** als selbstständiges Krankheitsbild: **a)** Paramyoklonus* multiplex; **b)** Hyperekplexie*; **c)** M. bei Epilepsie*. Vgl. Opsoklonus.

Myo|klonus|epi|lepsie|syn|drome, progressive (↑; ↑; Epilepsie*) n pl**:** (engl.) progressive myoclonic epilepsy syndromes; ätiol. heterogene Gruppe von Erkrankungen, die durch eine Epilepsie* mit myoklonischen Anfällen u. den Verlust statomotorischer u. mentaler Fähigkeiten gekennzeichnet sind; hierzu gehören neuronale Ceroidlipofuszinose*, Unverricht*-Lundborg-Syndrom, Myoklonusepilepsie mit ragged red fibres (vgl. Enzephalomyopathien, mitochondriale) sowie Lafora-Krankheit. A. Moe.

Myo|kymie (↑; gr. κῦμα Welle) f**:** (engl.) myokyma; spontane, wellenförmige Kontraktionen entlang eines Muskels, die im Schlaf nicht aufhören; **Urs.:** Läsion der Vorderhörner u. -wurzeln des Rückenmarks od. der motorischen Hirnnervenkerne; vgl. Myoklonie, Krämpfe.

Myo|lyse (↑; Lys-*) f**:** (engl.) myolysis; Bez. für Muskelzelluntergang inf. Degeneration, Nekrose, Trauma; vgl. Rhabdomyolyse, Crush-Syndrom.

Myo|lysis cordis toxica (↑; ↑) f**:** schwere disseminierte Herzmuskelschädigung mit primär wachsartiger Degeneration u. anschl. Nekrose von Herzmuskelzellen bei Myokarditis* durch Diphtherietoxin; die resultierende progrediente Herzinsuffizienz verläuft meist tödlich. Vgl. Diphtherie.

Myom (↑; -om*) n**:** (engl.) myoma; benigner mesenchymaler Tumor, der überwiegend aus Muskelfasern besteht; **Formen: 1.** Leiomyom (Myoma laevicellulare): aus glatten Muskelfasern bestehendes M., das einen scharf abgegrenzten, oft nodulären Tumor bildet; Vork. z. B. als Myoma* uteri; **2.** Fibromyom: aus Muskelfasern u. viel Bindegewebe bestehend; **3.** Rhabdomyom (Myoma striocellulare): von der quergestreiften Muskulatur ausgehend, selten; Vork. z. B. als primärer Herztumor.

Myoma uteri (↑; ↑) n**:** Uterusmyom; gutartige Muskelgeschwulst (Leiomyom, Fibromyom, auch Adenomyom) des Uterus* mit östrogenabhängigem Wachstum (nach dem Klimakterium oft Spontanrückbildung), oft multipel auftretend (sog. Uterus myomatosus); **Vork.:** bei ca. 20 % aller Frauen nach dem 30. Lj.; **klin. Einteilung: 1.** Lok.: meist Korpusmyom, seltener Zervixmyom; **2.** Wachstumsrichtung: **a)** intramural (innerh. der Muskelwand); **b)** submukös (in Richtung Uterushöhle); **c)** subserös (Außenschicht, unter der Serosa); **d)** intraligamentär (zw. den beiden Blättern des Ligamentum* latum uteri); **Pathol./Anat.:** in ca. 30 % der Fälle sekundäre gutartige Veränderungen des Myomgewebes; Erweichung (Durchsetzung mit kavernösen Bluträumen, ödematöse u. myxomatöse Veränderungen, fettige Degeneration, Nekrose), seltener Verhärtung (Verkalkung, Fibrosierung); **Sympt.:** nur z. T. verlängerte bzw. verstärkte Menstruation*, u. U. Metrorrhagie* (Folge: sek. Anämie), Dysmenorrhö*; Drucksymptome im Bereich der Nachbarorgane (u. a. Miktionsbeschwerden, Pollakisurie, Obstipation, selten Ileus), Schmerzen (bes. bei submukösem Myom); in der Schwangerschaft häufig vorübergehende Größenzunahme des Myoms mit erhöhter Neigung zu regressiven Veränderungen; erhöhte Abortgefahr, u. U. Geburtshindernis; **Diagn.:** bimanuelle Untersuchung, Ultraschalldiagnostik; **Ther.:** vorwiegend op. (Myomenukleation*, Hysterektomie*), auch hormonal (Gestagene, Antiöstrogene); bei Abwarten u. Symptomfreiheit regelmäßige Kontrolluntersuchungen; **Kompl.:** Stieldrehung* (bei subserösem Myom), sept. Nekrose mit Fieber u. eitrigem Fluor* genitalis (bei submukösem Myom), Übergang in Sarkom (sehr selten).

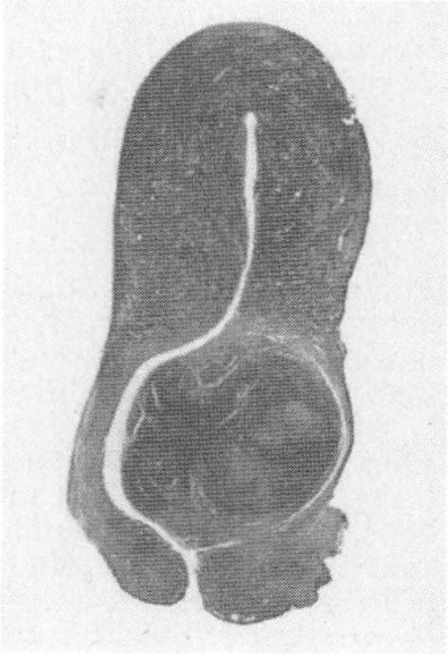

Myoma uteri:
histologischer Großflächenschnitt durch den ganzen Uterus und die Portio; in der Zervix ein kugelförmiger Leiomyomknoten, der die Zervixlichtung seitlich komprimiert und verdrängt. [471]

Myom|e|nukleation (↑; ↑; lat. enucleare entkernen) f**:** (engl.) myoma enucleation; sog. konservative Myomoperation; Ausschneidung bzw. Ausschälung eines od. mehrerer Myomknoten.

Myo|mere (↑; gr. μέρος Teil) n pl**:** (engl.) myomeres; hintereinander angeordnete, segmental unterteilte Muskelgruppen, die aus dem Mesoderm* hervorgegangen sind; bei Fischen noch deutlich zu erkennen; rudimentär bei Säugern z. B. in der Gliederung der Bauchmuskeln; vgl. Metamerie.

Myo|metritis (↑; gr. μήτρα Gebärmutter; -itis*) f**:** syn. Metritis; Entz. der Gebärmutter-

M

muskulatur, Vork. i. R. einer Endomyometritis (s. Endometritis).

Myo|metrium (↑; ↑) n: Muskelschicht der Gebärmutterwand; s. Uterus.

Myo|para|lyse (↑; Paralyse*) f: s. Lähmung, myoplegische.

Myo|pathie (↑; ↑) f: (engl.) myopathy; entzündliche (Myositis*) od. degenerative Muskelerkrankung; i. e. S. Bez. für systemartige, einzelne Muskelgruppen od. die gesamte Muskulatur erfassende, häufig progredient verlaufende Erkr., die primär vom Muskel selbst ausgehen (z. B. progressive Muskeldystrophien*, Myotonia* congenita, Myasthenia* gravis pseudoparalytica).

Myo|pathie, endo|krine (↑; ↑) f: (engl.) endocrine myopathy; meist symmetr. Muskelerkrankung bei hormoneller Störung, z. B. Hyperthyreose, Hypothyreose, Cushing-Syndrom.

Myo|pathien, distale (↑; ↑) f pl: (engl.) distal myopathies; genet. u. klin. uneinheitl. Gruppe von Muskelerkrankungen, die durch einen Beginn der Symptome an distalen Muskelgruppen charakterisiert sind; **Diagn.:** klin.; Kernspin- od. Computertomographie des Muskels, bei bekanntem Gendefekt molekulargenetisch; Muskelbiopsie oft unspezifisch. A. Moe.

Myo|pathien, hereditäre meta|bolische (↑; ↑) f pl: (engl.) hereditary metabolic myopathies; X-chromosomal-rezessiv, autosomal-rezessiv od. autosomal-dominant erbl. Muskelerkrankungen, die Folge einer durch einen best. Enzymdefekt verursachten Störung des Muskelstoffwechsels sind; bekannt sind u. a. ein Mangel an lysosomaler saurer Maltase, Muskelphosphorylase, Amylo-alpha-1,4-Glukosidase, Amylo-1,4 → 1,6-Transglukosidase, Xanthinoxidase, Myoadenylat-Desaminase, Carnitin-Palmityl-Transferase, NADH-Ubichinon-Reduktase; **Sympt.:** allg. Muskelschwäche, Myalgie, z. T. Myoglobinurie u. Krämpfe. Vgl. Glykogenosen.

Myo|pathien, kon|genitale (↑; ↑) f pl: (engl.) congenital myopathies; klin. u. genet. uneinheitl. Gruppe von Muskelerkrankungen mit Manifestation im frühkindlichen Alter, die durch strukturelle u./od. histochem. Veränderungen charakterisiert sind; **Formen:** s. Tab.; **Klin.:** meist proximal betonte Muskelschwäche mit geringer od. fehlender Progredienz; selten schwere Verläufe mit Ateminsuffizienz. Vgl. Muskeldystrophien, kongenitale. A. Moe.

Myo|pathien, mito|chondriale (↑; ↑) f pl: (engl.) mitochondrial myopathies; s. Enzephalomyopathien, mitochondriale.

Myo|pathie, okuläre (↑; ↑) f: (engl.) ocular myopathy; Sonderform der progressiven Muskeldystrophien*.

Myo|pathie, thyreo|toxische (↑; ↑) f: (engl.) thyrotoxic myopathy; Muskelerkrankung i. R. einer Hyperthyreose*.

Myo|pathie, toxische (↑; ↑) f: (engl.) toxic myopathy; tox. Muskelschädigung, z. B. durch Medikamente (Amphotericin B, Amiodaron, Vinca-Alkaloide u. a.) od. Alkoholabusus.

Myopie (gr. μύωψ kurzsichtig) f: (engl.) myopia; Abk. My; sog. Kurzsichtigkeit; Form der Ametropie*, bei der parallel einfallende Strahlen vor der Netzhaut vereinigt werden; **Urs.:** zu starker Brechwert von Hornhaut od. Linse (Brechungsmyopie) bzw. überdurchschnittl. Länge des Augapfels (Achsenmyopie); **Formen: 1.** benigne M., die nach der Pubertät meist nicht mehr wesentlich fortschreitet; **2.** maligne progressive M.; **Klin.:** je nach Ausprägungsgrad Netzhautveränderungen, die bei der bösartigen Form ausgeprägter sind, so dass oft trotz Korrekturglas keine normale Sehschärfe erreicht wird; **Ther.:** Konkavgläser.

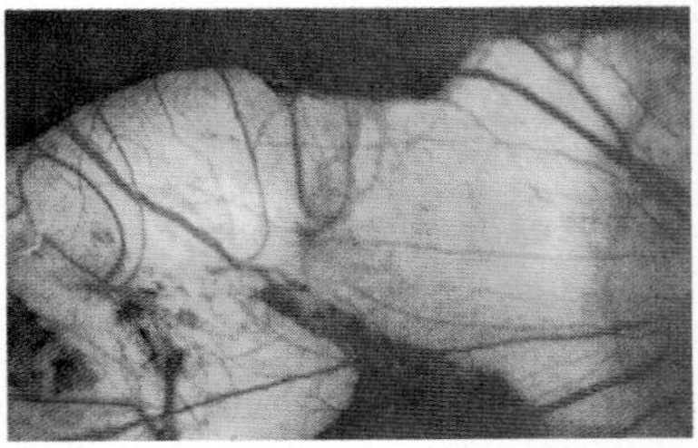

Myopie:
Augenhintergrund bei maligner Myopie; ausgeprägte Dehnungsveränderungen der Aderhaut und Netzhaut [362]

Myo|plastik (↑; -plastik*) f: (engl.) myoplasty; **1.** Vernähen antagonistischer Muskel-

Myopathien, kongenitale

Formen	Erbgang	Genlokus	Protein (D: Defekt; A: Akkumulation)
myotubuläre Myopathie	X-chromosomal-rezessiv	Xq28	Myotubularin (D)
Central core disease	autosomal-dominant	19q13.1	Ryanodin-Rezeptor (D)
Minicore disease (Multicore disease)	autosomal-rezessiv	unbekannt	unbekannt
Nemalin-Myopathie	autosomal-dominant autosomal-rezessiv autosomal-dominant autosomal-rezessiv	1q21−q23 2q21.2−q22 1q42.1	α-Tropomyosin (D) Nebulin (D) Aktin alpha (D)
Desminopathien Typ I u. II Desminopathie Typ III	autosomal-dominant autosomal-rezessiv	unbekannt unbekannt	Desmin (A) Desmin (A)
kongenitale Fasertypen-disproportion	autosomal-rezessiv od. -dominant	unbekannt	unbekannt

gruppen vor dem knöchernen Stumpf bei Amputation*; **2.** freie u. gestielte Transplantation von Muskelgewebe.

Myo|sarkom (↑; Sark-*; -om*) n: (engl.) myosarcoma; maligner mesenchymaler Tumor (Sarkom*) des quergestreiften bzw. glatten Muskelgewebes; **1.** das äußerst seltene (juvenile od. adulte) **Rhabdomyosarkom**; **2.** das meist primär maligne **Leiomyosarkom** (kann jedoch aus maligne entarteten Leiomyomen hervorgehen); vgl. Myom.

Myo|siderin (↑; gr. σίδηρος Eisen) n: Eisen, das nach Zerfall von Myoglobin* freigesetzt u. als Pigment abgelagert wird.

Myosin (↑) n: unlösl., zu den Globulinen gehörendes Muskelprotein (ca. 60 % des Gewichts der Myofibrillen*), MG 460 000; asymmetr. Hexamer aus einem Paar schwerer u. zwei Paaren leichter Ketten; zwei miteinander verschraubte Alphahelices bilden den fadenförmigen Teil des M. u. tragen je eine globuläre Kopfgruppe, in der beim Skelettmuskel-M. die ATPase-Aktivität lokalisiert ist; bei der Muskelkontraktion* bilden M. u. Aktin* den Aktin-Myosin-Komplex. G. Hüb.

Myo|sitis (↑; -itis*) f: entzündl. Reaktion von Muskeln od. Muskelgruppen mit akutem u. chron. Verlauf; **Einteilung: 1.** M. mit bekannter Ätiol.: **a)** virale Inf. (z. B. Coxsackie-B-Virus) mit meist distal betonter Sympt.; **b)** bakterielle Inf. (z. B. Actinomyces, Clostridium perfringens, Staphylokokken u. pyogene Keime, Brucella, Mykobakterien); **c)** Pilzinfektion; **d)** parasitäre Inf. (Toxoplasmose, Trichinose, Zystizerkose, Trypanosomiasis u. a.); **e)** toxische M. durch Arzneimittel (z. B. Clofibrat, Penicillamin), Alkohol- od. Heroinabusus; **f)** als paraneoplastisches Syndrom; **2.** M. unbekannter Ätiol.: **a)** Kollagenosen* u. Dermatomyositis*-Polymyositis-Komplex; **b)** Sarkoidose*; **c)** Myositis* ossificans multiplex progressiva u. M. ossificans localisata; **d)** bei anderen Erkr. od. Syndromen, z. B. Panniculitis nodularis non suppurativa febrilis et recidivans; **Sympt.:** Bewegungs- u. evtl. Palpationsschmerz der betroffenen Muskulatur, Myogelose*, Schwäche bis zur Lähmung; in späteren Stadien Atrophie u. evtl. Kontrakturen; **Diagn.:** klin. Bild; erhöhte Enzymaktivitäten (Kreatinkinase, Aldolase, Aspartataminotransferase), hohe Myoglobinwerte im Serum, Myoglobinurie (bei akuter Myolyse); Muskelbiopsie u. histol. Untersuchung; serolog. Tests (Autoantikörper, Schilddrüsenhormone), elektromyographischer Nachweis polyphasischer Potentiale, Kernspintomographie zur Darstellung der Muskelatrophie u. zum Nachweis entzündl. Areale, Herdsuche (Inf., Neoplasma). Vgl. Dermatomyositis, Polymyositis.

Myo|sitis acuta purulenta (↑; ↑) f: akute eitrige Muskelentzündung; **Vork.:** bei Inf. von offenen Wunden (z. B. bei komplizierter Fraktur) od. Osteomyelitis*; häufig als Phlegmone od. Abszess, selten als generalisiertes toxisches Syndrom mit akutem Nierenversagen (z. B. bei Inf. mit Streptococcus pyogenes u. Gasbildung im Muskel).

Myo|sitis, auto|im|mune (↑; ↑) f: Sammelbez. für den Kollagenosen* zugeordnete entzündl. autoimmune Muskelerkrankungen; **Einteilung:** nach klin. u. serol. Kriterien; **1.** primäre Polymyositis*; **2.** primäre Dermatomyositis*; **3.** Myositis in Komb. mit Kollagenosen; **4.** Tumor-assoziierte Myositis; **5.** Einschlusskörpermyositis*; **Diagn.:** Nachweis von Autoantikörpern (Anti-synthetase-, Anti-SRP-, Anti-Mi2-, Anti-MAS-, Anti-Proteasom-Antikörper). T. Dör.

Myo|sitis, inter|stitielle (↑; ↑) f: (engl.) interstitial myositis; entzündliche Infiltration der Bindegewebehüllen der Muskulatur (Peri-, Endomysium) ohne primären Befall der Myozyten; Vork. v. a. bei Kollagenosen*.

Myo|sitis ossi|ficans (↑; ↑) f: umschriebene Metaplasie* der Muskulatur mit Verknöcherung inf. pathol. Kalkeinlagerung; **Urs.:** meist traumatisch (z. B. als Kompl. bei Muskelfaserriss od. Prellung), evtl. durch chron. Schädigung, selten

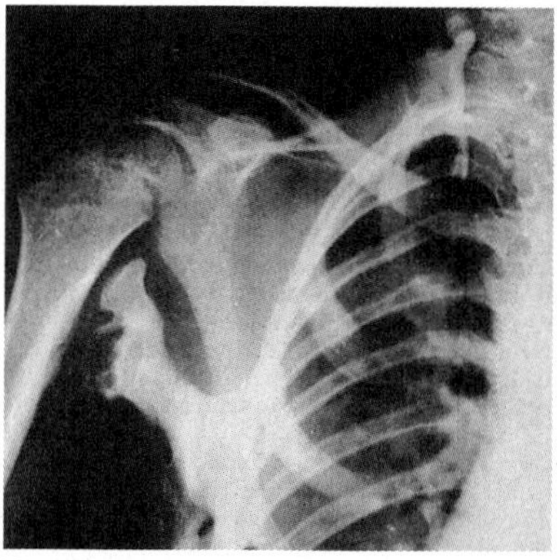

Myositis ossificans [540]

angeb. od. spontan; **Vork.:** z. B. als sog. Reitknochen mit Verknöcherung des M. sartorius; oft im Bereich des M. quadriceps femoris; **Ther.:** evtl. Glukokortikoide, nach Umbau chir. Entfernung.

Myo|sitis ossi|ficans circum|scripta neurotica (↑; ↑) f: syn. Paraosteoarthropathie*.

Myo|sitis ossi|ficans multi|plex pro|gressiva (↑; ↑) f: syn. Münchmeyer-Syndrom, Fibrodysplasia ossificans progressiva; wahrscheinl. autosomal-dominant erbl. Erkr. (Genlokus 4q27-q31) mit mangelhafter Differenzierung des

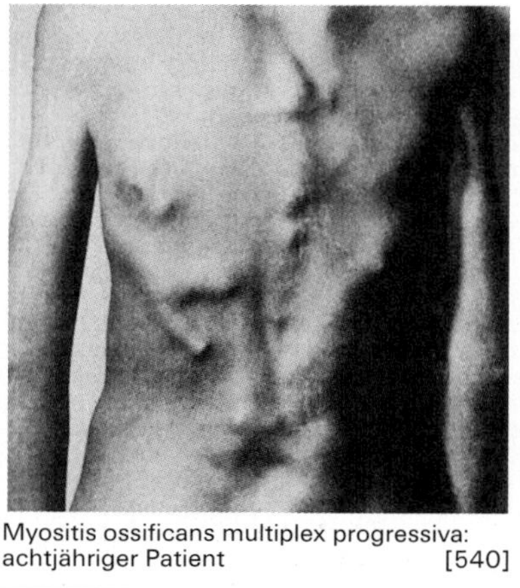

Myositis ossificans multiplex progressiva: achtjähriger Patient [540]

Mesenchyms; mehr als 500 Fälle bekannt, häufiger bei Jungen; **Sympt.:** fortschreitende ektope Verknöcherung der Muskulatur während der Wachstumsphase; meist auch andere Deformitäten (fast immer Mikrodaktylie, v. a. an Daumen u. Großzehe); Beginn oft im Nacken, zunehmende Körperversteifung u. Marasmus.

Myo|sitis tropica (↑; ↑) **f:** syn. tropische Pyomyositis*.

Myo|sitis typhosa (↑; ↑) **f:** s. Typhus abdominalis.

Myo|spasmus (↑; Spas-*) **m:** (engl.) myospasm; Krampf eines einzelnen Muskels; s. Krämpfe.

Myo|tom (↑; -tom*) **n:** (engl.) myotome; Anlage der segmentalen Rumpfmuskulatur, bildet sich aus den Ursegmenten*; Innervationsgebiet des Spinalnerven der Skelettmuskulatur. Vgl. Dermatom.

Myo|tomie (↑; ↑) **f:** (engl.) myotomy; op. Muskeldurchtrennung; z. B. zur op. Behebung eines Strabismus (sog. Schieloperation) od. eines Torticollis, auch Ablösung der kontrahierten Hüftadduktoren am Schambein u. Ablösung der am Trochanter major ansetzenden Muskeln (s. Abb.) als Eingriff bei Arthrosis deformans zur Erzielung von Schmerz- u. Beschwerdefreiheit. Vgl. Kardiomyotomie.

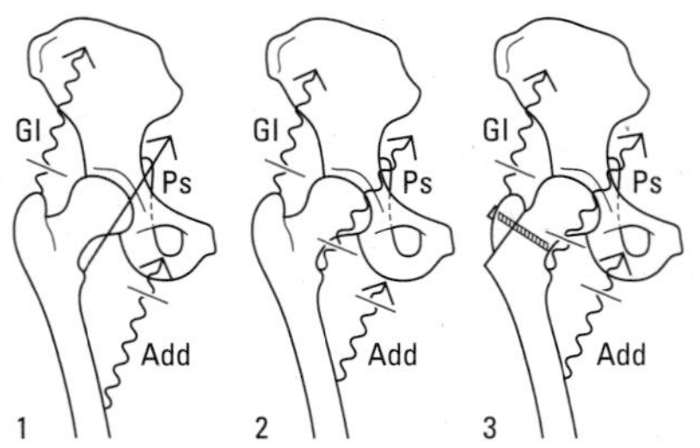

Myotomie:
1: „Hängehüfte" nach Voss; 2: modifiziert nach Imhäuser bei Adduktions-Beuge-Außendreh-Kontraktur mit zusätzlicher Durchtrennung des M. iliopsoas (Ps) und Verzicht auf Trochanterosteotomie; 3: modifiziert nach Imhäuser bei Abduktions-Beuge-Außendreh-Kontraktur mit zusätzlicher Durchtrennung des M. iliopsoas
Gl: M. gluteus; Add: Adduktoren [545]

Myo|tonia con|genita (↑; Ton-*) **f:** Muskelerkrankung inf. Mutation im CLCN1-Gen für einen Chloridkanal in der Skelettmuskulatur (Genlokus 7q35); Häufigkeit: 1:50 000; **Formen: 1.** Typ Thomsen: autosomal-dominant erbl.; Manifestation i. d. R. im frühen Kindesalter; Muskelverspannung an Kiefer u. im Bereich des Schultergürtels; verzögerte bzw. fehlende Erschlaffung der Muskulatur nach Kontraktion; Verkrampfung der Muskulatur bei Beklopfen (Perkussionsmyotonie); Besserung der Muskelsteifheit durch wiederholte Kontraktion; selten Muskelschwäche u. -hypertrophie; **2.** Typ Becker: autosomal-rezessiv erbl.; Manifestationsalter zw. 3. u. 30. Lj.; Sympt. meist ausgeprägter als beim Typ Thomsen mit Muskelhypertrophie, insbes. an den Beinen; **Diagn.:** myotonische Reaktion in der Elektromyographie; in der Muskelbiopsie histochem. nachweisbares Fehlen von Typ-IIb-Muskelfasern; molekulargenet. Nachweis des Gendefekts; **Ther.:** evtl. Dauertherapie mit Mexiletin, Phenytoin, Carbamazepin; **DD:** Paramyotonia congenita, Dystrophia musculorum progressiva, Stiff-man-Syndrom.

Myo|tonia con|genita inter|mittens (↑; ↑) **f:** syn. Paramyotonia* congenita.

Myo|tonie (↑; ↑) **f:** (engl.) myotonia; tonischer Krampf der Muskulatur; vgl. Krämpfe.

Myo|zele (↑; -kele*) **f:** falsche Muskelhernie*.

Myo|zyten (↑; Zyt-*) **m pl:** (engl.) myocytes; Muskelzellen; s. Muskelgewebe.

Myria|poden (gr. μυρίος zahllos; πούς, ποδός Fuß) **m pl:** (engl.) myriapoda; Tausendfüßer; Klasse der Tracheata; s. Arthropoden.

Myring|ek|tomie (mlat. myringa Hirnhaut, Trommelfell; Ektomie*) **f:** (engl.) myringectomy; op. (Teil-)Exzision des Trommelfells i. R. einer Tympanoplastik*.

Myringitis (↑; -itis*) **f:** Trommelfellentzündung, meist in Zus. mit einer Otitis media od. Otitis externa.

Myringo|plastik (↑; -plastik*) **f:** s. Tympanoplastik.

Myrtilli fructus **m:** s. Heidelbeere.

Mytilo|toxin **n:** in Miesmuscheln (Mytilus edulis) vorkommenes Gift; s. Saxitoxin.

My-Typ: μ-Typ der H*-Ketten-Krankheit.

Myx-: auch Myxo-; Wortteil mit der Bedeutung Schleim, Schleimhaut; von gr. μύξα.

Myx|adenitis labialis (↑; Aden-*; -itis*) **f:** syn. Cheilitis* glandularis apostematosa.

Myx|adenom (↑; ↑; -om*) **n:** (engl.) myxadenoma; Adenom* mit myxomatöser Grundsubstanz, das von schleimproduzierenden Epithelzellen einer mukösen Drüse ausgeht.

Myxo|chondrom (↑; Chondr-*; -om*) **n:** (engl.) myxochondroma; mit Schleim durchsetztes Chondrom*.

Myxo|dermia dif|fusa (↑; Derm-*) **f:** s. Myxödem.

Myx|ödem (↑; Ödem*) **n:** (engl.) myxedema; Bez. für pathol. Ablagerung von Glykosaminoglykanen* in Haut-, Unterhaut- u. Muskelgewebe; **Formen: 1.** generalisiertes M.: syn. Myxodermia diffusa; ödematös-teigige Infiltration bei Hypothyreose* v. a. im Gesicht (periorbital) u. an den Extremitäten (Handrücken); führt zu typ. aufgeschwemmtem Aussehen; im Ggs. zu anderen ödematösen Veränderungen der Haut bleiben nach Druck keine Dellen zurück; **2.** prätibiales M.: syn. Myxoedema circumscriptum tuberosum, Myxoedema praetibiale symmetricum; entzündl. Schwellung bei Basedow-Krankheit (in 2–3 % der Fälle) an den Streckseiten der Unterschenkel, selten am Fußrücken, nie oberhalb des Knies; meist assoziiert mit endokriner Ophthalmopathie*; in Komb. mit Exophthalmus u. hypertropher Osteoarthropathie als sog. EMO-Syndrom beschrieben.

Myx|oedema lichenoides et papulosum (↑; ↑) **n:** syn. Skleromyxödem*.

Myx|ödem|koma (↑; ↑; Koma*) **n:** (engl.) myxedema coma; generalisierte vegetative Entgleisung bei schwerer Hypothyreose*; **Sympt.:** extreme Schwäche, Stupor, Hypothermie, Hypoventilation mit Hyperkapnie, Hyporeflexie, Bradykardie, Hyperhydratation mit Hypoglykämie u. Hyponatriämie, Schocksymptomatik; **Urs.:** Dekompensation* des bestehenden Schilddrüsenhormonmangels bei z. B. starker Kälteexposition od. schwerer Inf.; hohe Letalität.

Myx|ödem, kon|genitales (↑; ↑) n: (engl.) congenital myxedema; i. R. eines Kretinismus* auftretendes Myxödem.

Myxo|fibrom (↑; Fibr-*; -om*) n: (engl.) myxofibroma; Fibrom*, das aus Schleim- u. Bindegewebe besteht.

Myxo|lipom (↑; Lip-*; -om*) n: (engl.) myxolipoma; Lipom*, das aus Schleim- u. Fettgewebe besteht.

Myxom (↑; -om*) n: (engl.) myxoma; gutartige Geschwulst aus ungeformter bindegewebiger u. schleimiger Grundsubstanz.

Myxoma peritonei (↑; ↑) n: syn. Pseudomyxoma* peritonei.

Myxo|myzeten (↑; Myk-*) m pl: (engl.) myxomycetes; sog. echte Schleimpilze; wachsen in der vegetativen Phase als Amöben u. bilden in der Fruktifikationsphase Sporangien.

Myxo|sarkom (↑; Sark-*; -om*) n: (engl.) myxosarcoma; malignes, sehr zellreiches Myxom*, dem Sarkom* nahestehend.

Myxo|viren (↑; Viren*) n pl: (engl.) myxoviruses; med. wichtige Gruppe mittelgroßer RNA-Viren, die in die beiden Virusfamilien Orthomyxoviridae* u. Paramyxoviridae* unterteilt wird. Die Bez. der Virusgruppe erfolgte aufgrund der Fähigkeit einzelner dieser Viren, mittels Neuraminidase Mukoproteine von Zellmembranen anzugreifen.

Myzel (lat. mycellium Pilzfilz) n: (engl.) mycelium; Geflecht aus septierten od. unseptierten Hyphen* der Pilze; vgl. Fungi.

Myzeten (↑) m pl: veraltete Bez. für niedere u. höhere Pilze; s. Fungi.

Myzetismus (↑) m: (engl.) mycetism, mushroom poisoning; Pilzvergiftung* durch Inhaltsstoffe (Mykotoxine*) von Großpilzen.

Myzetom (↑; -om*) n: (engl.) mycetoma; Bez. für langsam wachsende, schmerzlose Granulationsgeschwulst in den Tropen u. Subtropen, verursacht durch Bakterien (Aktinomyzetom*) od. Pilze (Eumyzetom*).

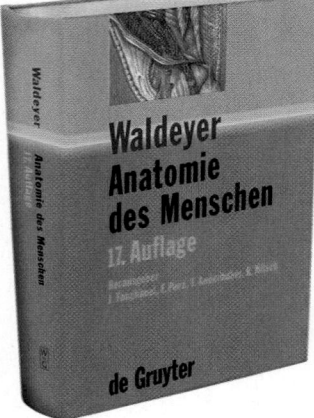

N

N: **1.** (chem.) Symbol für Stickstoff* (Nitrogenium); **2.** (physik.) Einheitenzeichen für Newton*; **3.** (serol.) ein Hauptantigen der MNSs*-Blutgruppen; **4.** (biochem.) Abk. für Asparagin*.

N.: Abk. für **N**ervus, pl Nn. (Nervi); Nerv.

n: **1.** (physik.) Symbol für Neutron (s. Neutronen); **2.** (chem.) Abk. für org. Normalverbindungen (z. B. n-Hexan); **3.** Vorsatzzeichen für Nano- (Faktor 10^{-9}).

Na: chem. Symbol für Natrium*.

NA: Abk. für **N**eur**a**minidasehemmer*.

Nabel: (engl.) navel; (lat.) Umbilicus, (gr.) Omphalos; rundl. Vertiefung, in deren Grund der Rest des Nabelschnuransatzes als eine kleine Papille zu erkennen ist; liegt in einer ausgesparten Lücke der Linea alba, dem Anulus umbilicalis.

Nabel|an|omalien (Anomalie*) f pl: (engl.) umbilical anomalies; angeb. Störungen im Bereich des Nabels; meist harmlos, da sie i. d. R. den Nabelverschluss nicht verhindern. Beim **Hautnabel** umfasst die Bauchhaut röhrenförmig den Anfang der Nabelschnur, so dass nach ihrem Abfall die Wunde auf der Höhe eines Stumpfs liegt. Beim **Amnionnabel** greift die Amnionhülle der Nabelschnur auf die Bauchhaut über, so dass nach Abfall des Nabelschnurrests ein runder Hautdefekt entsteht, der durch Granulation abheilt.

Nabel|blutung: (engl.) umbilical hemorrhage; Omphalorrhagie; Blutung aus den Nabelgefäßen inf. Lockerung der Unterbindung od. aus dem Nabelgrund bzw. Nabelgranulom* nach Abfall des Strangrests; klin. meist unbedeutend; stärkere N. bei hämorrhag. Diathese, Sepsis, konnataler Syphilis u. Mangel an Blutgerinnungsfaktor XIII.

Nabel|bruch: (engl.) umbilical hernia; durch den Anulus umbilicalis (Bruchpforte) hindurchtretende, bis kopfgroße Hernie* der Bauchwand im Bereich des Nabels; **1.** bei Neugeborenen meist kleiner N., z. B. inf. Persistenz der physiol. Nabelhernie, Heilungsstörungen der Nabelwunde, starker Beanspruchung der Bauchpresse (Schreien, Husten); häufig bei kleinen Frühgeborenen inf. fehlendem Bauchdeckenschluss; **2.** im Erwachsenenalter vorwiegend bei Frauen zw. 40. u. 50. Lj. auftretender, häufig mehrkammeriger N. mit Verwachsungen des Bruchinhalts (Netz, Dünn- bzw. Dickdarm) mit der Haut (sog. Hernia accreta); begünstigende Faktoren sind u. a. Adipositas, Schwangerschaften u. körperl. Belastung; **Ther.:** im Neugeborenenalter meist spontane Rückbildung im 1. Lj.; bei Erwachsenen i. d. R. operativ (z. B. Spitzy*-Operation, Mayo*-Fasziendoppelung, Implantation eines Kunststoffnetzes), bei Risikopatienten evtl. korsettartige Bandage. Vgl. Nabelschnurbruch.

Nabel|diphtherie (Diphtherie*) f: (engl.) umbilical diphtheria; fibrinöser Belag auf der geröteten Nabelwunde inf. Infektion des Neugeborenen mit Corynebacterium* diphtheriae (hohe Mortalität); selten aufgrund der Schutzimpfung* u. mütterl. Antikörper. Vgl. Diphterie.

Nabel|entzündung: (engl.) omphalitis; Omphalitis; Entz. des Nabels u. der Umgebung, u. U. mit Ulzeration (Ulcus umbilici) u. Gangrän benachbarter Bauchdeckenpartien; Err. v. a. Staphylococcus aureus; mögliche Urs. einer Neugeborenensepsis*; **Ther.:** systemische Antibiotikatherapie i. v.

Nabel|fistel (Fistel*) f: (engl.) umbilical fistula; Fistula umbilicalis; angeborene (z. B. Fistula* omphaloenterica) od. erworbene (z. B. nach Nabelentzündung*), komplette od. inkomplette Fistel* zw. Nabel u. Ileum. Vgl. Ductus omphaloentericus.

Nabel|granulom (Granulum*; -om*) n: (engl.) umbilical granuloma; Fungus umbilicalis; pilz- od. knopfförmige, etwa erbsengroße Wucherung von Granulationsgewebe am Nabel des Neugeborenen nach Nabelschnurabfall; **Ther.:** Ätzung mit $AgNO_3$ (selten erforderlich).

Nabel|koliken (Kolik*) f pl: (engl.) functional abdominal pain; Sammelbez. für meist periumbilikal lokalisierte Bauchschmerzen unklarer Genese beim Säugling u. Kleinkind; Auftreten z. T. in Zus. mit funkt. od. org. Baucherkrankungen, aber auch mit extraabdominalen Erkr. (HNO-Bereich).

Nabel, nässender: (engl.) draining umbilicus; Sekretion der Nabelwunde bei ausbleibender Epithelisierung innerhalb von 2–3 Wo. nach Nabelschnurabfall; **Urs.:** Nabelentzündung, -granulom, -fistel.

Nabel|schnur: (engl.) umbilical cord; (anat.) Funiculus umbilicalis, Nabelstrang; geht hervor aus dem Haftstrang od. Bauchstiel, führt vom Nabel des Kindes zur fetalen Seite der Plazenta; ca. 50–60 cm lang, meist spiralig gedreht, außen vom Amnion überzogen. Die N. enthält **drei Ge-**

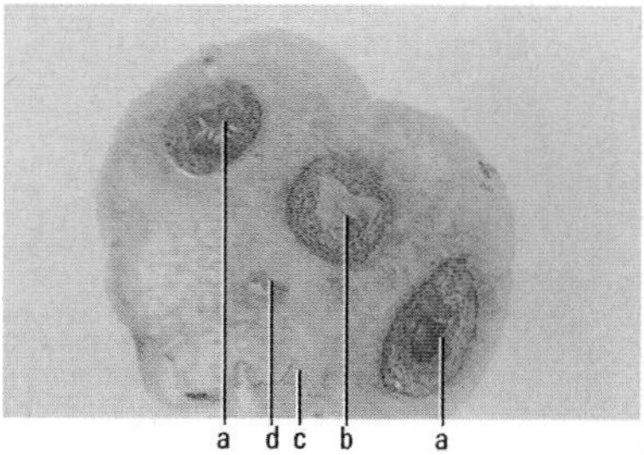

Nabelschnur:
histologischer Schnitt (Eosin-Phosphormolybdänsäure-Methylenblau-Färbung);
a: Aa. umbilicales; b: V. umbilicalis; c: Ductus allantoicus; d: Rest des Ductus omphaloentericus [470]

fäße: Die beiden Aa. umbilicales (Fortsetzungen der Äste der Aa. iliacae internae, führen kindl. Blut durch die N. zur Plazenta) u. eine V. umbilicalis (führt das Blut von der Plazenta zum Kind; die zweite, re. Vene bildet sich bereits im ersten Embryonalmonat zurück). Die Gefäße sind eingebettet in die Wharton*-Sulze. Die N. enthält ferner Reste der Allantois u. des Dottergangs. Vgl. Insertio.

Nabel|schnur|bruch: (engl.) omphalocele; syn. Omphalozele, Exomphalos, Hernia funiculi umbilicalis; angeb. Hemmungsfehlbildung* der Bauchdecke mit Vorfall von Baucheingeweiden (meist Dünn- u. Dickdarm, Teile der Leber) durch den Nabelring in den Nabelschnuransatz, häufig in Komb. mit weiteren (extraabdominalen) Fehlbildungen; oft pränatale **Diagn.** im Ultraschall; **Ther.:** in Abhängigkeit von der Größe Reposition od. op. Bauchhöhlenerweiterungsplastik; **cave:** Peritonitis* bei Mumifikation des Nabelschnurrests. Vgl. Nabelbruch.

Nabel|schnur|geräusch: (engl.) umbilical cord souffle; irrtümliche Bez. für ein zischendes Geräusch, das synchron mit den kindl. Herztönen über dem Abdomen der Schwangeren mit Stethoskop od. i. R. der Kardiotokographie erfassbar ist; entsteht nicht in der Nabelschnur, sondern im Foramen ovale u. Ductus arteriosus.

Nabel|schnur|knoten: (engl.) umbilical cord knot; **Formen: 1.** wahre N.: meist nicht sehr feste, durch echte Schlingenbildung entstehende Knoten v. a. bei zu langer Nabelschnur* od. bei Hydramnion*; führen u. U. zu Nabelschnurkomplikationen*; **2.** falsche N.: entstehen durch knäuelförmige Schlingenbildung der Gefäße od. (seltener) durch umschriebene Verdickungen der Wharton*-Sulze.

Nabel|schnur|kom|plikationen (Komplikation*) f pl: (engl.) umbilical cord complications; **1.** Nabelschnurvorliegen*; **2.** Nabelschnurvorfall*; **3.** Nabelschnurumschlingung* des Feten, u. U. mit Bildung wahrer Nabelschnurknoten; **4.** Einreißen eines Nabelschnurgefäßes, z. B. bei Insertio velamentosa; **5.** Aplasie einer Nabelarterie (oft mit Fehlbildungen des Kindes verbunden, auch assoziiert mit intrauteriner Wachstumsretardierung u. Frühgeburt); mögliche **Folgen:** intrauterine Hypoxie u. Azidose (Fetal* distress); bei kritischem Zustand ggf. intrauterine Reanimation* bzw. operative Entbindung*.

Nabel|schnur|umschlingung: (engl.) loops of the umbilical cord; häufig (20–30 %) vorkommende Umschlingung der Frucht (Hals, Arme, Schultern, Beine) durch die (meist zu lange) Nabelschnur* od. bei Hydramnion*; meist keine hypoxische Gefährdung. Vgl. Nabelschnurkomplikationen.

Nabel|schnur|vorfall: (engl.) umbilical cord prolapse; gefährliche Nabelschnurkomplikation, wobei eine od. mehrere Nabelschnurschlingen nach dem Blasensprung vor dem vorangehenden Teil des Kindes eingeklemmt werden (Abb.); **Urs.:** mangelhafter Abschluss des unteren Uterinsegments durch den vorliegenden Teil (enges Becken, Fußlage, Querlage u. a.); bei Mehrlingen, Frühgeburt, Hydramnion.

Nabel|schnur|vorliegen: (engl.) presenting umbilical cord; bei erhaltener Fruchtblase vor od. neben dem vorliegenden Teil zu tastende Nabelschnurschlinge (Abb.), geht nach Blasensprung leicht über in Nabelschnurvorfall*.

Nabel|schnur|zeichen: (engl.) umbilical cord signs; (gebh.) zum Nachw. der Plazentalösung*; **1. Ahlfeld-N.:** Vorrücken des an der Grenze der Vulva angelegten Nabelschnurclips mit fortschreitender Lösung; die Plazenta ist gelöst, wenn die Entfernung zw. Vulva u. Clip ca. 10 cm beträgt. **2. Küstner-N.:** Bei tiefem Eindrücken oberh. der Symphyse zieht sich die Nabelschnur vaginalwärts zurück, wenn die Plazenta noch nicht gelöst ist. **3. Strassmann-N.:** sog. Telegraphenzeichen; bei noch festsitzender Plazenta übertragen sich leichte Klopfbewegungen im Bereich des Uterusfundus auf die Nabelschnur. Vgl. Schröder-Zeichen.

Nabel|sinus (Sinus*) m: (engl.) umbilical sinus; Bez. für die Persistenz des umbilikalen Gangendes des Ductus omphaloentericus; wird durch den intraabdominalen Druck nach außen gestülpt u. sieht himbeerartig aus.

Naboth-Eier (Martin N., Anat., Leipzig, 1675–1721): Ovula* Nabothi.

Nabu|meton (INN) n: s. Antiphlogistika, nichtsteroidale.

N-Acetyl|cystein n: s. Acetylcystein.

Nach|bild: (engl.) afterimage; nach dem Ende eines (konstanten) optischen Reizes entstehender visueller Sinneseindruck ohne entsprechendes Objekt inf. Lokaladaption der Netzhaut; **negatives** N. als komplementäres Bild (z. B. dunkel bei hellem Objekt od. in Komplementärfarbe); **positives** N. als periodische Folge heller Bilder nach Wahrnehmung einer Serie von Lichtblitzen; Vork. von pathol. persistierenden Nachbildern bei Uveitis, Choroiditis u. Papillenerkrankungen.

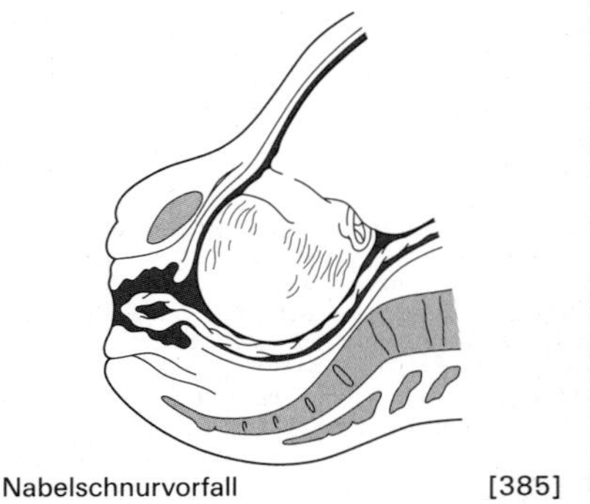

Nabelschnurvorfall [385]

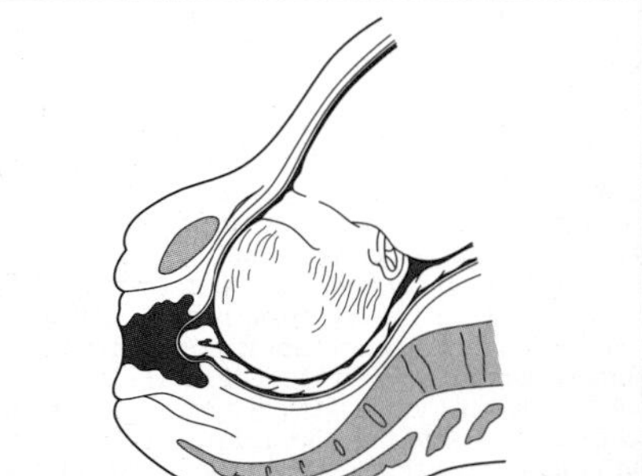

Nabelschnurvorliegen [385]

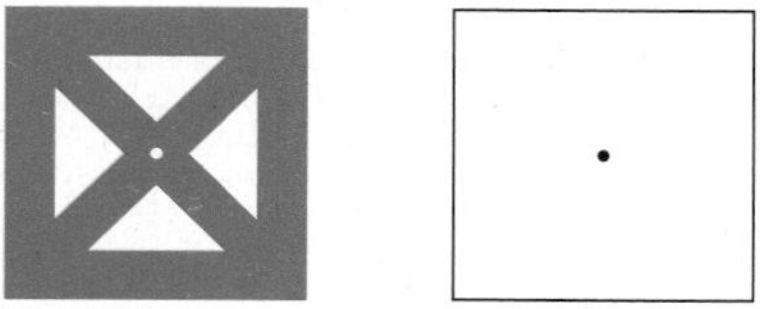

Nachbild:
Fixiert man für ca. 30 Sekunden den Mittelpunkt der farbigen Figur und anschließend den Mittelpunkt des weißen Umrisses, entsteht ein negatives Nachbild in der Komplementärfarbe (Rot). [438]

Nach|blutung: (engl.) secondary hemorrhage; **1.** (chir.) postop. lokale od. diffuse Einblutung in eine chir. gesetzte Wunde inf. unversorgter (während der Op. häufig nicht blutender) Gefäße, abgerutschter Gefäßunterbindung, Gerinnungsstörungen, postop. Blutdruckanstiegs, nach 10–20 Tagen aufgrund Entz., Fremdkörpern od. Gefäßarrosion; Diagn.: Kontrolle der Drainage, Blutbild, Gerinnungsstatus, Sonographie; Ther.: Reintervention; **2.** (gebh.) nach Geburt od. Abort über die normale Nachgeburtsblutung* hinausgehende Blutung, als Frühblutung inf. Atonia* uteri od. Plazentaresten*, als Spätblutung inf. zurückgebliebener Plazentateile u. Entz.; **3.** (gyn.) postmenstruelle Blutung*.

Nach|geburt: s. Plazenta.

Nach|geburts|blutung: (engl.) postpartum hemorrhage; physiol. Blutung in der Nachgeburtsperiode, normal ca. 200–400 ml; vgl. Nachblutung, Rissblutung.

Nach|geburts|periode f: (engl.) postpartum period; auch Plazentarperiode; Zeit von der Ausstoßung der Frucht bis 2 Std. nach Ausstoßung der Plazenta.

Nach|greifen: (engl.) grasping; s. Greifreflex.

Nach|hirn: (anat.) Myelencephalon; Teil des Rautenhirns; s. Gehirn.

Nach|kürettage (Kürettage*) **f:** (engl.) uterine curettage; Kürettage* im Anschluss an einen Abort*, um Abortmaterial od. Plazentaresten aus dem Uterus zu entfernen.

Nach|last: (engl.) afterload; Widerstand, den die Herzmuskulatur bei der Entleerung der Kammer überwinden muß (sog. Auswurfwiderstand); ist direkt von der myokardialen Wandspannung bzw. indirekt vom peripheren Gefäßwiderstand (linksventrikulärer systol. Druck) abhängig u. wird klin. in vereinfachter Annäherung dem mittleren Aortendruck gleichgesetzt; vgl. Vorlast.

Nach|niere: (engl.) metanephros; syn. Metanephros; am Ende der 4. Embryonalwoche sich ausbildende Nierenanlage, die die Urniere* ersetzt; entsteht aus zwei getrennten Anlagen, aus dem nephrogenen Gewebe des 2.–5. Sakralsegments (bildet die harnbereitenden Abschnitte) u. der aus dem Endabschnitt des Wolff*-Gangs aussprossenden Ureterknospe (bildet Ureter, Nierenbecken mit Kelchen u. Sammelrohre).

Nach|schlaf: Schlafphase **1.** nach einer Narkose* bis zur völligen Restitution des ZNS (vgl. Hangover); **2.** nach Grand mal bei Epilepsie* (auch Terminalschlaf).

Nach|sorge|register, onko|logische n pl: s. Krebsregister.

Nach|star: (engl.) aftercataract; Cataracta secundaria; nach extrakapsulärer Staroperation* vorkommende Katarakt* mit gelegentl. froschlaichartigem Aussehen; **Urs.:** Wachstum verbliebener Linsenzellen auf der Linsenkapsel od. narbige Verdichtung der hinteren Linsenkapsel; **Ther.:** chir. Absaugung od. Kapseleröffnung mit dem YAG-Laser.

Nach|sterblichkeit: (engl.) late infant mortality; s. Säuglingssterblichkeit (Tab.).

Nacht|angst: s. Pavor nocturnus.

Nacht|blindheit: s. Nyktalopie.

Nacht|larven|filarie (lat. larva Hülle, Maske; Filarien*) **f:** s. Wuchereria bancrofti, Brugia malayi.

Nacht|myopie (gr. μύωψ kurzsichtig) **f:** (engl.) night myopia; das Kurzsichtigwerden des Auges beim Übergang zu geringen Leuchtdichten durch unbewusst reflektor. Naheinstellung auf Entfernungen im Greifbereich (50–100 cm); die physiol. N. beträgt 1–2 dpt.

Nacht|schweiß: (engl.) night sweats; nachts auftretende, starke Hyperhidrose*; z. B. bei akuter Leukämie, Lymphogranulomatose, Tuberkulose, AIDS.

Nacht|sichtigkeit: s. Hemeralopie.

Nacht|wandeln: s. Somnambulismus.

Nach|wehen: (engl.) afterpains; Wehen* in den ersten 2–3 Tagen des Wochenbetts; bes. bei Mehrgebärenden, verstärkt beim Stillen (sog. Stillwehen, bedingt durch Oxytocin*); unterstützen die Blutstillung sowie die Involutio* uteri.

Nacken: (engl.) nape; (anat.) Nucha.

Nacken|beuge|zeichen: s. Lhermitte-Zeichen.

Nacken|ödem (Ödem*) **n:** (engl.) nuchal translucancy; syn. Nackenfalte, Nackentransparenz; ätiol. ungeklärtes, vorübergehend zw. 11. u. 14. SSW auftretendes Ödem im Nackenbereich des Fetus (≥3 mm); Bestimmung mittels Sonographie; Hinweis auf Chromosomenaberrationen (z. B. Trisomie 13, 18 u. Down-Syndrom); vgl. Hygroma colli. W. Str.

Nacken|re|flex, tonischer (Reflekt-*) **m:** (engl.) tonic neck reflex; s. Reflexe, frühkindliche.

Nacken|steifigkeit: (engl.) neck stiffness; Einschränkung der Nackenbeweglichkeit bzw. Widerstand bei passivem Vorbeugen des Kopfs am liegenden Pat.; Vork. z. B. bei meningealem Syndrom, Tetanus, Hirntumoren, Einklemmung, Krämpfen od. Myalgie der Halsmuskulatur, Wirbelsäulenaffektionen.

Nacken|zeichen: (engl.) neck sign; syn. Brudzinski*-Nackenzeichen.

NaCl: chem. Formel für Natriumchlorid*.

NAD: s. Pyridinnukleotid-Coenzyme.

Nadel: (engl.) needle; **1.** chir. Nahtinstrument zur Ausführung einer manuellen Naht; **Formen: a)** atraumatische N. als Standard-N. in der Gefäß- u. Viszeralchirurgie (ohne Öhr, mit direkt angebrachtem Faden ohne Fadenverdoppelung u. Vergrößerung des Stichkanals); **b)** runde N. für empfindl. Gewebe (Darm); **c)** gerade N. zur Ausführung einer fortlaufenden Naht* ohne Nadelhalter; **d)** gebogene N. (z. B. nach Sims) für Nähte mit Nadelhalter; **e)** scharfe (dreikantige) N. für reißfeste Gewebe (Faszien, u. U. Haut); **2.** N. für die Akupunktur*.

NADH-Met|hämo|globin|re|duktase-Mangel (Met-*; Häm-*; Globus*)**:** (engl.) NADH-methemoglobin reductase deficiency; s. Erythrozytenenzymopathien, Methämoglobinämie.

Nadir m: (hämat.) Bez. für den Tiefpunkt der Blutbildung bei Chemotherapie* i. R. einer Krebsbehandlung.

Nadolol (INN) n: nichtselektiver Betarezeptorenblocker*.

NADP: s. Pyridinnukleotid-Coenzyme.

NADPH-Met|hämo|globin|re|duktase-Mangel (Met-*; Häm-*; Globus*): (engl.) NADPH-methemoglobin reductase deficiency; s. Erythrozytenenzymopathien, Methämoglobinämie.

Naegele-Becken (Franz K. N., Gyn., Gebh., Heidelberg, 1778–1851): (engl.) Naegele's pelvis; im schrägen Durchmesser verengtes Becken inf. einseitiger Ileosakralankylose; vgl. Beckenformen.

Naegele-Ob|liquität (↑; Obliquität*) f: (engl.) Naegele's obliquity; leichter Grad der vorderen Scheitelbeineinstellung, regelrechter vorderer Asynklitismus*; bei Mehrgebärenden häufig; bei pathol. Beckenformen bessere Chance für vaginale Geburt.

Naegele-Regel (↑): (engl.) Naegele's rule; zur klin. Bestimmung des voraussichtl. Geburtstermins: ausgehend vom 1. Tag der letzten Menstruation* werden 3 Mon. zurück- u. 7 Tage zugerechnet.

Naegele-Zange (↑): (engl.) Naegele's forceps; Geburtszange*, bestehend aus zwei Löffeln mit Beckenkrümmung.

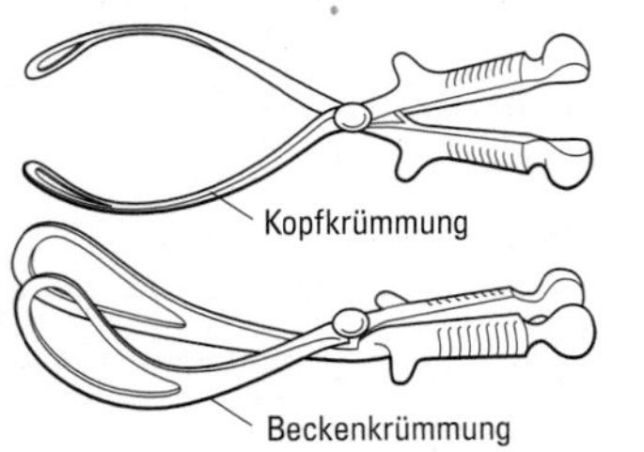

Naegele-Zange [385]

Naegeli-Syn|drom (Oskar N., Dermat., Bern, 1885–1959) n: syn. Franceschetti-Jadassohn-Syndrom; autosomal-dominant erbl. Fehlbildungssyndrom mit generalisierter retikulärer Hyperpigmentierung, Keratosis palmo-plantaris, Hypohidrosis, Nagel- u. Zahnanomalien; Manifestation im 2. Lj.; vgl. Incontinentia pigmenti.

Nägel|kauen: (engl.) nail biting; Onychophagie; Angewohnheit, an den Nägeln zu knabbern; **Vork.:** v. a. im Kindes- u. Jugendalter in Stress-, Konflikt- u. Angstsituationen; meist Spontanremission; bei andauerndem N. Verhaltenstherapie.

Naegleria (nach F. P. O. Nagler; zeitgen. Bakteriol., Australien) n pl: Gattung freilebender, fakultativ parasitierender Amöben; u. a. ist die weltweit in Süßwasser vorkommende N. fowleri Err. der primären Amöben*-Meningoenzephalitis.

Näh|apparate m pl: (engl.) staplers; syn. Klammernahtgeräte; in der laparoskopischen bzw. konventionellen Chirurgie verwendete Instrumente zur Ausführung zeitsparender maschineller Nahtmethoden*, die zur Naht* u. a. U-förmige Stahlklammern durch das Gewebe drücken u. durch unterschiedl. Andrucksysteme B- bzw. O-förmig verschließen; **Formen: 1.** gerade N. zum Blindverschluss von Lungenparenchym od. Hohlorganen, z. B. TA-stapler (Kurzbez. für engl. tissue autosuture stapler), GIA-stapler (Kurzbez. für engl. gastrointestinal anastomosis stapler) mit einem zw. den doppelläufigen Klammern befindlichen Messer zur Durchtrennung u. Blindverschluss der beiden abgesetzten Organanteile od. zur Anlage einer Seit-zu-Seit-Anastomose; **2.** zirkuläre N.: z. B. CEEA-stapler (Kurzbez. für engl. circular enteroenteric anastomosis stapler) zur Ausführung zirkulärer zweireihiger invertierter Nähte u. a. nach Gastrektomie od. Darmresektion zur Wiederherstellung der intestinalen Passage; **3.** Klammerapparate für Hautnähte u. Gefäßligaturen.

Nähr|agar m: (engl.) culture agar; Nährsubstrat, das je nach Gehalt an Agar* eine unterschiedl. feste Konsistenz besitzt u. der In-vitro-Züchtung von Bakt. u. Pilzen dient.

Nähr|boden, poly|troper: (engl.) polytropic culture medium; (bakteriol.) Nährmedium zum parallelen Nachw. mehrerer biochem. Leistungen zur Differenzierung versch. Gattungen der Enterobacteriaceae*; vgl. Kligler-Agar, TSI-Agar.

Nähr|böden: (engl.) culture media; (bakteriol.) flüssige (Nährbouillon*) od. feste (Agarnährböden*) Nährmedien zur In-vitro-Züchtung von Mikroorganismen (Bakt., Protozoen, Pilzen), enthalten alle hierfür erforderl. Nährstoffe; vgl. Trockennährböden.

Nähr|bouillon f: (engl.) nutrient broth; flüssiges Kulturmedium aus Fleischextrakt mit Zusatz von peptisch od. tryptisch verdautem Protein, Salzen u. Puffersubstanzen; vgl. Nährböden.

Nähr|klistier (Klistier*) n: (engl.) nutrient enema; nur noch selten angewendete Nahrungszufuhr durch den Darm; z. B. Instillation einer Glukoselösung; ausgenutzt werden höchstens 50 % der zugeführten Kalorien.

Nähr|schaden: (engl.) malnutrition; chron. Gedeihstörung im Säuglings- u. Kleinkindesalter als Folge von Ernährungsfehlern; z. B. Mehlnährschaden*, Milchnährschaden*, Eiweißmangeldystrophie*, Protein*-Energie-Mangelsyndrome.

Nährstoff|bedarf: (engl.) nutrition requirements; **1.** Menge eines Nährstoffs*, die zur Aufrechterhaltung aller Körperfunktionen benötigt wird; individuell versch. je nach Geschlecht, Alter (vgl. Säuglingsernährung), Wachstum, Gesundheitszustand, Grundumsatz*, Wärmehaushalt, Schwangerschaft, genet. Disposition, Wechselwirkung zw. Nährstoffen, körperl. Aktivität u. Klima; als grobe Orientierung für Hauptnährstoffe gilt (g/d): 0,9 Protein, 0,9 Fett u. 5 Kohlenhydrate pro kg Körpergewicht; **2.** Def. nach WHO: niedrigste Zufuhr eines Nährstoffs, die erforderl. ist, um Mangelerscheinungen zu verhüten, die durch klin. Symptome u./od. Messgrößen, biochem. od. physiol. Funktionen überprüfbar sind.

Nähr|stoffe: (engl.) nutrients; org. u. anorg. Verbindungen, die dem Aufbau u. Erhalt körpereigener Substanz dienen; **1.** energieliefernde N. (Hauptnährstoffe) bestimmen den physiologischen Brennwert* der Nahrungsmittel: Proteine*, Fette (s. Triglyceride) u. Kohlenhydrate*; **2.** essentielle N.: Vitamine*, essentielle Aminosäuren*, essentielle Fettsäuren*, Mineralien, Spurenelemente* u. Wasser*; **3.** sekundäre Pflanzenstoffe*.

Nähr|wert: (engl.) nutritive value; Wert eines Nahrungsmittels einerseits als Baustoff für Bildung u. Erneuerung von Körperzellen, andererseits als Betriebsstoff für den Stoffwechsel zur Erzeugung von Energie (physiologischer Brennwert*); der chem. N. wird nach Joule* (früher Kalorie*) gemessen u. bewertet.

Nähr|zucker: (engl.) nutritive sugar; Gemisch aus Dextrinen u. Maltose; Anw. in der Ernährung dyspeptischer Säuglinge; heute ersetzt durch Oligosaccharide; vgl. Heilnahrung.

Näseln: s. Rhinolalie.

Nävus (lat. naevus) m: (engl.) nevus; Mal, Muttermal; angeb. od. erst später (Naevus tardus) auftretende, scharf umschriebene Fehlbildung der Haut; **Formen: 1.** einfacher N., entsteht durch eine übermäßige Entw. (z. B. Naevus sebaceus), seltener durch das Fehlen (z. B. Naevus anaemicus) eines od. mehrerer Bestandteile der Haut; **2.** Pigmentnävus; s. Nävuszellnävus.

Naevus (↑) m (pl Naevi): Mal, Muttermal; s. Nävus.

Naevus a|chromians Ito (↑) m: syn. Incontinentia* pigmenti achromians.

Naevus a|chromicus (↑) m: syn. Naevus* depigmentosus.

Naevus an|aemicus (↑) m: rundl., unregelmäßig begrenzte, konfluierende weiße Flecken, die nach Reibung od. Inj. von Acetylcholin, Pilocarpin, Histamin od. Serotonin nicht rot werden; **Lok.:** bes. Brust; **Urs.:** Störung der motor. Endplatten u. verstärkte Stimulierung der Vasokonstriktoren.

Naevus araneus (↑) m: (engl.) spider nevus; syn. Sternnävus, Spinnennävus, Eppinger-Sternchen; art. Gefäßneubildung mit zentralem stecknadelkopfgroßem, evtl. pulsierendem Gefäßknötchen u. davon ausstrahlenden radiären

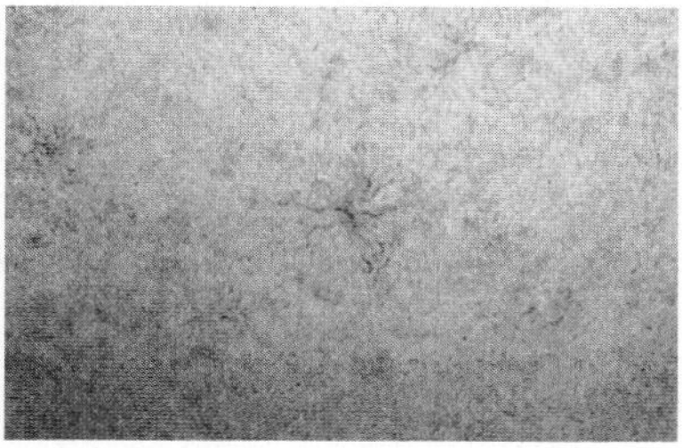
Naevus araneus [3]

feinen Gefäßreisern, meist ohne pathol. Bedeutung; Lok. bes. im Gesicht; gehäuftes Vork. bei chron. Lebererkrankungen u. Sklerodermie. Während der Schwangerschaft aufgetretene N. a. bilden sich i. d. R. nach der Entbindung zurück.

Nävus, blauer (↑) m: Naevus* coeruleus.

Naevus cerebri|formis (↑) m: den Hirnwindungen ähnlicher Nävuszellnävus*; vgl. Cutis verticis gyrata.

Naevus coeruleus (↑) m: blauer Nävus; durch Vermehrung in der Dermis gelegener Melanozyten entstehendes rundl., blauschwarzes, bis linsengroßes Knötchen; **Lok.:** bes. Fuß-, Handrücken, Kopf.

Naevus comedonicus (↑) m: Nävus mit follikulären, komedonenartigen, oft segmentär angeordneten Keratosen; wenn diese ausfallen od. entfernt werden, bleiben atrophische, grubenartige Vertiefungen zurück.

Naevus de|pigmentosus (↑) m: syn. Naevus achromicus; angeb. Depigmentierung der Haut, meist am Stamm; möglicherweise bedingt durch eine Störung des Melanintransports der in normaler Zahl vorhandenen Melanozyten; **DD:** Incontinentia* pigmenti achromians, Piebaldismus*.

Nävus|dys|plasie-Syn|drom (↑; Dys-*; -plasie*) n: (engl.) hereditary dsyplastic nevus syndrome, syn. BK-mole syndrome, FAMMM-Syndrom; Genlokus 1p36; autosomal-dominant erbl. Auftreten von multiplen dysplastischen Nävus-

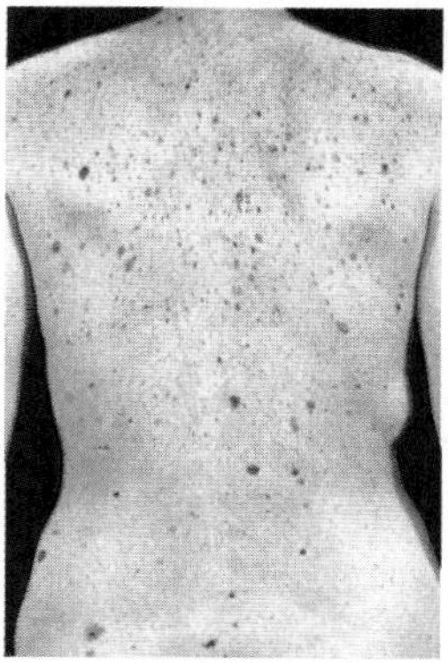
Nävusdysplasie-Syndrom [3]

zellnävi, Lentigines (s. Lentigo) u. spontaner Entw. von malignen Melanomen; **Ther.:** sorgfältige Inspektion u. Dokumentation der Nävi, ggf. chir. Exzision.

Nävus, epi|dermaler (↑) m: (engl.) epidermal nevus; den Blaschko-Linien folgender Nävus mit Hyperkeratose u. basaler Hyperpigmentierung; **Formen:** Naevus* verrucosus, ILVEN*.

Naevus flammeus (↑) m: syn. Naevus vinosus, Feuermal, Weinfleck; meist angeb., durch Kapillarerweiterungen bedingte hell- bis dunkelblaurote, oft bizarr konfigurierte Flecken versch. Größe, bes. im Gesicht, am Nacken (s. Nävus Unna-Politzer) u. an den Extremitäten. Median gelegene Nävi bilden sich meist spontan zurück; laterale N. f. sind oft mit Klippel*-Trénaunay-Weber-

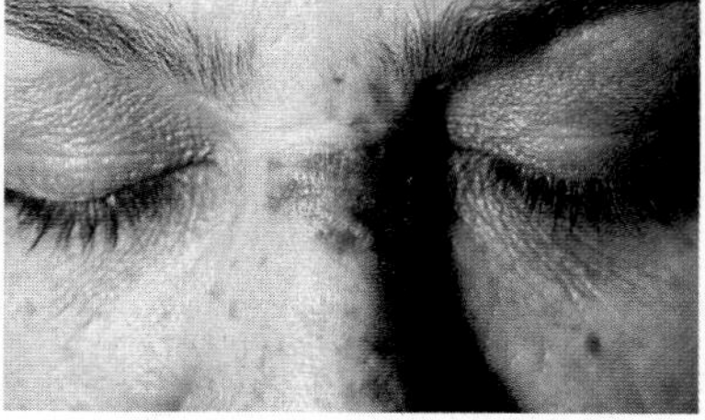
Naevus coeruleus [60]

N

Syndrom od. Sturge*-Weber-Krabbe-Syndrom assoziiert. **Ther.:** Argon-Laser. Vgl. Naevus teleangiectaticus, Hämangiom, kavernöses.

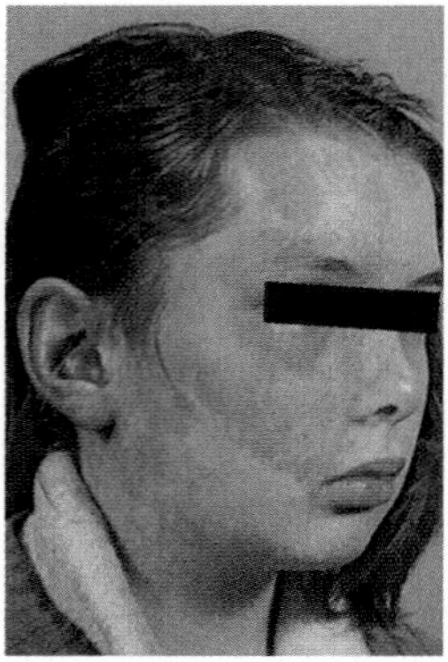

Naevus flammeus [3]

Naevus fusco|coeruleus ophthalmo|maxillaris Ota (↑; Masao O., Dermat., Tokio, geb. 1883) m: s. Mongolenfleck.

Nävus, junktionaler (↑) m: s. Nävuszellnävus.

Naevus lipomatodes super|ficialis (↑) m: syn. Hoffmann-Zurhelle-Nävus; gruppierte, stecknadelkopf- bis walnussgroße, hautfarbene od. gelbl., flach erhabene bis halbkugelig vorgewölbte weiche Knötchen od. Knoten; bereits bei Geburt vorhandene Ansammlungen von Fettgewebe in der Dermis; **Lok.:** bes. Gesäß, Hüfte, proximale Oberschenkelhälfte.

Naevus naevo|cellularis (↑) m: Nävuszellnävus*.

Naevus pigmentosus et papillomatosus (↑) m: pigmentierter Nävuszellnävus* mit höckeriger, brombeerartig gefurchter Oberfläche.

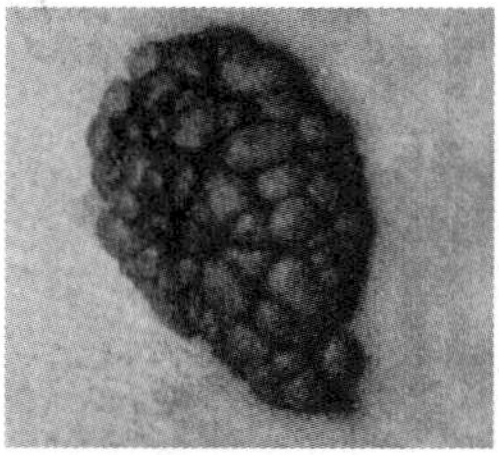

Naevus pigmentosus et papillomatosus [549]

Naevus pigmentosus et pilosus (↑) m: Nävuszellnävus* mit reichlich Haaren; wurde früher bei großer Ausdehnung als Tierfellnävus bezeichnet.

Naevus sebaceus (↑) m: Talgdrüsennävus; meist angeb., selten im 2.–3. Dezennium auftretender, traubenartig aus kleinen Knötchen zusammengesetzter, feinhöckeriger gelber Tumor aus Talgdrüsenläppchen, oft auch weiteren epithelialen Strukturen; Lok. bes. an der behaarten Kopfhaut; in ca. 30 % Entw. eines Basalioms*, seltener anderer Tumoren. Vgl. Schimmelpenning-Feuerstein-Mims-Syndrom.

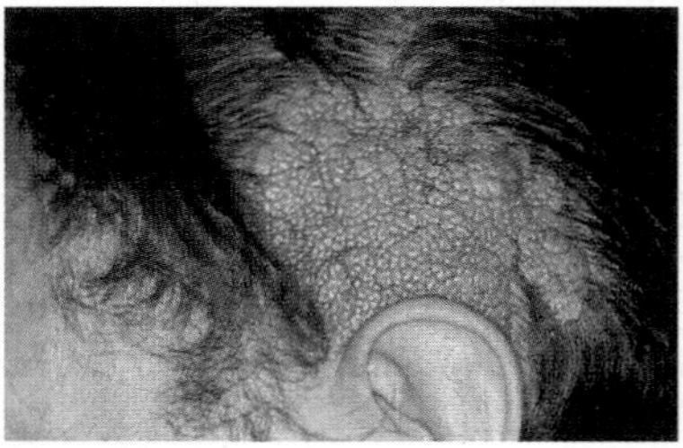

Naevus sebaceus [3]

Naevus spilus (↑) m: sog. Kiebitzeinävus; Komb. aus Café*-au-lait-Fleck u. Nävuszellnävus*; meist solitär auftretender, hellbrauner Fleck, der mit kleinen dunkelbraunen Flecken, die sich oft später gebildet haben, übersät ist.

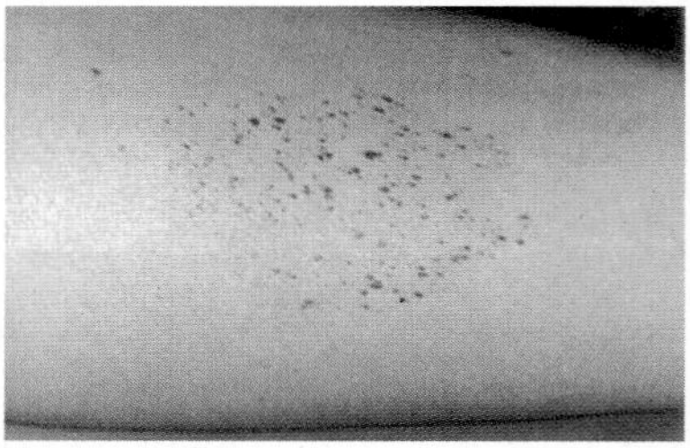

Naevus spilus [3]

Nävus Spitz (↑) m: syn. Spitz*-Tumor.

Nävus Sutton (↑; Richard L. S., Dermat., USA, 1878–1952) m: syn. Halonävus*.

Naevus syringo-cyst|adenomatosus papilli|ferus (↑) m: syn. Syringozystadenom; von den Ausführungsgängen apokriner Schweißdrüsen ausgehender papillomatöser, warzenförmiger, zuweilen verkrusteter Tumor; **Lok.:** behaarte Kopfhaut, Stirn, Schläfen.

Naevus systematicus (↑) m: nicht mehr gebräuchl. Bez. für einen meist einseitig lokalisierten flächigen Nävus*.

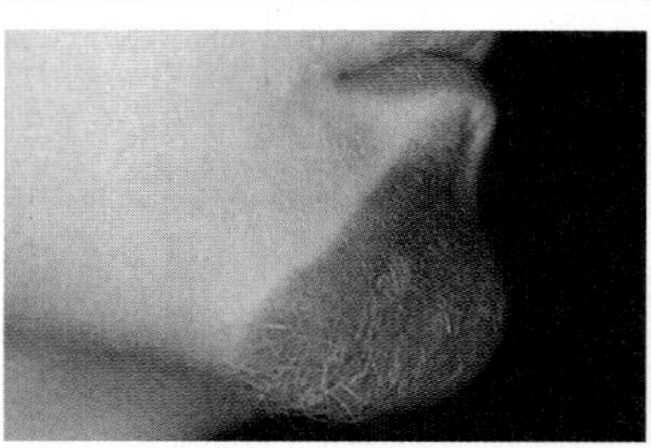

Naevus pigmentosus et pilosus [3]

Naevus tele|angi|ec|taticus (↑) m: Variante des Naevus* flammeus mit flächigen Teleangiektasien*.

Nävus Unna-Politzer (↑; Paul G. U., Dermat., Hamburg, 1850–1929; Adam P., Otol., Wien, 1835–1920) m: sog. Storchenbiss; häufig vorkommender medialer Naevus* flammeus im Nacken.

Naevus varicosus osteo|hyper|trophicus (↑) m: s. Klippel-Trénaunay-Weber-Syndrom.

Naevus verrucosus (↑) m: gelbbräunl., warzenartiger epidermaler Nävus* mit oft linearer Anordnung.

Naevus vinosus (↑) m: syn. Naevus* flammeus.

Nävus|zellen (↑; Zelle*): (engl.) nevus cells; große, rundl., neurogene Zellen mit hellem, bläschenförmigem Kern; leiten sich von der Neuralleiste her u. können wie die Melanozyten* Melanin synthetisieren.

Nävus|zell|nävus (↑; ↑) m: (engl.) nevus cell nevus; Abk. NZN; angeb. od. erworbener, hell- bis dunkelbrauner, manchmal schwarzer, selten hautfarbener Nävus von unterschiedl. Form (flach, kugelig-erhaben, verrukös, gestielt) u. Größe; Ansammlung von Nävuszellen in der dermoepidermalen Junktionszone (Junktionsnävus), zusätzlich in der oberen Dermis (Compound-Nävus) od. ausschl. in der Dermis (dermaler NZN); Vork. bei fast jedem Menschen in versch. Anzahl ohne bevorzugte Lokalisation; selten Entartung zu einem malignen Melanom*.

Nävus|zell|nävus, a|typischer (↑; ↑) m: (engl.) atypical nevus; syn. dysplastischer Nävuszellnävus; melanozytärer Nävus mit erhöhter Tendenz zur malignen Entartung u. Entw. eines malignen Melanoms*; morphol. oft unregelmäßiger, unscharfer Rand, variierende Pigmentierung u. papulöse Anteile; Ø meist >5 mm; histol. Melanozytenhyperplasie, Kernatypie u. Auffälligkeiten im architektonischen Aufbau; vgl. Nävusdysplasie-Syndrom.

Nävus|zell|nävus, dys|plastischer (↑; ↑) m: syn. atypischer Nävuszellnävus*.

Nafa|relin (INN) n: synthet. GnRH-Agonist; **Ind.**: Endometriose; **Kontraind.**: ungeklärte vaginale Blutungen; s. GnRH-Agonisten.

Naffziger-Syn|drom (Howard Ch. N., Chir., San Francisco, 1884–1956) n: syn. Halsrippensyndrom*.

Naftidro|furyl (INN) n: Sympatholytikum; Vasodilatator mit serotoninantagonistischer u. fluiditätsverbessernder Wirkung; **Verw.**: bei zerebralen u. peripheren art. Durchblutungsstörungen.

Naftifin (INN) n: Allylamin; Antimykotikum zur top. Anw. mit einem v. a. auf Dermatophyten beschränkten Wirkungsspektrum; vgl. Antimykotika.

Nagel: (engl.) nail; (anat.) Unguis; die hornige, gewölbte Platte am distalen Ende der Finger u. Zehen. Der Nagelkörper (Corpus unguis) liegt auf dem **Nagelbett** (Matrix unguis), der hintere Teil, die **Nagelwurzel**, liegt in der Haut, ebenso die Seitenränder im **Nagelfalz**, vom häutigen **Nagelwall** (Vallum unguis) am Rand bedeckt.

Nagel|band: s. Leukonychie.

Nagel|bett|entzündung: s. Panaritium.

Nagel, eingewachsener: (engl.) ingrown nail; Unguis incarnatus; Paronychie* mit überschießender Granulation u. eitriger Sekretion im Bereich des Nagelfalzes v. a. der Großzehe inf. falscher Nagelpflege, zu engem Schuhwerk bzw. eines anlagebedingten zu breiten Nagelbetts; **Ther.**: Antiseptika, Nagelkorrekturspange, Nagelkeilexzision*, Emmert*-Nagelplastik.

Nagel|ex|traktion (Extraktion*) f: (engl.) nail removal; chir. Nagelablösung durch Nagelunterfahrung u. seitl. Walkbewegungen mit anat. Pinzette nach Leitungsanästhesie; **Ind.**: traumat. bzw. infektiöse Läsion der Nagelregion.

Nagel-Farb|täfelchen (Willibald A. N., Physiol., Rostock, 1870–1911): (engl.) Nagel's color vision test cards; Testtafeln zur Prüfung des Farbensinns mit konzentr. Ringen aus Verwechslungsfarben. Vgl. Farbenfehlsichtigkeit.

Nagel|keil|ex|zision (Exzision*) f: (engl.) partial excision of nail bed; keilförmige Teilresektion des lateralen Drittels eines Nagels mit Nagelwall, -bett u. zugehöriger Matrix; **Ind.**: eingewachsener Zehennagel. Vgl. Emmert-Nagelplastik.

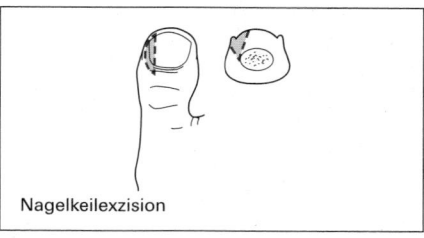

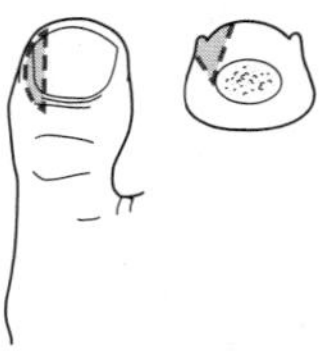

Nagelkeilexzision

Nagel|linie: (engl.) Feer's line; bei Scharlach* u. a. akuten Infektionen sowie i. R. des Kawasaki*-Syndroms 6–8 Wo. nach Krankheitsbeginn deutl. sichtbare Linie in der Nagelplatte; vgl. Beau-Reil-Querfurchen.

Nagel|mykose (Myk-*; -osis*) f: s. Onychomykose.

Nagel|osteo|synthese (Ost-*; Synthese*) f: (engl.) nailing; s. Osteosynthese.

Nagel-Patella-Syn|drom (Patella*) n: (engl.) nail-patella syndrome; Abk. NPS; syn. Osteoonycho-Dysplasie, Beckenhörner-Syndrom; autosomal-dominant erbl. Erkr. (Genlokus 9q34.1) mit Anonychie od. Mikroonychie, Aplasie od. Hypoplasie der Patella, Exostosen an den Ossa ischii, Nephropathie u. Ödeme.

Nagel|puls (Puls*) m: s. Kapillarpuls.

Nageotte-Stelle (Jean N., Anat., Paris, 1866–1948): (engl.) Nageotte's point; Abschnitt der hinteren Wurzel des Rückenmarks, in dem diese nach Austritt aus den Spinalganglien mit den vorderen Wurzeln gemeinschaftl. verlaufen u. von einer gemeinsamen duralen Hülle umgeben sind.

Nager-Syn|drom (Felix R. N., Otolaryngologe, Zürich, 1877–1959) n: s. Dysostosis acrofacialis.

Nage|tiere: (engl.) rodents; med. von großer Bedeutung als Parasitenreservoir u. Verbreiter von Seuchenerregern (z. B. Yersinia pestis, Francisella tularensis, Spirillum minus, Leptospira interrogans) sind Mäuse u. Ratten, Murmeltiere, Ziesel, Erdhörnchen, Eichhörnchen.

Nah|bestrahlung: (engl.) short distance radiation; veraltete Methode der Strahlentherapie* mit einem Fokus-Haut-Abstand von 5 cm od. weniger. Vgl. Fernbestrahlung.

Nah|einstellungs|re|aktion f: s. Konvergenzreaktion.

Nah|punkt: (engl.) near point; Punctum proximum; **1.** N. der Akkommodation: der dem

N

Auge nächste Punkt, der bei max. Akkommodation* noch scharf gesehen werden kann; seine Entfernung nimmt mit steigendem Lebensalter zu. **2.** N. der Konvergenz: der Kreuzungspunkt der fovealen Gesichtslinien bei max. Konvergenz*; **3.** N. der Fusion: der dem Auge nächste Punkt, der bei binokularem Sehen* zentral noch zu einem Bildeindruck verarbeitet werden kann.

Nahrungs|kette: (engl.) food chain; Folge von als Nahrung dienenden Organismen, in denen best. Schadstoffe (z. B. Gifte, Schwermetalle, Radionuklide) gespeichert (u. U. in steigender Konzentration; s. Bioakkumulation) u. an in der Kette folgende Glieder weitergegeben werden können; daran beteiligt sind Produzenten (Pflanzen, die org. Substanzen bilden), Konsumenten 1. (Herbivoren) u. 2. (Karnivoren) Ordnung sowie Destruenten (Bakterien u. Pilze, die org. Substanzen abbauen). Beispiel für die Anreicherung eines sog. Umweltgifts (polychlorierte Biphenyle) in einer N.: Nordseewasser (0,000 0011–0,000 0031 mg/kg) → Plankton (8–10 mg/kg) → Fische (0,8–37 mg/kg) → Seevögel (110 mg/kg), Meeressäuger (160 mg/kg). Vgl. Umwelttoxikologie, Minamata-Krankheit, Itai-Itai-Krankheit.

Nahrungs|mittel: (engl.) food; natürl. od. künstlich erzeugte Produkte pflanzl. u. tier. Herkunft, die im Ggs. zu Genussmitteln dem Organismus Nährstoffe* liefern; N. enthalten neben verwertbaren Bestandteilen auch Ballaststoffe*.

Nahrungs|mittel|all|ergie (Allergie*) **f:** (engl.) food allergy; vorwiegend im Kleinkindesalter, aber auch bei Erwachsenen auftretende Allergie* vom Soforttyp mit primär gastrointestinalen Sympt. (Brechdurchfall, Obstipation, Kolik); sekundär auch respirator. u. kutane Reaktionen nach Verzehr best. Nahrungsmittel, z. B. Kuhmilch, Hühnerei, Soja, Roggen- u. Weizenkorn, Sämereien, Hefe, Kartoffeln, Tomaten, Sellerie, Paprika, Nüsse, Mandeln, Stein- u. Kernobst, Fische u. Schalentiere; evtl. Auftreten pollenassoziierter N. z. B. gegenüber Äpfeln, Möhren, Kirschen od. Kiwi bei Baumpollen-Allergikern.

Nahrungs|mittel|unverträglichkeit: (engl.) food intolerance; Sammelbez. für Erkrankungen, die entw. allergisch bedingt sind od. auf angeb. bzw. erworbenem Verdauungsenzymmangel beruhen; best. Lebensmittelinhaltsstoffe führen zu klin. Symptomen, z. B. Hautausschlag, Erbrechen, Durchfall, bei Kindern Dystrophie, u. U. anaphylaktischem Schock. Vgl. Nahrungsmittelallergie, Kuhmilchintoleranz. M. Rad.

Nahrungs|mittel|vergiftung: s. Lebensmittelvergiftung.

Nahrungs|verweigerung: (engl.) hunger strike; Verweigerung der Nahrungsaufnahme aus freiwilliger Entscheidung od. bei versch. Erkrankungen, z. B. Anorexie, psychogene Essstörungen*, Depression u. Vergiftungswahn. Vgl. Zwangsernährung.

Nah|schuss|zeichen: (engl.) powder burn; **1.** absoluter Nahschuss mit aufgesetzter Waffe: Stanzmarke, Schmauchhöhle, evtl. sternförmig aufgeplatzte Wunde; **2.** relativer Nahschuss: Pulverschmauch u. un- bzw. teilverbrannte Pulverteilchen um die Einschusswunde; Befunde je nach Waffe u. Munition; Entfernungsbestimmung durch Vergleichsschüsse. V. Sch.

Naht: (engl.) suture; **1.** (anat.) Sutura; **2.** (chir.) Wiedervereinigung durchtrennter Haut, Weichteile, Gefäße, Nerven, Sehnen usw. unter Verw. von spez. Nadeln u. chirurgischem Nahtmaterial* bzw. von Draht od. Metallklammern; vgl. Knotentechnik.

Naht, fort|laufende: (engl.) continuous suture; s. Nahtmethoden.

Naht|geräte, chirurgische: (engl.) surgical suture devices; s. Nadel, Nähapparate.

Naht|material, chirurgisches n: (engl.) surgical suture material; glatte od. geflochtene Fäden aus biol. (tierisch, pflanzlich) od. synthet. Materialien zum Anlegen einer chir. Naht*; wesentl., den Anwendungsbereich bestimmende Kriterien sind Reißfestigkeit, Dehnungsfähigkeit u. Elastizität, Durchmesser (Fadenstärke), Knotenfestigkeit u. Gewebeverträglichkeit. Es wird unterschieden zw. resorbierbarem (fermentativer od. hydrolytischer Abbau) u. nicht resorbierbarem Nahtmaterial (s. Tab.).

Naht|methoden f pl: (engl.) suture techniques; (chir.) Techniken zur Wiedervereinigung von Geweben; **Formen: I.** manuelle N.: Einzel-

Nahtmaterial, chirurgisches

Nahtmaterial	Reißkraft in Knoten	Knüpfeigenschaften	Knotensicherheit	Gewebeverträglichkeit	Reißkraftverlust nach 14 Tagen
resorbierbar					
Catgut plain (tier. Kollagen)	++	++	+	–	100 %
Chromcatgut (tier. Kollagen)	++	++	+	– –	70 %
Polyglykolsäure[1]	+++	+++	++	+++	50 %
Polyglactin 910[1]	+++	+++	++	+++	50 %
Polydioxanon	++	++	+	+++	20 %
Polyglyconat	++	++	+	+++	20 %
nichtresorbierbar					
Metall (Silberdraht, Edelstahl)	++++	–	–	+++	
Zwirn (Flachs)	++	++	++	+	
Seide	+	+++	+++	+	
Polyamid (monofil)	++	+	+	++	
Polyester (geflochten)	++	++	++	++	
Polypropylen	+++	+	–	+++	

[1] mit Beschichtung

knopfnaht (Abb. 1a) od. fortlaufende Naht (Kürschnernaht) als einfache fortlaufende Naht (Abb. 1b), geschützte Naht (Abb. 1c), Matratzen- od. Zickzacknaht (Abb. 1d), Tabakbeutelnaht (Abb. 1e); **1.** Hautnaht: **a)** Einzelknopfnaht (Abb. 2a); **b)** Hautrückstichnaht nach Donati (Abb. 2b); **c)** Hautrückstichnaht nach Allgöwer (Abb. 2c); **d)** versenkte Subkutannaht mit resorbierbarem Nahtmaterial (Abb. 2d); **e)** Intrakutannaht nach Halsted (Abb. 2e) mit dünner chir. Nadel u. feinem resorbierbarem Nahtmaterial (kosmetisch bes. günstige Ergebnisse); **2.** Schleimhautnaht meist mit feinem resorbierbarem Nahtmaterial als Einzelknopfnaht; **3.** Muskelnaht (selten indiziert, instabil) meist mit resorbierbarem Nahtmaterial unter Mitfassen der Faszie, ggf. mit quer durchgesteppten Nähten, um ein Durchschneiden der Längsnähte zu verhindern; **4.** Fasziennaht meist mit resorbierbarem Nahtmaterial, höhere Festigkeit durch Faszienverdopplung; **5.** sog. Darmnaht (auch für andere Hohlorgane gebräuchl.); meist mit resorbierbarem Nahtmaterial als fortlaufende Naht od. als Einzelknopfnaht in versch. Variationen: nicht einstülpende Naht auf Stoß nach Herzog (Abb. 3) od. einstülpende Naht nach Lembert (seromuskulär) mit versch. Modifikationen, vorwiegend als zweireihige Naht nach Lembert-Albert (innere Reihe durch alle Schichten, äußere Reihe seromuskulär, Abb. 4); **6.** Schicht- bzw. Etagennaht (schichtweise Naht von Peritoneum bzw. Pleura, Faszie, subkutanem Fettgewebe, Haut) zum Verschluss von Bauch- od. Thoraxwand; **7.** Entlastungs- bzw. Entspannungsnaht zum Verschluss von unter Spannung stehenden Bauchdecken (sog. Platzbauchnaht) durch Legen extraperitoneal u. weit von den Wundrändern entfernt ausgestochener u. geknüpfter U-Nähte, ggf. nach größeren Defekten unter Verw. von Kunststoff- od. Metallplatten zur Vermeidung eines Platzbauchs*; **8.** spezielle N.: s. Gefäßnaht, Nervennaht, Sehnennaht, Hornhautnaht; **II.** maschinelle N.: bes. in der Abdominal- u. Thoraxchirurgie angewandte, zeitsparende Nahttechniken zur exakten u. zuverlässigen (gas- u. flüssigkeitsdichten) Anastomosierung bzw. Ligatur von Gefäßen, Hohlorganen u. Haut mittels korrosionsbeständiger Metallklammern unter Verw. spezieller Nähapparate*.

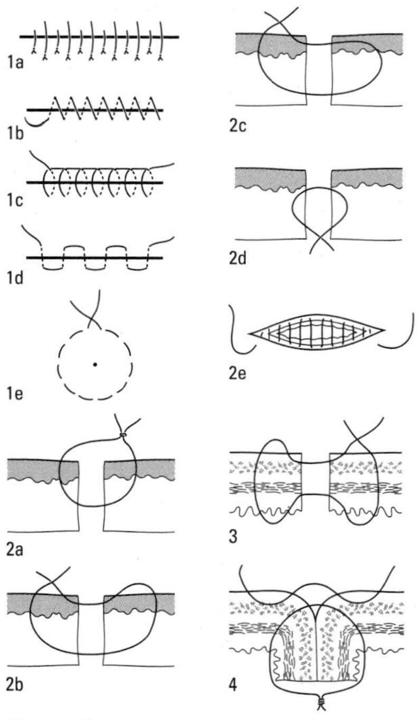

Nahtmethoden:
Erläuterungen s. Text [256]

NAIT: Abk. für **n**eonatale **A**llo**i**mmun**t**hrombozytopenie*.

Najjar-Crigler-Ikterus (Victor A. N., Päd., Boston, geb. 1914; John F. C., Päd., Boston, geb. 1919; Ikterus*) m: s. Crigler-Najjar-Syndrom.

Na^+/K^+-ATPase f: s. ATPase.

Nakayama-Gefäß|naht (Komei N., Chir., Chiba, Japan): (engl.) Nakayama's vascular anastomosis; nicht mehr gebräuchl. apparative End-zu-End-Anastomosierung kleiner Gefäße (Flanschvernietung zweier an den Gefäßstümpfen fixierter Tantalringe); z. B. bei Anlage eines Shunts* zur Hämodialyse.

Nalbuphin (INN) n: synthetisches Opioid mit sowohl agonistischer als auch antagonistischer Wirkung auf Opiatrezeptoren*; s. Opioide. **Verw.:** zur postoperativen Analgesie sowie zur Antagonisierung der opiatbedingten Atemdepression bei Narkosen.

Nalidixin|säure (INN): Antibiotikum aus der Gruppe der Chinolone* gegen ausschl. gramnegative Bakterien; durch neuere Substanzen weitgehend überholt.

Naloxon (INN) n: Morphinantagonist mit einer höheren Affinität zu Opioidrezeptoren als Morphin selbst u. ohne morphinagonistische Eigenschaften; s. Opiatantagonisten.

Nal|trexon (INN) n: Morphinantagonist mit einer höheren Affinität zu Opioidrezeptoren als Morphin selbst u. ohne morphinagonistische Eigenschaften; **Verw.:** bei der Durchführung von Entzugsprogrammen nach Opiatentgiftung; vgl. Opiatantagonisten.

N-Amido|sarkosin n: syn. Kreatin*.

Nandrolon (INN) n: Anabolikum; **Ind.:** Osteoporose, metastasierendes Mammakarzinom, Hornhautschäden inf. Verletzung, Verbrennung od. Infektion; s. Anabolika.

Nano-: Abk. n; Dezimalvorsatz zur Kennzeichnung des Faktors 10^{-9} vor einer Einheit; vgl. Einheiten (Tab.).

Nanukayami: syn. japanisches Siebentagefieber*.

NAP: Abk. für **N**erven**a**ustritt**p**unkt peripherer Nerven aus einer Körperhöhle od. einem Knochen; isolierte Druckschmerzhaftigkeit von NAP z. B. bei Trigeminusneuralgie, Okzipitalisneuralgie, Hirndrucksteigerung, Meningitis.

Napf|kuchen|iris (Irid-*) f: (engl.) iris bombé; Vorwölbung der zirkulär am Pupillarsaum fixierten Regenbogenhaut mit Verlegung des Kammerwasserabflusses u. Entw. eines akuten Sekundärglaukoms; **Urs.:** meist intraokuläre Entz.; **Ther.:** Iridektomie* od. Laseriridotomie zur Beseitigung des Pupillarblocks*; vgl. Seclusio pupillae.

N

Naph|azolin (INN) n: Alphasympathomimetikum (Imidazolinderivat); **Verw.:** lokaler Vasokonstriktor (in Augen- u. Nasentropfen).

Naphthalin (babylon. naptu Erdöl) n: (engl.) naphthalene; zweikerniger, kondensierter Kohlenwasserstoff; einfachstes kondensiertes aromatisches Ringsystem; Rohstoff für zahlreiche Farbstoffe u. Pharmaka.

Naphthyl|amin n: (engl.) naphthylamine; aromat. Amin; s. Aminokrebs.

Naproxen (INN) n: s. Antiphlogistika, nichtsteroidale.

Narath-Hernie (Albert N., Chir., Heidelberg, 1864–1924; Hernie*) f: (engl.) Narath's hernia; Form der Hernia femoralis; s. Hernie.

Nara|triptan (INN) n: Serotonin-5-HT-Rezeptoragonist; **Ind.:** akuter Migräneanfall; s. Triptane.

Narbe: (engl.) scar; Cicatrix; derbes u. weiß glänzendes, aus Granulationsgewebe* entstehendes faserreiches, zell- u. gefäßarmes Bindegewebe; vgl. Keloid, Wundheilung.

Narben|bruch: (engl.) incisional hernia; durch Überdehnung einer Narbe verursachte Hernie* meist im Bereich der vorderen Bauchwand (Hernia ventralis).

Narcotin n: syn. Noscapin*.

Nares (lat. naris Nasenloch) f pl: (engl.) nostrils; Nasenlöcher.

Nark-: auch Narc-; Wortteil mit der Bedeutung Erstarrung, Lähmung; von gr. νάρκη.

Narko|lepsie (↑; -lepsie*) f: (engl.) narcolepsy; zwanghafte Schlafanfälle am Tag von minutenlanger Dauer; der Pat. ist im Schlafanfall aufzuwecken u. fühlt sich nach dem Anfall erholt. Häufig, insbes. nach längerer Krankheitsdauer, können zusätzl. affektiver Tonusverlust (s. Kataplexie), Wachanfälle (während des Einschlafens od. Aufwachens auftretender muskulärer Tonusverlust, sog. Schlaflähmung) u. hypnagoge Halluzinationen (meist beim Einschlafen auftretende, v. a. akustische u. optische Halluzinationen) auftreten. **Ätiol.:** autosomal-dominant erbl. (Gélineau-Syndrom) od. symptomatisch nach Hirnschädigung (z. B. nach Enzephalitis), wobei die N. über Jahre das einzige Sympt. darstellen kann. **DD:** s. Schlafanfälle.

Narkose (↑) f: (engl.) general anesthesia; syn. Vollnarkose, Allgemeinnarkose (im Ggs. zur Lokalanästhesie* od. Regionalanästhesie*); durch Zufuhr von Narkotika* induzierter reversibler Zustand, in dem Operationen bei erloschenem Bewusstsein ohne Schmerzempfindung u. Abwehrreaktionen durchgeführt werden können; N. umfasst: **1.** Bewusstlosigkeit; **2.** Schmerzlosigkeit (Analgesie); **3.** Verminderung od. Ausschaltung der Reflexaktivität u. ggf. **4.** Muskelrelaxation sowie in spez. Fällen zusätzl. Anw. der kontrollierten Blutdrucksenkung* bzw. der Hypothermie*. Vor geplanter N. erfolgt i. d. R. eine Prämedikation*. Die Wahl des Narkoseverfahrens richtet sich nach der Art der Op. u. dem Zustand des Pat. (s. Narkoserisiko). Eine N. mit Intubation* u. Beatmung* ist bei Muskelrelaxation wegen der Lähmung der Atemmuskulatur obligatorisch. Die Steuerung der Narkosetiefe (vgl. Narkosestadien) richtet sich nach dem Ausmaß des Eingriffs unter Berücksichtigung von Herzfrequenz, Blutdruck u. anderen vegetativ gesteuerten Funktionen (z. B. Schweißsekretion). Bei der Narkoseausleitung können zur Antagonisierung der Muskelrelaxanzien Cholinesterasehemmer* u. zur Aufhebung der durch Opioide bedingten Atemdepression Opiatantagonisten* zur Anw. kommen. Nach einer N. erfolgt die weitere Überwachung im Aufwachraum od. auf der Intensivtherapiestation. Vgl. Anästhesie, Mononarkose.

Narkose|apparat (↑) m: (engl.) anesthesia apparatus; Gerät, das alle zur Durchführung einer Inhalationsnarkose* mit Beatmung* notwendigen Einrichtungen enthält; **1.** Anschlüsse für zentrale Versorgung mit Sauerstoff, Druckluft, Lachgas u. evtl. Vakuum, ggf. mit zusätzl. Gasvorratsflaschen (einschl. Druckmessern u. Reduzierventilen); **2.** Gasdosiereinrichtung (Gasflussmesser od. Rotameter, fakultativ Gasmischer); **3.** Verdampfer* od. Vernebler für volatile Inhalationsanästhetika; **4.** Narkosesystem* mit Überdruckventil, Volumeter, Beatmungsdruckmesser, Absorber*, Handbeatmungsbeutel*, Faltenschläuchen, Verbindungsstücken zu Atemmaske* od. Endotrachealtubus*; **5.** Narkosebeatmungsgerät (vgl. Respirator); **6.** Narkosegasabsaugung; **7.** Einrichtungen (Monitor) zur Überwachung des Patienten.

Narkose|ether (↑) m: s. Diethylether.

Narkose, intra|venöse (↑) f: (engl.) intravenous anesthesia; Narkose unter Anw. von Injektionsnarkotika*, Opiaten* u. ggf. peripheren Muskelrelaxanzien*; als Kurznarkose, zur Narkoseeinleitung bei balancierter Anästhesie* od. als TIVA*.

Narkose|risiko (↑) n: (engl.) anesthesia risk; Risiko der Gefährdung eines Pat. durch eine Narkose, i. w. S. auch durch andere anästh. Maßnahmen; zur Beurteilung des individuellen N. erfolgt eine **Einteilung** der Pat. in Risikogruppen unter bes. Berücksichtigung des AZ, kardiovaskulärer u. bronchopulmonaler Erkr. sowie von Stoffwechselerkrankungen: s. Tab.; auch

Narkoserisiko
Risikogruppen nach American Society of Anesthesiologists

Gruppe	Klinische Merkmale
1	normaler, sonst gesunder Patient
2	leichte Allgemeinerkrankung ohne Leistungseinschränkung
3	schwere Allgemeinerkrankung mit Leistungseinschränkung
4	schwere Allgemeinerkrankung, die mit oder ohne Operation das Leben des Patienten bedroht
5	moribunder Patient, Tod innerhalb von 24 Stunden mit oder ohne Operation zu erwarten

Punktesysteme (z. B. kardialer Risikoindex nach Goldmann) kommen zur Anwendung. Das N. beeinflusst u. a. die Auswahl des Anästhesieverfahrens, kann jedoch nicht isoliert vom Risiko des op. Eingriffs beurteilt werden.

Narkose|stadien (↑) n pl: (engl.) stages of anesthesia; Stadieneinteilung der Narkosetiefe durch klin. Beobachtung von Bewusstsein, Atmung u. Pupillenveränderungen (Reflexaktivität) ohne Berücksichtigung der Herz-Kreislauf-Funktionen. Das von Guedel für spontan atmende Pat. ohne Prämedikation* in Ethernarkose erarbeitete Narkoseschema (s. Abb.) ist nur noch

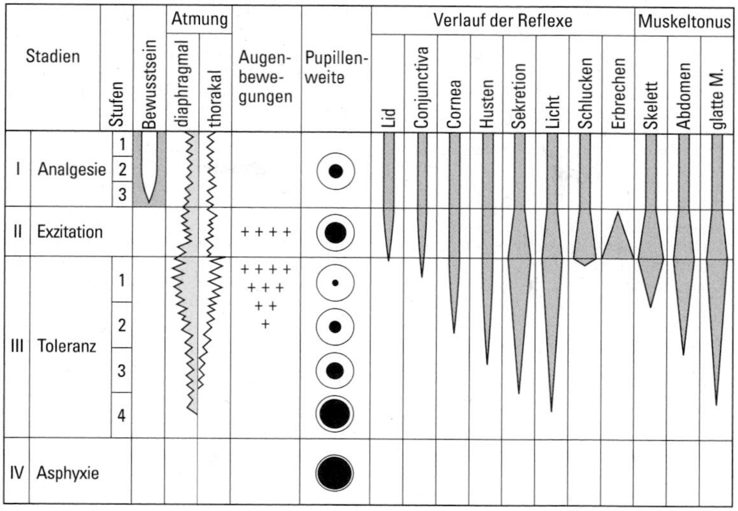

Narkosestadien: Guedel-Schema

sehr begrenzt zur Steuerung einer Narkose mit den gebräuchl. Inhalationsanästhetika* u. Injektionsnarkotika* verwendbar, da diese z. T. andere Wirkungen als Ether haben, die übliche Prämedikation die Narkosestadien modifiziert u. außerdem inf. Muskelrelaxation* die Atmung nicht zur Beurteilung herangezogen werden kann.

Narkose|system (↑) n: (engl.) anesthesia system; Bestandteil des Narkoseapparats*, der der Zufuhr von Narkosegasen (Sauerstoff, Inhalationsanästhetika*) zum Endotrachealtubus bzw. zur Narkosemaske i. R. einer Narkose* dient; **Formen: 1.** Überschusssystem, bei dem das Angebot an Frischgas größer ist als der Verbrauch: **a)** halboffenes System ohne Absorber*; das eingeatmete Gasgemisch wird durch ein Nichtrückatmungsventil* an die Umgebung abgegeben, das Inspirationsgas bei jedem Atemzug erneuert. **b)** Überschusssystem mit Absorber (Kreissystem) u. teilweiser Erneuerung des Atemgases (sog. halbgeschlossenes, Low-flow- od. Minimal-flow-System) mit möglichst niedrigem Frischgasfluss; wird wegen seiner Vorteile (geringer Gasverbrauch, weitgehende Anfeuchtung u. Erwärmung des Narkosegases, fehlende Belastung des med. Personals durch entweichende Narkosegase) am häufigsten verwendet; **2.** Gleichgewichtsystem mit CO_2-Absorber (geschlossenes System): die Frischgaszufuhr entspricht dem Sauerstoff- u. Narkosegasverbrauch des Pat. (wegen schwieriger Narkoseführung durch unkalkulierbare Gasverluste inf. Diffusion u. Systemlecks weniger gebräuchl.); **3.** offenes System: Auftropfen des Narkotikums (z. B. Ether) auf eine Atemmaske (z. B. Schimmelbusch-Maske); veraltetes Verfahren.

Narkotika (↑) n pl: (engl.) anesthetics; Pharmaka, die geeignet sind, eine Narkose* herbeizuführen; **Einteilung** nach der Applikationsart in Inhalationsanästhetika* u. Injektionsnarkotika*. Vgl. Lokalanästhetika, Oberflächenanästhetika.

Narzissmus (nach dem Jüngling Νάρκισσος der griechischen Sage) m: (engl.) narcissism; **1.** ursprünglich Bez. für eine Form des Autoerotismus* mit Zuwendung der gesamten Libido* zum Ich; **2.** (psychoanalyt.) Bez. für eine Psychoneurose* auf mittlerem Strukturniveau*, bei der die Störung des Selbstgefühls im Vordergrund steht u. (im Ggs. zum niederen Strukturniveau) realistische innerseelische Bilder der Bezugspersonen sowie (im Ggs. zum höheren Strukturniveau) eine mangelnde interpersonale Konfliktfähigkeit bestehen; **3.** (psychopathol.) Bez. für Störung der gesunden Selbstliebe u. der Fähigkeit der Selbstwertregulation in kränkenden Situationen. E. Fri.

nascens (lat. nasci geboren werden, entstehen): entstehend; freiwerdend; vgl. Status nascendi.

Nase: (engl.) nose; Nasus; Beginn der Atemwege.

Nase, künstliche: (engl.) 1. heat and moisture exchanger (Abk. HME), 2. artificial nose; **1.** Atemluftbefeuchter* zur Anw. v. a. bei tracheotomierten od. langzeitintubierten Pat.; auf einer großen Kunststoff- od. Metalloberfläche schlägt sich bei jeder Exspiration Feuchtigkeit nieder, das Material erwärmt sich; bei der Inspiration werden die gespeicherte Wärme u. Feuchtigkeit wieder abgegeben. **2.** Nasenepithese; vgl. Epithese, Rhinoplastik.

Nasen-: s. a. Rhin-, Rhino-.

Nasen|atmung: (engl.) nasal breathing; physiol. Ruheatmung; vgl. Atemwege, Mundatmung.

Nasen|bein: Os* nasale.

Nasen|blas|versuch: (engl.) nasal patency test; Untersuchungsmethode zum Nachweis einer Verbindung zw. Mund u. Kieferhöhle (Alveolarfistel) durch Schnauben bei zugehaltener

Nase (bei Entweichen von Luft in die Mundhöhle positiv); unzuverlässig, da Nasenpolypen eine Verbindung verlegen können.

Nasen|bluten: Epistaxis*.

Nasen|fistel, mediane (Fistel*) f: röhrenförmiges, mit Plattenepithel ausgekleidetes Rudiment der medianen Nasenspalte, meist mit blindem Ende im Bereich der vorderen Schädelbasis u. Öffnung auf dem Nasenrücken; **Kompl.:** eitrige Infektion; **Ther.:** vollständige Exstirpation. H. Ger.

Nasen|flügel|atmen: (engl.) nasal flaring; heftige Bewegung der Nasenflügel bei Atemnot, Lungenentzündung (insbes. bei bakt. Pneumonie, fehlt bei Viruspneumonie).

Nasen|fremd|körper: (engl.) nasal foreign body; bes. im Kindesalter meist in der vorderen Nasenhälfte befindl. Fremdkörper, z. B. Erbse, Bohne, Kern, Knopf, Kugel, Münze, Spielzeugteil; **Ther.:** schonende Entfernung ohne Verletzung der Nasenschleimhaut, ggf. chir. unter Narkose; **cave:** Aspirationsgefahr, wenn durch blinde Extraktionsversuche der N. in den Rachen gelangt.

Nasen|furunkel (Furunkel*) m: (engl.) furuncle of the nose; Furunkel* im Bereich der Nase, meist als Folge einer Follikulitis*; **Sympt.:** Schmerzen u. Druckempfindlichkeit, Rötung u. Schwellung, evtl. Fieber; **Kompl.:** Thrombophlebitis der V. angularis u. V. ophthalmica, Orbitalphlegmone, Kavernosusthrombose, Meningitis; **Ther.:** Antibiotika.

Nasen|höhle: (engl.) nasal cavity; Cavitas nasi; Innenraum der Nase; unterteilt durch die Nasenscheidewand (Septum nasi), in der lateralen Wand befinden sich drei Nasenmuscheln (Conchae), die drei Gänge (Meatus) bilden. Nach außen wird ferner der Nasenvorhof (Vestibulum nasi) mit den Nasenhaaren (Vibrissae) unterschieden. Die Schleimhaut der Nase hat v. a. eine Funktion als Teil des Respirationstrakts (Regio respiratoria); ein kleiner Bezirk an der oberen Muschel u. dem gegenüber liegenden Teil der Nasenscheidewand ist Teil des Geruchsorgans (Regio olfactoria der Schleimhaut). Vgl. Nasennebenhöhlen.

N

Nasen|lippen|furche: (engl.) nasolabial fold; Sulcus nasolabialis, Nasolabialfalte; die von der Gegend der Nasenflügel zum Mundwinkel ziehende Hautfurche.

Nasen|muschel: Concha* nasalis.

Nasen|neben|höhlen: (engl.) paranasal sinuses; Sinus paranasales; Kieferhöhle (Sinus maxillaris), Stirnhöhle (Sinus frontalis), Keilbeinhöhle (Sinus sphenoidalis), Siebbeinzellen (Cellulae ethmoidales); luftgefüllte, mit Schleimhaut ausgekleidete Räume, die mit der Nasenhöhle in Verbindung stehen. Die Pneumatisation vollzieht sich in den ersten 10 Lebensjahren. Vgl. Nasenhöhle.

Nasen|neben|höhlen|entzündung: s. Sinusitis.

Nasen|neben|höhlen|tumoren (Tumor*) m pl: (engl.) paranasal tumors; **1.** benigne N.: v. a. Osteom (häufig im Sinus frontalis u. Sinus ethmoidalis) u. Hämangiom (meist angeb.), ossifizierendes Fibrom, selten Gliom u. Papillom, das sich lokal destruierend ausbreiten kann; Sympt.: Kopfschmerz, evtl. Behinderung der Nasenatmung, rezidiv. Sinusitis od. Mukozele, lokale Verdrängungserscheinungen; **2.** maligne N.: am häufigsten Plattenepithelkarzinom, seltener Adenokarzinom (bei Holzarbeitern) u. Sarkom; Sympt.: Trigeminusneuralgie, rezidiv. Nasenbluten, einseitige Eiterung, Raumforderung in Gesicht, Orbita u. Mundhöhle, Sehstörungen. Vgl. Nasentumoren.

Nasen|plastik (-plastik*) f: Rhinoplastik*.

Nasen|polypen (Polyp*) m pl: (engl.) nasal polyps; gestielte od. breitbasig aufsitzende Polypen (ödematöse Schleimhaut mit Einlagerung von eosinophilen Leukozyten) in der Nase u. den Nasennebenhöhlen; primäre Lok. meist mittlerer Nasengang, Siebbein od. Kieferhöhle; **Urs.:** Allergie, chron. Entzündung (Rhinitis, Sinusitis), Analgetika-Intoleranz; **Sympt.:** Kopfschmerz, Behinderung der Nasenatmung, Rhinolalia clausa (s. Rhinolalie), Riechstörung*; **Diagn.:** Rhinoskopie*, Röntgenuntersuchung der Nasennebenhöhlen, Computertomographie; **Ther.:** op. Polypektomie, evtl. Kieferhöhlenfensterung od. endonasale Siebbeinoperation; **DD:** Meningoenzephalozele des Nasendachs, Nasentumoren*. Vgl. Choanalpolypen, Kartagener-Syndrom, Polyposis nasi.

Nasen|rachen-Angio|fibrom (Angio-*; Fibr-*; -om*) n: (engl.) nasopharyngeal angiofibroma; syn. Basalfibroid; benigner, gefäßreicher Tumor mit starker Wachstumstendenz im Bereich des Epipharynx, der aus embryonalen Resten des kartilaginären Primordialkraniums hervorgeht; Wachstumsbeginn meist zw. 10. u. 20 Lj., danach spontane Rückbildung möglich; Androtropie; **Sympt.:** behinderte Nasenatmung, Nasenbluten, Otitis media, Trigeminusneuralgie; **Ther.:** op. Entfernung, Strahlentherapie; **DD:** adenoide Vegetationen* u. a. Epipharynxtumoren*.

Nasen|rachen|raum: (engl.) nasopharyngeal space; Epipharynx, Nasopharynx; Pars nasalis pharyngis; obere Etage des Rachens.

Nasen|spekulum (Spekulum*) n: (engl.) nasal speculum; Instrument zur Rhinoskopie*.

Nasen|stein: Rhinolith*.

Nasen|tamponade (frz. tampon Stöpsel) f: (engl.) nasal tamponade; Ausfüllung der Nasenhöhlen zur symptomat. Ther. bei starkem Nasenbluten; **1.** vordere N.: Kompression der Blutungsquelle durch schichtweises Einlegen eines Gazestreifens in beide Nasenhöhlen od. mittels Manschettentubus (s. Abb.); **2.** hintere N.: s. Bellocq-Tamponade.

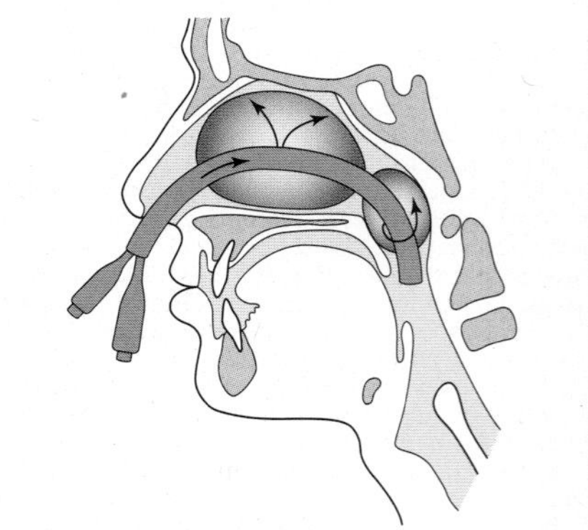

Nasentamponade:
Lage des Manschettentubus [128]

Nasen|tropfen: (engl.) nasal drops; Lösungen zur intranasalen Applikation; bei längerfristiger Anw. vasokonstriktorisch wirkender N. besteht die Gefahr einer Nasenschleimhautatrophie; durch Aspiration öliger od. paraffinhaltiger N. kann es, insbes. bei Säuglingen, zu bronchopulmonalen Kompl. kommen. Vgl. Lipidpneumonie.

Nasen|tumoren (Tumor*) m pl: (engl.) tumors of the nose; **1.** Tu. der äußeren Nase: **a)** benigne: v. a. Rhinophym, Hämangiom; **b)** maligne: Basaliom, Plattenepithelkarzinom, selten Hautsarkom; **2.** endonasale Tu.: **a)** benigne: Osteom, Chondrom, gefäßreiche Tu. wie blutender Nasenseptumpolyp (Angiofibrom) u. Nasenrachen-Angiofibrom; **b)** maligne: meist Plattenepithelkarzinom; adenoidzystisches Karzinom, Adenokarzinom, invertiertes Papillom, Sarkom. Vgl. Nasennebenhöhlentumoren.

Nasen|untersuchung: s. Rhinoskopie.

Naso|labial|falte (Nasus*; Labi-*): Nasenlippenfurche*.

Naso|pharyngeal|tubus (↑; Pharyng-*; Tubus*) m: s. Pharyngealtubus.

Naso|pharynx (↑; ↑) m: Nasenrachenraum*.

Naso|tracheal|tubus (↑; Trachea*; Tubus*) m: (engl.) nasotracheal tube; Endotrachealtubus* für die nasale Intubation*.

Naso|ziliaris|neur|algie (↑; Ciliar-*; Neur-*; -algie*) f: (engl.) Charlin's syndrome; Neuralgie* des N. nasociliaris; **Sympt.:** meist einseitiger, anfallartiger Schmerz am inneren Augenlid, begleitet von Tränenfluss, Konjunktivitis, evtl. Rötung des Gesichts; evtl. Cluster*-Kopfschmerz; **DD:** andere Formen der Gesichtsneuralgie*.

Nass|keime: (engl.) wet rods; Bakterien mit geringen Nährbodenansprüchen, die sich in feuchtem Milieu bei Temp. unter 37 °C vermehren, eine hohe Umweltresistenz besitzen u. daher auch i. R. des Hospitalismus* von Bedeutung sind; v. a. gramnegative Stäbchen insbes. Enterobacteriaceae (E. coli, Citrobacter, Klebsiella pneumoniae, Enterobacter, Serratia, Proteus, Providencia) u. Pseudomonas aeruginosa; Nachw. z. B. in Abflüssen, feuchten Textilien (Putz- u. Scheuerlappen), Luftbefeuchtern, Narkose- u. Beatmungsgeräten sowie in unzureichend wirksamen Desinfektionsmitteln; Verursacher von Enteritiden, Haut-, Harnweg- u. Wundinfektionen sowie Septikämie.

Nasus (lat.) m: die (äußere) Nase.

Natalität (lat. natalis zur Geburt gehörend) f: (engl.) natality; Geburtlichkeit, allg. Geburtenziffer; Zahl der Lebendgeborenen (s. Lebendgeburt) auf 1000 Einwohner.

Nata|mycin (INNv) n: syn. Pimaricin; Polyen-Antimykotikum zur lokalen Behandlung von Candidosen an Haut, Schleimhäuten, Darm u. Auge; vgl. Antimykotika.

Nate|glinid n: D-Phenylalaninderivat; orales Antidiabetikum mit schneller postprandialer Wirkung; vgl. Glinide.

Nates (lat.) f pl: (engl.) buttocks; Clunes; Gesäß.

nativ (lat. nativus): (engl.) native; natürlich, unverändert.

Nativ|aufnahme (↑): (röntg.) Leeraufnahme*.

Nativ|präparat (↑) n: (engl.) native preparation; natürl., nicht gefärbtes od. fixiertes mikroskop. Präparat.

NATO-Lagerung: syn. stabile Seitenlagerung*.

Natrium n: (engl.) sodium; chem. Element, Symbol Na, OZ 11, rel. Atommasse 22,990, mit Sauerstoff u. Wasser heftig reagierendes, an der Luft unbeständiges Alkalimetall; wichtigstes Kation des Extrazellulärraums; **Funktion:** v. a. Träger der osmot. Eigenschaft; der Hydratationszustand kann v. a. durch die Plasmakonzentration des Na^+ abgebildet werden: z. B. hypertone Dehydratation* (Wassermangel, hohes Plasma-Na^+), hypotone Hyperhydratation* (Wasserüberschuss, niedriges Plasma-Na^+). Das durch aktiven Transport* laufend unterhaltene Konzentrationsgefälle zw. extrazellulärer (ca. 142 mmol/l) u. intrazellulärer Na^+-Konzentration (ca. 20 mmol/l) ist für die Funktionsfähigkeit bzw. Erregbarkeit der Zellen wichtig (s. Membranpotential). Gesamt-Na: 58 mmol/kg KG, fast ausschl. im Extrazellulärraum (50 %) u. im Knochen (50 %). **Bestimmung:** Nachweis z. B. mittels Spektralanalyse; quantitativ z. B. durch Flammenemissionsphotometrie*. Vgl. Referenzbereiche (Tab.), Elektrolythaushalt, Wasserhaushalt.

Natrium|apolat (INN) n: syn. Poly(natriumethylensulfonat); heparinartiges Antikoagulans; **Verw.:** bei Verstauchung, Bluterguss u. a.

Natrium|auro|thio|malat (INN) n: Dinatriumsalz der Aurothiobernsteinsäure; **Verw.:** bei chron. rheumatoider Arthritis; vgl. Antirheumatika, Gold.

Natrium|bi|carbonat n: (engl.) sodium bicarbonate; syn. Natrium bicarbonicum, Natriumhydrogencarbonat, doppeltkohlensaures Natron; $NaHCO_3$; **Verw.:** als Puffermittel (s. Antiazidotika) u. Antazidum (obsolet).

Natrium bi|carbonicum n: syn. Natriumbicarbonat*.

Natrium|bitumino|sulfonat n: s. Schieferöl, sulfoniertes.

Natrium|calcium|edetat (INN) n: Calcium-Dinatriumsalz der Ethylendiamintetraessigsäure*; Chelatbildner, Antidot bei best. Metallvergiftungen.

Natrium|carbonat n: (engl.) sodium carbonate; Natrium carbonicum, Soda, Na_2CO_3; farblose Kristalle od. weißes Pulver mit laugigem Geschmack; **Anw.:** als Reinigungs- u. Wasserenthärtungsmittel, zur Grobdesinfektion u. Herstellung von Chemikalien; innerl. früher bei Hyperazidität.

Natrium|chlorid n: (engl.) sodium chloride; Natrium chloratum, Kochsalz, Steinsalz, NaCl; farblose Kristalle od. weißes Pulver; **Vork.:** in Meerwasser (ca. 3 %), als Steinsalz in Lagerstätten u. in Mineralwasser; Tagesbedarf für den Menschen je nach körperl. Betätigung zw. 6 u. 19 g, der i. Allg. durch die tägl. Nahrungszufuhr gedeckt wird; **Verw.:** als Speisesalz; in der Metallurgie, Gerberei, Färberei; als Vieh- u. Streusalz; vgl. Kochsalzlösung, physiologische.

Natrium|citrat n: (engl.) sodium citrate; Natrium citricum, zitronensaures Natrium; als 3,8%ige gepufferte Lösung Zusatz zu Blutproben zur Verhinderung der Gerinnung.

Natrium|cyclamat (INN) n: Süßstoff; vgl. Cyclamate.

Natrium|edetat n: (engl.) sodium edetate; Natriumsalz der Ethylendiamintetraessigsäure*.

Natrium|fluorid n: (engl.) sodium fluoride; NaF; **Verw.:** u. a. zur Kariesprophylaxe, bei Osteoporose.

Natrium|hydrogen|carbonat n: syn. Natriumbicarbonat*.

Natrium-Iodid-Sym|porter m: (engl.) sodium-iodide symporter; Abk. NIS; integrales Memb-

N

ranprotein der basolateralen Seite der Schilddrüsenfollikelzelle, das als Iodidpumpe fungiert; abhängig von Na^+ u. ATP bringt NIS Iodid entgegen dem Konzentrationsgradienten in die Zelle, so dass es in der Schilddrüse akkumuliert. TSH* stimuliert über cAMP die Expression von NIS (in kalten Knoten u. Schilddrüsenkarzinomzellen vermindert, bei Basedow-Krankheit vermehrt). M. Sch.

Natrium/Kalium-Quotient m: (engl.) sodium-potassium ratio; Verhältnis von im Harn ausgeschiedenem Natrium zum Kalium zur Beurteilung des Austauschs von Na^+ u. K^+ in den distalen Tubuli; abhängig von der Wirkung der Mineralokortikoide, der ernährungsbedingten Na^+-K^+-Bilanz u. der aktuellen Diurese; Referenzbereich: 1,0–2,0; erniedrigt bei Natriumretention mit Ödembildung, Kortikoidtherapie, natriumarmer Kost u. Hyperaldosteronismus; erhöht bei akutem, polyurischem Nierenversagen, Addison-Krankheit, chron. Durchfällen, Laxanzienabusus.

Natrium|morrhuat (INN) n: Natriumsalz der Fettsäuren des Kabeljauleberöls; **Verw.:** zur Varizenverödung, lokal bei Hämorrhoiden.

Natrium|nitro|prussid n: s. Nitroprussidnatrium.

Natrium|pico|sulfat (INN) n: Laxans aus der Gruppe der Triarylmethane; s. Laxanzien.

Natrium|pumpe: (engl.) sodium pump; s. ATPase.

Natrium-Stibo|gluconat (INNv) n: 5-wertige Antimonverbindung; wirksam bei Leishmaniasen*, spez. bei Kala-Azar.

Natrium|sulfat n: (engl.) sodium sulfate; syn. Natrium sulfuricum, Glaubersalz; Na_2SO_4; salinisches Abführmittel; s. Laxanzien.

Natrium sulfuricum n: syn. Natriumsulfat*.

Natrium|thio|sulfat n: (engl.) sodium thiosulfate; $Na_2S_2O_3$; **Verw.:** als Antidot bei Blausäurevergiftung u. zur Redoxtitration in der Maßanalyse.

Natrium|urat n: (engl.) sodium urate; harnsaures Natrium; Natriumsalz der Harnsäure*.

Natrium|valproat n: (engl.) sodium valproate; Natriumsalz der Valproinsäure*.

Natrium|verlust|syn|drom n: (engl.) sodium loss syndrome; Sammelbez. für Zustände mit Natriummangel aus (extra)renaler Urs. mit klin. Sympt. der Hypovolämie*; vgl. Dehydratation, Salzverlustsyndrom, renales.

Natriumverlustsyndrom
Hauptursachen für Natriumverlust

renale Ursachen
hohe Natriumausscheidung im Urin, z. B.
- bei chron. Nierenversagen
- nach Beseitigung einer (bilateralen) obstruktiven Uropathie
- in der Erholungsphase nach akutem Nierenversagen
- bei verschiedenen Formen interstitieller Nephropathien

extrarenale Ursachen
mit **extrarenalem** Natriumverlust
(niedrige Na^+-Ausscheidung im Urin)
- gastrointestinale Ursache, z. B. durch Erbrechen, Durchfall, Dünndarmobstruktion, Drainage
- Natriumverluste durch die Haut, z. B. durch exzessives Schwitzen, ausgedehnte Verbrennungen

mit **renalem** Natriumverlust
(hohe Na^+-Ausscheidung im Urin)
- adrenale Ursache, vor allem Mineralokortikoidmangel (Addison-Krankheit)
- zentrale Ursache, z. B. zentrales, zerebrales Salzverlustsyndrom, Syndrom der inadäquaten ADH-Sekretion, im Rahmen eines erworbenen adrenogenitalen Syndroms
- durch endogene, osmotisch aktive Substanzen (z. B. Glukose bei Diabetes mellitus) bzw. medikamentös (insbes. Diuretika, Laxanzien) ausgelöster renaler Natriumverlust

Natur|heil|kunde: (engl.) naturopathy; Lehre von der Behandlung u. Vorbeugung von Krankheiten unter Einsatz der natürl. Umwelt entnommener u. naturbelassener Heilmittel: physik. Reize (Licht, Luft, Wärme/Kälte, Bewegung/Ruhe; vgl. Therapie, physikalische), spez. Ernährungsformen, pflanzliche u. a. natürliche Arzneistoffe (vgl. Phytotherapie) sowie psychosoziale Einflussfaktoren (Gespräche, Beratung in Fragen der Lebensführung); vgl. Heilverfahren, alternative.

Naunyn-Zentrum (Bernhard N., Int., Baden-Baden, Straßburg, 1839–1925) n: (engl.) cortical reading centre; Lesezentrum im linken Gyrus angularis des Großhirns.

Nausea (gr. ναυσία Seekrankheit) f: Übelkeit.

Navigations|chirurgie f: (engl.) navigation surgery; chirugisches Verf. mit computerassistierter, dreidimensionaler Darstellung u. Ansteuerung des Operationsgebietes; Anw. in Neurochirurgie, Hals-Nasen-Ohren-Heilkunde, bei Wirbelsäulen- u. Knieoperationen u. a.; vgl. Mikrochirurgie.

Navikular|fraktur (lat. navicula Kahn; Fraktur*) f: (engl.) navicular fracture; Fraktur des Os naviculare der Fußwurzel; vgl. Skaphoidfraktur.

NAW: Abk. für **N**otarzt**w**agen; vgl. Rettungsdienst.

Nb: chem. Symbol für Niob*.

NBT-PABA-Test m: Kurzbez. für (engl.) **N**-**b**enzoyl-L-**t**yrosyl-**p**ara-**a**mino**b**enzoic-**a**cid test; Verf. zur Untersuchung der exokrinen Pankreasfunktion; das oral aufgenommene synthet. Tripeptid NBT-PABA (Derivat der p-Aminobenzoesäure*, Abk. PABA) wird im Darm durch Chymotrypsin gespalten; die Ausscheidung des Spaltprodukts PABA im Urin ist bei exokriner Pankreasinsuffizienz* vermindert.

Nd: chem. Symbol für Neodym*.

Nd-YAG-Laser: Kurzbez. für **N**eo**d**ym-**Y**ttrium-**A**luminium-**G**ranat-Laser; s. Laser.

Ne: chem. Symbol für Neon*.

Ne|arthrose (Neo-*; Arthr-*; -osis*) f: (engl.) nearthrosis; **1.** pathol. Neubildung eines Gelenks als Pseudarthrose*; **2.** op. Bildung einer Sekundärpfanne bei Hüftgelenkluxation u. a.

Nebel: (engl.) aerosol; kolloidale Lösung flüssiger Teilchen in Gas; in der Aerosoltherapie* verwendete Darreichungsform von Medikamenten mit definierter Nebeldichte (Medikamentenmenge in ml pro Liter N.), Nebelmenge (vom Vernebler geliefertes Volumen in Liter pro Min.) u. Nebeldosis (pro Min. inhalierte Nebelmenge einer best. Dichte).

Nebel|gehalt: (engl.) aerosol content; Wirkstoffmenge eines Medikaments pro Liter Aerosol.

Nebel|sehen: s. Nephelopsie.

Neben|ast|varikose (Varizen*; -osis*) f: syn. Seitenastvarikose*.

Neben|blase: ungenaue klin. Bez. für Blasendivertikel*.

Neben|eier|stock: s. Parovarium.

Neben|hoden: (engl.) epididymis; Epididymis; dem Hoden* hinten oben anliegend; in den Kopf münden 12–15 Ductuli efferentes testis, die in den 4–5 m langen stark gewundenen Nebenhodengang (Ductus epididymidis) führen, der den Körper u. Schwanz bildet u. Speicherort für die Spermien ist. Der Nebenhodengang geht über in den Samenleiter (Ductus deferens).

Neben|hoden|entzündung: Epididymitis*.

Neben|hoden|tuberkulose (Tuberkel*; -osis*) f: Epididymitis* tuberculosa.

Neben|höhlen: s. Nasennebenhöhlen.

Neben|lunge: s. Lungensequestration.

Neben|milz: s. Lien accessorius.

Neben|niere: (engl.) adrenal gland; Glandula suprarenalis; paarige endokrine Drüse, liegt, umgeben von Fettgewebe, dem oberen Pol der Niere auf; die linke N. hat halbmondförmige, die rechte dreieckige Gestalt; Gewicht: 8–10 g; morphol. u. funktionell kann man an der N. die gelblich-braune Rinde u. das rotbraune Mark unterscheiden. **Histol.** (Abb.): Die **Rinde** ist mesodermaler Herkunft. Nach der Anordnung der Zellen lassen sich drei fließend ineinander übergehende Zonen erkennen. Die schmale äußere **Zona glomerulosa** besteht aus Zellballen u. knäuelartig gewundenen Zellsträngen. Die kl. Zellen zeigen häufig Mitosen u. enthalten nur wenig Lipide. Zw. ihr u. der bindegewebigen Kapsel findet man stellenweise wenig differenzierte Zellen (subkapsuläres Blastem). Im breitesten mittl. Rindenabschnitt (**Zona fasciculata**) sind die großen polygonalen hellen Zellen zu radiären Strängen angeordnet; sie enthalten reichl. doppelbrechende Lipidtröpfchen (Cholesterol) u. Neutralfette sowie Ascorbinsäure. Die netzförmig verbundenen Zellen der **Zona reticularis** sind arm an Lipiden u. enthalten bräunl. Lipofuszinkörnchen. In der Ausbildung der Zonen treten erhebl. alters- u. geschlechtsspezif. sowie individuelle funkt. Unterschiede auf. Das **Mark** geht aus der ektodermalen Sympathikusanlage hervor. Die fein granulierten chromaffinen Zellen (vgl. Gewebe, chromaffines; Paraganglien) bilden Stränge u. Nester, die in ein Netz weitlumiger Kapillaren u. Venen eingelagert sind. Es enthält Ganglienzellen u. marklose sympathische Nervenfasern (aus dem Plexus coeliacus) u. auch noch beim Erwachsenen undifferenzierte Sympathikoblasten. **Funktion: 1. Nebennierenrinde** (Abk. NNR): Produktion von über 40 versch. Steroiden (Kortikoide*; s. ums. Abb.), die nach ihren Hauptwirkungen in drei Gruppen unterteilt werden: **a)** Mineralokortikoide* (z. B. Aldosteron); **b)** Glukokortikoide* (z. B. Cortisol); **c)** Sexualhormone* (z. B. Androgene). **Klin.:** Unterfunktion: s. Nebennierenrindeninsuffizienz; Überfunktion (Hyperkortizismus): Cushing*-Syndrom (Cortisol), Conn*-Syndrom (Aldosteron), adrenogenitales Syndrom* (Androgene); **2. Nebennierenmark** (Abk. NNM): Bildungsort der Katecholamine* Adrenalin, Noradrenalin u. Dopamin; bei Ausfall durch andere Teile des chromaffinen Gewebes ersetzbar; Überfunktion: vermehrte Ausschüttung von Katecholaminen beim Phäochromozytom*.

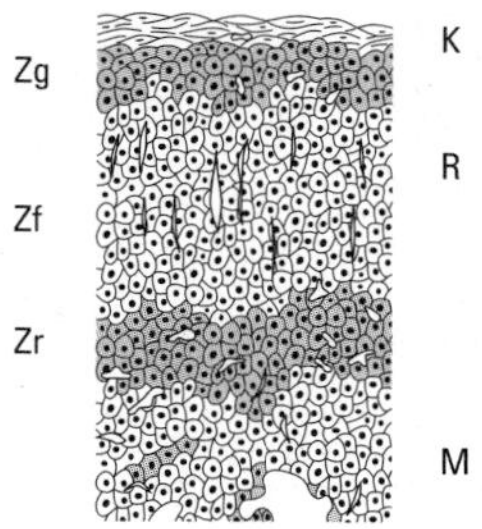

Nebenniere:
Histologie: Zg: Zona glomerulosa; Zf: Zona fasciculata; Zr: Zona reticularis; K: Kapsel; R: Rinde; M: Mark [172]

Nebenniere
Differentialdiagnostisches Schema bei NNR-Unterfunktion

	normal	NNR-Insuffizienz		
		primär	sekundär	
		Addison-Krankheit	HVL-Läsion	HT-Läsion
17-OHCS basal	1–11 mg/d	↓ od. n	↓ od. n	↓ od. n
nach ACTH	2–4 × ↑	0	1,5–2 × ↑ (3. u. 4. Tag)	1,5–2 × ↑ (3. u. 4. Tag)
nach Metyrapon	2–4 × ↑	0	0	0
nach Lysin-Vasopressin	2–4 × ↑	0	0	↑
Insulinhypoglykämie	2–3 × ↑	0	0	0
Plasma-ACTH	n	↑	↓	↓

0: keine Änderung der Ausgangswerte; n: normal; ↓: vermindert; ↑: vermehrt

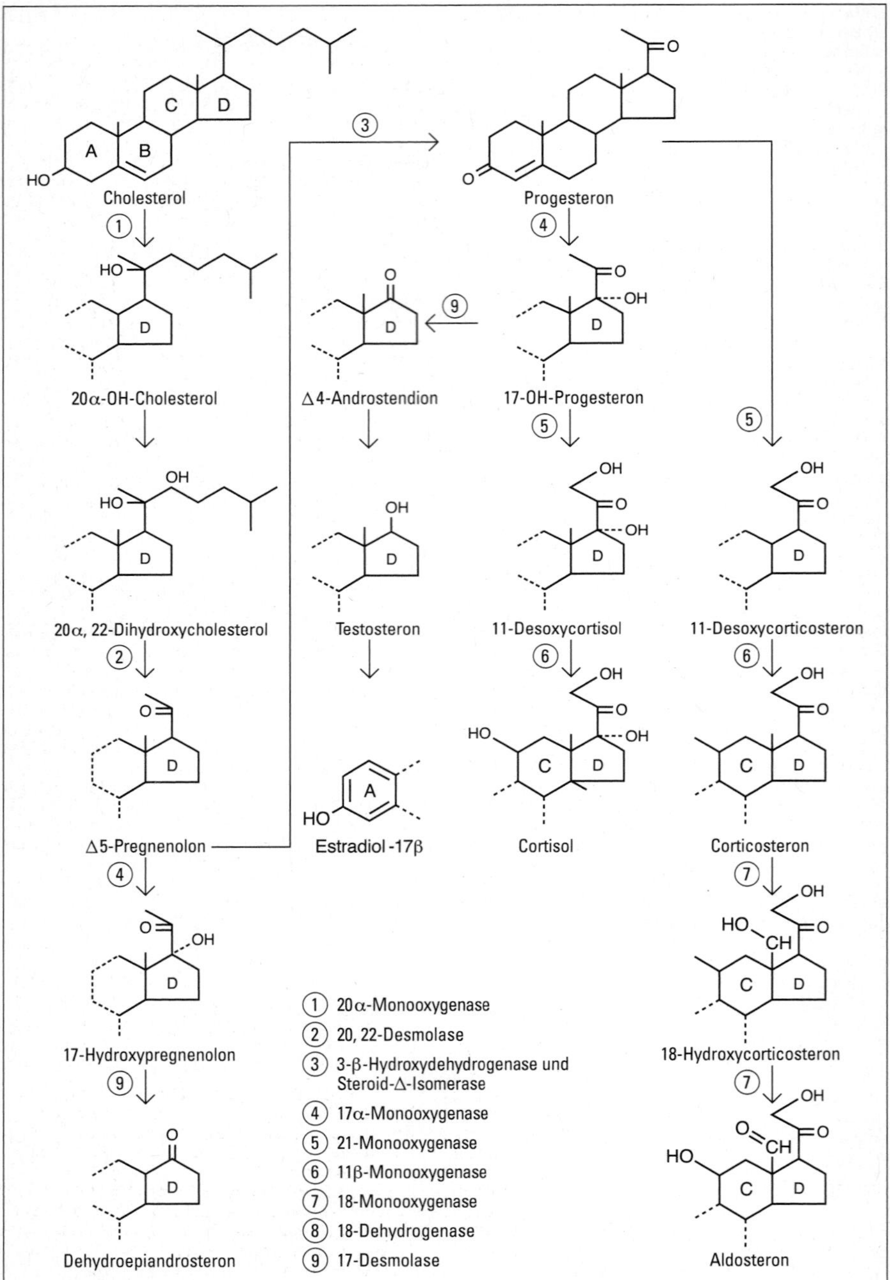

Nebenniere:
NNR-Steroidbiosynthese

Neben|nieren|apo|plexie (gr. ἀποπληξία Schlaganfall) f: (engl.) acute adrenal insufficiency; s. Nebennierenrindeninsuffizienz.

Neben|nieren|dia|betes (Diabet-*) m: (engl.) adrenogenic diabetes; Blutzuckeranstieg u. Glukosurie* durch vermehrte Hormonproduktion der Nebennierenrinde; s. Cushing-Syndrom, Phäochromozytom.

Neben|nieren|mark: (engl.) adrenal medulla; s. Nebenniere.

Neben|nieren|rinde: (engl.) adrenal cortex; s. Nebenniere.

Neben|nieren|rinden|adenom (Aden-*; -om*) n: (engl.) adrenal cortex adenoma; primär benigner, vom Drüsengewebe der Nebennierenrinde ausgehender, häufig endokrin aktiver Tumor; s. Aldosteronom, Cushing-Syndrom, Androgenisierung.

Neben|nieren|rinden|hyper|plasie (Hyper-*; -plasie*) f: (engl.) adrenocortical hyperplasia; Vermehrung des Nebennierenrindengewebes (beidseitig) durch erhöhte hypophysäre ACTH-Sekretion bei Cushing*-Syndrom bzw. adrenogenitalem Syndrom* od. idiopathisch; DD: Aldosteronom* (einseitig).

Neben|nieren|rinden|in|suf|fizienz (Insuffizienz*) f: (engl.) adrenocortical insufficiency; **Formen: 1.** akute N. durch hämorrhag. Zerstörung des Nebennierengewebes (Nebennierenapoplexie) z. B. bei Geburtstrauma, Waterhouse*-Friderichsen-Syndrom, Koagulopathie od. antikoagulativer Ther., Nebennierenvenenthrombose, Kompl. einer Venographie od. durch zu rasches Absetzen einer Steroidlangzeittherapie mit sek. Nebennierenrindenatrophie; **Klin.:** abdominale Sympt., Intoxikationserscheinungen, Kreislaufinsuffizienz, Hypoglykämie, Hypercholesterolämie, Hyponatriämie, Hyperkaliämie, Azidose, Eosinophilie; u. U. lebensbedrohl. Krise (sog. Addison-Krise); **Ther.:** parenteral (evtl. mehrere Liter) physiol. Kochsalzlösung, Gabe von Cortisol, evtl. von Dopamin; **2.** chron. primäre N.; s. Addison-Krankheit; **3.** chron. sekundäre N. bei ACTH-Mangel; s. Hypophysenvorderlappen-Insuffizienz.

Neben|nieren|szinti|graphie (Szinti-*; -graphie*) f: (engl.) scintigraphy of the adrenal glands; **1.** Szintigraphie* des Nebennierenmarks mit einem Noradrenalinanalogon (Iod-123-Metaiodbenzylguanidin, Abk. I-123-MIBG) zur Diagn. des Phäochromozytoms* (aber auch anderer neuroektodermaler Tumore, v. a. des Neuroblastoms); **2.** Szintigraphie der Nebennierenrinde mit Iod-131-Methylcholesterol zur Diagn. eines Nebennierenrindenadenoms*.

Neben|nieren|tuberkulose (Tuberkel*; -osis*) f: (engl.) adrenal tuberculosis; Tuberkulose* der Nebennieren (meist beidseitig), v. a. der Nebennierenrinden, oft i. R. einer massiven Lungentuberkulose; häufige Urs. der Addison*-Krankheit.

Neben|nieren|tumoren (Tumor*) m pl: (engl.) adrenal tumors; **Formen: 1.** Tumoren der Nebennierenrinde: **a)** benigne Tumoren, v. a. Adenome (Aldosteronom), seltener Lipome, Lymph- od. Hämangiome; **b)** maligne Tumoren, v. a. Metastasen (insbes. eines Bronchialkarzinoms), seltener primäres Karzinom; bei endokrin aktiven Tumoren klin. Manifestation evtl. als adrenogenitales Syndrom*, Cushing*-Syndrom od. Conn*-Syndrom; **2.** Tumoren des Nebennierenmarks: **a)** benigne Tumoren, v. a. Ganglioneurom*, Phäochromozytom*; **b)** maligne Tumoren, v. a. Neuroblastom*, Phäochromoblastom*, maligne entartetes Adenom. Vgl. Inzidentom.

Neben|pankreas (Pankreas*) n: (engl.) aberrant pancreas; pankreasgewebeähnl. Fehlbildungen inf. embryonaler Keimversprengung, meist in der Wand des Magen-Darm-Trakts.

Neben|phrenikus (Phrenes*) m: s. Nervi phrenici accessorii.

Neben|plazenta (Plazenta*) f: Placenta* succenturiata.

Neben|pocken: (engl.) paravaccinia; Bez. für Papelbildung (keine Bläschen) in der Umgebung der Impfstelle nach Schutzimpfung mit Vacciniavirus* gegen Variola* durch lymphogene Ausbreitung.

Neben|schild|drüsen: (engl.) parathyroid glands; Glandulae parathyroideae, Epithelkörperchen, Beischilddrüsen; vier linsengroße, lebenswichtige innersekretor. Drüsen, die der Schilddrüse von hinten anliegen; **histol.** lassen sich **drei Zelltypen** differenzieren: **1.** hormonaktive helle (wasserklare) Zellen; **2.** dunkle Hauptzellen; **3.** oxyphile Zellen. Die Hauptzellen sezernieren überwiegend Parathormon*. Überfunktion der N.: s. Hyperparathyroidismus; Unterfunktion: s. Hypoparathyroidismus.

Neben|schild|drüsen|szinti|graphie (Szinti-*; -graphie*) f: (engl.) scintigraphy of the parathyroid glands; Verf. der Szintigraphie* zur Darstellung von Adenomen od. Hyperplasie der Nebenschilddrüsen; erfolgt nach Applikation von Thallium-201 u. Technetium-99m als Subtraktionsszintigraphie od. mit Technetium-99m-Methoxyisobutylisonitril (Abk. Tc-99m-MIBI) unter Ausnutzung von dessen schnelleren Wash-out aus der Schilddrüse als aus der Nebenschilddrüse.

Neben|wirkung: (engl.) side effect, secondary effect; Abk. NW; besser unerwünschte Arzneimittelwirkung*.

Neben|wirt: s. Zwischenwirt.

Neben|zellen (Zelle*): (engl.) mucous neck cells; den Oberflächenzellen des Magenepithels ähnelnder Zelltyp im Halsbereich der Magendrüsen; produzieren Schleim; vgl. Magensaft.

Nebivolol (INN) n: lang wirkender, kardioselektiver Betarezeptorenblocker* mit zusätzl. gefäßerweiternden Eigenschaften.

Nebulin n: akzessorisches Muskelprotein (MG 800 000), das Zusammenbau u. Länge der Aktinfilamente reguliert; vgl. Aktin.

Necator americanus (lat. necator Töter) m: zu den Hakenwürmern gehörende Art der Nematodes*; ♂ 5–9 mm, ♀ 9–11 mm lang; blutsaugender Dünndarmparasit (Jejunum) des Menschen mit schneidenden Platten am Eingang der Mundkapsel; Entw. u. Pathogenität wie bei Ankylostoma duodenale (s. Hakenwurmkrankheit); **Vork.:** Subtropen u. Tropen, bes. Westafrika, Süd- u. Südostasien, Zentral- u. Südamerika, Südeuropa; **Nachw.:** Wurmeiernachweis* im Stuhl (MIFC), nicht von Ankylostoma-Eiern unterscheidbar.

Neck dissection (engl.): ein- od. beidseitige Halsausräumung (sog. En-bloc-Resektion) mit ausschl. Entfernen der regionären Lymphknoten von der Schädelbasis bis zum Thoraxeingang zw. der oberflächlichen u. tiefen Halsfaszie (konservative N. d.) od. unter Mitnahme des M. sternocleidomastoideus, der V. jugularis interna u. des Fettgewebes (radikale N. d.); **Ind.:** bei malignem Tumor im Hals-Kopf-Bereich mit zervikalen od. submandibulären Lymphknotenmetastasen; kons. bei ausschließl. Notwendigkeit der Entfernung des lymphat. Gewebes; radikal bei Lymphknotenmetastasen mit Kapselruptur u. lokaler Infiltration von nodulären Tumorzellen; prophylakt. bei Verdacht auf Mikrometastasen od. okkulten Metastasen.

Neck-Odelberg-Syn|drom (M. van N., zeitgen. Chir., Belgien; Axel A. O., Chir., Stockholm, 1892–1949) n: (engl.) ischiopubic osteochondrosis; syn. Osteochondrosis ischiopubica; gehäuft bei Jungen zw. dem 6. u. 10. Lj., meist zufällig beobachtete Auftreibung der Synchondrose zw. Scham- u. Sitzbein; Normalbefund vor dem durchgehenden Verschluss; **DD:** Osteomyelitis bei Schmerzen in der Hüft- u. Inguinalregion u. nach Ausschluss anderer Prozesse; früher zu den aseptischen Knochennekrosen* gerechnet.

Necro|biosis lipoidica (Nekr-*; Bio-*; -osis*) f: zur Nekrose führende granulomatöse Entz. mit Anreicherung von Lipiden in der mittleren Dermis meist an den Unterschenkelstreckseiten; beginnt mit intensiv roten, linsengroßen, peripher wachsenden Papeln, aus denen etwas eingesunkene, scheibenförmige, bis handtellergroße, gelbe, sklerotische, von Teleangiektasien

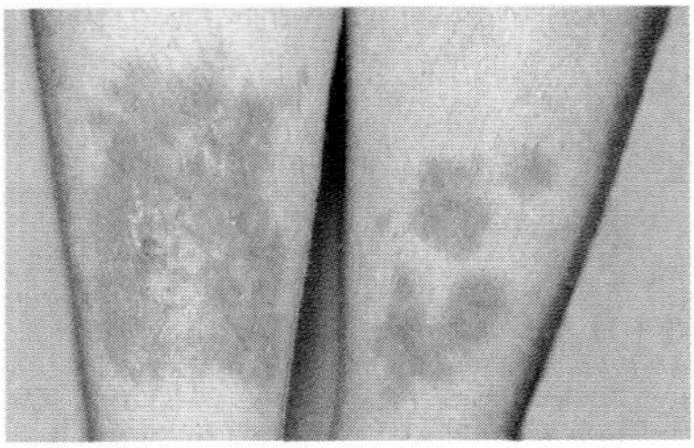

Necrobiosis lipoidica:
Befund am Schienbein, rechts mit zentraler Ulzeration, bei Diabetes mellitus [26]

durchzogene Herde entstehen, die von einem 2–3 mm breiten, leicht erhabenen, lividen Randsaum umgeben sind; in ca. 30 % der Fälle Entwicklung schlecht heilender Ulzerationen; **Urs.:** unbekannt; oft liegt gleichzeitig ein Diabetes mellitus vor, Frauen sind häufiger betroffen als Männer. Vgl. Granulomatosis disciformis chronica et progressiva Miescher.

Necrosis (↑; -osis*) f: s. Nekrose.

Nedo|cromil (INN) n: mit der Cromoglicinsäure* struktur- u. wirkungsverwandtes Antiallergikum (Mastzellstabilisator).

Nefazodon (INN) n: Antidepressivum mit noradrenerger u. serotonerger Wirkung; s. Antidepressiva.

Nefopam (INN) n: Analgetikum ohne antiphlogist. u. antipyret. Wirkungen; **UAW:** Übelkeit, Erbrechen, Müdigkeit, motor. Unruhe, Mundtrockenheit u. a.

Negativ|liste: Liste von Arzneimitteln, die nach § 34 SGB V generell od. für best. Indikationen von der Leistungspflicht der GKV ausgeschlossen sind; vgl. Positivliste.

Negativ|sym|ptomatik f: syn. Minussymptomatik*.

Neglect (engl. vernachlässigen): Bez. für eine oft halbseitige Vernachlässigung des eigenen Körpers od. der Umgebung bzgl. einer od. mehrerer Sinnesqualitäten; Vork. v. a. bei Parietallappenschädigung, bes. der nichtdominanten Hemisphäre; in abgeschwächter Form als Extinktion*; vgl. Agnosie, Syndrom, hirnlokales.

Negri-Körperchen (Adelchi N., Pathol., Pavia, 1876–1912): (engl.) Negri bodies; intrazelluläre, 1–25 µm große runde, ovale od. spindelförmige, eosinophile Einschlusskörperchen* mit basophiler Innenstruktur; Vork. im Gehirn (insbes. in den Ganglienzellen des Ammonshorns u. in den Purkinje-Zellen der Kleinhirnrinde) bei Tollwut*.

Negro-Zeichen (Camillo N., Neurol., Torino, 1861–1927): (engl.) cogwheel phenomenon; syn. Zahnradphänomen; s. Rigor.

Nehb-Ableitungen: (engl.) Nehb's leads; bipolare Brustwandableitungen* des EKG, v. a. zur Beurteilung der Herzhinterwand, bei der die Ableitungsorte das sog. kleine Herzdreieck bilden (Abb.). Vgl. Elektrokardiographie.

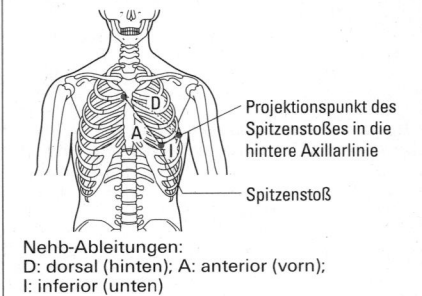

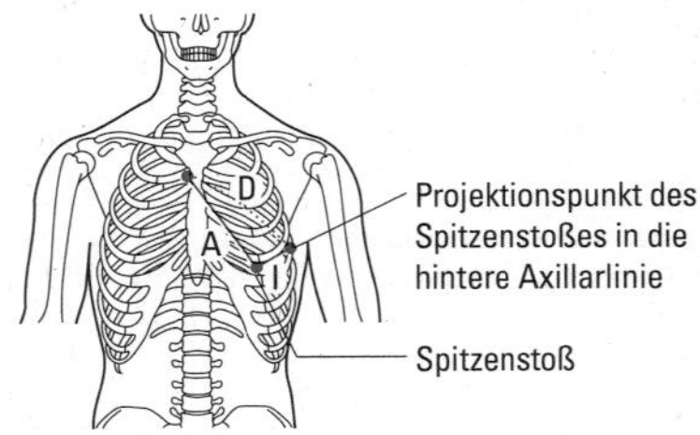

Nehb-Ableitungen:
D: dorsal (hinten); A: anterior (vorn);
I: inferior (unten)

Neisseria (Albert L. Neisser, Dermat., Breslau, 1855–1916) f: Gattung gramnegativer unbewegl., in Paaren angeordneter Bakterien (sog. Diplokokken) der Fam. Neisseriaceae; Oxidase-positiv; Schleimhautparasiten; humanpathogene Species v. a. N. gonorrhoeae, N. meningitidis.

Neisseria catarrhalis (↑) f: alte Bez. für Branhamella* catarrhalis.

Neisseriaceae (↑) f pl: Familie gramnegativer Kurzstäbchen bzw. Kugelbakterien mit den Gattungen Neisseria*, Moraxella* (Branhamella), Acinetobacter u. Kingella. Vgl. Bakterienklassifikation.

Neisseria flavescens (↑) f: Neisseria subflava, Neisseria flava, Neisseria perflava; Pigment bildende (goldgelbe) Diplokokke, die auf gewöhnl. Nährböden Kolonien trockener Konsistenz bildet; biochem. unterschiedl. aktiv; **Vork.:** Schleimhaut der oberen Luftwege; fragl. pathogen; selten isoliert bei Endokarditis, Meningitis u. bei Spritzenabszess.

Neisseria gonor|rhoeae (↑) f: syn. Gonokokke; Err. von Gonorrhö*, Beckeninfektion bei Frauen od. Konjunktivitis bei Neugeborenen; **Morphol.:** gramnegative Diplokokke in Semmel- od. Kaffeebohnenform; meist adhärent an Mukosazellen od. intrazellulär im Protoplasma der Leukozyten (Methylenblau- od. Gram-Färbung); cave: Verwechslung mit Pseudogonokokken*. Bakt. nach Antibiotikabehandlung können gramlabil sein. **Epidemiol.:** Erregerreservoir ist der Mensch, Übertragung durch Kontaktinfektion (Geschlechtsverkehr), gelegentl. bei der Geburt. **Nachw.:** spez. Transportmedien erforderl., da N. g. gegen Kälte (Temperaturoptimum 37 °C) u. Luftsauerstoff (mikroaerophil, CO_2-Atmosphäre von 5–10 %) empfindlich ist; Kultur auf eiweißhaltigen Nährböden (Serum-, Aszites- u. Kochblutagar; besser Thayer*-Martin-Medium) nach 24–72 Std. in zarten, runden, durchscheinenden Kolonien (tautropfenähnlich); biochem. Differenzierung auf Lingelsheim*-Nährböden; Oxidase-positiv; Nachw. im Abstrichpräparat auch durch Enzym*-Immunassay, direkte Immunfluoreszenz od. Koagglutination, Komplementbindungsreaktion bei chron. Fällen.

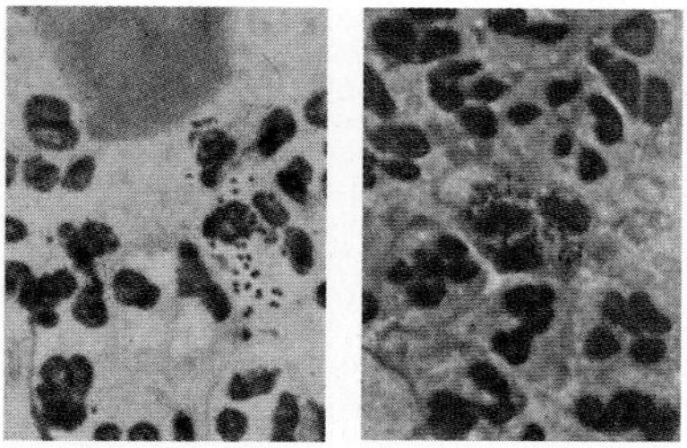

Neisseria gonorrhoeae: Eiterausstriche in Methylenblau-Färbung (links) und Gram-Färbung (rechts) [547]

Neisseria meningitidis (↑) f: syn. Meningokokke; einer der häufigsten Err. der akut-eitrigen Meningitis* u. des Waterhouse*-Friderichsen-Syndroms; **Morphol.:** kleine (im Liquorsediment meist intrazellulär gelegene) semmelförmige Diplokokke; pleomorph; unbewegl., mit

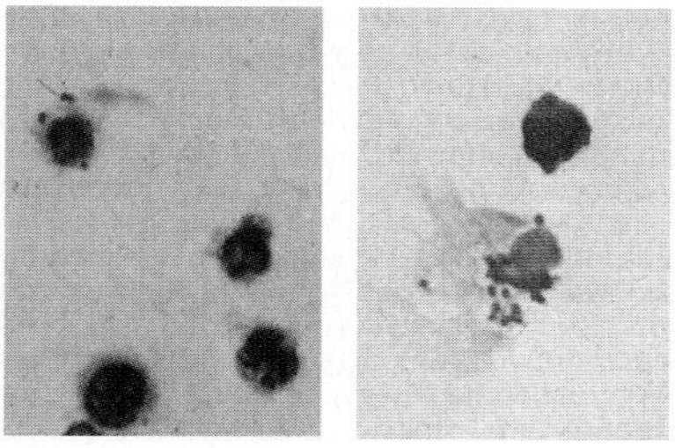

Neisseria meningitidis: Liquorausstriche in Methylenblau-Färbung (links) und Gram-Färbung (rechts) [547]

Polysaccharidkapsel; **Kultur:** mikroaerophil; i. Allg. Wachstum auf serum-, aszites- u. bluthaltigen Medien (evtl. mit Antibiotikazusatz zur Unterdrückung der Begleitflora bei Rachenabstrich), optimale Bebrütungstemperatur 35–37 °C; bildet zarte, mittelgroße, glattrandige Kolonien (weich, spiegelnde Oberfläche); **Charakteristika:** Oxidase-positiv; aufgrund der Kapsel werden die Serogruppen A, B, C, D u. a. unterschieden, die Serogruppe B wird in versch. Serovare unterteilt; biochem. Abgrenzung v. a. gegen apathogene Neisserien (Glukose u. Maltose werden gespalten, Fruktose u. Saccharose nicht; s. Lingelsheim-Nährböden). Die Agglutination frisch isolierter Stämme mit einem spezif. polyvalenten Meningitis-Serum sichert in den meisten Fällen die Diagnose. **Epidemiol.:** Erregerreservoir ist der Nasopharynx des Menschen; rel. hohe Keimträgerrate, bes. bei engem Zusammenleben. N. m. ist sehr wenig widerstandsfähig gegen Umwelteinflüsse (Austrocknung, Abkühlung, Lichteinwirkung); Übertragung durch Tröpfcheninfektion; Epidemien werden v. a. durch Stämme der Serogruppe A u. B, seltener durch die der Serogruppe C verursacht; N. m. ist in vitro empfindlich gegen Penicillin G, Ceftriaxon, Ampicillin, Cephalosporine, Chloramphenicol u. Rifampicin; gelegentl. Sulfonamid-resistente Stämme; Rifampicin zur Proph. bei Kontaktpersonen. Immunisierung mit Impfstoff aus den gereinigten Kapselpolysacchariden A, C u. a. ist möglich; es existiert keine Serogruppe-B-Vakzine. Vgl. Sepsis, Meningitisgürtel.

Neisseria sicca (↑) f: syn. Diplococcus pharyngis siccus; biochem. mäßig aktives Bakt.; bildet trockene Kolonien auf gewöhnl. Nährböden; **Vork.:** Schleimhaut der oberen Luftwege; apathogen.

Neisser-Pol|körnchen|färbung (Max N., Bakteriol., Frankfurt a. M., 1869–1938)**:** (engl.) Neisser's staining; Anfärbung von Corynebacterium diphtheriae (hellbraun mit blauschwarzen Polkörnchen: Ernst-Babes-Polkörperchen).

Nekr-: auch Nekro-; Wortteil mit der Bedeutung abgestorben, tot; von gr. νεκρός.

Nekro|biose (↑; Bio-*; -osis*) f: (engl.) necrobiosis; langsames Absterben einzelner Zellen; s. Nekrose.

Nekro|phanerose (↑; gr. φανερός sichtbar; -osis*) f: (engl.) necrophanerosis; Auftreten lichtmikroskop. sichtbarer morphol. Veränderungen in einem Gewebe od. Organ bei Nekrose*.

Nekro|philie (↑; -phil*) f: (engl.) necrophilia; sexuelle Leichenschändung od. das Verlangen danach.

Nekrose (↑; -osis*) f: (engl.) necrosis; intravitale morphol. Veränderungen einer Zelle od. eines Gewebes, die nach irreversiblem Ausfall der Zellfunktionen (sog. Zelltod) auftreten; zytol. v. a. Zellkernveränderungen (Pyknose, Karyorrhexis, Karyolyse), in der Hämalaun-Eosinfärbung Eosinophilie des Zytoplasmas, histol. Gewebeinfiltration mit Leukozyten, Demarkation des nekrotischen Gewebes mit Randsaumbildung u. Bildung von Granulationsgewebe; **Formen: 1.** Koagulationsnekrose (sog. Gerinnungsnekrose): Denaturierung von Proteinen u. „strukturierte" N. mit zunächst noch erkennbarer Gewebestruktur; Vork. v. a. in Herz, Leber, Milz u. Niere inf. lokaler Ischämie (z. B. Infarkt) u. im Magen-Darm-Trakt inf. einer Verätzung mit Säuren u. Salzen; **2.** verkäsende N.: Sonderform der Koagulationsnekrose mit Ausbildung einer amorphen, eosinophilen Masse; Vork. z. B. bei Infektionen, v. a. Tuberkulose; **3.** Kolliquationsnekrose (sog. Erweichungsnekrose): Verflüssigung der nekrotischen Zellen u. strukturloses Gewebe; Vork. v. a. in Gehirn u. Rückenmark inf. eines Schlaganfalls od. im Pankreas durch Autolyse* bei Pankreatitis, im Magen-Darm-Trakt nach Verätzung mit Basen. Je nach Lok. u. Ausmaß einer N. kann es zur Restitutio ad integrum, Ausbildung einer Narbe* od. einer Pseudozyste (s. Zyste) kommen. Vgl. Gangrän.

Nekros|ek|tomie (↑; ↑; Ektomie*) f: (engl.) necrectomy; Entfernen von Nekrosen, um eine Inf. zu verhindern u. die Wundheilung* zu fördern.

Nekro|zoo|spermie (↑; gr. ζῷον Lebewesen; Sperm-*) f: (engl.) necrozoospermia; syn. Akinospermie; völliges Fehlen der Beweglichkeit aller Spermien; s. Sperma-Untersuchung (Tab.).

Nélaton-Katheter (Auguste N., Chir., Paris, 1807–1873; Katheter*) m: s. Blasenkatheter.

Nélaton-Linie (↑): s. Roser-Nélaton-Linie.

Nelfina|vir (INN) n: Abk. NFV; Virostatikum (Proteasehemmer); **Verw.**: bei Infektion mit HIV* als Teil einer antiviralen Kombinationstherapie*; **Kontraind.**: zeitgleiche Behandlung mit Substanzen, die eine geringe therap. Breite besitzen u. Substrat des Zytochrom-P450-3A4-Isoenzyms der Leber sind; **UAW:** Übelkeit, Diarrhö, Lipodystrophie-Syndrom, Diabetes mellitus u. a.; **cave:** Wechselwirkungen mit anderen Substanzen aufgrund der Beeinflussung des Leberstoffwechsels; vgl. Virostatika.

Nelken|öl: (engl.) clove oil; Caryophylli aetheroleum; etherisches Öl aus den Blütenknospen von Syzygium aromaticum (Gewürznelkenbaum) mit Eugenol (Phenylpropanderivat) als Hauptinhaltsstoff; antiseptische Wirkung, bei äußerlicher Anw. lokale Hautreizung u. Anästhesie. **Verw.**: als Repellent, in der Zahnmedizin zus. mit Zinkoxid als provisorische Zahnfüllung, Antiseptikum, Desinfizienz u. Aromatikum.

Nelson-Tumor (Don H. N., Endokrinol., Int., Boston, geb. 1925; Tumor*) m: syn. Nelson-Syndrom; ACTH-(u. MSH-)produzierendes, wahrscheinlich hyperplasiogenes, lokal invasiv u. schnell wachsendes Adenom des Hypophysenvorderlappens; Auftreten bei bis zu 50 % aller Pat. nach Adrenalektomie* aufgrund eines Cushing*-Syndroms; **Sympt.**: (röntg.) Sellavergrößerung; evtl. Gesichtsfeldausfälle, Hyperpigmentierung.

NEL-Wert: Kurzbez. für (engl.) **N**o **e**ffect **l**evel; s. No observed effect level.

Nemalin-Myo|pathie f: (engl.) nemaline myopathy; s. Myopathien, kongenitale (Tab.).

Nemat|helminthes (gr. νῆμα Faden; ἕλμινς, ἕλμινθος Wurm) f pl: syn. Aschelminthes (Schlauchwürmer), Fadenwürmer (auch Rundwürmer genannt wegen ihres kreisrunden Querschnitts); langgestreckte Metazoen mit Hautmuskelschlauch u. einer mit Flüssigkeit gefüllten primären Leibeshöhle (Pseudocoel); heterogen zusammengesetzter Tierstamm mit mehreren Klassen; med. relevant sind nur die Klassen Nematodes* (Fadenwürmer i. e. S.) u. Acanthocephala* (Kratzer); die Zuordnung letzterer zu den N. ist jedoch umstritten.

N

Nemato|cera (↑; gr. κέρας Horn) n pl: taxonomische Bez. für Mücken*.

Nematoden|in|fektion (↑; -id*; Infekt-*) f: (engl.) nematodiasis; Inf. durch Nematodes*; je nach Art in allen Klimazonen vorkommend od. auf die Tropen beschränkt; **1. fäkal-orale Inf.**: kosmopolitisch (in Ländern mit schlechten hygienischen Zuständen häufiger): Ascaris lumbricoides, Trichuris trichiura, Enterobius vermicularis, Capillaria philippinensis, Toxocara cati u. Toxocara canis (Tiernematoden; vgl. Larva migrans); **2. perkutan eindringende Nematoden:** Ankylostoma duodenale, Necator americanus, Strongyloides stercoralis; **3.** Nematoden **aus Zwischenwirten od. Überträgern:** Trichinella spiralis, Angiostrongylus cantonensis, Gnathostoma spinigerum. Vgl. Filariosen, Drakunkulose, Onchozerkose.

Nematodes (↑; ↑) f pl: (engl.) Nematoda; Fadenwürmer; freilebende Formen, Saprozoen, Kommensalen, Pflanzen-, Tier- u. Menschenparasiten des Stammes Nemathelminthes*; **Gattungen:** Angiostrongylus, Anisakis, Ankylostoma, Ascaris, Capillaria, Dracunculus, Enterobius, Gnathostoma, Necator, Oesophagostomum, Strongyloides, Trichinella, Trichostrongylus, Trichuris, Toxascaris, Toxocara sowie die Filarien* Mansonella, Loa, Onchocerca, Brugia, Wuchereria, Dirofilaria; **Entwicklung: 1.** ohne Wirtswechsel (monoxen); Larven entwickeln sich entw. im Freien in der Eihülle u. werden oral aufgenommen (Ascaris, Trichuris, Enterobius) od. schlüpfen aus der Eihülle u. dringen perkutan ein (Ankylostoma, Necator, Strongyloides). **2.** mit Wirtswechsel (heteroxen); eine Zwischenform stellt Trichinella dar, deren Adultwürmer (Darmtrichinen) Larven absetzen, die in die Muskulatur desselben Individuums einwandern; bei Larvenentwicklung in einem Zwischenwirt (diheteroxen) erfolgt die Übertragung auf den Endwirt durch orale Aufnahme (Dracunculus, Angiostrongylus) od. durch Insekten (Filarien); bei Entw. über zwei Zwischenwirte (triheteroxen) werden infektiöse Larven oral mit der Nahrung aufgenommen (Gnathostoma). **3.** mit Generationswechsel (Heterogonie; nur bei Strongyloides); erst eine freilebende Generation von ♂♂ u. ♀♀ produziert Larven, die nach einer weiteren Entwicklung (zu sog. Drittlarven) perkutan in den Wirt eindringen u. zu ♀♀ heranwachsen, die sich parthenogenetisch vermehren.

Neo-: auch Ne-; Wortteil mit der Bedeutung neu, jung; von gr. νέος.

Neo|cerebellum (↑; Cerebello-*) n: stammesgeschichtl. junger Teil des Kleinhirns (Kleinhirnhemisphären).

Neo|cortex (↑; Cort-*) m: stammesgeschichtl. jüngster Teil der Großhirnrinde; vgl. Isocortex.

Neo|dym (↑) n: (engl.) neodymium; Symbol Nd, OZ 60, rel. Atommasse 144,24; zur Gruppe der Lanthanoide* gehörendes chem. Element.

Neo|endorphine (↑) n pl: s. Endorphine.

Neo|logismus (↑; gr. λογισμός Gedanke) m: (engl.) neologism; Wortneubildung; Bildung eines Wortes, das im normalen Wortschatz einer Sprache* nicht vorkommt; physiol. während der normalen Sprachentwicklung* od. im Traum; pathol. z. B. bei Aphasie* od. Schizophrenie*. Vgl. Kontamination, Denkstörung.

Neo|mycin (INN) n: Antibiotikakomplex aus Streptomyces fradiae mit den Hautkomponenten Neomycin B (syn. Framycetin*), N. C u. N. A (Neamin) zur lokalen od. oralen Anw.; der Gruppe der Aminoglykosid*-Antibiotika zugehörig; **Verw.**: zur präoperativen Darmsterilisierung, bei hepatischem Koma, in Salbenverbänden bei infizierten Hautwunden.

Neon (Neo-*) n: chem. Element, Symbol Ne, OZ 10, rel. Atommasse 20,179; Edelgas.

Neo|natal|sterblichkeit (↑; lat. natus geboren): (engl.) neonatal mortality rate; s. Säuglingssterblichkeit (Tab.).

Neo|natologie (↑; ↑; -log*) f: (engl.) neonatology; Teilgebiet der Kinderheilkunde, das sich mit dem Neugeborenen* befasst, insbes. der Diagn. u. Ther. von Erkr.; vgl. Perinatalmedizin.

Neo|plasie (↑; -plasie*) f: (engl.) neoplasia; Neubildung von Gewebe; **1.** i. R. der Regeneration (z. B. von Granulationsgewebe* bei Wundheilung); **2.** als Neoplasma*.

Neo|plasien, multiple endo|krine (↑; ↑) f pl: s. MEN-Syndrome.

Neo|plasie, vaginale intra|epitheliale (↑; ↑) f: (engl.) vaginal intraepithelial neoplasia; Abk. VaIN; epitheliale Dysplasie* der Vagina; Präkanzerose des Vaginalkarzinoms*.

Neo|plasma (↑; -plasma*) n: (engl.) neoplasm; Neubildung von Gewebe, die im Ggs. zu Hyperplasie*, Hypertrophie* u. Regeneration auf einer Störung od. dem Verlust der Wachstumsregulation beruht. Vgl. Tumor.

Neo|pterin n: 2-Amino-4-oxo-6-(D-erythro-1′,2′,3′-trihydroxypropyl)-pteridin; Abbauprodukt von Guanosintriphosphat (Abk. GTP), entsteht unter dem Einfluss von Interferon-γ (aus aktivierten T*-Lymphozyten) v. a. im Stoffwechsel von Makrophagen*, wird renal ausgeschieden; biol. Funktion unbekannt, evtl. Cofaktor der Leukozytenstimulation in Zus. mit Immunreaktionen; Vermehrung z. B. bei schweren persistierenden Virusinfektionen (Zytomegalie, HIV-Infektion), Autoimmunkrankheiten*, Transplantatabstoßung u. bei versch. malignen Tumoren. Die Neopterinausscheidung scheint, als Ausdruck der T-Lymphozyten-Aktivität, ein empfindlicher Verlaufsparameter zu sein.

Neo|stigmin n: (engl.) neostigmine; Cholinesterasehemmer*, **Verw.:** s. Parasympathomimetika.

Neo|stigmin|ef|fekt m: (engl.) neostigmine effect; Besserung der Symptome bei Myasthenia* gravis pseudoparalytica nach Gabe von Neostigmin*.

Neo|striatum (Neo-*; lat. stria Vertiefung, Rille) n: Bez. für Putamen u. Nucleus caudatus.

Neo|synephrin n: syn. Phenylephrin*.

Neo|vagina (Neo-*; Vagina*) f: s. Kolpopoese.

Neo|vaskularisation (↑; Vaskularisation*) f: (engl.) neovascularization; (ophth.) pathol. Neubildung von Gefäßen; **1.** subretinale (choroidale) od. subfoveale N. mit Sehschärfeverlust u. Metamorphopsie bei degen. Erkr. (z. B. Myopie, Makuladegeneration, Narben); **2.** Retina-, Glaskörper- u. Irisneovaskularisation (sog. Rubeosis iridis) bei ischämischen Prozessen (z. B. Zentralvenenverschluss, Retinopathia diabetica, retinale Vaskulitis); führt unbehandelt zu neovaskulärem Glaukom* mit Erblindung.

Nephelo|metrie (gr. νεφέλη Nebel; Metr-*) f: (engl.) nephelometry; syn. Tyndallometrie; Streulichtmessung; Form der Photometrie* zur Bestimmung der Konz. fein verteilter Stoffe in Gasen bzw. kolloidal gelöster Substanzen in Flüssigkeiten; **Prinzip:** Messung des seitl. in einem best. Winkel zum gebündelten Primärlichtstrahl abgebeugten Streulichts, dessen Intensität innerh. eines best. Konzentrationsbereichs der Zahl der Teilchen proportional ist. Vgl. Streuung, Lasernephelometrie, Immunassay, nephelometrischer.

Nephel|opsie (↑; Op-*) f: (engl.) nephelopia; Nebelsehen inf. Trübung der brechenden Medien des Auges, Sympt. bei Katarakt*.

Nephr-: auch Nephro-; Wortteil mit der Bedeutung Niere; von gr. νεφρός.

Nephr|ek|tomie (↑; Ektomie*) f: (engl.) nephrectomy; op. Entfernung einer Niere.

Nephritis (↑; -itis*) f: Nierenentzündung; s. Glomerulopathie, Pyelonephritis, Strahlennephritis, Balkan-Nephropathie.

Nephritis, hereditäre chronische (↑; ↑) f: syn. Alport*-Syndrom.

Nephritis, inter|stitielle (↑; ↑) f: (engl.) interstitial nephritis; entzündlich-infiltrative Veränderung des interstitiellen Gewebes im Nierenparenchym; **Formen: 1.** akute i. N. mit interstitiellen, mononukleären Infiltraten (T-Lymphozyten, Makrophagen); **2.** chron. i. N. mit tubulärer Atrophie, mononukleären Infiltraten u. evtl. glomerulären Veränderungen (s. Glomerulopathie); **Urs.:** s. Tab.; **Klin.:** akute od. chron. progrediente Niereninsuffizienz; **Ther.:** Elimination der Urs., Ther. der zugrunde liegenden Erkr., Immunsuppression. Vgl. Pyelonephritis.

Nephritis, interstitielle
Ursachen

akute interstitielle Nephritis
- allergisch: Medikamente (Antibiotika, Diuretika, Antiphlogistika)
- bakteriell: Streptokokken, Staphylokokken, Legionellen, Salmonellen, Yersinien, E. coli u. a.
- viral: Hantaan-Virus, EBV, HIV, CMV u. a.
- autoimmunologisch: Anti-Tubulusbasalmembran-Nephritis, Nephritis-Uveitis-Syndrom

chronische interstitielle Nephritis
- hereditär: polyzystische Nierenerkrankung des Erwachsenen
- metabolisch: Hyperkalzämie, Hypokaliämie, Hyperurikämie, Hyperoxalurie, Cystinose
- autoimmunologisch: systemischer Lupus erythematodes, Sjögren-Syndrom, Sarkoidose
- hämatologisch: Paraproteinämie, Sichelzellenanämie
- infektiös: chronische bakterielle Pyelonephritis
- obstruktiv: Verlegung der ableitenden Harnwege
- andere: Strahlennephritis, allogene Nierentransplantation

Nephritis luica (↑; ↑) f: (engl.) syphilitic nephritis; Monate bis Jahre p. i. bei Syphilis* ablaufende interstitielle Umwandlung des Nierenparenchyms bis zur Schrumpfniere* (Nephritis interstitialis chronica fibrosa multiplex).

Nephritis, lupoide (↑; ↑) f: s. Lupusnephritis.

Nephro|blastom (↑; Blast-*; -om*) n: syn. Wilms*-Tumor.

Nephro|graphie (↑; -graphie*) f: (engl.) 1. nephrography, 2. radioisotope renography; **1.** Röntgenkontrastdarstellung der Niere; s. Urographie; **2.** Radioisotopennephrographie*.

Nephro|kalzinose (↑; Calc-*; -osis*) f: (engl.) nephrocalcinosis; Ablagerung von Calciumsalzen in den Tubulusepithelien, im Lumen der Tubuli u. im interstitiellen Nierengewebe; **Formen: 1.** primäre N.: Verkalkung gesunden Nierenparenchyms als Folge einer extrarenalen Calciumstoffwechselstörung mit gesteigerter renaler Calciumausscheidung bzw. inf. mangelnder Harnsäuerung; Vork. z. B. bei Hyperparathyroidismus, idiopath. Hyperkalzurie, Calciferol-Hypervitaminose, Sarkoidose, Hyperoxalurie, Burnett-Syndrom, renaler tubulärer Azidose (Typ I); **2.** sekundäre N.: Verkalkung vorgeschädigten Nierengewebes, z. B. nach entzündl. od. toxisch bedingter Tubulusnekrose, Amyloidose, Plasmozytom; **Sympt.:** Niereninsuffizienz, Hyperkalzurie, gelegentl. Nephrolithiasis (Calciumoxalatsteine); **Diagn.:** Sonographie (echoreiches Nierengewebe), Rö. (punkt- u. stippchenförmige Ansammlung zarter Kalkschatten in der Markregion, zu Beginn bes. im Bereich der Papillenspitzen, evtl. Ausbildung keilförmiger Areale, seltener steinähnl. Gebilde).

N

Nephro|lithiasis (↑; Lith-*; -iasis*) f: Nierensteinkrankheit; Bildung von Konkrementen in den Tubuli der Niere (s. Randall-Plaque), dem Nierenbecken u. als Urolithiasis in den ableitenden Harnwegen (Ureterstein*, Blasenstein*); Zusammensetzung u. Häufigkeit: s. Tab.; **Path.:** ungeklärt; extrarenale begünstigende Faktoren sind u. a. Ernährung (bei protein- u. fettarmer, wasserreicher Kohlenhydratkost sind Nierensteine selten), Umweltfaktoren (z. B. starkes Schwitzen), Immobilisation (z. B. bei Knochenbruch), endokrine Störungen des Calciumstoffwechsels (z. B. bei Hyperparathyroidismus) u. Störungen im Harnsäurestoffwechsel. Die Größe der Nierensteine reicht von Reiskorn-, Linsen- u. Erbsengröße bis zum Ausgussstein od. Korallenstein, der das ganze Nierenbecken ausfüllt. **Klin.:** Sympt. v. a. bei Steinwanderung: **1.** akuter Steinanfall (sog. Nierenkolik): sehr heftige, anfallsweise auftretende, krampfartige (selten eher dumpfe) Schmerzen; Häufigkeit u. Dauer der Anfälle verschieden (Min. bis Std.); bei hoher Steinlokalisation in der Lendengegend der betroffenen (evtl. auch der gesunden) Seite, oft im Rücken; bei tiefsitzendem Ureterstein ausstrahlend in die Symphyse, Oberschenkelinnenfläche, Hoden bzw. Schamlippen; u. U. Erbrechen, Bauchdeckenspannung, bes. im Oberbauch od. im Verlauf des Ureters, reflektor. Ileus, Frösteln od. Schüttelfrost bei kleinem frequentem Puls ohne wesentl. Temperatursteigerung, Harndrang bei verminderter Harnmenge, reflektor. Anurie; nach kurzer Zeit meist schon makroskop. sichtbare Hämaturie (fehlt bei komplettem Ureterverschluss). Bei akutem Anfall kommt es meist zum Abgang des Steins. **2.** Chronische N. (sog. Steinleiden): Koliken bleiben meist aus, wenn das Konkrement eine Größe erreicht hat, bei der es nicht mehr zur Einklemmung kommen kann (Nierenbeckenausgussstein); bakterielle Inf. führen häufig zu Kompl. (Pyelonephritis, Urosepsis, Schrumpfniere). Die Sympt. sind wenig ausgeprägt; dumpfer Druck in der Nierengegend, auch unbest. Schmerzen im Verlauf des Ureters; Progn. abhängig von der Art der Kompl.; **Kompl.:** infizierte Harnstauungsniere mit nachfolgender abszedierender Pyelonephritis, Hydronephrose, Blutungen, Niereninsuffizienz; **Diagn.:** Sonographie, Rö. (Röntgenkontrast- u. Abdomenübersichtsaufnahme), Computertomographie; **Ther.:** Schlingenextraktion*, Stoßwellenlithotripsie (s. Lithotripsie), Urolitholyse* od. perkutane bzw. sog. offene Op.; **Proph.:** s. Steinprophylaxe.

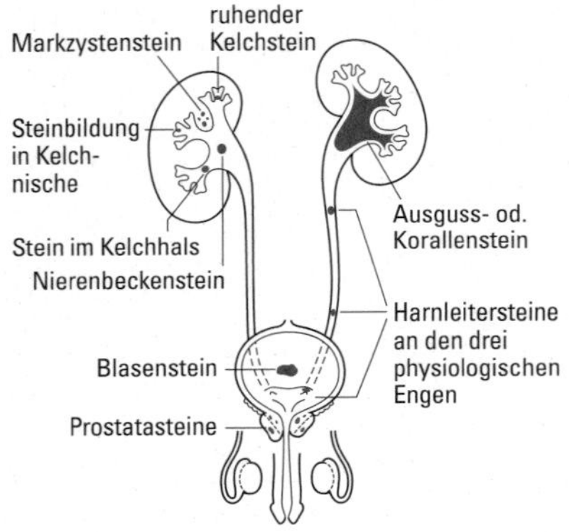

Nephrolithiasis:
häufige Lokalisationen der Steine

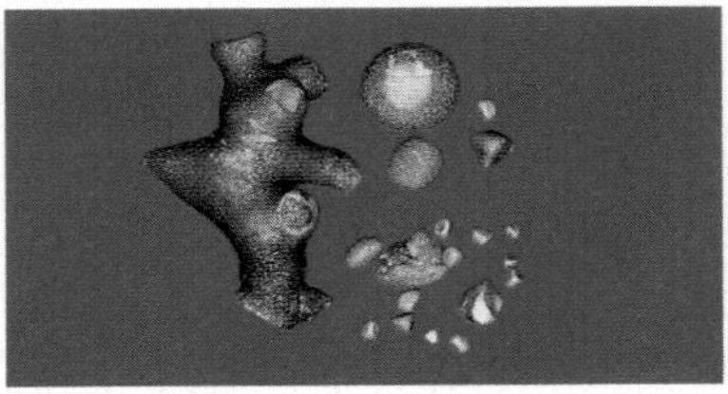
Nephrolithiasis:
Struvit-Ausgussstein aus dem linken Nierenbecken [27]

Nephro|litho|lyse (↑; ↑; Lys-*) f: s. Urolitholyse.

Nephro|litho|tomie (↑; ↑; -tom*) f: s. Nephrotomie.

Nephro|logie (↑; -log*) f: (engl.) nephrology; Teilgebiet der Medizin, das sich mit Morphologie, Funktion u. Krankheiten der Niere befasst.

Nephrom (↑; -om*) n: (engl.) nephroma; (maligner) Nierentumor; s. Nierenkarzinom.

Nephron (↑) n: sog. Elementarapparat; kleinste funkt. Einheit der Niere* (1 Million pro Niere), bestehend aus Glomerulus, Bowman-Kapsel, proximalem Tubulus, Henle-Schleife, distalem Tubulus u. Sammelrohren; **Funktion:** Harnbereitung in drei Stufen: **1.** glomeruläre Filtration: aus dem durchfließenden Blut werden im Glomerulus v. a. Zellen u. Proteine zurückgehalten u. das Plasmafiltrat (Primärharn*) den Tubuli (Harnkanälchen) zugeführt; **2.** tubuläre (Rück-)Resorption der meisten gelösten

Nephrolithiasis

Zusammensetzung der Steine	Häufigkeit (%)	Koliken	Röntgendichte
Calciumsalze (-oxalat, -phosphat)	70	ja	ja
Harnsäure	14	ja	nein
Magnesiumammoniumphosphat	12	nein	ja
Calciumoxalat u. Harnsäure	2	ja	ja
Cystin	1	ja	ja
Xanthin	1	ja	nein

Stoffe in Tubulus u. Sammelrohren (werden dem Blut wieder zugeführt), gleichzeitig Verminderung der Flüssigkeit durch Resorption von Wasser; **3.** tubuläre Sekretion best. Substanzen in die im Tubulus verbleibende Flüssigkeit: aus dem Tubulusepithel Wasserstoffionen, Ammoniak, Kalium u. org. Säuren. Die entstehende Flüssigkeit ist der Endharn. Die Nierenleistung wird global erfasst durch die glomeruläre Filtrationsrate, den effektiven renalen Plasmastrom u. die Harnkonzentration. Vgl. Clearance, Malpighi-Körperchen.

Nephrono|phthise, hereditäre idio|pathische (↑; Phthisis*) f: (engl.) familial juvenile nephronophthisis; syn. familiäre juvenile Nephronophthise; autosomal-rezessiv erbl. zystische Nierenerkrankungen; Genorte: 2q13 (medulläre zyst. Nierendegeneration), 3q22 od. 9q22-q31; **Pathohistol.:** zyst. Erweiterung der Tubuli (75 % der Fälle), 5 bis >50 Zysten (∅ 1–15 mm) v. a. an der Mark-Rinden-Grenze, Verdickung der Basalmembran der Tubuli mit lympho- u. histiozytärer peritubulärer Infiltration; führt zu diffuser sklerosierender tubulointerstitieller Nephropathie u. sek. zum Untergang von Glomeruli; **Klin.:** Polyurie, Polydipsie, renaler Salzverlust, Einnässen, Gedeihstörung, fortschreitende Niereninsuffizienz; häufig in Komb. mit anderen Fehlbildungen (z. B. Herzfehler, Lippen- u. Gaumenspalte); Manifestation im 2.–7. Lj., spätere Manifestation bei medullärer zyst. Nierendegeneration; **Progn.:** häufigste Urs. für terminale Niereninsuffizienz* im Kindes- u. Jugendalter. B. Sch.

Nephro|pathia epi|demica (↑; -pathie*) f: syn. hämorrhagisches Fieber* mit renalem Syndrom.

Nephro|pathia gravidarum (↑; ↑) f: s. Schwangerschaftsproteinurie.

Nephro|pathie, chronische en|demische (↑; ↑) f: syn. Balkan*-Nephropathie.

Nephro|pathie, dia|betische (↑; ↑) f: syn. diabetische Glomerulosklerose*.

Nephro|pathie, hypo|kali|ämische (↑; ↑) f: (engl.) hypokalemic nephropathy; syn. kaliopenische Nephropathie; durch Hypokaliämie* verursachte Nephropathie mit Vakuolenbildung in den Epithelzellen der distalen, seltener der proximalen Nierentubuli; **Urs.:** renale od. intestinale Kaliumverluste, z. B. durch Laxanzien- od. Diuretikaabusus, Durchfall, Erbrechen; **Klin.:** Polyurie, Isosthenurie, geringe Proteinurie u. Polydipsie sowie Hypokaliämiesyndrom*; **Ther.:** Kaliumsubstitution, ACE-Hemmer; **Progn.:** lang andauernder Kaliummangel führt zu narbig-fibrotischem Umbau der Nieren mit progredienter Niereninsuffizienz bis zur Urämie. Vgl. Salzverlustsyndrom, renales.

Nephro|pathie, ob|struktive (↑; ↑) f: (engl.) obstructive nephropathy; Nierenparenchymuntergang u. Funktionsverlust inf. chron. Harnstauung (s. Harnabflussbehinderung); nach Reduktion des renalen Gefäßsystems u. Schädigung der Tubuli sklerosieren die Glomerula. Erste Zeichen funkt. Veränderung sind vermindertes Konzentrationsvermögen, chron. Verlust von Natriumionen u. die verminderte Fähigkeit zur Harnansäuerung; Endzustand: Hydronephrose*. Pathogenet. **Urs.** sind vermutl. präglomeruläre Vasokonstriktion u. verminderter Blutfluss. Vgl. Uropathie, obstruktive. B. Sch.

Nephro|pexie (↑; -pexie*) f: (engl.) nephropexy; op. Fixation der Niere in korrekter anat. Position bei Nephroptose* mit Schmerzen, Harnstauungsniere u. rezidiv. Pyelonephritis.

Nephro|ptose (↑; -ptose*) f: (engl.) nephroptosis; syn. Senkniere, Wanderniere, Ren mobilis; abnorme Beweglichkeit der Niere bei Änderung der Körperhaltung; **Vork.:** meist rechtsseitig bei asthenischen Frauen; **Diagn.:** Ultraschall, ggf. Nierenszintigraphie; **Ther.:** nur bei ausgeprägten Beschwerden Nephropexie*.

Nephror|rhagie (↑; gr. ῥαγῆναι reißen) f: Nierenblutung*.

Nephros (↑) m: syn. Ren; Niere*.

Nephrose (↑; -osis*) f: veraltete Sammelbez. für degenerative Nierenerkrankungen sehr unterschiedl. Genese; klin. nur noch i. S. des nephrotischen Syndroms* gebräuchlich.

Nephro|sialidose (↑; Sial-*; -osis*) f: (engl.) nephrosialidosis; Sialidose* mit glomerulärer Nephropathie.

Nephro|sklerose (↑; Skler-*; -osis*) f: (engl.) nephrosclerosis; Arteriolopathie der afferenten Arteriolen mit Hypertonie*; **Formen: 1.** primäre maligne N.: fibrinoide Arteriosklerose; Urs.: hormonale Kontrazeptiva, Viren, Gestose; **2.** sekundäre maligne N.: endangiitische Intimaverdickung u. fibrinoide Arterienwandnekrose durch eine primäre Hypertonie; **3.** benigne N.: Hyalinose der Arteriolen bei metabolischem Syndrom, diabetischer Makroangiopathie, Hypercholesterolämie u. primärer Hypertonie; **Klin.:** akutes Nierenversagen u. Übergang in eine terminale Niereninsuffizienz bei primärer maligner N.; progrediente Niereninsuffizienz u. Hypertonie bei sek. maligner u. benigner N. Vgl. Mikroangiopathie, thrombotische.

Nephro|stomie (↑; -stomie*) f: (engl.) nephrostomy; **1.** op. Anlegen einer Fistel durch das Nierenparenchym mittels Katheter (Nephrostomiekatheter) zur künstlichen Harnableitung* aus dem Nierenbecken, z. B. bei Hydronephrose*; **2.** perkutan unter Ultraschall- od. Röntgenkontrolle durchgeführte Punktionsfistelung des Nierenbeckens v. a. bei Harnstauungsniere od. als Vorbereitung für perkutane op. Eingriffe, z. B. Lithotripsie.

Nephro|tom (↑; -tom*) n: (engl.) nephrotome; Ursegmentstiel zw. den Ursegmenten* des paraxialen Mesoderms u. den Seitenplatten des lateralen Mesoderms, aus dem der Harnapparat hervorgeht.

Nephro|tomie (↑; ↑) f: (engl.) nephrotomy; Einschnitt in das Nierenparenchym; z. B. zur Entfernung von Konkrementen, Nephrostomie.

Nephro|tomo|graphie (↑; ↑; -graphie*) f: (engl.) renal tomography; (radiol.) nicht mehr durchgeführte Schichtuntersuchung durch native Tomographie* zur überlagerungsfreien Darstellung der Nieren; ersetzt durch Ultraschalldiagnostik*.

Nephro|toxizität (↑; Tox-*) f: (engl.) nephrotoxicity; Giftwirkung auf die Niere; als Form der Organtoxizität* häufig, da Giftstoffe bei renaler Ausscheidung in der Niere z. B. durch tubuläre Sekretion angereichert werden. C. Fle.

Nephro|ureter|ek|tomie (↑; Ureter*; Ektomie*) f: (engl.) nephroureterectomy; op. Entfernung einer Niere mit dem Ureter u. seinem Einmündungsgebiet in die Blase (Blasenwandmanschette); z. B. bei malignem Nierenbecken- od. Harnleitertumor, Nierentuberkulose.

Neptunium (lat. Neptunus mythologische Gestalt) n: künstl., radioaktives Element, Sym-

N

bol Np, OZ 93, rel. Atommasse 237; zur Gruppe der Actinoide* gehörendes 4-wertiges Metall.

Nernst-Gleichung (Walther H. N., physik. Chem., 1864–1941): (engl.) Nernst equation; Gleichung zur Berechnung des elektrochemischen Gleichgewichtspotentials (E; Einheit mV) eines Ions an einer semipermeablen Membran:

$$E = \frac{R \cdot T}{t \cdot F} \cdot \ln \frac{x_a}{x_i}$$

(R = allg. Gaskonstante, T = absolute Temperatur, z = Ladungszahl des Ions, F = Faraday-Konstante, x = Außen- bzw. Innenkonzentration des Ions). Vgl. Membranpotential.

nerv<u>a</u>l (Nervus*): durch Tätigkeit der Nerven, zu Nerven gehörend.

Nerven (↑): (engl.) nerves; i. e. S. der aus parallel verlaufenden Nervenfasern mit bindegewebiger Umhüllung bestehende Anteil des peripheren Nervensystems; die Nervenzellen peripherer N. sind im ZNS od. in einem peripheren Ganglion* lokalisiert; nach ihrer Funktion können periphere N. in vier Gruppen eingeteilt

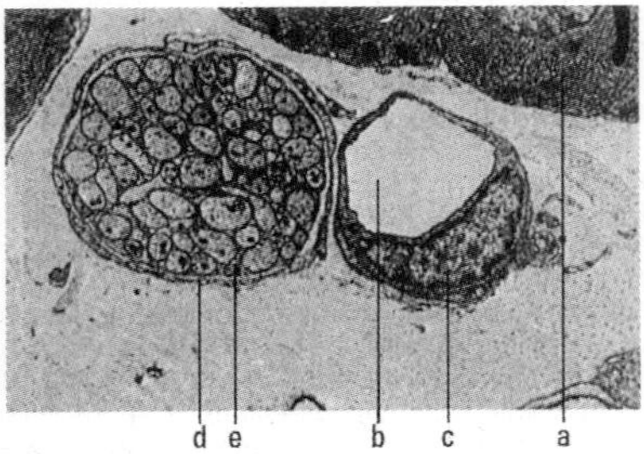

Nerven:
Querschnitt eines marklosen Nervs innerhalb des exokrinen Pankreas (a) mit mehr als 50 Achsenzylindern, der von einer Kapillare (b) mit Endothelzellen (c) begleitet wird. Die Achsenzylinderbündel sind von Perineurium (d), Endoneurium (e) und Schwann-Zelle umgeben (elektronenmikroskopische Aufnahme). [395]

werden: **1.** somatomotorische od. efferente N., die Impulse aus dem ZNS für die Körpermotorik an die quergestreifte Muskulatur übermitteln; **2.** somatosensible od. afferente N., die exterozeptive od. propriozeptive Reize aufnehmen u. an das ZNS weiterleiten; vermitteln Reize von Sinnesorganen an das ZNS (vgl. Sensibilität); **3.** viszeromotorische N., die Impulse des ZNS an die glatte Muskulatur od., als sekretomotorische N., an Drüsen weiterleiten; **4.** viszerosensible N., die enterorezeptorische Impulse innerer Organe an das ZNS weiterleiten. Periphere N. enthalten i. Allg. mehrere versch. Faserarten u. werden daher als gemischte N. bezeichnet. Vgl. Nervus.

Anatomische Bezeichnung der Nerven siehe unter Nervus.

Nerven, ad|ren|ẹrge (↑): (engl.) adrenergic nerves, sympathetic nerves; Nervenfasern, die an ihren Endigungen bei Erregung die Überträgersubstanzen Adrenalin od. Noradrenalin freisetzen; a. N. kommen (in der Peripherie) nur im sympathischen System vor (postganglionäre Fasern des Sympathikus). Vgl. Fasern, cholinerge.

Nerven|blockade (↑): (engl.) nerve block; Unterbrechung der Nervenleitung: **1.** durch Lokalanästhetika als Leitungsanästhesie*; **2.** durch sog. Neurolytika (z. B. Ethylalkohol, Phenol, Ammoniumsulfat) als neurolytische N. mit irreversibler Nervenschädigung i. R. der Schmerztherapie*; wird zunehmend (z. B. bei Trigeminusneuralgie) durch Thermokoagulation ersetzt; vgl. Denervation.

Nerven|druck|punkte (↑): s. NAP, Valleix-Punkte; vgl. Trigger-Punkt.

Nerven|endigung, freie (↑): (engl.) free nerve ending; marklose Endigung afferenter Nervenfasern ohne Nervenendorgane*; kommt in fast allen Geweben des Körpers vor u. dient der Schmerzwahrnehmung (Schmerzrezeptoren*) u. der Aufnahme mechan., thermischer u. chem. Reize.

Nerven|end|organe (↑) n pl: (engl.) encapsulated nerve endings; korpuskuläre Rezeptoren* an den Endigungen afferenter Nervenfasern; s. Krause-Endkolben, Meissner-Tastkörperchen, Ruffini-Körperchen, Vater-Pacini-Lamellenkörperchen. Vgl. Nervenendigung, freie.

Nerven|entzündung (↑): Neuritis*.

Nerven|faser (↑): (engl.) nerve fibre; aus Achsenzylinder* u. Schwann*-Scheide bestehender, bis zu 1 m langer Fortsatz der Nervenzelle*; dient der Erregungsleitung; nach dem Aufbau der Schwann-Scheide unterscheidet man markhaltige (s. Myelinscheide) u. marklose N., bei de-

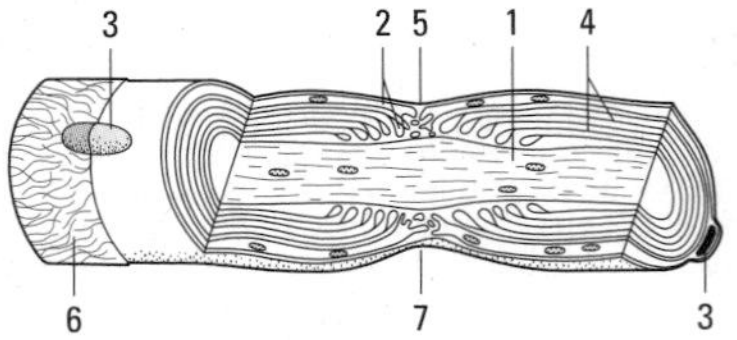

Nervenfaser:
Schema einer markhaltigen Nervenfaser mit Ranvier-Schnürring bei elektronenmikroskopischer Auflösung;
1: Achsenzylinder; 2: Zytoplasma der Schwann-Zelle; 3: Kern der Schwann-Zelle; 4: Myelinlamellen; 5: Basalmembran; 6: Henle-Scheide; 7: Ranvier-Schnürring [172]

nen z. T. mehrere Achsenzylinder vom Zytoplasma der Schwann-Zelle umgeben sind; abhängig von Dicke u. Leitungsgeschwindigkeit werden N. in Typ A (dick, schnell), B u. C (dünn, langsam) unterteilt. N. sind in das bindegewebige Endoneurium eingelagert, werden im Perineurium* zu Faszikeln zusammengefasst u. vom Epineurium umhüllt. Vgl. Nerven.

Nerven|faser|zeichnung, retin<u>a</u>le (↑): (engl.) retinal nerve fibre bundles; von einzelnen Nervenfaserbündeln bewirkte streifige Zeichnung am Augenhintergrund, die bes. im Bereich der Papilla nervi optici gut sichtbar ist; klin. Untersuchung mit rotfreiem Licht (Grünfilter) zur DD von Erkr. des N. opticus.

Nerven|gewebe (↑): (engl.) neural tissue; aus dem Ektoderm hervorgegangenes, stark differenziertes Gewebe mit der Fähigkeit zur Erregungsbildung, -leitung u. -verarbeitung sowie Reizbeantwortung; besteht aus erregungsleitenden Nervenzellen* u. Gliazellen (s. Neuroglia) als Stütz- u. Nährzellen.

Nerven|gifte (↑): syn. Neurotoxine*.

Nerven|kern (↑): (anat.) Nucleus*.

Nerven|kom|pressions|syndrom (↑) n: (engl.) nerve compression syndrome, entrapment neuropathy; syn. Engpasssyndrom; chron. Schädigung eines peripheren Nervs mit Parästhesien, Schmerzen u. Lähmungen; **Urs.:** Druck, Traktion od. Friktion an einem anat. Engpass (z. B. knöcherner Kanal mit straffem bindegewebigem Dach, Muskulatur mit Sehnenspiegeln) inf. Vermehrung des Inhalts durch Tumor, Ödem, verdicktes Sehnengleitgewebe, Knochenfragment od. durch Muskelhypertrophie; häufigste **Formen: 1.** Medianuskompressionssyndrom*; **2.** Ulnariskompressionssyndrom*; **3.** Radialiskompressionssyndrom*; **4.** Thoracic*-outlet-Syndrom; **5.** Tarsaltunnelsyndrom*; **Ther.:** op. Dekompression. Vgl. Double-crush-Syndrom. D. Buc.

Nerven|lähmung (↑): s. Lähmung.

Nerven|lähmung, traumatische periphere: (engl.) traumatic peripheral nerve injury; Schädigung eines peripheren Nervs; **Einteilung** nach Sunderland: **Grad 1:** Leitungsblock (Neurapraxie*, Axon intakt); **Grad 2:** Axonläsion (Axonotmesis*, Waller*-Degeneration); **Grad 3:** Endoneuriumläsion (Waller-Degeneration); **Grad 4:** Perineuriumläsion (Faszikelläsion, Kontinuitätsneurom); **Grad 5:** völlige Kontinuitätsunterbrechung (Neurotmesis*); **Ther.:** op., falls keine spontane Besserung innerhalb 1–2 Wochen eintritt; bei Grad 5 absolute Indikation. Vgl. Lähmung.

Nerven|leitungs|geschwindigkeit (↑): (engl.) nerve conduction velocity; Abk. NLG; Geschwindigkeit, mit der ein Reiz an einer Nervenfaser weitergeleitet wird (s. Tab.); abhängig von Faserdurchmesser u. Vorhandensein einer Myelinscheide*; Bestimmung mittels Elektroneurographie*.

Nerven|luxation (↑; Luxation*) f: (engl.) peripheral nerve dislocation; unphysiol. Verlagerung eines Nervs aus seiner Bahn; z. B. des N. ulnaris aus dem Sulcus nervi ulnaris bei Beugung im Ellenbogengelenk.

Nerven|naht (↑): (engl.) nerve suture; mikrochir. Wiedervereinigung durchtrennter Nerven(hüllen) durch spannungsfreie peri- bzw. epineurale Nähte; **1.** direkte N. durch Adaptation der Nervenstümpfe i. R. der chir. Erstversorgung (nur in Ausnahmefällen bei glatten, sauberen Schnittverletzungen möglich); **2.** autologe interfaszikuläre Transplantation unter Verw. eines Spendernervs (sensibler Hautnerv, v. a. N. suralis), am günstigsten 4–8 Wo. nach Verletzung (ggf. nach Resektion eines Neuroms*); dient der Wiederherstellung der Kontinuität des Hüllgewebes als „Leitschiene“ für die i. R. der Nervenregeneration* nach peripher aussprossenden Axone. Vgl. Nahtmethoden.

Nerven|punkt|massage (↑) f: (engl.) nerve point massage; Sonderform der Reflexzonenmassage, bei der best. verhärtete Stellen in den Head*-Zonen punktuell massiert werden; vgl. Bindegewebemassage, Segmenttherapie.

Nerven|re|generation (↑; Regeneration*) f: (engl.) nerve regeneration; morphol. u. funkt. Wiederherstellung eines geschädigten peripheren Nervs durch Einwanderung aussprossender Axone in den Hanken*-Büngner-Bändern, die als Leitstruktur dienen; Auslösung durch Nervenwachstumsfaktoren; **Nachw.:** Elektromyographie*, Hoffmann*-Tinel-Zeichen, Messung von Chronaxie* u. Rheobase; **Kompl.:** Ausbildung eines Neuroms, Fehlinnervation (z. B. Mitbewegung von normalerweise anders innervierten Muskeln, Krokodilstränenphänomen*).

Nerven|scheiden|tumor, maligner peri|pherer (↑; Tumor*) m: (engl.) malignant peripheral nerve sheath tumor; Abk. MPNST; Oberbegriff für maligne Tumoren des peripheren Nervensystems; s. Hirntumoren (Tab.). S. Rör.

Nerven|schwäche (↑): s. Somatisierungsstörung.

Nerven, somato|motorische (↑): s. Nerven.

Nerven|stimulation, trans|kutane elektrische (↑; lat. stimulare anstacheln, antreiben) f: Abk. TENS; s. Elektrostimulationsanalgesie.

Nerven|stimulator (↑; ↑) m: (engl.) nerve stimulator; Gerät zur elektrischen Reizung peripherer Nerven; Anw. i. R. der Relaxometrie* od. zur Auffindung peripherer Nerven vor Durchführung einer Leitungsanästhesie*.

Nerven|system (↑) n: (engl.) nervous system; (anat.) Systema nervosum; Gesamtheit des Nervengewebes als morphol. u. funkt. Einheit mit der Befähigung zur Reizaufnahme in den Endapparaten (Rezeptoren), der spezif. Erregungsbildung in den Rezeptoren, der Weiterleitung der Erregung, deren Verarbeitung im Zentralnervensystem u. der Reizbeantwortung zu den peripheren Empfängern (Effektoren); **Einteilung: 1.** topographisch: Zentralnervensystem (Gehirn u. Rückenmark), peripheres N. (Hirnnerven, Rückenmarknerven u. periphere Ganglien); **2.** funktionell: animales N., vegetatives (autonomes) Nervensystem.

Nerven|system, animales (↑) n: (engl.) voluntary nervous system, somatic nervous system; Bez. für den Anteil des Nervensystems*, der die **willkürlichen** Funktionen des Organismus regelt (Zentralnervensystem* u. peripheres Nervensystem); dient im Unterschied zum vege-

Nervenleitungsgeschwindigkeit

Nerventyp	Durchmesser (µm)	Myelinscheide	Leitungsgeschwindigkeit (m/s)
motorische Nervenfaser	ca. 20	ja	ca. 120
Afferenz von Mechanorezeptoren	ca. 10	ja	ca. 50
Afferenz von Thermorezeptoren	ca. 5	ja	ca. 20
Afferenz von Schmerzrezeptoren	ca. 1	nein	ca. 2

Nervensystem, vegetatives
Antagonistisches Verhalten des sympathischen und parasympathischen Systems

Organ/Funktion	Sympathikusreiz	Parasympathikusreiz
Herzfrequenz	Erhöhung	Erniedrigung
Pupillen	Dilatation	Konstriktion
Bronchien	Dilatation	Konstriktion
Ösophagus	Erschlaffung	Kontraktion
Magenperistaltik und -drüsentätigkeit	Hemmung	Anregung
Dünn- und Dickdarmperistaltik	Hemmung	Anregung
Leber	Förderung des Glykogenabbaus	–
Blase	Urinretention, Hemmung des Detrusors, Erregung des Sphinkters	Urinentleerung, Anregung des Detrusors, Erschlaffung des Sphinkters
Genitalien	Vasokonstriktion	Vasodilatation und Erektion
Nebennieren	Anregung der Adrenalinsekretion	Hemmung der Adrenalinsekretion
Stoffwechsel	Steigerung der Dissimilation	Steigerung der Assimilation
Insulinsekretion	Hemmung	Anregung
Schilddrüsensekretion	Anregung	Hemmung

tativen Nervensystem* v. a. der Wahrnehmung u. Integration von Reizen u. zur Steuerung der Motorik*.

Nerven|system, auto|no̲mes (↑) n: syn. vegetatives Nervensystem*.

Nerven|system, ente̲risches (↑) n: (engl.) enteric nervous system; Darmwandnervensystem; Teil des vegetativen Nervensystems*, der die Leistungen des Magen-Darm-Trakts (Sekretion, Motorik, Durchblutung) steuert u. strukturelle u. funkt. Analogien zum Zentralnervensystem aufweist; **Anat.:** Satellitenstrukturen (enterische Glia) u. Ganglienzellen mit deren Fortsätzen, die Nervengeflechte (Plexus) innerh. des Eingeweideschlauches, der Gallenwege u. des Pankreas bilden u. in Beziehung zu autonomen Ganglien u. dem ZNS stehen. Man unterscheidet: **1.** aganglionäre Plexus: Plexus muscularis superficialis, den Längsmuskelzellen zugehörig; Plexus muscularis profundus, gemeinsam mit den Ringmuskelzellen eine zirkuläre Bahn beschreibend; Plexus mucosus, Schleimhautnervengeflecht mit sub- u. interglandulären Plexus sowie Zottenplexus; **2.** ganglionäre Plexus: Plexus myentericus Auerbach (Auerbach*-Plexus); Plexus submucosus, der sich in den (nur bei größeren Säugetieren u. beim Menschen ausgeprägten) äußeren Plexus submucosus externus Schabadasch u. den inneren, schleimhautnahen Plexus submucosus internus Meissner (Meissner*-Plexus) gliedert. Das e. N. umfasst mehr als 100 Mill. Ganglienzellen (4–5-mal mehr als das Rückenmark). Neurotransmitter sind fast alle bekannten gastrointestinalen Hormone; z. B. finden sich zahlreiche Serotonin-positive Neurone im Auerbach-Plexus, VIP-positive Nervenzellen im Meissner-Plexus. **Pathol.:** Fehlen von Ganglienzellen in einzelnen Abschnitten des Darmwandplexus verursacht das sog. enge Segment bei Ösophagusachalasie* u. Megakolon*; best. funktionelle gastrointestinale Störungen werden auf Störungen des e. N. zurückgeführt (z. B. Pseudoobstruktion, Reizkolon*).

Nerven|system, intra|mura̲les (↑) n: s. Nervensystem, vegetatives; Nervensystem, enterisches.

Nerven|system, vegetati̲ves (↑) n: (engl.) autonomous nervous system; syn. autonomes Nervensystem; Gesamtheit der dem Einfluss des Willens u. dem Bewusstsein primär nicht untergeordneten Nerven u. Ganglienzellen, die der **Regelung der Vitalfunktionen** (Atmung, Verdauung, Stoffwechsel, Sekretion, Wasserhaushalt u. a.) dienen u. das Zusammenwirken der einzelnen Teile des Körpers gewährleisten; bildet mit dem System der endokrinen Drüsen u. den Körperflüssigkeiten eine funkt. Einheit; darüberhinaus bestehen enge Wechselbeziehungen zw. dem vegetativen u. zerebrospinalen Nervensystem, aber auch zw. vegetativen u. seel. Vorgängen. Die übergeordneten vegetativen Zentren liegen im Rautenhirn, Zwischenhirn u. z. T. auch in der Großhirnrinde. **Drei Systeme: 1.** Sympathikus*; **2.** Parasympathikus*; **3.** intramurales System: vegetative Nervenfasern u. Ganglien in der Wand von Hohlorganen (Herz, Magen, Darm, Blase, Uterus), die in ihrer Funktion eine gewisse Selbstständigkeit aufweisen. Während der Sympathikus in seiner Funktion vorwiegend in Richtung auf Energieentladung u. abbauende Stoffwechselprozesse wirksam wird (ergotrope Wirkung), hat die parasympathische Innervation Beziehungen zur Energiespeicherung, Erholung u. Aufbau (trophotrope Wirkung). Daraus ergibt sich in mancher Hinsicht ein antagonist. Verhalten dieser beiden Systeme (s. Tab.). Durch die stets gleichzeitige Wirksamkeit beider Systeme entsteht unter normalen Verhältnissen keine dauernde einseitige Funktionsänderung, sondern im Gegenteil eine synergist. Wirkung.

Nerven|wachstums|faktor (↑) m: (engl.) nerve growth factor (Abk. NGF); molekular heterogenes Protein (MG 13 300–140 000), das von den Zielzellen (adrenerge Neurone sympathischer Ganglien, sensorische Neurone der dorsalen Wurzelganglien, auch einige neoplastische Zellen neuralen Ursprungs) selbst produziert wird u. für deren Wachstum u. Überleben notwendig ist; vgl. Wachstumsfaktoren.

Nerven|wurzeln (↑): (engl.) nerve roots; Ein- bzw. Austrittsstelle peripherer Nerven* (Radix anterior bzw. posterior) am Rückenmark; i. e. S. die Wurzeln* der Spinalnerven am ZNS.

Nerven|zelle (↑; Zelle*)**:** (engl.) neuron; Neuronum, Ganglienzelle; Zelle des Nervengewebes, deren Zellkörper (Corpus neuroni) einen Nucleus u. chromatinreichen Nucleolus u. deren Zytoplasma Neurofibrillen*, Mitochondrien, Nissl*-Schollen u. einen Golgi*-Apparat enthält; besitzt einen od. mehrere Fortsätze (s. Dendrit) u. einen Achsenzylinder*, der von einer Myelinscheide* umgeben ist, Kollateralen abgibt, sich verzweigt (s. Telodendron) u. mit Boutons terminaux an einer Synapse* endet. Nach der Anzahl der Fortsätze werden uni-, bi-, pseudouni- u. multipolare N. unterschieden; die meisten N. sind multipolar, als Sonderform kommen v. a. in Spinalganglien pseudounipolare N. vor, deren ursprünglich bipolarer Fortsatz sich zu einem Stamm vereinigt hat u. sich erst im weiteren Verlauf wieder

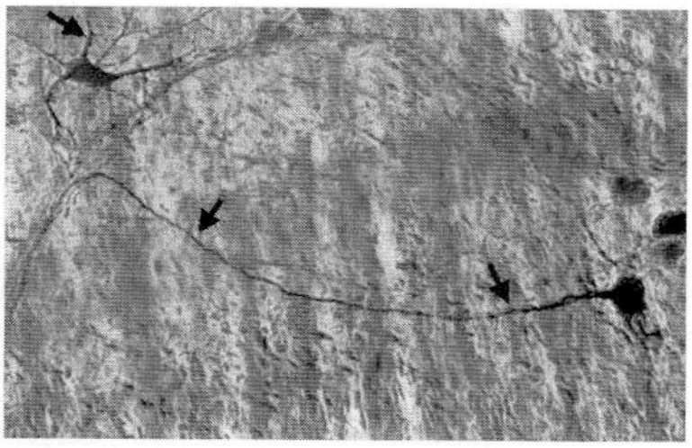

Nervenzelle:
uniaxonale multidendritische Nervenzellen aus dem Auerbach-Plexus des Magens mit weit verfolgbaren Achsenzylindern (Pfeile, Silberimprägnation) [395]

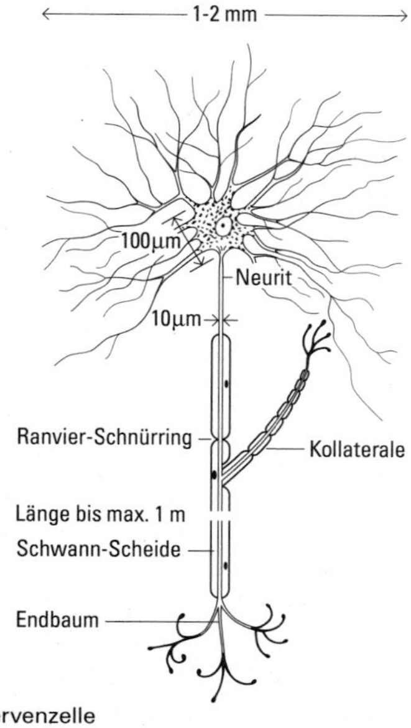

Nervenzelle

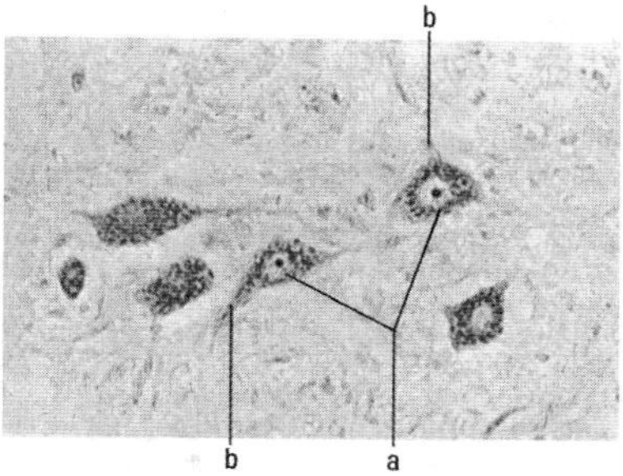

Nervenzelle:
histologischer Schnitt durch das motorische Vorderhorn des Rückenmarks (Nissl-Methylenblau-Färbung) mit multipolaren Nervenzellen;
a: Corpus neuroni mit Nissl-Schollen und Zellkern, der einen deutlichen Nucleolus enthält;
b: Fortsätze (Dendrit oder Neurit) der Nervenzellen [134]

gabelt. Eine N. mit allen ihren Fortsätzen wird auch als Neuron* bezeichnet. Die Verknüpfung der N. untereinander u. mit den Erfolgsorganen erfolgt über die Synapsen. Vgl. Ganglion.

Nerven|zelle, uni|polare (↑; ↑)**:** (engl.) unipolar neuron; Nervenzelle mit einem Fortsatz; kommt nur in der embryonalen Entwicklung vor.

Nerven|zusammenbruch (↑)**:** (engl.) nervous breakdown; umgangssprachl. Bez. für abnorme Erlebnisreaktion*, posttraumatische Belastungsstörung* od. akute Psychose*.

Nervon (↑) n**:** (engl.) nervone; s. Cerebroside.

Nervus (lat. Sehne, Muskel, Band, Energie) m (pl Nervi)**:** Abk. N. (pl Nn.); Nerv. **N. ab|ducens** (↑) m**:** VI. Hirnnerv; motorisch; *Sulcus bulbopontinus; - - - → am Clivus Durchtritt durch die Dura mater, im Sinus cavernosus lateral der A. carotis int., durch die Fissura orbitalis sup. in die Orbita; **V:** motorisch: M. rectus lat. bulbi. **N. ac|cessorius** (↑) m**:** XI. Hirnnerv, motorisch; *Radix cranialis (syn. Pars vagalis) aus der kaudalen Verlängerung des Sulcus retroolivaris der Medulla oblongata, Radix spinalis (syn. Pars spinalis) unterhalb der Radix cranalis aus dem Rückenmark bis in Höhe der unteren Halssegmente; - - - → Radix spinalis steigt zw. den Vorder- u. Hinterwurzeln der Rückenmarknerven auf, durch das Foramen magnum in die Schädelhöhle, beide Wurzeln vereinigen sich innerh. der Schädelhöhle zum Truncus n. accessorii, der durch das Foramen jugulare den Schädel verlässt, im Spatium lateropharyngeum; - → R. internus (ehem. Radix cranialis) vereinigt sich mit dem N. vagus, R. externus (ehem. Radix spinalis) mit Rr. musculares zum M. sternocleidomastoideus u. M. trapezius. **N. alveolaris inferior** (↑) m**:** *N. mandibularis (V_3); - - - → zw. M. pterygoideus med. u. lat. in der Fossa infratemporalis, in den Canalis mandibulae; - → N. mylohyoideus, Plexus dentalis inf., N. mentalis; **V:** sensorisch: untere Zähne, Zahnfleisch, Unterlippe, Kinn, Unterkiefer; motorisch: M. mylohyoideus, M. digastricus (Venter ant.). **Nn. alveolares superiores** (↑) m pl**:** *N. maxillaris; - - - → als Rr. alveolares supp. postt. in das Tuber maxillae, sonst durch feine Knochenknanälchen vom Boden der Orbita zum Plexus dentalis superior; - → Rr. alveolares supp. postt., R. alveolaris sup. medius, Rr. alveolares supp. antt.; **V:** obere Zähne, Zahnfleisch. **N. ampullaris anterior** (†) m: *Crista ampullaris des vorderen Bogengangs; s. Nervus vestibulocochlearis. **N. ampullaris lateralis** (†) m: *Crista ampullaris des seitl. Bogengangs; s. Nervus vestibulocochlearis. **N. ampullaris posterior** (†) m: *Crista ampullaris des hinteren Bogengangs; s. Nervus vestibulocochlearis. **Nn. anales inferiores** (†) m pl: syn. Nn. rectales inferiores; motorisch, sensorisch; *N. pudendus; **V:** M. sphincter ani ext., Analhaut. **Nn. anales superiores** (†) m pl: vegetativ; *Plexus rectalis inf.; **V:** oberhalb des Beckenbodens zum Analkanal; s. Plexus nervosus hypogastricus inferior. **Nn. ano|coccygei** (†) m pl: sensorisch; *Plexus coccygeus; **V:** Haut zw. Steißbein u. Anus. **Nn. auriculares anteriores** (†) m pl: *N. auriculotemporalis; **V:** sensorisch: Ohrmuschelvorderfläche. **N. auricularis magnus** (†) m: sensorisch; *Plexus cervicalis; - - - → vom Hinterrand des M. sternocleidomastoideus diesen schräg aufwärts kreuzend zu Ohr u. Ohrspeicheldrüse; - → R. post., ant.; **V:** Haut am Kieferwinkel, Ohrmuschel. **N. auricularis posterior** (†) m: *N. facialis; - - - → unterh. des Foramen stylomastoideum; - → R. occipitalis, R. auricularis; **V:** hintere Ohrmuskeln, M. occipitofrontalis (Venter occipitalis). **N. auriculo|temporalis** (†) m: *N. mandibularis (V_3); - - - → mit zwei Wurzeln die A. meningea media umfassend, hinten um das Collum mandibulae, durch die Ohrspeicheldrüse zwischen A. temporalis supferf. u. Ohrmuschel zur Schläfe; - → N. meatus acustici ext., Rr. membranae tympani, Rr. parotidei, Rr. communicantes cum n. faciale, Nn. auriculares antt., Rr. temporales superff.; **V:** sensorisch: Kiefergelenk, Ohrspeicheldrüse, Trommelfell, äußerer Gehörgang, Ohrmuschel, Schläfe; s. Jacobson-Anastomose. **N. auto|nomicus** (†) m: ein Nerv zur Versorgung der Eingeweide. **N. axillaris** (†) m: motorisch, sensorisch; *Plexus brachialis (Pars infraclavicularis, Fasciculus post.); - - - → durch die laterale Achsellücke; - → Rr. musculares, N. cutaneus brachii lat. sup.; **V:** motorisch: M. deltoideus, M. teres minor; sensorisch: Schultergelenk, Humerusperiost, Haut über dem M. deltoideus. **N. buccalis** (†) m: *N. mandibularis (V_3); - - - → zw. den Köpfen des M. pterygoideus lat., durch den M. buccinator; **V:** sensorisch: Wangenschleimhaut. **N. canalis pterygoidei** (†) m: präganglionär parasympath., postganglionär sympath.; *N. petrosus major u. N. pretosus prof.; - - - → Canalis pterygoidei; **V:** parasympath. u. sympath. Wurzel des Ganglion pterygopalatinum. **N. cardiacus cervicalis inferior** (†) m: sympath.; *Ganglion cervicale inf. des Truncus sympathicus; - - - → vor u. hinter der A. subclavia zum Plexus cardiacus; **V:** Herz, Plexus subclavius. **N. cardiacus cervicalis medius** (†) m: sympath.; *Ganglion cervicale medium desTruncus sympathicus; - - - → hinter dem Truncus brachiocephalicus zum Plexus cardiacus; **V:** Herz. **N. cardiacus cervicalis superior** (†) m: sympath.; *Ganglion cervicale sup. des Truncus sympathicus; - - - → hinter der A. carotis communis zum Plexus cardiacus; **V:** Herz. **Nn. carotico|tympanici** (†) m pl: sympathische Fasern des Plexus caroticus int. für den Plexus tympanicus; - - - → Canaliculi caroticotympanici. **Nn. carotici externi** (†) m pl: sympath.; *Ganglion cervicale sup. des Truncus sympathicus; - - - → Plexus caroticus externus der Arterie. **N. caroticus internus** (†) m: sympath.; *Ganglion cervicale sup. des Truncus sympathicus; - - - → Plexus caroticus int. der Arterie. **Nn. cavernosi clitoridis** (†) m pl: vegetativ; *Plexus vesicales; **V:** Schwellkörper der Klitoris. **Nn. cavernosi penis** (†) m pl: vegetativ; *Plexus prostaticus; **V:** Schwellkörper des Penis. **Nn. cervicales** (†) m pl: Rückenmarknerven der acht Halssegmente; - → Rr. postt. (syn. Rr. dorss.) teilen sich in je ein R. med. u. R. lat. (mit R. cutaneus post.); Rr. antt. (syn. Rr. ventt.) bilden Plexus cervicalis bzw. brachialis. **Nn. ciliares breves** (†) m pl: parasympath., sympath., sensor.; *Ganglion ciliare; - - - → neben dem N. opticus zum Augapfel; **V:** parasympath.: M. sphincter pupillae, M. ciliaris, sympath.: M. dilatator pupillae, M. ciliaris; Cornea, Bindehaut, Sklera, Choroidea. **Nn. ciliares longi** (†) m pl: *Ramus communicans cum ganglio ciliari des N. nasociliaris (V_1); **V:** sensorisch: äußere u. mittlere Augenhaut. **Nn. clunium inferiores** (†) m pl: sensorisch; *N. cutaneus femoris post., um den Unterrand des M. gluteus maximus; **V:** Gesäßgegend. **Nn. clunium medii** (†) m pl: sensorisch; *laterale Äste der Rr. postt. nn. sacralium I-III; - - - → durch die Foramina sacralis post., durchbohren den M. gluteus maximus; **V:** Gesäßhaut. **Nn. clunium superiores** (†) m pl: sensorisch; *laterale Äste der Rr. postt. nn. lumbalium I-III; - - - → durch den M. iliocostalis lumborum über die Crista iliaca; **V:** Haut über Gesäß u. Trochanter major. **N. coccygeus** (†) m: Rückenmarknerv des Steißsegments; - - - → zw. Os sacrum u. Os coccygis, bildet mit $S_{4,5}$ Plexus coccygeus. **N. cochlearis** (†) m: s. Nervus vestibulocochlearis. **Nn. craniales** (†) m pl: 12 paarige Hirnnerven I-XII, die das Gehirn an der Hirnbasis (Ausnahme IV auf der Dorsalseite des Mittelhirns) u. den Schädel durch Öffnungen der Schädelbasis verlassen; I, II sind von Hirnhäuten umgebene, peripher gelegene Hirnteile; **V:** Strukturen an Kopf u. Hals sowie über den N. vagus (X) auch in Thorax u. Bauchhöhle. **N. curvaturae minoris anterior, posterior** (†) m: s. Truncus vagalis anterior, Truncus vagalis posterior. **N. cutaneus** (†) m: ein Nerv zur sensiblen Versorgung der Haut. **N. cutaneus ante|brachii lateralis** (†) m: sensorisch; *N. musculocutaneus; - - - → neben der V. cephalica; **V:** Radialseite des Unterarms. **N. cutaneus ante|brachii medialis** (†) m: sensorisch; *Plexus brachialis (Pars infraclavicularis, Fasciculus med.); - - - → neben der V. basilica; - → R. ant., R. post.; **V:** Haut am Ellenbogengelenk, Vorder- u. Ulnarseite des Unterarms. **N. cutaneus ante|brachii posterior** (†) m: sensorisch; *N. radialis; **V:** Unterarmrückseite. **N. cutaneus brachii lateralis** (†) m: *N. axillaris; - - - → um den Hinterrand des M. deltoideus; **V:** Haut über dem M. deltoideus u. Streckseite des proximalen Teils des Oberarms. **N. cutaneus brachii lateralis inferior** (†) m: sensorisch; *N. radialis; - - - → durchbohrt Faszie im mittleren Drittel des Oberarms; **V:** dorsolaterale Haut am distalen Oberarm. **N. cutaneus brachii lateralis superior** (†) m: sonsorisch; *N. axillaris; - - - → um den Hinterrand des M. deltoideus; **V:** Haut über dem M. deltoideus. **N. cutaneus brachii medialis** (†) m: sensorisch; *Plexus brachialis (Pars infraclavicularis, Fasciculus med.); - - - → **V:** Innenseite des Oberarms. **N. cutaneus brachii posterior**

(↑) m: sensorisch; *N. radialis; - - - → unterh. des Ansatzes des M. deltoideus durch die Faszie; V: Oberarmstreckseite. **N. cutaneus dorsalis inter|medius** (↑) m: sensorisch; *N. fibularis superficialis; - → Nn. digitales dorss. pedis; V: Fußrücken, 3. u. 4. Zehe (lateral), 5. Zehe (medial). **N. cutaneus dorsalis lateralis** (↑) m: sensorisch; *N. suralis; V: Haut des lateralen Fußrands. **N. cutaneus dorsalis medialis** (↑) m: sensorisch; *N. fibularis superficialis; - - - → über die Retinacula musculorum extensorum zum Fußrücken; V: Fußrücken, 1. u. 2. Zehe (medial), 2. Zehe (lateral). **N. cutaneus femoris lateralis** (↑) m: sensorisch; *Plexus lumbalis; - - - → auf dem M. iliacus durch die Lacuna musculorum retroinguinalis; V: seitl. Oberschenkelhaut bis zum Knie. **N. cutaneus femoris posterior** (↑) m: sensorisch; *Plexus sacralis; - - - → unter dem M. piriformis durch das Foramen ischiadicum majus, unter der Fascia lata in der Rinne zw. M. biceps femoris u. semitendinosus; - → Nn. clunium inff., Rr. perineales; V: Gesäßhaut, gr. Schamlippen bzw. Hodensack, Rückseite des Oberschenkels. **N. cutaneus per|forans** (↑) m: sensorisch; *N. cutaneus post.; V: Analhaut. **N. cutaneus surae lateralis** (↑) m: sensorisch; *N. fibularis comm.; V: laterale, rückseitige Unterschenkelhaut bis zum seitl. Knöchel. **N. cutaneus surae medialis** (↑) m: sensorisch; *N. tibialis; - - - → am Unterschenkel lateral der V. saphena parva; verbindet sich mit R. communicans fibularis n. fibularis comm. zum N. suralis; V: Unterschenkelrückseite. **Nn. digitales dorsales manus** (↑) m pl: motorisch; *R. dorsalis n. ulnaris, R. superficialis n. radialis; V: Dorsalseiten der 2½ ulnaren bzw. radialen Finger bis zu den Mittelgliedern. **Nn. digitales dorsales pedis** (↑) m pl: sensorisch; *N. cutaneus dors. med. u. intermedius, N. fibularis prof.; V: medialer Rand der 1., 3.–5. Zehe, lateraler Rand der 3. u. 4. Zehe. **Nn. digitales palmares communes** (↑) m pl: motorisch, sensorisch; *N. medianus, N. ulnaris; - - - → unter der Palmaraponeurose; - → Nn. digitales palmares proprii; V: motorisch: Mm. lumbricales I, II (N. medianus); sensorisch: Fingergelenke, Palmarseiten der Finger, Dorsalseite der Fingerendglieder. **Nn. digitales palmares proprii** (↑) m pl: sensorisch; *Nervi digitales palmares communes; V: Nervi digitales palmares communes. **Nn. digitales plantares communes** (↑) m pl: motorisch, sensorisch; *N. plantaris med. u. R. superficialis n. plantaris lat.; - → Nn. digitales plantares proprii; V: motorisch: Mm. lumbricales I., II. (N. plantaris med.); sensorisch: Plantarflächen der Zehen. **Nn. digitales plantares proprii** (↑) m pl: sensorisch; *Nn. digitales plantares communes; V: Plantarflächen der Zehen. **N. dorsalis clitoridis** (↑) m: sensorisch; *Nn. perineales; - - - → oberhalb der M. compressor urethrae, M. sphincter urethrovaginalis, unter der Symphyse; V: Klitoris. **N. dorsalis penis** (↑) m: sensorisch; *Nn. perineales; - - - → oberhalb des M. transversus perinei prof., unter der Symphyse; V: Penis. **N. dorsalis scapulae** (↑) m: motorisch; *Plexus brachialis (Pars supraclavicularis); - - - → durch den M. scalenus medius, zum Margo med. scapulae; V: Mm. levator scapulae, rhomboideus major, minor. **N. ethmoidalis anterior** (↑) m: *N. nasociliaris (V_1); - - - → durch das Foramen ethmoidale ant. in die vordere Schädelgrube, auf der oberen Fläche der Lamina cribrosa nach vorn u. durch eine der vorderen Öffnungen zum Dach der Nasenhöhle; - → Rr. nasales intt., (medd. u. latt.), R. nasalis ext.; V: sensorisch: Nasenschleimhaut, Haut vor äußerer Nase, vordere Siebbeinzellen, Stirnhöhle. **N. ethmoidalis posterior** (↑) m: *N. nasociliaris (V_1); - - - → durch das Foramen ethmoidale post.; - → Ramus meningeus ant.; V: sensorisch: hintere Siebbeinzellen, Keilbeinhöhle, Dura mater.

Nervus facialis (↑) m: VII. Hirnnerv; besteht aus einem motor. Teil (N. facialis i. e. S.) u. dem nichtmotor. N. intermedius (parasympathisch, spez. u. allg. sensorisch für Geschmack bzw. Oberflächensensorik), Nerv des 2. Kiemenbogens; *Kleinhirnbrückenwinkel zw. Brücke u. Olive; - - - → beide Anteile getrennt neben dem N. vestibulocochlearis in den Meatus acusticus int., im Canalis n. facialis des Os temporale, am Geniculum liegt das Ganglion geniculi (sensorisches Ganglion hauptsächl. der Geschmacksfasern der Chorda tympani), hier Vereinigung der beiden Anteile u. Abgang des N. petrosus major, Austritt aus dem Os temporale durch das Foramen stylomastoideum, in der Fossa retromandibularis innerh. der Ohrspeicheldrüse als Plexus intraparotideus; - → aus dem N. intermedius: N. petrosus major, Chorda tympani, R. communicans cum plexo tympanico, R. communicans cum nervo vago; aus dem motor. Teil: N. stapedius, N. auricularis post., R. digastricus, R. stylohyoideus, R. communicans cum n. glossopharyngeo, Rr. temporales, Rr. zygomatici, Rr. buccales, R. lingualis (inkonstant), R. marginalis mandibulae, R. colli; V: motorisch: mimische Muskeln, M. stapedius, M. stylohyoideus, M. digastricus (Venter post.); parasympathisch: Tränen-, Nasen-, Speicheldrüsen (außer Ohrspeicheldrüse); sensorisch/Geschmack: vordere zwei Drittel der Zunge; sensorisch/Oberflächensensorik: äußerer Gehörgang, Ohrmuschel.

Nervus femoralis (↑) m: motorisch, sensorisch; *Plexus lumbalis; - - - → lateral des M. psoas major, durch die Lacuna musculorum retroinguinalis, im Trigonum femorale; - → Rr. musculares, Rr. cutanei antt., N. saphenus; V: motorisch: Mm. iliopsoas, pectineus, quadriceps femoris, sartorius; sensorisch: Haut der Streckseite des Oberschenkels u. der medialen Seite des Unterschenkels bis zum medialen Fußrand. **N. fibularis communis** (↑) m: syn. N. peroneus communis, motorisch, sensorisch; *N. ischiadicus; - - - → am medialen Rand des M. biceps femoris zum Fibulakopf; - → N. cutaneus surae lat., R. communicans fibularis, N. fibularis superficialis, N. fibularis prof.; V: motorisch: Caput breve m. bicipitis femoris, Mm. fibularis longus u. brevis, tibialis ant., extensor digitorum longus u. brevis, extensor hallucis longus u. brevis; sensorisch: Kniegelenk, laterale Haut der Wade, Fußrücken. **N. fibularis profundus** (↑) m: syn. N. peroneus profundus; motorisch, sensorisch; *unter dem M. fibularis longus in der Streckerloge, auf der Vorderseite der Membrana interossea cruris unter dem M. tibialis ant.; V: motorisch: Muskeln der Streckerloge; sensorisch: oberes Sprunggelenk, Tibiaperiost, Haut der einander zugekehrten Seiten der 1. u. 2. Zehe. **N. fibularis super|ficialis** (↑) m: syn. N. peroneus superficialis, motorisch, sensorisch; *N. fibularis communis; - - - → in der Fibularisloge, durchbricht distal die Facies cruris; - → Rr. musculares, Nn. cutaneus dors., med. u. intermedius; V: motorisch: Mm. fibularis longus u. brevis; sensorisch: medialer Rand der 1. u. lateraler Rand der

2. Zehe, 3. u. 4. Zehe vollständig, medialer Rand der 5. Zehe. **N. frontalis** (↑) **m:** *N. ophthalmicus (V_1); - - - → auf dem M. levator palpebrae sup.; - → N. supraorbitalis, N. supratrochlearis; **V:** sensorisch: Stirn- u. Kopfhaut bis zum Scheitel, Nasenwurzel, Haut- u. Bindehaut des Oberlids. **N. genito|femoralis** (↑) **m:** motorisch, sensorisch; *Plexus lumbalis; - - - → auf der Vorderfläche des M. psoas major abwärts; - → R. genitalis, R. femoralis; **V:** motorisch: M. cremaster; sensorisch: Tunica dartos, Oberschenkelhaut über dem Hiatus saphenus.

Nervus glosso|pharyngeus (↑) **m:** IX. Hirnnerv; allg. u. spez. sensorisch, motorisch, parasympathisch; Nerv des 3. Kiemenbogens, *Sulcus retroolivaris der Medulla oblongata; - - - → Foramen jugulare, im Spatium lateropharyngeum zw. A. carotis int. u. V. jugularis int., an der Hinterfläche des M. stylopharyngeus, zw. diesem u. dem M. styloglossus zur Zunge, zwei afferente Ganglien: Ganglion sup., Ganglion inf. unterh. des Foramen jugulare; - → N. tympanicus, R. communicans cum ramo auriculare n. vagi, Rr. pharyngei, R. m. stylopharyngei, R. sinus carotici, Rr. tonsillares, Rr. linguales, N. petrosus minor, R. communicans cum ramo meningeo, R. communicans cum n. auriculotemporali, R. communicans cum chorda tympani; **V:** sensorisch/spez. (Geschmack): hinteres Drittel der Zunge; allg. (Oberflächensensorik): Paukenhöhle, Tuba auditiva, Cellulae mastoideae, oberer Teil des Rachens, Gaumenbögen, Tonsillen; motorisch: Levatoren u. obere Konstriktoren des Pharynx, M. palatoglossus; parasympathisch: Ohrspeicheldrüse, Drüsen des Zungengrunds mit Ebner-Spüldrüsen, Sinus caroticus.

Nervus gluteus inferior (↑) **m:** motorisch; *Plexus sacralis; - - - → unter dem M. piriformis durch das Foramen ischiadicum majus; **V:** M. gluteus maximus. **N. gluteus superior** (↑) **m:** motorisch; *Plexus sacralis; - - - → über dem M. piriformis durch das Foramen ischiadicum majus; **V:** M. gluteus medius, minimus, M. tensor fasciae latae. **N. hypo|gastricus** (↑) **m:** sympath.; verbindet unpaaren Plexus hypogastricus sup. mit paarigem Plexus hypogastricus inf. **N. hypo|glossus** (↑) **m:** XII. Hirnnerv, motorisch; *Sulcus preolivaris der Medulla oblongata; - - - → Canalis n. hypoglossi, medial der Mm. stylohyoideus u. digastricus (Venter post.) im Spatium lateropharyngeum, an der Außenfläche des M. hyoglossus zur Zunge; - → Rr. linguales; **V:** äußere u. Binnenmuskulatur der Zunge. **N. ilio|hypo|gastricus** (↑) **m:** syn. N. iliopubicus; motorisch, sensorisch; *Plexus lumbalis; - - - → hinter der Niere schräg vor dem M. quadratus lumborum zur Crista iliaca, zw. M. transversus u. M. obliquus int. abdominis; - → R. cutaneus lat., ant.; **V:** motorisch: Mm. obliquus ext., int. u. transversus abdominis; sensorisch: Haut an der Hüfte u. über der Symphyse. **N. ilio|inguinalis** (↑) **m:** motorisch, sensorisch; *Plexus lumbalis; - - - → hinter der Niere schräg vor dem M. quadratus lumborum, unter dem N. iliohypogastricus zw. M. transversus u. obliquus int. abdominis, durch den Leistenkanal; - → Nn. labiales bzw. scrotales antt.; **V:** motorisch: Bauchmuskeln; sensorisch: Leistengegend, Mons pubis, gr. Schamlippen bzw. Hodensack. **N. ilio|pubicus** (↑) **m:** s. Nervus iliohypogastricus. **N. infra|orbitalis** (↑) **m:** *N. maxillaris (V_2); - - - → durch die Fissura orbitalis inf. aus der Fossa pterygopalatina in die Orbita, im Sulcus u. Canalis infraorbitalis, durch das Foramen infraorbitale zum Gesicht; - → Rr. palpebrales inff., Rr. nasales extt. u. intt., Rr. labiales supp.; **V:** sensorisch: unteres Lid, Haut u. Schleimhaut der äußeren Nase, Oberlippe, obere Zähne u. Zahnfleisch. **N. infra|trochlearis** (↑) **m:** *N. nasociliaris (V_1); - - - → unter der Trochlea des M. obliquus sup. bulbi zum medialen Augenwinkel; - → Rr. palpebrales; **V:** sensorisch: medialer Augenwinkel, Caruncula u. Saccus lacrimalis. **Nn. inter|costales** (↑) **m pl:** motorisch, sensorisch; *Rr. antt. der Nn. thoracici 1–11; - - - → zw. M. intercostalis ext. u. Fascia endothoracica bzw. Mm. intercostalis ext. u. int. am Unterrand der Rippen, untere fünf Interkostalnerven zw. Mm. transversus u. obliquus int. abdominalis; - → Rr. musculares, R. collateralis, R. cutaneus lat. pectoralis (mit Rr. mammarii latt.), R. cutaneus lat. abdominis, Nn. intercostobrachiales, R. cutaneus ant. pectoralis (mit Rr. mammarii latt.), R. cutaneus ant. abdominalis; **V:** motorisch: Mm. intercostales, serratus post. sup. u. inf., subcostales, levatores costarum, transversus thoracis, Teile der Bauchmuskeln; sensorisch: Pleura parietalis (Pars costalis), Peritoneum parietale, Haut der Rumpfwand einschl. Brustdrüse u. Innenseite des Oberarms. **Nn. inter|costo|brachiales** (↑) **m pl:** sensorisch; *Anastomosen zw. 2. u. 3. R. cutaneus lat. pectoralis mit dem N. cutaneus brachii med.; **V:** Haut an der Innenseite des Oberarms. **N. inter|medius** (↑) **m:** s. Nervus facialis. **N. inter|osseus ante|brachii anterior** (↑) **m:** syn. N. antebrachii anterior; *N. medianus; - - - → auf der Vorderfläche der Membrana interossea des Unterarms zw. M. flexor pollicis longus u. M. flexor digitorum prof.; **V:** Mm. flexor digitorum prof. (des 2. u. 3. Fingers), pronator quadratus, Membrana interossea, Markhöhle der Ulna u. des Radius, Handgelenk, Handwurzelknochen. **N. inter|osseus ante|brachii posterior** (↑) **m:** sensorisch; *R. profundus n. radialis; - - - → an der Hinterfläche der Membrana interossea antebrachii; **V:** Ulna, Radius, Membrana intereossea, Handwurzeln. **N. inter|osseus cruris** (↑) **m:** sensorisch; *N. tibialis; - - - → auf u. in der Membrana interossea cruris; **V:** oberes Tibiofibulargelenk, Tibia, Membrana interossea, oberes Sprunggelenk. **N. ischiadicus** (↑) **m:** motorisch, sensorisch; *Plexus sacralis; - - - → unter dem M. piriformis durch das Foramen ischiadicum majus, hinten zw. der Sehne des M. obturatorius int. u. dem M. quadratus femoris am medialen Drittelpunkt der Tuber-Trochanter-Linie, hinter dem M. adductor magnus; - → R. fibularis communis, N. tibialis; **V:** motorisch: Beuger des Oberschenkels, alle Unterschenkel- u. Fußmuskeln; sensorisch: Hüftgelenk, Unterschenkel- u. Fußhaut mit Ausnahme der medialen Seite. **N. jugularis** (↑) **m:** sympath.; *Ganglion cervicale sup. des Truncus sympathicus; - - - → Adventitia der V. jugularis int., zum Foramen jugulare; Verbindung zu N. glossopharyngeus u. N. vagus. **Nn. labiales anteriores** (↑) **m pl:** sensorisch; *N. ilioinguinalis; **V:** gr. Schamlippen. **Nn. labiales posteriores** (↑) **m pl:** sensorisch; *Nn. perineales; **V:** Haut der gr. Schamlippen. **N. lacrimalis** (↑) **m:** *N. ophthalmicus; - - - → am oberen Rand des M. rectus lat. bulbi zur Tränendrüse; - → Ramus communicans cum nervo zygomatico; **V:** sensorisch: Tränendrüse, Haut u. Bindehaut am lateralen Augenwinkel. **N. laryngeus re|currens** (↑) **m:** sensorisch, motorisch, parasympathisch; *N. vagus; - - - → im Mediastinum sup.: rechts um A. subclavia, links um Arcus aortae am Lig. arteriosum, in der Rinne zw. Luft- u. Speiseröhre zu Kehlkopf u. Schilddrüse; - → Rr. tracheales, Rr. oesophagei, Rr. pharyngei; **V:** sensorisch, parasympathisch: untere Hälfte des Kehlkopfs, Trachea, oberer Teil des Ösophagus, Schilddrüse; motorisch: innere Kehlkopfmuskeln. **N. laryngeus superior** (↑) **m:** sensorisch, motorisch, parasympathisch; *Ganglion inf. des N. vagus; - - - → an der Außenfläche des oberen Schlundschnürers, durch die Membrana thyrohyoidea u. unter der Schleimhaut des Recessus piriformis (R. int.); - → R. ext., R. int. (mit R. communicans cum n. laryngeo recurrente); **V:** sensorisch, parasympathisch: Schleimhaut des unteren Rachenbereichs, Kehlkopf bis zur Stimmritze; motorisch: Plexus caroticus, M. constrictor pharyngis inf., M. cricothyroideus. **N. lingualis** (↑) **m:** *N. mandibularis (V_3); - - - → zw. M. pterygoideus med u. lat., lateral des M. pterygoideus med., oberh. des M. mylohyoideus, unter der Glandula sublingualis u. dem Ductus submandibularis, zw. M. hyoglossus u. M. genioglossus zur Zunge; - → Rr. isthmi faucium, Rr. communicantes cum nervo hypoglosso, Chorda tympani, N. sublingualis, Rr. linguales, Rr. ganglionares ad ganglion submandibulare, Rr. ganglionares ad ganglion sublinguale; **V:** sensorisch: Schlundenge, Gaumenmandel, Mundboden, vordere zwei Drittel der Zunge. **Nn. lumbales** (↑) **m pl:** Rückenmarknerven der fünf Lendensegmente (L_1-L_5); - → Rr. postt. (syn. Rr. dorss.) mit R. med., R. lat., R. cutaneus post., Rr. antt. (syn. Rr. ventt.) bilden Plexus lumbalis. **N. mandibularis** (↑) **m:** *unterer Ast des N. trigeminus (V_3); - - - → vom Ganglion trigeminale abzweigend, durch das Foramen ovale ossis sphenoidalis in die Fossa infratemporalis; - → R. meningeus (syn. N. spinosus), N. pterygoideus med., Rr. ganglionares ad ganglion oticum, N. m. tensoris veli palatini, N. m. tensoris tympani, N. massetericus, Nn. temporales profundi, N. pterygoideus lat., N. buccalis, N. auriculotemporalis, N. lingualis, N. alveolaris inf.; **V:** sensorisch: Dura mater der mittl. Schädelgrube, Cellulae mastoideae, Mundboden- u. Wangenschleimhaut, vordere zwei Drittel der Zunge, untere Zähne u. Zahnfleisch, Kiefergelenk, Mandibula, Haut an Kinn, Unterlippe, Wange, Schläfe u. äußerem Gehörgang; motorisch: Kaumuskeln, M. tensor veli palatini, M. tensor tympani, M. mylohyoideus, M. digastricus (Venter ant.). **N. massetericus** (↑) **m:** *N. mandibularis (V_3); - - - → durch die Incisura mandibulae; **V:** motorisch: M. masseter. **N. maxillaris** (↑) **m:** *mittlerer Ast des N. trigeminus (V_2); - - - → zum Ganglion trigeminale abzweigend, in der lateralen Wand des Sinus cavernosus, durch das Foramen rotundum in die Fossa pterygopalatina; - → R. meningeus, Rr. ganglionares ad ganglion pterygopalatinum, Rr. orbitales, Rr. nasales posteriores, superiores, laterales u. mediales, N. nasopalatinus, N. pharyngeus, N. palatinus major, Nn. palatini minores, Nn. alveolares superiores, N. zygomaticus, N. infraorbitalis; **V:** sensorisch: Dura mater der mittleren Schädelgrube, unteres Augenlid, Wange, Oberlippe, Nasenflügel, Schläfenhaut, Nasen- u. Kieferhöhle, Gaumen, Zähne u. Zahnfleisch des Oberkiefers. **N. meatus acustici externi** (↑) **m:** *N. auriculotemporalis; **V:** sensorisch: äußerer Gehörgang. **N. medianus** (↑) **m:** motorisch, sensorisch; *Plexus brachialis (Pars infraclavicularis, Fasciculus lat., med.); - - - → Radix med. u. lat. umfassen als Medianusgabel die A. axillaris von vorn, Sulcus bicipitalis med., zw. den Köpfen des M. pronator teres zum Unterarm, unter dem Retinaculum mm. flexorum manus zur Hohlhand; - → N. interosseus antebrachii ant., Rr. musculares, R. palmaris, R. communicans cum nervo ulnari, Nn. digitales palmares communes; **V:** motorisch: Flexoren des Unterarms (Ausnahme: M. flexor carpi ulnare u. ulnarer Kopf des M. flexor digitorum prof.), des Daumenballens (Ausnahme: M. adductor pollicis, tiefer Kopf des M. flexor pollicis brevis), Mm. lumbricales I, II; sensorisch: Ellenbogengelenk, Membrana interossea, Handgelenke, Palmarflächen der 3½ radialen Finger, Dorsalflächen der 2½ radialen Nagelglieder. **N. mentalis** (↑) **m:** *N. alveolaris inf.; - - - → durch das Foramen mentale der Mandibula; - → Rr. mentales, Rr. labiales, Rr. gingivales; **V:** sensorisch: Kinn, Unterlippe. **N. mixtus** (↑) **m:** ein gemischter Nerv, d. h. ein Nerv mit sensiblen u. motorischen bzw. somatischen u. vegetativen Faseranteilen. **N. motorius** (↑) **m:** ein Nerv, der ausschl. Fasern für die Muskulatur führt (ohne Berücksichtigung vorhandener Afferenzen, z. B. von den Muskelspindeln). **N. musculi obturatorii interni** (↑) **m:** motorisch; *Plexus sacralis; - - - → unter dem M. piriformis durch das Foramen ischiadicum majus, Foramen ischiadicum minus; **V:** M. obturatorius interior. **N. musculi piriformis** (↑) **m:** motorisch; *Plexus sacralis; **V:** M. piriformis. **N. musculi quadrati femoris** (↑) **m:** motorisch, sensorisch; *Plexus sacralis; - - - → unter dem M. piriformis durch das Foramen ischiadicum majus; **V:** motorisch: M. quadratus femoris; sensorisch: Hüftgelenk. **N. musculi tensoris tympani** (↑) **m:** *N. mandibularis; **V:** motorisch: M. tensor tympani. **N. musculi tensoris veli palatini** (↑) **m:** *N. mandibularis; **V:** motorisch: M. tensor veli palatini. **N. musculo|cutaneus** (↑) **m:** motorisch, sensorisch; *Plexus brachialis (Pars infraclavicularis, Fasciculus lat.); - - - → durch den M. coracobrachialis, zw. M. biceps brachii u. M. brachialis; - → Rr. musculares, N. cutaneus antebrachii lat.; **V:** motorisch: genannte Muskeln; sensorisch: Ellenbogengelenk, Humerus, Haut an der radialen Seite des Unterarms. **N. mylo|hyoideus** (↑) **m:** *N. alveolaris inf.; - - - → im Sulcus mylohyoideus der Mandibula unter dem M. mylohyoideus; **V:** motorisch: M. mylohyoideus, M. digastricus, (Venter ant.); sensorisch: Haut unter dem Kinn. **N. naso|ciliaris** (↑) **m:** *N. ophthalmicus (V_1); - - - → unter dem M. rectus sup. bulbi, zw. M. obliquus sup. u. M. rectus med. bulbi; - → R. communicans cum ganglion ciliari, N. ethmoidalis ant. u. post., N. infratrochlearis; **V:** sensorisch: äußere u. mittl. Augenhaut, Siebbeinzellen, Keilbein- u. Stirnhöhle, Nasenhöhle, oberes Augenlid, äußere Nase, Caruncula u. Saccus lacrimalis. **N. naso|palatinus** (↑) **m:** *N. maxillaris; - - - → am Nasenseptum, durch Canalis incisivus zum vorderen Gaumen; **V:** sensorisch: Zahnfleisch u. Gaumenschleimhaut hinter den Frontzähnen. **N. ob|turatorius** (↑) **m:** motorisch, sensorisch; *Plexus lumbalis; - - - → am medialen Rand des M. psoas major, durch den Canalis obturatorius; - → R. ant. mit R. cutaneus u. Rr. musculares, R. post. mit Rr. musculares, R. articularis; **V:** motorisch: M. obturatorius ext., Adduktoren; sensorisch: Hüftgelenk, medial Oberschenkelhaut. **N. ob|turatorius accessorius** (↑) **m:** motorisch, sensorisch; *Plexus lumbalis; **V:**

motorisch: M. pectineus; sensorisch: Hüftgelenk. **N. oc|cipitalis major** (↑) **m:** motorisch, sensorisch; *medialer Ast des R. post. n. cervicalis II; - - - → um den Unterrand des M. obliquus capitis inf., durch den M. semispinalis capitis u. den M. trapezius, Äste begleiten Verzweigungen der A. occipitalis; **V:** motorisch: M. semispinalis, M. longissimus, M. splenius im Nackenbereich; sensorisch: Haut des Hinterhaupts. **N. oc|cipitalis minor** (↑) **m:** sensorisch; *Plexus cervicalis; - - - → am Hinterrand des M. sternocleidomastoideus aufsteigend; **V:** Haut am seitl. Hinterhaupt. **N. occipitalis tertius** (↑) **m:** sensorisch; *medialer Ast des R. post. n. cervicalis III; - - - → durch den M. splenius capitis u. M. trapezius, nahe der Midianlinie aufsteigend; **V:** Nackenhaut. **N. oculo|motorius** (↑) **m:** III. Hirnnerv (motorisch, parasympathisch); *Fossa interpeduncularis; - - - → zw. A. cerebri posterior u. A. sup. cerebelli, in der Cisterna interpeduncularis, am Proc. clinoideus post. Eintritt in die Dura mater, in der lateralen Wand des Sinus cavernosus, durch die Fissura orbitalis sup. in die Orbita; - → Ramus superior, Ramus inferior, Ramus ad ganglion ciliare; **V:** motorisch: Mm. levator palpebrae sup., rectus sup., med., inf. bulbi, M. obliquus inf. bulbi; parasympathisch: über das Ganglion ciliare Mm. ciliares, sphincter pupillae. **N. olfactorius** (↑) **m:** I. Hirnnerv, Riechnerv (sensorisch), Gesamtheit der Fila olfactoria; *Axone der Riechzellen als Fila olfactoria; - - - → von der Riechschleimhaut durch die Lamina cribrosa ossis ethmoidalis zum Bulbus olfactorius; s. Nervi craniales. **N. ophthalmicus** (↑) **m:** *oberster Ast des N. trigeminus (V_1); - - - → vom Ganglion trigeminale abzweigend, in der lateralen Wand des Sinus cavernosus, durch die Fissura orbitalis sup. in die Orbita; - → Ramus meningeus recurrens, N. lacrimalis, N. frontalis, N. nasociliaris; **V:** sensorisch: Dura mater der vorderen Schädelgrube einschl. Tentorium cerebelli, Haut der Stirn, des Oberlids, des Nasenrückens, Siebbeinzellen, Keilbein- u. Stirnhöhle, Nasenhöhle, Augenbindehaut, äußere u. mittlere Augenhaut. **N. opticus** (↑) **m:** II. Hirnnerv, Sehnerv (sensorisch); *multipolare Ganglienzellen der Retina; - - - → Lamina cribrosa sclerae, Orbita, zus. mit der A. ophtalmica durch den Canalis opticus, in der Schädelhöhle an der Sella turcica Vereinigung des linken u. rechten Sehnervs zur Sehnervenkreuzung, nach teilweiser Kreuzung der Fasern Fortsetzung als Tractus opticus. **N. palatinus major** (↑) **m:** *N. maxillaris; - - - → durch Canalis palatinus major u. Foramen palatinum majus zum harten Gaumen; - → Rr. nasales posteriores, inferiores, **V:** sensorisch: Nasenhöhle, hintere drei Viertel des Gaumens. **Nn. palatini minores** (↑) **m pl:** *N. maxillaris; - - - → durch gleichnamige Kanälchen vom Canalis palatinus major zum weichen Gaumen; - → Rr. tonsillares; **V:** sensorisch: weicher Gaumen, Gaumenmandel. **Nn. pectorales** (↑) **m pl:** *Pars infraclavicularis des Plexus brachialis; - - - → unter dem M. subclavius zur Unterseite des M. pectoralis major; **V:** Mm. pectoralis major u. minor. **N. pectoralis lateralis, medialis** (↑) **m:** motorisch; *Plexus brachialis (Pars supraclavicularis, C_5-C_7 bzw. C_8, T_1); - - - → unter dem M. subclavius zur Innenseite des M. pectoralis major; **V:** Mm. pectoralis major, minor. **Nn. perineales** (↑) **m pl:** motorisch, sensorisch; *N. pudendus; - - - → Fossa ischioanalis; - → Nn. labiales bzw. scrotales postt., Rr. musculares, N. dorsalis clitoridis bzw. penis; **V:** motorisch: vordere Beckenbodenmuskeln; sensorisch: Haut vom Damm, gr. Schamlippen bzw. Hodensack. **N. peroneus communis** (↑) **m:** s. Nervus fibularis communis. **N. peroneus profundus** (↑) **m:** s. Nervus fibularis profundus. **N. peroneus super|ficialis** (↑) **m:** s. Nervus fibularis superficialis. **N. petrosus major** (↑) **m:** syn. Radix parasympathica, Radix intermedia ganglii pterygopalatini; *Intermediusanteil des N. facialis; - - - → Abgang vom Geniculum n. facialis, Vorderfläche der Felsenbeinpyramide, Foramen lacerum, durch den Canalis pterygoideus als N. canalis pterygoidei in die Fossa pterygopalatina; **V:** parasympath. Wurzel des Ganglion pterygopalatinum: Tränen-, Nasen-, Gaumendrüsen. **N. petrosus minor** (↑) **m:** syn. Radix parasympathica ganglii otici; *Fasern des N. tympanicus aus dem Plexus tympanicus; - - - → Vorderfläche der Felsenbeinpyramide, durch das Foramen lacerum zum Ganglion oticum; **V:** nach Umschaltung im Ganglion oticum: Ohrspeicheldrüse. **N. petrosus profundus** (↑) **m:** *Plexus caroticus int.; - - - → Canalis pterygoideus; **V:** sympath. Wurzel des Ganglion pterygopalatinum. **N. pharyngeus** (↑) **m:** *N. maxillaris; **V:** sensorisch: Rachenschleimhaut. **N. phrenicus** (↑) **m:** motorisch, sensorisch; *Plexus cervicalis (C_3-C_5); - - - → auf dem M. scalenus ant., zw. A. u. V. subclavia im Mediastinum sup., zw. Perikard u. Pars mediastinalis pleurae parietalis von der Lungenwurzel im Mediastinum medium, re. lateral der V. cava inf., li. hintere Herzspitze; - → R. pericardiacus, Rr. phrenicoabdominales (re. durch das Foramen venae cavae, li. durch den Hiatus oesophageus des Zwerchfells); **V:** motorisch: Zwerchfell; sensorisch: Perikard, Pleura parietalis (Pars mediastinalis, diaphragmatica), Peritonealüberzug von Leber, Gallenblase, Bauchspeicheldrüse. **Nn. phrenici ac|cessorii** (↑) **m pl:** Nebenphrenikus; inkonstant; *R. ant. n. cervicalis 5; - - - → mit dem N. subclavius, über den M. scalenus ant. zum N. phrenicus. **N. pinealis** (↑) **m:** sympath.; *N. caroticus int., Corpus pineale. **N. plantaris lateralis** (↑) **m:** motor., sensor.; *N. tibialis; - - - → hinter dem medialen Knöchel, unter dem M. abductor hallucis, zw. M. flexor digitorum brevis u. quadratus plantae nach lateral; - → R. superf., R. prof.; **V:** motorisch: Kleinzehenmuskeln, Mm. quadratus plantae, adductor hallucis, flexor hallucis bravis (lat. Kopf), interossei, lubricales III, IV; sensorisch: Zehengelenke, Haut des lateralen Randes u. der Plantarflächen der 4. u. 5. Zehe. **N. plantaris medialis** (↑) **m:** motorisch, sensorisch; *N. tibialis; - - - → hinter dem lateralen Knöchel, unter dem M. abductor hallucis, unter dem M. flexor digitorum brevis; - → Nn. digitales plantares communes; **V:** motorisch: M. abductor hallucis, M. flexor digitorum brevis, Mm. lumbricales I u. II; sensorisch: Fußsohle, 1.–3. Zehe, medialer Rand der 4. Zehe. **N. pre|sacralis** (↑) **m:** s. Plexus nervosus hypogastricus superior. **N. pterygoideus medialis** (↑) **m:** *N. mandibularis (V_3); **V:** motorisch: M. pterygoideus medialis. **N. pudendus** (↑) **m:** motorisch, sensorisch; *Plexus pudendus; - - - → unter dem M. piriformis durch das Foramen ischiadicum majus, durch das Foramen ischiadicum minus in die Fossa ischioanalis, im Canalis pudendalis; - → Nn. anales (syn. Nn. rectales) inff., Nn. perineales; **V:** motorisch: Beckenbodenmuskeln; sensorisch u. vegetativ: Gesäß-, Anal-, Genitalhaut, Schwellkörper. **N. radialis** (↑) **m:** motorisch, sensorisch; *Plexus brachialis (Pars infraclavicularis, Fasciculus post.); - - - → im Sulcus nervi radialis zur Dorsalseite des Oberarms, zw. Mm. brachialis u. brachioradialis in die Ellenbeuge; - → Nn. cutaneus brachii post., brachii lat. inf., antebrachii post., Rr. musculares, R. prof. (mit N. interosseus antebrachii post.), R. superficialis, R. communicans ulnaris, Nn. digitales dorss. manus; **V:** motorisch: Strecker an Ober- u. Unterarm, M. supinator; sensorisch: Schulter-, Ellenbogen-, Hand-, Fingergrundgelenke, Streckseite von Ober- u. Unterarm, Handrücken, Dorsalseite der 2½ radialen Finger bis zum Mittelglied. **Nn. rectales inferiores** (†) m pl: s. Nervus pudendus. **N. saccularis** (†) m: *Macula sacculi; s. Nervus vestibulocochlearis. **Nn. sacrales et nervus coccygeus** (†) m pl: Rückenmarknerven der fünf Kreuzsegmente (S_1–S_5); - → Rr. postt. (syn. Rr. dorss.) mit R. med., lat., cutaneus post., Rr. antt. (syn. Rr. ventt.) bilden Plexus sacralis. **N. saphenus** (†) m: sensorisch; *N. femoralis; - - - → lateral der A. femoralis, im Canalis adductorius, durch das Septum intermusculare vastoadductorium, zur medialen Unterschenkelseite bis zum Fuß; - → R. infrapatellaris, Rr. cutanei cruris medd.; **V:** Kniegelenk, Haut an medialer Unterschenkel- u. Fußseite. **Nn. scrotales anteriores** (†) m pl: sensorisch; *N. ilioinguinalis; **V:** Hodensack. **Nn. scrotales posteriores** (†) m pl: sensorisch; *Nn. perineales; **V:** Haut des Hodensacks. **Nn. spinales** (†) m pl: Rückenmarknerven. **N. spinosus** (†) m: syn. für R. meningeus des N. mandibularis; - - - → durch das Foramen spinosum in die mittl. Schädelgrube; **V:** Dura mater. **Nn. splanchnici pelvici** (†) m pl: auch Nn. erigentes; * parasympathische Fasern aus S_3 u. S_4; - - - → mit den vorderen Wurzeln des Plexus sacralis u. pudendus, dann in der Plica rectovesicalis (rectouterina) in den Plexus hypogastricus inf. u. von da zu den nach den Organen bezeichneten Plexus; führen auch afferente u. sympathische Fasern; **V:** Becken- u. Genitalorgane, gefäßerweiternde Fasern für die äußeren Geschlechtsorgane. **Nn. splanchinici sacrales** (†) m pl: sympathisch; *2. u. 3. Ganglion sacrale des Truncus sympathicus; - - - → Plexus hypogastricus inf.; **V:** Organe des kl. Beckens. **N. splanchnicus imus** (†) m: sympathisch; 12. Ganglion thoracicum des Truncus sympathicus; - - - → Ganglia renalia. **Nn. splanchnici lumbales** (†) m pl: sympathisch; *Ganglia lumbalia des Truncus sympathicus; - - - → Plexus intermesentericus, hypogastricus sup.; **V:** Organe des kleinen Beckens. **N. splanchnicus major** (†) m: sympathisch; *6.–9. Ganglion thoracicum des Truncus sympathicus; - - - → durch die Pars lumbalis des Zwerchfells zu den Ganglia coeliaca u. mesentericum sup.; **V:** Aorta, Ösophagus, Pleura, Baucheingeweide. **N. splanchnicus minor** (†) m: sympathisch; *11.–12. Ganglion thoracicum des Truncus sympathicus; - - - → durch die Pars lumbalis des Zwerchfells zu den Ganglia coeliaca u. renalia; **V:** Organe des Oberbauchs u. des Retroperitonealraums. **N. stapedius** (†) m: *N. facialis; - - - → aus dem 3., absteigenden Teil des Canalis n. facialis; **V:** M. stapedius. **N. stato|acusticus** (JNA; †) m: s. Nervus vestibulocochlearis. **N. sub|clavius** (†) m: motorisch; *Plexus brachialis (Pars supraclavicularis); **V:** M. subclavius. **N. sub|costalis** (†) m: motorisch, sensorisch; *R. ant. n. thoracici 12; - - - → unter der 12. Rippe, zw. M. transversus u. M. obliquus int. abdominis; **V:** motorisch: Bauchmuskeln, Haut über dem M. gluteus medius. **N. sub|lingualis** (†) m: *N. lingualis (V_3); - - - → lateral der Glandula sublingualis; **V:** sensorisch: Glandula sublingualis, Mundbodenschleimhaut. **N. suboccipitalis** (†) m: motorisch; *R. post. n. cervicalis I; - - - → zw. Arcus post. atlantis u. A. vertebralis; **V:** Mm. rectus capitis post. major, minor, Mm. obliquus capitis sup., inf., M. semispinalis capitis. **Nn. sub|scapulares** (†) m pl: motorisch; *Plexus brachialis (Pars supraclavicularis); **V:** M. subscapularis. **Nn. supra|claviculares** (†) m pl: sensorisch; *Plexus cervicalis; - - - → vom Hinterrand des M. sternocleidomastoideus nach unten divergierende Äste; - → Nn. supraclaviculares medd., intermedii, latt.; **V:** Haut der Schulter u. des oberen Brustbereichs. **Nn. supra|claviculares mediales, inter|medii, laterales** (†) m pl: *Plexus cervicalis; - - - → am Hinterrand des M. sternocleidomastoideus, nach distal über Clavicula u. Acromion; **V:** Haut der Schultergegend u. des oberen Bereichs der Brust. **N. supra|orbitalis** (†) m: *N. frontalis (V_1); - - - → durch Incisura frontalis (R. medialis) bzw. Incisura supraorbitalis (R. lateralis) des Stirnbeins zur Stirn; - → R. medialis u. R. lateralis; **V:** Stirnhaut, Oberlid. **N. supra|scapularis** (†) m: motorisch; *Plexus brachialis (Pars supraclavicularis); - - - → unter dem Lig. transversum scapulae sup. durch die Incisura scapulae; **V:** Mm. supra- u. infraspinatus. **N. supra|trochlearis** (†) m: *N. frontalis (V_1); - - - → am M. obliquus sup. bulbi über dessen Trochlea; **V:** sensorisch: medialer Augenwinkel, Nasenwurzel. **N. suralis** (†) m: sensorisch; *Vereinigung des N. cutaneus surae med. mit R. comm. fibularis n. fibularis comm.; - - - → zunächst unter, dann auf der Fascia cruris, hinter dem lateralen Knöchel; - → N. cutaneus dorsalis lat., Rr. calcanei latt.; **V:** Haut des lateralen Fußrands von der Ferse bis zur 5. Zehe, Sprunggelenke. **Nn. temporales profundi** (†) m pl: *N. mandibularis (V_3); **V:** motorisch: M. temporalis. **N. terminalis** (†) m: - - - → von der Riechschleimhaut, durch die Lamina cribrosa ossis ethmoidalis, den Tractus olfactorius begleitend, zur Substantia perforata ant.; **V:** unbekannt. **Nn. thoracici** (†) m pl: Rückenmarknerven der 12 Brustsegmente (Th_1-Th_{12}); - → Rr. postt. (syn. Rr. dorss.) teilen sich in je einen R. med., R. lat. u. R. cutaneus post.; Rr. antt. (syn. Rr. ventt.) sind die Nn. intercostales u. der N. subcostalis (T_{12}). **N. thoracicus longus** (†) m: motorisch; *Plexus brachialis (Pars supraclavicularis); - - - → durch den M. scalenus medius, entlang der seitl. Thoraxwand; **V:** M. serratus anterior. **N. thoraco|dorsalis** (†) m: motorisch; *Plexus brachialis (Pars supraclavicularis); **V:** M. latissimus dorsi, M. teres major. **N. tibialis** (†) m: motorisch, sensorisch; *N. ischiadicus; - - - → in der Kniekehle lateral hinter der A. poplitea, unter dem M. soleus, zw. diesem u. M. tibialis post., hinter dem medialen Knöchel; - → Rr. musculares, N. interosseus cruris, N. cutaneus surae med., N. suralis, Rr. calcanei medd., N. plantaris med. u. lat.; **V:** motorisch: Flexoren des Unterschenkels, Muskeln der Fußsohle; sensorisch: Kniegelenk, Sprung- u. sonstige Fußgelenke, Haut der Wade, Ferse, Fußsohle u. der Zehen. **N. trans|versus colli** (†) m: syn. N. t. cervicalis; sensorisch; *Plexus cervicalis; - - - → vom Hinterrand des M. sternocleidomastoideus diesen nach vorn querend, zw. Platysma u. Lamina superficialis fasciae cervicalis; - → Rr. supp., inff.; **V:** Haut der vorderen Halsregion zw. Unterkieferrand u. Schlüsselbein, Anastomosen mit R. colli n. facialis.

Nervus tri|geminus (↑) m: V. Hirnnerv (sensorisch, motorisch), Nerv des 1. Kiemenbogens; *Seitenfläche des mittl. Kleinhirnstiels mit Radix sensoria u. Radix motoria, auf der Vorderfläche der Felsenbeinpyramide bildet Radix sensoria das sensorische Ganglion trigeminale, am

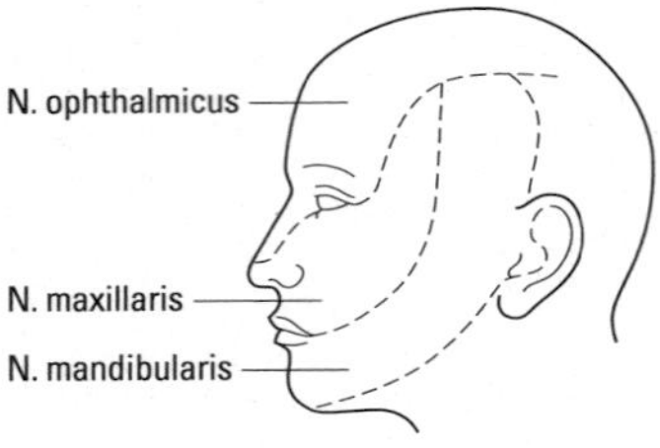

Nervus trigeminus:
Versorgungsgebiet der Äste des N. trigeminus am Gesichtsschädel [447]

Ganglion Aufteilung der sensorischen Nervenwurzel in die drei Hauptäste; - → Nervus* ophthalmicus, Nervus* maxillaris, Nervus* mandibularis; die Radix motoria zieht am Ganglion vorbei u. schließt sich dem N. mandibularis an; **V:** sensorisch: Gesicht einschl. Haut, Eingeweide u. Knochen, Dura mater; motorisch: u. a. Kaumuskeln (s. Nervus mandibularis).

Nervus trochlearis (↑) m: IV. Hirnnerv (motorisch); *unter dem Colliculus inf. der Lamina tecti; - - - → um die Hirnschenkel zur Hirnbasis, in der Wand des Sinus cavernosus, durch die Fissura orbitalis sup. in die Orbita; **V:** motorisch: M. obliquus sup. bulbi. **N. tympanicus** (↑) m: sensorisch, parasymphatisch; *Ganglion inf. des N. glossopharyngeus; - - - → im Canaliculus tympanicus zur Paukenhöhle, Plexus tympanicus, als N. petrosus minor zum Ganglion oticum; - → R. tubarius, Nn. caroticotympanici; **V:** sensorisch: Paukenhöhle, Tuba auditiva, Cellulae mastoideae, parasymphatisch: Ohrspreicheldrüse; s. Jacobson-Anastomose. **N. ulnaris** (↑) m: motorisch, sensorisch; *Plexus brachialis (Pars infraclavicularis, Fasciculus med.); - - - → im Sulcus bicipitalis med., durch das Septum intermusculare brachii med., im Sulcus nervi ulnaris, zw. den Köpfen des M. flexor carpi ulnaris, über das Retinaculum m. flexorum manus zur Hohlhand; - → Rr. musculares, R. dorsalis (mit Nn. digitales dorss.), R. palmaris, R. superficialis (mit Nn. digitales palmares communes, proprii), R. profundus; **V:** motorisch: M. flexor carpi ulnaris, M. flexor digitorum prof. (ulnarer Kopf), M. palmaris brevis, Mm. lumbricales III, IV, Mm. interossei, M. adductor pollicis, M. flexor pollicis brevis (tiefer Kopf), Kleinfingerballenmuskeln; sensorisch: Ellenbogengelenk, Haut der ulnaren Unterarmseite (distal), des Kleinfingerballens (des 3. Fingers dorsal, ulnar), des 4. Fingers ulnar, des 5. Fingers ganz. **N. utricularis** (↑) m: *Macula utriculi; s. Nervus vestibulocochlearis. **N. utriculo|ampullaris** (↑) m: *Fasern der Macula utriculi u. der Cristae ampullares des oberen u. seitl. Bogengangs; s. Nervus vestibulocochlearis. **Nn. vaginales** (↑) m pl: s. Plexus nervosus uterovaginalis.

Nervus vagus (↑) m: X. Hirnnerv; allg. u. spez., sensorisch, motorisch, parasympathisch; Nerv des 4.–6. Kiemenbogens; *Sulcus retroolivaris der Medulla oblongata; - - - → Foramen jugulare, im Spatium lateropharyngeum, in Vagina carotica, re. vor der A. subclavia, li. vor dem Arcus aortae im Mediastinum sup., hinter der Lungenwurzel in das Mediastinum post., Geflechtbildung um den Ösophagus, durch den Hi-

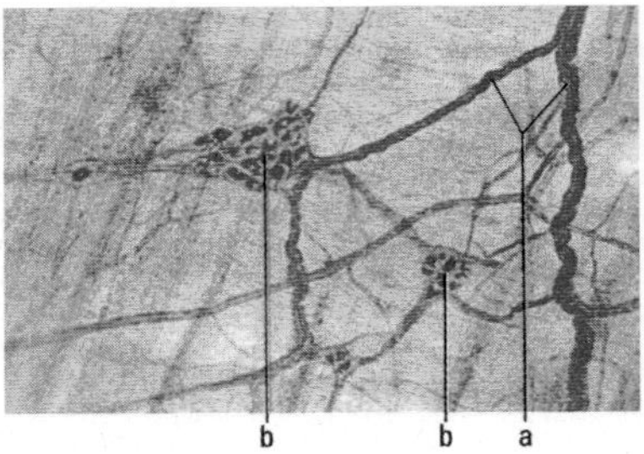

Nervus vagus:
Rami gastrici nervi vagi (a) und ihr intramuraler Verlauf zwischen Längs- und Ringmuskelschicht des Magens; Vagusfasern enden an den Ganglienzellen (b) des Auerbach-Plexus unter Ausbildung von Synapsen (Silberimprägnation). [395]

atus oesophageus des Zwerchfells in die Bauchhöhle zu den Ganglia coeliaca, zwei afferente Ganglien: Ganglion sup. im, Ganglion inf. unter dem Foramen jugulare; - → R. meningeus, R. auricularis, R. communicans cum nervo glossopharyngeo, R. pharyngeus, N. laryngeus sup., Rr. cardiaci cervicales supp. u. inff., N. laryngeus recurrens, Rr. cardiaci thoracici, Rr. bronchiales, Truncus vagalis ant. u. post., Rr. renales; **V:** Dura mater der hinteren Schädelgrube, Innenseite der Ohrmuschel, Teile des äußeren Gehörgangs u. des Trommelfells, Zungenwurzel, unterer Rachen, Kehlkopf, Trachea, Brust- u. Baucheingeweide bis zur Gegend der li. Kolonflexur; motorisch: Gaumenmuskeln, unterer Rachenschnürer, Kehlkopfmuskeln; parasympathisch: Dura mater, Zungenwurzel-, Gaumen- u. Rachendrüsen, Hals-, Brust- u. Bauchorgane bis zur li. Kolonflexur.

Nervi vasorum (↑) m pl: Nerven für die Versorgung der Gefäße. **N. vertebralis** (↑) m: sympathisch; *R. communicans griseus des Ganglion cervicothoracicum des Truncus sympathicus; - - - → mit der A. vertebralis als Plexus vertebralis aufwärts. **N. vestibularis** (↑) m: s. Nervus vestibulocochlearis.

Nervus vestibulo|cochlearis (↑) m: VIII. Hirnnerv, sensorisch (Gehör, Gleichgewicht); *Kleinhirnbrückenwinkel; - - - → im Meatus acusticus int., Anteile: N. vestibularis (Gleichgewichtsnerv), *Sinneszellen des Gleichgewichtsorgans; - - - → periphere Fortsätze der Sinneszellen ziehen zu bipolaren Neuronen des Ganglion vestibulare im Fundus meatus acustici int., zentrale Fortsätze ziehen zus. mit N. cochlearis zum Gehirn; - → Pars sup. mit N. utriculoampullaris, N. utricularis, N. ampullaris ant. u. lat., Pars inf. mit N. ampullaris post., N. saccularis; **V:** Sinnesfelder in Sacculus, Utriculus u. Ductus semicirculares des Labyrinthus vestibularis; N. cochlearis (Hörnerv), *Sinneszellen des Corti-Organs - - → deren periphere Fortsätze ziehen zum in der Schneckenachse des Hörorgans gelegenen Ganglion cochleare, zentrale Fortsätze der bipolaren Neuronen zus. mit N. vestibularis zum Gehirn; **V:** Sinnesepithel des Corti-Organs.

Nervus zygomaticus (†) m: *N. maxillaris (V_2); - - - → durch die Fissura orbitalis inf. aus der Fossa pterygopalatina an die laterale Augenhöhlenwand; - → R. communicans cum nervo lacrimali, R. zygomaticotemporalis, R. zygomaticofacialis; **V:** sensorisch: Wangenhaut, lateraler Augenwinkel, Schläfe.

Nesidio|blastom (Blast-*; -om*) n: malignes Insulinom*.

Nessel|sucht: s. Urtikaria.

Netherton-Syn|drom (Earl W. N., Dermat., Cleveland, geb. 1893) n: seltener, autosomal-rezessiv erbl., bisher rein gynäkotroper Aminosäurestoffwechseldefekt mit Trichorrhexis invaginata (s. Haarveränderungen), kongenitaler nichtbullöser, ichthyosiformer Erythrodermie od. Ichthyosis linearis circumflexa (kleieförmige Schuppung in den ersten Lebenstagen, später serpiginös fortschreitende lineare Erhebungen der Haut mit Randerythem), fakultativ auch atopische Reaktionen.

Netil|micin (INN) n: Aminoglykosid-Antibiotikum, Derivat des Sisomicins; s. Aminoglykosid-Antibiotika.

Nettleship-Syn|drom (Edward N., Dermat., Ophth., London, 1845–1913) n: nicht mehr gebräuchl. Bez. für Urticaria pigmentosa; s. Mastozytose.

Netz: s. Omentum.

Netz|beutel: s. Bursa omentalis.

Netz|haut: Retina*.

Netz|haut|ablösung: s. Ablatio retinae.

Netz|haut|angio|matose (Angio-*; -om*; -osis*) f: syn. Hippel*-Lindau-Syndrom.

Netz|haut|de|generation, peri|phere (Degeneratio*) f: (engl.) retinal degeneration; degen. Veränderungen von Netzhaut u. Glaskörper (u. a. Gitterlinienareale, Rundlöcher, Glitzerbeete, Glaskörperanheftungslinien) zw. Äquator u. Ora serrata, die im Alter, bei Myopie* häufiger u. früher als bei normalsichtigen Augen auftreten; bei Glaskörperabhebung* kann es zu Netzhautrissen u. Ablatio* retinae kommen; **Ther.:** evtl. prophylaktisch Laser- od. Kryokoagulation.

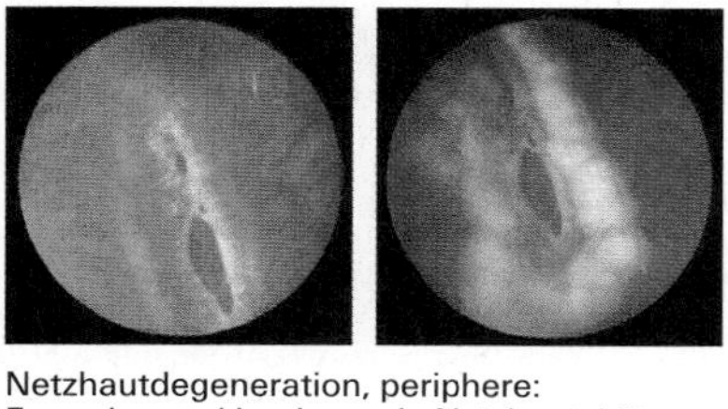

Netzhautdegeneration, periphere: Foramina und beginnende Netzhautablösung (links); rechts 24 Stunden nach Laserkoagulation [362]

Netz|haut|dys|trophie, hereditäre (Dys-*; Troph-*) f: s. Makuladystrophie, Retinopathia pigmentosa.

Netz|haut|entzündung: Retinitis*.

Netz|haut|punkte, kor|re|spondierende: (engl.) corresponding retinal points; vergleichbar lokalisierte Rezeptorareale der rechten u. der linken Retina; werden von einem Objektpunkt gleichzeitig erregt, der in einer (imaginären) Ebene durch den Fixationspunkt u. die Knotenpunkte der Augen (sog. Horopter) liegt; von k. N. stammende visuelle Informationen werden zentral bevorzugt gegeneinander abgeglichen u. dienen als Orientierungsebene beim stereoskopischen Sehen*.

Netz|mittel: syn. Detergenzien*.

Netz|torsion (Torsion*) f: (engl.) omentovolvulus; Verdrehung des Omentum majus mit Ischämie, Netzinfarkt u. Nekrose; **Formen: 1.** primäre N. (selten): intraabdominale, freie axiale Drehung eines Netzanteils; **2.** sek. N.: intraperitoneale bipolare Drehung um einen adhärenten Netzzipfel, z. B. bei Nabel- u. Narbenbruch mit Inkarzeration od. postop. Adhäsion mit den Sympt. des Akuten* Abdomens. J. Die.

Netz|trans|plantat (Transplantat*) n: s. Mesh graft.

Neubauer-Zähl|kammer (Otto N., deutscher Arzt, 1874–1957): s. Zählkammer.

Neugeborenen|glukos|urie (Glyk-*; Ur-*) f: (engl.) neonatal glucosuria; Vork. von Glukose im Harn von Neugeborenen ohne Krankheitswert; beruht nicht auf Insulinmangel, sondern auf einer niedrigen Glukoseschwelle bei Unreife der Nierentubuli.

Neugeborenen|hyper|bili|rubin|ämie (Hyper-*; Bili-*; lat. ruber rot; -ämie*) f: s. Hyperbilirubinämie des Neugeborenen.

Neugeborenen|hypo|thyreose (Hyp-*; Thyreo-*; -osis*) f: s. Hypothyreose, Kretinismus.

Neugeborenen|gelb|sucht: Icterus* neonatorum.

Neugeborenen|ileus m: (engl.) neonatal ileus; in der Neugeborenenperiode auftretender Ileus*; **Urs.:** Darmlageanomalien (z. B. Malrotation, Volvulus), Darmatresie, Pancreas annulare, Mekoniumileus, kongenitales Megakolon, Milchpfropfsyndrom, nekrotisierende Enterokolitis u. a.

Neugeborenen|krämpfe: (engl.) neonatal seizures; innerh. der Neugeborenenperiode auftretende zerebrale Anfälle; **Urs.:** frühkindlicher Hirnschaden*, metabolische Störungen (z. B. Hypoglykämie*, Hypokalzämie*, Pyridoxinmangel), Intoxikation, Infektion; **Formen:** fokale Kloni mit wechselnder Lok., multifokale Myoklonien, allg. od. umschriebene Tonuserhöhung, Tremor, Hypotonie der Muskulatur, passagerer Atemstillstand, Deviation der Augen u. a.; N. manifestieren sich häufig oligosymptomatisch u. treten mit zeitlicher u. lokalisatorischer Inkonstanz auf. **Sonderform:** benigne familiäre N. inf. autosomal-dominant vererbter Mutation im Kaliumkanal-Gen KCNQ2 auf Chromosom 20 mit Manifestation am 2.–4. Lebenstag; **Diagn.:** im EEG meist polymorphe pathol. Veränderungen; **Ther.:** evtl. medikamentös mit Phenobarbital nach Ausschluss metabolischer Urs.; **Progn.:** abhängig von der Urs.; nachfolgende Epilepsie* in 10–20 % der Fälle.

Neugeborenen|pemphigoid (gr. πέμφιξ Blase; -id*) n: Pemphigus neonatorum; s. Impetigo contagiosa.

Neugeborenen|peri|ode f: (engl.) neonatal period; Zeit vom ersten Atemzug (Lebendgeburt) bis zum Alter von 28 Tagen; der Zeitraum bis zum 8. Lebenstag wird als frühe N. bezeichnet; vgl. Neugeborenes.

Neugeborenen|re|flexe (Reflekt-*) m pl: s. Reflexe, frühkindliche.

Neugeborenen-Screening (engl. screen Sieb): (engl.) neonatal check-ups; Kinderfrüherkennungsuntersuchungen* in der Neugeborenenperiode (U1 u. U2).

Neugeborenen|sepsis (Sepsis*) f: (engl.) neonatal sepsis; häufig relativ symptomarm (u. a. Trinkunlust mit Gewichtsabnahme, Zyanose) beginnende Sepsis* des Neugeborenen; foudroyanter Verlauf möglich; **Err.:** Streptokokken der Gruppe B aus dem mütterl. Geburtskanal; gramnegative Stäbchenbakterien (bes. Darmbakterien, spez. E. coli) bei postnataler Inf.; Anaerobier bei diaplazentar übertragener pränataler Inf.; **Ther.:** frühzeitig Antibiotika i. v.; vgl. Amnioninfektionssyndrom, Herpessepsis des Neugeborenen.

Neugeborenen|sterblichkeit: (engl.) neonatal mortality; s. Säuglingssterblichkeit (Tab.).

Neugeborenen|struma (Struma*) f: s. Struma neonatorum.

Neugeborenen|tetanie (Tetanus*) f: (engl.) neonatal tetany; neuromuskuläre Labilität mit Krampfbereitschaft (einschl. der Atemmuskulatur) bis zu manifesten tetaniformen Krämpfen (selten als typ. Karpopedalspasmen) u. apnoische Anfälle durch vorübergehende Schwankungen der Calcium- u. Phosphatkonzentration (Hypokalzämie, Hyperphosphatämie) bei Neugeborenen inf. funkt. Niereninsuffizienz od. (transitor.) Hypoparathyroidismus. Vgl. Tetanie.

Neugeborenen|thrombo|penie (Thromb-*; -penie*) f: s. Alloimmunthrombozytopenie, neonatale.

Neugeborenes: (engl.) neonate, newborn; lebendgeborenes Kind in der Zeit vom ersten Atemzug (Schrei) bis zum Alter von vier Wochen; **Einteilung: I.** unter Berücksichtigung der Schwangerschaftsdauer* bis zum Geburtstermin: **1.** vor dem Termin geboren (präterm, prämatur, frühgeboren): Schwangerschaftsdauer weniger als 37 abgeschlossene Wochen p. m. (weniger als 259 Tage); **2.** am Termin geboren (term, matur, reifgeboren): Schwangerschaftsdauer mehr als 37 bis 42 abgeschlossene Wochen (259–293 Tage); **3.** nach dem Termin geboren (postterm, postmatur, übertragen): Schwangerschaftsdauer 42 abgeschlossene Wochen u. länger (294 Tage u. länger); **II.** unter Berücksichtigung des Geburtsgewichts*: **1.** untergewichtiges N. (Geburtsgewicht <2500 g, entweder hypo- bzw. eutrophes Frühgeborenes* od. hypotrophes Reifgeborenes); **2.** normalgewichtiges N. (Geburtsgewicht 2500–4500 g); **3.** übergewichtiges N. (Geburtsgewicht >4500 g). Nach Schwangerschaftsdauer u. Geburtsgewicht wird der Entwicklungsstand des N. anhand von Standardgewichtskurven (s. Abb.) beurteilt. Liegt das Gewicht für eine best. Schwangerschaftsdauer innerh. des 10. bis 90. Perzentils, so wird das N. als eutroph bezeichnet; liegt es unterh. des 10. Perzentils, so handelt es sich um ein Mangelgeborenes* (small for date, hypotroph); liegt es über dem 90. Perzentil, spricht man von einem Riesenkind* (large for date, hypertroph). **Physiol.:** Die Neugeborenenperiode ist gekennzeichnet durch den Übergang vom intra- zum extrauterinen Leben, wobei es unter der Geburt zu Geburtsschäden* kommen kann. Die perinatale Adaptation mit der plötzl. Übernahme der Plazentafunktion durch die funkt. noch unreifen Organe (Haut, Lungen, Leber, Nieren, Magen, Darm, ZNS) sowie mit der Umstellung des Blutkreislaufs* ist v. a. durch folgende physiol. Besonderheiten charakterisiert: physiol. Gewichtsabnahme, die in den ersten 3–5 Lebenstagen bis zu 10 % des Geburtsgewichts betragen darf; Schwankungen der Körpertemperatur inf. der noch nicht voll funktionsfähigen Wärmeregulation*; oberflächl. u. z. T. sogar unregelmäßige Atmung bis zur endgültigen Ausreifung des bulbären Atemzentrums (s. Atemfrequenz); physiol. Icterus* neonatorum inf. der funkt. Leberunreife; Ödembereitschaft u. Neigung zur Azidose durch herabgesetzte Leistungsfähigkeit der Nieren; allmähl. Anpassung des Magen-Darm-Trakts (Fassungsvermögen, Verdauungsenzyme, Resorption) an die orale Nahrungsaufnahme; frühkindliche Reflexe* durch Fehlen der Großhirn- u. Pyramidenbahnfunktionen als Zeichen der ZNS-Unreife; Neugeborenenglukosurie*. Kompl. der Anpassungs- u. Umstellungsvorgänge in der Neugeborenenperiode sind z. B. Exsikkose*, Hyperbilirubinämie* des Neugeborenen, Morbus* hämorrhagicus neonatorum, Ödeme, Neugeborenentetanie*, Ernährungsstörungen* des Säuglings. In der Neugeborenenperiode können Nabelerkrankungen auftreten u. Fehlbildungssyndrome* erkennbar werden; daneben tritt eine Reihe von Inf. speziell bei N. auf (Staphylodermien wie Impetigo contagiosa*, SSSS*, Gonoblennorrhö*, Einschlusskonjunktivitis*, Herpessepsis* des Neugeborenen). Vgl. Zustandsdiagnostik des Neugeborenen, Reifezeichen des Neugeborenen, Risikoneugeborenes, Depressionszustand des Neugeborenen.

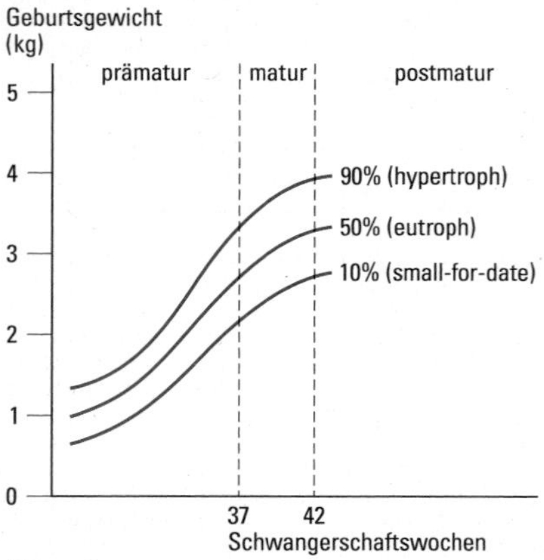

Neugeborenes:
Klassifikation nach Gestationsalter und Geburtsgewicht [386]

Neumann-Syn|drom I (Isidor N., Dermat., Wien, 1837–1906) n: s. Pemphigus vegetans Neumann.

Neumann-Syn|drom II (Ernst Franz Christian N., Pathol., Königsberg, 1834–1918) n: syn. Epulis* connata.

Neuner|regel: (engl.) rule of nines; s. Verbrennung.

Neur-: auch Neuro-; Wortteil mit der Bedeutung Nerv, Sehne, Muskelband; von gr. νεῦρον.

neural (↑): Nerven-; durch Nerven bedingt.

Neur|algia spermatica (↑; -algie*) f: (engl.) spermatic neuralgia; Spermatikusneuralgie; anfallartige heftige Schmerzen in Leiste, Skrotum bzw. Labia majora pudendi u. Dammbereich, evtl. einhergehend mit herabgesetzter Sensibilität u. Ausfall des Kremasterreflexes; **Urs.:** Schädigung des N. genitofemoralis durch Erkr. im Leistenkanalbereich (Hernie, Varikozele, Leistenhoden), u. U. durch Narben nach Herniotomie; **Ther.:** evtl. Neurolyse, Nervenblockade durch Lokalanästhetika.

Neur|algie (↑; ↑) f: (engl.) neuralgia; allg. Bez. für Schmerzsyndrome*, die auf das Ausbreitungsgebiet eines Nervs beschränkt sind; vgl. Gesichtsneuralgie.

Neural|patho|logie (↑; Patho-*; -log*) f: (engl.) neural pathology; Krankheitslehre (Ricker, Speransky), nach der pathol. Prozesse durch Reaktionen des ZNS vermittelt werden, da alle Reize primär auf das ZNS einwirken; vgl. Relationspathologie.

Neural|platte (↑): (engl.) neural plate; erste Anlage des Zentralnervensystems; tritt als Verdickung des Ektoderms* in der dorsalen Mittellinie der Embryonalanlage auf; durch Aufwölbung der **Neuralwülste** entsteht die **Neuralrinne** u. schließl. das **Neuralrohr**, das sich vom Hautektoderm ablöst u. ins Körperinnere verlagert. Das Zellmaterial an der Nahtstelle des Neuralrohrs differenziert sich zur **Neuralleiste**. Aus dem Neuralrohr entwickeln sich Gehirn u. Rückenmark, aus der Neuralleiste die zerebrospinalen u. Sympathikusganglien, die chromaffinen Zellen des Nebennierenmarks u. die Paraganglien, die Schwann-Zellen, Satellitenzellen, Pigmentzellen u. Knorpelzellen.

Neural|rohr|defekt (↑) m: s. Dysrhaphiesyndrome.

Neur|aminidase|hemmer: (engl.) neuraminidase inhibitors; Abk. NA; kompetitive Hemmstoffe der Neuraminidase von Influenza*-Virus Typ A u. Typ B; z. B. Zanamivir, Oseltamivir; vgl. Virostatika.

Neur|aminidase|mangel: syn. Sialidose*.

Neur|aminidasen f pl: (engl.) neuraminidases, receptor destroying enzymes (Abk. RDE); syn. Sialidasen; Hydrolasen*, die N-Acetylneuraminsäure (s. Neuraminsäure) vom nicht reduzierenden Heteroglykanende der Glykolipide u. Glykoproteine abspalten; **Vork.:** in Myxoviren*, versch. Bakterien (z. B. Vibrio cholerae), Blutplasma, Lysosomen. N.-Hemmstoffe werden zur Behandlung der Grippe genutzt. Vgl. Enzymtest.

Neur|amin|säure: (engl.) neuraminic acid; 5-Amino-3,5-didesoxy-D-glycero-D-galaktononulosonsäure; Aminozucker mit neun C-Atomen, der biosynthet. aus Mannosamin* u. Phosphoenolpyruvat entsteht; Sialinsäuren sind die N- u. O-Acetylderivate der N.; **Vork.:** in Glykoproteinen* u. Glykolipiden* (v. a. Ganglioside*); bes. N-Acetylneuraminsäure ist am Aufbau der Zellmembran beteiligt u. trägt zur negativen Ladung der Zelloberfläche bei; N. ist Bestandteil der Glykokalyx*, der Blutgruppenantigene (z. B. der MNSs-Blutgruppen) u. Membranproteine (z. B. Insulinrezeptoren, Rezeptor hämagglutinierender Myxoviren). Spaltung durch Neuraminidasen*.

Neur|amin|säure-Speicher|krankheit: (engl.) Salla disease; syn. Salla-Krankheit; autosomal-rezessiv erbl., neurodegenerative Systemerkrankung mit lysosomaler Transportstörung für Neuraminsäure (Genlokus 6q14-q15); Vork. v. a. in Finnland mit interfamiliär unterschiedl. schweren Verlaufsformen; **Sympt.:** verzögerte psychomotor. Entwicklung, Abbau erlernter Fähigkeiten, Ataxie, Vergröberung des Gesichts; vermehrte Ausscheidung von Neuraminsäure im Harn, vakuolisierte Lymphozyten. Vgl. Sialidose.

Neur|a|praxie (Neur-*; gr. ἀπραξία Untätigkeit) f: (engl.) neurapraxia; vollständig reversibler Funktionsausfall eines peripheren Nervs ohne anat. Unterbrechung (z. B. bei Schlafdrucklähmung*); leichteste Form einer Nervenschädigung inf. umschriebener Veränderungen an den Markscheiden mit spontaner Rückbildung innerh. von Std. bis Wochen. Vgl. Axonotmesis, Neurotmesis.

Neur|asthenie (↑; Asthenie*) f: s. Somatisierungsstörung.

Neur|ek|tomie (↑; Ektomie*) f: (engl.) neurectomy; partielle Resektion eines peripheren Nervs, evtl. zur palliativen Ther. bei Schmerzen.

Neurin n: sehr giftiges Ptomain; entsteht durch Wasserabspaltung aus Cholin*.

Neur|inom (Neur-*; gr. ἴς, ἰνός Sehne, Faser; -om*) n: (engl.) neurinoma; syn. Schwannom; benigner Tumor, der von Zellen der Schwann*-Scheide ausgeht; **Lok.:** periphere Nerven, Wurzeln der Rückenmarknerven, Hirnnerven (v. a. Akustikusneurinom*), vegetative Nerven; histol.

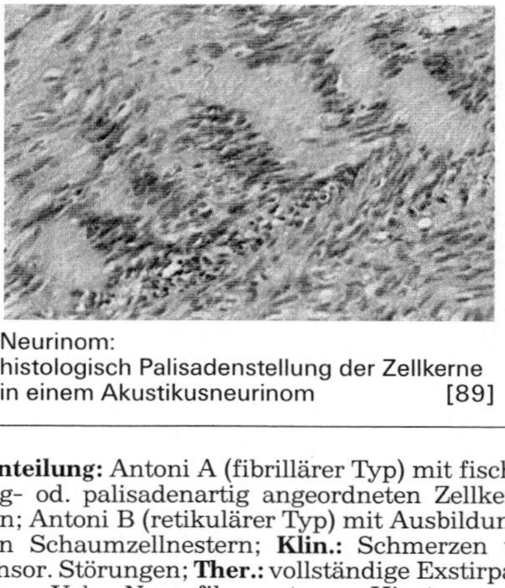

Neurinom:
histologisch Palisadenstellung der Zellkerne in einem Akustikusneurinom [89]

Einteilung: Antoni A (fibrillärer Typ) mit fischzug- od. palisadenartig angeordneten Zellkernen; Antoni B (retikulärer Typ) mit Ausbildung von Schaumzellnestern; **Klin.:** Schmerzen u. sensor. Störungen; **Ther.:** vollständige Exstirpation. Vgl. Neurofibromatose, Hirntumoren (Tab.).

Neurit (↑) m: syn. Axon, Achsenzylinder*.

Neuritis (↑; -itis*) f: Nervenentzündung; Neuropathie mit entzündl.-degen. Veränderungen von Hirnnerven od. peripheren Nerven; vgl. Polyneuritis, Polyneuropathie, Radikulitis, Mononeuritis multiplex, Neuritis nervi optici.

Neuritis nervi optici (↑; ↑) f: (engl.) optic neuritis; syn. Sehnervenentzündung; Entz. des N. opticus; **Formen: 1.** N. n. o. retrobulbaris (syn. Retrobulbärneuritis): Entz. des retrobulbären Anteils des Sehnervs; häufigste Form; **2.** N. n. o. anterior: Entz. des vorderen Anteils des Sehnervs u. der Papille; **3.** Sonderform: Neuroretinitis*. **Vork.:** v. a. bei Multipler* Sklerose; seltener bei Devic-Krankheit, Infektionskrankheiten (Syphilis, Borreliose, Tuberkulose, Virusinfektionen) od. parainfektiös, bei Sarkoidose, Kollagenosen (insbes. systemischer Lupus erythematodes), Panarteriitis nodosa od. Impfungen; **Path.:** Demyelinisierung des N. opticus; **Klin.:** Visusminderung innerhalb von Stunden bis Tagen, Bewegungsschmerz des Auges, bei Kindern

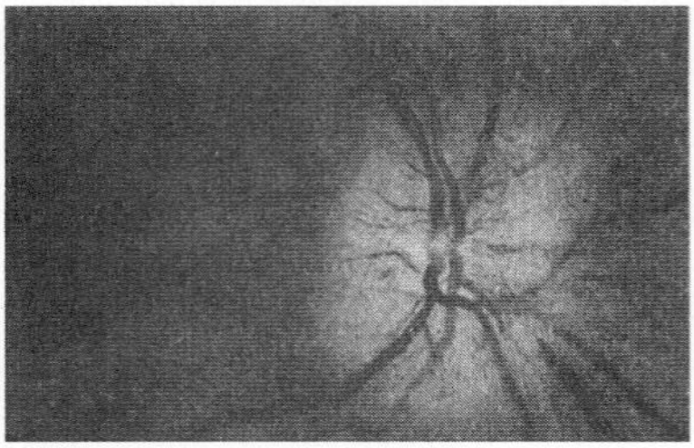

Neuritis nervi optici:
Papillitis mit entzündlichem ischämischem Ödem, verwaschenen Papillengrenzen und Prominenz der Papille [362]

häufig beidseitig, sonst meist einseitig; **Diagn.:** fundoskopisch bei Retrobulbärneuritis unauffälliger Befund („der Pat. sieht nichts u. der Arzt auch nicht"), bei N. n. o. anterior Papillenschwellung; in der Perimetrie zentrale od. parazentrale Skotome; afferente Pupillenstörung; verlängerte Latenz visuell evozierter Potentiale; evtl. Lumbalpunktion u. zerebrale Kernspintomographie zur Diagn. einer Multiplen Sklerose;

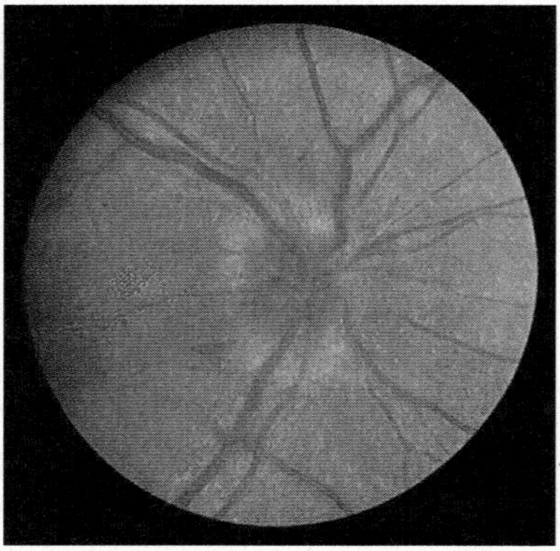

Neuritis nervi optici:
Beteiligung des Discus nervi optici [362]

Ther.: Glukokortikoide; **Progn.:** meist komplette Heilung; Risiko für die Entw. einer Multiplen Sklerose innerhalb von 5 Jahren bei Retrobulbärneuritis (mit zusätzl. pathol. Befund in der Kernspintomographie) >50 %. M. Bre.

Neuritis, retro|bulbäre (↑; ↑) f: s. Neuritis nervi optici.

Neuro|akantho|zytose (↑; Akanth-*; Zyt-*) f: (engl.) neuroacanthocytosis; durch gleichzeitiges Auftreten von progressiven Dyskinesien u. Akanthozyten* im Blut gekennzeichnete Erkr.; **Ätiol.:** autosomal-dominant, autosomal-rezessiv u. X-chromosomal-rezessiv (McLeod-Syndrom, Genlokus Xp21.1) erbl.; **Pathol.:** Nervenzellverlust in Nucleus caudatus, Putamen u. (bes. ausgeprägt) Globus pallidus; **Klin.:** Beginn vor dem 40. Lj. (bei X-chromosomaler Form vor dem 30. Lj.) mit Chorea, orofazial betonten Hyperkinesen u. z. T. Tics, häufig psych. Auffälligkeiten; ggf. zusätzl. Polyneuropathie (autosomal-dominante Form) od. Myopathie (X-chromosomale Form); **Diagn.:** Blutbild (>4 % der Erythrozyten als Akanthozyten), erhöhtes Kreatinin im Serum, EKG (Überleitungsstörung, Hypertrophiezeichen), EMG (ggf. Zeichen der Myopathie), Nervenleitgeschwindigkeit (ggf. Zeichen der axonalen Polyneuropathie), zerebrale Computer- od. Kernspintomographie (Atrophie des Nucleus caudatus u. Putamen); **DD:** Chorea* anderer Genese. K. Irl.

Neuro|bionik (↑) f: (engl.) neurobionics; interdisziplinäres Spezialgebiet, das sich mit technolog. Ersatzlösungen für biol. Funktionen bei neurol. Störungen befasst (z. B. Behandlung der Reflexinkontinenz* durch ins Rückenmark implantierte Schrittmacher).

Neuro|blasten (↑; Blast-*) m pl: (engl.) neuroblasts; Nervenzellenbildner, Vorstufen der Nervenzellen; vgl. Glioblasten.

Neuro|blastom (↑; ↑; -om*) n: (engl.) neuroblastoma; hochmaligner, vom sympathischen Nervengewebe ausgehender Tumor v. a. bei Kleinkindern; häufigste Lok. Nebenniere; zum Diagnosezeitpunkt bei >50 % der Fälle bereits Metastasen (bes. im Knochen); **Sonderformen: 1.** N. bei Säuglingen (Stadium IV-S): Metastasen in Leber, Haut od. disseminiert im Knochenmark; **2.** N. mit primär zerebraler Lok.; s. Hirntumoren (Tab.); **Sympt.:** abhängig von Lok. u. Ausdehnung des Tumors Horner-Syndrom, Exophthalmus u. periorbitale Ekchymosen, livide subkutane Knötchen, Schmerzen, Anämie, Fieber, Durchfall, Gewichtsverlust; **Diagn.:** Sonographie, CT, Kernspintomographie, labordiagn. Bestimmung der Katecholaminabbauprodukte im Harn (Vanillinmandel-, Homovanillinsäure); genet. Charakterisierung des Tumors (ungünstige Progn. z. B. bei Deletion im kurzen Arm von Chromosom 1 od. Amplifizierung des N-myc-Protoonkogens); **Ther.:** abhängig von Alter des Pat., Stadium u. genet. Charakterisierung des Tumors; im Stadium IV-S Spontanregression möglich; bei lokalisierter Form i. d. R. chir. Entfernung des Primärtumors u. ggf. Chemotherapie (Progn. günstig); im Stadium IV trotz aggressiver Chemotherapie Prognose schlecht. Vgl. Retinoblastom.

Neuro|blastoma retinae (↑; ↑; ↑) n: s. Retinoblastom.

Neuro|chirurgie (↑; Chirurgie*) f: (engl.) neurosurgery; Teilgebiet der Chirurgie, das Teile der Diagnostik u. die op. Behandlung von Erkr. des peripheren u. zentralen Nervensystems sowie funkt. Syndrome (Schmerz, Bewegungsstörungen, Epilepsie) umfasst.

Neuro|cranium (↑; Krani-*) n: Gehirnschädel.

Neuro|dermitis a|topica (↑; Derm-*; -itis*) f: syn. atopisches Ekzem*.

Neuro|dermitis circum|scripta (↑; ↑; ↑) f: syn. Lichen* simplex chronicus circumscriptus.

Neuro|ekto|derm (↑; Ekto-*; Derm-*) n: (engl.) neuroectoderm; Anteil des Ektoderms* der Gastrula, der sich in neurales Gewebe differenziert.

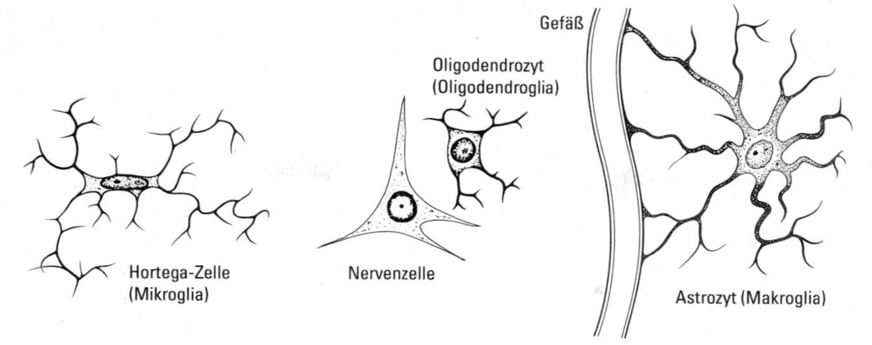

Neuroglia [532]

neuro|endo|krin (↑; End-*; -krin*): (engl.) neuroendocrine; die Sekretion von Neurohormonen betreffend; vgl. Neurosekretion.

Neuro|epi|thel (↑; Epithel*) n: (engl.) neuroepithelium; **1.** Epithel des Neuralrohrs; **2.** Sinnesepithel; s. Maculae staticae, Retina, Riechschleimhaut.

Neuro|epi|theliom (↑; ↑; -om*) n: (engl.) neuroepithelioma; Sammelbez. für neuroepitheliale Hirn- u. Rückenmarktumoren; i. e. S. Bez. für einen selten vorkommenden, primitiven, zellreichen Tumor der peripheren Nerven; vgl. Hirntumoren (Tab.).

Neuro|fibrillen (↑; Fibrilla*) f pl: (engl.) neurofibrils; (histol.) feinste Fäserchen im Zytoplasma der Nervenzellen u. ihrer Fortsätze (Metaplasma*).

Neuro|fibrom (↑; Fibr-*; -om*) n: (engl.) neurofibroma; hochdifferenzierter, benigner Tumor, der sowohl von Zellen der Schwann*-Scheide als auch vom endoneuralen Mesenchym peripherer Nervenfasern ausgeht u. kollagenes Bindegewebe enthält; histopathologisch werden solitäres (mit klarer Abgrenzung) u. plexiformes N. (mit diffuser Ausbreitungstendenz) unterschieden. Lokal infiltrierendes Wachstum kann zu Schmerzen u. neurol. Ausfällen führen. Vork. multipler N. bei Neurofibromatose* (mit maligner Entartung bes. beim peripheren Typ).

Neuro|fibro|matose (↑; ↑; ↑; -osis*) f: (engl.) neurofibromatosis; Abk. NF; erbl. Phakomatose mit variabler Penetranz; **Formen: 1.** peripherer Typ (syn. Recklinghausen-Krankheit): autosomal-dominant erbl. od. (in >50 % der Fälle) als Neumutation auftretend; Genlokus 17q11.2, zugehöriges Genprodukt ist das Tumorsuppressorprotein Neurofibromin; Häufigkeit: ca. 1:3000 Neugeborene; Klin.: über den ganzen Körper verteilte multiple Neurofibrome der Hautnerven, Pigmentanomalien der Haut (Café-au-lait-Flecke, axilläre u. inguinale Lentigines); als variierende Sympt. Knochenanomalien, Skoliose, Lisch-Knötchen (Irishamartome), Optikusgliome; neurol. v. a. sensible Reizerscheinungen (Schmerzen, Parästhesien); gelegentlich kombiniert mit Lernbehinderung, endokrinen Störungen u. a.; **2.** zentraler Typ: autosomal-dominant erbl. od. als Neumutation auftretend mit uni- od. (v. a.) bilateralen Akustikusneurinomen u. (häufig) zerebralen Meningeomen sowie (rel. selten) Pigmentanomalien od. Neurofibromen; Genlokus 22q12.2, zugehöriges Genprodukt ist das Tumorsuppressor- u. Zellinteraktionsprotein Schwannomin; Lisch-Knötchen kommen nicht vor. **Ther.:** evtl. chir. Entfernung der Tumoren, ggf. Chemotherapie. Vgl. Phakomatosen, Polyadenomatose-Syndrome.

Neuro|genetik (↑; Genetik*) f: (engl.) neurogenetics; Teilgebiet der Humangenetik*, das sich mit Vererbungsmodus u. Genlokalisation neurol. u. muskulärer Erkr. befasst.

Neuro|glia (↑; gr. γλία Leim) f: vom Ektoderm* abgeleitetes Hüll- u. Stützgewebe des Nervensystems*; im Gegensatz zu den Nervenzellen sind die Gliazellen auch nach der Pränatalperiode noch vermehrungsfähig; im ZNS werden folgende Zellformen (s. Abb.) unterschieden: **1.** Astrozyten (Makroglia); große, zur Phagozytose* befähigte, sternförmige Zellen mit zahlreichen Zellfortsätzen (als sog. protoplasmatische Kurzstrahler bzw. fortsatzreiche Langstrahler), die mit Nervenzellen u. Blutgefäßen in Verbindung stehen (Stoffaustausch); bilden die sog. Gliagrenzmembran (Membrana limitans gliae superficialis u. perivascularis), die das Hirngewebe an der Oberfläche gegen die Hirnhäute u. um die Blutgefäße geweblich abgrenzt (vgl. Blut-Hirn-Schranke). Nach der Hirngewebezerstörung bildet sich durch Wucherung der Makroglia eine sog. Glianarbe aus. **2.** Oligodendrozyten (Makroglia): große Zellen mit vielen Fortsätzen, die im ZNS die Axone umwickeln u. die Markscheide bilden; **3.** Hortega-Zellen (Mikroglia): zur Phagozytose befähigte, mobile, kleinere Zellen (gewebetypische Makrophagen*) mit länglichem chromatinreichem Kern u. schmalem Zytoplasmasaum, von dem Büschel feiner verzweigter Fortsätze abgehen; leiten sich möglicherweise vom Mesoderm* ab (sog. Mesoglia); **4.** i. w. S. auch das Ependym*. Im ZNS bildet die N. ein dreidimensionales Netzwerk (vgl. Gliaarchitektonik); im peripheren Nervensystem werden die Mantelzellen* peripherer Ganglien u. die Schwann-Zellen der Nervenfasern als N. bezeichnet. Vgl. Müller-Stützzellen.

Neuro|gliom (↑; ↑; -om*) n: (engl.) neuroglioma; s. Gliom.

Neuro|hormone (↑; Horm-*) n pl: (engl.) neurohormones; Hormone* aus Hypophyse*, Hypothalamus* u. APUD*-System sowie Neurotransmitter*.

Neuro|hypo|physe (↑; Hypophyse*) f: (engl.) neurohypophysis; Bez. für Hypophysenstiel u. -hinterlappen; s. Hypophyse.

Neuro|keratin|gerüst (↑; Kerat-*): (engl.) neurokeratin skeleton; bei der Fixierung markhaltiger Nervenfasern nach Herauslösen der Lipide sichtbar werdendes Artefakt.

neuro|krin (↑; -krin*): (engl.) neurocrine; auch neuroendokrin; s. Neurosekretion.

Neuro|lemma (↑; gr. λέμμα Schale, Hülse) n: s. Schwann-Scheide.

Neuro|lept|an|ästhesie (↑; gr. λῆψις Nehmen, Empfangen; Anästhesie*) f: (engl.) neuroleptanesthesia; Abk. NLA; Form der Narkose*, die aus der Einleitung mit einem kurz wirksamen Hypnotikum, Neuroleptanalgesie* u. der Zufuhr von Lachgas u. Sauerstoff sowie von Muskelrelaxanzien besteht.

Neuro|lept|an|algesie (↑; ↑; An-*; -algie*) f: (engl.) neuroleptanalgesia; Abk. NLA; Herbeiführen eines narkoseähnlichen Zustands (Neurolepsie u. Analgesie) zur Durchführung kleinerer op. Eingriffe durch i. v. Gabe eines Neuroleptikums (z. B. Droperidol) u. eines starken, aber kurzwirksamen Opiats (z. B. Fentanyl). Vgl. Neuroleptanästhesie.

Neuro|leptika (↑; ↑) n pl: syn. Antipsychotika, (engl.) neuroleptic drugs, major tranquilizers; Psychopharmaka mit antipsychotischer, sedierender u. psychomotorisch dämpfender Wirkung; **Substanzgruppen:** tricyclische N. (z. B. Phenothiazinderivate* u. Thioxanthenderivate), Butyrophenone, Diphenylbutylpiperidine, Benzamide (z. B. Sulpirid) u. sog. atypische N. mit geringeren extrapyramidal-motorischen UAW (Clozapin, Olanzapin, Zotepin, Risperidon, Sertindol); bezogen auf die Wirkungsintensität von Chlorpromazin werden N. in schwache, mittelstarke, starke u. sehr starke N. eingeteilt (s. Tab.); Wirkungsmechanismus ist wahrscheinl. die Blockade prä- u. postsynaptischer Dopaminrezeptoren. **Verw.:** bei akuter Psychose, Schizophrenie*, i. R. der Neuroleptanalgesie*; **Kontraind.:** z. B. Vergiftung mit zentral dämpfenden Pharmaka od. Alkohol; cave bei Parkinson-Syndrom; **UAW:** v. a. extrapyramidal-motorische Symptome wie Frühdyskinesien, Parkinson*-Syndrom, Akathisie, evtl. irreversible Spätdyskinesie, akinetisch-abulisches Syndrom*; auch vegetative Sympt. (z. B. Mundtrockenheit, Mydriasis, orthostat. Regulationsstörungen), selten Blutbildveränderungen, allergische Reaktionen u. das sog. maligne neuroleptische Syndrom*.

Neuro|lipidosen (↑; Lip-*; -osis*) f pl: veraltete Sammelbez. für Speicherungskrankheiten der Nervenzellen, im Ggs. zu denen des Marklagers (Leukodystrophie*); s. Poliodystrophie.

Neuro|logie (↑; -log*) f: (engl.) neurology; Fachgebiet der Medizin, das sich mit der Erforschung, Diagnostik u. Behandlung der Erkr. des Nervensystems u. der Muskulatur befasst.

Neuro|lues (↑; Lues*) f: syn. Neurosyphilis*.

Neuro|lyse (↑; Lys-*) f: (engl.) neurolysis; **1.** äußere (extraneurale) N.: chir. Lösung von Verwachsungen um einen Nerv u. Dekompression (z. B. Spaltung des Retinaculum flexorum bei Karpaltunnelsyndrom*); **2.** interfaszikuläre (intraneurale) N.: chir. Isolierung intakter Nervenfaserbündel aus narbig verändertem Nervengewebe; **3.** neurolytische Nervenblockade*.

Neurom (↑; -om*) n: (engl.) neuroma; **1.** syn. Ganglioneurom*; **2.** i. w. S. Bez. für überschießende knotenförmige Regeneration (v. a. ungeordnete Aussprossung von Axonen in eine bindegewebige Narbe) nach Durchtrennung eines peripheren Nervs (sog. Narbenneurom, Amputationsneurom) mit lokaler Hyperästhesie u. -algesie.

Neuro|myelitis optica (↑; Myel-*; -itis*) f: syn. Devic*-Krankheit.

Neuro|myositis (↑; My-*; -itis*) f: Myositis* mit Beteiligung peripherer Nerven; vgl. Kollagenosen.

Neuro|myo|tonie (↑; ↑; Ton-*) f: (engl.) neurogenic myotonia; Syndrom dauernder Muskelaktivität; **Klin.:** plötzl. auftretende u. schubförmig verlaufende Verhärtung (Verkrampfung) aller Skelettmuskeln mit zähflüssigen Bewegungen;

Neuroleptika

Neuroleptikum	Chemische Struktur[1]	Neuroleptische Potenz	Vegetative u. sedierende Wirkung	Antipsychotische u. extrapyramidale Wirkung
schwach				
Promazin	Ph	1/2		
Thioridazin	Ph	1/2		
Levomepromazin	Ph	2/3		
Chlorprothixen	Th	2/3		
mittelstark				
Chlorpromazin	Ph	1		
Clopenthixol	Th	2–3		
Triflupromazin	Ph	4		
stark				
Perphenazin	Ph	10		
Trifluoperazin	Ph	10–20		
sehr stark				
Fluphenazin	Ph	50		
Haloperidol	B	50		
Trifluperidol	B	200		
Benperidol	B	400		

[1] Ph: Phenothiazin; B: Butyrophenon; Th: Thioxanthen

in der Elektromyographie auch bei Entspannung Aktionspotentiale; **Ther.:** Phenytoin; **DD:** Stiff*-man-Syndrom.

Neuron (↑) n: (anat.) Neuronum; Nervenzelle* mit allen Fortsätzen (Achsenzylinder*, Dendrit*, Telodendron*); bildet nach der **Neuronenlehre** eine genetische, morphol., funkt., trophische u. regenerative Einheit.

Neuro|navigation (↑) f: syn. rahmenlose Stereotaxie; Operationsplanung u. -kontrolle anhand dreidimensionaler, prä- od. intraoperativ gewonnener Bilddaten (MRT, CT, Sonographie) v. a. von Schädel u. Gehirn, auch der Wirbelsäule, i. R. der minimal-invasiven Neurochirurgie; nach Orientierung u. Referenzierung der Bilddaten an der Lagerung des Pat. wird der Zugang geplant. Die intraoperative Orientierung findet computerkontrolliert mittels mechan. Verbindung od. Infrarot-Ortung statt. N. ersetzt z. T. Verfahren der stereotaktischen Operation*. M. Gaa.

Neuronitis vestibularis (↑; -itis*) f: s. Vestibularisausfall, akuter.

Neuro|pathie (↑; -pathie*) f: (engl.) neuropathy; Nervenleiden, Erkr. peripherer Nerven; s. Polyneuropathie, Neuritis.

Neuro|pathie, hereditäre motorisch-sensible (↑; ↑) f: (engl.) hereditary motor and sensory neuropathy; Abk. HMSN; syn. neurale Muskelatrophie; Oberbegriff für chron.-progredient verlaufende, erbl. (familiäre) Formen von Degeneration peripherer Neurone; **Pathol./Anat.: 1.** Veränderungen der Schwann-Zellen markhaltiger Nervenfasern mit segmentalen De- u. Remyelinisierungsvorgängen u. Vermehrung des endoneuralen Bindegewebes (sog. hypertrophische Form); **2.** primäre Degeneration von zunächst distalen Anteilen des Axons, später auch der zugehörigen Neurone in Rückenmark u. Spinalganglien (sog. neuronale Form); **Formen: HMSN I**: heterogene Form (Typ A-C), vorwiegend dominant erbl. hypertrophische Form vom Typ Charcot-Marie-Tooth mit Manifestation bereits in der frühen Kindheit u. molekulargenet. Nachweis einer Duplikation des Gens für das periphere Myelinprotein 22 im Genlokus 17p11.2; **HMSN II**: meist dominant erbl. neuronale Form vom Typ Charcot-Marie-Tooth mit Manifestation meist erst im frühen, evtl. im späten Erwachsenenalter; **HMSN III**: vorwiegend rezessiv erbl. hypertrophische Form vom Typ Déjerine-Sottas mit frühzeitiger Manifestation u. rascher Entw., oft mit Gehunfähigkeit bereits im dritten Lebensjahrzehnt; z. T. bestehen fließende Übergänge zw. den versch. Formen. **Klin.:** fortschreitende symmetr. atroph. Lähmung distaler Muskelgruppen der Extremitäten, die nur selten bzw. erst spät über die Knie- bzw. Ellenbogengelenke hinausgeht (Hohlfuß, sog. Vogel- od. Storchenbeine, Krallenhand). Die Sympt. entsprechen einer vorwiegend distal betonten Polyneuropathie*, elektroneurograph. Verminderung der Nervenleitungsgeschwindigkeit bei der hypertrophischen Form, Denervierungszeichen bei der neuronalen Form. **DD:** Polyneuropathie (tox., metabol., paraneoplast.), Friedreich-Ataxie, Roussy-Levy-Syndrom, funikuläre Myelose.

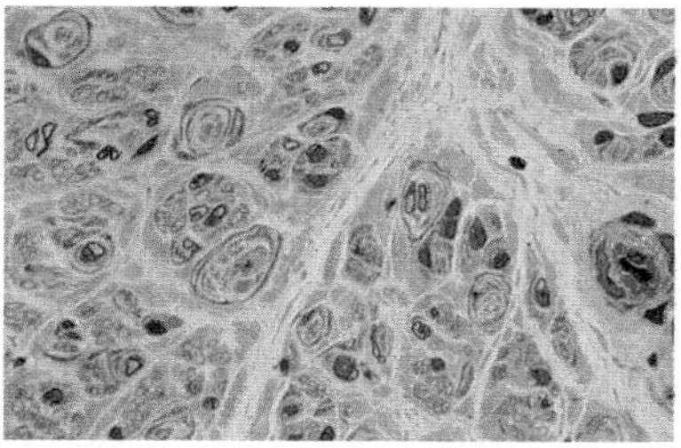

Neuropathie, hereditäre motorisch-sensible: hypertrophische Form, histologisch mit zwiebelschalenförmiger Anordnung der Schwann-Zellen-Fortsätze um entmarkte Fasern; nervenbioptischer Befund [89]

Neuro|pathie, hereditäre sensible (↑; ↑) f: (engl.) hereditary sensory radicular neuropathy; Abk. HSN; akrale Polyneuropathie* mit Sensibilitätsstörungen, Ulzerationen u. sek. Lokalinfektionen (bis hin zur Osteomyelitis); **Formen: Typ I:** autosomal-dominante Vererbung; Genlokus 9q22.1-q22.3; Beginn im 20.–40. Lj. bes. an den unteren Extremitäten; **Typ II:** autosomal-rezessiver Erbgang; Manifestation in der frühen Kindheit v. a. an den oberen Extremitäten; **Typ III:** syn. familiäre Dysautonomie*; **Typ IV:** syn. Swanson-Syndrom; autosomal-rezessiver Erbgang mit Mutationen im NTRK1-Gen für den Nervenwachstumsfaktor-Rezeptor; Genlokus 1q21-q22; dissoziierte Empfindungsstörungen u. Anhidrose; **Typ V:** sehr seltene Form mit z. T. genereller Schmerzunempfindlichkeit.

Neuro|pathie, tomakulöse (↑; ↑) f: (engl.) hereditary neuropathy with liability to pressure palsies (Abk. HNPP); syn. hereditäre Neuropathie mit Neigung zu Druckparesen; autosomal-dominant erbl. (familiäre) Neigung zu erhöhter Druckempfindlichkeit peripherer Nerven; molekulargenet. nachweisbare Deletion des Gens für das periphere Myelinprotein 22 im Genlokus 17p11.2; **Pathol./Anat.:** wurstförmige (tomakulöse) Verdickungen der Markscheiden peripherer Nerven; **Klin.:** Mononeuritis* multiplex insbes. der oberen Extremitäten mit Rückbildung der Sympt. innerh. von Tagen od. Wochen.

Neuro|patho|logie (↑; Patho-*; -log*) f: (engl.) neuropathology; Pathologie* des zentralen u. peripheren Nervensystems, einschließlich der Muskeln.

Neuro|peptide (↑) n pl: (engl.) neuropeptides; Neurotransmitter* mit Peptidstruktur, die im ZNS u. auch in Zellen anderer Organsysteme gebildet werden; z. B. Endorphine, Cholecystokinin, Bradykinin, TSH, Hypothalamushormone, Somatostatin, VIP.

Neuro|physin (↑) n: Abk. NP; disulfidreiches Transportprotein, das biosynthet. zus. mit seinem Neuropeptidhormon entsteht u. dieses (v. a. als NP-Dimer) bindet; NP I bindet Oxytocin*, NP II ADH*.

Neuro|pil (↑; gr. πῖλος Filz) n: im ZNS zw. den Zellkörpern gelegenes, amorph erscheinendes Geflecht, das aus Dendriten, Axonen u. Gliazellfortsätzen besteht.

Neuro|porus (↑; Pore*) m: Öffnung am kranialen u. kaudalen Ende des Neuralrohrs; vgl. Neuralplatte.

Neuro|psycho|logie (↑; Psych-*; -log*) f: (engl.) neuropsychology; Spezialdisziplin der Psychologie, die sich mit der Wechselwirkung zw. Gehirn u. Verhalten i. w. S. befasst; vgl. Amnesie, Aphasie, Werkzeugstörung.

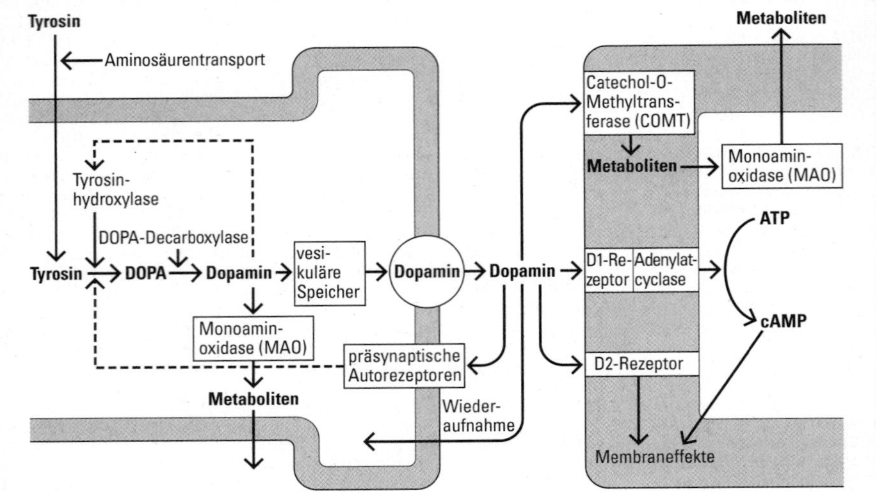

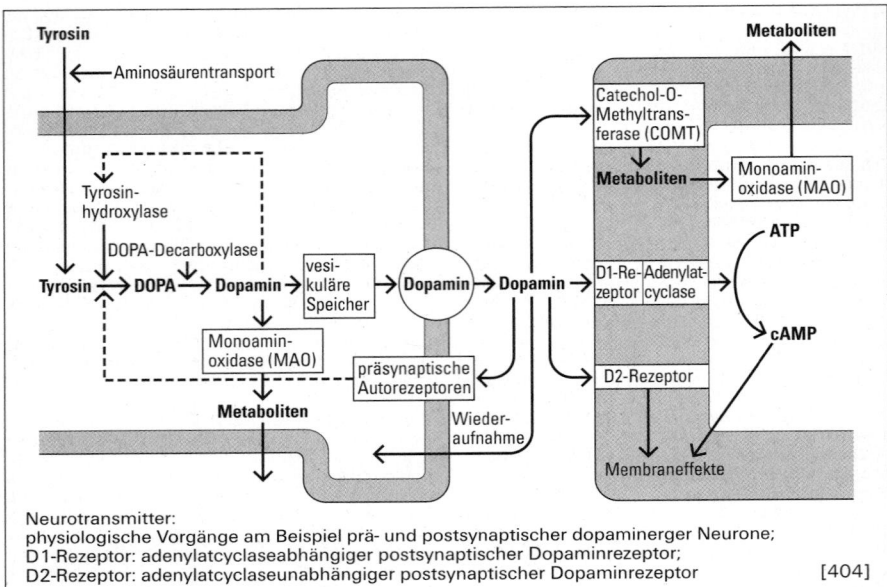

Neurotransmitter:
physiologische Vorgänge am Beispiel prä- und postsynaptischer dopaminerger Neurone;
D 1-Rezeptor: adenylatcyclaseabhängiger postsynaptischer Dopaminrezeptor;
D2-Rezeptor: adenylatcyclaseunabhängiger postsynaptischer Dopaminrezeptor [404]

Neuro|retinitis (↑; Retina*; -itis*) f: Sonderform der Neuritis* nervi optici mit Beteiligung der Netzhaut in der Umgebung der Papille; **Urs.:** Katzenkratzkrankheit, Borreliose, Syphilis, Virusinfektionen (auch parainfektiös); die N. ist kein Sympt. der Multiplen Sklerose. **Klin.:** akuter einseitiger Visusverlust (Zentralskotom); **Diagn.:** Funduskopie (Schwellung des N. opticus, sternförmiges Exsudat um Macula lutea); **Ther.:** Behandlung der Grundkrankheit; **Progn.:** meist Rückbildung innerhalb einiger Monate. M. Bre.

Neurose (↑; -osis*) f: (engl.) neurosis; Bez. für psych. od. psychosoziale Störung ohne nachweisbare org. Grundlage, bei der im Ggs. zur Psychose* der Realitätskontakt wenig od. gar nicht gestört ist; wegen uneinheitl. Verwendung ist der Begriff in DSM-IV u. ICD-10 nicht enthalten; **1.** i. w. S. lebensgeschichtl. bedingte psych. Störung (z. B. Reaktion, Persönlichkeitsstörung, Abhängigkeit, sexuelle Deviation, psychosomat. Störung); **2.** i. e. S. Oberbegriff für Persönlichkeitsstörungen* u. sog. Symptomneurosen (Psychoneurose*, Angstneurose, Herzneurose, somatoforme Störung*); **3.** (psychoanalyt.) Bez. für Befindlichkeits-, Verhaltens- u. Persönlichkeitsstörungen, die auf erlebnisbedingter Beeinträchtigung der Spannungs- u. Beziehungsregulation beruhen u. deren Sympt. ungelöste unbewusste Konflikte u. Entwicklungsdefizite symbolisch zum Ausdruck bringt (z. B. Kindheitstrauma); **4.** (verhaltenstherap.) Lerndefizite u. erlerntes Fehlverhalten. E. Fri.

Neuro|sekretion (↑; Sekretion*) f: (engl.) neurosecretion; Produktion u. Sekretion von Neurohormonen* durch Nervenzellen; i. e. S. Sekretion von Hypothalamushormonen*.

Neuro|spora crassa (↑; Spora*) f: Schimmelpilz (den Askomyzeten* zugeordnet), der als Objekt zahlreicher Untersuchungen über genet. Steuerung biochem. Reaktionsketten dient.

Neuro|syphilis (↑) f: syn. Neurolues; Manifestationen der Syphilis* im zentralen u. peripheren Nervensystem; **Formen: 1.** Lues* cerebrospinalis; **2.** sog. parenchymatöse N. (frühere Bez. Metasyphilis), bei der im Ggs. zur Lues cerebrospinalis erregertypische Gewebeveränderungen fehlen u. die erst sehr spät im Verlauf einer Syphilis auftritt: **a)** Tabes* dorsalis; **b)** progressive Paralyse*.

Neuro|tensin n: hauptsächlich in den Neurotensinzellen (N-Zellen) von Ileum u. Jejunum gebildetes gastrointestinales Hormon, das z. T. auch von Tumorzellen (bei Hepatom*) synthetisiert werden kann; **Wirkung** (speciesspezifisch): beim Menschen vermindert N. u. a. die Salzsäureproduktion im Magen sowie die gastrointestinale Motilität u. stimuliert die Pankreassekretion (v. a. PP-Zellen); Sekretion z. B. bei Nahrungsaufnahme (Fette).

Neurotizismus (Neur-*) m: (engl.) neuroticism; Persönlichkeitseigenschaft mit emotionaler Labilität, die zur Entw. einer Neurose* prädisponiert (H. J. Eysenck). G. St.-I.

Neuro|tmesis (Neur-*; gr. τμῆσις Schnitt) f: Nervenschädigung mit kompletter Durchtrennung der Nervenfasern u. der Nervenhülle mit anhaltender Aufhebung seiner Leitfähigkeit; führt zu vollständigen motor. u. sensiblen Ausfällen sowie vegetativen u. troph. Störungen; wegen der Zerstörung der Hüllstrukturen ist eine spontane Reinnervation nicht möglich. **Ther.:** Nervennaht*, evtl. Interposition eines Nerventransplantats. Vgl. Axonotmesis, Neurapraxie.

Neuro|tomie (↑; -tom*) f: (engl.) neurotomy; chir. Durchtrennung eines Nervs; als selten ausgeführte retroganglionäre N. die Durchtrennung der Wurzel des N. trigeminus hinter dem Ganglion Gasseri zur Schmerzausschaltung bei Trigeminusneuralgie* (Dandy-Operation; vgl. Kirschner-Operation); **Kompl.:** Anaesthesia* dolorosa. Vgl. Foerster-Operation.

Neuro|toxikose (↑; Tox-*; -osis*) f: (engl.) neurotoxicosis; **1.** Intoxikation, die v. a. das ZNS betrifft; vgl. Neurotoxine; **2.** früher gebräuchl. Bez. für die Beeinträchtigung zentralnervöser Funktionen als Folge starker hypertoner Dehydratation im Säuglings- u. Kleinkindesalter; vgl. Säuglingstoxikose.

Neuro|toxine (↑; ↑) n pl: (engl.) neurotoxins; Nervengifte; Stoffe, die das Nervengewebe schädigen; z. B. Thallium, Quecksilber, bakt. Exotoxine, versch. Arzneimittel.

Neuro|trans|mitter (↑; Transmitter*) m pl: (engl.) neurotransmitters; kleine, diffundierbare Moleküle, die in Vesikeln des präsynapt. Nervenendes gespeichert sind, durch ein Aktionspotential* freigesetzt werden u. in ZNS sowie peripherem Nervensystem die Erregungsweiterleitung bewirken; nach Bindung an spezif. Rezeptoren* der postsynapt. Membran kommt es inf. Permeabilitäts- u. Potentialänderung zu De- od. Hyperpolarisation. Inaktivierung: enzymatisch (z. B. Acetylcholinesterase*, Monoaminoxidase*) od. durch Wiederaufnahme in das präsynaptische Nervenende. **Einteilung** nach chem. Stuktur in: Amine (Acetylcholin*, Adrenalin*, Noradrenalin*, Dopamin*, Serotonin*, Histamin*), Aminosäuren (Aspartat*, Glutamat*, Glycin*, GABA*), Nukleotid (ATP*) u. Peptide (z. B. Substanz P, Opioide); s. Abb. Vgl. Serotoninwiederaufnahme-Hemmer, Monoaminoxidasehemmer.

neuro|trop (↑; -trop*): (engl.) neurotropic; auf Nerven einwirkend (z. B. Reize, Farbstoffe, Substanzen, Viren).

Neuro|zytom, zentrales (↑; ↑; -om*) n: s. Hirntumoren (Tab.).

neutral (lat. neuter keiner von beiden): ohne best. Wirkung; (chem.) Bez. für eine Lösung, in der sich H- u. OH-Ionen im Gleichgewicht befinden (pH = 7); s. Wasserstoffionenkonzentration.

Neutral|biss (↑): (engl.) normal occlusion; syn. Eugnathie, Neutrogenie, Regelbiss; normale Form des Schlussbisses*, bei der der Zahnbogen des Oberkiefers den des Unterkiefers umgreift u. die Schneidekanten der Frontzähne des Oberkiefers die der Frontzähne des Unterkiefers überragen (s. Abb.). Der mesiobukkale Höcker des ersten unteren Molaren liegt vor dem entspr. Höcker des ersten oberen Molaren.

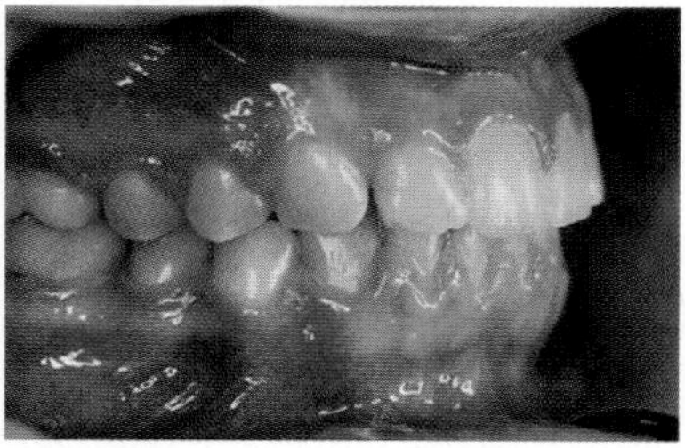

Neutralbiss [394]

Neutral|fette (↑): syn. Triglyceride*.

Neutralisations|test (↑) m: (engl.) neutralization test; syn. Schutzversuch, Viruzidietest; serol. Test zum Nachweis neutralisierender Antikörper (v. a. gegen Viren, Rickettsien u. Toxine) bzw. zur Beurteilung der Wirksamkeit neutralisierender od. antitoxischer Immunseren u. Identifizierung unbekannter Antigene (z. B. Erregerstämme) unter Verw. von geeigneten Gewebekulturen od. Versuchstieren, die Mischungen von unbekanntem Antigen mit (abgestuften Mengen von) Serum erkrankter Personen od. Versuchstiere bzw. Mischungen bekannter Immunseren mit dem unbekannten Antigen ausgesetzt werden. **Beurteilungskriterien** für eine erfolgte Neutralisation sind das Ausmaß des zytopathol. od. antitoxischen Effekts auf die Zellen der Gewebekultur bzw. die Morbiditäts- od. Mortalitätsrate der Versuchstiere. Vgl. Hämagglutination-Hemmtest.

Neutral-Null-Methode (↑) f: (engl.) neutral position method; auch Neutral-0-Methode; Messmethode, bei der alle Gelenkbewegungen von einer einheitl. definierten Ausgangsstellung aus gemessen werden; zur Standardisierung der Begutachtung orthop. Krankheiten (s. ums. Abb.).

Neutral|rot (↑): (engl.) neutral red; Phenazinfarbstoff; wird für die Vital- u. Supravitalfärbung verwendet.

Neutrino (↑) n: Elementarteilchen*, das beim radioaktiven Beta-plus-Zerfall (s. Betazerfall) entsteht u. zur Gruppe der Leptonen* gehört; wegen der extrem geringen Wechselwirkung mit Materie äußerst schwer nachzuweisen.

Neutro|genie (↑; gr. γένειον Kinn) f: **1.** syn. Neutralbiss*; **2.** Bez. für die neutrale Lage der Kiefer zueinander.

Neutronen (↑) n pl: (engl.) neutrons; Symbol n; ungeladene, zu den Baryonen* zählende instabile Elementarteilchen*, die Bausteine des Atomkerns (s. Atom) sind; ihre Ruhemasse ($m_n = 1{,}6748 \times 10^{-24}$ g) beträgt das 1839fache der Elektronenmasse (entspricht der Energie von 940 MeV). Das freie Neutron zerfällt durch Betaminus-Zerfall (s. Betazerfall) mit einer Halbwertzeit* von ca. 13 Min. in ein Proton. Bei der Anw. wird zw. **schnellen N.** mit Bewegungsenergie von einigen MeV u. **thermischen N.** mit Bewegungsenergie in Größenordnung der Wärmebewegung unterschieden. **Bedeutung: 1.** N. führen zur Kernspaltung* u. werden bei jedem Spaltvorgang frei. **2.** N. dienen der Erzeugung von Radionukliden* zur med. Anwendung (Aktivierung*). **3.** Neutronenstrahlung wird wegen ihrer dicht ionisierenden Wirkung strahlentherap. eingesetzt.

Neutronen|aktivierungs|ana|lyse (↑) f: s. Aktivierungsanalyse.

Neutro|penie (↑; -penie*) f: (engl.) neutropenia; rel. od. absolute Verminderung der neutrophilen Granulozyten* im Blut; vgl. Blutbild.

Neutro|penie, angeborene (↑; ↑) f: (engl.) congenital neutropenia; angeb. Verminderung der neutrophilen Granulozyten (<1500/mm^3); **Formen: 1.** angeb. chronische, benigne Neutropenie: sowohl hereditär (autosomal-dominant erbl.) als auch nicht hereditär auftretende Erkr. mit rezidiv. Inf. des Rachenraums u. oberen Respirationstrakts, Gingivitis, Lymphadenitis, eitrigen Hautinfektionen; Ther.: Antibiotika; Progn.: günstig; **2.** infantile hereditäre maligne Neutropenie: autosomal-dominant erbl. Erkrankung mit schweren bakt. Infektionen; die Kinder sterben meist im frühen Säuglingsalter; **3.** autosomal-rezessiv erbl. Kostmann*-Syndrom; **4.** zyklische (z. T. familiäre) a. N.: im Abstand von durchschnittlich 3 (2–6) Wo. auftretende, ca. 4–10 Tage andauernde Neutropenie mit rezidivieren-

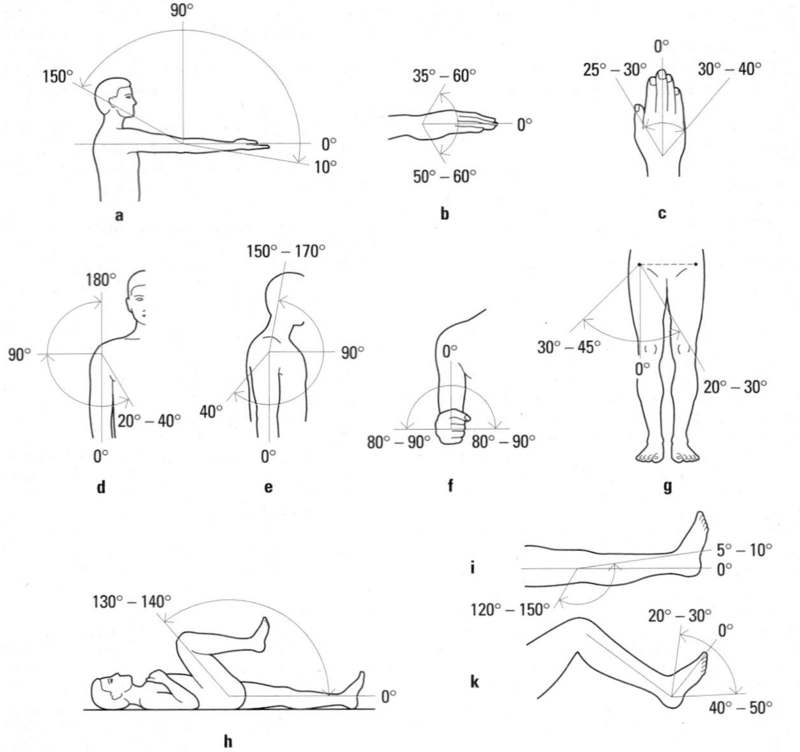

Neutral-Null-Methode:
Bewegungsausmaße einiger Gelenke; a: Ellenbogen: Flexion – Extension; b: Handgelenk: Palmarflexion – Dorsalextension; c: Handgelenk: Radialabduktion – Ulnarabduktion; d: Schultergelenk: Abduktion; e: Schultergelenk: Elevation; f: Vorderarm: Pronation – Supination; g: Hüftgelenk: Abduktion – Adduktion; h: Hüftgelenk: Flexion – Extension; i: Kniegelenk: Flexion – Extension; k: oberes Sprunggelenk: Dorsalextension – Plantarflexion [68]

den bakt. Infektionen; Ther.: Antibiotika; Progn.: günstig; **5.** Isoimmunneutropenie des Neugeborenen: passagere Neutropenie (Dauer 4–10 Wo.) durch mütterl. (diaplazentar übertragene) Antikörper, die gegen kindl. Granulozyten gerichtet sind; **6.** Neutropenie als Teilsymptom anderer angeb. Erkrankungen, z. B. bei Shwachman-Diamond-Syndrom, Chediak-Higashi-Syndrom, Dyskeratosis congenita. Vgl. Immundefekte.

Neutro|penie, maligne (↑; ↑) **f:** s. Agranulozytose.

Neutro|penie, perniziöse (↑; ↑) **f:** s. Agranulozytose.

neutro|phil (↑; -phil*)**:** (engl.) neutrophilic; bes. durch neutrale Farbstoffe anfärbbar; z. B. neutrophile Granulozyten. Die neutralen u. alkal. Anilinfarben besitzen ebenso wie Hämatoxylin größere Affinität zu den Kernen, die sauren zum Protoplasma.

Neutro|philie (↑; ↑) **f:** (engl.) neutrophilia; vermehrtes Auftreten von neutrophilen Granulozyten im Blut, meist mit Vorliegen einer Linksverschiebung*.

Neutro|zyto|penie (↑; Zyt-*; -penie*) **f:** syn. Neutropenie*.

Nevirapin (INN) **n:** Abk. NVP; Virostatikum (nicht-nukleosidischer Reverse-Transkriptase-Hemmer); **Verw.:** bei Infektion mit HIV* als Teil einer antiviralen Kombinationstherapie*; **UAW:** Exanthem, Hepatotoxizität, selten Stevens*-Johnson-Syndrom; vgl. Virostatika.

Newcastle-disease-Virus (engl. disease Krankheit; Virus*) **n:** Abk. NDV; ovales Virus der Paramyxoviridae*; Err. der atyp. Geflügelpest (Newcastle disease), bei Menschen der follikulären Konjunktivitis; **Übertragung:** Tröpfchen- u. Schmierinfektion; **Nachw.:** Anzucht in embryonierten Hühnereiern, Zellkultur, Hämagglutination-Hemmtest.

Newton (Sir Isaac N., Phys., Mathematiker, London, Cambridge, 1643–1727) **n:** Einheitenzeichen N; abgeleitete SI-Einheit der Kraft*; 1 N beschleunigt einen Körper der Masse 1 kg um 1 ms^{-2}:

$$1\ \mathrm{N} = 1\ \mathrm{kg} \cdot \mathrm{m} \cdot \mathrm{s}^{-2}$$

Vgl. Einheiten (Tab.).

Newton-Ringe (↑): (engl.) Newton's rings; durch Lichtinterferenz entstehende bunt schillernde Ringe, z. B. wenn ein Deckglas auf den Objektträger gepresst wird.

N^{10}-Formyl-Tetra|hydro|fol|säure: (engl.) N^{10}-formyl-tetrahydrofolate; biol. aktive Form der Folsäure* zur Übertragung eines Formylrests.

NFV: Abk. für **N**el**f**ina**v**ir*.

NGF: Abk. für (engl.) **n**erve **g**rowth **f**actor; s. Nervenwachstumsfaktor.

NGU: Abk. für (engl.) **n**on **g**onorrheal **u**rethritis; Urethritis* non gonorrhoica.

Ni: chem. Symbol für Nickel*.

NIA: Abk. für **n**ephelometrischer **I**mmun**a**ssay*.

Niacin n: Sammelbez. für Derivate der Pyridin-3-carbonsäure mit Antipellagra-Wirkung; Gruppe wasserlöslicher Vitamine, zu denen Nicotinsäure*, Nicotinsäureamid u. Pyridinnukleotid-Coenzyme zählen; **biochem. Funktion:** s. Pyridinnukleotid-Coenzyme; **Vork.** in pflanzl. u. tier. Nahrungsmitteln, bes. in Vollkorngetreideprodukten u. Fisch; **Bedarf** für Erwachsene: Männer 18 mg, Frauen 15 mg Niacinäquivalent/Tag; 1 mg Niacinäquivalent ≙ 60 mg Tryptophan*; da Nicotinsäure u. -amid aus Tryptophan biosynthetisiert werden, hängt der Bedarf auch von der Tryptophanzufuhr ab. **Mangelerscheinungen:** Bei Mangel- od. Fehlernährung (z. B. einseitiger Verzehr tryptophanarmer Maisprodukte, Alkoholkrankheit), Malabsorption (z. B. Hartnup-Krankheit), erhöhtem Bedarf (z. B. Schwangerschaft, Stillzeit) kann es zu Pellagra* kommen. **Hypervitaminosen:** weder alimentär noch bei therap. hoher Dosierung bekannt.

Niacin|test m: (engl.) niacin test; Nachw. der quant. unterschiedl. Fähigkeit zur Bildung von Nicotinsäure- u. Nicotinsäureamid durch Mykobakterien; dient der Differenzierung von Mycobacterium* tuberculosis.

Nic|ametat (INN) n: Vasodilatator.

Nicar|dipin (INN) n: Dihydropyridinderivat; **Verw.:** s. Calciumantagonisten.

Nic|ergolin (INN) n: Alpharezeptorenblocker* (halbsynthet. Ergotalkaloid); **Verw.:** bei chron. Hirnleistungsstörungen; vgl. Nootropika.

Niceth|amid (INN) n: Analeptikum (obsolet); Tonikum bei Herz-Kreislaufschwäche u. Durchblutungsstörungen.

Nicht|de|polarisations|block: (engl.) nondepolarizing blockade; s. Muskelrelaxation.

Nicht|histone n pl: (engl.) non-histone proteins; zusammenfassende Bez. für meist saure Proteine des Zellkerns, die nicht die Funktion der Histone* haben. Eine Reihe dieser Proteine ist wahrscheinl. zur spezif. Komplexbildung mit der DNA des Chromatins* befähigt u. dient vermutl. als Regulativ in der Genexpression.

Nicht|rück|atmungs|ventil n: (engl.) non-rebreathing valve; Ventil zur Verhinderung der Rückatmung von Exspirationsluft beim Einsatz eines halboffenen Narkosesystems*.

Nickel n: chem. Symbol Ni, OZ 28, rel. Atommasse 58,70; zur Eisengruppe gehörendes, silberweißes, stark glänzendes Schwermetall; wird hauptsächl. verarbeitet in Legierungen, zur Oberflächenveredelung, ferner auch in der Batterien- u. Akkumulatorenindustrie; gelangt durch Metallhütten, Feuerungs- u. Verbrennungsanlagen in die Umwelt. N. u. seine Verbindungen u. Salze können zu akuten Vergiftungen u. chron. Schäden führen. Durch Hautkontakt, Hautresorption u. Inhalation kann es zu allerg. u. entzündl. Reaktionen, Präkanzerosen u. Karzinomen v. a. an Haut, Schleimhäuten u. Respirationstrakt kommen; vermehrt beobachtet werden allerg. Hautreaktionen durch Nickelbrillen u. nickelhaltigen Schmuck. Vgl. Kontaktekzem, Nickeltetracarbonyl.

Nickel|tetra|carbonyl n: $Ni(CO)_4$; farblose, leicht verdampfbare, sehr giftige Flüssigkeit; Anw. als Antiklopfmittel, Katalysator u. zur Reindarstellung von Nickel*; MAK-Wert 0,1 ppm = 0,7 mg/m^3.

Nickel|tetra|carbonyl|vergiftung: (engl.) nickel carbonyl poisoning; Vergiftung durch Aufnahme von Nickeltetracarbonyl; **Sympt.:** bei akuter N. plötzl. Übelkeit, Schwindel, Kopfschmerz nach beschwerdefreiem Intervall von 30 Min. bis 3 Tagen, dann Husten, Atemnot, Fieber, Krämpfe; evtl. Tod durch Atemlähmung od. Lungenödem; bei chron. N. Symptome wie bei akuter N., u. U. Karzinom der Nasennebenhöhlen, Nase u. Lunge.

Nickerson-Elektiv|agar (elektiv*) m: (engl.) Nickerson's agar; Fertignährboden zum Nachw. von Hefen (Candida u. a.); Bakterienwachstum wird nicht generell unterdrückt, erfordert weitere Maßnahmen zur Erregerdifferenzierung.

Nick|krämpfe: (engl.) myoclonic seizures; Salaamkrämpfe im Säuglings- u. Kleinkindesalter; s. Epilepsie, West-Syndrom.

Niclos|amid (INN) n: Wurmmittel* bei Befall mit Cestodes u. bei Diphyllobothriose*.

Nico|boxil (INN) n: Rubefaciens.

Nicoladoni-Israel-Branham-Zeichen (Carl N., Chir., Innsbruck, Graz, 1847–1902; James A. I., deutscher Chir., 1848–1926; Harris Miller-B., amerikan. Chir., 1862–1936): (engl.) Branham's sign; Verlangsamung der Herzfrequenz (Bradykardie) bei Kompression eines arteriovenösen Aneurysmas* (bzw. Rankenaneurysmas) od. einer arteriovenösen Fistel*.

Nicolas-Durand-Favre-Krankheit (Joseph N., Dermat., Lyon, 1868–1960; Joseph D., Dermat., Lyon, geb. 1876; Maurice J. F., Dermat., Lyon, 1876–1954): syn. Lymphogranuloma* venereum.

Nicolau-Syn|drom (Stefan S. N., frz. Dermat., 1874–1970) n: syn. Embolia* cutis medicamentosa.

Nicol-Prisma (William N., Phys., Schottland, 1768–1851) n: (engl.) Nicol prism; (physik.) Kombination zweier Prismen zur Erzeugung von polarisiertem Licht; **Anw.:** z. B. im Polarisationsmikroskop. Vgl. Polarisation, Prisma.

Nicotin n: (engl.) nicotine; Nikotin; Alkaloid in der Tabakpflanze (Nicotiana tabacum; vgl. Tabak), wirkt an der postsynapt. Membran der Ganglien in kl. Konzentrationen erregend, in größeren lähmend (Ganglienblocker); tödliche

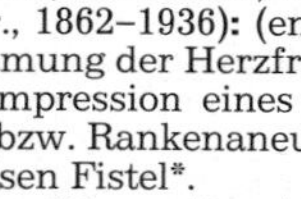

Nicotin

Dosis bei oraler Aufnahme ca. 1 mg/kg KG (in 3–5 Zigaretten enthalten); vom N. gelangen ca. 30 % in den Rauch, davon werden ca. 5 % bei Mundrauchen von Zigaretten, 70 % bei mäßigem Inhalieren, 95 % bei kräftigem Inhalieren u. 60 %

beim Mundrauchen von Zigarren resorbiert; schneller Abbau im Organismus (Halbwertzeit 2 Std.); bei wiederholter Zufuhr Gewöhnung (Raucher zwei- bis dreimal weniger empfindl. als Nichtraucher); es besteht ein Zus. zw. Nicotinaufnahme während der Schwangerschaft u. der Häufigkeit von Mangelgeburten. N. geht in die Muttermilch über. Therap. Anw. in Pflastern u. Kaugummis zur Nicotinentwöhnung. Vgl. Nicotinvergiftung.

Nicotin|amid (INN) n: chem. Nicotinsäureamid; s. Niacin.

Nicotin|amid-Adenin-Di|nukleotid n: s. Pyridinnukleotid-Coenzyme.

Nicotin|säure (INN): (engl.) nicotinic acid; Acidum nicotinicum; syn. Pyridin-3-carbonsäure; Vorstufe der Pyridinnukleotid*-Coenzyme; rasche Resorption, renale Ausscheidung; **Wirkung: 1.** Gefäßerweiterung, Steigerung der Hautdurchblutung; **2.** Lipidsenkung durch Hemmung der Lipolyse u. Verminderung der VLDL- u. LDL-Synthese (Cholesterol- u. Triglyceridsenkung); **Verw.: 1.** bei N.-Mangel (Pellagra*); **2.** als Lipidsenker*; **3.** zur lokalen Hyperämisierung bei rheumat. u. a. Schmerzen; **UAW:** Flush, gastrointestinale Störungen, nach Dauertherapie mit hohen Dosen Verschlechterung der Glukosetoleranz, passagerer Anstieg der Transaminasen, Hyperurikämie. Vgl. Niacin.

Nicotin|säure|amid n: s. Niacin.

Nicotinur|säure: (engl.) nicotinuric acid; Abbauprodukt von Nicotin* (Glycin-Konjugat; vgl. Biotransformation), das im Urin ausgeschieden wird.

Nicotin|vergiftung: (engl.) nicotine poisoning; akute od. chron. Vergiftung mit Nicotin*; **Sympt.:** bei akuter N. Kreislaufkollaps, Erbrechen, Durchfälle, Krämpfe, Atemlähmung; bei chron. N. (durch Nicotinkonsum) arterielle Verschlusskrankheiten (sog. Raucherbein) inf. Arteriosklerose, koronare Herzerkrankungen, Magen- u. Darmstörungen.

Nicotinyl|alkohol m: syn. Pyridylmethanol*.

Nidation (lat. nidus Nest) f: Einnistung (Implantation) der Blastozyste* in der Schleimhaut des Uterus (od. extrauterin in Tube, Peritoneum, Omentum majus, Ovar); die Anheftung an die Schleimhaut erfolgt am 5. u. 6. Entwicklungstag; am 11.–12. Tag ist die N. abgeschlossen.

Nidations|hemmer (↑): (engl.) morning after pill; Mittel, die nicht die Konzeption, sondern die Nidation verhindern; **Anw.: 1.** als prophylakt. Maßnahme zur Empfängnisverhütung i. S. der Kontrazeption* (s. Intrauterinpessar); **2.** als Notfallmaßnahme bei vermuteter ungewollt eingetretener Konzeption (sog. Interzeption*). N. sind keine Abortiva, weil nach § 218 StGB (s. Schwangerschaftsabbruch) Maßnahmen, die vor dem Ende der Nidation wirken, nicht von Strafvorschriften betroffen sind.

Nidogen n: syn. Entactin*.

Nieden-Tafeln: (engl.) Nieden plates; s. Sehprobentafeln.

Nieder|druck|system n: (engl.) low pressure system; funktionelle Bez. für die Gesamtheit der Abschnitte des Blutkreislaufs*, in denen der Blutdruck v. a. vom Blutvolumen abhängt u. i. d. R. bei <30 mmHg liegt; im N. befindet sich inf. der hohen Volumendehnbarkeit der Gefäße (sog. Kapazitätsgefäße) ca. 85 % des Blutvolumens; besteht aus Kapillarbett, Venen, re. Herz, Lungenkreislauf, li. Vorhof u. (in der Diastole) li. Ventrikel. Vgl. Hochdrucksystem.

Nieder|frequenz|therapie f: (engl.) low frequency electrotherapy; Reizstromtherapie; Behandlung mit niederfrequenten Impulsströmen (Faradisation, Elektrogymnastik*, Exponentialstrom*, Schwellstrom*) od. mit diadynamischem Strom*; **Wirkungen:** schmerzlindernd, hyperämisierend, detonisierend auf verspannte Muskeln, tonisierend bei schlaffen Paresen; vgl. Impulsstromtherapie.

Nieder|voltage f: (engl.) low voltage; Niederspannung; verkleinerte Amplituden der QRS-Komplexe im EKG (<0,5 mV in den Extremitätenableitungen, <1 mV in den Brustwandableitungen); **Urs.:** Widerstandserhöhung zw. Myokard u. Körperoberfläche (z. B. bei Adipositas, Myxödem, Emphysem, Perikarderguss), Potentialreduktion durch Myokardschädigung. Vgl. Elektrokardiographie.

Nied|nagel: (engl.) agnail; kleiner traumat. Riss od. Abhebung am Nagelwall; evtl. Entw. einer Paronychie*.

Niemann-Pick-Krankheit (Albert N., Päd., Berlin, 1880–1921; Ludwig P., Pathol., Berlin, 1868–1944): (engl.) Niemann-Pick disease; syn. Sphingomyelinose, Sphingomyelinlipidose; autosomal-rezessiv erbl. degenerative Lipidstoffwechselstörung (vgl. Sphingolipidosen) mit Ablagerung von Sphingomyelinen* bes. in Knochenmark, Leber, Milz u. Lymphknoten in sog. Schaumzellen (Niemann-Pick-Zellen); **Formen:** fünf Typen (A-E); bei Typ A, B u. C Enzymdefekt der lysosomalen Sphingomyelinase mit versch. Mutationen des Sphingomyelinase-Gens (pränatale Diagn. möglich); Genorte: Typen A, B, E 11p15.4-p15.1; Typen C1, D 18q11-q12; **Klin.:** Typ A: akute infantile Form, Beginn ab 1. Lebensmonat mit Krampfanfällen; Hepatosplenomegalie, neurodegenerativen Sympt., statomotorischem Entwicklungsrückstand, Ataxie, Tetraspastik; Tod i. d. R. vor dem 3. Lj.; Typ B: spätinfantile Form mit Organvergrößerung ohne Gehirnbeteiligung; Typ C: ähnlich Typ A, aber langsamerer Verlauf (Tod meist vor dem 20. Lj.); Typ D: ähnlich Typ C; nur in einer best. Region Kanadas gefunden; Typ E: Erwachsenenform ähnlich Typ B, ohne Nachw. eines Enzymdefekts; **Ther.:** nicht bekannt.

Niemann-Pick-Zellen (↑; ↑; Zelle*): (engl.) Niemann-Pick cells; zum Monozyten*-Makrophagen-System gehörende, z. T. mehrkernige, fettspeichernde Schaumzellen (∅ 20–90 µm).

Niere: (engl.) kidney; Ren; paariges, retroperitoneal beidseits der Wirbelsäule (Th_{11}-L_3, re. etwas tiefer) gelegenes Organ mit exkretorischer u. inkretorischer Funktion; Gewicht ca. 160 g; **Anat.:** Nierenhüllen: Capsula fibrosa, Capsula adiposa, Fascia renalis; Mark: Medulla renalis; 16–20 Pyramiden (Pyramides renales), deren Spitzen (Papillae renales) in die Kelche (Calices) des Nierenbeckens (Pelvis renalis) ragen; Rinde: Cortex renalis; zw. der Basis der Pyramiden u. der fibrösen Kapsel, setzt sich hilumwärts als Columnae renales zw. den Pyramiden fort; **Histol.:** Baueinheiten des Nierengewebes sind die ca. 1 Mill. Nephronen (Nierenkörperchen u. -kanälchen, Abb.) u. die Sammelrohre. Im Rindenlabyrinth liegen die Nierenkörperchen (Malpighi*-Körperchen mit Glomerulus u. Bowman-Kapsel) u. die gewundenen Abschnitte der Kanälchen (Tubuli renales): Pars contorta des Hauptstücks u. des Mittelstücks; vgl. Apparat, juxtaglomerulärer. In den Markstrahlen u. den Pyramiden verlaufen die gestreckten Kanäl-

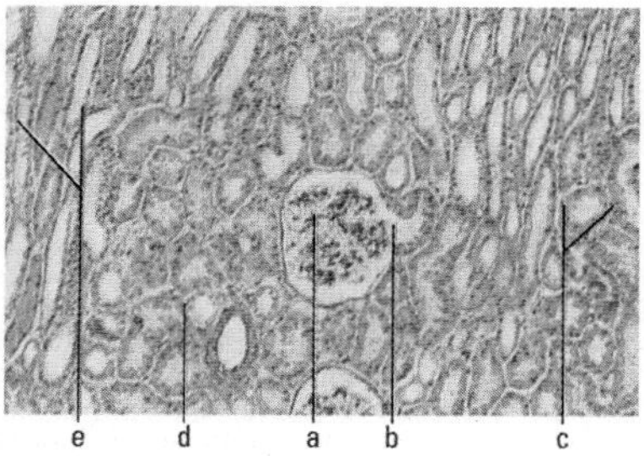

Niere:
histologischer Schnitt durch die Niere (Hämatoxylin-Eosin-Färbung);
a: glomeruläre Kapillarschlingen eines Nierenkörperchens; b: Harnpol eines Nierenkörperchens; c: proximale Tubuli contorti (gewundene Hauptstücke); d: distaler Tubulus contortus (gewundenes Mittelstück);
e: Markstrahl mit proximalen und distalen Tubuli recti (gerade Mittelstücke) sowie Tubuli colligentes (Sammelrohre) [134]

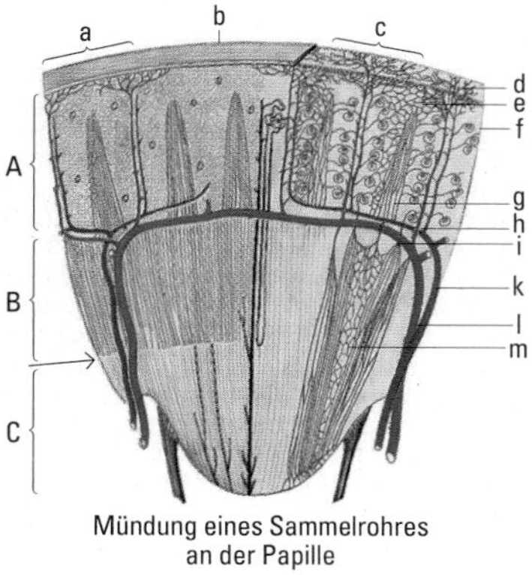

Niere:
Blutgefäße und Nierenkanälchen in einer Pyramide;
A: Rinde; B: Außenzone des Marks; C: Innenzone des Marks
a: Lobulus; b: Capsula fibrosa; c: Gefäßläppchen; d: Vv. stellatae; e: Rindenkapillaren;
f: Glomeruli; g: Kapillaren im Markstrahl;
h: Vasa interlobularia; i: Arteriola recta;
k: A. arcuata; l: Vasa interlobaria; m: Kapillaren des Marks [532]

chen: Pars recta des Hauptstücks, Überleitungsstück, Pars recta des Mittelstücks. Diese Kanälchenabschnitte werden auch als Henle-Schleife bezeichnet. Die Verbindungsstücke leiten über in die Sammelrohre, die mit dem Ductus papillaris in die Nierenkelche münden. Vgl. Nephron. **Embryol.:** s. Nachniere. **Blutgefäße** der N.: A. renalis -→ Aa. interlobares -→ Aa. arcuatae -→ Aa. interlobulares -→ Arteriola glomerularis afferens zu den Nierenkörperchen -→ Glomeruluskapillaren -→ (arterielle!) Arteriola glomerularis efferens -→ Kapillaren zw. den Tubuli der Rinde; Arteriolae rectae für das Mark; venöser Abfluss: Venulae stellatae -→ Vv. rectae -→ Vv. interlobulares -→ Vv. arcuatae -→ Vv. interlobares -→ V. renis. **Funktion: 1.** Produktion von Harn* mit Exkretion harnpflichtiger Substanzen*; **2.** Konzentrierung des Harns zur Regulierung des Wasser- u. Elektrolythaushalts (Osmoregulation*), des Säure-Basen-Gleichgewichts im Blut u. des Calcium- u. Phosphatstoffwechsels; **3.** Produktion renaler Hormone*.

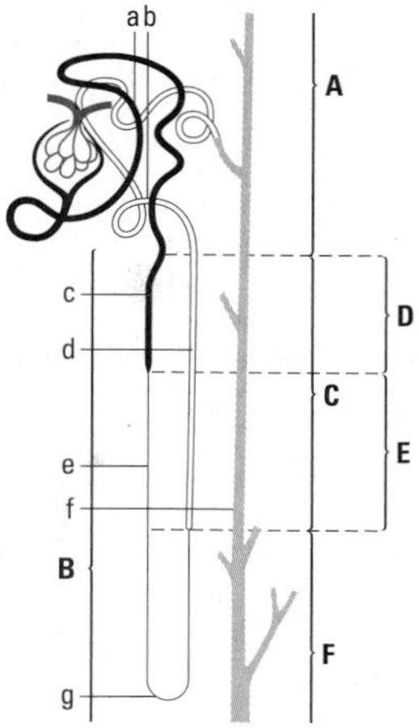

Niere:
Schema eines Nephrons;
a: Hauptstück (Pars contorta); b: Mittelstück (Pars contorta); c: Hauptstück (Pars recta);
d: Mittelstück (Pars recta); e: Überleitungsstück; f: Sammelrohr; g: Vertex der Schleife
A: Rinde; B: Mark; C: Außenzone des Marks;
D: Außenstreifen der Außenzone; E: Innenstreifen der Außenzone; F: Innenzone des Marks [532]

Niere, künstliche: (engl.) artificial kidney; Bez. für ein Gerät zur extrakorporalen Dialyse*-Behandlung; i. e. S. der Dialysator* bei Hämodialyse*.

Nieren-: s. a. Ren-, Reno-, Nephr-, Nephro-.

Nieren|ab|szess (Abszess*) m**:** (engl.) renal abscess; kleinherdige, meist multilokuläre, einschmelzende Entz. des Nierenparenchyms, aus der durch Konfluenz mehrerer Herde ein Nierenkarbunkel* entstehen kann; **Urs.:** meist hämatogene Staphylo- od. Streptokokkeninfektion, auch aszendierend inf. Pyelonephritis*; **Sympt.:** hohes Fieber, Schüttelfrost, Klopf- u. Druckschmerz des Nierenlagers, Leukozytose.

Nieren|a|genesie (A-*; -genese*) f**:** (engl.) renal agenesis; Fehlen einer od. beider Nierenanlagen einschl. Ureterknospe; vgl. Nierenaplasie.

Nieren|angio|graphie (Angio-*; -graphie*) f**:** syn. Renovasographie*.

Nieren|a|plasie (A-*; -plasie*) f**:** (engl.) renal aplasia; angeb. Fehlen einer Niere; Reste der Nierenanlage u. blind endender Ureter sind jedoch im Ggs. zu Nierenagenesie* vorhanden.
B. Sch.

Nieren|arterien|stenose (Arteri-*; Steno-*; -osis*) f**:** (engl.) renal artery stenosis; Verengung einer od. beider Aa. renales; inf. chron. Minderdurchblutung kommt es zur Schrumpfniere* u. Niereninsuffizienz sowie zur Freisetzung von Renin* mit renaler Hypertonie; **Formen: 1.** atherosklerotische N.: gehäuftes Auftreten im 5. u. 6. Lebensjahrzehnt; isolierte Stenose am Abgang der Arterie mit poststenotischer Dilatation; **2.** fibromuskuläre N.: Vork. bes. bei Frauen im 3. Lebensjahrzehnt; (röntg.) Perlschnurphänomen meist im mittleren Drittel der A. renalis; **Diagn.:** Renovasographie bzw. intravenöse digitale Subtraktionsangiographie, farbkodierte Duplexsonographie; Nierensequenzszintigraphie vor u. nach Gabe von ACE-Hemmern, seitengetrennte od. systemische Reninbestimmung aus dem Nierenvenenblut vor u. nach Gabe von ACE-Hemmern od. Betasympatholytika; **Ther.:** Angioplastie* od. operative Gefäßplastik (aortorenaler Bypass).

Nieren|becken: (engl.) renal pelvis; Pelvis renalis, Pyelon; gebildet durch Vereinigung der 8–10 Calices renales (Nierenkelche), liegt im Sinus renalis hinter der A. u. V. renalis. Der Form nach unterscheidet man einen verzweigten (dendritischen) u. einen ampullären Typ.

Nieren|becken|abgang|stenose f: syn. Harnleiterabgangstenose*.

Nieren|becken|entzündung: Pyelitis* bzw. Pyelonephritis*.

Nieren|becken|plastik (-plastik*) f: (engl.) pyeloplasty; op. Verkleinerung des Nierenbeckens u. Rekonstruktion des zu engen Ureterabgangs.

Nieren|becken|tumor (Tumor*) m: (engl.) pyelonephroma; vom Epithel des Nierenbeckens (Urothel*) ausgehender, meist maligner Tumor;

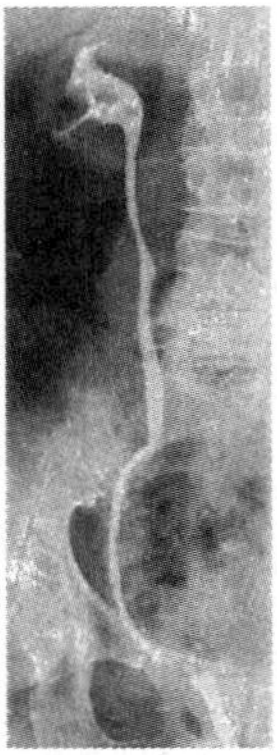

Nierenbeckentumor:
Kontrastmitteldefekt im rechten Nierenbecken (retrograde Darstellung) [27]

Leitsympt.: Hämaturie; **Diagn.:** Ausscheidungsurographie, retrograde Urographie, Computertomographie, Urinzytologie; vgl. Nierenkarzinom.

Nieren|bi|opsie (Bio-*; Op-*) f: (engl.) renal biopsy; Biopsie* der Nieren zur Gewinnung von Nierenparenchym (mind. 6–10 Glomerula); als perkutane N. unter Ultraschallkontrolle od. als offene (op.) N. (Probeexzision*); **Ind.:** Verdacht auf Glomerulopathie*, v. a. bei nephrotischem Syndrom; **Kontraind.:** nicht eingestellte Hypertonie (Blutungsgefahr), chron. Niereninsuffizienz (Plasmakreatinin >2,5 mg/dl), Einzelniere. Vgl. Nierendiagnostik.

Nieren|blutung: (engl.) renal hemorrhage; Nephrorrhagie; Blutaustritt im Bereich der Nieren mit Hämaturie*; **Vork.** bei Nierentumoren*, Nierenbeckentumor*, Nephrolithiasis*, Niereninfarkt*, Nierenembolie*, Nierentuberkulose*, Nierentrauma*, Nierenzyste* u. Zystennieren*, Glomerulopathie*, aber auch bei prärenalen Urs. (z. B. Ther. mit Antikoagulanzien*, hämorrhagische Diathese*); Seitenlokalisation durch zystoskop. Beobachtung der Ureterostien möglich.

Nieren|de|generation, medullāre zystische (Degeneratio*) f: s. Nephronophthise, hereditäre idiopathische.

Nieren|dia|betes (Diabet-*) m: s. Glukosurie, renale.

Nieren|dia|gnostik (Diagnostik*) f: (engl.) renal diagnostics; **1.** qualitative Funktionsprüfungen: Messung der Serumkonzentration von Kreatinin (abhängig von der Muskelmasse u. best. Erkrankungen), Harnstoff (beeinflusst von Proteinstoffwechsel u. tubulärer Rückdiffusion), Cystatin* C, den Elektrolyten (Na^+, K^+, Ca^{2+}, PO_4^{3-}) u. des Säure*-Basen-Status; **2.** quantitative Funktionsprüfungen: Bestimmung des renalen Plasmaflusses durch die I-123-Hippursäure-Clearance u. der glomerulären Filtrationsrate durch die Kreatinin-, Tc-99m-DTPA- od. Cr-51-EDTA-Clearance (s. Clearance); Messung der Ausscheidung von Na^+, K^+, Ca^{2+}, PO_4^{3-}, Oxalsäure, Harnsäure, Aminosäuren u. Glukose im 24-Stunden-Urin; **3.** Bestimmung der Proteinurie* (Gesamteiweiß, Albumin, IgG, Alpha-1- u. Beta-2-Globulin) u. zytol. Untersuchung des Harnsediments* zur Abschätzung der Aktivität eines pathol. Prozesses; **4.** morphol. Beurteilung der Nieren u. ableitenden Harnwege; makroskop. mittels Ultraschalldiagnostik, Computertomographie, Kernspintomographie; mikroskop. mittels Nierenbiopsie; **5.** funkt. Beurteilung mit Bestimmung des rel. Funktionsanteils einer Niere an der Gesamtnierenfunktion mit der Radioisotopennephrographie*.

Nieren|dys|plasie (Dys-*; -plasie*) f: (engl.) renal dysplasia; Strukturanomalie einer od. beider Nieren mit Einbuße od. Verlust der Funktion; **Pathol.:** primitive Tubuli, fetale Glomeruli, Knorpelzellen, diffuses od. segmentales Auftreten; vgl. Zystennieren, Doppelniere, Urethralklappe. B. Sch.

Nieren|dys|plasie, multi|zystische (Dys-*; -plasie*) f: (engl.) multicystic dysplastic kidney; abnorme Differenzierung des metanephrogenen Gewebes inf. gestörter Ureterknospung; **Häufigkeit:** 1:4300 Lebendgeburten; **Pathol.:** viele Zysten unterschiedl. Größe mit Resten primitiver Ductuli u. Knorpelgewebe; der Ureter fehlt od ist strangförmig bzw. partiell obliteriert. Vgl. Zystennieren. B. Sch.

Nieren|dys|topie (Dys-*; gr. τόπος Ort, Stelle) f: (engl.) renal dystopia; s. Nierenfehlbildungen.

Nieren|ek|topie (gr. ἔκτοπος verlagert) f: (engl.) renal ectopia; s. Nierenfehlbildungen.

Nieren|em|bolie (Embol-*) f: (engl.) renal embolism; partieller od. totaler Verschluss einer od. beider Nierenarterien; **Urs.:** Thromboembolie, v. a. aus dem Herzen bei Endokarditis od. Vorhofflimmern bzw. aus der Aorta bei Arteriosklerose, auch iatrogen bei Angiographie bzw. -plastie; **Folge:** bei totalem art. Verschluss wird die

Niere innerhalb weniger Std. irreversibel geschädigt. **Sympt.:** Schmerzen im Nierenlager bzw. Abdomen, akuter Blutdruckanstieg, Hämaturie u. Albuminurie, u. U. akutes Nierenversagen* bei Einzelniere; evtl. Anstieg von Kreatinin u. Harnstoff; **Diagn.:** sog. stumme Niere in der Urographie od. Nierenszintigraphie; Sicherung der Diagn. durch Renovasographie; **Ther.:** (intravasale) Fibrinolyse*.

Nieren|entzündung: s. Glomerulopathie, Pyelonephritis.

Nieren|fehl|bildungen: (engl.) renal malformations; angeb. Form-, Lage- u. Strukturanomalien (im Ggs. zum Fehlen) einer od. beider

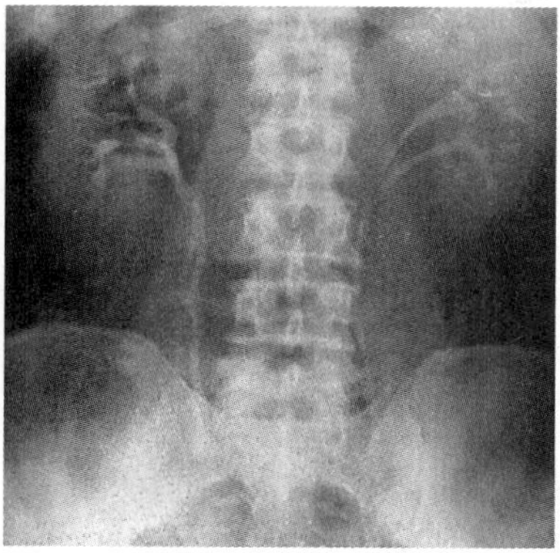

Nierenfehlbildungen:
Doppelnieren mit hohem Ureter fissus beidseits [27]

Nieren; **1.** zu kleine Niere im Vergleich mit der Gegenseite mit fehlerhafter (Nierendysplasie) od. normaler Nierenstruktur (Nierenhypoplasie); **2.** Doppelniere*; **3.** Verschmelzungsniere: beide Nierenanlagen sind zu einer Niere vereint, die U-, L-, S- od. Scheibenform haben kann; vgl. Hufeisenniere; **4.** Lageanomalien (Nierendystopie): bei gestörter Nierenaszension entsteht meist eine Beckenniere*, selten eine im Thorax; bei gekreuzter Dystopie (Nierenektopie) liegen

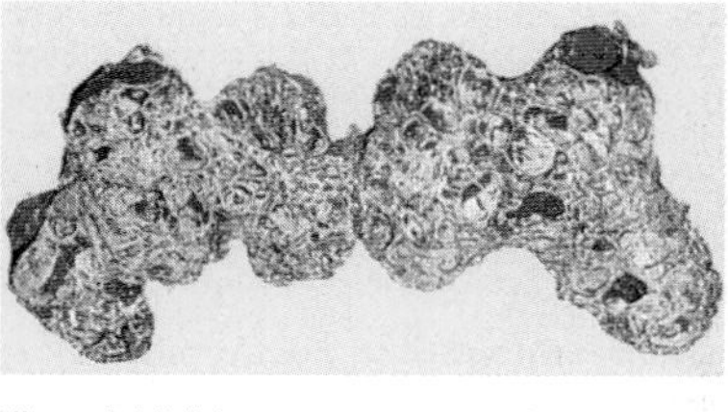

Nierenfehlbildungen:
Hufeisenniere mit polyzystischer Nierendegeneration [27]

beide Nieren auf der gleichen Körperseite (in 80 % der Fälle miteinander verschmolzen); bei kombinierter Lage- u. Rotationsanomalie entsteht die sog. Kuchenniere, bei der Pyelon u. Ureter vorn liegen u. der Ureter über die untere Parenchymlippe zieht; **5.** Zystennieren*. B. Sch.

Nieren|fistel (Fistel*) f: s. Nephrostomie.

Nieren|fistel|katheter (↑; Katheter*) m: s. Nephrostomie.

Nieren|funktions|prüfungen: (engl.) kidney function tests; s. Nierendiagnostik.

Nieren|gefäß, ab|errierendes: s. Polgefäß, akzessorisches.

Nieren|grieß: (engl.) kidney gravel; s. Nephrolithiasis, Ureterstein.

Nieren|hormone (Horm-*) n pl: s. Hormone, renale.

Nieren|hypo|plasie (Hyp-*; -plasie*) f: (engl.) renal hypoplasia; s. Nierenfehlbildungen.

Nieren|in|farkt (Infarkt*) m: (engl.) renal infarction; Untergang eines keilförmigen Nierenbezirks inf. embol. Verschlusses kleinerer Nierenarterien (A. interlobaris, A. corticalis radiata); **Urs.:** meist Nierenembolie* durch Thromben im li. Herzvorhof, auch iatrogen durch Angiographie od. -plastie; **Sympt.:** kolikartige heftige Oberbauchschmerzen, Makrohämaturie; **Diagn.:** farbkodierte Duplexsonographie, Renovasographie, digitale Subtraktionsangiographie.

Nieren|in|suf|fizienz (Insuffizienz*) f: (engl.) renal failure; eingeschränkte Fähigkeit der Nieren, harnpflichtige Substanzen* (v. a. die stickstoffhaltigen Endprodukte des Proteinstoffwechsels) auszuscheiden; in fortgeschrittenen Stadien geht auch die Anpassungsbreite an den Elektrolyt-, Wasser- u. Säure-Basen-Haushalt verloren. N. ist eine funktionelle klin. Bez., die keine Aussage über die Urs. beinhaltet. **Formen: 1.** akute N.: s. Nierenversagen, akutes; i. e. S. **2.** chronische N.: **Urs.** vaskuläre, glomeruläre u. tubulointerstitielle Nierenerkrankungen, Inf., angeborene u. erworbene Strukturdefekte; **Klin.:** Leistungsschwäche, Polyurie (Zwangspolyurie bei verminderter Anzahl intakter Nephrone), Nykturie (inf. Isosthenurie), später Schlafstörungen, Kopfschmerz, typi-

N

Niereninsuffizienz
Stadieneinteilung der chronischen Niereninsuffizienz nach Sarre

Stadium	Klinische Merkmale
I	**eingeschränkte Niereninsuffizienz** symptomlos; nur durch Messung der glomerulären Filtrationsrate (GFR) zu erfassen; GFR 70–120 ml/min × 1,73 m² Körperoberfläche (KOF)
II	**leichte Niereninsuffizienz** Anämie, Osteopathie; Kreatinin 1,5–4 mg/dl, GFR 20–70 ml/min × 1,73 m² KOF
III	**schwere Niereninsuffizienz** Anämie, Osteopathie, kompensierte metabolische Azidose, Salz-Wasser-Retention, Polyneuropathie, Gonadendysfunktion; Kreatinin 4–7 mg/dl, GFR 5–20 ml/min × 1,73 m² KOF
IV	**terminale Niereninsuffizienz** Urämie, dekompensierte metabolische Azidose; Kreatinin >7 mg/dl, GFR <5 ml/min × 1,73 m² KOF

sches schmutzig-gelbes Hautkolorit, Pruritus u. zunehmende nephrogene Anämie*; im Spätstadium Dehydratation mit Exsikkose u. Hypotension inf. von renalem Salzverlust od. Ödemneigung (peripher u. Lungenödem) inf. Natriumretention, daneben neurol. Symptome (zerebrale Ausfälle, Polyneuropathie u. a.), gastrointestinale Störungen (Singultus, Übelkeit, Erbrechen, Appetitlosigkeit u. a.) u. renale Osteopathie*. Im Vordergrund des klin. Bildes kann auch eine Hypertonie mit kardiovaskulären Sympt. (z. B. Angina pectoris, Linksherzinsuffizienz, Herzinfarkt) stehen. Man unterscheidet vier Stadien der chronischen N. (s. ums. Tab.), die fließend ineinander übergehen u. je nach Art der Nierenerkrankung in Mon. od. Jahren durchlaufen werden können. Die chronische N. geht terminal in die Urämie* über.

Nieren|karbunkel (Karbunkel*) m: (engl.) renal carbuncle; großer eingeschmolzener Nierenabszess*, der u. U. zum Durchbruch in das Nierenbecken mit Pyurie od. in die Nierenkapsel (perirenaler Abszess) führt; lebensbedrohliche Erkr., die sofortige op. Behandlung (Nierenfreilegung, -dekapsulation u. Drainage bzw. sog. Notnephrektomie) erfordert.

Nieren|karzinom (Karz-*; -om*) n: (engl.) renal cell carcinoma; syn. Nierenzellkarzinom, hypernephroides Karzinom, Hypernephrom, Grawitz-Tumor; Karzinom der Niere, das mit einem Maximum zw. dem 45. u. 75. Lj. v. a. bei Männern auftritt (m:w = 2:1); **pathol.-anat.** meist im Nierenpol lokalisierter, von den proximalen Tubuluszellen ausgehender epithelialer Tumor, der in späteren Stadien in Nierenbecken, V. renalis od. V. cava einbricht (s. Abb.); Metastasierung hämatogen, v. a. in Lunge, Skelett, Gehirn, kontralaterale Niere, Nebennieren u. Lymphknoten;

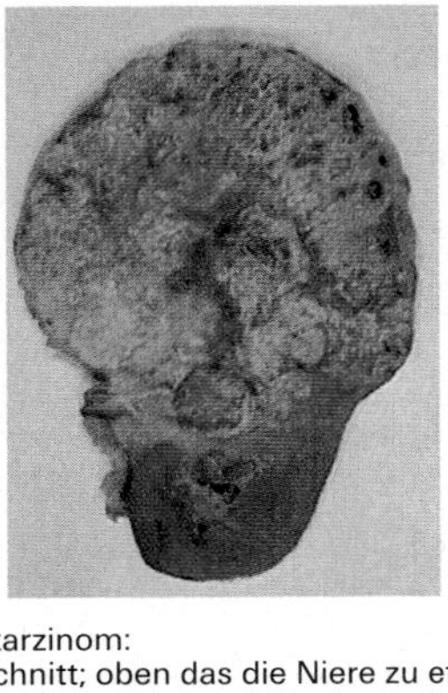

Nierenkarzinom: Längsschnitt; oben das die Niere zu etwa zwei Drittel verdrängende und zerstörende hypernephroide Karzinom mit Tumoreinbruch in das Nierenbecken, unten der Nierenrest. [471]

Sympt.: Hämaturie, Anämie, Fieber, evtl. Nierenschmerzen, Druckschmerz in der Nierengegend, Bauchtumor, Gewichtsabnahme; bei Einbruch in die linke V. renalis evtl. Varikozele; **Diagn.:** Tumornachweis durch Ultraschalldiagnostik, Ausscheidungsurographie, Computertomographie od. Renovasographie, zum Ausschluss von Metastasen Rö.-Thorax u. Skelettszintigraphie; **Ther.:** transabdominelle Nephrektomie u. Lymphadenektomie, evtl. in Komb. mit Strahlentherapie; adjuvante Ther. mit rekombinantem Interleukin-2; **Progn.:** abhängig vom Tumorstadium; falls keine Metastasen vorliegen, beträgt die durchschnittliche Fünf-Jahres-Überlebensrate ca. 50 %. **DD:** Hydronephrose, Nierenzysten. Vgl. Nierentumoren.

Nierenkarzinom
TNM-Klassifikation (Kurzfassung)

T1	<2,5 cm, begrenzt auf die Niere
T2	>2,5 cm, begrenzt auf die Niere
T3	Invasion in größere Venen oder perirenal
T4	jenseits der Gerota-Faszie
N1	solitär <2 cm
N2	solitär >2 cm bis 5 cm, multipel <5 cm
N3	>5 cm

Nieren|körperchen: s. Malpighi-Körperchen, Niere, Nephron.

Nieren|kolik (Kolik*) f: (engl.) renal colic; Bez. für Kolik bei Nephrolithiasis*.

Nieren|mark|fibrom (Fibr-*; -om*) n: (engl.) renal medullary fibroma; atypisch differenziertes Gewebe (s. Hamartom) der Niere; kleine, erbsengroße, weiße Herde im Nierenmark, die aus Bindegewebe u. Nierenkanälchen bestehen.

Nieren|plasma|fluss (-plasma*): s. Plasmafluss, renaler.

Nieren|rinden|nekrose (Nekr-*; -osis*) f: (engl.) renal cortical necrosis; syn. Juhel-Renoy-Syndrom; zu akutem Nierenversagen* führende, ausgedehnte, meist beidseitige Nekrose im Bereich der Rinde beider Nieren unter Aussparung einer schmalen subkapsulären Zone. Das Nierenmark ist kaum betroffen. Charakteristisch ist die Thrombosierung der Aa. corticales radiatae u. der Vasa afferentia. **Urs.:** schwere Hypotonie mit Verbrauchskoagulopathie u. intravasaler Gerinnung; **Vork.:** bei Sepsis* durch grampositive u. gramnegative Bakterien, thrombotischer Mikroangiopathie* u. HELLP*-Syndrom; **Progn.:** häufig Ausbildung einer Nephrokalzinose* u. chron. Niereninsuffizienz*.

Nieren|schrumpfung: s. Schrumpfniere.

Nieren|schwelle: (engl.) renal threshold; maximale Rückresorptionskapazität der Niere für eine Substanz; entspricht der Plasmakonzentration, bei der das tubuläre Transportmaximum überschritten u. die Substanz im Endharn nachweisbar ist. Die N. liegt z. B. für Glukose bei 10 mmol/l (180 mg/dl), für Bicarbonat bei 25 mmol/l.

Nieren|sequenz|szinti|graphie (lat. sequentia Folge; Szinti-*; -graphie*) f: syn. Radioisotopennephrographie*.

Nieren|stein|auflösung: s. Urolitholyse.

Nieren|steine: (engl.) kidney stones; s. Nephrolithiasis.

Nieren|stiel: (engl.) renal pedicle; die von lockerem Bindegewebe aneinander fixierten Blutgefäße der Niere (A. u. V. renalis).

Nieren|szinti|graphie (Szinti-*; -graphie*) f: (engl.) renal scintigraphy; Szintigraphie* zum Nachweis versch. Nierenfunktionen; Erfassen der Perfusion, der (relativen) Parenchymfunktion u. des Abflusses aus dem Nierenbeckenkelchsystems mit der funktionellen Radioisotopennephrographie*; Erfassen der relativen Parenchymfunktion u. von Parenchymnarben sowie Lokalisationsdiagnostik bei atypischer Lage der Niere mit der statischen N. unter Verw. von Technetium-99m-Dimercaptosuccinat (Abk. Tc-99m-DMSA), das in den proximalen Tubuli gespeichert wird.

Nieren|trans|plantation (Transplantation*) f: (engl.) kidney transplantation; heterotope Transplantation* einer Niere bei terminaler Niereninsuffizienz*; in Mitteleuropa erfolgen heute 95 % der N. mit Organen von hirntoten Organspendern*, 5 % der Nieren werden von direkt verwandten Lebendspendern übertragen (s. Verwandtentransplantation). Bei der N. wird neben der AB0-Blutgruppenkompatibilität eine möglichst gute Übereinstimmung in den Histokompatibilitätsantigenen zw. Spender u. Empfänger angestrebt (s. HLA-System). **Kontraind.:** Malignom, floride Ulkuskrankheit, akute Inf., HIV-Nachweis, schwere kardiale od. pulmonale

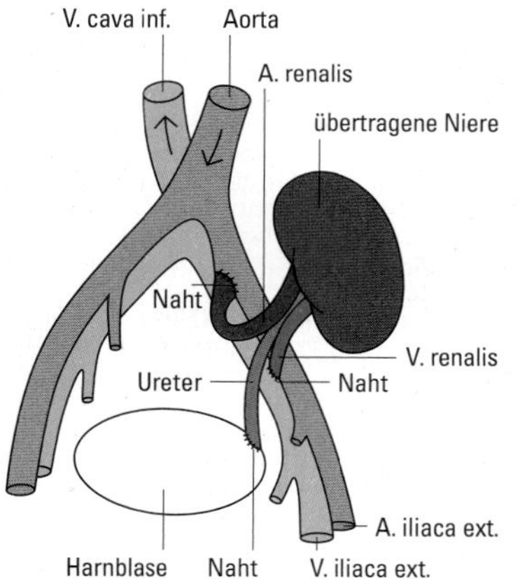

Nierentransplantation [127]

Insuffizienz; **chir. Vorgehen:** extraperitonealer Eingriff in der Iliakalregion; Gefäßanastomosen der A. renalis u. V. renalis (mit Aorten- u. Cava-Patch bei hirntoten Spendern), End-zu-Seit-Anastomose mit A. iliaca externa u. V. iliaca externa; Implantation des Ureters mit Antirefluxtechnik in die Harnblase; postop. Immunsuppression mit Ciclosporin A, Tacrolimus, Rapamycin, Glukokortikoiden, Azathioprin u. Antilymphozytenserum zur Proph. od. Ther. der Abstoßungsreaktion*; **Überwachung:** Kontrolle von Nierenfunktion (s. Nierendiagnostik), Urinvolumen, Körpergewicht; Transplantatbiopsie, Ultraschalldiagnostik, farbcodierte Duplexsonographie, Nierenszintigraphie; **Progn.:** 80–85 % Transplantatfunktionsrate (bzw. Überleben von 95 % der Pat.) nach einem Jahr bei Transplantation von Nieren nicht verwandter Spender; 95 % Transplantatfunktionsrate nach einem Jahr bei Transplantation von Nieren verwandter Spender. Die Transplantathalbwertzeit nach dem ersten Jahr beträgt 7–8 Jahre.

Nieren|trauma (Trauma*) n: (engl.) renal trauma; Nierenverletzung, meist nach stumpfem Bauchtrauma (Lendenregion); mögl. **Folgen:** Commotio renis, peri- bzw. pararenales Hämatom, Gefäßläsionen, Ureterabriss, Nierenruptur; **klin. Stadien:** zw. Unfallereignis u. Manifestation u. U. mehrtägiges Intervall; **1.** kurzdauernde Hämaturie; **2.** starke, länger anhaltende Hämaturie, starke abdominale Schmerzen, tastbarer raumfordernder Prozess in der Nierenregion; **3.** wie Stadium 2; im Vordergrund steht eine zunehmende Schocksymptomatik; **Diagn.:** Ultraschalldiagnostik, Abdomenübersicht, Ausscheidungsurographie, Computertomographie, Nierenszintigraphie, Renovasographie.

Nieren|tuberkulose (Tuberkel*; -osis*) f: (engl.) renal tuberculosis; hämatogene Inf. beider Nieren (meist der Rindenschicht) durch Mycobacterium* tuberculosis, i. d. R. ausgehend

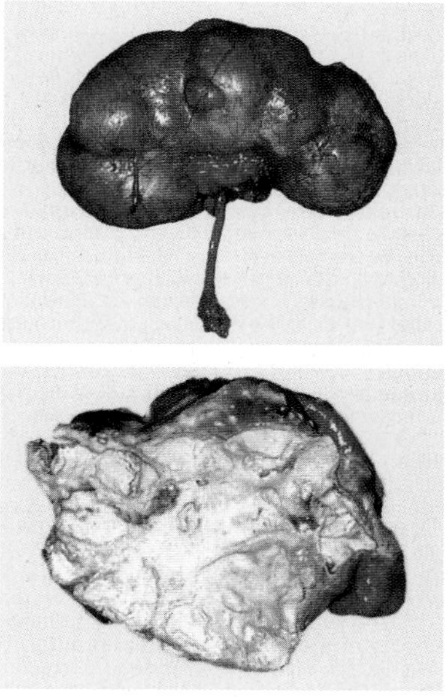

Nierentuberkulose:
Kittniere nach operativer Entfernung (oben) und in eröffnetem Zustand [27]

von einer Lungentuberkulose; **klin. Stadien: 1.** parenchymatöses Initialstadium: beschwerdefrei; kann 4–8 Jahre dauern u. spontan ausheilen; einzige objektive Zeichen sind Ausscheidung von Tuberkelbakterien u. leicht vermehrte Konz. von Leukozyten u. Erythrozyten im Harn; Diagn. durch Kultur od. Nachweis bakt. DNA in der Polymerase-Kettenreaktion; **2.** ulzerokavernöses Stadium mit Ausbildung käsig-ulzeröser, kavernöser Prozesse; Beschwerden i. S. einer unspezif. Zystitis verursacht dabei die Ausscheidung bakt. Zerfallsprodukte. **3.** Spätstadium: käsige Pyonephrose u. Kittniere; u. U. Ausbildung eines tuberkulösen Zerfallsherds u. Entstehung einer offenen N. (reichl. Tuberkelbakterien u. Leukozyten im Harn) od. einer Urogenitaltuberkulose (deszendierende Inf. von Nierenbecken, Harnleiter, Blase, Prostata, Bläschendrüsen,

N

Nierenversagen, akutes

Stadium	Mittlere Dauer	Symptomatik	Azotämie	Diurese ml/d	Komplikationen
I Schädigung	Stunden bis Tage	extrarenale Grundkrankheit (Schock, Nephrotoxine)	–	(>500)	–
II Oligurie/ Anurie	9–11 Tage	Proteinurie, Hämaturie, Zylindrurie, Isosthenurie	zunehmend	<500	Hyperkaliämie metabolische Azidose Überwässerung Anämie Hyperkatabolismus
III Polyurie	2–3 Wochen	Isosthenurie	zuerst steigend, dann zur Norm fallend	>2000	Exsikkose Hypokaliämie Infektionen einschl. Pyelonephritis
IV Restitution	Wochen bis Monate	gestörte Partialfunktionen, evtl. Defektheilung	–	normal	–

Nebenhoden, Hoden); schwere Erkr. mit Fieber, Anämie, Kachexie; **Ther.:** Antituberkulotika*, selten operativ. Vgl. Tuberkulose.

Nieren|tumoren (Tumor*) m pl: (engl.) renal tumors; in der Niere lokalisierte Tumoren; **Formen: 1.** benigne N.: selten, z. B. Hamartom, Fibrom od. Adenom; **2.** maligne N.: **a)** Nierenkarzinom*, häufigster Nierentumor im Erwachsenenalter (ca. 85 %); **b)** Wilms*-Tumor, häufigster Nierentumor im Kindesalter; **c)** Metastasen extrarenaler maligner Tumoren, v. a. Bronchial- u. Kolonkarzinom. Leitsymptom maligner N. ist eine massive schmerzlose Hämaturie. Vgl. Nierenbeckentumor, Nebennierentumoren.

Nieren|venen|thrombose (Vena*; Thromb-*; -osis*) f: (engl.) renal vein thrombosis; meist aufsteigende Thrombose* aus Becken-, Extremitätengefäßen, V. spermatica, V. cava; **Vork.:** gehäuft beim nephrotischen Syndrom* (Verlust antikoagulatorischer Faktoren wie Antithrombin III u. Protein C im Harn); **Sympt.:** Schmerzen u. Druckempfindlichkeit des Nierenlagers, Mikrohämaturie, Oligurie, Albuminurie; bei beidseitiger N. evtl. Anurie; **Diagn.:** Kernspintomographie, Phlebographie* der V. cava sowie (selektiv) der Nierenvenen.

Nieren|verletzung: s. Nierentrauma.

Nieren|versagen, akutes: (engl.) acute renal failure; Abk. ANV; syn. Schockniere, Schockanurie, akute Niereninsuffizienz; plötzl. partieller od. totaler Verlust der exkretor. Nierenfunktion als Folge eines meist reversiblen Nierenschadens; **Urs.: 1.** Minderperfusion (zirkulatorisch-ischämisches a. N., ca. 80 %) durch Hypovolämie, Hypotonie u. Dehydratation inf. von Blutverlusten (Polytrauma, gastrointestinale od. postpartale Blutung, große op. Eingriffe an Herz, Gefäßen, Abdomen od. Prostata), Schock* (Myokardinfarkt, Embolie), schwerer Inf. (Sepsis, Peritonitis, Cholezystitis), Hämolyse (hämolytisch-urämisches Syndrom, paroxysmale Hämoglobinurie, Transfusionszwischenfall), Myolyse (Crush*-Syndrom, Rhabdomyolyse*, Myositis, Verbrennung), Wasser- u. Elektrolytverlusten (massives Erbrechen, Durchfälle, exzessives Schwitzen, Ileus, akute Pankreatitis); **2.** Nephrotoxine (toxisches a. N., ca. 15–20 %): **a)** exogene Toxine: Anilin, Chlorate, Glykolverbindungen, Kaliumbromat, -dichromat, -oxalat, Kresol, Lysol, Methanol, Naphthole, Phenole, Phosphor, E 605, Schwermetalle (As, Au, Bi, Cd, Hg, Pb, Sb, Ti, U), Tetrachlorkohlenstoff, Trichlorethylen; Medikamente, z. B. Acetazolamid, Barbiturate, Antibiotika (Amphotericin B, Aminoglykoside, Bacitracin, Cephalosporine, Colistin u. a.), Zytostatika (Cisplatin, Methotrexat), nichtsteroidale Antiphlogistika; Ciclosporin A, Aciclovir, Fos-

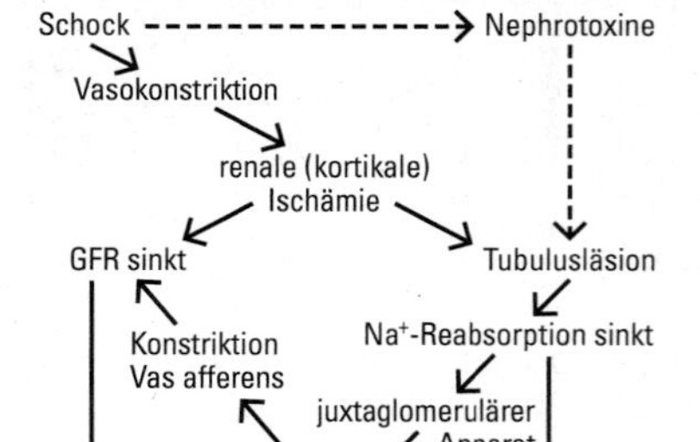

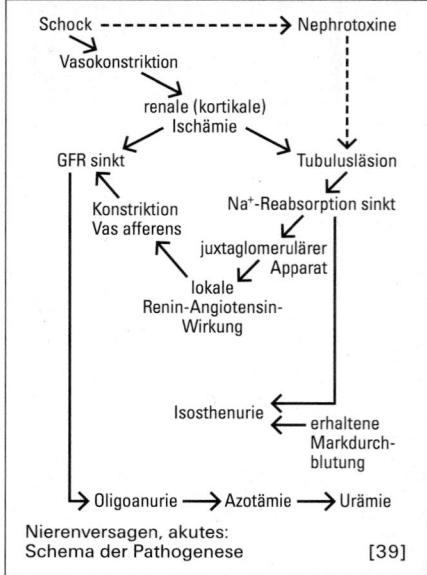

Nierenversagen, akutes:
Schema der Pathogenese [39]

carnet-Natrium, Pentamidin, Kontrastmittel; **b)** endogene Toxine: Myoglobin, Urate, Oxalate; **3.** Nierenkrankheiten (ca. 1–2 %): entzündl. Nephropathien (akute Glomerulonephritis, Pyelonephritis, akute interstitielle Nephritis bei Leptospirosen u. Scharlach), Abstoßungsreaktionen nach Nierentransplantation, bilaterale

Nierenrindennekrose bei Verbrauchskoagulopathie*; **4.** Harnstauung inf. Harnabflussbehinderungen: s. Nephropathie, obstruktive; **Path.:** ischämische Schädigung des hypoxieempfindl. aufsteigenden Teils der Henle-Schleife u. verminderter Natriumrücktransport aus dem Tubulusharn; dadurch Aktivierung des intrarenalen Renin*-Angiotensin-Aldosteron-Systems, Vasokonstriktion u. Drosselung der Glomerulusfiltrationsrate; bei toxischer Schädigung intrarenale Vasokonstriktion u. tubuläre Obstruktion; **Klin.:** relativ gleichförmiger Verlauf, unabhängig von der zugrunde liegenden Urs.; klin. Einteilung in vier Stadien (s. Tab.); **Ther.:** Dialyse*-Behandlung bei mehrwöchigem oligur.-anur. Stadium; **Progn.:** bei isoliertem a. N. Letalität trotz Intensivbehandlung 30–40 %, bei Multiorganversagen bis 90 %; posttraumat., postop. u. sept. Zustände sind progn. bes. ungünstig.

Nieren|wasser|sucht: s. Ödem.

Nieren|zyste (Kyst-*) f: (engl.) renal cyst; solitär od. multipel auftretender Defekt im Nierenparenchym; **Formen: 1.** echte Zyste*, Dermoid*, Zystennieren*; **2.** falsche Zyste, entstanden durch Gewebezerfall, z. B. bei intrarenalem Niereninfarkt, Pyelonephritis, Nierentuberkulose,

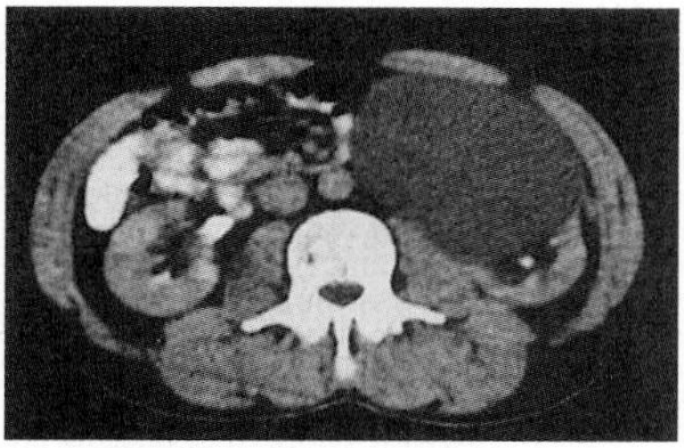

Nierenzyste:
Computertomogramm einer großen solitären Nierenzyste links (rechts im Bild) [27]

Syphilis; **Diagn.:** Ultraschalldiagnostik, Computertomographie (s. Abb.), Kernspintomographie. Vgl. Nierenfehlbildungen.

Niere, stumme: (engl.) non-visualization of the kidney; Bez. für eine funktionslose Niere in der Ausscheidungsurographie; **Urs.:** Harnabflussbehinderung, Trauma, Schrumpfniere (entzündlich od. vaskulär bedingt), Nierenembolie, Tumor; weiterführende **Diagn.:** Nierenszintigraphie, Radioisotopennephrographie, Renovasographie, Computertomographie, Kernspintomographie.

Niesen: (engl.) sneezing; heftiges Ausstoßen der Atemluft durch die Nase; Schutzreflex auf chem., thermische od. mechan. Reizung der Nasenschleimhaut. Vgl. Husten.

Nies|krampf: Ptarmus*.

Nievergelt-Syn|drom (Kurt N., zeitgen. Chir., Orthop., Zürich) n: syn. mesomele Dysplasie Typ Nievergelt; seltene, autosomal-dominant vererbte Skelettdysplasie mit radio-ulnaren Synostosen u. Minderwuchs inf. Verkürzung der mittleren Abschnitte der Tibia u. Fibula; Körperendgröße ca. 150 cm.

Nife|dipin (INN) n: Dihydropyridinderivat; **Verw.:** s. Calciumantagonisten.

Niflumin|säure (INN): Anthranilsäurederivat; **Verw.:** s. Antiphlogistika, nichtsteroidale.

Nifur|oxazid (INN) n: Chemotherapeutikum; vgl. Nitrofurane.

Nifurtimox (INN) n: Nitrofuranderivat; **Verw.:** bei Befall mit Protozoen, spez. Trypanosoma* cruzi (im Frühstadium der Chagas*-Krankheit); **UAW:** u. a. periphere Neuropathie.

niger (lat.): schwarz; z. B. Lingua villosa nigra (schwarze Haarzunge).

Nigrities cutis (lat. schwarze Farbe) f: veraltete Bez. für Chloasma*.

Nigrities linguae (↑): syn. Lingua* villosa nigra.

Nihilismus (lat. nihil nichts) m: (engl.) nihilism; ausgeprägtes Gefühl von Sinnlosigkeit u. Hoffnungslosigkeit mit extrem negativer Sicht der Welt u. der eigenen Person; kann sich bis zum nihilistischen Wahn steigern (s. Cotard-Syndrom); Vork. bei schwerer Depression, ggf. auch bei Demenz od. Schizophrenie. G. St.-I.

Nikolski-Phänomen (Piotr W. N., Dermat., Kiew, Rostow, 1858–1940) n: (engl.) Nikolsky's sign; Blasenbildung durch seitl. Druck auf unverändert erscheinende Haut (N.-Ph. I) bzw. Verschieblichkeit der Blasen innerhalb der Epidermis (N.-Ph. II) bei Lyell*-Syndrom u. Pemphigus* vulgaris.

Nikotin n: Nicotin*.

Niktation (lat. nictare blinzeln) f: (engl.) nictitation; syn. Blepharoklonus, Blinzelkrampf; klonische Form des Lidkrampfs; **Vork.:** bei Reizungen im Trigeminusbereich, bes. i. R. einer Keratoconjunctivitis* phlyktaenulosa. Vgl. Spasmus facialis, Blepharospasmus.

Nil|beule: kutane Leishmaniase; s. Leishmaniasen.

Nimo|dipin (INN) n: Calciumantagonist vom Dihydropyridintyp; durchdringt die Blut-Hirn-Schranke; **Verw.:** bei hirnorg. bedingten Leistungsstörungen im Alter.

Nimo|razol (INN) n: Nitroimidazolderivat; **Ind.:** Trichomoniasis, Amöbiasis, Giardiasis; **Kontraind.:** Schwangerschaft, aktive Erkr. des ZNS, schwere Leber- u. Nierenerkrankungen.

Nimustin (INN) n: Zytostatikum (Alkylans); **Verw.:** bei Hirntumoren, Lymphogranulomatose u. a.; **Kontraind.:** Schwangerschaft, Knochenmarkerkrankung; **UAW:** Magen-Darm-Beschwerden, Blutbildveränderungen, Haarausfall, Leber- u. Nierenschaden, Störung der Spermatogenese u. der Ovulation, Neurotoxizität; vgl. Alkylanzien.

Ninhydrin n: Triketohydrindenhydrat; Reagens, das in wässriger Lösung zum Nachw. von Amino- u. Carboxylgruppen anhand einer blauvioletten Farbreaktion (**Ninhydrinreaktion**) verwendet wird; Anw. v. a. zur qual. u. quant. Analyse von Aminosäuren u. Proteinen (z. B. bei Papierchromatographie).

Ninhydrin|test m: syn. Moberg-Test; Verf. zum Nachw. peripherer Nervenläsionen anhand von Schweißsekretionsstörungen; Hände od. Füße werden auf Papier gedrückt u. die im Schweiß enthaltenen Peptide u. Aminosäuren mittels essigsaurer acetonhaltiger Ninhydrinlösung sichtbar gemacht. Da die (die Schweißsekretion regulierenden) sympath. Fasern nach Austritt aus dem Rückenmark mit den peripheren Nerven verlaufen, können Läsionen einzelner Nerven erfasst sowie Plexus- u. Wurzelläsionen differenziert werden.

Niob (gr. Νιόβη mythologische Gestalt) **n:** (engl.) niobium; chem. Element, Symbol Nb, OZ 41, rel. Atommasse 92,91; zur Vanadiumgruppe gehörendes Metall.

NIS: Abk. für **N**atrium*-**I**odid-**S**ymporter.

Nischen|symptom **n:** (engl.) niche sign; s. Haudek-Nische, En-face-Nische.

Nischen|zellen (Zelle*)**:** (engl.) type II alveolar cells; Alveolarepithelzellen Typ II; organellenreiche, kubische Zellen, die Surfactant* produzieren; vgl. Alveole.

Nisol|dipin (INN) **n:** Dihydropyridinderivat; **Verw.:** s. Calciumantagonisten.

Nissen: (engl.) nits; Läuseeier (mit Chitingehäuse); vgl. Läuse.

Nissl-Färbung (Franz N., Psychiater, Neurol., Heidelberg, 1860–1919)**:** (engl.) Nissl staining; Färbung der Nissl*-Schollen, z. B. mit Methylenblau.

Nissl-Schollen (↑)**:** (engl.) Nissl bodies; syn. Nissl-Körperchen, Tigroidschuppen (Lenhossek), Substantia chromatophilica; basophile Schollen in Nervenzellen mit hohem Gehalt an Ribonukleinsäure (s. Abb.); ultrastrukturell entsprechen sie dem rauen endoplasmatischen Retikulum*. Bei toxischer od. mechan. Schädigung u. Ermüdung verschwinden die N.-Sch. (Chromatolyse) u. erscheinen bei Erholung wieder.

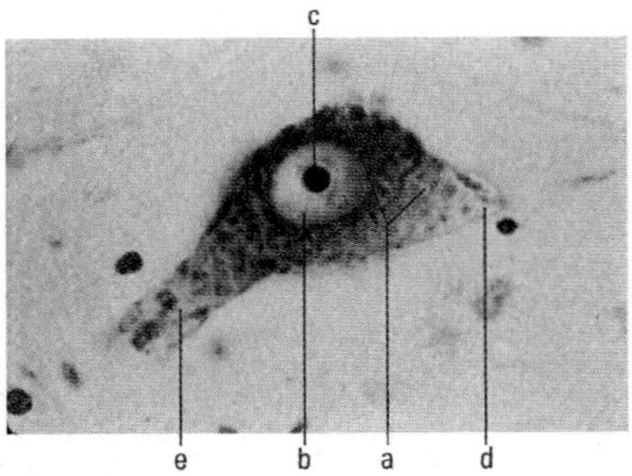

Nissl-Schollen:
histologischer Schnitt durch das motorische Vorderhorn des Rückenmarks (Nissl-Methylenblau-Färbung);
a: Nissl-Schollen im Corpus neuroni einer multipolaren Nervenzelle; b: Kern der Nervenzelle; c: Nucleolus; d: Ursprungskegel des Neuriten; e: Dendrit [134]

Nisus sexualis (lat. nisus Anstrengung, Schwung) **m:** Geschlechtstrieb.

Nitabuch-Fibrin|streifen (Raissa N., deutsche Ärztin, 19. Jahrhundert; Fibr-*)**:** (engl.) Nitabuch's layer; Fibrin(oid)streifen in der Decidua basalis der Plazenta*, schützt das Myometrium vor Infiltration durch die Zotten.

Nitrate **n pl:** (engl.) nitrates; Salze der Salpetersäure (HNO_3); natürliches Vork. in extremen Trockengebieten (Chilesalpeter), im Boden, Regen- u. Trinkwasser sowie in pflanzl. Nahrungsmitteln (z. B. Wurzel- u. Blattgemüse); Bestandteil stickstoffhaltiger Düngemittel; bei zu langer Aufbewahrung der Lebensmittel an der Luft können sich N. in Nitrite u. im Magen-Darm-Trakt zus. mit Aminen in stark krebserzeugende Nitrosamine* umwandeln. Vgl. Nitrate, organische.

Nitrate, organische **n pl:** (engl.) organic nitrates; Ester der Salpetersäure, z. B. Nitroglycerol, Isosorbiddinitrat, Isosorbidmononitrat u. verwandte Verbindungen; **Wirkungen:** Relaxation der glatten Muskulatur, Erweiterung der venösen Kapazitätsgefäße (stärker als Erweiterung art. Widerstandsgefäße) mit nachfolgender Senkung von Vor- u. Nachlast des Herzens; die Entlastung des Herzens vermindert den Sauerstoffbedarf, kann den Angina-pectoris-Anfall beenden od. bei vorheriger Gabe die Ischämieschwelle heraufsetzen; **Verw.:** Anfallskupierung (schnell resorbierbare, kurzwirkende o. N.) bzw. Prophylaxe (auch transdermale Applikation durch Pflaster) der Angina* pectoris, Nachbehandlung des Herzinfarkts*, bei Herzinsuffizienz* (insbes. bei Lungenstauung); **UAW:** initial häufig Kopfschmerz, Flush; selten orthostat. Regulationsstörungen, Blutdruckabfall, reaktive Tachykardie; bei Dauerbehandlung (v. a. bei kontinuierl. Gabe) Toleranzentwicklung, daher wird intermittierende Gabe empfohlen. Von ähnl. Wirkung wie die o. N. sind organische Nitrite, z. B. Amylnitrit*.

Nitrat|vergiftung: (engl.) nitrate poisoning; **1.** durch nitrationenhaltiges u. bakt. durch Umwandlung von Nitrat in toxisch wirkendes Nitrit verursachte Methämoglobinämie*; mögliche Nitratquellen sind Trinkwasser mit einem Nitratgehalt >35–70 mg/dl od. Nahrungsmittel (bakt. Umwandlung des Nitrats); früher häufig als sog. Brunnenwasservergiftung, heute bei zentraler Trinkwasserversorgung selten; **2.** i. w. S. UAW der organischen Nitrate*, entw. bei massiver Überdosierung od. inf. Überempfindlickeit bei üblicher therap. Dosierung.

Nitra|zepam (INN) **n:** Benzodiazepinderivat mit langer Halbwertzeit; **Verw.:** zur symptomat. Ther. von Durchschlafstörungen, bei West-Syndrom; vgl. Benzodiazepinderivate.

Nitren|dipin (INN) **n:** Dihydropyridinderivat; **Verw.:** s. Calciumantagonisten.

Nitride **n pl:** (engl.) nitrides; (chem.) Verbindungen, in denen die Wasserstoffatome des Ammoniaks* durch Metallatome ersetzt sind.

Nitri|fikation **f:** (engl.) nitrification; Oxidation von Ammoniak über Nitrit zu Nitrat durch Bakterien.

Nitrile **n pl:** (engl.) nitriles; Alkyl- bzw. Arylderivate des Cyanwasserstoffs (HCN), Säurenitrile; z. B. Acetonitril (CH_3CN); **Isonitrile:** Alkyl- bzw. Arylderivate des hypothet. Isocyanwasserstoffs (HNC), übel riechende Verbindungen; alle primären Amine* können als Isonitrile nachgewiesen werden.

Nitrite **n pl:** (engl.) nitrites; **1.** Salze der salpetrigen Säure; z. B. Natriumnitrit ($NaNO_2$); **2.** Ester der salpetrigen Säure; z. B. Amylnitrit*; vgl. Nitrate, organische.

Nitrit|nachweis: (engl.) nitrite test; s. Griess-Ilosvay-Probe.

Nitro|benzol **n:** (engl.) nitrobenzene; syn. Mirbanöl, $C_6H_5NO_2$; hellgelbe, nach Bittermandelöl riechende, stark toxische Flüssigkeit (Methämoglobinbildner); Anw. als Lösungsmittel; bei **Nitrobenzolvergiftung** Kopfschmerz, Übelkeit, Bewusstlosigkeit, Krämpfe, u. U. tödl. Ausgang.

Nitro|blau-Tetrazolium-Test **m:** (engl.) nitroblue tetrazolium test; Kurzbez. NBT-Test; Verfahren zur Prüfung der Phagozytoseaktivität bei bakt. Infektion, das auf der Korrelation zw. Nitroblau-Tetrazolium-Reduktion durch neutrophile Granulozyten u. deren Fähigkeit, phagozy-

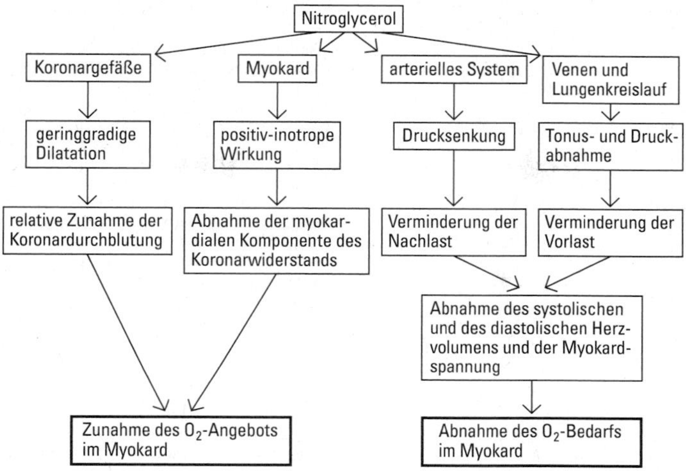

Nitroglycerol:
Wirkung auf Myokard und Gefäße [531]

tierte Bakt. abzutöten, beruht. Erhöhte Aktivität wird klin. als frühzeitiger Hinweis (Ergebnis 3 Std. nach Blutentnahme) für das Vorliegen einer Septikämie betrachtet.

Nitro|fural (INNv) **n:** syn. Nitrofurazon; Nitrofuranderivat, Chemotherapeutikum; **Verw.:** als Antiseptikum bei Furunkel, Karbunkel, Abszess, Verbrennungen, chron. Ulcera u. a.

Nitro|furane n pl**:** (engl.) nitrofurans; synthet. Chemotherapeutika* mit 5-Nitrofuran-Konfiguration, deren Metabolite (über eine DNA-Schädigung) antimikrobiell wirksam sind; **cave:** mögliche kanzerogene Wirkung!

Nitro|furantoin (INN) n: Chemotherapeutikum; **Verw.:** als Harnwegantiseptikum; **Kontraind.:** Anurie, Niereninsuffizienz, Glukose-6-phosphat-Dehydrogenasemangel, Erkr. des ZNS, Schwangerschaft, Stillzeit; cave: Alkoholunverträglichkeit; **UAW:** Erbrechen, Schwindel, Kopfschmerz, Polyneuropathie (insbes. bei Niereninsuffizienz), selten Allergien, akute Pneumonie u. interstitielle pulmonale Fibrosen, Hepatotoxizität u. a.; cave: in versch. Testsystemen sind mutagene u. kanzerogene Wirkungen aufgetreten.

Nitro|furazon n**:** syn. Nitrofural*.

Nitro|glycerol n**:** Glyceroltrinitrat; Koronardilatator; wirkt gefäßerweiternd; Anw. bei Angina pectoris führt zu sofortiger Schmerzbefreiung; s. Nitrate, organische.

Nitro|prussid|natrium n**:** (engl.) sodium nitroprusside; Abk. NPN; Dinatriumpentacyanonitrosylferrat; potenter Vasodilatator art. Widerstands- u. venöser Kapazitätsgefäße; i. v. Gabe zur kontrollierten Blutdrucksenkung* bei der lebensbedrohenden hypertensiven Krise; bei hohen Dosen Gefahr der Cyanidintoxikation.

Nitros|amine n pl**:** (engl.) nitrosamines; N*-Nitrosoverbindungen von Aminen; allg. Formel R—NH—NO; N. entstehen im Sauren bei Anwesenheit von Nitrit u. Aminen (z. B. in eiweißreichen Nahrungsmitteln); starke Gifte u. potente Kanzerogene*; **Vork.** v. a. in gepökeltem bzw. geräuchertem Fleisch, Käse, Wurst u. Tabakrauch; Bildung auch durch Bakterien u. Trichomonaden.

Nitroso|verbindungen: (engl.) nitroso compounds; Substanzen, die die 1-wertige Nitrosogruppe (—NO) im Molekül enthalten; vgl. N-Nitrosoverbindungen.

Nitro|verbindungen: (engl.) nitro compounds; org. Verbindungen, bei denen ein od. mehrere H-Atome durch die Nitrogruppe $—NO_2$ ersetzt sind, isomer den Nitriten (Ester der salpetrigen Säure) mit der Gruppe —O—N=O; durch Reduktion entstehen Amine*, z. B. $C_6H_5NO_2 + 6H \rightarrow C_6H_5NH_2$ (Anilin) $+ 2H_2O$. N. verursachen bei Vergiftung die Bildung von Methämoglobin.

Nitro|verdünnung: (engl.) cellulose thinner; Lösemittel für Nitrozelluloselacke; bestehend aus Gemischen von Aceton*, Methanol*, Ester*, Alkoholen*, Benzol* u. Glykolderivaten; enthält keine Nitroverbindungen; je nach Zusammensetzung unterschiedl. Gesundheitsgefährdung.

Nitroxolin (INNv) **n:** nichthalogeniertes Chinolin; **Verw.:** bei Harnweginfektionen; **Kontraind.:** schwere Nieren- u. Leberfunktionsstörungen; **UAW:** u. U. Übelkeit, Erbrechen, allerg. Reaktionen.

Niveau (frz.) **n:** Höhenstand.

Niveau|dia|gnose **f:** s. Querschnittdiagnose.

Niza|tidin (INN) **n:** s. Histamin-H_2-Rezeptorenblocker.

NK-Zellen (Zelle*)**:** Kurzbez. für **n**atürliche **K**illerzellen*.

Nl.: Abk. für **N**odus **l**ymphoideus; (Plural: Nodi lymphoidei, Abk. Nll.), Lymphknoten*.

NLA: Abk. für **1. N**euro**l**eptanalgesie*; **2. N**euro**l**eptanästhesie*.

NLE: Abk. für **n**eonataler **L**upus* **e**rythematodes.

NLG: Abk. für **N**erven**l**eitungs**g**eschwindigkeit*.

N-Lost **m:** Stickstofflost; s. Lost.

NM: Abk. für **n**oduläres **M**elanom; s. Melanom, malignes.

NMD: Abk. für **n**ieder**m**olekulare **D**extrane; s. Dextrane.

NMN: Abk. für **N**icotinamid-**Mon**o**n**ukleotid; biosynthet. Vorstufe der Pyridinnukleotid*-Coenzyme.

NMR: Abk. für (engl.) **n**uclear **m**agnetic **r**esonance; s. Magnetresonanz.

Nn.: Abk. für Nervi (Nerven).

NNH: Abk. für **N**asen**n**eben**h**öhlen*.

N-Nitroso|verbindungen: (engl.) N-nitroso compounds; Sammelbez. für Nitrosamine*, Nitrosamide u. Nitrosoharnstoffe mit der funktionellen Gruppe >N—NO; tierexperimentell z. T. stark kanzerogene Substanzen; N.-N. kommen z. B. im Tabakrauch, versch. Kosmetika, in best. (insbes. geräucherten u. gepökelten) Nahrungsmitteln u. einigen Biersorten vor u. können sich in saurem Milieu auch aus Nitriten, (sek. bzw. tertiären) Aminen u. Amiden (die z. B. beim Kochen u. Braten aus Proteinen entstehen) im Magen-Darm-Trakt bilden; Nitrite können im menschl. Organismus als bakt. Reduktionsprodukte aus Nitraten* entstehen, die sich durch landwirtschaftl. Düngung in pflanzl. Nahrungsmitteln u. im Trinkwasser anreichern.

NNM: Abk. für **1.** **N**eben**n**ieren**m**ark; s. Nebenniere; **2.** **N**-**N**itro**m**orpholin; zu den Nitrosaminen* gehörende teratogene Substanz.

N.N.N.-Agar m: (engl.) N.N.N. culture medium; Abk. für **N**ovy-McNeal-**N**icolle-Agar; Spezialblutagar zur Züchtung von Trypanosoma* u. Leishmania*.

NNR: Abk. für **N**eben**n**ieren**r**inde; s. Nebenniere.

NNRTI: Abk. (engl.) **n**on **n**ucleoside-analogue **r**everse **t**ranscriptase **i**nhibitors; s. Reverse-Transkriptase-Hemmer, nicht-nukleosidische.

NO: chem. Symbol für **1.** Stickstoffmonoxid*; **2.** Nitrosogruppe; s. Nitrosoverbindungen.

NO_2: chem. Symbol für **1.** Stickstoffdioxid*; **2.** Nitrogruppe; s. Nitroverbindungen.

N_2O: chem. Formel für Lachgas*.

No: chem. Symbol für Nobelium*.

NOAEL: s. NOEL.

Nobelium (nach Alfred B. Nobel, schwed. Chem., 1833–1896) n: Symbol No, OZ 102, rel. Atommasse 259; zur Gruppe der Actinoide* gehörendes künstl., radioaktives Element.

Noble-Operation (Thomas B. N., amerikan. Chir.) f: Op. zur Verhütung weiterer Abknickungen u. Darmverschlingungen bei rezidiv. Adhäsionsileus (s. Ileus); der gesamte Dünndarm wird quer zu seiner Mesenterialwurzel ziehharmonikaartig in Schlingen gelegt u. mit zahlreichen seroserösen Nähten aneinandergeheftet.

Noble-Zeichen (George H. N., Gyn., Atlanta, 1860–1932): (engl.) Noble's sign; ab der 13. SSW nachweisbares Schwangerschaftszeichen*; Verkleinerung des seitl. Scheidengewölbes durch Einbeziehung des unteren Uterinsegments in die Fruchthöhle; auch bei anderen raumfordernden Prozessen im kl. Becken.

Nocardia (nach Edmund J. Nocard, Tierarzt, Paris, 1850–1903) f: Gattung grampositiver, unbegeißelter, unbekapselter, schlanker, teils verzweigter Stäbchenbakterien der Fam. Nocardiaceae (vgl. Bakterienklassifikation); partiell säurefest (Nocardomycolsäuren in Zellwand); ähneln morphol. Actinomyces; **Kultur:** geringe Nährbodenansprüche, langsames, aerobes, teils mikroaerophiles (Abgrenzung von Actinomyces-Species) Wachstum in leicht alkalischem Milieu; Kolonien sternförmig u. weiß bis orangefarben; erdiger Geruch; Myzelbildung, später Zerfall in kokkoide od. bazilläre Fragmente; im Eiter keine Drusen, sondern lediglich Myzelgeflecht (Granula) der Err. (im Ggs. zur Aktinomykose* keine Begleitbakterien); **Vork.:** ubiquitär im Erdboden u. Feuchtbiotop; med. wichtige Species: N. asteroides, N. brasiliensis, N. farcinia, N. nova u. N. otitidiscaviarum; opportunistische Erreger von Nokardiosen* u. primäre Err. des Aktinomyzetoms*.

nocturnus (lat.): nächtlich.

no DCA: Abk. für (engl.) no **d**etectable **c**erebral **a**ctivity, keine nachweisbare zerebrale Aktivität; s. Hirntod.

Nodi lymphoidei (lat. nodus Knoten) m pl: Abk. Nll., (anat.) Lymphknoten* (auf Regionen od. Organe bezogen).

Nodi lymphoidei abdominis parietales (↑) m pl: wandständige Bauchlymphknoten; **1.** Nll. lumbales sinistri: li. vor u. hinter der Aorta (Nll. aortici latt., preaortici, retroaortici); **2.** Nll. lumbales intermedii: zw. Aorta u. V. cava inf.; **3.** Nll. lumbales dextri: re., vor u. hinter der V. cava inf. (Nll. cavales latt., precavales, retrocavales); **4.** Nll. phrenici inff.: unter dem Zwerchfell am Aortendurchtritt; **5.** Nll. epigastrici inff.: an der A. epigastrica inf.; **E:** nachgeschaltete Filterstationen für kaudal gelegene Lymphknoten, Organe des Retroperitonealraums, Bauchwand; **A:** Truncus lymphaticus lumbalis.

Nodi lymphoidei abdominis viscerales (↑) m pl: eingeweideständige Bauchlymphknoten: **1.** Nll. coeliaci; **2.** Nll. gastrici dextri/sinistri; **3.** Nll. gastroomentales dextri/sinistri; **4.** Nll. pylorici; **5.** Nll. pancreatici; **6.** Nll. splenici (syn. lienales); **7.** Nll. pancreaticoduodenales; **8.** Nll. hepatici; **9.** Nll. mesenterici supp.; **10.** Nll. mesenterici inff.

Nodi lymphoidei ac|cessorii (↑) m pl: im Spatium retropharyngeum; s. Nodi lymphoidei cervicales anteriores.

Nodi lymphoidei ano|rectales (↑) m pl: s. Nodi lymphoidei pararectales.

Nodi lymphoidei aortici laterales (↑) m pl: s. Nodi lymphoidei abdominis parietales.

Nodi lymphoidei appendiculares (↑) m pl: s. Nodi lymphoidei mesenterici superiores.

Nodi lymphoidei axillares (↑) m pl: Achsellymphknoten*.

Nodi lymphoidei brachiales (↑) m pl: an den Armgefäßen; **E:** Arm; **A:** Nll. axillares.

Nodi lymphoidei broncho|pulmonales (↑) m pl: an den Aufteilungen der Lappen- in die Segmentbronchien; **E:** Lunge; **A:** Nll. tracheobronchiales.

Nodi lymphoidei cavales laterales (↑) m pl: s. Nodi lymphoidei abdominis parietales.

Nodi lymphoidei cervicales anteriores (↑) m pl: syn. Nll. colli antt.; vordere Halslymphknoten; **A:** Nll. cervicales proff.; **1.** Nll. superff.: an der V. jugularis ant.; **E:** vordere Halshaut; **A:** Nll. cervicales proff. beider Seiten; **2.** Nll. proff.: **a)** Nll. infrahyoidei: unterhalb des Zungenbeinkörpers; **E:** Vestibulum laryngis, Pars laryngea pharyngis; **b)** Nll. prelaryngei: auf dem Lig. cricothyroideum; **E:** Kehlkopf; **c)** Nll. thyroidei; **E:** Schilddrüse; **d)** Nll. pretracheales: vor der Trachea; **E:** Trachea, untere Kehlkopfhälfte; **e)** Nll. paratracheales: seitl. der Trachea; **f)** Nll. retropharyngeales: im oberen Spatium retropharyngeum; **E:** oberer Rachen.

Nodi lymphoidei cervicales laterales (↑) m pl: seitl. Halslymphknoten; **1.** Nll. superff. an der V. jugularis ext.; **E:** Ohrmuschel, Parotis; **A:**

Nll. cervicales proff.; **2.** Nll. proff. supp.: **a)** Nl. jugulodigastricus: am hinteren Digastricusbauch; **E:** Tonsille, hinteres Zungendrittel, Pharynx; **b), c)** Nl. lat. et ant.: seitl. bzw. vor der V. jugularis int.; **E:** zweite Filterstation für Kopflymphknoten; **A:** Truncus lymphaticus jugularis; **3.** Nll. proff. inff.: **a)** Nl. juguloomohyoideus: zw. V. jugularis int. u. Zwischensehne des M. omohyoideus; **E:** Zunge; **b), c)** Nl. lat., Nll. antt.: seitl. bzw. vor der V. jugularis int.; **E:** zweite Filterstation für Hals- u. Kopfeingeweide; **A:** Truncus lymphaticus jugularis.

Nodi lymphoidei cervicales laterales profundi (↑) **m pl:** entlang der V. jugularis interna; **E:** Kopf u. Hals; **A:** Truncus jugularis; s. Halslymphknoten.

Nodi lymphoidei cervicales laterales super|ficiales (↑) **m pl:** in der Umgebung der V. jugularis externa; **E:** Ohr, Parotis, Gegend des Kieferwinkels, oberflächl. Teile des Halses; **A:** Nll. cervicales profundi; s. Halslymphknoten.

Nodi lymphoidei coeliaci (↑) **m pl:** um den Truncus coeliacus; **E:** zweite Filterstation für Lymphe aus Oberbauchorganen; **A:** Truncus intestinalis od. direkt Cisterna chyli.

Nodi lymphoidei colici dextri, medii, sinistri (↑) **m pl:** s. Nodi lymphoidei mesenterici superiores.

Nodi lymphoidei cubitales (↑) **m pl:** an der A. brachialis in der Fossa cubitalis; **E:** Unterarm; **A:** Nll. brachiales, axillares.

Nodi lymphoidei delto|pectorales m pl: syn. Nll. infraclaviculares; an der V. cephalica; **E:** Arm; **A:** Nll. axillares apicales.

Nodi lymphoidei epigastrici inferiores (↑) **m pl:** s. Nodi lymphoidei abdominis parietales.

Nodi lymphoidei faciales (↑) **m pl:** Gesichtslymphknoten, einzelne Knoten inkonstant; **1.** Nl. buccinatorius: auf dem M. buccinator; **2.** Nl. nasolabialis: unter der Nasolabialfalte; **3.** Nl. malaris: oberflächlich in der Wange; **4.** Nl. mandibularis: an der Unterkieferaußenseite; **E:** Gesicht unterhalb der Stirn; **A:** Nll. submandibularis.

Nodi lymphoidei gastrici dextri, sinistri (↑) **m pl:** an der kleinen Magenkurvatur dem Arterienverlauf folgend; **E:** Magen; **A:** Nll. coeliaci.

Nodi lymphoidei gastro|omentales dextri, sinistri (↑) **m pl:** an der großen Magenkurvatur dem Arterienverlauf folgend; **E:** Magen; **A:** Nll. coeliaci.

Nodi lymphoidei gluteales inferiores (↑) **m pl:** an der A. glutea inf.; **E:** Prostata, Vagina, Harnröhre, Beckenwand; **A:** Nll. iliaci comm.

Nodi lymphoidei gluteales superiores (↑) **m pl:** an der A. glutea sup.; **E:** Beckenwand, Hüftmuskeln; **A:** Nll. iliaci comm.

Nodi lymphoidei hepatici (↑) **m pl:** am Leberhilum, Nl. cysticus am Gallenblasenhals, Nl. foraminalis im Lig. hepatoduodenale vor dem Foramen omentale; **E:** Leber, Pankreaskopf, Duodenum, Pylorus; **A:** Nll. coeliaci.

Nodi lymphoidei humerales (↑) **m pl:** s. Achsellymphknoten.

Nodi lymphoidei ileo|colici (↑) **m pl:** s. Nodi lymphoidei mesenterici superiores.

Nodi lymphoidei iliaci communes (↑) **m pl:** an den Vasa iliaca comm.: **1.** Nll. medd. medial der Gefäße; **2.** Nll. intermedii hinter den Gefäßen; **3.** Nll. latt. seitl. der Gefäße; **4.** Nll. subaortici unter Aortenbifurkation; **5.** Nll. promontorii vor dem Promontorium; **E:** Beckenorgane, Bauchwand unterhalb des Nabels, Hüft- u. Gesäßmuskulatur; **A:** Nll. lumbales.

Nodi lymphoidei iliaci externi (↑) **m pl:** an den Vasa iliaca extt. bzw. ihren Ästen: **1.** Nll. medd., medial der Gefäße; **2.** Nll. intermedii, hinter der Arterie; **3.** Nll. latt,. seitl. der Gefäße; **4.** je ein Nl. med., intermedius, lat., jeweils konstant in der Lacuna vasorum retroinguinalis; **5.** Nll. interiliaci in der Aufteilungsgabel der Aa. iliacae int. u. ext.; **6.** Nll. obturatorii an der A. obturatoria; **E:** Harnblase, Vagina, Penis, Klitoris, Bein; **A:** Nll. iliaci comm.

Nodi lymphoidei iliaci interni (↑) **m pl:** an der A. iliaca interna: **1.** Nll. gluteales; **2.** Nll. sacrales; **E:** Beckenorgane, Beckenwand, Damm; **A:** Nll. iliaci comm.

Nodi lymphoidei infra|auriculares (↑) **m pl:** s. Nodi lymphoidei parotidei profundi.

Nodi lymphoidei infra|hyoidei (↑) **m pl:** s. Nodi lymphoidei cervicales anteriores.

Nodi lymphoidei inguinales profundi (↑) **m pl:** subfaszial, in Höhe des Hiatus saphenus; **E:** Bein; **A:** Nll. iliaci externi.

Nodi lymphoidei inguinales super|ficiales (↑) **m pl:** epifaszial, im subkutanen Fett entlang u. unterhalb des Leistenbandes: **1.** Nll. superomedd.; **2.** Nll. superolatt. (beide entlang des Leistenbands); **3.** Nll. inff. (entlang der V. saphena magna); **E:** Anal-, Genitalregion, untere Bauchwand, Beinhaut; **A:** Nll. iliaci extt.

Nodi lymphoidei inter|costales (↑) **m pl:** paravertebral in den Zwischenrippenräumen; **E:** Pleura, Interkostalräume; **A:** Ductus thoracicus.

Nodi lymphoidei inter|iliaci (↑) **m pl:** s. Nodi lymphoidei iliaci externi.

Nodi lymphoidei inter|pectorales m pl: zw. Mm. pectoralis major u. minor; **E:** Brustdrüse; **A:** Nll. axillares apicales.

Nodi lymphoidei intra|glandulares (↑) **m pl:** s. Nodi lymphoidei parotidei profundi.

Nodi lymphoidei intra|pulmonales (↑) **m pl:** an den Aufzweigungen des Bronchialbaums; **E:** Lungengewebe; **A:** Nll. bronchopulmonales.

Nodi lymphoidei juxta|intestinales (↑) **m pl:** s. Nodi lymphoidei mesenterici superiores.

Nodi lymphoidei juxta|oeso|phageales (↑) **m pl:** seitl. des Ösophagus; **E:** Lunge; **A:** Truncus lymphaticus bronchomediastinalis.

Nodi lymphoidei linguales (↑) **m pl:** seitl. auf dem M. hyoglosssus; **E:** Zungenunterfläche, -seitenrand, vordere zwei Drittel des Zungenrückens; **A:** Nll. cervicales profundi.

Nodi lymphoidei lumbales dextri, intermedii, sinistri (↑) **m pl:** s. Nodi lymphoidei abdominis parietales.

Nodi lymphoidei mastoidei (↑) **m pl:** auf dem Proc. mastoideus; **E:** Ohrmuschelhinterfläche, angrenzende Kopfschwarte, Gehörgangshinterwand; **A:** Nll. cervicales proff.

Nodi lymphoidei membri superioris (↑) **m pl:** in subfasziale, Blutgefäße begleitende bzw. epifasziale Lymphbahnen eingeschaltete Lymphknoten*.

Nodi lymphoidei mesenterici inferiores (↑) **m pl:** an der A. mesenterica inf.: **1.** Nll. sigmoidei entlang der Aa. sigmoideae; **2.** Nll. rectales supp. entlang der A. rectalis sup.; **E:** unteres Colon, oberes Rektum; **A:** Nll. preaortici.

Nodi lymphoidei mesenterici superiores (↑) **m pl:** 100–150 Mesenteriallymphknoten: **1.** Nll. juxtaintestinales am Dünndarm; **2.** Nll. supp. centrales entlang der A. mesenterica sup.; **3.** Nll. ileocolici entlang der A. ileocolica; **4.** Nll. precaecales an der A. caecalis ant.; **5.** Nll. retrocaecales an der A. caecalis post.; **6.** Nll. appendiculares an der A. appendicularis; **7.** Nll. mesocolici (mit Nll. paracolici, colici dextri, medii, sinistri) am Colon bzw. den versorgenden Arterien; **E:** Dünn- u. oberer Dickdarm; **A:** Nll. coeliaci.

Nodi lymphoidei meso|colici (↑) m pl: s. Nodi lymphoidei mesenterici superiores.

Nodi lymphoidei obturatorii (↑) m pl: s. Nodi lymphoidei iliaci externi.

Nodi lymphoidei occipitales (↑) m pl: am Hinterhaupt; **E:** Kopfschwarte am Hinterhaupt u. Nackengegend; **A:** Nll. cervicales profundi.

Nodi lymphoidei pan|creatici (↑) m pl: **1.** Nll. supp. am Oberrand; **2.** Nll. inff. am Unterrand des Pankreas; **A:** Nll. splenici, mesenterici supp., pancreaticoduodenales.

Nodi lymphoidei pancreatico|duodenales (↑) m pl: **1.** Nll. supp., oben zw. Pankreaskopf u. Duodenum; **2.** Nll. inff., unten zw. Pankreas u. Duodenum; **E:** Pankreaskopf, Duodenum; **A:** 1. Nll. hepatici, 2. Nll. mesenterici supp.

Nodi lymphoidei para|colici (↑) m pl: s. Nodi lymphoidei mesenterici superiores.

Nodi lymphoidei para|mammarii (↑) m pl: am Seitenrand der Brustdrüse; **E:** Mamma; **A:** Nll. axillares.

Nodi lymphoidei para|rectales (↑) m pl: syn. Nll. anorectales; seitl. an der Rektumwand; **E:** Rektum, Vagina, Prostata, Harnblase; **A:** Nll. iliaci intt.

Nodi lymphoidei para|sternales (↑) m pl: im Thorax an den Vasa thoracica intt.; **E:** Mamma, Interkostalräume, Zwerchfell, Leber; **A:** Venenwinkel od. Ductus thoracicus bzw. lymphaticus dext.

Nodi lymphoidei para|tracheales (↑) m pl: s. Nodi lymphoidei cervicales anteriores.

Nodi lymphoidei para|uterini (↑) m pl: am Uterusrand im Lig. latum; **E:** Cervix uteri; **A:** Nll. iliaci intt.

Nodi lymphoidei para|vaginales (↑) m pl: seitl. der Vagina; **E:** Vagina; **A:** Nll. iliaci intt.

Nodi lymphoidei para|vesicales (↑) m pl: an der Harnblase: **1.** Nll. prevesicales, zw. Harnblase u. Symphyse; **2.** Nll. retrovesicales, hinter der Harnblase; **3.** Nll. vesicales latt., am unteren Ende der Plica umbilicalis med.; **E:** Blase, Prostata; **A:** Nll. iliaci intt.

Nodi lymphoidei parotidei profundi (↑) m pl: unter der Parotisfaszie; **1.** Nll. preauriculares: vor der Ohrmuschel; **2.** Nll. infraauriculares: unterhalb der Ohrmuschel; **3.** Nll. intraglandulares: in der Parotis; **E:** Parotis, Paukenhöhle, äußerer Gehörgang, Schläfe, Stirn, Augenlider, Nasenwurzel, Nasenrachenraum; **A:** Nll. cervicales proff.

Nodi lymphoidei parotidei super|ficiales (↑) m pl: auf der Parotisfaszie; **E:** Schläfenregion, Ohrmuschelvorderfläche; **A:** Nll. cervicales profundi.

Nodi lymphoidei pectorales (↑) m pl: s. Achsellymphknoten.

Nodi lymphoidei pelvis parietales (↑) m pl: wandständige Beckenlymphknoten an den großen Arterienstämmen: **1.** Nll. iliaci comm.; **2.** Nll. iliaci extt.; **3.** Nll. iliaci intt.

Nodi lymphoidei pelvis viscerales (↑) m pl: eingeweideständige Beckenlymphknoten: **1.** Nll. paravesicales; **2.** Nll. parauterini; **3.** Nll. paravaginales; **4.** Nll. pararectales; **E:** Beckeneingeweide; **A:** Nll. iliaci intt.

Nodi lymphoidei peri|cardiaci laterales (↑) m pl: zw. Perikard u. Pars mediastinales pleurae parietalis; **E:** Herzbeutel, Lungenfell; **A:** Truncus bronchomediastinalis.

Nodi lymphoidei phrenici inferiores (↑) m pl: s. Nodi lymphoidei abdominis parietales.

Nodi lymphoidei phrenici superiores (↑) m pl: auf dem Zwerchfell: an der Knorpel-Knochengrenze der 7. Rippe, an den Durchtrittsstellen von Aorta u. V. cava inf.; **E:** Leber, Zwerchfell; **A:** Nll. parasternales, intercostales.

Nodi lymphoidei poplitei profundi (↑) m pl: unter der A. politea; **E:** Unterschenkelrückseite; **A:** Nll. inguinales proff.

Nodi lymphoidei poplitei super|ficiales (↑) m pl: an der Einmündung der V. saphena parva in die V. poplitea; **E:** lateral Fußrand, Wadenoberfläche; **A:** Nll. inguinales profundi.

Nodi lymphoidei post|aortici (↑) m pl: s. Nodi lymphoidei abdominis parietales.

Nodi lymphoidei post|cavales (↑) m pl: s. Nodi lymphoidei abdominis parietales.

Nodi lymphoidei post|vesicales (↑) m pl: s. Nodi lymphoidei paravesicales.

Nodi lymphoidei pre|aortici (↑) m pl: s. Nodi lymphoidei abdominis parietales.

Nodi lymphoidei pre|caecales (↑) m pl: s. Nodi lymphoidei mesenterici superiores.

Nodi lymphoidei pre|cavales (↑) m pl: s. Nodi lymphoidei abdominis parietales.

Nodi lymphoidei pre|laryngei (↑) m pl: s. Nodi lymphoidei cervicales anteriores.

Nodi lymphoidei pre|peri|cardiaci (↑) m pl: im Mediastinum ant.; **E:** Sternum, Perikard; **A:** Nll. parasternales.

Nodi lymphoidei pre|tracheales (↑) m pl: s. Nodi lymphoidei cervicales anteriores.

Nodi lymphoidei pre|vertebrales (↑) m pl: hinter dem Ösophagus; **E:** Ösophagus, Wirbelsäule, hinteres Mediastinum; **A:** Truncus lymphaticus bronchomediastinalis.

Nodi lymphoidei pre|vesicales (↑) m pl: s. Nodi lymphoidei paravesicales.

Nodi lymphoidei promontorii (↑) m pl: s. Nodi lymphoidei iliaci communes.

Nodi lymphoidei pylorici (↑) m pl: um den Pylorus herum gelegen, im einzelnen inkonstant: **1.** Nl. suprapyloricus; **2.** Nll. subpylorici; **3.** Nll. retropylorici; **E:** Pylorus; **A:** Nll. hepatici, coeliaci.

Nodi lymphoidei rectales superiores (↑) m pl: s. Nodi lymphoidei mesenterici inferiores.

Nodi lymphoidei retro|aortici (↑) m pl: s. Nodi lymphoidei abdominis parietales.

Nodi lymphoidei retro|caecales (↑) m pl: s. Nodi lymphoidei mesenterici superiores.

Nodi lymphoidei retro|cavales (↑) m pl: s. Nodi lymphoidei abdominis parietales.

Nodi lymphoidei retro|pharyngeales (↑) m pl: s. Nodi lymphoidei cervicales anteriores.

Nodi lymphoidei retro|pharyngei (↑) m pl: an der Hinter- u. Seitenwand des Pharynx; **E:** Ohrtrompete, Paukenhöhle, Pharynxwand, Nasenhöhle; **A:** Nll. cervicales profundi.

Nodi lymphoidei retro|pylorici (↑) m pl: s. Nodi lymphoidei pylorici.

Nodi lymphoidei retro|vesicales (↑) m pl: s. Nodi lymphoidei paravesicales.

Nodi lymphoidei sacrales (↑) m pl: zw. Rektum u. Kreuzbein; **E:** Rektum, Prostata, Cervix uteri; **A:** Nll. iliaci comm.

Nodi lymphoidei sigmoidei (↑) m pl: s. Nodi lymphoidei mesenterici inferiores.

Nodi lymphoidei splenici (↑) m pl: syn. Nll. lienales; am Milzhilum; **E:** Milz, Pankreas; **A:** Nll. coeliaci.

Nodi lymphoidei sub|aortici (↑) m pl: s. Nodi lymphoidei iliaci communes.

Nodi lymphoidei sub|mandibulares (↑) m pl: zw. Mandibula u. Glandula submandibularis; **E:** Lippen, äußere Nase, mediale Lidabschnitte, Zähne, Zahnfleisch, Zunge, Mundboden, Wangenschleimhaut; **A:** Nll. cervicales profundi.

Nodi lymphoidei sub|mentales (↑) m pl: zwischen den Vorderbäuchen des M. digastricus; **E:** Unterlippenmitte, Zungenspitze, Zahnfleisch der vorderen unteren Zähne, Mundboden; **A:** Nll. submandibulares.

Nodi lymphoidei sub|pylorici (↑) m pl: s. Nodi lymphoidei pylorici.

Nodi lymphoidei sub|scapulares (↑) m pl: s. Achsellymphknoten.

Nodi lymphoidei supra|claviculares (↑) m pl: über dem Schlüsselbein; **E:** letzte Filterstation für Lymphe der Halseingeweide; **A:** Truncus lymphaticus jugularis.

Nodi lymphoidei supra|trochleares (↑) m pl: oberhalb des Ellenbogengelenks an der V. basilica; **E:** Unterarm; **A:** Nll. brachialis, axillaris.

Nodi lymphoidei thyroidei (↑) m pl: s. Nodi lymphoidei cervicales anteriores.

Nodi lymphoidei tracheo|bronchiales inferiores, superiores (↑) m pl: sog. Hilumlymphknoten; unter bzw. über der Tracheabifurkation; **E:** Lunge; **A:** Nll. paratracheales, Truncus lymphaticus bronchomediastinalis.

Nodi lymphoidei vesicales laterales (↑) m pl: s. Nodi lymphoidei paravesicales.

Nodositas (Nodus*) f: Knotenbildung.

Nodositas crinium (↑) f: veraltete Bez. für Trichorrhexis nodosa; s. Haarveränderungen.

Nodositas juxta|articularis (↑) f: tertiäre subkutane Läsionen bei Frambösie*.

nodosus (↑): knotig.

Noduli (Dim. von lat. nodus Knoten) m pl (sing Nodulus): Knötchen.

Noduli lymphoidei splenici (↑) m pl: Malpighi*-Körperchen der Milz.

Noduli valvularum semi|lunarium valvae (↑) m pl: kleine knötchenförmige Verdickungen in der Mitte des freien Rands der Semilunarklappen* (Valvulae semilunares) des Truncus pulmonalis u. der Aorta zur Abdichtung bei Klappenschluss.

Nodus (lat.) m (pl Nodi): Knoten.

Nodus arthriticus (↑) m: Gichtknoten.

Nodus atrio|ventricularis (↑) m: Aschoff-Tawara-Knoten; s. Erregungsleitungssystem.

Nodus lymphoideus arcus venae a|zygos (↑) m: inkonstant, an der Vena* azygos kurz vor Eintritt in die V. cava sup.

Nodus lymphoideus buccinatorius (↑) m: s. Nodi lymphoidei faciales.

Nodus lymphoideus fibularis (↑) m: inkonstant; an der A. fibularis; **E:** Unterschenkelrückseite; **A:** Nll. poplitei proff.

Nodus lymphoideus jugulo|di|gastricus (↑) m: s. Nodi lymphoidei cervicales laterales.

Nodus lymphoideus jugulo|omo|hyoideus (↑) m: s. Nodi lymphoidei cervicales laterales.

Nodus lymphoideus lateralis (↑) m: an der V. axillaris; s. Achsellymphknoten.

Nodus lymphoideus ligamenti arteriosi (↑) m: inkonstant, am Lig. arteriosum.

Nodus lymphoideus malaris (↑) m: s. Nodi lymphoidei faciales.

Nodus lymphoideus mandibularis (↑) m: s. Nodi lymphoidei faciales.

Nodus lymphoideus naso|labialis (↑) m: s. Nodi lymphoidei faciales.

Nodus lymphoideus supra|pyloricus (↑) m: s. Nodi lymphoidei pylorici.

Nodus lymphoideus tibialis anterior (↑) m: inkonstant; an der A. tibialis ant.; **E:** Fußrücken, Unterschenkelvorderseite; **A:** Nll. poplitei proff.

Nodus lymphoideus tibialis posterior (↑) m: inkonstant; an der A. tibialis post.; **E:** Fußsohle, Unterschenkelrückseite; **A:** Nll. poplitei proff.

Nodus rheumaticus (↑) m: (engl.) rheumatoid nodule; Rheumaknoten.

Nodus sinu|atrialis (↑) m: Keith-Flack-Sinusknoten; s. Erregungsleitungssystem.

NOEC: Abk. für (engl.) **n**o **o**bserved **e**ffect **c**oncentration; die höchste Konzentration* eines Stoffes, bei der gerade noch keine Wirkung feststellbar ist; vgl. NOEL, LOEC, LOEL.

No effect level (engl.): s. No observed effect level.

NOEL: Abk. für (engl.) **n**o **o**bserved **e**ffect **l**evel; auch NOAEL (Abk. für no observed adverse effect level); die höchste Tagesdosis (bezogen auf das Körpergewicht), bei der im Tierversuch gerade noch keine (schädliche) Wirkung feststellbar ist; vgl. ADI, NOEC, LOEC, LOEL. C. Fle.

NOEL-Wert: Kurzbez. für **N**o* **o**bserved **e**ffect **l**evel.

No-flow-Phänomen (engl. kein Fließen) n: Stillstand der zerebralen Blutzirkulation bei Hirntod*.

Nokardiosen (-osis*) f pl: (engl.) nocardioses; akute od. chron., zur Generalisation neigende Infektionskrankheiten, verursacht durch Bakt. der Gattung Nocardia*; klin. apparente Inf. v. a. bei abwehrgeschwächten Pat. (vgl. Erreger, opportunistische); **Übertragung:** über Atemwege od. Hautwunden, durch Inhalation bzw. Inokulation von Arthrosporen; **Verlaufsformen: 1.** pulmonal: nekrotisierende, abszedierende Bronchopneumonie, chron. Lungenabszess; **2.** systemisch: Hirnabszess, Abszesse in Nieren u. Muskulatur, Meningitis, Sepsis; **3.** oberflächlich: kutane u. subkutane Abszesse, lymphokutanes Syndrom, Schleimhautinfektionen, Augeninfektionen. Pulmonale u. systemische Verläufe (v. a. durch Nocardia asteroides) haben eine wesentl. schlechtere Progn. (Letalität ca. 50 %) als die v. a. durch Nocardia brasiliensis verursachten oberflächl. Formen. **Diagn.:** mikroskop. u. kultureller Erregernachweis aus Geweben u. Exsudaten; **Ther.:** Langzeitbehandlung (Monate) mit Sulfonamiden, Imipenem od. Cephalosporinen der 3. Generation in Komb. mit Amikacin (bes. bei Transplantatempfängern); ggf. chir. Sanierung.

Nokardiosen der Haut (↑) f pl: (engl.) nocardioses of the skin; durch Nocardia* verursachte chron.-fistelnde Hautprozesse; s. Aktinomyzetom.

Nokt|ambulismus (lat. nox, noctis Nacht; ambulare herumgehen) m: syn. Somnambulismus*.

Noma (gr. νομή Weide) f: Wangenbrand, Wasserkrebs, Cancer aquaticus; schwerste Form einer gangräneszierend-ulzerösen progredienten Entz. der Wangenschleimhaut; **Vork.** bes. bei Kindern mit gestörter Immunabwehr nach Infektionskrankheiten (Masern, Scharlach), bei Typhus abdominalis, AIDS, Stomatitis ulcerosa od. aufgrund von Mangelernährung; **Err.:** Borrelien u. Fusobakterien; vgl. Plaut-Vincent-Angina.

Nomen|klatur (lat. nomenclatura Namensverzeichnis) f: (engl.) nomenclature; systemat. Ordnung von Namen zur Bez. von Objekten; in der Medizin z. B. die anatomischen Nomenklaturen BNA* 1895, JNA* 1935, PNA* 1955, Tokioer Nomina Anatomica (TNA) 1975, Terminologia* Anatomica (1998); vgl. Taxonomie.

Nomen|klatur, anatomische (↑) f: s. Terminologia Anatomica.

Nomo-: s. a. Normo-.

Nomo|gramm (gr. νόμος Gesetz; -gramm*) n: (engl.) nomogram; (statist.) graph. Darstellung eines funkt. Zusammenhangs mehrerer voneinander abhängiger Größen in einem Skalensystem derart, dass mittels bekannter od. einfach messbarer Merkmale unbekannte od. schwierig

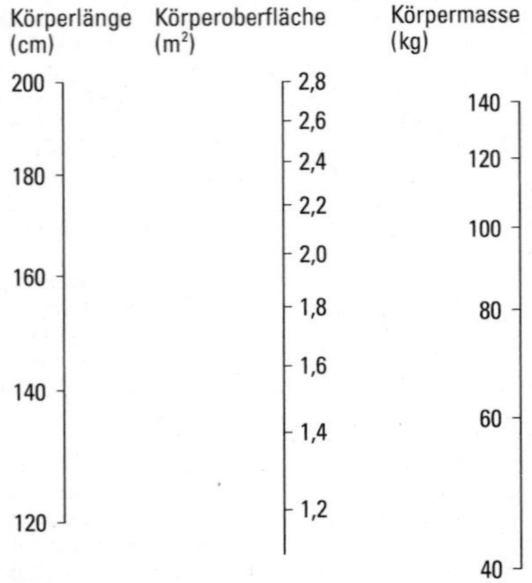

Nomogramm:
zur Bestimmung der Körperoberfläche durch graphisches Verbinden der Messwerte für Größe und Gewicht

messbare Merkmale ermittelt werden können, z. B. Bestimmung der Körperoberfläche anhand von Größe u. Gewicht (s. Abb.) od. des Grundumsatzes anhand von Alter, Größe u. Gewicht.

nomo|top (↑; gr. τόπος Ort, Stelle): (engl.) nomotopic; Bez. für im Sinusknoten* entstehende autonome Erregungen des Herzens.

Non-disjunction (engl. Nichttrennung): Fehlverteilung homologer Chromosomen* bei der Meiose* (Non-disjunction i. e. S.) u. Mitose* (sog. Non-separation), bei der zwei homologe Chromosomen, die normalerweise zu entgegengesetzten Polen der Kernspindel wandern, zusammenbleiben. In der Meiose entstehen dadurch Keimzellen mit Chromosomenüber- od. -unterzahl; falls eine Befruchtung stattfindet, weist die Zygote eine Genommutation (Monosomie bzw. Trisomie) auf. **Urs.:** im einzelnen noch ungeklärt; eine Disposition scheint mit zunehmendem Alter gegeben zu sein. Vgl. Ullrich-Turner-Syndrom, Trisomiesyndrome, Chromosomenaberrationen.

Non-Hodgkin-Lymphome (Thomas H., Pathol., London, 1798–1866; Lymph-*; -om*) n pl: s. Lymphom, malignes.

Nonius|seh|schärfe: (engl.) nonius, Vernier acuity; Bez. für die Fähigkeit zu unterscheiden, ob zwei gleichgerichtete gerade Linien etwas gegeneinander verschoben sind. Die N. ist normalerweise etwa 3–10-mal besser ausgeprägt als das Minimum* separabile.

Noniv|amid (INN) n: Rubefaciens.

Nonne-Froin-Syn|drom (Max N., Neurol., Hamburg, 1861–1959; Georges F., Arzt, Paris, 1874–1932) n: (engl.) Froin's syndrome; albumino-zytologische Dissoziation* des xanthochromen u. spontan gerinnenden Liquor cerebrospinalis; Vork. bei Liquorstopp* inf. intraspinaler Raumforderung.

Nonne-Marie-Krankheit (↑; Pierre M., Neurol., Paris, 1853–1940): syn. autosomal-dominante zerebellare Ataxie*.

Nonne-Milroy-Syn|drom (↑; William F. M., Int., Omaha, 1855–1942) n: s. Lymphödem, hereditäres.

Nonnen|sausen: (engl.) venous hum; auch Rumor venosus, (frz.) bruit de diable; auskultator. kontinuierliches, systolisch-diastolisches Geräusch von brausendem Charakter, das in den Jugularvenen u. im Angulus venosus entsteht; **Urs.:** Erhöhung der Strömungsgeschwindigkeit; **Vork.:** v. a. bei Anämie, bei Kindern physiol. als nur im Sitzen od. Stehen hörbares akzidentelles Herzgeräusch.

Non|oxinol 9 (INN) n: Wirksubstanz in lokal angewendeten chem. Kontrazeptionsmitteln; s. Spermizide.

Non-Q-wave-In|farkt (engl. wave Welle; Infarkt*) m: (engl.) non-Q wave infarction; s. Herzinfarkt.

Non|rotation (lat. non nicht; rotare drehen) f: Ausbleiben von normalen Drehungen im Lauf von Organentwicklungen, z. B. des Darms. Vgl. Malrotation.

Non-Sekretor (↑; lat. secernere, secretus trennen, sondern) m: s. Sekretorsystem.

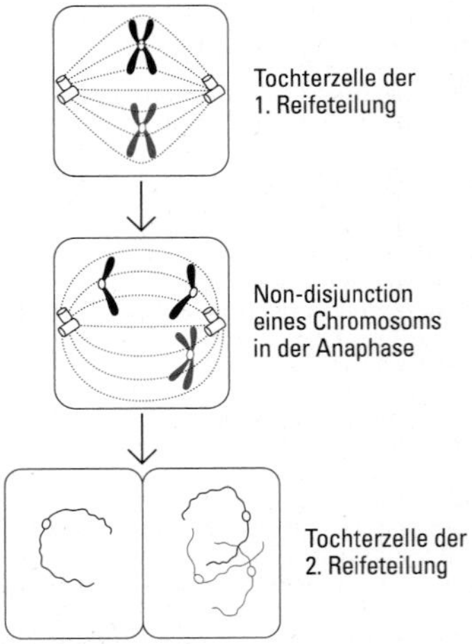

Non-disjunction:
schematische Darstellung am Beispiel von zwei nichthomologen Chromosomen; normale Meiose findet bei dem schwarz dargestellten, Non-disjunction bei dem rot dargestellten Chromosom statt: eine Tochterzelle der 2. Reifeteilung bleibt diploid in Bezug auf dieses Chromosom, der anderen fehlt es.

Nonsense|mutation (engl. Unsinn; Mutation*) f: Mutation*, bei der der Basenaustausch zu einem Terminationscodon (Nonsensecodon) führt, das in der Proteinbiosynthese den Kettenabbruch bewirkt (funktionsuntüchtiges Genprodukt).

Non-stress-Test m: Meth. zur Erkennung fetaler Gefährdung durch Beurteilung der fetalen Herzschlagfrequenz in Ruhe u. Bewegung (bei gesundem Fetus dann erhöht) mittels Kardiotokographie*.

Non-ulcer-Dys|pepsie (engl. ulcer Geschwür; Dys-*; -pepsie*) f: s. Dyspepsie, funktionelle.

No observed effect level (engl.): Kurzbez. NOEL-Wert; tierexperimentell festgelegte Dosis od. Konz., bei der kein schädigender Effekt mehr nachweisbar ist; dient, unter Benutzung eines Sicherheitsfaktors (meist 10 od. 100), zur Festlegung einer tolerierbaren Exposition für den Menschen, wenn keine direkten Daten für den Menschen verfügbar sind.

Noo|genetik (gr. νόος, νοῦς Verstand, Intellekt, Vernunft; Genetik*) f: (engl.) noogenetics; bewusste, gezielte Einflussnahme des Menschen auf die Biosphäre, d. h. auf die Flora u. Fauna, um den durch die Folgen von Zivilisation u. Industrialisierung gestörten Gleichgewichtszustand wieder zu normalisieren; vgl. Ökologie.

Noonan-Syn|drom (Jacqueline A. N., Kardiol., Iowa, geb. 1921) n: syn. XX-Turner-Phänotypus, XY-Turner-Phänotypus; komplexes fam. Fehlbildungssyndrom, das klin. dem Ullrich*-Turner-Syndrom weitgehend gleicht u. beide Geschlechter betrifft; vermutlich rel. häufig (Schätzung: 1:1000 Lebendgeborene); Genlokus 12q24; **Ätiol.:** in einem Drittel der Fälle besteht ein autosomal-dominanter Erbgang. **Sympt.:** ähnl. dem Ullrich-Turner-Syndrom mit folgenden Unterschieden: geringer ausgeprägter, nicht obligater Minderwuchs, häufiger auftretende u. ausgeprägtere angeborene Herzfehler* (insbes. Pulmonalklappen- u. Pulmonalarterienstenose), häufiger leichte geistige Behinderung; bei Jungen Maldescensus testis od. Hodenaplasie (große Variabilität der Gonadenfunktion), bei Mädchen regelrechte, z. T. verspätete Menarche.

Noo|tropika (gr. νόος, νοῦς Verstand, Intellekt, Vernunft; -trop*) n pl: (engl.) nootropics; syn. Antidementiva, Neurotropika; Bez. für Pharmaka, die die Hirnleistung (i. S. einer Aktivierung gestörter Adaptationsleistungen) bei Altersdemenz verbessern sollen; z. B. Piracetam, Tacrin.

Nor|ad|renalin n: syn. Norepinephrin (INN), Levarterenol; die L-Form von N. ist ein in Nebennierenmark u. sympath. Nervensystem gebildetes hormonell aktives Katecholamin (vgl. Katecholamine), das als Neurotransmitter* adrenerger Nerven* an adrenerge Rezeptoren* bindet; **Biosynthese** aus Tyrosin über DOPA u. Dopamin; Abbau: s. Katecholamine; im Ggs zu Adrenalin* ist die Aminogruppe bei N. unmethyliert; **Wirkungen:** vgl. Sympathomimetika; N. erhöht den diastol. u. systol. Blutdruck sowie die peripheren Gefäßwiderstände, senkt die Herzfrequenz, kontrahiert den Uterus. N. wirkt schwächer als Adrenalin auf die glatte Muskulatur von Darm u. Bronchien sowie auf den Stoffwechsel. **Anw.:** bei Kreislaufkollaps u. als gefäßverengender Zusatz von Lokalanästhetika.

nor|adren|erg (Erg-*): (engl.) noradrenergic; die Wirkung des Noradrenalins* betreffend.

Nor|amido|pyrin n: syn. Metamizol*.

Nor|ephedrin n: s. Phenylpropanolamin.

Nor|epi|nephrin (INN) n: syn. Noradrenalin*.

Nor|ethisteron (INNv) n: syn. Ethinyl-19-nortestosteron; oral hochwirksames synthet. Gestagen, unterscheidet sich vom Ethinyltestosteron durch Fehlen der Methylgruppe am C19; s. Gestagene.

Nor|ethy|nodrel n: Progestagen, das sich vom 19-Nortestosteron ableitet u. schnell zu Norethisteron* metabolisiert wird; s. Gestagene.

Nor|fenefrin (INN) n: Alphasympathomimetikum; **Verw.:** als Antihypotonikum.

Nor|floxacin (INN) n: Antibiotikum aus der Gruppe der Fluorchinolone; s. Chinolone.

Nor|gestrel (INN) n: synthetisches Gestagen; s. Gestagene.

Norm (lat. norma Richtschnur, Regel) f: (engl.) norm, standard; **1.** (statist.) anhand einer repräsentativen Stichprobe ermittelter Referenzbereich bzw. -wert, der Schwankungsbreiten (Normvarianten) innerh. der Normgrenzen zulässt; vgl. Referenzbereiche; **2.** (soziol.) innerh. eines sozialen Wertesystems vorhandene Regel hinsichtl. erwarteter individueller Verhaltensweisen, bei deren Verletzung u. U. soziale Sanktionen drohen. Vgl. Devianz.

Normal|anti|körper (Anti-*): s. Antikörper, reguläre.

Normal|druck|glaukom (Glaukom*) n: (engl.) low-pressure glaucoma; glaukomartige Excavatio* disci nervi optici mit entspr. Gesichtsfeldausfall bei scheinbar normalem Augeninnendruck*; **Urs.:** evtl. verminderte Drucktoleranz der Sehnervenpapille mit lokaler Durchblutungsstörung; vgl. Glaukom.

Normal|gewicht: (engl.) normal weight; nicht einheitlich definierte Bez. für das unter gesundheitl. Gesichtspunkten angestrebte Körpergewicht* des Menschen; Berechnung des N. für Erwachsene mit Hilfe der Bernhardt*-Formel, Broca*-Formel u. des Body*-mass-Index; vgl. Sollgewicht.

Normalisierungs|prinzip n: (engl.) normalization principle; Bez. für ein den Umgang mit Behinderten regelndes, dem Besonderungsprinzip* komplementäres Postulat, das fordert, den Behinderten ein weitestgehend normales Leben zu ermöglichen; dazu gehört z. B. die Forderung nach normalem Tagesrhythmus, Lebensablauf, wirtschaftl. Standard, normalen Wohnbedingungen, Respektierung von Bedürfnissen. Vgl. Behinderung, Rehabilitation.

Normal|lösung: (engl.) normal solution; Lösung, die in einem Liter ein Grammäquivalent* einer best. Substanz gelöst enthält.

Normal|serum (Sero-*) n: Serum mit durchschnittl. Gehalt der physiol. Serumkomponenten, das meist durch Mischen von Blutseren versch. gesunder Blutspender gewonnen wird; **Verw.:** v. a. als Referenzpräparat in der Labormedizin.

Normal|typ: (engl.) normal position; auch Mittellagetyp, Indifferenztyp; häufigster Lagetyp* des Herzens im EKG.

Normal|verteilung: syn. Gauß*-Verteilung.

Normal|werte: s. Referenzbereiche.

Norm|azidität (lat. norma Richtschnur, Regel; Azid-*) f: (engl.) normal acidity; Bez. für normale Säurewerte; z. B. des Magensafts; vgl. Magensaftuntersuchung.

Norm|ergie (↑; Erg-*) f: (engl.) normergy; normale Reaktionsform des Immunsystems* auf einen Reiz; vgl. Allergie, Anergie.

Nor|meta|nephrin n: s. Katecholamine.

Normo|blasten (lat. norma Richtschnur, Regel; Blast-*) m pl: (engl.) normoblasts; kernhaltige Vorstufen der Erythrozyten; s. Erythroblasten.

normo|chrom (↑; Chrom-*): (engl.) normochromic; Bez. für normal anfärbbares Gewebe bzw. normal hämoglobinhaltige Erythrozyten; vgl. Anämie, MCH.

Normo|kino|spermie (↑; Kin-*; Sperm-*) f: (engl.) normokinospermia; Vorhandensein von ≥50 % bewegl. Spermien im Ejakulat; vgl. Sperma-Untersuchung.

Normo|morpho|spermie (↑; -morph*; Sperm-*) f: (engl.) normomorphospermia; Vorhandensein von ≥30 % normal geformter Spermien im Ejakulat; vgl. Sperma-Untersuchung.

Normo|semie (↑; lat. semen Samen) f: (engl.) normosemia; Bez. für normales Ejakulatvolumen (2–6 ml); s. Sperma-Untersuchung.

normo|ton (↑; Ton-*): (engl.) normotensive; von normaler Spannung, normalem Druck (z. B. Blutdruck).

Normo|zoo|spermie (↑; gr. ζῷον Lebewesen; Sperm-*) f: (engl.) normozoospermia; Bez. für normale Spermiendichte im Ejakulat (>20 Mill./ml); vgl. Sperma-Untersuchung (Tab.).

Normo|zyten (↑; Zyt-*) m pl: (engl.) normocytes; normale Erythrozyten*.

Nor|pseudo|ephedrin n: syn. D-Norpseudoephedrin, Cathin; indirekt wirkendes Sympathomimetikum; **Verw.:** s. Appetitzügler.

Norrie-Warburg-Syn|drom (Gordon N., Ophth., Kopenhagen, 1855–1941; Mette W., zeitgen. Ophth., Dänemark) n: (engl.) Norrie syndrome; syn. Atrophia bulborum hereditaria; X-chromosomal-rezessiv vererbte Störung (Mikrodeletion auf Xp11.4); **Path.:** gestörte Mucin (Norrin)-Synthese; **Sympt.:** nur bei Jungen auftretendes, angeb. Pseudogliom der Retina u. Blindheit (sog. amaurotisches Katzenauge), Schwerhörigkeit, die sich zur Taubheit entwickelt, u. Entwicklungsverzögerungen (geistige Behinderung).

p-Nor|syn|ephrin n: syn. Octopamin*.

Northern-blotting-Methode (engl. blot Fleck) f: der Southern*-Blotting-Methode analoges Verf. zum differentiellen Nachweis von RNA*.

Norton-Skala (lat. scalae Treppe, Stufen) f: (engl.) Norton scale; Schema zur Beurteilung des Risikos eines Dekubitus* bei bettlägerigen Pat.; allg. Körperzustand, Geisteszustand, Aktivität, Mobilität u. Inkontinenz werden mit jeweils 1–4 Punkten bewertet; ≤14 Punkte gelten als Gefährdung. Die erweiterte N.-S. berücksichtigt zusätzl. Alter, Motivation, Hautzustand u. Zusatzerkrankungen (Gefährdung bei ≤25 Punkten). H. Hof.

Nor|triptylin (INN) n: tricyclisches Antidepressivum mit geringer sedierender Wirkung; s. Antidepressiva.

Norum-Krankheit (Kaare N., zeitgen. Ernährungswissenschaftler, Oslo): (engl.) Norum disease; syn. familiärer primärer Lecithin-Cholesterol-Acyltransferase-Mangel (Kurzbez. LCAT-Mangel), familiärer Serumcholesterolestermangel; autosomal-rezessiv erbl. Enzymopathie mit Störung der Fettsäureübertragung von Lecithin auf Cholesterol (Genlokus 16q22.1); **Sympt.:** Hornhauttrübung (Lipidablagerung), normochrome hämolytische Anämie (Targetzellen), Schaumzellen im Knochenmark, häufig Proteinurie; Triglycerid-, Phospholipid- u. Cholesterolspiegel im Serum erhöht, Lysolecithinkonzentration erniedrigt; **Ther.:** cholesterolarme Diät, Bluttransfusion, u. U. Lebertransplantation. Vgl. Estersturz.

Norwood-Operation (William Imo N., zeitgen. Herzchirurg, Boston) f: (engl.) Norwood procedure; Palliativoperation bei Linksherzhypoplasie*-Syndrom u. ähnlichen komplexen Herzfehlern; Anlage eines aorto-pulmonalen Shunts sowie Erweiterung der Aorta ascendens u. des Aortenbogens mittels Patch*-Plastik; später Fontan*-Operation od. evtl. Herztransplantation*. R. Pfi.

NOS: Abk. für **NO**-**S**ynthase; s. Stickstoffmonoxid-Synthasen.

Noscapin (INN) n: Opiumalkaloid; **Verw.:** als Antitussivum; **Kontraind.:** Schwangerschaft; N. geht in die Muttermilch über.

Noso-: Wortteil mit der Bedeutung Krankheit; von gr. νόσος.

Noso|komial|in|fektionen (gr. νοσοκομεῖον Krankenhaus; Infekt-*) f pl: (engl.) nosocomial infections; syn. Krankenhausinfektionen; Infektionen mit lokalen od. system. Infektionszeichen als Reaktion auf das Vorhandensein von Erregern od. deren Toxine, die in zeitl. Zusammenhang mit einem Krankenhausaufenthalt od. einer ambulanten med. Maßnahme stehen, soweit die Inf. nicht bereits vorher bestanden; **exogene** N. entstehen durch Keime aus der Umgebung des Pat., **endogene** N. durch patienteneigene Keime inf. herabgesetzter Abwehrkraft des Pat. Vgl. Hospitalismus, Nasskeime, Erreger, opportunistische. K. Fie.

Noso|logie (Noso-*; -log*) f: (engl.) nosology; Krankheitslehre; systemat. Beschreibung der Krankheiten, Teilgebiet der Pathologie.

Noso|psyllus fasciatus (↑; gr. ψύλλος Floh) m: nordischer (europäischer) Rattenfloh; s. Flöhe.

Not|arzt: (engl.) emergency physician; auch Rettungsdienstarzt; im Rettungsdienst* tätiger, in der Soforttherapie lebensbedrohl. Zustände bes. qualifizierter Arzt.

Not|fall|dienst: (engl.) emergency service; syn. Bereitschaftsdienst, Notdienst; Einrichtung zur Sicherstellung der ambulanten Versorgung in dringenden Fällen außerh. der üblichen Sprechstunden; zur Teilnahme am N. sind nach den Kammer- u. Heilberufsgesetzen der Länder (s. Ärztekammer) alle niedergelassenen Ärzte u. nach § 75 SGB V alle Vertragsärzte verpflichtet; die gemeinsame Organisation des N. durch die Ärztekammern u. die KV ist üblich. Vgl. Rettungsdienst.

Not|fall, gynäko|logischer: (engl.) gynecological emergency; Sammelbez. für vaginale Blutung, gyn. bedingte abdominale Schmerzen u. akute Erkr. in der Schwangerschaft bis zur 24. SSW; **Urs.:** **1.** gyn. Blutung: Karzinom, Op. (z. B. Abrasio), Sexualdelikt, Extrauteringravidität, Abort, Dymenorrhö; **2.** gyn. Schmerzen: Stieldrehung eines Ovars od. Ovarialzyste, Zystenruptur, Extrauteringravidität, Dysmenorrhö, Endometriose, Entz., Inf., Adhäsionen. Vgl. Akutes Abdomen.

Not|fall|medizin f: (engl.) emergency medicine; Teilgebiet der Medizin, das Erkennen, Behandlung u. Beseitigung vital bedrohl. Situationen beinhaltet; umfasst diagn. u. therap. Maßnahmen zur Erstversorgung von Notfallpatienten, v. a. die Aufrechterhaltung bzw. Wiederher-

N

stellung der Vitalfunktionen*. Vgl. Intensivmedizin, Reanimation, Notfall, medizinischer.

Not|fall, medizinischer: (engl.) medical emergency; akuter, lebensbedrohlicher Zustand durch Störung der Vitalfunktionen* od. Gefahr plötzlich eintretender, irreversibler Organschädigung inf. Trauma, akuter Erkr. od. Vergiftung; **Hilfe im Notfall** (Durchführung von Rettungsmaßnahmen eines in Not geratenen Menschen) ist laut § 323 c StGB für jeden gesetzliche Pflicht (vgl. Hilfeleistung, unterlassene); sie umfasst (soweit ohne erhebliche Eigengefährdung nach den Umständen möglich u. zumutbar): Rettung aus der akuten Gefahrenzone (vgl. Rautek-Rettungsgriff), Erste-Hilfe-Maßnahmen wie Lagerung*, vorläufige Wundabdeckung od. Schienung, Blutstillung*, Notruf zwecks Hilfe u. Abtransport, ggf. Reanimation*. Vgl. Rettungsdienst.

Not|fall|operation f: (engl.) emergency operation; s. Operation.

Notfall|psychologie (Psych-*; -log*) f: (engl.) psychological emergency interventions; ereignisbezogene psychosoziale Interventionsmaßnahmen nach einem Großschadensfalls (z. B. Flugzeugabsturz, Industriekatastrophe), die sich an Betroffene u. Einsatzkräfte richten u. individuelle Reaktionsweisen (z. B. Erinnerungsvermeidungswunsch) berücksichtigen; Beruhigung der psych. u. physiol. Erregung, Behandlung der akuten Belastungsreaktion* u. evtl. psychotherap. Frühintervention. Vgl. Krisenintervention. A. Mae.

Not|gastro|skopie (Gastr-*; -skopie*) f: (engl.) emergency gastroscopy; s. Gastroskopie.

Nothnagel-Syn|drom (Hermann N., Neurol., Int., Jena, Wien, 1841–1905) n: oberes Nucleus-ruber-Syndrom; s. Hirnstammsyndrome (Tab.).

No-touch-isolation-Technik (engl. no nicht; touch Berührung) f: bes. Operationstechnik zur Vermeidung intraop. Metastasenverschleppung bei der Entfernung maligner Tumoren; **1.** (ophth.) Vereisen des Tumorareals bei malignem Melanom* der Aderhaut mit einer schlingenartigen Kryode (soll ein Abfließen von Tumorzellen während der Enukleation des Auges verhindern); **2.** (chir.) in der Abdominalchirurgie als Turnbull-Operation bei kolorektalem Karzinom* mit Ligatur des Darms bds. des Tumors, zentraler Ligatur des lymphovaskulären Gefäßstrangs (u. U. mit Injektion von zytotoxischer Spüllösung) u. Einhüllung des Tumors in ein Bauchtuch während der op. Präparation.

Notstands|a|menor|rhö (A-*; gr. μήν, μηνός Monat; -rhö*) f: (engl.) dietary amenorrhea; Ausbleiben der Menstruation inf. äußerer, psych. stark belastender Ereignisse verbunden mit mangelhafter Ernährung; vgl. Amenorrhö.

Novamin|sulfon n: syn. Metamizol*.

Noxe (lat. noxa Schaden) f: (engl.) noxa; Schadstoff, schädigendes Agens, krankheitserregende Ursache.

Noxip|tilin (INN) n: tricyclisches Antidepressivum; s. Antidepressiva.

Nozi|zeption (lat. nocere schaden; capere, captus nehmen, fassen) f: (engl.) nociception; Wahrnehmung eines Schmerzreizes; s. Schmerzrezeptoren.

Nozi|zeptoren (↑; ↑) m pl: syn. Schmerzrezeptoren*.

Np: chem. Symbol für Neptunium*.

NPG: Abk. für **N**üchtern-**P**lasma**g**lukose(konzentration); s. Diabetes mellitus.

NPL: Abk. für **N**eo**pl**asma; Tumor, Neubildung, Geschwulst, wobei meist ein maligner Tumor gemeint ist.

NPN: Abk. für **1.** (engl.) **n**on**p**rotein **n**itrogen (Nichteiweißstickstoff); Reststickstoff*; **2. N**itro**p**russid**n**atrium*.

NRTI: Abk. für (engl.) **n**ucleoside-analogue **r**everse **t**ranskriptase **i**nhibitors; s. Reverse-Transkriptase-Hemmer, nukleosidische.

NSAID: Abk. für (engl.) **n**on**s**teroidal **a**nti**i**nflammatory **d**rugs; nichtsteroidale Antiphlogistika*.

NSAR: Abk. für **n**icht**s**teroidale **A**nti**r**heumatika; s. Antiphlogistika, nichtsteroidale.

Nubecula (lat. Wölkchen) f: (engl.) nubecula, nebula; **1.** Hornhauttrübung leichtesten Grades durch Hornhautnarbe*; **2.** wolkige Trübung im unteren Teil stehenden Harns durch Phosphate, Muzine, Epithelien der Harnwege.

Nucha (mlat.) f: Nacken.

Nuck-Di|vertikel (Anton N., Anat., Leiden, 1650–1692) n: (engl.) Nuck's canal; mit dem Lig. teres uteri in Verbindung stehendes kleines Bauchfelldivertikel (Reste des Processus vaginalis peritonei); möglicher Ausgangspunkt einer Hernie od. Zyste (Hydrocele feminae).

Nucl-: auch Nukl-; Wortteil mit der Bedeutung Kern, Zellkern; von lat. nucleus.

Nuclei anteriores thalami (↑) m pl: Kerne des Thalamus*; unterschieden werden Nucleus anterodorsalis, anteroventralis u. anteromedialis; wichtige Relaisstationen des limbischen Systems*; projizieren triebhafte u. affektive Impulse zum Gyrus cinguli.

Nuclei colliculi inferioris (↑) m pl: Kerne im unteren Paar der Vierhügel; vgl. Hörbahn.

Nuclei corporis geniculati mediales (↑) m pl: Nervenzellgruppen im Corpus geniculatum med.; vgl. Hörbahn.

Nuclei corporis trapezoidei (↑) m pl: Kerne im Corpus trapezoideum; vgl. Hörbahn.

Nuclei dorsales thalami (↑) m pl: Oberbegriff für Nuclei pulvinares (Pulvinar); die Pulvinarkerne sind Assoziationskerne der subkortikalen Sehrinde u. haben Verbindungen zum Frontal-, Parietal- u. Okzipitallappen, zum Nucleus reticularis thalami u. zum Putamen.

Nuclei intra|laminares thalami (↑) m pl: in die Marklamellen des Thalamus eingestreute Nervenzellgruppen mit den Anteilen centromedianus, paracentralis, parafascicularis, centralis lat. u. med.

Nuclei nervi cranialis (↑) m pl: Hirnnervenkerne.

Nuclei olivares inferiores (↑) m pl: Kerne unter der Olive der Medulla oblongata mit Verbindungen zum Rückenmark u. Kleinhirn.

Nuclei pontis (↑) m pl: Kerngruppen im basalen Bereich der Brücke; Schaltstationen der Großhirn-Brücken-Kleinhirn-Bahnen.

Nuclei tegmentales (↑) m pl: in die Formatio* reticularis eingestreute Kerngruppen im Bereich der Mittelhirnhaube.

Nuclei tuberales laterales (↑) m pl: im Zwischenhirn (Tuber cinereum) gelegene Kerne mit neurokriner Funktion; vgl. Neurosekretion.

Nuclei ventrales laterales thalami (↑) m: s. Nuclei ventrales thalami.

Nuclei ventrales mediales thalami (↑) m: s. Nuclei ventrolaterales.

Nuclei ventrales thalami (↑) m pl: Kerngruppe des Thalamus*; die hinteren u. mittl. Kerngruppen des Nucleus ventralis sind Schalt-

N

stationen für sensible u. sensor. Bahnen aus der Peripherie, die als Tractus thalamocorticalis zur Rinde des Gyrus postcentralis fortgesetzt werden. Die vorderen Kerngruppen des Nucleus ventralis erhalten Erregungen vom Pallidum, Kleinhirn, Nucleus interstitialis, die an die motor. Rinde weitergegeben werden.

Nuclei vestibulares (↑) m pl: die vier Endkerne des N. vestibularis im Boden der Rautengrube mit Verbindungen zu Rückenmark, Kleinhirn, Fasciculus longitudinalis med.: Nucleus medialis (Schwalbe-Kern), Nucleus lateralis (Deiters-Kern), Nucleus superior (Bechterew-Kern), Nucleus inferior (Roller-Kern).

Nucleus (↑) m (pl Nuclei): **1.** Zellkern*; **2.** Nucleus* pulposus; **3.** Ansammlung von Nervenzellen im ZNS.

Nucleus ambiguus (↑) m: Ursprungskern für den IX., X. u. kranialen Teil des XI. Hirnnervs in der Medulla oblongata.

Nucleus arcuatus (↑) m pl: in der Medulla oblongata unter der Oberfläche der Pyramide; Ursprung der Fibrae arcuatae externae zum Kleinhirn.

Nucleus caudatus (↑) m: dem Telenzephalon angehörender lang gestreckter Kern; der Kopfteil (Caput) bildet die Seitenwand des Vorderhorns des Seitenventrikels, der mittl. Abschnitt (Corpus) liegt dem Thalamus an, der Schweif (Cauda) biegt nach unten u. vorn um u. begleitet das Unterhorn des Seitenventrikels. Vgl. System, extrapyramidales.

Nucleus centro|medianus thalami (↑) m: Kern in der inneren Marklamelle des Thalamus mit Verbindungen zum Striatum, den umgebenden Thalamuskernen u. zum Globus pallidus.

Nucleus cochlearis anterior, posterior (↑) m pl: Endkerne des N. cochlearis des VIII. Hirnnervs im Boden der Rautengrube; vgl. Hörbahn.

N

Nucleus cuneatus (↑) m: Kern des Fasciculus cuneatus in der Medulla oblongata; vgl. Burdach-Strang, Hinterstrang.

Nucleus dentatus (↑) m: lateral im Marklager des Kleinhirns gelegener Kern.

Nucleus dorsalis nervi vagi (↑) m: s. Nucleus nervi vagi.

Nucleus emboli|formis (↑) m: vor dem Hilum des N. dentatus im Marklager des Kleinhirns gelegene Nervenzellgruppe.

Nucleus fastigii (↑) m: medial im Marklager des Kleinhirns gelegener Kern.

Nucleus globosus (↑) m: medial des N. dentatus gelegener Kern im Marklager des Kleinhirns.

Nucleus gracilis (↑) m: Kern des Fasciculus gracilis in der Medulla oblongata; vgl. Goll-Strang, Hinterstrang.

Nucleus habenularis lateralis, medialis (↑) m: Kerngruppe im Trigonum habenulare der Zirbelstiele.

Nucleus inter|calatus (↑) m: Kerngruppe unbekannter Funktion zw. Hypoglossus- u. dorsalem Vaguskern.

Nucleus inter|medio|lateralis medullae spinalis (↑) m: Nervenzellgruppe im Seitenhorn des Rückenmarks (C_8-L_3); Beginn des 1. Sympathikusneurons.

Nucleus inter|medio|medialis medullae spinalis (↑) m: Nervenzellgruppe zw. Vorderhorn u. Hinterhorn des Rückenmarks; Beginn des 1. Parasympathikusneurons.

Nucleus inter|stitialis (↑) m: in der Formatio reticularis des Mittelhirns gelegener Kern; erhält Fasern von den Nuclei vestibulares, vom Pallidum u. vom Stratum griseum colliculi superioris; aus ihm entspringt ein Teil der Fasern des Fasciculus longitudinalis med.

Nucleus lateralis posterior (↑) m: s. Nuclei ventrales thalami.

Nucleus lemnisci lateralis (↑) m: in den Verlauf des Lemniscus lat. eingestreute Ganglienzellen in Höhe der Brücke.

Nucleus lenti|formis (↑) m: besteht aus dem lateral gelegenen (telenzephalen) Putamen u. dem medial gelegenen (dienzephalen) Globus pallidus. Vgl. System, extrapyramidales; Striatum.

Nucleus mes|encephalicus nervi tri|gemini (↑) m: s. Nucleus nervi trigemini.

Nucleus nervi ab|ducentis (↑) m: Kern des VI. Hirnnervs im Boden der Rautengrube.

Nucleus nervi ac|cessorii (↑) m: Kern des XI. Hirnnervs; umfasst den kaudalen Teil des Nucleus ambiguus u. der Columna ant. des Rückenmarks.

Nucleus nervi facialis (↑) m: Ursprungskern des VII. Hirnnervs im Boden der Rautengrube.

Nucleus nervi hypo|glossi (↑) m: Ursprungskern des XII. Hirnnervs im Boden der Rautengrube.

Nucleus nervi oculo|motorii: Sammelbez. für die Kerne des III. Hirnnervs im Mittelhirn, ventral des Aqueductus mesencephali: Nucleus nervi oculomotorii (motor.), Nuclei accessorii, Nuclei viscerales Edinger-Westphal (parasympathisch).

Nucleus nervi trochlearis (↑) m: Ursprungskern des IV. Hirnnervs im Mittelhirn, ventral des Aqueductus mesencephali in Höhe des unteren Paars der Vierhügel.

Nucleus nervi vagi (↑) m: Sammelbez. für die Kerne des X. Hirnnervs in der Medulla oblongata: Nucleus ambiguus (motorisch), Nucleus posterior nn. vagi (parasympathisch), Nucleus solitarius (sensorisch).

Nucleus originis (↑) m: ein motor. Ursprungskern.

Nucleus para|ventricularis (↑) m: vegetatives Kerngebiet im Zwischenhirn; vgl. Neurosekretion.

Nucleus pulposus (↑) m: innerster, strukturloser Gallertkern einer Bandscheibe*, aus Resten der Chorda dorsalis (Mesenchym*) bestehend. Die hohe Mukopolysaccharid-(MPS-) Konzentration bedingt ein hohes Wasserbindungsvermögen (Wasserkissenfunktion des N. p.). Mit zunehmendem Lebensalter sinkt die MPS-Konz. u. damit die Elastizität der Zwischenwirbelscheibe (degen. Erscheinungen wie Bandscheibenvorfall*).

Nucleus-pulposus-Pro|laps (↑; Prolaps*) m: s. Bandscheibenvorfall.

Nucleus reticularis thalami (↑) m: dünne, durch kreuzende Fasern aufgelockerte graue Schicht an der Außenfläche des Thalamus.

Nucleus ruber (↑) m: Kern in der Mittelhirnhaube; vgl. System, extrapyramidales.

Nucleus-ruber-Syn|drom (↑) n: s. Hirnstammsyndrome.

Nucleus salivatorius superior (↑) m: Kern im Boden der Rautengrube; enthält die Wurzelzellen für die parasympath. Fasern des Nervus intermedius.

Nucleus sub|thalamicus (↑) m: s. Luys-Körper.

Nucleus supra|opticus (↑) m: vegetatives Kerngebiet im Hypothalamus; vgl. Neurosekretion.

Nucleus terminationis (↑) m pl: Endkerne der sensorischen Nerven.

Nucleus ventralis anterior thalami (↑) m: s. Nuclei ventrales thalami.

Nucleus ventralis posterior (↑) m: s. Nuclei ventrales.

Nucleus vestibularis medialis (↑) m: s. Nuclei vestibulares.

Nüchtern|schmerz: (engl.) hunger pain; Hungerschmerz; bei Ulcus* duodeni mehrere Std. nach der letzten Mahlzeit, häufig nachts.

Nüchtern|wert: (engl.) fasting value; Bez. für das Ergebnis einer Laboruntersuchung nach zwölfstündiger Nahrungskarenz des Patienten.

Nuhn-Drüse (Anton N., Anat., Heidelberg, 1814–1889): (engl.) Nuhn's gland; syn. Blandin-Drüse, Glandula* lingualis anterior.

Nuklear|medizin (Nucl-*) f: (engl.) nuclear medicine; med. Fachgebiet, das sich mit der diagn. u. therap. Anwendung offener, meist kurzlebiger Radionuklide* befasst; **Anwendungsgebiete: 1.** In-vivo-Diagnostik: (zumeist) abbildungsunterstützte Funktionsdiagnostik (z. B. Transportfunktion, Stoffwechsel, Perfusion) durch Messen u. Aufzeichen der zeitl. u./od. räuml. Verteilung der vom Pat. inkorporierten Radiopharmaka mittels Gammakamera* od. PET-Scanner in Komb. mit einem EDV-System; vereinzelt mit der Szintillationsmesssonde (vgl. Szintillationszähler); Messen der Radioaktivität von Körperausscheidungen (z. B. Schilling-Test); **2.** In-vitro-Diagnostik v. a. mittels Verf. der Radioimmunologie; **3.** therap. werden radioaktive Stoffe v. a. zur Behandlung gut- u. bösartiger Schilddrüsenerkrankungen (s. Radioiodtherapie), aber auch anderer Tumoren mit kurativem od. palliativem (Schmerztherapie) Ansatz eingesetzt; z. B. Radioimmuntherapie*, Radiophosphortherapie* , Iod-131-MIBG-Therapie des Neuroblastoms, Schmerztherapie von Skelettmetastasen; Radiosynoviorthese zur lokalen Therapie entzündlicher Gelenkerkrankungen; vgl. Radiopharmaka.

Nukleasen f pl: (engl.) nucleases; Phosphodiesterasen*, die Nukleinsäuren* zw. Nukleotiden* entw. an der 3'- od. an der 5'-Stellung ihrer 3',5'-Phosphodiesterbindung hydrolysieren; **Einteilung** nach **1.** Angriffspunkt: Exonukleasen spalten vom 3'- od. 5'-Ende her u. Endonukleasen innerh. des Einzel- od. Doppelstrangs; **2.** Substratspezifität: **a)** Ribonukleasen spalten RNA u. Desoxyribonukleasen DNA; **b)** hochspezif. bzgl. der Basensequenz (s. Restriktion, Restriktionsenzyme); **c)** doppel- od. einzelsträngige Nukleinsäure spaltende N.; **3.** Form der Schnittstelle nach Hydrolyse eines Doppelstrangs: glatter (engl. blunt ends) od. Stufenschnitt (engl. sticky ends); **Vork.:** z. B. in Schlangengiften, in Milz u. Pankreas (Abbau der in der Nahrung enthaltenen Nukleinsäuren), in Mikroorganismen; hochspezif. N. sind an der Reduplikation* der DNA, ihrer Reparatursysteme* u. an der mRNA*-Editierung beteiligt. Viren* haben spezif. N. für Maturation, Integration ins u. Desintegration aus dem Wirtgenom. **Anw.:** in der Gentechnologie z. B. zur DNA*-Klonierung.

Nuklein|säuren: (engl.) nucleic acids; unverzweigte Polymere von Nukleotiden*, die über Phosphodiesterbindungen linear od. ringförmig miteinander verknüpft sind; vgl. Material, genetisches; **Einteilung** in Desoxyribonukleinsäuren (DNA*) u. Ribonukleinsäuren (RNA*), chromosomale (Chromosomen*) u. extrachromosomale (Plasmide*, mitochondriales Genom*) N.

Nuklein|säure|bestand|teile, seltene: (engl.) minor nucleic acid components; rel. seltene Basen od. Nukleoside*, die durch enzymat. Modifikation an der intakten Polynukleotidkette der Nukleinsäuren* entstanden sind; **1.** natürliche s. N.: ca. 40 speciesspezifische Modifikationen sind bekannt; Bildung z. B. durch Methylierung der Pentose od. Base mit Adenosylmethionin (z. B. 2-O-Methyluridin u. 5-Methyluridin), Acetylierung mit Acetyl-CoA (Acetylcytidin, 5-Acetyluridin), Glykosylierung mit UDPG (5-Glykosylhydroxymethylcytosin), Reduktion (5,6-Didehydrouridin), Reaktion mit Cystein (2-Thiouridin) u. Spaltung einer CC-Brücke (Pseudouridin); **2.** künstliche s. N. entstehen durch Alkylanzien*, da diese v. a. am N7-Atom von Guanin alkylieren. **Vork.:** in pro- u. eukaryontischer sowie viraler DNA u. RNA (v. a. methylierte s. N.), einzelsträngigen Bereichen der Transfer*-RNA; erhöhte Ausscheidung im Harn bei bösartigen Neubildungen.

Nukleo|kapsid (Nucl-*; lat. capsa Kapsel, Behälter) n: (engl.) nucleocapsid; Virus-Nukleinsäure, die mit zellulären Histonen (z. B. bei Papovaviridae) od. viralen Proteinen (z. B. bei Para- u. Orthomyxoviridae, Herpesviridae, Adenoviridae) Komplexe bildet; vgl. Kapsid, Viren.

Nukleolen (Dim. ↑) m pl: (engl.) nucleoli; sog. Kernkörperchen; morphol. charakterisierte Gebilde im Zellkern ohne Membranabgrenzung, die auch in der Ruhephase (durch Färbung; vgl. Heterochromatin) zu erkennen sind; sie enthalten meist hochrepetitive DNA-Sequenzen (vgl. Geschlechtschromatin) u. werden als Entstehungsort der ribosomalen RNA u. der Untereinheiten der Ribosomen* angesehen. Ihre Zahl ist für best. Zellarten typisch (z. B. Blutstammzellen). Während der Mitose* verschwinden die N. vollständig u. entstehen in den Tochterkernen neu.

Nukleonen (Nucl-*) n pl: (engl.) nukleons; Bausteine des Atomkerns, d. h. Protonen* u. Neutronen*.

Nukleo|plasma (↑; -plasma*) n: syn. Karyoplasma*.

Nukleo|proteine (↑; Prot-*) n pl: (engl.) nucleoproteins; Bez. für Komplexe aus Nukleinsäuren* u. Proteinen; z. B. Ribosomen*, Nukleosom*, Partikel zum Transport von Messenger*-RNA.

Nukleosid|analoga n pl: (engl.) nucleoside analogues; strukturähnliche Verbindungen der Nukleoside*; hemmen kompetitiv die DNA-Synthese u. wirken dadurch als Virostatika* (z. B. Aciclovir, Zidovudin) od. Zytostatika* (z. B. Gemcitabin); vgl. Basenanaloga, Reverse-Transkriptase-Hemmer, nukleosidische.

Nukleosidasen f pl: (engl.) nucleosidases; Glykosidasen*, die N-glykosid. Bindungen in Nukleinsäuren* spalten, so dass Pyrimidin- u./od. Purinbasen frei werden. Vgl. Nukleasen.

Nukleoside n pl: (engl.) nucleosides; β-N-glykosidisch mit der Pentose D-Ribose od. D-Desoxyribose verknüpfte Purinbasen* od. Pyrimidinbasen*; vgl. Nukleotide.

Nukleosid|phosphate n pl: syn. Nukleotide*.

Nukleo|som (Nucl-*; Soma*) n: (engl.) nucleosome; sich wiederholende morphol. Grundeinheit des Chromatins* aus 146 DNA-Basenpaaren, die sich in etwa 1 Windungen um ein Oktamer aus Histonen* (je zwei der Histone H2a, H2b, H3 u. H4) wickeln; die so gepackte DNA erlaubt die geordnete Verdichtung der Chromosomen in der Pro- u. Metaphase der Mi-

N

tose (Kondensation). Eine weitere Verdichtung der Packung wird mit Hilfe von Histon H1 erreicht, so dass die Nukleosomenkette zu übergeordneten Strukturen organisiert wird (evtl. identisch mit den Chromomeren*).

Nukleotidasen f pl: (engl.) nucleotidases; Hydrolasen*, die Nukleotide* in Nukleoside u. Phosphat spalten.

Nukleotide n pl: (engl.) nucleotides; syn. Nukleosidphosphate; Phosphorsäureester der Nukleoside*; Einteilung in Ribonukleotide* u. Desoxyribonukleotide*; biol. **Bedeutung** haben die 5′-N. als Bausteine von Nukleinsäuren* u. Substrate in Biosynthesen; 5'-Nukleosidtriphosphate sind Energielieferanten (da die Phosphatreste durch sehr energiereiche Bindungen verknüpft sind) u. übertragen als Coenzyme Phosphatreste (z. B. auf Glukose) sowie andere Gruppen (z. B. auf Cobalamin*). Vgl. Pyrimidinbasen, Purinbasen, Reduplikation, Transkription.

Nukleo|tomie (Nucl-*; -tom*) f: (engl.) nucleotomy; gebräuchl., aber ungenaue Bez. für die Bandscheibenoperation*, d. h. die op. Entfernung des prolabierten Nucleus* pulposus bei Bandscheibenvorfall*.

Nukleo|tomie, per|kutane (↑; -tom*) f: (engl.) percutaneous nucleotomy; Entfernung von degeneriertem Bandscheibenmaterial bei symptomatischem Bandscheibenvorfall (meist im Bereich der Lendenwirbelsäule) durch perkutanen Punktionszugang in Lokalanästhesie unter röntg. od. CT-Kontrolle mittels Saug-Stanz-Kanüle, unter endoskopischer Sicht mit Laserkoagulation od. durch Chemonukleolyse*; **Kontraind.:** raumfordernd in den Spinalkanal sequestrierter Bandscheibenvorfall, ausgeprägte Ausfallerscheinungen u. Kaudalähmung, knöcherne Spinalkanalstenose. Vgl. Bandscheibenoperation. M. Gaa.

Nukleus (↑) m: Kern; (anat.) Nucleus*.

Nuklid (↑) n: (engl.) nuclide; Atomart, deren Kern durch eine best. Protonen- u. Neutronenzahl gekennzeichnet ist; ein N. wird daher eindeutig durch die Angabe der Kernladungszahl Z (Protonenzahl) u. der Massenzahl A (Protonen- u. Neutronenzahl) charakterisiert (z. B. $^{131}_{53}I$). Es existieren ca. 340 natürl. vorkommende N., von denen ca. 270 stabil sind, u. ca. 1500 künstl. erzeugte. N. mit gleicher Kernladungszahl aber unterschiedl. Massenzahl bez. man als Isotope* des jeweiligen chem. Elements*. Je nach der Zusammensetzung des Kerns kann ein N. stabil od. instabil sein. Instabile N. (Radionuklide*) zerfallen unter Emission ionisierender Strahlung*

Nukleotide

Purinbase		$R^1 = H$ Nukleosid od. Desoxynukleosid	Pyrimidinbase		$R^1 = H$ Nukleosid od. Desoxynukleosid
$R_2 = H$ $R_6 = NH_2$	Adenin	Adenosin Desoxyadenosin	$R_4 = OH$ $R_5 = H$	Uracil	Uridin Desoxyuridin
$R_2 = NH_2$ $R_6 = OH$	Guanin	Guanosin Desoxyguanosin	$R_4 = NH_2$ $R_5 = H$	Cytosin	Cytidin Desoxycytidin
$R_2 = H$ $R_6 = OH$	Hypoxanthin	Inosin (Desoxyinosin)	$R_4 = OH$ $R_5 = CH_3$	Thymin	Ribothymidin Thymidin[1]

Nukleotide	R^1 = Ⓟ		R^1 = Ⓟ~Ⓟ		R^1 = Ⓟ~Ⓟ~Ⓟ	
	Adenosin, Guanosin, Inosin, Uridin, Cytidin, Thymidin	monophosphat	Adenosin, Guanosin, Inosin, Uridin, Cytidin, Thymidin	diphosphat	Adenosin, Guanosin, Inosin, Uridin, Cytidin, Thymidin	triphosphat

[1] Der Zucker bei Thymidin ist 2′-Desoxyribose.

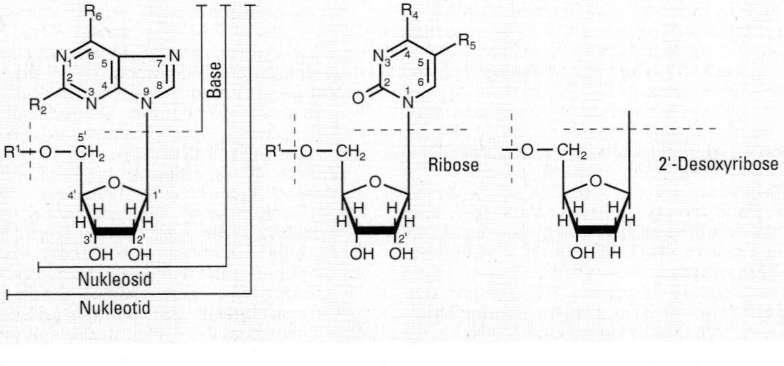

spontan in andere stabile od. instabile N.; sog. metastabile (angeregte) N. gehen unter Emission von Gammastrahlung* in ihren Grundzustand über. Vgl. Radioaktivität.

Null$_h$**:** Blutgruppe 0_h; syn. Bombay*-Blutgruppe.

Null|diät (gr. δίαιτα Lebensweise, Lebensunterhalt) **f:** (engl.) calorie-free diet; Hungerkur; lang dauerndes vollständiges Fasten; zugeführt werden ledigl. Flüssigkeit, Elektrolyte u. Vitamine; Zweck: Abbau von Übergewicht, Stoffwechselausgleich. Vor lang dauernden Fastenkuren wird gewarnt, da nicht nur Depotfett, sondern auch Körpereiweiß abgebaut wird. Die N. darf nur bei klin. Überwachung durchgeführt werden. Vgl. Reduktionsdiät.

Null|durchgang: (engl.) zero crossing; Bez. aus der Kardiotokographie*; Überschneiden von Basalfrequenz* u. Oszillationen* der Herzfrequenz. Die Anzahl der N. sollte über 6/min liegen. Vgl. CTG-Score.

Nulli|para (lat. nullus kein; parere gebären) **f:** Bez. für eine Frau, die noch nicht geboren hat.

Null|punkt, absoluter: (engl.) absolute zero; Temperatur, bei der in Materie keine Wärmebewegung mehr vorhanden ist u. die deshalb (entspr. thermodynam. Gesetze) nicht unterschritten werden kann. Die auf den a. N. bezogene Temp. wird als absolute od. thermodynam. Temperatur (T) bez. u. in Kelvin* (K) gemessen; a. N.: -273,15 °C = 0 K.

nummularis (lat. nummus Münze)**:** münzenförmig, rund.

Nuss|gelenk: (engl.) cotyloid joint; s. Gelenk.

Nuss|knacker|ösophagus (Ösophagus*) **m:** (engl.) nut cracker oesophagus; syn. hyperkontraktiler Ösophagus; primäre Motilitätsstörung des tubulären Ösophagus mit propulsiven, verlängerten Kontraktionen mit hoher Amplitude (>180 mmHg); **Klin.:** retrosternaler Schmerz, Dysphagie; **Diagn.:** 24-Stunden-Langzeitmanometrie, evtl. radiol. (Ösophagusbreischluck); **Ther.:** Calciumantagonisten, Molsidomin, Nitrate; ggf. Myotomie. Vgl. Ösophagusachalasie.

Nutrition (lat. nutrire ernähren) **f:** Ernährung.

Nux (lat.) **f:** Nuss; z. B. Nux vomica (Brechnuss); vgl. Strychnin.

nvCJD: Abk. für (engl.) **n**ew **v**ariant **C**reutzfeldt-**J**akob **d**isease; s. Creutzfeldt-Jakob-Krankheit.

NVP: Abk. für **N**evira**p**in*.

NW: Abk. für **N**eben**w**irkung; s. Arzneimittelwirkung, unerwünschte.

Nygaard-Brown-Syn|drom (Kaarl K. N.; George E. B., Arzt, Rochester, 1883–1935) **n:** essentielle arterielle Thrombophilie mit Wadenschmerz, intermittierendem Hinken u. arteriellen Thrombosen in den Beinen, später auch in Bauch- u. Beckengefäßen (Hämaturie).

NYHA: Abk. für (engl.) **N**ew **Y**ork **H**eart **A**ssociation; vgl. Herzkrankheiten, Schweregrade der.

Nykt|al|opie (gr. νύξ, νυκτός Nacht; ἀλαός blind; Op-*) **f:** (engl.) nyctalopia; Nachtblindheit (etymologisch nicht korrekt auch für Tagblindheit gebraucht); eingeschränkte Sehfähigkeit in der Dämmerung u. im Dunkeln; **Urs.:** meist vererbter teilweiser od. völliger Ausfall des Stäbchensehens; **Vork.** als stationäre (Oguchi*-Syndrom) u. progressive (z. B. Retinopathia* pigmentosa) Form; auch bei tapetoretinaler Degeneration der Netzhaut, Mangel an Vitamin A, ausgedehnten Narben in der Netzhautperipherie; vgl. Adaptometer, Elektroretinographie, Hemeralopie.

Nykt|urie (↑; Ur-*) **f:** (engl.) nocturia; vermehrtes nächtl. Wasserlassen; häufiges Sympt. bei Herzinsuffizienz (Ödeme werden nachts ausgeschwemmt), Blasenentleerungsstörung durch Prostatahypertrophie mit Restharnbildung od. fortgeschrittener Niereninsuffizienz mit Isosthenurie u. Polyurie.

Nympho|manie (gr. νύμφη weibliches göttliches Wesen; -manie*) **f:** (engl.) nymphomania; Bez. für Hypersexualität* bei Frauen (mit Ausrichtung auf das andere Geschlecht).

Nystagmo|graphie (Nystagmus*; -graphie*) **f:** s. Elektronystagmographie.

Nystagmus (gr. νυστάζειν schläfrig blinzeln) **m:** (engl.) nystagmus; Augenzittern; unwillkürliche rhythmische, okuläre Oszillationen; als **Rucknystagmus** mit langsamer u. die Richtung des N. bezeichnender schneller Phase od. als **Pendelnystagmus** mit gleich schnellen Augenbewegungen in beiden Richtungen; **Formen: I.** physiol. od. experimentell ausgelöster N.: **1.** optokinetischer N.: durch Bewegung großflächiger opt. Reize ausgelöster Rucknystagmus, z. B. als sog. Eisenbahnnystagmus; **2.** vestibulärer N.: **a)** Drehnystagmus: Rucknystagmus inf. mechan. Reizung des Labyrinths durch Drehbeschleunigung; während der Drehung N. in Drehrichtung (perrotatorisch), nach Beendigung der Drehung in Gegenrichtung (postrotatorisch); pathol. bei Seitendifferenz (z. B. vestibuläre Tonusdifferenz*); **b)** thermischer (kalorischer) N. nach thermischer Reizung des Labyrinths; **3.** Zervikalnystagmus bei Drehung der Halswirbelsäule; **4.** audiokinetischer N. bei bewegten Schallquellen; **5.** arthrokinetischer N. bei passiven Arm- od. Beinbewegungen; **6.** Endstellnystagmus als seitengleicher, erschöpflicher Blickrichtungsnystagmus bei max. Blickwendung nach lateral (>40°); **II.** pathologischer N.: **1.** Blickrichtungsnystagmus: Rucknystagmus, der bei Blick in eine best. Richtung auftritt u. Ausdruck einer toxischen od. läsionalen Störung der willkürlichen Blickhaltung in Hirnstamm bzw. Kleinhirn ist; Sonderformen: **a)** blickparetischer N. bei (konjugierter) Blicklähmung*; **b)** dissoziierter N., der beide Augen unterschiedlich stark od. nur das abduzierende Auge betrifft; Vork. i. R. einer internukleären Ophthalmoplegie*; **c)** Rebound-N.: N., der nach Refixation aus längerer lateraler Halteposition in die Gegenrichtung schlägt; **2.** vestibulärer Spontannystagmus: horizontaler Rucknystagmus (mit rotatorischer Komponente) zur Gegenseite des peripher-vestibulären Ausfalls in Primärposition inf. einer Imbalanz des Vestibulartonus; bei Blick in die Richtung des N. verstärkt, durch Fixation gehemmt; **Sonderform:** Kopfschüttelnystagmus: durch Kopfschütteln provozierter, durch Fixation hemmbarer N.; Urs.: peripher-vestibuläre Läsion, zentral-vestibuläre Tonusdifferenz; **3.** Lagenystagmus: N. in Abhängigkeit von der Kopflage; Vork. v. a. bei zentral-vestibulären Läsionen im Hirnstamm od. Kleinhirn, Intoxikationen, Menière-Krankheit, Labyrinthfistel; **4.** Lagerungsnystagmus: durch Lagerungsmanöver (Hallpike*-Test) ausgelöster, mit wenigen Sekunden Latenz einsetzender u. innerhalb einer Min. abklingender N., als Begleiterscheinung des gutartigen paroxysmalen Lagerungsschwindels (s. Schwindel); **6.** Down-beat-N.: Spontannystagmus mit

Schlagrichtung nach unten meist zus. mit Oszillopsie u. Ataxie; Vork. bei bilateralen Läsionen des Lobus flocculonodularis des Kleinhirns, z. B. durch Hirntumoren*, Intoxikationen, in Komb. mit Arnold*-Chiari-Syndrom, auch bei Hirnstammläsionen; **6.** Up-beat-N. mit Schlagrichtung nach oben; Spontannystagmus bei Hirnstammsyndromen (Läsionen des pontomesenzephalen od. pontomedullären Übergangs); **7.** periodisch alternierender N.: horizontaler Rucknystagmus in Mittelstellung mit periodischem Wechsel der Schlagrichtung; **8.** kongenitaler N.: durch Fixation aktivierter, horizontal schlagender N., zw. Ruck- u. Pendelnystagmus wechselnd, durch Konvergenz u. in best. Blickposition (sog. Nullpunkt) gehemmt; ohne Schwindel od. Oszillopsie auftretend; Urs.: hereditär, angeb. Erkr. des visuellen Systems, Albinismus*; auch als latenter, erst bei monokulärer Fixation auftretender N.; **9.** muskelparetischer N. bei Augenmuskellähmung*; **10.** erworbener Pendelnystagmus mit horizontaler, vertikaler u. rotatorischer Komponente, oft als elliptischer N. (mit elliptischen Bewegungen der Bulbi); z. T. monokulär; Vork. z. B. bei Amblyopie*, Multipler* Sklerose, Hirnstammschädigung, Whipple*-Krankheit; **11.** Spasmus nutans: dissoziierter, intermittierender, vorwiegend horizontaler Pendelnystagmus mit tremorartigem Kopfwackeln u. okulärem Schiefhals; Auftreten vom 4. Mon. bis zum 3. Lj.; unklare Ätiol., spontane Rückbildung; **12.** Schaukelnystagmus (See-saw-Nystagmus): Ruck- od. Pendelnystagmus mit gegenläufiger rhythmischer Abweichung der Bulbi um den Horizontalmeridian u. zusätzlicher Torsion zum jeweils unten stehenden Bulbus; Urs.: meist rostrale Hirnstammschädigung od. supraselläre Prozesse; **13.** Konvergenz-Retraktionsnystagmus: (sehr seltene) Konvergenz u. ruckartige Retraktion der Bulbi durch simultane Kontraktion aller Augenmuskeln; Urs.: aquäduktnahe Mittelhirnläsion; **Nystagmusprüfung:** s. Frenzel-Brille, Elektronystagmographie, Gleichgewichtsprüfungen.

Nystagmus veli palatini (↑) m: Gaumensegelnystagmus*.

Nystatin (INN) n: Polyen-Antimykotikum zur lokalen Behandlung von Candidosen an Haut, Schleimhäuten u. Darm; vgl. Antimykotika.

NZN: Abk. für **N**ävus**z**ell**n**ävus*.

N

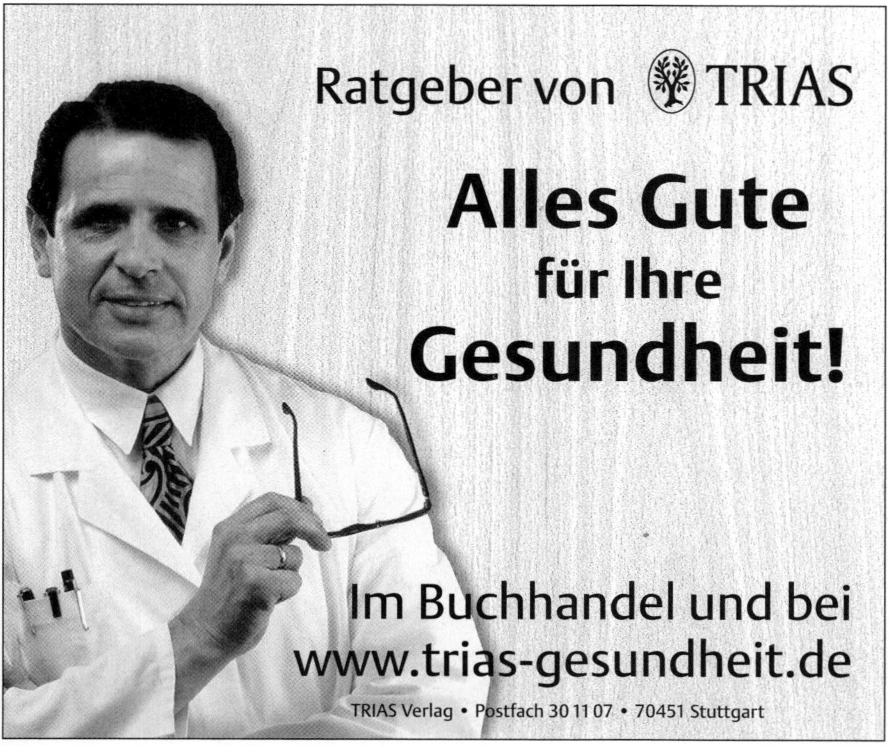

Ratgeber von TRIAS
Alles Gute
für Ihre
Gesundheit!
Im Buchhandel und bei
www.trias-gesundheit.de
TRIAS Verlag • Postfach 30 11 07 • 70451 Stuttgart

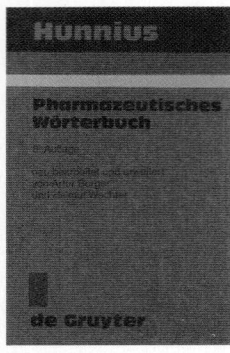

O

O: chem. Symbol für Sauerstoff*.

O_2: chem. Symbol für molekularen Sauerstoff*.

O_3: chem. Symbol für Ozon*.

OAE: Abk. für **o**to**a**kustische **E**missionen*.

O-Ag|glutination (Agglutination*) f: (engl.) O agglutination; körnige Agglutination* des somatischen Antigens gramnegativer Bakterien (O*-Antigen) unter der Einwirkung von spezif. O-Agglutininen; vgl. Salmonella, Widal-Reaktion.

O-Anti|gen (Antigen*) n: Abk. O-Ag; syn. Körperantigen; in der äußeren Zellmembran gramnegativer Bakterien lokalisiertes Antigen*, das thermostabil (resistent gegen 100 °C für 1–2 Std.) ist u. mit spezif. Antikörpern körnig aggutiniert; biochem. die Polysaccharidkomponente (O-Seitenkette) der Lipopolysaccharide*. Vgl. H-Antigen, R-Antigen, M-Antigen, Kauffmann-White-Schema.

Oat-cell-Karzinom (engl. oat Hafer; cell Zelle*; Karz-*; -om*) n: (engl.) oat cell carcinoma; kleinzelliges Bronchialkarzinom*.

OAT-Syn|drom n: Kurzbez. für **O**ligo-**A**stheno-**T**eratozoospermie-Syndrom; häufigste Fertilitätsstörung beim Mann mit gleichzeitigem Vork. verminderter Dichte, erniedrigter Motilität u. erhöhter Fehlformenrate der Spermien; **Ther.:** evtl. Gonadotropine od. Kallikrein. Vgl. Sperma-Untersuchung, Sterilität.

o. B.: (engl.) wnl (within normal limits); Abk. für **o**hne (pathol.) **B**efund.

Ob|duktion (lat. obducere vorführen) f: s. Sektion.

Ob|duration (lat. obdurare hart sein) f: (engl.) induration; Verhärtung.

O-Bein: s. Genu varum.

Ober|arm: (engl.) upper arm; (anat.) Brachium.

Ober|arm|bruch: s. Humerusfraktur.

Ober|arm|knochen: Humerus*.

Ober|bauch: (anat.) Epigastrium*.

Ober|bauch|quer|schnitt: (engl.) transverse epigastric incision; (chir.) s. Schnittführung (Abb.).

Ober|bauch|syn|drom n: (engl.) epigastric syndrome; Sympt., die auf die Erkr. eines Organs im Oberbauch (Magen, Duodenum, Gallenblase, Gallenwege, Pankreas, Colon, Dünndarm) hinweisen; Beschwerden, die eine deutl. Abhängigkeit von der Nahrungsaufnahme zeigen (Spätschmerz, Schmerz mit Tagesrhythmus), gehen meist vom **Magen** od. **Duodenum** aus (v. a. bei Ulcus ventriculi, Ulcus duodeni); Schmerzen im mittl. od. re. Oberbauch mit Ausstrahlung in das re. Schulterblatt über Stunden bis zu 2–3 Tagen (nicht selten mit Übelkeit u. Brechreiz) sprechen für einen pathol. Prozess im Bereich der **Gallenwege** (Cholezystocholangiopathie); Krampf od. Schmerz hoch im li. Oberbauch od. hinter dem Schwertfortsatz, oft verbunden mit Luftaufstoßen, Magensaftrückfluss, Ösophagusbrennen u. Regurgitieren von Speisen, sowie nächtl. Angina-pectoris-ähnliche Anfälle weisen auf eine **Hiatushernie** hin; Oberbauchbeschwerden, die vor dem Stuhlgang auftreten u. nach der Darmentleerung verschwinden, treten v. a. bei Erkr. des **Colons** auf; wehenartige Krampfschmerzen um den Nabel sind ein Hinweis auf einen **Dünndarmileus**, insbes. wenn der Krampf während 10–20 Sek. äußerst intensiv auftritt, dann unter gurgelnden Geräuschen für einige Min. nachlässt u. erneut innerh. weniger Sek. wiederkehrt.

Ober|flächen|an|ästhesie (Anästhesie*) f: (engl.) topical anesthesia; Form der Lokalanästhesie* mit Blockade der sensiblen Nervenfasern in Haut u. Schleimhäuten durch Applikation von Lokalanästhetika; z. B. zur Ausschaltung des Würgreflexes vor Intubation, Bronchoskopie od. Gastroskopie.

Ober|flächen|an|ästhetika (↑) n pl: (engl.) surface anesthetics; Lokalanästhetika*, die v. a. zur Oberflächenanästhesie* eingesetzt werden (Cocain, Lidocain, Tetracain, Benzocain u. a.).

Ober|flächen|dosis (Dosis*) f: (engl.) skin dose; Abk. D_0 bzw. früher OD; v. a. in der Strahlentherapie verwendete Bez. für eine Dosis, die sich aus der Einfalldosis* der Primärstrahlung u. der aus der Tiefe des bestrahlten Objekts bzw. Pat. zurückgestrahlten Streustrahlung* zusammensetzt.

Ober|flächen|karzinom (Karz-*; -om*) n: (engl.) preinvasive carcinoma; präinvasives Karzinom, syn. Carcinoma* in situ.

Ober|flächen|kultur (lat. cultura Züchtung) f: (engl.) surface culture; Wachstum von Mikroorganismen an der Oberfläche flüssiger od. fester Nährmedien; vgl. Submerskultur.

Ober|flächen|ladung: s. Ladung.

Ober|flächen|sensibilität f: s. Sensibilität.

Ober|flächen|spannung: (engl.) surface tension; (physik.) die an einer Grenzfläche (z. B. Zellmembran*) wirkende mechan. Spannung, die bestrebt ist, die Oberfläche zu verkleinern; kann als Energie pro Fläche definiert werden; abgeleitete SI-Einheit: Newton/m, Joule/m^2.

Ober|flächen|therapie f: (engl.) superficial radiotherapy; Bestrahlungstechnik der konventionellen Röntgentherapie bei Lok. des Krankheitsherdes auf der Haut od. nur wenige Millimeter in bzw. unter der Haut; um einen raschen Abfall der Dosis im Gewebe hinter dem Herd zu erreichen, wird eine weiche Strahlung angewendet; Verringerung des Fokus-Haut-Abstands auf 10 cm u. weniger hat ebenfalls einen raschen Dosisabfall zur Folge. Vgl. Kontaktbestrahlung.

Ober|haut: (anat.) Epidermis*.

Ober|kiefer|em|pyem (Empyem*) n: (engl.) maxillary empyema; eitrige Kieferhöhlenentzündung.

Ober|kiefer|fraktur (Fraktur*) f: (engl.) maxillary fracture; s. Kieferfrakturen.

Ober|kiefer|höhle: Sinus* maxillaris.

Ober|kiefer|knochen: Maxilla*.

Ober|kiefer|osteo|tomie (Ost-*; -tom*) f: (engl.) maxillary osteotomy; Umstellungsosteotomie mit Vor- od. Rückverlagerung (auch Seitenverlagerung) des zahntragenden Oberkiefers im Verhältnis zum Unterkiefer; Durchführung oft zus. mit Unterkieferosteotomie* (bimaxilläre Osteotomie); Schnittführung bei totaler Osteotomie des Oberkiefers meist in der Ebene der Le-Fort-Oberkieferfrakturlinie I od. bei segmentaler Osteotomie des Oberkiefers in einem anterioren od. posterioren Abschnitt des Alveolarkamms.

Ober|kiefer|zyste (Kyst-*) f: s. Kieferzyste.

Ober|lippen|spalte, mediane: (engl.) median cleft lip; seltene Form einer angeb. Lippenspalte* mit Defekt im mittl. Teil der Oberlippe (fehlendes Lippenrot bis Substanzverlust); Vork. z. B. bei Holoprosenzephalie*.

Ober|schenkel: (engl.) thigh; Regio femoris anterior, posterior; s. Abb.

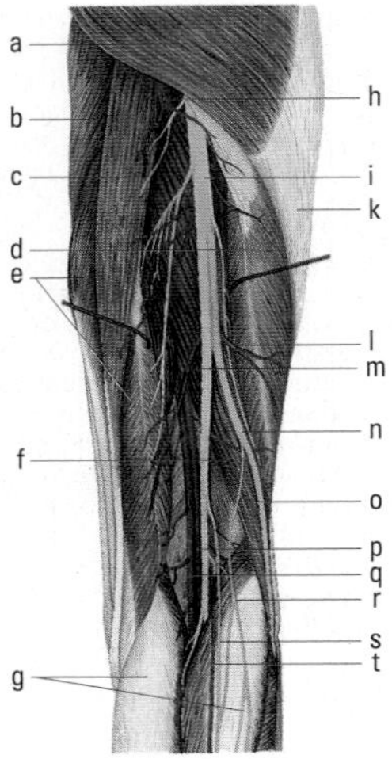

Oberschenkel:
Regio femoris posterior:
a: M. gluteus maximus; b: M. adductor magnus; c: M. semitendinosus; d: M. biceps femoris, Caput longum; e: M. semimembranosus; f: M. biceps femoris, Caput breve; g: M. gastrocnemius, Caput mediale u. Caput laterale; h: A. perforans I; i: N. ischiadicus; k: Tractus iliotibialis; l: A. perforans III; m: Hiatus adductorius; n: N. peroneus communis; o: N. tibialis; p: V. poplitea; q: A. poplitea; r: N. cutaneus surae lateralis; s: N. cutaneus surae medialis; t: V. saphena parva [532]

Ober|schenkel|fraktur (Fraktur*) f: (engl.) fracture of the femur; Fraktur* im Bereich des Femurs; **Formen: 1.** Kopfkalottenfraktur: selten, immer in Komb. mit Hüftgelenkluxation; Einteilung nach Pipkin (I-IV); Ther.: sofortige Reposition, bei mangelhafter Adaptation op.; **2.** Schenkelhalsfraktur*; **3.** pertrochantäre O.: stabile od. instabile Fraktur; op. Stabilisierung mittels Osteosynthese*; **4.** subtrochantäre O.: op. Versorgung notwendig inf. ausgeprägter Fehlstellung durch Muskelzüge; **5.** Oberschenkelschaftfraktur: op. Versorgung (Mark- u. Verriegelungsnagelung, AO-Platte), bei Kindern Extensionsbehandlung (u. U. Weber-Bock); **6.** distale O. (suprakondyläre O. u. Kondylenfraktur): Osteosynthese mit stufenloser Wiederherstellung der Gelenkflächen, frühzeitige Mobilisation (posttraumat. Arthrose u. Strecksteifen als Kompl. vermeiden).

Ober|schenkel|kopf: (engl.) femoral head; (anat.) Caput femoris.

Oberst-An|ästhesie (Maximilian O., Chir., Halle, 1849–1925; Anästhesie*) f: (engl.) Oberst's method; Verf. der Leitungsanästhesie* an Finger od. Zehe; Injektion eines Lokalanästhetikums (ohne Adrenalinzusatz!) in Höhe der Interdigitalfalte der Grundphalanx, um dorsale u. plantare bzw. volare Nerven auszuschalten.

Ober|töne: (engl.) overtones; Töne, deren Frequenzen meist ganzzahlige Vielfache einer Grundschwingung (eines Grundtons) sind; zus. mit dem Grundton als Klang* bezeichnet; bei exakt ganzzahligen Vielfachen der Grundschwingung spricht man von harmonischen Obertönen.

Ob|esität (lat. obesitas Wohlbeleibtheit) f: syn. Obesitas; s. Adipositas.

Obex (lat.) m: querverlaufendes Markblatt am unteren Ende des Rautengrubendachs.

Obid|oxim|chlorid (INN) n: Antidot bei Vergiftungen mit Insektiziden, Organophosphaten u. Kampfstoffen (Tabun, Sarin, Vx); s. Cholinesterasereaktivatoren.

Objektivität f: (engl.) objectivity; (statist.) Gütekriterium für Testverfahren, das beschreibt, in welchem Umfang die Ergebnisse durch die Person des Untersuchenden verändert werden; vgl. Reliabilität.

Objekt|träger: (engl.) microscopic slide; Glasplatte, auf der Objekte (z. B. hämat., histol. od. mikrobiol. Präparate) mikroskop. zu betrachten sind; auch zur Durchführung von Objektträgertests; vgl. Deckglas.

Objekt|träger|kultur (lat. cultura Züchtung) f: s. Mikrokultur.

Objekt|träger|test m: (engl.) slide test; auf einem Objektträger durchgeführter Schnelltest; z. B. Blutgruppenbestimmung, Latextest; vgl. Röhrchentests.

Ob|liquität (lat. obliquitas schiefe Richtung, Winkel) f: s. Asynklitismus.

Obliquus-superior-Myo|kymie (lat. obliquus schräg; superior*; My-*; gr. κῦμα Welle) f: (engl.) superior oblique myokymia; durch Spontanentladungen einzelner, den M. obliquus superior versorgender Nervenfasern hervorgerufenes, intermittierend auftretendes, vertikales u. rotatorisches Augenzittern (subj. Bildwackeln); Urs. unklar, meist spontane Rückbildung.

ob|literans (lat. oblinere, oblitus ausstreichen): verschließend.

Ob|literation (↑) f: Verschluss (od. Verödung) einer Körperhöhle, eines Gefäßes od. eines Ausführungsgangs; angeb. als Atresie*.

Ob|literatio peri|cardii (↑; Peri-*; Kard-*) f: s. Concretio pericardii.

Ob|longata|syn|drome (oblongus*) n pl: s. Hirnstammsyndrome (Tab.).

ob|longus (lat.): länglich.

Ob|session (lat. obsessio Besetztsein) f: s. Zwangsstörung.

ob|solet (lat. obsoletus abgenutzt): (engl.) obsolete; überholt, veraltet, ungebräuchlich.

Ob|stipation (lat. ob dagegen; stipare stopfen) f: (engl.) constipation; syn. Konstipation, Obstructio alvi; Stuhlverstopfung; Sammelbegriff für heterogene Störungen, die durch erniedrigte Stuhlfrequenz (<3/Woche) u. notwendiges starkes Pressen bei der Defäkation gekennzeichnet sind; **Urs.: 1.** sog. verlangsamter Kolontransit: häufigste Form; Vork. bes. bei Frauen; Urs.: meist unklar; Auftreten auch i. R. von Diabetes mellitus, Hypothyreose, Hypoparathyroidismus u. Schwangerschaft od. medikamentös bedingt (Anticholinergika, Neuroleptika, Antidepressiva, Calciumantagonisten, Opiate, Diuretika, Calciumpräparate); Ther.: Ballaststoffe, osmotisch (z. B. Laktulose) od. hydragog (z. B. Bisacodyl) wirkende Laxanzien* bzw. Prokinetika (z. B. Cisaprid); **2.** rektoanale Obstruktion: **a)** stenosierende Prozesse im unteren Colon u. Analkanal (z. B. Tumoren, Entzündungen, Narben); **b)** funkt. Obstruktion: innerer Rektumprolaps, Anismus (paradoxe Kontraktion des äußeren Sphinkters beim Pressen), Rektozele; **c)** neurogene Störungen: Multiple Sklerose, Parkinson-Syndrom, Schlaganfall, Diabetes mellitus, kongenitales Megakolon.

ob|stipus (lat.)**:** schief; Caput obstipum: Schiefhals, Torticollis*.

Ob|structio (lat. obstruere, obstructus verstopfen) **f:** Verstopfung; s. Obstruktion.

Ob|structio alvi (↑) **f:** syn. Obstipation*.

Ob|struktion (↑) **f:** (engl.) obstruction; syn. Obstructio; Verschluss, Verstopfung, Verlegung eines Hohlorgans, Gangs od. Gefäßes.

Ob|struktions|ikterus (↑; Ikterus*) **m:** s. Ikterus.

Ob|struktions|ileus (↑; Ileus*) **m:** s. Ileus, Gallensteinileus.

Ob|turatio (lat.) **f:** Verlegung, Verstopfung.

Ob|turator (↑) **m:** Verschlussstopfen für angeborene od. erworbene bzw. operationsbedingte Öffnungen, insbes. bei Gaumendefekten u. Nachbehandlungen nach Zystostomie*; vgl. Defektprothese.

Obturatorius|neur|algie (↑; Neur-*; -algie*) **f:** syn. Howship*-Romberg-Phänomen.

Occ-: s. a. Okk-, Okz-.

Oc|ciput (lat.) **n:** Hinterhaupt.

Oc|clusio (lat. occludere, occlusus verschließen) **f:** Verschluss, Okklusion.

Oc|clusio dentium (↑; Dens*) **f:** individuell versch. Stellung der unteren Zahnreihe zur oberen in der Schlussbissstellung; vgl. Okklusion.

Oc|clusio intestinorum (↑) **f:** Okklusionsileus; Form des mechan. Ileus*.

Oc|clusio pupillae (↑) **f:** Verschluss der Pupille durch eine flächenhafte Membran.

Ochra|toxine (gr. ὠχρός gelblich; Tox-*) **n pl:** (engl.) ochratoxins; von Aspergillus ochraceus u. anderen Aspergillus- sowie Penicillium-Species produzierte Mykotoxine* (chem. Cumarinderivate*), z. B. hepatotoxisch wirkendes Ochratoxin A, nachgewiesen u. a. in Zerealien, Bohnen u. Erdnüssen.

Ochro|nose (↑; Noso-*) **f:** (engl.) ochronosis; schwärzl. Pigmentablagerungen (Polymerisationsprodukt von Homogentisinsäure) in der Grundsubstanz des Knorpels (Ohrknorpel, Hornhautrand, Augenlider, Nasenflügel, Gelenkknorpel, Bandscheiben), aber auch in Sehnen u. Arterienintima; erworben durch längere Phenolzufuhr od. erbl. bei Alkaptonurie*.

Ochro|pyra (↑; gr. πῦρ Feuer, Fieber) **f:** syn. Gelbfieber*.

Ockelbo-Krankheit: (engl.) Ockelbo disease; v. a. im Spätsommer in waldreichen Gebieten Skandinaviens auftretende Sindbis-Virus-Infektion; vgl. Sindbis-Fieber.

OCT: Abk. für **O**rnithin**c**arbamoyl**t**ransferase*.

Octana (lat. octo acht) **f:** (engl.) octan fever; am 8. Tag wiederkehrendes Fieber*.

Octop|amin (INN) **n:** syn. p-Norsynephrin; Sympathomimetikum (mit alpha- u. betamimetischen Eigenschaften); **Verw.:** Antihypotonikum.

Octo|tiamin (INN) **n:** s. Allithiamine.

Octreo|tid (INN) **n:** synthetisches Analogon des Somatostatins* mit längerer Wirkungsdauer; **Ind.:** endokrin aktive Tumoren des Gastrointestinaltrakts (z. B. Karzinoide), Akromegalie; **UAW:** Krämpfe, Diarrhö.

ocularis (lat. die Augen betreffend)**:** Augen-; s. a. Okular-.

Ocular-tilt-Re|aktion (engl. ↑; tilt Neigung) **f:** Rotation beider Augen, Kopfneigung u. (subj.) Kippung der visuellen Vertikalen jeweils zur gleichen Seite, Strabismus verticalis mit Tieferstand des Auges derselben Seite durch Störung der Verbindung vom Vestibularapparat zu den Augen- u. Halsmuskeln sowie zum Cortex cerebri; **Urs.:** bei ipsilateraler O.-t.-R. Läsion (z. B. Durchblutungsstörung, Tumor) im unteren, bei kontralateraler O.-t.-R. im oberen Hirnstamm.

Oculo|motorius (lat. oculus Auge; motor Beweger)**:** Nervus* oculomotorius, III. Hirnnerv.

Oculus (lat.) **m:** Auge*.

Ocy|tocin n: Oxytocin*.

OD: alte Abk. für **O**berflächen**d**osis*.

Oddi-Sphinkter (Ruggero O., Chir., Bologna, 1864–1913; Sphinkter*) **m:** syn. Musculus* sphincter ampullae hepatopancreaticae.

Odd-Ratio (lat. ratio Rechnung) **f:** Abk. OR; dimensionsloser Quotient zur Risikoeinschätzung für eine Fallkontrollstudie*, der aussagt, ob ein Effekt die Krankheitsmanifestation erhöht (OR >1), erniedrigt (OR <1) od. keinen Einfluss hat (OR = 1). J. Thü.

Odelberg-Syn|drom (Axel A. O., Chir., Stockholm, 1892–1949) **n:** s. Neck-Odelberg-Syndrom.

Odont-: Wortteil mit der Bedeutung Zahn; von gr. ὀδούς, ὀδόντος.

Odonto|blasten (↑; Blast-*) **m pl:** (engl.) odontoblasts; syn. Dentinoblasten, Zahnbein-

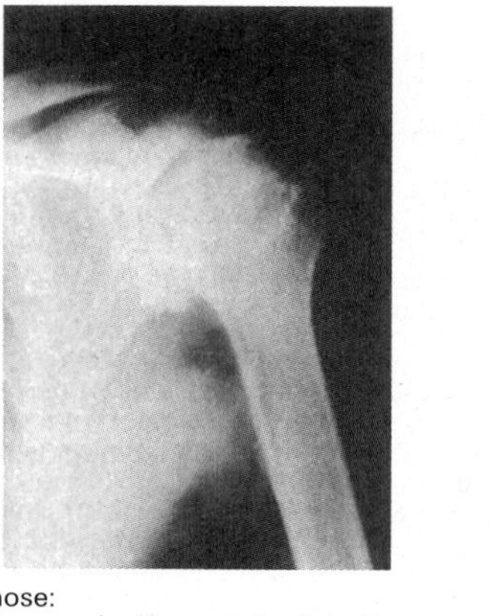

Ochronose:
Ablagerungen im Knorpel des Schultergelenks [540]

bildner; Zellen des Pulpamesenchyms, die aus dem Ektomesenchym der embryonalen Zahnpapille entstehen u. Dentinbestandteile synthetisieren; **Lok.:** in der Pulpahöhle unmittelbar unter dem Dentin* bzw. mit ihren apikalen Fortsätzen (Tomes-Fasern) in den Tubuli dentinales.

odonto|gen (↑; -gen*): (engl.) odontogenous; von den Zähnen ausgehend.

Odontom (↑; -om*) n: (engl.) odontoma; seltener, meist am Unterkiefer auftretender Tumor aus Zahngewebe (Dentin, Schmelz, Zement).

Odor (lat.) m: Geruch.

-odynie: Wortteil mit der Bedeutung Schmerz, Qual; von gr. ὀδύνη.

Odyno|phagie (↑; Phag-*) f: (engl.) odynophagia; schmerzhaftes Schlucken, z. B. b. Ösophagitis; vgl. Dysphagie.

Ödem (gr. οἴδημα Geschwulst, Schwellung) n: (engl.) edema; syn. Oedema, Hydrops, Wassersucht; schmerzlose, nicht gerötete Schwellungen inf. Ansammlung wässriger (seröser) Flüssigkeit in den Gewebespalten, z. B. der Haut (Anasarka) u. Schleimhäute; **Ätiol./Path.: 1.** erhöhter hydrostat. Druck, z. B. durch Thrombose, Herzinsuffizienz, Natrium- od. Wasserretention (Schwangerschafts- od. prämenstruelle Ödeme, bei Cushing-Syndrom, Hyperaldosteronismus, Kortikoidtherapie); **2.** verminderter onkot. Druck (Hypoproteinämie), z. B. bei nephrot. Syndrom, exsudativer Enteropathie, Leberparenchymschäden, Hunger; **3.** Kapillarwandschäden, z. B. bei Glomerulonephritis als entzündl., allerg. od. ischämisches Ö.; **4.** Störungen

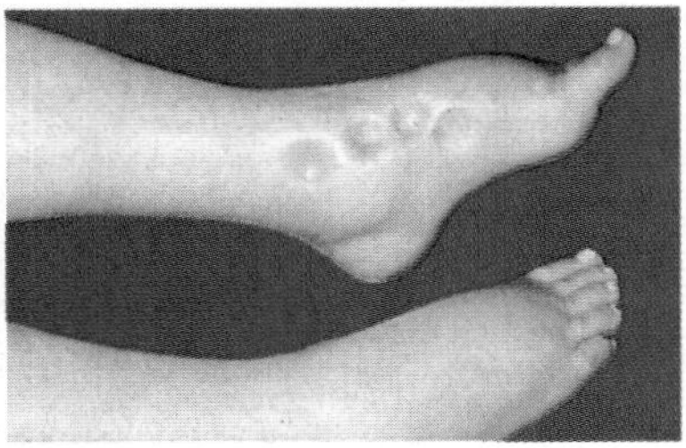

Ödem:
Ödembildung an Fußrücken und Unterschenkeln bei nephrotischem Syndrom [26]

des Lymphabflusses; s. Lymphödem; **Formen: 1.** Stauungsödem: **a)** generalisiertes kardiales Ö. bei dekompensierten Herzkrankheiten, bei Rechtsherzinsuffizienz v. a. an den Beinen (Knöchelödem, prätibiales Ö.), bei Linksherzinsuffizienz als Lungenödem*; **b)** lokales Ö., z. B. einer Extremität inf. Lymph- od. Blutstauung bei Thrombose, Kompression (Tumoren), Stenose usw.; **2.** renales Ö.: durch Hydrämie bedingtes Ö. bei Nierenerkrankungen (mit Albuminurie), tritt zuerst im Gesicht, bes. in der Gegend der Lider, auf; **3.** hepatogenes Ö.: v. a. bei Leberzirrhose inf. sinkenden kolloidosmot. Drucks u. Pfortaderstauung, meist erst nach Entw. von Aszites; **4.** entzündl. Ö.: s. Entzündung; **5.** kachektisches Ö. (marant. Ö.): insbes. bei konsumierenden Erkr., auch bei Hungerdystrophie; **6.** Angioödem*; **7.** allergisches Ö. bei Allergie*; **8.** prämenstruelles Ö.: meist i. R. eines prämenstruellen Syndroms* auftretend, lokal insbes. im Gesicht, an Händen u. Brüsten (oft verbunden mit Mastodynie*) od. generalisiert; **9.** sog. endokrines Ö.: s. Myxödem. Vgl. Lipödem, Hirnödem, Kehlkopfödem, Berlin-Ödem.

Oedema glottidis (↑; Gloss-*) n: Glottisödem*.

Oedema laryngis (↑; Laryng-*) n: Kehlkopfödem*.

Ödem, angio|neurotisches (↑) n: syn. Angioödem*.

Ödematose (↑; -osis*) f: (engl.) edematous disease; generalisierte Ödembildung.

Ödem|krankheit (↑): s. Ödem, Protein-Energie-Mangelsyndrome.

Ödem, latentes (↑) n: (engl.) latent edema; Bez. für eine Flüssigkeitsretention ohne erkennbare Ödembildung.

Ödem, lymphatisches (↑) n: s. Lymphödem.

Ödem, malignes (↑) n: syn. Gasbrand*.

Ödem|nekrose (↑; Nekr-*; -osis*) f: (engl.) edema induced necrosis; (neurol.) Kolliquationsnekrose der Neuroglia nach länger bestehendem Hirnödem*; führt zu Erweiterung der Hirnventrikel mit internem Hydrozephalus*.

Ödem, traumatisches (↑) n: (engl.) traumatic edema; posttraumatisch od. postoperativ auftretende perifokale Weichteilschwellung; **Urs.:** Schädigung bzw. Zerstörung des kapillären Blut- od. Lymphgefäßsystems.

Ödipus-Kom|plex (gr. Οἰδίπους mythologischer König, der unwissentlich seinen Vater erschlägt u. seine Mutter heiratet) m: (engl.) oedipus complex; (psychoanalyt.) Bez. (S. Freud) für einen regelhaft im Alter von 5–7 Jahren anzutreffenden Komplex* aus Verliebtsein (insbes. des Knaben) in den gegengeschlechtlichen Elternteil (verbunden mit Inzestwünschen) sowie Hass- u. Eifersuchtsgefühlen gegenüber dem gleichgeschlechtlichen Elternteil (verbunden mit Kastrationsängsten); aus dem Untergang des Ö. entsteht nach Freud das sog. Über*-Ich als innerseelische Instanz für Gesetze u. moralische Werte. Vgl. Elektra-Komplex, Entwicklungsphasen. E. Fri.

Öko|logie (gr. οἶκος Haus; -log*) f: (engl.) ecology; Wissenschaft von den Bedingungen des Lebens auf der Erde; Ö. beschreibt einerseits die Welt als System miteinander verbundener, sich gegenseitig beeinflussender u. sich weiter entwickelnder ökologischer Kreisläufe u. Gleichgewichte (**deskriptive Ö.**); sie erforscht andererseits die heute in fast allen Lebensbereichen der Erde anzutreffenden Ungleichgewichte der Ökosysteme mit dem Ziel der Wiederherstellung ökologischer Stabilität (**interventive Ö.**, Umweltschutz). Ö. wendet methodisch die Erkenntnisse fast aller Naturwissenschaften – Biowissenschaften einschl. Medizin, Klimatologie, Geologie, Physik, Chemie (v. a. Toxikologie) u. a. – auf die bekannten Teilfunktionen des globalen Systems der Erde an u. bezieht darüber hinaus zunehmend Anteile geisteswissenschaftlicher Erkenntnisse (u. a. Sozialpsychologie, Anthropologie, Geschichtswissenschaften, Philosophie u. Theologie) in ihre Konzepte ein. Vgl. Medizin, ökologische.

Öko|toxikologie (↑; Tox-*; -log*) f: s. Umwelttoxikologie.

Öl: (engl.) oil; Olea; bei Raumtemperatur flüssige org. Verbindung mit hoher Hydrophobie*; typ. Eigenschaften: niedriger Dampfdruck u. hohe Viskosität*; **1.** pflanzl. u. tier. (fettes) Ö.: Triglyceride* mit hohem Anteil ungesättigter Fettsäuren*; **2.** etherische Öle*; **3.** Mineralöl.

Öl|akne (Akne*) f: (engl.) petroleum acne; häufigste Form der berufsbedingten Acne* venenata; **Urs.:** Kontakt mit Mineralölen u. Zusatzstoffen; **Sympt.:** bei chron. Kontakt follikuläre schwarze Pfropfbildungen, Komedonen, Follikulitiden, Furunkel; **Lok.:** bes. Streckseiten der Arme u. Oberschenkel (s. Abb.); BK Nr. 5101.

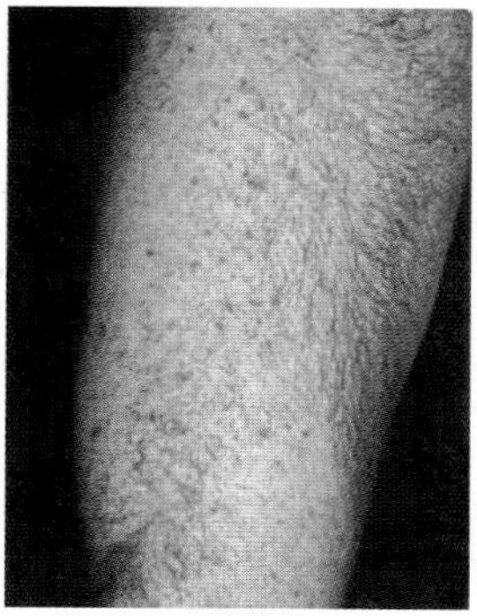

Ölakne: Ölfollikulitis [259]

Öle, etherische: (engl.) volatile oils; Aetherolea; flüssige, selten feste, flüchtige u. lipophile Stoffgemische unterschiedl. chem. Zusammensetzung (Monoterpene, Sesquiterpene, Diterpene, Phenylpropanderivate) mit aromat. Geruch; Gewinnung aus Pflanzenteilen durch Wasserdampfdestillation, Auspressen od. Extraktion mit lipophilen Lösungsmitteln, Fetten od. überkritischen Gasen; Vork. z. B. in Pfefferminz- u. Eukalyptusblättern, Kamillenblüten, Fenchelfrüchten, Kiefernnadeln u. Balsamen; allg. Wirkungen: antibakteriell, hautreizend, expektorierend, karminativ, cholagog, diuretisch, magensaftsekretionssteigernd.

Öl|fleck|phänomen n: (engl.) yellow nail spots; Nagelveränderung bei Psoriasis*.

Öl|follikulitis (Follicul-*; -itis*) f: s. Ölakne.

Öl|im|mersion (lat. immergere, immersus eintauchen) f: (engl.) oil immersion; Verfahren in der Mikroskopie, bei dem der Raum zw. Deckglas u. Objektivfrontlinse mit Zedernöl ausgefüllt wird (besitzt einen dem von Glas ähnlichen Brechungsindex); führt zu einer Verringerung der Ablenkung der aus dem Deckglas austretenden Lichtstrahlen (besseres Auflösungsvermögen, stärkere Vergrößerung mögl.).

Öl|krätze: (engl.) oil eczema; Bez. für Kontaktekzem* durch Öle u. Ölemulsionen.

Öl|pneumonie (Pneum-*) f: Lipidpneumonie*.

Öl|säure: (engl.) oleic acid; Acidum oleinicum, Oleat; Oktadekensäure; $C_{17}H_{33}COOH$; häufigste einfach ungesättigte Fettsäure, die in fast allen natürl. Fetten (z. B. ein Drittel des Milchfetts) enthalten ist; vgl. Elaidinsäure.

Öl|stuhl: s. Steatorrhö.

Öl|tumor (Tumor*) m: s. Oleosklerom.

Öl|vergiftung, spanische: s. Syndrom, toxisch-epidemisches.

Öl|zyste (Kyst-*) f: syn. Steatokystom*.

Oerskovia f: Gattung grampositiver, filamentöser Bakterien (vgl. Bakterienklassifikation); stehen den Corynebakterien nahe; **Species:** O. xanthineolytica u. O. turbata, die in Zus. mit implantierten Kathetern od. anderen Fremdkörpern Endokarditis, Meningitis, Pyelonephritis, Endophthalmitis verursachen können; O. sind sensitiv für Antibiotika mit grampositivem Wirkungsspektrum, z. B. Vancomycin. E. Stra.

Öso|phag|ek|tomie (gr. οἰσοφάγος Speiseröhre; Ektomie*) f: (engl.) esophagectomy; subtotale, i. w. S. auch partielle Entfernung der Speiseröhre bei Ösophagus- u. Kardiakarzinom; **Meth.: 1.** stumpfe Ösophagusdissektion über einen transmediastinalen (transhiatalen) Zugang (abdomino-zervikal) ohne Thorakotomie u. Ö. nach kaudal; **2.** Standardösophagektomie (abdomino-thorakal) re. od. li. transthorakal mit Lymphknotendissektion od. als En-bloc-Ö. mit Entfernung von periösophagealem Lymph- u. Fettgewebe, Pleura mediastinalis u. V. azygos; Ösophagusersatz durch mediastinal, retro- od. antesternal verlagerten Magen (s. Magenhochzug) bzw. Interposition von Colon od. Dünndarm; **Progn.:** Operationsletalität 5–15 %.

Öso|phagitis (↑; -itis*) f: (engl.) esophagitis; Entz. der Lamina propria der Ösophagusschleimhaut, meist als Refluxösophagitis*; seltenere Formen der Ö., für die eine plötzl. einsetzende, schmerzhafte Dysphagie* rel. typisch ist u. die sich v. a. im oberen u. mittl. Ösophagusdrittel manifestieren, sind die durch Candida* albicans ausgelöste Soorösophagitis (z. B. bei Pat. unter antibiot. od. immunsuppressiver Ther. u. bei Immundefekten), die Herpes-simplex-Ö., Ö. i. R. von Enteritis regionalis Crohn od. Infektionskrankheiten (z. B. Tuberkulose, Zytomegalie), bei Ösophagusachalasie*, Ösophagusverätzung* u. mechan. Läsionen u. die medikamentös od. durch Alkohol induzierte Ö. (vgl. Ösophagusulkus). **Diagn.:** Ösophagoskopie, ggf. Biopsie; **DD:** bösartige Veränderungen (z. B. Plattenepithelkarzinom, malignes Lymphom), Tumorinfiltration (z. B. bei Bronchialkarzinom). Vgl. Barrett-Ösophagus, Mallory-Weiss-Syndrom.

Oeso|phagitis ex|foliativa (↑; ↑) f: (engl.) exfoliating esophagitis; Ösophagitis mit Ausstoßung röhrenförmiger Membranen.

Öso|phago|duo|deno|stomie (↑; Duodenum*; -stomie*) f: (engl.) esophagoduodenostomy; obsoletes Verf. zur Wiederherstellung der gastrointestinalen Passage nach Gastrektomie* mit hohem Nahtinsuffizienzrisiko inf. häufig stark unter Spannung stehender End-zu-End-Anastomose von Ösophagus u. Duodenum. Vgl. Ersatzmagenbildung.

Öso|phago|gastro|stomie (↑; Gastr-*; -stomie*) f: (engl.) esophagogastrostomy; Wiederherstellung der Kontinuität des Verdauungstrakts (End-zu-End- od. End-zu-Seit-Anastomose zw. Ösophagus u. Magen) nach Resektion eines distalen Ösophagus- od. Kardiatumors bzw. nach selten ausgeführter oberer Magenresektion*.

Öso|phago|graphie (↑; -graphie*) f: (engl.) esophagography; Röntgenkontrastdarstellung des Ösophagus, meist in Komb. mit Röntgendurchleuchtung*; zur Vermeidung einer Projektion auf die Wirbelsäule Röntgenaufnahme meist in Schrägstellung, bei best. Fragestellungen (z. B. Verdacht auf Frühkarzinom des Ösophagus, Ösophagusulkus) Anw. der Doppelkontrastmethode* (in Hypotonie); **Ind.:** zur Beurteilung des Ösophagus hinsichtl. Weite, Verlauf, Passage, Faltenrelief u. Konturen, in der Diagn. von Ösophaguserkrankungen (z. B. Ösophagotrachealfistel, Ösophagusatresie, -karzinom, -divertikel, -stenose, Achalasie, Refluxösophagitis, Sklerodermie, verschluckte Fremdkörper), zur Beurteilung des Mediastinums (z. B. Verbreitung durch vergrößerte Lymphknoten), von Lage u. Größe der Aorta u. der Herzhinterwand (insbes. bei Vergrößerung des linken Vorhofes) sowie zum Nachweis bzw. Ausschluss einer Zwerchfellhernie* bzw. Kardiainsuffizienz (in Kopftieflagerung).

Öso|phago|jejuno|stomie (↑; jejunalis*; -stomie*) f: (engl.) esophagojejunostomy; op. Anastomose zw. Ösophagus u. Jejunum nach Gastrektomie*; s. Ersatzmagenbildung (Abb.).

Öso|phago|skopie (↑; -skopie*) f: (engl.) esophagoscopy; endoskop. Untersuchung des Ösophagus mit einem flexiblen Spezialendoskop; **Ind.:** wichtigstes diagn. Verfahren zur Abklärung org. Erkr. des Ösophagus mit der Möglichkeit zur Entnahme einer Gewebeprobe (Biopsie* zur histol. Untersuchung), auch zur Entfernung von Fremdkörpern, bei Ösophagusvarizen endoskop. Sklerosierung u. Gummibandligatur möglich. Vgl. Endoskopie.

Öso|phago|spasmus, dif|fuser (↑; Spas-*) m: (engl.) diffuse esophageal spasm; auch idiopathischer Ösophagospasmus; seltenes Krankheitsbild aus der Gruppe der primären Motilitätsstörungen des Ösophagus mit simultanen, verlängerten (>6 Sek.) Kontraktionen des tubulären Ösophagus mit hoher Amplitude (>160 mmHg), die mit starken retrosternalen Schmerzen u. Schluckbeschwerden einhergehen; **Ätiol.:** unklar; **Diagn.:** Langzeitmanometrie, evtl. Ösophagusbreischluck; **Ther.:** Versuch mit Calciumantagonisten, Molsidomin, org. Nitraten; pneumatische Dilatation od. Myotomie. Vgl. Ösophagusachalasie.

Oeso|phago|stomum (↑; Stoma*) n: Fadenwurm (Nematodes*); Parasit im Caecum von Affen; bei Menschen verursachen versch. Arten in West- u. Ostafrika, Brasilien u. Südostasien entzündl. Erkrankungen des Dickdarms, Peritonitis u. blutigen Stuhl.

Öso|phago|tomie (↑; -tom*) f: (engl.) esophagotomy; selten notwendige op. Eröffnung der Speiseröhre durch meist rechtsthorakalen od. zervikalen Zugang (Oesophagotomia externa); i. w. S. auch endoskopische Ö. z. B. zur Behandlung von Strikturen u. Divertikeln (Oesophagotomia interna).

Öso|phago|tracheal|fistel (↑; Trachea*; Fistel*) f: (engl.) tracheo-esophageal fistula; angeb. (i. d. R. mit Ösophagusatresie* kombinierte) od. erworbene (zumeist Tumorzerfall bzw. penetrierende Verletzung od. Verätzung) Verbindung zw. Ösophagus u. Trachea; **Sympt.:** Husten, Dyspnoe, Aspiration, Pneumonie; **Diagn.:** Tracheoskopie, Ösophagoskopie u. Ösophagographie, CT; **Ther.:** je nach Urs. op. Fistelverschluss ggf. mit Anastomosierung des Ösophagus; bei Tumor besteht häufig Inoperabilität, dann palliative endoskopische Überbrückung u. Abdichtung durch Tubus* od. Stent*. Vgl. Bronchialkarzinom, Ösophaguskarzinom. J. Die.

Öso|phagus (gr. οἰσοφάγος) m: Speiseröhre; ca. 25 cm langer u. 1 cm weiter, innen mit Schleimhaut überzogener Muskelschlauch (innere Ring- u. äußere Längsmuskelschicht) zw. Pharynx u. Magen; besteht im oberen Drittel (Pars cervicalis) aus quergestreifter, nach einem allmählichen Übergang im mittleren Drittel (Pars thoracica) im unteren Drittel (Pars abdominalis) nur aus glatter Muskulatur; Entfernung von der Zahnreihe bis

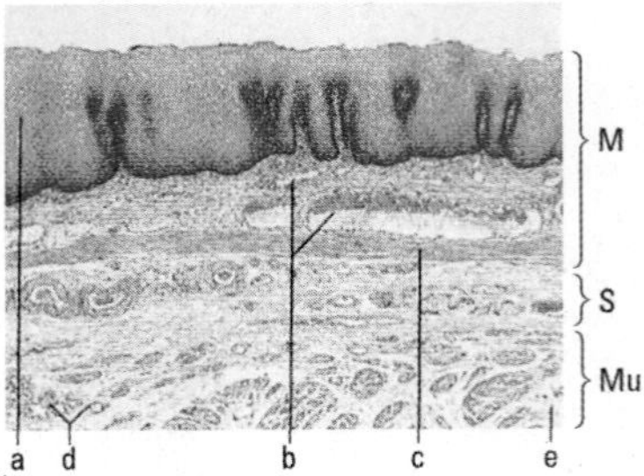

Ösophagus:
histologischer Längsschnitt durch den Ösophagus (Hämatoxylin-Eosin-Färbung);
M: Tunica mucosa (Schleimhaut); S: Tunica submucosa; Mu: Stratum circulare der Tunica muscularis;
a: mehrschichtiges unverhorntes Plattenepithel; b: Lamina propria mit Blutgefäßen;
c: Lamina muscularis mucosae; d: Glandulae oesophageae; e: Bindegewebe zwischen gebündelten glatten Muskelzellen des Stratum circulare [134]

zur Kardia (Mageneingang) 40 cm; **drei physiol. Engen: 1.** obere (Ringknorpel-)Enge, 15 cm; **2.** mittlere Enge (an der Bifurcatio tracheae), 25 cm; **3.** untere Enge (Zwerchfelldurchtritt), 40 cm von der Zahnreihe entfernt.

Oeso|phagus (↑) m: anat. Nomenklatur; Speiseröhre; s. Ösophagus.

Öso|phagus|a|chalasie (↑; A-*; Chalasie*) f: (engl.) esophageal achalasia; primäre Motilitätsstörung des Ösophagus, gekennzeichnet durch eine gestörte Erschlaffung des unteren Ösophagussphinkters (Abk. UÖS) am Ende des Schluckakts (früher als Kardiospasmus bez.); Inzidenz: 1:100 000/a; **Ätiol.:** unklar; evtl. Degeneration inhibitorischer Neurone des enterischen Nervensystems (Auerbach*-Plexus); **Klin.:** zu Beginn der Erkr. starke Kontraktionen des tubulären Ösophagus (hypermotile Ö.) mit

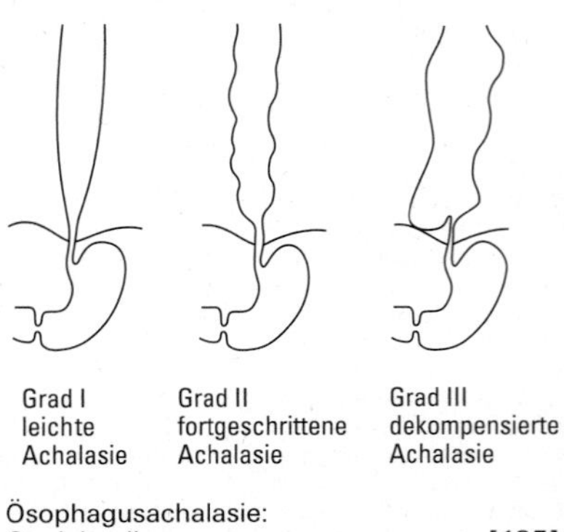

Ösophagusachalasie:
Gradeinteilung [185]

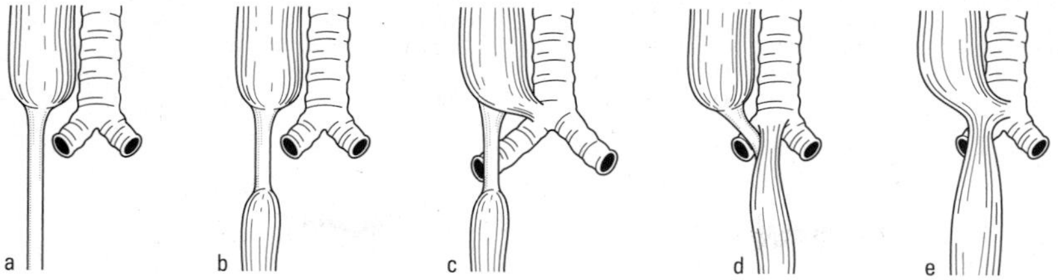

Ösophagusatresie:
Einteilung und Häufigkeit:
a: Typ I, oberes Segment Blindsack, 1 %; b: Typ II, Atresie ohne ösophagotracheale Fistel, 3 %;
c: Typ III a, ösophagotracheale Fistel am oberen Segment, unteres Segment Blindsack, 1 %;
d: Typ III b, ösophagotracheale Fistel am unteren Segment, oberes Segment Blindsack, 94 %;
e: Typ III c, ösophagotracheale Fistel ohne Atresie, 1 %

starken retrosternalen Schmerzen (Odynophagie); später Übergang in hypo- u. amotile Ö. mit erhebl. erweitertem Ösophagus (Megaösophagus*); Dysphagie* u. Regurgitation von Nahrung, die den UÖS nicht passieren kann (Aspirationsgefahr); anfangs kaum Gewichtsverlust (im Ggs. zum Karzinom); erhöhtes Karzinomrisiko; **Diagn.:** Ösophagoskopie (zum Tumorausschluss), Ösophagographie, Ösophagusmanometrie; **Ther.:** bei der hypermotilen Form medikamentös (Calciumantagonisten, Molsidomin); endoskop. pneumatische Dilatation des UÖS od. Injektion von Botulinumtoxin in den UÖS; ggf. Kardiomyotomie* nach Gottstein-Heller in Komb. mit Fundoplicatio; **DD:** Ösophaguskarzinom, diffuser Ösophagusspasmus, Nussknackerösophagus, Refluxösophagitis, sek. Motilitätsstörungen (z. B. Sklerodermie).

Öso|phagus|a|tresie (↑; Atresie*) f: (engl.) esophageal atresia; angeb. Verschluss des Ösophagus, meist in Höhe der Bifurcatio tracheae; bei über 90 % in Komb. mit einer Ösophagotrachealfistel* inf. gestörter tracheo-ösophagealer Septierung; **Häufigkeit:** 1:3000–4000; **Sympt.:** pränatal Hydramnion, postnatal vermehrter Speichelfluss, Erstickungsanfälle; **Diagn.:** routinemäßige Sondierung des Magens beim Neugeborenen, bei Verdacht Ösophagographie; **Ther.:** op. Fistelverschluss u. End-zu-End-Anastomosierung in den ersten Lebensstunden (Aspirationsgefahr!); bei langstreckiger Ö. zuerst Anlage einer Magenfistel u. Bougierungsbehandlung von oral u. aboral; **Progn.:** bei keinen weiteren Fehlbildungen u. einem Geburtsgewicht >2500 g liegt die Letalität unter 1 %.

Öso|phagus|blutung (↑): (engl.) esophageal hemorrhage; Schleimhautblutung im Ösophagus; Vork. bei Mallory*-Weiss-Syndrom u. Boerhaave*-Syndrom; als Ösophagusvarizenblutung* bei portaler Hypertension (Leberzirrhose).

Öso|phagus|di|vertikel (↑; Divertikel*) n: (engl.) esophageal diverticulum; Divertikel* des Ösophagus; **Ätiol.:** Wandausbuchtung durch abnormen intraluminalen Druck (sog. Pulsionsdivertikel) od. durch Zug von außen (sog. Traktionsdivertikel); **Formen** (in Abhängigkeit von Lok. u. Typ): **1.** zervikales Ö. (Zenker-Divertikel); anat. falsches Divertikel oberh. des M. cricopharyngeus; Sympt.: anfangs Dysphagie* u. Fremdkörpergefühl, bei zunehmender Vergrößerung des Divertikelsacks Regurgitation u. Verschlucken des angestauten Inhalts, oft bronchopulmonale Kompl.; **2.** parabronchiales (thorakales) Traktionsdivertikel meist im mittl. Ösophagusabschnitt, häufig Zufallsbefund; klin. nur relevant bei Perforation in die Atemwege; **3.** epiphrenisches (parahiatales) Pulsionsdivertikel, oft in Komb. mit Hiatushernie*, Ösophagusachalasie*, Refluxösophagitis* od. diffusem Ösophagospasmus* u. entspr. Symptomen; **Diagn.:** Ösophagoskopie (cave: Perforation),

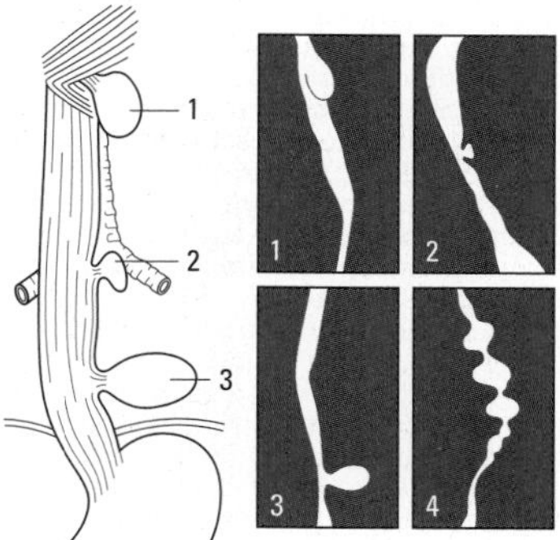

Ösophagusdivertikel:
Lokalisation, Häufigkeit u. röntg. Aspekt;
1: zervikales Divertikel (62 %);
2: Traktionsdivertikel (17 %);
3: epiphrenisches Divertikel (21 %);
4: funktionelle Divertikel (Pseudodivertikel)
[155]

Ösophagographie; **Ther.:** op. Abtragung, bei zervikalem Ö. auch endoskopisch durch Bildung einer Verbindung zw. Divertikel u. Ösophagus (Divertikuloösophagostomie) mittels sog. Endo-GIA (s. Nähapparate); **DD:** sog. funktionelles od. Pseudodivertikel; bei der Rö.-Untersuchung als Ö. erscheinende, regelhafte Peristaltikwelle; vgl. Ösophaguspseudodivertikulose.

Öso|phagus|druck|methode (↑) f: (engl.) esophageal pressure method; Verf. zur Untersuchung der Atemmechanik; es werden mit Hilfe einer Ballonsonde atemsynchrone Druckschwankungen im mittl. Ösophagusdrittel registriert, die Rückschlüsse auf den intrapleuralen Druck erlauben. Vgl. Compliance.

Öso|phagus|ek|tasie (↑; -ektasie*) f: (engl.) esophagectasia; spindel- od. zylinderförmige Erweiterung der Speiseröhre; durch Stauung (oberh. eines Tu. od. einer Striktur) od. inf. Innervationsstörung, bei Entz. (reflektorisch) u. a.; vgl. Divertikel, Ösophagusachalasie.

Öso|phagus-Elektro|kardio|graphie (↑; Elektro-*; Kard-*; -graphie*) f: (engl.) esophageal electrocardiography; Ableitung eines EKG über eine in der Speiseröhre liegende Elektrode; wegen der Nähe zum Herzen werden v. a. Nahpotentiale aufgezeichnet. **Ind.:** Diagnostik von Hinterwandinfarkten, Septumhypertrophie u. Differenzierung komplexer Herzrhythmusstörungen; **Kontraind.:** frischer Herzinfarkt. Vgl. Elektrokardiographie.

Öso|phagus|fistel (↑; Fistel*) f: s. Ösophagotrachealfistel.

Öso|phagus|karzinom (↑; Karz-*; -om*) n: (engl.) esophageal cancer; Karzinom der Speiseröhre; häufigster Ösophagustumor; **Epidemiol.:** Androtropie, Altersgipfel im 6. Dezennium, Häufigkeit 3–5 : 100 000 (geographisch unterschiedl., Maximum in Südostasien); **Ätiol.:** unbekannt, vermehrtes Auftreten bei Nicotin- u. Alkoholabusus, Aufnahme von Nitrosaminen mit der Nahrung; **Präkanzerosen:** Barrett-Ösophagus, Plummer-Vinson-Syndrom, Achalasie, Verätzungsstrikturen, Sklerodermie; **Pathol./Anat.:** in Mitteleuropa in ca. zwei Drittel der Fälle Plattenepithelkarzinom mit ulzerösem, polypösem od. diffus infiltrierendem, zunächst intramuralem Wachstum in Längsrichtung; in ca. einem Drittel Adenokarzinom mit zunehmender Inzidenz bei Zunahme des Barrett-Ösophagus, selten adenoidzystisches od. undifferenziert kleinzelliges Karzinom; **Lok.:** meist an den physiol. Ösophagusengen im mittleren u. distalen Drittel; lymphogene Metastasierung intramural, paraösophageal, zervikal od. mediastinal; hämatogen v. a. in Leber u. Lunge; **Einteilung** nach der TNM*-Klassifikation; **Sympt.:** anfangs uncharakteristisch, später Dysphagie*, Pseudohypersalivation (Unmöglichkeit, den Speichel zu schlucken), Gewichtsabnahme, retrosternale Schmerzen, zervikale Lymphadenopathie, u. U. Rekurrensparese; **Diagn.:** Endoskopie mit Biopsie, Röntgenkontrastuntersuchung (Wandstarre, Füllungsdefekt, Verlagerung), Endosonographie, CT, evtl. Broncho- u. Mediastinoskopie; **Ther.:** Ösophagektomie* (evtl. mit neoadjuvanter Radiochemotherapie), bei proximaler Lok. ggf. mit Pharyng- u. Laryngektomie; bei Inoperabilität palliative Radiochemotherapie, endoskopische Stent- od. Tubusimplantation (Celestin- od. Häring-Tubus); evtl. Anlage einer Witzel*-Fistel; Bypass-Operation mit Magenhochzug nur in Ausnahmefällen; **Progn.:** Fünf-Jahres-Überlebensrate ca. 20 %, bei Palliativmaßnahmen Überlebenszeit ca. 6 Mon.; **DD:** Achalasie, Ösophagusdivertikel, Kardiakarzinom, Refluxösophagitis.

O

Die Symptome einer gutartigen Erkrankung der Speiseröhre (z. B. Kardiaspasmus, Ösophagitis, Ösophagospasmus, benigner Ösophagustumor, Ösophagusdivertikel) sind unspezifisch und können auch beim Ösophaguskarzinom auftreten.

Öso|phagus|krampf (↑): s. Ösophagospasmus, diffuser.

Öso|phagus|kymo|graphie (↑; gr. κῦμα Welle; -graphie*) f: (engl.) esophageal kymography; Röntgenkontrastdarstellung des Ösophagus nach dem Prinzip der Flächenkymographie*; veraltete Methode zur Darstellung der Bewegungsabläufe am Ösophagus.

Öso|phagus|mano|metrie (↑; gr. μανός gasförmig; Metr-*) f: (engl.) esophageal manometry; Messverfahren zur Beurteilung der Motilität der tubulären Speiseröhre sowie des oberen u. unteren Ösophagussphinkters; **Formen: 1.** stationäre Durchzugmanometrie mit einem flüssigkeitsgefüllten Perfusionskatheter, der bis in den Magen geführt u. dann bis zum unteren Ösophagusspinkter zurückgezogen wird; **2.** 24-Stunden-Langzeitmanometrie zur Erfassung seltener Ereignisse (z. B. Spasmen); **Ind.:** Schluckstörung bei unauffälligem endoskop. Befund; nicht kardial bedingter Brustschmerz (Ösophagusachalasie, Ösophagospasmus, Nussknackerösophagus, Sklerodermie).

Öso|phagus|ob|turator (↑; lat. obturare verstopfen, schließen) m: (engl.) esophageal obturator; Tubus* zum notfallmäßigen Freihalten der Atemwege u. Aspirationsprophylaxe; wird in den Ösophagus eingeführt u. geblockt; die über eine Atemmaske eingeblasene Luft wird so nur in die Trachea (nicht in den Magen).

Öso|phagus|pseudo|di|vertikulose (↑; Pseud-*; Divertikel*; -osis*) f: (engl.) esophageal pseudodiverticulosis; im oberen u. mittl. Drittel der Speiseröhre befindl., multiple, kragenknopfartige, bis 3 mm große, intramural gelegene, flache Pseudodivertikel (röntg. Kontrastmitteldepots), können zu einer Stenosierung des Ösophagus führen; seltene Erkr. ungeklärter Ursache. Vgl. Ösophagusdivertikel.

Öso|phagus|ruptur (↑; Ruptur*) f: (engl.) esophageal rupture; Zerreißung des Ösophagus; **Urs.:** Spontanruptur (s. Boerhaave-Syndrom), Perforation z. B. durch eingeführte Instrumente (Endoskop, Bougierstab, Sonden), verschluckte Fremdkörper, Schussverletzung, bei Explosion; **Klin.:** häufig Vernichtungsschmerz, Dyspnoe, Zyanose, Kreislaufschock, Entw. eines Pneumothorax bzw. Pleuraergusses, Haut- u. Mediastinalemphysem, Akutes Abdomen; **Kompl.:** Mediastinitis, Pleuraempyem, Peritonitis; **Diagn.:** Rö.-Thorax, Ösophagographie mit wasserlösl. Kontrastmitteln, CT; **Ther.:** i. d. R. chir. Übernähung u. plastische Deckung durch gestielten Pleura- od. Zwerchfelllappen bzw. Fundoplicatio; Spülung u. Drainage des Mediastinums. Vgl. Thoraxtrauma.

Öso|phagus|sonde (↑) f: s. Ballonsonde.

Öso|phagus|spontan|ruptur (↑; lat. spontaneus von selbst; Ruptur*) f: s. Boerhaave-Syndrom.

Öso|phagus|stenose (↑; Steno-*; -osis*) f: (engl.) esophageal stenosis; Stenose der Speiseröhre; **Urs.: 1.** angeb. Fehlbildungen (z. B. innere Membranen, Schatzki-Ring, Knorpelspangen), Kompression von außen v. a. bei Aortenbogenanomalien (z. B. Arteria lusoria, doppelter Aortenbogen) u. mediastinalen Raumforderungen (z. B. Zysten); **2.** erworbene Ö. durch Ösophagustumoren* (v. a. Ösophaguskarzinom*), Ösophagusverätzung*, als Kompl. von Refluxösophagitis* od. Barrett*-Ösophagus, auch inf. mediastinaler Prozesse (z. B. Aortenaneurysma, Struma retrosternalis) sowie funktionell bedingt

(z. B. diffuser Ösophagospasmus*); **Sympt.:** Dysphagie*, Regurgitation mit Gefahr der Aspiration; **Diagn.:** Ösophagoskopie, Endosonographie, Röntgen; **Ther.:** Behandlung der Grundkrankheit, evtl. Bougierung.

Öso|phagus|stimme (↑): (engl.) esophageal voice; syn. Ruktusstimme; körpereigene Ersatzstimme nach Laryngektomie; **Prinzip:** Luft wird in den unteren Ösophagus geschluckt od. mit dem Zungengrund hinuntergedrückt; unter Ausnutzung der Elastizität des Ösophagus, antiperistaltischer Kontraktionen des oberen Ösophagus sowie verstärkten Drucks durch willkürl. Anspannung der Bauchmuskulatur wird die Luft wieder ausgestoßen. Die Stimmbildung erfolgt an Schleimhautfalten des oberen Ösophagus od. Hypopharynx (Pharynxstimme). Modulationsorgane bleiben Mund u. Pharynx. Vgl. Sprechhilfen.

Öso|phagus|tumoren (↑; Tumor*) m pl: (engl.) esophageal tumors; vom Ösophagus ausgehende Tumoren; selten benigne (z. B. Fibrome, Lipome, Leiomyome), meist maligne Ö. (Ösophaguskarzinom*).

Öso|phagus|ulkus (↑; Ulc-*) n: (engl.) esophageal ulcer; meist durch lokale Einwirkung von Medikamenten (z. B. Tetracycline, Kaliumchlorid, Eisensulfat) ausgelöstes Geschwür im Bereich der physiol. Engen der Speiseröhre; bei Refluxösophagitis auch im distalen Ösophagus. Vgl. Barrett-Ulkus.

Öso|phagus|varizen (↑; Varix*) f pl: (engl.) esophageal varices; Erweiterung der Speiseröhrenvenen (geschlängelte Varizen*, s. Abb.); nach

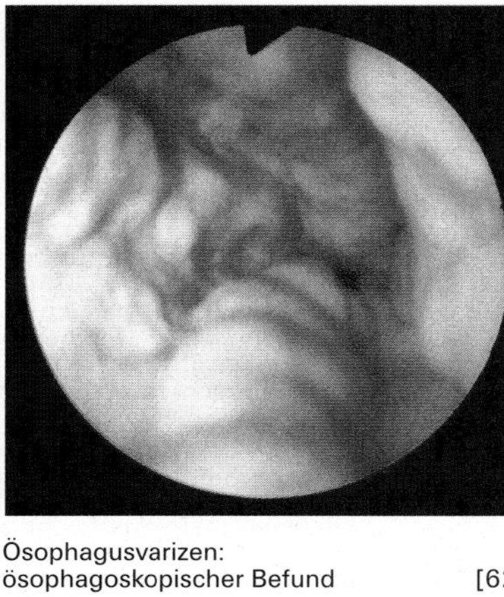

Ösophagusvarizen: ösophagoskopischer Befund [62]

ihrer Lok. werden unterschieden: **1.** Ö. im unteren u. mittleren Ösophagusdrittel, i. d. R. Teil eines Kollateralkreislaufs bei portaler Hypertension* evtl. mit Varizenbildung im Magenfun-

> Hauptgefahr bei Ösophagusvarizen ist die u. U. lebensbedrohliche Blutung.

dus; Auftreten bei prähepatischem (z. B. Pfortaderthrombose; 10 %), intrahepatischem (Leberzirrhose; 80 %) u. posthepatischem (z. B. Budd-Chiari-Syndrom, Rechtsherzversagen; 10 %) Pfortaderhochdruck; Diagn.: Ösophagoskopie, Röntgenkontrastdarstellung von Ösophagus u. Magen; Kompl.: v. a. Ösophagusvarizenblutung* (in 30–50 %); **2.** Ö. im oberen Ösophagusdrittel: s. Downhill-Varizen.

Öso|phagus|varizen|blutung (↑; ↑): (engl.) bleeding of the esophageal varices; Blutung aus Ösophagusvarizen*; **Sympt.:** meist akuter lebensbedrohl. Notfall (Letalität bei Erstblutung korrelliert mit dem Grad der Leberzirrhose nach Child*-Pugh-Klassifikation von <10-50 %) mit Hämatemesis, Teer- u. Blutstuhl sowie Schock; **Diagn.:** Endoskopie (unter Schockbehandlung); **Ther.:** **1.** im Notfall sofortige Endoskopie mit Sklerotherapie*, Obliteration durch Gewebekleber (Histoacryl mit Lipiodol) od. Gummibandligatur der blutenden Varize, ggf. bei unstillbarer Ö. vorübergehende Ballonsondentamponade; pharmak. Druck- u. Flusssenkung (z. B. mit Betarezeptorenblockern u. Somatostatin) sowie Stabilisierung der Blutgerinnung; evtl. Anlage eines transjugulären intrahepatischen portosystemischen Shunts* (Abk. TIPS), selten anderer portosystemischer Shunt od. Sperroperation*; Maßnahmen zur Proph. eines exogenen hepatischen Komas*; **2.** im blutungsfreien Intervall zur Verhinderung eines Blutungsrezidivs (ca. 30 % in den ersten 10 Tagen) Varizeneradikation, Betarezeptorenblocker, portosystemischer Shunt, evtl. Lebertransplantation; **Progn.:** Blutstillungsrate ca. 95 %; **DD:** andere Blutungsursachen (z. B. peptisches Ulkus, hämorrhagische Gastritis, Mallory-Weiss-Syndrom).

Öso|phagus|verätzung (↑): (engl.) caustic burn of the esophagus; Verätzung v. a. im Bereich der physiol. Engen u. an den Längsfalten des Ösophagus inf. Einwirkung ätzender Chemikalien, meist nach Trinken von Säuren od. Laugen (Kinder, Suizidversuch); **Pathol./Anat.** (Schweregrade nach Lesoine): **1.** Rötung u. Ödem der Ösophagusschleimhaut ohne Ulzerationen mit Restitutio ad integrum; **2.** flächenhafte, die Muskularis beteiligende Nekrosen mit narbigen Strikturen; **3.** schwere, u. U. die gesamte Ösophagusschleimhaut überschreitende Nekrosen; **Klin.:** je nach Schweregrad Dysphagie, retrosternale Schmerzen, Fieber, u. U. Atemnot (Glottisödem), Schocksymptomatik bei Perforation bzw. Penetration; **Kompl.:** Ösophagusperforation, Mediastinalphlegmone, Fistelbildung, Narbenstriktur, evtl. später Entw. eines Narbenkarzinoms; **Diagn.:** Ösophagographie mit wasserlösl. Kontrastmittel, CT, Rö.-Thorax, Abdomenübersicht (Perforationsausschluss), Endoskopie; **Ther.:** lokal Neutralisierung u. Verdünnung (Wasser), Analgetika, Antibiotika, Glukokortikoide, ggf. Schockbehandlung, Bougieren von Narbenstenosen u. Strikturen. Vgl. Ösophagusulkus.

Östr-: Wortteil mit der Bedeutung Stachel, Leidenschaft, Brunst; von gr. οἶστρος; s. a. Estr-.

Östro|gene (↑; -gen*) n pl: (engl.) estrogens; weibl. Sexualhormone; Steroidhormone* mit Sterangerüst aus 18 C-Atomen u. aromat. A-Ring (s. Steroide, Abb.); Biosynthese v. a. in Graaf-Follikel, Corpus luteum, Plazenta sowie in geringer Menge in Fettgewebe, Nebennierenrinde u. Hoden; Halbwertzeit natürlicher Ö. ca. 60–90 Min. Wichtige physiol. Ö. sind Estradiol*, Estron* u. Estriol*, deren biol. Aktivität in der genannten Reihenfolge jeweils um ca. den Faktor 3 abnimmt. Ö. werden v. a. als Glukuronide* über die

Östrogene
Physiologische Wirkungen

Funktion, Organ	Wirkung
Zentralnervensystem	Wirkung auf Hypothalamus und Hypophyse: Steigerung der LH/FSH-Sekretion, Hemmung der Sekretion von GnRH, Bildung von Endorphinen
Vagina	Vermehrung der Oberflächenzellen, Glykogeneinlagerung, Zunahme des Karyopyknoseindexes
Zervix	Weitstellung von Muttermund und Zervikalkanal (Schleim: vermehrt, klar, spinnbar, Farnkrautphänomen)
Endometrium	Proliferation
Myometrium	Erhöhung von Kontraktilität und Ansprechbarkeit auf Oxytocin
Tuben	Erhöhung von Motilität und Sekretion
Ovarien	Sensibilisierung auf Gonadotropine
Mammae	Förderung des Wachstums
Stoffwechsel	allgemein: Steigerung von Durchblutung und Zellpermeabilität; Natrium- und Wasserretention, Stimulation der Proteinsynthese, Senkung der Körpertemperatur Fette: Anstieg von Triglyceriden (vermehrter VLDL-Metabolismus), Cholesterol, HDL und LDL
Blutgerinnung	Anstieg der Faktoren I und VIII
Knochen	Förderung des Epiphysenschlusses, Hemmung der osteoklastären Knochenresorption
Leber	Bildung von Steroidtransportproteinen, Steigerung der Angiotensinogensynthese

Nieren ausgeschieden. Die weibl. Reproduktion wird durch Ö. u. Gestagene* gesteuert, i. Allg. zunächst durch Ö. (**Östrogen-Priming**): z. B. Follikelreifung, Auslösung der ovulator. Ausschüttung von LH* (positive Rückkopplung*, sog. Hohlweg-Effekt), Eitransport, Proliferation des Endometriums in der ersten Zyklushälfte, Zusammensetzung der Uterus- u. Zervixsekrete u. Beschaffenheit des Vaginalepithels (vgl. Karyopyknoseindex). Ö. wirken auch extragenital (s. Tab.). Therap. **Verw.:** zur Substitutionstherapie nach Hysterektomie, in Komb. mit Gestagenen in der Postmenopause; lokal bei Kolpitis (in der Postmenopause); zur Sterilitätsbehandlung; außerdem zur hormonalen Kontrazeption*; **Kontraind.:** z. B. östrogenabhängiger Tumor, akute u. chron. Lebererkrankung, Thromboembolie, vaginale Blutung unklarer Genese, Hypertonie; **UAW:** z. B. Hautreaktionen, Pruritus, Schwindel, Depression, gastrointestinale Störungen, cholestatischer Ikterus, Ödeme, Gewichtszunahme; **cave:** bei Sympt. thromboembolischer u. ischämischer Erkr., migräneartigem Kopfschmerz, akuter Sehstörung, Blutdruckanstieg, pathol. Leberwerten u. Hörsturz soll die Behandlung sofort abgebrochen werden.

Östro|gen-Gestagen-Test (↑; ↑; lat. gestare tragen) m: (engl.) estrogen-gestagen test; Verf. zur hormonellen Diagnostik bei Amenorrhö*, meist im Anschluss an einen negativen Gestagentest*; **Prinzip:** zyklusgemäße Verabreichung von Östrogenen* u. Gestagenen*, z. B. mittels sog. Zweiphasenpräparate; **Beurteilung:** bei pos. Ergebnis (Abbruchblutung) reaktionsfähiges Endometrium vorhanden, endogene Östrogenproduktion jedoch unzureichend (zentral bedingte od. ovarielle Amenorrhö); bei neg. Ergebnis wahrscheinl. uterine Amenorrhö od. distale Gynatresie* (Kryptomenorrhö*).

Östro|gen-Priming (↑; ↑; engl. Vorbereitung): s. Östrogene.

Östro|gen|re|zeptoren (↑; ↑; Rezeptoren*) m pl: s. Hormonrezeptoren.

Östro|gen|test (↑; ↑) m: (engl.) estrogen test; Verf. zur hormonellen Diagnostik bei Amenorrhö* analog dem (häufiger angewendeten) Östrogen*-Gestagen-Test.

OFD-Syn|drom n: Kurzbez. für **o**ro-**f**azio-**d**igitales Syndrom*.

Offenbarungs|pflicht: in gesetzl. besonders bestimmten Fällen bestehende Verpflichtung des Arztes, geheimnisgeschützte Patientendaten (unter Einhaltung der Grenzen des jeweils unbedingt Erforderlichen) Dritten zu offenbaren; neben Auskünften i. R. der Sozialversicherung zur Prüfung der Leistungspflicht u. zur Leistungsabrechnung (§§ 294, 295, 298, 301 SGB V, 202, 203 SGB VII, 100 SGB X) u. neben den im Interesse der Verbrechensverhinderung statuierten Anzeigepflichten (§§ 138, 139 StGB) gehören hierzu z. B. die aus gesundheitspolitischen Gründen zur Bekämpfung übertragbarer Krankheiten erlassenen Meldepflichten nach dem Infektionsschutzgesetz*, das u. a. Listen von meldepflichtigen Verdachts-, Erkrankungs- u./od. Todesfällen für best. Krankheiten sowie von meldepflichtigen direkten od. indirekten Nachweisen best. Krankheitserreger enthält. Generell meldepflichtig sind nach dem Infektionsschutzgesetz ferner das Auftreten einer bedrohlichen Krankheit od. von mind. zwei gleichartigen Erkr., bei denen ein epidemischer Zusammenhang wahrscheinl. ist od. vermutet wird, wenn dies auf eine schwerwiegende Gefahr für die Allgemeinheit hinweist u. als Urs. ein im Gesetz nicht aufgelisteter Err. in Betracht kommt; die Meldungen haben zumeist namentl. zu erfolgen. Ferner bestehen Meldepflichten nach dem Personenstandsgesetz, dem Feuerbestattungsgesetz bzw. den Bestattungsgesetzen der Länder u. a. Vorschriften. Vgl. Anzeigerecht, Betäubungsmittelrezept, Leichenschau, Todesbescheinigung. E. Rei.

Offen|lassen, abwartendes: s. Behandlung, exspektative.

offizinell (lat. officina Werkstatt, Apotheke): (engl.) officinal; Bez. für die in das Deutsche Arzneibuch (DAB) aufgenommenen, nach gesetzl. Anweisungen in allen Apotheken vorrätigen Arzneimittel.

Ofloxacin (INN) n: Antibiotikum aus der Gruppe der Fluorchinolone; s. Chinolone.

Ogawa-Variante (Masanaga O., Bakteriol., Tokio, geb. 1875) f: s. Vibrio cholerae.

Ogilvie-Syn|drom (Sir William Heneage O., Chir., London, 1887–1971) n: Pseudoobstruktion des Colons mit Ausbildung eines akuten Megakolons u. den klin. Zeichen eines mechan. Ileus (Übelkeit, Erbrechen, Obstipation, klingende Darmgeräusche); **Urs.:** Hemmung der Peristaltik wahrscheinl. durch erhöhten Sympathikotonus, nervale Störungen bzw. Mikrozirkulationsstörungen (Schock); **Vork.:** bei schwerer Allgemeinerkrankung (Nieren-, Herzinsuffizienz, Sepsis) od. neurol. Erkr. (Parkinson-Syndrom, zerebrovaskuläre Störung), retroperitonealem Hämatom bzw. Tumor, Polytrauma, Schock, Peritonitis, nach ausgedehnter Bauchoperation; **Diagn.:** s. Megakolon; **DD:** mechan. Ileus*, toxisches Megakolon*; **Ther.:** parenterale Ernährung, wasserlösl. Kontrastmittel (wirkt laxierend), endoskop. Darmdekompression (evtl. Dekompressionssonde), Darmstimulation durch Parasympathomimetika, Sympatholytika, ggf. passageres Zökostoma od. Resektion. Vgl. Darmatonie.

oGTT: Abk. für **o**raler **G**lukose*-**T**oleranz**t**est.

Oguchi-Syn|drom (Chuta O., Ophth., Japan, 1875–1945) n: autosomal-rezessiv erbl. Nyktalopie* mit weiß-grauer Verfärbung des Augenhintergrunds; bei längerem Aufenthalt im Dunkeln bilden sich die Netzhautveränderungen zurück (Mizuo-Phänomen).

Ohara-Krankheit (Hachiro O., japan. Arzt, 1882–1943): s. Tularämie.

17-OHCS: Abk. für 17-**OH**-**C**ortico**s**teroide; s. 17-Hydroxykortikosteroide.

Ohm (Georg Simon O., Phys., München, Nürnberg, 1787–1854) n: abgeleitete SI-Einheit des elektrischen Widerstands*; Einheitenzeichen Ω; $1\ \Omega = 1\ V/A$. Vgl. Einheiten (Tab.).

Ohm-Gesetz (↑): (engl.) Ohm's law; **1.** (physik.) die Stromstärke (I) ist direkt zur Spannung (U) u. umgekehrt proportional zum elektr. Widerstand (R): $I = U/R$; **2.** (physiol.) analog zum elektr. Stromkreis ist das O.-G. auf den Blutkreislauf übertragbar: die Stromstärke des Bluts I (entspr. dem Herzzeitvolumen) hängt von der Druckdifferenz Δp zw. Anfang u. Ende eines Gefäßes u. dem Strömungswiderstand R ab: $I = \Delta p/R$. Vgl. Hagen-Poiseuille-Gesetz.

Ohn|macht: s. Synkope.

Ohr: (engl.) ear; Gehörorgan; s. Auris.

Ohr-: s. a. Ot-, Oto-.

Ohr|ab|szess, sub|peri|ostaler (Abszess*) m: (engl.) subperiosteal abscess of the ear; retroaurikulärer Abszess mit Rötung u. fluktuierender Schwellung der Haut über dem Processus mastoideus u. abstehender Ohrmuschel als Zeichen einer Mastoiditis*.

Ohr, äußeres: (engl.) external ear; Auris externa; **1.** Ohrmuschel (Auricula); **2.** äußerer Gehörgang (Meatus acusticus ext.); **3.** Trommelfell (Membrana* tympanica), Grenzstruktur zum Mittelohr; s. Abb.

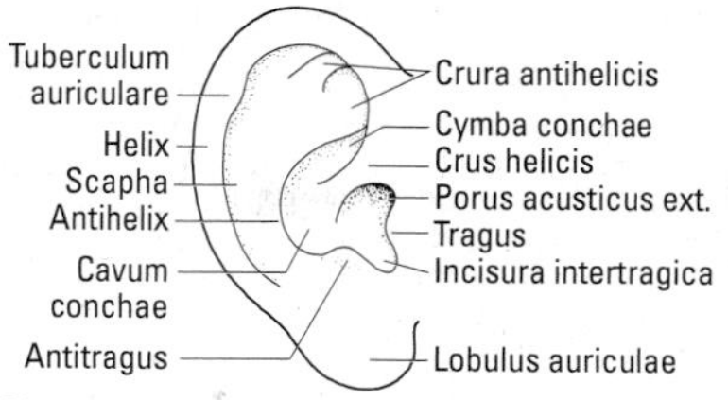

Ohr, äußeres:
Ohrmuschel und äußerer Gehörgang

Ohr|blut|mono|zytose (Mon-*; Zyt-*; -osis*) f: (engl.) earlobe blood monocytosis; Monozytose im Differentialblutbild, wenn für den Blutausstrich Kapillarblut genommen wird, das längere Zeit stagnierte; z. B. erster Tropfen aus dem Ohrläppchen ohne vorheriges Reiben.

Ohren-: s. a. Ot-, Oto-.

Ohren|fluss: Otorrhö*.

Ohren|sausen: s. Ohrgeräusche.

Ohren|schmalz: s. Zerumen.

Ohren|schmalz|drüsen: Glandulae* ceruminosae; vgl. Zerumen.

Ohr|entzündung: s. Otitis.

Ohr|fistel (Fistel*) f: (engl.) fistula of the ear; syn. Fistula auris congenita, präaurikuläre Fistel; inf. einer Verschmelzungsstörung der Kiemenbögen entstandene Fistel mit vor od. über dem Tragus gelegener Öffnung u. bis in den darunter liegenden Knorpel reichendem Fistelgang; bei Druck häufig Entleerung von Detritus; **Kompl.:** Infektion mit postentzündl. Stenosierung u. Reinfektion unter Ausbildung von Abszess u. Phlegmone; **Ther.:** nach Abklingen akuter Entz. vollständige Exzision. H. Ger.

Ohr|furunkel (Furunkel*) m: (engl.) ear furuncle; syn. Otitis externa circumscripta; Furunkel* im Bereich des äußeren Gehörgangs; **Sympt.:** Schmerzen bes. beim Kauen u. Sprechen, Tragusdruckschmerz, evtl. periaurikuläre

Rezidivierende Ohrfurunkel treten vor allem bei Diabetes mellitus auf.

Lymphadenitis; **Diagn.:** otoskop. Schwellung des äußeren Gehörgangs; **Ther.:** Einlage von alkoholgetränkten od. antibiotikahaltigen Streifen in das Ohr, evtl. systemisch Antibiotika od. Inzision; **DD:** Mastoiditis, Gehörgangkarzinom.

Ohr|geräusche: (engl.) ear noises; Tinnitus aurium; konstant, intermittierend, anfallsweise od. progredient auftretende Geräusche, die als subjektive O. nur vom Pat. wahrgenommen werden od. als objektive O. auch auskultatorisch nachweisbar sind; **Formen: 1.** nonpulsative O.: **a)** O. als Sausen, Brummen, Rauschen od. Klingen, z. B. bei Erkr. des Mittelohrs, akuter Otitis media, Otosklerose, Tubenkatarrh; **b)** zischende od. pfeifende O., z. B. nach akustischem Trauma, bei Erkr. des Innenohrs, Akustikusneurinom, Hörsturz, Menière-Krankheit, Lermoyez-Syndrom, Intox. (z. B. Arsenvergiftung), als UAW ototox. Medikamente (z. B. Streptomycin);

2. pulssynchrone O. bei Durchblutungsstörungen (z. B. Stenosen supraaortaler Gefäße, Aneurysma, Angiom od. arteriovenöse Fistel intrakranieller Gefäße), Glomustumor, Hypertonie u. a. Von den O. i. e. S. abzugrenzen sind akustische Sympt. in der Aura bei Epilepsie* u. akustische Sinnestäuschung*. Vgl. Autophonie.

Ohr, inneres: (engl.) inner ear; Auris interna, Innenohr*.

Ohr|knötchen: s. Chondrodermatitis nodularis helicis.

Ohr|muschel: s. Auricula.

Ohr|neur|algie (Neur-*; -algie*) **f:** s. Genikulatumneuralgie.

Ohr|schwindel: (engl.) labyrinthine vertigo; s. Schwindel.

Ohr|speichel|drüse: Glandula* parotidea.

Ohr|spiegelung: s. Otoskopie.

Ohr|trompete: (engl.) eustachian tube; Tuba auditiva (Eustachii); von der Paukenhöhle zum Pharynx führende Röhre mit einem knöchernen u. knorpeligen Abschnitt; **Funktion:** Luft- u. Druckausgleich zw. Paukenhöhle u. Außenluft.

Ok|kasions|krämpfe (lat. occasio Gelegenheit): Gelegenheitsanfälle*.

ok|klusal (lat. occludere, occlusus verschließen): (engl.) occlusal; (zahnmed.) kauflächenwärts.

Ok|klusion (↑) **f:** (engl.) occlusion; syn. Occlusio; **I.** Verschließung, Verschluss; s. Okklusionstherapie, Okklusivverband; **II.** (zahnmed.) jeder Kontakt zw. Zähnen des Ober- u. Unterkiefers; **Formen: 1.** statische O.: Zahnkontakte ohne Bewegung des Unterkiefers; **2.** dynamische O.: Zahnkontakte bei Bewegung des Unterkiefers: **a)** Protrusion: gleichmäßige Bewegung beider Kondylen nach ventral; **b)** Lateralbewegung: der Unterkiefer schwenkt von der Medianebene nach lateral; **c)** Laterotrusion: Bewegung des Unterkieferkondylus nach außen (Arbeits-, Laterotrusionsseite); **d)** Mediotrusion: Bewegung des Unterkieferkondylus zur Mitte (Balance-, Mediotrusionsseite); **3.** habituelle O.: gewohnheitsmäßig eingenommene statische O.; **4.** zentrische O.: maximale Interkuspidation bei zentrischer Kondylenposition; Kondylen u. Kaumuskulatur befinden sich in ihrer physiol. entspannten Lage. **5.** fronteckzahngeschützte O.: Okklusionskonzept mit Fronteckzahnführung mit sofortiger Disklusion der Seitenzähne; **6.** unilateral balancierte O.: O. mit Gruppenführung der Prämolaren u. Molaren auf der Laterotrusionsseite bei Seitwärtsbewegungen des Unterkiefers mit sofortiger Disklusion der nicht führenden Seitenzähne; **7.** bilateral balancierte O.: Okklusionskonzept mit Führung der Zähne auf beiden Seiten bei Seitwärtsbewegungen (Hauptanwendung bei Totalprothesen).

Ok|klusions|arterio|graphie (↑; Arteri-*; -graphie*) **f:** (engl.) occlusion arteriography; unter Verwendung von Ballonkathetern (z. B. Swan-Ganz-Katheter) durchgeführte Angiographie* mit dem Ziel, hohe Kontrastdichte u. Verlängerung der arteriellen Phase od. eine vollständige Gefäßblockade vor chir. Eingriffen zu erreichen.

Ok|klusions|ileus (↑; Ileus*) **m:** (engl.) occlusive ileus; s. Ileus.

Ok|klusions|therapie (↑) **f:** (engl.) occlusion therapy; **1.** (ophth.) Behandlung einer einäugigen Amblyopie*; durch Verschluss des Führungsauges mit Hautpflaster (faziale Okklusion) od. durch Abdecken des Brillenglases (Brillenokklusion) wird das sehschwache Auge zur Fixation gezwungen; Besserung des Sehvermögens bei frühem Therapiebeginn in den ersten Lebensjahren (u. U. bereits im Säuglingsalter u. bis zum 12. Lj.); um Störungen des binokularen Sehens u. okklusionsbedingter Amblyopie des Führungsauges zu vermeiden, wird dieses turnusmäßig freigegeben, wobei der Okklusionsrhythmus vom Alter des Kindes u. von der Stärke der Amblyopie abhängt. **2.** (zahnmed.) Behandlung der dynamischen u. statischen Okklusion* durch Einschleifen od. restaurative Maßnahmen; evtl. Vorbehandlung bei Kieferfehlstellung durch Aufbissbehelf*.

Ok|klusiv|pessar (↑; Pessar*) **n:** s. Portiokappe.

Ok|klusiv|verband (↑): (engl.) occlusive dressing; dicht abschließender u. abdeckender Verband (z. B. am Auge zur Okklusionstherapie*), dermat. als Kunststofffolienabdeckung über lokal applizierten Externa zur Verstärkung der Wirkung von darin enthaltenen Medikamenten (z. B. Glukokortikoide); vgl. Verbände.

Okular|zähl|fenster (ocularis*): (engl.) ocular counting grid; Glasplatte mit Rastereinteilung mit einer Blende, durch deren Verschiebung sich das Zählnetz in versch. Größen verstellen lässt; **Anw.** zur mikroskop. Zählung von Thrombo-, Retikulo- u. Erythrozyten.

Okulo|motorik (lat. oculus Auge; motor Beweger) **f:** s. Augenbewegungen.

Okulo|motorius|lähmung (↑; ↑): (engl.) oculomotor nerve palsy; Lähmung der vom N. oculomotorius (III. Hirnnerv) versorgten äußeren Augenmuskeln (M. rectus superior, M. rectus medialis, M. rectus inferior, M. obliquus inferior), des Lidhebers (M. levator palpebrae) bzw. der vom parasympathischen Anteil des N. oculomotorius versorgten inneren Augenmuskeln (M. sphincter pupillae, M. ciliaris), meist inf. mechan. Kompression, Durchblutungsstörung od. entzündl. Prozesses im Bereich des Nervs; **Formen: 1.** äußere O. (Ophthalmoplegia externa): Lähmung aller vom N. oculomotorius innervierten äußeren bei Unversehrtheit der inneren Augenmuskeln; Sympt.: Abweichung des Bulbus nach unten-außen mit Ptosis; Urs.: meist umschriebene Durchblutungsstörung; **2.** innere O. (Ophthalmoplegia interna): Lähmung nur der von den parasympathischen Fasern innervierten inneren Augenmuskeln; Sympt.: Ptosis*, Akkommodationslähmung*, weite, lichtstarre Pupille; Urs.: bei einseitiger Störung meist Läsion des Ganglion ciliare (später in Pupillotonie* übergehend); bei beidseitigem Befall häufig Botulismus; **3.** innere u. äußere O. (Ophthalmoplegia externa et interna): Ausfall aller vom N. oculomotorius innervierten Augenmuskeln; Urs.: fast immer periphere Nervenläsion, meist druckbedingt (Aneurysma, erhöhter intrakranieller Druck); **Sonderformen: 1.** diabetische O.: einseitiges Auftreten mit Schmerzen meist in Form der äußeren O. bei älteren Pat., nicht gebunden an bes. schwere diabet. Stoffwechselstörung; Urs.: wahrscheinl. Mikroangiopathie der Vasa nervorum; pathol.-anat.: herdförmige Entmarkung der Nerven (peripher); Progn.: günstig, Rückbildung meist innerh. 3 Mon., Rezidive möglich; **2.** periodische (reversible) O. bei Migraine* ophtalmoplégique; **3.** zyklische O. (Axenfeld-Schürenberg-Syndrom): meist kongenitale komplette O. mit rezidiv. spastischen Kontraktionen der vom N. oculomotorius innervierten Augenmuskeln.

Ok|zipitalis|neur|algie (lat. occiput Hinterkopf; Neur-*; -algie*) **f:** (engl.) occipital neuralgia; Gesichtsneuralgie* mit meist anfallsweise auftretenden Schmerzen im Gebiet des N. occipitalis major od. minor, oft mit Hyp- od. Dysästhesie im zugehörigen Versorgungsgebiet u. Druckschmerzhaftigkeit des Nervs; **Urs.:** degenerative Erkr. der Wirbelsäule, Hartspann*, Rückenmarktumoren*; **Ther.:** palliativ durch Nervenblockade mit Lokalanästhetika.

Ok|zipital|lappen|syn|drom (lat. occiput Hinterkopf) **n:** (engl.) occipital lobe syndrome; s. Syndrom, hirnlokales.

ok|zipito|frontal (↑; lat. frons Stirn): (engl.) occipitofrontal; Richtung Hinterhaupt-Stirn.

ok|zipito|mental (↑; lat. mentum Kinn): (engl.) occipitomental; Richtung Hinterhaupt-Kinn.

Olanzapin (INN) **n:** Dopaminantagonist; atypisches Neuroleptikum; **Ind.:** Schizophrenie; **Kontraind.:** Engwinkelglaukom; **UAW:** häufig Gewichtszunahme u. Müdigkeit; gelegentl. Ödeme, orthostatische Hypotonie, Blutbildveränderungen; vgl. Neuroleptika.

Ole|andrin n: Herzglykosid in Nerium oleander; vgl. Digitaloide.

Ole|cranon (gr. ὠλέκρανον Ellenbogenspitze) **n:** Ellenbogen.

Olefine n pl: (engl.) olefins; syn. Alkene; ungesättigte, aliphat. Kohlenwasserstoffverbindungen der allg. Formel C_nH_{2n} (für offenkettige O.) u. C_nH_{2n-2} (für cyclische O.).

Olein n: syn. Triolein; Ölsäuretriglycerid; s. Ölsäure, Triglyceride.

Ole|kranon|fraktur (gr. ὠλέκρανον Ellenbogenspitze; Fraktur*) **f:** (engl.) elbow fracture; intraartikuläre Ellenbogenfraktur mit Abbruch od. Abriss des Hakenfortsatzes der Ulna u. Gelenkverletzung; **Diagn.:** Rö. in zwei Ebenen; **Ther.:** bei der häufigen Quer- od. Schrägfraktur Zuggurtung, bei unverschobener Fraktur Oberarmgips, bei Trümmerbruch Plattenosteosynthese.

Oleo|anilide n pl: (engl.) oleoanilides; hochgiftige, ölige Verbindungen des Anilins*, die Lipoproteinen* ähneln u. wie diese in Zellen (vorwiegend Gefäßendothel) eingelagert werden. Sie waren vermutlich Ursache des toxisch-epidemischen Syndroms* in Spanien, an dem 1981 wenigstens 19 000 Menschen nach Verzehr von mit Anilin vergälltem Rapsöl erkrankten.

Oleo|sklerom (lat. oleum Öl; Skler-*; -om*) **n:** (engl.) eleoma; Öltumor, Oleom; knotenförmige Verhärtung inf. Bindegewebereizung nach Inj. schlecht resorbierbarer öliger Substanzen; Einschmelzung möglich.

Oleum (lat.) **n:** Öl.

Oleum camphoratum (↑) **n:** Kampferöl*.

Oleum Jecoris aselli (↑) **n:** Lebertran*.

Oleum Paraffinae (↑) **n:** Paraffinöl, Laxans.

Olfakto|metrie (lat. olfactare an etwas riechen; Metr-*) **f:** (engl.) olfactometry; diagn. Verfahren zur Beurteilung der Wahrnehmungs- u. Erkennungsschwelle von Riechstoffen, v. a. bei Verdacht auf Riechstörungen u. zur Prüfung des Geruchsinns vor Nasenoperationen; Reizung des N. olfactorius durch reine Riechstoffe (z. B. Rosenöl, Zimt), des N. trigeminus durch z. B. Salmiak od. Menthol, der Chorda tympani u. des N. glossopharyngeus durch Chloroform od. Pyridin; **1.** als orientierende qual. O. durch Angebot von Riechstoffen, die vom Pat. erkannt werden müssen; **2.** als quant. O. durch Angebot definierter Mengen best. Riechstoffe; **3.** als quant. objektive O. durch Ableitung olfaktor. evozierter Potentiale (engl. evoked response olfactometry).

Olig-: auch Oligo-; Wortteil mit der Bedeutung wenig, klein; von gr. ὀλίγος.

Oligakis|urie (gr. ὀλιγάκις selten; Ur-*) **f:** (engl.) oligakisuria; seltenes Urinieren; Ggs. Pollakisurie*.

Oligo|arthritis (↑; Arthr-*; -itis*) **f:** auch oligoartikuläre Arthritis*; gleichzeitige Entz. von zwei bis vier Gelenken, v. a. bei reaktiver Arthritis* u. seronegativen Spondylarthropathien*.

Oligo|astro|zytom (↑; gr. ἄστρον Stern; Zyt-*; -om*) **n:** (engl.) oligoastrocytoma; s. Hirntumoren (Tab.).

Oligo|daktylie (↑; Daktyl-*) **f:** (engl.) oligodactyly; syn. Hypodaktylie; Rückbildung bzw. mangelnde Ausbildung einzelner Fingerstrahlen.

Oligo|daktylie|syn|drom (↑; ↑) **n:** (engl.) Weyers ulnar ray/oligodactyly syndrome; syn. Weyers-Syndrom; autosomal-rezessiv vererbtes Fehlbildungssyndrom mit Ausbildung einzelner Finger des Radialsegments (Daumen u. Zeigefinger) bei Aplasie der ulnaren Randstrahlen u. Fehlen der Ulna; Lippen-Kiefer-Gaumenspalte sowie Sternum- u. Nierenanomalien; tierexperimentell Parallelmutation durch Röntgenschädigung bei der Maus beschrieben. **DD:** Lange*-Syndrom.

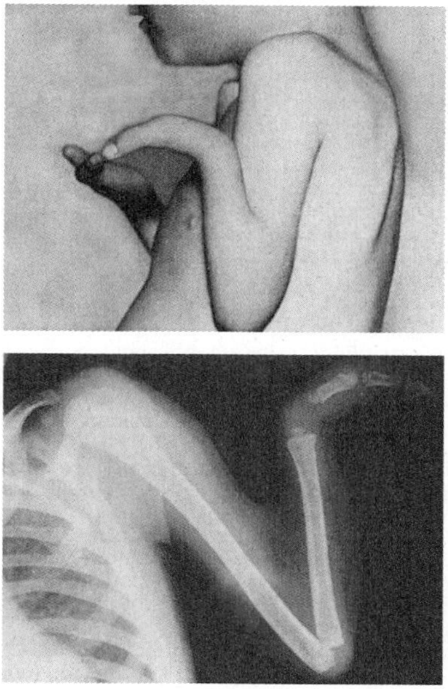

Oligodaktyliesyndrom:
in Beugestellung fixierte, fehlgebildete Unterarme mit vereinzelten Fingern [540]

Oligo|dendro|gliom (↑; ↑; ↑; -om*) **n:** (engl.) oligodendroglioma; s. Hirntumoren (Tab.).

Oligo|dendro|zyten (↑; gr. δένδρον Baum; Cyt-*) **f pl:** (engl.) oligodendrocytes; Zellen der Neuroglia*.

Oligo|dipsie (↑; gr. δίψος Durst) **f:** (engl.) oligodipsia; Durstmangel.

Olig|odontie (↑; Odont-*) f: s. Anodontie.

Oligo|dynamie (↑; gr. δύναμις Kraft) f: (engl.) oligodynamics; biol. Hemmung des Bakterienwachstums durch kleinste Mengen best. Metalle (Ag, Cu, Cd, Hg u. a.); Anw. z. B. zur Trinkwasserkonservierung.

Oligo|fruktoside n pl: s. Inulin.

Oligo|hydr|amnion (Olig-*; Hydr-*; Amnion*) n: (engl.) oligohydramnios; Mangel an Fruchtwasser* (<400 ml in der 2. Schwangerschaftshälfte); erhöhtes Geburtsrisiko; in 8 % mit kindl. Fehlbildungen assoziiert.

Oligo|hydr|amnion-Sequenz (↑; ↑; ↑) f: syn. Potter*-Sequenz.

Oligo|menor|rhö (↑; gr. μήν Monat; -rhö*) f: (engl.) oligomenorrhea; Menstruation* von normaler Dauer mit einem Zyklusintervall von mehr als 35 u. weniger als 90 Tagen; **Formen: 1.** primäre O. nach Menarche; **2.** sekundäre O., häufig im Klimakterium als Zeichen der beginnenden Ovarialinsuffizienz; vgl. Zyklusstörungen.

Oligo|nukleotid (↑) n: (engl.) oligonucleotide; kurze Nukleinsäure aus mehreren Mononukleotiden, die über Phosphodiesterbindungen verknüpft sind; meist Bez. für ein synthetisches DNA-Fragment mit definierter Sequenz, das als Gensonde* od. Initiationsmolekül für die DNA-Polymerisation (z. B. bei der Polymerase*-Kettenreaktion od. der reversen Transkription) dient.

Oligo|peptide (↑) n pl: s. Peptide.

Oligo|phrenie (↑; gr. φρήν Verstand, Zwerchfell) f: veraltete Bez. für geistige Behinderung*.

Oligo|saccharide (↑) n pl: (engl.) oligosaccharides; oligomere Kohlenhydrate* (aus 3–10 Monosacchariden*).

Oligo|saccharidosen (↑) f pl: syn. Glykoproteinosen*.

Oligo|sialie (↑; Sial-*) f: (engl.) oligosialia; verminderte Sekretion von Speichel; z. B. bei Dehydratation od. als UAW von Medikamenten (z. B. Atropin, Psychopharmaka, Antihypertensiva); vgl. Xerostomie.

Oligo|zoo|spermie (↑; gr. ζῷον Lebewesen; Sperm-*) f: (engl.) oligozoospermia; Bez. für verminderte Spermiendichte im Ejakulat (<20 Mill./ml); s. Sperma-Untersuchung (Tab.).

Olig|urie (↑; Ur-*) f: (engl.) oliguria; verminderte Harnausscheidung (<500 ml/24 h); Ggs. Polyurie*.

Olisthesis (gr. ὀλίσθησις Ausgleiten, Sturz) f: s. Spondylolisthesis.

Oliva f: Teil der Medulla* oblongata.

Oliver-Cardarelli-Zeichen (William S. O., Chir., Farnborough, 1836–1908; Antonio C., Int., Neapel, 1831–1927): (engl.) Oliver sign, tracheal tug; palpator. deutliche Pulsation der Aorta bei Aneurysma des Aortenbogens u. bei Mediastinalprozessen; der Pat. steht mit geschlossenem Mund u. hebt das Kinn möglichst hoch, während der Untersucher den Schildknorpel mit Daumen u. Zeigefinger umfasst u. ihn leicht nach oben drückt. Das O.-C.-Z. findet sich auch bei Mediastinaltumoren, die zw. Aortenbogen u. li. Bronchus lokalisiert sind, od. Verwachsungen von Trachea u. Aorta nach Mediastinitis.

Ollier-Syn|drom (Louis X. O., Chir., Lyon, 1830–1900) n: s. Enchondromatose Ollier.

Olsalazin (INN) n: Derivat der 5-Aminosalicylsäure (s. Mesalazin) mit antiphlogist. Wirkung; **Verw.:** bei Enteritis regionalis Crohn, Colitis ulcerosa; **UAW:** Durchfall, Kopfschmerz, Übelkeit.

-om: auch -oma, -omat; aus dem Griechischen übernommene Endung mit der Bedeutung Geschwulst; bei Flüssigkeiten: Erguss; von gr. -ωμα.

Om|agra (gr. ὦμος Schulter; gr. ἄγρα Falle, in Zusammensetzungen: Gicht) f: Gicht* im Schultergelenk.

Om|algia (↑; -algie*) f: (engl.) shoulder pain; syn. Omalgie; Schulterschmerz; vgl. Periarthropathia humeroscapularis.

Om|arthrose (↑; Arthr-*; -osis*) f: (engl.) omarthritis; Arthrose* im Schultergelenk.

Omega|fett|säuren: (engl.) omega fatty acids; mehrfach ungesättigte Fettsäuren*; **1.** ω-3-Fettsäuren (z. B. Eikosapentaensäure) sind v. a. in Kaltwasserfischen (z. B. Hering, Lachs) enthalten; vgl. Lipidsenker; **2.** ω-6-Fettsäuren (z. B. die essentiellen Fettsäuren* Linolen- u. Linolsäure), die in pflanzl. Ölen vorkommen.

Omega|teilung: (engl.) ω-shaped branching; s. Fundus hypertonicus.

Omento|pexie (lat. omentum Haut um Eingeweide; -pexie*) f: syn. Talma*-Operation.

Omentum (↑) n: syn. Epiploon; Netz (Bauchfellduplikatur).

Omentum majus (↑) n: großes Netz; schürzenförmige Bauchfellfalte, die an der großen Kurvatur des Magens u. am Colon transversum angeheftet u. normalerweise über die Dünndarmschlingen ausgebreitet ist; **Funktion:** z. T. noch unklar, Beteiligung an der embryonalen Blutbildung ist wahrscheinlich (in den sog. Taches* laiteuses); deckt inf. seiner Beweglichkeit u. U. drohende Perforationen ab u. stellt Gefäßversorgung durch Verwachsung her; Resorptionsorgan.

Omentum minus (↑) n: kleines Netz; Bauchfellfalte zw. Eingeweidefläche der Leber u. kl. Kurvatur des Magens; besteht u. a. aus Lig. hepatogastricum u. Lig. hepatoduodenale; bildet einen Teil der Vorderwand der Bursa omentalis; s. Peritoneum.

Ome|prazol (INN) n: Magensäuresekretionshemmer (durch Inaktivierung des Enzyms H^+/K^+-ATPase); **Ind.:** Ulcus ventriculi et duodeni, Refluxösophagitis, Zollinger-Ellison-Syndrom; **UAW:** selten Schwindel, Kopfschmerz, gastrointestinale Störungen, allerg. Hautreaktionen.

OMIM: Abk. für (engl.) **O**nline **M**endelian **I**nheritance in **M**an; syn. McKusick-Katalog; Verzeichnis menschl. Gene u. genetischer Krankheiten* (einschl. Genlokalisation u. Referenzen).

Omni-: Wortteil mit der Bedeutung jeder, alle, ganz; von lat. omnis.

Omo|conazol (INN) n: Imidazolderivat; Antimykotikum zur top. Anw.; s. Antimykotika.

Omphal-: auch Omphalo-; Wortteil mit der Bedeutung Nabel; von gr. ὀμφαλός.

Omphalitis (↑; -itis*) f: Nabelentzündung*.

Omphalo|phlegmone (↑; Phlegmone*) f: (engl.) purulent omphalitis; eitrige (phlegmonöse) Nabelentzündung* des Neugeborenen.

Omphalo|zele (↑; -kele*) f: Nabelschnurbruch*.

Onanie f: (engl.) onania; sexuelle Selbstbefriedigung; nicht korrekt benannt nach der bibl. Gestalt Onan; s. Masturbation.

Oncho|cerca volvulus (gr. ὄγκος Widerhaken, Krümmung; κέρκος Schwanz, Henkel) m: zu den Nematodes* gehörende Knäuelfilarie; ♂ 0,2 mm × 20–45 mm lang; ♀ 0,4 mm × 50 cm lang; Err. der Onchozerkose*; **Übertragung** auf den Menschen durch Kriebelmücken (aktives Eindringen der Mikrofilarien* durch den Stichkanal); **Verbreitung:** Westafrika bis Angola, Zentral- u. Ostafrika; Mexiko bis nördl. Brasilien u. Ecuador; isolierter Herd in Jemen; **Nachw.:** Mikrofilariennachweis in Hautbiopsie.

Oncho|zerkose (↑; ↑; -osis*) f: (engl.) onchocerciasis; syn. Onchocercose, Onchocerciasis, Onchocerca-volvulus-Infektion, Knotenfilariose; durch den Nematoden Onchocerca* volvulus verursachte Filarieninfektion (s. Filariosen); **Path.** u. **Klin.:** Erregerreservoir ist der Mensch; adulte Würmer leben in Bindegewebeknoten von 3–30 mm Ø in der Subkutis u. in der Muskulatur; Lebensdauer bis zu 16 Jahren; Larven (Mikrofilarien*) in der Haut führen zu Juckreiz, chron. Dermatitis (s. Sowda), Lichenifikation, Atrophie, Depigmentation der Haut (Presbydermie, hängende schlaffe Hautfalten, Hanging groin). 1–10 % der Bevölkerung in Endemiegebieten erblinden durch Larvenbefall sowohl der vorderen Augenabschnitte (Cornea, Vorderkammer) mit Keratitis punctata, Photophobie, Konjunktivitis, Iridozyklitis, Uveitis, sek. Glaukom, Katarakt als auch des hinteren Augenabschnitts, vermutlich durch toxisch-allergische Prozesse, Neuritis nervi optici, Chorioretinitis, Optikusatrophie (Flussblindheit, Sudan-Blindheit). **Diagn.:** klin. Nachweis der Mikrofilarien in Hautbiopsien, Adultwürmer histol. in exstirpierten Knoten; Nachweis von Onchocerca-DNA in Hautproben durch PCR; ophthalmoskop. Detektion von Mikrofilarien in der Kornea od. vorderen Augenkammer; Exazerbation des Juckreizes durch kleine Dosis von Diethylcarbamazin (Mazzotti*-Test); Serodiagnostik nicht speciesspezifisch; **Ther.:** Nodulektomie weitgehend aufgegeben, da viele Knoten nicht auffindbar; Chemotherapie mit Ivermectin, Diethylcarbamazin unter Antihistaminikagabe gegen die Mikrofilarien, Suramin gegen die Adulten; **Proph.:** Bekämpfung der Überträger.

Onco|melania (↑; Melan-*): Schnauzenschnecken; Süßwasserbewohner; Zwischenwirt von Schistosoma japonicum (s. Schistosoma).

Oncorna|viren (Onk-*; Viren*) n pl: s. Retroviridae, Oncovirinae.

Onco|virinae (↑; ↑) f pl: Subfamilie onkogener Viren der Retroviridae*; **Unterteilung** aufgrund unterschiedl. Replikationsarten in Genera B-D u. das Genus der HTLV-/BLV-Gruppe; die Transformation der Wirtszelle kann durch Oncornaviren induziert werden. Diese besitzen long terminal repeats (Abk. LTR) in ihrer RNA, die für die Insertion der entspr. DNA in das Genom der Wirtszelle notwendig sind u. zelleigene Onkogene regulieren. Virale Onkogene werden als DNA-Kopie inseriert u. ebenfalls durch LTR-abhängige Promotoren u. Enhancer reguliert. **Wichtige Vertreter:** MMTV (Abk. für engl. mouse mammary tumor virus), M-MuLV (Abk. für engl. Moloney-murine leukemia virus), RSV (Abk. für engl. rous sarkoma virus), BLV (Abk. für engl. bovine leukemia virus); **humanpathogen** sind HTLV-1 (Abk. für engl. human T-cell lymphotropic virus type 1, Nachweis bei Mycosis* fungoides) u. HTLV-2 (Nachweis bei der Haarzell*-Leukämie). Vgl. HTLV.

Ondan|setron (INN) n: 5-HT_3-Antagonist (Serotoninantagonist); **Verw.:** Erbrechen bei Zytostatika- u. Strahlentherapie; **UAW:** Kopfschmerz, Flush, Obstipation u. a.

On-demand-An|algesie (engl. on demand auf Verlangen; A-*; -algie*) f: s. Analgesie, patientengesteuerte.

Oneirismus (gr. ὄνειρος Traum) m: (engl.) oneirism; Bez. für traumähnliche (oneiroide) Erlebnisweise mit szenischen Halluzinationen; Vork. z. B. bei Delir* (Alkoholentzug), Vergiftungen, Infektionskrankheiten, epilept. Aura*, auch nach psychischem Trauma.

Onk-: auch Onko-; Wortteil mit der Bedeutung Geschwulst; von gr. ὄγκος (Umfang, Größe).

onko|gen (↑; -gen*): (engl.) oncogene; geschwulsterzeugend; Eigenschaft biol., chem. u. physik. Faktoren, die über ganz unterschiedl. Mechanismen normale Zellen zur malignen Transformation veranlassen; vgl. Onkogene, Viren, onkogene.

Onko|gene (↑; ↑) n pl: (engl.) oncogenes; geschwulsterzeugende Gene; **Einteilung: 1.** virale O. (Abk. v-O., v-onc): bewirken nach Isolation (z. B. aus Retroviren) u. Einbau in eine normale tier. Zelle eine maligne Transformation; mehr als 20 v-O. sind bisher bekannt; vgl. Viren, onkogene; **2.** zelluläre O. (Abk. c-O., c-onc; syn. Protoonkogene): z. T. mit noch unbekannter Funktion; sind im Genom normaler Zellen integriert u. an normalen Wachstums- u. Differenzierungsprozessen beteiligt; die Aktivierung von c-O. durch Mutation (z. B. durch Kanzerogene, ionisierende Strahlung) od. DNA-Umbau wird als Mechanismus der Transformation normaler Zellen in Tumorzellen diskutiert. G. Hüb.

Onkogene
Beispiele für zelluläre Onkogene

Onkogene	Genprodukt (Lokalisation)
c-src	Tyrosinkinase (Plasmamembran)
c-abl	Tyrosinkinase (Zytosol)
c-erbA	Glukokortikoidrezeptor (Zytosol)
c-erbB	EGF-Rezeptor (Plasmamembran)
c-mos	STH-Rezeptor (Plasmamembran)
c-sis	β-Kette von PGDF (Sekretionsprodukt)
c-ras	GTP-Bindung (Plasmamembran)
c-fos, c-myc	DNA-Bindung (Zellkern)

O

Onko|logie (↑; -log*) f: (engl.) oncology; Teilgebiet der Inneren Medizin, das sich mit der Entstehung u. Behandlung von Tumoren u. tumorbedingten Krankheiten beschäftigt.

Onko|sphäre (↑; gr. σφαῖρα Kugel) f: (engl.) oncosphere; Hakenlarve mit drei Hakenpaaren in Bandwurmeiern (vgl. Cestodes); die beschalte Hakenlarve wird auch **Embryophore** genannt.

onko|statisch (↑; statisch*): (engl.) oncostatic; die Vermehrung von Tumorzellen hemmend.

onko|toxisch (↑; Tox-*): (engl.) oncotoxic; Tumorzellen schädigend.

onko|zid (↑; -zid*): (engl.) oncocidal; Tumorzellen vernichtend.

Onko|zyten (↑; Zyt-*) m pl: (engl.) oncocytes; veränderte Epithelzellen mit azidophilem, granulärem Zytoplasma, die inf. Vermehrung u.

Vergrößerung der Mitochondrien geschwollen erscheinen; **Vork.:** v. a. in Drüsen, z. B. Speicheldrüsen, Schilddrüse (Hürthle-Zellen).

Onko|zytom (↑; ↑; -om*) n: syn. Hürthle*-Tumor.

ONK-Tubus (Tubus*) m: Kurzbez. für (engl.) Oxford-**n**on-**k**inking-Tubus; s. Endotrachealtubus.

On-off-Ef|fekt m: s. Berger-Effekt.

On-off-Phänomen n: (engl.) on-off phenomenon; Fluktuationen der Beweglichkeit bei fortgeschrittenem Parkinson*-Syndrom mit Hyperkinese („on") u. Akinese („off") nach meist mehrjähriger Levodopa-Therapie.

Ononis spinosa f: dornige Hauhechel*.

Onto|genese (gr. ὄν, ὄντος das Seiende; -genese*) f: (engl.) ontogenesis; Entwicklung eines Individuums von der Zygote zu einem differenzierten Organismus, i. w. S. bis zum Tod; während der ersten Stadien der O. (Embryogenese) können phänotypische Ähnlichkeiten mit Stadien der Phylogenese* beobachtet werden. Vgl. Ovogenese.

Onuf-Kern: (engl.) Onuf's nucleus; Nucleus n. pudendi der Columna intermedia des Rückenmarks*.

Onych-: auch Onycho-; Wortteil mit der Bedeutung Nagel, Kralle; von gr. ὄνυξ, ὄνυχος.

Onych|auxis (↑; gr. αὔξις Zunahme, Wachstum) f: Verdickung der Nagelplatte; vgl. Onychogryposis.

Onychie (↑) f: (engl.) onychia; Entz. des Nagelbetts; vgl. Paronychie.

Onycho|dys|trophie (↑; Dys-*; Troph-*) f: (engl.) onychodystrophy; angeb. od. erworbene Störung des Nagelwachstums, z. B. bei Epidermolysis bullosa, Onychomykose, Psoriasis, Reiter-Krankheit, Sézary-Syndrom, Verrucae vulgares.

Onycho|gryposis (↑; gr. γρύπωσις Krümmung) f: krallenartige Krümmung, Verdickung u. schwärzliche Verfärbung des Nagels bes. der

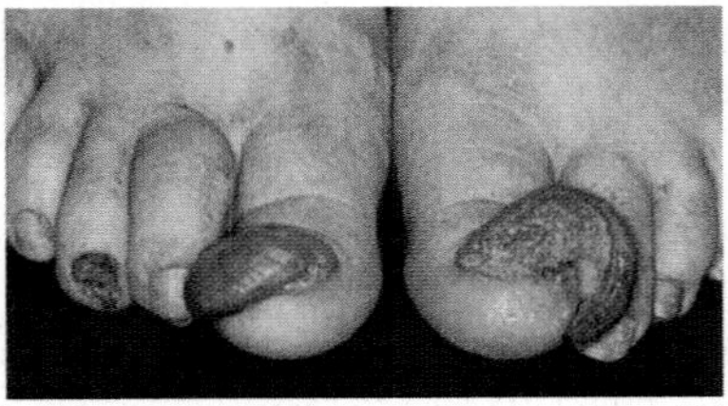

Onychogryposis [3]

Großzehen, selten der Finger; Vork. v. a. im höheren Lebensalter bei familiärer Disposition, Traumen, Nervenverletzung, chronisch-venöser Insuffizienz; **Ther.:** Abschleifen, Nagelextraktion.

Onycho|lysis (↑; Lys-*) f: Ablösung der Nagelplatte vom Nagelbett; traumatisch, infektiös od. idiopathisch bedingt in Komb. mit anderen Hautkrankheiten (z. B. Psoriasis).

Onycho|lysis semi|lunaris (↑; ↑) f: halbmondförmige Nagelablösung am distalen Ende; **Urs.:** meist lang dauernde Einwirkung von Wasser u. Seifenlösungen, auch mechan. Traumen, Nagelkosmetika, Infektionen u. a. Hautkrankheiten.

Onycho|mykose (↑; Myk-*; -osis*) f: (engl.) onychomycosis; Infektion der Nägel (häufiger der Fußnägel) durch Pilze, meist Dermatophyten (Tinea unguium, Entw. oft aus einer Tinea pedum), seltener Hefen u. Schimmelpilze; gefördert durch Durchblutungsstörungen, Hyperhidrose, Tragen von Gummischuhen od. zu engen Schuhen, Pediküreverletzungen; **Diagn.:** mikroskop. Pilznachweis in Nägelspänen nach Auflösung des Hornmaterials durch Kalilauge; kulturelle Differenzierung für spezif. Therapiemaßnahmen notwendig; vgl. Pilzdiagnostik; **Ther.:** Nagelauflösung mit 40%iger Harnstoffsalbe, lokal u. systemisch Antimykotika*.

Onycho|phagie (↑; -phag*) f: Nägelkauen*.

Onychor|rhexis (↑; gr. ῥῆξις das Reißen, Zerbrechen) f: Aufsplitterung abnorm brüchiger Nägel in der Längsrichtung; **Urs.:** häufiges Waschen, Einwirkung alkal. u. Fett lösender Flüssigkeiten, Nagellackentferner; selten Hyperthyreose, Vitaminmangel.

Onycho|schisis (↑; gr. σχίσις Spaltung, Trennung) f: (engl.) onychoschizia; syn. Schizoonychie; schichtweise Aufsplitterung der Nägel parallel zur Oberfläche; **Urs.:** unzweckmäßige Maniküre, häufige Einwirkung alkal. Waschmittel, Nagellackentferner, mechan. Trauma.

Onych|osen (↑; -osis*) f pl: (engl.) onychoses; Veränderungen der Finger- u. Zehennägel aufgrund angeb., mechan., chem. od. infektiöser Urs. sowie i. R. von Hautkrankheiten, inneren od. Allgemeinerkrankungen.

O'nyong-nyong-Fieber: (engl.) O'nyong-nyong fever; ostafrikan. Bez. für starke Gelenkschmerzen durch fieberhafte Inf. mit dem O'nyong-nyong-Virus (Alphavirus* der Togaviridae).

Oo-: Wortteil mit der Bedeutung Ei; von gr. ᾠόν.

Oo|kinet (Oo-*; gr. κινητής Beweger) m: (engl.) ookinete; bewegl. Zygote mancher Sporozoa; s. Plasmodien.

Oo|lemma (↑; gr. λέμμα Schale, Rinde) n: syn. Membrana pellucida, Zona pellucida, Eihülle; Membran aus extrazellulären Glykoproteinen, die von Follikelzellen des Ovars gebildet wird u. die Eizelle* umgibt; erhält sich bis zur Nidation der Blastozyste; vgl. Follikelreifung.

Oo|phoritis (↑; -phor*; -itis*) f: Eierstockentzündung; Vork. selten isoliert, meist sekundär bei Salpingitis*; **Ätiol.:** aszendierende, lymphogene bzw. hämatogene Inf. (z. B. bei Sepsis), Peritonitis; **Formen: 1.** meist parenchymatöse Form (z. B. infolge Erkr. des Follikelapparats, Ausbildung von Follikel- u. Corpus-luteum-Abszessen od. entzündlicher Atrophie); **2.** exsudativ-interstitielle Form (serös, eitrig, hämorrhagisch); **Sympt.:** wie bei Salpingitis.

Oo|zyste (↑, Kyst-*) f: (engl.) oocyst; Zygote der Sporozoen; vgl. Protozoen.

Oo|zyten (↑; Zyt-*) m pl: syn. Ovozyten; s. Eizelle.

Op.: Abk. für **Op**eration*.

Op-: auch Opt-, -opsie, -opie, Ops-; Wortteil mit der Bedeutung Auge, Angesicht; auch Sehen, Betrachtung; von gr. ὄψις.

opak (lat. opacus beschattet): (engl.) opaque; undurchsichtig.

Opakifikation (↑) f: (engl.) opacification; (ophth.) verminderte Durchsichtigkeit der brechenden Medien des Auges; Vork. z. B. bei Leukom*.

Opales|zenz (lat. opalescere wie der Halbedelstein Opal schimmern) f: (engl.) opalescence;

durch diffuse Lichtstreuung hervorgerufene Trübung, z. B. von kolloidalen Lösungen (Tyndall-Effekt); vgl. Kolloid.

Opazität (lat. opacitas Schatten, Dunkel) f: (engl.) opacity; optischer Durchlassgrad eines Stoffs; Quotient aus einfallender (I_0) u. durchgelassener Lichtintensität (I). Der dekad. Logarithmus der O. wird als optische Dichte* bezeichnet. Der reziproke Wert der O. ist die Transparenz*.

OPD-Syn|drom n: Kurzbez. für **o**to-**p**alato-**d**igitales Syndrom*.

Open loop systems (engl. open loop offene Schleife, Schlinge): s. Insulininfusionssysteme.

Operabilität (nlat. operabilis operierbar) f: (engl.) operability; Operationsfähigkeit eines Pat. (abhängig vom klin. Zustand; s. Narkoserisiko) bzw. Eignung eines (pathol.) Befundes für eine operative Behandlung (abhängig von Lok. u. Ausdehnung des Befundes, Prognose u. a.); vgl. Palliativoperation.

Operation (lat. operatio Bewerkstelligung, Bemühung) f: (engl.) operation, surgery; Abk. Op.; zu diagn. bzw. therap. Zwecken durchgeführter chir. Eingriff in den lebenden menschl. Organismus u. damit in die körperl. Integrität des Betroffenen. Die Op. gilt rechtl. als Körperverletzung*; ein operierender Arzt bedarf zu seiner Rechtfertigung daher grundsätzl. der Einwilligung* des Betroffenen zu einem Eingriff (vgl. Aufklärungspflicht). **Einteilung** nach dem Operationszeitpunkt: **1.** Notfalloperation bei vitaler Indikation*; **2.** dringliche Op.; **3.** Elektivoperation zum Zeitpunkt der Wahl (i. d. R. mit geringerem Letalitätsrisiko); **4.** Intervalloperation in der symptomfreien Zwischenphase nach Abklingen der akuten Symptomatik bei chron. rezidivierenden Erkrankungen.

Operationalisierung (↑): (engl.) operationalization; Formulierung einer wissenschaftl. Untersuchungsaufgabe mit dem Ziel der Erfassbarkeit des Gegenstands u. seiner Messbarkeit durch die Festlegung von Herstellungsregeln, Messvorschriften od. Prozeduren.

Operation, brust|erhaltende (↑) f: (engl.) breast-preserving operation; Op. kleiner Mammakarzinome mit dem Ziel der Erhaltung der Brust od. der Erleichterung einer späteren Rekonstruktion (s. Mammaplastik); **Formen: 1.** Exzision des Tumors (Lumpektomie*); **2.** teilweise Entfernung des Drüsenkörpers (Segmentektomie od. Quadrantenresektion*).

Operations|ileus (↑; Ileus*) m: (engl.) postoperative ileus; nach Op. im Bauchraum auftretender Ileus*, meist als paralytischer od. Strangulationsileus. Vgl. Darmatonie, Ogilvie-Syndrom.

Operations|mikro|skop (↑; Mikr-*; Skop-*) n: (engl.) surgical microscope; Mikroskop* mit Lupenausstattung zur opt. Vergrößerung des Operationsfeldes bei Mikrochirurgie*.

Operations|technik, a|traumatische (↑) f: (engl.) atraumatic surgery; Bez. für gewebeschonende Operationsmethode bes. der plast. u. Handchirurgie; Op. im blutleeren Bereich u. Vermeiden von Gewebeaustrocknung unter Verw. feiner Instrumente u. dünnen Nahtmaterials. D. Buc.

Operation, stereo|taktische (↑) f: (engl.) stereotactic surgery; neurochir. Eingriff am Gehirn, bei dem nach Anlegen eines Bohrlochs best. Hirnstrukturen durch Punktion mit einer Zielsonde erreicht werden; die Zielpunkte werden durch Computertomographie* u. a. röntg. Verfahren, evtl. Ventrikulographie*, bestimmt bzw. anhand hirntopographischer Daten berechnet u. an einem spez. Gerät (Stereoenzephalotom) eingestellt, das am Kopf des Pat. fixiert ist. Intraoperativ kann bei Verw. von Nadelelektroden eine Stereoelektroenzephalographie* u. elektrische Stimulation der Zielpunkte durchgeführt werden. **Ind.:** Entnahme von Hirngewebe (Biopsie*) zur histol. Untersuchung, Ausschaltung (v. a. durch Elektro- od. Thermokoagulation) od. Stimulation best. Hirnfunktionen, z. B. bei Bewegungsstörungen durch Erkr. des extrapyramidalen Systems* (insbes. bei Hyperkinesen; bei Parkinson*-Syndrom kann v. a. ein einseitiger Rigor günstig beeinflusst, mittels Schrittmacher auch Akinese erreicht werden), Implantation von Radionukliden* zur Strahlentherapie* von Hirntumoren, als stereotaktische Thalamotomie* zur Schmerztherapie. Vgl. Neuronavigation, Psychochirurgie.

Operator|gen (lat. operator Arbeiter, Verrichter; -gen*) n: (engl.) operator gene; Bez. für eine DNA-Sequenz (ca. 20–40 Basenpaare), die einem Operon* bzw. einem Strukturgen* als Kontrollregion angehört; Bindungsort für das zugehörige Repressorprotein (vgl. Genregulation).

Operculum (lat.) n: Deckel.

Operculum frontale, parietale, temporale (↑) n: die Insel überdeckende Teile des Stirn- (Pars opercularis), Scheitel- u. Schläfenlappens des Gehirns.

Operon (lat. operari verrichten, arbeiten) n: Regulationseinheit, die sich aus Operatorgen u. Strukturgen zusammensetzt u. dessen Aktivität durch ein vom O. räumlich getrenntes Regulatorgen gesteuert wird; vgl. Genregulation.

Ophiasis (gr. ὀφίασις Haarausfall) f: Sonderform der Alopecia* areata.

Ophryon (gr. ὀφρῦς Augenbraue) n: Mittelpunkt der Glabella*.

Ophthalm-: auch Ophthalmo-; Wortteil mit der Bedeutung Auge; von gr. ὀφθαλμός.

Ophthalmia (gr. ὀφθαλμία Augenkrankheit) f: ältere Allgemeinbez. für Augenentzündung; vgl. Panophthalmie.

Ophthalmia neo|natorum (↑) f: syn. Gonoblennorrhö*.

Ophthalmia photo|electrica (↑) f: s. Keratoconjunctivitis photoelectrica.

Ophthalmia sym|pathica (↑) f: Bez. für meist schwere Entz. der Uvea des ursprüngl. gesunden Auges nach schwerer Traumatisierung des anderen Auges; **Urs.:** Autoimmunisierung* gegen best., bei der Verletzung frei gewordene Uveabestandteile; **Kompl.:** Erblindung durch Cataracta complicata, Sekundärglaukom, Ophthalmophthisis; **Ther.:** Enukleation des traumatisierten Auges, Kortikoide, Immunsuppressiva.

Ophthalmika (gr. ὀφθαλμικός die Augen betreffend) n pl: Augenheilmittel.

Ophthalmo|blennor|rhö (Ophthalm-*; Blenn-*; -rhö*) f: s. Blennorrhö.

Ophthalmo|logie (↑; -log*) f: (engl.) ophthalmology; Augenheilkunde.

Ophthalmo|meter (↑; Metr-*) n: Instrument zur Messung der Krümmungsflächen der Hornhaut.

Ophthalmo|myiasis (↑; gr. μυῖα Fliege; -iasis*) f: Madenkrankheit des Auges; s. Myiasis.

Ophthalmo|pathie, endo|krine (↑; -pathie*) f: (engl.) endocrinal ophthalmopathy; syn. endokrine Orbitopathie; Autoimmunkrankheit der Augenmuskeln u. des orbitalen Bindegewebes bei Basedow-Krankheit (s. Thyroiditis), evtl. der Hyperthyreose vorausgehend, meist beidseitig (z. T. asymmetrisch); selten ohne manifeste Hyperthyreose (euthyreote Ophthalmopathie); häufig assoziiert mit prätibialem Myxödem*,

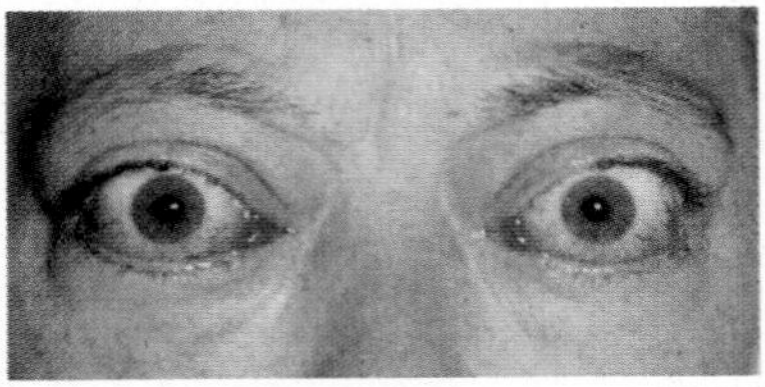

Ophthalmopathie, endokrine [362]

selten mit Akropachie; **Sympt.:** Exophthalmus* mit starrem, glänzendem Blick, Stellwag*-Zeichen, Graefe*-Zeichen, Moebius*-Zeichen; **Stadieneinteilung:** s. Tab.; **Ther.:** ggf. Behandlung der Hyperthyreose; bei maligner Form u. U. Strahlentherapie od. Glukokortikoide, selten op. Orbitadekompression.

Ophthalmopathie, endokrine

Stadium	Symptome
0	keine
I	Oberlidretraktion, Konvergenzschwäche
II	zusätzlich Chemosis, Lidschwellung, Tränenfluss, Photophobie, retrobulbäres Druckgefühl
III	zusätzlich Exophthalmus; (Hertel-)Exophthalmometer über 20 mm
IV	zusätzlich Sehverschlechterung (Unscharf-, Verschwommensehen) u. Diplopie inf. Augenmuskelbeteiligung
V	zusätzlich Lagophthalmus mit Hornhautbeteiligung (Keratitis e lagophthalmo)
VI	Sehverlust inf. Sehnervenbeteiligung

Ophthalmo|phthisis (↑; gr. φθίσις Schwund) f: syn. Phthisis bulbi; Schrumpfung des Augapfels; **Urs.: 1.** Panophthalmie* mit reizlos zurückbleibendem Stumpf; **2.** zahlreiche Op. im Bereich der Netzhaut; **3.** niedriger Augeninnendruck nach chron. Entzündung; vgl. Hypotonia bulbi.

Ophthalmo|plegia (↑; -plegie*) f: Ophthalmoplegie; s. Augenmuskellähmung.

Ophthalmo|plegia chronica pro|gressiva (↑; ↑) f: (engl.) chronic progressive external ophthalmoplegia; über Jahre zunehmende Lähmung aller äußeren Augenmuskeln (da alle Augenmuskeln zugleich betroffen sind, meist ohne Diplopie) u. des Lidhebers; häufig kombiniert mit weiteren Lähmungen, z. B. der Gesichts- u. Schlundmuskulatur, u. evtl. mit anderen Organstörungen u. Symptomen (s. Kearns-Sayre-Syndrom); Ausdruck mitochondrialer Enzephalomyopathien*.

Ophthalmo|plegia externa (↑; ↑) f: s. Okulomotoriuslähmung.

Ophthalmo|plegia externa et interna (↑; ↑) f: innere u. äußere Okulomotoriuslähmung*.

Ophthalmo|plegia interna (↑; ↑) f: s. Okulomotoriuslähmung.

Ophthalmo|plegia plus (↑; ↑) f: syn. Kearns*-Sayre-Syndrom.

Ophthalmo|plegia totalis (↑; ↑) f: Lähmung sämtl. Augenmuskeln; neben der Unbeweglichkeit des Augapfels sind auch Pupille u. Akkommodation gelähmt.

Ophthalmo|plegie, inter|nukleäre (↑; ↑) f: (engl.) internuclear ophthalmoplegia; ein- od. beidseitige Lähmung des M. rectus medialis mit Adduktionsparese des betroffenen Auges bei Blickwendung; oft mit dissoziiertem Nystagmus des abduzierten Auges verbunden; **Urs.:** Läsion des Fasciculus longitudinalis medialis (Bündel aus intenukleären Neuronen, die vom Abduzenskern ausgehend zur Gegenseite kreuzen u. zum Subnukleus des M. rectus medialis ziehen); **Vork.:** bei Multipler Sklerose u. Hirnstamminfarkten od. -tumoren nahe der Mittellinie.

Ophthalmo|skopie (↑; -skopie*) f: (engl.) ophthalmoscopy; Funduskopie; Betrachtung des Augenhintergrunds*; **Formen: 1.** indirekte O.: Untersuchung mittels vorgehaltener Lupe im umgekehrten Bild mit großem Überblick bei 4,5facher Vergrößerung; **2.** direkte O. (sog. Augenspiegeln): Untersuchung mittels Augenspiegel* im aufrechten Bild mit Darstellung eines kleinen Bereichs in 16facher Vergrößerung; **3.** O. mittels bildgebender Verfahren, z. B. als Laserscanning-O. (punktweise Beleuchtung des Augenhintergrunds mit einem Laser u. Messung der reflektierten Lichtintensität) od. Laserscan-

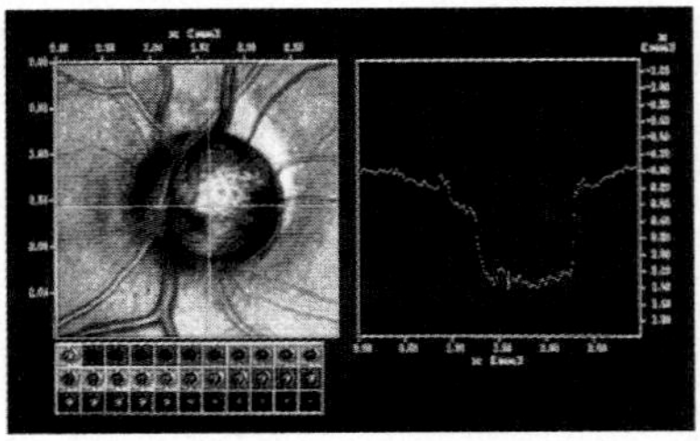

Ophthalmoskopie:
Laserscanning-Tomographie mit Darstellung des Discus nervi optici (li.) u. der Höhenvariation entlang eines vorgegebenen Schnitts (re.) [550]

ning-Tomographie (Darstellung der dreidimensionalen Struktur des Augenhintergrunds anhand von Schnittbildern).

Ophthalmo|test (↑) m: syn. konjunktivaler Provokationstest*.

Opiat|ant|agonisten (Opium*; Antagonismus*) m pl: (engl.) opiate antagonists; auch Morphinantagonisten; synthetische Substanzen (z. B. Naloxon), die sich als kompetitive Antagonisten an Opiatrezeptoren binden u. damit die Wirkungen (z. B. Atemdepression) von Morphin u. morphinartigen Analgetika aufheben; **Verw.:** z. B. zur Narkoseausleitung (cave: erneutes Auftreten der Atemdepression inf. kürzerer Wirkungsdauer der O. im Vergleich zu den zu antagonisierenden Opiaten*), Ther. der (akuten) Opiatvergiftung.

Opiate (↑) n pl: (engl.) opiates; i. e. S. Morphin* u. a. Alkaloide des Opiums* mit morphinartigen Wirkungen, i. w. S. auch die sog. Opioide; natürlich vorkommende O.: Morphin, Codein, Thebain; **Wirkungen** (u. a. durch reversible Bindung an Opiatrezeptoren*): zentral meist euphorisierend, sedativ-hypnotisch, atemdepressiv, analgetisch, antitussiv, Erbrechen auslösend (Früheffekt), antiemetisch (Späteffekt); peripher u. a. verminderte Darmmotilität, Kontraktion von Pylorus u. Blasenmuskulatur; **Verw.:** als Analgetika* (bei schweren Schmerzen), Antitussiva*. O. unterliegen dem Betäubungsmittelgesetz*; **cave:** Abhängigkeit*; **Kontraind.** u. **UAW :** s. Opioide.

Opiat|rezeptoren (↑; Rezeptoren*) m pl: (engl.) opiate receptors; spezif. Bindungsstellen für Endorphine* u. Opiate* im ZNS; bisher sind vier Typen von O. bekannt, die unterschiedl. Wirkungen vermitteln; Hemmen od. Aufheben der an den O. vermittelten Wirkung erfolgt durch Opiatantagonisten*.

Opioide (↑; -id*) n pl: (engl.) opioids; halb- u. vollsynthetische bzw. körpereigene Substanzen (s. Endorphine) mit morphinartiger (s. Opiate), z. T. auch mit partiell morphinantagonistischer Wirkung durch Interaktion mit Opiatrezeptoren; **Einteilung: 1.** O. mit morphinartiger Wirkung, z. B. Morphin, Piritramid, Pethidin, Hydromorphon, Levomethadon, Codein; **2.** O. mit gleicher Rezeptorspezifität wie der Morphintyp, aber inkompletter Rezeptoraktivierung, z. B. Buprenorphin, Tilidin, Tramadol; **3.** atypische O. bzw. O. als gemischte Agonisten-Antagonisten, z. B. Pentazocin, Nalbuphin; **Verw.:** als Analgetika*, Antitussiva*, zur Neuroleptanalgesie*; **Kontraind.:** Opiatabhängigkeit, Bewusstseinsstörung, Störung des Atemzentrums, chron. Asthma bronchiale, erhöhter Hirndruck u. a.; **UAW:** häufig Übelkeit, Erbrechen, in unterschiedl. Maße Sedierung, Atemdepression, Blutdrucksenkung, Obstipation, ferner Miosis, Miktionsstörungen u. a.; **cave:** Abhängigkeit*.

Opioid|peptide (↑; ↑) n pl: s. Endorphine.

Opi|pramol (INN) n: tricyclisches Antidepressivum mit geringer antagonistischer Wirkung auf die Dopaminrezeptoren u. starker Antihistaminwirkung; s. Antidepressiva.

Opisth|en|cephalon (gr. ὄπισθεν hinten, dahinter; Enkephal-*) n: Hinterhirn.

Opisth|orchiasis (↑; Orch-*; -iasis*) f: Befall der intra- u. extrahepatischen Gallengänge mit Leberegeln der Gattungen Opisthorchis* od. Clonorchis; Übertragung durch Verzehr roher od. ungenügend erhitzter Süßwasserfische; **Klin.:** meist asymptomatisch; bei stärkerem Befall Fieber, Müdigkeit, epigastrische Beschwerden, Durchfälle, Gallenwegverschluss, Leberabszess, Pankreatitis, Gallengangkarzinom; **Diagn.:** Nachweis der Eier im Stuhl od. Duodenalsaft; cave: Verwechslung mit Eiern von Heterophyes heterophyes od. Metagonimus yokogawai; **Ther.:** Praziquantel, Albendazol; **Proph.:** Kochen, Braten od. mind. 5-tägiges Tiefgefrieren der Fische; vgl. Trematodeninfektionen.

Opisth|orchis (↑; ↑) m: Leberegel; Gattung der Trematodes*; bis 25 mm lange u. 5 mm breite Parasiten in den Gallen-, seltener in den Pankreasgängen des Menschen u. Fisch fressender Säugetiere. Die für die Endwirte infektiösen Metazerkarien entwickeln sich in karpfenartigen Fischen (2. Zwischenwirte); s. Opisthorchiasis.

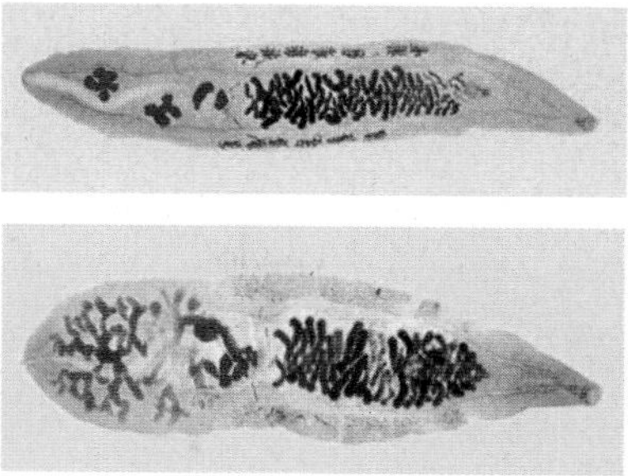

Opisthorchis:
O. felineus (2,2 × 11,3 mm, oben) mit gelappten Testes, terminal hintereinander gelegen, etwas diagonal verschoben;
O. sinensis (4 × 13 mm, unten) mit verzweigten Testes, terminal hintereinander gelegen [524]

Opisth|orchis felineus (↑; ↑) m: Katzenleberegel; 1,5 mm × 8–12 mm; Testes (gelappt) im Körperhinterende; **Vork.:** Osteuropa, Ukraine, Westsibirien; Mensch gebietsweise sehr häufig infiziert (s. Opisthorchiasis); Endwirte v. a. Katzen.

Opisth|orchis viverrini (↑; ↑) m: Leberegel, der morphol. kaum von Opisthorchis* felineus zu unterscheiden u. ebenso Err. der Opisthorchiasis* ist; **Vork.:** Thailand, Laos, Kambodscha, Vietnam.

Opistho|tonus (↑; Ton-*) m: krampfartige Reklination des Kopfs u. Überstreckung von Rumpf u. Extremitäten; **Vork.:** v. a. bei eitriger Meningitis, Tetanus, Läsion des Mesencephalon; als Arc* de cercle bei psychogenem Anfall.

Opitz-Syn|drom (John M. O., Humangenet., Madison, geb. 1935) n: syn. Hypertelorismus*-Hypospadie-Syndrom.

Opium (gr. ὄπιον Mohnsaft) n: Produkt des Schlafmohns (Papaver* somniferum); von med. Bedeutung sind unter den ca. 40 bekannten, im O. enthaltenen Alkaloiden die Phenanthrenderivate Morphin* u. Codein* sowie die Isochinolinderivate Papaverin* u. Noscapin*, die unterschiedl. od. keine Affinität zu Opioidrezeptoren besitzen; **Verw.:** bei schweren Schmerzen (z. B. Morphin), als Antitussiva (z. B. Codein, Noscapin); in Form der Tinctura Opii früher als Antidiarrhoikum; vgl. Morphinvergiftung, Opiate.

Oppenheim-Krankheit (Hermann O., Neurol., Berlin, 1858–1919): syn. Myatonia congenita; s. Floppy infant.

Oppenheim-Zeichen (↑): (engl.) Oppenheim's sign; s. Pyramidenbahnzeichen (Tab.).

op|ponens (lat.): gegenüberstellend.

Op|position (↑) f: Gegenüberstellung des Daumens gegen die anderen Finger, wichtigste Werkzeugfunktion der Hand.

Op|pressio (lat.) f: Beklemmung.

Opsin (Op-*) n: farbloser Proteinanteil von Rhodopsin* u. Iodopsin*.

OPSI-Syn|drom n: Kurzbezeichnung für (engl.) **o**verwhelming **p**ost**s**plenectomy **i**nfection; bei Asplenie od. als Kompl. nach Splenektomie* auftretende, foudroyant verlaufende bakt. Infektion u. Sepsis mit hoher Letalität

(50 %); häufigste **Err.:** Streptococcus pneumoniae, Haemophilus influenzae; **Proph.:** Impfung mit (23-valentem) Pneumokokken- u. Haemophilus-influenzae-Impfstoff; Antibiotika nach Splenektomie (für mind. drei Jahre) u. vor invasiven u. chir. Eingriffen (z. B. Zahnbehandlung, Endoskopie); ggf. Substitution von Tuftsin*.

Opso|klonus (Op-*; Klonus*) m**:** (engl.) opsoclonus, dancing eye; kurze, schnelle u. unregelmäßige Augenbewegungen in unterschiedl. Richtungen; auch als Opsoklonus-Myoklonus-Syndrom in Komb. mit Myoklonien der Extremitäten; **Vork.:** paraneoplastisch insbes. bei Neuroblastom, Bronchial-, Mamma- od. Ovarialkarzinom, parainfektiös, bei Multipler Sklerose, toxisch bedingt od. idiopathisch. M. Bre.

Opsonine n pl**:** (engl.) opsonins; Bez. für Plasmabestandteile, die durch Anlagerung an körperfremde antigene Substanzen u. Mikroorganismen (**Opsonisierung**) deren Elimination durch Phagozytose* begünstigen; z. B. Antikörper (v. a. IgG), Komplementproteine (C3b), Fibronektin, Akute-Phase-Proteine (z. B. CRP).

Opsonisierung: (engl.) opsonization; s. Opsonine.

OPTG: Abk. für **O**rtho**p**an**t**omo**g**raphie*.

Optico-: Wortteil mit der Bedeutung das Sehen betreffend; von gr. ὀπτικός.

opticus (↑)**:** (engl.) optic; das Sehen betreffend; z. B. Nervus opticus (Sehnerv).

Optikus|a|trophie (↑; Atrophie*) f**:** (engl.) optic nerve atrophy; Atrophia nervi optici; Schwund des Sehnervs als Folge- od. Endzustand von Krankheitsprozessen wie Stauungspapille, Glaukom, Trauma, Neuritis nervi optici, ischämische, toxische od. nutritive Optikusneuropathie, Kompression des N. opticus durch raumfordernde Prozesse, Ophthalmophthisis, selten bei Devic*-Krankheit od. hereditär (s. Leber-Optikusatrophie); **Formen: 1.** einfache O. mit scharfer Begrenzung, i. d. R. nichtentzündlicher Genese; als Sonderfall glaukomatöse O. mit Exkavation; **2.** postneuritische (sekundäre) O. mit unscharfen Grenzen, v. a. nach Entz. des Sehnervs; **3.** partielle O. mit temporaler Abblassung* (z. B. nach retrobulbärer Neuritis); **Klin.:** zentraler Visusverfall, Abblassung u. grau- od. porzellanweiße Verfärbung des Discus nervi optici.

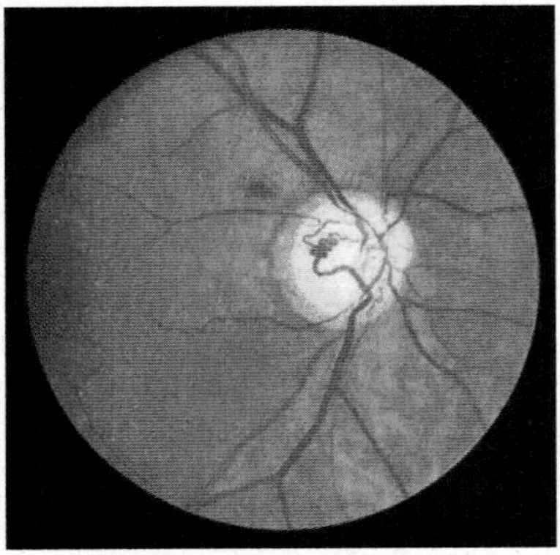

Optikusatrophie:
hier nach vorausgegangener Stauungspapille [362]

Optikus|gliom (↑; Glia*; -om*) n**:** (engl.) optic nerve glioma; häufigster Tumor des N. opticus; (histol.) pilozytäres Astrozytom vom juvenilen Typ; **Vork.:** insgesamt selten, in 30 % der Fälle in Komb. mit Neurofibromatose; Manifestation in 70 % der Fälle vor dem 10. Lj.; **Klin.:** Sehminderung, Schielen, afferente Pupillenstörung, Sehnervenschwellung, Optikusatrophie; **Ther.:** op. Entfernung. Vgl. Hirntumoren.

Optikus|neuro|pathie, anteriore ischämische (↑; Neur-*; -pathie*) f**:** (engl.) anterior ischemic optic neuropathy; syn. Apoplexia papillae; arteriosklerot. od. entzündl. (Arteriitis temporalis) bedingte, unilaterale Durchblutungsstörung des Sehnervenkopfs mit leichtem bis schwerem Visusverlust.

Optochin|test m**:** i. R. der Routinediagnostik häufig verwendetes Verfahren zur kulturellen Abgrenzung von Streptococcus* pneumoniae (Wachstumshemmung) gegen Streptokokken (s. Streptococcus) ohne Gruppenantigen (keine Wachstumshemmung); Nährmedium Optochinbouillon od. Optochin-imprägnierte Plättchen auf festen Nährböden.

Opto|typen (Op-*) f pl**:** (engl.) optotypes; Sehzeichen zur Bestimmung der Sehschärfe*; offizielle Standardoptotypen (z. B. für Gutachten) sind die Landolt*-Ringe; in der Praxis ebenfalls häufig gebrauchte O. sind Blockbuchstaben (Snellen*-Sehproben), Zahlen, E-Haken, Kinderbilder; vgl. Sehprobentafeln.

OR: Abk. für **O**dd*-**R**atio.

Or-: auch oro-, ora-, oral-; Wortteil mit der Bedeutung Mund, Gesicht, Augen; von lat. os, oris.

Ora (lat.) f**:** Rand, Saum.

oral (lat. os, oris Mund, Gesicht)**:** oralis; mündlich, zum Mund (zur Mundhöhle) gehörend, durch den Mund, vom Mund her, zum Mund hin.

Oral|chirurgie (↑; gr. χειρουργία Handtätigkeit, Wundarzneikunst) f**:** syn. zahnärztliche Chirurgie*.

Oral|phase (↑) f**:** (engl.) oral phase; s. Entwicklungsphasen.

Oral|verkehr (↑)**:** (engl.) oral sex; orogenitaler Geschlechtsverkehr mit oraler Stimulation der Vulva (Cunnilingus*) od. des Penis (Fellatio*).

Orangen|schalen|haut: (engl.) orange peel skin; (frz.) peau d'orange; i. R. der Zellulitis* auftretende Veränderung des subkutanen Fettgewebes, v. a. in der Glutäal- u. Oberschenkelregion bei adipösen jüngeren Frauen. Die Haut wirkt beim Zusammenziehen induriert, die Follikelöffnungen sind vergrößert; im Bereich der Brust evtl. Zeichen eines Mammakarzinoms*.

Ora serrata retinae (Ora*) f**:** die gezackte Grenze zw. lichtempfindl. u. lichtunempfindl. Teil der Retina. Vgl. Auge (Abb.).

orbicularis (lat.)**:** kreisförmig.

Orbicularis-oculi-Re|flex (↑; lat. oculus Auge; Reflekt-*) m**:** syn. Glabellareflex; Fremdreflex mit Kontraktion der Mm. orbiculares oculi beim Beklopfen der Glabellagegend; fehlt schon bei Beginn einer Fazialislähmung*, verstärkt bei Läsion kortikopontiner Bahnen u. Erkr. des extrapyramidalen Systems.

Orbicularis-oris-Re|flex (↑; Or-*; Reflekt-*) m**:** s. Reflexe (Tab.).

Orbiculus ciliaris (lat.) m**:** kleiner Kreis; (anat.) der über dem M. ciliaris gelegene Teil des Ziliarkörpers*.

Orbikularis|re|aktion (orbicularis*) f: syn. Lidschlussreaktion*.

Orbita (lat.) f: Augenhöhle; Inhalt: Augapfel u. seine Hilfsorgane, orbitaler Fettkörper.

Orbita|de|kompression (↑; De-*; lat. compressio das Zusammendrücken) f: (engl.) orbital decompression; op. Erweiterung der knöchernen Augenhöhle durch Entfernung des kleinen Keilbeinflügels, von Teilen der Siebbeinzellen od. des Orbitabodens zur Druckentlastung bei Sehnervenkompression od. massivem Exophthalmus*.

Orbital|phlegmone (↑; Phlegmone*) f: (engl.) orbital phlegmon, cellulitis; akute Entz. der Orbita; oft im Anschluss an eitrige Prozesse der Nasennebenhöhlen, des Gesichts (Lippenfurunkel) u. der Lider; **Sympt.:** entzündl. Schwellung der Lider u. Bindehaut, Rötung u. Bewegungseinschränkung des Bulbus, Fieber; **Ther.:** hochdosiert Antibiotika, ggf. Herdsanierung; **Kompl.:** Neuritis, Stauungspapille, Atrophie der Sehnerven, Kavernosusthrombose, Meningitis (Lebensgefahr).

Orbita|tumor (↑; Tumor*) m: (engl.) orbital tumor; in der Orbita lokalisierter Tumor, ausgehend vom Orbitagewebe selbst, von Nachbarorganen od. als Metastase eines Primärtumors; **Formen: 1.** benigner O.: Dermoidzyste, Fibrom, Lipom, Chondrom, Hämangiom, Mukozele der Nasennebenhöhlen, Osteom, Keilbeinmeningeom; **2.** maligner O.: Non-Hodgkin- od. Hodgkin-Lymphom, Rhabdomyosarkom, Hämangioendotheliom, Osteosarkom, Karzinom der Nasennebenhöhlen, des Epipharynx, der Lider od. Tränendrüse, uveales Melanosarkom, Retinoblastom; **3.** Metastase eines Hypernephroms, Mamma- od. Bronchialkarzinoms; **Sympt.:** meist einseitiger Exophthalmus*, Doppeltsehen inf. (mechan. bedingter) Bulbusverlagerung od. Augenmuskellähmung, u. U. Ausbildung einer Hypermetropie; **Diagn.:** CT, NMR, Ultraschalldiagnostik, ggf. Probeexzision; **Ther.:** je nach Grundtumor op. (z. B. Krönlein-Orbitalresektion, Exenteratio orbitae), evtl. Strahlentherapie.

Orbito|pathie, endo|krine (↑; -pathie) f: syn. endokrine Ophthalmopathie*.

Orbito|tomie (↑; -tom*) f: (engl.) orbitotomy; op. Eröffnung der Augenhöhle; **1.** von vorn durch die Lider (transseptal) od. bei geöffneten Lidern durch die Bindehaut (transkonjunktival); **2.** von temporal mit S-förmigem Hautschnitt u. vorübergehender Knochenresektion der lateralen Augenhöhlenwand (Krönlein-Orbitalresektion); **3.** von frontobasal über den Boden der vorderen Schädelgrube bzw. über das knöcherne Orbitadach.

Orbi|virus (lat. orbis Kreis; Virus*) n: Genus von ca. 60 RNA-Viren der Fam. Reoviridae* (Ø 60–80 nm, Innenkörper mit 32 ringförmig ikosaedrisch angeordneten Kapsomeren, Genom in 10 Segmenten doppelsträngiger RNA); **Übertragung** durch Mücken (v. a. Phlebotomus u. Culicoides) od. Zecken (v. a. Dermacentor); humanpathogene Vertreter sind Serotypen des in den USA verkommenden Colorado-tick-Virus, das akutes Fieber, Kopfschmerz, Myalgie verursacht; häufig verbunden mit Exanthem, Arthralgie, Lymphadenopathie, nur selten mit Hämorrhagie od. ZNS-Beteiligung.

Orcein n: rotbraune amorphe Substanz, Hauptbestandteil des aus Flechten gewonnenen Orseillefarbstoffs; **Verw.:** in der Histol. zur selektiven Darstellung elastischer Fasern.

Orch-: auch Orcheo-, Orchi-, Orchido-; Wortteil mit der Bedeutung Hoden; von gr. ὄρχις, ὄρχεως.

Orchido|meter (↑; Metr-*) n pl: Modelle (Ellipsoide) bekannten Volumens zur Bestimmung der Hodengröße durch vergleichende Palpation.

Orchido|pexie (↑; -pexie*) f: (engl.) orchiopexy; syn. Orchipexie; op. Fixation eines od. beider Hoden nach Funikulolyse am tiefsten Punkt des Skrotums; bei Maldescensus* testis od. als Proph. bei Hodentorsion*.

Orchi|ek|tomie (↑; Ektomie*) f: (engl.) orchidectomy; auch Orchidektomie; op. Entfernung eines Hodens (Semikastration), z. B. bei Hodentumor od. Nekrose des Hodens nach Hodentorsion, bzw. beider Hoden (op. Kastration), z. B. bei Prostatakarzinom.

Orchi|ek|tomie, plastische (↑; ↑) f: (engl.) subcapsular orchidectomy; op. Entfernen des Keimgewebes des Hodens unter Belassen der Hodenhüllen u. Anhangsgebilde bei Prostatakarzinom*.

Orchio|blastom (↑; Blast-*; -om*) n: (engl.) orchioblastoma; embryonales Karzinom des Hodens; s. Hodentumoren.

Orchis (↑) m: syn. Testis; Hoden*.

Orchitis (↑; -itis*) f: syn. Didymitis; Entz. eines od. beider Hoden; **Vork.:** meist i. R. von Allgemeininfektionen (v. a. Gonorrhö, Urogenitaltuberkulose, postpubertär am häufigsten Parotitis* epidemica); selten isoliert den Hoden betreffend (Virusorchitis), lokal bedingt durch Übergreifen einer Epididymitis* od. nach Trauma; **Sympt.:** plötzl. einsetzende Schmerzen mit Ausstrahlung in Leistenregion u. Rücken, Schwellung, hohes Fieber, Rötung der Skrotalhaut; **Kompl.:** Sterilität inf. Defektheilung; **DD:** s. Skrotum, akutes.

Orci|prenalin (INN) n: Betasympathomimetikum; **Verw.:** als Bronchospasmolytikum, bei bradykarden Herzrhythmusstörungen.

Ordination (lat. ordinatio An-, Ordnung) f: (engl.) 1. prescription; 2. surgery; **1.** Verordnung, Verschreibung; **2.** Sprechstunde.

Ordnungs|therapie f: (engl.) order therapy; körperorientiertes psychotherap. Verfahren; die Anwendung von ordnenden Prinzipien im täglichen Leben soll eine positive Einstellung gegenüber sich selbst u. den Mitmenschen bewirken u. dazu befähigen, krisenhafte Lebenssituationen selbstständig zu bewältigen. I. R. der Kneipp*-Therapie auch Empfehlungen zur Erlangung von Harmonie u. Regelmäßigkeit in den Lebensrhythmen (Schlaf, Wachen, Mahlzeiten u. a.).

Ordnungs|zahl: syn. Kernladungszahl*.

Orf-Virus (Virus*) n: Parapoxvirus ovis; s. Parapoxvirus.

Organ (gr. ὄργανον Werkzeug) n: Organon; aus Zellen u. Geweben zusammengesetzte Teile des Körpers, die eine Einheit mit best. Funktionen bilden.

Organ|äqui|valent|dosis (↑; lat. aequilibrium Gleichgewicht; valere wert sein; Dosis*) f: (engl.) organ equivalent dose; (radiol.) Produkt aus dem Mittelwert der Energiedosis* (gemittelt über das Volumen eines Gewebes, Organs od. Körperteils) u. dem Strahlungswichtungsfaktor* (W_R) für die vorliegende Strahlenqualität; vgl. Äquivalentdosis.

Organ|dosis (↑; Dosis*) f: (engl.) organ dose; Strahlendosis für ein (kritisches) Organ; wird i. Allg. als mittlere Energiedosis* in einem Organ angegeben unter der vereinfachenden An-

O

nahme, dass die inkorporierte radioaktive Substanz in dem entspr. Organ gleichmäßig verteilt u. das Gewebe von einheitlicher Beschaffenheit ist.

Organe, branchio|gene (↑) n pl: (engl.) branchiogenous organs; Organe, die sich aus den Kiemenspalten* entwickeln; z. B. Gaumenmandel, Epithelkörperchen, Thymus.

Organe, homo|loge (↑) n pl: (engl.) homologous organs; Organe mit gleicher entwicklungsgeschichtl. Anlage, jedoch (geschlechtsabhängig) versch. Funktion.

Organellen (Dim. ↑) f pl: s. Zellorganellen.

Organe, lympho|retikuläre (Organ*) n pl: (engl.) lymphoid organs; Organe des lymphatischen Systems*, deren Stroma aus retikulärem Bindegewebe besteht, in dessen Maschen massenhaft Lymphozyten eingelagert sind; z. B. Lymphknoten, Milz (v. a. weiße Pulpa).

Organisation (frz. organiser einrichten, ordnen) f: (engl.) organization; (pathol.) Demarkation u. Resorption mit Umbau u. Ersatz von nekrotischen Geweben, Thromben, Hämatomen u. (insbes. fibrinreichen) Ergüssen u. Exsudaten durch Granulationsgewebe*.

Organ|kon|zentration, maximale (Organ*) f: (engl.) maximal concentration in organs; Abk. MOK*.

Organ|krisen, tabische (↑; Krisis*) f pl: (engl.) tabetic visceral crises; heute seltenes Symptom bei Tabes* dorsalis mit anfallartig auftretenden Schmerzen, meist als sog. gastrische Krise mit Schmerzen im Epigastrium.

Organ, kritisches (↑) n: (engl.) critical organ; (radiol.) Organ(system) bzw. Gewebe, das aufgrund seiner bes. Strahlensensibilität od. seiner für den Gesamtorganismus wichtigen funkt. Bedeutung die bei Teilkörperbestrahlung applizierbare Strahlendosis limitiert bzw. in dem nach Inkorporation* von Radionukliden* in Abhängigkeit von deren biokinet. Verhalten (Verteilung, Anreicherung, Retention) die relative Körperdosis* den höchsten Wert erreicht od. das als Folge der Inkorporation die empfindlichste Reaktion erwarten lässt. Jedes Organ kann grundsätzlich ein k. O. sein; wichtige k. O. sind z. B. die Gonaden, das hämopoetische System, die Lungen, die Nieren u. die Schilddrüse.

Organ|neurose (↑; Neur-*; -osis*) f: nicht mehr gebräuchl. Bez. für somatoforme Störung*.

Organo|genese (↑; -genese*) f: (engl.) organogenesis; (embryol.) Wachstum u. Differenzierung der Zellen der dreiblättrigen Keimscheibe* zu embryonalen Organanlagen in der 3.–12. Woche nach Konzeption; die O. ist Teil der Embryogenese, ihr folgt die Fetogenese.

organo|trop (↑; -trop*): (engl.) organotropic; auf ein (best.) Organ gerichtet bzw. wirkend.

Organo|tropie (↑; ↑) f: (engl.) organotropism; Manifestation pharmak. u. tox. Effekte (z. B. auch bei der Kanzerogenese) best. Agenzien innerh. eines gewissen Dosisbereichs zunächst überwiegend an einem Organsystem. Bei Erhöhung der Dosis treten i. d. R. neue Wirkungen an weiteren Organsystemen hinzu. Vgl. Organtoxizität, Toxizität, Potential, toxisches.

Organ|spender (↑): (engl.) organ donor; nach den Regelungen des Transplantationsgesetztes* **1.** durch Hirntod* Verstorbener, dem Organe (Nieren, Herz, Leber u. a.) zur Transplantation entnommen werden; Voraussetzung für die Organentnahme sind unter der Eingriffsdurchführung durch einen Arzt der Nachweis des eingetretenen irreversiblen Hirntodes u. die schriftl. Einwilligung des O. in die Entnahme zu Lebzeiten (z. B. mittels Organspenderausweis*) od. durch die Zustimmung durch nächste Angehörige. **2.** lebende Person, der Organe od. Gewebeteile zugunsten eines kranken Empfängers entnommen werden (vgl. Verwandtentransplantation). Als lebende O. kommen nur voll einwilligungsfähige volljährige Personen in Betracht, die nach Aufklärung in die Entnahme schriftl. eingewilligt haben u. ohne erhebl. Eigengefährdung als Spender geeignet sind. Zulässigkeitsvoraussetzung für die Lebendspende ist weiter, dass die vorgesehene Organübertragung zur Lebenserhaltung od. Heilung, Eindämmung bzw. Linderung einer schwerwiegenden Krankheit geeignet ist, ein geeignetes Organ eines toten Spenders nicht zur Verfügung steht u. der Eingriff durch einen Arzt vorgenommen wird. Kann sich das entnommene Organ nicht wieder bilden, muss es sich bei Spender u. Empfänger um Verwandte 1. od. 2. Grades, Ehegatten, Verlobte o. a. einander in bes. persönl. Verbundenheit offenkundig nahestehende Personen handeln. Die Organentnahme darf erst durchgeführt werden, nachdem sich Spender u. Empfänger zur Teilnahme an einer ärztl. empfohlenen Nachbetreuung bereit erklärt haben u. eine nach Landesrecht zuständige Kommission zur Freiwilligkeit der Spende unter dem Aspekt des Organhandels Stellung genommen hat. Medizinische Kontraindikationen zur Organspende sind Malignome (außer ZNS), Sepsis u. HIV-Nachweis. E. Rei.

Organ|spender|ausweis (↑): (engl.) donor card; nach § 2 Transplantationsgesetz* eine zu Lebzeiten schriftl. abgegebene Erklärung zur Transplantatentnahme im Todesfall; der Erklärende kann in eine Organentnahme einwilligen, ihr widersprechen od. die Entscheidung einer namentl. benannten Person seines Vertrauens übertragen. Der Widerspruch kann ab dem vollendeten 14. Lj., Einwilligung u. Übertragung der Entscheidung können ab dem vollendeten 16. Lj. erklärt werden. Die Möglichkeit zur Eintragung u. Speicherung einer Erklärung zur Organspende in einem Organspendenregister ist gesetzl. vorgesehen. Vgl. Patiententestament, Selbstbestimmungsrecht. E. Rei.

Organ, statisches (↑) n: s. Vestibularapparat.

Organ|toxizität (↑; Tox-*) f: (engl.) organ toxicity; Toxizität* eines Agens, die sich an einem charakterist. Organ manifestiert; qualitative Bez. z. B. Hepatotoxizität, Immuntoxizität, Nephrotoxizität, Neurotoxizität, Ototoxizität. Vgl. Dosis/Wirkungsbeziehung, Organotropie.

Organ|trans|plantation (↑; Transplantation*) f: s. Transplantation.

Organum (↑) n: Organ.

Organum gustatorium (↑) n: syn. Organum gustus; Geschmacksorgan*.

Organum olfactorium (↑) n: s. Riechorgan.

Organum spirale (↑) n: Corti*-Organ.

Organum vomero|nasale (↑) n: s. Jacobson-Organ.

Organ|wechsel (↑): (engl.) organ change; Entw. eines Lebewesens aus Jugendformen zum geschlechtsreifen Individuum in versch. Organen desselben Wirtsorganismus; vgl. Wirtswechsel.

Orgasmus (gr. ὀργή Leidenschaft, Trieb) m: (engl.) orgasm; Höhepunkt u. (meist) Befriedigung sexueller Erregung, i. d. R. beim Geschlechtsverkehr* od. bei der Masturbation*; **physiol. Reaktionen:** unwillkürl. Muskelkontraktionen insbes. im Genitalbereich, aber auch im übrigen Körper; daneben Steigerung der Herzfrequenz, Blutdruckanstieg, Zunahme von Atemfrequenz u. -tiefe sowie versch. ausgeprägte Bewusstseinsveränderungen, bei Männern gefolgt von einer Refraktärperiode mit geringer sexueller Erregungsempfindlichkeit (s. Reaktionszyklus, sexueller). Beim männl. Geschlecht sind Orgasmen mit Eintritt der Geschlechtsreife generell von einer Ejakulation* begleitet; beim weibl. Geschlecht wird z. T. eine Sekretion paraurethraler Drüsen beobachtet (s. Gräfenberg-Zone). Vgl. Anorgasmie, Funktionsstörung, sexuelle.

Orgasmus|phase (↑) f: (engl.) orgasmic phase; s. Reaktionszyklus, sexueller (Tab.).

Orgasmus|störung (↑): (engl.) orgasmic disturbance; s. Funktionsstörung, sexuelle.

Orient|beule: syn. kutane Leishmaniase; s. Leishmaniasen.

Orientierung: (engl.) orientation; (psychol.) Fähigkeit, sich im Hinblick auf Zeit, Ort, Situation u. eigene Person (autopsychische O.) einzuordnen; Voraussetzungen sind u. a. ungestörtes Bewusstsein, Wahrnehmung, Aufmerksamkeit, Zeitsinn u. Gedächtnis; **Orientierungsstörungen** (inkonstante O.) u. Desorientiertheit (fehlende O.) betreffen zunächst v. a. die zeitliche, dann situative u. örtliche u. zuletzt die autopsychische O. **Vork.** von Orientierungsstörungen z. B. bei Bewusstseinsstörungen, Gedächtnisstörungen, Psychose, org. Psychosyndrom, Demenz od. Wahrnehmungsstörungen.

Ori|ficium (lat.) n: Mündung, Öffnung.

originär (lat. originarius ursprünglich): (engl.) original; (gyn.) Bez. für das glatte, unveränderte Epithel der Portioschleimhaut; s. Kolposkopie.

Origo (lat.) f: Ursprung.

Orlistat (INN) n: im Magen-Darm-Trakt wirkender Lipaseinhibitor zur Unterstützung der Gewichtsreduktion bei ernährungsbedingter Adipositas*; **UAW:** verminderte Resorption fettlösl. Vitamine, Flatulenz, Stuhlinkontinenz, Bauch- u. Kopfschmerzen.

Ormond-Syn|drom (John K. O., Urol., geb. 1886) n: s. Retroperitonealfibrose.

Orni|pressin (INN) n: synthet. Vasopressin-Analogon (s. ADH) mit vasokonstriktorischer Wirkung; Hämostatikum; **Ind.:** Ösophagusvarizenblutung*; **Kontraind.:** Hypertonie, koronare Herzerkrankungen, Asthma bronchiale, Epilepsie, Migräne.

Ornithin n: (engl.) ornithine; Abk. Orn; α,δ-Diaminovaleriansäure, 2,5-Diaminopentansäure; basische, nichtproteinogene Aminosäure; Bestandteil von Peptidantibiotika; entsteht im Harnstoffzyklus* aus Arginin*; Decarboxylierung ergibt Putrescin; s. Aminosäuren.

Ornithin|ämie (gr. ὄρνις, ὄρνιθος Vogel; -ämie*) f: (engl.) ornithinemia; syn. O. mit Gyratatrophie; seltener, autosomal-rezessiv erbl. Stoffwechseldefekt mit Störung der (reversiblen) Umwandlung von Glutaminsäure-Deltasemialdehyd zu Ornithin* inf. Mangels an Ornithin-Gammaaminotransferase (Genlokus 10q26); **Klin.:** Nachtblindheit, Gesichtsfeldeinschränkung ab dem 20. Lj., Katarakt, später Blindheit; **Diagn.:** erhöhte Ornithinkonzentration im Blut, Enzymnachweis in Fibroblasten; **Ther.:** Reduzierung der Proteinzufuhr, Versuch mit Pyridoxin.

Ornithin|carb|amoyl|transferase f: (engl.) ornithine carbamoyltransferase; Abk. OCT; Enzym, das in der Biosynthese des Harnstoffs* die Übertragung eines Carbamoylrests auf Ornithin katalysiert, das dadurch in Citrullin übergeht (s. Harnstoffzyklus, Abb.); Vork. in der Leber; **Referenzbereich:** 0,1–3,5 U/l; erhöhte Werte z. B. bei Lebererkrankungen (s. Leberfunktionsproben).

Ornithin|carb|amoyl|transferase-Mangel: (engl.) ornithine carbamoyltransferase deficiency; X-chromosomal vererbte Störung der Harnstoffsynthese; zahlreiche Mutationen, in 15 % der Fälle ausgedehnte Deletionen im Bereich des Ornithincarbamoyltransferase-Gens nachgewiesen (Genlokus Xp21.1); **Klin.:** schwere Hyperammonämie* mit Lethargie, Tachypnoe, Krämpfen u. Hypothermie in den ersten Lebenstagen; männl. Hemizygote sterben meist wenige Tage nach der Geburt; weibl. Heterozygote haben entspr. der Enzymrestaktivität unterschiedl. stark ausgeprägte Symptome; Vork. einer milden Form mit Manifestation im Säuglings- od. Kleinkindesalter; **Diagn.:** Vermehrung von Ammoniak, Glutamin u. Alanin im Blut, von Orotsäure im Harn; **Ther.:** Senken der Ammoniakkonzentration.

Ornithin|zyklus (Zykl-*) m: syn. Harnstoffzyklus*.

Ornitho|dorus (gr. ὄρνις, ὄρνιθος Vogel; δόρυ Lanze) m: Gattung der Lederzecken (Argasidae); Überträger des Zeckenrückfallfiebers (Rückfallfieber*), wobei jede Erregerart an best. O.-Arten angepasst ist (z. B. Borrelia duttoni an O. moubata); vgl. Zecken.

Ornithose (↑; -osis*) f: (engl.) ornithosis; durch Vögel aerogen übertragene bakt. Infektionskrankheit, bei Inf. durch Papageien als Psittakose (sog. Papageienkrankheit) bezeichnet; **Err.:** Chlamydia* psittaci; **Pathol./Anat.:** uncharakterist., bronchopneumonische Herde in beiden Lungen, stark vergrößerte, weiche Milz; **Inkubationszeit:** 7–18 Tage; **Klin.:** langsamer Beginn mit uncharakterist. Beschwerden, Gliederschmerzen, regelmäßig starker Schläfen- u. Stirnkopfschmerz u. Kreuzschmerzen, Fieberanstieg auf 39 °C u. mehr (Continua über 1 Wo.), häufig rel. Bradykardie; erst nach ca. 5 Tagen Lungenbefund, als frühzeitiger typ. Röntgenbefund zuerst einseitiges, keilförmiges Infiltrat, später über beide Lungen verstreute wolkige Herde, dabei zunehmend schweres Krankheitsbild mit Apathie, Benommenheit, Unruhe, Schlaflosigkeit (an Typhus erinnernd); fast immer frühzeitig periphere Kreislaufinsuffizienz, später (nach ca. 3 Wo.) Herzinsuffizienz inf. toxischer Schädigung des Myokards (Zyanose der Lippen, Orthopnoe, Venenstauung, Stauungspneumonie) u. Thrombophlebitis, in der 4. Woche langsamer Rückgang des Fiebers u. langsame Erholung; völlige Genesung u. Normalisierung des Lungenbefunds erst nach vielen Wochen. Besteht das Fieber länger als 3 Wo., so ist die Progn. schlecht (Letalität 20–50 %). **Diagn.:** Leukopenie, rel. Lymphopenie; kultureller Erregernachweis in Speziallaboratorien; Antikörpernachweis (KBR, ELISA, Mikroimmunofluoreszenztest); Meldepflicht bei Nachweis des Err.; **Ther.:** Tetracycline, Makrolid-Antibiotika, Chinolone; **DD:** Grippe, Pneumonie, Typhus, Fleckfieber, Sepsis; **Immunität:** nach überstandener Krankheit viele Jahre.

Oro|pharyngeal|karzinom (Or-*; Pharyng-*; Karz-*; -om*) n: (engl.) oropharyngeal carcinoma; Karzinom des Mundrachenraums, in ca. 90 % als verhornendes Plattenepithelkarzinom im Bereich der Zunge, der Tonsillen u. des Mundbodens; **Ätiol.:** häufig nach Syphilis, Leberzirrhose u. i. R. eines Plummer*-Vinson-Syndroms auftretend; karzinogene Cofaktoren sind Nicotin- u. Alkoholkonsum; Leukoplakie* als Präkanzerose; in Indien u. Sri Lanka bes. häufig aufgrund chron. Reizung durch Kauen von Tabak u. Betelblättern (Khaini-Karzinom) od. Rauchen von kleinen Zigaretten mit dem glühenden Ende im Mund (Chutta-Krebs); **Ther.:** op. Entfernung, evtl. mit Neck* dissection, Nachbestrahlung; bei Inoperabilität kombinierte Radiochemotherapie.

Oro|pharyngeal|tubus (↑, ↑; Tubus*) m: s. Pharyngealtubus.

Orot|azid|urie, hereditäre (Azid-*; Ur-*) f: (engl.) hereditary orotic aciduria; autosomal-rezessiv erbl. Stoffwechselstörung der Pyrimidinbiosynthese mit Ausscheidung von Orotsäure im Harn (Genlokus 3q13); **Sympt.:** Megaloblastenanämie, Leukopenie, Wachstumsverzögerung, zellulärer Immundefekt; **Ther.:** Gabe von Uridin.

Oro|tracheal|tubus (Or-*; Trachea*; Tubus*) m: (engl.) orotracheal tube; Endotrachealtubus* für die orale Intubation*.

Orot|säure (INNv): Zwischenprodukt der Pyrimidinsynthese (s. Pyrimidinbasen); Verw. als Lebertherapeutikum; vgl. Orotazidurie, hereditäre.

Oro|tubus (Or-*; Tubus*) m: (engl.) oral tube; Tubus* für die Mund-zu-Mund-Beatmung mit Nasenklemme; im Ggs. zum Pharyngealtubus* besitzt der O. nur ein kurzes Ansatzstück zum Einführen in den Mund; wird nur noch selten verwendet.

Oroya|fieber: (engl.) Oroya fever; durch Bartonella bacilliformis hervorgerufene Infektionskrankheit; **Epidemiol.:** Übertragung durch versch. Phlebotomen-Arten (Sandfliege), die in hoch gelegenen Tälern der Anden vorkommen; **Inkubationszeit:** meist 15–40 Tage (bis zu 14 Wo.); **Klin.:** plötzlich auftretendes intermittierendes od. remittierendes hohes Fieber, das mit lebensbedrohender hämolyt. Anämie (intraerythrozytäres Wachstum der Err.), Splenohepatomegalie u. Lymphadenitis einhergeht; evtl. Entwicklung von Verruga* peruana als zweite Phase derselben Erkr.; **Diagn.** u. **Ther.** s. Bartonellosen; **Progn.:** unbehandelt bis zu 40 % letal.

O

Orphan|viren (engl. orphan Waise; Viren*) n pl: s. ECHO-Viren.

Orphenadrin (INN) n: Muskelrelaxans mit anticholinerger Wirkung; s. Parasympatholytika.

ORSA: Abk. für **O**xacillin-**r**esistenter **S**taphylococcus **a**ureus; s. MRSA.

Orthese (Ortho-*) f: (engl.) orthesis; orthop. Apparat, der zur Stabilisierung, Entlastung, Ruhigstellung, Führung od. Korrektur von Gliedmaßen od. Rumpf dient; an den Gliedmaßen als Schienenschellenapparate (mit Riemen versehene Stahlschienen) bzw. Schienenhülsenapparate (die Glieder umfassende Walklederhülsen), am Rumpf als Leibbinden, Mieder od. Korsett; **Formen: I.** Beinorthese: **1.** stabilisierende O. bei Lähmungen od. Verkürzungen; **2.** entlastende O.: z. B. Thomas*-Schiene zur Entlastung von Hüfte u. Knie od. Allgöwer-Gehapparat bei Fersenbeinfraktur zur Entlastung von Sprunggelenk u. Fuß mit Abstützung an den Femurkondylen od. im Bereich des Tibiakopfs; **3.** ruhigstellende O. für die Hüfte als Beckenkorb mit einer Hüftschiene, die lateral am Oberschenkel befestigt wird, für Knie u. Sprunggelenk als gelenkübergreifende Metallschienen im Hülsen- od. Schellenapparat; **4.** führende O.: erlauben ein definiertes Bewegungsausmaß, z. B. als Knieführungsschiene; **5.** korrigierende O.: aufgebaut nach dem Dreikräfteprinzip, bei dem die korrigierende Kraft am Scheitelpunkt der zu korrigierenden Krümmung ansetzt u. distal u. proximal die Gegenkräfte wirken, z. B. als Klumpfußschiene; **II.** Armorthese: **1.** ruhigstellende O.: z. B. Mittelhandunterarmhülse bei Navikularpseudarthrose od. Lunatummalazie; **2.** führende O.: z. B. Oppenheimer-Splint zur Übungsbehandlung bei Radialisparese od. Serratusbandage bei Lähmung des N. thoracicus longus; **III.** Rumpforthese: **1.** Leibbinden: nach dem Bandageprinzip bei Schwäche von Rücken- u. Bauchmuskulatur; **2.** Mieder: halbstarre Stützvorrichtung mit schnür- od. schnallbarem Textilleib ohne festen Beckenkorb, z. B. Lindemann-Mieder bei Osteoporose, Hohmann-Überbrückungsmieder bei Spondylolisthesis; **3.** Korsett: wirkt entlastend od. korrigierend, z. B. als Dreipunktkorsett* od. Hessing*-Korsett bei Wirbelfraktur bzw. Milwaukee*-Korsett, Ducroquet*-Extensionskorsett, Boston*-Korsett, Chenau*-Korsett bei Skoliose; **IV.** Spreizapparate* zur Ther. der kindl. Hüftgelenkluxation.

Ortho-: Wortteil mit der Bedeutung gerade, aufgerichtet, richtig; von gr. ὀρθός.

ortho-: (chem.) Bez. für die 1,2-Substitution am Benzol- od. Phenylring; s. Benzol.

ortho|chromatisch (Ortho-*; Chrom-*): (engl.) orthochromatic; Bez. für die Färbung einer Gewebeart entsprechend der Eigenfarbe des Farbstoffs; Ggs.: metachromatisch*.

Ortho|dia|graphie (↑; Dia-*; -graphie*) f: (engl.) orthodiagraphy; syn. Orthoröntgenographie; perspektivisch fehlerfreie Röntgendarstellung der Lage u. Größe von Organen (v. a. des Herzens) durch nahezu parallelen Strahlengang bei sehr großem Fokus-Objekt-Abstand (Fernaufnahme*).

Orth|odontie (↑; Odont-*) f: (engl.) orthodontics; vorwiegend in den angloamerikan. Ländern übliche Bez. für Kieferorthopädie*; i. e. S. Bez. für Maßnahmen zur Korrektur von Zahnstellungsanomalien (Drehung, Kippung, Engstand, Lücken u. a.). Aufgabe der Kieferorthopädie wäre im Ggs. dazu die orthop. Korrektur von Kieferfehlstellungen.

ortho|drom (↑; gr. δρόμος Lauf): (engl.) orthodromic; gleichläufig, in regulärer Richtung laufend, i. e. S. die der physiol. Leitungsrichtung entspr. Erregungsausbreitung in einem Nerv; vgl. antidrom.

ortho|grad (↑; lat. gradus Schritt, Tritt): (engl.) orthograde; voranschreitend; **1.** in der physiol. Richtung voranschreitend; Ggs. retrograd; **2.** (röntg.) in der Strahlenrichtung liegend.

Ortho|kerato|logie (↑; Kerat-*; -log*) f: (engl.) orthokeratology; Verf. zur Verringerung od. Beseitigung eines Brechungsfehlers der Augen durch Änderung der zentralen Hornhautkrümmung mittels bes. angepasster Kontaktlinsen*.

Ortho|myxo|viridae (↑; Myx-*; Viren*) f pl: Fam. helikaler, linear-segmentierter einsträngiger RNA-Viren mit Hüllmembran; **Formen:** sphärisch (∅ 80–120 nm) od. fadenförmig (Länge bis zu einigen Mikrometern); **Einteilung** nach

Anzahl der Genomsegmente u. Oberflächenproteine: Influenza-A- u. -B-Viren sind in einem Genus zusammengefasst; Influenza-C-Virus u. Thogotovirus bilden jeweils eigene Genera; vgl. Influenza-Virus.

Ortho|pädie (↑; gr. παῖς Kind) f: (engl.) orthopedics; Fachgebiet der Medizin, das sich mit der Entstehung, Erkennung, Verhütung u. Behandlung angeb. od. erworbener Störungen u. Anomalien in Form od. Funktion des Stütz- u. Bewegungsapparats befasst.

Ortho|pan|tomo|graphie (↑; Pan-*; -tom*; -graphie*) f: (engl.) orthopantomography; Abk. OPTG; spez. Röntgenschichtaufnahmeverfahren, bei dem durch orthoradiale Projektion eine den Kieferkrümmungen entspr. zylinderförmige Schicht von >0,5 cm Dicke in einer Aufnahme abgebildet wird; Röhre u. Film rotieren dabei horizontal um den fixierten Kopf des Patienten. Das Ergebnis ist eine nahezu überlagerungsfreie Panoramaaufnahme des gesamten Kieferbereiches mit den aufsteigenden Kieferästen u. Kiefergelenken auf einer einzigen Aufnahme bei rel. geringer Strahlenbelastung. **Anw.:** Röntgendiagnostik bei kieferchir. Fragestellungen, unklaren Kieferbeschwerden, in der Parodontologie u. Kieferorthopädie.

Ortho|phorie (↑; -phor*) f: (engl.) orthophoria; parallel verlaufende Gesichtslinie der Augen in Ruhelage.

Ortho|ploidie (Ortho-*; -ploid*) f: syn. Euploidie*.

Ortho|pnoe (↑; -pnoe*) f: (engl.) orthopnea; höchste Atemnot (Dyspnoe*), die nur in aufrechter Haltung u. unter Einsatz der Atemhilfsmuskulatur* kompensiert werden kann. Vgl. Atmungstypen.

Ortho|pox|virus (↑; Virus*) n: (engl.) orthopox virus; Genus der Poxviridae*; im Unterschied zu Viren des Genus Parapoxvirus* Aufbau aus unregelmäßig angeordneten Filamenten, Hämagglutinin vorhanden; primär humanpathogen sind O. variola (Variolavirus, Err. von Variola*), O. alastrim (Err. von Variola minor), O. vaccinia (Vacciniavirus*); primär für (andere) Säuger pathogen (auf Menschen übertragbar) sind O. bovis (Err. der Kuhpocken*), O. simiae (Err. der Affenpocken). Durch Vakzination erworbene Immunität gegenüber Variola schützt auch gegen die Orthopoxviren der Tiere, nicht jedoch gegen Viren des Genus Parapoxvirus.

Orth|optik (↑; Optico-*) f: (engl.) orthoptics; Bez. für die Untersuchung u. Behandlung des binokularen Sehens*; i. w. S. Sammelbez. für alle Meth. der Schielbehandlung; auch synonyme Bez. für Sehschule*; vgl. Strabismus, Pleoptik.

Ortho|stase (↑; -stase*) f: (engl.) orthostatism; aufrechte Körperhaltung.

Ortho|stase|syn|drom (↑; ↑) n: s. Hypotonie.

Ortho|stase|versuch (↑; ↑): s. Schellong-Test.

ortho|top (↑; gr. τόπος Ort, Stelle): (engl.) orthotopic; s. Transplantation (Tab.).

Ortner-Syn|drom I (Norbert von O., Int., Innsbruck, Wien, 1865–1935) n: linksseitige Kehlkopflähmung* mit Heiserkeit inf. Kompression des linken N. recurrens durch Vergrößerung des linken Herzvorhofs (v. a. bei Mitralstenose) od. Erweiterung der linken A. pulmonalis.

Ortner-Syn|drom II (↑) n: syn. Angina* abdominalis.

Ortolani-Einrenkungs|phänomen (Marius O., zeitgen. Chir., Orthop., Ferrara) n: (engl.) Ortolani's click; sog. Schnapp-Phänomen; beim Neugeborenen fühlbares od. sichtbares Einschnappen des (sub-)luxierten Femurkopfs in seine Gelenkpfanne beim Überführen des in der Hüfte gebeugten, leicht adduzierten u. einwärts rotierten Oberschenkels in Außenrotation u. maximaler Abduktion; Zeichen zur Frühdiagnose einer angeb. Hüftdysplasie* in den ersten Lebenstagen; sollte wegen der Gefahr der Hüftkopfschädigung nicht mehr ausgelöst werden u. ist durch routinemäßige Hüftgelenksonographie bei der U3 (s. Kinderfrüherkennungsuntersuchungen) ersetzt worden.

Orts|dosis (Dosis*) f: (engl.) local dose; (radiol.) nach der Strahlenschutzverordnung* die Äquivalentdosis* für Weichteilgewebe, gemessen an einem bestimmten Ort; vgl. Dosimetrie.

Orts|dosis|leistung (↑): (engl.) local dose rate; Ortsdosis pro Zeiteinheit in Sievert pro Minute od. Stunde.

Oryzenin n: Protein (Glutelin) im Reis; vgl. Gluten.

oryzoid (gr. ὄρυζα Reis; -id*): reiskörnerähnlich; z. B. Corpora* oryzoidea (Reiskörperchen).

Os: chem. Symbol für Osmium*.

Os (lat. os Mund, Gesicht, Augen) (Genitiv Oris) n: (engl.) mouth; orifice; Mund, Mündung.

Os (lat. os Knochen) (Genitiv Ossis; pl Ossa) n: (engl.) bone; Knochen, Bein.

Os-: auch Ossi-; Wortteil mit der Bedeutung Knochen; von lat. os, ossis.

Os breve (↑) n: kurzer Knochen.

Os capitatum (↑) n: Kopfbein; s. Ossa carpi.

Os centrale (↑) n: gelegentlich zusätzl. Handwurzelknochen; die regelmäßig vorhandene knorpelige Anlage verschmilzt frühzeitig mit der Anlage des Os scaphoideum.

Os coccygis (↑) n: Steißbein; aus meist vier verkümmerten, miteinander verschmolzenen Wirbeln (Vertebrae coccygeae I-IV) zusammengesetzt.

Os coxae (↑) n: Hüftbein; Bestandteil des knöchernen Beckens; durch Verschmelzung von drei Knochen entstanden, deren Körper im Acetabulum zusammentreffen: Os ilium, Os ischii, Os pubis; das Foramen obturatum wird von Os pubis u. Os ischii umrahmt.

Os cuboideum (↑) n: Würfelbein; s. Ossa tarsi.

Os cunei|forme inter|medium (II), laterale (III), mediale (I) (↑) n: mittleres, seitliches u. inneres Keilbein; s. Ossa tarsi.

Oseltami|vir (INN) n: Virostatikum (Neuraminidasehemmer); **Verw.:** zur frühzeitigen Behandlung der Grippe* (Influenza-Virus Typ A u. B); **UAW:** Übelkeit, Erbrechen, Sodbrennen, Kopfschmerz; vgl. Virostatika. R. Leh.

Os ethmoidale (↑) n: Siebbein; Bestandteil von Schädelbasis, medialer Augenhöhlenwand, lateraler Nasenwand u. Nasenscheidewand; Teile: Lamina cribrosa (mit Foramina cribrosa), Crista galli, Lamina perpendicularis, Labyrinthus ethmoidalis (mit Siebbeinzellen u. oberen Nasenmuscheln).

Os femoris (↑) n: Femur*.

Os frontale (↑) n: Stirnbein; enthält den Sinus frontalis; Bestandteil der vorderen Schädelbasis u. des vorderen Schädeldachs; Teile: Squama frontalis (knöcherne Grundlage der Stirn), Pars orbitalis (Dach der Augenhöhle).

Osgood-Krankheit (Robert B. O., Orthop., Chir., Boston, 1873–1956): s. Schlatter-Osgood-Krankheit.

Os hamatum (Os*) n: Hakenbein; s. Ossa carpi.

O

Os hyoideum (↑) n: Zungenbein; durch Zungenbeinmuskeln zw. Rumpfskelett u. Schädel aufgehängter Schädelknochen; Corpus ossis hyoidei mit Cornu minus u. Cornu majus.

Osiander-Zeichen (Johann F. O., Gyn., Göttingen, 1787–1855): (engl.) Osiander's sign; Schwangerschaftszeichen*; deutl. fühlbare Pulsation am Zervixrand im ersten u. zweiten Schwangerschaftsmonat.

Os ilium (Os*) n: Darmbein; Bestandteil des Os* coxae; Teile: Corpus (am Acetabulum des Os coxae gelegener Zentralteil), Ala ossis ilii (Darmbeinschaufel, u a. mit der Gelenkfläche zum Os sacrum).

Os in|cisivum (↑) n: sog. Goethe-Knochen, Zwischenkiefer; ursprünglich selbständiger Knochen, der aus dem Mesenchym des Oberkieferwulstes entsteht; bei Kindern u. Jugendlichen oft noch durch eine Sutura incisiva von der Maxilla getrennt, bei Erwachsenen durch Verknöcherung mit der Maxilla verschmolzen; trägt die oberen Schneidezähne.

Os inter|parietale (↑) n: Variation, bei der der obere Teil des Os occipitale durch eine Quernaht abgetrennt ist; bes. häufig bei altperuan. Schädeln (sog. Inkabein).

-osis: auch -ose; aus dem Griech. übernommene Endung mit der Bedeutung Krankheit, krankhafter Zustand.

Os ischii (Os*) n: Sitzbein; Bestandteil des Os* coxae; Teile: Corpus (hinter dem Foramen obturatum), Ramus (unter dem Foramen obturatum, mit dem Ramus inferior ossis pubis verwachsen) mit Tuber ischiadicum (Sitzbeinhöcker).

Os lacrimale (↑) n: Tränenbein; Teil der medialen Augenhöhlenwand u. der lateralen Nasenwand.

Osler-Knötchen (Sir William O., Int., Oxford, Baltimore, 1849–1919): (engl.) Osler's nodes; für Endocarditis lenta (s. Endokarditis) pathognomonische, ca. 12–24 Std. bestehende, schmerzhafte kleine rote Knötchen an Fingerkuppen u. Zehen; **Urs.:** Mikroembolien bei toxisch-hyperergischer Arteriolitis mit Gefäßwandnekrosen u. Blutungen.

Osler-Rendu-Weber-Krankheit (↑; Henri J. L. M. R., Int., Paris, 1844–1902; Frederick P. W., Arzt, London, 1863–1962): (engl.) Osler-Rendu-Weber disease; syn. Teleangiektasia hereditaria haemorrhagica, angiodysplastisches Syndrom Typ III; autosomal-dominant erbl. Angiophakomatose; Mutation im Gen für Endoglobin, Genlokus 9q34.1; **Häufigkeit:** 1–2 : 100 000; **Klin.:** Bildung multipler angiomatöser Teleangiektasien* in Form kleiner (⌀ 1–3 mm), flacher, rotbrauner Knötchen v. a. im Gesicht, unter den Fingernägeln, an Nasen- u. Mundschleimhaut (oft sublingual) u. an den Lippen sowie an inneren Organen (endoskop. v. a. in Magen, Rektum, Harnwegen u. Bronchialbaum nachweisbar); gelegentl. arteriovenöse Fisteln der Lunge; häufig Nasenbluten (Leitsymptom), aber auch rezidiv. Blutungen aus Magen-Darm-Trakt, Harnblase od. Bronchien mit Entw. einer chron. Eisenmangelanämie u. evtl. Verbrauchskoagulopathie; **Ther.:** symptomatisch (lokale Blutstillung, Eisenzufuhr, evtl. Bluttransfusion).

Os longum (Os*) n: langer Knochen.

Os lunatum (↑) n: Mondbein; s. Ossa carpi.

OSMED: Abk. für **o**to-**s**pondylo-**me**gaepiphysäre **D**ysplasie; s. Weissenbacher-Zweymüller-Phänotyp.

Osmium (gr. ὀσμή Geruch) n: chem. Element, Symbol Os, OZ 76, rel. Atommasse 190; zur Gruppe der Platinmetalle gehörendes, 2-, 6- u. 8-wertiges graublaues Metall; als Osmiumtetroxid (OsO_4, fälschl. auch Osmiumsäure) Anw. zum histol. Nachweis von Fetten u. Ölen (Schwarzfärbung), in der Mikrobiol. zur Fixierung von Pilzen u. Strukturen des Kerngerüsts, in der Elektronenmikroskopie als Fixierungs- u. Färbemittel. Dämpfe von OsO_4 wirken stark schleimhautreizend (Rhinitis, Anosmie, Bronchitis, Keratokonjunktivitis); MAK-Wert: 0,0002 ppm (0,0021 mg/m^3).

Osmolalität (gr. ὠσμός Stoß, Schub) f: (engl.) osmolality; molare Menge der gelösten, osmot. wirksamen Teilchen pro Kilogramm Lösungsmittel (osmol/kg); Messung meist durch Osmometrie*.

Osmolarität (↑) f: (engl.) osmolarity; molare Menge der gelösten, osmot. wirksamen Teilchen pro Liter Lösung (osmol/l); entspricht bei nichtdissoziierten Substanzen (z. B. Glukose) der

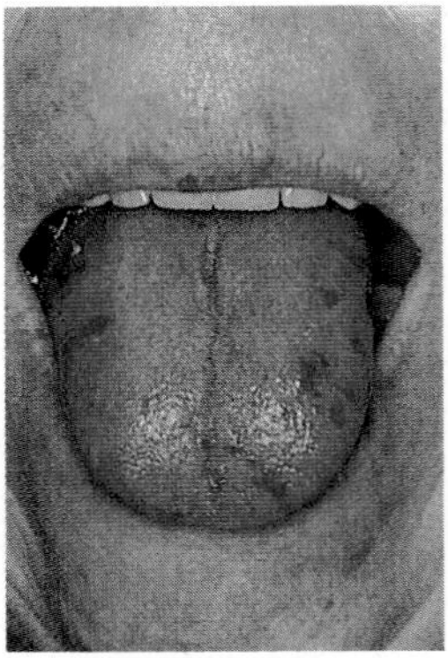

Osler-Rendu-Weber-Krankheit: Teleangiektasien auf der Zunge [3]

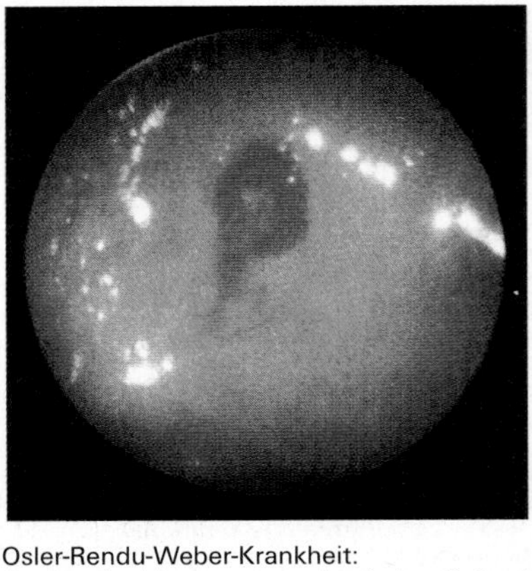

Osler-Rendu-Weber-Krankheit: Angiom im Magen, gastroskopischer Befund [62]

O

Stoffmengenkonzentration*, bei dissoziierten Stoffen (z. B. Salze) dem Faktor aus Stoffmengenkonzentration u. Zahl der Ionen in 1 mol; da der osmot. Druck proportional der Anzahl der gelösten Teilchen ist, bestimmt v. a. Na^+ (zus. mit Anionen) die Plasmaosmolarität (290–300 mosmol/l). Bei Stoffwechselentgleisung (z. B. diabet. Koma, Anurie) wird die O. durch die hohe Konz. von Glukose bzw. Harnstoff verändert. Regulation der O. u. Isotonie* über Osmorezeptoren im Hypothalamus durch ADH* u. über das Renin*-Angiotensin-Aldosteron-System. Messung durch Osmometrie*.

Osmo|metrie (↑; Metr-*) **f:** (engl.) osmometry; Bestimmung der Osmolalität bzw. Osmolarität von Lösungen durch Messung z. B. der der Anzahl der gelösten Teilchen proportionalen Gefrierpunkterniedrigung (Kryoskopie*).

Osmo|regulation (↑; lat. regulare steuern, einrichten) **f:** Teil eines negativ rückgekoppelten, hochempfindl. physiol. Funktionskreises zur Regulation des Wasserhaushalts*, z. B. bei der Zufuhr nichtisoton. Lösungen; s. Osmorezeptoren.

Osmo|re|zeptoren (↑; Rezeptoren*) **m pl:** (engl.) osmoreceptors; Zellareale im Hypothalamus (Nucleus supraopticus u. Nucleus paraventricularis) u. in der Leber, die minimale Abweichungen der Plasmaosmolarität registrieren u. durch Beeinflussung der hypothalam. ADH-Freisetzung u. wahrscheinl. auch des Durstgefühls einer Änderung der Plasmaosmolarität entgegenwirken.

Osmose (↑) **f:** (engl.) osmosis; Form der Diffusion*, bei der sich das Lösungsmittel durch eine semipermeable Membran* zum Ort der höheren Konz. eines gelösten Stoffs, der diese Membran nicht passieren kann, bewegt; erfolgt bis zur Einstellung eines Gleichgewichts zw. dem äußeren (z. B. hydrostat.) u. dem **osmotischen Druck** der Lösungen, der dem Druck entspricht, den der gelöste Stoff als (ideales) Gas bei gleichem Volumen u. gleicher Temperatur ausüben würde (Van't-Hoff-Gesetz); der osmot. Druck, der proportional zur Osmolarität* ist, kann mittels Osmometrie* gemessen werden u. beträgt für Blutplasma 745 kPa (5600 mmHg), was einer Gefrierpunkterniedrigung um 0,54 °C entspricht. Vgl. Druck, kolloidosmotischer.

Osmo|therapie (↑) **f:** (engl.) osmotherapy; Infusion* einer hyperton. Lösung, z. B. 10–20%iger Mannitollösung, unter Kreislaufkontrolle; **Wirkungsmechanismus:** Erhöhung des osmot. Drucks im Blut, da die osmot. wirksamen Moleküle wegen ihrer Größe die Blutbahn prakt. nicht verlassen können u. einen Einstrom von Gewebeflüssigkeit in die Blutgefäße bewirken; **Anw.:** bei Hirnödem, zur forcierten Diurese; **Kontraind.:** nach Probeinfusion anhaltende Oligurie od. Anurie, kardiale Dekompensation, Exsikkose, intrakranielle Blutungen.

Os nasale (Os*) **n:** Nasenbein; knöcherne Grundlage des Nasenrückens.

Os naviculare (↑) **n:** Kahnbein; s. Ossa tarsi.

Os oc|cipitale (↑) **n:** Hinterhauptbein; Bestandteil der hinteren Schädelgrube u. des Schädeldachs am Hinterhaupt; die vier Teile (Pars basilaris, zwei Partes laterales, Squama occipitalis) umschließen das Foramen magnum.

Os palatinum (↑) **n:** Gaumenbein; Bestandteil des knöchernen Dachs der Mundhöhle, des Bodens u. der Seitenwand der Nasenhöhle; Teile: Lamina perpendicularis, Lamina horizontalis.

Os parietale (↑) **n:** Scheitelbein; Teil des Schädeldachs; grenzt an das gegenüber liegende Os parietale sowie an Os occipitale, Os sphenoidale, Os frontale u. Os temporale.

Os pisi|forme (↑) **n:** Erbsenbein; s. Ossa carpi.

Os planum (↑) **n:** ein platter Knochen.

Os pneumaticum (↑) **n:** ein Knochen mit lufthaltigen Kammern.

Os pubis (↑) **n:** Schambein; Bestandteil des Os* coxae; Teile: Corpus, Ramus superior et inferior (Begrenzung des Foramen obturatum).

Ossa carpi (↑) **n pl:** syn. Ossa carpalia; acht Handwurzelknochen in proximaler (1–4) u. distaler Reihe (5–8); daumenseitig beginnend: Os scaphoideum (Kahnbein), Os lunatum (Mondbein),

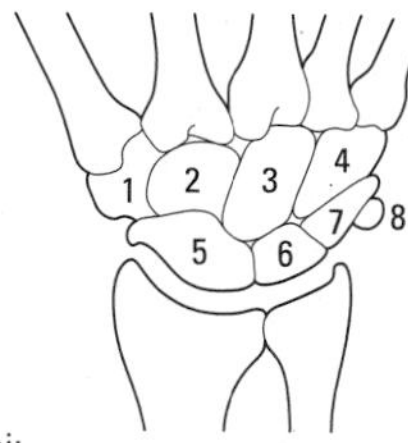

Ossa carpi:
rechte Hand, Dorsalansicht;
1: Os trapezium; 2: Os trapezoideum;
3: Os capitatum; 4: Os hamatum;
5: Os scaphoideum; 6: Os lunatum;
7: Os triquetrum; 8: Os pisiforme

Os triquetrum (Dreiecksbein), Os pisiforme (Erbsenbein), Os trapezium (großes Vieleckbein), Os trapezoideum (kleines Vieleckbein), Os capitatum (Kopfbein), Os hamatum (Hakenbein).

Ossa cranii (↑) **n pl:** Schädelknochen.

Os sacrum (↑) **n:** Kreuzbein; die einschl. Zwischenwirbelscheiben u. zugehörigem Bandapparat zu einem Knochen verschmolzenen fünf ehemaligen Kreuzwirbel (Vertebrae sacrales I-V); Teile: Basis (ehemaliger Wirbelkörper u. Zwischenwirbelscheiben), Pars lateralis (ehemalige Querfortsätze, Rippenreste u. Bänder), Facies dorsalis, Apex (nach unten weisende Spitze).

Ossa digitorum manus (↑) **n pl:** 14 Fingerknochen; Bestandteile eines Fingerstrahls: Phalanx prox., media, dist. (Daumen: Phalanx prox., dist.); Bestandteile einer Phalanx: Basis (proximal), Corpus, Caput (distal).

Ossa digitorum pedis (↑) **n pl:** 14 Zehenknochen (Phalanges); Bestandteile eines Zehenstrahls: Phalanx prox., media, dist. (Großzehe: Phalanx prox, dist.); Bestandteile einer Phalanx: Basis (proximal), Corpus, Caput (distal).

Ossa manus (↑) **n pl:** Handknochen; bestehen aus Ossa* carpi (Handwurzelknochen), Ossa* metacarpi (Mittelhandknochen) u. Ossa* digitorum manus (Fingerknochen).

Ossa membri inferioris, superioris (↑) **n pl:** Knochen der unteren bzw. oberen Extremität.

Ossa meta|carpi (↑) **n pl:** syn. Ossa metacarpalia; fünf Mittelhandknochen (I-V); Teile: Basis (proximal), Corpus, Caput (distal).

Ossa meta|tarsi (↑) **n pl:** syn. Ossa metatarsalia; fünf Mittelfußknochen (I-V); Teile: Basis (proximal), Corpus, Caput (distal).

Ossa pedis (↑) **n pl:** Fußknochen; bestehen aus Ossa* tarsi (Fußwurzelknochen), Ossa* metatarsi (Mittelfußknochen) u. Ossa* digitorum pedis (Zehenknochen).

Ossa sesamoidea manus, pedis (↑) n pl: Sesambeine*.

Ossa supra|sternalia (↑) n pl: zwei selten vorkommende kleine rudimentäre Knochen am oberen Rand des Manubrium sterni; Reste des primordialen Episternum.

Ossa tarsi (↑) n pl: syn. Ossa tarsalia; sieben Fußwurzelknochen; Talus (Sprungbein), Calcaneus (Fersenbein) mit dem Tuber calcanei am hinteren Fußende, Os naviculare (Kahnbein), Os cuneiforme mediale (inneres Keilbein), Os cuneiforme intermedium (mittleres Keilbein), Os cuneiforme laterale (äußeres Keilbein), Os cuboideum (Würfelbein).

Os scaphoideum (↑) n: Kahnbein; s. Ossa carpi.

Osseo|integration (↑) f: mikromorphologisch nachweisbare direkte funktionelle u. strukturelle Verbindung zw. dem organisierten, vitalen Knochengewebe u. der Oberfläche eines belasteten Zahnimplantats*.

Ossicula auditus (lat. ossiculum Knöchelchen) n pl: Gehörknöchelchen*.

Ossi|desmosis hyper|trophica (Os*; gr. δεσμός Band, Fessel) f: generalisiert am Knochen u. Bandapparat auftretende Verknöcherungen.

Ossi|fikation (↑; lat. facere machen, tun) f: (engl.) ossification; syn. Osteogenese; Bildung von Knochengewebe*. Die normale O. beginnt beim Feten als **desmale O.** mit direkter Umwandlung von Bindegewebe in Knochen (z. B. Bildung von Clavicula u. Belegknochen des Schädels). Die zweite Ossifikationsform der Fetogenese ist die **perichondrale O.** mit Bildung von Knochengewebe um die Knorpelstäbe der künftigen Röhrenknochen herum. Beim Erwachsenen wird die Erneuerung dieser Knochenmanschette (z. B. nach Frakturen) als **periostale O.** bezeichnet. Schließlich folgt während der Fetogenese die **enchondrale O.**, die bis zum Abschluss des Längenwachstums stattfindet u. von der Grenze zw. Epiphyse u. der gefäßreichen Metaphyse ausgeht. Die lebenslange Knochenerneuerung (Knochengeweberemodellierung*) wird als **endostale O.** bezeichnet. **Pathol. O.** (ektope O.): Verknöcherung anderer Gewebearten (Knorpel, Bindegewebe, Muskulatur), z. B. bei Myositis* ossificans, Paraosteoarthropathie*.

Ossi|fikations|kern (↑; ↑): (engl.) ossification centre; Knochenkern, von dem die enchondrale Ossifikation* ausgeht; Vork. z. B. in der Epiphyse der langen Röhrenknochen u. im Handskelett; kann nach Rö.-Untersuchung zur Bestimmung des Knochenalters* eines Kindes (u. U. auch zur Reifebestimmung des Neugeborenen) herangezogen werden.

Ossi|fikations|störungen (↑; ↑): (engl.) ossification disorders; Störungen der Ossifikation*; angeb. als Folge einer pränatalen Schädigung (genet. bedingt od. durch exogene Faktoren) od. erworben inf. einer postnatalen Erkr. Diese Einteilung ist bei best. Knochenerkrankungen (v. a. Knochentumoren) schwierig. **Formen: I. allgemeine O.: 1.** primäre, angeborene O.: **a)** Störungen der Knorpelbildung führen zu Krkh., die bereits bei Geburt ausgeprägt sind u. i. d. R. nicht progredient verlaufen (z. B. Achondroplasie*, Ellis*-Creveld-Syndrom, Enchondromatose* Ollier); **b)** Störungen der desmalen Ossifikation, die desmale Dysostosen (s. Dysostosis) bedingen; **c)** Störungen der enchondralen Ossifikation, führen zu den enchondralen Dysostosen, die erst im Lauf der ersten 2–3 Lj. (mit zunehmendem Knochenwachstum) manifest werden u. meist progredient verlaufen; **d)** Störungen der Osteoblastentätigkeit, die inf. eines verminderten od. minderwertigen Knochenaufbaus zu Osteoporose* (z. B. Osteogenesis* imperfecta) führen; **e)** Störungen der Osteoklastentätigkeit, die zu einem verminderten Knochenabbau (z. B. bei der Marmorknochenkrankheit*) führen; **f)** disseminiert auftretende O., die vorwiegend von der Spongiosa ausgehen können (z. B. Jaffé*-Lichtenstein-Syndrom) od. sich auf den Bereich der Diaphysen der Röhrenknochen beschränken (z. B. Camurati*-Engelmann-Syndrom). Als disseminiert auftretende Knorpelstörungen können die multiplen kartilaginären Exostosen* u. die multiplen Enchondrome* angesehen werden. **2.** sekundäre, durch angeb. od. postnatal erworbene Erkr. bedingte allg. Störungen der Ossifikation: sekundäre Osteoporose, Osteomalazie*, sekundäre Osteosklerose*; **II. lokale O.: 1.** aseptische Knochennekrosen*; **2.** entzündl. Knochenerkrankungen: Osteomyelitis*, Tuberkulose (Knochentuberkulose*, Arthritis* tuberculosa u. a.), Syphilis*, Ostitis* multiplex cystoides Jüngling, Osteodystrophia* deformans; **3.** Knochentumoren*.

Osso|veno|graphie (↑; Vena*; -graphie*) f: (engl.) ossovenography; Phlebographie* der venösen Gefäße des Wirbelkörpers; ersetzt durch Computertomographie*.

Os sphenoidale (↑) n: Keilbein; Bestandteil der Schädelbasis u. des seitl. Schädeldachs; Teile: Corpus mit Sinus sphenoidalis, Ala minor et major, Processus pterygoideus.

Os suturarale (↑) n pl: Nahtknochen; gelegentliche Schaltknochen innerh. der Schädelnähte.

Ost-: auch Oste-, Osteo-; Wortteil mit der Bedeutung Knochen; von gr. ὀστέον.

Osteitis (↑; -itis*) f: s. Ostitis.

Os temporale (Os*) n: Schläfenbein; Bestandteil der Schädelbasis u. des seitl. Schädeldachs; Teile: Pars petrosa, bildet knöcherne Hülle für Teile des Mittelohrs (u. a. Paukenhöhle) u. für das Innenohr (knöchernes Labyrinth); Pars tympanica mit dem äußeren Gehörgang; Pars squamosa mit der Gelenkfläche für das Kiefergelenk (Fossa mandibularis, Tuberculum articulare).

Ost|en|zephalitis-Virus (Enkephal-*; -itis*; Virus*) n: syn. RSSE*-Virus.

Osteo|akusis (Ost-*; gr. ἀκούειν hören) f: Knochenleitung*.

Osteo|arthritis (↑; Arthr-*; -itis*) f: vom Knochen auf ein Gelenk übergreifende Entz., z. B. bei Arthritis* tuberculosa.

Osteo|arthro|pathie (↑; ↑; -pathie*) f: (engl.) osteoarthropathy; syn. Osteoarthrose; Arthropathie* mit Knochenbeteiligung.

Osteo|arthro|pathie, hyper|ostotische (↑; ↑; ↑) f: (engl.) hyperostotic osteoarthropathy; Arthropathie* mit im Vordergrund stehenden proliferativen Veränderungen (Knochenanbau), z. B. Hyperostosis* sternoclavicularis mit Pustulosis palmaris et plantaris, Spondylarthritis hyperostotica pustulo-psoriatica, rezidiv. multifokale chron. Osteomyelitis, Hyperostosis generalisata, hyperostotische Spondylosen.

Osteo|arthro|pathie, hyper|trophe (↑; ↑; ↑) f: (engl.) secondary hypertrophic osteoarthropa-

O

thy; syn. Osteoperiostitis ossificans toxica, Pierre-Marie-Krankheit, Marie-Bamberger-Krankheit; Symptomenkomplex mit schmerzhaften Schwellungen im Diaphysenbereich der langen Röhrenknochen sowie gelegentl. arthrot. Gelenkveränderungen u. Trommelschlägelfingern in Verbindung mit chron. Erkrankungen der Lunge (Inf., Fibrose, maligner Tumor), des Herzens od. der Leber (od. auch spontan); **Ther.:** Behandlung der Grundkrankheit, nichtsteroidale Antiphlogistika u. Analgetika. Vgl. Akropachie, Pachydermoperiostose.

osteo|artikulär (↑; Articul-*): (engl.) osteoarticular; Knochen u. Gelenk betreffend.

Osteo|blasten (↑; Blast-*) m pl: (engl.) osteoblasts; Knochenbildner; aus Mesenchymzellen entstehende, in epithelartiger Anordnung dem Knochen an der Anbauseite anliegende plasmareiche basophile Zellen; bilden die unverkalkte Interzellularsubstanz (Osteoid) des Knochens, in die sie eingeschlossen u. damit zu nicht mehr teilungsfähigen Osteozyten* werden; s. Knochengeweberemodellierung.

Osteo|blastom (↑; ↑; -om*) n: (engl.) osteoblastoma; aus Osteoblasten aufgebauter, meist solitärer osteolytischer benigner Knochentumor, der histol. dem Osteoidosteom* ähnelt; **Lok.:** v. a. im Bereich der Wirbelsäule; **Ther.:** op. Entfernung.

Osteo|calcin n: (engl.) bone gla protein (Abk. BGP); syn. Gamma-Carboxyglutamat-Protein; Protein der Knochenmatrix (49 Aminosäurereste, MG 5800), das in den Osteoblasten gebildet wird u. Calcium bzw. Hydroxylapatit bindet; Serumspiegel alters- u. geschlechtsabhängig; spezif. Marker für osteoblastische Aktivität u. Ossifikationsstörungen*. Vgl. Calcitonin.

Osteo|chondritis (Ost-*; Chondr-*; -itis*) f: Knochen- u. Knorpelentzündung; z. T. auch syn. für Osteochondrose (degenerativer Prozess) verwendet.

Osteo|chondritis syphilitica (↑; ↑; ↑) f: im Säuglingsalter auftretende Epiphysenlösung mit schlaff herunterhängendem Arm (sog. Parrot-Pseudoparalyse od. Wegner-Krankheit) als Erstmanifestation einer konnatalen Syphilis*. Vgl. Wegner-Zeichen.

Osteo|chondro|dys|plasie (↑; ↑; Dys-*; -plasie*) f: (engl.) osteochondrodysplasia; meist i. R. erbl. Fehlbildungssyndrome vorkommende Knochen- u. Knorpelanomalien.

Osteo|chondro|lyse (↑; ↑; Lys-*) f: (engl.) osteochondrolysis; Form der aseptischen Knochennekrosen*; Bildung eines freien Gelenkkörpers* durch Abstoßung eines subchondralen, nekrot. Knochenstücks mit bedeckendem Gelenkknorpel (kann Wachstumstendenz zeigen); **Urs.:** Trauma, sek. Knochenkerne bei der Verknöcherung der Epiphyse u. a.

Osteo|chondrom (↑; ↑; -om*) n: (engl.) osteochondroma; Tumor aus Knochen- u. Knorpelgewebe, auch verknöcherndes Chondrom; kann maligne entarten (Osteosarkom*). Vgl. Knochentumoren, Enchondrom.

Osteo|chondromatose-Häm|angiom-Syndrom (↑; ↑; ↑; -osis*; Häm-*; Angio-*; -om*) n: syn. Maffucci*-Syndrom.

Osteo|chondromatosis (↑; ↑; ↑;-↑) f: syn. Osteochondromatosis articularis, Gelenkchondromatose*.

Osteo|chondro|pathia de|formans coxae juvenilis (↑; ↑; -pathie*) f: s. Perthes-Calvé-Legg-Krankheit.

Osteo|chondrose (↑; ↑; -osis*) f: (engl.) osteochondrosis; Knochen- u. Knorpeldegeneration.

Osteo|chondrosen, a|septische (↑; ↑; ↑) f pl: s. Knochennekrosen, aseptische.

Osteo|chondrosis de|formans juvenilis (↑; ↑; ↑) f: s. Scheuermann-Krankheit, Panner-Krankheit.

Osteo|chondrosis dis|secans (↑; ↑; ↑) f: v. a. traumatisch bedingte, umschriebene subchondrale aseptische Knochennekrose, evtl. mit Herauslösen eines Knochen- u. Knorpelstücks aus einer Gelenkfläche sowie Bildung eines freien Gelenkkörpers u. sog. Mausbetts (muldenförmige Vertiefung in der Gelenkfläche); **Stadien: I:** sog. Schlummerstadium; **II:** deutl. Randaufhellung; **III:** Demarkation durch Sklerosewall; **IV:** freier Gelenkkörper; **Vork.:** in allen größeren Gelenken, häufig im Knie- u. Ellenbogengelenk; **Sympt.:** oft lange asympt., evtl. Einklemmungserscheinungen u. schmerzhafte Bewegungsbehinderung des Gelenks; u. U. Früharthrose; **Ther.:** im Stadium II/III Ausräumung u. autologe Spongiosaplastik od. Aufbohrung der Nekrosezone; im Stadium III/IV op. Refixation des Dissekats nach Auffrischen des Mausbetts. Vgl. König-Syndrom, Gelenkchondromatose.

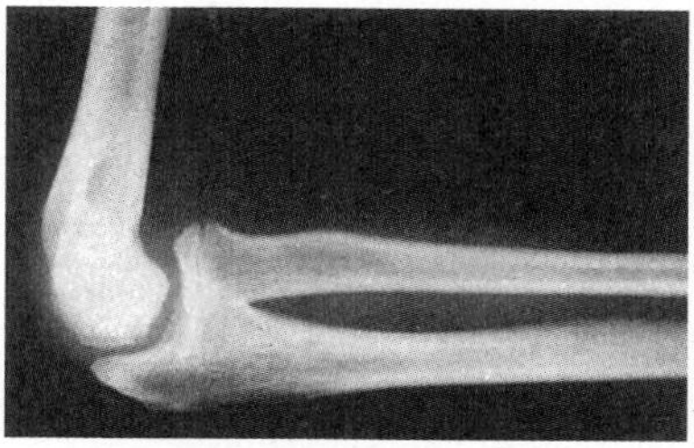

Osteochondrosis dissecans der Ulna (König-Syndrom) [540]

Osteo|chondrosis inter|vertebralis (↑; ↑; ↑) f: fortschreitender degen. Bandscheibenschaden*; durch Quellung der Bandscheibe zunächst Verbreiterung des Zwischenwirbelraums, dann Verschmälerung inf. Faserzerstörung; Mitbetei-

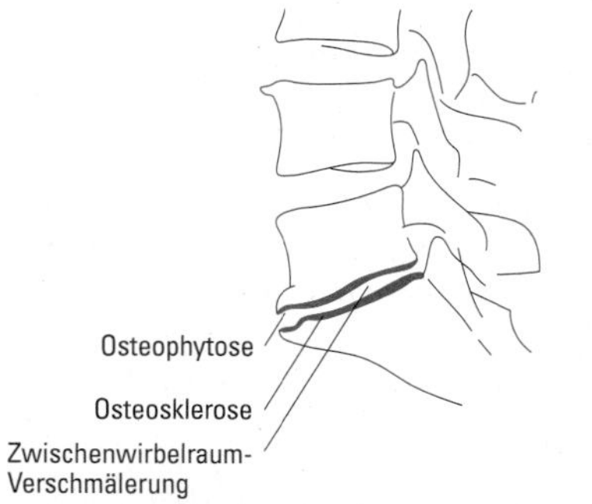

Osteochondrosis intervertebralis: Röntgenzeichen [459]

O

ligung der Wirbelkörper als Osteosklerose* mit Bildung von Osteophyten (s. Abb.), evtl. Spondylosis* deformans; **Lok.:** v. a. im Bereich von HWK 5/6/7 u. LWK 4/5; **Sympt.:** Rückenschmerz, Bewegungseinschränkung der Wirbelsäule, Wurzelirritationssyndrom* u. a.; **Diagn.:** röntg. (z. B. Baastrup*-Zeichen). Vgl. Bandscheibenvorfall, Wirbelsäulenaffektionen, Spondylosis hyperostotica.

Osteo|chondrosis ischio|pubica (↑; ↑; ↑) f: syn. Neck*-Odelberg-Syndrom.

Osteo|densito|metrie (↑; lat. densitas Dichte; Metr-*) f: (engl.) osteodensitometry; syn. Knochendichtemessung; Verfahren zur Bestimmung der Knochenmasse meist an Radius, proximalem Femur od. Lendenwirbelsäule zur Abschätzung des individuellen Frakturrisikos od. des Schweregrades einer Osteoporose*; die gängigen Methoden beruhen auf dem Prinzip der Photonenabsorption bzw. der Computertomographie; Messung der Knochendichte bzw. -steifigkeit auch mit Ultraschall z. B. am Fersenbein; erniedrigte Knochendichte bei Osteoporose, Osteomalazie u. a. lokalisierten od. generalisierten kalzipenischen Osteopathien.

Osteo|dys|trophia de|formans (↑; Dys-*; Troph-*) f: syn. Ostitis deformans, Paget-Krankheit; schleichend beginnende Erkr. mit Veränderungen eines od. mehrerer Knochen; betroffen sind meist über 50-Jährige in Nordamerika (selten Asien). **Ätiol./Pathol.:** möglicherweise erbl. Disposition u. Slow*-virus-Infektionen der Osteoklasten; **Sympt.:** Verkrümmung u. Verdickung einzelner Röhrenknochen

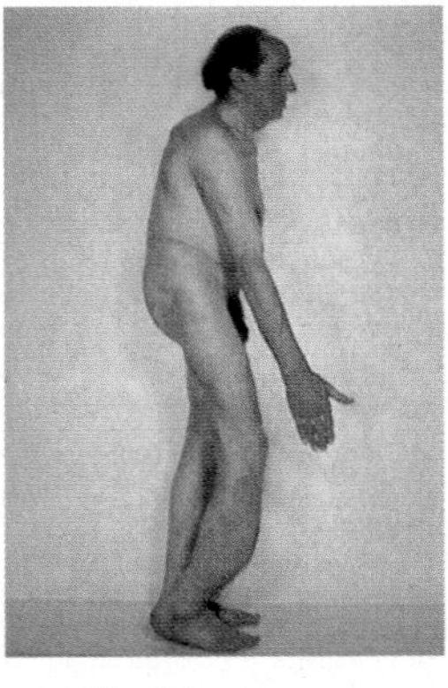

Osteodystrophia deformans [244]

(s. Abb.), bei Beteiligung des Schädels Facies leontina mit u. U. heftigem (rheumatoidem) Knochenschmerz; Neigung zu Spontanfrakturen, neurol. Sympt. (z. B. Lähmungen, Rückenmarkkompression durch Druck deformierter Wirbel, Schwerhörigkeit); im Spätstadium gekrümmte Körperhaltung; **Diagn.:** meist röntg. Zufallsbefund; Pachy- u. Periostose, sklerotische Atrophie der Spongiosa, Aufblättern der Kompakta; in der Skelettszintigraphie verstärkte Speicherung in sog. Paget-Herden; (labordiagn.) starke Erhöhung von alkalischer Phosphatase u. Hydroxyprolin im Urin; **DD:** Knochenmetastasen; **Kompl.:** in ca. 1 % Entw. eines Osteosarkoms, seltener eines malignen Osteoklastoms; **Ther.:** Calcitonin, Bisphosphonate, symptomatische Behandlung.

Osteo|dys|trophia fibrosa generalisata (↑; ↑; ↑) f: syn. Ostitis fibrosa cystica generalisata, Recklinghausen-Krankheit; durch Hyperparathyroidismus* bedingte Systemerkrankung mit Störung des Calcium-Phosphat-Stoffwechsels

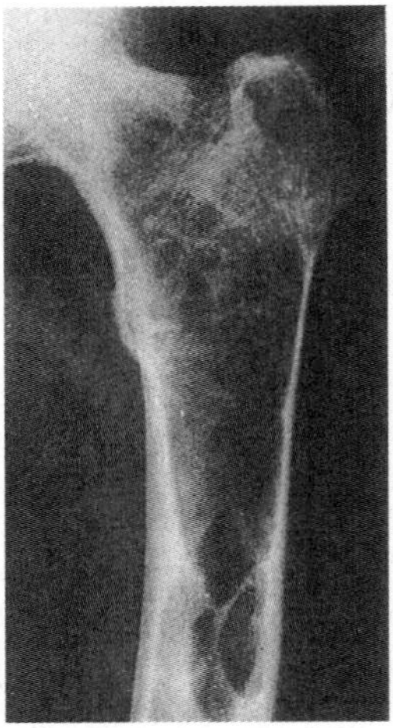

Osteodystrophia fibrosa generalisata: ausgeprägte gekammerte Zysten im linken Femur [406]

u. Auftreten multipler Knochenzysten; **Klin.:** Hyperkalzämie u. Hypophosphatämie, häufig Nierensteine; regelloser Knochenumbau (Entkalkung u. lakunäre Resorption durch Osteoklasten) bei gleichzeitiger Knochenneubildung; Bildung von Granulationsgewebe mit Blutungsherden; Zystenbildung (s. Abb.) bes. an den langen Röhrenknochen, selten auch am Schädel; chron. Verlauf mit häufig uncharakterist. rheumatoiden Beschwerden; **DD:** Plasmozytom, fibröse Dysplasie, solitäre Knochenzysten, Osteodystrophia deformans, Pseudohyperparathyroidismus. Vgl. Dialyse-Osteopathie, Polyadenomatose-Syndrome.

Osteo|dys|trophia fibrosa localisata (↑; ↑; ↑) f: syn. juvenile Knochenzyste*.

Osteo|dys|trophie, renale (↑; ↑; ↑) f: s. Dialyse-Osteopathie, Rachitis renalis, Osteopathie, renale.

Osteo|ek|tomie (↑; Ektomie*) f: (engl.) osteoectomy; op. Entfernung eines Knochenstücks durch Ausmeißeln; vgl. Osteotomie.

Osteo|fibrom (↑; Fibr-*; -om*) n: (engl.) osteofibroma; seltener, benigner, fibröser Knochentumor; **Vork.:** bei Kindern bes. an der Tibia, bei Erwachsenen im Unterkiefer; **Sympt.:** Schmerzen, ggf. Spontanfraktur; oft symptomarm; **Ther.:** Kürettage, Spongiosaplastik, ggf. Osteosynthese.

Osteo|fibrosis de|formans juvenilis (↑; ↑; -osis*) f: syn. Jaffé*-Lichtenstein-Syndrom.

Osteo|genesis (↑; -genese*) f: syn. Knochenbildung, Ossifikation*.

Osteo|genesis im|perfecta (↑; ↑) f: (engl.) brittle bone disease; sog. Glasknochenkrankheit; erbl. Bindegewebeerkrankung, die zu vermehrter Knochenbrüchigkeit führt; **Path.:** multiple Defekte in der Biosynthese von Typ-I-Kollagen; **Formen: Typ I** a, b (Hoeve-Syndrom, Lobstein-Krankheit): autosomal-dominant erbl.; leichter Verlauf mit blauen Skleren, Dentinogenesis imperfecta u. Schwerhörigkeit; sonographisch intrauterin zu vermuten; **Typ II** a, b, c (Vrolik-Krankheit): genetisch heterogen; letal, bereits bei Geburt bestehende Verkürzung der Röhrenknochen (bes. der Rippen) durch multiple Frakturen, starke Verbiegung der langen Knochen (Pseudomikromelie); **Typ III:** überwiegend autosomal-rezessiv erbl.; schwerer Verlauf mit dünnen, gebogenen Knochen; **Typ IV** a, b: autosomal-dominant erbl.; variabler Verlauf mit u. ohne Dentinogenesis imperfecta; **Ther.:** Versuch mit Calcitonin, Calciferolen bzw. Calciferol-Metaboliten, Fluor; chir. u. orthop. Versorgung der Frakturen.

osteoid (↑; -id*): knochenähnlich.

Osteoidose (↑; ↑; -osis*) f: (engl.) osteoidosis; Bez. für das histol. Erscheinungsbild der Osteomalazie*; unterschieden werden eine leichte (Oberflächenosteoidose) u. eine schwere Form (Volumenosteoidose).

Osteoid|osteom (↑; ↑; -om*) n: (engl.) osteoid osteoma; syn. Kortikalisosteoid; Bergstrand-Syndrom; benigner osteoblastischer Knochentumor, der sich röntg. als eine in der Kortikalis gelegene Aufhellungszone mit Randsaum (Sklerosezone) darstellt (∅ kaum größer als 2 cm); unterschieden werden Kompakta- u. Spongiosatypen. **Lok.:** v. a. Femur u. Tibia; **Sympt.:** umschriebener (bes. nächtl.) Knochenschmerz, der sich nach Gabe von Acetylsalicylsäure zurückbildet; u. U. Weichteilschwellung; **Ther.:** Resektion, Spongiosaplastik; cave: Blutung (stark vaskularisierter Tumor).

Osteo|klasie (↑; gr. κλάσις Zerbrechen, Bruch) f: (engl.) osteoclasia; **1.** (pathol.-anat.) vermehrter Abbau der Knochensubstanz durch Aktivierung der Osteoklasten, z. B. bei Dialyse-Osteopathie od. primärem Hyperparathyroidismus; i. w. S. Auflösung durch Tumorwachstum; **2.** (orthop.) sog. Osteoklase: Beseitigung einer Achsenfehlstellung bei schlecht verheilter Fraktur od. rachit. Fehlform der langen Röhrenknochen durch Ausgradung (Frakturierung) über einem gepolsterten Keil u. anschließende Fixierung im Gipsverband.

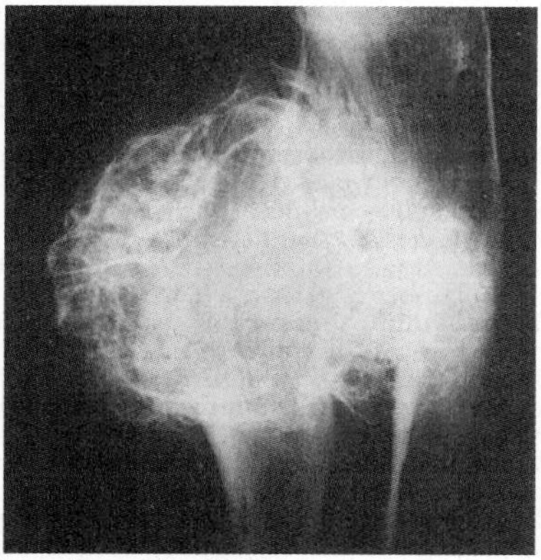

Osteofibrom der Fibula [540]

Osteo|klasten (↑; ↑) m pl: (engl.) osteoclasts; aus mesenchymalen Zellen entstehende vielkernige eosinophile Zellen, die Knochensubstanz abbauen (gewebetypische Makrophagen*); liegen häufig in den von ihnen gebildeten Howship*-Lakunen; vgl. Knochengewebe.

Osteo|klastom (↑; ↑; -om*) n: (engl.) osteoclastoma; aggressiver, an den Epi- u. Metaphysen der langen Röhrenknochen (bes. am Knie) lokalisierter Tumor aus vaskularisiertem Gewebe mit Riesenzellen (s. Riesenzelltumor); invasives Wachstum, selten Metastasierung; **Einteilung** nach Differenzierungsgrad: **I:** benignes O.; **II:** semimalignes O.; **III:** malignes O.; **Klin.:** Manifestation gehäuft zw. dem 30. u. 40. Lj. mit uncharakterist. Schmerzen, u. U. Spontanfraktur; in 10 % der Fälle Metastasierung in die Lunge; **Diagn.:** Rö., Knochenbiopsie; **Ther.:** En-bloc-Resektion; Rezidivrate 50 %.

Osteo|klastose (↑; ↑; -osis*) f: (engl.) osteoclastosis; Bez. für das histol. Erscheinungsbild der Osteodystrophia* fibrosa generalisata.

Osteo|lyse (↑; Lys-*) f: (engl.) osteolysis; Auflösung u. Abbau von Knochengewebe; z. B. bei primären u. sek. Knochentumoren od. -entzündung.

Osteom (↑; -om*) n: (engl.) osteoma; kompakte od. spongiöse, gutartige Neubildung des reifen Knochengewebes u. des Knochenmarks (meist Zufallsbefund); das kompakte O. ist häufig an Schädel u. Gesichtsknochen lokalisiert (reaktive Hyperostose* bei Meningeom*). Vgl. Knochentumoren.

Osteo|malazie (↑; -malazie*) f: (engl.) osteomalacia; erhöhte Weichheit u. Verbiegungstendenz der Knochen durch mangelhaften Einbau von Mineralstoffen in die normal od. überschießend gebildete Knochenmatrix (Osteoid) als sek. Ossifikationsstörung; häufigste **Urs.:** Rachitis*, Malabsorptionssyndrome*, Calciferol-Stoffwechselstörung, primäre Phosphatstörungen*;

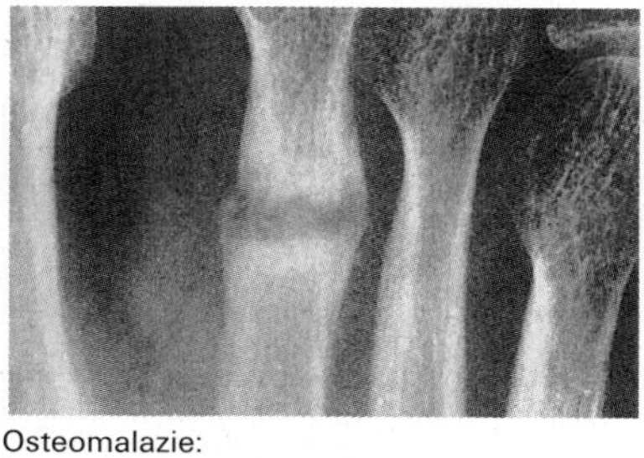

Osteomalazie:
Looser-Umbauzone am 2. Metatarsalknochen [406]

Klin.: diffuse Skelettbeschwerden bis hin zu schmerzbedingter Immobilisation; **Diagn.:** (röntg.) Verlust der Darstellung trabekulärer Details, Verdünnung der Wirbelgrund- u. Wirbeldeckplatten, Aufblättern der Kompaktaschichten (v. a. an den Röhrenknochen der statisch nicht belasteten oberen Extremität) u. unscharfe Absetzung gegen die Markspongiosa, mitunter

Looser*-Umbauzonen; Frühfälle sind röntg. nicht erkennbar; bei der Osteodensitometrie deutlich erniedrigte Werte; (labordiagn.) Hypokalzämie, evtl. Hypophosphatämie, Anstieg von alkalischer Phosphatase u. Parathormon; (histol.) Beckenkammbiopsie; **Ther.:** je nach Grunderkrankung orale Calcium- od. Phosphatzufuhr, Calciferole bzw. Calciferolmetabolite; bei Malabsorption Calciferole parenteral.

Osteo|medullo|graphie (↑; Medulla*; -graphie*) f: s. Medullographie.

Osteom, osteoides (↑; -om*) n: s. Osteoidosteom.

Osteo|myelitis (↑; Myel-*; -itis*) f: Knochenmarkentzündung; meist mit Knochenentzündung (Ostitis, Periostitis); **Formen: 1.** akute hämatogene O. inf. Streuung von Bakterien (meist Strepto-, Pneumo- od. Staphylokokken) aus lokalen Infektionsherden (Tonsillitis, Otitis, Pyodermien, dentogene Abszesse); **a)** Säuglingsosteomyelitis z. B. bei Nabelschnurinfektion, Impetigo, Pneumonie mit häufig untyp. Symptomatik; Neigung zu Arthritis (z. B. Koxitis*), hochgradige Sepsisgefahr; **b)** kindliche O. mit Lok. in den marknahen Anteilen der Metaphysen; **c)** adulte O.; eher selten (Ausnahme Spondylitis*); **Klin.:** Zeichen einer schweren Allgemeininfektion (Fieber, Schüttelfrost), Schmerzen, Schwellung u. Überwärmung des betroffenen Gliedmaßenabschnitts; **Diagn.:** erhöhte BKS, Leukozytose; Ultraschalldiagnostik zum Nachw. subperiostaler Abszesse (Frühdiagnose), Kernspintomographie, Computertomographie, 3-Phasen-Skelett- u. Leukozytenszintigraphie, Rö. (anfangs oft unauffällig, Fisteldarstellung); möglichst Erregerisolierung durch Blutkultur bzw. Abszess- od. Gewebepunktion; DD: Ewing-Sarkom, virale Arthritis, aseptische Knochennekrosen u. a.; **2.** akute exogene O. nach offener Fraktur* od. Knochenoperation; Klin.: wie bei 1.; **3.** primär-chronische O. (nach hämatogener Streuung von Erregern mit geringer Virulenz bei guter Abwehrlage des Pat.); **a)** Brodie-Knochenabszess: zentral gelegene Abszedierung in den Metaphysen u. Epiphysen langer Röhrenknochen mit röntg. zentraler Aufhellung u. Sklerosierungssaum; **b)** sklerosierende O. (Osteomyelitis sicca Garré) in den Diaphysen langer Röhrenknochen mit Sklerosierung der Kortikalis, i. d. R. ohne Keimnachweis; **c)** plasmazelluläre O. mit Kavernenbildung, charakterist. Vork. von Plasmazellen, häufig ohne Keimnachweis; **4.** sekundär-chronische O., meist als Folge von 2. mit intermittierend auftretenden entzündl. Schüben, eiternden Fisteln u. langwierigem Verlauf; **5.** Zu den sog. spezifischen Formen zählen neben der syphilitischen v. a. die tuberkulöse O. (s. Knochentuberkulose). **Ther.:** betroffene Extremität ruhig stellen; hochdosierte Antibiotikagabe, nichtsteroidale Antiphlogistika, Antiseptika; op. Infektsanierung, Sequesterresektion, Knochenzementplombierung des Defekts, autogene Knochentransplantation, Spongiosaplastik, Saug-Spül-Drainage, Einlage gentamycinhaltiger Methylmetacrylatkugeln; plastische Deckung, Wundverschluss u. Ruhigstellung mit Fixateur* externe; evtl. Distraktionsosteogenese.

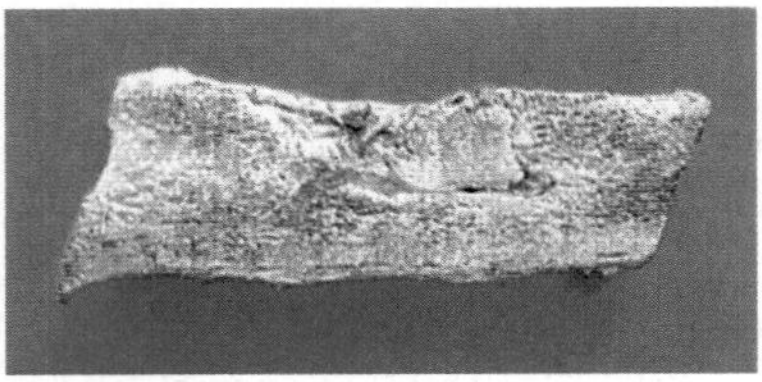

Osteomyelitis:
Eitermassen im Markraum eines aufgesägten Teilstücks des Oberschenkelröhrenknochens (Osteomyelitis purulenta) mit Knochenzerstörung durch eitrige Einschmelzung [471]

Osteo|myelitis sicca Garré (↑; ↑; ↑; Carl G., Chir., Breslau, Bonn, 1857–1928) f: (engl.) Garré's osteomyelitis; s. Osteomyelitis.

Osteo|myelo|fibrose (↑; ↑; Fibr-*; -osis*) f: (engl.) osteomyelofibrosis; syn. Osteomyelosklerose, myeloische Metaplasie; myeloproliferatives Syndrom* mit Fibrose u. Sklerose des Knochenmarks u. extramedullärer Blutbildung; **Ätiol.:** Die O. kann ohne erkennbare Urs., als reaktive O. inf. Einwirkung chem. Noxen od. ionisierender Strahlung entstehen od. sich aus einer anderen zum myeloproliferativen Syndrom zählenden Erkr. (v. a. Polycythaemia* rubra vera) entwickeln. **Klin.:** Manifestation meist zw. 50. u. 60. Lj. mit ausgeprägter Splenomegalie u. häufig Hepatomegalie; im weiteren Verlauf progrediente (leuko-erythroblastische) Anämie, rezidivierende Inf., bei ca. 20 % der Pat. terminaler Blastenschub; **Diagn.:** hämatol. Linksverschiebung* im Blutbild, mäßige Leukozytose (ca. 20 000/µl), evtl. Thrombozytose, histol. Nachweis von zellarmem Knochenmark in der Knochenmarkbiopsie* (Beckenkammstanze), Megakaryozytenanomalien; Sternalpunktion häufig unergiebig (Punctio sicca); labordiagn. normale od. erhöhte alkalische Leukozytenphosphatase; **Ther.:** evtl. Zytostatika bei exzessiver Thrombozytose, Strahlentherapie bei schmerzhafter Splenomegalie, ggf. anabole Steroide zur Stimulation der Erythropoese; **Progn.:** durchschnittliche Überlebenszeit ca. 6–8 Jahre; **DD:** chronisch-myeloische Leukämie*.

Osteo|myelo|graphie (↑; ↑; -graphie*) f: s. Medullographie.

Osteo|myelo|sklerose (↑; ↑; Skler-*; -osis*) f: s. Osteomyelofibrose.

Osteon (gr. ὀστέον Knochen) n: Baueinheit des Knochengewebes*; besteht aus den konzentrisch um die Havers*-Kanäle angeordneten Knochenlamellen (Speziallamellen) u. Osteozytenreihen.

Osteo|nekrose (↑; Nekr-*; -osis*) f: s. Knochennekrose.

Osteo-onycho-Dys|plasie (↑; Onych-*; Dys-*; -plasie*) f: syn. Nagel*-Patella-Syndrom.

Osteo|pathia (↑; -pathie*) f: Osteopathie; allg. Bez. für Knochenerkrankung.

Osteo|pathia con|densans dis|seminata (↑; ↑) f: syn. Buschke*-Ollendorff-Syndrom.

Osteo|pathia haemor|rhagica infantum (↑; ↑) f: syn. Möller*-Barlow-Krankheit.

Osteo|pathia hyper|ostotica multiplex infantilis (↑; ↑) f: syn. Camurati*-Engelmann-Syndrom.

Osteo|pathia hyper|trophicans toxica (↑; ↑) f: s. Osteoarthropathie, hypertrophe.

Osteo|pathia ovari|priva (↑; ↑) f: Knochenveränderungen i. S. einer postmenopausalen Osteoporose* nach vorzeitigem Ausfall der endokrinen Ovarialfunktion.

Osteo|pathie (↑; ↑) f: (engl.) osteopathy; allg. Bez. für Knochenerkrankung.

Osteo|pathie, alimentäre (↑; ↑) f: (engl.) nutritional osteopathy; syn. Alimentärpsathyrose; sog. Hungerosteopathie; durch Mangelernährung (insbes. Protein-, Calcium-, Calciferolmangel) auftretende Brüchigkeit des Skeletts mit mangelhaftem periostalem u. endostalem Knochenanbau bei normalem Längenwachstum; pathogenet. relevant kann auch ein sek. Mangel an Sexualhormonen sein (z. B. bei Anorexia nervosa). **Sympt.:** Knochenschmerzen u. erhöhte Knochenbrüchigkeit i. S. einer Osteoporose* od. Osteoporomalazie* mit Looser*-Umbauzonen u. Muskelschwäche.

Osteo|pathie, in|testinale (↑; ↑) f: (engl.) intestinal osteopathy; Bez. für Veränderungen des Skeletts aufgrund von Erkrankungen des Magen-Darm-Trakts mit Malabsorption*; (histol.) meist Kombination von Osteoporose* u. Osteomalazie*; s. Hyperparathyroidismus.

Osteo|pathie, kalzi|penische (↑; ↑) f: (engl.) calcipenic osteopathy; Knochenveränderung inf. Calciummangels durch Malabsorption od. verminderte Zufuhr.

Osteo|pathie, renale (↑; ↑) f: (engl.) renal osteopathy; generalisierte Knochenstoffwechselstörung mit Osteomalazie* bzw. Osteodystrophia* fibrosa generalisata bei chron. kompensierter Niereninsuffizienz od. bei Pat. unter Dialyse-Behandlung (s. Dialyse-Osteopathie); **Urs.:** v. a. Störung des Metabolismus der Calciferole (verminderte Bildung des aktiven Vitamins 1,25-Dihydroxycolecalciferol in der Niere) mit Verminderung der Calciumresorption aus dem Darm u. verzögerter Knochenmineralisation (s. Abb.); **Sympt.:** Gelenk- u. Knochenschmerzen, Spontanfrakturen, proximale Myopathie, Pruritus; **Ther.:** Calcitriol, Calcium, Calciumcarbonat; evtl. subtotale Parathyroidektomie. Vgl. Aluminiumosteopathie, Osteoporose.

Osteo|pathie, toxische (↑; ↑) f: (engl.) toxic osteopathy; Knochenveränderungen, die durch tox. Einwirkung von anorg. u. org. Substanzen u. Medikamenten entstehen.

Osteo|penie (↑; -penie*) f: (engl.) osteopenia; Abnahme an Knochengewebe; Bez. für **1.** physiol. senile Skelettatrophie, die im hohen Alter von der Osteoporose* als Krankheit praktisch nicht zu trennen ist; **2.** präklin. Osteoporose; **3.** (radiol.) Oberbegriff für Osteopathien, die im Röntgenbild durch diffuse Kalksalzminderung auffallen u. ohne weitere Information nicht als z. B. Osteoporose, Osteomalazie od. Osteodystrophia fibrosa generalisata klassifiziert werden können; vgl. Osteopathie, kalzipenische.

Osteo|peri|ostitis ossi|ficans toxica (↑; Periost*; -itis*) f: syn. hypertrophe Osteoarthropathie*.

Osteo|petrose (↑; gr. πέτρος Felsen; -osis*) f: syn. Marmorknochenkrankheit*.

Osteo|phyt (↑; Phyt-*) n: (engl.) osteophyte; vom Periost* ausgehende umschriebene, meist reaktive Knochenneubildung in Form von röntg.

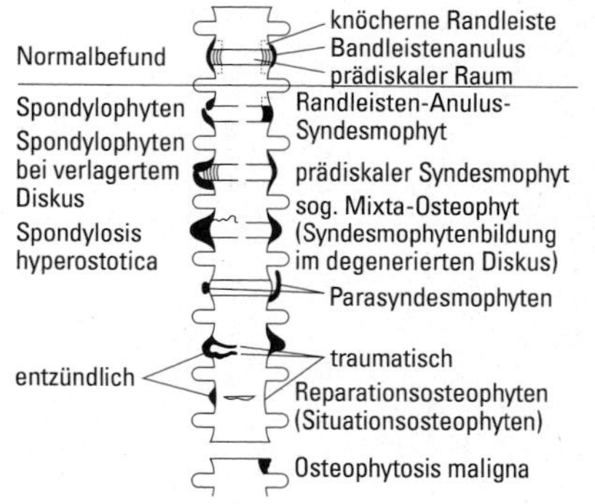

Osteophyt

erkennbaren Spangen, Höckern, Randzacken od. flächenhaften Auflagerungen (Abb.), bes. bei Osteochondrosis* intervertebralis als Spondylophyten vorkommend.

Osteo|plastik (↑; -plastik*) f: s. Knochentransplantation.

Osteo|poikilose (↑; gr. ποικίλος verschiedenartig, bunt; -osis*) f: syn. Buschke*-Ollendorf-Syndrom.

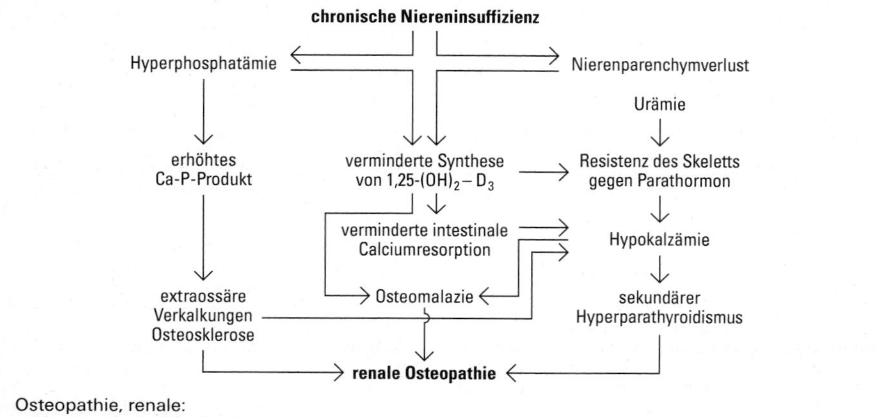

Osteopathie, renale: pathogenetische Mechanismen [406]

Osteo|poro|malazie (↑; gr. πόρος Loch, Öffnung; -malazie*) **f:** (engl.) osteoporomalacia; Mischbild aus Osteoporose* u. Osteomalazie* mit verstärkter Knochenresorption u. gleichzeitiger Osteoidose; **Vork.:** z. B. bei alimentärer, intestinaler od. renaler Osteopathie sowie seniler Osteoporose.

Osteo|porose (↑; ↑; -osis*) **f:** (engl.) osteoporosis; Erkrankung des Skelettsystems mit Verlust bzw. Verminderung von Knochensubstanz u. -struktur u. erhöhter Frakturanfälligkeit;

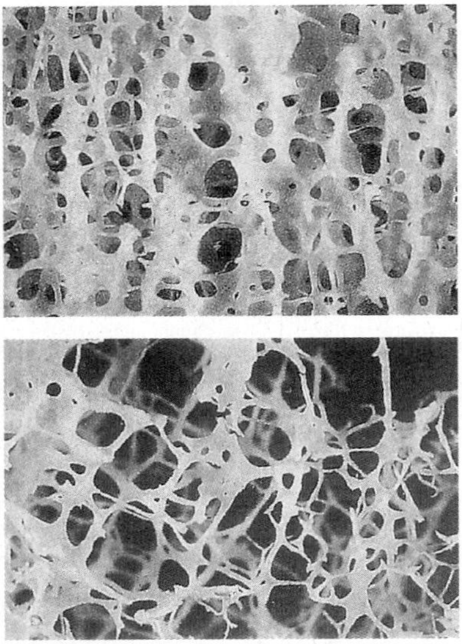

Osteoporose:
Wirbelkörperspongiosa;
oben: Normalbefund; unten: Spongiosaverlust bei schwerer Osteoporose [374]

Osteoporose
Pathogenetische Einteilung

primäre Osteoporose
- idiopathisch
- postmenopausal (Typ I)
- senil (Typ II)

sekundäre Osteoporose
- endokrin, metabolisch (Cushing-Syndrom, Hyperthyreose, Hypogonadismus, Hyperparathyroidismus, Akromegalie, Diabetes mellitus, Homocystinurie)
- iatrogen, medikamentös (Glukokortikoide, Heparine, Schilddrüsenhormone, GnRH-Agonisten, Danazol, Glutethimid, Laxanzien, Colestyramin)
- myelogen, onkologisch (Plasmozytom, Mastozytose, lymphoproliferative Erkrankungen, diffuse Knochenmarkkarzinose)
- parainfektiös, immunogen (rheumatoide Arthritis, Enteritis regionalis Crohn)
- Inaktivität, Immobilisation (Bettruhe, Paraplegie, Hemiplegie)
- hereditäre Bindegewebeerkrankungen (Osteogenesis imperfecta, Marfan-Syndrom, Ehlers-Danlos-Syndrom)
- komplexe Osteopathien (renale Osteopathie, intestinale Osteopathie)

Ätiol.: primäre O.: bisher weitgehend ungeklärt, als Teilfaktoren bei der postmenopausalen u. senilen O. sind Östrogenmangel u. Immobilisation bekannt; sek. O.: Grunderkrankungen: s. Tab. **Sympt.: 1.** präklin. O.: keine Frakturen od. Wirbelverformungen; signifikante Verminderung der Knochenmasse gegenüber alters- u. geschlechtsentsprechender Norm; **2.** manifeste O.: mindestens eine Wirbelfraktur bei inadäquatem od. fehlendem Trauma u. evtl. extravertebrale Frakturen; in ausgeprägten Fällen Rumpfverkürzung, Rundrücken, quere Hautfalten in der Flankenregion; chron. Schmerzsyndrom bes. im Rumpfbereich; **Diagn.:** (radiol.) Verminderung der Knochenmasse in der Osteodensitometrie*; Grund- u. Deckplatteneinbrüche der Wirbelkörper, Keilwirbel, Fischwirbel; (labordiagn.) Calcium, Phosphor, alkalische Phosphatase im Referenzbereich; (histol.) evtl. Beckenkammbiopsie; **Ther.:** physikalische Ther., Analgetika, optimale Calciumzufuhr, Calciferole u. Calciferolmetabolite (Alfacalcidol*, Calcitriol*), Bisphosphonate*; Stimulation der Osteoblasten mit Fluoriden, Hemmung der Osteoklasten mit Calcitonin*; **Proph.:** körperl. Aktivität (Gymnastik), calciumreiche Ernährung, evtl. Östrogen-Gestagen-Substitution in der Postmenopause.

Osteo|psathyrose (↑; gr. ψαθυρός spröde, brüchig; -osis*) **f:** (engl.) osteopsathyrosis; abnorme Knochenbrüchigkeit z. B. bei Osteogenesis* imperfecta u. alimentärer Osteopathie*.

Osteo|radio|nekrose (↑; Radio-*; Nekr-*; -osis*) **f:** syn. Radioosteonekrose*.

Osteo|sarkom (↑; Sark-*; -om*) **n:** (engl.) osteosarcoma; hochmaligner, knochenbildender Tumor mit frühzeitiger Bildung von intramedullären u. Fernmetastasen (in 80 % der Fälle Lungenmetastasen nachweisbar); **Subtypen** abhängig von der dominierenden Zellart (osteoblas-

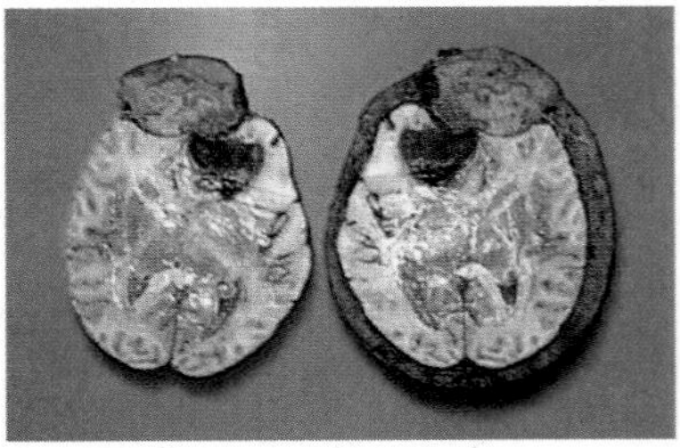

Osteosarkom:
osteogenes Sarkom der frontalen Schädelkalotte mit Einbruch des Tumors in das Frontalhirn und assoziierter Blutung bei zugrunde liegender Osteodystrophia deformans (sog. Paget-Sarkom); zu beachten ist die verdickte Schädelkalotte außerhalb des Tumors! [471]

tisch, chondroblastisch, fibroblastisch, riesenzellreich, vorwiegend gemischt) od. dem Wachstumsmuster (teleangiektatisch, periostal, parostal, intrakortikal, multizentrisch, in den Weichteilen); **Vork.:** häufigster maligner Knochentumor bei v. a. männl. Kindern u. Jugendlichen (Altersgipfel im 2. Lebensjahrzehnt); **Lok.:** meist metaphysär in langen Röhrenknochen (distaler Femur 44 %, proximale Tibia 17 %, Humerus 15 %); **Klin.:** Schmerzen u. derbe, leicht druckschmerzhafte Schwellung im befallenen Bereich; **Diagn.:** Röntgen, CT, Kernspintomographie (Staging); Biopsie u. histol. Untersuchung; **DD:** Ewing-Sarkom, Osteoblastom, Riesenzelltumor, aneurysmatische Knochenzyste; **Ther.:** Polychemotherapie, radikale Resektion; ggf. Lungenteilresektion; **Progn.:** bei fehlender Fernmetastasierung 60–70%ige 5-Jahres-Überlebensrate. Vgl. Chondrosarkom, Knochentumoren. V. Paw.

Osteo|sclerosis con|genita dif|fusa (↑; Skler-*; -osis*) f: syn. Marmorknochenkrankheit*.

Osteo|sklerose (↑; ↑; ↑) f: (engl.) osteosclerosis; lokalisierte od. generalisierte Verdichtung des spongiösen Knochengewebes mit evtl. Verdickung der Kortikalis (Hyperostose*) i. R. versch. Skeletterkrankungen; erhöhte Knochenbrüchigkeit durch mangelnde Elastizität; (röntg.) vermehrte Schattendichte der Knochenstrukturen. Vgl. Ermüdungsbruch.

Osteo|syn|these (↑; gr. σύνθεσις Zusammensetzung) f: (engl.) osteosynthesis; operatives Verf. zur schnellen Wiederherstellung der vollen Funktionsfähigkeit frakturierter Knochen, die frühfunktionelle, schmerzfreie Übungsbehandlung ermöglicht (keine Immobilisationsschäden, niedrige Thrombembolierate); **Prinzip:** anat. Reposition, Stabilisierung der Fraktur durch Kirschner*-Draht, extra- od. intramedullär platzierte Kraftträger (s. ums. Abb.), die i. d. R. später durch Zweitoperation entfernt werden; **Kompl.:** Knocheninfektion, Denudierung u. Durchblutungsstörung des Knochens, Materiallockerung.

Osteo|tomie (↑; -tom*) f: (engl.) osteotomy; op. Durchtrennen von Knochen mit Meißel bzw. Säge, um Fehlstellungen auszugleichen (Korrekturosteotomie); z. B. Umstellungsosteotomie zur Korrektur von Coxa vara od. Coxa valga od. eines Fehlbisses (vgl. Chirurgie, kieferorthopädische); Keilosteotomie mit Entfernen eines Knochenkeils zur Korrektur von Fußdeformitäten (vgl. Hohmann-Operation), in der Mund-Kiefer-Gesichtschirurgie auch chir. Zahnentfernung. Vgl. Myotomie.

Osteo|tomie, apikale (↑; ↑): syn. Schröder*-Lüftung.

Osteo|tomie, bi|maxilläre (↑; ↑) f: (engl.) bimaxillary osteotomy; Umstellungsosteotomie durch Komb. von Unterkieferosteotomie* u. Oberkieferosteotomie* od. Mittelgesichtsosteotomie*.

Osteo|zyten (↑; Zyt-*) m pl: (engl.) osteocytes; Knochenzellen; liegen in Lakunen des Knochengewebes u. senden in die Knochenkanälchen verzweigte Zellfortsätze aus, mit denen sie untereinander in Verbindung stehen. Vgl. Osteoblasten, Osteoklasten, Knochengewebe.

Ostien|kon|figuration (lat. ostium Öffnung, Mündung; Konfiguration*) f: (engl.) configuration of the ureteral orifices; Formen der Harnleiterostien: **1.** schlitzförmig (normal); pathol. Formen mit zunehmender Wahrscheinlichkeit eines vesikoureteralen Refluxes: **2.** hufeisenförmig, **3.** stadionförmig, **4.** golflochartig (s. Golflochostium). Vgl. Ureterfehlbildungen.

Ostio|folliculitis (↑; Follicul-*; -itis*) f: syn. Folliculitis* staphylogenes superficialis.

Ostitis (Ost-*; -itis*) f: auch Osteitis; Entzündung von Knochengewebe*; meist kombiniert mit Osteomyelitis* bzw. Periostitis*.

Ostitis con|densans (↑; ↑) f: O. c. ilii; Knochensklerosierung unbekannter Ursache; Vork.: am Becken in der Umgebung der Iliosakralgelenke, meist begrenzt auf das Os ilium, gelegentl. im Bereich der Symphyse.

Ostitis de|formans (↑; ↑) f: syn. Osteodystrophia* deformans.

Ostitis fibrosa (↑; ↑) f: s. Jaffé-Lichtenstein-Syndrom, Osteodystrophia fibrosa generalisata.

Ostitis fibrosa localisata (↑; ↑) f: s. Knochenzyste.

Ostitis multi|plex cystoides Jüngling (↑; ↑) f: Knochenmanifestation der chron. Sarkoidose* mit Zystenbildung in den Röhrenknochen der Finger- u. Zehenphalangen (s. Abb.); klin. meist inapparent.

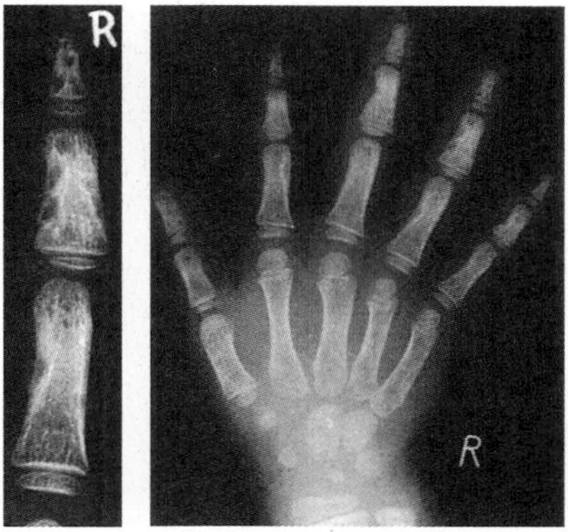

Ostitis multiplex cystoides Jüngling [540]

Ostitis necroticans pubis (↑; ↑) f: syn. Grazilissyndrom*.

Ostitis ossi|ficans (↑; ↑) f: s. Hyperostose.

Ostitis purulenta (↑; ↑) f: eitrige Entz. des Knochens, meist kombiniert mit Osteomyelitis* bzw. Periostitis*.

Ostitis tuberculosa (↑; ↑) f: s. Knochentuberkulose.

Ostitis typhosa (↑; ↑) f: Knochenentzündung bei Typhus* abdominalis, bes. an Sternum u. Rippen, meist mit Chondritis*.

Ostium (lat.) n: Mündung, Eingang.

Ostium abdominale tubae uterinae (↑) n: Öffnung des Eileiters in die Bauchhöhle.

Ostium aortae (↑) n: in die Aorta führende Öffnung der li. Herzkammer.

Ostium ap|pendicis vermi|formis (↑) n: Mündung des Wurmfortsatzes in das Caecum.

Ostium atrio|ventriculare dextrum, sinistrum (↑) n: Eingang vom re. bzw. li. Vorhof in die re. bzw. li. Herzkammer.

Ostium ileale (↑) n: Ileumöffnung in das Caecum auf der Spitze der Papilla ilealis; wird nicht als Klappe angesehen (s. Bauhin-Klappe).

O

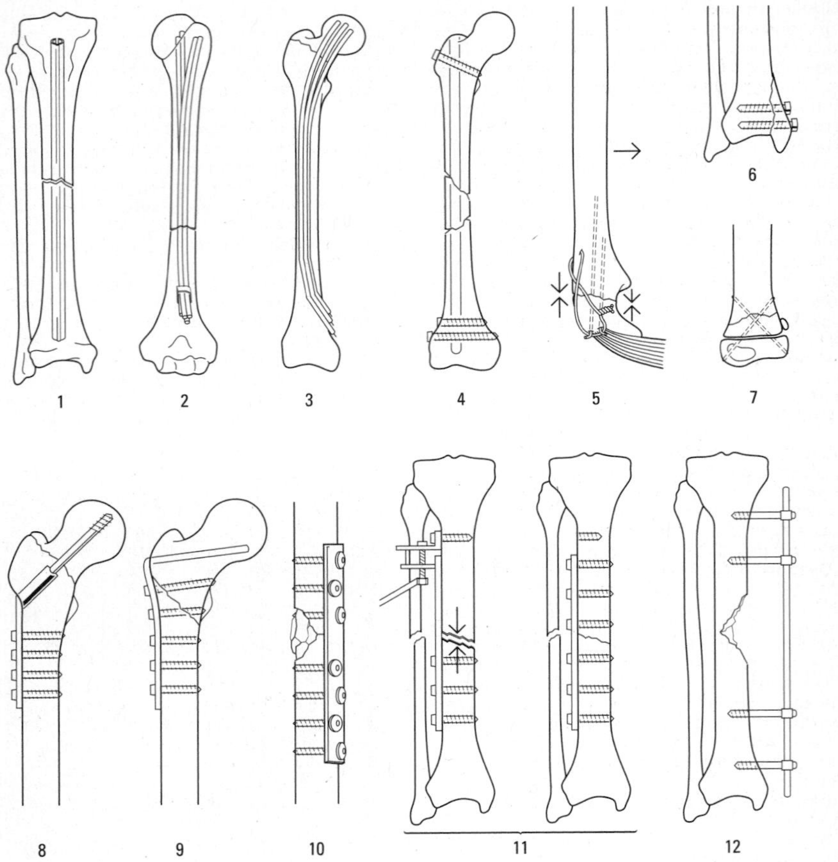

Osteosynthese:
Überblick über verschiedene Verfahren:
1: Marknagelung nach Küntscher; 2: Bündelnagelung nach Hackethal bei Humerusschaft-Querfraktur; 3: Federnägel nach Ender und Simon-Weidner bei per- oder subtrochantärer Fraktur; 4: Verriegelnagel bei Femurschaftfraktur (Stückbruch); 5: Drahtzuggurtung einer Olekranonfraktur; 6: Verschraubung des Innenknöchels; 7: gekreuzte Spickdrahtosteosynthese bei kindlicher suprakondylärer Humerusfraktur; 8: dynamische Hüftschraube (Abk. DHS) bei pertrochantärer Schenkelhalsfraktur; 9: 95°-Kondylenplatte bei subtrochantärer Femurfraktur; 10: Kompressionsplatte bei Querfraktur mit Trümmerzone (evtl. kombiniert mit Spongiosaplastik); 11: Kompressionsplatte bei Pseudarthrose der Tibia (links Montage des Plattenspanngerätes, das nach Verschraubung der Platte wieder entfernt wird); 12: Fixateur externe als eindimensionaler äußerer Festhalter [256, 170, 155]

Ostium pharyngeum, tympanicum tubae auditivae (↑) n**:** Mündung der Ohrtrompete in den Pharynx u. in die Paukenhöhle.

Ostium-primum-Defekt (↑; lat. primus der erste) m**:** (engl.) ostium-primum defect; Vorhofseptumdefekt* vom Primum-Typ (ASD I).

Ostium-secundum-Defekt (↑; lat. secundus der zweite) m**:** (engl.) ostium-secundum defect; Vorhofseptumdefekt* vom Secundum-Typ (ASD II).

Ostium trunci pulmonalis (↑) n**:** in den Truncus pulmonalis führende Öffnung der re. Herzkammer.

Ostium ureteris (↑) n**:** Einmündungsstelle des Harnleiters in die Harnblase.

Ostium urethrae externum, internum (↑) n**:** äußere bzw. innere Öffnung der Harnröhre.

Ostium uteri (↑) n**:** äußerer Muttermund.

Ostium uterinum tubae uterinae (↑) n**:** Öffnung des Eileiters in die Uterushöhle.

Ostium vaginae (↑) n**:** die in den Scheidenvorhof mündende Scheidenöffnung.

Ostium venae cavae inferioris, superioris (↑) n**:** Mündung der unteren u. oberen Hohlvene in den rechten Vorhof.

Os trapezium (Os*) n**:** großes Vieleckbein; s. Ossa carpi.

Os trapezoideum (↑) n**:** kleines Vieleckbein; s. Ossa carpi.

Os trigonum (↑) n: gelegentlich selbständiges Tuberculum laterale des Processus posterior tali.

Os triquetrum (↑) n: Dreiecksbein; s. Ossa carpi.

Oszillationen (lat. oscillatio Schaukeln, Schwingen) f pl: (engl.) oscillations; auch Fluktuationen; (gebh.) bei der instantanen Herzschlagregistrierung* des Feten auftretende, wehenunabhängige, kurzfristige Schwankungen der fetalen Herzschlagfrequenz; nach dem Ausmaß dieser Schwankungen (Bandbreite, Amplitude der Frequenzschwankungen) werden versch. Oszillationstypen unterschieden, die zur Erkennung intrauteriner Notsituationen geeignet sind. Weitere Unterteilung nach der Häufigkeit der O. (Zahl der Umkehrpunkte/Min.). Vgl. Kardiotokographie.

Oszillo|graphie (↑; -graphie*) f: (engl.) oscillography; graph. Darstellung rasch veränderlicher Vorgänge in Abhängigkeit von der Zeit; Anw. in der Med. als nichtinvasives Verf. zum Nachweis u. zur Lok. von peripheren art. Durchblutungsstörungen durch graph. Registrierung der pulswellensynchronen Volumenveränderungen der Extremitäten mit Hilfe einer Druckmanschette u. einem Pulsabnehmer (in Ruhe u. nach körperl. Belastung); Aussagen über Durchflussvolumina sind nicht möglich (vgl. Rheographie).

Oszill|opsie (↑; Op-*) f: (engl.) oscillopsia; Bewegungsillusion der Umwelt durch zu starke Bildbewegung auf der Retina; **Vork.:** bei Nystagmus, Opsoklonus, gesteigertem od. gestörtem vestibulookulärem Reflex i. R. von vestibulären Erkrankungen.

Oszillo|skop (↑; Skop-*) n: (engl.) oscilloscope; elektron. Gerät zur trägheitslosen opt. Darstellung zeitl. veränderl. Vorgänge auf einem Monitor, z. B. von Pulsfrequenz, elektr. Herzaktion (EKG), Hirnströmen (EEG); Anw. auch zum Bildaufbau der Gammakamera.

Os zygomaticum (Os*) n: Jochbein; Bestandteil der knöchernen Grundlage des Mittelgesichts, des Jochbogens u. der lateralen Augenhöhlenwand.

Ot-: auch Oto-; Wortteil mit der Bedeutung Ohr; von gr. οὖς, ὠτός.

Ot|algie (↑; -algie*) f: (engl.) otalgia, earache; syn. Otodynie; Schmerzen im Bereich des Ohrs, insbes. ins Ohr ausstrahlende Schmerzen bei krankhaften Prozessen in dessen Umgebung; **Vork.:** u. a. bei Costen-Syndrom, Erkr. der Parotis, Zahnerkrankungen, Lymphadenitis colli, Trigeminusneuralgie, Halswirbelsäulenveränderungen, Intermediusneuralgie u. als Frühsymptom bei Hypopharynxkarzinom.

Ota-Nävus (Masao O., Dermat., Tokio, geb. 1883; Nävus*) m: s. Mongolenfleck.

Ot|hämatom (Ot-*; Häm-*; -om*) n: (engl.) othematoma; subperichondrales Hämatom*; **Ätiol.:** traumat. bedingte Ablösung der Haut bzw. des Perichondriums vom Knorpel der Ohrmuschel; **Ther.:** sterile, evtl. wiederholte Punktion; Inzision am tiefsten Punkt od. retroaurikuläre Inzision mit Knorpelfensterung u. Druckverband bei rezivid. Hämatombildung.

oticus (↑): zum Ohr gehörend.

Otitis (↑; -itis*) f: Entz. von Teilen des Ohrs, meist als O. externa od. O. media.

Otitis externa circum|scripta (↑; ↑) f: syn. Ohrfurunkel*.

Otitis externa diffusa (↑; ↑) f: Entz. des äußeren Ohres; **Urs.: 1.** bakteriell (als Erysipel) od. viral (Herpes zoster oticus); u. U. phlegmonöse Entz. mit Perichondritis; **2.** allergisch/toxisch od. endogen; z. B. als Kontaktekzem, mikrobielles od. seborrhoisches Ekzem bzw. lokale Manifestation eines atopischen Ekzems; **Sympt.:** Juckreiz, Rötung, Schuppen- u. Krustenbildung, Tragusdruckschmerz, Fieber, regionäre Lymphadenitis, evtl. retroaurikuläre Schwellung (sog. Pseudomastoiditis); bei exsudativer Entz. kann es zu sek. Besiedlung durch Bakterien (v. a. Staphylokokken) u. Pilzen (Otomykose*) kommen. **Ther.:** je nach ätiol. Faktor Alkohol-Glycerol-Spülung, kortikoidhaltige Tinkturen od. Salben, ggf. Antimykotika, bei phlegmonösen Formen systemisch Antibiotika.

Otitis externa maligna (↑; ↑) f: syn. progressive nekrotisierende Otitis; Inf. im Bereich des äußeren Gehörgangs (auf den Knochen übergreifend) mit Pseudomonas* aeruginosa, meist bei älteren männl. Diabetikern auftretend; **Sympt.:** v. a. starke Schmerzen; Granulationen, Otorrhö, Sequesterbildung; **Kompl.:** Ausbreitung in umgebendes Weichteilgewebe, Einbruch in das Kiefergelenk, Osteomyelitis* der Schädelbasis mit multiplen Hirnnervenausfällen; **DD:** Plattenepithelkarzinom des Gehörgangs.

Otitis media (↑; ↑) f: Entz. des Mittelohrs; klin. **Formen: 1. akute O. m.:** meist tubogen aszendierende Inf. aus dem Nasopharynx (v. a. durch Strepto-, Staphylo-, Pneumokokken u. Haemophilus influenzae), die im Kindesalter durch eine kurze, weite Tuba auditiva Eustachii begünstigt wird; auch nach Trommelfellruptur* u. (v. a. bei Kindern) hämatogen i. R. einer Sepsis* u. als Kompl. von Infektionskrankheiten, v. a. als akute nekrotisierende **Scharlachotitis** mit subtotaler Trommelfellperforation, Nekrose der Gehörknöchelchen u. evtl. Osteomyelitis, **Masernotitis** inf. bakterieller Sekundärinfektion mit purulenter Mastoiditis u. **Grippeotitis** mit Bildung hämorrhag. Bläschen auf dem Trommelfell; **Klin.:** Fieber, Ohrenschmerzen, evtl. Ohrgeräusche, Schwerhörigkeit, druckschmerzhafter Processus mastoideus; im Säuglings- u. Kleinkindesalter stehen häufig unspezif. Symptome wie Dyspepsie mit Erbrechen u. Gedeihstörungen u. evtl. Zeichen eines meningealen Syndroms* im Vordergrund. Verlauf: Im Anschluss an eine 1–2 Tage andauernde exsudative Entz. folgt eine Demarkationsphase (3–8 Tage) mit spontaner Trommelfellperforation meist im hin-

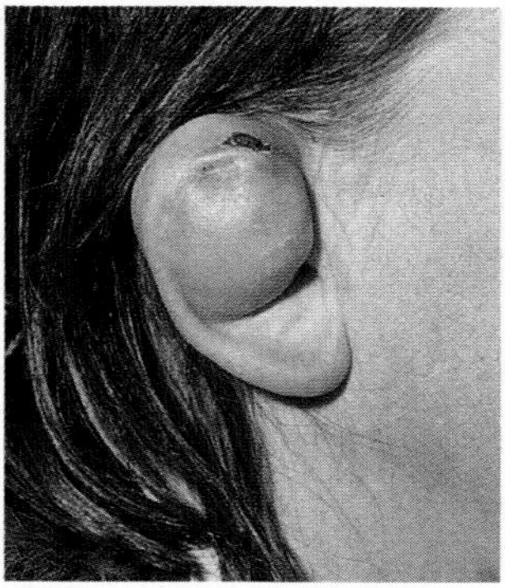

Othämatom [390]

teren oberen Quadranten; Ausheilung innerh. 2–4 Wo. mit Spontanverschluss des Defekts; **Diagn.:** in der Otoskopie* anfangs gerötetes u. vorgewölbtes Trommelfell (s. Abb.) mit pathol. Trommelfellreflex, evtl. Tragusdruckschmerz; in der Schüller-Schläfenbeinaufnahme meist

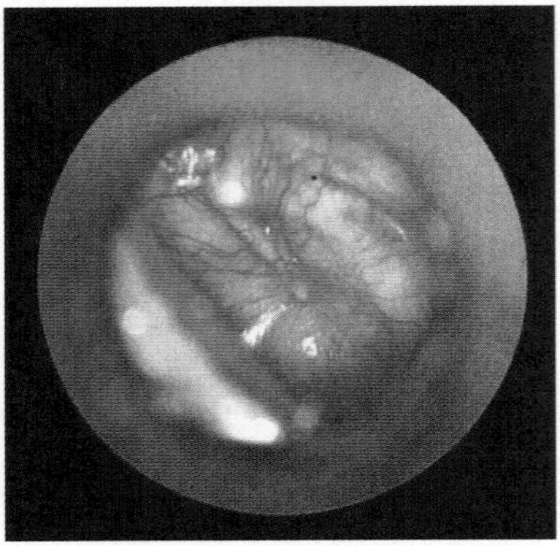

Otitis media acuta: linkes Ohr [85]

Zeichen einer (Begleit-)Mastoiditis; **Ther.:** schleimhautabschwellende Nasentropfen, Antibiotika (systemisch); bei starker Trommelfellvorwölbung u. persistierendem Fieber Parazentese*, evtl. Paukendrainage*; **Kompl.:** Innenohrbeteiligung, Mastoiditis*, Zygomatizitis*, Fazialislähmung*, Meningitis*, Hirnabszess*, otitischer Hydrozephalus*, seromuköse O. m.;

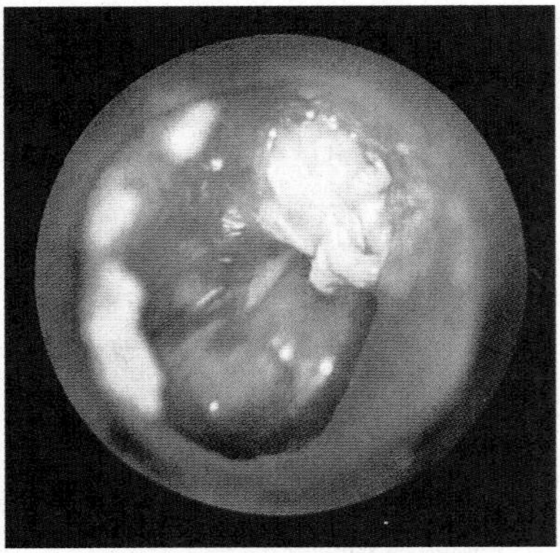

Otitis media chronica: hier inf. eines Cholesteatoms (rechtes Ohr) [85]

2. chronische O. m.: Pathogenese multifaktoriell: konstitutionell eingeschränkte Schleimhautfunktion, frühkindliche Schädigung durch virulente Inf., gehemmte Pneumatisation, chron. gestörte Tubenfunktion, Gaumenspaltenträger, Immundefekte, Diabetes mellitus, Kachexie u. a.; **a)** chron. mesotympanale O. m.: zentraler Trommelfelldefekt mit chron. od. chron.-rezidivierender Otorrhö (meist geruchlos) u. Schallleitungsstörung; Ther.: Trockenlegen, Spülung mit Kamillenlösung, nicht antibiotische Ohrtropfen, in akuten Phasen lokal od. systemisch Antibiotika entspr. dem Antibiogramm; wenn erfolglos, evtl. sanierende Mastoidektomie, nach Ausheilung Tympanoplastik; **b)** chron. epitympanale O. m.: Entz. mit granulierender Ostitis im Bereich eines randständigen Trommelfelldefektes (Pars flaccida, hinterer oberer Quadrant), evtl. Entw. eines Cholesteatoms; Sympt.: permanente, meist fötide Otorrhö, progrediente Schallleitungsstörung; Ther.: chir. Sanierung ostitischer Herde, ggf. Beseitigung des Cholesteatoms, (Tympanoplastik); **c)** chron. seromuköse O. m.: s. Tubenkatarrh. H. Ger.

Otitis, okkulte (↑; ↑) f: syn. okkulte Mastoiditis*.

Oto|dynie (↑; -odynie*) f: syn. Otalgie*.

Oto|lithen (↑; Lith-*) m pl: (anat.) Statolithen*.

Oto|logie (↑; -log*) f: (engl.) otology; Ohrenheilkunde.

Oto|myiasis (↑; gr. μυῖα Fliege; -iasis*) f: Myiasis* des Ohrs.

Oto|mykose (↑; Myk-*; -osis*) f: (engl.) otomycosis; Pilzinfektion im äußeren Gehörgang mit chron. rezidivierendem Verlauf, oft nach lokaler Antibiotikatherapie; **Err.:** häufig Aspergillus*; **Sympt.:** Juckreiz, evtl. Schmerzen; **Ther.:** lokal Antimykotika.

Oto|pexie (↑; -pexie*) f: (engl.) otopexy; op. Korrektur abstehender Ohrmuscheln.

Oto|phym (↑; gr. φῦμα Gewächs, Geschwulst) n: (engl.) otophyma; seltene, von Bindegewebe u. Talgdrüsen ausgehende, benigne Hyperplasie der Ohrmuschel; vgl. Rhinophym.

Oto-Rhino-Laryngo|logie (↑; Rhin-*; Laryng-*; -log*) f: (engl.) otorhinolaryngology; Hals-Nasen-Ohren-Heilkunde.

Otor|rhö (↑; -rhö*) f: (engl.) otorrhea; Ohrenfluss; seröse, eitrige, evtl. blutige Absonderung aus dem Ohr; **Vork.:** z. B. bei chron. Otitis media, Otitis externa, Ohrfurunkel, Fremdkörpern im äußeren Gehörgang, als Otoliquorrhö nach Schädelbasisfrakturen.

Oto|sklerose (↑; Skler-*; -osis*) f: (engl.) otosclerosis; autosomal-dominant erbl., v. a. bei Frauen auftretende Erkr. der knöchernen Kapsel des Labyrinths, die sich meist zw. dem 20. u. 40. Lj. manifestiert; Häufigkeit: ca. 1 % der weißen Bevölkerung mit unterschiedl. Expressivität; als **Urs.** werden Störungen im Knochenstoffwechsel diskutiert. Die sklerot. Herde sind meist im Bereich des ovalen Fensters lokalisiert u. führen zur Fixierung des Steigbügels (Stapesankylose). **Sympt.:** zunächst meist einseitige, im weiteren Verlauf beidseitige, langsam progrediente Schwerhörigkeit, konstante Ohrgeräusche, Paracusis Willisii (s. Parakusis); oft Verschlechterung während einer Schwangerschaft; **Diagn.:** in der Audiometrie* bei ca. 80 % der Fälle Nachweis einer Schallleitungsstörung, bei ca. 15 % in Komb. mit einer Schallempfindungsstörung (durch Herde in der Schneckenkapsel; sog. Kapselotosklerose), in ca. 5 % reine Schallempfindungsstörung; Gellé-Hörversuch pathol., Rinne-Versuch negativ, fehlender Stapediusreflex; **Ther.:** op. Stapesplastik* (Hörverbesserung in mehr als 90 % der Fälle), selten Tympanoplastik* (Typ V); evtl. Hörgeräte.

Oto|skopie (↑; -skopie*) **f:** (engl.) otoscopy; direkte Untersuchung des äußeren Gehörgangs u. des Trommelfells mittels Ohrtrichter od. Otoskop (mit Griff zum Einführen eines Ohrtrichters, Beleuchtungsquelle u. Lupe); s. Siegle-Ohrtrichter.

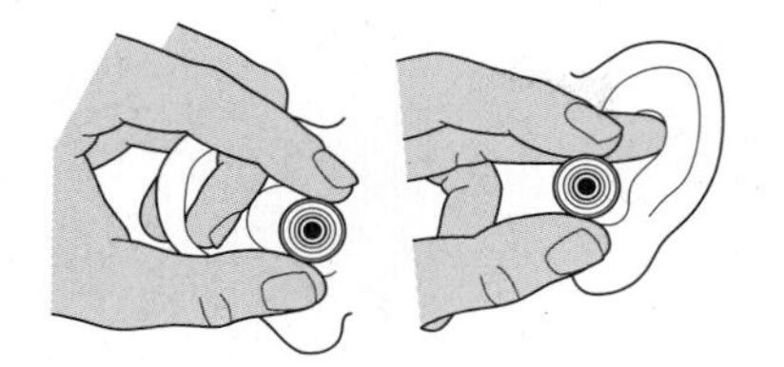

Otoskopie:
Einführen des Ohrtrichters in das rechte (li.) und linke (re.) Ohr [130]

Oto|strobo|skopie (↑; gr. στρόβος Wirbel; -skopie*) **f:** (engl.) otostroboscopy; Verf. zur opt. Beurteilung der Trommelfellschwingungen.

Oto|toxizität (↑; Tox-*) **f:** (engl.) ototoxicity; Bez. für die zu einer (evtl. irreversiblen) Schädigung des VIII. Hirnnervs, von Gehör u. Vestibularapparat führende tox. Wirkung versch. Substanzen; z. B. Aminoglykosid-Antibiotika, Chinin, Salicylsäure, Etacrynsäure, Furosemid, Cisplatin, Anilin, Arsen, Benzol, best. Quecksilber- u. Bleiverbindungen, auch Bakterientoxine. Endogene Ototoxine können bei best. Stoffwechselkrankheiten (z. B. Diabetes mellitus, Nierenerkrankungen) gebildet werden. Vgl. Neurotoxine.

Oto|zephalie (↑; Keph-*) **f:** (engl.) otocephaly; angeb., letale Anomalie mit Fehlen von Unterkiefer, Mundöffnung u. Zunge, Fusion beider Ohren u. Hypoplasie des Pharynx; nicht selten assoziiert mit Holoprosenzephalie*.

Otto-Chrobak-Becken (Adolph W. O., Chir., Breslau, 1786–1845; Rudolf Ch., Gyn., Wien, 1843–1910)**:** syn. Protrusio* acetabuli.

Ott-Zeichen (Victor Rudolf O., Rheumatol., Gießen, 1914–1986)**:** (engl.) Ott's sign; Maßzahl für die Beweglichkeit der BWS; der Abstand zw. dem Dornfortsatz C_7 u. einem 30 cm kaudal liegenden Punkt vergrößert sich normalerweise durch max. Vorwärtsneigung um 3–4 cm, bei Bewegungseinschränkung der Wirbelsäule <3 cm (z. B. bei Spondylitis ankylosans, degen. Veränderung). Vgl. Schober-Zeichen.

Ouabain n: syn. g-Strophanthin; s. Strophanthin.

Ouchterlony-Test (Orjan T. G. O., Bakteriol., Göteborg, geb. 1914) **m:** syn. Doppelimmundiffusionstest nach Ouchterlony; Verf. zur qual. Analyse von Antigengemischen u. zur orientierenden Bestimmung von Verwandtschaftsgraden zw. versch. Antigenen (Reaktionsmuster: s. Abb.) nach dem Prinzip der radialen Immundiffusion*. Vgl. Elek-Ouchterlony-Test.

Oudin-Prä|zipitations|test (lat. praecipitare herabstürzen) **m:** (engl.) Oudin's test; einfache eindimensionale Immundiffusion* in einem mit (Agar-)Gel gefüllten Röhrchen.

Ov-: auch Ovo-; Wortteil mit der Bedeutung **1.** Ei; von lat. ovum; **2.** kleines Ei, Eizelle; von lat. ovulum.

Ovalär|schnitt (lat. ovalis eiförmig, oval)**:** (engl.) oval incision; **1.** (chir.) Lappenschnitt* z. B. bei Amputation; **2.** (dermat.) ovale Hautexzision z. B. zur Entfernung eines Hauttumors.

Ovalo|zytose (↑; Zyt-*; -osis*) **m:** syn. hereditäre Elliptozytose*.

Ovar (lat. ovarium Eierstock) **n:** Eierstock; s. Ovarium.

Ovar|ek|tomie (↑; Ektomie*) **f:** (engl.) ovariectomy; op. Entfernung eines (Semikastration) od. beider Eierstöcke (Kastration*) bei pathol. Veränderungen (Zyste, Tumor) od. zur Ausschaltung der endokrinen Funktion (z. B. bei Mammakarzinom).

Ovarial|ab|szess (↑; Abszess*) **m:** (engl.) ovarian abscess; syn. Pyovar; eitrige Einschmelzung von Ovarialgewebe durch hämatogene od. direkte (aszendierte od. übergeleitete) Infektion, z. B. bei Salpingitis, Pelveoperitonitis, Appendizitis; **Sympt.:** einseitiger Druckschmerz, oft schwerste Beeinträchtigung des Allgemeinbefindens (bis hin zur Sepsis); **Diagn.:** Ultraschalldiagnostik, Laparoskopie; **Ther.:** Versuch mit Antibiotika, bei ausbleibender Besserung nach 3–4 Tagen chir. Exstirpation mit Anlegen einer Drainage.

Ovarial|fibrom (↑; Fibr-*; -om*) **n:** (engl.) ovarian fibroma; benigner, vorwiegend einseitig auftretender mesenchymaler Tumor des Ovars (s. Ovarialtumoren), geht von den Stromazellen aus u. besteht vorwiegend aus faserreichem Bindegewebe; **Vork.:** v. a. bei Frauen nach der Menopause. Das O. wächst langsam, kann Kindskopfgröße erreichen u. ist meist gestielt; größere Tumoren neigen zu Erweichung u. Ausbildung zyst. Hohlräume. Bei etwa einem Viertel der Pat. entwickelt sich ein Meigs*-Syndrom.

Ovarial|gravidität (↑; Graviditas*) **f:** (engl.) ovarian pregnancy; Extrauteringravidität* im Ovar; meist bis zur 6.–7. SSW Ruptur (klin. als Akutes* Abdomen).

Ovarial|hormone (↑; Horm-*) **n pl:** (engl.) ovarian hormones; Bez. für die im Eierstock gebildeten Hormone, v. a. Östrogene* u. Gestagene*, in geringer Menge auch Androgene*.

Ovarial|hypo|plasie (↑; Hyp-*; -plasie*) **f:** (engl.) ovarian hypoplasia; seltene Form der primären Ovarialinsuffizienz* mit kleinen, parenchymarmen Ovarien u. Verminderung od. völligem Fehlen des Keimepithels; vorhandene Primärfollikel sprechen auf Gonadotropine nicht an, es werden keine od. nur geringe Mengen von Östrogenen* gebildet. **Folge:** Unterentwicklung des Genitale u. der sek. Geschlechtsmerkmale, hypergonadotrope Amenorrhö*, Sterilität*.

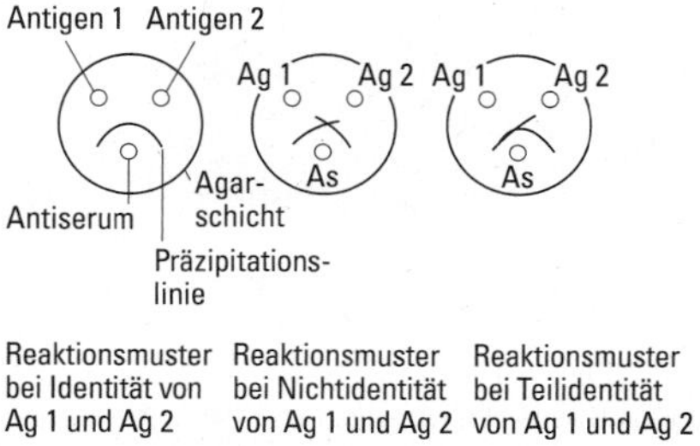

Ouchterlony-Test:
Reaktionsmuster bei voller (li.), Nicht- (Mitte) und Teilidentität (re.) der Antigene 1 und 2

Ovarial|in|suf|fizienz (↑; Insuffizienz*) f: (engl.) ovarian insufficiency; primäre (z. B. inf. Ovarialhypoplasie*) od. sekundäre (hypophysär-hypothalamisch, auch psychogen bedingte) Funktionsschwäche der Ovarien; **Formen: 1.** generative O. mit Ausbleiben von Follikelreifung, Follikelsprung, Ovulation u. Bildung des Corpus luteum; **2.** vegetative O. (höchster Grad der O.) mit Ruhen jeglicher inkretor. Leistung (Synthese weibl. Sexualhormone) u. Atrophie von Uterus, Vagina, Vulva u. Mamma. Vgl. Amenorrhö, Sterilität.

Ovarial|karzinom (↑; Karz-*; -om*) n: s. Ovarialtumoren.

Ovarial|kystom (↑; Kyst-*; ↑) n: Cystoma ovarii; s. Kystadenom.

Ovarial|syn|drom, poly|zystisches (↑) n: (engl.) polycystic ovary syndrome; auch PCO-Syndrom; multifaktorielles Krankheitsbild mit Amenorrhö* od. anovulator. Zyklen u. Vergrößerung der Ovarien durch Bildung multipler subkapsulärer Zysten (polyzystische Ovarien*); **Ätiol.:** unklar; evtl. hypothalamisch-hypophysäre Fehlsteuerung od. primäre Störung der Steroidsynthese in den Ovarien mit vermehrter Bildung von Androgenen; **Sonderform:** Stein-Leventhal-Syndrom: zusätzlich ovarielle Androgenisierung mit Adipositas, Sterilität* u. meist auch Hirsutismus*; **Ther.:** bei Kinderwunsch Ovulationsinduktion*, evtl. chir. Keilexzision od. Koagulation der Ovarien, bei Hirsutismus Antiandrogene; vgl. Hyperthecosis ovarii.

Ovarial|tumoren (↑; Tumor*) m pl: (engl.) ovarian tumors; echte Tumoren (Blastome) des Eierstocks (Ovarium*); maligne O. proliferieren häufig sehr schnell, sind von höchster Bösartigkeit u. Hauptursache für Sterbefälle inf. gyn. Krebserkrankung; Risikofaktoren: familiäre Disposition in 5–10 % durch Mutation im BRCA-1- od. BRCA-2-Gen (Erkrankungsrisiko 87 bzw. 63 %), Lebensalter, fett- u. fleischhaltige Ernährung, Infertilität, Nulliparität; langfristige Einnahme von hormonalen Kontrazeptiva senkt

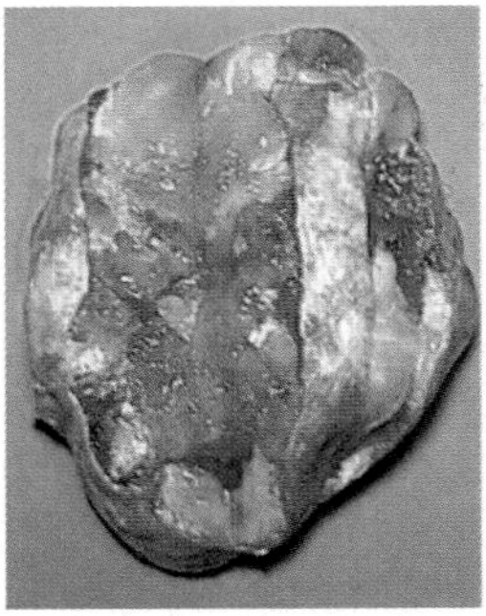

Ovarialtumoren:
von zäh-gallertigem Schleim gefülltes, multilokuläres muzinöses Kystadenom [471]

das Risiko. **Einteilung: 1.** primäre epitheliale O. (über 70 %): seröse, muzinöse, endometrioide u. klarzellige, sowohl benigne als auch (potentiell) maligne Tumoren, v. a. Kystadenom*, Kystadenokarzinom*, Brenner*-Tumor; eine bes. Gruppe bilden die undifferenzierten Ovarialkarzinome, deren Zellen histol. keinem best. Muttergewebe zuzuordnen sind. **2.** primäre mesenchymale O. (v. a. Ovarialfibrom*) u. Mischtumoren (v. a. Adenofibrom); **3.** Keimstrangtumoren, leiten sich von den Keimleisten ab; man unterscheidet weibliche (Granulosazelltumor*, Thekazelltumor*), männliche (Androblastom*) u.

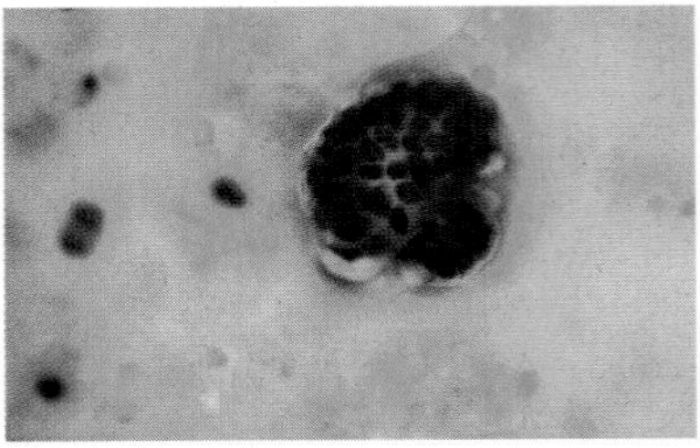

Ovarialtumoren:
herdförmiger Zellkomplex aus stark atypischen Epithelien (Zytodiagnostik: Pap V) in der Flüssigkeit des zystischen Anteils eines Ovarialtumors (Papanicolaou-Färbung) [211]

Mischformen (Gynandroblastom*); **4.** Keimzelltumoren, bestehen entw. aus unreifen Keimzellen (Dysgerminom*, Gynandroblastom) od. aus embryonalen (Teratom*, Dermoid*, Struma* ovarii, Embryonalkarzinom*, Polyembryom*) bzw. extraembryonalen Zellen (endodermaler Sinustumor*, malignes Chorionepitheliom*); **5.** metastatisch entstandene sekundäre O., v. a. bei Mammakarzinom, Karzinomen des Magen-Darm-Trakts (Krukenberg*-Tumor), Korpuskarzinom; **Klin.:** zu Beginn unabhängig von der Dignität keine charakterist. Frühsymptome; fassbare Sympt. erst rel. spät, v. a. Zyklusstörungen*, Dysmenorrhö* bzw. Blutungen in der Postmenopause (Leitsymptome bei hormonbildenden O.), unklare diffuse Unterleibbeschwerden, Zunahme des Leibesumfangs u. Beeinträchtigungen des Allgemeinbefindens; **Diagn.:**

Jeder dritte Ovarialtumor ist oder wird ein Karzinom.

bimanuelle Untersuchung, Ultraschalldiagnostik, Computertomographie, Kernspintomographie, Laparoskopie, Explorativlaparotomie; Bestimmung des Tumormarkers CA-125; **Ther.:** Hysterektomie u. Entfernen beider Adnexe, ggf. Omentektomie, Appendektomie, pelvine (ggf. paraaortale) Lymphonodektomie, nur bei einseitigen O. bei intakter Kapsel organerhaltendes Verf. möglich; je nach Art u. Stadium adjuvante od. palliative Ther. mit Zytostatika* bzw. Bestrahlung; **Kompl.:** Stieldrehung*, Ruptur (u. U. Peritonealkarzinose*, Pseudomyxoma* peritonei); **DD:** Ovarialzysten, Uterusmyom, reguläre Schwangerschaft u. Extrauteringravidität, Endometriose, Darmtumoren; **Proph.:** bei familiärem O. ist auch ohne Abklärung der genet. Situation die proph. Ovarektomie anzuraten. Vgl. Rosenfeld-Syndrom.

Ovarial|zyklus (↑; Zykl-*) m: (engl.) ovarian cycle; v. a. unter dem Einfluss von Gonadotropinen* im Ovarium stattfindender Prozess der Follikelreifung* (Östrogenproduktion), Ovulation* u. Bildung des Corpus* luteum (Progesteronproduktion); vgl. Menstruationszyklus.

Ovarialzysten (↑; Kyst-*) f pl: (engl.) ovarian cysts; im Ovarium* lokalisierte funktionelle bzw. Retentionszysten* unterschiedlicher Urs., insbes. Follikelzyste* (>4 cm), Corpus*-luteum-Zyste (bis 8 cm), Luteinzyste* u. Schokoladenzyste*; die klin. Symptomatik ähnelt der bei zystischen Ovarialtumoren* i. e. S. Vgl. Parovarialzysten, Ovarien, polyzystische.

Ovarien, polyzystische (↑) n pl: (engl.) polycystic ovaries; syn. kleinzystische Degeneration der Ovarien; beidseitige Vergrößerung des Ovariums* auf das Zwei- bis Fünffache der Norm durch zahlreiche, meist bis 1 cm große, bes. subkapsulär gelegene Zysten; dabei weißl. graue Oberfläche u. Kapselverdickung; das kombinierte Auftreten von p. O. mit Amenorrhö, Sterilität u. maskulinem Typ wird als polyzystisches Ovarialsyndrom* bezeichnet. Vgl. Ovarialtumoren.

Ovarium (↑) n: (engl.) ovary; Eierstock, weibl. Keimdrüse; pflaumengroßes Organ, paarig aufgehängt unterh. der Tube in einer schmalen Bauchfellduplikatur (Mesovarium) zw. Uterusfundus u. seitl. Beckenwand, besteht aus einer peripheren Rindenschicht (mit den Eifollikeln, kleinen kugeligen bis erbsengroßen Gebilden) u. der zentralen Markschicht. Es ist zu unterscheiden zw. der generativen u. der vegetativen Funktion: **generative Funktion:** Produktion von befruchtungsfähigen Eiern (Follikelreifung, Follikelsprung, Ovulation, Gelbkörperbildung); **vegetative Funktion:** Hormonbildung; Bildung der Östrogene* u. Gestagene* (Progesteron) sowie geringer Mengen von Androstendion. Vgl. Eizelle, Ovarialinsuffizienz.

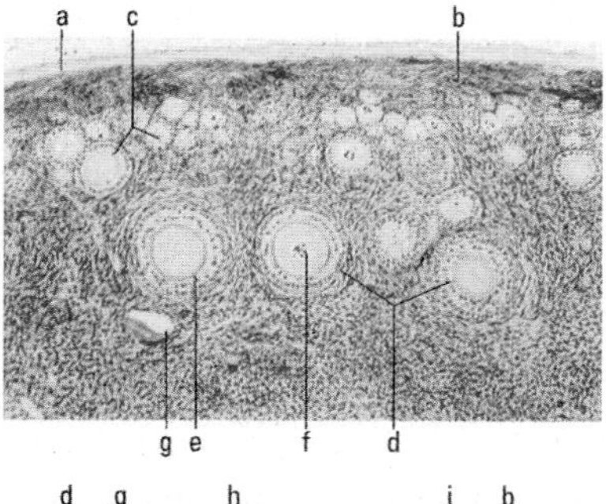

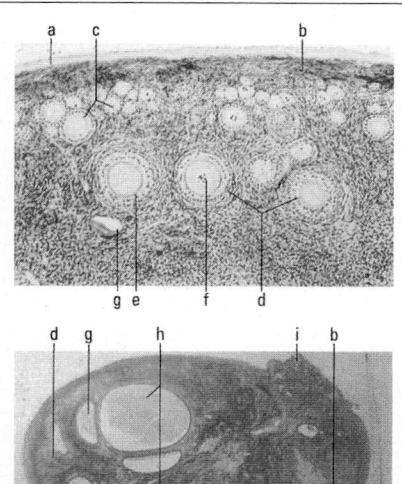

Ovarium:
histologische Schnitte; oben durch das Rindengebiet (starke Vergrößerung, Azanfärbung), unten durch das ganze Organ (schwache Vergrößerung, Hämatoxylin-Eosin-Färbung);
a: Oberflächenepithel; b: Tunica albuginea; c: Primärfollikel in verschiedenen Wachstumsphasen; d: Sekundärfollikel; e: Zona pellucida einer Eizelle; f: Kern einer Eizelle; g: atretische Follikel; h: Tertiärfollikel; i: Mesovarium [134, 470]

Overhead extension (engl. overhead oben, Ober-; Extension*): Bez. für eine senkrecht nach oben gerichtete Extension* bei 90° Beugung im Hüftgelenk u. schwebendem Becken; **Ind.:** kindl. Oberschenkelfraktur, Hüftkopfnekrose, u. U. Hüftgelenkluxation; vgl. Extensionsmethoden.

Overholt-Lagerung (Richard H. O., Chir., Boston, geb. 1901): (engl.) Overholt's positioning; präventive Maßnahme zur Vermeidung einer Keimverschleppung bei Lungenoperation (z. B. Segmentresektion, Lobektomie); Bauchlage mit Absenken von Kopf u. erkrankter Seite.

Overprotection (engl. übermäßiger Schutz): überbesorgte Grundhaltung der Erziehungsperson gegenüber dem Kind, die dessen Entw. u. Verselbständigung hemmen sowie Unsicherheit, Ängstlichkeit u. a. psych. Symptomherausbildung zur Folge haben kann.

Ovogenese (Ov-*; -genese*) f: (engl.) ovogenesis; Entw. der Eizelle*; Urkeimzellen (s. Gametogenese) differenzieren sich beim weibl. Embryo in der 5. Woche zu **Ovogonien** u. vermehren sich mitotisch bis zum 5. Monat, wo sie ihre maximale Anzahl (ca. 6 Mill.) erreichen. Die Mehrzahl der Ovogonien geht bis zur Geburt zugrunde, ca. 700 000 bis 2 Mill. Ovogonien differenzieren sich zw. dem 3. u. 7. Monat zu **primären Ovozyten**, die sich bei der Geburt in einem Ruhestadium zw. Prophase u. Metaphase der ersten Reifeteilung befinden (sog. Diktyotänstadium) u., von Epithelzellen umgeben, Primärfollikel im Ovarium bilden. Bis zu Beginn der Pubertät vermindert sich die Anzahl primärer Ovozyten auf ca. 40 000, von denen im Lauf der folgenden Jahre bis zur Menopause ca. 400 nach Follikelreifung* i. R. des Ovarialzyklus* die erste Reifeteilung vollenden, wobei eine **sek. Ovozyte** u. ein erstes **Polkörperchen** entstehen. Die zweite Reifeteilung beginnt unmittelbar danach u. wird nur abgeschlossen, wenn die Eizelle befruchtet wird. Vgl. Befruchtung.

Ovogonien (Oogonien*) n pl: Ureier; s. Ovogenese.

Ovotestis (Ov-*; lat. testis Hoden) m: syn. Testovar; intraabdominal lokalisierte Gonadenanlage mit unreifen weibl. u. männl. Keimzellen bei Hermaphroditismus verus (s. Hermaphroditismus); u. U. nur einseitig.

Ovozyt (↑; Zyt-*) m: Eizelle*.

Ovula Nabothi (↑; Martin Naboth, Anat., Leipzig, 1675–1721) n pl: (engl.) Naboth's follicles; schleimhaltige, gelb-weißliche Retentionszysten* an der Portiooberfläche; Entstehung durch Überwachsen von Drüsenausführungsgängen ektropionierter Zervixschleimhaut mit Plattenepithel; vgl. Umwandlungszone.

Ovulation (↑) f: Eisprung; die bei der geschlechtsreifen Frau mit einem 28-tägigen Menstruationszyklus* normalerweise etwa am 14. Tag nach Einsetzen der Menstruation erfolgende Ausstoßung einer reifen Eizelle* aus dem Graaf-Follikel des Ovariums nach Follikelsprung; vgl. Ovulationstests, Ovulationsinduktion, Konzeptionsoptimum, Phase, präovulatorische, Ovulationsblutung.

Ovulations|blutung (↑): (engl.) midcycle bleeding; syn. Mittelblutung; Sonderform der zyklischen Zwischenblutungen*; geringe Blutung aus dem Endometrium zum Zeitpunkt der Ovulation, häufig in Verbindung mit einem Mittelschmerz* als Folge eines verstärkten Östrogenabfalls.

Ovulations|hemmer (↑): (engl.) ovulation inhibitor; umgangssprachl. Bez. auch Antibabypille; s. Kontrazeption, hormonale.

Ovulations|in|duktion (↑; lat. inductio Hineinführen, -geleiten) f: (engl.) ovulation induction; (gyn.) Verfahren zur medikamentös-hormonalen Auslösung einer Ovulation* (z. B. einmalige Applikation von 5.000–10.000 I. E. HCG bzw. GnHR-Agonisten nach vorheriger Stimulierung der Follikelreifung z. B. mit Clomifen, FSH od. HCG-Inj.); **Anw.:** v. a. bei weiblicher Sterilität* inf. Anovulation, u. U. auch i. R. einer In*-vitro-Fertilisation.

Ovulations|methode (↑) f: s. Billings-Ovulationsmethode.

Ovulations|tests (↑) m pl: (engl.) ovulation tests; Untersuchungen u. klin. Beobachtungen zum Nachw. einer Ovulation*, z. B. Beobachtung von Basaltemperatur*, Zervixschleim* (Spinnbarkeit, Farnkrautphänomen), Muttermundweite u. Hormonbestimmungen (LH). Als sicherer Nachw. gilt nur die direkte Beobachtung der Ovulation unter Laparoskopie bzw. indirekt mittels Ultraschalldiagnostik. Vgl. Menstruationszyklus.

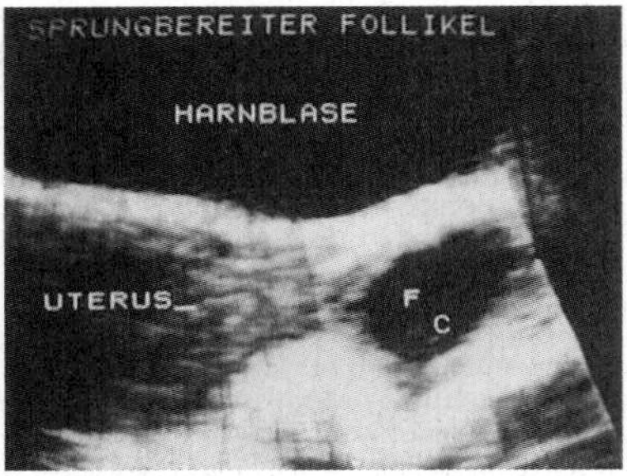

Ovulationstests:
Nachweis der Ovulation durch Ultraschall; Längsschnitt durch einen Follikel (F) mit 2,1 cm Durchmesser; C: Cumulus oophorus [19]

Ovulum (Dim. von lat. ovum Ei) n (pl Ovula): (engl.) ovule; kleines Ei; s. Ovula Nabothi.

Ovum (lat.) n: Ei; s. Eizelle.

Owren-Syn|drom (Paul A. O., Hämat., Oslo, geb. 1905) n: (engl.) Owren's disease; **1.** syn. Hypoproakzelerinämie*; **2.** Owren-Krise: passagere Knochenmarkaplasie*; tritt v. a. bei Sichelzellenanämie, hereditärer Sphärozytose, Pure red cell aplasia, auch nach Knochenmarkschädigung (z. B. bei hämolytischer Anämie) u. bei Allergie auf.

Ox-: auch Oxy-, Oxi-; Wortteil mit der Bedeutung **1.** scharf, sauer von gr. ὀξύς; **2.** Sauerstoff (Oxygenium).

Oxa|ceprol (INN) n: acetyliertes Hydroxyprolin; s. Antiphlogistika.

Oxa|cillin (INN) n: penicillinasefestes Penicillin; s. Penicilline.

Oxalat|blut (Ox-*): (engl.) oxalated blood; mit Oxalaten (z. B. Na-Oxalat) versetztes, ungerinnbares Blut, dem Ca^{2+} durch die Bildung von Ca-Oxalat entzogen wurde; dient der Gewinnung von Blutplasma; vgl. Citratblut.

Oxalat|steine (↑): (engl.) oxalate stones; graue bis schwarze Harnsteine aus Calciumoxalat mit höckeriger u. stacheliger Form; röntg. darstellbar; **Urs.:** Oxalurie*. Vgl. Nephrolithiasis.

Oxal|essig|säure (↑): (engl.) oxaloacetic acid; Ketodicarbonsäure, HOOC—CH_2—CO—COOH; Salze: Oxalacetate; Metabolit des Intermediärstoffwechsels (s. Citratzyklus).

Oxali|platin (INN) n: platinhaltiges Zytostatikum; verhindert DNA-Synthese; **Verw.:** bei metastasierendem kolorektalem Karzinom in Komb. mit 5-Fluorouracil u. Folinsäure; **Kontraind.:** Stillzeit, schwere Nierenfunktionsstörung, Myelosuppression, periphere sensible Neuropathie; **UAW:** Durchfall, Erbrechen, Stomatitis, Neutropenie.

Oxalose (Ox-*; -osis*) f: syn. Hyperoxalurie*.

Oxal|säure (↑): (engl.) oxalic acid; Kleesäure, Acidum oxalicum, HOOC—COOH; kristallisiert mit $2H_2O$; Nahrungsbestandteil, der im Darmlumen durch Komplexsalzbildung die Calciumresorption vermindert; giftig, LD ab ca. 5 g; Salze: Oxalate, z. B. Calciumoxalat.

Oxal|urie (↑; Ur-*) f: (engl.) oxaluria; Ausscheidung von Oxalsäure mit dem Harn (v. a. als Calciumoxalat); physiol. bis 40 mg/24 Std.; erhöhte Werte: **1.** primär bei Hyperoxalurie*; **2.** sekundär nach vermehrter Oxalatzufuhr (Rhabarber, Spinat, schwarzer Tee, Schokolade), gesteigerter Oxalatresorption (Enteritis regionalis Crohn) od. bei Leberfunktionsstörungen.

Oxamni|quin (INN) n: Anthelminthikum bei Befall mit Schistosoma mansoni (s. Schistosoma).

Oxatomid (INN) n: Histamin-H_1-Rezeptorenblocker; **Verw.:** als Antiallergikum; s. Antihistaminika.

Ox|aza|phosphorine n pl: (engl.) oxazaphosphorines; chem. Verbindungen, die auch Zytostatika* mit alkylierender Wirkung (s. Alkylanzien) einschließen; z. B. Cyclophosphamid, Ifosfamid, Trofosfamid.

Oxa|zepam (INN) n: Benzodiazepinderivat mit mittellanger Halbwertzeit; **Verw.:** als Tranquilizer* u. Schlafmittel*; s. Benzodiazepinderivate.

Oxa|zolam (INN) n: Benzodiazepinderivat mit langer Halbwertzeit; **Verw.:** als Tranquilizer*; s. Benzodiazepinderivate.

Oxazolidone n pl: (engl.) oxazolidones; korrekte Bez. Oxazolidindione; Derivate des Oxazolidins; s. Antiepileptika.

Ox|carb|azepin (INN) n: mit Carbamazepin* strukturverwandtes Antiepileptikum.

Oxedrin n: syn. Synephrin; Alphasympathomimetikum; **Verw.:** Antihypotonikum.

Oxi|came n pl: (engl.) oxicams; Gruppe von nichtsteroidalen Antiphlogistika* mit langer Halbwertzeit, z. B. Meloxicam, Piroxicam, Tenoxicam; **Ind.:** akute u. chron. Arthritiden, rheumatoide Arthritis, Spondylitis ankylosans, Arthrose; **Kontraind.:** Blutbildstörungen, gastroduodenales Ulkus, Magen-Darm-Blutung, Überempfindlichkeit nach Einnahme von NSAR (z. B. Urtikaria), schwere Leber- od. Niereninsuffizienz; **UAW:** Erbrechen, gastrointestinale Störungen, Blutbildstörungen, Anstieg der Transaminasen, cholestat. Syndrom u. a.

Oxi|conazol (INN) n: Imidazolderivat; Antimykotikum zur top. Anw.; **Verw.:** s. Antimykotika.

Oxid n: (engl.) oxide; veraltete Schreibweise Oxyd; Verbindung eines Elements od. eines Molekülteils mit Sauerstoff; vgl. Oxidation.

Oxidasen f pl: (engl.) oxidases; Oxidoreduktasen*, die als Elektronenakzeptor molekularen Sauerstoff nutzen (vgl. Oxidation); z. B. Glukoseoxidase, Xanthinoxidase.

Oxidase|nachweis: (engl.) oxidase test; Methode zur Differenzierung gramneg. Kokken (Oxidase-positiv, z. B. Neisseria gonorrhoeae u. Neisseria meningitidis) u. Oxidase-negativer grampos. Kokken; pos. Reaktion (schwarzbraune Anfärbung der Kolonie) nach Kontakt mit Dimethyl-paraphenylendiamin-hydrochlorid u. Alphanaphthol in wässriger Lösung od. auf imprägniertem Filterpapier.

Oxidase|re|aktion f: (engl.) oxidase reaction; syn. Peroxidasereaktion (Abk. POX); **1.** (pathol.) auch Winkler-Schulze-Reaktion; zytochem. Reaktion zur Unterscheidung von myeloisch-monozytären u. lymphozytären Zellen (u. Retikulumzellen) durch Darstellung von Myeloperoxidasen, die insbes. in den Granula der neutrophilen Granulozyten vorkommen; eine starke O. weisen v. a. Promyelozyten u. Myelozyten auf. Anw. zur Differenzierung versch. Formen der Leukämie*. **2.** (labormed.) Glukoseoxidase-Peroxidase-Reaktion; s. Blutzucker-Bestimmungsmethoden.

Oxidation (Ox-*) f: (chem.) Entzug von Valenzelektronen; als Redoxvorgang erfolgende, unter Energieentwicklung stattfindende Reaktion, meist mit Sauerstoffbeteiligung, bei der ein Element od. eine Verbindung (Reduktionsmittel, Elektronendonator) Elektronen an den Reaktionspartner (Oxidationsmittel, Elektronenakzeptor) abgibt. Vgl. Redoxsystem, Reduktion.

Oxidations|wasser (↑): (engl.) water of oxidation; bei der inneren Atmung* entstehendes Wasser (z. B. 0,6 g bei Oxidation von 1 g Glukose); die täglich produzierte Menge von ca. 300 ml O. (Erwachsener) wird in der Wasserbilanz* des Organismus i. S. einer Wassereinfuhr berücksichtigt.

Oxido|re|duktasen f pl: (engl.) oxidoreductases; erste Hauptklasse der Enzyme*; katalysieren Redoxreaktionen (s. Redoxsystem); wichtige Unterklassen sind Oxidasen, Dehydrogenasen, Monooxygenasen, Dioxygenasen, molybdänhaltige Hydroxylasen.

Oxilo|frin (INN) n: syn. p-Hydroxyephedrin; Sympathomimetikum; **Verw.:** Antihypotonikum.

Oxi|triptan (INN) n: Antidepressivum; **Verw.:** bei Biopterinsynthese-Defekt, zur Behandlung zerebellärer Ataxie u. Myoklonie bei neurol. Erkr. (unter Blutbildkontrolle); vgl. Tryptophan.

Oxi|tropium|bromid (INN) n: Parasympatholytikum; **Verw.:** Bronchospasmolytikum, Antiasthmatikum.

5-Oxo|prolin|ämie f: (engl.) 5-oxoprolinuria; syn. Pyroglutamat-Azidämie, Oxoprolinase-Mangel; klin. variable, z. T. harmlose autosomal-rezessiv vererbte Störung im Gammaglutamatzyklus; **Sympt.:** Nierenkolik, Calciumoxalat-Urolithiasis, Durchfall, selten geistige Retardierung; **Diagn.:** erhöhte Konz. von Oxoprolin bzw. Pyroglutamat in Urin u. Blut (Tandem-Massenspektrometrie-Screening). E. Mön.

Ox|prenolol (INN) n: nichtselektiver Betarezeptorenblocker*.

Oxy|buprocain (INN) n: Lokalanästhetikum vom Estertyp zur Oberflächenanästhesie; s. Lokalanästhetika.

Oxycodon (INN): Opioid; Verw. als narkotisches Analgetikum bei starkem Dauerschmerz; s. Opioide.

Oxy|fedrin (INN) n: Koronardilatator mit schwacher betasympathomimet. Wirkung; **Verw.:** bei koronarer Herzkrankheit.

Oxy|genasen f pl: (engl.) oxygenases; Oxidoreduktasen*, die ein od. zwei O-Atom(e) des molekularen Sauerstoffe in ihr Substrat einbauen; **Einteilung: 1.** Monooxygenasen*; **2.** Dioxygenasen*. Vgl. Hydroxylasen, molybdänhaltige.

Oxy|genator (Ox-*) m: Gerät zur Anreicherung bzw. Sättigung venösen Bluts mit Sauerstoff (bei gleichzeitiger Elimination von CO_2), das als Bestandteil der Herz*-Lungen-Maschine u. bei ECMO* zur Anw. kommt; **Einteilung** nach dem Funktionsprinzip: **1.** Filmoxygenator, in dem das Blut zur Oberflächenvergrößerung flächenhaft ausgebreitet u. in direkten Kontakt mit einer Sauerstoffatmosphäre gebracht wird (nur noch wenig verwandt); **2.** Bubble-O., bei dem das Blut mit Sauerstoff durchperlt wird; **3.** Membranoxygenator, in dem der Gasaustausch über eine Kunststoffmembran erfolgt (inf. fehlenden direkten Kontakts zw. Gas u. Blut geringere Traumatisierung der Blutzellen; Einsatz bei längeren Herzoperationen u. ECMO). Durch den hohen Sauerstofffluss (ca. 6 l/min) entsteht bei allen O. eine Hypokapnie; CO_2 wird zusätzl. eingeleitet. Vgl. Kreislauf, extrakorporaler.

Oxy|genierung (↑): (engl.) oxygenation; Arterialisation* von venösem Blut; hyperbare O.: syn. Sauerstoff*-Überdrucktherapie.

Oxy|genium (↑) n: Sauerstoff*.

Oxy|hämin (↑; Häm-*) n: s. Hämatin.

Oxy|hämo|globin (↑; ↑; Globus*) n: (engl.) oxyhemoglobin; Abk. Oxy-Hb, HbO_2; oxygeniertes Hämoglobin*.

Oxy|meta|zolin (INN) n: Alphasympathomimetikum (Imidazolinderivat); **Verw.:** lokaler Vasokonstriktor (in Augen- u. Nasentropfen).

Oxy|metrie (Ox-*; -metrie*) f: (engl.) oxymetry; Bestimmung der prozentualen Sauerstoffsättigung des Hämoglobins mittels Spektralphotometrie; **Prinzip:** Beleuchtung (Reflexionsoxymetrie) od. Durchleuchtung (Transmissionsoxymetrie) einer Blutprobe (in Küvette) od. Körperstelle (kontinuierlich u. unblutig als sog. Pulsoxymetrie am Ohrläppchen od. Finger), Messung der Extinktion bei 640 nm (Oxyhämoglobin) u. 805–830 nm (Gesamthämoglobin) u. Berechnung der Konz. nach dem Lambert*-Beer-Gesetz; mit Hilfe der O. ist u. a. auch die Berechnung des Herzminutenvolumens nach der Fick*-Formel möglich.

Oxy|nervon n: s. Cerebroside.

Oxy|pertin (INN) n: Indolderivat, das in niedriger Dosierung Agitation u. Hyperaktivität bewirkt, in hoher Dosierung jedoch sedierend wirkt; s. Neuroleptika.

Oxyphen|butazon (INN) n: s. Pyrazolonderivate.

oxy|phil (Ox-*; -phil*): (engl.) oxyphilic; syn. azidophil*.

Oxy|tetra|cyclin (INN) n: syn. 5-Hydroxytetracyclin; Antibiotikum aus der Gruppe der Tetracycline*.

O

Oxy|tocin (INN) n: Ocytocin, Oxytozin; cycl. Nonapeptidhormon (MG 1007); strukturell ähnl. dem ADH; Bildung im Nucleus supraopticus u. Nucleus paraventricularis des Hypothalamus, Speicherung im Hypophysenhinterlappen, Stimulation zur Ausschüttung durch Reizung der Genitalorgane, deren Dehnung bei der Geburt, den Saugakt beim Stillen sowie visuelle u. olfaktorische Reize; **Wirkungen:** Kontraktion der glatten Muskulatur von Uterus u. Milchdrüse (Milchejektion); Östrogene* erhöhen die Uterusempfindlichkeit gegenüber O., Gestagene* senken sie. In der Schwangerschaft ist die Uterusempfindlichkeit gegenüber O. sehr gering, kurz vor, während u. nach der Geburt sehr hoch (s. Laktation). Der Abbau erfolgt durch Oxytocinase*. Therap. **Verw.:** zur Geburtseinleitung u. aktiver Leitung der Nachgeburtsperiode, bei Wehenschwäche, Schnittentbindung u. Laktationsstörung.

Oxy|tocinase f: syn. Cystinaminopeptidase; lysosomale Protease v. a. der Plazenta, die Oxytocin* u. Angiotensinen* als Substrate akzeptiert; biochem. Parameter der Plazentafunktion; in der Schwangerschaft steigt die O.-Enzymaktivität bis zum Beginn der Geburt. Dem Verhältnis von O. zu Oxytocin kommt physiol. Bedeutung für das Einsetzen der Wehen zu. Verminderte enzymat. Aktivität im mütterl. Serum bei intrauteriner Wachstumsretardierung*, erhöhte bei Gestationsdiabetes* u. Rhesus*-Inkompatibilität. Kaum noch von klin. Bedeutung.

Oxy|tocin|belastungs|test m: (engl.) oxytocin challenge test; Abk. OBT; (gebh.) umstrittene u. z. T. nicht mehr gebräuchl. Meth. zur Früherkennung eines kindl. Sauerstoffmangels inf. chron. Plazentainsuffizienz in der Spätschwangerschaft; **Prinzip:** Nachw. von später Dezeleration* während Oxytocin-induzierter Uteruskontraktionen mittels Kardiotokographie*. Ersetzt u. a. durch Non*-stress-Test u. Ultraschall-Dopplerprofil (Aa. uterinae, A. umbilicalis, Aorta fetalis, A. cerebri media, Ductus venosus).

Oxy|uriasis (Ox-*; gr. οὐρά Schwanz, Faden; -iasis*) f: syn. Enterobiasis*.

Oxy|uris vermicularis (↑; ↑) f: syn. Enterobius* vermicularis.

Oxy|zephalus (↑; Keph-*) m: Spitzschädel; s. Dyszephalie (Abb.).

OZ: Abk. für **O**rdnungs**z**ahl; s. Kernladungszahl.

Ozäna (gr. ὄζειν stinken) f: (engl.) ozena; Rhinitis atrophicans cum foetore, sog. Stinknase; Rhinitis sicca mit Auflagerung übel riechender Borken, starkem Foetor ex nasi, Atrophie der Nasenschleimhaut, Anosmie, so dass der Pat. selbst den üblen Geruch nicht wahrnimmt; **Formen: 1.** genuin: unklare Ätiologie, familiäre Häufung, Frauen überwiegen; Hypoplasie des Mittelgesichts u. der Nasenmuscheln; die Schleimhautveränderungen können sich bis in den Rachen u. Kehlkopf erstrecken. **2.** symptomatisch: postop. od. traumat. durch erhebl. Verlust von Schleimhaut u. Innenstrukturen der Nase; **Ther.:** Nasenspülungen mit hyperosmotischen Salzlösungen (Emser Sole); ölige, Vitamin A u. E enthaltende Nasentropfen; zum Entfernen von Borken Gottstein-Tamponaden; op. Verengung des Nasenlumens durch Implantation von autologem Knorpel unter die Schleimhaut od. Medianverlagerung der seitl. Nasenwände. H. Ger.

Ozon n: (engl.) ozone; dreiatomiges Sauerstoffmolekül (O_3) von stark oxidierender Wirkung; je nach Konz. farbloses bis blaues Gas; entsteht durch starke UV-Strahlung aus Sauerstoff; Konz. von ≥0,2 mg/m³ Luft können bei bes. empfindlichen Personen zu Reizwirkung auf Augen u. Atemtrakt (Konjunktivitis, Tracheitis) sowie Kopfschmerz u. bei gefährdeten Personen (Säuglinge, Kleinkinder, Pat. mit Asthma bronchiale, chron. Bronchitis u. Herz-Kreislauf-Erkrankungen) zu Atembeschwerden führen; nach mehrstündiger körperl. Aktivität in belasteter Außenluft (>0,16 mg/m³) kann es auch bei gesunden Personen zu Veränderungen von Lungenfunktionsparametern u. entzündl. Reaktionen des Lungengewebes kommen. Asthmaanfälle nehmen bei Konz. ≥0,24 mg/m³ zu. **Richtwerte:** Ab einer Konz. von 0,18 mg/m³ sollen empfindliche u. gefährdete Personen (ab 0,36 mg/m³ alle anderen) anstrengende Tätigkeiten im Freien vermeiden; MIK: 0,12 mg/m³ (Halbstundenwert). Vgl. Smog.

P

P: **1.** (chem.) Symbol für Phosphor*; **2.** (klin.) Abk. für **P**uls*; **3.** (serol.) Symbol für P*-Blutgruppen; **4.** (statist.) Abk. für **P**erzentil; s. Quantil; **5.** (physik.) Formelzeichen für Leistung*; **6.** Vorsatzzeichen für Peta (Faktor 10^{15}).

p: (physik.) **1.** Symbol für Proton (s. Protonen); **2.** Formelzeichen für Druck*; **3.** Vorsatzzeichen für Piko- (Faktor 10^{-12}); **4.** (statist.) Abk. für (engl.) **p**robability; Wahrscheinlichkeit*.

P300: Abk. für **P**otential nach 300 ms; s. Potentiale, akustisch evozierte.

p53: Gen (Genlokus 17p13), dessen Produkt bei DNA-Schädigung zum Anhalten des Zellzyklus in der G_1-Phase (in der DNA-Reparaturen möglich sind) bzw. zur Apoptose* führt; vgl. Tumorsuppressorgene, Li-Fraumeni-Syndrom.

PA: Abk. für **1. P**rimär**a**ffekt der Syphilis*; **2. p**erniziöse **A**nämie*; **3. P**ulmonal**a**rterie.

Pa: **1.** (chem.) Symbol für Protactinium*; **2.** (physik.) Einheitenzeichen für Pascal*.

p.-a.: Abk. für (röntg.) **p**osterior-**a**nterior; auch d.-v. (Abk. für dorso-ventral); Strahlengang von hinten nach vorn in Bezug auf das Organ bzw. den Körper.

PAA-Gel n: Kurzbez. für **P**oly**a**cryl**a**midgel; s. Elektrophorese.

Paar|bildung: (engl.) pair emission; einer der Wechselwirkungsprozesse ionisierender Photonenstrahlung mit Materie; Photonen* mit einer Energie von mind. der zweifachen Ruheenergie eines Elektrons (2 × 511 keV = 1,022 MeV) können sich im Feld des Atomkerns od. der Hüllenelektronen spontan in ein Elektron/Positron-Paar umwandeln. Es entsteht also Materie aus Energie. Das Positron zerstrahlt anschließend beim Zusammentreffen mit einem Elektron wiederum zu Energie (Paarvernichtung*). P. tritt v. a. bei der Strahlentherapie mit ultraharter Röntgenstrahlung auf, die mit Hilfe von Teilchenbeschleunigern erzeugt wird.

Paar|psycho|therapie (Psych-*; Therapie*) f: (engl.) partner therapy; psychotherap. Maßnahmen zur Beeinflussung psychischer od. psychosomatischer Symptome inf. ungelöster (z. T. unbewusster od. sprachlos gewordener) Konflikte u. Verstrickungen in einer Paarbeziehung; **Formen: 1.** analyt. P.: Versprachlichung u. Förderung des Verstehens somatisierter Affekte u. unbewusster Konflikte; **2.** systemische P.: s. Psychotherapie, systemische; **3.** psychodramatische P.: s. Psychodrama; **4.** verhaltenstherapeutische P.: Einüben neuer Verhaltensweisen i. R. eines von beiden Partnern vereinbarten Therapievertrags. Vgl. Sexualtherapie. E. Fri.

Paar|vernichtung: (engl.) pair destruction; syn. Paarzerstrahlung; Umwandlung der Ruhemasse eines Elementarteilchen/Antiteilchen-Paars (z. B. Elektron/Positron) in die Energie zweier Gammaquanten (je 511 keV); vgl. Vernichtungsstrahlung.

PAB: Abk. für **p-A**mino**b**enzoesäure*.

PABA: Abk. für (engl.) **p**ara-**a**mino**b**enzoic **a**cid; p-Aminobenzoesäure*; vgl. NBT-PABA-Test.

Pacchioni-Granulationen (Antonio P., Anat., Rom, 1665–1726; Granulum*) f pl: s. Foveolae granulares.

Pacemaker (engl. Schrittmacher): s. Herzschrittmacher.

Pacemaker-Twiddler-Syn|drom (↑; engl. to twiddle herumdrehen) n: durch Rotation eines künstl. Herzschrittmachers* verursachte Sondendislokation mit Verdrehung od. Bruch der Elektrodensonde; **Urs.:** z. B. schlecht fixierte Batterie, ausfahrende Armbewegungen.

Pachy-: Wortteil mit der Bedeutung dick, fest, hart; von gr. παχύς.

Pachy|akrie (↑; Akr-*) f: (engl.) acropachyderma; syn. Pachydaktylie; abnormes Dickenwachstum der Finger u. Zehen; vgl. Akromegalie.

Pachy|dermia laryngis (↑; Derm-*) f: **1.** P. l. circumscripta bzw. P. l. verrucosa: umschriebene, warzenförmige Epithelwucherung auf den Stimmlippen; **2.** P. l. diffusa: ausgebreitete Wucherung des Epithels u. des Bindegewebes des Larynx; **Urs.:** chron. Entzündung; Präkanzerose (Kontrollen); evtl. prophylakt. Entfernung mittels Mikrolaryngoskopie.

Pachy|dermie (↑; ↑) f: (engl.) pachyderma; Pachydermia; angeb. Verdickung aller Hautschichten; s. Elephantiasis.

Pachy|dermo|peri|ostose (↑; ↑; Periost*; -osis*) f: (engl.) pachydermoperiostosis; syn. Touraine-Solente-Golé-Syndrom; autosomal-dominant erbl., androtrope Erkr. der Haut u. Röhrenknochen; **Klin.:** Beginn in der Pubertät; Verdickung der Haut an Kopf u. Extremitäten (Cutis verticis gyrata), Periostose, diffuse Osteosklerose mit Verknöcherung der Bänder, oft Trommelschlägelfinger u. Uhrglasnägel, Akromegalie.

Pachy|gyrie (↑; gr. γῦρος Windung, Kreis) f: (engl.) pachygyria; Fehlbildung des Gehirns mit breiten u. plumpen Hirnwindungen; vgl. Agyrie.

Pachy|meningitis (↑; Mening-*; -itis*) f: Entzündung der Dura* mater (Pachymeninx); s. Meningitis.

Pachy|meningitis cervicalis hyper|trophica (↑; ↑; ↑) f: chron.-proliferative Pachymeningitis mit Bindegewebehyperplasie der Dura mater im Bereich des zervikalen Rückenmarks; **Vork.:** bei Lues cerebrospinalis, Tuberkulose, nach Trauma; **Sympt.:** Wurzelirritationssyndrom*; evtl. Sympt. einer Querschnittläsion, Syringomyelie od. Multiplen Sklerose; **DD:** andere Rückenmarkschädigungen*.

Pachy|meningitis externa (↑; ↑; ↑) f: Entzündung der Außenfläche der Dura mater, evtl. kombiniert mit Epiduralabszess*.

Pachy|meningitis haemor|rhagica interna (↑; ↑; ↑) f: veraltete Bez. für den morphol. Befund bei chron. subduralem Hämatom*.

P

Pachy|meninx (↑; ↑) f: syn. Dura* mater; s. Meninges.

Pachy|onychia con|genita (↑; Onych-*) f: syn. Jadassohn-Lewandowsky-Syndrom; autosomal-dominant erbl. Verhornungsstörung mit Mutation im Gen für Keratin16 (KRT16, Genlokus 17q12-q21) od. Keratin 6 (KRT6, Genlokus 12q13); **Sympt.**: verdickte, stark gekrümmte Nägel, palmo-plantare Keratose, Hyperhidrose u. Blasenbildung, fleckigen Hautpigmentierungen, Leukoplakien der Schleimhäute, angeb. Zähnen, Katarakt, Heiserkeit u. Intelligenzdefizite. Vier Typen mit unterschiedlich starker Ausprägung der Sympt. werden unterschieden.

Pachy|onychie (↑; ↑) f: (engl.) pachyonychia; Verdickung des Nagels; vgl. Onychogryposis, Skleronychie.

Pachy|ostose (↑; Ost-*; -osis*) f: (engl.) pachyostosis; Hyperostose* mit Osteosklerose.

Pachy|tän (↑; gr. ταινία Streifen, Band) n: (engl.) pachytene; Stadium der ersten meiotischen Teilung, während dessen das Crossing* over stattfindet; s. Meiose.

Pachy|zephalie (↑; Keph-*) f: s. Stenozephalie.

Pacini-Körperchen (Filippo P., Anat., Florenz, 1812–1883): s. Vater-Pacini-Lamellenkörperchen.

Packung: (engl.) package, pack; kalte od. heiße Ganz-, Dreiviertel- (Arme u. Schulter frei bleibend) od. Teilpackung (vgl. Kompresse) mit nassen Tüchern (Wickel), Peloiden od. anderen Substanzen (z. B. Quark, Kartoffeln); Temp. bei kalter P. 12–18 °C, bei heißer P. 40–50 °C; **Wirkung:** Hyperämie, Analgesie, warme P. auch resorptionsfördernd u. muskelrelaxierend.

Paclitaxel (INNv) n: syn. Taxol; Zytostatikum, das wie Docetaxel* die Mitose u. Zellteilung hemmt; **Ind.:** Ovarialkarzinom u. metastasierendes Mammakarzinom; **Kontraind.:** schwere Leberfunktionsstörung, Neutropenie; **UAW:** schwere Überempfindlichkeitsreaktion, Knochenmarksuppression, periphere Polyneuropathie, Anämie; vgl. Zytostatika. R. Leh.

PADAM: Abk. für (engl.) **p**artial **a**ndrogen **d**eficiency in the **a**ging **m**ale (partielles Androgendefizit beim alternden Mann); Bez. für die verminderte Konz. von Testosteron (<3 ng/ml) mit entspr. Sympt., z. B. Müdigkeit, Abgeschlagenheit, Depression, Gewichtszunahme, Abnahme der Muskelmasse u. Knochendichte, nachlassende Libido u. Erektionsfähigkeit; **Ther.:** Hormonsubstitution; vgl. Androgene. B. Sch.

P

Päd|a|trophie (gr. παῖς Kind; Atrophie*) f: (engl.) pedatrophia; Auszehrung der Kinder durch rezidiv. Ernährungsstörungen, z. B. chron. Malnutrition, Maldigestion, Malabsorption; vgl. Dystrophie.

Päd|audio|logie (↑; Audi-*; -log*) f: (engl.) pediatric audiology; päd. Fachgebiet, das sich mit Diagn. u. Ther. angeborener Hörstörungen im Säuglings- u. Kleinkindesalter unter Anw. besonderer diagn. Methoden beschäftigt, da die Verf. der konventionellen Audiometrie* erst im Lauf des Schulalters anwendbar werden: **1.** Reflexaudiometrie: Schreckreaktion, Lidschlag od. Kopfwendung zur Schallquelle bei lautem Geräusch; bis zum 2. Lj.; **2.** Spielaudiometrie: beim Wahrnehmen eines Prüftons soll das Kind eine Spielhandlung ausführen; ab 3. Lj.; **3.** Impedanzaudiometrie (Stapediusreflexmessung*); **4.** Ableitung akustisch evozierter Potentiale*; **5.** Ableitung otoakustischer Emissionen*. Vgl. Schwerhörigkeit.

Päd|erastie (↑; gr. ἐραστής Liebhaber) f: (engl.) pederasty; Knabenliebe; liebende u. geschlechtl. Zuwendung eines Mannes zu Knaben; vgl. Pädophilie.

Päd|iatrie (↑; -iatr*) f: (engl.) pediatrics, pediatry; Kinderheilkunde; Fachgebiet der Medizin, das sich mit Diagn. u. Ther. von Erkr. im Kindes- u. Jugendalter befasst; vgl. Sozialpädiatrie.

Pädo|logie (↑; -log*) f: (engl.) pedology; Lehre von der physiol. u. psych. Entwicklung des Kindes u. dem Wachstum mit seinen veränderlichen Daten.

Pädo|philie (↑; -phil*) f: (engl.) pedophilia; sexuelles Interesse an Kindern, sexuelle Befriedigung an Kindern; findet sich bei hetero- u. homosexuellen Männern, seltener bei Frauen. Vgl. Päderastie.

Pärchen|egel: Schistosoma*.

Pätau-Syn|drom (Klaus P., zeitgen. Humangenet., Madison) n: syn. Trisomie* 13.

PAF: Abk. für **p**lättchen**a**ktivierender **F**aktor; Phospholipid, das IgE-sensibilisierte Leukozyten (v. a. Mastzellen u. Basophile) in Gegenwart von Antigen abgibt u. das vermutl. auch endogen in Thrombozyten entsteht; induziert Thrombozytenaggregation u. Freisetzung von Mediatoren* aus den Granula; PAF wirkt stark bronchokonstriktor. u. vasodilatator., vermittelt entzündl. u. allerg. Reaktionen u. spielt in der IgE-vermittelten Pathogenese, z. B. des Asthma* bronchiale eine Rolle.

PAG: Abk. für (engl.) **p**regnancy **a**ssociated **g**lycoprotein; syn. SP*-3.

PAGE: Abk. für **P**oly**a**crylamid**g**el*-**E**lektrophorese.

Page-Niere: (engl.) Page kidney; Niere mit komprimiertem Parenchym durch ein intrakapsuläres (organisiertes) Hämatom*; löst renale Hypertonie (wahrscheinl. durch Aktivierung des Renin*-Angiotensin-Aldosteron-Systems) aus.

Paget-Krankheit (Sir James P., Chir., London, 1814–1899): (engl.) Paget's disease; **1.** syn. Osteodystrophia* deformans; **2.** sog. Krebsekzem der Brust, Paget-Krebs; sehr seltene, meist einseitig auftretende, langsam progrediente, ekzemähnl. Veränderung der (weibl.) Brustwarze u. des Warzenhofs durch intraepidermale Ausbreitung von Zellen eines Adenokarzinoms der Milchdrüsenausführungsgänge (Paget-Zellen), bei Männern extrem selten; **Sympt.:** initial scharf begrenzter, rundl. Herd mit geröteter, schuppender, nässender, evtl. krustöser Oberfläche, bei längerem Bestand sinkt die Brustwarze ein. In einem Teil der Fälle findet sich gleichzeitig ein Mammakarzinom* durch Einwachsen in den Milchdrüsenkörper, gelegentl. Metastasierung in regionale Lymphknoten. **Ther.:** weite chir. Exzision über den Ekzemrand hinaus mit Schnittrandkontrolle; **Progn.:** inf. langsamen Wachstums bei rechtzeitiger (chir.) Therapie günstiger als beim Mammakarzinom; seltene **Sonderform:** extramammäre P.-K.: sehr seltenes Karzinom der Ausführungsgänge apokriner Schweißdrüsen im Anogenitalbereich, in den Achselhöhlen u. periumbilikal; bei anogenitaler Lok. sind nicht selten Genital- od. Intestinaltumoren gleichzeitig vorhanden. **DD:** Ekzem, Scabies, Bowen-Krankheit.

Paget-Schroetter-Syn|drom (↑; Leopold Ritter von Sch.-Kristelli, Int., Laryngol., Wien, 1837–1908) n: syn. Armvenenthrombose, Achselvenenthrombose, Effort-Thrombose; spontane Thrombose* im Bereich der V. subclavia od. V.

axillaris mit Prädilektionsstelle im Bereich der Enge zw. Schlüsselbein u. 1. Rippe; **Urs.:** meist Endothelläsion durch forcierte Belastung des betroffenen Arms bei sportlicher Betätigung (z. B. Schwimmen, Tennisspielen, Gewichtheben), anhaltende Kompression der Vene z. B. beim Autofahren, während des Schlafs, aber auch ohne erkennbare Urs.; **Klin.:** geschwollener u. oft livide verfärbter Arm mit Schwere- u. Spannungsgefühl, gefüllte oberflächl. Oberarmvenen, Druckgefühl in der Achsel; **Ther.:** bei ausbleibender spontaner Rückbildung Thrombolyse od. Thrombektomie.

Paget-Zellen (↑; Zelle*): (engl.) Paget cells; für die Paget*-Krankheit typ., große Zellen mit großem Zellkern u. hellem, glykogenhaltigem Zytoplasma; wachsen u. wandern zunächst im Stratum germinativum der Epidermis* u. durchbrechen erst spät die Basalmembran.

PAGGS-M: Abk. für den aus saurer **P**hosphate, **A**denin, **G**uanin, **G**lukose u. **S**orbit-**M**annitol bestehenden Stabilisator* zur Blutkonservierung; ermöglicht 42-tägige Lagerung von Erythrozytenkonzentrat*; vgl. SAGM-Additivlösung. A. Pru.

-pagus: Wortteil mit der Bedeutung das Zusammengefügte, Festgewordene; von gr. πάγος.

PAH: Abk. für **1.** **p**-**A**mino**h**ippursäure; **2.** (engl.) **p**olycyclic **a**romatic **h**ydrocarbons; s. Kohlenwasserstoffe, polycyclische aromatische.

PAH-Clearance f: Kurzbez. für **p**-**A**mino**h**ippursäure-Clearance; s. Clearance.

Painful arc (engl.): schmerzhafter (Abduktions-)Bogen bei Supraspinatussehnensyndrom; s. Periarthropathia humeroscapularis.

PAK: Abk. für **p**olycyclische **a**romatische **K**ohlenwasserstoffe*.

Palade-Granula (George E. P., Anat., Zytol., New York, geb. 1912; Granula*) n pl: syn. Ribosomen*.

Palae|en|cephalon (gr. παλαιός alt; Enkephal-*) n: Urhirn; phylogenet. alter Teil des Gehirns.

palatinal (Palatum*): gaumenwärts.

Palatinose f: syn. Isomaltulose; Disaccharid aus α-1,6-glykosidisch verbundener Glukose u. Fruktose; in hydrierter Form (Isomalt) Zuckeraustauschstoff; vgl. Saccharose.

Palato|plastik (Palatum*; -plastik*) f: (engl.) palatoplasty; op. Verschluss einer Gaumenspalte*.

Palato|schisis (↑; gr. σχίσις Spaltung) f: Gaumenspalte*.

Palatum (lat.) n: Gaumen.

Palatum durum (↑) n: der vordere, harte Teil des Gaumens.

Palatum fissum (↑) n: Gaumenspalte*.

Palatum molle (↑) n: der weiche Gaumen, hinterer Teil des Gaumens (Gaumensegel).

Paleo|cerebellum (↑; Cerebello-*) n: phylogenet. alter Teil des Kleinhirns*.

Paleo|cortex (↑; Cort-*) m: phylogenet. alter Teil der Großhirnrinde; z. B. Hippocampus, Gyrus dentatus; vgl. Allocortex.

Paleo|striatum (↑; lat. striatus gestreift) n: syn. Bez. für den Globus* pallidus als phylogenet. älterer Abschnitt des Nucleus lentiformis.

Pali|lalie (gr. πάλιν wieder; λαλεῖν reden) f: (engl.) palilalia; Bez. für mehrfache unwillkürliche Wiederholung von Silben, Wörtern od. Satzteilen; Vork. z. B. bei postenzephalitischem Syndrom*, Parkinson*-Syndrom od. Demenz*.

Palin|opsie (↑; Op-*) f: (engl.) palinopsia; syn. visuelle Perseveration; Form der visuellen Illusion* mit Bestehenbleiben od. wiederholtem Auftreten der Wahrnehmung eines visuellen Reizes nach dessen Entfernung; Vork. in amblyopen od. ausgefallenen Gesichtsfeldbereichen nach Okzipitalhirnschädigung.

Palivizumab n: humanisierter monoklonaler Antikörper gegen Respiratory-syncytial-Virus; verhindert das Eindringen des Virus in die Zelle; **Verw.:** als Virustatikum zum Infektionsschutz Frühgeborener u. immungeschwächter Säuglinge; **UAW:** Fieber, Nervosität, Exanthem, Durchfall, Inf. der oberen Atemwege.

Palladium n: chem. Element, Symbol Pd, OZ 46, rel. Atommasse 106,4; zur Gruppe der Platinmetalle gehörendes 2- u. 4-wertiges Edelmetall; Verw. in der Zahnmedizin als Basismetall für Edelmetall-Dentallegierungen.

Pall|ästhesie (gr. πάλλειν schwingen; -ästhesie*) f: (engl.) pallesthesia; Vibrationsempfindung*.

Pall|an|ästhesie (↑; Anästhesie*) f: (engl.) pallanesthesia; Fehlen der Vibrationsempfindung; vgl. Sensibilitätsstörungen.

Pall|hyp|ästhesie (↑; Hyp-*; -ästhesie*) f: (engl.) pallhypesthesia; herabgesetzte Vibrationsempfindung; vgl. Sensibilitätsstörungen.

Palliativ|medizin (lat. palliare mit einem Mantel bedecken) f: palliative medicine; aktive, ganzheitl. Behandlung einer progredienten, weit fortgeschrittenen Erkr., die auf kurative Behandlung nicht anspricht; die Beherrschung von Schmerzen, anderen Krankheitsbeschwerden sowie psychol., sozialen u. spirituellen Problemen besitzt in der P. höchste Priorität. Ziel der P. ist der Erhalt bestmöglicher Lebensqualität durch optimale Schmerztherapie u. Symptomkontrolle. Die Autonomie des Pat. soll respektiert, die Bedürfnisse von Angehörigen sollen berücksichtigt werden. Voraussetzung ist die offene, einfühlsame Kommunikation zw. Pat., Angehörigen u. Fachpersonal. Der Sterbeprozess wird weder aktiv beschleunigt noch künstlich verzögert. Vgl. Hospiz, Sterbehilfe. T. Sch.

Palliativ|operation (↑) f: (engl.) palliative surgery; Operation* zur Erhaltung vitaler Funktionen u. zur Beseitigung best. Symptome, ohne die zugrunde liegende Erkr. beseitigen zu können; z. B. Anlegen eines Anus praeternaturalis bei inoperablem Rektumkarzinom.

Palliativ|station (↑) f: (engl.) palliative care unit; stationäre Behandlungs- u. Pflegeeinrichtung für Palliativmedizin* (z. B. Hospiz).

Pallidum (lat. pallidus blass) n: syn. Globus* pallidus.

Pallidum|a|trophie, pro|gressive (↑; Atrophie*) f: (engl.) juvenile paralysis agitans of Hunt; syn. Hunt-Syndrom, juvenile Form der Paralysis agitans; sporadisch auftretende od. autosomal-rezessiv erbl. Degeneration des Globus pallidus, die sich meist zw. 5. u. 15. Lj. manifestiert u. entw. auf das Pallidum beschränkt bleibt (reine p. P.) od. im Verlauf auf den Nucleus subthalamicus (Pallidum-Luys-Atrophie) od. andere Stammganglien übergreifen kann (erweiterte p. P.); **Sympt.:** zu Beginn häufig choreoathetotische u. dystone Bewegungsstörungen (oft einseitig), nach Jahren auch Rigor, Tremor u. Bradykinese; **Progn.:** Tod meist im 3. od. 4. Lebensjahrzehnt.

Pallister-Teschler-Nicola-Killian-Syn|drom (Phil D. P., zeitgen. Päd., Humangenet., Helena, Montana) n: syn. Tetrasomie* 12p.

Pallium (lat.) n: (Hirn-)Mantel; den Hirnstamm umhüllender Teil der Hemisphären.

Pallor (lat.) m: Blässe, Bleichheit.

Palma (lat.) f: (engl.) palm; Handfläche.

Palma-Operation f: syn. Crossover-Plastik; venöse Umgehungsplastik bei einseitigem Beckenvenenverschluss (z. B. inf. Beckenvenenthrombose*); **Technik:** Die V. saphena magna des nicht betroffenen Beins wird oberh. der Symphyse durch einen subkutanen Tunnel auf die andere Seite hinübergezogen u. in die V. femoralis communis implantiert, wodurch eine venöse Drainage der gestauten Extremität zur gesunden Seite hin zustande kommt; zum Offenhalten des Venentransplantats wird peripher der Anastomosierung mit der V. femoralis eine arteriovenöse Fistel (sog. Korbhenkel-Shunt) für etwa 3–6 Mon. angelegt.

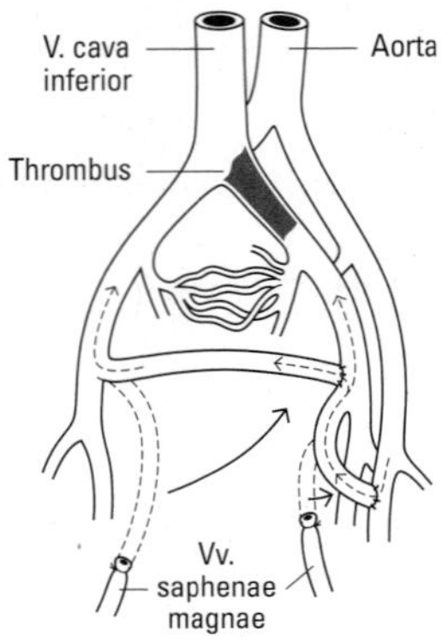

Palma-Operation:
femoro-femoraler In-situ-Venenbypass für die Korrektur von Beckenvenenverschlüssen in Kombination mit einer temporären arteriovenösen Fistel (Korbhenkel-Shunt)

Palmar|apo|neurose (lat. palmaris zur Handfläche gehörig, fächerförmig; Apo-*; Neur-*; -osis*) f: (engl.) palmar aponeurosis; Aponeurosis palmaris; fächerförmige Sehnenplatte in der Hohlhand; Fortsetzung der Sehne des M. palmaris longus.

Palmar|erythem (↑; Erythem*) n: (engl.) palmar erythema; Rötung der Handinnenfläche, bes. am Daumen- u. Kleinfingerballen; Vork. als sog. Leberhautzeichen bei chron. Hepatitis u. Leberzirrhose, Glukokortikoid-Langzeittherapie, Kollagenosen, rheumatoider Arthritis, erhöhtem Stoffwechsel (Sepsis, Hyperthyreose, Schwangerschaft) u. Nicotinkonsum.

Palmar|kon|traktur (↑; Kontrakt-*) f: s. Dupuytren-Krankheit.

Palmar|re|flex (↑; Reflekt-*) m: palmarer Greifreflex; s. Reflexe, frühkindliche.

palmatus (lat.): palmenzweigähnlich.

Palmitin|säure: (engl.) palmitic acid; Hexadekansäure; $C_{15}H_{31}COOH$; gesättigte Fettsäure, die Bestandteil natürl. Fette* ist; wichtigste Fettsäure im Surfactant*.

Palmo|mental|re|flex (Palma*; lat. mentum Kinn; Reflekt-*) m: pathol. Fremdreflex; s. Reflexe.

Palmo|plantar|keratosen, hereditäre (↑; lat. plantaris zur Fußsohle gehörig; Kerat-*; -osis*) f pl: (engl.) hereditary palmoplantar keratoses; syn. Keratoma palmare et plantare hereditarium; meist von Kindheit an bestehende Hyperkeratosen an Handflächen u. Fußsohlen mit versch. Erbgang (s. Tab.); Unterscheidung in diffuse u. umschriebene, transgrediente (Übergreifen auf Hand- u. Fußrücken, Knöchel, Knie, Ellenbogen) u. nicht transgrediente Formen mit od. ohne assoziierte Symptome (Zahn-, Nagelveränderungen u. a.); **Ther.:** Retinoide (mit Ausnahme von keratolytischen Formen wie dem Typ Vörner).

Palmoplantarkeratosen, hereditäre

Morphologie	Vererbung	Isolierte Formen	Formen mit assoziierten Symptomen
diffus	AD	Unna-Norbotten Vörner-Thost Greither	Vohwinkel Howel-Evans Huriez Clouston Olmsted
	AR	Mal de Meleda Gamborg-Nielsen	Papillon-Lefevre Bureau Barriere-Thomas
insel-/streifenförmig	AD	Keratosis palmoplantaris areata et striata Keratosis palmoplantaris nummularis	Richner-Hanhart Pachyonychia congenita fokales palmoplantares u. orales Mukosa-Hyperkeratose-Syndrom
	AR		Jakac-Wolf
papulös	AD	Keratosis palmoplantaris punctata Akrokeratoelastoidosis fokale akrale Hyperkeratosis	
	AR		Schöpf-Schulz-Passarge

AD: autosomal-dominant, AR: autosomal-rezessiv.

Palmure (frz. Schwimmhaut)**:** angeb. Anomalie des Penis mit Ansatz der Skrotalhaut nicht an der Radix, sondern an den vorderen ventralen Abschnitten des Penis; verursacht eine Behinderung der Erektion.

PALP: Abk. für **P**yridox**alp**hosphat; s. Pyridoxin.

Palpation (lat. palpare tasten) f**:** Untersuchung durch Betasten.

Palpebrae (lat.) f pl**:** Augenlider; die Lidspalte begrenzende Hautfalten mit Lidplatten (Tarsus sup., inf.) als Stützgerüst, Drüsen (Gll. tarsales, ciliares, sebaceae) u. Muskeln (Mm. orbicularis oculi, tarsalis sup., inf.) sowie Haaren (Cilia) an der Lidkante.

Palpitatio cordis (lat. palpitatio Zucken) f**:** syn. Kardiopalmus; Herzpalpitationen; sog. Herzklopfen, Herzjagen, Herzrasen; Bez. für die subjektive, oft unangenehme Empfindung verstärkter, meist beschleunigter Herzaktionen; **Urs.:** funktionelle u. vegetative Störungen, hyperkinetisches Herzsyndrom, Herzrhythmusstörungen, Erkr. mit erhöhtem Herzminutenvolumen (z. B. Aortenklappeninsuffizienz, Hyperthyreose) u. a.

PAM: Abk. für 2-**P**yridin**a**ldoxim**m**ethyliodid; syn. Pralidoximiodid; zu den Cholinesterasereaktivatoren* gehörendes Antidot bei Alkylphosphatvergiftungen (z. B. durch E 605).

PAMBA: Abk. für (engl.) **p**-**a**mino**m**ethyl**b**enzoic **a**cid; synthet. Antifibrinolytikum, das als Lysinanalogon die Lysinbindungsstellen von Plasminogen (u. Plasmin) irreversibel besetzt u. damit die Bindung von Plasmin an Fibrin verhindert; vgl. Fibrinolyseinhibitoren. J. Har.

pampini|formis (lat. pampinus Weinranke; -formis*)**:** rankenförmig.

Pan-: auch Panto-; Wortteil mit der Bedeutung ganz, vollständig; von gr. πᾶς, πᾶσα, πᾶν.

Pan|ag|glutination (↑; Agglutination*) f**:** falschpositive Agglutination* bei serol. Bestimmungen (in vitro), i. e. S. Störung der Blutgruppenbestimmung durch Hämagglutination in allen Testansätzen; **Urs.: 1.** bakt. Kontamination od. Zersetzung von Testreagenzien od. (Blut-) Proben; **2.** Verw. panagglutinierender Erythrozyten (mit angeb. Membrandefekten bzw. freiliegenden Kryptantigenen*); **3.** Verw. panagglutinierender Seren (enthalten Kälteagglutinine od. Antikörper gegen ubiquitäre Erythrozytenantigene). Vgl. Pseudoagglutination, Polyagglutinabilität.

Pan|angiitis (↑; Angio-*; -itis*) f**:** (engl.) panangitis; Gefäßentzündung, die sämtliche Wandschichten erfasst (Panarteriitis od. Panphlebitis).

Panaritium (lat. panaricium Nagelkrankheit) n**:** eitrige Entzündung der Finger (selten Zehen) mit Gewebeeinschmelzung inf. infizierter Bagatellverletzung; **Formen** (s. Abb.)**: 1.** P. cutaneum: blasenförmige Abhebung der Epidermis; Ther.: Abtragung u. genaue Inspektion auf mögliche Fistelgänge; **2.** P. subcutaneum: P. des Unterhautgewebes; kann als sog. Kragenknopfpanaritium mit der Cutis in Verbindung stehen; Ther.: seitl. Inzision unter Schonung des Gefäßnervenbündels u. der Fingerbeere, u. U. Gegeninzision mit Drainage, Ruhigstellung; **3.** P. ossale bzw. P. articulare: Knochen- bzw. Gelenkbeteiligung als Folge eines P. subcutaneum; Ther.: infiziertes Gewebe ausräumen, Einlage von Antibiotikaketten, Drainage, Ruhigstellung; **4.** P. tendinosum: als Kompl. von 2. od. nach sekundär infizierten Verletzungen; Klin.: Druck- u. passiver Bewegungsschmerz durch Drosselung der Beugesehnendurchblutung u. daraus folgender ischämischer Nekrose; Ther.: sofortige op. Eröffnung der Sehnenscheide, Spüldrainage, u. U.

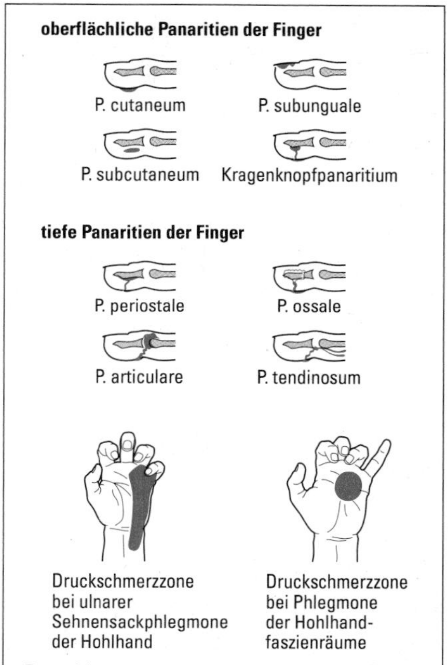

Panaritium [180]

Entfernung der Sehne, Ruhigstellung; **5.** P. subunguale bzw. P. periunguale: P. des Nagelbetts bzw. des gesamten Nagelwalls bei Fortschreiten einer Paronychie*; **6.** V-Phlegmone: durch ein P. tendinosum entstehende Phlegmone* zw. I. u. V. Finger aufgrund der bei ca. 50 % der Bevölkerung bestehenden Verbindung zw. den Sehnenscheiden dieser beiden Finger in Höhe des Karpaltunnels; **7.** Hohlhandphlegmone*.

Pan|arteriitis (Pan-*; Arteri-*; -itis*) f**:** (engl.) panarteritis; Entz. aller Schichten der art. Gefäßwand.

Pan|arteriitis, mikro|skopische (↑; ↑; ↑) f**:** syn. mikroskopische Polyangiitis*.

Pan|arteriitis nodosa (↑; ↑; ↑) f**:** Abk. PAN; syn. Periarteriitis nodosa, Polyarteriitis nodosa, Kussmaul-Maier-Syndrom; nekrotisierende Entz. der mittelgroßen u. kleinen Arterien ohne Glomerulonephritis od. Vaskulitis der Arteriolen, Kapillaren u. Venolen; Altersgipfel zw. 30. u. 50. Lj.; **Urs.:** ätiol. unklare Vaskulitis*; Assoziation mit HBV-Infektion (s. Hepatitis-Viren); **Klin.:** reduziertes Allgemeinbefinden, Fieber, Gewichtsverlust, anfangs oft abdominale Beschwerden, Mononeuritis multiplex od. Polyneuropathie, palpable Purpura, Livedo reticularis, Hodenschmerz- u. schwellung, Myalgie, Hypertonie (diastol. >90 mmHg); **Kompl.:** Beteiligung der Koronar- u. Mesenterialgefäße, Schlaganfall; **Diagn.:** Biopsie (gefäßwandinfiltrierende polymorphkernige neutrophile Granulozyten), BSG-Erhöhung, Nachweis einer HBV-Inf., erhöhte Kreatinin- od. Harnstoffkonzentration, Angiographie der Mesenterialgefäße zum Nachweis von Mikroaneurysmen u. segmentalen Stenosen; **Ther.:** Glukokortikoide, Methotrexat, Cyclophosphamid (nach Behandlung einer evtl. aktiven HBV-Inf.); **Progn.:** Fünf-Jahres-Überlebensrate 50–80 %. E. Fei.

Pan|arteriitis nodosa cutanea benigna (↑; ↑; ↑) **f:** Sonderform der Periarteriitis nodosa mit subkutanen, bis kirschgroßen, entzündl. geröteten Knoten od. bis handtellergroßen Infiltraten (evtl. mit oberflächl. Ulzerationen), v. a. an den Beinen inf. einer isolierten Beteiligung kleiner od. mittlerer arterieller Hautgefäße (als Panvasculitis nodosa bei zusätzl. Beteiligung von Venen).

Pan|arthritis (↑; Arthr-*; -itis*) **f:** Entz. aller Teile eines Gelenks; evtl. mit vollständiger Verödung des ganzen Kapselschlauchs, fibröser u. ossaler Ankylose, paraartikulärem Infiltrat; vgl. Arthritis.

Pan|chondritis (↑; Chondr-*; -itis*) **f:** s. Polychondritis, rezidivierende.

Pancoast-Tumor (Henry K. P., Röntg., Philadelphia, 1875–1939; Tumor*) **m:** syn. Sulcus-superior-Tumor; peripher in der Lungenspitze lokalisiertes, rasch wachsendes Bronchialkarzinom* mit schlechter Progn. aufgrund frühzeitiger Infiltration der umgebenden Strukturen (sog. Ausbrecherkrebs), z. B. in den Plexus brachialis (Schmerzen u. Parästhesien im Versorgungsgebiet des N. ulnaris), in das untere Zervikalganglion (Horner*-Syndrom) sowie Rippen, Muskulatur, Weichteile u. Wirbelkörper (unstillbare Schmerzen in Schulter u. Rücken häufig erstes Symptom); **Diagn.:** Rö-Thorax, CT, evtl. Kernspintomographie; **Ther.:** präoperative Bestrahlung, anschließend En-bloc-Resektion des befallenen Gewebes u. Nachbestrahlung.

Pan|creas (Pankreas*) **n:** anat. Nomenklatur; s. Pankreas.

Pan|creas annulare (↑) **n:** angeb. Fehlbildung mit ringförmiger Umfassung des Duodenums durch Pankreasgewebe; führt u. U. zu einer Duodenalstenose* mit variabler Sympt. durch Behinderung der Darmpassage (evtl. Ileus); gehäuftes Vork. bei Pat. mit Down*-Syndrom; **DD:** Duodenalatresie, Pylorusstenose, ulkusbedingte Stenose, chron.-rezidiv. Pankreatitis od. Pankreaskarzinom im Bereich des Pankreaskopfs; **Ther.:** s. Abb.

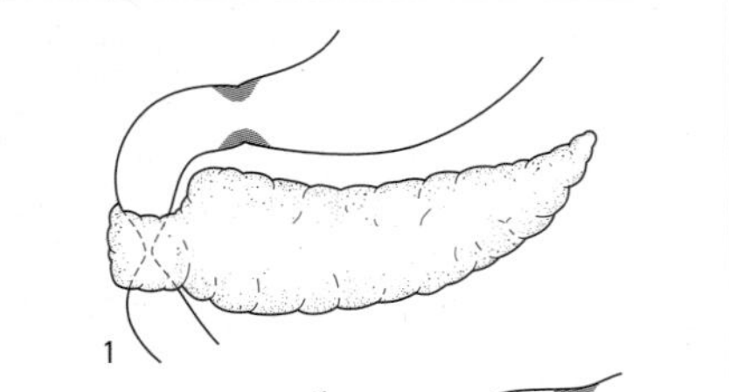

Pancreas annulare:
1: anatomische Verhältnisse; 2 u. 3: Operationsverfahren; 2: Duodenum-Duodenum-Anastomose; 3: Duodenojejunostomie [42]

Pan|creo|zymin n: syn. Cholecystokinin*.

Pan|creo|zymin-Secretin-Test m: Verfahren zur Prüfung der exokrinen Pankreasfunktion; **Prinzip:** Pankreasstimulation durch i. v. Zufuhr von Pancreozymin (syn. Cholecystokinin*) u. Secretin*, möglichst vollständige Absaugung des Pankreassekrets über eine Duodenalsonde u. Bestimmung von dessen Volumen u. Bicarbonatgehalt sowie der Aktivität der Pankreasenzyme; **Beurteilung:** Verminderung aller Parameter spricht für eine globale, Verminderung von mind. zwei gemessenen Parametern für eine beginnende exokrine Pankreasinsuffizienz*.

Pan|curonium|bromid (INN) **n:** nichtdepolarisierendes, peripheres Muskelrelaxans; s. Muskelrelaxanzien, periphere.

PANDAS: Abk. für (engl.) **p**ediatric **a**utoimmune **n**europsychiatric **d**isorders **a**ssociated with **s**treptococcal infections; neuropsychiatrische Autoimmunkrankheiten* des Kindesalters nach Streptokokkeninfektion aufgrund der Kreuzreaktion von gegen Streptokokken gerichteten Antikörpern mit eigenen Hirnstrukturen; vgl. Mimikry, molekulares.

Pan|demie (Pan-*; gr. δῆμος Volk) **f:** (engl.) pandemia; Ausbreitung einer Infektionskrankheit über Länder u. Kontinente; z. B. Influenzapandemie.

Pándy-Re|aktion (Kálmán P., Psychiater, Neurol., Budapest, 1868–1944) **f:** (engl.) Pándy's test; orientierender Nachw. von Eiweiß im Liquor cerebrospinalis; zu 1 ml Pándy-Reagens (H_2O-gesättigtes Phenol) werden einige Tropfen Liquor gegeben; bei pathol. Eiweißvermehrung deutliche Opaleszenz, Trübung od. Fällung; vgl. Liquordiagnostik.

Pan|dys|auto|nomie (Pan-*; Dys-*; gr. αὐτόνομος selbständig) **f:** (engl.) idiopathic panautonomic neuropathy; meist akut einsetzende Polyneuritis* mit ausschl. od. weitgehendem Befall des autonomen Nervensystems; **Sympt.:** Tränen-, Speichel- u. Schweißsekretionsstörung, Lähmung der inneren Augenmuskeln, orthostatische Hypotonie, Störungen im Bereich des Magen-Darm-Trakts, der Blase u. der Genitalfunktionen; **Diagn.:** albumino-zytologische Dissoziation*; **Progn.:** ungünstig; vgl. Guillain-Barré-Syndrom.

Panel|studie f: syn. Longitudinalstudie*.

Pan|en|zephalitis (Pan-*; Enkephal-*; -itis*) **f:** (engl.) panencephalitis; subakut verlaufende Enzephalitis* mit Entz. der grauen u. weißen Substanz des Gehirns, **pathol.-anat.** mit Schädigung der Endothelzellen der Hirngefäße, evtl. Sinusthrombose* u. Ausbildung von Gliaknötchen* v. a. in der Großhirnrinde; **Vork.:** z. B. beim epidemischen Fleckfieber* ungeimpfter Erwachsener.

Pan|en|zephalitis, sub|akute sklerosierende (↑; ↑; ↑) **f:** (engl.) subacute sclerosing panencephalitis; Abk. SSPE; syn. Bogaert-Enzephalitis, einheimische Panenzephalitis, Einschlusskörperchenenzephalitis Dawson, Panenzephalitis Pette-Döhring; chron. progrediente Slow-virus-Infektion des ZNS; **Err.:** Masern*-Virus; **Verbreitung:** durch Masern-Impfung heute sehr selten (1–5 Fälle pro 1 Mill. Einwohner); betroffen v. a. Kinder u. Jugendliche, bes. in ländlichem Umfeld; **Klin.:** Inkubationszeit 1–30 (durchschnittl. 12) Jahre nach akuter Masern-Infektion; allmählich fortschreitende intellektuelle u. psychische Veränderungen; neurol. Ausfallsymptome, Myoklonien, epilept. Anfälle; zunehmende Dezerebrationsstarre; Tod nach ca. 1–3 Jahren; auch akute Verlaufsformen (einige Mon.) od. monatelange Remissionen mit langsamer Progredienz sind beschrieben. **Pathol./Anat.:** in befallenen Hirnregionen Entzündungsherde mit diffusen u. perivaskulären plasma- u. lymphozellulären Infiltrationen; intranukleäre Einschlusskörperchen v. a. in Glia- u. Ganglienzellen, aus denen Masern-Virus-Nukleokapsid isoliert werden kann; **Diagn.:** im EEG evtl. periodische hochvoltige Slow-sharp-wave-Komplexe (als sog. **Radermecker-Komplexe** synchron zu myoklonischen Krämpfen); in der Computer- od. Kernspintomographie kortikale Atrophie, Ventrikelerweiterungen u. (im fortgeschrittenen Stadium) multifokale Läsionen in der Marksubstanz; in Serum u. Liquor exzessiv erhöhtes masern-spezifisches IgG u. IgM bei fehlenden Antikörpern gegen das Matrixprotein des Masern-Virus.

Paneth-Körner|zellen (Josef P., Physiol., Wien, 1857–1890; Zelle*): (engl.) Paneth's cells; Drüsenzellen mit apikaler, azidophiler Körnelung, lokalisiert am Grund der Lieberkühn-Krypten des Dünndarms; ihr Sekret enthält Lysozym*.

Pan|hämo|zyto|penie (Pan-*; Häm-*; Zyt-*; -penie*) f: s. Syndrom, aplastisches.

Pan|hypo|pituitarismus (↑; Hyp-*; lat. pituita Schleim, zähe Flüssigkeit) m: (engl.) panhypopituitarism; Mangel od. Ausfall der endokrinen Funktion der Hypophyse*; i. e. S. generalisierte Form der Hypophysenvorderlappen*-Insuffizienz.

Panik|attacken (gr. Πάν Hirtengott u. Dämon des Schreckens) f pl: (engl.) panic attacks; plötzlich einsetzende, zeitlich umschriebene von Angst od. intensiver Besorgnis geprägte Perioden, häufig verbunden mit Atemnot, Vernichtungsgefühl, dem Gefühl eines drohenden Unheils u. der Befürchtung, den Verstand zu verlieren. G. St.-I.

Panik|störung (↑): (engl.) panic disorder; syn. episodisch-paroxysmale Angst; psychische Erkrankung mit wiederkehrenden, unvorhersehbaren, schweren Panikattacken*, die sich nicht auf eine spezif. Situation od. bes. Umstände beschränken u. mit Herzklopfen, Erstickungsgefühl sowie Entfremdungsgefühlen (Depersonalisation*, Derealisation*) einhergehen, meist nur Minuten dauern, aber gefolgt sind von ständiger Furcht vor einer erneuten Attacke (Erwartungsangst); **Ther.:** Psychotherapie (kognitive Verhaltenstherapie*, tiefenpsychologische Therapie), Antidepressiva, kurzfristig Benzodiazepine, ggf. Betarezeptorenblocker. Vgl. Angstneurose, Schulphobie. G. St.-I.

Pan|karditis (Pan-*; Kard-*; -itis*) f: (engl.) pancarditis; Karditis; Entz. aller Schichten der Herzwand; Vork. z. B. bei rheumatischem Fieber od. Inf. mit Coxsackie-Viren.

Pan|kreas (gr. πάγκρεας Bauchspeicheldrüse) n: (engl.) pancreas; Bauchspeicheldrüse; exokrine u. endokrine, 15–20 cm lange Drüse; Gewicht ca. 70–80 g; anat. (s. Abb.) unterscheidet man den Kopf (Caput pancreatis), der sich in die Konkavität der Duodenalschlinge schmiegt, den Körper (Corpus pancreatis), der die Wirbelsäule u. die Aorta in Höhe des 1. u. 2. Lendenwirbels überquert, u. den Schwanz (Cauda pancreatis),

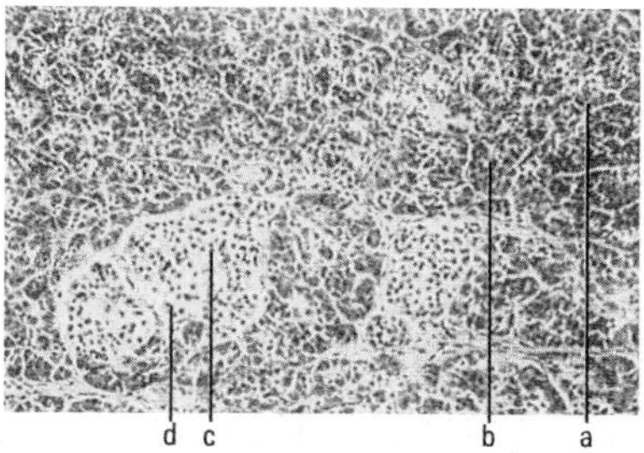

Pankreas:
histologischer Schnitt (Hämatoxylin-Eosin-Färbung);
a: seröse Endstücke (Acini), exokriner Teil;
b: zentroazinäre Zelle; c: Langerhans-Inseln, endokriner Teil; d: Inselkapillare [470]

der bis zum Milzhilum reicht. Der Hauptausführungsgang, Ductus pancreaticus, mündet gemeinsam mit dem Ductus choledochus auf der Papilla duodeni major in die Pars descendens des Duodenums; nicht selten zusätzl. Ductus pancreaticus accessorius mit Mündung auf der Papilla duodeni minor. Die Vorderfläche des P.

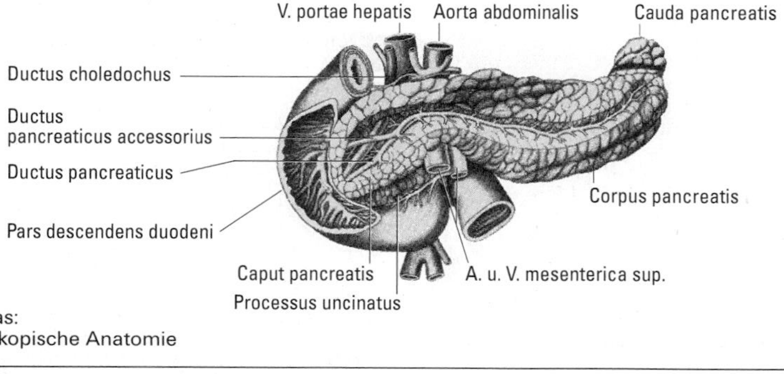

Pankreas:
makroskopische Anatomie [532]

ist mit Bauchfell überzogen, die Hinterfläche sek. mit der hinteren Bauchwand verwachsen (sek. retroperitoneal). Zugang bei op. Eingriffen: 1. durch das kl. Netz hindurch über die Bursa omentalis; 2. nach Durchtrennung des großen Netzes entlang der großen Kurvatur des Magens; 3. durch das Mesocolon transversum hindurch; **Histol.:** das P. besteht aus einem exokrinen u. endokrinen Anteil. Das exokrine P. ist eine rein seröse Drüse von tubuloazinösem Bau, die aus den Endstücken (Acini), den Schaltstücken u. den Ausführungsgängen besteht (Abb.). Die in das Lumen der Endstücke eingeschobenen Schaltstückzellen werden als zentroazinäre Zellen bezeichnet. Die Drüsenzellen enthalten lumenwärts azidophile Zymogengranula, die eine Vorstufe des Trypsins darstellen. Das endokrine P. wird von der Gesamtheit der Langerhans-Inseln (Inselapparat) gebildet. **Embryol.:** Entw. aus dem Epithel des Darmrohrs (Entoderm). **Funktion: 1.** exokrine (sekretorische) Funktion: Produktion von Verdauungssaft mit alkalischer Reaktion u., neben Wasser u. Bicarbonat, das von den Schaltstücken abgegeben wird, v. a. Verdauungsenzymen der azinösen Zellen. Die 24-Std.-Produktion beträgt etwa 1–1½ l, die Steuerung erfolgt nerval (Vagus-Sympathikus) u. humoral-hormonell (vgl. Secretin); wichtigste Enzyme: **a)** proteinspaltende Enzyme (Proteasen), v. a. Trypsin u. Chymotrypsin, außerdem Aminopolypeptidase, Dipeptidase, Prolinase, Carboxylpolypeptidase, Protaminase, Elastase; z. T. werden sie als Vorstufen in den Darm abgegeben u. dort aktiviert. **b)** Fett- u. lipidspaltende Enzyme (Esterasen), v. a. die Pankreaslipase, außerdem Lecithinase A u. B, Phosphatase u. Cholinesterase; **c)** kohlenhydratspaltende Enzyme (Carbohydrasen), Amylase u. Maltase; **d)** nukleinsäurespaltende Enzyme (Nukleasen); **2.** endokrine Funktion: s. Langerhans-Inseln. Vgl. Pankreasinsuffizienz, Diabetes mellitus.

Pan|kreas|a|chylie (↑; A-*; Chyl-*) **f:** (engl.) pancreatic achylia; besser Pankreashypochylie; fehlende od. verminderte Absonderung des Pankreassaftes.

Pan|kreas|adenom (↑; Aden-*; -om*) **n:** (engl.) pancreatic adenoma; zystisches od. solides Adenom; kann in **drei Formen** auftreten: **1.** exkretorisch (tubulär; s. Kystadenom); **2.** exokrin (azinös); **3.** endokrin (trabekular); s. Insulinom.

Pan|kreas|adenom, gastrin|sezernierendes (↑; ↑; ↑) **n:** s. Zollinger-Ellison-Syndrom.

Pan|kreas|apo|plexie (↑; gr. ἀποπληξία Schlag, Schlaganfall) **f:** syn. Pankreasnekrose*.

Pan|kreas|arkade (↑; frz. arcade Bogengang) **f:** s. Riolan-Anastomose.

Pan|kreas|dia|gnostik (↑; Diagnostik*) **f:** (engl.) pancreatic diagnostic tests; **1.** Bestimmung von Pankreasenzymen in Körperflüssigkeiten; v. a. Amylasen*, Lipasen*, Trypsin*; **2.** bildgebende Verfahren: Ultraschalldiagnostik, röntg. Abdomenübersichtsaufnahme, Relaxationsduodenographie*, Computertomographie, selektive Angiographie, ERP* bzw. ERCP*, zunehmend auch MRCP*; **3.** zur Untersuchung der exokrinen Pankreasfunktion z. B. Pancreozymin*-Secretin-Test, NBT*-PABA-Test, Pankreolauryltest*; **4.** als Stuhluntersuchungen quant. Bestimmung von Fett u. Elastase*; **5.** histol. Untersuchung nach perkutaner Feinnadelbiopsie*.

Pan|kreas|ek|topie (↑; gr. ἔκτοπος verlagert) **f:** s. Pankreasheterotopie.

Pan|kreas|fibrose, zystische (↑; Fibr-*; -osis*; Kyst-*) **f:** (engl.) cystic pancreatic fibrosis; pathol.-anat. Bez. für zystische Fibrose*.

Pan|kreas|gang (↑)**:** Ductus* pancreaticus.

Pan|kreas|hetero|topie (↑; Hetero-*; gr. τόπος Stelle, Ort) **f:** (engl.) aberrant pancreas; aberrierendes Pankreasgewebe; kongenitale Fehlbildung mit abnormer Lokalisation des Pankreas bzw. von Pankreasgewebe im Magen (häufig Canalis pyloricus), Dünndarm (meist Duodenum), auch in Meckel-Divertikeln; führt selten zu Kompl. wie Entz., Stenosen, Ulzerationen, oft schwierige DD gegenüber Tu., Polypen, Divertikel u. Ulkus.

Pan|kreas|insel|zell|adenom (↑; Zelle*; Aden-*; -om*) **n:** (engl.) pancreatic islet's cell adenoma; benigner Tumor des Pankreas; kann hormonaktiv u. -inaktiv sein. Beim hormonaktiven P. handelt es sich entw. um ein A-Zellen-Adenom (Glucagonom*) mit Glucagonüberproduktion u. Diabetes mellitus od. um ein B-Zellen-Adenom (Insulinom*) mit Hypoglykämie.

Pan|kreas|in|suf|fizienz (↑; Insuffizienz*) **f:** (engl.) pancreatic insufficiency; Minderung der Pankreasfunktion, bes. der exokrinen Funktion; **Vork.:** bei chron. Pankreatitis, zystischer Fibrose, Pankreaskarzinom u. a.; **Klin.:** Verdauungsinsuffizienz (Maldigestion) mit Fettstühlen, Diarrhö, Gewichtsverlust, Schwäche, Muskelschwund u. a.

Pan|kreas|karzinom (↑; Karz-*; -om*) **n:** (engl.) pancreatic carcinoma; Karzinom* der Bauchspeicheldrüse, dritthäufigster Tumor des Verdauungstraktes, Häufigkeitsgipfel im 5. u. 6. Lebensjahrzehnt, geringe Androtropie; **Ätiol.:** unbekannt; Risikofaktoren sind Rauchen, Alkoholabusus, chron. Pankreatitis, hereditäre Pankreatitis, familiäres P. (Keimbahnmutationen p16, BRCA2), Lynch-Syndrom; **Pathol.:** Akkumulation von Onkogenen (K-ras), Inaktivierung von Tumorsuppressorgenen (p53, DPC4, BRCA2); meist Adenokarzinom* des exokrinen Pankreasgangsystems (80–85 %), selten vom endokrinen Pankreas (Inselzellkarzinom*) ausgehend; frühe lymphogene u. hämatogene Metastasierung; **Lok.:** in ca. 70 % der Fälle Pankreaskopf od. im Bereich der Papilla duodeni major (sog. Papillenkarzinom), in ca. 30 % Lok. im Korpus od. Pankreasschwanz; **Sympt.:** fast keine Frühsymptome, außer bei Papillenkarzinom u.

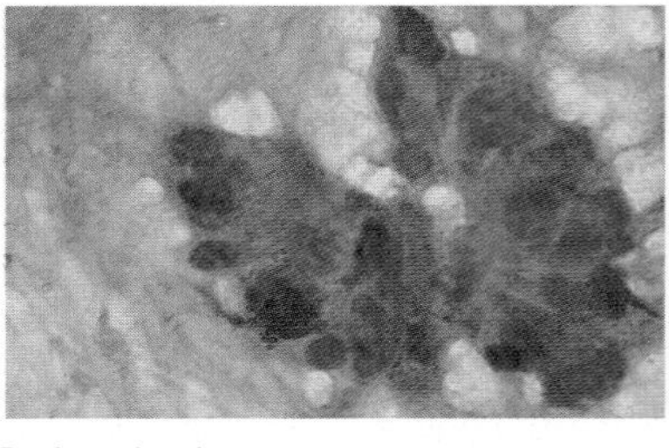

Pankreaskarzinom:
Schleim bildendes Adenokarzinom des Pankreaskopfes (HE-Färbung: Feinnadelpunktat)
[211]

Pankreaskarzinom
Symptome und Verlauf bei Pankreaskarzinom und chronischer Pankreatitis

Symptom	Pankreaskarzinom	Chronische Pankreatitis
Oberbauchschmerz	kontinuierlich	intermittierend
Gewichtsverlust	rasch progredient	langsam progredient
Pankreasinsuffizienz	selten	häufig
Ikterus	häufig bei Pankreaskopfkarzinom	selten
Anämie	häufig	selten
Verlauf	rasch progredient	oligosymptomatisch

periampullärem P. (Ikterus*); später in den Rücken ausstrahlende Oberbauchbeschwerden, Gewichtsverlust u. Appetitlosigkeit, Anämie, schmerzloser, progredienter Ikterus, palpable Gallenblase (Courvoisier*-Zeichen), seltener Pankreasinsuffizienz*; evtl. Thrombophlebitis migrans u. Splenomegalie; **Diagn.:** laborchem. erhöhte Tumormarker (CA 19–9 bzw. CA 50); MRCP*, ERCP*, (ggf. mit Gewinnung von Pankreassekret zur Bestimmung von K-ras u. zur Zytologie), Spiralcomputertomographie, Endosono- u. Sonographie (hohe Senitivität), in ca. 10 % Diagn. nur durch Laparoskopie od. Laparotomie zu klären; **Ther.:** Resektabilität nur in ca. 20 %; je nach Lok. u. Tumorstadium Pankreasresektion (bei Korpus- od. Schwanzbefall) od. partielle Duodenopankreatektomie* (bei Kopf- od. Ampullenkarzinom); oft sind nur noch Palliativeingriffe wie Gastroenterostomie* (bei Magenausgangstenose), biliodigestive Anastomose* bzw. endoskop. Intubation der Papille mit einer Kunststoffprothese (bei Verschlussikterus) möglich. **Progn.:** bei Resektabilität Fünf-Jahres-Überlebensrate ca. 5 %; **DD:** chronische Pankreatitis* (s. Tab.). Vgl. Pankreastumoren.

Pạn|kreas|lipase (↑; Lip-*) **f:** s. Lipasen.

Pạn|kreas|nekrose (↑; Nekr-*; -osis*) **f:** (engl.) pancreatic necrosis; syn. Pankreasapoplexie; Selbstandauung der Bauchspeicheldrüse durch enzymatische Proteolyse i. R. einer akuten Pankreatitis* mit weitgehender Zerstörung des Pankreasparenchyms.

Pạn|kreas|ödem (↑; Ödem*) **n:** (engl.) pancreatic edema; syn. Zöpfel-Ödem; Anfangsstadium vieler Pankreaserkrankungen; **Pathol./Anat.:** glasige Schwellung der Drüse mit prall gefüllten Kapillaren, eiweißreichem Exsudat in den perikapillären Räumen u. abgehobenen Drüsenepithelien.

Pan|kreas|steine (↑)**:** (engl.) pancreatoliths; Ablagerung von Kalkkonkrementen im Gangsystem des Pankreas bei Pankreatitis*; **Urs.:** Komb. von chron. Stauung u. Entz., evtl. mit bakt. Infektion, Pankreatitisschüben, Zysten- u. Abszessbildung od. chron. Pankreasfibrose; **Klin.:** Dauerschmerz od. schwerste, linksseitige Oberbauchkoliken; **Diagn.:** (röntg.) quer gelagerte Konkrementschatten in Höhe von Th_{12}-L_2 bds. der Wirbelsäule.

Pạn|kreas|stuhl (↑)**:** s. Steatorrhö.

Pạn|kreas|trans|plantation (↑; Transplantation*) **f:** (engl.) pancreas transplantation; meist heterotope Transplantation* des Pankreas bzw. eines Pankreassegments zur Übertragung von insulinproduzierendem Gewebe bei Diabetes* mellitus (Typ 1), selten auch nach Pankreatektomie (bei bösartigen Pankreaserkrankungen) zur Vermeidung eines Diabetes mellitus; wird oft in Komb. mit einer Nierentransplantation* bei terminaler Niereninsuffizienz durch diabetische Glomerulosklerose* durchgeführt, da hier die erforderliche Immunsuppression* ohnehin erfolgt, die bei alleiniger P. ein inadäquat hohes Risiko darstellen kann. **Chir. Vorgehen:** unterschiedl. op. Techniken, am häufigsten Implantation kontralateral zur transplantierten Niere in die Fossa iliaca (transperitonealer Zugang), Gefäßanastomose des Truncus coeliacus u. der oberen Mesenterialgefäße mit den großen Iliakalgefäßen; entw. Okklusion des Pankreasgangs mit Gewebekleber od. Anastomose des Ductus pancreaticus mit einer mobilisierten Jejunumschlinge bzw. Ableitung in die Harnblase; postoperative Immunsuppression zur Proph. od. Ther. der Abstoßungsreaktion*, meist wie nach Nierentransplantation*; **Überwachung:** Glukosestoffwechsel, Insulin-C-Peptid, Inselzellantikörper, Alphaamylasen im Serum od. (bei Ableitung in die Harnblase) im Harn, Untersuchung von Peritonealflüssigkeit, Ultraschalldiagnostik; **Progn.:** Ein-Jahres-Funktionsrate ca. 70 %. Vgl. Inselzelltransplantation.

Pạn|kreas|tumoren (↑; Tumor*) **m pl:** (engl.) pancreatic tumors; **1.** maligne P.: s. Pankreaskarzinom; **2.** benigne P.: oft multiple, endokrin aktive, hormonproduzierende P., können ausgehen von Alphazellen (Glucagonom*), Betazellen (Insulinom*) u. D-Zellen (Gastrinom*, Verner*-Morrison-Syndrom); Vork. auch i. R. von Polyadenomatose*-Syndromen; selten Fibrome, Fibroadenome u. Lymphangiome; **Diagn.:** Endosono-, Sonographie, CT, Kernspintomographie, Biopsie, evtl. Hormonuntersuchung; **Ther.:** Pankreasteilresektion, Pankreatektomie*. Vgl. Apudom, MEN-Syndrome, Wermer-Syndrom.

Pạn|kreas|zyste (↑; Kyst-*) **f:** (engl.) pancreatic cyst; im Pankreas lokalisierte Zyste*; **Formen: 1.** echte P.: mit Epithel ausgekleidete Zyste, die Flüssigkeit ohne Pankreasenzyme enthält; Vork.: selten, z. B. als solitäre dysontogenetische P., Retentionszyste nach Trauma od. inf. zystischer Erweiterung eines Pankreasgangs nach Pankreatitis od. (auch multipel) bei zystischer Fibrose (als sog. Zystenpankreas, evtl. in Komb. mit Zystennieren); **2.** Pseudozyste ohne epitheliale Auskleidung, enthält häufig Blut u. enzymhaltige Flüssigkeit; Vork.: v. a. nach Trauma, Nekrose bei chron.-rezidivierender u. akuter hämorrhagischer Pankreatitis*; **Klin.:** in Abhängigkeit von der Größe evtl. in den Rücken ausstrahlende Oberbauchschmerzen, palpable Resistenz im Epigastrium; kleine P. bleiben oft asymptomatisch. **Diagn.:** Ultraschalldiagnostik, CT; **Ther.:** wegen der Möglichkeit einer spontanen Rückbildung (v. a. bei P. nach akuter Pankreatitis) u. U. Verlaufsbeobachtung; bei Persis-

P

tenz u. Größenprogredienz (Perforationsgefahr) perkutane Entlastungs- u. Spüldrainage, ggf. endoskop. platzierte innere Drainage zw. Magen u. Zyste, chir. Drainageoperation (z. B. Zystogastrostomie od. Zystojejunostomie), seltener äußere Marsupialisation* (bei frischer, nicht anastomosefähiger P.); **Kompl.:** Blutung, Perforation, Abszedierung, Ausbildung von Aszites od. Pleuraerguss, Duodenalstenose, bei Verlegung des Ductus choledochus Ikterus; **DD:** Pankreastumoren*.

Pan|kreat|ek|tomie (↑; Ektomie*) f: (engl.) pancreatectomy; partielle, subtotale od. totale Resektion des Pankreas; Resektion von Korpus bzw. Schwanz mit anschl. Pankreatojejunostomie*; Pankreaskopfresektion unter Schonung des Duodenums od. wie bei Totalexstirpation als Duodenopankreatektomie*.

Pan|kreatiko|graphie, endo|skopische retro|grade (↑; -graphie*) f: Abk. ERP*.

Pan|kreatitis (↑; -itis*) f: (engl.) pancreatitis; primär nichtinfektiöse Entz. des Pankreas; **Path.:** Autolyse* des Organs, pathol.-anat. je nach Schweregrad mit interstitiell ödematösen Veränderungen bis zu hämorrhag. Pankreasnekrose*; **Urs.:** gehäuftes Auftreten bei Gallenwegerkrankungen, Papillenstenose u. Alkoholkrankheit (bei chron. P. bis zu 80 % durch Alkoholabusus); außerdem bei meist stumpfem Bauchtrauma, abdominaler Op., ERCP, i. R. von Hyperlipoproteinämien, Hyperparathyroidismus, Ulkuskrankheit mit Penetration, juxtapapillärem Divertikel, Virusinfekten (z. B. Mumps, Hepatitis, AIDS), medikamentös (Diuretika, Glukokortikoide, Antibiotika u. a.), sog. Transplantationspankreatitis (ischämisch postop. u. bei Abstoßung des Organs), hereditär (autosomal-dominanter Erbgang, Genlokus 7q35) durch Mutation des Gens zur Inaktivierung des Trypsinogens; 15 % idiopathisch; **Formen: 1. akute P.:** zu 90 % akuter heftiger, häufig gürtelförmiger Oberbauchschmerz, Übelkeit u. Erbrechen, Entw. eines Akuten Abdomens, hypovolämischer Schock, Sepsis; **Diagn.:** bei schwerer P. evtl. blau-rote bis bräunl. Hautverfärbung mit Ödem der Subkutis periumbilikal (Cullen-Phänomen) od. an der re. Flanke (Grey-Zeichen), selten fleck- od. gitterförmige Zyanose der vorderen Bauchwand; labordiagn.: erhöhte Lipase u. Elastase 1 im Serum (pankreasspezifisch), Amylaseerhöhung in Blut u. Urin, erhöhtes C-reaktives Protein (unspezifisch), ggf. Leukozytose; apparativ: Ultraschalldiagnostik, CT; **Ther.:** intensivmedizinische Ther., Schmerzbekämpfung, Schocktherapie, exakte Flüssigkeitsbilanzierung, Hämodilution zur Verbesserung der Durchblutung des intakten Restgewebes, Ableitung des Magensafts u. zunächst parenterale Ernährung, später enteral durch tiefe kaudal der Papille platzierte Duodenalsonde (Enteralisation verhindert Keimdislokation aus dem Darm); bei system. Entzündungszeichen u. Sepsis Antibiotika; endoskop. Sanierung der Gallenwege (Papillotomie, Steinextraktion); chir. Intervention nur bei Kompl. wie Multiorganversagen u. Sepsis z. B. bei schwerer nekrotisierender P. od. Abszess durch Laparotomie, Nekrosektomie u. ggf. Etappenlavage; evtl. Ileostomaanlage zur Verhinderung der Translokation von Darmkeimen; **Progn.:** Letalität je nach Schweregrad zw. 1 u. 15 % (bei schweren Formen bis zu 80 %); **DD:** Magenperforation, Mesenterialgefäßverschluss, Cholezystitis, Milzinfarkt, Hinterwandinfarkt des Herzens; **Kompl.:** Abszedierung u. Sequestration des Pankreas, infizierte Pankreasnekrose, Blutung durch Arrosion von Gefäßen, Pankreaszyste* (Pseudozyste); **2. chronische P.:** Ausbildung fokaler Nekrosen, entzündl. Infiltrate, Organfibrose, Gangstenosen u. Steinbildung, konsekutive Entw. einer Pankreasinsuffizienz*; **Sympt.:** bei fortbestehender Noxe rezidiv. verlaufend mit gürtelförmigen Oberbauchschmerzen, Gewichtsverlust, Durchfällen; **Diagn.:** labordiagn. gelegentl. Amylase- u. Lipaseerhöhung; pathol. ausfallender Pancreozymin-Secretin-Test, Pankreolauryltest, im Stuhl vermehrt Ausscheidung von Fetten u. Proteinen, Sonographie, CT, MRCP, ERCP (häufig Gangstenosen u. -strikturen nachweisbar); **Ther.:** im akuten Schub wie bei akuter P.; im Intervall od. bei primär symptomarmem Verlauf diätetisch (fettarme Kost, Vermeidung von Alkohol, Kaffee u. Tee, mehrere kleine Mahlzeiten), Antazida, Pankreasenzymgaben zu den Mahlzeiten, Schmerzbekämpfung; endoskop. Beseitigung von Gangsteinen, Dilatation von Stenosen bzw. Strikturen des Pankreasgangs, Drainage von Pseudozysten, evtl. Platzierung von Endoprothesen; Op. bei Versagen der kons. Ther. z. B. durch partielle Organresektion bzw. Drainageoperation; **DD:** Pankreaskarzinom*, oft erst intra- bzw. postop. (histol.) zu klären. Vgl. Pankreasdiagnostik. J. Die.

Pan|kreato|duo|den|ek|tomie (↑; Duodenum*; Ektomie*) f: s. Duodenopankreatektomie.

Pan|kreato|graphie (↑; -graphie*) f: s. ERP.

Pan|kreato|jejuno|stomie (↑; jejunalis*; -stomie*) f: (engl.) pancreaticojejunostomy; Anastomose zw. Pankreas u. einer Jejunumschlinge (unter Einschluss des Ductus pancreaticus), terminoterminal durch sog. Teleskop- od. Invaginationsanastomose bzw. laterolateral, i. e. S. Anastomose zw. Ductus pancreaticus u. einer Jejunumschlinge (Pankreatikojejunostomie); Anw. i. R. einer Duodenopankreatektomie*, bei chron. Pankreatitis* u. a. Vgl. Pankreatektomie. J. Die.

Pan|kreato|peptidase E f: syn. Proelastase 1; s. Elastase.

Pan|kreo|lauryl|test (Pankreas*) m: (engl.) pancreolauryl test; Methode zur Prüfung der exokrinen Pankreasfunktion; **Ind.:** Verdacht auf exokrine Pankreasinsuffizienz*, DD von Malabsorptionssyndrom u. Maldigestion; **Prinzip:** hydrolyt. Spaltung von oral aufgenommenem Fluoresceindilaurat durch pankreat. Cholesterolesterhydrolase in Laurinsäure u. Fluorescein; Nachw. von Fluorescein im Harn mittels Fluoreszenzphotometrie (Konz. direkt proportional zur Esteraseaktivität); vgl. Pancreozymin-Secretin-Test, NBT-PABA-Test.

Pan|kreo|lithiasis (↑; Lith-*; -iasis*) f: s. Pankreassteine.

Pan|kreo|zymin n: s. Cholecystokinin.

Pan|myelo|pathie (Pan-*; Myel-*; -pathie*) f: syn. aplastisches Syndrom*.

Pan|myelo|pathie, kon|stitutionelle infantile (↑; ↑; ↑) f: syn. Fanconi*-Anämie.

Pan|myelo|phthise (↑; ↑; Phthisis*) f: syn. aplastisches Syndrom*.

Panner-Krankheit (Hans J. P., Radiol., Kopenhagen, 1871–1930): (engl.) juvenile osteochondrosis; Osteochondrosis deformans juvenilis des Capitulum humeri mit Druckschmerz u. Funktionsbehinderung des Ellenbogengelenks inf. Deformierung des Radiuskopfs; Auftreten

P

im frühen Schulalter, wird zu den aseptischen Knochennekrosen* gerechnet.

Panniculitis nodularis non sup|purativa febrilis et re|cidivans (Dim. von lat. pannus Lappen, Tuch; -itis*) **f:** syn. Pfeifer-Weber-Christian-Syndrom; seltene gynäkotrope Erkr. unklarer Ätiol. mit Fieber, Bauchschmerzen u. allg. Krankheitsgefühl; schubweise auftretende, u. U. mit Arthralgien u. Myalgien einhergehende, druckschmerzhafte, subkutane, manchmal erweichende u. blutig-seröse Flüssigkeit entleerende rötl. Knoten u. plattenartige Infiltrate unterschiedl. Größe, die nach Wochen konfluieren u. unter Bildung muldenförmiger Narben einschmelzen; **Lok.:** hauptsächlich Oberschenkel, Gesäß, Mammae, Oberarme; **Diagn.:** BKS oft stark erhöht, sonst keine typ. Befunde; **Ther.:** keine spezif. Ther. bekannt; **Progn.:** oft Spontanremissionen.

Panniculus (↑) **m:** Haut, Gewebe, Lage, Schicht.

Panniculus adiposus telae sub|cutaneae (↑) **m:** Unterhautfettgewebe, Fettpolster.

Pannikulitis (↑; -itis*) **f:** (engl.) panniculitis; Entzündung des Unterhautfettgewebes; **Einteilung: 1.** entzündl. Infiltration um das zentralarterielle System: lobäre P.: **a)** pankreatische P. (Fettgewebenekrose bei Pankreatitis od. Pankreaskarzinom), selten, Androtropie; **b)** Panniculitis* nodularis non suppurativa febrilis et recidivans; **c)** P. bei systemischer Vaskulitis, v. a. bei systemischem Lupus* erythematodes u. Panarteriitis* nodosa; **2.** entzündliche Infiltration um das venöse System: septale P.: **a)** Erythema* nodosum; **b)** subakute migratorische P.; **3.** diffuse entzündliche Infiltration: **a)** Inf. (v. a. tiefe Mykosen, Histoplasmose, atyp. Mykobakterien); **b)** Neoplasien (v. a. Leukämien, Lymphome, Langerhans-Zellhistiozytose); **4.** sonstige: **a)** traumatische P.; **b)** Kältepannikulitis*; **c)** P. nach Steroidentzug; **d)** selbstinduzierte P. (sog. Panniculitis factitia); **e)** P. als extrahepat. Manifestation eines Alpha-1-Antitrypsinmangels.

Pannikulitis Typ Rothmann-Makai (↑; ↑; Max R., Pathol., Berlin, 1868–1915; Endré M., zeitgen. Chir., Budapest) **f:** syn. Lipogranulomatosis subcutanea; spontan (oft sehr plötzlich) aufschießende, bis haselnussgroße, harte, schmerzhafte, tief subkutan gelegene Knoten, z. T. auch flache, auf dem tieferliegenden Gewebe verschiebliche Infiltrate; **Lok.:** Stamm, Extremitäten; **Klin.:** kein Fieber od. Allgemeinsymptome; Spontanremission nach Monaten bis Jahren ohne Narbenbildung; **Ther.:** Versuch mit Antiphlogistika u. Glukokortikoiden; vgl. Panniculitis nodularis non suppurativa febrilis et recidivans.

Pannus (lat. Lappen) **m: 1.** (ophth.) Ausbildung eines gefäßhaltigen Granulationsgewebes zw. Epithel u. Bowman-Membran der Cornea (z. B. bei Trachom); **2.** (orthop.) von den Gelenkkapselrezessus ausgehende Proliferation der Synovialis bei chron. Synovialitis*, v. a. bei rheumatoider Arthritis* mit Überzug, Invasion, Unterminierung u. Destruktion des Gelenkknorpels u. der kortikalen (knöchernen) Grenzlamelle sowie Einbruch in den subchondralen Markraum; röntg. Unschärfe der Grenzlamelle, Signalzysten, Erosionen.

Pan|ophthalmie (Pan-*; Ophthalm-*) **f:** (engl.) panophthalmitis; auch Panophthalmitis; eitrige Entz. des Augeninneren u. der Augenhüllen (oft auf die Orbita übergreifend) inf. septischer Metastasierung in die Uvea od. Retina bzw. als Verletzungsfolge.

Pan|orama|aufnahme (↑; gr. ὁρᾶν sehen)**:** s. Orthopantomographie.

Pan|ostitis (↑; Ost-*; -itis*) **f:** (engl.) panosteitis; Entz. aller Gewebe eines Knochens (akute Periostitis, Ostitis u. Osteomyelitis diffusa).

Pan|otitis (↑; Ot-*; -itis*) **f:** Entz. des Mittel- u. Innenohrs, evtl. mit Mastoiditis*; s. Otitis media.

Pan|sinusitis (↑; lat. sinus Ausbuchtung, Krümmung; -itis*) **f:** weitreichende Entz. der Nasennebenhöhlen; s. Sinusitis.

Pan|strongylus megistus (↑; gr. στρογγύλος rund, sphärisch) **m:** brasilianische Raubwanze, Überträger von Trypanosoma* cruzi (Chagas*-Krankheit); vgl. Wanzen.

Panthenol (INN) **n:** syn. Pantothenol; s. Dexpanthenol.

Pan|tomo|graphie (Pan-*; -tom*; -graphie*) **f:** s. Orthopantomographie.

Panto|prazol (INN) **n:** Magensäuresekretionshemmer (durch Inaktivierung des Enzyms H^+/K^+-ATPase); **Ind.:** Ulcus ventriculi et duodeni, Refluxösophagitis; **UAW:** Kopfschmerz, selten Schwindel, gastrointestinale Störungen, allerg. Hautreaktionen.

Pantothenol n: syn. Panthenol; s. Dexpanthenol.

Pantothen|säure: (engl.) pantothenic acid; wasserlösliches, hitzelabiles Vitamin; besteht aus 2,4-Dihydroxy-3,3-dimethylbutyrat, das über eine Amidbindung mit β-Alanin verknüpft ist; nur D(+)-P. ist biol. aktiv; **biochem. Funktion:** Bestandteil von Coenzym* A u. Acyl-Carrier-Protein (s. Fettsäuresynthetase); **Vork.** in fast allen pflanzl. u. tier. Nahrungsmitteln; bes. in Hefe, Eigelb, Vollkornprodukten, Hülsenfrüchten; **Bedarf** für Erwachsene: Schätzwert 6 mg/d; **Mangelerscheinungen:** alimentär selten; experimentell u. bei parenteraler Ernährung, chron. Hämodialyse, Alkoholkrankheit können Abgeschlagenheit, Müdigkeit, Schwäche, Schlafstörung, Dermatitis u. Parästhesien der Extremitäten (Burning-feet-Syndrom) auftreten. **Hypervitaminose:** weder alimentär noch bei therap. hohen Dosen bekannt.

pan|trop (Pan-*; -trop*)**:** (engl.) pantropic; auch pantotrop; Bez. für Krankheitserreger, Pharmaka usw. ohne besondere Affinität zu best. Geweben; z. B. pantrope Viren (im Ggs. zu neurotropen Viren u. a.).

Panum-Areale (Peter L. P., Physiol., Kopenhagen, 1820–1885) **n pl:** (engl.) Panum's areae; auch Panum-Raum; Zone vor u. hinter dem Horopter (vgl. Netzhautpunkte, korrespondierende), in der Gegenstände als querdisparate Bilder (vgl. Disparation) inf. zentraler Fusion noch scharf (keine Doppelbilder) wahrgenommen werden; maßgeblich am stereoskopischen Sehen* beteiligt.

Panzer|herz: (engl.) armored heart; Pericarditis calcarea; s. Perikarditis.

Panzer|krebs: Cancer* en cuirasse.

Pan|zyto|penie (Pan-*; Zyt-*; -penie*) **f:** (engl.) pancytopenia; starke Verminderung der Blutzellen aller Systeme (aplastisches Syndrom*).

Pap: Abk. für **Pap**anicolaou*-Färbung; s. Zytodiagnostik.

PAP: Abk. für (engl.) **p**urple **a**cid **p**hosphatase; vgl. Uteroferrin.

Papageien|krankheit: syn. Psittakose; s. Ornithose.

Papain n: in Milchsaft u. unreifen Früchten des mexikan. Melonenbaums Carica papaya (neben Chymopapain u. Papaya-Lysozym) vorkommende SH-haltige Protease mit einem pH-Optimum um pH 5; hydrolysiert Peptide, Amine u. Ester; SH-haltige Verbindungen (z. B. Cystein) aktivieren das Enzym, das gegenüber chem. u. physik. Einflüssen (insbes. hohe Temp.) ungewöhnlich stabil ist; **Verw.:** gereinigtes P. (Papayotin) als Digestivum bei Mangel an Pepsin*, i. R. des Enzymtests*, zur enzymat. Fragmentierung von Immunglobulinen*; als Chymopapain zur Chemonukleolyse*.

Papanicolaou-Abstrich (George P., Anat., Athen, New York, 1883–1962): (engl.) Papanicolaou smear; zytol. Abstrich mittels Watteträger von Portiooberfläche u. Zervikalkanal mit anschl. Spezialfärbung (Papanicolaou*-Färbung); Technik u. Auswertung: s. Zytodiagnostik.

Papanicolaou-Färbung (↑): (engl.) Papanicolaou staining; Spezialfärbemethode in der Zytodiagnostik*; nach Fixierung der Abstriche in 96%igem Ethyl- od. 99%igem Isopropylalkohol Kernfärbung mit Hämatoxylin u. kombinierte Plasmafärbung mit Orange G6 u. Polychromfarbstoff; die Kernfärbung ermöglicht die Beurteilung der Kernstrukturen (Größe, Form u. Chromatingehalt) zur Festlegung des Karyopyknoseindex* (Kernreifung) u. zur Karzinomdiagnostik, die Plasmafärbung macht die Bestimmung des Reifegrades des Zytoplasmas (Eosinophilieindex) aufgrund der Farbveränderung von blaugrün nach rot möglich.

Papa|verin n: (engl.) papverine; Opiumalkaloid (ohne Wirkung auf Opioidrezeptoren), das sich chem. vom Benzylisochinolin herleitet; myotropes Spasmolytikum.

Papaver somni|ferum (lat. papaver Mohn; somnus Schlaf; ferre bringen) n: Schlafmohn; Staudengewächs in Kleinasien, China, Japan, Persien u. Vorderindien; der nach Ritzen der unreifen Fruchtkapseln austretende Milchsaft wird getrocknet u. bildet das Rohopium; s. Opium.

Papel (lat. papula Bläschen) f: (engl.) papule; über dem Hautniveau liegendes, bis erbsgroßes Knötchen; Primäreffloreszenz (s. Effloreszenzen); man unterscheidet: epidermale P. (Vermehrung der Epidermiszellen, z. B. Viruswarze), kutane P. (Zellvermehrung in der Dermis, z. B. bei sek. Syphilis), epidermokutane P. (z. B. Lichen ruber). Herdförmige Konfluierung von Papeln nennt man Plaque.

P

Papier|chromato|graphie (Chrom-*; -graphie*) f: (engl.) paper chromatography; Verf. der Chromatographie* mit flüssiger mobiler Phase, bei der ein Filterpapierstreifen, an dessen unterem Rand das Analysegemisch punkt- od. strichförmig aufgetragen ist, in ein Lösungsmittel gehängt wird. Das Lösungsmittel wandert unter spezif. (von Substanzaufnahme u. Lösungsmittelpolarität abhängiger) Mitnahme u. Verteilung der Einzelkomponenten kapillar nach oben. Vgl. Dünnschichtchromatographie.

Papier|elektro|phorese (Elektro-*; -phor*) f: (engl.) paper electrophoresis; s. Elektrophorese.

Papilla (lat. Warze, Bläschen, Knospe) f (pl Papillae): warzenartige Erhebung, Papille.

Papilla duo|deni major (↑) f: syn. Papilla Vateri; in einer kleinen Schleimhautfalte liegende, vom ringförmigen M. sphincter ampullae hepatopancreatica (Oddi) umschlossene, gemeinsame od. getrennte Einmündung von Ductus choledochus u. Ductus pancreaticus (Wirsungi) in den absteigenden Teil des Duodenums. Vgl. Pankreas.

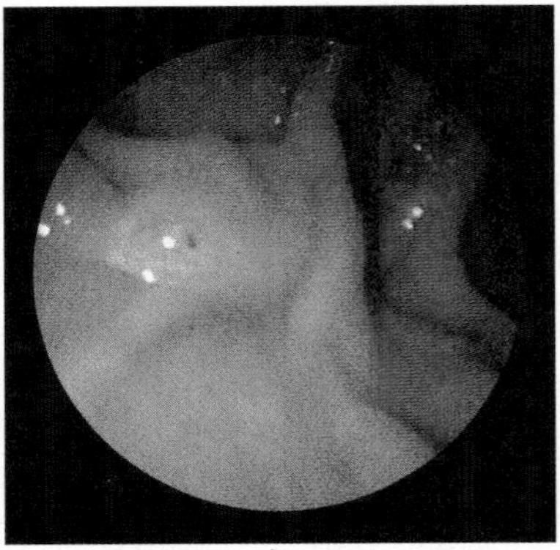

Papilla duodeni major: duodenoskopischer Befund [62]

Papilla duo|deni minor (↑) f: Einmündungsstelle eines evtl. vorhandenen Ductus pancreaticus accessorius in das Duodenum; vgl. Pankreas.

Papillae fili|formes (↑) f pl: fadenförmige Papillen der Zunge mit verhorntem Epithel.

Papillae foliatae (↑) f pl: blattförmige Papillen am lateralen Rand der Zunge mit Geschmacksknospen*.

Papillae fungi|formes (↑) f pl: pilzförmige Papillen der Zunge mit wenigen Geschmacksknospen.

Papillae renales (↑) f pl: Nierenpapillen; s. Niere.

Papillae vallatae (↑) f pl: Wallpapillen; 7–12 rundl. Papillen vor dem Sulcus terminalis (sog. V) der Zunge mit 50 % aller Geschmacksknospen*.

Papilla lacrimalis (↑) f: kegelförmige Erhebung medial an der Innenkante des Ober- u. Unterlids, auf deren Spitze des Punctum lacrimale liegt.

Papilla mammaria (↑) f: s. Brustwarze.

Papilla nervi optici (JNA; ↑) f: s. Discus nervi optici.

Papilla Vateri (↑; Abraham Vater, Anat., Wittenberg, 1684–1751) f: syn. Papilla* duodeni major.

Papillar|körper (↑): (engl.) skin papilla; die mit Papillen versehene Oberschicht der Dermis*.

Papillar|leisten (↑): s. Hautleisten.

Papillar|muskeln (↑; Musculus*): (engl.) papillary muscles; kegelförmige Muskelvorsprünge an der Innenwand der Herzkammern (rechts 3, links 2); ihre Sehnenfäden ziehen zu den Klappen zw. Vorhof u. Kammern; vgl. Sehnenfädenabriss.

Papillen|di|latation (↑; Dilatation*) f: (engl.) papillary dilation; endoskop. od. chir. Weitung der Papilla* duodeni major mit Ballonkatheter od. kegelförmiger Sonde; ermöglicht das Entfernen von Gallensteinen bis zu einem Durchmesser von 8 mm aus dem Choledochus; **cave:** Papillenödem; vgl. Papillotomie, Choledochusrevision.

Papillen|karzinom (↑; Karz-*; -om*) n: (engl.) papillary carcinoma; s. Pankreaskarzinom.

Papillen|nekrose (↑; Nekr-*; -osis*) f: (engl.) papillary necrosis; Gewebeuntergang im Nierenpapillenbereich bei Diabetes mellitus, chron. interstitieller Nephritis, Analgetika-Nephropathie u. chron. Pyelonephritis mit nachfolgender Abstoßung (häufig mit Kolik); **Diagn.:** Ausscheidungsurographie; oft nicht erkennbar.

Papillen|stein (↑): (engl.) papillary stone; im Bereich der Papillae renales lokalisierter, meist Oxalat- bzw. Uratstein inf. (intra- od.) extratubulärer Ablagerung von Calciumoxalat bzw. Harnsäure; vgl. Nephrolithiasis, Randall-Plaque.

Papillen|stenose (↑; Steno-*; -osis*) f: (engl.) papillary stenosis; Einengung der Mündungen des Ductus choledochus bzw. des Ductus pancreaticus im Bereich der Papilla duodeni major mit prästenotischer Gangerweiterung inf. Druckerhöhung u. Aufstau von Pankreassekret bzw. Galle; **Urs.:** v. a. Entz. (Cholangitis, Papillitis, Pankreatitis, Duodenitis), Tumor, funktionell (juxtapapilläres Duodenaldivertikel); **Klin.:** je nach Urs. Kolik, Maldigestion, Ikterus; **Diagn.:** ERCP* mit Biopsie, Ultraschalldiagnostik, Computertomographie; **Ther.:** je nach Urs. z. B. endoskop. Papillotomie* bzw. chir. Papilloplastik.

Papillitis (↑; -itis*) f: Entz. von Papillen unterschiedl. Lok.; **Formen: 1.** P. necroticans: Sonderform der Pyelonephritis* mit Nekrose u. Abstoßung von Papillen inf. Diabetes mellitus, Analgetika-Abusus, eitriger Harnstauungsniere (häufiger bei Frauen); **2.** Form der Proktitis* mit Entz. von Analpapillen der Linea dentata, häufig in Komb. mit einer Kryptitis* der Morgagni-Krypten; evtl. Ausbildung von Analpolypen i. R. einer P. hypertrophicans; Sympt.: dumpfer Dauerschmerz im Analbereich; Ther.: antiphlogist. Suppositorien; **3. a)** primäre Entz. der Papilla duodeni major evtl. mit Ausbildung einer Papillenstenose* (syn. Westphal-Bernhard-Syndrom); **b)** sek. P. i. R. einer Duodenitis, Pankreatitis od. aufsteigenden Cholangitis; **5.** syn. Neuropapillitis optici (s. Neuritis nervi optici).

Papillom (↑; -om*) n: (engl.) papilloma; vom Oberflächenepithel ausgehender, histol. meist benigner Tu. mit papillärem Aufbau, der häufig viel Bindegewebe enthält; **Lok.:** z. B. Mundschleimhaut, ableitende Harnwege (u. a. Blasenpapillom), Milchgänge (Milchgangpapillom), als Basalzellpapillom der Haut (Verrucae seborrhoicae), Kehlkopfpapillom. Vgl. Fibroepitheliom.

Papillomata (↑; ↑) n pl: syn. Condylomata; s. Condylomata acuminata, Condylomata lata, Condylomata plana.

Papillomatosis cutis carcinoides Gottron (↑; ↑; Heinrich A. G., Dermat., Tübingen, 1890–1974; -osis*) f: histol. gutartige, blumenkohlartige u. plattenförmige Wucherungen, meist symmetrisch an den Unterschenkeln; **Ätiol.:** vermutl. Infektion mit Papillomavirus auf dem Boden vegetierender u. chronisch-ulzerierender Hautveränderungen; Übergang in ein Plattenepithelkarzinom* möglich; **DD:** Pyodermia* chronica papillaris et exulcerans.

Papillomatosis mucosae carcinoides (↑; ↑; ↑) f: floride orale Papillomatose; blumenkohlartige Wucherungen der Mundschleimhaut bei älteren Menschen; Präkanzerose*.

Papilloma vesicae (↑; ↑) n: Blasenpapillom*.

Papilloma|virus (↑; ↑; Virus*) n: syn. Warzenvirus; Genus der Familie der Papovaviridae*; DNA-Tumorviren, Ø 55 nm, ikosaedr. Kapside aus 72 Kapsomeren, MG 5×10^6, zwei Strukturproteine; **Unterteilung** in 75 humane Papillomavirustypen (Abk. HPV) u. tierpathogene Typen; streng auf eine Wirtsspecies beschränkt, nur Inf. von Epithelzellen. **Übertragung:** Kontaktinfektion der Basalzellen der Epidermis nach Mikrotraumen; die durch humane Papillomaviren verursachten benignen Tumoren der Haut u. Schleimhaut entstehen erst mehrere Monate nach Inf. u. verschwinden häufig spontan. Vermutlich sind auch best. Präkanzerosen u. maligne Tumoren mit spezif. HPV-Typen assoziiert (s. Tab.).

Papillomavirus

Tumor	Auslösende HPV-Typen
Hautviruswarzen	
Verrucae plantares	1, 2, 4
Verrucae vulgares	2, 4, 26, 28, 29, 41, 48, 60, 63, 65
Verrucae planae juveniles	3, 10, 27
Epidermodysplasia verruciformis	3, 5, 8, 9, 12, 14, 15, 17, 19–29, 36–38, 46–50
anogenitale Warzen	
Condylomata acuminata	6, 11, 40, 42–44
Condylomata plana	6, 11, 16, 18, 30, 31, 33–35, 39, 40, 42–45, 51, 52, 56–59, 61, 64, 66–68
bowenoide Papulose	16, 18
Schleimhautwarzen	
Papillome an Larynx u. Mundschleimhaut	6, 11
fokale epitheliale Hyperplasie	13, 32
maligne Tumoren	
Bowen-Krankheit	selten 2, 16, 34
Penis- u. Vulvakarzinom	6, 16, 18
Zervixkarzinom	16, 18, 31, 33, 35, 39
Larynxkarzinom	selten 16, 18, 30
Zungenkarzinom	selten 2, 16

Papillom, in|vertiertes (↑; ↑) n: (engl.) inverted papilloma; semimaligner Tumor der Nase u. Nasennebenhöhlen mit histol. gutartiger Struktur, lokal destruierendem Wachstum u. Rezidivneigung; evtl. Entartung zum Plattenepithelkarzinom; **Ther.:** radikale op. Entfernung; vgl. Nasentumoren.

Papillom Wegelin, malignes (↑; ↑) n: (engl.) malignant Wegelin's papilloma; s. Schilddrüsentumoren.

Papillon-Léage-Psaume-Syn|drom (E. Pa.-L., zeitgen. Stomatologe, Frankreich; Jean Ps., zeitgen. Stomatologe, Paris) n: s. Syndrom, orofazio-digitales.

Papillon-Lefèvre-Syn|drom (M. M. P., frz. Dermat.; Paul L., zeitgen. Dermat., Frankreich) n: autosomal-rezessiv erbl. Palmoplantarkeratose mit Periodontopathie; Mutationen im Ka-

P

thepsin-C-Gen (CTSC, Genlokus 1q14-q14.3); **Häufigkeit:** 1:1 000 000; **Sympt.:** psoriasiforme Hyperkeratosen an Ellenbogen u. Knien, Nageldystrophie, gehäufte bakt. Infekte; **Ther.:** Retinoide; vgl. Ektodermaldysplasie-Syndrome.

Papillo|tomie (Papilla*; -tom*) **f:** (engl.) papillotomy; syn. Sphinkterotomie; Spaltung der Papilla* duodeni major u. des Sphinkterapparats;

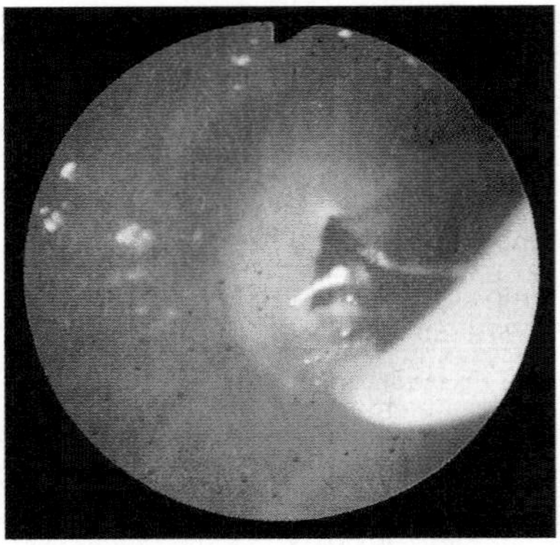

Papillotomie (ERPT):
Das Papillotom ist mit seinem Schneidedraht in die Papilla duodeni major eingeführt; duodenoskopischer Befund [62]

Formen: 1. endoskopische retrograde P. (Abk. ERPT) entspricht der ERP* bzw. ERC*; **2.** selten op. transduodenale Sphinkterotomie (ggf. mit Papillenplastik); **Ind.:** Cholelithiasis*, Papillenstenose*.

PAP-Kom|plex m: (engl.) PAP complex; Kurzbez. für **P**lasmin-Alpha-2-**A**nti**p**lasmin-Komplex; Komplex aus Plasmin* u. seinem physiol. Inhibitor Alpha-2-Antiplasmin (s. Antiplasmine); Plasmin liegt im Blut fast ausschließl. als PAP-K. vor; erhöhte Konz. bei Hyperfibrinolyse*; Nachw. durch ELISA. J. Har.

Papova|viridae (Viren*) **f pl:** Kurzbez. aus **Pa**pilloma-, **Po**lyoma- u. Simian **Va**cuolating Virus 40 (SV 40); Familie extrem hitzestabiler, kubischer DNA-Viren ohne Hüllmembran (∅ 45–55 nm, 72 Kapsomere, zyklisch doppelsträngige DNA); Unterteilung in die Genera **Papillomavirus*** u. **Polyomavirus***; P. sind weltweit verbreitet, Nachweis v. a. bei Mensch, Affe, Rind u. Nagern; **Übertragung:** Schmier- u. Tröpfcheninfektion. Alle bekannten P. können unter best. Bedingungen benigne od. maligne (v. a. epitheliale) Tumoren verursachen.

PAPP-A: Abk. für (engl.) **p**regnancy **a**ssociated **p**lasma **p**rotein **a**; ab dem 2. Trimenon der Schwangerschaft ansteigendes Plasmaprotein (Alpha-2-Makroglobulin); vgl. Schwangerschaftsproteine.

Pappataci|fieber (ital. pappataci Stechmücken)**:** (engl.) pappataci fever, sandfly fever; syn. Dreitagefieber, Phlebotomusfieber, Sandmückenfieber; akute, fieberhafte Erkr. mit günstiger Progn.; **Err.:** serol. verwandte Viren des Genus Phlebovirus der Bunyaviridae* (z. B. neapolitan. u. sizilian. Sandmückenvirus); **Überträger:** Phlebotomus pappatasi; Sommerepidemien in Südeuropa, endem. in Asien u. Afrika; **Klin.:** Inkubationszeit 3–6 Tage; Fieber, Rücken- u. (retroorbitaler) Kopfschmerz, Photophobie; Dauer 3–4 Tage; **Kompl.:** Meningitis, Hämorrhagien; **Ther.:** symptomatisch.

Pappenheim-Färbung (Artur P., Hämat., Berlin, 1870–1916)**:** (engl.) Pappenheim's staining; panoptische Kontrastfärbung; gebräuchlichste Färbung* eines Blutausstrichs; Präp. 3 Min. mit May-Grünwald-Lösung fixieren, mit gleicher Menge Aqua dest. verdünnen u. 3 Min. färben, Lösung abgießen u. anschl. 15–20 Min. mit verdünnter Giemsa-Lösung weiter färben, mit Aqua dest. spülen, lufttrocknen.

Paprika: s. Capsicum.

Papulose, bowenoide (lat. papula Bläschen; -osis*) **f:** (engl.) bowenoid papulosis; Inf. der Anogenitalregion mit Papillomavirus Typ 16 od. Typ 18; multiple flache Papeln, die histol. der Bowen*-Krankheit ähneln.

Papulosis maligna a|trophicans (↑; ↑) **f:** syn. Degos-Syndrom; sehr seltene, wahrscheinl. autosomal-dominant erbl. Erkr. bes. des weibl. Geschlechts (w : m = 3 : 1) mit schubweise auftretenden bis erbsengroßen Papeln, deren Zentrum in einigen Wo. einsinkt u. porzellanweiße Farbe annimmt; wenige Mon. bis Jahre später treten anäm. Infarkte meist am Darm (mit nachfolgender Peritonitis), seltener im Gehirn auf. **Histol.:** Endarteriitis u. Kapillaritis mit Nekrosen u. sek. Mikrothrombosierung; **Progn.:** in 50 % infaust.

papyraceus (gr. πάπυρος Papier)**:** papierartig, pergamentartig.

Par-: auch Para-; Wortteil mit der Bedeutung neben, abweichend, teilweise, wechselseitig; von gr. παρά.

-para (lat. parere gebären)**:** Wortteil: die Gebärende; z. B. Primipara (Erstgebärende).

para-: (chem.) Bez. für die 1,4-Substitution am Benzolring; s. Benzol.

Para-Amino-: p-Amino-; s. Amino-.

Para|ballismus (Par-*; gr. βαλλίζειν tanzen) **m:** (engl.) paraballism; beidseitiger Ballismus*.

Para|blasten (↑; Blast-*) **m pl:** (engl.) parablasts; pathol. Vorstufen der roten (Paraerythroblasten) u. weißen (Paraleukoblasten, Paramyeloblasten, Paralymphoblasten) Blutzellen; Vork. meist bei akuter Leukämie*.

Para-Bombay-Blut|gruppen (↑)**:** (engl.) Para-Bombay blood groups; Blutgruppe A_h u. B_h; seltene Varianten der ABNull*-Blutgruppen, bei denen die Blutgruppenantigene A, B u. H nur sehr schwach ausgeprägt sind (wahrscheinl. bedingt durch best. erbliche Varianten der H*-Substanz). Vgl. Bombay-Blutgruppe.

Para|centese (↑; Kent-*) **f:** Parazentese*.

para|centralis (↑; Centr-*)**:** neben den Zentralwindungen des Gehirns liegend, parazentral.

Para|cetamol (INN) **n:** syn. Acetaminophen; **Verw.:** als nichtopioides Analgetikum u. Antipyretikum mit geringen UAW. **Kontraind.:** Glukose-6-phosphat-Dehydrogenasemangel, schwere Nieren- u. Leberinsuffizienz. Bei Vergiftungen durch extrem hohe Dosen von P. kommt es

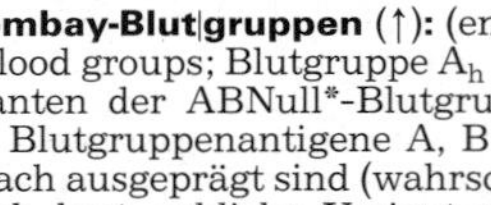

Paracetamol

i. d. R. zu Leberschädigungen, u. U. mit tödl. Ausgang. Antidot: Acetylcystein*.

Para|coc|cidi|oides brasili|ensis (Par-*; Kokzidien*; -id*) m: syn. Blastomyces brasiliensis; dimorpher, primärpathogener Pilz aus der Gruppe der Fungi* imperfecti; morphol. 10–40 µm große, doppelt konturierte, kugelige Zellen mit multiplen Sprosszellen auf Blutagar in der Hefephase bei 37 °C; Myzelphase bis 30 °C, langsames Wachstum; Err. der südamerikanischen Blastomykose (s. Blastomykosen); **Übertragung:** Atemwege bzw. Lungen als Eintrittspforte; **Nachw.** von Sprosszellen: mikroskop. im ungefärbten Nativpräparat aus Eiter, Sputum od. anderen Exsudaten, auch als Lymphknotenhomogenisat nach Aufhellung mit 10 % NaOH.

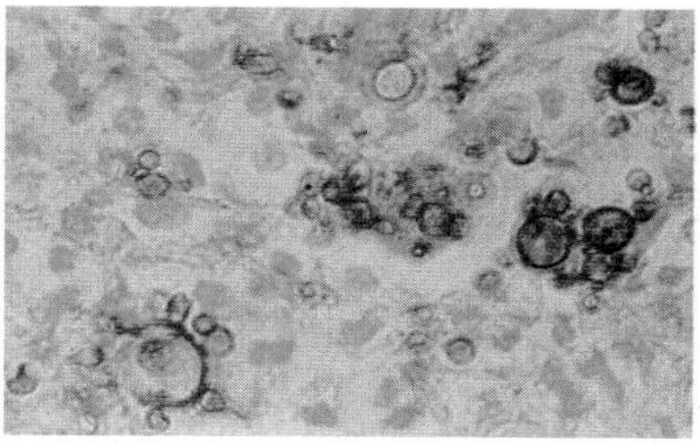

Paracoccidioides brasiliensis:
Erreger im histologischen Schnitt; multiple Sprossung (unten links Steuerradform); Gridley-Färbung [285]

Para|coc|cidi|oides-Mykose (↑; ↑; ↑; Myk-*; -osis*) f: syn. südamerikanische Blastomykose; s. Blastomykosen.

para|colicus (↑; Kol-*): neben dem Colon liegend.

Para|colpium (↑; Kolp-*) n: Gesamtheit des Bindegewebes um die Scheide.

Para|dent- (↑; lat. dens, dentis Zahn): s. Parodont-.

Para|didymis (↑; -dymos*) f: sog. Beihoden; blind endende Kanälchen im Samenstrang in der Nähe des Kopfes des Nebenhodens*; Urnierenrest, entspricht dem Paroophoron* bei der Frau.

Para|erythro|blasten (↑; Erythr-*; Blast-*) m pl: (engl.) paraerythroblasts; pathol. Formen der Erythroblasten*; z. B. bei Erythroleukämie.

Par|ästhesie (↑; -ästhesie*) f: (engl.) paresthesia; subjektive Missempfindung, z. B. Kribbeln od. taubes, schmerzhaft brennendes Gefühl; s. Sensibilitätsstörungen.

Par|affin (lat. parum wenig, affinis verwandt) n: Paraffinum; festes (Paraffinum solidum) od. flüssiges (Paraffinum liquidum) Gemisch aus gesättigten aliphat. Kohlenwasserstoffen (Alkane); gewonnen aus bitumenhaltiger Braunkohle, Ölschiefer, Erdöl; geringe chem. Reaktionsbereitschaft; pharmaz. Verw. für Salbengrundlagen, Paraffinöl als Laxans; Herstellung von Zündhölzern, Kerzen, Sprengstoffen u. a.

Par|affin|einbettung (↑): (engl.) embedding in paraffin; Einlegen von biol. Materialien in Paraffin (nach Entwässern) vor mikroskop. bzw. histol. Untersuchung; Routineverfahren, bei dem durch Quellen, Schrumpfen od. Quetschen des Gewebes Artefakte erzeugt werden können; vgl. Kunststoffeinbettung, Mikrotom.

Par|affin|krebs (↑): (engl.) paraffin cancer; durch Verunreinigungen im Rohparaffin (Paraffin selbst ist nicht kanzerogen) verursachtes Plattenepithelkarzinom* der Haut (BK Nr. 5102).

Par|affinom (↑; -om*) n: s. Oleosklerom.

Para|form|aldehyd m: (engl.) paraformaldehyde; Kurzbez. Paraform; polymerisierter weißer, kristalliner Formaldehyd* $(HCHO)_n$; entsteht durch Konzentrierung wässriger Formaldehydlösungen; antimikrobielles Wirkungsspektrum wie Formaldehyd; **Verw.** als Konservierungsmittel für kosmetische Produkte; max. Konzentration 0,2 %; zur Desinfektion zahnärztl. Instrumente u. Raumdesinfektion; deklarierungspflichtig, wenn Konz. an freiem Formaldehyd 0,05 % überschreitet. K. Fie.

Para|ganglien (Par-*; Gangl-*) n pl: (engl.) paraganglia; zu den endokrinen Drüsen zählende Nebenorgane des peripheren Nervensystems; entsteht aus dem Neuroektoderm u. ist aufgebaut aus Zellsträngen u. -ballen, die in ein gefäß- u. nervenreiches Stroma eingelagert sind; **Einteilung: 1.** chromaffine P. (vgl. Gewebe, chromaffines): gehen aus der Anlage des Sympathikus hervor u. bilden Adrenalin u. Noradrenalin; Lok.: Marksubstanz der Nebenniere (Paraganglion suprarenale). Beim Neugeborenen kommen im Ausbreitungsgebiet des Bauch- u. Beckensympathikus verstreut zahlreiche P. vor, deren größtes am Ursprung der A. mesenterica inf. als Paraganglion aorticum abdominale (Zuckerkandl-Organ) bezeichnet wird; weitgehende Rückbildung ab dem 2. Lj.; **2.** nicht chromaffine P.: gehen aus der Anlage des Vagus u. Glossopharyngeus (parasympath.) hervor u. bilden Noradrenalin; bleiben zeitlebens erhalten; Lok.: Paraganglion (Glomus) caroticum an der Teilungsstelle der A. carotis communis (s. Karotissinus-Nerv, Abb.), Paraganglion supracardiale (Glomus aorticum) im Bereich der Aorta ascendens, Paraganglion laryngeum in der Taschenfalte des Kehlkopfes, Paraganglion jugulare (nodosum) u. Paraganglion tympanicum im Gebiet des Ganglion caudale, Ganglion u. Nervi vagi u. im Felsenbein; Funktion der nicht chromaffinen P. unklar; im Glomus caroticum wahrscheinl. Chemorezeptoren, evtl. Beeinflussung depressor. Nerven durch Glomus caroticum u. Glomus aorticum. Vgl. Phäochromozytom, Paragangliom.

Para|gangliom (↑; ↑; -om*) n: (engl.) paraganglioma; von den Paraganglien ausgehender Tumor; als chromaffines P. (s. Phäochromozytom) u. nichtchromaffines P. (s. Glomustumoren).

Para|geusie (↑; gr. γεῦσις Geschmack) f: (engl.) parageusia; verfälschte Geschmacksempfindung durch Veränderung einer od. mehrerer Geschmacksqualitäten; Vork. z. B. nach Virusinfektionen, endokrin od. medikamentös bedingt; vgl. Hypogeusie, Kakogeusie.

Par|ag|glutination (↑; Agglutination*) f: s. Mitagglutination.

Para|gonimiasis (↑; gr. γόνιμος fruchtbar; -iasis*) f: syn. endemische Hämoptyse; Befall der Lungen mit Lungenegeln der Gattung Paragonimus* (Inf. durch Genuss roher Krebse u. Süßwasserkrabben); **Sympt.:** Husten mit blutig tingiertem Sputum ohne wesentl. Krankheitsgefühl, Atemnot, Fieber. Zerebrale P. kann zu Sehstörung, Kopfschmerz, Meningitis u. Epilepsie führen. **Diagn.:** bei Lungenbefall Wurmeiernachweis* im Sputum u. Stuhl (durch verschlucktes Sputum), serol. durch ELISA, röntg. (vermehrte Streifenzeichnung, evtl. Ringschatten); **Ther.:** Praziquantel; **DD:** Tuberkulose.

Para|gonimus (↑; ↑) m: Lungenegel, Gattung der Trematodes*; mehrere Arten in Asien, Afrika u. Südamerika; auffällig rot gefärbte Parasiten (18 mm lang, 8 mm breit u. ca. 3 mm dick); 9 Arten beim Menschen bekannt; meist paarweise

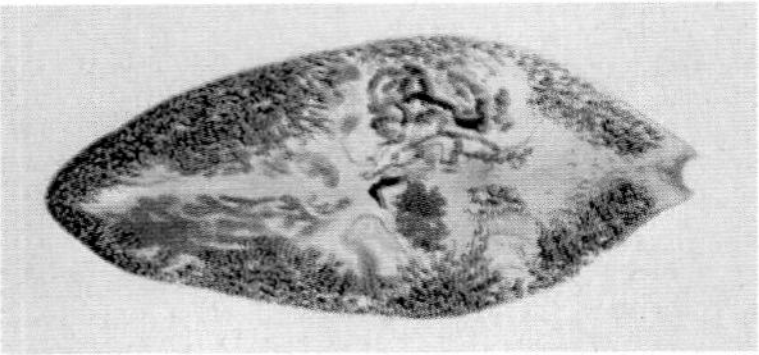

Paragonimus africanus [524]

in bindegewebigen Kapseln in der Lunge (ektop. Ansiedlung beim Menschen in versch. Bauchorganen u. im Gehirn möglich); Metazerkarien in Süßwasserkrebsen, v. a. Krabben (2. Zwischenwirt); Endwirte karnivore u. omnivore Säugetiere; Inf. des Menschen durch Verzehr roher Krebse; s. Paragonimiasis.

Para|grammatismus (↑; gr. γραμματική Wort- u. Satzlehre) m: (engl.) paragrammatism; Störung des Satzbaus in Form von Satzverschränkungen, Satzabbrüchen, fehlerhaften Komb. od. Verdoppelung von Satzteilen; Vork. z. B. bei Aphasie, Schizophrenie. Vgl. Dysgrammatismus.

Para|granulom (↑; Granulum*; -om*) n: (engl.) paragranuloma; histol. Typ der Lymphogranulomatose* mit rel. günstiger Prognose.

Para|graphie (↑; -graphie*) f: (engl.) paragraphia; Störung des Schreibvermögens, wobei Wörter (verbale P.) bzw. Buchstaben (literale P.) verwechselt werden; Vork. bei Aphasie*; vgl. Agraphie.

Para|hämo|philie (↑; Häm-*; -phil*) f: syn. Hypoproakzelerinämie*.

Para|hidrose (↑; Hidr-*; -osis*) f: (engl.) parahidrosis; Sekretion eines abnorm zusammengesetzten Schweißes; vgl. Chromhidrose, Urhidrosis.

Para|im|munität (↑; immun*) f: (engl.) premunition; syn. Paramunität, Prämunität; erworbene, für kurze Zeit (7–12 Tage) unspezif. gesteigerte Abwehrbereitschaft eines Makroorganismus inf. einer nicht antigenspezif. Stimulation, z. B. durch Aktivierung von Phagozyten, Komplement u. natürlichen Killerzellen, Proliferation von Lymphozyten, Freisetzung von Interferonen, Lymphokinen u. a. Mediatoren. Eine P. kann durch best. Substanzen (z. B. Impfstoffe, Kombinationspräparate aus Bakterien- u. Virusbestandteilen od. pflanzl. Extrakten, Adjuvanzien, synthet. Polyanionen) induziert werden. Vgl. Immunität, Resistenz.

Para|in|fluenza-Virus (↑; Influenza*; Virus*) n: RNA-Virus der Subfamilie Paramyxovirinae der Paramyxoviridae*; 15 Serotypen bei Mensch, Rind, Schaf, Affe, Hund u. Maus (z. B. Sendai*-Virus); bisher sind vier humanpathogene Serotypen (1–4) bekannt. **Epidemiol.:** weltweit verbreitet; sporadische Erkr., auch kleinere Epidemien (bes. im Winterhalbjahr); hohe Durchseuchung mit Serotyp 3 bereits im 1. Lj., bei den übrigen Typen erst im Kleinkindes- u. Kindesalter; nach einer Inkubationszeit von 3–6 Tagen respiratorische Inf. unterschiedl. Schweregrades: Pharyngitis, Rhinitis, Bronchitis, Bronchiolitis, Pseudokrupp* (v. a. durch Typ 1), Pneumonie (v. a. durch Typ 3); betroffen sind v. a. Kleinkinder; schwere Verläufe bei Erstinfektionen u. bei Erkr. von Säuglingen; Reinfektionen verlaufen meist asymptomatisch bis milde. **Nachw.:** Virusisolierung aus Rachenspülwasser; Züchtung auf Affennierenzellen od. primären humanen embryonalen Zellen; Antikörpernachweis.

Para|keratose (↑; Kerat-*; -osis*) f: (engl.) parakeratosis; Verhornungsstörung der Epidermis mit kernhaltigen Keratinozyten im Stratum corneum u. weitgehend fehlendem Stratum gra-

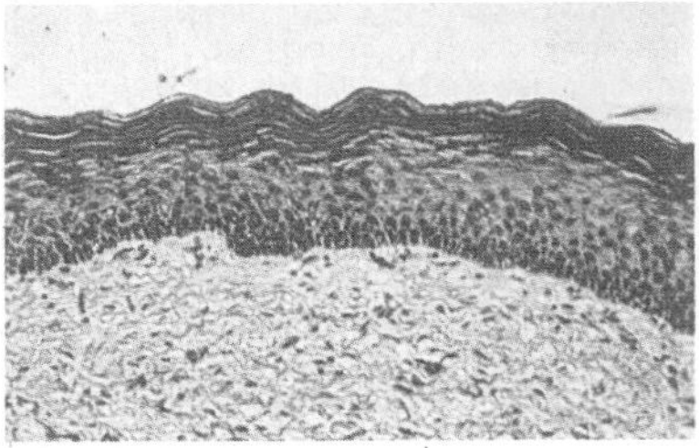

Parakeratose der Portio [65]

nulosum; Vork. z. B. bei Psoriasis, Parapsoriasis u. Ekzem; auch im Bereich der Vagina u. Portio bei Infektionen mit Herpes-simplex-Virus Typ 2.

Para|kinese (↑; Kin-*) f: (engl.) parakinesia; im Unterschied zu den quant. Bewegungsstörungen (z. B. Hypokinese bzw. Hyperkinese) Bez. für ein qual. von der Norm abweichendes, meist komplexes Bewegungsmuster, das häufig Gestik, Mimik od. die Sprache betrifft (z. B. Automatismen*, Stereotypien* od. Katalepsie*). Vgl. Psychomotorik.

para|krin (↑; -krin*): (engl.) paracrine; in die unmittelbar benachbarte Region absondernd; parakrine Drüsen* beeinflussen direkt umliegende Zellen.

Par|akusis (↑; gr. ἀκούειν hören) f: (engl.) paracusis; falsche akustische Wahrnehmung; Vork. als Paracusis loci (Störung des räuml. Hörens u. falsche Lokalisierung der Schallquelle), Paracusis Willisii bei Otosklerose* (besseres Verständnis gesprochener Wörter bei gleichzeitigem Lärm, weil der Pat. störenden, überwiegend tieffrequenten Lärm ohnehin nicht hört u. der Gesprächspartner im Lärm unwillkürlich lauter spricht) u. Paracusis duplicata (s. Diplakusis); vgl. Dysakusis.

Par|albumin (↑; Album-*) n: syn. Pseudomuzin*.

Para|leuko|blasten (↑; Leuk-*; Blast-*) m pl: s. Parablasten.

Par|allaxe (gr. παραλλάξ schräg hintereinander) f: (engl.) parallax; der Winkel, den die Verbindungslinien zw. zwei Bildpunkten u. dem Fokus bilden; betrachtet man vom Auge unterschiedl.

weit entfernte, hintereinander liegende Objekte, so ändert sich bei seitl. Verschiebung des Betrachtungsstandpunkts die Lage dieser Objekte zueinander; im Röntgenbild fallen in der Strahlenrichtung liegende, vom Fokus versch. weit entfernte Objektpunkte zusammen (Winkel 0°); wenn man diese Punkte getrennt abbilden will, muss der Fokus aus ihrer Verbindungslinie verschoben werden. Bei Zeigerinstrumenten kann die P. zu Ablesefehlern führen.

Parallel|zange: (engl.) parallel forceps; Form der Geburtszange*, z. B. Shute*-Zange.

Para|logie (Par-*; -log*) f: (engl.) paralogia; formale Denkstörung, bei der heterogene Sachverhalte ohne logischen Zus. miteinander verbunden u. best. Begriffe durch andere ersetzt werden; Vork.: bei Schizophrenie od. Demenz. Vgl. Denkstörung, Paraphasie.

Para|lympho|blasten (↑; Lymph-*; Blast-*) m pl: s. Parablasten.

Para|lyse (gr. παραλύειν auf einer Seite lähmen, schwächen) f: (engl.) paralysis; vollständige Lähmung*.

Para|lyse, in|fantile (↑) f: (engl.) juvenile paresis; Form der progressiven Paralyse* inf. konnataler Syphilis*, die sich meist um das 6. Lj., gelegentlich erst um das 20. Lj. (juvenile Paralyse) manifestiert; psychopathol. meist als stumpf-demente Form mit ungünstiger Prognose.

Para|lyse, pro|gressive (↑) f: (engl.) general paralysis of the insane; Abk. PP; parenchymatöse Form der Neurosyphilis* im Spätstadium der Syphilis*, die in ca. 8–10 % der Fälle mit einer

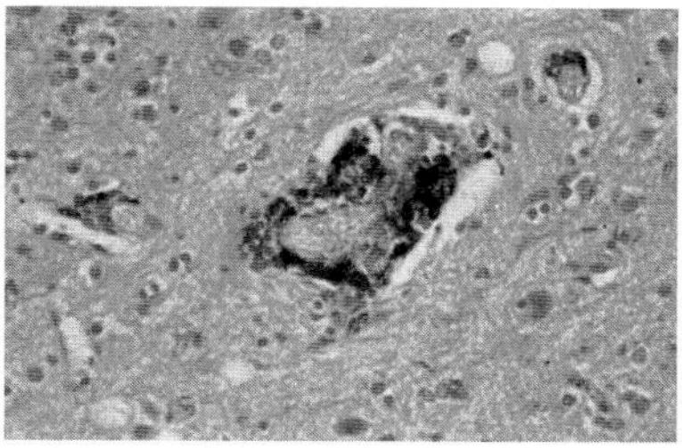

Paralyse, progressive:
histologischer Befund mit Ablagerungen von Eisenpigment um ein kleines Hirngefäß [89]

Latenzzeit von ca. 10 Jahren auftritt; **Pathol./Anat.:** chron. Meningoenzephalitis des Großhirns, v. a. des Frontalhirns, mit Untergang von Nervenzellen u. charakterist. histol. Veränderungen an den Gefäßen u. perivaskulärer Ablagerung von Eisenpigment (Paralyseeisen, s. Abb.); Hirnatrophie*; **Klin.:** neben uncharakterist. Sympt. (Kopfschmerz, Schlafstörungen, Leistungsminderung) bei ca. 10 % der Pat. epileptische Anfälle, bei ca. 50 % Pupillenstörungen, z. B. Anisokorie, fehlende Pupillenreaktionen od. Argyll*-Robertson-Zeichen; evtl. Steigerung der Reflexe, Pyramidenbahnzeichen, Optikusatrophie od. Hinterstrangsymptome wie bei Tabes dorsalis (sog. Taboparalyse), Wesensänderung, progrediente Demenz, selten Störungen der Affektivität, z. B. als Depression, Manie od. Größenwahn. Selten manifestiert sich die PP als sog. **Lissauer-Paralyse**, bei der neuropsychol. Herdsymptome wie Aphasie, Apraxie, evtl. Agraphie od. Amnesie im Vordergrund stehen.

Paralysie des amants (frz. Lähmung der Liebenden): s. Medianuslähmung.

Paralysie du packetage (frz.): Rucksacklähmung*.

Para|lysis agitans (↑) f: s. Parkinson-Syndrom, Pallidumatrophie, progressive.

Para|lysis dia|phragmatica (↑) f: Zwerchfelllähmung; s. Phrenikuslähmung.

Para|lysis infantum (↑) f: s. Zerebralparese, infantile; Paralyse, infantile.

Para|lysis saturnina (↑) f: Lähmung bei Bleivergiftung*.

Para|lysis spinalis as|cendens acuta (↑) f: syn. Landry*-Paralyse.

para|lytisch (↑): (engl.) paralytic; gelähmt.

Para|median|stellung (Par-*; lat. medianus in der Mitte befindlich): (engl.) paramedian position; s. Kehlkopflähmung.

Para|medizin (↑) f: (engl.) paramedicine; Bez. für med. Systeme mit diagn. u. therap. Prinzipien u. Erklärungsmodellen, die außerh. der gängigen u. naturwissenschaftl. fundierten Schulmedizin liegen; vgl. Erfahrungsheilkunde.

Para|meter (↑; Metr-*) m: Messgröße; (statist.) in Untersuchungen bzw. Studien von mehreren, voneinander abhängigen Merkmalen diejenige Größe, die zu Messzwecken verwendet wird u. zur Beurteilung des Gesamtgeschehens (z. B. Vorliegen einer Erkr., Erfolg einer Therapiemethode) herangezogen wird.

Para|metritis (↑; gr. μήτρα Gebärmutter; -itis*) f: Entz. des Parametriums*, meist i. R. einer Endometritis*, u. U. mit eitriger Einschmelzung u. Abszessbildung bzw. Ausbildung einer Phlegmone.

Para|metrium (↑; ↑) n: der Teil des unter dem Peritoneum gelegenen Bindegeweberaums, der die Cervix* uteri seitlich umgibt, einschl. des bindegewebigen Inhalts des Ligamentum* latum uteri; enthält u. a. die Ureteren, zahlreiche Lymph- u. Blutgefäße mit Venengeflechten sowie glatte Muskulatur.

Para|metro|pathia spastica (↑; ↑; -pathie*) f: (engl.) pelvic congestion; spast. Kontraktionen in den hinteren Teilen der Parametrien; Vork. v. a. als vegetativ-nervöse Störung, evtl. in Zus. mit Zervizitis*.

Para|mnesie (↑; -mnese*) f: (engl.) paramnesia; syn. Erinnerungsverfälschung*.

Para|molar (↑; lat. molaris Mühlstein) m: neben den Molaren* stehender Zahn; meist vestibulär u. im Oberkiefer liegend.

Para|munität (↑; immun*) f: syn. Paraimmunität*.

Para|myelo|blasten (↑; Myel-*; Blast-*) m pl: s. Parablasten.

Par|amyloidose (↑; gr. ἄμυλον Stärkemehl; -id*; -osis*) f: (engl.) paramyloidosis; Bez. für eine primäre Amyloidose* mit atypischer Lok. der Amyloidablagerungen (z. B. in Haut, Lunge, Muskulatur).

Para|myo|klonus multi|plex (↑; My-*; Klonus*) m: ätiol. ungeklärte, meist anfallartig auftretende, blitzartige Zuckungen (Myoklonien*) versch., oft symmetr. Extremitäten- u. Rumpfmuskeln, v. a. der Schultermuskulatur. Vgl. Symptome, extrapyramidale.

Para|myo|tonia con|genita (↑; ↑; Ton-*) f: syn. Eulenburg-Syndrom, Myotonia congenita intermittens; autosomal-dominant erbl. Erkr. mit intermittierender, bes. bei körperl. Anstrengung od. Kälteexposition auftretender Muskelstarre (v. a. Gesichts- u. Handmuskulatur) u. nachfolgender schlaffer Parese; Mutation im SCN4A-Gen für die Alpha-Untereinheit des Natriumkanals (Genlokus 17q23.1-q25.3); **Diagn.:** Familienanamnese; EMG (myotone Entladungsbereitschaft), Muskelbiopsie (Verminderung der Typ-2B-Fasern); molekulargenet. Nachweis des Gendefekts; **DD:** periodische hyperkaliämische Lähmung*, Myotonia* congenita.

Para|myxo|viridae (↑; Myx-*; Viren*) f pl: Fam. pleomorpher od. sphärischer RNA-Viren mit Hüllmembran (Ø 150–300 nm, helikales Kapsid, einsträngige RNA); strukturelle Ähnlichkeit u. Antigenbeziehung zu Orthomyxoviridae*; **Unterteilung** in zwei Subfamilien: **1. Paramyxovirinae** mit den drei Genera Paramyxovirus (Parainfluenza-Virus Typ 1 u. 3), Rubulavirus (Newcastle*-disease-Virus, Parainfluenza-Virus Typ 2 u. 4, Mumps*-Virus) u. Morbillivirus (Masern*-Virus, Hundestaupe-Virus, Rinderpest-Virus u. Viren der sog. peste des petits ruminants); **2. Pneumovirinae** mit dem Genus Pneumovirus (Respiratory*-syncytial-Virus u. Mäusepneumonie-Virus); **Übertragung:** Tröpfcheninfektion.

Para|neo|plasie (↑; Neo-*; -plasie*) f: s. Syndrom, paraneoplastisches.

Para|nephritis (↑; Nephr-*; -itis*) f: syn. Epinephritis; meist hämatogene, aber auch von der Niere od. umgebenden Organen übergreifende Entz. der Nierenfettkapsel mit phlegmonöser Ausbreitung u. Tendenz zur Abszedierung; **Diagn.:** Ultraschalldiagnostik, Kernspintomographie; vgl. Perinephritis.

Para|noia (gr. παράνοια Wahnsinn) f: syn. wahnhafte Störung*; nicht mehr gebräuchl. Bez. für allg. Geistesstörung bzw. paranoide Verlaufsform der Schizophrenie*.

Para|osteo|arthro|pathie (Par-*; Ost-*; Arthr-*; -pathie*) f: (engl.) progressive ossifying myositis; syn. Myositis ossificans circumscripta neurotica; nach Schädigung des ZNS im Bereich gelähmter Körperteile auftretende Weichteilverkalkungen u. Verknöcherungen der Muskulatur (ossifizierende Fibromyopathie), z. B. im Bereich von Hüft- u. Kniegelenken bei Paraplegie. Vgl. Arthropathia neuropathica.

Para|oxon n: Diethyl-p-nitrophenylphosphat; Insektizid, (tox.) Cholinesterasehemmstoff.

Para|paralyse (Par-*; Paralyse*) f: Paraplegie*.

Para|parese (↑; Parese*) f: (engl.) paraparesis; unvollständige Lähmung* (Parese) zweier symmetr. Extremitäten; vgl. Querschnittläsion.

Para|per|tussis (↑; Per-*; lat. tussis Husten) f: durch Bordetella* parapertussis verursachte Krankheit, die wie ein milder Keuchhusten* (Pertussis) verläuft.

Para|phasie (↑; gr. φάσις Sprechen) f: (engl.) paraphasia; Sprachstörung, die durch Ersetzen, Auslassen, Hinzufügen od. Umstellen einzelner Laute in einem Wort (phonematische P.) od. durch Verwechslung von (in ihrer Bedeutung u. U. ähnlichen) Wörtern (semantische od. verbale P.) gekennzeichnet ist; Vork. z. B. bei Aphasie*. Vgl. Sprachstörung.

Para|phimose (↑; Phimose*) f: (engl.) paraphimosis; sog. Spanischer Kragen; Einklemmung der zu engen phimotischen Vorhaut des Penis hinter dem Eichelkranz mit ödematöser Schwellung u. Durchblutungsstörung, die zu Nekrose der Glans penis u. Vorhautgangrän mit deformierender Narbenschrumpfung führen kann; **Ther.:** manuelle Reposition, Auspressen der Eichel, evtl. dorsale Inzision. Vgl. Phimose.

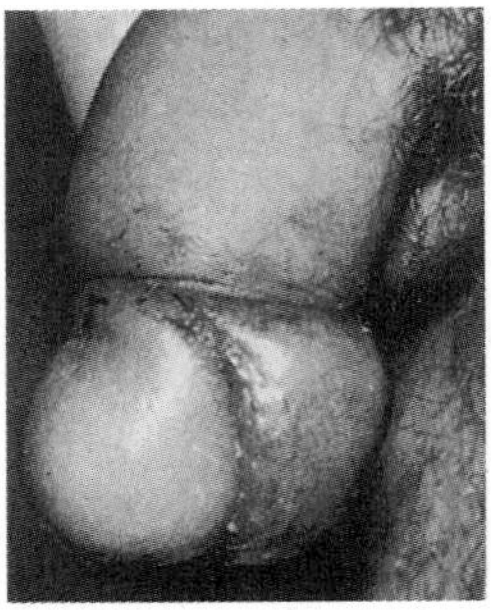

Paraphimose [549]

Para|phonie (↑; Phono-*) f: (engl.) paraphonia; Veränderung des Stimmklangs durch Wechsel in ein anderes Stimmregister; z. B. plötzl. Höhenwechsel (sog. Überschnappen der Stimme) im Stimmbruch (Paraphonia puberum).

Para|phrenie (↑; gr. φρήν Zwerchfell, Verstand) f: (engl.) paraphrenia; veraltete Bez. für meist im späteren Lebensalter auftretende, sich schleichend entwickelnde Psychose* mit Wahn u. Halluzinationen bei insgesamt gut erhaltener Affektivität u. Persönlichkeit. Die P. wird z. T. auch als chron. Verlaufsform der Schizophrenie* (Wahnbildung!) angesehen.

Para|phrenitis (↑; ↑; -itis*) f: Pleuritis diaphragmatica bzw. Peritonitis circumscripta des Peritonealüberzugs des Zwerchfells.

Para|plasma (↑; -plasma*) n: **1.** (histol.) syn. Inclusiones cytoplasmaticae; Einschlüsse im Protoplasma des Zellleibs, die in den Zellen gebildet od. gespeichert werden; z. B. Sekrete, Lipide, Pigmente, Glykogen, Proteide; **2.** (genet.) nichterbl. Plasma; Ggs. Idioplasma*.

Para|plegie (↑; -plegie*) f: (engl.) paraplegia; vollständige Lähmung* zweier symmetr. Extremitäten; z. B. bei Querschnittläsion*.

Para|plegie, spastische (↑; ↑) f: syn. spastische Spinalparalyse*.

para|pneumonisch (↑; Pneum-*): (engl.) parapneumonic; im Verlauf einer Pneumonie auftretend, v. a. Pleuritis*; vgl. Empyem.

Para|pox|virus (↑; engl. pox Pocken; Virus*) n: veraltete Bez. Paravacciniagruppe; Genus von DNA-Viren der Poxviridae*; im Ggs. zu Viren des Genus Orthopoxvirus* Aufbau aus regelmäßig angeordneten Filamenten; primäre Träger sind Schaf u. Rind. Wichtige **Vertreter:** P. bovis 1: Err. der pustulösen Stomatitis des Rindes (s. BPSV); P. bovis 2: Err. des Melkerknotens*; P. ovis (Orf-Virus): Err. der Dermatitis pustulosa des Schafes, beim Menschen des Ecthyma* contagiosum.

Para|praxie (↑; gr. πρᾶξις Tun, Handeln) f: s. Apraxie.

Para|proktitis (↑; Prokt-*; -itis*) f: s. Periproktitis.

Para|protein|ämie (↑; Prot-*; -ämie*) f: (engl.) paraproteinemia; Auftreten von monoklonalen (selten auch di-, tri- od. polyklonalen) Paraproteinen* im Blut (i. e. S. als sog. monoklonale Gammopathie); **Urs.:** pathol. Vermehrung eines Klons immunglobulinproduzierender lymphoider Zellen (B*-Lymphozyten u. Plasmazellen*) v. a. in Knochenmark u. Lymphknoten; **Formen: 1.** benigne (idiopathische) P. ohne Beziehung zu Erkr. des lymphoretikulären Systems u. ohne Krankheitssymptome (Paraproteine meist <10 g/l Serum, keine Paraproteinurie, Anämie, Hyperkalzämie u. Osteolysen, physiol. Immunglobulinproduktion nicht unterdrückt, in der Knochenmarkbiopsie keine wesentl. Vermehrung von Plasmazellen); Vork.: bei 1–2 % aller Menschen >65. Lj.; **2.** fakultative (sek., symptomat.) P. bei bösartigen Erkr. des lymphoretikulären Systems (v. a. lymphatische Leukämie, Haarzell-Leukämie, malignes Lymphom), auch in Zus. mit Karzinomen u. Sarkomen, Lebererkrankungen u. Infektionskrankheiten auftretend; **3.** obligate (primäre, maligne) P. bei Plasmozytom* (als IgG-, IgA-, IgD-, IgE- u. sehr selten IgM-P. sowie Synthese leichter Ketten beim Bence*-Jones-Plasmozytom), Makroglobulinämie*, Kälteagglutininkrankheit* u. H*-Ketten-Krankheit (Synthese schwerer Ketten od. Fc-Fragmente).

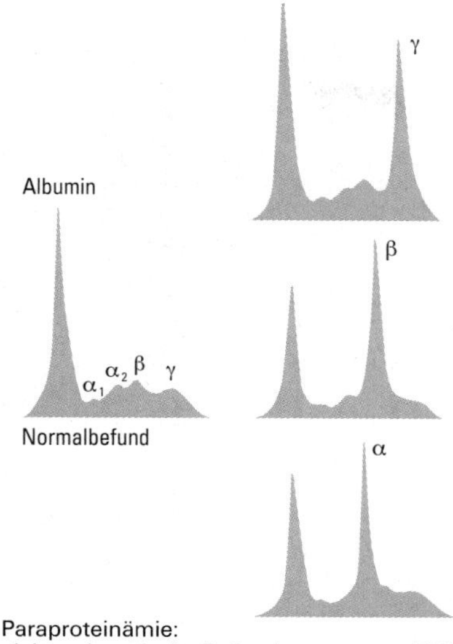

Paraproteinämie: elektrophoretische Befunde [251]

Para|proteine (↑; ↑) n pl: (engl.) paraproteins; von einem Klon lymphoider Zellen (monoklonal) synthetisierte, in ihrem strukturellen Aufbau normalen Immunglobulinen* bzw. Immunglobulinfragmenten entspr. Proteine meist ohne spezif. Antikörperfunktion; **Vork.:** bei Paraproteinämie*; **Einteilung** in P. der Klasse IgG (in ca. 50–60 % der Fälle), IgA (ca. 25 %), IgM (ca. 15 %), IgD (sehr selten) u. IgE (wenige Fälle beschrieben) sowie aus isolierten leichten (Kappa, Lambda) od. schweren Ketten bzw. Fc-Fragmenten bestehende P.; **Nachweis:** in der Serumelektrophorese als schmales Band (sog. M*-Gradient) im Gamma-, Alpha- od. Betabereich, genaue Differenzierung mittels Immunelektrophorese* od. Immunfixation* möglich.

Para|proteinose (↑; ↑; -osis*) f: (engl.) paraproteinosis; durch eine Paraproteinämie* gekennzeichnete Erkrankung.

Para|protein|urie (↑; ↑; Ur-*) f: (engl.) paraproteinuria; Ausscheidung von kompletten monoklonalen Immunglobulinen (nur bei Glomerulopathie*) bzw. von Immunglobulin-Leichtketten (Bence*-Jones-Proteinurie) im Harn; **Diagn.:** Immunelektrophorese, Immunfixation.

Para|psoriasis (↑; gr. ψώρα Krätze, Räude; -iasis*) f: Schüppchenflechte; Bez. für Hauterkrankungen mit Effloreszenzen, die denen einer Psoriasis* ähneln.

Para|psoriasis en plaques (↑; ↑; ↑; Plaque*) f: chron. verlaufende Hauterkrankung unklarer Ätiol.; **Formen: 1.** kleinfleckige P. e. p.: bräunl., leicht schuppende, bis zu 5 cm große Herde entlang den Hautspaltlinien am Stamm; **2.** großfleckige P. e. p.: bis zu 15 cm große atrophische Herde mit Pigmentverschiebung, Teleangiektasien (Poikilodermie), z. T. kleieförmiger Schuppung u. fein runzeliger Oberfläche an Stamm u. Extremitäten; oft starker Juckreiz; häufig Übergang in eine Mycosis* fungoides; **Vork.:** v. a. bei Männern; **Ther.:** PUVA.

Para|psoriasis guttata (↑; ↑; ↑) f: s. Pityriasis lichenoides.

Para|quat n: Bipyridinium-Verbindung; Kontaktherbizid (s. Herbizide) mit weltweiter Anw. in der Landwirtschaft; nach Kontakt mit flüssigen Zubereitungen kommt es v. a. zu Hautverätzungen, Schleimhautreizungen u. Augenschäden (Hornhautulzerationen), nach suizidaler od. akzidenteller oraler Aufnahme inf. hoher Toxizität (Letaldosis <6 g) zu gastrointestinalen Ulzerationen, toxischer Nephritis u. Leberparenchymschäden (sog. hepatorenale Phase) sowie pulmonalen Manifestationen (progressive Lungenfibrose) mit insgesamt schlechter Progn.; **Ther.:** v. a. rasche Giftentfernung durch Magenspülung, beschleunigte Darmpassage, Anw. von Adsorbenzien, Hämoperfusion*.

Para|rausch|brand|bazillus (Par-*; Bacill-*) m: historische Bez. für Clostridium septicum; s. Clostridium perfringens.

Para|rektal|schnitt (↑; Rect-*): (engl.) pararectal incision; (chir.) Bauchschnitt parallel zum Außenrand des M. rectus abdominis in Längsrichtung; vgl. Schnittführung (Abb.), Kulissenschnitt.

Para|rhythmie (↑; Rhythmus*) f: (engl.) pararrhythmia; **1.** (allg.) Nebeneinanderbestehen mehrerer voneinander unabhängiger Rhythmen; **2.** (kardiol.) Herzrhythmusstörung, bei der ein Doppelrhythmus von einem nomotopen (z. B. Sinusknoten) u. einem heterotopen Erregungsbildungszentrum (z. B. Kammermyokard) erzeugt wird; evtl. in Komb. mit Erregungsleitungsstörungen*; s. AV-Dissoziation, Interferenzdissoziation, Parasystolie.

Para|sexualität (↑) f: (engl.) parasexuality; Übertragung genet. Information zw. Bakterien derselben Generation; vgl. Konjugation, Transformation.

Para|sit|ämie (Parasiten*; -ämie*) f: (engl.) parasitemia; Vorhandensein von Parasiten* im Blut, z. B. Plasmodien bei Malaria.

Para|siten (gr. παράσιτος Mitesser, Schmarotzer) m pl: (engl.) parasites; **1.** (mikrobiol.) Lebewesen, die ganz (obligate P.) od. teilweise (fakultative P.), ständig (stationäre P.) od. zeitweise (temporäre P.) auf Kosten einer anderen Organismenspecies leben (Ektoparasiten auf der

P

Oberfläche; Endoparasiten in tieferen Körperhöhlen, im Gewebe u. Blut); für Menschen wichtige P.: **a)** (i. e. S.) tierische P. (Zooparasiten): Protozoen* (Urtierchen), Helminthes* (Würmer) u. Arthropoden* (Gliederfüßer); **b)** (i. w. S.) Bakterien*, Viren*, Fungi*; **2.** (embryol.) Teile einer asymmetrischen Doppelfehlbildung bzw. Mehrfachbildung; der ungleich entwickelte, allein nicht lebensfähige Partner hängt dem nahezu normal entwickelten Autosit* insbes. an Gesicht, Thorax bzw. Abdomen an.

Para|siten|re|servoir (↑; frz. reservoir Behälter) n: s. Reservewirt.

Parasito|logie (↑; -log*) f: (engl.) parasitology; Lehre von den pflanzl. u. tierischen Parasiten*, i. e. S. von den Protozoen (Protozoologie), Würmern (Helminthologie) u. Arthropoden (Entomologie).

Para|somnie (Par-*; lat. somnus Schlaf) f: (engl.) parasomnia; **1.** s. Schlafstörung; **2.** Störung der Schlaf-Wach-Regulation mit aufgehobener tageszeitlicher Bindung im Coma vigile (vgl. Syndrom, apallisches).

Para|spadie (↑; gr. σπαδών Spalte) f: (engl.) paraspadia; seitl. Harnröhrenspalt, sehr selten; vgl. Epispadie, Hypospadie.

Para|spastik (↑; Spas-*) f: (engl.) paraspasm; s. Spastik.

Para|sternal|hernie (↑; lat. sternum Brustbein; Hernie*) f: s. Larrey-Hernie, Morgagni-Hernie.

Para|stoffe (↑): (engl.) para compounds; in para-Stellung substituierte Phenylderivate, z. B. p-Phenylendiamin* in Azofarbstoffen, Haarfärbemitteln, Textilien, Gummiprodukten; als Konservierungsstoffe Kosmetika, Arznei- u. Lebensmitteln zugesetzte P. können Allergien od. Intoleranzreaktionen auslösen. Vgl. Sensibilität, multiple chemische.

Para|sui|zid (↑; Suizid*) m: (engl.) parasuicide; absichtliche selbstschädigende Handlung ohne tödlichen Ausgang; psychodynamisch zu verstehen als Ausdruck von Autoaggression, Sehnsucht nach Ruhe, Zuwendung, Appell an die Umwelt; schließt ein P. die Möglichkeit od. Absicht eines tödlichen Ausgangs ein, spricht man von Suizidversuch*. G. St.-I.

Para|sym|pathikus (↑; Sympathikus*) m: (engl.) parasympathetic nervous system; physiol. u. pharmak. vom Sympathikus* abgrenzbarer Teil des vegetativen Nervensystems*; nach den Ursprungszentren in Mittelhirn, Brückenhaube, verlängertem Mark u. Sakralbereich des Rückenmarks auch als kraniosakrales System dem thorakolumbalen (Sympathikus) gegenübergestellt; im Ggs. zum Sympathikus keine morphol. Einheit, da sich die parasympath. Fasern mit wenigen Ausnahmen stets anderen Nervenstämmen anlagern (parasympath. System). Die synapt. Umschaltung der präganglionären auf die postganglionären Neuronen erfolgt außerh. des ZNS in den peripheren Ganglien od. in den Ganglien der intramuralen Geflechte. **Anat.** u. **Physiol.: 1.** kranialer Teil: Ursprung im kleinzelligen Kerngebiet des N. oculomotorius, im Nucleus salivatorius sup. u. inf. u. im Nucleus dorsalis nervi vagi; Verlauf mit dem N. oculomotorius (Umschaltung im Ganglion ciliare), im N. facialis (Umschaltung im Ganglion pterygopalatinum u. Ganglion submandibulare), im N. glossopharyngeus (Umschaltung im Ganglion oticum), im N. vagus (Umschaltung größtenteils in den intramuralen Geflechten); Versorgung: M. sphincter pupillae, M. ciliaris, Tränendrüse, Speicheldrüsen, Schweißdrüsen, Rachen, Kehlkopf, Herz, Lungen, Magen-Darm-Trakt vom Ösophagus bis zum Cannon*-Böhm-Punkt des Colon transversum, Leber, Pankreas, Niere; Physiol.: Verengung der Pupille, Akkommodation, Sekretion dünnflüssigen Speichels u. Schweißes, Bradykardie, Bronchokonstriktion, Anregung der Peristaltik u. Drüsentätigkeit im Magen-Darm-Trakt u. a.; **2.** sakraler Teil: Ursprung im (1.) 2.–4. (5.) Sakralsegment des Rückenmarks; Verlauf: Vorderwurzeln, 2.–4. Sakralnerv, Nn. splanchnici pelvici; Umschaltung in den Ganglien des Plexus pelvicus; Versorgung: Colon descendens, Rektum, Anus, Blase, Harnröhre, innere u. äußere Geschlechtsorgane; Physiol.: Entleerung der Blase u. des Mastdarms, Erektion u. a.; **3.** spinaler Teil: im Bereich des gesamten Rückenmarks entspringen dünne markhaltige Fasern, die durch die hinteren u. z. T. auch die vorderen Wurzeln austreten. Physiol.: wahrscheinl. gefäßerweiternde, schweißhemmende u. pilomotorische Funktion. Vgl. Nervensystem, enterisches.

Para|sym|patho|lytika (↑; ↑; gr. λυτικός fähig zu lösen) n pl: (engl.) parasympatholytics; syn. Parasympathikolytika, Muscarin(rezeptor)antagonisten (m-Cholinozeptorenblocker), Vagolytika; Substanzen, die die Erregungsübertragung an den parasympath. Nervenendigungen hemmen, indem sie die Wirkung des Acetylcholins* kompetitiv aufheben; z. B. natürl. Alkaloide (Atropin, Scopolamin), P. mit geringerer Wirkungsdauer als Atropin (z. B. Homatropin, Tropicamid), quartäre Ammoniumverbindungen mit ganglienblockierender Wirkungskomponente (z. B. Butylscopolamin, Ipratropium, Methantheliniumbromid), P. mit ausgeprägten zentralen anticholinergen Eigenschaften (z. B. Benzatropin, Orphenadrin, Procyclidin) u. Pirenzipin (M_1-selektiver Antagonist). Die meisten nichtquartären P. passieren im Ggs. zu den quartären Derivaten die Blut-Hirn-Schranke. **Verw.:** als Mydriatika*, Bronchospasmolytika*, bei Parkinson*-Syndrom (z. B. Benzatropin), Reisekrankheit, zur Prämedikation bei Narkosen, bei bradykarden Herzrhythmusstörungen, Spasmen des Magen-Darm-Trakts u. der Gallen- u. Harnwege, als Antidot*; **UAW:** (system.) Miktions- u. Akkommodationsstörungen, intraokulärer Druckanstieg (v. a. bei engem Kammerwinkel), Mundtrockenheit, verminderte Schweißsekretion, Tachykardie, zentralnervöse Störungen u. a.; **Kontraind.:** Engwinkelglaukom, Blasenentleerungsstörungen, Tachyarrhythmie u. a. Vgl. Anticholinergika.

Para|sym|patho|mimetika (↑; ↑; mimetisch*) n pl: (engl.) parasympathomimetics; syn. Parasympathikomimetika, Cholinergika; Substanzen, die die Wirkung des Parasympathikus* nachahmen; **1.** direkt wirkende P.: reagieren ähnlich wie Acetylcholin* mit Muscarinrezeptoren, z. B. Carbachol, Pilocarpin (Muscarinrezeptoragonisten); **2.** indirekt wirkende P.: reversible u. irreversible Cholinesterasehemmer* (z. B. Neostigmin, Physostigmin, Pyridostigminbromid, Distigminbromid); **Verw.:** u. a. bei Glaukom (v. a. direkt wirkende P.), Myasthenia gravis pseudoparalytica (indirekt wirkende P.), paralytischem Ileus, in der Anästhesie zur Antagonisierung nichtdepolarisierender Muskelrelaxanzien sowie zur Ther. des zentralen anticholinergen Syndroms* (nur Physostigmin ist hirngängig!); **Kontraind.:** Asthma bronchiale, Thyreotoxikose, Parkinsonismus u. a.; **UAW:** Bradykardie, Blutdruckabfall, Broncho- u. Muskelspasmen, Diarrhö, erhöhter Speichelfluss, Sehstörungen; bei indirekt wirkenden P. Muskelfaszikulationen, Lähmungen (Depolarisationsblock); **Antidot:** Atropin*.

Para|sy|stolie (↑; gr. συστολή Zusammenziehung) f: (engl.) parasystolic rhythm; seltene Form der Pararhythmie*, die durch das Nebeneinanderbestehen eines Sinusrhythmus u. eines Kammerrhythmus (s. Kammerautomatie) charakterisiert ist; das meist mit niedrigerer Frequenz arbeitende heterotope Erregungsbildungszentrum im Ventrikel wird gegenüber den vom schnelleren Sinusknoten stammenden Erregungen durch einen Block geschützt. Vgl. AV-Dissoziation, Interferenzdissoziation.

Para|tendinitis (↑; Tend-*; -itis*) f: syn. Paratenonitis; Entz. des Sehnengleitgewebes bei Sehnen ohne Sehnenscheide (z. B. Achillessehne); vgl. Tendopathie.

Parathion n: E 605; s. Phosphorsäureester.

Parat|hormon (Par*; Horm-*) n: (engl.) parathormone, parathyroid hormone; Abk. PTH; syn. Parathyrin; Proteohormon (84 Aminosäurereste, MG 9500) der Nebenschilddrüsen*; in den Osteoklasten aktiviert P. eine membrangebundene Adenylatcyclase u. erhöht den Einstrom von Ca^{2+}. Dadurch steigt die Calciumkonzentration im Serum, das dabei freigesetzte Phosphat wird renal ausgeschieden. Produktion u. Freisetzung von P. werden über die Ca^{2+}-Konz. durch negative Rückkopplung reguliert. **Angriffspunkte** u. **Stoffwechselwirkungen: 1.** Skelett: Steigerung des Knochenabbaus; **2.** Niere: Steigerung der Phosphatsekretion im distalen u. Hemmung der Phosphatresorption im proximalen Tubulus, Erhöhung der Calciumrückresorption; **3.** P. begünstigt die Umsetzung von 25-Hydroxycolecalciferol zu Calcitriol* in der Niere; **Folge:** Anstieg der Calcium- u. Absinken der Phosphatkonzentration im Blut (Phosphaturie) u. Aktivitätszunahme der alkal. Phosphatase. Calcitonin* wirkt antagonistisch zu P.; vgl. Hyperparathyroidismus, Hypoparathyroidismus.

Para|thymie (↑; gr. θυμός Gemüt) f: (engl.) parathymia; Bez. für Affektstörung, bei der Affekte auftreten, die dem gegenwärtigen Denk- u. Erlebensinhalt nicht entsprechen od. entgegengesetzt sind; Vork. z. B. bei Schizophrenie*.

para|thyreo|priv (↑; ↑; lat. privare rauben): (engl.) parathyroprival; durch Fehlen od. Ausfall der Nebenschilddrüsen (od. Parathormonbiosynthese bzw. -wirkung) bedingt.

Para|thyrin (↑) n: syn. Parathormon*.

Para|thyroidea (↑; Thyro-*; id-*) f: s. Nebenschilddrüsen.

Para|thyroidea|adenom (↑; ↑; ↑; Aden-*; -om*) n: (engl.) parathyroid adenoma; Adenom der Nebenschilddrüsen; häufigste Urs. für den primären Hyperparathyroidismus*.

Para|top (↑; gr. τόπος Ort) n: (engl.) paratope; syn. Antigenbindungsstelle; **1.** sterisch komplementär zur antigenen Determinante (Epitop*) geformter Teil des Antikörpers*; besteht aus den hypervariablen Teilen der H- u. L-Ketten im Fab-Fragment; **2.** antigenbindender Teil der T-Zell-Rezeptoren. Vgl. Immunglobuline, Lymphozyten.

Para|trachom (↑; gr. τραχύς rau, uneben; -om*) n: (engl.) paratrachoma, inclusion conjunctivitis; Sammelbez. für die Schwimmbadkonjunktivitis* der Erwachsenen u. Einschlusskonjunktivitis* der Neugeborenen, bei denen sich in den Epithelien die gleichen Einschlüsse wie beim Trachom* finden.

Para|typhlitis (↑; gr. τυφλόν Blinddarm; -itis*) f: s. Perityphlitis.

Para|typhus (↑; Typhus*) m: (engl.) paratyphoid; typhusähnliche Infektionskrankheit, die durch Salmonella enterica Serovar Paratyphi A, B od. C (s. Salmonella) verursacht wird; **Epidemiol.:** Verbreitung von P. A hauptsächl. in wärmeren Ländern, in Europa sog. Balkan-Krankheit; P. B global verbreitet, in Zentraleuropa wichtigste Form; P. C nur in wärmeren Ländern endemisch; **Inkubationszeit:** unterschiedl. (P. A 8 Tage, P. B 8–12 Tage, P. C umstritten); **Klin.:** Verlauf meist milder als bei Typhus abdominalis; zwei Verlaufsformen: septikämischer od. gastroenteritischer Typ; **Diagn.:** Antikörpernachweis anhand der Widal*-Reaktion (wenig sensitiv u. spezifisch); Meldepflicht bei Nachweis des Err.; **DD:** Typhus* abdominalis, andere Salmonellosen*, Brucellosen*, Sepsis*, Pneumonie*, Miliartuberkulose*.

Para|urethral|drüsen (↑; gr. οὐρήθρα Harnröhre): (engl.) paraurethral glands; s. Gräfenberg-Zone, Skene-Gänge, Ejakulation.

Para|vaccinia|virus (↑; Vacci-*; Virus*): veraltete Bez. für Parapoxvirus*.

Para|vertebral|an|ästhesie (↑; lat. vertebra Wirbel, Gelenk; Anästhesie*) f: (engl.) paravertebral anesthesia; Form der Leitungsanästhesie*

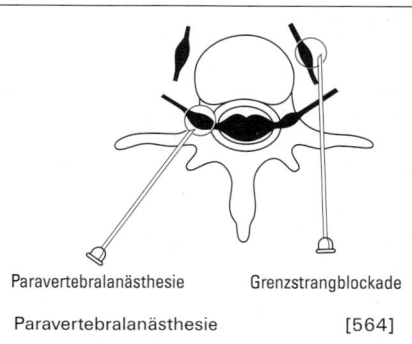

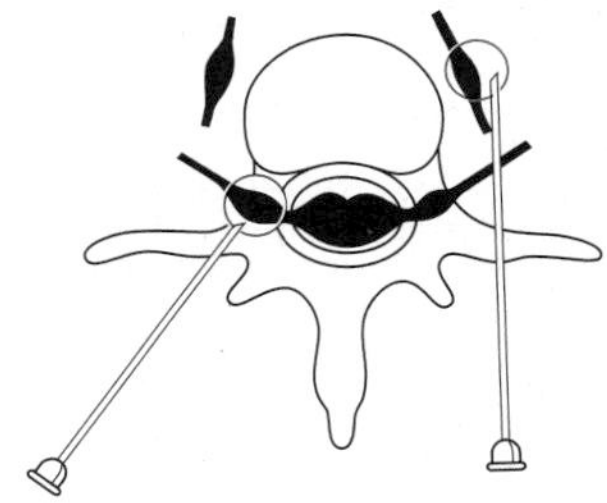

Paravertebralanästhesie [564]

mit Inj. von Lokalanästhetika in die Nähe der Austrittstelle der Spinalnerven; vgl. Grenzstrangblockade.

Para|zentese (↑; Kent-*) f: (engl.) paracentesis; Inzision des Trommelfells im hinteren od. vorderen unteren Quadranten (s. ums. Abb.); Anw. bei purulenter Otitis* media, Tubenkatarrh u. Paukenerguss.

Para|zervikal|blockade (↑; Cerv-*) f: (engl.) paracervical block; (gebh.) Ausschalten des Plexus pelvicus durch Inj. od. Dauerinfusion eines Lokalanästhetikums in das parazervikale Gewebe; **Ind.: 1.** Schmerzminderung während der Eröffnungsperiode, in Verbindung mit Pudendusanästhesie* auch in der Austreibungsperiode der Geburt; Kompl.: Bradykardie u. Azidose des Fetus; allergische u. toxische Reaktionen der Mutter; Hemmung der Wehentätigkeit; **2.** intrauterine Eingriffe, z. B. Hysteroskopie, Endometriumbiopsie.

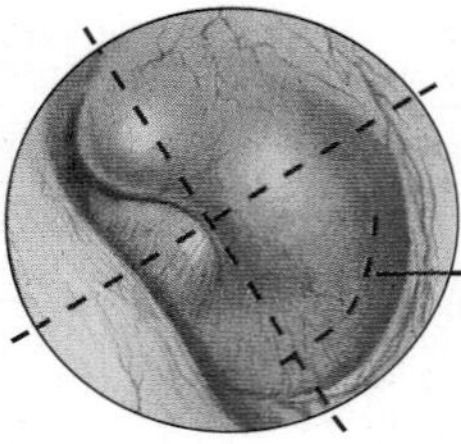

Parazentese:
Inzision im hinteren unteren Quadranten
[390]

Para|zystitis (↑; Kyst-*; -itis*) f: (engl.) paracystitis; Entz. des die Harnblase umgebenden Gewebes; vgl. Zystitis.

Pardee-Q (Harold E. P., Kardiol., New York, geb. 1886) n: tiefes Q in Ableitung III des EKG als wichtiger Hinweis auf eine abgelaufene Herzmuskelschädigung im septumnahen Bereich der li. Kammerhinterwand (v. a. nach Herzinfarkt*); vgl. Elektrokardiographie.

Par|eidolie (Par-*; gr. εἴδωλον Bild) f: (engl.) pareidolia; Sinnestäuschung*, bei der vorhandene Gegenstände zu neuen, phantastischen Erscheinungen umgeformt werden; im Ggs. zur Illusion* wird die P. nicht vom Affekt bestimmt u. verschwindet auch bei erhöhter Konzentration nicht.

Pareiitis granulomatosa (gr. παρειά Wange; -itis*) f: granulomatöse Schwellung der Wangen bei Melkersson*-Rosenthal-Syndrom.

Par|en|chym (Par-*; -enchym*) n: (engl.) parenchyma; Gewebe eines Organs, das dessen Funktion bedingt; im Ggs. zum bindegewebigen Stroma (Gerüstgewebe).

Par|en|chym|chirurgie, selektive (↑; ↑; Chirurgie*) f: (engl.) selective parenchyme surgery; Meth. zur gezielten Präparation u. Skelettierung von anat. Strukturen u. Organteilen sowie von Neoplasien u. pathol. Gewebeveränderungen unter Erhalt von Stroma u. Gefäßen z. B. der Leber; Dissektion von Zellen u. Gewebefragmenten durch Ultraschallsonde mit hoher Schwingungsamplitude od. laminaren Wasserstrahl.

Par|en|chym|em|bolie (↑; ↑; Embolie*) f: (engl.) parenchymal embolism; durch körpereigene Zellen verursachte Embolie* (meist Lungenembolie*); z. B. durch Megakaryozyten des Knochenmarks, Leberzellen nach Leberquetschung, Plazentazellen (v. a. Synzytium) nach Geburt u. durch Tumorzellen.

Par|en|chymia (↑; ↑) f: s. Plathelminthes.

Par|en|chym|ikterus (↑; ↑; Ikterus*) m: (engl.) hepatocellular jaundice; intrahepatischer Ikterus*, bedingt durch Störungen des Bilirubintransports, der Konjugation od. Exkretion in der Leber.

Par|en|chym|stein (↑; ↑): (engl.) parenchymal stone; Markzystenstein; s. Nephrolithiasis.

par|enteral (↑; Enter-*): unter Umgehung des Magen-Darm-Trakts; d. h. durch subkutane, intramuskuläre od. intravenöse Injektion bzw. Infusion; z. B. parenterale Ernährung.

Parese (gr. πάρεσις Erschlaffung) f: (engl.) paresis; unvollständige Lähmung*.

Parier|fraktur (frz. parer einen Schlag abwehren; Fraktur*) f: (engl.) parry fracture; Fraktur des Ulnaschafts, z. B. durch Schlag auf den zum Schutz des Kopfes erhobenen Arm; vgl. Unterarmfraktur.

Paries (lat.) m: Wand.

Paries membranaceus trachealis (↑) m: membranöse Rückwand der Trachea u. der Stammbronchien.

parietal (↑): **1.** seitlich, wandständig; z. B. Parietalthromben (wandständige Thromben in Herz u. Aorta); **2.** zum Scheitelbein (Os parietale) gehörig.

Parietal|lappen|syn|drom (↑) n: (engl.) parietal lobe syndrome; s. Syndrom, hirnlokales.

parieto|mental (↑; lat. mentum Kinn): in der Richtung vom Scheitel zum Kinn.

Parinaud-Kon|junktivitis (Henri P., Ophth., Paris, 1844–1905; Conjunctiva*; -itis*) f: (engl.) Parinaud's oculoglandular conjunctivitis; auch okuloglanduläres Syndrom; einseitige granulomatöse Konjunktivitis* mit Anschwellung der submandibulären u. präaurikulären Lymphknoten u. allg. Krankheitsgefühl; **Urs.:** versch. Infektionskrankheiten; z. B. Tularämie*, Katzenkratzkrankheit*; Form des tuberkulösen od. luischen Primärkomplexes.

Parinaud-Syn|drom (↑) n: s. Hirnstammsyndrome (Tab.).

Parkes-Weber-Krankheit (Frederick Parkes W., Arzt, London, 1863–1962): s. Klippel-Trénaunay-Weber-Syndrom.

Parkinson-Syn|drom (James P., Chir., Paläontologe, London, Hoxton, 1755–1824) n: (engl.) Parkinson's disease, parkinsonism; Parkinsonismus; extrapyramidales Syndrom inf. Degeneration dopaminerger Neurone in der Substantia nigra; über eine erhöhte Aktivität der striatopallidalen Schleife kommt es zu einer vermehrten Hemmung der thalamofrontalen Bahnen u. thalamischen Kerne; häufigste neurol. Erkr. des fortgeschrittenen Lebensalters; Vork. bei ca. 1 % der >60-Jährigen; **Leitsymptomatik:** Trias (nicht obligat) aus: **1.** Akinese*: leise u. monotone Sprache (Hypophonie), Verlangsamung (Bradykinese) od. Amplitudenminderung (Hypokinese*) der Willkürbewegungen, verminderte Mimik u. seltener Lidschlag (Hypomimie), kleinschrittiger Gang (marche à petits pas) mit fehlender physiol. Mitbewegung der Arme, während des Schreibens kleiner werdende Schrift (Mikrographie) u. unwillkürl., nicht beeinflussbare Bewegungsstörungen mit Fallneigung nach vorn (Propulsion), zur Seite (Lateropulsion) od. nach hinten (Retropulsion); **2.** Rigor*

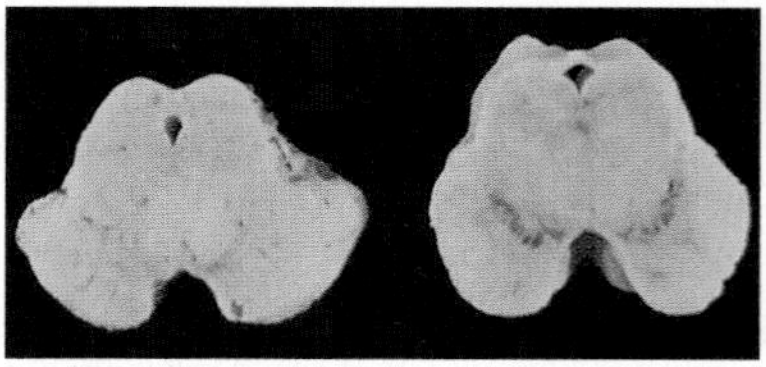

Parkinson-Syndrom:
Schnitt durch den Hirnstamm bei Paralysis agitans; die Substantia nigra im Mittelhirn (links) ist degeneriert und blass; rechts Normalbefund mit deutlicher Pigmentierung
[89]

P

(gleichzeitige Aktivierung von Agonisten u. Antagonisten); wird durch aktive Bewegung der kontralateralen Seite induziert od. verstärkt; **3.** Tremor*: initial einseitiger, kleinamplitudiger Ruhetremor mit einer Frequenz von 4–6/s mit zunehmender Intensität bei mentaler u. emotionaler Belastung; Pillendrehertremor. Weitere häufige Sympt. sind vegetative Störungen (z. B. Seborrhö, orthostatische Hypotonie, Obstipation), Stimmungslabilität, Melancholie, Demenz u. Sensibilitätsstörungen. **Formen: 1.** neurodegeneratives P.-S.: **a)** idiopath. bzw. primäres P.-S. (syn. Paralysis agitans, P.-S. i. e. S.): häufigste Form (80 % der Fälle); Ätiol. noch weitgehend ungeklärt, diskutiert werden Interaktionen von genet. u. Umweltfaktoren (mit oxidativem Stress); (histol.) Auftreten von Lewy*-Körpern; **b)** seltenere Formen: diffuse Lewy-Körper-Krankheit, Multisystematrophie, progressive supranukleäre Blickparese, P.-S. bei Alzheimer-Krankheit, kortikobasalganglionäre Degeneration, Parkinson-Demenz-ALS-Komplex auf der Insel Guam, Chorea Huntington (Westphal-Variante), Neuroakanthozytose, neuroaxonale Dystrophie; **2.** symptomat. bzw. sekundäres P.-S.: **a)** medikamentös bedingt: z. B. durch Neuroleptika, Antiemetika, Calciumantagonisten vom Flunarizin-Typ; **b)** toxisch bedingt: z. B. durch Mangan, Kohlenmonoxid, Methylalkohol, Cobalt od. Cyanid; **c)** metabolisch bedingt: z. B. bei Hypoparathyroidismus, hepatolentikuläre Degeneration; **d)** infektiös bedingt: postenzephalitisch, bes. nach Encephalitis lethargica sive epidemica; bei Creutzfeldt-Jakob-Krankheit; **e)** P.-S. inf. von Stammganglieninfarkt od. -blutung; **f)** P.-S. inf. zerebraler Raumforderung (Hirntumoren); **g)** traumatisch bedingt: Boxerenzephalopathie*; **Ther.:** Dopaminsubstitution mit Levodopa* in Komb. mit Decarboxylasehemmern (z. B. Benserazid), Dopaminagonisten (z. B. Bromocriptin, Cabergolin), Monoaminoxidasehemmer (Selegilin); Amantadin; bei starkem Ruhetremor evtl. Anticholinergika (z. B. Biperiden), Betarezeptorenblocker*; Krankengymnastik u. psychosoziale Betreuung; als Ultima ratio stereotaktische Operation* (reversible Implantation von tiefen Hirnelektroden im Nucleus subthalamicus, ggf. auch im Globus pallidus internus od. spezif. Thalamuskernen; selten irreversible Thermokoagulation). A. Küh.

Parkland-Formel: (engl.) Parkland's formula; Schema zur Abschätzung des Flüssigkeits- u. Elektrolytbedarfs der ersten 24 Stunden nach Verbrennung* i. R. der Intensivtherapie: 4 ml Ringer-Laktat-Lösung je kg Körpergewicht u. je Prozent verbrannter Körperoberfläche; jeweils 50 % der Lösung werden innerh. der ersten 8 Stunden bzw. der folgenden 16 Stunden gegeben (Baxter-Regel). Vgl. Evans-Regel.

Park-Operation f: Op. zur Korrektur einer Aortenisthmusstenose*.

Par|odontal|ab|szess (Par-*; Odont-*; Abszess*) m: (engl.) periodontal abscess; Spätfolge einer akuten Entzündung bei fortgeschrittener Parodontitis* marginalis; der Abfluss des Taschensekrets über den Taschenausgang ist verlegt. **Sympt.:** starke Schmerzen, evtl. Lymphknotenschwellung, bei Befall mehrerer Zähne auch Fieber; Entleerung über eine Fistel od. spontan nach marginal; **Ther.:** Inzision u. Scaling*.

Par|odontal|kürette (↑; ↑) f: (engl.) periodontal curette; Handinstrument mit löffelförmigem Querschnitt u. einseitig (Gracey-Kürette) bzw. beidseitig (Universalkürette) scharfen Schneiden zur supragingivalen Zahnsteinentfernung sowie subgingivalen Kürettage u. Wurzelglättung.

Par|odontal-Scaler (↑; ↑): (engl.) periodontal scaler; Handinstrument mit dreieckigem Querschnitt u. beidseitig scharfen Schneiden zum supragingivalen (insbes. interdentalen) Entfernen von Zahnstein*.

Par|odontitis apicalis (↑; Odont-*; -itis*) f: (engl.) apical periodontitis; entzündl. Prozess im Bereich der Wurzelspitze eines Zahnes mit Übergreifen auf die Wurzelhaut (Periodontium) u. den umgebenden Knochen; Vorstufe einer Ostitis; **Urs.:** infektiös durch Ausbreitung einer bakt. Pulpitis od. mechanisch inf. eines Zahntraumas; **Verlauf:** akut mit Abszessbildung od. chron. mit Bildung eines Zahngranuloms* od. einer Kieferzyste*.

Par|odontitis, juvenile (↑; ↑; ↑) f: (engl.) juvenile periodontitis; in der Pubertät einsetzende parodontale Destruktion; generalisiert od. lokalisiert (Incisivi u./od. erste Molaren) auftretend; **Ätiol.:** genetische Determination; Funktionsstörung der neutrophilen Granulozyten u. Monozyten; Leitkeim ist der Actinobacillus actinomycetemcomitans (fakultativ anaerob), der in geringen Mengen zur physiol. Mundflora gehört u. bei j. P. vermehrt in den Zahnfleischtaschen auftritt; kaum klin. Entzündungszeichen; **Ther.:** Scaling*, Antibiotika; **Progn.:** bei Früherkennung gut, sonst frühzeitiger Zahnverlust.

Par|odontitis marginalis (↑; ↑; ↑) f: (engl.) marginal periodontitis; entzündl., durch bakt. Beläge verursachte Erkr. aller Anteile des marginalen Parodontiums (Gingiva, Wurzelhaut, Zahnzement u. Alveolarknochen) mit fortschreitendem Verlust von Stützgewebe; kann einzelne, mehrere od. alle Zähne betreffen, dabei können unterschiedl. Stadien der Erkr. gleichzeitig vorliegen; schubweiser Verlauf. Schweregrad u. Verlauf können durch anat. (Engstand der Zähne), funkt. od. system. Faktoren beeinflusst werden; **Formen: 1.** P. m. superficialis mit Verlust des Stützgewebes bis zu einem Drittel der Wurzellänge; **2.** P. m. profunda mit Verlust des Stützgewebes von mehr als einem Drittel der Wurzellänge od. mit Furkationsbeteiligung; **Sympt.:** Rötung, Schwellung u. Blutungsneigung der marginalen Gingiva; Zahnfleischtaschen mit Verlust von Stützgewebe; als Spätsymptome erhöhte Zahnbeweglichkeit, Zahnwanderungen, Fisteln, Abszesse; **Ther.:** Bearbeitung der Wurzeloberflächen durch Scaling*; **Progn.:** bei systemat. durchgeführter Behandlung u. ständiger Überwachung mit professioneller Zahnreinigung i. d. R. günstig.

Par|odontitis, rapid-pro|gressive (↑; ↑; ↑) f: (engl.) rapidly progressive periodontitis; zw. Pubertät u. 30. (–35.) Lj. rasch einsetzende parodontale Destruktion; **Ätiol.:** genetische Determination; Funktionsdefekte der neutrophilen Granulozyten u. Monozyten; Leitkeime sind Porphyromonas gingivalis u. Prevotella intermedia (anaerob), die in geringen Mengen zur physiol. Mundflora gehören u. bei r.-p. P. vermehrt in den Zahnfleischtaschen auftreten. **Sympt.:** zu Beginn kaum klin. Entzündungszeichen; zyklisch auftretende akute Schübe mit deutlicher Entzündungssymptomatik u. massiver Gewebezerstörung; **Ther.:** Scaling*, Antibiotika; **Progn.:** bei Früherkennung gut, ansonsten rascher Verlust vieler Zähne.

Par|odontium (↑; ↑) n: Zahnhalteapparat*.

P

Par|odonto|pathien (↑; ↑; -pathie*) f pl: (engl.) periodontal diseases; Sammelbegriff für alle Erkr. des Zahnhalteapparats.

Par|odontose (↑; ↑; -osis*) f: (engl.) periodontosis; veraltete Bez. für nicht entzündliche Zahnbetterkrankungen; wird von Laien noch vielfach als Sammelbez. für Erkrankungen des Zahnhalteapparates verwendet; vgl. Parodontopathien.

Paromo|mycin (INN) n: Aminoglykosid-Antibiotikum; **Verw.:** bei (nichtinvasivem) Amöbenbefall des Darms, portosystemischer Enzephalopathie, präop. zur sog. Darmsterilisation; vgl. Aminoglykosid-Antibiotika.

Parona-Raum: (engl.) space of Parona; Pars profunda des Compartimentum antebrachii anterius (flexorum).

Par|onychie (Par-*; Onych-*) f: (engl.) paronychia; sog. Nagelumlauf; häufigste Entz. der Hand durch Inf. mit Candida-Arten, Herpes-simplex-Virus, Staphylo- u. Streptokokken; umschriebene schmerzhafte Rötung u. Schwellung des Nagelwalls evtl. mit Eiter- bzw. Sekretentleerung auf Druck (vgl. Bulla rodens); **Ther.:** Ruhigstellung, Handbäder, lokale Antiseptika, u. U. op. durch Inzision, Drainage u. Teilentfernung des Nagels. Vgl. Panaritium.

Par|oophoron (↑; Oo-*; -phor*) n: platt-rundlicher, bräunlicher Körper, im kindlichen Alter neben der Extremitas tubaria des Ovariums innerh. der Plica lata, kaudal von der Ansatzstelle des Mesovariums; Reste des kaudalen Abschnitts der Urniere, enthält Kanälchen u. Glomerula; kaudaler Anteil des Parovariums*.

Par|orexie (↑; gr. ὄρεξις Verlangen) f: (engl.) parorexia; Bez. für ungewöhnliche Essgelüste bei Schwangeren.

Par|osmie (↑; gr. ὀσμή Geruch) f: (engl.) parosmia; veränderte Wahrnehmung von Gerüchen, häufig mit unangenehmen Geruchsempfindungen (Kakosmie); Vork. z. B. bei Hirntumoren, in der Schwangerschaft, als olfaktorische Aura bei Epilepsie; vgl. Sinnestäuschung.

Par|ostosis (↑; Ost-*; -osis*) f: ektope Knochenbildung, z. B. im weichen Bindegewebe, Muskelgewebe.

Parotid|ek|tomie (↑; Ot-*; Ektomie*) f: (engl.) parotidectomy; partielle, subtotale od. totale Entfernung der Glandula parotidea, v. a. bei Parotistumoren*; **Kompl.:** Fazialislähmung*, aurikulotemporales Syndrom*.

Par|otis (↑; ↑) f: Glandula* parotidea, Ohrspeicheldrüse.

Par|otis|tumoren (↑; ↑; Tumor*) m pl: (engl.) parotid tumors; s. Speicheldrüsentumoren.

Par|otitis acuta (↑; ↑; -itis*) f: eitrige Entz. der Glandula parotidea; **Err.:** Streptococcus Gruppe A, Staphylococcus; begünstigende Faktoren: postop. Oligosialie, Sondenernährung (marantische Parotitis) od. schwere Allgemeinerkrankung (z. B. Diabetes mellitus); aufsteigende Infektion bei Sialolithen*; **Sympt.:** stark druckschmerzhafte Schwellung u. Rötung in der Parotisregion, Entleerung von Eiter aus dem Ausführungsgang der Ohrspeicheldrüse; **Ther.:** Antibiotika nach Abstrichergebnis, Förderung des Speichelflusses (Zitronensäure, Kaugummi); bei Abszessbildung Inzision od. Stichelung mit zweischneidigem Skalpell (s. Abb).

Par|otitis epi|demica (↑; ↑; ↑) f: syn. Mumps, sog. Ziegenpeter, Bauernwetzel, Wochentölpel; akute generalisierte Virusinfektion, gekennzeichnet durch nichteitrige Schwellung der Ohrspeicheldrüse; **Err.:** Mumps*-Virus (Nachw. in Blut u. Speichel von Erkrankten); **Epidemiol.:** weltweit verbreitet, tritt epidemisch (seltener im Sommer) auf; **Übertragung:** ausschl. von Mensch zu Mensch durch Tröpfchen- u. Schmierinfektion; Infektionsort ist die Schleimhaut des Nasen-Rachen-Raums; Kontagionsindex ca. 40 %; Häufigkeitsmaximum zw. 3. u. 8. Lj.; Jungen erkranken doppelt so häufig wie Mädchen, bei ca. 60 % der Kinder verläuft die

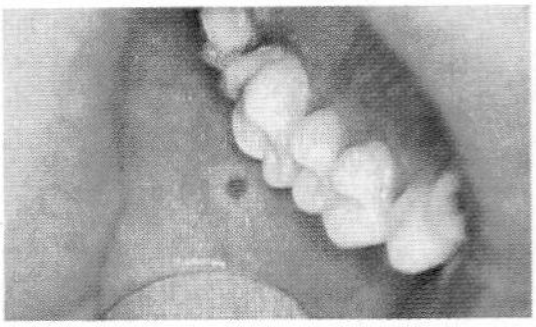

Parotitis epidemica:
Papillitis [490]

Erkr. asymptomatisch. **Inkubationszeit:** 12–25 (meist 16–18) Tage; **Klin.:** unter Fieberanstieg, Kopf- u. Gliederschmerzen zunächst überwiegend linksseitige Anschwellung der Ohrspeicheldrüse, in 75–80 % der Fälle nach 1–3 Tagen auch der anderen Seite. Die druckempfindl. Schwellung findet sich vor u. unter dem Ohr, so dass das Ohrläppchen in typischer Weise abgehoben wird (vgl. Rilliet-Druckpunkte). Häufig entzündete Mundschleimhaut, von der sich bes. charakteristisch die noch stärker gerötete Mündungsstelle des Ausführungsgangs der Parotis abhebt (s. Abb.); nach ca. 5–8 Tagen unter Fieberabfall Rückgang der Parotisschwellung. **Kompl.:** nicht selten Mitbeteiligung anderer drüsiger Organe (Glandula lacrimalis, Glandula submandibularis mit Schwellung u. Schmerzen; Pankreas als Pankreatitis mit Bauchschmerzen u. Erbrechen; nach der Pubertät auch Orchitis* mit Gefahr der Sterilität, Mastitis); Schädigung des N. vestibulocochlearis mit Ertaubung (meist einseitig); Miterkrankung des ZNS (häufiger Meningitis, seltener Enzephalitis) meist unter erneutem Fieberanstieg in der 2.–3. Krankheitswoche. Im Liquor finden sich bei bzw. nach jeder Infektion Zell- u. Eiweißvermehrung. **Progn.:** ohne Kompl. gut; **Proph.:** Schutzimpfung* ab

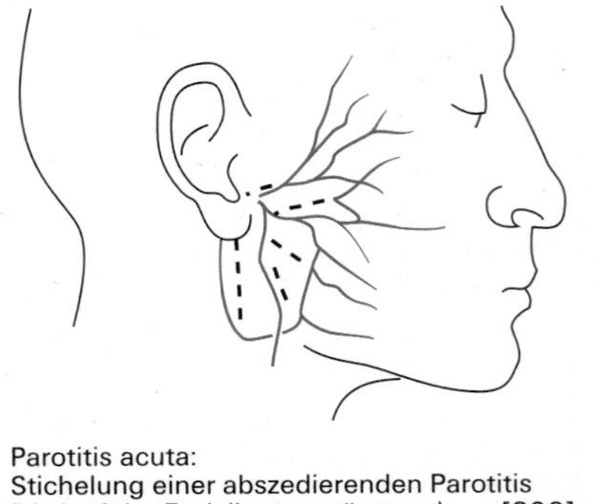

Parotitis acuta:
Stichelung einer abszedierenden Parotitis
(Verlauf der Fazialisnervenäste rot) [390]

Beginn des 12. Lebensmonats; vgl. Impfkalender.

Par|otitis|pro|phylaxe (↑; ↑; ↑, Prophylaxe*) f: (engl.) parotitis prophylaxis; pflegerische Maßnahmen zur Vorbeugung einer Parotitis* acuta u. von Infektionen der Mundhöhle durch häufige u. sorgfältige Säuberung der Mundhöhle, Spülung u. Auspinselung mit desinfizierenden Lösungen, Anregung des Speichelflusses, Pflege von Lippen u. Schleimhäuten (mit Glycerol u. zitronensäurehaltigen Lösungen). Vgl. Prophylaxe.

Par|ovarial|zysten (↑; mlat. ovarium Eierstock; Kyst-*) f pl: (engl.) parovarian cysts; dysontogenetische Zysten (Retentionszysten*), die vom Parovarium*, u. U. auch von heterotopem Ovarialgewebe ausgehen u. immer innerh. des Ligamentum* latum uteri liegen; wachsen teilweise gestielt. Vgl. Ovarialzysten.

Par|ovarium (↑; ↑) n: sog. Nebeneierstock; Rest des kranialen Wolff*-Gangs beim weibl. Geschlecht, unterh. der Tube zw. den beiden Blättern der Mesosalpinx* lokalisiert; sein kranialer Anteil wird auch als Epoophoron* (beim Mann dem Nebenhoden entsprechend) u. sein kaudaler Anteil als Paroophoron* (beim Mann der Paradidymis entsprechend) bezeichnet.

Par|oxetin (INN) n: Serotoninwiederaufnahme*-Hemmer; **Verw.:** s. Antidepressiva; **Kontraind.:** Alter unter 18 Jahren, gleichzeitige Gabe von Monoaminoxidasehemmern od. Tryptophan; **UAW:** u. a. gastrointestinale Störungen, Schläfrigkeit, Kopfschmerz, Schwindel, Schlafstörungen.

par|oxysmal (gr. παροξυσμός Anfall, Krampf): anfallartig.

Parrot-Narben (Joseph M. P., Päd., Paris, 1839–1883): (engl.) Parrot's cicatrix; oberflächl. weiße Narben in den Mundwinkeln bei angeb. Syphilis*.

Parrot-Pseudo|paralyse (↑; Pseud-*; Paralyse*) f: s. Osteochondritis syphilitica.

Parrot-Zeichen (↑): (engl.) Parrot's sign; syn. ziliospinaler Reflex*.

Pars (lat.) f (pl Partes): Teil.

Pars anularis vaginae fibrosae digitorum manus, pedis (↑) f: ringförmige Verstärkungszüge des bindegewebigen Teils der Sehnenscheiden an Fingern u. Zehen.

Pars cardiaca gastricae (↑) f: Kardia* des Magens.

Pars ciliaris retinae (↑) f: lichtunempfindl. Teil der Retina an der Rückfläche des Ziliarkörpers.

Pars cruci|formis vaginae fibrosae digitorum manus, pedis (↑) f: kreuzförmige Verstärkungszüge des bindegewebigen Teils der Sehnenscheiden an Fingern u. Zehen.

Pars flaccida membranae tympanicae (↑) f: Shrapnell*-Membran des Trommelfells.

Pars inter|cartilaginea rimae glottidis (↑) f: Stimmritzenschlitz zw. den Aryknorpeln; s. Larynx.

Pars inter|media adeno|hypo|physis (↑) f: Zwischenlappen der Hypophyse zw. HVL u. HHL.

Pars inter|membranacea rimae glottidis (↑) f: Stimmritzenabschnitt zw. den Stimmlippen.

Pars iridica retinae (↑) f: lichtunempfindl. Teil der Retina an der Rückfläche der Iris.

Pars membranacea urethrae (↑) f: s. Urethra.

Pars optica retinae (↑) f: der lichtempfindl., bis an die Ora serrata reichende hintere Abschnitt der Retina.

Pars petrosa ossis temporalis (↑) f: Felsenbeinpyramide des Schläfenbeins.

Pars-planitis (↑; lat. planus flach; -itis*) f: Form der intermediären Uveitis*; chronisch rezidiv. Entz. der peripheren Retina, der Pars plana des Ziliarkörpers u. des darüberliegenden Glaskörpers mit weißen, präretinalen Auflagerungen; häufig im Kindesalter beginnend; **Ther.:** Glukokortikoide bei Sehschärfenminderung, in schweren Fällen Kryokoagulation od. Vitrektomie.

Pars prostatica (↑) f: s. Urethra.

Pars pylorica gastricae (↑) f: Magenabschnitt vor dem Magenausgang, besteht aus Antrum pyloricum u. Canalis pyloricus.

Pars spongiosa (↑) f: s. Urethra.

Pars tuberalis adeno|hypophysis (↑) f: den Hypophysenstiel bedeckender Abschnitt der Adenohypophyse.

Pars uterina tubariae (↑) f: kurzer, innerh. der Uteruswand gelegener Tubenabschnitt, der mit dem Ostium uterinum tubae uterinae in die Cavitas uteri mündet.

Partheno|genese (gr. παρθένος jungfräulich; -genese*) f: (engl.) parthenogenesis; sog. Jungfernzeugung; eingeschlechtliche Fortpflanzung mit Entw. unbefruchteter Eier bei versch. Gruppen des Tierreichs. Vgl. Heterogonie.

Partial|druck (Pars*): (engl.) partial pressure; Teildruck eines Gases als Anteil am Gesamtdruck eines Gasgemischs, der dem Volumenanteil des Gases am Gesamtvolumen des Gasgemischs entspricht; der P. des Sauerstoffs in der Luft (⅕ Volumenanteil) beträgt ca. 150–160 mmHg = 20,0–21,3 kPa (20 % des Gesamtluftdrucks von 760 mmHg = 101,3 kPa). Die Löslichkeit von Gasen in Flüssigkeiten (z. B. Sauerstoffpartialdruck* im Blut) ist dem Druck des Gases über der Lösung direkt proportional. Deshalb kann der Sauerstoffpartialdruck im Blut durch die Erhöhung der Sauerstoffkonzentration in der Einatmungsluft ebenfalls erhöht werden. Der physik. im Blut gelöste Sauerstoff spielt physiol. im Vergleich zur O_2-Bindung an Hämoglobin jedoch nur eine untergeordnete Rolle.

Partial|in|suf|fizienz, re|spiratorische (↑; Insuffizienz*) f: (engl.) respiratory partial insufficiency; Form der respiratorischen Insuffizienz* mit vermindertem arteriellem Sauerstoffpartialdruck bei normalem Kohlendioxidpartialdruck.

partialis (↑): syn. partiell, partial; teilweise.

Partial|pro|laps (↑; Prolaps*) m: s. Prolapsus uteri et vaginae.

Partikel (lat. particula) f: Teilchen.

Partitions|ko|ef|fizient (lat. partitio Verteilung; Co-*; lat. efficere bewirken, vollenden) m: s. Verteilungskoeffizient.

Parto|gramm (Partus*; -gramm*) n: (engl.) partogram; graph. Darstellung des Geburtsverlaufs z. B. anhand der Wehenmessdaten, des Höhenstands des vorangehenden Teils od. der Weite des Muttermundes.

Parts per million (engl.): Abk. u. Einheitenzeichen ppm; Einheit der Konzentration*; Zahl der Wirk- od. Schadstoffteile in 1 Million Teile (1 ppm = $1/10^6$); analog: **parts per billion** (1 ppb = $1/10^9$) u. **parts per trillion** (1 ppt = $1/10^{12}$); da sich ppm, ppb, ppt auf Gewicht od. Volumen od. das molare Verhältnis beziehen, ist die Angabe z. B. der Stoffmengenkonzentration* exakter.

P

Partus (lat.) m: Geburt, Entbindung; post partum (Abk. p. p.): nach der Geburt; sub partu: unter (während) der Geburt.

Partus prae|cipitatus (↑) m: überstürzte Geburt*.

Partus prae|maturus (↑) m: s. Frühgeburt.

Parulis (gr. παρουλίς Geschwür am Zahnfleisch) f: veraltete Bez. für eine Schwellung im Bereich der Kiefer, meist inf. einer akuten Exazerbation einer chron. Parodontitis* apicalis.

Parvi|semie (lat. parvus klein; Semen*) f: (engl.) parvisemia; Bez. für pathol. vermindertes Ejakulatvolumen (<2 ml); s. Sperma-Untersuchung (Tab.).

Parvo|bakterien (↑; Bakt-*) f pl: historische Sammelbez. für Bakt. der Gattung Brucella*.

Parvo|viridae (↑; Virus*; Idio-*) f pl: Fam. der kleinsten DNA-Viren (⌀ 18–26 nm, kubische Form, 32 Kapsomere, keine Membranhülle, linear-einsträngige DNA mit ca. sieben Genen); weltweit verbreitet bei Mensch, vielen Säugern u. Insekten; **Übertragung:** oral-fäkale Schmier- od. Tröpfcheninfektion; **Unterteilung** in zwei Subfamilien: **1. Parvovirinae** mit den Genera Parvovirus (Vermehrung in sich aktiv teilenden Zellen; meist latente, inapparente, bei Tieren mitunter letale Inf., z. B. Kilham-rat-Virus), Erythrovirus (humanpathogenes Parvovirus* B19) u. Dependovirus (adenoassoziierte Viren AAV-2, -3, -5, Satellitenviren; benutzen für ihre Replikation Hilfsfunktionen von sich gleichzeitig in der Zelle vermehrenden Adeno-, Vaccinia- od. Herpes-Viren). **2. Densovirinae** (Parvoviren der Insekten) mit den Genera Densovirus, Iteravirus u. Contravirus.

Parvo|virus B19 (↑; ↑) n: kleines DNA-Virus der Fam. Parvoviridae* mit ausgeprägtem Tropismus für Vorläuferzellen der Erythrozyten; **Übertragung:** durch Tröpfcheninfektion, kontaminierte Blutprodukte od. diaplazentar bei manifester u. asymptomatischer Inf. der Mutter; verursacht Erythema* infectiosum acutum bei Kindern, grippalen Infekt ohne Exanthem bei Erwachsenen. Persistierende Inf. bei Immunsupprimierten. W. Pfi.

parvus (lat.): klein.

PAS: Abk. für **1. p-A**mino**s**alicylsäure*, **2. p**olyglanduläres **A**utoimmun**s**yndrom*.

Pascal (Blaise P., frz. Phys., Math., 1623–1662) n: abgeleitete SI-Einheit des Drucks*; Einheitenzeichen Pa.

Paschen-Körperchen (Enrique P., Bakteriol., Pathol., Hamburg, 1860–1936): (engl.) Paschen bodies; s. Poxviridae, Variolavirus.

Pasqualini-Syn|drom (Rodolfo P., Endokrinol., Buenos Aires, geb. 1909) n: (engl.) fertile eunuch syndrome; syn. fertiler Eunuchoidismus; inkretorische Hodeninsuffizienz* inf. eines isolierten hypophysären LH- u. sek. Testosteron-Mangels mit hypoplast. Leydig-Zwischenzellen bei intakter Spermatogenese u. normaler Fertilität. Die Hoden haben etwa normale Größe u. Konsistenz. Die erniedrigte Testosteronproduktion ist lokal ausreichend, systemisch aber zu gering, um einen eunuchoiden Habitus zu verhindern.

PAS-Re|aktion f: (engl.) PAS reaction; zytochem. Reaktion; mit Periodsäure-Schiff-Reagens werden glykogenhaltige Bestandteile der Zellen angefärbt; Kohlenhydrate werden mit Periodsäure oxidiert. Die entstehenden Aldehydgruppen ergeben mit fuchsinschwefliger Säure (Schiff-Reagens) eine charakterist. Rotfärbung. Nach Diastasevorbehandlung wird Glykogen gespalten, so dass nur noch Glykoproteine, Mukoproteine u. Mukopolysaccharide eine Farbreaktion mit PAS ergeben.

Passage f: **1.** Weiterzüchtung vermehrungsfähiger Mikroorganismen mittels Transfer (sog. Überimpfung) auf künstl. Nährböden, Zellkulturen, embryoniertes Hühnerei od. Versuchstiere; **2.** s. Magen-Darm-Passage.

Passavant-Leiste (Philipp G. P., Chir., Frankfurt, 1815–1893): Crista palatopharyngea.

Passions|blume: (engl.) passion flower; Passiflora incarnata; Schlingpflanze aus der Fam. der Passionsblumengewächse; oberirdische Teile (Passiflorae herba) mit Flavonoiden, Harmalaalkaloiden u. etherischem Öl; Verw. als Beruhigungs- u. Einschlafmittel.

Passow-Sym|ptomen|kom|plex (Adolf P., Otol., Berlin, 1859–1926) m: Passow's symptom complex; Bez. für das gemeinsame Auftreten von Dysrhaphiesyndromen*, Horner*-Syndrom u. Heterochromie*.

Pasta (lat.) f: Paste*.

Pasta Zinci (↑) f: (engl.) zinc paste; Paste* mit Zinkoxid; mit kühlender, schmerzlindernder u. adstringierender, die Wundheilung fördernder Wirkung.

Paste (↑) f: (pharmaz.) halbfeste Arzneizubereitung zur lokalen Anw. mit einem hohen Anteil (bis 50 %) unlöslicher Pulver, die in einem zähflüssigen od. salbenartigen Trägerstoff homogen dispergiert sind; vgl. Lotion.

Pasteur-Ef|fekt (Louis P., Chem., Biol., Paris, 1822–1895) m: (engl.) Pasteur effect; Hemmung der alkohol. Gärung* bei Hefe u. der Milchsäuregärung (v. a. bei tier. Zellen) in Anwesenheit von O_2; **Urs.:** in der Atmungskette* wird unter aeroben Bedingungen viel mehr ATP gewonnen. Hohe ATP-Konz. hemmen allosterisch das Schlüsselenzym Phosphofruktokinase, es kommt zur Verlangsamung des Glykolyse*. Tumorzellen zeigen keinen P.-E.

Pasteurella (↑) f: Gattung gramnegativer, unbewegl., fakultativ anaerober Stäbchenbakterien der Fam. Pasteurellaceae (vgl. Bakterienklassifikation); Färbung an den Polen stärker als in der Mitte; Oxidase-positiv; Parasiten der Schleimhäute des (oberen) Respirations- u. Intestinaltrakts von Säugetieren (selten Mensch) u. Vögeln; mehrere Species mit v. a. veterinärmed. Bedeutung; humanpathogen: **P. multocida** (syn. Bact. multocidum, Bact. septicaemiae haemorrhagicae) als wichtiger opportunistischer Err. von Wundinfektionen (häufig mit Nekrosen, Lymphadenitis, Periostitis od. Osteomyelitis); Sinusitis, Meningitis od. Hirnabszesse (nach Schädeltrauma od. -operation); subakute od. chron. Infektion des unteren Respirationstrakts; verbreitet unter Haus- u. Stalltieren; Inf. durch Kratz- od. Bissverletzungen bzw. Kontakt mit infizierten Tieren; **Nachw.:** kulturell auf Blutagar in CO_2-angereicherter Atmosphäre; spezif. Nukleinsäurenachweis durch Polymerase-Kettenreaktion; Antikörpernachweis gelingt selten. P. ist sensitiv für Penicilline, Doxycyclin u. Cephalosporine.

Pasteur-Impfung (↑): (engl.) Pasteur's vaccination; Bez. für die Schutzimpfung* gegen Tollwut*.

Pasteurisieren (↑): (engl.) to pasteurize; therm. Verfahren zur selektiven Entkeimung u./od. Haltbarmachung von i. d. R. hitzeempfindlichen Flüssigkeiten (Milch, Obst- u. Fruchtsäfte,

P

Bier); Abtötung der vegetativen Formen best. Mikroorganismen (z. B. Mycobacterium tuberculosis, Salmonellen, Brucellen, Listerien, Streptokokken); Unterscheidung von Niederpasteurisierung (61,5 °C für 30 Min.) u. Hochpasteurisierung (72 °C für 15 Sek.); Langzeitpasteurisierung (60 °C für 10 Std.) zur Inaktivierung best. Viren (z. B. Hepatitis-A-Virus, Epstein-Barr-Virus) in Blut- u. Plasmaderivaten. K. Fie.

Pastillen (lat. pastillus Mehl-, Brotkügelchen) f pl: (engl.) pastilles; Pastilli; kleine, tablettenähnl. Arzneimittelzubereitungen.

pastös: (engl.) pasty; aufgeschwemmt, gedunsen.

Patch-clamp-Technik (engl. patch Flicken; clamp Klammer) f: Verfahren, mit dem durch elektrische Abdichtung von Membranflecken mittels spez. Glaspipetten extrem kleine elektr. Ströme (10^{-12} Ampere) an Zellmembranen nachgewiesen werden können; Anw. in der Grundlagenforschung der (Patho-)Physiologie u. Pharmakologie zur Messung von Ionenströmen durch Ionenkanäle in Zellmembranen. Vgl. Membranpotential, Ruhemembranpotential.

Patch-Plastik (↑; -plastik*) f: (gefäßchir.) Flicken- od. Streifenplastik; Einnähen eines Venenwandstückchens (sog. Venenpatch) od. eines Gefäßimplantats (sog. patch graft) in ein eröffnetes Blutgefäß v. a. zur Abdeckung von Defekten u. Erweiterung des Gefäßlumens (z. B. zur Vermeidung nahtbedingter Stenosen, als Erweiterungsplastik). Vgl. Gefäßtransplantation.

Patella (lat. flache Schale) f: Kniescheibe; in die Sehne des M. quadriceps femoris eingefügtes Sesambein.

Patella bi|partita (↑) f: s. Patella partita.

Patella|fesselung (↑): (engl.) patella confinement; op. Verfahren zur Behandlung der habituellen Patellaluxation*; vgl. Ali-Krogius-Kapselplastik.

Patella|fraktur (↑; Fraktur*) f: (engl.) fracture of the patella; Fraktur* der Kniescheibe (mit od. ohne Diastase der Bruchstelle) durch direkte od. indirekte Gewalteinwirkung (z. B. plötzl. Kontraktion des M. quadriceps femoris); **Formen:** Quer- (ca. 80 % der Fälle), Längs-, Stern-, Trümmerfraktur u. knöcherne Ausrisse; **Sympt.:** meist intraartikulärer Bluterguss u. umgebende Weichteilschwellung. Die als Retinacula patellae seitl. entlang der Kniescheibe zu den Tibiakondylen ziehenden distalen Sehnenfasern der Mm. vasti lat. u. Mm. vasti med., lateral verstärkt durch den Tractus iliotibialis (sog. Reservestreckapparat), ermöglichen bei P. noch eine gewisse Streckung im Kniegelenk. **DD:** Ruptur der Quadrizepssehne, angeb. Patella bipartita; **Ther.:** Osteosynthese* (Zuggurtung), op. Versorgung des Bandapparats; **Kompl.:** Arthrose bzw. Pseudarthrose.

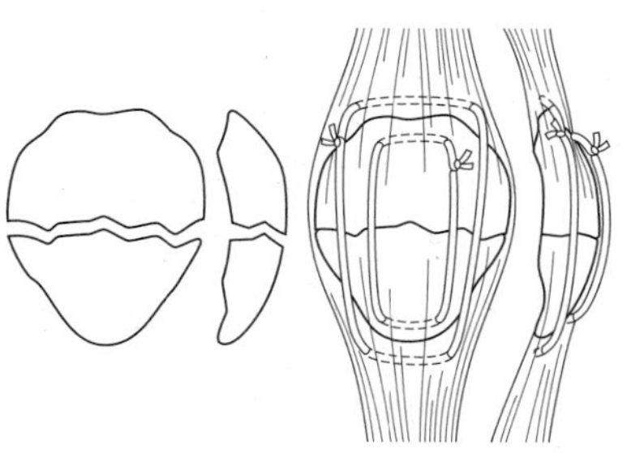

Patellafraktur:
Querfraktur der Patella; Zuggurtungsdraht und Sicherungsdraht liegen vor der Patella. [256]

Patella|hoch|stand, angeborener (↑): (engl.) congenital patella elevation; Lageanomalie der Patella, meist aufgrund einer angeb. Dysplasie des lateralen Femurkondylus bei Genu valgum; Insall-Salvati-Index zur beugungsunabhängigen Beurteilung des Hochstands (Quotient aus den Längen von Patella u. Lig. patellae; Referenzwert 1, Hochstand bei <1); vgl. Patellaluxation, habituelle.

Patella|luxation (↑; lat. luxare verrenken) f: (engl.) dislocation of the patella; Verrenkung der Kniescheibe nach seitwärts; **Formen: 1.** permanent; **2.** habituell; **3.** rezidivierend; **4.** traumatisch; **5.** willkürlich.

Patella|luxation, habituelle (↑; ↑) f: (engl.) habitual dislocation of the patella; wiederkehrende, ein- od. beidseitige Verrenkung der Kniescheibe über das laterale Kondylenmassiv des Femurs nach seitwärts; meist bei Jugendl. u. häufiger bei Frauen auftretend; **Urs.:** Abflachung des lateralen Femurkondylus u. Formveränderung der Patella sowie meist auch Insuff. des M. vastus medialis, Genu valgum, Patellahochstand (Blumensaat*-Linie), konstitutionelle Bindegewebeschwäche; **Ther.:** bei erstmaliger od. seltener Luxation manuelle Reposition, ggf. Punktion des Hämarthros, Mobilisierung in Kniegelenkorthese u. Übungsbehandlung zur Kräftigung der Muskulatur; bei häufiger Luxation Op. je nach Ausgangsbefund u. Alter: im Wachstumsalter Fesselungsoperation mit Kapselstreifen od. Sehne des M. gracilis u. mediale Kapselraffung; bei Erwachsenen Umlagerung der Tuberositas tibiae, laterales Release, Korrektur des Genu valgum u. muskuläres Übungsprogramm.

Patella partita (↑) f: geteilte Kniescheibe; **Urs.:** Ausbleiben der knöchernen Verschmelzung der mehrfach angelegten Knochenkerne; bei Zweiteilung (Patella bipartita) meist mangelnde Verschmelzung des oberen äußeren Quadranten; klinisch i. d. R. keine Beschwerden; **DD:** Patellafraktur*.

Patellar|klonus (↑; Klonus*) m: (engl.) patellar clonus; gesteigerter Quadriceps-femoris-Reflex (s. Reflexe).

Patellar|sehnen|re|flex (↑; Reflekt-*) m: (engl.) patellar tendon reflex; Abk. PSR; korrekte Bez. Quadriceps-femoris-Reflex; s. Reflexe (Tab.).

Patella|spitzen|syn|drom (↑) n: sog. jumper's knee; Knieschmerzen inf. mechan. Reizung des Lig. patellae im Bereich der Kniescheibe bei rel. Überbelastung (z. B. Sport, v. a. Springen); **Ther.:** Physiotherapie mit Dehnung des M. quadriceps femoris; evtl. op. Bandersatz.

Patella, tanzende (↑) f: (engl.) patellar tap; Bez. für die deutliche Beweglichkeit (Ballottement) der Patella bei Kniegelenkerguss, die durch Auspressen des Recessus oberh. der Patella mit der einen Hand u. Druck auf die Patella mit den Fingern der anderen tastbar ist.

Patency rate (engl.): syn. Graft-patency rate; Offenheitsrate; Verhältnis von gefäßchirurgisch implantierten offenen zu verschlossenen Bypäs-

P

sen, bezogen auf einen definierten Zeitraum nach Implantation; s. Bypass-Operation.

Paternitäts|gutachten (lat. paternitas Vaterschaft): s. Vaterschaftsfeststellung.

Paterson-Kelly-Syn|drom (Donald R. P., Otolaryngologe, Cardiff, 1863–1939; Adam B. K., Laryngologe, Dublin, 1865–1941) n: syn. Plummer*-Vinson-Syndrom.

-pathie: auch -pathia; Wortteil mit der Bedeutung Schmerz, Krankheit; von gr. πάθος.

Patho-: auch Path-; Wortteil mit der Bedeutung Schmerz, Krankheit; von gr. πάθος.

patho|gen (↑; -gen*): (engl.) pathogenic; krankheitserregend, krankmachend.

Patho|genese (↑; -genese*) f: (engl.) pathogenesis; Entstehung u. Entwicklung von Krankheiten; vgl. Ätiologie.

Patho|genität (↑; -gen*) f: (engl.) pathogenicity; Fähigkeit von Mikroorganismen, chem. Noxen, Umwelteinflüssen usw., pathol. Zustände herbeizuführen; vgl. Virulenz.

Patho|genitäts|insel (↑; ↑): (engl.) pathogenicity islet; Bez. für einen Genabschnitt auf bakt. Chromosom od. Plasmid, der für mehrere Virulenzfaktoren z. B. Adhäsine*, Hämolysine* od. Eisenfangsysteme codiert, die gleichzeitig exprimiert werden können; eine P. ist im Bereich von tRNA-Genen inseriert u. kann wegen dieser konservierten Insertionssequenzen zw. Bakterien ausgetauscht werden. Vgl. Konjugation. E. Stra.

patho|gnomonisch (↑; gr. γνωμικός maßgebend, normativ): (engl.) pathognomonic; für eine Krankheit kennzeichnend.

Patho|klise (↑; gr. κλίσις Neigung) f: (engl.) pathoclisis; nach C. u. O. Vogt die Disposition funkt. Einheiten des ZNS für spezif. Erkrankungen (sog. Systemerkrankungen).

Patho|logie (↑; -log*) f: (engl.) pathology; als Teilgebiet der Medizin die Lehre von den abnormen u. krankhaften Veränderungen im (menschl.) Organismus, insbes. von den Ursachen (Ätiologie) sowie Entstehung u. Entwicklung (Pathogenese) von Krankheiten u. den durch sie verursachten org. Veränderungen (pathol. Anatomie, Histopathologie) u. funkt. Auswirkungen (Pathophysiologie). Die P. umfasst ferner die systemat. Einordnung u. Beschreibung von Krankheiten (Nosologie) sowie deren theoret. Interpretation. Vgl. Relationspathologie, Zellularpathologie.

patho|logisch (↑; ↑): (engl.) pathologic; krankhaft.

Patho|physio|logie (↑; gr. φύσις Wesen, Natur; -log*) f: (engl.) pathophysiology; Lehre von den krankhaften Lebensvorgängen u. gestörten Funktionen im menschl. Organismus; zusammen mit der Pathobiochemie beschäftigt sie sich u. a. mit molekularbiol. Untersuchungen innerh. der Zellen zur Erklärung pathol. Abweichungen von physiol. u. biochem. Vorgängen.

Patient (lat. patiens leidend) m: allg. Bez. für einen Kranken; i. e. S. ein an einer Erkr. bzw. an Krankheitssymptomen Leidender, der ärztl. behandelt wird; auch für einen Gesunden, der Einrichtungen des Gesundheitswesens zu Diagn. od. Ther. in Anspruch nimmt.

Patienten|dosis (↑; Dosis*) f: (engl.) patient dose; (röntg.) die Strahlendosis, mit der ein Pat. bei radiol. Untersuchungen (Röntgenaufnahme, Röntgendurchleuchtung, nuklearmed. Untersuchungen) belastet wird (s. Flächendosisprodukt); wichtiger Faktor der Strahlenbelastung* ist die Gonadendosis*.

Patienten|karriere (↑) f: (engl.) patient career; (soziol.) Bez. zur Beschreibung des Weges eines Menschen von der ersten Wahrnehmung von Krankheitssymptomen bis zur Genesung od. zum Akzeptieren gesundheitl. Einschränkung; umfasst oft das Durchlaufen zahlreicher med. Institutionen u. ärztl. Konsultationen; vgl. Krankenrolle.

Patienten|rolle (↑): s. Krankenrolle.

Patienten|testament (↑) n: (engl.) living will; auch Living-will-Erklärung; schriftl. Erklärung des Pat. mit der Anweisung an zukünftig behandelnde Ärzte, den Leidens- od. Sterbeprozess verlängernde therap. Eingriffe zu unterlassen. Inwieweit ein P. vom Arzt beachtet werden muss, ist umstritten; für die Ermittlung des aktuellen (mutmaßl.) Patientenwillens kann es jedenfalls einen wichtigen Anhaltspunkt bilden. Vgl. Sterbehilfe, Selbstbestimmungsrecht, Organspenderausweis.

Pauken|drainage (Drainage*) f: (engl.) tympanic drainage; Einlegen eines Kunststoff- od. Metallröhrchens in das Trommelfell zur Belüftung des Mittelohrs u. Trockenlegen der Paukenhöhlenschleimhaut; z. B. bei Otitis* media, Tubenkatarrh*.

Pauken|höhle: (engl.) tympanic cavity; syn. Cavitas tympani, Tympanon; spaltförmiger, von Schleimhaut ausgekleideter lufthaltiger Raum im Schläfenbein zw. Trommelfell u. Labyrinth, Teil des Mittelohrs*; schließt die Gehörknöchelchen ein; topograph. Gliederung in drei Etagen

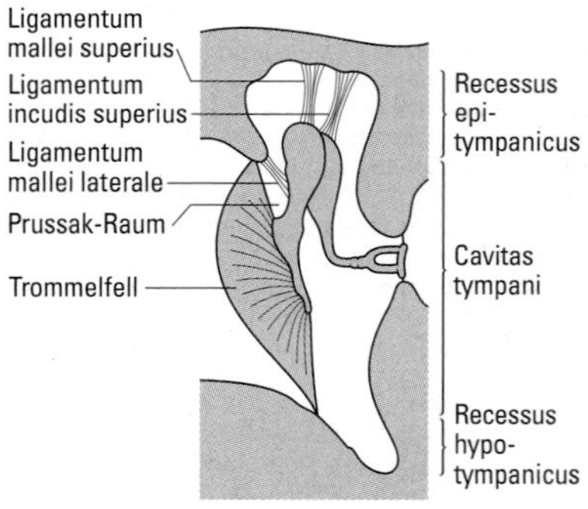

Paukenhöhle [172]

(Abb.): **1.** Recessus epitympanicus (Atticus, Kuppelraum), der nach hinten oben mit dem Antrum mastoideum in Verbindung steht; **2.** Cavitas tympani im eigentl. Sinn mit Abgang der Ohrtrompete nach vorn u. medianwärts; **3.** Recessus hypotympanicus.

Pauken|sklerose (Skler-*; -osis*) f: (engl.) tympanosclerosis; syn. Typanosklerose; entzündl. bedingte Veränderung der Mittelohrschleimhaut mit zellarmem kollagenem Bindegewebe, hyalinen Degenerationen u. kalkhaltigen weißen Plaques unter Einbeziehung der Gehörknöchelchen u. der mittelohrseitigen Membrana tympanica (Beeinträchtigung der Schwingungsfähigkeit u. Schallleitungsschwerhörigkeit); Vork. bei chron. Otitis* media. H. Ger.

Paul-Bunnell-Re|aktion (John R. P., Arzt, New Haven, 1893–1971; Walls W. B., Arzt, Farmington, 1902–1966) f: (engl.) Paul-Bunnell reaction; Agglutination von Schaferythrozyten durch heterophile Antikörper, die bei Mononucleosis* infectiosa im Serum der Pat. auftreten; positiv (ab einem Titer von 1:64) bei älteren Kindern in ca. 50 % u. bei Erwachsenen in ca. 90 % der Fälle. Die P.-B.-R. ist heute durch spezif. Antikörpernachweismethoden ersetzt. Vgl. Hanganutziu-Deicher-Reaktion.

Pause, kom|pensatorische: (engl.) compensatory pause; (kardiol.) Zeitspanne zw. einer vorzeitigen Extrasystole u. der nächsten regulären Herzaktion, die länger als der einfache Abstand zw. zwei R-Zacken bei Sinusrhythmus ist; **Urs.:** Ausfall einer regulären Herzaktion durch Einfallen des Sinusknotenimpulses in die Refraktärphase der vorausgegangenen Extrasystole; **Vork.:** häufig bei Kammerextrasystolie (nicht bei interponierten Extrasystolen*).

Pause, prä|automatische: (engl.) preautomatic pause; (kardiol.) Zeitspanne zw. Eintreten hochgradiger od. totaler Erregungsleitungsstörungen* mit extremer Bradykardie u. Einsetzen des Ersatzrhythmus* eines tiefergelegenen Automatiezentrums; eine lange p. P. kann zum Adams*-Stokes-Syndrom führen.

Pautrier-Mikro|ab|szess (Lucien M. P., Dermat., Lyon, 1876–1959; Mikr-*; Abszess*) **m:** (engl.) Pautrier's microabscess; Ansammlung von T-Lymphozyten in der Epidermis bei Mycosis* fungoides.

Pauwels-Klassifikation (Friedrich P., Chir., Aachen, 1885–1980) **f:** (engl.) Pauwels' classification; s. Schenkelhalsfraktur (Abb.).

Pavillon m: (engl.) pavilion; Bez. für das trichterförmige Ende eines Katheters.

PAVK: Abk. für **p**eriphere **a**rterielle **V**erschluss**k**rankheiten*.

Pavlik-Bandage f: (engl.) Pavlik harness; modifizierte Riemenzügelbandage; besteht aus einem Thoraxschultergurt, an dem die Beine durch Riemenzügel in 90° Hüftbeugung fixiert sind; **Ind.:** funkt. Behandlung der angeb. Hüftgelenkluxation*; vgl. Spreizapparate.

Pavor nocturnus (lat. nächtliche Angst) **m:** sog. Nachtangst; Form der Parasomnie (s. Schlafstörung) im ersten Drittel des Nachtschlafs mit Hochschrecken aus dem Schlaf, panikartigem Schrei, starker vegetativer Erregung u. Nichtansprechbarkeit (Dauer 1–10 Min.); anschl. weitgehende Amnesie für das Schreckereignis bzw. die Trauminhalte (im Ggs. zu Alpträumen*); **Ätiol.:** Reifungsstörung der Abfolgeregulation von Schlafstadien (s. Schlaf); **Vork.:** v. a. bei Klein- u. Schulkindern; **Ther.:** ggf. tricyclische Antidepressiva. Vgl. Somnambulismus.

Pawlow-Nerv (Iwan P., Physiol., Psychol., St. Petersburg, 1849–1936): Nervus* cardiacus cervicalis inferior.

Pawlow-Re|flex (↑) **m:** s. Konditionierung, Reflexe.

Payr-Zeichen (Erwin P., Chir., Leipzig, Greifswald, 1871–1946): (engl.) Payr's sign; **1.** Schmerzen bei Druck auf die Innenseite der Fußsohle; Frühzeichen bei Thrombose* bzw. Phlebitis der tiefen Beinvenen; **2.** medialseitige Schmerzen im Schneidersitz bei Läsion des Innenmeniskus; vgl. Meniskusriss.

Pb: 1. (chem.) Symbol für Blei*; **2.** (zahnmed.) Abk. für **P**rämolaren**b**reite; s. Distalbiss.

PBG: Abk. für **P**orpho**b**ilino**g**en*.

PBI: Abk. für (engl.) **p**rotein-**b**ound **i**odine; proteingebundenes Iod, v. a. in Form von Thyroxin u. Triiodthyronin, die im Blut an Globulin (TBG; ca. 60 %), Prälbumin (TBPA; ca. 30 %) u. an Albumin (ca. 10 %) gebunden sind; s. Schilddrüse.

P-Blut|gruppen: (engl.) P blood groups; Blutgruppensystem mit den Phänotypen P_1 u. P_2 sowie den sehr seltenen Phänotypen P_1^k, P_2^k, p; das Hauptantigen P_1 wird dominant vererbt, ist bei Geburt nur schwach ausgeprägt u. kommt (in versch. Stärkegraden) bei ca. 80 % aller Mitteleuropäer vor, P_2 bei ca. 20 % (Vererbungsmodus ungeklärt). **Bedeutung:** Anti-P_1-Kältehämagglutinine (IgM) rel. häufig bei P_2-Individuen, außerdem bei Inf. mit Echinococcus, Fasciola hepatica sowie bei Taubenzüchtern (nur selten Urs. von Transfusionszwischenfällen). Individuen mit dem Phänotyp P^k bilden i. d. R. Anti-P, solche mit dem Phänotyp p Anti-P^k (Anti-Tj^a), Anti-P u. Anti-P_1 (seltene hämolysierende Antikörper; evtl. Auslösung von Transfusionszwischenfällen). Durch Immunisierung induzierte (Komplement-bindende) Anti-P-Antikörper (IgG) können bei Schwangeren mit dem Phänotyp P^k od. p Aborte verursachen u. kommen als biphasische Kältehämolysine (Donath*-Landsteiner-Antikörper) bei paroxysmaler Kältehämoglobinurie* vor. Bei Phänotyp P_1 treten gehäuft Harnweginfektionen auf (spezif. Bindung von best. E.-coli-Stämmen an P_1-Antigen). Vgl. Blutgruppen, Tj^a.

p. c.: Abk. für **p**ost **c**onceptionem, nach der Empfängnis*.

PCA: Abk. für (engl.) **p**atient **c**ontrolled **a**nalgesia, patientengesteuerte Analgesie*.

PCA-Re|aktion f: s. Anaphylaxie, passive kutane.

PCB: Abk. für **p**oly**c**hlorierte **B**iphenyle*.

PCEA: Abk. für (engl.) **p**atient **c**ontrolled **e**pidural **a**nesthesia; s. Periduralanästhesie.

pCO_2: Symbol für Kohlendioxidpartialdruck; s. CO_2-Partialdruck.

PCO-Syn|drom n: Kurzbez. für (engl.) **p**oly**c**ystic **o**vary (syndrome); s. Ovarialsyndrom, polyzystisches.

PCP: Abk. für **P**enta**c**hlor**p**henol*.

PcP: Abk. für **P**neumocystis*-**c**arinii-**P**neumonie.

PCR: Abk. für (engl.) **p**olymerase **c**hain **r**eaction; s. Polymerase-Kettenreaktion.

PCT: Abk. für **P**ro**c**alci**t**onin*.

Pd: chem. Symbol für Palladium*.

PDA: Abk. für **1.** (kardiol.) **p**ersistierender **D**uctus **a**rteriosus; s. Ductus arteriosus apertus; **2.** (anästh.) **P**eri**d**ural**a**nästhesie*.

PDE-Hemmer: Kurzbez. für **P**hospho**d**i**e**sterasehemmer*.

P-dextro|cardiale n: syn. P*-pulmonale.

PDGF: Abk. für (engl.) **p**latelet **d**erived **g**rowth **f**actor; hitzestabiles, hydrophobes Polypeptid (MG 32 000), das bei der Blutgerinnung aus den α-Granula der Thrombozyten ins Serum abgegeben wird; PDGF ist Genprodukt des Onkogens c-sis u. wichtigster menschl. Wachstumsfaktor, wirkt mitogen u. stimuliert das Wachstum von Fibroblasten, Gliazellen, Monozyten, neutrophilen Leukozyten u. glatten Muskelzellen. Die Bindung an spezif. Rezeptoren der Zelloberfläche stimuliert die Protein-Tyrosinkinaseaktivität u. führt zur Phosphorylierung des Rezeptors u. a. Zellproteine. Vgl. Onkogene, Wachstumsfaktoren.

PE: Abk. für **P**robe**e**xzision*.

Peak (engl. Spitze): Bez. für Maximum, Spitze, Gipfel innerh. eines Kurvenverlaufs.

Peak flow (↑; engl. flow Strom)**:** Abk. PF; maximale Atemstromstärke bei forcierter Ausatmung in Liter pro Sekunde; Bestimmung (gemeinsam mit der Sekundenkapazität*) i. R. der Lungenfunktionsprüfung* bes. zur Beurteilung von Strömungswiderständen bei obstruktiven Atemwegerkrankungen*.

Péan-Klemme (Jules E. P., Chir., Paris, 1830–1898)**:** (engl.) Péan's forceps; Gefäßklemme; vgl. Instrumente, chirurgische.

Pearl-In|dex (Raymond P., Biol., Genet., Baltimore, 1879–1940) m**:** Abk. PI; Beurteilungsmaß für die Zuverlässigkeit der Kontrazeption*; Zahl der ungewollten Schwangerschaften auf 1200 Anwendungsmonate (≙100 Frauenjahre; entspricht der Anw. einer Meth. über ein Jahr von 100 Frauen).

Pearson-Syn|drom n**:** angeb. Pankreas- u. Leberinsuffizienz sowie Panzytopenie durch Stückverlust mitochondrialer DNA in Leukozyten; ungünstige Prognose.

Peau d'orange (frz.)**:** Orangenschalenhaut*.

Pecquet-Zisterne f**:** Cisterna* chyli.

Pecten (lat.) m**:** Kamm.

Pecten ossis pubis (↑) m**:** der obere Schambeinkamm.

pectoralis (lat.)**:** zur Brust gehörend.

Pectoralis-minor-Syn|drom (↑; lat. minor kleiner) n**:** syn. Hyperabduktionssyndrom*.

Pectus (lat.) n**:** Brust.

Pectus carinatum (↑) n**:** syn. Pectus gallinatum; sog. Hühnerbrust, Kielbrust; kielartiges Vorspringen des Brustbeins mit muldenförmiger Eindellung der Thoraxseiten; bedingt durch Entwicklungsanomalie des Sternums (bei Silverman*-Syndrom) od. durch osteomalazische Prozesse (Rachitis*).

Pectus ex|cavatum (↑) n**:** sog. Trichter- od. Schusterbrust; endogene Hemmungsfehlbildung (genetisch determinierte sternokostale Dysplasie) mit bogenförmiger Einziehung des kaudalen Teils des Brustbeins od. des Schwertfortsatzes in den Brustraum durch bindegewebige, strangförmige Verwachsungen zw. dem Centrum tendineum des Zwerchfells u. der Thoraxvorderwand; Rachitis nur ausnahmsweise von ätiol. Bedeutung; kardiopulmonale Auswirkungen nur bei stärkerer Ausprägung.

pediculatus (lat.)**:** gestielt.

Pediculus (Dim. von lat. pedis Laus) m**:** s. Läuse.

Pedikulose (↑; -osis*) f**:** (engl.) pediculosis; Befall der Haut durch Läuse*; **Formen: 1.** Pediculosis pubis (syn. Phthiriasis): Filzlausbefall bes. im Genitoanalbereich; **2.** Pediculosis corporis: Kleiderlausbefall mit Aussparen der Kopf- u. Genitalregion; **3.** Pediculosis capitis: Kopflausbefall bes. am Hinterkopf u. hinter den Ohren; **Sympt.:** starker Juckreiz, gerötete bis tiefblaue (Taches bleues) Einstichstellen, oft ekzematisierte u. superinfizierte Kratzspuren; **Diagn.:** makroskopischer Nachw. der Nissen u. Läuse; **Ther.:** Aufsprühen od. Auftragen von Lindan, einer Komb. aus Allethrin u. Piperonylbutoxid od. Pyrethrumextrakt; Nissen mit einem feinen Kamm nach Einweichen der Haare mit Essigwasser entfernen; bei Pediculosis pubis Entsorgen od. heißes Reinigen der befallenen Kleidung; Untersuchung u. ggf. Behandlung von Kontaktpersonen; Kontrolluntersuchung nach ca. 1 Woche.

Pedo|graphie (↑; -graphie*) f**:** (engl.) pedography; Druckmessung an der Fußsohle beim Gehen zur bedarfsgerechten Fertigung von Einlagen (z. B. bei diabetischem Fuß, rheumat. Fußbeschwerden, Pes adductus, Pes cavus).

Pedunculi cerebelli (lat. Füßchen, Stiele) m pl**:** (anat.) sog. Kleinhirnstiele, bestehend aus Pedunculus cerebellaris inferior als Verbindung des Kleinhirns* zur Medulla oblongata, Pedunculus cerebellaris medius als Verbindung zur Brücke u. Pedunculus cerebellaris superior als Verbindung zum Tegmentum.

Pedunculus cerebri (↑) m**:** Hirnstiel, besteht aus Crus* cerebri (Hirnschenkel) u. Tegmentum* mesencephali (Mittelhirnhaube), dazwischen liegt die Substantia* nigra.

PEEP: Abk. für (engl.) **p**ositive **e**nd**e**xpiratory **p**ressure, positiver endexspiratorischer Druck; Aufrechterhaltung eines Überdrucks (i. d. R. 5–10 cm H_2O über atmosphär. Druck) auch während der endexspiratorischen Pause bei Beatmung*; wirkt v. a. der Kollapstendenz von Alveolen entgegen (bei ARDS, akutem Lungenödem u. a.); vgl. CPPV, CPAP.

Pefloxacin (INN) n**:** synthet. Antibiotikum mit breitem Wirkungsspektrum; s. Chinolone.

PEG: Abk. für **p**erkutane **e**ndoskopische **G**astrostomie*.

Peg|aspargase (INN) f**:** Zytostatikum; **Verw.:** als Teil einer antineoplastischen Kombinationstherapie bei akuter lymphatischer Leukämie bei Pat. mit Überempfindlichkeit auf „native" Asparaginase*; **UAW:** allergische Reaktionen, Leberfunktionsstörung, Übelkeit, Erbrechen, Fieber, Unwohlsein; **cave:** Blutungen u./od. Thrombose können gefördert werden; Vorsicht bei Anw. mit Antikoagulanzien od. NSAR; vgl. Zytostatika. M. Her.

Peitschen|schlag|phänomen n**:** s. Schleudertrauma.

Peitschen|wurm: Trichuris* trichiura.

Peitschen|wurm|in|fektion (Infekt-*) f**:** Trichuriasis*.

pekt|anginös (Pectus*; Angina*)**:** (engl.) anginose; Adj. zu Angina* pectoris.

Pektine n pl**:** (engl.) pectins; syn. Pektinstoffe; Polysaccharidgemisch, das hauptsächl. aus α-1,4-glykosidisch verbundenen Glukuronsäureeinheiten besteht, die zu 20–60 % mit Methanol verestert sind; unveresterte Polygalakturonsäuren werden auch Pektinsäuren genannt; Salze: Pektate; **Vork.:** im Pflanzenreich in Wurzeln, Stämmen u. Früchten (Apfel, Zuckerrübe u. a.; Zitronen- u. Orangenschale enthält bis zu 30 % P.); als wichtige Gerüstsubstanzen vernetzen P. in Pflanzenzellwänden Hemizellulosen* mit Zellulose*; ihr Abbau erfolgt durch Pektasen (hydrolisieren die Methylester) u. Pektinasen (spalten die glykosidischen Bindungen); Pektate bilden unter geeigneten Bedingungen mit Zucker in höheren Konz. Gelee (z. B. Herstellung von Marmelade); Anw. als Verdickungsmittel z. B. zur Herstellung von Arzneimitteln u. Kosmetika.

Pektoral|fremitus (pectoralis*; Fremitus*) m**:** (engl.) pectoral fremitus; s. Fremitus.

Pelade f**:** syn. Alopecia* areata.

Pel-Ebstein-Fieber (Pieter K. P., Int., Amsterdam, 1852–1919)**:** (engl.) Pel-Ebstein fever; manchmal bei Lymphogranulomatose* auftretende wellenförmige Temperaturschwankung.

Pelger-Huët-Kern|anomalie (Karel P., Päd., Amsterdam, 1885–1931; G. J. H., Päd., Holland, 1879–1970; Anomalie*) f**:** (engl.) Pelger-Huët nuclear anomaly; autosomal-dominant erbliche

Kernanomalie der Leukozyten mit Mindersegmentierung der reifen Granulozyten (sog. pseudoregeneratives Blutbild) ohne klin. Krankheitswert; Häufigkeit ca. 1:6000; homozygote Träger der P.-H.-K. mit fast runden Zellkernen

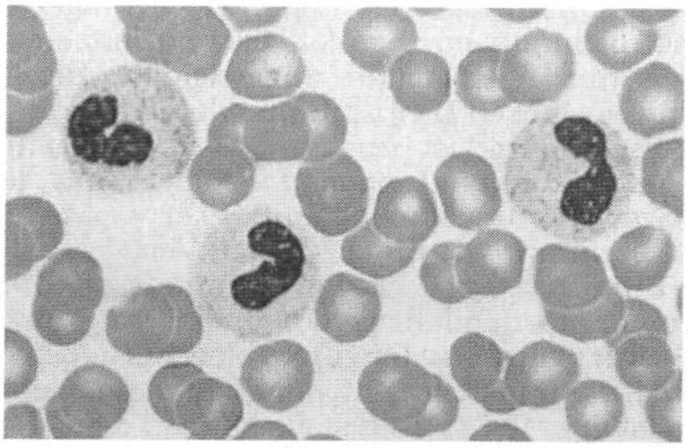

Pelger-Huët-Kernanomalie:
funktionell intakter Granulozyt mit nur zwei Kernsegmenten (Rucksack- bzw. Hantelform) im Blutausstrich; Pappenheim-Färbung [181]

werden als Überpelger bezeichnet. Ähnliche Veränderungen treten i. R. eines schweren Infekts od. einer myeloproliferativen Erkr. auf (sog. Pseudopelger-Zellen).

Peliosis hepatis (gr. πελιός mit Blut unterlaufen; -osis*) f: syn. bazilläre Angiomatose*.

Pelizaeus-Merzbacher-Krankheit (Friedrich P., Neurol., Kassel, 1850–1917; Ludwig M., Neurol., Psychiater, Buenos Aires, Tübingen, 1875–1942): (engl.) Pelizaeus-Merzbacher disease; durch Nystagmus u. Veränderungen des Myelins charakterisierte Erkr.; **Formen: 1.** klassische Form; X-chromosomal-rezessiv erbl., Mutation im Proteolipidgen (PLP-Gen; Genlokus Xq22); Klin.: Nystagmus, progressive psychomotor. Retardierung, gemischte neurol. Sympt. aufgrund zerebellarer u. pyramidaler Schäden; Beginn im 1. Lj., Tod im 2.–3. Lebensjahrzehnt; **2.** autosomal-dominant erbl. Form mit Manifestation im mittleren Lebensalter (4.–5. Lebensjahrzehnt); **3.** autosomal-rezessiv erbl. Formen (Genlokalisationen auf Chromosom 2, 8, 14 od. 15), z. T. mit Neuropathien, Optikusatrophie, Retinopathie.

Pella (lat.) f: Haut.

Pell|agra (↑; gr. ἄγρα Falle, in Zusammensetzungen: Gicht) f: durch Mangel an Niacin* u. meist multiplen Vitamin-B-Mangel entstehende

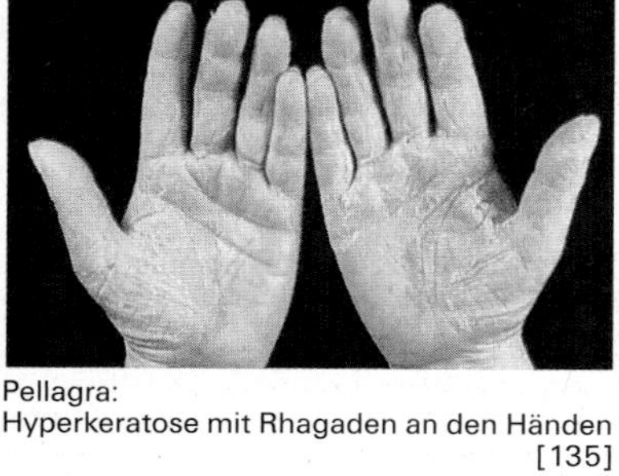

Pellagra:
Hyperkeratose mit Rhagaden an den Händen [135]

Erkr.; **Urs.:** Malnutrition bei einseitiger Maisernährung, Malabsorption; **Sympt.** (3-mal D): **D**ermatitis mit Hyperpigmentierung im Bereich sonnenexponierter Haut, sog. Casal-Halsband (ringförmiges, bräunlich-rotes Erythem um den Hals); **D**iarrhö; evtl. Polyneuropathie u. **D**emenz; **Ther.:** Nicotinamid, Nicotinsäure. Vgl. Avitaminosen, tropische.

Pell|agra, hereditäre (↑; ↑) f: s. Hartnup-Krankheit.

Pellegrini-Schatten (Augusto P., Chir., Florenz, 1877–1940): s. Stieda-Pellegrini-Schatten.

Pellis (lat.) f: Haut.

pel|lucidus (lat.): durchsichtig.

Peloid (gr. πηλός Schlamm; -id*) n: (engl.) peloid; Substanz terrestrischen od. pflanzlichen Ursprungs, die in feinkörnigem Zustand (getrocknet) u. mit Wasser gemischt zu Bädern u. Packungen verwendet wird; z. B. Moor (Torf) u. feinkörnige Sedimente (Schlamm, Schlick, Fango*); vgl. Adsorbenzien, Bad, Packung.

Pelv-: auch Pelvi-, Pelvio-; Wortteil mit der Bedeutung Becken; von lat. pelvis.

Pelveo|peri|tonitis (↑; Peritoneum*; -itis*) f: (engl.) pelviperitonitis; auch Pelviperitonitis, Beckenbauchfellentzündung; auf das kleine Becken beschränkte Peritonitis* (z. B. bei akuter Salpingitis*).

Pelvi|graphie (↑; -graphie*) f: (engl.) pelvigraphy; nicht mehr angewendete Methode zur röntg. Darstellung der Organe des kleinen Beckens.

Pelvis (lat.) f: Becken*.

Pelvis angusta (↑; lat. angustus eng, schmal) f: enges Becken*; vgl. Beckenformen.

Pelvi|skopie (↑; -skopie*) f: (engl.) pelviscopy; Laparoskopie* zur Inspektion des Beckenraums u. Durchführung kleiner op. Eingriffe; Durchführung in Beckenhochlagerung; **Ind.:** diagn. v. a. bei Erkr. von Beckenorganen (insbes. des weibl. inneren Genitales) mit der Möglichkeit zur Biopsie* u. bei Verdacht auf Extrauteringravidität; therap. z. B. zur Lösung von Verwachsungen, Fimbriolyse, Salpingostomatoplastik u. Elektrokoagulation von Endometrioseherden; größere Operationen mit Zusatzeinstichen zur Hysterektomie, pelvinen od. paraaortalen Lymphonodektomie od. pelviskopisch bzw. laparoskopisch assistierten vaginalen Hysterektomie.

Pelvis nana (↑) f: Zwergbecken.

Pelvis osteo|malacica (↑) f: Kleeblattform des durch die Schenkelköpfe eingedrückten Beckens bei Osteomalazie*.

Pelvis plana (↑) f: plattes Becken.

Pelvis rachitica (↑) f: Nierenform des Beckens durch Vorwölbung des Promontoriums bei einer durch Rachitis* bedingten Lordose.

Pelvis renalis (↑) f: Nierenbecken*.

Pelvis spondyl|olisthetica (↑) f: Verengung des Beckens inf. Spondylolisthesis* des fünften Lendenwirbels.

Pembe Yara: s. Hexachlorbenzol.

Pemolin (INN) n: racemisches Oxazolinderivat mit psychostimulierenden Eigenschaften; **Ind.:** Aufmerksamkeitsdefizit-Hyperaktivitätsstörung; **Kontraind.:** u. a. Psychosen, Frühmanifestation einer Schizophrenie, Magersucht, depressive Störungen; **UAW:** häufig Schlafstörungen u. Appetitlosigkeit; selten Schwindel, Alpträume, Angst u. Lethargie.

Pemphigoid, bullöses (gr. πέμφιξ Bläschen, Pustel; -id*) n: (engl.) bullous pemphigoid; meist ab dem 7. Lebensjahrzehnt auftretende pralle, subepidermale, häufig unregelmäßig gestaltete, bis zu 10 cm große, nicht selten hämorrhagische Blasen (s. Abb.); Mundschleimhaut nur ausnahmsweise beteiligt; Auftreten gelegentl. in Zus. mit malignen Tumoren u. Autoimmunkrankheiten; **Diagn.:** bei ca. 80 % der Pat. Autoantikörper gegen Hemidesmosomen in der Lamina lucida der Basalmembran (BP-Antigen), häufig erhöhtes IgE u. Eosinophilie; Tzanck*-Test negativ; **Ther.:** Glukokortikoide; **DD:** Dermatitis* herpetiformis, Pemphigus* vulgaris (fast immer auch Mundschleimhaut beteiligt).

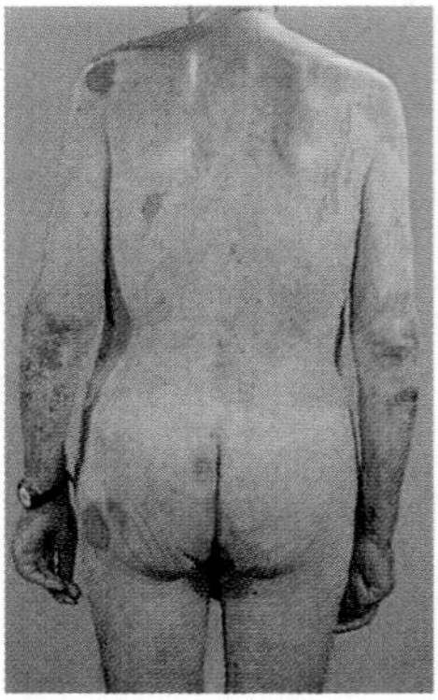

Pemphigoid, bullöses [3]

Pemphigoid gestationis (↑; ↑) n: syn. Herpes* gestationis.

Pemphigus (↑) m: sog. Blasensucht; Bez. für intraepidermal blasenbildende Hauterkrankungen.

Pemphigus brasiliensis (↑) m: syn. Fogo selvagem; in Brasilien endemische, dem Pemphigus* foliaceus ähnliche Hauterkrankung; möglicherweise viral bedingt.

Pemphigus chronicus benignus familiaris (↑) m: syn. Hailey-Hailey-Krankheit; autosomal-dominant vererbte Erkr. mit Blasenbildung der Haut durch Störungen im Tonofilament-Desmosomen-Komplex mit mangelndem Zusammenhalt des Keratinozytenverbandes der Epidermis; Mutationen im ATP2C1-Gen, Genlokus 3q21-q24; **Sympt.:** bes. in reibungsbelasteten Arealen der Haut (intertriginöse Bezirke, Nacken, Hals) gruppierte, oft zirzinär angeordnete Bläschen, die sich zu schuppend-krustösen Herden mit Rhagaden umwandeln; longitudinale weiße Fingernagelstreifen; **Ther.:** Vermeiden von UV-Licht, lokal ggf. Antibiotika u. Antimykotika; evtl. Dermabrasion od. Exzision der befallenen Bereiche mit nachfolgender Spalthautdeckung; **DD:** Intertrigo*, Pemphigus* vegetans Neumann, Darier*-Krankheit.

Pemphigus con|junctivae (↑) m: s. Schleimhautpemphigoid, vernarbendes.

Pemphigus erythematosus (↑) m: syn. Pemphigus seborrhoicus, Senear-Usher-Syndrom; seltene, leichte Sonderform des Pemphigus* foliaceus mit Lupus-erythematodes-artigen Rötungen, die meist auf die seborrhoischen Areale, bes. im Gesicht, beschränkt sind; oft Nachweis antinukleärer Antikörper* im Serum.

Pemphigus foliaceus (↑) m: Bildung schlaffer subkornealer Blasen aufgrund von Autoantikörpern gegen obere interzelluläre Epidermalstrukturen (Plakoglobin u. Desmoglein); wegen der oberflächl. Lage kommt es nicht zu Epitheldefekten, sondern zur Exfoliation (erythematöse Flächen mit Schuppen u. Krusten); Beginn oft im Gesicht (Schmetterlingsform) mit langsamer Ausdehnung auf den größten Teil od. das ganze Integument mit Juckreiz od. Brennen; nur selten Mundschleimhautbeteiligung; Auslösung möglicherweise durch Medikamente; **Diagn.:** histol. u. im Serum Nachweis von IgG-Autoantikörpern; **Ther.:** Glukokortikoide, evtl. zusätzlich Zytostatika.

Pemphigus neo|natorum (↑) m: s. Impetigo contagiosa.

Pemphigus sebor|rhoicus (↑) m: syn. Pemphigus* erythematosus.

Pemphigus syphiliticus (↑) m: Hautveränderungen bei Syphilis connata; s. Syphilis.

Pemphigus vegetans Hallopeau (↑; François H. H., Dermat., Paris, 1842–1919) m: syn. (frz.) pyodermite végétante Hallopeau; Variante des Pemphigus* vulgaris mit Bildung nässender, verruköser Vegetationen, die sich peripher ausbreiten, bes. an intertriginösen Stellen; milderer Verlauf als Pemphigus* vegetans Neumann mit meist dauerhafter Abheilung nach erfolgter Therapie.

Pemphigus vegetans Neumann (↑; Isidor N., Dermat., Wien, 1837–1906) m: Variante des Pemphigus* vulgaris mit spontaner Entstehung von intraepidermalen, eosinophilenreichen Blasen in intertriginösen Bereichen (Mundwinkel, Genitoanalbereich, Axillen); Epitheldefekte heilen unter Bildung von papillomatösen Wucherungen (Vegetationen) ab; die Erkr. zeigt längere Spontanremissionen als der Pemphigus vulgaris u. verläuft protrahierter.

Pemphigus vulgaris (↑) m: schwere Erkr. der Haut u. Schleimhaut mit auf meist unveränderter Haut entstehenden, i. d. R. schlaffen (intraepidermalen, akantholytischen) Blasen, die bald platzen u. schmerzhafte Erosionen sowie Krusten mit geringer Heilungstendenz hinterlassen; Beginn meist im Bereich der Mundschleimhaut; Übergang auf andere Schleimhäute, Kopfhaut u. gesamtes Integument, bes. auf die Stellen, die Druck u. Reibung ausgesetzt sind; narbenlose Abheilung unter der Ther.; **Diagn.:** Nachweis von IgG-Antikörpern gegen epidermale Interzellularsubstanz (Plakoglobin) durch direkte u. indirekte Immunfluoreszenz; Tzanck*-Test positiv; Auslösung des Nikolski*-Phänomens auf klinisch unveränderter Haut; **Ther.:** Glukokortikoide (anfangs hoch dosiert, meist kombiniert mit anderen Immunsuppressiva (Azathioprin, Methotrexat, Cyclophosphamid, Ciclosporin A); lokal antiseptisch; **Progn.:** chron. Verlauf, Spontanremissionen möglich, Mortalität unter 10 %.

Pemplomer n: syn. Spike; Glykoproteinfortsatz der Außenhülle best. Viren*.

Penalisation (lat. poena Strafe) f: (engl.) penalization; Verf. zur Schielbehandlung (s. Strabismus), bei dem die Sehschärfe des sehtüchtigen Auges herabgesetzt wird; wirksam nur bei geringer Seitendifferenz der Sehschärfe; **Formen: 1.** P. mit Atropin-Augentropfen: die Akkommodationslähmung bewirkt eine unscharfe Netzhautabbildung für die Nähe; **2.** P. mit Brille (nur bei Hyperopie od. Emmetropie möglich):

das Führungsauge erhält ein ca. 3 dpt zu starkes Plusglas; dadurch erhält es in der Ferne eine unscharfe Netzhautabbildung (Myopisierung); **3.** Komb. von Atropinbehandlung des Führungsauges mit Verstärkung des Brillenglases des amblyopen Auges um +3 dpt; bei alternierender Nah- u. Fernfixation wird das Führungsauge in der Ferne, das amblyope Auge in der Nähe benutzt. Vgl. Amblyopie.

Pen|butolol (INN) n: nichtselektiver Betarezeptorenblocker*.

Pen|ciclo|vir (INN) n: Virostatikum (Nukleosidanalogon); **Verw.:** topisch bei Herpes labialis; vgl. Famciclovir, Virostatika.

Pendel|bestrahlung: (engl.) pendular radiation; s. Strahlentherapie.

Pendel|hoden: (engl.) retractile testis; syn. Wanderhoden; nicht behandlungsbedürftige Normvariante der Beweglichkeit der Hoden, die spontan im Skrotum stehen, bei ausgelöstem Kremasterreflex (auch durch Kälte od. durch Schamgefühl begünstigt) jedoch durch die Kontraktion des M. cremaster bis vor den Inguinalkanal hinaufsteigen. Die Hoden treten bei Nachlassen der Muskelanspannung ohne weitere Maßnahmen wieder zurück in das Skrotum. Vgl. Gleithoden, Maldescensus testis.

Pendel|luft: Atemluftanteil, der bei offenem einseitigem Pneumothorax* od. bei Rippenserienfraktur* mit Thoraxinstabilität aufgrund unterschiedl. Druckverhältnisse in beiden Thoraxhälften von einer Lunge in die andere strömt; vgl. Atmung, paradoxe.

Pendel|narkose|system (Narkose*) n: (engl.) pendular rebreathing anesthesia; halbgeschlossenes Narkosesystem*, bei dem ein Teil der Exspirationsluft nach Absorption von Kohlensäure als Pendelluft rückgeatmet wird; veraltet, z. T. noch in der Kinderanästhesie gebräuchlich.

Pendel|nystagmus (Nystagmus*) m: (engl.) pendular nystagmus; s. Nystagmus.

Pendel|osteo|tomie (Ost-*; -tom*) f: (engl.) pendular osteotomy; keilartige Osteotomie* der Tibia unterh. der Tuberositas tibiae unter Erhaltung einer inneren Spongiosabrücke, verbunden

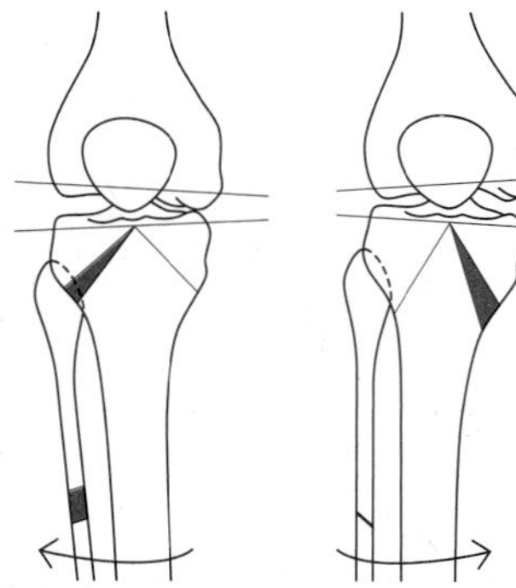

Pendelosteotomie

mit einer Fibulaosteotomie zur Korrektur eines Genu varum od. valgum mit anschließender Ruhigstellung im Oberschenkelgips.

Pendel-Shunt (engl. shunt Nebenschluss, Weiche) m: (engl.) pendular shunt; syn. Kreuz-Shunt; Wechsel zw. Links-Rechts- u. Rechts-Links-Shunt bei Erhöhung des Lungengefäßwiderstands u. Druckangleichung an die Verhältnisse im Körperkreislauf bei angeborenen Herzfehlern* mit primärem Links-Rechts-Shunt; vgl. Eisenmenger-Reaktion.

Pendred-Syn|drom (Vaughan P., Arzt, London, 1869–1946) n: Abk. PDS; autosomal-rezessiv erbl. Kombination von angeb. Innenohrschwerhörigkeit bzw. -taubheit u. gestörtem Iodidstoffwechsel mit Iodeinbaustörung in die Schilddrüsenhormone (Hypothyreose*); häufig Struma*; Genlokus 7q31. Vgl. Pendrin.

Pendrin n: Transmembranglykoprotein (780 Aminosäurereste; MG 86 000) in der apikalen Schilddrüsenfollikelzelle u. im Innenohr, das vom PDS-Gen codiert wird (Genlokus 7q31) u. als Iodid- bzw. Chloridtransporter fungiert; Mutation im PDS-Gen führt zu Pendred*-Syndrom. J. Fel.

Penetranz (lat. penetrare durchdringen) f: (engl.) penetrance; Manifestationshäufigkeit od. -wahrscheinlichkeit eines Gens, d. h. der Anteil der Merkmalträger bezogen auf die Gesamtzahl der Genträger, die nach ihrer genet. Konstitution das betreffende Merkmal zeigen könnten. Unvollständige od. fehlende P., ausgelöst durch Umwelteinflüsse od. Interaktion mit anderen Genen, ist bei dominanten Erbanomalien des Menschen sehr häufig. Vgl. Expressivität, Krankheiten, genetische.

Penetration (↑) f: Eindringen; **1.** (pathol.) P. eines Krankheitsprozesses (z. B. Tumor od. Ulkus) in das angrenzende Gewebe od. in Nachbarorgane; **2.** (mikrobiol.) P. von Mikroorganismen in einen Organismus bzw. dessen Zellen (vgl. Infektion); **3.** (sexualmed./rechtsmed.) P. des Penis beim Koitus bzw. Analverkehr.

Penetrations|test (↑) m: (engl.) penetration test; syn. Spermieninvasionstest; diagn. Test zur Abklärung einer Sterilität*; **Formen: 1.** Sims*-Huhner-Test (in vivo); **2.** Kurzrok*-Miller-Test (in vitro); **3.** Kapillar-Sperma-Penetrationstest (Abwandlung des Kurzrok-Miller-Tests); **4.** Sperma*-Zervikal-Mukus-Kontakttest.

Penfield-Syn|drom (Wilder G. P., Neurochir., Montreal, geb. 1891) n: paroxysmale Hypertonie bei Hirntumoren (v. a. im Thalamusbereich).

Pengi|toxin (INN) n: Herzglykosid; vgl. Digitaloide.

PENIA: Abk. für (engl.) **p**article **e**nhanced **n**ephelometric **i**mmuno**a**ssay; s. Immunassay, nephelometrischer.

Peni|cill|amin (INN) n: syn. D-Penicillamin; synthet. hergestelltes Spaltprodukt des Penicillins; Chelatbildner*; **Ind.:** Schwermetallintoxikation (Hg, Pb, Zn, Cu, Au, Cd, Co), Cystinurie, hepatolentikuläre Degeneration; nur noch selten zur Ther. rheumatoider Arthritis u. Sklerodermie; **UAW:** Störung der Hämatopoese, Neuropathie (Skelett- u. Augenmuskelparesen), Geschmacksstörung, gastrointestinale Beschwerden, allerg. Hautreaktion, Nierenschaden, Kreuzallergie mit Penicillin; regelmäßige Kontrolle von Blutbild u. Urin.

Peni|cillan|säure: s. Penicilloinsäure.

Peni|cillasen f pl: s. Penicillinasen.

Peni|cillin|all|ergie (Penicillium*; Allergie*) f: (engl.) penicillin allergy; Allergie* vom Früh- od. Spättyp auf Penicilline u. mehr als einem Dutzend versch. antigen wirksamer Abbauprodukte; vgl. Ampicillinexanthem, Arzneimittelallergie.

Peni|cillinasen (↑) f pl: (engl.) penicillinases; auch Penicillasen; korrekte Bez. Penicillinbetalaktamasen; von penicillinresistenten Staphylokokken, gramnegativen Bakt. u. a. gebildete Betalaktamasen*.

Peni|cilline (↑) n pl: (engl.) penicillins; Penizilline; zu den Betalaktam*-Antibiotika zählende Derivate der 6-Aminopenicillansäure; Penicillin G wurde zuerst als sek. Stoffwechselprodukt von Penicillium notatum durch A. Fleming (1928) entdeckt; ab 1940 therap. Anw. u. Entw. semisynthet. P. (Penicillin V, Ampicillin); **Wirkungen** u. **Ind.**: inf. selektiver Hemmung der Mureinbiosynthese (bakteriozid nur für proliferierende Bakterien!) sehr geringe Toxizität u. gute Verträglichkeit bei bakt. Inf.; **Penicillin G** (Benzylpenicillin, säurelabil) u. die säurestabilen sog. **Oralpenicilline** Penicillin V (Phenoxymethylpenicillin), Propicillin u. Azidocillin wirken v. a. gegen grampositive Bakterien u. einige gramnegative Kokken (Ausnahme: Stämme, die durch Betalaktamasen* P. inaktivieren); Ind.: Streptokokken-Angina, Scharlach, Erysipel, Bronchitis, Otitis, Pneumonie; Penicillin G bei schwerer Inf.; **Depotpenicilline** (z. B. Benzylpenicillin-Benzathin, Benzylpenicillin-Clemizol, Benzylpenicillin-Procain) mit verzögerter Freisetzung sind wegen des Fehlens hoher Konzentrationsspitzen nur gegen sehr empfindl. Bakterien (z. B. bei Gonorrhö od. zur Langzeitprophylaxe bei rheumat. Fieber) einzusetzen. **Betalaktamaseresistenz** ist z. B. durch Oxacillin, Dicloxacillin, Flucloxacillin (sog. Staphylokokkenpenicilline) od. die Komb. von P. u. Betalaktamaseninhibitoren* zu erreichen; **P. mit erweitertem Wirkungsspektrum** v. a. gegen gramnegative Bakterien: Amoxicillin, Pivampicillin u. Bacampicillin (werden nach oraler Gabe besser resorbiert als Ampicillin). **Breitband-P.** mit Wirkungsspektrum u. a. gegen Enterobacteriaceae, z. T. Bacteroides fragilis u. Pseudomonas aeruginosa sind Acylamino-P. (Azlocillin, Mezlocillin, Piperacillin) u. Carboxy-P. (z. B. Temocillin); **UAW:** Allergie, Hämostasestörung; bei hohen Dosen: neurotox. Reaktion (Krämpfe); indirekt: Jarisch*-Herxheimer-Reaktion, gastrointestinale Störung, Hoigné*-Syndrom bei akzidenteller i. v. Gabe eines Depotpenicillins.

P

Peni|cillin G n: syn. Benzylpenicillin; s. Penicilline.

Peni|cillin|säure: (engl.) penicillic acid; Mykotoxin (aus Penicillium verrucosum, Penicillium puberulum u. Penicillium stoloniferum), wirkt auf Mensch (u. Säugetiere) ähnlich wie die Aflatoxine*, kann Chromosomenaberrationen* auslösen (potentielles Karzinogen); **Vork.**: in Brot u. Mehl.

Peni|cillin V n: syn. Phenoxymethylpenicillin*.

Peni|cillium (lat. penicillus Pinsel) n: Pinselschimmel; artenreiche Gattung der Fungi* imperfecti; als Nebenfruchtform verzweigte Konidienträger mit Ketten von Konidiosporen* (vgl. Fungi, Askomyzeten); auf Agarplatten verschiedenfarbiger Rasen je nach Farbe der Sporen; einige Arten bilden Penicilline* bzw. Mykotoxine*; normalerweise Saprophyten auf org. Stoffen, Lebensmittelverderber, Verunreinigungen auf bakteriol. Nährböden; wichtige Arten: **1.** P. camemberti bei der Käseherstellung (Camembert) zur Bildung von Geschmacksstoffen; **2.** P. glaucum: grüner Pinselschimmel, Lebensmittelverderber; **3.** P. notatum u. P. chrysogenum: bilden Penicillin; **4.** P. roqueforti: Roquefort-, Gorgonzola- u. Stilton-Käseschimmel.

Peni|cilloin|säure: (engl.) penicilloic acid; durch Einwirkung bakt. Penicillinasen entstehendes Abbauprodukt des Penicillins.

-penie: auch -penia; Wortteil mit der Bedeutung Mangel, Not; von gr. πενία.

Penis (lat.) m: syn. Phallus, Membrum virile; das männliche Glied (s. Abb.); besteht aus zwei Schwellkörpern, die bei sexueller Erregung mit Blut aufgefüllt werden u. so das Glied versteifen: dem Corpus cavernosum u. Corpus spongiosum, durch letzteres verläuft die männl. Urethra; mit der Radix ist der P. an den unteren Schambeinästen befestigt, sie wird vom M. ischiocavernosus umfasst; das Corpus befindet sich zw. Radix u. der Eichel (Glans penis), auf der die Urethra mündet; die Glans ist das vordere, der Bulbus penis das hintere Ende des Corpus spongiosum, er wird hier vom M. bulbospongiosus umgeben.

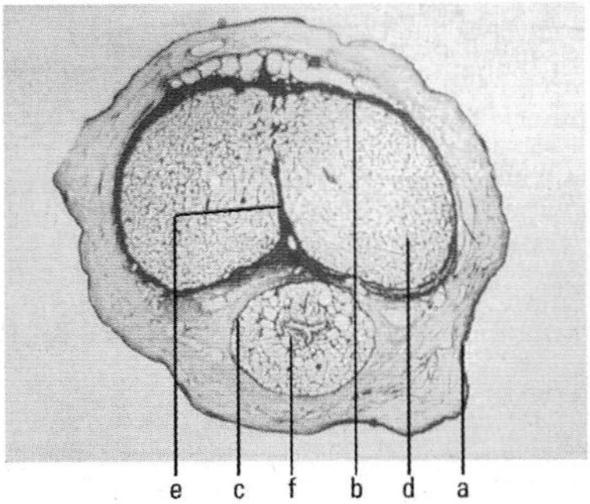

Penis:
Querschnitt, Histologie (Karmin-Elastika-Färbung);
a: Cutis; b, c: Tunica albuginea; d: Corpus cavernosum penis; e: Septum penis; f: Corpus spongiosum penis mit Urethra [470]

Penis|block (↑): (engl.) penis block; Lokalanästhesie* des Penis durch radiäre Inj. eines Lokalanästhetikums (ohne Adrenalinzusatz) im Bereich der Peniswurzel entw. unter die Fascia penis profunda od. subkutan.

Penis|de|viation (↑; lat. devius abseits, abweichend) f: (engl.) penile deviation; Abknickung des erigierten Penis, die eine Kohabitation erschwert bzw. unmöglich macht; meist angeb. mit Krümmung nach ventral od. lateral (vgl. Epispadie, Hypospadie), erworben bei Induratio* penis plastica.

Penis|elephantiasis (↑; gr. ἐλέφας Elephant; -iasis*) f: (engl.) penile elephantiasis; pathol. Anschwellen des Penis durch Lymphstauung im Abflussgebiet der Penislymphbahnen; **Urs.:** Trauma, Phimose, Urethralstriktur od. -fistel, Balanitis, Lymphangitis, Erysipel, Tuberkulose, Lues, nach Exstirpation der inguinalen Lymphknoten, Bestrahlung, bei Herz- u. Nierenkrankheiten.

Penis|erythro|plasie (↑; Erythr-*; -plasie*) f: s. Erythroplasie Queyrat.

Penis|fraktur (↑; Fraktur*) f: (engl.) penile fracture; Penisbruch; Ruptur eines Corpus cavernosum penis od. beider, ggf. auch des Corpus spongiosum penis durch Quetschung od. Knickung des erigierten Penis; **Diagn.:** Sonographie, Kernspintomographie, Kavernosographie*; **Ther.:** kons., sofortige Op. bei Harnröhrenverletzung.

Penis|gangrän (↑; Gangrän*) f: (engl.) penile gangrene; ischämische Nekrose* des Penis inf. Verletzung, mechan., chem., therm. Schädigung, Strangulation, Paraphimose, Harninfiltration, Abszess, Phlegmone, Allgemeinerkrankung.

Penis|in|duration (↑; lat. indurare verhärten) f: s. Induratio penis plastica.

Penis|karzinom (↑; Karz-*; -om*) n: (engl.) penile carcinoma; meist an der Corona glandis des Penis gelegenes Plattenepithelkarzinom*; Häufigkeitsgipfel zw. 50. u. 60. Lj.; **Urs.:** möglicherweise Phimose* (mit chron. Balanitis) u. Retention von Smegma*; als Präkanzerosen gelten Leukoplakie* u. Erythroplasie* Queyrat. **Sympt.:** klare od. purulente Sekretion, Schwellung u. Induration von Glans u. Preputium, evtl. Kontaktblutung; in fortgeschrittenen Stadien u. U. Ulzeration des Tumors; **Diagn.:** Biopsie; **Ther.** in Abhängigkeit vom Tumorstadium: evtl. lokale Exzision, bei fortgeschrittenem P. mit Lymphknotenmetastasen (partielle) Penisamputation u. Lymphadenektomie, Zytostatika, Strahlentherapie, Lasertherapie; **DD:** Syphilis, Lymphogranuloma venereum, Granuloma inguinale, Herpes simplex, Genitaltuberkulose, Condylomata acuminata.

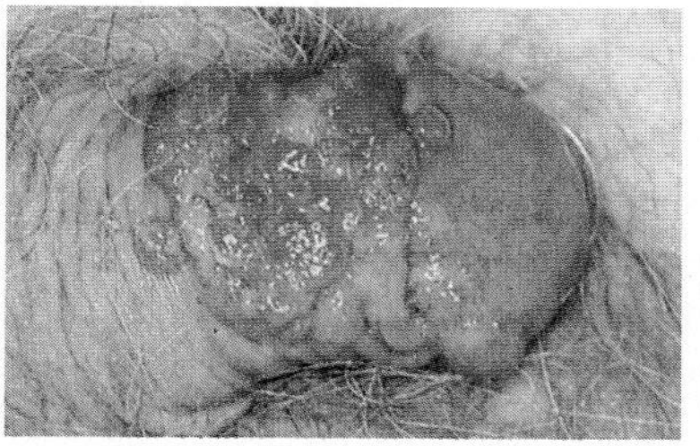

Peniskarzinom [27]

Peniskarzinom
TNM-Klassifikation

Tis	Carcinoma in situ
Ta	verruköses Karzinom, nicht invasiv
T1	Tumor wächst in subepitheliales Bindegewebe ein
T2	Tumor wächst in Corpus spongiosum oder Corpus cavernosum ein
T3	Tumor wächst in Urethra oder Prostata ein
T4	Tumor wächst in benachbarte Strukturen ein
Nx	regionäre Lymphknoten nicht beurteilbar
N0	keine regionäre Lymphknotenmetastasierung
N1	Metastase in einem oberflächlichen Lymphknoten
N2	Metastase(n) in multiplen oberflächlichen Lymphknoten
N3	Metastase(n) in den tiefen inguinalen oder in pelvinen Lymphknoten

T: Primärtumor; N: regionäre Lymphknoten

Penis palmatus (↑) m: flacher Penis bei Hypospadie*.

Penis|pro|thesen (↑; Prothese*) f pl: (engl.) penile prosthesis; halbstarre od. flexible Kunststoffstäbe bzw. durch präperitoneales Flüssigkeitsreservoir mittels Pumpbällchen im Skrotum auffüllbare Silikonzylinder, die zur Behebung einer erektilen Impotenz in beide Schenkel des Corpus cavernosum implantiert werden; vgl. Funktionsstörung, sexuelle.

Penis|torsion (↑; lat. torsio Drehung, Wendung) f: (engl.) penile torsion; Verdrehung des männl. Glieds um seine Längsachse (angeb. Fehlbildung), so dass das Frenulum preputii seitl. od. oben liegt; meist in Komb. mit anderen Genitalfehlbildungen, z. B. Hypospadie*, Epispadie*; Harnstrahl normal, Erektion unbehindert.

Peni|zilline (Penicillinum*) n pl: Penicilline*.

pennatus (lat. penna Feder): gefiedert.

Penta|chlor|phenol n: (engl.) pentachlorophenol; $C_6(OH)Cl_5$; Schädlingsbekämpfungsmittel mit starker Reizwirkung auf Haut u. Schleimhaut; bei Vergiftung Leber- u. Nierenschäden, Lähmungen, Chlorakne*.

Penta|erithrityl|tetra|nitrat (INN) n: org. Nitrat (s. Nitrate, organische); **Verw.:** (techn.) als hochbrisanter Sprengstoff; (med.) bei Angina pectoris (nicht zur Anfallsbehandlung).

Penta|gastrin (INN) n: synthet. Analogon zum Gastrin*; **Verw.:** Magensaftsekretionsdiagnostikum; vgl. Magensaftuntersuchung.

Penta|midin (INN) n: Chemotherapeutikum; **Verw.:** zur Proph. u. Ther. der Pneumocystis*-carinii-Pneumonie (v. a. bei HIV*-Erkrankung), bei Leishmaniasen u. im Frühstadium der Trypanosomiasis; **UAW:** schwere Hypotension, kardiale Arrhythmien, Pankreatitis, Diabetes mellitus, Hypokaliämie bei Infusion; Husten, Bronchospasmus bei Inhalation.

Penta|stomida (gr. πέντε fünf; στόμα Mund, Öffnung; -id*) n pl: syn. Linguatulida (Zungenwürmer); wurmähnl. Endoparasiten, den Arthropoden* zugerechnet; charakterisiert durch zwei Hakenpaare nahe der Mundöffnung; adulte P. parasitieren in Respirationsorganen karnivorer Landwirbeltiere (selten Mensch), Larven in Leber, Milz u. a. Organen herbivorer Säugetiere (auch Mensch). **Gattungen:** Linguatula, Armillifer, Pentastomum. Vgl. Porozephalose.

Penta|stomum denticulatum (↑; ↑) n: syn. Pentastomum taenioides; Larve von Linguatula* serrata.

Penta|zocin (INN) n: Opioidanalgetikum; s. Opioide.

Pent|dyo|pent n: Sammelbez. für Abbauprodukte von Hämoglobin* u. dessen Abkömmlingen (Bilirubin, Biliverdin, Urobilin), die nach Reduzierung mit Natriumdithionit ($Na_2S_2O_4$) in alkal. Milieu rot gefärbt sind u. ein Absorptionsmaximum bei $\lambda = 525$ nm besitzen; Vork. im Harn z. B. bei Leberfunktionsstörungen.

Pentele (gr. πέντε fünf) n pl: Gruppenbez. für die Elemente Stickstoff, Phosphor, Arsen, Antimon u. Bismut (Stickstoffgruppe, V. Hauptgruppe des Periodensystems* der Elemente).

Pentosane n pl: (engl.) pentosans; Glykane* aus Pentosen* (z. B. Xylan, Araban).

Pentosen f pl: (engl.) pentoses; Monosaccharide* mit fünf C-Atomen; z. B. D-Xylose, D-Arabinose, D-Ribose u. 2-Desoxyribose (Aldosen) sowie D-Xylulose, D-Ribulose (Ketosen); Ribose u. Desoxyribose haben v. a. Bedeutung als Zuckerkomponenten von RNA*, DNA* u. Nukleotiden* sowie einigen Coenzymen; die Monophosphatester (an C5) von D-Xylose, D-Ribose, D-Xylulose u. D-Ribulose sind Intermediärprodukte des Pentosephosphatzyklus*.

Pentose|phosphat|zyklus m: (engl.) pentose phosphate cycle; syn. Hexosemonophosphatzyklus, Warburg-Dickens-Horecker-Abbauweg; oxidativer Abbauweg im Kohlenhydratstoffwechsel*; Gesamtreaktion: $C_6H_{12}O_6 + 7H_2O + 12NADP^+ + ATP \rightarrow 6CO_2 + 12NADPH^+ + 12H^+ + ADP + P_i$; Beginn mit Glukose-6-phosphat, das in der **oxidativen Phase** zu D-Ribulose-5-phosphat, NADPH u. CO_2 umgesetzt wird; beteiligte Enzyme: Glukose-6-phosphat-Dehydrogenase, Phosphoglukonatlaktonase u. 6-Phosphoglukonatdehydrogenase; die **nichtoxidative Phase** besteht aus versch. Umlagerungen von Monosacchariden, bei der aus drei Molekülen D-Ribulose-5-phosphat zwei Moleküle Fruktose-6-phosphat u. ein Molekül Glyceral-3-phosphat werden; beteiligte Enzyme: Ribulosephosphat-3-Epimerase, Ribosephosphat-Isomerase, Transketolase, Transaldolase, Glukosephosphat-Isomerase; **Bedeutung:** Bereitstellung von **1.** NADPH für Biosynthesen (i. Allg. nicht zur ATP-Synthese genutzt) u. **2.** Pentosen* (Ribose) zum Aufbau der Nukleinsäuren.

Pento|statin (INN) n: Zytostatikum (Antimetabolit, Purinanalogon); hemmt Adenosindesaminase im Purinstoffwechsel; **Verw.:** bei Haarzell-Leukämie; vgl. Antimetaboliten.

Pentos|urie (Ur-*) f: (engl.) pentosuria; Auftreten von Pentosen im Harn; **Formen: 1.** alimentäre P. v. a. nach Verzehr von Obst; **2.** medikamentös bedingte P. nach Einnahme best. Medikamente (z. B. Chloralhydrat, Myrrhentinktur, Kampfer); **3.** benigne od. essentielle P.: autosomal-rezessiv erbl. Defekt der Xylulosedehydrogenase mit Ausscheidung großer Mengen L-Xylulose. Vgl. Melliturie.

Pent|oxifyllin (INN) n: peripherer Vasodilatator (Xanthinderivat) mit fluiditätsverbessernder Wirkung; **Verw.:** bei Durchblutungsstörungen; **UAW:** gastrointestinale Störungen, Kopfschmerz, Schwindel, Schlafstörungen, nach parenteraler Gabe Blutdruckabfall.

Pent|oxyverin (INN) n: Antitussivum.

PEP: Abk. für **1.** (mikrobiol.) **P**ost**e**xpositions**p**rophylaxe*; **2.** (biochem.) **P**hospho**e**nol**p**yruvat; energiereiches Phosphat in Glykolyse* u. Glukoneogenese*.

-pepsie: Wortteil mit der Bedeutung Verdauung, Kochung; von gr. πέψις.

Pepsin (↑) n: Endopeptidase (s. Proteasen), die im Magensaft* (pH 2–4) Peptidbindungen zw. zwei hydrophoben Aminosäuren hydrolysiert u. dadurch die meisten in der Nahrung enthaltenen Proteine (Ausnahmen: Keratine, Protamine, kohlenhydratreiche Glykoproteine) angreift u. Peptone* bildet (vgl. Verdauung); P. (MG 34 500) wird in den Hauptzellen der Magenmukosa als inaktive Vorstufe (Pepsinogen; MG 42 500) gebildet u. sezerniert; die Aktivierung erfolgt autokatalyt. im sauren Magenmilieu. Das größte dabei abgespaltene Peptid (MG 3000) wirkt als Pepsininhibitor u. wird erst bei weiterem proteolyt. Abbau unwirksam.

Pepsino|gen (↑; -gen*) n: inaktive Vorstufe von Pepsin*.

pepticus (gr. πεπτός gekocht): peptisch; **1.** die Verdauung fördernd; **2.** durch Verdauung entstanden; vgl. Ulcus pepticum.

Peptidasen f pl: syn. Proteasen*.

Peptid, atriales natri|uretisches n: Abk. ANP*.

Peptide n pl: (engl.) peptides; org. Verbindungen aus Aminosäuren*, die durch Peptidbindungen (chem. Säureamidbindung) linear verknüpft sind (s. Abb.), so dass ein Ende mit freier α-Aminogruppe (N-Terminus od. aminoterminales Ende) u. eines mit freier Carboxylgruppe (C-Terminus od. carboxyterminales Ende) entsteht; **Einteilung** nach Anzahl der Aminosäurereste in Di-, Tri-, Tetrapeptide usw., Oligopeptide (≤10), Polypeptide (>10) u. Proteine (>100); Polypeptide bis 100 Aminosäurereste (MG ca. 10 000) sind meist dialysierbar. Die **Primärstruktur** (syn. Aminosäurensequenz) ist die genet. determinierte Reihenfolge der Aminosäurereste (bestimmbar durch Edman-Abbau od. Sequenzierung von cDNA). Die **Sekundärstruktur** ist die Faltung zur Betafaltblatt- od. Alphahelixstruktur, die durch Wasserstoffbrücken fixiert wird. Die komplexe Anordnung der Sekundärstrukturen zur **Tertiärstruktur** wird durch Disulfid- u. Wasserstoffbrücken, ionische u. hydrophobe Wechselwirkungen bestimmt u. durch Chaperone gesteuert. Die **Quartärstruktur** (syn. Überstruktur) ergibt sich aus der Zusammenlagerung gleicher od. versch. Untereinheiten (Abk. UE) u. ggf. prosthetischer Gruppen zum homomeren od. heteromeren funktionellen Protein (vgl. z. B. Hämoglobin, Abb.). Vgl. Proteinbiosynthese, Translation.

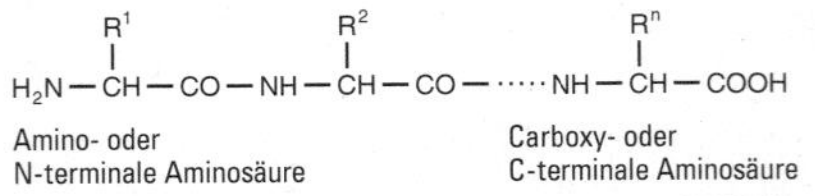

Peptide [585]

Peptid|hormone (gr. πεπτός gekocht, gar; Horm-*) n pl: s. Hormone.

Peptidyl|trans|ferase f: ribosomales Enzym der Proteinbiosynthese*.

Pepto|coccus (gr. πεπτός gekocht; Kokken*) m: Gattung grampositiver Haufenkokken der Fam. Peptococcaceae (vgl. Bakterienklassifikation); zehn streng anaerob wachsende Species; **Vork.:** Normalflora des Menschen; isoliert meist in Mischinfektionen mit anderen Anaerobiern od. fakultativen Anaerobiern bei dentogenen Abszessen, Lungenabszessen u. Pleuraempyemen, Osteomyelitis u. bei Abszessen im Bereich des weibl. Genitales; **P. anaerobius** (P. magnus) wird häufig bei sept. Arthritis (v. a. im Bereich künstlicher Gelenke) angetroffen; P. ist penicillinempfindlich.

Peptone n pl: (engl.) peptones; durch proteolyt. Verdauung mit Pepsin* aus Proteinen entstandene Polypeptide; nicht aussalz- u. koagulierbar; u. a. als C- u. N-Quelle in Bakteriennährböden enthalten.

Pepto|strepto|coccus (Peptococcus*; Strept-*) m: Gattung grampositiver, obligat anaerober Kugelbakterien der Fam. Peptococcaceae (vgl. Bakterienklassifikation); mehrere Species; isoliert aus der Genitalregion von (auch gesunden) Frauen, bei eitrigen Wundinfektionen, Appendizitis u. Puerperalfieber; penicillinempfindlich.

Per: Abk. für **Per**chlorethylen*.

Per-: Wortteil mit der Bedeutung ringsum, umher, durch, hindurch, Zer-, Hin-, Ver-, völlig, sehr; von lat. per.

per|akut (↑; lat. acutus zugespitzt, gefährlich): (engl.) peracute; sehr akut.

Perazin: Phenothiazinderivat; **Verw.:** s. Neuroleptika; vgl. Phenothiazinderivate.

Per|chlorat n: s. Thyreostatika.

Per|chlor|ethylen n: (engl.) perchloroethylene; Kurzbez. Per; syn. Tetrachlorethylen; $Cl_2C{=}CCl_2$; Halogenkohlenwasserstoff, der als Lösungsmittel in Industrie u. chem. Reinigungen verwendet wird; toxisch für ZNS, Herz, Leber u. Nieren durch versch. Metabolite; u. U. kanzerogen; BAT: 1 mg/l Blut (zu Beginn einer Arbeitsschicht); BK Nr. 1302.

Per|forans|in|suf|fizienz (lat. perforare durchbohren; Insuffizienz*) f: (engl.) insufficiency of perforating veins; s. Varikose.

Per|forans|venen (↑; Vena*) f pl: syn. Venae* perforantes.

Per|foration (↑) f: Durchbruch, Durchbohren; Eröffnung einer geschlossenen Körperhöhle od. Struktur, meist eines Hohlorgans; **1.** spontan inf. nekrotisch-entzündlicher Gewebeschädigung (z. B. Magenperforation*, Trommelfellperforation*); **2.** traumatisch bedingt (auch iatrogen, z. B. P. des Uterus bei Kürettage, des Ösophagus bei Ösophagoskopie). Vgl. Penetration.

Perforin (↑) n: syn. Zytolysin, C9-related protein; zytolytisches Protein, das in zytoplasmat. Granula der Killerzellen* u. natürlichen Killerzellen* gespeichert u. durch den Kontakt mit der Zielzelle freigesetzt wird; in einer calciumabhängigen Reaktion wird deren Membran perforiert, wodurch Wasser in die Zelle einströmen kann. Vgl. T-Lymphozyten.

Per|fusion (lat. perfundere, perfusus über-, durchströmen) f: Durchströmung, z. B. des Körpers od. einzelner Organe mit Flüssigkeit (Blut u. a.); auch i. S. von Hämoperfusion* od. künstl. Durchströmung, z. B. des Körpers mittels Herz*-Lungen-Maschine, u. zur radiol. Diagnostik.

Per|fusions|szinti|graphie (↑; Szinti-*; -graphie*) f: (engl.) perfusion scintigraphy; **1.** szintigraph. Darstellung der ersten Passage eines i. v. injizierten Radiopharmakons durch ein Organ mittels Registrierung in schnellen Sequenzen; **2.** Darstellung der vom Blutfluss abhängigen Verteilung eines Radiopharmakons in Kapillaren (Lungenperfusionsszintigraphie*) od. Zellen (Hirnszintigraphie*, Myokardszintigraphie*) in statischen od. SPECT-Szintigrammen.

Per|fusor (↑) m: s. Spritzenpumpe.

Peri-: Wortteil mit der Bedeutung um ... herum, in der Umgebung von, überschreitend, übermäßig, über-; von gr. περί.

Peri|adenitis (↑; Aden-*; -itis*) f: Entz. des eine Drüse umgebenden Gewebes.

peri|apikal (↑; lat. apex Kuppe, Spitze, Gipfel): (engl.) periapical; in der Umgebung der Wurzelspitze des Zahns.

Peri|arteriitis (↑; Arteri-*; -itis*) f: (engl.) periarteritis; Entzündung der Adventitia der Arterien u. des umgebenden Bindegewebes; s. Panarteriitis.

Peri|arteriitis nodosa (↑; ↑; ↑) f: syn. Panarteriitis* nodosa.

Peri|arthritis (↑; Arthr-*; -itis*) f: Entz. des ein Gelenk umgebenden Gewebes.

Peri|arthritis, akute kalzifizierende (↑; ↑; ↑) f: syn. Hydroxylapatitkristall*-Ablagerungskrankheit.

Peri|arthro|pathia humero|scapularis (↑; ↑; -pathie*) f: (engl.) freezing arthritis; Abk. PHS; syn. Periarthritis bzw. Periarthrosis humeroscapularis; Sammelbez. für versch. degenerative Prozesse im Bereich von Rotatorenmanschette, Gelenkkapsel od. langer Bizepssehne am Schultergelenk, die zu einer schmerzhaften Bewegungseinschränkung führen; **Urs.:** v. a. mechanisch-traumatische, aber auch metabol., zirkulatorische, thermische, infektiöse, toxische u. psychische Faktoren; **Pathol./Anat.:** primär degen. Veränderungen der Sehnen, Bursae u. Ligamen-

P

Periarthropathia humeroscapularis (PHS)
Leitsymptome und Therapie

	PHS tendopathica simplex subakut	chron.	PHS acuta	PHS pseudoparetica	PHS ankylosans
Leitsymptome					
Schmerz	++	+	+++	+	(+)
Bewegungseinschränkung	++	++	+++	++	+++
physikalische Therapie					
Mobilisation	+	+++	−	+++	+++
Wärme	(+)	+++	−	−	+++
Kälte	+	−	+++	−	−
Elektrotherapie	+	+++	−	(+)	(+)
medikamentöse Therapie					
Analgetika, NSAID	++	++	+++	+	+
lokale Injektionen[1]	++	+	++	(+)	−
Steroidstoß	−	−	++	−	−
Operation	−	+	+	++	+

[1] Lokalanästhetika, Kortikosteroide (paratendinös, intraartikulär)

te mit mögl. Verkalkung u. Ruptur; häufig knöcherne Reaktionen u. sekundär entzündl. Veränderungen; **Formen: 1.** P. h. tendopathica simplex mit nachts betonten, subakuten od. chron. Spontanschmerzen; Schmerzen bei best. Bewegungen, ggf. gegen Widerstand u. Druckschmerz an typischen Punkten, führt zur Unterscheidung von: **a)** Supraspinatussehnensyndrom (Kurzbez. SSP-Syndrom) mit Schmerzen zw. 60° u. 120° bei Abduktion des Arms (sog. schmerzhafter Bogen, painful arc), begünstigt durch die physiol. Enge zw. Tuberculum majus u. Ligamentum coracoacromiale (vgl. Impingement-Syndrom), Schmerz bei Druck auf die Supraspinatussehne unterh. des Akromions u. am Ansatz am Tuberculum majus; im Röntgenbild häufig Sklerosezone u. Aufrauung des Tuberculum majus sowie Verkalkung in der Umgebung; **b)** Bizeps-longus-Syndrom: Schmerzen bei Beugung u. Supination des Unterarms ggf. gegen Widerstand sowie bei Druck im Bereich der Sehne im Sulcus intertubercularis, der im Röntgenbild aufgeraut erscheinen kann; sonograph. verdickte Sehnenscheide u. ggf. Ruptur darstellbar; **c)** Bizeps-brevis-Syndrom: Schmerzen bei Adduktion u. Anteversion im Schultergelenk ggf. gegen Widerstand sowie bei Druck auf den Ursprung am Processus coracoideus; **2.** P. h. acuta: akute Entzündungsreaktion um paratendinöse Kalkherde (meist Hydroxylapatitkristalle) mit plötzl. auftretendem heftigem Dauerschmerz; absolute schmerzbedingte Ruhigstellung, diffuse Schwellung u. Überwärmung; möglicher Kalkeinbruch in die Bursa subacromialis, selten in die Gelenkkapsel; Nachweis von Erguss sonograph. bzw. von scholligen Verkalkungen im Röntgenbild; ggf. sono- od. arthrographischer Befund einer Rotatorenmanschettenruptur; **3.** P. h. pseudoparetica: s. Rotatorenmanschettenruptur; **4.** P. h. ankylosans (syn. fibröse Schultersteife, engl. frozen shoulder): komplette Blockierung bei passiver u. aktiver Bewegung durch fibröse Schrumpfung der Gelenkkapsel mit geringer Schmerzhaftigkeit; insbes. durch Ruhigstellung, auch durch neurologische Erkr. u. versch. Medikamente bedingt; ggf. Nachweis durch Sono- u. Arthrographie; **5.** häufig Kombinationen der versch. Formen der PHS. Bei einem Drittel der Pat. besteht gleichzeitig ein Zervikalsyndrom, selten eine sympathische Reflexdystrophie der Hand (sog. Schulter-Arm-Syndrom). **Ther.:** s. Tab.; außer bei P. h. acuta steht intensive Mobilisierung im Vordergrund, die langfristig, ggf. unter analgetischen Maßnahmen, erfolgen muss; operativ mittels Akromioplastik, Dekompression der Supraspinatussehne durch Resektion der Bursa subacromialis, Kalkherdentfernung (Punktion, arthroskopisch, extrakorporale Stoßwellenlithotripsie). **Progn.:** notwendige Therapiedauer durchschnittl. 2,5 Mon., oft spontane Beschwerdefreiheit ohne Therapie; **Proph.:** Vermeidung von Über- u. Fehlbelastungen; korrekte Lagerung; **DD:** Arthrose, Arthritis, Polymyalgia rheumatica, Luxation, Fraktur, bösartige u. neurol. Erkrankungen. Vgl. Erkrankungen, rheumatische; Fibromyalgiesyndrom; Zervikobrachialsyndrom.

Peri|bronchitis (↑; Bronchi-*; -itis*) **f:** eine in der Umgebung der Bronchien ablaufende Entz.; fließende Übergänge zur Bronchopneumonie.

Peri|bronchium (↑; ↑) **n:** das die Bronchien umgebende Lungengewebe; besteht aus Binde-, Fett- u. Lymphoidgewebe.

Peri|carditis con|strictiva (↑; Kard-*; -itis*) **f:** s. Perikarditis.

Peri|carditis epi|steno|cardica (↑; ↑; ↑) **f:** meist fibrinöse, evtl. hämorrhagisch-exsudative Perikarditis* nach Herzinfarkt mit charakterist. Reibegeräusch am 2. od. 3. postinfarziellen Tag.

Peri|cardium (↑; ↑) **n:** s. Perikard.

Peri|chol|angitis (↑; Chol-*; Angio-*; -itis*) **f:** Entz. des die interlobulären Gallengänge umgebenden Lebergewebes.

Peri|chole|zystitis (↑; ↑; Kyst-*; -itis*) **f:** (engl.) pericholecystitis; Entz. der Umgebung der Gallenblase; s. Cholezystitis.

Peri|chondritis (↑; Chondr-*; -itis*) **f:** Entz. des Perichondriums; **Vork.:** als rezidivierende Polychondritis*, Entz. der Ohrmuschel i. R. einer Otitis* externa diffusa od. inf. eines Othämatoms* sowie als Sonderform der Laryngitis*, z. B. durch Langzeitintubation od. Einwirkung ionisierender Strahlung.

Peri|chondrium (↑; ↑) **n:** Knorpelhaut; der bindegewebige Überzug des Knorpels.

Peri|ciazin (INNv) **n:** Phenothiazinderivat; **Verw.:** s. Neuroleptika; vgl. Phenothiazinderivate.

Peri|de|ferentitis (Peri-*; De-*; lat. ferre bringen, tragen; -itis*) **f:** Entz. des Samenstrangs*.

Peri|dural|an|ästhesie (↑; lat. durus hart; Anästhesie*) **f:** (engl.) peridural anesthesia; Abk. PDA, syn. Epiduralanästhesie; Form der Leitungsanästhesie* mit Punktion des Periduralraums im (selten) zervikalen bzw. thorakalen od. (am häufigsten) lumbalen Bereich; bei Punktion des Sakralkanals als Kaudalanästhesie* bez.; bewirkt eine temporäre segmentale sympathische, sensorische u. motorische Nervenblockade an den Wurzeln der Spinalnerven; **Methoden: 1.** Einzelinjektionstechnik; **2.** Kathetertechnik: fraktionierte Inj. od. kontinuierliche Zufuhr eines Lokalanästhetikums od. Opiats (sog. kontinuierliche PDA) über einen Katheter; wegen besserer Steuerbarkeit bevorzugte Methode; **3.**

Periduralanästhesie
Vergleich mit Spinalanästhesie

	Periduralanästhesie	Spinalanästhesie
Punktionsstelle	lumbal, kaudal, thorakal, zervikal	lumbal
Punktionstechnik	schwierig	einfach
Injektionsort	Periduralraum	Subarachnoidalraum
Lokalanästhetikamenge	groß	gering
Wirkungseintritt	langsam	rasch
Wirkungsdauer	lang	weniger lang
postspinale Kopfschmerzen	keine	bei ca. 0,2–24 %

P

patientengesteuerte P. (Abk. PCEA für engl. patient controlled epidural anesthesia); Sonderform der Kathetertechnik (vgl. Analgesie, patientengesteuerte); **Anw.:** Schmerzausschaltung bei zahlreichen chir. Eingriffen (v. a. am Rumpf u. an den unteren Extremitäten), Geburtserleichterung, Schmerztherapie* u. a.; Vor- u. Nachteile im Vergleich zur Spinalanästhesie*: s.

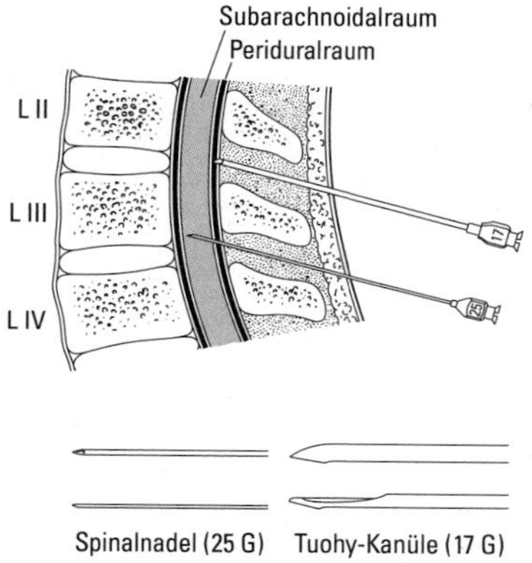

Periduralanästhesie:
schematische Darstellung der Punktion des Subarachnoidal- sowie des Periduralraums bei Spinal- bzw. Periduralanästhesie; Spinalnadel (25 G) und Periduralnadel (Tuohy-Kanüle, 17 G) im Detail [154]

Tab.; **NW:** Gefäßerweiterung mit Blutdruckabfall; **Kontraind.:** Erkrankungen des ZNS, anat. u. neurol. Veränderungen, Inf. an der Punktionsstelle, Blutgerinnungsstörungen, schwere Hypotonie, Allergie gegen Lokalanästhetika* u. a. Vgl. Tuohy-Kanüle.

Peri|dural|raum (↑; ↑): (engl.) peridural space; Bez. für die zervikalen, thorakalen u. lumbalen Anteile des Epiduralraums*.

peri|fokal (↑; Focal-*): (engl.) perifocal; um den Krankheitsherd herum.

Peri|folliculitis capitis abs|cedens et suffodiens (↑; Follicul-*; -itis*) f: syn. Folliculitis* suffodiens et abscedens.

Peri|follikulitis (↑; ↑; ↑) f: (engl.) perifolliculitis; Entz. der Umgebung der Talgdrüsenfollikel der Haut, meist ausgehend von einer Follikulitis*.

Peri|hepatitis (↑; Hepat-*; -itis*) f: Entz. des Bauchfellüberzugs der Leber; vgl. Zuckergussleber.

Peri|hepatitis acuta gonor|rhoica (↑; ↑; ↑) f: syn. Fitz-Hugh-Curtis-Syndrom; seltene gonorrhoische Entz. der Leberkapsel; frühe Kompl. od. Spätfolge einer (nicht ausreichend behandelten) disseminierten Gonorrhö*; **Klin.:** umschriebenes peritonit. Bild mit heftigen rechtsseitigen Oberbauchschmerzen, Fieber (evtl. mit Schüttelfrost), u. U. auch Ikterus; **Diagn.:** Nachweis von Neisseria gonorrhoeae im Urogenitalsekret. **DD:** Ein sehr ähnl. klin. Syndrom kann durch Inf. mit Chlamydia* trachomatis ausgelöst werden (Diagn. serologisch).

Peri|kard (↑; Kard-*) n: (engl.) pericardium; Herzbeutel; aus zwei Blättern bestehende bindegewebige Umhüllung des Herzens; äußeres fibröses parietales Blatt, Perikard i. e. S.; inneres seröses viszerales Blatt (Epikard), das durch das subepikardiale Binde- u. Fettgewebe mit dem Myokard verbunden ist; zw. beiden ein Film seröser Flüssigkeit. Der Übergang des parietalen in das viszerale Blatt erfolgt in zwei getrennten Umschlaglinien um die beiden Arterien (Aorta u. Truncus pulmonalis) u. um die Venen (re. u. li. Lungenvenen, V. cava sup. u. inf.). **Funktion:** Schutz der Herzmuskulatur gegen Überdehnung u. übergreifende Entzündung. Vgl. Herz, Perikarditis, Hydroperikard.

Peri|kard|ek|tomie (↑; ↑; Ektomie*) f: (engl.) pericardectomy; op. Entfernung des Perikards bei Behinderung der Herzaktionen, z. B. inf. Schwielen, Verkalkungen (bei konstriktiver Perikarditis*).

Peri|kard|erguss (↑; ↑): (engl.) pericardial effusion; serofibrinöser, hämorrhag. od. eitriger Erguss (Exsudat) zw. parietalem u. viszeralem Blatt des Perikards bei Pericarditis exsudativa; **Diagn.:** Echokardiographie, Rö.-Thorax; s. Perikarditis.

Peri|kardio|tomie (↑; ↑; -tom*) f: (engl.) pericardiotomy; Eröffnung des Herzbeutels durch Schnitt; z. B. bei Pyoperikard*.

Peri|karditis (↑; ↑; -itis*) f: (engl.) pericarditis; Entz. des Perikards, oft in Komb. mit Perikarderguss (Exsudat) u. Entz. subepikardialer Myokardschichten (Perimyokarditis); **Formen: 1.** Pericarditis sicca (fibrinosa): ohne Erguss mit zottenartigen Fibrinauflagerungen (Cor villosum, sog. Zottenherz); **2.** Pericarditis exsudativa (häufiger als 1.): P. mit serofibrinösem, hämorrhag. od. eitrigem Erguss (Pericarditis serofibrinosa, Pericarditis haemorrhagica, Pericarditis purulenta); **Ätiol.:** s. Tab.; **Sympt.: 1.** bei akuter P. (i. d. R. mit Perikarderguss): retrosternale Schmerzen (Verstärkung im Liegen), Fieber, Tachypnoe, perikardiales Reibegeräusch (sog. Lokomotivgeräusch); cave: bei sehr schneller Ausbildung eines (massiven) Ergusses evtl. Perikardtamponade*! **2.** bei chronischer P. (über 3 Mon. bestehende P. mit chron. Perikarderguss): v. a. Dyspnoe, Herzinsuffizienz mit venösen Stauungszeichen, Hypotonie mit kleiner Blutdruckamplitude, seltener Thoraxschmerzen; durch narbige Konstriktion des Perikards **Pericarditis constrictiva**; bei zusätzl. Kalkeinlagerungen spricht man vom sog. Panzerherz (Pericarditis calcarea); mögliche **Folgen**: Accretio*

Perikarditis
Einige Ursachen

1. Infektion (bakteriell, viral oder mykotisch); Ausbreitung hämatogen, lymphogen oder per continuitatem
2. Herzinfarkt, Myokarditis, rheumatische Pankarditis
3. Magendivertikel, Magenulkus
4. Pneumonie, Tuberkulose, Pleuritis, Abszess und Empyem von Lunge und Pleura (auch parasitär oder syphilitisch)
5. Urämie, nephrotisches Syndrom
6. Thoraxtrauma, Bestrahlung
7. Neoplasma, Kollagenose, Stoffwechselkrankheit (z. B. Diabetes mellitus, Myxödem, Addison-Krankheit)

P

pericardii, Concretio* pericardii, Cirrhose* cardiaque; **Diagn.:** Auskultation, Phonokardiographie, Echokardiographie (Nachw. eines Perikardergusses), Elektrokardiographie (typischerweise mit ST-Hebungen, evtl. Tachykardie, Arrhythmie, Niedervoltage*); bei Perikarderguss Jugularvenenstauung u. Anstieg des zentralen Venendrucks über +10 cmWS mit Pulsus* paradoxus (ca. ⅓ der Fälle in Komb. mit Pleurawinkelerguss li. > re.); röntg. häufig Größenzunahme (Bocksbeutelform) des Herzens ohne pulmonale Stauungszeichen (vgl. Stauungslunge);

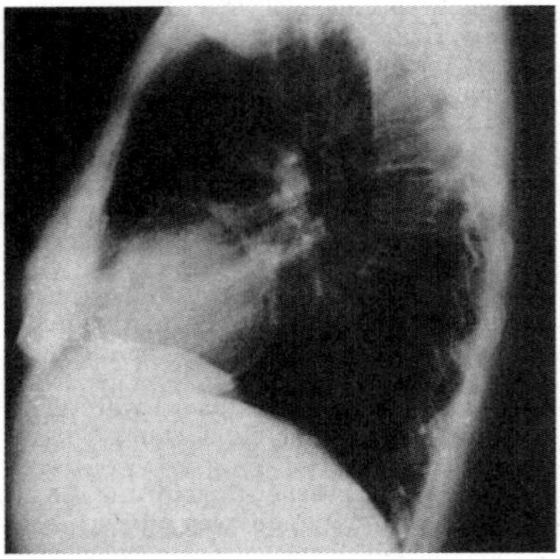

Perikarditis:
Pericarditis constrictiva (Panzerherz), seitlicher Strahlengang [530]

Ther.: Behandlung der Grunderkrankung, Schmerzstillung, evtl. Perikardpunktion; bei chron. konstriktiver P. chir. Dekortikation durch subtotale Perikardektomie; **DD:** Myokarditis, Herzinfarkt. Vgl. Postmyokardinfarktsyndrom, Postkommissurotomiesyndrom.

Peri|kard|punktion (↑; ↑; Punktion*) **f:** (engl.) pericardiocentesis; syn. Pericard(io)zentese; meist infrasternal, seltener parasternal links unter echokardiograph. Kontrolle erfolgende Punktion des Herzbeutels; **Anw.:** therap. zur Entlastung des Herzens bei Perikardtamponade*, diagn. zur zytol. bzw. bakt. Untersuchung des Punktats.

Peri|kard|tamponade (↑; ↑) **f:** (engl.) pericardial tamponade; Herzbeuteltamponade; Flüssigkeitsansammlung im Herzbeutel durch entzündl., traumatisch od. infarktbedingte Schädigung des Herzens mit Behinderung der Ventrikelfüllung, erhöhtem Füllungsdruck u. vermindertem Schlagvolumen; **Sympt.:** obere Einflussstauung, Dyspnoe, Tachykardie, Niedervoltage, Beck*-Trias; **Diagn.:** Rö.-Thorax, Echokardiographie; **Ther.:** Perikardpunktion, bei rezidiv. Ergüssen Fensterung des Herzbeutels z. B. zur li. Pleurahöhle.

Peri|karyon (↑; Karyo-*) **n:** veraltete Bez. für Corpus* neuroni.

Peri|kolitis (↑; Kol-*; -itis*) **f:** (engl.) pericolitis; auf das umgebende Gewebe übergreifende Entz. des Colons od. des Sigmoids.

peri|korneal (↑; Cornea*): (engl.) pericorneal; um den Rand der Hornhaut des Auges herum.

Peri|lymphe (↑; Lymph-*) **f:** (engl.) perilymph; die zw. dem häutigen u. knöchernen Labyrinth (s. Innenohr) befindl. klare, eiweißarme Flüssigkeit.

Peri|metrie (↑; Metr-*) **f:** (engl.) perimetry; Verf. zur Bestimmung des Gesichtsfelds* u. evtl. vorhandener Skotome; **Formen: 1.** kinetische P.: meist manuelle Durchführung mittels Goldmann-Perimeter; Registrierung des Ortes der ersten Wahrnehmung eines Stimulus definierter Leuchtdichte, der von außen in das Gesichtsfeld hereingeführt wird; **2.** statische P.: computergesteuerte Durchführung; Messung der minimalen Leuchtdichte, die ein Stimulus haben muss, um an einem best. Ort bei einer definierten Hintergrundhelligkeit gerade eben erkannt zu werden.

Peri|metritis (↑; gr. μήτρα Gebärmutter; -itis*) **f:** Entzündung des Perimetriums*; durch anschl. intraperitoneale Verwachsungen kann es zu Verlagerungen des Uterus kommen. Vgl. Parametritis.

Peri|metrium (↑; ↑) **n:** der Bauchfellüberzug der Gebärmutter; s. Uterus, Douglas-Raum.

Peri|myo|karditis (↑; My-*; Kard-*; -itis*) **f:** s. Perikarditis.

Peri|mysium (↑; ↑) **n:** bindegewebige Hülle, die als P. internum mehrere Muskelfasern zu Primärbündeln zusammenfasst, die wiederum durch das P. externum zu Sekundärbündeln (makroskop. sichtbare sog. Fleischfaser) verbunden werden. Vgl. Muskelgewebe.

Peri|natal|in|fektion (↑; lat. natalis bei der Geburt; Infekt-*) **f:** (engl.) perinatal infection; Infektion des Kindes während der Perinatalperiode*; **1.** i. e. S. Allgemeininfektion; **Ätiol.:** aszendierende Inf. aus dem Genitaltrakt der Mutter vor od. unter der Geburt (z. B. bei vorzeitigem Blasensprung u. einer Geburtsdauer von mehr als 12 Std.); nosokomial bei Frühgeborenen; **Err.:** v. a. Streptococcus, Klebsiella, Listeria, Mycoplasma u. Err. des TORCH*-Komplexes; **Klin.:** respiratorische Adaptationsstörungen, muskuläre Hypotonie, Trinkschwäche, blasse Hautfarbe, rasche Verschlechterung des Allgemeinzustandes; **Diagn.:** Verdachtsdiagnose vor Auftreten erster Sympt. bei best. Risikokonstellationen (vorzeitiger Blasensprung, grünliches Fruchtwasser, Tachykardie u. Dezelerationen, Fieber der Mutter unter der Geburt); Bestätigung durch Blutbild (Granulozytose), Erhöhung des C-reaktiven Proteins, Erregernachweis im Fruchtwasser, Blutkultur, Ohr- u. Rachenabstrich am Neugeborenen; **Ther.:** Beginn der parenteralen antibiotischen Behandlung vor Eintreten der Symptomatik verbessert die Prognose erheblich. **2.** i. w. S. auch lokale Infektionen, z. B. Nabelwundinfektion, Chlamydien-Konjunktivitis, Gonoblennorrhö; vgl. Pränatalinfektion, Amnioninfektionssyndrom.

Peri|natal|medizin (↑; ↑) **f:** (engl.) perinatal medicine; interdisziplinäre Fachrichtung der Medizin, die auf Mutter u. insbes. das Kind u., in zeitl. Hinsicht, v. a. auf die Perinatalperiode* bezogene Aspekte der Geburtshilfe, Neonatologie, Humangenetik, Anästhesiologie u. Kinderheilkunde umfasst.

Peri|natal|patho|logie (↑; ↑; Patho-*; -log*) **f:** (engl.) perinatal pathology; Teilgebiet der spez. Pathologie; Lehre von den Krankheiten des Kyems* (Kyematopathologie) u. des Neugeborenen (Neonatalpathologie).

Peri|natal|peri|ode (↑; ↑; Periode*) f: (engl.) perinatal period; Zeitraum zw. 24. SSW u. 7. Lebenstag (einschl.) nach der Geburt.

Peri|natal|zentrum (↑; ↑) n: (engl.) perinatal center; med. Abteilung für die Betreuung von Frauen mit Risikoschwangerschaft* bzw. Risikogeburt* u. von Frühgeborenen durch spezialisiertes Personal von Frauen- u. Kinderklinik.

Per|indo|pril (INN) n: s. ACE-Hemmer.

Peri|neo|plastik (Peri-*; Neo-*; -plastik*) f: (engl.) perineoplasty; syn. Perineorrhaphie; künstl. Dammbildung; Naht eines Dammrisses*.

Peri|nephritis (↑; Nephr-*; -itis*) f: meist hämatogene, flächenhafte Entz. der Nierenkapsel u. Nierenoberfläche; **Formen: 1.** P. granularis mit Granulationsgewebe zw. Kapsel u. Nierenoberfläche; **2.** P. fibrosa mit Mangeldurchblutung der Niere durch Einbettung in Schwartengewebe; **3.** P. serosa mit rezidiv. Erguss zw. Kapsel u. Niere; **4.** P. haemorrhagica mit schweren Blutungen in das Nierenlager.

Perineum (gr. περίνεος Raum zw. After u. Genitalien) n: Damm; im engsten Sinn identisch mit dem Corpus perineale, im weitesten Sinn umfasst es alle Strukturen des Beckenbodens von der Haut bis zur Fascia inf. diaphragmatis pelvis, die die Unterfläche des M. levator ani überzieht.

Peri|neurium (Peri-*; Neur-*) n: das die einzelnen Faserbündel peripherer Nerven* umgebende Bindegewebe.

Peri|ode (gr. περίοδος Sonnenumlauf) f: Umlauf, Kreislauf, Zeitabschnitt; i. e. S. (gyn.) Menstruation*.

Peri|oden|prä|valenz (↑; lat. praevalere Vorrang haben) f: s. Prävalenz.

Peri|oden|sy|stem der Elemente (↑) n: (engl.) periodic system; im Jahr 1869 unabhängig voneinander von D. I. Mendelejew u. L. Meyer aufgestellte Anordnung der chem. Elemente nach ihrer Ordnungszahl (s. ums. Übersicht). Jedes Element* ordnet sich im P. d. E. in eine von sieben waagerechten Reihen (Perioden) u. acht senkrechten Reihen (Gruppen); die in einer Periode stehenden Elemente ändern ihre Eigenschaften in regelmäßiger Folge, die Elemente einer Gruppe ähneln sich hinsichtlich ihres physik. u. chem. Charakters. Im P. d. E. sind folgende **Hauptgruppen** zu unterscheiden: I Alkalimetalle*, II Erdalkalimetalle*, III Triele*, IV Tetrele*, V Pentele*, VI Chalkogene*, VII Halogene*, VIII Edelgase*.

Der Metallcharakter der einzelnen Elemente nimmt innerh. des P. d. E. von oben nach unten u. von rechts nach links zu; **Metalle** (elektropositive Elemente) werden von den **Nichtmetallen** (elektronegative Elemente) getrennt durch die **Halbmetalle** (Semimetalle, Metalloide), zu diesen zählen B, Si, Ga, Ge, As, Se, Sn, Sb, Te, Bi u. Po. Die dem Lanthan ähnelnden inneren Übergangselemente der 6. Periode mit den Ordnungszahlen 58–71 werden als **Lanthanoide***, die dem Actinium ähnelnden inneren Übergangselemente der 7. Periode mit den Ordnungszahlen 90–103 als **Actinoide*** bezeichnet. **Transurane*** heißen alle Elemente mit einer Ordnungszahl von 93 u. höher. Vgl. Isotope.

Peri|odontium (Peri-*; Odont-*) n: Zahnhalteapparat*.

Per|iod|säure-Leuko|fuchsin-Re|aktion f: s. PAS-Reaktion.

Peri|oo|phoritis (Peri-*; Oo-*; Phor-*; -itis*) f: Entzündung des Peritoneums um den Eierstock herum, meist mit ausgedehnten Verwachsungen in der Bauchhöhle; Vork. z. B. bei Adnexitis*.

Peri|orchitis (↑; Orch-*; -itis*) f: Hodenhüllenentzündung; Begleitentzündung der Tunica vaginalis testis bei Orchitis* od. Epididymitis*.

Peri|orchium (↑; ↑) n: Lamina parietalis tunicae vaginalis testis; parietales Blatt des Bauchfellüberzuges von Hoden u. Nebenhoden.

Peri|ost (gr. περιόστεος Knochenhaut) n: syn. Periosteum; Knochenhaut; die den Knochen umgebende bindegewebige Haut; s. Knochengewebe, Kambiumschicht, Sharpey-Fasern.

Peri|ostitis (↑; -itis*) f: seröse od. eitrige, hämatogen, fortgeleitet (i. R. einer Osteomyelitis*) od. durch direkte äußere Einwirkung (nach sportlicher Überlastung, mediale Tibiakante bei Läufern) entstandene Knochenhautentzündung; als sog. P. hyperplastica (s. Osteoarthropathie, hypertrophe) od. P. ossificans mit Bildung mantelartiger Knochenauflagerungen, meist an hautnahen Knochen (Tibia, Clavicula, Schädelknochen) als Folge unspezif. Infektionen u. bei Syphilis* (P. syphilitica, P. gummosa). Vgl. Ostitis.

Peri|ostose (↑; -osis*) f: (engl.) periostosis; meist spindelartige Verbreiterung des Periosts* als Zeichen eines reaktiven Vorgangs, z. B. Kallusnarbe nach Fraktur od. subperiostaler Abszessbildung. Vgl. Wirbelsäulenaffektionen.

Peri|ost|re|flex (↑; Reflekt-*) m: Radiusperiostreflex, korrekte Bez. Brachioradialisreflex; s. Reflexe (Tab.).

Peri|ost|schlitzung (↑): (engl.) periost incision; (zahnmed.) horizontale Durchtrennung des Periosts auf der Rückseite eines kombinierten Mukoperiostlappens zu dessen spannungsfreier Dehnbarkeit u. Verlängerung; vgl. Rehrmann-Plastik.

peri|partal (Peri-*; Partus*): während der Schwangerschaft, unter der Geburt u. im Wochenbett auftretend.

peri|pher (gr. περιφερής kreisförmig um einen Punkt): (engl.) peripheral; außen, am Rande, weg od. fern vom Zentrum.

Peri|phlebitis (Peri-*; Phleb-*; -itis*) f: Entz. der Adventitia der Vene u. des umgebenden Bindegewebes.

Peri|phlebitis retinae (↑; ↑; ↑) f: syn. Eales*-Krankheit.

Peri|poritis (↑; gr. πόρος Öffnung, Pore; -itis*) f: bei dystrophen Säuglingen auftretende, durch Staphylococcus aureus verursachte Entz. der Ausführungsgänge der ekkrinen Schweißdrüsen mit Abszessbildung; Abheilung mit Narben; vgl. Schweißdrüsenabszess.

Peri|portal|felder (↑): (engl.) portal canals; syn. Glisson-Dreiecke, (anat.) Canales portales; dreieckige Bindegewebefelder zw. benachbarten Leberläppchen mit je einem Ast der Arteria u. Vena interlobularis u. einem Gallengang (Glisson-Trias); s. Leber.

Peri|proktitis (↑; Prokt-*; -itis*) f: (engl.) periproctitis; auch Paraproktitis; Entz. der Umgebung von Rektum u. After; **Urs.:** Verletzungen (Einläufe), Hämorrhoiden, Fisteln, Proktitis; vgl. Symptomenkomplex, analer.

Peri|salpingitis (↑; Salpinx*; -itis*) f: Entzündung des Bauchfellüberzugs der Eileiter, meist i. R. einer Salpingitis*; neigt zur Bildung ausgedehnter Verwachsungen.

P

P

Periodensystem der Elemente

Ordnungszahl	relative Atommasse[1]	Symbol[2]	Name
3	6,941	Li	Lithium

[1] Eingeklammerte Werte sind die Massenzahlen (Nukleonenzahlen) der stabilsten Isotope radioaktiver Elemente.

[1] rot = gasförmig
blau = flüssig
schwarz = fest
licht = alle Isotope radioaktiv

Gruppe Ia	IIa	IIIb	IVb	Vb	VIb	VIIb	VIIIb	VIIIb	VIIIb	Ib	IIb	IIIa	IVa	Va	VIa	VIIa	VIIIa
1 1,008 H Wasserstoff																	2 4,003 He Helium
3 6,941 Li Lithium	4 9,012 Be Beryllium											5 10,811 B Bor	6 12,001 C Kohlenstoff	7 14,007 N Stickstoff	8 15,999 O Sauerstoff	9 18,998 F Fluor	10 20,179 Ne Neon
11 22,990 Na Natrium	12 24,305 Mg Magnesium											13 26,982 Al Aluminium	14 28,086 Si Silicium	15 30,974 P Phosphor	16 32,064 S Schwefel	17 35,453 Cl Chlor	18 39,948 Ar Argon
19 39,10 K Kalium	20 40,08 Ca Calcium	21 44,96 Sc Scandium	22 47,90 Ti Titan	23 50,94 V Vanadium	24 52,00 Cr Chrom	25 54,94 Mn Mangan	26 55,85 Fe Eisen	27 58,93 Co Cobalt	28 58,70 Ni Nickel	29 63,55 Cu Kupfer	30 65,38 Zn Zink	31 69,72 Ga Gallium	32 72,59 Ge Germanium	33 74,92 As Arsen	34 78,96 Se Selen	35 79,90 Br Brom	36 83,80 Kr Krypton
37 85,47 Rb Rubidium	38 87,62 Sr Strontium	39 88,91 Y Yttrium	40 91,22 Zr Zirconium	41 92,91 Nb Niob	42 95,94 Mo Molybdän	43 (98) Tc Technetium	44 101,07 Ru Ruthenium	45 102,91 Rh Rhodium	46 106,4 Pd Palladium	47 107,87 Ag Silber	48 112,41 Cd Cadmium	49 114,82 In Indium	50 118,70 Sn Zinn	51 121,75 Sb Antimon	52 127,60 Te Tellur	53 126,90 I Iod	54 131,30 Xe Xenon
55 132,91 Cs Caesium	56 137,33 Ba Barium	57 138,91 La* Lanthan	72 178,49 Hf Hafnium	73 180,95 Ta Tantal	74 183,85 W Wolfram	75 186,2 Re Rhenium	76 190,2 Os Osmium	77 192,2 Ir Iridium	78 195,1 Pt Platin	79 196,97 Au Gold	80 200,59 Hg Quecksilber	81 204,37 Tl Thallium	82 207,2 Pb Blei	83 208,98 Bi Bismut	84 (209) Po Polonium	85 (210) At Astat	86 (222) Rn Radon
87 (223) Fr Francium	88 (226) Ra Radium	89 (227) Ac** Actinium	104 (261) Rf Rutherford.	105 (262) Ha Hahnium	106 (263) Sg Seaborgium	107 (262) Ns Nielsbohrium	108 (265) Hs Hassium	109 (266) Mt Meitnerium									

*	58 140,12 Ce Cer	59 140,91 Pr Praseodym	60 144,24 Nd Neodym	61 (145) Pm Promethium	62 150,4 Sm Samarium	63 151,96 Eu Europium	64 157,25 Gd Gadolinium	65 158,93 Tb Terbium	66 162,50 Dy Dysprosium	67 164,93 Ho Holmium	68 167,26 Er Erbium	69 168,93 Tm Thulium	70 173,04 Yb Ytterbium	71 174,97 Lu Lutetium
**	90 232,038 Th Thorium	91 231,036 Pa Protactinium	92 238,029 U Uran	93 (237) Np Neptunium	94 (244) Pu Plutonium	95 (243) Am Americium	96 (247) Cm Curium	97 (247) Bk Berkelium	98 (251) Cf Californium	99 (252) Es Einsteinium	100 (257) Fm Fermium	101 (258) Md Mendelev.	102 (259) No Nobelium	103 (260) Lr Lawrencium

Peri|splenitis (↑; Splen*; -itis*) **f:** Entz. des Bauchfellüberzugs der Milz, häufig mit Bildung von Verwachsungen bes. am Zwerchfell.

Peri|staltik (gr. περισταλτικός festhaltend u. zusammendrückend) **f:** (engl.) peristalsis; wellenförmig fortschreitende Wandbewegung von Hohlorganen inf. meist zirkulärer Kontraktion der (glatten) Muskulatur; dient der Durchmischung od. dem Transport (propulsive P.) des Organinhalts; vgl. Nervensystem, enterisches.

Peri|stole (gr. περιστολή Umhüllung) **f:** tonische Umhüllung des Inhalts eines Hohlorgans; vgl. Systole, Peristaltik.

Peri|tendineum (Peri-*; nlat. tendo Sehne) **n:** die Sehnen umgebendes lockeres, gefäßhaltiges Bindegewebe.

Peri|toneal|dia|lyse (Peritoneum*; Dia-*; Lys-*) **f:** (engl.) peritoneal dialysis; intrakorporales Blutreinigungsverfahren* zur Dialyse*-Behandlung als intermittierende (Abk. IPD) od. kontinuierlich ambulante P. (Abk. CAPD); **Prinzip:** nach Instillation von sterilem Dialysat* (ca. 2 l) über einen Katheter in die freie Bauchhöhle erfolgt der Stoffaustausch (Dialyse*) über das Peritoneum als Membran; durch wiederholtes Wechseln des Dialysats (bei der IPD nach ca. 30–60 Min., bei der CAPD alle 4–8 Std.) kann ein hohes Konzentrationsgefälle u. damit die Diffusion von harnpflichtigen Substanzen* u. a. Stoffwechsel(end)produkten aus dem Blut in das Dialysat aufrechterhalten werden. Der Austausch von Natrium u. Wasser erfolgt über einen osmotischen Gradienten durch Zusatz von D-Glukose zum Dialysat (NW: Resorption von 100–150 g Glukose/24 Std.). Vorteile gegenüber der Hämodialyse* bestehen in der Unabhängigkeit des Pat. vom Dialysegerät, geringerer Gewichtsschwankung u. gleichmäßigem Retentionsniveau für Harnstoff, Kalium u. Wasserstoff; Nachteile sind die Ausbildung einer Stoffwechselstörung (verminderte Kohlenhydrattoleranz, Hyperlipoproteinämie, Proteinmangel), höheres Infektionsrisiko, Unterdialyse u. die täglich notwendige Durchführung.

Peri|toneal|karzinose (↑; Karz-*; -osis*) **f:** (engl.) peritoneal carcinosis; Ansiedlung zahlreicher Metastasen eines Karzinoms im Peritoneum; **Vork.:** v. a. bei intraabdominellen Karzinomen, z. B. Ovarialkarzinom, Magenkarzinom.

Peri|toneal|lavage (↑; frz. lavage Spülung) **f:** (engl.) peritoneal lavage; Spülung* der Bauchhöhle; **Formen: 1.** diagn. P. als einfache u. komplikationsarme Methode zum Erkennen intraabdominaler Blutungen bei Pat. mit stumpfem Bauchtrauma (ergänzend od. alternativ zur abdominalen Ultraschalldiagnostik); Prinzip: nach Punktion des Abdomens zwei Querfinger unterh. des Nabels in der Mittellinie wird über einen Katheter körperwarme Ringer-Lösung in den Peritonealraum infundiert. Die Spülflüssigkeit lässt man in die Infusionsflaschen zurückfließen. Bei blutiger Spülflüssigkeit (positiver P.) ist i. d. R. eine sofortige Laparotomie indiziert. **2.** therap. P. zur Entfernung von Toxinen, Enzymen, Proteinabbauprodukten u. a.; Anw. z. B. bei akuter Pankreatitis, Peritonitis. Vgl. Peritonealdialyse, Etappenlavage.

Peri|toneal|tuberkulose (↑; Tuberkel*; -osis*) **f:** Peritonitis tuberculosa; s. Peritonitis, Tuberkulose.

Peri|toneal|tumoren (↑; Tumor*) **m pl:** (engl.) peritoneal tumors; im Bereich des Peritoneums lokalisierte Tumoren; sehr selten als primäre P. (v. a. malignes Mesotheliom*, benigne P. wie Fibrome, Lipome, Dermoide), meist sekundär inf. Metastasierung eines intraabdominalen Karzinoms (z. B. als Peritonealkarzinose*, Pseudomyxoma* peritonei). Benigne P. können retroperitoneal, Zysten (z. B. Mesenterial-, Urachus- od. Enterozysten) intraperitoneal lokalisiert sein.

Peri|toneum (gr. περιτόναιον das Herumgespannte, Bauchfell) **n:** Bauchfell; seröse Haut, die als P. parietale die Wand der Bauch- u. Beckenhöhle auskleidet u. als P. viscerale einen großen Teil der Bauch- u. Beckenorgane überzieht. Den Übergang zw. beiden Blättern bilden Peritonealduplikaturen (Gekröse, Mesenterium, Ligamenta).

Peri|toneum uro|genitale (↑) **n:** Bauchfell der Fortpflanzungsorgane; z. B. Lig. latum uteri, Lig. suspensorium ovarii.

Peri|tonismus (↑) **m:** (engl.) peritonism; Reizzustand des Peritoneums mit Druckschmerz od. -empfindlichkeit auch ohne systemische Entzündungszeichen; **DD:** Erkr. des Bauchraums, die zu Peritonitis* führen können od. Mitreaktion des Peritoneums bei systemischen Erkr. (z. B. Diabetes mellitus, terminale Niereninsuffizienz).

Peri|tonitis (↑; -itis*) **f:** sog. Bauchfellentzündung; akute od. chron. Entzündung des Peritoneums; **Urs.: 1.** infektiös (bakteriell) bedingt (ca. 95 % der Fälle), meist sekundär durch endogene Kontamination, Perforation eines Hohlorgans, Durchwanderung der Darmwand od. lymphogener Ausbreitung (sog. Durchwanderungsperitonitis*), auch postop. P. meist bei Anastomoseninsuffizenz in der Viszeralchirurgie; evtl. auch exogene Kontamination (z. B. Dialysat, Messerstichverletzung); selten primär durch hämatogene Streuung (z. B. von Pneumo- od. Streptokokken) od. aszendierende Infektion über die Eileiter (Gonokokken); **2.** chem.-toxisch bedingt durch lokale Einwirkung von sterilen, eine Entz. verursachenden Substanzen wie Galle (gallige Peritonitis*), Urin, Pankreassekrete, Chylus, Zysteninhalt, Mekonium, Blutgerinnsel, bari-

P

Peritonitis
Hauptursachen und Symptome der epigastrischen Peritonitis

freie Ulkusperforation
- Vernichtungsschmerz im mittleren Oberbauch
- bretthärter Oberbauch
- Ausbreitung der Abwehrspannung nach rechts u. in den rechten Unterbauch
- peritonealer Schock: bleiches, livides Gesicht, initiale Pulsverlangsamung
- Röntgen: subdiaphragmale Luftsichel

akute Pankreatitis
- Schmerzausbreitung in die linke Achselhöhle
- nachgiebige Abwehrspannung
- Ausbreitung der Abwehrspannung nach beiden Seiten, bes. links
- toxischer Kollaps: Zyanose, Dyspnoe, Pulsbeschleunigung
- erhöhte Alphaamylasewerte in den ersten Stunden

umhaltige Röntgenkontrastmittel, Fremdkörper (z. B. Nahtmaterial); **3.** strahlenbedingt (s. Strahlensyndrom); **Einteilung** der akuten P. nach der **Lok.: 1.** lokale P. (P. circumscripta) in der näheren Umgebung der Infektionsquelle, z. B. als Pelveoperitonitis bei Salpingitis od. epigastrische P. (s. Tab.) nach freier Ulkusperforation, bei akuter Pankreatitis od. als Kompl. von intraabdominellen Abszessen; **2.** diffuse P. (P. diffusa) mit rascher Ausbreitung in der gesamten Bauchhöhle; **pathol.-anat. Einteilung** in seröse, fibrinöse, hämorrhagische, purulente (eitrige), putride (jauchige) u. sterkorale (kotige) P. Eine chron.-exsudative P. evtl. mit zuckergussähnl. Auf- bzw. Einlagerungen von Amyloid* in versch. intraabdominellen Organen kann i. R. einer Polyserositis (z. B. als sog. rheumatische P. nach Streptokokkeninfekt), durch Beteiligung des Peritoneums bei Darm-, Urogenital- od. retroperitonealer Lymphknotentuberkulose (P. tuberculosa, heute selten) u. als sog. Pneumokokkenperitonitis (meist bei Kindern mit nephrotischem Syndrom) auftreten.

Stadieneinteilung nach klin. Schweregraden (nach Teichmann): **Stadium I:** P. ohne Organausfall; **Stadium II:** Funktionseinschränkung von Organen bzw. Insuffizienz eines Organsystems; **Stadium III:** manifeste Insuffizienz von zwei od. mehr Organen (z. B. respiratorische, hämodynamische u. Niereninsuffizienz); **Klin.:** bei akuter P. Akutes* Abdomen mit heftigen bewegungsabhängigen Bauchschmerzen als Leitsymptom, dabei zunächst eingezogenes, später aufgetriebenes Abdomen mit Obstipation u. Meteorismus, Übelkeit, Erbrechen, bei zwerchfellnaher Entz. Singultus; Exsikkose durch Flüssigkeitsverlust in die Bauchhöhle mit Hypotonie, Tachykardie, Facies abdominalis, ggf. Fieber u. septischer Schock* (v. a. bei Inf. durch gramnegative u. anaerobe Bakt. mit starker Endotoxinbildung); **Diagn.:** palpator. lokaler od. generalisierter Druckschmerz über dem Abdomen, Abwehrspannung, auskultator. klingende od. fehlende Darmgeräusche; zur dd Abklärung labordiagn. Untersuchungen (bes. Laktat), Sonographie (freie Luft od. Flüssigkeit?) röntg. Abdomenleeraufnahme (freie Luft inf. Perforation, Flüssigkeitsspiegel im Darmlumen bei Ileus?), Rö.-Thorax (Pleuraerguss, Pneumonie?), ggf. Computertomographie (nekrotisierende Pankreatitis), Laparoskopie*, selten Angiographie (Mesenterialinfarkt), Peritoneallavage* (nach Bauchtrauma); bei diagn. Problemen großzügige Ind. zur Laparoskopie bzw. Laparotomie; **Ther.:** i. d. R. operative Beseitigung der Urs. (möglichst einzeitig) mit Spülung, Drainage, evtl. sog. Etappenlavage*, intensivmed. Behandlung, ggf. Schockbehandlung; postoperativ Antibiotika, parenterale Ernährung, Stressulkusprophylaxe, ggf. Behandlung eines paralyt. Ileus; nur in Ausnahmen ausschl. konservative Ther., z. B. mit Antibiotika u. symptomat. Maßnahmen bei Gonokokkenperitonitis od. dd auszuschl. Pseudoperitonitis diabeticum; **Progn.:** Gesamtletalität 5–30 % in Abhängigkeit von Err., Ausbreitung u. Abwehrlage des Pat.; postop. (frühe) Letalität ca. 55 %; häufige Spätfolgen sind intraabdominale Verwachsungen mit Gefahr der Entw. eines Ileus.

Peri|tonitis arenosa (↑; ↑) f: chron. Peritonitis* mit Bildung sandkornartiger Knötchen (Granulationsgewebe mit perikapillären Verkalkungen) auf dem Peritoneum.

Peri|tonitis carcinomatosa (↑; ↑) f: nicht korrekte Bez. für Peritonealkarzinose*.

Peri|tonitis, gallige (↑; ↑) f: (engl.) biliary peritonitis; durch Übertritt von Galle in die freie Bauchhöhle verursachte, zunächst aseptische Peritonitis*; **Urs.:** Perforation der Gallenblase od. Verletzung der Gallenwege, nach Cholezystektomie* mit Verlust von Galle über aberrierende Gallengänge im Gallenblasenbett od. durch Abrutschen der Stumpfligatur auf dem Ductus cysticus; selten als Durchwanderungsperitonitis* bei Cholezystitis od. perforiertem Leberabszess.

Peri|tonitis, spontan-bakterielle (↑; ↑) f: (engl.) spontaneous bacterial peritonitis; Abk. SBP; bakt. Inf. von Aszites* ohne intestinale Läsion; Vork. bei Leberzirrhose; **Diagn.:** Aszitespunktion, >250 Granulozyten/µl; **Ther.:** Cephalosporine.

Peri|tonsillar|ab|szess (Peri-*; Tonsilla*; Abszess*) m: (engl.) peritonsillar abscess; s. Tonsillitis.

peri|trich (↑; Trich-*): (engl.) peritrichous; Form der Begeißelung von Bakt. mit zahlreichen, den Zellleib umgebenden Geißeln*; z. B. bei Proteus u. Salmonella; vgl. amphitrich, monotrich, lophotrich.

Peri|typhlitis (↑; gr. τυφλόν Blinddarm; -itis*) f: auch Paratyphlitis; Entz. der Umgebung von Caecum u. Appendix vermiformis, meist bei Appendizitis*; vgl. Abszess, perityphlitischer.

Peri|ureteritis fibrosa sive plastica (↑; gr. οὐρητήρ Harnleiter; -itis*) f: idiopathische Retroperitonealfibrose*.

Peri|urethral|ab|szess (↑; gr. οὐρήθρα Harnröhre; Abszess*) m: (engl.) periurethral abscess; Abszess als Folge einer Periurethritis*.

Peri|urethritis (↑; ↑; -itis*) f: Entz. des die Harnröhre umgebenden Bindegewebes, z. B. nach Harnröhrenverletzung* od. nach langer Anw. eines Blasenverweilkatheters.

Peri|vasculitis (↑; lat. vasculum kleines Gefäß; -itis*) f: s. Periarteriitis, Periphlebitis.

Peri|vaskulär|raum (↑; ↑): s. Virchow-Robin-Raum.

Peri|zyten (↑; Zyt-*) m pl: syn. Rouget-Zellen, Adventitialzellen*.

Per|kussion (lat. percussio Schlagen, Klopfen) f: (engl.) percussion; Beklopfen der Körperoberfläche, um aus den Verschiedenheiten des Schalls (Abb.) auf die Ausdehnung u. Be-

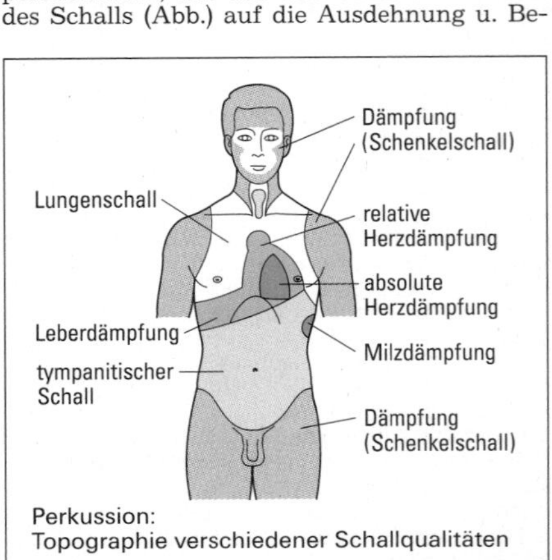

Perkussion:
Topographie verschiedener Schallqualitäten

schaffenheit darunterliegender Körperteile zu schließen; **Formen:** unmittelbare u. mittelbare P., letztere als Finger-P., Finger-Finger-P., Finger-Hammer-P., Plessimeter-P., palpator. P., Tastperkussion unter Berücksichtigung des Widerstandsgefühls; auskultator. P.: Stäbchenperkussion*, Schwellenwertperkussion*. Vgl. Herzdämpfung, Gerhardt-Schallwechsel.

Per|kussions|schall, tympanischer (↑): (engl.) tympanic percussion sound; paukentonähnl. Schall über glattwandigen, luftgefüllten Hohlräumen; z. B. bei Meteorismus; vgl. Perkussion.

Per|kussions|versuch (↑): (engl.) percussion test; Venenfunktionsprüfung bei Varikose*; beim stehenden Pat. werden mit einer Hand die Varizen des Unterschenkels in Höhe der Wade palpiert, mit der anderen am Oberschenkel beklopft. Werden die Varizen des Unterschenkels erschüttert, so liegt eine Klappeninsuffizienz der betr. Vene (bes. der V. saphena magna) vor. Vgl. Hustentest.

Per|kussion, vergleichende (↑) f: (engl.) comparative percussion; Perkussion korrespondierender Stellen über beiden Lungen.

per|kutan (Per-*; lat. cutis Haut): (engl.) percutaneous; durch die Haut hindurch.

per|kutorisch (Perkussion*): (engl.) percussive; auch perkussorisch; durch Perkussion nachweisbar.

Perlèche (frz. pourlécher ringsherum ablecken): syn. Angulus* infectiosus oris.

Perl|geschwulst: s. Cholesteatom.

per|lingual (Per-*; lat. lingua Zunge): durch die Zunge bzw. Zungenschleimhaut hindurch (wirkend).

Perl|schnur|finger: (engl.) moniliform fingers; nicht mehr gebräuchl. Bez. für die Verdickung der Diaphysen der Fingerglieder bei Rachitis*.

Perl|sucht: (engl.) bovine tuberculosis; Tuberkulose der Rinder mit großen, im Verlauf der Lymphgefäße aufgereihten Tuberkelknoten auf den serösen Häuten; **Err.:** Mycobacterium* bovis, kann beim Menschen die sog. bovine Tuberkulose* verursachen.

Per|manganate n pl: (engl.) permanganates; Salze der Permangansäure mit stark oxidierender Wirkung; z. B. Kaliumpermanganat*.

Per|meabilität (lat. permeare durchwandern) f: (engl.) permeability; Durchlässigkeit einer Membran; abhängig von chem. Struktur, Dicke, evtl. vorhandenen Poren bzw. Kanälen der Membran u. a.; vgl. Diffusion.

Per|meation (↑) f: Bewegung eines Stoffes durch eine (Zell-)Membran.

Perna|krankheit: (engl.) perna disease; Kurzbez. für **Per**chlor**na**phthalinkrankheit; s. Chlorakne.

Perniciosa (lat. perniciosus verderblich) f: Kurzbez. für **1.** perniziöse Anämie*; **2.** schwere Malaria*.

Pernio (lat. Frostbeule) m: Frostbeule; chron. Kälteschaden an der Haut der Akren; rundliche, teigige, livide, bei Erwärmung juckende u. brennende Schwellung; u. U. im Zentrum Hämorrhagien, Blasen, Nekrosen, Geschwüre; Vork. v. a. bei Jugendlichen in Komb. mit Akrozyanose*, Cutis* marmorata, Erythrocyanosis* crurum puellarum u. Hyperhidrose*; vgl. Erfrierung.

Perniziosa|fleckung (Perniciosa*): syn. Maurer*-Fleckung.

Pero-: Wortteil mit der Bedeutung verstümmelt; von gr. πηρός.

Pero|melie (↑; -melie*) f: s. Dysmelie.

peroneus (gr. περόνη Wadenbein): zum Wadenbein (Fibula*) gehörig (z. B. Mm. peroneus brevis u. longus); in der anat. Terminologie durch die Bez. „fibularis" ersetzt.

Peroneus|lähmung (↑): (engl.) peroneal nerve paralysis; syn. Fibularislähmung; Lähmung inf. Schädigung des N. peroneus (fibularis) communis (L_4-S_2); **Urs.:** Drucklähmung im Bereich des Fibulaköpfchens (z. B. durch Gipsverband od. hockende Tätigkeiten), Lagerungsschaden, Fibulafraktur, Überanstrengung bei sportl. Betätigung; **Sympt.:** Spitzfußstellung u. Steppergang durch Lähmung der Dorsalextensoren von Fuß u. Zehen (der Pat. muss das Knie abnorm hoch heben, um das Schleifen der Zehen auf dem Boden zu verhindern); beeinträchtigte Eversion (Pronation u. Abduktion) des Fußes; Sensibilitätsstörungen am lateralen Unterschenkel u. Fußrücken; **Ther.:** ggf. Peroneusschuh od. -schiene; **DD:** Polyneuropathie, Wurzelkompression im Bereich L_5 durch Bandscheibenvorfall.

Peroneus|phänomen (↑) n: syn. Fibularisphänomen*.

per|oral (Per-*; Or-*): durch den Mund; z. B. die Einnahme von Arzneimitteln (**per os**).

Per|oxidase|mangel: (engl.) thyroid peroxidase deficiency; s. Iodfehlverwertung.

Per|oxidasen f pl: (engl.) peroxidases; Oxidoreduktasen*, die Wasserstoffperoxid (H_2O_2) als Oxidationsmittel nutzen u. von einem Substrat (z. B. Glutathion, aromat. Amine) Wasserstoff darauf übertragen, so dass $2H_2O$ entstehen; häufig mit Häm als prosthetischer Gruppe; die homotrimere Peroxidase der Schilddrüse (MG 200 000) wird durch Thioharnstoffderivate (s. Thyreostatika) gehemmt; **Vork.** in Pflanzen (Meerrettichperoxidase); bei Tieren in Peroxisomen* (z. B. in Knochenmark, Milz, Lymphknoten, Sperma, Milch); diagn. relevant, da myeloische Zellen hohe, Lymphozyten, Karzinom-, Sarkom- u. Myelomzellen jedoch keine Peroxidaseaktivität haben (vgl. Oxidasereaktion, Graham-Färbung).

Per|oxide n pl: (engl.) peroxides; Verbindungen mit Peroxygruppe (—O—O—), die meist sehr reaktiv sind u. zu H_2O_2 (Wasserstoffperoxid) zerfallen; die spontan z. B. in Erythrozyten auftretenden tox. Sauerstoffspezies werden von Peroxidasen* u. Katalase* entgiftet. Vgl. Antioxidanzien.

Per|oxi|somen (Per-*; Ox-*; Soma*) n pl: (engl.) peroxisomes; sog. Microbodies; kugelförmige, von einer einschichtigen Membran umgebene Organellen, die sich v. a. in Hepatozyten u. in Zellen des Nierenepithels finden; werden vom rauen endoplasmatischen Retikulum* abgeschnürt u. enthalten Peroxidasen*, Katalase* u. Uratoxidase*.

Per|phenazin (INN) n: Phenothiazinderivat; **Verw.:** s. Neuroleptika; vgl. Phenothiazinderivate.

Per|severation (lat. perseverare beharrlich bei etwas bleiben) f: sog. Haftenbleiben an Vorstellungen bzw. beharrliches Wiederholen von Bewegungen od. Wörtern auch in unpassendem Zus.; Vork. z. B. bei hirnrganischen Erkrankungen, Epilepsie. Vgl. Aphasie, Apraxie, Stereotypien.

per|sistent (lat. persistere hartnäckig verharren): persistierend; anhaltend, dauernd.

Per|sistẹnz (↑) f: (engl.) persistence; Erhaltenbleiben eines Zustands, Beständigkeit (z. B. eines Stoffes gegenüber Abbauvorgängen in der Umwelt od. im Organismus).

Per|sistẹnz von Erregern (↑) f: (engl.) persistence of pathogens; Bez. für das Überleben von Mikroorganismen im Wirt bei intrazellulärer Vermehrung od. nach antibiot. Behandlung (z. B. in nekrot. Bezirken gelagerte Err., Wirkungsverlust des Antibiotikums durch das die Bakt. umgebende Milieu); zu Persistenz neigen Staphylococcus, Streptococcus (einschließl. Streptokokken ohne Gruppenantigen), Mycobacterium, Enterobacteriaceae, Brucella, Chlamydia. Klin. lässt sich Persistenz des Primärerregers häufig nicht von Erregerwechsel (Superinfektion) unterscheiden. Vgl. Resistenz.

Persönlichkeit: (engl.) personality; (psychol.) Summe psychophysischer Eigenschaften einer Person, die ihr individuelles Verhalten u. Erleben bestimmen; vgl. Charakter, Ich, Persönlichkeitspsychologie.

Persönlichkeits|psycho|logie (Psych-*; -log*) f: (engl.) personality psychology; Teilgebiet der Psychologie*, das intrapsychische Wahrnehmungs-, Verarbeitungs- u. Handlungsprozesse sowie die Wechselwirkung zw. intra- u. extrapsych. Prozessen untersucht; vgl. Psychologie, differentielle.

Persönlichkeits|störung: (engl.) personality disorder; auch Charakterneurose, Kernneurose; andauerndes Verhaltens- u. Erlebnismuster, das deutlich von den Erwartungen der soziokulturellen Umgebung abweicht; Beginn in der Adoleszenz od. im frühen Erwachsenenalter; subjektives Leiden u. U. erst im späteren Verlauf; häufige **Formen:** paranoide P., schizoide P., schizotypische P., dissoziale P., Borderline-P., histrionische P., anankastische P., ängstliche P., abhängige P., narzisstische P., posttraumatische P.; **Sympt.:** Unausgeglichenheit hinsichtl. Affektivität, Antrieb, Impulskontrolle, Wahrnehmung, Denken u./od. interpersonellen Beziehungen; **DD:** Hirnschädigung, andere psychiatr. Störung; **Ther.:** psychoanalytisch orientierte Psychotherapie od. Verhaltenstherapie. Vgl. Verhaltensstörung.

Persönlichkeits|störung, abhängige: (engl.) dependent personality disorder; syn. asthenische Persönlichkeitsstörung; Persönlichkeitsstörung* mit mangelnder Bereitschaft, (Alltags-)Entscheidungen ohne die Bestätigung anderer zu treffen u. angemessene Ansprüche zu äußern; typ. ist die Angst, verlassen zu werden u. nicht allein für sich sorgen zu können. Vgl. Abhängigkeit.

Persönlichkeits|störung, ängstliche: (engl.) avoidant personality disorder; syn. vermeidende Persönlichkeitsstörung; Persönlichkeitsstörung*, gekennzeichnet durch andauernde Gefühle von Anspannung u. Besorgtheit mit der Überzeugung unbeholfen, unattraktiv u. minderwertig zu sein sowie der übertriebenen Sorge, in sozialen Situationen kritisiert od. abgelehnt zu werden. Vgl. Angststörung.

Persönlichkeits|störung, anankạstische: (engl.) obsessive-compulsive personality disorder; syn. zwanghafte Persönlichkeitsstörung; Persönlichkeitsstörung*, gekennzeichnet durch übermäßige Zweifel u. Vorsicht, ständige Beschäftigung mit Details, Regeln, Organisation od. Plänen, Perfektionismus, übermäßige Gewissenhaftigkeit, Rigidität u. Eigensinn sowie unbegründetes Bestehen auf Unterordnung anderer unter eigene Gewohnheiten, unerwünschte Gedanken u. Impulse; **DD:** Zwangsstörung*.

Persönlichkeits|störung, dis|sozi̲ale: (engl.) antisocial personality disorder; syn. antisoziale Persönlichkeitsstörung (DSM IV); auch soziopathische Persönlichkeitsstörung, Soziopathie; nach ICD-10 spezif. Persönlichkeitsstörung* mit deutl. Diskrepanz zw. dem gezeigten Verhalten* u. den geltenden sozialen Normen u. weiteren Charakteristika (geringe Frustrationstoleranz, dysphor. Stimmung mit ausgeprägter Reizbarkeit, auffällige Gleichgültigkeit gegenüber anderen Personen u. Verantwortungslosigkeit, Neigung zu Aggression, Unfähigkeit zu Schuldgefühlen u. zum Lernen aus Erfahrung, u. U. kriminelle Handlungen).

Persönlichkeits|störung, histri̲onische: (engl.) histrionic personality disorder; syn. hysterische Persönlichkeitsstörung; Persönlichkeitsstörung*, gekennzeichnet durch dramat. Selbstdarstellung, theatral. Verhalten, übertriebenen Gefühlsausdruck, leichte Beeinflussbarkeit, Affektlabilität, andauerndes Verlangen nach aufregenden Erlebnissen, bei denen die betroffene Person im Mittelpunkt steht.

Persönlichkeits|störung, multi̲ple: (engl.) multiple personality disorder; auch dissoziative Identitätsstörung (DSM IV); Bez. für die (scheinbare) Existenz von zwei od. mehr unterscheidbaren Persönlichkeitszuständen innerhalb einer Person, die abwechselnd die Kontrolle über das Verhalten der Person übernehmen (häufig mit Zeichen einer dissoziativen Amnesie*).

Persönlichkeits|störung, parano̲ide: (engl.) paranoid personality disorder; nach ICD-10 u. DSM IV spezif. Persönlichkeitsstörung* mit tiefgreifendem Misstrauen u. Argwohn gegenüber anderen Personen, übertriebener Empfindlichkeit, leichter Kränkbarkeit, Selbstbezogenheit der Gedanken, Neigung zu überwertiger bzw. wahnhafter Interpretation von Ereignissen u. Erlebnissen (s. Idee, überwertige; Wahn) sowie rechthaberischen bzw. querulator. Tendenzen; **DD:** wahnhafte Störung*, paranoide Form der Schizophrenie*.

Persönlichkeits|störung, post|traum̲atische: (engl.) posttraumatic stress disorder; Veränderung der Persönlichkeit als Spätfolge eines seelischen Traumas, wobei ein niederes psychisches Strukturniveau* mit Spaltung* als vorherrschendem Abwehrmechanismus entsteht; **Sympt.:** ähnlich wie bei Borderline*-Persönlichkeitsstörung, zusätzl. häufig Misstrauen, Feindseligkeit, Identifikation mit dem Angreifer (als Abwehrmechanismus), Beeinträchtigung von zweckorientiertem Handeln u. dissoziative Störungen*; **Ther.:** Psychotherapie mit nicht beurteilender Anerkennung des Traumas u. Förderung der Distanzierung vom Trauma. Vgl. Persönlichkeitsstörung. E. Fri.

Persönlichkeits|störung, schizo̲ide: (engl.) schizoid personality disorder; Persönlichkeitsstörung* mit auffallender emotionaler Gleichgültigkeit bzw. Distanz, Unfähigkeit zu Gefühlsäußerungen, starker Introvertiertheit, Kontaktstörungen sowie Mangel an tragfähigen Beziehungen; Variante der Borderline*-Persönlichkeitsstörung (Persönlichkeitsorganisation auf niederem Strukturniveau*) inf. früher emotionaler Vernachlässigung, Verlust od. Überfürsorge mit Störung des Selbstwertgefühls u. schizo-

P

idem Konflikt zw. Wunsch nach Nähe u. Verschmelzungsangst; **Ther.:** Psychoanalyse. E. Fri.

Persönlichkeits|störung, schizo|typische: (engl.) schizotypic personality disorder; auch schizotype Störung (ICD-10); Persönlichkeitsstörung* mit auffällig eigenartigem Verhalten, Misstrauen, bizarren Gedanken, inadäquaten Gefühlsäußerungen, Kontaktstörungen u. Tendenz zu sozialem Rückzug ohne eindeutige Sympt. einer Schizophrenie*; u. U. psychot. Episoden, autist. Versunkensein bzw. Sinnestäuschungen.

Personen|dosis (Dosis*) f: (engl.) personal dose; (radiol.) die an einer für die Strahlenexposition einer (beruflich) strahlenexponierten Person als repräsentativ geltenden Stelle an der Körperoberfläche mit einem Film- od. Füllhalterdosimeter ermittelte Äquivalentdosis* für Weichteilgewebe.

Personen-Sievert n: s. Kollektivdosis.

Per|sorption (Per-*; lat. sorbere verschlingen, verzehren) f: syn. Herbst-Effekt; Durchtritt fester, ungelöster Nahrungspartikel (Ø 5–150 µm) durch die intakte Epithelzellschicht des Darms.

Per|spiratio (↑; lat. spirare atmen) f: Hautatmung.

Per|spiratio in|sensibilis (↑; ↑) f: (engl.) insensible perspiration; unmerkl., weitestgehend temperaturunabhängige Wasserabgabe über die Haut u. Schleimhaut (Atmung) durch Diffusion u. Verdunstung ohne Beteiligung der Schweißdrüsen; ca. 0,5 ml/h pro kg KG (500–1000 ml/d).

Per|spiratio sensibilis (↑; ↑) f: syn. Schweißsekretion*.

Perthes-Calvé-Legg-Krankheit (Georg C. P., Chir., Tübingen, 1869–1927; Jacques C., frz. Orthop., 1875–1954; Arthur T. L., Chir., Boston, 1874–1939): (engl.) Perthes' disease; Osteochondropathia deformans coxae juvenilis; ein- od. beidseitig im Bereich der Femurkopfepiphyse auftretende Form der aseptischen Knochennekrosen*; **Vork.** v. a. bei Jungen vom 4. bis 12. Lj.; **Urs.:** unbekannt, erbl. Disposition möglich; **Einteilung** nach dem Schweregrad (Catterall-Gruppen I-IV); **Klin.:** typischer Krankheitsverlauf mit Initial-, Kondensations-, Fragmentations-, Reparations- u. Endstadium über (meist 5) Jahre; Beginn mit langsam sich verstärkendem Hinken, Bewegungsschmerz u. Einschränkung der Gelenkbeweglichkeit (bes. Rotation); Trendelenburg*-Zeichen bei Hüftkopfsinterung; **Diagn.:** Ultraschalldiagnostik, Kernspintomographie; Knochenszintigraphie (Speicherdefekte werden ca. 4 Mon. vor den röntg. Zeichen sichtbar); röntg. Gelenkspaltverbreiterung (Knorpelödem), Epiphysenkernsklerose (Nekrose), danach sog. scholliger Zerfall u. Regenerationszeichen, z. T. auch zyst. Aufhellungen im epiphysennahen Schenkelhals-Metaphysenbereich sowie an der Gelenkpfanne (sog. Pfannen-Perthes); **Ther.:** Schonung mit entlastender Orthese, Physiotherapie, Analgetika, Antiphlogistika; zur Verbesserung des Containments evtl. intertrochantäre varisierende Osteotomie, Beckenosteotomie nach Salter od. Triple-Osteotomie; **Progn.:** Ausheilung ohne Deformierung möglich, evtl. Walzen- od. Pilzform des Schenkelkopfs mit Abplattung der Hüftgelenkpfanne, selten Coxa plana u. Arthrosis deformans; **DD:** (asept.) Nekrosen der Femurkopfepiphyse durch Behandlung der angeb. Hüftgelenkluxation* (nicht korrekt oft als Luxations-Perthes bez.) od. nach traumat. Hüftgelenkluxation im Kindesalter, flüchtige Koxitis, rheumatoide Arthritis, gelenknahe Osteomyelitis, epiphysäre Dysplasie.

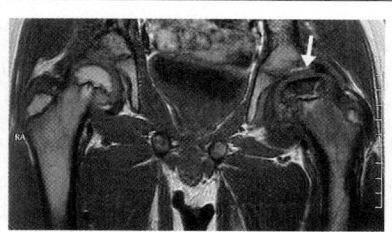

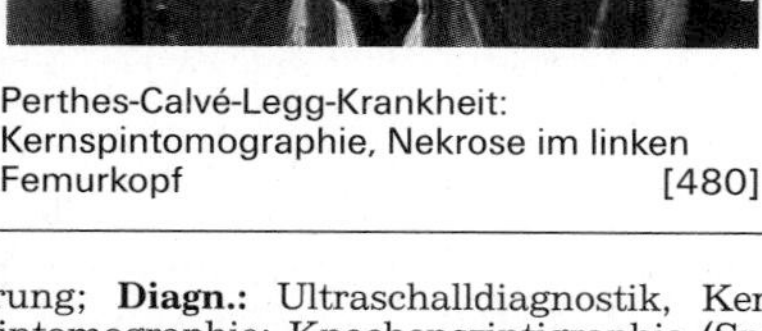

Perthes-Calvé-Legg-Krankheit: Kernspintomographie, Nekrose im linken Femurkopf [480]

Perthes-Test (↑) m: Prüfung der Durchgängigkeit der tiefen Beinvenen u. Kollateralen; nach Anlegen einer Staubinde oberh. von Varizen führt Umhergehen („Muskelpumpe") bei intakten Vv. perforantes u. durchgängigen tiefen Venen zur Entleerung der vorher prall gefüllten Krampfadern (**Perthes-Zeichen**). Vgl. Pratt-Test, Mahorner-Ochsner-Test, Insuffizienz, chronisch-venöse.

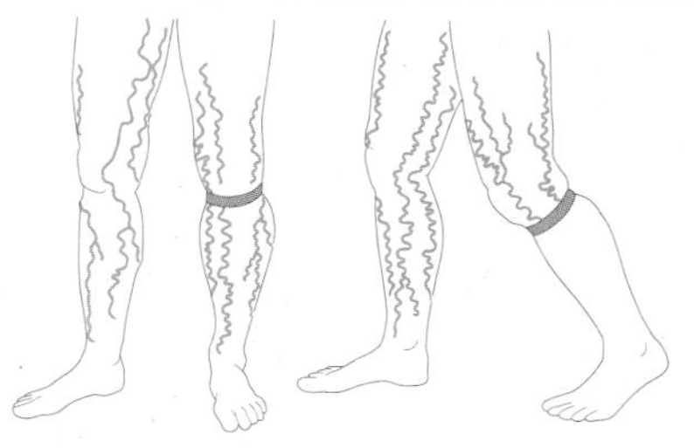

Perthes-Test: Entleerung der Varizen unterhalb der Staubinde

Per|tubation (Per-*; Tube*) f: Feststellung der Durchgängigkeit der Eileiter (früher mit Kohlendioxid); s. Hydropertubation, Chromopertubation.

Per|tussis (↑; lat. tussis Husten) f: syn. Keuchhusten*.

Peru-Balsam m: Balsamum* peruvianum.

Peru-Warze: s. Verruga peruana.

Per|version (lat. perversus verdreht, widersinnig, falsch) f: ursprünglich religiöser Begriff für Ketzerei; im 19. Jahrhundert auf „falsches" od. als schädl. angesehenes Sexualverhalten angewendet, heute noch in der Umgangssprache extrem abwertender Begriff, den die Sexualmedizin als wissenschaftl. nicht haltbar ablehnt, weil es ein natürl. vorkommendes, sozial erwünschtes „richtiges" Sexualverhalten nicht gibt. In der Psychopathologie wird daher der Begriff der sexuellen P. (auch forens.-psychiatrisch) höchstens beschränkt auf suchtähnl. eingeschränkte, spezialisierte Sexualpraktiken, unter der zusätzl. Bedingung, dass sexuelle Befriedigung u./od. Orgasmus ausschl. auf diesem

Weg erlangt werden können. Vgl. Sexualverhalten, abweichendes.

per vias naturales (lat.): auf natürlichem Weg; z. B. Abgang von verschluckten Fremdkörpern mit dem Stuhl.

Per|zentil (ital. per auf, von, Pro-; lat. centum hundert) **n:** (engl.) percentile; (statist.) Hundertstelwert; s. Quantil.

Per|zeption (lat. percipere wahrnehmen) **f:** (engl.) perception; Wahrnehmung.

Pes (lat.) **m:** Fuß; Formen: s. Abb.; bei normaler Fußform mit medialer u. lateraler Längs- sowie vorderer Querwölbung liegen die drei

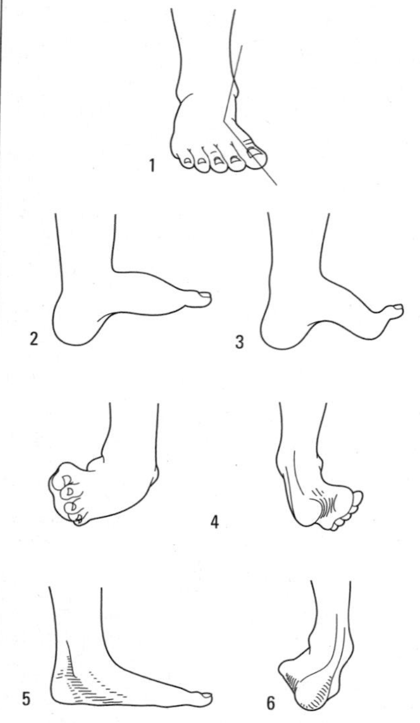

Pes:
1: Pes adductus congenitus; 2: Pes calcaneus; 3: Pes cavus; 4: Pes equinovarus; 5: Pes planus; 6: Pes valgus (linker Fuß)

Hauptbelastungs- u. Abstützpunkte auf dem Tuber calcanei sowie den Metatarsalköpfchen I u. V; s. a. Hallux.

PESA: Abk. für **p**erkutane **e**pididymale **S**permien**a**spiration für ICSI*.

Pes ad|ductus (↑) **m:** syn. Metatarsus varus, sog. Sichelfuß; Fußfehlform mit Adduktionsstellung des Vorfußes (s. Pes, Abb.) ohne supinatorische Komponente bei Valgusstellung des Rückfußes; entwickelt sich häufig bei bevorzugter Bauchlagerung des Säuglings, selten auch angeboren; **Ther.:** Krankengymnastik, redressierende Gipsverbände, evtl. mediale Kapsulotomie zw. Os cuneiforme mediale u. Os naviculare sowie im Lisfranc-Gelenk; starke Rezidivneigung.

Pes anserinus pro|fundus (↑) **m:** die in drei Zipfeln ausstrahlende Endsehne des Musculus* semimembranosus.

Pes anserinus super|ficialis (↑) **m:** sog. Gänsefuß; durch die verbreiterten Endsehnen des M. sartorius, M. gracilis u. M. semitendinosus gebildete Sehnenplatte an der medialen Seite der Tibia, dicht unterh. des Kniegelenks.

Pes antice supinatus (↑) **m:** kongenitale Fußdeformität mit kontrakter Supinationsfehlhaltung des Vorfußes bei richtiger Stellung des Rückfußes.

Pes calcaneus (↑) **m:** sog. Hackenfuß; **Formen: 1.** angeb. (P. c. congenitus): intrauterine Belastungsdeformität, häufig bei Myelodysplasie bzw. Spina bifida, Myelozele u. a.; der Fuß ist im ganzen nach dorsal aufgebogen, Tiefstand der Ferse, abnorme Dorsalflexionsmöglichkeit (s. Pes, Abb.); **2.** erworben: steil aufgerichteter Kalkaneus, dessen Längsachse fast mit der des Unterschenkels zusammenfällt; die Metatarsalia sind stark nach plantar geneigt (sog. Hackenhohlfuß, P. c. excavatus); Urs.: Poliomyelitis, Trauma; **Ther.:** konservativ mittels Redressement*, selten operativ.

Pes cavus (↑) **m:** sog. Hohlfuß; Fußfehlbildung mit ausgeprägtem Längsgewölbe, Supination des Rückfußes u. Pronation des Vorfußes, häufig kombiniert mit Krallenzehen; stampfender Gang, Schwielenbildung, ggf. Arthrose; **Formen: 1.** einfacher Hohlfuß; **2.** Ballenhohlfuß (Pes excavatus); **3.** Hackenhohlfuß (Pes calcaneus excavatus); **Urs.:** dynamisch durch Störung des Muskelgleichgewichts, häufig inf. Myelodysplasie*, Friedreich*-Ataxie, neuraler Muskelatrophie, selten idiopathisch bzw. posttraumat.; Entwicklung meist erst im 5.–6. Lj.; **Ther.:** je nach Beschwerdebild u. Alter redressierende Verbände, Einlagen, orthop. Schuhe, u. U. op. Korrektur. Vgl. Pes (Abb.).

Pes equino|varus (↑) **m:** sog. Klumpfuß; **Formen: 1.** angeb. (P. e. congenitus): Spitzfußstellung des Gesamtfußes, Varus-(Supinations-)Stellung des Rückfußes u. Supinationsadduktionsstellung des Vorfußes (vgl. Pes adductus) u. Hohlfuß, da der Vorfuß stärker als der Rückfuß plantarflektiert ist; röntg. Verlauf der Längsachsen des Talus u. Kalkaneus annähernd parallel (normal: Winkel von ca. 40°) sowohl in der a.-p. wie auch in der seitl. Ebene; Urs.: multifaktorielle Vererbung, mit erhöhtem Auftreten beim männl. Geschlecht (m : w = 2 : 1) od. durch Amnionschäden, Fruchtwassermangel, Raumbeengung bedingt; symptomatisch z. B. bei Dysplasia cranio-carpo-tarsalis, Potter-Sequenz, Kampomelie u. TAR-Syndrom; aufgrund der Ähnlichkeit mit dem embryonalen Fuß in der 5.–12. SSW wird ein Stehenbleiben auf früher embryonaler Entwicklungsstufe mit einer Entwicklungshemmung der Muskulatur (sog. Klumpfußwade) angenommen; **2.** erworben: neurogen (Myelodysplasie des Rückenmarks), paralytisch (Poliomyelitis, periphere Nervenlähmung), spastisch, posttraumatisch, postinfektiös; **Ther.:** etappenweise Redressement* mit nachfolgender Ruhigstellung in Gips; u. U. auch op. mit Achillessehnenverlängerung u. Kapsulotomie im oberen u. unteren Sprunggelenk. Vgl. Pes (Abb.).

Pes equinus (↑) **m:** sog. Spitzfuß mit fixierter Plantarflexion im oberen Sprunggelenk (Anheben der Fußspitze unmöglich); **Ätiol.:** paralytisch, spastisch, posttraumatisch; **Ther.:** je nach Grunderkrankung kons. (Redressement, Krankengymnastik), orthop. Schuhe, Orthesen od. op. (Achillotenotomie, Tenodese, Korrekturosteotomie, Arthrodese).

Pes hippo|campi (↑) m: tatzenartiges Vorderende des Hippocampus*.

Pes meta|tarso|valgus (↑) m: sog. Knick-Platt-Spreizfuß; Urs.: konstitutionell, rachitisch, statisch, paralytisch-spastisch, posttraumatisch, postinfektiös (Osteomyelitis, Tbc, Trauma); vgl. Pes transversus, Pes valgus.

Pes meta|tarsus (↑) m: sog. Spreizfuß; s. Pes transversus.

Pes plano|valgus (↑) m: sog. Knick-Plattfuß; s. Pes valgus.

Pes planus (↑) m: sog. Plattfuß; **Formen: 1.** angeb. seltene Fehlform (P. p. congenitus) mit leicht konvex gebogener Fußsohle, Abduktions- u. Pronationsstellung des Vorfußes, Valgusstellung des Rückfußes (Schaukelfuß nach Gocht); im seitl. Röntgenbild steht die Achse des Talus fast in Verlängerung des Unterschenkels; Ther.: Redressement*, Gipsschale, u. U. später op. Korrektur (od. Tripelarthrodese*); **2.** erworbener P. p.: oft kombinierte Fehlstellung, z. B. als Knick-Plattfuß (s. Pes valgus). Vgl. Pes (Abb.).

Pessar (gr. πεσσός ovales Steinchen, Stöpsel) n: (engl.) pessary; Ring od. Schale aus Hartgummi od. Kunststoff zur Pessarbehandlung*; vgl. Intrauterinpessar.

Pessar|behandlung (↑): (engl.) pessary treatment; **1.** symptomat. Behandlung von Lageanomalien des inneren Genitales (Prolapsus* uteri et vaginae, Scheidenstumpfprolaps) durch Einlegen von ring-, schalen- od. würfelförmigen Gummi- od. Kunststoffkörpern in die Scheide; bei Harninkontinenz* zur Reposition der Blasenhalsregion Verw. spez. Urethrapessare; **2.** Ther. der Zervixinsuffizienz* mit Cerclagepessar, z. B. Arabin*-Pessar; **3.** i. w. S. Kontrazeption durch Portiokappe* od. Scheidendiaphragma*.

Pest (lat. pestis Seuche, Verderben): (engl.) plague, pestis; durch Yersinia* pestis verursachte Zoonose, die durch Flöhe* (Xenopsylla cheopis, Xenopsylla brasiliensis, Pulex irritans) von Nager zu Nager u. vom Nager auf den Menschen übertragen wird; **Verbreitung:** früher weltweit, heute auf einzelne enzootische u. epizootische Herde in Bergwald- u. Savannenregionen in Nord- u. Südamerika (Rocky Mountains, Brasilien, Venezuela), Zentral-, Ost-, Südafrika, Madagaskar, Zentral- u. Südostasien beschränkt; von diesen Herden (sylvatische P.) Ausbreitung u. Übertragung auf den Menschen; früher waren Wanderratte (Rattus norvegicus) u. Haus- u. Schiffsratte (Rattus rattus) wichtige Reservoire. **Klin.:** vier Formen: **1. Beulenpest** (syn. Bubonenpest): Inkubationszeit 2–6 Tage, plötzl. Beginn, hämorrhagisch-suppurierende, nekrotisierende u. sehr schmerzhafte Entz. der regionalen Lymphknoten proximal der Flohbissstelle (meist in der Leiste); geschwüriger Zerfall der Lymphknoten möglich; in 25–50 % Übergang in Sepsis u. Tod; **2. Lungenpest:** Pestpneumonie entw. als Folge einer Bakteriämie im Verlauf der Beulenpest od. als Folge einer direkten Tröpfcheninfektion mit Yersinia pestis von Mensch zu Mensch; bei primärer Lungenpest sehr kurze Inkubationszeit (1–2 Tage); stürmischer Beginn: Dyspnoe, Zyanose, Husten bei spärl. klin. Befund; später Lungenödem u. Kreislaufversagen; unbehandelt immer tödlich (2.–5. Krankheitstag); primäre Lungenpest ist für die rasche Ausbreitung von Pestepidemien von größter epidemiol. Bedeutung. **3. Pestsepsis:** fast immer tödl. Komplikation der P.; kann als Finalstadium einer Bubonenpest od. Lungenpest od. auch primär ohne nachweisbare Bubonen auftreten; **4. abortive P.:** klin. mild verlaufende Variante der P.; meist nur leichtes Fieber u. nur ein Bubo; **Diagn.:** Klinik, bakteriol.; sporadische primäre Lungenpest wird häufig verkannt. **Ther.:** Tetracycline, Chloramphenicol, Streptomycin u. Sulfadiazin in hoher Dosierung; **Proph.:** Schutzimpfung (inaktivierte od. Lebendvakzine), Chemoprophylaxe mit Tetracyclinen, Schutzkleidung, Rattenbekämpfung, Insektizide zur Flohbekämpfung.

Pest|bakterien (↑; Bakt-*) f pl: Yersinia pestis; s. Yersinia.

Pest|floh (↑): Xenopsylla cheopis; s. Flöhe, Pest.

Pesti|zide (↑; -zid*) n pl: (engl.) pesticides; Sammelbez. für chem. Substanzen zur Bekämpfung von schädl. Tieren u. Pflanzen; Einteilung in Akarizide (gegen Milben), Fungizide (gegen Pilze; s. Antimykotika), Herbizide (gegen Unkräuter), Insektizide* (gegen Insekten), Molluskizide (gegen Schnecken), Nematizide (gegen Fadenwürmer) u. Rodentizide (gegen Nagetiere). Nach der Art ihrer Aufnahme unterscheidet man Atem-, Fraß- u. Kontaktgifte. Vgl. Umwelttoxikologie.

Pesti|zid|vergiftung (↑; ↑): (engl.) pesticide poisoning; akute od. chron. Belastung mit Bioziden; **1.** Herbizidvergiftung mit Chlorphenoxysäurederivaten (2,4-D od. 2,4,5-T*; Aufnahme >50 mg/kg KG), Bispyridiniumderivaten (Diquat, Paraquat), Benzonitrilen, Glyphosaten, Harnstoffderivaten; **2.** Insektizidvergiftung mit org. Chlorverbindungen (z. B. DDT, Lindan, Aldrin, Dieldrien, Pyrethroiden), Cholinesterasehemmern* (z. B. die Alkylphosphate Parathion, Dimethoat), Carbamaten; **3.** Rodentizidvergiftung führt zur Unterbrechung des Vitamin*-K-Zyklus. Vgl. Vergiftung.

Pes trans|versus (Pes*) m: sog. Spreizfuß; häufig kombiniert mit Plattfuß (Pes transversoplanus); eingesunkenes Quergewölbe, Verbreiterung des Vorfußes, Absinken der Metatarsalköpfchen II-IV mit Spreizung der Metatarsale I u. V (häufig Hallux* valgus u. Hammerzehen) meist inf. statischer Überlastung; **Ther.:** konservativ z. B. durch Einlagen.

Pes valgus (↑) m: sog. Knickfuß; **Formen** (entspr. dem Alter): **1.** kindlicher (flexibler) Knick-Senkfuß: meist harmlose, bei Gehbeginn erkennbare verstärkte Valgusstellung der Ferse mit Abflachung des medialen Fußgewölbes, die im Zehenstand verschwindet; **2.** Adoleszenten-Knick-Plattfuß: bei Vorschädigung od. inf. Überbeanspruchung entstehender (zuerst muskulär, dann ligamentär bzw. ossär) fixierter, mit schmerzhaften Reizzuständen einhergehender P. v.; **3.** Knick- bzw. Knick-Plattfuß des Erwachsenen: oft mit geringerer Schmerzsymptomatik inf. arthrotischer Versteifung; **Ther.:** je nach Schweregrad kons. durch Fußgymnastik, Einlagen, orthop. Schuhe (bei Lähmungsknickfuß ggf. Gehapparat), bei chron. starken Beschwerden u. U. operativ (z. B. Hoffa*-Plattfußoperation). Vgl. Pes (Abb.).

Pes varus (↑) m: ältere Bez. für Pes* equinovarus.

PET: Abk. für **P**ositron**e**nemissions**t**omographie*.

Petechien (ital. petecchie Blut-, Fieberflecken) f pl: (engl.) petechiae; s. Hautblutungen.

Peters-An|omalie (Albert P., Ophth., Bonn, 1862–1938; Anomalie*) f: (engl.) Peters' anomaly; angeb. zentrale Corneatrübung mit Defekt der Descemet-Membran, Sekundärglaukom, Mikrocornea u. Mikrophthalmie; **DD:** Rötelnembryopathie.

Pethidin (INN) n: Opioidanalgetikum; s. Opioide.

PETIA: Abk. für (engl.) **p**article **e**nhanced **t**urbidimetric **i**mmuno**a**ssay; s. Immunassay, turbidimetrischer.

Petiolus (lat. Füßchen, Obststiel) m: Stiel.

Petiolus epi|glottidis (↑; Ep-*; Gloss-*) m: Kehldeckelstiel; durch das Lig. thyroepiglotticum am Schildknorpel befestigt.

Petit-Band (Jean L. P., Chir., Anat., Paris, 1674–1750): Ligamentum rectouterinum.

Petit-Dreieck (↑): Trigonum* lumbale inferius.

Petit-Hernie (↑; Hernie*) f: syn. Hernia lumbalis; s. Hernie.

Petit-Kanal (François Pourfour du P., Anat., Chir., Ophth., Paris, 1664–1741): (engl.) Petit's canal; Spatia zonularia; mit Kammerwasser gefüllte Räume zw. den Fibrae zonulares des Auges.

Petit mal (frz. kleines Übel): nicht mehr gebräuchl. Bez. für verschiedene Formen epileptischer Anfälle (z. B. Absence, Myoklonien, einfach- od. komplex-partielle Anfälle; s. Epilepsie).

Petri|fikation (gr. πέτρος Stein; lat. facere machen) f: (engl.) petrifaction, petrification; steinartige Umwandlung eines Gewebes durch gleichmäßige Calciumsalzablagerungen.

Petri-Schale (Julius R. P., Bakteriol., Berlin, 1852–1921): (engl.) Petri dish; runde Schale für Bakterienkulturen; heute überwiegend aus Kunststoffen.

Petrositis (↑; -itis*) f: akute od. chron. Entz. des Felsenbeins; vgl. Gradenigo-Syndrom.

Petrussa-In|dex m: Index zur Reifebestimmung des Neugeborenen* u. Abschätzung des Gestationsalters durch Bewertung des äußeren Aspekts (Haut, Ohr, Brust, Testis bzw. Labia majora u. Sohlenfalten); vgl. Reifezeichen des Neugeborenen.

P

Petry-Syn|drom n: s. Silikoarthritis.

Petting (engl. to pet streicheln) n: wechselseitige Reizung der Geschlechtsteile ohne Koitus* bis zum Orgasmus.

Petz-Näh|apparat (Aladár de P., zeitgen. Chir., Ungarn): s. Nähapparate.

Peutz-Jeghers-Syn|drom (Johannes L. A. P., Int., Rotterdam, 1886–1957; Harold J. J., Int., Boston, Georgetown, geb. 1904) n: autosomaldominant erbl. Erkr. mit nichtneoplastischer Polyposis* intestinalis u. im Kleinkindesalter auftretender perioraler Melaninpigmentation (s. Abb.); **Häufigkeit:** 1:120 000 Geburten; **Pathol./Anat.:** die von der Lamina muscularis mucosae ausgehenden polypösen Hamartome sind v. a. im Dünndarm, auch in Magen, Colon u. Rektum lokalisert u. entarten nur sehr selten maligne (s. Adenom-Karzinom-Sequenz); **Klin.:** Manifestation meist zw. 20. u. 30. Lj. mit rezidiv. kolikartigen Bauchschmerzen u. Magen-Darm-Blutungen. Als Kompl. können Invagination* u. Ileus* auftreten; ovarielle Tumoren in 10 % der Fälle (Dysgerminom, Granulosazelltumor, Kystadenom), Hodentumoren (Sertoli-Zelltumor u. a.), Mammakarzinome, Pankreasadenokarzinome; **Diagn.:** Endoskopie (s. Abb.) mit Biopsie, röntg. Magen-Darm-Passage; **Ther.:** bei Kompl. Dünndarmresektion u. Enteroanastomose.

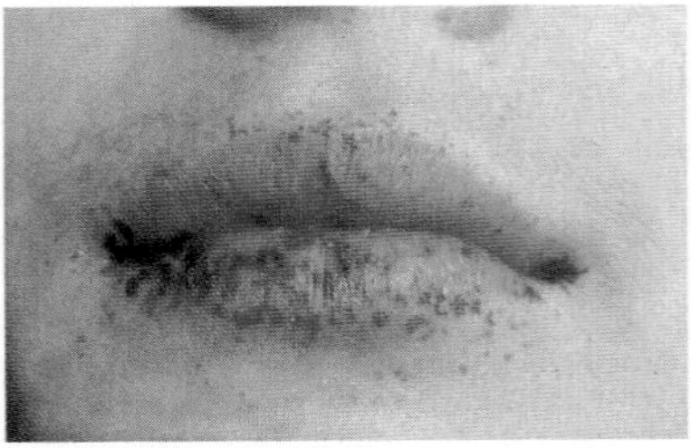

Peutz-Jeghers-Syndrom: periorale Pigmentationen [62]

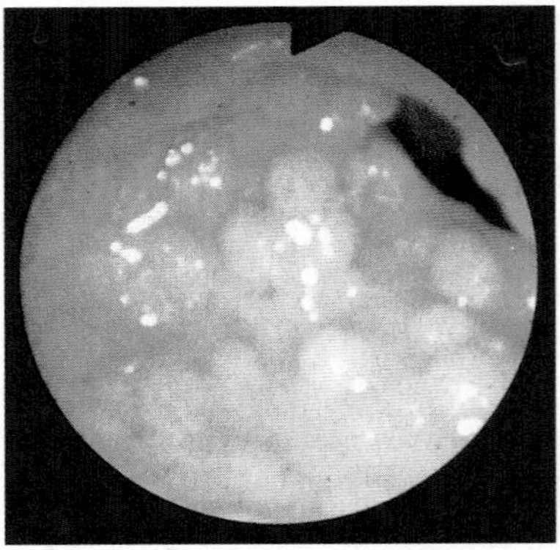

Peutz-Jeghers-Syndrom: endoskopischer Befund mit Polypen im Ileum [62]

-pexie: Wortteil mit der Bedeutung das Befestigen; von gr. πῆξις.

Peyer-Plaques (Johann K. P., Anat., Schaffhausen, 1653–1712) f pl: (engl.) Peyer's patches; Folliculi lymphoidei aggregati; Haufen von Lymphknötchen im Ileum; als Bestandteil des Immunsystems* haben die P.-P. eine wichtige Funktion bei der lokalen Immunität. Bei Typhus abdominalis treten sie beetartig hervor u. zerfallen geschwürig.

Peyronie-Krankheit (François de la P., Chir., Montpellier, Paris, 1678–1747): syn. Induratio* penis plastica.

Pezzer-Katheter (Oscar de P., Chir., Paris, 1853–1917; Katheter*) m: (engl.) Pezzer's catheter; Blasenkatheter* mit Spreizschnabel zur Fixierung.

PF: Abk. für **P**lättchen**f**aktor; s. Plättchenfaktoren.

Pfählungs|verletzungen: (engl.) impalement traumas; tief penetrierende Weichteilverletzungen im Bereich des Genitales u. der Dammregion durch Aufspießung, z. B. auf einen Pfahl, Deichsel (Roller), häufig mit Begleitverletzungen des Harntrakts (Harnröhrenabriss, Blasenläsion) bzw. des Rektosigmoids u. anderer Beckenorgane; vgl. Kohabitationsverletzungen.

Pfannen-Perthes (Georg C. Pf., Chir., Tübingen, 1869–1927): s. Perthes-Calvé-Legg-Krankheit.

Pfannenstiel-Quer|schnitt (Hermann J. P., Gyn., Breslau, 1862–1909): (engl.) Pfannenstiel's incision; auch suprapubischer Querschnitt, Faszienquerschnitt; (chir.) Bauchschnitt mit querer Durchtrennung von Haut, Unterhautgewebe u. Faszie etwa 2–3 Querfinger oberh. der Symphyse (kosmetisch günstig); vgl. Schnittführung.

Pfannen|wanderung: (engl.) acetabular shift; röntg. erkennbare, durch Zerstörung des Gelenks inf. tuberkulärer Koxitis, Osteomyelitis, angeb. Hüftgelenkluxation u. a. verursachte Ausweitung der Hüftgelenkpfanne u. Verlagerung des Femurkopfs meist nach oben hinten.

Pfanne, tiefe: (engl.) sunken acetabulum; (röntg.) Vorwölbung der Linea ilioischiadica über die Linea terminalis als Zeichen der Arthrosis deformans am Hüftgelenk; u. U. Protrusio* acetabuli.

Pfaundler-Hurler-Krankheit (Meinhard von P., Päd., München, 1872–1947; Gertrud H., Päd., München, 1889–1965): syn. Hurler*-Pfaundler-Krankheit.

PFC: Abk. für (engl.) **p**laque **f**orming **c**ell (Plaque bildende Zelle); s. Plaque-Test.

PFC-Syn|drom n: Kurzbez. für (engl.) **p**ersistent **f**etal **c**irculation syndrome; Syndrom der persistierenden fetalen Zirkulation, auch persistierende pulmonale Hypertension des Neugeborenen (Abk. PPHN); **Vork.:** meist bei reifen Neugeborenen, häufig i. R. schwerer Grunderkrankung mit Hypoxie u. Azidose (z. B. Mekoniumaspiration, Pneumonie, Lungenhypoplasie, Schock, Sepsis), selten idiopathisch; **Path.:** Persistenz fetaler Kreislaufverhältnisse mit Rechts-Links-Shunt über Foramen ovale, Ductus arteriosus u. intrapulmonale Kurzschlussverbindungen durch einen hohen pulmonalarteriellen Druck; **Klin.:** Zyanose (trotz Sauerstoffbeatmung), Tachypnoe; **Diagn.:** im EKG Zeichen der Rechtsherzbelastung, Rechts-Links-Shunt über das Foramen ovale u./od. den persistierenden Ductus arteriosus; im Rö.-Thorax helle Lungenfelder inf. verminderter Lungendurchblutung; **Ther.:** Sauerstoffzufuhr, maschinelle Hyperventilation, Alkalisierung, medikamentöse Senkung des Lungengefäßwiderstands (Alpharezeptorenblocker, Prostacyclin, NO-Beatmung), evtl. ECMO*; **Progn.:** Letalität 15–20 %. Vgl. Hypertension, pulmonale.

Pfeffer|minze: (engl.) peppermint; Mentha piperita; Kulturpflanze aus der Fam. der Lippenblütler; Laubblätter Menthae piperitae folium u. aus den Zweigspitzen gewonnenes etherisches Öl enthalten Menthol*, Gerbstoffe, Flavonoide; **Verw.:** bei krampfartigen Beschwerden im Magen-Darm-Trakt u. in den Gallenwegen.

Pfeffer, schwarzer: (engl.) black pepper; Piperis nigri fructus; Früchte von Piper nigrum; enthalten etherisches Öl u. scharf schmeckende Säureamide; **Wirkung:** reflektorische Anregung der Speichel- u. Magensaftsekretion, Steigerung der Amylaseaktivität in Speichel u. Pankreas.

Pfeifer-Weber-Christian-Syn|drom (Victor P., deutscher Arzt, 1846–1921; Frederick P. W., Arzt, London, 1863–1962; Henry A. Ch., Int., Boston, 1876–1951) n: syn. Panniculitis* nodularis non suppurativa febrilis et recidivans.

Pfeiffer-Drüsen|fieber (Emil P., Int., Wiesbaden, 1846–1921): syn. Mononucleosis* infectiosa.

Pfeiffer-Syn|drom (Rudolf A. P., Humangenet., Erlangen, geb. 1931) n: zu den Akrozephalosyndaktylie*-Syndromen gehörender, autosomal-dominant erbl. Fehlbildungskomplex; Mutationen im Fibroblastenwachstumsfaktor-Rezeptor-2-Gen (Genlokus 10q26) u. Genlokus 8p11.2-p11.1; **Sympt.:** Schädeldeformität inf. prämaturer Schädelnahtsynostose u. Syndaktylie II, III u. IV (selten auch präaxiale Verdoppelung der Großzehen), breite Daumen.

Pfeiffer-Versuch (Richard F. J. P., Bakteriol., Königsberg, Breslau, 1858–1945): (engl.) Pfeiffer's test; Tierversuch zum Nachweis best. Bakterien (z. B. Vibrio cholerae) durch Infizierung zuvor aktiv od. passiv immunisierter Versuchstiere u. nichtimmuner Kontrollen.

Pfeiler|naht: (engl.) Czerny's suture; op. Verengung des Leistenkanals durch Vernähen zweier kanalparalleler Faszienfalten der Aponeurose des M. obliquus externus abdominis; v. a. zur op. Behandlung einer angeb. Leistenhernie im Kindesalter; vgl. Hernioplastik.

Pfeiler|re|sektion (Resektion*) f: (engl.) costoversion thoracoplasty; Form der Thorakoplastik*.

Pfeiler|zellen (Zelle*): s. Corti-Organ.

Pfeil|gift: (engl.) arrow poison; s. Curare.

Pfeil|naht: (engl.) sagittal suture; Sutura sagittalis, Sagittalnaht; in der Mittellinie zw. beiden Scheitelbeinen.

Pferde|en|zephalitis (Enkephal-*; -itis*) f: (engl.) equine encephalitis; Enzephalomyelitis bei Pferden; Vork. in Nord- u. Südamerika sowie Russland; beim Menschen gelegentl. epidemische Inf. mit v. a. bei Kindern u. Jugendlichen häufig letalen Verläufen. Wahrscheinl. wegen umfangreicher Impfmaßnahmen bei Pferden ist die P. für den Menschen zurzeit praktisch bedeutungslos. **Err.:** Vetreter des Genus Alphavirus* der Togaviridae*, geograph. benannt: Eastern-Equine-Encephalitis-Virus (EEEV), Western-Equine-Encephalitis-Virus (WEEV) u. Venezuela-Equine-Encephalitis-Virus (VEEV); Übertragung durch Mücken (Culicinae).

PFGE: Abk. für **P**uls*-**F**eld-**G**el-**E**lektrophorese.

PFK: Abk. für 6-**P**hospho**f**rukto**k**inase*.

Pflanzen|stoffe, sekundäre: Gruppe chem. sehr unterschiedl. von Pflanzen synthetisierter Verbindungen ohne Bedeutung im pflanzl. Grundstoffwechsel, aber mit vielfältigen ökolog. Funktionen (z. B. Lockstoffe, Gifte als Fraßschutz); **Wirkungen** auf den menschl. Organismus: **1.** Schädigung der Gesundheit; z. B. Blausäure*, Lektine*, Solanin* u. a. Alkaloide*; **2.** gesundheitsfördernde u. -erhaltende Wirkungen: antikanzerogen wirken Carotinoide* u. Proteaseinhibitoren in nicht tox. Konz. (z. B. in Hülsenfrüchten, Getreide, Nüssen, Kartoffeln); Flavonoide* schützen vor tox. Sauerstoffspecies (s. Antioxidanzien). Polyphenole u. Glukosinolate (z. B. in Senf, Meerrettich, Kohl) wirken antimikrobiell, im Knoblauch enthaltene Schwefelverbindungen antithrombotisch, Saponine* (z. B. in Hülsenfrüchten u. Hafer) entzündungshemmend, Reserpin* blutdruck- u. Phytosterole* cholesterolsenkend. Vgl. Digitalisglykoside, Gerbstoffe, Phytotherapie, Öle, etherische.

Pflaster: s. Emplastrum, TTS, Verbände.

Pflaster|stein|de|generation (Degeneratio*) f: (engl.) cobblestone degeneration; gutartige periphere Netzhautveränderung; abgegrenztes gelblich-weißes Areal, in dem evtl. Choroideagefäße sichtbar werden; **Urs.:** spontane chororetinale Vernarbung; Vork. bei ca. 25 % aller gesunden Augen.

Pflaumen|bauch|syn|drom n: s. Prune-belly-Syndrom.

Pflaumer-Katheter (Eduard P., Urol., Erlangen, 1872–1957; Katheter*) m: (engl.) Pflaumer's catheter; Ureterkatheter* aus Weichgummi (Ø 7–10 Charrière), der zur Applikation auf einen Katheterspanner (Fülldraht) aufgezogen wird.

Pflege|ana|mnese (Anamnese*) f: (engl.) nursing anamnesis; Informationssammlung über den Pat., die als Grundlage für die Pflegeplanung* dient; umfasst die Feststellung von **1.** Personalien, **2.** Diagn. u. Ther. sowie entspr. Verordnungen, **3.** körperl. Zustand, **4.** individuellen Bedürfnissen des Pat. (u. evtl. seiner Angehörigen bzw. Freunde), **5.** Ausmaß der Pflegebedürftigkeit, **6.** Fähigkeit zur Mitarbeit (vorhandene Kompetenzen zur Selbstpflege) u. Defiziten, die durch professionelle Pflege zu ersetzen sind.

Pflege|bedürftigkeit: (engl.) in need of care; **1.** i. w. S. jeder Gesundheitzustand, in dem Pflege benötigt wird; **2.** i. S. der sozialen Pflegeversicherung* ein auf körperl., geistiger od. seel. Krankheit od. Behinderung beruhender, durch ärztl. Intervention i. d. R. nicht mehr beeinflussbarer Gesundheitszustand, aufgrund dessen die betroffene Person in den elementaren Lebensbereichen der Körperpflege, der Ernährung, der Mobilität od. der hauswirtschaftl. Versorgung für die gewöhnlichen u. regelmäßig wiederkehrenden Verrichtungen im Ablauf des tägl. Lebens (vgl. ADL) für mind. sechs Monate in einem wenigstens erhebl. Maße fremder Hilfe (durch paramed. Berufe) bedarf (vgl. §§ 14 u. 15 SGB XI); die P. ist in drei Pflegestufen (I: erhebliche P., II: Schwerpflegebedürftigkeit, III: Schwerstpflegebedürftigkeit) unterteilt u. wird durch den medizinischen Dienst* der Krankenversicherung festgestellt; ihr Eintritt berechtigt zur Inanspruchnahme der Leistungen der Pflegeversicherung (bzw. in den Fällen der §§ 68 BSHG, 44 SGB VII der Sozialhilfe od. der gesetzl. Unfallversicherung). Im Ggs. dazu wird der Pflegebedarf i. R. einer med. notwendigen Heilbehandlung durch die Kranken- od. Unfallversicherung (als Teil der Krankenhausbehandlung od. als häusliche Krankenpflege*) gedeckt; die zur Vermeidung od. Überwindung von P. erforderlichen med. Maßnahmen sind von den zuständigen Rehabilitationsträgern (insbes. den Krankenkassen gemäß §§ 11 Abs. 2, 23 Abs. 1 Nr. 3 SGB V) zu erbringen (vgl. §§ 5, 31 SGB XI).

Pflege|dokumentation f: (engl.) nursing records; Aufzeichnung aller Stufen des Pflegeprozesses*.

Pflege|planung: (engl.) care planning; beinhaltet **1.** die generelle u. individuelle Problemstellung; **2.** die Festlegung der Pflegeziele; **3.** die Ausarbeitung der Pflegemaßnahmen. Die Pflegemaßnahmen haben Verordnungscharakter u. müssen eingehalten u. kontrolliert werden.

Pflege|prozess m: (engl.) nursing process; geplante Krankenpflege* unter Einbeziehung ersichtl. u. zu erwartender Pflegeprobleme sowie der Fähigkeiten u. Kräfte des Pat. u. evtl. seiner Angehörigen bzw. Freunde; besteht aus Informationssammlung (Pflegeanamnese*), Feststellung von Pflegeproblemen, Ressourcen u. Pflegezielen, Planung der Pflegemaßnahmen (Pflegeplanung*), Durchführung der geplanten Maßnahmen, Beurteilung der Ergebnisse u. evtl. Festlegung neuer Ziele bzw. veränderter Pflegemaßnahmen.

Pflege|versicherung, soziale: Abk. PV; in zwei Stufen (zum 1.4.1995 u. zum 1.7.1996) wirksam gewordener jüngster Zweig der Sozialversicherung mit der Aufgabe der Grundsicherung pflegebedürftiger Personen; Motive für seine Errichtung waren die stetige Zunahme der Zahl v. a. älterer Pflegebedürftiger u. deren angesichts erhebl. Pflegekosten vielfach bestehender Sozialhilfeabhängigkeit. Die Leistungen der PV knüpfen an den Eintritt von Pflegebedürftigkeit* an u. umfassen häusl., teil- u. vollstationäre Pflegeleistungen, die Versorgung mit Pflegehilfsmitteln sowie Leistungen für nicht erwerbsmäßig tätige Pflegepersonen (vgl. § 28 SGB XI); in der ambulanten u. teilstationären Pflege werden (nach Pflegestufen differenzierte) Sach- od. Geldleistungen (od. beide zusammen als sog. Kombinationsleistungen) gewährt; in der (gegenüber den anderen Leistungstypen nachrangigen) vollstationären Pflege werden von der PV die Kosten für Pflegeleistungen, nicht aber für Unterkunft u. Verpflegung, bis zu einem monatl. Betrag von DM 2800 (in Härtefallen bis zu DM 3300) übernommen. Die Versicherungspflicht in der PV folgt der Versicherung in der gesetzl. Krankenversicherung*; Träger der PV sind insoweit die (bei den Krankenkassen angesiedelten, jedoch rechtl. selbstständigen) Pflegekassen. Privat Krankenversicherte sind zum Abschluss einer privaten PV (mit gleichwertigen Leistungen) verpflichtet.

Pfleg|schaft: s. Betreuung.

Pflüger-Gesetz (Eduard F. P., Physiol., Bonn, 1829–1910): (engl.) Pflüger's law; sog. Zuckungsgesetz; gesetzmäßiges Verhalten der Muskelzuckungen bei Schließen u. Öffnen des elektr. Reizstromkreises in Abhängigkeit von der gewählten Reizelektrode u. der Reizqualität (Stromstärke u. -richtung). Vgl. Elektrotonus.

Pflug|schar|bein: Vomer*.

Pfötchen|stellung: s. Tetanie.

Pfort|ader: (engl.) portal vein; Vena portae hepatis; die große Vene, die das gesamte aus der Bauchhöhle zurückfließende venöse Blut sammelt; den Stamm bilden die Vv. gastricae (die auch das Blut aus dem unteren Ösophagusbereich zurückführen), die V. mesenterica sup. u. die V. splenica, in die die V. mesenterica inf. mündet. Vgl. Anastomosen, portokavale; Hypertension, portale.

Pfort|ader|entzündung: s. Pylephlebitis.

Pfort|ader|gefäße der Hypo|physe (Hypophyse*): (engl.) portal vessels of the pituitary gland; Gefäßverbindung von bes. Bau zw. Hypothalamus u. Hypophysenvorderlappen (s. Abb.); leitet vermutl. humorale Stoffe (Releasing*-Hormone) vom Hypothalamus zum Hypophysenvorderlappen. Vgl. Zwischenhirn.

Pfort|ader|hoch|druck: syn. portale Hypertension*.

Pfort|ader|stauung: s. Hypertension, portale.

Pfort|ader|thrombose (Thromb-*; -osis*) f: (engl.) portal vein thrombosis; Pylethrombose; Thrombose der Pfortader bzw. der Vena lienalis, z. B. nach Pylephlebitis*, perinataler Inf. der Umbilikalgefäße, i. R. einer Pankreatitis od. bei Pankreaskarzinom; kann zu Pfortaderverschluss u. einer portalen Hypertension* führen. Vgl. Zahn-Infarkt.

Pfort|ader|verschluss: (engl.) occlusion of the portal vein; sog. zentraler prähepatischer Block;

P

völliger Verschluß der Pfortader od. ihrer Äste durch komprimierende Prozesse (Tu.) od. Pfortaderthrombose*.

Pfropf|gestose (lat. gestatio das Tragen, Ausgetragenwerden; -osis*) f: s. Gestose.

Pfropf|kern: s. Nucleus emboliformis.

Pfropf|thrombose (Thromb-*; -osis*) f: (engl.) propagating thrombosis; syn. Appositionsthrombose; Bildung eines Thrombus*, der in

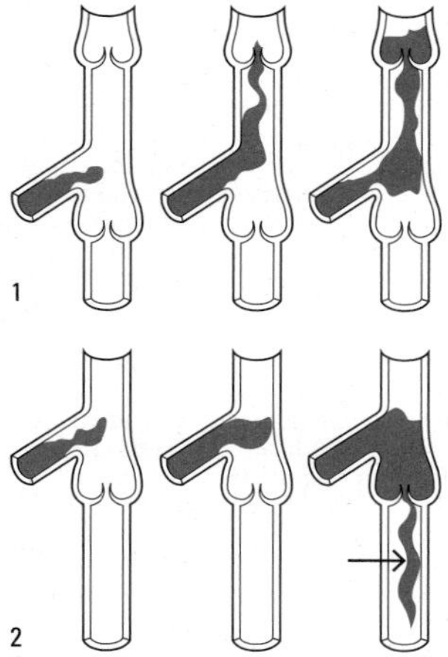

Pfropfthrombose: aszendierendes (1) u. deszendierendes Thrombenwachstum mit sog. (2) Stalaktitenzeichen (Pfeil) [492]

kurzer Zeit vom Ausgangsort in größere Abschnitte der venösen Gefäße wächst.

Pfropfung: (engl.) grafting; Hautpfropfung; veraltetes Verf. zur Deckung von ausgedehnten Hautdefekten durch Implantation kleinerer autogener Epidermisstückchen in Granulationsgewebe zur Beschleunigung der Epithelisierung; vgl. Hauttransplantat.

PFU: Abk. für (engl.) **p**laque **f**orming **u**nit; Plaque bildende Einheit; Bez. für eine Viruseinheit, die auf einem Zell- od. Bakterienrasen Lyse in Form eines runden Flecks erzeugt; vgl. Plaque.

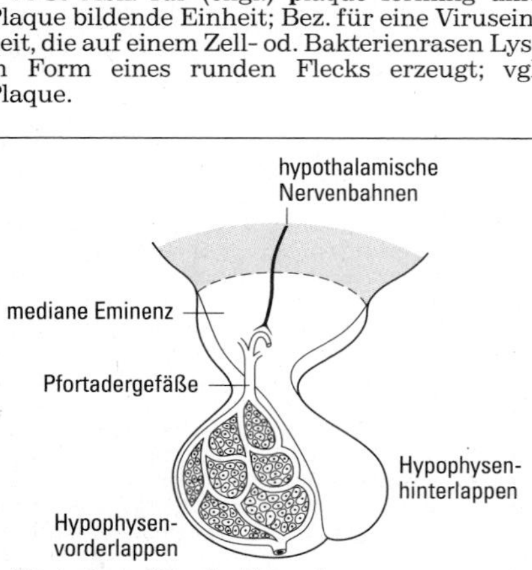

Pfortadergefäße der Hypophyse

PG: Abk. für **P**rosta**g**landine*.

PGA-Syn|drom n: Kurzbez. für **p**oly**g**landuläres **A**utoimmunsyndrom*.

PGD: Abk. für **1.** 6-**P**hospho**g**lukonat**d**ehydrogenase*; **2. p**räimplantive **g**enetische **D**iagnostik; s. Präimplantationsdiagnostik.

PGM: (biochem.) Abk. für **1. P**hospho**g**lukomutase*; **2. P**hospho**g**lycerat**m**utase*.

PGP: Abk. für **P**hospho**g**lykolat**p**hosphatase*.

Ph_1: Kurzbez. für Philadelphia*-Chromosom.

pH: Abk. für Potenz (p, nach anderen pondus hydrogenii) u. Maß für Wasserstoffionenkonzentration* (H); neg. dekadischer Logarithmus der Wasserstoffionenkonzentration: $pH = -\log [H^+]$. Der pH zeigt die saure (pH <7), neutrale (pH=7) od. alkal. (pH >7) Reaktion einer Lösung an. **pH akt:** Symbol für den aktuellen pH-Wert einer Blutprobe, der das Endprodukt aller Einflüsse auf die Azidität abbildet; **pH qu 40:** pH-Wert einer Blutprobe, die mit 40 mmHg pCO_2 u. hohem pO_2 äquilibriert worden ist; veranschaulicht den metabol. bedingten Teil der Azidität; vgl. Standardbicarbonat, Partialdruck.

pH
Physiologische pH-Werte

Körperflüssigkeit	pH
Blut, Serum	7,37–7,45
Pankreassaft	7,5 –8,8
Galle	6,5 –8,2
Harn	4,5 –7,9
Magensaft	1 –4
Milch	6,5 –6,9
Speichel	5,5 –7,8

PHA: Abk. für **P**hyt**h**ä**m**a**g**glutinine; s. Lektine.

Phän (gr. φαίνεσθαι sich zeigen, erscheinen) n: (engl.) genetic trait; Merkmal, das best. Genen od. Genkonstellationen zugeordnet werden kann.

Phäno|kopie (↑) f: (engl.) phenocopy; eine durch Außenfaktoren, im Zusammenspiel mit den spez. Erbanlagen bewirkte Veränderung in der Merkmalbildung (Phänogenese) eines Genotyps, die zur Nachbildung des Manifestationsmusters eines anderen Genotyps führt; die entstehenden phänotyp. Modifikationen sind nicht erblich, d. h., der Genotyp selbst bleibt unbeeinflusst. Exogene Faktoren können während der Schwangerschaft zu intrauterinen Entwicklungsstörungen versch. kindlicher Organe od. Organsysteme führen, wenn sie während der Determinationszeit einwirken, z. B. Katarakt (durch rezessiven Erbgang bedingt od. durch Rötelninfektion bzw. Strahlenexposition in der Frühschwangerschaft), Warfarin-Embryopathie (klinisch identisch mit der genetisch bedingten Chondrodysplasia punctata). Vgl. Erkrankungen, pränatale; Krankheiten, genetische.

Phänomen, gusto|lakrimales (↑) n: s. Krokodilstränenphänomen.

Phänomeno|logie (↑; -log*) f: (engl.) phenomenology; (med.) Lehre von den Krankheitszeichen.

Phäno|typus (↑; gr. τύπος Gepräge, Bild) m: (engl.) phenotype; Merkmalbild, Erscheinungsbild (im Ggs. zum Genotypus*, dem sog. Erb- od.

Anlagenbild); Summe aller an einem Einzelwesen vorhandenen Merkmale (Phäne), sein äußeres Bild, seine äußere Erscheinungsform u. seine funkt. Eigenschaften, die durch den Genotypus im Zusammenwirken mit Umwelteinflüssen versch. Art geprägt werden. Der Grad der phänotyp. Ausprägung wird durch die Expressivität* beschrieben.

Phäo|chromo|blastom (gr. φαιός grau; Chrom-*; Blast-*; -om*) n: (engl.) pheochromoblastoma; unreifzellige Form des Phäochromozytoms* mit hämatogener od. lymphogener Metastasierung; Metastasen z. T. nicht chromaffin.

Phäo|chromo|zytom (↑; ↑; Zyt-*; -om*) n: (engl.) pheochromocytoma; seltener, katecholaminproduzierender, in ca. 10 % der Fälle maligner Tumor des chromaffinen Gewebes; sezerniert Adrenalin* u. Noradrenalin*; vermehrte Sekretion von Dopamin* v. a. bei malignem Ph.; **Vork.:** familiär gehäuft (oft bilateral) u. überdurchschnittl. häufig bei MEN*-Syndromen (Typ IIa u. IIb), Neurofibromatose, Hippel-Lindau-Syndrom; **Lok.:** v. a. im Nebennierenmark (85 %) od. im Bereich des abdominalen u. thorakalen Grenzstrangs (meist paraaortal, sog. Paragangliome); **Klin.:** Hypertonie (anfallweise od. persistierend), Tachykardie, Kopfschmerz, Schweißausbrüche, Zittern, u. U. Hyperglykämie; auch symptomarmer Verlauf mögl.; **Diagn.:** wiederholte Bestimmung von Katecholaminen u. ihren Metaboliten (Metanephrin, Normetanephrin) im angesäuerten 24-Std.-Sammelurin, Clonidin-Hemmtest, Glucagontest (nur bei normotonen Pat.); Ultraschalldiagnostik, Computertomographie, Kernspintomographie, Szintigraphie mit 131-Iod-meta-Iodobenzylguanidin; **Ther.:** chir. Entfernen nach präop. medikamentöser Alpharezeptorenblockade (z. B. mit Phenoxybenzamin); bei hypertensiver Krise kontrollierte Blutdrucksenkung.

Phäo|derm (↑; Derm-*) n: ungebräuchl. Bez. für graubraune bis schwärzl. Verfärbung der Haut; bedingt durch die Eigenfarbe ausgetrockneter, der Haut aufliegender Zellen, z. B. bei Ichthyose, Pityriasis versicolor, eingetrockneten Blasen.

P

Phag-: auch Phago-, -phagus, -phagie; Wortteil mit der Bedeutung verzehren; in Zusammensetzungen auch Speise-; von gr. φαγεῖν.

Phagedänismus, tropischer (gr. φαγέδαινα fressendes Geschwür) m: (engl.) tropical phagedenic ulcer; Auftreten von schlecht heilenden, chron. Geschwüren u. a. bei Leishmaniasen* u. tropischen Treponematosen*; vgl. Ulcus tropicum.

Phagen (Phag-*) m pl: (engl.) phages; Kurzbez. für Bakteriophagen*.

Phagen|ad|sorption (↑; Ad-*; lat. sorbere verschlingen, einschlürfen) f: (engl.) phage adsorption; Anheftung eines Bakteriophagen* an Rezeptoren der bakt. Zelloberfläche; abhängig auch von anorg. (z. B. Ca^{2+}) od. org. (z. B. Tryptophan) Cofaktoren, pH u. Temperatur.

Phagen|kon|version (↑; lat. conversio Umwandlung, Veränderung) f: syn. lysogene Konversion*.

Phagen|neutralisations|test (↑) m: (engl.) phage neutralization test; sehr empfindl. Methode zum Nachw. von Antikörpern, die geg. Phagen gerichtet sind od. geg. Substanzen, die an Phagen gekoppelt wurden; basiert auf der Tatsache, dass die Anwesenheit von spezif. Ak die Fähigkeit der Phagen beeinträchtigt, das Wirtsbakterium zu infizieren.

Phagen|typ (↑) m: (engl.) phage type; syn. Lysotyp; Bez. für Bakterienstämme, die aufgrund der Lyse durch spezif. Bakteriophagen* unterschieden werden können; vgl. Lysotypie.

Phagen|typisierung (↑): s. Lysotypie.

Phago|zyten (↑; Zyt-*) m pl: (engl.) phagocytes; sog. Fresszellen; Bez. für die zur Phagozytose* befähigten, überwiegend sessilen Makrophagen* sowie die mobilen Monozyten* u. (neutro- u. eosinophilen) polymorphkernigen Granulozyten*.

Phago|zytose (↑; ↑; -osis*) f: (engl.) phagocytosis; Aufnahme fester Partikel (z. B. Gewebetrümmer, Fremdkörper, Mikroorganismen) in das Zellinnere von Phagozyten* mit intrazellulärem (enzymat., oxidativem) Abbau; nach Anlagerung an die Zellmembran (z. B. von opsonisierten Mikroorganismen durch Bindung an membranständige Fc- u. Komplementrezeptoren) kommt es zur Aktivierung kontraktiler Strukturen innerh. des Zytoplasmas mit Einschluss der Partikel in Zytoplasmavakuolen durch lokale Einstülpung der Zellmembran bzw. Ausformung von zellulären, die Partikel umfließenden Pseudopodien. Vgl. Zellmembran (Tab.), Metabolismus, oxidativer.

Phak|ek|tomie (Phako-*; Ektomie*) f: (engl.) phacectomy; auch Lentektomie; spez. Technik der Staroperation*; Ausschneiden der getrübten Linse samt Kapsel, Zonula u. vorderem Glaskörper bei geschlossenem Bulbus mit einem Vitrektomiegerät über einen Zugang am Limbus corneae od. über die Pars plana; **Ind.:** v. a. kongenitale u. juvenile Katarakt* sowie Cataracta traumatica bzw. Cataracta complicata.

Phako-: Wortteil mit der Bedeutung Linse; von gr. φακός.

Phako|e|mulsi|fikation (↑; lat. emulgere, emulsus ab-, ausschöpfen; facere tun) f: (engl.) phakoemulsification; Methode der Staroperation*.

Phakomatosen (↑; -om*; -osis*) f pl: (engl.) phakomatoses; Oberbegriff für neurokutane Syndrome mit ektodermalen bzw. mesenchymalen Tumoren sowie kongenitalen Gefäßveränderungen an Haut, Augen u. ZNS (Angiophakomatosen); hierzu gehören Neurofibromatose*, tuberöse Sklerose*, Hippel*-Lindau-Syndrom u. Sturge*-Weber-Krabbe-Syndrom (früher sog. 1.–4. Ph.), Basalzellnävussyndrom*, multiple Glomustumoren*, Ataxia* teleangiectatica, LEOPARD*-Syndrom, neurokutane Melanose*, Incontinentia* pigmenti, Osler*-Rendu-Weber-Krankheit, Pseudoxanthoma* elasticum, Peutz*-Jeghers-Syndrom.

Phalangen|zellen (Phalanx*; Zelle*): (engl.) phalangeal cells; s. Corti-Organ.

Phalanx (gr. φάλαγξ Schlachtreihe) f: s. Ossa digitorum manus, Ossa digitorum pedis.

Phalen-Test (George S. Ph., zeitgen. Arzt, USA) m: Handbeugetest; Auslösung einer Parästhesie im Handgelenk durch max. Flexion der Hand bei Karpaltunnelsyndrom*.

Phallo|graphie (Phallus*; -graphie*) f: (engl.) phallography; nicht mehr gebräuchl. Verfahren zur Aufzeichnung der Häufigkeit von Erektionen u. nächtl. Tumeszenzmessung zur Diagn. von Erektionsstörungen.

Phalloidin n: s. Mykotoxine.

Phallus (gr. φαλλός Penis) m: s. Penis.

Phantasma (gr. φάντασμα) n: (engl.) phantasm; Wahrnehmung einer nicht vorhandenen Szene in Form von Halluzination*, Illusion* od. Pseudohalluzination.

Phantom|empfinden (frz. fantôme Trugbild, Sinnestäuschung): (engl.) phantom feeling; Projektion von Empfindungen in ein nach Amputation* nicht mehr vorhandenes od. z. B. durch Plexusschädigung od. Querschnittläsion denerviertes Körperteil (Extremität, Mamma, Rektum, Penis, Zahn u. a.); dieses wird als vorhanden erlebt, nach Extremitätenamputation auch als direkt am Stumpf aufsitzende geschwollene Hand bzw. Fuß (sog. Teleskopphänomen) empfunden; Ph. kann durch Berührungsreiz od. Stumpfschmerz (insbes. bei Amputationsneurom) ausgelöst werden od. spontan v. a. als Schmerz (evtl. begleitet von Stumpfschlagen), Juckreiz od. Bewegungsempfindung auftreten; Prävention bei chir. Amputation durch perioperative Leitungsanästhesie.

Phantom|schmerz (↑): s. Phantomempfinden.

Phantom|tumor (↑; Tumor*) m: (röntg.) Interlobärerguss in Form eines Rundherdes; Diagn.: (röntg.) Aufnahmen in zwei Ebenen; bei alleiniger Sagittalaufnahme Gefahr der Fehldeutung i. S. einer Neubildung.

Pharmako|dynamik (gr. φάρμακον Heilmittel; δύναμις Kraft) f: (engl.) pharmacodynamics; Teilgebiet der Pharmakologie*; untersucht den Einfluss von Arzneistoffen auf den Organismus (einschl. Dosis/Wirkungsbeziehungen, Wirkungsmechanismus, Nebenwirkungen, Toxikologie). Vgl. Pharmakokinetik.

Pharmako|genetik (↑; Genetik*) f: (engl.) pharmacogenetics; Teilgebiet der Pharmakologie, das sich mit der Analyse genet. bedingter Varianten von Pharmakodynamik u. -kinetik befasst.

Pharmako|gnosie (↑; -gnos*) f: (engl.) pharmacognosy; Drogenkunde; Erkennung u. Bewertung der Arzneipflanzen (pharmaz. Biologie).

Pharmako|kinetik (↑; Kin-*) f: (engl.) pharmacokinetics; Teilgebiet der Pharmakologie*; untersucht den Einfluss des Organismus auf Arzneistoffe u. befasst sich unter Erstellung

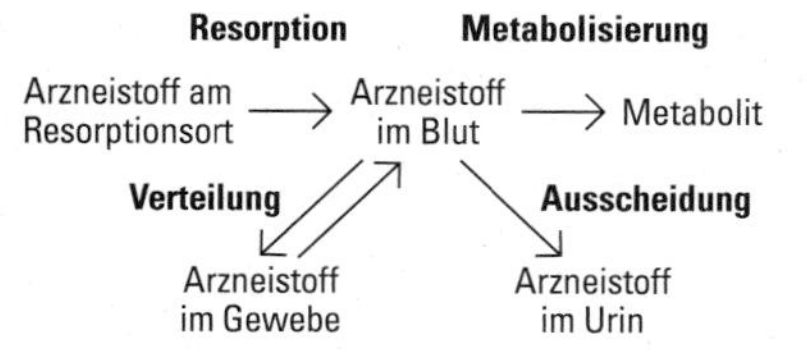

Pharmakokinetik:
pharmakokinetische Grundvorgänge

pharmakokinet. Modelle am intakten Organismus mit der Kinetik der Resorption*, Verteilung*, Metabolisierung u. Ausscheidung von (Arznei-)Substanzen mit dem Ziel, Beziehungen zur Pharmakodynamik* herzustellen u. ein optimales Dosierungsschema zu entwickeln.

Pharmako|logie (↑; -log*) f: (engl.) pharmacology; Wissenschaft von den Wechselwirkungen zw. Arzneistoffen u. Organismus; Unterteilung in Pharmakodynamik* u. Pharmakokinetik*.

Pharmakon (gr. φάρμακον) n: (engl.) drug, pharmacon; **1.** Wirkstoff*; **2.** Arzneimittel*.

Pharmako|poe (↑; gr. ποιεῖν machen) f: (engl.) pharmacopeia; Arzneibuch*.

Pharmako|radio|graphie (↑; Radio-*; -graphie*) f: (engl.) pharmacoradiography; röntg. Untersuchungsmethode mit gezielter Anw. von Arzneimitteln zur Verbesserung der Kontrastmitteldarstellung von Organen durch Ausnutzung funkt., röntgenmorphologisch fassbarer Reaktionen; z. B. Verw. von peristaltikanregenden Substanzen (Metoclopramid u. a.) od. Spasmolytika (Butylscopolaminiumbromid u. a.).

Pharmako|therapie (↑) f: (engl.) pharmacotherapy; Behandlung mit Arzneimitteln.

Pharmazie (gr. φαρμακεία Gebrauch u. Herstellung von Arzneimitteln) f: (engl.) pharmacy; Bez. für **1.** Arzneimittel betreffende naturwissenschaftl. Forschung u. Lehre, **2.** Herstellung u. Prüfung von Arzneimitteln, **3.** Arzneimittelhandel u. **4.** Abgabe in Apotheken.

Pharyng-: auch Pharyngo-; Wortteil mit der Bedeutung Kehle, Schlund; von gr. φάρυγξ.

Pharyngeal|tubus (↑; Tubus*) m: (engl.) pharyngeal tube; Rachentubus; gekrümmter Tubus* für die kurzfristige Intubation zum Freihalten der Atemwege bei Bewusstlosen (u. evtl. Atemspende*) bzw. zur vorübergehenden Mas-

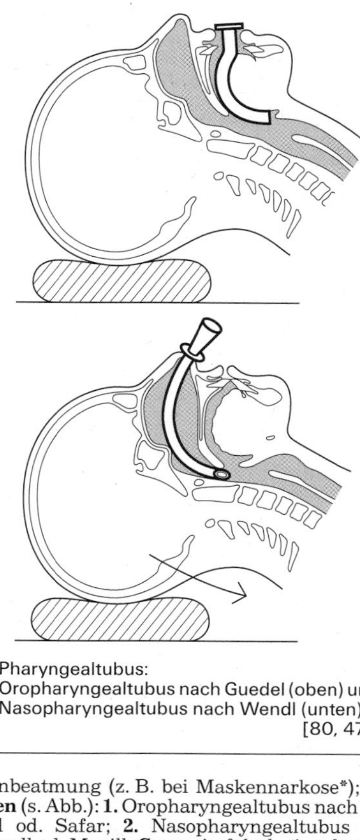

Pharyngealtubus:
Oropharyngealtubus nach Guedel (oben) und Nasopharyngealtubus nach Wendl (unten)
[80, 474]

kenbeatmung (z. B. bei Maskennarkose*); **Formen** (s. Abb.): **1.** Oropharyngealtubus nach Guedel od. Safar; **2.** Nasopharyngealtubus nach Wendl od. Magill. **Cave:** ein falsch eingelegter P.

kann zu Verletzung u. Atemwegobstruktion führen bzw. Erbrechen auslösen. Vgl. Esmarch-Heiberg-Handgriff.

Pharyngismus (↑) m: s. Glossopharyngeuskrampf.

Pharyngitis (↑; -itis*) f: Entz. im Rachenbereich; **Formen: 1. Ph. acuta** (sog. akuter Rachenkatarrh): Urs.: v. a. virale Inf., oft mit bakt. Sekundärinfektion, seltener primär bakt. Infektion, physik. od. chem. Noxen (z. B. Verbrennung); Sympt.: Schluckschmerzen, Kratzen, Brennen u. Trockenheitsgefühl im Hals mit Rötung der Rachenschleimhaut, evtl. Fieber; Ther.: symptomat. Rachenspülung, warme Halswickel, Lutschtabletten; u. U. systemisch Antibiotika; vgl. Seitenstrangangina; **2. Ph. chronica**: Oberbegriff für chron. Irritation im Rachenbereich; Urs.: exogene Noxen (Tabakrauch, Alkohol), erniedrigte Luftfeuchtigkeit (z. B. durch Klimaanlage, ständige Mundatmung), hormonale (Hypothyreose, Klimakterium) u. Stoffwechselstörungen (Diabetes mellitus), Allergie, Strahlentherapie im Halsbereich; **a)** Ph. chronica simplex mit Hustenreiz, Globusgefühl u. Schluckbeschwerden ohne allg. Krankheitsgefühl u. Fieber; **b)** Ph. chronica hyperplastica (granulosa) mit Hyperplasie der Lymphfollikel der Rachenhinterwand u. Fremdkörpergefühl, Würgreiz, Räusperzwang; **c)** Ph. chronica sicca (atrophicans) mit trockener, atroph. u. firnisartig glänzender Schleimhaut, die mit zähem Sekret bedeckt ist; meist kombiniert mit Laryngitis od. Rhinitis; Ther.: nach Ausschluss exogener Noxen Inhalationen, Erhöhung der Luftfeuchtigkeit, Emser Salz, Lutschtabletten u. a.; **DD:** Sjögren*-Syndrom, Plummer*-Vinson-Syndrom, Bursitis* pharyngealis.

Pharyngo|kon|junktival|fieber (↑; Conjunctiva*): (engl.) pharyngoconjunctival fever; durch versch. Serotypen der Adenoviridae* hervorgerufene, oft epidemisch auftretende Infektion; bes. bei Schulkindern u. Jugendlichen vorkommende fieberhafte Erkr. mit Pharyngitis, ein- od. beidseitiger follikulärer Konjunktivitis sowie Lymphknotenschwellung.

P

Pharyngo|spasmus (↑; Spas-*) m: s. Glossopharyngeuskrampf.

Pharynx (gr. φάρυγξ) m: Rachen, Schlund; membranös-muskulärer, von Schleimhaut ausgekleideter Schlauch, der von der Schädelbasis bis zum Ösophagusmund in Höhe des Ringknorpels reicht; gemeinsamer Teil des Atem- u. Speisewegs im Anschluss an Nasen- u. Mundhöhle bis zum Eingang in Trachea bzw. Ösophagus; Einteilung in drei Etagen: Pars nasalis (**Epipharynx**), Pars oralis (**Mesopharynx**), Pars laryngea (**Hypopharynx**).

Pharynx|karzinom (↑; Karz-*; -om*) n: (engl.) pharyngeal carcinoma; von der Rachenschleimhaut ausgehender maligner Tumor (i. Allg. Plattenepithelkarzinom*); Ausbreitung durch infiltrierendes Wachstum in Nachbargewebe u. -organe od. kontinuierlich (Lymphangiosis carcinomatosa) u./od. lymphogene u. hämatogene Metastasierung; s. Hypopharynxkarzinom, Oropharyngealkarzinom.

Pharynx|stimme (↑): s. Ösophagusstimme.

Pharynx|tamponade (↑; frz. tampon Pfropfen, Stöpsel) f: (engl.) pharyngeal tamponade; Tamponade des Rachens mit Mullstreifen als zusätzl. Sicherung gegen Aspiration auch bei dicht sitzendem Endotrachealtubus* z. B. bei kieferchir. Eingriffen.

Pharynx|tonsille (↑; Tonsilla*) f: (engl.) pharyngeal tonsil; Tonsilla pharyngea, Rachenmandel; gehört zu den Tonsillen des lymphatischen Rachenrings*.

Phase (gr. φάσις Erscheinung) f: Abschnitt, Reihe, Wandlung.

Phase I, II, III, IV der klinischen Prüfung (↑) f: (engl.) stage I, II, III, IV of clinical trial; s. Arzneimittelprüfung.

Phase, hyper|therme (↑) f: (engl.) hyperthermic phase; Phase der erhöhten Basaltemperatur*; entspricht der Corpus-luteum-Phase des weibl. Menstruationszyklus*. Die Länge der h. Ph. ist wichtig für die Beurteilung der Fertilität.

Phase, kritische (↑) f: (engl.) critical phase; Zeitraum während der Blasto- u. Embryogenese, in dem Stoffwechselprozesse bei der Differenzierung von Blastemen leicht entgleisen können; vgl. Phase, sensible.

Phasen|kontrast|verfahren (↑): (engl.) phase contrast method; mikroskop. Verfahren zur kontrastreichen Darstellung ungefärbter, transparenter, toter od. lebender Objekte; **Prinzip:** Licht wird bei Durchtritt durch ein optisch dichteres Medium in seiner Ausbreitungsgeschwindigkeit gehemmt. Es entstehen Gang- od. Phasenunterschiede zw. den einzelnen Lichtwellen. Diese Phasendifferenzen werden so umgewandelt, dass sie im mikroskop. Bild als Intensitätsdifferenzen erscheinen. **Anw.:** Beobachtung der lebenden Zelle (Vitalpräparate), Zellteilung, Wachstum u. Vermehrung von Zellen u. Geweben, zur Darstellung der Innenstrukturen von Bakt.; zur Erhebung zytol. Befunde.

Phasen|modell, psycho|ana|lytisches (↑) n: (engl.) phase model of psychosexual development; s. Entwicklungsphasen.

Phasen|spezifität (↑; lat. specificus eigentümlich) f: (engl.) phase specificity; Manifestation einer Genwirkung, die regelmäßig in einer best. Entwicklungsphase auftritt; vgl. Letalfaktor.

Phasen|wechsel (↑): (engl.) phase shift, phase variation; s. Antigenwechsel.

Phaseolo|toxin A n: Hämagglutinin mit stark toxischer Wirkung aus schwarzen Bohnen; s. Hülsenfrüchte.

Phase, phallische (gr. φάσις Erscheinung) f: (engl.) phallic phase; s. Entwicklungsphasen.

Phase, prä|ovulatorische (↑) f: (engl.) preovulatory phase; die letzten 3–4 Tage vor der Ovulation*; Phase des Menstruationszyklus* mit charakterist. Veränderungen des Zervixschleims*, die den Spermien die Durchwanderung des Zervikalkanals ermöglichen; vgl. Konzeptionsoptimum.

Phase, sensible (↑) f: (engl.) sensitive phase; Zeitraum während der Blasto- u. Embryogenese, selten auch der Fetogenese, in dem der Keim bzw. einzelne Organe od. Teile gegenüber exogenen Noxen (Teratogenen) sehr empfindlich sind; durch Eingriff in den Zellzyklus, Zellmembranschäden, Entkopplung von Reaktionsketten od. Enzym- u. Synthesehemmung kann die Normogenese in eine Teratogenese übergehen. Die s. Ph. besteht aus einem ansteigend empfindl. Bereich, einer maximalen Reaktionszeit u. einem Abschnitt nachlassender Reaktionen. Viele Organe besitzen mehrere s. Ph. in ihrer Entwicklung. Vgl. Embryopathie, Fetopathie, Fehlbildung, kongenitale.

Phase, vulnerable (↑) f: (engl.) vulnerable phase; Zeitabschnitt des Herzzyklus*, in dem ein einfallender Erregungsimpuls (z. B. eine Extrasystole, ein Stromimpuls bei einem Elektrounfall) Kammerflattern od. -flimmern auslösen kann (relative Refraktärphase* des Herzmuskels); entspricht im EKG dem ersten Teil der T-Welle. Vgl. R-auf-T-Phänomen.

Phasin n: Hämagglutinin aus der Speisebohne; s. Hülsenfrüchte.

Phen|acetin (INN) n: Antipyretikum, Antineuralgikum, Analgetikum; bei längerfristiger Anw. kommt es zu Zyanose, Nieren-, Blut- u. zentralnervösen Schäden. Daher ist die Verw. seit 1986 nicht mehr zulässig u. Ph. in Kombinationspräparaten durch den Metabolit Paracetamol* ersetzt.

Phen|acetin|niere: (engl.) phenacetin nephropathy; Bez. für Analgetika*-Nephropathie nach Phenacetinabusus.

Phenazon (INN) n: s. Pyrazolonderivate.

Phenir|amin (INN) n: Histamin-H_1-Rezeptorenblocker; **Verw.:** als Antiemetikum; s. Antihistaminika.

Pheno|barbital (INN) n: Barbiturat mit langer Wirkungsdauer; **Verw.:** bei Epilepsie* (soll Freisetzung erregender Überträgerstoffe hemmen u. die Hemmwirkung von GABA* steigern); bei chron. Anw. Enzyminduktion*; vgl. Barbiturate.

Phenol n: syn. Phenolum, Acidum carbolicum; Carbolsäure, Hydroxybenzol (C_6H_5OH); Destillationsprodukt aus Steinkohle; nur begrenzte Anw. als Desinfektionsmittel* wegen hoher Toxizität u. mögl. kanzerogener Potenz; ungenügende Umweltverträglichkeit durch langsamen Abbau.

Phenol|oxidasen f pl: (engl.) phenoloxidases; Monooxygenasen*, die $Fe^{2+/3+}$-, Cu^{2+}- od. Mn^{2+}-Ionen als Cofaktoren enthalten u. Monophenole zu Diphenolen hydroxylieren; physiol. relevant ist die Tyrosinase* bei der Synthese der Melanine*.

Phenol|phthalein (INN) n: Indikator mit Farbumschlag bei pH 8,2–10 (alkalisch rot, sauer farblos); therap. Verw. als Laxans.

Phenol|vergiftung: (engl.) phenol poisoning; syn. Karbolsäure-Vergiftung; nach Trinken von 10–15 g lokale Verätzung, Bewusstlosigkeit, Krämpfe, Temperatursturz, Nierenentzündung; bei Einatmen Vergiftungserscheinungen wie Ohrensausen, Erbrechen, Schwindel, zentrale Erregung, Schlaflosigkeit.

Pheno|thiazin|derivate n pl: (engl.) phenothiazine derivatives; vom Phenothiazin abgeleitete Verbindungen; **Verw.:** als Neuroleptika* od. Antihistaminika*; unterschieden werden **1.** Ph. mit aliphatischer Seitenkette: stark sedierende Wirkung, starke vegetative Begleitsymptomatik; z. B. Alimemazin, Chlorpromazin, Levomepromazin, Promazin, Promethazin, Triflupromazin; **2.** Ph. mit Piperidylseitenkette: mittelgradig sedierende Wirkung; z. B. Periciazin, Thioridazin; **3.** Ph. mit Piperazinylseitenkette: gering sedierende Wirkung, stärkste antipsychotische Wirkung, ausgeprägte extrapyramidale Symptomatik; z. B. Dixyrazin, Fluphenazin, Perazin, Perphenazin, Trifluoperazin; **UAW:** Müdigkeit, Schwindel, Kopfschmerz, innere Unruhe (v. a. zu Beginn der Behandlung), Frühdyskinesien, Parkinson*-Syndrom, Akathisie, Spätdyskinesien, Störungen der Speichel- u. Schweißsekretion, Herzrhythmusstörungen bis zum Kammerflimmern, Leukopenie, Agranulozytose u. Panzytopenie, passagere Erhöhung der Leberwerte, Galaktorrhö sowie photodynamische Reaktionen (bräunl. Pigmentierung der Haut), Hornhaut- u. Linsentrübung, Pigmentdegeneration; selten malignes neuroleptisches Syndrom; Sympt. bei **Überdosierung:** vorübergehendes Delir, Blutdruckabfall, Tachykardie, Atemdepression, Krampfanfälle, Koma; Ther.: symptomat. mit Anticholinergika (z. B. Biperiden), Dopaminagonisten (z. B. Bromocriptin) u. Antikonvulsiva.

Phen|oxy|benz|amin (INN) n: nichtselektiver Alpharezeptorenblocker*; **Verw.:** bei Phäochromozytom (Blutdrucksenkung), neurogenen Blasenentleerungsstörungen (Verminderung des Blasenauslasswiderstands); wegen der UAW (ausgeprägte orthostat. Regulationsstörungen) keine Verw. als Antihypertensivum.

Phen|oxy|methyl|peni|cillin (INN) n: syn. Penicillin V; säurestabiles, penicillinaseempfindliches (Oral-)Penicillin; vgl. Penicilline.

Phen|procoumon (INN) n: synthet. Cumarinderivat; s. Cumarinderivate.

Phentol|amin (INN) n: kurzwirksamer, nichtselektiver Alpharezeptorenblocker*; **Ind.:** schwere akute Herzinsuffizienz mit Lungenstauung od. Lungenödem; früher zus. mit Papaverinhydrochlorid zur Schwellkörper*-Autoinjektionstherapie.

Phenyl-: Bez. für den einfachsten aromat. Rest C_6H_5— (Benzolrest); Bestandteil vieler aromat. Verbindungen.

Phenyl|alanin n: (engl.) phenylalanine; Abk. Phe, F; L-α-Amino-β-phenylpropionsäure; essentielle, proteinogene, aromat. Aminosäure; Abbau über Tyrosin* u. Fumarsäure zu Acetessigsäure; vgl. Aminosäuren, Alkaptonurie, Genwirkkette, Phenylketonurie.

Phenyl|alanin-Em|bryo|pathie (Embryo-*; -pathie*) f: s. Phenylketonurie.

Phenyl|amin n: Anilin*.

Phenyl|brenz|trauben|säure: (engl.) phenylpyruvic acid; $C_6H_5CH_2$—CO—COOH; Ketosäure, entsteht beim Abbau des Phenylalanins.

Phenyl|brenz|trauben|säure-Oligo|phrenie (Olig-*; gr. φρήν Verstand) f: syn. Phenylketonurie*.

Phenyl|butazon (INN) n: s. Pyrazolonderivate.

Phenyl|carbinol n: syn. Benzylalkohol*.

p-Phenylen|di|amin n: (engl.) para-phenylene diamine; para-Phenylendiamin ($C_6H_4[NH_2]_2$); Farbstoff für Pelze, Textilien, Haare, Kunststoffe u. Nagellacke; starkes Allergen, das Kontaktekzem* (BK 5101) u. wahrscheinl. auch Asthma bronchiale (BK 4301; s. Ursolasthma) verursachen kann; MAK: 0,1 mg/m^3.

Phenyl|ephrin (INN) n: syn. Neosynephrin; Alphasympathomimetikum; **Verw.:** Mydriatikum.

Phenyl|essig|säure: (engl.) phenylacetic acid; C_6H_5—CH_2—COOH; Zwischenprodukt zur Synthese von Arzneimitteln (z. B. Penicilline) u. Farbstoffen.

Phenyl|hydr|azin n: (engl.) phenylhydrazine; C_6H_5—NH—NH_2; starkes Reduktionsmittel, das im menschl. Organismus als Metabolit des Anilins* entstehen kann; hochgiftig, führt zur Methämoglobinämie* u. besitzt vermutl. kanzerogene Wirkung.

Phenyl|keton|urie (Ur-*) f: (engl.) phenylketonuria; Abk. PKU; syn. Fölling-Krankheit (vgl. Fölling-Probe), Phenylbrenztraubensäure-Oligophrenie; autosomal-rezessiv erbl. Stoffwechselstörung; Häufigkeit in der Bundesrepublik

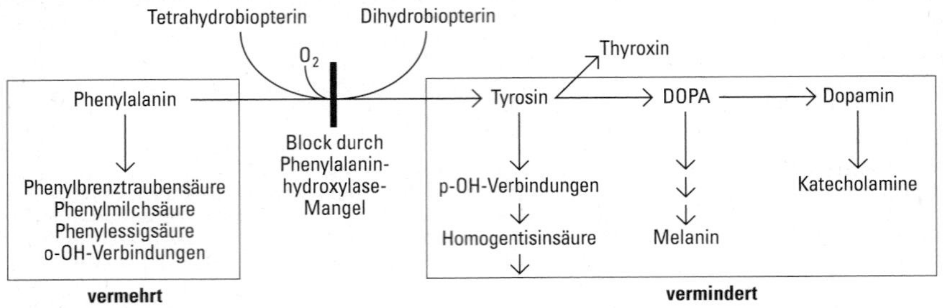

Phenylketonurie:
Stoffwechselveränderungen bei unbehandelter Phenylketonurie [329]

Deutschland 1:10 000 (Genlokus 12q24.1 mit mehr als 400 Mutationen); **Urs.:** Mangel an Phenylalanin-4-monooxygenase führt zu vermehrter Bildung von Phenylbrenztraubensäure u. a. Metaboliten (s. Abb.), die im Harn ausgeschieden werden (Geruch nach Mäusekot). **Klin.:** ohne Behandlung psychomotor. Retardierung mit Krampfneigung u. Mikrozephalie; Pigmentarmut (blonde Haare, blaue Skleren); Neigung zu Ekzemen; milde Varianten mit Restaktivität des Enzyms kommen vor; **Diagn.:** Neugeborenen-Screening am 4.–6. Lebenstag mit dem Guthrie*-Test, mit empfindlicheren Methoden schon früher; Erfassung von Heterozygoten u. pränatale Diagn. ist i. d. R. möglich; **Ther.:** phenylalaninarme Diät u. Aminosäurensubstitution mit Kontrolle der Phenylalaninkonzentration im Blut (<243 µmol/l bzw. <4 mg/dl) mind. in den ersten zehn Lebensjahren, evtl. lebenslang; Frauen mit Ph. müssen bes. im fertilen Alter die Diät einhalten, um eine Phenylalanin-Embryopathie (Dystrophie, Fehlbildungen, Mikrozephalie, Retardierung) zu verhindern; präkonzeptionelle Einstellung der Phenylalaninkonzentration unter 243 µmol/l (4 mg/dl). Vgl. Tetrahydrobiopterin-Mangel.

Phenyl|mercuri|borat (INN) n: Phenylquecksilber(II)-dihydrogenborat u. Phenylquecksilber(II)-hydroxid od. Phenylquecksilber(II)-metaborat (1:1); **Verw.:** pharmaz. Hilfsstoff, Konservierungsmittel, Antiseptikum.

Phenyl|propanol|amin (INN) n: syn. DL-Norephedrin; indirekt wirkendes Sympathomimetikum; **Verw.:** Appetitzügler*, lokaler Vasokonstriktor.

Phenyl|thio|carb|amid-Schmecker: (engl.) phenylthiocarbamide taster; Individuen mit der dominant erbl. Fähigkeit, den bitteren Geschmack von Phenylthiocarbamid noch in einer Verdünnung von 1:20 000 wahrzunehmen (ca. 70 % der Europäer).

Phenyl|tolox|amin (INN) n: Histamin-H_1-Rezeptorenblocker; **Verw.:** s. Antihistaminika.

Peny|toin (INN) n: syn. Diphenylhydantoin; **Verw.:** als Antiepileptikum (Dauer- u. Anfallsbehandlung) u. als Antiarrhythmikum (vom Lidocaintyp); **UAW:** Schwindel, Nystagmus, Ataxie, Übelkeit; bei Dauertherapie u. a. Gingivahyperplasie, selten allerg. Hautreaktionen, Hirsutismus, Störungen der Hämatopoese, Leberfunktionsstörungen.

Pher-: auch Phero-; Wortteil mit der Bedeutung tragen, bringen; von gr. φέρειν.

Phero|gramm (↑; -gramm*) n: s. Elektrophorese.

Phero|mone (↑; lat. monere erinnern) n pl: (engl.) pheromones; Moleküle der chem. Biokommunikation zw. Individuen einer Species, z. B. Sexuallockstoffe; **Vork.** in tier. Sekreten, z. B. Androstendion* im Achselschweiß des Menschen.

Phialo|phora (gr. φιάλη Schild, Schale; -phor*) f: s. Mykosen.

Phialo|phora verrucosa (↑; ↑) f: humanpathogener schwarzer Schimmelpilz, sog. Schwärzepilz; Err. der Chromomykose*; morphol. runde, 8–18 µm große, bräunl. dickwandige Zellen, z. T. in der Mitte septiert, keine Sprossung; gelegentl. schmale, septierte Hyphen; in Kultur Konidien an flaschenförmigen Hyphen (Konidienträger).

-phil: auch -philie, -philia; Wortteil mit der Bedeutung: **1.** lieben; von gr. φιλεῖν; **2.** Freundschaft, Zuneigung; von gr. φιλία.

Philadelphia-Chromo|som (Chrom-*; Soma*) n: (engl.) Philadelphia chromosome; Abk. Ph_1; kleines akrozentrisches Chromosom der G-Gruppe, das durch reziproke Translokation zw. Chromosom 9 u. Chromosom 22 entstanden ist; als Ergebnis entsteht ein Fusionsgen* (BCR-ABL-Onkogen); Vork. in 80–90 % der chron.-myeloischen Form der Leukämie*; Disomie von Ph_1 bedeutet bes. schlechte Prognose.

Phillippe-Gombault-Dreieck (Francois A. G., Neuropathol., Paris, 1844–1904): (engl.) triangle of Phillippe-Gombault; syn. Schultze-Komma-Bündel, Hoche-Bündel; Fasciculus interfascicularis im Funiculus posterior des Rückenmarks*.

Philtrum (gr. φίλτρον Liebreiz, Grübchen in der Oberlippe) n: **1.** Filter; **2.** die Rinne in der Mitte der Oberlippe.

Phimose (gr. φίμωσις Knebelung) f: (engl.) phimosis; Verengung der Penisvorhaut (bis zum 3. Lj. physiol. inf. Verklebung zw. Glans u. Preputium penis, die sich bis zur Pubertät vollständig löst); **Urs.:** angeb. od. erworben, z. B. durch Entz. (Balanitis, Lichen sclerosus et atrophicus), auch als sek. Narbenphimose inf. verfrühter Retraktionsversuche im Kleinkindalter; **Formen:** **1.** vollständige Ph.: die Vorhaut lässt sich bei erschlafftem Penis nicht über die Glans zurückziehen. **2.** unvollständige Ph.: Zurückziehen der Vorhaut ist schwierig u. nur bei Erektion möglich. **Kompl.:** Paraphimose*, Balanoposthitis; fördernder Faktor bei der Entstehung des Peniskarzinoms; **Ther.:** Zirkumzision*; vgl. Plasticbell-Methode.

PHLA: Abk. für (engl.) **p**ost-**h**eparin **l**ipolytic **a**ctivity; syn. Heparinklärfaktor; durch Heparin aus Gefäßendothelzellen freiwerdende Enzyme, z. B. Lipoproteinlipase; bei Arteriosklerose ist PHLA vermindert.

Phleb-: Wortteil mit der Bedeutung Vene, Blutader; von gr. φλέψ, φλεβός.

Phleb|ec|tasia laryngea (↑; -ektasie*) f: Venenerweiterung an den Stimmlippen bei chron. Laryngitis*.

Phleb|ektasie (↑; ↑) f: (engl.) phlebectasia; auch Venektasie; diffuse Erweiterung bzw. Weitstellung von Venen durch Erschlaffung ohne morphol. nachweisbare Wandveränderungen (im Ggs. zu Varizen*); vgl. Cutis marmorata teleangiectatica congenita.

Phleb|ek|tomie (↑; Ektomie*) f: (engl.) phlebectomy; op. (Teil-)Resektion einer Vene, z. B. bei Varizen (s. Varizenstripping) od. zur autologen Gefäßtransplantation*.

Phlebitis (↑; -itis*) f: oberflächliche Venenentzündung; s. Thrombophlebitis, Thrombose.

Phlebo|dynamo|metrie (↑; gr. δύναμις Kraft; Metr-*) f: (engl.) phlebodynamometry; invasives Messverfahren zur Bestimmung des peripheren Venendrucks* vor, während u. nach einer dosierten Belastung (Zehenstandübungen, Kniebeugen); der gemessene Druck korreliert gut mit dem jeweiligen Stadium eines postthrombotischen Syndroms*. Vgl. Insuffizienz, chronisch-venöse.

Phlebo|fibrose (↑; Fibr-*; -osis*) f: (engl.) phlebofibrosis; Verlust der normalen Venenmuskulatur u. Ersatz durch Bindegewebe.

Phlebo|graphie (↑; -graphie*) f: (engl.) phlebography; syn. Venographie; s. Angiographie.

Phlebo|graphie, mediastinale (↑; ↑) f: (engl.) mediastinal phlebography; s. Kavographie.

Phlebo|lith (↑; Lith-*) m: Venenstein; verkalkter Venenthrombus ohne Krankheitswert; vgl. Calcinosis dystrophica.

Phlebo|logie (↑; -log*) f: (engl.) phlebology; Lehre von den Venen u. deren Erkrankungen.

Phlebo|sklerose (↑; Skler-*; -osis*) f: (engl.) phlebosclerosis; bindegewebige Umwandlung der Venenwand mit weitgehend gleichmäßiger Gefäßwandverdickung, meist mit Phlebektasie.

Phlebo|thrombose (↑; Thromb-*; -osis*) f: (engl.) phlebothrombosis; tiefe Venenthrombose; s. Thrombose.

Phlebo|tomie (↑; -tom*) f: syn. Venae* sectio.

Phlebo|tominae (↑; gr. τομός schneidend, scharf) f pl: Sandmücken; s. Mücken.

Phlebo|tomus|fieber (↑; ↑): s. Pappatacifieber.

Phlegmasia (gr. φλεγμασία) f: Entzündung*.

Phlegmasia alba dolens (↑) f: Becken- u. Oberschenkelvenenthrombose, meist nach Parametritis puerperalis; **Sympt.:** Schwellung des Beins mit hochgradiger Druckschmerzhaftigkeit u. reflektor. Blässe (sog. Milchbein), Fieber.

Phlegmasia coerulea dolens (↑) f: fulminante tiefe Beinvenenthrombose; **Urs.:** plötzl. Gerinnung des Bluts in allen Venen eines Beins mit reflektor. arterieller Minderdurchblutung (sog. pseudoarterielles Emboliesyndrom) nach Op., Infektion, Lungenerkrankung u. a.; **Sympt.:** heftiger Initialschmerz in einer Wade, rasche Anschwellung der Extremität, zunehmende Blaufärbung, u. U. Schock; **Ther.:** chir. Thrombektomie, Fibrinolyse; **cave:** Lungenembolie u. Gangrän des Beins; **DD:** arterielle Embolie (hierbei ist das Bein blass, nicht geschwollen).

Phlegmasia rubra dolens (↑) f: plötzliche schmerzhafte Schwellung einer Extremität mit massiver Hautrötung bei ausgedehnter proximaler Venenthrombose.

Phlegmatiker (↑) m: (engl.) phlegmatic type; s. Temperament.

Phlegmone (gr. φλεγμονή Entzündung) f: (engl.) phlegmon; diffuse, infiltrativ sich ausbreitende Entz. des interstitiellen Bindegewebes mit lokalen u. allg. Entzündungszeichen; **Err.:** v. a. hämolysierende Streptokokken, Staphylokokken (purulente Ph.), selten anaerobe Keime (putride Ph.); **Lok.:** kutan od. subkutan, inter- u. intramuskulär, mediastinal u. retroperitoneal; **Ther.:** Ruhigstellung, lokal Antiseptika, systemisch hochdosiert Antibiotika; bei purulenter Ph. u. U. mehrfache Inzision od. breite Eröffnung, Ausräumung der Nekrosen, Spülung, Drainage. Vgl. Holzphlegmone, Erysipel.

Phlogistika (gr. φλογοῦν entzünden) n pl: (engl.) phlogistics; entzündungsverursachende Mittel; z. B. physik. Noxen (Trauma, Strahlung, Elektrizität), Bakterientoxine, Viren, anorg. sowie org. Stoffe (Nerven-, Kapillar- bzw. Zellgifte).

Phlogosis (gr. φλόγωσις) f: Entzündung*.

Phlorizin n: Glykosid aus der Wurzelrinde von Obstbäumen, das eine Glukosurie* durch Hemmung der Rückresorption von D-Glukose im proximalen Nierentubulus bewirkt.

Phlyktaena (gr. φλύκταινα Brandblase) f: s. Keratoconjunctivitis phlyktaenulosa.

Phob-: auch -phobie; Wortteil mit der Bedeutung Furcht, Flucht; von gr. φόβος.

Phobie (↑) f: (engl.) phobia; syn. phobische Störung (ICD-10); Angstneurose*, die durch best. Gegenstände od. Situationen ausgelöst wird u. meist mit Einsicht in die Unbegründetheit verbunden ist; **Formen:** z. B. Agoraphobie*, Klaustrophobie*, Tierphobie, Erythrophobie*. Als Folge einer Ph. können u. a. Vermeidungsverhalten, zunehmende Einengung des Handlungsspielraums, u. U. Suizidalität auftreten. **Ther.:** Verhaltenstherapie, analytisch orientierte Psychotherapie (bei Bereitschaft zur Klärung individueller Konflikte); evtl. kurzzeitig Psychopharmaka. Vgl. AIDS-Phobie, Schulphobie, Angst, Furcht.

Phoko|melie (gr. φώκη Robbe; -melie*) f: s. Dysmelie.

Phol|codin (INN) n: Antitussivum.

Pholedrin (INN) n: Sympathomimetikum; **Verw.:** als Antihypotonikum od. lokal als Mydriatikum.

Phon (Phono-*) n: dimensionslose Einheit der Lautstärke*.

Phon|asthenie (↑; Asthenie*) f: (engl.) phonasthenia; Stimmstörung mit schnell ermüdbarer, schwacher Stimme (sog. Stimmschwäche) ohne org. Befund; als Urs. werden psychogene, konstitutionelle u. funktionelle Faktoren diskutiert; weitere Formen sind die **Klesasthenie** mit Schwächung der Rufstimme sowie die **Rhesasthenie** (berufsbedingte Ph.). Vgl. Dysphonie.

Phonation (↑) f: Stimm- u. Lautbildung; Erzeugung von Tönen in unterschiedlicher Höhe durch Veränderung der Stimmritzenweite u. Stimmlippenspannung; vgl. Artikulation.

Phoneme (↑) n pl: (engl.) phonemes; **1.** (psychiatr.) akustische Halluzination*, bei der Wörter u. ganze Sätze gehört werden; **2.** (sprachwissenschaftl.) kleinste bedeutungsunterscheidende, selbst aber nicht bedeutungstragende Einheiten von Sprache* (z. B. **G**uss - **K**uss).

Phon|iatrie (↑; -iatr*) f: (engl.) phoniatrics; med. Fachgebiet, das Pathologie, Symptomatologie u. Therapie von Stimm-, Sprech- u. Sprachstörungen umfasst. Vgl. Logopädie, Audiologie.

Phonieren (↑): (engl.) phonation; hohes Anlauten der Stimme bei der Laryngoskopie*.

Phonismen (↑) m pl: (engl.) phonism; akustische Synästhesie*.

Phono-: auch Phon-, Phoni-; Wortteil mit der Bedeutung Ton, Laut, Stimme, Sprechen; von gr. φωνή.

Phono|graphie (↑; -graphie*) f: (engl.) phonography; Registrierung von Schallphänomenen über Herz, großen Gefäßen, arteriovenösen Fisteln, stark durchbluteten Organen (Schwirren der Schilddrüse bei Hyperthyreose) u. a.; vgl. Phonokardiographie.

Phono|kardio|graphie (↑; Kard-*; -graphie*) f: (engl.) phonocardiography; Abk. PKG; Aufzeichnung der Schallerscheinungen des Herzens mit Mikrophon u. Herzschallverstärker, meist in Komb. mit Elektrokardiographie*; der **1. Herzton** stellt die Schwingungen der gesamten Ventrikelwand beim Anlegen um den inkompressiblen Kammerinhalt dar; die Amplitude des 1. Tons ist bei Ableitung von der Herzspitze höher, bei Ableitung von der Herzbasis niedriger als die des 2.

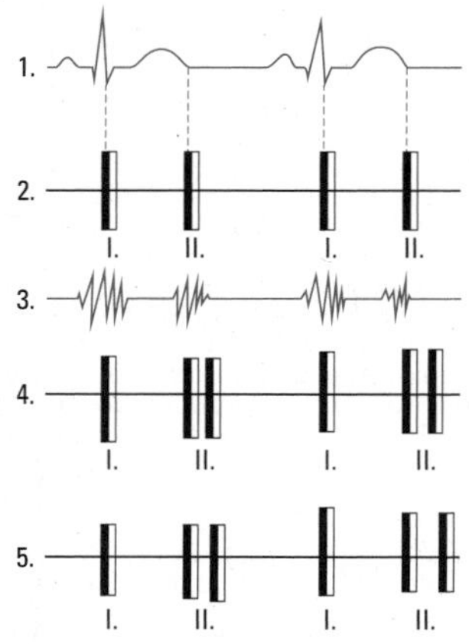

Phonokardiographie:
1: Elektrokardiogramm; 2: Herztöne schematisch; 3: Phonokardiogramm; 4: Herztöne mit gespaltenem 2. Herzton (Intervall <0,08 s); 5: Herztöne mit gedoppeltem 2. Herzton (Intervall 0,08 s) [531]

Tons. Der **2. Herzton** setzt sich aus zwei i. d. R. leicht abgrenzbaren Komponenten zusammen, die durch den Aorten- u. Pulmonalklappenschluss bedingt sind; durch den höheren Druck in der Aorta besitzt der Aortenanteil bei Gesunden immer eine höhere Amplitude u. Frequenz als der Pulmonalanteil. Vgl. Herzgeräusche (Abb.).

Phono|meter (↑; Metr-*) n: Gerät zum Messen der Stärke von Flüstersprache bei Hörprüfungen.

Phono|skop (↑; Skop-*) n: (engl.) phonoscope; Stethoskop* mit eingebautem Mikrophon; Verw. zu Unterrichtszwecken.

-phor: auch -phorese, -phorie; Wortteil mit der Bedeutung tragen; von gr. φορεῖν.

Phorbol|ester: s. Karzinogene.

Phorie (-phor*) f: s. Heterophorie.

Phor|opter (gr. φωρά Untersuchung; ὀπτήρ Kundschafter) n: (ophth.) Gerät zur Bestimmung der Refraktion* durch Komb. versch. Linsen, Zylindergläser, Blenden, Farbfilter usw.

Phos|gen (gr. φῶς Licht; -gen*) n: (engl.) phosgene; $COCl_2$; im 1. Weltkrieg Grünkreuzkampfstoff, kann durch offene Flammen aus (Tri-, Per-, Tetra-) Chlorkohlenwasserstoffen entstehen; **Sympt.** einer Phosgenvergiftung: 2–3 Std. nach Einatmung quälender Husten, bräunl. Sputum, Zyanose, Lungenödem; **Ther.:** in der Latenzzeit Hexamethylentetramin prophylakt. in hohen Dosen per os (3 g) und i. v. (20 ml einer 20%igen Lösung); **Kompl.:** Pneumonien, Embolien, Myokardschäden, Neuritiden. MAK-Wert 0,1 ppm = 0,4 mg/m^3, Nachw. durch Prüfröhrchen; s. Reizgasvergiftung.

Phospha|gene n pl: s. Phosphate, energiereiche.

Phosphatase, alkalische f: Abk. AP; s. Phosphatasen.

Phosphatase|mangel|rachitis (Rhachi-*; -itis*) f: s. Hypophosphatasie.

Phosphatasen f pl: (engl.) phosphatases; Phosphorsäuremonoester-Hydrolasen; mono- od. dimere, häufig relativ unspezif. Esterasen (mit Serinrest im aktiven Zentrum), die org. Phosphorsäuremonoester hydrolyt. spalten; Gegenspieler zu den Phosphatgruppen übertragenden Kinasen*; **Einteilung** nach Substratspezifität (z. B. Glukose-6-Phosphatase, Fruktose-1,6-Bisphosphatase, Nukleotidasen) u. pH-Optimum; **saure Ph.** (Abk. SP; pH-Optimum bei 5): versch. Isoenzyme, Vork. v. a. in Prostata, Erythro- u. Thrombozyten, Nieren, Leber, Pankreas u. Milz; erhöhte Serumkonzentration v. a. bei Prostatakarzinom, Knochenmetastasen, Gaucher-Krankheit, versch. Knochenerkrankungen; **alkalische Ph.** (Abk. AP; pH-Optimum bei 7–8; zinkhaltig, Mg^{2+}-Cofaktor): Vork. v. a. in Leber, Knochen, Dünndarmschleimhaut u. Gallenwegepithel; im Serum als Isoenzyme mit gleicher Substratspezifität nachweisbar; erniedrigt bei Hypophosphatasie, erhöht v. a. bei Knochenerkrankung u. Knochenmetastasen mit gesteigerter Aktivität der Osteoblasten (Frühsymptom bei Rachitis), Leber- u. Gallenwegerkrankungen, v. a. Verschlussikterus; photometr. **Bestimmung** der Enzymaktivität mit p-Nitrophenylphosphat (das entstehende gelbe p-Nitrophenolat absorbiert max. bei 405 nm); die Bestimmung in Gegenwart von D(+)-Tartrat differenziert zw. Tartrat-hemmbarer Prostataphosphatase u. Gesamt-SP. Vgl. Referenzbereiche (Tab.); Enzymdiagnostik; Leukozytenphosphatase, alkalische; Phosphodiesterasen.

Phosphat|dia|betes (Diabet-*) m: s. Phosphatstörungen, primäre.

Phosphate n pl: (engl.) phosphates; Salze der dreibasigen Orthophosphorsäure (H_3PO_4); je nachdem, ob ein, zwei od. drei H-Atome durch Metalle ersetzt sind, unterscheidet man primäre ($H_2PO_4^-$), sek. (HPO_4^{2-}) u. tertiäre Phosphate (PO_4^{3-}); techn. **Anw.** z. B. zur Herstellung von Düngemitteln, als Zusatz zu Waschmitteln.

Phosphate, energie|reiche n pl: (engl.) high energy phosphates; auch Phosphagene; zur Energiegewinnung u. für Biosynthesen benötigte org. Verbindungen, die durch Phosphorylierung* entstehen; z. B. ATP, GTP, PEP, Kreatinphosphat.

Phosphatidasen f pl: syn. Phospholipasen*.

Phosphatide n pl: (engl.) phosphatides; **1.** Plasmalogene*; **2.** Glycerophospholipide: Derivate der Phosphatidsäuren*; Benennung nach dem mit der Phosphatgruppe veresterten Substituenten: Phosphatidylglycerol, Diphosphatidylglycerol (Kardiolipin*), Phosphatidylcholin (Lecithin*), Phosphatidylethanolamin u. -serin (Kephaline*), Phosphatidylinositol. Vgl. Phospholipide, Sphingolipide.

Phosphatid|säuren: (engl.) L-α-phosphatidic acids; 1,2-Diacyl-sn-glycerol-3-phosphorsäuren, die in Position 1 mit einer gesättigten u. in Position 2 mit einer ungesättigten Fettsäure verestert sind; Zwischenprodukte in der Biosynthese der Phosphatide* u. Triglyceride*; vgl. Diacylglycerole.

Phosphat|puffer: (engl.) phosphate buffer; Puffersystem aus primärem ($H_2PO_4^-$) u. sek. Phosphat (HPO_4^{2-}); s. Pufferung.

Phosphat|störungen, primäre: (engl.) primary phosphate disorders; Stoffwechselanomalien, die aufgrund einer angeb. Störung der Nierenfunktion (Enzymdefekte?) entw. bei vermehrter Phosphatausscheidung zu einer erniedrigten Phosphatkonzentration im Blut od. bei verminderter Phosphatclearance zu erhöhten Phosphatwerten im Blut führen; die Symptomatik entspricht dem sog. Pseudohyperparathyroidismus* (Phosphatdiabetes) bzw. dem Pseudohypoparathyroidismus* (hyperphosphatämische renale Störung). **Formen: 1.** chron. Phosphatdiabetes (syn. genuine Vitamin-D-resistente Rachitis, Albright-Butler-Bloomberg-Syndrom): Form der Rachitis* renalis; autosomal-dominant erbl. Stoffwechselanomalie (meist X-chromosomal assoziiert; Genloci: Xp22.2-p22.1, 12p13.3) mit verminderter tubulärer Phosphatrückresorption u. Regulationsstörung im Calciferolstoffwechsel. Durch die verstärkte renale Phosphatausscheidung kommt es zu Hypophosphatämie. Die rachit. Skelettveränderungen treten meist erst nach dem 1. Lj. auf u. betreffen deshalb nicht den Schädel, sondern überwiegend die Extremitätenknochen u. den Rumpf; Komb. mit Hyperaminoazidurie u. Glukosurie möglich (Debré*-Toni-Fanconi-Syndrom). **2.** hyperphosphatämische renale Rachitis: durch glomeruläre bzw. tubuläre Störung der Phosphatausscheidung Erhöhung der Serumphosphatkonzentration, meist zus. mit einer Azotämie*. Die Hyperphosphatämie bewirkt eine kompensator. Ausschüttung von Parathormon* (sek. Hyperparathyroidismus*) mit der Folge einer Knochenentkalkung u. Erhöhung der alkal. Serumphosphatase unter dem klin. Bild einer Rachitis*. Vgl. Osteopathie, renale.

Phosphat|urie (Ur-*) f: (engl.) phosphaturia; syn. Kalkariurie; Ausfall von Calcium- od. Magnesiumphosphaten (bzw. Magnesiumcarbonaten) als milchartige Trübung im alkal. od. neutral reagierenden Harn bei quant. normaler Phosphorsäureausscheidung; **Vork.: 1. physiol.:** ca. 30 mmol/24 Std.; **2. pathol.:** bei alkal. Kost u. Alkalitherapie; bei Hunger u. erschöpfender Muskelarbeit, Rachitis u. Osteomalazie, Osteodystrophia deformans, Cushing-Syndrom, Akromegalie, Plasmozytom, Hyperparathyroidismus, osteolyt. Metastasen.

Phosphat|urie|test (↑) m: s. Ellsworth-Howard-Test.

Phos|phen n: (engl.) phosphene; Lichterscheinung nach nicht adäquater Reizung des Sehorgans (z. B. Druck, elektr. Strom); vgl. Photopsie, Zeichen, digito-okuläres.

Phospho|di|ester m: syn. Phosphorsäurediester; Verbindung der Phosphorsäure, bei denen zwei Hydroxylgruppen mit org. Resten verestert sind; allg. Formel: $-O-PO_2H-O-$; Vork. z. B. bei Nukleinsäuren (P. verbinden 3′- mit 5′-Positionen benachbarter Pentosen), cAMP.

Phospho|di|esterase|hemmer: (engl.) phosphodiesterase inhibitors; Kurzbez. PDE-Hemmer; Substanzen, die die Konz. von intrazellulärem cAMP erhöhen, indem sie dessen Abbau hemmen; verursachen eine Vasodilatation (inf. Tonusverminderung der glatten Muskulatur) u. wirken (unterschiedl. stark) positiv inotrop; nichtselektive Ph.: Methylxanthine (z. B. Theophyllin); selektive Ph.: Amrinon, Enoximon.

Phospho|di|esterasen f pl: (engl.) phosphodiesterases; Abk. PDE; Hydrolasen*, die Phosphodiester* spalten, z. B. Nukleasen u. cAMP spaltende P. (vgl. Phosphodiesterasehemmer).

Phospho|enol|pyruvat-Carb|oxy|kinase f: (engl.) phosphoenolpyruvate carboxykinase; spezif. Enzym der Glukoneogenese*.

1-Phospho|frukt|aldolase f: s. Aldolase.

6-Phospho|frukto|kinase f: (engl.) 6-phosphofructokinase; Abk. PFK; oligomeres Schrittmacherenzym (Phosphotransferase) der Glykolyse* (Cofaktor Mg^{2+}), das mit ATP Fruktose-6-phosphat zu Fruktose-1,6-bisphosphat phosphoryliert; die PFK-Aktivität wird allosterisch (Aktivierung durch Fruktose-2,6-bisphosphat, ADP u. AMP; Hemmung durch ATP, Citrat, NADH u. Fettsäuren) u. hormonell (Insulin) reguliert. PFK-Mangel: s. Erythrozytenenzymopathien. Vgl. Kohlenhydratstoffwechsel, Pasteur-Effekt.

Phospho|gluko|mutase f: (engl.) phosphoglucomutase; Abk. PGM, PGluM; Isomerase, die mit Glukose-1,6-bisphosphat als Cofaktor reversibel Glukose-1-phosphat in Glukose-6-phosphat umsetzt (vgl. Glykogenolyse); versch. Enzymgruppen* inf. genet. Polymorphismus (mind. vier Gene; Genorte für PGM1: 1p31, PGM2: 6q12, PGM3: 4p14-q12; zahlreiche Allele).

6-Phospho|glukonat|de|hydro|genase f: (engl.) 6-phosphogluconate dehydrogenase; Abk. PGD; Oxidoreduktase der oxidativen Phase des Pentosephosphatzyklus*, die mit $NADP^+$ 6-Phospho-D-glukonat zu 3-Oxo-6-phosphoglukonat oxidiert, das spontan zu D-Ribulose-5-phosphat decarboxyliert; inf. genet. Polymorphismus mind. drei Enzymgruppen* (PGD-A, PGD-AB u. PGD-B).

6-Phospho|glukonat|de|hydro|genase-Mangel: (engl.) 6-phosphogluconate dehydrogenase deficiency; s. Erythrozytenenzymopathien.

Phospho|glukose|iso|merase f: alte Bez. für Glukose*-6-phosphat-Isomerase.

Phospho|glycerat|kinase f: (engl.) phosphoglycerate kinase; Abk. PGK; Kinase, die bei Glykolyse* u. Glukoneogenese, reversibel eine Phosphatgruppe von 1,3-Bisphosphoglycerat auf ADP überträgt; Mangel: s. Erythrozytenenzymopathien.

Phospho|glycerat|mutase f: (engl.) phosphoglycerate mutase; Abk. PGM; Isomerase, die in Glykolyse* u. Glukoneogenese mit 2,3-Bisphosphoglycerat als Cofaktor reversibel 3-Phosphoglycerat in 2-Phosphoglycerat umsetzt; inf. genet. Polymorphismus (Genlokus 10q25.3) versch. Enzymvarianten (v. a. PGM_1 in Erythrozyten u. PGM_3 in Leukozyten, Spermien u. Plazenta); vgl. Enzymgruppen.

Phospho|glykolat|phosphatase f: (engl.) phosphoglycolate phosphatase; Abk. PGP; intraerythrozytäres Enzym, das die Sauerstoffaffinität von Hämoglobin erhöht; inf. genet. Polymorphismus (Genlokus 16p13.3) mind. sechs Phänotypen (PGP 1, PGP 2, PGP 2–1, PGP 3–2, PGP 3, PGP 3–1); vgl. Enzymgruppen.

Phospho|lipasen f pl: (engl.) phospholipases; syn. Phosphatidasen; Sammelbez. für Esterasen*, die Glycerophospholipide (s. Phosphatide)

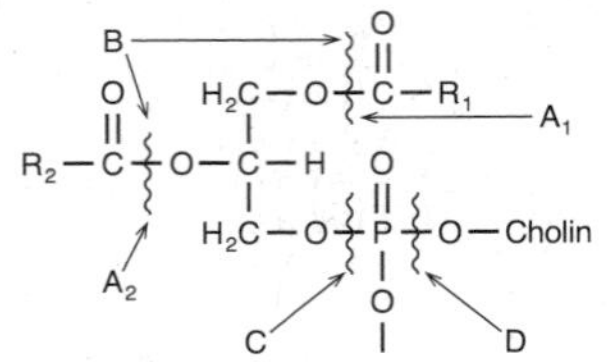

Phospholipasen:
Angriffsorte der Phospholipasen A1, A2, B, C und D an Lecithin

hydrolytisch spalten; **Einteilung** nach Substratspezifität (s. Abb.): **1.** Phospholipase A_1 katalysiert die Freisetzung der Fettsäure am C-Atom 1 des Glycerols, so dass Lysophosphatide (s. Lysophospholipide) entstehen, die z. B. Erythrozyten hämolysieren können. **2.** Phospholipase A_2 entfernt die ungesättigte Fettsäure vom C-Atom 2 der Glycerophospholipide. **3.** Phospholipase B entfernt bei Lysophosphatiden die ungesättigte Fettsäure am C-Atom 2. **4.** Phospholipase C setzt die phosphorylierte Base frei u. spaltet z. B. Inositoltrisphosphat*; **5.** durch Phospholipase D wird die nichtphosphorylierte Base (z. B. Cholin) frei. **Vork.:** v. a. in Leber u. Pankreas (Phospholipase A_1), Bienen- u. Schlangengift (Phospholipase A_1, A_2), Mikroorganismen (Phospholipase C) u. Pflanzen (Phospholipase D). Die Ph. A u. B werden als inaktive Vorstufen mit dem Pankreassaft sezerniert u. durch Trypsin* aktiviert.

Phospho|lipide n pl: (engl.) phospholipids; Abk. PL; mit Phosphorsäure veresterte Membranlipide*; Einteilung in Plasmalogene*, Glycerophospholipide (s. Phosphatide) u. Sphingophospholipide (s. Sphingolipide).

Phosphono|ameisen|säure: syn. Foscarnet; s. Foscarnet-Natrium.

Phospho|proteine n pl: (engl.) phosphoproteins; zusammengesetzte Proteine*, die mit Phosphorsäure veresterte Serin- u./od. Threoninreste enthalten, z. B. Casein* u. Pepsin* sowie im Hühnerei Vitellin u. Ovalbumin.

Phosphor (gr. φώς Licht; -phor*) m: (engl.) phosphorus; chem. Element, Symbol P, OZ 15, rel. Atommasse 30,97; zur Stickstoffgruppe gehörendes, -3-, 3- u. 5-wertiges, in mehreren Modifikationen vorkommendes Nichtmetall; bildet die physiol. wichtigen Derivate der Ortho- u. Pyrophosphorsäure; s. Nukleinsäuren, Phosphorsäureester, Radiophosphortherapie.

Phosphoreszenz (↑; ↑) f: (engl.) phosphorescence; sog. Nachleuchten; s. Lumineszenz.

Phosphor|nekrose (↑; ↑; Nekr-*; -osis*) f: (engl.) phosphonecrosis; Nekrose* insbes. von Haut u. Schleimhäuten nach Phosphorvergiftung*, z. B. bei Beschäftigten in der chem. Industrie (Pestizide, Feuerwerkskörper u. a.); histor. als Nekrose des Unterkiefers inf. chron. Phosphorvergiftung in der Zündholzindustrie; BK Nr. 1109.

Phosphor|säure|ester m pl: (engl.) phosphoric acid esters; syn. Alkyl- bzw. Arylphosphate; Ester der Phosphor-, Phosphon- od. Phosphinsäuren u. deren Thioderivate; z. T. hochgiftige Verbindungen, die als Insektizide (Phosphatinsektizide, z. B. E 605), Schmierölzusatz (z. B. Trikresylphosphat, TCP) u. als chem. Kampfstoffe (Tabun, Sarin, Soman) verwendet werden bzw. wurden; toxische Wirkung durch Blockade der Cholinesterase (sog. endogene Acetylcholinvergiftung) u. a. Enzyme; s. Phosphorsäureestervergiftung.

Phosphor|säure|ester|vergiftung: (engl.) phosphoric acid ester poisoning; Vergiftung durch Aufnahme von Phosphorsäureestern; **Pathophysiol.:** Hemmung der Acetylcholinesterase, dadurch Anhäufung von Acetylcholin; **Klin.:** Übelkeit, Erbrechen, Durchfall, Dyspnoe, Kopfschmerz u. Schwindel; bei schwerer Vergiftung Speichel- u. Tränenfluss, Miosis, Koliken, Laryngo- u. Bronchospasmus, Muskelzuckungen, Krämpfe, Blutdruckabfall, Bradykardie, Lähmung, Koma, u. U. Tod; bei Vergiftungen mit Trikresylphosphat schmerzhafte Polyneuritis mit Lähmungen; **Ther.:** Emetika, Magenspülung, saline Abführmittel, Atropin, Obidoximchlorid; BK Nr. 1307.

Phosphor|säuren: (engl.) phosphoric acids; **1.** Orthophosphorsäure (H_3PO_4, Ph. i. e. S.); mittelstarke Säure, bildet drei Reihen von Salzen (s. Phosphate); **2.** Polyphosphorsäuren ($H_{n+2}P_nO_{3n+1}$); **3.** Metaphosphorsäuren $(HPO_3)_n$. Phosphorsäurereste (Phosphorylgruppen) sind essentieller Bestandteil der Nukleinsäuren, Phospholipide, Phosphoproteine u. des Knochengewebes; Phosphate sind in Phosphatpuffer enthalten.

Phosphor|vergiftung: (engl.) phosphorus poisoning; Vergiftung durch Aufnahme von Phosphor (-verbindungen); **Sympt.:** Übelkeit, Erbrechen, Durchfälle, nach einigen Tagen akute Lebernekrose u. Störungen des ZNS, Koma; s. Phosphornekrose; vgl. Phosphorsäureestervergiftung.

Phosphor|wasser|stoff: (engl.) phosphine; PH_3, Phosphin; farbloses, nach faulen Fischen u. modrig riechendes Gas; Darstellung durch Einwirkung von Phosphor auf warme Kalilauge; in hohen Konz. sofort tödl. Stoffwechsel- u. Nervengift; Anw. früher zur Insektenbekämpfung.

Phosphor|wasser|stoff|vergiftung: (engl.) phosphine poisoning; Vergiftung durch Inhalation von Phosphorwasserstoff, v. a. beim Autogenschweißen; **Sympt.:** Übelkeit, Erbrechen, Benommenheit, Atemnot, Leber- u. Nierenschäden, u. U. Tod durch Lungenödem od. Kreislaufversagen; **Ther.:** Natriumthiosulfat, Calcium, Ascorbinsäure i. v.; BK Nr. 1109.

Phosphorylase f: syn. Glykogenphosphorylase; durch Interkonversion reguliertes Enzym im Glykogenmetabolismus; **1.** Ph. a ist Schlüsselenzym (Transferase) der Glykogenolyse*, das in Leber u. Muskulatur vom nichtreduzierenden Ende von Glykogen* einen Glukoserest auf Phosphat überträgt, so dass Glukose-1-phosphat entsteht. **2.** Ph. b ist die inaktive Form, die in Ph. a überführt wird, wenn sie durch Phosphorylase-b-Kinase phosphoryliert wird; cAMP aktiviert zuvor die (inaktive) Phosphorylase-b-Kinase, auf die dabei ebenfalls ein Phosphatrest von ATP übertragen wird. Vgl. Glykogensynthetase.

Phosphorylase|mangel: (engl.) phosphorylase deficiency; s. Glykogenosen (Tab.).

Phosphorylierung: (engl.) phosphorylation; Veresterung org. Verbindungen mit Phosphorsäure; viele Metaboliten werden durch Ph. aktiviert (enzymat. katalysiert durch Kinasen*); das energiereiche Phosphat ATP (s. Adenosinphosphate) ist Speicher für chem. Energie u. besitzt ein hohes Gruppenübertragungspotential, das für Biosynthesen genutzt wird. Die mit Hydrolyse von ATP zu AMP verbundenen Reaktionen sind inf. der Hydrolyse des abgespaltenen Pyrophosphats zu anorg. Phosphat irreversibel. **Oxidative Ph.** ist die mit Redoxreaktionen gekoppelte ATP-Synthese in der Atmungskette*. Bei **Substratstufenphosphorylierung** wird anorg. Phosphat direkt auf ein Substrat (z. B. auf Glyceral-3-phosphat in der Glykolyse*) übertragen, das dadurch energiereich wird (1,3-Bisphosphoglycerat) u. der ATP-Synthese dient. Bei **kovalenter Konversion** von Proteinen (z. B. durch Phosphorylase) reguliert Ph. den Stoffwechsel u. gewährleistet die Signalübertragung.

Phot-: auch Photo-, Foto-; Wortteil mit der Bedeutung Licht, Helligkeit; von gr. φῶς, φωτός.

Phot|ästhesin (↑; -ästhesie*) n: Farbstoff in den Außengliedern der Stäbchen der Netzhaut.

Photismen (↑) m pl: (engl.) photisms; optische Synästhesie*.

Photo|ab|lation (↑; Ablatio*) f: mittels Laserlicht (im UV-Bereich) durchgeführtes chir. Verfahren zur Abtragung von org. Gewebe ohne nennenswerte Wärmeentwicklung in angrenzenden Schichten; Verw. z. B. in der refraktiven Chirurgie*.

Photo|bakterien (↑; Bakt-*) f pl: s. Leuchtbakterien.

Photo|chemo|therapie (↑; arab. al-kimija Chemie) f: s. PUVA.

photo|chromogen (↑; Chrom-*; -gen*): (engl.) photochromogenic; Bez. für die Fähigkeit einiger im Dunkeln cremefarbener Stämme atypischer Mykobakterien*, unter Lichteinfluss zeisiggelbes Pigment zu bilden; vgl. skotochromogen.

Photo|dermatitis pigmentaria (↑; Derm-*; -itis*) f: phototoxische Reaktion; s. Lichtdermatosen.

Photo|dermatosen (↑; ↑; -osis*) f pl: syn. Lichtdermatosen*.

Photo|ef|fekt (↑) m: (engl.) photoeffect; einer der Wechselwirkungsprozesse ionisierender Photonenstrahlung mit Materie, bei dem die Energie eines Photons auf ein kernnahes Elektron übertragen wird (s. Abb.). Die Wahrscheinlichkeit für das Auftreten des Ph. nimmt mit steigender Ordnungszahl des Absorbermaterials stark zu u. mit zunehmender Photonenenergie ab. Das durch den Ph. entstandene Sekundärelektron verlässt die Atomhülle u. gibt seine Energie durch weitere Ionisationen an die Materie ab. Der Ph. ist in der Röntgendiagnostik von großer Bedeutung für die Quantenabsorption u. verantwortlich für den mit zunehmender Energie (Härte) der Röntgenstrahlung abnehmenden Knochen/Weichteil-Kontrast. Beim **äußeren Ph.** (lichtelektrischer Effekt) werden Elektronen durch Lichtquanten aus Metalloberflächen herausgelöst (Photokathode). Vgl. Kernphotoeffekt.

Photo|kat|hode (↑; Kathode*) f: (engl.) photocathode; Elektrode in einer Vakuumelektronenröhre, die mit spez. präparierten Alkalimetallen beschichtet ist, aus denen durch Photonen* bes. leicht Elektronen* freigesetzt werden; **Anw.:** z. B. in der Photozelle, im Photomultiplier u. Röntgenbildverstärker; vgl. Photoeffekt.

Photo|ko|agulation (↑; Koagul-*) f: (engl.) photocoagulation; Projektion eines Xenon-Lichtblitzes (Lichtkoagulation) od. Laserstrahls auf die Netzhaut bzw. Aderhaut mit thermischer Zerstörung der äußeren Retina u. inneren Choroidea; Meth. zur entzündl. Verklebung u. Vernarbung von Netzhautablösungen (s. Ablatio retinae), Zerstörung subretinaler bzw. Verhinderung retinaler Gefäßneubildungen; **Ind.:** Proph. der Netzhautablösung, senile Makuladegeneration, proliferative Retinopathie (z. B. bei diabetischer Retinopathie, retinalen Venenverschlüssen, Eales-Krankheit), kleinere Tumoren der Ader- od. Netzhaut. Vgl. Laserchirurgie.

Photo|meter (↑; Metr-*) n: opt.-elektr. Lichtmessgerät, das aus einer Lichtquelle mit Monochromator*, Photozelle* od. Photomultiplier* u. einem Verstärker (zur Anzeige der Intensität bzw. Extinktion*) besteht; **Anw.:** zur Photometrie* u. Spektralanalyse*.

Photo|metrie (↑; ↑) f: (engl.) photometry; physik. Verf. zur Konzentrationsbestimmung fein verteilter od. gelöster Stoffe in klin.-chem. Proben; **Prinzip:** Messung der Absorption* bzw. Streuung* (Extinktion) monochromat. Lichts (mit der Wellenlänge, bei der die zu untersuchende Substanz ihr Absorptionsmaximum hat) beim Durchgang durch eine probenhaltige Küvette u. Berechnung der Konz. (bei bekanntem molarem Extinktionskoeffizienten*) nach dem Lambert*-Beer-Gesetz; **Sonderformen:** Atomabsorptionsspektrometrie*, Fluoreszenzphotometrie*, Flammenemissionsphotometrie*, Nephelometrie*, Turbidimetrie*. Vgl. Spektralanalyse, Spektrophotometrie, Test, optischer.

Photo|multi|plier (↑; engl. to multiply vervielfältigen) m: syn. Sekundärelektronenvervielfacher (Abk. SEV); Detektor für Licht mit hoher Nachweisempfindlichkeit, in dem Photonen* in elektr. Impulse umgewandelt u. auf das 10^6–10^8fache verstärkt werden; **Anw.:** z. B. in der Gammakamera, im Szintillationszähler, Photometer.

Photonen (↑) n pl: (engl.) photons; syn. Strahlungsquanten, Lichtquanten; Symbol γ; Ener-

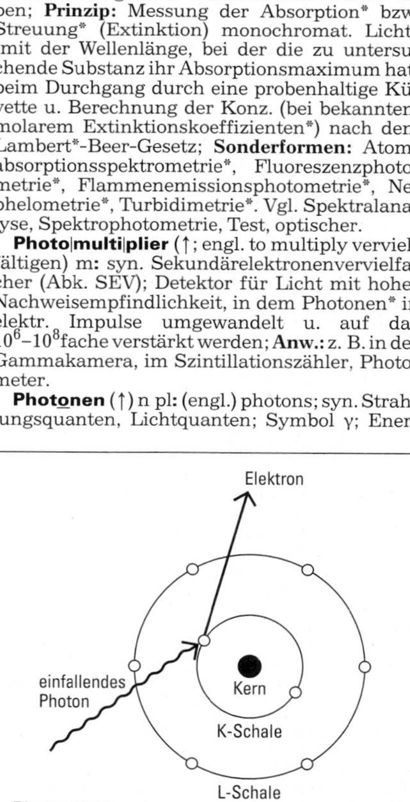

Photoeffekt

P

giequanten der elektromagnet. Strahlung mit der Energie $E = h \times \nu$ (h = Planck-Wirkungsquantum, ν = Frequenz); ein Photon entspricht dem kleinsten Energiebetrag, der in elektromagnetischen Wellen* transportiert wird. Bei der Emission* bzw. Absorption* der elektromagnet. Wellen können nur Energiebeträge in der Höhe der Photonenenergie ausgetauscht werden. Bei der Ausbreitung elektromagnet. Wellen bewegen sich die Ph. mit Lichtgeschwindigkeit.

Photo|phobie (↑; Phob-*) **f:** Lichtscheu*.

Photopsie (↑; Op-*) **f:** (engl.) photopsia; elementare visuelle Halluzination*, bei der Licht, Farben, Blitze od. Funken wahrgenommen werden; **Vork.:** bei Läsion bzw. Stimulation der Sehbahn, des Okzipital- od. Temporallappens, Optikusneuritis, org. Psychosen od. als visuelle Aura bei Migräne u. Epilepsie; vgl. Phosphen.

Photo|sensibilität (↑; lat. sensibilis fähig zu empfinden) **f:** (engl.) photosensitivity; **1.** (dermat.) Lichtempfindlichkeit mit Auftreten von Hauterscheinungen nach Lichteinwirkung; s. Lichtdermatosen, Porphyrie; **2.** (neurol.) abnorme Reaktion auf intermittierende Lichtreize bei Epilepsie*; generalisierte Spikes u. Spike-wave-Muster im EEG auch nach Beendigung der Flackerlichtstimulation.

Photo|stimulation (↑; lat. stimulatio Reizung) **f:** syn. intermittierende Lichtreizung; Methode zur Provokation von pathol. Veränderungen (insbes. generalisierten epilepsietypischen Potentialen) in der Elektroenzephalographie* durch Serien von Lichtblitzen unterschiedl. Frequenz.

Photo|syn|these (↑) **f:** (engl.) photosynthesis; Umwandlung von Lichtenergie in chem. Energie in Pflanzen mit Hilfe von Chlorophyll* zum Aufbau energiereicher org. Verbindungen aus CO_2 u. Wasser. Unter Abgabe von O_2 wird Glukose bzw. Stärke gebildet (s. Abb.); vgl. Assimilation.

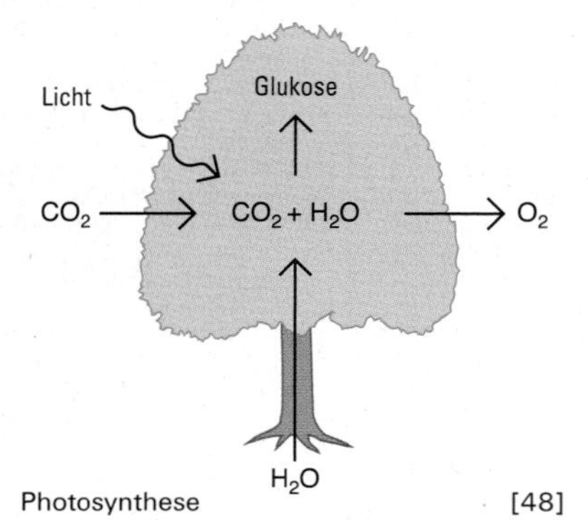

Photosynthese [48]

Photo|therapie (↑) **f:** (engl.) phototherapy; **1.** (dermat.) s. PUVA; **2.** Lichttherapie* bei Hyperbilirubinämie* des Neugeborenen; aus wasserunlösl. unkonjugiertem Bilirubin* entsteht unter Einwirkung von sichtbarem Licht (Spektralbereich 410–530 nm) durch Isomerisierung wasserlösl., leicht ausscheidbares Photobilirubin in der Haut; dadurch kann die Bilirubinkonzentration meist unter der für eine Austauschtransfusion* liegenden Grenze gehalten werden. **Ind.:** mittelschwere Hyperbilirubinämie (Serumbilirubinkonzentration von ca. 1/10 des Körpergewichts in µmol/l, jedoch nicht mehr als 340 µmol/l), bei Hinweisen auf Hypoxie, Azidose, Sepsis o. Ä. schon bei niedrigerem Serumbilirubin. Die Ph. ist nur bei bereits vorhandenem Hautikterus wirksam (keine prophylaktische Anw.). Es sollte ein möglichst großer Teil der Körperoberfläche bei geringem Abstand zur Lichtquelle bestrahlt werden; dabei Temperaturkontrolle, vermehrte Flüssigkeitszufuhr wegen erhöhter Perspiratio insensibilis u. sorgfältige Überwachung des Neugeborenen; nach deutlichem Abfall der Serumbilirubinkonzentration intermittierende Ph.; **cave:** keine Ph. bei direkter Hyperbilirubinämie wegen Gefahr der Entw. eines sog. Bronze-Baby-Syndroms (Grauverfärbung der Haut).

Photo|toxizität (↑; Tox-*) **f:** s. Lichttoxizität.

Photo|zelle (↑; Zelle*)**:** (engl.) photoelectric cell; Detektor, in dem Licht in elektr. Impulse umgewandelt wird; die beim Auftreffen von Photonen auf die Photokathode* freigesetzten Elektronen fließen mit einer Spannung von 20–200 V zur Anode u. können mit einem Photomultiplier* verstärkt werden.

Phrenes (gr. φρήν Zwerchfell) **f pl:** Zwerchfell*.

Phrenikus (↑) **m:** Kurzbez. für Nervus* phrenicus.

Phrenikus|blockade (↑) **f:** (engl.) blocking of the phrenic nerve; Ausschaltung des N. phrenicus ein- od. beidseitig durch Leitungsanästhesie; Anw. bei über längere Zeit bestehendem Singultus*.

Phrenikus|lähmung (↑)**:** (engl.) paralysis of the phrenic nerve; Lähmung des Zwerchfells inf. Schädigung des N. phrenicus (C_3-C_4); **Urs.:** Trauma (Wurzelausriss), Tumor im Halsbereich u. Mediastinum, Polyneuritis, Aneurysma der Aorta, postoperativ (z. B. nach Thymektomie) u. a.; **Sympt.:** bei einseitiger Ph. ipsilateraler Zwerchfellhochstand, paradoxe Atmung*; bei Ph. inf. Wurzelausriss zusätzl. Sensibilitätsstörung seitlich an Hals u. Schulter; beidseitige Ph. mit Dyspnoe, Zyanose, Auxiliaratmung; **Diagn.:** Rö.-Thorax mit Durchleuchtung (Hitzenberger-Schnupfversuch), Ultraschalluntersuchung in Komb. mit Magnetstimulation.

Phrenikus|neur|algie (↑; Neur-*; -algie*) **f:** (engl.) phreniconeuralgia; seltene Neuralgie* des N. phrenicus mit atemabhängigen Schmerzen, die vom Thorax in Hals u. Schulter ausstrahlen; **Urs.:** Reizung der sensiblen Fasern des N. phrenicus, z. B. bei Pleuritis, Perikarditis, Klavikulafraktur.

Phrenosin **n:** syn. Cerebron; Cerebrosid, in dem Sphingosin mit Cerebronsäure verestert ist; vgl. Cerebroside.

Phrygische Mütze: (engl.) phrygian cap; Bez. für eine angeb. Anomalie der Gallenblase in Form einer von den Phrygern getragenen, kegelförmigen Mütze mit nach vorn hängender Spitze; u. U. Urs. falschpositiver Gallensteindiagnose bei der Ultraschalluntersuchung des Abdomens.

Phryno|dermie (gr. φρύνη Kröte; Derm-*) **f:** (engl.) phrynoderma; follikuläre Hyperkeratose* mit eingeschränkter Schweiß- u. Talgdrüsensekretion bei Vitamin-A-Mangel.

Phthal|säure: (engl.) phthalic acid; Benzol-1,2-dicarbonsäure; $C_6H_4(COOH)_2$; Verw. zur Produktion von Farb- u. Kunststoffen; vgl. Dicarbonsäuren.

Phthal|säure|an|hydrid n: (engl.) phthalic acid anhydride; $C_6H_4(CO)_2O$; Ausgangsstoff für Polyester, Lacke, Weichmacher, verursacht starke Haut- u. Schleimhautreizung; MAK-Wert 5 mg/m^3.

Phthiriasis (gr. φθείρ Laus; -iasis*) f: Filzlausbefall; s. Pedikulose.

Phthirus pubis (↑) m: syn. Phthirus inguinalis, Filzlaus, Schamlaus; s. Läuse.

Phthisis (gr. φθίσις Schwund) f: Schrumpfung, Schwund; alte Bez. für die durch Tuberkulose herbeigeführte allg. Auszehrung.

Phthisis bulbi (↑; gr. βολβός Zwiebel) f: s. Ophthalmophthisis.

Phyco|mycetes m pl: Algenpilze; taxonom. Klasse der sog. echten Pilze mit im Allg. unseptierten Hyphen; z. T. humanpathogene Err. der Mucor*-Mykosen u. Entomophthoro*-Mykosen, z. B. Basidiobolus- u. Entomophthora-Arten.

Phyllo|chinon n: syn. Vitamin K_1; s. Vitamin K.

Phylo|genese (gr. φῦλον Stamm; -genese*) f: (engl.) phylogeny; Stammesentwicklung; Entstehung der versch. Pflanzen- u. Tierarten durch Evolution*; vgl. Ontogenese, Taxonomie.

Phyma (gr. φῦμα) n: Gewächs, Knolle.

Physikum (gr. φυσικός die Natur, -wissenschaft betreffend) n: frühere Bez. für die ärztl. Vorprüfung; wird nach der Ärztlichen Ausbildungsordnung nach dem 4. Semester abgelegt. Nach bestandenem Ph. beginnen die klin. Semester.

Physio|gnomie (gr. φύσις natürliche Beschaffenheit, Gestalt; γνῶμα Kenntnis) f: (engl.) physiognomy; individueller Ausdruck u. Aussehen des Gesichts.

Physio|logie (gr. φύσις Natur; -log*) f: (engl.) physiology; Wissenschaft u. Lehre von den normalen Lebensvorgängen, insbes. von den physik. Funktionen des Organismus; vgl. Biochemie.

Physio|therapeut (↑) m: (engl.) physical therapist; syn. Krankengymnast; P. u. Physiotherapeutin ersetzen als Berufsbezeichnungen den tradierten Ausdruck „Krankengymnast"; die Berufsausübung beinhaltet die Anwendung geeigneter Verf. der Physiotherapie in Prävention, kurativer Medizin, Rehabilitation u. im Kurwesen. Erlaubniserteilung u. Ausbildung sind geregelt im „Gesetz über die Berufe in der Physiotherapie" vom 26.5.1994 (BGBl. I S. 1084) u. in der entspr. Durchführungsverordnung vom 6.12.1994 (BGBl. I S. 3786). Die Ausbildung erfordert i. d. R. einen Realschulabschluss, dauert drei Jahre (einschl. einer prakt. Tätigkeit) u. erfolgt an einer staatl. anerkannten Schule, die meist einem Krankenhaus angeschlossen ist.

Physio|therapie (↑) f: (engl.) physiotherapy; s. Therapie, physikalische.

physisch (gr. φυσικός die Natur betreffend): (engl.) physical; körperlich; Ggs. psychisch.

Physo|stigmin n: (engl.) physostigmine; syn. Eserin; als Salicylat od. Sulfat in Wasser lösl. Alkaloid der Kalabar-Bohne; Cholinesterasehemmer*; s. Parasympathomimetika.

Phyt-: auch Phyto-; Wortteil mit der Bedeutung Gewächs, Pflanze; von gr. φυτόν.

Phytan|säure: (engl.) phytanic acid; 3,7,11,15-Tetramethylhexadekansäure; mehrfach verzweigte, gesättigte Fettsäure; s. Refsum-Syndrom.

Phyt|häm|ag|glutinine (Phyt-*; Häm-*; Agglutination*) n pl: Abk. PHA; syn. Lektine*.

Phytin|säure: (engl.) phytic acid; Inosithexaphosphat, myo-Inositol-Hexaphosphorsäureester; mit sechs Phosphorsäure-Molekülen verestertes myo-Inositol (s. Inositol); Vork. v. a. in pflanzl. Samen; hemmt konzentrationsabhängig die Eisenresorption im Darm durch Komplexbildung.

Phyto|menadion (INN) n: syn. Vitamin* K_1; **Verw.:** zur Proph. u. Ther. von Vitamin K-Mangel u. a. auch bei Morbus haemorrhagicus neonatorum.

Phyton|zide (Phyt-*; -zid*) n pl: (engl.) phytoncides; antibiotisch wirkende Substanzen in höheren Pflanzen (z. B. in Hopfen, Knoblauch, Zwiebel).

Phyto|photo|dermatitis (↑; Phot-*; Derm-*; -itis*) f: syn. Wiesengräserdermatitis; s. Lichtdermatosen.

Phyto|sterole (↑; Stear-*) n pl: (engl.) phytosterols; tetracyclische Triterpene; pflanzl. Sterole*; z. B. Sitosterol, Campesterol u. Stigmasterol in Kürbissamen, Sabalfrüchten, Brennnesselwurzeln, Weideröschenkraut; **Verw.:** bei benigner Prostatahyperplasie; Wirkungsmechanismus evtl. Hemmung der Prostaglandinbiosynthese u. Beeinflussung der Östrogenbiosynthese; vgl. Sterole.

Phyto|therapie (↑; gr. θεραπεία Pflege) f: (engl.) phytotherapy; Behandlung u. Vorbeugung von Krankheiten u. Befindensstörungen durch Pflanzen, Pflanzenteile u. deren Zubereitungen; Phytopharmaka bilden als Mehr- u. Vielstoffgemische eine wirksame Einheit u. müssen die Anforderungen des Arzneimittelgesetzes hinsichtlich Qualität, Wirksamkeit u. Unbedenklichkeit erfüllen; sie besitzen ein breites therap. u. pharmak. Wirkprofil, haben meist eine große therap. Breite u. sind oft nebenwirkungsärmer als synthetisch hergestellte Arzneimittel. Vgl. Homöopathie, Naturheilkunde.

pI: pH* am isoelektrischen Punkt*.

PI: Abk. für **1. P**earl*-**I**ndex; **2. P**rotease**i**nhibitoren; s. Proteasehemmer; **3.** Plazentainsuffizienz*.

p. i.: Abk. für **1. p**ost **i**nfectionem (nach Infektion); **2. p**ost **i**njectionem (nach Injektion).

Pia mater (lat. fromme Mutter) f: der gefäßführende Teil der weichen Hirnhaut (vgl. Leptomeninx), die als **P. m. encephali** der Hirnoberfläche u. als **P. m. spinalis** der Rückenmarkoberfläche dicht anliegt.

Pica (lat. pica Elster) n: Essen ungenießbarer Stoffe u. Gegenstände (z. B. Mörtel, Abfall, Kot, Sand, Farbe, Steine); hinsichtl. der Entwicklungsstufe unangemessenes Verhalten, evtl. zus. mit Jaktation* u. auffälligem Sozialverhalten; Vork. meist bei geistiger Behinderung od. extremer Verwahrlosung; im Allg. chron. Verlauf, Symptomverschiebung mögl.; **Ther.:** evtl. Verhaltenstherapie. S. Mun.

Pick-Krankheit (Arnold P., Neurol., Psychiater, Prag, 1851–1924): (engl.) Pick's disease; umschriebene progressive Hirnatrophie*, die meist zw. 40. u. 60. Lj. beginnt; **Ätiol.:** unbekannt; sporadisches u. selten fam. gehäuftes Vork. (autosomale Dominanz); **Pathol./Anat.:** Atrophie im Bereich des Frontalhirns u. der vorderen Anteile des Temporallappens, evtl. im Bereich von Nucleus caudatus, Putamen u. Thalamus; Schwellung der Nervenzellen (Pick-Zellen) u. argyrophile Einschlüsse (Pick-Körper); **Sympt.:** Veränderungen des Charakters u. der Persönlichkeit, emotionale Störungen (Reizbarkeit, Getrieben-

P

heit, Enthemmung bzw. Antriebsarmut bis zu Apathie), im weiteren Verlauf progrediente Demenz, Pyramidenbahnzeichen, evtl. Sprachstörungen u. Aphasie; **Diagn.:** in der kranialen Computertomographie kortikale, frontal betonte Atrophie, Erweiterung des Ventrikelsystems; **Progn.:** durchschnittliche Krankheitsdauer ca. sieben Jahre; **DD:** Demenz* anderer Ätiol., Alzheimer*-Krankheit. Vgl. Niemann-Pick-Krankheit.

Pickwick-Syn|drom (nach der Romanfigur Little Joe in Dickens „Die Pickwickier") n: (engl.) pickwickian syndrome; sog. kardiopulmonales Syndrom der Adipösen, Form des Schlafapnoesyndroms*; Erkr. mit hochgradiger Adipositas, arterieller Hypoxämie, Hyperkapnie u. respirator. Azidose durch alveoläre Hypoventilation (pathol.-anat. exzessive Fettablagerung in der Umgebung der Lungen), Polyzythämie; inf. Hyperkapnie (CO_2-„Autonarkose") kommt es zu Somnolenz u. anfallsweise auftretenden Schlafzuständen. **Ther.:** Gewichtsreduktion; **DD:** Narkolepsie*.

Picorna|viridae (ital. pico klein; RNA*; Virus*; -id*) f pl: Fam. der kleinsten RNA-Viren (Ø 20–40 nm, kub. Form ohne Hüllmembran, 32 Kapsomere, einsträngige RNA); weltweit verbreitet; **Unterteilung** in die säurestabilen Genera Enterovirus*, Hepatovirus*, Cardiovirus* u. die säurelabilen Genera Rhinovirus* u. Aphthovirus; **Übertragung:** Schmier- u. Tröpfcheninfektion; P. verursachen bei Mensch u. Tier asymptomat. bis schwer verlaufende Inf. des Respirationstrakts (bevorzugt säurelabile Genera) u. Magen-Darm-Trakts (v. a. säurestabile Genera), z. T. mit Beteiligung des ZNS.

Picro|toxin n: Molekularverbindung von Picrotoxinin u. Picrotonin aus Kokkelskörnern*; Wirkungsspektrum ähnlich Strychnin*; durch kompetitive Verdrängung von GABA kann es zu klonisch-tonischen Krämpfen kommen.

PID: Abk. für **P**rä**i**mplantations**d**iagnostik*.

Piebaldismus (engl. piebald buntscheckig) m: (engl.) piebaldism; syn. Albinismus congenitus circumscriptus partialis; autosomal-dominant erbl. Form des Albinismus* mit scharf begrenzten, größeren, melanozytenfreien Flecken, in denen sich pigmentierte Einsprengsel befinden; typisch ist eine weiße Stirnlocke (nicht immer vorhanden); auch Teilsymptom des Waardenburg*-Syndroms. **Urs.:** Defekt im KIT-Potein (Membranrezeptor) der Melanozyten; dadurch gestörte Einwanderung in die Haut während der Embryonalphase; **DD:** Vitiligo*, Naevus* depigmentosus, Incontinentia* pigmenti achromians; vgl. Poliose.

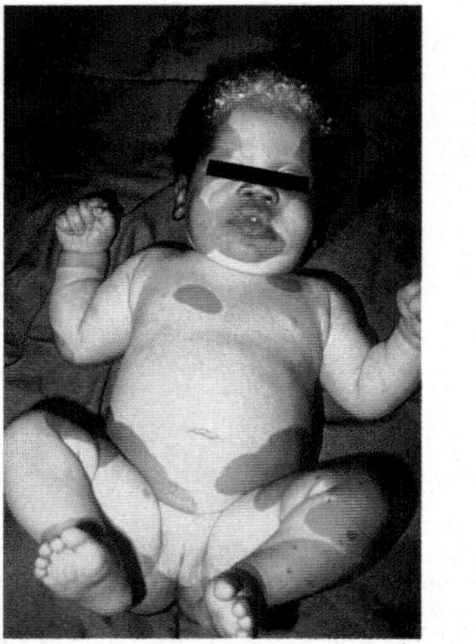

Piebaldismus [60]

Piecemeal-Nekrosen (engl. piecemeal stückchenweise; Nekr-*; -osis*) f pl: s. Mottenfraßnekrosen.

Piedra (span. Stein): syn. Trichosporie, Trichomycosis nodosa, Haarknötchen; in den Tropen vorkommende, harte, gefärbte Auflagerungen um den Haarschaft; **Err.:** Trichosporon- (weiße P.) u. Piedraia-Arten (schwarze P.); vgl. Trichomycosis palmellina.

Piedraia hortai (↑) f: syn. Trichosporon hortai, Microsporum hortai; Haarpilze, systemat. Stellung Askomyzeten (vgl. Fungi); morphol. septiertes u. verzweigtes Myzel mit spindelförmigen Asken u. 2–8 Askosporen; Err. von Piedra nigra; **Übertragung:** wahrscheinl. Kontaktinfektion z. B. beim Baden; **Nachw.:** s. Pilzdiagnostik.

Pierre-Marie-Krankheit (Pierre M., Neurol., Paris, 1853–1940): syn. hypertrophe Osteoarthropathie*.

Pierre-Marie-Strümpell-Bechterew-Krankheit (↑; Adolf v. S., deutscher Arzt, 1853–1925; Vladimir M. B., russ. Neurol., 1857–1927): s. Spondylitis ankylosans.

Pierre-Robin-Syn|drom (Pierre R., Zahnarzt, Histol., Paris, 1867–1950) n: s. Robin-Syndrom.

Pierson-Krankheit: syn. Grazilissyndrom*.

Pigment|an|omalie (Pigmente*; Anomalie*) f: s. Depigmentierung, Hyperpigmentierung, Hypomelanosen.

Pigment|bildner (↑): (engl.) pigment bacteria; syn. Farbstoffbakterien; Mikroorganismen, die Farbstoffe bilden (z. B. Pseudomonas aeruginosa, Serratia marcescens); bei einzelnen Species ist nur ein Teil der Stämme chromogen, die diagn. Wertigkeit der Farbstoffbildung ist daher begrenzt. Vgl. Fluorescein, Prodigiosin, Pyozyanin.

Pigmente (lat. pigmentum Farbe) n pl: (engl.) pigments; biogene Farbstoffe; Einteilung: **1. endogene P.:** Zwischen-, Neben- od. Endprodukte des Stoffwechsels: **a)** Abbauprodukte von Hämoglobin*: Hämatoidin*, Hämosiderin*, Bilirubin*, Malaria-P. (s. Malaria); vgl. Hämofuszin; **b)** autochthone, autogene P.: Lipofuszin*, Melanine*; vgl. Schwangerschaftspigmentierung; c) P. in Tumorzellen: s. Melanom, malignes; d) P. in Fettzellen: s. Lipochrome. **2. exogene P.** gelangen von außen in den Körper, z. B. Kohle, Tusche (vgl. Anthrakose, Pneumokoniosen) od. farbige Pflanzenstoffe, z. B. Carotine, Flavine, Chlorophyll, Xanthophyll, Polyphenole mit (z. T. noch unbekannter) gesundheitsfördernder Wirkung (Vitamin, Antioxidans).

Pigment|em|bolien (↑; Embol-*) f pl: (engl.) pigmentary embolisms; bei Malaria* in Milz, Leber, Knochenmark, Gehirn u. Nieren auftretende Embolien durch Erythrozytenzerfallsprodukte; Folge der Zerstörung roter Blutkörperchen durch die Plasmodien.

Pigment|glaukom (↑; Glaukom*) n: (engl.) pigmentary glaucoma; insbes. junge, myope

Männer betreffende, seltene Erkr. mit Verstreuung von Irispigment im gesamten vorderen Augenabschnitt (Pigmentdispersionssyndrom); im Spätstadium Entw. eines Glaukoms* inf. Verstopfung bzw. Schädigung des Trabekelwerks durch Pigment.

Pigment|in|duration (↑; lat. indurare verhärten) f: (engl.) pigmentary induration; braune Induration der Lunge; Bindegewebewucherungen in den Wänden der Lungenbläschen mit Ablagerung von Pigmenten, bes. bei Mitralklappenfehlern.

Pigment|kalk|stein (↑): (engl.) pigmented calculus; Gallenstein aus Calciumsalz u. Bilirubin; vgl. Cholelithiasis.

Pigment|nävus (↑; Nävus*) m: (engl.) pigmented nevus; pigmentierter melanozytärer Nävus*.

Pigmento|phagen (↑; Phag-*) m pl: (engl.) pigmentophages; mit Pigment beladene Phagozyten*; z. B. bei Malaria.

Pigment|steine (↑): (engl.) pigmented calculi; Gallensteine, die hauptsächl. aus Bilirubin bestehen; vgl. Cholelithiasis.

Pigment|zellen (↑; Zelle*): (engl.) pigment cells; Zellen mit Pigmentkörnchen (z. B. Melanine, Hämosiderin, Lipofuszin, Lipochrome) im Zytoplasma.

Pigment|zirrhose (↑; Zirrhose*) f: (engl.) pigment cirrhosis; Leberzirrhose* mit starker Speicherung von Hämosiderin; z. B. bei Bronzediabetes, Hämochromatose.

Pigtail-Katheter (engl. pig tail Schweineschwanz; Katheter*) m: röntgendichter Kunststoffkatheter, der sich nach Entfernen des Mandrins zum Schutz des umliegenden Gewebes an einem od. beiden Enden schweineschwanzartig kringelt; **Anw.: 1.** therap. zur temporären künstlichen Harnableitung* bei Harnstauungsniere od. Ureterverletzung; zur Galleableitung i. R. einer PTC* bei inoperablem Tumor mit Choledochusverschluss, als Drainage intraabdominaler Abszesse, Fisteln od. Pankreaspseudozysten; **2.** diagn. zur Durchführung von Angiographien (Ventrikulographie, Becken-Bein-Angiographie) od. PTC. J. Die.

PIH: Abk. für (engl.) **p**rolactin **i**nhibiting **h**ormone (syn. Prolaktostatin); Sammelbez. für Prolaktin* hemmende Releasing*-Hormone (Dopamin*, GnRH-assoziiertes Peptid).

Piko-: Abk. p; Dezimalvorsatz zur Kennzeichnung des Faktors 10^{-12} einer Einheit; vgl. Einheiten (Tab.).

Pikrin|säure: (engl.) picric acid; Acidum picrinicum, Trinitrophenol; gelber, sehr giftiger u. explosiver Farbstoff; Verw. z. B. bei Jaffé*-Methode.

pilaris (lat. pilus Haar): zu den Haaren gehörig.

Pili (lat.) m pl: **1.** Haare*; **2.** Anhangsgebilde bei versch. Bakterienarten die die bakt. Adhäsion* vermitteln; vgl. Sexualpilus.

Pille: (engl.) pill; **1.** (pharmaz.) Pilula*; **2.** s. Kontrazeption, hormonale.

Pillen|dreher|tremor (lat. tremor das Zittern) m: (engl.) pill-rolling tremor; s. Tremor.

Pilo|ar|rektion (lat. pilus Haar; arrectus aufgerichtet) f: (engl.) piloerection; Aufrichten der Haare durch die Musculus* arrector pili; sympathikusvermittelte Antwort auf Berührung, Kälte od. emotionelle Reize; s. Cutis anserina.

Pilo|carpin n: (engl.) pilocarpine; direkt wirkendes Parasymphathomimetikum; **Verw.:** in der Ophthalmologie (Miotikum, Glaukomtherapie); s. Parasympathomimetika.

Pilo|matrixom (Pilus*; Matrix*; -om*) n: syn. Epithelioma* calcificans.

Pilo|motoren|re|aktion (↑; Mot-*) f: s. Piloarrektion.

Pilon|fraktur (frz. pilonner stauchen; Fraktur*) f: (engl.) intra-articular fracture of distal tibia; intraartikulärer Stauchungsbruch der distalen Tibia mit Spongiosadefekt; meist Trümmerfraktur mit ausgedehnter Gelenkzerstörung; vgl. Knöchelfrakturen.

Pilo|nidal|sinus (Pilus*; lat. nidus Nest; Sinus*) m: syn. Sinus pilonidalis, Steißbeinfistel, Steißbeinzyste, Haarnestgrübchen; über dem Steißbein lokalisierter subkutaner Epitheleinschluss; **Vork.:** bes. bei jungen, stark behaarten Männern; **Ätiol.: 1.** Penetration von Haaren od. Oberflächenepithel in die Subkutis; **2.** angeb. Hemmungsfehlbildung des sek. Neuroporus (Sinus* dermalis); **Klin.:** lokale Entz. u. Abszessbildung; **Ther.:** Exzision. Vgl. Dermoid.

Pilo|nidal|zyste (↑; ↑; Kyst-*) f: syn. Pilonidalsinus*.

Pilula (lat. Kügelchen) f: Pille; Arzneizubereitungen in Kugelform, v. a. zur Einnahme per os.

Pilus (lat.) m: **1.** Haar, s. Haare; **2.** (bakteriol.) s. Sexualpilus, Konjugation.

Pilz|asthma (Asthma*) n: (engl.) fungus asthma; Asthma* bronchiale durch IgE-, z. T. auch IgG-vermittelte Sensibilisierung der Bronchialschleimhaut gegenüber Pilzkonidien; oft mit zweigipfliger Reaktion nach 20–30 Min. u. 4–8 Std.; selten primäre Monoallergie, meist Sekundärsensibilisierung bei schon bestehender Pollen- od. Hausstauballergie.

Pilz|atropin n: Muscaridin; s. Mykotoxine.

Pilz|dia|gnostik f: (engl.) fungus diagnostics; Verf. zum Nachweis von Pilzinfektionen u. zur Bestimmung der Erreger (s. Fungi); für die Gewinnung von Untersuchungsmaterial bei Mykosen* der Haut u. ihrer Anhänge wird empfohlen: reichl. Materialentnahme nur vom Rand des Herdes, gründl. Desinfektion vor der Probenahme, steriles Arbeiten. Bei Fuß- u. Fingernägeln sind positive Nachweise meist nur dort möglich, wo der sichtbar befallene Bereich in scheinbar gesunde Partien übergeht. Vor jeder Kultur sollten mikroskop. Nativpräparate untersucht werden. Das **Nativpräparat** (hitzefixiert in 15%iger Kalilauge) erlaubt bei einer Dermatomykose* meist nur den Nachweis von Hyphen u. Sporen ohne Entscheidungshilfe für geeignete therap. Maßnahmen; dies gilt insbes. für Nagelmykosen, die durch Dermatophyten, Hefen u. Schimmelpilze verursacht werden können. Err. von Systemmykosen lassen sich in **Biopsiematerial**, Punktaten, Morgensputum (nüchtern), aus Abszessen u. dem Liquor cerebrospinalis nur sehr selten aufgrund charakterist. Formelemente (aufgeschwemmt in Aqua dest. od. physiol. NaCl-Lösung) sicher bestimmen, z. B. bei Coccidioides-Mykose, Sporothrix-Mykose u. beim subkutanen Eumyzetom*; i. Allg. ist jedoch der Erregernachweis bei Systemmykosen außerordentlich problematisch u. erfolgt in der Praxis häufig erst post mortem. Proben aus dem art. Blut, Liquor u. Eiter sollten möglichst unmittelbar nach der Entnahme auf nährstoffreiche Agarplatten (pH-Wert 3,5–5,6) überimpft werden, um Bakterienwachstum zu unterdrücken. In der mykolog. Praxis kann als Standardnährboden Sabouraud-Glukoseagar mit Antibiotikazusatz sowie mit u. ohne Cycloheximid (zur Reduktion von Schimmelpilzwachstum) benutzt werden. Proben, die Err. von Systemmykosen enthalten können, werden bei 37 °C inkubiert, in anderen Fällen sollten 22–28 °C nicht überschritten werden (Inkubationsdauer für Dermatophyten 2–3 Wo.). **Interpretation:** Jeder kulturell positive Pilzbefund aus Blut, Blasenpunktion, Liquor u. Hautpunktaten ist pathognomonisch relevant (Pilzverunreinigungen ausschließen!), ebenfalls wiederholt best. hohe Keimzahlen von Sprosspilzen (10^4–10^5/ml) in Morgensputum, Rachengurgelwasser (Gesamtzahl), Mittelstrahlurin u. Stuhl. Bei Schimmelpilzen wie Aspergillus findet man wesentlich niedrigere Keimzahlen, meist nur 20–100/ml. Extreme Vorsichtsmaßnahmen sind bei Verdacht auf primärpathogene, dimorphe Pilze anzuwenden, z. B. bei Pat., die aus tropischen od. subtropischen Gebieten zurückkehren. In jedem Fall ist es angezeigt, positive Befunde durch zusätzliche serol. u. möglichst auch histol. Untersuchungen zu sichern. **Immunbiol. Testmethoden** zur Diagn. von Systemmykosen sind häufig problematisch, nicht zuletzt wegen der ausgeprägten Immunschwäche der Patienten. Vielfach wird mit handelsübl. Testsystemen zur Bestimmung agglutinierender, komplementbindender od. fluoreszierender Antikörper erst spät im Krankheitsverlauf Aufschluss über den Err. gewonnen. Deshalb ist es wichtig, bei ungeklärten Fieberschüben möglichst früh Titerverläufe aufzunehmen. In jüngster Zeit erweisen sich monoklonale Antikörper gegen Candida-Protease als wichtiges Hilfsmittel zur Diagn. der systemischen Candidose. Für die Kryptokokkose* gibt es einen Latex-Agglutinationstest mit Cryptococcus-neoformans-Kapselantigenen, der zu guten Ergebnissen führt (allerdings erst nach Dissemination des Erregers), für die Coccidioides-Mykose, Histoplasma-Mykose u. südamerikanische Blastomykose sind zuverlässige serol. Tests in Gebrauch. Neben Komplementbindungs- u. Präzipitationsreaktion werden auch Immundiffusion u. indirekter Hämagglutinationstest mit Erfolg eingesetzt.

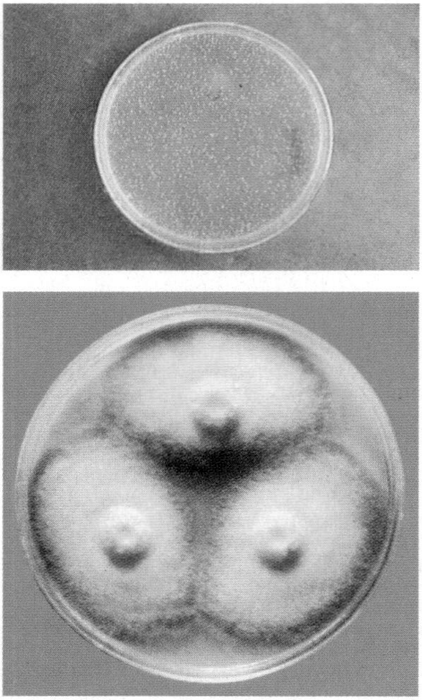

Pilzdiagnostik:
oben: Urinkultur mit Candida albicans auf CLED-Agar;
unten: Kultur von Trichophyton rubrum auf Sabouraud-Glukoseagar [547, 12]

Pilze: s. Fungi.

Pilz|erkrankungen: s. Mykosen.

Pilz|nähr|böden: (engl.) fungal culture media; Nährmedien zur Kultivierung u. Konservierung von Pilzen (s. Fungi); Pilze bevorzugen im Ggs. zu Bakt. leicht saures Milieu; zur Unterdrückung des Wachstums von Bakt. (Begleitflora im Untersuchungsmaterial) werden den P. Antibiotika zugesetzt. Heute meist Verwendung kommerzieller Fertignährböden auf der Basis von Sabouraud-Glukoseagar. Vgl. Pilzdiagnostik.

Pilz|sepsis (Sepsis*) f: s. Fungämie.

Pilz|vergiftung: (engl.) mushroom poisoning; Myzetismus; Sammelbez. für Vergiftungserscheinungen nach Verzehr roher od. verdorbener Speisepilze, inf. Allergie gegen Speisepilze, aufgrund von Alkoholunverträglichkeit nach Genuss gekochter Tintlinge u. nach Verzehr von Giftpilzen*; **Sympt.:** Brechdurchfall, Gastroenteritis, Schock, Delirium, akute gelbe Leberatrophie, hämolyt. Ikterus, Koma; tödl. Vergiftung hauptsächl. durch Giftpilze, z. T. mit Sympt. wie bei Atropinvergiftung*.

Pi-Mesonen (Mes-*) n pl: (engl.) pi-mesons; π-Mesonen; instabile, entweder neutrale (π^0), negativ (π^-) od. positiv (π^+) geladene Elementarteilchen* aus der Gruppe der Mesonen*; entstehen u. a. beim Aufprall von hochenerget. Teilchen od. Gammaquanten auf Materie; versuchsweise in der Strahlentherapie* eingesetzt.

Pimozid (INN) n: Butyrophenonderivat mit langer Wirkdauer u. calciumblockierenden Eigenschaften; s. Neuroleptika.

PIN: Abk. für (engl.) **p**rostatic **i**ntraepitelial **n**eoplasia; prostatische intraepitheliale Neoplasie; prämaligne Prostataläsion; typ. sind intraazinär proliferierte sekretor. Zellen mit Kernanaplasie. Vgl. Prostatakarzinom. B. Sch.

Pindolol (INN) n: nichtselektiver Betarezeptorenblocker*.

Pinea (lat. Fichtenzapfen) f: Zirbel; z. B. Glandula pinealis, Zirbeldrüse (Epiphyse*).

Pinealom (↑; -om*) n: (engl.) pinealoma; syn. Pinealistumor; Tumor der Epiphyse (Pineozytom, Pineoblastom); s. Hirntumoren (Tab.).

Pinealo|zyten (↑; Zyt-*) m pl: (engl.) pinealocytes; (anat.) Endocrinocyti pineales; hormonal aktive Parenchymzellen der Epiphyse, umgeben von faserigen Astrozyten; Bildungsort von Melatonin*.

Pineo|blastom (↑; Blast-*; -om*) n: (engl.) pineoblastoma; syn. Pinealom*; i. e. S. Bez. für ein unreifes Pineozytom* (anisomorpher Typ); s. Hirntumoren (Tab.).

Pineo|zytom (↑; Zyt-*; -om*) n: (engl.) pineocytoma; Tumor der spez. Parenchymzellen der Epiphyse (isomorpher Typ); s. Hirntumoren (Tab.); vgl. Pinealom.

Pingran|liquose (lat. pinguis Fett; **gran**um Korn; **liqu**or Flüssigkeit; -osis*) f: bei Frauen jenseits der Menopause auftretende Nekrose des subkutanen Fettgewebes am Gesäß aufgrund einer arteriosklerotischen Minderdurchblutung; **Sympt.:** multiple, runde, bis kastaniengroße, schmerzhafte Tumoren (Druck auf Nerven beim Sitzen); spontane Rückbildung möglich; **Ther.:** evtl. Exstirpation des Gesäßfetts.

Pinguecula (Dim. ↑) f: Lidspaltenfleck; harmlose, elastoide Degeneration der kollagenen Fasern des Bindehautstromas mit Verdünnung od. Hypertrophie des Epithels.

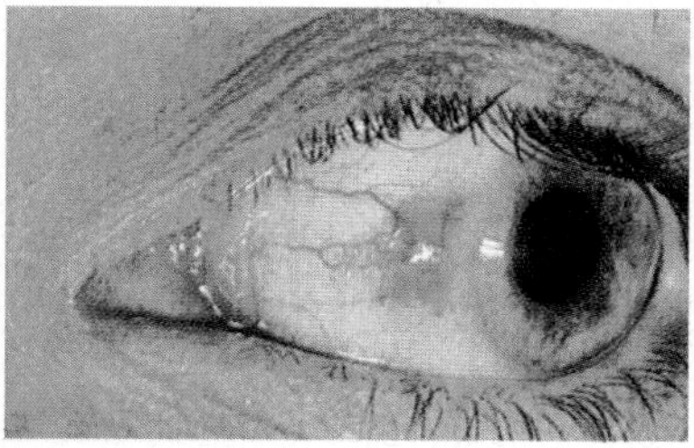
Pinguecula [362]

Pini pumilionis aether|oleum n: Latschenkieferöl; etherisches Öl aus Nadeln u. kleinen Zweigen von Pinus mugo; enthält Phellandren, Pinene u. Terpenester (charakterist. Geruch durch Bornylacetat); Verw. zur Inhalation u. Einreibung bei Bronchitis.

Pink puffer (engl. rosa Schnaufer): Typ des Lungenemphysematikers mit schwerer Dyspnoe, leichter Hypoxämie, Normokapnie, normalem Hämatokrit inf. von Lungenemphysem*; vgl. Blue bloater.

Pinkus-Tumor (Hermann P., Dermat., Detroit, geb. 1905; Tumor*) m: syn. Fibroepithelioma Pinkus; sehr seltene, nicht invasive Variante des

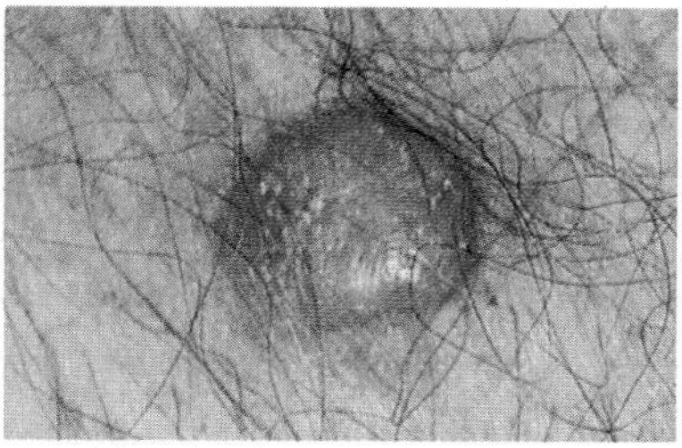
Pinkus-Tumor [3]

Basalioms* mit netzartiger basaloider Proliferation in einem dichten fibrösen Stroma.

Pino|zytose (gr. πίνειν trinken; Zyt-*; -osis*) f: (engl.) pinocytosis; Aufnehmen gelöster Stoffe ins Zellinnere; **Phasen:** Anlagerung an die Zellmembran; Kontraktion des angrenzenden Zytoplasmas, wodurch die Zellmembran mit dem Material bläschenförmig in die Zelle eingestülpt wird (Endozytose*); Auflösen der umgebenden Zellmembran od. Vereinigen mit primären Lysosomen; Verarbeiten der Stoffe im Zellstoffwechsel. Vgl. Phagozytose, Zytopempsis.

Pinsel|arterien (Arteri-*) f pl: s. Milz.

Pinsel|haare: syn. Trichostasis spinulosa; s. Haarveränderungen.

Pins-Zeichen (Emil P., Int., Wien, 1845–1913): syn. Ewart*-Zeichen.

Pinta (span. Fleck): syn. Carate, Mal de Pinto; durch Treponema* carateum verursachte chron. Infektionskrankheit der Haut; **Vork.:** in Zentral- u. Südamerika v. a. bei Kindern bis 5 Jahre u. jungen Erwachsenen; **Inkub.:** 1–3 Wochen; **Klin.:** dreiphasiger Verlauf mit Primäraffekt, Lymphknotenschwellungen u. makulopapulösen Effloreszenzen, Hyperkeratose, De- od. Hyperpigmentierungen; oft chron. Verlauf; **Diagn.:** mikroskop. Nachweis von Treponemen aus den Hautläsionen; **Ther.:** Penicillin G. Vgl. Treponematosen, tropische.

Pinzette f: (engl.) tweezers; schmales zangenartiges Instrument; als **anat.** (stumpfe) od. **chir.** P. (mit Zähnen bzw. Haken) u. vielen Varianten (z. B. Ohrpinzette, Splitterpinzette).

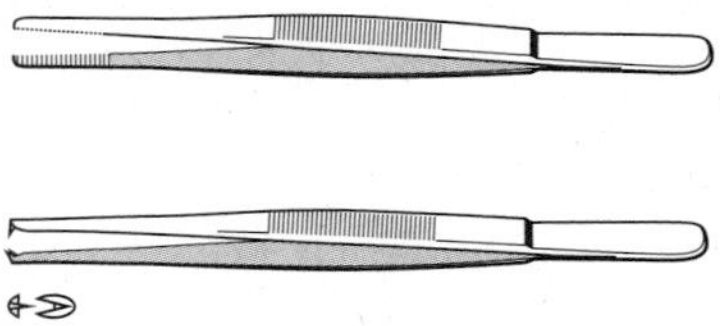
Pinzette:
anatomische (oben) und chirurgische Pinzette (unten)

Pio|glitazon (INN) n: zu den Thiazolidindionen* gehörendes orales Antidiabetikum; therap. Anw. zur Kombinationsbehandlung des Diabetes mellitus zus. mit Metformin u. Sulfonylharnstoffen; Behandlungseffekt erst nach ca. 8 Wo.; wegen Hepatotoxizität bei Leberfunktionsstörung kontraindiziert. J. Fel.

Pipamperon (INN) n: Butyrophenonderivat; s. Neuroleptika.

Pipazetat (INN) n: Antitussivum.

Pipecolin|säure: (engl.) pipecolic acid; Δ^1-Piperidin-δ-Carbonsäure; cyclisches Intermediärprodukt beim Abbau von Lysin*; vgl. Hyperpipecolatämie.

Pipemid|säure (INN): Antibiotikum; s. Chinolone.

Pipera|cillin (INN) n: Acylamino-Penicillin zur parenteralen Anw. mit breitem Anwendungsspektrum; **Verw.:** bei Inf. des Urogenitaltrakts u. der Gallenwege durch gramneg. Bakterien; vgl. Penicilline.

Piperis nigri fructus m: schwarzer Pfeffer*.

Piper methysticum n: Rauschpfeffer; s. Kava-Kava.

Piperonyl|butoxid n: Antiparasitikum; **Verw.:** in Komb. z. B. mit Allethrin gegen Läuse u. Krätzmilben.

Pipette (frz.) f: röhrenförmiges Gerät aus Glas od. Kunststoff mit vorgegebenem Füllungsvolumen (sog. Vollpipette) od. Graduierung zum genauen Abmessen von Flüssigkeiten.

Piprin|hydrinat (INN) n: Salz aus Diphenylpyralin u. 8-Chlortheophyllin; **Verw.:** s. Antihistaminika.

Pir|acetam (INN) n: s. Nootropika.

Pir|buterol (INN) n: Beta-2-Sympathomimetikum; **Verw.:** Bronchospasmolytikum.

Piren|zepin (INN) n: spezif. Mittel zur Hemmung der Magensekretion; **Verw.:** als Anticholinergikum zur Ulkustherapie.

Piretanid (INN) n: Schleifendiuretikum; s. Diuretika.

Piri|bedil (INN) n: Vasodilatator mit dopaminerger Wirkung; **Verw.:** bei art. Durchblutungsstörungen; **Kontraind.:** frischer Herzinfarkt; **UAW:** Übelkeit.

piri|formis (lat. pirum Birne; -formis*): birnenförmig.

Piringer-Kuchinka-Syn|drom (Alexandra P.-K., Pathol., Wien, geb. 1912) n: subakute Lymphadenitis nuchalis et cervicalis; entzündl., leicht schmerzhafte Lymphknotenschwellung bis Walnussgröße mit Lok. vorwiegend im Hals-Nacken-Bereich; **Urs.:** meist Toxoplasmose*; **Klin.:** kein Fieber, Allgemeinbefinden kaum gestört; Rückgang in wenigen Monaten.

Piritr|amid (INN) n: Opioidanalgetikum, struktur- u. wirkungsverwandt mit Morphin*; s. Opioide.

Pirogoff-Apo|neurose (Nikolai I. P., Chir., Dorpat, St. Petersburg, 1810–1881; Apo-*; Neur-*) f: syn. Lactus fibrosus; Aponeurosis* musculi bicipitis brachii.

Pirogoff-Operation (↑) f: (engl.) Pirogoff's amputation; syn. Amputatio pedis osteoplastica; tiefe Unterschenkelamputation knapp proximal der Sprunggelenkfläche; nach Absetzen des Tuber calcanei wird dieser mit seinem belastungsfähigen plantaren Weichteilmantel auf die verbliebene Tibia geklappt.

Piro|plasmose f: syn. Babesiose*.

Piroxi|cam (INN) n: zur Gruppe der Oxicame* gehörendes nichtsteroidales Antiphlogistikum.

Pirquet-Re|aktion (Clemens Freiherr von P., Päd., Wien, 1874–1929) f: s. Tuberkulinreaktion.

pisi|formis (gr. πίσος Erbse; -formis*): erbsenförmig.

Piskaček-Ausladung (Ludwig P., Gyn., Gebh., Wien, 1854–1932): (engl.) Piskaček's sign; Schwangerschaftszeichen*; asymmetr. Formveränderungen des Uterus: Die Tubenecke, in der das Ei sitzt, ist stärker vorgewölbt (hormonal bedingte Hyperämie).

Pistill (frz. pistil Stempel) n: (engl.) pistil; Stampfer; Keule des Mörsers.

Pi-System n: Kurzbez. für **P**rotease-**I**nhibitor-System; autosomal-kodominant erbl. Gruppe von Serumproteinen (s. Serumgruppen); **1.** Alpha*-1-Antitrypsin (Abk. α_1-AT); hemmt Proteasen mit katalyt. relevantem Serinrest (z. B. Elastase); inf. genet. Polymorphismus des α_1-AT-Gens (häufiges Allel Pi^M; zahlreiche seltenere Allele, z. B. Pi^S, Pi^Z u. Pi^F; Genlokus 14q32.1) existieren mind. 20 Varianten u. zahlreiche Subtypen; völliges Fehlen von α_1-AT durch das Null-Allel Pi^o; **2.** andere, im Pi-S. antiproteolytisch wirkende Proteine: Alpha-1-Antichymotrypsin, Inter-alpha-Trypsininhibitor, Antithrombin III, C1*-Esteraseinhibitor, Alpha-2-Antiplasmin (hemmt Plasmin) u. Alpha-2-Makroglobulin (hemmt Serin-, Metallo- u. Cystein-Aspartat-Proteinasen); klin. **Bedeutung:** s. Alpha-1-Antitrypsinmangel, Antithrombin-III-Mangel.

Pituita (lat.) f: wässriger, fadenziehender Schleim.

Pituitaria (↑) f: Kurzbez. für Glandula pituitaria, Hypophyse*.

Pitui|zyten (↑; Zyt-*) m pl: (engl.) pituicytes; spezif. Gliazellen im Hypophysenhinterlappen; s. Hypophyse.

Pityriasis (gr. πίτυρον Kleie; -iasis*) f: feine, kleieförmige Schuppung.

Pityriasis alba (↑; ↑) f: syn. Pityriasis simplex; rundl. bis ovale, zuweilen etwas gerötete Herde mit kleinlamellöser Schuppung bes. im Wangenbereich; **Vork.:** v. a. bei Kindern i. R. eines atopischen od. seborrhoischen Ekzems bzw. durch zu häufiges Waschen mit austrocknenden Waschmitteln.

Pityriasis amiantacea (↑; ↑; gr. ἀμίαντος Asbest) f: syn. Tinea amiantacea, Tinea asbestina; die Kopfhaare umgebende, festhaftende, asbestartige Schuppung der Kopfhaut i. R. eines seborrhoischen Ekzems*; **DD:** Psoriasis.

Pityriasis cachecticorum (↑; ↑) f: kleieförmig schuppende Haut mit Schwund des subkutanen Fettgewebes bei Kachexie*.

Pityriasis lichenoides (↑; ↑) f: lymphozytäre Vaskulitis unklarer Ätiol. mit lichenoiden Exanthemen; **Formen: 1.** P. l. acuta (syn. Mucha-Habermann-Krankheit): in Zus. mit Atemweginfekten an Rumpf u. Extremitäten meist bei Jugendlichen auftretende schuppende, linsengroße, bräunl. Papeln, Bläschen u. Pusteln, die sich zu hämorrhag. Bläschen, Nekrosen u. varioliformen Narben entwickeln; spontane Abheilung meist nach 4–8 Wo. mit möglichen Rezidiven; **2.** P. l. chronica (syn. Parapsoriasis guttata, Juliusberg-Krankheit): langandauernde (Wo. bis Jahre) Erkr. mit flachen, von Schuppen (sog. Deckelschuppen) bedeckten Papeln an Stamm u. Extremitäten; prodromal evtl. Fieber; Abheilung mit Hyperpigmentierung; zirkulierende Immunkomplexe im Serum sowie IgG- u. Komplementablagerungen an den Gefäßen; **Ther.:** PUVA.

Pityriasis rosea (↑; ↑) f: erythematosquamöse Hauterkrankung unklarer Ätiol. (möglicherweise Virusinfektion); Vork. meist bei jungen Erwachsenen, endemisch bes. im Herbst u. Winter; **Klin.:** Beginn mit einem bis zu 5 cm großen rundl. Fleck (Primärmedaillon, frz. tache mère), meist am seitl. Stamm, mit nach innen gerichteter Schuppenkrause (Collerette); nach einigen Tagen Bildung eines den Hautspaltlinien folgenden, fleckigen Exanthems, symmetrisch an Stamm u. proximalen Extremitäten; spontane Abheilung innerh. 2–12 Wo. mit Hyperpigmentierung, selten Rezidive; **Ther.:** UV-Lichttherapie verkürzt die Krankheitsdauer. **DD:** Dermatomykose, Syphilis.

Pityriasis rubra pilaris (↑; ↑) f: sog. Stachelflechte; chron. verlaufende Hauterkrankung unklarer Ätiol. mit follikulären Keratosen bes. an den Finger- u. Handrücken, flächigen, kleieförmig schuppenden, zuweilen lichenifizierten Erythemen u. Palmoplantarkeratosen.

Pityriasis senilis (↑; ↑) f: syn. Ichthyosis senilis; dünne, kleinlamellös schuppende, trockene Haut an bedeckt getragenen Körperstellen bei alten Menschen.

Pityriasis simplex (↑; ↑) f: syn. Pityriasis* alba.

Pityriasis versi|color (↑; ↑) f: sog. Kleienpilzflechte; Inf. der Haut mit Malassezia* furfur mit Bildung melanotox. Azelainsäure*; wegen der Lipophilie der Err. meist erst nach der Pubertät auftretend; erhöhte Häufigkeit u. Rezidivrate bei immunsupprimierten Pat.; **Klin.:** bes. im Bereich der vorderen u. hinteren Schweißrinne ge-

P

genüber dem normalen Hautkolorit hellere od. dunklere Flecken, die konfluieren u. nach Kratzen kleieförmig schuppen (Hobelspanphänomen); nach erfolgter Ther. meist noch lang

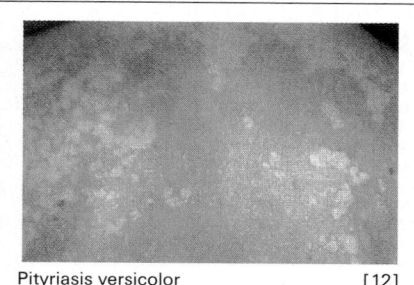

Pityriasis versicolor [12]

dauernde Pigmentveränderungen; **Diagn.:** rötl.-braune Fluoreszenz im Wood-Licht, mikroskop. Nachweis von Sprosszellhaufen in Hautschuppen; **Ther.:** Selendisulfid, Antimykotika in Shampoos u. Seifen.

Pityro|sporum ovale n: syn. Malassezia* furfur.

Piv|ampi|cillin (INN) n: penicillinaseempfindliches Penicillin (Prodrug des Ampicillins); **Verw.:** als Kombinationspräparat bei Haemophilus- u. schweren Enterokokken-Infektionen; vgl. Penicilline.

PIVKA: Abk. für (engl.) **p**rothrombin **i**nduced in **v**itamin **K** **a**bsence; Sammelbez. für in der Leber gebildete, biol. inaktive Vorstufen des Prothrombinkomplexes*, dessen Glutamatreste kein Ca^{2+} binden, da sie wegen Vitamin-K-Mangels (vgl. Vitamin K) od. Ther. mit Cumarinderivaten nicht carboxyliert werden; vgl. Blutgerinnung.

Pivot-Shift-Test m: (engl.) pivot-shift sign; sog. Dreh-Rutsch-Test bei vorderem Kreuzbandriss; am liegenden Pat. rutscht bei kniewärts gerichteter Kompression u. Innenrotation des Unterschenkels mit der einen Hand u. Valgisierung u. Beugung zw. 40° u. 60° mit der anderen Hand das Tibiaplateau deutl. spürbar u. für den Pat. schmerzhaft dorsalwärts. Vgl. Kniegelenkbandruptur, Schubladenphänomen.

Pix (lat.) f: Teer*.

Pizo|tifen (INN) n: Serotoninantagonist; **Verw.:** bei Migräne, als Appetitstimulans.

pK: neg. dekad. Logarithmus der Dissoziationskonstanten eines Elektrolyten; s. Henderson-Hasselbalch-Gleichung.

PKG: Abk. für **P**hono**k**ardio**g**raphie*.

PKU: Abk. für **P**henyl**k**eton**u**rie*.

PKV: Abk. für **p**rivate **K**ranken**v**ersicherung; s. Krankenversicherung.

PL: Abk. für **P**hospho**l**ipide*.

Placebo (lat. ich werde gefallen) n: Plazebo*.

Placenta (lat. Kuchen) f: Plazenta*.

Placenta ac|creta (↑) f: Plazenta, deren Chorionzotten mit der Uterusmuskulatur fest verwachsen sind; Vork. nach Läsion des Endometriums; **Ther.:** manuelle Plazentalösung, Proph. der Atonia* uteri, ggf. instrumentelles Nachtasten wegen Plazentaresten; evtl. Hysterektomie. W. Str.

Placenta ad|haerens (↑) f: anhaftende Plazenta, die sich aus funktionellen Gründen nicht löst.

Placenta cervicalis (↑) f: s. Zervixplazenta.

Placenta circum|vallata (↑) f: Placenta* marginata mit zirkulärer Taschenbildung der Eihäute u. aufgeworfenem Plazentarand.

Placenta extra|chorialis (↑) f: Entwicklungsanomalie der Plazenta*, bei der die Zotten außerh. des Bereichs der Chorionplatte um den Plazentarand herumgewachsen sind u. die Eihäute* nicht am Rand der Plazenta, sondern weiter nabelschnurwärts ansetzen; vgl. Placenta marginata.

Placenta in|carcerata (↑) f: Einklemmung der gelösten Plazenta inf. eines Muttermundkrampfs; vgl. Zervixdystokie.

Placenta in|creta (↑) f: Plazenta, deren Chorionzotten in die Uterusmuskulatur hineinwachsen; vgl. Placenta accreta, Placenta percreta.

Placental-site-Tumor (engl. ↑; site Lage; Tumor*) m: syn. malignes Chorionepitheliom*.

Placenta marginata (↑) f: Placenta extrachorialis mit ringförmig verlaufendem, dem Ansatz entspr. weißlichem Fibrinstreifen; die fetale Fläche ist kleiner als die mütterliche; vgl. Placenta circumvallata.

Placenta membranacea (↑) f: Bauanomalie der Plazenta*; die Plazentadicke ist sehr gering, so dass die Versorgung des Fetus mangelhaft sein kann.

Placenta per|creta (↑) f: Plazenta*, deren Chorionzotten durch die Uterusserosa, z. T. bis in benachbarte Organe eingewachsen sind; s. Implantationsschäden.

Placenta prae|via (↑) f: atypische Lok. der Plazenta* im unteren Uterinsegment; dabei bedeckt ein mehr od. weniger großer Teil der Plazentafläche die Innenwand des unteren Uterinsegments. Man unterscheidet **vier Grade**, wobei sich die Diagn. definitionsgemäß bei einem 3 cm eröffneten Muttermund (Abk. MM) stellen lässt: **1.** P. p. totalis: der innere MM ist vollständig bedeckt; liegt hierbei die Mitte der Plazenta über dem MM, so handelt es sich um eine P. p. centralis. **2.** P. p. partialis: der innere MM ist von der Plazenta nur teilweise bedeckt. **3.** P. p. marginalis: der untere Rand der Plazenta erreicht den inneren MM od. überragt ihn mit einem kl. Segment. **4.** tiefer Sitz der Plazenta: der im unteren Uterinsegment sitzende Teil der Plazenta rückt nicht an den inneren MM heran. **Vork.:** bei Mehr- u. Vielgebärenden, bes. nach aufeinander folgenden Geburten bzw. Kürettagen, bei Quer- u. Beckenendlagen; **Sympt.:** v. a. Blutungen; ab 7. Schwangerschaftsmonat als sog. Warn- od. Ansageblutung, unter der Geburt bedrohl. mütterl. Blutung aus den eröffneten intervillösen Räumen u./od. kindl. Blutung durch Zerreißung von Zottengefäßen im kindl. Teil der Plazenta; **DD:** u. a. vorzeitige Plazentalösung*, Zervixkarzinom, Zervixpolyp; **Gefahren der P. p.: 1. für die Mutter:** schwere Blutung bis zum Verbluten, Inf. mit Gefahr der Sepsis, Luftembolie; **2. für das Kind:** Hypoxie, posthämorrhag. Schock, Verblutungstod. Vgl. Zervixplazenta.

Placenta suc|centuriata (↑) f: Nebenplazenta; durch Teilung der Plazenta entstandende 2. Plazenta; vgl. Eihäute.

Placido-Scheibe (lat. placidus glatt, eben, ruhig): s. Keratoskop.

Placobdella officinalis f: syn. Haementeria* officinalis.

Plätscher|geräusch: (engl.) high pitched bowel sounds; auskultator. Plätschern; im Magen bes. bei aton. Erweiterung, vermehrt im

Colon transversum bei Durchfall (bei Fehlen Ileusverdacht!), auch bei Seropneumothorax, bei Pneumoperikard u. a. Vgl. Ileozäkalgeräusch.

Plättchen: Blutplättchen; s. Thrombozyten.

Plättchen|ag|gregation (lat. aggregare sich ansammeln) f: s. Thrombozytenaggregation.

Plättchen|ag|gregations|test (↑) m: (engl.) platelet aggregation test; Verf. zum Nachw. einer verstärkten Tendenz der Thrombozyten* zur Zusammenballung u. damit eines erhöhten Thromboserisikos; **Prinzip:** plättchenreiches Citratplasma wird in einem silikonisierten rotierenden Glas- od. Kunststoffkolben bewegt; bei gesteigerter Aggregationsneigung lagern sich die Thrombozyten zu Aggregaten zusammen. Das Ausmaß der Aggregationsbildung wird mikroskop. od. photometr. beurteilt u. in fünf Stufen eingeteilt. Vgl. Thrombose.

Plättchen|aktivierungs|test, Heparin-in|duzierter m: (engl.) heparin-induced platelet activation test; Abk. HIPA; Verf. zum Nachweis einer Heparin-induzierten Thrombopenie* Typ II; **Prinzip:** gesunde Probandenthrombozyten werden mit Patientenserum u. ansteigenden Heparinkonzentrationen in einer Mikrotiterplatte unter Schütteln inkubiert. Thrombozytenagglutination bei niedriger Heparinkonzentration u. ihr Fehlen bei hoher Heparinkonzentration gilt als positives Ergebnis. M. Mes.

Plättchen|faktoren m pl: (engl.) platelet factors; Abk. PF; syn. Thrombozytenfaktoren; bei der Thrombozytenaggregation* freigesetzte, gerinnungsaktive Substanzen; s. Tab.; vgl. PAF, PDGF.

Plättchenfaktoren

Plättchenfaktor	Funktion
1 Plättchenakzelerator-Globulin	ähnlich dem Faktor V der Blutgerinnung
2 fibrinoplastischer Faktor, Thrombinakzelerator	fördert die Spaltung von Fibrinogen zu Fibrin
3 gerinnungsaktives Phospholipid (PAF), partielles Thromboplastin	katalysiert nach Freisetzung aus Thrombozyten im Intrinsic-System die Aktivierung von Faktor X u. die von Prothrombin zu Thrombin
4 Heparininhibitor, Antiheparinfaktor	bindet Heparin u. neutralisiert dessen Wirkung

Plättchen|thrombus m: (engl.) platelet thrombus; aus Blutplättchen aufgebauter (weißer) Thrombus; s. Thrombozyten, Thrombose.

Plagio|zephalus (gr. πλάγιος schief; Keph-*) m: Schiefschädel; s. Stenozephalie.

Planck-Wirkungs|quantum (Max P., Phys., Berlin, 1858–1947) n: (engl.) Planck's constant; Formelzeichen h; Naturkonstante mit der Dimension einer Wirkung, d. h. einem Produkt aus Energie u. Zeit:

$$h = 6{,}63 \cdot 10^{-34} \mathrm{J \cdot s} = 4{,}14 \cdot 10^{-15} \mathrm{eV \cdot s}$$

Die Bedeutung des P.-W. hängt mit der Tatsache zusammen, dass viele atomare Größen nur gequantelt, d. h. in diskreten Stufen, auftreten können. Vgl. Quantentheorie, Photonen.

Plani|graphie (lat. planus flach, eben; -graphie*) f: (engl.) planigraphy; Form der Tomographie*.

Plankton|probe (gr. πλαγκτός umherschweifend, -irrend): (engl.) plankton test; (forens.) Nachw. von Plankton in aspirierter Flüssigkeit, bes. in Organen des großen Kreislaufs, bei Tod durch Ertrinken*; vgl. Diatomeenprobe.

Plano|zyten (lat. planus flach, eben; Zyt-*) m pl: (engl.) planocytes; syn. Leptozyten; flache Erythrozyten* mit einer Höhe von weniger als 2 µm, häufig kombiniert mit Hypochromasie*.

Planta (lat.) f: **1.** (anat.) Fußsohle; **2.** (botan.) Pflanze.

Plantar|flexion (lat. plantaris zur Fußsohle gehörig; flexio Biegung, Krümmung) f: Beugung in Richtung Fußsohle.

Plantar|re|flex (↑; Reflekt-*) m: s. Reflexe, frühkindliche.

Planum (lat. planus flach) n: Fläche; **1.** (gebh.) Durchtrittsebene des Kopfs bei der Geburt; s. Kopfmaße; **2.** (zahnmed.) sog. **P. alveolare:** nach vollständiger Atrophie des Alveolarfortsatzes des Unterkiefers entstandene Fläche (v. a. im Molarenbereich), die als Prothesenlager dient.

Planungs|ziel|volumen n: (engl.) planning target volume; Volumen, in dem ein best. radioonkologisches Behandlungsziel erreicht werden soll; besteht aus dem klin. Zielvolumen u. einem Sicherheitssaum, der Lagerungsungenauigkeit, Organbeweglichkeit unterschiedl. Füllungszustände der Organe u. a. berücksichtigt.

Plaque (frz. Fleck, Platte) f: **1.** (angiolog.) umschriebene Veränderung des Gefäßendothels i. R. einer Arteriosklerose* (atheromatöser P.); **2.** (dermat.) flach erhabene, plattenartige Hautveränderung; s. Papel; **3.** (zahnmed.) vorwiegend aus Bakterien bestehender Zahnbelag; Hauptursache infektiöser Erkr. am Parodontium; kann durch Einlagerung von Mineralien zu Zahnstein* verkalken; **4.** (virol.) makroskop. erkennbare runde Aufhellung im Zell- od. Bakterienrasen inf. eines zytopathischen Effekts (virusinduzierte Lyse).

Plaques muqueuses (↑) f pl: hochinfektiöse Schleimhautpapeln bei sekundärer Syphilis*.

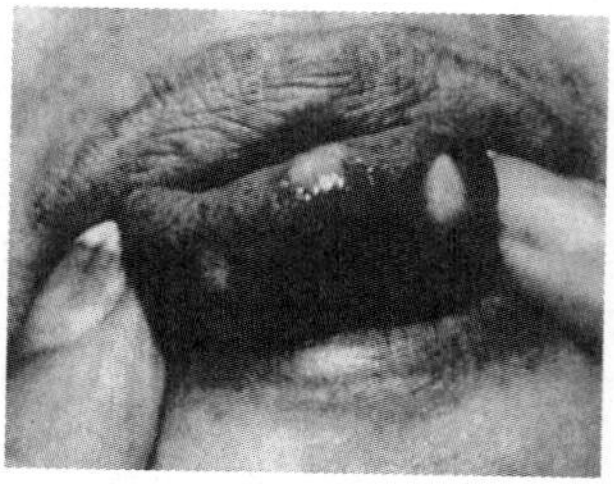

Plaques muqueuses an der Zunge [549]

Plaques opalines (↑) f pl: graue, flache Erhebungen der Schleimhaut bei sek. Syphilis*.

Plaques, senile (↑) f pl: s. Drusen.

Plaque-Test (↑) m: **1.** (virol.) Methode zum quant. Nachw. von Viren; Viren können in einer

Zellkultur unter geeigneten Versuchsbedingungen herdförmige Läsionen (Plaques) erzeugen u. anhand dieser quant. bestimmt werden. **2.** (immun.) Methode zum quant. Nachw. Antikörper sezernierender Zellen (sog. Jerne-Technik); spezif. sensibilisierte Zellen aus lymphat. Organen geben unter geeigneten Versuchsbedingungen in einem Agarmedium Antikörper ab; diese zerstören entspr. ihrer Spezifität Erythrozyten u. erzeugen dadurch sichtbare Hämolysehöfe (Plaques).

-plasie: auch -plasia; Wortteil mit der Bedeutung das Bilden, Formen; von gr. πλάσις.

Plasma (gr. πλάσμα Gebilde) n: **1.** (biol.) Protoplasma*; **2.** (physiol.) Blutplasma; s. Blut; **3.** (physik.) sog. vierter Aggregatzustand; Gase, Flüssigkeiten od. auch Festkörper, in denen freie Ladungsträger (Ionen, ungebundene Elektronen) in einer Anzahl vorkommen, dass die physik. Eigenschaften des Mediums dadurch wesentl. verändert sind.

-plasma: auch -plasmie; Wortteil mit der Bedeutung Gebilde; von gr. πλάσμα.

Plasma|ag|glutination (↑; Agglutination*) f: Schnellreaktion zur Unterscheidung pathogener u. apathogener Staphylokokken anhand des Clumping-Faktors (zellgebundene Koagulase) von Staphylococcus* aureus.

Plasma-Ak|zelerator-Globulin (↑; lat. accelerare beschleunigen; Globuline*) n: syn. Proakzelerin*.

Plasma|austausch (↑): s. Plasmapherese.

Plasma|ersatz|stoffe (↑): (engl.) plasma substitutes, colloids; Lösungen aus natürl. od. synthet. Kolloid* zum raschen Volumenersatz* bei Hypovolämie* od. Blutverlust; auch als **Plasmaexpander** bezeichnet, da ihre intravasale Volumenwirkung (durch Flüssigkeitseinstrom aus dem Interstitium inf. des hohen kolloidosmot. Drucks) größer ist als das infundierte Volumen. **Einteilung: 1.** körpereigene P.: z. B. Plasmaprotein- u. Albuminlösung; Verw.: bei stärkeren Blutverlusten (mit Plasmaalbuminkonz. von <30 g/l), wenn synthet. P. nicht indiziert sind; vgl. Frischplasma, gefrorenes; **2.** synthetische P.: Dextrane*, Hydroxyethylstärke (Abk. HES), modifizierte Gelatine*; Unterscheidung nach MG, kurzer (2–3 Std.), mittlerer (4 Std.) od. langer (6–8 Std.) Verweildauer sowie intravasaler Volumenwirkung (s. Tab.); Verw.: (v. a. hochmolekulare P.) bei einem Blutverlust von bis zu 20 %; **UAW:** u. U. allergische Reaktionen bis zum anaphylaktischen Schock (häufiger unter synthet. als unter körpereigenen P.), Störung der Blutgerinnung durch Verdünnung, Gefahr der Infektionsübertragung (Hepatitis, HIV) bei körpereigenen P. durch hohe Auflagen an die Gewinnung vermindert.

Plasma|ex|pander (↑; lat. expandere auseinander spannen) m pl: syn. Plasmaersatzstoffe*.

Plasma|fluss, renaler (↑): (engl.) renal plasma flow; Abk. RPF; Plasmamenge, die pro Min. die Nieren durchfließt (normal 500–600 ml/min); vgl. Clearance, Filtrationsrate, glomeruläre.

Plasma|fraktionen (↑; lat. fractio Bruch, Bruchstück) f pl: (engl.) plasma fractions; durch Auftrennung u. Anreicherung von Plasmaproteinen v. a. zu therap. Zwecken gewonnene Präparationen: **1.** pasteurisierte Plasmaproteinlösung (Abk. PPL); **2.** Albumin; **3.** Fibrinogen; **4.** antihämophiles Globulin (Abk. AHG); **5.** Gammaglobuline bzw. Immunglobuline (IgG, IgM, IgA); **6.** Gerinnungsfaktoren (I, VIII, II, VII, XI, IX, X).

Plasma|ko|agulase (↑; Koagul-*) f: (engl.) plasma coagulase; Virulenzfaktor von Staphylococcus* aureus.

Plasma|lemm (↑; gr. λέμμα Rinde, Schale) n: syn. Zellmembran*.

Plasmal|färbung (↑): s. Feulgen-Plasmalfärbung.

Plasmalo|gene n pl: (engl.) plasmalogens; syn. Etherphosphatide; den Glycerophospholipiden ähnl. Phosphatide*; das C1-Atom des Glycerolgerüsts ist jedoch über eine Etherbindung mit einer Alkenylseitenkette substituiert; Biosynthese in Peroxisomen; Nachweis durch Feulgen*-Plasmalfärbung.

Plasma|pherese (Plasma*; gr. φέρεσθαι sich fortbewegen, hingetragen werden) f: (engl.) plasmapheresis; (partieller) Plasmaaustausch; nach Blutentnahme erfolgende apparative Trennung von korpuskulären Elementen u. Plasmabestandteilen vom Plasma durch Plasmaseparation*; **Anw.: 1.** präparative P. zur Gewinnung von Spenderplasma (als Plasmakonserve, zur Isolierung versch. Plasmafraktionen) u. best. Blutzellen (Zytapherese); **2.** therap. P. mit einfachem Plasmaaustausch durch Humanalbuminsubstitution od. als Apherese mit Entf. spez. Plasmabestandteile (z. B. LDL*-Apherese bei fam. Hypercholesterolämie, Lipidapherese, Immunapherese zur Entfernung von

P

Plasmaersatzstoffe

Plasmaersatzstoffe	Mittleres MG × 10^3	Volumeneffekt[1]	Wirkungsdauer in Stunden
Plasma-Protein-Lösungen (PPL)	66	1,0	6–8
Gelatine (3–5%)	30–35	0,8	3
Dextrane			
hochmolekular (6%)	60–70	1,0	6–7
niedermolekular (10%)	40	1,5	1,5–2,5
Hydroxyethylstärke			
niedermolekular (6%)	40	0,7	3–4
mittelmolekular (6%)	200	1,3	4
hochmolekular (6%)	450	1,0	6–8

[1] im Vergleich zu Plasma (=1,0)

Plasmapherese Indikationen
Hyperviskositätssyndrome Makroglobulinämie Plasmozytom Raynaud-Syndrom

immunologische Krankheiten
systemischer Lupus erythematodes
Immunkomplexkrankheiten
  Periarteriitis nodosa
  rheumatoide Arthritis
Glomerulonephritis mit Immunkomplexen
Wegener-Granulomatose
Abstoßungsreaktionen bei Organtransplantationen
Goodpasture-Syndrom
Myasthenia gravis pseudoparalytica

hämatologische Krankheiten Rhesus-Inkompatibilität (Morbus haemolyticus) Hemmkörperhämophilie autoimmunhämolytische Anämie Werlhof-Krankheit aplastische Anämien Hypogammaglobulinämie
klinische Toxikologie Vergiftungen akute Leberinsuffizienz
Sonstige Hypercholesterolämie Neoplasmen Hyperhydratation Thyreotoxikose

Autoantikörpern u. Zytapherese zur Abtrennung von Erythro- od. Leukozyten (s. Hämapherese); wichtige **Ind.:** s. Tab.

Plasma|proteine (↑; Prot-*) n pl: (engl.) plasmaproteins; Sammelbez. für über 100 meist zusammengesetzte Proteine*, die 6–8 % des Blutplasmas bilden u. v. a. in der Leber (Ausnahme: Immunglobuline* u. Proteohormone) synthetisiert werden; über 60 P. sind identifiziert; außer Albumin u. Präalbumin fast ausschl. Glykoproteine*; **Serumproteine** entspr. den P. bis auf Fibrinogen u. Prothrombin; **Einteilung** nach Wanderungsgeschwindigkeit bei der Elektrophorese* in die Fraktionen Albumine*, Alpha-1-Globuline, Alpha-2-Globuline, Betaglobuline u. Gammaglobuline* (s. Globuline, Tab.); mit Immunopräzipitation (30 Fraktionen) u. zweidimensionaler Immunelektrophorese weiter auftrennbar; physiol. **Bedeutung:** Regulation von pH, osmot. Druck u. Blutgerinnung, Transport von Ionen, Hormonen, Lipiden, Vitaminen u. Metaboliten. Vgl. Dysproteinämie, Paraproteinämie.

Plasma|separation (↑; lat. separare trennen) f: Bez. für unterschiedl. Verfahren zur Trennung von Plasma, Plasmabestandteilen u. Blutzellen, z. B. Zentrifugation, Membranfiltration, Ringkanal-Zellseparation. Für die Plasmaaustauschtherapie, insbes. zur Elimination größerer Mengen von Antikörpern, Immunkomplexen od. Toxinen, werden v. a. Membranfilter (sog. Kapillarseparatoren) verwendet, deren Membranen für Moleküle mit einem MG von bis zu 3–4 Mill. Dalton (Großmoleküle) durchlässig sind u. die in einem extrakorporalen Kreislauf zwischengeschaltet sind (entspr. den extrakorporalen Blutreinigungsverfahren*); das abgefilterte Plasma kann durch geeignete Ersatzlösungen substituiert od. nach Abtrennung der pathol. Bestandteile (z. B. durch Immunadsorption od. unter Verw. eines zweiten Membranfilters) reinfundiert werden. **Ind.:** s. Plasmapherese (Tab.).

Plasma skimming (↑; engl. to skim abschöpfen): Form der Mikrozirkulationsstörung (z. B. im Schock*); bei verlangsamter Strömung nimmt die Suspensionsstabilität des Bluts ab; dadurch kann es an Verzweigungen von Kapillaren zur teilweisen od. vollständigen Trennung von Plasma u. zellulären Blutbestandteilen (skimming) kommen, so dass einzelne Kapillaren nur mit Plasma durchströmt werden; führt zu einer Beeinträchtigung der Sauerstoffversorgung des betroffenen Gewebes. Vgl. Sludge-Phänomen.

Plasma|sterilisation (↑; steril*) f: (engl.) plasma sterilization; schonendes Sterilisationsverfahren mit Bildung hochreaktiver freier Radikale aus Wasserstoffperoxid*, die durch Bindung an essentielle Zellbausteine Mikroorganismen abtöten; **Durchführung:** Wasserstoffperoxid wird nach Absenken des Innendrucks in der Sterilisationskammer verdampft u. verteilt sich auf das Sterilisationsgut. Im Vakuum wird durch ein elektr. Feld Niedrigtemperaturplasma erzeugt. **Vorteile:** kurze Sterilisationszeit, niedrige Temperatur (45 °C), Sterilisation auch von hoch empfindl. elektronischen u. optischen Geräten (keine Korrosionsgefahr), keine tox. Rückstände. K. Fie.

Plasma|thrombin|zeit (↑; Thromb-*): syn. Thrombinzeit*.

Plasma thromboplastin antecedent (engl. ↑; ↑; Plast-*): s. PTA, PTA-Mangelsyndrom.

Plasma thromboplastin component (engl. ↑; ↑; ↑): Abk. PTC; Faktor IX der Blutgerinnung*.

Plasma|viskosität (↑; Viskosität*) f: (engl.) plasma viscosity; s. Viskosität.

Plasma|volumen (↑) n: (engl.) plasma volume; Abk. PV; Gesamtvolumen des Blutplasmas (vgl. Blutvolumen), ca. 42 ml/kg KG; kann z. B. aus der Verdünnung Iod-131-markierten Humanalbumins im Plasma bei bekanntem Hämatokrit* berechnet werden.

Plasma|zellen (↑; Zelle*): (engl.) plasma cells, plasmacytes; ovale Zellen (Ø 14–20 µm) mit ungranuliertem Zytoplasma (reich an endoplasmatischem Retikulum u. Ribosomen), gut entwickeltem Golgi-Apparat u. kleinem, exzentr. gele-

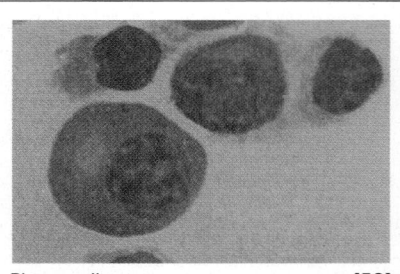

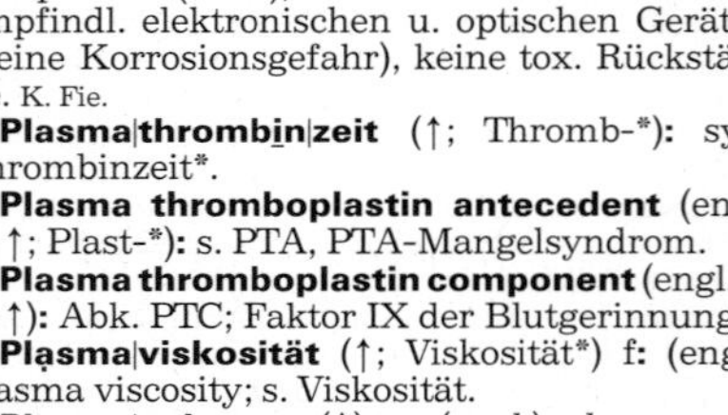

Plasmazellen [52]

genem Kern mit Radspeichenstruktur des Chromatins; Differenzierungsform der B*-Lymphozyten; Lebensdauer beim Menschen ca. 4 Tage; **Vork.:** u. a. in der Umgebung kleinerer Blutgefäße, in lymphatischem System, Knochenmark, Stroma versch. Drüsen, Darmschleimhaut, während Menstruation u. Schwangerschaft in der Uterusschleimhaut; vermehrt z. B. bei chron. u. schweren viralen Inf., Plasmozytom, Leberzirrhose, vermindert bei Agammaglobulinämie; **Funktion:** als hauptsächl. Produzenten der Immunglobuline* Träger der humoralen Immunität, wobei zu einem Klon gehörende P. nur einen best. Antikörper* produzieren.

Plasma|zellen|hepatitis (↑; ↑; Hepat-*; -itis*) **f:** veraltete Bez. für autoimmune chronische Hepatitis*.

Plasma|zellen|leuk|ämie (↑; ↑; Leuk-*; -ämie*) **f:** (engl.) plasma cell leukemia; plasmazelluläre Neoplasie mit primär od. sek. (im Endstadium eines Plasmozytoms*) leukäm. Verlaufsform; da auch beim Plasmozytom Plasmazellen im Blut vorkommen können, sollte eine P. nur dann diagnostiziert werden, wenn eine erhebl. Plasmazellenvermehrung im Blut (mehr als 20% der Leukozyten) über längere Zeit besteht. Die **Sympt.** gleichen denen der akuten Leukämie*. **Progn.:** schlechter als beim Plasmozytom; **Ther.:** Zytostatika.

Plasmide (↑; -id*) **n pl:** (engl.) plasmids; extrachromosomale, DNA- od. RNA-Moleküle, die meist in Prokaryonten, aber auch in Eukaryonten als unabhängig replizierende, ringförmig angeordnete Elemente vorliegen können u. auf denen best. Eigenschaften, die meist einen Selektionsvorteil bieten, codiert sind; z. B. R-P. (s. R-Faktor), Col-P. (s. Col-Faktoren), Hly-P. (Alpha- u. Betahämolysin produzierend), Ent-P. (Enterotoxin produzierend), F-P. (s. F-Faktor), Pen/Cad-P. (Penicillinase produzierend u. Schwermetallresistenz bildend). P., die sowohl innerh. als auch getrennt von einem Chromosom liegen können u. in das Genom der Wirtszelle integriert werden können, nennt man Episomen. P. können von einer Zelle auf eine andere (auch zw. versch. Species) übertragen werden. Man unterscheidet: **1.** infektiöse P. (selbst übertragbar), die die Wirtszelle in einen Donorzustand versetzen (z. B. F-, U-, R-Faktoren) u. einen Mechanismus für die Konjugation* mit einer Rezeptorzelle vermitteln (z. B. Ausbildung von Sexualpili; s. Sexualpilus); diese P. können chromosomale DNA des Wirts od. andere Plasmid-DNA dabei mitübertragen; **2.** nichtinfektiöse P. (nicht selbst übertragbar), die zum Austausch einen Transferfaktor* (F-, R-Faktor o. ä.) od. einen transduzierenden Bakteriophagen* benötigen. Manche P. liegen immer in nur einer Kopie, andere in bis zu 50 Kopien pro Zelle vor. P. werden in der Gentechnologie* als Vektoren (Transportvehikel) zur DNA*-Klonierung verwendet.

Plasmin (↑) **n:** syn. Fibrolysin; dem Trypsin ähnl. Endopeptidase (s. Proteasen), die bei Fibrinolyse* aus Plasminogen* entsteht u. Arginin-Lysin-Bindungen, bes. bei Fibrin* u. a. biol. aktiven Proteinen spaltet (z. B. Fibrinogen, Faktoren V u. VIII der Blutgerinnung); außerdem bewirkt P. die Freisetzung von Bradykinin (s. Kinine) u. reguliert somit den Gefäßtonus; liegt im Blut fast ausschl. in inhibierter Form als PAP*-Komplex vor; vgl. Antiplasmine.

Plasmin-Anti|plasmin-Kom|plex (↑; Anti-*; Plasma*) **m:** s. PAP-Komplex.

Plasmino|gen (↑; -gen*) **n:** in der Leber synthetisiertes Plasmaprotein (Glykoprotein mit 8–10 % Kohlenhydratanteil; MG 81 000, Betaglobulin), das durch Hydrolyse einer Arginin-Valin-Bindung in Plasmin* übergeht; Aktivierung durch Plasminogenaktivatoren*; vgl. Fibrinolyse, Thrombolyse.

Plasmino|gen|aktivatoren (↑; ↑; lat. activus tätig) **m pl:** (engl.) plasminogen activators; Abk. PA; Sammelbez. für Substanzen, die Plasminogen zu Plasmin aktivieren u. damit die Fibrinolyse* einleiten; Unterscheidung in: **1.** intrinsische PA: Blutgerinnungsfaktoren XI u. XII, Präkallikrein, **2.** extrinsische PA: Lysokinasen aus versch. Körpergeweben (z. B. Urokinase aus Harnwegepithelien, t*-PA aus Gefäßendothelzellen) u. **3.** therapeutische PA: v. a. (rekombinante) Streptokinase*, Urokinase* u. rekombinanter humaner t-PA (rt-PA); vgl. Fibrinolytika, Thrombolyse.

Plasmino|gen|aktivator|in|hibitoren (↑; ↑; ↑; Inhibition*) **m pl:** (engl.) plasminogen activator inhibitors; Abk. PAI; extrinsische (gewebeständige) Hemmstoffe von Plasminogenaktivatoren, v. a. PAI-1 (Endothelzelltyp) u. PAI-2 (Plazentatyp); i. w. S. auch intrinsische (z. B. Alpha-2-Makroglobulin, C1-Esteraseinhibitor) u. synthet. PAI (z. B. Epsilonaminocapronsäure). Vgl. Antiplasmine, Fibrinolyseinhibitoren.

Plasmodien (↑; -id*) **f pl:** (engl.) plasmodia; **1.** Gattung der Sporozoen (vgl. Protozoen); überwiegend intraerythrozytäre Parasiten des Menschen u. der Wirbeltiere; Err. der versch. Formen von Malaria*; Übertragung durch Gabelmücken (Anopheles*); **Entw.:** Generationswechsel mit obligatem Wirtswechsel; **a) präerythrozytäre** u. **exoerythrozytäre Schizogonie:** durch Mücke inokulierte Sporozoiten dringen in Leberparenchymzellen ein, bilden Hypnozoiten* od. wachsen zu Schizonten heran u. zerfallen zu Merozoiten, die in die Blutbahn gelangen. **b) erythrozytäre Schizogonie:** Merozoiten dringen in Erythrozyten ein, wachsen als Trophozoiten (mit zentraler Vakuole: Ringform) u. dann als Schizonten heran; diese zerfallen in artspezif. Anzahl von Merozoiten; letztere gelangen durch Lyse der Erythrozyten in die Blutbahn u. befallen erneut Erythrozyten; der unterschiedl. Rhythmus des Erythrozytenbefalls bedingt bei den versch. Plasmodienarten einen unterschiedl. Rhythmus der Fieberanfälle. **c) Gamogonie:** Ein Teil der Merozoiten wächst nicht zu Schizonten, sondern zu geschlechtl. differenzierten Mikro- u. Makrogametozyten heran, deren Weiterentwicklung nur im Darm der Anophelesmücke stattfindet (Befruchtung der Makrogameten durch Mikrogameten, Bildung eines Ookineten, der in die Magenwand einwandert u. zur Oozyste wird). **d) Sporogonie:** Die Oozysten wachsen unter starker Vermehrung des Parasitenmaterials heran, wobei Reduktionsteilungen erfolgen u. Sporozoiten entstehen; letztere werden frei, wandern in der Hämolymphe zu die Speicheldrüse u. werden beim Stich von Anopheles auf den Menschen übertragen. **2.** Mehrkernige Zellen, die durch Kernteilung ohne Zellteilung entstehen; Vork. bei Myxomyzeten, Muskel- u. Leberzellen.

Plasmodium falci|parum (↑; ↑) **n:** frühere Bez. Plasmodium immaculatum; Err. der Malaria* tropica; Entwicklungsdauer der Schizonten ca. 48 Std., intraerythrozytär kleine Ringformen (ca. ein Fünftel des Erythrozytendurchmessers); Befallrate der Erythrozyten ≥20 %, Mehrfachbe-

P

fall häufig; Heranwachsen u. Entstehen der Schizonten (sog. Morulaform) mit 16 (8–24) Merozoiten in Erythrozyten, die an Kapillarwänden festhaften; ältere Trophozoiten od. Schizonten sind selten im peripheren Blut nachweisbar; Gametozyten erscheinen halbmondförmig (s. Abb.). **Vork.:** in Tropen u. Subtropen weit verbreitet; vgl. Maurer-Fleckung.

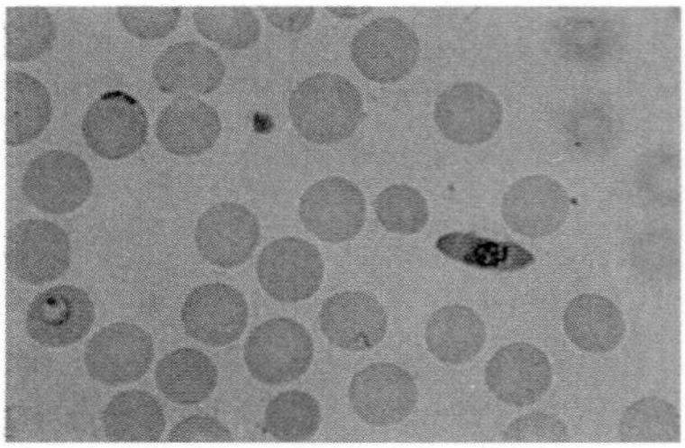

Plasmodium falciparum:
Blutausstrich mit Ringformen und Gametozyten [442]

Plasmodium malariae (↑; ↑) **n:** Err. der Malaria* quartana; Entwicklungsdauer der Schizonten beträgt 72 Std.; alle Formen in Erythrozyten des peripheren Bluts (Befallrate <1 %) nachweisbar: Ringformen bis ein Drittel des Erythrozytendurchmessers groß, Trophozoiten manchmal bandförmig, erwachsene Schizonten mit 8 (–12) Merozoiten, Gametozyten kugelförmig; **Vork.:** in warmen Ländern (selten in Südamerika); früher auch in gemäßigten Klimazonen.

Plasmodium ovale (↑; ↑) **n:** Err. einer Unterform der Malaria* tertiana (Malaria ovale); **Morphol.:** ähnl. Plasmodium* vivax, jedoch entstehen bei der Schizogonie nur 8 (–12) Merozoiten; typisch ist die ovale Verformung der Erythrozyten (Befallrate ca. 2 %) mit grober Schüffner*-Tüpfelung. **Verbreitung:** Westküste Afrikas, Äthiopien.

Plasmodium vivax (↑; ↑) **n:** Err. der Malaria* tertiana; Entwicklungsdauer der Schizonten beträgt 48 Std.; alle Formen in Erythrozyten des peripheren Bluts (Befallrate ca. 2 %) nachweisbar: Ringformen, amöboide Trophozoiten, unreife u. reife Schizonten (sog. Morula, Maulbeerform) mit 16 (12–24) Merozoiten, große kugelförmige Gametozyten; Schüffner*-Tüpfelung der Erythrozyten; **Verbreitung:** in warmen Ländern, auch in gemäßigten Klimazonen.

Plasmo|zyten (↑; Zyt-*) **m pl:** s. Plasmazellen.

Plasmo|zytom (↑; ↑; -om*) **n:** (engl.) multiple myeloma; syn. Kahler-Krankheit, multiples Myelom, sog. monoklonale Gammopathie; von einem Zellklon ausgehende Plasmazellvermehrung im Knochenmark mit Produktion von pathol. Immunglobulinen ohne Antikörperfunktion bzw. Paraproteinen* (in ca. 50 % der Fälle IgG, in ca. 25 % IgA, selten IgD, vereinzelt IgE u. ausschl. L-Ketten beim sog. Bence*-Jones-Plasmozytom); **Vork.** meist jenseits des 50. Lj.; Männer sind häufiger betroffen, die Urs. der Erkr. ist unbekannt. Nach der Lok. werden das medulläre (primär vom Knochenmark ausgehende) u. das seltene extramedulläre (z. B. in Rachen, Lunge, Magen lokalisierte) P. unterschieden. **Sympt.:** lokale (belastungsabhängige) Schmerzen u. evtl. Spontanfrakturen durch osteolytische Skelettdestruktion mit multiplen Knochendefekten v. a. am Schädel (s. Abb.) u. im Bereich der Wirbelsäule inf. Plasmazellinfiltration; Hyperviskositätssyndrom* u. rezidivierende Inf. (Immundefekt), Abgeschlagenheit, Gewichtsverlust. Durch Ausscheidung von L-Ketten-Paraprotei-

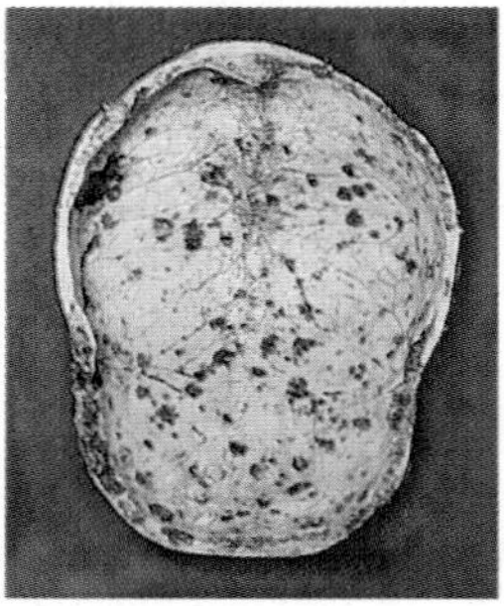

Plasmozytom:
makroskopisch erkennbare, multiple, kleine osteolytisch entstandene Knochendefekte in der Schädelkalotte durch den destruierend wachsenden Marktumor; sog. Schrotschussschädel [471]

nen im Urin (Bence*-Jones-Proteinurie in ca. 60–80 % der Fälle) kommt es in Komb. mit Hyperkalzämie u. evtl. Amyloideinlagerungen in das Nierenparenchym frühzeitig zum Auftreten einer Niereninsuffizienz*. Die fortschreitende Ausbreitung des P. im Knochenmark führt durch Verdrängung des blutbildenden Gewebes häufig zur Anämie, evtl. zur Granulozytopenie u. gelegentl. zu einer Thrombopenie (hämorrhag. Diathese). In späten Krankheitsstadien Übergang zur Plasmazellenleukämie* möglich.

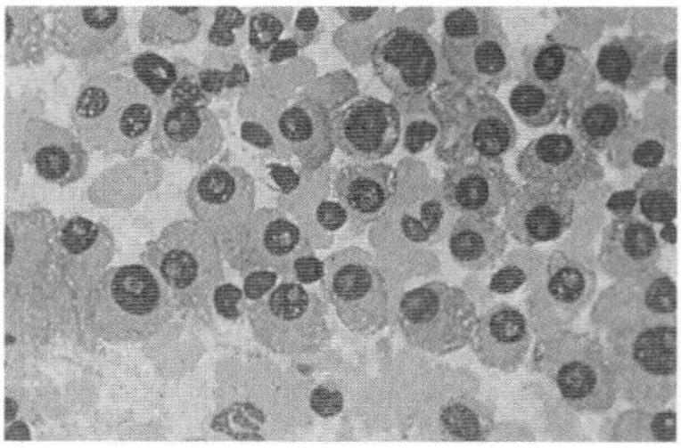

Plasmozytom:
Knochenmarkausstrich (Pappenheim-Färbung); diffuse Durchsetzung mit monomorphen Plasmazellen unter weitgehender Verdrängung regulärer Zellen der Hämatopoese [181]

Stadieneinteilung: s. Tab.; **Diagn.: 1.** Knochenmarkbiopsie* u. histol. Nachweis einer Vermehrung von Plasmazellen (s. Abb.); **2.** Nachweis einer Paraproteinurie* mittels Immunelektrophorese*; **3.** röntg. Nachweis von osteolyt. Knochendefekten; labordiagn. stark beschleunigte BKS, Zeichen einer Niereninsuffizienz, Anämie; **Ther.:** in Abhängigkeit von Stadien u. klin. Symptomen Glukokortikoide u. Zytostatika, evtl. Strahlentherapie bei isolierten Knochenherden, bei pathol. Fraktur Osteosynthese; Schmerztherapie; **Progn.:** mittlere Überlebenszeit unter Chemotherapie ca. 3–4 Jahre. Vgl. Makroglobulinämie, H-Ketten-Krankheit.

Plasmozytom
Stadieneinteilung

I	Hämoglobin >10 g/dl Calcium im Serum <12 mg/dl röntgenologischer Normalbefund des Skeletts oder nur eine solitäre Knochenläsion niedrige Konzentration von Paraproteinen IgG <5 g/dl IgA <3 g/dl leichte Ketten im Urin <4 g/24 h
II	weder Stadium I noch Stadium III
III	Hämoglobin <8,5 g/dl Calcium im Serum >12 mg/dl fortgeschrittene osteolytische Knochendefekte hohe Konzentration von Paraproteinen IgG >7 g/dl IgA >5 g/dl leichte Ketten im Urin >12 g/24 h

Tumorzellmasse ($\times 10^{12}$ Zellen/m^2 Körperoberfläche):
Stadium I <0,6
Stadium II 0,6–1,2
Stadium III >1,2

Subklassifikation:
A Kreatinin im Serum <2 mg
B Kreatinin im Serum >2 mg

Plasmo|zytose (↑; ↑; -osis*) f: (engl.) plasmocytosis; reaktives Auftreten von Plasmazellen* im Blut.

Plast-: auch -plast; Wortteil mit der Bedeutung gebildet, geformt; von gr. πλαστός.

Plastic-bell-Methode (engl. Plastikglocke) f: op. Beseitigung einer Phimose*, bei der in Kurznarkose eine Plastikglocke unter der gespreizten Vorhaut über die Glans penis geschoben wird; die Vorhaut wird anschließend am Glockenring abgebunden, nekrotisiert u. fällt ab; ambulante Durchführung v. a. im Kleinkindesalter. Vgl. Zirkumzision.

Plastik (gr. πλαστική τέχνη bildende Kunst) f: (engl.) plasty; Wiederherstellung od. Verbesserung der Form od. Funktion durch Resektion*, Transplantation* od. Implantation*; **Formen: 1.** Autoplastik: das zu ersetzende Gewebe stammt vom gleichen Individuum; **2.** Isoplastik: Gewebeherkunft von einem genet. identischen Individuum (eineiiger Zwilling); **3.** Homoio-, Homoplastik: Gewebe- od. Organverpflanzung innerhalb einer Species (z. B. von Mensch zu Mensch); **4.** Xeno-, Heteroplastik: Gewebeübertragung zw. Individuen versch. Species (z. B. Tier u. Mensch); **5.** Alloplastik: Ersatz körpereigenen Gewebes durch Fremdmaterial, z. B. Gefäße u. Sehnen aus Kunststoff, Gelenke aus Metall od. Keramik.

-plastik: auch -plastie; Wortteil mit der Bedeutung Bildnerkunst, Wiederherstellung; von gr. πλαστική.

Plastizitis (↑; -itis*) f: Bez. für Infektion im Bereich implantierter Kunststoffteile (z. B. Venenkatheter, Ventrikelableitsysteme) durch Staphylococcus* epidermidis u. a. Bakterien. E. Stra.

Plateau|phänomen (frz. plateau Ebene, Fläche) n: (engl.) plateauing; Zeichen, das auf einen bösartigen Prozess in der weibl. Brust hinweist; durch Infiltration der Retinacula cutis kommt es zu einer Entrundung der Mamma. Im Anfangsstadium eines Mammakarzinoms* kann durch konzentr. Zusammenschieben der Haut (Jackson-Test) über dem tastbaren Knoten häufig eine plateauartige Einziehung sichtbar gemacht werden.

Plateau|phase (↑) f: **1.** für den Ablauf eines Aktionspotentials der Herzmuskelzellen typ. Zeitabschnitt mit langsamem Abfall des depolarisierten Membranpotentials (Repolarisation) inf. Erhöhung der Leitfähigkeit der erregten Membran für Calciumionen (u. noch niedriger Leitfähigkeit für Kaliumionen); entspricht zeitlich etwa der absoluten Refraktärphase*; Dauer ca. 0,1 Sek. (Vorhofmyokard) bis 0,2 Sek. (Kammermyokard); **2.** s. Reaktionszyklus, sexueller (Tab.).

Plat|helminthes (gr. πλατύς flach, platt; ἕλμινς, ἕλμινθος Wurm) f pl: (engl.) platyhelminths; Plattwürmer (Parenchymia); dorsoventral abgeplattet; primäre Leibeshöhle von sog. Füllparenchym ausgefüllt; med. wichtige Klassen: Cestodes* u. Trematodes*.

Platin n: (engl.) platinum; chem. Element, Symbol Pt, OZ 78, rel. Atommasse 195,1; zur Gruppe der Platinmetalle gehörendes Edelmetall; als Bestandteil edelmetallhaltiger Aufbrennlegierungen in der Zahnmedizin für Keramikverblendkronen zur Steigerung der Warmfestigkeit der Kronengerüste verwendet; in Form von Komplexverbindungen (Cisplatin*, Carboplatin) toxisch (bes. nephro- u. ototoxisch) u. zytostatisch wirkend.

Platin|ek|tomie (frz. platine dünne Platte; Ektomie*) f: s. Stapesplastik.

Plat|onychie (gr. πλατύς flach; Onych-*) f: (engl.) platyonychia; flache, ungewölbte Nägel; vgl. Koilonychie.

Platten|apparatur f: (engl.) removable appliance; kieferorthop., herausnehmbares Gestell aus einem Kunststoffplattenkörper u. eingearbeiteten passiven u. aktiven Draht-, Feder- u. Schraubenelementen zur Korrektur von Zahn- u. Kieferfehlstellungen (s. ums. Abb.).

Platten|a|tel|ektase (gr. ἀτελής unvollständig; -ektasie*) f: (engl.) flat atelectasis; s. Atelektase.

Platten|epi|thel (Epithel*) n: (engl.) squamous epithelium; (anat.) Epithelium squamosum; aus flachen Zellen bestehendes Epithel der äußeren Haut od. von Schleimhäuten (Vagina, Mundhöhle u. a.); s. Epithelgewebe.

Platten|epi|thel|karzinom (↑; Karz-*; -om*) n: (engl.) squamous epithelial carcinoma; syn. Epithelioma spinocellulare, Spinaliom, spinozelluläres Karzinom, Stachelzellenkrebs; maligner Tumor der Haut u. Schleimhaut; **Formen: 1.** verhornendes P.: Entstehung meist auf chron. entzündeter (Lupuskrebs) od. strahlengeschä-

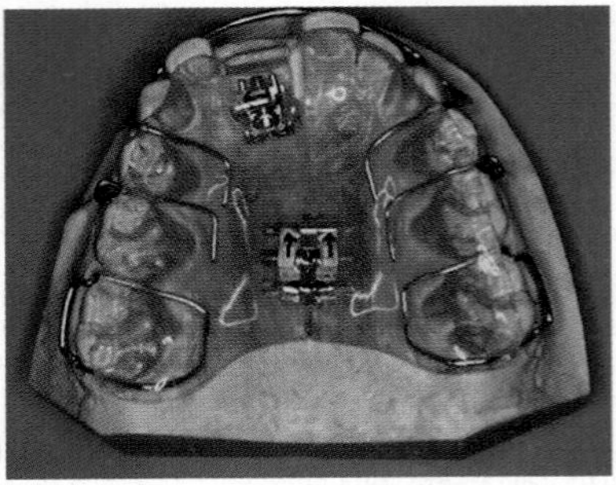

Plattenapparatur [394]

digter Haut (Sonnenexposition, Röntgenbestrahlung) u. auf straffen Narben; vgl. Altershaut, Seemannshaut, Xeroderma pigmentosum; **2.** nicht verhornendes P.: Lok. an den Schleimhäuten von Harnröhre, Vagina (s. Vaginalkarzinom), After, Ösophagus, Zunge u. Konjunktiven; **Klin.:** harter, schmerzloser, exophytisch-papillomatös od. ulzerierend wachsender Tumor mit meist frühzeitiger lymphogener Metastasierung; P. auf aktinischen Keratosen u. Bowen-Krankheit metastasieren selten; histol. Einteilung in vier Grade nach der Prozentzahl der undifferenzierten Zellen; **Ther.:** chir. Exzision im Gesunden mit histol. Kontrolle, Untersuchung der regionären Lymphknoten. Vgl. Basaliom, Peniskarzinom, Vulvakarzinom.

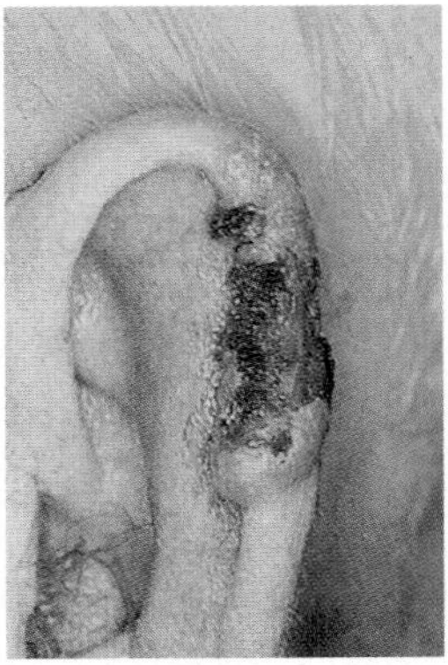

Plattenepithelkarzinom [3]

Platten|kultur (lat. cultura Züchtung) f: (engl.) plate culture; s. Kulturverfahren.

Platten|osteo|syn|these (Ost-*; gr. σύνθεσις Zusammensetzung) f: (engl.) plating; s. Osteosynthese (Abb.).

Platten|thermo|graphie (Therm-*; -graphie*) f: (engl.) plate thermography; Verfahren der Thermographie*.

Platten|zähl|verfahren: (engl.) colony count; Keimzahlbestimmung* in Flüssigkeiten u. Gasen auf Gelatine- bzw. Agargussplatten; 10 ml flüssiger Nährboden mit entspr. 1 ml der zu untersuchenden, evtl. verdünnten Flüssigkeit (z. B. Trinkwasser, Milch) mischen u. 48 Std. bebrüten; Kolonien mit Lupe auszählen, Mittelwert bestimmen u. auf 1 ml Flüssigkeit unter Berücksichtigung der Verdünnung umrechnen; bei hohem Keimgehalt Wolffhügel-Zählplatte verwenden.

Platte, palmare: s. Fibrocartilago palmaris.

Platt|fuß: s. Pes planus, Pes valgus.

Platt|hand: (engl.) flat hand; Abflachung des Handgewölbes bei Subluxation des 1. Mittelhandknochens.

Platt|würmer: Plathelminthes*.

Platy|basie (gr. πλατύς flach, eben; Bas-*) f: basale Impression*.

Platysma (gr. πλάτυσμα Platte) n: flacher Hautmuskel am Hals; entspringt oberh. des Unterkieferrandes in der Gesichtshaut, liegt am Hals außerhalb der Lamina superficialis der Fascia cervicalis, zieht über die Clavicula zur Brusthaut in Höhe der 2. Rippe; **I:** N. facialis; **F:** Straffung der Haut.

Platy|spondylie (gr. πλατύς flach, eben; σπόνδυλος Wirbel, Rückgrat) f: (engl.) platyspondyly; generalisierte Flachwirbelbildung mit charakterist., großbogiger Kyphosierung im unteren Abschnitt der Brustwirbelsäule bei enchondralen Dysostosen; s. Dysostosis.

Platz|angst: syn. Agoraphobie*.

Platz|bauch: (engl.) wound dehiscence; vollständiges Auseinanderweichen der Bauchwand einschl. des Peritoneums mit freiliegenden Eingeweiden nach abdominalchir. Eingriffen (in ca. 1 %); rel. symptomarm; **Urs.: 1.** verzögerte Wundheilung bei prädisponierenden Risikofaktoren (z. B. chron. konsumierende u. Stoffwechselerkrankung, Ernährungsstörung, hohes Alter, kardiopulmonale Insuffizienz); **2.** selten lokale Störung (subfaszialer Wundinfekt, falsche Naht- u. Knotentechnik bzw. Schnittführung, postop. Ileus, abrupte intraabdominale Druckerhöhung durch Husten, Niesen, Erbrechen u. a.); **Ther.:** sofortige Wundrevision mit Ausschluss von intraabdominalen Abszessen od. mech. Ileus; Nekrosenausräumung, Anfrischen der Wundränder, Anlegen von durchgreifenden Nähten u. Platzbauchnähten (s. Nahtmethoden).; **Progn.:** erneuter P. in ca. 5–10 % der Fälle; Letalität ca. 25 %. J. Die.

Plaut-Vincent-Angina (Hugo C. P., Bakteriol., Hamburg, 1858–1928; Henri V., Bakteriol., Epidemiol., Paris, 1862–1950; Angina*) f: (engl.) Vincent's angina; sog. Angina ulcerosa, Angina ulceromembranacea, Fusospirochätose, Fusospirillose; **Err.:** Fusobacterium fusiforme in Symbiose mit Treponema vincenti; **Epidemiol.:** überwiegend Einzelfälle, Gruppenerkrankungen in Familien, Anstalten u. Wohnheimen mögl.; Pathogenese unklar; **Klin.:** meist einseitige ulzerierende Angina (s. Tonsillitis) mit Schwellung der regionären Kieferwinkel-Lymphknoten; scharf begrenztes Ulkus, schmierige grau-(gelb-)grünliche Beläge, z. T. Nekrosen, Foetor ex ore; evtl. diphtheroide Verlaufsform; Allgemeinbefinden kaum beeinträchtigt; meist kein Fieber; **Diagn.:** Abstrich u. mikroskop. Nachweis. Da die kombiniert auftretenden Err. zur normalen Flora der Mundhöhle gehören, ist nur massives Vork. beweisend. **DD:** Diphtherie, Streptokokken-Angina, infektiöse Mononukleose, Syphilis, Tuberkulose, Neoplasma; **Ther.:** Mittel der Wahl ist Penicillin G; Lokalbehandlung mit Wasserstoffperoxid od. Pinselung des Ulkus mit 1–3%iger Chromsäure.

P

Plaut-Vincent-Spirochäte (↑; ↑; gr. σπεῖρα Windung; χαίτη Haar, Mähne) **f:** syn. Treponema vincentii; s. Treponema.

Plazebo (lat. placebo ich werde gefallen) **n:** (engl.) placebo; sog. Scheinmedikament; pharmak. unwirksame, indifferente Substanz in Medikamentenform; **Verw.:** um einem subjektiven Bedürfnis nach medikamentöser Ther. zu entsprechen u. i. R. der klin. Erprobung neuer Medikamente (Doppelblindversuch); i. w. S. jede Maßnahme ohne naturwissenschaftl. Wirkungsnachweis, die ein besseres Befinden des Pat. bewirkt.

Plazenta (lat. placenta Kuchen) **f:** (engl.) placenta; Placenta, Mutterkuchen, Nachgeburt (wird nach der Geburt der Frucht ausgestoßen); scheibenförmiges Organ von 15–20 cm Durchmesser, 2–4 cm Dicke u. ca. 500 g Gewicht; **Lok.:** normalerweise hoch im Fundus an der Vorder- od. Hinterwand im Uteruskörper; **Aufbau:** Grundlage des kindl. Teils (**Pars fetalis**) ist die Chorionplatte, die an der fetalen Seite von dem spiegelnd glatten Amnion überzogen wird; Ansatzstelle der Nabelschnur*. Die von der uterinen Seite der Chorionplatte abgehenden, in zahlreiche Chorionzotten verästelten Zottenstämme verbinden sich mit dem mütterl. Teil (**Pars materna** od. **Pars uterina**), der Basalplatte (Abkömmling der Decidua basalis, an der Gebärmutterwand haftend); hiervon gehen die Plazentarsepten aus, die das Organ in 15–20 höckerige Felder (Kotyledonen) unterteilen. Der Raum zw. den Zotten (intervillöser Raum) ist von mütterl. Blut durchströmt (**Placenta haemochorialis**); die fetalen Chorionzotten (mit den kindl. Blutgefäßen) tauchen in das Blut der Mutter ein, es besteht jedoch keine direkte Kommunikation zw. mütterlichem u. kindlichem Kreislauf (Plazentaschranke*). Die zuerst glatte Chorionplatte erhält im Laufe der Schwangerschaft Septierungen, die bei der reifen P. die Basalplatte erreichen. **Funktion:** Ernährung des Feten (Austausch von Stoffwechselprodukten u. Gasen zw. mütterlichem u. fetalem Blut), endokrine Drüse (s. Plazentahormone). Vgl. Plazenton, Plazentainsuffizienz, Plazentationsstörungen, Einheit, fetoplazentare.

Plazenta|dicken|messung, intra|uterine (↑): (engl.) intrauterine placental thickness measurement; Messung der Dicke der Plazenta mittels Ultraschalldiagnostik*; pathol. Verdickung v. a. bei schwerem Morbus* haemolyticus fetalis, Kohlenhydratstoffwechselstörungen der Mutter, Infektionen.

Plazenta|hormone (↑; Horm-*) **n pl:** (engl.) placental hormones; in der Plazenta* gebildete, hauptsächl. an den mütterl. Kreislauf abgegebene Hormone mit schwangerschaftserhaltenden Funktionen; **1.** Proteohormone: Choriongonadotropin (HCG*) u. Plazentalaktogen (HPL*); **2.** Steroidhormone: Östrogene*, Progesteron* u. Glukokortikoide; s. Einheit, fetoplazentare.

Plazenta|in|farkt (↑; Infarkt*) **m:** (engl.) placental infarct; Abbauerscheinungen u. a. mit Fibrin- u. Fibrinoidablagerungen in nekrot. Bezirken der Plazenta; die entstehenden Fibrinknoten sind als weißl.-gelbe, flache Bezirke (**weiße Infarkte**) zu erkennen, die seltenen sog. **roten Infarkte** entstehen durch Thrombosierungen im intervillösen Raum. **Cave:** Plazentainsuffizienz, u. U. intrauteriner Fruchttod*.

Plazenta|in|suf|fizienz (↑; Insuffizienz*) **f:** (engl.) placental insufficiency; Beeinträchtigung des Stoffaustauschs zw. Mutter u. Fetus; **Formen: 1.** akute P.: führt innerh. Min. od. Std. zu intrauteriner Hypoxie u. Fruchttod; Urs.: Wehensturm, Nabelschnurkomplikationen, Blutung bei Placenta* praevia, vorzeitige Plazentalösung; **2.** chron. P.: führt zur intrauterinen Wachstumsretardierung*; Vork.: bei Gestose, Diabetes mellitus, Antiphospholipid-Syndrom u. a.; **Diagn.:** Kardiotokographie, Dopplersonographie der fetalen u. umbilikalen Gefäße, sonograph. Beurteilung der fetalen Maße, Fruchtwassermenge (Amnion-fluid-Index) u. Plazenta, Non-stress-Test; kaum noch Bestimmung der Plazentahormone u. Amnioskopie; **Ther.:** bei notwendiger Entbindung vor der vollendeten 34. SSW medikamentöse Lungenreifeförderung*. W. Str.

Plazenta|lakto|gen (↑; Lact-*; -gen*) **n:** s. HPL.

Plazenta|lakto|gen, humanes (↑; ↑; ↑) **n:** s. HPL.

Plazenta|lösung (↑): (engl.) placental separation; physiol. Ablösung der Plazenta durch Kontraktion u. Retraktion des Uterus nach Geburt des Kindes (Nachgeburtswehen) nach dem Schultze*-Modus bzw. Duncan*-Modus der P.; vgl. Hämatom, retroplazentares.

Plazenta|lösung, manuelle (↑): (engl.) manual placental separation; Ablösung der Plazenta mit den Händen bei Vorliegen von Plazentalösungsstörungen*; vgl. Credé-Handgriff.

Plazenta|lösungs|störungen (↑): (engl.) anomalies of placental separation; Regelwidrigkeiten bei der Ablösung der Plazenta, die zu einer Verlängerung der Nachgeburtsperiode od. zu einer sog. verstärkten Lösungsblutung führen; eine verzögerte Plazentalösung liegt vor, wenn nach 30 Min. keine Lösungszeichen (s. Nabelschnurzeichen) vorliegen. **Urs.:** funkt. Uterusatonie mit Placenta* adhaerens od. Verwachsung der Plazenta mit der Haftstelle; s. Implantationsschäden; **Ther.:** Wehenmittel, Blasenentleerung, evtl. Credé-Handgriff od. manuelle Plazentalösung; u. U. Hysterektomie. **DD:** Placenta* incarcerata bei Zervixspasmus.

Plazenta|lösungs|zeichen (↑): s. Schröder-Zeichen, Nabelschnurzeichen.

Plazenta|lösung, vorzeitige (↑): (engl.) premature placental separation; Abk. VL; syn. Ablatio placentae, Abruptio placentae; teilweise od. vollständige Ablösung der normal sitzenden Plazenta während der letzten Mon. der Schwangerschaft od. unter der Geburt (meist in der Eröffnungsperiode), wodurch es zu Blutungen aus mütterl. (u. kindl.) Gefäßen im Bereich der Haftfläche u. zur Bildung eines retroplazentaren Hämatoms* kommt; **Urs.:** meist Gestose*, Trauma, Blasensprung, Geburt des 1. Zwillings; **Sympt.:** plötzl. auftretender Schmerz im Unterbauch, Angstgefühl, Schwindel, Atemnot, evtl. Schock, Blutgerinnungsstörungen (Hypo- bzw. Afibrinogenämie); meist nur geringe vaginale Blutung. Die Schwangere fühlt oft keine Kindsbewegungen mehr. **Progn.:** Schon bei Ablösung eines Viertels der Plazentafläche kann es zu Sauerstoffmangel des Fetus u. intrauterinem Fruchttod*, bei Ablösung der Hälfte u. mehr zu lebensbedrohl. Blutverlusten von Mutter u. Kind kommen. **DD:** Placenta* praevia, Uterusruptur*. Vgl. Couvelaire-Syndrom.

Plazenta|lokalisation (↑) **f:** (engl.) placental localization; Feststellung des Plazentasitzes an der Uteruswand mit Hilfe der Ultraschalldiag-

P

nostik; **Ind.:** **1.** Blutungen in der zweiten Schwangerschaftshälfte (Verdacht auf tiefen Sitz der Plazenta, auf Placenta* praevia od. vorzeitige Plazentalösung*); **2.** vor Amniozentese* u. a. invasiven Eingriffen. Vgl. Plazentadickenmessung, intrauterine.

Plazenta|reste (↑): (engl.) placental remnants; nach Ausstoßung der Plazenta in der Gebärmutterhöhle zurückgebliebene Plazentateile; Gefahr der Nachblutung* u. der Inf. (Endometritis) sowie der Entw. eines malignen Chorionepithelioms*, evtl. Laktationshemmung. Hinweis auf verbliebene P. ist eine nicht vollständige od. abgerissene Plazenta (z. B. bei Nebenplazenta). In Zweifelsfällen ist eine Nachtastung notwendig. Vgl. Plazentarpolyp.

Plazenta|re|tention (↑; lat. retentio das An-, Zurückhalten) f: (engl.) placental retention; Retentio placentae; verzögerte Ausstoßung der Plazenta nach der Geburt; vgl. Plazentalösungsstörungen.

Plazentar|polyp (↑; Polyp*) m: (engl.) placental polyp; in utero zurückgebliebener Plazenta- od. Deziduarest, der durch Ummantelung mit vielen Schichten geronnenen Bluts ein polypöses Aussehen annehmen kann.

Plazenta|schranke (↑): (engl.) placental barrier; biol. Barriere für korpuskuläre u. großmolekulare Teilchen zw. mütterl. u. fetalem Blut; die diaplazentare Passage hängt u. a. ab von der Molekülgröße der Teilchen, ihrer Eiweißbindung, Lipidlöslichkeit, dem Dissoziationsgrad u. der elektr. Ladung. Neben der Diffusion existieren auch aktive Transportmechanismen (z. B. IgG-Transport über Pinozytose).

Plazentation (↑) f: (engl.) placentation; Bildung u. Einnisten der Plazenta* mit Entw. der Plazentazotten, des Intervillosums u. der fetomaternen Kreislaufbeziehung; **Phasen:** **1.** Formierung der Chorionzotten bis zu sog. Sekundärzotten; **2.** Reifung der sog. Tertiärzotten (Ersatz des Mesenchyms durch Zottenkapillaren). Vgl. Implantationsschäden.

Plazentations|störungen (↑): (engl.) placentation disorders; qualitative u. zeitl. Abweichungen in Ausbildung u. Reifung der Plazentazotten; **Formen:** **1.** Reifungsarretierung: Reifungshemmung (z. T. mit Fehldifferenzierung) im 1. Trimenon; Sonderform: Chorangiosis* placentae (Mesenchymfehldifferenzierung: Gefäßproliferation); **2.** Reifungsretardierung: Reifungsverzögerung aller Zottenstrukturen im 2. Trimenon; **3.** dissoziierte Zottenreifungsstörungen: z. T. verzögerte, z. T. beschleunigte Reifung der Zotten in versch. Verzweigungsabschnitten; **4.** kompensatorische Reifungsabweichungen: arealweise beschleunigte (vorzeitige od. überschießende) Zottenreifung; **teratogenet. Aspekt:** bei Vergleich zw. terminationskrit. Phase einer spez. Fehlbildung u. zugehöriger Plazentationsstörung werden unterschieden: **1. harmon. Kyematopathie:** Synchronie der Plazentareifungsarretierung u. eines Vitium primae formationis (z. B. Persistenz embryonaler Zottenstrukturen u. dorsale Dysrhaphie); **2. disharmon. Kyematopathie:** vorgeschaltete Plazentareifungsstörung u. nachfolgende fetale Fehlbildung (bei diabet. Müttern; z. B. Persistenz embryonaler Zottenstrukturen u. Fehlbildungen der Gliedmaßen bzw. des Magen-Darm-Trakts); **3. primäre Embryopathie:** lediglich fetal manifestierte (diaplazentare) Entwicklungsstörungen (z. B. Rötelnembryopathie); **4. komplexe Fehlbildungssyndrome:** z. T. vor-, z. T. nachgeschaltete Plazentationsstörungen u. Komb. mit primären u. sekundären Entwicklungsstörungen der Frucht (z. B. Dysmeliesyndrom).

Plazenton (↑) n: Bez. für plazentare Funktionseinheit (funkt. Strömungseinheit des maternen Blutstroms), bestehend aus Lobuli (fetaler Anteil) mit zugehöriger Spiralarterie u. der sie umgebenden Dezidua. Vgl. Plazenta.

Plectridium|form (gr. πλέκειν flechten): Bez. für Bakterien mit endständigen, den Bakterienkörper auftreibenden Sporen*; z. B. Gattung Bacillus*; vgl. Trommelschlägelform.

Plegie (gr. πληγή Schlag) f: vollständige Lähmung*.

-plegie: Wortteil mit der Bedeutung Schlag, Lähmung; von gr. πληγή.

Pleio|nexie (gr. πλείων mehr; lat. nexus Verknüpfung) f: (engl.) pleonexia; Verlagerung der Sauerstoff*-Dissoziationskurve nach links.

Pleio|tropie (↑; -trop*) f: (engl.) pleiotropism; syn. Polyphänie; die gleichzeitige Beeinflussung u. Ausprägung mehrerer bis vieler Merkmale durch ein Gen, wobei die pleiotrope Mutation in Bezug auf ein Merkmal rezessiv u. gleichzeitig in Bezug auf ein anderes dominant sein kann; man unterscheidet v. a. die sog. **Mosaikpleiotropie** (Ausprägung der Merkmale unabhängig voneinander aufgrund der zelleigenen Konstitution) u. die **Relationspleiotropie** (Angriff des betreffenden Gens an übergeordneten Zentren; dadurch sek. Beeinflussung versch. Merkmalsbereiche), z. B. beim einfach dominant erbl. Marfan*-Syndrom mit Sympt. an Skelett, Auge, Gefäßsystem.

pleo|morph (↑; -morph*): (engl.) pleomorphic; mehrgestaltig.

Ple|optik (↑; Optico-*) f: (engl.) pleoptics; Bez. für die Übungsbehandlung bei Amblyopie*; vgl. Orthoptik.

Pleo|zytose (↑; Zyt-*; -osis*) f: (engl.) pleocytosis; erhöhte Zellzahl, i. e. S. im Liquor* cerebrospinalis (über 12/3 Zellen beim Erwachsenen); vgl. Liquordiagnostik, Drittelzellen, Reizpleozytose.

Plero|zerkoid (gr. πλήρης voll; κέρκος Schwanz; -id*) n: (engl.) plerocercoid; Vollfinne; vgl. Finne.

Plesio|monas shigelloides (gr. πλησίος nahe; μονάς einzeln) f: gramnegatives, lophotrich begeißeltes, fakultativ anaerobes Stäbchenbakterium der Fam. Vibrionaceae (vgl. Bakterienklassifikation); **Vork.:** Oberflächenwasser, Fische, Säugetiere, Feuchtbereich med. Apparate; Inf. des Menschen durch Verzehr kontaminierter Lebensmittel (v. a. in wärmeren Gegenden) kann Gastroenteritis verursachen; Err. von Nosokomialinfektionen*; selten extraintestinale Symptome (v. a. bei abwehrgeschwächten Pat.). Vgl. Aeromonas.

Plessi|meter (gr. πλήσσειν schlagen; Metr-*) n: (engl.) pleximeter; Klopfplättchen, auf dem perkutiert wird; vgl. Perkussion, Stäbchenperkussion.

Plethora (gr. πληθώρα Fülle) f: Überfülle; Bez. für vermehrtes Blutvolumen bei versch. Herz-Kreislauf- u. Atemwegerkrankungen sowie bei Polycythaemia* rubra vera.

Ple|thysmo|graphie (gr. πληθυσμός Vermehrung; -graphie*) f: s. Ganzkörperplethysmographie, Lungenfunktionsprüfung, Venenverschlussplethysmographie.

Pleur-: Wortteil mit der Bedeutung Seite des Körpers, Rippe, Brustfell; von gr. πλευρά.

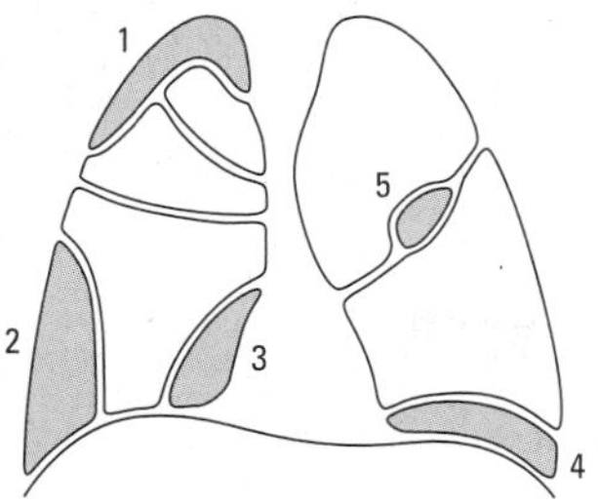

Pleuraempyem:
Lokalisationen; 1: apikal; 2: parietal;
3: mediastinal; 4: basal; 5: interlobär [205]

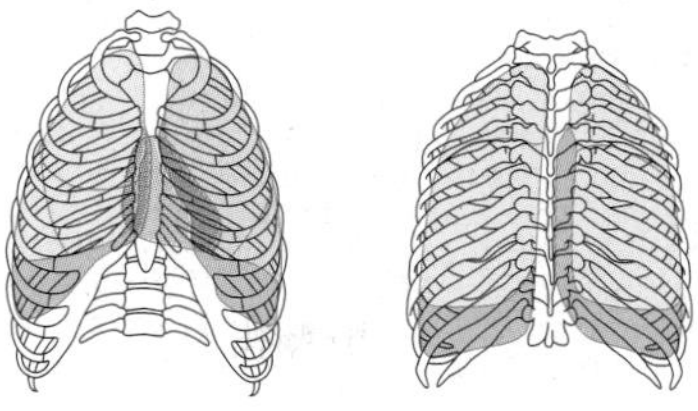

Pleuragrenzen:
Pleuragrenzen und Lungengrenzen, auf die Vorder- und Rückwand des Brustkorbs projiziert; grau: Herz; dunkelblau: Recessus pleurales

Pleura (↑) f: Brustfell; besteht aus: **1.** Pleura parietalis, an den Leibeshöhlenwänden (Cupula pleurae an der Lungenkuppel, Pars costalis an der Brustkorbinnenwand, Pars diaphragmatica an der Zwerchfelloberseite, Pars mediastinalis am mediastinalen Bindegewebe); **2.** Pleura visceralis (syn. Pleura pulmonalis), auf der Lungenoberfläche; beide Blätter gehen an einer Umschlaglinie am Hilum pulmonis u. dem Lig. pulmonale ineinander über.

Pleura|bi|opsie (↑; Bio-*; Op-*) f: s. Lungenbiopsie.

Pleura|drainage (↑; Drainage*) f: (engl.) pleural drainage; Drainage der Pleurahöhle zur Ableitung von Luft u. pathol. Flüssigkeitsansammlungen, z. B. bei Pneumothorax* od. Hämatothorax; meist als Saugdrainage*, seltener als Heberdrainage*.

Pleura|druck (↑): (engl.) pleural pressure; im Pleuraspalt gemessener Druckwert; vgl. Druck, intrapleuraler.

Pleura|em|pyem (↑; Empyem*) n: (engl.) pleural empyema; eitriger Erguss* in der Pleurahöhle; v. a. bei Lungenerkrankungen (Pneumonie, Bronchiektasen, Tumoren u. a.), selten fortgeleitet von Abszessen aus dem Bauchraum; **Lok.:** s. Abb.; **Ther.:** Spüldrainage, Antibiotika, u. U. Operation. Vgl. Pleuraerguss.

Pleura|erguss (↑): (engl.) pleural effusion; Flüssigkeitsansammlung in der Pleurahöhle aus unterschiedl. Ursache (s. Tab.); **Diagn.:** Ultraschalldiagnostik, (Umlagerungs-)Perkussion, Röntgenthorax. Vgl. Pleuritis, Ellis-Damoiseau-Linie, Seropneumothorax.

Pleura|grenzen (↑): (engl.) pleural margins; Umschlagstellen der einzelnen Abschnitte der Pleura parietalis (s. Abb.).

Pleuraerguss
Charakteristische Befunde

Krankheit	Farbe	Blut	Zellen	Bakterien	Ergänzende Befunde
Herzinsuffizienz	klar	–	–	–	–
Pneumonie (postpneumon.)	klar	–	neutrophile Granulozyten	(+)	–
Karzinom	klar	++	Karzinomzellen	–	Biopsie/Zytologie in 40–60% der Fälle pos.
Tuberkulose	klar	–	Lymphozyten	+	Biopsie/Zytologie in 70–80% der Fälle pos.
Lungeninfarkt	klar	++	eosinophile Granulozyten, Mesothelzellen	–	–
Trauma	–	++	eosinophile Granulozyten	–	–
Emphysem	getrübt	–	neutrophile Granulozyten	+	–
Chylothorax	getrübt		–	–	hohe Fett- und Cholesterolkonzentration
rheumatische Krankheiten	klar	–	Lymphozyten	–	niedrige Zuckerkonz. (<20 mg/dl); hohe Fett- u. LDH-Spiegel; Rheumafaktor positiv
Pankreatitis	klar	–	–	–	hohe Amylasekonzentration

Die Proteinkonzentration erlaubt eine Differenzierung zwischen Transsudat (<30 g/l) und Exsudat (>30 g/l); Werte um 30 g/l sind allerdings häufig und schränken den differentialdiagnostischen Wert dieser Unterscheidung ein.

P

Pleura|höhle (↑): (engl.) pleural cavity; (anat.) Cavitas pleuralis; auch Donders-Raum; kapillärer, mit seröser Flüssigkeit gefüllter Spalt zw. Pleura visceralis u. Pleura parietalis.

Pleura|karzinose (↑; Karz-*; -osis*) f: (engl.) pleural carcinosis; metastatischer Befall der Pleurablätter bei versch. Primärtumoren (z. B. Bronchial-, Mamma-, Prostatakarzinom) mit meist hämorrhagischem Pleuraerguss*; Ind. zur Pleurodese*; vgl. Pleuritis, Thorakoskopie.

Pleura|kuppel (↑): (engl.) pleural dome; Cupula pleurae; der über den Oberrand der Clavicula 2–3 cm hinausreichende Teil der Pleura; vollständig von der Lungenspitze ausgefüllt.

Pleura|meso|theliom (↑; Mes-*; gr. θηλεῖν blühen, wachsen; -om*) n: (engl.) pleural mesothelioma; seltener, vom Mesothel* der Pleura ausgehender, maligner Tumor mit kontinuierl. od. multilokulärem Wachstum im Bereich der Pleurablätter, des Zwerchfells u. des Mediastinums; Metastasierung in regionale Lymphknoten u. hämatogen; **Ätiol.:** häufig durch Asbest* verursacht (BK Nr. 4105), Latenzzeit 20–40 Jahre; **Sympt.:** Thoraxschmerzen, Dyspnoe, Pleuraerguss, Husten, Gewichtsabnahme, Fieber; **Diagn.:** Rö.-Thorax, Computertomographie, Pleurapunktion, Thorakoskopie, Immunhistologie; **Ther.:** Pleuropneumektomie, Strahlen- u. Chemotherapie; **Progn.:** infaust.

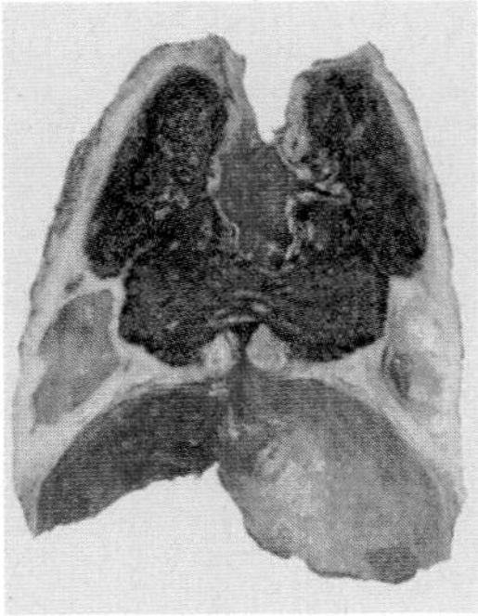

Pleuramesotheliom: mantelförmige Umwachsung und Kompression der ganzen Lunge [471]

Pleura|punktion (↑; Punktion*) f: (engl.) pleurocentesis; Punktion* der Pleurahöhle; **Ind.:** **1.** als diagn. Probepunktion* od. zur therap. Entlastung bei Pleuraerguss* mit Punktion im 5.–8. ICR am oberen Rippenrand in der hinteren Axillarlinie, bei massiven Ergüssen evtl. fraktionierte Entlastung mittels Pleuradrainage*; **2.** zur Entlastung eines Ventilpneumothorax (s. Pneumothorax) mit P. im 2. od. 3. ICR in der Medioklavikularlinie.

Pleura|reiben (↑): (engl.) pleural friction sound; charakterist. Auskultationsbefund bei Pleuritis sicca, der durch das Aneinanderreiben der entzündeten Pleurablätter entsteht.

Pleura|schwarte (↑): (engl.) pleural fibrosis; syn. Pleuraschwiele, Fibrothorax; fibröse Verdickung der Pleura, meist mit Verwachsung beider Blätter, z. B. nach exsudativer Pleuritis*; kann zur Einschränkung der Vitalkapazität inf. Behinderung der Lungenentfaltung führen.

Pleura|sinus (↑; Sinus*) m: Sinus pleurae; s. Recessus pleurales.

Pleur|ek|tomie, partielle (↑; Ektomie*) f: (engl.) partial pleurectomy; Resektion von Teilen der Pleura parietalis; **Ind.:** umschriebene Pleuratumoren, selten bei rezidiv. Pneumothorax; vgl. Dekortikation, Pleurodese.

Pleuritis (↑; -itis*) f: (engl.) pleurisy; Brustfellentzündung; **Ätiol.:** primäre P. (selten); sekundäre P. bei Pneumonie, Lungeninfarkt, Pleuramesotheliom, Tuberkulose, Oberbaucherkrankungen (Pankreatitis, subphrenischem u. paranephritischem Abszess, Tumor), Kollagenosen (bes. systemischer Lupus erythematodes, selten bei anderen rheumatischen Erkrankungen), Postmyokardinfarktsyndrom, Läsionen des Ductus thoracicus (mit Chylothorax); verläuft oft unbemerkt. **Formen: 1. P. fibrinosa, P. sicca:** trockene fibrinöse Form, oft Vorläufer der exsudativen Form; Sympt.: Beginn mit Rücken- od. Seitenschmerzen, Reizhusten ohne Auswurf, oberflächl., beschleunigte Atmung, Verkleinerung der erkrankten Brusthälfte, Nachschleppen der erkrankten Seite bei der Atmung, oft ohne Fieber; auskultator. charakterist. lokal umschriebenes Reibegeräusch (oft nur kurze Zeit hörbar), entw. als feines Reiben od. (später) als grobes Lederknarren; (röntg.) verminderte Verschieblichkeit u. Zwerchfellhochstand; **2. P. exsudativa, P. tuberculosa:** Sympt.: je nach Größe des Pleuraergusses* Atemnot, Druckgefühl auf der Brust, Schmerzen in der Schulter der betroffenen Seite, bes. bei Seitenlage (Phrenikusreiz), Temp. subfebril bis hohe Continua (selten ganz fehlend); Diagn.: Ergüsse >50 ml im Ultraschall, >300 ml durch Dämpfung nachweisbar (leise Perkussion!). Die Flüssigkeit sammelt sich inf. der Druckverhältnisse im Thorax zunächst in hinteren u. seitl. Partien; daher charakterist. Dämpfungsfigur (Ellis*-Damoiseau-Linie, Garland*-Dreieck, Grocco*-Rauchfuß-Dreieck). Bei großen Ergüssen Erweiterung der kranken Thoraxhälfte; Nachschleppen der erkrankten Seite bei der Atmung; Verdrängung des Herzens u. Mediastinums (verlagerter Spitzenstoß); im Bereich des Ergusses Aufhebung des Atemgeräusches u. des Stimmfremitus; oberh. des Exsudats inf. Kompression u. Entspannung der Lunge Bronchialatmen; venöse Stauung im Bereich der Halsvenen; durch Sympathikusreiz manchmal Pupillendifferenz. **3. P. carcinomatosa:** hämorrhag. Erguss mit atyp. Zellen bei Metastasenbildung; **4. P. rheumatica:** v. a. als Serositis bei Kollagenosen. Die **Probepunktion** (s. Pleurapunktion) gibt Aufschluss über die Art des Ergusses; häufig seröser Erguss von grünlich-gelber Farbe, spezif. Gew. meist 1,014–1,023; bei akuten Formen im Sediment reichlich Leukozyten, bei chron. (bes. früh bei Tuberkulose) überwiegen Lymphozyten; Eiweißgehalt 2,5–7,0 %; pos. Moritz*-Rivalta-Probe; bakteriol. u. (bei Tumorverdacht) zytol. Untersuchung. Begleitergüsse bei Pankreatitis zeigen erhöhte Amylasewerte; Vork. blutiger Ergüsse bes. bei Tbc, Lungen- od. Pleuratumoren (P. carcinomatosa), auch bei Leukämie. Ausheilung mit Schwartenbildung wird als P. adhaesiva bezeichnet. **Lok.** (Röntgen, Ultraschall, Computertomographie): **1.** Interlobärpleuritis (sog. hängender Erguss): (röntg.) oft als Rundherd; Entz. der Pleura zw.

zwei Lungenlappen mit Schmerzen in der Achselhöhle, in Höhe des 4. Interkostalraums; **2.** basale P. (P. diaphragmatica): Schmerzen in der Gegend des Zwerchfellansatzes, im Oberbauch, Schluckbeschwerden, Singultus, Schulterschmerzen, Druckschmerz des N. phrenicus zw. den Teilen des M. sternocleidomastoideus; röntg. verminderte Verschieblichkeit u. Zwerchfellhochstand; **3.** P. mediastinalis (ant., post. od. Komb.) mit Schmerzen neben dem Brustbein, Verlagerung des Herzens, Dyspnoe, Stridor, Schluckbeschwerden; bei Reizung des Vagus manchmal krampfartige Hustenanfälle, röntg. charakterist. Verschattung. Vgl. Pleuraempyem.

Pleuritis tuberculosa (↑; ↑) **f:** s. Pleuritis, Tuberkulose.

Pleuro|dese (↑; gr. δέσις Fesselung, Verbindung) **f:** (engl.) pleurodesis; medikamentöse Verklebung der Pleura visceralis mit der Pleura parietalis bei rezidiv. Pleuraerguss* nichtkardialer Genese (v. a. bei Pleurakarzinose* u. Pleuramesotheliom*) u. rezidiv. Spontanpneumothorax durch intrapleurale Instillation z. B. von Tetracyclin-Hydrochlorid od. Fibrinkleber. Vgl. Pneumothorax, Pleurektomie, partielle.

Pleur|odynie, epi|demische (↑; -odynie*) **f:** (engl.) epidemic pleurodynia; syn. Myalgia epidemica, Bornholmer Krankheit; Enterovirusinfektion mit Coxsackie*-Viren Typ B, seltener A; **Klin.:** rasch ansteigendes Fieber, Schmerzen (anfallsweise) im Brustbereich (bes. bei der Einatmung) u. im Bauchbereich, manchmal bes. im Unterbauch (sog. Teufelsgriff); die betroffenen Muskelgruppen sind derb u. druckempfindlich; oft Komb. mit trockener Pleuritis, seltener mit Perikarditis od. Peritonitis; **Progn.:** trotz häufiger Rückfälle insgesamt gut.

Pleuro|lyse (↑; Lys-*) **f:** (engl.) pleurolysis; endoskop. od. operative Lösung von Pleuraverwachsungen.

Pleuro|peri|karditis (↑; Peri-*; Kard-*; -itis*) **f:** (engl.) pleuropericarditis; syn. Pericarditis externa; basale Pleuritis mit sek. Perikarditis u. auskultator. extraperikardialem Reiben*.

Pleuro|peri|toneal|höhle (↑; Peritoneum*): (engl.) pleuroperitoneal cavity; gemeinsame Leibeshöhle in einem best. Entwicklungsstadium des Embryos.

Pleuro|pneum|ek|tomie (↑; Pneum-*; Ektomie*) **f:** (engl.) pleuropneumonectomy; Resektion einer Lunge einschl. der Pleura parietalis bei Pleuraschwarte od. ausgedehntem Bronchialkarzinom.

Pleuro|pneumonie (↑; ↑) **f:** (engl.) pleuropneumonia; Pneumonie* mit begleitender Pleuritis*.

-plexie: Wortteil mit der Bedeutung Schlag, Treffen; von gr. πλῆξις.

plexi|form (lat. plexus geflochten): geflechtartig.

Plexus (↑) m (pl Plexus): Geflecht; bes. die netzartige Verflechtung von Venen, Nerven od. Lymphgefäßen mit mehrfacher Teilung u. Zusammentreten von neuen Stämmen.

Plexus|an|ästhesie (↑; Anästhesie*) **f:** (engl.) plexus anesthesia; Form der Leitungsanästhesie* mit Injektion von Lokalanästhetika in die unmittelbare Nähe eines Nervenplexus (z. B. als Armplexusanästhesie*) zur Schmerzausschaltung z. B. während einer Op. od. als therap. Maßnahme bei Durchblutungsstörungen im Ausbreitungsgebiet.

Plexus brachialis (↑) **m:** Armgeflecht, Armplexus; aus den Spinalnervenwurzeln C_4-Th_2 sich formierendes Geflecht versch. Nerven des Schultergürtels u. Arms; anat. Verhältnisse: s. Abb.

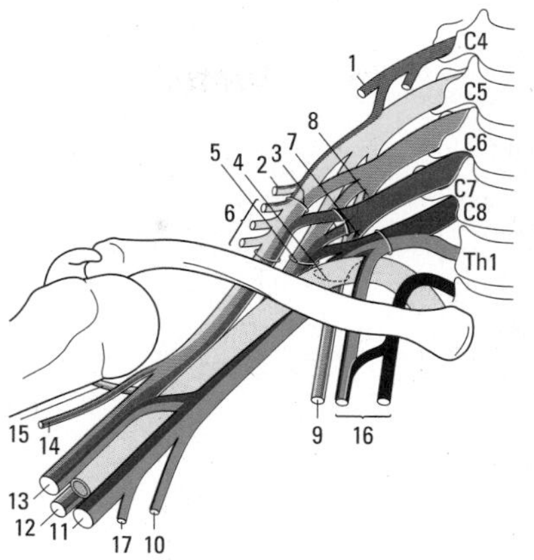

Plexus brachialis:
schematische Darstellung;
1: N. dorsalis scapulae; 2: N. suprascapularis; 3: Fasciculus lat.; 4: Fasciculus med.; 5: Fasciculus posterior; 6: kurze Plexusäste; 7: N. thoracicus longus; 8: N. subscapularis; 9: N. thoracodorsalis; 10: N. cutaneus brachii med.; 11: N. ulnaris; 12: N. radialis; 13: N. medianus; 14: N. musculocutaneus; 15: N. axillaris; 16: Nn. pectorales; 17: N. cutaneus antebrachii med. [470]

Plexus cavernosi concharum (↑) m pl: weitlumige Venengeflechte, bes. im Bereich der unteren Nasenmuschel.

Plexus choroidei (↑) m pl: Adergeflechte; in die Hirnventrikel eingestülpte gefäß- u. nervenreiche Bildungen der Pia mater, deren zottenbesetzte Oberfläche von Ependym* überzogen ist; Vork.: am Dach des 3. u. 4. Ventrikels u. an einem Teil der medialen Wandung der Seitenventrikel; Entstehungsort des Liquor* cerebrospinalis.

Plexus coeliacus (↑) **m:** syn. Plexus solaris (Sonnengeflecht); vegetatives Nervengeflecht mit zahlreichen Ganglien am Abgang des Truncus coeliacus aus der Aorta; erhält Fasern aus den Nn. splanchnici u. dem N. vagus.

Plexus|karzinom (↑; Karz-*; -om*) **n:** (engl.) plexus carcinoma; s. Hirntumoren (Tab.).

Plexus|lähmung (↑): (engl.) plexus paralysis; Lähmung inf. Schädigung mehrerer od. aller peripherer Nerven eines Nervengeflechts; z. B. Armplexuslähmung* bei Läsion des Plexus brachialis, Beinplexuslähmung bei Läsion des Plexus lumbosacralis (z. B. mütterliche Entbindungslähmung*).

Plexus lymphaticus (↑) **m:** Lymphgeflecht.

Plexus lymphaticus axillaris (↑) **m:** netzartige Lymphgefäßverbindungen zw. den Achsellymphknoten.

Plexus nervorum spinalium (↑) **m:** Spinalnervengeflecht.

Plexus nervosi gastrici (↑) m pl: vegetative Nervengeflechte für den Magen; gebildet von N. vagus u. von mit den Magenarterien verlaufenden sympath. Fasern aus dem Plexus coeliacus.

Plexus nervosus aorticus abdominalis (↑) m: vegetatives Nervengeflecht vor u. seitl. der Aorta, setzt sich in den Plexus hypogastricus sup. fort; *Ganglion lumbale des Truncus sympathicus.

Plexus nervosus aorticus thoracicus (↑) m: vegetatives Nervengeflecht um die Pars thoracica aortae; *1.–5. Brustganglion des Truncus sympathicus, N. splanchnicus major, afferente Fasern des N. vagus.

Plexus nervosus brachialis (↑) m: Armnervengeflecht; motorisch, sensorisch, erhält sympathische Fasern aus dem Grenzstrang; *Rr. antt. der Spinalnerven C_4-C_8 u. TH_1 (Radices des Plexus); - - - → Primärstränge (Truncus sup., medius, inf.) zw. Mm. scalenus ant. u. med., im seitl. Halsdreieck, in der Achselhöhle Umordnung der Stränge in je einen vorderen u. hinteren Anteil (Divisio ant., post.), daraus Bildung der Sekundärstränge (Fasciculi) um die A. axillaris (Fasciculus lat., med., post.); - → Pars supraclavicularis: N. dorsalis scapulae, N. thoracicus longus, N. subclavius, N. suprascapularis, Nn. subscapulares, N. thoracodorsalis, N. pectoralis med. u. lat., Rr. musculares; Pars infraclavicularis (aus den Fasciculi): N. musculocutaneus, N. cutaneus brachii med., N. cutaneus antebrachii med., N. medianus, N. ulnaris, N. radialis, N. axillaris; **V:** Schultergürtel, Arm.

Plexus nervosus cardiacus (↑) m: vegetatives Herznervengeflecht mit eigestreuten Ganglia cardiaca; *Truncus sympathicus, N. vagus; - - - → um Aortenbogen, Truncus pulmonalis, zw. Aortenabgang u. Lungenvenen; **V:** Herz.

Plexus nervosus caroticus communis (↑) m: sympath. Nervengeflecht um die A. carotis communis.

Plexus nervosus caroticus externus (↑) m: sympath. Nervengeflecht um die A. carotis externa.

Plexus nervosus caroticus internus (↑) m: sympath. Nervengeflecht um die A. carotis int.; - → Radix sympathica für Ganglion ciliare, pterygopalatinum, sublinguale, oticum; Nn. caroticotympanici.

Plexus nervosus cervicalis (↑) m: Halsnervengeflecht; motorisch, sonsorisch, erhält sympathische Fasern aus dem Grenzstrang; *Rr. antt. n. cervicales I-IV; - - - → im seitl. Halsdreieck, vom bzw. im M. scalenus medius; - → Ansa cervicalis, N. occipitalis minor, N. auricularis magnus, N. transversus colli, Nn. supraclaviculares (medd., intermedii, latt.), N. phrenicus; **V:** motorisch: tiefe Halsmuskeln, untere Zungenbeinmuskeln, Zwerchfell; sensorisch: Haut an Hals u. Schulter, Herzbeutel, Pars mediastinalis u. diaphragmatica der Pleura parietalis, Peritoneum parietale.

Plexus nervosus cervicalis posterior (↑) m: variable, intersegmentale Nervenanastomosen der dorsalen Äste der Nn. cervicales.

Plexus nervosus coccygeus (↑) m: Steißnervengeflecht; *Rr. antt. der Spinalnerven S_4, S_5, Co; - - - → Nn. anococcygei.

Plexus nervosus coeliacus (↑) m: syn. Plexus solaris, Sonnengeflecht; vegetatives Nervengeflecht mit zahlreichen Ganglia coeliaca um den Truncus coeliacus; *Nn. splanchinici major, minor, N. vagus (Truncus vagalis post.); - → Plexus hepaticus, splenicus, gastrici, pancreaticus, suprarenalis; **V:** Umschaltstation für präganglionäre auf postganglionäre sympath. Nervenfasern, Koordinations-Reflexzentrum für die Bauchorgane.

Plexus nervosus deferentialis (↑) m: Fortsetzung des Plexus hypogastricus inf. auf den Samenleiter.

Plexus nervosus dentalis inferior (↑) m: *N. alveolaris inf.; - - - → unter den Zahnwurzeln in der Mandibula gelegenes Nervengeflecht; - → Rr. dentales inff., Rr. gingivales inff.; **V:** sensorisch: untere Zähne, Zahnfleisch.

Plexus nervosus dentalis superior (↑) m: *Nn. alveolares supp.; - - - → über den Zahnwurzeln in der Maxilla gelegenes Nervengeflecht; - → Rr. dentales supp., Rr. gingivales supp.; **V:** sensorisch: obere Zähne, Zahnfleisch.

Plexus nervosus entericus (↑) m: Sammelbegriff für die Nervengeflechte in der Wand des Magen-Darm-Kanals; s. Nervensystem, enterisches.

Plexus nervosus femoralis (↑) m: Fortsetzung des vegetativen Plexus iliacus auf die A. femoralis.

Plexus nervosus hepaticus (↑) m: periarteriell vom Plexus coeliacus zur Leber ziehendes vegetatives Nervengeflecht.

Plexus nervosus hypo|gastricus (↑) m: syn. N. presacralis; Fortsetzung des Plexus aorticus abdominalis nach kaudal, hauptsächl. vor dem 5. Lendenwirbel u. dem Promontorium ossis sacri gelegen; - → N. hypogastricus (dext u. sin).

Plexus nervosus hypo|gastricus inferior (↑) m: syn. Plexus nervosus pelvicus; vegetatives Nervengeflecht zu beiden Seiten des Rektums; *N. hypogastricus, Nn. splanchnici sacrales, Nn. splanchnici pelvici, Plexus rectalis medius, inf.; - → Nn. anales supp.; **V:** Umschaltstation (prä- u. postganglionäre sympath. u. parasympath. Nervenfasern) u. Koordinations- u. Reflexzentrum für die Beckeneingeweide.

Plexus nervosus hypo|gastricus superior (↑) m: mediane Fortsätze des Plexus aorticus abdominalis in die kleine Becken; teilt sich unterh. des Promontorium in die beiden Nn. hypogastrici, die zum Plexus hypogastricus inf. ziehen.

Plexus nervosus iliacus (↑) m: Fortsetzung des vegetativen Plexus aorticus abdominalis auf die Aa. iliacae communes.

Plexus nervosus inter|mesentericus (↑) m: vegetatives Nervengeflecht von der Aorta, verbindet Plexus mesentericus sup u. inf.

Plexus nervosus intra|parotideus (↑) m: s. Nervus facialis.

Plexus nervosus lumbalis (↑) m: Lendennervengeflecht; motorisch, sensorisch, enthält sympathische Fasern aus dem Grenzstrang; *Rr. antt. der Spinalnerven T_{12} (L_1-L_4); - - - → im M. psoas major; - → N. iliohypogastricus, N. ilioinguinalis, N. genitofemoralis, N. cutaneus femoris lat., N. obturatorius, N. obturatorius accessorius, N. femoralis; **V:** motorisch: Bauchmuskeln, Oberschenkelstrecker u. Adduktoren; sensorisch: Haut der unteren, seitl. u. vorderen Bauchregion, Genitalregion, Oberschenkel: medial, vorn u. lateral, Unterschenkel: mediale Seite.

Plexus nervosus lumbalis posterior (↑) m: variable, intersegmentale Nervenanastomosen der dorsalen Äste der Nn. lumbales.

Plexus nervosus lumbo|sacralis (↑) m: Sammelbez. für Plexus lumbalis u. Plexus

P

sacralis, die durch den Truncus lumbosacralis verbunden sind.

Plexus nervosus mesentericus inferior (↑) m: vegetatives Nervengeflecht um die A. mesenterica inf. u. ihre Äste mit eingestreuten Nevenzellhaufen (Ganglion mesentericum inf.); *Plexus aorticus abdominalis, Pars pelvica des Parasympathikus.

Plexus nervosus mesentericus superior (↑) m: vegetatives Nervengeflecht um die A. mesenterica sup. u. ihre Äste, sympath. u. parasympath. Fasern aus dem Plexus coeliacus.

Plexus nervosus my|entericus (↑) m: s. Nervensystem, enterisches.

Plexus nervosus oeso|phageus (↑) m: vegetatives Nervengeflecht um die Speiseröhre; *Nn. vagi, li. N. laryngeus recurrens.

Plexus nervosus ovaricus (↑) m: vegetatives Nervengeflecht entlang der A. ovarica, hauptsächl. für Eierstock, Eileiter; *Plexus aorticus abdominalis, renalis.

Plexus nervosus pan|creaticus (↑) m: Fortsatz des Plexus coeliacus auf die Pankreasgefäße mit Fasern zur Bauchspeicheldrüse.

Plexus nervosus pelvicus (↑) m: s. Plexus nervosus hypogastricus inferior.

Plexus nervosus peri|arterialis (↑) m: ein Nervengeflecht, das Arterien umgibt.

Plexus nervosus pro|staticus (↑) m: vegetatives Nervengeflecht an der hinteren u. unteren Prostatafläche u. der Urethra; Fortsetzung des Plexus hypogastricus inf.; hängt mit Plexus vesicalis zusammen; **V:** Vorsteherdrüse.

Plexus nervosus pulmonalis (↑) m: vegetatives Nervengeflecht an der Vorder- u. Rückseite der Hauptbronchien; *Nn. vagi, Truncus sympathicus; - → Rr. pulmonales; **V:** Lunge.

Plexus nervosus rectalis inferior (↑) m: vegetatives Nervengeflecht, begleitet A. rectalis inf.; Fortsetzung des Plexus iliacus u. Plexus hypogastricus sup.; **V:** Rektum.

Plexus nervosus rectalis medius (↑) m: vegetatives Nervengeflecht, begleitet A. rectalis media; Fortsetzung des Plexus hypogastricus inf. auf die Rektumwand.

Plexus nervosus rectalis superior (↑) m: Fortsetzung des vegetativen Plexus mesentericus inf. auf die A. rectalis sup. u. das Rektum; enthält auch Fasern aus dem Plexus hypogastricus inf.

Plexus nervosus renalis (↑) m: vegetatives Nervengeflecht mit eingestreuten Nervenzellhaufen (Ganglia renalis) um die A. renalis, häufig Fortsetzung des Plexus coeliacus.

Plexus nervosus sacralis (↑) m: Kreuznervengeflecht, motorisch, sensorisch, enthält sympathische Fasern aus dem Grenzstrang; *Rr. antt. der Spinalnerven L_5-S_3 (auch L_4 u. S_4); - - - → auf der Vorderfläche des M. piriformis unter dessen Faszie; - → N. musculi obturatorii int., N. musculi piriformis, N. musculi quadrati femoris, N. gluteus sup. u. inf., N. cutaneus femoris post., N. cutaneus perforans, N. pudendus, N. ischiadicus; **V:** motorisch: Hüft- u. Beckenbodenmuskeln, ischiokrurale Muskeln des Oberschenkels, alle Unterschenkel- u. Fußmuskeln; sensorisch: Rückseite des Oberschenkels, Unterschenkel, Fuß.

Plexus nervosus splenicus (↑) m: vegetatives Nervengeflecht, das vom Plexus coeliacus aus mit der A. splenica zur Milz gelangt.

Plexus nervosus sub|clavius (↑) m: sympath. Nervengeflecht um die A. subclavia.

Plexus nervosus sub|mucosus (↑) m: s. Nervensystem, enterisches.

Plexus nervosus sub|serosus (↑) m: s. Nervensystem, enterisches.

Plexus nervosus supra|renalis (↑) m: vegetative Fasern des Plexus coeliacus, die mit den Nebennierengefäßen verlaufen.

Plexus nervosus testicularis (↑) m: vegetatives Nervengeflecht um die gleichnamige Arterie; mit Fasern aus Plexus aorticus abdominalis u. evtl. Plexus renalis.

Plexus nervosus tympanicus (↑) m: Nervengeflecht unter der medialen Paukenhöhlenschleimhaut, gebildet durch N. tympanicus u. Nn. caroticotympnici; allg. sensorisch, parasympathisch, sympathisch; - → R. tubarius für die Ohrtrompete.

Plexus nervosus uretericus (↑) m: vegetatives Nervengeflecht am Ureter; *Fasern aus Plexus aorticus abdominalis, Plexus renalis.

Plexus nervosus utero|vaginalis (↑) m: vegetatives Nervengeflecht im Parametrium; *Plexus hypogastricus inf.; - → Nn. vaginales zur Scheide; **V:** innere weibl. Genitalorgane.

Plexus nervosus vertebralis (↑) m: sympath. Nervengeflecht um die A. vertebralis.

Plexus nervosus vesicalis (↑) m: vegetatives Nervengeflecht bds. der Harnblase; Fortsetzung des Plexus hypogastricus inf.

Plexus|neur|algie (↑; Neur-*; -algie*) f: (engl.) plexus neuralgia; Schmerzen im Versorgungsgebiet der Nerven eines Nervengeflechts; vgl. Neuralgie.

Plexus|papillom (↑; Papilla*; -om*) n: (engl.) plexus papilloma; syn. Choroidepitheliom; seltenes, verdrängend wachsendes, hochdifferenziertes Papillom* der Plexus* choroidei, bes. des 4. Hirnventrikels; Manifestation meist im Kindesalter; vgl. Hirntumoren (Tab.).

Plexus solaris (↑) m: s. Plexus coeliacus.

Plexus vasculosus (↑) m: netzartige Verbindung von Blutgefäßen.

Plexus venosus areolaris (↑) m: Venengeflecht um die Brustwarze; ⊣ Vv. thorocoepigastricae.

Plexus venosus basilares (↑) m pl: s. Sinus durae matris.

Plexus venosus canalis nervi hypo|glossi (↑) m: s. Venae emissaeiae.

Plexus venosus caroticus internus (↑) m: s. Venae emissariae.

Plexus venosus foraminis ovalis (↑) m: s. Venae emissariae.

Plexus venosus pampini|formis (↑) m: Venengeflecht im Samenstrang; ⊣ V. testicularis; **S:** Hoden m. Hüllen.

Plexus venosus pharyngeus (↑) m: Venengeflecht an der Pharynxmuskulatur; ⊣ Vv. pharyngeae; **S:** Pharynxwand.

Plexus venosus prostaticus (↑) m: s. Plexus venosus vesicalis.

Plexus venosus pterygoideus (↑) m: Venengeflecht in der Fossa infratemporalis; - - - → zw. Mm. temporalis, pterygoideus med. u. lat.; - → Vv. meningae mediae, Vv. temporales proff., V. canalis pterygoidei, Vv. auriculares antt., Vv. parotideae, Vv. articulares, Vv. tympanicae, V. stylomastoidea; ⊣ Vv. maxillares, Verbindungen zu Sinus cavernosus, Vv. faciliales, jugularis int., ophtalmica inf.; **S:** Dura mater, Kaumuskeln, Orbita, Gesicht, Schädelbasis, Ohrmuschel, Ohrspeicheldrüse, Mittelohr.

P

Plexus venosus rectalis (↑) m: Venengeflecht um den unteren Teil des Mastdarms; ⊣ Vv. rectalis supp., mediae, inff.; **S:** Mastdarm; s. Anastomosen, portokavale.

Plexus venosus sacralis (↑) m: Venengeflecht an der Kreuzbeinvorderseite; ⊣ Vv. sacrales lat., mediana.

Plexus venosus sub|oc|cipitalis (↑) m: Venengeflecht zw. Os occipitale u. Atlas; ⊣ V. vertebralis, V. cervicalis profunda.

Plexus venosus thyroideus impar (↑) m: Venengeflecht am kaudalen Schilddrüsenrand u. vor der Trachea; ⊣ V. thyroidea inf.; **S:** Schilddrüse, Trachea, Kehlkopf.

Plexus venosus uterinus (↑) m: Venengeflecht seitl. des Uterus, v. a. in der Basis des Lig. latum uteri, verbunden mit dem Plexus venosus vaginalis; ⊣ Vv. uterinae; **S:** Uterus, Scheide.

Plexus venosus vaginalis (↑) m: Venengeflecht seitl. der Scheide; s. Plexus venosus uterinus.

Plexus venosus vertebralis externus anterior (↑) m: s. Venae columnae vertebralis.

Plexus venosus vertebralis externus posterior (↑) m: s. Venae columnae vertebralis.

Plexus venosus vertebralis internus anterior (↑) m: s. Venae columnae vertebralis.

Plexus venosus vertebralis internus posterior (↑) m: s. Venae columnae vertebralis.

Plexus venosus vesicalis (↑) m: Venengeflecht am Blasengrund, beim Mann verbunden mit Plexus venosus prostaticus, die Prostata umgebend; ⊣ Vv. vesicales; **S:** Harnblase, Prostata.

Plexus vesicales (↑) m pl: vegetative Nervengeflechte bds. der Harnblase; Fasern aus dem Plexus hypogastricus inf.

Plica (lat. plicare falten) f (pl Plicae): Falte.

Plica ary|epi|glottica (↑) f: Schleimhautfalte von der Stellknorpelspitze zum seitl. Kehldeckelrand; s. Larynx.

Plica caecalis vascularis (↑) f: Bauchfellfalte um einen Ast der A. ileocaecalis vor dem Recessus ileocaecalis sup.

Plica chordae tympani (↑) f: durch die Chorda tympani aufgeworfene Schleimhautfalte in die Paukenhöhle.

Plica duo|deno|jejunalis (↑) f: auch Plica duodenalis superior, Treitz-Band; Bauchfellfalte li. neben der Flexura duodenojejunalis; enthält die V. mesenterica inf., begrenzt den Recessus duodenalis sup.

Plica duo|deno|meso|colica (↑) f: auch Plica duodenalis inferior; Bauchfellfalte, die den Recessus duodenalis inf. begrenzt.

Plicae alares (↑) f pl: vom Corpus adiposum infrapatellare des Kniegelenks zu den Seitenrändern der Patella ziehende Fettfalten.

Plicae caecales (↑) f pl: Bauchfellfalten an der Außenseite des Caecums.

Plicae ciliares (↑) f pl: niedrige Falten im Bereich des Strahlenkranzes u. zw. den Ziliarfortsätzen des Ziliarkörpers.

Plicae circulares intestini tenuis (↑) f pl: s. Kerckring-Falten.

Plicae gastricae (↑) f pl: Schleimhautfalten des Magens.

Plicae iridis (↑) f pl: Fältelung des Pupillarrands der Iris.

Plicae mucosae vesicae biliaris (↑) f pl: Schleimhautfalten der Gallenblase.

Plicae palatinae trans|versae (↑) f pl: quere Schleimhautfalten im vorderen Bereich des harten Gaumens.

Plica epi|gastrica (↑) f: s. Plica umbilicalis lateralis.

Plicae semi|lunares coli (↑) f pl: mit der Peristaltik wechselnde halbmondförmige Kontraktionsfalten zw. den Haustren des Colons.

Plicae trans|versae recti (↑) f pl: drei zirkulär verlaufende Falten im Mastdarm, deren mittlere auch als Kohlrausch*-Falte bezeichnet wird.

Plicae tubariae (↑) f pl: stark verzweigte Längsfalten der Schleimhaut des Eileiters.

Plicae villosae gastricae (↑) f pl: zottenartige Erhebungen zw. den Mündungen der Magendrüsen.

Plica fimbriata linguae (↑) f: Falte seitl. neben dem Zungenbändchen.

Plica gastro|pan|creatica (↑) f: durch die A. gastrica sinistra aufgeworfene Bauchfellfalte in der Rückwand der Bursa omentalis.

Plica glosso|epi|glottica lateralis, mediana (↑) f: paarige laterale bzw. unpaare mediane Schleimhautfalte zw. Zungengrund u. Kehldeckel.

Plica hepato|pancreatica (↑) f: durch die A. hepatica communis aufgeworfene Bauchfellfalte in der Hinterwand der Bursa* omentalis.

Plica ileo|caecalis (↑) f: Bauchfellfalte an der Einmündung des Ileums in das Caecum.

Plica incudialis (↑) f: Ambossfalte; Schleimhautfalte zw. Amboss u. hinterer Paukenhöhlenwand.

Plica inter|ureterica (↑) f: quere Schleimhautfalte zw. den beiden Harnleitermündungen in die Blase.

Plica lacrimalis (↑) f: Hasner*-Falte.

Plica lata uteri (↑) f: s. Ligamentum latum uteri.

Plica longitudinalis duodeni (↑) f: Längsfalte in die Rückwand des Zwölffingerdarms; trägt die Papilla duodeni major u. minor.

Plica mallearis anterior, posterior (↑) f: vordere bzw. hintere Hammerfalte in der Paukenhöhle, von der Basis des Hammerstiels zum vorderen bzw. hinteren Umfang des Anulus tympanicus.

Plica|mycin (INN) n: syn. Mithramycin; Antibiotikum aus versch. Streptomyces-Stämmen; **Verw.:** z. B. als Zytostatikum bei Hodentumoren.

Plica nervi laryngei superioris (Plica*) f: vom Ramus internus des N. laryngeus sup. aufgeworfene Schleimhautfalte im Recessus piriformis des Kehlkopfs.

Plica neuro|pathica (↑) f: zygomatische Falte; s. Gesicht.

Plicae palmatae canalis cervicis uteri (↑) f pl: palmblattartig angeordnete Schleimhautfalten im Zervikalkanal des Uterus.

Plica para|duo|denalis (↑) f: nicht regelmäßig vorhandene Bauchfellfalte li. vom Duodenum.

Plica recto|uterina (↑) f: Bauchfellfalte zw. Rektum u. Uterus; seitl. Begrenzung des Douglas*-Raums.

Plica salpingo|palatina (↑) f: Schleimhautfalte zw. vorderer Lippe der pharyngealen Öffnung der Ohrtrompete u. nasaler Fläche des weichen Gaumens.

Plica semi|lunaris con|junctivae (↑) f: Bindehautfalte im medialen Augenwinkel.

Plica semi|lunaris faucium (↑) f: bogenförmige Falte zw. Arcus palatoglossus u. palatopharyngeus; kraniale Begrenzung der Gaumenmandelnische.

Plica spiralis (↑) f: Heister*-Klappe.

Plica stapedialis (↑) f: Schleimhautfalte von der hinteren Paukenhöhlenwand zum Steigbügel.

Plica sub|lingualis (↑) f: von der Caruncula sublingualis schräg nach hinten ziehender Schleimhautwulst im Boden der Mundhöhle über die Glandula sublingualis.

Plica syn|ovialis infra|patellaris (↑) f: Synovialfalte, die den Corpus adiposum des Kniegelenks in die Fossa intercondylaris femoris anheftet.

Plica tri|angularis (↑) f: vom Arcus palatoglossus ausgehende dreieckige Falte vor der Gaumenmandel.

Plica umbilicalis lateralis (↑) f: auch Plica epigastrica; Bauchfellfalte an der vorderen Bauchwand; enthält die Vasa epigastrica inferiora.

Plica umbilicalis medialis (↑) f: durch die obliterierte A. umbilicalis aufgeworfene Bauchfellfalte an der vorderen Bauchwand.

Plica umbilicalis mediana (↑) f: von der Blasenspitze bis zum Nabel ziehende Bauchfellfalte; enthält das Ligamentum umbilicale medianum (Rest des Urachus).

Plica vesicalis trans|versa (↑) f: quer über die mäßig gefüllte Harnblase verlaufende Bauchfellfalte, die bei voller Blase verstreicht.

Plica vestibularis (↑) f: Taschenfalte des Kehlkopfs; durch das Ligamentum vestibulare hervorgerufene sagittale Falte zw. Vestibulum u. Ventriculus laryngis.

Plica vocalis (↑) f: Stimmlippe; s. Stimmlippen.

-ploid: aus dem Griechischen übernommene Endung mit der Bedeutung -fach; von gr. πλόος.

Ploidie|grad (↑) m: (engl.) ploidy; quant. Charakterisierung von vollständigen Chromosomensätzen (einfach od. ganzzahlig mehrfach) im Zellkern; von bes. Bedeutung für die Beurteilung der Proliferation von (malignen) Zellen; Einteilung in Euploidie* (Diploidie), Triploidie, Tetraploidie u. Hypertetraploidie (Polyploidie*).

Plombe (frz. plomb Blei): (engl.) plombage; Verschluss; z. B. Füllung eines Zahns; vgl. Zahnkaries.

PLP: Abk. für **P**yridoxa**lp**hosphat; s. Pyridoxin.

PLT-Gruppe: Kurzbez. für **P**sittakose-**L**ymphogranuloma-**T**rachom-Gruppe; s. Chlamydia.

Plumbum (lat.) n: Blei*.

Plummerung (Henry St. Plummer, Int., Endokrinol., Minnesota, 1874–1937): s. Iodidblockade der Schilddrüse.

Plummer-Vinson-Syn|drom (↑; Porter P. V., Chir., Rochester, 1890–1959) n: syn. Paterson-Kelly-Syndrom, sideropenische Dysphagie; Schluckbeschwerden (Dysphagie*) inf. Schleimhautatrophie im Bereich von Mund, Rachen u. Ösophagus bei gleichzeitig bestehender hypochromer Anämie (Eisenmangelanämie*); zusätzl. Cheilitis* vulgaris, Zungenbrennen (Glossitis superficialis), Nageldystrophie; **Urs.:** Verminderung eisenhaltiger Enzyme bei ausgeprägtem Eisenmangel; **Sonderform:** sog. postkrikoidale sideropenische Dysphagie inf. Ösophagusstenose durch intraösophageale Membranen (sog. webs), bes. bei älteren Frauen vorkommend (erhöhtes Risiko für die Entstehung eines Ösophaguskarzinoms!).

Pluri-: Wortteil mit der Bedeutung mehr, viele; von lat. plus, pluris.

pluri|glandulär (↑; lat. glandulae Halsmandeln, Drüsen): (engl.) pluriglandular; polyglandulär; mehrere Drüsen betreffend.

Plus|dys|trophie (lat. plus mehr; Dys-*; Troph-*) f: (engl.) plusdystrophy; mit Übergewicht einhergehende Dystrophie*.

Plus|gläser (↑): s. Linse.

Plus|ko|agulo|pathien (↑; Koagul-*; -pathie*) f pl: (engl.) pluscoagulopathies; Störungen der Blutgerinnung* i. S. einer vermehrten Tendenz zur Thrombose*; s. Koagulopathien.

Plus|sym|ptomatik (↑; Symptom*) f: (engl.) plus symptomatology; syn. Produktivsymptomatik; neu zum vorbestehenden psych. Zustand hinzutretende Krankheitssymptome auf kognitiver, affektiver od. vegetativer Ebene; z. B. Halluzinationen, Wahn, vermehrte Einfälle, Sinnestäuschungen, Erregung, Unruhe, Gespanntheit, Antriebssteigerung, psychogene Hypertonie, Spasmen im Bereich der Atemwege od. des Magen-Darm-Trakts; Vork. bei Schizophrenie; vgl. Minussymptomatik. G. St.-I.

Plutonium (gr. Πλούτων Gott der Unterwelt) n: chem. Element, Symbol Pu, OZ 94, rel. Atommasse 244; zur Gruppe der Actinoide* gehörendes 4-, selten 3-, 5- u. 6-wertiges, künstl., radioaktives Metall mit 15 radioaktiven Isotopen*; biol. Halbwertzeit auf den ganzen Körper bezogen durchschnittlich $7{,}3 \times 10^4$ Tage (200 Jahre). Im Tierversuch sind nach Bestrahlung mit Pu-Isotopen maligne Neoplasien in Lungen- u. (seltener) in Knochengewebe beobachtet worden. Vgl. Elemente, knochenaffine; Radiotoxizität.

Pm: chem. Symbol für Promethium*.

PM: Abk. für **P**oly**m**yositis*.

p. m.: Abk. für **1. p**ost **m**ortem: nach dem Tod; **2. p**unctum **m**aximum: Punkt bzw. Stelle der größten auskultator. Lautstärke eines Tons od. Geräuschs; **3. p**ost **m**enstruationem: nach (Eintritt) der Menstruation.

P-mitrale n: syn. P-sinistroatriale, P-sinistrocardiale; doppelgipfelige od. biphasische, verbreiterte P-Welle (>0,10 s) im EKG als Zeichen einer Druck- od. Volumenbelastung des li. Vorhofs bei Mitral- u. Aortenklappenfehlern, Hypertonie, Pericarditis constrictiva.

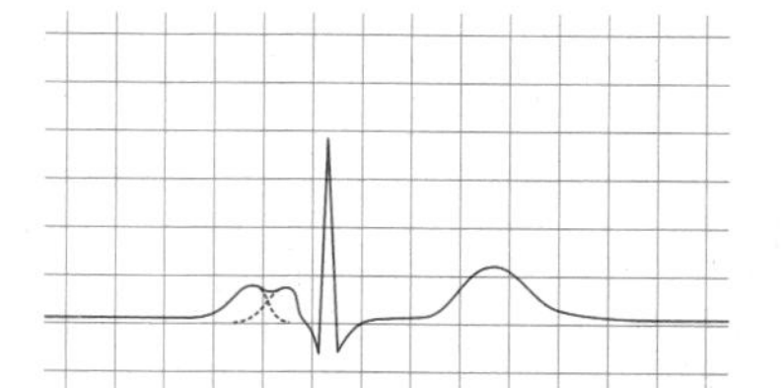

P-mitrale:
doppelgipfelige u. verbreiterte P-Welle (Ableitung II) als Ausdruck zeitlich verschobener Vorhoferregungen (punktierte Linien);
linke Welle: rechter Vorhof; rechte Welle: linker Vorhof

PML: Abk. für **p**rogressive **m**ultifokale **L**eukenzephalopathie*.

PMMA: Abk. für **P**oly**m**ethyl**m**eth**a**crylat*.

PMS: Abk. für **prä**menstruelles **S**yndrom*.

PN: Abk. für **1. P**anarteriitis* **n**odosa; **2. P**yelo**n**ephritis*.

PNA: Pariser **N**omina **A**natomica; auf dem 6. Internationalen Anatomenkongress (1955) beschlossene Nomenklatur der anat. Fachausdrücke; 1997 durch die Terminologia* Anatomica ersetzt.

PNET: Abk. für **p**rimitive **n**euro**e**ktodermale **T**umoren*.

Pneum-: auch Pneumo-, Pneumono-, Pneumat-; Wortteil mit der Bedeutung **1.** Luft, Atem; von gr. πνεῦμα, πνεύματος; **2.** Lunge; von gr. πνεύμων.

Pneum|arthrosis (↑; Arthr-*; -osis*) **f:** Luftansammlung in einem Gelenk.

Pneumatisation (↑) **f:** (engl.) pneumatization; im Bereich von Schädelknochen physiol. Ausbildung lufthaltiger, mit Schleimhaut ausgekleideter Hohlräume, die mit der Nasen- bzw. Paukenhöhle in Verbindung stehen (z. B. Cellulae mastoideae, Cellulae ethmoidales, Sinus frontalis, Sinus maxillaris); Beurteilung der P. im Schläfenbein durch Schüller*-Aufnahme möglich. Eine Hemmung der P. im Bereich des Schläfenbeins ist ein Faktor in der Path. der chron. Otitis* media.

Pneumatosis cystoides intestini (↑; -osis*) **f:** sog. Darmwandemphysem; gashaltige Zysten in den Lymphgängen der Darmwand, bes. im unteren Ileum; **Urs.:** wahrscheinl. gasbildende Bakterien.

Pneumato|zele (↑; -kele*) **f:** auch Pneumozele; s. Lungenhernie, Pneumosinus dilatans.

Pneumato|zephalus (↑; Keph-*) **m:** (engl.) pneumatocephalus; Bez. für eine traumatisch bedingte intrakranielle Luftansammlung bes. im Ventrikelsystem, z. B. nach Schädelfrakturen mit Ruptur der Dura mater od. bei Frakturen im Bereich der Nasennebenhöhlen.

Pneumat|urie (↑; Ur-*) **f:** (engl.) pneumaturia; Ausscheidung von Gasen mit dem Urin; Vork. bei Harnweginfektion* mit gasbildenden Bakt. u. bei Blasen-Darm-Fistel (vgl. Blasenfistel).

P

Pneum|ek|tomie (↑; Ektomie*) **f:** (engl.) pneumonectomy; auch Pneumonektomie; op. Entfernung einer Lunge; **Ind.:** zentrale Karzinome, fortgeschrittene Tuberkulose od. Bronchiektasie.

Pneumo|broncho|graphie (↑; Bronchi-*; -graphie*) **f:** (engl.) pneumobronchography; **1.** Röntgendarstellung der Bronchien i. R. der Bronchographie*; die in den Bronchien enthaltene od. zusätzlich insufflierte Luft wirkt als neg. Kontrastmittel; **2.** Bez. für eine deutliche Abgrenzbarkeit der luftgefüllten Bronchien von dem umgebenden infiltrierten u. verdichteten Lungenparenchym bei Pneumonie* im Rö.-Thorax.

Pneumo|coccus (↑; Kokken*) **m:** s. Streptococcus pneumoniae.

Pneumo|cystis carinii (↑; Kyst-*) **f:** den Zygomycetes der niederen Pilze (s. Fungi) zugeordneter, einzelliger Eukaryont (Entdecker Carini, 1911; taxonom. Klassifizierung noch nicht endgültig); **Vork.:** ubiquitärer Parasit in der Lunge vieler Säugerarten; opportunistischer Err. beim v. a. immundefizienten Menschen mit weitgehender Organspezifität für die Lunge, aber auch in Leber, Haut u. Milz beschrieben; mikroskop. Bild: s. Abb. **Kultur:** gelingt bisher nur in immunsupprimierten Tieren. **Vermehrungszyklus:** extrazellulär in den Alveolen des infizierten Wirts; aus aerogen in Tröpchen od. Staub übertragenen, inhalierten Zysten (Ø 7–10 µm) mit acht kernhaltigen Körperchen entwickeln sich amöboide Trophozoiten, die sich nach Reifung an Pneumozyten Typ I (s. Alveole) haften u. sich dort über Bildung sog. Präzysten jeweils erneut zu reifen Zysten entwickeln. Bei Zerstörung der Alveolarzellen kann P. c. entzündl. Prozesse im Lungeninterstitium verursachen; Err. der interstitiellen plasmazellulären Pneumonie* bei Säuglingen (bis zum 5. Mon.) u. der Pneumocystis*-carinii-Pneumonie. **Nachw.** des Err. in Sputum od. Bronchiallavage durch Giemsa-, Toluidinblau-, Calcofluor-white- u. a. Färbungen, Immunfluoreszenztest od. Polymerase-Kettenreaktion. Die **Durchseuchungsrate** mit P. c. ist außerordentlich hoch; über 90 % aller Fünfjährigen weisen spezif. Antikörper auf.

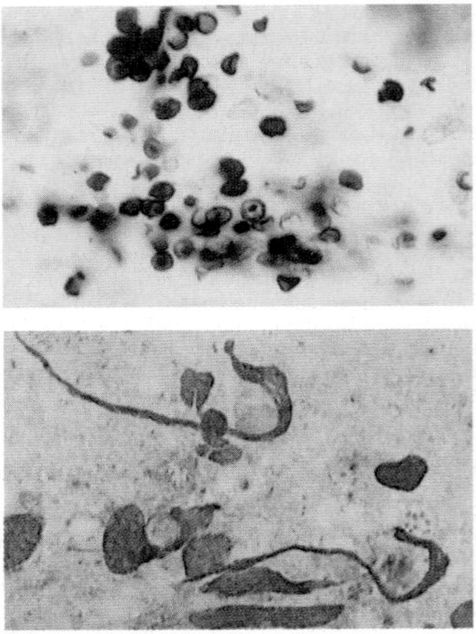

Pneumocystis carinii:
oben: Isolat von einem Patienten mit AIDS (Grocott-Färbung); nur Zystenwände werden dargestellt; unten: Lungentupfpräparat von einer immundefekten Ratte, auf dem intrazystische Körper zu erkennen sind (Giemsa-Färbung) [455]

Pneumo|cystis-carinii-Pneumonie (↑; ↑) **f:** (engl.) pneumocystis carinii pneumonia; Abk. PcP; durch Pneumocystis carinii verursachte Pneumonie*; **Vork.:** v. a. bei angeb. od. erworbenem Immundefekt (insbes. bei HIV*-Erkrankung; der Nachw. einer PcP führt zur Diagnose AIDS), i. R. einer immunsuppressiven bzw. zytostat. Therapie, bei chron. Infektionskrankheit u. Mangelernährung; **Klin.:** z. T. schleichende Verlaufsform mit lange bestehenden uncharakterist. Sympt., z. T. (insbes. bei Immunsuppression) akut-fulminante Verlaufsform mit rascher Ausbildung eines schweren Krankheitsbildes u. hoher Letalität. Typisch ist die Diskrepanz zw. Schwere des klin. Bildes (Dyspnoe) u. (verzögerter) Ausprägung röntg. Befunde (pulmonale Infiltrationen, interstitielle Pneumonie); häufig

Fehleinschätzung, progn. entscheidend ist die frühzeitige Diagnose (bronchoalveoläre Lavage, transbronchiale Biopsie); **Ther.:** Cotrimoxazol, u. U. Aerosoltherapie mit Pentamidin, Atovaquon; **Proph.:** bei HIV-Infektion u. einer Zahl von Helferzellen <250/µl wird Primärprophylaxe mit Pentamidin-Inhalation od. Cotrimoxazol empfohlen.

Pneumo|graphie (↑; -graphie*) f: (engl.) pneumography; syn. Pneumoradiographie; nur noch selten angewendete Röntgenkontrastdarstellung von Körperhöhlen nach Insufflation von neg. Röntgenkontrastmitteln (Sauerstoff, Kohlendioxid, Lachgas, Luft u. a.); durch die moderne Schnittbildtechnik (Computertomographie, Kernspintomographie) weitgehend ersetzt.

Pneumo|kokken (↑; Kokken*) f pl: s. Streptococcus pneumoniae.

Pneumo|koniosen (↑; gr. κόνις Staub; -osis*) f pl: (engl.) pneumoconioses; Staublungenerkrankungen; durch anorg. od. org. Stäube verursachte Veränderungen der Lunge; **Einteilung**: **I.** nach der Reaktion auf inhalative Stäube; **1.** persistierende P.: **a)** durch anorg. Stäube verursacht, z. B. durch Kohlenstaub (Anthrakose*), Schwerspatstaub (Barytose*), Eisenstaub (Lungensiderose*); **b)** durch org. Stäube verursacht u. mit exogen-allergischer Alveolitis* einhergehend, z. B. durch Schimmelpilzsporen von Käse (Käsewäscherlunge*) od. in Stäuben von Getreide, Gräsern (Farmerlunge*), Zuckerrohr (Bagassose*); **2.** progrediente P.: mit Lungenfibrose* einhergehend; durch anorg., mineralische Stäube verursacht, z. B. Quarz (Silikose*), Asbest (Asbestose*), Talkum (Talkose*), Kaolin (Kaolinlunge*), Chromat (vgl. Chromvergiftung), Metallstäube (z. B. Berylliose*, Aluminose*) od. Hartmetallstäube (Sinter- u. Gusskarbide). Bei lang anhaltender Exposition gegenüber dem gleichen Staub kann eine persistierende P. in eine progrediente übergehen. **II.** nach pathogenetischem Muster (nur für anorg. Stäube); **1.** nicht kollagenöse P. (ohne Kollagenbildung); **2.** kollagenöse P. (mit Kollagenbildung); **Pathol.:** bei Quarz v. a. noduläre Granulome, fibrös-hyaline Knötchen u. Schwielen; bei Silikaten (Asbest, Talkum, Kaolin) u. Metallstäuben v. a. alveoloseptale Lungenfibrinose; bei Quarz u. Asbest Kanzerogenität. Röntg. Veränderungen werden nach der ILO*-Klassifikation beurteilt. Die meisten P. werden als Berufskrankheiten* anerkannt (s. Berufskrankheitenverordnung, Tab.). E. Str.

Pneumo|koniose, rheumatische (↑; ↑; ↑) f: (engl.) rheumatoid pneumoconiosis; gleichzeitiges Auftreten von Quarz- od. Mischstaublunge u. Kollagenose; vgl. Kollagenosen, Silikoarthritis.

Pneumo|labyrinth (↑; Labyrinth*) n: Luftansammlung im Labyrinth (s. Innenohr) inf. posttraumat. Fistelbildung bzw. Ruptur der Membran der Fenestra cochleae; **Sympt.:** Schwindel, Hörverlust. H. Ger.

Pneumo|lith (↑; gr. λίθος Stein) m: Lungenstein; Kalkablagerung bei chron. Lungenkrankheiten, um Fremdkörper usw.

Pneumo|logie (↑; -log*) f: sprachl. besser Pneumonologie*.

Pneumo|mediastinum (↑; Mediastinum*) n: syn. Mediastinalemphysem*.

Pneumo|myelo|graphie (↑; Myel-*; -graphie*) f: s. Myelographie.

Pneumonie (↑) f: (engl.) pneumonia; akute od. chron. Entz. des Lungenparenchyms, meist infektiöser, seltener allergischer, chemischer od. physikalischer Genese. P. stellen unter den Infektionskrankheiten in den industrialisierten Ländern die häufigste Todesursache dar.

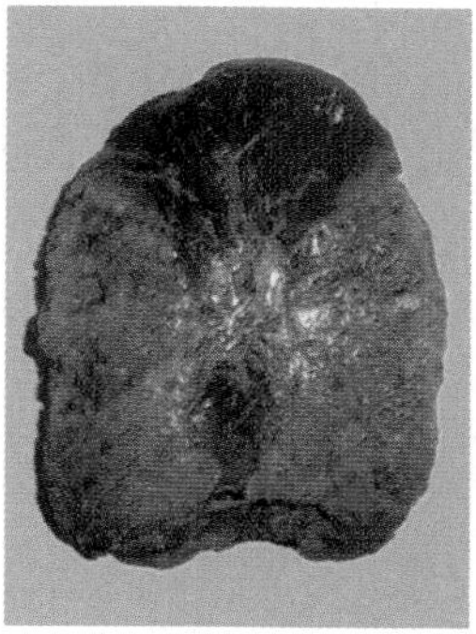

Pneumonie:
Lobärpneumonie im mittleren Stadium; aufgeschnittene Lunge in grau-rötlicher „Hepatisation". Nur das obere Drittel des Organs war noch belüftet und atmungsfähig. [471]

Einteilung: I. nach morphol. u. röntg. Befunden (sog. Verschattungen) in lobäre (auch alveoläre), lobuläre (bronchopneumonische), segmentale u. (diffus-)interstitielle Formen; **klassische Einteilung: 1.** Lobärpneumonie (typ. Erreger: Streptococcus pneumoniae), pathol.-anat. mit stadienhaftem Verlauf: seröse Exsudation in die Alveolen (sog. Anschoppung) → Abscheidung von Fibrinnetzen, Erythrozytenübertritt (sog. rote Hepatisation) → Leukozyteneinwanderung (sog. graue Hepatisation, s. Abb.) → proteolytische Verflüssigung des Exsudats (sog. gelbe Hepatisation); bei Ausbleiben der „Lösung" u. Resorption u. U. Organisation des Exsudats durch Granulationsgewebe (Karnifikation*); Formen der lobären P.: s. Abb.; **2.** Bronchopneumonie (unterschiedl. Erreger), pathol.-anat. als umschriebene od. multifokale Entz. (Herdpneumonie), die von den Bronchiolen auf die peribronchialen Alveolen übergreift u. nicht streng an die anat. Begrenzung der Lungenlappen gebunden ist; **3.** interstitielle P.: typischerweise Viruspneumonie u. a. Formen der atypischen Pneumonie*, pathol.-anat. v. a. im Lungeninterstitium ablaufende Entz. ohne od. mit nur geringer Beteiligung des Alveolarraums. **II.** nach der Ätiologie: **1.** ambulant erworbene P.: hier stehen unter den bakt. Erregern immer noch Pneumokokken (84 Typen, Typ III wegen schlechter Progn. von bes. Bedeutung) im Vordergrund, gefolgt von Staphylokokken (P. mit Neigung zur Abszedierung), Haemophilus influenzae (bes. im Kindesalter) u. seltener Klebsiella pneumoniae (sog. Friedländer-P.). Mind. ebenso häufig u. offenbar im Ansteigen begriffen sind die sog. atypischen P., bei denen die Infektion meist aerogen aus der normalen mikrobiellen Flora des Nasen-Rachen-Raums u. des oberen Respirationstrakts (Autoinfektion) od. als Tröpfcheninfektion* durch an-

P

dere Erkrankte erfolgt; hämatogene Infizierung der Lunge ist selten (z. B. durch sept. Embolie). **2.** nosokomiale (im Krankenhaus erworbene) P.: insbes. mit gramnegativen Keimen (Pseudomonas aeruginosa, Enterobacteriaceae) sowie Staphylokokken, Anaerobiern (Fusobacterium, Bacteroides) u. Pilzen (Lungenmykosen*); z. B. inf. (Dauer-)Intubation, Tracheotomie (Intensiv-

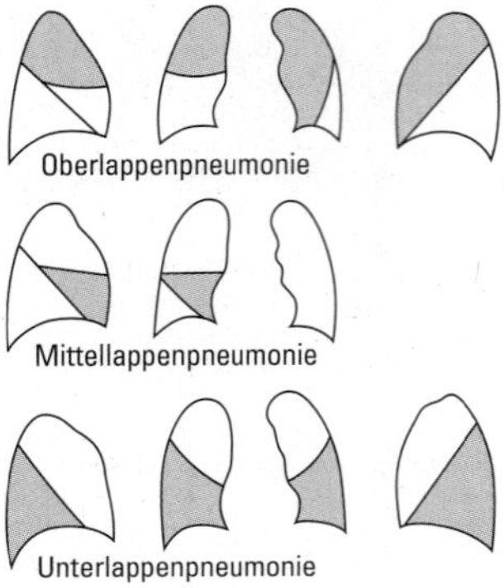

Pneumonie:
Formen

patienten); **3.** P. bei chron. Lungenerkrankungen (Bronchitis, Bronchiektasen); **4.** P. bei anderen Grundkrankheiten (Diabetes mellitus, Herz-, Niereninsuffizienz); **5.** P. durch Aspiration bei Erkr. des ZNS od. Ösophagus u. bei Alkoholabusus (vgl. Mendelson-Syndrom); **6.** P. bei immunsupprimierten Pat. (z. B. nach Transplantation, durch onkologische Erkr. u. deren Therapie, bei AIDS); **7.** P. i. R. anderer Infektionskrankheiten (z. B. Keuchhusten, Masern, Grippe, Leptospirosen, Malaria, Typhus); **8.** P. i. R. von Allgemeinerkrankungen (z. B. Kollagenosen); **9.** P. aus allerg. Urs. (z. B. eosinophiles Infiltrat*, exogen-allergische Alveolitis*); **10.** P. durch physik.-chem. Einflüsse, insbes. Inhalation von Metalldämpfen (z. B. Berylliumvergiftung), Stäuben, Atemgiften u. a. inhalativen Noxen (z. B. Lipidpneumonie), durch Medikamente (Busulfan, Bleomycin, Nitrofurantoin u. a.), Einwirkung von Strahlen (Strahlenpneumonitis*); **III.** nach dem Verlauf: akute u. chron. P.: als chron. P. bezeichnet man ätiol. u. pathogenet. unterschiedliche Formen der P., bei denen länger als 6–8 Wo. (röntg.) pulmonale Infiltrationen nachweisbar sind. Chron. P. treten v. a. bei Pat. mit verminderter Immunabwehr, vorbestehenden pulmonalen Veränderungen, inf. verzögerter „Lösung“ sowie bei Pat. mit Diabetes mellitus u. bei Alkoholkranken auf.

Path.: Die Manifestation einer (infektiösen) P. ist abhängig von der Leistungsfähigkeit des individuellen unspezif. (pulmonalen) Abwehrsystems u. von der Virulenz der verantwortlichen Err.; begünstigend wirken u. a. eine Verminderung der Aktivität alveolärer Makrophagen (bes. nach vorausgegangener Virusinfektion) u. der mukoziliären Klärfunktion, Störung des Hustenreflexes, muköse Hypersekretion sowie Inhalation trockener Luft für längere Dauer, zusätzl. Aspiration u. Einwirkung inhalativer Noxen (Zigarettenrauch). **Klin.:** Das klin. Bild der unbehandelten (lobären) Pneumokokken-P. verläuft parallel zu den pathol.-anat. Veränderungen der Lunge; meist akuter Beginn mit Schüttelfrost, gefolgt von schnellem Temperaturanstieg (Febris continua um 39–40 °C) u. Tachykardie (evtl. begleitende Myokarditis), Tachypnoe, inspirator. Nachschleppen der betroffenen Thoraxseite bei insgesamt oberflächl. Atmung, evtl. Nasenflügelatmen*, bei ausgedehntem Prozess Zyanose; anfänglich oft pleurit. Reizerscheinungen, meist starker Hustenreiz u. zunächst uncharakterist. Auswurf, vom zweiten Tag an häufig typ. rostbraun mit kleinen Fibringerinnseln, u. U. Hämoptysen. Das Allgemeinbefinden ist meist deutl. beeinträchtigt, die Pat. schwitzen stark, häufig tritt ein Herpes labialis auf. Bei unkompliziertem Verlauf erfolgt am Ende der ersten Krankheitswoche unter Schweißausbruch krit. Abfall des Fiebers (sog. Krise) mit Auftreten einer Bradykardie, u. U. auch lytische Entfieberung; auskultator. zunächst inspirator. Knisterrasseln (Crepitatio indux), zunehmende perkutor. Dämpfung mit verstärktem Stimmfremitus u. Bronchophonie*, später auskultator. Bronchialatmen u. mittelblasige Rasselgeräusche. Bei „Lösung“ Abnahme der perkutor. Dämpfung u. Wiederauftreten von Knisterrasseln (Crepitatio redux). Seit der therap. Anwendung von Chemotherapeutika sind derartige Verläufe selten geworden. Bei den häufigeren Bronchopneumonien tritt meist unregelmäßiges, langsam ansteigendes Fieber von unterschiedl. Dauer u. mit Neigung zu Rezidiven auf, der Auswurf ist schleimig-eitrig (selten blutig), das Allgemeinbefinden je nach Ausdehnung des pneumon. Prozesses unterschiedl. stark, oft nur rel. gering beeinträchtigt; auskultator. meist mittelblasige Rasselgeräusche, perkutor. Dämpfung nur über größeren konfluierenden bronchopneumon. Infiltraten. Bei Kindern verlaufen P. häufig mit heftigem Erbrechen, Krämpfen u. Zeichen eines meningealen Syndroms; oft werden von der Pleura ausgehende Schmerzen in den Unterbauch lokalisiert. **Diagn.:** röntg. Nachweis eines pulmonalen Infiltrats, im Blutbild häufig Leukozytose mit Linksverschiebung, ggf. toxische Granulationen, außerdem stark beschleunigte BKS. Der Erregernachweis erfolgt mikrobiol. (Sputum, Pleuraexsudat, Bronchialsekret, Lungenbiopsie). Bei Verdacht auf nichtbakterielle (atyp.) P. sollten serol. Untersuchungen (KBR) vorgenommen werden. Eine Beurteilung des Ausmaßes von Störungen der Atemmechanik u. des Gasaustausches ist mittels Lungenfunktionsprüfung* u. Blutgasanalyse* möglich. **Ther.:** symptomat. mit allg. Maßnahmen wie körperl. Schonung, Luftbefeuchtung, reichl. Flüssigkeitszufuhr, Klopfmassagen u. ä., medikamentös Antitussiva (unproduktiver Reizhusten) od. Sekretolytika (produktiver Husten), evtl. Digitalisierung (Herzinsuffizienz), Sauerstoffzufuhr (Hypoxie) u. frühzeitige Beatmung bei mögl. Entwicklung einer Schocklunge (s. ARDS), ggf. Schockbehandlung; Chemotherapie: bei ambulanten Pat. mit Pneumokokken-P. ist Penicillin das Antibiotikum der Wahl. Bei allen anderen u. insbes. bei den im Krankenhaus auftretenden bakt. P. sollten prinzipiell vor einer Chemotherapie die Erreger isoliert u. eine Resistenzbestimmung der Bakterien mit Antibiogramm* durchgeführt werden. Die Einleitung der Ther. kann ohne bakteriol. Ergebnis nach der Wahrscheinlichkeit des Vorliegens des vermutl. ursächlichen Err. besonders unter Anw. von Breitband-Antibiotika od. als Kombinationstherapie erfolgen, bevor gezielt behandelt wird. **Kompl.:** Pleuritis, Pleuraempyem, Lungenabszess, Bronchiektasen, Lungenfibrose, sept. Metastasen (Hirnabszess, Osteomyelitis u. a.) u. extrapulmonale Entz. (Meningitis, Endokarditis u. Perikarditis u. a.); **DD:** v. a. Lungentuberkulose, Lungentumoren (Bronchialkarzinom).

Pneumonie, atypische (↑) f: (engl.) atypical pneumonia; Form der Pneumonie*, die sich von der typ. Symptomatik einer bakt. Pneumonie unterscheidet; der Begriff der a. P. wurde im Lauf der Zeit unterschiedl. definiert: Pneumonie, die nicht durch Pneumokokken verursacht wird (Cole 1928); Pneumonie mit Nachw. von Kälteagglutininen im Blut (Eaton 1942); Pneumonie, die durch Mykoplasmen verursacht wird (sog. primär-a. P., Liu 1957), Pneumonie, die durch primär ultrafiltrierbare Krankheitserreger verursacht wird (Gsell 1967). Heute werden alle nicht-bakt. infektiösen Pneumonien unter diesem Begriff zusammengefasst. **Pathol.-anat.** handelt es sich z. T. um interstitielle Pneumonien (u. a. virale, Mykoplasmen-Pneumonien u. Pneumocystis-carinii-Pneumonien). Ihre Häufigkeit wird höher als die der bakt. Pneumonien geschätzt; oft sind Kinder u. junge Erwachsene betroffen, endem. u. epidem. Auftreten ist beschrieben. Als **Err.** kommen Viren (Influenza-, Parainfluenza-, Paramyxo-, Adenoviren u. a.), Chlamydien (Chlamydia psittaci), Mykoplasmen (Mycoplasma pneumoniae), Rickettsien (Coxiella burnetii) als bes. Bakteriengruppe, Pilze (Candida, Cryptococcus, Aspergillus, Mucor, außereurop. auch dimorphe Pilze) u. Parasiten (Helminthes, Protozoen wie Pneumocystis carinii) in Frage. **Klin.:** verzögerter schleichender Beginn mit mäßigem Fieber ohne Schüttelfrost, trockener Reizhusten mit wenig (mukösem) Auswurf, allg. Kopf- u. Muskelschmerzen, rel. geringes Krankheitsgefühl; wenig auffälliger physik. Untersuchungsbefund (auskultator. oft nur umschriebene klingende Rasselgeräusche); **Diagn.:** im Rö.-Thorax meist diffuse, wenig abgegrenzte, rundliche od. streifige, zum Konfluieren neigende, homogene (milchglasartige) bis inhomogen-retikuläre Infiltrate rel. unabhängig von anat. Lappengrenzen, seltener Hilumschwellung, Pleuraerguss, Atelektasen; im Blutbild fehlende od. nur geringe Leukozytose, u. U. Leukopenie, später oft rel. Lymphozytose; nur mäßig beschleunigte BKS; serol. bzw. virol. Untersuchungen (KBR) beweisen in ca. 50 % der Fälle (nachträgl.) die Ätiologie. **Ther.:** symptomat. (s. Pneumonie); u. U. Chemotherapie je nach verantwortl. Krankheitserregern, evtl. Virostatika*. **Progn.:** bei unkompl. Verlauf günstig.

Pneumonie, biliöse (↑) f: (engl.) bilious pneumonia; Pneumonie mit Ikterus* inf. vermehrter Hämolyse od. tox. Hepatopathie.

Pneumonie, interstitielle plasmazelluläre (↑) f: (engl.) interstitial plasma cell pneumonia; früher vorwiegend bei Frühgeborenen u. Säuglingen, heute bes. bei immundefizienten Pat. vorkommende Lungenerkrankung; **Err.:** nicht einheitl., z. T. Pneumocystis* carinii; **Pathol./Anat.:** interstitielle Pneumonie, plasmazelluläre Infiltrate bes. um die Bronchioli; **Klin.:** Tachydyspnoe, Zyanose; **Diagn.:** im Rö.-Thorax charakterist. diffuse milchglasartige Verschattung; **Ther.:** Cotrimoxazol u. Pentamidin od. Komb. aus Pyrimethamin u. Sulfonamiden bzw. Rifampicin; **Progn.:** unbehandelt hohe Letalität.

Pneumonie, primär-atypische (↑) f: s. Pneumonie, atypische.

Pneumonieprophylaxe (↑; Prophylaxe*) f: (engl.) pneumonia prophylaxis; Maßnahmen zur Vorbeugung einer Pneumonie durch: **1.** Verbesserung der Lungenventilation: Oberkörperhochlagerung, Abreiben, Abklopfen u. Erzeugung einer örtl. Hyperämie, Atemübungen, Atemgymnastik; **2.** Verhinderung von Sekretansammlungen in den Bronchien: Anfeuchtung der Atemluft (z. B. durch Ultraschallvernebler), Aufforderung zum Abhusten, Absaugen von Bronchialsekret u. Lagerungswechsel bei Bewusstlosen, Vibrations- u. Klopfmassage, Inhalation von sekretlösenden u. -verflüssigenden Medikamenten; **3.** Vermeidung einer Aspiration bei Bewusstseins- u. Schluckstörungen; **4.** Vermeidung von Keimverschleppung durch sorgfältige Mundpflege (s. Parotitisprophylaxe) u. regelmäßige Reinigung des Ultraschallverneblers; **5.** ausreichende Schmerzmedikation bei schmerzhaftem Atmen u. Abhusten (cave: bei Pneumoniegefahr keine atemdepressiven Analgetika verabreichen).

Pneumonitis (↑; -itis*) f: syn. Strahlenpneumonitis*; im angloamerikan. Sprachgebrauch häufige Bez. für interstitielle plasmazelluläre Pneumonie*.

Pneumonologie (↑; -log*) f: (engl.) pneumonology; sprachl. korrekte Bez. für Pulmologie, Pulmonologie, Pneumologie; Lehre von den Erkr. der intrathorakalen Atmungsorgane.

Pneumonomykose (↑; Myk-*; -osis*) f: (engl.) pneumonomycosis; Lungeninfektion durch Pilze; s. Lungenmykosen.

Pneumonose (↑; -osis*) f: (engl.) pneumonosis; Verdickung der Alveolarwände; z. B. bei Stauungslunge*, interstitieller Pneumonie*; führt zu Hypoxämie als Folge verminderten Gasaustauschs in den Lungenalveolen.

Pneumopelvigraphie (↑; Pelv-*; -graphie*) f: (engl.) pneumopelvigraphy; obsoletes Verf. zur Röntgenkontrastdarstellung der Beckenorgane nach Insufflation von gasförmigen Kontrastmitteln in den Beckenraum.

Pneumoperikard (↑; Peri-*; Kard-*) n: (engl.) pneumopericardium; meist traumatisch bedingte Luftansammlung im Herzbeutel; kann u. U. zur Perikardtamponade* führen; vgl. Thoraxtrauma.

Pneumoperitoneum (↑; Peritoneum*) n: Luft- od. Gasansammlung im Peritonealraum; **Formen: 1.** pathologisches P. durch Magen- od. Darmperforation, Pertubation od. postop. nach intraabdominalen Eingriffen; **2.** diagn.-therap. P.: Insufflation von Gas (meist CO_2) in die Bauchhöhle zur Vergrößerung des Abstandes zw. Bauchdecke u. Eingeweiden als Vorbereitung für die Laparoskopie* bzw. Pelviskopie* od. bei minimal-invasiver Chirurgie*.

Pneumoretroperitoneum (↑; Retro-*; Peritoneum*) n: Retropneumoperitoneum; Gasansammlung im Retroperitonealraum*; durch traumat. bedingtes Eindringen von Gasen von außen od. aus gasenthaltenden Organen, auch durch Inf. mit gasbildenden Bakterien.

Pneumosinus dilatans (↑; Sinus*) m: auch Nasennebenhöhlenpneumozele; luftgefüllte Erweiterung einer Nasennebenhöhle, meist der Stirnhöhle, z. B. bei Ventilmechanismus am Ausführungsgang.

P

Pneumo|thorax (↑; Thorax*) m: Ansammlung von Luft im Pleuraraum mit Aufhebung des normalerweise negativen intrapleuralen Drucks; führt zu teilweisem od. komplettem Kollaps der betroffenen Lunge; **Formen: 1.** idiopath. Spontanpneumothorax: häufigste Form, betrifft v. a. junge Männer zw. 15 u. 35 Jahren; Urs.: möglicherweise Ruptur kleiner, röntg. nicht erkennbarer, apikaler Emphysembläschen; **2.** symptomatischer Spontanpneumothorax: verursacht durch z. B. bullöses Emphysem* bei obstruktiver Atemwegerkrankung*, Pleuraschädigung durch Narben (z. B. nach Tbc), Tumoren, Sarkoidose*, Lungenfibrose*, Langerhans*-Zellhistiozytose, zystische Fibrose*, extragenitale Endometriose*; Häufigkeitsgipfel zw. 55 u. 65 Jahren; Sympt.: plötzlicher Thoraxschmerz, Dyspnoe, Reizhusten; Ther.: Pleuradrainage*; bei rezidiv. P. u. U. Thorakotomie mit teilweiser Entfernung u. Aufrauung der Pleura parietalis, evtl. Versuch der Pleurodese*; **3.** traumatischer P.: bei Eindringen von Luft durch die offene Brustwand in die Pleurahöhle wird der P. als offener P. (mit Mediastinalflattern*, Pendelluft* u. kardiopulmonaler Insuff.) bez., im Gegensatz zum geschlossenen P. (z. B. bei Tracheaod. Bronchusriss); Urs.: Thoraxtrauma; Ther.: Pleuradrainage, ggf. Thorakotomie, u. U. Intubation u. Beatmung; **4.** Spannungs- od. Ventilpneumothorax: lebensgefährl. Kompl. eines P. durch einen Ventilmechanismus, der das Eindringen von Luft in den Pleuraspalt zulässt u. das Ausströmen verhindert; Folge: zunehmender Überdruck mit Totalkollaps der betroffenen Lunge, Mediastinalverdrängung zur gesunden Seite, Zwerchfelltiefstand, Verhinderung des Blutrückstroms in die großen thorakalen Venen; Sympt.: schwerste Dyspnoe, Zyanose, Einflussstauung, Schock; Ther.: sofortige Entlastungspunktion (3. ICR in der Medioklavikularlinie), Pleuradrainage bzw. Thorakotomie. Vgl. Hämatopneumothorax, Seropneumothorax, Pyopneumothorax.

> Bei Spannungspneumothorax ist die sofortige Druckentlastung des Pleuraraums durch Punktion mit großkalibriger Kanüle lebensrettend.

Pneumo|zysten (↑; Kyst-*) f pl: s. Lungenzysten, Pneumocystis carinii.

Pneumo|zyten (↑; Zyt-*) m pl: (engl.) pneumocytes; Alveolarepithelzellen; s. Deckzellen, Nischenzellen.

PNH: Abk. für **p**aroxysmale **n**ächtliche **H**ämoglobinurie*.

-pnoe: Wortteil mit der Bedeutung Atem, Hauch; von gr. πνοή.

PNPV: Abk. für (engl.) **p**ositive **n**egative **p**ressure **v**entilation; Wechseldruckbeatmung; die Inspiration erfolgt durch Druckerhöhung, die im Wesentlichen passive Exspiration wird durch einen subatmosphärischen negativen Druck unterstützt; wegen ungünstiger Auswirkung auf die Lungenfunktion (Air* trapping) kaum noch übliches Verfahren. Vgl. Beatmung, CPPV, IPPV.

Po: chem. Symbol für Polonium*.

p. o.: Abk. für **p**er **o**s.

pO_2: Symbol für Sauerstoffpartialdruck*.

Pochhammer-Zeichen: (engl.) Pochhammer's sign; Unmöglichkeit, bei isolierter Fraktur des Trochanter minor des Femurs das Bein im Liegen bei gestrecktem Knie anzuheben; vgl. Oberschenkelfraktur.

Pocken: s. Variola.

Pocken|lymphe (Lymph-*) f: s. Vakzine, Vacciniavirus.

Pocken-Viren (Viren*) n pl: s. Poxviridae, Variola.

Pocken, weiße: Alastrim; s. Variola.

Pod|agra (gr. ποδάγρα Fußgicht) f: Gichtanfall der großen Zehe; s. Gicht.

Podo|gramm (gr. πούς Fuß; -gramm*) n: (engl.) podogram; Darstellung von Fußsohlenabdrücken, z. B. mit Stempelfarbe auf Papier; gibt Aufschluss über Form u. Belastung des Fußes; s. Pes (Abb.).

Podo|phyllin n: Pulver aus den Wurzeln von Podophyllum peltatum; enthält Podophyllotoxin* u. Peltatin.

Podo|phyllo|toxin n: Mitosehemmstoff (Spindelgift); Ligninderivat aus Podophyllum peltatum; **Verw.:** als Zytostatikum nach der Strahlentherapie von Tumoren u. Leukämie, topisch bei Condylomata acuminata, in niedriger Dosierung als Laxans.

Podo|pom|pholyx (gr. πούς, ποδός Fuß; Pompholyx*) f: Dyshidrose* mit großen, konfluierenden Blasen an den Fußsohlen.

Podo|zyten (↑; Zyt-*) m pl: (engl.) podocytes; Deckzellen der Kapillaren als inneres Blatt der Bowman*-Kapsel mit langen Primärfortsätzen (Cytotrabecula) u. kurzen Sekundärfortsätzen (Cytopodia), die „fußförmig" auf der Basalmembran stehen u. zw. sich 25 nm breite Lücken (Schlitzporen, durch ein Diagphragma verschlossen) frei lassen.

Poelchen-Behandlung: (engl.) Poelchen's bandage; funkt. Behandlung der subkapitalen Humerusfraktur*; Pendelübungen mit einem Gewicht in Oberarmgipsschale.

POEMS-Kom|plex m: (engl.) POEMS syndrome; syn. Crow-Fukase-Syndrom; ätiol. heterogener, paraneoplastischer Symptomenkomplex, dessen Bez. die häufigsten Anomalien zusammenfasst: (progressive, periphere) **P**olyneuropathie mit Muskelschwäche, **O**rganomegalie (v. a. Hepato- u. Splenomegalie), **E**ndokrinopathie (u. a. Gynäkomastie, Impotenz, Hypothyreose), Dysglobulinämie (**M**-Gradient) u. Hautveränderungen (engl. **s**kin changes, z. B. Hyperpigmentierung, Hyperhidrose); weitere fakultative Sympt. sind Hirsutismus, periphere Ödeme, Aszites bzw. Pleuraerguss.

-poese: Wortteil mit der Bedeutung Bildung, Schöpfung; von gr. ποίησις.

Poikilo|dermie (gr. ποικίλος bunt; Derm-*) f: (engl.) poikiloderma; Bez. für Hautveränderungen mit diffuser Atrophie, kleinfleckigen De- u. Hyperpigmentierungen, disseminierten Teleangiektasien, kleinfleckigen, z. T. konfluierenden Erythemen u. psoriasiformer Schuppung; **Formen: 1.** kongenitale P.: bei vielen erbl. Hauterkrankungen (z. B. Bloom*-Syndrom, Dyskeratosis* congenita, Goltz*-Gorlin-Syndrom, Rothmund*-Thomson-Syndrom, Xeroderma* pigmentosum) auftretende Hauterscheinungen; **2.** symptomatische P. (syn. Poikilodermia acquisita): Folge- od. Spätzustand chron. Hauterkrankungen; z. B. bei Dermatomyositis*, Sklerodermie*, Mycosis* fungoides, chronischem diskoi-

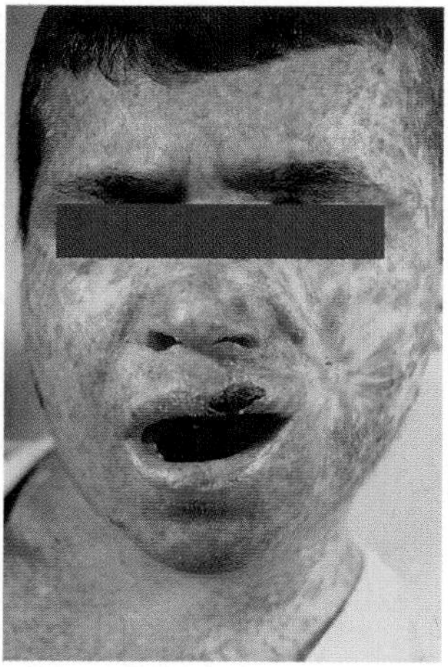

Poikilodermie [60]

dem Lupus* erythematodes, Psoriasis*, auch inf. physik. Hautschädigung (Röntgenoderm*); **3.** idiopathische P.: evtl. aufgrund phototoxischer Reaktionen.

Poikilo|thermie (↑; Therm-*) f: (engl.) poikilothermy; weitestgehende Abhängigkeit der Körpertemperatur von der Umgebungstemperatur; Vork. bei wechselwarmen Tieren (z. B. Fische, Reptilien), auch bei Frühgeborenen mit unreifen Temperaturregelungsmechanismen; vgl. Homoiothermie, Wärmeregulation.

Poikilo|zytose (↑; Zyt-*; -osis*) f: (engl.) poikilocytosis; syn. Poikilozythämie; Vielgestaltigkeit der Erythrozyten, z. B. Birnen-, Keulenform

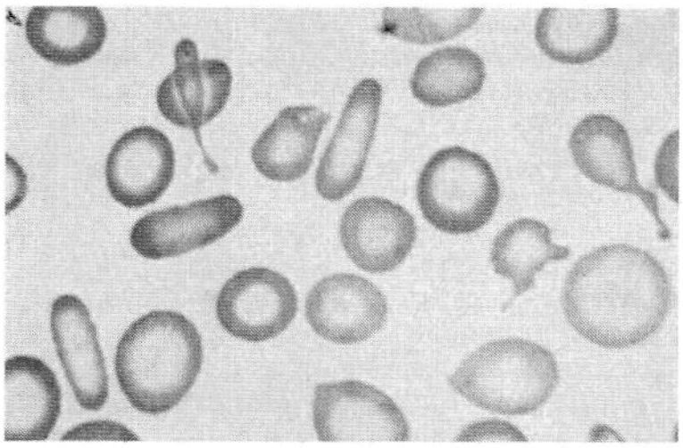

Poikilozytose [179]

usw. (Abb.); **Vork.:** bei schwerer Störung der Erythropoese (perniziöse Anämie u. a.). Vgl. Anisozytose.

Poiseuille-Gesetz (Jean L. P., Physiol., Paris, 1799–1869): s. Hagen-Poiseuille-Gesetz.

Polak-Syn|drom (Julia M. P., zeitgen. Ärztin, Großbritannien) n: veraltete Bez. für eine Hyperplasie der gastrinproduzierenden Zellen mit dem Zollinger*-Ellison-Syndrom ähnlichen Symptomen.

Poland-Sym|ptomen|kom|plex (Alfred P., Chir., London, 1820–1872) m: (engl.) Poland complex; komplexe Fehlbildung aus dem Formenkreis der Brachydaktylie- u. mammorenalen Syndrome; ca. 100 Fälle bekannt; **Ätiol.:** Disruption inf. frühembryonalen Verschlusses der A. subclavia; **Sympt.:** einseitige Anomalie der Hand (Syndaktylie, Symbrachydaktylie), homolaterale Aplasie des M. pectoralis u. fakultativ einseitige Hypo- od. Aplasie der Mamille od. Mamma, in diesem Fall häufig mit Hypo- od. Aplasie der homolateralen Niere assoziiert.

Polari|meter (gr. πόλος Achsenende; Metr-*) n: Gerät zur Erzeugung u. Messung von polarisiertem Licht, mit dem die spezifische Drehung* einer optisch aktiven Substanz gemessen werden kann; **Anw.:** zur Bestimmung von Konz. (dem Drehungswinkel proportional); heute weitgehend ersetzt durch genauere Verfahren. Vgl. Polarisation, Aktivität, optische.

Polarisation (↑) f: (engl.) polarization; **1.** (physik.) **a)** P. von Licht: Umwandlung von natürl. Licht* (dessen Schwingungsebenen radial gleichmäßig verteilt sind) in Licht, das nur noch eine Schwingungsebene aufweist; polarisiertes Licht kann mit Hilfe sog. Polarisatoren (z. B. Nicol*-Prisma) u. a. durch Doppelbrechung, Reflexion u. Streuung erzeugt werden; **b)** elektrische P.: Verschiebung elektr. Ladung mit Entstehung von Dipolen durch die Wirkung eines elektr. Feldes; **c)** elektrolyt. P.: s. Elektrolyse; **2.** (physiol.) P. der Zellmembran: s. Membranpotential.

Polarisations|mikro|skop (↑; Mikr-*; Skop-*) n: (engl.) polarizing microscope; Mikroskop, bei dem polarisiertes Licht durch ein Polarisationsfilter vor dem Objekt erzeugt u. durch ein weiteres Polarisationsfilter hinter dem Objekt analysiert wird; **Anw.:** zur Untersuchung doppeltbrechender Substanzen, zur Aufklärung des submikroskopischen Feinbaus anisotroper Substanzen.

Pol|gefäß, ak|zessorisches (↑): (engl.) accessory polar vessel; direkt aus Aorta od. V. cava inf. ventral od. dorsal des Ureters zum unteren Nierenpol ziehendes Gefäß; kann Hydronephrose (bes. des kaudalen Nierenbeckens) verursachen; Resektion nur bei Kompl.; strenge Ind. wegen Gefahr eines Drosselungshochdrucks (s. Goldblatt-Mechanismus), Inf. des infarzierten Gebiets, Nierenfistelbildung.

Polido|canol (INN) n: syn. Hydroxypolyethoxydodecan; **Verw.:** zur Verödung von Varizen u. Hämorrhoiden; bei entzündl. Erkr. an Zahnfleisch, Mundschleimhaut u. Lippen.

Poli|klinik (gr. πόλις Stadt; κλίνη Bett, Lager) f: (engl.) policlinic, outpatient's clinic; den klin. Fächern eines Universitätskrankenhauses jeweils angegliederte Abteilung zur ambulanten Behandlung bzw. mit Ärzten unterschiedl. Fachrichtung besetzte selbständige med. Einrichtung.

Polio|dys|trophia pro|gressiva corticalis (gr. πολιός grau; Dys-*; Troph-*) f: syn. Alpers*-Krankheit.

Polio|dys|trophie (↑; ↑; ↑) f: (engl.) poliodystrophy; fortschreitende Degeneration der grauen Substanz des Zentralnervensystems inf. von Enzymopathien*.

Polio|en|cephalitis acuta infantum (↑; Enkephal-*; -itis*) f: sog. zerebrale Kinderlähmung; seltene Form der Poliomyelitis*.

Polio|en|cephalo|pathia haemor|rhagica superior (↑; ↑; -pathie*) f: syn. Wernicke*-Enzephalopathie.

Polio|en|zephalitis (↑; ↑; -itis*) **f:** (engl.) polioencephalitis; Entz. der grauen Hirnsubstanz; vgl. Enzephalitis.

Polio|myelitis (↑; Myel-*; -itis*) **f:** auch P. epidemica anterior acuta, Heine-Medin-Krankheit, epidemische spinale Kinderlähmung; meldepflichtige Infektionskrankheit; **Err.:** Poliomyelitis*-Viren; **Übertragung:** fäkal-oral; **Verbreitung:** in Europa wegen des hohen Immunisierungsgrads durch Schutzimpfung* deutlich zurückgegangen, der amerikan. Kontinent ist seit 1994 frei von P.; Wiederauftreten einzelner Fälle durch nachlassende Impfbereitschaft; v. a. in Zentralafrika u. dem indischen Subkontinent noch verbreitet (weltweit ca. 7000 Neuerkrankungen/Jahr); **Pathol./Anat.:** Entz. (v. a.) der Neurone der grauen Substanz u. Infiltration mit Leukozyten, Lymphozyten u. Plasmazellen; Gliazellreaktion, Abbau der Ganglienzellen, reaktives Ödem; **Inkubationszeit:** 5–14 Tage; **Klin.:** phasenhafter Verlauf: **1.** inapparente P. (90–95 % aller Inf.); **2.** abortive P. (Initialstadium): bei ca. 5 % der Inf. kommt es zu Sympt. eines grippalen Infekts; Gesundung innerh. weniger Tage; **3.** nichtparalytische P.: nach einigen symptomfreien Tagen (Latenzstadium) meningitisches Stadium; aseptische Meningitis mit schwerem meningealem Syndrom, häufig mit Blasenentleerungsstörung u. Obstipation, nach wenigen Tagen vollständig abklingend; von anderen Enterovirus-Infektionen klin. nicht zu unterscheiden; **4.** paralytische P. (bei ca. 0,1 % der Infizierten nach nichtparalytischem Stadium): katarrhal. Erscheinungen der oberen Luftwege, Darmatonie, mäßiger Temperaturanstieg (biphasischer Verlauf), Kopf-, Rücken- u. Gliederschmerzen, starkes Schwitzen, allg. Hyperästhesie u. meningitische Zeichen, akutes Einsetzen des Lähmungsstadiums (sog. Morgenlähmung der abends gesund zu Bett gebrachten Kinder): unter Absinken der Temp. in rascher Folge auftretende asymmetr. schlaffe Paresen unterschiedl. Ausprägung (z. B. Klauen-, Flaggenhand) u. Verteilung (v. a. Paraplegien der unteren Extremitäten); in den gelähmten Partien Areflexie; keine Sensibilitätsstörung (spinale Form); nach Entfieberung kein weiteres Fortschreiten der Lähmungen; bei Beteiligung v. a. der Kerne des IX. u. X. Hirnnerven (bulbäre Form) od. rasch aufsteigender Lähmung u. Übergreifen auf Atem- u. Kreislaufzentrum ungünstige Progn. (Letalität 20–60 %); **5.** Polioencephalitis acuta infantum (sog. zerebrale Kinderlähmung): seltene Form mit anhaltend hohem Fieber, Bewusstseinseintrübung, Krampfanfällen, spastischen Lähmungen, Kontrakturen; **Diagn.:** im Liquor im frühen paretischen Stadium Pleozytose, in der 2. Woche Normalisierung der Zellzahl bei erhöhter Proteinkonzentration; bei akuter Inf. Virusisolierung aus Stuhl, Rachenabstrich u. Liquor; Nachweis von Nukleinsäuren mittels PCR; Nachweis spezif. Antikörper im Neutralisationstest; **Ther.:** symptomatisch; keine antivirale Ther. verfügbar; **Progn.:** Rückbildung der Sympt. bei der Mehrzahl der Pat. innerh. eines Jahres; als Residualschäden atrophische Lähmungen, trophische u. vasomotorische Störungen, Skelett- u. Gelenkveränderungen (Fußdeformierung, Schlottergelenk, Skoliose) u. Zurückbleiben des Knochenwachstums einzelner Extremitäten; **Postpoliomyelitis-Syndrom** (Abk. PPS): Auftreten von Spätschäden nach einer P.; unspezifische Sympt. (Muskel- u. Gelenkschmerzen, Muskelschwäche u. schnelle Ermüdbarkeit) od. progressive Verschlechterung vorhandener neurol., muskulärer bzw. respiratorischer Sympt. nach einem Jahrzehnte dauernden symptomfreien od. stabilen Intervall; Pathogenese bisher unklar, evtl. Überlastung der verbliebenen, nicht geschädigten Neurone. **Proph.:** s. Schutzimpfung, Impfkalender.

Polio|myelitis-Viren (↑; ↑; ↑; Viren*) **n pl:** (engl.) polioviruses; RNA-Viren (Ø 25–30 nm) des Genus Enterovirus* der Picornaviridae; Err. der Poliomyelitis*; 1908 durch Popper u. Landsteiner entdeckt; **Unterteilung** in drei pathogenetisch u. immun. unterscheidbare Typen: Typ I (Brunhilde, häufigster Err., verursacht schwere Erkr.), II (Lansing, verursacht leichte Erkr.) u. III (Leon, selten nachgewiesener, schwere Erkr. verursachender Err.); **Übertragung:** fäkal-oral; Eintrittspforte Verdauungskanal; hämatogene (evtl. auch neurogene) Verbreitung mit Befall v. a. der grauen Substanz der Neurone des Rückenmarks, insbes. Vorderhornzellen; Inf. in 99 % inapparent bzw. lokal (sog. minor illness); **Nachw.:** Erregernachweis aus dem Stuhl gelingt in den ersten beiden Krankheitswochen in 70 % der Fälle; Serodiagnostik durch Neutralisationstest od. KBR; vermehrungsfähige, attenuierte Virusstämme aller drei Typen werden für die aktive orale Immunisierung, inaktivierte Viren für die parenterale Immunisierung eingesetzt. Vgl. Schutzimpfung, Impfkalender.

Poliose (↑; -osis*) **f:** (engl.) poliosis; erworbene, umschriebene Entfärbung der Haare; Vork. z. B. bei Vitiligo, Vogt-Koyanagi-Harada-Syndrom, tuberöser Sklerose u. Zerstörung der Melanozyten durch Entz. od. Bestrahlung; vgl. Piebaldismus.

Politano-Leadbetter-Operation (Guy W. L., Chir., Washington, 1893–1945) **f:** (engl.) Politano's operation; endovesikale Harnleiterneuimplantation in die Harnblase zur Verhütung eines vesikoureteralen Refluxes* (z. B. bei Ureterfehlbildungen*) mit submuköser Verlagerung von 3–5 cm des distalen Ureterabschnitts; vgl. Lich-Grégoire-Operation.

Politzer-Verfahren (Adam P., Otol., Wien, 1835–1920)**:** (engl.) Politzer's test; sog. Luftdusche, qual. Tubenfunktionsprüfung; **Durchführung:** ein Gummiballon wird mit dessen Olive luftdicht auf ein Nasenloch aufgesetzt, das andere manuell verschlossen; während der Kompression des Ballons (Erhöhung des Luftdrucks im Nasen-Rachen-Raum) lässt man den Pat. schlucken od. „Kuckuck“ sagen (Abschluss des Nasen-Rachen-Raums durch Anheben des Gau-

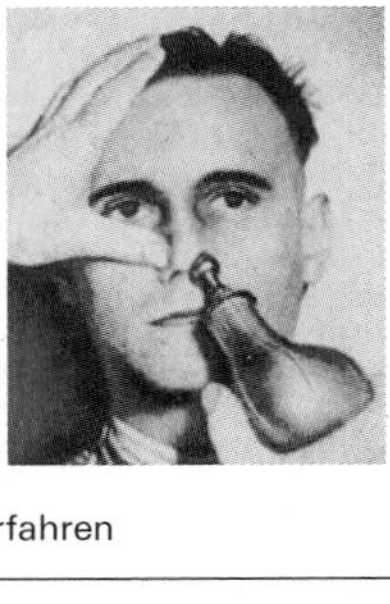

Politzer-Verfahren [250]

mensegels, Öffnung des Tubenostiums). Bei normaler Tubendurchgängigkeit kann das Einströmen von Luft in die Paukenhöhle mit einem Hörschlauch auskultiert od. otoskopisch festgestellt werden. Vgl. Valsalva-Versuch.

Pol|körnchen (gr. πόλος Achsenende)**:** s. Volutin, Neisser-Polkörnchenfärbung.

Pollakis-: Wortteil mit der Bedeutung oft, häufig; von gr. πολλάκις.

Pollakis|urie (↑; Ur-*) f**:** (engl.) pollakisuria; häufige Entleerung kleiner Harnmengen; Vork. z. B. bei Blaseninstabilität, Blasenhalsobstruktion, Zystitis, Störung der Blaseninnervation, postmenopausalem Östrogenmangel u. Schrumpfblase. Vgl. Polyurie.

Pollen|all|ergie (lat. pollen feines Mehl; Allergie*) f**:** s. Heufieber.

Pollen|dermatitis (↑; Derm-*; -itis*) f**:** Bez. für allergisches Kontaktekzem* od. atopisches Ekzem* durch Hautkontakt od. Inhalation von Pollen bei entspr. sensibilisierten Individuen.

Pollex (lat.) m**:** Daumen.

Pollex flexus (↑) m**:** syn. Pollex rigidus; sog. schnappender Daumen; anlagebedingte Behinderung der Gleitfähigkeit der Beugesehnen des Daumens durch Verengung der Pars annularis vaginae fibrosae od. Verdickung der Beugesehnen über dem Grundgelenk beim Säugling od. Kleinkind: fixierte Beugestellung des Daumenendglieds, die sich u. U. passiv überwinden lässt (deutl. Schnappen); **Ther.:** nach konsequenter konservativer Behandlung evtl. Spaltung des Ringbandes u. Ausschneiden des verdickten Anteils der Sehnenscheide.

Pollinosis (lat. pollen feines Mehl; -osis*) f**:** syn. Heufieber*.

Pollizisation f**:** (engl.) pollicization; Daumenbildung durch Transposition meist des Zeigefingers; **Ind.:** angeb. Fehlbildung (z. B. Aplasie) od. traumat. Verlust des Daumens. D. Buc.

Pollution (lat. polluere beflecken) f**:** Samenerguss im Schlaf.

Pollutiones feminae (↑) f pl**:** Sekretion der Bartholin*-Drüsen bei sexueller Erregung der Frau in der späten Erregungsphase (s. Reaktionszyklus, sexueller); nicht ident. mit der sog. weiblichen Ejakulation beim Orgasmus (vgl. Gräfenberg-Zone).

Polonium n**:** radioaktives Element, Symbol Po, OZ 84, rel. Atommasse 209; zur Gruppe der Chalkogene gehörendes Metall; die Polonium-Radionuklide tragen als Bestandteile des Tabakrauchs zur Strahlenbelastung des Bronchialsystems bei.

Polox|amer (INN) n**:** nichtionogenes Copolymer von Polyoxyethylenpolyoxypropylen; **Verw.:** pharmaz. Hilfsstoff, Detergens.

Pol|star (gr. πόλος Achsenende; mhd. starblint blind)**:** s. Katarakt.

Poltern: (engl.) battarism; syn. Battarismus, Tachyphemie; Sprechstörung, die als Störung od. Dyskoordination der Sprachgestaltung aufgefasst wird; **Urs.:** psychische, somatische u. habituelle Faktoren; **Vork.:** z. B. nach Schädelhirntrauma*, während der Rückbildungsphase einer Aphasie*, in Verbindung mit Stottern* u. Paraphasie*; **Sympt.:** schnelles, überstürztes Sprechtempo in (intraverbal) od. zw. den Wörtern (interverbal) mit Auslassungen, Veränderungen u. Verschmelzung von Lauten, Silben od. Wörtern, Wortumstellungen u. Umschreibungen; monotone Prosodie*, Dyskoordination der Artikulationsmotorik mit Ausatmungs- u. Phonationsbewegungen. Im Ggs. zum Stottern tritt bei Konz. eine Verbesserung des Sprechablaufs ein; beim Pat. besteht i. d. R. kein Störungsbewusstsein od. Leidensdruck. **Ther.:** logopädisch, u. a. Artikulationstherapie.

Poly-: Wortteil mit der Bedeutung viel, zahlreich; von gr. πολύς.

Poly|acryl|amid|gel-Elektro|phorese (↑; Elektro-*; -phor*) f**:** (engl.) polyacrylamide gel electrophoresis; Abk. PAGE; Elektrophorese* im Polyacrylamidgel zur Trennung von Proteinen od. Nukleinsäuren (MG von 10^4 bis $>10^6$) im

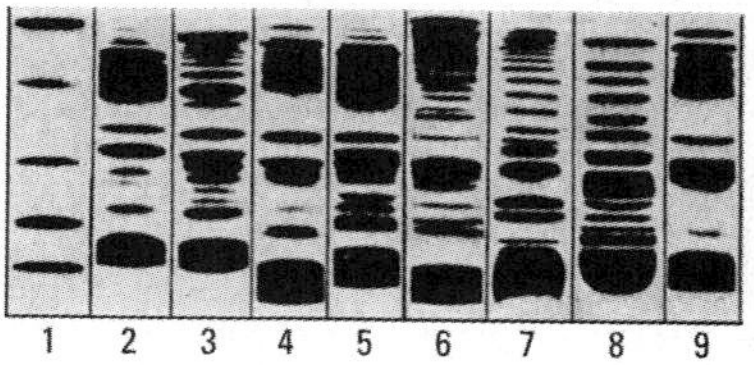

Polyacrylamidgel-Elektrophorese: Serumproteine: 1: LDH-Isoenzyme (Leber-Typ); 2: Plasmozytom; 3: Makroglobulinämie; 4: Nephritis; 5: Sarkoid; 6: normale Serumproteine; 7: Tuberkulose; 8: Bronchialkarzinom; 9: rheumatisches Fieber [383]

Mikro- bis Nanogrammbereich; **Formen: 1.** denaturierende PAGE: bei Zugabe anionischer Detergenzien (z. B. Sodiumdodecylsulfat) zu Proben, Pufferlösung u. Gel lagern sich diese an die Moleküle an, denaturieren deren Sekundärstruktur u. gleichen ihre unterschiedl. Ladungen aus, so dass ihre Wanderungsgeschwindigkeit fast ausschl. ihrer Masse proportional ist; dadurch kann annähernd ihr MG im Vergleich mit Molekülen bekannter Größe (sog. Marker) bestimmt werden. **2.** reduzierende PAGE: die Proben werden vor dem Auftragen mit reduzierenden Reagenzien zur Trennung der Disulfidbrücken zw. Proteinuntereinheiten gekocht; das Gel besteht aus einem Sammelgel u. einem dichteren Trenngel mit unterschiedl. pH; **Anw.:** insbes. zur Analyse von Paraproteinen, Proteinbestimmung im Urin u. DNA-Sequenzierung.

Poly|adenomatose (↑; Aden-*; -om*; -osis*) f**:** (engl.) polyadenomatosis; Vork. multipler Adenome; s. Polyadenomatose-Syndrome.

Poly|adenomatose-Syn|drome (↑; ↑; ↑; ↑) n pl**:** (engl.) multiple adenomatosis syndromes; Sammelbez. für familiär gehäufte (autosomal-dominant erbl.) Erkr. mit gleichzeitiger od. aufeinander folgender Entw. multipler Adenome, Zysten, Angiome, Lipome od. Fibrome; **Formen: 1.** endokrin aktive P.-S.: v. a. Cowden*-Syndrom, Osteodystrophia* fibrosa generalisata, Polak*-Syndrom, Zollinger*-Ellison-Syndrom u. MEN*-Syndrome; **2.** endokrin inaktive P.-S.: v. a. Blue*-rubber-bleb-nevus-Syndrom, Cronkhite*-Canada-Syndrom, Hippel*-Lindau-Syndrom, Maffucci*-Syndrom, Neurofibromatose*; **3.** Erkr. mit Entwicklungstendenz zur Polyadenomatose: Akromegalie*, Cushing*-Syndrom, Conn*-Syndrom u. Ménétrier*-Syndrom.

Poly|ag|glutinabilität (↑; Agglutination*) f**:** (engl.) polyagglutinability; Abk. PA; erhöhte Tendenz korpuskulärer Antigene zur Agglutination in vivo; i. e. S. PA von Erythrozyten u. a.

P

Blutzellen des Menschen durch (alle od. viele) Normalseren aufgrund bes. Oberflächenantigene od. (häufiger) erworbener Veränderungen ihrer Oberfläche v. a. mit Freilegung antigener Strukturen (sog. Kryptantigene*) durch bakt. u. virale Enzyme, selten auch durch eine Synthesestörung membranständiger Oligosaccharide inf. eines erworbenen polyklonalen Enzymdefekts hämatopoetischer Stammzellen (sog. Tn-Syndrom). Aufgrund der Kohlenhydratstruktur der bekannten PA-Antigene ist eine Differenzierung mit Hilfe von Lektinen* rel. einfach. Vgl. Panagglutination.

Poly|amid|faser: (engl.) polyamide fibre; sehr feste, nicht od. nur schwer resorbierbare, gewebefreundl. Kunstfaser; **Verw.:** z. B. als chirurgisches Nahtmaterial*.

Poly|angi|itis, mikro|skopische (Poly-*; Angi-*; -itis*) **f:** (engl.) microscopic polyangiitis; Abk. mPAN; syn. mikroskopische Panarteriitis; nekrotisierende Vaskulitis kleiner Gefäße mit kleinen Immundepots; meist nekrotisierende Glomerulonephritis od. pulmonale Capillaritis; **Klin.:** variabel von mildem Verlauf mit Hämoptysen, Mikrohämaturie, Hautmanifestationen, Mono- u. Polyneuropathie, Myalgie, Arthralgie, Fieber u. Gewichtsverlust bis zum lebensbedrohlichen pulmo-renalen Vollbild; **Diagn.:** klin. u. histol.; serol. Nachweis von pANCA; **Ther.:** Glukokortikoide, Immunsuppressiva (z. B. Cyclophosphamid); **Progn.:** bei Immunsuppression Fünf-Jahres-Überlebensrate 50–80 %. E. Fei.

Poly|arthritis (↑; Arthr-*; -itis*) **f:** polyartikuläre Arthritis*, gleichzeitige Entz. von fünf od. mehr Gelenken; vgl. Arthritis, rheumatoide.

Poly|arthritis, chronische (↑; ↑; ↑) **f:** Abk. cP; syn. rheumatoide Arthritis*.

Poly|arthritis, epi|demische (↑; ↑; ↑) **f:** syn. Ross*-River-Fieber.

Poly|arthrose (↑; ↑; -osis*) **f:** (engl.) polyarthrosis; schmerzhafte, gleichzeitig in mehreren od. vielen Gelenken auftretende Arthrose*; **Vork.:** bes. an den Knie- u. Hüftgelenken, Fingerend- (Heberden*-Polyarthrose), Fingermittel- (Bouchard*-Arthrose) u. Daumensattelgelenken (Rhizarthrose*).

P

Poly|chondritis, re|zidivierende (↑; Chondr-*; -itis*) **f:** (engl.) relapsing polychondritis; syn. Meyenburg-Altherr-Uehlinger-Syndrom, Panchondritis, diffuse Perichondritis, systematisierte Chondromalazie; seltene, system.-entzündl. Erkr. des Knorpelgewebes; Manifestation

Polychondritis, rezidivierende
Diagnosekriterien nach MacAdam

1. rezidivierende Chondritis beider Ohrmuscheln
2. Chondritis des Respirationstrakts einschl. Larynx, Trachea
3. Chondritis des Nasenknorpels
4. nichterosive seronegative Polyarthritis
5. Augenmanifestationen (Konjunktivitis, Keratitis, Skleritis/Episkleritis, Uveitis)
6. kochleäre od. vestibuläre Störungen

v. a. im 4.–6. Lebensjahrzehnt; **Ätiol.:** primäre Urs. unklar, vermutl. Autoimmunkrankheit (mit Kollagen als Antigen); sek. bei anderen Erkr. (z. B. systemischer Lupus erythematodes, Sklerodermie, rheumatoide Arthritis); **Sympt.:** rezidivierende, manchmal anhaltende Entzündungsschübe der Knorpel (v. a. von Ohren, Nase, Respirationstrakt, Gelenken), in 60 % Augenbeteiligung; **Verlauf:** häufig Spontanremission; bei schwerem Verlauf ausgeprägte entzündl.-destruierende Läsionen (typ. an Nase u. Ohren, Taubheit bei Beteiligung des Innenohrs); **Kompl.:** lebensbedrohl. Tracheomalazie mit Stridor, evtl. Trachealkollaps, Asphyxie inf. bronchialer Wandinstabilität, Superinfektion bei rezidivierender Bronchitis, Aortitis, Aorteninsuffizienz bei Klappenbeteiligung, rupturierende Aortendissektion; **Diagn.:** drei pos. Kriterien (s. Tab.) u. histol. Nachweis der Chondritis; **Ther.:** Glukokortikoide, Immunsuppressiva (Azathioprin, Ciclosporin), bei Kompl. Zytostatika (Alkylanzien); Stammzelltransplantation (experimentell); evtl. op. (Trachealstent); **Progn.:** 5-Jahres- u. 10-Jahres-Überlebensrate 74 % bzw. 55 %.

Poly|chromasie (↑; Chrom-*) **f:** (engl.) polychromasia; Bez. für unterschiedl. Anfärbbarkeit von Zellen; z. B. werden polychromatische Erythrozyten im Unterschied zu normalen Erythrozyten, die sich nur mit sauren Farbstoffen (Eosin) färben lassen, auch durch basische

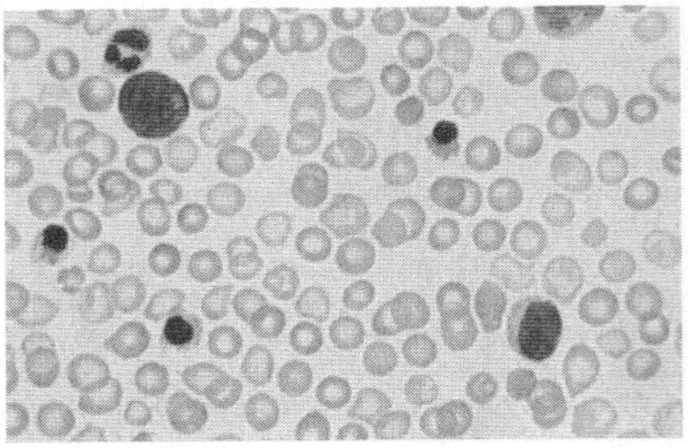

Polychromasie:
bläulich-violett angefärbte neben normalen Erythrozyten im Blutausstrich (Pappenheim-Färbung) [179]

Farbstoffe (Methylenblau) angefärbt (Zeichen einer noch nicht abgeschlossenen Hämoglobinisation u. eines hohen RNA-Gehalts); Vork. bei perniziöser Anämie u. a. schweren Anämien.

Poly|cyt|haemia rubra hyper|tonica (↑; Zyt-*; -ämie*) **f:** syn. Gaisböck-Syndrom; v. a. im mittleren Lebensalter auftretende, benigne Polyzythämie mit Hypertonus ohne Milztumor.

Poly|cyt|haemia rubra vera (↑; ↑; ↑) **f:** syn. Morbus Vaquez-Osler; idiopath. myeloproliferatives Syndrom mit Vermehrung der Erythro-, Thrombo- u. Granulozytopoese bei hyperplast. Knochenmark mit annähernd normaler rel. Zusammensetzung; wird als erworbene klonale Erkr. der pluripotenten Stammzellen der Hämatopoese angesehen; Erkrankungsgipfel im 5. Lebensjahrzehnt; **Diagn.:** im Knochenmarkausstrich zahlreiche gr. Megakaryozytenformen, im Blut Vermehrung der Erythrozyten (meist auf $7–9 \times 10^{12}$/l bzw. 7–9 Mill./µl), Erhöhung des Hämatokrits u. des Hb-Gehalts (durchschnittl. auf 11–15 mmol/l Hb (Fe) bzw. 18–24 g/dl) sowie häufig Leukozytose (meist auf $10–20 \times 10^9$/l bzw. 10 000–20 000/µl mit rel. Lymphopenie) u. Thrombozytose (etwa bis 1000×10^9/l bzw. 1 Mill./µl); Index der alkalischen Leukozytenphosphatase* häufig erhöht; Blutvolumen durch vermehrtes Erythrozytenvolumen u. Blutviskosität entspr. dem Hämatokritwert erhöht; **Klin.:** Hautjucken (bes. nach warmem Bad), Kopfschmerz, Ohrensausen, Sehstörungen, Parästhesien, Atemnot u. Schmerzen in den Extremitäten; psychopathol. häufig dysphorische od. depressive Stimmungslage; Haut u. Schleimhäute haben ein tiefrotes Aussehen (Plethora) mit rotblauer Zyanose; bei Ophthalmoskopie Fundus polycythaemicus (dunkelrotbläulich gefärbt, erweiterte Gefäße); in den

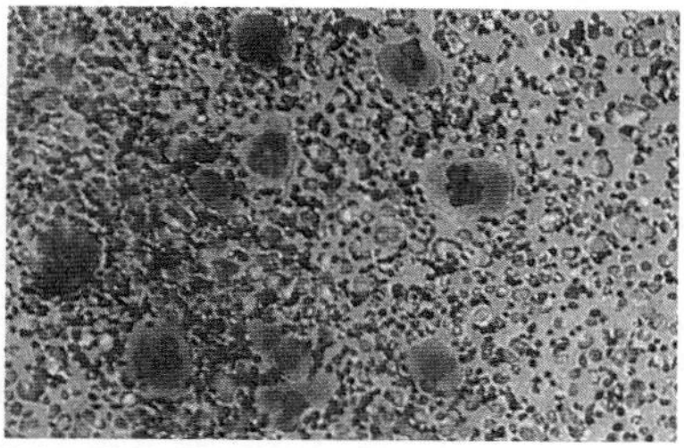

Polycythaemia rubra vera: sehr zellreiches Knochenmark (Pappenheim-Färbung) mit auffälliger Vermehrung der Megakaryozyten [181]

meisten Fällen Splenomegalie, häufig auch Hepatomegalie, Neigung sowohl zu Thrombosen als auch hämorrhag. Diathese, Magen- u. Duodenalulzera, Hypertonie. Der Krankheitsverlauf ist chronisch; häufig Entw. einer Herzinsuffizienz. Der Übergang in eine akute Leukämie* kommt vor. **Ther.:** Aderlässe, Phosphor-32 (Radiophosphortherapie*) u. Zytostatika*; **Progn.:** mittlere Überlebenszeit unter Ther. 10 Jahre. Vgl. Syndrom, myeloproliferatives.

Poly|daktylie (↑; Daktyl-*) f: (engl.) polydactyly; Vielfingerigkeit; Anlage zusätzlicher Finger- od. Zehen(teile); oft in Komb. mit Syndak-

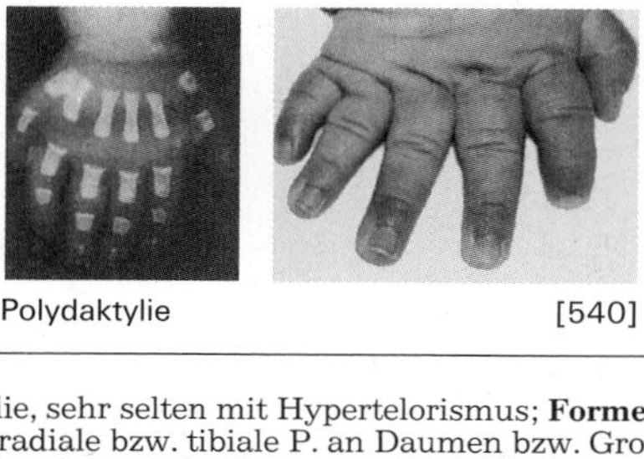

Polydaktylie [540]

tylie, sehr selten mit Hypertelorismus; **Formen: 1.** radiale bzw. tibiale P. an Daumen bzw. Großzehe; **2.** zentrale P. am Strahl II-IV; **3.** ulnare bzw. fibulare P. am Strahl V; **Vork.:** z. B. Ellis-Creveld-, Goltz-Gorlin-, Bardet-Biedl-Syndrom; vgl. Akrozephalopolysyndaktylie-Syndrome, Kurzrippen-Polydaktylie-Syndrome.

Poly|daktylie, rudimentäre (↑; ↑) f: (engl.) rudimentary polydactyly; überzählige, erbsen- bis bohnengroße, rudimentäre Fingeranlage(n); können Knorpel- u. Nervengewebe enthalten u. haben ein Papillarleistenmuster; **Lok.:** Grundglied der kleinen Finger, meist beidseits; **DD:** erworbene digitale Fibrokeratome (können an jedem Finger auftreten, oft mit einer Hyperkeratose an der Spitze).

Poly|dipsie (↑; gr. δίψα Durst) f: (engl.) polydipsia; gesteigertes Durstempfinden u. vermehrte Flüssigkeitsaufnahme; **1.** psychogen, ohne vorausgehenden Anstieg der Plasmaosmolarität; **2.** reaktiv, als Folge erhöhter Plasmaosmolarität v. a. bei Diabetes* mellitus, Diabetes* insipidus, hyperosmolarem Koma, Hyperkalzämiesyndrom.

Poly|em|bryom (↑; Embryo-*; -om*) n: (engl.) polyembryoma; sehr seltener, hochgradig maligner Keimzelltumor des Ovars bei jungen Frauen; stammt von pluripotenten malignen Embryonalzellen ab, die sich teratogen zu kl. Embryonen mit Embryonalscheibe, Amnionhöhle u. Dottersack differenzieren; Progn. infaust; s. Ovarialtumoren.

Poly|endo|krino|pathie (↑; End-*; -krin*; -pathie*) f: (engl.) polyendocrinopathy; s. Autoimmunsyndrom, polyglanduläres.

Poly|en|säuren (↑): (engl.) polyenic acids; mehrfach ungesättigte Fettsäuren*.

Poly|ether (↑; gr. αἰθήρ Himmelsluft) m: (zahnmed.) gummielastische Masse auf der Basis einer polymeren, sich vernetzenden Etherverbindung für die Abformung* von Kronenstümpfen u. Schleimhaut; die Vernetzungsreaktion wird durch einen Katalysator gestartet.

Poly|geminie (↑; lat. geminus doppelt) f: (engl.) polygeminy; Herzrhythmusstörung, bei der auf einen Normalschlag mehrere, aber nicht immer gleich viele Extrasystolen folgen; vgl. Bigeminie.

Poly|genie (↑; Gen*) f: (engl.) polygenia; Abhängigkeit eines Erbmerkmals von mehreren Genen; die meisten quant. variablen physiol. Eigenschaften sind polygen bedingt. Die beteiligten Gene werden auch als Polygene bezeichnet. Additive P. (Polymerie) liegt vor, wenn Abstufungen der Ausprägung eines Merkmals durch eine unterschiedl. Anzahl von aktivierten Genen bewirkt werden (z. B. Körpergröße, Hautfarbe). Vgl. Pleiotropie.

Poly|globulie (↑; lat. globulus Kügelchen) f: (engl.) erythrocytosis; syn. Erythrozytose; Vermehrung der Erythrozyten im Blut; **Urs.:** gesteigerte Erythropoese* mit Anstieg der Erythrozytenmasse; **Vork.:** manchmal vorübergehend bei Osteomyelofibrose, Sauerstoffmangel (z. B. Höhenpolyglobulie, Herzfehler mit Rechts-Links-Shunt, chron. Lungenerkrankungen mit Ventilationsstörungen), bei gestörter Sauerstofftransportfunktion des Hämoglobins, vermehrter Erythropoetinbildung (z. B. bei Nierentumoren, Ther. mit Androgenen, auch bei dienzephalen Erkr.). Eine P. kann vorgetäuscht sein durch Verminderung des Plasmavolumens bei normaler Erythrozytenmasse (Pseudopolyglobulie) bei Exsikkosen aller Art. Bei der Polycythaemia* rubra vera ist neben der Erythrozytose auch eine Leuko- u. Thrombozytose vorhanden, nicht dagegen bei den übrigen Formen der P. (DD). Vgl. Störungen, rheologische.

Poly|globulie des Neugeborenen (↑; ↑) f: (engl.) polycythemia of the newborn; physiol. Erhöhung der Erythrozytenzahl (5,5 Mill./µl) u. des Hämatokrits (bis 60 Vol.%) bei gesunden Neugeborenen; unter best. Bedingungen (intrauterine Dehydratation bei Übertragung, reaktive Polyglobulie inf. Plazentainsuffizienz, übermäßige Plazentanachtransfusion bei Spätabnabelung od. maternofetale Transfusion) kann es zu einer pathol. P. d. N. mit einem Hämatokrit über 70 Vol.% u. Hämoglobinwerten über 230 g/l kommen, die zu lebensgefährl. hämodynamischen Störungen sowie inf. der rel. Plasmavolumenabnahme u. a. zu Hypoglykämie führen kann; **Ther.:** ggf. Teilaustausch des kindl. Bluts gegen Plasma od. physiol. Kochsalzlösung.

Poly|glukosan|einschlüsse: (engl.) polyglucosan inclusions; intraneuronale Anhäufungen von verzweigten Polysacchariden; Vork. als Lafora*-Körper, Bielschowsky*-Körper od. Corpora* amylacea.

Poly|hydr|amnie (Poly-*; Hydr-*; Amnion*) f: syn. Hydramnion*.

Poly|karyo|zyt (↑; Karyo-*; Zyt-*) m: (engl.) polykaryocyte; durch mehrmalige Kernteilung ohne nachfolgende Zellteilung entstehende vielkernige Riesenzelle; z. B. Osteoklast.

Poly|krotie (↑; gr. κρότος Klatschen, Schlagen) f: (engl.) polycrotism; Pulswellenkurve mit mehreren Erhebungen anstelle einer Nacherhebung; vgl. Dikrotie, Katakrotie.

Poly|mastie (↑; Mast-*) f: s. Mamma, akzessorische.

Poly|melie (↑; -melie*) f: (engl.) polymelia; überzählige Gliedmaßen; vgl. Dysmelie.

Poly|menor|rhö (↑; gr. μήν Monat; -rhö*) f: (engl.) polymenorrhea; zu häufige Menstruation* von normaler Stärke u. Dauer mit Verkürzung der Zyklusdauer auf weniger als 21 Tage aufgrund verkürzter Follikelreifungs- bzw. Lutealphase od. bei anovulatorischem Zyklus; vgl. Zyklusstörungen.

Poly|merase-Ketten|re|aktion (↑; gr. μέρος Teil) f: (engl.) polymerase chain reaction (Abk. PCR); molekulargenet. Verf., bei dem selektiv best. DNA-Abschnitte amplifiziert werden; Neusynthese von DNA-Sequenzen, die von zwei synthetischen Oligonukleotiden (sog. Primer) eingerahmt werden, mittels DNA*-Polymerasen; durch die exponentielle Anreicherung (s. Abb.), ausgehend von geringen Mengen DNA (10^{-9}–10^{-15} g), können nach mehrmaliger Wiederholung des Vorgangs (20–40 Zyklen) die DNA-Abschnitte nachweisbar gemacht od. für andere gentechn. Zwecke benutzt werden. Zum Nachweis von RNA-Abschnitten muss die RNA mittels einer RNA-abhängigen DNA-Polymerase in eine DNA umkopiert werden. Vgl. Gentechnologie, Ligase-Kettenreaktion.

Poly|mere (↑; ↑) n pl: (engl.) polymers; **1.** (chem.) Verbindungen, die durch Addition od. Kondensation gleicher Moleküle (Monomere) gebildet werden; physiol. wichtige P. sind Polypeptide, Zellulose, Glykogen, Stärke u. Nukleinsäuren; **2.** (genet.) s. Polygenie.

Poly|merisation (↑; ↑) f: (engl.) polymerization; (chem.) Reaktion, bei der viele gleiche od. gleichartige Moleküle (Monomere) durch Addition od. Kondensation zu einem großen Molekül (Polymer) verbunden werden; z. B. Glukose zu Glykogen, Isopren zu Isoprenoiden.

Poly|methyl|met|acrylat (↑) n: (engl.) polymethyl methacrylate; Abk. PMMA; klares, lichtdurchlässiges Polyacrylharz; Verw. in Aerosolen als elast., wasserdampfdurchlässiges Verbandmittel u. als Knochenzement*.

Poly|morbidität (↑; lat. morbidus krank) f: (engl.) polymorbidity; syn. Multimorbidität; gleichzeitiges Bestehen von mehreren Krankheiten.

Poly|morphie (↑; -morph*) f: (engl.) polymorphism; Vielgestaltigkeit.

Poly|morphismus (↑; ↑) m: (engl.) polymorphism; Vielgestaltigkeit; **1.** (pharmak.) individuelle Unterschiede in der Arzneimittelwirkung aufgrund genet. P. der Enzyme der Biotransformation*; **2.** (genet.) **a)** Das gleichzeitige Vork. von unterschiedl. Phänotypen in einer Population, die auf versch. Allele von Genen zurückzuführen sind (i. w. S. gehört dazu auch der Geschlechtsdimorphismus). Je höher der Grad des P. ist, desto besser kann sich eine Population wechselnden Umweltbedingungen anpassen. Stabiler genetischer od. **balancierter P.** mit einem nicht allein der zufälligen Mutationsrate entspr. Häufigkeitsverhältnis liegt bei der Heterosis* vor. **b)** i. e. S. (humangenet.) ein Allel eines Gens bzw. Genlokus mit einer Häufigkeit von 1 % in der Population. **3.** (chem.) Eigenschaft chem. Verbindungen od. Elemente, in unterschiedl. Kristallstrukturen (Modifikationen) vorliegen zu können.

poly|morph|kernig (↑; ↑): (engl.) polymorphonuclear; mit vielgestaltigem Kern versehen, v. a. Leukozyten.

Poly|my|algia rheumatica (↑; My-*; -algie*) f: ätiol. unklare, entzündl. Multiorganerkrankung mit enger Beziehung zur Arteriitis* temporalis; Manifestationsalter meist >65 Jahre; **Sympt.:** bes. nächtliche u. morgendliche symmetr. Schulterschmerzen, proximal betonte Myalgien (Beckengürtel, Extremitäten), Morgensteifigkeit bis zur Gehunfähigkeit, Müdigkeit u. Depressivität; **Diagn.:** stark erhöhte BSG u. Akute-Phase-Proteine; **DD:** Polymyositis, paraneoplasti-

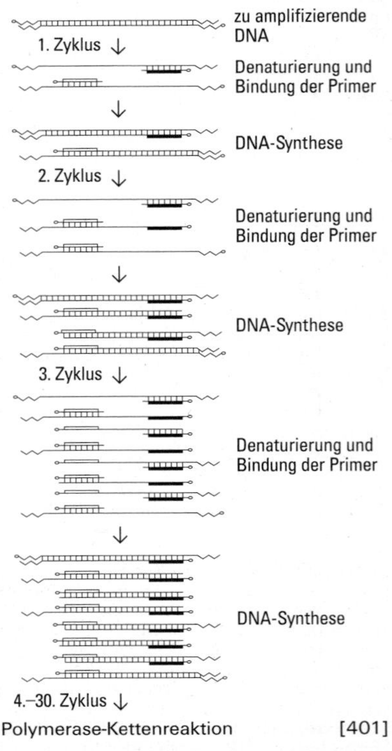

Polymerase-Kettenreaktion [401]

sches Syndrom; **Ther.:** Glukokortikoide (rasches Ansprechen). E. Fei.

Poly|myositis (↑; ↑; -itis*) f: Abk. PM; den Kollagenosen* zugeordnete Autoimmunkrankheit, die v. a. Muskulatur, beim Dermatomyositis-P.-Komplex auch die Haut betrifft (s. Dermatomyositis); **Inzidenz:** 5:1 000 000/Jahr; Gynäkotropie (w:m = 2:1), Altersverteilung: 5.–15. u. 35.–50. Lj. (ca. 20 % der Fälle treten im Kindesalter auf); **Path.:** Myozytolyse durch zytotox. T-Lymphozyten; **Klin.:** Schwäche u. Schmerzen in proximalen Muskelgruppen, meist symmetr. an Schulter- u. Beckengürtel sowie Extremitäten (Pat. kann nicht aus dem Sitzen aufstehen), Ptosis u. Strabismus; Schwäche der Kopfbeuger, evtl. Dysphagie bzw. Schlucklähmung; später Atrophie, evtl. mit Fieber u. allg. Krankheitsgefühl; **Diagn.:** erhöhte Muskelenzyme (CK, Aldolase, ASAT), Autoantikörper (ANA, Anti-Jo1, SRP u. a.), Muskelbiopsie (entzündl. Zellinfiltration in den Faszien, nekrot. Muskelfasern); **Ther.:** Glukokortikoide, Immunsuppressiva (z. B. Azathioprin, Methotrexat); alternativ Immunoglobuline; **DD:** virale Inf., Trichinose, Intoxikation durch Medikamente (Lipidsenker) od. Alkohol.

Poly|myositis acuta (↑; ↑; ↑) f: akute Verlaufsform der Polymyositis* mit rasch progredienter Muskelschwäche u. schwerem allg. Krankheitsgefühl; **Urs.:** oft Inf.; **Diagn.:** meist sehr hohe Serumkreatinkinase (bis zum 80fachen der Norm), Myoglobinurie (mit der Gefahr des akuten Nierenversagens) u. starke Erhöhung von BKS u. C-reaktivem Protein*; **DD:** autoimmune Myositis*, idiopathische Rhabdomyolyse, tox. Myopathien (v. a. durch lipophile Medikamente, Lipidsenker, Kortikoide).

Poly|myxin B (INN) n: zur Gruppe der Polymyxine* gehörendes Polypeptid-Antibiotikum.

Poly|myxine (Poly-*; Myx-*) n pl: (engl.) polymyxins; Gruppe von Antibiotika auf der Basis cycl. Polypeptide; therap. relevant sind Polymyxin B u. E (Colistin); **Wirkungsspektrum:** gramneg. Bakt. (Pseudomonas aeruginosa, Enterobacteriaceae außer Proteus); Bakterizidie durch Störung der Zellmembranfunktion; nach oraler u. lokaler Gabe nur geringe Resorption; **Verw.:** zur selektiven Darmdekontamination; **UAW:** Neuro- u. Nephrotoxizität, daher keine systemische Anwendung.

Poly|neuritis (↑; Neur-*; -itis*) f: Polyneuropathie* mit entzündl.-degen. Veränderungen peripherer od. Hirnnerven; vgl. Polyradikulitis.

Poly|neuritis cranialis (↑; ↑; ↑) f: meist beidseitige Polyneuritis mehrerer Hirnnerven.

Poly|neuritis, in|fektiöse (↑; ↑; ↑) f: (engl.) infectious polyneuritis; Polyneuritis bei Infektionskrankheiten; **Vork.:** z. B. bei Röteln, Zoster, Diphtherie, Lepra, Tuberkulose, Mykosen.

Poly|neuritis, peri|arteriitische (↑; ↑; ↑) f: (engl.) periarteritic polyneuritis; Polyneuritis bei Panarteriitis* nodosa, meist als Mononeuritis* multiplex.

Poly|neuritis, sero|genetische (↑; ↑; ↑) f: (engl.) serogenetic polyneuritis; nach Applikation von körperfremdem Protein auftretende Polyneuritis (z. B. nach Schutzimpfungen, selten nach Zelltherapie od. Bluttransfusion) mit asymmetrischer Verteilung der Ausfälle, oft im Bereich der oberen Extremität (Armplexus); vgl. Schulteramyotrophie, neuralgische.

Poly|neuro|pathie (↑; ↑; -pathie*) f: (engl.) polyneuropathy; Erkr. peripherer Nerven aus nichttraumatischer Urs.; **Sympt.:** distal betonte, strumpfförmige sensible Reiz- bzw. Ausfallerscheinungen, z. B. als Parästhesien od. (ziehende) Schmerzen bzw. Hypästhesie u. Pallhypästhesie; Beginn meist an der unteren Extremität (Abschwächung des Triceps-surae-Reflexes), im

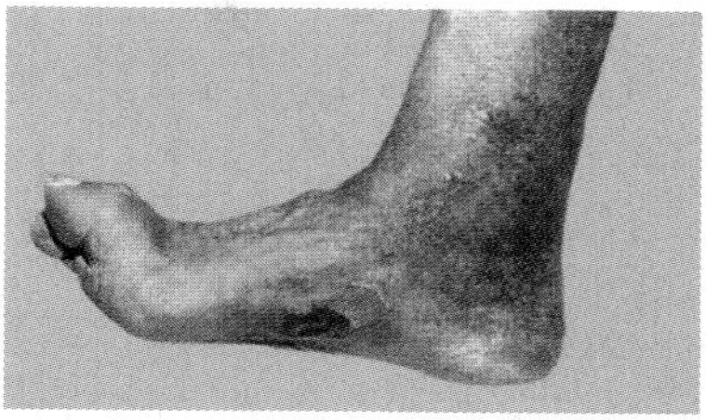

Polyneuropathie:
trophische Hautveränderungen mit Ulkus am Fußrand bei diabetischer Polyneuropathie [89]

weiteren Verlauf schlaffe Lähmung, Areflexie, Muskelatrophie u. Störungen des vegetativen Nervensystems (Herz-Kreislauf-System, Blase, Mastdarm, Sexualfunktion, Haut). Typisch ist ein symmetrisches Verteilungsmuster der Sympt.; asymmetrischer Befall (Mononeuropathia multiplex, Schwerpunktpolyneuropathie)

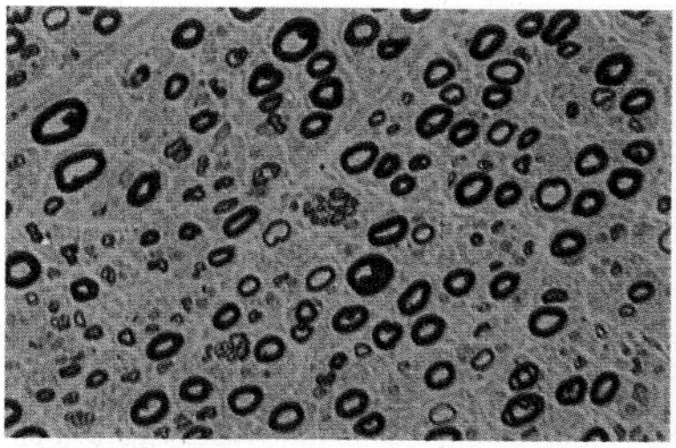

Polyneuropathie:
histologisch Reduktion der myelinisierten Fasern, in der Mitte „Regeneratgrüppchen" aussprossender Axone; nervenbioptischer Befund [89]

v. a. bei Diabetes mellitus u. Vaskulitis; **Einteilung** nach ätiol. Aspekten: **1.** genetisch bedingte P.: hereditäre sensible Neuropathie* bzw. hereditäre motorisch-sensible Neuropathie*, Refsum*-Syndrom, bei primärer Amyloidose, Porphyrie u. a.; **2.** bei Stoffwechselstörungen, z. B.

Häufigste Formen sind die diabetische und die alkoholische Polyneuropathie.

Diabetes mellitus, Urämie; **3.** bei Malabsorption u. Malnutrition (Beriberi, Pellagra, Zöliakie u. a.); **4.** bei Infektionskrankheiten (Lepra, Borreliose, HIV-Erkrankung); vgl. Polyneuritis, infektiöse; **5.** bei endokrinen Erkr., z. B. Hypothyreose, Akromegalie; **6.** exogen-toxisch bedingte

P. (u. a. bei Bleivergiftung, Thalliumvergiftung, durch Alkohol u. Medikamente, z. B. Isoniazid, Vinblastin, Nitrofurantoin); **7.** als Polyneuritis bei Kollagenosen u. immunologischen Erkr., z. B. Sarkoidose, Panarteriitis nodosa u. a. Vaskulitiden, rheumatoide Arthritis; **8.** bei paraneoplastischem Syndrom*; **9.** inf. Ischämie; **10.** bei Paraproteinämie*; **11.** idiopath. Polyradikuloneuritis (s. Guillain-Barré-Syndrom); **Diagn.:** Elektromyographie* (Denervierungsaktivität inf. Axonschädigung), Elektroneurographie* (Verlangsamung der Nervenleitungsgeschwindigkeit, verminderte Amplitude), Biopsie peripherer Nerven (Suralisbiopsie, s. ums. Abb.); **Ther.:** Behandlung der Grundkrankheit bzw. Ausschaltung von Noxen, Physiotherapie.

poly|nukleär (↑; Nucl-*): (engl.) polynuclear; vielkernig, mehrere Kerne enthaltend, von mehreren Kernen ausgehend.

Poly|nukleotid (↑) n: (engl.) polynucleotide; natürl. od. synthet. Polymer aus mehr als 10 Nukleotiden*; vgl. Nukleinsäuren; Oligonukleotid.

Polyoma|virus (↑; -om*; Virus*) n: syn. Miopapovavirus; zu den Papovaviridae* gehörendes onkogenes DNA-Virus; Polyomaviren sind kleiner (Ø 45 nm) u. leichter (MG $3{,}6 \times 10^6$) als Papillomaviren u. besitzen ein zusätzliches Strukturprotein. P. führt beim natürlichen immunkompetenten Wirt (Mensch, Affe, Maus) i. d. R. zu klin. inapparenten, persistierenden Inf.; nach experimenteller Induktion bei Versuchstieren (Hamster, Nachtaffe) können Polyomaviren Sarkome, Karzinome u. Gliome verursachen (z. B. **Polyomavirus** der Maus, **SV40-Virus** des Rhesusaffen); SV40-Virus wurde über kontaminierte Polio- u. Adenovirusimpfstoffe (Impfstoffgewinnung aus Affennierenzellkulturen) auf Menschen übertragen, Hinweise auf Tumorentwicklung beim Menschen durch dieses Virus gibt es nicht. **BK-Virus** u. **JC-Virus** (entspr. den Initialen der Pat., bei denen sie zuerst isoliert wurden) persistieren vorwiegend im Nierengewebe des Menschen. BK- u. JC-Virusinfektionen sind weltweit verbreitet u. erfolgen bereits in der Kindheit; klin. Symptome bleiben i. d. R. aus; sehr selten führt JC-Virus-Reaktivierung zur progressiven multifokalen Leukenzephalopathie*. Bis zu 30 % der Erwachsenen tragen Antikörper gegen **LPV** (lymphotropes Papovavirus), das in seinem natürlichen Wirt (afrikanische grüne Meerkatze) auf B-Lymphozyten beschränkt bleibt.

Poly|opie (↑; Op-*) f: (engl.) polyopia; monokuläres Mehrfachsehen, meist Doppelt- od. Dreifachsehen bei beginnender Katarakt* od. Okzipitalhirnläsion.

Polyp (gr. πολύπους Vielfüßler, Tintenfisch) m: Bez. für eine Schleimhautvorwölbung in das Lumen eines Hohlorgans ungeachtet ihres histol. Aufbaus od. ihrer Dignität; in Abhängigkeit von der Wuchsform werden gestielte, breitbasige u. taillierte P., entspr. der Histol. epitheliale (Adenom, Karzinom) u. mesenchymale P. (Lipom, Leiomyom, Fibrom, Neurinom, Leiomyosarkom) unterschieden. Besondere Bedeutung haben **kolorektale P.**, die nach WHO-Definition in neoplastische (70 %) u. nichtneoplastische (30 %) Formen eingeteilt werden (s. Tab.); mehr als 99 % der benignen neoplastischen kolorektalen P. sind epithelialen Ursprungs (Adenome) u. können je nach histol. Eigenschaften u. Größe in unterschiedl. Maß entarten (Malignitätsrate 0–70 %; s. Adenom-Karzinom-Sequenz); seltenes Vork. genetisch bedingter P. bei familiärer adenomatöser Polypose* u. a. (s. Polyposis intestinalis); **Sympt.:** bei größeren P. (>1 cm) gelegentl. Blutung, bei villösen Adenomen Schleimabgang; **Ther.:** endoskop. Abtragung u. histol.

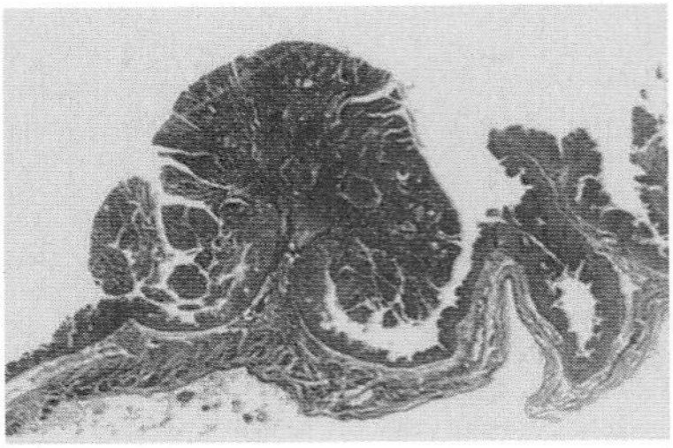

Polyp:
histologisches Präparat eines Dickdarmschleimhautpolypen (Großflächenschnitt) mit guter Zell- und Strukturdifferenzierung und ausschließlich exophytischem Wachstum [471]

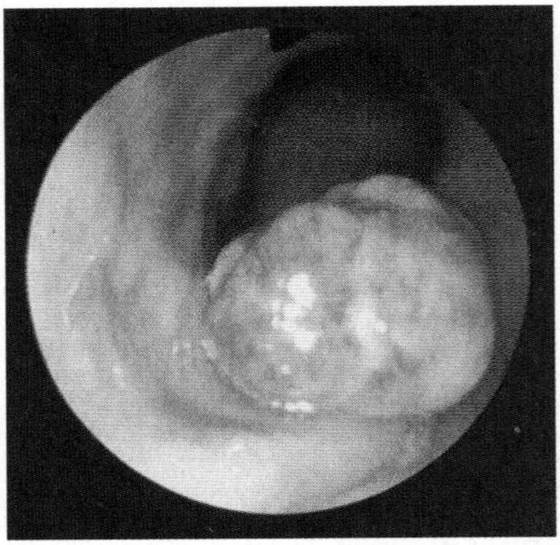

Polyp:
gastroskopischer Befund bei malignem Magenpolyp [62]

Polyp
WHO-Klassifikation kolorektaler Polypen

neoplastische Polypen
Adenom
polypöses Karzinom
Karzinoidtumor
nichtepitheliale Tumoren (Lipom, Leiomyom, Hämangiom, Lymphangiom u. a.)
nichtneoplastische Polypen
Peutz-Jeghers-Polyp
juveniler Polyp
hyperplastischer Polyp
benigner lymphoider Polyp
entzündlicher Polyp

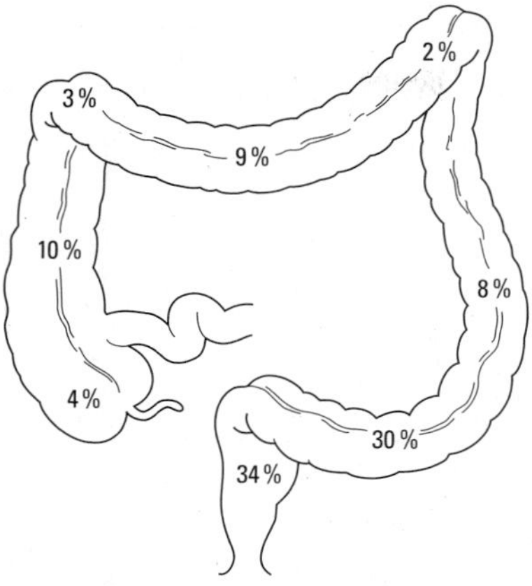

Polyp:
Häufigkeitsverteilung kolorektaler Polypen
[590]

Untersuchung; **Proph.:** i. R. der Vorsorge jährl. Untersuchung auf okkultes Blut im Stuhl, Rektosigmoidoskopie u. ggf. Koloskopie ab dem 50. Lj. alle 3–5 Jahre; bes. Überwachung von Risikopatienten (z. B. bei familiärer Häufung od. nach Abtragung adenomatöser P.). **Magenpolypen** sind in ca. 20 % der Fälle neoplastisch (je 50 % Adenome u. Adenokarzinome); die nichtneoplastischen Magenpolypen bestehen meist aus Korpusdrüsenzysten od. hyperplastischen P.; nichtneoplastische Polypen finden sich außerdem z. B. im Uterus (Korpuspolyp*, Zervixpolyp*). Vgl. Vegetationen, adenoide.

Poly|papilloma tropicum (Poly-*; Papilla*; -om*) n: syn. Frambösie*.

Poly|pathie (↑; -pathie*) f: (engl.) polypathia; syn. Multimorbidität; gleichzeitiges Bestehen von mehreren Krankheiten.

Polyp-cancer-Sequenz (engl. Polyp*; cancer Krebs) f: s. Adenom-Karzinom-Sequenz.

Polyp|ek|tomie, endo|skopische (Polyp*; Ektomie*) f: (engl.) endoscopic polypectomy; Abtragung eines Polypen meist im Magen-Darm-Bereich mit dem Endoskop*, an dessen Spitze sich eine ausfahrbare Diathermieschlinge befindet.

Poly|peptide (Poly-*; gr. πεπτός gekocht, gar) n pl: s. Peptide.

Poly|peptid|hormone (↑; ↑; Horm-*) n pl: s. Hormone.

Poly|peptid, pan|kreatisches (↑; ↑) n: (engl.) pancreatic polypeptide; Abk. PP; Polypeptid aus 36 Aminosäuren, das im Pankreas in sog. PP-reichen Langerhans*-Inseln synthetisiert wird; PP hemmt die Hydrogencarbonat- u. Enzymsekretion des exokrinen Pankreas. Bei chron. Pankreatitis ist der Basalspiegel vermindert, bei Diabetes mellitus (IDDM) u. Apudom unregelmäßig erhöht. Vgl. Hormone, gastrointestinale.

Poly|peptid, vaso|aktives in|testinales (↑; ↑) n: Abk. VIP*.

Poly|phänie (↑; gr. φαίνεσθαι erscheinen, sich zeigen) f: syn. Pleiotropie*.

Poly|phy|odontie (↑; gr. φύειν hervorbringen; Odont-*) f: (engl.) polyphyodonty; Gebissentwicklung mit mehr als zwei Zahnwechseln; Vork. bei niederen Wirbeltieren; vgl. Diphyodontie, Monophyodontie.

Poly|ploidie (↑; -ploid*) f: (engl.) polyploidy; numerische Chromosomenaberration mit einer Vervielfältigung des gesamten Chromosomensatzes über die normale (diploide) Anzahl hinaus (3n, 4n ...); bei Pflanzen häufig, bei Tieren nur in Verbindung mit Parthenogenese* möglich; vgl. Ploidiegrad.

Polypose, familiäre adenomatöse (Polyp*; -osis*) f: (engl.) familial adenomatous polyposis; Abk. FAP; syn. Adenomatosis coli; autosomal-dominant erbl. obligate Präkanzerose* mit multiplen adenomatösen Polypen im gesamten Verdauungstrakt (insbes. im Colon), evtl. auch zus. mit anderen Tumoren (s. Turcot-Syndrom, Zanca-Syndrom); **Häufigkeit:** 1:8300 Neugeborene; **Klin.:** Manifestation bei über 90 % der Pat. zw. 10. u. 20. Lj. mit Blutstuhl, Schleimabgang u. Diarrhö, Bauchschmerzen, Gewichtsabnahme; in bis zu 85 % der Fälle kongenitale Hyperpigmentierung der Retina; Auftreten maligner Kolontumoren vor dem 45. Lj. bei ca. 60–70 %; **Diagn.:** Familienstammbaumanalyse, molekulargenet. Untersuchung zur Frühdiagnostik in Risikofamilien (Punktmutation des APC-Gens auf dem Chromosom 5q21–22), Ophthalmoskopie, Vorsorge mit regelmäßigen endoskop. Untersuchungen; **Ther.:** bei ausgeprägtem Befall Koloproktektomie u. kontinenzerhaltende Anlage eines ileoanalen Pouchs* od. eines Ileostomas als Anus praeternaturalis; evtl. Kolektomie od. Ileorektostomie; regelmäßige Nachsorge. Vgl. Adenom-Karzinom-Sequenz, Polyposis intestinalis (Tab.).

Polyposis (↑; ↑) f: Vork. zahlreicher Polypen; z. B. P. uteri, P. ventriculi, P. intestinalis; vgl. Polyp, Polyposis intestinalis.

Polyposis in|testinalis (↑; ↑) f: Vorhandensein von multiplen (>100) Polypen im Magen-Darm-Trakt, die erbl. od. spontan auftreten können; Unterscheidung in neoplastische P. i. mit hoher Entartungstendenz (s. Adenom-Karzinom-Sequenz) u. nichtneoplastische P. i.; **Sympt.:** evtl. Blutung, Diarrhö od. Obstipation, abdominale Schmerzen, Malabsorption; **Diagn.:** Endoskopie u. Abtragung einzelner Polypen zur histol. Untersuchung, röntg. Magen-Darm-Passage (Doppelkontrastmethode); **Ther.:** bei neoplastischen Polypen frühzeitige Untersuchung

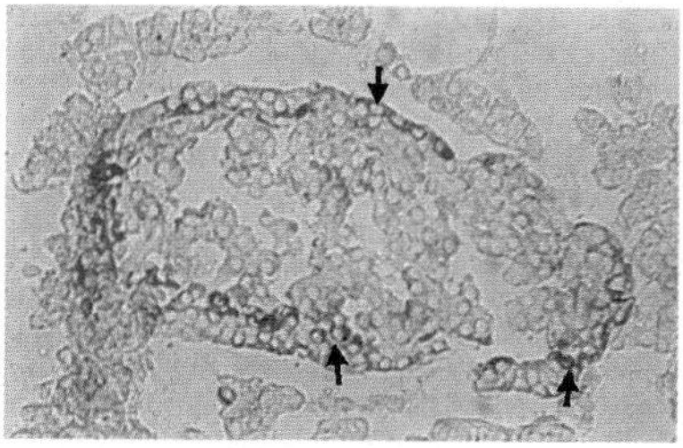

Polypeptid, pankreatisches:
immunhistochemischer Nachweis von PP-Zellen in einer Langerhans-Insel mit typischer Lokalisation an der Peripherie (Pfeile), in der Nachbarschaft von A- und B-Zellen
[395]

P

Polyposis intestinalis
Erkrankungen mit multiplen Polypen im Magen-Darm-Trakt

Erkrankung (Histologie)	Lokalisation	Zusätzliche Symptome	Entartungsrisiko
neoplastische Polypen			
Adenomatosis coli (adenomatöse Polypen)	Colon, Rektum	keine	70–100%
Turcot-Syndrom (adenomatöse Polypen)	Colon, Rektum	Tumoren des ZNS	ca. 70%
Gardner-Syndrom (adenomatöse Polypen)	Colon, Rektum	Osteome (Schädel), Dermoidzysten, Atherome, Leiomyome, Fibrome	bis zu 85%
nichtneoplastische Polypen			
Peutz-Jeghers-Syndrom (Hamartome)	Dünndarm (v. a. Ileum)	Hyperpigmentation an Mundschleimhaut u. Gesicht	relativ gering
Cronkhite-Canada-Syndrom (juvenile und evtl. adenomatöse Polypen)	Magen, Dünndarm (v. a. Jejunum)	Alopezie, Hyperpigmentation an Rumpf u. Armen, Nageldystrophie, Hypotrichose	gering
juvenile Polyposis	Magen, Dünndarm, Rektum	keine	erhöht
Blue-rubber-bleb-nevus-Syndrom (Hämangiome)	gesamter Intestinaltrakt	Hämangiome an Haut, inneren Organen u. Muskulatur	?
Cowden-Syndrom	gesamter Intestinaltrakt	Hamartome	gering

potentiell betroffener Familienmitglieder u. rechtzeitige Proktokolektomie; **DD:** multiple Polypen bei Colitis ulcerosa u. Enteritis regionalis Crohn. Vgl. Polyp.

Polyposis juvenilis (↑; ↑) f: wahrscheinl. autosomal-rezessiv erbl., androtrope Erkr. mit Beginn im Kindesalter; Auftreten solitärer Polypen (Hamartome) im Dickdarm, bes. Rektum, mit rezidiv. Blutungen, Diarrhö u. Ileus. Vgl. Polyposis intestinalis.

Polyposis nasi (↑; ↑) f: syn. Woakes-Syndrom; blassgrau-glasige Wucherungen prolabierender, ödematöser Nasen- u. Nasennebenhöhlenschleimhaut, meist aus den Siebbeinzellen u. damit im Bereich des mittleren Nasengangs; Solitärpolypen aus der Kieferhöhle können zu Choanalpolypen werden. Durch die Abflussbehinderung aus den Nasennebenhöhlen kann sich eine chron.-rezidivierende Sinusitis entwickeln. Betroffen sind meist Erwachsene nach dem 30. Lj. (m:w = 2:1), Kinder nur i. R. einer zystischen Fibrose; **Urs.:** Schleimhautreaktion in der Lamina propria auf allerg., infektiöse od. physikochem. Reize bei individueller Disposition; enger Zus. mit Asthma bronchiale u. bronchialer Hyperreagibilität; in ca. 20–30 % der Fälle Überempfindlichkeitsreaktion auf nichtsteroidale Antiphlogistika. **Ther.:** chir. Entfernen unter Einbeziehung der Ursprungsgebiete mit Erweiterung der blockierten Ostien der Nasennebenhöhlen; bei kleinen Polypen od. Restzuständen nach Op. topisch wirksame Glukokortikoide als Dosieraerosol (z. B. Budesonid). H. Ger.

Poly|pragmasie (Poly-*; gr. πρᾶγμα Tun, Beschäftigung) f: (engl.) polypragmasy; Vielgeschäftigkeit; Bez. für die nicht sinnvolle Behandlung mit zahlreichen Arzneimitteln.

Poly|radikulitis (↑; lat. radicula kleine Wurzel; -itis*) f: (engl.) polyradiculitis; syn. Polyradikuloneuritis; Polyneuritis* der Wurzeln der Spinalnerven; Vork. z. B. bei Diphtherie*, Syphilis* od. idiopathisch (s. Guillain-Barré-Syndrom).

Poly|ribo|somen (↑; Soma*) n pl: (engl.) polyribosomes; kurz Polysomen; strukturelle Einheit der Proteinbiosynthese* aus mehreren bis vielen Ribosomen*, die im Abstand von 60–90 Nukleotiden mit einem mRNA-Strang assoziiert sind; entstehen unter Beteiligung des Initiationsfaktors IF 3.

Poly|saccharide (↑) n pl: (engl.) polysaccharides; hochmolekulare, gerade od. verzweigtkettige Kohlenhydrate* aus mehr als 20 Monosacchariden*; vgl. Glykane, Glykoside; Einteilung nach **Funktion** in Struktur- (z. B. Zellulose, Chitin), wasserbindende (z. B. Glykosaminoglykane*) u. Reservepolysaccharide (z. B. Inulin, Stärke, Glykogen).

Poly|saccharidosen (↑; -osis*) f pl: (engl.) polysaccharidoses; s. Kohlenhydratstoffwechsel.

Poly|serositis (↑; Sero-*; -itis*) f: gleichzeitige Entz. mehrerer od. aller seröser Häute; z. B. Perikarditis, Pleuritis u. Peritonitis (oft auch der Leberkapsel); Vork. bei rheumatischen Erkrankungen, systemischem Lupus erythematodes u. Urämie.

Poly|serositis, familiäre re|kurrierende (↑; ↑; ↑) f: syn. familiäres Mittelmeerfieber*.

Poly|sialie (↑; Sial-*) f: (engl.) polysialia; vermehrter Speichelfluss; s. Ptyalismus.

Poly|skler|adenitis (↑; Skler-*; Aden-*; -itis*) f: (engl.) polyscleradenitis; harte Schwellung vieler Lymphknoten; bes. bei sek. Syphilis*.

Poly|somen (↑; Soma*) n pl: s. Polyribosomen.

Poly|somie (↑; ↑) f: (engl.) polysomy; Auftreten mehrerer homologer Chromosomen anstelle des normalerweise vorhandenen Paares; z. B. Trisomie*.

Poly|somno|graphie (↑; lat. somnus Schlaf; -graphie*) f: (engl.) polysomnography; Aufzeichnung versch. elektrophysiol. Parameter (v. a. EEG, EMG, EOG) zur Registrierung von Schlafstadien u. Augenbewegungen sowie zur Erfassung abnormer Bewegungsmuster während des Schlafs*; zusätzl. kann eine Aufzeichnung des Atemflusses an Mund u. Nase bzw. der Thoraxbewegungen sowie die Messung der O_2-Sättigung bzw. CO_2-Konzentration in der ausgeatmeten Luft erfolgen. Die P. gibt u. a. Aufschluss über Schlafkontinuität (Gesamtrelation zw. Schlaf u. Wachheit), Schlaflatenz (die bis zum Einschlafen benötigte Zeitdauer), Schlafeffizienz (prozentuales Verhältnis von schlafend u. insgesamt im Bett verbrachter Zeit), Schlafarchitektur (zeitl. u. qual. Verteilung der versch. Schlafstadien) sowie die Atmungssituation während des Schlafs. **Anw.:** bei Schlafstörung*, Schlafapnoesyndrom*.

Polyspikes and waves (engl. ↑; spike Spitze; wave Welle): s. Elektroenzephalographie, Epilepsie (Tab.).

Poly|thelie (↑; gr. θηλή Brustwarze) f: (engl.) polythelia; kongenitale Anomalie (Atavismus) mit Vorhandensein überzähliger Brustwarzen ohne darunterliegendes Drüsenparenchym im Bereich der (beidseitigen) Milchleiste* od. auch etwas weiter außerhalb; Vork. bei 1 % aller Neugeborenen, meist li.; Ausschluss von Nierenanomalien durch Ultraschalldiagnostik erforderlich. Vgl. Mamma, aberrierende; Syndrom, mammorenales.

Poly|thiazid (INN) n: Thiaziddiuretikum; s. Diuretika.

poly|top (Poly-*; gr. τόπος Ort): (engl.) polytopic; an mehreren Stellen (des Körpers) vorkommend.

Poly|toxiko|manie (↑; Tox-*; -manie*) f: (engl.) multiple drug dependence; Bez. für Abhängigkeit* von versch. Suchtstoffen.

Poly|trauma (↑; Trauma*) n: schwere Mehrfachverletzung; gleichzeitig entstandene Verletzung mehrerer Körperregionen od. Organsysteme, wobei wenigstens eine Verletzung od. die Komb. mehrerer lebensbedrohlich ist; am häufigsten sind bei den Kombinationsverletzungen Schädelhirntrauma*, Thoraxtrauma* u. stumpfe Bauchverletzungen. Häufigste **Urs.:** Verkehrsunfälle; **Ther.:** Sofortmaßnahmen zur Aufrechterhaltung der Vitalfunktionen, Schockbehandlung, sofortige op. Versorgung lebensbedrohlicher Verletzungen (z. B. Blutung aus großen Gefäßen); weitere op. Eingriffe sind entspr. ihrer Dringlichkeit gleichzeitig od. schrittweise erst nach jeweiliger Stabilisierung der Organ- u. Systemfunktionen unter Anw. der Intensivmedizin* durchzuführen.

Poly|trichie (↑; Trich-*) f: syn. Hypertrichose*.

Poly|urie (↑; Ur-*) f: (engl.) polyuria; pathol. erhöhtes Harnvolumen (>1,5 ml/min, >2000 ml/24 h); Vork. z. B. bei Diabetes insipidus, Diabetes mellitus, Nierenerkrankung, Hyperkalzämiesyndrom. Vgl. Pollakisurie, Nykturie, Oligurie, Anurie, Polydipsie.

Poly|vidon (INNv) n: syn. Povidon*.

Poly|vidon-Iod (INN) n: syn. Povidon*-Iod.

Poly|vinyl|chlorid n: Abk. PVC; polymeres Vinylchlorid*.

Poly|zyt|hämie (Poly-*; Zyt-*; -ämie*) f: (engl.) polycythemia; s. Polycythaemia rubra vera, Polyglobulie.

Poly|zyt|hämie, sekundäre (↑; ↑; ↑) f: (engl.) secondary polycythemia; Form der Polyglobulie* inf. verminderter Sauerstoffversorgung des Gewebes.

POMC: Abk. für **Pro**opio**m**elano**c**ortin*.

Pomeranzen|schale: (engl.) bitter orange peel; Aurantii pericarpium; äußere Schicht der Fruchtwand von Citrus aurantium (Bitterorange); enthält etherisches Öl mit (+)-Limonen, Cumarin u. Bitterstoffe; **Verw.:** bei Appetitlosigkeit u. dyspeptischen Beschwerden; **NW:** selten Photosensibilisierung.

Pompe-Krankheit (Johannes C. P., Pathol., Amsterdam, 1901–1945): Typ II der Glykogenosen*.

Pom|pholyx (gr. πομφόλυξ Blase, Wasserblase) f: s. Dyshidrose.

Pomum Adami (lat. Adamsapfel) n: Adamsapfel; der beim Mann stärker als bei der Frau hervortretende Schildknorpel des Kehlkopfes.

Ponçage (frz. das Schleifen) f: Abschleifen der Haut; s. Dermabrasion.

Ponçet-Krankheit (Antonin P., Chir., Lyon, 1849–1913): (engl.) Ponçet's disease; reaktive Arthritis bei Tuberkulose*; **Klin.:** polyartikulärer Befall bes. an Händen u. Füßen; Verschwinden der Sympt. während der Ther. mit Antituberkulotika. T. Ulr.

Pons (lat.) m: Brücke; zum Metencephalon gehörender Hirnteil oberh. der Medulla oblongata; ventraler Teil (Pars basilaris), aufgebaut aus kreuzenden Fasern (Fibrae pontis transversae), den Brückenkernen (Nuclei pontis: Umschaltstationen), der Großhirn-Brücken-Kleinhirn-Bahn, dem Brückenabschnitt der Pyramidenbahn; dorsaler Teil (Tegmentum pontis), vorderer Abschnitt der Rautengrube, enthält neben Hirnnervenkernen versch. Bahnen (z. B. Schleifenbahnen, Fasciculus longitudinalis med. u. Fasciculus longitudinalis dors.) u. den Brückenteil der Formatio reticularis.

Pons|syn|drome (↑) n pl: s. Hirnstammsyndrome (Tab.).

Pons Varoli (↑; Constantinus Varolio, Anat., Arzt, Italien, 1543–1575) m: Varolius-Brücke; zum Metencephalon gehörender Hirnteil oberh. der Medulla oblongata; ventraler Teil (Pars basilaris), aufgebaut aus kreuzenden Fasern (Fibrae pontis transversae), den Brückenkernen (Nuclei pontis: Umschaltstationen), der Großhirn-Brücken-Kleinhirn-Bahn, dem Brückenabschnitt der Pyramidenbahn; dorsaler Teil (Tegmentum pontis), vorderer Abschnitt der Rautengrube, enthält neben Hirnnervenkernen versch. Bahnen (z. B. Schleifenbahnen, Fasciculus longitudinalis med. u. Fasciculus longitudinalis dors.) u. den Brückenteil der Formatio reticularis.

Pontiac-Fieber: (engl.) Pontiac fever; erstmals in Pontiac (USA) vorgekommene Form der Legionellose (s. Legionärskrankheit) mit grippalen Sympt. (Fieber, Kopf- u. Muskelschmerzen, keine Pneumonie); **Err.:** Legionella* pneumophila.

Pool|plasma (engl. pool Pfütze, Teich, Ansammlung; -plasma*) n: Bez. für Mischplasma von versch. Blutspendern.

Popliteal|punkt (lat. poples Kniekehle): s. Valleix-Punkte (Abb.).

Popliteal|zyste (↑; Kyst-*) f: s. Baker-Zyste.

Poppers n: s. Amylnitrit.

Population (lat. populus Volk) f: (statist.) Bez. für die Gesamtheit von Individuen (i. w. S. auch

P

von Tieren od. Mikroorganismen), die sich hinsichtl. best. Kriterien gleichen.

Pore (gr. πόρος Öffnung, Loch): Loch, Öffnung.

Por|en|zephalie (↑; Enkephal-*) f: (engl.) porencephaly; angeborener od. erworbener Defekt der Hirnsubstanz mit Lückenbildung u. kraterförmiger Einziehung der Gehirnoberfläche, die in der Tiefe mit dem Ventrikelraum kommunizieren kann; als **Pseudoporenzephalie** werden zystische Substanzdefekte (ohne Verbindung zum Ventrikelraum) inf. Narbenschrumpfung bezeichnet. **Urs.:** Kreislaufstörungen in der Embryonalzeit, Geburtstrauma, Valproinsäureintoxikation, Enzephalitis, Meningitis. Vgl. Hydranenzephalie, Hirnschaden, frühkindlicher.

Porfimer n: Zytostatikum; **Verw.:** zur photodynamischen Therapie (2-Stufen-Ther. in Komb. mit Laserlicht) bei nicht-kleinzelligem Bronchialkarzinom; **Kontraind.:** schwere Nieren- u. Leberfunktionsstörung, Porphyrie, frühere Chemo- od. photodynamische Therapie; **UAW:** u. a. Dyspnoe, Lichtempfindlichkeit, Hämoptyse, Bronchitis. M. Her.

Porio|manie (gr. πορεία Reise; -manie*) f: (engl.) poriomania; syn. Dromomanie, Wanderdrang; Bez. für impulsives, unvermittelt auftretendes Weglaufen od. Umherirren; Vork. z. B. bei Kindern in Konfliktsituationen, bei Depression, Epilepsie od. als Zwangshandlung. Vgl. Akathisie, Fugue, dissoziative.

Poro|cephalus (gr. πόρος Öffnung, Loch; Keph-*) m: syn. Armillifer*.

Poro|keratose (↑; Kerat-*; -osis*) f: (engl.) porokeratosis; Bez. für klin. unterschiedliche, angeborene od. erworbene Hauterkrankungen mit einheitlichem histol. Bild (umschriebene Parakeratose*, fehlendes Stratum granulosum).

Poro|keratosis dis|seminata actinica super|ficialis (↑; ↑; ↑) f: verruciforme Papeln u. polyzyklische Ringformen mit einer keratotischen Randleiste u. einem leicht atroph. Zentrum bes. an lichtexponierten Stellen.

Poro|keratosis Mibelli (↑; ↑; ↑) f: autosomaldominant vererbte, seltene Verhornungsstörung der Epidermis mit zentrifugal sich ausbreitenden unregelmäßigen, girlandenförmigen, in der Mitte leicht atrophischen Flecken mit hornartigem Randwall; Übergang in ein Plattenepithelkarzinom* möglich; **Sonderformen: 1.** Porokeratosis linearis: zosterartige, den Blaschko-Linien folgende Anordnung; evtl. nur auf einer Körperhälfte (Porokeratosis unilateralis); **2.** Porokeratosis palmoplantaris et disseminata: symmetrisch verteilte, konfluierende, hyperkeratotische Papeln zuerst auf Handflächen u. Fußsohlen, später auch an Extremitäten u. Stamm.

Porom, ek|krines (↑; -om*) n: (engl.) eccrine poroma; bis 3 cm große, rote, feste, gutartige, von den intraepidermalen Schweißdrüsengängen ausgehende Geschwulst mit Lok. meist an der Fußsohle.

Porose (↑; -osis*) f: (engl.) porosis; **1.** Höhlenbildung in Organen (z. B. Porenzephalie*); **2.** Knochenrarefizierung (s. Osteoporose).

Poro|zephalose (↑; Keph-*; -osis*) f: (engl.) porocephalosis; in Europa nicht vorkommendes Krankheitsbild durch Inf. mit Armillifer*. Die **Übertragung** auf den Menschen erfolgt durch Trinkwasser- u. Nahrungsmittelverunreinigungen mit den Eiern. Die Larve schlüpft im Dünndarm, besiedelt Leber, Niere, Milz u. a. Organe u. stirbt dort ab. **Sympt.:** gelegentl. bei massivem Befall abdominale Beschwerden. **Diagn.:** röntg. Darstellung sichelförmiger Kalkringe (verkalkte Granulome um den toten Parasiten).

Porphin n: $C_{20}H_{14}N_4$; nicht substituierter Grundkörper der Porphyrine*, bestehend aus vier über Methinbrücken miteinander verbundenen Pyrrolringen.

Porpho|bilino|gen n: Abk. PBG; Vorstufe in der Biosynthese der Porphyrine*, die durch Kondensation von zwei Molekülen Deltaaminolävulinsäure entsteht; vermehrtes Vork. im Harn v. a. bei akut-intermittierender hepatischer Porphyrie u. Bleivergiftung.

Porphyrie (gr. πορφύρα Purpur) f: (engl.) porphyria; angeborene od. erworbene Störung der Biosynthese von Häm* mit Überproduktion, Akkumulation od. vermehrter Exkretion von Porphyrinen* od. deren Vorstufen; **Übersicht** über die versch. Formen: s. Tab.

Porphyrie, erythro|hepatische (↑) f: syn. erythropoetische Protoporphyrie*.

Porphyrie, erythro|poetische (↑) f: (engl.) erythropoietic porphyria; syn. Günther-Krankheit; seltene, autosomal-rezessiv vererbte Störung der Biosynthese von Häm (Genlokus 10q25.2-q26.3), die auf einer Störung der Uroporphyrinogen-III-Cosynthetase beruht u. zu einer Überproduktion von Uroporphyrin I (statt III) u. Koproporphyrin führt; **Sympt.** u. **Diagn.:** s. Porphyrie (Tab.); **Ther.:** Lichtexposition vermeiden; Colestyramin od. Aktivkohle oral, Transfusionen, Hämatininfusionen; bei hämolytischer Anämie Splenektomie; **Progn.:** ungünstig.

Porphyrie, hepatische (↑) f: (engl.) hepatic porphyria; Störung der Biosynthese von Häm* v. a. in den Parenchymzellen der Leber; **Formen: 1.** akute intermittierende Porphyrie: schwere (z. T. lebensbedrohliche), autosomal-dominant erbl. Erkr. (Genlokus 11q23.3) mit Defekt der Uroporphyrinogen-I-Synthetase u. vermehrter Bildung von Deltaaminolävulinsäure u. Porphobilinogen; Sympt.: Bauchschmerzen (häufig ohne abdominale Abwehrspannung), Polyneuropathie mit Lähmungen u. Sensibilitätsstörungen, bei Beteiligung des ZNS Bewusstseinsstörungen, Anfälle, evtl. Psychose. Die Sympt. treten in unregelmäßigen Abständen mit unterschiedl. Frequenz auf, prämenstruelle Schübe möglich; akute Attacken können z. B. durch Barbiturate, orale Kontrazeptiva, best. Antikonvulsiva, Sulfonamide, Alkohol, Infektionen u. a. ausgelöst werden, Tage bis Monate dauern u. sind meist vollständig reversibel. Diagn.: s. Porphyrie (Tab.); Ther.: Ausschalten von exogenen Noxen, Infusion von Glukose bzw. Hämatin; **2.** hereditäre Koproporphyrie: autosomal-domi-

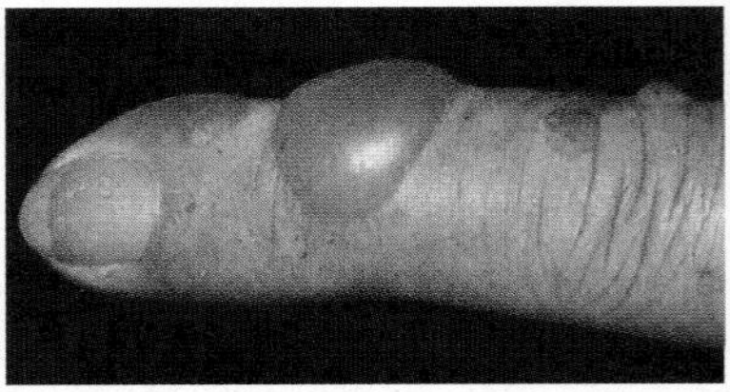

Porphyrie, hepatische:
Blasenbildung bei Porphyria cutanea tarda
[3]

P

Porphyrie
Differentialdiagnose

Typ	Klinik	Chemische Befunde	Erbmodus und Manifestationsalter
erythropoetische Porphyrie	schwere Lichtdermatose, Rotverfärbung der Zähne (Erythrodontie), hämolyt. Anämie, Splenomegalie, Hypertrichose	Uroporphyrin u. Koproporphyrin im Urin ↑↑; roter Urin	autosomal-rezessiv; frühe Kindheit
erythropoetische Protoporphyrie	leichte Lichtdermatose, selten hämolyt. Anämie	Protoporphyrin in Erythrozyten u. im Stuhl ↑↑	autosomal-dominant; Kindheit
hepatische Porphyrie			
akute intermittierende Porphyrie	akute Abdominalkoliken, neurol. u. psychiatr. Sympt., Hypertonie	ALS u. PBG im Urin ↑; Watson-Schwarz-Test u. Hoesch-Test positiv im akuten Anfall	autosomal-dominant; meist nach Pubertät
hereditäre Koproporphyrie	Lichtdermatose, neurol. u. psychiatr. Sympt.	Koproporphyrin ↑↑ im Stuhl u. Urin, evtl. ALS u. PBG im Urin ↑, Watson-Schwarz-Test u. Hoesch-Test positiv	autosomal-dominant; Kindheit und später
Porphyria variegata (gemischte Porphyrie)	leichte Lichtdermatose, evtl. Abdominalkoliken, neurol. u. psychiatr. Sympt.	Protoporphyrin u. Koproporphyrin im Urin u. Stuhl ↑; ALS u. PBG im Urin nur bei akutem Anfall ↑	autosomal-dominant; frühes Erwachsenenalter
Porphyria cutanea tarda (chronische hepatische Porphyrie)	Lichtdermatose	Uroporphyrin u. Koproporphyrin im Urin ↑; brauner od. roter Urin	evtl. hereditärer Enzymdefekt? höheres Erwachsenenalter

↑ erhöht; ↑↑ stark erhöht; ALS: Deltaaminolävulinsäure; PBG: Porphobilinogen

nant vererbte Erkr. (Genlokus 3q12) mit partiellem Defekt der Koproporphyrinogen-Oxidase u. vermehrter Ausscheidung von Koproporphyrin* in Urin u. Stuhl; Sympt. u. Diagn.: s. Porphyrie (Tab.); **3.** Porphyria variegata (sog. gemischte Porphyrie): autosomal-dominant erbl. Erkr. (Genorte 1q22; 6p21.3) mit Defekt der Protoporphyrinogen-Oxidase, die v. a. bei weißen Südafrikanern vorkommt; Sympt.: wie bei akuter intermittierender Porphyrie, zusätzl. Hyperpigmentation der Haut u. Lichtdermatose; Diagn.: s. Porphyrie (Tab.); **4.** Porphyria cutanea tarda (sog. chronische h. P., symptomatische Porphyrie): Erkr., bei der die Aktivität der Uroporphyrinogen-Decarboxylase vermindert ist (Genlokus 1p34), tritt häufig in Zus. mit einer Lebererkrankung od. bei Hämochromatose* auf. Als Urs. werden toxische Einflüsse u. Heredität diskutiert. Sympt.: Lichtdermatose, erhöhte Vulnerabilität der Haut; Diagn.: s. Porphyrie (Tab.); Ther.: ggf. Elimination von Noxen, Alkoholabstinenz, evtl. Chelatbildner; **5.** sekundäre h. P.: heterogene Gruppe von Porphyrien, die durch Intoxikationen, z. B. Bleivergiftung*, auftreten. Vgl. Porphyrinurie.

Porphyri̱ne (↑) n pl: (engl.) porphyrins; Verbindungen (cyclische Tetrapyrrole) mit dem Gerüst Porphin* u. versch. substituierten Seitenketten; Metalloporphyrine (z. B. Häm*, Hämin*, Cobalamin*) enthalten komplex gebundene Metallionen (Eisen, Magnesium, Cobalt) sind oft farbig u. prosthetische Gruppe vieler Chromoproteine (z. B. Hämoglobin, Myoglobin, Chlorophyll). Die tier. **Biosynthese** erfolgt v. a. im Knochenmark u. in Leber-Mitochondrien: Succinyl-CoA u. Glycin reagieren unter Decarboxylierung zu Deltaaminolävulinsäure (ALS). Diese Reaktion katalysiert die Deltaaminolävulinsäure-Synthase, ein Schlüsselenzym, das durch Häm u. Hämin allosterisch gehemmt (negative Rückkopplung) wird. Zwei Moleküle ALS kondensieren unter Wasserabspaltung zu Porphobilinogen (Abk. PBG; PBG-Synthase). Der Tetrapyrrolring (Uroporphyrinogen III) entsteht aus vier Molekülen PBG unter Abspaltung von vier Molekülen NH_3 (Porphobilinogen-Desaminase). Durch Decarboxylierung entsteht Koproporphyrinogen III, aus dem durch erneute Decarboxylierung u. Dehydrierung Protoporphyrinogen gebildet wird. Weitere Oxidation (Abspaltung von sechs Reduktionsäquivalenten durch eine Oxidase) u. Einbau von Fe^{2+} (Ferrochelatase) führen zu Häm. Der **Abbau** der P. zu Gallenfarbstoffen* erfolgt v. a. in Leber, Knochenmark u. Milz. Störungen des Porphyrinstoffwechsels führen zur Porphyrie*.

Porphyri̱n|proteine (↑) f pl: syn. Hämoproteine*.

Porphyri̱n|urie (↑; Ur-*) f: (engl.) porphyrinuria; Ausscheidung von Porphyrinen* (u. deren Vorstufen) im Harn; **Formen: 1.** primäre P. mit Ausscheidung v. a. von Uroporphyrinen bei hepatischer Porphyrie*; **2.** sekundäre P. bei chron. Lebererkrankungen, Bluterkrankungen, Eisenstoffwechselstörungen, Intoxikationen (v. a. Bleivergiftung), als UAW von Medikamenten (z. B. Östrogene, Sulfonamide, Barbiturate). Der rote od. dunkelbraune Urin dunkelt bei Stehenlassen nach; unter UV-Licht Rotfluoreszenz nachweisbar, evtl. positiver Hoesch*-Test od. Watson*-Schwartz-Test.

Porphyr|milz (↑)**:** (engl.) porphyry spleen; sog. Bauernwurstmilz; vergrößerte Milz mit typischer Schnittfläche bei Lymphogranulomatose.

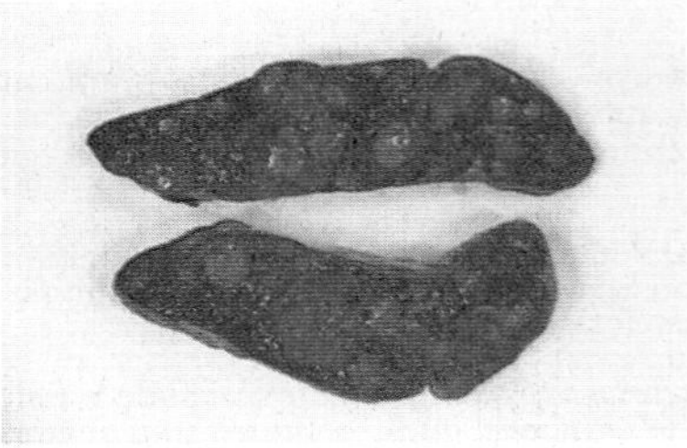

Porphyrmilz: aufgeschnittene Milz mit typischen graugelben, knotigen Einlagerungen („Lymphogranulomherde") bei Lymphogranulomatose [471]

Porphyro|blasten (↑; Blast-*) m pl**:** s. Porphyrozyten.

Porphyr|opsin (↑; Op-*) n**:** Farbstoff in den Stäbchen* der Retina; vgl. Rhodopsin, Photästhesin.

Porphyro|zyten (↑; Zyt-*) m pl**:** (engl.) porphyrocytes; syn. Fluoreszyten; Erythrozyten*, die im ultravioletten Licht inf. ihres Gehalts an Protoporphyrin fluoreszieren; normal unter 1 ‰, vermehrt bei gestörtem Eiseneinbau in das Hämoglobinmolekül (Bleivergiftung, erythropoet. Porphyrie, sideroblast. Anämie). Die kernhaltigen Vorstufen im Knochenmark heißen Porphyroblasten.

Porr|opsie (gr. πόρρω weit, fern; Op-*) f**:** s. Metamorphopsie.

Porta (lat.) f**:** Pforte.

Porta arteriarum (↑) f**:** Austrittstelle von Aorta u. Truncus pulmonalis an der Kuppel des Herzbeutels.

Porta hepatis (↑) f**:** Leberhilum*.

Porta venarum (↑) f**:** Eintrittspforte der Venen (V. cava inf. u. sup., Vv. pulmonales) in den Herzbeutel.

Porter-Silber-Farb|re|aktion (Curt C. P., amerikan. Biochem., geb. 1914) f**:** (engl.) Porter-Silber chromogen test; Verf. zum Nachweis von 17-Hydroxykortikosteroiden* in Serum od. Harn; nach Extraktion mit Chloroform entsteht durch Zugabe von Phenylhydrazin ein gelbes Derivat, dessen Konz. photometrisch bestimmt werden kann.

Portio (lat.) f**:** Teil, Anteil; i. e. S. Portio vaginalis cervicis (bzw. uteri), in die Vagina* hineinragender Teil des Gebärmutterhalses; s. Cervix uteri.

Portio|ad|apter (↑; lat. adaptare angleichen) m**:** flexibles Instrument zur Abdichtung des Zervikalkanals unter Vakuum z. B. zur Hysterosalpingographie*, Insemination*, diagn. Menstrualblutgewinnung u. Pertubation*.

Portio|e|rosion (↑; Erosion*) f**:** (engl.) cervical erosion; syn. Erosio vera, Erosio simplex; Bez. für einen echten Epitheldefekt an der Portio; unklarer kolposkop. Befund, gilt bei regelmäßigem Verlauf der Kapillaren im freiliegenden Bindegewebe als unverdächtig (traumatisch od. entzündlich bedingt); bei Vorliegen von Gefäßatypien od. evtl. weiteren kolposkopischen Auffälligkeiten im Randbereich der Erosion Verdacht auf beginnendes Zervixkarzinom* u. Indikation zur Probeexzision; vgl. Kolposkopie, Zytodiagnostik.

Portio|kappe (↑)**:** (engl.) cup pessary; syn. Okklusivpessar; feste Kunststoffkappe, die zur Kontrazeption* bis zu 2 Std. vor dem Geschlechtsverkehr auf die Portio gesetzt wird u. 6–8 Std. danach liegen bleiben muss (nicht baden!); bei Verw. mit spermizidem Gel Pearl-Index 2–4.

Portio|konisation (↑; Konus*) f**:** s. Konisation.

Portio major et minor (↑) f**:** Radix sensoria et motoria nervi trigemini; s. Nervus trigeminus.

Portio|polyp (↑; Polyp*) m**:** s. Zervixpolyp.

Portio supra|vaginalis cervicis (↑) f**:** oberh. der Scheide gelegener Abschnitt der Cervix* uteri.

Port|katheter|system n**:** (engl.) port-catheter system; intravenös od. -arteriell liegender Katheter mit konnektiertem, subkutan platziertem Metall- od. Kunststoffreservoir (sog. Port), das durch die Haut punktierbar ist; **Ind.: 1.** venös: systemische Chemotherapie bei malignen Tumoren, Ther. von Anfallskrankheiten (Asthma bronchiale, Epilepsie u. a.), Schmerztherapie; **2.** arteriell: lokoregionäre Chemotherapie (z. B. über die A. hepatica bei Lebermetastasen). J. Die.

Porto|graphie (Porta*; -graphie*) f**:** (engl.) portography; Röntgenkontrastdarstellung der Pfortader; meist i. R. einer Splenoportographie*.

Porus (gr. πόρος Loch) m**:** Öffnung.

Porus acusticus externus, internus (↑) m**:** äußere Öffnung des äußeren Gehörgangs an der Ohrmuschel (s. Ohr, äußeres) bzw. innere Öffnung des inneren Gehörgangs an der Hinterfläche des Felsenbeins.

Porus gustatorius (↑) m**:** Geschmacksporus; vgl. Geschmacksknospen.

Porus sudori|ferus (↑) m**:** Schweißpore; Mündung des Ausführungsgangs von Schweißdrüsen an der Hautoberfläche.

Porzellan|gallen|blase: (engl.) porcelain gallbladder; durch schollige Verkalkung (Calciumeinlagerung) verdickte u. verhärtete Gallenblasenwand bei chron. Cholezystitis* od. Gallenblasenhydrops* (röntg. nachweisbar).

Positions|ef|fekt (lat. positio Stellung, Lage) m**:** (engl.) position effect; gegenseitige Beeinflussung benachbarter Gene; liegen mehrere dominante Allele* dieser Gene, die die Ausprägung eines best. Merkmals bewirken, auf einem Chromosom des homologen Paares (cis-Position), entsteht ein normaler Phänotyp; liegen sie auf beiden Chromosomen verteilt (trans-Position), kann es zu Veränderungen des Phänotyps kommen; prakt. relevant ist z. B. die Abschwächung der Rhesus-Blutgruppeneigenschaft $Rh_0(D)$ bei Vorliegen des Genotyps Cde/CDe (DD zu D^u).

Positio uteri (↑) f**:** Stellung der Gebärmutter im Beckenraum; mögliche Abweichungen: **1.** in der Sagittalen nach vorn (Antepositio) od. hinten (Retropositio); **2.** seitlich in der Horizontalen (Lateropositio); **3.** in der Vertikalen nach oben

(Elevatio uteri) od. unten (Descensus* uteri et vaginae). Vgl. Uteruslagen.

Positiv|liste: im Sozialgesetzbuch* (SGB V § 33a) vorgesehene Liste, die den Kreis der in der gesetzlichen Krankenversicherung verordnungsfähigen Fertigarzneimittel festlegen soll; vgl. Negativliste.

Positronen (aus **pos**itiv u. Elek**tron**) n pl: (engl.) positrons; Antiteilchen* der Elektronen* mit gleicher Ruhemasse u. (im Ggs. zu den Elektronen) mit positiver Elementarladung; Symbole e^+ bei Entstehung durch Paarbildung* od. Kernreaktion*, β^+ bei Entstehung durch Beta-plus-Zerfall (s. Betazerfall); P. sind unbeständig, ein Positron zerstrahlt zusammen mit einem Elektron in zwei Gammaquanten von je 511 keV. Vgl. Paarvernichtung.

Positronen|e|missions|tomo|graphie (↑; lat. emittere, emissus aus-, entsenden; -tom*; -graphie*) f: (engl.) positron emission tomography; Abk. PET; nuklearmed. Verfahren, bei dem durch Positronenzerfall gleichzeitig ein Paar Gammaquanten zueinander diametral ausgesendet werden, die vom Detektorring des PET-Scanners, der mit einem leistungsfähigen Rechnersystem gekoppelt ist, durch Koinzidenzmessung registriert werden. Aus diesen Informationen werden Schnittbilder rekonstruiert; qualitative u. quantitative Bestimmung von Stoffwechselprozessen u. regionalen Blutflüssen in vivo; klin. Bedeutung v. a. mit F-18-FDG in der Tumordiagnostik; vgl. Emissionscomputertomographie.

Post-: Wortteil mit der Bedeutung nach, hinter, später; von lat. post.

Post|ag|gressions|syn|drom (↑; Aggression*) n: (engl.) postaggression syndrome; Allgemeinveränderung nach Schädigung von Körpergewebe durch äußere Gewalteinwirkung (Trauma, Polytrauma) od. op. Eingriff; **Sympt.:** häufig inf. Zelluntergangs katabole Stoffwechsellage mit negativer Stickstoffbilanz sowie Glukoseverwertungsstörung (erhöhter Energiebedarf); sog. Resorptionsfieber*, Störung des Zellstoffwechsels (Azidose), hohe Kaliumausscheidung bei normaler Serumkonzentration, generalisierte periphere Durchblutungsstörung, Funktionsstörung minderperfundierter Organe (akutes Nierenversagen*, evtl. Crush*-Syndrom, Stressläsion*), Blutgerinnungsstörung (u. U. Verbrauchskoagulopathie*), respiratorische Insuffizienz. Vgl. Anpassungssyndrom, allgemeines.

Post|chole|zyst|ek|tomie|syn|drom (↑; Chol-*; Kyst-*; Ektomie*) n: (engl.) post-cholecystectomy syndrome; klin. Sammelbez. für die nach Cholezystektomie* beobachteten Folgeerkrankungen, unabhängig von ihrem ursächl. Zus. mit der vorausgegangenen Op. (s. Tab.); umfangreiche diagn. Abklärung zum Ausschluss nachweisbarer org. Veränderungen erforderlich.

Post|disko|tomie|syn|drom (↑; Diskus*; -tom*) n: (engl.) post-discectomy syndrome; auch Postnukleotomiesyndrom; Bez. für nach Bandscheibenoperation* z. T. erneut auftretenden Beschwerdekomplex mit Kreuz- u. Beinschmerzen, Parästhesien, Bewegungssperren; **Urs.:** peri- od. intradurale Narbenbildung mit Verwachsungen, Segmentinstabilität, u. U. Rezidivprolaps od. Bandscheibenvorfall in einem anderen Segment, Diszitis; **Ther.:** je nach Schweregrad Krankengymnastik, lokale Injektionstherapie, Hinterstrangstimulation*, ggf. Spondylodese.

posterior (lat.): der hintere.

posterior-anterior (lat. der hintere - der vordere): Abk. p.-a.; Richtung von hinten nach vorn.

Post|expositions|pro|phylaxe (Post-*; Exposition*; Pro-*; gr. φυλάττειν behüten, beschützen) f: (engl.) post-exposure prophylaxis; Abk. PEP; Prophylaxe einer Infektion nach Kontakt mit virushaltigem Material; **1.** HIV: möglichst sofort (innerhalb von 2, max. 24 Std.) nach Exposition Einnahme von zwei Reverse-Transkriptase-Hemmern (z. B. Zidovudin u. Lamivudin) u. einem Proteasehemmer (Indinavir od. Nelfinavir); **2.** Hepatitis-B-Virus: kombinierte aktive u. passive Impfung (s. Hepatitis-B-Vakzine); **3.** bei Nachw. von Hepatitis-C-Virus-RNA Frühtherapie mit Interferon.

post|ganglionär (↑; Gangl-*): (engl.) postganglionic; Bez. für efferente (vegetative) Nervenfasern nach synaptischer Umschaltung in einem peripheren Ganglion*. Vgl. präganglionär.

Post|gastr|ek|tomie|syn|drom (↑; Gastr-*; Ektomie*) n: s. Syndrom, agastrisches.

post|hepatisch (↑; Hepat-*): (engl.) posthepatic; im Pfortadersystem hinter der Leber gelegen (z. B. posthepatischer Block).

Posthitis (gr. πόσθιον Vorhaut; -itis*) f: Entz. des inneren Vorhautblatts, meist zus. mit Balanitis*.

Post|in|farkt|syn|drom (Post-*; Infarkt*) n: s. Postmyokardinfarktsyndrom.

Post-Kala-Azar-Haut|leishmanoid (↑) n: (engl.) post-kala-azar dermal leishmanoid (Abk. PKDL); Hautaffektion nach überstandener viszeraler Leishmaniase; s. Leishmaniasen.

Post|kardio|tomie|syn|drom (↑; Kard-*; -tom*) n: s. Postkommissurotomiesyndrom.

Post|koital|test (↑; lat. coitus Zusammentreffen, Vereinigung) m: syn. Sims*-Huhner-Test.

Post|kom|missuro|tomie|syn|drom (↑; lat. commissura Verbindung, Fuge; -tom*) n: (engl.) post-commissurotomy syndrome; auch Postkardiotomiesyndrom, Postperikardiotomiesyndrom, Postthorakotomiesyndrom; nach herzchir. Eingriffen auftretende Spätkomplikation (oft nach monatelangem beschwerdefreiem Intervall) mit retrosternalen Schmerzen, Fieber, Pleura- bzw. Perikarderguss, Leukozytose, erhöhter BKS; u. U. polyarthritische Schübe; **Ätiol.:** wahrscheinl. autoimmunologisch bedingt;

Postcholezystektomiesyndrom
Mögliche Ursachen

organische Gallenwegveränderungen: Choledocholithiasis, Mirizzi-Syndrom, Strikturen, Papillenstenose, Malignom, langer Zystikusstumpf, Zystikusneurinom
extrabiliäre Operationsfolgen: Narbenhernie, Adhäsionen
vorbestehende extrabiliäre Erkrankungen: Hiatushernie, Ulcus ventriculi et duodeni, Duodenalventrikel, Pankreatitis, Divertikulose, Kolonkarzinom u. a.
funktionelle Beschwerden: funktionelle Dyspepsie, Reizkolon, gestörte Fettresorption

P

DD: tuberkulöse Pleuritis bzw. Perikarditis. Vgl. Postmyokardinfarktsyndrom.

Post|mast|ek|tomie-Lymph|angio|sarkom (↑; Mast-*; Ektomie*; Lymph-*; Angio-*; Sark-*; -om*) n: s. Stewart-Treves-Syndrom.

Post|meno|pause (↑; gr. μήν Monat; παῦσις Ende) f: Lebensabschnitt der Frau, der sich dem Klimakterium* anschließt, definitionsgemäß ein Jahr nach der Menopause* beginnt u. mit dem Eintritt in das Senium* endet.

Post|menstruum (↑; lat. menstruus monatlich wiederkehrend) n: 5.–12. Tag des Menstruationszyklus*.

post|mortal (↑; lat. mortalis sterblich, den Tod betreffend): nach dem Tod.

Post|myo|kard|infarkt|syn|drom (↑; My-*; Kard-*; Infarkt*) n: (engl.) postmyocardial infarction syndrome; syn. Dressler-Syndrom; seltene, etwa 10 Tage bis mehrere Wo. nach einem Herzinfarkt* auftretende, wahrscheinl. autoimmun. bedingte Erkr.; **Sympt.:** Fieber, asept. Perikarditis, evtl. zusätzl. hämorrhagische Pleuritis, Pneumonie mit blutigem Sputum u. Herzinsuffizienz; **Ther.:** Kortikoide.

post|natal (↑; lat. natalis die Geburt betreffend): nach der Geburt.

Post|nukleo|tomie|syn|drom (↑; Nucl-*; -tom*) n: s. Postdiskotomiesyndrom.

post|partal (↑; lat. partus Geburt, Niederkunft): korrekt: postpartual; (Zeitraum) nach der Geburt.

post partum (lat. nach der Niederkunft, Geburt): Abk. p. p.; nach der Geburt.

Post-partum-Thyroiditis (↑; Thyreo-*; -id*; -itis*) f: (engl.) postpartal thyroiditis; s. Thyroiditis.

Post|peri|kardio|tomie|syn|drom (Post-*; Peri-*; Kard-*; -tom*) n: s. Postkommissurotomiesyndrom.

Post|polio|myelitis-Syn|drom (↑; gr. πολιός grau; Myel-*; -itis*) n: (engl.) post-polio syndrome; Abk. PPS; s. Poliomyelitis.

post|prandial (↑; lat. prandium Mahlzeit): nach der (den) Mahlzeit(en); z. B. postprandiale Schmerzen bei Angina* abdominalis.

P

Post|rhino|skopie (↑; Rhin-*; -skopie*) f: s. Rhinoskopie.

Post|tachy|kardie|syn|drom (↑; Tachy-*; Kard-*) n: (engl.) post-tachycardia syndrome; nach tagelang anhaltender ventrikulärer Tachykardie in einzelnen Fällen vorübergehend zu beobachtende (funkt. reversible) Veränderungen im EKG i. S. eines Myokardschadens, deren Dauer von der Intensität der vorangegangenen Tachykardie abhängig ist.

Post|thorako|tomie|syn|drom (↑; Thorax*; -tom*) n: s. Postkommissurotomiesyndrom.

Post|trans|ferrine (↑) n pl: (engl.) post-transferrins; Bez. für Plasmaproteine, die in der Elektrophorese langsamer als Transferrin* wandern; vgl. Pt-System, Serumgruppen.

Post|trans|fusions|hepatitis (↑; Transfusion*; Hepat-*; -itis*) f: s. Hepatitis, akute.

post|traumatisch (↑; Trauma*): (engl.) posttraumatic; nach einer Verletzung entstanden.

Post|vago|tomie|syn|drom (↑; Vagus*; -tom*) n: (engl.) post-vagotomy syndrome; syn. Denervationssyndrom; Bez. für funkt. Störungen nach der nur noch selten indizierten Vagotomie* mit mehr als drei flüssigen Stuhlentleerungen täglich; spontane Rückbildung meist einige Mon. post operationem; **Ther.:** z. B. Colestyramin, Loperamid.

Potentia (lat.) f: Fähigkeit.

Potentia co|eundi (↑) f: Fähigkeit zum Vollzug des Koitus*.

Potentia con|cipiendi (↑) f: Empfängnisfähigkeit; vgl. Impotentia concipiendi.

Potentia generandi (↑) f: Zeugungsfähigkeit.

Potential (↑) n: (physik.) Begriff aus der Elektrizitätslehre zur Charakterisierung eines elektr. Feldes; das P. an einem Punkt des elektr. Feldes gibt an, welche Energie (=Arbeit) aufgewendet werden muss, um die Ladungseinheit (1 Coulomb) aus dem Unendlichen bis zu diesem Punkt zu transportieren. Die **Potentialdifferenz** zw. zwei Punkten entspr. der elektrische Spannung*. Vgl. Membranpotential.

Potentiale, akustisch e|vozierte (↑) n pl: (engl.) auditory evoked potentials; Abk. AEP; zw. Processus mastoideus u. Vertex ableitbare Reizantwort des ZNS auf akust. Reizung eines od. beider Ohren, z. B. durch regelmäßige Klicklaute mit einer Lautstärke um 80 dB; nach Mittelwertbildung von ca. 1000–1500 stimulussynchronen EEG-Abschnitten stellt sich innerh. der ersten 8 ms eine Folge von fünf kurzen positiven Wellen dar, die im Verlauf der Hörbahn* entstehen u. bei deren Beeinträchtigung bzw. Schädigung (z. B. durch Akustikusneurinom, Hirnstammläsion, Multiple Sklerose) eine erniedrigte Amplitude aufweisen od. verzögert sind. Bei primär supratentorieller, kraniokaudal fortschreitender Hirnschädigung (z. B. Einklemmung) kann es zu einem schrittweisen Ausfall der Wellen V bis III kommen (Überwachung komatöser Pat.); bei Hirntod* treten nur noch die Wellen I u. II bzw. keine Wellen mehr auf. AEP-Wellen mit einer Latenz von mehr als 100–150 ms reflektieren zunehmend die endogene, psychische Weiterverarbeitung der Reize, insbes. die nach ca. 300 ms auftretende positive Welle (**P 300**), die in Zus. mit der Lösung best. kognitiver Aufgaben (z. B. Unterscheidung versch. Reize) abgeleitet wird.

Potentiale, epi|lepsie|typische (↑) n pl: s. Elektroenzephalographie.

Potentiale, motorisch evozierte (↑) n pl: (engl.) motor-evoked potentials; Abk. MEP; motorische Reaktion eines Muskels auf eine transkranielle Magnetstimulation* des motorischen Cortex bzw. periphere radikuläre od. Hirnnervenstimulation; Bestimmung der zentralen motorischen Überleitungszeit aus der Differenz der Muskelantworten bei der Diagn. demyelinisierender Erkr. (z. B. Multiple Sklerose, zervikale Myelopathie), Bestimmung peripherer motorischer Überleitungszeiten bei der Diagn. peripherer Nervenläsionen (z. B. Phrenikuslähmung, Fazialislähmung).

Potentiale, somato|sensibel e|vozierte (↑) n pl: (engl.) somatosensory evoked potentials; Abk. SEP; nach elektr. Stimulation sensibler od. gemischter Nerven (z. B. der Hauptstämme des N. medianus od. des N. tibialis, auch als Dermatomstimulation) im Rückenmark (spinale SEP) u. Gehirn (kortikale SEP) entstehende Reizantwort, die über der unteren Rücken- u. Nackenpartie bzw. der sensiblen Großhirnrinde abgeleitet werden kann; **Ind.:** objektiver Nachweis u. Lok. von Sensibilitätsstörungen bei proximal lokalisierten peripheren Nervenschädigungen u. pathol. Prozessen in Hirnstamm, Thalamus u. Großhirn mit Einbeziehung sensibler Leitungsbahnen u. Kerngebiete, DD von Erkr. des Rückenmarks mit primär axonaler (z. B. inf. Rückenmarktumoren) od. demyelinisierender

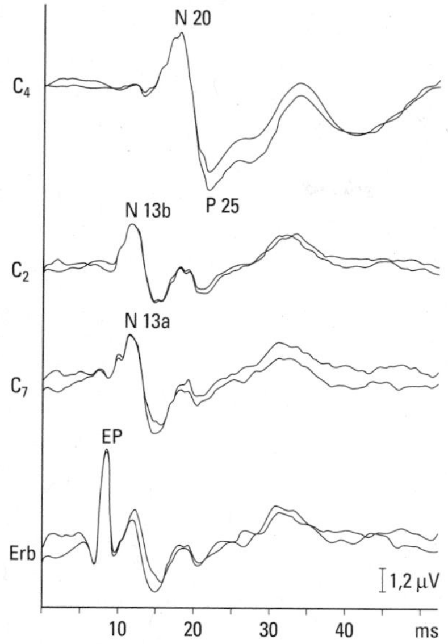

Potentiale, somatosensibel evozierte: normales SEP nach Medianus-Stimulation am Handgelenk mit Ableitung über dem Erb-Punkt, den zervikalen Dornfortsätzen C7 und C2 und dem kontralateralen Repräsentationsfeld der Hand über dem Cortex (C4) [405]

Schädigung (z. B. bei Multipler Sklerose), Beurteilung der zerebralen Schädigung, z. B. nach schwerem Schädelhirntrauma, Prüfung der Funktion der spinalen Hinterstränge nach Rückenmark- u. Wirbeloperationen.

Potentiale, visuell e|vozierte (↑) n pl: (engl.) visual evoked potentials; Abk. VEP; über der Sehrinde* mittels Elektroenzephalographie* ableitbare Reizantwort des ZNS auf opt. Reizung der Retina, z. B. durch ein ständig i. S. eines Positivs u. Negativs wechselndes Schachbrettmuster (Musterumkehrstimulation) auf einem Monitor, bei komatösen od. nicht kooperativen Pat. durch Lichtblitze (Stroboskopie). Nach Mittelung von ca. 100 stimulussynchronen EEG-Abschnitten stellt sich ein mehrgipfeliges Potential dar, dessen erste Auslenkung mit einer Latenzzeit von ca. 100 ms (P 100) auftritt. Eine Verlängerung der Latenz der ersten Potentialauslenkung tritt bei demyelinisierenden Erkr. als Folge einer verzögerten Reizleitung auf, bes. bei Neuritis* nervi optici u. Multipler* Sklerose.

Potential, toxisches (↑) n: (engl.) toxic potential; prinzipielle Fähigkeit eines Agens, eine best. toxische Wirkung auszulösen.

Potenz (↑) f: (engl.) potency; Fähigkeit, Vermögen; **1.** in der Homöopathie* Bez. für Verdünnung u. die Wirkungsverstärkung durch spez. Zubereitung der Substanzen; **2.** Potentia* coeundi.

Potenz|störung (↑): (engl.) sexual dysfunction; s. Erektionsstörung, Funktionsstörung, sexuelle.

Pott-Buckel (Percival P., Chir., London, 1714–1788): s. Kyphose.

Potter-Sequenz (Edith L. P., Pathol., Chicago, geb. 1901) f: (engl.) Potter sequence; syn. Oligohydramnion-Sequenz; Fehlbildungskomplex aufgrund einer fetalen Nierenfunktionsstörung u. verminderter od. fehlender Amnionflüssigkeit; **Häufigkeit:** 12:100 000 Geburten; **Klin.:** Amnion nodosum, Potter-Facies (Hypertelorismus, Epikanthus, Ohrmuscheldysplasie, Mikrogenie), Lungenhypoplasie, Klumpfüße; fakultative Fehlbildungen der Wirbelsäule, der Finger u. Zehen sowie des Urogenitaltrakts; **Progn.:** infaust; empirische Wiederholungsrisiken je nach Nierenbefunden der Eltern; bei Agenesie od. Dysplasie beider Nieren Wiederholungsrisiko 9 %. Vgl. Zystennieren.

Pott-Trias (Percival P., Chir., London, 1714–1788) f: (engl.) Pott triad; Gibbus, paravertebraler Senkungsabszess u. Querschnittlähmung bei Spondylitis tuberculosa; vgl. Spondylitis.

Potus (lat.) m: das Trinken, der Trank.

Pouch (engl. Beutel): op. Verfahren zur Schaffung eines beutelförmigen Ersatzreservoirs im Magen-Darm-Trakt, z. B. nach Gastrektomie (ösophagojejunaler P.), Proktokolektomie (ileoanaler P.) od. Rektumresektion (deszendoanaler P.); **Formen: 1.** J-P.: Bildung durch Seit-zu-Seit-Anastomose zw. den gewählten Darmabschnitten, Eröffnung des Reservoirs am J-Scheitelpunkt u. Anastomosierung; **2.** Kock-P.: U-förmige Dünndarmfältelung mit Schaffung eines Invaginationsventils zur Erzeugung einer Kontinenz (Entleerung des Reservoirs über ein Darmrohr).

Pouchitis (↑; -itis*) f: Entzündung der Darmschleimhaut im Pouch*, insbes. nach ileo-analer Anastomose; **Ther.:** lokal antiphlogistisch.

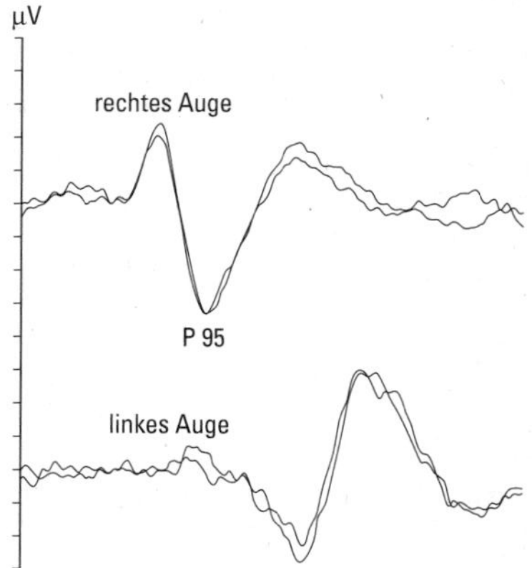

Potentiale, visuell evozierte: obere Spur: normale Konfiguration und Latenz des VEP nach Musterumkehrstimulation des rechten Auges; untere Spur: ausgeprägte Latenzverzögerung des linken Auges bei Neuritis nervi optici (Eichung 25 ms/div; 2,5 μV/div) [405]

Poupart-Band (François P., Anat., Chir., Paris, 1616–1708)**:** (engl.) Poupart's line; syn. Ligamentum* inguinale.

Po|vidon (INN) n**:** syn. Polyvidon, Polyvinylpyrrolidon; Gemisch von Polymerhomologen versch. Molekularmasse; Resorptionsverzögerer, Filmbildner; **Verw.:** zur symptomat. Therapie des trockenen Auges; als Blutplasmaersatz; zur Entgiftung bei Intoxikation, zum Schutz von Schleimhaut u. Bakterienflora bei Behandlung mit Antibiotika; als Binde- od. Verdickungsmittel.

Povidon-Iod (INNv) n**:** syn. Polyvidon-Iod, Polyvinylpyrrolidon-Iod; Povidon* mit komplex gebundenem Iod od. Iodid; **Verw.:** top. als bakterizides, fungizides u. viruzides Desinfiziens u. Antiseptikum; **UAW**: bei Prädisposition selten iod-induzierte Hyperthyreose; vgl. Iodtinktur.

Pox|viridae (engl. pox Pocken; Virus*; -id*) f pl**:** syn. Pockenviren; Fam. der größten DNA-Viren (Ø 230–300 nm, komplexe Hüllmembran, bikonkaver Innenkörper, 230 Kapsomere, doppelsträngige DNA mit ca. 400 Genen, meist Quaderform); Viren liegen als Einschlusskörperchen im Zytoplasma (Paschen-Körperchen); sehr wirtsspezifisch. **Übertragung:** direkte (Tröpfchen- u. Schmier-) u. indirekte Kontaktinfektion (über infizierte Gegenstände); **Klassifikation:** ca. 40 Serotypen in zwei Subfamilien: Entomopoxvirinae (Genera A-C mit ca. 20 Serotypen bei Insekten) u. Chordopoxvirinae mit den Genera **Avipoxvirus** (Geflügel- u. Kanarienpockenviren), **Leporipoxvirus** (Myxomatose-, Fibromatoseviren bei Hasen, Eichhörnchen u. Kaninchen; s. Sanarelli-Myxom), **Suipoxvirus** (Schweinepockenviren), **Capripoxvirus** (Err. von Ziegen- u. Schafpocken, lumpy skin disease des Rindes); humanpathogene Vertreter finden sich in den Genera **Orthopoxvirus*** (Err. von Variola*, Alastrim u. Kuhpocken, Vacciniavirus* u. Affenpockenvirus*), **Parapoxvirus*** (v. a. Err. von Ecthyma* contagiosum u. Melkerknoten), **Molluscipoxvirus** (Molluscum-contagiosum-Virus) u. **Yatapoxvirus** (Yabapockenvirus, Tanapockenvirus).

pp: Abk. für **p**ost**p**randial.

p. p.: Abk. für **1.** **p**er **p**rimam (intentionem); s. Wundheilung; **2.** (gyn.) **p**ost **p**artum (nach der Geburt).

ppb: Abk. u. Einheitenzeichen für (engl.) **p**arts **p**er **b**illion; s. Parts per million.

PPD: Abk. für (engl.) **p**urified **p**rotein **d**erivative; s. Tuberkuline.

PPHN: Abk. für **p**ersistierende **p**ulmonale **H**ypertension des **N**eugeborenen; s. PFC-Syndrom.

PPL: Abk. für **P**lasma**p**rotein**l**ösung; s. Plasmaersatzstoffe.

ppm: Abk. u. Einheitenzeichen für (engl.) **P**arts* **p**er **m**illion.

PPS: Abk. für **P**ost**p**oliomyelitis-**S**yndrom; s. Poliomyelitis.

PPSB: Abk. für **P**rothrombin + **P**rokonvertin + **S**tuart-Prower-Faktor + antihämophiles Globulin **B**; therap. einsetzbarer Prothrombinkomplex*; wegen nicht völlig auszuschließender Übertragung von Infektionen (z. B. Hepatitis B) strenge Indikationsstellung (z. B. intrazerebrale Blutung i. R. einer Ther. mit oralen Antikoagulanzien); **cave:** Induktion einer Hyperkoagulabilität*; ggf. Komb. mit Heparin u./od. Antithrombin III.

P-pulmonale (Pulmo*) n**:** syn. P-dextroatriale, P-dextrocardiale; erhöhte u. spitz-positive

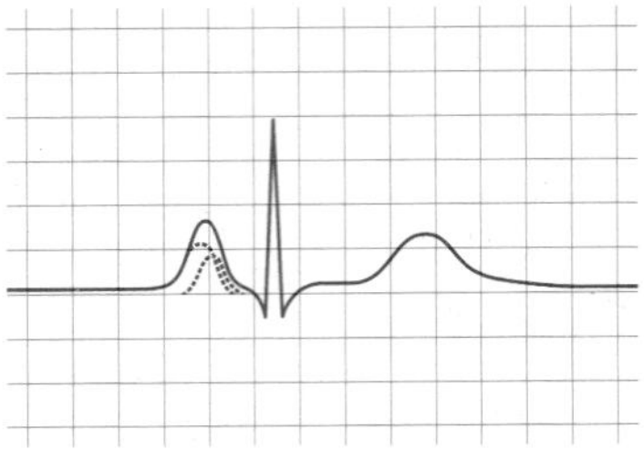

P-pulmonale:
erhöhte P-Welle (Ableitung II) als Zeichen größerer Aktivität des rechten Vorhofs; punktierte Linien: rechter (links) und linker Vorhof (rechts)

P-Welle im EKG (Extremitätenableitungen >0,25 mV, s. Abb.; Brustwandableitungen >0,12 mV); sehr spezif., wenig sensitives Zeichen einer Druck- od. Volumenbelastung des rechten Vorhofs z. B. bei Cor pulmonale, Trikuspidalinsuffizienz, angeb. Herzfehlern.

PP-Zellen (Zelle*)**:** (engl.) PP cells; Kurzbez. für **p**ankreatisches **P**olypeptid* bildende Zellen; s. Langerhans-Inseln.

PQ-Zeit: (engl.) PQ interval; AV-Überleitungszeit im EKG; setzt sich aus der Erregung der Vorhöfe (P-Welle) u. Erregungsleitung im AV-Knoten u. His-Bündel (PQ-Strecke) zusammen; normal 0,12–0,21 s; vgl. Elektrokardiographie.

Pr: chem. Symbol für Praseodym*.

Prader-Labhart-Willi-Syn|drom (Andrea P., Päd., Endokrinol., Zürich, geb. 1919; Alexis L., Int., Zürich, geb. 1916; Heinrich W., Päd., Zürich, 1900–1971) n**:** (engl.) Prader-Willi syndrome; ätiol. heterogenes Fehlbildungssyndrom; in 65 % minimale Deletion im proximalen Abschnitt des langen Arms eines väterlichen Chromosoms 15, in 30 % maternale Disomie; in 1 % Imprinting-Mutationen; **Häufigkeit:** 1:1000; **Sympt.:** geistige Behinderung, Adipositas, Minderwuchs, Diabetes mellitus, angeb. Muskelhypotonie mit verzögerter Entw. der stat. Funktionen, Akromikrie; meist auch Hypogenitalismus u. Maldescensus testis; vgl. Angelman-Syndrom.

Prä-: auch Prae-, engl. pre-; Wortteil mit der Bedeutung davor liegend, einen Vorzug (vor anderen) habend, vorzeitig; von lat. prae.

Prä|albumin (↑) n**:** (engl.) prealbumin; in der Elektrophorese* vor der Albuminfraktion wanderndes Protein; im Serum Transportprotein für Thyroxin, im Liquor cerebrospinalis durch Synthese in den Plexus choroidei in höherer Konz. nachweisbar; vgl. Liquordiagnostik.

Prä|arthrose (↑; Arthr-*; -osis*) f**:** (engl.) prearthrosis; Oberbegriff für Vorgänge, die im makro- od. mikrostrukturellen Bereich die Gewebeanteile des Gelenks beeinträchtigen u. damit der eigentl. Arthrose* vorausgehen; zu den präarthrot. Deformitäten gehören z. B. die Varus- u. Valgusstellung; Auslösung auch durch Blutungen, (Mikro-)Traumen, Fehlbelastung, Immobilisation, metabol. Störungen, Entz. od. genet. Faktoren.

Prä|beta|lipo|proteine (↑; Lip-*; Prot-*) n pl**:** (engl.) pre-beta-lipoproteins; Fraktion der Lipoproteine*, die in der Elektrophorese im Bereich der Alpha-2-Globuline wandert u. den VLDL* bei der Ultrazentrifugation entspricht. Vgl. Hyperlipoproteinämien, Hypolipoproteinämien.

Prä|bio|tikum (↑; Bio-*) n: (engl.) prebiotic; unverdaul. Bestandteil in Lebensmitteln (z. B. Oligofruktoside), der Vermehrung u./od. Stoffwechselaktivität der Mikroorganismen im Darm fördert u. die Zusammensetzung der Darmflora* verbessert; vgl. Probiotikum.

Prä|calciferole (↑) n pl: (engl.) precalciferols; Vorstufen der Calciferole*, die aus den Provitaminen durch Ultraviolettstrahlung entstehen.

praecox (lat.): vorzeitig, zu früh; s. Ejaculatio praecox, Pubertas praecox.

Prä|delir (↑; lat. delirus wahnsinnig, mit gestörtem Bewusstsein) n: (engl.) predelirium; Bez. für die Anfangsphase eines Delirs*, in der vegetative Sympt., innere Unruhe, Schlaflosigkeit, Angst, Konzentrationsstörungen u. Stimmungsveränderungen auftreten können u. evtl. Suizidgefahr besteht.

Prä|dia|betes (↑; Diabet-*) m: (engl.) prediabetes; s. Diabetes mellitus.

Prä|di|lektions|stelle (↑; lat. diligere, dilectus hochschätzen): (engl.) preferred spot; bevorzugte Stelle, Lokalisation.

Prä|di|lektions|syn|drom, kon|natales (↑; ↑) n: (engl.) connatal predilection syndrome; syn. konnatales Vorzugshaltungssyndrom, eigentl. Prädilektionshaltungssyndrom; Oberbegriff für durch intrauterine Zwangshaltung verursachte Verformungen an Kopf, Gesicht, Kiefern u. Füßen mit Lagebelastungen u. meist einseitigen Impressionen an Weichteilen u. Knochen, vielfach inf. hochgeschlagener Beine u. Fußimpressionen; sekundär mitbetroffen ist auch die Wirbelsäule (Skoliosen u. atypische Torsionen); mit der Kopfhaltung wird auch die Hirn- u. Gesichtsschädelbildung beeinflusst; bei rechtskonvexer Wirbelsäulentorsion linkskonkave Gesichtsskoliose mit Linksneigung u. Rechtsdrehung des Kopfes (u. umgekehrt). **Vork.:** in unterschiedl. ausgeprägter Form bei 15–20 % der Neugeborenen. In der Neonatalperiode sind die Prädilektionshaltungen reversibel u. durch entspr. Lagerung entgegen der Lieblingshaltung zu beeinflussen. **DD:** Hemihypertrophien des Gesichts, Proteus*-Syndrom, Hemiatrophia* faciei progressiva u. orofaziale Hemikranien, aber auch muskuläre Dysplasien wie der angeb. Torticollis.

Prä|dis|position (↑; lat. dispositio planmäßige Anordnung, Gliederung) f: (engl.) predisposition; Zustand, der eine Krankheit begünstigt.

Prä|ek|lampsie (↑; Eklampsie*) f: s. Gestose.

Prä|ex|zitations|syn|drom (↑; lat. excitare erregen, reizen) n: (engl.) preexcitation syndrome; syn. Antesystolie; Form der Herzrhythmusstörungen* durch vorzeitige Erregung der Herzkammern über i. d. R. kongenital angelegte akzessorische Leitungsbahnen zw. Vorhof u. Kammer, die den AV-Knoten umgehen; häufig charakterist. EKG-Veränderungen u. Neigung zu Tachykardien, z. T. inf. Reentry-Mechanismus; s. WPW-Syndrom, LGL-Syndrom.

prä|ganglionär (↑; Gangl-*): (engl.) preganglionic; Bez. für efferente (vegetative) Nervenfasern vor synaptischer Umschaltung in einem peripheren Ganglion*. Vgl. postganglionär.

Prägung: (engl.) imprinting, conditioning; Lernvorgang während lernsensibler Phasen, der Verhalten anhaltend (oft irreversibel) bestimmt; vgl. Lernen, Ethologie.

prä|hepatisch (Prä-*; Hepat-*): (engl.) prehepatic; im Pfortadersystem vor der Leber gelegen.

Prä|im|plantations|diagnostik (↑; lat. implantare pflanzen; Diagnostik*) f: (engl.) preimplantation genetic diagnosis; Abk. PID; syn. präimplantive genetische Diagnostik (Abk. PGD); Entnahme u. Untersuchung einer Zelle eines durch In*-vitro-Fertilisation entstandenen Embryos vor der Übertragung in die Gebärmutter; Ziel ist der Transfer von Embryonen ohne ererbte Gendefekte. Nach dem Embryonenschutzgesetz* ist die PID in der Bundesrepublik Deutschland verboten, solange alle Zellen des Embryos totipotent sind (bis zum 8-Zellstadium); eine Ausnahme für Paare, für deren Nachkommen ein hohes Risiko einer bekannten schwer wiegenden genet. Erkr. besteht, wird diskutiert. Vgl. Pränataldiagnostik. W. Str.

Prä|im|plantations|verlust (↑; lat. implantare pflanzen): (engl.) preimplantation loss; Bez. für den Untergang der befruchteten Eizelle bzw. der Frühstadien auf dem Weg zum Uterus od. das Unvermögen der Blastozyste, sich in die Uterusschleimhaut einzunisten; in der experimentellen Teratologie die Differenz der Corpora lutea zu den Implantationen in der Uterusschleimhaut; **Urs.:** mechan., hormonell, alimentär od. immun. bedingt.

Prä|in|farkt|syn|drom (↑; Infarkt*) n: (engl.) preinfarction syndrome; Bez. für Symptome, die vor einem Herzinfarkt* bei einem Teil der Pat. auftreten; **1.** zunehmend häufigere Angina-pectoris-Anfälle mit erhöhter Schmerzintensität u. Abnahme der Nitroglycerolansprechbarkeit; **2.** Verschlechterung der Dyspnoe u. Verminderung der Leistungsfähigkeit; **3.** nach vorangegangenem Infarkt erneut auftretende Stenokardien. Vgl. Angina pectoris.

Prä|kallikrein n: syn. Fletcher*-Faktor.

Prä|kanzerose (Prä-*; Cancer-*; -osis*) f: (engl.) precancerosis; klinisch-morphol. (z. B. Leukoplakie, proliferierende Mastopathie) bzw. durch histol. Kriterien (zelluläre u. epitheliale Atypie, epitheliale Dysplasie u. a.) definiertes potentielles Vorstadium eines Karzinoms* (s. ums. Abb.); nach der statist. Wahrscheinlichkeit, mit der eine P. in einen malignen Tumor übergeht, werden **fakultative** (niedrige Entartungsfrequenz, z. B. Colitis* ulcerosa) u. **obligate** P. (Veränderungen mit hohem Entartungsrisiko in rel. kurzem Zeitintervall, z. B. Polyposis* intestinalis) unterschieden. Vgl. Carcinoma in situ.

Prä|kapillare (↑; kapillar*) f: Bez. für Arteriola*.

prä|klinisch (↑; gr. κλίνη Lager, Bett): (engl.) preclinical; Bez. für ein Krankheitsgeschehen, das klinisch noch nicht manifest geworden ist.

Prä|koma (↑; gr. κῶμα tiefer Schlaf) n: (engl.) precoma; Stoffwechselentgleisung mit Bewusstseinsstörung, die in ein Koma* überzugehen droht; z. B. als diabet. P. mit Ketonkörpern in Atemluft u. Harn od. als hepat. P. mit motorischen Störungen u. psych. Veränderungen.

prä|kordial (↑; lat. cor Herz): (engl.) precordial; in der Gegend vor dem Herzen.

Prä|kordial|angst (↑; ↑): (engl.) precordial pressure; Angstgefühl, das in der Herzgegend verspürt wird; vgl. Herzneurose.

Prä|kordial|schmerz (↑; ↑): (engl.) precordialgia; s. Angina pectoris, Präkordialsyndrom, chondrokostales.

Prä|kordial|syn|drom, chondro|kostales (↑; ↑) n: (engl.) costochondral precordial syndrome; extrakardial bedingte, meist linksseitige Tho-

P

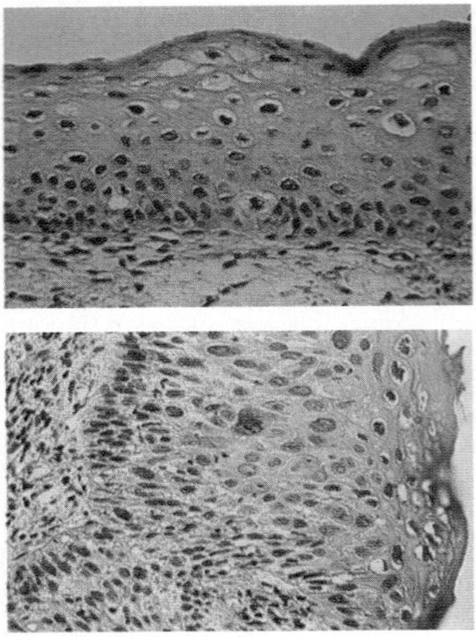

Präkanzerose:
leichte (oben) und schwere Dysplasie der Portio (unten) [65]

raxschmerzen, verursacht durch eine Überlastung der Rippenknorpel II-IV in Zus. mit gleichförmigen Bewegungsabläufen; **DD:** Angina* pectoris, Tietze*-Syndrom.

Prä|leuk|ämie (↑; Leuk-*; -ämie*) f: (engl.) preleukemia; Bez. für das Vorstadium einer (akuten) Leukämie*, in dem die Diagn. nicht mit Sicherheit gestellt, sondern die Entw. nur vermutet werden kann; Dauer: Mon. bis einige Jahre; **Sympt.:** Leukopenie, Anämie bzw. Thrombopenie ohne erkennbare Ursache bei aplastischem, hyperplastischem od. normalem Knochenmark; Leukämiezellen sind nicht nachweisbar; Erythrozytenenzymdefekte, zytogenet. Veränderungen (Aneuploidie) u. morphol. Abweichungen (Ringsideroblasten, Pseudo-Pelger-Formen, sog. Mikrokaryozyten) können jedoch beobachtet werden. Vgl. Syndrom, myelodysplastisches.

Prä|luxation (↑; Luxation*) f: (engl.) predislocation; Vorstadium einer Luxation (z. B. bei Hüftgelenkluxation).

prae|maturus (↑; lat. maturus reif): vorzeitig, vor der Reife.

Prä|medikation (↑; lat. medicare Heilmittel zubereiten) f: (engl.) premedication; medikamentöse Vorbereitung einer Narkose* am Vorabend sowie am Operationstag; **Zweck:** Anästhetikabedarf während der Narkose senken u. Ängste durch psych. Dämpfung des Pat. vermindern, Speichel- u. Bronchialsekretion hemmen sowie Analgesie; verwendete **Substanzen** (häufig in Komb.): v. a. Tranquilizer, Hypnotika u. Sedativa (Benzodiazepinderivate), Analgetika (Opioide), Anticholinergika, Histamin-H_2-Rezeptorenblocker, Neuroleptika; Auswahl u. Dosierung richten sich nach dem AZ des Pat. (s. Narkoserisiko) u. der Art des op. Eingriffs.

Prä|men|arche (↑; gr. μήν Monat; ἀρχή Anfang, Beginn) f: (engl.) premenarche; Bez. für den Entwicklungsabschnitt der Pubertät* vor der Menarche* beim Mädchen, charakterisiert durch die Wirkung ovarialer Östrogene mit Auftreten sek. Geschlechtsmerkmale.

Prä|meno|pause (↑; ↑; gr. παῦσις Ende) f: (engl.) premenopause; Abschnitt des Klimakteriums* vor der Menopause* mit unregelmäßiger Menstruation.

Prä|menstruum (↑; lat. menstruus monatlich wiederkehrend) n: (engl.) premenstruum; 17.–28. Tag des Menstruationszyklus*.

Prä|molaren (↑; lat. molaris Mühlstein) m pl: (engl.) premolars; Kurzbez. für Dentes premolares; Backenzähne; die nur im bleibenden Gebiss vorkommenden, zw. Eck- u. Mahlzähnen liegenden acht vorderen Zähne mit zwei Höckern (Bikuspidaten); mit Ausnahme des oberen ersten P. (zweiwurzelig) einwurzelig.

prä|monitorisch (↑; lat. monitor Mahner, Warner): (engl.) premonitory; warnend, vorhergehend, ankündigend.

prä|mortal (↑; lat. mortalis tödlich): (engl.) premortal; vor dem Tod.

prä|natal (↑; lat. natalis die Geburt betreffend): (engl.) prenatal; vor der Geburt.

Prä|natal|dia|gnostik (↑; ↑) f: (engl.) prenatal diagnostics, prenatal screening; Untersuchung des ungeborenen Kindes; **Meth.** u. **Ind.: 1.** Ultraschalldiagnostik*: Routineverfahren, nach den Mutterschaftsrichtlinien* mind. dreimal während jeder Schwangerschaft, gestattet neben deren Nachw. die Plazentalokalisation*, Bestimmung der Kindsgröße u. -form, Nachw. von Mehrlingen sowie Beurteilung einzelner Organe (Fehlbildungen), Doppler-Sonographie zur Herz- u. Gefäßuntersuchung; **2.** Fruchtwasserdiagnostik mittels Amniozentese* (Amnioskopie kaum noch gebräuchlich): ab15. SSW, Frühamniozentese ab 12.–14. SSW bei Vorliegen eines familiären genet. Defekts bzw. Krankheit, früherer Geburt eines Kindes mit Chromosomenanomalien od. schweren angeb. Stoffwechselanomalien, bei mütterl. Alter >35 Jahre bzw. väterl. Alter >50 Jahre (erhöhtes Risiko von Chromosomenaberrationen*, Tab.). In der Spätschwangerschaft zum Ausschluss eines Morbus* haemolyticus fetalis, bei Verdacht auf Plazentainsuffizienz* od. Kohlenhydratstoffwechselstörung; **3.** Chorionbiopsie*: Ind. entsprechen denen der Amniozentese in der Frühschwangerschaft; ab 10. SSW; **4.** Chordozentese*; **5.** Embryo- bzw. Fetoskopie* evt. mit Biopsie; **6.** Serumanalysen (z. B. Bestimmung von Alphafetoprotein*, Hormonen); **7.** Kardiotokographie* mit u. ohne Belastung; **8.** pränatale Lungenreifediagnostik*; **9.** Mikroblutuntersuchung* des Fetus während der Geburt. Vgl. Präimplantationsdiagnostik, Pränataltherapie.

Prä|natal|in|fektion (↑; ↑; Infekt-*) f: (engl.) prenatal infection; intrauterine Inf. der Frucht mit Viren, Bakterien bzw. Protozoen; **Infektionswege:** aszendierend (meist nach Blasensprung), hämatogen (über die Plazenta) od. deszendierend (aus den Eileitern); die Manifestation (prä- od. postnatal, u. U. sich erst in der Kindheit manifestierende Spätfolgen) u. die Art der Fruchtschädigung (Embryopathie, Fetopathie, angeborene Fehlbildungen) wird in der Frühschwangerschaft v. a. durch den Infektionstermin, ab der Fetogenese auch von der Erregerart bestimmt. Die wichtigsten P. sind unter dem Begriff TORCH*-Komplex zusammengefasst. Vgl. Perinatalinfektion, IgM-Latextest.

Prä|natal|peri|ode (↑; ↑) f: (engl.) prenatal period; **1.** i. w. S. die gesamte vorgeburtliche Entwicklung von der Befruchtung bis zur Geburt; s. a. Blastogenese, Embryogenese, Fetogenese; **2.** i. e. S. der vorgeburtliche Teil der Perinatalperiode*.

Prä|natal|therapie (↑; ↑) f: (engl.) prenatal therapy; syn. intrauterine Therapie; Behandlung des ungeborenen Kindes; z. B. medikamentös über die Mutter bei adrenogenitalem Syndrom*, fetaler Tachyarrhythmie, unzureichender Lungenreife (s. Lungenreifeförderung, medikamentöse) od. Bluttransfusion mittels Chordozentese bei Rhesusinkompatibilität; bei ausreichendem Reifegrad des Fetus sollte die Entbindung erfolgen u. postnatal behandelt werden. W. Str.

Prä|natal|toxiko|logie (↑; ↑; Tox-*; -log*) f: (engl.) prenatal toxicology; Bereich der Reproduktionstoxikologie*, in dem exogen ausgelöste pränatale Entwicklungsstörungen durch chem. od. physik. Noxen untersucht werden.

Prä|neo|plasie (↑; Neo-*; -plasie*) f: syn. Präkanzerose*.

Prä|ödem (↑; Ödem*) n: (engl.) preedema; pathol. Flüssigkeitsansammlung im Gewebe vor Manifestation eines Ödems*; erstes klin. Zeichen des P. ist eine deutl. Gewichtszunahme, häufig leichte Schwellung der Augenlider (Gesicht wirkt verquollen), die Haut wird pastös-teigig u. zittert beim Beklopfen.

Prä|oxy|genierung (↑; Ox-*) f: (engl.) preoxygenation; Maßnahme vor Einleitung einer Narkose*, bei der der Pat. für 3–5 Min. über eine Atemmaske reinen Sauerstoff atmet, um einer Hypoxie* während der Intubation* vorzubeugen.

Prä|parate, radio|aktive (lat. praeparare zubereiten) n pl: (engl.) radioactive preparations; **1.** umschlossene r. P.: radioaktive Stoffe, die ständig von einer dichten, inaktiven, aber strahlendurchlässigen Umhüllung von der Umgebung abgeschlossen sind, wodurch Austritt des radioaktiven Stoffs selbst verhindert wird; Anw. der von umschlossenen r. P. emittierten ionisierenden Strahlung in Strahlentherapie u. Technik (Materialprüfung) sowie als Prüf- od. Kalibrierstrahler in Strahlenschutz u. nuklearmedizinischer Messtechnik; **2.** offene r. P.: alle nicht umschlossenen radioaktiven Stoffe in Form von Lösungen, Gasen od. auch in festem Zustand; Verw. u. a. in der Nuklearmedizin (Radiopharmaka*, Tracer*).

Prä|parier|mikro|skop (↑; Mikr-*; Skop-*) n: (engl.) dissecting microscope; binokulares Mikroskop* mit 2,5–40facher Vergrößerung für die stereoskop. Beobachtung großer Sehfelder bei weitem Arbeitsabstand.

prä|partal (Prä-*; Partus*): (engl.) prepartal; korrekt: präpartual; vor der Entbindung.

Prä|patenz (↑; lat. patere sichtbar sein) f: (engl.) prepatency; syn. Präpatentperiode (sprachl. nicht korrekt); Zeitraum zw. der Inf. des Endwirts mit Entwicklungsstadien von Helminthes* (Wurmeier od. Wurmlarven) u. der Nachweisbarkeit ihrer Vermehrungsprodukte: Eier, selten Larven in Stuhl, Urin, Sputum; Mikrofilarien* in Blut od. Haut.

Prä|pro|calci|tonin n: (engl.) preprocalcitonin; Präprohormon (MG ca. 16 000) von Calcitonin* u. Vorstufe von Procalcitonin*.

prä|puberal (Prä-*; lat. pubes erwachsen, geschlechtsreif): (engl.) prepubertal; vor der Pubertät*.

Prä|pubertät (↑; lat. pubertas Geschlechtsreife) f: (engl.) prepuberty; Zeitraum vor dem Auftreten der ersten sekundären Geschlechtsmerkmale; vgl. Pubertät.

Prä|pubertäts|fett|sucht (↑; ↑): s. Pubertätsfettsucht.

prä|senil (↑; lat. senilis greisenhaft): (engl.) presenile; vor dem Senium*.

Prä|sentations|zeit (lat. praesentare gegenwärtig machen, zeigen): (engl.) presentation time; Zeit, die ein Reiz mind. andauern muss, bevor ihm eine Reaktion folgt; vgl. Chronaxie.

Prä|servativ (Prä-*; lat. servare unversehrt erhalten, behüten) n: (engl.) condom; syn. Kondom; mechan. Mittel zur Kontrazeption* aus dünnem Kautschuk (Latex) od. Kunststoff; **Formen: 1.** für Männer: wird zum Geschlechtsverkehr über den Penis gestreift (oft mit Gleitmitteln od. Spermiziden* versehen); **2.** für Frauen: wird mit innerem Ring am Gebärmutterhals, mit äußerem Ring außerhalb der Vagina befestigt. Ein zusätzlicher Vorteil gegenüber anderen Kontrazeptiva besteht im Schutz gegen die Übertragung von Geschlechtskrankheiten*, insbes. auch von HIV-Erkrankung. Die Zuverlässigkeit bei Verw. von Markenpräservativen vor Erreichen des Verfalldatums u. bei korrekter Handhabung ist rel. hoch (Pearl-Index: um 3). Bei Latexallergie kann ein Kontaktekzem entstehen.

Prä|spermatiden (↑; Sperm-*; -id*) f pl: (engl.) prespermatids; auch Präspermien, Präspermiden; Bez. für unausgereifte Spermien*; vgl. Spermatogenese.

Prä|stase (↑; -stase*) f: (engl.) prestasis; der Stasis* vorhergehende Phase; sehr langsame Strömung des Bluts; vgl. Sludge-Phänomen.

praeter|naturalis (lat. praeter gegen, wider, un-; naturalis natürlich): unnatürlich; z. B. Anus* praeternaturalis.

Prä|toxikose (↑; Toxikose*) f: (engl.) pretoxicosis; Vorstadium der Säuglingstoxikose*.

Prä|valenz (lat. praevalere Übergewicht, Vorrang haben) f: (engl.) prevalence; Anzahl der Erkrankungsfälle einer best. Erkrankung bzw. Häufigkeit eines best. Merkmals zu einem best. Zeitpunkt (Punktprävalenz) od. innerh. einer best. Zeitperiode (Periodenprävalenz); epidemiol. Maß zur Charakterisierung des Krankheitsgeschehens in einer best. Population; **Prävalenzrate:** Anzahl der Erkrankten bzw. Häufigkeit des Merkmals im Verhältnis zur Anzahl der untersuchten Personen. Vgl. Inzidenz.

Prä|vention (lat. praevenire zuvorkommen) f: (engl.) prevention; vorbeugende Maßnahme, bes. in der Gesundheitspflege, Maßnahme der Präventivmedizin*; **Formen: 1.** primäre P.: Ausschaltung von als gesundheitsschädigend geltenden Faktoren (s. Risikofaktoren); **2.** sekundäre P.: Sicherstellung frühestmöglicher Diagn. u. Ther. von Erkrankungen durch Vorsorgeuntersuchungen (vgl. Früherkennungsuntersuchungen); **3.** tertiäre P.: Begrenzung bzw. Ausgleich von Krankheitsfolgen. Vgl. Rehabilitation.

Prä|ventiv|behandlung (↑): (engl.) preventive care; **1.** vorbeugende Behandlung: Prophylaxe*; **2.** Durchführung von allg. gesundheitsfördernden Maßnahmen (z. B. Wirbelsäulenbehandlung, Autogenes Training), durch die das Herausbilden einer manifesten Symptomatik verhindert werden soll.

Prä|ventiv|medizin (↑) f: (engl.) preventive medicine; Vorsorgemedizin; Teilgebiet der Medi-

P

zin, das sich mit der Verhütung von Krankheiten durch vorbeugende Maßnahmen (s. Prävention) u. der Krankheitsfrüherkennung befasst. Vgl. Vorsorgeuntersuchungen, Früherkennungsuntersuchungen, Kinderfrüherkennungsuntersuchungen, Krebsfrüherkennungsuntersuchungen.

Prä|ventiv|studie (↑) f: syn. Interventionsstudie*.

prae|vius (lat. vorausgehend): voraus (im Weg) liegend; z. B. Placenta praevia.

Prä|zession (lat. praecedere, praecessus vorangehen, überholen) f: (engl.) precession; (epidemiol.) Verschiebung der Erstinfektion in das Säuglings- u. Kleinkindesalter; Beschleunigung der Durchseuchung; vgl. Retrozession.

Prä|zipitat (lat. praecipitare hinabstürzen) n: (engl.) precipitate; **1.** Niederschlag; **2.** (ophth.) pathol. Beimengungen des Augenkammerwassers (Monozyten, Lymphozyten, Leukozyten), die bei seitl. Beleuchtung als Niederschlag an der Hinterfläche der unteren Hornhautanteile erkennbar sind; Vork. z. B. bei Iritis, Keratitis; **3.** (pharmaz.) Hydrargyrum* praecipitatum album.

Prä|zipitation (↑) f: (engl.) precipitation; Bildung eines Präzipitats, Ausfällung von Molekülen aus Lösungen, Niederschlagsbildung, Sedimentation; vgl. Agglutination.

Prä|zipitations|re|aktion (↑) f: (engl.) precipitation reaction; **1.** Fällungsreaktion insbes. biol. Moleküle durch Komplexbildung meist unter Wasserverdrängung (z. B. Aussalzen von Proteinen); **2.** Bildung u. Ausfällung unlösl. Immunkomplexe* i. R. einer Antigen*-Antikörper-Reaktion, in Lösungen als Niederschlag, in Gelen als weißl. Präzipitationslinie; am stärksten im Bereich eines best. Mengenverhältnisses zw. Antigen u. Antikörper (sog. Äquivalenzzone), bei Antikörperüberschuss abgeschwächt, bei Antigenüberschuss wegen Bildung lösl. Immunkomplexe vermindert (s. Abb.); Prinzip wichtiger im-

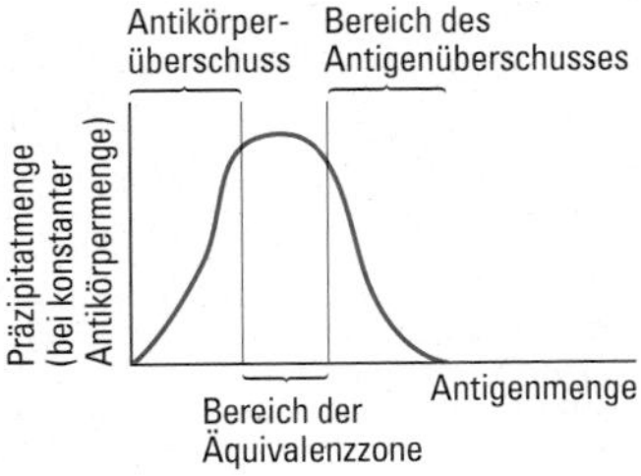

Präzipitationsreaktion:
Prototyp einer Präzipitationskurve (sog. Heidelberger-Kurve)

mun. Untersuchungsmethoden (Immundiffusion, Ringtest) zur Messung von Antigen- od. Antikörperkonzentrationen. Vgl. Dean-Webb-Titration, Ramon-Titration, Präzipitine.

Prä|zipitine (↑) n pl: (engl.) precipitins; Antikörper, die i. R. einer Präzipitationsreaktion* mit Antigenen als unlösl. Immunkomplexe ausfallen (präzipitieren); **Verw.: 1.** in der mikrobiol. Diagn., z. B. bei der Streptokokkendiagnostik (Serotypisierung) nach Lancefield, Meningokokkendiagnostik im Liquor, Thermopräzipitation* bei Milzbrand, zur Präzipitation mit versch. Virusarten od. Extrakten aus Protozoen, Fungi u. Würmern. **2.** zur Unterscheidung menschl. u. tierischen Bluts in der Gerichtsmedizin (s. Uhlenhuth-Verfahren), z. B. i. R. einer Lebensmittelkontrolle; vgl. Dean-Webb-Titration, Ramon-Titration, Ringtest.

Prajmalium|bi|tartrat (INN) n: membranstabilisierendes Antiarrhythmikum (mit verbesserter Resorption gegenüber Ajmalin); s. Antiarrhythmika.

Pralidoxim|iodid n: s. PAM.

Pramipexol (INN) n: Benzylthiazolderivat; selektiver Dopamin-D2-Agonist (vgl. Dopaminrezeptoren); **Ind.:** idiopath. Parkinson-Syndrom (im fortgeschrittenen Stadium in Komb. mit Levodopa); **UAW:** Übelkeit, Obstipation, Somnolenz, (v. a. visuelle) Halluzinationen, Ödeme.

Pramlintide n: synthet. Analogon von Amylin*; verzögert die Magenentleerung u. hemmt in der Leber die durch Glucagon stimulierte Glykogenolyse; therap. Anw. als orales Antidiabetikum. M. Sch.

prandial (lat. prandium Mahlzeit): Essen od. Mahlzeit betreffend.

Praseodym n: (engl.) praseodymium; Symbol Pr, OZ 59, rel. Atommasse 140,91; zur Gruppe der Lanthanoide* gehörendes chem. Element.

Prasteron (INN) n: natürl. vorkommendes Steroid mit schwacher Androgenwirkung; s. Anabolika.

Pratt-Test (Gerald H. P., Chir., New York, geb. 1903): Venenfunktionsprüfung; mittels zweier elast. Binden u. eines Stauschlauchs werden jeweils ca. 5 cm breite Venengebiete vom Oberschenkel bis zum Fuß gestaut; bei Füllung der Venen zw. den Binden sind die entspr. Venae* perforantes insuffizient. Vgl. Mahorner-Ochsner-Test, Perthes-Test.

Prausnitz-Küstner-Re|aktion (Carl W. P., Bakteriol., Immun., Breslau, 1876–1963) f: (engl.) Prausnitz-Küstner test; nicht mehr gebräuchliche Methode zum Nachw. zirkulierender IgE-Antikörper durch Auslösung einer lokalen allerg. Gewebereaktion (Urtikaria, Erythem) in der Haut eines nicht sensibilisierten Probanden nach i. c. Injektion von Serum eines Pat. mit einer Allergie* vom Soforttyp (Typ I) u. 24 Std. später erfolgender Injektion des spezif. Allergens am gleichen Ort.

Prava|statin (INN) n: HMG-CoA-Reduktasehemmer; s. Lipidsenker.

Pra|zepam (INN) n: Benzodiazepinderivat mit langer Halbwertzeit; **Verw.:** als Tranquilizer*; vgl. Benzodiazepinderivate.

Prazi|quantel (INN) n: Wurmmittel* bei Befall mit Trematodes od. Cestodes sowie Lungen- u. Leberegel.

Prazosin (INN) n: Alpharezeptorenblocker* mit selektiver Blockade von Alpha-1-Rezeptoren (dadurch art. u. venöse Gefäßerweiterung); **Verw.:** v. a. als Antihypertensivum, bei peripheren Angiopathien (z. B. Raynaud*-Syndrom).

PRCA: Abk. für (engl.) **P**ure* **r**ed **c**ell **a**plasia.

Pre|cuneus (Prä-*; lat. cuneus Keil) m: Vorkeil; vor dem Keil (Cuneus) liegendes Teil der Gehirnoberfläche.

Precursor|substanzen (engl. precursor Vorläufer; Substantia*) f pl: (engl.) precursor substances; s. ABNull-Blutgruppen.

Predni|carbat (INN) n: nichthalogeniertes Glukokortikoid zur top. Anw. bei Dermatosen; s. Glukokortikoide.

Predni|solon (INN) n: synthet. nichthalogeniertes Glukokortikoid (dehydriertes Cortisol) mit ähnl. Wirkung wie Prednison*.

Predni|son (INN) n: dehydriertes Cortison mit 4- bis 5fach höherer glukokortikoider Aktivität u. geringer mineralkortikoider Wirkung; s. Glukokortikoide.

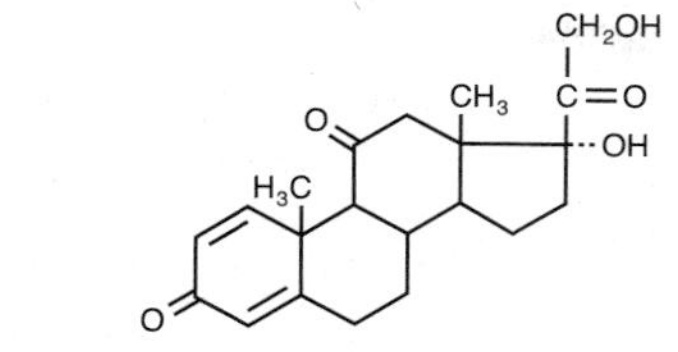

Prednison

Predny|liden (INN) n: synthet. nichthalogeniertes Glukokortikoid; s. Glukokortikoide.

Pregnandiol n: 3α,20α-Dihydroxy-5β-pregnan; durch Reduktion entstandener Metabolit (Hauptausscheidungsprodukt) von Progesteron*; biol. weitgehend inaktiv.

Pregnenolon n: 3β-Hydroxy-5-pregnen-20-on; Zwischenprodukt (C21-Steroid) in der Biosynthese von Progesteron* aus Cholesterol* u. in der Biosynthese der Androgene* in der Nebennierenrinde; entsteht durch Kürzung der Cholesterolseitenkette um sechs C-Atome (Abk. SSC für engl. side chain cleavage reaction). Vgl. Steroidhormone.

Prehn-Zeichen (D. T. P., zeitgen. amerikan. Arzt): (engl.) Prehn's sign; der Unterscheidung zw. Hodentorsion* u. Epididymitis* dienender Untersuchungsbefund beim Anheben des Skrotums: Abnahme des Schmerzes bei Epididymitis (P.-Z. positiv), Zunahme bei Hodentorsion (P.-Z. negativ).

Prellung: s. Kontusion.

Preload (engl. Vorbelastung, Vordehnung): Vorlast*.

Pre|putium clitoridis, penis (lat.) n: (engl.) prepuce; Vorhaut von Klitoris bzw. Penis.

Presby|akusis (gr. πρέσβυς alt; ἄκουσις das Hören) f: Altersschwerhörigkeit*.

Presby|kardie (↑; Kard-*) f: Altersherz*.

Presby|opie (↑; Op-*) f: (engl.) presbyopia; Alterssichtigkeit; Erschwerung des Nahsehens durch Elastizitätsverlust (Sklerosierung) der Linse u. nachlassender Fähigkeit zur Akkommodation*. Der Nahpunkt rückt mit zunehmendem Alter immer mehr in die Ferne; eine latente Hyperopie kann durch P. manifest werden. **Ther.:** Sammelgläser.

Press|druck|versuch: syn. Valsalva*-Versuch.

Press|luft|erkrankung: (engl.) vibration trauma induced disease; Erkrankung durch niederfrequente (8–50 Hz) Erschütterungen bei der Arbeit insbes. mit Druckluftwerkzeugen; **Klin.:** Arthrose des Ellenbogen-, Hand- u. Akromioklavikulargelenks, evtl. Lunatummalazie* u. Pseudarthrose des Os naviculare der Hand; BK Nr. 2103.

Presso|re|zeptoren (lat. pressus Druck; Rezeptoren*) m pl: (engl.) pressoreceptors; Barorezeptoren, Blutdruckzügler, Depressoren; in der Wand der Aorta u. im Karotissinus lokalisierte Dehnungsrezeptoren; eine Blutdruckerhöhung führt zur Dehnung der Gefäßwände u. zur Aktivierung der P., deren Afferenzen über den N. vagus vermittelt Vasodilatation, Erniedrigung der Herzfrequenz (u. des Herzminutenvolumens) u. damit ein Absinken des Blutdrucks bewirken; bei pathol. Reaktionen der P. kann es z. B. zum Karotissinus*-Syndrom kommen. Vgl. Blutdruckregelung.

Press|wehen: (engl.) pushing; Wehen* unter reflektorischer Mitwirkung der Bauchpresse vom Beginn der Pressperiode an; dienen zur Überwindung des Widerstands der äußeren Weichteile.

Prevotella melanino|genica f: syn. Bacteroides* melaninogenicus.

PRH: Abk. für (engl.) **P**rolactin **r**eleasing **h**ormone (syn. Prolaktoliberin); vermutl. mit TRH* identisches hypothalamisches Peptid, das zus. mit PIH* die Ausschüttung von Prolaktin* aus dem Hypophysenvorderlappen reguliert; vgl. Releasing-Hormone.

Priapismus (nach Priapos, dem Sohn der Aphrodite u. des Dionysos) m: (engl.) priapism; schmerzhafte Dauererektion des Penis ohne sexuelle Erregung; anhaltende Blutfüllung der Corpora cavernosa, die unbehandelt zu Fibrose u. erektiler Impotenz führt; **Urs.:** idiopathisch, lymphatische Leukämie, Sichelzellenanämie, Psychopharmaka, Schwellkörper-Autoinjektionstherapie u. a.; **Ther.:** medikamentös durch intrakavernöse Inj. von Alphasympathomimetika, op. innerhalb von 24 Std. durch Gefäßanastomose der V. saphena mit dem Corpus cavernosum.

Price-Jones-Kurve (Cecil P.-J., Pathol., London, 1863–1943): (engl.) Price-Jones curve; graph. Darstellung der Größenverteilung der Erythrozytendurchmesser nach Messung im gefärbten Blutausstrich; vgl. Blutbild.

Prick-Test (engl. prick Stich) m: internationales Standardverfahren i. R. der Diagn. der Allergie* vom Typ I; Eindrücken eines stumpfen Impfstempels od. Einstechen einer Testlanzette in die Epidermis ohne Blutung nach Aufbringen eines Tropfens allergenhaltiger Lösung, meist auf der Innenseite des Unterarms; Beurteilung nach 15–20 Min. im Vergleich zu einer Positiv- (0,1%ige Histaminlösung) u. Negativkontrolle (Glycerol-Kochsalzlösung). Vgl. Hauttestung.

Pridie-Bohrung: (engl.) Pridie's method; s. Arthrose.

Pridinol (INN) n: Antiparkinsonmittel, zentrales Muskelrelaxans mit anticholinerger Wirkung; s. Parasympatholytika.

Prießnitz-Umschlag (Vinzenz P., Landwirt, Gräfenberg, 1799–1851): (engl.) Prießnitz compress; **1.** feucht-kalter (15–20 °C) wärmestauender Brustwickel v. a. zur bronchialen Sekretlösung; **2.** heißer (40–45 °C) Leibwickel, der insbes. bei abdominalen Beschwerden krampflösend u. schmerzlindernd wirkt; vgl. Wickel.

Prilo|cain (INN) n: Lokalanästhetikum vom Amidtyp; **Verw.:** s. Lokalanästhetika.

primär (lat. primarius einer der ersten): (engl.) primary; erst, anfänglich, ursprünglich.

Primär|af|fekt (↑; lat. affectus Zustand, Neigung) m: (engl.) primary lesion; Abk. PA; Primärläsion, erste lokale Manifestation einer Inf. an der Eintrittsstelle, i. e. S. bei Syphilis*.

Primär|ef|floreszenz (↑; Effloreszenzen*) f: (engl.) primary efflorescence; s. Effloreszenzen.

Primär|follikel (↑; Follicul-*) m: (engl.) primary follicle; s. Follikelreifung.

P

Primär|harn (↑)**:** (engl.) glomerular ultrafiltrate; der in den Glomeruli der Nieren aus dem Blutplasma filtrierte, noch nicht konzentrierte Harn, der in seiner Zusammensetzung weitgehend eiweißfreiem Blutplasma entspricht; enthält aber auch Polypeptide, niedermolekulare Proteine (Molekulargewicht <20 000) u. Spuren von Albumin, die während der Tubuluspassage durch Bürstensaumenzyme hydrolysiert u. als Aminosäuren resorbiert werden; vgl. Nephron, Glomerulusfiltrat.

Primär|heilung (↑)**:** (engl.) primary healing; s. Wundheilung.

Primär|kom|plex (↑; lat. complexus Umfang, Verknüpfung) m**:** (engl.) primary complex; Komplex aus Primäraffekt* u. befallenen regionären Lymphknoten i. R. einer Infektion; i. e. S. bei Syphilis* u. postprimärer Tuberkulose*.

Primär|medaillon (↑) n**:** (engl.) herald patch; s. Pityriasis rosea.

Primär|naht (↑)**:** (engl.) primary suture; s. Wundversorgung.

Primär|re|aktion (↑) f**:** primäre Immunantwort*, primäre Antigen*-Antikörper-Reaktion.

Primär|stoff|wechsel: (engl.) primary metabolism; Bez. für grundlegende Stoffwechselprozesse, die in allen lebenden Zellen prinzipiell gleich ablaufen; notwendig zum Erhalt u. Überleben der Zelle; zum P. gehören Wachstumsprozesse, Energieproduktion u. der ständige Umsatz von Zellbestandteilen. Vgl. Sekundärstoffwechsel, Stoffwechsel.

Primär|strahlung (↑)**:** (engl.) primary radiation; die gesamte, aus einem Strahler* austretende Strahlung*. Vgl. Streuung.

Primär|struktur (↑; lat. structura Zusammenfügung, Aufbau) f**:** (engl.) primary structure; Bez. für die Aminosäurensequenz von Peptiden* u. Proteinen*.

Primär|tuberkulose (↑; Tuberkel*; -osis*) f**:** (engl.) primary tuberculosis; s. Tuberkulose.

Primär|tumor (↑; Tumor*) m**:** (engl.) primary tumor; der zuerst entstandene Tumor; vgl. Metastase.

Prima|quin (INN) n**:** Chinolinderivat; **Verw.:** zur Rezidivprophylaxe bei Infektionen mit Plasmodium ovale u. Plasmodium vivax u. zur Beseitigung der Gametozyten von Plasmodium falciparum; vgl. Malaria.

Primel|dermatitis (Derm-*; -itis*) f**:** (engl.) primrose dermatitis; allergisches Kontaktekzem* durch Hautkontakt mit Pflanzenteilen der Becherprimel (Primula obconica) u. anderer Primelarten; Hauptallergen ist das Benzochinon Primin.

Primel|wurzel: Primulae* radix.

Primer (engl. Zündvorrichtung)**:** natürliches od. synthetisiertes, der DNA- od. RNA-Matrize komplementäres Oligonukleotid, an dem Polymerase(n) die Synthese des Polynukleotidstranges starten; vgl. Polymerase-Kettenreaktion.

Primidon (INN) n**:** Antiepileptikum.

Primitiv|re|aktion (lat. primitivus der erste in seiner Art) f**:** (engl.) primitive reaction; Bez. (Kretschmer) für übertriebene affektive (entwicklungsgeschichtl. frühe) Reaktion wie z. B. plötzl. Wutanfälle.

prim|ordial (lat. primordium Uranfang, Ursprung)**:** ursprünglich, von Anfang an.

Prim|ordial|follikel (↑; Follicul-*) m pl**:** s. Follikelreifung.

Primulae radix f**:** Primelwurzel; Wurzel u. Wurzelstock von Primula veris bzw. elatior mit Triterpensaponinen; **Verw.:** Expektorans; **NW:** evtl. Magenbeschwerden, Übelkeit.

PRIND: Abk. für **p**rolongiertes **r**eversibles **i**schämisches **n**eurologisches **D**efizit; Stadium IIb der zerebralen Durchblutungsstörung* mit neurol. Ausfällen bis zu 7 Tagen.

Pringle-Bourneville-Syn|drom (John J. P., Dermat., London, 1855–1922; Désiré-Magloire B., frz. Neurol., 1840–1909) n**:** s. Sklerose, tuberöse.

Pringle-Manöver n**:** op. Verf. zur Unterbrechung der Blutzufuhr der Leber durch Abklemmen der Gefäße im Lig. hepatoduodenale bei Leberruptur* od. Leberresektion*.

Prinzmetal-Angina (M. P., zeitgen. amerikan. Arzt; Angina*) f**:** (engl.) Prinzmetal's angina; syn. vasospastische Angina, Variantangina; seltene Form der Angina* pectoris, die anfallartig überwiegend in körperl. Ruhe u. ohne Provokation auftritt; im EKG sind typischerweise ausgeprägte konvexbogige od. plateauförmige ST-Hebungen (DD: Herzinfarkt!) nachweisbar, die nach kurzer Zeit verschwinden; **Urs.:** vermutl. Spasmus der Muskulatur einer Koronararterie mit einer umschriebenen exzentrischen Stenose; Auftreten auch bei normalen Herzkranzgefäßen möglich. Vgl. Präinfarktsyndrom.

Prionen: (engl.) prions; Kurzbez. aus (engl.) proteinaceous infectious particles; infektiöse, fehlgefaltete Formen eines zellulären, hochkonservierten Proteins, die im Ggs. zu Viren u. Viroiden nach heutigem Kenntnisstand keine Nukleinsäure enthalten; sie sind vom Wirtsgenom codiert (PrP-Gen; auf dem kurzen Arm von Chromosom 20); das normale zelluläre Genprodukt PrP^{C} (C Abk. für engl. cellular) geht durch Konformationsänderung (evtl. durch Chaperone* beschleunigt) in die infektiöse Form PrP^{Sc} (Sc Abk. für engl. scrapie) über u. akkumuliert im ZNS als stab- od. fibrillenförmige Partikel (sog. Scrapie-associated fibrils) bei Tieren u. Menschen (s. Prionkrankheiten), weil es (ähnlich wie Alzheimer-Degenerationsfibrillen) nicht mehr abgebaut werden kann, sich in unlöslicher Form im Gehirn u. in den Nervensträngen ablagert. **Besondere Eigenschaften:** kein Hinweis auf Antikörper od. Immunantwort des Wirts; die ungewöhnliche Resistenz gegenüber Chemikalien, Nukleasen, Hitze (Kochen), UV- u. Röntgenstrahlung führt zu iatrogener Übertragbarkeit (z. B. bei Hornhaut- u. Dura-mater-Transplantation) u. zu Inf. nach Verzehr prionenhaltigen spezifizierten Risikomaterials.

Prion|krankheiten (↑)**:** (engl.) prion diseases; syn. transmissible spongiforme Enzephalopathien; durch Prionen* verursachte Gruppe sporadischer, erbl. od. übertragbarer Erkr. des ZNS, die durch schwammige (spongiforme) Degeneration des Gehirns (ausgedehnter Nervenzellverlust, Wucherung der Neuroglia*) bei Fehlen klass. Entzündungszeichen, spezif. Mutationen des PrP-Gens (s. Prionen) bei fam. Vorkommen, lange Latenzzeit (meist mehrere Jahre) u. langsam progredienten, immer tödl. Verlauf gekennzeichnet sind. **Vork.:** im Tierreich bei Schaf u. Ziege (Scrapie*), Rind (BSE*), Katze (FSE) u. anderen Säugetieren; beim Menschen als Creutzfeldt*-Jakob-Krankheit, Kuru*, Gerstmann*-Sträussler-Scheinker-Syndrom u. tödliche familiäre Schlaflosigkeit*. Die Überwindung von Artenbarrieren durch P. ist innerhalb des Tierreichs selten zu beobachten (z. B. zw. Schaf u. Rind). Die Übertragbarkeit von Tieren auf den

Prionkrankheiten beim Menschen

Krankheit	Übertragbarkeit	Mutationen des PrP-Gens an Codon
Kuru	durch Kannibalismus; experimentell auf Primaten	
Creutzfeldt-Jakob-Krankheit	iatrogen durch Dura- u. Cornea-transplantation, Wachstumshormon u. Gonadotropin aus Leichenhypophysen, neurochir. Eingriff; höchstwahrscheinlich durch Verzehr von Hirn u. Rückenmark BSE-kranker Tiere; experimentell auf Primaten u. a. Säuger	178, 200 (180, 232)
Gerstmann-Sträussler-Scheinker-Syndrom	experimentell auf Primaten	102, 105, 117, 198, 217
tödliche familiäre Schlaflosigkeit	experimentell auf Versuchstiere	178

Menschen ist höchstwahrscheinl. der Hintergrund der neuen Variante der Creutzfeldt-Jakob-Krankheit.

Prisma (gr. πρῖσμα das Zersägte, Prisma) n: (engl.) prism; dreikantiges Glasstück mit planen, in geneigtem Winkel zueinander stehenden Ebenen, in dem einfallendes weißes Licht* durch Dispersion* in Spektralfarben zerlegt wird; z. B. Maddox-Prisma, Nicol-Prisma. Vgl. Spektrum, Spektralanalyse.

Prismen|brille (↑): (engl.) prism glasses; Brille* zur Korrektur von Doppelbildern bei Heterophorie* (v. a. Hyper- bzw. Hypophorie) u. geringgradigem Strabismus*.

Prismen|di|optrie (↑; gr. διόπτρα optisches Instrument zur Höhen- u. Winkelmessung) f: nicht mehr gebräuchl. Maßeinheit der Ablenkung eines Lichtstrahls durch Prismenglas; ersetzt durch das Verhältnis von Ablenkung (cm) zu Distanz (m); 1 P. entspricht 1 cm/m. Vgl. Brillengläser, Dioptrie.

PRIST: Abk. für (engl.) **p**aper **r**adio **i**mmuno **s**orbent **t**est; Verfahren zur Bestimmung der Gesamt-IgE-Konzentration im Serum; im Ggs. zum Radio*-Allergo-Sorbent-Test befinden sich auf dem Papier statt des spez. Antigens Anti-IgE-Antikörper, die das vorhandene IgE binden.

Privat|anti|gene (Antigen*) n pl: s. Antigene, familiäre.

Pro-: Wortteil mit der Bedeutung vor(stehend), vorn, stellvertretend, vorzeitig; von lat. pro bzw. gr. πρό.

Pro|akzelerin (↑; lat. accelerare beschleunigen) n: (engl.) proaccelerin; syn. Plasma-Akzelerator-Globulin, labiler Faktor; Faktor V der Blutgerinnung*; wird durch Thrombin* zu Faktor Va (Akzelerin*) aktiviert u. ist als Bestandteil des Prothrombinaktivators* an der Umwandlung von Prothrombin zu Thrombin beteiligt. Vgl. Hypoproakzelerinämie.

pro|babilistisch (lat. probabilis wahrscheinlich): (engl.) probabilistic; (statist.) Bez. für Theorien od. Modelle, für deren Realitätsgehalt nicht Beweise, sondern Wahrscheinlichkeitsangaben stehen.

Proband (lat. probandus einer, der untersucht werden muss) m: Bez. für eine gesunde od in Bezug auf das zu testende Präparat od. Verf. nicht einschlägig kranke Versuchsperson; z. B. bei der Arzneimittelprüfung*.

Probanden|schutz (↑): s. Arzneimittelgesetz.

probatorisch (lat. probare untersuchen, prüfen): (engl.) probatory; probeweise; z. B. Verfahren mit dem Ziel, eine nicht gesicherte Diagn. zu klären.

Probe|ex|zision (Exzision*) f: (engl.) excision biopsy; Abk. PE; op. Gewebeentnahme für diagn. Zwecke als Form der Biopsie*.

Probe|laparo|tomie (gr. λαπάρα Weiche, Flanke; -tom*) f: (engl.) exploratory laparotomy; syn. Explorativlaparotomie; Eröffnung der Bauchhöhle zu diagn. Zwecken (Sicherung der Diagn., Klärung unklarer Befunde, z. B. der Operabilität eines bösartigen Prozesses); vgl. Laparoskopie.

Probe|necid (INN) n: Urikosurikum; pharmak. Adjuvans bei Penicillin u. PAS; **UAW:** gastrointestinale Störungen, allerg. Reaktion (selten); s. Urikosurika.

Probe|punktion (Punktion*) f: (engl.) exploratory puncture; diagn. Punktion* von physiol. (Körperhöhlen, Hohlorgane) od. pathol. Körperhohlräumen (v. a. Abszesse) zur Entnahme von Flüssigkeiten u. (zytol. od. mikrobiol.) Untersuchung des Punktats; z. B. Douglas*-Punktion.

Pro|biotikum (↑; Bio-*) n: (engl.) probiotic; Bez. für oral aufgenommene lebende Mikroorganismen mit gesundheitsfördernder Wirkung (Regulierung der Darmflora*); vgl. Präbiotikum.

Problem|löse|training n: (engl.) problem solving training; didakt. stark strukturiertes, kognitives Therapieverfahren zur Steigerung der allg. Problemlösefähigkeit; enthält Schritte zur Identifikation u. Def. des Problems, Def. des Ziels, Brainstorming zum Sammeln von Lösungsvorschlägen ohne vorzeitige Bewertung mit Diskussion, Auswahl u. Planung zur konkreten Umsetzung mit Monitoring u. ggf. Verstärkung; **Anw.** in der Verhaltens- u. Familientherapie, zur Rückfallprophylaxe bei Schizophrenie, bei psychosomat. Erkrankung. J. Marg.

Pro|bucol (INN) n: Dithioetherderivat mit antioxidativen Eigenschaften; senkt LDL u. HDL; **Verw.:** als Lipidsenker*; **Kontraind.:** schwere Leber-, Gallen- u. Herzerkrankungen, Schwangerschaft u. Stillzeit.

Proc.: Abk. für Processus.

Pro|cain (INN) n: Lokalanästhetikum vom Estertyp; **Verw.:** zur Lokalanästhesie*; Verbindungen von P. mit anderen Pharmaka (z. B. Penicillin) sind schwer lösl. u. haben Depotwirkung. Vgl. Lokalanästhetika.

Pro|cain|amid (INN) n: membranstabilisierendes Antiarrhythmikum mit chinidinähnl. Wirkung; s. Antiarrhythmika. Aufgrund häufiger u. schwerer UAW (u. a. medikamenteninduzierter Lupus erythematodes) u. der kurzen Wirkungsdauer nur in Ausnahmefällen indiziert.

Pro|calci|tonin n: Abk. PCT; Prohormon des Calcitonins* aus 116 Aminosäuren (MG 13 000); Bestimmung mittels Immunassay zur Früherkennung schwerer systemischer Inf. durch Bakterien, Pilze u. Protozoen (PCT-Anstieg), zur Verlaufskontrolle sowie als prognost. Marker bei Sepsis, systemischen Inflammationssyndrom u. Multiorgan-Dysfunktionssyndrom; kein Anstieg bei nichtinfektiösen chron. Entz., viralen Infektionen u. Autoimmunerkrankungen; **Referenzbereich:** <0,5 µg/l. M. Mes.

Pro|carbazin (INN) n: Zytostatikum (Alkylans); **Verw.:** zur Kombinationschemotherapie bei Lymphogranulomatose, Retikulo- u. Lymphosarkom u. a.; vgl. Alkylanzien.

Pro|carb|oxy|peptidasen f pl: s. Carboxypeptidasen.

Pro|caterol (INN) n: Beta-2-Sympathomimetikum; **Verw.:** Bronchospasmolytikum.

Processus (lat. processus Fortgang, Wachstum) m (pl Processus): Fortsatz.

Processus ac|cessorius vertebrae lumbalis (†) m: rudimentärer Fortsatz an der Wurzel des Proc. costalis der Lendenwirbel.

Processus alveolaris maxillae (†) m: der die Zahnfächer tragende Alveolarfortsatz des Oberkiefers.

Processus anterior mallei (†) m: vorderer dünner Fortsatz des Hammers.

Processus articularis inferior, superior (†) m: unterer bzw. oberer Gelenkfortsatz am Wirbelbogen zur Artikulation mit den Gelenkfortsätzen der Nachbarwirbel.

Processus caudatus lobi caudati hepatis (†) m: Parenchymverbindung zw. Lobus caudatus u. Lobus dexter der Leber.

Processus ciliares (†) m pl: 70–80 radiär gestellte gefäßreiche Falten, welche die Corona ciliaris des Ziliarkörpers aufbauen.

Processus clinoideus anterior, medius, posterior (†) m: Knochenzacken des Keilbeins beiderseits der Hypophysengrube bzw. an deren Vorder- u. Rückwand.

Processus cochleari|formis (†) m: löffelförmiger Knochenfortsatz am Ende des Semicanalis m. tensoris tympani in der Paukenhöhle.

Processus condylaris mandibulae (†) m: Gelenkfortsatz des Unterkiefers.

Processus coracoideus (†) m: Rabenschnabelfortsatz des Schulterblatts.

Processus coronoideus mandibulae (†) m: Kronen-(Muskel-)Fortsatz des Unterkiefers.

Processus coronoideus ulnae (†) m: Kronenfortsatz der Elle.

Processus costalis (†) m: syn. Proc. costiformis vertebrae lumbalis; Querfortsatz der Lendenwirbel; entspricht rudimentärer Rippe.

Processus ethmoidalis (†) m: s. Concha nasalis.

Processus falci|formis (†) m: sichelförmige Fortsetzung des Lig. sacrotuberale auf die Innenseite des Sitzbeinasts.

Processus frontalis maxillae (†) m: Stirnfortsatz des Oberkiefers.

Processus intra|jugularis (†) m: Knochensporn an der Incisura jugularis des Hinterhauptbeins u. an der Pars petrosa des Schläfenbeins; Unterteilung des Foramen jugulare.

Processus jugularis (†) m: Vorsprung an der Pars lateralis des Hinterhauptbeins seitl. des Foramen jugulare.

Processus lacrimalis (†) m: s. Concha nasalis.

Processus lateralis mallei (†) m: kurzer lateraler Fortsatz am Ende des Hammerstiels.

Processus lateralis tali (†) m: lateraler Fortsatz des Sprungbeins.

Processus lateralis tuberis calcanei (†) m: lateraler Vorsprung am Tuber des Fersenbeins.

Processus lenticularis incudis (†) m: linsenförmiges Ende des langen Ambossschenkels; gelenkig mit dem Steigbügel verbunden.

Processus mammillaris (†) m: Höcker am oberen Gelenkfortsatz der Lendenwirbel.

Processus mastoideus (†) m: Warzenfortsatz des Schläfenbeins, hinter dem äußeren Gehörgang.

Processus maxillaris (†) m: s. Concha nasalis.

Processus medialis tuberis calcanei (†) m: medialer Vorsprung am Tuber des Fersenbeins.

Processus muscularis cartilaginis arytenoideae (†) m: dem Muskelansatz dienender lateraler Fortsatz des Aryknorpels.

Processus orbitalis ossis palatini (†) m: an der Augenhöhle angrenzender Fortsatz des Gaumenbeins.

Processus palatinus maxillae (†) m: Gaumenfortsatz des Oberkiefers; bildet den größten Teil des harten Gaumens.

Processus papillaris lobi caudati hepatis (†) m: nach kaudal vorragender Teil des Lobus caudatus der Leber.

Processus para|mastoideus (†) m: inkonstanter Fortsatz neben dem Proc. jugularis des Hinterhauptbeins.

Processus posterior, sphenoidalis (†) m: Fortsatz des Nasenscheidewandknorpels; kann bis zum Keilbein reichen.

Processus posterior tali (†) m: breiter Höcker am hinteren Rand der Talusrolle.

Processus pterygoideus ossis sphenoidalis (†) m: Flügelfortsatz des Keilbeins mit Laminae lat. u. med.

Processus pterygo|spinosus (†) m: Vorsprung an der hinteren Kante der Lamina lat. des Proc. pterygoideus.

Processus pyramidalis ossis palatini (†) m: Fortsatz unten an der hinteren Kante der Lamina perpendicularis des Gaumenbeins.

Processus sphenoidalis ossis palatini (†) m: Fortsatz oben an der hinteren Kante der Lamina perpendicularis des Gaumenbeins.

Processus spinosus vertebrae (†) m: Dornfortsatz der Wirbel.

Processus styloideus ossis meta|carpi tertii (†) m: Fortsatz an der Basis des 3. Mittelhandknochens.

Processus styloideus ossis temporalis (†) m: Griffelfortsatz des Schläfenbeins.

Processus styloideus radii (†) m: Griffelfortsatz am distalen Ende der Speiche.

Processus supra|condylaris (↑) m: selten vorhandener Knochensporn oberh. des Epicondylus med. des Oberarmknochens.

Processus temporalis ossis zygomatici (↑) m: Fortsatz des Jochbeins, der mit dem Proc. zygomaticus des Schläfenbeins den Jochbogen bildet.

Processus trans|versus vertebrae (↑) m: Querfortsatz der Wirbel.

Processus uncinatus ossis ethmoidalis (↑) m: hakenförmiger Fortsatz des Siebbeins; verschließt z. T. den Hiatus semilunaris.

Processus uncinatus pan|creatis (↑) m: hakenförmiger Fortsatz des Pankreaskopfs.

Processus vaginalis ossis sphenoidalis (↑) m: Fortsatz an der Wurzel der Lamina med. des Proc. pterygoideus des Keilbeins.

Processus vaginalis peri|tonei (↑) m: entwicklungsgeschichtl. Ausstülpung des Bauchfells durch den Leistenkanal; schnürt sich durch Verödung später von der Bauchhöhle ab u. bildet beim männl. Geschlecht Epi- u. Periorchium; bei Offenbleiben resultiert ein angeb. indirekter Leistenbruch; vgl. Hernie.

Processus vocalis cartilaginis arytenoideae (↑) m: vorderer Fortsatz des Aryknorpels für den Ansatz des Stimmbands.

Processus xiphoideus (↑) m: Schwertfortsatz des Brustbeins.

Processus zygomaticus maxillae (↑) m: Jochfortsatz des Oberkiefers.

Processus zygomaticus ossis frontalis (↑) m: Jochfortsatz der Pars orbitalis des Stirnbeins.

Processus zygomaticus ossis temporalis (↑) m: Jochfortsatz des Schläfenbeins; bildet mit dem Proc. temporalis des Jochbeins den Jochbogen.

Proct|algia fugax (Prokt-*; -algie*) f: starke, anfallartige Schmerzen im Rektum, die einige Min. bis zu einer halben Std. andauern; **Urs.:** unbekannt, evtl. Spasmus des M. levator ani. Die Schmerzen werden ca. 5–10 cm oberh. des Analkanals angegeben. **Ther.:** heiße Sitzbäder, Spasmolytika, Nitrate.

Pro|cyclidin (INN) n: Antiparkinsonmittel (mit anticholinerger Wirkung); s. Parasympatholytika.

pro die (lat.): täglich, pro Tag.

Prodigiosin n: alkohollöslicher, roter Lipidfarbstoff, gebildet von Bakt. der Gattung Serratia*; s. a. Pigmentbildner.

Prodigiosus|bakterien (lat. prodigiosus seltsam, unnatürlich, unheilvoll; Bakt-*) f pl: s. Serratia.

Pro|drom (gr. πρόδρομος Vorläufer) n: (engl.) prodrome; Prodromalerscheinung; Vorzeichen, Frühsymptom.

Pro|dromal|stadium (↑) n: (engl.) prodromal period; Vorläuferstadium.

Pro|drug (engl.): Arzneistoff, der als Vorstufe bzw. Derivat appliziert u. im Organismus meist enzymat. zur Wirkform umgewandelt (aktiviert) wird.

Pro|duktiv|sym|ptomatik (lat. producere hervorbringen; Symptom*) f: syn. Plussymptomatik*.

Pro|elastase (↑; Elastase*) f: inaktive Vorstufe der Elastase*.

Pro|endothelin n: s. Endotheline.

Pro|en|zyme (Pro-*; Enzyme*) n pl: (engl.) proenzymes; syn. Zymogene; inaktive Vorstufen von Enzymen* (meist Proteasen*), die durch limitierte Proteolyse (sog. Processing) aktiviert werden, z. B. Chymotrypsinogen, Pepsinogen, Proelastase, Prothrombin u. Plasminogen; durch P. u. die Anwesenheit von Inhibitoren wird Autolyse am Ort der Entstehung od. Speicherung verhindert.

Pro|erythro|blasten (↑; Erythr-*; Blast-*) m pl: (engl.) proerythroblasts; Vorstufen der Erythrozyten*; s. Erythroblasten, Erythropoese.

Pro|erythro|zyten (↑; ↑; Zyt-*) m pl: s. Retikulozyten.

pro|fundus (lat.): tief, tiefliegend.

pro|fus (lat. profundere, profusus hervorströmen lassen, aufbieten): reichlich, sehr stark.

Pro|genie (Pro-*; gr. γένειον Kinn) f: (engl.) mandibular protrusion; Prognathie* des Unterkiefers, verbunden mit Mesialbiss* (Angle-Klasse III); meist erbl. Disposition.

Pro|geria adultorum (↑; gr. γεραιός alt) f: s. Werner-Syndrom.

Pro|geria infantilis (↑; ↑) f: syn. Hutchinson*-Gilford-Syndrom.

Pro|gerie (↑; ↑) f: (engl.) progeria; vorzeitige Vergreisung.

Pro|geroid (↑; ↑; -id*) n: vorgealterter (bis greisenhafter) Aspekt eines Kindes ohne Vorliegen des Hutchinson*-Gilford-Syndroms; z. B. bei Cockayne-Syndrom, Geroderma osteodysplastica, Hallermann-Streiff-Syndrom, neonatalem Progeriesyndrom.

Pro|gesteron (INN) n: (engl.) progesterone; syn. Luteohormon, Corpus-luteum-Hormon, Pregnen-3,20-dion; physiol. Gelbkörperhormon;

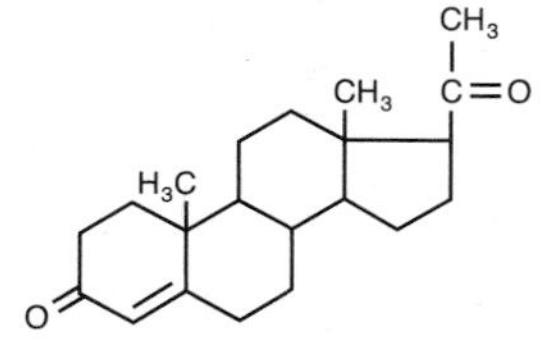

Progesteron

wichtigstes der natürl. Gestagene*; **Biosynthese** aus Cholesterol über Pregnenolon v. a. in Corpus* luteum, Plazenta u. Nebennierenrinde (auch beim Mann); nach Umsetzung zu 17α-Hydroxyprogesteron Vorläufer der Androgene u. Nebennierenrindenhormone (s. Glukokortikoide, Mineralokortikoide); biol. Halbwertzeit ca. 20 Min.; **Abbau** durch Biotransformation in Leber u. Niere zu hydroxylierten Pregnanen; Pregnandiol (wichtigster Metabolit) wird renal als Glukuronid ausgeschieden. **Biolog. Wirkungen:** antagonistisch zu Östrogenen* u. Aldosteron, funktionell antagonistisch zu Cortisol, katabole Wirkung; zus. mit Östrogenen reguliert P. den Menstruationszyklus*; P. wirkt thermogenetisch (Erhöhung der Körpertemperatur um ca. 0,6 °C; s. Basaltemperatur), fördert die Proliferation der Uterusschleimhaut, Implantation u. Weiterentwicklung der Zygote; in der Schwangerschaft verhindert es die Reifung weiterer Follikel u. stimuliert die Enwicklung der Milchdrüsen; mangelhafte Bildung von P. führt zum Abort*. Beim Mann fördert P. die Motilität u. Akrosomenreaktion von Spermatozoen.

Pro|gesteron|test m: s. Gestagentest.

Pro|glottiden (gr. προγλωσσίς Zungenspitze) m pl: (engl.) proglottides; Bandwurmglieder; vgl. Cestodes.

P

Pro|glumid (INN) n: Inhibitor des Gastrins*.

Pro|gnathie (Pro-*; gr. γνάθος Kiefer) f: (engl.) prognathism; anomal weiter Abstand zwischen Ober- u. Unterkiefer; i. e. S. maxilläre P., verbunden mit Distalbiss* (Angle-Klasse II/1), verursacht z. B. durch Daumenlutschen; vgl. Progenie.

Pro|gnose (gr. πρόγνωσις Vorherwissen) f: (engl.) prognosis; Vorhersage; Voraussicht auf den Krankheitsverlauf, Heilungsaussicht; die P. kann gut (bona), schlecht (mala), sehr schlecht (pessima), verzweifelt (infausta), zweifelhaft (dubia), ungewiss (incerta) sein; man spricht von prognosis quoad vitam, valetudinem, restitutionem (Aussicht in Bezug auf Leben, Gesundung, Wiederherstellung).

pro|gredient (lat. progredi, progressus voranschreiten): fortschreitend, progressiv.

Pro|gression (↑) f: Fortschreiten.

Progressive stroke (engl. fortschreitender Schlag): Abk. PS; Stadium III der zerebralen Durchblutungsstörung*.

Pro|guanil (INN) n: Biguanidderivat, das die Nukleinsäuresynthese der Malariaerreger hemmt; wirksam gegen Plasmodium falciparum (präerythrozytär u. intrahepatisch) u. Plasmodium vivax (nur unmittelbar nach Erstinfektion); **Verw.:** zur Malariaprophylaxe* u. Therapie der Malaria in Komb. mit Chloroquin; **UAW:** gastrointestinale Störungen, selten Haarausfall, Hautreaktionen, Thrombo- u. Neutropenie.

Pro|hormone (Pro-*; Horm-*) n pl: (engl.) prohormones; inaktive Vorstufen der Peptid- u. Proteohormone (s. Hormone), die aus Präprohormonen durch limitierte Proteolyse mittels Endo- od. Exopeptidasen entstehen (z. B. Präproinsulin; s. Insulin); durch kovalente Konversion (z. B. Phosphorylierung, Disulfidbrücken) u./od. Glykosilierung entstehen biol. aktive Hormone. Vgl. Angiotensine, Proenzyme, Proopiomelanocortin.

Pro|insulin (↑) n: s. Insulin.

Pro|jektion (lat. proicere hinauswerfen, voransetzen) f: (engl.) projection; Verlagerung; **1.** (neurophysiol.) Fortleitung eines Nervenimpulses; s. Projektionsbahnen; **2.** (physiol.) Lokalisation einer Wahrnehmung; s. Sensibilität; **3.** (psychol.) Abwehrmechanismus*, durch den unangenehme od. verbotene eigene Wünsche u. Gefühle in andere Personen verlagert werden; innerseelisches Erleben wird als zwischenmenschliche Interaktion wahrgenommen; Vork. bei Psychosen u. Borderline-Syndrom.

Pro|jektions|bahnen (↑): (engl.) projection tracts; alle die Großhirnrinde mit subkortikalen Zentren in Hirnstamm (kurze P.) u. Rückenmark (lange P.) verbindenden, auf- u. absteigenden Nervenfasern (Projektionsfasern); bilden die Corona radiata der Capsula* interna.

Pro|karyont (Pro-*; Karyo-*) m: (engl.) prokaryote; Organismus, in dem das genetische Material* der Zelle in Form eines Pronukleus organisiert ist; dieser ist nicht durch eine Kernmembran* vom Zytoplasma* getrennt. Zu den P. gehören alle Bakterien, Blaualgen u. Mykoplasmen. Vgl. Eukaryont.

Pro|kinetika (Pro-*; Kinesis*) n: (engl.) prokinetics; auch Peristaltikanreger; pharmak. Substanzen mit förderndem Einfluss auf die (orthograde) Motilität des Magen-Darm-Trakts; z. B. Domperidon, Metoclopramid. Vgl. Antiemetika.
M. Rad.

Pro|kollagen (↑) n: s. Kollagen.

Pro|konvertin n: (engl.) proconvertin, serum prothrombin conversion accelerator (Abk. SPCA); syn. stabiler Faktor, Prothrombinogen; Faktor VII der Blutgerinnung*, der Vitamin-K-abhängig in der Leber gebildet wird; aktiviertes P. bewirkt im extrinsischen System die Umwandlung des Faktors X in Xa u. damit die Bildung des Prothrombinaktivators*. Vgl. Hypoprokonvertinämie.

Prokt-: auch Proct-; Wortteil mit der Bedeutung After, Steiß; von gr. πρωκτός.

Prokt|algie (↑; -algie*) f: (engl.) proctalgia; Schmerzen im Anus bzw. Rektum; vgl. Kokzygodynie, Proctalgia fugax.

Proktitis (↑; -itis*) f: (engl.) proctitis; Mastdarmentzündung; meist Folge bzw. Sympt. anderer Erkr., z. B. Enteritis regionalis Crohn, Kolitis, Colitis ulcerosa, Gonorrhö, Abszess; **Symptome:** dumpfer Druck od. Schmerzen im Anal- od. Rektumbereich, Stuhldrang od. Tenesmen, seröse, eitrige bzw. blutig-eitrige Sekretion; **Sonderformen:** Kryptitis* u. Papillitis*.

Prokto|deal|drüsen (↑; gr. ὁδός Weg, Bahn): (engl.) proctodeal glands; (beim Menschen) ektodermale Epithelgänge, die aus der Afterbucht (Proctodeum) hervorgegangen sein können u. blind zw. dem inneren u. äußeren Schließmuskel enden; Entz. der P. evtl. Ursache einer Analfistel*.

Prokto|kol|ek|tomie (↑; Kol-*; Ektomie*) f: s. Koloproktektomie.

Prokto|logie (↑; -log*) f: (engl.) proctology; Lehre von den Mastdarmkrankheiten; vgl. Symptomenkomplex, analer.

Prokto|plastik (↑; -plastik*) f: syn. Anoplastik*.

Prokto|rekto|sigmoido|skopie (↑; Rect-*; sigmoideus*; -skopie*) f: (engl.) proctorectosigmoidoscopy; endoskop. Untersuchung des Analkanals, Rektums u. Colon sigmoideum mit einem meist flexiblen Endoskop; **Ind.:** unklare Blutungen aus unteren Dickdarmabschnitten, Verdacht auf Darmpolypen u. -tumoren. Vgl. Endoskopie.

Prokto|skopie (↑; -skopie*) f: (engl.) proctoscopy; Inspektion des Analkanals u. des unteren Abschnitts des Rektums unter Verw. eines Proktoskops (vorn abgeschrägtes u. offenes od. geschlossenes u. seitl. gefenstertes röhrenförmiges Darmspekulum von 8–15 cm Länge mit Handgriff) od. eines starren od. flexiblen Spezialendoskops (Rektosigmoidoskop), evtl. (in Erweiterung) als Rektoskopie* bzw. Proktorektosigmoidoskopie*; **Ind.:** dd Abklärung proktologischer Erkrankungen; s. Symptomenkomplex, analer.

Prokto|spasmus (↑; Spas-*) m: (engl.) proctospasm; schmerzhafter Krampf des Afterschließmuskels, häufig nach der Defäkation; Vork. z. B. bei Analfissur*.

Prokto|zele (↑; -kele*) f: syn. Rektozele*.

Pro|laktin (Pro-*; Lact-*) n: (engl.) prolactin; syn. laktotropes Hormon (Abk. LTH), Laktotropin; einkettiges Gonadotropin (198 Aminosäurereste, 3 Disulfidbrücken; MG 22 500); höhermolekulare Formen (sog. big prolactin bzw. big big prolactin) in der Hypophyse u. im Serum mit noch unbekannter physiol. Bedeutung; **Biosynthese** unter Kontrolle der Releasing*-Hormone PRH u. PIH in den azidophilen Zellen des Hypophysenvorderlappens; verstärkte Bildung in Schwangerschaft u. Stillzeit; die Ausschüttung von P. wird durch TRH, mechan. Brustwarzenreizung (Saugreiz), Stress, op. Eingriff u. Hunger gefördert. **Biol. Wirkungen:** über die Adenylatcyclase* der Zielzellen fördert P. Wachstum (z. B. der Brustdrüse) u. Stoffwechsel, beeinflusst Osmoregulation, Pigmentbildung u. Elternverhalten; post partum unterdrückt P. das Wiedereinsetzen des Menstruationszyklus u. setzt (zus. mit Cortisol) die Milchproduktion (s. Laktation) in Gang. Vgl. Hyperprolaktinämie, Prolaktinom.

Pro|laktin|hemmer (↑; ↑): (engl.) prolactin inhibitors; Dopaminagonisten, die durch ihre stimulierende Wirkung auf hypophysäre Dopaminrezeptoren* Laktation u. Galaktorrhö hemmen; Ergotalkaloide: Bromocriptin, Lisurid, Metergolin, Cabergolin, Quinagolid; **Ind.:** prolaktinbedingte Fertilitätsstörung, prämenstruelles Syndrom, Mastitis u. Abstillen, Mikroprolaktinom, Akromegalie, Parkinson-Syndrom; **UAW:** initial Übelkeit, Schwindel, gelegentl. psychomotor. Störungen.

Pro|laktinom (↑; ↑; -om*) n: (engl.) prolactinoma; seltenes Makro- od. Mikroadenom (∅ <1 cm) des Hypophysenvorderlappens mit autonomer Sekretion von Prolaktin*; **Sympt.:** Amenorrhö, Galaktorrhö, Libido- u. Potenzstörungen; bei lokaler Raumforderung evtl. Hypophysenvorderlappen*-Insuffizienz, Sehstörungen (Druck im Bereich des Chiasma opticum) u. Kopfschmerz; **Diagn.:** Computer- od. Kernspintomographie der Sella turcica, Prolaktinbestimmung im Serum (>200 µg/l beweisend); ggf. Überprüfung anderer endokriner Funktionen des Hypophysenvorderlappens, z. B. mit TRH-Test; **Ther.:** Prolaktinhemmer*, op. Entfernen (transsphenoidal bzw. -frontal), Strahlentherapie. Vgl. Hyperprolaktinämie.

Pro|lakto|liberin n: s. PRH.

Pro|lakto|statin n: s. PIH.

Prolamine n pl: (engl.) prolamins; Gruppe von Getreideproteinen mit hohem Gehalt an Prolin* (bis 15 %) u. Glutaminsäure* (30–45 %), arm an essentiellen Aminosäuren* (als Nahrungsmittel daher von minderem Wert); Bestandteil des Glutens*. P. lösen sich im Ggs. zu vielen anderen Proteinen in 50–70%igem Ethanol. Zu den P. gehören Gliadin (Weizen, Roggen), Hordein (Gerste), Zein (Mais); P. fehlen in Reis u. Hafer.

Prolaps (lat. pro vor, vorn; lapsus Ausgleiten, Fallen, Fehler) m: Vorfall; Hervortreten von Geweben od. Organen.

Pro|lapsus ani (↑; ↑) m: s. Analprolaps.

Pro|lapsus iridis (↑; ↑) m: s. Irisprolaps.

Pro|lapsus recti (↑; ↑) m: s. Rektumprolaps.

Pro|lapsus uteri et vaginae (↑; ↑) m: Vorfall (von Teilen) der Genitalorgane aus der Vulva; stärkerer Grad eines Descensus* uteri et vaginae; **Formen: 1.** Partialprolaps: nur ein Teil des Uterus (z. B. nur die Portio) bzw. des Uterus u. der Scheide liegt außerh. der Vulva (vgl. Scheidenvorfall). **2.** Totalprolaps: Das ganze Scheidenrohr ist umgestülpt u. liegt vor der Vulva. Gelegentlich bildet sich ein Dekubitalgeschwür, aus dem es erheblich bluten kann. **Ther.:** vaginale Hysterektomie mit hohem Peritonealverschluss u. Scheidenstumpffixation sowie Scheidenplastik; bei Inoperabilität Pessarbehandlung*, evt. Kolpokleisis*.

Prolidase f: Imidodipeptidase; Exopeptidase (s. Proteasen), die spezif. Dipeptide mit Prolin* od. Hydroxyprolin* als C-terminaler Aminosäure spaltet; Vork. in den Mukosazellen des Dünndarms; vgl. Prolinase, Iminodipeptidurie.

Proli|feration (lat. proles Nachkomme; ferre bringen) f: Wucherung; vgl. Entzündung.

Proli|ferations|phase (↑; ↑) f: (engl.) proliferative stage; erste Phase des Menstruationszyklus* mit Proliferation der Uterusschleimhaut u. gleichzeitiger Reifung des Follikels im Ovar.

Prolin n: (engl.) proline; Abk. Pro, P; Pyrrolidin-2-carbonsäure; einzige proteinogene Aminosäure mit sek. Aminogruppe; glukoplastisch; als nicht helixbildende Aminosäure bes. Bedeutung bei der Ausbildung der Tertiärstuktur der Peptide*; **Biosynthese** aus Glutaminsäure* od. aus exogen zugeführtem Ornithin*; **Vork.** bes. in Kollagen* (zus. mit Hydroxyprolin*). Vgl. Aminosäuren.

Prolinase f: Iminodipeptidase; Exopeptidase (s. Proteasen), die spezif. Dipeptide mit Prolin* u. Hydroxyprolin* als N-terminaler Aminosäure (Pro-X) spaltet; Vork. in den Mukosazellen des Dünndarms; vgl. Prolidase.

Pro|mazin (INN) n: Phenothiazinderivat mit schwacher antipsychot. Wirkung sowie antiemetischen u. sedierenden Eigenschaften; **Ind.:** Unruhe, Angst- u. Erregungszustände, Schlafstörungen, prä- u. postop. Sedierung, kindl. Neuropathie, Erbrechen, Pruritus; vgl. Phenothiazinderivate.

Pro|mega|karyo|zyt (Pro-*; Mega-*; Karyo-*; Zyt-*) m: (engl.) promegakaryocyte; basophiler Megakaryozyt; vgl. Thrombozytopoese.

Pro|megalo|blasten (↑; ↑; Blast-*) m pl: (engl.) promegaloblasts; noch hämoglobinfreie Vorstufen der Megaloblasten*.

Pro|methazin (INN) n: Histamin-H_1-Rezeptorenblocker (Phenothiazinderivat) mit ausgeprägter sedativ-hypnotischer Wirkung; s. Phenothiazinderivate, Antihistaminika, Sedativa.

Promethium (gr. Προμηθεύς mythologische Gestalt) n: Symbol Pm, OZ 61, rel. Atommasse 145; zur Gruppe der Lanthanoide* gehörendes chem. Element.

pro|minens (lat.): (engl.) prominent; vorstehend, vorragend; z. B. Vertebra prominens (Bez. für den 7. Halswirbel aufgrund seines nach hinten vorragenden Dornfortsatzes).

Pro|minentia (lat.) f: Vorsprung.

Pro|minentia canalis facialis (↑) f: durch den Fazialiskanal bedingte Vorwölbung an der medialen Wand der Paukenhöhle oberh. des Vorhoffensters.

Pro|minentia canalis semi|circularis lateralis (↑) f: durch den lateralen Bogengang bedingte Vorwölbung an der medialen Wand der Paukenhöhle oberh. des Vorhoffensters.

Pro|minentia laryngea (↑) f: s. Adamsapfel.

Pro|minentia mallearis (↑) f: durch den lateralen Fortsatz des Hammers bedingte Vorwölbung an der Außenseite des Trommelfells.

Pro|minentia spiralis ductus cochlearis (↑) f: durch das Vas prominens (Vene) verursachte Bindegewebewulst an der seitl. Wand des Ductus cochlearis; s. Innenohr (Abb.).

Pro|minentia styloidea (↑) f: durch den Griffelfortsatz bedingte Erhebung im Boden der Paukenhöhle.

Pro|miskuität (lat. promiscuus gemischt, ohne Unterschied) f: (engl.) promiscuity; durch häufigen Partnerwechsel gekennzeichnetes Sexualverhalten; im Amtssprachgebrauch werden promiske Personen oftmals als HWG-Personen (Kurzbez. für Personen mit häufig wechselnden Geschlechtspartnern) bezeichnet. Vgl. Hypersexualität.

Pro|montorium ossis sacri (lat. promonturium Vorgebirge, Vorsprung) n: nach ventral in das Becken ragender Vorsprung der Wirbelsäule an ihrem lumbosakralen Übergang; verursacht durch die deutliche Abwinkelung der Lendenwirbelsäule gegen das Kreuzbein.

Pro|montorium tympani (↑) n: durch die basale Schneckenwindung verursachte Vorwölbung an der medialen Wand der Paukenhöhle.

Pro|motion (lat. promovere, promotus befördern) f: Verfahren zur Erlangung des akadem. Grades eines Doktors (z. B. Dr. med.) einer Universität; setzt die Vorlage einer wissenschaftl. Arbeit (Dissertation) sowie eine mündl. Prüfung (sog. Rigorosum bzw. Disputation) voraus; in der Bundesrepublik Deutschland keine Voraussetzung zur Ausübung ärztl. Tätigkeit. Vgl. Habilitation.

Pro|motor (↑) m: **1.** (genet.) Bez. für eine DNA-Sequenz, die als Erkennungs- bzw. Bindungsregion für die RNA*-Polymerase dient; vgl. Transkription, Genregulation; **2.** s. Kokanzerogene.

Pro|myelo|zyten (Pro-*; Myel-*; Zyt-*) m pl: (engl.) promyelocytes; größte Zellen der Granulozytopoese* (⌀ 16–27 μm) mit rundem bis ovalem Zellkern, in dem 1–2 Nukleolen erkennbar sein können. Das basophile Zytoplasma mit azurophiler Granulation besitzt häufig eine zentrale perinukleäre Aufhellung.

Pro|myelo|zyten|leuk|ämie (↑; ↑; ↑; Leuk-*; -ämie*) f: (engl.) promyelocytic leukemia; Form der akuten myeloischen Leukämie*; Vermehrung enzymhaltiger Granula in den pathol. Promyelozyten, die eine schwere Blutungsneigung inf. Hyperfibrinolyse bzw. Verbrauchskoagulopathie* verursachen kann; wegen der Gefahr zerebraler Blutungen frühzeitige Zytostatikatherapie.

Pronase f: Gemisch versch. Proteasen* aus Streptomyces griseus; Anw. z. B. für blutgruppenserologischen Enzymtest*.

Pro|natio dolorosa (lat. pronare vorwärts neigen) f: syn. Chassaignac*-Lähmung.

Pro|nation (↑) f: Einwärtsdrehung; Drehung des Handtellers (bei herabhängendem Arm) nach hinten, wobei der Daumen einwärts gedreht wird, an den Füßen Senkung des inneren Fußrandes (Plattfußstellung); Ggs.: Supination*.

Pro|nations|fraktur (↑; Fraktur*) f: s. Knöchelfrakturen.

Pro|nator-teres-Syn|drom (↑) n: s. Medianuskompressionssyndrom.

Pro|nephros (Pro-*; Nephr-*) m: die entwicklungsgeschichtl. zuerst angelegte Vorniere; entsteht aus dem Gewebe der kranialen Ursegmentstiele (Nephrotome, intermediäres Mesoderm) in Form segmentaler Bläschen, die sich dann zum Vornierengang vereinigen; nachdem der abführende Schenkel der Urnierenkanälchen in den Vornierengang mündet, wird dieser zum Urnieren- od. Wolff*-Gang; für die Harnbildung funkt. bedeutungslos.

Pro|opio|melano|cortin (↑) n: Abk. POMC; syn. Proopiocortin; Protein (MG 31 000), das in POMC-Zellen der Adenohypophyse als Präkursor versch. Neuropeptide gebildet wird (Abb.); enthält die Sequenz für ACTH* u. Betalipotropin (s. Lipotropine); in der Pars distalis spalten Endopeptidasen POMC zu ACTH, in der Pars intermedia zu Pro-MSH, das weiter zu Alpha-MSH (s. MSH) amidiert u. acetyliert wird. Die teilweise Übereinstimmung von Alpha-MSH- u. ACTH-Aminosäurensequenz erklärt evtl. die verstärkte Pigmentierung der Haut bei Addison*-Krankheit.

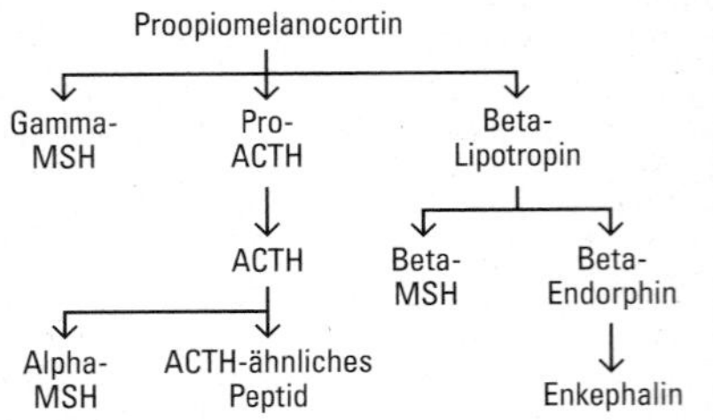

Proopiomelanocortin: proteolytische Spaltung zu Neuropeptiden [55]

Pro|pafenon (INN) n: membranstabilisierendes Antiarrhythmikum (mit zusätzl. Betarezeptoren blockierender Wirkung; s. Antiarrhythmika); **UAW:** u. a. otogener Schwindel, Gedächtnisstörungen, gastrointestinale Störungen.

Pro|pagation (lat. propagare ausbreiten, fortpflanzen) f: Ausbreitung; z. B. von Erregern.

Properdin n: an der alternativen Aktivierung des Komplements* regulierend beteiligtes, glycinreiches Betaglykoprotein (MG ca. 220 000), das bei Serumelektrophorese in der Fraktion der Gammaglobuline wandert; Serumkonzentration 10–20 mg/l, HWZ ca. 80 Std.; aufgrund eines genet. Polymorphismus* existieren versch. erbl. Proteinvarianten (Properdinfaktor B bzw. Bf), die für genet. Untersuchungen von Bedeutung sein können.

Pro|phagen (Pro-*; Phag-*) m pl: (engl.) prophages; Bez. für die DNA temperenter Phagen nach Integration in das Bakterienchromosom; vgl. Lysogenie, Integration.

Pro|phase (↑) f: s. Mitose.

Pro|phylaxe (lat. pro für, zuvor, vor; gr. φυλάττειν behüten, beschützen) f: (engl.) prophylaxis; Verhütung von Krankheiten, Vorbeugung; z. B. durch Schutzimpfung*, medikamentöse Embolieprophylaxe*; in der Krankenpflege Maßnahmen zur Vorbeugung best., meist in Zus. mit Bettlägerigkeit u. Bewegungseinschränkung auftretender Erkr. u. Komplikationen; s. Dekubitusprophylaxe, Intimpflege, Kontrakturenprophylaxe, Parotitisprophylaxe, Pneumonieprophylaxe, Thromboseprophylaxe.

Propi|cillin (INNv) n: penicillinaseempfindliches Oralpenicillin; vgl. Penicilline.

Propion|azid|ämie (Pro-*; gr. πίον Fett; Azid-*; -ämie*) f: (engl.) propionic acidemia; autosomal-rezessiv erbl. Stoffwechselstörung des Abbaus von Propionyl-Coenzym A zu d-Methylmalonyl-Coenzym A (vgl. Methylmalonsäure) durch Mangel an Propionyl-Coenzym-A-Carboxylase (Genlokus 13q32); Häufigkeit >1 : 50 000; **Klin.:** Azidose (bis zum Koma), Erbrechen u. Muskelhypotonie im Neugeborenen- u. frühen Kindesalter; Granulozytopenie mit Gefahr einer Sepsis; **Diagn.:** starke Erhöhung von Propionsäure*, Hydroxypropionsäure u. a. in Blut u. Urin; ketotische Zustände, häufig begleitet von Hyperammonämie* u. Hyperglycinämie*; pränatale Diagn ist möglich; **Ther.:** Eiweißreduktion unter Verw. von Aminosäuregemischen, denen Valin, Isoleucin, Threonin u. Methionin fehlen; Gabe von L-Carnitin. Vgl. Carboxylasedefekt, multipler.

Propioni|bacterium (↑; ↑; Bakt-*) n: Gattung grampositiver, unbewegl., nicht Sporen bildender, stark pleomorpher Stäbchenbakterien (16 Species, noch keiner Fam. zugeordnet; vgl. Bakterienklassifikation); **Charakteristika:** Indol-positiv; anaerob bis mikroaerophil; Säurebildung (Propionsäure, Buttersäure); biochem. aktiv (Lipase, Hämolysin, Neuraminidase, Hyaluronidase); Stimulierung des Monozyten-Makrophagen-Systems u. der Makrophagenaktivität; häufige Kontaminatoren anaerober Kulturen; **Epidemiol.:** P. acnes, P. granulosum, P. propionicus u. P. avidum werden häufig auf Haut (Ausführungsgänge der Talgdrüsen u. Haare) u. Schleimhäuten (Mundhöhle u. Magen-Darm-Trakt) nachgewiesen u. verursachen sehr selten Endokarditis. P. acnes wird häufig allein (od. gemeinsam mit Staphylococcus* epidermidis) in Akneläsionen gefunden; eine Beteiligung an der Ätiol. der Acne* vulgaris ist wahrscheinlich.

Propion|säure (↑; ↑): (engl.) propionic acid; Propansäure, C_2H_5COOH; Monocarbonsäure; Zwischenprodukt im Stoffwechsel ungeradzahliger Fettsäuren* u. einiger Aminosäuren* (Isoleucin, Valin, Threonin); weiterer Abbau über Methylmalonyl-CoA (s. Methylmalonsäure); Verw. als Konservierungsmittel.

Pro|pofol (INN) n: Injektionsnarkotikum zur Narkoseeinleitung u. -führung; **UAW:** Hypotonie, Bradykardie, Apnoe, Myoklonien, lokale Reaktionen u. a.; s. Injektionsnarkotika.

Proportional|zähler: (engl.) proportional counter; Gerät zur Messung der Anzahl u. Energie von Photonen*; Konstruktion ähnlich der Ionisationskammer*; vgl. Dosimetrie.

Pro|pranolol (INN) n: nichtselektiver Betarezeptorenblocker*.

Proprio|rezeptoren (lat. proprius eigen; Rezeptoren*) m pl: (engl.) proprioceptors; s. Propriozeption.

Proprio|zeption (↑; lat. capere, captus nehmen, fassen) f: (engl.) proprioceptive sensibility; syn. Tiefensensibilität; Wahrnehmung der Stellung u. Bewegung des Körpers im Raum; durch spezifische Rezeptoren (Propriorezeptoren) registrierte Informationen über Muskelspannung (Golgi*-Sehnenorgan), Muskellänge (Muskelspindel*) u. Gelenkstellung bzw. -bewegung werden z. T. auf Rückenmarkebene (monosynaptisch) verschaltet (propriozeptive Reflexe), v. a. aber unter Einbeziehung der Afferenzen von Vestibularapparat* u. Mechanorezeptoren der Haut zentral (in Kleinhirn od. Gyrus postcentralis) verarbeitet.

Pro|pulsion (lat. propulsare Gefährliches abwenden, zurückschlagen) f: schnelle, überschießende Vorwärtsbewegung beim Gehen, verbunden mit Fallneigung; v. a. bei Parkinson*-Syndrom.

Pro|pulsiv-petit-mal (↑; frz. petit mal kleines Übel) m: syn. West*-Syndrom.

Propyl|thiouracil (INN) n: Thioharnstoffderivat; s.Thyreostatika.

Propy|phenazon (INN) n: Analgetikum, Antipyretikum; s. Pyrazolonderivate.

Pro|scillaridin (INN) n: Herzglykosid; vgl. Digitaloide.

Pro|sektor (lat. prosecare, prosectum ab-, zurechtschneiden) m: (engl.) prosector; **1.** Arzt, der Sektionen durchführt; **2.** Leiter der pathol.-anat. Abteilung (Prosektur) eines Krankenhauses. Vgl. Sektion.

Pros|en|cephalon (gr. πρός vor, neben, bei; Enkephal-*) n: Vorderhirn; besteht aus Telencephalon u. Diencephalon; s. Gehirn.

Prosènc-Phänomene (Fritz P., Allgemeinarzt, Wiener Neustadt, 1893–1987) n pl: (engl.) Prosènc's phenomena; Beeinflussung der Fälleverteilung (s. Fälleverteilungsgesetz) durch die ausgeprägten Sonderinteressen eines Allgemeinarztes; die häufigsten Beratungsergebnisse überragen die normale Verteilung (P.-P. **A**). Spezialistische Konkurrenz lässt die einschlägige Beanspruchung solcher Ärzte zurückgehen, kann in Sonderfällen (z. B. bei bes. gutem Ruf) aber noch relativ erhöht werden (P.-P. **B**).

Pros|odie (gr. προσῳδία Stimmodulation, Aussprache) f: (engl.) prosody; Rhythmus, Melodie, Intonation, Wort- u. Satzakzent einer gesprochenen Sprache; Störungen der P. (Dysprosodie) z. B. bei Aphasie*.

Prosop|a|gnosie (gr. πρόσωπον Gesicht; A-*; -gnos*) f: (engl.) prosopagnosia; Form der visuellen Agnosie*, bei der ein Gesicht zwar als solches, jedoch nicht als das einer best. Person erkannt werden kann.

Prosop|algie (↑; -algie*) f: (engl.) prosopalgia; Gesichtsschmerz; vgl. Gesichtsneuralgie.

Proso|plasie (gr. πρόσω weiter; -plasie*) f: (engl.) prosoplasia; höhere Differenzierung, bes. bei Tumoren; im Ggs. zur Entdifferenzierung (Ana- u. Kataplasie).

Prosopo|schisis (gr. πρόσωπον Gesicht; σχίσις Spaltung) f: Gesichtsspalte; s. Gesichtsspalten.

Pro|spektiv|studie (lat. prospicere, prospectus betrachten) f: (engl.) prospective study; epidemiol. Langzeitstudie zur Erfassung der Auswirkungen von Risikofaktoren*, z. B. für arteriosklerot. Gefäßerkrankungen, indem die Bedeutung versch. Parameter (Serumcholesterol, Nicotingebrauch, Blutdruck u. a.) daran gemessen wird, wie die im Verlauf der Studie an gesunden Probanden neu aufgetretenen arteriosklerot. Gefäßveränderungen u. deren Folgen (z. B. Herzinfarkt) mit den einzelnen Parametern korrelieren. Die bekannteste derartige Studie wurde in der amerikanischen Kleinstadt Framingham durchgeführt.

Prosta|cycline n pl: (engl.) prostacyclins; Abk. PGI (od. PGX) für Prostaglandin I (X); bicyclische Prostaglandine*; die wie Thromboxane* aus Arachidonsäure (Cyclooxygenase*) entstehen u. den gleichen Präkursor (PGH_2) haben, der von der Prostacyclinsynthase zu PGI_2 umgesetzt wird; **Wirkungen:** P. sind funkt. Antagonisten der Thromboxane*; PGI_2, ein endogener Thrombozytenaggregationshemmer, erhöht die cAMP-Konz. der Thrombozyten, wirkt vasodilatatorisch u. wird im Endothel v. a. des Lungengefäßsystems synthetisiert u. freigesetzt.

Prosta|glandine (Prostata*; lat. glandula Drüse) n pl: (engl.) prostaglandins; Abk. PG; Sammelbez. für natürl. (od. teilsynthetische) Derivate der Prostansäure; strukturell ähnl. den Leukotrienen* u. Thromboxanen*; **Vork.:** in Samenflüssigkeit, Keimdrüsen u. fast allen anderen Organen; chem. **Einteilung** in PGA (α,β-ungesättigte Ketone), PGE (β-Hydroxyketone), PGF (1,4-Diole) u. a.; am biol. aktivsten sind: PGE_2, $PGF_{2}\alpha$, PGD_2, PGG_2, PGH_2, PGI_2 (s. Prostacycline); **Biosynthese** v. a. aus Arachidonsäure*, die durch Phospholipase A_2 aus Membranlipiden frei u. durch Cyclooxygenase* zu PGH_2 (Präkursor aller physiol. PG u. Throm-

P

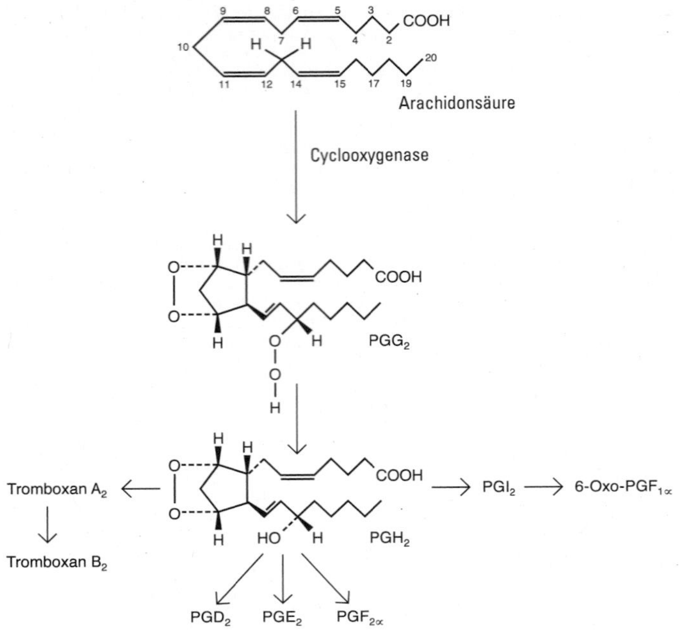

Prostaglandine:
Biosynthese von Prostaglandinen, Prostacyclinen und Thromboxanen [55]

boxane) umgesetzt wird. **Wirkungen:** vielfältig u. z. T. gegensätzl.; u. a. auf Katecholamine, Tonus der glatten Muskulatur u. kardiovaskuläres System (blutdrucksenkende bzw. -steigernde Effekte), Hemmung der Thrombozytenaggregation, Drosselung der Magensaftsekretion, Steigerung der Synthese u. Freisetzung von Gewebehormonen u. Hormonen endokriner Organe (Schilddrüse, Nebenschilddrüse, Nebennierenrinde, Ovarium), zytoprotektive Effekte. PG spielen eine Rolle bei der Entstehung von Fieber, Schmerzen u. Entzündungen. Die Prostaglandinsynthese wird z. B. durch Gewebehormone gefördert; zu den PG-Antagonisten (Hemmstoffe bes. der Cyclooxygenase) gehören z. B. nichtsteroidale Antiphlogistika*, Kortikoide*. Phamak. **Anw.:** bei Ulcus ventriculi u. Ulcus duodeni (Misoprostol), peripheren art. Durchblutungsstörungen der Stadien III u. IV (Alprostadil); zur Geburtseinleitung, Abortinduktion, bei atonischen Nachblutungen (z. B. Dinoproston, Sulproston); **UAW:** je nach PG z. B. Übelkeit, kolikartige Schmerzen, Durchfall, Kopfschmerz, Flush, Tachykardie; **cave:** bei Asthma bronchiale, fieberhaftem Infekt, vaginaler u. uteriner Infektion, Lungen- u. Herzerkrankung sowie Glaukom äußerst zurückhaltende Anwendung.

Pro|stata (gr. προστάτης Vorsteher) f: (engl.) prostate; Vorsteherdrüse; kastaniengroße derbe exokrine Drüse unter der Harnblase, die dem Blasengrund anliegt (Basis prostatae) u. den Anfangsteil der männl. Harnröhre umgibt; die hintere Fläche ist bei digitaler Untersuchung vom Mastdarm aus zugänglich. **Aufbau:** 30–50 tubuloalveoläre Drüsen sind in ein Stroma aus Bindegewebe u. glatter Muskulatur eingebettet. Lobus dexter u. Lobus sinister, Isthmus prostatae (Lobus medius) u. Ductus ejaculatorii münden auf dem Colliculus seminalis in die Harnröhre (Pars prostatica). Entwicklungsgeschichtl. u.

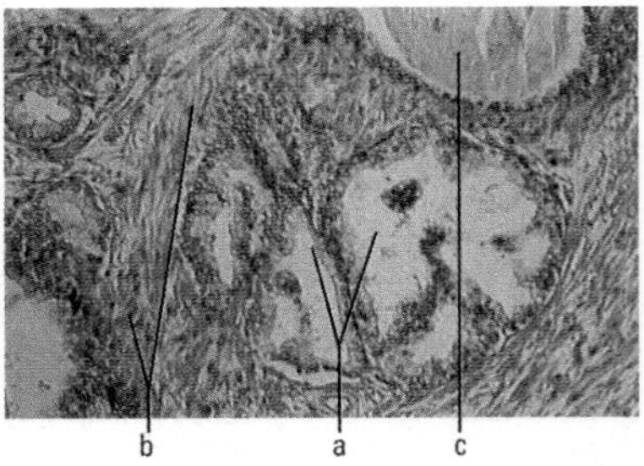

Prostata:
histologischer Schnitt (Hämatoxylin-Eosin-Färbung); a: tubuloalveoläre Einzeldrüse; b: Bindegewebesepten mit glatten Muskelzellen; c: Prostatasteine (eingedicktes Sekret) [470]

funkt. sind Innen- (unter Androgen-Östrogen-Einfluss) u. Außendrüsen (unter Testosteron-Einfluss) unterscheidbar. Das dünnflüssige, milchige Sekret (pH 6,4–6,8) enthält u. a. saure Phosphatase u. Spermin. Es wird dem Ejakulat beigemischt (Anteil 60–70 Vol.%) u. wirkt bewegungsauslösend auf Spermien. Klin.-pathol. Einteilung: s. Abb.

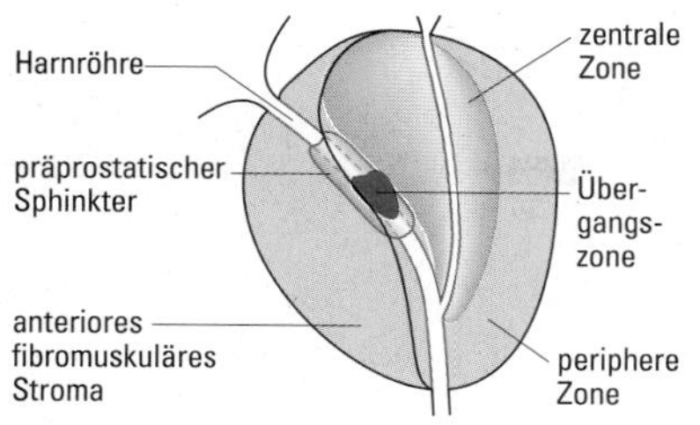

Prostata: klinische Einteilung nach McNeal [443]

Pro|stata|ab|szess (↑; Abszess*) m: (engl.) prostatic abscess; eitrige Einschmelzung von Prostatagewebe bei akuter Prostatitis*; **Klin.**: Fieber, Schmerzen, evtl. Harnverhaltung; Spontanperforation in Harnblase, hintere Harnröhre, Rektum u. Damm möglich; **Diagn.**: rektale Untersuchung sehr schmerzhaft, palpator. Fluktuation; **Ther.**: Antibiotika, perineale Punktionsdrainage, op. Eröffnung.

Pro|stata|adenom (↑; Aden-*; -om*) n: s. Prostatahyperplasie, benigne.

Pro|stata|adenom|ek|tomie (↑; ↑; ↑; Ektomie*) f: (engl.) prostatic adenomectomy; chir. Entfernung einer benignen Prostatahyperplasie*; **Ind.**: starke Beschwerden i. S. einer Blasenentleerungsstörung*, Bildung von Restharn*, u. U. mit chron. Harnweginfekt, erheblicher Dysurie, Makrohämaturie; **Verfahren: 1.** transurethrale Resektion* (am häufigsten angewendet); **2.** offene retropubische extravesikale P. nach Millin od. suprapubische transvesikale P. nach Freyer; **3.** perineale extravesikale P.; **4.** Lasertherapie unter sonographischer od. endoskopischer Kontrolle; **5.** Kryochirurgie* der Prostata (veraltet); **Kompl.**: Inkontinenz, retrograde Ejakulation u. evtl. Erektionsstörung. Vgl. Prostatektomie.

Pro|stata|bi|opsie (↑; Bio-*; Op-*) f: (engl.) prostate biopsy; Punktion der Prostata mit Biopsie*; **Ind.**: histol. Abklärung einer Prostatavergrößerung bzw. -verhärtung; **Formen: 1.** transrektale Feinnadelbiopsie mit Aspiration von Prostatagewebe zur Prostatazytologie*; **2.** Stanzbiopsie mit Entnahme eines Gewebezylinders zur histol. Untersuchung als perineale P. in Lokal- od. Allgemeinanästhesie od. als transrektale P., evtl. kontrolliert durch transrektale Prostatasonographie* als Sextanten- od. Oktantenbiopsie mit automat. Biopsiegerät.

Pro|stata|hyper|plasie, benigne (↑; Hyper-*; -plasie*) f: (engl.) benign prostatic hyperplasia; Abk. BPH; veraltete Bez. Prostataadenom; Vergrößerung der Prostata* durch numerische Zunahme der Bindegewebe- u. Muskelzellen sowie der periurethralen Drüsen; häufigste Urs. der Blasenentleerungsstörung beim Mann; **Ätiol.**: unbekannt; diskutiert werden Akkumulation von 5α-Dihydrotestosteron in der Prostata, Verschiebung des Androgen/Östrogen-Quotienten zugunsten der Östrogene od. eine veränderte Interaktion zw. Prostataepithel u. -stroma; **Klin.**: langsamer, schubweiser Verlauf mit Beginn zw. 40. u. 50. Lj.; obwohl irritative Beschwerden (Pollakisurie u. Dranginkontinenz) im Vordergrund stehen, treten objektive Beschwerden (allmähl. Schwächung des Harnstrahls u. verzögerter Miktionsbeginn, Restharnbildung u./od. Harnverhaltung) erst Jahre später auf. Der gelegentl. fast symptomlose Verlauf geht in chron. Harnverhaltung mit Überlaufinkontinenz über. Klassifizierung der Beschwerden nach dem internationalen Prostata-Symptom-Score (Abk. IPSS); **Diagn.**: digitale rektale Untersuchung in Knie-Ellenbogen- od. Steinschnittlage zur Beurteilung der Prostatagröße (normal: kastaniengroß), -konsistenz (prall elastisch) u. -oberfläche (glatt) sowie evtl. lokaler pathol. Veränderungen (von der Umgebung abgrenzbar, verschieblich); Uroflowmetrie*, Restharnbestimmung, Ultraschalldiagnostik; **Ther.**: Linderung der Sympt. durch dekongestiv wirkende Phytotherapeutika (Sitosterol), 5α-Reduktasehemmer (z. B. Finasterid), Alpha-1-Rezeptorenblocker (z. B. Alfuzosin); op. durch transurethrale Resektion* od. Prostataadenomektomie*, evtl. Laserablation od. Prostata-Stent; **DD:** chron. Prostatitis* (ungleichmäßige Konsistenz, schmerzhafte Druckpunkte, Eiterzellen im exprimierten Sekret), Prostatatuberkulose* (fluktuierende neben auffallend harten Partien), Prostatakarzinom* (bes. harter, evtl. höckeriger Tastbefund). B. Sch.

Pro|stata|karzinom (↑; Karz-*; -om*) n: (engl.) prostate carcinoma; Karzinom der Prostata; häufigster maligner Tumor beim Mann, der v. a. zw. 50. u. 70. Lj. auftritt; **Pathol./Anat.**: meist Adenokarzinom, in ca. 30 % anaplastisches, solides, selten kribriformes Karzinom; makroskop. derbe, unscharf begrenzte, grauweißl. od. gelbe Herde; in ca. 75 % der Fälle geht das P. von den hinteren od. seitl. Anteilen der Prostata, in ca. 10 % von den Drüsen im Bereich der vorderen Kommissur aus. Bei ca. 10–20 % ist der Ursprung nicht festzustellen. Ausbreitung durch infiltrierendes Wachstum zunächst innerh. der Prostata, später in die Bläschendrüsen u. das Beckenbindegewebe, rel. selten in Rektum, Harnblase u. Urethra. Die **Metastasierung** erfolgt lymphogen in obturatorische, iliakale, retroperitoneale u. paraaortale Lymphknoten, hämatogen v. a. in Skelett, Leber u. Lunge. Das sog. latente P. wird erst durch Obduktion, das inzidente P. als Zufallsbefund bei Prostataoperation diagnostiziert. **Stadieneinteilung: 1.** klin. Einteilung (z. B. nach ABCD-System) von A (nicht tastbar) bis C (kapselüberschreitend) u. D (lymphogene u. hämatogene Metastasen; D_1 u. D_2); **2.** TNM-Klassifikation: s. ums. Tab.; klin. **Sympt.** erst im fortgeschrittenen Stadium: v. a. Blasenentleerungsstörung, Dysurie, evtl. Hämaturie, Kreuz- u. Rückenschmerzen ähnl. dem Ischiassyndrom; **Diagn.**: bei rektaler Untersuchung evtl. Verhärtung der Prostata, in fortgeschrittenen Stadien unregelmäßige höckerige u. harte Oberfläche palpabel; bei Verdacht auf P.:

Zur Früherkennung des Prostatakarzinoms durch regelmäßige ärztliche Vorsorgeuntersuchung sollte ab dem 45. Lebensjahr bei jedem Mann einmal jährlich die Prostata abgetastet und PSA bestimmt werden.

P

Prostatakarzinom
TNM-Klassifikation

T1	Tumor nicht tastbar, nicht erkennbar	
	T1 a	≤ 5% des resezierten Gewebes
	T1 b	≥ 5% des resezierten Gewebes
	T1 c	Diagnose durch Biopsie (z. B. bei erhöhtem PSA)
T2	Tumor auf die Prostata begrenzt	
	T2 a	Befall eines Seitenlappens
	T2 b	Befall beider Seitenlappen
T3	Tumor durchbricht die Prostatakapsel	
	T3 a	extrakapsuläre Ausbreitung (uni- oder bilateral)
	T3 b	Samenblaseninfiltration
T4	Tumor fixiert, infiltriert Nachbarstrukturen (z. B. Sphinkter, Rektum, Blasenhals)	
Nx	Lymphknoten nicht beurteilbar	
N0	keine Lymphknotenmetastase	
N3	Lymphknotenmetastasen	

T: Primärtumor; N: regionäre Lymphknoten

Prostatabiopsie zur histol. Untersuchung u. Ultraschalldiagnostik; (labordiagn.) Bestimmung von PSA*, bei Knochenmetastasen evtl. auch der alkal. Phosphatase im Serum; zum Ausschluss von Metastasen Rö.-Thorax, Knochenszintigraphie, evtl. Rö.-Skelett, Kernspintomographie, Computertomographie; bessere Alternative bei Verdacht auf Lymphknotenmetastasen im Becken: laparoskop. pelvine Lymphadenektomie*; **Ther.:** je nach histol. Differenzierung u. klin. Stadium; im Stadium A u. B (bzw. T_1-$T_2N_0M_0$) mit kurativer Zielsetzung radikale Prostatektomie* mit regionaler Lymphknotenausräumung; im Stadium C (bzw. $T_3N_0M_0$) interstitielle Brachytherapie* mit kurativer Zielsetzung, im Stadium D Entzug der Sexualhormone (op. durch Orchiektomie, medikamentös durch GnRH-Agonisten od. Antiandrogene); bei sehr alten Pat. mit Stadium A u. hochdifferenzierter Histol. ist abwartende Strategie möglich. **Progn.:** abhängig vom Stadium; im Stadium A u. B nach radikaler Prostatektomie in ca. 90 % Heilung; **DD:** benigne Prostatahyperplasie, chron. Prostatitis.

Pro|stata|kon|kremente (↑; lat. concremare in Asche verwandeln) n pl: (engl.) prostatic concrements; sog. Prostatasteine; **Formen: 1.** primäre P. aus induriertem Drüsensekret in den Acini u. Ausführungsgängen der Drüsen; **2.** sekundäre P. durch Verkalkung von nekrot. Gewebe nach Entz. der Prostata; **3.** konzentrisch geschichtete Konkremente inf. Verkalkung der Corpora* amylacea; **4.** Ablagerung von Steinen in der Pars prostatica der Urethra bei Nephrolithiasis* (sehr selten); **Klin.:** meist keine Sympt., evtl. Beschwerden wie bei Prostatitis*.

Pro|stata|phlegmone (↑; Phlegmone*) f: (engl.) prostatic phlegmon; akute, phlegmonöse Entz. der Prostata mit starkem Begleitödem.

Pro|stata|punktion (↑; Punktion*) f: s. Prostatabiopsie.

Pro|stata|sono|graphie, trans|rektale (↑; lat. sonare ertönen; -graphie*) f: (engl.) transrectal sonography of the prostate; Ultraschalldiagnostik* der Prostata insbes. bei Verdacht auf Prostatakarzinom* u. zur sonographisch

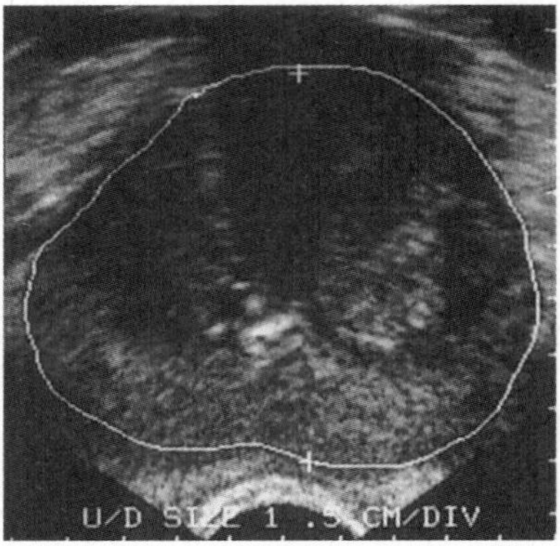

Prostatasonographie, transrektale: Normalbefund [27]

kontrollierten Prostatabiopsie*; in Seiten- od. Steinschnittlage wird der von einem gelgefüllten Ballon umgebene Schallkopf ins Rektum eingeführt; beurteilt werden Größe, Form, Symmetrie u. Echostruktur von Prostata u. Bläschendrüse.

Pro|stata|tuberkulose (↑; Tuberkel*; -osis*) f: (engl.) prostatic tuberculosis; meist hämatogen od. kanalikulär fortgeleitete Tuberkulose* der Prostata, die als Manifestation einer Urogenitaltuberkulose oft in Verbindung mit einer Epididymitis* tuberculosa im Stadium II der (offenen) Nierentuberkulose* auftritt; **Sympt.:** meist keine Schmerzen, evtl. Pollakisurie, Dysurie od. Sekretausfluss; **Diagn.:** bei der rektalen Untersuchung harte u. höckerige Prostataoberfläche evtl. mit isolierten Knoten; Nachw. von Tuberkelbakterien in Harn u. Ejakulat; **Ther.:** Antituberkulotika*; eine transurethrale Resektion* der Prostata ist nur selten indiziert.

Pro|stata|tumoren (↑; Tumor*) m pl: (engl.) prostate tumors; v. a. Prostatakarzinom*, selten (ca. 5 %) sog. ungewöhnl. Karzinome der Prostata (Urothelkarzinom, Plattenepithelkarzinom, Prostatakarzinoid, kleinzelliges, papilläres, endometrioides u. muzinöses Prostatakarzinom), Prostatasarkom od. Lymphom; benigne P. gibt es nicht. Vgl. Prostatahyperplasie, benigne.

Pro|stata|zyto|logie (↑; Zyt-*; -log*) f: (engl.) prostatic cytology; Zytodiagnostik* der durch Prostatabiopsie* gewonnenen Zellen; **Ind.: 1.** mikroskop. Diagn. u. Grading* v. a. des Prostatakarzinoms* (Treffsicherheit ca. 90 %; vgl. Gleason-Klassifikation), aber auch sek. Prostatatumoren (z. B. infiltrierendes Blasenkarzinom*); **2.** Therapiekontrolle bei konservativ behandeltem Prostatakarzinom.

Pro|stat|ek|tomie (↑; Ektomie*) f: (engl.) prostatectomy; op. Entfernung der Prostata; **1.** radikale P.: über einen retropubischen, perinealen od. laparoskop. Zugang vollständiges Entfernen von Prostata, Bläschendrüse u. Prostatakapsel (Prostatovesikulektomie) bei Prostatakarzinom* im Stadium T_1 u. T_2 ohne Metastasen bei gutem Allgemeinzustand mit einer Lebenserwartung >10 Jahre; postop. **Kompl.:** Harninkontinenz (5–30 %), Anastomosenstriktur, Impotentia coeundi. **2.** Im anglo-amerikan. Sprachraum syn. transurethrale Resektion* (bei benigner Prostatahyperplasie) od. Prostataadenomektomie*.

Pro|statitis (↑; -itis*) **f:** akute od. chron. unspezif. Entz. der Prostata durch urogene od. hämatogene Inf. od. (sehr selten) Übergreifen einer Entz. der Nachbarorgane; **Sympt.:** Dysurie, Pollakisurie, Schmerzen bei der Defäkation; bei akuter P. evtl. hohes Fieber u. Harnverhaltung; **Diagn.:** Palpation, Untersuchung von Exprimat u. Harnsediment (Dreigläserprobe*), Ejakulatkultur; **DD:** Prostatodynie*.

Pro|stato|dynie (↑; -dynie*) **f:** (engl.) prostatodynia; sog. vegetatives Urogenitalsyndrom, chronische nichtbakt. Prostatitis; von der Prostata ausgehender Beschwerden ohne nachweisbare org. Ursache mit Schmerzen im Dammbereich u. Ausstrahlung in Hoden bzw. Leistenregion, Brennen u. Juckreiz in der Urethra u. perianal; **DD:** Prostatitis*.

Pro|stato|rrhö (↑; -rhö*) **f:** (engl.) prostatorrhea; Entleerung eines trüben Prostatasekrets aus der Harnröhre während Stuhlgang od. Miktion; **Vork.:** physiol. bei sexueller Karenz; häufig bei Prostatitis*. Vgl. Spermatorrhö.

Prostato|vesikul|ek|tomie (↑; lat. vesicula Bläschen; Ektomie*) **f:** s. Prostatektomie.

Pro|stitution (lat. prostituere öffentlich hinstellen, preisgeben) **f:** gewerbsmäßiges Sichanbieten zum Geschlechtsverkehr.

Pro|stration (lat. prosternere, prostratus niederwerfen) **f:** äußerste Erschöpfung der Körperkräfte; vgl. Adynamie.

Prot-: auch Prote-, Proto-; Wortteil mit der Bedeutung **1.** erster, vorderster, wichtigster; **2.** wichtigster Eiweißbaustein (Protein); von gr. πρῶτος.

Prot|actinium **n:** Symbol Pa, OZ 91, rel. Atommasse 231,036; zur Gruppe der Actinoide* gehörendes chem. Element.

Prot|amin|chlorid **n:** (engl.) protamine chloride; fast vollständig aus Diaminosäuren (bes. Arginin u. Lysin) aufgebauter, in Fischspermien vorkommender u. stark basisch reagierender Eiweißkörper; Herstellung aus Protaminsulfat durch Austausch der Sulfationen gegen Chloridionen; **Verw.:** Antagonist von Heparin* (1 I. E. P. antagonisiert 1 I. E. Heparin).

Prot|amine **n pl:** (engl.) protamins; Polypeptide (MG ca. 5000), die zu 75 % aus Arginin sowie 5–7 weiteren Aminosäuren bestehen; Vork. gemeinsam mit DNA in Fischspermien; gleiche Funktionen wie Histone* bei höheren Wirbeltieren.

Prot|amin|sulfat **n:** (engl.) protamine sulphate; Heparinantagonist; ersetzt durch Protaminchlorid*.

Prot|an|omalie (Prot-*; Anomalie*) **f:** (engl.) protanomaly; Rotschwäche; s. Farbenfehlsichtigkeit.

Prot|an|opie (↑; An-*; Op-*) **f:** s. Farbenfehlsichtigkeit.

Protease|hemmer: (engl.) protease inhibitors (Abk. PI); syn. Proteinasehemmer; **1.** (biochem.) Polypeptide u. Proteine, die die Aktivität von Proteasen* hemmen; physiol. Vork. häufig zus. mit Proenzymen* zum Schutz vor Selbstverdauung; PI in Schlangengift hemmen v. a. Trypsin* u. Chymotrypsin*; viele Pflanzen (z. B. Bohnen, Erbsen, Rüben) enthalten hitzelabile PI, meist Hemmstoffe mit Spezifität für Trypsin, Chymotrypsin, Carboxypeptidase B (s. Carboxypeptidasen), Plasmin* (Sojabohne, Erdnuss) u. Thromboplastin* (Sojabohne), weshalb rohes Gemüse schwer verdaulich sein kann. PI im menschl. Serum: z. B. Alpha*-1-Antitrypsin, Alphaantichymotrypsin, Inter-Alpha-1-Trypsininhibitor, Antithrombin III, C1-Esteraseinhibitor, Alpha-2-Makroglobulin. Vgl. Aprotinin. **2.** (pharmak.) Hemmstoffe der HIV-spezifischen Protease zur Senkung der Virusreplikation (Saquinavir*, Indinavir*, Ritonavir* u. Nelfinavir*); Verw.: zus. mit Nukleosidanaloga zur antiviralen Kombinationstherapie* der HIV-Infektion.

Protease-In|hibitor-System **n:** Kurzbez. Pi*-System.

Proteasen **f pl:** (engl.) proteases; syn. Peptidasen; Hydrolasen*, die Proteine u. Peptide proteolytisch spalten, d. h. Peptidbindungen hydrolysieren (C-N-Hydrolasen); **Einteilung** nach Angriffsort: **1.** Endopeptidasen: spalten innerh. der Polypeptidkette, meist spezif. nach best. Aminosäuren; Spaltprodukte sind Peptide versch. Länge; Vork. bei Tieren (z. B. Labferment*, Pepsin*), Pflanzen (z. B. Bromelain, Papain*) u. Bakterien (z. B. Subtilisin*); weitere Unterteilung entspr. dem katalytisch relevanten Faktor im aktiven Zentrum: **a)** Serinproteasen, z. B. Trypsin*, Chymotrypsin*, Thrombin*, Plasmin*; **b)** Aspartatproteasen, z. B. Pepsin*, Labferment*, Kathepsin D; **c)** Cysteinproteasen, z. B. Kathepsin B, Calpaine; **d)** Metalloproteasen (Zn^{2+} od. Mn^{2+}), z. B. Kollagenasen; **2.** Exopeptidasen: spalten einzelne Aminosäuren vom Kettenende ab; **a)** vom N-terminalen Ende: Aminopeptidasen*; **b)** vom C-terminalen Ende: Carboxypeptidasen*; **c)** Tri- u. Dipeptidasen spalten Tri- bzw. Dipeptide; **Vork.:** in allen Zellen, bes. in Lysosomen* für den intrazellulären Abbau zelleigener (Apoptose) od. phagozytierter Proteine (meist Endopeptidasen, z. B. Kathepsin A-D) u. zum Abbau von Nahrungsprotein i. R. der Verdauung*; Sekretion im Magen (Gastricisin, Pepsin) u. im Pankreas (Trypsin, Chymotrypsin, Elastase) als Proenzyme*; Di- u. Tripeptidasen (z. B. Prolidase, Prolinase*) sind in den Mukosazellen des Dünndarms lokalisiert. P. sind auch an der Blutgerinnung u. Fibrinolyse (Thrombin, Plasmin) beteiligt. Die Substratspezifität* von z. B. Plasmin, Thrombin, Labferment, Enteropeptidase ist rel. hoch, die der Verdauungsenzyme rel. gering.

Protea|som **n:** (engl.) proteasome; multikatalytische Protease enthaltende Struktur in Zytosol u. Zellkern zum zellulären Abbau Ubiquitinmarkierter Proteine; 12–15 Polypeptiduntereinheiten bilden vier zylindrische Ringe; vgl. Proteasen, Ubiquitin. G. Hüb.

Protein|abbau (Prot-*)**:** s. Proteolyse, Verdauung.

Proteinasen **f pl:** veraltete Bez. für Endopeptidasen; s. Proteasen.

Protein|bestimmung (Prot-*)**:** (engl.) protein assay; Verf. zum Nachw. von Proteinen; **1.** im Serum; **a)** quant. (Gesamteiweiß*): Biuretreaktion*; **b)** qual. (Proteinfraktionen): Elektrophorese*; **2.** im Urin: **a)** Teststreifenverfahren als semiquantitative P.; **b)** qual. u. quant.: Polyacrylamidgel-Elektrophorese; **c)** veraltet: Sulfosali-

P

cylsäureprobe; **3.** im Liquor cerebrospinalis; **a)** orientierend: Pándy*-Reaktion; **b)** quant.: Biuretreaktion*; **c)** qual.: Liquorelektrophorese; vgl. Liquordiagnostik; **4.** in Pleuraflüssigkeit bei Pleuraerguss: Biuretreaktion.

Protein|bio|syn|these (↑; Bio-*; gr. συντιθήναι zusammensetzen) **f:** (engl.) protein biosynthesis; Biosynthese der Peptide* (Primärstruktur); an Ribosomen* stattfindende Translation* der Messenger*-RNA (Abk. mRNA); **Ablauf**: Ribosom, mRNA u. mehrere Initiationsfaktoren (Abk. IF) bilden einen Komplex. Das Ribosom besitzt zwei spezif. Bindungsstellen für tRNA: Peptidylort (P) u. Aminoacylort (A). Zur Initiation besetzt die **Initiator-tRNA** den P-Ort, der ihr durch das Start-Codon AUG signalisiert wird. Entspr. dem folgenden Codon, das im A-Ort exponiert ist, wird die zweite Aminoacyl-tRNA ausgewählt, die den N-Terminus des Peptids bildet (Codon u. Anticodon erkennen sich durch Basenpaarung*; vgl. Code, genetischer). Das ribosomale Enzym **Peptidyltransferase** knüpft die Peptidbindung zw. den beiden Aminosäuren, so dass das neu synthetisierte Peptid zunächst an der tRNA im A-Ort gebunden bleibt. Diese Peptidyl-tRNA wird nun in den P-Ort weiterbewegt, wobei auch die mRNA im Ribosom um eine Einheit weiterrückt (**Translokation**); hierbei ist GTP Energielieferant. Damit wird der A-Ort frei; entspr. dem jetzt dort exponierten Codon wird die dritte Aminoacyl-tRNA akzeptiert u. der Vorgang der Peptidknüpfung wiederholt. Die jeweils von der Aminosäure entladene tRNA wird aus dem Komplex entlassen. Ist die mRNA bis zu einem Stopp-Codon zu Ende gelesen, wird das fertige Peptid mit Hilfe von **Terminationsfaktoren** vom Ribosom frei. Da einige Antibiotika Translokation od. Translation an prokaryontischen Ribosomen hemmen, stören sie auch die P. an mitochondrialen Ribosomen (s. Genom, mitochondriales).

Protein C (↑) **n:** als Proenzym einer Serin-Protease (MG 62 000) wichtiger Inhibitor der plasmatischen Blutgerinnung*, der Vitamin-K-abhängig in der Leber synthetisiert u. anschl. durch den Thrombin-Thrombomodulin-Komplex aktiviert (Protein C_a) wird; nur die aktivierte Form wirkt mit dem Cofaktor Protein* S antikoagulatorisch (durch Proteolyse der Faktoren Va u. VIIIa) u. profibrinolytisch. Vgl. Antithrombine, APC-Resistenz.

Protein-C-Mangel (↑)**:** (engl.) protein C deficiency; erniedrigte Protein-C-Konzentration (inf. Synthesehemmung) bzw. -Aktivität (dysfunktionelles Protein C normaler Konz.) im Serum; **Formen: 1.** kongenitaler P.-C-M.: autosomal-dominant erbl. (Häufigkeit 1:16 000); Genlokus 2q13-q14; ausgeprägte Thromboseneigung mit Verbrauchskoagulopathie bei homozygoten Neugeborenen; bei heterozygoten Merkmalträgern zw. dem 2. u. 4. Lebensjahrzehnt auftretende Thromboembolien bes. der tiefen Beinvenen u. Mesenterialvenen; **2.** erworbener P.-C-M. bei Leberparenchymschaden, Verbrauchskoagulopathie, ARDS u. zu Beginn einer Ther. mit Antikoagulanzien. Vgl. Hyperkoagulabilität.

Protein, C-re|aktives (↑) **n:** (engl.) C-reactive protein; Abk. CRP; in der Leber synthetisiertes, elektrophoretisch zw. der Beta- u. Gammaglobulinfraktion wanderndes kohlenhydratfreies Protein, das typenunspezif. C-Pneumokokken-polysaccharide präzipitiert, Bakterien unspezif. opsonisiert u. Komplement aktiviert; bei bakt. sowie nichtinfektiösen entzündl. u. nekrot. Prozessen stimulieren humorale Faktoren (z. B. Interleukin-6) die Synthese, so dass CRP innerh. von 18–24 Std. bis zum 1000fachen ansteigen kann; **Referenzbereich:** bei gesunden Erwachsenen <6 mg/l Serum; **klin. Bedeutung:** empfindl., aber unspezif. Indikator für entzündl. Prozesse u. Gewebeschädigung; geeignet zur Frühdiagnose bakt. Erkr., zur Beurteilung von Krankheitsverlauf u. Behandlungserfolg (normalisiert sich früher als BKS), z. B. bei bakt. Inf. im Neugeborenen- (v. a. Sepsis u. Meningitis, bei Mekoniumaspiration) u. Kindesalter, bei Inf. immunsupprimierter Pat. mit Bakt. u. Pilzen, bei rheumat. Erkrankungen, Vaskulitiden, Enteritis regionalis Crohn u. Colitis ulcerosa (i. d. R. nur gering erhöht), akuter Pankreatitis, nach Operation; bei viraler Inf. nur geringer Anstieg (im Ggs. zu bakt. Inf.); **Bestimmung:** quant. durch radiale Immundiffusion u. Immunassay. Vgl. Akute-Phase-Proteine.

Protein|di|sulfid|re|duktase f: (engl.) protein disulfide reductase; Oxidoreduktase, die in Proteinen Disulfidbrücken knüpft u. löst; vgl. Disulfidbrücke.

Proteine (Prot-*) **n pl:** (engl.) proteins; ausschl. od. vorwiegend durch Peptidbindung verbundene L-α-Aminosäuren; biogene (durch Proteinbiosynthese* entstandene) Naturstoffe mit charakterist. Aminosäurensequenz (Primärstruktur) u. räuml. Anordnung (Sekundär-, Tertiär- u. Quartärstruktur; vgl. Peptide); P. sind amphotere Makromoleküle aus mehr als 100 Aminosäureresten. Durch Hitze, org. Lösungsmittel, Salz u. extreme pH-Werte (z. B. an ihrem isoelektrischen Punkt*) können sie (reversibel od. irreversibel) denaturieren. Einfache P. bestehen ausschl. aus peptidartig verknüften Aminosäureresten, im Ggs. zu zusammengesetzten Proteinen* (z. B. Glykoproteine* u. Lipoproteine*), die oft auch eine prosthetische Gruppe* enthalten. Nach ihrer Form werden **globuläre** bzw. sphärische (meist wasserlösl.) P. (Globuline*, Albumine*) u. langgestreckte **fibrilläre** P. (wasserunlösl. Strukturproteine* mit hoher Beständigkeit gegenüber Säuren, Alkalien u. Proteasen), nach ihrer Zusammensetzung aus Untereinheiten mono-, di-, tri-, tetra- usw. sowie homo- u. heteromere P. unterschieden. **Funktionen: 1.** Enzyme; **2.** Hormone (Peptid- u. Proteohormone); **3.** Membranproteine (z. B. Rezeptoren, G-Proteine, Transporter); **4.** Stütz- bzw. Gerüstproteine (z. B. Kollagen, Elastin, Keratin); **5.** kontraktile Proteine (z. B. Aktin, Myosin); **6.** Plasmaproteine (z. B. Albumin); **7.** Transportproteine (z. B. Hämoglobin, Myoglobin, Zytochrome, best. Plasmaproteine); **8.** Antikörper; **9.** Faktoren der Blutgerinnung; **10.** Alloantigene (z. B. Blutgruppenantigene); **11.** sog. Reservesubstanzen für die Energieversorgung bei Hunger (stammen v. a. aus Leber, Milz u. Muskulatur; ihre glukoplast. Aminosäuren werden zur Glukoneogenese verwendet). Die Wertigkeit der Nahrungsproteine hängt von ihrem Gehalt an essentiellen Aminosäuren ab. Vgl. Referenzbereiche (Tab.).

Protein-En|ergie-Mangel|syn|drome (↑) **n pl:** (engl.) protein energy deficiency syndromes; Abk. PEM; syn. Marasmus; in den trop. Entwicklungsländern sehr häufige u. sozial äußerst bedeutende Ernährungskrankheiten, meist in Komb. mit Vitaminmangel; **Sympt.:** allg. Verfall, Kräfteschwund, verbunden mit hochgradiger

Protein-Energie-Mangelsyndrome
Differentialdiagnose

Symptom	Marasmus	Eiweißmangeldystrophie
Wachstumshemmung	+++	++, oft durch Ödeme kaschiert
Abnahme der Muskulatur	++, am besten gesehen und gefühlt am Oberarm	+++, oft durch Ödeme kaschiert, besser zu fühlen als zu sehen
Abnahme des Fettgewebes	+++, greisenhaftes Aussehen	+
Ödeme	keine	++ bis +++, typisch für die Diagnose
Serumalbumin	niedrig in schweren Fällen	im Allg. <290 µmol/l (<2 g/dl)
Haare	gelegentlich weich und gerade	meist depigmentiert, weich, gerade und leicht ausfallend
Haut	oft normal	pellagroide Dermatose
Appetit	oft groß	gewöhnlich schlecht
Verhalten	ängstlicher Blick	apathisch, leises Wimmern
Durchfall u. Dehydratation	gelegentlich	häufig
Leber	normal	oft vergrößerte Fettleber
Vitaminmangel	gelegentlich	meistens

Symptom vorhanden (+), stark (++), sehr stark ausgeprägt (+++)

Abmagerung (bei Kindern unter 60 % des altersentsprechenden Gewichts) durch quant. Unterernährung. Nur ein Teil der Ernährungsstörungen wird klin. manifest. Sie tragen indirekt zu einer stark erhöhten Kinder- u. Säuglingssterblichkeit bei, indem sie die Widerstandskraft gegen (akute) Infektionskrankheiten schwächen. **Ther.:** Zuführung einer ausreichenden u. ausgewogenen Nahrung; **Proph.:** Verbesserung der sozialen Lage, Ernährungsberatung, Umstellung der Landwirtschaft. Vgl. Malnutrition, Eiweißmangeldystrophie.

Proteine, zusammen|gesetzte (↑) n pl: (engl.) conjugated proteins; Proteine* mit Nichtproteinanteil (z. B. Glyko- u. Lipoproteine) u./od. einer prosthetischen Gruppe* (z. B. Häm) u./od. aus mehreren Untereinheiten (homo- od. heteromere Proteine); Beispiele: Chromoproteine, Nukleoproteine, Phosphoproteine, Glykoproteine, Metalloproteine, Lipoproteine, Hämoproteine.

Protein|in|toleranz, familiäre (↑) f: (engl.) lysinuric protein intolerance; auch lysinurische f. P., hyperdibasische Aminoazidurie Typ II; autosomal-rezessiv erbl. Defekt (Genlokus 14q11.2) des intestinalen u. renalen Transportmechanismus für dibasische Aminosäuren (Arginin, Lysin, Ornithin, Cystin); **Klin.:** Erbrechen u. Durchfall bei Übergang zur Kuhmilchernährung, Muskelatrophie, Minderwuchs (Osteoporose), Hepatosplenomegalie; postprandiale Hyperammonämie* (durch Argininmangel) u. Hyperaminoazidurie*; Abneigung gegen eiweißreiche Nahrungsmittel; **Ther.:** eiweißarme Kost mit Argininsubstitution.

Protein|kinasen (↑) f pl: (engl.) protein kinases; Kinasen*, die Proteine (Enzyme) phosphorylieren, meist wird dabei ein Serin- od. Threoninrest verestert; P. regulieren durch Interkonversion die enzymat. Aktivität, z. B. von Phosphorylase* u. Glykogensynthetase* im Glykogenstoffwechsel.

Protein-Kon|takt|dermatitis (↑; Derm-*; -itis*) f: (engl.) protein contact dermatitis; auch Proteindermatitis; allergisches Kontaktekzem* vom Soforttyp 15–30 Min. nach Exposition insbes. gegenüber Tierepithelien, Fleisch, Sämereien u. Mehlen (Mehlproteindermatitis als Berufsdermatose bei Bäckern); Lok. v. a. an Händen u. Unterarmen.

Proteinose, mono|klonale (↑; -osis*) f: syn. Paraproteinose*.

Proteinose, pulmonale alveoläre (↑; ↑) f: s. Alveolarproteinose.

Protein S (↑) n: Inhibitor der plasmatischen Blutgerinnung* (MG 69 000), der als Cofaktor von aktiviertem Protein* C dessen Affinität für Phospholipidmembranen erhöht; Vitamin-K-abhängige Synthese in Leber, Endothel u. Megakaryozyten; Vork. als freies (aktives) P. S (40 %) u. an Komplementfaktor-C4b-bindendes-Protein gebunden (inaktiv, 60 %).

Protein-S-Mangel (↑): (engl.) protein S deficiency; erniedrigte Protein-S-Aktivität im Serum mit od. ohne Verminderung der Konzentration des freien Protein S; **Formen: 1.** kongenitaler P.-S-M.: autosomal-dominant erbl. Mangel an Protein S mit zw. 20. u. 30. Lj. auftretenden, rezidivierenden (v. a. venösen) Thromboembolien; Genlokus 3p11.1-p11.2; **2.** erworbener P.-S-M. bei Leberparenchymschäden, ARDS, Therapie mit Antikoagulanzien u. hormonalen Kontrazeptiva; **DD:** Protein-C-Mangel, Antiphospholipid-Syndrom.

Protein|stoff|wechsel (↑): (engl.) proteometabolism; Gesamtheit der biochem. Abläufe der Proteinbiosynthese* u. des katabolen u. anabolen Stoffwechsels* der Proteine*; vgl. Aminosäurestoffwechsel, Verdauung.

Protein-Targeting (↑) n: Proteinzielsteuerung; System zum Transport von Proteinen (z. B. Membranproteine, Proteine der extrazellulären Matrix) mit Hilfe einer aminoterminalen Signalsequenz vom Synthese- (s. Proteinbiosynthese) zum Bestimmungsort; die Signalsequenz wird bei od. nach dem Transport abgespalten. G. Hüb.

Protein|urie (↑; Ur-*) f: (engl.) proteinuria; Ausscheidung von Proteinen im Harn; **Einteilung: 1.** physiol. P.: Gesamtproteinurie <150 mg/24 Std. (stammt v. a. aus der Niere u. den ableitenden Harnwegen), Albuminurie <30 mg/24 Std.; **2.** pathol. P. (>1 g/24 Std.): **a)** prärenale P.: Vork. z. B. bei pathol. erhöhter Serumkonzentration niedermolekularer Proteine (MG <20 000) mit Überschreiten der tubulären Rückresorptionskapazität (z. B. bei Plasmozytom, Myoglobinurie nach Trauma); **b)** renale P.: als glomeruläre P. bei erhöhter glomerulärer Permeabilität (z. B. bei Glomerulopathie) mit Ausscheidung von Proteinen mit einem MG >70 000 od. als tubuläre P. inf. einer Störung der tubulären Rückresorption glomerulär filtrierbarer Proteine (MG <70 000); Mikroalbuminurie (30–300 mg/24 Std.) bei beginnendem glomerulärem Schaden; große P. (>3,5 g/24 Std.) u. Auftreten von Ödemen bei nephrotischem Syndrom*; Stauungsproteinurie als Sonderform der glomerulären Proteinurie bei isolierter Rechtsherzinsuffizienz od. Globalinsuffizienz des Herzens durch Dilatation der Glomerula. Eine auf die Freisetzung renaler Proteine (z. B. Bürstensaum- u. Basalmembranproteine) bei Nierenerkrankungen (z. B. Nierentuberkulose, Nephritis, Nierenvenenthrombose, Nierenkarzinom) zurückzuführende P. wird als nephrogene P. bezeichnet. **c)** postrenale P. inf. lokaler Produktion von Immunglobulinen u. entzündl. bedingter Proteinfreisetzung bei Harnweginfektionen (z. B. Zystitis, Pyelitis) od. bei Blutungen im Bereich der Harnwege. Eine P. bei Hämaturie* bzw. Leukozyturie* wird (im Ggs. zur isolierten P.) als reaktive P. bezeichnet. **3.** sog. benigne reversible P., bedingt durch funktionell extrarenale Einflüsse, z. B. als Anstrengungs- od. Arbeitsproteinurie (wahrscheinl. gesteigerte physiologische P.), orthostatische od. lordotische Proteinurie*, sog. Marschalbuminurie* sowie nach Stress, Kälteeinwirkung u. bei Fieber; **Nachw.** z. B. durch Trichloressigsäure-Fällung, Streifentests, Sodiumdodecylsulfat-Polyacrylamidgel-Elektrophorese (Abk. SDS-PAGE) u. Immunelektrophorese. Vgl. Albuminurie, Bence-Jones-Proteinurie, Paraproteinurie, Proteinbestimmung.

P

Protein|urie, lordotische (↑; ↑) f: (engl.) orthostatic proteinuria; syn. orthostatische Albuminurie; leichte (<1 g/24 Std.), bei starker körperlicher Belastung transitorisch auftretende Proteinurie*; Nachweis einer Tag-Nacht-Differenz; Vork. v. a. bei Jugendlichen u. in der Schwangerschaft. Vgl. Marschalbuminurie.

Proteo|glykane (↑; Glyk-*) n pl: (engl.) proteoglycans; sehr große (MG bis >2 Mill.) Moleküle aus Kohlenhydraten (95 %) u. Proteinen (5 %), die tier. Strukturgewebe Viskosität, Elastizität u. Resistenz gegen Inf. verleihen; charakterist. Struktur: 40–80 Glykosaminoglykane* sind O-glykosidisch mit Proteinen verbunden; die prosthetische Gruppe der P. besteht aus 100–1000 sich wiederholenden Disaccharideinheiten (Hyaluronsäure* od. N-Acetylhexosamin verknüpft mit Galaktose). Aufgrund der stark negativen Ladung binden P. viel Wasser u. haben raumfüllende Wirkung, z. B. als Grundsubstanz der Knorpel, Sehnen u. Gelenke. Vgl. Chondroitinsulfate, Keratansulfat.

Proteo|hormone (↑; Horm-*) n pl: s. Hormone.

Proteo|lyse (↑; Lys-*) f: (engl.) proteolysis; Abbau von Proteinen u. Peptiden durch hydrolyt. Spaltung der Peptidbindung; **1.** Proteasen* katalysieren vollständige (z. B. bei Zusammenwirken von Exo- u. Endopeptidasen i. R. der Verdauung*) od. limitierte P. (vgl. Proenzyme); **2.** chem. durch Einwirkung starker Säuren od. Basen u. Hitze (je nach Dauer partielle od. vollständige P.).

Proteom n: (engl.) proteome; Gesamtheit der genetisch codierten Proteine eines Organismus; vgl. Genom.

Proteus (Πρωτεύς Meergott der gr. Sage) m: Gattung gramnegativer, peritrich begeißelter, pleomorpher Stäbchenbakterien der Fam. Enterobacteriaceae*; **Kultur:** anspruchsloses Wachstum auf gebräuchl. Nährböden; P. neigt zum sog. Schwärmen, d. h., er breitet sich rasch über die Oberfläche eines festen Mediums aus. Hierdurch kann die Reinzüchtung anderer Keime erschwert sein. Da P. häufig im Stuhl vorkommt, werden zur Isolierung von Salmonella- u. Shigella-Species Elektivnährböden* verwendet. Temperaturoptimum 34–37 °C. **Biochemie:** Voges*-Proskauer-Reaktion negativ; Glukoseabbau unter Säurebildung; Indol-positiv (außer P. mirabilis); Ureasebildung; s. Bunte Reihe; med. wichtige **Species:** P. mirabilis (am häufigsten isoliert), P. vulgaris, P. myxofaciens, P. penneri (P. morganii, P. rettgeri u. P. inconstans werden heute aufgrund ihrer DNA-Verwandtschaft den Gattungen Morganella bzw. Providencia zugeordnet). **Serol.:** Unterschiede der H- u. O-Antigene ermöglichen Unterteilung in zahlreiche Serovarianten. Pat. mit Rickettsiosen* bilden einen Antikörper, der best. geißellose Proteusstämme (s. X-Bakterien) agglutiniert (vgl. Weil-Felix-Reaktion). **Epidemiol.:** Primärer Standort ist der Darmtrakt von Mensch u. Tier; in der Natur ubiquitär; Proteusbakterien sind die wichtigsten aeroben Proteinzersetzer u. an den meisten Fäulnisprozessen beteiligt; v. a. Indol-positive Stämme sind wichtige Hospitalismuskeime u. opportunistische Erreger*. **Klin.:** am häufigsten Harnweginfekte, seltener Sepsis (s. Urosepsis) od. Infektionen anderer Organe (Empyem, Gallenweginfekte, Peritonitis, Gastroenteritis, Meningitis bei Kleinkindern); **Ther.:** P.-mirabilis-Stämme sind i. d. R. empfindlich gegenüber Ampicillin, Cephalosporin u. Aminoglykosid-Antibiotika; Indol-positive Stämme sind häufig multiresistent.

Proteus-Syn|drom (↑) n: vermutlich durch letale Punktmutationen verursachtes, sporadisch auftretendes Dysplasiesyndrom, bei dem nur die Träger eines genet. Mosaiks lebensfähig sind; **Sympt.:** partieller Riesenwuchs im Bereich der Hände (s. Abb.) bzw. Füße, partielle od. komplette Hemihypertrophie des Körpers (meist li.), Ossifikationsstörungen einzelner Knochen, subkutane u. abdominale Tumoren (z. B. Lipome, Hämangiome), Pigmentnävi.

Pro|these (gr. προτιθέναι vorsetzen, an eine Stelle setzen) f: (engl.) prosthesis, denture (zahnmed.); künstl. Ersatz von Körperteilen, z. B. von Auge (s. Epithese), Gebiss (s. Teilprothese, Totalprothese), Gelenken, amputierten Gliedmaßen; Hand-, Arm- u. Beinprothesen sind meist mit Gelenkvorrichtungen u. der Möglichkeit zur Bewegung durch Muskelzug od. pneumatische bzw. myoelektrische Kraftquellen versehen (s. Handersatz, myoelektrischer). Vgl. Endoprothese, Mammaprothese, Penisprothese, Amputation.

Pro|thesen|rand|knoten (↑): (engl.) stump node; chron. Entzündungsherde in der Stumpfhaut, die durch Reibung des Prothesenrands u. einmassierte Fremdkörper entstehen.

Pro|thipendyl (INN) n: Azaphenothiazinderivat; s. Neuroleptika.

Pro|thrombin (Pro-*; Thromb-*) n: Faktor II der Blutgerinnung*, der Vitamin-K-abhängig in der Leber gebildet u. durch Prothrombinaktivator* zu Thrombin* umgewandelt wird; vgl. PIVKA, Prothrombinkomplex, Prothrombinfragmente.

Pro|thrombin|aktivator (↑; ↑) m: (engl.) prothrombin activator; syn. Prothrombinase, Thrombokinase; Lipoproteinkomplex (aktivierter Faktor X, Faktor V, Ca^{2+} u. Phospholipid), der i. R. der Blutgerinnung* Prothrombin in Thrombin umwandelt; je nach Herkunft des Phospholipids unterscheidet man einen extrinsischen (aus Gewebezellen) u. einen intrinsischen P. (aus Thrombozyten).

Pro|thrombinase (↑; ↑) f: syn. Prothrombinaktivator*.

Pro|thrombin|fragmente (↑; ↑) n pl: (engl.) prothrombin fragments; Marker zur Erfassung intravasaler Thrombinbildung bei Hyperkoagulabilität*, die unter Einwirkung des Prothrombinaktivators* bei der Umwandlung von Prothrombin entstehen; Nachw. mittels ELISA.
J. Har.

Pro|thrombin|komplex (↑; ↑) m: (engl.) prothrombin complex; Gruppe der in der Leber in Abhängigkeit von Vitamin* K synthetisierten Blutgerinnungsfaktoren II (Prothrombin), VII, IX u. X; vgl. Blutgerinnung, PPSB.

Pro|thrombin|komplex|mangel (↑; ↑): (engl.) prothrombin complex deficiency; Synthesehemmung der Faktoren des Prothrombinkomplexes durch Mangel an bzw. Verwertungsstörung von Vitamin* K, z. B. bei Antikoagulanzientherapie mit Cumarinen, längerer parenteraler Ernährung, Resorptionsstörungen (Veränderungen der Darmflora, Gallenwegverschluss, Leberzirrhose u. a.); Ther.: PPSB*.

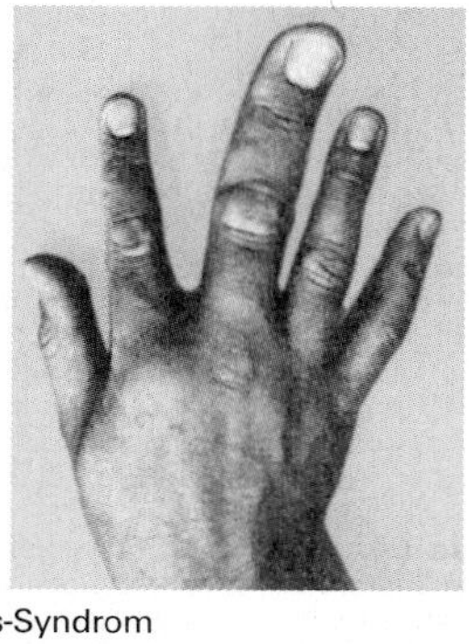

Proteus-Syndrom [540]

Pro|thrombin|kon|sumptions|test (↑; ↑; lat. consumere verbrauchen) m: (engl.) prothrombin consumption test; Test zur Bestimmung des Prothrombinverbrauchs bei Spontangerinnung zum Nachw. seltener Thrombozytenfunktionsstörungen mit vermindertem Prothrombinaktivator*; vgl. Prothrombinkomplex.

Pro|thrombin|zeit (↑; ↑): syn. Thromboplastinzeit*.

Protion|amid (INN) n: auch Prothionamid (Abk. PTH); Antituberkulotikum der zweiten Wahl; **Wirkungsspektrum:** bakteriostat. Wirkung auf Mycobacterium tuberculosis, bovis u. leprae u. atyp. Mykobakterien; **Ind.:** Kombinationstherapie der Tuberkulose v. a. bei Isoniazid-Resistenz (s. Antituberkulotika); **Kontraind.:** Schwangerschaft, manifeste Leberschäden, Alkoholkrankheit, Epilepsie; **UAW:** gastrointestinale, neurotoxische u. psychische Störungen, Leberschäden u. a.

Pro|tirelin (INN) n: syn. thyrotropin releasing hormone (Abk. TRH*); **Verw.:** Schilddrüsen- u. Hypophysenfunktionsdiagnostikum; vgl. TRH-Test.

proto|dia|stolisch (Prot-*; gr. διαστολή Ausdehnung): (engl.) protodiastolic; zu Beginn der Diastole*.

Proto|fibrille (↑; Dim. von Fibr-*) f: (engl.) protofibril; Elementarfibrille; s. Filamentum, Kollagen.

Proto|kolla|gen n: (engl.) protocollagen; s. Kollagen.

Protonen (aus Prot-* u. Elektronen) n pl: (engl.) protons; Symbol H^+; zur Gruppe der Baryonen* gehörende, pos. geladene stabile Elementarteilchen*, die Bausteine des Atomkerns (s. Atom) sind; die Ruhemasse eines Protons ($m_P = 1{,}6725 \times 10^{-24}$ g) beträgt das 1836fache der Elektronenmasse (entspr. der Energie von 938 MeV), die Ladung eines Protons entspricht einer pos. Elementarladung*. Die Anzahl der P. im Atomkern wird durch die Kernladungszahl* charakterisiert. Med. **Bedeutung:** Bei der Kernspintomographie* wird die Protonendichte (Dichte der Wasserstoffkerne) im Körpergewebe zur bildl. Darstellung genutzt. Der Transport von P. reguliert den Säure*-Basen-Haushalt, ermöglicht die Energiegewinnung in der Atmungskette* u. die Salzsäureproduktion im Magen.

Protonen|pumpen|hemmer (↑): (engl.) proton pump inhibitors; Bez. für Substanzen, die selektiv die H^{+}*/K^+-ATPase blockieren u. somit die Magensäuresekretion hemmen (z. B. Lansoprazol, Omeprazol, Pantoprazol); **Ind.:** Ulcus duodeni, Ulcus ventriculi, Refluxösophagitis, Zollinger-Ellison-Syndrom, Anastomosenulkus, Ménétrier-Syndrom.

Protonen|therapie (↑) f: (engl.) proton radiation; Form der Strahlentherapie* mit hochenergetischen Protonen* (>100 MeV), die in einem Zyklotron* beschleunigt werden.

Proto|onko|gene (Prot-*; Onk-*; -gen*) n pl: (engl.) proto-oncogenes; s. Onkogene.

Proto|plasma (↑; -plasma*) n: (engl.) protoplasm; gesamte Substanz der lebenden menschl., tier. u. pflanzl. Zelle, die von der Zellmembran umgeben ist; unterteilt in Zytoplasma* u. Karyoplasma*. Vgl. Metaplasma, Paraplasma, Zytosol.

Proto|porphyrie, erythro|poetische (↑; gr. πορφύρα Purpur) f: (engl.) erythropoietic protoporphyria; syn. erythrohepatische Porphyrie; autosomal-dominant vererbte Störung (Genlokus 18q21.3) der Biosynthese von Häm* v. a. in den erythropoetischen Bereichen des Knochenmarks, bei der die Umwandlung von Protoporphyrin in Häm inf. herabgesetzter Aktivität der Ferrochelatase* ausbleibt. Es kommt zu einer Anreicherung von Protoporphyrin in Erythrozyten, Leber u. Blutplasma. **Klin.:** häufig asymptomatisch; evtl. (bereits in der Kindheit auftretende) Lichtdermatose, selten Cholelithiasis od. Leberzirrhose; **Diagn.:** s. Porphyrie (Tab.); **Ther.:** Betacaroten, Colestyramin.

Proto|porphyrin (↑; ↑) n: 1,3,5,8-Tetramethyl-2,4-divinyl-porphin-6,7-dipropionsäureporphin; als sog. P. III Bestandteil von Häm*; vgl. Porphyrine.

proto|troph (↑; Troph-*): (engl.) prototrophic; Bez. für Mikroorganismen, bei denen alle Enzyme, die für die Synthese von Körperbausteinen notwendig sind, in den Zellen vorhanden sind (sog. Wildformen); Ggs. auxotroph*.

Proto|zoen (↑; gr. ζῷον Tier) n pl: (engl.) protozoa; Urtierchen, tierische Einzeller; Zytoplasma mit Pellicula, Mitochondrien u. Zentrosomen, Chromosomenkern (Eukaryonten, im Ggs. zu Bakterien*), Bewegungsorganellen (Geißeln, z. T. mit undulierender Membran, Wimpern, Pseudopodien), Nahrungs- u. Exkretionsvakuolen, Bildung von Dauerformen durch Enzystierung; **Stoffwechsel:** eigene Enzymsysteme, Atmung (z. T. auf unbelebten Nährböden züchtbar, Aufnahme auch ungelöster Substanzen ins Zellinnere); **Fortpflanzung:** z. T. ungeschlechtl. (Zwei- od. Mehrfachteilung, Schizogonie), z. T. geschlechtl. (Gameten, Chromosomenapparat mit Reduktionsteilung, Kopulation); manchmal komplizierter Entwicklungszyklus über **Wirtswechsel** (geschlechtl. Vermehrung im Endwirt, ungeschlechtl. Vermehrung im Zwischenwirt); saprophytäre od. parasitäre Lebensweise; Krankheitserreger v. a. in den Subtropen u. Tropen. **Vier Gruppen: I. Mastigophora** (Flagellata): Geißeltierchen; Fortbewegung durch Geißeln (Flagellen), auch in Verbindung mit undulierender Membran; zwei Ordnungen mit med. Bedeutung: **1.** Protomonadina (eingeißelige Blut- u. Zellflagellaten) mit den Gattungen Trypanosoma* u. Leishmania*; **2.** Polymastigina (mehrgeißelige Flagellaten des Darms u. der Genitalien) mit den Gattungen Trichomonas*, Chilomastix, Giardia; **II. Rhizopoda:** Wurzelfüßer; nackte Zellen mit wechselnder Gestalt, Fortbewegung durch Pseudopodien; med. relevante Ordnung: Amoebida (Amöben*); **III. Sporozoa:** Sporentierchen; Körperform meist unveränderlich; Fortbewegung zuweilen durch sog. Rückstoß (Stoffausscheidung durch kl. Poren); Blut- u. Gewebeparasiten; med. wichtige Fam. bzw. Gattungen: **1.** Sarcocystidae mit Toxoplasma* gondii u. Sarcocystis; **2.** Eimeriidae mit Isospora* u. Eimeria*; **3.** Haemosporina mit Plasmodien* u. a.; **4.** Piroplasmia mit Babesia* u. Theileria; **5.** Cryptosporiidae mit Cryptosporidium*; **6.** Haplospora mit Pneumocystis (nicht gesichert); **IV. Ciliata** (Ciliophora, Infusoria): Wimperntierchen; mit wenig veränderl. Gestalt, mit Zilien (Wimpern) bedeckte Körperoberfläche; Makronukleus (Stoffwechselkern) u. Mikronukleus (Geschlechtskern); med. wichtig die Ordnung Holotricha; Gattung Balantidium* coli.

Proto|zoen|mittel (↑; ↑): (engl. antiprotozoals; Chemotherapeutika zur Behandlung von Protozoonosen; vgl. Chloroquin, Cotrimoxazol, Metronidazol, Natrium-Stibogluconat, Nifurtimox, Paromomycin, Pentamidin, Pyrimethamin, Sulfadiazin, Suramin.

Pro|trahierung (lat. protrahere hervor-, in die Länge ziehen): (engl.) protraction; in der Strahlentherapie* Form der zeitl. Dosisverteilung, bei der eine best. Gesamtdosis kontinuierlich, jedoch innerh. einer langen Zeit (mit geringer Dosisleistung) appliziert wird; vgl. Fraktionierung.

Pro|trusio acetabuli (lat. protrudere, protrusus fortstoßen) f: pathol. Vorwölbung des Pfannenbodens ins kleine Becken mit Einsinken des Hüftkopfes in die vertiefte Pfanne (Otto-Chrobak-Becken); führt zur Einschränkung der Abduktion u. Rotation; **Formen: 1.** primäre P. a. durch endogene Wachstums- u. Verknöcherungsstörung, häufig beidseits; Vork. gehäuft familiär u. beim weibl. Geschlecht (m:w = 1:5); **2.** sekundäre P. a. bei lokalen Erkr. des Hüftgelenks od. Allgemeinerkrankung (Tuberkulose, Osteomyelitis, Infektarthritis, neuropathol. Arthropathie, zentrale Hüftgelenkluxation* mit Pfannenbruch), selten beidseitig; **Ther.:** Krankengymnastik, bei starker Schmerzsymptomatik u. U. Umstellungsosteotomie od. Totalendoprothese (bei älteren Pat.); **DD:** physiol. Pfannenprominenz als typische, temporäre Phase der Beckenentwicklung zw. dem 6. u. 15. Lj. mit vollständiger Rückbildung. Vgl. Pfanne, tiefe.

Pro|trusio bulbi (↑) f: Vorwölbung des Augapfels; s. Exophthalmus.

Pro|trusion (↑) f: Vortreibung; vgl. Artikulation.

Pro|tuberantia (Pro-*; lat. tuberare schwellen, wachsen) f: Hervorragung.

Pro|tuberantia mentalis (↑; ↑) f: Kinnvorsprung des Unterkiefers.

Pro|tuberantia oc|cipitalis ex|terna (↑; ↑) f: tastbarer Knochenvorsprung in der Mitte der Schuppe des Hinterhauptbeins.

Pro|tuberantia oc|cipitalis in|terna (↑; ↑) f: Knochenerhebung an d. Kreuzungsstelle des Sulcus sinus sagittalis superioris u. des Sulcus sinus transversi an der Innenseite der Schuppe des Hinterhauptbeins.

Pro|venienz (lat. provenire entstehen, hervorkommen) f: (engl.) provenance; Herkunft.

Pro|videncia (lat. providentia Voraussicht, Vorsicht) f: Gattung gramnegativer, peritrich begeißelter, fakultativ anaerober Stäbchenbakterien der Fam. Enterobacteriaceae*; Indol-positiv, Urease-Bildung; med. wichtige Species: P. alcalifaciens, P. stuartii, P. rettgeri; **Vork.:** ubiquitär, v. a. Intestinaltrakt; isoliert bei Infekten der Harnwege u. der Respirationstrakts, Diarrhö, Verbrennung, Wundinfektion u. Bakteriämie; wichtige Err. von Nosokomialinfektionen* (v. a. nach Eingriffen im Urogenitaltrakt) u. opportunistische Erreger*; häufig multiresistent gegen Antibiotika.

Pro|virus (Pro-*; Virus*) n: in das Genom der Wirtszelle integriertes Virusgenom (bzw. dessen DNA-Kopie).

Pro|vit|amin (↑) n: inaktive Vorstufe eines Vitamins, die im Organismus in die biol. aktive Form übergeht; meist pflanzl. Herkunft, z. B. Betacarotin (P. A), Ergosterol (P. D_2).

Pro|vokation (lat. provocatio Herausforderung) f: (engl.) provocation; das Hervorrufen; z. B. von Erscheinungen durch Reizmethoden, Tests.

Pro|vokations|nystagmus (↑; Nystagmus*) m: (engl.) provoked nystagmus; s. Nystagmus.

Pro|vokations|test, in|halativer (↑) m: (engl.) inhalation provocative test; Untersuchung zum

P

Nachw. 1. einer bronchialen Hyperreaktivität* durch Inhalation bronchokonstriktorisch wirkender Substanzen (Histamin, Acetylcholin, Carbachol, Methacholin) od. 2. einer in der Hauttestung* od. im Radio*-Allergo-Sorbent-Test aufgefallenen Sensibilisierung gegen spezif. Inhalationsallergene durch Messung von Sekundenkapazität* u. Atemwegwiderstand* vor, während u. nach der Inhalation.

Pro|vokations|test, kon|junktivaler (↑) m: (engl.) conjunctival provocation; syn. Ophthalmotest; Verf. zur Prüfung der klin. Aktualität einer in der Hauttestung ermittelten Allergie* vom Soforttyp (Verw. verdünnter Allergenlösung) od. einer anaphylaktoiden Reaktion* (Verw. der Originalkonzentration); bei pos. Ausfall kommt es innerhalb von 15 Min. nach Träufelung in den äußeren Augenwinkel zu Juckreiz, Fremdkörpergefühl, Tränenfluss, Lidödem, konjunktivaler Injektion bzw. Rhinitis.

Pro|vokations|test, nasaler (↑) m: (engl.) nasal provocation; Verf. zur Sicherung einer in der Hauttestung* nachgewiesenen Sensibilisierung gegenüber einem spezif. Allergen* an der Nasenschleimhaut; bei pos. Ausfall Hypersekretion, Schleimhautödem, ggf. Anstieg des nasalen Atemwegwiderstands nach Applikation der Allergenlösung (Messung mittels Rhinomanometrie*).

Prowazek-Zell|einschlüsse (Stanislaus von P., Bakteriol., Hamburg, 1875–1915; Zelle*): s. Halberstädter-Prowazek-Körperchen.

proximal (lat. proximus sehr nahe): proximalis; zunächst, in der Nähe, rumpfwärts gelegener Teil einer Extremität; vgl. distal.

Proxy|meta|cain (INN) n: Lokalanästhetikum vom Estertyp; **Verw.:** als (ophth.) Oberflächenanästhetikum; s. Oberflächenanästhetika.

Pro|zerkoid (Pro-*; gr. κέρκος Schwanz, Henkel; -id*) n: (engl.) procercoid; Vorfinne; vgl. Finne.

Pro|zesse, nicht|stochastische (lat. processus Fortschreiten, Fortgang) m pl: (engl.) nonstochastic processes; Vorgänge, die im Ggs. zu stochastischen Prozessen* den mit der Wahrscheinlichkeitstheorie beschreibbaren Gesetzmäßigkeiten nicht unterliegen; hinsichtl. einer Dosis/Wirkungsbeziehung ist etwa die Wahrscheinlichkeit des Eintretens einer schädl. Wirkung nicht direkt von der Dosis abhängig, sondern es existiert eine Schwellendosis*, unterh. derer mit Schäden nicht zu rechnen ist.

Pro|zesse, stochastische (↑) m pl: (engl.) stochastic processes; Vorgänge, deren Häufigkeit anhand der Beobachtung einer Vielzahl von Fällen (d. h. mit Hilfe der Wahrscheinlichkeitstheorie) beurteilt werden kann; hinsichtl. einer Dosis/Wirkungsbeziehung ist z. B. die Häufigkeit des Eintretens einer best. Wirkung (nicht aber das Ausmaß der Wirkung) der einwirkenden Dosis proportional.

Pro|zonen|phänomen (Pro-*; gr. ζώνη Gürtel, Streifen) n: (engl.) prozone phenomenon; auch Zonen-, Hemmungs- od. Blockadephänomen; Ausbleiben einer Agglutination* bzw. Hemmung einer Präzipitationsreaktion*, v. a. inf. Bildung löslicher Immunkomplexe durch inkomplette Antikörper od. Überschuss agglutinierender Antikörper (wobei Antigene nur monovalent gebunden werden), bei Präzipitationshemmung auch Überschuss des Antigens (sog. Überschusshemmung), evtl. unspezif. durch Serumbestandteile (z. B. Albumine, Gallensäuren).

Prüfung, thermische: s. Gleichgewichtsprüfungen.

Prune-belly-Syn|drom (engl. Pflaumenbauch) n: syn. Bauchdeckenaplasie-Syndrom, sog. Pflaumenbauchsyndrom; seltener (1:50 000 Neugeborene) Fehlbildungskomplex unklarer Ätiol. mit der Symptomentrias Hypo- bzw. Aplasie der Bauchmuskulatur, Anomalien der Nieren u. ableitenden Harnwege, Maldescensus testis (ohne letzteres Sympt. in 5 % auch beim weibl. Geschlecht beobachtet); u. U. zusätzl. Anomalien des Intestinaltrakts, Gelenkkontrakturen, Pes equinovarus, Hüftgelenkluxation, Trichterbrust, Spina bifida occulta, Meningomyelozele, Hydrozephalus, Gaumenspalte u. Herzfehler; Progn.: Ein Großteil der Patienten stirbt im ersten Lebensjahr.

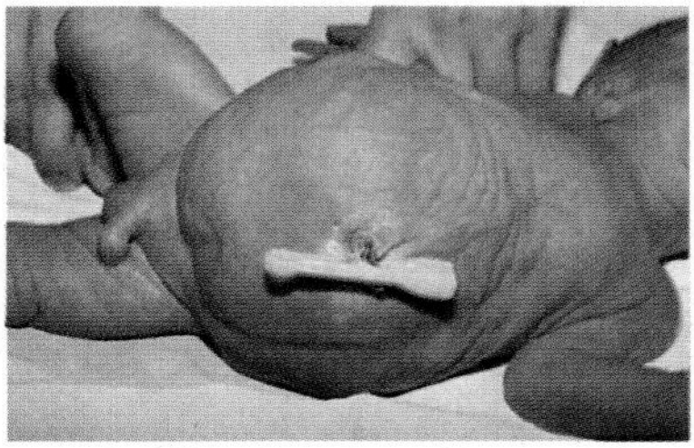

Prune-belly-Syndrom: weit ausladende, schlaffe, faltige Bauchdecke [4]

pruriginös (lat. prurigo Jucken, juckender Grind): (engl.) pruriginous; juckend.

Prurigo (↑) f: Bez. für ätiol. u. morphol. uneinheitliche Gruppe von Hauterkrankungen mit juckenden, teilweise urtikariellen Papeln, Seropapeln od. Knötchen.

Prurigo Besnier (↑; Ernest B., Dermatol., Paris, 1831–1909) f: syn. atopisches Ekzem*.

Prurigo nodularis Hyde (↑; James N. H., amerikan. Dermat., 1840–1910) f: seltene, chron. Hauterkrankung unklarer Ätiol.; bis 3 cm große, stark juckende, derbe Knoten mit rauer Oberfläche; Vork. bes. an den Extremitätenstreckseiten bei älteren Frauen.

Prurigo simplex acuta (↑) f: syn. Strophulus infantum, Lichen urticatus; bei Kindern an Stamm u. Extremitätenstreckseiten auftretende juckende, bis etwa 5 mm große Papeln auf urtikariellem Grund mit zentralem Bläschen; **Urs.:** meist Epizoonosen; möglicherweise auch allergische Reaktion auf Nahrungs- od. Arzneimittel.

Prurigo simplex sub|acuta (↑) f: syn. Strophulus adultorum, Urticaria papulosa chronica; schubweise auftretende, stark juckende, ca. 5 mm große, hellrote, urtikarielle Papeln, die rasch aufgekratzt werden (worauf der Juckreiz verschwindet) u. braunrote Krusten hinterlassen; bes. an den Streckseiten der Extremitäten lokalisiert; es besteht eine Assoziation mit Magen-, Darm-, Leber- u. Wurmerkrankungen, hormonellen Veränderungen (bes. Menarche, Schwangerschaft, Klimakterium), Leukämie, Lymphogranulomatose, Diabetes mellitus, Urämie u. a.

Pruritus (lat. prurire jucken) m: Hautjucken mit zwanghaftem Kratzen, an dessen Zustandekommen u. Verarbeitung die Schmerzrezeptoren, das vegetative Nervensystem, die Hirnrinde u. Psyche, best. Mediatoren (z. B. Histamin, Trypsin, Kallikrein), das Gefäßsystem der Haut u. die inneren Organe beteiligt sind; durch Kratzen verursachte Hautveränderungen sind strichförmige Rötungen, Krusten, Hyperpigmentierung, Lichenifikation u. Pyodermie. **P. cum materia** (sekundärer P.): Juckreiz als Begleiterscheinung von Hauterkrankungen (z. B. atopisches Ekzem, Urtikaria, Dermatomykosen, Epizoonosen); **P. sine materia**: Juckreiz ohne primäre sichtbare Hautveränderungen; Vork. bei Erkr. innerer Organe (z. B. Cholestasesyndrom, biliäre Zirrhose, Niereninsuffizienz, Urämie, Diabetes mellitus, Leukämie, Lymphome u. a. maligne Tumoren, intestinale Parasitose), als UAW bei Einnahme von z. B. Opiaten, Codein, ACE-Hemmern, Hydroxyethylstärke, Acetylsalicylsäure, bei Stress, Alkoholabusus, in Schwangerschaft u. hohem Alter od. psychogen; meist ohne nachweisbare auslösende Faktoren (ca. 50 % der Fälle).

Pruritus ani (↑) m: Afterjucken; **Urs.**: z. B. Hämorrhoiden, Analekzem, Pilzinfektion, Analprolaps, Anitis, Proktitis, Nahrungsmittelallergie, Enterobiasis, Kontaktallergie (Waschmittel, Toilettenpapier), psychogene Erkrankungen. Vgl. Symptomenkomplex, analer.

Pruritus gravidarum (↑) m: im letzten Trimenon der Schwangerschaft auftretender generalisierter Juckreiz; **Urs.**: wahrscheinl. Cholestase bei Prädisposition (u. U. cholestatischer Ikterus); verschwindet wenige Tage nach Entbindung; vgl. Icterus gravidarum.

Pruritus vulvae (↑) m: meist starker Juckreiz im Bereich der Vulva*; Auftreten insbes. nachts inf. Kapillarerweiterung (Bettwärme); als **primärer** (essentieller, idiopath.) P. v. vermutlich psychosomat. bedingt od. **sekundär** als Symptom z. B. bei Diabetes mellitus, Östrogenmangel (Klimakterium, Postmenopause), Vulvadystrophie, inf. Fluor genitalis, Candidiasis, Enterobiasis, Parasitosen (Filzläuse, Scabies), mangelnder od. übertriebener Hygiene mit gestörtem mikrobiellem Milieu.

Prussak-Raum (Alexander P., Otol., St. Petersburg, 1839–1897): (engl.) Prussak space; Recessus membranae tympanicae superior, obere Trommelfellbucht; Schleimhauttasche zw. Pars flaccida des Trommelfells (Shrapnell-Membran), dem Lig. mallei lat. sowie Hals u. Proc. lateralis des Hammers. Vgl. Paukenhöhle (Abb.).

p. s.: Abk. für **p**er **s**ecundam (intentionem); s. Wundheilung.

PSA: Abk. für **p**rostata**s**pezifisches **A**ntigen; Serinprotease (Glykoprotein mit Enzymaktivität ähnl. dem Chymotrypsin, MG 28 430), die v. a. von Epithelzellen der Prostatadrüsen sezerniert wird u. das seminale Koagulum verflüssigt; **Referenzbereich** für Gesamt-PSA (Abk. tPSA): <2,5 ng/ml Serum, max. (je nach Alter) 4,0 ng/ml; erhöhte PSA-Konz. bei Prostatakarzinom*, benigner Prostatshyperplasie*, Prostatitis*, nach transurethraler Resektion, Prostatabiopsie od. -massage; diagn. **Bedeutung** als Screening-Parameter zur Früherkennung von Prostatakarzinom u. als Tumormarker*; zusätzl. Bestimmung des freien PSA (Abk. fPSA), da der Quotient fPSA/tPSA (<0,15) spezifischer auf Prostatakarzinom hinweist. B. Sch.

Psammom (gr. ψάμμος Sand; -om*) n: (engl.) psammoma; sog. Sandgeschwulst; sandartige Verkalkungen innerh. eines Tumors als regressive Veränderung; **Vork.**: z. B. bei Meningeom*, Kystadenokarzinom* des Ovars (sog. Psammokarzinom).

Psathyrose (gr. ψαθύρος spröde, brüchig; -osis*) f: s. Osteopsathyrose.

Pschyrembel-Zeichen (Willibald P., Gyn., Gebh., Autor, Berlin, 1901–1987): (engl.) Pschyrembel's sign; sog. Stock-Tuch-Zeichen; ein Schwangerschaftszeichen*, das ab dem 2.–3.

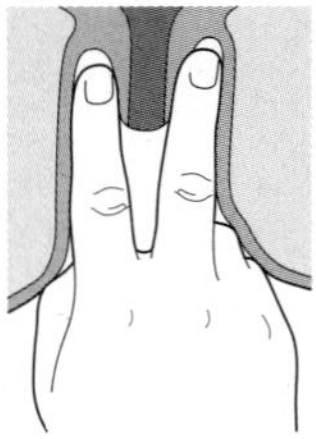

Pschyrembel-Zeichen [386]

Mon. nachgewiesen werden kann: man tastet an der Cervix uteri bei Schwangerschaft einen festeren Kern, umgeben von einer weichen Hülle.

Psellismus (gr. ψελλίζεσθαι stammeln, stottern) m: Stottern*.

Pseud-: auch Pseudo-; Wortteil mit der Bedeutung falsch, Lügen-, Schein-; von gr. ψευδής, ψεῦδος.

Pseud|arthrose (↑; Arthr-*; -osis*) f: (engl.) pseudarthrosis, non-union; sog. Falschgelenkbildung; **1.** Ausbleiben der knöchernen Überbrückung nach einer Fraktur* (nach 6 Mon. od. länger); **Urs.**: mechan. Faktoren (z. B. Interposition von Weichteilen in den Frakturspalt, Dislokation bzw. Distraktion), mangelhafte Ruhigstellung, verzögerte Kallusbildung, Gewebeverlust; **Sympt.**: abnorme Beweglichkeit, Belastungsschmerz; **Diagn.**: Rö., Szintigraphie; **Ther.**: bei hypertropherer P. Beseitigung der mechan. Störung, stabile Osteosynthese mit interfragmentarer Kompression; bei atrophischer P. Anfrischen der Knochenenden, Knochentransplantation u. stabile Osteosynthese; bei infizierter P. Herdsanierung (vgl. Osteomyelitis) mit anschl. Verlängerungsosteotomie; **2.** angeborene P. (z. B. der Tibia).

Pseudo|a|chondro|plasie (↑; A-*; Chondr-*; -plasie*) n: (engl.) pseudoachondroplastic dysplasia; autosomal-dominant erbl. Skelettdysplasie mit Ähnlichkeit zur Achondroplasie*; **Klin.**: disproportionierter Minderwuchs, kurze Extremitäten, langer Rumpf, Kyphoskoliose, normaler Gesichts- u. Hirnschädel; Körperendgröße 80–140 cm; **Rö.**: Platyspondylie, pilzförmige Metaphysenendzonen, fragmentierte Epiphysen.

Pseudo|ag|glutination (↑; Agglutination*) f: (serol.) unspezif. Agglutination* von Testerythrozyten* (Quader- od. Geldrollenbildung*, körnige Agglutination); Auflösung der Agglutinate durch Zusatz isotoner Kochsalzlösung möglich; **Urs.**: meist Veränderungen in der Zusammensetzung der Serumbestandteile (z. B. bei Paraproteinämie). Vgl. Panagglutination.

Pseudo|akanthosis nigricans (↑; Akanth-*; -osis*) f: der Akanthosis* nigricans ähnliche Erkr. mit leichter Hyperpigmentierung u. Papillomatose im Bereich der Axillen u. a. Körperfalten; Vork. insbes. bei Adipositas u. starkem Schwitzen.

Pseudo|all|ergie (↑; Allergie*) f: pseudoallergic reaction; sog. Histaminose; allergieähnliche Reaktion nach Genuss von Käse, Fisch (vgl. Skombrotoxismus) od. Rotwein mit einem rel. hohen Gehalt an Histamin*; **Sympt.**: Hautjucken, Herzklopfen, Migräne, Bauchschmerzen; vgl. Intoleranz.

Pseudo|aorten|in|suf|fizienz (↑; Aorta*; Insuffizienz*) f: funktionelle Aortenklappeninsuffizienz*.

Pseudo|appendizitis (↑; Append-*; -itis*) f: s. Appendizitis, Brenneman-Syndrom.

Pseudo-Bartter-Syn|drom (↑; Frederic C. B., Endokrin., Bethesda/Maryland, 1914–1983) n: Hyperaldosteronismus* durch oft verheimlichten Missbrauch von Laxanzien od./u. Diuretika (meist i. R. psychogener Essstörungen*); Sympt. u. Diagn.: s. Bartter-Syndrom.

Pseudo|brady|kardie (↑; Brady-*; Kard-*) f: (engl.) pseudobradycardia; Vortäuschung eines langsamen Herzschlags durch ein peripheres Pulsdefizit* von 50 % bei Bigeminie*.

Pseudo|bulbär|para|lyse (↑; gr. βολβός Zwiebel; Para-*; Lys-*) f: (engl.) pseudobulbar paralysis; Erkr. durch umschriebene bilaterale Schädigung der supranukleären Bahnen im Hirnstamm, die die Hirnnervenkerne mit Großhirn u. Stammganglien verbinden (Tractus corticonuclearis); **Urs.**: meist Arteriosklerose* der A. basilaris; **Sympt.**: Lähmung der Gesichts-, Zungen-, Mund- u. Rachenmuskulatur, evtl. Pyramidenbahnzeichen, Dysarthrie, Affektlabilität mit Zwangslachen od. Zwangsweinen; im Unterschied zur Bulbärparalyse* gesteigerter Masseterreflex u. Orbicularis-oris-Reflex, aber keine Atrophie od. faszikuläre Zuckungen der Zungenmuskulatur.

Pseudo|cicatrices stellaires spontanées (frz.) f pl: sternförmige, streifige, weißliche, scharf begrenzte, unregelmäßige Narbenbildungen nach geringen Verletzungen auf Altershaut*.

Pseudo|co|arctatio aortae (Pseud-*; lat. das Zusammendrängen) f: (engl.) kinking; im Ggs. zur Aortenisthmusstenose* meist symptomlose Anomalie (Elongation u. Schlängelung) der thorakalen Aorta, häufig mit anderen Aortenfehlbildungen (v. a. bikuspidale Aortenklappe) kombiniert; selten Entw. eines Aortenaneurysmas mit Gefahr der Ruptur (Ind. zur Op.).

Pseudo-Cushing-Syn|drom n: vermehrte Cortisolbiosynthese ohne erkennbare morphol. Veränderungen; **Urs.**: vermutl. vermehrte CRH-Ausschüttung bei Hypothalamusaktivierung inf. von Stress*; Vork. z. B. bei Erkr. aus dem depressiven Formenkreis, Alkoholkrankheit u. Adipositas. M. Sch.

Pseudo|de|menz (↑; lat. dementia Un-, Schwachsinn) f: (engl.) pseudodementia; **1.** Bez. für vorgetäuschte Symptome einer Demenz* mit scheinbarem Versagen selbst bei einfachsten Aufgaben bei tatsächlich normaler Intelligenz; beruht oft auf situativer od. allg. Überforderung, kann aber u. U. auch von Krankheitswert u. behandlungsbedürftig sein; Vork. z. B. bei Ganser*-Syndrom od. Rentenneurose*; **2.** Erscheinungsform der Depression, bei der Symptome kognitiver Leistungseinbuße im Vordergrund stehen; schwierige DD zur Demenz*, insbes. bei Pat. über 60 Jahre.

Pseudo|diar|rhö (↑; Diarrhö*) f: (engl.) pseudodiarrhea; gesteigerte Stuhlfrequenz bei normaler Konsistenz u. normalem Gewicht (<200 g/d); vgl. Diarrhö.

Pseudo|di|vertikel (↑; Divertikel*) n: (engl.) pseudodiverticulum; falsches Divertikel*.

Pseudo|dys|trophia adiposo|genitalis (↑; Dys-*; Troph-*) f: s. Pubertätsfettsucht.

Pseudo|embolie (↑; Embol-*) f: (engl.) blue phlebitis; syn. pseudoarterielles Emboliesyndrom*.

Pseudo|endo|krino|pathie (↑; End-*; -krin*; -pathie*) f: (engl.) pseudoendocrinopathy; Krankheitsbild, das auf dem Nichtansprechen der Erfolgsorgane bei normaler Hormonproduktion u. -sekretion beruht, z. B. Pseudohypoparathyroidismus*.

Pseudo|ephedrin (INN) n: Sympathomimetikum; **Verw.**: Vasokonstriktor, als Antiallergikum; vgl. Ephedrinhydrochlorid.

Pseudo-Fröhlich-Syn|drom (Pseud-*; Alfred F., Neurol., Pharmak., Wien, 1871–1953) n: s. Pubertätsfettsucht.

Pseudo|gen n: nicht transkribierte DNA* mit hoher Sequenzhomologie zu einem Gen*.

Pseudo|gicht (Pseud-*): (engl.) pseudogout; s. Chondrokalzinose-Arthropathie.

Pseudo|glioma retinae (↑; gr. γλία Leim; -om*) n: sog. amaurotisches Katzenauge*, das nicht durch ein Retinoblastom bedingt ist, sondern andere Urs. hat (z. B. Ablatio retinae, Fehlbildung).

Pseudo|globulie (↑; Globuline*) f: (engl.) pseudopolycythemia; syn. Pseudopolyglobulie; rel. Vermehrung der Erythrozyten* bei vermindertem Plasmavolumen. Vgl. Polyglobulie.

Pseudo|gono|kokken (↑; gr. γονή Abstammung, Samen; Kokken*) f pl: frühere Bez. für gramnegative Diplokokken der Gattung Neisseria, die morphol. sehr leicht mit Neisseria* gonorrhoeae verwechselt werden.

Pseudo|gravidität (↑; lat. graviditas Schwangerschaft) f: Scheinschwangerschaft*.

Pseudo|gynäko|mastie (↑; Gyn-*; Mast-*) f: (engl.) pseudogynecomastia; Vergrößerung der männlichen Brust ohne Beteiligung des Drüsenparenchyms; häufig durch Lipideinlagerung (sog. Lipomastie) bei Adipositas, seltener durch Tumorwachstum (z. B. Fibrom od. Lipom) verursacht; vgl. Gynäkomastie.

Pseudo|halluzination (↑; lat. alucinatio Verwirrung) f: s. Halluzination.

Pseudo|herm|aphroditismus (↑; gr. Ἑρμαφρόδιτος Zwitter, eigentl. Sohn des Hermes und der Aphrodite) m: (engl.) pseudohermaphroditism; Vorhandensein der Gonaden des einen u. der Genitalien u. sek. Geschlechtsmerkmale des anderen Geschlechts bei Übereinstimmung zw. gonadalem u. chromosomalem Geschlecht; beim **P. femininus** (Karyotyp 46,XX; Ovarien) ist der äußere Habitus vorwiegend männlich, z. B. beim kongenitalen adrenogenitalen Syndrom* od. inf. Androgeneinwirkung in der Schwangerschaft (Hormonbehandlung bzw. hormonproduzierender Tumor der Mutter); beim **P. masculinus** (Karyotyp 46,XY; Testes) sind äußeres Genitale u. sek. Geschlechtsmerkmale vorwiegend weiblich; u. a. bei testikulärer Feminisierung*, Swyer*-Syndrom u. bestimmten Formen des kongenitalen adrenogenitalen Syndroms. Vgl. Intersexualität.

P

Pseudo-Hurler-Krankheit (↑; Gertrud H., Päd., München, 1889–1965): syn. Fukosidose*.

Pseudo-Hurler-Poly|dys|trophie (↑; Poly-*; Dys-*; Troph-*) f: Typ III der Mukolipidosen*.

Pseudo|hyd|arthrosis genus (↑; Hydr-*; Arthr-*; -osis*) f: seröse Bursitis* hinter der Kniescheibe ohne tanzende Patella; DD: Gelenkerguss*.

Pseudo|hyper|para|thyroidismus (↑; Hyper-*; Para-*; Thyreo-*; -id*) m: (engl.) pseudohyperparathyroidism; unregelmäßig-dominant erbl. (Genlokus 20q13.2) tubuläre Phosphatrückresorptionsstörung, die zu einer Verschiebung der Calcium-Phosphat-Relation im Blut führt wie beim primären Hyperparathyroidismus*; Absinken des Serumphosphatspiegels inf. vermehrter Phosphatausscheidung in der Niere (Phosphatdiabetes). Die klin. Symptomatik eines primären Hyperparathyroidismus kann teilweise auch durch paraneoplastische Sekretion von parathormonähnlichen Peptiden (engl. parathyroid hormone related peptides, Abk. PTHrP) ausgelöst werden. Vgl. Phosphatstörungen, primäre.

Pseudo|hyper|trophie (↑; ↑; Troph-*) f: (engl.) pseudohypertrophy; scheinbare Hypertrophie* durch Vermehrung des interstitiellen Gewebes od. vermehrte Einlagerung von Fett; z. B. der Wadenmuskulatur bei Duchenne*-Muskeldystrophie.

Pseudo|hypo|kali|ämie-Syn|drom (↑; Hyp-*; arab. al-kalij kalzinierte Asche; -ämie*) n: s. Jervell-Lange-Nielsen-Syndrom, Romano-Ward-Syndrom.

Pseudo|hypo|para|thyroidismus (↑; ↑; Para-*; Thyreo-*; -id*) m: (engl.) pseudohypoparathyroidism; syn. hereditäre Albright-Osteodystrophie; unregelmäßig erbl. (meist X-chromosomal-dominant) od. spontan auftretende Parathormonresistenz in Niere u. Skelett mit renaler Phosphatausscheidungsstörung u. charakterist. Veränderungen des Körperbaus (Minderwuchs, rundes Gesicht, Brachydaktylie v. a. der Metacarpalia u. Metatarsalia IV u. V, subkutane Kalkspangen sowie intrakranielle Verkalkungen, häufig begleitet von geistiger Retardierung) inf. einer Störung des Parathormonrezeptors od. einer verminderten Aktivität des nukleotidbindenden Proteins u. cAMP-Synthese; **Diagn.:** labordiagn. Hypokalzämie, Hyperphosphatämie, normale od. erhöhte Serumkonzentration von Parathormon; Ellsworth*-Howard-Test; **Ther.:** Calciferole od. Calciferolmetaboliten. Vgl. Hypoparathyroidismus, Pseudo-Pseudohypoparathyroidismus.

Pseudo-Kaposi-Syn|drom (↑; Moritz K. K., Dermat., Wien, 1837–1902) n: syn. Akroangiodermatitis; Bez. für morphol. einem Kaposi*-Sarkom ähnelnde, scharf begrenzte, livide, am Rand bräunlich pigmentierte Plaques an Unterschenkeln u. Füßen i. R. einer chronisch-venösen Insuffizienz*.

Pseudo-Klinefelter-Syn|drom (↑; Harry F. K., Endokrin., Baltimore, geb. 1912) n: (engl.) pseudo-Klinefelter syndrome; hypergonadotroper Hypogonadismus* inf. Sklerose der Hodenkanälchen mit Verlust von Leydig-Zwischenzellen; Manifestation im 3. bis 4. Lebensjahrzehnt, Urs. unbekannt; Verlust von Libido u. Potenz sowie Aspermie; die klinischen Sympt. ähneln in dieser Hinsicht denen des Klinefelter*-Syndroms. Der Karyotyp der Pat. ist normal (46,XY).

Pseudo|krupp (↑; Krupp*) m: (engl.) pseudocroup; syn. Laryngitis subglottica, auch Pseudocroup; Bez. für versch., v. a. im (Klein-)Kindesalter auftretende Krankheitsbilder, die zu einer akuten subglottischen Einengung der Atemwege führen u. insbes. vom Krupp* bei Diphtherie sowie von einer Epiglottitis* u. Fremdkörperaspiration dd abzugrenzen sind; **Formen: 1.** viraler Krupp (Grippekrupp): häufigste Form, meist durch Parainfluenzaviren ausgelöst; **2.** bakterieller Krupp: primäre od. sek. Infektion v. a. mit Haemophilus influenzae u. Staphylococcus aureus; **3.** spastischer Krupp: wahrscheinl. allergisch od. hyperreagibel bedingt; **Sympt.:** Heiserkeit, bellender Husten, inspirator. Stridor, Zyanose, evtl. Fieber; Manifestion meist nachts, häufige Rezidivierung; **Ther.:** Beruhigen, feuchte, kalte Luft, Sauerstoffzufuhr, Schleimhautabschwellung mit Epinephrin-Aerosol, systemische Gabe von Glukokortikoiden, Intubation od. Tracheotomie im Notfall.

Pseudo|kyesis (↑; gr. κύησις Schwangerschaft) f: syn. Scheinschwangerschaft*.

Pseudo|leber|zirrhose, peri|karditische (↑; Zirrhose*) f: (engl.) pericarditic pseudo-liver cirrhosis; s. Cirrhose cardiaque.

Pseudo|leuk|ämie (↑; Leuk-*; -ämie*) f: s. Hyperleukozytose.

Pseudo|leuko|derm (↑; ↑; Derm-*) n: (engl.) pseudoleukoderma; im Ggs. zur umgebenden gesunden Haut verminderte Braunfärbung ehemals erkrankter Hautareale nach UV-Bestrahlung od. Ther. mit Dithranol; Vork. z. B. bei atopischem Ekzem* od. Psoriasis*; vgl. Leukoderm.

Pseudo|logia phantastica (↑; -log*; gr. φανταστικός zum Vorstellen befähigt) f: Erzählen ausgedachter Erlebnisse als wahrer Begebenheiten, wobei der unwahre Gehalt vom Erzählenden i. d. R. nicht mehr realisiert wird (im Ggs. zur beabsichtigten Lüge); **Vork.:** v. a. infolge Abwehr bzw. Kompensation eines Selbstwertmangels, seltener aus übertriebener Phantasie u. starkem Geltungsbedürfnis.

Pseudo-Lupus-erythematodes-Syn|drom (↑; lat. lupus Wolf; Erythem*; -id*) n: s. Lupus erythematodes, medikamenteninduzierter.

Pseudo|lymphome (↑; Lymph-*; -om*) n pl: (engl.) pseudolymphomas; Bez. für gutartige u. rückbildungsfähige Proliferationen des lymphoretikulären Gewebes (lymphoretikuläre Hyperplasie), die klin. einem malignen Lymphom* ähneln; **Vork.:** im Bereich der Haut v. a. bei Lymphadenosis cutis benigna, aktinischem Retikuloid, Lymphogranulomatosis X, Kimura-Krankheit, dermopathischer Lymphadenopathie u. als allerg. Hautreaktion auf Arzneimittel u. Arthropoden; am Magen als Hyperplasie u. Vermehrung der Lymphfollikel bzw. lymphoplasmazelluläre Infiltration unklarer Ätiol. bei best. Formen der chron. Gastritis; in der Mamma als wahrscheinl. reaktive lymphoide Hyperplasie; bei Sjögren-Syndrom (in ca. 10 % der Fälle) als lymphozytäre Infiltration von Glandula parotidea, Lunge (nodulär) u. Lymphknoten.

Pseudo|lyssa (↑; gr. λύσσα Wut) f: syn. Pseudowut*.

Pseudo|mamma (↑; Mamma*) f: angeborenes Vorhandensein einer überzähligen Brustanlage mit Warze u. Areola, aber Fett anstelle von Drüsengewebe; vgl. Mammaanomalien.

Pseudo|mangel|rachitis (↑; Rhachi-*; -itis*) f: (engl.) vitamin-D-resistant rickets; autosomal-rezessiv erbl. Form der Vitamin-D-resistenten

Rachitis* (Genlokus 12q12-q14) mit einer Störung der Hydroxylierung von 25-Hydroxycolecalciferol in der Niere (1α-Hydroxylase-Mangel) u. fehlender Sensibilität der Zellrezeptoren gegenüber 1,25-Dihydroxycolecalciferol; **Klin.:** Manifestation im Säuglingsalter mit Entwicklungsrückstand u. ausgeprägter Tetanieneigung; **Diagn.:** erniedrigte Calcium- u. Phosphatkonzentration sowie stark erhöhte alkalische Phosphatase im Serum; **Ther.:** Substitution mit Calcitriol.

Pseudo-Meigs-Syn|drom (↑) n: s. Meigs-Syndrom.

Pseudo|membran (↑; lat. membrana dünnes Häutchen) f: (engl.) pseudomembrane; aus Fibrin u. Exsudaten bestehende, strukturlose Auflagerung auf Schleimhäuten; **Vork.:** v. a. als **kruppöse** P. bei Diphtherie* des Rachens mit weißlich-grauen, über die Tonsillen hinausreichenden Belägen, als **diphtheroide** P. bei gleichzeitiger flächenhafter Schleimhautnekrose; Vork. auch gastrointestinal, z. B. bei Colitis pseudomembranacea. Vgl. Krupp.

Pseudo|menstruation (↑; lat. menstruus monatlich wiederkehrend) f: menstruationsähnliche Abbruchblutung*, v. a. durch Östrogenabfall bzw. relativen Östrogenmangel in einem anovulatorischen Zyklus*.

Pseudo|mnesie (↑; -mnese*) f: (engl.) pseudomnesia; sog. positive Erinnerungsverfälschung; Gedächtnisstörung*, bei der Ereignisse, die nicht stattgefunden haben, vermeintlich erinnert werden.

Pseudo|monas (↑; gr. μονάς einzeln) f: Gattung gramnegativer, lophotrich begeißelter, aerober Stäbchenbakterien der Fam. Pseudomonadaceae (vgl. Bakterienklassifikation); Katalase-positiv, Indol-negativ; viele Species; **Verbreitung:** ubiquitäre Boden- u. Oberflächensaprophyten; wichtige Funktion bei der Remineralisierung org. Substanzen; einige Species sind Lebensmittelverderber, echte Krankheitserreger u. opportunistische Erreger*. Vgl. Burkholderia.

Pseudo|monas aeruginosa (↑; ↑) f: frühere Bez. Pyozyaneusbakterium; gramnegatives, lophotrich begeißeltes, oft pleomorphes Stäbchenbakterium; in **Kultur** zeigen Kolonien einen Metallglanz u. bilden Pigmente (blau-grünes Pyozyanin*, gelblich-grünes Fluorescein*); **Epidemiol.:** weit verbreitet im Boden u. Wasser; isoliert aus Pflanzen, Früchten, Lebensmitteln u. Intestinaltrakt von Mensch u. Tier; wichtiger Err. von Nosokomialinfektionen* (Vork. in Leitungswasser, Waschbecken, Spülmaschinen, Medikamenten, Desinfektionsmitteln) u. opportunistischer Err.; Übertragung durch indirekte Kontaktinfektion; wichtigste **Manifestationen** sind: Wundinfektion einschl. Brandwunden (Err. des blaugrünen Eiters), Osteomyelitis, Sepsis, Endokarditis, Inf. des Urogenitaltrakts (z. B. bei Katheterwechsel, sog. Hauskeim in urol. Abteilungen), Inf. des Respirationstrakts einschl. Pneumonien, spez. Beatmungspneumonie bei Langzeitbeatmeten, Hauptinfektionskeim bei zystischer Fibrose*, Empyem, Pseudomonasruhr der Säuglinge, Inf. der Gallenwege, Augeninfektion (durch kontaminierte Augentropfen), Otitis, Meningitis (otogen od. iatrogen bei unzureichender Desinfektion), Peritonitis. Betalaktam- u. Aminoglykosid-Antibiotika sind häufig unwirksam, Resistenztestung erforderlich.

Pseudo|monas fluorescens (↑; ↑) n: gramnegatives, lophotrich begeißeltes Stäbchenbakterium; in **Kultur** bilden Kolonien Fluorescein*, Wachstum auch bei 4 °C; **Epidemiol.:** Vork. im Boden u. Oberflächenwasser, gelegentl. auf der Haut des Menschen; Err. von Nosokomialinfektionen*, Kontamination von Blutprodukten u. Knochenmarktransplantaten; verursacht auch Pseudobakteriämie durch Kontamination von Blutkulturen. E. Stra.

Pseudo|monas mallei (↑; ↑) f: s. Burkholderia mallei.

Pseudo|monas pseudo|mallei (↑; ↑) f: s. Burkholderia pseudomallei.

Pseudo|muzin (↑; Muc-*) n: (engl.) pseudomucin; syn. Metalbumin, Paralbumin; durch Essigsäure nicht fällbares Glykoprotein; dünn- od. zähflüssiger, gallertiger Tumorinhalt eines Kystadenoms* od. Kystadenokarzinoms*.

Pseudo|my|asthenie (↑; My-*; Asthenie*) f: s. Lambert-Eaton-Rooke-Syndrom.

Pseudo|myx|oma peri|tonei (↑; Myx-*; -om*; Peritoneum*) n: sog. Gallertbauch; Ansammlung gallertiger Massen (Pseudomuzin*) in der Bauchhöhle, evtl. mit Störungen der Darmfunktion, meist nach Ruptur eines muzinösen Kystadenoms* od. Kystadenokarzinoms* des Ovars u. Implantation schleimproduzierender Tumorzellen auf dem gesamten Peritoneum; letaler Ausgang nach jahrelangem Verlauf (auch bei benignem Tumor u. trotz wiederholter op. Entleerungen der Bauchhöhle) inf. fortschreitender Kachexie möglich.

Pseudo|myzel (↑; Myzel*) n: (engl.) pseudomycelium; kettenförmig aneinandergelagerte Blastosporen von Sprosspilzen, die einem Myzel* ähneln.

Pseudo|neuritis optica (↑; Neur-*; -itis*) f: Pseudostauungspapille; Schwellung des Discus nervi optici bei meist intakter Sehfunktion ohne Erhöhung des intrakranialen Drucks; **Urs.:** meist Drusen*, evtl. höhere Hypermetropie*.

Pseudo|obstruktion, intestinale (↑; Obstructio*) f: (engl.) intestinal pseudoobstruction; Sammelbez. für eine Verstopfung des Darmtrakts ohne Nachw. eines mechanischen Hindernisses; s. Ileus, Ogilvie-Syndrom.

Pseudo|para|plegie (↑; Para-*; -plegie*) f: (engl.) pseudoparaplegia; lähmungsartige Schwäche der Beine bei Rachitis* bei Hypotonie der Muskulatur.

Pseudo|pelade (↑; frz. pelade Haarausfall) f: Bez. für eine der P. Brocq ähnelnde, atrophisierende Alopezie*, der eine bekannte Hauterkrankung zugrunde liegt; **Urs.:** z. B. chronischer diskoider Lupus erythematodes, Lichen ruber follicularis decalvans, Sclerodermia circumscripta, Folliculitis sycosiformis atrophicans; physik. Schädigungen u. Infektionen der Haut, angeb. Dermatosen u. maligne Hauttumoren.

Pseudo|pelade Brocq (↑; ↑; Louis B., Dermat., Paris, 1856–1928) f: syn. Alopecia atrophicans; erworbene, atrophisierende Alopezie* der Kopfhaut mit kleinen, scharf begrenzten Herden (sog. Fußstapfen im Schnee), die konfluieren können; **Urs.:** unklar; betroffen sind bes. Frauen mittleren Alters; **Ther.:** Versuch mit Glukokortikoiden (topisch).

Pseudo|peri|tonitis dia|betica (↑; Peritoneum*; -itis*) f: peritonitisähnliche Sympt. i. R. eines diabetischen Komas*.

Pseudo|phäo|chromo|zytom (↑; gr. φαιός grau; Chrom-*; Zyt-*; -om*) n: (engl.) pseudopheochromocytoma; erhöhte Katecholaminfreisetzung aus dem Nebennierenmark inf. Kom-

P

pression, z. B. bei raumforderndem Prozess in der Umgebung (Magendivertikel, Pankreastumor); Klin. u. Diagn.: s. Phäochromozytom.

Pseudo|phimose (↑; Phimose*) f: (engl.) pseudophimosis; physiol. Phimose* inf. Verklebung der Glans mit dem Preputium penis im Säuglingsalter; Harnstrahl wird nicht behindert.

Pseudo|plaque f: (röntg.) Einziehung von subpleuralem Fett in Interkostalräume; täuscht Pleuraverdickung vor; vgl. Pleuraschwarte.

Pseudo|podien (↑; gr. πούς, ποδός Fuß) n pl: (engl.) pseudopodia; Scheinfüßchen; lappenförmige Protoplasmaausstülpungen der Rhizopoden, dienen zur Fortbewegung u. Aufnahme von Nahrung; auch bei Leukozyten.

Pseudo|polio|myelitis-Virus (↑; gr. πολιός grau, weißlich; Myel-*; -itis*; Virus*) n: s. Coxsackie-Viren.

Pseudo|poly|globulie (↑; Poly-*; Globuline*) f: s. Pseudoglobulie.

Pseudo|polyp|osis lymphatica ilei (↑; Polyp*; -osis*) f: nichtstenosierende Ileitis mit (röntg.) Aussparungen im Schleimhautbild durch Vergrößerung von Lymphfollikeln (keine Polypen); vgl. Enteritis regionalis Crohn.

Pseudo|por|en|zephalie (↑; gr. πόρος Öffnung, Loch, Pore; Enkephal-*) f: s. Porenzephalie.

Pseudo-Pseudo|hypo|para|thyroidismus (↑; Hyp-*; Para-*; Thyreo-*; -id*) m: (engl.) pseudopseudohypoparathyroidism; Bez. für körperliche Auffälligkeiten des Pseudohypoparathyroidismus* ohne Parathormonresistenz od. Störungen des Calcium- u. Phosphatstoffwechsels.

Pseudo|pterygium (↑; gr. πτέρυξ Feder, Flügel) n: (ophth.) Narbenpterygium; Bindehautduplikatur, die sich nach Verbrennung od. Verätzung der Hornhaut über den Defekt schiebt; vgl. Pterygium.

Pseudo|pubertas praecox (↑; lat. pubertas Geschlechtsreife) f: periphere Form der Pubertas* praecox mit iso- od. heterosexueller Frühentwicklung; **Urs.:** Hormonproduktion (ohne Beteiligung der Hypophyse) in Keimdrüsen u./od. NNR; im Ggs. zur echten Pubertas praecox keine Ovulation od. Spermatogenese. Vgl. Granulosazelltumor, Syndrom, adrenogenitales.

Pseudo|pyloro|spasmus (↑; gr. πυλωρός Pförtner; Spas-*) m: (engl.) pseudopylorospasm; unter dem klin. Bild einer Pylorusstenose verlaufendes adrenogenitales Salzverlustsyndrom bei jungen Säuglingen; s. Syndrom, adrenogenitales.

Pseudo|rabies (↑; lat. rabies Wut, Tollwut, Jähzorn) f: syn. Pseudowut*.

Pseudo|rabies-Virus (↑; Virus*) n: syn. Scelus suillum; Err. der Pseudowut* aus der Alphasubfamilie der Herpesviridae* (⌀ 100–200 nm); keine Verwandtschaft mit Tollwut- od. Lähmungswut-Virus.

Pseudo|retino|pathia pigmentosa (↑; Retina*; -pathie*) f: erworbene (Trauma, Entz., toxische Schädigung), der Retinopathia* pigmentosa klin. ähnliche Netzhauterkrankung.

Pseudo|rheumatismus (↑; gr. ῥευματισμός das Fließen, Strömen) m: (engl.) pseudorheumatism; Bez. für dem Rheumatismus ähnl. Sympt., die nach abruptem Absetzen einer system. Therapie mit Glukokortikoiden* (z. B. bei rheumatischen Erkrankungen od. nach Op. wegen Cushing-Syndrom) auftreten; **Sympt.:** psych. Unruhe, Gefühlslabilität, Müdigkeit, Schmerzen in Muskeln, Knochen u. Gelenken; es kann zu Verschlimmerung der Erkr. od. Entw. einer malignen Verlaufsform (systemischer Lupus erythematodes, Panarteriitis nodosa) kommen.

Pseudo|sklero|dermien (↑; Skler-*; Derm-*) f pl: (engl.) pseudosclerodermas; Erkrankungen mit der Sklerodermie* ähnlichen Hautveränderungen; **Vork.:** bei Lichen sclerosus et atrophicus, Lipatrophie, Porphyria cutanea tarda, Dermatomyositis, Graft-versus-host-Reaktion, Scleroedema adultorum, Skleromyxödem, Progeria adultorum, Sheehan-Syndrom.

Pseudo|sklerose (↑; ↑; -osis*) f: (engl.) pseudosclerosis; **1.** veraltete Bez. für Creutzfeldt*-Jakob-Krankheit; **2.** Westphal-Strümpell-Pseudosklerose; s. Degeneration, hepatolentikuläre.

Pseudo|strabismus (↑; gr. στραβίζειν schielen) m: (engl.) pseudostrabism; scheinbares Schielen, verursacht z. B. durch Epikanthus, weite Pupillendistanz od. großen Kappawinkel*; vgl. Strabismus.

Pseudo|tachy|kardie (↑; Tachy-*; Kard-*) f: (engl.) pseudotachycardia; Vortäuschung einer erhöhten Herzfrequenz bei Dikrotie*.

Pseudo|tetanus|bazillen (↑; gr. τέτανος Spannung, Krampf; Bacill-*) f pl: (engl.) pseudotetanus bacilli; apathogene, anaerobe Bakterien, die wegen endständiger Sporenbildung morphol. leicht mit Clostridium* tetani verwechselt werden können; Unterscheidung: Bunte* Reihe, anaerobe Kulturverfahren; Toxinnachweis im Tierversuch.

Pseudo|thalidomid-Syn|drom (↑) n: syn. Roberts*-Syndrom.

Pseudo|truncus aortalis (↑; Truncus*) m: Pulmonalatresie* mit Ventrikelseptumdefekt*; Vork. bei 5–10 % aller Pat. mit Fallot*-Tetralogie; die Lungendurchblutung erfolgt nur über den persistierenden Ductus arteriosus u. a. aortopulmonale Kollateralen u. ist stark vermindert (starke Zyanose).

Pseudo|tuberkel (↑; Tuberkel*) n: (engl.) pseudotubercle; der Tuberkulose ähnliche Geweveränderung v. a. der mesenterialen Lymphknoten bei Lymphadenitis* mesenterialis acuta.

Pseudo|tuberkulose (↑; ↑; -osis*) f: (engl.) pseudotuberculosis; Zoonose mit Übertragung von Yersinia pseudotuberculosis (s. Yersinia) durch Nagetiere; **Klin.:** Lymphadenitis* mesenterialis acuta, septisch-typhöse Form, akut-subakute Appendizitis, akute Gastroenteritis u. akute bis chron. Enteritis; **Diagn.:** serol. od. histol. Nachweis; **Ther.:** Tetracycline, Cephalosporine, Chinolone.

Pseudo|tumor (↑; Tumor*) m: (engl.) pseudotumor; falscher Tumor, sog. Scheingeschwulst; z. B. Retentionszysten*.

Pseudo|tumor cerebri (↑; ↑) m: syn. benigne intrakranielle Hypertension; Bez. für eine v. a. bei jüngeren adipösen Frauen vorkommende Erkr. mit Hirndrucksteigerung* u. Hirnödem* unbekannter Ursache; **Klin.:** Stauungspapille, Kopfschmerz, evtl. Bewusstseinsstörung, Doppelbilder; **DD:** Hirntumoren, Sinusthrombose.

Pseudo|tumor orbitae (↑; ↑) m: syn. Collier-Syndrom; unspezif. Entz. orbitaler Gewebe ohne ersichtl. lokale Urs.; ähnelt klin. einem echten Orbitatumor*; **Vork.** bei Kindern meist idiopathisch, bei Erwachsenen oft i. R. von Systemerkrankungen; **Diagn.:** v. a. Ultraschalldiagnostik; **Ther.:** Glukokortikoide.

Pseudo-Turner-Syn|drom (↑; Henry H. T., Endokrin., Oklahoma City, 1892–1970) n: veraltete Bez. für Noonan*-Syndrom.

P

Pseudo|uridin (↑) n: s. Nukleinsäurebestandteile, seltene.

Pseudo|wut (↑): (engl.) pseudorabies, mad itch; syn. Pseudorabies, Pseudolyssa, Aujeszky-Krankheit, infektiöse Bulbärparalyse, Tollkrätze, Juckseuche; Viruserkrankung vieler Haustiere (Hunde, Katzen, Rinder, Pferde, Schafe, Ziegen u. Schweine) mit geringer Pathogenität für den Menschen; **Err.:** Pseudorabies*-Virus; **Klin.:** Meningoenzephalitis mit versch. Sympt. je nach Lok. im ZNS, Tod innerh. 1–2 Tagen; charakterist. ist starkes Jucken (durch Befall der Hinterhörner); keine Lähmungen.

Pseudo|xanthoma elasticum (↑; Xanth-*; -om*) n: syn. Grönblad-Strandberg-Syndrom, Elastorrhexis generalisata; seltene (mehrere hundert Fälle), autosomal-rezessiv (Genlokus 16p13.1) od. -dominant erbl. degenerative Systemerkrankung elastischer Gewebe in der Haut mit gelbl., streifenförmigen, flachen Papeln bes. an den Halsseiten, großen Beugen, an Mund- u. Genitalschleimhaut, allg. Hypoelastizität u. kolloider Altersdegeneration, am Auge mit gefäßähnlichen schwärzl. Streifen radiär zur Papille durch Risse der Lamina vitrea der Aderhaut u. des Pigmentepithels (sog. Angioid streaks) mit Exsudation u. Makuladegeneration sowie in den art. Gefäßen mit Durchblutungsstörungen; klin. manifest meist erst nach der Pubertät; Tod oft im mittleren Erwachsenenalter; **Kompl.:** Blutung aus Magen-Darm-Trakt u. Harnwegen, renale Hypertonie, Angina pectoris u. Herzinfarkt.

Pseudo|zirrhose (↑; Zirrhose*) f: s. Cirrhose cardiaque.

Pseudo|zyanose (↑; Zyan-*; -osis*) f: (engl.) pseudocyanosis; abnorme bläul. Verfärbung der Haut u. Schleimhäute, die auf Plethora* od. einer Ablagerung von körpereigenen Stoffen (z. B. Melanin, Hämosiderin) in den Zellen der Haut beruht; Vork. bei Addison-Krankheit, Hyperthyreose, Leberzirrhose, Hämochromatose, Vitaminmangel, Tumorkachexie u. a.

Pseudo|zyste (↑; Kyst-*) f: s. Zyste.

Psilocybin n: 3-(2-Dimethyl-amino-ethyl)-indol-4-yl-dihydrogen-phosphat; Wirkstoff in Pilzen (Psilocybe mexicana); ruft Halluzinationen u. Krampfanfälle hervor.

Psilosis (gr. ψίλωσις Abziehen der Haare) f: Fehlen der Wimpern; vgl. Alopezie.

P-sinistro|cardiale n: syn. P*-mitrale.

Psittakose (gr. ψίττακος Papagei; -osis*) f: s. Ornithose.

Psoas (gr. ψόα Lendenmuskel) f: Kurzbez. für Musculus psoas.

Psoas|ab|szess (↑; Abszess*) m: (engl.) psoas abscess; am Psoasmuskel entlang absinkender, unter dem Poupart-Band nach außen tretender Abszess; Vork. bei Spondylitis tuberculosa, selten Nierenabszess.

Psoas|hämatom (↑; Häm-*; -om*) n: (engl.) psoatic hematoma; geschwulstartiges Hämatom im Bereich des M. psoas, v. a. bei Hämophilie.

Psoas|rand|zeichen (↑): (engl.) psoatic margin phenomenon; syn. Psoasrandphänomen, Hutter-Zeichen; (röntg.) gradlinige Begrenzung des Nierenbeckens durch mediale Anlagerung an den M. psoas als Zeichen einer hypotonen Nierenbeckenerweiterung bei infektiös-toxischer Parenchymschädigung.

Psoas|zeichen (↑): s. Iliopsoassyndrom.

Psoralene n pl: (engl.) psoralens; in Doldengewächsen, Rautengewächsen u. a. Pflanzen vorkommende phototoxische Furanocumarine*; therap. Verw. (z. B. Methoxypsoralen, Ammoidin*) bei der PUVA*.

Psoriasis (gr. ψώρα Krätze, Räude; -iasis*) f: syn. P. vulgaris, sog. Schuppenflechte; bei hellhäutigen Menschen häufige Hauterkrankung (Morbidität in Europa ca. 1–2 %) mit polygener Vererbung u. multifaktorieller Auslösung; Beginn meist im 2. Lebensjahrzehnt, evtl. nach fieberhaften Infekten (Angina, Masern u. a.) u. Traumen mit fam. Häufung od. nach dem 50. Lj. ohne positive Familienanamnese; Provokation durch physik., chem. u. entzündl. Reizung der Haut sowie durch endogene Noxen (Infektionen, HIV-Erkrankung, Schwangerschaft, best. Arzneimittel, Stress); **Pathogenese:** überstürzte Epidermisbildung; Keratinozytenwanderzeit von der Basalschicht bis zur Hornschicht ca. 4 Tage (normalerweise 28 Tage); histol. Hyperparakeratose, Akanthose, Papillomatose; **Sympt.:** scharf begrenzte, erythematöse, mit silberweißen Schuppen bedeckte, zuweilen juckende Herde versch. Größe u. Gestalt, bes. an Ellenbogen (s. Abb.), Knie, Kreuzbeingegend u. behaartem Kopf; als P. punctata (punktförmig), P. guttata (tropfenartig), P. nummularis (münzengroß), P. anularis (ringförmig), P. gyrata (girlan-

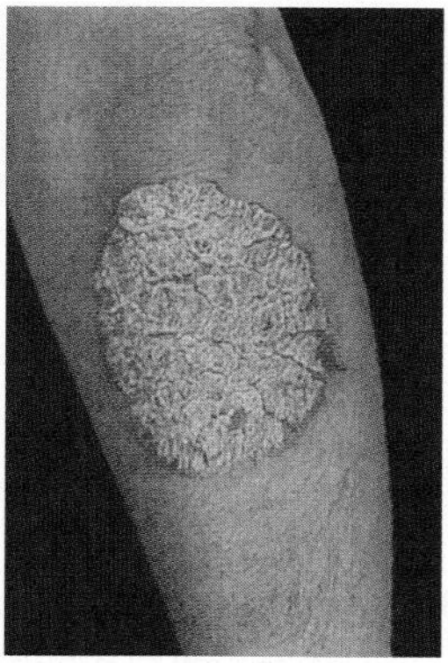

Psoriasis: typischer Herd an der Streckseite des Ellenbogens [3]

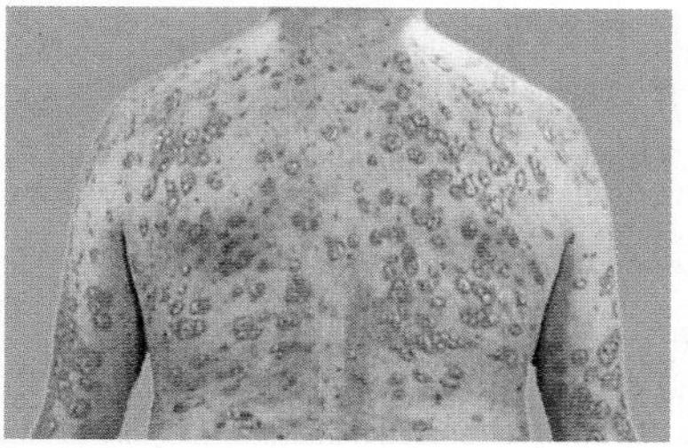

Psoriasis: nummuläre Effloreszenzen [3]

P

denartig), P. geographica (landkartenähnlich). Die Schuppen treten beim Kratzen deutlicher hervor (sog. Kerzenfleckphänomen); darunter liegt eine dünne Epidermis (sog. letztes Häutchen), nach deren Entfernung eine punktförmige Blutung auftritt (sog. blutiger Tau, Auspitz-Phänomen). Häufig Nagelveränderungen, wie z. B. stecknadelkopfgroße, napfförmige Einziehungen (Tüpfelnägel), umschriebene, subunguale, gelbl. Verfärbungen inf. des Durchschimmerns von parakeratot. Nagelbettveränderungen (sog. Ölflecke), die am distalen Nagelbett

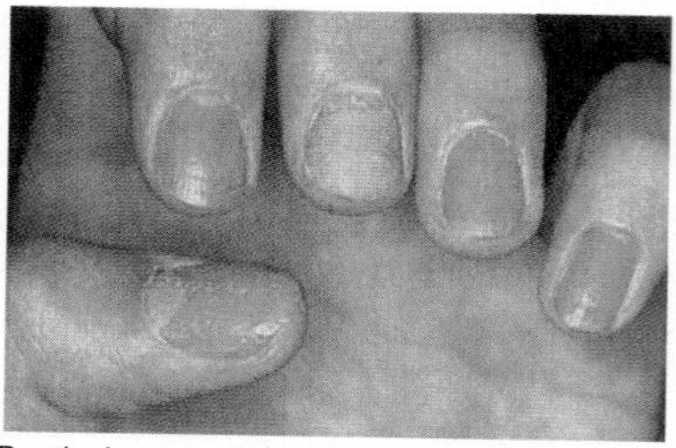

Psoriasis:
typische Nagelbefunde: Ölfleck und Tüpfelnägel [3]

zum Bild der Onycholysis semilunaris psoriatica führen; feine, längsgerichtete, bräunl. Streifen innerh. der Nagelmatrix (Splitterblutungen); beim psoriat. Krümelnagel ist die Nagelplatte völlig zerstört. **Ther.:** nach Entfernung der Schuppen mit Salicylsäure lokal Dithranol (Cignolin) in aufsteigenden Konzentrationen; selektive Ultraviolettphototherapie, PUVA; evtl. lokal Glukokortikoide od. Calciferolanaloga; systemisch Methotrexat, Retinoide, Ciclosporin A, Fumarsäureester.

Psoriasis-Arthropathie (↑; ↑; Arthr-*; -pathie*) **f:** (engl.) psoriatic arthropathy; syn. Arthritis psoriatica, Psoriasis arthropathica; bei ca. 5 % der Pat. mit Psoriasis* (selten als Erstmanifestation) auftretende Beteiligung des Bewegungsapparats; Manifestation meist zw. 30. u. 55. Lj.; **Formen: 1.** peripherer Typ (P.-A. i. e. S.): z. T. destruierende seronegative (Oligo-/Poly-) Arthritis mit Befall der kleinen Gelenke von Fuß u. Hand (Strahlbefall: Daktylitis), auch der großen Gelenke (bes. Kniegelenk); bei Befall des Großzehengrundgelenks oft Pseudogichtattacken (wie bei Reiter*-Krankheit); HLA-B27 pos. in 15–25 % der Fälle; Rö.: charakterist. Nebeneinander von oft asymmetrischen erosiven u. proliferierenden Veränderungen einschl. Periostreaktionen (Protuberanzen) mit Tendenz zur Mutilation u. Ankylose ohne die für die rheumatoide Arthritis* typische gelenknahe Entkalkung; daneben typ. Akroosteolysen, v. a. im Bereich des Nagelfortsatzes der Großzehe. **2.** zentraler Typ (Spondylitis psoriatica): vorwiegende Manifestation am Achsenskelett mit Sakroiliitis u. Spondylitis* ankylosans; HLA-B27 pos. in 65 % der Fälle; Rö.: asymmetrische Sakroiliitis u. Parasyndesmophyten in charakterist. Stierhornform, paradiskale Ossikel; **Ther.:** nichtsteroidale Antiphlogistika, Methotrexat, Sulfasalazin, Ciclosporin A od. Retinoide in Komb. mit Physiotherapie; ggf. Operation.

Psoriasis erythrodermica (↑; ↑) **f:** generalisierte Ausbreitung der Psoriasis mit Erythrodermie u. starker Schuppung; Vork. u. a. nach zu stark reizender äußerl. Behandlung od. bei Fokalinfekten (z. B. Pyelonephritis).

Psoriasis intertriginosa (↑; ↑) **f:** Variante der Psoriasis im Bereich der Gelenkbeugen (Psoriasis inversa) sowie perianal, inguinal, submammär, interdigital u. im Nabelbereich; inf. Durchfeuchtung erosive, rote Herde mit nur geringer Schuppung.

Psoriasis inversa (↑; ↑) **f:** Psoriasis an Hautarealen, die sonst nicht betroffen sind, insbes. in den Gelenkbeugen.

Psoriasis pustulosa (↑; ↑) **f:** Sonderform der Psoriasis mit Pustelbildung; **Formen: 1.** P. p. generalisata (Typ Zumbusch): Pusteln auf gerötetem Grund am ganzen Körper mit Fieber u. schweren Allgemeinerscheinungen; vgl. Impetigo herpetiformis; **2.** P. p. palmaris et plantaris (Typ Barber): Herde nur an Händen u. Füßen bei gutem Allgemeinbefinden; **3.** Akrodermatitis continua suppurativa (Typ Hallopeau): Pustelbildung an den Akren, bes. an den Fingern, mit Nagel- u. Haarverlust; evtl. Mutilation der Endglieder.

P/S-Quotient m: (engl.) P/S ratio; Verhältnis der in der Nahrung zugeführten mehrfach ungesättigten (engl. **p**olyunsaturated) Fettsäuren* zu den gesättigten (engl. **s**aturated) Fettsäuren; je höher die tägl. Zufuhr gesättigter Fettsäuren (niedriger P/S-Qu.), desto höher die Cholesterolwerte; durch gesteigerte Zufuhr ungesättigter Fettsäuren sinken die Cholesterolwerte ab. Daraus ergeben sich diätet. Konsequenzen bei Hyperlipoproteinämien* vom Typ II. Angestrebt wird ein hoher P/S-Qu. durch Vermeiden gesättigter Fette (bes. in tier. Fetten) u. reichl. Zufuhr von ungesättigten Fetten (in pflanzl. Fetten u. Ölen).

PSR: Abk. für **P**atellar**s**ehnen**r**eflex; s. Reflexe (Tab.).

PSS: Abk. für **p**rogressive **s**ystemische **S**klerodermie*.

Psych-: auch Psycho-; Wortteil mit der Bedeutung Seele, Gemüt; von gr. ψυχή.

Psychasthenie (↑; Asthenie*) **f:** veraltete Bez. für mangelnde psych. Belastbarkeit als eine Form der Neurose*.

Psyche (↑) **f:** s. Seele.

Psychedelika (↑; gr. δῆλος offenbar, deutlich)**:** (engl.) psychedelics; Substanzen, die einen psychedelischen Zustand erzeugen, insbes. Halluzinogene*; vgl. Psychose, experimentelle.

psychedelisch (↑; ↑)**:** (engl.) psychodelic; auch psychodelisch; Bez. für einen Zustand eigentümlicher Wahrnehmung mit Zugang zu verdrängten od. vergessenen seelischen Inhalten u. Freilegung versteckter seelischer Störungen; meist verursacht durch die Einnahme von Halluzinogenen*; kann mit wechselnd euphorischer od. depressiver Stimmungslage einhergehen.

Psychiatrie (↑; -iatr*) **f:** (engl.) psychiatry; Seelenheilkunde; Fachgebiet der Medizin, das alle Maßnahmen zur Diagn., nichtoperativen Ther., Prävention, Rehabilitation u. lebensbegleitenden Versorgung von Pat. mit psych. Störungen umfasst. Teilgebiete der P. sind u. a. Psychopathologie, Pharmakopsychiatrie, biologische P., forensische P., Kinder- u. Jugendpsychiatrie, Sozialpsychiatrie bzw. Gemeindepsychiatrie. Vgl. Psychologie, Psychosomatik, Psychotherapie, Psychoanalyse.

Psych|iatrie, bio|logische (↑; ↑) f: (engl.) biological psychiatry; Teilgebiet der Psychiatrie, das sich mit den somat. Entstehungsbedingungen psychischer Störungen (z. B. hirnorganische Veränderungen, genetische, biochemische, hormonelle, vegetative u. Stoffwechselstörungen) u. den u. U. daraus resultierenden therap. Konsequenzen befasst; vgl. Genetik, psychiatrische.

Psych|iatrie, forensische (↑; ↑) f: (engl.) forensic psychiatry; Teilgebiet der Psychiatrie, das sich mit Rechtsfragen befasst, die psych. Kranke betreffen; dazu gehört u. a. die gutachterl. Stellungnahme zur Frage der Schuldfähigkeit*, Unterbringung*, Einwilligungsfähigkeit*, Geschäftsfähigkeit*, Testierfähigkeit u. Anordnung von Betreuung nach dem Betreuungsgesetz*.

Psycho|ana|lyse (↑; gr. ἀνάλυσις Auflösung) f: (engl.) psychoanalysis; Methode zur Untersuchung seel. Vorgänge u. Therapie psych. Störungen (S. Freud, 1856–1939), die versucht, das Individuum in seinen kulturellen Kontextvariablen zu begreifen; nach dem psychoanalyt. Strukturmodell besteht die Psyche aus den Instanzen Ich*, Es* u. Über*-Ich u. umfasst die Bewusstseinsschichten bewusst, unbewusst (dem Bewusstsein unzugänglich) u. vorbewusst (dem Bewusstsein durch Reflexion zugänglich). Unverarbeitete Konflikte zw. diesen Instanzen bzw. Bewusstseinsschichten, die evtl. in kindl. Entwicklungsphasen* entstanden sind, können zu psych. Symptomen, Persönlichkeitsstörungen, Neurosen u. Psychosen führen, die einen das Leben einengenden Kompromiss mit dem Konflikt darstellen. Als Form der Psychotherapie* werden in der P. psychische Vorgänge anhand der freien Assoziation des Pat. od. durch Traumdeutung analysiert. Auch unangenehme, scheinbar sinnlose od. unwichtige Bereiche sollen thematisiert werden (sog. psychoanalyt. Grundregel). Die **klassische P.** setzt Leidensdruck sowie Fähigkeit zu Introspektion u. Verbalisierung voraus u. wird langfristig, v. a. bei Neurosen, von Analytikern mit spez. Ausbildung (Lehranalyse) durchgeführt. Veränderungen des Analysanden sollen u. a. durch Bewusstmachung u. Wiederbelebung des Verdrängten u. Bearbeitung der Übertragung* erreicht werden (vgl. Katharsis); **modifizierte Formen**: z. B. Fokaltherapie als auf ein Thema zentrierte Kurzzeittherapie, analyt. Gruppenpsychotherapie, tiefenpsychologisch fundierte Psychotherapie. Vgl. Psychodynamik; Psychologie, analytische; Tiefenpsychologie.

Psycho|chirurgie (↑; Chirurgie*) f: (engl.) psychosurgery; chir. Eingriff am morphol. unauffälligen Gehirn zur Veränderung der Erlebnis- u. Verhaltensweise des Pat., meist als stereotaktische Operation* od. (früher) Leukotomie*; eine gesicherte Ind. für derartige Eingriffe besteht nicht; wegen der Unsicherheit des Erfolgs, ungünstiger Nebenwirkungen u. moderner Psychopharmakotherapie heute nicht mehr durchgeführt.

Psycho|dia|gnostik (↑; Diagnose*) f: (engl.) psychodiagnostics; syn. psychologische Diagnostik; Bez. für einen Prozess, der unter Einsatz versch. Verf. systemat. Informationen über psych. (psychol.) Merkmale einer Person ermitteln will; Ziel ist die Beantwortung von Fragestellungen, Begründung von Entscheidungen u. deren Konsequenzen; Anw. finden v. a. psychologische Testverfahren*, Anamneseerhebung, diagnostisches Interview*, Exploration* u. Verhaltensbeobachtung. R. Sti.

Psycho|didae (gr. ψυχή Schmetterling) f pl: Schmetterlingsmücken; s. Mücken.

Psycho|drama (Psych-*) n: von J. L. Moreno aus dem Stegreifspiel entwickelte handlungsorientierte Therapiemethode zur Erschließung des Unbewussten als kreativer Ressource bei Einzelnen, Paaren od. Gruppen durch Inszenierung des inneren Erlebens u. zwischenmenschl. Beziehungen; vgl. Gruppenpsychotherapie, Soziometrie. E. Fri.

Psycho|dynamik (↑; gr. δύναμις Kraft, Vermögen) f: (engl.) psychodynamics; Bez. für die Auswirkungen innerseelischer Prozesse auf Erleben u. Verhalten; insbes. das Zusammenwirken von Persönlichkeitsanteilen im sozialen Feld (i. e. S. von Ich*, Es* u. Über*-Ich bzw. von Bewusstsein u. Unbewusstem). Vgl. Konflikte, Verhaltensdiagnostik.

Psycho|dys|leptika (↑; Dys-*; gr. ληπτικός anpassend) n pl: (engl.) psychodysleptics; syn. Psychomimetika, Psychotomimetika; Substanzen, die beim Gesunden abnorme psychische Zustände bewirken können, z. B. Mescalin, LSD u. a.; vgl. Abhängigkeit.

psycho|gen (↑; -gen*): (engl.) psychogenic; seelisch bedingt; Bez. für Zustände, die v. a. auf psych. Bedingungen (Art u. Weise der Erlebnisverarbeitung) zurückzuführen sind; ein Krankheitswert i. S. einer psychogenen Störung besteht bei dauernder bzw. ernsthafter Beeinträchtigung psych. od. org. Funktionen, bes. wenn die Bewältigungs- u. Abwehrmöglichkeiten des Betroffenen durch ein Trauma überfordert werden. Vgl. Psychosomatik, Somatisierungsstörung, Neurose.

Psycho|logie (↑; -log*) f: (engl.) psychology; Wissenschaft vom Erleben u. Verhalten des Menschen in Bezug auf sich selbst sowie auf Personen, Ereignisse u. Objekte seiner Umwelt; bedient sich, basierend auf Beobachtung u. Experiment, häufig mehrdimensionaler Untersuchungs- u. Forschungsmethoden (statist. Deskription u. Überprüfung, Berücksichtigung kognitiv-verbaler, motorisch-behavioraler u. physiologisch-humoraler Verhaltensebenen); **Hauptgebiete: 1.** allgemeine P.: versucht, allg. psychol. Gesetze zu beschreiben, untersucht kognitive u. motivationale Prozesse; **2.** Persönlichkeitspsychologie*; **3.** Entwicklungspsychologie*; **4.** Sozialpsychologie*; **5.** differentielle Psychologie*; **6.** klinische Psychologie*; **7.** medizinische Psychologie*, **8.** angewandte P. (z. B. für Verkehr, Werbung, Recht); **9.** Arbeits-, Betriebs- u. Organisationspsychologie. Vgl. Individualpsychologie; Psychoanalyse; Psychologie, analytische; Verhaltenstherapie.

Psycho|logie, ana|lytische (↑; ↑) f: (engl.) analytic psychology; syn. komplexe Psychologie (C. G. Jung, 1875–1961); von der Psychoanalyse ausgehende Richtung der Psychologie. Das Selbst erscheint als Zentrum des Bewusstseins zw. Individuum u. Gesellschaft. Den beiden Verhaltenstypen Extraversion* u. Introversion* stehen die vier Funktionstypen Denken, Fühlen, Empfinden u. Intuieren gegenüber. Das Unbewusste ist in ein persönliches Unbewusstes, das Vergessenes u. Verdrängtes beinhaltet, u. ein kollektives Unbewusstes (sog. Archetypen) mit der allgemeinen menschl., erblichen Determinante des Verhaltens unterteilt. Die Psyche schafft durch Kompensationen einen Ausgleich von Bewusstsein u. Unbewusstem; eine Störung dieser Selbstregulation kann zur Ausbildung eines Komplexes* führen, der den zentralen Gehalt eines Archetyps zum Gegenstand neurotischen Leidens machen kann (z. B. Ödipus*-Komplex, Elektra*-Komplex).

Psycho|logie, differentielle (↑; ↑) f: (engl.) differential psychology; Teilgebiet der Psychologie, das psych. Eigenarten u. Unterschiede hinsichtl. Typ, Alter, Gruppe u. Geschlecht untersucht; vgl. Persönlichkeitspsychologie.

Psycho|logie, klinische (↑; ↑) f: (engl.) clinical psychology; Teilgebiet der Psychologie, das Ergebnisse u. Methoden psychol. Grundlagendisziplinen bei psychopathol. Phänomenen sowie psych. Faktoren somatischer Erkr. diagn. u. therap. anwendet; **Verf.:** z. B. Verhaltensanalyse, psychol. Gespräch, Psychodiagnostik*, psychologische Testverfahren* sowie als Methoden der Psychotherapie v. a. Verhaltenstherapie u. Gesprächspsychotherapie.

Psycho|logie, medizinische (↑; ↑) f: (engl.) medical psychology; allg. umfassende Bez. für die sich an med. Aufgaben orientierenden psychol. Methoden u. Erkenntnisse; Arbeitsgebiete sind Leib-Seele-Problematik (Psychosomatik*), Interaktion zw. Arzt u. Patient u. a.

Psycho|mimetika (↑; mimetisch*) n pl: syn. Psychodysleptika*.

Psycho|motorik (↑; lat. motor Beweger) f: (engl.) psychomotility; Gesamtheit des durch psych. Vorgänge beeinflussten körperl. Bewegungs- u. Ausdrucksverhaltens; Störungen der P. kommen u. a. als Hypo-, Hyper- bzw. Parakinese, Stereotypien* od. Automatismen* vor.

Psycho|neurose (↑; Neur-*; -osis*) f: (engl.) psychoneurosis; psychogene Störung mit vorwiegend seelischer Symptomatik, z. B. Zwangsneurose, Angstneurose, depressive Neurose (im Ggs. zu somatoformer Störung* u. Persönlichkeitsstörung*); vgl. Neurose.

Psycho|onko|logie (↑; Onk-*; -log*) f: (engl.) psychooncology; Teilgebiet der Psychosomatik*, das sich mit der Entstehung (Verstehen somatopsychischer Zusammenhänge) u. seel. Bewältigung von Tumorerkrankungen (bes. mittels Psychotherapie) beschäftigt. E. Fri.

P

Psycho|pathie (↑; pathie-*) f: (engl.) psychopathy; veraltete Bez. (K. Schneider) für eine Störung, bei der konstitutionell-charakterlich bedingte Anpassungsschwierigkeiten an die Umwelt im Vordergrund stehen u. der Betroffene bzw. die Gesellschaft an der Abweichung leiden; im heutigen Sprachgebrauch ersetzt durch Persönlichkeitsstörung*.

Psycho|patho|logie (↑; Patho-*; -log*) f: (engl.) psychopathology; Lehre vom Leiden der Seele i. S. einer Erfassung von Erlebens- u. Verhaltensweisen eines als psychisch krank geltenden Menschen; umfasst Beschreibung (deskriptive P.), nosolog. Klassifikation u. Deutung der Störungen von Bewusstsein, Denken, Orientierung, Affekt, Ich-Erleben, Wahrnehmung, Antrieb, Persönlichkeit u. Verhalten unter Berücksichtigung des somat. Befundes u. der sozialen, interaktionellen u. kulturellen Aspekte; Ausgangspunkt für therap. (funktionale P.) u. diagn. Vorgehen u. anthrop. Forschung. Vgl. Psychiatrie.

Psycho|pharmaka (↑; gr. φάρμακον Heilmittel) n pl: (engl.) psychotropic drugs; syn. psychotrope Substanzen; Pharmaka, die v. a. die Aktivität des ZNS beeinflussen u. eine Wirkung auf psychische Funktionen haben; beeinflussen Stimmung, Antrieb, Affektivität, Emotionalität, Aufmerksamkeit u. die integrative Funktion des ZNS; i. e. S. Antidepressiva*, Neuroleptika*, Stimulanzien u. Tranquilizer*, i. w. S. auch Lithium*, Schlafmittel* u. Sedativa*.

Psycho|physiologie (↑; gr. φύσις Natur; -log*) f: (engl.) physiological psychology; interdisziplinäres Fachgebiet, das den Zusammenhang zw. psychol. u. physiol. Bedingungen untersucht, z. B. die Auswirkung der Angst auf den Blutdruck. A. Mon.

Psychose (↑; -osis*) f: (engl.) psychosis; syn. psychotische Störung (DSM IV); allg. Bez. für psychische Störung mit strukturellem Wandel des Erlebens (im Ggs. zum funkt. Wandel bei Neurose*); **Einteilung: I.** organische P. (syn. symptomat., exogene, körperl. begründbare P., exogener Reaktionstyp); **Formen: 1.** akute (reversible) organische P. (syn. akuter exogener Reaktionstyp*): **a)** Delir*; **b)** Dämmerzustand*; **c)** Durchgangssyndrom*; **2.** chronische (irreversible) organische P. (syn. organisches Psychosyndrom): **a)** frühkindl. exogenes Psychosyndrom (s. Hirnschaden, frühkindlicher); **b)** hirndiffuses Psychosyndrom (org. Psychosyndrom i. e. S.; durch diffuse hirnorganische Störungen bedingte Veränderungen von Charakter u. kognitiver Funktion); **c)** hirnlokales Psychosyndrom* bzw. hirnlokales Syndrom*; **Urs.:** strukturelle pathol.-anat. bzw. org. ausgelöste irreversible Veränderungen des ZNS; **Vork.:** bei Hirntumoren, Schädelhirntrauma, frühkindl. Hirnschaden, Intoxikationen (vgl. Alkoholpsychose, Korsakow-Syndrom), Infektionen (Enzephalitis, Meningitis; s. Infektionspsychose), Epilepsie, vaskulären Hirnerkrankungen, Hirnatrophie, endokrinen Störungen (z. B. Hypothyreose, Hyperthyreose, Addison-Krankheit), bei Einnahme psychotroper Medikamente; **Sympt.:** Bewusstseins-, Gedächtnis-, Orientierungsstörungen, Ich-Erlebensstörungen, Wahn u. Halluzinationen. **II.** nicht-organische P. (syn. körperlich nicht begründbare P., auch endogene P.); **Formen: 1.** schizophrene P. (s. Schizophrenie); **2.** affektive P. (Depression*, Manie*, manisch-depressive Erkrankung*); **3.** schizoaffektive P.: Bez. für Form der P., bei der Sympt. der schizophrenen u. der affektiven P. vorliegen; als Urs. werden ein komplexes Bedingungsgefüge körperlicher, seelischer u. sozialer Faktoren (vgl. Vulnerabilität) ebenso wie Störungen des Metabolismus u. der Neurotransmitter diskutiert. **Ther.:** Behandlung der Grunderkrankung, Ausschalten nachteiliger Einflüsse, Psychotherapie, Soziotherapie, Psychopharmaka (z. B. Neuroleptika, Lithium, Antidepressiva). Vgl. Randpsychose, zykloide.

Psychose, experimentelle (↑; -osis*) f: (engl.) experimental psychosis; syn. Modellpsychose; Psychose, die zu wissenschaftl. Zwecken durch Psychedelika* herbeigeführt wird u. i. d. R. reversibel ist.

Psychose, post|traumatische (↑; ↑) f: (engl.) post-traumatic psychosis; syn. organisches Psychosyndrom; akute org. Psychose* nach Trauma (v. a. Schädelhirntrauma); vgl. Belastungsstörung, posttraumatische.

Psycho|somatik (↑; Soma*) f: (engl.) psychosomatics; Bez. für die Wechselwirkung von Körper u. Seele (Heinroth, 1818); im klin. Sprachgebrauch Bez. für eine Krankheitslehre, die psych. Einflüsse auf somatische Vorgänge berücksichtigt u. daraus den Krankheitsbegriff der Psychosomatose* ableitet. Vgl. Psychoonkologie.

Psycho|somatose (↑; ↑) f: (engl.) psychosomatic disease; auch psychosomatische Krankheit; Bez. für eine organische Krankheit mit fassbaren morpholog. Veränderungen, auf deren Entstehung od. Verlauf neurotische Faktoren Einfluss haben; z. B. Asthma bronchiale, Ulcus pepticum, entzündl. Darmerkrankung; **Ther.:** neben der somat. Therapie tiefenpsychologisch fundierte Psychotherapie od. Verhaltenstherapie je nach Voraussetzungen beim Pat., stets mit Ausrichtung auf ein verbessertes Coping* (cave: Regression); i. w. S. auch psychogene Erkr., die zu somatischen Sympt. od. patholog.-anat. Veränderungen führen (z. B. Somatisierungsstörung*, somatoforme Störung*, allgemeines Anpassungssyndrom*). E. Fri.

Psycho|stimulanzien (↑; lat. stimulare anstacheln) n pl: (engl.) psychostimulants; syn. Psychotonika; Bez. für Pharmaka, die v. a. den Antrieb steigern u. psychisch anregend wirken; z. B. Cocain, Sympathomimetika vom Amphetamintyp (sog. Weckamine), Coffein (wirkt nicht euphorisierend); **Verw.:** z. B. von Methylphenidat beim Aufmerksamkeitsdefizit*-Hyperaktivitätsstörung, bei Narkolepsie (kontroverse Beurteilung); mögliche **UAW:** Tachykardie, Blutdruckanstieg, Schlaflosigkeit, Tremor, Kopfschmerz, bei Daueranwendung Psychosen, Gefahr der Abhängigkeit*.

Psycho|syn|drom, hirn|lokales (↑) n: (engl.) organic brain syndrome; (psychiatr.) Bez. für Leistungs-, Verhaltens- od. Antriebsstörungen bei umschriebener Hirnläsion mit unabhängig vom Ort der Schädigung ähnlicher Symptomatik, erhaltener Intelligenz u. erhaltenem Gedächtnis; Form der chron. org. Psychose*; vgl. Syndrom, hirnlokales. G. St.-I.

Psycho|syn|drom, organisches (↑) n: (engl.) 1. psycho-organic syndrome, 2. amnestic syndrome; **1.** syn. psychoorganisches Syndrom, hirndiffuses Psychosyndrom; s. Psychose; **2.** syn. amnestisches Psychosyndrom; s. Korsakow-Syndrom.

Psycho|therapie (↑; gr. θεραπεία Behandlung) f: (engl.) psychotherapy; Oberbegriff für alle Formen der Behandlung von psych. u. psychosomat. (unter Einbeziehung körperl. Faktoren) Störungen u. Erkr. mit psychol. Mitteln (ohne pharmakotherap. od. chir. Methoden); **Formen:** z. B. bioenerget. Analyse*, Familientherapie*, Gesprächspsychotherapie*, Gruppenpsychotherapie*, Gestalttherapie*, Hypnotherapie (s. Hypnose), katathym-imaginative Psychotherapie*, best. Formen der Körpertherapie*, Logotherapie*, Musiktherapie*, Psychoanalyse*, Psychodrama*, Sexualtherapie*, tiefenpsychologisch fundierte P. (s. Tiefenpsychologie), Transaktionsanalyse*, Verhaltenstherapie*. Vgl. Autogenes Training, Bewegungstherapie, Biofeedback, Ergotherapie, Krisenintervention, Mototherapie, Soziotherapie.

Psycho|therapie, kata|thym-imaginative (↑; ↑) f: (engl.) catathymic imaginative psychotherapy; Abk. KIP; auch Tagtraumtechnik, Symboldrama, katathymes Bilderleben; tiefenpsychologisch orientierte Form der Psychotherapie* (H. Leuner), bei der der Pat. durch den Therapeuten ermuntert wird, innere Bilder entstehen zu lassen (Imagination), die durch Beschreibungen des Pat. u. gezielte therap. Impulse gemeinsam weiterentwickelt werden; soll eine symbol. Aufarbeitung von traumat. Erlebnissen, (unbewussten) Konflikten, Fehlhaltungen od. neurot. Reaktionsweisen leisten.

Psycho|therapie, kognitive (↑; Therapie*) f: (engl.) cognitive behavior therapy; Form der Verhaltenstherapie*, bei der dem Klienten geholfen werden soll, für ihn schädliche, sich meist automatisch aufdrängende Überzeugungen bzgl. der eigenen Lebenssituation zu identifizieren, zu überdenken u. zu verändern. G. Sto.-I.

Psycho|therapie, stützende (↑; Therapie*) f: (engl.) supportive psychotherapy; syn. supportive Psychotherapie; Bez. für einfühlsame, problemorientierte Gesprächsführung in wohlwollender Atmosphäre als Maßnahme der Psychotherapie*, die eine Stützung des Ich des Pat., seiner Ressourcen u. Coping-Mechanismen bewirken u. damit zu Erleichterung der Sympt., Wiederherstellung des seelischen Gleichgewichts u. besserer Bewältigung seelischer Belastungen führen soll. G. St.-I.

Psycho|therapie, systemische (↑; ↑) f: (engl.) systemic psychotherapy; in der Einzeltherapie, Paarpsychotherapie*, Familientherapie* u. Gruppenpsychotherapie* angewandte Behandlungsmethode, in der der Symptomträger (sog. Indexpatient) als Teil eines größeren Ganzen aufgefasst wird; s. P. verändert die interpersonale Kommunikation, wodurch es indirekt zur Symptomheilung kommen kann. E. Fri.

Psychro|bakterien (gr. ψυχρός kalt; Bakt-*) f pl: (engl.) psychrobacteria; psychrophile Bakterien, Kältebakterien; Bakterien, deren optimale Wachstumstemperatur unter 37 °C liegt u. die z. T. noch bei 4–5 °C wachsen (z. B. Pseudomonas* aeruginosa, Proteus*, Serratia*, Salmonella*, Listeria*, Yersinia*); von med. Bedeutung, da sie sich im Kühlschrank schnell vermehren u. Lebensmittel verderben können (s. Lebensmittelvergiftung). Vgl. Hyperthermobakterien, Mesothermobakterien.

psychro|phil (↑; -phil*): (engl.) psychrophilic; kältefreundlich; vgl. Psychrobakterien.

Psyllii semen n: Flohsamen*.

P-System n: s. P-Blutgruppen.

PT: Abk. für **1.** **p**aroxysmale **T**achykardie*; **2.** **P**ulmonal**t**on; s. Herztöne.

Pt: chem. Symbol für Platin*.

PTA: Abk. für **1.** **p**erkutane **t**ransluminale **A**ngioplastie*; **2.** (engl.) **P**lasma **t**hromboplastin **a**ntecedent; syn. Rosenthal-Faktor; Faktor XI der Blutgerinnung*; vgl. PTA-Mangelsyndrom; **3.** **p**harmazeutisch-**t**echnischer **A**ssistent*.

PTA-Mangel|syn|drom n: (engl.) PTA-deficiency syndrome; syn. Hämophilie C, Rosenthal-Syndrom; autosomal-rezessiv erbl. hämorrhagische Diathese* mit hämophilieähnlichen Blutungen durch Mangel an Faktor XI; Genlokus 4q35; vgl. Hämophilie.

Ptarmus (gr. πταρμός Niesen) m: Nieskrampf; häufig wiederholtes Niesen, z. B. bei Rhinitis allergica.

PTC: Abk. für **1.** **p**erkutane **t**ranshepatische **C**holangiographie; röntg. Verfahren der direkten Cholangiographie*, bei dem das Röntgenkontrastmittel mit Hilfe einer ultradünnen Hohlnadel in Lokalanästhesie perkutan u. unter Punktion der Leber in das Gallenwegsystem eingebracht wird; alternatives Verf. zur ERC*, wenn bei komplettem Verschluss des Ductus choledochus eine retrograde Darstellung nicht möglich ist; vgl. PTD; **2.** **P**henyl**t**hio**c**arbamid; s. Phenylthiocarbamid-Schmecker; **3.** (engl.) **p**lasma

P

thromboplastin component; syn. Christmas-Faktor; Faktor IX der Blutgerinnung*.

PTCA: Abk. für **p**erkutane **t**ransluminale k(**c**)oronare **A**ngioplastie; Form der Angioplastie*, bei der i. R. einer retrograden art. Herzkatheterisierung* u. Koronarangiographie* v. a. proximal kurzstreckig stenosierte Koronararterien aufgeweitet werden; zur Anw. kommen Ballonkatheter, Laser u. Ultrafräsen, ggf. in Komb. mit Implantation eines Stents*. Vgl. Herzkrankheit, koronare.

PTC-Krankheit: syn. Hämophilie B, Christmas disease; s. Hämophilie.

PTD: Abk. für **p**erkutane **t**ranshepatische (Cholangio-)**D**rainage (PTCD); Einlegen eines Drainagekatheters in die Gallenwege, über den die Galle bei einer intrahepat. Raumforderung nach außen abgeleitet wird.

Pteridin n: (engl.) pteridine; N-heterocyclische aromat. Verbindung (Pyrazin- u. Pyrimidinring); Cofaktor von Oxidoreduktasen u. Bestandteil von Folsäure* u. Tetrahydrobiopterin*.

Pterin-Molybdän-Co|faktor n: (engl.) pterin-molybdenum cofactor; redoxaktive prosthetische Gruppe eukaryont. Molybdoenzyme* aus einem Pterin mit Dithiolenseitengruppe (vier C-Atome) u. Phosphatrest (Molybdopterin), das koordinativ Molybdat bindet; bei Mangel an P.-M.-C. verminderte od. fehlende Enzymaktivität v. a. der Xanthinoxidase* u. Sulfitoxidase*.

Pteroyl|glutamin|säure: syn. Folsäure*.

Pterygium (gr. πτέρυξ Flügel, Feder) n: sog. Flügelfell; **Formen: 1.** P. colli: Hautfalte am Hals zw. Warzenfortsatz u. Akromion; Vork. z. B. bei Bonnevie-Ullrich-Syndrom u. Ullrich-Turner-Syndrom; **2.** Hautmembran zw. einzelnen Fingern, Zehen u. im Bereich von Gelenken; **3.** Nagelpterygium: Wachstum eines Nagelhäutchens über die Nagelplatte; Vork. bei Raynaud-Syndrom, Lichen ruber planus u. Ektodermaldysplasie-Syndromen sowie nach Trauma; **4.** dreieckige, gefäßreiche Bindegewebehaut zw. innerem, selten dem äußeren Augenwinkel u. Hornhaut.

Pterygium|syn|drom, ante|kubitales (↑) n: (engl.) antecubital pterygium syndrome; autosomal-dominant erbl. Fehlbildungskomplex mit

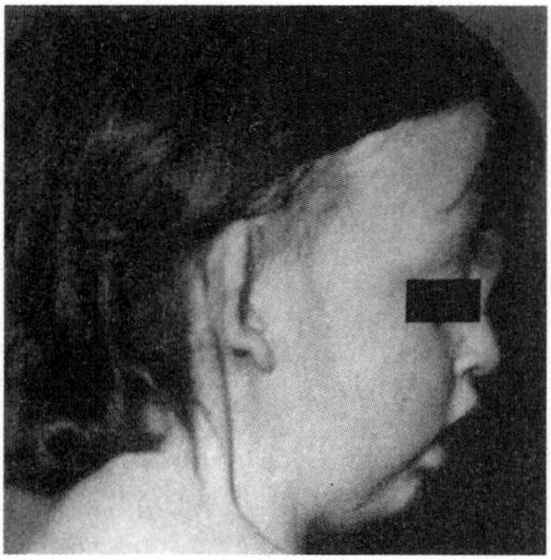

Pterygium:
Pterygium colli [540]

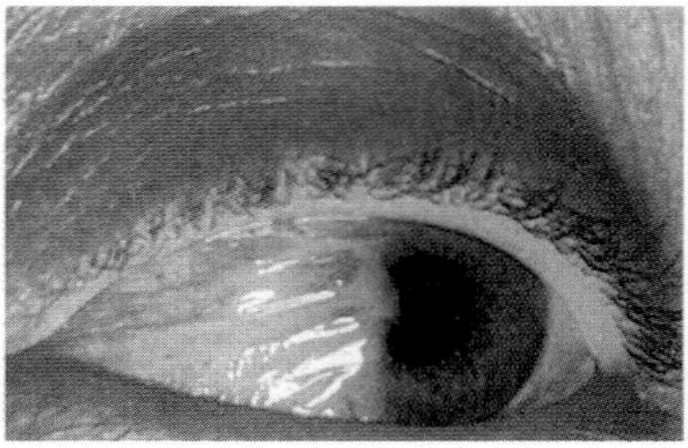

Pterygium:
Narbenpterygium (Pseudopterygium) mit strangförmigen Narbenzügen; Zustand nach Verätzung [362]

Pterygium der Ellenbeugen, Synostose von Humerus u. Ulna, Gesichtsdysmorphien bei normaler psychomotorischer u. intellektueller Entwicklung.

Pterygium|syn|drome, multiple (↑) n pl: Gruppe von Fehlbildungssyndromen mit angeb. Flügelfellen im Bereich des Halses, der Axillen, Ellenbeugen u. Kniekehlen; **Ätiol.:** sporadisch auftretend, autosomal-rezessiv, -dominant od. X-gebunden rezessiv erbl.; aufgrund assoziierter Fehlbildungen sind einige Formen mit dem Leben nicht vereinbar.

Pterygium|syn|drom, popliteales (↑) n: (engl.) popliteal pterygium syndrome; autosomal-dominant od. -rezessiv erbl. Fehlbildungssyndrom mit Flügelfell im Bereich der Kniekehlen, Unterlippenfisteln, Gesichtsspalten, Dysgenitalismus (Maldescensus testis, gespaltenes

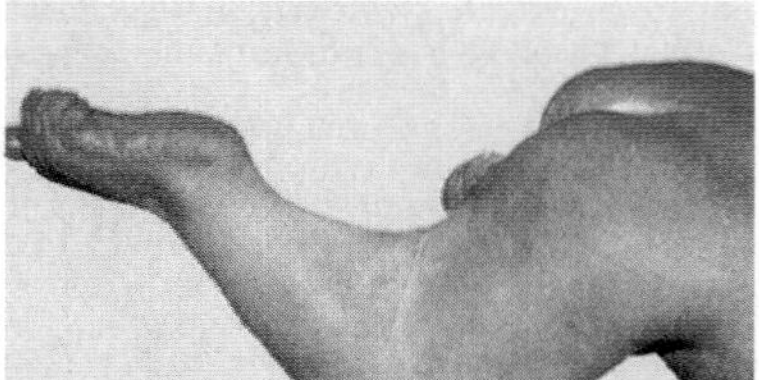

Pterygiumsyndrom, popliteales:
Flügelfellbildung im Bereich der Kniekehlen [4]

Skrotum, Hypoplasie der Labien u. des Uterus, Hyperplasie der Klitoris), häutigen Syndaktylien von Fingern u. Zehen; autosomal-dominante Form meist mit normaler intellektueller Entwicklung; autosomal-rezessive Form mit tödl. Verlauf (neonatal, Kindesalter).

pterygoideus (↑; -id*): flügelförmig; z. B. Processus pterygoideus des Keilbeins.

Pterygo|palatinum|syn|drom (↑; Dim. von Palatum*) n: syn. Sluder*-Neuralgie.

PTH: Abk. für **1. P**ara**th**ormon*; **2. Pro**th**ion**amid; s. Protionamid; **3. P**ost**t**ransfusions**h**epatitis; s. Hepatitis, akute.

Ptilosis (gr. πτίλωσις Entzündung der Augenlider): syn. Madarosis*.

pTNM-Klassifikation f: (engl.) pTNM classification; postoperative histopathol. Erweiterung der TNM*-Klassifikation.

-ptoe: auch -pty; Wortteil mit der Bedeutung Speichel; von gr. πτύσμα.

Ptomaine (gr. πτῶμα Leichnam) n pl: (engl.) ptomains; sog. Leichengifte; basische, stickstoffhaltige org. Verbindungen, die bei Eiweißfäulnis* auftreten u. wegen fehlender Leberfunktion in Leichen akkumulieren; vgl. Cadaverin, Neurin, Putrescin.

-ptose: auch -ptosis; Wortteil mit der Bedeutung Fall, Senkung; von gr. πτῶσις.

Ptosis (gr. πτῶσις Fall) f: auch Ptose; **1.** (ophth.) Herabhängen des Oberlids; **Urs.:** Lähmung des M. levator palpebrae superioris (z. B. durch Okulomotoriuslähmung*), angeb. (unvollständige Anlage des M. levator palpebrae superioris od. fehlende Innervation), Myasthenia gravis pseudoparalytica, i. R. einer Ophthalmoplegia chronica progressiva od. kortikalen Läsion; Altersptose durch Desinsertion od. Erschlaffung bzw. Überdehnung der Aponeurose des M. levator palpebrae superioris; bei Lähmung des sympathisch innervierten M. tarsalis nur mittelgradige P. (s. Horner-Syndrom); **2.** (allg.) Senkung von Organen, z. B. Enteroptose, Gastroptose, Nephroptose, Descensus uteri et vaginae.

PTP: Abk. für **p**ost**t**ransfusionelle **P**urpura*.

Pt-System n: Kurzbez. für **P**ost**t**ransferrinsystem, C3c-System; genetischer Polymorphismus* des Komplementproteins C3 mit autosomal-kodominanter Vererbung der Proteinvarianten (Serumgruppe); Nachweis (nach Konversion in C3c) durch gelelektrophoretische Auftrennung von Serumproben; **Bedeutung:** für genetische Untersuchungen. Vgl. Serumgruppen.

PTT: Abk. für (engl.) **p**artial **t**hromboplastin **t**ime; partielle Thromboplastinzeit*.

Ptyalin (gr. πτύαλον Speichel) n: Bez. für Alphaamylase (s. Amylasen) im Speichel.

Ptyalismus (↑) m: (engl.) ptyalism; syn. Sialorrhö, Hypersalivation; übermäßig gesteigerter Speichelfluss; Vork. z. B. bei Parkinson-Syndrom, als Frühsymptom eines Ösophaguskarzinoms, nach Verätzung der Mundschleimhaut, bei frühkindlichem Hirnschaden, Fazialislähmung, Botulismus, in der Schwangerschaft.

Ptyalismus gravidarum (↑) m: vermehrter Speichelfluss in der Schwangerschaft (meist im 2.–4. Mon.); hängt wahrscheinl. mit einer verstärkten Parasympathikuswirkung zusammen.

PTZ: Abk. für **P**lasma**t**hrombin**z**eit; syn. Thrombinzeit*.

Pu: chem. Symbol für Plutonium*.

Pub|arche (lat. pubes Schamhaare, Schamgegend; gr. ἀρχή Anfang, Beginn) f: Beginn des Wachstums der Schamhaare (Androgenwirkung) i. R. der Pubertät*.

Pubertät (lat. pubertas Geschlechtsreife) f: (engl.) puberty; Entwicklungsperiode des Menschen vom Beginn der Ausbildung der sek. Geschlechtsmerkmale* bis zum Erwerb der Geschlechtsreife, die mit tiefgreifenden Veränderungen im körperl., seel. u. sozialen Bereich einhergeht; Auftreten (in Europa) bei Mädchen zw. 10 u. 15 Jahren, bei Knaben zw. 12 u. 17 Jahren; Gipfel der P. ist bei Mädchen die Menarche*. Die **körperliche Entw.** ist neben der Herausbildung der sek. Geschlechtsmerkmale durch einen Wachstumsschub charakterisiert, der bei Mädchen im 12. u. bei Knaben im 14. Lj. liegt. Häufig tritt eine Acne* vulgaris auf. Die **seelische Entw.** ist durch Unsicherheitsgefühle bis zu Suizidtendenzen gekennzeichnet. Wesentlichen Einfluss auf die seelische Entw. haben Milieufaktoren. Vgl. Pubarche, Thelarche, Lebensabschnitte.

Pubertäts|fett|sucht (↑): (engl.) pubertal adiposity; nicht mehr gebräuchl. Bez. für Adipositas* im Kindes- u. Jugendalter mit meist exogen (selten konstitutionell) bedingtem massivem Übergewicht; **DD:** endokrine Erkr. (z. B. Fröhlich*-Syndrom).

Pubertäts|gynäko|mastie (↑; Gyn-*; Mast-*) f: (engl.) pubertal gynecomastia; Gynäkomastie* bei ca. 50 % der männl. Jugendlichen, die ein- od. beidseitig i. R. der Pubertät auftritt u. sich meist spontan zurückbildet (Dauer: Mon. bis Jahre).

Pubertäts|mager|sucht (↑): Anorexia* nervosa.

Pubertäts|struma (↑; Struma*) f: (engl.) adolescent goitre; syn. Struma adolescentium sive juvenilis; Struma* mit euthyreoter Stoffwechsellage i. R. der Pubertät; Vork. v. a. in Iodmangelgebieten.

Pubertas prae|cox (↑) f: vorzeitige Geschlechtsentwicklung mit Zeichen der sexuellen Reife, bei Mädchen vor dem 8., bei Jungen vor dem 10. Lj.; **Formen: 1.** zentrale P. p. (P. p. vera hypothalamica): isosexuelle Frühentwicklung bei raumforderndem Prozess im Zwischenhirn (z. B. Pinealom) od. idiopathisch (hypothalam. Fehlsteuerung); Konzeption möglich; **2.** periphere P. p.: s. Pseudopubertas praecox; **Ther.:** GnRH*-Agonisten. Vgl. McCune-Albright-Syndrom.

Pubertas tarda (↑) f: verspätete Pubertät* (2–3 Jahre nach Altersmedian) mit umstrittenem Krankheitswert; **Urs.: 1.** idiopathische (häufig fam.) Reifungsverzögerung; **2.** Unterernährung, Allgemeinerkrankung; **3.** primärer Hypogonadismus* (z. B. Gonadendysgenesie, Ullrich-Turner-Syndrom); **4.** sek. Hypogonadismus (zentrale Urs., z. B. Tumor im Hypothalamus). Das Knochenalter* weist inf. fehlender Sexualhormone einen Rückstand um zwei u. mehr Jahre auf als es dem Altersdurchschnitt entspricht.

Pubes (lat. Geschlechtsreife, Scham-, Barthaare, Schamgegend) f: Schamhaare, Schamgegend.

Public Health (engl. public öffentlich; health Gesundheit): deutsche Bez. Gesundheitswissenschaften; nach der WHO (1975) die „Wissenschaft u. Praxis von Krankheitsverhütung, Lebensverlängerung u. Förderung physischen u. psychischen Wohlbefindens durch bevölkerungsbezogene Maßnahmen"; im multidisziplinären Forschungsverbund bezieht sich P. H. auf die Erforschung des gesundheitl. Versorgungssystems (einschl. dessen Steuerungs- u. Finanzierungselemente) u. der Lebens- u. Umweltbedingungen, unter denen Gesundheit* u. Krankheit* entstehen; damit ist P. H. eine Ergänzung des biomed. Modells der Krankheitsentstehung u. -behandlung um ein sozialökolog. Konzept der Gesundheitsförderung. Mit der Bewertung von Umwelteinflüssen u. sozialen Verhaltensmustern können Risikofaktoren* u. gesundheitsfördernde Bedingungen erkannt u. in die Versorgung der Bevölkerung einbezogen werden.

Pudendum femininum (lat. pudendus dessen man sich zu schämen hat) n: syn. Vulva; weibliche Scham; die äußeren weibl. Geschlechtsorgane; s. Genitale.

P

pudendus (↑): zur Schamgegend gehörend, die Schamgegend betreffend.

Pudendus|an|ästhesie (↑; Anästhesie*) f: (engl.) pudendal block; lokale Ausschaltung des N. pudendus (Segmente S_2-S_3) im Bereich der Spina ischiadica bei vaginalen, gebh.-gyn. Eingriffen; überwiegend transvaginaler Zugang unter Verw. einer Spezialnadel als Führungsschiene (s. Abb.). Die aktive Teilnahme der Gebärenden am Geburtsprozess ist möglich. Allerdings ist die Analgesie bei hohen Mengen an erforderl. Lokalanästhetika (20–25 ml) oft ungenügend u. der N. genitofemoralis, der das vordere Drittel der Labia majora versorgt, muss durch lokale Infiltration zusätzl. ausgeschaltet werden. Vgl. Parazervikalblockade.

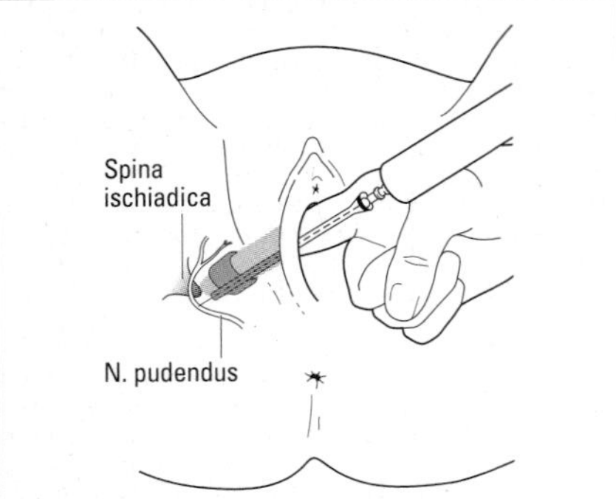

Pudendusanästhesie [385]

Pudendus|neur|algie (↑; Neur-*; -algie*) f: (engl.) pudendal neuralgia; neuralgiformes Schmerzsyndrom im Versorgungsgebiet des N. pudendus (Genital-, Perineal- u. Analbereich); **Urs.:** z. B. mechan. Kompression (Fahrradsattel), lokaler Tumor.

Pudenz-Heyer-Ventil (Robert H. P., Neurochir., Pasadena, geb. 1911; W. T. H., amerikan. Wissenschaftler, geb. 1902) n: s. Ventrikeldrainage.

Puder: (engl.) powder; Streupulver zur äußerl. Anwendung; als reine Wirkstoffpulver od. Gemische mit Hilfsstoffen wie z. B. Talk, Zinkoxid u. Stärke, die die Haft-, Streu- u. Absorptionsfähigkeit des P. beeinflussen.

Puerilismus (lat. puerilis jugendlich, kindlich) m: (engl.) puerilism; Auftreten kindl. Verhaltens im Erwachsenenalter; Vork. z. B. bei Regression* od. Demenz*. Vgl. Infantilismus.

Puerperal|fieber (lat. puerpera Wöchnerin, Gebärende): (engl.) childbed fever; Kindbettfieber, Wochenbettfieber, Bez. für einen (heute seltenen) fieberhaften Krankheitsprozess, der durch Eindringen von pathogenen Bakterien in die Geburtswunden entsteht u. nach der Geburt bzw. nach Abort auftreten kann; **Err.:** gramneg. u. grampos. Erreger, Anaerobier, Mykoplasmen u. Chlamydien; **Ausbreitung: 1.** lokal begrenzte Inf. (z. B. Endometritis puerperalis); **2.** von der infizierten Wunde (meist Plazentahaftstelle) aus, v. a. hämatogen (septisches P., **Puerperalsepsis**); **Sympt.:** hohes, meist remittierendes Fieber mit Schüttelfrost, stark beschleunigter, weicher Puls, Tachypnoe, hochgradige Anämie mit Leukozytose u. Linksverschiebung; Benommenheit wechselnd mit Euphorie; bei ungünstigem Verlauf Kreislaufversagen u. Tod im sept. Schock (vgl. Sepsis).

Puerperal|psychose (↑; Psych-*; -osis*) f: s. Wochenbettpsychose.

Puerperal|sepsis (↑; Sepsis*) f: s. Puerperalfieber.

Puerperium (lat. puerperium Kindbett, Niederkunft, Geburt) n: Kindbett, Wochenbett; Zeitraum von der Entbindung bis zur Rückbildung der Schwangerschafts- u. Geburtsveränderungen bei der Mutter; Dauer: 6–8 Wochen (Frühwochenbett: die ersten sieben Tage p. p.); bei Stillbereitschaft beginnt das Stillen*. **Psychische Reaktionen:** Bei ca. der Hälfte der Wöchnerinnen tritt um den dritten Tag p. p. der sog. Heultag (auch Wochenbett-Blues, Syndrom des dritten Tages) auf; Dauer: einige Stunden bis wenige Tage; **Sympt.:** Energielosigkeit, Konzentrationsschwäche, Überempfindlichkeit sowie depressive Stimmungslage mit Weinerlichkeit; **Urs.:** Umstellung des Hormonhaushalts, insbes. rapider Abfall der Östrogene u. des Progesterons; **Ther.:** stützende Psychotherapie.

Puffer|basen f pl: (engl.) buffer bases; Summe der neg. geladenen, puffernden Anionen (Basen*) im Vollblut, angegeben in mmol/l; Referenzwert 48 mmol/l, metabol. Parameter des Säure*-Basen-Haushalts, seit der Einführung der Bestimmung der Basenabweichung* (Abweichung vom Normalwert der P.) ungebräuchlich geworden; im Vollblut liegen von 48 mmol/l P. 24 mmol/l als Bicarbonat, 8,8 mmol/l als Hämoglobin u. der Rest als Protein u. Phosphat vor. Klin. Bestimmung durch Astrup*-Methode; Erhöhung der Wasserstoffionenkonzentration (pH-Erniedrigung) bei metabol. Azidose od. Absinken der Hämoglobinkonzentration führt zur Verminderung der P.

Pufferung: (engl.) buffering; Stabilisierung des pH* bei chem. u. biochem. Reaktionen; in Körper- u. Gewebeflüssigkeit garantieren **Puffersysteme** das Säure-Basen-Gleichgewicht. Pufferlösungen bestehen aus einer schwachen Säure (od. Base) u. deren vollständig dissoziiertem neutralem Salz, so dass je nach Pufferkapazität (am größten bei äquimolaren Verhältnis) H^+ u. OH^- abgefangen werden. Den pH von 7,38 im **Blut** garantieren: **1.** H_2CO_3/HCO_3^--System (v. a. extrazellulär; s. Bicarbonatpuffer); **2.** Hämoglobinpuffer; **3.** Phosphatpuffer (v. a. intrazellulär u. im Harn); **4.** Proteinpuffer im Plasma; vgl. Pufferbasen.

Pulex ir|ritans (lat. pulex Floh) m: Menschenfloh; s. Flöhe.

Pulikose (↑; -osis*) f: Flohbefall; s. Flöhe.

Pulmo (lat.) m: Lunge*.

Pulmo|logie (↑; -log*) f: besser Pneumonologie*.

pulmonal (↑): zur Lunge gehörend.

Pulmonal|arterio|graphie (↑; Arteri-*; -graphie*) f: s. Angiokardiographie.

Pulmonal|a|tresie (↑; Atresie*) f: (engl.) pulmonary atresia; Angiokardiopathie mit vollständigem Verschluss der Ausflussbahn des re. Ventrikels; **Formen: 1.** P. mit intaktem Ventrikelseptum; seltene Form (ca. 1 %) der angeborenen Herzfehler*, meist in Komb. mit Hypoplasie des Pulmonalarterienhauptstamms bzw. des re. Ventrikels u. offenem Foramen ovale; Hämodynamik: vollständiger Rechts-Links-Shunt auf Vorhofebene, Versorgung des Lungenkreislaufs über den (meist dünnen) Ductus arteriosus u.

Bronchialarterienanastomosen; Klin.: Zyanose u. Herzinsuffizienz bei Verschluss des Ductus arteriosus kurz nach der Geburt; Diagn.: im Rö.-Thorax deutlich verminderte Lungengefäßzeichnung; bei rascher Zustandsverschlechterung Herzkatheterisierung* u. selektive Angiokardiographie*; Ther.: Prostaglandininfusion zur Verhinderung des Verschlusses des Ductus arteriosus bis zur op. Korrektur (Valvulotomie nach Brock od. Blalock-Taussig-Operation); bei rein valvulärer Atresie interventionelle Eröffnung mögl.; **2.** P. bei gleichzeitig bestehendem Ventrikelseptumdefekt (sog. Pseudotruncus* aortalis) als extreme Form der Fallot*-Tetralogie.

Pulmonal|dehnungs|ton (↑): (engl.) pulmonary ejection sound; Bez. für den durch verstärkte Anspannung der Pulmonalklappen u. vermehrte Auswurfleistung des re. Ventrikels in die A. pulmonalis entstehenden Herzton (p. m. im 2. u. 3. ICR li. parasternal); zeigt im Unterschied zum Aortendehnungston keine feste zeitl. Beziehung zur Karotispulskurve u. ist i. d. R. etwas früher als dieser hörbar. Vgl. Herztöne.

Pulmonal|in|suf|fizienz (↑; Insuffizienz*) **f:** (engl.) pulmonary valve insufficiency; syn. Pulmonalklappeninsuffizienz; Schlussunfähigkeit der Pulmonalklappe; **Urs.:** selten angeb. (Klappenanomalie bzw. -aplasie), meist inf. Endokarditis* od. nach op. Korrektur einer valvulären Pulmonalstenose; auch als relative (funkt.) P. bei pulmonaler Hypertension* mit typ. Steell*-Geräusch. Vgl. Herzklappenfehler.

Pulmonalis|angio|graphie (↑; Angio-*; -graphie*) **f:** (engl.) pulmonary angiography; syn. Pulmonalarteriographie; s. Angiokardiographie.

Pulmonalis|bändelung (↑): (engl.) pulmonary artery banding; syn. Muller*-Dammann-Operation.

Pulmonalis|hypo|plasie (↑; Hyp-*; -plasie*) **f:** (engl.) hypoplasia of the pulmonary artery; seltene angeb. Fehlbildung eines Haupt- od. Seitenasts der Pulmonalarterie mit der Folge von Minderdurchblutung des betreffenden Lungenabschnitts.

Pulmonalis|katheter (↑; Katheter*) **m:** (engl.) pulmonary artery catheter; transkutan über eine zentrale Vene bis in die Aufzweigungen der A. pulmonalis eingebrachter Einschwemmkatheter; der weit verbreitete **Swan-Ganz-Katheter** enthält einen Temperaturfühler u. drei Lumina: **1.** Öffnung an der Katheterspitze zur Messung des pulmonalarteriellen Drucks u. des pulmonalkapillären Verschlussdrucks (Wedge*-Druck) sowie zur Entnahme gemischtvenösen Bluts; **2.** Anschluss zum Aufblasen eines weit distal gelegenen Ballons (als Einschwemmhilfe, zum Gefäßverschluss bei Druckmessung); **3.** Öffnung 20 cm proximal der Katheterspitze zur Bestimmung des Herzminutenvolumens mittels Thermodilution*, Druckmessung im re. Vorhof u. Entnahme zentralvenösen Bluts. Weiterentwickelte P. enthalten zusätzl. Lumina zu Infusionszwecken, zur temporären Elektrostimulation (passagerer Herzschrittmacher*) od. zur kontinuierl. fiberoptischen Messung der zentralvenösen Sauerstoffsättigung. Vgl. Herzkatheterisierung.

Pulmonal|klappe (↑): (engl.) pulmonary valve; Valva trunci pulmonalis; besteht aus drei halbmondförmigen Taschenklappen (Valvula semilunaris anterior, dextra, sinistra) am Übergang der re. Herzkammer in den Truncus pulmonalis. Vgl. Herz.

Pulmonal|klappen|in|suf|fizienz (↑; Insuffizienz*) **f:** syn. Pulmonalinsuffizienz*.

Pulmonal|klappen|stenose (↑; Steno-*; -osis*) **f:** s. Pulmonalstenose.

Pulmonal|sklerose (↑; Skler-*; -osis*) **f:** (engl.) pulmonary sclerosis; Arteriosklerose der Pulmonalgefäße; **Formen: 1.** primäre Form (Ayerza-Krankheit): Urs. ungeklärt (primäre Sklerose, Endangiitis?); **2.** sekundäre Form bei konstanter Druckerhöhung im kleinen Kreislauf, z. B. bei Mitralklappenfehlern; **Sympt.:** (hochgradige) Zyanose, Dyspnoe, Rechtsherzinsuffizienz. Vgl. Hypertension, pulmonale.

Pulmonal|stenose (↑; Steno-*; -osis*) **f:** (engl.) pulmonary stenosis; angeb. od. (selten) erworbener Herzklappenfehler* mit Behinderung des Blutauswurfs aus dem re. Ventrikel; **Formen: 1.** valvuläre P. (Pulmonalklappenstenose mit od. ohne Infundibulumbeteiligung) in ca. 90 % der Fälle; **2.** subvalvuläre P. (s. Infundibulumstenose) in ca. 10 %; **3.** supravalvuläre, periphere Pulmonalarterienstenose, selten, z. B. bei Williams*-Beuren-Syndrom; **Vork.:** als isolierte P. mit intaktem Ventrikelseptum (ca. 10 % aller angeborenen Herzfehler*) od. in Komb. mit zusätzl. Anomalien (z. B. mit offenem Foramen ovale bzw. echtem Vorhofseptumdefekt vom Secundum-Typ als sog. Fallot*-Trilogie) sowie als Teilsymptom komplizierter Angiokardiopathien (z. B. Fallot*-Tetralogie, Transposition* der großen Arterien); **Hämodynamik:** bei isolierter P. kann der Druck im re. Ventrikel den Systemdruck weit übersteigen u. zur Rechtsherzinsuffizienz* führen (kritische P.). **Klin.:** in Abhängigkeit vom Grad der P. u. U. periphere Zyanose* inf. verminderten Herzminutenvolumens, bei interatrialem Rechts-Links-Shunt Mischungszyanose, rechtsventrikuläre Pulsationen, evtl. sog. Herzbuckel*; **Diagn.:** auskultator. holosystolisches, von Schwirren begleitetes Pressstrahlgeräusch (vgl. Herzgeräusche) Grad 4–6/6 mit p. m. im 2./3. ICR li. u. Fortleitung nach lateral, reicht bei breiter Spaltung od. Doppelung des 2. Herztons bis zum abgeschwächten Pulmonalsegment des 2. Herztons (P_2); im EKG Zeichen einer Rechtsherzhypertrophie, im Rö.-Thorax häufig poststenot. Erweiterung des Pulmonalarterienhauptstamms ohne wesentl. Verminderung der peripheren Lungengefäßzeichnung; Nachw. durch Echokardiographie, Herzkatheterisierung, Angiokardiographie; **Ther.:** bei valvulärer P. transluminale Ballondilatation (s. Ballonvalvuloplastie), op. Valvulotomie, ggf. Resektion einer Infundibulumstenose.

Pulmonal|venen|trans|position (↑; Vena*; Trans-*; lat. positio Stellung, Lage) **f:** s. Lungenvenenfehlmündung.

Pulmono|logie (↑; -log*) **f:** besser Pneumonologie*.

Pulpa dentis (lat. pulpa Fleisch; dens, dentis Zahn) **f:** (engl.) dental pulp; Zahnpulpa; die Pulpahöhle im Innern des Zahns ausfüllendes feinfaseriges Bindegewebe, reich an Blutgefäßen u. Nervenfasern. An der Grenze zw. P. d. u. Dentin liegen die Odontoblasten*.

Pulpa splenica (↑) **f:** (engl.) splenic pulp; Pulpa der Milz*.

Pulpitis (↑; -itis*) **f:** Entz. der Pulpa* dentis; meist infektiös bedingt i. R. einer ausgeprägten Zahnkaries*, seltener durch physik. Reize ausgelöst; bei chron. Verlauf kann es zur Ausbildung von Pulpapolypen kommen.

pulposus (↑): pulpös; aus weicher Masse bestehend; z. B. Nucleus pulposus.

P

Puls (lat. pulsus Stoß) m: (engl.) pulse; Abk. P; durch den systol. Blutauswurf des Herzens im Kreislauf entstehende Druck- u. Volumenschwankung (Welle), i. e. S. die Pulswelle im art. Gefäßsystem, deren Fortleitungsgeschwindigkeit von der Dehnbarkeit des durchströmten Blutgefäßes abhängig ist (Aorta 4–6 m/s, A. radialis 8–12 m/s) u. mit dem Alter inf. Elastizitätsverlusts zunimmt (vgl. Windkesselfunktion); klin. orientierende Untersuchung der Pulsqualitäten* durch Palpation der peripheren Pulse (z. B. über der A. radialis). Vgl. Drahtpuls, Druckpuls, Kapillarpuls, Vaguspuls, Venenpuls, Pulsdefizit, Karotispulskurve.

Puls|adern (↑): syn. Schlagadern, Arterien*.

Puls|amplitude (↑; lat. amplitudo Weiträumigkeit, Schwung) f: (engl.) pulse amplitude; Differenz zw. dem maximalen systol. u. dem minimalen diastol. Pulsdruck; hängt v. a. vom Schlagvolumen der li. Herzkammer u. der Elastizität der durchströmten Gefäße (s. Windkesselfunktion) ab. Vgl. Pulsqualitäten.

pulsans (lat. pulsare heftig schlagen): pulsierend, dem Puls entspr. sich hebend u. senkend, schwellend u. abschwellend.

Pulsationen, epi|gastrische (↑) f pl: (engl.) epigastric pulsations; Pulsatio epigastrica; herzschlagsynchrone Erschütterungen der Oberbauchregion; physiol. bei asthen. Körperbau, Zwerchfelltiefstand, pathol. bei Rechtsherzhypertrophie*.

Puls|de|fizit (Puls*) n: (engl.) pulse deficit; Differenz zw. peripherer Pulsfrequenz u. Herzfrequenz inf. frustraner Herzkontraktion*; z. B. bei Vorhofflimmern, Extrasystolen.

Pulseless disease (engl.): pulslose Krankheit; s. Aortenbogensyndrom.

Puls-Feld-Gel-Elektro|phorese (Puls*; Elektro-*; -phor*) f: (engl.) pulse field gel electrophoresis; Abk. PFGE; Verfahren für die klonale Zuordnung von Erregerstämmen zu einer best. Infektkette*; die DNA der zu prüfenden Stämme wird mit selten schneidenden Endonukleasen in rel. lange Fragmente gespalten, die sich bei versch. Stämmen einer Species od. eines Serovars in der Länge unterscheiden (Restriktionsfragmentlängen*-Polymorphismus). Nach elektrophoretischer Trennung erzeugen diese Fragmente für den jeweiligen Stamm typische Banden.

Puls|frequenz (↑; lat. frequentia Häufigkeit) f: (engl.) pulse rate; Zahl der Pulswellen pro Min., meist übereinstimmend mit der Herzfrequenz* (vgl. Pulsdefizit); abhängig von den mechan. effektiven Kontraktionen des Herzmuskels sowie von Alter, Geschlecht u. a. Einflüssen (s. Tab.).

Puls|frequenz|regel (↑; ↑): (engl.) pulse frequency rule; Maß für eine optimale Belastungsintensität bei Beanspruchung i. R. eines aeroben Ausdauertrainings* zur Prävention: 180 - Lebensalter in Jahren = Pulsfrequenz im Training; Voraussetzung ist ein Ruheausgangswert von 60–70/min. W. Hol.

Pulsfrequenz

Neugeborene		≈ 140/min
Kinder	2 Jahre	120/min
	4 Jahre	100/min
	10 Jahre	90/min
	14 Jahre	85/min
Erwachsene	Männer	62–70/min
	Frauen	75/min
	Senium	80–85/min

Pulsions|di|vertikel (lat. pulsare heftig schlagen; Divertikel*) n: s. Ösophagusdivertikel.

Puls|oxy|metrie (Puls*; Ox-*; Metr-*) f: (engl.) pulse oxymetry; transkutane (unblutige) Messung der art. Sauerstoffsättigung; Prinzip: s. Oxymetrie.

Puls|qualitäten (↑) f pl: (engl.) pulse qualities; durch Palpation oberflächl. Arterien feststellbare Eigenschaften des Pulses, die Informationen zum Zustand des Herz-Kreislauf-Systems liefern können; **1.** Frequenz: s. Pulsfrequenz; **2.** Rhythmus: abhängig vom Herzrhythmus; **3.** Größe (auch Stärke, Höhe): s. Pulsamplitude; **4.** Druckanstieg: Geschwindigkeit der Blutdruckänderung, die von Pulsfrequenz u. -amplitude abhängt; **5.** Spannung: abhängig insbes. von der Höhe des mittleren art. Drucks.

Pulsus (lat. pulsus Schlag, Stoß) m: Puls*; vgl. Pulsqualitäten.

Pulsus aequalis (↑) m: Puls von gleichmäßiger Qualität.

Pulsus alternans (↑) m: Form des Pulsus* irregularis.

Pulsus altus (↑) m: syn. Pulsus* magnus.

Pulsus capricans (↑) m: sog. Bocksprungpuls; überdikroter Puls mit Vorschlag vor dem eigentl. Schlag.

Pulsus celer (↑) m: schnellender Puls; Puls mit schnellem (steilem) Druckanstieg; als Pulsus celer et altus v. a. bei Aortenklappeninsuffizienz*.

Pulsus con|tractus (↑) m: syn. Pulsus oppressus; harter Puls mit kleiner Pulsamplitude*, der durch eine starre stenosierte Arterie entsteht.

Pulsus de|ficiens (↑) m: Form des Pulsus* irregularis.

Pulsus di|crotus (↑) m: doppelschlägiger Puls; s. Dikrotie.

Pulsus dif|ferens (↑) m: sich zw. linkem u. rechtem Arm bzgl. der Pulsqualitäten* unterscheidender Puls; z. B. bei dissezierendem Aortenaneurysma, Aorteninsuffizienz, Subclaviansteal-Syndrom.

Pulsus durus (↑) m: harter Puls, der nur schwer unterdrückbar ist, z. B. bei art. Hypertonie.

Pulsus fili|formis (↑) m: syn. Pulsus undulosus; fadenförmiger, kaum tastbarer Puls mit kleiner Pulsamplitude* u. meist hoher Pulsfrequenz*, v. a. bei akuter Kreislaufinsuffizienz (Kollaps, Schock).

Pulsus fortis (↑) m: syn. Pulsus* magnus.

Pulsus frequens (↑) m: Puls mit hoher Pulsfrequenz*.

Pulsus inter|mittens (↑) m: syn. Pulsus deficiens; s. Pulsus irregularis.

Pulsus ir|regularis (↑) m: arrhythmischer Puls, meist verursacht durch Herzrhythmusstörungen*; **Formen: 1.** P. i. respiratorius: physiol. Form des P. i.; ansteigende Pulsfrequenz u. Verminderung der Pulsamplitude bei der Einatmung, Verlangsamung des Pulses u. Vergrößerung der Pulsamplitude bei der Ausatmung; **2.** P. i. perpetuus od. P. i. absolutus: fortdauernd bzw. absolut arrhythmischer Puls mit unregelmäßiger Pulsfrequenz u. wechselnder Pulsamplitude (Pulsus irregularis et inaequalis); Urs.: Herzmuskelerkrankungen, supraventrikuläre Herzrhythmusstörungen (v. a. Vorhofflattern u. Vorhofflimmern); **3.** Pulsus alternans: rhythmischer Wechsel zw. einem Pulsschlag mit großer Pulsamplitude* u. einem Pulsschlag mit kleiner Pulsamplitude; als echter Pulsus alternans bei Erkr. des Herzmuskels, als Pulsus pseudoalternans bei Bigeminie*; **4.** Pulsus deficiens: syn. Pulsus intermittens; Puls mit Pulsdefizit* inf. frustraner Herzkontraktionen* z. B. bei Vorhofflimmern.

Pulsus magnus (↑) m: syn. Pulsus altus, Pulsus fortis; großer Puls; Puls mit großer Pulsamplitude*; Vork. bei großer Blutdruckamplitude; z. B. bei Fieber, Hyperthyreose, Aortenklappeninsuffizienz.

Pulsus mollis (↑) m: weicher Puls, der leicht zu unterdrücken ist.

Pulsus oppressus (↑) m: syn. Pulsus* contractus.

Pulsus para|doxus (↑) m: paradoxer Puls; Puls, der durch die Abnahme der Pulsamplitude* um mehr als 10 mmHg während der Einatmung (normal max. 5 mmHg) gekennzeichnet ist; Vork. z. B. bei Accretio* pericardii inf. Einengung der großen Gefäße.

Pulsus parvus (↑) m: Puls mit kleiner Pulsamplitude*.

Pulsus penetrans (↑) m: (engl.) penetrating venous pulse; durch das Kapillargebiet bis in die Venen fortgepflanzte art. Pulswelle; Auftreten bei Erweiterung der Kapillaren u. arteriovenösen Anastomosen.

Pulsus rarus (↑) m: Puls mit niedriger Pulsfrequenz*.

Pulsus regularis (↑) m: rhythmischer Puls.

Pulsus tardus (↑) m: Puls mit langsamem (flachem) Druckanstieg.

Pulsus undulosus (↑) m: syn. Pulsus* filiformis.

Pulsus vibrans (↑) m: schwirrender Puls mit fühlbaren u. manchmal auch hörbaren Schwingungen der Gefäßwand inf. ausgeprägter turbulenter Strömung; z. B. bei Aneurysma, arteriovenöser Fistel, schwerer Anämie.

Puls|wellen|lauf|zeit (↑): (engl.) pulse wave flow time; Bez. aus der Phonokardiographie*: Zeit zw. dem Aortensegment des 2. Herztons u. der Inzisur der Karotispulskurve*; verkürzt im Alter u. bei Hypertonie.

Pulver|schmauch: (engl.) powder burn; (forens.) grau-schwärzliche Verfärbung durch verbrannte Pulverteile in einer Schusswunde als Nahschusszeichen* od. an der Hand als Indiz zur Unterscheidung zw. Schuss von eigener od. fremder Hand; Schmauchbestandteile sind z. B. Blei, Barium, Antimon.

Pulvinar (lat.) n: Polster; z. B. P. thalami, hinteres Ende des Sehhügels (Thalamus) im Gehirn.

Pulvis (lat.) m: Pulver.

Punch drunk encephalopathia (engl. punch Schlag; drunk betrunken): s. Boxerenzephalopathie.

Punctio sicca (lat. punctio Einstich) f: unergiebige Punktion*, z. B. als Ergebnis einer Knochenmarkbiopsie* bei Osteomyelofibrose.

Punctum (lat.) n (pl Puncta): Punkt.

Punctum lacrimale (↑) n: Tränenpunkt; grübchenförmiger Beginn des Tränenabflusssystems auf der Papilla lacrimalis.

Punctum maximum (↑) n: Abk. p. m.; Ort der größten Lautstärke von Geräuschen u. Tönen bei der Auskultation*.

Punctum proximum (↑) n: Nahpunkt* des Sehens.

Punctum remotum (↑) n: Fernpunkt* des Sehens.

Punktierung: (engl.) punctation; sog. Grund; Bez. für auf der Portiooberfläche liegende, iodnegative Areale mit Bindegewebepapillen, deren Kapillarschlingen bei Kolposkopie* als rötl. Punkte zu sehen sind; **1.** zarte P.: harmlos; **2.** grobe P.: erweiterte Kapillaren; Verdacht auf beginnendes Karzinom. Vgl. Felderung.

Punktion (lat. punctio Einstich) f: (engl.) puncture; Einstich einer Hohlnadel od. eines Trokars* in (Blut-)Gefäße, physiol. od. pathol. Körperhohlräume, Hohlorgane, parenchymatöse Organe od. in Tumoren (evtl. unter Ultraschall-, Röntgen- od. endoskop. Kontrolle) zur Entnahme von Flüssigkeiten (z. B. Blutentnahme*, als diagn. Probepunktion*, therap. zur Entlastung) bzw. Geweben (Biopsie*) od. zur Einbringung (Injektion* bzw. Infusion*) von Diagnostika (z. B. Röntgenkontrastmittel) od. Therapeutika.

Punktions|kanüle (↑; Kanüle*) f: (engl.) puncture cannula; Hohlnadel unterschiedl. Länge mit 1–5 mm lichter Weite zur Punktion*; mit Mandrin für Lumbal- od. Subokzipitalpunktion, mit Hemmvorrichtung für Sternal- od. Beckenkammpunktion, als Trokar* für Bauchpunktion u. a.; vgl. Injektionskanüle, Veress-Nadel.

Punktions|zyto|logie (↑; Zyt-*; -log*) f: (engl.) puncture cytology; zytol. Untersuchung des nach Feinnadelbiopsie* auf einen Objektträger ausgespritzten Nadelinhalts auf karzinomverdächtige Zellen; diagn. Routinemethode, wenig belastender Eingriff, kann ambulant ausgeführt werden. Vgl. Zytodiagnostik.

Punkt, iso|elektrischer: (engl.) isoelectric point; Abk. IEP, pI; Bez. für den pH* eines amphoteren Stoffes (z. B. eines Proteins), bei dem seine Nettoladung null ist; bei Zwitterionen sind am pI basische u. saure Gruppen gleich stark dissoziiert, so dass sie im elektr. Feld nicht wandern; Proteine fallen am pI aus (geringste Löslichkeit). Viele Körperproteine haben einen sauren pI (ca. pI 4,8 bei Serumalbuminen), sie wandern in der Elektrophorese zur Anode; Histone u. Zytochrom c sind basische Proteine (pI 10,6). Vgl. Elektrofokussierung.

Punkt|mutation (lat. mutatio Veränderung, Umwandlung) f: (engl.) point mutation; s. Mutation.

Punkt|prä|valenz (lat. praevalere Vorrang haben) f: (engl.) prevalence rate; s. Prävalenz.

Pupillar|block (lat. pupilla Pupille): (engl.) pupillary block; syn. Irisblock; Verlegung des Spalts zw. Iris u. Linse durch die Irisbasis u. Behinderung der normalen Kammerwasserzirkulation; führt zunächst zu Druckanstieg in der Augenhinterkammer u. Vorwölbung der peripheren Iris mit Anlagerung an das Trabekelwerk, was eine vollständige Blockade des Kammerwasserabflusses u. eine akute starke Augeninnendruckerhöhung zur Folge hat; vgl. Glaukom.

Pupillar|re|flex (↑; Reflekt-*) m: s. Pupillenreaktionen.

Pupille (↑) f: (engl.) pupil; Pupilla; das kreisrunde Sehloch, die Öffnung der Iris* des Auges.

Pupillen|dif|ferenz (↑) f: s. Anisokorie.

Pupillen|entrundung (↑): (engl.) irregular shape of the pupil; Abweichung von der normalen Kreisform der Pupille; ist verdächtig auf Neurosyphilis, wenn nicht eine Augenkrankheit (Iritis, Adhäsionen an die Linsenkapsel), Augenverletzung, Augenoperation od. ein Adie*-Syndrom (s. Pupillotonie) vorliegen; nicht selten aber auch angeb. u. ohne Bedeutung. Vgl. Anisokorie.

Pupillen|erweiterung (↑): s. Pupillenreaktionen, Mydriasis.

Pupillen|membran, per|sistierende (↑; lat. membrana dünne Haut) **f:** (engl.) persistent pupillary membrane; häufige Fehlbildung aus Resten der fetalen Gefäßmembran, die als unregelmäßiges Netzwerk feiner Fäden von der Iriskrause entspringt u. frei über den Pupillarrand hinwegzieht.

Pupillen|prüfung (↑)**:** (engl.) pupillary examination; Feststellung von Weite (z. B. Miosis*, Mydriasis*), Form (z. B. Pupillenentrundung*) u. Seitengleichheit bzw. Anisokorie* der Pupillen; neben quant. u. qual. Prüfung der Pupillenreaktionen* auf Licht u. U. pharmakologische P. durch diagn. Anwendung kurzwirksamer Miotika bzw. Mydriatika.

Pupillen|re|aktionen (↑) f pl**:** (engl.) pupillary reflexes; syn. Pupillarreflexe; physiol. Veränderungen der Pupillenweite (Pupillomotorik); **Formen: 1.** Lichtreaktion (P. bei Lichteinfall): **a)** direkte Lichtreaktion: Pupillenverengung bei Belichtung der gleichseitigen Retina (Helladaptation*); **b)** indirekte (konsensuelle) Lichtreaktion: Pupillenverengung bei Belichtung der gegenseitigen Retina; fehlt bei zentralem Reflexbahnausfall u. bei Verwachsungen der Iris mit der Linsenvorderfläche. **2.** synergische P. (Naheinstellungsreaktion): Pupillenverengung bei Akkommodation* u. Konvergenzreaktion*; **3.** Lidschlussreaktion*; **4.** psychisch ausgelöste P.: Pupillenerweiterung bei gesteigertem Sympathikotonus, Pupillenverengung bei Überwiegen des Vagotonus; **5.** ideomotorische P.: Pupillenverengung bei imaginärer Wahrnehmung von Licht; **anat. Leitungsbahn:** afferent: Photorezeptoren der Netzhaut, N. u. Tractus opticus, Corpus geniculatum lat., Prätektum des Mittelhirns, parasympath. Okulomotoriuskerne der gleichen u. der Gegenseite; efferent: parasympath. präganglionäre Fasern des N. oculomotorius, Umschaltung im Ganglion ciliare, in Nn. ciliares breves zum M. sphincter pupillae. Die konsensuelle Reaktion kann durch die partielle Kreuzung der Optikusfasern im Chiasma opticum u. die Verbindung mit beiden Okulomotoriuskernen erklärt werden. Vgl. Pupillenstarre, Pupillotonie.

Pupillen|re|aktion, hemi|an|opische (↑) **f:** (engl.) hemianopic pupillary reflex; bei Hemianopsie* durch Unterbrechung der zentralen Seh- u. Pupillenbahn im Tractus opticus od. Chiasma fehlende Lichtreaktion der Pupille (Pupillenstarre) bei seitl. Belichtung der „blinden“ Netzhauthälfte (bei Belichtung der intakten Netzhauthälfte normal). Die Lichtreaktionen sind dagegen weniger beeinträchtigt, wenn die Schädigung im Bereich der Sehbahn zentralwärts der Abzweigung der Lichtreflexbahn (z. B. im Okzipitallappen) liegt.

Pupillen|starre (↑)**:** (engl.) pupillary rigidity; pathol. Ausfall von Pupillenreaktionen*; **Formen: 1.** reflektorische P.: fehlende direkte u. konsensuelle Lichtreaktion (Lichtstarre) bei erhaltener Konvergenzreaktion* u. ausgeprägter Miosis bds.; Urs.: v. a. Lues cerebrospinalis, Tabes dorsalis (sog. Argyll-Robertson-Zeichen), bei fehlender Miosis Tumoren im Vierhügelbereich (vgl. Pupillenunruhe, Licht-Nah-Dissoziation); **2.** absolute (komplette) P.: Fehlen von Licht- u. Konvergenzreaktion (meist mit Mydriasis paralytica); bei gleichzeitiger Akkommodationslähmung besteht eine Ophthalmoplegia interna (s. Okulomotoriuslähmung); Urs.: Läsion der parasympathischen pupillomotorischen Bahn im Mittelhirn, im Verlauf des N. oculomotorius od. im Ganglion ciliare; auch bei Anw. von Mydriatika u. ophth. Erkr.; **3.** amaurotische P.: bei Amaurose eines Auges Ausfall der direkten Pupillenreaktion mit erhaltener konsensueller Lichtreaktion (bei Belichtung des gesunden Auges) u. Konvergenzreaktion; **4.** s. Pupillenreaktion, hemianopische. Vgl. Pupillotonie, Horner-Syndrom.

Pupillen|störung (↑)**:** (engl.) pupillary dysfunction; Störung der ständigen Anpassung der Pupillenweite an die jeweiligen Lichtverhältnisse; **Formen: 1.** afferente P. durch Störung im lichtwahrnehmenden u. weiterleitenden Schenkel des Regelkreises (Netzhaut, Nervus opticus, Tractus opticus); Diagn. durch Pupillen*-Wechselbelichtungstest; **2.** efferente P. durch Störung der Anpassung der Weite des parasympathisch innervierten M. sphincter pupillae an die wahrgenommene Lichtmenge (N. oculomotorius, Ganglion ciliare); **3.** Störung des sympathisch innervierten M. dilatator pupillae (s. Horner-Syndrom); **4.** morphol. Störung im Bereich der Pupillenmuskulatur z. B. durch Trauma od. Glaukom.

Pupillen|trägheit (↑)**:** s. Pupillotonie.

Pupillen|unruhe (↑)**:** (engl.) pupillary restlessness; physiol., mit der Lupe sichtbares ständiges Schwanken der Pupillenweite; bei reflektor. Pupillenstarre* anfangs gesteigert, später abnorm vermindert.

Pupillen|verengerung (↑)**:** s. Pupillenreaktionen, Miosis.

Pupillen-Wechsel|belichtungs|test (↑) **m:** (engl.) pupillary light test; Prüfung der relativen Reaktion beider Pupillen auf Licht im Seitenvergleich zur Diagn. von afferenten Pupillenstörungen, z. B. bei Neuritis* nervi optici.

Pupillen|weite (↑)**:** (engl.) pupillary diameter; s. Pupillenprüfung.

Pupillo|tonie (↑; Ton-*) **f:** (engl.) pupillotonia; Störung der Pupillenmotorik mit träger od. fehlender Licht- u. langsam tonisch ablaufender Konvergenzreaktion; meist einseitig (mit Anisokorie); Vork. bei Adie*-Syndrom, Polyneuropathie* u. nach Ganglionitis* ciliaris acuta; **Diagn.:** pharmak. Testung mit 0,1%igem Pilocarpin (Verengung der tonischen Pupille aufgrund einer Denervierungshypersensibilität; keine Veränderung bei normaler Pupillenmotorik). Vgl. Anisokorie, Pupillenstarre.

Puppen|augen|phänomen n**:** (engl.) doll's eye sign; okulozephaler Reflex; s. Reflexe, frühkindliche.

Puppen|gesicht: (engl.) doll's face; typische Physiognomie (rundes Gesicht, weiter Augenabstand) in der Neonatal- u. frühen Säuglingszeit; symptomatisch z. B. bei Wachstumshormonmangel, Pseudohypoparathyroidismus u. Katzenschrei-Syndrom.

PUPPP: Abk. für (engl.) **p**ruritic **u**rticarial **p**apules and **p**laques of **p**regnancy; Schwangerschaftsdermatose ungeklärter Ätiol. mit stark juckendem Exanthem auf der Bauchhaut im letzten Schwangerschaftsdrittel.

Pure red cell aplasia (engl. pure rein, echt; red rot; cell Zelle; A-*; -plasie*)**:** Abk. PRCA; syn. Erythroblastopenie, Erythroblastophthise; nor-

P

mochrome, aplastische Anämie* inf. Verminderung der erythropoet. Zellen im Knochenmark mit Retikulozytopenie u. erhöhtem Serumeisen; **Formen: 1.** akute Form (akute Erythroblastopenie bei Kindern): passagere, spontan heilende aplastische Krise*; Urs.: häufig Virusinfekte (z. B. Parvoviridae, v. a. Parvovirus B19), Medikamente (z. B. Chinidin, Tuberkulostatika), fam. Blutkrankheiten, Knochenmarkschädigung; Ther.: u. U. Transfusion; **2.** chron. Form: **a)** angeborene chron. Form (Diamond-Blackfan-Anämie), führt zu einer schweren, schon im Säuglingsalter manifesten Anämie; zusätzl. multiple somat. Dysmorphien (Genitalfehlbildungen, Hypogonadismus, Dysphalangie), fakultativ geistige u. körperl. Retardierung; Ätiol.: unklar; Ther.: Glukokortikoide, chron. Transfusionstherapie, evtl. Knochenmarktransplantation; **b)** erworbene chron. Form des Erwachsenen: Urs.: Thymom* (50 %, evtl. Autoantikörper gegen Erythroblasten), idiopathisch (40 %, Kaznelson-Syndrom) od. toxisch bedingt; Ther.: Thymomektomie, evtl. Glukokortikoide, Immunsuppression, Zytostatika, Plasmapherese, Knochenmarktransplantation; Progn.: häufig Rezidive, Heilung möglich.

Purin n: (engl.) purine; $C_5H_4N_4$; N-heterocycl. Verbindung aus Pyrimidin- u. Imidazolring; Grundgerüst von Harnsäure* u. Xanthin*, Purinbasen* u. Purinalkaloiden*.

Purin|alkaloide n pl: (engl.) purine alkaloids; Produkte des pflanzl. Sekundärstoffwechsels, die durch N-Methylierung des Puringrundgerüsts entstehen; z. B. die Methylxanthine Coffein (1,3,7-Trimethylxanthin), Theophyllin (1,3-Dimethylxanthin), Theobromin (3,7-Dimethylxanthin).

Purin|analoga n pl: (engl.) purine analogues; s. Basenanaloga.

Purin|basen n pl: (engl.) purine bases; in Nukleinsäuren* enthaltene Purinderivate; die häufigsten P. sind Adenin* u. Guanin* (unterliegt der Tautomerie*); mit Methylgruppen substituierte seltene Nukleinsäurebestandteile* (z. B. Hypoxanthin u. Xanthin), kommen gehäuft in Transfer-RNA vor; die **Biosynthese** der P. beginnt mit Phosphoribosyldiphosphat; die Ringatome im Puringerüst stammen aus Glycin (4,5,7), Glutamin (3,9), Asparaginsäure (2), Formyl-Tetrahydrofolsäure (2,8) u. CO_2 (6). Inosinmonophosphat* ist Zwischenstufe der weiteren AMP- u. GMP-Synthese. **Abbau** durch Desaminasen* u. Xanthinoxidase* zu Harnsäure*. Reutilisation der P. ist mögl., außerdem können enzymat. Purinnukleotide ineinander umgebaut werden. Genet. bedingte Enzymdefekte führen meist zur Überproduktion von Harnsäure (primäre Hyperurikämie). Die Purinbiosynthese wird durch Basenanaloga*, Methotrexat u. Sulfonamide gehemmt (Chemotherapie). Vgl. Pyrimidinbasen.

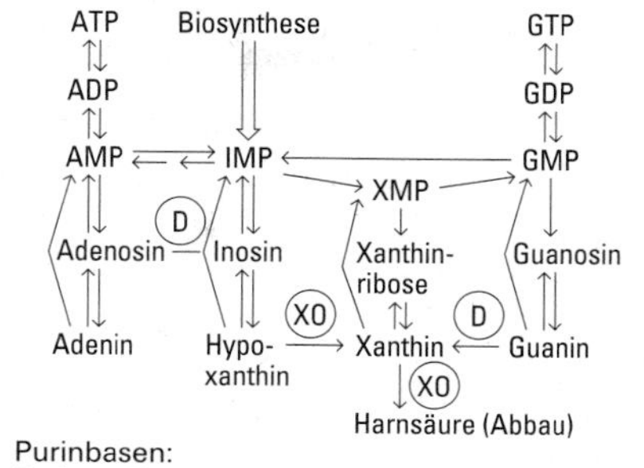

Purinbasen:
Purinstoffwechsel; D: Desaminase; XO: Xanthinoxidase

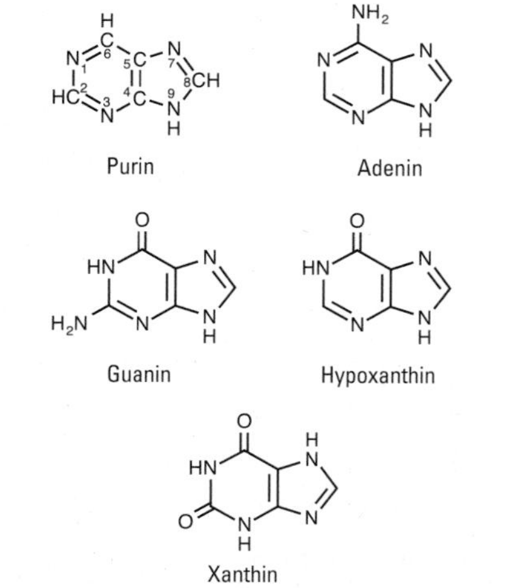

Purinbasen

Purin|des|aminasen f pl: (engl.) purine desaminases; Enzyme*, die i. R. des Abbaus die Desaminierung* der Aminoderivate der Purinbasen* katalysieren; z. B. Adenylsäuredesaminase, Adenase, Guanase. Vgl. Desaminasen.

Purin|stoff|wechsel|störung: (engl.) purine metabolism disorder; Erkr. inf. gestörter Purinbiosynthese od. -abbau; **Urs.:** meist genet. bedingter Enzymdefekt, der zur Akkumulation von Harnsäure führt; s. Gicht, Hyperurikämie, Lesch-Nyhan-Syndrom.

Purkinje-Erscheinung (Johannes E. von P., Physiol., Breslau, Prag, 1787–1869)**:** (engl.) Purkinje's phenomenon; Bez. für die Veränderung des Helligkeitsverhältnisses farbiger Dinge in der Dämmerung gegenüber dem Tageslicht; Blau ist am besten erkennbar.

Purkinje-Fasern (↑)**:** (engl.) Purkinje's fibers; s. Erregungsleitungssystem.

Purkinje-Zellen (↑; Zelle*)**:** (engl.) Purkinje's cells; große, pyramiden- od. birnenförmige multipolare Ganglienzellen in der mittl. Schicht (Stratum neuronorum piriformium) der Kleinhirnrinde, deren Dendriten im Stratum moleculare enden u. deren Achsenzylinder als einzige efferente Fasern die Kleinhirnrinde verlassen (s. ums. Abb.); **Funktion:** erhalten Impulse von Kletterfasern* u. Korbzellen* u. wirken inhibitorisch auf Nervenkerne des Kleinhirns*.

Purkinje-Zell|schicht (↑)**:** Stratum purkinjense des Cortex* cerebelli.

Purpura (lat. Purpurschnecke, Purpur) f**:** exanthematische Hautblutungen* inf. Thrombopenie bzw. Störung der Thrombozytenaggregation, Schädigung der Gefäßwände od. des Bindegewebes sowie idiopathisch bedingt.

P

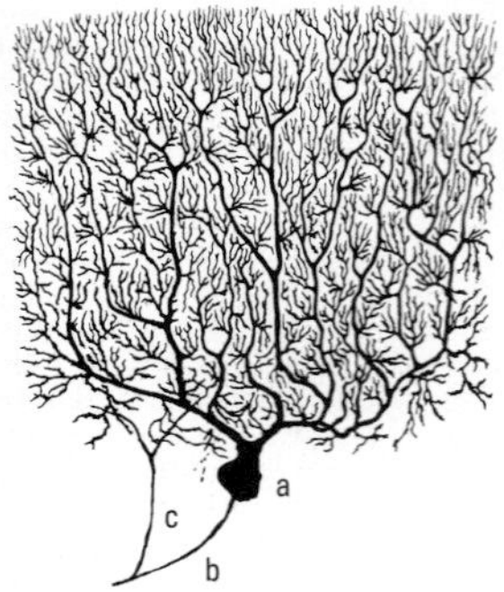

Purkinje-Zellen:
Purkinje-Zelle der Kleinhirnrinde;
a: Zellleib; b: Neurit; c: Kollaterale [24]

Purpura ana|phylactoides (↑) **f:** Bez. für bei Vasculitis* allergica auftretende Hautblutungen; **Formen: 1.** hämorrhagischer Typ (Purpura* Schoenlein-Henoch); **2.** polymorph-nodulärer Typ (Trisymptom Gougerot) mit papulösen, urtikariellen, bullösen Effloreszenzen u. Blutungen; **3.** papulo-nekrotischer Typ mit Lok. v. a. an den Beinen; **4.** Purpura fulminans: schwerste Form der P. a.; meist nach Infekten auftretende Hämorrhagien in Haut, Schleimhaut u. inneren Organen mit nachfolgender Verbrauchskoagulopathie*.

Purpura anularis tele|angi|ectodes (↑) **f:** syn. Majocchi-Krankheit; gruppierte Teleangiektasien u. Petechien an den Unterschenkeln, später an Stamm u. Armen; durch Abblassen des Zentrums entstehen Ringe; **Urs.:** unbekannt, evtl. Arzneimittel.

Purpura cerebri (↑) **f:** punktförmige intrazerebrale Blutungen; Vork. bei zerebraler Fett- u. Luftembolie, Sepsis, Vergiftungen u. Gerinnungsstörungen.

Purpura fulminans (↑) **f:** s. Purpura anaphylactoides.

Purpura hyper|globulin|aemica (↑) **f:** syn. Waldenström-Krankheit; schubweise auftretende Petechien bes. an den Beinen inf. Gefäßschädigung od. Gerinnungsstörung bei Paraproteinämie*; stark erhöhte BKS, häufig auch Splenomegalie. Vgl. Plasmozytom.

Purpura, idio|pathische thrombo|zyto|penische (↑) **f:** syn. Werlhof*-Krankheit.

Purpura jaune d'ocre (↑) **f:** syn. Purpura orthostatica; flächenhafte, unscharf begrenzte, ockergelbe bis dunkelbraune Pigmentierung an den distalen Unterschenkeln u. hinter den Knöcheln; Austritt von Erythrozyten aus den Gefäßen u. Hämosiderinablagerung in der oberen Dermis durch erhöhten intravasalen Druck; Vork. z. B. bei chronisch-venöser Insuffizienz*.

Purpura kryo|globulin|aemica (↑) **f:** s. Kryoglobulinämie.

Purpura pigmentosa pro|gressiva (↑) **f:** syn. Schamberg-Krankheit; meist chron. verlaufende Capillaritis mit feinsten petechialen Hautblutungen u. Pigmentierungen, Erythemen, staubförmiger Schuppung, lichenoiden bzw. ekzematoiden Veränderungen, oft Juckreiz; **Lok.:** zunächst Beine, dann Gesäß, Stamm, Arme; **Urs.:** allergische Reaktion vom Spättyp auf Arzneimittel (insbes. Carbromal), Lebensmittel od. Lebensmittelzusatzstoffe sowie idiopathisch bedingt.

Purpura, post|trans|fusionelle (↑) **f:** (engl.) post-transfusion purpura; Abk. PTP; einige Tage nach Bluttransfusion (v. a. von HPA-1-positivem Blut) auftretende thrombozytopenische Purpura; **Urs.:** Alloantikörper, meist Anti-HPA-1a, selten Anti-HPA-1b od. Anti-HPA-3; **Ther.:** Immunglobuline. Vgl. Transfusionszwischenfälle. A. Pru.

Purpura Schoenlein-Henoch (↑; Johann L. Sch., Int., Würzburg, Berlin, 1793–1864; Eduard H. H., Päd., Berlin, 1820–1910) **f:** syn. rheumatoide Purpura, Immunkomplexpurpura, hämorrhagischer Typ der Purpura* anaphylactoides; Vaskulitis* der kleinen Gefäße von Haut, Magen-Darm-Trakt u. Nieren); Erkrankungsbeginn vor dem 20. Lj. (häufigste Vaskulitis im Kindesalter); **Ätiol.:** unklare Immunkomplexvaskulitis; häufig nach Inf., Impfung od. Allergenexposition; **Sympt.:** palpable hämorrhagische Hautveränderungen (Purpura) ohne Thrombopenie, diffuse abdominelle Schmerzen, evtl. blutiger Durchfall od. Ileus, Arthritis, Glomerulonephritis mit Hämaturie; **Diagn.:** Biopsie (granulozytäre Infiltrationen u. IgA-haltige Immundepots in den Gefäßwänden von Arteriolen u. Venolen); **Ther.:** symptomat. nichtsteroidale Antiphlogistika; bei Glomerulonephritis od. abdominalen Sympt. Glukokortikoide. E. Fei.

Purpura scorbutica (↑) **f:** follikuläre Blutungen bei Skorbut*.

Purpura senilis (↑) **f:** bis münzengroße Hautblutungen u. später bräunl. Flecken bes. an Handrücken, Unterarmen u. Unterschenkelstreckseiten älterer Menschen, meist inf. herabgesetzter Kapillarresistenz od. Bindegewebeatrophie.

Purpura thromb|a|sthenica Glanzmann (↑; Eduard G., Päd., Bern, 1887–1959) **f:** syn. Thrombasthenie*.

Purpura, thrombotisch-thrombo|zyto|penische (↑) **f:** s. Mikroangiopathie, thrombotische.

Purpura, thrombo|zyto|penische (↑) **f:** (engl.) thrombocytopenic purpura; Purpura bei Thrombopenie*, v. a. als idiopathische th. P. (Werlhof*-Krankheit).

Purtilo-Syn|drom **n:** (engl.) lymphoproliferative syndrome; syn. lymphoproliferatives Syndrom, Duncan-Syndrom; akut letal od. chron. verlaufende Sonderform einer Mononucleosis* infectiosa bei männl. Pat. mit gestörter Immunreaktion auf das Epstein-Barr-Virus; Genlokus Xq25; **Sympt.:** atypische Lymphozytose, lymphatische Organinfiltration (u. U. B-Zell-Lymphom), aplastische Anämie, keine Antikörperbildung gegen das Kapsidantigen; **Ther.:** ggf. Knochenmarktransplantation.

Purtscher-Netz|haut|schädigung (Otmar P., Ophth., Innsbruck, Klagenfurt, 1852–1927)**:** syn. Angiopathia* retinae traumatica.

purulent (lat. purulentus)**:** eitrig.

purus (lat.)**:** rein.

Pus (lat.)**:** Eiter*.

Pusher-Symptomatik **f:** (engl.) pusher syndrome; neuropsychol. Störung bei Pat. mit Schlaganfall*; bei Hemiplegie wird das Körpergewicht in jeder Körperhaltung auf die gelähmte Seite (auch nach passiver Korrektur) verlagert. C. Luc.

Pustula (lat. pustula Bläschen) **f:** (engl.) pustule; Pustel; mit Eiter gefülltes intraepidermales

Bläschen, oft follikulär sitzend u. von einem Haar durchbohrt; s. Effloreszenzen.

Pustula maligna (↑) f: Milzbrandpustel; s. Milzbrand.

Pustulosis palmaris et plantaris (↑; -osis*) f: syn. Andrews-Bakterid; schubweise auf geröteter Haut auftretende sterile Pusteln mit Schuppung an Handflächen u. Fußsohlen; Auftreten oft i. R. einer Fokalinfektion, u. U. kombiniert mit Hyperostosis* sternoclavicularis; **DD:** Mykose (Pilznachweis), Mykid, Psoriasis pustulosa.

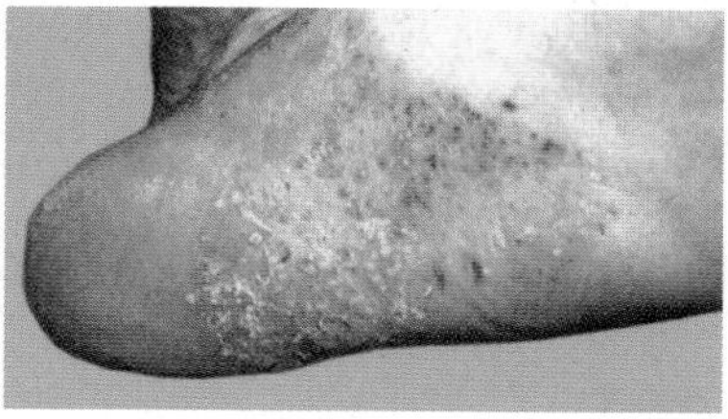

Pustulosis palmaris et plantaris [529]

Pustulosis sub|cornealis Sneddon-Wilkinson (↑; ↑; Ian B. S., brit. Dermat., geb. 1915; Daryl S. W., zeitgen. Dermat., Großbritannien) f: schubweise auftretende, rezidiv. Hauterkrankung unklarer Ätiol. mit gruppierten od. ringförmig angeordneten, unter dem Stratum corneum gelegenen, sterilen Pusteln auf klin. unveränderter od. gering erythematöser Haut; **Lok.:** bes. Axillen, Leistenbeugen, Bauch; **DD:** Dermatitis herpetiformis.

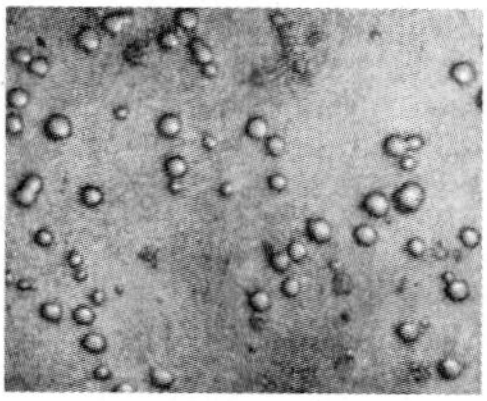

Pustulosis subcornealis Sneddon-Wilkinson [549]

Putamen (lat.) n: Schale, Hülse; z. B. äußere Schicht des Linsenkerns im Endhirn.

Putrescin (lat. putrescere verfaulen) n: (engl.) putrescine; Tetramethylendiamin; durch Decarboxylierung von Ornithin* entstehendes Diamin; Vork. bei Eiweißfäulnis* (s. Ptomaine) u. als biosynthet. Vorstufe von Spermin*.

Putreszenz (↑) f: Fäulnis*.

Putti-Syn|drom (Vittorio P., Orthop., Bologna, 1880–1940) n: syn. lumbales Vertebralsyndrom*.

Putti-Trias (↑; Trias*) f: (engl.) Putti's triad; röntg. Frühsymptome bei angeb. Hüftgelenkluxation*: **1.** flache Gelenkpfanne; **2.** hypoplast. Femurkopfkern; **3.** proximales Femurende laterokranial verschoben.

Puusepp-Re|flex (Lyudvig M. P., Neurochir., Dorpat, 1875–1942; Reflekt-*) m: (engl.) Puusepp's reflex; langsame Kleinzehenabduktion bei leichtem Bestreichen des äußeren Fußrandes; pos. bei Erkr. des extrapyramidalen Systems u. bei Schädigung der Pyramidenbahn; vgl. Pyramidenbahnzeichen.

PUVA: Abk. für **P**soralene plus **UV-A**; photoaktivierte Chemotherapie, v. a. zur Behandlung der Psoriasis*, auch bei Vitiligo, kutanem T-Zell-Lymphom, Mastozytose, Sclerodermia circumscripta, Granuloma anulare, polymorpher Lichtdermatose (prophylaktisch), Prurigo, Lichen ruber planus, Lichturtikaria, Graft-versus-host-Reaktion u. aktinischem Retikuloid; vor dem Einwirken der UV-A-Strahlen (320–400 nm) wird eine photosensibilisierende Substanz, z. B. 8- od. 5-Methoxypsoralen (Ammoidin*), lokal od. oral appliziert; erhöhtes Hautkrebsrisiko bei Langzeitbehandlung mit hohen kumulativen Dosen. Vgl. Ultraviolettphototherapie, selektive.

PV: Abk. für **P**lasma**v**olumen*.

PVC: Abk. für **P**oly**v**inyl**c**hlorid; s. Vinylchlorid.

PVC-Krankheit: s. Vinylchlorid.

PVP-Test m: Kurzbez. für **P**oly**v**inyl**p**yrrolidon-Test; syn. Gordon*-Test.

P-Welle: (engl.) P wave; auch P-Zacke; s. Elektrokardiographie; vgl. P-mitrale, P-pulmonale.

Py-: Wortteil mit der Bedeutung Eiter; von gr. πύον.

Py|ämie (↑; -ämie*) f: (engl.) pyemia; syn. Pyohämie; wiederholte transitor. Bakteriämie*, kann zu metastat. Herden bzw. multiplen Abszessen führen; vgl. Sepsis.

Py|arthrose (↑; Arthr-*; -osis*) f: (engl.) pyarthrosis; eitrige Gelenkentzündung; vgl. Gelenkempyem.

Pyel-: auch Pyelo-; Wortteil mit der Bedeutung Becken, Trog; von gr. πύελος.

Pyel|ek|tasie (↑; -ektasie*) f: korrekte Bez. Pyelokalikektasie*.

Pyelitis (↑; -itis*) f: akut od. chron. verlaufende Entz. des Nierenbeckens inf. bakterieller Infektion, i. d. R. mit Beteiligung des Nierenparenchyms (Pyelonephritis* bzw. interstitielle Nephritis*).

Pyelo|graphie (↑; -graphie*) f: (engl.) pyelography; röntg. Darstellung des Nierenbeckens i. R. einer Urographie*.

Pyelo|kalik|ek|tasie (↑; lat. calix Becher, Kelch; -ektasie*) f: (engl.) pyelocaliectasis; Erweiterung des Nierenbeckenkelchsystems inf. Harnabflussbehinderung*.

Pyelo|litho|tomie (↑; Lith-*; -tom*) f: (engl.) pyelolithotomy; Pyelotomie* zur Entfernung eines Nierensteins.

Pyelo|neo|stomie (↑; Neo-*; -stomie*) f: (engl.) pyeloneostomy; Neueinpflanzung des Harnleiters in das Nierenbecken am tiefsten Punkt bei Harnleiterabknickung mit Hydronephrose*.

Pyelo|nephritis (↑; Nephr-*; -itis*) f: Abk. PN; bakterielle Inf. der oberen Harnwege mit Entz. des Niereninterstitiums u. Nierenbeckenkelchsystems; häufigste Nierenerkrankung; Gynäkotropie (m : w ≈ 1 : 2,5); oft sind auch Kleinkinder bis zum 3. Lj. betroffen; **Err.:** v. a. Enterobacteriaceae, Pseudomonas, Enterokokken, Staphylokokken; **Path.** u. **Einteilung: 1.** primäre PN: Erkr. ohne Obstruktion o. a. lokale, begünstigende Faktoren; **2.** sekundäre PN: **a)** inf. mechan. Obstruktion der Harnwege od. Fehlbildung mit Harnstauung; **b)** inf. hämatogener Infektion i. R. anderer entzündl. Prozesse; **c)** inf. prädisponierender Faktoren, z. B. Schwangerschaft (Pyelonephritis* gravidarum), Stoffwechselkrankheit (Diabetes mellitus, Gicht), Missbrauch peripher wirkender Analgetika, Immunsuppression od. funkt. Störung (vesikoureteraler Reflux, Querschnittläsion); **Klin.:** **1.** akute PN: Fieber (evtl. Schüttelfrost), Flankenschmerz, Dysurie u. Pollakisurie, häufig Abgeschlagenheit u. Durstgefühl, u. U. Übelkeit, Erbrechen, Diarrhö; **2.** chron. PN: oft symptomlos od. symptomarm (uncharakterist. Allgemeinsymptome, z. B. Krankheitsgefühl, Appetitlosigkeit, Kopfschmerz); subfebrile Temp. in ca. 25 % der Fälle;

Typische Röntgenbefunde bei Infektion des Nierenparenchyms:

1. Größenänderung der Niere u. ihres Hohlraumsystems
2. Veränderungen der Endkelche u. der Papillen
3. Auflockerung der pyelorenalen Sperre in Form gehäufter u. vermehrter pyelorenaler Rückflüsse
4. Reduktion des Nierenparenchyms u. verminderte Durchblutung der Niere bei chronischer Pyelonephritis u. pyelonephritischer Schrumpfniere

evtl. Blässe, Durst u. Polyurie; **Diagn.:** klinische Harnuntersuchung* (Nachw. von Leukozyturie u. Bakteriurie*); Erregerbestimmung mit Antibiogramm; Bestimmung von C-reaktivem Protein; Ultraschalldiagnostik (Organvergrößerung in der Akutphase; Hydronephrose, Restharnbildung inf. Harnstauung); nach Abklingen der akuten Phase Urographie*; Miktionszystourethrographie bei Deformierung des Nierenbeckenkelchsystems u. Parenchymnarben im Ausscheidungsurogramm (vesikoureteraler Reflux?); Nierendiagnostik* bei Verdacht auf eingeschränkte Nierenfunktion; **Ther.:** Erzeugen einer Polyurie durch reichl. Flüssigkeitszufuhr; Gabe von Amoxicillin, Cotrimoxazol od. Chinolonen, bei Fortbestehen des Fiebers (>3 Tage) gezielte antibiotische Ther. entspr. dem Antibiogramm, u. U. als Dauerprophylaxe; evtl. operative Beseitigung disponierender Faktoren; **Progn.:** gut bei rechtzeitiger Diagn. u. Ther. der primären akuten PN; Neigung zu Rezidiven bei sek. PN ohne Sanierung prädisponierender Faktoren; die erst im Spätstadium erkannte (chron.) PN neigt zum Übergang in eine pyelonephritische Schrumpfniere mit progredienter Niereninsuffizienz*. Vgl. Pyonephrose.

Pyelo|nephritis gravidarum (↑; ↑; ↑) **f:** auch Pyelitis gravidarum; Schwangerschaftspyelonephritis, häufige Kompl. in der zweiten Hälfte der Schwangerschaft; **Urs.:** Exazerbation einer asymptomat. Bakteriurie inf. **1.** mechan. Kompression der ableitenden Harnwege durch den sich vergrößernden Uterus; **2.** progesteronbedingter Ureteratonie u. verminderter -peristaltik; **3.** Kompression des Ureters durch den Plexus der V. ovarica; **4.** rascherer Vermehrung von Bakterien im Schwangerenharn durch Verschiebung des pH-Werts u. den höheren Gehalt v. a. an Aminosäuren, Kreatinin, Glukose, Laktose; **Ther.:** bereits bei asymptomat Bakteriurie Penicilline u. Cephalosporine.

Pyelo|plastik (↑; -plastik*) **f:** s. Nierenbeckenplastik.

Pyelo|stomie (↑; -stomie*) **f:** s. Nephrostomie.

Pyelo|tomie (↑; -tom*) **f:** (engl.) pyelotomy; op. Eröffnung des Nierenbeckens meist von dorsal; **Ind.:** Exploration, Anlegen einer Nierenfistel, Extraktion von Steinen.

Pyemotes tritici **m:** Kugelbauchmilbe; s. Milben.

Pykniker (gr. πυκνός zusammengedrängt, dicht, fest) **m:** (engl.) pyknic type; s. Konstitution.

Pykno|dys|ostose (↑; Dys-*; Ost-*; -osis*) **f:** (engl.) pyknodysostosis; auch Maroteaux-Lamy-Syndrom; autosomal-rezessiv erbl. Verknöcherungsstörung wahrscheinl. aufgrund Mutationen im Kathepsin-K-Gen u. fehlender Expression desselben in Osteoklasten (Genlokus 1q21); ca. 100 Fälle beschrieben (Toulouse-Lautrec soll an P. gelitten haben); **Sympt.:** disproportionierter Minderwuchs mit ausladendem Schädel im Bereich von Stirn u. Hinterhaupt, Verkürzung der Extremitätenknochen, Unterkieferhypoplasie, Zahnentwicklungsstörung u. Osteosklerose.

Pykno|lepsie (↑; -lepsie*) **f:** veraltete Bez. für die idiopathische Absence-Epilepsie des Schulkindesalters; s. Absence, Epilepsie.

Pyknose (↑; -osis*) **f:** (engl.) pyknosis; Verdichtung, Verdickung; s. Karyopyknose.

Pyle|phlebitis (gr. πύλη Pforte, Engpass; Phleb-*; -itis*) **f:** Pfortaderentzündung; meist als septische P. bei bakt. Inf. im Bereich des Zuflussgebiets der Pfortader, z. B. bei Appendizitis, Ruhr, Leberabszess, Omphalitis; **Sympt.:** hohe Temperaturen, Hepatosplenomegalie, Diarrhö; häufig sekundäre Pylethrombose.

Pyle-Syn|drom (Edwin P., Chir., New York, 1891–1961) **n:** syn. metaphysäre Dysplasie; autosomal-rezessiv vererbte Erkr. mit Metaphysendysplasie der langen Röhrenknochen (röntg. kolbenförmige Auftreibungen v. a. des distalen Femurs) sowie Gesichtsdysplasie, evtl. periphere Fazialislähmung; ohne Minderwuchs od. Intelligenzminderung.

Pyle|thrombose (gr. πύλη Pforte, Engpass; Thromb-*; -osis*) **f:** Pfortaderthrombose*.

Pyloro|myo|tomie (gr. πυλωρός Pförtner; My-*; -tom*) **f:** (engl.) pyloromyotomy; syn. Weber-Ramstedt-Operation; op. Verf. zur Behandlung der hypertrophischen Pylorusstenose* mit Längsspaltung der verdickten Pylorusmuskulatur bis auf die Mukosa unter Schonung der Schleimhaut (sog. extramuköse P.), u. U. zusätzl. quere Entlastungsinzision.

Pyloro|plastik (↑; -plastik*) **f:** (engl.) pyloroplasty; op. Erweiterung des Pyloruskanals zur Verbesserung der Magenentleerung; **Ind.:** narbige Pylorusstenose* bei Ulkuskrankheit, Ergänzungsoperation zur Vagotomie* (zur Aufhebung einer verlängerten Stase im denervierten Magen); **Formen: 1.** P. nach Heinecke-Mikulicz (s. Abb.): Längsdurchtrennung der Vorderwand, anschließend quere Vernähung zur Herstellung einer breiten Passage; **2.** Anastomosierungspyloroplastik nach Finney od. Jaboulay (s. Gastroduodenostomie).

Pyloro|spasmus (↑; Spas-*) **m:** (engl.) pylorospasm; funkt., neurogen od. mechan. bedingte (passagere) Muskelkontraktur des Magenpförtners mit den Sympt. der Pylorusstenose*.

Pylorus (gr. πυλωρός) **m:** Pförtner; Magenausgang; enge Übergangsstelle zw. Magen u.

P

Duodenum mit verstärkter Ringmuskulatur; die Schleimhaut des P. ist durch lange trichterförmige Foveolae gastricae gekennzeichnet, in die kurze gewundene u. verzweigte mukoide Drüsen einmünden, die im Ggs. zu den Drüsen des Magenkörpers nur aus einer Zellart bestehen.

Pylorus|hyper|trophie (↑; Hyper-*; Troph-*) f: (engl.) pyloric hypertrophy; Muskelhypertrophie der Magenausgangsmuskulatur; im frühen Säuglingsalter als hypertrophische Pylorusstenose*, beim Erwachsenen entw. funkt. bedingt od. verschleppte kindl. Form mit milderer Symptomatik (saures Aufstoßen, Völlegefühl, Erbrechen) als beim Säugling; **Ther.:** Pyloromyotomie od. konservativ.

Pylorus|re|flex (↑; Reflekt-*) m: (engl.) pyloric reflex; viszero-viszeraler Reflex zur Tonusregulierung des Pylorus; abhängig von Osmolalität, H^+- u. Fettsäure-Konzentration des in das Duodenum abgegebenen Chymus.

Pylorus|stenose (↑; Steno-*; -osis*) f: (engl.) pyloric stenosis; auch Magenausgangstenose; Einengung des Magenausgangs; **Urs.:** angeb. hypertrophische Pylorusstenose*, entzündl. Ödem bei floridem bzw. narbige Verziehung bei abgeheiltem (pylorusnahem) Ulcus* ventriculi od. Ulcus* duodeni, seltener tumorös od. funktionell (s. Pylorushypertrophie) bedingt; klin. **Einteilung: 1.** kompensierte P. mit aufrechterhaltener Magen-Darm-Passage durch verstärkte Peristaltik u. muskuläre Hypertrophie; **2.** dekompensierte P. mit atonischer Magenerweiterung, schwallartigem Erbrechen von Nahrungsresten, Flüssigkeits- u. Elektrolytverlust mit hypochlorämischer Alkalose, u. U. Kachexie; **Diagn.:** Gastroskopie, in der Magen-Darm-Passage verzögerte Magenentleerung bei verlängertem Pyloruskanal u. deformiertem Bulbus duodeni sowie Gastrektasie; **Ther.:** je nach Urs. konservativ, Pyloroplastik od. Resektion.

Pylorus|stenose, hyper|trophische (↑, ↑; ↑) f: (engl.) hypertrophic pyloric stenosis; Magenausgangstenose des Säuglings; **Vork.:** fam. Häufung (unklarer Erbgang), v. a. bei Knaben (80 %); **Path.:** primäre, angeb. od. sekundäre (z. B. als Folge einer Achalasie*) Hypertrophie der Pylorusmuskulatur mit Ausbildung einer Stenose sowie prästenotischer Hypertrophie der Magenmuskulatur; **Klin.:** charakterist. schwallartiges Erbrechen postprandial bei gleichzeitigem Heißhunger meist in der 2.–4. Lebenswoche, Dehydratation, hypochlorämische Alkalose*, Gewichtsverlust, Dystrophie*, Pseudoobstipation; **Diagn.:** sichtbare retroperistaltische Wellen im Epigastrium nach Probefütterung, evtl. palpabler olivengroßer Tumor, Ultraschalldiagnostik; **Ther.:** Ausgleich von Wasser- u. Elektrolytverlusten, Pyloromyotomie*; **DD:** u. a. Hiatushernie* (evtl. in Komb. mit h. P. als sog. Roviralta-Syndrom), funkt. Pylorospasmus, adrenogenitales Syndrom mit Salzverlust (auch Pseudopylorospasmus), membranöse Antrum- od. Pylorusstenose, Erbrechen bei Infektion.

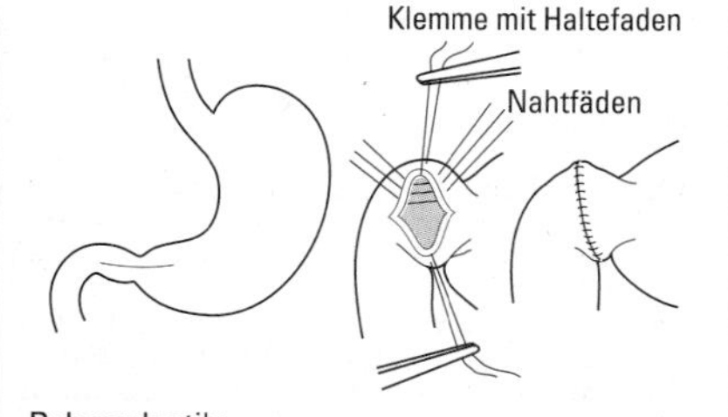

Pyloroplastik:
Verfahren nach Heinecke-Mikulicz [155]

Pyo|derma gangraenosum (Py-*; Derm-*) n: syn. Dermatitis ulcerosa, (frz.) Phagédénisme; Vaskulitis mit einzeln stehenden, ovalären od. serpiginösen Ulzerationen, die von 2–5 mm breiten, blauroten, druckschmerzhaften, unterminierten Rändern umgeben sind; **Vork.:** bes. an den unteren Extremitäten i. R. von Colitis ulcerosa, Enteritis regionalis Crohn, rheumatoider Arthritis, Behçet-Krankheit, Paraproteinämie (fakultativ paraneoplastisches Syndrom bei multiplem Myelom) u. a.; **Ther.:** Behandlung der Grunderkrankung; Azathioprin, Dapson, Glukokortikoide.

Pyo|derma vegetans (↑; ↑) n: syn. Pyodermia* chronica papillaris et exulcerans.

Pyo|dermia chancri|formis (↑; ↑) f: einem syphilitischen Primäraffekt ähnliche, rundliche, meist nässende Papel, bes. an Lippen, Gesicht u. Genitalien; vgl. Pyodermien.

Pyo|dermia chronica papillaris et ex|ulcerans (↑; ↑) f: syn. Pyoderma vegetans; meist nach Verletzungen entstehende Hautinfektion mit schwammiger Gewebeverdichtung u. papillären, geschwürigen, unterminierten Hautwucherungen; **Lok.:** bes. Handrücken, Unterschenkel; **DD:** Tuberkulose, Sporothrix-Mykose, Blastomykose, Bromoderma tuberosum, Papillomatosis cutis carcinoides Gottron.

Pyo|dermien (↑; ↑) f pl: (engl.) pyodermas; Grind- od. Eiterausschläge; Infektion der oberflächl. od. tieferen Hautschichten u. der Hautanhangsgebilde (Haare, Nägel, Schweißdrüsen), verursacht meist durch Staphylo- od. Streptokokken; z. B. Impetigo*, Follikulitis*, Furunkel*, Karbunkel*, Acne* vulgaris, Hidradenitis, Periporitis*.

Pyo|kokken (↑; Kokken*) f pl: (engl.) pyococci; Eiterkokken; s. Erreger, pyogene.

Pyoktanin (↑) n: s. Gentianaviolett.

Pyo|metra (↑; gr. μήτρα Gebärmutter) f: Eiteransammlung im Cavitas uteri inf. Zervixstenose; **Vork.:** bes. im höheren Lebensalter; z. B. bei Endometritis, Colpitis senilis, bei Korpus- u. Zervixkarzinom, nach intrakavitärer Strahlentherapie; **Ther.:** Dilatation des Zervikalkanals u. Einlage einer Drainage; vgl. Hämatometra.

Pyo|myositis, tropische (↑; My-*; -itis*) f: (engl.) tropical pyomyositis; syn. Myositis tropica; durch die Entw. von einem od. mehreren Abszessen in der Skelettmuskulatur charakterisierte fieberhafte Erkr. in trop. Ländern; **Err.:** meist Staphylococcus aureus, andere Err. werden diskutiert; häufig ist eine Verletzung od. eine Virusinfektion vorausgegangen, schlechte Ernährungslage u. schlechter Allgemeinzustand begünstigen die Entwicklung. **Ther.:** penicillinasefeste Penicilline u. Tetracycline, Inzision; **Kompl.:** Sepsis, Fernmetastasen in Knochen, Lunge, Gehirn, Niere.

Pyo|nephrose (↑; Nephr-*; -osis*) f: (engl.) pyonephrosis; Eiteransammlung im Nierenbecken u. eitrige Einschmelzung von Nierengewebe; **Formen: 1.** primäre P. als Folge u. Endstadium einer Pyelonephritis* bei kavernöser Vergrößerung des Nierenbeckens inf. Verbindung eines od. mehrerer Kelche mit einem Nierenabszess; **2.**

sekundäre P. als Folge einer infizierten Hydronephrose* bei obstruktiver Uropathie.

Pyo|peri|kard (↑; Peri-*; Kard-*) n: (engl.) pyopericardium; Eiteransammlung im Herzbeutel bei Pericarditis purulenta; vgl. Perikarditis.

Pyo|pneumo|peri|kard (↑; Pneum-*; Peri-*; Kard-*) n: (engl.) pyopneumopericard; Pyoperikard mit Gasansammlung; z. B. bei Inf. mit Anaerobiern od. nach Lufteintritt; auskultator. typisch ist das sog. Mühlradgeräusch.

Pyo|pneumo|thorax (↑; ↑; Thorax*) m: Pneumothorax* mit eitrigem Erguss (z. B. bei Einbruch von tuberkulösen Lungenkavernen od. Durchwanderungspleuritis); vgl. Empyem.

Pyor|rhö (↑; -rhö*) f: (engl.) pyorrhea; Eiterfluss.

Pyo|salpinx (↑; Salpinx*) f: s. Salpingitis.

Pyo|spermie (↑; Sperm-*) f: (engl.) pyospermia; eitriges Sperma; Vork. bei Gonorrhö*, Prostatitis* od. Spermatozystitis*.

Pyo|thorax (↑; Thorax*) m: eitrige Pleuritis; Empyem* der Pleurahöhle.

Py|ovar (↑; mlat. ovarium Eierstock) n: syn. Ovarialabszess*.

Pyo|zele (↑; -kele*) f: (engl.) pyocele; eitrige Hydrozele*.

Pyo|zephalus (↑; Keph-*) m: Empyem* der Hirnventrikel.

Pyozine (↑) n pl: s. Bakteriozine.

Pyo|zyaneus|bakterien (↑; Zyan-*; Bakt-*) f pl: s. Pseudomonas aeruginosa.

Pyo|zyanin (↑; ↑) n: (engl.) pyocyanin; blaugrüner, in Chloroform lösl. Farbstoff von Pseudomonas* aeruginosa; vgl. Pigmentbildner.

Pyramide (gr. πυραμίς ägypt. Grabmonument, Pyramide) f: (engl.) pyramid; **1.** pyramidenförmige Vorwölbung der Medulla oblongata an der ventralen Seite, die durch die Nervenfasern der Pyramidenbahn* zustande kommt; **2.** Felsenbeinpyramide des Schläfenbeins (Pars petrosa ossis temporalis).

Pyramiden|bahn (↑): (engl.) pyramidal tract; Tractus pyramidalis; die Gesamtheit derjenigen absteigenden Leitungsbahnen des ZNS, die in der Großhirnrinde entspringen u. bis zu den motor. Kernen der Hirnnerven od. zu den Vorderhornzellen des Rückenmarks ziehen; nach ihrem Ursprung v. a. im Gyrus precentralis ziehen die Pyramidenfasern durch die Capsula* interna, die Hirnschenkel u. die Brücke zur Medulla oblongata. Dort kreuzen (Decussatio pyramidum: **Pyramidenkreuzung**) ca. 80–90 % aller Fasern auf die andere Seite u. bilden hier die **Pyramidenseitenstrangbahn** (Tractus corticospinalis lateralis). Die ungekreuzt bleibenden Fasern bilden die **Pyramidenvorderstrangbahn** (Tractus corticospinalis anterior) u. kreuzen erst im jeweiligen Segment zur Gegenseite. Beide enden in den versch. Höhen des Rückenmarks an den Vorderhornzellen, direkt od. indirekt (über Interneurone) an den Alphamotoneuronen. Die P. ist eine der wichtigsten Leitungsbahnen, sie leitet die willkürl. Bewegungsimpulse für die Körpermuskulatur u. wirkt hemmend auf die Regulation des Muskeltonus u. auf das Zustandekommen der Muskeleigenreflexe. Sympt. bei Schädigung der P. (**Pyramidenbahnläsion**): spastische Lähmung, Hyperreflexie* u. Pyramidenbahnzeichen*. Die P. wird in ihrer Funktion durch eine Reihe von motor. Nebenbahnen, extrapyramidalen Faserzügen, unterstützt; ihre Ausgangspunkte (Nucleus ruber, Nuclei reticulares, Deiters-Kern) weisen Verbindungen mit der motor. Großhirnrinde auf, so dass auch bei Ausschaltung der P. ein Teil der motor. Impulse auf Umwegen zu den Vorderhornzellen bzw. der Muskulatur gelangen kann.

Pyramiden|bahn|zeichen (↑): (engl.) pyramidal signs; (neurol.) Sympt., die bei Läsion des 1. motor. Neurons (Pyramidenbahn*) auftreten, v. a. pathol. Mitbewegungen (s. Tab.), Erlöschen von Fremdreflexen (z. B. Bauchhautreflex) od. ein unerschöpflicher Klonus. Vgl. Reflexe.

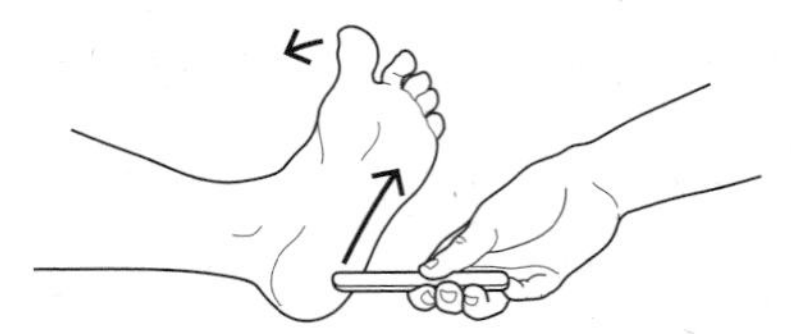

Pyramidenbahnzeichen: Babinski-Zeichen I [159]

Pyramiden|frakturen (↑; Fraktur*) f pl: (engl.) pyramidal fracture; Felsenbeinfrakturen; s. Schädelbasisfrakturen.

Pyramiden|spitzen|eiterung (↑): s. Gradenigo-Syndrom.

Pyramiden|spitzen|zellen (↑; Zelle*): (engl.) apical cells of the petrous pyramid; Regio petroapicalis; Teil des zum Mittelohr gehörenden pneumat. Systems an der seitl. Schädelbasis; operativ schwer zugänglich, bakt. Inf. kann zur Meningitis führen.

Pyramiden|zellen (↑; ↑): (engl.) pyramidal neurons; pyramidenförmige, große multipolare Nervenzellen in der Pyramidenzellschicht der Großhirnrinde, deren Achsenzylinder die Pyramidenbahn* bilden. Vgl. Rindenarchitektonik, Betz-Zellen.

Pyramides renales (↑) f pl: Nierenpyramiden; s. Niere.

Pyramis vermis (↑) f: Teil des Kleinhirnwurms; s. Kleinhirn.

Pyran n: (engl.) pyrane; 6-Ring-Heterocyclus mit Ringsauerstoff; Grundkörper der Pyranose*.

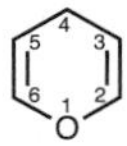

Pyran

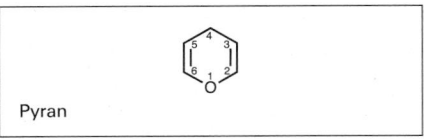

Pyranose f: durch Halbacetalbildung entstandene O-heterocyclische Ringform der Monosaccharide*, deren Grundgerüst das Pyran* ist; die meisten freien Zucker liegen als P. vor. Vgl. Furanose.

Pyrantel (INN) n: Wurmmittel* bei Befall mit Nematodes.

Pyrazin|amid (INN) n: Abk. PZA; Antituberkulotikum der ersten Wahl; **Verw.:** s. Antituberkulotika; **Wirkung:** bakterizide Wirkung gegen Mycobacterium tuberculosis; häufige Resistenzentwicklung bei mehr als achtwöchiger Anw.; **Kontraind.:** akute Hepatitis, schwere Niereninsuffizienz, Gicht, Schwangerschaft, Stillzeit; **UAW:** v. a. Leberschäden, Hyperurikämie.

Pyramidenbahnzeichen

Bezeichnung	Auslösung	Wirkung
Léri-Vorderarmzeichen	passive Beugung der Finger u. des Handgelenks	(physiol.) Mitbewegung des Ellenbogens; einseitige Abschwächung pathol.
Wartenberg-Zeichen	aktive Beugung des 2.–4. Fingers gegen Widerstand	Beugung des Daumens
Babinski-Zeichen I	Bestreichen des lateralen Fußrands	Dorsalextension der Großzehe, Plantarflexion u. Spreizung der 2.–5. Zehe
Gordon-Zeichen I	„Kneten" der Wade	wie Babinski-Zeichen I
Oppenheim-Zeichen	Bestreichen der Tibiakante	wie Babinski-Zeichen I
Chaddock-Zeichen	Druck auf den Malleolus externus	wie Babinski-Zeichen I
Strümpell-Zeichen (Tibialisphänomen)	Beugung des Knies gegen Widerstand	Supination des Fußes
Bing-Reflex	Beklopfen des Fußrückens am Fußgelenk	Plantarflexion des Fußes
Mendel-Bechterew-Zeichen (Fußrückenzeichen)	Perkussion des lateralen Fußrands	Plantarflexion und Spreizung der Zehen
Marie-Foix-Zeichen	passive Plantarflexion der Zehen	Beugung von Knie und Hüfte
Monakow-Zeichen	Bestreichen des lateralen Fußrands	Hebung des lateralen Fußrands
Clauß-Zeichen	Beugung des Knies gegen Widerstand	wie Babinski-Zeichen I

Pyrazolon|derivate n pl: (engl.) pyrazolone derivatives; analgetisch, antipyretisch u. teils antiphlogistisch wirkende Pharmaka; **UAW:** v. a. Agranulozytose, daher Indikationseinschränkung für Metamizol (starke Schmerzen), Phenylbutazon, Oxyphenbutazon, Bumadizon (kurzfristige Anw. bei akuten Schüben der Spondylitis ankylosans od. Gichtanfall); für andere P., z. B. Phenazon, wird das Risiko gravierender UAW als geringer eingeschätzt. Vgl. Antiphlogistika, nichtsteroidale.

Pyretika (gr. πυρετικός fiebernd) n pl: (engl.) pyretics; fiebererzeugende Mittel; vgl. Antipyretika.

Pyr|exie (gr. πυρέσσειν Fieber haben) f: Fieber*.

Pyridin n: (engl.) pyridine; heterocycl. Verbindung (C_5H_5N); farblose, unangenehm (ab 30 ppm unerträgl.) riechende Flüssigkeit; **Verw.:** früher zur Denaturierung von Ethylalkohol (zu Brennspiritus), als Lösungsmittel, wichtiger Rohstoff der chem. Industrie. P. wirkt haut- u. schleimhautreizend; bei Vergiftung durch perorale Aufnahme zentralnervöse Störungen mit Ataxie, neuritische u. pyramidale Sympt.; MAK-Wert 5 ppm (15 mg/m^3).

Pyridin|aldoxim|methyl|iodid n: Abk. PAM*.

Pyridin|nukleotid-Co|enzyme n pl: (engl.) pyridine nucleotide coenzymes; an zahlreichen biol. Redoxprozessen (z. B. der Dehydrogenasen* u. Monooxygenasen*) beteiligte nicotinamidhaltige Coenzyme*, die in oxidierter Form als Elektronenakzeptoren, reduziert als -donoren fungieren u. Reduktionsäquivalente übertragen; **1.** Nicotinamid-Adenin-Dinukleotid (Abk. NAD$^+$): das an C1 N-glykosid. mit D-Ribose verknüpfte kationische Nicotinamid ist über eine Pyrophosphatbrücke mit Adenosin verbunden; die Reduktionsäquivalente von NADH werden im Allg. zur Energiegewinnung in die Atmungskette* eingeschleust. **2.** Nicotinamid-Adenin-Dinukleotid-Phosphat (Abk. NADP$^+$) entsteht aus NAD$^+$ durch Phosphorylierung der 2'-Position des Adenosins (katalysiert von einer ATP-abhängigen Kinase). NADPH steht im Allg. für Biosynthesen zur Verfügung (z. B. Fettsäuren, Steroide). **Allg. Reaktion** der P.-C. (enzymat. aktiv sind nur die α-Isomere): Substrat-H_2 + NAD(P)$^+$ $\rightleftharpoons$ Substrat + NAD(P)H + H$^+$; da reduzierte P.-C. im Ggs. zu oxidierten im Absorptionsspektrum* bei 340 nm max. absorbieren, werden sie labordiagn. zur Bestimmung von Enzymaktivitäten im optischen Test* genutzt. Vgl. Niacin.

Pyrido|stigmin|bromid (INN) n: Cholinesterasehemmer*; **Verw.:** s. Parasympathomimetika.

Pyri|doxal|phosphat n: (engl.) pyridoxal phosphate; s. Pyridoxin.

Pyri|dox|amin n: s. Pyridoxin.

Pyri|doxin (INN) n: (engl.) pyridoxine; syn. Vitamin B_6; Sammelbez. für die wasserlöslichen Wirkstoffe Pyridoxol, Pyridoxal, Pyridoxamin u. deren 5'-Phosphorsäureester, die bei Lichteinwirkung u. im alkal. Milieu schnell zerfallen u. im Organismus leicht ineinander umgewandelt werden; **biochem. Funktion:** als Pyridoxalphosphat (Abk. PALP) wichtigstes gruppenübertragendes Coenzym bei den Transaminierungs-, Decarboxylierungs- u. Eliminierungsreaktionen des Aminosäurestoffwechsels u. bei der Synthese der Deltaaminolävulinsäure; PALP u. Aminosäure bilden dabei eine Schiff*-Base. **Vork.** in tier. u. pflanzl. Lebensmitteln, bes. reichl. in Hefe, Leber, Fleisch, Vollkorngetreide, Hülsenfrüchten, Gemüse; **Bedarf** für Erwachsene: 1,6–1,8 mg/d; abhängig vom Proteinumsatz; **Mangelerscheinungen:** Die Aufnahme von P. ist bei 19- bis 35-Jährigen u. Alkoholkranken oft unzureichend. Isolierter Pyridoxinmangel ist

P

alimentär selten; durch Mangel- od. Fehlernährung, gesteigerten Bedarf (z. B. Schwangerschaft, Laktation, chron. Hämodialyse) u. chron. Einnahme von z. B. hormonalen Kontrazeptiva, Isoniazid, D-Penicillamin kann es zu Dermatitis

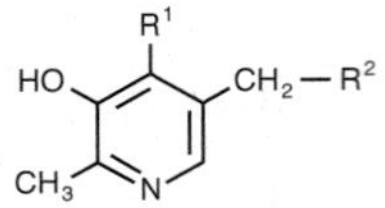

	R^1	R^2
Pyridoxol	CH_2OH	H
Pyridoxal	CHO	H
Pyridoxamin	CH_2NH_2	H
Pyridoxalphosphat	CHO	HPO_3^-

Pyridoxin

im Nasen- u. Augenbereich, Entz. im Mund u. an den Lippen, Schlaflosigkeit, nervöser Störung, Reizbarkeit, eisenrefraktärer, hypochromer mikrozytärer Anämie u. Krämpfen im Säuglingsalter kommen. Nachweis von Pyridoxinmangel im Tryptophanbelastungstest*; **Hypervitaminosen:** alimentär unbekannt; bei therap. hoher Dosierung selten periphere, sensorische Neuropathie mit Gangstörung, Reflexstörung u. beeinträchtigtem Tast- u. Temperaturempfinden.

Pyridoxin|abhängigkeit: s. Stoffwechselstörung, pyridoxinabhängige.

Pyridyl|carbinol n: syn. Pyridylmethanol*.

Pyridyl|methanol n: syn. Pyridylcarbinol, Nicotinylalkohol; muskulotroper Vasodilatator; **Verw.:** bei Durchblutungsstörungen, als Lipidsenker*. Vgl. Nicotinsäure.

Pyri|meth|amin (INN) n: Dihydrofolsäurereduktasehemmer; hemmt v. a. extraerythrozytäre Plasmodienformen; **Verw.:** zur Malariaprophylaxe u. Therapie der Malaria, auch bei Toxoplasmose (in Komb. mit Sulfadoxin od. Sulfadiazin*); **UAW:** Blutbildveränderungen (reversibel), gastrointestinale Störungen, Neurotoxizität, allergische Reaktionen.

Pyrimidin n pl: (engl.) pyrimidine; 1,3-Diazin; aromat. N-heterocyclische Verbindung (zwei N-Atome in Metastellung); Pyrimidinderivate: Pyrimidinbasen, Purinbasen, Barbitursäure u. Sulfonamide (z. B. Trimethoprim, Sulfamerazin).

Pyrimidin|analoga n pl: (engl.) pyrimidine analogues; s. Basenanaloga.

Pyrimidin|basen f pl: (engl.) pyrimidine bases; in Nukleinsäuren* enthaltene Pyrimidinderivate; am häufigsten sind Uracil*, Thymin* u. Cytosin* (s. Abb.), die der Tautomerie* unterliegen. Seltene P. (z. B. 5-Hydroxymethylcytosin) kommen in Transfer*-RNA vor (vgl. Nukleinsäurebestandteile, seltene). **Biosynthese:** aus Carbamoylphosphat* u. Asparaginsäure mit Orotsäure als Zwischenprodukt; Hemmung durch Basenanaloga*; **Abbau** über Dihydrouracil bzw. Dihydrothymin u. nach oxidativer Ringöffnung zu CO_2, NH_3 u. Betaalanin bzw. Betaaminoisobuttersäure; Reutilisation der P. ist möglich. Störungen im Pyrimidinstoffwechsel sind selten, z. B. hereditäre Orotazidurie. Vgl. Purinbasen.

Pyro|gene (gr. πῦρ Feuer, Fieber; -gen*) n pl: (engl.) pyrogens; fiebererzeugende Stoffe, syn. pyrogene Substanzen; hitzebeständige, dialysierbare Substanzen (Lipopolysaccharid-Protein-Lipid-Komplexe) aus apathogenen u. pathogenen Bakt., Pilzen u. Viren, die zur Phagozytose befähigte Zellen zur Synthese von Interleukinen u. TNF-α anregen. P. bewirken im Temperaturzentrum eine erhöhte Wärmeproduktion u. eine verminderte Wärmeabgabe. Die am stärksten wirksamen P. stammen von gramnegativen Bakterien. Klin. **Bedeutung:** v. a. bei Injektion bzw. Infusion pyrogenhaltiger Flüssigkeiten, Stabilisatorlösungen, bei Verw. bakteriell verunreinigter Blutkonserven, Injektionsspritzen, Infusionsgeräte usw.; vgl. Transfusionszwischenfälle.

Pyro|manie (↑; -manie*) f: (engl.) pyromania; sog. Brandstiftungstrieb; zwanghafter Impuls, Feuer zu legen.

Pyro|phosphor|säure: (engl.) pyrophosphoric acid; syn. Diphosphorsäure; $H_4P_2O_7$; entsteht durch Erhitzen von Phosphorsäure auf ca. 250°C; biogene Bildung als Pyrophosphat (Abk. PP_i) bei Spaltung energiereicher Nukleotide (z. B. ATP; vgl. Phosphorylierung); sofortige Hydrolyse in zwei Moleküle (Ortho-)Phosphat.

Pyrosis (gr. πύρωσις Brennen) f: s. Sodbrennen.

Pyrrol n: (engl.) pyrrole; farblose Flüssigkeit, Fünfring-Heteroaromat mit chloroformähnl. Geruch; Vork. in Steinkohlenteer u. Knochenöl.

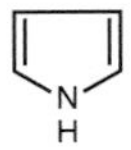

Pyrrol [585]

Der Pyrrolring ist der Grundkörper des Porphins*, der Porphyrine* u. des Chlorophylls*.

Pyrrolidin n: (engl.) pyrrolidine; Tetrahydropyrrol; Iminogruppe enthaltender heterocyclischer Grundkörper des Prolins* u. Hydroxyprolins*.

Pyrrolidon n: (engl.) pyrrolidone; α-Ketoderivat des Pyrrolidins; vgl. Povidon.

Pyruvat|carb|oxy|lase f: (engl.) pyruvate carboxylase; tetramere Ligase, die mit Biotin*

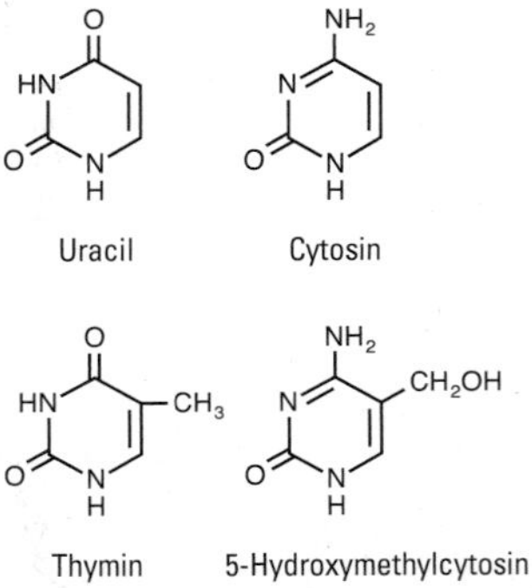

Pyrimidinbasen

(Coenzym) u. Mn^{2+} od. Zn^{2+} (Cofaktor) unter ATP-Verbauch Pyruvat zu Oxalacetat carboxyliert (tier. CO_2-Fixierung); Acetyl-CoA ist dabei positiver allosterischer Effektor; spez. Enzym der Glukoneogenese*.

Pyruvat|carb|oxylase|defekt m: (engl.) pyruvate carboxylase deficiency; autosomal-rezessiv erbl. Stoffwechselstörung (Genlokus 11q13.4-q13.5) im Abbau von Pyruvat (neonatale u. infantile Form); **Klin.:** kurz nach der Geburt Krampfanfälle, Hyper- u. Hypotonie sowie ausgeprägte metabolische Azidose; Hepatomegalie; **Diagn.:** erhöhte Serumkonzentration von Laktat, Pyruvat (mit normalem L/P-Quotienten) u. Alanin, evtl. auch von Ammoniak, Citrullin, Prolin u. Lysin; Enzymbestimmung in Fibroblasten; pränatale Diagn. ist möglich; **Ther.:** Versuch mit kohlenhydratreicher Nahrung, Gabe von Bicarbonat.

Pyruvat|de|carb|oxy|lase f: (engl.) pyruvate decarboxylase; thiaminabhängige Lyase, die mit Mg^{2+} als Cofaktor bei der alkoholischen Gärung* Pyruvat in Acetaldehyd u. CO_2 spaltet; Vork.: in Mikroorganismen u. Pflanzen. Vgl. Thiamin.

Pyruvat|de|hydro|genase f: (engl.) pyruvate dehydrogenase; Abk. PDH; Multienzymkomplex mit zentraler Bedeutung im Primärstoffwechsel, der die oxidative Decarboxylierung* von Pyruvat zu Acetyl-CoA katalysiert; Regulation: Acetyl-CoA, NADH u. GTP hemmen, CoA, NAD^+ u. AMP aktivieren P., außerdem kovalente Interkonversion (Phosphorylierung u. Dephosphorylierung). Vgl. Alphaketosäure-Dehydrogenasen.

Pyruvat|de|hydro|genase|defekt m: (engl.) pyruvate dehydrogenase deficiency; Sammelbez. für mehrere mitochondriale, meist autosomal-rezessiv erbl. Stoffwechselanomalien mit Störungen der Enzyme des Pyruvatdehydrogenasekomplexes: E_1 (Pyruvatdehydrogenase; X-chromosomal vererbt, aber auch heterozygote Mädchen erkranken; Genlokus Xp22.2-p22.1), E_2 (Dihydroliponsäure-Acetyltransferase, Genlokus 14q24.3), E_3 (Dihydroliponsäure-Dehydrogenase, Genlokus 7q31-q32), Protein-X (Genlokus 11p13) u. Pyruvatdehydrogenase-Phosphatase; häufigste Urs. der kongenitalen Laktatazidose*; **Sympt.:** postnatal Muskelhypotonie, Atem- u. Trinkstörungen, Laktatazidose (mit meist normalem Laktat/Pyruvat-Verhältnis); später psychomotorische Retardierung mit Mikrozephalie, Ataxie, Optikusatrophie; nicht selten angeborene, bes. kraniofaziale Fehlbildungen; **Ther.:** Diät (geringer Kohlenhydrat-, vermehrter Fettanteil) u. Substitution von Thiamin, Liponsäure u. Dichloroacetat (Hemmung der Pyruvatdehydrogenase-Kinase).

Pyruvate n pl: (engl.) pyruvates; Salze der Brenztraubensäure*; **Bestimmung:** enzymat. mit Laktatdehydrogenase* (photometr. Messung des NADH-Verbrauchs); **Referenzbereich:** 0,5–1,5 mg/dl bzw. 0,06–0,17 mmol/l Serum.

Pyruvat|kinase f: (engl.) phosphopyruvate kinase; Abk. PK; metallionenabhängige (z. B. Mn^{2+}, Mg^{2+}) Phosphotransferase; katalysiert die letzte energieliefernde Reaktion der Glykolyse*; die Reaktion der P. ist aus energet. Gründen prakt. irreversibel; Vork. u. a. in Muskel, Erythrozyten, Leber; PK-Mangel: s. Erythrozytenenzymopathien.

Pyrvinium|embonat n: Wurmmittel*; **Verw.:** bei Enterobiasis.

Py|ureter (Py-*; gr. οὐρητήρ Harnleiter) m: gestauter, mit eitrigem Harn gefüllter Harnleiter; vgl. Hydroureter, Hydronephrose.

Py|urie (↑; Ur-*) f: (engl.) pyuria; Eiterbeimischung zum Harn mit makroskopisch schlieriger Trübung bei eitriger Entz. im Bereich des Urogenitaltrakts; vgl. Harnweginfektion.

PZ: Abk. für **P**ancreo**z**ymin; s. Cholecystokinin.

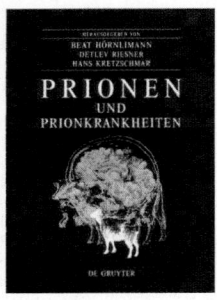

Q

Q: Formelzeichen für elektr. Ladung*, Lichtmenge*, Wärme*.

Q-Fieber: (engl.) Q fever; Abk. für (engl.) **q**uery (Frage); syn. Balkan-Grippe, Euboea-Fieber, Krim-Fieber, Pneumorickettsiose; eine durch Rickettsien (Coxiella burnetii; s. Coxiella) verursachte, meldepflichtige Zoonose; **Epidemiol.:** weltweites Vork. mit regional sehr unterschiedl. Bedeutung; meist berufsbedingte Erkrankungsfälle (Landwirtschaft, Viehzucht, Schlachthof, Molkerei, Häute verarbeitende Industrie); Coxiella wird hauptsächl. von Rindern, Pferden, Schafen, Ziegen, Hunden, Schweinen, Kamelen, Büffeln u. Ratten mit Kot, Urin, Lochien, Milch u. über die Plazenta ausgeschieden; hohe Kontagiosität. **Übertragung:** Die Err. bleiben wegen hoher Widerstandsfähigkeit lange infektiös u. werden in 90 % der Fälle durch Inhalation kontaminierter Staubpartikel (getrocknete tier. Ausscheidungen) auf den Menschen übertragen; Inf. auch über kontaminierte Milch, perkutan durch Kontakt mit infizierten Organen, kontaminierter Wäsche od. durch infizierte Zecken; Übertragung von Mensch zu Mensch ist selten. **Inkubationszeit:** 2–3 Wochen; **Klin.:** akuter Beginn, hohes Fieber, starker Kopfschmerz, Myalgie, Lungeninfiltrat, rel. Bradykardie; chron. Verlaufsformen (meist als Endokarditis) sind selten. **Diagn.:** Erregerisolierung aus Blut, Liquor, Urin u. Gewebe; Nukleinsäurenachweis durch PCR; serol. KBR (nur Titeranstieg beweisend), Agglutinationstest mit aufgeschwemmten Coxiellen u. Patientenserum, Mikroimmunfluoreszenztest; Weil*-Felix-Reaktion negativ; **DD:** Typhus, Fleckfieber, grippaler Infekt, Leptospirosen, Meningitis, Tularämie, Malaria, Ornithose u. Pneumonien jeder Genese (Viren, Bakt., Pilze); **Ther.:** Chinolone, Tetracycline, Makrolid-Antibiotika; **Progn.:** geringe Letalität; selten Kompl. (z. B. Endokarditis, Enzephalitis, Hepatitis, Pleuritis, Orchitis); **Proph.:** Ausschaltung der tier. Infektionsquellen, Milch-Pasteurisierung, Beachtung mikrobiol. Arbeitsschutzvorschriften; Desinfektion der Ausscheidungen (Sputum, Urin) am Krankenbett; laufende Desinfektion erforderl. wegen hoher Resistenz der Err. (höhere Wirkstoffkonzentration, längere Einwirkungszeiten); Impfprophylaxe für bes. Exponierte (z. B. Labor- u. Schlachthofpersonal, Tierärzte) möglich. BK Nr. 3101.

Qinghaosu: syn. Artemisinin*.

QRS-Kom|plex m: (engl.) QRS complex; sog. Kammerkomplex im EKG; s. Elektrokardiographie.

Q. s.: (Rez.) Abk. für (lat.) **q**uantum **s**atis od. **q**uantum **s**ufficit; zur Genüge, soviel wie nötig.

QT-Syn|drom n: s. Jervell-Lange-Nielsen-Syndrom, Romano-Ward-Syndrom.

QT-Zeit: (engl.) QT interval; syn. QT-Dauer, QT-Intervall; Gesamtdauer des Kammerteils im EKG, d. h. Zeit vom Beginn von Q bis zum Ende von T (elektr. Systole); Dauer frequenzabhängig, normal 0,25–0,45 s; verkürzt z. B. bei Hyperkaliu. Hyperkalzämie, verlängert z. B. bei Hypokalzämie, Ischämie, durch Medikamente (v. a. Antiarrhythmika), angeboren (QT-Syndrom, selten). **Cave:** eine Verlängerung der QT-Zeit auf >0,5 s ist mit einer deutl. Steigerung des Risikos für das Auftreten lebensbedrohl. tachykarder ventrikulärer Herzrhythmusstörungen verbunden. Vgl. Herzzyklus, Elektrokardiographie.

Quaddel: (engl.) urtica, wheal; **1.** intra- bzw. subkutanes Ödem durch Inj. einer Flüssigkeit zu diagn. od. therap. Zwecken; **2.** primäre Hauteffloreszenz; s. Urtica.

Quadranten|an|opsie (lat. quadrare viereckig sein, machen; An-*; Op-*) f: (engl.) quadrantanopsia; Ausfall eines vom vertikalen u. horizontalen Meridian begrenzten Gesichtsfeldquadranten; homonym auf beiden Augen; je nach Lok. der Schädigung komplett od. inkomplett bzw. kongruent od. inkongruent; **Vork.:** bei Läsion der Sehbahn* zentral des Chiasma opticum; obere Qu. bes. bei hinterer Temporallappenläsion; vgl. Hemianopsie.

Quadranten|re|sektion (↑; Resektion*) f: (engl.) quadrant resection; sog. Mailänder Mammaoperation (Veronesi); Form der brusterhaltenden Operation* bei kleinem Mammakarzinom*; Exstirpation des betroffenen Quadranten mit Entfernen des zugehörigen Mamillensegments, axillärer Lymphknotenausräumung u. anschl. Bestrahlung des Restdrüsenkörpers; Nachteil: oft kosmet. ungünstige Resultate mit Narbeneinziehungen u. Mamillenverziehung.

Quadranten|syn|drome (↑) n pl: (engl.) quadrant syndromes; vegetativ bedingte Schmerzsyndrome mit Sensibilitätsstörungen in einem Viertel der Körperoberfläche; vgl. Grenzstrang-Quadrantensyndrom.

quadri|ceps (lat. quattuor vier; -ceps*): vierköpfig; z. B. Musculus quadriceps (der große Streckmuskel am Oberschenkel).

Quadri|ceps-femoris-Re|flex (↑; ↑; Femur*; Reflekt-*) m: (engl.) quadriceps reflex; s. Reflexe (Tab.).

quadri|geminus (lat.): vierfach.

Qualität (lat. qualitas Beschaffenheit) f: (engl.) quality; (med.-statist.) Maß für die Übereinstimmung einer Versorgung mit vorgegebenen Anforderungen bei einem Minimum an unnötigen Ausgaben; Unterscheidung in: **1.** Strukturqualität: z. B. personelle, räumliche u. apparative Ausstattung, Fachkunde; **2.** Prozessqualität: z. B. Übereinstimmung mit Leitlinie; **3.** Ergebnisqualität: z. B. Heilungserfolg, Komplikationsrate, Lebensqualität des Patienten.

Qualitäts|kontrolle (↑) f: (engl.) quality control; Kontrolle der Richtigkeit u. Präzision diagn. u. therap. Maßnahmen; **1.** laborchem. durch Vergleiche mit eigenen od. laborfremden Kontrollproben u. Teilnahme an Ringversuchen; **2.** röntg. nach § 16 der Röntgenverordnung durch Abnahmeprüfung, Sachverständigenprüfung u. Konstanzprüfung der Röntgenanlage sowie der Filmverarbeitung; **3.** nuklearmed. nach § 42 der Strahlenschutzverordnung u. Richtlinie Strahlenschutz in der Medizin durch regelmäßige Prüfung der Konstanz von Gammakameras, Aktivimetern u. a. Geräten; **4.** (allg.) Teil des Qualitätsmanagements, der durch Messen u. Vergleichen erbrachter Qualität mit äußeren Vorgaben, vorhandenen Standards od. mit anderen Leistungserbringern zum Erkennen von Qualitätsdefiziten führt.

Qualitäts|sicherung (↑): (engl.) risk management; Bez. für Verfahren, mit denen sich die Einhaltung fachlicher Standards erreichen lässt; im einzelnen werden Maßnahmen zur Verbesserung der Strukturqualität (Qualifikation der Ärzte u. Ausstattung von Kliniken u. Praxen), der Prozessqualität (Organisation u. Beschaffenheit der diagn. u. therap. Abläufe) u. der Ergebnisqualität (Prüfung med. Ergebnisse insbes. durch Vergleich mittels definierter Maßstäbe; s. Qualitätskontrolle) unterschieden. Richtlinien zur Qu. sind außer von der KBV u. den med. Fachverbänden insbes. von der Bundesärztekammer erlassen worden. Der Arzt ist berufsrechtl. verpflichtet, die von der Ärztekammer* eingeführten Maßnahmen zur Qu. durchzuführen (vgl. § 8 der Muster-Berufsordnung für die dt. Ärzte); in der GKV trifft u. a. die zugelassenen Krankenhäuser die Pflicht, sich an Maßnahmen zur Qu. zu beteiligen (§ 137 SGB V). Vgl. Medizin, evidenzbasierte.

Quallen: (engl.) jellyfishes; zu den Nesseltieren (Cnidaria) gehörende marine Tiergattung; durch ein Gift, das sich in den Nesselzellen der Tentakel befindet, kann es beim Menschen zu lokalen Schwellungen mit Juckreiz (europäische Arten) bis hin zu kardiogenem Schock mit Todesfolge (Chironex fleckeri in Australien) u. sek. zu IgE-vermittelten allergischen Reaktionen kommen. **Ther.** nach Kontakt: Inaktivieren der nicht entladenen Nesselzellen durch Essig; Antihistaminika, Kortikoide, Antiserum gegen Chironex fleckeri.

Quant (lat. quantus so viel) n: (engl.) quantum; kleinster Energiebetrag elektromagnet. Strahlung; die Art der Strahlung wird durch Bez. wie Lichtquant, Gammaquant, Röntgenquant usw. charakterisiert; vgl. Photonen.

Q

Quanten|theorie (↑) f: (engl.) quantum theory; Theorie der Vorgänge im Bereich der Atomhülle (s. Atom), des Atomkerns u. der Elementarteilchen*, die zur Emission u. Absorption von Strahlung* führen; beinhaltet die Annahme, dass Strahlungsenergie nur in ganzzahligen (diskreten, unstetigen) Beträgen (Energiequanten; s. Planck-Wirkungsquantum) aufgenommen od. abgegeben werden kann.

Quanten|zahl (↑): (engl.) quantum number; Zahl, die den energet. Zustand von Elementarteilchen, Atomkernen u. Elektronen in der Atomhülle kennzeichnet u. nur diskrete Werte annehmen kann. Vgl. Bohr-Sommerfeld-Atommodell.

Quantil (↑) n: (engl.) quantile; (statist.) Parameter zur Beschreibung einer Verteilung; teilt eine nach der Größe geordnete Reihe von Beobachtungs- bzw. Messwerten in gleichgroße Teile; der **Median** (s. Mittelwert) teilt die Reihe in Hälften (n = 2), **Quartile** (n = 4) teilen in Viertel, **Quintile** (n = 5) in Fünftel, **Dezile** (n = 10) in Zehntel, **Perzentile** (n = 100) in Hundertstel usw.

Quarantäne (frz. quarante vierzig) f: (engl.) quarantine; laut Infektionsschutzgesetz* unverzügliche u. befristete Isolierung an Lungenpest od. an von Mensch zu Mensch übertragbarem hämorrhagischem Fieber erkrankter od. dessen verdächtigter Personen in einem Krankenhaus od. einer für diese Krankheiten geeigneten Einrichtung; die Dauer der Qu. für Kontaktpersonen ist abhängig von der Inkubationszeit* der betr. Krankheit. In die Qu. können ggf. Grundstücke, Gebäude u. Verkehrsmittel einbezogen werden. Die Pflicht zur Qu. wurde auf solche Krankheiten beschränkt, die sich bereits im übl. sozialen Kontakt als tödl. Gefahr ausbreiten können. Sonstige Kranke, Krankheitsverdächtige, Ansteckungsverdächtige u. Ausscheider* können angeordnet in einem Krankenhaus od. ggf. zu Hause abgesondert werden. Vgl. Isolierungsstation. K. Fie.

Quartär|struktur (lat. quartus der vierte) f: (engl.) quaternary structure; s. Peptide.

Quartana (lat. quartanus zum vierten gehörig) f: Kurzbez. für Malaria* quartana.

Quarz: (engl.) quartz; Siliciumdioxid (SiO_2); chem. sehr beständiges u. sehr häufig vorkommendes Mineral (in Sand, in kristallisierter Form als Bergkristall); für sichtbares Licht u. UV-Strahlung durchlässig; Hauptbestandteil vieler Schmucksteine u. von Glas.

Quarz|lampe: (engl.) quartz lamp; Quecksilberdampflampe in einem Quarzglasgehäuse zur Erzeugung von Ultraviolettstrahlung; Anw.: z. B. zur Desinfektion*, Lichttherapie*.

Quarz|staub|lunge: syn. Silikose*.

Queckenstedt-Versuch (Hans H. Qu., Neurol., Rostock, 1876–1918): (engl.) Queckenstedt's test; Methode zur Prüfung der Durchgängigkeit der Liquorräume i. R. einer Lumbalpunktion*; bei unbehinderter Passage des Liquor cerebrospinalis kommt es nach Kompression der Venae jugulares zu einem messbaren od. am zunehmenden Liquorabfluss aus der Punktionskanüle erkennbaren Anstieg des Liquordrucks. Fehlender Druckanstieg v. a. bei intraspinaler Raumforderung (z. B. Rückenmarktumoren).

Queck|silber: (engl.) mercury; chem. Element, Symbol Hg (Hydrargyrum), OZ 80, rel. Atommasse 200,59; zur Zinkgruppe gehörendes, 1- u. 2-wertiges, bei Raumtemperatur flüssiges u. verdunstendes (hohe biol. Toxizität durch Einatmen), silberglänzendes Metall; mittlere tägl. Aufnahme durch Nahrung u. Atemluft 20–25 µg; von der WHO als vertretbar angesehener Wert: 45 µg/d (kritische Dosis 400 µg/d); BAT (für metallisches Qu.): 25 µg/l Blut. Vgl. Amalgam.

Queck|silber|ausschläge: (engl.) cutaneous hydrargyria; Hydrargyrosis cutis; blaugraue Verfärbung der Gesichtshaut u. Hände durch Quecksilberablagerung nach jahrelanger Anwendung quecksilberhaltiger Salben (Bleichcremes).

Queck|silber|stomatitis (Stoma*; -itis*) f: (engl.) mercurial stomatitis; Stomatitis mercurialis; durch Quecksilbervergiftung* verursachte nekrotisierende Entz. der Mundschleimhaut.

Queck|silber|vergiftung: (engl.) mercurialism, mercury poisoning; syn. Merkurialismus, Hydrargyrose; Intoxikation durch Einatmen des bei Zimmertemperatur verdunstenden elementaren Quecksilbers (Symbol Hg) aus beschädigten Thermometern, Batterien u. a. oder Kontakt mit anorg. Hg-Verbindungen (z. B. in Desinfektionsmitteln); Hg ist ein Zell- u. Protoplasmagift, das in Leber, Nieren, Milz u. Gehirn gespeichert

u. nur langsam über die Niere wieder ausgeschieden wird (BAT* für metallisches Hg u. seine anorg. Verbindungen im Blut 25 µg/l, im Urin 100 µg/l; für org. Hg-Verbindungen im Blut 100 µg/l). **Formen: 1.** akute Qu.: Hypersalivation, Stomatitis, Gastroenteritis, ulzeröse hämorrhagische Kolitis mit Erbrechen, Kolik u. Diarrhö, Nephritis mit Anurie u. Urämie; Ther.: BAL*, Chelatbildner*; **2.** chronische Qu.: oft zunächst Mattigkeit, Kopf- u. Gliederschmerzen, Hypersalivation, Stomatitis u. Gingivitis mit Zahnausfall, Lackrachen, Diarrhö, Albuminurie u. a., später zentralnervöse Sympt. einer Enzephalopathie* wie Stimmungslabilität, Angst, Erregung (Erethismus mercuralis), Muskelzucken (Tremor mercuralis), Seh-, Hör-, Sprach- (Psellismus mercuralis) u. Gangstörungen, Mercuria lentis, Merkschwäche u. Persönlichkeitsabbau sowie Sympt. der sensiblen, distal betonten symmetrischen Polyneuropathie*. Methyl-Hg gilt als teratogen. Qu. wird ggf. als Berufskrankheit anerkannt (BK Nr. 1102). Vgl. Akrodynie, Minamata-Krankheit.

Queensland-Zecken|fieber: (engl.) Queensland tick fever; syn. Nordqueensland-Zeckenfieber; durch Rickettsia* australis verursachte, von Zecken übertragene, akute Infektionskrankheit; **Vork.:** Australien (Provinz Queensland); nicht zu verwechseln mit Q*-Fieber. Vgl. Rickettsiosen.

Quelle, radio|aktive: (engl.) radioactive source; Ursprung radioaktiven Quellwassers; zur Anerkennung als Heilwasser* Aktivität mind. 666 Bq/l durch Radon* od. Salze des Radiums*; Anw. wegen der geringen Strahlenbelastung des Organismus kontrovers diskutiert; entw. Akrathotherme od. Wasser mit noch anderen Mineralsalzen (Radiumsole- od. Radiumschwefelquellen); **Wirkung:** analgesierend bei entzündl. u. degen. rheumatischer Erkrankung.

Quellungs|re|aktion f: (engl.) quellung reaction; serol. Reaktion zur Typendifferenzierung anhand des Kapselantigens, z. B. bei Streptococcus pneumoniae u. Klebsiella-Species.

Quengeln: (engl.) redressing; allmähl. Lösen von Gelenkversteifungen durch redressierende Verbände, Spanner, Schrauben u. a. (s. Abb.); vgl. Redressement.

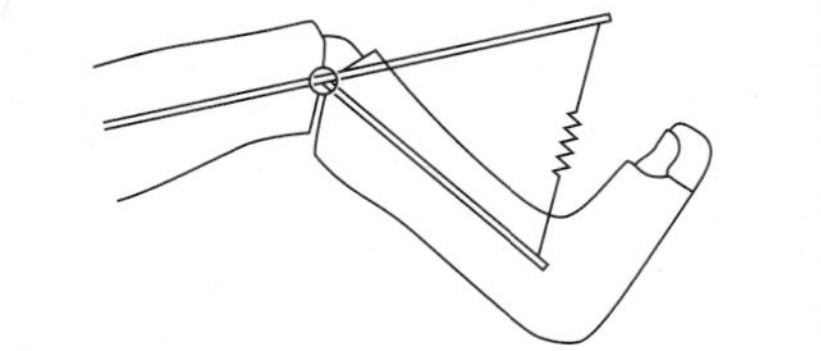

Quengeln:
Prinzip [365]

Quénu-Operation (Edouard A. Qu., Chir., Paris, 1852–1933) f: syn. Miles*-Operation.

Quercetin (lat. quercus Eiche) n: Flavonoid, das frei od. als Glykosid (z. B. Rutosid) vorkommt; s. Flavonoide.

Quercus cortex (†) m: Eichenrinde; Rinde der Zweige u. Stockausschläge von Quercus rubor bzw. Quercus petraea; enthält 10 % Gerbstoffe mit adstringierender u. virustatischer Wirkung; **Verw.:** entzündl. Hauterkrankungen, leichte Entz. im Mund- u. Rachenraum sowie Genital- u. Analbereich; unspezif. akuter Durchfall.

Quer|dis|paration (Disparation*) f: (engl.) horizontal disparity; s. Disparation.

Quer|fortsatz: (engl.) transverse process; Processus transversus der Wirbel.

Quer|lage: (engl.) transverse presentation; Kindslage* (bei ca. 1 % aller Geburten), bei der die Hauptachse des Kindes mit der des mütterl. Körpers einen spitzen (Schräglage) od. rechten Winkel bildet (Abb.); gebärunfähige Lage, lebensgefährl. für Mutter u. Kind; **Urs.:** überdehnter Uterus (Mehrlinge, Mehrgebärende), Beckenanomalie, Placenta praevia; **Ther.:** äußere Wendung* vor einsetzender Wehentätigkeit, Schnittentbindung; **cave:** bei verschleppter od. eingekeilter Qu. Gefahr der Uterusruptur*. Sehr selten kann es zu einer Selbstwendung od. Selbstentwicklung* kommen.

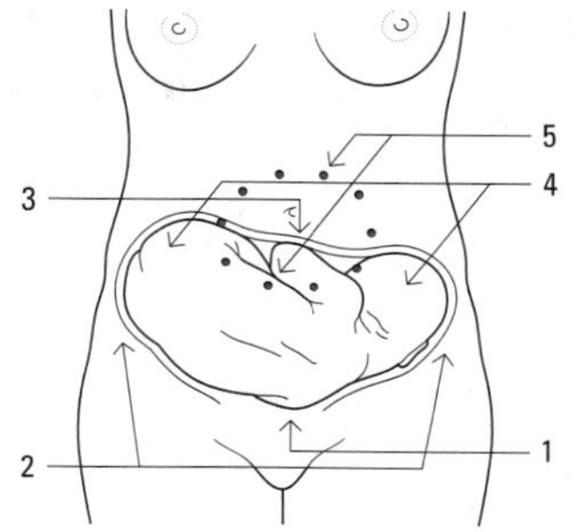

Querlage:
Kennzeichen bei der äußerer Untersuchung: 1: vorangehender Teil fehlt; 2: Abdomen stärker quer als längs gedehnt; 3: Fundusstand auffallend tief; 4: große Teile auf den Seiten, auf der einen Seite der Kopf, auf der anderen der Steiß; 5: Herztöne am deutlichsten in Nähe des Nabels [384]

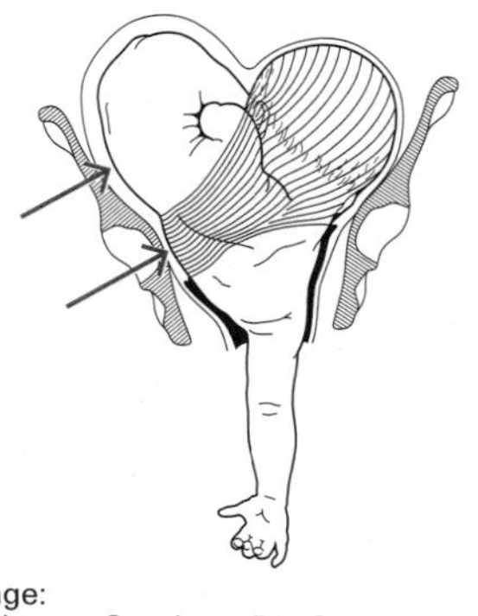

Querlage:
verschleppte Querlage: Die Schulter hat sich in das kleine Becken gesenkt (mit oder ohne Armvorfall). Überdehnung des unteren Uterinsegments, Wehenkraft (Dauer, Amplitude) verstärkt sich. [385]

Quer|schnitt|dia|gnose f: (engl.) niveau diagnosis; (neurol.) Diagnostik zur Segmentlokalisation (sog. Höhendiagnostik) eines pathol. Prozesses im Rückenmark (z. B. Querschnittläsion, Rückenmarktumoren); vgl. Kennmuskel, Segment, spinales.

Quer|schnitt|lähmung: s. Querschnittläsion.

Quer|schnitt|läsion (lat. laesio Verletzung) f: (engl.) transverse lesion; vollständige od. teilweise Schädigung des Rückenmarks u. a. nach Wirbelkörperfraktur bzw. -luxation, medialem Bandscheibenvorfall*, Contusio* spinalis, bei Syringomyelie*, Hämatomyelie*, Arteria*-spinalis-anterior-Syndrom, Multipler* Sklerose u. spinalen Tumoren; **Sympt.:** unmittelbar nach der Qu. spinaler Schock*; im weiteren Verlauf meist Spastik mit positiven Pyramidenbahnzeichen* u. Hyperreflexie; evtl. pathologische Reflexe*, Aufhebung der Sensibilität u. Phantomempfinden*, Störung der Blutdruckregelung u. der Trophik der Haut, Blasenlähmung*. Eine Qu. unterh. von Th_1 führt zu Paraparese od. -plegie, oberh. von Th_1 zu Tetraparese od. -plegie, oberh. von C_4 zu Atemlähmung*. **Kompl.:** Pneumonie, paralytischer Ileus, Kontrakturen, Dekubitus; **Diagn.:** klin. Befund, Kernspintomographie, Computertomographie, evtl. Myelographie od. Magnetstimulation; **Ther.:** je nach Grunderkrankung; nach Unfall sofortige Ther. des spinalen Schocks mit Glukokortikoiden in hoher Dosierung; u. U. neurochir. Dekompression des Rückenmarks u. Stabilisation der Wirbelsäule, z. B. mit Platte od. Fixateur* interne; frühzeitige Einleitung der Rehabilitation. Vgl. Konussyndrom, Kaudasyndrom, Rückenmarkschädigungen.

Quer|schnitt|myelitis (Myel-*; -itis*) f: Myelitis transversa; s. Myelitis.

Quer|schnitt|studie: (engl.) cross-sectional study; retrospektive, einzeitige, bevölkerungsbezogene epidemiologische Studie*.

Quer|schnitt, sub|umbilikaler: (engl.) subumbilical incision; (chir.) s. Schnittführung (Abb.).

Quer|schnitt, supra|pubischer: (chir.) s. Pfannenstielquerschnitt.

Quer|schnitt|syn|drom n: s. Querschnittläsion.

Quer|stand, tiefer: (engl.) deep transverse arrest; (gebh.) Einstellungsanomalie; regelwidrige Kindsentwicklung unter der Geburt*, bei der die Pfeilnaht des auf dem Beckenboden stehenden Kopfs quer verläuft; **Folge:** Verzögerung od. Stillstand des Geburtsverlaufs durch die fehlende Beugung u. Rotation des Kopfs; **Urs.:** Beckenanomalien, kleiner runder Kopf, sek. Wehenschwäche; **Ther.:** Seitenlagerung, bei sek. Wehenschwäche Oxytocin-Infusion, evtl. Vakuum- od. Zangenextraktion.

Quer|streifung: (engl.) transverse striation; s. Muskelgewebe.

Querulanz (lat. querulus sich beschwerend, jammernd) f: s. Rechtsneurose.

Quervain-Krankheit (Fritz de Qu., Chir., Bern, 1868–1940): **1.** (orthop.) Tendovaginitis* stenosans de Quervain; **2.** (endokrin.) subakute Thyroiditis* de Quervain.

Quervain-Luxations|fraktur (↑; Luxation*; Fraktur*) f: (engl.) dislocation fracture de Quervain; Komb. von Skaphoidfraktur* u. perilunärer Dorsalluxation*.

Quesen|band|wurm: s. Multiceps.

Quetelet-In|dex (Lambert A. J. Q., Mathematiker, Gent, Brüssel, 1796–1874; Index*) m: syn. Body*-mass-Index.

Quetiapin (INN) n: atypisches Neuroleptikum; s. Neuroleptika.

Quetsch|präparat (lat. praeparare zubereiten) n: (engl.) crushed preparation; mikroskop. Nachw. von Mycobacterium* tuberculosis im Sputum od. von Actinomyces* in drusenhaltigem Eiter nach Quetschung von Material zw. zwei Objektträgern; mit ähnl. Technik werden auch Muskelgewebeproben zum Nachweis von Trichinella* spiralis bei der Fleischbeschau untersucht.

Quetschung: s. Kontusion.

Quick-Test (Armand J. Qu., Arzt, Biochem., Milwaukee, 1894–1978) m: s. Thromboplastinzeit.

Quillajae cortex m: Seifenrinde, Panamarinde; Rinde der Stämme u. Äste von Quillaja saponaria mit 10 % Saponinen; Verw. in der Pharmazie als techn. Hilfsstoff zur Herstellung von Steinkohlenteerlösung.

Quin-: Wortteil mit der Bedeutung der fünfte; von lat. quintus.

Quinagolid (INN) n: Prolaktinhemmer* mit selektiver Wirkung auf D_2-Rezeptoren (s. Dopaminrezeptoren).

Quincke-Kapillar|puls (Heinrich I. Qu., Int., Kiel, 1842–1922; kapillar*; Puls*) m: s. Kapillarpuls.

Quincke-Lagerung (↑): (engl.) Quincke's position; Tieflagerung des Oberkörpers durch Erhöhung des Fußendes des Betts bei Bronchiektasen od. Lungenabszess, um das Aushusten des Kaverneninhalts zu erleichtern.

Quincke-Ödem (↑; Ödem*) n: syn. Angioödem*.

Quinone n pl: s. Chinone.

Quintana (lat. quintanus zum fünften gehörig) f: (engl.) quintan fever; Kurzbez. für Febris quintana, Fünftagefieber; s. Fieber, wolhynisches; vgl. Rickettsiosen (Tab.).

Quinu|pristin (INN) n: Antibiotikum (Streptogramin) zur parenteralen Anw. in Komb. mit Dalfopristin; **Ind.:** nosokomiale Pneumonie, Haut- u. Weichteilinfektion, Inf. durch Vancomycin-resistenten Enterococcus faecium; **Kontraind.:** schwere Leberinsuffizienz, gleichzeitige Gabe von Ergotalkaloiden; **UAW:** lokale Hautreaktionen, Übelkeit, Diarrhö, Exanthem, Kopfschmerz, Arthralgie u. a.

Quote f: (engl.) quota; (statist.) Kenngröße; Verhältnis von einer Teilmenge u. der Gesamtheit, die diese Teilmenge mit umfasst; vgl. Ziffer.

Quotidiana (lat. quotidianus täglich) f: (engl.) quotidian fever; Febris quotidiana, Malaria* mit täglich einem Fieberanfall; **Urs.:** entweder unregelmäßiger Verlauf einer Malaria* tropica od. Malaria tertiana duplex (Synchronismus* zweier Parasitengenerationen inf. Doppelinfektion an zwei aufeinander folgenden Tagen od. inf. atypischen Fieberverlaufs) od. Malaria quartana triplex (sehr selten, Synchronismus dreier Quartanaparasiten-Generationen nach Mehrfachinfektion od. atypischer Fieberverlauf).

Quotient, re|spiratorischer (↑) m: (engl.) respiratory quotient; Abk. RQ; Verhältnis von ausgeatmetem Kohlendioxid zu eingeatmetem bzw. verbrauchtem Sauerstoff:

$$RQ = \frac{CO_2\text{-Bildung}}{O_2\text{-Verbrauch}}$$

Der RQ ist u. a. abhängig von der Art der aufgenommenen Nahrung. Er beträgt für Glukose u. Stärke 1,0, tierisches Fett 0,7, Protein 0,8. Mittelwert bei gemischter Diät: 0,82. Vgl. Grundumsatz.

Q-wave-In|farkt (engl. wave Welle; Infarkt*) m**:** (engl.) Q wave infarction; s. Herzinfarkt.

Q-Zacke: (engl.) Q wave; Teil des QRS-Komplexes im EKG, Zeichen der Erregung des Kammerseptums; s. Elektrokardiographie.

Q

R

R: **1.** (physik.) Formelzeichen für den elektrischen Widerstand* u. Einheitenzeichen für Röntgen*; **2.** (chem.) Abk. für **R**adikal*; **3.** (biochem.) Abk. für **R**ibose* u. Kurzzeichen für Arginin*.

R.: (anat.) Abk. für Ramus, pl Rr. (Rami), Ast einer Arterie od. eines Nervs.

RA: Abk. für **r**heumatoide **A**rthritis*.

Ra: chem. Symbol für Radium*.

Raab-Variante (Wilhelm R., Pathol., Prag, Bermington, 1895–1970) f: (engl.) Raab's variation; röntg. Formvariante der Sella turcica mit verdicktem, hohem Dorsum sellae.

RAA-System n: Kurzbez. für **R**enin*-**A**ngiotensin-**A**ldosteron-System.

Raben|schnabel: Bez. für schnabelartige Zange zum Aufbiegen bzw. Entfernen von Gipsverbänden.

Raben|schnabel|fortsatz: Processus* coracoideus.

Rabies (lat. Tollwut, Wut) f: s. Tollwut.

Rabitt-Syn|drom (engl. Kaninchen) n: s. Tremor.

Rabula in|flans (lat. rabula Schreier) m: s. Mumps-Virus.

rac.: Abk. für **Rac**emat*.

Racemasen f pl: (engl.) racemases; Unterklasse der Isomerasen*, die ein optisches Isomer in das andere umsetzt (z. B. D- in L-Milchsäure); vgl. Isomerie.

Racemat n: (engl.) racemate; Abk. rac.; syn. DL-Form, RS-Form, (±)-Form; opt. inaktives äquimolares Gemisch aus opt. aktiven Enantiomeren; s. Isomerie.

Rachen: (anat.) Pharynx*.

Rachen|bräune: veraltete umgangssprachl. Bez. für Diphtherie*.

Rachen|dach|hypo|physe (Hypophyse*) f: (engl.) pharyngeal hypophysis; Reste von Hypophysenvorderlappengewebe an der Stelle des Abgangs der entwicklungsgeschichtl. Hypophysentasche (s. Rathke-Tasche) in der Schleimhaut an der Unterseite des Keilbeinkörpers.

Rachen|entzündung: Pharyngitis*.

Rachen|mandel: (engl.) pharyngeal tonsil; Tonsilla pharyngealis; Ansammlung von Drüsen u. Lymphknötchen am Rachendach zw. den Tubenmündungen; vgl. Vegetationen, adenoide; Rachenring, lymphatischer.

Rachen|mandel|hyper|plasie (Hyper-*; -plasie*) f: s. Vegetationen, adenoide.

Rachen|re|flex (Reflekt-*) m: (engl.) pharyngeal reflex; syn. Würgreflex; Fremdreflex; s. Reflexe (Tab.).

Rachen|ring, lymphatischer: (engl.) Waldeyer's tonsillar ring; lymphatisches Gewebe im Bereich des Pharynx: Gaumenmandel* (Tonsilla palatina), Rachenmandel* (Tonsilla pharyngealis), Zungenmandel* (Tonsilla lingualis) u. solitäre Lymphfollikel an Rachenhinterwand u. weichem Gaumen (u. a. Tonsilla tubaria); vgl. System, lymphatisches.

Rachen|tubus (Tubus*) m: s. Pharyngealtubus.

Rachitis (Rhachi-*; -itis*) f: (engl.) rachitis, rickets; gestörte Mineralisation der Grundsubstanz (Matrix) des wachsenden Knochens inf. unzureichenden Calcium- bzw. Phosphatangebots; nach der therap. bzw. prophylakt. Wirkung der Calciferole* (syn. Vitamin D) unterscheidet man zwei **Formen: 1. Vitamin-D-Mangel-R.** (sog. Englische Krankheit, Glisson-Krankheit): im Kleinkindesalter, selten bei älteren Kindern (als R. tarda) auftretende, durch Mangel an Calciferolen bedingte Störung des Calcium- u. Phosphatstoffwechsels mit typ. Skelettveränderungen inf. ungenügender Verkalkung des Osteoids (Form der sekundären Ossifikationsstörungen*, entspricht der Osteomalazie* im Erwachsenenalter); angeb. R. als Sonderform bei mütterl. Osteomalazie; **Urs.:** unzureichende photochem. Umwandlung von Calciferolvorstufen in der Haut zu Colecalciferol durch mangelnde UV-Bestrahlung (Anaktinose) od. unzureichende Zufuhr bzw. Resorption; ohne ausreichende Calciferolsubstitution kommt es v. a. in den Wintermonaten zu einem Calciferolmangel. **Path.:** Verminderung der Calciumresorption aus dem Darm, der Rückresorption von Phosphat in den Nierentubuli u. des Calciumaustauschs zw. Skelett u. Blut; inf. Hypokalzämie sek. Hyperparathyroidismus* mit verstärkter Calciummobilisation aus den Knochen u. gesteigerter renaler Phosphatausscheidung; **Klin.:** Manifestation meist im 2.–3. Lebensmonat mit Unruhe, Schreckhaftigkeit, Schwitzen (bes. am Kopf), Hinterkopfglatze, im 3.–4. Mon. Muskelhypotonie, schlaffe Bauchdecken (sog. Froschbauch), Obstipation, evtl. Zeichen einer Tetanie u. Krämpfe sowie als Erstmanifestation der im Vordergrund stehenden (schmerzhaften) Skelettveränderungen meist abnorme Weichheit des Schädelknochens (sog. Kraniotabes*), später durch Abflachung des Hinterhaupts u. Epiphytenbildung im Bereich der Stirn- u. Scheitelbeine sog. Caput quadratum sowie Auftreibungen der metaphysären Wachstumszonen u. becherförmige Erweiterungen der distalen Enden der Röhrenknochen durch Störungen des Knorpelabbaus u. Anlagerung von nicht verkalktem Osteoid, an den Rippen als tast- u. später sichtbarer sog. rachitischer Rosenkranz inf. von Auftreibungen an der Knorpel-Knochen-Grenze, an den inneren Fußknöcheln als sog. Doppelknöchel (Marfan-Zeichen) u. als sog. Perlschnurfinger; am übrigen Skelett Knochenverformungen (u. a. Beckendeformierung, Kyphose, sog. Glockenthorax mit Harrison-Furche durch Einziehungen des Zwerchfellansatzes, Pectus carinatum, Beinverkrümmungen); verzögerter (Milch-)Zahndurchbruch mit Schmelzdefekten; **Diagn.:** (röntg.) Osteopenie, verspätete Ausreifung u. Verkalkung der Knochenkerne, verbreiterte u. unregelmäßige Epiphysenlinien, becherförmige Metaphysenendzonen, subperiostale Aufhellungen mit doppelter Konturierung, bandförmige Looser*-Umbauzonen im meta- u. epiphysären Bereich; (labordiagn.) alkal. Phosphatase erhöht, Serumcalcium im unteren Referenzbereich, im Spätstadium erniedrigt, Serumphosphat anfangs normal od. erhöht, später erniedrigt; im Spätstadium Hyperaminoacidurie, Hyperammoniurie; **Ther.:** orale (nur bei Resorptionsstörungen parenterale) Zufuhr von Colecalciferol unter Kontrolle der Röntgen- u. Laborbefunde; **Kompl.:** rachitogene Tetanie* (Spasmophilie), pathol. Frakturen (Grünholzfraktur). **Proph.:** durch systemat. Calciferolprophylaxe kann eine Vitamin-D-Mangel-R. verhindert werden. Den physiol. Erfordernissen entspricht am ehesten die protrahierte Gabe von tägl. 400–1000 I. E. ab der 2. Lebenswoche; bei unkontrollierten Calciferolgaben evtl. Intoxikation (Nephrokalzinose); **2. Vitamin-D-resistente R.**, spricht auf Calciferolzufuhr in therap. Dosen nicht an u. kann versch. **Urs.** haben: primär Vitamin-D-resistente R. (chron. Phosphatdiabetes) od. hyperphosphatämische renale R. (s. Phosphatstörungen, primäre), Pseudomangelrachitis*, Rachitis* renalis, Hypophosphatasie*.

Rachitis renalis (↑; ↑) **f:** Form der Vitamin-D-resistenten Rachitis*, entsteht durch Störung der Reabsorption von Phosphat bzw. Calcium im proximalen Tubulus, durch renale tubuläre Azidose* unterschiedlicher Ätiol. u. bei chron. Niereninsuffizienz; häufig liegen kombinierte Störungen vor (z. B. bei Cystinose*); **Ther.:** neben hohen Calciferoldosen Ausgleich einer evtl. bestehenden Azidose durch Alkalizufuhr.

Rad: Abk. für (engl.) **r**adiation **a**bsorbed **d**ose; Einheitenzeichen rd; nicht mehr zugelassene Einheit der Energiedosis*.

Rad.: Abk. für Radix (Wurzel).

Radermecker-Kom|plexe (Komplex*) **m pl:** s. Panenzephalitis, subakute sklerosierende.

Rad|fahrer|lähmung: s. Guyon-Logensyndrom.

Rad|gelenk: (engl.) rotatory joint; s. Gelenkformen.

radiär (lat. radius Radspeiche, Kreishalbmesser)**:** (engl.) radial; strahlenförmig, dem Radius eines Kreises entsprechend.

Radiär|schnitt (↑)**:** (engl.) radial incision; längsförmiger Schnitt z. B. bei Reduktionsplastik der Mamma, der vom Zentrum (Mamille) zur Peripherie gezogen wird; vgl. Schnittführung. J. Die.

Radial|hämo|lyse (↑; Häm-*; Lys-*) **f:** s. HIG-Test.

radialis (↑)**: 1.** zum Radius* gehörend; **2.** daumenwärts.

Radialis|kompressions|syndrom: (engl.) radial nerve compression; Schädigung des N. radialis durch Kompression; **Formen: 1.** proximales R. im Hiatus nervi radialis durch brüske Kontraktion des M. triceps, chron. Überbeanspruchung, Einengung durch entzündl. od. tumorösen Prozess od. i. R. einer Frakturheilung; Sympt.: vollständige Radialislähmung*; **2.** Supinatorsyndrom: Kompression des tiefen Radialisasts im proximalen Unterarm durch fibröse Bänder, Tumor, Frohse*-Arkade, abnormen Gefäßverlauf, rheumatoide Arthritis, Radiuskopfluxation; **a)** algetische Form: Radialistunnelsyndrom mit Schmerzen in der Unterarmstreckmuskulatur; **b)** paretische Form: Interosseus-posterior-Syndrom mit Schwäche od. Lähmung der vom Ramus radialis profundus versorgten Muskeln (Finger- u. Daumenstrecker, ulnarer u. kurzer radialer Handgelenkstrecker, M. supinator); **c)** Wartenberg-Syndrom: Parästhesien im Ausbreitungsgebiet des Ramus superficialis nervi radialis an der Streckseite der radialen Handhälfte (Cheiralgia paraesthetica) durch Druck von außen (z. B. durch Handschellen od. enges Armband), Shunt-Operation, Diabetes mellitus, Sehnenanomalie. Vgl. Nervenkompressionssyndrom. D. Buc.

Radialis|lähmung (↑)**:** (engl.) radial nerve paralysis; Lähmung* inf. Schädigung des N. radialis (C_5-C_8); **Urs.:** Druckschaden in der Axilla (sog. Krückenlähmung), im Bereich des Oberarms (sog. Parkbanklähmung) od. des proximalen Unterarms (sog. Supinatorsyndrom; s. Radialiskompressionssyndrom); Humerusschaftfraktur (ggf. nach Osteosynthese); offene Stich- u. Schussverletzung; auch Bleivergiftung; **Formen: 1.** hohe R.: Aufhebung der Supination, Ausfall der Strecker der Hand- u. Fingergelenke (Ausnahme: Langfingermittel- u. -endgelenke), Fallhand (s. Abb.); **2.** distale R.: Handgelenkstreckung möglich; **3.** R. in der Axilla: Aufhebung der Ellenbogenstreckung durch Lähmung des M. triceps brachii; Sensibilitätsstörung an der Radialseite von Unterarm, Handrücken, Streckseiten von Daumen, Zeige-, Mittel- u. halbem Ringfinger mit Ausnahme der Endglieder II-IV; **Ther.:** Nervennaht od. -transplantation, op. Dekompression, motorische Ersatzoperation*; **DD:** v. a. Sehnenruptur des M. extensor pollicis longus (sog.Trommlerlähmung), Rückenmarkwurzelsyndrom in Höhe C_7, zentrale Lähmung. D. Buc.

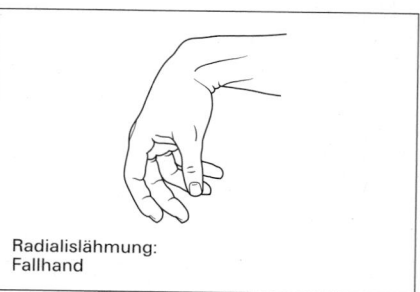

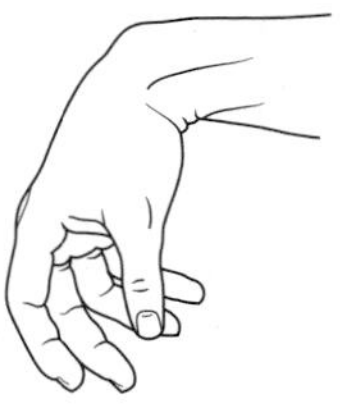

Radialislähmung: Fallhand

Radialis|puls (↑; Puls*) **m:** (engl.) radial pulse; Blutdruckwelle, die über der A. radialis tastbar ist.

Radiatio (lat. Strahlen, Glanz) **f:** Bestrahlung; i. e. S. Röntgenbestrahlung; s. Strahlentherapie.

Radiatio acustica (↑) **f:** sog. Hörstrahlung; s. Hörbahn.

Radiatio corporis callosi (↑) **f:** sog. Balkenstrahlung; vom Corpus callosum zur Großhirnrinde ziehende Nervenfasern.

Radiatio optica (↑) **f:** Gratiolet*-Sehstrahlung.

radicularis (lat. radicula kleine Wurzel)**:** zur Wurzel gehörend, die Wurzel betreffend.

Radikal (lat. radix Wurzel) **n:** (engl.) radical; (chem.) Bez. für Atome, Moleküle u. Ionen mit ungepaartem Elektron; früher auch Bez. für stabile Atomgruppen mit spezif. Struktur innerh. eines Moleküls (Substituent, heute vorwiegend als Rest bez.). Die Stabilität von R. ist abhängig von strukturellen u. sterischen Gegebenheiten. Die kurzzeitige Existenz stark reaktionsfähiger Freier* Radikale (10^{-3} s) ist nachgewiesen (intermediäre Reaktionsprodukte).

Radikal|operation des Mamma|karzinoms (↑; Mamma-*; Karz-*; -om*) f: s. Mastektomie.

Radikal|operation des Mittel|ohrs (↑) f: (engl.) Stacke's operation; Stacke-Operation; radikale chir. Sanierung der Mittelohrräume bei ausgedehntem Cholesteatom* unter Schaffung einer weiten Verbindung zw. Mastoid u. äußerem Gehörgang (sog. Radikalhöhle; s. Abb.) u. op. Entfernen der pathol. Veränderungen; evtl. als sog. Attikantrotomie unter Belassen funktionswichtiger Strukturen (Trommelfell, Gehörknöchelchen); nach Ausheilung u. Epidermisierung i. d. R. anschließende Tympanoplastik* mit Verschluss der Paukenhöhle. Vgl. Mastoidektomie.

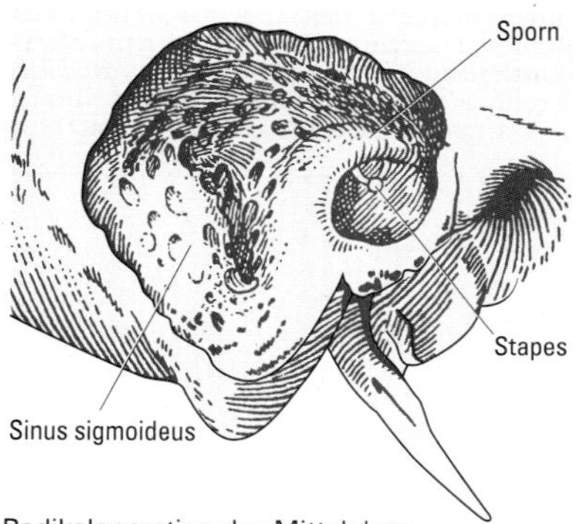

Radikaloperation des Mittelohrs: Radikalhöhle [128]

Radiko|tomie (↑; -tom*) f: syn. Foerster*-Operation.

radikulär (lat. radicula kleine Wurzel): (engl.) radicular; zur Wurzel gehörend, die Wurzel betreffend.

Radikulitis (↑; -itis*) f: (engl.) radiculitis; Entz. der Wurzeln* der Spinalnerven (Wurzelneuritis); **Sympt.:** Parästhesie, Sensibilitätsstörung, evtl. Schmerz; Lähmung; vegetativ-trophische Störung in dem entspr. Dermatom; vgl. Guillain-Barré-Syndrom, Neuritis, Polyradikulitis.

Radikulo|graphie (↑; -graphie*) f: (engl.) radiculography; röntg. Darstellung der Nervenwurzeln bei einer Myelographie*.

Radio-: Wortteil mit der Bedeutung Strahl, Stab, Speiche; von lat. radius.

Radio|aktivität (↑; lat. activus tätig) f: (engl.) radioactivity; Eigenschaft instabiler Nuklide (Radionuklide*), spontan unter Umwandlung des Atomkerns Korpuskularstrahlen* u. Gammastrahlung* od. nach Einfang eines Hüllenelektrons (Elektroneneinfang*) charakterist. Röntgenstrahlung* zu emittieren; die von instabilen Nukliden in der Natur freigesetzte R. wird als natürliche R. bez. (s. Strahlenexposition, natürliche); die meisten u. prakt. alle in der Medizin verwendeten Radionuklide (Ausnahme: Ra-226) werden künstl. hergestellt. Die Aktivität A eines radioaktiven Präparats wird durch die Anzahl der Zerfälle pro Zeiteinheit charakterisiert; SI-Einheit ist das Becquerel (Bq): 1 Bq = 1 Zerfall/s = 1 s^{-1}. Charakterist. für jede radioaktive Substanz sind Zerfallsart (Alphazerfall, Betazerfall, Gammazerfall), Art u. Energie der emittierten Strahlung u. Halbwertzeit*. Die Abnahme der Aktivität einer radioaktiven Substanz wird durch das Zerfallsgesetz* beschrieben. Vgl. Zerfallsreihe, Strahlenwirkung.

Radio-All|ergo-Sorbent-Test (↑; Allergie*) m: Abk. RAST; Radio*-Immunassay zur quant. Bestimmung von allergenspezifischem IgE im Serum i. R. der Diagnostik einer Allergie* unter Anw. der sog. Sandwich-Methode; eine Serumprobe wird mit dem an eine Trägersubstanz (z. B. Zellulose) kovalent gebundenen homologen Testantigen inkubiert; die in Abhängigkeit von der allergenspezifischen IgE-Serumkonzentration gebildeten (auf dem Träger fixierten) Immunkomplexe werden in einem nachfolgenden Schritt mittels radioaktiv markierter Anti-IgE-Antikörper nachgewiesen. Die Serumkonzentration des spezif. IgE ist proportional der Strahlungsintensität der trägerfixierten Immunkomplexe. Vgl. Enzym-Allergo-Sorbent-Test, PRIST, Radio-Immuno-Sorbent-Test.

Radio|dermatitis acuta (↑; Derm-*; -itis*) f: syn. Strahlendermatitis*.

Radio|dermatitis chronica (↑; ↑; ↑) f: syn. Röntgenoderm*.

Radio|fibrino|gen|test (↑; Dim. von Fibr-*; -gen*) m: szintigraphisches Verfahren zum Nachweis venöser Thrombosen mit Iod-123- od. Technetium-99m-markiertem Fibrinogen (Radiofibrinogen), das in neu entstehende bzw. wachsende Thromben eingebaut wird; kein Routineverfahren.

Radio|gold (↑): s. Gold-198, Gold seeds.

Radio|graphie, digitale (↑; -graphie*) f: Erzeugen von Röntgenbildern durch Digitalisierung der Strahlungsverteilung hinter einem Objekt; neben der Digitalisierung des Signals einer Bildverstärker-Fernsehkette u. der Computertomographie werden zur Bilddetektion Verstärkerfolien* mit Speicherleuchtstoffen u. digitale Festkörperdetektoren (s. Festkörperdetektor, digitaler) eingesetzt. Die digital gespeicherten Bilder können bzgl. Kontrast, Helligkeit u. a. nachbearbeitet, an einem geeigneten Monitor betrachtet u. auf Film od. Papier dokumentiert werden.

Radio-Im|mun|assay (↑; immun*; engl. assay Probe, Untersuchung) m: (engl.) radioimmunoassay; Abk. RIA; empfindl. u. spezif. In-vitro-Methode zur quant. Bestimmung antigener Substanzen (z. B. Proteine, Hormone, Enzyme, Tumormarker, Pharmaka) in biol. Flüssigkeiten (z. B. Serum, Urin) durch eine Immunreaktion; **Formen: 1.** kompetitiver RIA: kompetitive Hemmung der Bindung des Analyten (Antigen) an spezif. Antikörper durch gleichartiges, radioaktiv markiertes Antigen (sog. Tracer*); die Radioaktivität in der antikörpergebundnen Fraktion ist umgekehrt proportional zur Analysekonzentration. **2.** Immunradiometrischer Assay (Abk. IRMA); Bestimmung von Antigenen mit mind. zwei Epitopen; in im Ggs. zum RIA im Überschuss vorhandener Antikörper, der gewöhnlich an eine Festplatte gebunden ist, bindet den Analyten, an den ein radioaktiv markierter Antikörper gebunden wird. Die gebundene Radioaktivität ist proportional zur Analytkonzentration. Der RIA wird heute durch nichtradioaktive Me-

R

thoden (NON-RIA), die auf gleichen Prinzipien beruhen, verdrängt. Vgl. Enzym-Immunassay, Immunassay, Radio-Immuno-Sorbent-Test, Radio-Allergo-Sorbent-Test.

Radio|im|mun|elektro|phorese (↑; ↑; Elektro-*; -phor*) f: (engl.) radioimmunoelectrophoresis; kaum noch gebräuchl. Form der Immunelektrophorese* unter Verw. radioaktiv markierter Antigene od. Antikörper; die Auswertung erfolgt mittels Autoradiographie*.

Radio-Im|muno-Sorbent-Test (↑; ↑) m: Abk. RIST; kompetitiver Radio*-Immunassay zur quant. Bestimmung des Gesamt-IgE im Serum (v. a. bei Pat. mit allergischen Erkr.); **Technik:** eine definierte Menge radioaktiv markierter IgE-Antikörper wird einer Serumprobe zugesetzt u. mit Anti-IgE-Antikörpern inkubiert, die an eine Trägersubstanz (z. B. Zellulose) gebunden sind. Bei der Antigen*-Antikörper-Reaktion kommt es zur Einstellung eines Gleichgewichts zw. den Testantikörpern u. den in der Serumprobe vorhandenen (konkurrierenden) IgE-Antikörpern. Der Anteil der in den Immunkomplexen gebundenen (auf dem Träger fixierten) radioaktiv markierten Testantikörper ist umgekehrt proportional der Serumkonzentration von IgE. Nach dem Prinzip des RIST werden auch Serumkonzentrationen von Hormonen bestimmt. Vgl. Radio-Allergo-Sorbent-Test, Allergie.

Radio|im|mun|therapie (↑; ↑) f: (engl.) radioimmunotherapy; i. v. Immuntherapie mit v. a. mit Betastrahlern (z. B. Iod-131, Yttrium-90) radioaktiv markierten (zumeist monoklonalen) Antikörpern gegen tumorassoziierte Antigene; **Anw.:** insbes. bei Non-Hodgkin-Lymphomen, vereinzelt bei soliden Tumoren (bei minimaler Tumorrestlast).

Radio|iod|test (↑; gr. ἰοειδής veilchenfarben) m: (engl.) radioiodine uptake test; auch Radioiod-Zweiphasentest; nuklearmed. Verfahren zur Bestimmung der thyroidalen Iodkinetik als Ausdruck des Iodumsatzes; Anw. zur Vorbereitung einer Radioiodtherapie* (Berechnung der erforderlichen therap. Aktivität), nicht mehr zur Diagnostik; **Prinzip:** 6, 24, 48, (72, 96) Stunden nach oraler Verabreichung einer geringen Dosis Iod-131 Messung der Radioaktivität über der Schilddrüse; damit Nachweis der Kinetik des Anstiegs (Iodination*) u. des darauffolgenden Plateaus u. Abfalls durch den Iodeinbau in die Schilddrüsenhormone (Iodisation*), deren Speicherung u. Ausschüttung (Iodumsatz); aus den Messwerten werden maximale Aufnahme u. effektive Halbwertzeit von Iod-131 in der Schilddrüse ermittelt, die Bestandteile der Formel zur Berechnung der Radioiodtherapie-Aktivität für gutartige Schilddrüsenerkrankungen sind.

Radio|iod|therapie (↑; ↑; Therapie*) f: (engl.) radioiodine therapy; i. d. R. orale Zufuhr von radioaktivem Iod-131 mit dem Ziel der Zerstörung von Schilddrüsengewebe; **Ind.: 1.** differenziertes Schilddrüsenkarzinom* nach primärer totaler Thyroidektomie als ablative R.; bei Rezidiven u./od. Metastasen; **2.** Hyperthyreose*: Basedow-Krankheit (s. Thyroiditis) bei erfolgloser Ther. mit Thyreostatika bzw. Rezidiv; autonomes Adenom* der Schilddrüse; **3.** Struma mit u. ohne Autonomie bei Kontraind. zur Operation; **Kontraind.:** v. a. Schwangerschaft, juvenile Strumen, psychiatrische Erkr., die eine Isolierung (aus strahlenschutzrechtl. Gründen) nicht erlauben.

R

Radio|iso|tope (↑; Iso-*; gr. τόπος Ort) n pl: s. Radionuklide.

Radio|iso|topen|nephro|graphie (↑; ↑; ↑; Nephr-*; -graphie*) f: (engl.) radioisotope renography; syn. Nierensequenzszintigraphie, Nierenfunktionsszintigraphie; nuklearmed. Verf. zur funkt. Nierendiagnostik*; nach i. v. Injektion von radioaktiv markierten, nierenpflichtigen Substanzen (i. d. R. Technetium-99m-Mercaptoacetyltriglycin u. seltener Iod-123-Hippuran als Marker der tubulären Sekretion, gelegentlich Technetium-99m-Diethylentriaminpentaacetat als Marker der glomerulären Filtration) Messung u. bildl. sowie graph. Darstellung des zeitl. Radioaktivitätsverlaufs über den einzelnen Niere in drei Phasen: **1.** renale Durchblutung (Perfusionsphase, 1. Min.), **2.** Parenchymfunktion (Sekretions-/Filtrationsphase, 2.–3. Min.), **3.** Entleerungsdynamik (Exkretionsphase, bis 30.

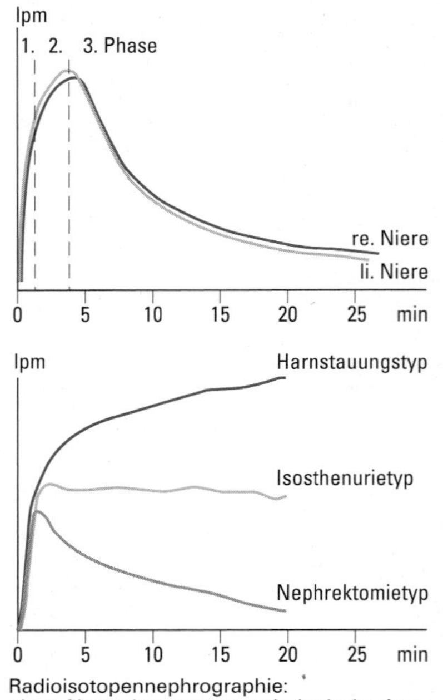

Radioisotopennephrographie: oben: Normaltyp; unten: pathologische Ausscheidungstypen [10]

Min.); **Ind.:** bei allen Nierenerkrankungen zur Bestimmung des realtiven Funktionsanteils der einzelnen Niere an der Gesamtfunktion; zur diagn. Abklärung einer Hypertonie bei Verdacht auf Nierenarterienstenose (nach Gabe von ACE-Hemmern); zur Differenzierung von Abflussstörungen (auch nach Gabe von Furosemid); selten nach Nierentransplantation bei nicht beurteilbarer Doppler-Sonographie; zur Verlaufskontrolle während u. nach medikamentöser od. chir. Therapie; zur seitengetrennten Bestimmung der Clearance*. Vgl. Nierenszintigraphie.

Radio|kardio|graphie (↑; Kard-*; -graphie*) f: veraltete Bez. für Radionuklidventrikulographie*.

Radio|karpal|gelenk (↑; gr. καρπός Handwurzel) n: (engl.) radiocarpal articulation; proximales Handgelenk (Articulatio radiocarpalis).

Radio|kohlen|stoff (↑): (engl.) radiocarbon; Kohlenstoff*-14 (C-14), Kohlenstoff-13 (C-13) u. Kohlenstoff-11 (C-11, Positronenstrahler).

Radio|logie (↑; -log*) f: (engl.) radiology; Strahlen(heil)kunde; Wissenschaft u. Lehre der med. Nutzbarmachung best. Strahlungsarten in Diagn. u. Therapie; versch. Teilgebiete: Röntgendiagnostik*, Strahlentherapie*, Nuklearmedizin*, Strahlenbiologie u. -physik; i. w. S. auch Anw. anderer bildgebender Verfahren wie Ultraschalldiagnostik* u. Kernspintomographie*.

Radio|logie, inter|ventionelle (↑; ↑) f: s. Interventionsradiologie.

Radio|lumineszenz (↑; Lumen*) f: s. Lumineszenz.

Radio|mimetika (↑; gr. μιμητικός nachahmend) n pl: (engl.) radiomimetics; Arzneimittel, die wie ionisierende Strahlung mitosehemmend wirken; i. Allg. Alkylanzien* mit zytostatischer Wirkung.

Radio|nephro|graphie (↑; Nephr-*; -graphie*) f: s. Radioisotopennephrographie.

Radio|nuklide (↑; Nucl-*) n pl: (engl.) radionuclides; auch Radioisotope (wenn sie zum gleichen chem. Element gehören); instabile bzw. sog. metastabile (angeregte, durch den Zusatz „m“ bei der Massenzahl gekennzeichnete) Nuklide, die einem spontanen Zerfall unterliegen bzw. unter Emission radioaktiver Strahlung in ihren Grundzustand übergehen. Der Herkunft nach unterscheidet man natürl. u. künstl. R. Die Erzeugung künstl. R. erfolgt durch Aktivierung* von stabilen Atomen od. durch Abtrennung u. Aufarbeitung von Spaltprodukten, die bei der Kernspaltung* entstehen. Anw. v. a. in der Nuklearmedizin* für diagn. u. therap. Zwecke sowie zur interstitiellen od. intrakavitären Strahlentherapie* u. zur Herstellung von Radiopharmaka*. Vgl. Markierung, radioaktive; Präparate, radioaktive.

Radionuklide
In der Medizin verwendete Radionuklide

Nuklid	Zerfallsart[1]	Halbwertzeit $T_{1/2}$	
^{11}C	β^+	20,4	Min.
^{13}N	β^+	9,96	Min.
^{15}O	β^+	2,03	Min.
^{18}F	β^+	110	Min.
^{32}P	β^-	14,3	Tage
^{51}Cr	EC	27,7	Tage
^{57}Co	EC	272	Tage
^{58}Co	EC	70,9	Tage
^{59}Fe	β^-	44,5	Tage
^{60}Co	β^-	5,27	Jahre
^{67}Ga	EC	78,3	Std.
^{81m}Kr	IÜ	13,1	Sek.
^{99m}Tc	IÜ	6,0	Std.
^{111}In	EC	2,81	Tage
^{113m}In	IÜ	99,5	Min.
^{123}I	EC	13,2	Std.
^{125}I	EC	59,4	Tage
^{127}Xe	EC	36,4	Tage
^{131}I	β^-	8,02	Tage
^{133}Xe	β^-	5,25	Tage
^{137}Cs	β^-	30,2	Jahre
^{195m}Au	IÜ	30,5	Sek.
^{198}Au	β^-	2,69	Tage
^{201}Tl	EC	73,1	Std.

[1] β^-: Beta-minus-Zerfall
β^+: Beta-plus-Zerfall
EC: Elektroneneinfang
IÜ: isomerer Übergang

Radio|nuklid|generator (↑; ↑; lat. generator Erzeuger) m: (engl.) radionuclide generator; Apparat zur Gewinnung von i. d. R. gammastrahlenden Radionukliden* insbes. für die Anw. in der Nuklearmedizin* od. zur Herstellung von Radiopharmaka*; es eignen sich bes. solche Zerfallsreihen, in denen ein langlebiges Mutternuklid in kurzlebige Tochternuklide zerfällt (z. B. Molybdän-99 in Technetium-99m). Das Mutternuklid wird an einen Absorber (z. B. Aluminiumoxid) gebunden; frei werdendes Tochternuklid wird, nachdem es sich in hinreichender Menge gebildet hat, aus der Säule eluiert.

Radio|nuklid|ventrikulo|graphie (↑; ↑; Ventriculus*; -graphie*) f: (engl.) radionuclide ventriculography; Form der Herzszintigraphie* als Erst-Passage- u./od. Gleichverteilungstechnik (vgl. Blutpoolszintigraphie) i. d. R. mit probandeneigenen, in vivo mit Technetium-99m markierten Erythrozyten; Durchführung EKG-getriggert in Ruhe od. unter Belastung v. a. zur Bestimmung der (links)ventrikulären Pumpfunktion (Ejektionsfraktion), der regionalen ventrikulären Wandkinetik u. der Erregungsausbreitung; Anw. der Erst-Passage-Technik zur Bestimmung von Kreislaufzeiten, Herzminutenvolumen u. intrakardialem Shunt.

Radio|öko|logie (↑; gr. οἶκος Haus; -log*) f: (engl.) radioecology; Teilbereich der ökologischen Wissenschaften, der sich mit dem Verhalten von Radionukliden* in der Umwelt befasst; radioökologische Untersuchungen basieren auf einer Einteilung der Umwelt in Kompartimente, zw. denen Radionuklide ausgetauscht werden. Der Austausch zw. Kompartimenten (z. B. innerh. einer Nahrungskette*) wird durch Transferfaktoren* beschrieben, die durch Messung ermittelt werden. Vgl. Ökologie.

Radio|osteo|nekrose (↑; Ost-*; Nekr-*; -osis*) f: (engl.) radioosteonecrosis; syn. Osteoradionekrose; nach externer Bestrahlung in Abhängigkeit von der absorbierten Dosis der ionisierenden Strahlung* auftretende Knochennekrose inf. Schädigung der zellulären Elemente des Knochengewebes sowie der Bindegewebezellen der den Knochen versorgenden Blutgefäße; röntg. Veränderungen (Demineralisation, Strukturauflockerungen) sind oft erst nach Monaten bis Jahren erkennbar. Das pathol. veränderte Knochengewebe ist funktionell minderwertig u. statisch weniger belastbar (Spontanfrakturen!). **Vork.**: u. a. im Beckenbereich nach gyn. Bestrahlungen bei weibl. Genitalkarzinom, evtl. mit konsekutiver Schenkelhalsfraktur (rel. gute Heilungstendenz); vgl. Strahlenschäden.

Radio|pharmaka (↑; gr. φάρμακον Heilmittel) n pl: (engl.) radiopharmaceuticals; Arzneimittel, die Radionuklide* enthalten u. deren Strahlungsaktivität diagn. od. therap. genutzt wird; in der nuklearmed. Diagn. finden v. a. Radionuklide mit kurzer Halbwertzeit* Verwendung, die Gammastrahlung* od. Positronen* emittieren (wegen der guten extrakorporalen Messbarkeit der Strahlung). Zur Ther. werden v. a. Betastrahler verwendet (wegen ihrer lokal begrenzten Strahlungswirkung; vgl. Gewebe-Eindringtiefe).

Radio|pharmako|kinetik (↑; ↑; Kin-*) f: (engl.) radiopharmacokinetics; Pharmakokinetik* von Radionukliden* bzw. von markierten Substanzen.

Radio|phosphor|therapie (↑) f: (engl.) radiophosphorus therapy; nur noch selten angewendetes Verf. mit Bestrahlung des Knochenmarks durch i. v. applizierten, radioaktiven Phosphor (P-32, Betastrahler, Halbwertzeit 14,3 Tage); **Anw.:** bei Polycythaemia* rubra vera od. Thrombozythämie* bei älteren Pat. (Erhöhung der Leukämieinzidenz).

Radio|photo|lumineszenz (↑; Phot-*; Lumen*) f: (engl.) radiophotoluminescence; Abk. RPL; Fähigkeit best. Stoffe (z. B. Phosphatgläser), sichtbares Licht zu emittieren, wenn man sie zunächst ionisierender Strahlung* u. nachfolgend optischer Strahlung aussetzt; prakt. Anw. z. B. in der Dosimetrie*. Vgl. Lumineszenz.

Radio|syn|ovi|orthese (↑; Syn-*; Ov-*; Ortho-*) f: s. Synoviorthese.

Radio|toxizität (↑; Tox-*) f: (engl.) radiotoxicity; Bez. für die schädliche Wirkung von inkorporierten Radionukliden* ausgehender ionisierender Strahlung*, nicht zu verwechseln mit der chem. Toxizität* des betreffenden Elements od. Moleküls. Für einzelne Radionuklide werden in der Strahlenschutzverordnung* Grenzwerte festgelegt, oberhalb derer mit R. zu rechnen ist.

Radio|xero|graphie (↑; gr. ξηρός trocken, dürr; -graphie*) f: s. Xerographie.

Radium (↑) n: chem. Element, Symbol Ra, OZ 88, rel. Atommasse 226,025; 2-wertiges Erdalkalimetall; natürl. Hauptvorkommen in der Pechblende (bildet sich beim Zerfall von ^{238}Uran); biol. Halbwertzeit* bezogen auf Knochen $1{,}6 \times 10^4$, auf versch. andere krit. Organe 10 u. auf den ganzen Körper durchschnittlich 800 Tage; physik. Halbwertzeit 1580 Jahre; vgl. Elemente, knochenaffine.

Radium|therapie (↑; Therapie*) f: (engl.) radium therapy; aus Strahlenschutzgründen nicht mehr angewendete Form der Strahlentherapie* mit Radium-226 in Form von Radiumnadeln, die in unmittelbaren Kontakt mit dem Tumorgewebe (v. a. gyn. Tumoren) gebracht werden.

Radius (lat.) m: Speiche; daumenseitiger Unterarmknochen; Teile: Caput radii, Collum radii, Corpus radii, distale Epiphyse mit Facies articularis carpalis (Gelenkfläche für das proximale Handgelenk).

R

Radius|a|plasie (↑; A-*; -plasie*) f: (engl.) radial club hand; partielles od. vollständiges Fehlen des Radius; **Vork.:** als isolierte Fehlbildung mit X-chromosomalem bzw. autosomal-dominantem Erbgang, als Teil eines Syndroms (z. B. TAR*-Syndrom, Holt*-Oram-Syndrom, Fanconi*-Anämie, Nager-Syndrom), bei Thalidomid*-Embryopathie.

Radius|fraktur an typischer Stelle (↑; Fraktur*) f: (engl.) radial fracture at typical location; syn. Fractura radii loco typico sive classico; Speichenbruch, häufig mit Abbruch des Proc. styloideus ulnae; **Formen: 1.** Radiusextensionsfraktur (Colles-Fraktur) durch Sturz auf die überstreckte Hand; Dislokation des distalen Fragments nach dorsal; Sympt.: Bajonettstellung der Hand bei Ansicht von der Beuge- u. Streckseite, Fourchette-Stellung bei seitl. Ansicht durch dorsale Achsenverschiebung (s. Abb.), Weichteilschwellung; **2.** Radiusflexionsfraktur (Smith-

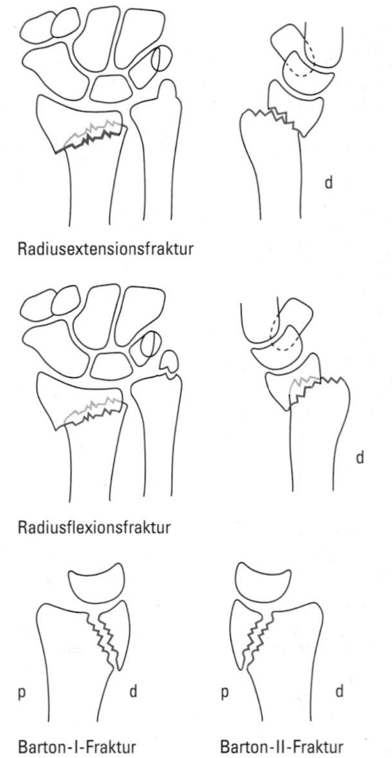

Radiusfraktur an typischer Stelle: Radiusextensions- und Radiusflexionsfraktur im Vergleich zur Barton-Fraktur; p: palmar; d: dorsal [37]

Fraktur) durch Sturz auf den gebeugten Handrücken mit Verschiebung des distalen Fragments nach palmar; vgl. Barton-Fraktur; **Ther.:** Reposition u. Ruhigstellung zunächst in dorsaler Unterarmgipsschiene; nach Abschwellung zirkulärer Gipsverband mit aktiven Bewegungsübungen der Finger sowie des Ellenbogen- u. Schultergelenks; bei offener, instabiler od. irreponibler Fraktur, Gelenkstufe, sek. Dislokation sowie evtl. bei Flexionsfraktur Osteosynthese mit Spickdrähten bzw. Platte u. Schrauben; bei Mehrfragment- od. Trümmerfrakturen Fixateur externe.

Radius|peri|ost|re|flex (↑; Periost*; Reflekt-*) m: (engl.) radioperiostal reflex; Abk. RPR; Brachioradialisreflex, s. Reflexe (Tab.).

Radix (lat. Wurzel) f: **1.** (anat.) Ursprungsstelle eines Körperteils; z. B. Zahn, Nerv; **2.** (biol.) unterirdischer Pflanzenteil zur Festigung der Pflanze u. Aufnahme von Wasser u. Mineralien.

Radix anterior (↑) f: vordere motor. Wurzel der Spinalnerven; vgl. Rückenmark.

Radix dentis (↑) f: Zahnwurzel.

Radix linguae (↑) f: Zungenwurzel.

Radix mes|enterii (↑) f: Gekrösewurzel; Ursprungsstelle des Mesenteriums an der hinteren

Bauchwand; zieht vom 2. Lendenwirbel zur rechten Fossa iliaca.

Radix motoria nervi tri|gemini (↑) f: motor. Anteil des N. trigeminus für die Kaumuskulatur.

Radix pili (↑) f: Haarwurzel.

Radix posterior (↑) f: hintere sensible Wurzel der Spinalnerven; vgl. Rückenmark.

Radix pulmonis (↑) f: Lungenwurzel, bestehend aus den Stammbronchien u. den Blutgefäßen des Lungenhilums.

Radix sensoria nervi tri|gemini (↑) f: sensibler Anteil des N. trigeminus.

Radix unguis (↑) f: Nagelwurzel.

Radon n: Verkürzung der alten Bez. **Rad**iumemanati**on**; Symbol Rn, OZ 86, rel. Atommasse 222; zu den Edelgasen gehörendes radioaktives Element; entsteht aus in der Natur vorkommendem Radium-226 durch Zerfall u. macht einen Teil der natürlichen Strahlenexposition* aus; physik. Halbwertzeit 3,825 Tage; zerfällt entspr. der Uran-Radium-Zerfallsreihe in weitere Nuklide; s. Zerfallsreihe.

Rad|speichen|kern: (engl.) cartwheel nucleus; runder Zellkern mit grober Chromatinstruktur, die angedeutet radspeichenförmig angeordnet ist; Vork. in Plasmazellen u. polychromat. Erythroblasten.

Räude|milbe: s. Milben.

Räume, inter|villöse: (engl.) intervillous spaces; mit mütterl. Blut gefüllte Räume zw. den Chorionzotten der Plazenta.

Raillietina (A. Railliet, Parasitol., Frankreich, 1852–1930) f: Bandwurmgattung (s. Cestodes); Vork. mehrerer Arten beim Menschen (v. a. bei Kindern) in versch. tropischen Ländern nachgewiesen; tierische Endwirte sind Ratten.

Rainfarn: (engl.) common tansy; Tanacetum vulgare; syn. Chrysanthemum vulgare; Pflanze aus der Fam. der Korbblütler; Blütenstände (Tanaceti vulgaris flos) u. oberirdische Teile (Tanaceti vulgaris herba) enthalten etherisches Öl mit Thujon, Sesquiterpenoide, Eudesmanolide u. Guajanolide; anthelminthische, antimikrobielle, spasmolytische, karminative u. abortive Wirkung; früher Verw. als Wurmmittel.

Raketen|im|mun|elektro|phorese (immun*; Elektro-*; -phor*) f: (engl.) rocket immunoelectrophoresis; s. Elektroimmundiffusion.

Raloxifen (INN) n: Benzothiophenderivat; selektiver Östrogenrezeptor-Modulator; wirkt östrogenantagonistisch auf Brustdrüse u. Gebärmutter, östrogenagonistisch auf Knochen; **Verw.:** zur Prävention bei Osteoporoserisiko in der Postmenopause.

Rami cardiaci cervicales inferiores, superiores nervi vagi (lat. ramus Ast, Zweig) m pl: Äste des N. vagus (Halsteil) zum Plexus cardiacus.

Rami com|municantes (↑) m pl: Verbindungsäste des Grenzstrangs des Sympathikus von u. zu den Spinalnerven.

Rami inter|ganglionares (↑) m pl: aus weißen u. grauen Fasern bestehende Verbindungsäste zw. den Grenzstrangganglien.

Rami|pril (INN) n: s. ACE-Hemmer.

Ramon-Titration (Gaston L. R., frz. Bakteriol., 1886–1963; frz. titre Gehalt an einer Substanz) f: (engl.) Ramon's flocculation test; Methode zum semiquant. Nachweis präzipitierender Antikörper*. Einer konstanten Antigenmenge werden abnehmende Mengen des Antikörpers (Serumverdünnungen) zugesetzt u. die Konz. bestimmt, bei der zum erstenmal eine Präzipitationsreaktion* auftritt. Vgl. Dean-Webb-Titration.

Ramsay-Hunt-Syn|drom (James Ramsay H., Neurol., New York, 1872–1937) n: **1.** syn. Dyssynergia* cerebellaris myoclonica; **2.** Neuralgie i. R. eines Zoster* oticus mit/ohne Taubheit, Tinnitus, Schwindel od. Facialisparese.

Ramstedt-Operation (Wilhelm C. R., Chir., Münster, 1867–1963) f: s. Pyloromyotomie.

Ramus (lat.) m (pl Rami): Abk. R., (pl Rr.); Ast, Zweig.

Ramus anterior (↑) m: vorderer, stärkerer Ast eines Spinalnervs (s. Nervi spinales); bildet im zervikalen u. lumbosakralen Bereich mit benachbarten Rr. anteriores Geflechte (Plexus cervicalis, brachialis, lumbalis, sacralis), an deren Bildung also nicht der gesamte Stamm des eigentlichen Spinalnervs teil hat; im Thoraxbereich verlaufen die Rr. anteriores ohne Geflechtbildung als Interkostalnerven. Vgl. Segment, spinales.

Ramus articularis (↑) m: Ast einer Arteria articularis, Vena articularis od. eines Nervus articularis.

Ramus auto|nomicus (↑) m: syn. Ramus visceralis; Ast eines Nervus* autonomicus.

Ramus circum|flexus arteriae coronariae sinistrae (↑) m: Ast der A. coronaria sin. im Sulcus coronarius des Herzens.

Ramus com|municans albus nervorum spinalium (↑) m: verbindet das Rückenmark mit dem Grenzstrang; enthält vorwiegend markscheidenhaltige präganglionäre Fasern; Vork: nur im Bereich der Segmente C_8-$L_{2/3}$.

Ramus com|municans griseus nervorum spinalium (↑) m: verbindet den Grenzstrang mit den Spinalnerven; enthält vorwiegend markarme postganglionäre Fasern für die Peripherie; Vork.: in Höhe aller RM-Segmente; vgl. Segment, spinales.

Ramus cutaneus (↑) m: zur Haut ziehender Nervenast.

Ramus dorsalis (↑) m: syn. Vena* dorsalis.

Ramus inter|ventricularis anterior, posterior (↑) m: im Sulcus interventricularis ant. bzw. post. des Herzens verlaufender Ast der A. coronaria sin. bzw. dext.

Ramus meningeus (↑) m: rücklaufender Ast der Spinalnerven für die Rückenmarkshäute bzw. versch. Hirnnerven für die Hirnhäute.

Ramus muscularis (↑) m: in die Muskulatur ziehender Nervenast.

Ramus posterior (↑) m: hinterer, schwächerer Ast eines selbst ganz kurzen Spinalnervs (s. Nervi spinales); innerviert Rückenhaut u. autochthone Rückenmuskulatur*; führt sensorische, motorische u. vegetative Fasern, teilt sich in R. medialis u. R. lateralis; vgl. Segment, spinales.

Ramus sinus carotici nervi glosso|pharyngei (↑) m: Karotissinus*-Nerv.

Ramus visceralis (↑) m: syn. Ramus* autonomicus.

Randall-Plaque (Alexander R., Urol., Philadelphia, 1883–1951; Plaque*) f: aus einer geschädigten Nierenpapille pilzförmig in das Lumen ragende intratubuläre Kalzifikation; Kondensationskern für Harnkonkremente; vgl. Nephrolithiasis.

Rand|keratitis (Kerat-*; -itis*) f: (engl.) marginal keratitis; syn. Keratitis marginalis; am Hornhautrand lokalisierte Keratitis*; **Urs.:** immun. od. infektallergische Reaktion; **Vork.:** bakt. Keratokonjunktivitis, rheumatische Erkr., Autoimmunkrankheiten.

Randle-Zyklus (Zykl-*) m: (engl.) Randle cycle; syn. Glukose-Fettsäure-Zyklus; gegenseitige Beeinflussung des Stoffwechsels der freien Fettsäuren* u. der Glukose*; Hemmung der Fettsäurenfreisetzung durch erhöhte Glukosekonzentration im Serum (z. B. postprandial) bzw. Hemmung der Glukoseverwertung durch erhöhte Konz. freier Fettsäuren.

Randomisierung (engl. random Zufall): (engl.) randomization; (statist.) Zufallszuteilung; Verfahren zur Ausschaltung von systemat. Fehlern od. Einflüssen für die statist. Auswertung; bei der Durchführung von Therapiestudien durch strikte Zufallszuteilung von Pat. auf Behandlungs- u. Kontrollgruppen.

Rand|psychose, zykloide (Psych-*; -osis*) f: (engl.) marginal psychosis; Mischpsychose; nicht allg. anerkannte Untergruppe der nichtorg. Psychosen mit Sympt. der Schizophrenie u. einem phasenhaften (zykloiden) Verlauf mit symptomfreien Intervallen (wie bei manisch-depressiver Erkr.); **Vork.:** u. a. als Motilitätspsychose*, Angst*-Glück-Psychose, Verwirrtheitspsychose*, Wochenbettpsychose*.

Rand|schlingen|netz: (engl.) marginal circle of cornea; den Hornhautrand umgebendes Gefäßnetz in der Tunica conjunctiva bulbi; gebildet von den Aa. ciliares anteriores; Versorgung der gefäßlosen Hornhaut.

Rand|sinus (Sinus*) m: nicht mehr gebräuchl. Bez. für subkapsulärer Sinus; s. Lymphknoten.

Rand|zone (gr. ζώνη Streifen, Gürtel) f: (engl.) 1. border zone, 2. marginal zone; **1.** Lissauer*-Zone; **2.** plasmatische R. im strömenden Blut: in größeren Gefäßen (ca. 10 µm breit) mit schnell fließendem Blut enthält das nahe der Gefäßwand strömende Blut v. a. Leukozyten, während sich die Erythrozyten hauptsächl. im Achsenstrom befinden. In prä- u. postkapillären Gefäßen befinden sich die Leukozyten im Achsenstrom, peripher davon die Erythrozyten u. nahe der Gefäßwand die Thrombozyten. Bei langsamerer Blutströmung kommt es zur Geldrollenbildung* der Erythrozyten im Achsenstrom mit Verdrängung der Leukozyten in die Randzone.

Rani|tidin (INN) n: Histamin*-H_2-Rezeptorenblocker.

Ranken|an|eurysma (Aneurysma*) n: Aneurysma racemosum; s. Aneurysma, Nicoladoni-Israel-Branham-Zeichen.

Ranken|angiom (Angio-*; -om*) n: s. Angioma racemosum.

Ranken|neurom (Neur-*; -om*) n: (engl.) plexiform neuroma; plexiformes Neurofibrom* mit unregelmäßiger, zylindrischer Auftreibung des Nervs; Vork. bei Neurofibromatose*.

R-Anti|gen (Antigen*) n: Kurzbez. für Rauantigen; bei der Rauform* versch. Bakterien (z. B. Salmonella) vorkommendes Lipopolysaccharid, das mit spezif. Antikörpern körnig agglutiniert; neigt zur Spontanagglutination; Einteilung in Ra (mit langer Polysaccharid-Seitenkette) u. Re (nur Kernpolysaccharid). Vgl. H-Antigen, O-Antigen, Kauffmann-White-Schema.

Ranula (Dim. von lat. rana Frosch) f: Retentionszyste der Glandula sublingualis; **Urs.:** angeborene Atresie od. durch rezidiv. Entz. entstandene Obliteration des Ausführungsgangs.

Ranvier-Schnür|ringe (Louis A. R., Anat., Pathol., Paris, 1835–1922): (engl.) Ranvier's nodes; in regelmäßigen Abständen vorkommende ringförmige Einschnürungen der Myelinscheide* markhaltiger Nervenfasern; dienen der saltatorischen Erregungsleitung*. Vgl. Schwann-Scheide.

Raphe (gr. ῥαφή) f: (anat.) Naht.

Raphe palati (↑) f: mediane Schleimhautleiste am harten Gaumen.

Raphe penis, scroti (↑) f: entwicklungsgeschichtl. bedingte Hautnaht an der Penisunterseite u. am Hodensack.

Raphe pharyngis (↑) f: mediane Bindegewebenaht in der Hinterwand des Rachens zw. re. u. li. Pharynxmuskeln.

Raphe pterygo|mandibularis (↑) f: Sehnenstreifen zw. Hamulus pterygoideus u. Unterkieferinnenfläche am Übergang vom Corpus zum Ramus; dient den Mm. buccinator (vorn) u. constrictor pharyngis sup. (hinten) als Ansatz.

Rapid cycling (engl. schnelles Sich-Drehen): besondere Verlaufsform einer manisch-depressiven Erkrankung* od. einer ausschl. depressiven od. manischen Störung, bei der die einzelnen Phasen sehr schnell nacheinander folgen (mehr als vier depressive u./od. manische Phasen pro Jahr). G. St.-I.

Rapid eye movement (engl. rasche Augenbewegung): Abk. REM; s. Schlaf.

Rapoport-Luebering-Shunt (Samuel M. R., Biochem., Berlin, geb. 1912; engl. shunt Nebenschluss, Weiche) m: syn. 2,3-Bisphosphoglycerat*-Zyklus.

Rappaport-Klassifikation (Henry R., amerikan. Pathol., geb. 1913) f: (engl.) Rappaport classification; ehemalige Einteilung der Non-Hodgkin-Lymphome des malignen Lymphoms*; ersetzt durch die WHO-Klassifikation.

Raptus (lat. Zerreißen) m: Bez. für einen plötzlich einsetzenden Erregungszustand, z. B. bei schwerer Depression od. Schizophrenie.

Rare|ficatio (lat. rarus selten; facere machen) f: (engl.) rarefaction; Gewebeschwund; Auflockerung bes. des Knochens.

Rash (engl. schnell): syn. Vorexanthem; flüchtiges Exanthem an der Innenseite beider Oberschenkel vor Ausbruch von Infektionskrankheiten (z. B. bei Varizellen, Masern, Scharlach, Röteln).

Rasier|flechte (lat. radere, rasus schaben, kratzen): umgangssprachl. Bez. für Folliculitis* barbae od. Trichophytie* des Bartes.

Rasmussen-Bündel (Grant L. R., amerikan. Neuroanat., geb. 1904): Tractus olivocochlearis.

Rasmussen-En|zephalitis (Fritz W., dänischer Arzt, 1834–1881) f: (engl.) Rasmussen's encephalitis; auch chron. progressive Epilepsie; auf eine Großhirnhemisphäre beschränkte Enzephalitis* des Kindes- u. Jugendalters; **Urs.:** vermutl. Autoantikörper od. persistierende Virusinfektion; **Klin.:** (schwer behandelbare) fokale Epilepsie*, Hemiparese, Demenz; **Ther.:** Virostatika, Immunsuppressiva, Hemisphärektomie*.

Raspatorium (mlat. raspare schaben) n: (engl.) raspatory; Raspel; Schabeisen zum Abschieben der Knochenhaut.

Rasse: (engl.) race; **1.** (biol.) Population innerh. einer Species, die gegenüber einer anderen Gruppe von Individuen geograph. getrennt ist u. mind. einen gemeinsamen reinerbigen Unterschied besitzt; **2.** obsolete Bez. für eine Gruppe von Menschen mit gemeinsamen körperl. Merkmalen (z. B. Pigmentierung, Morphol. von Körper u. Gesicht), die jedoch keine Rückschlüsse auf genet. Unterschiede zulassen; die durchschnittl. genet. Varianz zw. den Individuen einer Gruppe ist größer als zw. den Gruppen.

Rassel|geräusche: (engl.) rhonchi; Abk. RG; syn. Rhonchi; bei Auskultation fakultativ feststellbare Atmungsgeräusche*, die im Bereich der Bronchien entstehen; **Formen: 1.** trockene R. (Rhonchi sonores et sibilantes): v. a. exspiratorisch brummende, giemende, schnarchende, pfeifende od. zischende, kontinuierliche (>250 ms) Geräusche durch Verengung der Luftwege inf. Ödems bzw. Spasmus (bes. bei Asthma bronchiale); **2.** feuchte, diskontinuierliche (<20 ms) R. inf. von Sekretansammlungen; je nach Weite der Luftröhrenzweige groß-, mittel- od. kleinblasig; bei kleinsten Verzweigungen Knisterrasseln (s. Crepitatio) als **a)** nichtklingende (tieffrequente, ohrferne) R. (bei Herzinsuffizienz, Bronchitis), **b)** klingende (hochfrequente, ohrnahe) R. bei Infiltration (Pneumonie) bzw. **c)** metallisch klingende R. (über Pneumothorax u. brustwandnahen, großen Kavernen; vgl. Kavernensymptome).

RAST: geschützte Bez.; Abk. für **R**adio*-**A**llergo-**S**orbent-**T**est.

Raster|aufnahme|tisch: (engl.) Bucky table; s. Bucky-Tisch.

Raster|blende: nicht korrekte Bez. für Streustrahlenraster*.

Raster|elektronen|mikro|skop (Elektro-*; Mikr-*; Skop-*) n: (engl.) scanning electron microscope; Abk. REM; s. Elektronenmikroskop.

Raster|mutation (Mutation*) f: (engl.) frame shift mutation; (genet.) Insertion* od. Deletion* einer (Punktmutation) od. mehrerer DNA-Basen, die bei Transkription* zur Verschiebung des Leserasters führt; es kommt zum Kettenabbruch od. zu einem funktionsuntüchtigen Genprodukt; **Urs.:** spontan od. durch Mutagene* induziert. Vgl. Mutation.

Raster|wand|gerät: (engl.) vertical stand; syn. Vertikalstativ; für Röntgenaufnahmen am stehenden Pat. verwendete Halterung für ein bewegliches Streustrahlenraster* u. eine Röntgenfilmkassette; v. a. für Aufnahmen von Thorax, HWS u. BWS.

Ratanhia|wurzel: (engl.) rhatany root; Ratanhiae radix; Wurzel von Krameria triandra; enthält Catechingerbstoffe mit adstringierender Wirkung; **Verw.:** lokal bei Entz. der Mund- u. Rachenschleimhaut.

Rate: syn. Ziffer*.

Rathbun-Syn|drom (J. C. R., zeitgen. Päd., USA) n: syn. Hypophosphatasie*.

Rathke-Tasche (Martin H. R., Anat., Königsberg, 1793–1860): (engl.) Rathke's pouch; Hypophysentasche; ektodermale Ausstülpung des Dachs der Mundbucht, aus der sich der Hypophysenvorderlappen entwickelt. Vgl. Rachendachhypophyse.

Rathke-Zyste (↑) f: (engl.) Rathke's cleft cyst; (wahrscheinl.) von der Rathke-Tasche stammende Zyste des Gehirns; s. Hirntumoren (Tab.).

Rationalisierung (lat. ratio Rechnung): (engl.) rationalization; (psychoanalyt.) Abwehrmechanismus*, durch den die nichtrationale, affektive u. tatsächliche Motivation einer Handlung durch eine rationale, logische Begründung ersetzt wird.

Ratschow-Lagerungs|probe (Max R., Int., Halle, Darmstadt, 1904–1964): (engl.) Ratschow's test; Test zur Erkennung arterieller Verschlusskrankheiten* der Beine; **Prinzip:** der auf dem Rücken liegende Proband hebt beide Beine senkrecht, wobei die Oberschenkel von den Händen gestützt werden. Der Gesunde kann in dieser Stellung die Füße über 10 Min. ohne Beschwerden kreisen lassen. Bei arterieller Durchblutungsinsuffizienz treten Abblassen der Hautfarbe u. Schmerzen auf. Nach dem Aufsitzen tritt an den hängenden Beinen normalerweise in 5 Sek. eine Rötung (reaktive Hyperämie) auf, nach weiteren 5 Sek. sind die Venen wieder gefüllt; bei Durchblutungsstörungen ist dies verzögert.

Ratten|band|wurm: Hymenolepis* diminuta.

Ratten|biss|krankheit: (engl.) 1. rat-bite fever, 2. Haverhill fever; Infektion durch im Nasopharynx von Nagetieren physiol. vorhandene Err.; **Formen: 1.** Sodoku, Spirillen-Fieber: epidem., dem Rekurrensfieber u. der Malaria ähnl. Erkr. in China u. Japan; Err.: Spirillum* minus; Sympt.: 1–3 Wo. nach dem Biss Entz. der schon verheilten Wunde mit hohem Fieber, blau-rötl. Ausschlag u. Schwellung der zugehörigen Lymphknoten, dann Erytheme, Eosinophilie, Konjunktivitis, milde Uveitis; Dauer 1–3 Mon.; Progn.: Letalität ca. 10 %; **2.** Haverhill-Fieber, Streptobazillen-Fieber: Err.: Streptobacillus moniliformis (s. Streptobacillus); Inkubationszeit: meist 1–2 Wo., Krankheitsdauer ca. 6 Wo. mit Fieber, Erythem, Schüttelfrösten, Polyarthritis, Laryngitis. Massenerkrankungen sind beobachtet worden (z. B. durch infizierte Milch in Haverhill, USA, 1926). **Ther.:** Penicillin, Streptomycin, Tetracycline.

Ratten|biss|nekrose (Nekr-*; -osis*) f: (engl.) rat-bite necrosis; einem Rattenbiss ähnliche Nekrose* inf. schwerer Durchblutungsstörung; häufig an den Fingern (z. B. bei Sklerodermie).

Ratten|fleck|fieber: syn. murines Fleckfieber*.

Ratten|floh: s. Flöhe.

Ratten|lungen|wurm: Angiostrongylus* cantonensis.

Rau|anti|gen (Antigen*) n: s. R-Antigen.

Rauber-Zeichen (August A. R., Anat., Estland, 1841–1917): (engl.) Rauber's sign; (röntg.) isolierte arthrotische Auswulstung der Gelenkkante der inneren Oberschenkelrolle bei Innenmeniskusschaden.

Raub|milben: Dermanyssidae*.

Raub|wanzen: Reduviidae; s. Wanzen.

Raucher|bein: (engl.) smoker's leg; Bez. für die bei starken Rauchern an den unteren Extremitäten auftretenden, auf Gefäßveränderungen beruhenden (schweren) Durchblutungsstörungen; vgl. Claudicatio intermittens, Thrombangiitis obliterans.

Rauchfuß-Dreieck (Karl A. R., Int., St. Petersburg, 1835–1915): s. Grocco-Rauchfuß-Dreieck.

Rauchfuß-Schwebe (↑): (engl.) Rauchfuss' sling; Lagerung des Pat. auf einem breiten Gurt od. Tuch mit Vertikalzug, z. B. bei Beckenfrakturen; vgl. Extensionsmethoden.

Rauch|gas|vergiftung: (engl.) smoke intoxication; Vergiftung durch Rauch od. Brandgase, die lokale Reizung der oberen Atemwege, Störung des Gasaustauschs in den Lungen (HCl, Cl_2), des Sauerstofftransports (CO; s. Kohlenmonoxidvergiftung) u. der Sauerstoffverwertung (HCN; s. Blausäurevergiftung) bewirken; meist zus. mit Schäden durch Hitze (z. B. der Atemwege bei der sog. Inhalationsverbrennung), Sauerstoffmangel u. reizende Rußpartikel. Vgl. Reizgasvergiftung.

Raucitas (lat. raucus heiser) f: Heiserkeit; s. Dysphonie.

R

Rau|form: (engl.) rough strain; Bakterienwuchsform auf festen Nährböden mit trockener, gekörnter Oberfläche u. gezackten Rändern der Kolonien; meist verbunden mit Verlust der Pathogenität u. Änderung der serol. Struktur (R*-Antigen); vgl. Antigenwechsel.

Rau-Fortsatz (Johann J: R., Anat., Holland, 1668–1719)**:** Processus* anterior mallei.

R-auf-T-Phänomen n: (engl.) R-on-T phenomenon; frühes Einfallen einer ventrikulären Extrasystole, deren R-Zacke auf die T-Welle der vorausgegangenen Herzaktion trifft; zu Beginn der Erregungsrückbildung (der T-Welle) reagiert das Myokard bes. empfindlich (vulnerable Phase), Extrasystolen lösen dann leicht Salven von Extrasystolen od. Kammertachykardien (u. U. mit Übergang in Kammerflimmern) aus.

Raum|des|in|fektion (De-*; Infekt-*) f**:** (engl.) room disinfection; Abtötung von Erregern auf Fußböden, an Wänden, auf Einrichtungs- u. Gebrauchsgegenständen; vgl. Desinfektion, Schlussdesinfektion, Formalinverdampfungsapparat.

Raum, dritter: s. Third space.

Raum|iso|merie (Iso-*; gr. μέρος Teil) f**:** s. Isomerie.

Raum, peri|pharyngealer: Spatium* peripharyngeum.

Raum, peri|vitelliner: (engl.) perivitelline space; der spaltförmige Raum, der im Augenblick des Eindringens des Spermiums in die Eizelle zw. Ovum u. umgebender Zona pellucida entsteht.

Raupen|dermatitis (Derm-*; -itis*) f**:** (engl.) insect dermatitis; durch Haare des Kiefernprozessionsspinners entstehende Kontakturtikaria* mit stark juckenden Bläschen u. Quaddeln, gelegentl. mit Iritis od. Konjunktivitis.

Rausch: (engl.) intoxication, inebriation, drunkenness; i. e. S. Bez. für Symptome bei einer akuten Alkoholvergiftung*; i. w. S. Zustand mit Veränderung von Erleben u. Gefühlen (z. B. Ekstase, Euphorie) nach Konsum von Rauschmitteln* o. a. Reizen (z. B. Musik); pathologischer od. komplizierter R.: org. Psychose nach rel. geringer Alkoholzufuhr v. a. bei Pat. nach Schädelhirntrauma, mit zerebrovaskulärer Insuffizienz od. Aldehyddehydrogenasemangel; **Sympt.:** z. B. Dämmerzustand, Angst, Unruhe, Wut, Delir, Illusionen, Halluzinationen u. evtl. Terminalschlaf. Vgl. Alkoholkrankheit.

Rausch|mittel: (engl.) narcotics; verändertes Bewusstsein (z. B. Enthemmung, Euphorie) erzeugende Substanzen u. a. Einflüsse (Musik, opt. Reize); i. e. S. psychoaktive pflanzl. od. chem. Wirkstoffe mit Suchtpotential (s. Abhängigkeit); Alkohol ist in vielen Industrienationen das wichtigste legale R.; nach § 323a StGB ist strafbar, wer sich vorsätzlich od. fahrlässig durch R. in einen Rausch* versetzt, um in diesem Zustand eine rechtswidrige Tat zu begehen, derentwegen er nicht bestraft werden kann, weil er inf. des Rausches schuldunfähig war od. weil dies nicht auszuschließen ist (sog. Vollrausch). Unerheblich soll es nach vorherrschender Rechtsansicht sein, ob mit dem R. subjektiv die Herbeiführung eines Rausches od. einer anderen lustbetonten Empfindung od. Vorstellung bezweckt wird. Den Umgang mit illegalen R. regelt das Betäubungsmittelgesetz*.

Rausch|mittel|vergiftung: (engl.) poisoning by narcotics; Vergiftung mit Rauschmitteln od. Psychostimulanzien; **Sympt.:** bei LSD Schwäche, Schwindel, Parästhesie, Schweißausbruch, Tachykardie u. psychot. Zustände; bei Cannabis leichte Sedierung, Tachykardie, in hoher Dosis Kreislaufreaktionen u. psychot. Zustände; bei Amphetaminderivaten u. Cocain Blutdruckanstieg, Tachykardie, Unruhe, gelegentl. Hyperthermie; **cave:** bei Cocain u. U. bedrohl. Herzrhythmusstörungen; bei Amphetaminderivaten (v. a. Ecstasy) evtl. Hypovolämie inf. exzessiver körperl. Aktivität; **Ther.:** bei Unruhe milde Sedation (z. B. mit Benzodiazepinderivaten), bei psychot. Zuständen Neuroleptika, bei Hypovolämie Elektrolytlösungen i. v., bei Tachykardie evtl. Betarezeptorenblocker.

Rautek-Lagerung: (engl.) Rautek's position; einfache (instabile) Seitenlagerung Bewusstloser, wobei der Kopf zum tiefsten Punkt wird; Blut, Schleim u. Erbrochenes können nach außen abfließen. Vgl. Seitenlagerung, stabile.

Rautek-Rettungs|griff: (engl.) Rautek's maneuver; Handgriff zur Rettung hilfloser Personen aus Gefahrenbereichen; Anw. sowohl bei sitzenden als auch bei liegenden, bewegungsunfähigen bzw. bewusstlosen Verletzten (s. Abb.). Vgl. Notfall, medizinischer.

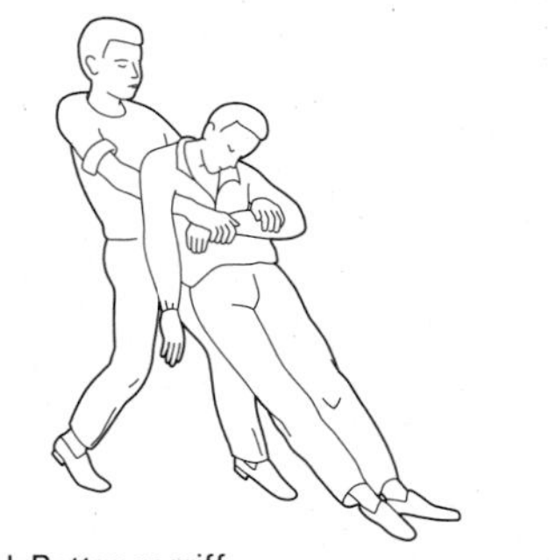
Rautek-Rettungsgriff

Rauten|grube: (engl.) rhomboid fossa; (anat.) Fossa rhomboidea; Boden des 4. Hirnventrikels.

Rauten|hirn: Rhombencephalon*.

Rauwolfia serpentina (Leonhard Rauwolf, Arzt, Augsburg, 1540–1596) f**:** Schlangenholz; liefert die Indische Schlangenwurzel Rauwolfiae radix, die mehr als 50 wirkungsähnl. Alkaloide enthält; die therap. wichtigsten sind Reserpin* u. Ajmalin*; Verw. bei leichter, essentieller Hypertonie, Angst- u. Spannungszuständen, psychomotorischer Unruhe.

Rayleigh-Gleichung (Lord John W. R., Phys., London, Cambridge, 1842–1919)**:** (engl.) Rayleigh's equation; Mischungsverhältnis aus Rot u. Grün, das am Anomaloskop* Gelb ergibt; für Farbentüchtige ist dieses Verhältnis in engen Grenzen konstant; es dient zur Diagnostik der Farbenfehlsichtigkeit*.

Rayleigh-Streuung (↑)**:** (engl.) Rayleigh's scattering; auch klassische od. elastische Streuung; Ablenkung von Gammastrahlen od. Röntgenstrahlung geringer Energie beim Durchgang durch Materie ohne Energieverlust; vgl. Streustrahlung.

Raynaud-Syn|drom (Maurice R., Int., Paris, 1834–1881) n**:** durch arterielle Vasokonstriktion (Gefäßkrämpfe) bedingte, anfallsweise auftre-

R

tende Ischämiezustände meist an den Fingern (2.–5.); Auslösung durch Kälte od. emotionalen Stress; **Sympt.** und **Verlauf:** Ischämie (Blässe), dann Zyanose u. schmerzhafte reaktive Hyperämie; bei längerem Bestehen sek. Schädigung der Gefäßwände (Intimaverdickung, Kapillaraneurysmen) mit nachfolgender Nekrose u. Gangrän; **Formen: 1.** primäres R.-S. (syn. Raynaud-Krankheit): Auftreten der Sympt. ohne erkennbare Grunderkrankung; Mitwirken hormonaler Faktoren bei konstitutionell-hereditärer Labilität; Frauen sind häufiger betroffen als Männer (4:1); Auslösung durch endo- u. exogene Noxen sowie psych. Belastung möglich. **2.** sekundäres R.-S. (syn. Raynaud-Phänomen): Auftreten z. B. bei Thrombangiitis obliterans, progressiver Sklerodermie, Arteriosklerose, Halsrippen- u. Scalenus-anterior-Syndrom, Kryoglobulinämie, Kälteagglutininkrankheit, nach versch. Traumen, insbes. Vibrationstraumen (sog. Weißfingerkrankheit*), u. Intoxikationen (z. B. durch Schwermetalle, Vinylchlorid).

Rb: chem. Symbol für Rubidium*.

RBW: Abk. für **r**elative **b**iologische **W**irksamkeit*.

rd: Einheitenzeichen für Rad*.

RDE: Abk. für (engl.) **r**eceptor **d**estroying **e**nzymes; s. Neuraminidasen.

RDS: Abk. für (engl.) **r**espiratory **d**istress **s**yndrome; s. ARDS, Atemnotsyndrom des Neugeborenen.

RDW: Abk. für (engl.) **r**ed cell **d**istribution **w**idth; Erythrozyten-Verteilungsbreite, Maß der Anisozytose* zur DD von Anämien, v. a. in

$$\text{RDW (\%)} = \frac{\text{Standardabweichung des MCV}}{\text{MCV}} \cdot 100$$

Komb. mit MCV*; **Referenzbereich:** Variabilitätskoeffizient vom Mittelwert der Erythrozytengröße (Volumen od. Durchmesser) ca. 13–19 %; vgl. MCH, MCHC .

Re: chem. Symbol für Rhenium*.

Re-: auch Red-; Wortteil mit der Bedeutung **1.** zurück, Rück-; **2.** in den früheren Zustand, an die richtige Stelle, Wieder-; von lat. re-.

Re|ab|sorption (↑; lat. absorbere verschlingen) f: s. Rückresorption.

Read-Formel (Jay M. R., Arzt, San Francisco, geb. 1889): (engl.) Read's formula; Formel zur Errechnung einer Grundumsatzabweichung (GUA) in % der Norm:

$$\text{GUA} = 0{,}75 \cdot (f + 0{,}74 \cdot a) - 72$$

(f = Pulsfrequenz, a = Blutdruckamplitude); vgl. Löhde-Formel.

Read-Verfahren (Grantley Dick-R., Gyn., London, 1890–1959): (engl.) Read's method; Verfahren zur Erzielung einer schmerzarmen Geburt u. a. durch Aufklärung über den Geburtsvorgang, gezielte Entspannungsübungen u. Schwangerengymnastik*.

Re|agens (Re-*; lat. agere tun, vollbringen) n: (engl.) reagent; Prüfungsmittel; Stoff, der durch seine chem. Einwirkung die Anwesenheit eines anderen erkennbar macht; vgl. Indikator.

Re|agenz|glas (↑; ↑): (engl.) test tube; Prüfröhrchen, Probeglas.

Re|agenz|papier (↑; ↑): (engl.) test paper; Prüfpapier; z. B. Lackmus-, Kurkuma-, Kongo-, Lyphan-, Stärkepapier; Anw. zur Prüfung auf saure u. alkal. Reaktion; vgl. Schnelltestverfahren.

Re|agibilität (↑; ↑) f: (engl.) responsiveness; Reaktionsfähigkeit.

Re|agi|bilität, visuelle (↑; ↑) f: (engl.) visual responsiveness; Veränderung des vorherrschenden EEG-Musters nach visueller Reizung, z. B. bei Augenöffnen od. -schließen (vgl. Berger-Effekt) od. Photostimulation*. M. Schr.

Re|aktanz (↑; ↑) f: (engl.) reactance; Widerspruch; (psychol.) Zustand der psych. Erregung u. Ablehnung nach tatsächl., subjektiv wahrgenommener od. antizipierter Einengung des Verhaltensspielraums, der sich gegen jede weitere Beschränkung richtet u. auf Wiedererlangen der (real od. vermeintl.) verlorenen Handlungsfreiheit abzielt; vgl. Widerstand. A. Mae.

Re|aktion (↑; ↑) f: (engl.) reaction; Gegenwirkung; **1.** (chem.) Umsetzung von Stoffen, z. B. durch Enzyme* katalysierte biochem. R.; vgl. Kettenreaktion; pH* einer Lösung; **2.** (physik.) Kernspaltung; vgl. Kettenreaktion; **3.** (physiol.) Antwort eines Erfolgsorgans (z. B. Muskelzellen od. Drüsen; vgl. Effektor) auf einen überschwelligen Reiz*; **4.** (allergol.) Überempfindlichkeitsreaktion; s. Allergie; **5.** (psychol.) Antwort eines Organismus auf einen Reiz, erkennbar als Verhalten*, das ein Reflex od. eine komplexe Verhaltensweise bzw. zielgerichtete Handlung sein kann; vgl. Reflexe; **6.** (psychoanalyt.) auch Reaktionsbildung; Abwehrmechanismus*, der zu rel. dauerhaften Verhaltenstendenzen führt, die dem verdrängten Wunsch entgegengesetzt sind.

Re|aktion, ana|phylaktische (↑; ↑) f: s. Anaphylaxie.

Re|aktion, ana|phylaktoide (↑; ↑) f: (engl.) anaphylactoid reaction; Sonderform der Intoleranz* mit einer der Anaphylaxie* ähnlichen klin. Symptomatik, die schon bei Erstkontakt ohne Sensibilisierungsphase auftreten kann; auslösende Faktoren: Analgetika (s. Analgetika-Intoleranz), histaminfreisetzende Medikamente (z. B. Codein), Nahrungsmittelzusatzstoffe, Röntgenkontrastmittel, dextranhaltige Plasmaersatzstoffe, Anästhetika.

Re|aktionen, akute epileptische (↑; ↑) f pl: syn. Gelegenheitsanfälle*.

Re|aktion, kon|sensuelle (↑; ↑) f: (engl.) consensual reaction; gleichsinnige Reaktion eines von einer therap. Maßnahme nicht direkt betroffenen Körperteils; so reagiert z. B. bei einem Knieguss die Durchblutung des anderen Beins gleichsinnig. K. R. innerer Organe werden auch bei der reflexaktiven Reizung best. Dermatome beobachtet. Nutzung i. R. der Hydrotherapie* insbes. bei art. Durchblutungsstörungen der Beine.

Re|aktion, leukämoide (↑; ↑) f: s. Hyperleukozytose.

Re|aktion, my|asthenische (↑; ↑) f: (engl.) myasthenic reaction; kontinuierl. Amplitudenabnahme des Muskelsummenpotentials in der Elektromyographie* bei repetitiver supramaximaler Reizung; Vork. bei Myasthenia* gravis pseudoparalytica u. symptomatischer Myasthenie*.

Re|aktion, myo|spastische (↑; ↑) f: (engl.) myospastic reaction; minutenlang persistierende u. meist schmerzhafte Kontraktion der Muskulatur bei Faradisation; Vork. bei Krampussyndrom*; vgl. Elektrodiagnostik.

Re|aktion, myo|tonische (↑; ↑) f: (engl.) myotonic reaction; Verzögerung der Muskelentspannung, die nach willkürl. Bewegungen (z. B. Faustschluss), bei Beklopfen des Muskels, nach direkter od. indirekter elektr. Reizung od. spontan auftritt u. mittels Elektromyographie* nachgewiesen werden kann; bei wiederholter Prüfung meist Abnahme der m. R., bei Kälte Steigerung; **Vork.:** z. B. bei Myotonia* congenita, myotonischer Dystrophie*, Paramyotonia* congenita, kongenitalen Myopathien*.

Re|aktion, neuro|tonische (↑; ↑) f: (engl.) neurotonic reaction; langanhaltende tetanische Muskelkontraktion bei Reizung des den Muskel innervierenden Nervenstamms; Vork. z. B. bei Myotonia* congenita od. Syringomyelie*; vgl. Elektrodiagnostik.

Re|aktion, photo|all|ergische (↑; ↑) f: s. Lichtdermatosen.

Re|aktion, photo|toxische (↑; ↑) f: s. Lichtdermatosen.

Re|aktions|typ, akuter exo|gener (↑; ↑; Typ*) m:(engl.) acute exogenous reaction type; Bez. (K. Bonhoeffer) für eine akute psychische Störung (z. B. Delir, Halluzinose, paranoider od. katatoner Zustand), die gekennzeichnet ist durch Disposition des Betroffenen für die Erkrankung u. Auslösung durch eine hirnorganische Erkrankung, Intoxikation od. Infektion; abzugrenzen hiervon ist die nicht-organische Psychose*. G. St.-I.

Re|aktions|verhinderung (↑; ↑): (engl.) response prevention; verhaltenstherap. Verf. bei Zwangsstörung*, bei dem nach Konfrontation* mit dem Reiz das entspr. Zwangsritual verhindert wird. J. Marg.

Re|aktions|zyklus, sexueller (↑; ↑; Zykl-*) m: (engl.) sexual response; physiol. Veränderungen bei Geschlechtsverkehr* u. Masturbation*, die als Abfolge von Phasen eines Zyklus beschrieben werden; Frauen u. Männer durchlaufen trotz grundsätzl. Gleichartigkeit des phasenhaften Ablaufs den s. R. im Geschlechtsverkehr nicht notwendig synchron; viele sexuelle Funktionsstörungen können daher als Defizite im Umgang mit diesen physiol. Unterschieden interpretiert werden. Trotz rel. Konstanz des physiol. Prozesses variiert die Erlebnisqualität u. die erreichte Befriedigung intra- u. interindividuell in Abhängigkeit von psych. Faktoren erheblich.

Re|aktion, vitale (↑; ↑) f: (engl.) vital reaction; (forens.) Hinweis darauf, dass eine Körperverletzung im Leben (u. nicht erst nach dem Tod) entstanden ist; z. B. Blutunterlaufung, Zellreaktion, Fettembolie.

Re|aktiv|bewegung (↑; ↑): (engl.) reactive movement; Bewegung, die im Ggs. zu Spontanbewegungen als Reaktion auf einen körperl. od. psychischen Reiz erfolgt. Ein Fehlen von R. kommt z. B. als Hypo- od. Akinese bei Parkinson*-Syndrom vor. Vgl. Symptome, extrapyramidale.

Real|angst (lat. realis sachlich, wesentlich): s. Furcht.

REAL-Klassifikation f: (engl.) REAL classification; Kurzbez. für **r**evidierte **e**uropäisch-**a**merikanische **L**ymphomklassifikation; WHO-Klassifikation der primären malignen Tumoren des lymphatischen Gewebes (mit Ausnahme der Lymphogranulomatose) nach zytol. u. immun. Kriterien; s. Lymphom, malignes (Tab.).

Real-time-Verfahren (engl. real time tatsächliche, wirkliche Zeit): (engl.) real-time method; syn. Echt-Zeit-Verfahren; **1.** in der elektron. Datenverarbeitung verwendete Bez. zur Kennzeichnung der Betriebsart eines Rechnersystems, bei der Datengenerierung, -verarbeitung u. -präsentation simultan erfolgen; **2.** spez. bildgebendes Ultraschallverfahren, bei dem Bewegungsvorgänge, z. B. Kindsbewegungen u. Atembewegungen, direkt auf einem Monitor beobachtet u. erfasst werden können. Vgl. Ultraschalldiagnostik.

Re|ana|stomosierung (Re-*; Anastomose*): (engl.) reanastomosis; Wiederherstellung der Kontinuität eines Hohlorgans (nach vorheriger op. Durchtrennung) durch Anastomose*; z. B. Rückverlegung eines Anus praeternaturalis; vgl. Vasovasostomie.

Re|animation (↑; lat. animatio Belebung) f: Wiederbelebung; notfallmäßige Sofortmaßnahmen nach Eintritt eines plötzlichen Herz*-Kreislauf-Stillstands od. Atemstillstands* mit Bewusstlosigkeit, die unbedingt innerh. der Wiederbelebungszeit* begonnen werden müssen; **Ziel:** Aufrechterhaltung der elementaren Vitalfunktionen* (u. damit der zerebralen u. myokardialen Sauerstoffversorgung). Die **Basismaßnahmen** zur kardiopulmonalen R. (Herz-Lungen-Wiederbelebung) können unverzüglich ohne medizintechn. Geräte durchgeführt u. von jedem erlernt werden (sog. Laienreanimation); entspr. dem ABC*-Schema umfassen sie primär: **1.** Freimachen der Atemwege durch Überstrecken des Kopfes u. Anheben des Kinns; führt als alleinige Maßnahme in vielen Fällen zum Wiedereinsetzen der Spontanatmung beim Bewusstlosen; **2.** Beatmung* durch Atemspende*; **3.** Herzdruckmassa-

Reanimation durch einen Helfer:
je 15× Herzdruckmassage
2× Beatmen

Reanimation durch zwei Helfer:
je 5× Herzdruckmassage
1× Beatmen

ge* mit einer Kompressionsfrequenz von 80–100/min; beginnend mit 2–3 Insufflationen erhält der Erwachsene bei der Ein-Helfer-Methode zwei Beatmungen alle 15 Kompressionsstöße, bei der Zwei-Helfer-Methode eine Beatmung alle fünf Kompressionsstöße. Ergänzende Reanimationsmaßnahmen erfolgen nach Eintreffen des Rettungsdienstes* bzw. unter Klinikbedingungen; dabei sollten die Basismaßnahmen nicht unterbrochen u. die Wirksamkeit der Maßnahmen in kurzen Abständen regelmäßig kontrolliert werden. Eine R. wird so lange fortgeführt, bis eine autonome Herz-Kreislauf- u. Atemfunktion wiederhergestellt ist od. Zeichen des irreversiblen Herzstillstands eintreten. Wieder belebte Pat. werden intensivmed. überwacht. Die Diagn. des Hirntodes* ist unter laufender R. nicht möglich. **Kompl.:** v. a. Verletzungen durch fehlerhafte Herzdruckmassage; Aspiration durch Regurgitation; **Progn.:** abhängig vom Grundleiden, dem Zeitintervall bis zum Einsetzen der R. sowie deren Effizienz; neurol. Ausfälle inf. ischämischer Hirnschädigung mögl., u. U. apallisches Syndrom*; **Kontraind.:** bekanntes unheilbares Grundleiden im terminalen Stadium.

Re|animation, intra|uterine (↑; ↑) f: (engl.) intrauterine resuscitation; Behandlung einer fetalen Hypoxie während der Geburt durch medikamentöse Wehenhemmung (s. Tokolyse) u. Lageveränderung (Seitenlagerung, Beckenhochlagerung) zur Vermeidung bzw. zur Zeitüberbrückung bis zu einer gebh. Notoperation.

Re|animation, primäre (↑; ↑) f: (engl.) primary resuscitation; (gebh.) Maßnahmen zur Beseitigung eines Depressionszustands* des Neugeborenen unmittelbar nach der Geburt wie Absaugen von Mund- u. Rachenraum, Trachea, Magen, Intubation u. Beatmung (z. B. Zweiphasenmethode nach Semm u. Kriess: Entfaltung der asphykt. Lunge durch konstanten Überdruck, für 5–20 Sek., evtl. mehrfach; rhythm. Wechseldruckbeatmung), Puffertherapie, Schockbehandlung, Verhinderung von Wärmeverlusten.

Rebound-Phänomen (engl. Rückstoß) n: (engl.) rebound phenomenon; Absetzphänomen; **1.** (neurol.) promptes Abbremsen u. kurze Rückstoßbewegung durch reflektor. Innervation der Muskelantagonisten, wenn der gegen den Widerstand des Untersuchers im Ellenbogengelenk rechtwinklig gebeugte Arm des Pat. plötzlich losgelassen wird; beim **pathol.** R.-Ph. kommt es zu einer ausfahrenden Bewegung des Arms; z. B. bei Erkr. des Kleinhirns*, Störungen der Koordination*; vgl. Symptome, zerebellare. **2.** (pharmak.) überschießende, der Wirkung entgegengesetzte Reaktion nach plötzl. Absetzen von Medikamenten nach länger dauernder Ther., z. B. Tachykardie u. Blutdruckanstieg nach abruptem Absetzen von Betarezeptorenblockern.

Reb|oxetin (INN) n: Phenylderivat von Viloxazin; Antidepressivum, das selektiv die Wiederaufnahme von Noradrenalin hemmt; s. Antidepressiva.

Rec.: Abk. für **1.** (Rez.) Recipe, nimm! **2.** (anat.) Recessus.

Receptaculum seminis (lat. receptaculum Behälter; semen Samen) n: sog. Samenbehältnis; Bez. für das hintere Scheidengewölbe als Aufnahmeort für ejakuliertes Sperma bei Koitus.

Re|cessus (lat.) m (pl Recessus): Ausbuchtung, Vertiefung.

Re|cessus anterior, posterior membranae tympanicae (↑) m: vordere bzw. hintere Trommelfelltasche zw. Trommelfell u. vorderer bzw. hinterer Hammerfalte.

Re|cessus cochlearis (↑) m: Ausbuchtung des Vorhofs des knöchernen Labyrinths; nimmt das untere Ende des Schneckengangs auf.

Re|cessus costo|diaphragmaticus (↑) m: zw. Rippen u. Zwerchfell gelegener, paariger Recessus pleuralis.

Re|cessus costo|mediastinalis (↑) m: v. a. links, vor dem Herzen gelegener Recessus pleuralis.

Re|cessus duo|denalis inferior, superior (↑) m: untere bzw. obere Bauchfelltasche an der Flexura duodenojejunalis; kann Anlass zur Einklemmung von Dünndarmschlingen werden (Treitz-Hernie).

Re|cessus el|lipticus (↑) m: längl. Mulde in der Wand des Vestibulums des Innenohrs für den Utriculus.

Re|cessus epi|tympanicus (↑) m: syn. Atticus; Kuppelraum der Paukenhöhle*.

Re|cessus ileo|caecalis inferior, superior (↑) m: Bauchfelltasche unter- bzw. oberh. der Einmündung des Ileums in das Caecum.

Re|cessus inferior bursae omentalis (↑) m: s. Bursa omentalis.

Re|cessus infundibuli (↑) m: Ausbuchtung des 3. Hirnventrikels in den Hypophysenstiel.

Re|cessus inter|sigmoideus (↑) m: Bauchfelltasche links unterh. der Wurzel des Colon sigmoideum.

Re|cessus lateralis ventriculi quarti (↑) m: paarige seitl. Ausbuchtung des 4. Hirnventrikels.

Re|cessus para|duo|denalis (↑) m: Bauchfelltasche hinter der Plica paraduodenalis mit Öffnung nach rechts.

Re|cessus pharyngeus (↑) m: Rosenmüller*-Grube.

Re|cessus phrenico|mediastinalis (↑) m: dorsal gelegener Recessus pleuralis zw. Zwerchfell u. Mediastinum.

Re|cessus pinealis (↑) m: Ausbuchtung des 3. Hirnventrikels in der Epiphyse.

Re|cessus piri|formis (↑) m: Schleimhautbucht zw. Plica aryepiglottica u. Membrana thyrohyoidea bzw. Schildknorpel.

Re|cessus pleurales (↑) m pl: Pleurabuchten; Reserve- od. Komplementärräume der Pleurahöhle; Spalträume, in die bei maximaler Inspiration die Lungen ganz od. teilweise hineingleiten; nach den begrenzenden Teilen der Pleura parietalis werden sie als Recessus costodiaphragmaticus, Recessus costomediastinalis u. Recessus phrenicomediastinalis bezeichnet.

Re|cessus retro|caecalis (↑) m: Bauchfelltasche hinter dem Caecum.

Re|cessus retro|duo|denalis (↑) m: Bauchfelltasche hinter dem Duodenum mit Öffnung nach links.

Re|cessus sacci|formis (↑) m: **1.** Aussackung der Gelenkkapsel des Ellenbogengelenks unterh. des Lig. anulare radii; **2.** proximale Ausstülpung der schlaffen Kapsel der Articulatio radioulnaris dist.

Re|cessus spheno|ethmoidalis (↑) m: Bucht der Nasenhöhle zw. oberer Nasenmuschel u. Vorderwand der Keilbeinhöhle.

Re|cessus sphericus (↑) m: rundl. Mulde in der medialen Wand des Vestibulums des Innenohrs für den Sacculus.

Re|cessus splenicus (↑) m: s. Bursa omentalis.

Recessus sub|hepatici (↑) m pl: Spalten zw. Leber u. Colon transversum, Niere, Nebenniere.

Recessus sub|phrenici (↑) m pl: Spalträume zw. Zwerchfell u. re. Leberlappen.

Re|cessus sub|popliteus (↑) m: Schleimbeutel unter dem M. popliteus; kommuniziert stets mit der Kniegelenkhöhle.

Re|cessus superior bursae omentalis (↑) m: s. Bursa omentalis.

Re|cessus superior membranae tympanicae (↑) m: syn. Prussak*-Raum.

Re|cessus supra|opticus (↑) m: Ausbuchtung des 3. Hirnventrikels über dem Chiasma opticum.

Re|cessus supra|pinealis (↑) m: Ausbuchtung des 3. Hirnventrikels oberh. der Epiphyse.

Re|cessus vertebro|mediastinalis (↑) m: hinter dem Ösophagus gelegener Recessus pleuralis.

Rechen|störung: s. Akalkulie, Arithmasthenie.

Recht|eck|strom: (engl.) quadrangular current; Stromart der Reizstromtherapie, bestehend aus steil ansteigenden u. abfallenden Gleichstromimpulsen mit konstanter Stromstärke während des Stromflusses; vgl. Impulsstromtherapie.

R

Rechts|fähigkeit: (engl.) legal capacity; bezeichnet ganz allgemein die Fähigkeit jedes Menschen, Träger von Rechten u. Pflichten zu sein; sie beginnt mit Vollendung der Geburt (§ 1 BGB) u. ist nicht zu verwechseln mit der Geschäftsfähigkeit*.

Rechts|herz|hyper|trophie (Hyper-*; Troph-*) f: (engl.) right ventricular hypertrophy; Muskelhypertrophie vorwiegend des re. Herzens; röntg. u. a. durch Einengung des Retrosternalraums im Seitenbild gekennzeichnet; Vork. z. B. bei pulmonaler Hypertension*; EKG-Kriterien für R. (neben anderen): positiver Sokolow*-Index; vgl. Cor pulmonale, Herzhypertrophie.

Rechts|herz|in|suf|fizienz (Insuffizienz*) f: (engl.) right-sided heart failure; Form der Herzinsuffizienz mit unzureichender Leistung des re. Ventrikels, die zu einem Rückstau des Bluts im großen Kreislauf mit Anstieg des Venendrucks führen kann; **Urs.:** Linksherzinsuffizienz, Herzinfarkt, Cor pulmonale, Lungenembolie, Kardiomyopathie, angeborene od. erworbene Herzfehler; **Sympt.:** aufgrund der Einflussstauung mit erhöhtem zentralem u. peripherem Venendruck rel. Trikuspidalinsuffizienz, Halsvenenpulsationen, periphere Ödeme (prätibial, evtl. präsakral), Hepatomegalie u. Aszites (sog. Stauungsleber), gastrointestinale Störungen (u. a. sog. Stauungsgastritis); **Diagn.:** in der Echokardiographie Rechtsherzvergrößerung, evtl. Pleuraerguss*; EKG wenig typisch, evtl. Zeichen des akuten Cor pulmonale; labordiagn. evtl. Erhöhung der Transaminasen, Proteinurie; **Ther.:** s. Herzinsuffizienz.

Rechts|herz|katheter (Katheter*) m: (engl.) right heart catheter; s. Herzkatheterisierung, Pulmonaliskatheter.

Rechts-Links-Shunt (engl. shunt Nebenschluss, Weiche) m: (engl.) right-to-left shunt; s. Shunt, Herzfehler, angeborene.

Rechts-Links-Störung: (engl.) right-left disorientation; Form der Agnosie*; Unfähigkeit, rechts u. links räumlich unterscheiden zu können; Vork. z. B. bei Gerstmann*-Syndrom.

Rechts|medizin f: (engl.) forensic medicine, legal medicine; med. Approbations- u. Weiterbildungsfach mit der Aufgabe in Forschung, Lehre u. Praxis med.-naturwissenschaftl. Erkenntnisse für die Klärung rechtserhebl. Tatbestände zu erschließen u. für die ärztl. Berufsausübung Rechts- u. Standeskunde zu lehren; **Aufgabenbereiche:** forens. Thanatologie, naturwissenschaftl.-biol. Spurenkunde, Vaterschaftsbegutachtung, Untersuchung u. Begutachtung von Lebenden, Arztrecht, forens. Psychopathologie, Grundlagen der Versicherungsmedizin, forens. Toxikologie u. postmortale Biochemie. V. Sch.

Rechts|neurose (Neur-*; -osis*) f: (engl.) querulous personality; sog. Querulanz; Bez. für ein forderndes u. rechthaberisches Verhalten, das oft ein reales Unrecht übertreibt u. verallgemeinert u. sich bis zum Wahn* verselbständigen kann. Vgl. Rentenneurose.

Rechts|schenkel|block: (engl.) right bundle branch block; Form der intraventrikulären Erregungsleitungsstörungen* mit Blockierung der Erregungsleitung im re. Tawara-Schenkel; als Folge wird der re. Ventrikel nach dem linken erregt. **Urs.:** Koronarinsuffizienz, Druck- od. Volumenbelastung des re. Ventrikels, Myokarditis; **Formen: 1.** kompletter R.: rechtspräkordial (V_1–V_3) QRS-Komplexe deformiert (M-Form) u. verbreitert (≥0,12 s), verspäteter oberer Umschlagpunkt*, Kammerendteile diskordant inf. sekundärer Repolarisationsstörungen; linkspräkordial schlanke R-Zacken; in den Extremitätenableitungen evtl. Rechtstyp od. überdrehter Rechtstyp (s. Lagetyp des Herzens) bei Komb. mit linksposteriorem Hemiblock* bzw. überdrehter Linkstyp bei Komb. mit linksanteriorem Hemiblock; **2.** inkompletter R.: syn. Rechtsverspätung*. Vgl. Schenkelblock.

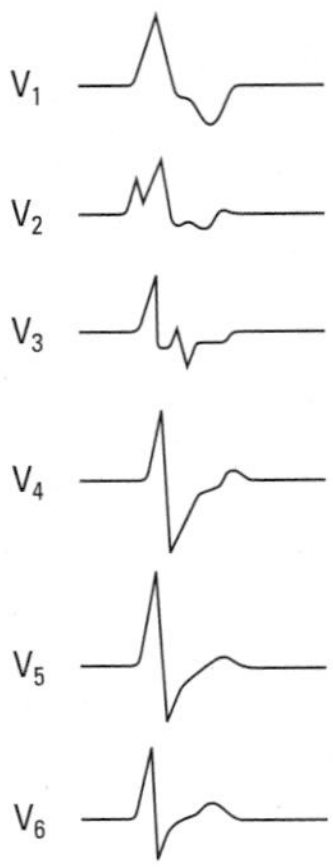

Rechtsschenkelblock: komplette Form [531]

Rechts|typ: (engl.) vertical heart; s. Lagetyp des Herzens.

Rechts|verschiebung: (engl.) right shift; Übersegmentierung der neutrophilen Granulozyten* (mit mehr als fünf Kernsegmenten); Vork. z. B. bei perniziöser Anämie*. Vgl. Linksverschiebung.

Rechts|verspätung: (engl.) right ventricular conduction delay; syn. inkompletter Rechtsschenkelblock; Erregungsleitungsstörung im re. Ventrikel; **Vork.:** physiol. bei Kindern u. Jugendlichen, Sportherz, Vagotonie; pathol. bei Druck- od. Volumenbelastung des re. Ventrikels; **Nachw.** im EKG v. a. in den rechts-präkardialen Brustwandableitungen* V_1 u. V_2 durch den verspäteten oberen Umschlagpunkt* über dem re. Ventrikel (normal <0,03 s) bei nur gering verbreiterten QRS-Komplexen; vgl. Rechtsschenkelblock.

Recklinghausen-Krankheit (Friedrich D. von R., Pathol., Königsberg, Straßburg, 1833–1910): **1.** Neurofibromatose*; **2.** Osteodystrophia* fibrosa generalisata.

Reclus-Phlegmone (Paul R., Chir., Paris, 1847–1914; Phlegmone*) f: Holzphlegmone* am Hals.

Recruitment (engl. Anwerbung): **1.** (biol.) Wiedereintritt von ruhenden Zellen in den Zellzyklus*; **2.** (otol.) Lautheitsausgleich im Fowler-Test; s. Audiometrie; **3.** (pathol.) Zunahme der Durchblutung von vorher ruhenden Kapillaren in einem Organ od. Gewebe.

Rect-: auch Rekt-; Wortteil mit der Bedeutung **1.** gerade, aufrecht von lat. rectus; **2.** gerader Darm, Mastdarm (Intestinum rectum).

Rectum (lat. intestinum rectum gerader Darm, Mastdarm) n: anat. Nomenklatur; Mastdarm; s. Rektum.

rectus (lat.): gerade.

Recurring utterances (engl. wiederkehrende Äußerungen): Sprachstereotypie (s. Stereotypien) mit Sprachgebilden, die aus einer Aneinanderreihung von Lauten u. Silben bestehen; Vork. bei globaler Aphasie*.

re|curvatus (lat.): rückwärts gekrümmt; z. B. Genu recurvatum.

Redien (Francesco Redi, Arzt, Naturforscher, Pisa, Florenz, 1626–1697) f pl: (engl.) rediae; dritte Larvengeneration (mit Mundöffnung, Pharynx u. Blinddarm) mancher Trematodes*; entstehen durch asexuelle Vermehrung innerhalb von Sporozysten u. erzeugen Tochterredien od. Zerkarien*.

Redlich-Obersteiner-Zone (Emil R., Psychiater, Wien, 1866–1930; Heinrich O., Neurol., Wien, 1847–1922): (engl.) Redlich-Obersteiner area; Eintrittstelle der Hinterwurzeln der Spinalnerven in das Rückenmark; Grenze zw. peripherem u. zentralem Nervensystem. Vgl. Nageotte-Stelle.

Redon-Saug|drainage (Henri R., Kieferchir., Paris; Drainage*) f: (engl.) Redon's suction drainage; Absaugvorrichtung mit einem an eine Unterdruckflasche angeschlossenen, nicht komprimierbaren Kunststoffschlauch, der zahlreiche Öffnungen am Endteil hat; **Anw.:** postoperative Drainage*.

Red|ox|system n: Kurzbez. für **Red**uktions-**ox**idationssystem; syn. Redoxpaar; System aus Oxidations- u. Reduktionsmittel (d. h. Elektronenaufnahme u. -abgabe), die bis zur Einstellung eines Gleichgewichts miteinander reagieren (z. B. $2Fe^{2+} + I_2 \rightleftharpoons 2Fe^{3+} + 2I^-$); Maß für das Oxidations- bzw. Reduktionsvermögen eines R. ist sein **Redoxpotential** (je höher es ist, desto größer die Oxidationskraft). Bestimmung durch Messung der Spannung od. kolorimetrisch mit sog. Redoxindikatoren (z. B. Neutralrot); **Vork.:** enzymat. Redoxsysteme, z. B. Oxidoreduktasen, übertragen Reduktionsäquivalente im Energiehaushalt der Zellen (z. B. in der Atmungskette*, Betaoxidation*) u. bei Biosynthesen; **Anw.:** zur Maßanalyse (Redoxtitrationen). Vgl. Antioxidanzien, Pyridinnukleotid-Coenzyme.

Redressement (frz. redresser berichtigen) n: Redression; konservative Ther. bei Deformitäten (X-Bein, Hackenfuß, Hohlfuß, Klumpfuß, Plattfuß, Spitzfuß) durch manuelle bzw. apparative Korrektur u. Überkorrektur mit anschließender Fixation durch Verbände (Streifen-, Gipsverband usw.); vgl. Quengeln, Extensionsmethoden.

Re|duktasen f pl: (engl.) reductases; flavinhaltige Oxidoreduktasen*, die meist als Redoxsystem Zytochrome* besitzen u. Elektronen auf Pyridinnukleotid*-Coenzyme übertragen können; z. B. Dihydrofolatreduktase, Glutathionreduktase.

Re|duktion (lat. reductio Zurückführung) f: (engl.) reduction; **1.** (chem.) Vorgang, bei dem einem Stoff Sauerstoff entzogen od. Wasserstoff zugeführt wird; elektrochem. werden Elektronen zugeführt, die Wertigkeit erniedrigt sich; vgl. Oxidation, Redoxsystem; **2.** (chir.) s. Reduktionsplastik.

Re|duktions|diät (↑; gr. δίαιτα Lebensweise, Kost) f: (engl.) weight reduction diet; Diät zur Gewichtsabnahme.

Re|duktions|mast|ek|tomie (↑; Mast-*; Ektomie*) f: (engl.) reductive mammaplasty; s. Mammaplastik.

Re|duktions|plastik (↑; -plastik*) f: (engl.) reduction plasty; chir. Methode zur Verkleinerung eines Organs; z. B. zur Verkleinerung der Brüste (s. Mammaplastik).

Re|duktions|probe (↑): (engl.) reduction test; auf Reduktion beruhender chem. Nachweis von Kohlenhydraten im Harn.

Re|duktions|teilung (↑): syn. Meiose*.

Red|undanz (lat. redundantia Überfülle, Überströmen) f: (engl.) redundancy; mehrfach wiederholte Information bzw. Beschreibung.

Re|duplikation (Re-*; lat. duplicare verdoppeln) f: (engl.) reduplication; ident. Verdoppelung genet. Materials (DNA* od. RNA*); bei der **doppelsträngigen DNA** pro- u. eukaryont. Zellen i. d. R. vor einer Zellteilung eintretende Neusynthese jeweils eines Tochterstrangs an den beiden Parentalsträngen als Matrize (semikonservative R.). Dadurch entstehen zwei ident. Doppelstränge. Die R. **einzelsträngiger DNA** bzw. **RNA** (Bakteriophagen*) verläuft über eine replikative Zwischenform (Negativkopie), an der dann wiederum Positivstränge synthetisiert werden können. Die **RNA von Tumorviren** wird dadurch vermehrt, dass zunächst mit Hilfe der reversen Transkriptase die komplementäre DNA synthetisiert wird („Retrotranskription"), die dann der normalen Vermehrung unterliegt. **Mitochondriale DNA** besitzt, unabhängig von der des Zellkerns, die Fähigkeit zur Selbstreduplikation. Die In-vivo-R. erfordert energiereiche Substrate (dATP, dGTP, dCTP, dTTP) sowie ein komplexes Enzymsystem mit den DNA*-Polymerasen als wichtigsten Enzymen.

Redux (lat. redux zurückführend) m: s. Crepitatio.

REDY-Niere: (engl.) Redy hemodialyzer; Kurzbez. für **re**zirkulierende **D**ialyse-Niere; nicht mehr gebräuchl. Gerät zur extrakorporalen Nierenersatztherapie auf Adsorptionsbasis mit Unabhängigkeit von einer Wasseraufbereitungsanlage für Reisen u. Heimdialyse; Adsorbenzien sind Zirconiumverbindungen u. Aktivkohle; vgl. Blutreinigungsverfahren.

Re|entry-Mechanismus (engl. reentry Wiedereintritt) m: (engl.) reentry phenomenon; (kardiol.) Modell zur Erklärung der Entstehung sog. kreisender Erregungen, die vermutl. die Urs. von Extrasystolen u. der meisten tachykarden Herzrhythmusstörungen sind; normalerweise findet im Myokard eine homogene, multidirektionale

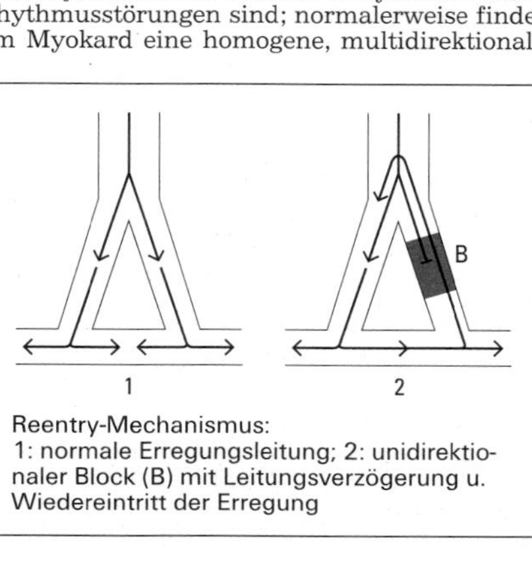

Reentry-Mechanismus:
1: normale Erregungsleitung; 2: unidirektionaler Block (B) mit Leitungsverzögerung u. Wiedereintritt der Erregung

Erregungsausbreitung statt; im geschädigten Myokard, bei akzessorischen Leitungsbahnen (s. Präexzitationssyndrom) sowie bei sehr langsamem Rhythmus (s. Umkehrextrasystole) kommt es inf. inhomogener Erregbarkeit (z. B. durch unterschiedl. lange Refraktärzeiten) zu einem unidirektionalen antegraden Block in einem Abschnitt u. zu unidirektionaler Leitung entlang des anderen Abschnitts einer Kreisbahn (s. ums. Abb.). Zu einem Wiedereintritt u. damit einer kreisenden Erregung kann es kommen, wenn die Erregungswelle beim retrograden Eintritt in den blockierten Abschnitt so verzögert wird, dass sie nach Durchtritt wieder auf erregbares Gewebe trifft.

Re|ferenz|bereiche: (engl.) normal values, reference values; Messwertbereiche für labormed. Parameter, die an einer gesunden Referenzpopulation ermittelt werden (Mittelwert ± zwei Standardabweichungen); wiederholtes Über- od. Unterschreiten der Grenzwerte deutet i. d. R. auf einen pathol. Befund hin. Siehe **Übersicht**.

Re|ferenz|dosis (Dosis*) **f:** (engl.) reference dose; Kurzzeichen D_R; Energiedosis*, die für das klin. Zielvolumen* als repräsentativ angesehen wird; früher auch als Herddosis bezeichnet.

Re|fertilisierung (Re-*; lat. fertilis fruchtbar)**:** (engl.) refertilization; s. Sterilitätsoperation.

Refetoff-Syn|drom (Samuel A. R., zeitgen. Endokrin., Chicago) **n:** syn. Schilddrüsenhormonresistenz*.

Reflekt-: auch Reflect-, Reflex-; Wortteil mit der Bedeutung zurückbiegen; von lat. reflectere, reflexus.

Re|flekto|metrie (↑; Metr-*) **f:** (engl.) reflectometry; Methode zur quant. Analyse von Substraten u. Enzymen mit trägergebundenen Reagenzien durch Messung des reflektierten Lichts; z. B. zur Auswertung von Teststreifen bei Schnelltestverfahren*.

Re|flektor (↑) **m:** (engl.) reflector; Reflektorspiegel; konkaver Beleuchtungsspiegel zur Untersuchung im reflektierten Licht (Ohrenspiegel, Ophthalmoskop).

re|flektorisch (↑)**:** (engl.) by reflex action; als Reflex ablaufend, durch einen Reflex bedingt.

Re|flex, ano|rektaler (↑) **m:** (engl.) anal reflex; reflektor. Kontraktion der Sphinkteren (M. sphincter ani externus et internus) inf. Dehnung des Mastdarms, auch bei Erektion; Grundlage der Kontinenz.

Re|flex|audio|metrie (↑; Audi-*; Metr-*) **f:** s. Pädaudiologie.

Re|flex|bahnung (↑)**:** (engl.) reflex facilitation; Verkürzung der Gesamtleitungszeit in einem Reflexbogen* durch kurz aufeinander folgende Auslösung von zwei Reflexen, wodurch der zweite Reiz vor Abklingen des ersten Erregungsimpulses die Synapse erreicht; klinische Anw. zur Bahnung von Eigenreflexen durch aktive Vorinnervation od. Jendrassik*-Handgriff.

Re|flex|blase (↑)**:** (engl.) reflex neurogenic bladder; Bez. für Miktionsstörung nach Rückenmarkschädigung bei noch erhaltenem Reflexbogen mit unwillkürl. Miktion (Blasenautomatie); je nach Höhe der Läsion mit Koordination von M. detrusor vesicae u. Sphinkter od. Detrusor-Sphinkter-Dyssynergie; vgl. Blasenlähmung.

Re|flex|bogen (↑)**:** (engl.) reflex arc; neuronale Verschaltung des reflektor. Erregungsablaufs, der von den reizaufnehmenden Rezeptoren (z. B. Muskelspindeln, Hautrezeptoren) im End-

Referenzbereiche
einige Parameter (Serum, Plasma, Vollblut)

Ammoniak	12–55	µmol/l
Bilirubin gesamt	<17	µmol/l
direkt	<5,1	µmol/l
Calcium	2,25–2,6	mmol/l
Chlorid	97–110	mmol/l
Eisen Männer	10–28	µmol/l
Frauen	6,6–26	µmol/l
Ferritin	15–200	µg/l
Glukose	3,6–5,6	mmol/l
Harnsäure	120–400	µmol/l
Harnstoff	1,7–8,3	mmol/l
Kalium	3,6–5,4	mmol/l
Kreatinin	50–110	µmol/l
Kupfer	11–24	µmol/l
Magnesium	0,73–1,03	mmol/l
Natrium	135–145	mmol/l
Phosphor, anorganischer	0,8–1,5	mmol/l
Proteine (gesamt)	62–80	g/l
Präalbumin	0,2–0,4	g/l
Albumine	35–52	g/l
Globuline	22–36	g/l
Alpha-1-Antitrypsin	0,9–2,0	g/l
Alpha-1-Globulin	1,2–3,2	g/l
Alpha-1-saures Glykoprotein	0,5–1,2	g/l
Alpha-2-Globulin	3,1–8	g/l
Alpha-2-Makroglobulin	1,3–3,0	g/l
Beta-Globulin	5–9,6	g/l
Gamma-Globulin	7,4–16	g/l
C3-Komplementfaktor	0,9–1,8	g/l
C4-Komplementfaktor	0,1–0,4	g/l
C-reaktives Protein	<5	mg/l
Caeruloplasmin	0,2–0,6	g/l
Haptoglobin	0,3–2,0	g/l
IgA	0,7–4,0	g/l
IgG	7–16	g/l
IgM	0,4–2,3	g/l
Transferrin	2,0–3,6	g/l
ALT	4–17	U/l
AST	4–22	U/l
Aldolase	0,8–7	U/l
Alphaamylase	30–155	U/l
Cholinesterase	1900–8000	U/l
Kreatinkinase	<80	U/l
Glutamatdehydrogenase	<4	U/l
Gammaglutamyltransferase		
Männer	4–28	U/l
Frauen	4–18	U/l
Alphahydroxybutyrat-Dehydrogenase	<150	U/l
Laktatdehydrogenase	<195	U/l
LDH_1	<65	U/l
Lipase	20–160	U/l
alkal. Phosphatase	20–180	U/l
saure Phosphatase	<12	U/l
Cholesterol	<200	mg/dl
Gesamtlipide	450–1000	mg/dl
Fettsäuren	240–440	mg/dl
Triglyceride	40–150	mg/dl

Die Referenzbereiche variieren je nach Bestimmungsmethode u. Alter

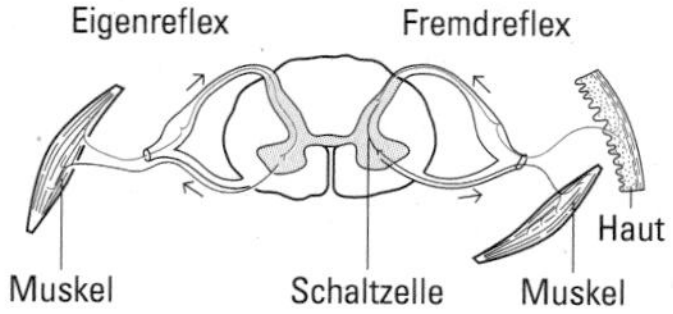

Reflexbogen [532]

organ ausgeht, über den afferenten Schenkel das (spinale) Reflexzentrum im ZNS erreicht u. unter Zwischenschaltung eines (monosynaptischer R.) od. mehrerer zentraler Neurone (polysynaptischer R.) über den efferenten Schenkel zum Erfolgsorgan (z. B. Muskel) verläuft. Vgl. Reflexe.

Re|flex|dys|trophie, sym|pathische (↑; Dys-*; Troph-*) f: (engl.) reflex sympathetic dystrophy (Abk. RSD), complex regional pain syndrome (Abk. CRPS); syn. sympathische Algodystrophie, Sudeck-Syndrom; zu den komplexen regionalen Schmerzsyndromen* gehörende Erkr. einer Extremität, die ohne definierte Nervenläsion häufig nach geringer Weichteilverletzung, Fraktur, op. Eingriff od. bei Erkr. des peripheren od. zentralen Nervensystems auftritt (in

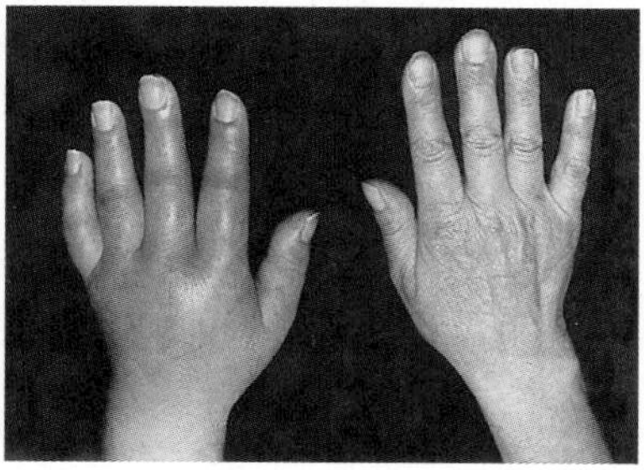

Reflexdystrophie, sympathische: akute entzündliche Schwellung der linken Hand [390]

5–10 % der Fälle spontan); **Klin.:** schwer lokalisierbare brennende Schmerzen zus. mit autonomen (Ödeme, Temperatur- u. Schweißsekretionsstörung, evtl. trophische Störung der Haut), sensiblen u. motorischen Störungen; im weiteren Verlauf Knochenabbau, Ankylose u. Funktionsverlust; **Ther.:** nichtsteroidale Antiphlogistika, Analgetika, Calcitonin; evtl. Sympathikusblockade (insbes. Stellatumblockade) bzw. Opioidinjektion im Bereich des sympath. Grenzstrangs; Krankengymnastik.

Re|flexe (↑) m pl: (engl.) reflexes; unwillkürl. u. regelhaft ablaufende Vorgänge als physiol. Reaktion eines Erfolgsorgans auf einen adäquaten Reiz; **Einteilung: 1.** monosynaptische R. od. Muskeleigenreflexe (Abk. MER): Reizort u. Erfolgsorgan sind identisch; adäquater Reiz ist die Dehnung der Muskelspindel* bzw. des Golgi*-Sehnenorgans, deren Aktivierung über direkte Erregung von Alphamotoneuronen im monosynaptischen Reflexbogen* die Kontraktion desselben Muskels bewirkt (sog. Dehnungs- od. Sehnenreflex). **Übersicht** über die klin. wichtigsten MER: s. ums. Tab. 1. Eine Abschwächung od. Aufhebung von MER kommt v. a. bei peripherer Lähmung, Schädigung der Wurzeln der Spinalnerven od. Polyneuropathie vor, seltener als fam. (angeb.) Areflexie od. bei Adie*-Syndrom; Verlangsamung der Reflexantwort z. B. bei Hypothyreose. Die einseitige Steigerung (Hyperreflexie), meist mit Verbreiterung der Reflexzonen, ist u. a. Zeichen einer Pyramidenbahnläsion bzw. zentralen Lähmung. Hyperreflexie kann bei plötzl. Dehnung eines Muskels zu rhythmischen Kontraktionen führen u. als erschöpfl. od. unerschöpfl. (kontinuierl.) Klonus in Erscheinung treten, wobei letzterer als Pyramidenbahnzeichen* gilt. **2.** Polysynaptische R. od. Fremdreflexe: Reizort u. Erfolgsorgan sind verschieden; der Reiz wird über einen polysynaptischen Reflexbogen vermittelt. Man unterscheidet (z. T. altersabhängig) physiol. u. pathol. Fremdreflexe. **Übersicht** über die klin. wichtigsten Fremdreflexe: s. Tab. 2 u. 3 S. 1426 f. Die seitendifferente Auslösbarkeit physiol. Fremdreflexe spricht für Schädigungen des zentralen od. peripheren Neurons, z. B. i. S. von Sensibilitätsstörungen. Pathol. Fremdreflexe sind v. a. bei Schädigungen der Pyramidenbahn od. des Gehirns auslösbar. Vgl. Reflexe, frühkindliche. **3.** Bedingte (konditionierte) R.: R., die nicht durch einen präformierten Reflexbogen vermittelt werden, sondern auf einer Konditionierung* beruhen.

Re|flexe, früh|kindliche (↑) m pl: (engl.) neonatal reflexes; syn. primitive Reflexe; in der Zeit der ersten Lebenswochen u. -monate physiol. auftretende Vielzahl von Reflexen* u. Bewegungsautomatismen, die mit zunehmender Ausreifung stammesgeschichtlich jüngerer ZNS-Strukturen (Neostriatum, Großhirnrinde u. Pyramidenbahn) allmählich verschwinden. Charakteristisch für die f. R., deren Fehlen bzw. Seitenasymmetrie ebenso wie ihr verlängertes Bestehenbleiben auf eine zerebrale Störung hinweisen (vgl. Hirnschaden, frühkindlicher), sind die weiten reflexogenen Zonen u. die undifferenzierte Reizbeantwortung durch Bewegungskomplexe (Pallidumeigenschaft). Die Reize werden hauptsächl. von den Hautrezeptoren u. vom Labyrinth aufgenommen; der Reflexbogen läuft über Thalamus u. Pallidum ohne Beteiligung des Großhirns. Zu den f. R. zählen bes. Reflexe der Nahrungsaufnahme, des Lage- u. Bewegungssinns u. Halte- bzw. Stellreflexe.

1. F. R. der Nahrungsaufnahme sind u. a. **Suchreflex** (auch Rooting-Reflex, s. Abb. S. 1424): Bestreichen der Wange führt zum Verziehen des Mundes u. zur Kopfbewegung in Richtung auf den Reiz; Berühren der Lippen führt zum Spitzen des Mundes (Mundphänomen) u. zu kräftigen Saugbewegungen, dem **Saugreflex**. Zu diesen f. R., die etwa im 3. Lebensmonat verschwinden, zählt auch der beim Füttern zu beobachtende **Schluckreflex. 2.** F. R. des Lage- u. Bewegungssinns u. Haltereflexe sind u. a. **palmarer Greifreflex:** Bestreichen der Handinnenflächen führt im 1. Lebenshalbjahr zu Fingerbeugung u. (unter Zug verstärktem) Faustschluss. Analog lässt sich (etwa bis zum 11. Lebensmonat) der **plantare Greifreflex** an der Fußsohle auslösen; **Schreitphänomen:** Beim Berühren der Fußsohlen des aufrecht gehaltenen Kindes mit der Unterlage führt das Neugeborene (1. Lebensmonat) Schreitbewegungen

Reflexe
Die wichtigsten Eigenreflexe

Tab. 1

Bezeichnung Synonyme	Segmentale Zuordnung Nebensegment in Klammern peripherer Nerv
Masseterreflex Massetertemporalisreflex	N. V_3 (N. trigeminus)
Skapulohumeralreflex	$C_4–C_6$ N. suprascapularis N. axillaris
Biceps-brachii-Reflex (Bizepssehnenreflex, BSR)	C_5/C_6 N. musculocutaneus
Brachioradialisreflex (Supinatorreflex; Radiusperiostreflex, RPR)	C_5/C_6 N. radialis
Triceps-brachii-Reflex (Trizepssehnenreflex, TSR)	$C_6/C_7/C_8/(Th_1)$ N. radialis
Fingerbeugereflex Trömner-Reflex Knipsreflex Kino-Reflex	$C_7/C_8/(Th_1)$ Nn. medianus und ulnaris
Quadriceps-femoris-Reflex Patellarsehnenreflex (PSR) (engl.) knee jerk	$(L_2)\ L_3/L_4$ N. femoralis

Auslösung (A) und Effekt (E)	
A: Bei leicht geöffnetem Mund und entspanntem Unterkiefer wird der Zeigefinger des Untersuchers quer unterhalb der Lippen auf den Unterkiefer gelegt. Schlag auf den Zeigefinger (d. h. indirekt auf den Unterkiefer) E: Mundschluss	
A: Schlag auf den medialen Rand der unteren Scapula E: Adduktion und Außenrotation des herabhängenden Arms	
A: bei leicht adduziertem Oberarm und angewinkeltem Unterarm Schlag auf die Sehne des M. biceps brachii E: Beugung im Ellenbogengelenk	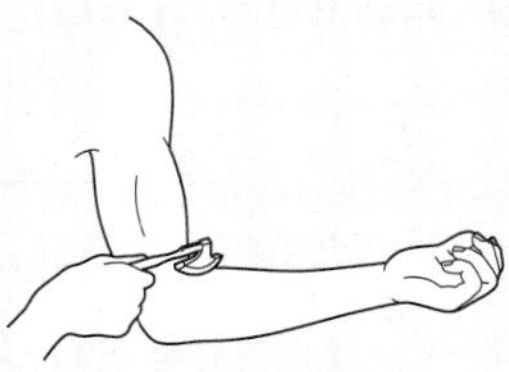 Auslösen des Biceps-brachii-Reflexes
A: Haltung des Arms wie bei der Prüfung des BSR; Schlag auf die radiale Kante des Radiusköpfchens E: Beugung im Ellenbogengelenk	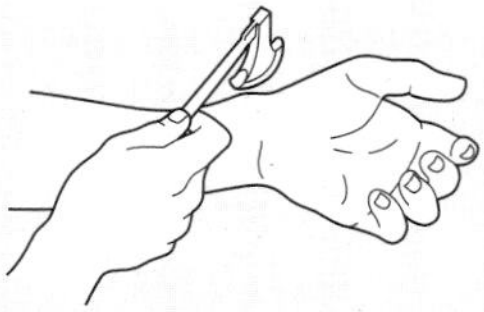 Auslösen des Brachioradialisreflexes
A: Schlag auf die Sehne des M. triceps brachii oberhalb des Olecranons bei angewinkeltem Unter- und abgewinkeltem Oberarm E: Streckung im Ellenbogengelenk	
A: 1. Die zuverlässigste ist die von Wartenberg empfohlene Auslösungsart: Der Untersucher legt seinen Zeigefinger auf die locker und leicht angebeugten Finger des Patienten und schlägt mit dem Reflexhammer auf seinen Zeigefinger. 2. Bei Dorsalextension der Hand schlagen die Finger des Untersuchers schnell und kräftig auf die Fingerbeeren des Patienten (Trömner-Variante). 3. Bei Dorsalextension der Hand wird das Endglied des Mittel- oder Zeigefingers des Patienten von unten flektiert, die Nägel der genannten Finger werden vom Daumen des Untersuchers nach volar durch eine schnellende Bewegung „geknipst" (Hoffmann-Reflex, Knipsreflex). E: Beugung der Finger I–V	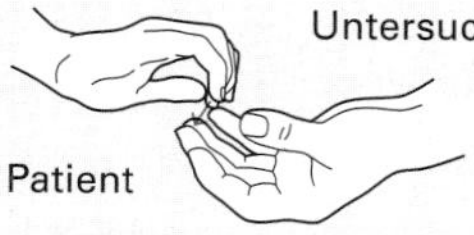 Auslösen des Fingerbeugereflexes nach Trömner
A: Schlag auf die Sehne des M. quadriceps femoris unterhalb der Patella E: Streckung im Kniegelenk	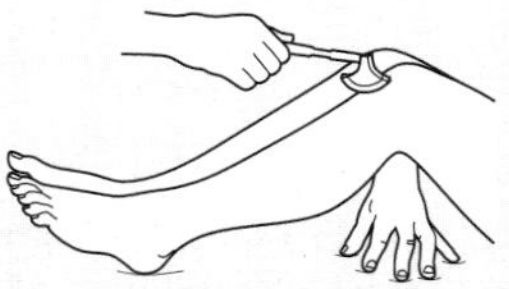 Auslösen des Quadriceps-femoris-Reflexes

(Fortsetzung nächste Seite)

Reflexe (Fortsetzung)
Die wichtigsten Eigenreflexe

Tab. 1

Bezeichnung Synonyme	Segmentale Zuordnung Nebensegment in Klammern peripherer Nerv
Adduktorenreflex (ADR)	$(L_2)/L_3/L_4$ N. obturatorius
Triceps-surae-Reflex Achillessehnenreflex (ASR)	$(L_5)/S_1/(S_2)$ N. tibialis
Tibialis-posterior-Reflex	L_5
Zehenbeugereflex Rossolimo-Zeichen	S_1/S_2 N. tibialis

aus (analog Kriechbewegungen in Bauchlage). Plötzl. Druck auf die Fußsohle bzw. Berührung in ihrer gesamten Fläche bewirkt Streckung aller Gelenke des entspr. Beins (Stehbereitschaft) bei gleichzeitiger Knie- u. Hüftbeugung des anderen, den sog. **Aufrichtungsreflex** (bis zum 6. Lebensmonat). **Galant-Rückgratreflex** (s. Abb.): Bestreichen des Rückens seitl. der Wirbelsäule führt zu deren Biegung, wobei die Konkavität der gereizten Seite zugewendet ist (verschwindet im 3.–6. Lebensmonat); **asymmetrischer tonischer Nackenreflex** (bis zum 6. Lebensmonat): Seitwärtsdrehung des Kopfes bewirkt Streckung des dem Gesicht zugewandten Arms mit

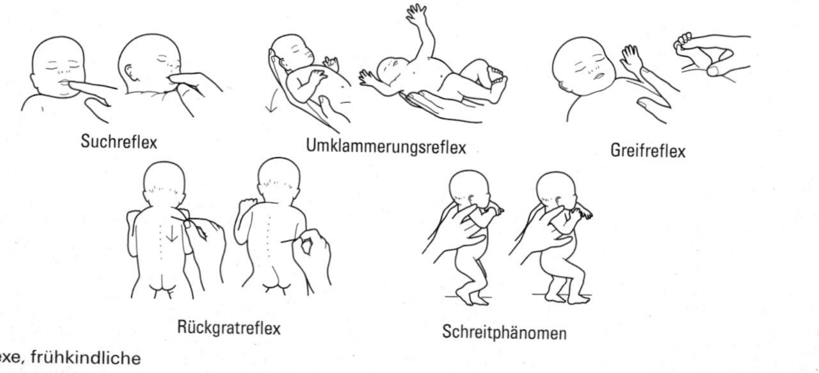

Reflexe, frühkindliche

Auslösung (A) und Effekt (E)

A: Schlag auf den Epicondylus medialis humeri
E: Adduktion des Beins

A: Schlag auf die Achillessehne bei abgewinkeltem Bein
E: Plantarflexion des Fußes

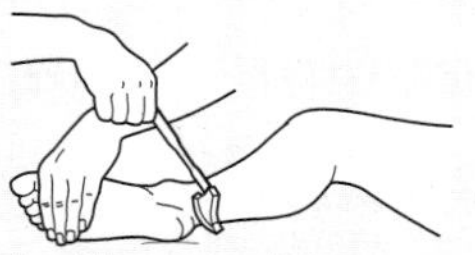

Auslösen des Triceps-surae-Reflexes

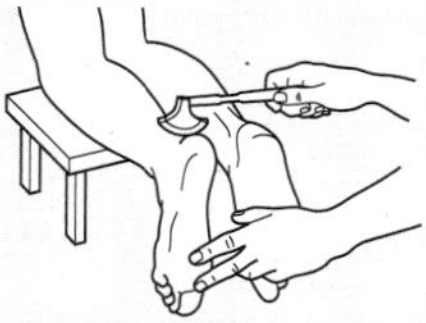

Auslösen des Triceps-surae-Reflexes nach der Methode von Babinski

A: Schlag auf Sehne des M. tibialis posterior hinter und leicht unterhalb des Malleolus medialis
E: Supination des Fußes
Beachte: schwellennah, deshalb nicht immer auslösbar; relevant ist die Seitendifferenz!
A: Der Untersucher schlägt mit seinen Fingern auf die Zehenkuppen.
E: Beugung der Zehen II–V

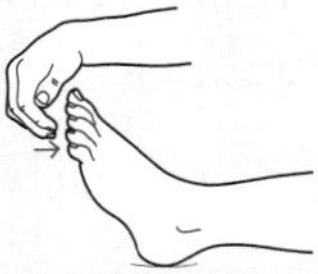

Auslösen des Zehenbeugereflexes nach Rossolimo

Tonuserhöhung bei gleichzeitiger Beugung u. Tonusverminderung des anderen Arms (Fechterstellung); häufig sind gleichsinnige Bewegungen auch an der unteren Extremität nachweisbar; **symmetrischer tonischer Nackenreflex:** Neigung des Kopfes nach hinten führt zu Streckung u. Tonuserhöhung der oberen mit gleichzeitiger Beugung u. Tonusverminderung der unteren Extremität. Bei Neigung des Kopfes nach vorn kommt es zur Umkehrung dieses Bewegungungskomplexes. Das Kind kann bei Persistieren dieses pathol. Reflexes nicht kriechen, nur froschartig hopsen; **tonischer Nackenextremitätenreflex** (Magnus): passive Drehung des Kopfes bewirkt Anziehen des kontralateralen Beins (bis zum 6. Mon.). Diese **tonischen Nackenreflexe** kommen durch Änderung der Kopfhaltung zum Rumpf, **tonische Labyrinthreflexe** durch Änderung von Kopf- u. Körperstellung im Raum zustande; zu letzteren zählen der **Moro-Umklammerungsreflex** (Erschütterungsphänomen): Das Kind breitet bei lauten Geräuschen, plötzl. Erschütterung der Unterlage bzw. abruptem Zurückfallenlassen des Kopfs die Arme bei gespreizten Fingern aus (1. Phase) u. führt sie anschl. langsam wieder über der Brust zusammen (2. Phase); verschwindet im 3.–6. Lebensmonat; **okulozephaler Reflex** (bis zum 10. Lebenstag): Zurückbleiben der Bulbi bei passiver Drehung des Kopfes (sog. Puppenaugenphänomen). **Fluchtreflexe** lassen sich schon bei unreifen Frühgeborenen an der gesamten Körperoberfläche auslösen. Die bei Neugeborenen u. Säuglingen (immer seltener auch im Kleinkindesalter) zu beobachtende Reizbeantwortung des Plantarreflexes (Bestreichen der Fußsohle) besteht vor Ausreifung des Pyramidenbahnsystems aus dem Zurückziehen des Beins (Fluchtreflex), Heben des äußeren Fußrandes (Monakow-Zeichen) u. Dorsalflexion einer od. mehrerer Zehen; Letzteres entspricht wahrscheinl. dem Babinski-Zeichen. Ab dem 6. Lebensmonat wird die Sprungbereitschaft (**Schaltenbrand-Reflex**) nachweisbar, die lebenslang erhalten bleibt: Rasches Absenken des Oberkörpers eines freischwebend in Bauchlage gehaltenen Kindes führt zum Vorstrecken der Arme u. Abstützen mit den geöffneten Händen. Zu den im 2. Lebenshalbjahr besonders aktiven Stellreflexen zählen **Halsstellreflex** (bei Seitwärtsdrehung des Kopfes folgt der Körper en bloc nach, ab. 2. Monat), **Körperstellreflex** (der Kopfdrehung folgt zunächst der Schultergürtel, dann das Becken) u. **Labyrinthstellreflex** (ermöglicht das Kopfheben in Bauchlage mit 2 Mon., in Rückenlage mit 4–6 Mon., sowie die normale Einstellung des Kopfes im Raum). Sie werden zum Ende des 1. Lj. schwächer, ver-

Reflexe
Physiologische Fremdreflexe

Tab. 2

Bezeichnung	Segmentale Zuordnung	Auslösung (A) Effekt (E)
Pupillenreflex	N. opticus	A: Belichtung des Auges E: Verengung der Pupille
Kornealreflex	N. trigeminus	A: Betupfen der Cornea mit Wattebausch E: Lidschluss
Würgreflex (Gaumenreflex)	N. glossopharyngeus, N. vagus	A: Berühren der Rachenhinterwand mit Spatel E: Hochziehen des Gaumens, Kontraktion der Pharynxmuskulatur
Bauchhautreflex (BHR) (kutaner Bauchdeckenreflex, BDR)	Th_6-Th_{12}	A: kurzes Bestreichen der Bauchdecke mit spitzem Gegenstand E: Kontraktion der ipsilateralen Bauchmuskulatur
Kremasterreflex	L_2-L_3	A: Bestreichen der Oberschenkelinnenseite E: Hochziehen des ipsilateralen Hodens
Analreflex	S_3-S_5	A: Bestreichen der Dammhaut E: Kontraktion des M. sphincter ani ext.

schwinden od. werden (abgeändert) in willkürl. Bewegungen eingebaut. Vgl. Lagereaktionen.

Re|flex|epi|lepsie (↑; Epilepsie*) f: (engl.) reflex epilepsy; Form der Epilepsie*, bei der Anfälle durch einfache sensorische Reize (meist visuell), Bewegungen od. komplizierte mentale Prozesse (Entscheiden, Schreiben, Rechnen, Kartenspielen) ausgelöst werden.

Re|flexe, primitive (↑) m pl: (engl.) primitive reflexes; s. Reflexe, frühkindliche.

Re|flexe, proprio|zeptive (↑) m pl: (engl.) proprioceptive reflexes; s. Propriozeption.

Re|flexe, viszero|kutane (↑) m pl: (engl.) viscerocutaneous reflexes; bei Reizung, Erkr. od. Schädigung innerer Organe auftretende reflektor. Veränderungen in den entspr. Head*-Zonen, z. B. Vasokonstriktion od. -dilatation, auch Hyperästhesie, Hyperalgesie, Hyperpathie. Die Afferenzen der inneren Organe werden dabei über sympath. u. parasympath. Fasern zum Rückenmark u. über Rami communicantes u. Hauteffe-renzen fortgeleitet.

Re|flex|in|kontinenz (↑; Inkontinenz*) f: (engl.) reflex incontinence; Harninkontinenz bei Reflexblase*; z. B. inf. Meningomyelozele* od. Querschnittläsion*; vgl. Blasenlähmung.

Re|flexion (↑) f: (physik.) Zurückwerfen von Wellen*, z. B. von Licht, Schall.

Re|flex, okulo|kardialer (↑) m: (engl.) oculocardiac reflex; Fremdreflex (s. Reflexe), der durch den Aschner-Dagnigni-Versuch (syn. Augendruckversuch, Bulbusdruckversuch) auslösbar ist: nach Druck auf die geschlossenen Augen od. Zug an den Augenmuskeln kommt es reflektorisch zu Bradykardie od. Tachyarrhythmie, Hautblässe, Brechreiz, evtl. Kollaps. Vork. physiol. im Kindesalter sowie bei ca. 50 % der Erwachsenen.

Re|flex, psycho|galvanischer (↑) m: (engl.) psychogalvanic reflex; Änderung des elektr. Hautwiderstands als Reaktion auf Schmerzreize u. in Abhängigkeit von Affekten; Messung des p. R. mittels eines sog. Lügendetektors als (fragwürdiges) Testverfahren.

Re|flex, reno|renaler (↑) m: (engl.) renorenal reflex; durch einseitige Nierenerkrankung reflektor. (wahrscheinl. über den N. splanchnicus thoracicus minor) ausgelöste Schmerzen bzw. Nierenfunktionsstörung der gesunden Gegenseite.

Re|flex|tod (↑): (engl.) reflexogenic cardiac arrest; Tod durch eine reflektor. Reaktion auf meist äußere Einwirkung; z. B. Asystolie* bei Schlag od. Druck auf den Karotissinus*, Bolustod*.

Re|flex, vestibulo|okulärer (↑) m: (engl.) vestibulo-ocular reflex; von den Bogengängen des Innenohrs gesteuerte kompensatorische Gegenbewegung der Augen bei Kopfdrehung; Stellreflex zur Stabilisierung des Netzhautbildes.

Re|flex, zilio|spinaler (↑) m: (engl.) ciliospinal reflex; syn. Parrot-Zeichen; Mydriasis* als Reaktion auf einen Schmerzreiz (im Allg. durch Kneifen der Haut am Nacken); bes. lebhaft bei Schädigung des Zwischenhirns.

Re|flex|zonen|massage (↑) f: (engl.) reflexology; Form der Segmenttherapie*; Massagetechnik, die durch Druck auf best. Punkte u. Regionen zur reflektor. Beeinflussung innerer Organe führen soll; vgl. Bindegewebemassage, Nervenpunktmassage.

Re|flux (lat. refluere, refluxus zurückfließen, überfließen) m: Rückfluss.

Re|flux, duo|deno|gastrischer (↑) m: (engl.) duodenogastric reflux; Rückfluss von Galle (Gallensäure) u. Lysolecithin aus dem Duodenum in den Magen; Vork. sowohl bei Gesunden als auch bei Pat. mit Ulkuskrankheit u. nach Magenoperation, führt zu einer Schädigung der Magenschleimhaut i. S. einer Gastritis* Typ C.

Re|flux|gastritis (↑; Gastr-*; -itis*) f: s. Gastritis, Reflux, duodenogastrischer.

Re|flux, gastro|ösophagealer (↑) m: (engl.) gastro-oesophageal reflux; Rückfluss von Magenflüssigkeit in die Speiseröhre; s. Refluxkrankheit.

Re|flux, hepato|jugulärer (↑) m: (engl.) hepatojugular reflux; Füllung der Jugularvenen bei

Reflexe
Pathologische Fremdreflexe Tab. 3

Bezeichnung	Bedeutung	Auslösung (A) Effekt (E)
Orbicularis-oculi-Reflex (Glabella-, Nasopalpebralreflex) bei unerschöpflicher Auslösbarkeit	Läsion kortikopontiner Bahnen, Erkr. des extrapyramidalen Systems	A: Schlag auf die Glabella (unerschöpfliche Auslösbarkeit) E: Kontraktion des M. orbicularis oculi
Orbicularis-oris-Reflex (Schnauzreflex)	wie Orbicularis-oculi-Reflex	A: Perkussion der perioralen Muskulatur E: Kontraktion des M. orbicularis oris
Bulldog-Reflex	wie Orbicularis-oculi-Reflex	A: Einführen eines Spatels in den Mund E: Zubeißen (um Spatel festzuhalten)
Saugreflex	diffuse Hirnschädigung	A: Bestreichen des Mundbereichs E: Saug- u. Schluckbewegungen
Palmomentalreflex bei unerschöpflicher Auslösbarkeit	diffuse Hirnschädigung, Erkr. des extrapyramidalen Systems	A: Bestreichen der Handinnenfläche mit spitzem Gegenstand (unerschöpfliche Auslösbarkeit) E: Kontraktion der ipsilateralen Kinnmuskulatur

Druck auf die inf. Herzinsuffizienz od. Pericarditis constrictiva gestaute Leber des mit dem Oberkörper um 30–45° hochgelagerten Pat. aufgrund des vermehrten Blutangebots vor dem rechten Herzen (Verstärkung der Einflussstauung*); fehlt bei Hepatomegalie inf. Budd*-Chiari-Syndrom.

Re|flux|krankheit (↑): (engl.) gastro-oesophageal reflux disease (Abk. GERD); gehäufter Rückfluss von Mageninhalt in den Ösophagus mit klin. Beschwerden (Sodbrennen, Dysphagie, Oberbauchschmerzen); **Häufigkeit:** 5–10 % der Bevölkerung, von denen ca. 10 % eine Refluxösophagitis* entwickeln; **Formen: 1.** primäre R.: inkompetenter Verschlussmechanismus des unteren Ösophagussphinkters (Kardiainsuffizienz bei axialer Hiatushernie); **2.** sekundäre R.: Auftreten bei bekannter Urs. mit nachweisbaren anat. Veränderungen am gastroösophagealen Übergang (z. B. bei Sklerodermie od. nach Myotomie wegen einer Achalasie).

Re|flux|nephro|pathie (↑; Nephr-*; -pathie*) f: (engl.) reflux nephropathy; progressive Zerstörung des Nierenparenchyms mit Narbenbildung u. segmentbetonter Schrumpfung bei persistierender od. rezidiv. Infektion inf. eines vesikorenalen Refluxes*. B. Sch.

Re|flux|öso|phagitis (↑; Ösophagus*; -itis*) f: (engl.) reflux oesophagitis; Refluxkrankheit* mit endoskop. sichtbarer Entz. (Einteilung in 4 Schweregrade); **Urs.:** Insuffizienz der Kardia u. Reflux von Magensäure, häufig gleichzeitig bestehende Hiatushernie*; **Klin.:** Sodbrennen (75 %), Aerophagie (60 %), Dysphagie (50 %), Regurgitation von Mageninhalt (40 %), epigastrische Schmerzen (30 %); Beschwerden verstärken sich postprandial, im Liegen u. bei Betätigung der Bauchpresse; auch extraösophageale Sympt.: Laryngitis, asthmatische Beschwerden, chron. Bronchitis (inf. Mikroaspiration), stenokardische Beschwerden (kardia-kardiale Reflexbahn); Rezidivrate >80 %; **Kompl.:** Ulkus, Blutung, Aspiration, Barrett-Ösophagus, Schatzki-Ring; **Diagn.:** Ösophagoskopie mit Biopsie, ggf. Ösophagusmanometrie u. Langzeit-pH-Messung; **DD:** Dysphagie* anderer Urs., Ulkuskrankheit*, Pankreatitis*, koronare Herzkrankheit*; **Ther.: 1.** Hochlagerung des Oberkörpers, Verzicht auf Alkohol u. Nicotin, Regulierung des Gewichts, der Ess- u. Schlafgewohn-

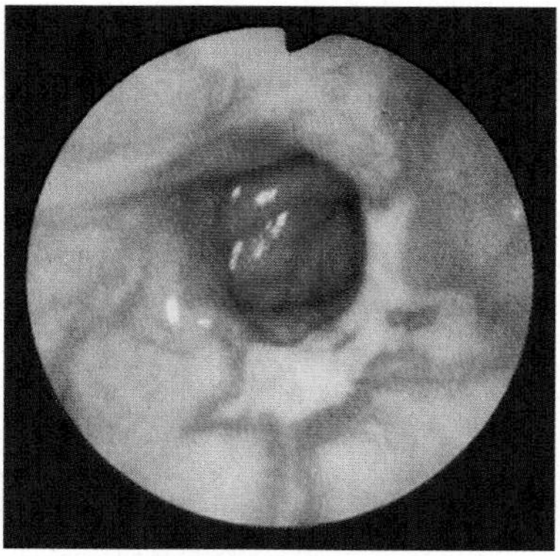

Refluxösophagitis: ösophagoskopischer Befund [62]

R

Refluxösophagitis
Einteilung

Grad I	nicht konfluierende Erosionen mit und ohne fibrinoide Nekrose
Grad II	konfluierende Epitheldefekte
Grad III	zirkulärer Epithelverlust durch Erosionen und Ulzera
Grad IV	peptische Striktur bzw. narbige Stenose, marginales Ulkus oft in Verbindung mit Zylinderzellersatz

heiten; **2.** Protonenpumpenhemmer, Dopaminantagonisten, Antazida; bei Helicobacter-pylori-Infektion Eradikationstherapie; **3.** laparoskop. Fundoplicatio*, Antirefluxprothese*, ggf. Teresplastik*, bei Hiatushernie ggf. Einengung des Hiatus oesophageus. J. Die.

Re|flux, vesiko|renaler (↑) m**:** (engl.) vesicorenal reflux; auch intrarenaler Reflux; Rückfluss von Harn in das Nierenparenchym; **Urs.:** hochgradiger vesikoureteraler Reflux* (ab Grad III) u. abnorme Papillenstruktur (sog. Refluxpapillen), durch die es nicht zum Verschluss bei Erhöhung des Nierenbeckenkelchdrucks kommt; bei gleichzeitiger Harnweginfektion kann sich eine Refluxnephropathie* entwickeln.

Re|flux, vesiko|ureteraler (↑) m**:** (engl.) vesicoureteral reflux; ein- od. beidseitiges Zurückfließen von Harn aus der Blase in den Ureter u. das Nierenbeckenkelchsystem bes. während der Miktion; **Urs.:** primär angeb. (Fehlbildung der Uretermündung in die Blase, Manifestation im Kindesalter) od. sekundär (z. B. neurogen, bei Blasenentleerungsstörung, Verletzung nach Steinextraktion); **Einteilung: Grad I:** v. R. nur im Ureter; **Grad II:** v. R. erreicht Nierenbecken u. Kelche; **Grad III:** zusätzl. mäßige Dilatation bzw. Schlängelung des Ureters, Dilatation des Nierenbeckens; **Grad IV:** Dilatation bzw. Schlängelung des Ureters, Dilatation des Nierenbeckens, Kelche erweitert; **Grad V:** grobe Dilatation u. Schlängelung des Ureters, Kelchstruktur aufgehoben, Impression der Papillen nicht mehr sichtbar; **Diagn.:** Miktionszystourethrographie, Radioisotopenzystographie mit ^{99m}Tc-Pertechnat; **Ther.:** ggf. Antirefluxplastik; Antibiotika, evtl. niedrigdosierte Langzeittherapie; **Kompl.:** Refluxnephropathie*.

Re|fraktär|phase (lat. refractarius widerspenstig) f**:** (engl.) refractory phase; mit der Repolarisation des Membranpotentials (nach einem Aktionspotential*) einhergehende Zeit, in der am betroffenen Membranabschnitt trotz maximaler Reizintensität erst kein (absolute R.), dann ein in seiner Amplitude vermindertes, evtl. verlängertes Aktionspotential (relative R.) auslösbar ist; die absolute R. des Herzmuskels beträgt 0,2–0,3 Sek., des Skelettmuskels wenige Millisekunden.

Re|fraktion (lat. refringere, refractus aufbrechen, hemmen) f**:** (engl.) refraction; Lichtbrechung; beim menschl. Auge die Beziehung des Gesamtbrechungszustands aller opt. Medien zur Achsenlänge des Auges; wird berechnet als Differenz zw. Brechwert*, den das Auge zur Einstellung des Fernpunkts im Unendlichen benötigt, u. Brechwert im nicht akkommodierten Zustand; bei Normalsichtigen = 0 (Emmetropie*), bei Kurzsichtigen <0 (Myopie*), bei Weitsichtigen >0 (Hypermetropie*). Vgl. Ametropie.

Re|fraktions|an|omalie (↑; Anomalie*) f**:** (engl.) refractive anomalies, errors; Oberbegriff für versch. Brechungsfehler der Augen; s. Hypermetropie, Myopie.

Re|fraktions|bestimmung (↑)**:** (engl.) refractometry, refraction; (ophth.) Bestimmung der Refraktion*, subjektiv durch Brillengläser, objektiv durch Skiaskopie* od. Refraktometer*. Vgl. Phoropter.

Re|frakto|meter (↑; Metr-*) n**:** (engl.) refractometer; opt. Instrument zur Bestimmung des Brechungsindexes eines Stoffs, meist durch Ermittlung des Grenzwinkels der Totalreflexion bzw. des streifenden Austritts; in der Ophth. angewendet zur Refraktionsbestimmung* des Auges.

Re|frigeratio (lat. Abkühlung) f**:** Erkältung.

Refsum-Syn|drom (Sigvald R., Neurol., Oslo, 1907–1991) n**:** (engl.) Refsum's disease; syn. Heredopathia atactica polyneuritiformis; autosomal-rezessiv erbl., peroxisomale Stoffwechselstörung (Genlokus 10pter-p11.2), bei der es durch einen Phytansäureoxidase-Mangel zur Speicherung von Phytansäure* kommt; **Klin.:** Manifestation v. a. zw. 10. u. 20. Lj. mit Ichthyose der Haut, Knochenanomalien, Retinitis pigmentosa, progredienter Schwerhörigkeit, Polyneuropathie u. zerebellaren Symptomen (v. a. Ataxie); **Diagn.:** Nachw. von Phytansäure in Blut u. Harn; **Ther.:** Diät ohne Gemüse, Obst u. Butter sowie Reduktion tierischer Fette; **Progn.:** unter Diät weitgehende Rückbildung der Sympt. möglich.

Regel|an|omalien (Anomalie*) f pl**:** s. Zyklusstörungen.

Regel|biss: syn. Neutralbiss*.

Regel|blutung: Menstruation*.

Regel|kreis: (engl.) control system, feedback mechanism; Vorgang, bei dem ein vorgegebener (Soll-Wert) mit dem tatsächl. (gemessenen) Wert (Ist-Wert) einer konstant zu haltenden Größe (Regelgröße) verglichen u. an ein regulierendes Zentrum (Regler) gemeldet wird; besteht eine Differenz (Regelabweichung) zw. Soll-Wert u. Ist-Wert der Regelgröße, so erfolgen Steuersignale an einen Korrekturmechanismus, die meist das umgekehrte Vorzeichen der Regelabweichung (negative Rückkopplung*) haben. Die Steuerung durch R. ist ein Prinzip der Lebensvorgänge, z. B. zur Aufrechterhaltung des mittl. Blutdrucks, des mittl. Blutzuckerspiegels u. der Körperkerntemperatur, zur Regelung der Atmung u. von endokrinen Funktionen. Vgl. Kybernetik.

Regen|bogen|farben|sehen: (engl.) iridopsia; Wahrnehmung von Farbringen um Lichtquellen im Glaukomanfall; Kontrolle des Augeninnendrucks ist unbedingt erforderlich. Vgl. Glaukom.

Regen|bogen|haut: s. Iris.

Re|generation (lat. regenerare von neuem hervorbringen) f**:** Heilung, Wiederherstellung, Ersatz.

Regio (lat.) f**:** Gegend; (anat.) Körpergegend (s. Abb.).

Region (↑) f**:** Gegend; bes. auch Gegend der Körperoberfläche; s. a. Bauchregionen.

regionär (↑)**:** (engl.) regional; best. Körpergegend betreffend.

Regional|an|ästhesie (↑; Anästhesie*) f**:** (engl.) regional anesthesia; Schmerzausschal-

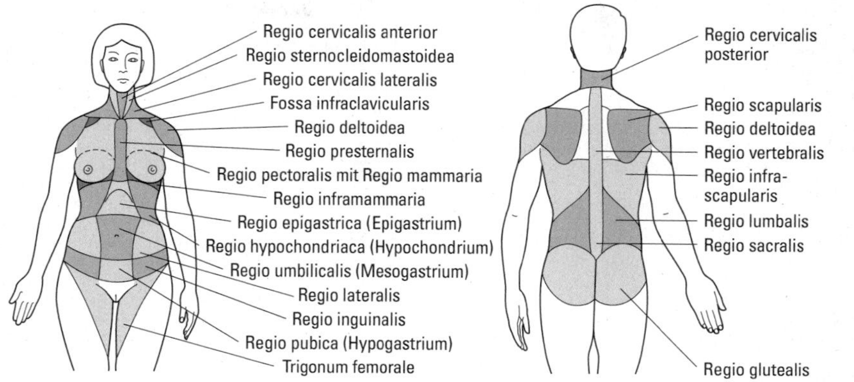

Regio:
wichtige anatomische Regionen des Körpers

tung einer Körperregion durch i. v. Injektion eines Lokalanästhetikums (s. Bier-Block) bzw. in od. um einen Nerv herum (s. Leitungsanästhesie). D. Buc.

Region, motorische (↑) f: (engl.) motor region; Gyrus precentralis; vgl. Gehirn.

Re|gression (lat. regressio Rückkehr) f: **1.** Rückbildung von Tumoren unter Therapie; **2.** (psychoanalyt.) Abwehrmechanismus* mit Zurücknehmen reifer u. differenzierter psych. Verhaltensweisen auf frühkindl. od. entwicklungsgeschichtl. ältere Stufen zur Entlastung von einer als unerträglich empfundenen Situation; **3.** (psychol.) im gesunden Erleben die Fähigkeit, bei reifen, erwachsenen Beziehungen auch Geborgenheits- u. Verschmelzungswünsche zu erleben.

Re|gression, kaudale (↑) f: (engl.) caudal regression syndrome; Fehlbildungskomplex unbekannter Ätiol. mit Agenesie bzw. Hypoplasie der unteren Wirbelsäule, dysplastischem Becken u. hypoplastischen unteren Extremitäten (bis zur sog. Sirenomelie*) sowie assoziierten intestinalen (meist analen), urogenitalen bzw. kardialen Fehlbildungen; gehäuftes Vork. u. a. bei Kindern diabet. Mütter.

Re|gressions|gerade (↑): (engl.) regression line; (statist.) graph. Darstellung des Zusammenhangs zw. einer abhängigen u. einer od. mehreren unabhängigen Variablen bei Unterstellung linearer Zusammenhänge; die Existenz einer R. lässt sich mit statist. Testverfahren prüfen. Vgl. Korrelationskoeffizient.

Re|gressions|grading (↑; engl. to grade einstufen) n: histol. od. zytol. Beurteilung therapiebedingter Veränderungen eines konservativ behandelten malignen Tumors, insbes. bei inoperablem Prostatakarzinom.

Regulation, en|zymatische (lat. regula Richtschnur, Norm) f: (engl.) enzymatic regulation; s. Enzyme.

Regulation, ortho|statische (↑) f: (engl.) orthostatic regulation; Mechanismus zur Regulierung des Blutdrucks beim Wechsel von liegender od. sitzender zu aufrechter Körperhaltung; Erhöhung der Herzfrequenz u. des peripheren Widerstands*, Aktivierung der Katecholaminausschüttung u. des Renin*-Angiotensin-Aldosteron-Systems als Reaktion auf hydrostat. Umverteilung des Blutvolumens. Eine Störung der o. R. führt zu orthostatischer Hypotonie*.

Regulator|gen (↑; Gen*) n: (engl.) regulatory gene; zur Regulation der Proteinbiosynthese* notwendige DNA-Struktur, die ein dazugehöriges Operon* durch Bildung eines Repressors inaktivieren kann.

Re|gurgitation (Re-*; lat. gurges Schlund) f: Zurückströmen: **1.** von Speisen in die Mundhöhle, z. B. bei Ösophagusstenose od. Ösophagusdivertikel; **2.** von Blut aus den großen Arterien ins Herz od. aus den Herzkammern in die Vorhöfe, z. B. bei Herzklappeninsuffizienz mit entspr. Herzgeräuschen.

Re|gurgitations|quotient (↑; ↑) m: (engl.) regurgitation quotient; (kardiol.) Quotient aus Regurgitationsvolumen u. effektivem Auswurfvolumen zur Quantifizierung einer Herzklappeninsuffizienz.

Re|gurgitations|welle (↑; ↑): (engl.) regurgitation wave; positiver Venenpuls* (Abb.) vor einer insuffizienten Herzklappe, z. B. bei Trikuspidalinsuffizienz.

RehaAnglG: Abk. für **G**esetz über die **Angl**eichung der Leistungen zur **Reha**bilitation; s. Rehabilitationsrecht.

Re|habilitation (Re-*; lat. habilis passend, tauglich) f: **1.** (allg.) Wiederherstellung, Eingliederung; **2.** Maßnahmen zur Vorbeugung bei (drohender) bzw. zur Linderung od. Beseitigung von schweren gesundheitl. (seltener auch bei sozial sehr erhebl.) Störungen; i. e. S. die med., berufl. u. soziale Integration Behinderter (s. Behinderung) od. von Behinderung bedrohter Personen gemäß einem med.-sozialen Tatbestand u. bes., meist spez. rehabilitationsrechtl. typisierter Anspruchsgrundlagen (s. Rehabilitationsrecht) durch Rehabilitationsträger (Kranken-, Unfall-, Rentenversicherung, Kriegsopferversorgung u. -fürsorge, Bundesanstalt für Arbeit, Schwerbehindertenfürsorge, Kinder- u. Jugendhilfe, Sozialhilfe). Beim üblichen Fünf-Phasen-Modell der R. (med. Behandlung, Überleitung in die berufl., dann berufl. sowie familiäre u. soziale R.) handelt es sich um eine zuständigkeitsabhängige Konstruktion; demgegenüber postuliert das Normalisierungsprinzip* ein nahtloses u. unbü-

R

rokratisches Verfahren, das in der Realität die Ausnahme darstellt. Vgl. Ergotherapie, Krankengymnastik, Prävention.

Re|habilitations|potential (↑; ↑) n: (engl.) rehabilitation potential; prognostisches Kriterium bzgl. der Erfolgschancen rehabilitativer Maßnahmen mit Beurteilung der Fähigkeitsstörung im Hinblick auf das Vorhandensein u. den wirtschaftl. Einsatz von Rehabilitation. C. Luc.

Re|habilitations|recht (↑; ↑): (engl.) rehabilitation act; Bez. für die Gesamtheit der gesetzl. Regelungen mit dem Ziel der (Re-)Integration Behinderter in Familie, Beruf u. Gesellschaft ohne Rücksicht auf die Urs. der Behinderung* (§ 1 RehaAnglG, §§ 10, 29 SGB I in Verbindung mit Artt. 1, 2 Abs. 2 u. 3 GG); angestrebt wird die annähernde materiale Gleichstellung mit Nichtbehinderten in vergleichbarer Lebenslage nach Maßgabe der Art u. Schwere sowie der Auswirkungen der Behinderung. Dazu steht ein komplexes, sog. gegliedertes System mit Schutzbestimmungen zugunsten Behinderter (insbes. im Arbeitsleben aufgrund v. a. des Schwerbehindertengesetzes) sowie von Dienst- u. Sachleistungen zur Verfügung, das durch konkrete Nachteilsausgleiche (z. B. steuerliche Nachlässe) sowie eingliedernde u. subsidiäre Hilfen ergänzt wird.

Das R. zeichnet sich dementsprechend durch eine starke Zersplitterung der Kompetenzen aus; für die drei Bereiche der med., berufl. u. sozialen Rehabilitation* sind außer sämtl. Sozialversicherungszweigen (gesetzl. Kranken-, Unfall- u. Rentenversicherung, Pflegeversicherung, Kinder- u. Jugendhilfe) einschl. der Arbeitsförderung die soziale Entschädigung sowie insbes. auch die Sozialhilfe (vorrangig od. zumindest subsidiär od. vorläufig) zuständig. Allg. Bestimmungen zum R. finden sich vor allem im RehaAnglG vom 7.8.1974 (BGBl. I S. 1881), zuletzt geändert durch Gesetz vom 20.12.2000 (BGBl. I S. 1827), u. im SGB I. Die Rehabilitationsträger sind danach u. a. zur Unterrichtung der Bevölkerung u. Beratung von Behinderten, zur möglichst frühzeitigen, umfassenden u. nahtlosen Einleitung u. Durchführung der Rehabilitation sowie zur Zusammenarbeit verpflichtet; bei Beteiligung mehrerer Träger od. wenn mehrere Maßnahmen zur Rehabilitation erforderlich sind, ist zur Gewährleistung der sinnvollen Ergänzung der einzelnen Maßnahmen ein Gesamtplan (§ 5 Abs. 3 RehaAnglG) zu erstellen. Die Bewilligung von Renten wegen Erwerbsminderung od. Berufsunfähigkeit soll erst nach Durchführung bzw. bei nicht zu erwartendem Erfolg von Rehabilitationsmaßnahmen erfolgen (Grundsatz „Rehabilitation geht vor Rente", § 7 RehaAnglG).

Die Leistungen zur med. Rehabilitation sind insbes. auf die Kranken- u. Rentenversicherung (§ 40 SGB V, mit der Möglichkeit von Erprobungsregelungen gemäß § 63 SGB V, §§ 9 ff., 15 SGB VI) verteilt, daneben sind ferner die Unfall- u. Pflegeversicherung sowie die soziale Entschädigung u. die Sozialhilfe mit ihnen befasst; für die berufl. Rehabilitation sind v. a. die Renten- u. Unfallversicherung (§§ 16 ff. SGB VI, §§ 35 ff. SGB VII) sowie die Arbeitsförderung (§§ 97 ff. SGB III; vgl. ferner die vom Verwaltungsrat der Bundesanstalt für Arbeit erlassenen AReha sowie die Vereinbarung über berufl. Rehabilitation zw. dem Verband Dt. Rentenversicherungsträger u. der BfA vom 30.3.1993), ferner die Versorgungsverwaltung u. die Sozialhilfe zuständig; der Bereich der sozialen Rehabilitation obliegt in erster Linie den Trägern der Sozialhilfe (gemäß dem BSHG u. der Eingliederungshilfe-Verordnung) u. der Kinder- u. Jugendhilfe (§ 35a SGB VIII, Sonderschulrecht der Länder), daneben auch der Unfallversicherung. Ein neues Rehabilitationsgesetz (SGB IX) soll in Zukunft sämtl. gesetzl. Regelungen zusammenfassen.

Rehbein-Operation (Fritz R., Kinderchir., Göttingen, Bremen, geb. 1911) f: **1.** op. Resektion des aganglionären u. erweiterten Darmabschnitts bei kongenitalem Megakolon* mit Wiederherstellung der Darmkontinuität durch End-zu-End-Anastomosierung der verschiedenlumigen Darmabschnitte unter konischer Einengung des oralen Darmlumens durch Keilexzision u. evtl. Lumenerweiterung des aboralen Darms durch Inzision od. Dehnung; **2.** abdominoperineale Durchzugoperation bei hohen Formen der anorektalen Fehlbildung*.

Rehn-Fowler-Lagerung (Ludwig R., Chir., Frankfurt a. M., 1849–1930): (engl.) Rehn-Fowler's treatment; Beckentieflagerung; vgl. Fowler-Lagerung.

Rehrmann-Plastik (Alfred R., Kieferchir., Düsseldorf, 1910–1979; -plastik*) f: (engl.) Rehrmann's flap; chir. Verschluss einer Mundantrumfistel* durch einen bukkal gestielten trapezförmigen Mukoperiostlappen; **Meth.**: Verlängerung des Lappens durch horizontale Periostschlitzung*, Abdeckung des Defekts, Adaptation der Wundränder u. palatinale Vernähung.

Reibe|geräusch: (engl.) attrition murmur, rub; kurz Reiben; durch die Auskultation über Pleura, Perikard od. Peritoneum wahrzunehmendes schabendes Geräusch, wenn eine seröse Haut durch entzündl. Auflagerungen rau geworden ist u. sich bei Bewegung (Atmung, Herzaktion) am anderen Blatt reibt. Man unterscheidet das sog. extraperikardiale Reiben* u. ein perikardiales R. (s. Perikarditis). Vgl. Atmungsgeräusche, Lederknarren.

Reiben, extra|peri|kardiales: (engl.) extrapericardial rub; syn. pleuroperikardiales Reiben; Form des Reibegeräuschs* bei der Auskultation; klingt wie Lederknarren u. entsteht durch gegenseitige Verschiebung entzündl. veränderter seröser Häute, z. B. Pleura parietalis gegen Pleura visceralis bei Pleuritis sicca; Pleura mediastinalis gegen Pleura pulmonalis od. Perikard (sog. Pericarditis externa) bei Mediastinitis*. Im ersten Fall ist das Geräusch atemabhängig, im zweiten ist es auch bei Apnoe nachweisbar (Herzaktion).

Reib|test m: (engl.) rub test; Hauttestverfahren bei Kleinkindern u. Pat. mit vermutetem hohem Sensibilisierungsgrad, um Fernreaktionen (s. Intrakutantest) zu vermeiden; Nativmaterial od. ein mit Allergenextrakt getränkter Wattetäger wird 15–20-mal kräftig über die Beugeseite des Unterarms gerieben; pos. Testergebnis mit multiplen, follikulär angeordneten Quaddeln auf erythematösem Grund; bei negativem Ausfall wird die Untersuchung mit Scratch*-Test bzw. Prick*-Test fortgesetzt.

Reichel-Syn|drom (Paul F. R., Chir., Chemnitz, 1858–1934) n: (engl.) Henderson-Jones syndrome; syn. Henderson-Jones-Syndrom, polytope Gelenkchondromatose; Bildung multipler, hyaliner, gestielter Knorpelknoten, die mit der Gelenkkapsel in Verbindung stehen, später verkalken, in das Gelenk abgestoßen werden u. zu

R

einer sek. deformierenden Arthrose* führen können; **Ätiol.:** unklar; **Lok.:** v. a. im Knie-, Ellenbogen- u. Hüftgelenk.

Reichert-Knorpel (Karl B. R., Anat., Physiol., Dorpat, Berlin, 1811–1883): (engl.) Reichert's cartilage; Knorpel des 2. Kiemenbogens; bildet mit dem dorsalen Ende den Steigbügel, den Griffelfortsatz des Schläfenbeins sowie das Lig. stylohyoideum u. mit seinem ventralen Ende die obere Hälfte des Zungenbeinkörpers sowie das kl. Zungenbeinhorn.

Reichert-Membran (↑) f: (engl.) Reichert's membrane; syn. Bowman-Membran; Lamina limitans ant. der Cornea*.

Reichs|versicherungs|ordnung: Abk. RVO; vom 19.7.1911 (RGBl. S. 509) in der Fassung vom 15.12.1924 (RGBl. I S. 779), häufig ergänzt u. geändert; bildete lange Zeit die einheitl. gesetzl. Grundlage der die Krankenversicherung*, Unfallversicherung* u. Arbeiterrentenversicherung (s. Rentenversicherung) umfassenden Sozialversicherung in der Bundesrepublik Deutschland; die Vorschriften über die Kranken-, Unfall- u. Rentenversicherung sind inzwischen nahezu vollständig in das Sozialgesetzbuch* aufgenommen worden.

Reich|weite: (engl.) reach; (physik.) Bez. für die Wegstrecke, die elektr. geladene Korpuskeln direkt ionisierender Strahlung* (z. B. Elektronen, Alphateilchen) in Materie zurücklegen können, bis sie wegen der kontinuierl. Abbremsung ihre gesamte Energie verloren haben; die R. ist abhängig von Masse u. Ladung der Teilchen, ihrer Anfangsenergie u. der Art der durchdrungenen Materie; für Elektronen in Wasser u. Weichteilgewebe beträgt sie ca. die Hälfte ihrer Energie (MeV) in cm; bei Photonenstrahlung (nicht direkt ionisierender Strahlung, z. B. Gammastrahlung, Röntgenstrahlung) kann eine R. nicht angegeben werden; ihre Durchdringungsfähigkeit wird durch die Angabe einer Halbwertschichtdicke* od. Zehntelwertschichtdicke charakterisiert.

Reife: (engl.) maturity; (lat.) Maturitas; Zustand der Vollendung u. Festigung der körperl. u. psych. Differenzierung u. Integrierung der Lebensanforderungen. Die körperliche R. als Abschluss der körperlichen Entw. wird in Mitteleuropa von Frauen im Durchschnitt mit dem 17. Lj., von Männern mit dem 21. Lj. erreicht. Das Erreichen der psych. u. sozialen R. ist demgegenüber ein zeitl. nicht eingrenzbarer, i. d. R. wesentlich länger andauernder, individueller Entwicklungsprozess. Vgl. Entwicklungsphasen, Lebensabschnitte.

Reife|bestimmung, intra|uterine: (engl.) intrauterine maturity test; Reifebestimmung des ungeborenen Kindes, v. a. durch Fetometrie* mittels Ultraschalldiagnostik*, pränatale Lungenreifediagnostik*, Amniozentese, u. Beurteilung des Reifegrads der Plazenta.

Reifenstein-Syn|drom (Edward C. R. Jr., amerikan. Endokrin., 1908–1975) n: s. Feminisierung, testikuläre.

Reife|teilung: syn. Meiose*.

Reife|zeichen des Neugeborenen: (engl.) neonatal maturity signs; Kriterien der Geburtsreife eines Neugeborenen*: Körperlänge mind. 48 cm, Körpergewicht mind. 2500 g, Schulterumfang größer als Kopfumfang (Frank-Zeichen), rel. Kopfhöhe 25 cm (Stratz), rel. Brustumfang 33–35 cm (von Jaschke), subkutane Fettpolster prall, guter Hautturgor, Farbe rosig (nicht rot!), Kopfhaare mind. 2 cm lang, Lanugobehaarung nur noch an Schultern, Oberarmen u. oberem Rücken, Nägel bedecken od. überragen die Fingerkuppen, große Labien bedecken die kleinen, Hoden im Skrotum, Nasen- u. Ohrenknorpel fest. Zur Bestimmung der SSW stehen versch. Schemata zur Verfügung (z. B. Farr- od. Petrussa-Index); Schätzung auch nach dem neurol. Entwicklungsstatus (s. Reflexe, frühkindliche). Vgl. Frühgeborenes, Ballard-Score.

Reifung: (engl.) maturation; autonomer Vorgang der körperl. u. psychosozialen Differenzierung, der nicht durch Erfahrung, Übung, Erziehung, Sozialisation u. Erkenntnisgewinn erklärbar ist u. zu somatischer, psych. u. sozialer Reife* führt; Einteilung in versch. Lebensabschnitte*; vgl. Entwicklungsphasen, Wachstumsperioden.

Reifungs|dis|soziation (Dissoziation*) f: (engl.) maturation dissociation; Missverhältnis im Reifegrad von Kern u. Zytoplasma einer Zelle; z. B. R. der oxyphilen Megaloblasten mit reifem Plasma bei noch unreifem, d. h. großem, nicht pyknotischem Kern bei perniziöser Anämie.

Reifungs|pro|zess, post|tran|skriptionaler m: syn. mRNA*-Editierung.

Reihen|verdünnungs|test m: syn. Agardilutionstest*.

Reihe, teratologische: (engl.) teratological sequence; Bez. für die versch. Schweregrade von angeb. Fehlbildungen, geordnet nach dem Ausmaß der Reduktion; z. B. reicht die t. R. der Daumenhypoplasie von geringer Rückbildung über das Fehlen von Daumenteilen bis zum völligen Fehlen des Daumens. D. Buc.

Reil-Furche (Johannes Ch. R., Anat., Halle, Berlin, 1759–1813): s. Beau-Reil-Querfurchen.

Reil-Insel (↑): s. Insel.

Reilly-Granulations|an|omalie (W. A. R., frz. Arzt; Granulum*; Anomalie*) f: s. Alder-Reilly-Anomalie.

Re|im|plantation (Re-*; In-*; lat. plantare pflanzen) f: s. Replantation.

Re|in|farkt (↑; Infarkt*) m: (engl.) reinfarction; syn. Rezidivinfarkt; erneutes Auftreten eines Herzinfarkts*.

Re|in|fektion (↑; Infekt-*) f: (engl.) reinfection; erneute Infektion (Wiederinfektion) mit den gleichen Erregern nach bereits erfolgter Ausheilung; vgl. Superinfektion, Sekundärinfektion.

Reinke-Kristalle (Friedrich B. R., Anat., Rostock, 1862–1919): (engl.) Reinke's crystalloids; im Zytoplasma der Leydig-Zwischenzellen manchmal nachzuweisende stäbchen- od. keilförmige Eiweißkristalloide.

Reinke-Ödem (↑; Ödem*) n: (engl.) Reinke's edema; subepitheliales, meist beidseitiges Ödem der Stimmlippen; **Urs.:** insbes. starke Stimmbelastung (z. B. Lehrer) u. äußere Noxen (chron. Reizung durch Zigarettenrauch); Frauen häufiger betroffen als Männer; **Sympt.:** Heiserkeit, Diplophonie, evtl. Stridor; **Diagn.:** Laryngoskopie; **Ther.:** mikrochir. Abtragung der Schleimhautschwellung, Logopädie.

Rein|kultur (lat. cultura Züchtung) f: (engl.) pure culture; Kulturverfahren zur Isolierung eines Bakterienstamms aus einer gemischten Erregerpopulation; vgl. Einzellkultur.

Reis|agar m: (engl.) rice grain culture medium; Nährboden zur Differenzierung von Hefen insbes. für die Chlamydosporenentwicklung von Candida albicans.

Reise|diar|rhö (Diarrhö*) f: (engl.) traveller's diarrhea; Sammelbez. für Durchfallerkrankungen Reisender; **Urs.:** enterotoxinbildende E.-coli-Stämme (ca. 50 % der Fälle), andere darmpathogene Bakt. u. Parasiten; Milieuwechsel, Diätwechsel, Klimaumstellung u. psych. Belastung begünstigen die Verschiebung der Darmflora*. **Ther.:** **1.** milde R. (selbstlimitierend, Dauer 3–4 Tage): Nahrungskarenz u. Flüssigkeitszufuhr; **2.** mittelschwere R. (Fieber, beeinträchtigtes Allgemeinbefinden, blutige Stühle): orale Rehydratation mit zuckerhaltiger Elektrolytlösung (3,5 g NaCl, 1,5 g KCl, 2,5 g $NaHCO_3$, 20 g Glukose bzw. Saccharose auf 1 l Wasser); Antibiotika bei Dauer länger als 5 Tage; **3.** schwere R. (deutl. Kreislauf- u. allg. Krankheitssymptome, Dehydratationszeichen): parenterale Flüssigkeitszufuhr u. orale Rehydratation, Keimdiagnostik, Antibiotika (z. B. Cotrimoxazol, Chinolone); symptomat. Ther. mit Loperamid u. Spasmolytika (z. B. Butylscopolaminiumbromid) bei mittelschwerer u. schwerer R.; **Proph.:** nur Aufnahme gekochter Speisen, geschälter Früchte u. abgekochten Wassers.

Reise|krankheiten: s. Kinetosen.

Reise|venen|thrombose (Vena*; Thromb-*; -osis*) f: syn. Economy*-class-Syndrom.

Reis|feld|fieber: (engl.) rice-field fever; fieberhafte Erkr. mit den Hauptsymptomen einer serösen, nicht eitrigen Meningitis*; Err.: Leptospira bataviae u. Leptospira icterohaemorrhagiae (s. Leptospira); s. Bataviafieber.

Reis|körperchen: s. Corpora oryzoidea.

Reissner-Kanal (Ernst R., Anat., Dorpat, Breslau, 1824–1878): Ductus* cochlearis.

Reissner-Membran (↑; Membran*) f: (engl.) Reissner's membrane; syn. Membrana vestibularis; Paries vestibularis des Ductus cochlearis (häutige Schnecke).

Reis|wasser|stühle: (engl.) rice-water stools; der reiswasser- od. mehlsuppenähnl. Stuhl bei Cholera*.

Reiten, therapeutisches: (engl.) therapeutic riding; Sammelbez. für therapeutische Verf., bei denen spez. ausgebildete Pferde zum Einsatz kommen; **Formen:** **1.** Hippotherapie: Reiten als physiotherap. Behandlungsmethode von bewegungsgestörten Kindern (z. B. bei infantiler Zerebralparese) u. Erwachsenen (nach Unfall od. Schlaganfall, bei Multipler Sklerose); therap. Prinzip ist die Unterdrückung von pathol. Reflexen u. die Nutzung physiol. Gleichgewichtsreaktionen durch Sitz-, Halte- u. Bewegungsübungen unter Anleitung; die Ausbildung zum Hippotherapeuten erfordert eine mindestens zweijährige Berufserfahrung als Physiotherapeut*; **2.** heilpädagogisches Voltigieren: gymnastische Übungen auf dem im Kreis vom Voltigierwart geführten Pferd mit verhaltensauffälligen sowie lern- u. geistig behinderten Kindern; **3.** Behindertenreiten: therap. Reitsport unter Aufsicht eines Reitwarts v. a. für Pat. mit Bein- od. Armamputation u. Thalidomid-Embryopathie. Ein wichtiger Aspekt beim th. R. ist der Umgang mit den Tieren in einer Gruppe.

Reiter-Krankheit (Hans C. R., Hyg., Berlin, 1881–1969): (engl.) Reiter's syndrome; syn. urethro-okulo-synoviales Syndrom, Fiessinger-Leroy-Syndrom, Arthritis dysenterica, reaktive Arthritis*; seronegative, meist bei Männern vorkommende Spondylarthritis; **Urs.:** Inf. mit gramnegativen Bakterien od. Chlamydien; genet. Disposition (HLA-B27-Assoziation bei 70–80 % der Pat.); **Klin.:** Trias aus steriler Arthritis (bes. der Fuß- u. Kniegelenke), unspezifischer (nicht gonorrhoischer) Urethritis od. Zervizitis u. Konjunktivitis (Beteiligung der Uvea möglich); Beginn häufig mit hohem Fieber; negativer Rheumafaktor; Balanitis* erosiva circinata (Leitsymptom); außerdem papulopustulöse parakeratotische Exantheme bes. an Fußsohlen u. Handinnenflächen (Keratoma blennorrhagicum, s. Abb.), subunguale Keratosen, Onycholyse, Onychodystrophie; gelegentl. geht eine Enteritis voraus. Nach Wochen bis Jahren können Rezidive (Arthritis u. a. Symptome) auftreten. **Ther.:** symptomatisch Antiphlogistika, Tetracycline bei Chlamydiennachweis in der Urethra, evtl. Retinoide, Ciclosporin.

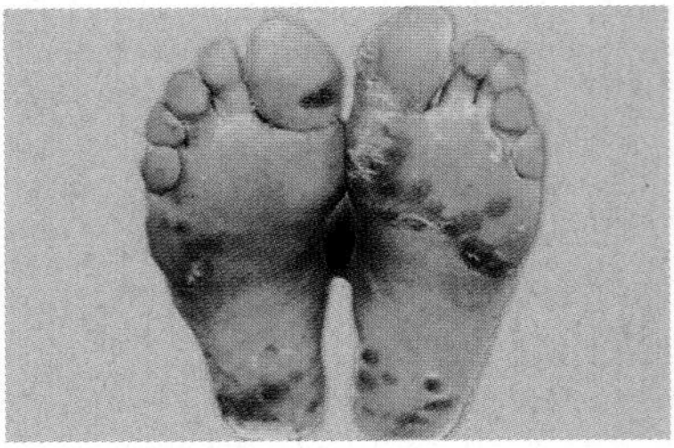

Reiter-Krankheit:
Keratoma blennorrhagicum [529]

Reiter-Spirochäte (↑; gr. σπεῖρα Windung; χαίτη langes Haar) f: (engl.) Reiter's spirochete; als Treponema phagedenis klassifizierte, mit Treponema* pallidum antigenetisch eng verwandte (aber im Ggs. zu dieser einfach kultivierbare) Treponemenvarietät; dient zur Herstellung von Absorptionsantigen für die Syphilis- u. Borrelioseserologie.

Reit|hosen|an|ästhesie (Anästhesie*) f: (engl.) saddle block anesthesia; Bez. für Sensibilitätsstörungen* (v. a. Anästhesie u. Hypalgesie) im Bereich der spinalen Segmente S_1-S_5 bei Schädigung von Conus medullaris od. Cauda equina; Vork. v. a. bei Konussyndrom* od. therap. i. R. von Kaudalanästhesie* u. Sattelblock*.

Reit|knochen: (engl.) rider's bone; Myositis* ossificans im M. sartorius bei Reitern.

Reiz: Stimulus; (physiol./psychol.) Bez. für jede Bedingung od. Änderung in der physik. bzw. chem. Umgebung od. im Innern eines Organismus, die bei Überschreiten der sog. Reizschwelle* eine Antwort i. S. einer Empfindung bzw. einer Reaktion (z. B. Muskelbewegung, Drüsensekretion) hervorruft. Vgl. Sinnesreiz, Konditionierung.

Reiz, ad|äquater: (engl.) adequate stimulus; Bez. für die einen bestimmten Rezeptortyp (bei entsprechender Reizintensität) erregende Reizqualität.

Reiz|bildungs|störungen: (engl.) excitation disturbances; s. Erregungsbildungsstörungen.

Reiz|blase: (engl.) irritable bladder; auch Zystalgie, Neuralgia vesicae, Blasenneurose; ungenaue Bez. für den v. a. bei Frauen zw. 30. u. 50. Lj. vorkommenden chron. Reizzustand des unteren Harntrakts; **Sympt.:** Dysurie, imperative Miktion, Pollakisurie, suprapubische diffuse Schmerzen beim Sitzen; häufig ausgeprägte

Diskrepanz zw. Beschwerden u. Befunden; häufigste **Urs.:** Störungen des psychovegetativen Systems, lokales Östrogendefizit (sog. neurohormonale R.); **Diagn.:** verminderte od. fehlende eosinophile Oberflächenzellen im Urethralabstrich bei Östrogenmangel; **Ther.:** lokale u. system. Östrogentherapie; **DD:** Harnweginfektion* u. Veränderungen des unteren Harntrakts, Erkr. benachbarter Beckenorgane, ZNS- u. Rückenmarkerkrankung (z. B. Multiple Sklerose).

Reiz|darm|syn|drom n: syn. Reizkolon*.

Reiz|ef|fekt, iso|morpher m: (engl.) isomorphic effect; s. Köbner-Phänomen.

Reiz|formen: (engl.) lymphoid leukocytes; s. Lymphoidzellen.

Reiz|gas|vergiftung: (engl.) intoxication with irritant gases; durch versch. Gase, Rauch u. Nebel (z. B. Ammoniak, Chlor, Schwefeldioxid, Stickoxide, Ozon, Salzsäure, Phosgen, Formaldehyd, Phosphorchloride, Isocyanate) ausgelöste Intoxikationserscheinungen, insbes. Reizerscheinungen der Augen u. im Bereich des Respirationstrakts (Konjunktivitis, Tracheitis, Bronchitis bis zum Lungenödem). Vgl. Augenreizstoffe, Atemgifte.

Reiz|gelenk: (engl.) irritable joint; Bez. für akute bzw. reaktivierte Gelenkbeschwerden, die häufig mit einem Gelenkerguss* einhergehen; Vork. v. a. bei Kindern, z. B. als sog. Reizknie bei Gonarthritis* bzw. Reizhüfte bei Koxitis*, sowie traumat., degenerativ od. neurogen bedingt.

Reiz|kolon (Colon*) n: (engl.) irritable bowel syndrome; syn. Colon irritabile, Colon spasticum, Colitis mucosa, Kolonneurose; funkt. Darmstörung ohne nachweisbare biochem. od. strukturelle Normabweichung; **Sympt.:** intermittierende abdominale Schmerzen wechselnder Intensität u. Lok., Wechsel zw. Obstipation u. Diarrhö, Gefühl der inkompletten Darmentleerung u. Blähung; häufig Komb. mit anderen Beschwerden (z. B. Migräne, Menstruationsbeschwerden, Palpitationen); **Diagn.:** Ausschlussdiagnose bei lang dauernden Beschwerden mit meist unauffälligem klin. Befund; **Ther.:** bei Schmerzen Spasmolytika (z. B. Butylscopolaminiumbromid) evtl. zus. mit Antidepressiva, bei Obstipation Prokinetika u. Quellmittel (z. B. Cisaprid, Flohsamenschalen, Weizenkleie), bei Diarrhö kurzzeitig Loperamid; evtl. Gesprächstherapie; **DD:** bösartige od. entzündl. Darmerkrankung. Vgl. Dyspepsie, funktionelle; Somatisierungsstörung.

Reiz|leitungs|störungen: (engl.) disturbances in stimulus conduction; s. Erregungsleitungsstörungen.

Reiz|leitungs|system n: s. Erregungsleitungssystem.

Reiz|magen: syn. funktionelle Dyspepsie*.

Reiz|pleo|zytose (gr. πλεῖος voll; Zyt-*; -osis*) f: (engl.) irritation pleocytosis; durch unspezifische meningeale Reizung (z. B. intrakranielle Blutung) verursachte Pleozytose* im Liquor* cerebrospinalis. Vgl. Syndrom, meningeales; Liquordiagnostik.

Reiz|poly|globulie (Poly-*; Globuline*) f: (engl.) secondary polycythemia; reaktive Polyglobulie* mit Erythrozytenvermehrung u. Anstieg des Hämoglobins; **Vork.:** z. B. nach länger dauernden Höhenaufenthalten, bei pulmonalen Ventilationsstörungen, vermehrter Produktion von Erythropoetin bei Nierenkarzinom.

Reiz|schwelle: (engl.) stimulus threshold; Abk. RL (Abk. für Reizlimen); auch Absolutschwelle; kleinster Reiz, der gerade noch eine Empfindung od. Reaktion auslöst; Reize unterhalb der R. werden als unterschwellig bez.; überschwellige Reize lösen entweder eine Reaktion nach dem Alles*-oder-Nichts-Gesetz aus od. rufen (insbes. im Bereich der Sinnesorgane) in best. Teilbeträgen steigende Reizwahrnehmungen hervor. Die sog. Unterschiedsschwelle (auch Differenzlimen, Abk. DL) gibt den Betrag an, um den die Reizintensität zunehmen muss, damit die Reizantwort gerade als stärker wahrgenommen wird (vgl. Fechner-Gesetz). Im Bereich mittlerer Reizstärken ist der Betrag der Unterschiedsschwelle ein konstanter Bruchteil der jeweiligen Vergleichsreizintensität (sog. Weber-Gesetz). Vgl. Schwellstrom.

Reiz|serum (Sero-*) n: zum mikroskop. Nachweis (Dunkelfelduntersuchung) von Treponema* pallidum bei Syphilis* verwendetes Exsudat, das nach Reiben des Primäraffekts austritt.

Reiz|strom: (engl.) stimulation current; Bez. für die v. a. in der Elektrodiagnostik* u. Elektrotherapie* angewandten Impulsströme; s. Impulsstromtherapie.

Reiz|strom|therapie (Therapie*): (engl.) electric stimulation therapy; s. Impulsstromtherapie, Niederfrequenztherapie.

Reiz|über|flutung: (engl.) flooding; auch Implosion; Methode der Verhaltenstherapie* bei Angst od. Phobie, die den Pat. massiv mit den angstauslösenden Reizen konfrontiert (s. Konfrontation), um ein Verhalten der Angstvermeidung i. S. der operanten Konditionierung* zu verhindern bzw. eine Extinktion* der angstbesetzten Reiz-Reaktionsverknüpfung zu erreichen. Vgl. Desensibilisierung.

Re|jektion (lat. reiectio Ablehnung, Zurückstoßen) f: (engl.) rejection; Abstoßung, bes. von transplantierten Organen; s. Abstoßungsreaktion.

Re|kalzi|fizierungs|tetanie (Re-*; Calc-*; lat. facere machen, tun; Tetanie*) f: (engl.) postoperative tetany; Tetanie* nach op. Entfernung eines Nebenschilddrüsenadenoms bei Hyperparathyroidismus*; **Urs.:** Verminderung des Serumcalciums durch gesteigerte Calciumaufnahme in die Knochen.

Re|kanalisierung (↑; Kanal*): (engl.) recanalization; **1.** (physiol.) Wiedereröffnung eines (thrombosierten) Gefäßlumens i. R. der Organisation von nekrotischem Gewebe; vgl. Revaskularisation; **2.** (therap.) Eröffnung eines verengten od. verschlossenen Gefäßes od. Hohlorgans, z. B. von Blutgefäßen durch Desobliteration*, Angioplastie*, Thrombolyse*; **3.** Refertilisierung: s. Sterilitätsoperation.

Re|klination (lat. reclinare rückwärtsbiegen) f: (engl.) reclination; syn. Reclinatio; Rückwärtsbiegen, Zurückbiegen.

Re|kom|bination (Re-*; Co-*; lat. bini je zwei) f: (engl.) recombination; Bildung neuer Genkombinationen aus genet. versch. Genomen; bei der allg. R. lagern sich (homologe) DNA-Abschnitte der Genome nebeneinander, die DNA-Stränge werden enzymat. aufgeschnitten, die betr. Abschnitte ausgetauscht u. die DNA-Stränge wieder zusammengefügt. Bei höheren Zellen findet R. beim Crossing* over statt. R. ist auch mögl. zw. Wirts-DNA u. der DNA best. Viren* od. Plasmide*; die fremde DNA wird in das Wirtsgenom integriert. Die Integration erfolgt in manchen Fällen an spezif. Stellen, in anderen

R

zufällig. Bei Bakt. sind spezif. Gene, sog. rec-Gene, bekannt, die den Rekombinationsprozess steuern. Durch Reduplikation* wird das neue genet. Material im Genom der Empfängerzelle fixiert; es kommt zu Änderungen im Phänotyp des betroffenen Organismus. Vgl. Gentechnologie, Transformation, Transduktion, Konjugation.

Re|kon|valeszẹnten|serum (lat. reconvalẹscere erstarken, sich erholen; Sero-*) n: (engl.) convalescent serum; von Menschen, die eine best. Infektionskrankheit überstanden haben, in der Rekonvaleszenz od. nach deren Genesung gewonnenes Serum, das durch seinen Gehalt an spezif. Antikörpern prophylaktisch (bei Infektionsgefährdung) od. therap. (bei Erkr.) i. S. einer passiven Immunisierung verwendet werden kann; vgl. Serumprophylaxe, Serumtherapie.

Re|konvaleszẹnz (↑) f: s. Konvaleszenz.

Rekord|spritze: (engl.) record syringe; s. Injektionsspritze.

Re|krudeszẹnz (Re-*; lat. crudẹscere heftiger werden, zunehmen) f: (engl.) recrudescence; Wiederverschlimmerung; vgl. Exazerbation.

rektal (Rect-*): (engl.) rectal; das Rektum betreffend.

Rektal|fistel (↑; Fistel*) f: s. Analfistel.

Rektal|temperatur (↑) f: (engl.) rectal temperature; die im Rektum gemessene Körpertemperatur (normal 37,0–37,4 °C); entspricht annähernd der Körperkerntemperatur.

Rekto|pexie (↑; -pexie*) f: (engl.) rectopexy; Suspensionsfixierung des Rektums bei Rektumprolaps*, wobei das Rektum von abdominal mobilisiert, gespannt u. anschl., ggf. nach Fixierung eines Kunststoffnetzes, an der Fascia presacralis durch seromuskuläre Nähte angeheftet wird; Rezidivrate 1–11 %. J. Die.

Rekto|sigmoido|skopie (↑; sigmoideus*; -skopie*) f: s. Proktorektosigmoidoskopie.

Rekto|skopie (↑; -skopie*) f: (engl.) rectoscopy; endoskopische Untersuchung des Rektums mit einem starren od. flexiblen Spezialendoskop (Rektosigmoidoskop) in Steinschnitt-, Knie-Ellenbogen- od. Seitenlage des Pat., ggf. (in Erweiterung) als Proktorektosigmoidoskopie*; **Ind.:** wichtigste Untersuchungsmethode zur Früherkennung eines Rektumkarzinoms (nach vorheriger rektaler Untersuchung), außerdem in der Diagn. anderer Enddarmerkrankungen u. bei weibl. Genitalkarzinomen zum Ausschluss einer Tumorinfiltration (z. B. bei Zervix- u. Vaginalkarzinom). Vgl. Endoskopie.

R

Rekto|vaginal|fistel (↑; Vagina*; Fistel*) f: (engl.) rectovaginal fistula; Mastdarm-Scheiden-Fistel; s. Darmfistel.

Rekto|zele (↑; -kele*) f: (engl.) rectocele; syn. Proktozele; Aussackung des Rektums u. der hinteren Scheidenwand nach ventral bei Descensus* uteri et vaginae wegen Schwäche des rektovaginalen Bindegewebes; häufig kombiniert mit einer Aussackung des Douglas-Raums u. Herniation von Darmschlingen (Douglasozele, Enterozele); **Urs.:** starke Geburtsbelastung u. -trauma.

Rẹktum (↑) n: (engl.) rectum; Mastdarm; ca. 15 cm langer Enddarmabschnitt, der vor dem 3. Sakralwirbel aus dem Colon sigmoideum hervorgeht, an den Columnae anales in den Canalis analis übergeht; konstante Krümmung in der Sagittalebene nach hinten konvex, durch das Os sacrum bedingt: Flexura sacralis. Oberhalb der Kohlrausch*-Falte ist das R. vorn u. an beiden

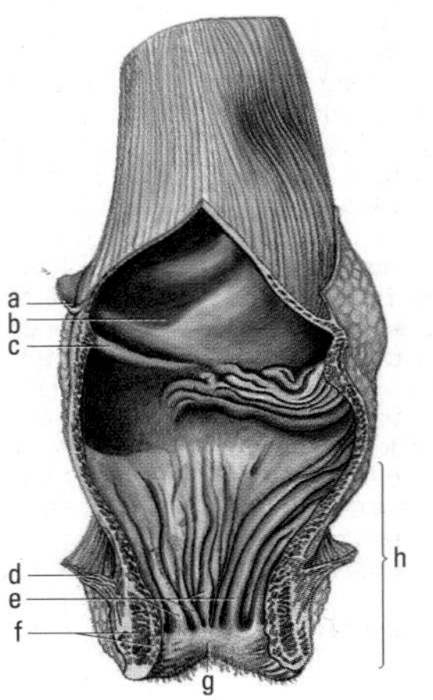

Rektum:
a: Peritoneum (Umschlagstelle); b: Ampulla recti; c: Plica transversalis; d: M. levator ani; e: Columnae anales; f: M. sphincter ani externus u. internus; g: Zona haemorrhoidalis; h: Canalis analis [532]

Seiten von Bauchfell überzogen (teilweise retroperitoneal), unterh. liegt es extraperitoneal. **Anat.:** s. Abb. Vgl. Canalis analis, Darm.

Rẹktum|bi|opsie (↑; Bio-*; Op-*) f: (engl.) rectum biopsy; Biopsie* aus dem Rektum zur histol. Untersuchung, v. a. bei Verdacht auf maligne Tu., entzündl. Dickdarmerkrankungen u. zum Nachweis von Amyloid.

Rẹktum|blase (↑): (engl.) rectal bladder urinary diversion; nur noch selten durchgeführter Harnblasenersatz zur endgültigen künstlichen Harnableitung*, bei dem die Harnleiter in das proximal blind verschlossene Rektum eingepflanzt sind; die Stuhlentleerung erfolgt entw. getrennt durch einen Anus praeternaturalis sigmoideus od. auf natürl. Art nach Sigmadurchzug durch den analen Sphinkter.

Rẹktum|karzinom (↑; Karz-*; -om*) n: s. Karzinom, kolorektales.

Rẹktum|polyp (↑; Polyp*) m: (engl.) rectal polyp; s. Polyp.

Rẹktum|pro|laps (↑; Prolaps*) m: (engl.) prolapse of the rectum; Prolaps aller Schichten des Rektums (Invagination), i. w. S. auch Gleithernie des Beckenbodens; **Vork.:** selten angeb., meist erworben (Schwäche des Beckenbodens) bei älteren Frauen u. Mehrgebärenden; **Klin.:** Darmvorfall mit zirkulärer Fältelung, Nässen, Blut- u. Schleimabgang, Stuhlinkontinenz; **Ther.:** transabdominale Suspensionsfixierung durch Rektopexie* bzw. perineale Rektosigmoidektomie nach Altemeier, rektale Mukosektomie u. Analplastik nach Rehn-Delorme od. seltener anale Cerclage nach Thiersch (bei Risikopatientinnen). Vgl. Analprolaps.

Rẹktum|re|sektion (↑; Resektion*) f: (engl.) resection of the rectum; op. (Teil-)Resektion des Rektums, u. U. mit zusätzl. Resektion angrenzender Abschnitte des Colons (v. a. Colon sigmoideum); z. B. Dixon*-Operation, Miles*-Operation, Hartmann*-Operation, Mason*-Operation,

Hochenegg*-Durchzugverfahren; vgl. Darmresektion, Kolektomie.

Rektus|dia|stase (↑; Dia-*; -stase*) f: (engl.) rectus diastasis; Auseinanderweichen der geraden Bauchmuskeln (Mm. recti abdominis) mit Verbreiterung u. ovalärer Vorwölbung der Linea alba; als angeb. Anomalie od. erworben, z. B. bei Adipositas, Cutis laxa od. nach Geburten. Vgl. Hernie.

Rektus|rand|schnitt (↑): s. Pararektalschnitt, Kulissenschnitt.

Rektus|scheide (↑): (engl.) rectus sheath; Vagina musculi recti abdominis; von den Aponeurosen der flachen Bauchmuskeln gebildete Scheide mit Lamina ant. u. post.; unterhalb des Nabels ab der Linea arcuata ziehen alle Aponeurosen in die Lamina anterior.

Re|kurrens|fieber (lat. recurrere zurückeilen, wiederkehren): s. Rückfallfieber.

Re|kurrens|parese (↑; Parese*) f: s. Kehlkopflähmung.

Re|kurrens|spiro|chäten (↑; gr. σπεῖρα Krümmung; χαίτη langes Haar) f pl: s. Borrelia (recurrentis).

Re|laps (lat. relabi, relapsus zurückfallen) m: Rückfall, Wiederauftreten einer Erkr. nach Besserung; v. a. gebräuchlich bei Abhängigkeit.

Re|lations|patho|logie (lat. relatio Beziehung; Patho-*; -log*) f: (engl.) relation pathology; Bez. für eine von Ricker 1924 entwickelte Hypothese, wonach jedes Krankheitsgeschehen zu einer Funktionsänderung der Endstrombahn einer Region führt, die durch Ort u. Intensität des auslösenden Reizes bestimmt ist.

Re|laxanzien (lat. relaxare entspannen) n pl: (engl.) relaxants; Mittel zur Entspannung, z. B. Muskelrelaxanzien.

Re|laxations|duodeno|graphie (↑; Duodenum*; -graphie*) f: (engl.) hypotonic duodenography; Röntgenkontrastmitteldarstellung des Duodenums in pharmak. induzierter Hypotonie; verbesserte Darstellung von Innenrelief od. Raumforderungen bei Duodenal- od. Pankreaserkrankungen.

Relaxin n: weibl. Sexualhormon bei Säugern; zu den IGF* gehörendes, heterodimeres cycl. Peptid (MG 12 000), das während der Schwangerschaft unter Progesteroneinfluss in Corpus luteum, Plazenta, Uterus u. Eihäuten gebildet wird; **Wirkung:** Lockerung des Bindegewebes, u. a. des Beckens u. der Cervix uteri, Förderung der Mammaentwicklung vor der Geburt.

Re|laxo|metrie (lat. relaxare entspannen; Metr-*) f: (engl.) relaxometry; Methode zur Abschätzung des Ausmaßes der Muskelrelaxation* durch Medikamente (insbes. periphere Muskelrelaxanzien*) während der Narkose*; mit einem Nervenstimulator wird ein peripherer Nerv (meist N. ulnaris) über Hautelektroden mit Einzelreizen (z. B. 0,1 Hz), Serien von Einzelreizen (z. B. Train* of four) od. tetanischen Reizen (z. B. 50 Hz) stimuliert u. die Kontraktion der entspr. Muskeln beobachtet.

Release-inhibiting-Faktoren (engl. to release freisetzen; to inhibit hemmen) m pl: s. Releasing-Hormone.

Releasing-Faktoren (↑) m pl: s. Releasing-Hormone.

Releasing-Hormone (↑; Horm-*) n pl: Abk. RH; im Hypothalamus* gebildete Peptidhormone, die auf Produktion u. Sekretion von Hypophysenvorderlappen-Hormonen stimulierend (Releasing-Faktoren, Liberine) od. hemmend (Release-inhibiting-Faktoren, Statine) wirken; s. Tab.; RH werden in versch. hypothalam. Kernen (Nucleus ventromedialis, Nucleus premamillaris, Nucleus supraopticus, Area preoptica) synthetisiert, im Hypophysenstiel ist ihre Konz. am höchsten. Über die neurovaskuläre Kette* gelangen RH in die Pfortadergefäße* der Hypophyse*. Ihre Wirkungen auf den Vorderlappen werden über Hormonrezeptoren* vermittelt; Vgl. Hypothalamus-Hypophysen-System.

Reliabilität (engl. reliable zuverlässig) f: (engl.) reliability; Zuverlässigkeit; Maß für die Wiederholbarkeit eines Tests mit identischen Ergebnissen (Retest-Stabilität), die Wiederholbarkeit mit anderen Instrumenten (Paralleltest-R.)

Releasing-Hormone

Releasing-Hormon Releasing-inhibiting-Hormon	Hormon des Hypophysenvorderlappens	Wirkung
somatotrope Hormone		
SRH/SIH	STH	Knochenwachstum; Mobilisierung der Fett- und Glykogenreserven
MRH/MIH	MSH	Ausbreitung der Melanozyten, Bildung von Melanin
PRH/PIH	Prolaktin	Milchbildung; bei Tieren Brunst
glandotrope Homone		
LHRH, FSHRH	LH/ICSH	Bildung der Sexualhormone in Eierstock und Hoden
	FSH	Entwicklung und Reifung der Geschlechtszellen
TRH/TRIH	TSH	Bildung von Schilddrüsenhormonen
CRH	ACTH	Bildung von Hormonen der Nebennierenrinde

bzw. für die Konsistenz einer randomisiert in zwei Hälften geteilten Studiengruppe bei Vergleich beider Hälften (innere Konsistenz); vgl. Validität, Objektivität.

Rem: Abk. für (engl.) **r**oentgen **e**quivalent in **m**an; Einheitenzeichen rem; nicht mehr zugelassene Einheit der Äquivalentdosis*, die durch Sievert* (Sv) ersetzt ist; 1 Rem = 10^{-2} Sv.

Remak-Ganglien (Robert R., Neurol., Berlin, 1815–1865; Gangl-*) n pl: (engl.) Remak's ganglia; sympathische Ganglienzellen zw. Sinus venarum cavarum (Sinus venosus) u. der rechten Vorhofwand.

Remak-Plexus (↑; Plexus*) m: syn. Meissner-Plexus; Plexus submucosis des enterischen Nervensystems*.

Re|manenzen (lat. remanere zurückbleiben) f pl: (engl.) remanences; Aktivierung von Engrammen durch neue Wahrnehmungen od. Sinnesreize u. dadurch Erinnerung an lang zurückliegende Eindrücke; s. Gedächtnis; vgl. Déjà-vu-Erlebnis.

Re|medium (lat.) n: Heilmittel; vgl. Arzneimittel, Mittel, galenische.

Remifentanil (INN) n: Opioid zur Anästhesie u. postoperativen Schmerzbehandlung; vgl. Opioide.

Re|mineralisation (Re-*; lat. aes minerale Grubenerz) f: s. Initialkaries, Zahnkaries.

Re|mission (lat. remissio Nachlassen) f: (vorübergehendes) Zurückgehen von Krankheitserscheinungen, z. B. Nachlassen des Fiebers; als **komplette R.** od. **Vollremission** wird ein Zustand nach Therapie (z. B. einer Leukämie) bezeichnet, der eine Krankheitsfeststellung mit den übl. Mitteln nicht mehr ermöglicht. Der Pat. fühlt sich vollkommen gesund (scheinbare Heilung). Als **partielle R.** od. **Teilremission** wird eine deutl. Besserung von klin. Befunden u. des Allgemeinzustands, jedoch ohne vollständige Normalisierung, bezeichnet.

Re|motio (lat.) f: Abtragung, Entfernung, Exstirpation.

REM-Phase f: Kurzbez. für (engl.) **R**apid-**E**ye-**M**ovements-Phase; s. Schlaf.

REM-Syn|drom n: Kurzbez. für **r**etikuläre **e**rythematöse **M**uzinose; netzartige, unscharf begrenzte u. leicht erhabene Hautrötungen am Thorax mit Juckreiz, verursacht durch Ablagerung mukoider Substanzen in der Dermis; Auftreten im mittl. Lebensalter, bes. bei Frauen; spontane Regression nach Monaten; **Ther.**: Versuch mit Chloroquin od. lokal Glukokortikoiden.

Ren (lat.) m: syn. Nephros; Niere*.

Ren-: auch Reno-; Wortteil mit der Bedeutung Niere; von lat. ren.

Ren arcuatus (↑) m: Hufeisenniere*.

Renculus (Dim. von lat. ren Niere) m: fetaler Nierenlappen, bestehend aus einer Markpyramide mit einem dazugehörigen Teil der Rindensubstanz; die Renculi sind an der Oberfläche der Neugeborenenniere noch durch tiefe Furchen voneinander getrennt, die im Lauf des Lebens verschwinden.

Rendell-Baker-Maske: (engl.) Rendell-Baker mask; Atemmaske* mit anat. optimierter Passform u. sehr geringem Totraum für die Beatmung* von Kleinkindern.

Rendu-Osler-Weber-Krankheit (Henri J. L. M. R., Int., Paris, 1844–1902): s. Osler-Rendu-Weber-Krankheit.

Ren e|longatus (Ren-*) m: Langniere; s. Doppelniere.

Renin n: Endopeptidase (s. Proteasen; MG 43 000), die in den Zellen des juxtaglomerulären Apparats* der Nieren gebildet u. in geringer Konz. an Blut u. Lymphe abgegeben wird; extrarenale Bildung erfolgt u. a. in Uterus, Leber, Gefäßwänden; Halbwertzeit ca. 30 Min. **Wirkung:** Im Blutplasma spaltet R. das N-terminale Ende von Angiotensinogen*, das Angiotensin I ab, das vom Angiotensin-converting-Enzym in das blutdruckerhöhende Angiotensin II überführt wird (vgl. Renin-Angiotensin-Aldosteron-System, Angiotensine). **Stimulation** der Reninausschüttung: **1.** durch Minderdurchblutung der Nieren (z. B. bei akuter Abnahme des Blutdrucks bzw. des zirkulierenden Plasmavolumens od. inf. Nierenarterienstenose; vgl. Goldblatt-Mechanismus); **2.** durch die Zusammensetzung (bes. die NaCl-Konz.) der Flüssigkeit im distalen Tubulus (Macula-densa-Theorie); verminderte Ausscheidung von NaCl durch Drosselung der Nierendurchblutung u. damit Verminderung des Glomerulusfiltrats*. **3.** über Beta-2-Rezeptoren, die auf zirkulierendes Adrenalin ansprechen, sowie über die sympathischen Nerven der Niere; **4.** bei verminderter K^+-Konz. im Blut; **Hemmung** der Reninfreisetzung v. a. durch Angiotensin II, das davon freigesetzte Aldosteron* u. Betarezeptorenblocker; **Bedeutung:** bei versch. Nierenerkrankungen erhöhte Plasmareninkonzentration (wichtig bei renal bedingter Hypertonie*); die Beobachtung, dass bei salzreicher Ernährung die Plasmareninaktivität niedrig u. bei salzarmer Ernährung hoch ist, steht im Widerspruch zu der klin.-therap. Erfahrung, dass sich Bluthochdruck i. d. R. durch Reduktion der Kochsalzzufuhr (trotz erhöhter Reninaktivität im Plasma) günstig beeinflussen lässt.

Renin-Angio|tensin-Aldo|steron-System (Angio-*; Tend-*) n: (engl.) renin-angiotensin-aldosterone system; Abk. RAAS; mehrfach, bes. mit Renin* rückgekoppeltes komplexes Regulationssystem zur Aufrechterhaltung von Plasmavolumen, -osmolarität u. Blutdruck; biol. aktiv sind dabei Angiotensin II u. das von ihm direkt freigesetzte Aldosteron*. Angiotensin II als stärkstes vasokonstriktor. Biomolekül bewirkt an den Nieren durch Verminderung der renalen Durchblutung die Abnahme der glomerulären Filtrationsrate. Aldosteron verstärkt diesen Effekt durch Na^+-Rückresorption u. Verminderung der Wasserausscheidung. Das RAAS wird (physiol.) u. a. aktiviert, wenn zirkulierendes Plasmavolumen (z. B. durch Blutverlust, Schock) od. Blutdruck (Orthostase) abnehmen. Nach Salzentzug u. bei best. Formen der Hypertonie (maligne, renovaskuläre, evtl. primäre Hypertonie) ist das RAAS bei der Blutdruckregulation über direkte Vasokonstriktion u. über Interaktion mit dem Sympathikus beteiligt. Hemmung des RAAS durch Antihypertensiva: s. ACE-Hemmer; Faktoren des RAAS mit z. T. noch unklarer biol. Bedeutung kommen in versch. extrarenalen Geweben (Speicheldrüse, Arterienwand, Nebenniere, Uterus, Gehirn) vor. Vgl. Kallikrein-Kinin-System, Angiotensine.

Ren in|formis (Ren-*) m: Klumpniere*.

Ren mobilis (↑) m: syn. Nephroptose*.

Rennin n: syn. Labferment*.

Reno-: s. a. Nieren-, Nephr-, Nephro-.

Reno|vaso|graphie (Ren-*; lat. vas Gefäß; -graphie*) f: (engl.) renoangiography; syn. Nierenangiographie; Röntgenkontrastverfahren, bei dem zunächst die Nierenarterien (arterielle

R

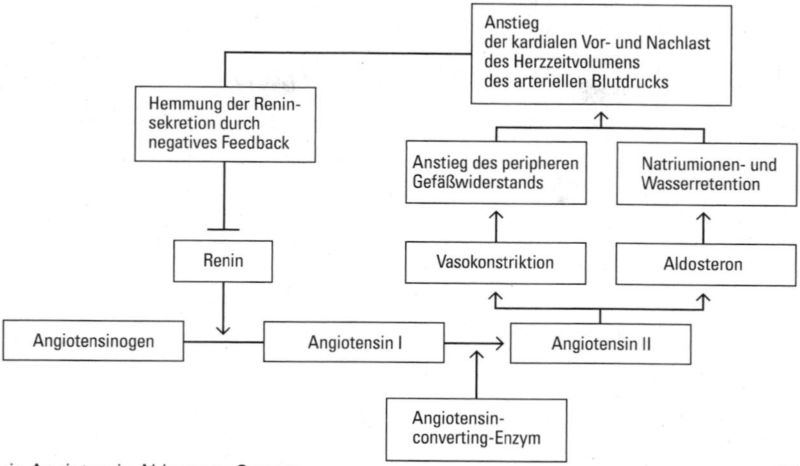

Renin-Angiotensin-Aldosteron-System [487]

Phase), dann das Nierenparenchym (Parenchymphase) u. der venöse Abfluss (venöse Phase) zur Darstellung kommen; Durchführung meist als femorale Katheteraortographie (selektive Katheterisierung der Nierenarterien nach der Seldinger*-Methode); **Ind.:** zur Beurteilung von Form-, Lage-, Gefäßanomalien u. Tumoren der Nieren sowie Nebennieren- u. Retroperitonealprozessen. Vgl. Angiographie, Subtraktionsangiographie, digitale.

Ren scutulatus (↑) m: Form der Verschmelzungsniere; s. Nierenfehlbildungen.

Renshaw-Zellen (Birdsey R., engl. Neurophysiol., 1911–1948; Zelle*): (engl.) Renshaw cells; Interneurone*, die nach Aktivierung durch Axonkollateralen von motor. Vorderhornzellen diese bzw. andere Neurone rückläufig (rekurrent) hemmen (sog. **Renshaw-Hemmung**); von Bedeutung v. a. bei polysynaptischen Reflexen.

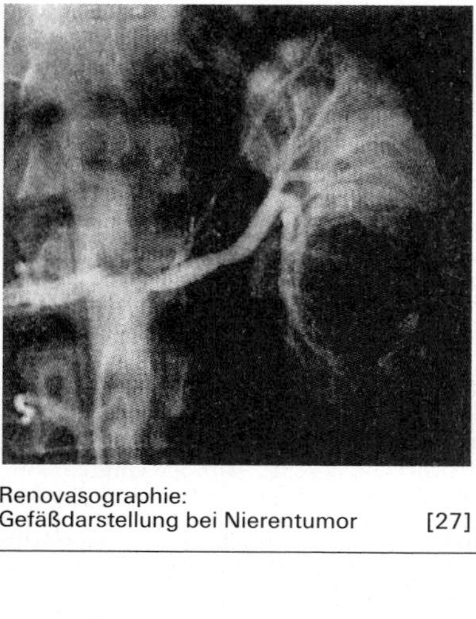
Renovasographie:
Gefäßdarstellung bei Nierentumor [27]

Renten|neurose (Neur-*; -osis*) f: (engl.) pension neurosis; sog. Unfallneurose, Begehrungsneurose; neurotische Reaktion auf Unfall- bzw. Kriegsverletzungen, die sich in vielgestaltigen seelischen bzw. körperlichen Beschwerden (z. B. Depression, Gedächtnis- u. Antriebsstörungen, Schlaflosigkeit) manifestiert; Wunsch nach einer Entschädigung (Rente) als Bestandteil der Traumaverarbeitung; evtl. Aufrechterhaltung der Symptomatik durch Erwartung einer Rente (i. S. einer operanten Konditionierung); bei mit sekundärem Krankheitsgewinn* verbundenem Rentenbegehren sind psychotherap. Maßnahmen i. Allg. erst nach Entscheidung des Rentenverfahrens sinnvoll. Vgl. Neurose. E. Fri.

Renten|versicherung: (engl.) social security pension fund; Versicherung, die von einem best. Zeitpunkt (z. B. Erreichen des Rentenalters) od. Ereignis (z. B. Tod des Versicherten) an regelmäßige Zahlungen i. d. R. bis zum Tod des Empfängers leistet; als Zweig der Sozialversicherung die gesetzliche R. mit Pflichtversicherung insbes. für alle gegen Arbeitsentgelt od. zu ihrer Berufsausbildung Beschäftigten sowie freiwilliger Beitrittsmöglichkeit für Nichtpflichtversicherte; neben der Rentengewährung zählen zu den Leistungen der R. med., berufsfördernde u. ergänzende Maßnahmen der Rehabilitation; Träger der gesetzlichen R. sind u. a. die Landesversicherungsanstalten u. die Bundesversicherungsanstalt für Angestellte.

Reo|viridae (Virus*; -id*) n pl: Abk. für (engl.) **r**espiratory **e**nteric **o**rphan, frühere Bez. Diplornaviren; Fam. von ca. 100 kubischen RNA-Viren ohne Hüllmembran (Ø 60–80 nm, Genom aus 10–12 Segmenten linear-doppelsträngiger RNA mit ca. 40 Genen); humanpathogene R. finden sich in den Genera Orthoreovirus (Reovirus, drei Serotypen), Rotavirus* (drei Serotypen) u. Orbivirus*. **Übertragung:** oral-fäkal, z. T. an Vektoren gebunden (Orbivirus), weltweite Verbreitung; Inf. verlaufen häufig inapparent, sie werden eher bei Kindern u. Jugendlichen als bei Erwachsenen beobachtet u. verlaufen mit enteraler

(Diarrhö, Erbrechen) od. respirator. Symptomatik (z. B. Pharyngitis, Rhinitis).

Repa|glinid (INN) n**:** Carboxymethylbenzoesäure-Derivat; orales Antidiabetikum; s. Glinide.

Re|paration (lat. reparatio Erneuerung, Ausbesserung) f**:** (engl.) repair; (pathol.) Wiederherstellung mit Defektheilung; z. B. Ersatz von Herzmuskelgewebe durch Bindegewebe (Herzschwiele).

Re|paratur|systeme (lat. reparare ausbessern) n pl**:** (engl.) repair mechanisms; zelluläre, enzymatisch gesteuerte Reparaturmechanismen zur Behebung von Schäden an Molekülen der DNA* inf. Einwirkung von (nichtionisierender) Ultraviolettstrahlung* u. ionisierender

> Schäden korrespondierender Basen (Doppelbasenschäden) u. DNA-Strangbrüche benachbarter Abschnitte (Doppelstrangbrüche) stellen beim Menschen weitgehend irreparable Schäden der DNA dar.

Strahlung* auf Zellen; Reparatur durch: **1.** die lichtabhängige enzymatische Zerlegung von UV-induzierten Pyrimidin-Dimeren in Monomere (Photoreparatur); **2.** die sog. Ausschnittreparatur durch Zerschneiden der Nukleotidkette (Endonukleasen), Abbau der Pyrimidin-Dimere enthaltenden Nukleotide (Exonukleasen), Neusynthese des fehlenden Stücks (DNA-Polymerase) u. Schluss der Stranglücke (Ligasen). Durch genet. Defekte der R. kann es bei versch. autosomal-rezessiv vererbbaren Krankheiten (Ataxia teleangiectatica, Bloom-Syndrom, Cockayne-Syndrom, Fanconi-Anämie, Xeroderma pigmentosum) zu vermehrtem Auftreten von Hautveränderungen u. Tumoren kommen.

Re|per|fusions|syn|drom (Re-*; lat. perfusio das Darübergießen) n**:** syn. Tourniquet*-Syndrom.

Repetitive strain injury (engl.)**:** Abk. RSI; Bez. für überlastungsbedingte schmerzhafte Bewegungseinschränkung der oberen Extremität inf. jahrelanger Tätigkeit z. B. an Tastenschreibgeräten.

Re|plantation (Re-*; lat. plantare pflanzen) f**:** **1.** Wiedereinpflanzen (Reimplantation) eines zuvor verlagerten Organs; **2.** Wiederannähen eines abgetrennten Körperteils (Finger, Hand, Arm,

Replantation
Behandlung von Amputaten und Amputationsstümpfen bis zur Replantation

Amputationsstumpf
- keine Reinigungsversuche
- keine Unterbindungen (wenn möglich)
- sterile Kompressionsverbände

Amputat
- keine Reinigungsversuche
- kein Einlegen in Lösungen
- für den Transport in trockene, sterile Kompressen oder Tücher einwickeln und in wasserdichtem Plastikbeutel auf Eis (in einem 2. Beutel) legen
- in der Klinik steril einwickeln und bei +4 °C aufbewahren

Bein; auch Penis- u. Zahnreplantation); Voraussetzung für den Erfolg einer R. ist die Wiederherstellung aller anat. Strukturen, v. a. der vaskulären Versorgung (s. Gefäßnaht, Nervennaht, Sehnennaht) mittels Mikrochirurgie*. Für die Replantationsfähigkeit eines Amputats ist neben Art der Verletzung u. Zustand des abgetrennten Körperteils (günstig sind glatte Amputationen mit geringer Weichteilzerstörung) dessen sachgerechte Behandlung bis zur R. (s. Tab.) wichtig. Frühe **Kompl.** sind u. a. Gefäßverschlüsse (Thrombosen), Infektionen u. Nachblutungen; später auftretende u. zur Einschränkung der Gebrauchsfähigkeit führende Kompl. sind Verwachsungen, Sehnenrupturen, Pseudarthrosen, Ankylosen, Fehlstellungen, Osteomyelitis u. ausbleibende Nervenregeneration.

Re|plikase f**:** (engl.) replicase; Enzym zur Reduplikation*.

Re|plikation (lat. replicare wieder auseinander falten) f**:** s. Reduplikation.

Re|polarisation (Re-*; gr. πόλος Achsenende) f**:** (engl.) repolarization; Wiederherstellung des Ruhemembranpotentials (s. Membranpotential) nach Depolarisation*. Vgl. Aktionspotential, Bahn, motorische.

re|ponibel (lat. reponere, repositus zurückstellen)**:** (engl.) reducible; zurückbringbar, einrichtbar; Ggs. irreponibel.

Re|position (↑) f**:** (engl.) reduction; Wiedereinbringung, Wiedereinrichtung: **1.** einer Fraktur* unter Zug u. Gegenzug nach vorheriger Schmerzausschaltung (ggf. op. als sog. blutige R. mit anschließender Osteosynthese); **2.** einer Luxation*; **3.** einer Hernie* (sog. Bruchtaxis); vgl. Inkarzeration.

Re|pression (lat. reprimere, repressus hemmen) f**:** (genet.) Hemmung der Übertragung der genet. Information von der DNA auf die Messenger-RNA durch einen Repressor; vgl. Proteinbiosynthese, Genregulation.

Re|pressor (lat. Unterdrücker) m**:** s. Genregulation.

Reprise (frz. Wiederholung)**:** (engl.) crowing; wiederholte Hustenanfälle bei Keuchhusten*.

Re|produktion, assistierte (Re-*; lat. producere, productus hervorbringen) f**:** (engl.) assisted reproduction; Bez. für Methoden der Reproduktionsmedizin; z. B. GIFT*, ZIFT*, In*-vitro-Fertilisation mit Embryonentransfer*, ICSI*; nach den Richtlinien der Bundesärztekammer zur Durchführung der a. R. vom 4.12.1998 aus standesrechtl. Gründen grundsätzl. nur im homologen System zulässig. Vgl. Insemination.

Re|produktions|medizin (↑; ↑) f**:** (engl.) reproductive medicine; interdisziplinäre Fachrichtung, die unter Berücksichtigung gynäkologischer, urologischer, genetischer, biologischer, juristischer u. ethischer Aspekte die menschl. Infertilität* behandelt; vgl. Embryonenschutzgesetz, Embryonentransfer, Insemination, In-vitro-Fertilisation.

Re|pro|duktions|toxiko|logie (↑; ↑; Tox-*; -log*) f**:** (engl.) reproduction toxicology; Bereich der Toxikologie, in dem der Einfluss chem., biol. u. physik. Noxen auf die Reproduktion (Fertilität, pränatale u. postnatale Entw. der Reproduktionsorgane) erforscht wird. Vgl. Pränataltoxikologie, Toxikologie.

Repro|terol (INN) n**:** Beta-2-Sympathomimetikum; **Verw.:** Bronchospasmolytikum; **UAW:** s. Sympathomimetika.

Reptilase|zeit: (engl.) reptilase time; syn. Batroxobinzeit; Parameter zur DD von Störungen der Thrombin-Fibrinogen-Interaktion u. der Fibrinaggregation; **Bestimmung:** Messung der Zeit bis zum Eintritt der Gerinnung in frischem Citratplasma nach Zusatz von Reptilase (syn. Batroxobin*) u. Inkubation bei 37°C; **Prinzip:** Abspaltung eines Peptids A von Fibrinogen durch in Reptilase enthaltene thrombinähnl. Endopeptidasen mit Bildung (u. Aggregation) atypischer Fibrinmonomere; **Referenzbereich:** bis zu 20 Sek.; die R. ist im Ggs. zur Thrombinzeit* weitgehend unbeeinflusst durch Heparin u. a. Thrombininhibitoren (Hirudin, monoklonale Immunglobuline, Penicilline) u. ist nur bei Störungen der Fibrinpolymerisation (A-, Hypo- u. Dysfibrinogenämie, Hyperfibrinolyse, Verbrauchskoagulopathie) u. Ther. mit Fibrinolytika verlängert.

RES: Abk. für **r**etikuloendotheliales **S**ystem; s. Monozyten-Makrophagen-System.

Rescinn|amin (INN) n: Alkaloid aus Rauwolfia* serpentina.

Re|sectio (Re-*; Sectio*) f: (gebh.) erneute Schnittentbindung*.

Re|sektion (lat. resecare weg-, zurückschneiden) f: (engl.) resection; op. Entfernung von (kranken) Organteilen; z. B. Magen- od. Darmresektion (ggf. mit Wiederherstellung der Kontinuität), Leberresektion*, transurethrale Resektion*, En*-bloc-Resektion. Vgl. Ektomie.

Re|sektion, trans|urethrale (↑) f: (engl.) transurethral resection; Abk. TUR; Elektroresektion* mittels einer durch die Harnröhre eingeführten elektr. Schlinge zu diagn. u. therap. Zwecken; **Ind.:** benigne Prostatahyperplasie, Blasentumoren od. Blasenhalsobstruktion; **Kompl.:** Blutungen, hypotone Hyperhydratation mit Herz-Kreislauf-Belastung bis zu akuter Rechtsherzinsuffizienz inf. Einschwemmung hypotoner Spülflüssigkeit, Perforation; Urethrastriktur, Harninkontinenz. Vgl. Prostataadenomektomie, Sphinkterotomie.

Reserpin (INN) n: Hauptalkaloid aus Rauwolfia* serpentina mit blutdrucksenkender Wirkung (über Entspeicherung der Vesikel für Noradrenalin in noradrenergen Neuronen; s. Antisympathotonika); **Verw.:** als Antihypertensivum.

Re|serve|streck|ap|parat m: (engl.) auxiliary extensors; Retinacula am Kniegelenk; s. Patellafraktur.

Re|serve|volumen n: (engl.) reserve volume; Abk. RV; s. Lungenvolumina.

Re|serve|wirt: (engl.) reservoir host; auch Parasitenreservoir; Organismus (Zwischen- od. Endwirt), in welchem Parasiten lange persistieren können; für die Erhaltung u. Ausbreitung der Parasiten von großer Bedeutung; vgl. Wirtswechsel.

Re|serve|zell|hyper|plasie (Zelle*; Hyper-*; -plasie*) f: (engl.) reserve cell hyperplasia; von den Reservezellen des zylindr. Drüsen- u. Oberflächenepithels ausgehende doppelreihige bis mehrschichtige Hyperplasie; **Vork.:** hauptsächl. im Bereich der Zervixschleimhaut, insbes. unter gestagener Stimulation; gutartig, gelegentl. Weiterentwicklung zu einem Carcinoma* in situ vom Reservezelltyp.

re|sidual (lat. residuus): zurückbleibend.

Re|sidual|fraktion (↑; lat. fractio Bruch, Bruchstück) f: (engl.) residual fraction; Abk. RF; Verhältnis von endsystol. Restvolumen* zu enddiastol. Volumen einer Herzkammer; Bestimmung mittels Farbstoffverdünnungsmethode od. i. R. einer Angiokardiographie; erhöht bei Herzinsuffizienz.

Re|sidual|harn (↑): s. Restharn.

Re|sidual|kapazität, funktionelle (↑) f: (engl.) functional residual capacity; Abk. FRK; s. Lungenvolumina.

Re|sidual|volumen (↑) n: (engl.) residual volume; Abk. RV; der nicht ventilierbare Teil des Lungenvolumens (s. Lungenvolumina), der nach maximaler Ausatmung in den Lungen verbleibt; wichtiger als die absolute Größe des RV (normal 800–1700 ml) ist dessen Verhältnis zur Totalkapazität (RV/TK), das beim Gesunden ca. 0,3 beträgt u. bei obstruktiven Atemwegerkrankungen*, z. B. Asthma bronchiale (reversibel) u. Lungenemphysem (irreversibel), erhöht ist.

Re|sidual|wahn (↑): (engl.) residual delusion; Bez. für persistierenden, gegenüber Neuroleptika meist therapieresistenter Wahn*, der nach Rückbildung der zugrunde liegenden Psychose (u. anderer wahnhafter Anteile) weiter bestehen bleibt; Beeinflussung am ehesten milieutherapeutisch (s. Soziotherapie).

Re|siduum (lat. Rest) n: Restzustand; bestehen bleibende Restsymptome nach Abklingen der akuten Phase einer Erkrankung.

Residuum, schizo|phrenes (↑) n: (engl.) schizophrenic residual state; syn. schizophrener Residualzustand; nach ICD-10 chron. Stadium einer Schizophrenie*, das folgende Bedingungen erfüllt: **1.** Vorherrschen einer Minussymptomatik* ohne wesentl. psychot. Sympt.; **2.** anamnest. Nachweis mind. einer früheren psychot. Episode i. S. einer Schizophrenie; **3.** deutl. Verschlechterung des persönl. u. sozialen Leistungsvermögens im Vergleich zur prämorbiden Leistungsfähigkeit; **DD:** org. Hirnschädigung, z. B. Demenz*.

Re|silienz (lat. resilire, resilio zurückspringen) f: (engl.) resilience; Eindrückbarkeit natürlicher Gewebe bei Belastung; (zahnmed.) R. von Schleimhaut auf dem Kieferkamm deutlich höher als von natürlichen Zähnen; die Kenntnis des Unterschiedes ist wichtig bei der Konstruktion von festsitzend-herausnehmbarem Zahnersatz.

Resina (lat.) f: Harz.

Resine n pl: (engl.) resins; s. Ionenaustauscher.

Resistance (engl. Widerstand) f: s. Atemwegwiderstand.

Re|sistenz (lat. resistere widerstehen) f: (engl.) resistance; **1.** unspezif. Schutz von Organismen gegenüber Infektionen od. Giften (vgl. Immunität); es bestehen Resistenzunterschiede zw. Arten (z. B. ausschl. humanpathogene Err.), Individuen (Konstitution, Alter, Umweltschäden), u. zw. Organen (Hautpilze, dermotrope Viren); Abnahme durch Kälteschäden (Erkältung), Ernährungsschäden (Unterernährung, Vitaminmangel), Epithelschäden (Wunden, Verbrennungen), Stoffwechselstörungen (z. B. Diabetes mellitus), körperl. u. seelische Überanstrengung; R. kann zunehmen durch ausgeglichene Lebensweise, Ernährung u. Abhärtung; vgl. Disposition. **2.** Widerstandsfähigkeit von Mikroorganismen gegen Antibiotika* bzw. Chemotherapeutika*; **a)** natürliche R. aufgrund bakt. Eigenschaften, z. B. Nalidixinsäureresistenz von Kokken, Colistin- bzw. Polymyxin-B-R. von Proteus od. Nitrofurantoinresistenz von Pseudomonas; **b)** erworbene R. durch Mutation* u. nachfolgende Selektion; bei Ein-Schritt-R.

(Folge nur eines Mutationsvorgangs) sehr schnell therap. relevante Widerstandsfähigkeit der Mikroorganismen; bei Mehr-Schritt-R. (d. h. inf. mehrerer nacheinander stattfindender Mutationen) stufenweise zunehmende R.; **c)** erworbene extrachromosomale R., infektiöse R., durch sog. Resistenzfaktoren (s. R-Faktor) bedingt; Vork. bei gramneg. u. grampos. Bakterien als Folge des durch Konjugation* od. Transduktion* erhaltenen R-Faktors; **d)** R. gegen Penicilline u. Cephalosporine durch Bildung von L*-Formen.

Re|sistenz|bestimmung der Bakterien (↑; Bakt-*): (engl.) sensitivity testing; Bestimmung der Empfindlichkeit od. Resistenz von Bakterien gegenüber Chemotherapeutika u. Antibiotika; s. Antibiogramm.

Re|sistenz|bestimmung der Erythro|zyten (↑; Erythr-*; Zyt-*): (engl.) erythrocytes resistance tests; **1.** Bestimmung der osmotischen Resistenz (Grad der Widerstandsfähigkeit gegen die hämolysierende Wirkung hypotoner Salzlösungen), von Bedeutung für die Unterscheidung versch. Formen der hämolytischen Anämie; normalerweise beginnende Hämolyse bei Inkubation der Erythrozyten mit 0,48–0,44%iger Kochsalzlösung, vollständig bei Inkubation mit 0,33–0,28%iger Kochsalzlösung; verminderte osmot. Resistenz bei hereditärer Sphärozytose u. a. Formen der hämolyt. Anämie, erhöht bei Thalassämie, Sichelzellenanämie, Verschlussikterus u. best. Leberparenchymschäden; vgl. Inkubationsresistenz; **2.** Bestimmung der Säureresistenz durch Inkubation von Erythrozyten in verdünnter Säure bei steigendem pH-Wert; vgl. Säurehämolysetest, Zuckerwassertest.

Re|sistenz, epi|somale (↑) f: (engl.) R factor resistance; durch R*-Faktor bedingte Resistenz* von Bakterien; vgl. Plasmide.

Re|sistenz|faktoren (↑) m pl: s. R-Faktor.

Re|solvenzien (lat. resolvere lösen) n pl: (engl.) resolvents; schleimlösende Mittel, Solvenzien.

Re|sonanz (lat. resonare widerhallen) f: (engl.) resonance; Mitschwingen eines schwingungsfähigen Systems bei periodischer Energiezufuhr mit einer Frequenz*, die der Eigenfrequenz des Systems entspricht (Resonanzfrequenz).

Re|sonanz|theorie (↑) f: s. Helmholtz-Resonanztheorie.

Re|sorbenzien (lat. resorbere wieder einschlürfen) n pl: (engl.) resorbents; Mittel zur Anregung der Resorption von Exsudaten.

Resorcin n: (engl.) resorcinol; 1,3-Dihydroxybenzol, $C_6H_4(OH)_2$; keratolytisch u. komedolytisch wirksam; **Verw.:** äußerlich als Antiseptikum bei Dermatosen; die Anw. wird wegen erhebl. Hautirritationen u. Resorptionstoxizität für Säuglinge kritisch beurteilt (Präparate mit diesem Wirkstoff sind auf der Negativliste). I. Gei.

Re|sorption (lat. resorbere wieder einschlürfen) f: Aufsaugung; **1.** Aufnahme von Stoffen (z. B. Nahrungsmittel, Medikamente) über die Haut od. Schleimhaut (Magen-Darm-Trakt, Atmungsorgane) od. aus Geweben (Exsudate, i. m. od. s. c. injizierte Arzneimittel) in die Blut- od. Lymphbahn; **2.** aktiver u. passiver Vorgang zur Rückgewinnung (Reabsorption) von Wasser u. vielen anorg. u. org. Substanzen aus dem Primärharn der Nierentubuli in die peritubulären Kapillaren.

Re|sorption, para|portale (↑) f: (engl.) paraportal resorption; Aufnahme von Stoffen aus dem Darminhalt direkt in die Blutbahn unter Umgehung der Leber; über die häufigen Anastomosen an den Wurzeln der Pfortader* mit anderen Venengebieten od. bei anomaler Einmündung von Darmvenen in die V. cava inf.; vgl. Anastomosen, portokavale.

Re|sorptions|fieber (↑): (engl.) aseptic fever; nach asept. Operationen od. Traumen sowie bei Resorption von Ergüssen, Blutungen od. nekrotischem Gewebe durch pyrogene Eiweißzerfallprodukte verursachtes, 2–5 Tage anhaltendes Fieber ohne Schüttelfrost; steiler Anstieg, Kontinuum unter 38,5°C u. langsamer gleichmäßiger Abfall. Vgl. Postaggressionssyndrom.

Re|sorptions|ikterus (↑; Ikterus*) m: (engl.) resorption jaundice; durch Rückresorption von bereits über die Leber ausgeschiedenen Gallenfarbstoffen entstehender posthepatischer Ikterus*.

Re|spiration (lat. respiratio Atmung) f: äußere Atmung*.

Re|spirations|trakt (↑; lat. tractus Zug, Richtung, Gegend) m: (engl.) respiratory tract; Atemwege* u. Lunge*.

Re|spirations|typ (↑): s. Atmungstypen.

Re|spirator (lat. respirare atmen) m: Beatmungsgerät; pneumatisch od. elektrisch angetriebenes Gerät zur maschinellen Beatmung*; in der Inspirationsphase strömt das Atemgas durch Erzeugung eines Überdrucks in die Lungen; die Exspiration erfolgt durch die elast. Rückstellkräfte der Lungen u. des Thorax. Als Atemgas können Raumluft, ein Sauerstoff-Luftgemisch od. ein Narkosegasgemisch verwendet werden. **Einteilung: 1.** nach dem **Generatortyp** entspr. dem Verhalten der Gasströmung (engl. flow) während der Inspirationsphase: **a)** Stromgenerator (engl. constant flow generator) mit konstanter Stromstärke (sog. Rechteck-Flow); bewirkt konstantes Hubvolumen, unabhängig von Änderungen der Compliance* od. Resistance der Lunge; **b)** Druckgenerator (engl. constant pressure generator) mit konstantem vorwählbarem Arbeitsdruck; da mit Anstieg des Beatmungsdrucks die den Flow bestimmende Druckdifferenz abnimmt, sinkt der Flow während der Inspiration; dadurch einerseits bessere Verteilung des Hubvolumens in den Lungen durch dezelerierenden Flow, andererseits Abnahme des Hubvolumens bei Verschlechterung von Compliance od. Resistance; **2.** nach Art des **Umschaltmechanismus** (Steuerung) von der Inspiration auf die Exspiration bzw. umgekehrt: **a)** Zeitsteuerung: nach Ablauf der festgelegten Inspirationszeit; **b)** Volumensteuerung: nach Applikation des vorgewählten Hubvolumens; **c)** Drucksteuerung: nach Erreichen eines vorgegebenen Druckwerts; **d)** Flow-Steuerung (bei Druckgeneratoren): nach Unterschreiten eines best. Flow-Werts; **e)** Patientensteuerung: bei assistierter Beatmung Auslösen (Triggern) der nächsten Inspiration durch den Einatemversuch des Pat. Moderne elektronische R. sind zeit- od. volumengesteuert mit wahlweise konstantem od. dezelerierendem Flow sowie intermittierender Seufzereinstellung (s. Seufzeratmung). **Zusatzgeräte:** Narkosemittelverdampfer, Vernebler für Anfeuchtung u. Erwärmung des Atemgases, Medikamentenvernebler. Vgl. Eiserne Lunge.

Respiratory distress syndrome (engl. Atemnot): s. ARDS, Atemnotsyndrom des Neugeborenen.

Respiratory-syncytial-Virus (engl. respiratory Atem-, Atmungs-; Syn-*; Zyt-*; Virus*): Abk. RS-Virus; zum Genus Pneumovirus der Paramyxoviridae* gehörender Err. ohne feste Form (rundl., fädig od. unregelmäßig; Ø 90–130 nm); Subtypen A u. B; kultivierbar auf Affen- u. Menschenzellkulturen; induziert in vitro die Bildung von Synzytien; häufiger Erreger von Inf. des Respirationstrakts im Kindesalter, anfangs meist als Rhinitis*, später Übergang in Bronchitis, Bronchiolitis mit Zyanose od. Bronchopneumonie; bis zu 5 % der Kinder entwickeln Pseudokrupp*.

Rest|harn: (engl.) residual urine; Residualharn; nach Miktion in der Harnblase verbleibender Urin; **Urs.:** Blasenentleerungsstörung; bei Frauen häufig inf. op. Eingriffs zur Behandlung von Harninkontinenz* od. Radikaleingriff im Bereich der Geschlechtsorgane (z. B. Wertheim-Meigs-Operation); bei Männern v. a. inf. benigner Prostatahyperplasie*, Sphinktersklerose, Harnröhrenstriktur u. neurogen bedingter Blasenstörung; **Diagn.** u. **Messung:** v. a. Ultraschalldiagnostik; seltener Ausscheidungsurographie, Zystographie, Zystomanometrie; **Kompl.:** Zystitis, Blasensteine, Harnabflussbehinderung der oberen Harnwege, Überlaufinkontinenz.

Re|stitutio ad integrum (lat. Wiederherstellung des unversehrten Zustands) f: völlige Heilung; d. h. Wiederherstellung des früheren (normalen) Zustandes.

Restless legs (engl. ruhelose Beine): syn. Anxietas tibiarum, Syndrom der unruhigen Beine, Wittmaack-Ekbom-Syndrom; Drang (meist abends), die Lage der Beine inf. Missempfindung in den Waden (selten in Oberschenkeln od. oberen Extremitäten) zu verändern; **Formen: 1.** primär: idiopath. od. autosomal-dominant erbl.; **2.** sekundär in der Schwangerschaft u. bei endokrinen Erkr.; **Klin.:** schwierig charakterisierbare Schmerzen (Leitsymptom), Ein- u. Durchschlafstörungen, nach dem Einschlafen period. Bewegung der Gliedmaßen; **Ther.** bei primärer Form od. nicht ausreichend behandelbarer Grundkrankheit: Levodopa, Bromocriptin, Carbamazepin, Clonidin, Clonazepam, Opiate (Levomethadon, Tilidin). Vgl. Polyneuropathie.

Rest-N: Kurzbez. für Reststickstoff*.

Re|striktion (lat. restringere, restrictus beschränken) f: (engl.) restriction; **1.** (klin.) Einschränkung; z. B. Lungenfunktionsstörung durch Erhöhung der Elastance* des Lungengewebes; s. Ventilationsstörungen; **2.** (genet.) Abwehrsystem der meisten Mikroorganismen gegen Hybridisierung*; Mechanismus zur Eliminierung einer von der Zelle als fremd erkannten DNA. Die z. B. inf. Transduktion* mit einem Bakteriophagen*, für den diese Zelle keine Wirtszelle ist, durch Konjugation* od. Transformation* in eine Bakterienzelle eingedrungene DNA wird aufgrund bes., symmetr. Tetra- od. Hexa-Nukleotid-Sequenzen von (art-)spezif. Endonukleasen (Restriktionsenzyme*) erkannt u. anschl. in einzelne Stücke geschnitten, die dann von unspezif., in jeder Zelle vorhandenen Nukleasen* weiter abgebaut werden. Vgl. Gentechnologie.

Re|striktions|en|zyme (↑; Enzyme*) n pl: (engl.) restriction enzymes; syn. Restriktionsendonukleasen; Enzyme*, die doppelsträngige DNA* spezif. (d. h. bei einer best. Basenfolge) spalten können; mittels aus Bakterien gewonnenen R. können je nach Häufigkeit der Schnittstellen ganze Genome fragmentiert bzw. bekannte DNA-Sequenzen gezielt geschnitten werden. Vgl. Gentechnologie, DNA-Klonierung.

Re|striktions|fragment|längen-Poly|morphismus (↑; Fragment*; Poly-*; -morph*) m: (engl.) restriction fragment length polymorphism; Abk. RFLP; allelischer DNA-Sequenzpolymorphismus, durch den die Erkennungssequenz für Restriktionsenzyme* zerstört od. neu gebildet wird; Entstehung von DNA-Fragmenten unterschiedl. Länge bei Spaltung der DNA durch Restriktionsenzyme an den Stellen der polymorphen Sequenz; Grundlage für den Nachweis versch. Allele mittels Polymerase*-Kettenreaktion od. Southern*-Blotting-Methode i. R. der indirekten Genanalyse*.

Rest|stick|stoff: (engl.) rest nitrogen; kurz Rest-N; Gesamtgehalt des nicht in Protein enthaltenen Stickstoffs, der nach völligem Ausfällen von Proteinen als Endprodukt v. a. des Protein-, Purin- u. Aminosäurestoffwechsels in Körperflüssigkeiten zurückbleibt; Erhöhung des Rest-N u. a. bei eiweißreicher Kost, gesteigertem Gewebeabbau, insbes. bei Nierenerkrankungen mit Einschränkung der glomerulären Filtrationsrate (vgl. Niereninsuffizienz). Die Bestimmung des Rest-N ist weitgehend durch die Harnstoffbestimmung* u. die Messung von Kreatinin* u. Harnsäure* ersetzt.

Rest|volumen n: (engl.) residual volume; (kardiol.) die normalerweise am Ende der Systole in der Herzkammer verbleibende Blutmenge; vergrößert z. B. bei Herzdilatation*; vgl. Residualfraktion.

Re|tard|ef|fekt (lat. retardare verzögern) m: (engl.) retard effect; substanzbedingter verzögerter Wirkungseintritt bzw. über die galenische Formulierung erreichte protrahierte Wirkstoffabgabe; s. Depotpräparate.

Re|tardierung (↑): (engl.) retardation; allgemeine Bez. für Verzögerung od. Verlangsamung einer Bewegung od. Entwicklung; i. e. S. Verzögerung der körperl. bzw. intellektuellen Entwicklung (sog. Retardation, Reifungsverzögerung) im Vergleich zum jeweiligen Lebensalter; vgl. Infantilismus, Behinderung, geistige.

Re|tard|präparate (↑; lat. praeparare zubereiten) n pl: syn. Depotpräparate*.

Rete (lat.) n: Netz.

Rete arteriosum (↑) n: Arteriennetz.

Rete articulare cubiti (↑) n: Arteriengeflecht an der Hinterseite des Ellenbogengelenks, Zuflüsse aus Aa. collateralis ulnaris sup. et inf., Aa. collateralis media et radialis, Aa. recurrens radialis et ulnaris.

Rete articulare genus (↑) n: Arteriengeflecht an der Vorderseite des Kniegelenks; - - - → Aa. supp. et inff. latt. et medd. genus.

Rete calcaneum (↑) n: Arteriennetz an Hinterseite des Calcaneus, - - - → aus Rr. calcanei der A. fibularis u. aus der A. tibialis posterior.

Rete carpale dorsale (↑) n: Arteriennetz am Handwurzelrücken; Zuflüsse aus den Rr. carpales dorss. der Aa. radialis u. ulnaris; - → Aa. metacarpales dorss.

Rete malleolare laterale (↑) n: Arteriennetz um den äußeren Knöchel; - - - → aus A. malleolaris ant. lat., A. fibularis.

Rete Malpighii (↑; Marcello Malpighi, Anat., Bologna, Rom, 1628–1694) n: Netzwerk epidermaler Leisten zw. dermalen Papillen an der Grenze von Epidermis u. Dermis.

R

Rete mirabile (↑) n: Wundernetz; zw. arterielle Gefäßstrecken od. kleine Venen eingeschaltetes Kapillarnetz; z. B. in der Niere: Arteriola glomerularis afferens → Glomerulus → Arteriola glomerularis efferens; in der Leber: V. interlobularis → Sinusoide → V. centralis.

Re|tentio (lat.) f: Zurückhaltung.

Re|tentio alvi (↑) f: Stuhlverhaltung, Obstipation*.

Re|tention (↑) f: (chir.) Ruhigstellung als Teil der Frakturbehandlung; z. B. mittels Gipsverband.

Re|tentions|azidose (↑; Azid-*; -osis*) f: (engl.) retention acidosis; s. Azidose.

Re|tentions|zysten (↑; Kyst-*) f pl: (engl.) retention cysts; durch Sekretverhaltung von Drüsen od. Drüsenteilen entstandene (unechte) Zysten; z. B. Atherom, Mukozele, Ranula, Schleimzysten, Milchgangzyste, Ovarialzysten; s. Zyste.

Re|tentio placentae (↑) f: Plazentaretention*.

Re|tentio testis ab|dominalis (↑) f: s. Maldescensus testis.

Re|tentio testis inguinalis (↑) f: s. Maldescensus testis.

Re|tentio urinae (↑) f: Harnverhaltung*.

Rete ovarii (Rete*) n: Netz solider od. hohler Epithelstränge am Hilum des Eierstocks (s. Ovarium); entspricht entwicklungsgeschichtlich dem Rete testis.

Rete patellare (↑) n: Arteriengeflecht auf der Patella; - - - → s. Rete articulare genus.

Rete|plase (INN) f: nicht glykosylierter rekombinanter Plasminogenaktivator; Fibrinolytikum; **Verw.:** zur thrombolyt. Therapie bei akutem Herzinfarkt; vgl. Plasminogenaktivatoren.

Rete testis (Rete*) n: Hodennetz; zw. Hodenkanälchen u. Ductuli efferentes eingeschaltetes Kanälchensystem im Mediastinum testis, das die Tunica albuginea labyrinthartig durchsetzt, so dass kein Prolaps inf. des hohen Binnendrucks entsteht.

Rete venosum (↑) n: Venennetz.

Rete venosum dorsale manus (↑) n: - - - → subkutanes Venennetz am Handrücken; - → Vv. intercapitulares, Vv. metacarpales dorss.; ⊣ V. basilica, V. cephalica; **S:** Oberfläche des Handrückens.

Rete venosum dorsale pedis (↑) n: Venengeflecht auf dem Fußrücken, anastomosiert mit Arcus venosus dors. pedis; ⊣ V. saphena parva u. magna, Vv. tibiales antt.; **S:** Fuß.

Rete venosum plantare (↑) n: subkutanes Venengeflecht der Fußsohle; ⊣ Vv. tibiales postt., V. saphena magna, parva.

Reticulum (lat.) n: kleines Netz.

Retikulin|fasern (↑): (engl.) reticular fibres; dem Zellnetz des retikulären Bindegewebes eng anliegende Fasern; mit Silbersalzen imprägnierbare (argyrophile) Fasern (s. Gitterfasern), quellen nicht in Säuren u. werden von Alkalien nicht angegriffen.

Retikulo|endo|theliose (↑; Endothel*; -osis*) f: s. Histiozytose.

Retikulo|endo|theliose, leuk|ämische (↑; ↑; ↑) f: veraltete Bez. für Haarzell*-Leukämie.

Retikuloid, aktinisches (↑; -id*) n: (engl.) actinic reticuloid; photoallergische Kontaktdermatitis mit persistierender Lichtreaktion; **Sympt.:** schwere chron. Dermatitis an lichtexponierter Haut, später generalisierte Ekzeme, selten auch Erythrodermie; Vork. bes. bei älteren Männern; (histol.) aktinische Elastose, Infiltrate aus atypi-

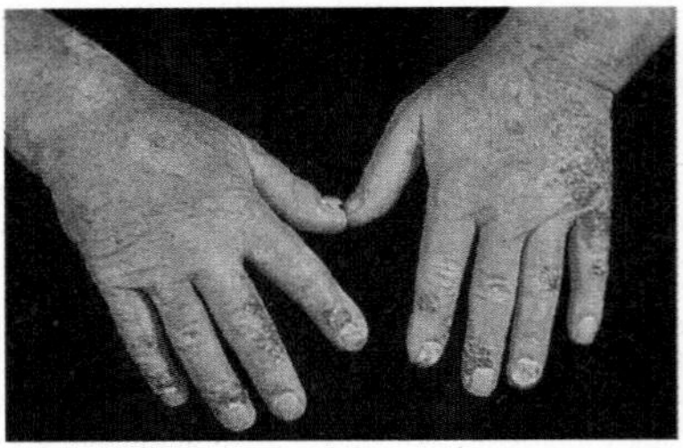

Retikuloid, aktinisches [3]

schen CD8-positiven T-Lymphozyten; vgl. Lichtdermatosen.

Retikulo|sarkom (↑; Sark-*; -om*) n: (engl.) reticulosarcoma; auch Retikulumzellensarkom, Retothelsarkom, Retikuloendotheliom; immunoblastisches malignes Lymphom* hoher Malignität mit Proliferation meist von B-Lymphozyten.

Retikulose (↑; -osis*) f: (engl.) reticulosis; nicht mehr gebräuchl. Bez. für heute immunhistochemisch gut definierte Erkr., die mit einer Proliferation von Zellen des Monozyten*-Makrophagen-Systems einhergehen; s. Langerhans-Zellhistiozytose, Monozytenleukämie, Histiozytose, Haarzell-Leukämie, Lymphom, malignes.

Retikulose, lipo|melanotische (↑; ↑) f: syn. dermopathische Lymphadenitis*.

Retikulose, pagetoide (↑; ↑) f: (engl.) pagetoid reticulosis; syn. Woringer-Kolopp-Krankheit; Form der kutanen T*-Zell-Lymphome mit scharf begrenzten, bogig-konfigurierten, roten, schuppenden, meist einzeln stehenden Herden an den distalen Extremitäten; gutartiger, langer Verlauf; **Ther.:** Exzision, Röntgenbestrahlung, Unterspritzung mit Interferon-α.

Retikulo|zyten (↑; Zyt-*) m pl: (engl.) reticulocytes; syn. Proerythrozyten, (anat.) Erythrocyti reticulati; junge Erythrozyten, die in der Entw. zw. den Normoblasten* u. den reifen Erythrozyten* stehen. Wahrscheinl. verlassen alle neu gebildeten Erythrozyten das Knochenmark als R. In den kernlosen R. findet noch eine weitere geringe Hämoglobinbildung statt. Die dazu erforderl. Zellorganellen (Mitochondrien, Ribosomen, Reste des endoplasmatischen Retikulums u. a.) lassen sich durch best. Färbemethoden (s. Reti-

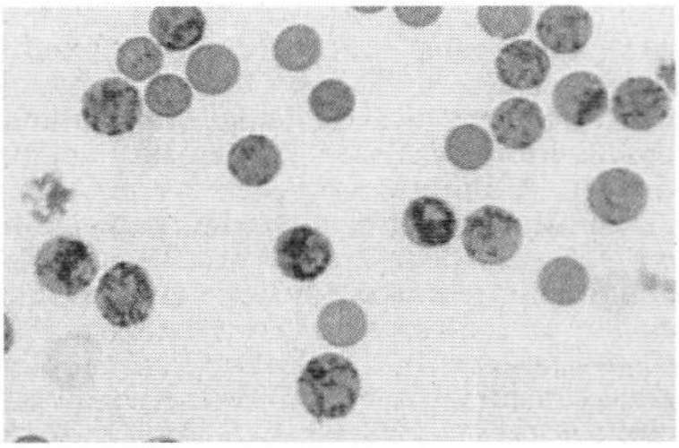

Retikulozyten:
Blutausstrich (Brillantkresylblau-Färbung) mit massiver Retikulozytose [181]

kulozytenfärbung) in Form einer netzartigen Struktur sichtbar machen (s. Abb.). Die zirkulierenden R. verlieren diese Substanz nach ca. 1–2 Tagen, die Reifung des Erythrozyten ist damit beendet. Referenzbereich: s. Blutbild (Tab.); physiol. Erhöhung beim Neugeborenen u. in den ersten Lebensmonaten; pathol. Erhöhung bei gesteigerter Erythropoese* (z. B. nach Blutverlusten, bei hämolytischer Anämie), Verminderung bei gedrosselter Erythropoese (z. B. bei aplastischer Anämie). Vgl. Retikulumzellen.

Retikulo|zyten|färbung (↑; ↑): (engl.) reticulocyte staining; durch Einwirkung von Brillantkresylblau od. Nilblausulfat wird in Retikulozyten* eine Konglomeration bzw. Ausfällung von Ribonukleoproteinen bewirkt; dadurch werden die noch vorhandenen Reste der Zellorganellen als sog. Substantia reticulo-granulo-filamentosa sichtbar.

Retikulo|zyten|krise (↑; ↑) f: (engl.) reticulocytic crisis; vorübergehender Anstieg der Retikulozyten*; bes. bei Beginn der erfolgreichen Behandlung einer Vit.-B_{12}-Mangelanämie, aber auch bei Folsäure-, Vit.-B_6- od. Eisenmangelanämie; der Anstieg ist um so höher, je niedriger die Zahl der Erythrozyten bei Beginn der Behandlung war.

Retikulo|zytose (↑; ↑; -osis*) f: (engl.) reticulocytosis; Vermehrung der Retikulozyten*; z. B. bei hämolytischen Anämien.

Retikulum, endo|plasmatisches (lat. reticulum kleines Netz) n: (engl.) endoplasmic reticulum; Abk. ER; elektronenmikroskop. sichtbares, im Grundplasma der Zelle gelegenes dreidimensionales Hohlraumsystem aus Bläschen, Kanälchen u. Zisternen, deren Membranen kontinuierl. mit der äußeren Kernmembran u. z. T. auch mit dem Plasmalemm zusammenhängen; man unterscheidet ein mit Ribosomen* besetztes sog. raues (granuläres) ER u. ein ribosomenfreies glattes (agranuläres) ER; vgl. Zelle (Abb.). Das granuläre ER ist bes. reichlich vorhanden in Zellen, die an der Proteinbiosynthese* beteiligt sind. Es entspricht überwiegend dem lichtmikroskop. sichtbaren Ergastoplasma*. Die seltenere agranuläre Form des ER kommt vor in quer gestreiften Muskelfasern, im Pigmentepithel der Netzhaut, in Steroidhormone produzierenden Zellen, in best. Funktionsstadien der Leberzellen.

Retikulum, sarko|plasmatisches (↑) n: veraltete Bez. für glattes endoplasmatisches Retikulum* der quergestreiften Muskelfaser.

Retikulum|zellen (↑; Zelle*): (engl.) reticular cells; sternförmig verzweigte Zellen im retikulären Bindegewebe von Milz, Lymphknoten, Tonsillen, Lamina propria des Darms u. rotem Knochenmark; **Formen: 1.** fibroblastische R.: unbewegl., faserbildende Zellen, die mittels langer Ausläufer ein dreidimensionales Netzwerk bilden; **2.** histiozytäre R.: amöboid bewegl., phagozytierende Makrophagen monozytärer Herkunft; vgl. Monozyten-Makrophagen-System; **3.** dentritische R.: antigenpräsentierende Zellen, die T- u. B-Lymphozyten aktivieren können.

Retikulum|zell|sarkom (↑; ↑; Sark-*; -om*) n: s. Kaposi-Sarkom, Lymphom, malignes.

Retina (lat. rete Netz) f: Netzhaut des Auges; besteht aus einem lichtempfindl. Teil (Pars optica) u. einem blinden Teil (Pars caeca mit Pars ciliaris u. Pars iridica); Grenze ist die Ora serrata. Die Pars optica enthält die Sinnes-, Nerven- u. Stützzellen u. ist als vorgelagerter Hirnteil anzusehen, sie gehört mit dem N. opticus zum Diencephalon. I. d. R. finden sich drei Farbstoffe (Chromoproteide mit Carotinoiden als prosthet. Gruppe): Rhodopsin, Porphyropsin, Iodopsin. Vgl. Fovea centralis, Macula lutea.

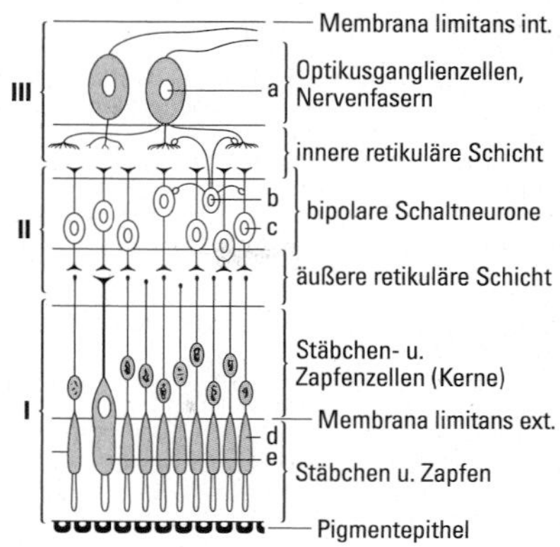

Retina:
mikroanatomischer Aufbau; I, II, III: 1., 2. u. 3. Neuron;
a: multipolare Ganglienzelle; b: amakrine Zelle; c: bipolare Ganglienzelle; d: Stäbchenzelle; e: Zapfenzelle [432]

Retinacula cutis (Retinaculum*) n pl: Bindegewebezüge zw. Stratum reticulare der Dermis u. den darunter liegenden Faszien.

Retinacula unguis (↑) n pl: senkrecht verlaufende Bindegewebezüge der Lederhaut, die die Nägel unverschiebl. mit der Endphalanx verbinden.

Retinacula uteri (↑) n pl: Haltebänder des Uterus*; die den Gebärmutterhals umgebenden, im subperitonealen Beckenbindegewebe (Parametrium*) verlaufenden, glatte Muskulatur enthaltenden, strafferen Bindegewebezüge; setzen v. a. an der Cervix* uteri an, um so die Gebärmutter flexibel zu verankern. Als wichtige paarige Zügel ziehen das Lig. cardinale uteri (s. Ligamentum latum uteri) fächerförmig zur seitlichen Beckenwand, das Ligamentum pubovesicale nach vorn u. die Plica recto-uterina (s. Douglas-Raum) nach hinten. Auch das nicht zu den eigentlichen parametranen R. u. zählende Ligamentum* teres uteri trägt zur Fixierung der Gebärmutter bei, indem es den Fundus nach vorn hält. Beim Geburtsvorgang verhindern die R. u. ein Ausweichen des Uterus während der Wehen nach oben.

Retinaculum (lat.) n (pl Retinacula): Halteband.

Retinaculum caudale (↑) n: Bindegewebestrang zw. Steißbein u. Haut über dem Steißbeingrübchen.

Retinaculum musculorum ex|tensorum inferius pedis (↑) n: Y- od. kreuzförmiges Halteband der Strecksehnen am Fußrücken; Verstärkung der Fußrückenfaszie.

Retinaculum musculorum ex|tensorum manus (↑) n: querer Verstärkungszug der Unterarmfaszie über den Führungskanälen der Streckersehnen der Hand.

Retinaculum musculorum ex|tensorum superius pedis (↑) n: quere Verstärkung der

R

Unterschenkelfaszie oberh. des oberen Sprunggelenks; Halterung der Strecksehnen.

Retinaculum musculorum flexorum manus (↑) n: den Canalis carpi u. die in ihm verlaufenden Sehnen der Fingerbeuger u. den N. medianus überbrückendes derbes Band.

Retinaculum musculorum peroneorum inferius, superius (↑) n: unteres bzw. oberes Halteband der Sehnen der Mm. peronei; Verstärkungszüge der Unterschenkel- u. Fußrückenfaszie.

Retinaculum patellae laterale, mediale (↑) n: mit queren Zügen zur Kniescheibe u. mit Längszügen zu den Tibiakondylen ziehende distale Sehnenfasern der Mm. vastus lateralis bzw. medialis; vgl. Patellafraktur.

Retinal n: s. Vitamin A.

Retina|nekrose, akute (Retina*; Nekr-*; -osis*) f: (engl.) acute retinal necrosis; bei immunkompetenten Pat. auftretende, sich rasch ausbreitende Entz. der Retina u. des retinalen Pigmentepithels, die unbehandelt zur Erblindung führt; **Urs.:** Inf. mit Herpes-simplex-, Varicella-Zoster- od. Zytomegalie-Virus; **Ther.:** Aciclovir, Ganciclovir; Vitrektomie.

Retina|ödem (↑; Ödem*) n: s. Makulaödem, Berlin-Ödem.

Retinitis (↑; -itis*) f: Netzhautentzündung; **Urs.:** meist Viren (Zytomegalie*-Retinitis, akute Retinanekrose*) od. Toxoplasma gondii, seltener bakt. metastatisch; vgl. Chororetinitis, Retinopathia.

Retinitis centralis serosa (↑; ↑) f: syn. Chororetinopathia* centralis serosa.

Retinitis pigmentosa (↑; ↑) f: s. Retinopathia pigmentosa.

Retino|blastom (↑; Blast-*; -om*) n: (engl.) retinoblastoma; syn. Glioma retinae, Neuroblastoma retinae; im Kindes- u. (seltener) Jugendalter auftretender maligner Netzhauttumor, histol. ähnl. dem Medulloblastom u. Sympathoblastom; direktes Einwachsen in den N. opticus u. die Meningen mit Metastasierung in die Liquorräume od. hämatogen über die Aderhaut in Lunge, Knochen u. Gehirn; **Ätiol.:** spontane somatische (85 % der Fälle, meist einseitig) od. genetische (meist beidseitig od. mehrere unabhängige Tumoren in einem Auge) Mutation beider Allele des Retinoblastomgens (Genlokus 13q14.1-q14.2), in 5 % autosomal-dominant vererbt mit reduzierter Penetranz; Auftreten auch in Zus. mit Deletion des langen Arms von Chromosom 13; **Klin.:** amaurotisches Katzenauge*, ggf. Strabismus, Pseudobuphthalmus, Schmerzen, Sehverlust; **Diagn.:** Ophthalmoskopie, Ultraschalldiagnostik, CT; **Ther.:** Strahlentherapie, Lichtkoagulation, ggf. zus. mit Chemotherapie; in fortgeschrittenen Fällen u. U. Enukleation; bei einseitigem Befall regelmäßige ophthalmoskop. Kontrolle des zweiten Auges.

Retino|choro|iditis (↑; Chorio-*; -id*; -itis*) f: Entzündung der Netz- u. Aderhaut; vgl. Chororetinitis.

Retinoide n pl: (engl.) retinoids; synthet. Derivate der Vitamin-A-Säure; **Verw.:** topisch bei Acne vulgaris u. system. bei Acne conglobata (z. B. Isotretinoin), schwersten therapieresistenten Formen von Psoriasis, Darier-Krankheit, Ichthyose, Lichen ruber planus (z. B. Acitretin) u. a.; **UAW:** Hautschuppung u. -abschälung, Juckreiz, Haarausfall, Konjunktivitis, Trockenheit von Mund- u. Nasenschleimhäuten, Leberfunktionsstörungen, Fettstoffwechselstörungen u. a. Wegen Teratogenität restriktive Indikationsstellung u. engmaschige Kontrolle von Leberwerten; system. Anw. bei gebärfähigen Frauen nur nach Ausschluss einer Schwangerschaft u. unter Kontrazeptionsschutz (bei Acitretin auch noch zwei Jahre nach Beendigung der Einnahme); vgl. Retinoid-Embryopathie.

Retinoid-Embryo|pathie (Embryo-*; -pathie*) f: (engl.) fetal retinoic acid syndrome; nach Exposition des Fetus mit Retinoiden* auftretende Embryopathie*; Vork. auch bei Konzeption nach Therapieende inf. einer sehr langen Verweildauer (Monate bis Jahre); **Sympt.:** Mikrozephalie mit schwerer geistiger Behinderung, Mikrophthalmie, Helixaplasie, Herzfehler, Thymusaplasie, Gesichtsdysmorphien.

Retinol (INN) n: syn. Vitamin A_1; s. Vitamin A.

Retino|pathia (Retina*; -pathie*) f: (engl.) retinopathy; nicht entzündl. bedingte Netzhauterkrankung.

Retino|pathia actinica (↑; ↑) f: Netzhautschädigung mit zentralem Ödem u. evtl. Makulaloch od. -zyste inf. starker Blendung, z. B. nach direktem Blick in die Sonne (Retinopathia solaris).

Retino|pathia angio|spastica (↑; ↑) f: s. Retinopathia hypertensiva.

Retino|pathia centralis serosa (↑; ↑) f: syn. Chororetinopathia* centralis serosa.

Retino|pathia dia|betica (↑; ↑) f: Mikroangiopathie des Augenhintergrunds als Spätfolge bei Diabetes* mellitus; **Formen: 1.** nichtproliferative R. d. (syn. Hintergrundretinopathie): Netzhautblutungen, Mikroaneurysmen, harte Exsudate (Lipidablagerungen), Netzhautödem mit Sehschärfenverlust; meist bei Diabetes mellitus Typ 2, verstärkt durch Hypertonie; Ther.: evtl. fokale Photokoagulation; **2.** proliferative R. d.: zusätzl. Auftreten von Cotton-wool-Herden, Gefäßneubildungen auf u. vor der Netzhaut mit rezidiv. Glaskörperblutungen inf. Netzhautischämie durch Gefäßverschlüsse; meist bei Diabetes mellitus Typ 1 (nach ca. 15 Jahren); kann zu Traktionsamotio, neovaskulärem Glaukom u. Erblindung führen; Ther.: panretinale Photokoagulation, Kryokoagulation, evtl. Vitrektomie; **Proph.:** normoglykämische Blutzuckereinstellung, Ther. der Begleiterkrankungen (z. B. arterielle Hypertonie, Hyperlipidämie).

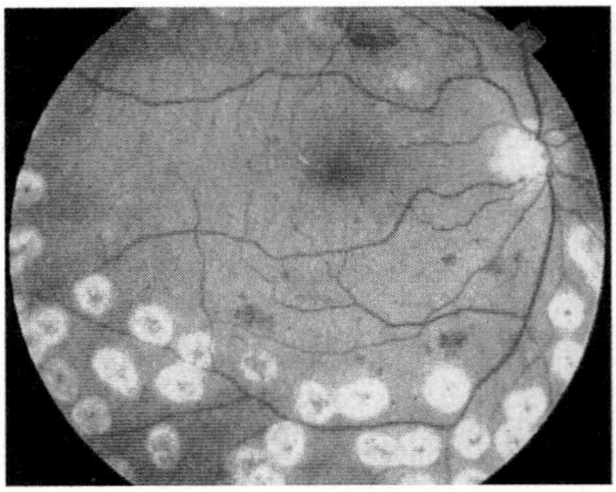

Retinopathia diabetica:
Zustand nach panretinaler Photokoagulation
[550]

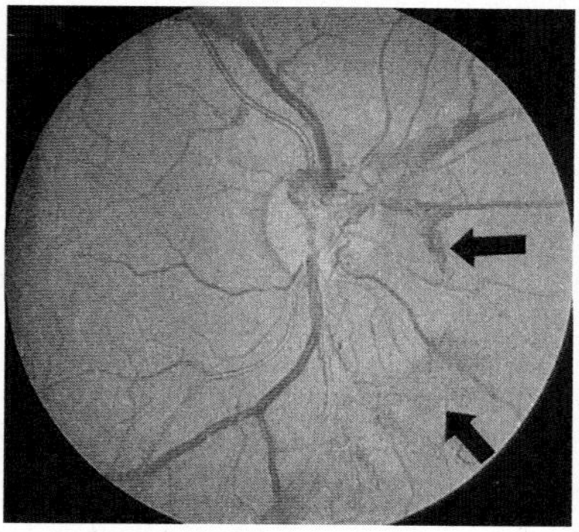

Retinopathia diabetica:
Retinitis proliferans mit Gefäßaussprossungen (Pfeile) [26]

Retino|pathia hyper|tensiva (↑; ↑) **f:** syn. Retinopathia angiospastica; bei Hypertonie* WHO-Grad II/III u. maligner Hypertonie unterschiedl. Genese (häufig mit renaler Beteiligung) auftretende Netzhautveränderungen; Engstellung aller Gefäße, strichförmige Netzhautblutungen, harte Exsudate (Sternfigur der Makula), Cotton-wool-Herde, ischäm. Netzhaut- u. Papillenödem; Sehverschlechterung, die bei Einstellung der Hypertonie weitgehend reversibel ist. Vgl. Fundus hypertonicus, Fundus arterioscleroticus.

Retino|pathia hyper|tonica (↑; ↑) **f:** s. Fundus hypertonicus.

Retino|pathia nephritica albumin|urica (↑; ↑) **f:** bei nephrotischem Syndrom* u. Eklampsie* auftretende Retinopathia* hypertensiva mit zusätzl. zentraler seröser Netzhautablösung.

Retino|pathia pigmentosa (↑; ↑) **f:** nicht korrekt Retinitis pigmentosa; meist erblicher (evtl. in Komb. mit Fehlbildungen vorkommend), selten erworbener (sog. Pseudoretinopathia pigmentosa, z. B. nach Masern) degen. Prozess mit Engstellung der Netzhautgefäße, Optikusatrophie, Untergang der nervalen Elemente der Netzhaut u. Ablagerung von Pigment (knochenkörperchenartige Pigmentation), die von der Peripherie her bis zum Zentrum fortschreitet; bisher sind 16 Genorte für versch. Erbgänge bekannt; **Sympt.:** progressive Nyktalopie, erhebl. Gesichtsfeldeinengung, Erblindung. Vgl. Cockayne-Syndrom, Refsum-Syndrom, Usher-Syndrom.

Retino|pathia prae|maturorum (↑; ↑) **f:** fast ausschl. bei unreifen Frühgeborenen* mit einem Geburtsgewicht <1500 g vorkommende Netzhauterkrankung; **Urs.:** wahrscheinl. toxische Wirkung des Sauerstoffs auf unreife Netzhautgefäße bei therap. Sauerstoffzufuhr (vgl. Sauerstofftoxikose); **Klin.:** Demarkierung gefäßfreier peripherer von gefäßhaltiger zentraler Netzhaut; nach 4–8 Wo. (ggf. nach Absetzen der Sauerstofftherapie) Proliferation unreifer Gefäße im Bereich der Grenzlinie mit Blutungen, Glaskörperfibrose, Netzhauttraktion, zunehmender Ablatio* retinae; vermehrte Füllung u. Schlängelung der zentralen Netzhautgefäße; im Endstadium u. U. Ausbildung einer gefäßhaltigen Narbenplatte hinter der Linse (sog. retrolentale Fibroplasie); meist zunächst spontane Abheilung mit später auftretenden Sympt. wie Nystagmus, Schielen, Sehschwäche, Myopie, Glaukom, Katarakt; in schweren progressiven Fällen Erblindung; **Ther.:** im Frühstadium Kälte- bzw. Lichtkoagulation der erkrankten Netzhaut, später Vitrektomie; **Proph.:** Kontrolle des art. Sauerstoffgehalts bei Sauerstofftherapie, ophth. Untersuchung von Risikokindern.

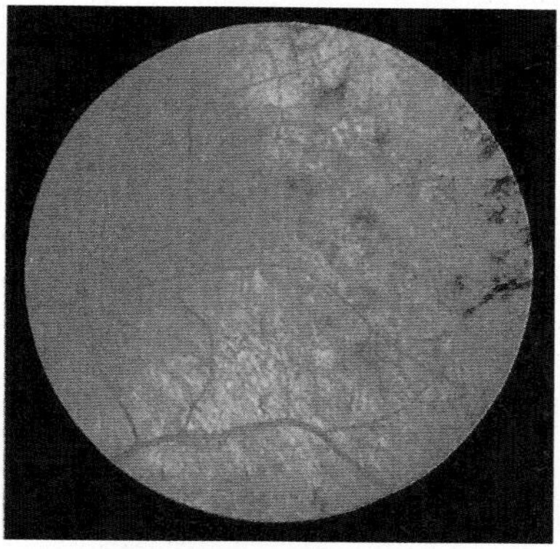

Retinopathia pigmentosa:
knochenkörperchenähnliche Pigmentdegenerationen in der mittleren Netzhautperipherie [362]

Retino|pathia sclopetaria (↑; ↑) **f:** Netzhautschädigung durch schwerste tangentiale Bulbusprellung od. -verletzung (z. B. Orbitadurchschuss); ophth. unregelmäßige Pigmentierung, multiple Blutungen, Netzhautablösungen; später Optikusatrophie, präretinale Membranen.

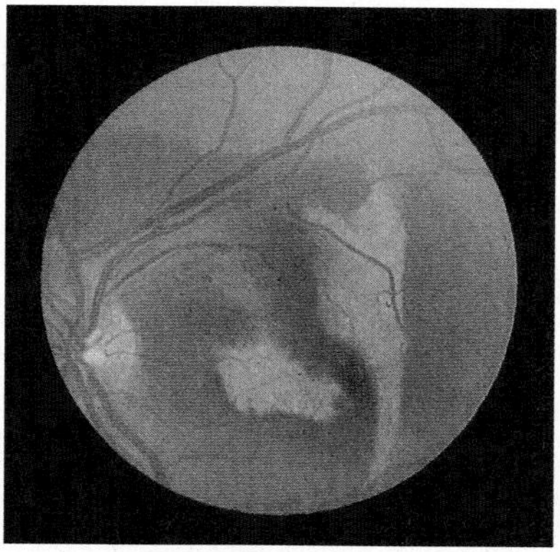

Retinopathia sclopetaria:
Aderhautruptur mit Einblutung unter die Netzhaut [362]

Retino|pathia solaris (↑; ↑) **f:** s. Retinopathia actinica.

Retino|schisis (↑; gr. σχίσις Spaltung) **f:** primäre Netzhautspaltung; **1.** degen. senile Form, selten mit Ablatio* retinae; **2.** X-chromosomal-rezessiv erbl. juvenile Form im Bereich der Fovea centralis; Genlokus Xp22.2-p22.1.

Retino|skopie (↑; -skopie*) **f:** s. Skiaskopie.

Retorten|baby (lat. retortus zurückgedreht, umgekehrt)**:** (engl.) test-tube baby; umgangssprachl. Bez. für ein extrakorporal gezeugtes Kind; s. In-vitro-Fertilisation, Reproduktion, assistierte.

Reto|thel|sarkom (lat. **ret**iculum kleines Netz; End**othel***; Sark-*; -om*) **n:** s. Retikulosarkom.

RET-Proto|onko|gen (Prot-*, Onk-*; Gen*) **n:** (engl.) RET proto-oncogene; auf dem Chromosom 10 lokalisiertes, für eine Transmembran-Tyrosinkinase codierendes Gen; Keimbahnmutationen bei den MEN*-Syndromen IIa u. IIb, familiärem C*-Zellkarzinom u. kongenitalem Megakolon*.

Re|traktio|metrie (Retraktion*; Metr-*) **f:** (engl.) retractometry; s. Blutgerinnselretraktion.

Re|traktion (lat. retrahere, retractus zurückziehen) **f:** (engl.) retraction; Zurück- od. Zusammenziehen eines Organs (z. B. des Bulbus oculi bei okulopupillärem Syndrom) od. Gewebes (z. B. Narbengewebe), Blutgerinnselretraktion.

Re|traktions|syn|drom (↑) **n:** s. Stilling-Türk-Duane-Syndrom.

Re|trans|fusion (Re-*; Transfusion*) **f:** (engl.) autotransfusion; Reinfusion von Eigenblut; s. Transfusion, autologe.

Re|trans|plantation (↑; Transplantation*) **f:** wiederholte Ausführung einer (Organ-)Transplantation*; vgl. Explantation.

Retro-: Wortteil mit der Bedeutung zurück, hinter; von lat. retro.

Retro|bulbär|neuritis (↑; gr. βολβός Zwiebel; Neur-*; -itis*) **f:** s. Neuritis nervi optici.

Retro|collis spasmodicus (↑; lat. collum Hals) **m:** beidseitiger Torticollis* spasmodicus mit Reklination des Kopfes.

Retro|flexio uteri (↑; lat. flexus Krümmung) **f:** Abknickung des Gebärmutterkörpers gegen die Zervix nach hinten; **Formen: 1.** R. u. mobilis: bei der bimanuellen Untersuchung Aufhebung der Abknickung möglich, meist spontane Aufrichtung bei Schwangerschaft; **2.** R. u. fixata: Verwachsungen mit Nachbarorganen; Aufhebung der Abknickung nicht möglich; **Urs.:** Entz., Endometriose; **Ther.:** bei vorliegender Symptomatik evtl. aufrichtendes Pessar od. op. Korrektur. Vgl. Flexio uteri, Uteruslagen.

Retro|flexio uteri gravidi (↑; ↑) **f:** Ausbleiben der Aufrichtung des Uterus bei Vorliegen einer Retroflexio* uteri nach Eintritt einer Schwangerschaft; Folge: u. U. Einklemmungserscheinungen (sog. R. u. g. incarcerata), Kompression der Urethra mit Ischuria* paradoxa.

retro|grad (↑; lat. gradi laufen, schreiten)**:** (engl.) retrograde; rückläufig, zeitl. od. örtl. zurückliegend, von hinten her (z. B. retrograde Koloskopie).

Retro|kardial|raum (↑; Kard-*)**:** (engl.) retrocardiac space; syn. Holzknecht-Raum; Bez. für den Raum zw. Herzschatten (li. Vorhof u. Ventrikel randbildend) u. Wirbelsäule im seitl. Röntgenbild der Lunge.

Retr|olisthesis (↑; gr. ὀλίσθησις das Ausgleiten, Fall) **f:** seltene Form der Spondylolisthesis* mit kaudodorsaler Verschiebung eines Wirbels.

retro|peri|toneal (↑; Peritoneum*)**:** hinter dem Bauchfell gelegen; **primär** retroperitoneal liegen Organe, die hinter dem Peritoneum parietale entstanden sind, **sekundär** retroperitoneal Organe, die innerh. des Peritoneums angelegt werden, aber durch sek. Verwachsung mit der dorsalen Leibeswand an einer Seite ihren peritonealen Überzug verloren haben (Duodenum, Pankreas, Colon ascendens u. descendens).

Retro|peri|toneal|fibrose (↑; ↑; Fibr-*; -osis*) **f:** (engl.) retroperitoneal fibrosis; langsam zunehmende Fibrosierung im Retroperitonealraum zw. Beckenwand u. Nierenhilum, wodurch die Ureteren sowie benachbarte Nerven u. Gefäße ummauert, komprimiert u. stenosiert werden; führt zur Hydronephrose*; **Formen: 1.** idiopathische R. (Ormond-Syndrom); **2.** symptomatische R.; Urs.: unspezif. Entz., Tumoren, lokale Inj. sklerosierender Lösung, Langzeitbehandlung mit Methysergid.

Retro|peri|toneal|raum (↑; ↑)**:** (engl.) retroperitoneal space; Spatium retroperitoneale; zw. Peritoneum parietale u. dorsaler Leibeswand; reicht nach kranial bis zum Zwerchfell u. hängt kaudal mit dem Subperitonealraum des Beckens zusammen; Inhalt (von Fett- u. Bindegewebe eingehüllt): Nieren, Nebennieren, Harnleiter, V. cava inf., Aorta abdominalis mit ihren paarigen Ästen u. den Wurzeln der unpaaren Äste, Bauchteil des Sympathikus, Ganglien, Nerven, Zusammenfluss der Lymphstämme, Lymphknoten.

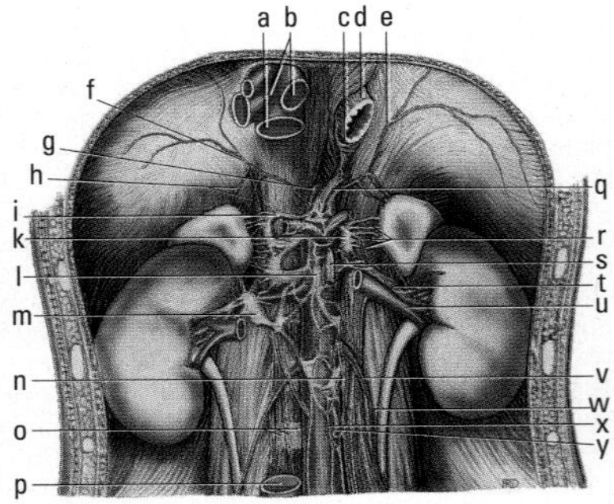

Retroperitonealraum:
a: V. cava inferior; b: Vv. hepaticae; c: Truncus vagalis posterior; d: Truncus vagalis anterior; e: A. phrenica inferior sinistra; f: A. phrenica inferior dextra; g: Hiatus aorticus; h: Aa. suprarenales superiores; i: N. splanchnicus major; k: Ggl. coeliacum (dextrum et sinistrum); l: Ggl. mesentericum superius; m: Ggl. renale; n: Ggl. mesentericum inferius; o: Truncus sympathicus dexter; p: V. cava inferior; q: A. gastrica sinistra; r: Plexus nervosus suprarenalis; s: A. mesenterica superior; t: A. renalis et Plexus renalis; u: V. renalis; v: Truncus sympathicus sinister; w: Vasa testicularia; x: Aorta abdominalis et Plexus aorticus; y: A. mesenterica inferior [532]

Retro|pharyngeal|ab|szess (↑; Pharyng-*; Abszess*) **m:** (engl.) retropharyngeal abscess; Abszess im Rachenbereich; **Vork.:** bei Kleinkindern v. a. inf. abszedierender Lymphadenitis nach Pharyngitis* mit Schluckbeschwerden, Schmerzen, Fieber; bei Erwachsenen v. a. als prävertebraler Senkungsabszess inf. Tuberkulose* der HWK mit Druckgefühl, Hustenreiz, Dysphagie; **Ther.:** Antibiotika bzw. Antituberkulotika; bei fluktuierendem Abszess Punktion od. Inzision; Eingriff in Intubationsnarkose od. am hängenden Kopf (cave: Eiteraspiration).

Retro|positio uteri (↑; lat. positio Lage, Stellung) f: s. Positio uteri.

retro|pubisch (↑; lat. pubes Schamgegend): (engl.) retropubic; hinter der Symphyse gelegen.

Retro|pulsion (↑; Puls*) f: Zurückfallen bei dem Versuch, eine plötzl. Bewegung nach hinten zu unterbrechen; Vork. v. a. bei Parkinson*-Syndrom.

Retro|pulsiv-petit-mal (↑; ↑; frz. kleines Übel) m: (engl.) retropulsive petit mal; generalisierter Anfall vom Absence-Typ mit tonischer Retropulsivbewegung der Bulbi; s. Epilepsie.

retro|spektiv (↑; lat. spectare schauen): (engl.) retrospective; zurückblickend.

Retro|sternal|raum (↑; sternal*): (engl.) retrosternal space; (röntg.) Bez. für den Raum zw. Brustbein u. vorderer Herzkontur in der seitlichen Thoraxaufnahme; eingeengt bei Trichterbrust, ausgefüllt bei verlängerter rechtsventrikulärer Ausflussbahn, vergrößert bei Lungenemphysem*.

Retro|sternal|schmerzen (↑; ↑): (engl.) retrosternal pains; Schmerzen, die hinter dem Brustbein wahrgenommen werden; Vork. v. a. bei Angina* pectoris, auch bei Motilitätsstörungen des Ösophagus u. a.; vgl. Präkordialsyndrom, chondrokostales.

Retro|vakzine (↑; Vacci-*) n pl: (engl.) retrovaccines; Vakzine*, die nach Impfung von Kälbern mit für den Menschen pathogenen Krankheitserregern aus dem Pustelinhalt der Tiere gewonnen wurden; z. B. Pockenimpfstoff (Vacciniavirus).

Retro|versio uteri (lat. retrovertere, retroversus zurückwenden, umkehren) f: s. Versio uteri.

Retro|viridae (Retro-*; Viren*; -id*) f pl: frühere Bez. Retroviren, Oncoviren, Oncornaviren, Leukoviren; Fam. kugelförmiger RNA-Viren mit Hüllmembran; einzige RNA-Viren mit onkogenem Potential; 1910 erstmals von Rous beschrieben (s. Rous-Sarkom); **Unterteilung** nach morphol. Kriterien in die Subfamilien Spumavirinae (bisher keine Erkr. beim Menschen bekannt), Oncovirinae* (z. B. HTLV 1) u. Lentivirinae* (z. B. HIV*); **Aufbau:** ∅ 80–140 nm; zwei Hüllproteine, vier innere unglykolysierte Strukturproteine; Hülle mit ca. 8 nm langen Glykoproteinrezeptoren (sog. spikes); Innenkörper (core) mit ikosaedrischem Kapsid, zwei identischen, helikal-symmetrischen Einzelstrang-RNA-Genome (nicht verbunden), Moleküle der Enzyme reverse Transkriptase* (RNA-abhängige DNA-Polymerase), Integrase u. Protease; **Genetik:** Information für infektiöses Virus ist in drei Genen gespeichert: 5'--gag-pol-env--3'; Gag-Gen codiert für die inneren Proteine (gruppenspezif. Antigen), Pol-Gen für enzymat. Aktivitäten, Env-Gen für Glykoproteine (Envelope) u. Typenspezifität. Diese Gene sind von nicht codogenen repetitiven terminalen Sequenzen (engl. long terminal repeats, Abk. LTR) eingerahmt. **Replikation:** Einsträngige Virus-RNA wird von der reversen Transkriptase in eine doppelsträngige DNA-Zwischenstufe transkribiert, diese wird als Provirus in das Genom der Wirtszelle eingebaut. Vom Provirus aus wird durch reguläre Transkription* die Bildung RNA-haltiger Virusnachkommen eingeleitet, die die Wirtszelle durch Knospung (budding) verlassen. **Verbreitung:** horizontal (exogene R.: von Individuum zu Individuum durch Inf.); vertikal (endogene R.: von Generation zu Generation als integrierte Bestandteile des Wirtsgenoms). Nachweis bisher in Bandwürmern, Insekten, Fischen, Reptilien, Vögeln u. Säugern. Als erstes infektiöses menschl. Retrovirus wurde 1978 HTLV 1 (human T-cell lymphotropic virus Typ 1) isoliert. R. verursachen Leukämien, Lymphome, Sarkome u. a. Tumoren mesodermaler Herkunft (Mamma, Leber, Niere) sowie Autoimmunkrankheiten u. Immundepression (z. B. HIV*-Erkrankung u. AIDS).

retro|zäkal (↑; lat. intestinum caecum Blinddarm): (engl.) retrocecal; retrozökal; hinter dem Blinddarm gelegen; z. B. retrozäkaler Abszess.

Retro|zession (↑; lat. cedere, cessus weichen) f: (engl.) retrocession; (epidemiol.) Verschiebung der Erstinfektion in höhere Altersklassen; Verminderung der Durchseuchung; vgl. Präzession.

Re|trusion (Re-*; lat. trudere, trusus stoßen, drängen) f: s. Artikulation.

Rett-Syn|drom (Andreas R., zeitgen. Neuropäd., Wien) n: wahrscheinl. X-chromosomal-dominant erbl. Erkr. mit Hirnatrophie, verringerter Dendritenzahl kortikaler Neuronen u. Hypopigmentierung der Substantia nigra sowie Hyperammonämie; fast ausschließl. bei Mädchen (Häufigkeit 1:15 000); **Ätiol.:** in 80 % der Fälle Mutation im MECP2-Gen (Genlokus Xq28), das für das Methyl-CpG-Bindungsprotein codiert; **Klin.:** Manifestation zw. 6. Monat u. 4. Lj.; Abnahme des Schädelwachstums, Verhaltensstörungen i. S. einer sozialen u. psychomotor. Regression mit Verlust bereits erworbener Fähigkeiten, Stereotypien (waschende, knetende Handbewegungen), Demenz, Gangstörungen, Apraxie u. Rumpfataxie, häufig. tonisch-klonische Krampfanfälle; evtl. Herzrhythmusstörungen od. progrediente Skoliose.

Rettungs|assistent m: (engl.) emergency medical assistant; Berufsbez. für nichtärztl. Personal im Rettungsdienst* mit zweijähriger Fachausbildung.

Rettungs|dienst: (engl.) ambulance service; landesrechtl. i. d. R. durch Rettungsdienstgesetze festgelegte Organisationsstruktur zur Optimierung der Behandlung u. des Transports von Notfallpatienten (akut Erkrankte od. Unfallpatienten); die Primärrettung stellt dabei die notfallmed. Versorgung vor Ort mit Transport in ein primärversorgendes Krankenhaus, die Sekundärrettung die evtl. erforderliche Verlegung in ein anderes (Spezial-)Krankenhaus dar. Je nach lokalen Gegebenheiten kommen zum Einsatz als Personal: Notarzt, Rettungsassistent, Rettungssanitäter, Rettungshelfer; als Spezialtransportmittel: Notarztwagen (Abk. NAW), Rettungshubschrauber (Abk. RTH) od. Ambulanzflugzeug mit obligater Arztbegleitung, Rettungswagen (Abk. RTW) ohne Arztbegleitung bzw. das Notarzteinsatzfahrzeug (Abk. NEF) als Notarztzubringer. Vgl. Katastrophenmedizin, Notdienst, Notfall, medizinischer.

Rettungs|sanitäter m: (engl.) emergency medical technician; spez. ausgebildeter nichtärztl. Helfer im Rettungsdienst*.

Retzius-Band (Anders A. R., Anat., Lund, Stockholm, 1796–1860): Lig. fundiforme clitoridis.

Retzius-Raum (↑): s. Spatium retropubicum.

Re|vaskularisation (Re-*; lat. vasculum kleines Gefäß) f: (engl.) revascularization; Revaskularisierung; **1.** (physiol.) Wiedereinsprossung von Kapillaren, z. B. in infarziertes Gewebe; **2.** (chir.) Verbesserung der Durchblutung minderversorgter Gewebe durch Verf. der Gefäßchirurgie. Vgl. Rekanalisierung.

Reverdin-Nadel (Auguste R., Chir., Genf, 1848–1908; Albert R., Chir., Genf, 1881–1929): (engl.) Reverdin's needle; atraumatische chirurgische Nadel*.

Reverdin-Trans|plantation (Jacques-Louis R., Chir., Genf, 1842–1908; Transplantation*) f: (engl.) Reverdin graft; s. Hauttransplantat.

Reverse-Tran|skriptase-Hemmer, nichtnukleosidische: (engl.) non nucleoside-analogue reverse transcriptase inhibitors (Abk. NNRTI); Substanzen, die die HIV-spezif. reverse Transkriptase* nicht am aktiven Zentrum, sondern an einer anderen Position des Proteins hemmen (z. B. Nevirapin); **Ind.:** Infektion mit HIV* als Teil einer antiviralen Kombinationstherapie*; **UAW:** z. T. schwerwiegende Hautreaktionen, gastrointestinale Störungen, psych. Störungen, Erhöhung der Leberfunktionswerte u. a.; vgl. Virostatika.

Reverse-Tran|skriptase-Hemmer, nukleosidische: (engl.) nucleoside-analogue reverse transkriptase inhibitors (Abk. NRTI); Nukleosidanaloga*, die kompetitiv die für die Replikation von Retroviren erforderl. reverse Transkriptase* hemmen (z. B. Zidovudin); **Verw.:** bei Infektion mit HIV* als Teil einer antiviralen Kombinationstherapie*; **UAW:** Neutropenie, Anämie, periphere Polyneuropathie, Pankreatitis, Stomatitis u. a.; vgl. Virostatika. R. Leh.

re|versibel (lat. reversio Umkehrung, Rückkehr): (engl.) reversible; umkehrbar; heilbar.

Re|version (↑) f: s. Rückmutation.

Re|vertante (lat. revertere zurück-, umkehren) f: (engl.) revertant; Umkehrung eines Mutationsereignisses (häufiger bei Punktmutationen) durch eine Rückmutation*; gegenüber der spontanen Mutationsrate ist die Reversionsrate mind. um den Faktor 1000 geringer.

Reviparin-Natrium (INNv) n: niedermolekulares Heparin* zur prä- u. postop. Thromboseprophylaxe.

Reye-Syn|drom (Ralf D. K. R., zeitgen. Pathol., Australien) n: akute Enzephalopathie* in Komb. mit fettiger Degeneration der Leber; **Pathol./Anat.:** Hirnödem u. multifokale od. diffuse ischämische Veränderungen in Hirnrinde, Stammganglien u. Hirnstamm, feintropfige Leberverfettung bei mitochondrialen Strukturveränderungen, Störung der Fettsäuren- u. Carnitin-Verstoffwechselung sowie vermindertem Glykogengehalt der Leberparenchymzellen; **Vork.:** v. a. bei Kindern mit einem Maximum zw. 4. u. 9. Lj.; **Urs.:** unklar; Auftreten nach viralen Inf., Intox. u. Einnahme best. Medikamente (z. B. Acetylsalicylsäure, Antiemetika, Valproinsäure), od. in Zus. mit Stoffwechselanomalien (Störung der Fettsäureoxidation u. des Stoffwechsels organ. Säuren); **Klin.:** Beginn mit unspezif. grippeähnlichen Sympt., Fieber u. Erbrechen, im weiteren Verlauf zusätzl. Delir u. Schläfrigkeit; in ca. 60 % progredienter Verlauf mit Entw. eines Hirnödems, Hyperventilation, Krampfanfällen, Bewusstseinsstörungen u. Apnoe; **Diagn.:** (labordiagn.) Erhöhung der Lebertransaminasen u. der Kreatinkinase, Hypoprothrombinämie, Hyperammonämie, Hypoglykämie; **Ther.:** symptomat.; intensivmed. Überwachung (einschl. Kontrolle des intrakraniellen Drucks), evtl. künstliche Beatmung; **Progn.:** im Frühstadium evtl. Heilung mögl.; Letalität des Vollbildes ca. 70 %.

Reynolds-Zahl (Osborne R., Phys., Belfast, 1842–1912): (engl.) Reynolds' number; Abk. Re; dimensionslose Kennzahl, die den Strömungszustand einer Flüssigkeit charakterisiert u. sich aus Dichte (ρ) u. Viskosität (η) der Flüssigkeit in Abhängigkeit vom Radius (r) des durchströmten Rohrlumens sowie der Strömungsgeschwindigkeit (v) nach der Formel

$$Re = \frac{\rho \cdot v \cdot 2r}{\eta}$$

berechnet; bei wachsender R.-Z. wird die Strömung* turbulenter, ca. ab Re = 2000 geht laminare vollständig in turbulente Strömung über (z. B. in der Aortenwurzel zu Beginn der Austreibungsphase des Herzens).

Rez-: s. a. Rec-.

Re|zept (lat. receptum Verpflichtung) n: (engl.) prescription, recipe; ärztl., zahnärztl. od. tierärztl. Anweisung zur Arzneianfertigung od. -ausgabe durch eine Apotheke.

Re|zeptoren (lat. recipere, receptus aufnehmen, empfangen) m pl: (engl.) receptors; spezialisierte reizaufnehmende Strukturen des Organismus; **1.** Sinneszellen zur Aufnahme v. a. äußerer Reize, z. B. Mechanorezeptoren* (Tastempfinden) u. Pressorezeptoren* (Druck), Thermorezeptoren* (Wärme- u. Kälteempfinden), Photorezeptoren (Zapfen* u. Stäbchen* in der Retina), Chemorezeptoren* (Riechen, Schmecken, Regulation von Körperfunktionen, z. B. Atmung) u. Osmorezeptoren* (Wasserhaushalt); vgl. Sensibilität; **2.** membranständige u. intrazelluläre Rezeptoren für endogene Signale, die durch spezif. Liganden (z. B. Neurotransmitter*, Hormone, Mediatoren, Antikörper, Antigene od. ihre als Pharmaka genutzten Analoga u. Hemmstoffe) vermittelt werden (vgl. Hormonrezeptoren; Rezeptoren, adrenergene; Betarezeptorenblocker). Rezeptorvermittelt ist ferner die Wirkung vieler Toxine (z. B Cholera-, Diphtherie-, E.-coli-Toxin), von Opiaten* u. endogenen Opioiden*. **Bedeutung:** Orientierung, Kommunikation zw. Organismus u. Umwelt sowie interzelluläre Koordination zur Aufrechterhaltung od./u. Anpassung der Homöostase* an wechselnde Bedingungen; Oberflächenrezeptoren (z. B. membranständige Antikörper) auf immunkompetenten Zellen (z. B. Lymphozyten) sind an der Induktion u. Regulation der Immunantwort beteiligt u. ermöglichen eine Zelldifferenzierung (s. Zellmarker). **Nachw.:** durch z. B. markierte Substrate, monoklonale Antikörper, Lektine*.

Re|zeptoren, adren|erge (↑) m pl: (engl.) adrenergic receptors; mit Adrenalin* u. Noradrenalin* interagierende Rezeptoren; pharmak. bedeutend sind Alpharezeptoren* u. Betarezeptoren*.

Re|zeptoren|blocker (↑): s. Sympatholytika, Alpharezeptorenblocker, Betarezeptorenblocker, Antihistaminika.

Re|zeptoren, hormonale (↑) m pl: s. Hormonrezeptoren.

Re|zeptoren, juxta|kapilläre (↑) m pl: (engl.) juxtacapillary receptors; J-Rezeptoren; im Interstitium der Lunge neben den Kapillaren liegende Nervenendigungen (Dehnungsrezeptoren).

Re|zession, par|odontale (lat. recedere, recessus zurückfallen) f: (engl.) periodontal recession; auf die orale bzw. faziale Wurzeloberfläche eines Zahns begrenzte, klin. entzündungsfreie Rückbildung des Parodontiums; singulär od. generalisiert auftretend; marginale Gingiva evtl. wulstig aufgeworfen (McCall-Girlanden; s. Abb.) od. mit feinen Spaltbildungen (Stillman-Spalten); **Ätiol.:** falsche Zahnputztechnik; **Ther.:** Entzündungsreduktion durch Plaqueentfernung, Kontrolle der Mundhygienetechnik.

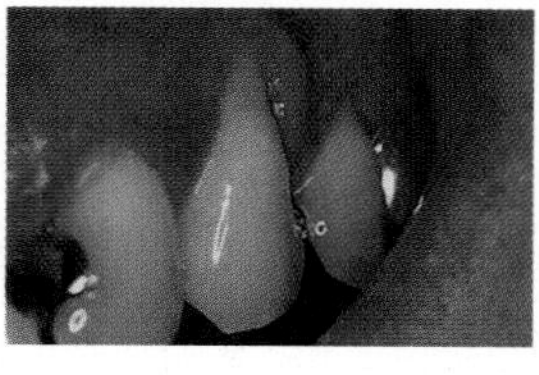

Rezession, parodontale [254]

re|zessiv (↑): s. Erbgang, rezessiver.

Re|zidiv (lat. recidere zurückfallen) n: (engl.) relapse, recurrence, recrudescence; Rückfall; Wiederauftreten einer Krkh. nach Abheilung; z. B. R. einer Infektion (Reinfektion), Tumorrezidiv (Wiederauftreten eines histol. gleichartigen Tumors am gleichen Ort od. im gleichen Organ nach vorausgegangener radikaler Behandlung). Vgl. Spätrezidiv.

Re|zirkulations|vitium (Re-*; lat. circulus Kreis, Zirkel; vitium Fehler, Missgriff) n: (engl.) heart defect with left-to-right shunt; angeborener Herzfehler* mit arteriovenösem (Links-Rechts-)Shunt; vgl. Herzkatheterisierung.

RF: Abk. für **1.** (engl.) **r**eleasing **f**actor; s. Releasing-Hormone; **2.** **r**heumatisches **F**ieber*; **3.** **R**heuma**f**aktor*.

R-Faktor m: (engl.) R factor; Kurzbez. für **Re**sistenzfaktor; syn. R-Plasmid; bakt. Konjugationsfaktor* mit Erbfaktoren für Resistenzeigenschaften gegen ein Antibiotikum od. mehrere Antibiotika bzw. Chemotherapeutika, auch gegen UV-Strahlung; übertragbar unter allen Arten der Enterobacteriaceae, außerdem z. B. bei Pseudomonas, Pasteurella, Staphylokokken, Enterokokken u. Vibrio. R-F. codieren für spezif. Enzyme, die die Wirkung von Antibiotika od. Chemotherapeutika aufheben (s. Betalaktamasen), deren Eintritt in das Bakt. od. intrazellulären Transport hemmen. Vgl. Plasmide, Resistenz.

RFLP: Abk. für **R**estriktions**f**ragment**l**ängen*-**P**olymorphismus.

R-Form: **1.** (bakteriol.) Rauform der Bakt. (engl. **r**ough rau); s. Antigenwechsel; **2.** (biochem.) Kurzbez. für **r**ectus-Form; s. Isomerie.

RG: Abk. für **R**asselgeräusche*.

RGT-Regel: Abk. für **R**eaktion-**G**eschwindigkeit-**T**emperatur-Regel; syn. Van't*-Hoff-Regel.

Rh: Symbol für **1.** (chem.) Rhodium*; **2.** (serol.) Rhesus*-Blutgruppen.

Rh-: s. a. Rhesus-.

Rh_{null}: s. Rhesus-Blutgruppen.

Rhabarber: (engl.) rhubarb; Rheum palmatum, officinale od. Hybriden; unterirdische Teile (Rhei radix) enthalten 2,8-Dihydroxyanthracenderivate, Gerbstoffe, Flavone; **Verw.:** als Laxans bei habitueller Obstipation u. als Stomachikum; s. Laxanzien.

Rhabdo|myo|lyse (gr. ῥάβδος Stab; My-*; Lys-*) f: (engl.) rhabdomyolysis; Myolyse* der quergestreiften (Skelett- u. Herz-)Muskulatur mit Muskelschwäche u. -schmerzen, abgeschwächten Muskeleigenreflexen u. Myoglobinurie*; **Urs.:** toxisch bedingt (v. a. durch Alkohol, versch. Medikamente u. Narkotika, auch Heroin), familiäre Disposition (autosomal-dominanter Defekt bekannt); Vork. auch i. R. einer malignen Hyperthermie*, der McArdle-Krankheit (s. Glykogenosen) od. einer akuten nekrotisierenden Myositis*, bei Hypokaliämie, Hypophosphatämie; nicht selten als idiopath. atraumat. Rh.; **Histol.:** Schwellung, Degeneration u. Nekrose von Muskelfasern mit Verlust der Querstreifung; **Diagn.:** (exzessive) Erhöhung der Serumenzyme CK, AST (GOT), ALT (GPT), LDH, Alpha-HBDH sowie von Kreatinin u. Myoglobin im Serum, Hyperkaliämie; **Ther.:** symptomat. (Hämodialyse, Kortikoide, Heparin, Elektrolytsubstitution u. a.); **Progn.:** unterschiedl. hohe Letalität, abhängig von der Urs. (z. B. bei alkoholinduzierter Rh. ca. 20 %, bei durch Inhalationsnarkotika induzierter Rh. ca. 60–70 %). Die Rh. ist eine mögl. Urs. von akutem Nierenversagen*. Vgl. Crush-Syndrom.

Rhabdo|myom (↑; ↑; -om*) n: s. Myom.

Rhabdo|myo|sarkom (↑; ↑; Sark-*; -om*) n: (engl.) rhabdomyosarcoma; bevorzugt im Kindesalter aufretendes Weichteilsarkom*, ausgehend von undifferenziertem mesenchymalem Gewebe mit Bildung quergestreifter Zellelemente; **Formen: 1.** embryonales Rh. mit unreifen, spindelförmigen Zellen; Vork. z. B. als Sarcoma* botryoides; **2.** alveoläres Rh. mit multinukleären Riesenzellen u. Rhabdomyoblasten mit Querstreifungen im Zytoplasma; **3.** polymorphes Rh. mit abgerundeten, länglichen Zellkernen u. ausgeprägter Kernpolymorphie; **Sympt.:** in Abhängigkeit von der Lok. evtl. Funktionseinschränkungen u. Schmerzen.

Rhabdo|viridae (↑; Viren*; -id*) f pl: Familie stabförmiger RNA-Viren mit Hüllmembran (130–230 nm lang, ∅ 50–95 nm, helikales Kapsid, einsträngige RNA, Matrix-Protein); sehr weites Wirtsspektrum; **Unterteilung** in die Genera Lyssavirus (u. a. mit Tollwut*-Virus, Duvenhage-Virus, Mokola-Virus), Vesiculovirus, Ephemerovirus u. die pflanzenspezif. Genera Nucleorhabdovirus u. Cytorhabdovirus; aufgrund ihrer Ökologie gehören einige Rh. zu den Arboviren*.

Rhachi-: auch Rachi-; Wortteil mit der Bedeutung Rücken, Rückgrat; von gr. ῥάχις.

Rhachio|tomie (↑; -tom*) f: syn. Kolumnotomie*.

Rhachi|schisis (↑; gr. σχίσις Spaltung) f: Wirbelspalt; s. Spina bifida.

Rhagade (gr. ῥαγάς, ῥαγάδος Riss) f: sog. Schrunde; meist narbenlos abheilender spaltförmiger Einriss der Haut inf. Überdehnung bei herabgesetzter Elastizität, z. B. an Lippen, Mund- u. Lidwinkel, Gelenkbeugen; vgl. Effloreszenzen.

Rhago|zyten (gr. ῥάξ, ῥαγός Weinranke; Zyt-*) m pl: (engl.) ragocytes; (hyper-)segmentierte Granulozyten, Monozyten u. Makrophagen mit peripher angeordneten, überwiegend hellen (PAS-positiven) Granula (enthalten u. a. phagozytierte Immunkomplexe u. den Rheumafaktor), die im durchfallenden Licht wie Weinbeeren aussehen; **Vork.:** im Gelenkerguss v. a. bei rheumatoider Arthritis* u. Reiter*-Krankheit, Psoriasis*-Arthropathie.

Rhamnose (gr. ῥάμνος Bez. für versch. Dornenbüsche) **f:** 6-Desoxy-L-mannose; findet sich in einigen Glykosiden*, z. B. Hesperidin*.

Rhamnus catharticus (↑) **m:** Kreuzdorn; Früchte (Rhamni cathartici fructus) enthalten 1,8-Didydroxyanthracenderivate mit laxierender Wirkung; Verw. u. NW: s. Laxanzien.

Rhamnus frangula (↑) **m:** Faulbaum*.

Rhaph-: auch Raph-; Wortteil mit der Bedeutung Naht; von gr. ῥαφή.

Rhenium **n:** chem. Element, Symbol Re, OZ 75, rel. Atommasse 186,2; zur Mangangruppe gehörendes Metall.

Rheo-: auch Reo-; Wortteil mit der Bedeutung Fluss, Strömung; von gr. ῥέος.

Rheo|base (↑; Bas-*) **f:** s. Chronaxie.

Rheo|dynamik (↑; gr. δύναμις Kraft) **f:** (engl.) rheodynamics; Strömungsdynamik; vgl. Rheologie.

Rheo|graphie (↑; -graphie*) **f:** (engl.) rheography; Untersuchungsmethode bei peripheren Gefäßprozessen; Registrierung von pulsator. Schwankungen des Durchflussvolumens im erfassten Gefäßgebiet (im Ggs. zur Oszillographie*, die Druckschwankungen der größeren Arterien erfasst).

Rheo|logie (↑; -log*) **f:** (engl.) rheology; Fließlehre; (physik.) Wissenschaft von den Fließeigenschaften flüssiger Substanzen; auch Wissenschaft von der Deformierung plast. formbarer Stoffe.

Rheo|pexie (↑; -pexie*) **f:** (engl.) rheopexy; s. Thixotropie.

Rhes|a|sthenie (gr. ῥῆσις Sprechen; ἀσθένεια Schwäche) **f:** s. Phonasthenie.

Rhese-Goalwin-Aufnahme: (engl.) Rhese's method; Röntgenspezialaufnahme der Foramina fasciculi optici.

Rhesus-Blut|gruppen: (engl.) rhesus blood groups; Symbol Rh (nach Wiener) bzw. CDE (nach Fisher u. Race); umfangreiches Blutgruppensystem, entdeckt von Landsteiner u. Wiener (1939/1940) bei einem Experiment, bei dem Antikörper gegen Erythrozytenantigene von Rhesusaffen auch eine Agglutination menschl. Erythrozyten hervorriefen. Die wichtigsten Rh-Blutgruppenantigene sind D, die deutlich geringer immunogen wirksamen antithetischen Antigene C,c u. E,e sowie weak D (Abk. D^W); daneben sind 37 weitere hoch- u. niedrigfrequente Rh-Antigene bekannt. Aufgrund unterschiedl. Theorien über ihren Vererbungsmodus (autosomalkodominante Vererbung mit multipler Allelie entw. eines Genlokus nach Wiener od., bezogen auf die Hauptantigene, dreier eng gekoppelter Genlokalisationen nach Fisher u. Race) existieren versch. Nomenklaturen. Bei den Rh-Blutgruppenantigenen handelt es sich wahrscheinl. um Polypeptide. Individuen mit Rh-Antigen D (stärkstes Rh-Antigen; Genotyp DD od. Dd; Häufigkeit: ca. 85 % in Europa) werden als Rh-positiv bezeichnet. Die Anzahl der Rh-Antigene D pro Erythrozyt beträgt 10 000 bis 40 000. Die antigene Eigenschaft D setzt sich aus mehreren Partialantigenen (mit unterschiedl. Anzahl von Epitopen; 14 Varianten) zusammen; wichtigste Variante ist das D^{VI}-Antigen (rel. geringe Anzahl von Epitopen, geringe Anzahl pro Erythrozyt) mit Gefahr der Anti-D-Bildung nach Gabe Rh-positiven Bluts; daher gelten transfusionsmedizinisch die betroffenen Individuen als Blutempfänger als Rh-negativ, als Spender aber als Rh-positiv. Bei 1–2 % aller Rh-positiven Individuen ist die antigene Eigenschaft D unvollständig (schwächer antigene Variante D^W; Anzahl pro Erythrozyt 200–10 000); Individuen mit dem Phänotyp D^W gelten transfusionsmedizinisch sowohl als Blutspender als auch als Empfänger als Rh-positiv. Fehlt das Antigen D völlig, wird der Betroffene als Rh-negativ bez. (Genotyp dd); das Allel d verhält sich gegenüber D (u. D^W) rezessiv u. ist wahrscheinl. stumm, das Antigen d ist hypothetisch. Einige seltene sog. Rh-Defekttypen (Deletionshaplotypen) sind durch das Fehlen best. Rh-Antigene bei gleichzeitig sehr stark antigenem D gekennzeichnet (z. B. CD-, -D-). Beim Phänotyp Rh_{null} (- - - /- - -) fehlen nicht nur alle Rh-Antigene, sondern es sind auch andere Blutgruppenantigene (u. a. S, s) nicht od. nur in modifizierter Form vorhanden; die Erythrozyten weisen z. T. Membrandefekte auf, die zu Formveränderungen (Stomatozytose) u. einer Verkürzung ihrer Lebensdauer (Anämie) führen können. **Bedeutung:** reguläre Rh-Antikörper (IgG od. IgM) sind sehr selten; Antikörper der Spezifität Anti-D (meist inkomplette Antikörper) sind die häufigsten irregulären Antikörper u. treten v. a. nach Transfusion Rh-inkompatiblen Bluts u. während Rh-inkompatibler Schwangerschaften auf. Die Transfusion Rh-inkompatiblen Bluts kann bei einem Empfänger mit Rh-Antikörpern zu schweren Transfusionszwischenfällen* führen, die häufig erst mit einer Verzögerung von 2–4 Std. auftreten. Rh-Antikörper (v. a. Anti-D) bei Rh-negativen Schwangeren können einen Morbus* haemolyticus neonatorum bzw. fetalis hervorrufen (s. Rhesus-Inkompatibilität). Bei autoimmunhämolytischen Anämien kommen häufig mehrere versch. Autoantikörper gegen unterschiedliche Rh-Antigene vor. Vgl. Blutgruppen.

Rhesus-De|sensibilisierung (De-*; lat. sensibilis der Wahrnehmung fähig)**:** s. Anti-D-Prophylaxe.

Rhesus-Erythro|blastose (Erythr-*; Blast-*; -osis*) **f:** s. Morbus haemolyticus neonatorum, Morbus haemolyticus fetalis.

Rhesus-In|kompatibilität (In-*; lat. compati mitleiden, zusammen ertragen) **f:** (engl.) rhesus incompatibility; blutgruppenserologische Unverträglichkeit im Rhesussystem; in der Gebh. von Bedeutung bei der Konstellation Rh-neg. Mutter u. Rh-pos. Vater; bei Rh-pos. Feten u. vorausgegangener Sensibilisierung der Mutter besteht die Gefahr eines Morbus* haemolyticus fetalis; vgl. Mikrotransfusion.

Rheuma|faktor (gr. ῥεῦμα Fließen, Strömen) **m:** (engl.) rheumatoid factor; Abk. RF; Autoantikörper gegen die Fc-Region menschl. Immunglobuline (IgG, IgM, gelegentl. IgA u. IgE); die T-zellabhängige Produktion des RF wird vom HLA-DRB1-Polymorphismus beeinflusst. Induktion durch exogene (z. B. B-Zellen aktivierende virale u. bakt. Inf.) u. endogene (z. B. HLA-DR4-Genotyp) Einflüsse; **Nachw.:** Latex*-Rheumafaktortest, ELISA; **Vork.** bei rheumatoider Arthritis* (ca. 50 %), versch. Kollagenosen* (systemischer Lupus erythematodes, Sklerodermie, Sjögren-Syndrom), nichtrheumat. chron. entzündl. Erkr. (v. a. subakute bakt. Endokarditis, Tuberkulose, Salmonellose, Syphilis, akute Inf. mit z. B. EBV, Hepatitis- od. Influenzavirus, Parasitose, Neoplasie); auch bei Gesunden unter 50 Jahren in ca. 5 %, über 60 Jahren in bis zu 10 %; **DD:** kein Nachweis von RF bei HLA-B27-assoziierter Spondylarthropathie, reaktiver Arthritis, Psoriasis-Arthropathie, Kristallarthropathie, degen. Gelenkveränderung. T. Dör.

Rheuma|knoten (↑): (engl.) rheumatoid nodules; syn. Noduli rheumatici; v. a. bei sero-positiver chron. Polyarthritis (rheumatoider Arthritis*), bes. an Druckstellen (Streckseiten der Unterarme, Hinterkopf) auftretende, bis hühnereigroße, derbe, verschiebliche subkutane Knoten; Vork. bei ca. 30 % der Pat. mit rheumatoider Arthritis; Größenänderung oft mit der Aktivität des polyarthritischen Prozesses, meist Verkleinerung unter Steroidtherapie; **Sonderform:** Rh. mit pulmonaler Lok. als wichtige DD von Rundherden* der Lunge; **DD:** Uratablagerung bzw. Tophus bei Gicht. Vgl. Aschoff-Geipel-Knötchen, Fieber, rheumatisches.

Rheuma|tests (↑) m pl: (engl.) rheumatoid arthritis tests; serodiagn. Verfahren zum Nachweis rheumatischer Erkrankungen*; z. B Latex*-Rheumafaktortest od. Nachweis einer Streptokokkeninfektion (v. a. durch Antistreptolysintiter) i. R. der Diagnostik des rheumatischen Fiebers*; fälschlich auch für die Bestimmung des C-reaktiven Proteins* verwendet.

Rheumatismus (↑) m: veralteter Oberbegriff für fließende, reißende u. ziehende Schmerzen des Bewegungsapparats (sog. **Rheuma**); vgl. Erkrankungen, rheumatische.

Rheumatismus, palin|dromischer (↑) m: (engl.) palindromic rheumatism; Sonderform der chron. Polyarthritis mit intermittierenden, wenige Tage anhaltenden u. symptomlos wieder abklingenden Attacken von Schmerzen u. Schwellungen der Gelenke (meist Handgelenke); wahrscheinl. häufig identisch mit der sog. episodischen chron. Polyarthritis*.

Rheumatismus tuberculosus (↑) m: s. Ponçet-Krankheit.

Rheumato|logie (↑; -log*) f: (engl.) rheumatology; Lehre von der Entstehung, Behandlung u. Verhütung rheumatischer Erkrankungen*.

Rheum palmatum n: Rhabarber*.

Rhexis (gr. ῥῆξις) f: Zerreißung; z. B. Rhexisblutung (Haemorrhagia per rhexin) inf. Gefäßzerreißung; vgl. Diabrosis.

Rhin-: auch Rhino-, Rin-, Rino-; Wortteil mit der Bedeutung Nase; von gr. ῥίς, ῥινός.

Rhin|en|cephalon (↑; Enkephal-*) n: s. Riechhirn.

Rhinitis (↑; -itis*) f: Koryza, Schnupfen; oberflächl. Katarrh der Nasenschleimhaut; häufig a- od. subfebril verlaufende, nach einem trockenen Vorstadium (allg. Krankheitsgefühl, Brennen u. Kitzeln in Nase u. Rachen, Niesreiz) auftretende **akute Rh.** mit zunächst seröser, später meist schleimig-eitriger Sekretion; Err.: z. B. Rhino-, Adeno-, Echoviren. Eine akute Rh. ist häufig Initialsymptom anderer Infektionskrankheiten (Masern, Virusgrippe, Keuchhusten u. a.). Als **chronische Rh.** (od. Rhinopathie) werden länger dauernde Irritations- bzw. Entzündungszustände aufgrund einer Volumenzunahme (Hyperämie u. Ödem od. Hypertrophie) der Schleimhaut v. a. im Bereich der Nasenmuscheln mit Behinderung der Nasenatmung verstanden; Urs.: chem. od. physik. Noxen, Nasenfremdkörper, Rhinolithen, Nasentumoren, endokrin. Erkrankungen.

Rhinitis all|ergica (↑; ↑) f: syn. Rhinopathia allergica; IgE-vermittelte Sofortreaktion (Typ I der Allergie*); **Formen: 1.** saisonale Rh. a., verursacht durch Pollen od. Sporen extramuraler Pilze; s. Heufieber; **2.** perenniale Rh. a. durch häusl. (Hausstaubmilben, Bettfedern, intramurale Pilze, Haustierepithelien), bakterielle o. a. Allergene (z. B. Mehl-, Holz-, Pflanzenstaub, Chemikalien; BK Nr. 4301); **Sympt.:** Niesattacken, wässrige Sekretion, ödematöse Schwellung der Nasenschleimhaut; **Ther.:** Hyposensibilisierung*; symptomat. lokal mit Vasokonstriktoren (z. B. Naphazolin, Xylometazolin) evtl. in Komb. mit Glukokortikoiden, Antihistaminika, Cromoglicinsäure bei saisonaler Rh. a.; Herdsanierung bei bakterieller Rh. a. (z. B. Tonsillektomie). Vgl. Pilzasthma.

Rhinitis a|trophicans (↑; ↑) f: Atrophie der Nasenschleimhaut; gynäkotrope Erkr. unklarer Ätiol., die sich meist während der Pubertät manifestiert; **Diagn.:** in der Rhinoskopie* gelblich-grünliche bis bräunliche Borken; röntg. Hypoplasie des Nasenskeletts, v. a. des Nasenmuschelknochens; **Ther.:** Nasenspülungen, ölhaltige Nasentropfen; evtl. op. Verkleinerung der Nasenhöhlen; **Rh. a. cum foetore:** s. Ozäna.

Rhinitis hyper|trophicans (↑; ↑) f: Form der chron. Rhinitis*.

Rhinitis medicamentosa (↑; ↑) f: Rhinitis* als UAW, insbes. von Rauwolfia-Alkaloiden, z. B. Reserpin (sog. Reserpinschnupfen).

Rhinitis pseudo|membranacea (↑; ↑) f: Nasendiphtherie; s. Diphtherie.

Rhinitis sicca (↑; ↑) f: Entz. u. sek. Schleimhautatrophie im Bereich der vorderen Nasenscheidewand; **Urs.:** Staub, heißer Dampf, Chemikalien (z. B. bei Chromatarbeitern), mechan. Schäden, Konchotomie, Ätzung der Nase; **Sympt.:** Trockenheit, Krustenbildung, Ulzerationen; **Kompl.:** rezidivierende Epistaxis, Septumperforation; **Ther.:** Spülungen mit NaCl-haltiger Lösung, Schleimhautpflege mit Nasensalben u. öligen Nasentropfen.

Rhinitis vaso|motorica (↑; ↑) f: syn. Rhinopathia* vasomotorica non allergica.

Rhino|blennor|rhö (↑; Blenn-*; -rhö*) f: (engl.) rhinoblennorrhea; eitrige Rhinitis*.

Rhino|cladium n: syn. Sporothrix* schenckii.

Rhino|lalie (Rhin-*; gr. λαλεῖν reden) f: (engl.) rhinolalia; syn. Rhinophonie; sog. Näseln; Störung von Stimmklang u. Sprachfärbung durch unphysiol. Luftstromführung; **Formen: 1.** Rhinolalia aperta: offenes Näseln mit nasalem Stimmklang durch unvollständigen Abschluss des Nasenraums vom Mund, z. B. bei Gaumenspalten, Gaumensegellähmung, evtl. iatrogen nach Tonsillektomie; auch psychogen; **2.** Rhinolalia clausa: geschlossenes Näseln mit dumpfem Stimmklang inf. Verengung bzw. Verlegung von Nasopharynx od. Nasennebenhöhlen, z. B. bei Rhinitis, Sinusitis, Nasentumoren, Nasenpolypen, adenoiden Vegetationen; **3.** Rhinolalia mixta: gemischtes Näseln, bei dem sowohl Sympt. der Rhinolalia aperta als auch der Rhinolalia clausa auftreten; **Diagn.:** Czermak*-Spiegelprobe, Gutzmann-Probe (bei Rhinolalia clausa klingen A u. I bei zugehaltener u. bei offener Nase gleich), Inspektion; **Ther.:** Behandlung der Grunderkrankung; evtl. abschwellend wirkende Nasentropfen, logopädische Therapie, bei anat. Hindernissen op. Eingriff.

Rhino|liquor|rhö (↑; Liquor*; -rhö*) f: (engl.) rhinoliquorrhea; Abfließen von Liquor cerebrospinalis durch die Nase bei Liquorfistel*.

Rhino|lith (↑; Lith-*) m: Nasenstein; mit Kalksalzen inkrustierter Fremdkörper in der Nase, der zu Behinderung der Nasenatmung u. fötider Sekretion führen kann; berufl. Vork. bei Schleifern (z. B. Diamantschleifer).

Rhino|mano|metrie (↑; gr. μανός gasförmig; Metr-*) f: (engl.) rhinomanometry; Verf. zur quant. Prüfung des nasalen Atemwegwiderstands i. R. eines nasalen Provokationstests* bei Rhinitis allergica od. zur Therapiekontrolle nach Beseitigung eines endonasalen Hindernisses; anhand der nasalen Druckänderung u. des Luftmengenflusses wird die Durchgängigkeit der endonasalen Atemwege bestimmt.

Rhino|mykosis (↑; Myk-*; -osis*) f: (engl.) rhinomycosis; Inf. der Nasenschleimhaut durch Pilze, z. B. Paracoccidioides* brasiliensis.

Rhino|pathia all|ergica (↑; -pathie*) f: syn. Rhinitis* allergica.

Rhino|pathia a|trophicans (↑; ↑) f: s. Rhinitis atrophicans.

Rhino|pathia gravidarum (↑; ↑) f: Schwangerschaftsrhinopathie*.

Rhino|pathia medicamentosa (↑; ↑) f: durch übermäßigen Gebrauch von Alphasympathomimetika* entstandene Schädigung der Nasenschleimhaut (bes. des Flimmerepithels) mit Schwellung u. Austrocknung.

Rhino|pathia vaso|motorica non all|ergica (↑; ↑) f: nicht durch Allergene*, sondern durch äußere (mechan., therm. od. chem.) od. innere (hormonale, psych.) Faktoren ausgelöste Fehlregulation der Nasenschleimhaut; **Sympt.**: anfallartig auftretende, wäßrige Absonderung aus der Nase (Hydrorrhoea nasalis), oft nur für einige Stunden am Tag.

Rhino|phonie (↑; Phono-*) f: syn. Rhinolalie*.

Rhino|phym (↑; gr. φῦμα Gewächs, Geschwulst) n: (engl.) rhinophyma; Pfundnase, Knollennase; Sonderform der Rosacea* mit knolliger Verdickung der Nase inf. Hyperplasie von Talgdrüsen u. Bindegewebe; Vork. meist bei Männern; **Ther.**: je nach Ausprägung hochtouriges Abschleifen od. chir. Abtragung; evtl. Isotretinoin systemisch.

Rhino|plastik (↑; -plastik*) f: (engl.) rhinoplasty; Nasenplastik; **1. korrektive Rh.**: chir. Umformung der Nasenstruktur unter funkt. u. ästhet. Gesichtspunkten; z. B. Septumkorrektur, Korrektur einer Sattel- od. Höckernase, Totalverkleinerung der äußeren Nase, Beheben von Stenosen; **2. rekonstruktive Rh.**: chir. Wiederaufbau der Nase bei partiellem od. totalem Gewebedefekt mit Rekonstruktion der Weichteilstruktur durch Hautplastik* (z. B. Thiersch-Lappen od. Stiellappenplastik vom Oberarm) u. der knorpeligen Stützstruktur durch Composite* graft. Vgl. Epithese.

Rhinor|rhagie (↑; gr. ῥαγάς Riss) f: (engl.) rhinorrhagia; heftiges Nasenbluten; vgl. Epistaxis.

Rhino|sklerom (↑; Skler-*; -om*) n: (engl.) rhinoscleroma; seltene, durch Klebsiella rhinoscleromatis verursachte granulomatöse Entz. in den Schleimhäuten der oberen Luftwege; **Vork.**: v. a. in asiat. Ländern; **Klin.**: chron., knotige Verdickung von Nase, Mund u. Larynx mit fortschreitender bläulich-roter, wulstiger Verdickung der Schleimhaut, evtl. bis zur Trachea absteigend; **Kompl.**: Pneumonie.

Rhino|skopie (↑; -skopie*) f: (engl.) rhinoscopy; instrumentelle Untersuchung der Nasenhöhle; als **vordere Rh.** (Rhinoscopia anterior) mit Nasenspekulum u. Lichtquelle zur Inspektion des Vestibulum nasi u. (nach Dorsalflexion des Kopfes des Pat.) des Locus Kiesselbachi, Ductus nasolacrimalis, der unteren Nasenmuschel u. unteren Septumanteile; als **mittlere Rh.** (Rhinoscopia media) mit verlängertem Nasenspekulum od. als Nasenendoskopie in Lokalanästhesie zur Inspektion der Ostien, des Infundibulum nasi u. der hinteren Nasengänge; als **hintere Rh.** (Rhinoscopia posterior, sog. Postrhinoskopie) mit Mundspatel u. Spiegel od. 70°-Optik zur Inspektion der Choanen, der hinteren Nasenmuschel- u. Septumanteile sowie des Nasen-Rachen-Raums mit den Tubenostien.

Rhino|sporidium-Mykose (↑; gr. σπόρος Samen, Keim; -id*; Myk-*; -osis*) f: (engl.) rhinosporidiosis; auch Rhinosporidiose; **Err.**: Rhinosporidium* seeberi; **Vork.**: in Asien, Afrika, Amerika, neuerdings auch Europa (Italien, England); **Sympt.**: leicht blutende Schleimhautpolypen in Nase, Ohr, Augenbindehaut, Vagina u. Rektum; **Diagn.**: Err. nicht kultivierbar, Nachweis von Sporangien* im Gewebe.

Rhino|sporidium seeberi (↑; ↑; ↑) n: tierpathogener, fakultativ humanpathogener Pilz aus der Klasse der Zygomyzeten (s. Fungi); morphol. bis zu 300 µm große Sporangien mit zahlreichen Endosporen; nicht kultivierbar.

Rhino|virus (↑; Virus*) n: frühere Bez. Coryzavirus, ERC-Virus; Genus kleiner (⌀ 20–30 nm), säurelabiler RNA-Viren aus der Fam. der Picornaviridae*; bisher sind mehr als 115 Serotypen bekannt, die entsprechend des zellulären Rezeptors in die R. major group od. minor group eingeteilt werden. **Vork.**: v. a. im Nasen-Rachen-Raum, Temperaturoptimum bei 33 °C; Rhinoviren sind die häufigste Urs. von Schnupfen (s. Rhinitis) bei Mensch (häufiger bei Erwachsenen als bei Kindern) u. Tier.

Rhipi|cephalus (gr. ῥίψ, ῥιπός Rohrgeflecht; Keph-*) m: Gattung der Schildzecken; s. Zecken.

Rhiz|arthrose (gr. ῥίζα Wurzel; Arthr-*; -osis*) f: (engl.) rhizarthritis; Arthrose des Karpometakarpalgelenks (Daumensattelgelenk) mit Druckschmerz über dem Gelenk u. U. in den Unterarm ausstrahlend, Schmerz u. Kraftlosigkeit bei Opposition des Daumens, später evtl. Adduktionskontraktur; **Diagn.**: röntg. Sklerose der trapezoiden Gelenkfläche u. Osteophyten; **Ther.**: Wärme, hyperämisierend wirkende Salbe; versch. operative Techniken; evtl. Rö.-Bestrahlung. V. Paw.

Rhizo|bium (↑; Bio-*) n: Gattung gramnegativer, streng aerober Stäbchenbakterien; mehrere Species v. a. als Stickstoff-reduzierende Symbionten in Wurzelknöllchen (daher alte Bez. Knöllchenbakterien) von Leguminosen.

Rhizoide (↑; -id*) n pl: (engl.) rhizoids; wurzelähnl. Organe bei Pilzen; s. Rhizopus; vgl. Fungi.

Rhizo|poda (↑; gr. πούς, ποδός Fuß) n pl: Wurzelfüßer; s. Protozoen.

Rhizo|pus (↑; ↑) m: Wurzel-Kopfschimmel; weltweit verbreitete Pilzgattung der Ordnung Mucorales mit kugelförmigen Sporangien am Ende der Sporangienträger; Rhizopus-Species sind fakultativ pathogene Err. von Mucor*-Mykosen (gegenüber den Arten Absidia* u. Mucor*), z. B. Rh. arrhizus, Rh. rhizopodiformis u. Rh. oryzae.

R

Rhizo|tomie (↑; -tom*) f: syn. Foerster*-Operation.

Rhodium (gr. ῥόδεος rosenfarben) n: chem. Element, Symbol Rh, OZ 45, rel. Atommasse 102,9; zur Gruppe der Platinmetalle gehörendes Edelmetall.

Rhodnius m: venezolanische Raubwanze; s. Wanzen.

Rhodo|coccus m: grampositive, morphol. variable Bakteriengattung mit 16 Species; steht Corynebacterium u. Nocardia nahe (s. Bakterienklassifikation); Vork. im Boden; pathogen v. a. für Nutztiere; humanpathogene Species: Rh. equi (frühere Bez. Corynebacterium equi), Rh. bronchialis; Err. von Pneumonie u. Endokarditis bei immundefizienten Pat. (v. a. bei AIDS). E. Stra.

Rhod|opsin (gr. ῥόδεος rosenfarben; Op-*) n: syn. Erythropsin; sog. Sehpurpur; Photorezeptorprotein in den Stäbchen der Netzhaut; lichtempfindliches integrales Membranprotein mit sieben Transmembranhelices , das aus dem Protein Opsin u. der prostetischen Gruppe 11-cis-Retinal (Vorstufe all-trans-Retinol; s. Vitamin A) besteht; Absorptionsmaximum: 500 nm; bei Lichteinwirkung geht 11-cis- in all-trans-Retinal über u. aktiviert den zu den G*-Proteinen gehörenden Transducin-GDP-Komplex, der nun GTP bindet, eine Phosphodiesterase aktiviert, die cGMP spaltet u. somit zur Hyperpolarisierung der Sehzelle u. zum Schluss ihrer Natriumkanäle führt. Der veränderte Ladungszustand löst an der Synapse der Photorezeptorzelle ein Signal aus, das zum ZNS weitergeleitet wird. Vgl. Dunkeladaptation, Helladaptation, Iodopsin.

-rhö: auch -rhoe, -rhoea, -rhe; Wortteil mit der Bedeutung das Fließen, Strömung, Flut; von gr. ῥοή.

Rhomb|en|cephalon (gr. ῥόμβος Raute; Enkephal-*) n: Rautenhirn; bestehend aus Metencephalon u. Myelencephalon; s. Gehirn.

Rhomb|en|zephalitis (↑; ↑; -itis*) f: (engl.) rhombencephalitis; Enzephalitis* im Bereich des Rhombencephalon.

rhomboideus (↑; -id*): rautenförmig.

Rhonchi sonori et sibilantes (gr. ῥογχός Schnaufen, Schnarchen) m pl: s. Rasselgeräusche.

Rhotazismus (gr. ῥῶ R) m: (engl.) rhotacism; Form der Dyslalie* mit Fehlbildung des stimmhaften R-Lautes.

RHS: Abk. für **r**etikulo**h**istiozytäres **S**ystem; s. Monozyten-Makrophagen-System.

Rhythmus (gr. ῥυθμός Gleichmaß, Takt) m: (engl.) rhythm; Takt, Zeitfolge, Schlagfolge, z. B. des Herzens; **rhythmisch:** gleichmäßig, in regelmäßigen Abständen.

Rhythmus|methode (↑) f: (engl.) rhythm method; Methode der natürlichen Kontrazeption* durch Beschränkung des Geschlechtsverkehrs auf die unfruchtbaren Tage der Frau.

Rhythmus, zirka|dianer (↑) m: (engl.) circadian rhythm; tagesrhythmische Schwankung biol. Funktionen (z. B. Nieren- u. Drüsenfunktion) u. ihrer Parameter (z. B. Pulsfrequenz, Blutdruck, Cortisol-Ausschüttung; s. Abb.) unter dem Einfluss bes. des Hell-Dunkel-Wechsels (sog. exogener Zeitgeber); wird auch bei Isolierung von der Außenwelt beibehalten (durch endogene Zeitgeber); Störungen im z. Rh. führen zu Jet lag (s. Dysrhythmie) u. Schlafstörung*. Vgl. Biorhythmus, Melatonin.

RIA: Abk. für **R**adio*-**I**mmun**a**ssay.

Riba|virin (INNv) n: Virostatikum (Nukleosidanalogon); hemmt die Replikation versch. DNA- u. RNA-Viren; **Verw.:** als Aerosol bei schweren Infektionen durch Respiratory*-syncytial-Virus; systemisch bei Lassa-Fieber u. chron. Hepatitis C in Komb. mit IFN-α-2b (s. Interferone); **Kontraind.:** schwere Leber- od. Nierenfunktionsstörung, Hämoglobinopathie, anamnestisch bekannte Herz-, Autoimmun-, Schilddrüsen- od. psychiatr. Erkrankung; **UAW:** Kopfschmerz, Exanthem, Hämolyse, Bronchospasmen, psych. Störungen; vgl. Virostatika.

Ribbing-Krankheit (Seved R., Röntg., Uppsala, geb. 1902): syn. multiple epiphysäre Dysplasie*.

Ribitol n: syn. Ribit; opt. inaktiver 5-wertiger Alkohol, $C_5H_{12}O_5$; entsteht durch Reduktion von Ribose od. Ribulose; Bestandteil z. B. von Riboflavin* u. Teichonsäuren*.

Ribo|flavin (INN) n: syn. Vitamin B_2, Laktoflavin; wasserlösl. gelbes Vitamin; **biochem. Funktion:** als Flavinmononukleotid (Abk. FMN) u. Flavinadenindinukleotid (Abk. FAD) Coenzym od. prosthetische Gruppe der Flavinenzyme*, die als Oxidoreduktasen* z. B. in Atmungskette u. Citratzyklus Reduktionsäquivalente übertragen. **Vork.** in tier. u. pflanzl. Lebensmitteln, bes. in Milch u. Milchprodukten, Hefe, Fleisch, Ei, Gemüse, Vollkorngetreide u. Fisch; **Bedarf** für Erwachsene: 1,5–2 mg/d; typ. **Mangelerscheinungen** (Wachstumsstörung, entzündl. Veränderung der Schleimhäute, seborrhoische Dermatitis, Mundwinkelrhagaden, in schweren Fällen normochrome normozytäre Anämie od. Ariboflavinose*) sind selten. Mangelnde Versorgung mit R. kann v. a. bei alten Menschen (bei einseitiger Ernährung) u. jungen Frauen (erhöhter Bedarf bei Schwangerschaft u. hormonaler Kontrazeption) vorkommen. **Hypervitaminosen:** auch bei hoher Dosis unbekannt.

Ribo|nukleasen f pl: s. Nukleasen.

Ribo|nuklein|säure: Abk. RNS; s. RNA.

Ribo|nukleoside n pl: (engl.) ribonucleosides; Nukleoside* aus einer Base u. D-Ribose, meist in N-glykosidischer Bindung; vgl. RNA.

Ribo|nukleotide n pl: (engl.) ribonucleotides; mit Phosphorsäure veresterte Ribonukleoside; s. Nukleotide (Abb.), RNA.

Ribo|nukleotid|re|duktase f: (engl.) ribonucleotide reductase; Oxidoreduktase, die in der Biosynthese von DNA* mit NADPH + H^+ Ribonukleosiddi- u. -triphosphate zu Desoxyribonukleotiden* reduziert.

Ribose f: Abk. R; zu den Pentosen* gehörendes Monosaccharid; Bestandteil von RNA, Cobalamin, einigen Coenzymen u. vielen Glykosiden.

Ribo|somen (Soma*) n pl: (engl.) ribosomes; syn. Palade-Granula; nur elektronenmikroskop. darstellbare, RNA-reiche Partikel (⌀ 10–20 nm), an denen die Proteinbiosynthese* durch Translation* der genetischen Information erfolgt; liegen entw. frei im Zytoplasma od. an die Membranen des (granulierten) endoplasmatischen Retikulums* gebunden vor; eukaryontische u. prokaryontische R. unterscheiden sich durch Größe u. Komplexität; best. Zellorganellen (Mitochondrien* u. Chloroplasten*) haben eigene (prokaryontenähnliche) R. Aufbau prokaryontischer R.: 70S-Partikel, bestehend aus 30S- u. 50S-Untereinheit. Die große Untereinheit enthält 23S- u. 5S-ribosomale

RNA sowie 34 Proteine; die kleine Untereinheit enthält 16S-ribosomale RNA u. 21 meist basische Proteine. Eukaryontische R. (80S) bestehen aus 40S- (mit 18S-rRNA) u. 60S-Untereinheiten (mit 28S-, 5,8S- u. 5S-ribosomaler RNA) sowie insgesamt ca. 80 versch. Proteinen. Durch versch. Antibiotika werden best. ribosomale Proteine v. a. von Prokaryonten in ihren Funktionen gehemmt, worauf z. B. die antibakt. Wirkung von Chloramphenicol, Tetracyclinen u. Streptomycin beruht.

Ribo|zyme n pl: (engl.) ribozymes; katalytisch wirksame RNAs mit hoher Substratspezifität; sie spalten z. T. sequenzspezifisch Phosphordiesterbindungen von RNAs, z. B. beim posttranskriptionalen Spleißen (s. mRNA-Editierung); in der biochem. Evolution könnten vor der Entstehung von Zellen RNA-Moleküle Katalyse u. Informationsspeicherung ausgeführt haben.

Ribulose f: s. Pentosen.

Ricard-Haken: (engl.) Ricard's hook; Form eines Bauchdeckenhalters*.

Richner-Hanhart-Syn|drom (Hermann R., Ophth., Aarau, geb. 1908; Ernst H., Int., Humangenet., Ascona, Zürich, 1891–1973) n: (engl.) oculocutaneous tyrosinosis; syn. Tyrosinose Typ II; autosomal-rezessiv vererbte Störung der Tyrosinaminotransferase (Genlokus 16q22.1-q22.3) mit Photophobie, Hornhautdystrophie, Keratoma palmare et plantare u. Tyrosinämie*; **Ther.:** phenylalanin- u. tyrosinarme Diät. Vgl. Tyrosinose.

Richter-Linie (August G. R., Chir., Göttingen, 1742–1812): (engl.) Richter-Monro line; s. Monro-Punkt.

Richt|kon|zentration, technische f: Abk. TRK*.

Ricin n: Phytotoxin aus den Samen von Ricinus communis; Aufnahme in die Zelle durch Endozytose, Anlagerung an Ribosomen u. Hemmung der Proteinsynthese; tödl. Vergiftungen bei Verzehr schon weniger Samen; bei Arbeitern in Rizinusmühlen kann es zu Kopf- u. Halsschmerzen, bronchialen Reizsymptomen, Fieber, Gliederschmerzen u. Urtikaria kommen; in kalt gepresstem Rizinusöl* ist R. nicht enthalten.

Ricini oleum n: Rizinusöl*.

Rickettsia (Howard T. Ricketts, Pathol., Chicago, 1871–1910) f: Gattung aerober, unbewegl., kokkoide Kurzstäbchen der Fam. Rickettsiaceae* (s. Bakterienklassifikation); Err. von Rickettsiosen*. Obligate Zellparasiten; intrazelluläre Vermehrung in Arthropoden*, bei Vertebraten im Zytoplasma (mitunter Nukleus) v. a. in Endothelzellen der kleinen Gefäße; **Unterteilung** der 12 Species in Fleckfiebergruppe (engl. Typhus-group, drei Species), Zeckenbissfiebergruppe (engl. Spotted fever-group, acht Species) u. Scrub-Typhus-Gruppe (R. tsutsugamushi mit drei Serovarianten); **Epidemiol.:** Übertragung auf den Menschen durch Arthropoden direkt beim Biss (Zecken, Milben) bzw. durch Einreiben des Kots (von Läusen u. Flöhen) in die Stichwunden; **Nachweis** der Erreger durch Kultivierung im Dottersack von Hühnerembryonen, im Versuchstier od. in Zellkultur; spezif. Nukleinsäurenachweis durch PCR; serol. KBR; Weil*-Felix-Reaktion positiv.

Rickettsia typhi (↑) f: Err. des murinen Fleckfiebers*.

Rickettsia akari (↑) f: Erreger der Ricksettsienpocken*.

Rickettsia burneti (↑) f: jetzt in der Gattung Coxiella* (burnetii) klassifizierter Erreger des Q*-Fiebers.

Rickettsiaceae (↑) f pl: Fam. gramnegativer, stäbchen-, kokkoid- od. diplokokkusförmiger, häufig pleomorpher Bakt. der Ordung Rickettsiales; galten wegen ihrer geringen Größe (∅ 0,2–0,5 μm) u. ihres obligaten Zellparasitismus lange als sog. Große Viren; eng assoziiert mit Arthropoden*; obligat intrazelluläres Wachstum; nicht auf zellfreien Medien kultivierbar. Antigenstruktur u. Infektionsverhalten ermöglichen Unterteilung in die Gattungen Rickettsia*, Coxiella* u. Ehrlichia*. Vgl. Rickettsiosen, Bakterienklassifikation.

Rickettsia conorii (↑) f: Erreger des Boutonneuse*-Fiebers.

Rickettsia mooseri (↑) f: jetzt als Rickettsia typhi klassifizierter Erreger des murinen Fleckfiebers*.

Rickettsia prowazekii (↑) f: Erreger des (klass.) epidemischen Fleckfiebers*.

Rickettsia quintana (↑) f: jetzt als Bartonella quintana klassifizierter Err. des sog. Fünf-Tage- bzw. wolhynischen Fiebers*.

Rickettsia rickettsii (↑) f: Erreger des Rocky-Mountain-Fleckfiebers; s. Felsengebirgsfieber.

Rickettsia tsutsu|gamushi (↑) f: Erreger der Tsutsugamushi*-Krankheit.

Rickettsien (↑) f pl: umgangsprachl. Bez. für Bakterien der Ordnung Rickettsiales; s. Rickettsiaceae, Rickettsia.

Rickettsien-Ag|glutinations|re|aktion (↑; Agglutination*) f: (engl.) rickettsial agglutination reaction; Nachw. von Rickettsien-Agglutininen im Serum Fleckfieberkranker mit genuinem Rickettsien-Antigen; hohe Spezifität; nicht mit Weil*-Felix-Reaktion zu verwechseln.

Rickettsien|pocken (↑): (engl.) rickettsial pox; durch Rickettsia akari verursachte Form der Rickettsiosen* mit juckendem makulopapulösem u. vesikulopapulösem Exanthem, das unter Narbenbildung abheilt.

Rickettsiosen (↑; -osis*) f pl: (engl.) rickettsioses; Gruppe von versch., durch Bakterien der Fam. Rickettsiaceae* verursachten u. durch Arthropoden übertragenen, z. T. schweren Infektionskrankheiten; einzelne R. sind weltweit verbreitet, andere an best. geographische Regionen gebunden. Einzelne Krankheitsbilder (s. Tab.): epidemisches Fleckfieber*, wolhynisches Fieber*, murines Fleckfieber*, Felsengebirgsfieber*, Boutonneuse*-Fieber, Q*-Fieber, Queensland*-Zeckenfieber, Zeckenbissfieber*, Tsutsugamushi*-Krankheit, Rickettsienpocken*. In ihrem klin. Verlauf zeigen alle R. Ähnlichkeiten. Im menschl. Organismus befallen die Rickettsien die Endothelien der Blutgefäße, wodurch es zu dem charakterist., mehr od. weniger ausgeprägten petechialen Exanthem kommt. **Diagn.:** Nachweis spezif. DNA mittels Polymerase-Kettenreaktion, Immunfluoreszenztest; serol. bestehen zw. einzelnen R. enge Kreuzreaktionen; durch Agglutination von versch. Proteusstämmen (OX 19, OX 2, OX K; Weil*-Felix-Reaktion) od. KBR lassen sich aber versch. Rickettsiosengruppen unterscheiden (s. Rickettsia). **Ther.:** Breitband-Antibiotika (z. B. Tetracycline, Chloramphenicol); **Proph.:** Bekämpfung der Überträger, z. B. Läuse.

Ricochet-Schuss (frz. ricochet Abprall): (engl.) ricochet wound; s. Schusswunde.

RID: Abk. für **r**adiale **I**mmun**d**iffusion*.

Rickettsiosen
des Menschen

Krankheit	Erreger	Reservoir	Überträger	Klinische Besonderheiten
Felsengebirgs-fleckfieber	R. rickettsii	Nager, Schildzecken	Schildzecken	schwerer Verlauf Enzephalitis, Nekrosen, Exanthem
Zeckenbissfieber-Gruppe Boutonneuse-Fieber	R. sibirica R. australis R. conorii	Schildzecken	Schildzecken	leichter Verlauf Lymphadenitis, stark ausgeprägte Primärläsion, Exanthem
Q-Fieber	Coxiella burnetii	Zecken, Nager, Schafe, Rinder, Ziegen	aerogen, oral, selten Zecken	leichter Verlauf atyp. Pneumonie
Ricksettsien-pocken	R. akari	Hausmaus	Milben	leichter Verlauf stark ausgeprägte Primärläsion, Exanthem
Tsutsugamushi-Krankheit	R. tsutsuga-mushi	Nager, Milben	Milbenlarven	schwerer Verlauf Enzephalitis, Lymphadenitis, stark ausgeprägte Primärläsion, Exanthem
klassisches Fleckfieber	R. prowazekii	Mensch	Läuse	schwerer Verlauf Enzephalitis, Exanthem
murines Fleckfieber	R. typhi	Nager	Flöhe, Läuse	leichter Verlauf selten Enzephalitis, Exanthem
wolhynisches Fieber	Bartonella quintana	Mensch	Läuse	leichter protrahierter Verlauf, jahrelange Persistenz des Erregers

Riech|bahn: (engl.) olfactory tract; Gesamtheit der an der Geruchsempfindung beteiligten Strukturen; **Verlauf:** die Neuriten der Riechzellen (1. Neuron) verlaufen als Nn. olfactorii zu den Mitralzellen des Bulbus olfactorius (primäres Areal); über den Tractus olfactorius (2. Neuron) erreichen deren Neuriten den olfaktorischen Cortex (sekundäres Areal) mit Area subcallosa u. medialem Teil des Corpus amygdaloideum; ab hier finden sich Projektionen zum basolateralen Teil des Corpus amygdaloideum u. zum Gyrus parahippocampalis (tertiäres Areal) sowie zu weiteren Anteilen des limbischen Cortex. Vgl. System, limbisches (Abb.).

Riech|hirn: Rhinencephalon; stammesgeschichtl. ältester Teil des Endhirns; vgl. Riechbahn.

Riech|organ n: (engl.) olfactory organ; (anat.) Organum olfactorium; besteht aus der Pars olfactoria der Nasenschleimhaut u. den Glandulae olfactoriae.

Riech|schleim|haut: (engl.) olfactory mucosa; Schleimhaut der Regio olfactoria der Nase im Bereich der oberen Muschel u. des gegenüberliegenden Teils des Nasenseptums. Das hohe, mehrreihige **Riechepithel** setzt sich zusammen aus Stützzellen, Sinneszellen u. basalen Ersatzzellen. Die **Riechzellen** (primäre Sinneszellen) besitzen einen peripheren Sinnesfortsatz (Dendrit) mit **Riechhärchen** (Rezeptoren für die Geruchsreize) u. einen zentralen Fortsatz (Axon). Die Axone aller Riechzellen ziehen als Nn. olfactorii durch die Lamina cribrosa des Siebbeins u. enden an den Mitralzellen des Bulbus olfactorius. Vgl. Riechbahn.

Riech|störung: (engl.) olfactory dysfunction; Störung der Geruchswahrnehmung, als Anosmie*, Hyposmie od. Kakosmie, selten Hyperosmie* od. Parosmie*; häufig kombiniert mit Geschmacksstörung; Nachw. mittels seitengetrennter Geruchsprüfung (Olfaktometrie*) mit typ. Gerüchen.

Riedel-Lappen (Bernhard M. R., Chir., Jena, 1846–1916): (engl.) Riedel's lobe; zungenförmige Ausziehung der Leber vor die Gallenblase bei Gewichtszunahme der letzteren.

Riedel-Operation (↑) f: s. Stirnhöhlenoperation.

Riedel-Struma (↑; Struma*) f: (engl.) Riedel's thyroiditis; s. Thyroiditis.

Rieder-Formen (Hermann R., Röntg., Int., München, 1858–1932): (engl.) Rieder's lymphocytes; atypische Lymphozyten mit stark eingebuchteten od. zweigeteilten Kernen; **Vork.:** bei best. Formen der chronisch-lymphatischen Leukämie*.

Rieder-Magen|form (↑): syn. Angelhakenform*.

Rieger-Syn|drom (Herwig R., Ophth., Wien, Prag, 1898–1986) n: autosomal-dominant erbl. Fehlbildungskomplex mit Irisatrophie (bzw. -hypoplasie), Corneatrübung, sek. Glaukom, Linsenektopie, Mikrophthalmie, Oligodontie, Analstenose, Mikrogenie mit vorstehender Unterlippe, Augenmuskelhypoplasie; Genlokus 4q25-q26.

Riesen|kind: (engl.) large for date baby; Neugeborenes mit einem Geburtsgewicht über dem 90. Perzentil der Standardgewichtskurve; typ. Befund bei Gestationsdiabetes*; Frühfütterung wegen der Gefahr einer Hypoglykämie erforderlich; vgl. Mangelgeborenes.

Riesen|kondylome (Kondyl-*; -om*) n pl: s. Condylomata gigantea.

R

Riesen|meta|myelo|zyten (Met-*; Myel-*; Zyt-*) m pl: (engl.) giant metamyelocyte; sog. Riesenstabkernige; große neutrophile Granulozytenvorstufen mit einem bes. großen, wurstförmig gestalteten Zellkern, der eine lockere Chromatinstruktur besitzt, u. z. T. noch unreifem Zytoplasma; **Vork.** bei Vitamin-B_{12}- od. Folsäuremangel als Zeichen einer Reifungsstörung der Granulozytopoese.

Riesen|potentiale n pl: (engl.) giant potentials; s. Elektromyographie.

Riesen|wuchs: s. Gigantismus, Hochwuchs.

Riesen|wuchs, partieller: s. Hochwuchs.

Riesen|zell|arteriitis (Zelle*; Arteri-*; -itis*) f: (engl.) giant cell arteritis; ätiol. unklares, gegen elast. (Arterien-)Gewebe gerichtetes, wahrscheinl. autoimmun. Geschehen mit typ. Histologie; nach Lok. u. Verlaufsform werden zwei z. T. ineinander übergehende Krankheitsbilder unterschieden, die meist im höheren Lebensalter vorkommen: **1.** Polymyalgia* rheumatica; **2.** Arteriitis* temporalis. Eine weitere Form der R. ist die Takayasu-Krankheit, eine meist jüngere Frauen betreffende Form des Aortenbogensyndroms*.

Riesen|zellen (↑): (engl.) giant cells; **1.** physiol. vorkommende, vielkernige Zellen, z. B. Megakaryozyten*, Osteoklasten*; **2.** durch Zellfusion entstandene R. wie z. B. Fremdkörperriesenzellen od. (z. B. bei Tuberkulose) Langhans-R.; **3.** durch Störung der Zellteilung entstandene R. wie z. B. Sternberg-Reed-R., Zwillingszellen (doppelkernige Riesenleukozyten bei Anämien, Leukämie), mehrkernige Tumorzellen, Leberzellen bei Riesenzellhepatitis.

Riesen|zell|geschwulst, kalzi|fizierende (↑): s. Chondroblastom, epiphysäres.

Riesen|zell|granulom (↑; Granulum*; -om*) n: (engl.) giant cell granuloma; s. Epulis.

Riesen|zell|hepatitis (↑; Hepat-*; -itis*) f: (engl.) giant cell hepatitis; durch das Zytomegalie*-Virus verursachte Hepatitis; histol.: intraplasmatische Einschlusskörperchen u. Riesenkern.

Riesen|zell|tumor (↑; Tumor*) m: (engl.) giant-cell tumor; Granulationsgeschwulst (Granulom*) mit vielkernigen Riesenzellen; **Vork.: 1.** in der Haut, meist mit starker Cholesterolspeicherung (Xanthom*); **2.** am Knochen: s. Osteoklastom; **3.** am Alveolarfortsatz als Epulis gigantocellularis (Riesenzellgranulom).

Rietti-Greppi-Micheli-Syn|drom (F. R., zeitgen. Hämat., Italien; Enrico G., Int., Florenz, geb. 1896; F. M., zeitgen. Hämat., Italien) n: syn. Thalassaemia* minor.

Rifa|butin (INN) n: Antibiotikum (Ansamycinderivat) mit Wirksamkeit gegen Rifampicin-resistente Mykobakterien; **Verw.:** bei Infektionen mit Mycobacterium avium i. R. von AIDS.

Rif|ampicin (INN) n: Abk. RMP; Antituberkulotikum der ersten Wahl; **Wirkungsspektrum:** sehr gute Wirkung gegen Mycobacterium tuberculosis (u. Mycobacterium bovis) sowie gegen Meningokokken u. Staphylokokken, ferner gegen Mycobacterium leprae u. atypische Mykobakterien; nur selten primäre Resistenz von Mycobacterium tuberculosis gegen R., keine Kreuzresistenz mit anderen Antituberkulotika; **Kontraind.:** schwere Leberschäden, Schwangerschaft (1. Trimenon); **UAW:** gastrointestinale Störungen, häufig Anstieg der Transaminasen, selten Überempfindlichkeitsreaktionen (sog. Flu-Syndrom mit grippeähnl. Sympt., Exanthem, Asthma, Schock u. Nierenversagen). Vgl. Antituberkulotika.

Rift-Tal-Fieber: (engl.) rift valley fever; syn. Rift-Valley-Fieber; akute, fieberhafte Erkr. bei Rind, Schaf u. Mensch mit günstiger Prognose; **Err.:** Rift-Tal-Fieber-Virus, ein Phlebovirus der Bunyaviridae*; **Übertragung:** v. a. durch Mücken (Aedes), selten durch infiziertes Schlachtvieh; **Verbreitung:** in allen afrikan. Ländern südl. der Sahara, Ägypten; meist sporad., epidemisch bes. nach Regenfällen; **Klin.:** Inkubationszeit 3–4 Tage; Fieber (für 3–5 Tage), (retroorbitaler) Kopfschmerz, Myalgien, Übelkeit; selten Retinitis (mitunter vorübergehende Blindheit); sehr selten nach fieberfreiem Intervall Enzephalitis, Hämorrhagien, Leberzellnekrose; **Diagn.:** serol. Antikörpernachweis; **Ther.:** symptomatisch; ggf. Immunserum, Zidovudin, Ribavirin.

Riga-Geschwür (Antonio R., Arzt, Neapel, 1832–1919): s. Fede-Riga-Geschwür.

Righting-Re|flex (engl. to right sich aufrichten; Reflekt-*) m: Aufrichtungsreflex; s. Reflexe, frühkindliche.

rigide (lat. rigidus starr, fest, hart): (engl.) rigid; steif, starr.

Rigiditas dorsalis myo|pathica (↑) f: muskuläre Rückenversteifung bei primärer Myositis*.

Rigid-spine-Syn|drom (engl. rigid starr; spine Wirbelsäule) n: Bez. für eine seltene, ätiol. ungeklärte, im ersten Lebensjahrzehnt zunehmende Flexionsbehinderung der Wirbelsäule mit Hyperextension, hochgezogenen Schultern u. Atemstörung.

Rigor (lat. Steifheit, Starre) m: Steifigkeit der Muskulatur inf. Erhöhung des Muskeltonus, die bei passiver Bewegung im Ggs. zur Spastik* während des gesamten Bewegungsablaufs bestehen bleibt; dabei oft ruckartiges Nachlassen des Widerstands (sog. Zahnradphänomen od. Negro-Zeichen) inf. einer Störung der reziproken Innervation; der R. der einen Seite wird durch aktive Mitbewegung der anderen Seite verstärkt; **Vork.:** bei Erkr. des extrapyramidalen Systems, v. a. Parkinson*-Syndrom.

Rigor mortis (↑) m: Totenstarre*.

Riley-Day-Syn|drom (Conrad M. R., Päd., New York, geb. 1913; Richard L. D., amerikan. Arzt, geb. 1905) n: syn. familiäre Dysautonomie*.

Rilliet-Druck|punkte: (engl.) Rilliet's points; schmerzhafte Druckpunkte hinter dem Warzenfortsatz u. dem unteren Kieferwinkel sowie im Bereich der Glandula submandibularis bei Parotitis* epidemica vor Auftreten der Drüsenschwellung.

Riluzol (INN) n: Glutamatantagonist; **Ind.:** amyotrophische Lateralsklerose* (Verlängerung der Lebenserwartung bzw. Hinauszögern des Einsatzes mechan. Beatmung); **Kontraind.:** Lebererkrankungen, Schwangerschaft u. Stillzeit; **UAW:** Asthenie, Übelkeit.

Rima (lat.) f: Spalte, Ritze.

Rima ani (↑) f: Gesäßspalte.

Rima glottidis (↑) f: Stimmritze; zw. den beiden Stimmlippen u. den Aryknorpeln des Kehlkopfs.

Rima oris (↑) f: Mundspalte.

Rima palpebrarum (↑) f: Lidspalte.

Rima pudendi (↑) f: Schamspalte; zw. den großen Schamlippen (Labia majora pudendi).

Rima vestibuli (↑) f: Spalte zw. den beiden Taschenfalten des Kehlkopfs.

Rimexolon (INN) n: Glukokortikoid (Prednisolonderivat); **Ind.:** nichtinfektiöse Entz. des

R

vorderen Auges (z. B. Uveitis anterior) u. Entz. nach Augenoperation.

Rin-: s. a. Rhin-.

RIND: Abk. für **r**eversibles **i**schämisches **n**eurologisches **D**efizit; flüchtige zerebrale Durchblutungsstörung*; fokal-neurologische Ausfälle bleiben mind. 24 Std. bis max. 3 Tage bestehen.

Rinde: (anat.) Cortex*.

Rinde, a|granuläre: (engl.) agranular cortex; vom übl. sechsschichtigen Aufbau des Neocortex abweichende Zonen der Großhirnrinde, in denen die innere Körnerschicht fehlt u. durch Pyramidenzellen* ersetzt ist; z. B. Gyrus precentralis. Vgl. Rinde, granuläre.

Rinde, granuläre: (engl.) granular cortex; syn. homotypische Rinde; Großhirnrindenareale des Neocortex mit voll ausgebildetem Sechsschichtenbau (s. Isocortex); vgl. Rinde, agranuläre.

Rinde, hetero|typische: (engl.) heterotypical cortex; Neocortex, von dessen normalem Sechsschichtenbau eine Körnerschicht fehlt (agranuläre Rinde*) od. durch Unterteilung einer Körnerschicht (Area* striata) die Schichtenzahl erhöht ist; vgl. Isocortex. W. Ric.

Rinde, homo|typische: syn. granuläre Rinde*.

Rinden|archi|tektonik f: (engl.) cortical architectonics; feingewebl. Aufbau der Gehirnrinde als morphol. Substrat seiner funkt. Differenzierung. Die Großhirnrinde kann histol. in eine große Anzahl von versch. Feldern (**Rindenfelder**, Areae) eingeteilt werden, die jeweils eine bes., von anderen Feldern unterscheidbare physiol. Bedeutung haben; **Lokalisation** der wichtigsten Rindenfelder: **1.** das **motorische Rindenfeld** ist v. a. in der vorderen Zentralwindung (Gyrus precentralis) vertreten; andere motor. Felder liegen in den angrenzenden Teilen der oberen Stirnwindungen u. im Parazentrallappen, aber auch in der hinteren Zentralwindung u. im oberen Scheitellappen; das motor. **Sprachzentrum** liegt bei Rechtshändern im hinteren Teil der linken unteren Stirnwindung. **2.** Das **sensible Rindenfeld**, die Vertretung der gesamten Oberflächen- u. Tiefensensibilität, liegt in der hinteren Zentralwindung (Gyrus postcentralis) u. im oberen Scheitellappen; als sensible Nebenfelder können die vorderen Zentralwindungen u. die Fußregionen der beiden oberen Stirnwindungen angesehen werden. Die vorderen u. hinteren Zentralwindungen weisen eine weitgehende somatotopische Gliederung auf, d.h. die unteren Extremitäten sind dort im oberen, die oberen Extremitäten im mittleren u. die Zungen- u. Gesichtsmuskeln im unteren Drittel repräsentiert. Die **optischen Rindenfelder** liegen im Hinterhauptlappen (Sulcus calcarinus), die **akustischen** Rindenfelder im hinteren Teil des oberen Schläfenlappens (Heschl-Querwindung). Vgl. Gehirn (Abb.), Hörbahn, Körperfühlsphäre, Riechbahn, Sehbahn.

Rinden|blindheit: (engl.) cortical blindness; Amaurose* durch beidseitige Zerstörung der Sehzentren* in den Hinterhauptlappen des Gehirns; Pupillenreaktion meist erhalten; **Urs.:** v. a. Durchblutungsstörung im Versorgungsgebiet der A. cerebri posterior, Hirntumor, Hirnkontusion, entzündlicher zerebraler Prozess.

Rinden|prellungs|herde: (engl.) cortical lesions; umschriebene Läsionen der Großhirnrinde als Folge einer Contusio* cerebri.

Rinder|band|wurm: Taenia* saginata.

Rinder|galle: (engl.) ox bile; Zusatz im Nährmedium zur Anreicherung von Salmonellen bzw. zur Differenzierung von Pneumokokken u. Streptokokken ohne Gruppenantigen.

Rinder|insulin n: (engl.) bovine insulin; s. Humaninsulin.

Rinder|tuberkel|bakterien (Tuberkel*; Bakt-*) f pl: s. Mycobacterium bovis.

Rinder|wahnsinn: s. BSE.

Ring|blutung: (engl.) ring bleeding; kreisförmige, von einer Nekrose umgebene Erythrozytenansammlung um ein Gefäß herum; Vork. in der Hirnrinde bei hämorrhagischer Enzephalitis, Fett- u. Luftembolie, Vergiftung sowie Hypertonie; vgl. Kugelblutung.

Ring|chromo|somen (Chrom-*; Soma*) n pl: (engl.) ring chromosomes; Chromosomen in Form eines ringförmig geschlossenen DNA-Moleküls (Genome von Bakt., Mitochondrien, versch. Viren mit einzel- od. doppelsträngiger DNA; Plasmide*); kleinere R. liegen meist in Form einer Superhelix vor.

Ringel|haare: Pili anulati; s. Haarveränderungen.

Ringel|röteln: syn. Erythema* infectiosum acutum.

Ringer-Lösung (Sidney R., Pharmak., London, 1835–1910): (engl.) Ringer's solution; Vollelektrolytlösung*; isotone Salzlösung (Natrium-, Kalium- u. Calciumchlorid); auch als Ringer-Laktat-Lösung (mit zusätzl. Natriumlaktat u. evtl. Magnesiumchlorid); **Verw.:** als Volumenersatz u. Trägerlösung (z. B. für kompatible Arzneimittel) sowie als Nährmedium für Gewebekulturen.

Ring|form: (engl.) pessary cell; s. Plasmodien.

Ring|knorpel: Cartilago* cricoidea.

Ring|messer: syn. Adenotom; s. Adenotomie.

Ring|schatten: (engl.) ring shadow; (röntg.) ringförmiger Schatten mit hellem Zentrum bei der Lungenuntersuchung; **Urs.:** tuberkulöse Kaverne*, bronchiektatische u. Infarktkaverne (eingeschmolzener Lungeninfarkt*), Emphysemblasen, (v. a. in den Lungenspitzen) lufthaltige Lungenzysten*; bei Lungenabszess* od. Lungengangrän häufig R. mit Flüssigkeitsspiegel, bei Wabenlunge* multiple kleinere Ringschatten. Vgl. Rundherd.

Ring|sidero|blasten (gr. σίδηρος Eisen; Blast-*) m pl: s. Sideroblasten.

Ring|stripper (engl. to strip abstreifen) m: zur Desobliteration* von Blutgefäßen verwendetes Spezialinstrument.

Ring|systeme, kon|densierte n pl: (engl.) fused ring systems; (chem.) Verbindungen, bei denen jeweils zwei C- bzw. Hetero-Atome zwei Ringen gemeinsam sind; s. Anthracen, Naphthalin.

Ring|test m: veraltetes serol. Verfahren zum qual. Nachw. von Präzipitinen* durch Überschichten einer antigenhaltigen Lösung mit der flüssigen (Serum-)Probe, wobei im Bereich der Grenzfläche durch Präzipitationsreaktion* eine ringförmige Trübung entsteht; **Verw.:** zur Unterscheidung von menschl. u. tierischem Eiweiß (z. B. Uhlenhuth*-Verfahren), Klassifizierung hämolysierender Streptokokken nach Lancefield, Nachw. von Milzbrandantigenen (Ascoli*-Test).

Ring|wall|karzinom (Karz-*; -om*) n: (engl.) ring-wall cancer; (röntg.) schüsselförmiges ulzerierendes Karzinom mit od. ohne Wall; bes. Form des Magenkarzinoms*.

Rinne-Versuch (Heinrich A. R., Otol., Psychiater, Göttingen, Hildesheim, 1819–1868): (engl.) Rinne's test; s. Hörprüfungen.

Riolan-Ana|stomose (Jean R., Anat., Physiol., Paris, 1580–1657; Anastomose*) f: (engl.) Riolan's anastomosis; auch Riolan-Arkade; inkonstante Gefäßverbindungen zw. der A. mesenterica superior u. inferior über anastomosierende Endäste der A. colica media u. sinistra; bilden z. B. bei einem arteriellen Mesenterialgefäßverschluss* einen wichtigen Kollateralkreislauf* aus.

Riolan-Muskel (↑) m: muscle of Riolan; **1.** Fasciculus ciliaris der Pars palpebralis des Musculus* orbicularis oculi; **2.** Musculus* cremaster.

Rippe: Costa*.

Rippen|bogen|rand|schnitt: (engl.) subcostal incision; s. Schnittführung (Abb.).

Rippen|buckel: (engl.) rib hump; Vorwölbung einer Thoraxseite bei Skoliose* der Brustwirbelsäule mit dadurch bedingter Verdrehung des Thorax. Vgl. Lendenwulst.

Rippen|fell: (engl.) parietal pleura; Pars costalis der Pleura parietalis; s. Pleura.

Rippen|fell|entzündung: s. Pleuritis.

Rippen|fraktur (Fraktur*) f: (engl.) rib fracture; Fraktur* einer Rippe, meist im mittl. Bereich des Thorax (6.–9. Rippe), sehr selten der letzten Rippe; **Sympt.:** Frakturschmerz beim Atmen u. Husten, Thoraxkompressionsschmerz, lokaler Druckschmerz, evtl. Stufe palpabel;

Ein negativer Röntgenbefund schließt eine Rippenfraktur nicht aus.

Ther.: symptomatisch (Analgetika, interkostale Leitungsanästhesie); **Kompl.:** Pneumothorax, Hämatothorax, Lungenkontusion; vgl. Rippenserienfraktur.

Rippen|re|sektion (Resektion*) f: (engl.) rib resection; Entfernung eines Rippenstücks; bei Thorakotomie*, Thorakoplastik*.

Rippen|serien|fraktur (Fraktur*) f: (engl.) multiple rib fractures; Fraktur von mind. drei Rippen derselben Thoraxseite mit Sympt. wie bei einfacher Rippenfraktur*; **Diagn.:** Rö.-Thorax (sog. knöcherner Hemithorax); zum Ausschluss eines Pneumothorax Aufnahmen in In- u. Exspiration; **Ther.:** symptomat., evtl. Intubation, Beatmung mit PEEP u. Bülau-Drainage; **Kompl.:** Thoraxinstabilität mit paradoxer Atmung u. respirator. Insuffizienz, Hämato- bzw. Pneumothorax, Lungen- bzw. Herzkontusion, Verletzung von Milz, Leber u. Zwerchfell. Vgl. Thoraxtrauma.

Rippen|usur (lat. usura Gebrauch, Benutzung) f: (engl.) rib erosion; oberflächlicher Konturdefekt von Rippen, z. B. durch Arrosion bei Tumoren (z. B. Pancoast-Tumor) od. druckbedingt am Rippenunterrand bei Aortenisthmusstenose. Vgl. Usur.

Risedron|säure (INN): Bisphosphonat der 3. Generation (Pyridinderivat), das die Knochenresorption durch Osteoklasten hemmt; **Anw.:** Ther. u. Proph. der postmenopausalen u. glukokortikoidinduzierten Osteoporose*; vgl. Bisphosphonate. J. Fel.

Risiko|abschätzung, toxiko|logische: (engl.) toxicological risk estimate; Abschätzung der zu erwartenden Häufigkeit einer gesundheitl. Schädigung im Verhältnis zur Exposition*, d. h. einwirkenden Dosis eines Agens auf der Grundlage von tierexperimentellen Daten od. von Beobachtungen beim Menschen. Reduzierung der Dosis bedeutet auch immer Verminderung des Risikos (bzw. der Inzidenz* einer best. Schädigung). Problematisch ist heute noch die Extrapolation zu extrem kleinen Inzidenzen, die in der betreffenden Population nicht nachweisbar sind, weil sie weit unter der Spontanrate* des betreffenden pathol. Zustands liegen. Vgl. No observed effect level.

Risiko|faktoren m pl: (engl.) risk factors; (epidemiol.) Bedingungen, die in Bevölkerungsstudien bei der Untersuchung der Pathogenese best. Erkrankungen als krankheitsfördernde Umstände statist. gesichert wurden; unterschieden werden med. (anamnestische, befundmäßige u. a.) u. psychosoziale R.; so gelten für chron. Herz-Kreislauf-Erkrankungen Hypertonie, Hypercholesterolämie (LDL-Fraktion) u. Diabetes mellitus als med., Rauchen, Adipositas, Bewegungsmangel, best. Berufe od. berufl. Tätigkeiten als psychosoziale R. Da R. miteinander zusammenhängen können, ist die Frage nach ihrem jeweiligen Einzelbeitrag zur Entstehung chron. Erkrankungen umstritten. Vgl. Prävention, Risikoindikatoren.

Risiko|familien, genetische: (engl.) high-risk families; Bez. für Familien, in denen für die Nachkommen eine erhöhte Wahrscheinlichkeit für das Auftreten genetischer Krankheiten* besteht; vgl. Beratung, genetische.

Risiko|geburt: (engl.) high-risk birth; Geburt nach Risikoschwangerschaft* bzw. mit Sympt. (z. B. mekoniumhaltiges Fruchtwasser, abnorme fetale Herzfrequenz, Blutdruckerhöhung der Gebärenden, Blutung, protrahierter Geburtsverlauf), die auf eine erhöhte Gefährdung des Feten bzw. der Mutter hinweisen.

Risiko|in|dikatoren m pl: (engl.) risk indicators; Parameter od. Merkmale zur Beschreibung eines Erkrankungsrisikos, die (im Ggs. zu Risikofaktoren*) selbst nicht unmittelbar zur Pathogenese beitragen; so kann z. B. Berufstätigkeit in der Schwangerschaft od. ausländische Nationalität ein erhöhtes Totgeburtenrisiko anzeigen, best. familiäre Konstellationen können R. für psych. Störungen sein; die Abgrenzung von R. zu Risikofaktoren ist in vielen Fällen nicht eindeutig möglich.

Risiko|neugeborenes: (engl.) high-risk neonate; Neugeborenes mit Sympt. bzw. Risikofaktoren, die auf eine erhöhte Gefährdung hinweisen: **1.** vorausgegangene intrauterine primär metabol. Azidose*; **2.** Depressionszustand (APGAR-Score ≤6 Punkte nach 5 Minuten, Saling-Hauptschema ≤6 Punkte); **3.** Mangelgeborenes*, Riesenkind*; Frühgeborenes*; **4.** mittelgradige od. schwere Gestose* od. Übertragung* (Clifford*-Syndrom); **5.** Schnittentbindung*, vaginale operative Entbindung* u. jede Entw. aus Beckenendlage*; **6.** Morbus* haemolyticus fetalis (Neugeborenes mit Icterus praecox); **7.** Placenta* praevia, vorzeitige Plazentalösung*; **8.** Mehrlinge*; **9.** Diabetes* mellitus der Mutter; **10.** intrauterine Infektion, Amnioninfektionssyndrom*; **11.** Geburt mit eingedicktem grünem Fruchtwasser; **12.** sonograph. festgestellte fetale Fehlbildung. Bei R. muss ein Neonatologe bei der Geburt hinzugezogen werden.

Risiko, relatives n: (engl.) relative risk; Abk. RR; syn. Risk-Ratio; dimensionsloser Quotient zur Risikoeinschätzung für eine Kohortenstu-

R

die*, der aussagt, ob ein Effekt die Krankheitsmanifestation erhöht (RR >1), erniedrigt (RR <1) od. sich neutral (RR = 0) verhält. Vgl. Odd-Ratio. J. Thü.

Risiko|schwangerschaft: (engl.) high-risk pregnancy; Schwangerschaft, bei der eine Gefährdung des Feten od. der Mutter besteht; Häufigkeit: ca. 30 %; **Risikofaktoren** in der Schwangerschaft sind: **1.** Gestose*; **2.** Übertragung*; **3.** Morbus* haemolyticus fetalis; **4.** Diabetes* mellitus; **5.** drohende od. in Gang befindl. Frühgeburt*, Zervixinsuffizienz*; **6.** anamnestisch Früh- od. Totgeburt, habitueller Abort, Zustand nach Schnittentbindung od. schwieriger vaginaler op. Entbindung; **7.** ältere Erst- (ab 30 Jahren) od. Mehrgebärende (ab 40 Jahren), junge Erstgebärende (unter 18 Jahren); **8.** organische Erkr.; **9.** schwere Schwangerschaftsanämie* (Hb <11,0 g/dl); **10.** Lageanomalien* (Beckenendlage, Querlage), Missverhältnis zw. kindlichem Kopf u. Becken, Mehrlingsschwangerschaft, Beckenanomalien; **11.** Adipositas; **12.** Infektionskrankheiten; **13.** Missverhältnis zw. Größenzunahme des Uterus u. Schwangerschaftsdauer; **14.** Blutungen in der zweiten Schwangerschaftshälfte; **15.** Placenta* praevia; **16.** Sterilitätsbehandlung; **17.** fetale Fehlbildung.

Risperidon (INN) n: Serotoninagonist; Blockade der 5-HT_2-Rezeptoren stimuliert 5-HT_1-Rezeptoren; **Ind.:** chron. schizophrene Psychosen; **UAW:** s. Neuroleptika.

Riss|blutung: (engl.) postnatal bleeding due to laceration; (gebh.) Blutung aus zerrissenen Weichteilen in der Nachgeburtsperiode*; **Urs.:** Zervixriss*, Scheidenriss*, Dammriss*, Klitorisriss*; **Ther.:** sofortige chir. Versorgung.

Risser-Hibbs-Operation (Joseph C. R., Chir., New York, 1892–1981; Russell A. H., Chir., New York, 1869–1933) f: (engl.) Hibbs' operation; Form der Spondylodese* bei Skoliose.

Riss|fraktur (Fraktur*) f: (engl.) avulsion fracture; syn. Abrissfraktur; s. Fraktur, vollständige.

RIST: geschützte Bez.; Abk. für **R**adio*-**I**mmuno-**S**orbent-**T**est.

Ristocetin n: Protein, das (in vitro) mit dem Willebrand*-Faktor einen Komplex bildet, der in Blut Thrombozytenaggregation auslöst; Verw. zum Nachweis von Willebrand*-Jürgens-Syndrom od. makrothrombozytärer Thrombopathie*. J. Har.

Ristocetin-Co|faktor m: syn. Willebrand*-Faktor.

Risus sardonicus (lat. risus Lachen; gr. σαρδόνιος höhnisch, grimmig) m: maskenhafter Gesichtsausdruck eines hämischen Lachens inf. einer Kontraktur der mimischen Muskulatur bei Tetanus*, verbunden mit Trismus*.

Ritgen-Hand|griff (Ferdinand A. von R., Gyn., Gebh., Gießen, 1787–1867): (engl.) Ritgen's maneuver; syn. Hinterdammgriff; (gebh.) Beschleunigung des Kopfaustritts durch Druck auf den durchschneidenden Kopf zw. Anus u. Steißbeinspitze.

Ritis-Quotient (F. de R., Hepatologe, Neapel) m: (engl.) Ritis ratio; Verhältnis der Serum-Transaminasen AST zu ALT, normal 2:1; bei erhöhten Transaminasen weist ein Quotient von <1 auf einen leichten Leberschaden (v. a. akut entzündl. bedingt) hin, da ALT ausschl. im Zytosol lokalisiert ist u. relativ stärker ansteigt als AST (70 % mitochondrial, 30 % zytosol.); schwere nekrot. Leberparenchymschäden (v. a. alkoholbedingte u. chron. aktive Erkr.) gehen mit einem R.-Qu. von >2 einher. Vgl. Transaminasen, Enzymdiagnostik.

Rito|drin (INN) n: Betasympathomimetikum; **Verw.:** als Tokolytikum (wehenhemmendes Mittel).

Ritona|vir (INN) n: Abk. RTV; Virostatikum (Proteasehemmer); **Ind.:** Infektion mit HIV* als Teil einer antiviralen Kombinationstherapie*; **Kontraind.:** schwere Leberfunktionsstörung, Behandlung mit Substanzen, die eine geringe therap. Breite besitzen u. Substrate der Zytochrom-P-450-3A4- od. -450-2D6-Isoenzyme der Leber sind; **cave:** versch. Wechselwirkungen mit anderen Substanzen aufgrund der Beeinflussung des Leberstoffwechsels; **UAW:** periorale Parästhesien, gastrointestinale Störungen, Hyperglykämie, Hypertriglyceridämie, Lipodystrophie-Syndrom; vgl. Virostatika. R. Leh.

Ritter-Krankheit (Gottfried Ritter von Rittershain, Päd., Görlitz, Prag, 1820–1883): syn. Dermatitis exfoliativa neonatorum; s. SSSS.

Rituximab (INN) n: glykosyliertes Immunglobulin (monoklonaler Antikörper); **Verw:** bei follikulärem Lymphom im Stadium III-IV nach erfolgloser Chemotherapie; **UAW:** Zytokinfreisetzung, allergische Reaktionen, Blutdruckabfall, Bronchospasmus. M. Her.

Rivalta-Probe (Fabio R., Pathol., Bologna, 1863–1959): s. Moritz-Rivalta-Probe.

Riva-Rocci-Ap|parat (Scipione R.-R., Päd., Int., Pavia, 1863–1937) m: (engl.) Riva-Rocci sphygmomanometer; einfacher Apparat zur unblutigen indirekten Blutdruckmessung* mit aufzublasender Oberarmmanschette u. Manometer.

RIVA-Stenose (Steno-*; -osis*) f: (engl.) stenosis of the anterior interventricular branch; Kurzbez. für **R**amus-**i**nter**v**entricularis-**a**nterior-Stenose; i. d. R. arteriosklerotische Verengung des Ramus interventricularis anterior der li. Koronararterie; s. Herzkrankheit, koronare.

Riva|stigmin (INN) n: Cholinesterasehemmer*; **Ind.:** Alzheimer-Krankheit; **Kontraind.:** schwere Leberinsuffizienz; **UAW:** Anorexie, Asthenie, Schwindel, Übelkeit, Somnolenz, Depression.

Rivinus-Drüse (Augustus Q. R., Anat., Leipzig, 1652–1723): Glandula* sublingualis.

Rivinus-Gänge (↑): Ductus* sublinguales minores.

Rivinus-Kerbe (↑): (engl.) Rivinus' notch; Incisura tympanica der Pars tympanica ossis temporalis.

Rivinus-Membran (↑) f: Membrana* tympanica.

Riza|triptan (INN) n: Serotonin-5-HT-Rezeptoragonist; **Ind.:** akuter Migräneanfall; s. Triptane.

Rizinus|öl: (engl.) castor oil; Ricini oleum; durch kalte Pressung der geschälten Samen von Ricinus communis (Christuspalme) gewonnenes fettes Öl von hoher Viskosität, das in Ethanol löslich ist; besteht aus Triglyceriden aus Ricinolsäure (80–87 %), Öl-, Linol-, Palmitin-, Stearin- u. Dihydroxystearinsäure; Ricinolsäure stimuliert die Prostaglandinsynthese im Dünndarm. **Verw.:** Laxans; vgl. Laxanzien, Ricin.

Rizo|lipase (INN) f: Lipase aus Rhizopus arrhizus var. Delemar (Phycomycetes); Verdauungsenzym.

RKI: Abk. für **R**obert*-**K**och-**I**nstitut.

RM: Abk. für **R**ücken**m**ark*.

RMSF: Abk. für (engl.) **R**ocky **M**ountain **s**potted **f**ever; syn. Felsengebirgsfieber*.

Rn: chem. Symbol für Radon*.

RNA: Abk. für (engl.) **r**ibo**n**ucleic **a**cid; Ribonukleinsäure (Abk. RNS); Biopolymer aus Ribonukleotideinheiten, das in allen Organismen u. in Viren vorkommt; die Monomere der RNA bestehen aus Ribonukleotiden (s. Nukleotide) mit den Basen Adenin*, Guanin*, Cytosin* u. Uracil*; definierte Positionen in RNA sind mit seltenen Nukleinsäurebestandteilen* besetzt. Im Ggs. zu DNA* ist RNA meist einzelsträngig (Abk. ss für engl. single stranded), bildet jedoch räuml. Strukturen, in denen komplementäre Abschnitte durch Basenpaarung* kurze Bereiche doppelsträngig (Abk. ds) sind. **RNA-Species:** **1.** Messenger*-RNA; **2.** ribosomale RNA (s. Ribosomen); **3.** Transfer*-RNA; **4.** virale RNA (s. Virusklassifikation, Tab.); **5.** katalyt. aktive RNA (s. Ribozyme).

RNA-Poly|merase f: auch Transkriptase; Ribonukleotide polymerisierendes Enzym; **1.** DNA-abhängige-RNA-Polymerasen der Eukaryonten synthetisieren am codogenen Strang einer DNA* (Matrize) RNA, die vom 5'- zum 3'-Ende entsteht; vgl. Transkription; **a)** RNA-Polymerase I transkribiert im Nucleolus rRNA; **b)** RNA-Polymerase II synthetisiert im Nukleoplasma hn-mRNA (vgl. mRNA-Editierung); spezif. Hemmung durch α-Amanitin (s. Mykotoxine); **c)** RNA-Polymerase III transkribiert tRNA u. a. kleine RNA-Species; **d)** mitochondriale RNA-Polymerase wird im Zellkern codiert; sie transkribiert die DNA des mitochondrialen Genoms* u. ist wie bakt. RNA-P. durch Rifamycin zu hemmen; **e)** bakt. RNA-P.; **2.** RNA-abhängige-RNA-Polymerasen: virusspezif. RNA-Polymerase; s. RNA-Synthetase.

RNA-Reifung: s. mRNA-Editierung.

RNA-Replikase f: syn. RNA*-Synthetase.

RNasen f pl: Kurzbez. für **R**ibo**n**ukle**asen**; s. Nukleasen.

RNA-Synthetase f: syn. RNA-abhängige RNA-Polymerase, RNA-Replikase; Enzym, das in tier., pflanzl. u. bakt. Zellen nach Infektion mit RNA-Viren auftritt (zumindest teilweise viral codiert); mit der viralen RNA (Plusstrang) als Matrize katalysiert die RNA-S. die Synthese einer komplementären RNA (Minusstrang), die mit der viralen RNA einen Doppelstrang bildet. Am Minusstrang entstehen neue Plusstränge. Vgl. RNA-Polymerase, Transkriptase, reverse.

R

RNA-Viren (Viren*) n pl: s. Viren, Virusklassifikation.

RNS: Abk. für **R**ibo**n**uklein**s**äure; s. RNA.

Ro-: s. a. Rho-.

ROAT: Abk. für (engl.) **r**epeated **o**pen **a**pplication **t**est; wiederholter offener Expositionstest; ohne Okklusion erfolgende mehrfache Applikation einer nativen Testsubstanz in Arbeitskonzentration zur Erkennung berufsbezogener irritativ-toxischer od. kontaktallergischer Reaktionen. Vgl. Hauttestung.

Robbins-Test m: s. Carter-Robbins-Test.

Robert-Band (César A. Robert, Chir., Paris, 1801–1862): syn. Wrisberg-Band; Ligamentum* meniscofemorale posterius.

Robert-Koch-Institut n: Abk. RKI; zentrale Einrichtung des Bundes im Bereich der öffentlichen Gesundheit zur Erkennung, Verhütung u. Bekämpfung von Krankheiten mit Sitz in Berlin; das RKI bewertet u. erforscht Erkr. von großer öffentl. od. gesundheitspolitischer Bedeutung u. nimmt gesetzl. u. wissenschaftl. Aufgaben auf den Gebieten Gentechnologie u. biol. Sicherheit wahr.

Robertshaw-Doppel|lumen|tubus (lat. lumen Licht, lichter Raum; Tubus*) m: s. Doppellumentubus.

Robertson-Kihara-Syn|drom (P. W. R., zeitgen. Int., Pathol., Cosford, Oxford; Itaru K., zeitgen. Pathol., Int., Niicata, Aizu-Wakamatzu) n: syn. primärer Hyperreninismus*.

Roberts-Syn|drom n: syn. Pseudothalidomid-Syndrom; autosomal-rezessiv erbl. Fehlbildungskomplex mit hoher Letalität (50 % Totgeburten); **Sympt.:** Tetraphokomelie (s. Dysmelie) mit variablen Strahlanomalien (Daumenhypo- bzw. -aplasie, Ektrodaktylie, Flexionskontrakturen der großen Gelenke), beidseitige Lippenkiefergaumenspalte, Exophthalmus, Mikrophthalmie; zytogenet. geteilte Zentromere der C-Banden-gefärbten Chromosomen; **DD:** TAR-Syndrom; vgl. Thalidomid-Embryopathie.

Robinow-Syn|drom (Meinhard R., Humangenet., Hamburg, Dayton, geb. 1909) n: (engl.) fetal face syndrome; autosomal-dominant erbl. Fehlbildungssyndrom mit Minderwuchs, großem Hirnschädel u. kleinem Gesicht, mesomeler Dysplasie der Unterarme, Mikropenis u. multiplen kleinen Skelettanomalien; **Häufigkeit:** 1:500 000; **DD:** Aarskog*-Syndrom.

Robinson-Re|flex (Reflekt-*) m: palmarer u. plantarer Greifreflex; s. Reflexe, frühkindliche.

Robin-Syn|drom (Pierre R., Zahnarzt, Paris, 1867–1950) n: auch Robin-Sequenz; Fehlbildungskomplex mit Mikroretrogenie, Glossoptose, evtl. Mikroglossie u. Gaumenspalte, evtl. in Komb. mit angeb. Herzfehlern, Extremitätenfehlbildungen u. Choanalatresie. Die Neugeborenen sind durch die Atmungsbehinderung u. Aspirationsmöglichkeit sehr gefährdet, daher sofortige intermittierende Drahtextension des Unterkiefers mittels Drahtumschlingung in Kiefermitte.

Roboranzien (lat. roborare stärken) n pl: (engl.) roborants; stärkende Mittel, Kräftigungsmittel.

Roboter|chirurgie f: (engl.) computer assisted surgery (Abk. CAS); computergestütztes Führen chirurgischer Instrumente i. R. der Herzchirurgie u. a. Operationen (z. B. Implantation einer Totalendoprothese* der Hüfte, adjuvant bei Kreuzbandplastik).

Rocky-Mountain-Fleck|fieber: syn. Felsengebirgsfieber*.

Rocuronium|bromid (INN) n: nichtdepolarisierendes peripheres Muskelrelaxans; **Verw.:** s. Muskelrelaxanzien, periphere.

rodens (lat.): nagend, fressend; z. B. Ulcus rodens.

Rodenti|zide (↑; -zid*) n pl: (engl.) rodenticides; Mittel gegen Nagetiere, insbes. Cumarinderivate (z. B. Warfarin); vgl. Pestizide.

Roederer-Kopf|einstellung (Johann G. R., Gebh., Göttingen, 1727–1763): (engl.) Roederer obliquity; (gebh.) bei allg. verengtem Becken max. Verkleinerung des kindl. Kopfes durch dessen extreme Beugung, so dass die kleine Fontanelle schon im Beckeneingang in der Führungslinie steht.

Roederer-Selbst|entwicklung (↑): s. Conduplicato-corpore-Geburt, Selbstentwicklung.

Röhrchen|tests m pl: (engl.) tube tests; in (Mikro-)Reagenzröhrchen angesetzte serol. od. immun. (Schnell-)Tests; z. B. Hämagglutinationstest zur Blutgruppenbestimmung*, quant. Widal*-Reaktion, Oudin*-Präzipitationstest. Vgl. Objektträgertest.

Röhren|spekulum (Spekulum*) n: (engl.) tube-shaped speculum; Spekulum* zur Betrachtung der Portio.

Roemheld-Syn|drom (Ludwig R., Int., Gundelsheim, 1871–1938) n: syn. gastrokardialer Symptomenkomplex; v. a. bei Männern vorkommende Verlagerung des Herzens nach oben re. inf. Zwerchfellhochstands (meist links) durch geblähten Magen od. Darm; **Sympt.:** Herzbeschwerden (evtl. bis zu Angina pectoris), Extrasystolen, Magenschmerzen, Übelkeit.

Rönne-Sprung (Henning K. T. R., Ophth., Kopenhagen, 1878–1947): s. Sprung, nasaler.

Röntgen (Wilhelm C. R., Phys., Strasbourg, Würzburg, 1845–1923) n: Einheitenzeichen R; nicht mehr zugelassene Einheit der Ionendosis*.

Röntgen|anlage: (engl.) x-ray apparatus; Sammelbez. für Röntgenstrahler*, Röntgengenerator* u. Röntgenanwendungsgeräte (z. B. Bucky-Tisch, Rasterwandgerät, Durchleuchtungsgerät).

Röntgen|aufnahme: s. Röntgenbild.

Röntgen|bild: (engl.) radiograph, x-ray picture, roentgenogram; bei Durchstrahlung eines Körpers mit Röntgenstrahlung* aufgrund der unterschiedl. Absorption der durchstrahlten Gewebe entstehendes inhomogenes Schattenbild; kann direkt auf einem strahlungsempfindl. Schirm sichtbar gemacht werden (Röntgendurchleuchtung*) od. auf Röntgenfilmen* (zw. Verstärkerfolien* in einer Röntgenfilmkassette) aufgezeichnet werden. Durch Anw. der Subtraktionsmethode* od. das gezielte Einbringen von Röntgenkontrastmitteln* in den Körper können die Bildkontraste in diagn. relevanten Teilen verstärkt u. so die Aussagefähigkeit des Bildes verbessert werden (Röntgenkontrastdarstellung). Durch die zweidimensionale Darstellung werden räuml. hintereinander liegende Strukturen des Körpers überlagert u. mit unterschiedl. Abbildungsmaßstab dargestellt, d. h., relevante Einzelinformationen können verlorengehen (s. Superposition); mittels **Tomographie*** können sich überlagernde Strukturen in isolierten Schichten (Tomogramm) dargestellt werden (vgl. Simultanschichtaufnahmen). In der **digitalen Radiographie*** werden die Absorptionsunterschiede gemessen, in einer Rechenanlage digital aufbereitet u. auf einem Bildschirm als Dichteverteilungsbild dargestellt; dabei können noch Dichteunterschiede von Geweben dargestellt werden, die in der konventionellen photooptischen Technik homogen erscheinen. Vgl. Computertomographie, Verfahren, bildgebende.

Röntgen|bild|verstärker: (engl.) x-ray image amplifier; Abk. RBV od. BV; Einrichtung zur elektronenoptischen Verstärkung des Bildes bei Röntgendurchleuchtung* bei gleichzeitiger Senkung der Strahlenexposition des Pat. im Vergleich zur konventionellen Durchleuchtung mit Leuchtschirm; **Aufbau** u. **Bilderzeugung:** die (aus einem Glas- od. Metallgehäuse bestehende) evakuierte RBV-Röhre enthält einen Eingangsleuchtschirm, gekoppelt mit einer Photokathode; auftreffende Röntgenstrahlung wird in Licht umgewandelt, das in der Photokathode Elektronen freisetzt. Die Elektronen werden durch Elektronenlinsen* gebündelt u. durch eine angelegte Spannung auf den Ausgangsleuchtschirm hin beschleunigt; dort erzeugen sie ein helles Bild mit hohem Detailauflösungsvermögen, das auf unterschiedl. Weise weiterverarbeitet werden kann (Bildverstärker-Fernsehkette; digitale Subtraktionsangiographie*, Aufzeichnung mit einer Blattfilmkamera, Röntgenkinematographie*). Nach der Röntgenverordnung dürfen Durchleuchtungsuntersuchungen nur noch mit Röntgenbildverstärkern, nach dem 1.1.1990 nur unter Verw. einer automatischen Dosisleistungsregelung durchgeführt werden. Vgl. C-Bogen.

Röntgen|brems|strahlung: s. Röntgenstrahlung.

Röntgen|computer|tomo|graphie (-tom*; -graphie*) f: s. Computertomographie.

Röntgen|dermatitis (Derm-*; -itis*) f: s. Strahlendermatitis.

Röntgen|dermato|therapie (↑) f: s. Oberflächentherapie.

Röntgen|dia|gnostik f: (engl.) roentgen diagnostics, radiodiagnostics; auch diagn. Radiologie; Teilgebiet der Radiologie; Darstellung von Organen bzw. Organteilen unter Anw. der Röntgenstrahlung*; s. Verfahren, bildgebende.

Röntgen|durchleuchtung: (engl.) dynamic x-ray; röntgendiagn. Methode zur kontinuierl. Beobachtung von funkt. Abläufen im Körper; die aus dem durchstrahlten Körper austretende (nicht absorbierte) Röntgenstrahlung wurde früher mit einem Leuchtschirm in ein Bild umgewandelt, das nach Dunkeladaptation direkt beobachtet werden konnte; sie wird heute mit einem Röntgenbildverstärker* in ein lichtstärkeres Bild mit höherer Detailauflösung umgewandelt. Bei dieser heute vorgeschriebenen Durchleuchtungstechnik ist die Strahlenexposition des Pat. niedriger u. die Detailerkennbarkeit höher als bei der Durchleuchtung mit Leuchtschirm; außerdem sind zahlreiche Möglichkeiten der (digitalen) Bildverarbeitung gegeben. **Anw.** insbes. in der Diagnostik des Magen-Darm-Trakts u. von intrathorakalen Organen, bei chir. Eingriffen (Knochennagelung, Schrittmacherimplantation u. a.), der Positionierung eines Katheters bei angiographischen Untersuchungen u. der Interventionsradiologie* (Ballondilatation, Stent-Implantation).

Röntgen|erythem (Erythem*) n: s. Strahlendermatitis.

Röntgen|filme: (engl.) x-ray films; in der Röntgenaufnahmetechnik verwendete Filme unterschiedl. Empfindlichkeit, die in einer Filmkassette meist zw. zwei Verstärkerfolien* belichtet u. hauptsächlich durch das Fluoreszenzlicht der Verstärkerfolien geschwärzt werden; **Aufbau:** meist auf beiden Seiten eines Trägers ist eine Emulsionsschicht aufgebracht, die auf das Fluoreszenzlicht der Verstärkerfolien abgestimmte lichtempfindl. Silber-Halogen-Salze enthält; einseitig beschichtete Filme werden zur Dokumentation bei der Röntgendurchleuchtung* mit einer Blattfilmkamera od. der Mammographie* (i. d. R. auch mit nur einer Verstärkerfolie) verwendet; folienlose Filme, die ausschl. durch die Röntgenstrahlung direkt geschwärzt werden, sind wegen höherer Strahlenexposition kaum noch in Gebrauch. Vgl. Röntgenbild.

Röntgen|filter: s. Filter.

Röntgen|fluoreszenz (engl. fluorescence das Schillern) f: (engl.) x-ray fluorescence; Bez. für die Emission von charakterist. Röntgenstrahlung* nach Anregung eines Atoms durch energiereiche Photonen- od. Korpuskularstrahlung;

die emittierte Strahlung ergibt ein Linienspektrum, das für jedes chem. Element spezif. ist. Anw. bei der Analyse von Proben unbekannter Zusammensetzung.

Röntgen|generator (lat. generator Erzeuger) **m:** (engl.) x-ray generator; Gerät zur Umformung der Netzspannung in die zur Erzeugung von Röntgenstrahlung* notwendige Hochspannung (25–250 kV); besteht aus dem Transformator, dem Hochspannungsgleichrichter sowie dem Schalttisch mit den dazugehörigen Schalt-, Mess- u. Regelvorrichtungen.

Röntgen|karzinom (Karz-*; -om*) **n:** s. Strahlenkrebs.

Röntgen|kastration (lat. castrare entmannen) **f:** (engl.) radiation castration; (radiol.) Kastrationsbestrahlung; Ausschaltung der Keimzellen durch Röntgenstrahlung*; weitgehend ersetzt durch op. Kastration* od. kontrahormonale Therapie*.

Röntgen|kater: syn. Strahlenkater*.

Röntgen|kaustik (gr. καῦσις Ausbrennen) **f:** obsolete Methode der Strahlentherapie* mit Anw. von Röntgenstrahlung zur Ätzung*.

Röntgen|kinemato|graphie (gr. κίνημα Bewegung; -graphie*) **f:** (engl.) x-ray cinematography; älteres röntg. Verf. zur Dokumentation von schnell veränderlichen Vorgängen bei Röntgendurchleuchtung*, indem das Bild des Ausgangsleuchtschirms gefilmt wird (Bildfolgefrequenzen bis zu 200 Bildern/Sek.); Anw. z. B. in der Angiographie u. Kardiologie.

Röntgen|kon|trast|darstellung: (engl.) contrast x-ray; röntg. Darstellung von Organen mit Hilfe von Röntgenkontrastmitteln*.

Röntgen|kon|trast|mittel: (engl.) x-ray contrast media; Mittel zur Verbesserung der röntg. Darstellung von Körperräumen, Hohlorganen u. Gefäßen durch Erhöhung der Dichte des durchstrahlten Mediums mittels chem. Elemente mit hoher OZ wie Iod u. Barium (positive R., absorbieren Röntgenstrahlen bes. stark) od. durch Erniedrigung der Dichte mittels Gasen wie N_2O u. CO_2 (negative R.); nichtionische iodhaltige R. besitzen gegenüber ionischen R. meist eine niedrigere Osmolarität. **Verw.: 1.** Bariumsulfat zur Darstellung des Magen-Darm-Trakts; **2.** iodhaltige R. zur Darstellung des Magen-Darm-Trakts, zur Angiographie*, Cholezystographie*, Cholangiographie* (R. mit primär biliärer Elimination: Iodoxaminsäure, Iotroxinsäure), Lymphographie*, Myelographie* (blutisotone R., z. B. Iotrolan, Iopamidol), Urographie* (R. mit primär renaler Elimination, z. B. Iohexol, Iopamidol, Iopromid, Iotalaminsäure, Ioxaglinsäure, Ioxitalaminsäure); **NW:** leichte Allgemeinreaktionen wie Hautrötung, Quaddeln, Übelkeit, Erbrechen, Hitzegefühl, Hustenreiz sowie selten vorkommende, schwere Reaktionen (Bronchospasmus, Asthmaanfall, Kreislaufkollaps, Krämpfe); die Anw. von R. setzt Notfallbereitschaft voraus.

Röntgen|krebs: s. Strahlenkrebs.

Röntgen|kymo|graphie (gr. κῦμα Welle; -graphie*) **f:** s. Flächenkymographie.

Röntgen|nativ|aufnahme (lat. nativus angeboren, natürlich, ursprünglich)**:** s. Leeraufnahme.

Röntgeno|derm (Derm-*) **n:** (engl.) chronic radiation dermatitis; syn. Radiodermatitis chronica; irreversible Spätschädigung der Haut nach Einwirkung ionisierender Strahlung* (kritische Dosis 6–8 Gy), früher meist nach med. Anwendung von Röntgenstrahlung* beobachtet; **Klin.:** Poikilodermie*, Verlust der Hautanhangsgebilde, extrem gefäßarmes, derbes Bindegewebe. Nach kleinsten Traumen kann es inf. der mangelhaften regenerativen Kapazität der geschädigten Haut akut zum Auftreten eines Strahlenulkus* mit sehr schlechter Heilungstendenz kommen. Auf dem Boden der Bindegewebeveränderungen können sich nach Jahren maligne Tumoren entwickeln. **Ther.:** Exzision u. plastische Deckung. Vgl. Strahlendermatitis, Strahlenkrebs.

Röntgen|pass (↑)**:** (engl.) x-ray registration card; in der Röntgenverordnung* definiertes Nachweisheft zum Verbleib beim Pat., in dem Röntgenuntersuchungen aufgezeichnet werden

Röntgen|röhre: s. Röntgenstrahler.

Röntgen|star (mhd. starblint blind)**:** (engl.) x-ray cataract; durch Röntgenstrahlung induzierte Strahlenkatarakt*.

Röntgen|status, par|odontaler (Status*) **m:** (engl.) periodontal radiographic status; röntg. Darstellung des gesamten Gebisses an Hand von Einzelzahnfilmen; Landmarken sind dabei die Schmelzzementgrenze, die Lamina dura sowie die Breite u. der Eingang des Parodontalspalts. Um eine genaue Wiedergabe des Ausmaßes des Knochenabbaus zu erhalten, erfolgen die Aufnahmen streng rechtwinklig mit Filmhaltern.

Röntgen|strahler: (engl.) x-ray unit; technische Vorrichtung zur Erzeugung von Röntgenstrahlung* für medizinische (diagn. od. therap.) od. nichtmedizinische Zwecke (z. B. Strukturanalysen in der Materialprüfung); besteht aus der Röntgenröhre u. einem Schutzgehäuse. In der Röntgenröhre werden von einer Glühkathode ausgehende Elektronen beschleunigt, die

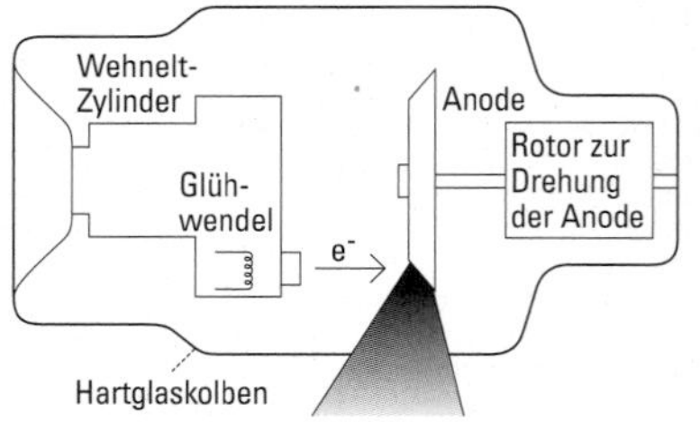

Röntgenstrahler: Aufbau einer Röntgenröhre [103]

beim Aufprall auf die Anode (meist Drehanode mit bis zu 10 000 Umdrehungen/Min.) Röntgenstrahlung erzeugen. Das Schutzgehäuse dient dem Hochspannungs- u. Strahlenschutz sowie der Kühlung der Röntgenröhre. Nach dem Medizinproduktegesetz erfordert die Inbetriebnahme seit dem 14.6.1998 eine CE-Zertifizierung des Strahlers.

Röntgen|strahlung: (engl.) x-rays, roentgen radiation; zur Photonenstrahlung gehörender, von Wilhelm Conrad Röntgen 1895 entdeckter hochenerget. Bereich des Spektrums elektromagnetischer Wellen* (andere Bez. X-Strahlen); die Quantenenergie med. angewandter R. beginnt bei einigen keV (Grenzstrahlen*) u. reicht bei den Teilchenbeschleunigern für die Strahlentherapie* bis ca. 40 MeV (ultraharte R.). **Formen: 1. Röntgenbremsstrahlung:** entsteht durch Abbremsung energiereicher Elektronen im Coulomb-Feld von Atomkernen. In der Röntgenröhre findet dieser Prozess z. B. in den

Wolframatomen des Anodenmaterials statt. Die hierbei entstehende R. besitzt ein kontinuierl. Spektrum, das durch Filterung (bevorzugte Absorption weicher Anteile) weiter verändert werden kann. **2. charakteristische R.:** wird emittiert, wenn ein Elektron im inneren Teil der Elektronenhülle eines Atoms* mit mittlerer bis hoher Ordnungszahl auf einen freien Platz einer tieferen Schale springt. Dieser Platz muss vorher durch einen geeigneten Vorgang (Photoeffekt*, Elektroneneinfang*, Elektronenstoß) freigemacht worden sein. Die charakteristische R. besitzt ein Linienspektrum; ihre Quantenenergie ist typisch für das betreffende Material (Röntgenfluoreszenz*). Charakteristische R. ist med. von wesentl. geringerer Bedeutung (z. B. bei der Mammographie). **Eigenschaften:** R. ist eine durchdringende, indirekt ionisierende Strahlung*. Über Wechselwirkungsprozesse wird ein Teil der R. gestreut, ein anderer absorbiert u. der Rest vom Material durchgelassen; dieser Rest ist abhängig von den unterschiedl. Gewebearten u. -dicken des durchstrahlten Körpers u. wird für die röntgendiagn. bildgebenden Verfahren* genutzt. Der absorbierte Anteil ist in der Diagn. für den Bildkontrast verantwortlich, bedingt aber auch die Strahlenbelastung der Pat.; in der Strahlentherapie* ist mit ihm der therap. Effekt verbunden. Streustrahlung* verschlechtert die Bildqualität u. belastet das med. Personal, weshalb sie durch techn. Maßnahmen soweit wie mögl. reduziert werden soll bzw. Strahlenschutzmaßnahmen erforderl. macht. Vgl. Röntgenverordnung, Strahlenschutzverordnung.

Röntgen|therapie f: (engl.) x-ray therapy; selten angewendete Form der Strahlentherapie* mit Röntgenstrahlung; **Ind.:** oberflächliche Läsionen; Schmerzbehandlung bei akut entzündlichen Gelenkprozessen.

Röntgen|verordnung: Abk. RöV; „Verordnung über den Schutz vor Schäden durch Röntgenstrahlen" vom 8.1.1987 (BGBl. I S. 114; zuletzt geändert durch Gesetz vom 20.7.2000, BGBl I S. 1045); regelt u. a. die Betriebsvoraussetzungen u. -vorschriften für Röntgenanlagen (soweit nicht das Medizinproduktegesetz* gilt), die Anw. von Röntgenstrahlen am Menschen sowie die Schutzvorschriften für beruflich strahlenexponierte Personen. Sie enthält außerdem Festlegungen zur Qualitätssicherung in der Röntgendiagnostik.

Röteln: (engl.) rubella, German measles; syn. Rubella, Rubeola; i. d. R. harmlose Virusinfektion mit Ausnahme der hohen Gefährdung der Frucht in utero insbes. während der ersten drei Schwangerschaftsmonate bei Erkr. der Mutter (s. Embryopathia rubeolosa); **Err.:** Röteln*-Virus; **Übertragung:** Tröpfcheninfektion, diaplazentar; **Verbreitung:** Erkrankungsgipfel bei Kindern zw. 3. u. 10. Lj.; der Kontagionsindex* ist rel. gering. **Inkubationszeit:** 14–21 Tage; die Kontagiosität beginnt bereits 2–4 Tage vor Ausbruch des typ. Exanthems u. dauert max. bis zum Ende des Exanthemstadiums. **Klin.:** nach kurzem (inkonstantem) fieberhaftem Prodromalstadium (ca. zwei Tage) mit leichten katarrhalischen Sympt. im Bereich der oberen Atemwege oft schmerzlose Lymphknotenschwellungen (erbs- bis bohnengroß, zunächst v. a. nuchal u. retroaurikulär, später generalisiert); gleichzeitig od. kurz darauf Auftreten eines Exanthems (zuerst im Gesicht, dann auf den Rumpf übergehend) in Form etwa linsengroßer, wenig erhabener u. nicht konfluierender rosaroter Flecken, u. U. mit hellem anämischem Hof, das nach 2–3 Tagen abblasst. Im Rachen besteht währenddessen ein mittelfleckiges Enanthem. Fieber meist nur um 38 °C über wenige Tage, in der Hälfte der Fälle Splenomegalie; keine bes. Beeinträchtigung des Allgemeinbefindens. Der Verlauf ist bei Kindern fast immer komplikationslos; vereinzelt kommen thrombozytopenische Purpura, Enzephalitis u. Arthralgien mehrerer Gelenke (v. a. bei Jugendlichen u. Erwachsenen) vor. Spätschäden u. Todesfälle sind sehr selten. In Einzelfällen wurde mit einer Latenz von mehreren Jahrzehnten (v. a. nach konnataler od. frühkindlicher Infektion) eine sog. **progressive Rötelnenzephalitis** mit Myoklonien, Krämpfen, zerebellarer Ataxie u. schlechter Progn. beobachtet, die vermutl. als Form der Slow*-virus-Infektionen zu interpretieren ist. **Diagn.:** klin. Bild, Blutbild (prodromal Leukozytose, in der klin. Phase Leukopenie mit rel. Lymphozytose insbes. mit Vermehrung der Plasmazellen), Nachw. spezifischer IgM-Antikörper; **Proph.:** zweimalige **aktive Immunisierung** aller Kinder unabhängig vom Geschlecht gemeinsam mit der Masern-Mumps-Schutzimpfung (s. Impfkalender). Vor einer geplanten Schwangerschaft sollte bei Frauen in jedem Fall eine Kontrolle des Antikörpertiters (im Hämagglutinationstest 1:32 od. mehr) erfolgen; bei Fehlen von Rötelnantikörpern im Serum schwangerer Frauen ist (z. B. nach Kontakt mit einer an Röteln erkrankten Person) eine **passive Immunisierung** innerh. der ersten vier Tage der Inkubationsphase mit Hyperimmunglobulin mögl., das bei Inf. vor der 6. SSW nach 6 Wo. nochmals verabreicht werden muss (Schutz fraglich). Vgl. Schutzimpfung.

Röteln|em|bryo|pathie (Embryo-*; -pathie*) f: Embryopathia* rubeolosa.

Röteln|pan|en|zephalitis, pro|gressive (Pan-*; Enkephal-*; -itis*) f: (engl.) progressive rubella panencephalitis; Abk. PRP; s. Röteln, Slow-virus-Infektionen (Tab.).

Röteln-Virus (Virus*) n: (engl.) rubella virus; Rubivirus aus der Fam. der Togaviridae* (⌀ ca. 60 nm); Err. der Röteln*; **Übertragung:** v. a. durch Tröpfcheninfektion; diaplazentar (s. Embryopathia rubeolosa); **Infektiosität:** eine Woche vor bis eine Woche nach Ausbruch des symptomatischen Stadiums (Exanthem); weniger kontagiös als Masern; **Nachw.:** Eikultur; serol. Antikörpernachweis 2–3 Tage nach Exanthembeginn; lebenslange Immunität; Tierversuch: auf Affen übertragbar; Infektionsprophylaxe: s. Schutzimpfung.

RöV: Abk. für **Rön**tgen**v**erordnung*.

Rofecoxib (INNv) n: nichtsteroidales Antiphlogistikum; selektiver Cyclooxygenase-2-Inhibitor; **Ind.:** Arthrose; **Kontraind.:** Überempfindlichkeit, 3. Trimenon der Schwangerschaft, Stillzeit, gastrointestinales Ulkus, Leber- u. Nierenfunktionsstörung, entz. Darmerkrankung, schwere Herzinsuffizienz.

Roger-Syn|drom (Henri L. R., Int., Paris, 1809–1891) n: (engl.) Roger's disease; isolierter Ventrikelseptumdefekt* ohne schwerwiegende hämodynam. Auswirkungen; **Klin.:** scharf schabendes systol. Pressstrahlgeräusch Grad 3–4/6 (s. Herzgeräusche) im 3./4. ICR li. parasternal, meist keine röntg. u. EKG-Veränderungen; **Progn.:** gut, keine operative Ther. erforderlich, aber Endokarditisprophylaxe.

Rohr-Fibrinoid (Karl R., Gyn., Bern, 1863–1930; Fibr-*; -id*) n: (engl.) Rohr's layer; oberer Fibrinstreifen der Plazenta; grenzt an den intervillösen Raum.

Rohr|zucker: syn. Saccharose*.

Roh|visus (lat. visus das Sehen) m: (engl.) unaided acuity; s. Sehleistung.

Rokitansky-Di|vertikel (Karl Freiherr von R., tschech. Pathol., Wien, 1804–1878; Divertikel*) n: (engl.) Rokitansky's diverticulum; Traktionsdivertikel des Ösophagus; s. Ösophagusdivertikel.

Rokitansky-Küster-Hauser-Syn|drom (↑; Hermann K., deutscher Gyn.; G. A. H., schweizer Arzt) n: syn. Mayer-Rokitansky-Küster-Hauser-Syndrom; kongenitale Anomalie des weibl. Genitales inf. einer Hemmungsfehlbildung der Müller-Gänge im zweiten Embryonalmonat mit unklarer Ätiol. (normaler XX-Karyotyp);

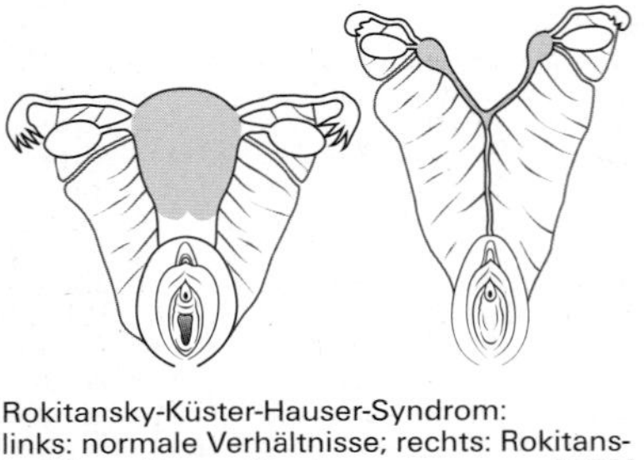

Rokitansky-Küster-Hauser-Syndrom: links: normale Verhältnisse; rechts: Rokitansky-Küster-Hauser-Syndrom [409]

Sympt.: Vaginalaplasie bzw. -atresie, zweigeteilter rudimentärer Uterus (Uterus bicornis), der i. d. R. nur aus einem dünnen Gewebestrang (Uterusleiste) besteht u. keinen Hohlraum aufweist, sowie hochstehende Ovarien (s. Abb.); primäre Amenorrhö, Unfähigkeit zur normalen Kohabitation u. primäre Sterilität. Da die Ovarialfunktion nicht gestört ist, sind die sekundären Geschlechtsmerkmale normal entwickelt; fakultativ Begleitfehlbildungen der Nieren (dystope Einzelnieren, Nierenaplasie) u. Harnwege sowie Hernien; **Ther.:** Kolpopoese*.

Rokitansky-Lappen (↑): (engl.) accessory lung; syn. Nebenlunge; s. Lungensequestration.

Rolando-Epi|lepsie (Luigi R., Anat., Turin, 1773–1831; Epilepsie*) f: (engl.) rolandic epilepsy; gutartige idiopathische, fokale Form der Epilepsie* des Kindesalters (häufig zw. 5. u. 8. Lj.) mit zentrotemporalen Spikes im EEG; typ. motorische Anfallssymptome betreffen bes. Gesicht, Oropharynx u. Larynx.

Rolando-Fraktur (↑; Fraktur*) f: (engl.) Rolando's fracture; Y-förmige Fraktur der Basis des Metakarpale I mit Einstrahlen des Frakturspalts in die Gelenkfläche; vgl. Mittelhandfraktur, Bennett-Luxationsfraktur.

Rolando-Furche (↑): (engl.) fissure of Rolando; Mittelfurche, Sulcus centralis cerebri.

Roli|tetra|cyclin (INN) n: Antibiotikum zur parenteralen Anw. aus der Gruppe der Tetracycline*.

Rollen|spiel: (engl.) role-playing; szenische Darstellung einer Rolle unter eigener Identifikation des Darstellenden mit den zur Rolle gehörenden Erlebens- u. Verhaltensweisen; Anw. im Psychodrama*, in Verhaltenstherapie*, Gruppenpsychotherapie* u. Gestalttherapie*. E. Fri.

Roller-coaster-Syn|drom n: sog. Berg-und-Talbahn-Syndrom; Veränderung der Nachschwankung im EKG; nach oben konvexe ST-Senkung u. eine biphasische, präterminal neg. (zuerst neg., dann pos.) T-Welle; relativ häufig bei Linksherzhypertrophie* durch Druckbelastung (z. B. bei essentieller art. Hypertonie).

Roller-Kerne: (engl.) Roller's nuclei; Nuclei perihypoglossales des Myelencephalons.

Rolle, soziale: (engl.) social role; Summe der vom Inhaber einer sozialen Rolle erwarteten Verhaltenweisen; **Rollenkonflikte** können zw. Anforderungen versch. Rollen einer Person (sog. Interrollenkonflikt) od. innerh. einer s. R. (sog. Intrarollenkonflikt) entstehen u. zu Nichterfüllung bzw. Verletzung der Rollenerwartung führen, die i. d. R. Sanktionen unterliegt. Wesentl. ist die Unterscheidung zw. formeller u. informeller s. R. mit versch. Graden der Verbindlichkeit von Erwartungen.

Roll|höcker: syn. Rollhügel; s. Trochanter.

Roll|kur: bei Gastritis* u. Ulcus* ventriculi angewandte Behandlung, bei der der liegende Pat. nach Einnahme einer adstringierenden Flüssigkeit (Kamille, Targesinlösung, Antacida) sich langsam um seine Längsachse rollt; auf diese Weise soll die Magenschleimhaut allseitig benetzt werden.

Roll|lappen: (engl.) tubed pedicle flap; syn. Rundstiellappen; s. Hautlappen.

Roll|pinzette f: (engl.) roller forceps; Instrument zum Ausquetschen der Trachomkörner; an den Pinzettenspitzen befinden sich kleine Röllchen, zw. denen das Lid nach vorhergehendem Anstechen der Körner gepresst u. ausgerollt wird.

Romaña-Zeichen (Cecilio R., Arzt, Tucumán, Argentinien, geb. 1899): (engl.) Romaña's sign; einseitige Lidödeme, danach Konjunktivitis u. Dakryozystitis als frühes Sympt. bei Chagas*-Krankheit.

Romano-Ward-Syn|drom (C. R., Päd., Genua, geb. 1923; O. C. Ward, zeitgen. Päd., Irland) n: syn. familiäres QT-Syndrom, Pseudohypokaliämie-Syndrom; seltenes, autosomal-dominant vererbtes Syndrom mit Verlängerung der QT-Zeit im EKG (aber im Ggs. zum autosomal-rezessiv erbl. Jervell-Lange-Nielsen-Syndrom ohne Innenohrschwerhörigkeit); Ätiol., Sympt., Diagn. u. Ther.: s. Jervell-Lange-Nielsen-Syndrom.

Romanowsky-Ef|fekt (Dimitri L. R., Int., St. Petersburg, 1861–1921) m: (engl.) Romanowsky's effect; Auftreten von metachromat. Farbstoffen in sog. gereiften Methylenblaulösungen (lange stehende alkal. Lösungen), wichtig für den Nachw. von Blutparasiten; fehlt bei May-Grünwald-Färbung.

Romanowsky-Färbung (↑): (engl.) Romanowsky's staining; Kontrastfärbung* von Blutausstrichen mit Romanowsky-Leishman-Lösung (Eosin u. Methylenblau in Methylalkohol gelöst).

Romanowsky-Giemsa-Färbung (↑; Gustav G., Chem., Bakteriol., Hamburg, 1867–1948): (engl.) Romanowsky-Giemsa staining; Verfahren zum Nachweis von Protozoen* durch Färbung mit Giemsa-Lösung; Kerne, Blepharoblast u. Geißeln werden rot, Protoplasma blau, rote Blutkörperchen gelblich-rosa dargestellt. Vgl. Giemsa-Färbung.

Romberg-Phänomen (Moritz H. von R., Int., Neurol., Berlin, 1795–1873) n: s. Howship-Romberg-Phänomen.

Romberg-Syn|drom (↑) n: syn. Hemiatrophia* faciei progressiva.

Romberg-Versuch (↑): (engl.) Romberg test; (neurol.) Vergleich der Standsicherheit (mit parallel dicht nebeneinander stehenden Füßen) bei offenen bzw. geschlossenen Augen; positiver R.-V.: starke Zunahme schwankender Bewegungen (Standataxie) bei geschlossenen Augen, insbes. bei afferenter Ataxie* (z. B. bei Polyneuropathie od. Friedreich-Ataxie).

Roncho|pathie (-pathie*) f: s. Schnarchen.

Rooming in (engl.) n: Unterbringung von Neugeborenem u. Mutter im selben Raum; ständiger Kontakt bereits in frühester Kindheit hat elementare Bedeutung für eine vertrauensvolle Mutter-Kind-Bindung. Auch der Kindesvater sollte oft anwesend sein können.

Ropinirol (INN) n: selektiver Dopamin-D_2-Agonist (vgl. Dopaminrezeptoren); **Verw.:** allein od. in Komb. mit Levodopa bei Parkinson-Syndrom; **Kontraind.:** Niereninsuffizienz, Leberfunktionsstörung; **UAW:** Übelkeit, Somnolenz, Beinödem; in Komb. mit Levodopa Dyskinesie, Halluzinationen, orthostat. Hypotonie.

Ropiva|cain (INN) n: mit Bupivacain strukturverwandtes Lokalanästhetikum mit geringerer Kardiotoxizität; s. Lokalanästhetika.

Roque-Zeichen: (engl.) Roque's sign; Pupillendifferenz bei Endocarditis serosa (reflektor., über das Centrum ciliospirale ausgelöste, linksseitige Mydriasis).

Rorschach-Test (Hermann R., Psychiater, Herisau, 1884–1922) m: psychol. Testverfahren, bei dem die Deutung von Tintenklecksfiguren Auskunft über Persönlichkeitsstruktur u. -dynamik geben soll; umstritten hinsichtl. Objektivität, Reliabilität u. Validität. R. Sti.

Rosacea (lat. rosaceus rosenfarben) f: auch Rosazea, nicht korrekt auch als Acne rosacea bezeichnet; sog. Kupferfinnen, Rotfinnen; chron. verlaufende Hauterkrankung im Gesicht mit unklarer Ätiol.; möglicherweise genet. Disposition, Labilität des Gefäßnervensystems, Kaffee-, Tee-, Alkoholgenuss, Magen-Darm-Störungen, Reaktion auf Haarbalgmilben; **Sympt.:** Beginn meist im 5. Lebensjahrzehnt mit zunächst fleckförmigen Rötungen, Teleangiektasien, kleinlamellöser Schuppung; später Schübe von Papeln u. Pusteln, auch polsterartige Infiltrate (s. Rhinophym); gelegentl. Blepharitis, Konjunktivitis, Keratitis; **Ther.:** lokal Clindamycin, Erythromycin; systemisch Tetracycline, in schweren Fällen Isotretinoin.

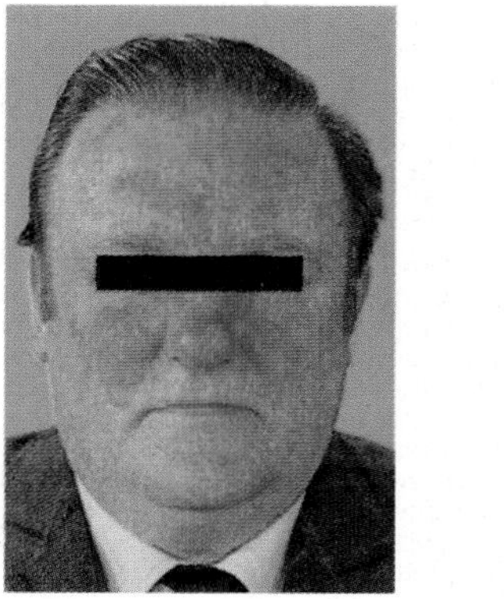

Rosacea [3]

Rosenfeld-Syn|drom (Eugene D. R., zeitgen. Arzt, New York) n: paraneoplastisches Syndrom mit hochgradiger paroxysmaler Hypoglykämie bei Pseudomyxomen des Ovars, der Appendix od. des Peritoneums, meist mit Aszites einhergehend; die Insulinkonzentration im Blut ist normal. **Path.:** unklar; möglicherweise Sekretion insulinähnlicher Substanzen.

Rosen|kranz: (engl.) rachitic rosary; s. Rachitis.

Rosenmüller-Cloquet-Lymph|knoten (Johann Ch. R., Anat., Chir., Leipzig, 1771–1820; Baron Jules G. C., Chir., Paris, 1790–1883): (engl.) Rosenmüller's node; proximaler, im Anulus* femoralis gelegener Lymphknoten* der Nll. inguinales proff.

Rosenmüller-Grube (↑): (engl.) Rosenmüller's fossa; Recessus pharyngeus in der seitl. Wand des Nasen-Rachen-Raums neben dem Ostium der Tuba auditiva.

Rosenmüller-Organ (↑) n: syn. Epoophoron*.

Rosenthal-Faktor (Robert L. R., Hämatol., USA, geb. 1923) m: (engl.) factor XI; Faktor XI der Blutgerinnung*; vgl. PTA-Mangelsyndrom.

Rosenthal-Fasern (Isidor R., Physiol., Erlangen, 1836–1915): (engl.) Rosenthal fibers; aus Gliafilamenten gebildete, hyaline, eosinophile Fasern, histol. typisch für Astrozytome Grad I; vgl. Hirntumoren (Abb.).

Rosenthal-Syn|drom (Curt R., zeitgen. Neurol., Psychiater, Breslau) n: **1.** s. Melkersson-Rosenthal-Syndrom; **2.** syn. PTA*-Mangelsyndrom.

Rosenthal-Vene (Isidor R., Physiol., Erlangen, 1836–1915; Vena*) f: Vena* basalis.

Roseola (lat. roseus rosenfarben) f: Bez. für kleinfleckige Hautrötung.

Roseola infantum (↑) f: syn. Exanthema* subitum.

Roseola syphilitica (↑) f: Roseola bei Syphilis*.

Roseola typhosa (↑) f: durch bakt. Embolien hervorgerufene Roseola bei Typhus* abdominalis; Auftreten am Ende der ersten Krankheitswoche bes. am Rumpf.

Roser-Nélaton-Linie (Wilhelm R., Chir., Marburg, 1817–1888; Auguste N., Chir., Paris, 1807–1873): (engl.) Nélaton's line; Verbindungslinie zw. Spina iliaca anterior superior u. Tuber ossis ischii; bei normaler Stellung des Femurs liegt in dieser bei gebeugtem Hüftgelenk der Trochanter major.

Rosetten|star (lat. rosa Rose; mhd. starblint blind): (engl.) rosette cataract; rosettenförmige Katarakt*, meist nach Kontusion des Bulbus oculi.

Rosetten|test (↑) m: (engl.) rosette assay; immun. Methode zur (mikroskop.) Differenzierung insbes. von Lymphozyten* in vitro inf. Bildung sog. Rosetten durch Anlagerung von jeweils mind. vier (vorbehandelten) Erythrozyten an Zellen der jeweiligen, spezif. Oberflächenstrukturen bzw. -rezeptoren aufweisenden Lymphozytenpopulation; **Verw.: 1.** Unterscheidung zw. humanen B- u. T-Lymphozyten durch spontane Bindung von Schaferythrozyten an den CD2-

Rezeptoren der T-Zell-Membran; **2.** Identifizierung humaner B-Lymphozyten durch spontane Bindung an Mauserythrozyten (sog. Spontanrosettentest); **3.** Nachw. von Komplementrezeptoren auf B-Lymphozyten durch Bindung an immunkomplexbeladene Erythrozyten; **4.** Identifizierung Fc-Rezeptoren tragender Lymphozyten durch Erythrozyten, die mit entspr. Antikörpern beladen wurden. Vgl. Zellmarker.

Rosi|glitazon (INN) n**:** orales Antidiabetikum (s. Thiazolidindione) zur Kombinationsbehandlung mit Metformin u. Sulfonylharnstoffen; wegen Hepatotoxizität bei Leberfunktionsstörung kontraindiziert. J. Fel.

Rosmarin: (engl.) rosemary; Rosmarinus officinalis; Halbstrauch aus der Fam. der Lippenblütler; Laubblätter (Rosmarini folium) mit etherischen Ölen (1,8-Cineol, Borneol, Bornylacetat, Campher, Alphapinen); **Wirkung:** spasmolyt., positiv inotrop, Steigerung des Koronardurchflusses, äußerl. hautreizend u. durchblutungsfördernd; **Verw.:** innerl. bei dyspeptischen u. Kreislaufbeschwerden; äußerl. bei rheumat. Erkrankungen.

Ross|kastanie: Aesculus* hippocastanum.

Rossolimo-Zeichen (Grigorij I. R., Neurol., Moskau, 1860–1928) m**:** (engl.) Rossolimo's sign; Zehenbeugereflex; s. Reflexe (Tab.).

Ross-Operation (Donald N. R., Kardiol., USA) f**:** (engl.) Ross procedure; Ersatz der Aortenklappe durch die eigene Pulmonalklappe, die wiederum durch eine Homograft-Klappe (z. B. eines Multiorganspenders) ersetzt wird; **Ind.:** Aortenstenose*. G. Bei.

Ross-River-Fieber: (engl.) Ross river fever; syn. epidemische Polyarthritis; zu den Arbovirosen* gehörende, akut-fieberhafte Erkr. mit günstiger Prognose; **Err.:** Ross-River-Virus, ein Alphavirus* der Togaviridae*, übertragen durch Mücken (Aedes u. Culex); **Vork.:** Australien, südpazif. Inseln; meist jährl. auftretende Epidemien; **Klin.:** Inkubationszeit 3–9 Tage; abrupter Fieberanstieg, Myalgien u. Arthralgien; **Diagn.:** serol. Antikörpernachweis in Gelenkflüssigkeit u. Blut; **Ther.:** symptomatisch.

Ross-Syn|drom (Alexander T. R., zeitgen. Neurol., Indianapolis) n**:** s. Adie-Syndrom.

Rostellum (Dim. von lat. rostrum Schnabel) n**:** kontraktiler Fortsatz am Skolex der Bandwürmer; vgl. Cestodes.

rostralis (lat. zum Vorderteil, Schnabel gehörig)**:** zum vorderen Körperende hin gelegen.

Rostrum (lat.) n**:** Schnabel.

Rostrum corporis callosi (↑) n**:** vorderes Ende des Balkens.

Rotation (lat. rotatio Drehen) f**:** Torsion, Rollen, Drehen.

Rotations|bestrahlung (↑)**:** (engl.) rotatory radiation; Bewegungsbestrahlung als Form der Strahlentherapie*.

Rotations|fraktur (↑; Fraktur*) f**:** syn. Torsionsfraktur; s. Fraktur, vollständige.

Rotatoren|manschette (lat. rotare drehen) f**:** (engl.) rotator cuff; bildet das haubenförmige Dach des eigentl. Schultergelenks (Articulatio* humeri) u. setzt sich aus den vier vom Schulterblatt zum Tuberculum majus bzw. minus des Oberarmknochens ziehenden Muskeln, dem M. supraspinatus, M. infraspinatus, M. subscapularis u. M. teres minor, sowie deren Sehnen zusammen.

Rotatoren|manschetten|ruptur (↑; Ruptur*) f**:** (engl.) rotator cuff rupture; auch Periarthropathia humeroscapularis pseudoparetica; Sehneneinrisse (bis zur Totalruptur) der Rotatorenmanschette als Urs. von Schulterschmerzen u. Schultersteife; **Ätiol.:** traumat. bedingt, häufiger (v. a. bei älteren Menschen) aufgrund degen. Veränderungen; **Sympt.:** je nach Urs. u. Ausprägung langsam zunehmender od. (sub-)akut einsetzender Schulter- u. umschriebener Druckschmerz vorwiegend im Bereich der Supraspinatussehne (sog. Supraspinatussyndrom*), ggf. auch tastbare Muskellücke; der passiv abduzierte Arm kann nicht aktiv gehalten werden; bei Teilruptur schmerzhafte Bewegungsbehinderung; Muskelatrophie. **Diagn.:** funktionelle Schultergelenkuntersuchung*, Sonographie, Arthroskopie, Schultergelenkarthrographie; **Ther.:** bei frischer traumat. R. op. Versorgung, sonst i. d. R. zunächst konservativ-funktionell (Krankengymnastik, Physiotherapie); bei chron. Schmerzen u. U. op. Revision mit postop. Ruhigstellung u. physiotherap. Nachbehandlung; **DD:** Periarthropathia humeroscapularis, Zervikobrachialsyndrom.

Rota|virus (lat. rota Rad; Virus*) n**:** sog. Durchfallvirus; Genus der Fam. Reoviridae* (∅ 68–75 nm, 11 Segmente doppelsträngiger RNA); in Doppellage angeordnetes Kapsid u. elektronendichter hexagonaler Viruskern ergeben elektronenmikroskop. ein radspeichenähnliches Aussehen); drei humanpathogene Serotypen (A-C) mit weltweiter Verbreitung; v. a. Serotyp A ist häufigster Err. nicht-bakt. Gastroenteritis bei Säuglingen u. Kleinkindern; saisonal gehäuft in den Wintermonaten; **Übertragung:** oral-fäkal; **Klin.:** Inkubationszeit 24–72 Std.; keine Prodromi; wässrige Durchfälle, Erbrechen (4–5 Tage), Fieber bis 39 °C, isotone Dehydratation; gute Prognose; symptomatische Ther. mit oraler Glukose- u. Elektrolytsubstitution; zur Proph. ist eine orale Vakzine in Erprobung.

Rot|blindheit: (engl.) red blindness; s. Farbenfehlsichtigkeit.

Rotes Kreuz: (engl.) Red Cross; **1.** nach der Genfer Konvention (1864, 1906, 1929, 1949) Schutzzeichen für Verwundete, Kranke u. Sanitätspersonal im Krieg; **2.** internationale Hilfsorganisation (mit nationalen Gesellschaften) zur Linderung von Kriegsfolgen, Betreuung von Kriegsgefangenen, Hilfe bei Katastrophen u. a. Das Deutsche R. K. ist Teil der Freien Wohlfahrtspflege u. unterhält einen Blutspendedienst, Suchdienst, Rettungsdienst, Krankentransport u. a.

Rot|finnen: s. Rosacea.

Rot|grün|blindheit: (engl.) red-green blindness; s. Farbenfehlsichtigkeit.

Roth-Flecke (Moritz von R., Pathol., Greifswald, Basel, 1839–1914)**:** (engl.) Roth spots; ophthalmoskopisch charakterist. rundl. Netzhautblutungen mit weißem Zentrum; Vork. bei Endocarditis lenta (septische Metastasen), Retinopathia diabetica, HIV-Retinopathie, Leukämie.

Rothmann-Makai-Krankheit (Max R., Pathol., Berlin, 1868–1915; Endré M., zeitgen. Chir., Budapest)**:** s. Pannikulitis Typ Rothmann-Makai.

Rothmund-Thomson-Syn|drom (August J. von R., Ophth., München, 1830–1906; Matthew S. Th., Dermat., London, 1894–1969) n**:** autosomal-rezessiv vererbte, kongenitale Poikilodermie*; Mutationen im Helikase-Gen RECQL4, Genlokus 8q24.3; **Sympt.:** im 3.–12. Lebensmonat beginnendes Erythem, zunächst im Gesicht, später auch an Armen, Beinen u. Gesäß mit Übergang zur Poikilodermie; meist hochgradige Lichtempfindlichkeit mit Blasenbildungen; Alopezie, Nagel- u. Zahnanomalien, proportionierter Minderwuchs, Akromikrie, Dysmelien (Radius- od. Ulnaaplasie), Hypogonadismus, zw. 3. u. 6. Lj. Entwicklung einer Katarakt; normale Intelligenz. Vgl. Ektodermaldysplasie-Syndrome.

Rot|lauf: syn. Erysipeloid*.

Rotor-Syn|drom (Arturo B. R., zeitgen. Int., Manila) n: autosomal-rezessiv erbl. Defekt im Bilirubinstoffwechsel mit gestörter Aufnahme des Bilirubins in die Leberzelle u. gestörter Ausscheidung; **Klin.:** chron. Ikterus, Erhöhung von konjugiertem u. unkonjugiertem Bilirubin; vgl. Dubin-Johnson-Syndrom, Meulengracht-Krankheit.

Rot|sehen: Erythropsie*.

Rotter-Halsted-Operation (Josef R., Chir., München, Berlin, 1857–1924) f: s. Halsted-Operation.

rotundus (lat.): rund.

Rotz: s. Malleus.

Rouget-Muskel (Charles M. R., Anat., Montpellier, 1824–1904) m: (engl.) Rouget's muscle; Fibrae radiales des Musculus ciliaris.

Rouget-Zellen (↑; Zelle*): syn Adventitialzellen*.

Rouleau|bildung (frz. rouleau Rolle, Walze): syn. Geldrollenbildung*.

Rous-Lösung (Francis P. R., Pathol., New York, 1879–1970): (engl.) Rous' solution; wässrige Lösung von Natriumcitrat u. Glukose zur Konservierung von Testerythrozyten*.

Rous-Sarkom (↑; Sark-*; -om*) n: (engl.) Rous sarcoma; durch Geschwulstfiltrate übertragbares Hühnersarkom; vgl. Oncovirinae.

Roussy-Levy-Syn|drom (Gustave R., Pathol., Paris, 1874–1948; Gabrielle L., Neurol., Paris, 1886–1934) n: syn. (frz.) dystasie aréflexique héréditaire; autosomal-dominant erbl. Form der hereditären motorisch-sensiblen Neuropathie* mit Gangstörung, Hohlfuß, Areflexie u. Muskelatrophie der unteren Extremitäten sowie Tremor; langsame Progredienz; **Path.:** Polyneuropathie (z. T. mit Entmyelinisierung u. Zwiebelschalenformationen od. Ausfall myelinisierter Nervenfasern), Hinterstrangveränderungen unter Mitbeteiligung der Hinterwurzeln.

Rous-Virus (Francis P. R., Pathol., New York, 1879–1970; Virus*) n: (engl.) Rous sarcoma virus; syn. Molitor tumoris; RNA-Tumorvirus der Oncovirinae* (Ø ca. 100 nm) aus der Fam. Retroviridae*; Err. des Rous-Sarkoms der Hühner.

Roux-Bauch|decken|haken (Philibert J. R., Chir., Paris, 1780–1854): (engl.) Roux abdominal retractor; chir. Instrument zum Aufhalten der Wunde während einer Operation im Bauchraum.

Roux-Operation (César R., Chir., Lausanne, 1857–1934) f: (engl.) Roux-Y anastomosis; auch Roux-Y-Gastroenterostomie; Ösophago- od. Gastrojejunostomie mit End-zu-Seit-Anastomosierung der stillgelegten Jejunumschlinge; s. Magenresektion (Abb.).

Roviralta-Syn|drom (Emilio R., zeitgen. Kinderchir., Barcelona) n: Komb. von hypertrophischer Pylorusstenose* u. Hiatushernie* beim Säugling.

Rovsing-Syn|drom (Thorkild R., Chir., Kopenhagen, 1862–1927) n: Schmerzen im Nabelbereich bei Hufeisenniere*, die sich bei Dorsalflexion der Lendenwirbelsäule verstärken.

Rovsing-Zeichen (↑): (engl.) Rovsing's sign; s. Appendizitis.

Roxa|tidin (INN) n: Histamin*-H_2-Rezeptorenblocker.

Roxithro|mycin (INN) n: Derivat des Erythromycins*; s. Makrolid-Antibiotika.

Rp.: Abk. für (lat.) **r**eci**p**e (nimm) am Beginn eines Rezeptes.

RPF: Abk. für **r**enaler **P**lasma**f**luss*.

RPL: Abk. für **R**adio**p**hoto**l**umineszenz*.

RPR: Abk. für **R**adius**p**eriost**r**eflex; s. Reflexe (Tab.).

RQ: Abk. für **r**espiratorischer **Q**uotient*.

RR: Abk. für **1.** (kardiol.) **R**iva-**R**occi; Vorsatz zur Kennzeichnung von Blutdruckwerten, die mit dem Riva*-Rocci-Apparat gemessen wurden; **2.** (statist.) **r**elatives **R**isiko*.

Rr.: (anat.) Abk. für Rami (Zweige, Äste).

RS-Form: syn. Racemat*.

RSI: Abk. für (engl.) **R**epetitive* **s**train **i**njury.

RSSE-Virus (Virus*) n: Kurzbez. für **R**ussian-spring-**s**ummer-**E**nzephalitis-Virus; Flavivirus* der Flaviviridae; Err. der durch Zecken (Ixodes ricinus, Dermacentor) übertragenen Russian-spring-summer-Enzephalitis; **Verbreitung:** Osteuropa, Sibirien, Ferner Osten; vgl. Arboviren, Zeckenenzephalitis.

RS-Virus (Virus*) n: Kurzbez. für **R**espiratory*-**s**yncytial-Virus.

rT_3: Abk. für **r**everses **T**riiodthyronin; alternativ od. parallel zu Triiodthyronin* (T_3) aus Thyroxin* (T_4) gebildetes inaktives T_3; Bestimmung mittels Radio-Immunassay; erhöhte Werte beim Low*-T_3-Syndrom u. Low*-T_3-low-T_4-Syndrom sowie i. R. von Allgemeinerkrankungen.

RTA: Abk. für **1.** **r**enale **t**ubuläre **A**zidose*; **2.** **r**adiologisch-**t**echnischer **A**ssistent; s. Assistenzberufe, medizinisch-technische.

rt-PA: Abk. für (engl.) **r**ecombinant **t**issue **p**lasminogen **a**ctivator; syn. Alteplase (INN); rekombinanter (gentechn. hergestellter) t*-PA; **Verw.:** zur Thrombolyse* bei akutem Herzinfarkt, akuter Lungenembolie; s. Plasminogenaktivatoren, vgl. Fibrinolytika.

RTV: Abk. für **R**i**t**ona**v**ir*.

Ru: chem. Symbol für Ruthenium*.

RU 486: s. Mifepriston.

Rube|facienzien (lat. rubefacere röten) n pl: (engl.) rubefacients; hautrötende, hautreizende Mittel; vgl. Epispastika, Irritanzien.

Rubella (lat. rubellus rötlich) f: syn. Röteln*.

Ruben-Beutel (Henning R., Anästh., Kopenhagen, geb. 1914): Handbeatmungsbeutel*.

Rubeola (lat. ruber rot) f: syn. Röteln*.

Rubeosis faciei (↑; -osis*) f: dauernde Rötung des Gesichts, oft nur der Stirn od. der Wangen; Vork. z. B. bei Polyglobulie, Hypertonie, akuter Pankreatitis, Diabetes mellitus (Rubeosis diabetica), nach langfristigem Gebrauch steroidhaltiger Externa od. konstitutionell bedingt; vgl. Erythema perstans faciei, Flush.

Rubeosis iridis (↑; ↑) f: s. Neovaskularisation.

ruber (lat.): rot.

Ruber|syn|drom (↑) n: Nucleus-ruber-Syndrom; s. Hirnstammsyndrome (Tab.).

Rubidium (↑) n: chem. Element, Symbol Rb, OZ 37, rel. Atommasse 85,47; Alkalimetall; selbstentzündlich, reagiert heftig mit Wasser.

rubiginös (lat. rubiginosus verrostet): (engl.) rubiginose; rostfarben; z. B. Sputum bei Pneumonie.

Rubin|ikterus (lat. ruber rot; Ikterus*) m: (engl.) ruby-colored jaundice; intensiv gelbrote

R

Hautverfärbung; v. a. bei akutem hepatozellulärem Ikterus* i. R. einer akuten Hepatitis*.

Rubin|laser (↑): (engl.) ruby laser; Laser* mit einem Rubin als Festkörper.

Rubinstein-Taybi-Syn|drom (Jack R., Päd., Kinderpsychiater, Cincinnati, geb. 1925; Hooshang T., Radiol., Indianapolis, San Francisco, geb. 1919) n: seltener Fehlbildungskomplex mit geistiger Behinderung, Minderwuchs, breiten Daumen u. Großzehen mit Verdopplung der Phalangen, charakterist. kranio-mandibulo-faziale Dysplasie (sog. Vogelgesicht mit gebogener sog. Schnabelnase); Mutationen im CREBBP-Gen für einen Transkriptionskoaktivator am Genlokus 16p13.3, häufig als kleine Deletion nachweisbar; die Diagn. kann als Blickdiagnose gestellt werden; fakultativ Mikrozephalie, Minderwuchs, Krampfanfälle, Herzfehler u. a.

Rubi|virus (Virus*) n: Genus der Togaviridae*.

Rubor (lat. Röte) m: entzündl. Hautröte; Symptom der Entzündung*.

Ruck|nystagmus (Nystagmus*) m: (engl.) jerk nystagmus; s. Nystagmus.

Ruck|sack|lähmung: (engl.) rucksack paralysis, (frz.) paralysie du packetage; reversible obere Armplexuslähmung* inf. Druckeinwirkung durch Rucksack-Schultergurte (bei Prädisposition durch Halsrippe); vgl. Serratuslähmung.

Ruck|sack|verband: (engl.) figure-of-8 bandage; Watte-Trikotschlauch- bzw. Klettverband zur Behandlung von Klavikulafrakturen durch Dehnung u. Extension des Schultergürtels; vgl. Extensionsmethoden.

Ructatio (lat. das Aufstoßen) f: syn. Ruktus*.

Ruderfuß|krebse: syn. Hüpferlinge*.

rudimentär (lat. rudimentum erster Versuch, Probestück): (engl.) rudimentary; verkümmert, unentwickelt, verstümmelt; vgl. abortiv.

Rüben|zucker: syn. Saccharose*.

Rück|bildung: syn. Involution*.

Rück|bildungs|phase f: (engl.) involutionary phase; **1.** (sexualmed.) syn. Resolutionsphase; s. Reaktionszyklus, sexueller; **2.** (gebh.) Zeitraum, in dem sich die während der Schwangerschaft u. Geburt erfolgten Veränderungen des mütterl. Organismus zurückbilden; der erreichbare Rückbildungszustand entspricht in anat. u. funkt. Hinsicht nicht in jedem Fall den Verhältnissen vor der Schwangerschaft. Vgl. Puerperium.

Rücken: (engl.) back; (anat.) Dorsum; wird kranial von einer Horizontalen durch die Protuberantia occipitalis externa, seitlich durch den Rand des M. trapezius, durch die Ausdehnung der Scapula, durch die Lendengegend u. kaudal durch die Spitze des Steißbeins, die Gesäßmuskulatur u. den Darmbeinkamm begrenzt (s. Abb.).

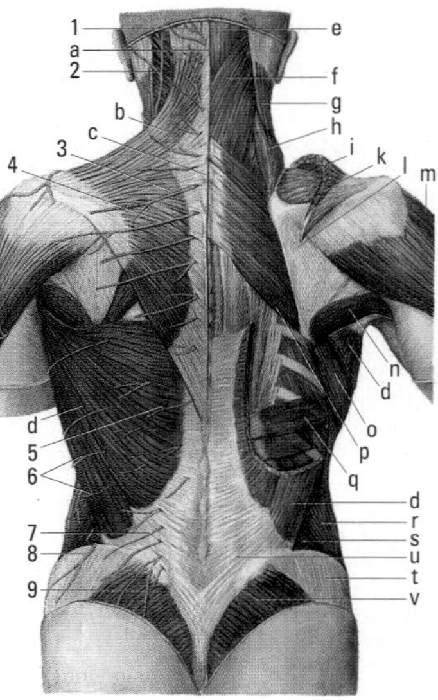

Rücken:
a: Ligamentum nuchae; b: M. trapezius; c: Vertebra prominens; d: M. latissimus dorsi; e: M. semispinalis capitis; f: M. splenius capitis; g: M. sternocleidomastoideus; h: M. levator scapulae; i: M. supraspinatus; k: M. trapezius (abgeschnitten); l: Fascia musculi infraspinati; m: M. deltoideus; n: M. teres major; o: M. serratus anterior; p: M. rhomboideus major; q: M. serratus posterior inferior; r: M. obliquus externus abdominis; s: Trigonum lumbale inferius; t: M. gluteus medius; u: Fascia thoracolumbalis; v: M. gluteus maximus;
1: N. occipitalis major (R. cutaneus dorsalis C II); 2: N. occipitalis minor (Plexus cervicalis); 3: C VIII; 4: Th I; 5: Th VII; 6: Rr. cutanei thoracales laterales (abgeschnitten); 7: R. dorsalis Th XII; 8: N. iliohypogastricus; 9: Nn. clunium superiores [532]

Rücken|mark: (engl.) spinal cord; Abk. RM; Medulla spinalis; der im Wirbelkanal der Wirbelsäule* eingeschlossene Teil des ZNS; reicht vom Abgang des 1. Halsnerven bis zum Conus medullaris (beim Erwachsenem in Höhe des 1. od. 2. Lendenwirbels); setzt sich nach kaudal in das nervenzellfreie Filum terminale fort (Anheftung am 1. Steißwirbel). Die zentrale, im Querschnitt schmetterlingsförmige **graue Substanz** des RM (Substantia grisea) gliedert sich in Hintersäule (Columna posterior), Vordersäule (Columna anterior) u. Seitensäule (Columna intermedia, nur im Bereich von C_8-$L_{1/2}$) u. ein zentrales Verbindungsstück, die graue Kommissur, mit dem Zentralkanal. Die graue Substanz enthält die Nervenzellen mit ihren Verzweigungen. Die **weiße Substanz** (Substantia alba) umgibt mantelartig die graue Substanz u. besteht im Wesentl. aus markhaltigen Nervenfasern. Sie wird durch die vorderen u. hinteren Wurzeln der Spinalnerven unterteilt in Hinterstrang (Funiculus posterior), Seitenstrang (Funiculus lateralis) u. Vorderstrang (Funiculus anterior). Innerh. der Funiculi sind die Fasern zu Bündeln (Tractus) zusammengefasst (s. Abb.). Vom RM gehen 31 Nervenpaare ab. Es weist im Bereich des Abgangs der Extremitätennerven zwei Anschwellungen auf: Intumescentia cervicalis bzw. Intumescentia lumbosacralis. Vgl. Segment, spinales. **Physiol.:** Das RM hat zwei Aufgaben: **1.** als selbstständiger nervöser Zentralapparat dient es dem Zustandekommen der Reflexe (sog. Reflexorgan); vgl. Reflexe, Reflexbogen; **2.** als Leitungsapparat verbindet es die höher gelegenen Teile des ZNS (verlängertes Mark u. Gehirn) mit dem peripheren Nervensystem (sog. Leitungsorgan).

Rücken|mark|blutung: s. Hämatomyelie, Hämatorrhachis.

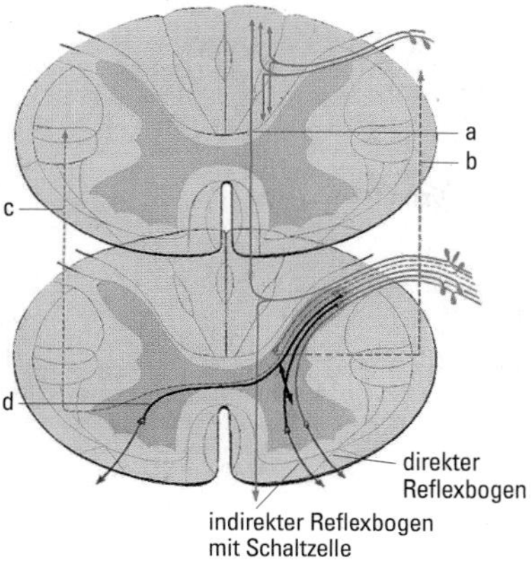

Rückenmark: schematische Darstellung der Verbindungen der afferenten Hinterwurzelfasern; a: Hinterstrangbahn; b: Kleinhirn-Seitenstrangbahnen; c: Tractus spinothalamicus lateralis (Schmerz und Temperatur); d: Zwischenneuron einer Kommissurenzelle [532]

Rücken|mark|erschütterung: Commotio* spinalis.

Rücken|mark|häute: s. Meninges.

Rücken|mark|kon|tusion (Kontusion*) f: Contusio* spinalis.

Rücken|mark|schädigungen: (engl.) spinal cord damages; **1.** vaskuläre R. durch Erkr. u. embolische Verschlüsse der Gefäße, z. B. Foix-Alajouanine-Syndrom, spinales Angiom, Arteria-spinalis-anterior-Syndrom; **2.** toxische R., z. B. inf. Triorthokresylphosphat-Vergiftung, Lathyrismus; **3.** traumatische R. mit Querschnittläsion; **4.** metabolische R., z. B. funikuläre Myelose; **5.** infektiöse R., z. B. Myelitis, Poliomyelitis. Vgl. Systemerkrankungen des Rückenmarks.

Rücken|mark|tumoren (Tumor*) m pl: (engl.) spinal cord tumors; spinale Tumoren; **Einteilung** nach der Lok.: **1.** intramedulläre R., v. a. Astrozytom, Ependymom, Gliom, spinales Angiom; **2.** extramedulläre intradurale R., v. a. Meningeom, Neurinom (sog. Sanduhrgeschwulst) od. sog. Abtropfmetastasen; **3.** extramedulläre extradurale R., v. a. Metastasen anderer Primärtumoren (insbes. Bronchialkarzinom, Mammakarzinom, Prostatakarzinom, Schilddrüsenkarzinom), Lymphome; **Sympt.:** Rückenschmerzen, evtl. Wurzelkompressionssyndrom, dissoziierte Sensibilitätsstörungen, Brown-Séquard-Syndrom, Querschnittläsion, Kaudasyndrom u. a.; **Diagn.:** Rö.-Wirbelsäule, Computertomographie, Kernspintomographie; Liquorstop in der Lumbalpunktion (Nonne-Froin-Syndrom); **Ther.:** operativ, evtl. Strahlentherapie; **DD:** Bandscheibenvorfall, Hämatomyelie, spastische Spinalparalyse, Syringomyelie, Multiple Sklerose, Wirbelsäulenaffektionen. Vgl. Hirntumoren.

Rücken|mark|wurzel|durchschneidung: s. Foerster-Operation.

Rücken|muskulatur, auto|chthone (Musculus*) f: (engl.) autochtonous dorsal musculature; Muskulatur des Rückens, innerviert von den Rami posteriores der Spinalnerven; vgl. Musculus erector spinae.

Rücken|schmerzen: (engl.) backache; s. Kreuzschmerz, Lumbago, Ischiassyndrom, Zervikobrachialsyndrom.

Rück|fall: Rezidiv*, Relaps*.

Rück|fall|fieber: (engl.) relapsing fever; Abk. RF; Febris recurrens, Rekurrensfieber; akute fieberhafte Infektionskrankheiten, die durch Borrelien verursacht u. als **Läuserückfallfieber** durch Kleiderläuse (Borrelia recurrentis u. a.) od. als **Zeckenrückfallfieber** durch Zecken der Gattung Ornithodorus (Borrelia duttoni u. a.) übertragen werden. Die mehrtägigen Fieberschübe mit afebrilen Intervallen sind auf Veränderungen von Antigeneigenschaften der Err. zurückzuführen. **Verbreitung:** Läuserückfallfieber in kälteren Regionen Afrikas (bes. Äthiopien), Asiens u. Südamerikas; Zeckenrückfallfieber in warmen Regionen Afrikas, Süd- u. Zentralasiens, Amerikas u. im Vorderen Orient; **Klin.:** nach einer Inkubationszeit von 4–7 (3–12) Tagen rasch schweres Krankheitsbild mit Kopf-, Glieder- u. Rückenschmerzen sowie Übelkeit u. hohem Fieber (41 °C), Milz- u. Leberschwellung, leichter Ikterus od. Subikterus; Läuserückfallfieber mit langer Fieberperiode (5–7 Tage) u. meist nur 1–2 Rückfällen; Zeckenrückfallfieber mit kurzer Fieberperiode (3–4 Tage) aber mehr Rückfällen (6–12). Die späteren Fieberschübe werden kürzer, die Intervalle länger, bis Fieberschübe ganz ausbleiben. **Kompl.:** Kreislaufkollaps, Nierenschädigung, Bronchopneumonie, Neuritiden; keine Dauerimmunität, Reinfektion nach kurzer Zeit möglich. **Diagn.:** Nachw. der Borrelien im Blut (Ausstrich, Dicker* Tropfen, Giemsa-Färbung, Acridinorange-Färbung); schwierige **DD** gegenüber vielen Infektionskrankheiten (Malaria, Fleckfieber, Typhus, Leptospirosen u. a.); serol. Diagn. nicht gut möglich, da keine eindeutigen Serotypen existieren. **Ther.:** Doxycyclin, Erythromycin; einschleichende Dosierung wegen Gefahr der Jarisch*-Herxheimer-Reaktion auf Erregerantigen; **Progn.:** meist gut, in Notzeiten hohe Letalität.

Rück|kopplung: (engl.) feedback; aus der Regelungstechnik übernommener Begriff (vgl. Regelkreis) zur Beschreibung eines metabol. Regulationsmechanismus; **Formen: 1.** negative R.: das Endprodukt wirkt hemmend auf Aktivität od. Synthese; z. B. hemmen Hormone die Ausschüttung von Releasing*-Hormonen u. Endprodukte einer Biosynthesekette Schlüsselenzyme dieser Kette (Endprodukthemmung); vgl. Allosterie; **2.** positive R. (Feedback-Aktivierung): das Endprodukt aktiviert das zu seiner Synthese wichtige Enzym; z. B. aktiviert Thrombin bei der Blutgerinnung die Faktoren VIII u. V, Östrogene u. Gestagene können die Ausschüttung von LH* induzieren u. zur Auslösung der Ovulation* beitragen (sog. Hohlweg-Effekt, der u. U. therap. zur Ovulationsinduktion* nutzbar ist). Vgl. Rebound-Phänomen.

Rück|mutation (Mutation*) f: (engl.) backmutation; Rückgängigmachen einer Mutation*; eine echte R. tritt ein, wenn derselbe Genotypus durch Zweitmutation wiederhergestellt wird, also das durch die Erstmutation veränderte Triplett wieder für die ursprüngliche Aminosäure codiert; wenn nur der Phänotyp wiederhergestellt ist (z. B. erneut ein normal funktionieren-

R

des Enzym produziert wird), wird der Vorgang als **Reversion** bezeichnet.

Rück|re|sorption (lat. resorbere wieder einschlürfen, verzehren) f: (engl.) reabsorption; Wiederaufnahme von (Arznei-)Substanzen in ein bereits durchlaufenes Kompartiment; z. B. Übergang aus dem Primärharn in das Blut, aus dem Blut in den Magen. Vgl. Kreislauf, enterohepatischer.

Rück|stich|naht: (engl.) back-and-forth suture; s. Nahtmethoden.

Rück|stoß|phänomen n: (neurol.) s. Rebound-Phänomen.

Rügheimer-Tracheo|tomie|kanüle (Erich R., zeitgen. Anästh., Erlangen; Trachea*; -tom*; Kanüle*) f: (engl.) Rügheimer tracheotomy cannula; Trachealkanüle* aus Silikon-Gummi mit einliegender Drahtspirale.

Rülpsen: s. Ruktus.

Ruffini-Körperchen (Angelo R., Anat., Bologna, Siena, 1864–1929): (engl.) Ruffini's corpuscles; Nervenendkörperchen im subkutanen Gewebe, dienen der Druckempfindung (Mechanorezeptoren).

Ruga (lat.) f: Runzel, Falte.

Rug|ek|tomie (↑; Ektomie*) f: (engl.) rugectomy; (chir.) kosmetisch-plastische Op., bei der Haut- u. Weichteilfalten abgetragen werden; vgl. Face lifting.

rugosus (lat.): gerunzelt, rau.

Ruhe|membran|potential n: (engl.) resting potential; auch Ruhestrom; Potential nicht erregter Muskel- u. Nervenzellen; bei der Messung fließt nur im Augenblick des Einstichs der Messelektrode zw. dem Inneren einer Zelle (verletzte Stelle = Querschnitt) u. der Oberfläche (unverletzte Stelle = Längsschnitt) ein sog. Verletzungsstrom; das danach messbare, konstante Potential zeigt eine andauernde Elektronegativität gegenüber der Zelloberfläche. Vgl. Membranpotential, Elektromyographie.

Ruhe|phase f: (engl.) resting phase; s. Zellzyklus.

Ruhe|schwebe: (engl.) interarch distance; physiol. Abstand der beiden Kiefer zueinander bei entspannter Muskulatur; in der Zahnmedizin wichtig für die Herstellung einer Totalprothese*.

Ruhe|stoff|wechsel: (engl.) basal metabolism; s. Grundumsatz.

Ruhe|strom: s. Ruhemembranpotential.

Ruhe|tremor (lat. tremor Zittern) m: (engl.) rest tremor; s. Tremor.

Ruhe|umsatz: syn. Grundumsatz*.

Ruhr: s. Bakterienruhr, Amöbiasis.

Ruhr|amöbe (Amöben*) f: syn. Entamoeba* histolytica.

Ruhr|bakterien (Bakt-*) f pl: s. Shigella.

Ruktation (lat. ructare aufstoßen) f: syn. Ruktus*.

Ruktus (lat. ructus Aufstoßen) m: (engl.) ructus; syn. Ruktation, Efflation, Eruktation; Aufstoßen, bei dem in den Magen gelangte Luft entweicht; z. B. bei Aerophagie od. als sog. Bäuerchen der Säuglinge; erfolgt kontrolliert bei der Ösophagusstimme*. Vgl. Singultus.

Rumination (lat. ruminatio Wiederkäuen) f: bewusste Regurgitation, erneutes Kauen u. Schlucken von Mageninhalt; Vork. v. a. bei Fütterstörung* im frühen Kindesalter.

Rumor (lat.) m: Geräusch.

Rumpel-Leede-Test (Theodor R., Chir., Hamburg, 1862–1923) m: Prüfung der Kapillarfragilität bzw. -resistenz, die abhängt von Gefäßfunktion sowie Thrombozytenzahl u. -funktion; **Prinzip:** mit der Blutdruckmanschette wird am Oberarm 5 Min. lang ein subsystolischer Druck ausgeübt; Petechien weisen auf Kapillarstörungen u. evtl. Thrombopenie hin; Anw. bei Infektionen (z. B. Scharlach).

Rumpf|a|taxie (Ataxie*) f: (engl.) truncal ataxia; Form der Ataxie* mit Störungen der Stabilisierung des Rumpfes (auch im Sitzen); **Urs.:** Erkr. des Kleinhirns, Vestibularisschädigung*; vgl. Gangstörungen, Symptome, zerebellare.

Rumpf|haut|basaliom (Bas-*; -om*) n: (engl.) superficial basal cell carcinoma; s. Basaliom.

Rund|herd: (engl.) coin-shaped density; syn. Rundschatten; (röntg.) umschriebene, runde Verdichtungszone verschiedener Größe innerh. des Lungenparenchyms; **DD:** s. Tab. Eine röntg. Artdiagnose ist häufig nicht möglich. Vgl. Tuberkulom.

Rundherd
mögliche Ursachen

extrapulmonaler Herd
- Artefakte (Kontrastmittelflecke, Haarspange, Halskette, EKG-Elektrode u. a.), Hautveränderungen (Fibrom, Papillom, Lipom), Mamille, Mammatumor od. -verkalkung, Rippenosteom od. -knorpelkalk, Pleuroplaques od. -tumoren, Interlobärerguss

pulmonaler Herd
- neoplastisch:
  Metastase, Bronchialkarzinom, Hamartom, Adenom, Lymphogranulomatose, Plasmozytom, Sarkom
- entzündlich:
  Tuberkulom, Herdpneumonie, Abszess, Aspergillom, Mukoid impaction, Silikom, Wegener-Granulomatose
- vaskulär:
  Infarkt, Hämatom
- kongenital:
  bronchogene Zyste, Sequester
- Verschiedenes:
  orthograder Gefäßschatten, Rundatelektase

Rund|rücken: s. Kyphose, Haltungsstörungen.

Rund|stiel|lappen: (engl.) tubed pedicle flap; syn. Rolllappen; s. Hautlappen.

Rund|würmer: s. Nemathelminthes.

Rund|zellen|sarkom (Zelle*; Sark-*; -om*) n: (engl.) round cell sarcoma; s. Sarkom.

Runge-Zeichen (Hans R., Gyn., Gebh., Heidelberg, 1892–1964): (engl.) postmaturity signs; (gebh.) objektive Übertragungszeichen des Neugeborenen: **1.** Gelbverfärbung der Körperhaut, der Eihäute od. der Nabelschnur; **2.** Waschfrauenhände; **3.** Abschälung od. Abschilferung der Epidermis; **4.** Rötung der Labien bzw. des Skrotums; **5.** fehlende Vernix caseosa; **6.** Dystrophie. Vgl. Übertragung.

Runt disease (engl. Zwergenkrankheit): Kümmerwuchskrankheit als Sonderform der Graft*-versus-host-Reaktion; Auftreten bei immun. unreifen Versuchstieren nach Inj. von allogenen Lymphozyten; gekennzeichnet durch

Minderwuchs, Infektanfälligkeit, Hepato- u. Splenomegalie, geringe Lebenserwartung; Vork. bei Menschen z. B. nach materno-fetalem Übertritt immunkompetenter Zellen.

Runyon-Gruppe (Ernest H. R., zeitgen. Mikrobiol., USA) **:** (engl.) Runyon group; s. Mykobakterien, atypische.

Rupia (gr. ῥύπος Schmutz) **f:** syn. Rhypia; große, borkenbedeckte Ulzeration; z. B. bei schweren Formen der Syphilis* (R. syphilitica).

Ruptur (lat. ruptura Brechen, Reißen) **f:** (engl.) rupture; Zerreißung, Durchbruch; z. B. Bandruptur, Aortenruptur.

Rusci aculeati rhizoma **n:** Wurzelstock mit Wurzeln von Ruscus aculeatus (Mäusedorn); enthält Steroidsaponine (Ruscin, Ruscosid); **Verw.:** unterstützend bei chronisch-venöser Insuffizienz u. Hämorrhoiden; **NW:** selten Magenbeschwerden, Übelkeit.

Ruß: (engl.) soot; bei unvollständiger Verbrennung versch. org. Substanzen (z. B. Holz, Kohle, Dieselkraftstoff) entstehender Rauchniederschlag; enthält feinsten Kohlenstaub, therm. aufgespaltene, org., z. T. kanzerogene Substanzen (z. B. polycyclische aromatische Kohlenwasserstoffe*, Dioxine*) sowie Rückstände (z. B. Vanadium* bei erdölbetriebenen Anlagen); verursacht bei entspr. Exposition Schornsteinfegerkrebs*, Plattenepithelkarzinom* u. Anthrakose*.

Russel-Bündel (James S. R., britischer Arzt, 1863–1939)**:** Fasciculus uncinatus cerebelli.

Russell-Körperchen (William R., Int., Edinburgh, 1852–1940)**:** (engl.) Russell's bodies; runde Einschlüsse in Plasmazellen*, die sich bes. mit sauren Farbstoffen anfärben lassen; Ansammlung von Immunglobulinen im aufgeweiteten endoplasmat. Retikulum.

Russell-Syn|drom (Alexander R., zeitgen. Päd., London) **n:** syn. **1.** Silver*-Russell-Syndrom; s. Minderwuchs; **2.** dienzephal-tumoröses Abmagerungssyndrom*.

Ruthenium **n:** chem. Element, Symbol Ru, OZ 44, rel. Atommasse 101,07; zur Gruppe der Platinmetalle gehörendes Edelmetall; Verw. in der Zahnmedizin als mögl. Bestandteil von Edelmetall-Dentallegierungen.

Rutilismus (lat. rutilus rötlich) **m:** (engl.) rutilism; Errötungsneigung; s. Flush.

Rutin **n:** syn. Rutosid*.

Rutosid (INN) **n:** syn. Rutin; Venentherapeutikum; wirkt permeabilitätsvermindernd (Ödemprotektion) im Bereich der Endstrombahn; vgl. Flavonoide.

Ruysch-Venen (Vena*) **f pl:** Venae* vorticosae.

RV: Abk. für **R**esidual**v**olumen*.

RVO: Abk. für **R**eichs**v**ersicherungs**o**rdnung*.

Ryanodin|re|zeptor **m:** (engl.) ryanodine receptor; Abk. RyR; Calciumfreisetzungskanal im glatten endoplasmatischen Retikulum der Muskelzellen, der durch Ryanodin (insektizid wirkendes Alkaloid der südamerikan. Pflanze Ryania speciosa) blockiert wird; RyR bewirkt zus. mit dem in der Plasmamembran lokalisierten Dihydropyridinrezeptor* nach nervaler Stimulation die Freisetzung von Ca^{2+}. G. Hüb.

RyR: Abk. für **Ry**anodin**r**ezeptor*.

R-Zacke: (engl.) R wave; erste positive Zacke des QRS-Komplexes im EKG; s. Elektrokardiographie.

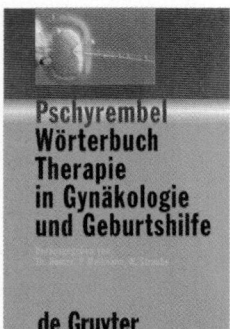

S

s: Einheitenzeichen der SI-Einheit Sekunde*.

S: 1. (chem.) Symbol für Schwefel*; **2.** (serol.) ein Hauptantigen der MNSs*-Blutgruppen; **3.** (ophth.) Abk. für **S**ehschärfe*; **4.** (labormed.) Einheitenzeichen für Svedberg*-Einheit; **5.** (physik.) Einheitenzeichen für Siemens*.

S_n: Abk. für sakrales spinales Segment* (S_1-S_5).

Sabal|früchte: (engl.) saw palmetto fruit; Sabalis serrulatae fructus; Frucht von Serenoa repens (syn. Sabal serrulata, Zwergsägepalme); enthält fettes Öl mit Phytosterolen u. Polysacchariden; **Verw.:** bei Miktionsbeschwerden inf. benigner Prostatahyperplasie (Stadium I u. II).

Sabin-Feldman-Test (Albert B. S., Bakteriol., Virol., New York, 1906–1993; Henry A. F., amerikan. Epidemiol., geb. 1914) **m:** syn. Serofarbtest*.

Sabin-Impfung (↑)**:** (engl.) Sabin vaccination; orale Schutzimpfung* gegen Poliomyelitis mit Lebendimpfstoff (OPV).

SA-Block: Kurzbez. für **s**inu**a**trialer Block u. **s**inu**a**urikulärer Block; intraatriale Erregungsleitungsstörung, bei der die Leitung vom Sinusknoten zum Vorhofmyokard verzögert od. unterbrochen ist; **Urs.:** Sick-Sinus-Syndrom, Koronarinsuffizienz, Myokarditis, überdosierte Antiarrhythmika od. Herzglykoside; **Einteilung: SA-Block I. Grades:** verzögerte Leitung, im EKG nicht erkennbar; **SA-Block II. Grades:** Typ 1 (Wenckebach-Periodik) mit zunehmenden P-P-Abständen bis zum Ausfall einer Vorhoferregung; Typ 2 (Mobitz) mit dem Ausfall von Herzaktionen u. einer Pausendauer, die einem Vielfachen des normalen P-P-Abstands entspricht; **SA-Block III. Grades:** komplette Blockierung mit Gefahr eines Adams*-Stokes-Syndroms bei zu langer Latenz bis zum Einsetzen eines Ersatzrhythmus*; **Ther.:** akut evtl. Atropin i. v., bei häufigeren symptomat. Anfällen mit Synkopen Implantation eines künstl. Herzschrittmachers.

Saccharase f: syn. β-Fruktofuranosidase, Invertase; Hydrolase, die Saccharose* in Glukose u. Fruktose spaltet (vgl. Invertzucker); drei Isoenzyme der Maltase (s. Disaccharidasen) besitzen ebenfalls Saccharaseaktivität. G. Hüb.

Saccharase-Isomaltase-Mangel: s. Saccharose-Isomaltose-Intoleranz.

Saccharide n pl: syn. Kohlenhydrate*.

Saccharin n: o-Benzoesäuresulfimid; synthet. Süßstoff, dessen Süßkraft das ca. 300fache der Saccharose* beträgt; das als Zuckerersatz für Diabetiker verwendete S.-Natrium wird unverändert mit dem Harn ausgeschieden; S. ist möglicherweise Promotor der Kanzerogenese*. Vgl. Aspartam, Cyclamate.

Saccharo|myces (Myk-*) **m:** Gattungsbegriff für askosporenbildende Sprosspilze; vgl. Hefen, Fungi.

Saccharose f: (engl.) sucrose; syn. Rohrzucker, Rübenzucker; α-D-Glukopyranosyl-β-D-fruktofuranosid; Disaccharid aus Glukose* u. Fruktose*; Vork. im Pflanzensaft als Transportform lösl. Kohlenhydrate; Spaltung durch saure Hydrolyse od. Disaccharidasen*; vgl. Invertzucker.

Saccharose-Iso|maltose-In|toleranz f: (engl.) disaccharide intolerance; autosomal-rezessiv erbl. Unverträglichkeit von Saccharose u. Isomaltose wegen fehlender od. nichtfunktioneller Isoenzyme Typ 3, 4 u. 5 der Saccharase-Isomaltase (Genlokus 3q25-q26); **Sympt.:** Malnutrition, Diarrhö; vgl. Kohlenhydratmalabsorption. G. Hüb.

Saccharum (gr. σάκχαρ) **n:** Zucker*.

Saccharum album (↑) **n:** Saccharose*.

Saccharum amylaceum seu uvarum (↑) **n:** Glukose*.

Saccharum lactis (↑) **n:** Laktose*.

sacci|formis (lat. saccus Sack; -formis*)**:** sackförmig.

Sacco|tomie (↑; -tom*) **f:** (engl.) sacculotomy; chir. Eröffnung u. Drainage des Saccus endolymphaticus; wird evtl. bei Menière*-Krankheit nach erfolgloser konservativer Ther. durchgeführt.

Sacculus (Dim. ↑) **m:** Säckchen; mit einem Sinnesfeld (Neuroepithel) ausgestattetes rundl. Bläschen im häutigen Labyrinth.

Sacculus alveolaris (↑) **m:** Alveolensäckchen; blinde Enden der Alveolargänge; vgl. Bronchiolen.

Sacculus laryngis (↑) **m:** Blindsack des Ventriculus* laryngis.

Sac|cus (lat.) **m:** Sack.

Sac|cus con|junctivalis (↑) **m:** Bindehautsack; Spalt zw. Tunica conjunctiva bulbi u. Tunica conjunctiva palpebrarum.

Sac|cus endo|lymphaticus (↑) **m:** zw. zwei Durablättern an der Hinterfläche der Felsenbeinpyramide gelegenes blindes Ende des Ductus endolymphaticus; vgl. Innenohr.

Sac|cus lacrimalis (↑) **m:** Tränensack; s. Tränenwege.

Sac|cus pro|fundus perinei (↑) **m:** syn. Spatium profundum perinei; unten durch die Membrana perinei begrenzter, nach oben mit dem Beckenraum kommunizierender Bindegewebespalt.

Sac|cus sub|cutaneus perinei (↑) **m:** Loge des Beckenbodens zw. dem Stratum membranosum der Subkutis u. der Fascia perinei; Verbindungen zur Subkutis der vorderen Bauchwand u. der äußeren Genitalien.

Sack|lunge: (engl.) saccular lung; angeb. od. erworbene Bildung eines Hohlraums in der Lunge. Vgl. Wabenlunge.

Sacks-Krankheit (Benjamin S., Int., New York, 1896–1939)**:** s. Libmann-Sacks-Syndrom.

sacralis (lat. heilig)**:** sakral, zum Kreuzbein gehörend.

Sacrum arcuatum (↑) **n:** übermäßig nach hinten gewölbtes Kreuzbein; die oberen Sakralwirbel sind steil nach hinten gerichtet, die unteren biegen scharf nach unten um.

SAD: Abk. für (engl.) **s**easonal **a**ffective **d**isorder; s. Störung, saisonal-affektive.

Sadismus (Comte Donatien A. F. Marquis de Sade, frz. Schriftsteller, 1740–1814) m: (engl.) sadism; abweichendes Sexualverhalten*, bei dem sexuelle Erregung u. Befriedigung allein durch psych. Demütigung, Unterwerfung od. körperliche Misshandlung, Züchtigung des Partners od. der Partnerin erreichbar ist. Ther. nur bei evtl. Leidensdruck od. Gefährdung von Beteiligten. Zu unterscheiden ist zwischen S. im gegenseitigen Einvernehmen u. S. gegen den Willen des Partners i. S. einer Vergewaltigung* od. Körperverletzung*. Ggs.: Masochismus*.

Sado|masochismus (↑) m: (engl.) sadomasochism; Oberbegriff für Sadismus* u. Masochismus*; verdeutlicht, dass zw. beiden Verhaltensweisen kein unüberbrückbarer Gegensatz, sondern Komplementarität besteht. Einvernehmliche Sadomasochisten wechseln daher auch zw. beiden Rollen.

Säbel|scheiden|tibia (lat. tibia Schienbein) f: (engl.) sabre tibia; für Rachitis u. Syphilis connata pathognomon. Deformierung der Tibia mit Konvexität nach vorn; vgl. Genu varum.

Säbel|scheiden|trachea (Trachea*) f: (engl.) scabbard trachea; meist durch Druck einer Struma plattgedrückte Luftröhre.

Saegesser-Zeichen (Max S., Chir., Bern, geb. 1902): (engl.) Saegesser's sign; Schmerzen bei Druck auf den sog. Milzpunkt zw. linkem M. sternocleidomastoideus u. M. scalenus bei Milzruptur*; vgl. Kehr-Zeichen.

Sänger|knötchen: s. Stimmlippenknötchen.

Saethre-Chotzen-Syn|drom (Haakon S., zeitgen. Arzt, Psychiater, Oslo; F. Ch., zeitgen. Arzt, Breslau) n: zu den Akrozephalosyndaktylie*-Syndromen gehörender, autosomal-dominant erbl. Fehlbildungskomplex mit Schädeldeformität inf. prämaturer Kraniosynostose, Fehlbildungen des Gesichts, der Ohren u. Augen, kutaner Syndaktylie der Finger u. Zehen sowie Kleinwuchs; Muationen im TWIST-Gen (Genlokus 7p21), FGFR2- (10q26) u. FGFR3-Gen (4p16.3).

Sättigungs|ana|lyse f: (engl.) saturation analysis; In-vitro-Verfahren zur quant. Bestimmung biol. Substanzen (z. B. Hormone, Antigene, Antikörper), deren Bindung an ein Trägerprotein od. Antikörper durch eine identische (radioaktiv) markierte Substanz kompetitiv gehemmt wird; vgl. Immunassay, Radio-Immunassay.

Sättigungs|dosis (Dosis*) f: (engl.) saturation dosage; die Menge eines Herzglykosids, die bei Verabreichung innerh. von 2–3 Tagen (sog. mittelschnelle Sättigung) zur vollen Glykosidwirkung führt.

Säugling: (engl.) infant, baby; Kind nach der Geburt bis zur Vollendung des 1. Lj.; die körperl. (statomotorische) u. geistige (psychische) Entw. des S. folgt innerh. normaler Schwankungsbreiten best. Altersregeln. Vgl. Lebensabschnitte.

Säuglings|ernährung: (engl.) infant nutrition; Nahrung bzw. Nahrungszufuhr des Säuglings; als ideale Ernährung bis zum 4. Lebensmonat die Muttermilch* (bzw. Frauenmilch); Alternativen i. R. der sog. künstl. S. sind v. a. (Fertig-)Präparate aus Kuhmilch*, deren Zusammensetzung der Frauenmilch mehr (adaptierte S.) od. weniger (teiladaptierte S.) angeglichen ist; seit 1993 wird entspr. den EG-Richtlinien zw. Anfangs- u. Folgemilch unterschieden. Bei Kuhmilchallergie* ist eine sog. milchfreie Säuglingsnahrung* zu wählen. Meist genügen 5–6 Mahlzeiten täglich im Abstand von 4 Std., u. U. mit einer längeren Pause in der Nacht. Zur Kontrolle der ausreichenden Nahrungszufuhr kann die Gewichtsentwicklung* des Säuglings dokumentiert werden. Ab dem 5.–6. Mon. sollte mit der Zufütterung von Beikost (Löffelfütterung) begonnen werden (v. a. Reis, Gemüse-, Getreideflocken- u. Obstbrei); Fettzusätze (insbes. Pflanzenöl) sind als Energiequelle wichtig; außerdem muss auf eine ausreichende Eisenzufuhr (z. B. in Form von Fleisch) geachtet werden. Mit der Verfütterung von Eiern sollte man im 1. Lj. zurückhaltend sein. Es ist weder erforderlich noch empfehlenswert, Säuglingsnahrung nachträglich zu süßen (Kariesgefahr). Bei häusl. Zubereitung der Säuglingsnahrung sollten möglichst wenig schadstoffbelastete Zutaten verwendet werden (industriell hergestellte Produkte für die S. sind i. d. R. schadstoffkontrolliert). Für die Ernährung des kranken Säuglings gelten bes. Regeln, die sich nach Art u. Schwere der Erkr. richten. Vgl. Heilnahrung, Sondenernährung.

Säuglings|nahrung: (engl.) baby food; für die Säuglingsernährung* benutzte Nahrungsmittel; in den ersten 4 Mon. Muttermilch*, adaptierte od. teiladaptierte Flaschenmilch bzw. Anfangs- od. Folgemilch; danach zusätzl. Beikost (Brei, Gemüse, Säfte).

Säuglings|nahrung, milch|freie: (engl.) milkfree baby food; Spezialnahrung für Säuglinge, die Kuhmilch nicht vertragen (z. B. bei Galaktosämie*, Kuhmilchallergie*); hierzu zählen die Sojanahrung* sowie die sog. hypoallergene Säuglingsmilch aus hydrolisierten Proteinen (kleine Molekülgröße, meist nicht auf Kuhmilchbasis).

Säuglings|otitis (Ot-*; -itis*) f: s. Otitis media.

Säuglings|re|tikulose, akute (Reticulum*; -osis*) f: s. Letterer-Siwe-Krankheit.

Säuglings|skoliose (gr. σκολιός krumm, schief; -osis*) f: (engl.) infant scoliosis; Seitenabweichung der WS durch ständige Einnahme der Rückenschräglage während der ersten Lebensmonate; häufig mit einseitiger Verformung des Kopfs, Brustkorbs u. Beckens, sowie Kontrakturen der Hals-, Hüft- u. Fußmuskeln (Siebenersyndrom*). Vgl. Prädilektionssyndrom, konnatales.

Säuglings|sterblichkeit: (engl.) infant mortality; Zahl der im ersten Lebensjahr gestorbenen Kinder bezogen auf 1000 Lebendgeborene des Sterbejahrs unter Berücksichtigung der Geburtenentwicklung; Einteilung: s. Tab. Die S. betrug 1999 in der Bundesrepublik Deutschland bei den männl. Säuglingen 5,0, bei den weibl. 4,0;

Säuglingssterblichkeit
Terminologische Übersicht

Sterblichkeit im Zeitraum	Bezeichnung
1. Tag (24 Std.)	Neugeborenensterblichkeit
1.– 7. Tag	Frühsterblichkeit
8.–365. Tag	Spätsterblichkeit
1.– 28. Tag	Neonatalsterblichkeit
29.–365. Tag	Nachsterblichkeit

S

sie weist regionale Differenzen auf u. ist in Großstädten höher als auf dem Land. **Todesursachen** bei Frühsterblichkeit sind Folgen von Kompl. bei Schwangerschaft u. Geburt sowie verkürzter Schwangerschaftsdauer bzw. Untergewicht (Frühmangel- bzw. Mangelgeborene) u. Fehlbildungen. Bei der Spätsterblichkeit stehen außerdem angeb. Fehlbildungen, infektiöse Erkr., plötzlicher Kindstod u. Unfälle im Vordergrund. Vgl. Tod, plötzlicher im Kindesalter; Sterblichkeit, perinatale.

Säuglings|tod, plötzlicher: s. Tod, plötzlicher im Kindesalter.

Säuglings|toxikose (Tox*-; -osis*) f: (engl.) severe infantile gastroenteritis; schwere Verlaufsform einer Gastroenteritis (s. Brechdurchfall des Säuglings) mit tox. Sympt. inf. unzureichender Behandlung im Anfangsstadium; **Klin.:** Dehydratation* mit Exsikkosezeichen, metabolische Azidose, Elektrolytverschiebung, u. U. hypovolämischer Schock* u. (dyspeptisches) Koma.

Säulen|ag|glutinations|test m: s. Gelzentrifugationstest.

Säulen|chromato|graphie (Chrom-*; -graphie*) f: (engl.) column chromatography; Verf. der Chromatographie*, bei der sich die stationäre Phase in einer Säule befindet.

Säulen|epi|thel (Epithel*) n: (engl.) columnar epithelium; hochprismatisches Epithel; s. Epithelgewebe.

Säure|amide n pl: (engl.) acid amides; Verbindungen, die aus Carbonsäuren* entstehen, indem die OH-Gruppe der Carboxylgruppe durch NH_2 ersetzt wird; z. B. Acetamid ($CH_3CO—NH_2$); auch die kovalenten Bindungen zw. den Carboxyl- u. Aminogruppen von Aminosäuren in Peptiden u. Proteinen sind Säureamidbindungen (—CO—NH—). Vgl. Sulfonamide.

Säure|an|hydride n pl: (engl.) acid anhydrides; Verbindungen, die aus den Sauerstoffsäuren durch Wasserabspaltung entstehen; z. B. aus Schwefelsäure (H_2SO_4) das Anhydrid SO_3.

Säure-Basen-Haushalt: (engl.) acid-base balance; allg. Bez. für Regelvorgänge zur Aufrechterhaltung eines für den Stoffwechsel optimalen Gleichgewichts von Säuren u. Basen im Extrazellulärraum mit einem pH im art. Blut von 7,4 (±0,02); die Regulation des S.-B.-H. u. damit die Ausscheidung der durch Stoffwechselvorgänge ständig anfallenden überzähligen nichtflüchtigen (Protonen) u. flüchtigen Säuren (CO_2) erfolgt nach kurzfristiger Pufferung* durch renale Elimination von sauren Valenzen (metabol. Regulation; vgl. Azidogenese) sowie durch Abatmen von CO_2 (respiratorische Regulation, s. Abb.). Störungen des angestrebten Säure-Basen-Gleichgewichts im Blut u. Gesamtorganismus führen zu Azidose* od. Alkalose* u. sind u. U. lebensbedrohlich. Vgl. Elektrolythaushalt.

Säure-Basen-Status m: (engl.) acid-base status; Sammelbez. für physiol. Messgrößen i. R. einer Blutgasanalyse zur Beurteilung des Säure*-Basen-Haushalts u. zur Erfassung möglicher (respirator. od. metabol.) Störungen; umfasst **1.** pH*; **2.** CO_2*-Partialdruck als Parameter für respirator. Einflüsse (pulmonaler Gasaustausch); **3.** Standardbicarbonat* u. Basenabweichung* als Parameter für metabol. Einflüsse; **Referenzbereiche:** s. Blutgasanalyse.

Säure|hämo|lyse|test (Häm-*; Lys-*) m: (engl.) acidified serum test; syn. Serumsäuretest, Ham-Test; hämat. Test zur Resistenzbestimmung der Erythrozyten durch Inkubation in frischem (komplementhaltigem), auf pH 6,5–7,0 eingestelltem Serum; pos. Ergebnis, wenn nach einer Std. Hämolyse auftritt, v. a. bei paroxysmaler nächtlicher Hämoglobinurie*, auch bei hereditärer Sphärozytose u. kongenitaler dyserythropoetischer Anämie (Typ II).

Säuren: (engl.) acids; anorg. od. org. Verbindungen, die in wässriger Lösung ein od. mehrere Wasserstoffionen abspalten, also Protonen abgeben können. Die **Säurestärke** ist abhängig vom Dissoziationsgrad; man unterscheidet danach schwache u. starke S., letztere dissoziieren vollkommen. Vgl. Pufferung.

Säure|rest: (engl.) acid residue; Anion einer Säure.

Säure, salpetrige: (engl.) nitrous acid; Acidum nitrosum; HNO_2; Salze: Nitrite*.

Säure, schweflige: (engl.) sulfurous acid; Acidum sulfurosum; H_2SO_3; Anw. u. a. als Reagens u. Konservierungsmittel; Salze: Sulfite.

Säure|zahl: (engl.) acid number; Menge an Kaliumhydroxid in mg, die zur Absättigung freier Säuren in 1 g Substanz erforderl. ist; vgl. Verseifungszahl, Iodzahl.

Safar-Tubus (Peter S., Anästh., Pittsburgh, geb. 1924; Tubus*) m: Safar tube; auch Doppel-Guedel-Tubus, Doppelmundtubus; Pharyngealtubus* mit zwei Mundstücken zur Mund-zu-Mund-Beatmung.

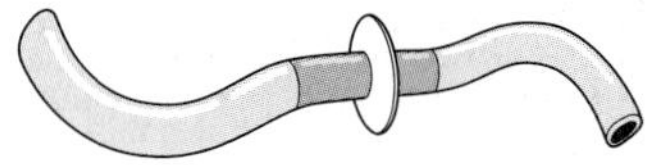

Safar-Tubus

Safranin|lösung: (engl.) safranine solution; Farbstoff zur Gram*-Färbung u. Kapselfärbung* in der Bakteriendiagnostik.

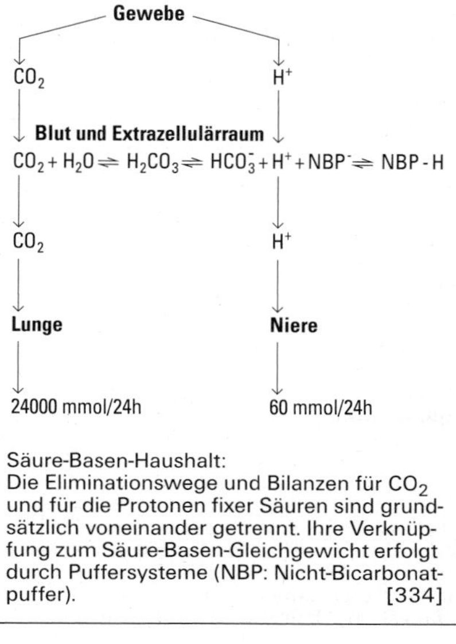

Säure-Basen-Haushalt:
Die Eliminationswege und Bilanzen für CO_2 und für die Protonen fixer Säuren sind grundsätzlich voneinander getrennt. Ihre Verknüpfung zum Säure-Basen-Gleichgewicht erfolgt durch Puffersysteme (NBP: Nicht-Bicarbonatpuffer). [334]

S

Safran|leber: (engl.) saffron-yellow liver; Hepar crocatum; Bez. für die safrangelbe Verfärbung einer Fettleber* bei gleichzeitig bestehendem Ikterus*, auch bei akuter Lebernekrose*.

sagittal (lat. sagitta Pfeil): sagittalis; in Pfeilrichtung.

Sagittal|ebene (↑) f: (engl.) sagittal plane; jede der sagittalen Medianebene parallele Ebene; vgl. Ebenen des Körpers.

Sagittal|typ (↑): (engl.) sagittal heart; s. Lagetyp des Herzens.

SAGM-Ad|ditiv|lösung: (engl.) SAGM solution; Stabilisator* für Blutkonserven aus Natrium (engl. **S**odium), **A**denin (Verlängerung der Erythrozytenüberlebenszeit durch Förderung der ATP- u. 2,3-Diphosphoglycerat-Synthese), **G**lukose u. **M**annitol (Verbesserung der Erythrozytenverformbarkeit); ermöglicht eine ca. 35-tägige Lagerung von Erythrozytenkonzentraten. Vollblut wird in CPD*-Stabilisator gesammelt; die von Plasma u. Buffy coat getrennten Erythrozyten werden mit SAGM-A. versetzt (sog. CPD/SAGM-System). A. Pru.

Sago|milz: (engl.) sago spleen; Amyloidose der Milz, bei der die Milzfollikel zu großen, sagoartigen Körnchen entartet sind; vgl. Schinkenmilz.

Sahli-Venen|kranz (Hermann S., Hämat., Bern, 1856–1933; Vena*): (engl.) Sahli's corona; feine Gefäßerweiterungen im Verlauf der unteren Thoraxapertur, bes. bei Männern nach dem 50. Lj.; **Urs.:** konstitutionell, chron. Lungenemphysem, auch bei oberer Einflussstauung.

Saint-Trias (Charles F. M. S., Chir., Radiol., Kapstadt, geb. 1886; Trias*) f: (engl.) Saint's triad; kombiniertes Auftreten von drei im Alter recht häufigen Erkr. ohne bisher geklärten ätiol. Zusammenhang: Hiatushernie, Cholelithiasis u. Divertikulose des Dickdarms.

Sakkade (frz. saccade Ruck, Stoß) f: (engl.) saccade; ruckartige Augenbewegung; **Vork.:** z. B. beim Blickwechsel von einem Objekt auf ein anderes (Blickzielbewegung) u. bei Nystagmus.

sakkadiert (↑): (engl.) interrupted; kurz abgesetzt, nicht kontinuierlich; z. B. das Atmungsgeräusch bei Pleuritis sicca od. Bronchitis.

Sakral|an|ästhesie (sacralis*; Anästhesie*) f: (engl.) sacral anesthesia; **1.** (neurol.) Unempfindlichkeit im Gebiet der Sakralnerven; vgl. Kaudasyndrom; **2.** (anästh.) syn. Kaudalanästhesie*.

Sakral|dermoid (↑; Derm-*; -id*) n: (engl.) sacral dermoid; im Bereich des Kreuz- u. Steißbeins lokalisiertes Dermoid*; vgl. Pilonidalsinus.

Sakralisation (↑) f: (engl.) sacralization; angeb. knöcherne Verschmelzung des 5. Lendenwirbels mit dem Kreuzbein; mögl. Urs. von Neuralgien in der Kreuzbeingegend. Vgl. Lumbalisation, Kranialvariante.

Sakro|iliakal|gelenk (↑; Ile-*): (engl.) sacroiliac joint; Art. sacroiliaca; Gelenk zw. Kreuzbein u. Darmbein.

Sakro|iliakal|syn|drom (↑; ↑) n: syn. Iliosakralsyndrom*.

Sakro|kox|algie (↑; Cox-*; -algie*) f: (engl.) sacrocoxalgia; durch Entzündung des Sakroiliakalgelenks bedingte Schmerzen; **Urs.:** meist Tuberkulose.

Sakrum (↑) n: Kurzbez. für Os* sacrum.

Sakto|salpinx (gr. σακτός vollgestopft; Salpinx*) f: (engl.) sactosalpinx; Verschluss des Eileiters; s. Salpingitis.

Sal (lat.) n: Salz.

Salaam-Krämpfe: s. West-Syndrom.

Salbe: (engl.) ointment; (pharmaz.) syn. Unguentum; halbfeste Arzneizubereitung zur lokalen Anw.; als einphasige Zubereitung versch. Fette, Öle od. Wachse, mit denen die Wirkstoffe gemischt werden, od. als Emulsion* vom Typ Wasser-in-Öl.

Salbei: (engl.) sage; Salvia officinalis; Halbstrauch aus der Fam. der Lippenblütler; Laubblätter (Salviae folium) u. daraus gewonnenes etherisches Öl enthalten Thujon, Cineol, Kampfer, Gerb- u. Bitterstoffe, Triterpene, Flavonoide; antibakterielle, fungistatische, virustatische, adstringierende, sekretionsfördernde u. schweißhemmende Wirkung; **Verw.:** bei Entz. der Mund- u. Rachenschleimhaut, dyspeptischen Beschwerden u. vermehrter Schweißsekretion; **NW:** epileptiforme Krämpfe bei längerer Anw. von alkohol. Extrakt od. reinem Öl; **Kontraind.:** Anw. des Öls während der Schwangerschaft.

Salben|gesicht: (engl.) seborrheic facies; Glänzen der Gesichtshaut als Folge einer Vermehrung der Talgabsonderung; Vork. z. B. bei Parkinson*-Syndrom, Seborrhö*.

Salben|stuhl: s. Steatorrhö.

Sal|butamol (INN) n: Beta-2-Sympathomimetikum; **Verw.:** Bronchospasmolytikum; **UAW:** s. Sympathomimetika.

Sal Carolinum factitium (lat. sal Salz) n: dem Karlsbader Salz nachgebildetes Gemisch aus Natrium- u. Kaliumsulfat, NaCl u. $NaHCO_3$; **Verw.:** als Laxans.

Sal Ems factitium (↑) n: dem Emser* Salz nachgebildetes Gemisch aus Natrium- u. Kaliumchlorid, -sulfat u. -bicarbonat; Verw. bei leichten Entz. der Atemwege.

Salicis cortex m: Weidenrinde; Rinde der Zweige von Salix alba, Salix purpurea, Salix fragilis u. a. Salix-Arten; enthält antipyretisch, antiphlogistisch u. analgetisch wirkendes Salicin; **Verw.:** bei Fieber, Kopfschmerz, rheumatischen Beschwerden.

Salicyl|amid (INN) n: (engl.) salicylamide; Derivat der Salicylsäure*.

Salicyl|säure: (engl.) salicylic acid; Stoff mit antipyretischer, analgetischer, antiphlogistischer u. keratolytischer Wirkung; **Verw.:** zur Schmerz- u. Rheumatherapie (Salicylate); als Keratolytikum; (system.) **UAW:** s. Antiphlogistika, nichtsteroidale; vgl. Acetylsalicylsäure.

Sali|diurese (lat. sal Salz; Dia-*; Ur-*) f: syn. Salurese*.

Saling-Schema (Erich S., Gebh., Berlin, geb. 1925) n: (engl.) Saling's score; Punkteschema für die Zustandsdiagnostik des Neugeborenen*; das sog. Hauptschema dient der Einfachstbeurteilung sofort nach der Geburt sowie 5 u. 10 Min. später, das sog. Nebenschema der Befundung wichtiger Adaptationsmerkmale (s. Tab.) unter Einbeziehung von pH-Werten aus dem Nabelschnurblut; damit ist die Differenzierung möglich, ob ein Depressionszustand* des Neugeborenen durch Hypoxie verursacht ist (bei Hypoxie immer Vorliegen einer Azidose) od. andere Noxen (z. B. Narkotika, op. Eingriffe) eine Rolle spielen. Vgl. APGAR-Schema.

Salivation (lat. saliva Speichel) f: Speichelfluss; klin. häufig i. S. der Hypersalivation verwendete Bez.; s. Ptyalismus.

Salizyl-: s. a. Salicyl-.

Salk-Impfung (Jonas E. S., Arzt, Virol., Pittsburgh, 1914–1995): (engl.) Salk's vaccination; Schutzimpfung* gegen Poliomyelitis mit inaktivierter Vakzine (IPV).

S

Saling-Schema
Haupt- und Nebenschema

Hauptschema: Beim optimal lebensfrischen Kind 10–12 Punkte

Kriterium	Beurteilung 2 Pkt.	1 Pkt.	0 Pkt.
Nabelschnur	prall	mittelgradig gefüllt	schlaff
Hautfarbe am Stamm	rosig	blau	blass
Tonus und Bewegungen	gut	herabgesetzt	fehlen
Atmung	ungestört	gestört	fehlt
Herzschlagfrequenz	über 100	unter 100	fehlt
Reaktion auf Reize	gut	herabgesetzt	fehlt

Nebenschema: Beim optimal lebensfrischen Kind 4 Punkte

Kriterium	Beurteilung 1 Pkt.	0 Pkt.
erster Atemzug	innerhalb 20 Sek.	später
erster Schrei	innerhalb 1¼ Min.	später
regelmäßige Atmung	innerhalb 1½ Min.	später
Hautrötung	innerhalb 5¼ Min.	später

Salla-Krankheit: syn. Neuraminsäure*-Speicherkrankheit.

Salmeterol (INN) n: langwirkendes Beta-2-Sympathomimetikum; **Ind.:** Asthma bronchiale (aufgrund des langsamen Wirkungseintritts nicht zur Akuttherapie geeignet), chron. Bronchitis, Lungenemphysem; **Kontraind.:** Hyperthyreose, Tachykardie, Aortenstenose; **UAW:** gelegentl. Tremor u. Palpitationen, u. U. Herzrythmusstörung, Kopfschmerz.

Salmiak m: (engl.) salmiac; Ammoniumchlorid (NH_4Cl); u. a. Bestandteil der Mixtura solvens; **Verw.:** Expektorans.

Salmonella (Daniel E. Salmon, amerikan. Bakteriol., Pathol., 1850–1914) f: früher auch als TPE-Gruppe (sog. Typhus-Paratyphus-Enteritis-Gruppe) bez.; Gattung gramnegativer, bewegl. Stäbchenbakterien der Fam. Enterobacteriaceae* (vgl. Bakterienklassifikation); bilden Enterotoxine u. sind (von Ausnahmen abgesehen) peritrich begeißelt; bilden keine Sporen; **Unterteilung** in sechs Subgruppen mit mehr als 2000 Serovarianten (vgl. Kauffmann-White-Schema); wichtigste humanpathogene Serovare gehören zur Subgruppe der S. enterica, subsp. enterica: Serovar Typhi (Err. des Typhus* abdominalis), Serovar Paratyphi (Err. des Paratyphus* A, B u. C), Serovar Enteritidis, Serovar Typhimurium u. weitere Err. von Enteritiden bei Mensch u. Tier (s. Salmonellosen); relativ resistent gegen Umwelteinflüsse; Abtötung durch eine Temperatur von 55°C für 1 Std. (bzw. von 75°C für kürzere Zeit) od. chem. Desinfektionsmittel. Vgl. Lebensmittelvergiftung.

Salmonella|krankheiten (↑): Typhus* abdominalis, Paratyphus* (A, B u. C), Salmonellosen* u. Enteritis*.

Salmonellosen (↑; -osis*) f pl: (engl.) salmonelloses; durch Salmonellen (s. Salmonella) ausgelöste Infektionskrankheiten mit Meldepflicht bei Verdacht, Erkrankung u. Tod; i. e. S. Infektionen u. insbes. Lebensmittelvergiftungen durch Salmonellen der Enteritis-(also nicht Typhus- u. nicht Paratyphus-)Gruppe; **Hauptursache:** Konsum kontaminierter Lebensmittel (Fleisch u. Fleischwaren, Milch u. Milchprodukte, Eier u. mit Eiern hergestellte Produkte, z. B. Speiseeis, Backwaren), bes. nach hygienisch unzulängl. Zubereitung bzw. Verarbeitung (z. B. bei Verw. roher od. zu kurz gekochter Eier, bei zu kurzer Erhitzung von Speisen in Mikrowellengeräten); Inf. der Schlachttiere auch durch kontaminiertes Futtermittel mögl.; **Klin.:** nach einer mittleren Inkubationszeit von 20–24 Std. Erbrechen u. wässriger Durchfall; Schwere der Erkr. von Erregertyp u. Alter des Pat. abhängig; von seltenen Kompl. abgesehen (z. B. Sepsis, Meningitis, Osteomyelitis) i. d. R. kurze Krankheitsdauer (1–2 Tage) u. geringe Letalität; in jüngster Zeit bei zunehmenden Erkrankungsfällen allerdings häufig schwere Verläufe mit Todesfolge, insbes. bei alten u. abwehrgeschwächten Menschen; geringe postinfektiöse Immunität; im Ggs. zu Typhus* abdominalis u. Paratyphus* selten Dauerausscheidung; **Ther.:** symptomatisch, orale Flüssigkeitszufuhr, ggf. Lactulose; Antibiotika meist nicht notwendig; **Proph.:** Beachtung der Hygiene im Umgang mit evtl. kontaminierten Lebensmitteln (Händewaschen!); kein Verzehr von Lebensmitteln, die kontaminiert sein könnten.

Salpeter (lat. sal Salz; gr. πέτρα Fels) m: Salze der Salpetersäure; z. B. Natriumnitrat ($NaNO_3$), Kaliumnitrat (KNO_3).

Salpeter|säure: (engl.) nitric acid; Acidum nitricum, HNO_3; Salze: Nitrate.

Salpeter|säure|ester: (engl.) nitric acid esters; Ester der Salpetersäure, z. B. Nitroglycerol (s. Nitrate, organische).

Salpeter|säure|ester|vergiftung: (engl.) nitric acid ester poisoning; durch inhalative u. perkutane Aufnahme von Salpetersäureestern verursachte, v. a. in der Sprengstoffindustrie vorkommende chron. Vergiftung; **Sympt.:** Erweiterung der Blutgefäße mit Hitzegefühl, Gesichtsrötung, Brechreiz, Schlafstörung, Blutdruckabfall u. Bradykardie; BK Nr. 1309.

Salping|ek|tomie (Salpinx*; Ektomie*) f: (engl.) salpingectomy; op. Entfernung eines Eileiters.

Salpingitis (↑; -itis*) f: Eileiterentzündung; meist aszendierende Inf. aus den darunter liegenden Abschnitten des Genitales; Vork. fast ausschl. im geschlechtsreifen Alter (bes. bei 16- bis 24-Jährigen), insbes. zur Zeit der Menstruation (inf. geöffneten Zervikalkanals u. Veränderung des Scheidenmilieus), post partum (bei weit geöffnetem Zervikalkanal u. infizierten Lochien, Endometritis puerperalis), nach intrauterinem Eingriff sowie durch Intrauterinpessare; Inf. auch über Lymphbahnen od. aus der Umgebung (z. B. bei Appendizitis) möglich; **Err.:** Neisseria gonorrhoeae, aerobe u. anaerobe Bakt. (Mischinfektionen), Actinomyces israelii, Mykoplasmen, Chlamydien, selten (hämatogen) Mycobacterium tuberculosis (Salpingitis* tuberculosa); **Pathol./Anat.:** zunächst klin. stumm verlaufende Inf. der Tubenschleimhaut (Endosalpingitis), die folgenlos ausheilen kann; bei Epitheldefekten u. Ulzerationen sind fibrinöse Verklebungen möglich (Eitransportstörung, Begünstigung einer Tubargravidität*); bei Übergreifen der Entz. auf die Muskulatur (S. i. e. S.) Hyperämie, leukozytäre Infiltration u. Anschwellung der Tubenwand, u. U. Verschluss der Tube (Saktosalpinx) u. Retention des serös-fibrinösen (Hydrosalpinx) od. eitrigen Exsudats (Pyosalpinx), evtl. mit Einblutung (Hämatosalpinx); bei Chronifizierung weitere Ausbreitung (Adnexitis); **Klin.:** bei akuter S. Fieber, Schmerzen im Unterbauch, peritoneale Reizerscheinungen, umschriebene Abwehrspannung; palpatorisch Portioschiebeschmerz, evtl. prallelastische druckdolente Resistenzen im Adnexbereich; labordiagn. Entzündungszeichen; bei chron. S. bindegewebige Organisation der Fibrinablagerungen u. Verklebungen, häufig mit regionalen Adhäsionen u. Verwachsungen (z. B. Tuboovarialzyste), Fixierung der Tube u. Einschränkung der Uterusbeweglichkeit (Retroflexio uteri fixata); typische Sympt. sind Dysmenorrhö, Algopareunie, Schmerzen bei körperl. Betätigung u. Defäkation; **Kompl.:** v. a. Oophoritis, Pelveoperitonitis, Douglas-Abszess; **DD:** Appendizitis, Extrauteringravidität, Harnweginfekt, Divertikulitis; **Ther.:** zunächst konservativ mit Breitband-Antibiotika, ergänzend evtl. Glukokortikoide, Antiphlogistika u. hyperämisierende physik. Maßnahmen; op. Laparoskopie bei Hydro- u. Pyosalpinx, u. U. Salpingektomie; **Proph.:** Verw. von Kondomen; **Progn.:** Sterilität in 20–30 % der Fälle.

Salpingitis isthmica nodosa (↑; ↑) **f:** Eileiterentzündung mit knotiger, tumorartiger Verdickung der Tubenwand durch kleindrüsige Strukturen (Adenomyose*) nah am Uterus; **Folgen:** Extrauteringravidität, Sterilität. W. Str.

S

Salpingitis pro|fluens (↑; ↑) **f:** Salpingitis mit zeitweiser, massiver Entleerung des in einer Saktosalpinx gestauten Sekrets über eine Ventilstenose des uterinen Eileitersegments in den Uterus.

Salpingitis tuberculosa (↑; ↑) **f:** v. a. hämatogene Inf. meist beider Eileiter mit Mycobacterium* tuberculosis; Befall v. a. der Schleimhaut u. Übergang in Endometritis* tuberculosa; **Kompl.:** häufig Sterilität* bzw. Extrauteringravidität*; vgl. Genitaltuberkulose.

Salpingo|graphie (↑; -graphie*) **f:** s. Hysterosalpingographie.

Salpingo|lyse (↑; Lys-*) **f:** (engl.) salpingolysis; op. Lösung von regionalen Verklebungen u. Verwachsungen des Eileiters, meist pelviskopisch durchführbar; Behandlungsversuch bei tubar bzw. postinfektiös bedingter Sterilität*.

Salping|oophor|ek|tomie (↑; Oo-*; -phor*; Ektomie*) **f:** (engl.) salpingo-oophorectomy; syn. Adnexektomie; op. Entfernung eines Eileiters mit dem zugehörigen Eierstock.

Salpingo|stomato|plastik (↑; Stoma*; -plastik*) **f:** (engl.) salpingostomaplasty; syn. Salpingostomie, Salpingoneostomie, Tubenplastik, Eileiterplastik, Fimbrioplastik; meist pelviskopisch durchführbare Entfernung des verschlossenen od. veränderten Tubenendes u. Rekonstruktion eines neuen durch auskrempelnde Nähte; vgl. Fimbriolyse.

Salpingo|tomie (↑; -tom*) **f:** (engl.) salpingotomy; Eröffnung des Eileiters, z. B. bei Tubargravidität*.

Salpinx (gr. σάλπιγξ Trompete) **f: 1.** Muttertrompete (Eileiter*, Tuba uterina), nur in Zusammensetzungen gebräuchl. (Salping-, -salpinx); **2.** Ohrtrompete (Tuba auditiva), in Zusammensetzungen wie Plica salpingopharyngea.

Sal|salat (INN) **n:** Ester aus zwei Molekülen Salicylsäure*; **Verw.:** s. Antiphlogistika, nichtsteroidale.

SALT: Abk. für (engl.) **s**kin **a**ssociated **l**ymphoid **t**issue; in der Haut lokalisierte Zellen des lymphatischen u. Monozyten-Makrophagen-Systems als Bestandteil der kutanen Abwehr; bei allerg. Kontaktekzemen ist SALT an der Induktionsphase (Bindung des durch die Haut penetrierten Allergens an Proteine, Aufnahme durch Langerhans-Zellen u. Aktivierung der T-Lymphozyten) sowie an der Expressionsphase (nach Zweitkontakt mit dem Allergen Aktivierung zytotox. T-Lymphozyten, Ausbildung der lokalen Entz. durch Freisetzung von Mediatoren aus den aktivierten Langerhans-Zellen u. T-Lymphozyten) beteiligt. Vgl. MALT.

Salter-Harris-Klassifikation (Robert S., zeitgen. Orthop., Toronto) **f:** (engl.) Salter classification; Einteilung gelenknaher u. gelenkbeteiligter Frakturen bei Kindern; s. Epiphysenfraktur.

Salter-Operation (↑) **f:** op. Auswärtskippung einer steilgestellten Flachpfanne des Hüftgelenks sowie von Scham- u. Sitzbein nach vornunten durch horizontale Beckenosteotomie oberh. des Acetabulums; Modifikation der Chiari*-Operation zur Spätkorrektur einer Hüftgelenkluxation* im 2.–6. Lebensjahr.

Salt-losing-Nephritis (engl. salt Salz; to lose verlieren; Nephr-*; -itis*) **f:** syn. renales Salzverlustsyndrom*.

Salurese (lat. sal Salz; Ur-*) **f:** (engl.) saluresis; syn. Salidiurese; vermehrte Ausscheidung von Natrium-, Kalium-, Chlorid- u. Bicarbonationen im Harn; vgl. Diuretika.

Saluretika (↑; ↑) **n pl:** s. Diuretika.

Salus-Kreuzungs|bogen (Robert S., Ophth., Prag, geb. 1877): (engl.) Salus' arch; Kreuzungsphänomen bei Fundus* arterioscleroticus.

Saluto|genese f: (engl.) salutogenesis; von A. Antonovsky geprägte Bez. für den individuellen Entwicklungsprozess von Gesundheit, der sich als zeitbezogenes Ereignis personaler Lern- u. Reifungsprozesse, genet. Ausstattung, physiol. Verhaltens u. soziobiol. Umweltfaktoren darstellt.

Salvia officinalis f: Salbei*.

Salz|bad: s. Solebad.

Salze: (engl.) salts; anorg. (meist wasserlösl.) od. org. Verbindungen aus Anionen u. Kationen, die in festem Zustand oft Kristallgitter bilden u. in wässriger Lösung in Basenkationen u. Säureanionen dissoziieren; **Entstehung** durch Reaktion von Metallen, Metalloxiden, -hydroxiden od. -carbonaten mit Säuren od. Säureanhydriden; je nach Anzahl der ersetzten Protonen einer Säure, z. B. H_2SO_4, gibt es saure ($NaHSO_4$) od. neutrale (z. B. Na_2SO_4) S.; ersetzen Säurereste eine od. mehrere OH-Gruppen einer Base, z. B. $Ca(OH)_2$, liegt entspr. ein basisches ($Ca[OH]Cl$) bzw. neutrales Salz ($CaCl_2$) vor.

Salze, harn|saure: Urate*.

Salz|fieber: s. Kochsalzhyperthermie.

Salz|flecke: (engl.) salt patches; s. Ekzem, seborrhoisches.

Salz|mangel|syn|drom n: s. Salzverlustsyndrom, renales.

Salz|ödem (Ödem*) n: (engl.) salt edema; durch übermäßige Kochsalzzufuhr bei schlecht genährten, herz- u. nierengesunden Kindern entstehendes Ödem*.

Salz|säure: (engl.) hydrochloric acid; Acidum hydrochloricum; wässrige Lösung des Gases Chlorwasserstoff (HCl); klare, stechend riechende (in höherer Konz. rauchende) Flüssigkeit (Salze: Chloride); Vork. im Magensaft* in 0,3–0,5%iger Konz., Bildung in den Belegzellen der Korpus- u. Fundusdrüsen des Magens; **Wirkung:** Bakteriostase bzw. Bakterizidie, Hydrolyse des Zuckers, Aktivierung von Pepsin*. Neben der S. muss man im Magensaft noch das Vorhandensein eines salzsauren Salzes annehmen, da Cl^- in größerer Menge vorhanden ist, als es dem äquimolaren Verhältnis gegenüber H^+ entspricht. Die Azidität des Magensafts wird durch Titration mit $^{n}/_{10}$ NaOH gegen Phenolphthalein u. Methylorange (Dimethylaminoazobenzol) als Indikatoren bestimmt; diejenige Menge $^{n}/_{10}$ NaOH, die 100 ml Magensaft gegen Methylorange neutralisiert, bezeichnet den Titrationsgrad der **freien S.**, die zur Neutralisierung gegen Phenolphthalein erforderl. Menge als Titrationsgrad der **Gesamtazidität**. Die gebundene Säure ergibt sich aus der Differenz der beiden Säurewerte. Vgl. Magensaftuntersuchung.

Salz|verlust|syn|drom, ad|reno|genitales n: s. Syndrom, adrenogenitales.

Salz|verlust|syn|drom, renales n: (engl.) renal salt wasting syndrome; syn. Salt-losing-Nephritis, Diabetes salinus renalis; z. T. erheblicher Elektrolytverlust über die distalen Nierentubuli inf. mineralokortikoidresistenter Einschränkung des Natrium-Kalium-Austauschs; **Urs.:** interstitielle Nephropathie (Analgetika-Nephropathie, Urat-Nephropathie, chron. Pyelonephritis); **Sympt.:** Hypovolämie, Hypotonie, nächtliche Wadenkrämpfe, Hyperkaliämie, Azidose; vgl. Elektrolythaushalt.

Salz|verlust|syn|drom, zentrales n: (engl.) cerebral salt wasting syndrome; syn. zerebrales Salzverlustsyndrom; hypotone Dehydratation* inf. Störung der zentralen Regulation des Natriumhaushalts u. der Osmoregulation* mit paradox hoher renaler Natriumausscheidung u. Hyponatriämie; **Vork.:** bei Subarachnoidalblutung, seltener bei Schädelhirntrauma, Hirntumor, basaler Meningitis; **Ther.:** Substitution von Natrium u. Flüssigkeit, evtl. Fludrocortison (mineralokortikoide Wirkung); **DD:** Syndrom* der inadäquaten ADH-Sekretion. E. Sch.

SAM: Abk. für **S-A**denosyl**m**ethionin; syn. Adenosylmethionin*.

Samarium (nach V. E. Samarski, russ. Mineraloge, 19. Jahrhundert) n: Symbol Sm, OZ 62, rel. Atommasse 150,4; zur Gruppe der Lanthanoide* gehörendes chem. Element.

Sambucus nigra f: schwarzer Holunder; Strauch aus der Fam. der Geißblattgewächse; Blüten (Sambuci flos) enthalten Flavonoide, Hydroxyphenylcarbonsäuren u. -ester, Steroide u. Triterpene; diaphoretisch u. die Bronchialsekretion steigernde Wirkung; Verw.: bei Erkältungskrankheiten als Diaphoretikum (sog. Fliedertee).

Samen: s. Sperma.

Samen|ausfluss: Spermatorrhö*.

Samen|bank: (engl.) sperm bank; Einrichtung zur Durchführung von Sperma*-Konservierung.

Samen|bläschen: s. Bläschendrüse.

Samen|epi|thel (Epithel*) n: syn. Keimepithel*.

Samen|erguss, vor|zeitiger: Ejaculatio* praecox.

Samen|fäden: s. Spermien.

Samen|hügel: Colliculus* seminalis.

Samen|leiter: Ductus* deferens.

Samen|spender: (engl.) sperm donor; s. Insemination.

Samen|strang: (engl.) spermatic cord; Funiculus spermaticus; enthält Hodenhüllen (mit Ausnahme des Bauchfells), Samenleiter, zahlreiche Blutgefäße u. Nerven, die zum Hodensack u. seinem Inhalt ziehen od. von dorther kommen.

Samen|strang|torsion (lat. torquere, torsus drehen) f: s. Hodentorsion.

Samen|strang|tumoren (Tumor*) m pl: (engl.) spermatic cord tumors; Tumoren im Bereich des Funiculus spermaticus; **Formen: 1.** benigne S., z. B. Lipom, Fibrom, Fibromyom, Myxom, Neurom, Lymphangiom; **2.** maligne S., z. B. Sarkom, Metastasen von Hodentumoren*.

Samen|weg|verschluss: (engl.) occlusion of the seminal duct; angeborener, entzündl. (meist nach Epididymitis) od. iatrogener (Sterilisation) Verschluss der Kanälchen im Nebenhoden od. des Samenleiters; Azoospermie* bei bds. Verschluss.

Sammel|linse: (engl.) focusing lens; syn. Konvexlinse; s. Linse.

Sanarelli-Myxom (Giuseppe S., Serol., Rom, 1864–1940; Myx-*; -om*) n: (engl.) infectious myxomatosis; epidem. Viruserkrankung südamerikan. Kaninchen, die selten auch beim Menschen auftritt u. zur Bildung von Myxomen führt; **Err.:** Leporipoxvirus myxomatosis aus der Fam. Poxviridae*.

Sanarelli-Shwartzman-Phänomen (†; Giuseppe S., Serol., Rom, 1864–1940; Gregory Sh., Bakteriol., New York, 1896–1965) n: (engl.) Shwartzman reaction; eigentl. Sanarelli-Shwartzman-Reaktion; tierexperimentelles Modell lokaler od. disseminierter intravasaler Gerinnung u. Blockierung der terminalen Strombahn durch fibrinreiche Präzipitate nach wiederholter Endotoxininjektion; zweimalige intrakutane bzw. intravenöse Inj. von Endotoxinen gramneg. Bakt. (im Abstand von 12–72 Std.) lösen bei Kaninchen nach der zweiten Inj. lokal schwere Hautentzündungen u. Nekrosen an der ersten Injektionsstelle bzw. einen protrahierten Schock (s. Schock, septisch-toxischer) u. eine Verbrauchskoagulopathie* aus. Immunvorgänge spielen bei dieser sog. thrombohämorrhagischen Reaktion (Hyperkoagulabilität mit hämorrhagischer Diathese) prakt. keine Rolle;

pathol.-anat. sind fibrinreiche (hyaline) Mikrothromben in den Blutgefäßen fast aller Organe (bes. Glomeruluskapillaren mit Nierenrindennekrose) charakteristisch. Folgende Krankheitsbilder des Menschen sind dem S.-S.-Ph. äquivalent: akutes Defibrinationssyndrom bei Aborten u. gebh. Komplikationen, thrombotische Mikroangiopathie*, Purpura* anaphylactoides, Waterhouse*-Friderichsen-Syndrom, Endzustände von Sepsis* u. Schock* mit Verbrauchskoagulopathie.

Sandalen|lücke: (engl.) sandals' gap; Verbreiterung der Zwischenzehenlücke zw. 1. u. 2. Strahl; **Vork.:** z. B. bei Börjeson*-Forssman-Lehmann-Syndrom, Down*-Syndrom u. bei Gesunden.

Sand|floh: Tunga penetrans; s. Flöhe.

Sandhoff-Krankheit (Konrad S., Biochem., München, geb. 1939): (engl.) Sandhoff's disease; Typ II (Variante 0) der G_{M2}-Gangliosidose; s. Gangliosidosen (Tab.).

Sandifer-Syn|drom (Paul S., zeitgen. Neurol., Radiol.; Großbritannien) n: syn. Torticollis-Hiatushernien-Syndrom; Erkr. unklarer Ätiol. mit Torticollis*, dystonen Bewegungen von Hals, Nacken u. evtl. Rumpf, rezidiv. Erbrechen u. evtl. Hiatushernie*; Manifestation im Neugeborenen- od. Kleinkindesalter; **DD:** Torticollis anderer Genese, Torsionsdystonie; vgl. Symptome, extrapyramidale.

Sand|körperchen: Corpora arenacea; s. Psammom.

Sand|mücken|fieber: syn. Pappatacifieber*.

Sand|uhr|geschwulst: (engl.) hourglass tumor; Bez. für durch die Foramina intervertebralia wachsende Rückenmarktumoren*; meist Neurinom*.

Sand|uhr|magen: (engl.) hourglass stomach; (röntg.) Magen mit typischer Einengung etwa in der Mitte; als spastischer S. bei akutem Ulcus* ventriculi od. narbiger S. durch Schrumpfung der Magenwand.

Sandwich-Methode f: (engl.) sandwich method; immun. Testmethode, bei der das zu untersuchende Antigen von einem spezif. Antikörper in der Festphase u. einem Anti-Antikörper, der radioaktiv, enzym-, fluoreszenz- od. lumineszenzmarkiert ist, in einem Dreier-Immunkomplex gebunden wird; z. B. beim Immunfluoreszenztest*. Vgl. Immunassay.

Sanfilippo-Syn|drom (Sylvester J. S., zeitgen. Päd., Minneapolis) n: Typ III der Mukopolysaccharid*-Speicherkrankheiten.

S

Sanguiniker (Sanguis*) m: (engl.) sanguine type; s. Temperament.

sanguinolent (lat. sanguinolentus voller Blut): blutig.

Sanguis (lat.) m: Blut.

Santorini-Gang (Giovanni D. S., Anat., Venedig, 1681–1737): Ductus* pancreaticus accessorius.

Santorini-Kerbe (↑): Incisura cartilaginis meatus acustici.

Santorini-Knorpel (↑): (engl.) Santorini's cartilage; Cartilago corniculata; dem Stellknorpel des Kehlkopfs aufsitzender kleiner elast. Knorpel.

Santorini-Muskeln (↑; Musculus*) m pl: **1.** Musculus* procerus; **2.** Musculus* risorius; **3.** Musculus incisura terminalis (inkonstanter Teil des M. tragicus).

Santorini-Papille (↑) f: Papilla* duodeni minor.

Sapo (lat.) m: Seife; s. Seifen.

Saponi|fikation (↑; lat. facere machen, tun) f: (engl.) saponification; Verseifung; s. Adipocire.

Saponine (↑) n pl: (engl.) saponins; zu den Phytosterolen* gehörende oberflächenaktive Stoffe.

Sappey-Venen (Marie Ph. S., Anat., Paris, 1810–1896; Vena*) f pl: Venae* paraumbilicales.

Sapr|ämie (gr. σαπρός faulig; -ämie*) f: (engl.) sapremia; Sepsis durch Fäulnisbakterien.

Sapro|phyten (↑; Phyt-*) m pl: (engl.) saprophytes; Mikroorganismen, die ausschl. (obligate S.) von totem org. Material leben; fakultative S. können auch parasitieren (Parasiten*).

SAPS: Abk. für (engl.) **s**implified **a**cute **p**hysiology **s**core; aus 14 Parametern (Alter, klin. u. labordiagn. Messwerte, Glasgow-Komaskala) ermittelte Punktzahl zur Bewertung des Schweregrades einer Erkrankung u. zur Prognoseabschätzung bei Intensivpatienten; vgl. APACHE.

Saquina|vir (INN) n: Abk. SQV; Virostatikum (Proteasehemmer); **Ind.:** Infektion mit HIV* als Teil einer antiviralen Kombinationstherapie*; **Kontraind.:** Behandlung mit Substanzen, die eine geringe therap. Breite besitzen u. Substrate der Zytochrom-P-450-Isoenzyme der Leber sind; **cave:** versch. Wechselwirkungen mit anderen Substanzen aufgrund der Beeinflussung des Leberstoffwechsels; **UAW:** gastrointestinale Störungen (v. a. Diarrhö), Hyperglykämie, Diabetes mellitus, Lipodystrophie-Syndrom u. a.; vgl. Virostatika. R. Leh.

Sarco|cystis (Sark-*; Kyst-*) f: Protozoengattung der Gruppe der Kokzidien* mit obligatem Wirtswechsel zw. Endwirt (z. B. Hund, Katze, Mensch) u. Zwischenwirt (z. B. Rind, Maus, Schwein); humane Darmparasiten: S. bovihominis u. S. suihominis; **Entw.:** Inf. durch zystenhaltiges, unzureichend gekochtes Rind- bzw. Schweinefleisch; Gamogonie in Zellen der Lamina propria des Darms; Bildung von Oozysten, die noch im Wirt eine Sporogonie durchmachen; Ausscheidung mit dem Stuhl, meist als Sporozysten mit vier Sporozoiten; Inf. der Zwischenwirte durch diese Sporozysten; massive Inf. führt beim Menschen zu wenige Tage andauernder Diarrhö, Nausea u. leichtem Fieber (sog. Sarkozystiose); Zystenausscheidung für Wochen möglich.

Sarcoid like lesions (engl. sarkoidartige Veränderungen): histol. der Sarkoidose* ähnelnde Granulome in Lymphknoten, die im Abflussgebiet von Karzinomen liegen. Vgl. Entzündung.

Sarco|lemma (Sark-*; gr. λέμμα Schale, Rinde) n: s. Sarkolemm.

Sarcoma botryoides (↑; -om*) n: embryonales Rhabdomyosarkom* mit traubenförmigem Wachstum; Lok. v. a. im Urogenitalbereich; **Vork.** meist vor dem 6. Lj., gehäuft bei Jungen; bei Mädchen von der Zervix od. Vagina ausgehende juvenile Variante des malignen Müller*-Mischtumors mit frühzeitiger lympho- u. hämatogener Metastasierung; **Ther.:** primäre Chemotherapie: nach Diagnosesicherung durch Biopsie Chemotherapie, danach lokal Op. bzw. Strahlentherapie u. Fortsetzung der Chemotherapie; **Progn.:** meist günstig.

Sarco|phaga (↑; Phag-*) f: Fleischfliege; s. Fliegen.

Sarc|optes scabiei (↑) f: syn. Acarus siro; Krätzmilbe; s. Milben.

Sarco|sporidia (↑; Spora*; -id*) n pl: frühere Bez. für das Zystenstadium von Protozoen der Gattung Sarcocystis*.

Sarg|deckel|kristalle m pl: (engl.) coffin lid crystals; nach ihrem mikroskop. Aussehen im Harnsediment benannte Kristalle aus Magnesiumammoniumphosphat*; vgl. Wetzsteinkristalle.

Sarin n: Methylfluorophosphonsäure-isopropylester; gut wasser- u. lipidlösl., fast geruchloses Nervengas (1939 als Kampfstoff in Deutschland entwickelt); **Wirkung:** s. Phosphorsäureester; **Antidot:** z. B. Obidoximchlorid (in Komb. mit Atropin).

Sark-: auch Sarc-; Wortteil mit der Bedeutung Fleisch; von gr. σάρξ, σαρκός.

Sarko|glykan n: s. Gliedergürteldystrophien.

Sarkoid Darier-Roussy (↑; -id*; Ferdinand J. D., Dermat., Paris, 1856–1938; Gustave R., Pathol., Paris, 1874–1948) n: (engl.) Darier-Roussy sarcoid; nosolog. nicht einheitliche sarkomähnliche Neoplasie mit subkutanen, schmerzlosen, nicht einschmelzenden u. gut abgrenzbaren Infiltraten v. a. an den Armen, seltener an den Beinen u. am Stamm; Vorkommen z. B. i. R. der Sarkoidose*.

Sarkoidose (↑; ↑; -osis*) f: (engl.) sarcoidosis; syn. Boeck-Krankheit, Besnier-Boeck-Schaumann-Krankheit, Lymphogranulomatosis benigna, Lupus pernio; system. granulomatöse Erkr. unbekannter Ätiol. mit verstärkter zellulärer Immunaktivität in den betroffenen Organen; Manifestation immer in intrathorakalen Lymphknoten, zu über 90 % auch in der Lunge; extrathorakal v. a. in Leber, Milz, peripheren Lymphknoten, Augen (Iridozyklitis, Konjunktivitis, Retinitis), Herz (Myokarditis*), Haut (knotige, braunrote Infiltrate, z. B. Angiolupoid*), Nervensystem (z. B. Enzephalitis*), Knochen (z. B. Ostitis* multiplex cystoides Jüngling), Speichel- u. Tränendrüsen, Tonsillen, Darm u. Nieren; **Epidemiol.:** Prävalenz ca. 50:100 000, Frauen erkranken etwas häufiger als Männer. **Pathol./Anat.:** nichtverkäsende Granulome aus Epitheloidzellen, Makrophagen, Langhans-Zellen u. T-Lymphozyten; **Klin.:** akuter (als sog. Löfgren*-Syndrom) od. chron. Verlauf (weitaus häufiger); röntg. Stadieneinteilung: Stadium I mit bihilärer Lymphknotenvergrößerung ohne sichtbare Lungenherde; Stadium II mit Hilumlymphomen u. Lungenparenchymbefall; Stadium III mit Lungenparenchymbefall ohne Lymphknotenvergrößerung; **Sympt.:** bei der chronischen S. meist nur gering ausgeprägt; in Abhängigkeit vom Lungenbefall evtl. Reizhusten u. Belastungsdyspnoe, im Fibrosestadium schwere Lungenfunktionsstörungen u. Cor pulmonale; **Diagn.:** Bronchoskopie mit bronchoalveolärer Lavage (CD4/CD8-Quotient erhöht), Biopsien aus Bronchialschleimhaut u. Lungenparenchym, evtl. Mediastino- od. Thorakoskopie, Ergospirometrie, Messung der pulmonalen Diffusionskapazität u. Compliance, Tuberkulintest (ein pos. Ergebnis schließt eine S. aus), Bestimmung von Angiotensin converting enzyme, Lysozym u. Gammaglobulinen (meist erhöht); **Ther.:** Kortikoide nur bei Lungenfunktionsstörungen sowie Augen-, Herz-, Nieren- od. ZNS-Beteiligung; Allopurinol bei Hautsarkoidose.

Sarkoid Spiegler-Fendt (↑; ↑; Eduard Sp., Chem., Dermat., Wien, 1860–1908) n: (engl.) Spiegler-Fendt sarcoid; sog. Sarcomatosis cutis; Bez. für eine Variante der Lymphadenosis* cutis benigna mit Streuungsneigung der Tumoren im Gesicht, an Rumpf u. Extremitäten.

Sarko|lemm (↑; gr. λέμμα Schale, Rinde) n: (engl.) sarcolemma; veraltete Bez. für das Plasmalemm der quergestreiften Muskelfaser; vgl. Muskelgewebe.

Sarkom (↑; -om*) n: (engl.) sarcoma; von mesenchymalem Gewebe ausgehender maligner Tumor, der frühzeitig hämatogen metastasiert; eine sarkomatöse Entartung primär benigner mesenchymaler Tumoren, z. B. von Meningeomen (s. Hirntumoren), ist möglich. **Einteilung: 1.** differenziertes S. nach dem Muttergewebe, z. B. Myxo-, Osteo- u. Weichteilsarkom*; **2.** undifferenziertes S. nach vorherrschendem Zelltyp, z. B. spindelzelliges, rundzelliges, polymorphzelliges Sarkom. Vgl. Knochentumoren, Tumoreinteilung.

Sarkoma idio|pathicum multi|plex haemor|rhagicum (↑; ↑) n: syn. Kaposi*-Sarkom.

Sarkomatose (↑; ↑; -osis*) f: (engl.) sarcomatosis; Bez. für eine lokal ausgebreitete od. generalisierte Sarkombildung bzw. Metastasierung eines Sarkoms*; z. B. bei Kaposi*-Sarkom od. als Meningeosis* sarcomatosa.

Sarko|mere (↑; gr. μέρος Teil, Anteil) n pl: veraltete Bez. für Myomere*.

Sarko|plasma (↑; -plasma*) n: veraltete Bez. für Zytoplasma der Muskelzelle; vgl. Muskelgewebe.

Sarkosin n: (engl.) sarcosine; CH_3—NH—CH_2—COOH; N-Methylglycin; Zwischenprodukt im Stoffwechsel von Cholin*; Vork. in Mitochondrien der Leber- u. Nierenzellen.

Sarko|tubuli (Sark-*; Dim. von Tubus*) m pl: veraltete Bez. für Mikrotubuli* in Muskelfasern.

Sarko|zele (↑; -kele*) f: (engl.) sarcocele; entzündlich od. neoplastisch bedingte Schwellung von Hoden od. Nebenhoden.

Sartorius (lat. sartor Schneider) m: Kurzbez. für Musculus sartorius, Schneidermuskel.

Satelliten (lat. satelles Begleiter) m pl: (engl.) satellites; **1.** (histol.) s. Mantelzellen; **2.** (genet.) distal einer sek. Einschnürung gelegene Chromosomenanhängsel; Vork. bei fünf menschl. Chromosomen* (D 13–15, G 21+22).

Satelliten|virus (↑; Virus*) n: s. Parvoviridae.

Satelliten|zellen (↑; Zelle*): syn. Mantelzellen*.

Sattel|block: (engl.) saddle block; Form der Spinalanästhesie*, bei der mittels spinaler Applikation eines hyperbar gelösten Lokalanästhetikums in sitzender Position nur die sakralen Spinalnerven (Segmente S_2-S_5) blockiert werden; Ausbreitungsgebiet sattelförmig; **Anw.:** bei chir. Eingriff im Dammbereich; vgl. Kaudalanästhesie.

Sattel|em|bolie (Embol-*) f: (engl.) saddle embolism; Bez. für eine Embolie* durch einen sog. reitenden Embolus an einer Bifurkationsstelle des Gefäßsystems.

Sattel|gelenk: (engl.) saddle joint; Articulatio sellaris; s. Gelenkformen.

Sattel|haken: (engl.) saddle retractor; stumpfer Wundhaken*.

Sattel|kopf: (engl.) clinocephaly; syn. Kreuzkopf, Klinozephalie; bei Rachitis* vorkommende Einziehung der Kranznaht u. Hervortreten der Stirn- u. Hinterhauptgegend.

Sattel|nase: (engl.) saddle nose; sattelförmig eingesunkene Nase; Urs.: meist Trauma, Inf. (konnatale Syphilis*) od. postoperativ entstanden; Ther.: evtl. Rhinoplastik*.

Sattler-Schicht: (engl.) Sattler's layer; syn. Haller-Schicht; Lamina vasculosa der Choroidea*.

Saturnismus m: Bleivergiftung*.

Sauerbruch-Prothese (Ernst Ferdinand S., Chir., Zürich, Berlin, 1875–1951; Prothese*) **f:** (engl.) Sauerbruch's prosthesis; wieder mehr gebräuchl. künstl. Greifarm, der durch Muskelplastik mit eingesetzten Stiften über Seilzüge willkürlich zu bewegen ist; Einsatz bei doppelseitiger Oberarmamputation od. Exartikulation im Schultergelenk; vgl. Prothese.

Sauer|stoff: (engl.) oxygen; chem. Element, Symbol O (Oxygenium), OZ 8, rel. Atommasse 15,999; 2-wertiges, zur Gruppe der Chalkogene gehörendes, farb-, geruch- u. geschmackloses, zu 20,93 Vol.% in der Luft enthaltenes Gas, das für die meisten (für alle höheren) Lebewesen lebensnotwendig ist. S. kann sich mit allen Elementen mit Ausnahme der Edelgase verbinden (s. Oxid, Oxidation). Dreiatomiger S.: Ozon*.

Sauer|stoff|af|finität (lat. affinitas enger Zusammenhang, Freundschaft) **f:** (engl.) oxygen affinity; Sauerstoffaufnahmevermögen des Hämoglobins* bei einem gegebenen Sauerstoffpartialdruck; Messgröße: Halbsättigungsdruck (T_{50} od. P_{50}), d. h. Sauerstoffpartialdruck, bei dem 50%ige Sättigung des Hämoglobins vorliegt; normal (bei pH 7,4 u. 37 °C): 26,6 mmHg (3,46 kPa). Vgl. Sauerstoff-Dissoziationskurve (Abb.).

Sauer|stoff|aufnahme: (engl.) oxygen uptake; Bez. für die Sauerstoffmenge pro Zeiteinheit, die vom Organismus verstoffwechselt bzw. chemisch (u. physik.) gebunden wird; Bestimmung z. B. aus dem Produkt von arteriovenöser Sauerstoffdifferenz* u. Herzminutenvolumen*; beträgt beim Erwachsenen in Ruhe 250–300 ml O_2/min; starker Anstieg bei körperl. Arbeit, Fieber u. a.

Sauer|stoff|aufnahme, maximale: (engl.) maximal oxygen uptake; Sauerstoffmenge, die pro Minute bei individuell maximal möglicher dynamischer Arbeit großer Muskelgruppen aufgenommen werden kann (z. B. beim Laufen od. Radfahren); Bruttokriterium der kardio-pulmonal-metabolischen Leistungsfähigkeit; Normalwerte für untrainierte Männer des 3. Lebensjahrzehnts ca. 3 l/min, bei Frauen ca. 2 l/min. Weltklassesportler in Ausdauersportarten können Werte um 7 l/min erreichen.

Sauer|stoff|ausnutzung: (engl.) oxygen utilization; O_2-Entnahme aus 1 l Atemluft; normal in Ruhe 30–45 ml.

Sauer|stoff|bindungs|kurve: s. Sauerstoff-Dissoziationskurve.

Sauer|stoff|de|fizit n: (engl.) oxygen deficit; die Menge Sauerstoff, die bei Arbeitsanfang in Relation zum belastungsbezogenen Sauerstoffbedarf zu wenig aufgenommen wird; vgl. Sauerstoffschuld.

Sauer|stoff|dif|ferenz, arterio|venöse **f:** (engl.) arteriovenous oxygen difference; Abk. $AVDO_2$; Unterschied im Sauerstoffgehalt zw. arteriellem (20 Vol.%) u. venösem (15 Vol.%) Blut; kann bei starker körperl. Anstrengung durch erhöhte Entsättigung auf über 10 Vol.% steigen.

Sauer|stoff-Dis|soziations|kurve (Dissoziation*): (engl.) oxygen dissociation curve; syn. Sauerstoffbindungskurve; Funktion der Sauerstoffsättigung des Hämoglobins (sO_2) in Abhängigkeit vom Sauerstoffpartialdruck (pO_2); Rechtsverschiebung bei Erhöhung der Körpertemperatur, des CO_2-Partialdrucks u. der Konz. von 2,3-Diphosphoglycerat sowie bei sinkendem pH; Linksverschiebung durch die entspr. gegenteiligen Veränderungen. Vgl. Bohr-Effekt, Sauerstoffaffinität.

Sauer|stoff|druck|messung, trans|kutane: (engl.) transcutaneous oxygen monitoring; Messung des transkutanen Sauerstoffpartialdrucks ($tcPO_2$), der weitgehend dem kapillären Sauerstoffdruck entspricht; Meth. zur Diagnostik der kritischen Extremitätenischämie*.

Sauer|stoff|gabe: (engl.) oxygen administration; Anreicherung der Inspirationsluft mit O_2 (>21 % bis max. 100 %) zur Therapie od. Prophylaxe von Hypoxie*; **Formen: 1.** Inhalation über Atemmaske, Nasensonde od. Trachealkanüle; **2.** Insufflation bei assistierter od. kontrollierter Beatmung* mit Maske, Beatmungsbeutel od. nach Intubation mit Beatmungsbeutel bzw. -gerät.

Sauer|stoff|gefälle: (engl.) oxygen gradient; Abnahme des Sauerstoffpartialdrucks im Blut während der Passage des Körperkreislaufs v. a. durch Sauerstoffabgabe im Bereich der Blutkapillaren.

Sauer|stoff|kapazität **f:** (engl.) oxygen capacity; Bez. für die Menge Sauerstoff, die bei einem Sauerstoffdruck von 100 mmHg (13,3 kPa), einem CO_2-Druck von 40 mmHg (5,3 kPa) u. einer Temperatur von 38 °C im Blut (an Hämoglobin) gebunden ist; in vivo von der Sauerstoffbindungsfähigkeit des Hämoglobins (normal 1,34 ml O_2/g Hb, erniedrigt z. B. bei Hämoglobinopathien) u. dem Hb-Gehalt des Bluts (erniedrigt z. B. bei Eisenmangelanämie) abhängig; beim erwachsenen Mann ca. 200 ml O_2/l Blut.

Sauer|stoff-Lang|zeit|therapie **f:** (engl.) long-term oxygen therapy; Sauerstoffgabe über Nasensonde od. Trachealkatheter bei chron. hypoxämischer respiratorischer Insuffizienz* od. pulmonaler Hypertension* zur Lebensverlängerung, Senkung des Pulmonalarteriendrucks, Verbesserung von Myokardkontraktilität u. körperl. u. geistiger Leistungsfähigkeit.

Sauer|stoff|mangel: s. Hypoxie, Anoxie.

Sauer|stoff|mangel, intra|uteriner: (engl.) fetal oxygen deficiency; syn. fetale Hypoxämie; Sauerstoffmangel des Kindes vor od. während der Geburt inf. Plazentainsuffizienz*, Nabelschnurkomplikationen* od. langer Dauer der Wehen bzw. hochfrequenter Wehentätigkeit; **Diagn.:** Kardiotokographie, Doppler-Flussmessung des Nabelschnurbluts, Pulsoxymetrie zur Bestimmung des O_2-Gehalts im fetalen Blut; **Ther.:** Tokolyse bei hochfrequenter Wehentätigkeit; unverzügl. Schnittentbindung, falls vor der Geburt Verdacht auf i. S. besteht.

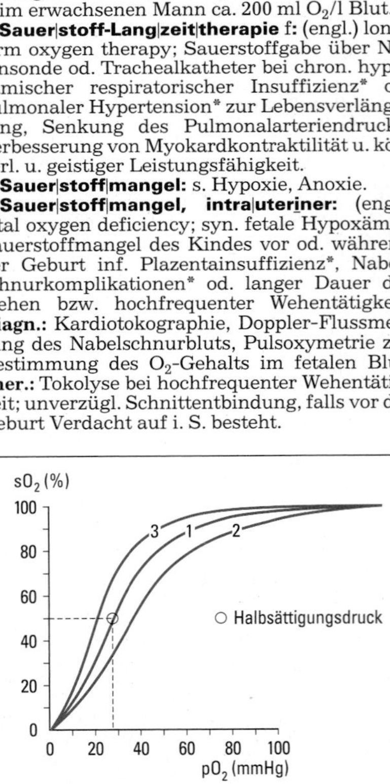

Sauerstoff-Dissoziationskurve:
1: normaler Verlauf; 2: sog. Rechtsverschiebung; 3: sog. Linksverschiebung

S

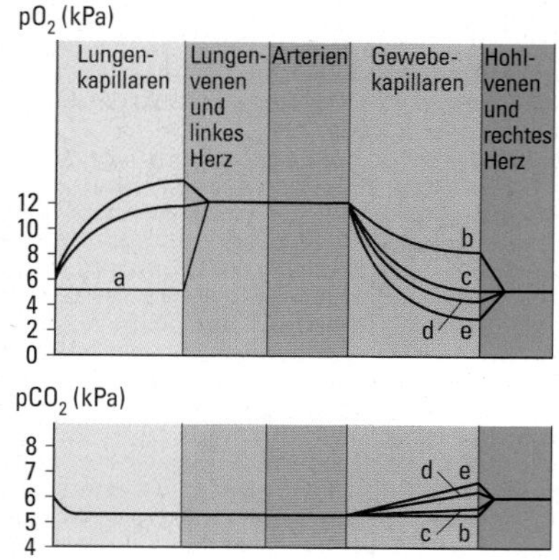

Sauerstoffgefälle:
Partialdruck von Sauerstoff (pO_2) und Kohlendioxid (pCO_2) in verschiedenen Abschnitten des Blutkreislaufs (Ruhebedingungen);
a: ein geringer Anteil des venösen Bluts wird in der Lunge nicht arterialisiert (intrapulmonaler Shunt); b: Nierenkapillaren; c: Skelettmuskelkapillaren; d: Gehirnkapillaren;
e: Herzmuskelkapillaren [437]

Sauer|stoff|parti̲al|druck (lat. parti̲alis teilweise)**:** (engl.) oxygen partial pressure; Symbol pO_2; Teildruck des Sauerstoffs im Organismus; Referenzwerte: in den Alveolen (s. BTPS) etwa 13,3 kPa (100 mmHg), im Blut (physik. gelöster Sauerstoff) arteriell 12,6 kPa (95 mmHg), venös 5,3 kPa (40 mmHg); vgl. Partialdruck.

Sauer|stoff|puls (Puls*) m**:** (engl.) oxygen pulse; Quotient aus Sauerstoffaufnahme* in ml/min u. Pulsfrequenz; je größer der Wert auf einer gegebenen Belastungsstufe ausfällt, desto größer ist die kardiale Leistungsfähigkeit des Probanden. Maximaler Durchschnittswert untrainierter männl. Personen ca. 18, von Weltklassesportlern in Ausdauersportarten über 30.

Sauer|stoff|sättigung: (engl.) oxygen saturation; Anteil des Oxyhämoglobins am Gesamthämoglobin; Referenzwerte: im art. Blut 95–97 %, im venösen Blut ca. 73 %. Vgl. Sauerstoff-Dissoziationskurve.

Sauer|stoff|schuld: (engl.) oxygen debt; diejenige Sauerstoffmenge, die nach körperl. Arbeit vermehrt im Vergleich zum Ruheausgangswert aufgenommen wird; Summe von Sauerstoffdefizit* u. der Sauerstoffmenge, die während der körperl. Arbeit (auch bei Steady*-state-Arbeit mit hoher Belastungsintensität) zu wenig aufgenommen wird.

Sauer|stoff|toxikose (Tox-*; -osis*) f**:** (engl.) oxygen toxicity; Bez. für Schädigung der Lunge (chron. Beatmungslunge, bronchopulmonale Dysplasie), des Zentralnervensystems (Sauerstoffkrämpfe) u. v. a. bei Frühgeborenen des Auges (Retinopathia* praematurorum) durch länger dauernde Atmung von Luft mit hohem Sauerstoffpartialdruck bei Sauerstoff*-Überdrucktherapie; **Pathophysiol.:** Freisetzung von Sauerstoffradikalen im Gewebe, die bei längerer Einwirkung zur Erschöpfung der Antioxidationssysteme führen.

Sauer|stoff-Über|druck|therapie f**:** (engl.) hyperbaric oxygen therapy (Abk. HOT); syn. hyperbare Oxygenierung (Abk. HBO); **Prinzip:** durch Atmen von Sauerstoff in einer Überdruckkammer* gelingt es, die Sauerstoff-Transportkapazität des Bluts durch erhebliche Vermehrung des im Blut physik. gelösten Sauerstoffs zu steigern u. damit die Sauerstoffkonzentration in den Geweben zu erhöhen. **Ind.:** Gasbrand, Kohlenmonoxidvergiftung, Caisson-Krankheit, Luftembolie; ergänzende Maßnahme zur Strahlentherapie, um die Strahlenempfindlichkeit maligner Tumoren ohne Mehrbelastung gesunden Gewebes zu verbessern. Bei längerer Anw. besteht die Gefahr einer Sauerstofftoxikose*.

Saug|bi|opsie (Bio-*; Op-*) f**:** (engl.) aspiration biopsy; Aspirationsbiopsie* zur Gewinnung von Zellmaterial (unter röntg. Kontrolle od. endoskop. Sicht) aus Hohlorganen (insbes. von Schleimhautpartikeln aus dem Ösophago-Magen-Darm-Trakt) zur histol. bzw. zytol. Untersuchung.

Saug|drainage (Drainage*) f**:** (engl.) suction drainage; Absaugen von Flüssigkeit durch Unterdruck; vgl. Bülau-Drainage, Redon-Saugdrainage, Monaldi-Saugdrainage, Saugkürettage.

Saug|glocke: (engl.) suction cup; s. Vakuumextraktion.

Saug|glocken|test m**:** (engl.) suction cup test; Verf. zur Erfassung einer Angiolopathie, die von Funktion der Gefäße bzw. Zahl u. Funktion der Thrombozyten abhängig ist; **Prinzip:** am Oberarm des Pat. wird mit Hilfe einer Saugglocke (Ø 2 cm) ein Unterdruck von 20 mmHg erzeugt, der 5 Min. aufrechterhalten wird. Das Auftreten von Petechien ist ein Hinweis auf Kapillarstörungen bzw. Thrombopenie. Vgl. Rumpel-Leede-Test.

Saug|kürettage (Kürettage*) f**:** (engl.) suction curettage; syn. Vakuumkürettage; intermittierende Entleerung der Gebärmutterhöhle durch Absaugen (schonender als Kürettage*); **Ind.:** Schwangerschaftsabbruch bis Ende 12. SSW, Blasenmole, zweizeitiger Abort; vgl. Aspirationskürettage.

Saug|re|flex (Reflekt-*) m**:** (engl.) sucking reflex; s. Reflexe, frühkindliche.

Saug|schwäche: (engl.) sucking weakness; mangelhafte Ausbildung des Saugreflexes, z. B. bei Frühgeborenen, bei perinatal erworbener zerebraler Schädigung (z. B. intrakranielle Blutung, Kernikterus) od. augrund von Infektionen; u. U. auch Folge einer Medikamenteneinnahme der stillenden Mutter.

Saug|würmer: Trematodes*.

Sauna f**:** syn. finnisches Bad; trockene Heißluftbehandlung (Temperatur 70–100 °C, Luftfeuchtigkeit 5–20 %) des ganzen Körpers, evtl. in Komb. mit Dampfaufgüssen; Dauer 10–20 Min., danach Abkühlung (Kaltwasserabgüsse, Tauchbad, Freibad) u. Ruhepause; mehrmalige Wiederholung; Anw. zur Steigerung des Wohlbefindens u. der allg. Widerstandskraft gegen Erkältungskrankheiten.

Saxi|toxi̲n n**:** sehr giftige hitzestabile Substanz best. im Meeresplankton (nicht im Mittelmeer, Roten Meer) vorkommender Dinoflagellaten, die von Muscheln aufgenommen werden können; der Genuss solcher Muscheln kann (selten) beim Menschen zu Vergiftungserscheinungen führen (20–30 Min. nach der Mahlzeit); Sympt.: Prickeln in der Lippengegend, Starre

S

der Mundmuskulatur, Lähmung der Extremitäten, Tod durch Atemlähmung (tödl. Dosis für den Menschen ca. 1 mg).

Sayk-Verfahren (Johannes S., Neurol., Rostock, geb. 1923): (engl.) Sayk's method; zytol. Analyse von Zellen im Liquor* cerebrospinalis nach Sedimentation in spez. Kammer; vgl. Liquordiagnostik.

Sayre-Korsett (Lewis A. S., Chir., New York, 1820–1901) n: (engl.) Sayre's jacket; orthop. Gipskorsett; vgl. Orthese.

Sb: chem. Symbol für Antimon*.

s. c.: Abk. für **s**ub**c**utaneus (subkutan).

Sc: Symbol für **1.** (chem.) Scandium*; **2.** (serol.) Scianna*-Blutgruppen.

Scabies (lat.) f: auch Skabies, Krätze; durch Krätzmilben (Sarcoptes scabiei) verursachte Epizoonose mit typ. Hautveränderung; Übertragung durch engen körperl. Kontakt; Inkubationszeit max. 8 Wochen; **Sympt.**: winkelig geknickte, bis 1 cm lange Milbengänge, an deren Ende die weibl. Milbe in einer gelbl. Erhebung (Milbenhügel) sitzt; Lok.: bes. Interdigitalräume, Handgelenke, Ellenbogen, vordere Achselfalten, Brustwarzenhof, Penis, Nabel, Fußränder; juckendes, oft ekzemähnl. Exanthem mit Knötchen, Krusten, Kratzspuren u. Pusteln an den genannten Stellen u. an der Vorderseite des Rumpfs; Rücken u. Kopf bleiben meist frei; sek.

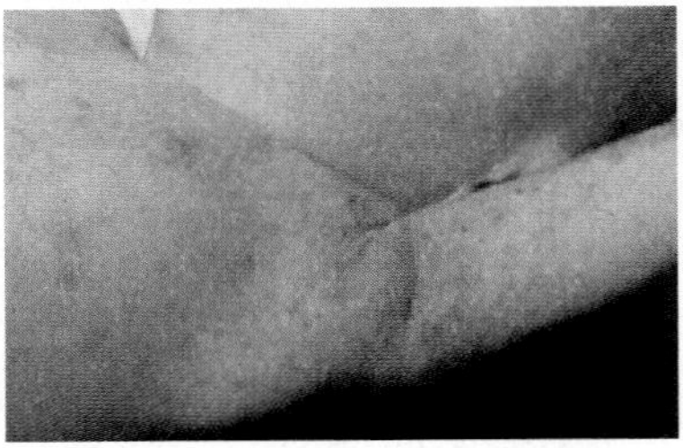

Scabies:
bakteriell sekundärinfiziert [179]

bakterielle Inf. möglich; **Sonderformen: 1.** S. discreta: abortive Form bei Menschen, die sich häufig waschen, mit starkem Juckreiz bes. in der Bettwärme; kaum Hautveränderungen; **2.** S. nodosa: bis erbsgroße, juckende, durch Ausscheidungen der Milben allerg. bedingte Knötchen, die monatelang trotz antiskabiöser Behandlung bestehen bleiben; bes. bei Kleinkindern; **3.** S. norvegica: Erythrodermie mit dicken Borken an Händen u. Füßen, die massenhaft Milben enthalten; Vork. bes. bei Abwehrschwäche (z. B. HIV-Erkrankung), Kachexie od. ausgeprägter Polyneuropathie; sehr ansteckend; **Nachw.**: tangentiale Abtragung eines gangtragenden Hautstückchens u. mikroskop. Untersuchung nach Hinzufügen von 30%iger Kalilauge; **Ther.**: Lindan (0,3 %) u. Benzylbenzoat (2,5 %); bei Säuglingen u. Kleinkindern Benzylbenzoat (10 %); bei ekzemartiger Hautveränderung lokal Glukokortikoide; Wäschewechsel; Untersuchung von Kontaktpersonen.

Scala (lat. scalae Stufen, Treppe) f: Treppe, Leiter, Gradeinteilung.

Scala tympani, vestibuli (↑) f: Pauken- bzw. Vorhoftreppe; Gänge in der knöchernen Schnecke, die Perilymphe enthalten; zw. ihnen liegen der Ductus cochlearis u. die wendeltreppenartig von der Schneckenachse (Modiolus) vorspringende Lamina spiralis ossea.

scalenus (gr. σκαληνός schief, ungerade): ungleichseitig-dreieckig.

Scalenus-anterior-Syn|drom (↑; lat. anterior der Vordere) n: Form des Thoracic*-outlet-Syndroms mit Kompression der A. subclavia u. des Plexus brachialis in der Skalenuslücke*; **Urs.**: Hypertrophie von M. scalenus anterior u. M. scalenus medius; **Sympt.**: Schmerzen im Bereich von Halswirbelsäule, Schulter, Arm u. Hand (v. a. bei herabhängendem Arm); Parästhesien u. Hyperästhesie v. a. an der Ulnarseite des Unterarms; **DD:** Halsrippensyndrom*.

Scaling (engl.): (zahnmed.) instrumentelle Bearbeitung von Kronen- u. Wurzeloberflächen der Zähne zur Entfernung von Plaque, Zahnstein u. Konkrementen; gleichzeitig wird in geringem Maß raues Wurzelzement entfernt, im Bereich der Zahnfleischtasche erfolgt eine Kürettage. Therapieziel ist eine glatte Wurzeloberfläche, die frei von harten u. weichen mikrobiellen Belägen ist.

Scandium n: chem. Element, Symbol Sc, OZ 21, rel. Atommasse 44,96; zur Scandiumgruppe gehörendes Metall.

Scanner (engl. to scan absuchen) m: Gerät zum punktförmigen Abtasten eines Informationsträgers u. zur Registrierung u. Darstellung von Messdaten, bestehend aus einem Detektor* u. einer bildgebenden Einrichtung in Verbindung mit einem EDV-System; Anw. in der Nuklearmedizin in Zus. mit der Registrierung der Koinzidenzstrahlung bei der Positronenemissionstomographie* (PET-Scanner); vgl. Szintigraphie.

Scanzoni-Manöver (Friedrich W. S., Gyn., Gebh., Würzburg, Prag, 1821–1891): (engl.) Scanzoni's manœuvre; Zangenextraktion* mit zweimaligem Anlegen der Zange; dient zur Entw. einer hinteren Hinterhauptlage.

Scapha (gr. σκάφη Wanne, Boot) f: Nachen, Kahn (Os scaphoideum: Kahnbein); (anat.) Grube zw. Helix u. Antihelix der Ohrmuschel; s. Ohr, äußeres (Abb.).

Scapula (lat.) f: Schulterblatt; Bestandteil des Schultergürtels, Teile: Facies costalis (ant.), post. mit Spina scapulae (Schulterblattgräte); Acromion (äußerstes, oberes Ende der Spina scapulae); Margo med., lat., sup.; Angulus inf., lat., sup.; Cavitas glenoidalis (Gelenkpfanne für das Schultergelenk); Processus coracoideus (Rabenschnabelfortsatz).

Scapulae alatae (↑) f pl: auch Engelflügelstellung; flügelförmig abstehende Schulterblätter (s. Abb.); **Vork.**: z. B. bei leptosomem Körperbau, Serratuslähmung (ggf. auf eine Seite beschränkt), progressive Muskeldystrophie u. anderen Myatrophien des Schultergürtels.

Scapus (lat.) m: Stock, Schaft.

Scapus pili (↑) m: Haarschaft.

Scarlatina (lat. scarlatum rote Farbe, Scharlach) f: syn. Scharlach*.

Scarpa-Dreieck (Antonio S., Anat., Chir., Modena, 1752–1832): s. Trigonum femorale.

Scarpa-Faszie (↑; Fasc*) f: (engl.) Scarpa's fascia; Stratum membranosum der Tela subcutanea abdominis.

Scarpa-Ganglion (↑; Gangl-*) n: Ganglion* vestibulare.

Scarpa-Nerv (↑): Nervus* nasopalatinus.

S

Scarpa-Öffnung (↑): Helicotrema* zw. Scala tympani u. Scala vestibuli.

Scelus suillum (lat. scelus Abweichung, Biegung, Verbrechen) m: syn. Pseudorabies*-Virus.

SCF: Abk. für (engl.) **s**tem **c**ell **f**actor; s. Stammzellfaktor.

Schachtel|ton: (engl.) bandbox resonance; sehr lauter od. tympanischer Perkussionsschall bei Haut- od. Lungenemphysem.

Schad|stoffe: (engl.) contaminants, pollutants; v. a. in der Umwelttoxikologie gebrauchter Ausdruck für schädliche Substanzen in Luft, Gewässer, Erdboden u. Nahrungsmitteln.

Schädel: (engl.) skull; Cranium.

Schädel|basis (Bas-*) f: (engl.) skull base; Basis cranii externa (interna), äußere (innere) Schädelbasis; die äußere Sch. wird auch als Norma basalis bezeichnet.

Schädel|basis|frakturen (↑; Fraktur*) f pl: (engl.) skull base fractures; Schädelfrakturen* im Bereich der Schädelbasis; **Formen: 1.** frontobasale Fraktur im Bereich der Nasennebenhöhlen nach frontaler Gewalteinwirkung; Sympt.: nasale u. pharyngeale Liquorrhö*, Brillenhämatom* u. Monokelhämatom, Hämatom am Rachendach (bei Keilbeinhöhlenfraktur), Blutung aus Nase od. Rachen, Hirnnervenlähmungen (v. a. Augenmuskellähmung*); Diagn.: Rö.-Schädel in mehreren Ebenen, hochauflösende CT; Ther.: op. Duraplastik; Kompl.: Osteomyelitis od. Abszess des Stirnbeins, Meningitis; **2.** Felsenbeinfraktur (Pyramidenfraktur): laterobasale Sch. durch seitl. stumpfe Gewalteinwirkung; **a)** Felsenbeinlängsfraktur bei Querbruch der Schädelbasis, vom Vorderrand der Felsenbeinpyramide durch Paukenhöhlendach, Antrum u. Os temporale verlaufend; Innenohr meist nicht geschädigt; Sympt.: Blutung aus dem Ohr, bei Duraverletzung Liquorrhö, Blutung in den Nasen-Rachen-Raum durch die Ohrtrompete, Mittelohrschwerhörigkeit, Trommelfellruptur, Hämatotympanon*, Fazialislähmung*; Diagn.: CT, Schüller*-Aufnahme; Ther.: ggf. Antibiotika, bei Liquorfistel op. Duraplastik; **b)** Felsenbeinquerfraktur, durch inneren Gehörgang u. Labyrinth verlaufend; Sympt.: meist totaler Labyrinthausfall mit Taubheit, Schwindel u. Spontannystagmus zur Gegenseite, Fazialislähmung, Hämatotympanon; Diagn.: CT, Stenvers*-Aufnahme, Otoskopie; Ther.: bei Liquorfistel op. Duraplastik; Kompl.: v. a. Infektionen, deshalb Antibiotikaprophylaxe. Vgl. Schädelhirntrauma, Aran-Gesetz.

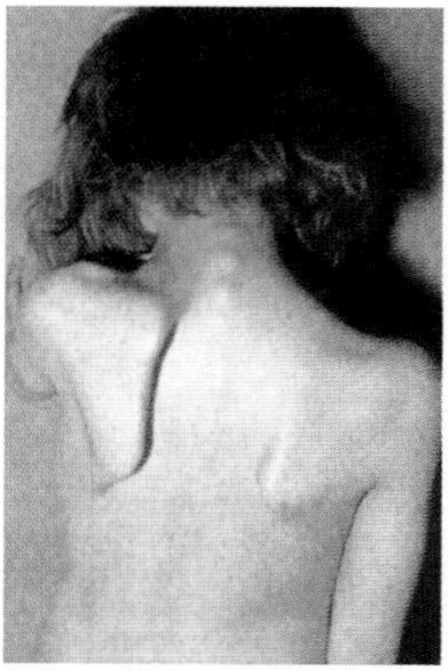

Scapulae alatae bei Myopathie [179]

Schädel|dach|frakturen (Fraktur*) f pl: (engl.) cranial vault fractures; Schädelfrakturen* im Bereich der Kalotte.

Schädel|fern|aufnahme: s. Kephalometrie.

Schädel|frakturen (Fraktur*) f pl: (engl.) skull fractures; knöcherne Verletzungen mit Kontinuitätsunterbrechung im Bereich des Gesichts- od. Hirnschädels (Schädeldachfrakturen od. Schädelbasisfrakturen*); **Einteilung: 1.** Impressionsfraktur (bes. im Schädeldach) mit Verlagerung eines Kalottenbruchstücks um mind. eine halbe Kalottenbreite nach intrakraniell; **2.** offene Hirnverletzung mit direkter (penetrierend) od. indirekter (eröffnetes otorhinobasales Nebenhöhlensystem) Verbindung zum Liquorraum; **3.** wachsende Sch. beim Kleinkind: s. Growing-skull-Fraktur; **Diagn.:** Rö.-Schädel in mehreren Ebenen; **Ther.:** bei Impressionsfraktur Anhebung der Knochenfragmente, bei offener Sch. Duraverschluss u. Antibiotikagabe. Vgl. Aran-Gesetz, Kieferfrakturen, Schädelhirntrauma, Teevan-Fraktur.

Schädel|hirn|trauma (Trauma*) n: (engl.) head injury; Abk. SHT; Oberbegriff für gedeckte bzw. offene Schädelverletzungen mit Gehirnbeteiligung; **Einteilung** nach dem Schweregrad, bezogen auf die Dauer der posttraumatischen Bewusstlosigkeit, die Rückschlüsse auf die Progn. des SHT erlaubt: **SHT I:** Bewusstlosigkeit bis zu 30 Min. (vgl. Commotio cerebri); **SHT II:** Bewusstlosigkeit bis zu einer Std.; **SHT III:** länger dauernde Bewusstlosigkeit (vgl. Contusio cerebri); alternative Einteilung gemäß Glasgow*-Komaskala in leichtes, mittelschweres u. schweres SHT; **Diagn.:** kraniale Computertomographie; **Ther.:** Erstversorgung mit Stabilisierung des Kreislaufs u. Sicherung der Atmung, bei offenem SHT druckfreier Deckverband u. möglichst bald (nicht akut in Reanimationsphase) neurochir. Abdichtung der Dura mater; **cave:** bewusstloser Pat. sollte zum Transport in die Klinik intubiert u. ggf. beatmet werden. **Kompl.:** (allg.) posttraumatisches Hirnödem*, zerebrales Hyperperfusionssyndrom*, Einklemmung* u. Compressio* cerebri; bei gedecktem SHT insbes. intrakranielle Blutungen, v. a. epidurales Hä-

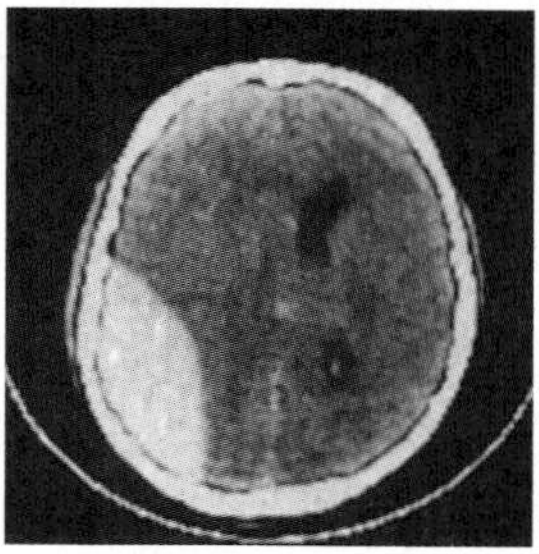

Schädelhirntrauma:
epidurales Hämatom (links temporoparietookzipital) bei einem 39-jährigen Patienten [273]

matom* mit typischem sog. freiem Intervall bzw. subdurales Hämatom*; bei offenem SHT insbes. Infektionen, v. a. Meningoenzephalitis* od. Hirnabszess*, Liquorfistel*, posttraumatische Epilepsie*, posttraumatische Hirnleistungsschwäche*. Vgl. Duret-Berner-Blutungen.

Schädel|lage: Kopflage; s. Kindslage.

Schädel|topo|graphie (gr. τόπος Ort, Stelle; -graphie*) f: (engl.) cranial topography; Bestimmung der topograph. Beziehung von Hirnarealen u. Rindenfeldern zur Schädeloberfläche, z. B. nach dem Krönlein*-Linienschema.

Schäl|blasen: s. Pemphigus, Impetigo contagiosa.

Schäl|flechte: umgangssprachl. Bez. für Erythrodermia* desquamativa Leiner.

Schäl|rötel|sucht: s. Dermatitis exfoliativa generalisata.

Schaf|haut: s. Amnion.

Schaf|pocken: s. Poxviridae.

Schall: (engl.) sound; mechan. Schwingungen im akustisch wahrnehmbaren Bereich von 16–20 000 Hz, die sich wellenförmig ausbreiten; die Lautstärke* von Sch. ist abhängig von der Amplitude, die Tonhöhe von der Frequenz* der Schallwellen. Die Schallqualität wird durch die Welleneigenschaften bestimmt; period. Schwingungen verursachen einen Ton od. Klang*, regellose Schwingungen ein Geräusch* od. Lärm*. Sch. unter 16 Hz wird als Infraschall, über 20 kHz als Ultraschall* u. über 10 GHz als Hyperschall bezeichnet. Vgl. Hörvermögen, Hörschwelle.

Schall|druck: (engl.) sound pressure; objektiv messbarer, durch Schallwellen erzeugter Druck auf dem Trommelfell; Einheit Pascal*; vgl. Schall, Schallpegel.

Schall|empfindungs|schwer|hörigkeit: (engl.) perceptive deafness; s. Schwerhörigkeit.

Schall|geschwindigkeit: (engl.) sound velocity; Geschwindigkeit, mit der sich Schallwellen in einem Medium ausbreiten; abhängig von den elast. Eigenschaften des Mediums sowie dessen Dichte, Druck u. Temperatur; in Flüssigkeiten ist die Sch. höher als in Gasen; sie beträgt bei Zimmertemperatur in Luft ca. 332 m/s, in Wasser ca. 1490 m/s.

Schall|in|tensität f: (engl.) sound intensity; syn. Schallstärke; Formelzeichen I, SI-Einheit: W/m^2; die pro Zeit- u. Flächeneinheit einfallende Schallenergie; lässt sich auch durch Schalldruck* u. Schallwellenwiderstand (akustische Impedanz*) beschreiben; in Abhängigkeit von der Tonfrequenz wird die Sch. vom Ohr als Lautstärke* empfunden. Vgl. Schallpegel.

S

Schall|leitung: (engl.) sound conduction; Übertragung von hörbaren Schwingungen durch äußeren Gehörgang, Trommelfell, Gehörknöchelchen u. Fenestra vestibuli (Luftleitung) u. über die Schädelknochen (Knochenleitung) zum Innenohr. Vgl. Hörprüfungen.

Schall|leitungs|schwer|hörigkeit: (engl.) conduction deafness; s. Schwerhörigkeit.

Schall|pegel: (engl.) sound level; logarithmisierte Angabe der Schallintensität* od. des Schalldrucks* im Verhältnis zu einem Bezugswert; Einheit Dezibel (dB); folgende Pegelformen werden verwendet: **1. Schallintensitätspegel** = $10 \times \log I/I_0$ [dB]; dabei ist I die gemessene Schallintensität [W/m^2], I_0 (= 10^{-12} W/m^2) die Bezugsschallintensität bei der Hörschwelle* von 1 kHz; **2. Schalldruckpegel** = $20 \times \log p/p_0$ [dB]; dabei ist p der gemessene Schalldruck [Pa], p_0 (= 2×10^{-5} Pa) der Bezugsschalldruck bei der Hörschwelle von 1 kHz. Einer Erhöhung des Sch. um 3 dB entspricht eine Verdopplung, einer um 10 dB eine Verzehnfachung der Schallintensität. Die Schmerzgrenze liegt bei ca. 120 dB. Die Frequenzabhängigkeit der akust. Empfindlichkeit

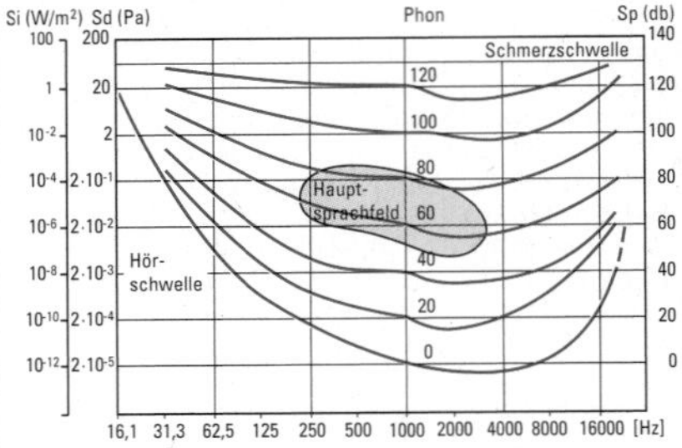

Schallpegel:
Darstellung der sich entsprechenden Werte von Schallintensität (Si), Schalldruck (Sd) u. Schallpegel (Sp) sowie einiger Isophone (Töne gleicher Lautstärke, durchgezogene Linien) [430]

des menschl. Gehörs wird bei Hörprüfungen* anhand sog. Bewertungskurven korrigiert; die am häufigsten verwendete Frequenzbewertungskurve wird mit A bez., die so ermittelten Werte werden in dB(A) angegeben. Vgl. Lautstärke.

Schall|trauma (Trauma*) n: (engl.) sonic trauma; Schädigung des Innenohrs durch Einwirken einer Lautstärke von ca. 130 dB(A); bei kurzzeitigem Einwirken meist reversibel, bei längerem Einwirken auch geringerer Lautstärken von mehr als 90 dB(A) irreversibel, als berufl. Lärmschwerhörigkeit BK Nr. 2301; **Proph.:** individueller Schutz (z. B. Ohrstöpsel) u. Lärm vermeiden bzw. vermindern; vgl. Lärmschwerhörigkeit.

Schall|wechsel: s. Gerhardt-Schallwechsel, Wintrich-Schallwechsel, Friedreich-Schallwechsel.

Schall|wechsel, re|spiratorischer: s. Friedreich-Schallwechsel.

Schaltenbrand-Re|flex (Georges Sch., Neurol., Würzburg, geb. 1897; Reflekt*) m: s. Reflexe, frühkindliche.

Schalt|kerne: (engl.) intermediate nuclei; Kerngruppen im Thalamus, in denen die somatosensiblen u. die meisten sensorischen Bahnen synaptisch auf ein anderes Neuron umgeschaltet werden. Vgl. Assoziationsbahnen.

Schalt|lamelle (lat. lamella Plättchen) f: (engl.) interstitial lamella; zw. Osteonen gelegene, interstitielle Knochenlamelle.

Schalt|stück: (engl.) intercalated duct; **1.** bei serösen Drüsen an das Endstück anschließendes, von niedrigem Epithel ausgekleidetes Röhrchen, welches das Sekret in die intralobulären Ausführungsgänge leitet; **2.** s. Niere.

Schalt|wirbel: (engl.) intercalated vertebra; Störung der Vereinigung der mesenchymalen Wirbelkörperanlagen; halbseitige Ausbildung eines Wirbelkörpers, der keilförmig zw. zwei Wirbelkörperanlagen eingeschaltet ist (sog. metamere Segmentverschiebung); vgl. Wirbelsäulenspaltbildungen.

Scham|bein: Os* pubis.

Scham|berg: (engl.) mount of Venus; (anat.) Mons pubis; die behaarte Gegend oberh. der vorderen Kommissur der großen Labien.

Schamberg-Krankheit (Jay F. Sch., Dermat., Philadelphia, 1870–1934)**:** syn. Purpura* pigmentosa progressiva.

Scham|bogen|weite: (engl.) width of pubic arch; Winkel der unteren Schambogenäste, normalerweise ca. 90°; von Bedeutung in der gebh. Beckendiagnostik.

Scham|fuge: (anat.) Symphysis pubica, Symphyse*.

Scham|haare: (engl.) pubic hair; Pubes; Behaarung des Schambergs.

Scham|lippen: (engl.) labia of the vulva; große u. kleine Sch.; Labia majora u. minora pudendi; paarige Hautfalten, welche die Schamspalte begrenzen (große Sch.) bzw. den Scheidenvorhof umgeben (kleine Sch.).

Schanker: (engl.) chancre; Geschwür bei Geschlechtskrankheiten; harter Sch.: Primäraffekt bei Syphilis*; weicher Sch.: s. Ulcus molle.

Schanz-Schraube (Alfred Sch., Orthop., Dresden, 1868–1931)**:** (engl.) Schanz' screw; in den Knochen einzubringende, am unteren Ende mit einem Gewinde versehene Stahlschraube zur Anlage eines Fixateur* externe bzw. Fixateur interne.

Schanz-Verband (↑)**:** (engl.) Schanz' collar brace; syn. Schanz-Krawatte; zirkulärer Verband aus Watte od. Schaumstoff zur Ruhigstellung der HWS nach Schleudertrauma* od. bei Zervikobrachialsyndrom*.

Scharbock: s. Skorbut.

Scharlach: (engl.) scarlet fever; syn. Scarlatina; akute Infektionskrankheit mit Angina u. charakterist. Exanthem; klin. Sonderform der Streptokokkeninfektion durch Species, die eines der vier erythrogenen Exotoxine bilden (Strep-

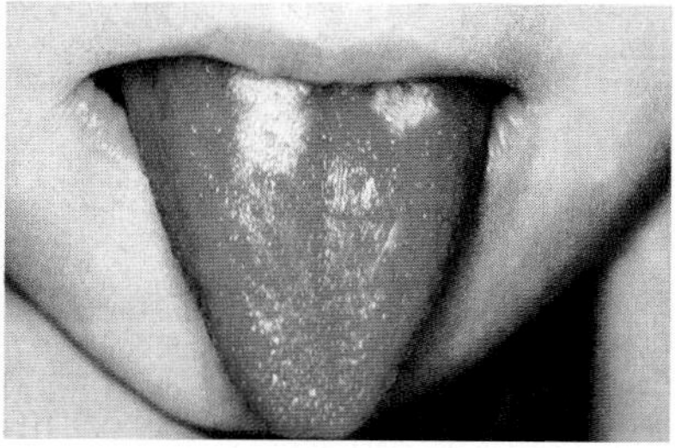

Scharlach:
Himbeerzunge [490]

tococcus pyogenes); **Übertragung:** v. a. durch Tröpfcheninfektion, selten (bei Wundscharlach) durch Schmierinfektion; **Epidemiol.:** max. Häufigkeit zw. 3. u. 10. Lj.; Kontagionsindex 10–30 %. Sch. hinterlässt eine typenspezif. antibakterielle (Zweiterkrankung mit anderen Streptokokken möglich) u. eine rel. antitoxische Immunität. **Inkubationszeit:** 2–4 (–8) Tage; **Path.:** erythrogene Toxine wirken als Superantigene* u. aktivieren unspezif. eine große Anzahl Makrophagen u. T-Lymphozyten, deren freigesetzte Zytokine zur Steigerung der Gefäßpermeabilität u. zum Scharlachexanthem führen (Hyperämie mit ausgetretenen, z. T. abgebauten Erythrozyten); die Pathogenese nichteitriger Kompl. (rheumatisches Fieber*, Glomerulopathie*) ist ungeklärt (fragliche Autoimmunkrankheit bzw. hyperergе Reaktion). **Klin.:** gelegentl. 1–2 Tage vor Fieberbeginn flüchtiges Exanthem an der Oberschenkelinnenseite; meist plötzl. Beginn ohne Prodromalerscheinungen mit Kopfschmerz, hohem Fieber (evtl. Schüttelfrost), Erbrechen, starkem Krankheitsgefühl, Lokalbeschwerden (Schluckschmerz) inf. Angina mit feuerrotem Rachen u. gerötetem weichem Gaumen (Enanthem); regionale Lymphknotenschwellung; Beginn des Exan-

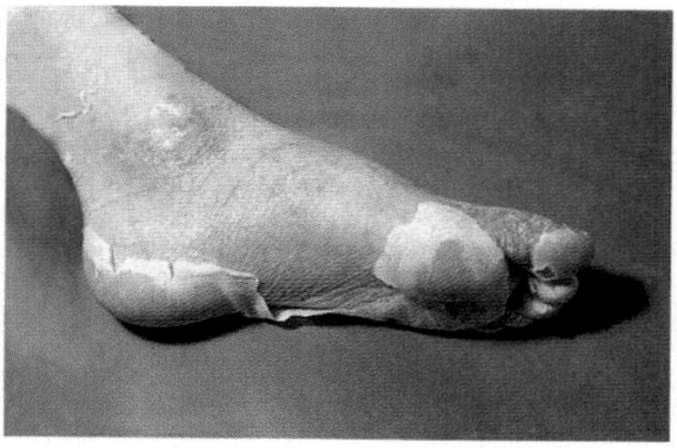

Scharlach:
Schuppung der Fußsohle [490]

thems mit feinstfleckiger follikulärer bis diffuser Rötung am 2. Krankheitstag (selten 1. od. 3.) in Achseln u. Leisten (od. Oberschenkelinnenseite) u. Ausbreitung über den Rumpf; das Exanthem verschwindet charakteristischerweise unter Glasspateldruck, die Haut erscheint gelblich (Subikterus); periorale Blässe, da das Mund-Kinn-Dreieck ausgespart bleibt (Facies scarlatinosa); anfangs belegte Zunge, dann Hervortreten der roten entzündeten Papillen (sog. Himbeerzunge); inf. Vasopathie positiver Rumpel*-Leede-Test; Abblassen des Exanthems nach 2–4 Tagen; bei unbehandelten Pat. nach ca. 8 Tagen lytische Entfieberung. In unregelmäßigem Abstand nach Ablauf der Krankheit (6 Tage bis 6 Wo.) tritt eine groblamellöse Schuppung an Rumpf u. bes. an Handtellern u. Fußsohlen auf (vgl. Masern); 6–8 Wochen nach Krankheitsbeginn bildet sich eine sog. Nagellinie (Wall u. Furche inf. ungleichmäßiger Verhornung während der allg. Hautentzündung), bes. am Daumennagel, die in 5 Mon. bis zum Nagelende wächst. **Bes. Verlaufsformen: 1.** abortive Verlaufsform; kommt rel. häufig vor u. erschwert die Diagnose, da sie einer Streptokokken-A-Pharyngitis bzw. -Tonsillitis entspricht; **2.** septische Verlaufsform (ca. 1 % der Fälle) mit massiver Vereiterung des Rachens (Angina necroticans mit Phlegmone); entspricht klin. einer Streptokokkensepsis; **3.** selten toxische Verlaufsform (Scarlatina fulminans) ähnl. der toxischen Diphtherie mit schlagartigem Beginn, die foudroyant zu schweren, eitrigen Rachenbelägen u. tox. Schock (häufig letal) führt; **Diagn.:** Nachweis betahämolysierender Streptokokken der Gruppe A im Rachenabstrich; Gruppenantigen-A-Nachweis durch mit Antikörpern beschichtete Partikel, die zur Agglutination führen; im Blutbild charakterist. Eosinophilie neben Leukozytose (ca. 20 000–

30 000/mm^3), hoher Antistreptolysintiter; Urobilinogenurie; **Ther.:** Penicillin G od. V (hochdosiert), alternativ Cephalosporine od. Makrolid-Antibiotika, nach 2 Wo. Kontrolle des Urins auf Hämaturie; **Kompl.:** **1.** toxisch: Kreislaufversagen, Myokarditis; **2.** eitrig durch Erregerausbreitung: v. a. Otitis media, Lymphadenitis colli, Sinusitis, Hirnsinusthrombose, Peri- od. Retrotonsillarabszess; **3.** nichteitrig: bes. rheumatisches Fieber (2–3 Wo. nach Sch.) u. Glomerulopathie (1–2 Wo. danach).

Scharlach|strepto|kokken (Strept-*; Kokken*) f pl**:** Streptococcus pyogenes; s. Streptococcus.

Scharnier|gelenk: Ginglymus; vgl. Gelenkformen.

Schatzki-Ring (Richard Sch., Radiol., Boston, 1901–1992)**:** auch Schatzky-Ring; syn. unterer Ösophagusring; membranartiger Ring am Übergang zw. Ösophagusschleimhaut (Plattenepithel) u. Magenschleimhaut (Zylinderepithel), der häufig in Zus. mit einer Hiatushernie vorkommt. Das Lumen des terminalen Ösophagus kann bis auf einen Durchmesser von 6–7 mm eingeengt sein. **Urs.:** Refluxösophagitis*; **Klin.:** intermittierende Dysphagie* beim Schlucken von festen od. größeren Nahrungsbestandteilen; u. U. Regurgitation mit Aspirationsgefahr; **Ther.:** konservativ durch Bougierung.

Schaudinn-Krankheit (Fritz R. Sch., Zool., Bakteriol., Hamburg, Berlin, 1871–1906)**:** alte Bez. für Syphilis*.

Schaufenster|krankheit: umgangssprachl. Bez. für Claudicatio* intermittens.

Schaukel|diät (gr. δίαιτα Lebensweise, Kost) f**:** jeweils dreitägig im Wechsel erfolgende Verabreichung säuernder u. alkalisierender Kost bei bakt. Harnweginfektion (Änderung des Harn-pH-Werts).

Schaumann-Krankheit (Jörgen Sch., Dermat., Stockholm, 1879–1953)**:** s. Sarkoidose.

Schaum|organe n pl**:** (engl.) emphysematous organs; schwammähnl. Veränderungen an Organen (z. B. Leber) nach dem Tod; durch Gas bildende Bakterien.

Schaum|ovulum (Dim. von Ov-*) n**:** (engl.) contraceptive foam; schaumbildende, Spermizide* enthaltende Arzneiform zum Einführen in die Vagina.

Schaum|zellen (Zelle*)**:** s. Xanthomzellen.

Schauta-Stoeckel-Operation (Friedrich Sch., Gyn., Wien, 1849–1919; Walter St., Gyn., Berlin, 1871–1961) f**:** früher gebräuchl. vaginale Radikalexstirpation des Uterus bei Zervixkarzinom*; mit zusätzl. laparoskop. Lymphadenektomie der pelvinen u. paraaortalen Lymphknoten wieder häufiger durchgeführt.

S

Scheide: (anat.) Vagina*.

Scheiden-: s. a. Kolp-, Vaginal-.

Scheiden|abstrich: s. Vaginalsmear.

Scheiden|bakterien (Bakt-*) f pl**:** s. Scheidenflora.

Scheiden|damm|riss: s. Dammriss.

Scheiden|damm|schnitt: Episiotomie*.

Scheiden|dia|phragma (gr. διάφραγμα Zwischenwand, -haut) n**:** (engl.) vaginal diaphragm; syn. Mensinga-Pessar, Scheidenpessar; wiederverwendbares Gummidiaphragma mit federndem Außenring zur Kontrazeption*, das wie die Portiokappe* jeweils bis zu 2 Std. vor dem Geschlechtsverkehr eingeführt wird u. danach noch mind. 6–8 Std. in situ verbleiben soll (nicht baden!); zusätzlich wird ein spermizides Gel (s. Spermizide) aufgetragen; keine NW bekannt; rel. zuverlässig (Pearl-Index: 2–4).

Scheiden|eingang: (anat.) Ostium* vaginae.

Scheiden|entzündung: Kolpitis*.

Scheiden|flora (lat. Flora röm. Blumengöttin) f**:** (engl.) vaginal flora; weitgehend vom hormonell gesteuerten Glykogengehalt des Scheidenepithels abhängige natürl. mikrobielle Besiedlung der Vagina; bis zur Pubertät überwiegen Staphylo- u. Streptokokken (alkal. Milieu), mit Pubertätsbeginn bis in die Postmenopause (bei saurem Milieu u. Glykogenablagerung auf der Vaginaloberfläche) v. a. Lactobacillus acidophilus (Döderlein-Flora; s. Lactobacillus) als sog. Schutzkeim. Daneben sind apathogene (Staphylococcus epidermis u. a. Staphylokokken, Korynebakterien), fragl. pathogene (Streptococcus viridans, nichthämolysierende u. mikroaerophile Streptokokken) sowie fakultativ-pathogene Mikroorganismen (Enterokokken, Escherichia coli, Proteus, Bacteroides) mit versch. Häufigkeit nachweisbar.

Scheiden|gewölbe: Fornix* vaginae.

Scheiden|karzinom (Karz-*; -om*) n**:** syn. Vaginalkarzinom*.

Scheiden|krampf: s. Vaginismus.

Scheiden|pessar (gr. πεσσός Steinchen, Stöpsel) n**:** syn. Scheidendiaphragma*.

Scheiden|plastik (-plastik*) f**:** (engl.) vaginoplasty; plastische Op. mit Raffung des Blasenbodens zur Hebung des Blasenhalses (vordere Sch.) u. Raffung der Beckenbodenmuskulatur zur Verstärkung des Damms (hintere Sch.) bei Descensus uteri et vaginae bzw. Prolapsus uteri et vaginae; vgl. Stressinkontinenz.

Scheiden|riss: (engl.) vaginal laceration; Zerreißung der Scheidenhaut beim Geburtsvorgang durch Koitus od. bei Abtreibung; vgl. Kohabitationsverletzungen, Kolporrhexis.

Scheiden|schnitt: s. Episiotomie.

Scheiden|senkung: (engl.) falling of the vagina; Tiefertreten der Scheide; kommt meist in Komb. mit einer Gebärmuttersenkung vor; s. Descensus uteri et vaginae.

Scheiden|spekulum (Spekulum*) n**:** s. Spekulum.

Scheiden|spülung: (engl.) vaginal douche; Spülung der Vagina zu therap. Zwecken od. als Mittel der Kontrazeption* unmittelbar nach dem Geschlechtsverkehr (wenig wirksam; Pearl-Index ca. 30).

Scheiden|vorfall: (engl.) vaginal prolapse; Prolapsus vaginae; Austritt der Scheide vor die Vulva; meist verbunden mit Aussackung der Blase (Zystozele) od. des Mastdarms (Rektozele); s. Descensus uteri et vaginae.

Scheiden|vorhof: Vestibulum* vaginae.

Scheie-Krankheit (Harold Sch., Ophth., Pittsburgh, 1909–1990)**:** (engl.) Scheie syndrome; Typ I-S der Mukopolysaccharid*-Speicherkrankheiten.

Schein|schwangerschaft: (engl.) pseudocyesis; auch Pseudogravidität, Graviditas imaginata, Graviditas nervosa, Pseudokyesis, (frz.) grossesse nerveuse; Bez. für eingebildete Schwangerschaft; Wunschneurose mit schwangerschaftsähnlichen Sympt. (Ausbleiben der Menstruation, Zunahme des Körperumfangs).

Schein|tod: (engl.) semblance of death; Vita reducta, Vita minima; Zustand tiefer Bewusstlosigkeit mit klin. nicht od. kaum nachweisbaren Lebenszeichen (z. B. Atmung, palpator. Puls, auskultator. Herztöne u. Atemgeräusche, Pupillenreaktionen), jedoch ohne sichere Todeszeichen*; im EKG u. EEG elektr. Aktivität; minimale Ventilation u. Durchblutung erhalten den Mindeststrukturumsatz der Ganglienzellen aufrecht. Bei Einsetzen der Atmung (spontan od. induziert) ist in vielen Fällen (in Abhängigkeit von der Wiederbelebungszeit) vollständige Restitution möglich. **Vork.:** bei Schlafmittel- od. Kohlenmonoxidvergiftung, Unterkühlung, Anoxie in großer Höhe, Blitzschlag u. Starkstromunfall. Die Urangst der Menschen, bei Sch. lebendig begraben zu werden, gibt Anlass zur Sorgfaltspflicht bei der Todesfeststellung i. R. der ärztl. Leichenschau.

Scheitel|bein: Os* parietale.

Scheitel|bein|einstellung: (engl.) obliquity; Vorder- u. Hinterscheitelbeineinstellung*; s. Asynklitismus.

Scheitel|lage: (engl.) vertex presentation; (gebh.) Haltungsanomalie; führender Teil ist die Scheitelgegend; indifferente Kopfhaltung zw. Flexion u. Deflexion, bes. bei Akrozephalie; s. Kindslage.

Schellen|hülsen|ap|parat m: s. Orthese.

Schellong-Test (Friedrich Sch., Int., Heidelberg, Münster, 1891–1953) m: Kreislauffunktionsprüfung zur Beurteilung funktioneller Kreislaufstörungen*: Bestimmung in regelmäßigen Abständen (meist 30 Sek. od. 1 Min.) von Pulsfrequenz, Blutdruck sowie evtl. der QRS-Dauer im EKG in Ruhe, bei orthostat. Belastung (Orthostaseversuch, Stehversuch) od. Kniebeugenbelastung sowie nach Ende der Belastung.

Schenkel|block: (engl.) bundle branch heart block; Form der intraventrikulären Erregungsleitungsstörungen* in den Tawara-Schenkeln bzw. Faszikeln des Erregungsleitungssystems*; bei kompletter Blockierung als Linksschenkelblock*, linksanteriorer od. linksposteriorer Hemiblock* sowie Rechtsschenkelblock*, bei inkompletter Blockierung als Linksverspätung* od. Rechtsverspätung*; ein kompletter **trifaszikulärer Block** ist im normalen EKG nicht von einem totalen AV*-Block zu unterscheiden; Differenzierung nur mit Hilfe des dokumentierten Verlaufs u. einer His-Bündel-Elektrokardiographie (s. Elektrokardiographie, intrakardiale).

Schenkel|bruch: (engl.) 1. femoral fracture, 2. femoral hernia; **1.** Fraktur des Femurs; s. Oberschenkelfraktur; **2.** Hernia femoralis; s. Hernie.

Schenkel|hals: (engl.) femur neck; (anat.) Collum femoris; Verbindungsstück zw. Oberschenkelkopf u. Schaft.

Schenkel|hals|fraktur (Fraktur*) f: (engl.) fracture of the femur neck; häufig im Alter, v. a. bei Frauen vorkommende Fraktur des Femurhalses; **Urs.:** Trauma, Prädisposition bei Altersosteoporose; **Formen: I. mediale** (intraartikuläre) **Sch.** mit Abbruch des Oberschenkelkopfs innerh. der Hüftgelenkkapsel; **Einteilungen: 1.** nach dem Frakturmechanismus: **a)** Abduktionsfraktur (10–20 %), meist stabil mit Einstauchung des Kopfs auf das distale Fragment; **b)** Adduktionsfraktur (80–90 %); **2.** nach Pauwels entspr. dem Winkel, den die Frakturebene mit der Horizontalen bildet; s. Abb.; **3.** nach Garden entspr. der Fragmentverschiebung: **a)** inkomplette Sch. (Garden I), **b)** Fraktur ohne (Garden II) od. **c)** mit partieller Dislokation (Garden III), **d)** komplette Dislokation (Garden IV, entspricht Pauwels III); **II. laterale** (extraartikuläre) **Sch.** mit Abbruch des Oberschenkelkopfs dicht am Trochantermassiv; **Sympt.:** Spontan-, Zug- u. Druckschmerz, bei nicht stabiler Fraktur Beinverkürzung, Außenrotationsstellung; **Diagn.:** Rö. in zwei Ebenen, bei Jugendlichen in Lauenstein*-Technik (DD Epiphysenlösung); **Ther.:** bei stabiler eingestauchter Sch. funktionell mit frühzeitiger Belastung; bei dislozierter Fraktur jüngerer Pat. Osteosynthese*, bei älteren Pat. Implantation einer Endoprothese*; **Kompl.:** bei medialer Sch. Hüftkopfnekrose, Pseudarthrose. Vgl. Oberschenkelfraktur.

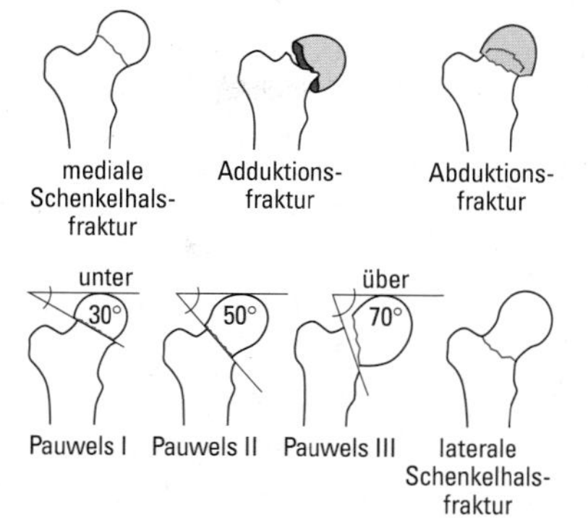

Schenkelhalsfraktur [223]

Schenkel|schall: (engl.) dull percussion note; gedämpfter, kurzer, hoher Klopfschall bei der Perkussion*.

Scheren|biss: (engl.) scissor-bite; extreme Neigung der Molaren des Oberkiefers nach bukkal u. der Molaren des Unterkiefers nach lingual, so dass ein anomaler Kontakt der Höcker der Oberkiefermolaren mit den Bukkalflächen der Unterkiefermolaren od. sogar kein Kontakt entsteht; im Frontzahnbereich extremer Tiefbiss bei bes. starker Steilstellung der Schneidezähne im Ober- u. Unterkiefer. Die normale Frontzahnrelation (vgl. Überbiss) ist eine milde Form des Sch., im Ggs. zum Kopfbiss*. Vgl. Kreuzbiss.

Scheren|gang: (engl.) scissor gait; spastischer Gang; s. Gangstörungen.

Schetismus m: Form der Dyslalie*, bei der Sch-Lautverbindungen fehlgebildet werden.

Scheuer|des|in|fektion (De-*; Infekt-*) f: (engl.) scrub disinfection; Desinfektion* von Oberflächen (Möbel, Wände, Fußböden u. a.) mit Desinfektionsmitteln* unter Benutzung von Bürsten, Aufwischtüchern u. a.; wichtiger Bestandteil der Schlussdesinfektion*.

Scheuermann-Krankheit (Holger W. Sch., Chir., Radiol., Kopenhagen, 1877–1960): (engl.) Scheuermann's disease; syn. Adoleszentenkyphose, Osteochondrosis deformans juvenilis vertebralis dorsalis sive lumbalis; Verknöcherungsstörung der knorpeligen Randleistenapophysen im Bereich der mittl. u. unteren BWS, seltener der oberen LWS; **Urs.:** unklar; evtl. mechanisch (Haltungsschwäche) od. endogen (Hochwuchs); **Vork.:** häufigste Wirbelsäulenerkrankung im Jugendalter (m:w = 2:1); **Klin.:** von symptomloser Wachstumsstörung im pubertären Wachstumsschub über zunehmende Bewegungseinschränkung u. Rückenschmerzen bis zu fixierter langbogiger Hyperkyphose (sog.

S

Rundrücken) nach Wachstumsabschluss; **Diagn.:** (röntg.) im 1. Stadium Normalbefund od. geringfügige keilförmige Verformung von zwei od. drei Wirbelkörpern; im 2. Stadium Kyphose, unregelmäßige Deckplatten, Schmorl-Knorpelknötchen, im 3. Stadium v. a. keilförmige Verformung der Wirbelkörper. Der klin. Verlauf korreliert nicht immer mit dem röntg. Befund.

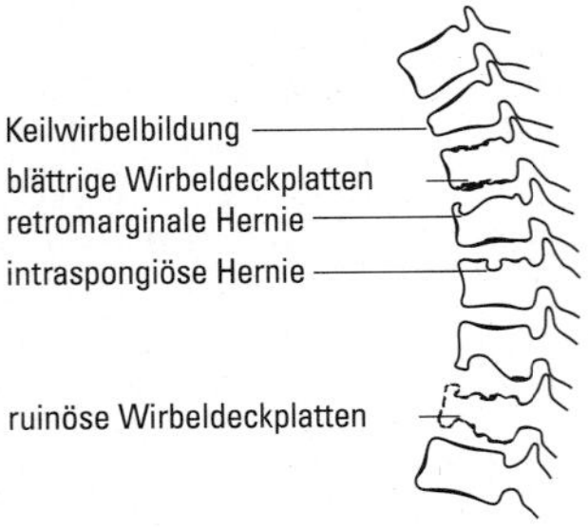

Scheuermann-Krankheit: typische Röntgensymptome [319]

Ther. entspr. dem Kyphosewinkel: konservativ (Krankengymnastik, Haltungstraining) bei 40–50°; Orthese u. Krankengymnastik bei 50–70°; op. bei >70°.

Scheu|klappen|blindheit: s. Hemianopsie.

Scheuthauer-Marie-Sainton-Syn|drom (Gustav Sch., deutscher Chir., 1832–1894) **n:** syn. Dysostosis* cleidocranialis.

Schicht|aufnahme|verfahren: s. Tomographie.

Schicht|in|dex m: (engl.) class index; s. Schicht, soziale.

Schicht, soziale: (engl.) social stratum; (soziol.) Bez. für eine nach hierarchisierenden Kriterien definierte Gesellschaftsgruppe, deren Mitglieder z. B. im Hinblick auf Lebensstandard, Einkommen, gesellschaftl. Rang in der gleichen Situation sind; Versuche der Messung sozialer Schichten werden mit **Schichtindizes** unternommen, in die neben anderen i. d. R. die Faktoren Einkommen, Bildung u. Berufsprestige eingehen. Vgl. Sozialisation, Status, sozialer.

Schicht|star (mhd. starblint blind)**:** (engl.) lamellar cataract; angeb. Linsentrübung; s. Katarakt.

S

Schick-Test (Béla Sch., Päd., Wien, New York, 1877–1967) **m:** Intrakutantest zum indirekten qualitativen Nachweis von Antikörpern gegen Toxine von Corynebacterium* diphtheriae; fehlende Reaktion spricht für ausreichende antitoxische Immunität. Der Sch.-T. diente früher als Maßstab der Durchseuchung mit Diphtherie*. Zur Feststellung der Diphtherieimmunität sind serol. Tests besser geeignet. Vgl. Moloney-Test.

Schieber|gang: (engl.) sliding gait; s. Gangstörungen.

Schiefer|öl, sulfoniertes: (engl.) sulfonated shale oil; Sammelbez. für Ammonium- u. Natriumbituminosulfonat; durch trockene Destillation aus schwefelreichem Ölschiefer, Sulfonierung des Schieferöls u. Neutralisation gewonnene Sulfonate; enthalten antiphlogistisch, antibakteriell u. antimykotisch wirkende Thiophenderivate; **Verw.** in Externa bei Wundheilung, Ekzem, Abszess, Psoriasis, Arthrose, Acne, Rosacea. Vgl. Teer.

Schief|hals: s. Torticollis.

Schief|hals, spastischer: Torticollis* spasmodicus.

Schief|schädel: syn. Plagiozephalus; s. Stenozephalie.

Schief|wuchs: s. Kyphose, Skoliose.

Schielen: s. Strabismus.

Schiel|häkchen: (engl.) strabismus hook; kleiner, stumpfer, einzinkiger Haken zum Fassen der Augenmuskeln bei Schieloperationen.

Schiel|syn|drom, früh|kindliches n: (engl.) congenital esotropia; syn. kongenitale Esotropie; innerhalb der ersten drei Lebensmonate auftretendes Einwärtsschielen, abzugrenzen von Pseudostrabismus* u. dem sog. Babyschielen inf. noch nicht ausgereifter Koordination der Augenbewegungen; **Sympt.:** häufig großer konvergenter Schielwinkel, latenter Nystagmus u. Vertikalschielen (meist dissoziiertes u. schräges Höhenschielen).

Schien|bein: Tibia*.

Schienen|hülsen|ap|parat m: (engl.) orthosis brace; s. Orthese.

Schienen|verbände: (engl.) braces; s. Böhler-Schiene, Braun-Schiene, Browne-Schiene, Cramer-Schiene, Kleinert-Schiene, Volkmann-Schiene.

Schieß|scheiben|zellen (Zelle*)**:** s. Targetzellen.

Schiff-Base (Hugo Sch., Chem., Florenz, 1834–1915; Bas-*) **f:** (engl.) Schiff's base; syn. Azomethin; Kondensationsprodukt von Aldehyd od. Keton u. primärem Amin mit C=N-Bindung; vgl. Imin, Pyridoxin.

Schiffer|knoten: (engl.) reef knot; s. Knotentechnik (Abb.).

Schiff-Re|agens (Hugo Sch., Chem., Florenz, 1834–1915; Re-*; lat. agere tun, vollbringen) **n:** s. PAS-Reaktion.

Schild|drüse: (engl.) thyroid; Glandula thyroidea; **Anat.** u. **Topographie:** am Hals unterh. des Kehlkopfs gelegene, die Luftröhre von ventral halbkreisförmig umfassende, schmetterlingsförmige endokrine Drüse; regelmäßig aus einem re. u. einem li. Lappen bestehend, die durch den in Höhe des 2.–4. Trachealrings gelegenen Isthmus verbunden sind; Gewicht: bei Erw. 20–60 g; der häufig vorkommende Lobus* pyramidalis glandulae thyroideae entspr. dem kaudalen Rest des entwicklungsgeschichtl. wichtigen, normalerweise frühzeitig obliterierenden Ductus* thyroglossalis, in dessen gesamtem Verlauf ektopes Schilddrüsengewebe, z. B. als Zungengrundstruma* vorkommen kann (s. Schilddrüsendystopie). Die Sch. ist stark vaskularisiert u. hat eine hohe Durchblutungsrate (ca. 5 ml/g × min). **Histol.:** von einschichtigem Epithel umgebene kolloidhaltige Follikel (Drüsenbläschen), in deren Lumen das von Epithelzellen sezernierte Thyreoglobulin* gespeichert wird; daneben über die gesamte Sch. verteilt parafollikuläre, sog. wasserhelle Zellen (C*-Zellen, sezernieren Calcitonin*).

Biochemie: aktiver Transport* von Iodid aus dem Blut bzw. EZR in die Zelle (Iodination), Oxidation von Iodid zu elementarem Iod durch eine Peroxidase in Gegenwart von H_2O_2 (Iodisation), Iodierung von Tyrosinresten des Thyreoglobulins unter Bildung von Mono- u. Diiodtyrosinresten, die durch Transaminasen, Tautomerasen u. Peroxidasen unter Freisetzung jeweils eines Alaninrests zu Triiodthyronin* (T_3) bzw. Tetraiodthyronin (Thyroxin*, T_4) oxidativ kondensiert werden (Koppelung); **Hormonsekretion:** Exozytose* von gespeichertem Kolloid durch die Schilddrüsenzellen, proteolytische Spaltung des Thyreoglobulins in Phagolysosomen u. Freisetzung von T_3, T_4 (u. biol. inaktiven Thyroninen) sowie von Mono- bzw. Diiodtyrosin in das Zytoplasma. Bis zu 50 µg T_3 u. ca. 80 µg T_4 werden pro Tag in die Blutkapillaren sezerniert. Die iodierten Tyrosine dagegen werden intrazellulär durch mikrosomale Iodtyrosindehalogenasen deiodiert u. das dabei freigesetzte Iodid z. T. für die Iodination wiederverwendet. **Hereditäre Enzymdefekte** können die Iodination, Iodisation, Iodierung od. Deiodierung betreffen u. Ursache von Iodfehlverwertung* u. angeb. Hypothyreose* sein. **Regelkreis** (s. Abb.): Die Sch. produziert unter Einfluss von TSH* (Steigerung von Iodaufnahme, Iodeinbau in Thyreoglobulin u. Hormonsynthese) vermehrt Schilddrüsenhormone, was gleichzeitig zu einer Erhöhung der Konz. von T_3 bzw. T_4 im Blut führt. In Abhängigkeit von der Blut-T_3-(T_4-)Konz., der eigentl. Regelgröße für die hormonelle Regulation der Schilddrüsenfunktion durch negative Rückkopplung*, erfolgt im Hypothalamus* (bei niedrigem Hormonspiegel) die Bildung u. Sekretion von TRH* bzw. (bei hohem Hormonspiegel) die des mit STH* identischen Thyreotropin-release-inhibiting-Hormons (Abk. TRIH). Beide Releasing*-Hormone erreichen die TSH-produzierenden Betazellen im Hypophysenvorderlappen (Abk. HVL) über den hypothalamo-hypophysären Kreislauf. TRH steigert dort die TSH-Sekretion, TRIH wirkt antagonistisch (Modulation der TRH-Sekretion). **Metabolismus:** T_3 liegt zu 0,4 %, T_4 zu 0,04 % als freies, biol. aktives Hormon im Plasma vor; über 99,5 % der Schilddrüsenhormone sind reversibel an Proteine, insbes. an thyroxinbindendes Globulin (Abk. TBG, ca. 70 %), Albumin (ca. 5–10 % des T_4, ca. 25–30 % des T_3) u. thyroxinbindendes Präalbumin (TBPA, ca. 15–20 % des T_4) gebunden. Die freien Hormone regulieren die Rückkopplung im Regelkreis. An den peripheren Erfolgsorganen (z. B. Leber, Muskel, Niere) kann T_4 durch spezif. Deiodasen enzymatisch in das schneller u. außerdem biol. 3–8-mal stärker wirksame T_3 umgewandelt werden (Konversion). Dabei fällt auch hormoninaktives rT_3* (reverses T_3) an. **Stoffwechselwirkungen:** kalorigener Effekt i. S. der Steigerung von Sauerstoffverbrauch in den Geweben u. erhöhtem Grundumsatz, v. a. durch gesteigerte Expression der Gene für die Na^+/K^+-ATPase u. Thermogenin*; Verminderung der Glukosetoleranz, proteinanabole, in hohen Dosen proteinkatabole u. lipolytische Wirkung bei gleichzeitiger Erniedrigung der Blutlipid- u. Cholesterolkonzentration; Wirkung auf Wachstum u. Differenzierung, da die Transkription versch. lysosomaler Enzyme (z. B. Hyaluronidase*) unter T_3-Kontrolle stattfindet; Regulation der adrenergen Rezeptoren i. S. einer erhöhten Adrenalinempfindlichkeit (permissiver Effekt).

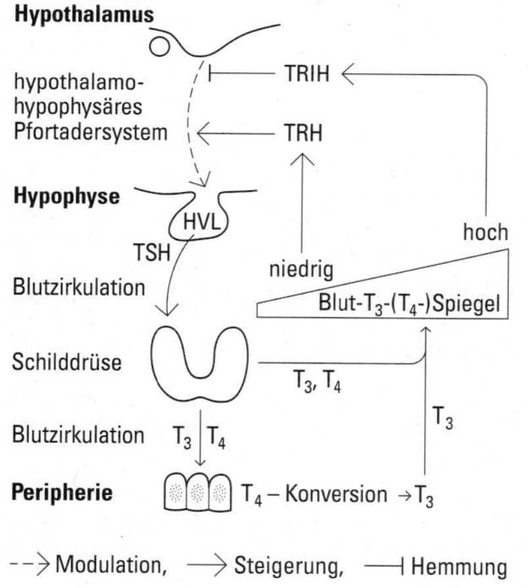

Schilddrüse:
Regelkreis der Schilddrüsenfunktion

Schild|drüsen|adenom (Aden-*; -om*) **n:** s. Schilddrüsentumoren, Adenom, autonomes der Schilddrüse.

Schild|drüsen|anti|körper: (engl.) thyroid antibodies; Autoantikörper* gegen schilddrüsenspezifische Proteine; med. relevante Sch.: **1. TRAK** (Abk. für TSH-Rezeptor-Antikörper): an den TSH-Rezeptor der Schilddrüse bindende Antikörper, die die physiol. Wirkung von TSH* entw. imitieren od. blockieren; Vork. v. a. bei Basedow-Krankheit, bes. im Anfangsstadium; **2. TPO-AK:** (thyroidale) mikrosomale Antikörper (Abk. MAK), die sich gegen Schilddrüsenperoxidase* (engl. thyroid peroxidase, Abk. TPO) richten; Vork. v. a. bei Struma lymphomatosa Hashimoto (hohe Sensitivität) u. Basedow-Krankheit; **3. TG-AK** (Abk. für Thyreoglobulin-Antikörper): Autoantikörper gegen Thyreoglobulin*; Vork. hoher Titer v. a. bei Struma lymphomatosa Hashimoto, niedriger Titer v. a. bei Basedow-Krankheit; **Nachw.:** Radio- od. Enzym-Immunassay. Vgl. Thyroiditis.

Schild|drüsen|a|plasie (A-*; -plasie*) **f:** s. Athyreose.

Schild|drüsen|dia|gnostik f: (engl.) thyroid diagnostics; med. Untersuchung der Schilddrüse, die neben Anamnese u. klin. Untersuchung die sonographische Diagn. der Morphol., Lok. u. Größe, ggf. Zytol. nach Feinnadelbiopsie u. v. a. die **funkt. Diagn.** beinhaltet: **1.** In-vitro-Diagnostik: immun. Bestimmungsmethoden (Radio-, Enzym-, Fluoreszenz-, Lumineszenz-Immunassay; Abk. RIA, EIA, FIA, LIA); **a)** Hormone: basales TSH, ggf. TRH-Test; freies Thyroxin (FT_4) u. freies Triiodthyronin (FT_3); Gesamttriiodthyronin (TT_3) u. selten Gesamtthyroxin (TT_4), deren Konz. von Höhe u. Bindungsverhalten der Transportproteine abhängig ist; Veränderungen der Transportproteine (erniedrigt z. B. bei Hypoproteinämie, chron. Lebererkrankungen; erhöht z. B. bei akuter Hepatitis, akuter intermittierender Porphyrie, erhöhter Östrogenkonzentration) bewirken eine Erniedrigung bzw. Erhöhung der Gesamthormonwerte; die Konz. der freien Hormone bleibt normal. **b)** Immun. Parameter: Schilddrüsenantikörper*; Thyreoglobulin* (fehlt bei Athyreoten u. dient somit als Tumormarker bei Pat. nach Therapie eines Schilddrüsenkarzinoms*); **2.** In-vivo-Diagnostik: Schilddrüsenszintigraphie* mit Bestimmung der relativen Technetiumaufnahme der Schilddrüse, ggf. unter Suppression mit Triiodthyronin od. Thyroxin; vgl. Suppressionsszintigraphie.

Schild|drüsen|dys|topie (Dys-*; gr. τόπος Ort, Stelle) f: (engl.) thyroid distopia; Vork. von ektopem Schilddrüsengewebe als Lageanomalie der Schilddrüse* od. als akzessorische Drüse inf. Versprengung von Schilddrüsengewebe auf dem Weg der Wanderung vom Ursprungsort bis zu ihrer definitiven Position (z. B. Zungengrundstruma* u. intrathorakale Struma); auch Bez. für einen isolierten Lobus* pyramidalis glandulae thyroideae; **Diagn.:** Schilddrüsen- bzw. Ganzkörperszintigraphie; vgl. Struma ovarii.

Schild|drüsen|erkrankungen: (engl.) thyroid diseases; **1.** Athyreose*; **2.** Hyperthyreose*; **3.** Hypothyreose*; vgl. Myxödem, Kretinismus; **4.** Struma*; **5.** Struma* maligna (vgl. Schilddrüsenkarzinom); **6.** Thyroiditis*; **7.** Schilddrüsenhormonresistenz* (selten). Vgl. Schilddrüsentumoren, Schilddrüsenknoten.

Schild|drüsen|hormone (Horm-*) n pl: (engl.) thyroid hormones; s. Schilddrüse, Thyroxin, Triiodthyronin.

Schild|drüsen|hormon|re|sistenz (↑; Resistenz*) f: (engl.) thyroid hormone resistance; syn. Refetoff-Syndrom; autosomal-dominante (selten autosomal-rezessiv) erbl. Erkr. mit unzureichender Interaktion zw. T_3 u. T_3-Rezeptor (Genlokus 3p24.3); **Klin.:** variable Sympt., die von Hypothyreose bis zu organspezif. Hyperthyreose reichen, bei Kindern oft Hyperaktivität; **Diagn.:** erhöhte T_3- u. T_4-Werte bei erhöhter od. inadäquat normaler TSH-Konz.; molekulargenet. Nachweis der Mutation im T_3-Rezeptorgen. J. Fel.

Schild|drüsen|hyper|plasie (Hyper-*; -plasie*) f: s. Struma.

Schild|drüsen|karzinom (Karz-*; -om*) n: (engl.) thyroid carcinoma; häufigste Form der malignen Schilddrüsentumoren* (ca. 1 % der Schilddrüsenneoplasien); **Einteilung: 1.** Karzinom der Thyreozyten: **a)** differenziert (follikulär, papillär od. gemischt); **b)** undifferenziert bzw. anaplastisch (spindelzellig, polymorph- od. kleinzellig); **2.** medulläres Karzinom (syn. C*-Zellkarzinom); **3.** Plattenepithelkarzinom; **Klin.:** bei ca. 95 % Erstmanifestation als knotige Vergrößerung der Schilddrüse (Struma* maligna); verdächtig sind schnelles Auftreten u. Wachsen eines Schilddrüsenknotens sowie Heiserkeit (Rekurrensparese; s. Kehlkopflähmung), Atemnot u. Schluckbeschwerden (Dysphagie*) bes. bei Pat. vor dem 60. Lj.; hinweisende Befunde sind palpatorisch derbe Konsistenz des Knotens, Verwachsungen mit der Haut, indolente Lymphknotenvergrößerungen, Horner*-Syndrom, Stridor*; anamnestisch verdächtig sind Bestrahlungen im Kopf-Hals-Brustbereich (bes. in der Kindheit); **TNM-Klassifikation:** s. Tab.; **Diagn.:** Palpation, Sonographie (Größe, Lage, Knoten, Struktur), Schilddrüsenszintigraphie (kalte Knoten, Metastasen, auch i. R. der postop. Rezidiv- u. Metastasensuche als Ganzkörperszintigraphie), Feinnadelbiopsie mit Zytodiagnostik, Rö.-Thorax, evtl. CT od. MRT (cave: nach iodhaltigem Kontrastmittel ist inf. Speicherung im Tumorgewebe der szintigraph. Nachw. unmöglich); (labordiagn.) Bestimmung von Thyreoglobulin, Calcitonin, evtl. CEA u. TPA im Serum; **Ther.:** nach Dignität u. TNM-Stadium, meist Thyroidektomie*, u. U. Hemithyroidektomie mit subtotaler Resektion der Gegenseite, regionärer Lymphadenektomie bzw. Neck* dissection; palliativ Tumorresektion; adjuvant postop. Schilddrüsenhormonsubstitution, postop. Radioiodtherapie bei speicherndem Tumorrestgewebe od. Metastasen; perkutane Bestrahlung (Co-60) bei fehlender Iodspeicherung u. undifferenziertem Tumor; **Kompl.:** Parese des N. laryngeus recurrens, Hypoparathyroidismus*; **Progn.:** Fünf-Jahres-Überlebensrate ca. 90 % beim differenzierten, ca. 70 % beim medullären u. ca. 10 % beim undifferenzierten Karzinom.

Schilddrüsenkarzinom
TNM-Klassifikation (Kurzfassung)

T1	≤1 cm
T2	>1 bis 4 cm
T3	>4 cm
T4	Ausbreitung jenseits der Drüse
N1	regionär

Schild|drüsen|knoten: (engl.) thyroid nodule; Bez. für abgrenzbare, atypisch strukturierte Bezirke in der Schilddrüse, die sonographisch nachweisbar u. in Abhängigkeit von der Größe palpabel sind u. deren Funktion mit der Schilddrüsenszintigraphie* ermittelt wird; **Formen: 1.** kalter Knoten: Bereich im Schilddrüsenszintigramm, der die radioaktive Substanz nicht od. (verglichen mit dem umgebenden Gewebe) vermindert speichert (auch sog. kühler Knoten); Urs.: Zysten, Entz., Fibrosierung, Schilddrüsenkarzinom* u. a. Tumoren, Blutung, Verkalkung, hormonal inaktive Adenome (z. B. nach Radioiodtherapie); **2.** warmer Knoten: ein funktionell nicht relevantes autonomes Adenom mit Euthyreose zeigt in der Szintigraphie keinen od. nur einen geringen Unterschied der Aktivitätsspeicherung zum Gewebeumfeld; es kann durch eine Suppressionsszintigraphie* dargestellt werden. **3.** heißer Knoten: Bezirk im Schilddrüsenszintigramm, der die radioaktive Substanz vollständig od. vermehrt (verglichen mit dem umgebenden Gewebe) speichert; Urs.: dekompensiertes u. kompensiertes (aber funktionell relevantes) autonomes Adenom* der Schilddrüse. Vgl. Hyperthyreose, Struma nodosa.

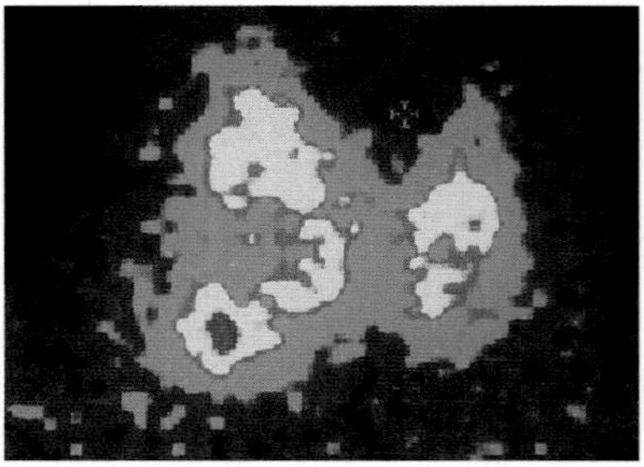

Schilddrüsenknoten [403]

Schild|drüsen|per|oxidase f: (engl.) thyroid peroxidase (Abk. TPO); membrangebundenes Glykoprotein der Schilddrüse mit einer Hämkomponente; katalysiert die Oxidation von Iodid u. den Einbau von Iod in Tyrosinreste des Thyreoglobulins; die Synthese von TPO wird durch TSH* stimuliert; TPO kann i. R. einer Immunthyroiditis antigen wirken (mikrosomales Antigen) u. die Bildung von TPO-Antikörpern (s. Schilddrüsenantikörper) bedingen.

Schild|drüsen|szinti|graphie (Szinti-*; -graphie*) f: (engl.) thyroid scintigraphy; szintigraphische Darstellung des regionalen Schilddrüsenstoffwechsels (i. d. R. mit Technetium-99m-Pertechnetat) u. Analyse der relativen Aktivitätsaufnahme (Technetium-Thyroid-Uptake, Abk. TcTU): prozentualer Anteil der gemessenen Schilddrüsenaktivität in Bezug auf die injizierte

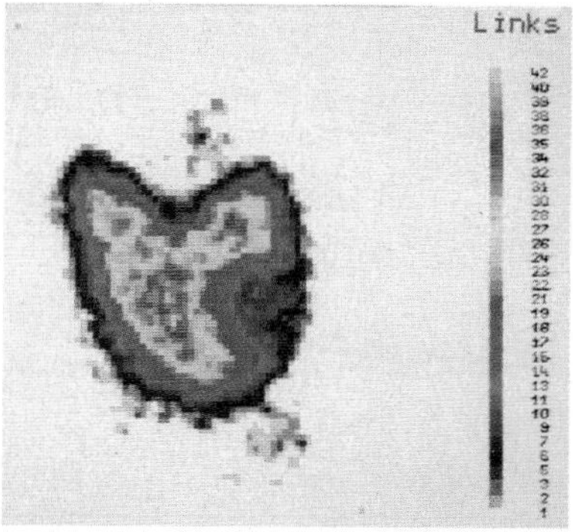

Schilddrüsenszintigraphie: kalter Knoten [105]

Technetium-99m-Aktivität (Referenzbereich: 0,5–3 %, abhängig von der regionalen Iodversorgung); ein erhöhter TcTU wird durch eine gesteigerte Hormonsynthese i. R. einer Hyperthyreose* bei (dissemenierter) Autonomie od. einer Basedow-Krankheit aber auch durch Iodmangel verursacht. Zur Differenzierung zw. beiden u. zum Nachweis einer funkt. nicht wirksamen Autonomie kann eine Suppressionsszintigraphie* durchgeführt werden. Zum Nachweis dystopen Schilddrüsengewebes wird Iod-123-Natriumiodid, von Rezidiven u. Metastasen eines differenzierten Schilddrüsenkarzinoms* I-131-Natriumiodid verwendet.

Schild|drüsen|tuberkulose (Tuberkel*; -osis*) f: (engl.) tuberculosis of the thyroid; seltene Form der Thyroiditis* (sog. spezif. Thyroiditis) i. R. einer Tuberkulose, v. a. bei Miliartuberkulose*; führt zu Beginn der Erkr. evtl. zu einer passageren Hyperthyreose (sog. vegetativ-endokrines Starlinger-Syndrom).

Schild|drüsen|tumoren (Tumor*) m pl: (engl.) thyroid tumors; **Formen: 1.** benigne Sch.: vom Follikelepithel sich ableitende, solitäre od. multiple Adenome unterschiedl. Reifegrades (trabekulär, tubulär, mikro-, normo- u. makrofollikulär) bei sonst unauffälligem Schilddrüsenparenchym; zelluläre Variante: Hürthle*-Tumor. Schilddrüsenadenome können endokrin aktiv sein (s. Adenom, autonomes der Schilddrüse) u. neigen nur selten zu maligner Entartung, lassen sich aber hinsichtlich ihrer Dignität histol. z. T. nur schwer einordnen: rein oxyphile follikuläre Formen werden auch beim Fehlen üblicher Kriterien der Bösartigkeit als malignitätsverdächtig angesehen; mikrofollikuläre Adenome sind häufig histol. nicht von einem Karzinom zu unterscheiden (sog. metastasierendes Adenom, s. u.); papilläre Adenome werden klin. stets als Karzinom angesehen. **2.** maligne Sch.: kommen bei Frauen etwa doppelt so häufig vor wie bei Männern; am häufigsten Schilddrüsenkarzinom*, seltener Sarkom, Hämangiosarkom*, malignes Lymphom*, Teratom*, maligner Hürthle-Tumor sowie in der Schilddrüse lokalisierte (Fern-)Metastasen extrathyroidaler maligner Tumoren; **Sonderformen: 1.** sog. metastasierendes Adenom: entspricht einem Schilddrüsenkarzinom von sehr hoher Ausdifferenzierung u. wird erst bei Nachweis von hämatogenen Metastasen als ein solches erkannt; **2.** malignes Papillom Wegelin: entspricht einem papillären Schilddrüsenkarzinom; **3.** Langhans-Struma (sog. wuchernde Struma): adenomartige Geschwulst der nicht vergrößerten Schilddrüse mit mangelhaft ausgereiftem Parenchym, soliden Epithelsträngen sowie nur geringfügiger Kolloidbildung in den Follikeln; setzt lymphogene (mediastinale, zervikale) sowie hämatogene (pulmonale) Metastasen, ohne dabei sichere histol. Zeichen der Malignität aufzuweisen (sog. organoides Karzinom, wird den follikulären Adenomen bzw. Karzinomen zugeordnet). Vgl. Schilddrüsenknoten, Struma, Graham-Tumor.

Schild|knorpel: (engl.) thyroid cartilage; Cartilago thyroidea des Kehlkopfs; s. Larynx.

Schiller-Iod|probe (Walter Sch., Gyn., Pathol., Wien, Chicago, 1887–1960; Iod*): (engl.) Schiller's iodine test; Methode zum Nachw. u. zur Lok. verdächtiger Epithelbezirke im Bereich der Portio vaginalis durch Betupfen mit 3–5%iger Lugol*-Lösung; ermöglicht die Unterscheidung von normalem glykogenhaltigem Plattenepithel (tiefbraune Färbung, iodpositiv) u. glykogenarmem bzw. -freiem, nicht ausgereiftem Epithel (hellbraun bis ockerfarben, iodnegativ); Anw. meist in Ergänzung zur Kolposkopie* sowie zur Vorbereitung einer gezielten Probeexzision*.

Schilling-In|dex (Viktor T. A. G. Sch., Hämat., Rostock, Berlin, 1883–1960) m: s. Kernverschiebungsindex.

Schilling-Test (Robert F. Sch., Hämat., Madison, geb. 1919) m: s. Urinexkretionstest.

Schilling-Zähl|kammer (Viktor T. A. G. Sch., Hämat., Rostock, Berlin, 1883–1960): s. Zählkammer.

Schimmelpenning-Feuerstein-Mims-Syndrom (Gustav W. Sch., zeitgen. Neurol., Kiel; Richard C. F., zeitgen. amerikan. Arzt; Leroy C. M., zeitgen. amerikan. Arzt) n: (engl.) linear nevus sebaceus syndrome; syn. Naevus sebaceus Jadassohn; neuroektodermales Fehlbildungssyndrom (wahrscheinl. inf. frühembryonaler letaler somatischer Mutation); **Sympt.:** linear angeordnete (oft unilaterale) Naevi sebacei im Kopf- u. Halsbereich mit partieller Alopezie, spastische Hemiparesen, zerebrale Krampfanfälle, geistige Retardierung, Kolobome, Nystagmus u. Mikrophthalmie.

Schimmel|pilze: (engl.) moulds; saprophytäre Pilze, die zu versch. systemat. Gruppen gehören (vgl. Fungi), überziehen org. Substrate mit einem watte- bis mehlartigen, weißen od. farbigen sporulierenden Myzel; zu Sch. gehören z. B. innerh. der Zygomyzeten: Köpfchenschimmel (Ordnung Mucorales); mit Askomyzeten verwandt sind die Fungi imperfecti Gießkannenschimmel (Aspergillus), Pinselschimmel (Penicillium) u. Brotschimmel (Neurospora). Arten der Gattungen Aspergillus u. Penicillium sind potente Mykotoxinbildner. Vgl. Mykotoxine.

Schimmel|pilz-Mykosen (Myk-*; -osis*) f pl: (engl.) mould mycoses; Inf. durch fakultativ pathogene Schimmelpilze (Aspergillus*, Mucor*, seltener Penicillium*); manifestieren sich v. a. als Meningitis, Pneumonie, Bronchitis (Asthma bronchiale), Urogenitalinfektionen, Ophthalmomykose, Otomykose sowie Mykosen der Nasennebenhöhlen u. Fingernägel; vgl. Lungenmykosen, Mykosen, Systemmykosen, Dermatomykose, Aspergillose.

Schinken|milz: (engl.) bacon spleen; (pathol.) die bei Amyloidose der Milzpulpa derbe, feste, rote u. im Aussehen rohem geräuchertem Schinken ähnliche Milz. Vgl. Sagomilz.

Schinnen: (engl.) branny dandruff; kleieförmige Kopfschuppen.

Schiötz-Tono|meter (Hjalmar Sch., Ophth., Oslo, 1850–1927; Ton-*; Metr-*) n: Instrument zur Messung des Augeninnendrucks* (Impressionstonometrie) durch Aufsetzen eines Stempels, der mit versch. Gewichten belastet werden kann, auf die anästhesierte Hornhaut; vgl. Tonometrie.

Schipper|krankheit: (engl.) clay-shoveller's fracture; syn. Schipperfraktur; durch andauernde unphysiologische Beanspruchung der Rückenmuskulatur (z. B. bei ungewohnt schweren Schaufelarbeiten) verursachter Abriss meist des 7. Halswirbel- od. 1. Brustwirbeldornfortsatzes als Form eines Ermüdungsbruchs* mit Dislokation des peripheren Knochenfragments durch Muskelzug nach distal; BK Nr. 2107.

Schirm|bild|aufnahme: (engl.) photofluorography; Verfahren zur Röntgenreihenuntersuchung des Thorax; dabei wird mit einer extrem lichtstarken Spezialkamera das Leuchtbild eines (konventionellen) Fluoreszenzschirms ohne Zwischenschaltung eines Röntgenbildverstärkers* abphotographiert (Format meist 100 × 100 mm); i. d. R. ausreichende Bildqualität u. wirtschaftliches Verfahren zur Suche nach Erkr. an Lungentuberkulose; Alternativen: Großbildverstärker, Rö.-Thorax. Vgl. Röntgenbild.

Schirmer-Test (Otto W. Sch., Ophth., Greifswald, 1864–1917) m: Einlage eines Filterpapierstreifens an der Unterlidkante zur Prüfung der Tränensekretion; nach 5 Min. sind normalerweise 10–20 mm des Streifens befeuchtet; pathol. Sch.-T. (Werte <5 mm, Seitendifferenz von mehr als 30 %) z. B. bei (peripherer) Fazialislähmung, Xerophthalmie bzw. Sicca-Syndrom i. R. des Sjögren*-Syndroms.

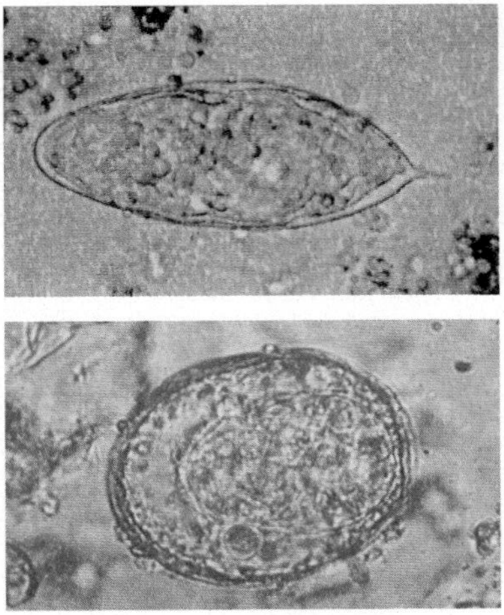

Schistosoma:
Eier von Sch. haematobium (oben) und Sch. japonicum (unten) [442]

Schisto|soma (gr. σχιστός gespalten; Soma*) n: syn. Bilharzia, Pärchenegel; Gattung getrenntgeschlechtl. Trematodes*; ♂ (6–12 mm) platt, um die Längsachse eingerollt, so dass eine ventrale Rinne (der Canalis gynaecophorus) entsteht, in dem das fadenförmige ♀ (7–15 mm) liegt (Geschlechtsdimorphismus); Err. der Schistosomiasis* (Bilharziose) in Tropen u. Subtropen; wichtigste humanpathogene Sch.-Arten: Sch. haematobium, Err. der Urogenitalschistosomiasis (Afrika, Madagaskar, Vorderasien bis Irak); Sch. mansoni, (Afrika, Madagaskar, Arabien, Brasilien, einige Karibische Inseln), Sch. intercalatum (Kamerun, Gabun, Kongo), Sch. japonicum (China, Philippinen, Indonesien) u. Sch. mekongi (Laos, Kambodscha, Vietnam), Err. der Darm- u. hepatolienalen Schistosomiasis. **Entw.:** die charakterist. Eier mit End- od. Seitenstachel werden mit Urin od. Stuhl des Wirts ausgeschieden; Mirazidien* schlüpfen im Wasser; Weiterentwicklung in spezif. Wasserschneckenarten als einzige Zwischenwirte; durch ungeschlechtl. Vermehrung entstehende Zerkarien* werden in das Wasser abgegeben; sie penetrieren mit Hilfe ausgeschiedener Enzyme die Haut des Endwirts u. gelangen über den Blutkreislauf in Venensysteme von Leber, Darm od. Blase. Entw. zu Adulten in 2–3 Mon.; Lebensdauer viele Jahre. **Übertragung:** Kontakt mit zerkarienhaltigem Wasser beim Baden u. Trinken; häufig bei Reisbauern; **Nachw.:** Wurmeiernachweis* in Urinsediment bzw. Stuhl, auch in Biopsien der Darm- u. Blasenwand; Mirazidienschlüpfversuch*; IFT, ELISA, HAH.

Schisto|somiasis (↑; ↑; -iasis*) f: syn. Bilharziose; durch Trematoden (Saugwürmer) der Gattung Schistosoma* verursachte chron. Infektionskrankheit; **Vork.:** in Tropen u. Subtropen wegen der nur dort in warmen Gewässern vorkommenden Zwischenwirte (Süßwasserschnecken); ca. 300 Mill. infizierte Menschen weltweit; **Klin.:** Sympt. werden im Wesentl. durch die Gewebereaktion auf die Eiablage verursacht; Penetration der Zerkarien* durch die Haut verursacht innerh. 24 Std. eine Zerkariendermatitis* (invasive Phase, sog. swimmers itch) mit Pruritus, nach Sensibilisierung makulopapulöse Dermatitis. Sie kann auch durch Zerkarien nicht humanpathogener Schistosomen (Vogel- u. Säugetierschistosomen) hervorgerufen werden; Zerkarien, für die der Mensch Fehlwirt ist, lösen oft heftigere Hautreaktionen aus als humanpathogene Arten. Die akute Phase der Sch. (Katayama*-Syndrom) verläuft bei Bewohnern von Endemiegebieten meist unerkannt. In der chron. Phase, frühestens 30–90 Tage nach der Inf., kommt es je nach Lokalisation der Adulten u. Menge produzierter Eier für die Dauer von bis zu 10 Jahren zu unterschiedl. Sympt. u. Folgekrankheiten. **Urogenitalschistosomiasis:** 3–6 Mon. nach Infektion Zystitis, Hämaturie, zystoskopisch sog. Eituberkel, später ulzeröse Zystitis,

Fibrose u. Kalzifikation der Blasenwand mit Einengung der Ostien, Hydroureter, Hydronephrose, in Endemiegebieten oft schon im Kindesalter sek. Pyelitis, Pyelonephritis, Urämie, Blasenkarzinom; Morbiditätsrate bis zu 70 %. **Darmschistosomiasis:** häufig ohne Beschwerden; bei massiver Inf. führen die zu 50 % in der Darmmukosa u. -submukosa lokalisierten Eier zu granulomatöser Reaktion (Pseudotuberkel, Pseudopapillom), ulzeröser hämorrhagischer Kolitis, Polyposis, Darmstenosierung, in seltenen Fällen zu einem Kolonkarzinom. **Hepatolienale Sch.:** in Endemiegebieten durch massive Inf. u. Eiabschwemmung in die Leber (Mensch ist Fehlwirt); oft schon im Kindesalter granulomatöse-tuberkuloide Reaktion des Leberparenchyms u. Zirrhose mit den Sympt. der portalen Hypertension, dabei Entwicklungshemmung sowie Invasion von Eiern in andere Organe, v. a. Lunge u. Gehirn; bei einer zerebrospinalen Verbreitung kommt es zu entspr. Herderscheinungen (Mono-, Hemiparesen, Aphasie, tumorähnl. Bilder, Querschnittlähmung). **Diagn.:** in Endemiegebieten Einachweis im Stuhl (MIFC*) u. Harnsediment (Mittagsurin); Darm- u. Blasenschleimhautbiopsie, Leberbiopsie, Mirazidienschlüpfversuch*; serodiagn. Intradermaltest mit Zerkarienantigen zum Ausschluss der Frühphase (sehr empfindlich, aber nicht spezif.), IFT, ELISA zum Ausschluss der akuten u. chron. Phase; **Ther.:** Mittel der Wahl Praziquantel; Niridazol, Oxamniquin u. Metrifonat wirken nur gegen Sch. haematobium bzw. Sch. mansoni; **Proph.:** Schneckenbekämpfung (chem., mechan., ökolog.), Unterbrechung des Entwicklungszyklus, Massentherapie, Aufklärung; **Progn.:** bei Ther. im Frühstadium günstig.

Schisto|zyten (↑; Zyt-*) m pl: (engl.) schistocytes; abnorm geformte Erythrozyten inf. mechan. Schädigung; u. a. bei Hämolyse durch künstl. Herzklappen, Marschhämoglobinurie u. mikroangiopath. hämolyt. Anämie.

Schizo|gonie (gr. σχίζειν spalten, trennen; γονή Spross) f: (engl.) schizogony; syn. Merogonie; vegetative Vermehrung bei den Sporozoen (z. B. Toxoplasma, Plasmodium), d. h. Zerfall der Schizonten* in Merozoiten.

schizoid (↑; -id*): s. Persönlichkeitsstörung, schizoide.

Schizo|myzeten (↑; Myk-*) m pl: (engl.) schizomycetes; sog. Spaltpilze; historische Bez. für Bakterien*.

Schizont (↑) m: syn. Meront; vegetatives Teilungsstadium der Sporozoa (vgl. Protozoen); zerfällt meist in viele Merozoiten; vgl. Plasmodien.

Schizo|onychie (↑; Onych-*) f: syn. Onychoschisis*.

Schizo|phrenie (↑; gr. φρήν Verstand) f: (engl.) schizophrenia; veraltete Bez. Spaltungsirresein, Dementia praecox (Kraepelin); Geistesstörung unterschiedl. Ausprägung ohne nachweisbare körperliche Ursache mit häufig ungünstigem Verlauf (Begriff nach E. Bleuler, 1911); nach heutigen diagn. Konventionen (ICD od. DSM) handelt es sich um eine endogene Psychose* mit charakterist., aber vielgestaltigen Störungen der Persönlichkeit (des Ich od. Selbsterlebens), des Denkens, der Wahrnehmung, der Realitätsauffassung u. der Affektivität ohne Beeinträchtigung der Klarheit des Bewusstseins, ohne erkennbare hirnorganische Erkrankung u. ohne Einwirkung von Psychedelika; **Urs.:** unbekannt; diskutiert wird eine individuell verschiedene Komb. biographisch-psychischer, hirnorg., sozialer, genet. u. a. Bedingungen, von denen keine die entscheidende Einzelbedingung ist (vgl. Vulnerabilität). **Epidemiol.:** Prävalenz 1 %, Inzidenz 1:1000; Manifestation v. a. zw. Pubertät u. 30. Lj. **Einteilung:** Eine allg. akzeptierte Einteilung liegt nicht vor; nach ICD-10 unterscheidet man im Wesentl. folgende Formen: paranoide Sch., hebephrene Sch. (Beginn meist in jugendlichem Alter), katatone Sch., undifferenzierte Sch., das schizophrene Residuum u. die Schizophrenia simplex. **Sympt.:** Denkstörungen, Wahn, Sinnestäuschungen (v. a. in Form akust. Halluzinationen), Ambivalenz, Autismus, psychomotorische Störungen (evtl. auch als Stupor od. Katatonie), Störungen der Affektivität (z. B. bei der hebephrenen Sch. Albernheit, läppischer Affekt), Ich-Erlebensstörungen u. a.; eine Einteilung in Grundsymptome* u. akzessorische Symptome* (Bleuler) bzw. in Sympt. ersten u. zweiten Ranges (Schneider) ist veraltet. **Verlauf:** evtl. Prodromalstadium mit unspezif. psychopathologischen Sympt., Auftreten der Plussymptomatik* in Schüben, selten auch zeitlebens andauernd, meist in schizophrenes Residuum übergehend; nach einem akuten Schub oft postpsychot. Depression od. Erschöpfungszustand; akute suizidale Krisen in jeder Phase mögl.; die definitive **Diagn.** kann nur aus der Verlaufsbeobachtung über mind. mehrere Mon. gestellt werden. **Ther.:** bei großer Erregung, Suizidalität od. Wahn mit panischer Angst stationäre Aufnahme; Neuroleptika, Psychotherapie, Ergotherapie, Einbeziehen der Angehörigen (vgl. Angehörigengruppe); **Progn.** (abhängig von Krankheitsbeginn, Sympt. u. Qualität der therap. u. rehabilitativen Maßnahmen): ein Drittel der Ersterkrankungen heilt aus, ein Drittel der Pat. kann eigenständig mit Beeinträchtigungen im privaten u. berufl. Bereich leben, ein Drittel benötigt langfristige, u. U. dauerhafte Betreuung (i. d. R. ambulant; vgl. Gemeindepsychiatrie).

Schizo|phrenie, zön|ästhetische (↑; ↑) f: (engl.) coenesthetic schizophrenia; Form der Schizophrenie, bei der körperl. Missempfindungen im Vordergrund stehen, die im Ggs. zur Hypochondrie* keine Überbewertung körperlicher Wahrnehmungen darstellen, sondern Ausdruck einer umfassenderen, strukturellen Erlebensveränderung sind; vgl. Zönästhesie.

Schizo|trichie (↑; Trich-*) f: (engl.) schizotrichia; syn. Trichoschisis; s. Haarveränderungen.

Schizo|zyten (↑; Zyt-*) m pl: syn. Fragmentozyten*.

Schlacken|kost: (engl.) roughage diet; Kost, die große Mengen an Ballaststoffen* enthält; Anw. bei Obstipation*.

Schläfen|bein: Os* temporale.

Schläfen|bein|aufnahme: s. Mayer-Aufnahme, Schüller-Aufnahme.

Schläfen|lappen|ab|szess (Abszess*) m: (engl.) temporal lobe abscess; fortgeleiteter Hirnabszess* im Lobus temporalis als Komplikation v. a. bei Otitis, Osteomyelitis, Schädelhirntrauma; vgl. Syndrom, hirnlokales.

Schlaf: (engl.) sleep; v. a. nachts regelmäßig wiederkehrender physiol. Erholungszustand mit Veränderung von Bewusstseinslage (stark verminderte Spontanaktivität, herabgesetzte Reaktion auf äußere Reize, jedoch im Ggs. zur Narkose jederzeitige Weckbarkeit) u. Körperfunktionen (Überwiegen des Parasympathikus); der Schlaf-Wach-Rhythmus beruht auf endogenen Aktivitätsschwankungen mit Schrittmachern im ZNS. **Schlafqualität** lässt sich mit dem EEG, EMG u. EOG differenzieren. Man unterscheidet orthodoxen (Non-REM-Sch.) u. paradoxen Sch. (REM-Sch.). Der Wachzustand leitet über eine **SEM-Phase** (Abk. für engl. slow eye movements, langsame Augenbewegungen beim Einschlafen) den orthodoxen Sch. mit den Stadien B, C, D, E od. I-IV (entspr. der Schlaftiefe) ein; v. a. während des paradoxen Schlafs od. der

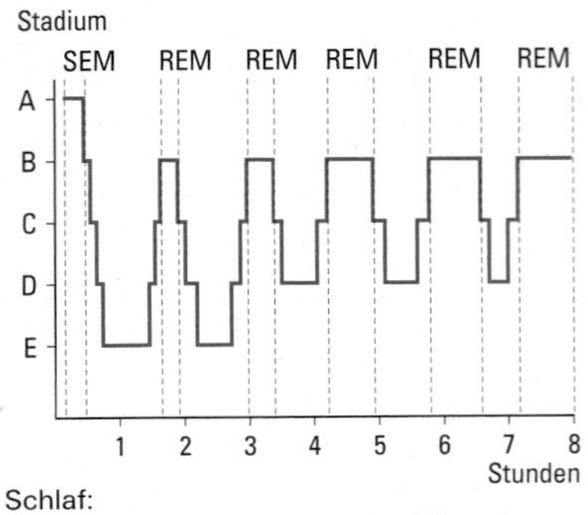

Schlaf:
Schlafperiodik beim gesunden Menschen
SEM: slow eye movements
REM: rapid eye movements

REM-Phase (Abk. für engl. rapid eye movements) mit raschen Augenbewegungen, erhöhter Herz- u. Atemfrequenz treten die Traumphasen auf. Die Phasen vom Wachsein (A) bis zum Tiefschlaf (E) werden in durchschnittlich 35–40 Min. durchlaufen, der Tiefschlaf variiert von 30–60 Min. (in der ersten Schlafperiode) bis zu wenigen Min. (in der letzten Schlafperiode); der REM-Sch. zeigt eine Verlängerung der Traumdauer von 10–50 Min. Träume treten bei Erwachsenen drei- bis sechsmal pro Nacht auf u. entsprechen nahezu 25 % des Gesamtschlafs. Vgl. Elektroenzephalographie, Chronobiologie.

Schlaf|anfälle: (engl.) narcoleptic attacks; anfallsweise, ohne Ermüdung eintretender Schlaf; **Vork.:** bei Kleine*-Levin-Syndrom, Narkolepsie*; **DD:** bestimmte Formen der Epilepsie*, periodische Lähmungen.

Schlaf|a|pnoe|syn|drom (A-*; -pnoe*) **n:** (engl.) sleep apnea syndrome; schlafbezogene Atemstörung mit Sistieren des Atemgasflusses an Nase u. Mund mit od. ohne Obstruktion der oberen Atemwege; pathophysiol. **Folgen:** wiederholte Hypoxämien u. Hyperkapnien mit zentralnervöser Weckreaktion, period. Schwankung von Pulmonalarteriendruck, arteriellem Blutdruck, Herzminutenvolumen u. Herzfrequenz im Schlaf, arterielle Hypertonie am Tag, erhöhtes Risiko für Herz- od. Hirninfarkt; **Klin.:** abnorme Tagesmüdigkeit, diskontinuierl. lautes Schnarchen (bei obstruktivem Sch.), Konzentrations- u. Gedächtnisstörungen, Persönlichkeitsveränderungen, morgendl. Kopfschmerz, Potenzstörungen; **Schweregrade: 1.** latente Form mit sporad. Sympt., bes. nach abendl. Einnahme von Alkohol od. Hypnotika sowie bei behinderter Nasenatmung (z. B. bei Rhinitis); **2.** leichte Form: Einschlafneigung bei geringer psychophys. Beanspruchung, z. B. Fernsehen od. Lesen (Monotonieintoleranz); **3.** mittelschwere Form: regelmäßig abnorme Einschlafneigung tagsüber, Abnahme der intellektuellen Leistungsfähigkeit; **4.** schwere Form: Pickwick*-Syndrom, zusätzl. chron. respirator. Globalinsuffizienz, Polyglobulie, chron. Cor* pulmonale u. arterielle Hypertonie; **Diagn.:** Lungenfunktionsprüfung*, Polysomnographie*; **Ther.:** Theophyllin bei leichten Formen, ggf. op. Beseitigung der Obstruktion (Tracheotomie, Nasenseptumplastik u. Konchotomie), nasale kontinuierl. Überdruckbeatmung (CPAP*), evtl. Sauerstoff-Langzeittherapie. Vgl. Hypersomnie, Undine-Syndrom.

Schlaf|druck|lähmung: (engl.) pressure paralysis in sleep; Drucklähmung* von Nerven während des Schlafs, u. a. begünstigt durch Intoxikationen (Schlafmittel, Alkohol).

Schlaf|entzug, therapeutischer: (engl.) therapeutic sleep deprivation; auch Wachtherapie; Verhinderung des Schlafs für die Dauer einer Nacht bzw. der zweiten Nachthälfte (sog. halber Schlafentzug) als Therapie v. a. bei endogener Depression*; bewirkt u. U. am darauffolgenden Tag (selten auch am 2. Tag) eine kurzfristige Stimmungsaufhellung u. Antriebssteigerung.

Schlaf|epi|lepsie (Epilepsie*) **f:** (engl.) sleep epilepsy; Auftreten symptomat. epileptischer Anfälle während des Schlafs; s. Epilepsie.

Schlaf|hämo|globin|urie (Häm-*; Globus*; Ur-*) **f:** s. Hämoglobinurie, paroxysmale nächtliche.

Schlaf|hygiene (Hygiene*) **f:** (engl.) sleep hygiene; schlaffördernd wirkende Lebensgewohnheiten u. Verhaltensweisen, die Regeln zur Stimuluskontrolle, zum Schlaf-Wach-Zyklus, zu Schlafumgebung u. -restriktion umfassen; inadäquate Sch. führt zu Schlafstörung* u. beeinträchtigt die Tagesbefindlichkeit; konsequente Sch. ist Voraussetzung für die Wirksamkeit jeder Therapie zur Verbesserung des Schlafs.

Schlaf|krankheit: s. Trypanosomiasis, afrikanische.

Schlaf|losigkeit: Insomnie*.

Schlaf|losigkeit, tödliche familiäre: (engl.) fatal familial insomnia; syn. fatale familiäre Insomnie (Abk. FFI); autosomal-dominant vererbte Form der Prionkrankheiten* des mittleren Erwachsenenalters, die rasch progredient u. immer tödl. verläuft; **Klin.:** Sympathikotonie*, andere autonome u. endokrine Störungen, unbeeinflussbare Insomnie, komplexe Halluzinationen; **Pathol.:** schwammförmige Degeneration von Thalamuskernen, der Kleinhirnrinde u. der unteren Olive.

Schlaf|mittel: (engl.) somnifacients, soporifics, hypnotics; syn. Hypnotika, Somnifera; schlafauslösende, auf das ZNS wirkende Pharmaka; **Einteilung: 1.** Benzodiazepinderivate*; **2.** Sch. mit benzodiazepinähnl. Wirkung: z. B. Zolpidem, Zopiclon; vermutl. geringeres Suchtpotential; **3.** Antihistaminika*: Histamin-H_1-Rezeptorenblocker mit sedierender Wirkung gelten als Sch. ohne Abhängigkeitspotential; z. B. Diphenhydramin, Doxylamin, Promethazin; UAW: Verwirrtheit u. paradoxe Reaktionen bei alten Menschen; **4.** Clomethiazol*; **5.** Barbiturate* u. Chloralhydrat* nur noch gelegentl. als Kurzzeittherapeutikum; **6.** Melatonin*; **7.** Tryptophan*; **Anw.:** nicht kausal behandelbare Schlafstörung; kontraindiziert bei Schlafapnoesyndrom. Vgl. Schlaf, Schlafhygiene.

Schlaf|spindeln: (engl.) sleep spindles; s. Elektroenzephalographie.

Schlaf|stadien n pl: (engl.) sleep stages; s. Schlaf, Elektroenzephalographie.

Schlaf|störung: (engl.) sleep disorder; subjektiv empfundene bzw. objektiv beobachtbare Abweichung vom normalen Schlaf in quant. bzw. qual. Hinsicht; als primäre Sch. ohne Urs., häufig aber als Symptom einer psych. od. körperlichen Erkr.; **Einteilung: 1.** Dyssomnie als Störung von Dauer, Qualität bzw. zeitl. Abfolge des Schlafs (z. B. Insomnie*, Hypersomnie* od. Dysrhythmie*); **2.** Parasomnie als Episode abnormen Erlebens bzw. Verhaltens, die in Zus. mit best. Schlafstadien bzw. beim Übergang zw. Schlaf u. Wachsein auftritt (z. B. Somnambulismus*, Pavor* nocturnus, Bruxismus* od. Alpträume*).

Schlaf|wandeln: s. Somnambulismus.

Schlaf|zentren n pl: (engl.) sleep centres; Regionen im ZNS zur Schlafregulation; neben kortikalen Arealen v. a. Formatio reticularis u. Anteile von Mittelhirn, Thalamus u. Hypothalamus.

Schlag|ader: Arterie.

Schlag|anfall: (engl.) apoplexy, stroke, cerebrovascular accident; syn. Apoplexia cerebri, apoplektischer Insult, sog. Gehirnschlag; **1.** ischämischer Hirninfarkt: Enzephalomalazie* inf. arterieller Durchblutungsstörung des Gehirns (ca. 80 % der Sch., Letalität ca. 20 %); Urs.: **a)** meist Embolie*, ausgehend von arteriosklerot. Veränderungen (arterio-arterielle Embolie) od. vom Herzen (kardiale Embolie); selten autochthone Thrombose od. Dissektion eines extrakraniellen Gefäßes; der Infarkt ist auf das Versorgungsgebiet der betr. Hirnarterie beschränkt (Territorialinfarkt); **b)** (selten) hämodynamisch wirksame Stenose einer extrakraniellen (z. B. Karotisgabel) od. großen intrakraniellen Arterie (z. B. proximale A. cerebri media) mit der Folge eines Grenzzoneninfarkts (Versorgungsgebiete mehrerer Arterien betroffen); **c)** zerebrale Mikroangiopathie, v. a. bei Pat. mit Hypertonus (Binswanger*-Krankheit). Klin.: akut einsetzende Sympt. in Abhängigkeit vom betroffenen Gefäßareal; am häufigsten Infarkt im Versorgungsgebiet der A. cerebri media mit Hemiparese, Sensibilitätsstörungen u. ggf. Aphasie (bei Beteiligung der dominanten Hemisphäre); beinbetonte Hemiparese bei A.-cerebri-anterior-Infarkt, Hemianopsie bei A.-cerebri-posterior-Infarkt; **2.** primär hämorrhag. Insult (intrazerebrale Massenblutung; ca. 20 % der Sch., Letalität ca. 50 %): Enzephalorrhagie nach Ruptur eines intrazerebralen Gefäßes (meist im Stammganglienbereich); Urs.: **a)** v. a. Angiopathie inf. arterieller Hypertonie od. Arteriolosklerose*; **b)** hämorrhagische Diathese*; **c)** Gefäßfehlbildung (arterio-venöses Angiom, Aneurysma). Klin.: meist plötzl. einsetzende Sympt. wie beim ischäm. Hirninfarkt, insbes. Bewusstseinsstörung, ferner Kopfschmerzen; die Unterscheidung zum ischäm. Hirninfarkt ist nur durch CT möglich. **Diagn.:** neurol. Untersuchung (Pyramidenbahnzeichen*), kraniale Computertomographie (Massenblutung od. Hirninfarkt, Lok.), Ultraschalldiagnostik (Doppler- bzw. Duplexsonographie) der hirnversorgenden Gefäße (Stenose, Verschluss); **Ther.:** vorzugsweise auf einer Stroke* unit; Überwachung von Atmung u. Kreislauf, frühzeitig Krankengymnastik; bei ischäm. Hirninfarkt Blutdruckeinstellung auf systol. >150 mmHg, Blutzuckernormalisierung u. Fiebersenkung, evtl. Behandlung eines Hirnödems, ggf. Thrombolyse (mit t*-PA) innerhalb der ersten 3–6 Std.; bei intrazerebraler Massenblutung (od. raumforderndem Hirninfarkt) evtl. neurochir. Therapie; **DD:** intrazerebrale Raumforderung, Tumoreinblutung, subdurales u. epidurales Hämatom.

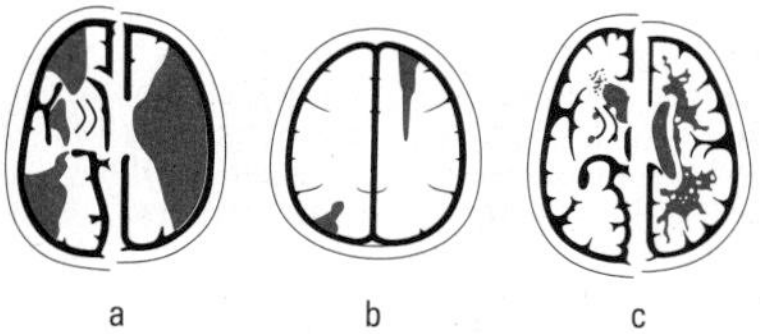

Schlaganfall:
schematische Darstellung ischämischer Hirninfarkte im kranialen CT;
a: Embolie (keilförmige Infarkte im Versorgungsgebiet der A. cerebri media); b: Stenose (Grenzzoneninfarkte zwischen zwei Gefäßgebieten); c: zerebrale Mikroangiopathie (Lakunen, subkortikale arteriosklerotische Enzephalopathie) [121]

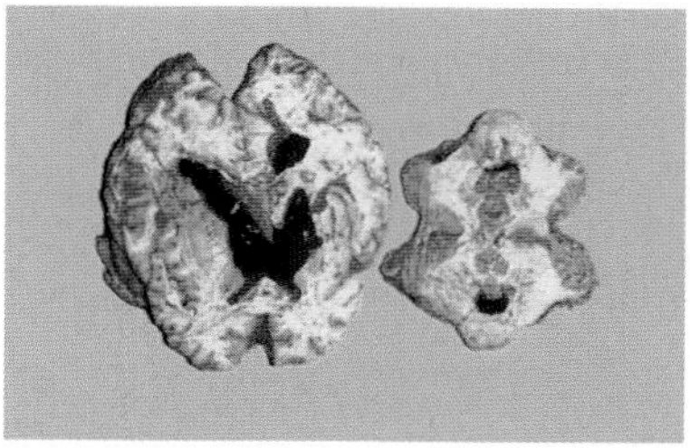

Schlaganfall:
Massenblutung im Gehirn bei Hypertonus; Einbruch der Blutung (Hämatenzephalon) in alle vier Hirnventrikel. Im aufgeschnittenen Kleinhirn erkennt man den blutgefüllten 4. Ventrikel. [471]

Schlag|volumen n: (engl.) stroke volume; die Blutmenge, die jeder Ventrikel des Herzens bei einer Kontraktion (Systole) auswirft; beim erwachsenen Mann normal ca. 70 ml in Ruhe.

Schlamm|bad: (engl.) mud bath; syn. Schlickbad; Ganz- od. Teilbad unter Anw. feinkörniger Sedimente (vgl. Peloid) aus stehenden (Binnenseen, Wattenmeer) u. fließenden Gewässern (Quellmund der Heilquellen, Flussmündungen); als Dickschlamm für Wärmepackungen, dünnbreiig für Bäder (hohe Wärmekapazität, Aufnahme chem. Inhaltsstoffe); **Ind.:** s. Moorbad, Fango.

Schlamm|fieber: s. Leptospira.

Schlangen|biss: (engl.) snake bite; Verletzung der Haut durch die zwei Zähne giftiger Schlangen; drei Gruppen ubiquitär verbreiteter Giftschlangen werden unterschieden: Elapidae (Landschlangen: Kobra, Mamba, Giftnatter, Korallenschlange), Hydrophiidae (Seeschlangen) u. Viperidae (versch. Arten Vipern, Klapperschlangen u. Ottern). **Klin.:** Vergiftungserscheinungen sind abhängig von Schlangenart u. Menge des Giftes, das aus versch. Neurotoxinen

(Elapidae), Kardiotoxinen (Elapidae, Viperidae), Myotoxinen (Hydrophiidae), Nephrotoxinen (alle drei Gruppen) u. Hämorrhaginen (Viperidae) besteht; lokale (Schwellung, Nekrose) u. systemische Effekte (Schock, innere u. äußere Blutung, Lähmung, Myalgie, akutes Nierenversagen) kommen in 20–70 % vor; Letalität 1–15 %. **Ther.:** Beruhigung des Opfers, Immobilisierung der gebissenen Extremität; intensive Überwachung über Tage; Inzision der Bisswunde nicht sinnvoll; bei systemischer Vergiftung i. v. Infusion von spezif. od. polyvalentem Schlangengiftserum unter Adrenalinschutz.

Schlangen|gift|therapie f: (engl.) treatment with snake poison; enzymatische Defibrinogenierung durch Batroxobin* od. Ancrod* bei peripheren arteriellen Verschlusskrankheiten*.

Schlangen|kopf|phänomen n: (röntg.) Bez. für die typ. Form einer Ureterozele* in der Urographie*.

Schlangen|serum (Sero-*) n: (engl.) snake antivenin; s. Serumprophylaxe, Serumtherapie.

Schlange-Zeichen (Hans Sch., Chir., Hannover, 1856–1922): (engl.) Schlange's sign; verstärkte Darmgeräusche oberh. der Passagebehinderung als Zeichen eines beginnenden mechan. Ileus*.

Schlatter-Operation (Carl Sch., Chir., Zürich, 1864–1934) f: nicht mehr gebräuchl. Rekonstruktionsverfahren nach Gastrektomie* mit End-zu-Seit-Ösophagojejunostomie.

Schlatter-Osgood-Krankheit (↑; Robert B. O., Orthop., Chir., Boston, 1873–1956): (engl.) Osgood-Schlatter disease; vorwiegend bei Jungen

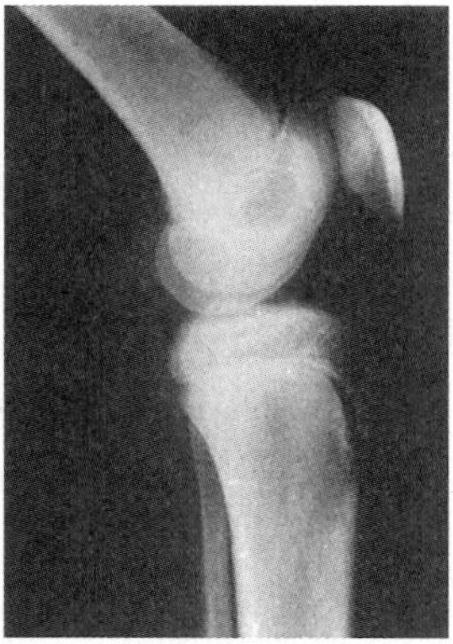

Schlatter-Osgood-Krankheit [540]

zw. dem 10. u. 15. Lj. vorkommende asept. Nekrose der Tibiaapophyse mit Druckschmerz im Bereich des Tibiakopfes; röntg. grobe Zerklüftung u. Strukturauflockerung des Knochenkerns; **Ther.:** Schonung des Kniegelenks, ggf. Entlastung u. Ruhigstellung. Vgl. Knochennekrosen, aseptische.

Die Diagnose ist nur aufgrund einer Röntgenuntersuchung mit Sicherheit zu stellen, wobei eine Vergleichsaufnahme der gesunden Seite erforderlich ist.

Schlauch|pilze: s. Askomyzeten; vgl. Fungi.

Schlauch|verband: (engl.) stockinette bandage; rundgestrickter, elast. Trikotschlauch zur Befestigung von Wundauflagen; vgl. Verbände.

Schlauch|würmer: Aschelminthes; s. Nemathelminthes.

Schleifen|bahn: s. Lemniscus lateralis.

Schleifen|di|uretika (Dia-*; Ur-*) n pl: (engl.) loop diuretics; s. Diuretika.

Schleim: (engl.) 1. mucus, 2. gruel; **1.** Mucus; wird in den Schleimdrüsen produziert u. besteht im Wesentl. aus Muzinen; **2.** (päd.) Polysaccharid (Amylose u. Amylopektin), das aus aufgeschlossenen Getreidekörnern (Flocken) durch Kochen mit Wasser gewonnen wird; früher häufige Verw. als sog. zweites Kohlenhydrat bei der künstl. Säuglingsernährung*, hauptsächl. als Reisschleim (leicht stopfende Wirkung) od. als Haferschleim (leicht abführende Wirkung).

Schleim|beutel: (anat.) Bursa* synovialis.

Schleim|beutel|entzündung: Bursitis*.

Schleim|drüsen: (engl.) mucous glands; Glandulae mucosae, muköse Drüsen*; sondern schleimiges Sekret ab.

Schleim|drüsen|re|tentions|zyste (lat. retentio Zurückhaltung; Kyst-*) f: s. Mukozele, Ranula.

Schleim|granulom (Granulum*; -om*) n: (engl.) mucous granuloma; bis kirschgroßer, meist bläulich-glasiger Tumor im Bereich der Unterlippenschleimhaut (v. a. dort, wo Gll. labiales Traumen od. mechan. Einflüssen ausgesetzt sind); histol. Fremdkörpergranulom*; **Urs.:** lokaler Fremdkörperreiz durch das nach Ruptur eines Schleimdrüsenausführungsgangs in das umliegende Bindegewebe austretende Sekret (epithelialer Schleim).

Schleim|haut: (engl.) mucosa, mucous membrane; Tunica mucosa, Mukosa; die das Innere von Hohlorganen auskleidende Schicht, wird durch Drüsensekrete feucht gehalten; besteht aus Epithel u. der darunter gelegenen bindegewebigen Lamina propria. Die Sch. des Magen-Darm-Trakts wird durch eine bes. Muskelschicht (Lamina muscularis mucosae) von der Submukosa getrennt.

Schleim|haut|an|ästhesie (Anästhesie*) f: s. Oberflächenanästhesie.

Schleim|haut|naht: (engl.) mucosal suture; s. Nahtmethoden.

Schleim|haut|pemphigoid, vernarbendes (gr. πέμφιξ Hautbläschen, -id*) n: (engl.) cicatricial pemphigoid; Form des bullösen Pemphigoids* mit subepidermaler Blasenbildung bes. der Schleimhaut; **Klin.:** Befall der Mundschleimhaut, der Konjunktiven (Pemphigus conjunctivae) mit mögl. Erblindung, seltener der Schleimhaut von Genitalien, Ösophagus u. Larynx sowie der Haut; Abheilung mit Narben; **Ther.:** Glukokortikoide, evtl. chir. Korrektur der Strikturen.

Schleim|körperchen: (engl.) mucus corpuscles; glasige Kügelchen im katarrhalischen Sekret (gequollene Epithelien u. Leukozyten).

Schleim|kolik (Kolik*) f: Colitis mucosa; s. Reizkolon.

Schleim|pfropf: (engl.) mucous plug; **1.** (gyn.) aus Zervixschleim* bestehender Verschluss des Zervikalkanals; **2.** (pneumonolog.) s. Mucoid impaction.

Schleim|zyste (Kyst-*) f: s. Mukozele, Ranula.

Schlemm-Kanal (Friedrich S. Sch., Anat., Berlin, 1795–1858; Kanal*): (engl.) Schlemm's canal; Sinus venosus sclerae an der vorderen

S

Grenze u. inneren Wand der Sklera; steht mit dem Venensystem u. Lymphapparat des Bulbus in Verbindung u. ermöglicht den Abfluss des Kammerwassers; s. Kammerwinkel (Abb.).

Schlesinger-Probe (Wilhelm Sch., Int., Wien, 1869–1947)**:** s. Urobilin.

Schlesinger-Syn|drom (Bernard Sch., Päd., London, 1896–1984) n**:** s. Fanconi-Schlesinger-Syndrom.

Schleuder|trauma (Trauma*) n**:** (engl.) whiplash injury; syn. Beschleunigungsverletzung der Halswirbelsäule, HWS-Distorsion; Komb. von abrupter Retro- u. Anteflexionsbewegung (sog. Peitschenschlagphänomen) der HWS nach indirekter Krafteinwirkung am Rumpf; **Vork.** meist nach Verkehrsunfall mit Heckaufprall; **Sympt.:** evtl. erst nach beschwerdefreiem Intervall (Std. bis Tage) schmerzhafte Verspannung der Nackenmuskulatur mit Ausstrahlung in den Hinterkopf, Haltlosigkeit des Kopfs, Dysphagie bei retropharyngealem Hämatom, Tinnitus, Übelkeit, Schwindel; **Diagn.:** Anamnese u. Sympt., Rö. der HWS; **Ther.: 1.** Sch. ohne strukturelle Läsion (häufig): im Akutstadium (<4 Wo.) physik. Ther. (kurze Immobilisation, z. B. mit Schanz*-Verband, Anw. von Kälte), Analgetika, Antiphlogistika, Myotonolytika; im chron. Spätstadium (>6 Mon.) Krankengymnastik, Wärmetherapie, tricyclische Antidepressiva, schmerzpsychol. Ther. u. psychotherap. Verf., Soziotherapie u. berufl. Rehabilitation; **2.** Sch. mit struktureller Läsion (selten): evtl. Fusionsoperation (z. B. Spondylodese, Verschraubung), Haloextension.

Schlick|bad: syn. Schlammbad*.

Schließ|muskel (Musculus*) m**:** (anat.) M. sphincter.

Schlingen|ex|traktion (lat. extrahere, extractus herausziehen) f**:** (engl.) loop extraction of stone; Entfernung eines Uretersteins mit einer unter endoskop. Kontrolle in den Ureter geschobenen u. um den Stein gelegten Schlinge (z. B. Zeiss*-Schlinge, Dormia*-Schlinge). Die Steine werden je nach Mobilität sofort od. über mehrere Tage durch langsamen Zug mit einem Gewicht herausgezogen.

Schlingen|operation f**:** (engl.) sling procedure; Op. zur Beseitigung der Harninkontinenz* der Frau durch Rückverlagerung der Blasenhalsregion in eine intraabdominale Position mittels Faszienstreifen od. alloplastischen Materials (vgl. TVT); **Kompl.:** obstruktive Miktionsbeschwerden u. Dranginkontinenz* inf. Überkorrektur.

Schloffer-Operation (Hermann Sch., Chir., Prag, Innsbruck, 1868–1937) f**:** nicht mehr gebräuchl. dreizeitiges op. Verf. bei Notfalleingriffen am Rektum u. Sigma mit Kompl. einer Divertikulitis od. eines Karzinoms; Anlage eines Anus* praeternaturalis, Resektion des pathol. Darmstücks u. Anastomose; Rückverlagerung des Anus praeternaturalis nach 4–6 Mon. Vgl. Hartmann-Operation, Kolonresektion, Rektumresektion.

Schloffer-Tumor (↑; Tumor*) m**:** im Bereich der Bauchdecken lokalisierter, chron.-entzündl. bedingter granulomatöser Tumor (bindegewebige Hypertrophie), der selten nach Bauchoperation (bes. nach Appendektomie u. Bruchoperation) auftritt; **Urs.:** wahrscheinlich chron. Fremdkörperreiz (z. B. Faden).

Schlotter|gelenk: (engl.) flail joint; abnorm loses Gelenk; **Urs.: 1.** Kapsel- u. Bandüberdehnung, z. B. bei chron. Gelenkerguss*; **2.** Veränderungen an den Knochen, z. B. durch Trauma, Entz.; **3.** Lähmung der Muskulatur; **4.** neurogene Arthropathie, z. B. bei Tabes dorsalis. Vgl. Luxation.

Schluck|auf: s. Singultus.

Schluck|beschwerden: s. Dysphagie.

Schluck|impfung: (engl.) oral vaccination; Form der Schutzimpfung* mit oraler Aufnahme des Impfstoffs gegen Poliomyelitis (mit Lebendimpfstoff nach Sabin; in der Bundesrepublik Deutschland nicht mehr empfohlen) u. Typhus abdominalis.

Schluck|lähmung: (engl.) impaired swallowing; Lähmung der von N. glossopharyngeus, N. vagus u. N. hypoglossus versorgten Muskulatur von Zunge, Larynx u. Pharynx; **Sympt.:** Dysphagie* mit Gefahr der Aspiration*; **Vork.:** bei Bulbärparalyse, Pseudobulbärparalyse, Hirnstamminfarkt, Syringobulbie; vgl. Hirnstammsyndrome, Mendelson-Syndrom.

Schluck|re|flex (Reflekt-*) m**:** (engl.) swallowing reflex; durch mechanische Reizung der Pharynxschleimhaut u. des Zungengrundes ausgelöste reflektor. Kontraktion der Pharynxmuskulatur mit gleichzeitigem Verschluss des Nasen-Rachen-Raums u. Kehlkopfs; afferente Bahnen: Nn. IX, X; Schluckzentrum in der Medulla oblongata; efferente Bahnen: Nn. V, VII, X, XII, C_1-C_3.

Schlüssel|bein: Clavicula*.

Schlüssel|zellen: (engl.) clue cells; Scheidenepithelzellen, die bei bakterieller Vaginose* dicht mit kokkoiden Bakterien übersät sind; vgl. Fluor genitalis. W. Str.

Schlund: (anat.) Pharynx*.

Schlund|krampf: s. Glossopharyngeuskrampf.

Schlund|lähmung: s. Schlucklähmung.

Schlund|taschen: s. Kiemenspalten.

Schlupf|warze: syn. Hohlwarze*.

Schluss|biss: (engl.) terminal occlusion; Stellung der oberen u. unteren Zahnreihen zueinander bei normalem Zusammenbiss; meist maximaler Vielpunktkontakt (Interkuspidation).

Schluss|des|in|fektion (De-*; Infekt-*) f**:** (engl.) terminal disinfection; von staatl. geprüften Desinfektoren vorgenommene gründl. Desinfektion* des Krankenzimmers; **Technik:** Scheuerdesinfektion* ggf. mit vorausgehender od. anschließender Formalindampfdesinfektion des Raums; vgl. Formalinverdampfungsapparat.

Schluss|leisten: (engl.) terminal bars; lichtmikroskop. sichtbare, bandförmige Haftleisten an der freien Oberfläche kubischer od. säulenförmiger Epithelien, die den Interzellularspalt abschließen; elektronenmikroskopisch kann man im oberflächl. Abschnitt eine Zonula occludens, in der die benachbarten Zellmembranen miteinander verschmolzen sind, u. eine darunter liegende Zonula adhaerens, in der ein Interzellularspalt besteht, unterscheiden; daran anschließend können noch Desmosomen* (Macula adhaerens) ausgebildet sein.

Schmarotzer: s. Parasiten.

Schmauch|höhle: (engl.) smoke cavity; Bez. für eine durch Schussverletzung entstehende Höhle unter der Haut, bei der unverbrannte u. verbrannte Pulverreste (Schmauch) in die Wandung eingelagert sind; Hinweis auf absoluten Nahschuss, aufgesetzten od. teilaufgesetzten Schuss; vgl. Schusswunde.

Schmeiß|fliegen: (engl.) blue bottles; s. Fliegen.

Schmelz: Zahnschmelz*.

Schmelz|bildner: s. Enameloblasten.

Schmelz|hypo|plasien (Hyp-*; -plasie*) f pl: (engl.) enamel hypoplasias; Fehlstellen im Zahnschmelz, die sich in Form von Grübchen u. Ringen v. a. an den Schneidezähnen u. den ersten Molaren manifestieren; **Urs.:** Mineralisationsstörungen aufgrund von Medikamenteneinnahme (z. B. Tetracycline), Traumen od. in der entspr. Entwicklungsphase des Zahns (also vor dem Durchbruch) überstandene Allgemeinerkrankungen (v. a. Rachitis; seit Durchführung einer allg. Rachitisprophylaxe weitgehend zurückgegangen).

Schmelz|ober|häutchen: (engl.) pellicle; syn. Pellikel; der Schmelzoberfläche des Zahns aufliegende membran- od. filmartige Strukturen unterschiedl. (exogener) Herkunft; da diese Schichten auch evtl. in die Mundhöhle hineinragende Teile der Wurzel bedecken können, auch als Zahnoberhäutchen bezeichnet.

Schmelz|organ n: (engl.) enamel organ; im 2. Embryonalmonat aus der Zahnleiste auswachsende Epithelwucherungen, welche später als Sch. die mesenchymale Zahnpapille glockenförmig umfassen; das an die Papille grenzende innere Schmelzepithel differenziert sich zu den Adamantoblasten.

Schmerz: (engl.) pain; Dolor; komplexe Sinneswahrnehmung unterschiedl. Qualität (z. B. stechend, ziehend, brennend, drückend), die i. d. R. durch Störung des Wohlbefindens als lebenswichtiges Symptom von Bedeutung ist u. in chron. Form einen eigenständigen Krankheitswert erlangt (s. Schmerzsyndrome); **Formen** u. **Ätiol.: 1.** Nozizeptorenschmerz mit Erregung von Schmerzrezeptoren* u. Weiterleitung der Impulse an das ZNS (Reithosenanästhesie; vgl. Schmerzleitung); **2.** neuropathischer Sch. inf. Schädigung des peripheren od. zentralen Nervensystems (z. B. nach Amputation, Querschnittlähmung, Zoster, bei diabet. Polyneuropathie); **3.** Sch. inf. funktioneller Störungen (z. B. Rückenschmerzen durch körperl. Fehlhaltungen) einschl. psychosomatischer Vorgänge (z. B. Sympathikusaktivierung bei Angst, Muskelverspannung bei emotionalem Stress); auch psychosoziale Einflüsse können schmerzverstärkend od. chronifizierend wirken u. sind bei der Schmerztherapie* zu berücksichtigen. **DD:** psych. Störungen, z. B. larvierte Depression*.

Schmerzen, lanzinierende: (engl.) lancinating pains; blitzartig einsetzende Schmerzen, z. B. bei Tabes* dorsalis.

Schmerz|leitung: (engl.) pain conduction; Erregungsleitung von Schmerzimpulsen, die nach Aktivierung von Schmerzrezeptoren* durch adäquate Reize von einer Mindestintensität (sog. Schmerzschwelle) erfolgt; die nozizeptiven Afferenzen werden aus der Peripherie in gemischten Nerven, aus den inneren Organen über das vegetative Nervensystem geleitet, wobei zwei Fasersysteme unterschieden werden: die schnell leitenden A-Delta-Nervenfasern (helle Schmerzqualität) u. die langsam leitenden C-Fasern (dumpfer Schmerz), die im Tractus spinothalamicus zu spezif. Thalamuskernen ziehen, wo eine Umschaltung auf das limbische System (Bewertung als unangenehme Empfindung) u. zum Cortex (Schmerzinterpretation) erfolgt. Die neuronale Information über Schmerzereignisse kann im ZNS vielfach moduliert werden (physiol. v. a. durch hemmende Mechanismen wie z. B. Ausschüttung von Endorphinen, Serotonin, GABA); die hemmende Beeinflussung ist ein Ansatzpunkt der Schmerztherapie* (z. B. bei der Pharmakotherapie, Elektrostimulationsanalgesie od. rückenmarknahen Analgesie). Vgl. Head-Zonen, Schmerz.

Schmerz|mittel: Analgetika*.

Schmerz|re|zeptoren (Rezeptoren*) m pl: (engl.) nociceptors; syn. Nozizeptoren; freie Nervenendigungen (s. Nervenendigung, freie), deren Reizung zur Schmerzempfindung führt; durch eine (unimodale Sch.) od. versch. (polymodale Sch.) Qualitäten, z. B. thermische, mechanische bzw. chemische Reize erregbare Rezeptoren in Haut, Muskulatur, Bändern, Sehnen, Hohlorganen u. a., deren Aktivierung Signalcharakter i. S. des Einwirkens einer Noxe hat; die Reizschwelle der Sch. liegt deutlich höher als bei Rezeptoren, die durch vergleichbare Reizqualitäten erregt werden (z. B. Mechanorezeptoren), u. adaptiert bei anhaltendem Reiz nicht od. nur langsam. Wichtige Mittler bei der Erregung der Sch. sind Mediatoren, v. a. Prostaglandine, Bradykinin u. Serotonin, die wie lokale Hypoxie, Absinken des pH-Werts od. Änderungen der Elektrolytkonzentrationen auch sensibilisierend wirken. Vgl. Schmerzleitung.

Schmerz|störung, somato|forme: (engl.) pain disorder; syn. Psychalgie; somatoforme Störung* mit andauerndem Rücken- od. Kopfschmerz, dessen physiol. od. körperl. Urs. nicht vollständig erklärbar ist u. der in Verbindung mit emotionalen Konflikten od. psychosozialen Problemen auftritt; vgl. Somatisierungsstörung, Dyspareunie, Spannungskopfschmerz, Konversionsstörung. E. Bec.

Schmerz|syn|drome n pl: (engl.) pain syndromes; Oberbegriff für Beschwerdebilder, die mit chron. (d. h. seit mehr als 6 Mon. bestehenden, dauernden od. rezidiv.) Schmerzen einhergehen (sog. Schmerzkrankheit); die Beschreibung von Sch. erfolgt nach einheitlicher Nomenklatur (International Association for the Study of Pain, International Headache Society) v. a. unter Angabe von Körperregion bzw. Organsystem (z. B. Kopfschmerz, Schmerzen des Bewegungsapparats, viszerale Schmerzen, projizierte bzw. übertragene Schmerzen), Zeitmuster des Auftretens, Schweregrad u. Dauer nach Angaben des Pat. sowie Angaben zur Ätiol.; **Formen: 1.** Entzündungsschmerzen: beruhen auf der Erregung von spezialisierten Nozizeptoren (Schmerzrezeptoren), wobei chem. Entzündungs- bzw. Schmerzmediatoren stark erregungsfördernd mitwirken; z. B. Schmerzen bei entzündl. Erkr. wie rheumatoider Arthritis, Polyarthritis, Myositis, Appendizitis, Pankreatitis, Zahnschmerzen, Wundschmerz; **2.** spastische Schmerzen: beruhen auf der Erregung von Nozizeptoren durch übermäßige Kontraktion von glatter Muskulatur innerer Organe; dabei können eine Vielzahl von Auslösemechanismen mitwirken, z. B. mechan. Irritation eines Hohlorgans (Kolik durch Gallenstein), tox. Substanzen (chron. Gastritis), Ischämie (ischäm. Kolitis), Nahrungsmittelallergie, Inf., übersteigerte Reflexe des enteralen Nervensystems (Reizkolon); **3.** Nervenschmerzen, auch als neuropathische Schmerzen od. Neuralgie bezeichnet: beruhen auf Irritation od. Schädigung peripherer Nerven od. zentralnervöser Strukturen, ohne Beteiligung von Nozizeptoren; z. B.

Amputationsschmerzen (vgl. Phantomempfinden), Trigeminusneuralgie, Schmerzen bei Engpasssyndromen wie Karpaltunnelsyndrom od. Bandscheibenvorfall, Schmerzen bei Polyneuropathien (Diabetes mellitus), Schmerzen nach Rückenmarkverletzungen; **4.** Kopfschmerz, bes. medikamenteninduzierter Dauerkopfschmerz*; **5.** Fehlregulationsschmerzen: beruhen auf einer unangemessenen Funktion eines physiol. od. biochem. Regulationssystems, z. B. unangepasste motor. Steuerung der Skelettmuskulatur (Hartspann, Schmerzen bei Fehlhaltung), Fehlfunktion des sympathischen Nervensystems (sympathische Reflexdystrophie, Ischämie durch Vasospasmus), Fehlregulation von Neurotransmitterwirkungen auf die Gehirngefäße (Migräne); **6.** psychosomatische Schmerzen: als körperl. Ausdrucksform unbewältigter psych. od. psychosozialer Probleme (z. B. konversionsneurotische Schmerzen od. Migräne nach psych. Belastung); beim Somatisierungsprozess können Mechanismen der Fehlregulation (z. B. psych. ausgelöste Muskelverspannung) mitwirken. Schmerzen können auch begünstigt werden, wenn durch die Schmerzäußerung soziale Vorteile zu erwarten sind (sog. sekundärer Krankheitsgewinn* i. S. einer operanten Konditionierung*); z. B. kindl. Bauchschmerzen zur Sicherung der mütterl. Aufmerksamkeit od. durch iatrogene Zuwendung gestützte Schmerzen.

Schmerz|syn|drome, kom|plexe regionale n pl**:** (engl.) complex regional pain syndromes; zusammenfassende Bez. für sympathische Reflexdystrophie* u. Kausalgie* als Krankheitsbilder, die die Extremitäten betreffen, sich nach einem schädigenden Ereignis entwickeln u. durch anhaltenden Schmerz mit Störungen des vegetativen Nervensystems, der Sensibilität u. der Motorik gekennzeichnet sind.

Schmerz|syn|drom, myo|fasziales n**:** (engl.) myofascial pain syndrome; Schmerzen in einzelnen Muskeln od. Muskelgruppen, die spontan od. bei Druck auf einen Trigger-Punkt innerh. eines Hartspanns auftreten u. sich (z. T. pseudoradikulär) nach distal projizieren; evtl. einhergehend mit Muskeltonuserhöhung, nicht aber mit sensiblen Ausfällen od. Reflexanomalien; **Lok.:** Nackenmuskulatur, Schulter- u. Beckengürtel, Kaumuskeln; **Urs.:** akute od. chron. Muskelüberbeanspruchung, Gelenkreizzustände (Arthrose, Arthritis), Trauma, Kälte, degen. od. entzündl. rheumatische Erkr., Krankheiten innerer Organe, psych. Belastung; **Ther.:** Fehlbelastungen vermeiden, physikalische Ther., Inj. von Lokalanästhetika. Vgl. Myogelose.

Schmerz|therapie (Therapie*) f**:** (engl.) pain therapy; Anw. verschiedener therap. Prinzipien zur Beeinflussung akuter u. chron. Schmerzzustände (Schmerzsyndrome*); **1.** kausale od. palliative Behandlung der Schmerzursache (exakte Diagn. des Schmerzes!) mit dem Ziel der Schmerzaufhebung bzw. -reduktion; **2.** Beseitigung nervöser od. neurohumoraler Fehlregulationen, v. a. einer sympathischen Fehlsteuerung mit Selbstunterhaltung chron. Schmerzen (vgl. Reflexdystrophie, sympathische); **3.** symptomatische Sch. durch: **a)** Verringerung der Erregung von Schmerzrezeptoren (vgl. Schmerzleitung); **b)** Blockade der Nervenleitung; **c)** Hemmung der zentralnervösen Verarbeitung der Schmerzinformation; **d)** Beeinflussung des Schmerzerlebnisses; zum (kombinierten) Einsatz kommen: Pharmakotherapie (v. a. Analgetika* neben Spasmolytika, zentral wirksamen Muskelrelaxanzien, Calciumantagonisten, Betarezeptorenblockern, Antikonvulsiva sowie Psychopharmaka, bes. Antidepressiva), therap. Lokalanästhesie, rückenmarknahe Analgesie, Neurolyse (vgl. Nervenblockade), physik. bzw. radiol. Therapie, Elektrostimulationsanalgesie*, Akupunktur, neurochir. Schmerzoperationen (z. B. Chordotomie*), psychol. Verfahren (z. B. Biofeedback, Verhaltenstherapie). Zur Dokumentation der subjektiven Wirksamkeit ist das Führen eines Schmerztagebuchs durch den Pat. empfehlenswert. Vgl. Analgesie, patientengesteuerte.

Schmetterlings|dermatitis (Derm-*; -itis*) f**:** (engl.) moth dermatitis; Bez. für primär irritativ-toxische, bei Mehrfachexposition auch allergische (Typ I u. IV) Hautreaktion durch Kontakt mit Schmetterlingen bzw. deren Raupenstadien (z. B. Goldafterraupe, Mexikanisches Nachtpfauenauge); vgl. Kontaktekzem, Urtikaria.

Schmetterlings|erythem (Erythem*) n**:** (engl.) butterfly rash; Hautrötung, die sich vom Nasenrücken ausgehend symmetrisch auf die Jochbein- u. Wangenregion ausdehnt; Vork. bei systemischem Lupus* erythematodes, z. T. bei chronischem diskoidem Lupus* erythematodes u. Erysipel* des Gesichts.

Schmetterlings|gliom (gr. γλία Leim; -om*) n**:** (engl.) butterfly glioma; Glioblastom* mit symmetrischer Ausbreitung in beiden Hemisphären unter Einbeziehung des Balkens.

Schmetterlings|wirbel: (engl.) butterfly vertebra; Wirbelfehlbildung mit sagittaler Spaltbildung inf. Ausbleibens der Verschmelzung der Wirbelhälften. Vgl. Wirbelsäulenspaltbildungen.

Schmidt-Lanterman-Einkerbungen (Henry D. Sch., Anat., New Orleans, 1823–1888; A. J. L., amerikan. Anat., Straßburg, 19. Jahrhundert)**:** (engl.) Schmidt-Lanterman incisures; lichtmikroskop. sichtbare, regelmäßig aufeinander folgende schräge Inzisuren in den Markscheide der peripheren Nervenfasern; elektronenmikroskop. ist eine Auflockerung der sonst eng aneinander liegenden Myelinlamellen sichtbar. Als Ausdruck einer Schädigung der Nervenfaser, auch als vorübergehende stoffwechselbedingte Erscheinung gedeutet.

Schmidt-Syn|drom (Martin B. Sch., Pathol., Göttingen, 1863–1949) n**:** s. Autoimmunsyndrom, polyglanduläres.

Schmier|blutung: (engl.) spotting; schwache genitale Blutung bei der Frau; **Urs.:** bei zykl. Auftreten häufig org. Veränderungen am Genitale (Uterusmyom, Polypen u. a.), auch Störungen der Blutgerinnung; prä- u. postmenstruelle Sch. u. eine Ovulationsblutung* sind meist endokrin bedingt (z. B. Corpus-luteum-Insuffizienz). Vom Menstruationszyklus* unabhängige Sch. treten oft in Zus. mit einer gestörten Schwangerschaft (drohender Abort, Extrauteringravidität) sowie bei bösartigen Veränderungen am Genitale (Karzinom) auf. Als mechanische Urs. kommen u. a. Intrauterinpessare u. Kohabitationstraumen (Kontaktblutung*) in Betracht. Bei hormonaler Kontrazeption treten Sch. insbes. zu Beginn der Hormonzufuhr auf.

Schmier|in|fektion (Infekt-*) f**:** (engl.) indirect infection; s. Kontaktinfektion.

Schmincke-Tumor (Alexander Sch., Pathol., Heidelberg, 1877–1953; Tumor*) m**:** veraltete Bez. für das undifferenzierte lymphoepitheliale Karzinom des Epipharynx; s. Epipharynxtumoren.

Schmorl-Knorpel|knötchen (Christian G. Sch., Pathol., Dresden, 1861–1932): (engl.) Schmorl's nodes; bei der Scheuermann*-Krankheit vorkommende knorpelig umgewandelte Bandscheibeneinbrüche in die Wirbelkörperdeckplatte.

Schnaken: (engl.) crane flies; Schnauzenmücken, Stelzmücken; zweiflügelige Insekten der Ordnung Diptera, Unterordnung Nematocera, Fam. Tipulidae; weltweit verbreitete, 15–25 mm große, schlanke Mücken* mit langen, dünnen Beinen u. Fühlern; nicht blutsaugend; ernähren sich pflanzl. u. verpuppen sich im Erdboden; regional auch Bez. für Stechmücken (Culicidae).

Schnapp|atmung: (engl.) gasping; langsame, von größeren Pausen unterbrochene Atmung bei Schädigung des Atemzentrums* inf. zerebraler Hypoxie; **Vork.:** v. a. präfinal als sog. agonale Atmung. Vgl. Atmungstypen.

Schnarchen: (engl.) to snore, snoring; syn. Rhonchopathie; atemabhängige Geräusche, die während des Schlafs durch Flatterbewegungen des erschlafften Gaumensegels od. Zurücksinken der Zunge hervorgerufen werden; häufig lageabhängig (v. a. in Rückenlage), nach Alkoholgenuss u. bei behinderter Nasenatmung (z. B. durch adenoide Vegetationen od. Nasenpolypen); von großer klin. Bedeutung als Urs. von Leistungsdefiziten od. als Risikofaktor z. B. für kardiovaskuläre Erkr.; **Ther.:** Gewichtsreduzierung bei Adipositas, Behandlung einer zugrunde liegenden Allergie od. Infektion, ggf. Septumplastik od. Uvulopalatopharyngoplastik. Vgl. Schlafapnoesyndrom.

Schnauz|re|flex (Reflekt-*) m: syn. Fressreflex*.

Schnecke: (anat.) Cochlea; s. Innenohr.

Schnecke, häutige: Schneckengang; s. Ductus cochlearis.

Schnecken: (engl.) snails, slugs; (zool.) Gastropoda; Klasse der Weichtiere (Mollusca); Lungenschnecken (Pulmonata) u. Vorderkiemer (Prosobranchia) sind Zwischenwirte von Trematodes*.

Schnee|ball|knirschen: (engl.) silken crepitus; knirschendes Geräusch; **Vork.: 1.** als Sympt. bei Haut- u. Mediastinalemphysem*; **2.** als Hinweis auf eine Arthropathie*; **3.** bei Hygrom*; auch als fühlbares Reiben; **4.** bei rektaler Palpation der Prostata, wenn sich um Prostatakonkremente* herum kleine Sekretzonen entwickelt haben.

Schneeberger Lungen|krebs: (engl.) Schneeberg cancer; seit 300 Jahren in den Grubenrevieren des westl. Erzgebirges bekanntes Bronchialkarzinom* inf. Inhalation radonhaltiger Grubenluft; häufig in Komb. mit Silikose* durch zusätzl. Staubbelastung; BK Nr. 2402 bzw. 4101 u. 4102.

Schnee|blindheit: s. Keratoconjunctivitis photoelectrica.

Schneide|zähne: (engl.) incisors; Dentes incisivi; die vorderen vier Zähne in jeder Zahnreihe; einwurzelig; in jedem Gebissquadranten wird zw. mesialem u. distalem Sch. unterschieden; durch die unterschiedl. Querwölbung der vestibulären Kronenfläche (Krümmungsmerkmal), die unterschiedl. Abwinkelung zw. Kaufläche u. mesialer bzw. distaler Zahnfläche (Winkelmerkmal) sowie die Verlaufsrichtung der Zahnwurzel im Vergleich zur Zahnachse (Wurzelmerkmal) können sie eindeutig ihrem Platz im zugehörigen Quadranten zugeordnet werden.

Schnell|in|jektion (Injektion*) f: (engl.) rapid injection; syn. Bolusinjektion; i. v. Injektion innerh. weniger Sekunden.

Schnell|schnitt|dia|gnostik f: (engl.) rapid section diagnostics; histol. Untersuchung von Gewebeproben unmittelbar nach Entnahme noch während einer Op.; das op. Vorgehen wird vom histol. Befund abhängig gemacht u. nicht von der unsicheren makroskop. Beurteilung; s. Gefrierschnitt.

Schnell|test|verfahren: (engl.) rapid testing methods; schnell u. einfach durchführbare u. auszuwertende, meist standardisierte (optimierte) chem. od. enzymat. Analyseverfahren zur Untersuchung flüssiger biol. Proben (z. B. Harn, Serum, Blut) mit Hilfe von Testreagenzien, die auf spez. Trägern (Teststreifen) aufgebracht sind od. in Pulverform, als Tabletten od. Lösungen angewendet werden; **Auswertung:** qualitativ (meist Farbreaktionen) od. (semi-)quantitativ, z. B. mittels Kolorimetrie, Reflektometrie, Absorptionsphotometrie.

Schnell|trans|fusion (Transfusion*) f: (engl.) rapid transfusion; durch Überdruck (Kompression des Blutbeutels) beschleunigte Bluttransfusion* bei hämorrhagischem Schock*.

Schnitt|bild|methode f: (engl.) tomography; Verfahren zur schichtweisen Abb. des Körpers in versch. Ebenen; s. Computertomographie, Kernspintomographie, Ultraschalldiagnostik.

Schnitt|entbindung: (engl.) cesarean section; abdominale Sch., Sectio caesarea, Kaiserschnitt; op. Beendigung der Schwangerschaft od. der Geburt unter chir. Eröffnung des Uterus bei hohem mütterlichem u. kindlichem Risiko; Ausführung in Inhalationsnarkose od. mit Periduralanästhesie in leichter Linkslagerung (Vermeiden eines Vena*-cava-inferior-Syndroms); **Formen: 1.** primäre Sch.: vor Geburtsbeginn; Ind.: z. B. absolutes Missverhältnis*, Placenta* praevia, vorzeitige Plazentalösung*, Risikoschwangerschaft* mit erhebl. fetaler Gefährdung, Zustand nach Hysterotomie (frühere Sch.), Querlage*; **2.** sekundäre Sch.: unter der Geburt notwendig werdende Sch., z. B. bei Fetal* distress, rel. Missverhältnis, protrahiertem Geburtsverlauf, drohender Uterusruptur; **op. Verfahren: 1.** intraperitoneale suprazervikale Sch. meist mit Uteruseröffnung durch bogenförmigen Querschnitt im unteren Uterinsegment (vgl. Misgav-Ladach-Methode) od. (als sog. klassische Sch.) durch Längsschnitt (erhöhte Rupturgefahr bei erneuter Schwangerschaft); **2.** extraperitoneale (abdominale) Sch.: Eröffnung des unteren Uterinsegments nach Ablösung vom Peritoneum. Eine Sch. kann bei erneuter Schwangerschaft ggf. wiederholt (Resectio) und u. U. mit einer Sterilisation*, Hysterektomie*, Wertheim*-Meigs-Operation (bei Zervixkarzinom) u. a. Operationen kombiniert werden; ein Schwangerschaftsabbruch* unter Anw. von Verf. der abdominalen Sch. wird nur noch selten durchgeführt. Ein durch Sch. entwickeltes Kind gilt als Risikoneugeborenes*. Vgl. Sektiosyndrom.

Schnitt|führung: (engl.) incision; Verlauf von chir. Schnitten zur Durchtrennung von Haut u. Weichteilen bei op. Eingriffen (s. Abb.); die Sch. soll das Operationsgebiet übersichtl. darstellen u. eine intraoperative Erweiterungsmöglichkeit bieten; durch Hautschnitt entlang der Hautspaltlinien (Langer-Linien) soll ein kosmet. günstiges Ergebnis erzielt sowie Narbenspan-

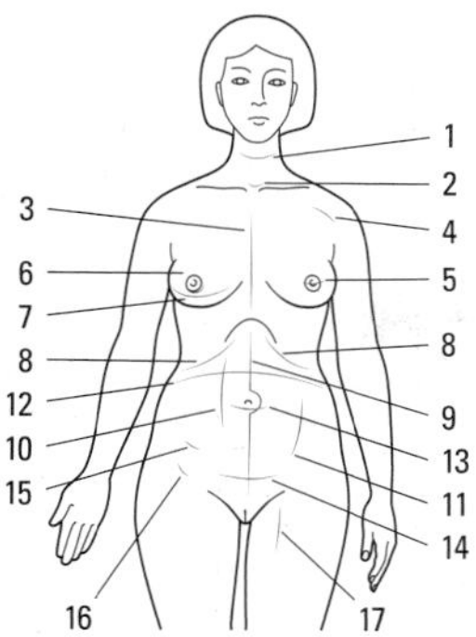

Schnittführung:
Bezeichnung verschiedener Hautschnitte und Anwendungsbeispiele;
1: Kocher-Kragenschnitt (Struma); 2: Mediastinoskopie; 3: Sternotomie (Herz); 4: Zugang zu A. u. V. subclavia (Portimplantation);
5: Transmamillarschnitt (Gynäkomastie);
6: Mamillenrandschnitt (benigne Tumoren, Gynäkomastie); 7: Thorakotomie; 8: Rippenbogenrandschnitt; 9: Ober- u. Unterbauchmedianschnitt; 10: Transrektalschnitt;
11: Pararektalschnitt; 12: Oberbauchquerschnitt; 13: subumbilikaler Schnitt (Nabelhernie, Laparoskopie); 14: suprapubischer Querschnitt (Pfannenstiel-Querschnitt); 15: Unterbauchschrägschnitt (Appendektomie);
16: suprainguinaler Schnitt (Leistenhernie);
17: inguinaler Längsschnitt (Gefäßoperation) [154]

nung u. -kontraktur vorgebeugt werden. Vgl. V-Y-Plastik, W-Plastik, Z-Plastik.

Schnüffel|stellung: (engl.) sniffing position; s. Jackson-Lagerung.

Schnüffel|sucht: (engl.) sniffing; gewohnheitsmäßige Inhalation leicht flüchtiger org. Substanzen (z. B. Benzin, Lösungsmittel von Klebstoffen, Haushaltsreinigern bzw. Farben; vgl. Halogenkohlenwasserstoffe) zur Rauscherzeugung; meist bei Kindern u. Jugendlichen; **Sympt.:** evtl. toxisch bedingte Enzephalopathie*, Polyneuropathie*, Leber-, Nieren- u. Knochenmarkschädigung. Vgl. Missbrauch.

Schnür|furchen: s. Schnürringsyndrom.

Schnür|ring|syn|drom n: (engl.) ring constriction syndrome; Sammelbez. für nicht erbl. Fehlbildungen unbekannter Ätiol. mit amputationsähnlichen Fingerdefekten, zirkulären (Schnürring) od. semizirkulären (Schnürfurche) Einschnürungen (s. Abb.) mit distalem Lymphödem, Syndaktylie (meist Akrosyndaktylie); amniogene Einschnürung bis zur Amputation möglich; **Lok.:** an Händen u. Füßen, seltener an Unter- u. Oberarm sowie Unter- u. Oberschenkel. D. Buc.

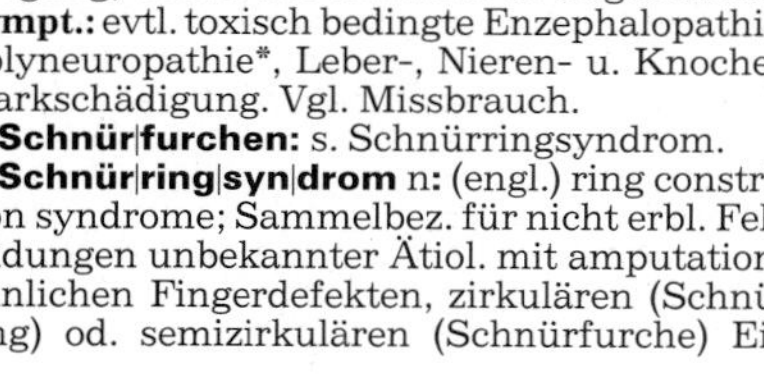

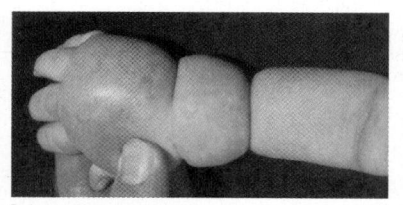

Schnürringsyndrom [37]

Schnupfen: s. Rhinitis.

Schnupfen-Virus (Virus*) n: s. Rhinovirus.

Schober-Zeichen (Paul Sch., Arzt, Stuttgart, Wildbad, 1865–1943): (engl.) Schober's sign; Maßzahl für die Beweglichkeit der LWS; der Abstand zw. Dornfortsatz S_1 u. einem 10 cm kranial liegenden Punkt vergrößert sich durch max. Vorwärtsneigung normalerweise um 4–6 cm, bei Bewegungseinschränkung der Wirbelsäule um weniger als 4 cm (pos. Sch.-Z. z. B. bei Spondylitis ankylosans, degen. Veränderung). Vgl. Ott-Zeichen.

Schock: (engl.) shock; **I.** i. e. S. Kreislaufschock; akut bis subakut einsetzendes, fortschreitendes generalisiertes Kreislaufversagen, gekennzeichnet durch Störung der Mikrozirkulation; **Pathophysiol.:** durch verschiedene Urs. entstandenes, akutes Missverhältnis zw. Herzminutenvolumen (Abk. HMV) u. peripher erforderl. Durchblutung; Verminderung der Gewebeperfusion mit zunächst reversiblen (hypoxischen) Veränderungen des Zellstoffwechsels, anfangs kompensiert durch sympathoadrenerge Gegenregulation u. Kreislaufzentralisation*;

> Die Zentralisation ist als der wesentliche Kompensationsvorgang eines Organismus im Schock aufzufassen

längeres Fortbestehen der peripheren Minderdurchblutung führt zur Erhöhung der Blutviskosität mit Stase des Bluts (vgl. Sludge-Phänomen), ggf. mit Mikrothrombenbildung, hypoxisch bedingter Azidose* u. inf. positiver Rückkopplung durch Freisetzung von Mediatoren (wahrscheinlich tox. Peptide, Endotoxine) über eine Aktivierung des Komplement- u. Gerinnungssystems zu einer zusätzlichen Verbrauchskoagulopathie*; im Stadium der Dekompensation manifestieren sich Organschäden v. a. an Niere (Schockniere), Herz, Lunge (Schocklunge) u. Leber. **Formen/Ätiol.** (s. ums. Tab. 2): **1.** hypovolämischer Schock* durch absoluten Volumenmangel inf. Blut-, Plasma-, Wasser- u. Salzverlust (bzw. -sequestration); **2.** kardiogener Schock* durch primäres Versagen der Herzfunktion; **3.** sog. Widerstandsverlustschock inf. Dysregulation des peripheren Kreislaufs mit primärer Vasodilatation u. daraus resultierendem relativem Volumenmangel (z. B. beim septisch-toxischen Schock*, anaphylaktischen Schock*, neurogenen Schock*); es werden weiter eine hypozirkulatorische (hypodyname) Verlaufsform mit erniedrigtem HMV (z. B. beim hypovolämischen u. kardiogenen Sch.) u. ein hyperzirkulatorisches (hyperdynames) Stadium (anfangs beim septisch-toxischen Sch.) mit erhöhtem HMV unterschieden. **Klin.:** art. Hypotonie (RR systol. unter 90 mmHg bzw. um mehr als ein Drittel des Ausgangswerts gefallen), Tachykardie, Tachy- bzw. Dyspnoe, metabolische Azidose, Oligurie, erniedrigter zentraler Venendruck bzw. pulmonalkapillärer Verschlussdruck (PCWP; Ausnahme: kardiogener Sch., hyperdynames Stadium bei septisch-toxischem Sch.), große Differenz zw. Haut- u. Körperkerntempe-

S

Schock Tab. 1

Klinische Parameter	Hypovolämischer Schock	Kardiogener Schock	Septischer Schock
Hauttemperatur	kalt	kalt	warm
peripherer Kreislauf	Vasokonstriktion	Vasokonstriktion	Vasodilatation
periphere Zyanose	häufig	häufig	meist nicht
Puls	schwach, fadenförmig	schwach, fadenförmig	gespannt
zentraler Venendruck	erniedrigt	erhöht	nicht erhöht
Auskultation des Herzens	unauffällig	Galopp, Geräusche, Reiben	unauffällig

ratur, ggf. Bewusstseinsstörungen (s. Tab. 1); **Ther.:** im Vordergrund stehen Sofortmaßnahmen zur Beseitigung der vitalen Bedrohung u. der auslösenden Grunderkrankung: Volumen- bzw. Blutersatz, Sauerstoffzufuhr, ggf. Intubation u. Beatmung zur Beseitigung schockbedingter Lungenfunktionsstörungen u. Prophylaxe

Jeder Schock bedeutet höchste Lebensgefahr und muss zügig und gezielt behandelt werden.

eines ARDS*, Korrektur der Störungen des Säure-Basen-Haushalts, bei Nierenversagen ggf. Hämodialyse; medikamentöse Ther.: vasoaktive Pharmaka (z. B. Katecholamine bzw. Vasodilatanzien), Analgetika u. Sedativa; Intensivüberwachung mit (kontinuierl.) Kontrolle der Vitalfunktionen* (insbes. der Herz-Kreislauf-Parameter); **Progn.:** stark abhängig von der Dauer des Schockzustands u. entscheidend bestimmt durch sek. Organschäden (v. a. von Nieren u. Lunge).

II. (psychol.) Sch. i. w. S.: starke (seelische) Erschütterung durch ein plötzlich hereinbrechendes, bedrohliches Ereignis (z. B. Unfall, Naturkatastrophe); häufig mit vegetativen Begleiterscheinungen wie Schwitzen, Herzrasen bis hin zur vasovagalen Synkope (Ohnmacht).

Schock, ana|phylaktischer: (engl.) anaphylactic shock; lebensbedrohl. Maximalstadium der Allergie* vom Typ I mit Schocksymptomatik unmittelbar (Sek. bis Min.) nach Allergenkontakt (vgl. Anaphylaxie); **Pathophysiol.:** inf. Freisetzung gefäßaktiver Mediatoren* Kapillarlähmung, Venenspasmus u. Hypotonie, Abnahme des Herzminutenvolumens (entspr. einem hypovolämischen Schock), Bronchospasmus, Angioödem, Kehlkopfödem, Konvulsionen, u. U. Herz- u. Atemstillstand; **Sofortmaßnahmen:** Sauerstoffgabe (mind. 8 l/min); bei Larynxödem od. Bronchospasmus zusätzl. Adrenalin per inhalationem (cave: Hypertonie, Tachykardie); bei Hypotonie Adrenalin i. v. (cave: Herzrhythmusstörungen); Antihistaminika (Dimetinden, Clemastin) i. v., Glukokortikoide (Prednisolon) i. v., Volumenersatz (z. B. Ringer-Laktat-Lösung); bei obstruktiven Atembeschwerden Betasympathomimetika (z. B. Terbutalin) s. c. u./od. Phosphodiesterasehemmer (z. B. Theophyllin) i. v.; bei Atemwegverlegung durch Larynxödem als Ultima ratio Koniotomie; **weitere Maßnahmen:** Allergenzufuhr unterbrechen (bei Insektenstich durch Abbinden der Extremität, evtl. Umspritzung mit Adrenalin (1:1000), Schocklagerung, venösen Zugang legen (evtl. Kavakatheter), ggf. Intubation u. kontrollierte Beatmung, Überwachung u. Sicherung der Vitalfunktionen.

Schock, bakterieller: s. Schock, septisch-toxischer.

Schock|blase: (engl.) shock bladder; schlaffe Blasenlähmung* mit Harnverhaltung u. Überlaufinkontinenz* nach Unterbrechung der nervalen Verbindungen zum sakralen Reflexzentrum im Rückenmark; vgl. Schock, spinaler.

Schock, endo|kriner: (engl.) endocrinopathic shock; extreme (Stoffwechsel-)Entgleisung bei endokrin. Grunderkrankung wie Addison*-Krankheit (Addison-Krise), Phäochromozytom*, Hyperthyreose (thyreotoxische Krise*) od. Diabetes mellitus (diabetisches Koma*).

Schock, hämor|rhagischer: (engl.) hemorrhagic shock; Schock inf. starker äußerer od. innerer Blutung; wichtigste Form des hypovolämischen Schocks*.

Schock, hypo|glyk|ämischer: (engl.) hypoglycemic shock; auch hypoglykämisches Koma; durch Absinken der Blutzuckerkonzentration (Hunger, Insulin) plötzlich einsetzende Bewusstlosigkeit mit Krampfneigung, Hyperreflexie, feuchter blasser Haut u. Neigung zum Schwitzen. Im Unterschied zum diabetischen Koma* fehlt eine (starke) Exsikkose. **Ther.:** rasche Besserung durch Glukosezufuhr. Vgl. Hypoglykämie.

Schock, hypo|vol|ämischer: (engl.) hypovolemic shock; Volumenmangelschock; durch Verminderung des zirkulierenden Blut- od. Plasmavolumens ausgelöster Schock; **Ätiol.:** absolute Verminderung des Blutvolumens durch äußere od. innere Blut-, Flüssigkeits- od. Plasmaverluste; auch eine rel. Verminderung des Blutvolumens inf. ausgeprägter Vasodilatation (z. B. in Haut, Magen-Darm-Trakt) kann zum h. Sch. führen (bei anaphylaktischem od. toxisch-septischem Schock, Hitzschlag u. a.). Eine orientierende Einschätzung des Volumenmangels ist anhand des Schockindex* möglich.

Schock|in|dex m: (engl.) shock index; Quotient aus Pulsfrequenz u. systolischem Blutdruck

Schockindex

Wert	Bewertung	Bedeutung
0,5	normal	Blutverlust unter 10%
1	drohender Schock	Blutverlust unter 20–30%
1,5	manifester Schock	Blutverlust über 30–50%

S

Schock Tab. 2
Ätiologische Einteilung

Hypovolämie
Flüssigkeitsverlust nach außen
- Blutungen
- gastrointestinaler Flüssigkeitsverlust (z. B. Erbrechen, Diarrhö)
- renaler Flüssigkeitsverlust (z. B. Diabetes mellitus, Diabetes insipidus, Diuretika, Polyurie nach akutem Nierenversagen)
- Flüssigkeitsverlust über die Haut (z. B. Verbrennungen, exsudative Hauterkrankungen, starkes Schwitzen ohne adäquate Wasserzufuhr)

Flüssigkeitsverlust nach innen
- Weichteilblutungen (z. B. nach Frakturen, besonders Oberschenkel- und Beckenfrakturen, retroperitoneal)
- Flüssigkeitssequestration bei Peritonitis, Pankreatitis, Leberzirrhose, Ileus
- Hämatothorax, Hämatoperitoneum

kardiovaskuläre Ursachen
- akuter Myokardinfarkt
- Arrhythmien
- Kardiomyopathien
- dekompensierte Herzklappenfehler
- Lungenembolie
- Perikardtamponade, konstriktive Perikarditis
- Mikrozirkulationsstörungen

endokrinologische Ursachen
- Diabetes mellitus (ketoazidotisches und hyperosmolares Koma)
- Addison-Krise
- hypo- und hyperthyreotes Koma
- Koma bei Hypo- und Hyperparathyroidismus
- Hypoglykämie (z. B. bei Insulinom oder iatrogen)

metabolisch-toxische Ursachen
- Endstadien chronischer Organerkrankungen
- Schwermetall-/Arzneimittelvergiftungen
- dekompensierte Leberzirrhose
- Urämie u. a.

septisch-toxischer Schock

anaphylaktischer Schock

neurogener Schock

zur Abschätzung des Volumendefizits im Schock* (s. Tab.); **cave:** ein Wert <1 schließt einen hämorrhagischen Schock nicht aus.

Schock, kardiogener: (engl.) cardiogenic shock; durch Herzversagen ausgelöster Schock; häufige **Urs.:** Herzinfarkt, schwere Herzrhythmusstörungen, Myokarditis, terminale Herzinsuffizienz, Perikardtamponade, Lungenembolie. Im Ggs. zu anderen Schockformen Erhöhung des enddiastol. Drucks im rechten bzw. linken Ventrikel.

Schocklagerung: s. Trendelenburg-Lagerung.

Schocklunge: (engl.) shock lung; Bez. für eingeschränkte pulmonale Mikrozirkulation mit respirator. Insuffizienz bei Schock; s. ARDS.

Schock, neurogener: (engl.) neurogenic shock; inf. gestörter neuraler Kontrollmechanismen der Kreislaufregulation eintretender Schock (selten), gekennzeichnet durch verminderten venösen Rückfluss bei vermindertem bzw. normalem peripherem Gefäßwiderstand; **Vork.:** bei Hirnstamm- od. Rückenmarktrauma (z. B. als Querschnittläsion; s. Schock, spinaler), Spinal- od. Periduralanästhesie, medikamentöser Intoxikation (z. B. mit Barbituraten, Narkotika, Tranquilizern).

Schockniere: (engl.) shock kidney; **1.** klin. Bez. für akutes Nierenversagen*; **2.** (pathol.) Bez. für große, in der Schnittfläche blasse Nieren mit verwaschener Rindenmarkgrenze bei Schock als Todesursache.

Schock, septisch-toxischer: (engl.) septic shock; syn. infektiös-toxischer Schock, bakterieller Schock; durch (bakterielle) Endo- od. Exotoxine (s. Toxine) ausgelöster Schock; **Vork.:** in 20–25 % der Bakteriämien mit gramnegativen Erregern, bei weniger als 5 % der Bakteriämien mit grampositiven Erregern, wobei Erregerspektrum u. prädisponierende Faktoren denen bei Sepsis* weitgehend entsprechen; **Verlauf:** häufig hyperzirkulatorisches (hyperdynames) Anfangsstadium mit gesteigertem Herzminutenvolumen (Abk. HMV), Tachykardie, erniedrigtem peripherem Gefäßwiderstand, zunächst normalem, später erniedrigtem art. Blutdruck, Hyperventilation, beginnender respirator. Insuffizienz, gefolgt vom hypozirkulatorischen Spätstadium mit erniedrigtem HMV, hohem peripherem Gefäßwiderstand, niedrigem art. Blutdruck, Verbrauchskoagulopathie, akutem Nierenversagen, ARDS; **Klin.:** Schock, zusätzl. Zeichen einer Allgemeininfektion mit meist hohem Fieber od. Schüttelfrost; **Ther.:** neben der Schockbehandlung gezielte Antibiotikatherapie, evtl. chir. Sanierung des Sepsisherds. Vgl. Sanarelli-Shwartzman-Phänomen, Schocksyndrom, toxisches.

Schock, spinaler: (engl.) spinal shock; Diaschisis; (neurol.) unmittelbar nach einer traumat. Querschnittläsion* od. bei Schlaganfall auftretender totaler Verlust der Sensibilität mit schlaffer Paraplegie, Reflexminderung, Fehlen von Pyramidenbahnzeichen, Lähmung von Blase (s. Schockblase) u. Mastdarm; bei Schädigung oberh. Th_5 kann es durch zusätzl. Ausfall der sympath. Innervierung des Herzens zu Bradykardie u. Kontraktilitätsverminderung bis zum klin. ausgeprägten hämodynam. Schock kommen. Diese Phase kann Stunden bis Tage, selten Wochen dauern. **Ther.:** neben der Schockbehandlung bei eingetretenem Herz-Kreislauf-Versagen (s. Schock) Dekubitusprophylaxe, Blasenverweilkatheter, medikamentöse Behandlung der Darmatonie, Krankengymnastik; frühzeitige Rehabilitation. Vgl. Schock, neurogener.

Schocksyndrom, toxisches n: (engl.) toxic shock syndrome (Abk. TSS); auch Syndrom des toxischen Schocks; Syndrom mit hohem Fieber, Haut- u. Schleimhautsymptomen (Konjunktivitis, scarlatiniformes Exanthem, später palmoplantare Desquamation), hypovolämischem Schock*, u. U. mit Diarrhö u. Erbrechen, Bewusstseinstrübung, Leber- u. Niereninsuffizienz; erstmals 1978 in den USA bei jungen Frauen in Zus. mit der Anw. von Tampons aus syn-

S

thet. Material (sog. Tamponkrankheit) beobachtet; Vork. bei beiden Geschlechtern, häufig nach Staphylokokkeninfektionen; **Urs.:** vermutlich Toxine v. a. von Staphylococcus* aureus (Enterotoxin F, Exotoxin C); **cave:** schwere Verläufe u. Todesfälle sind beschrieben. **Ther.:** Schockbehandlung (s. Schock), Antibiotika. Vgl. Schock, septisch-toxischer.

Schock, traumatischer: (engl.) traumatic shock; durch Blutverlust inf. Verletzung ausgelöster hypovolämischer Schock; bei ausgedehnten Weichteil- u. Muskelquetschungen Gefahr des Crush*-Syndroms.

Schöll|kraut: (engl.) greater celandine; Chelidonium majus; Staude aus der Fam. der Mohngewächse; oberirdische Teile (Cheledonii herba) enthalten Alkaloide mit papaverinartiger, leicht spasmolytischer Wirkung; **Verw.:** bei Spasmen im Bereich der Gallenwege u. des oberen Magen-Darm-Trakts.

Schoenberg-Krankheit (Heinrich Albers-Sch., Röntg., Chir., Hamburg, 1865–1921)**:** s. Marmorknochenkrankheit.

Schoenlein-Henoch-Syn|drom (Johann L. Sch., Int., Würzburg, Berlin, 1793–1864; Eduard H. H., Päd., Berlin, 1820–1910) **n:** syn. Purpura* Schoenlein-Henoch.

Schokoladen|zyste (Kyst-*) **f:** (engl.) chocolate cyst; syn. Teerzyste; häufig mit der Umgebung verwachsene, teerartig eingedickte, Blutabbauprodukte enthaltende (beidseitige) Endometriosezyste im Ovarium; vgl. Ovarialzysten, Endometriose.

Scholander-Ap|parat (Per F. Sch., Physiol., Norwegen, 1905–1980) **m:** (engl.) Scholander's apparatus; Gerät zur volumetrischen Bestimmung der Sauerstoff- u. Kohlendioxidkonzentration in Gasgemischen (z. B. in Eichgasen, die für die Astrup*-Methode od. zur pO_2-Bestimmung verwendet werden).

Scholte-Syn|drom n: s. Karzinoidsyndrom.

Schon|haltung: (engl.) relieve posture; s. Haltungsstörungen.

Schon|stimme: reflektorisch od. psychisch bedingte Schonstellung von Stimmlippen bzw. Gaumensegel; z. B. bei Laryngitis* od. nach Tonsillektomie*.

Schorf: (engl.) scab, eschar; Wunddecke aus geronnenem Blut u. Wundsekret; vgl. Wundheilung.

Schornstein|feger|krebs: (engl.) chimney sweeper's cancer; Karzinom der Skrotumhaut durch Kontakt mit im Ruß* enthaltenen Karzinogenen; BK Nr. 5102.

Schräg|lage: (engl.) transverse lie; (gebh.) Form der Querlage*.

Schräg|röhrchen: (engl.) slant agar; in Röhrchen schräg erstarrender Nährboden (Schrägagar); insbes. für Fortzüchtung von Bakterienreinkulturen (s. Mykobakterien, atypische, Abb.).

Schrauben|osteo|synthese (Ost-*; gr. σύνθεσις Zusammensetzung) **f:** (engl.) screw fixation; s. Osteosynthese (Abb.).

Schreck|starre: syn. Emotionsstupor*.

Schreib|hand|stellung: (engl.) tetanic position; Pfötchenstellung der Hand bei Tetanie*.

Schreib|krampf: (engl.) writer's cramp; Bewegungsstörung i. S. einer fokalen Dystonie (s. Torsionsdystonie) mit aktionsinduzierter beschäftigungsspezifischer Innervationsstörung der Muskulatur u. Verkrampfung einzelner Muskelgruppen; **Formen: 1.** dystoner Schreibkrampf vom Flexor- od. Extensortyp (vgl. Krämpfe); **2.** dystoner Schreibtremor mit einer Frequenz von 5–7/s (vgl. Tremor). K. Irl.

Schreib-Lese-Störung: s. Legasthenie.

Schreib|zentrum n: s. Lese-Schreib-Zentrum.

Schrei|knötchen: s. Stimmlippenknötchen.

Schritt|macher: s. Herzschrittmacher, Vagusstimulation.

Schritt|macher|stimulation, trans|thorakale (lat. stimulare anstacheln, antreiben) **f:** (engl.) transthoracic pacing; elektr. Verf. zur Stromapplikation im Notfall bei fehlender od. nicht ausreichend fortgeleiteter Reizbildung am Herzen; **Ind.:** Bradykardie, hämodynamisch instabile Rhythmusstörung, z. B. AV-Block III. u. II. Grades Typ Mobitz mit systol. Blutduckwerten <80 mmHg od. Bewusstseinstrübung; vgl. Herzschrittmacher.

Schritt|macher, wandernder: (engl.) shifting pacemaker; heterotope Herzrhythmusstörung ohne Krankheitswert, bei der das Automatiezentrum zw. Sinus- u. AV-Knoten wandert; **Urs.:** vermutl. Vaguswirkung; **Vork.:** meist bei Jugendlichen mit Vagotonie; **EKG:** mit zunehmender Nähe des Automatiezentrums zum AV-Knoten kürzere PQ-Zeit, niedrigere Herzfrequenz u. negativere P-Welle.

Schröder-Lüftung (Herrmann Sch., Zahnarzt, Berlin, 1876–1942)**:** (engl.) apical osteotomy; syn. apikale Osteotomie; Trepanation des Kieferknochens über einer Zahnwurzelspitze mit anschl. Drainage bei akuter Parodontitis* apicalis.

Schröder-Zeichen (Karl L. Sch., Gyn., Berlin, 1838–1887)**:** (engl.) Schröder's sign; Zeichen der Plazentalösung*; Hochsteigen des Fundus uteri über den Nabel hinaus (meist rechts), wobei der Fundus schmal u. kantig wird.

Schroetter-Syn|drom (Leopold Ritter von Sch.-Kristelli, Int., Laryngologe, Wien, 1837–1908) **n:** s. Paget-Schroetter-Syndrom.

Schrot|kugel|brust: (engl.) shotty breast; Bez. für eine meist beidseitige Mastopathie* mit ausgeprägten zystisch-knotigen Verhärtungen.

Schrumpf|blase: (engl.) contracted bladder; verkleinerte Harnblase mit Fassungsvermögen <50 ml; **Urs.:** chron. (evtl. tuberkulöse) Zystitis mit fibröser Umwandlung der Muskelschichten der Blasenwand; chron. Entzündung inf. Anw. von Blasenverweilkathetern, Strahlentherapie im kleinen Becken (s. Strahlenblase); Spätfolge bei interstitieller Zystitis; **Sympt.:** hochgradige Pollakisurie; **Diagn.:** Zystoskopie, Zystographie. Vgl. Zystitis, interstitielle.

Schrumpf|gallen|blase: (engl.) contracted gallbladder; Verkleinerung der Gallenblase durch chron. entzündl. Prozesse (meist Cholelithiasis).

Schrumpf|leber: s. Leberzirrhose.

Schrumpf|magen: s. Linitis plastica.

Schrumpf|niere: (engl.) contracted kidney; Sammelbez. für alle Nierenveränderungen, bei denen es durch Untergang von Nephronen u. Ersatz durch Narbengewebe zur Verkleinerung der Nieren kommt; nach der **Urs.** werden pyelonephritische, glomerulonephritische u. vaskuläre Sch. unterschieden; s. Niereninsuffizienz.

Schubladen|phänomen n: (engl.) drawer sign; abnorm weite Verschieblichkeit des Unterschenkels gegen den Oberschenkel bei Kreuzbandriss; durch die Ruptur der Ligg. cruciata, die der vorderen u. hinteren Stabilisierung des

Kniegelenks dienen, kann sich die Tibia auf dem Femur nach vorn bzw. hinten verschieben (s. Abb.); vgl. Lachman-Test, Pivot-Shift-Test.

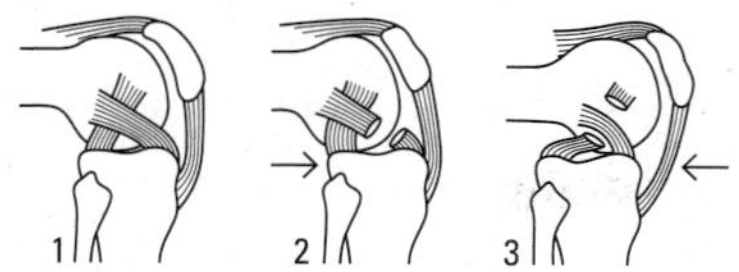

Schubladenphänomen:
1: normale Situation; 2: Beweglichkeit bei Zug nach vorn; 3: Beweglichkeit bei Druck nach hinten

Schubladen|test m: (engl.) drawer test; s. Schultergelenkuntersuchungen, funktionelle.

Schuchardt-Schnitt (Karl A. Sch., Chir., Stettin, Breslau, 1856–1901): (engl.) Schuchardt's incision; syn. Dührssen-Schuchardt-Schnitt; Scheiden-Damm-Beckenbodenschnitt als Hilfsschnitt bei erweiterter vaginaler Hysterektomie (Schauta*-Stoeckel-Operation); vgl. Episiotomie.

Schüffner-Tüpfelung (Wilhelm A. Sch., Pathol., Tropenarzt, Amsterdam, Sumatra, 1867–1949): (engl.) Schüffner's dots; bei der Malaria* tertiana auftretende feine Granulierung in den Erythrozyten (Produkte des Hämoglobinabbaus); bei Giemsa-Färbung rot.

Schüller-Aufnahme (Arthur Sch., Neurol., Wien, 1874–1958): (engl.) Schüller's view; seitliche Röntgenaufnahme des Schädels (zu untersuchendes Ohr plattennah, der Zentralstrahl wird mit einem Neigungswinkel von 15–35° nach oben ausgelenkt) zur Darstellung v. a. von Processus mastoideus, Sinus sigmoideus u. Kiefergelenk; **Ind.:** Beurteilung der Pneumatisation* des Schläfenbeins, Diagn. u. Therapiekontrolle bei Erkr. des Mittelohrs, Mastoiditis*, Cholesteatom*, Schädelbasisfrakturen* (bes. Pyramidenlängsfraktur); vgl. Stenvers-Aufnahme.

Schüller-Christian-Hand-Krankheit (↑): s. Hand-Schüller-Christian-Krankheit.

Schüttel|frost: (engl.) shaking chills; Kältegefühl, das mit Zittern des ganzen Körpers einhergeht; bewirkt eine schnell steigende Körpertemperatur. Vgl. Fieber.

Schüttel|mixtur (lat. mixtura Vermischung) f: s. Lotion.

Schüttel|test m: (engl.) Clements' test; s. Lungenreifediagnostik, pränatale.

Schütz-Bündel: (engl.) bundle of Schütz; Fasciculus longitudinalis post. in der Marksubstanz des Gehirns.

Schuh|einlagen, ortho|pädische: (engl.) arch supports; künstl. Hilfsmittel zur Korrektur, Stützung od. Entlastung von Fußfehlstellungen; Anfertigung aus Kork, Leder, Kunststoff od. Metall/Leder nach Gipsabdruck des Fußes od. Ausmessung.

Schuhe, ortho|pädische: (engl.) orthopedic shoes; maßgefertigte orthop. Hilfsmittel zur Ther. von funkt. Beeinträchtigungen der Füße; zur Bettung (z. B. bei Fersenbeinfraktur mit Arthrose im unteren Sprunggelenk), Stützung (z. B. bei ausgeprägtem Pes planus), Feststellung (z. B. bei Peroneuslähmung), Polsterung von Knochenvorsprüngen (z. B. bei Hallux valgus), Korrektur von Defekten (z. B. nach Amputation im Fußbereich) od. als Abrollhilfe (z. B. bei Arthrodese des oberen Sprunggelenks).

Schuh|form des Herzens: s. Aortenkonfiguration.

Schul|angst: (engl.) school avoidance; Angst* vor Belastungen in der Schule mit Verweigerung des Schulbesuchs; **Vork.:** z. B. bei Beziehungsstörungen bzgl. Mitschüler od. Lehrer, bei Lernstörungen od. Schulversagen*; **Ther.:** Klärung der Situation; vgl. Schulphobie. J. Mar.

Schuld|fähigkeit: (engl.) criminal responsibility; Fähigkeit eines Täters, das Unrecht einer Tat einzusehen u. nach dieser Einsicht zu handeln; sie fehlt bei den zur Tatzeit noch nicht 14-Jährigen (§ 19 StGB). Nach § 20 StGB (Schuldunfähigkeit wegen seelischer Störungen) ist ferner ohne Schuld (u. bleibt damit straflos), wer wegen krankhafter seelischer Störung (insbes. exogene u. endogene Psychosen, Schizophrenie, Folgeerscheinungen von Alkohol- u. Drogenabhängigkeit, alkohol- u. drogenbedingte Rauschzustände), tiefgreifender Bewusstseinsstörung (z. B. Schlaftrunkenheit, schwere Übermüdung, Halluzinationen, hochgradiger Affektzustand), Schwachsinn (Idiotie, Imbezillität, Debilität) od. einer schweren anderen seelischen Abartigkeit (z. B. Persönlichkeitsstörung, Neurose, Triebstörung, Spielleidenschaft) nicht in der Lage ist, das Unrecht der Tat einzusehen od. nach dieser Einsicht zu handeln; ist aus diesen Gründen die Einsichts- od. Steuerungsfähigkeit erhebl. vermindert (verminderte Schuldfähigkeit gemäß § 21 StGB), so kann die Strafe gemildert werden. Die Voraussetzungen der §§ 20, 21 StGB bedürfen grundsätzl. der Begutachtung durch einen Sachverständigen; entscheidend ist stets die konkrete Tat. Gegen Schuldunfähige u. vermindert Schuldfähige kommen gemäß §§ 63, 64 StGB freiheitsentziehende Maßregeln (s. Unterbringung) in Betracht. Vgl. Alkoholdelikt, Rausch, Rauschmittel.

Schul|fähigkeit: (engl.) suitability for schooling; sog. Schulreife; körperlicher, psychischer u. sozialer Entwicklungszustand, der durchschnittlich mit 5–6 Jahren erreicht ist; **Kriterien** zur Beurteilung der Sch.: körperliche Entw. u. physische Belastbarkeit, Entw. kognitiver u. intellektueller Fähigkeiten (z. B. Mengen- u. Formauffassung, Differenzierungsfähigkeit, Konzentrationsvermögen), Sprachentwicklung, Selbstständigkeit u. Fähigkeit zur Einordnung in eine Gruppe.

Schul|kind: (engl.) schoolchild; s. Lebensabschnitte (Tab.).

Schul|medizin f: (engl.) school medicine; Bez. für die allg. anerkannte u. an den med. Hochschulen gelehrte Medizin i. S. einer angewandten Naturwissenschaft; vgl. Heilverfahren, alternative.

Schul|phobie (Phob-*) f: (engl.) school phobia; vor dem Schulweg od. in der Schule auftretende Angst, der die Furcht des Kindes vor Trennung von der Mutter zugrunde liegt; Vork. bes. bei enger Bindung zw. Mutter u. Kind; Prävalenz bei Schulkindern 2–4 %; **Sympt.:** heftiges Klagen über körperl. Beschwerden (Kopfschmerz, Übelkeit, Bauchschmerzen, Schwindel u. a.); **Ther.:** Förderung der Autonomieentwicklung; **Progn.:** Übergang in Panikstörung* im Erwachsenenalter wahrscheinlich. Vgl. Phobie, Schulangst. J. Mar.

Schul|reife: s. Schulfähigkeit.

S

Schulter|a|myo|trophie, neur|algische (A-*; My-*; Troph-*) f: (engl.) neuralgic shoulder amyotrophy; Schultergürtelsyndrom; meist einseitig auftretende Entz. von aus dem Plexus* brachialis entspringenden Nerven mit Schmerzen im Schulter- u. Oberarmbereich, v. a. in der Nacht, u. Lähmungen sowie konsekutiver Muskelatrophie; **Ätiol.:** vermutl. immunologisch; tritt z. T. nach Impfungen od. Infektionskrankheiten u. bei Heroinabhängigkeit auf; **Progn.:** trotz z. T. langwieriger Verläufe günstig. B. Mey.

Schulter-Arm-Syn|drom n: syn. Zervikobrachialsyndrom*.

Schulter|blatt: Scapula*.

Schulter|blatt|hoch|stand, angeborener: s. Sprengel-Deformität.

Schulter|dys|tokie (Dys-*; Toko-*) f: (engl.) shoulder dystocia; gestörter Geburtsverlauf, bei dem nach Geburt des kindl. Kopfes die vordere Schulter über der Symphyse hängen bleibt; **Urs.:** häufig sog. Riesenkind*.

Schulter|eck|gelenk: Articulatio* acromioclavicularis.

Schulter|gelenk: Articulatio* humeri.

Schulter|gelenk|luxation (Luxation*) f: (engl.) shoulder dislocation; Verrenkung des Schultergelenks, meist nach unten vorn (Luxatio axillaris) od. vorn (Luxatio subcoracoidea) durch Sturz auf den Arm; u. U. begleitend knöcherne Ein- od. Abrissfrakturen (z. B. Bankart*-Läsion), Nerven- bzw. Gefäßverletzungen; **Sonderform:** habituelle Sch. mit wiederholtem Herausspringen des Humeruskopfs ohne adäquates Trauma, z. B. inf. angeb. Gelenkpfannendysplasie; **Diagn:** Zwangshaltung des Arms mit federnder Bewegungseinschränkung, leere Gelenkpfanne palpabel; Rö. in zwei Ebenen; **Ther.:** Reposition (z. B. Kocher*-Reposition, Reposition nach Arlt od. Hippokrates), Ruhigstellung im Desault-Verband; bei irreponibler Sch. Operation. Vgl. Luxatio acromioclavicularis.

Schulter|gelenk|untersuchungen, funktionelle: (engl.) functional shoulder examination; klin. Tests zum Nachweis von Veränderungen im Schultergelenk; **1.** Impingement-Test nach Neer: Provokationsschmerzen im subakromialen Raum durch Anhebung des Arms im Schultergelenk mit fixierter Skapula bei Impingement*-Syndrom; **2.** Horizontaladduktionstest: Schmerzen im Akromioklavikulargelenk durch passive Flexion der Schulter zur Gegenseite bei Bandläsion (s. Rotatorenmanschettenruptur); **3.** isometrische Funktionstests: **a)** drop arm sign (Halten in 90° Abduktion unmöglich), Null-Grad-Abduktionstest (fehlende od. schmerzhafte Abduktion gegen Widerstand) u. Supraspinatustest (Schmerzauslösung durch abwärtsgerichteten Druck auf den gestreckten, 90° abduzierten u. 30° nach vorn gerichteten Arm mit Innenrotation), positiv bei Supraspinatussehnenläsion (s. Periarthropathia humeroscapularis); **b)** Yergason-Test: Schmerzprovokation bei Läsion der langen Bizepssehne durch Supination gegen Widerstand bei rechtwinklig gebeugtem Ellenbogen; **c)** Nachweis von Muskelläsionen der Rotatorenmanschette durch Abduktion gegen Widerstand (M. supraspinatus), Außenrotation gegen Widerstand bei hängendem Arm u. gebeugtem Ellenbogen (M. teres minor, M. infraspinatus), Innenrotation gegen Widerstand bei hängendem Arm u. gebeugtem Ellenbogen (M. subscapularis); **4.** Stabilitätsprüfung bei Schultergelenkluxation* bzw. -subluxation: **a)** Apprehensionstest: schmerzhafte Subluxation des Humeruskopfes bei passiver Abduktion u. Außenrotation des Arms mit Druck auf den Glenoidalrand; **b)** hinterer Schubladentest nach Gerber: palpable dorsale Schublade bei passiver Adduktion mit axialem Druck (aus 100° Abduktion mit 30° Anteflexion bei gebeugtem Ellenbogen); **c)** unterer Schubladentest, Sulkuszeichen: distal des Akromions palpable Delle bei axialem Zug am hängenden Arm. Vgl. Neutral-Null-Methode.

Schulter|gürtel|syn|drom n: s. Schulteramyotrophie, neuralgische.

Schulter|steife: s. Periarthropathia humeroscapularis.

Schulter|verrenkung: s. Schultergelenkluxation.

Schultz-Angina (Werner Sch., Int., Berlin, 1878–1947; Angina*) f: syn. Angina* agranulocytotica.

Schultze-Komma (Max J. Sch., Anat., Bonn, 1825–1874) n: (engl.) Schultze's bundle; Fasciculus interfascicularis; absteigende Hinterwurzelfasern, die im Hals- u. Brustmark zw. dem Goll- u. Burdach-Strang verlaufen u. dort in einem auf dem Querschnitt kommaförmigen Bündel angeordnet sind; gehören zum Eigenapparat des Rückenmarks.

Schultze-Modus (Bernhard S. Sch., Gyn., Jena, 1827–1919; lat. modus Art, Weise) m: (engl.) Schultze's mechanism; Ablösung der Plazenta in ihrer Mitte; Austritt becherartig mit der fetalen Seite voran; häufigere Form der Plazentalösung* als der Duncan*-Modus.

Schul|versagen: (engl.) academic failure; Minderung der schulischen Leistung eines Kindes; z. B. inf. zu früher Einschulung, Intelligenzdefizit, Legasthenie, Arithmasthenie, Apraxie, Konzentrationsstörung, geringer physischer Belastbarkeit, Schulangst* od. Neurose. Vgl. Schulfähigkeit.

Schulz-Gesetz (Hugo Sch., Pharmak., Greifswald, 1853–1932): s. Arndt-Schulz-Gesetz.

Schuppen: (engl.) scales, dandruff; Squamae; von der Hautoberfläche sich sichtbar ablösende Teile der Hornschicht; **Formen:** z. B. kleieförmige (pityriasiforme), plättchenförmige (psoriasiforme), blätterförmige (membranöse od. lamellöse), schildchenförmige (ichthyosiforme) Schuppung; vgl. Effloreszenzen.

Schuppen|flechte: s. Psoriasis.

Schuppung, ichthyosi|forme: (engl.) ichthyosiform desquamation; rundl. bis viereckige, linsengroße od. größere Schildchen, die im Zentrum festsitzen u. sich von außen her ablösen; Vork. insbes. bei Ichthyosis* vulgaris.

Schuppung, membranöse: (engl.) membranous desquamation; syn. Desquamatio membranacea, Desquamatio lamellosa; Ablösung der obersten Hornhautschicht in zusammenhängenden Fetzen, z. B. bei Scharlach* nach Abblassen des Exanthems.

Schuppung, pityriasi|forme: (engl.) pityriasiform desquamation; syn. Desquamatio furfuracea; Abstoßung feiner, kleieförmiger Schuppen, z. B. bei Pityriasis* rosea, Pityriasis* versicolor od. Masern* im Rekonvaleszenzstadium.

Schuss|wunde: (engl.) gunshot wounds; Vulnera sclopetaria; durch Projektil verursachte Verletzung; **Formen:** **1.** Prellschuss: subkutanes Hämatom durch ein von der Haut abprallendes, nicht eindringendes Projektil; **2.** Tangentialschuss mit oberflächl. (Streifschuss) bzw. hohlrinnenartiger Hautverletzung (Rinnenschuss)

S

od. eine Strecke unter der Haut verlaufendem Schusskanal (Haarseilschuss); **3.** Durchschuss; **4.** Steckschuss (mit bes. Infektionsgefahr); **5.** Ringel- od. Konturschuss: an einer anat. Struktur (z. B. Rippe) entlanggeführtes Projektil; **6.** Winkelschuss: durch Auftreffen auf Knochen im Körper abgelenktes Projektil; **7.** Gellerschuss (sog. Ricochet-Schuss): durch ein auf seiner Flugbahn (z. B. durch einen Ast) abgelenktes u. dadurch in seiner Ballistik beeinträchtigtes Projektil; **8.** Prallschuss: durch ein von einem Gegenstand abgepralltes Projektil (sog. Auf- od. Querschläger) verursachte (leichte) Verletzung od. Prellschuss; forensische Beurteilung der Einschusswunde mit Substanzdefekt, Schmutzsaum, Schürfsaum u. Kontusionsring (bei aufgesetztem Kopfschuss mehrstrahlig) u. ggf. der Ausschusswunde (größer u. unregelmäßig abgesetzt). Vgl. Nahschusszeichen.

Schuster|brust: s. Pectus excavatum.

Schutz|frist: (engl.) maternity leave; im Mutterschutzgesetz* festgelegte Frist für Beschäftigungsverbote berufstätiger Frauen vor u. nach der Entbindung*; beträgt 6 Wo. vor der Entbindung bis 8 Wo., bei Früh- u. Mehrlingsgeburten 12 Wo. nach der Entbindung. Schwangere können in den letzten 6 Wo. vor der Entbindung beschäftigt werden, wenn sie sich zur Arbeitsleistung ausdrücklich bereit erklärt haben; diese Erklärung kann jederzeit widerrufen werden. Das Beschäftigungsverbot nach der Entbindung gilt ohne Ausnahmen.

Schutz|impfung: (engl.) protective immunization; Erzeugung einer Immunität* zur individuellen u. kollektiven Vorbeugung gegen Infektionskrankheiten (s. ums. Tab.); vgl. Impfkalender (Tab.); **I. aktive Immunisierung: 1.** künstl. Erzeugung einer abgeschwächten Erkr. durch Aufnahme vermehrungsfähiger, virulenzabgeschwächter Krankheitserreger bzw. Impfkeime (Vakzination*); Ziel: belastbare Krankheitsimmunität; **2.** parenterale Gabe nicht vermehrungsfähiger bakt. od. viraler Antigene; Ziel: Bildung antibakt. od. antiviraler Antikörper; belastbare Krankheitsimmunität; **3.** lokale Gabe (oral, nasal, kutan, Inhalation) vermehrungsfähiger, lebender Impfkeime od. nicht vermehrungsfähiger mikrobieller Antigene; Ziel: Aufbau einer lokalen Infektabwehr an Schleimhäuten durch Bildung sekretor. Antikörper u. Erhöhung der Makrophagenaktivität; **4.** Injektion von Toxoiden (Anatoxine, inaktivierte Toxine giftbildender Bakt.); Ziel: Bildung von antitoxischen Antikörpern; Neutralisierung der bei einer Erkr. gebildeten Toxine; belastbare Krankheitsimmunität; **II. passive Immunisierung:** Injektion von Immunglobulinpräparationen (spezif. Antikörper) od. Serum aktiv immunisierter Menschen bzw. Tiere; Ziel: Übertragung von antiinfektiösen od. antitoxischen Antikörpern zur Vorbeugung od. Behandlung von Infektionskrankheiten; s. Serumprophylaxe, Serumtherapie.

A. Vermehrungsfähige Erreger: I. lokale Anwendung: 1. Pocken: älteste aktive Immunisierung; von histor. Interesse, da seit Ausrottung der Pocken (1977) weltweit keine Impfpflicht mehr besteht; s. Vacciniavirus; **2. Poliomyelitis:** Der Lebendimpfstoff nach Sabin (OPV) enthält abgeschwächte vermehrungsfähige Viren, gezüchtet auf Affennieren- od. humanen diploiden Zellkulturen, heute trivalent (Typ I, II u. III kombiniert); wird in der Bundesrepublik Deutschland nicht mehr empfohlen, nur nach Anordnung durch die Gesundheitsbehörde; Impfung: 3-mal Schluckimpfung im Abstand von 6–8 Wo. od. 2-mal Schluckimpfung im Abstand von 6–8 Wo. u. Wiederimpfung nach 1 Jahr, Wiederholungen alle 10 Jahre; Impfschutz: ca. 5–10 Jahre; mögl. Infektion (sowie Impfpolio) von nicht Geimpften bei engem Kontakt mit dem Impfling; **3. Typhus abdominalis:** Lebendimpfstoff aus abgeschwächten u. vermehrungsfähigen Err. vom Impfstamm Ty 21a Berna; Wiederimpfung bei bestehender Exposition nach 1 Jahr; Impfschutz: ca. 1 Jahr; **4. Cholera:** Lebendimpfstoff aus abgeschwächten Err. des Vibrio cholerae-Stammes CVD 103-HgR; **II. parenterale Anwendung: 1. Gelbfieber:** aus Virusstamm 17-D nach Vorschrift der WHO hergestellter Impfstoff, gut wirksam u. verträglich; Impfung: 10 Tage vor Einreise in Endemiegebiete; Impfschutz: 10 Jahre; Impfung durch lizensierte Impfstellen; **2. Masern:** Impfstoff aus vermehrungsfähigen, virulenzabgeschwächten Masern-Viren; Impfung: Kleinkinder ab 12. Lebensmonat; Impfschutz: langjährig, vermutl. lebenslang; **3. Parotitis epidemica** (Mumps): Impfstoff aus vermehrungsfähigen, in ihrer Neurovirulenz abgeschwächten Mumps-Viren; Impfung: Kleinkinder ab 12. Lebensmonat; Impfschutz: vermutl. lebenslang; **4. Röteln:** Impfstoff aus vermehrungsfähigen, virulenzabgeschwächten Röteln-Viren, Stamm Wistar, auf Human-Diploidzellen gezüchtet (HDC-Impfstoff); Impfung: Kleinkinder ab 12. Lebensmonat, v. a. Mädchen vor der Pubertät u. ungeschützte Frauen im gebärfähigen Alter zum Schutz vor Embryopathia* rubeolosa; Impfschutz: vermutl. lebenslang; **5. Tuberkulose:** Impfstoff BCG (Abk. für Bacille Calmette-Guérin, 1921), enthält lebenden Rindertuberkulosestamm, der nach 230 Passagen auf Gallekartoffel in seiner Virulenz soweit abgeschwächt ist, dass zwar noch ein tuberkulöser Primärkomplex am Ort der Impfung entsteht, jedoch keine fortschreitende Tuberkulose; Impfung wird in der Bundesrepublik Deutschland wegen unzureichendem Impfschutz nicht empfohlen; **6. Varizellen:** Lebendimpfstoff aus abgeschwächten u. vermehrungsfähigen Impfviren Stamm OKA des Varizella-Zoster-Virus (Abk. VZV); Impfschutz: mind. 10 Jahre.

B. Abgetötete bzw. inaktivierte Erreger: I. lokale Anwendung: 1. bakterielle Inf. der oberen Luftwege: Impfstoff: polyvalente Bakterienlysate von Bakterien, die bei Inf. der oberen Luftwege häufig angetroffen werden; Impfung: allg. Prophylaxe, Therapie von chron. Bronchitiden einschl. der bakt. bedingten Asthmabronchitis; Impfschutz: einige Mon.; Anw. umstritten; **2. eitrige Inf. der Haut:** Impfstoff: polyvalente Bakterienantigene in Salben od. Lotionen; Impfung: bei bakt. infizierten, ekzematösen Hauterkrankungen; häufig wiederholtes Auftragen des Präparats auf erkrankte od. zu schützende Hautpartie; Impfschutz: nicht sicher bekannt; Anw. umstritten; **II. parenterale Anwendung: 1. Cholera:** Impfstoff: chemisch od. thermisch inaktivierte Bakterien, meist Mischung aus Serotypen Ogawa u. Inaba u. die jeweiligen Biotypen El Tor; Abschluss möglichst eine Woche vor Reisen in Endemiegebiete; Impfschutz: höchstens 6 Mon.; von der WHO nicht empfohlen; **2. Fleckfieber:** Impfstoff: meist formalininaktivierte Rickettsien, gezüchtet auf bebrüteten Hühnerei-

Schutzimpfung
Auffrisch-, Nachhol- u. Indikationsimpfungen, modifiziert nach den Empfehlungen der Ständigen Impfkommission (STIKO) am Robert-Koch-Institut; Stand: Januar 2000

Impfung gegen	Kategorie[1]	Indikation bzw. Reiseziel	Anwendungshinweise
Cholera	R	auf Verlangen des Ziel- od. Transitlandes; nur noch im Ausnahmefall; WHO-Empfehlung besteht nicht	nach Angaben des Herstellers
Diphtherie	A	Personen ohne vollständige Grundimmunisierung od. wenn die letzte Impfung (Grund- od. Auffrischimpfung) länger als 10 Jahre zurückliegt	zwei Impfungen (i.d.R. mit Td-Impfstoff) im Abstand von 4–8 Wochen, 3. Impfung 6–12 Mon. nach der 2. Impfung; Reise in ein Infektionsgebiet frühestens nach der 2. Impfung
	I	med. Personal, Personal in Laboratorien mit Diphtherie-Risiko od. in Einrichtungen mit umfangreichem Publikumsverkehr, Aussiedler, Flüchtlinge u. Asylbewerber aus Risikogebieten, Bedienstete des Bundesgrenzschutzes u. der Zollverwaltung, Reisende in Risikogebiete	
	A	bei Epidemien od. regional erhöhter Morbidität	nach Empfehlungen der Gesundheitsbehörden
FSME (Frühsommer-Meningoenzephalitis)	I	Personen in Risikogebieten (südl. Bayerischer Wald, Niederbayern, Schwarzwald, westl. Bodensee, Odenwald) od. beruflich gefährdete Personen (z. B. Forstarbeiter)	Grundimmunisierung u. Auffrischimpfungen nach Angaben des Herstellers
	R	Aufenthalte in FSME-Risikogebieten	
Gelbfieber	R	entsprechend den Impfanforderungen der Ziel- od. Transitländer (trop. Afrika u. Südamerika)	einmalige Impfung in den zugelassenen Impfstellen; Auffrischimpfung in 10-jährigen Intervallen
Hepatitis A (HA)	I	gefährdetes Personal in med. Einrichtungen u. Laboratorien, Personal in Kindertagesstätten, -heimen u. Einrichtungen für geistig Behinderte, Personen in psychiatr. Einrichtungen, Kanalisations- u. Klärwerkarbeiter, homosexuell aktive Männer, Personen mit Hämophilie od. chron. Lebererkrankung ohne HAV-Antikörper, Kontaktpersonen zu an HA Erkrankten	Grundimmunisierung u. Auffrischimpfung nach Angaben des Herstellers; Vortestung auf HA-Antikörper bei vor 1950 Geborenen u. bei Personen, die in der Anamnese eine mögl. HA aufweisen bzw. längere Zeit in Endemiegebieten gelebt haben
	R	Reisende in Regionen mit hoher Hepatitis-A-Prävalenz	

S

ern; Impfung: in Europa nicht indiziert; **3. FSME** (Frühsommer-Meningoenzephalitis): Impfstoff: auf Hühnerembryonalzellen gezüchtete, formalininaktivierte FSME-Viren, an Aluminiumhydroxid adsorbiert; Impfschutz: bereits nach zwei Impfungen Serokonversionsrate von 95 %; nach drei Impfungen fast 100 %; Schutzdauer mind. 3 Jahre; **4. Influenza:** Impfstoff aus inaktivierten Influenza-Viren, meist A u. B kombiniert, od. Subunitimpfstoff aus Virusbestandteilen (Spaltimpfstoff) od. Virusantigenbestandteilen (Neuraminidase, Hämagglutinin); Impfstämme sollen mit epidemiol. relevanten Err. möglichst identisch od. nahe verwandt sein (dauernder Antigendrift bei beiden Influenza-Virustypen). Impfung: möglichst vor Beginn der Influenzasaison; jährl. Wiederimpfung; Impfschutz: ca. 1 Jahr; **5. Infektion mit Haemophilus influenzae**

Schutzimpfung (Fortsetzung)
Auffrisch-, Nachhol- u. Indikationsimpfungen, modifiziert nach den Empfehlungen der Ständigen Impfkommission (STIKO) am Robert-Koch-Institut; Stand: Januar 2000

Impfung gegen	Kategorie[1]	Indikation bzw. Reiseziel	Anwendungshinweise
Hepatitis B (HB)	I	präexpositionell: gefährdetes (zahn)med. Personal; Personal in psychiatr. Einrichtungen od. Einrichtungen für geistig Behinderte, durch Blutkontakte mit möglicherweise Infizierten gefährdete Personen (z. B. Ersthelfer, Polizisten, Sozialarbeiter), Pat. mit häufiger Übertragung von Blut od. Blutbestandteilen (z. B. Hämophile), Dialysepatienten, Pat. vor ausgedehnten chir. Eingriffen od. HBsAg-negative Pat. mit chron. Lebererkrankung, durch Kontakt mit HBsAg-Trägern in Familie u. Gemeinschaft (Kindergärten, Schulklassen) gefährdete Personen, Pat. in psychiatr. od. anderen Fürsorgeeinrichtungen, Risikogruppen (z. B. homosexuell aktive Männer, Drogenabhängige, Prostituierte)	Hepatitis-B-Impfung nach Angaben des Herstellers; im Allg. nach serol. Vortestung, teils mit Kontrolle des Impferfolgs; Auffrischimpfung entsprechend dem nach Abschluss der Grundimmunisierung erreichten Antikörperwert (Kontrolle 1–2 Mon. nach 3. Dosis): – bei anti-HBs-Werten <100 I. E./l umgehend erneute Impfung (1 Dosis) u. erneute Kontrolle – bei anti-HBs-Werten >100 I. E./l Auffrischimpfung (1 Dosis) nach 10 Jahren (bei Immundefizienz regelmäßige Kontrolle etwa alle 3–6 Mon.)
	R	Reisende in Regionen mit hoher Hepatitis-B-Prävalenz	
	I	postexpositionell: med. Personal bei Verletzungen mit evtl. erregerhaltigen Gegenständen (z. B. Nadelstichexposition)	HB-Impfung u. simultane Gabe von HB-Immunglobulin nach Angaben des Herstellers
		Neugeborene HBs-Ag-positiver Mütter	innerhalb von 12 Std. nach Geburt Simultanimpfung mit Immunglobulin u. Impfstoff; ein Mon. nach der 1. Impfung 2. u. sechs Mon. nach der 1. Impfung 3. Impfung mit HB-Impfstoff
Influenza	I	Personen über 60 Jahre od. mit erhöhter gesundheitlicher Gefährdung inf. eines Grundleidens, Personen mit erhöhter berufl. Gefährdung (z. B. med. Personal), Personen mit umfangreichem Publikumsverkehr	
	A	bei Epidemien	nach Empfehlungen der Gesundheitsbehörden

Typ b: Konjugatimpfstoff: Kapselpolysaccharid (od. -oligosaccharid), gekoppelt mit Trägerproteinen (Diphtherietoxoid, nichttoxische Mutante eines Diphtherietoxins, Außenmembranprotein von Neisseria meningitidis, Tetanustoxoid). Durch die Koppelung wird eine verstärkte Immunantwort durch Einbeziehung der T-Zellen erreicht. Impfung: s. Impfkalender (Tab.); **6. Keuchhusten:** Adsorbatimpfstoff aus inaktivierter Bordetella pertussis od. azelluläre Pertussisimpfstoffe (Abk. aP) als Gemische aus zellfreien Extrakten (T-Typ) od. hochgereinigten Komponenten des Err. (B-Typ). Als Komponenten verfügbar sind Pertussistoxoid (Abk. PT), filamentöses Hämagglutinin (Abk. FHA), Pertactin (OMP, Abk. für engl. outer membrane protein) u. Agglutinogene. aP mit bester Verträglichkeit. Impfung: s. Impfkalender (Tab.); Impfschutz: ca. 10 Jahre; **7. Pneumokokken:** polyvalenter Polysaccharid-Impfstoff aus versch. Kapseltypen von Streptococcus pneumoniae, in der Bundesrepublik Deutschland ein 23-valenter Impfstoff; Impfschutz: ca. 5 Jahre; bei Risikopatienten, bes. mit Immundefekten u. Asplenie, kann eine Wiederimpfung schon nach ca. 3 Jahren notwendig werden; alternativ 7-valenter

Schutzimpfung (Fortsetzung)
Auffrisch-, Nachhol- u. Indikationsimpfungen, modifiziert nach den Empfehlungen der Ständigen Impfkommission (STIKO) am Robert-Koch-Institut; Stand: Januar 2000

Impfung gegen	Kategorie[1]	Indikation bzw. Reiseziel	Anwendungshinweise
Masern	I	alle ungeimpften Personen in Einrichtungen der Pädiatrie, in Kinderheimen, Kindertagesstätten u. Ä.	einmalige Impfung, vorzugsweise mit MMR-Impfstoff
Meningokokken-Infektionen (Gruppen A, C, W135, Y)	I	gefährdete Personen: z. B. Entwicklungshelfer vor Aufenthalten im Meningitisgürtel Afrikas od. in anderen Epidemiegebieten, in der Bundesrepublik Deutschland auf Empfehlung der Gesundheitsbehörden	nach Angaben des Herstellers
Mumps	I	alle ungeimpften Personen in Einrichtungen der Pädiatrie, in Kinderheimen, Kindertagesstätten u. Ä.	einmalige Impfung, vorzugsweise mit MMR-Impfstoff
Pneumokokken-Infektionen	I	Personen über 60 Jahre od. mit erhöhter gesundheitlicher Gefährdung inf. eines Grundleidens	nach Angaben des Herstellers, Auffrischimpfung frühestens 6 Jahre (bei Kindern unter 10 Jahren frühestens 3 Jahre) nach 1. Impfung
Poliomyelitis	A	alle Personen bei fehlender od. unvollständiger Grundimmunisierung	IPV nach Angaben des Herstellers, Auffrischimpfung nur bis zum vollendeten 18. Lj.
	I	med. Personal u. Personal in Laboratorien mit Poliomyelitisrisiko, Kontaktpersonen zu Erkrankten, Reisende in Regionen mit Infektionsrisiko, Aussiedler, Flüchtlinge u. Asylbewerber aus Gebieten mit Poliomyelitisrisiko	Impfung mit IPV bei nicht vollständig dokumentierter Grundimmunisierung od. wenn die letzte Impfung länger als 10 Jahre zurückliegt
	A	bei einem Poliomyelitisausbruch	Riegelungsimpfung mit OPV entspr. den Anordnungen der Gesundheitsbehörden
Röteln	I	Personen in Einrichtungen der Geburtshilfe sowie der Kinder- u. Säuglingspflege	einmalige Impfung, vorzugsweise mit MMR-Impfstoff
		seronegative Frauen mit Kinderwunsch	einmalige Impfung mit nachfolgender Kontrolle des Impferfolgs

S

Konjugatimpfstoff*. **8. Poliomyelitis** (Impfstoff nach Salk, IPV): auf Gewebekultur (Affennierenzellen od. Verozellen) gezüchtete Poliomyelitis-Viren aller drei Typen; Abtötung durch Formaldehyd u. Wärme; Impfung: Grundimmunisierung s. Impfkalender (Tab.); cave: keine i. m. Impfung während einer Epidemie; Impfschutz: 10 Jahre; **9. Tollwut:** Impfstoff: chem. inaktiviertes Virus fixe (Louis Pasteur, 1885), gezüchtet in humanen, diploiden Zellkulturen (HDC-Impfstoff) u. Hühnerfibroblasten-Zellkulturen (PCEC-Impfstoff); Impfung möglichst frühzeitig nach Exposition, bei Bissverletzung Simultanimpfung mit Tollwut-Immunglobulin (lokal um die Bissstelle u. i. m.); beide Impfstoffe: i. m. an den Tagen 0, 3, 7, 14, 30 u. 90; Impfung vor Exposition: drei Impfungen an den Tagen 0, 28 u. 56 bzw. Schnellprophylaxe 3-mal an den Tagen 0, 7 u. 21 sowie jeweils 4. Impfung ein Jahr später; **10. Typhus - Paratyphus:** hitze- u. phenolinaktivierte Salmonella enterica Serovar Typhi u. Paratyphi; Wiederimpfung nach 3 Jahren; **11. Typhus abdominalis:** gereinigtes Vi-Kapselpolysaccharid von Salmonella enterica Serovar Typhi (Stamm Ty 2); Impfung: ab 3. Lj.; Impfschutz: 3 Jahre; **12. Hepatitis A:** Impfstoff: inaktiviertes, an Aluminiumhydroxid adsorbiertes Hepatitis-A-Virus, gezüchtet auf humanen di-

Schutzimpfung (Fortsetzung)
Auffrisch-, Nachhol- u. Indikationsimpfungen, modifiziert nach den Empfehlungen der Ständigen Impfkommission (STIKO) am Robert-Koch-Institut; Stand: Januar 2000

Impfung gegen	Kategorie[1]	Indikation bzw. Reiseziel	Anwendungshinweise
Tetanus	A	alle Personen im Rahmen der Grundimmunisierung od. als Auffrischimpfung nach 10 Jahren	in Kombination mit Diphtherie-Impfung, Auffrischimpfung in 10-jährigen Intervallen
	I	postexpositionell	abhängig von Immunisierung u. Wundverhältnissen; s. Tetanus (Tab.)
Tollwut	I	präexpositionell: Tierärzte, Jäger, Forstpersonal u. a. Risikopersonen, Personal in Laboratorien mit Tollwutrisiko	Dosierungsschema nach Angaben des Herstellers, Auffrischimpfung für Personen mit Expositionsrisiko (bei <0,5 I. E./ml Serum indiziert)
	R	Reisende in Regionen mit hoher Tollwutgefährdung	
	I	postexpositionell	abhängig von Art der Exposition u. Impfstatus; evtl. Impfung u. Simultanimmunisierung mit Tollwut-Immunglobulin
Tuberkulose		Impfung mit BCG-Impfstoff wird nicht empfohlen	
Typhus	R	bei Reisen in Endemiegebiete	nach Angaben des Herstellers
Varizellen	I	seronegative Kinder mit Leukämie unter best. Voraussetzungen, soliden malignen Tumoren, schwerer Neurodermitis od. geplanter Immunsuppression u. deren Geschwister u. Eltern; med. Personal u. Frauen mit Kinderwunsch	nach Angaben des Herstellers, vor dem 13. Lj. 1 Dosis, bei Älteren 2 Dosen im Abstand von mind. 6 Wochen, bei Exposition passive Immunprophylaxe mit Immunglobulin (0,5 ml/kg KG), auch für Neugeborene mit bis zu 7 Tage vor od. 2 Tage nach Geburt erkrankten Mütter

[1] Die in ihrer Bedeutung unterschiedlichen Impfungen werden in folgende Kategorien eingeteilt:
A Impfung mit breiter Anwendung od. erheblichem Wert für die Gesundheit der Bevölkerung
I Indikationsimpfung bei erhöhter Gefährdung von Personen bzw. Angehörigen von Risikogruppen
R Reiseimpfungen

ploiden Zellen; **13. Hepatitis B:** Hepatitis-B-Impfstoffe sind Subunit-Impfstoffe, die hochgereinigtes, chem. inaktiviertes u. an Aluminiumhydroxid adsorbiertes HBsAg (HB-Oberflächenantigene) enthalten; in der Bundesrepublik Deutschland gibt es nur mit gentechnolog. Methoden (in Hefezellen) hergestellte Impfstoffe; Impfung: s. Tab., Impfkalender (Tab.); zweimalig im Abstand von 1 Mon., 3. Impfung 6 Mon. nach der ersten; Impfschutz: 10 Jahre; **14. Meningokokkeninfektionen:** Impfstoff: Kapselpolysaccharide von Neisseria meningitidis, Gruppen A, C, W135 u. Y; Schutzdauer: nicht genau bekannt; Antikörpertiter persistieren über viele Jahre.

C. Toxoide (entgiftete Bakterientoxine): **1. Diphtherie** (Behring, 1913): Impfstoff: Diphtherie-Toxoid, hochgereinigt, durch Formaldehyd inaktiviert, an Aluminiumhydroxid adsorbiert (sog. Aluminium-Formol-Toxoid); Impfung: s. Impfkalender (Tab.); für Säuglinge u. Kleinkinder vorwiegend Kombinationsimpfstoffe; für Impfungen bei Kindern ab 5. Lj. u. Erwachsenen dient ein spez. für diese Altersgruppen hergestellter Diphtherie-Adsorbat-Impfstoff für Erwachsene (d), auch in Komb. mit Tetanus-Toxoid (Td); Auffrischimpfungen: im 5.–6. u. 11.–18. Lj., gleichzeitig gegen Tetanus mit dem Td-Impfstoff; danach alle 10 Jahre, ggf. mit Td-Impfstoff; Impfschutz: ca. 10 Jahre; **2. Tetanus**

S

(Bazy, 1917): Impfstoff: hochgereinigtes Tetanus-Toxoid, durch Formaldehyd inaktiviert, an Aluminiumhydroxid adsorbiert; Impfung: Grundimmunisierung mit Kombinationsimpfstoffen s. Impfkalender (Tab.), im Verletzungsfall Impfung bei nicht od. nicht vollständig immunisierten Personen, zusätzlich Tetanus-Immunglobulin erforderlich (Simultanimpfung); Auffrischimpfungen alle 10 Jahre; Impfschutz: ca. 10 Jahre.

D. Schutzimpfungen im internationalen Reiseverkehr: durch internationale Vorschriften (WHO: Vaccination Certificate Requirements for International Travel) u. nationale Bestimmungen vorgeschriebene od. zu empfehlende Impfungen vor Antritt einer Reise. **Gelbfieber:** einmalige Impfung mit attenuiertem lyophilisiertem Virus (Stamm 17 D); 10 Jahre Gültigkeit; Kontraind.: Schwangerschaft, Säuglingsalter, Hühnereiweißallergie, schwerer Immundefekt; erforderl. für Reisen nach Afrika, Mittel- u. Südamerika sowie für viele Länder bei Einreise aus Endemiegebieten; **Cholera:** 1–2 Injektionen einer Suspension formalininaktivierter Choleravibrionen; von der WHO nicht mehr empfohlen; empfohlene od. anzuratende Impfungen: Diphtherie-, FSME-, Hepatitis-A-, Hepatitis-B-, Poliomyelitis-, Tetanus-, Tollwut- u. Typhusschutzimpfung; weitere Schutzmaßnahmen im internationalen Reiseverkehr: Malariaprophylaxe*, Impfung gegen japanische Enzephalitis. Vgl. Impfkomplikation, Impfschaden.

Schwabach-Versuch (Dagobert Sch., Otol., Berlin, 1846–1920)**:** (engl.) Schwabach's test; s. Hörprüfungen.

Schwach|sichtigkeit: s. Amblyopie.

Schwach|sinn: veraltete Bez. für geistige Behinderung*.

Schwäche|zustand, hyper|ästhetisch-e|motionaler: (engl.) nervous exhaustion; **1.** i. w. S. allg. Bez. für Zustände mit leichter Reizbarkeit u. Affektlabilität*; **2.** i. e. S. Bez. für einen Zustand mit Schwächegefühl, sensor. Überempfindlichkeit, Reizbarkeit, Neigung zu Tränenausbrüchen sowie Konzentrationsstörungen in Zus. mit einer akuten org. Psychose (z. B. Durchgangssyndrom*) od. einer schweren körperl. Erkrankung.

Schwächung: (engl.) attenuation; (physik.) Intensitätsabnahme einer Strahlung beim Durchdringen von Materie inf. von Absorption* u. Streuung*, bei Photonenstrahlung höherer Energie zusätzl. durch Paarbildung*.

S

Schwächungs|gleich|wert: syn. Bleigleichwert*.

Schwächungs|ko|ef|fizient (Co-*; lat. efficere bewirken, vollbringen) m**:** (engl.) linear attenuation coefficient; Symbol μ; Wert zur Angabe der Abnahme der Quantenanzahl im Strahlenbündel durch Schwächung; er ist abhängig von der Energie (E) der Strahlung sowie von der Dichte u. Ordnungszahl der schwächenden Substanz u. setzt sich aus Photoeffekt*, Compton*-Effekt, Paarbildung* u. kohärenter Streuung* zusammen. Der **Massenschwächungskoeffizient*** μ/ρ ist dagegen nicht von der Dichte u. dem Aggregatzustand des Absorbermaterials abhängig.

Schwärzung: (engl.) density; nicht mehr gebräuchl. Bez. für optische Dichte*.

Schwalbe-Linie (Gustav A. Sch., Anat., Leipzig, Straßburg, 1844–1916)**:** s. Embryotoxon.

Schwamm|niere: s. Markschwammniere.

Schwanen|hals|de|formität (lat. deformitas Verunstaltung) f**:** (engl.) swan-neck deformity; Verformung der Finger bei rheumatoider Arthritis* mit Überstreckung der proximalen u. gleichzeitiger Beugung der distalen Interphalangealgelenke, an denen die Beugesehnen aus den entzündl. veränderten Sehnengleitlagern luxiert sind. T. Ulr.

Schwangeren|gymnastik f**:** (engl.) prenatal exercises; spez. gymnast. Übungen in der Schwangerschaft zur Geburtsvorbereitung (u. a. nach Lamaze u. Read), i. d. R. ab dem 6. Schwangerschaftsmonat; z. B. schonendes Kreislauftraining, Beckenbodengymnastik, Press- u. Entspannungsübungen mit Erlernen der Atemtechnik zur Unterstützung der Wehen, Schwimmen.

Schwangeren|vorsorge: (engl.) prenatal care; Beratung der Schwangeren u. Überwachung der Schwangerschaft durch den Arzt (u. die Hebamme i. R. ihrer berufl. Befugnisse) mit dem Ziel, Abweichungen vom normalen Schwangerschaftsverlauf (s. Risikoschwangerschaft) früh zu erkennen u. Dauerschäden während od. nach der Schwangerschaft vorzubeugen; vgl. Mutterschaftsrichtlinien, Mutterschutzgesetz.

Schwangerschaft: (engl.) pregnancy; Graviditas, Gravidität; Zustand der Frau von der Konzeption bis zum Eintritt der Geburt*; Veränderungen von Uterusschleimhaut u. Ovarium in der Frühschwangerschaft: s. Abb.

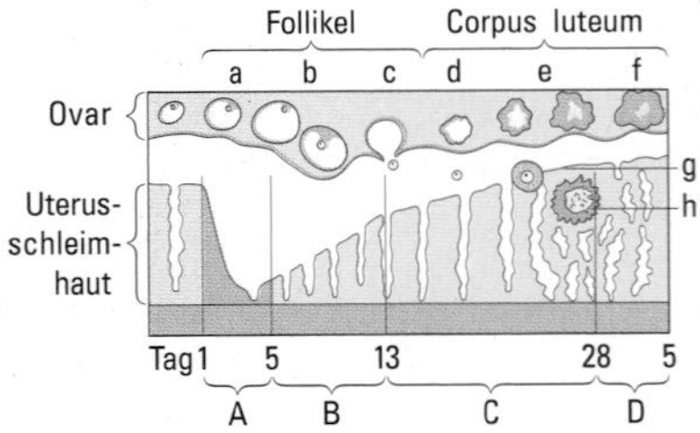

Schwangerschaft:
Veränderungen der Uterusschleimhaut und des Ovars bei Eintritt einer Schwangerschaft; a: wachsend; b: sprungreif; c: gesprungen; d: Bildung; e: Blütestadium; f: Corpus luteum graviditatis; g: Implantation des Embryos (Blastozyste); h: Keimling
A: Desquamation; B: Proliferation; C: Sekretion; D: Schwangerschaft [532]

Schwangerschaft, eingebildete: s. Scheinschwangerschaft.

Schwangerschaft, ek|tope: s. Extrauteringravidität.

Schwangerschaft, inter|stitielle: s. Tubargravidität.

Schwangerschafts|abbruch: (engl.) induced abortion, termination of pregnancy; Abtreibung; absichtl. herbeigeführte Beendigung einer Schwangerschaft vor Erreichen der extrauterinen Lebensfähigkeit von Embryo od. Fetus; **Methoden: 1. instrumentell:** Dilatation des Gebärmutterhalskanals, anschl. Saugkürettage*, Kürettage* od. Komb. der beiden Verfahren; **2. pharmak.:** zur Wehenerzeugung mit Spontanausstoßung der Frucht; Anw. v. a. von Prostaglandinen* (bis zum 49. Tag der Amenorrhö

Anw. von Mifepriston* damit kombiniert möglich), je nach Schwangerschaftsalter intravaginale, intrazervikale, retroamniale od. intraamniale Applikation;

Rechtslage: In der Bundesrepublik Deutschland ist seit dem 1.10.1995 das Abtreibungsstrafrecht durch das „Schwangeren- und Familienhilfeänderungsgesetz" vom 21.8.1995 (BGBl. I S. 1050) als Kombination aus Indikationslösung u. Fristenlösung mit Beratungspflicht neu geregelt. Der Sch. ist danach (mit Ausnahme nidationshemmender Handlungen) grundsätzl. gemäß § 218 StGB strafbar; er kann jedoch nach § 218 a StGB durch einen Arzt rechtmäßig bzw. straffrei vorgenommen werden: **1.** bei med. Indikation (§ 218 a Abs. 2 StGB), d. h. wenn eine Gefahr für das Leben od. die Gefahr einer schwerwiegenden Beeinträchtigung des körperlichen od. seelischen Gesundheitszustands der Schwangeren gegeben ist u. deren Einwilligung sowie eine schriftliche Indikationsstellung durch einen anderen Arzt vorliegen; eine zeitliche Einschränkung für die Zulässigkeit des Abbruchs besteht nicht. Die frühere embryopathische Indikation (schwere Fehlbildung od. ähnlichen Erkr. des Embryos) ist als solche entfallen; ihr bislang zuzuordnende Fälle können jedoch unter die med. Indikation fallen. **2.** Bei sexuellem Missbrauch von Kindern (unter 14 Jahren), Vergewaltigung, sexueller Nötigung u. sexuellem Missbrauch Widerstandsunfähiger kommt die kriminolog. Indikation (als sog. Unterindikation der med. Indikation) zur Anwendung (§ 218 a Abs. 3 StGB), für die eine Frist von 12 Wo. seit der Empfängnis gilt. **3.** Der sog. beratene Sch. (§ 218 a Abs. 1 StGB) ist im Ggs. zu den Indikationsfällen rechtswidrig, aber tatbestandslos u. straffrei, wenn die Leibesfrucht nicht älter als 12 Wo. ist, die Schwangere den Abbruch verlangt u. eine mindestens drei Tage zurückliegende Beratung gemäß § 219 StGB seitens einer anerkannten Beratungsstelle durch Vorlage einer Bescheinigung nachweisen kann. Die Teilnahme am Sch. ist dem Arzt freigestellt; vor der Durchführung des Sch. treffen ihn nach § 218 c StGB best. strafbewehrte Pflichten (u. a. zur med. Beratung u. Untersuchung der Schwangeren). Anders als in den Indikationsfällen besteht bei einem Sch. nach § 218 a Abs. 1 StGB eine Leistungspflicht der GKV nur unter best. Voraussetzungen, die zudem weder die Abbruchsvornahme noch die Nachbehandlung umfasst (§ 24 b SGB V).

Schwangerschafts|an|ämie (Anämie*) f: (engl.) anemia of pregnancy; multifaktorielle Anämie* während der zweiten Hälfte der Schwangerschaft; bedingt durch Hydrämie, Eisen- u./od. Folsäuremangel; s. Eisenmangelanämie, Folsäuremangelanämie.

Schwangerschafts|dauer: (engl.) gestation, duration of pregnancy; Tragezeit; **1. post conceptionem** (Abk. p. c.): tatsächliche od. echte Sch.; Zeit von der Konzeption (Empfängnis) bis zum Geburtstermin: 263–273 Tage (durchschnittl. 266 Tage = 38 Wochen = 9½ Lunarmonate zu 28 Tagen); **2. post menstruationem** (p. m.): Zeit vom ersten Tag der letzten Regel bis zum Tag der Geburt, etwa 280 Tage (40 Wochen, 10 Lunarmonate); s. Naegele-Regel; **Einteilung** in 1.–3. Trimenon: 1.–13. SSW, 14.–26. SSW, 27.–39./40. SSW; **Abweichungen: 1.** zu kurze Sch.: **a)** Abort* (Frühabort bzw. Spätabort); **b)** Frühgeburt*; **2.** zu lange Sch.: Übertragung*.

Schwangerschafts|de|pression (Depression*) f: (engl.) depression of pregnancy; unipolare Depression* während der Schwangerschaft; meist als Anpassungsstörung*; vgl. Schwangerschaftspsychose.

Schwangerschafts|dermatosen (Derm-*; -osis*) f pl: (engl.) dermatoses of pregnancy; durch die Schwangerschaft bedingte Hautveränderungen wie Schwangerschaftspigmentierung*, Hypertrichose u. Gefäßveränderungen (Palmarerythem, Naevi aranei, Varikose), i. e. S. Pruritus* gravidarum, Herpes* gestationis, Impetigo* herpetiformis, Autoimmunprogesterondermatitis in der Schwangerschaft, PUPPP*, papulöse Schwangerschaftsdermatose*; daneben Verschlechterung bestehender Hauterkrankungen (Lupus erythematodes, Neurofibromatose, Porphyria cutanea tarda).

Schwangerschafts|dermatose, papulöse (↑; ↑) f: (engl.) papulous dermatosis of pregnancy; Auftreten jeweils weniger, stark juckender, nach einigen Tagen wieder abheilender Papeln am ganzen Integument während der gesamten Dauer der Schwangerschaft; spontanes Abklingen nach der Entbindung; **Ätiol.:** nicht geklärt, möglicherweise unbekanntes Plazentaantigen; evtl. Sonderform der Prurigo* simplex subacuta; verbunden mit hohem Abortrisiko.

Schwangerschafts|dia|betes (Diabet-*) m: s. Gestationsdiabetes.

Schwangerschafts|erbrechen: s. Emesis gravidarum.

Schwangerschafts|erkrankung, hyper|tensive: s. Gestose.

Schwangerschafts|glukos|urie (Glyk-*; Ur-*) f: (engl.) glycosuria of pregnancy; s. Glukosurie, renale.

Schwangerschafts|ikterus (Ikterus*) m: s. Icterus gravidarum.

Schwangerschafts|nachweis: s. Schwangerschaftstest, Schwangerschaftszeichen.

Schwangerschafts|pigmentierung (Pigmente*): (engl.) chloasma gravidarum; Melaninablagerung im Gesicht (s. Chloasma), an Brustwarzen, Linea alba, Vulva u. Anus während der Schwangerschaft; vgl. Striae cutis atrophicae, Schwangerschaftsdermatosen.

Schwangerschafts|proteine (Prot-*) n pl: (engl.) gestational proteins; ausschl. od. vorwiegend während der Schwangerschaft vom mütterl. Organismus (z. B. SP*-3, Glycodelin*, EPF*), von der Plazenta (z. B. SP*-1, SHBG*, PAPP*-A) od. im Embryo bzw. Fetus (Alphafetoprotein*, CEA*) gebildete Proteine.

Schwangerschafts|protein|urie (↑; Ur-*) f: (engl.) pregnancy kidney; deutliche Proteinurie* in der Schwangerschaft (bis 300 mg/d nicht pathol.); vgl. Gestose.

Schwangerschafts|psychose (Psych-*; -osis*) f: (engl.) psychosis of pregnancy; syn. Gestationspsychose; Psychose*, die während der Schwangerschaft auftritt; **Vork.:** selten, u. U. langer Verlauf u. zweifelhafte Progn.; psychot. Störungen treten i. Allg. häufiger nach Entbindung auf (vgl. Wochenbettpsychose), da eine Schwangerschaft (bes. im 2. Trimenon) psych. eher stabilisierend zu wirken scheint. **Ther.:** je nach Krankheitsbild Neuroleptika bzw. Antidepressiva unter Beachtung von Kontraindikationen (diaplazentare Passage!). Vgl. Schwangerschaftsdepression.

Schwangerschafts|pyelitis (Pyel-*; -itis*) f: s. Pyelonephritis gravidarum.

Schwangerschafts|rhino|pathie (Rhin-*; -pathie*) f: (engl.) rhinitis during pregnancy; Rhinopathia gravidarum; zunehmende Behinderung der Nasenatmung während der Schwangerschaft (v. a. in der zweiten Hälfte) inf. Schwellung der Schleimhaut der Conchae nasales; i. d. R. klingen Sympt. nach der Entbindung rasch ab. H. Ger.

Schwangerschafts|streifen: Striae gravidarum; s. Striae cutis atrophicae.

Schwangerschafts|test m: (engl.) pregnancy test; immun. Verfahren zum Nachweis einer Schwangerschaft (Antigen-Antikörper-Reaktionen); Zuverlässigkeit ≥95 %; **1.** Nachweis von HCG* im Immunassay, auch mit monoklonalen Antikörpern; bereits vor Ausbleiben der Menstruation positiv; Prinzip auch der käuflichen Sch.; **2.** Hämagglutination*-Hemmtest (Nachweis mit Anti-HCG-Antikörper u. HCG-beladene Hammelerythrozyten) u. Latextest* (HCG-beladene Latexpartikel) sind nicht mehr gebräuchl. Verfahren.

Schwangerschafts|unterbrechung: s. Schwangerschaftsabbruch.

Schwangerschafts|varizen (Varizen*) f pl: (engl.) varicose veins of pregnancy; Auftreten einer Varikose* in der Gravidität (bei weitem am häufigsten vorkommende Gefäßerkrankung); **Urs.:** z. B. hormonelle Einflüsse, Kompression der Beckenvenen durch den an Größe zunehmenden Uterus, Zunahme des Blutvolumens u. Drucksteigerung im Niederdrucksystem der unteren Köperhälfte.

Schwangerschafts|verhütung: s. Kontrazeption, Interzeption.

Schwangerschafts|wehen: (engl.) painless contractions; während der gesamten Schwangerschaft auftretende schmerzlose Kontraktionen; physiol. Sch. sind ab der 20. SSW Alvarez-Wellen (lokale Kontraktionen mit niedriger Amplitude u. hoher Frequenz ohne Wirkung auf den Muttermund) u. Braxton-Hicks-Kontraktionen (bis zu drei Kontraktionen pro Std.). Vgl. Wehen.

Schwangerschafts|zeichen: (engl.) pregnancy signs; **1. sichere Sch.:** Nachw. des Embryos mittels Ultraschalldiagnostik* ab 4.–5. SSW; Dopplersonographie fetaler Herzaktionen ab 5.–6. SSW; Fühlen der Kindsbewegungen u. Kindsteile (durch Dritte); **2. unsichere Sch.:** morgendl. Übelkeit, gelegentl. Erbrechen (Emesis gravidarum), Ausbleiben der Menstruation, Nachw. von HCG* im Urin der Schwangeren (s. Schwangerschaftstest), Spannen bzw. Schwellung der Brüste, Bildung von Kolostrum, livide Verfärbung des Introitus u. der Vagina, Aufrauung u. Auflockerung der Vagina, die weiter u. dehnbarer wird, Vergrößerung u. Auflockerung des Corpus uteri (s. Fundusstand), sog. Schwangerschaftswehen*, Piskaček*-Ausladung, Hegar*-Zeichen, Gauss*-Zeichen, Pschyrembel*-Zeichen, Osiander*-Zeichen, Zunahme des Leibesumfangs, Striae gravidarum, Pigmentierung, Pollakisurie, Kollapsneigung, nervöse Störungen.

Schwank|schwindel: (engl.) systematic vertigo; s. Schwindel.

Schwannom (-om*) n: syn. Neurinom*.

Schwann-Scheide (Friedrich Th. Sch., Anat., Physiol., Berlin, Lüttich, 1810–1882): (engl.) Schwann's sheath; syn. Neurolemm; von peripheren Gliazellen (**Schwann-Zellen**) gebildete Hülle des Achsenzylinders der peripheren Nervenfaser; in Abhängigkeit vom Myelingehalt der Sch.-Sch. unterscheidet man markreiche u. markarme Nerven; bei markreichen Nerven umhüllt jede Schwann-Zelle einen Teil nur eines einzigen Achsenzylinders, bei markarmen sind mehrere Achsenzylinder vom Zytoplasma einer Schwann-Zelle umschlossen. Vgl. Nervenfaser, Ranvier-Schnürringe, Myelin.

Schwann-Zellen (↑; Zelle*) f pl: Neurolemmocytus; s. Schwann-Scheide.

Schwarte: (engl.) pleural peel; narbige, breite Verwachsungen der Pleurablätter durch bindegewebige Organisation des Exsudats bei längerem Bestehen einer Pleuritis*, speziell nach Hämatothorax*; vgl. Pleuraempyem.

Schwartz-Bartter-Syn|drom (William Sch., zeitgen. Kardiol., Boston; Frederic B., Endokrin., Bethesda, 1914–1983) n: syn. Syndrom* der inadäquaten ADH-Sekretion.

Schwartze-Zeichen: (engl.) Schwartze's sign; klin. Befund bei Otosklerose*; Durchscheinen des inf. Hyperämie rötlich gefärbten Promontorium tympani durch das Trommelfell.

Schwartz-Jampel-Syn|drom (Oscar Sch., amerikan. Päd., geb. 1919; Robert St. J., Neuro-Ophth., New York, Michigan, Detroit, geb. 1926) n: syn. Chondrodystrophia myotonica; seltene (ca. 60 Fälle bekannt), autosomal-rezessiv erbl. Erkr. (Genlokus 1p36.1-p34) mit angeb. od. im Kleinkindesalter auftretender Dysplasie langer Röhrenknochen sowie myopathischen (fehlende Mimik, Blepharophimose, Schluckstörungen, später staksiger Gang) u. okulären (Katarakt, Myopie) Störungen.

Schwarz|wasser|fieber: s. Malaria tropica.

Schwebung: (engl.) beat; Interferenz zweier harmonischer Wellen od. Schwingungen mit nur gering versch. Frequenzen; die Frequenz der Sch. (f_s) berechnet sich aus der Formel: $f_s = f_1 - f_2 = 1/T_s$. Die Amplitude ändert sich von Null bis zur Summe der beiden Ausgangswerte.

Schwefel: (engl.) sulfur; chem. Element, Symbol S (Sulfur), OZ 16, rel. Atommasse 32,06; zur Gruppe der Chalkogene gehörendes -2-, 2-, 4- u. 6-wertiges Nichtmetall; Bestandteil einiger Aminosäuren*; Anw. z. B. in der Düngemittel- u. Textilindustrie sowie bei der Herstellung von Farbstoffen u. Arzneimitteln.

Schwefel|bad: (engl.) sulfur bath; **1.** natürliches Sch.: s. Schwefelquelle; **2.** künstliches Sch.: Vollbad mit Zusatz von 100–200 g Kaliumsulfat; lokale durchblutungssteigernde u. immunsuppressive Wirkung; Anw. bei Psoriasis u. atopischem Ekzem.

Schwefel|di|oxid n: (engl.) sulfur dioxide; SO_2; Anhydrid der schwefligen Säure; farbloses, stechend riechendes Gas; entsteht bei der Verbrennung fossiler schwefelhaltiger Energieträger, bei der Schwefelsäureproduktion sowie Erzaufbereitung u. wird von Vulkanen emittiert; Leitsubstanz für die Luftverunreinigung (Bestandteil des „sauren Regens"); bei erhöhter Konz. in der Luft Auftreten von Schleimhautreizungen u. Erhöhung des Strömungswiderstands der Atemwege; **Verw.** zur Entwesung* u. als Konservierungsmittel in der Lebensmittelindustrie. K. Fie.

Schwefel|kohlen|stoff: (engl.) carbon disulfide; Kohlenstoffdisulfid, Alcohol sulfuris, CS_2; leicht flüchtige, faulig riechende Flüssigkeit mit brennbaren u. explosiven Dämpfen; Verw. u. a. als Lösungs-, Extraktions- u. Schädlingsbekämpfungsmittel sowie in der Gummi- u. Viskoseindustrie.

Schwefel|kohlen|stoff|vergiftung: (engl.) carbon disulfide poisoning; Vergiftung durch eingeatmete Schwefelkohlenstoffdämpfe (nach faulem Rettich riechend, lipidlöslich); **Sympt.** akuter Vergiftung: Hautrötung, Erregungszustände, Bewusstlosigkeit, evtl. Atemlähmung; bei chron. Vergiftung: Kopfschmerz, Schlaflosigkeit, Polyneuritis, Seh-, Hör- u. Gleichgewichtsstörungen, Verwirrtheitszustände, Impotenz, vorzeitige Arteriosklerose insbes. der Hirn- u. Nierengefäße; Letaldosis für Erwachsene: ab 10 g peroral bzw. 2000 ppm; MAK: 5 ppm (16 mg/m^3); BAT (Parameter: 2-Thio-thiazolidin-4-carboxylsäure): 4 mg/g Kreatinin (am Expositionsende); BK Nr. 1305.

Schwefel|milch: (engl.) milk of sulfur; Sulfur praecipitatum, Lac sulfuris, feinverteilter Schwefel; nur noch selten lokale Anw. als Dermatikum, z. B. bei Ekzem.

Schwefel|quelle: (engl.) sulfur spring; gelösten Schwefelwasserstoff (H_2S) bzw. Hydrogensulfide u. Sulfide enthaltende Quelle; Mindestanforderung an eine Heilquelle: 1 mg Gesamtschwefel/l Wasser; **Heilanzeigen:** äußerl. Anw. als Bad bei entzündl. u. degen. Gelenkerkrankungen, Gicht, Hauterkrankungen (keratolyt. Effekt); vgl. Sulfatwasser.

Schwefel|säure: (engl.) sulfuric acid; Acidum sulfuricum; H_2SO_4; starke Säure (Salze: Sulfate).

Schwefel|wasser|stoff: (engl.) hydrogen sulfide; H_2S; farbloses, stark giftiges Gas, schwerer als Luft, mit typ. Geruch nach faulen Eiern (Salze: Sulfide); entsteht bei der Eiweißfäulnis aus schwefelhaltigen Aminosäuren; **Anw.:** z. B. in der Zellstoffindustrie, bei der Metallanalytik; **Nachw.:** z. B. durch Bleiacetatpapier (Schwarzfärbung).

Schwefel|wasser|stoff|vergiftung: (engl.) hydrogen sulfide poisoning; Vergiftung durch Einatmen von H_2S (Hemmstoff der Atmungskette*; nach faulen Eiern riechend); **Sympt.:** bei chron. Vergiftung mit geringer bis mittl. H_2S-Konz. (ab ca. 100 ppm) Kopfschmerz, Schwindel, Appetitlosigkeit, Übelkeit mit Brechreiz, Diarrhö, Schlaflosigkeit, Reizung der Schleimhäute der Augen u. der Atemwege; bei akuter Vergiftung (ab 500 ppm) starke Schleimhautreizung durch Alkalisulfidbildung, Atemnot, Bewusstlosigkeit, Konz. >1000 ppm wirken unmittelbar tödlich; Geruchsschwelle bei 0,1 ppm; **cave:** bei höherer H_2S-Konz. tritt Geruchslähmung (Anosmie) ein! MAK: 14 mg/m^3 (10 ppm); BK Nr. 1202.

Schweif|kern: s. Nucleus caudatus.

Schweige|pflicht: (engl.) professional confidentiality; ethische u. rechtliche (Berufsgeheimnis §§ 203, 204 StGB) Pflicht des Arztes, Verschwiegenheit über alles (auch nichtmed. Sachverhalte) zu wahren, was ihm bei der Ausübung seines Berufes bekannt wird. Schon die Tatsache des Arztbesuches fällt unter die Schweigepflicht. Die Sch. ist die Grundlage des Vertrauens zw. Patienten u. Arzt; sie gilt auch gegenüber selbst Schweigepflichtigen u. nach dem Tod des Geheimnisträgers; sie kann durchbrochen werden bei Vorliegen einer gesetzl. Offenbarungspflicht*, eines gesetzl. Anzeigerechts*, eines rechtfertigenden Notstands gemäß § 34 StGB, ferner bei Entbindung des Arztes von der Sch. durch den Patienten. Nach § 203 StGB gilt die Sch. für den Arzt, Zahnarzt, Apotheker od. Angehörigen eines anderen Heilberufs, der eine staatl. geregelte Ausbildung erfordert, also z. B. auch für Krankenschwestern u. -pfleger, Hebammen u. Entbindungpfleger, Masseure, Physiotherapeuten, Angehörige med.-technischer Assistenzberufe, med. Dokumentare u. Informatiker; nicht erfasst werden die Heilpraktiker. Eine Verletzung der Sch. u. die unbefugte Verwertung von Geheimnissen werden mit Frei-heits- od. Geldstrafe bedroht.

Schweine|band|wurm: Taenia* solium.

Schweine|brucellose (-osis*) **f:** (engl.) swine brucellosis; durch Brucella suis (Hauptwirt Schwein) verursachte Form der Brucellosen*.

Schweine|hüter|krankheit: (engl.) swineherd's disease; syn. Bouchet-Gsell-Krankheit; Leptospirose; **Err.:** Leptospira pomona; Infektionsquelle: Schweine, Rinder. Vork. in Europa, USA, Australien; **Klin.:** nach einer Inkubationszeit von ca. 8–10 Tagen plötzl. Fieberanstieg, Kopfschmerz, Myalgie u. meningeales Syndrom*; die Sympt. persistieren ca. 3–6 Tage, klingen dann ab u. treten nach ca. 1 Woche erneut auf. In der zweiten Phase der Erkr. kommt es zu einer lymphozytären Meningitis* u. evtl. Ikterus* inf. Leberbeteiligung. **Diagn.** u. **Ther.:** s. Leptospira; **DD:** s. Meningitis.

Schweine|insulin n: s. Humaninsulin.

Schweine|rot|lauf: syn. Erysipeloid*.

Schweiß: (engl.) sweat, perspiration; flüssige Absonderung der Schweißdrüsen* der Haut; besteht aus Wasser (99 %), Kochsalz, Harnstoff, Immunglobulinen, flüchtigen Fettsäuren, Cholesterol u. bei schwerer Arbeit auch Milchsäure; vgl. Schweißsekretion.

Schweiß|drüsen: (engl.) sweat glands; Glandulae sudoriferae; Anhangsgebilde der Haut, kleine Knäueldrüsen mit merokriner Sekretion u. große apokrine Duftdrüsen (nur in der Achselhöhle, zirkumanal u. -genital, Warzenhof, äußerer Gehörgang); vgl. Moll-Drüsen.

Schweiß|drüsen|ab|szess (Abszess*) **m:** (engl.) sweat gland abscess; syn. Hidradenitis suppurativa; meist chron.-rezidivierend verlaufende abszedierende Entz. der Ausführungsgänge apokriner Schweißdrüsen; **Sympt.:** druckschmerzhafte, furunkuloide Knoten in geröteter, infiltrierter Umgebung mit Neigung zu Fistelbildung u. narbiger Abheilung; ggf. schmerzhafte Bewegungseinschränkung u. systemische Entzündungszeichen; **Err.:** Staphylokokken; **Vork.:** v. a. bei Männern mit Acne* vulgaris (insbes. im Bereich der Achselhöhlen, Genital- u. Analregion), sehr selten u. (sub)akut verlaufend bei abwehrgeschwächten Neugeborenen (v. a. an Hinterkopf, Rücken u. Gesäß); **Ther.:** Exzision u. ggf. plastische Deckung bei ausgedehnten Prozessen; evtl. systemisch Antibiotika u. Isotretinoin.

Schweiß|drüsen|adenom (Aden-*; -om*) **n:** s. Hidradenom.

Schweiß|drüsen|entzündung: s. Schweißdrüsenabszess.

Schweiß|drüsen|friesel: s. Miliaria.

Schweiß|nase: s. Granulosis rubra nasi.

Schweiß|re|tentions|zyste (lat. retentio Zurückhaltung; Kyst-*) **f:** s. Hidrozystom.

Schweiß|rinne: (engl.) sweat groove; Brustbeingegend (vordere Sch.) u. Furche zw. den Schulterblättern (hintere Sch.).

Schweiß|se|kretion (Sekret*) **f:** (engl.) perspiration; von cholinergen Fasern des Sympathikus* gesteuerte Absonderung von Schweiß* aus ekkrinen Drüsen; man unterscheidet **ther-**

S

misches Schwitzen zur Wärmeregulation*, das bei Überschreitung der Indifferenztemperatur* durch vermehrte Wärmeproduktion bei körperl. Arbeit od. ungenügende Wärmeabgabe bei zu hoher Umgebungstemperatur, zu hoher Luftfeuchtigkeit u. a. einsetzt, u. **emotionales Schwitzen** bei psych. Anspannung (Angstschweiß). Die Sch. beträgt ca. 1–2 l/d, bei schwerster körperl. Arbeit bis zu 1,5 l/h Schweißzentren liegen im Zwischenhirn, in der Medulla oblongata u. der Columna lateralis des Rückenmarks. Vgl. Perspiratio insensibilis, Anhidrose, Hypohidrose, Hyperhidrose.

Schweizer Typ: (engl.) Swiss-type agammaglobulinemia; autosomal-rezessiv erbl. Form des schweren kombinierten Immundefekts*.

Schwelle, aerob-an|aerobe: (engl.) aerobic-anaerobic threshold; auch aerob-anaerober Übergang; Belastungsstufe bei ansteigender dosierter Arbeit, bei der das Atemminutenvolumen od. die art. Laktatkonzentration kurvenförmig anzusteigen beginnen; heute das international am meisten benutzte leistungsdiagnostische Kriterium. Vgl. Laktatdiagnostik.

Schwellen|dosis (Dosis*) f: (engl.) threshold dose; angenommene od. empirisch festgestellte Dosis od. Dosisbereiche, unterhalb derer eine definierte pharmak. od. toxikol. Wirkung beim einzelnen Individuum od. in einer Population nicht mehr u. oberhalb derer eine Wirkung gerade erst nachweisbar wird (zw. NOEL* u. LOEL*); Sch. werden z. B. für sog. nichtstochastische Strahlenwirkungen (Strahlensyndrom*) postuliert; für Mutagenese od. Kanzerogenese durch ionisierende Strahlung (als stochastische Prozesse) lässt sich gemäß Strahlenschutzrichtlinien u. Strahlenschutzverordnung keine Sch. definieren (vgl. Strahlenschäden).

Schwellen|wert|per|kussion (lat. percussio Schlag, Stoß) f: (engl.) threshold percussion; sehr leise Perkussion* (mit einem Orthoplessimeter) z. B. zur Bestimmung der inspirator. Verschiebung der Lungenränder od. der relativen u. absoluten Herzdämpfung*.

Schwell|körper: (engl.) spongy body; (anat.) Sammelbez. für Corpus cavernosum penis u. Corpus spongiosum penis bzw. Corpus cavernosum clitoridis u. Bulbus vestibuli.

Schwell|körper-Auto|in|jektions|therapie (Auto-*; Injektion*) f: (engl.) intracavernous auto-injection therapy; Abk. SKAT; Einspritzung gefäßwirksamer Medikamente (z. B. Papaverin/Phentolamin od. Alprostadil) in den Penisschwellkörper zur Erektionsauslösung; vgl. Erektionsstörung.

Schwell|körper|fibrose (Fibr-*; -osis*) f: (engl.) cavernous fibrosis; Fibrosierung des Schwellkörpergewebes mit resultierender erektiler Impotenz bei Priapismus*, gelegentl. bei Schwellkörper*-Autoinjektionstherapie.

Schwell|körper|schwielen: s. Induratio penis plastica.

Schwell|strom: (engl.) swell current; Stromart der Impulsstromtherapie*; Reizstrom mit Serien von Gleichstromimpulsen einer best. Frequenz u. kontinuierlich an- u. absteigender Intensität; Muskelfasern mit unterschiedl. Reizschwelle* werden so nacheinander stimuliert, wodurch nicht Zuckungen, sondern anschwellende Kontraktionen wie bei einer physiol. Muskelanspannung entstehen. **Anw.:** v. a. bei inkompletter Denervierung von Muskeln; vgl. Elektrotherapie, Niederfrequenztherapie.

Schwellung, trübe: (engl.) cloudy swelling; mikroskop. Schwellung u. vakuolige Degeneration des endoplasmatischen Retikulums u. der Mitochondrien durch Wassereinstrom in die Zellen inf. Membranschäden; makroskop. Trübung der Schnittfläche des Organs; **Vork.:** bei funkt. Beanspruchung od. Zellschädigung, z. B. durch Intoxikation, Hypoxie u. Strahlenschäden. Vgl. Degeneration.

Schwenk|einlauf: (engl.) high enema; s. Darmreinigung.

Schwer|behinderung: (engl.) severe disability; s. Behinderung.

Schwere-Ketten-Krankheit: s. H-Ketten-Krankheit.

Schwer|hörigkeit: (engl.) deafness; Hebetudo auris; herabgesetztes Hörvermögen*; **Formen: 1.** Schallleitungsschwerhörigkeit inf. einer gestörten Schallleitung im Gehörgang (z. B. durch Zerumen), Mittelohr (z. B. bei Otitis media) od. am ovalen Fenster (z. B. bei Otosklerose); **2.** Schallempfindungsschwerhörigkeit bei Störungen im Innenohr (z. B. Hörsturz, Menière-Krankheit, Ototoxikose, Schalltrauma), Hörnerv (z. B. Akustikusneurinom) od. Zentralnervensystem. Sch. kommt angeboren u. a. bei Jervell-Lange-Nielsen-Syndrom, Alport-Syndrom u. Waardenburg-Syndrom vor. **Diagn.:** Hörprüfungen*, insbes. Audiometrie*; **Ther.:** Hörgeräte* od. ggf. hörverbessernde Op., z. B. Stapesplastik* od. Tympanoplastik* bei Schallleitungsstörungen, Cochlear* implant bei Taubheit aufgrund von Ausfall des Haarzellorgans in der Schnecke. Vgl. Dysakusis.

Schwer|metalle n pl: (engl.) heavy metals; Metalle mit einem spezif. Gewicht über 5; vgl. Periodensystem der Elemente.

Schwer|metall|ver|giftung: (engl.) heavy metal poisoning; akute od. chron. Belastung des Körpers mit Schwermetallen; **Sympt.:** Übelkeit, Erbrechen, gastrointestinale Sympt., Nierenversagen, Schock; **Diagn.:** erhöhte Serumkonzentration; **Ther.:** Chelatbildner (z. B. Dimercaptopropansulfonsäure, Penicillamin); vgl. Arsenvergiftung, Bleivergiftung, Cadmiumvergiftung, Chromvergiftung, Quecksilbervergiftung, Thalliumvergiftung.

Schwiele: (engl.) callus; Tyloma; **1.** (dermatol.) durch physik. Belastung entstandene Proliferationshyperkeratose bes. an Füßen u. Händen; s. Clavus, Melkerschwielen; **2.** (kardiol.) s. Herzschwiele.

Schwielen|ab|szess (Abszess*) m: (engl.) callous abscess; subkutane Eiterung unter einer Hohlhandschwiele, seltener auch am Fuß im Bereich des Großzehenballens; vgl. Panaritium.

Schwimm|bad|granulom (Granulum*; -om*) n: (engl.) swimming pool granuloma; Inf. der Haut mit atypischem Mycobacterium* (Mycobacterium marinum od. kansasii) nach Verletzungen beim Baden od. Hantieren in Aquarien; **Sympt.:** Granulom v. a. an Fingern, Handrücken od. Knien, das der Tuberculosis* cutis ähnelt, evtl. zentral schuppt u. atrophiert, gelegentl. auch exulzeriert; Ausbildung subkutaner Knoten entlang der ableitenden Lymphwege mögl.; Selbstheilungstendenz; **Ther.:** Antituberkulotika, Tetracycline; evtl. Kryotherapie, chir. Exzision.

Schwimm|bad|kon|junktivitis (Conjunctiva*; -itis*) f: (engl.) swimming pool conjunctivitis; durch Chlamydia* trachomatis (Serotyp D-E-K) bedingte Konjunktivitis* mit Einschlusskörperchen*; Übertragung durch Badewasser (selten in Schwimmbädern) u. feuchte Wäsche

Schwindel
Symptomatik bei systematischem und asystematischem Schwindel

Schwindelempfindungen	Schwindelarten
Drehschwindel Schwankschwindel Liftschwindel Pulsion Taumelgefühl	systematischer Schwindel (Vestibularisschwindel)
Taumelgefühl Unsicherheitsgefühl Schwarzwerden vor den Augen	asystematischer Schwindel (diffuser Hirnschwindel)

infizierter Pat.; Inkubationszeit 8–12 Tage; **Klin.:** Anfangsstadium wie bei Trachom* (sog. Paratrachom), gelegentl. zusätzl. Rhinopharyngitis u. Tubenkatarrh, selten oberflächl. Hornhautentzündung; Abheilung unter geringer Pannusbildung ohne Narben; **Ther.:** Erythromycin, Tetracycline.

Schwimm|haut|bildung: (engl.) webbing; geringster Grad der kutanen Syndaktylie*, wobei die Grundphalangen nicht ganz voneinander geschieden sind.

Schwimm|kapseln: s. Depotpräparate.

Schwindel: (engl.) vertigo, dizziness; syn. Vertigo; Oberbegriff für subjektive Störungen der Orientierung des Körpers im Raum; **Einteilung: 1.** nach der subjektiven Wahrnehmung: **a)** Drehschwindel mit scheinbarer Bewegung der Umwelt od. des eigenen Körpers; Urs.: v. a. Vestibularisschädigung*; **b)** Schwankschwindel mit dem Gefühl, als ob der Boden schwanke; **c)** Liftschwindel mit dem Gefühl zu sinken od. gehoben zu werden; **d)** Benommenheitsschwindel ohne Bewegungsillusion; oft psychogen od. orthostatisch bedingt. Schwindelformen mit (bzw. ohne) Richtungskomponente werden auch als systematischer (bzw. unsystematischer) Sch. bezeichnet (s. Tab.). **2.** nach dem Auslösemechanismus: **a)** Lagerungsschwindel*; **b)** orthostatischer Sch. bei raschem Aufrichten, oft als Benommenheitsschwindel (mit Schwarzwerden vor den Augen) wahrgenommen; **c)** Reizschwindel durch physik. Reize (z. B. als Höhenschwindel od. i. R. von Kinetosen); **d)** phobischer Schwankschwindel in best. Auslösesituationen (z. B. im Fahrstuhl od. bei psych. Stress); **e)** (anderer) psychogener Sch.; oft als Benommenheitsschwindel wahrgenommen; **3.** nach Dauer der Beschwerden: **a)** Attackenschwindel (z. B. benigner paroxysmaler Lagerungsschwindel, orthostatischer Sch. od. i. R. der Menière*-Krankheit); **b)** Dauerschwindel; Urs.: beidseitiger Vestibularisausfall, Polyneuropathie od. psychogen (bei Depression); **4.** nach dem Ort der Störung: **a)** vestibulärer Sch. bei Vestibularisschädigung (einschl. Menière-Krankheit); wird im Allg. als Drehschwindel wahrgenommen mit Übelkeit, Oszillopsie u. Fallneigung; **b)** okulärer Sch. bei Erkr. des visuellen Systems (Amblyopie, Augenmuskellähmung); Sch. bei Erkr. somatosensibler Nervenbahnen (Polyneuropathie, Rückenmarkerkrankung). **Diagn.:** Anamnese; Gleichgewichtsprüfungen*, ggf. bildgebende Verfahren (Computer-, Kernspintomographie). M. Bre.

Schwind|sucht: veraltete Bez. für Tuberkulose*.

Schwingung: (engl.) oscillation; zeitl. periodischer Vorgang; eine harmonische Schwingung lässt sich mit der Formel $A_t = A_0 \times \sin(\omega \times t + \varphi)$ darstellen (A_t = Elongation zur Zeit t, A_0 = maximale Elongation (Amplitude), ω = Kreisfrequenz, φ = Phasenverschiebung vom Nullpunkt).

Schwirren: (engl.) thrill, fremitus; (frz.) frémissement; bei Palpation tastbare niederfrequente Schwingungen von Geweben; **Vork.:** z. B. durch turbulente Strömung des Bluts präkardial bei lauten Herzgeräuschen* od. über Gefäßen als Pulsus* vibrans, als sog. Stimmfremitus (s. Fremitus) über verdichteten Lungenarealen.

Schwur|hand: (engl.) benediction hand; charakterist. Handstellung bei Faustschlussversuch inf. hoher Medianuslähmung*.

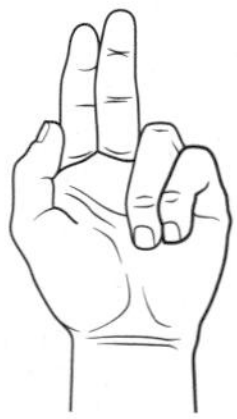

Schwurhand

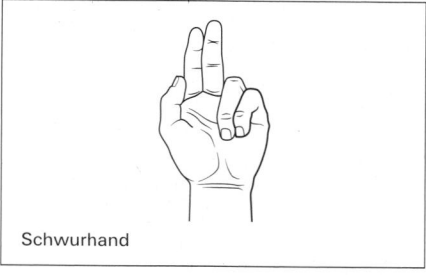

Scianna-Blut|gruppen: (engl.) Scianna blood groups; Symbol Sc; seit 1963 bekanntes Blutgruppensystem; die Vererbung der Allele Sc 1 (früher Sm) u. Sc 2 (früher Bu^a) erfolgt autosomal-kodominant; Häufigkeit des Sc 1-Antigens bei Weißen 99%, des Sc 2-Antigens (mittelstarkes Ag) 0,6–0,8%. Die Bildung von Sc-Antikörpern (v. a. gegen Sc 2-Ag) kann durch Bluttransfusionen u. i. R. von Schwangerschaften induziert werden. Vgl. Blutgruppen.

SCID: Abk. für (engl.) **s**evere **c**ombined **i**mmuno**d**eficiency; s. Immundefekt, schwerer kombinierter.

Scilla maritima (lat. scilla kleiner Krebs, Krabbe) f: Meerzwiebel*.

Scimitar-Syn|drom (ital. scimitarra Krummsäbel) n: partielle Lungenvenenfehlmündung* in die untere Hohlvene mit charakterist. krummsäbelartiger Verschattung parallel zum rechten Vorhofrand im Rö.-Thorax.

Scint-: s. a. Szint-.

scintillans (Szinti-*): funkelnd, flimmernd.

Scirrhus (gr. σκίρρος harte Schwellung, Tumor) m: szirrhöses Karzinom*.

Scl-70: s. Anti-Scl70-Antikörper.

SCLE: Abk. für (engl.) **s**ubacute **c**utaneous **l**upus **e**rythematosus; s. Lupus erythematodes, subakuter kutaner.

Scler-: s. a. Skler-.

Sclera (Skler-*) f: anat. Nomenklatur; Lederhaut des Auges; s. Sklera.

Sclerema (↑) n: sklerodermieähnliche Erkr. der Haut, meist mit Ödem (Sklerödem); vgl. Pseudosklerodermien.

Sclerema adiposum neo|natorum (↑) n: syn. Fettsklerem des Neugeborenen; sehr seltene, in den ersten 10 Lebenstagen v. a. bei Frühgeborenen u. Kindern mit schweren Erkr. auftretende, meist von Oberschenkeln u. Gesäß ausgehende Verhärtung von Haut u. Unterhaut unklarer Pathogenese; progn. ungünstiges Zeichen.

Sclerema oedematosum neo|natorum (↑) n: Sklerödem des Neugeborenen; seltene, meist in den ersten Lebenstagen sich entwickelnde, teigig-ödematöse Schwellung der Haut mit schlechter Progn.; Vork. v. a. bei hypotrophen Frühgeborenen i. R. schwerer Grunderkrankungen.

Sclero|dermia (↑; Derm-*) f: s. Sklerodermie.

Sclero|dermia circum|scripta (↑; ↑) f: syn. Morphaea; umschriebene, kutane u. subkutane Form der Sklerodermie ohne od. mit nur geringer Beteiligung der inneren Organe; **Sympt.:** einzeln stehende, rundliche Herde mit wachsartigem, derbem Zentrum, das oft Hyper- od. Depigmentierungen aufweist u. einen blau-violetten Saum (Lilac ring) besitzt, der sich langsam peripher ausdehnt. An der Stirn sind die Herde oft säbelhiebartig (Sclérodermie en coup de sabre) angeordnet, darunterliegende Muskeln u. Knochen sind in den Prozess der Fibrose u. Entz. miteinbezogen; an den Extremitäten auch bandförmige Hautveränderungen (Sclérodermie en bandes), selten mit Melorheostose*; evtl. auch generalisiert vorkommend mit bullösen u.

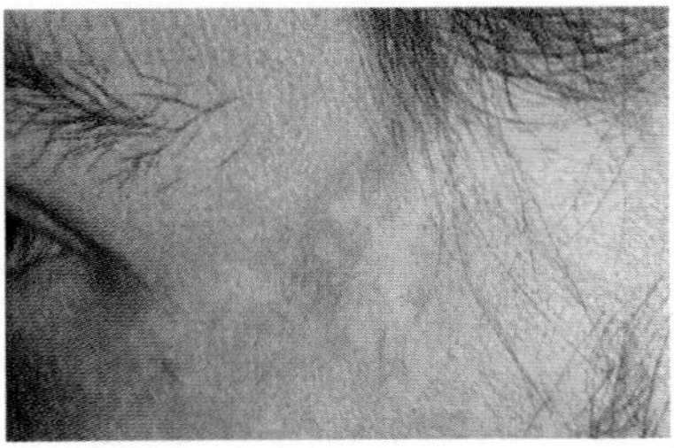

Sclerodermia circumscripta [3]

ulzerierenden Veränderungen; **Diagn.:** Nachweis von antinukleären Antikörpern (bei ca. 40 % der Pat.) u. Antikörpern gegen Borrelia burgdorferi (30 %); **Ther.:** fettende Salben, Physiotherapie; **Progn.:** günstig, wenn system. Entzündungszeichen u. antinukleäre Antikörper fehlen; Übergang in eine progressive systemische Sklerodermie* sehr selten. Vgl. Fasziitis, eosinophile.

Sclero|dermia dif|fusa seu pro|gressiva (↑; ↑) f: syn. progressive systemische Sklerodermie*.

Scler|oedema ad|ultorum (↑; Ödem*) n: seltenes, diffuses, teigiges Ödem mit Spannungsgefühl (evtl. Bewegungseinschränkung) im Gesicht, am Hals u. Stamm; vermehrte Kollagen- u. Glykosaminoglykaneinlagerung, verdickte Dermis; Ätiol. unklar; Vork. nach akuter Inf. (z. B. mit Streptokokken) u. bei Diabetes mellitus; spontane Heilung innerhalb von zwei Jahren (nicht bei der mit Übergewicht, Diabetes mellitus u. Herzkrankheit assoziierten Form). Vgl. Pseudosklerodermien.

Scler|onychia ac|quisita (↑; Onych-*) f: s. Skleronychie.

Sclerosis multi|plex (↑; -osis*) f: Multiple* Sklerose.

Scoliosis (gr. σκολιός krumm, gebogen; -osis*) f: s. Skoliose.

Scoliosis capitis et faciei (↑; ↑) f: asymmetrische Gesichts- bzw. Kopfform, z. T. intrauterin erworben (bes. in Zus. mit Beckenendlage, dann spontan reversibel) od. bei Torticollis*.

Scopol|amin n: (engl.) scopolamine; in Nachtschattengewächsen vorkommendes Alkaloid mit parasympatholyt. Wirkung; **Verw.:** Mydriatikum, Proph. der Reisekrankheit (transdermale Anw.); **UAW:** s. Parasympatholytika.

Scorbut (lat. scorbutus Bez. der Mangelkrankheit) m: s. Skorbut.

Score (engl. Rechnung, Punktzahl): Bewertungsziffer, Maßzahl, Wertpunkt; vgl. Cervix score.

Scotoma (gr. σκότος Finsternis, Dunkelheit; -om*) n: s. Skotom.

Scrapie (engl.) f: sog. Traberkrankheit; bei Schafen u. Ziegen vorkommende Form der Prionkrankheiten*; vermutl. durch Verfütterung unzureichend sterilisierten Tiermehls, das aus Kadavern erkrankter Schafe hergestellt wurde, auf Rinder übertragbar (s. BSE).

Scratch-Test (engl. scratch Schramme) m: Kratztest, Skarifizierungstest; Hauttestung* mit nativem Rohmaterial bei Verdacht auf eine Sensibilisierung*; an der Innenseite des Unterarms werden mittels einer Testlanzette schachbrettförmige Kratzstriche in die Epidermis gesetzt, auf die das angefeuchtete Testmaterial für 20 Min. gegeben wird. Vgl. Reibtest.

Screening-Verfahren (engl. screen Sieb): (engl.) screening test; syn. Vortest, Suchtest, Siebtest; zeit- u. kostengünstiger Suchtest, z. B. zur ersten Identifizierung von gefährl. Stoffen (vgl. Ames-Test); als epidemiol. Untersuchungsmethode insbes. zur Erfassung eines klin. symptomlosen od. prämorbiden Krankheitsstadiums, z. B. Reihenuntersuchung auf Lungentuberkulose, Diabetes mellitus; auch eingesetzt als sog. Neugeborenen-Screening i. R. der Kinderfrüherkennungsuntersuchungen* zur Frühdiagnose gut therapierbarer, unerkannt aber schwer verlaufender Erkrankungen (z. B. Hüftdysplasie, Stoffwechselanomalien).

Scrobiculus cordis (Dim. von lat. scrobis Höhle, Loch) m: Herzgrube.

Scrotum (lat.) n: anat. Nomenklatur; Hodensack; s. Skrotum.

Scrub typhus (engl. scrub Gestrüpp, Zwerg; gr. τῦφος Bez. für versch. Fiebererkrankungen): syn. Tsutsugamushi*-Krankheit.

Scutulum (Dim. von lat. scutum Haut, Leder, Schild) n: Schildchen; s. Favus.

Scybala (gr. σκύβαλον Unrat) n: s. Skybala.

SDS: Abk. für **S**odium**d**odecyl**s**ulfat*.

Se: **1.** (chem.) Symbol für Selen*; **2.** (serol.) s. Sekretorsystem.

sebaceus (lat. sebum Talg): talgig, fettig; z. B. Glandulae sebaceae, Talgdrüsen.

Sebor|rhö (↑; -rhö*) f: (engl.) seborrhea; sog. Schmerfluss; gesteigerte Sebumproduktion der Talgdrüsen bes. am behaarten Kopf, im Gesicht

u. im Bereich der vorderen u. hinteren Schweißrinne; **Urs:** idiopathisch od. erworben (z. B. bei Parkinson-Syndrom od. durch Arzneimittel); Auftreten auch i. R. von Acne* vulgaris u. seborrhoischem Ekzem*; **Sympt.:** ölige Beschaffenheit der Haut (Seborrhoea oleosa) bzw. kleieförmige, fettige Schuppung (Seborrhoea sicca).

Sebo|stase (↑; -stase*) f: (engl.) sebostasis; verminderte Talgproduktion mit trockener Haut u. glanzlosen Haaren; Vork. z. B. bei atopischem Ekzem*, Ichthyosis* vulgaris u. versch. Ektodermaldysplasie*-Syndromen.

Sebo|zystomatose (↑; Zyst-*; -om*; -osis*) f: s. Steatokystom.

Sebum (lat.) n: Talg.

Secale|alkaloide (lat. secale Roggen) n pl: syn. Ergotalkaloide*.

Secale cornutum (↑) n: Mutterkorn; bis 35 mm lange, schwärzlich violette Dauerform (Sklerotium) von Claviceps* purpurea, die v. a. auf Roggen parasitiert; enthält neben über 30 Ergotalkaloiden* fettes Öl, Farbstoffe, Amine u. Ergosterol; Verw. zur Gewinnung der Reinalkaloide od. Alkaloidfraktionen.

Sechs|jahr|molar (lat. molaris Mühlstein) m: s. Molaren.

Sechste Krankheit: syn. Exanthema* subitum.

Seckel-Syn|drom (Helmut P. G. S., amerikan. Päd., 1900–1960) n: autosomal-rezessiv erbl. Erkr. mit proportioniertem, primordialem Minderwuchs, Hypodontie, Anomalien von Skelett u. Urogenitaltrakt, kraniofazialen Dysmorphien (sog. Vogelkopf), Mikrozephalie, Fehlbildungen im ZNS u. geistiger Behinderung.

Se|clusio pupillae (lat. secludere, seclusus absperren, trennen) f: Abschluss der vorderen von der hinteren Augenkammer durch entzündl. Verwachsung der Iris mit der Linsenkapsel (360° umfassende Synechie*); führt zu Napfkucheniris*.

Second-look-Operation (engl. zweiter Blick) f: op. Zweiteingriff zur Revision u. Früherkennung progredienter lebensbedrohlicher Erkr. (z. B. stumpfes Bauchtrauma, Mesenterialinfarkt, nekrotisierende Pankreatitis).

Second messenger (engl. zweiter Bote): sog. zweiter Botenstoff der Hormonwirkung; Substanz, die (häufig mittels G*-Proteinen gebildet) als Glied in der Signalübertragung zw. membranständigen Rezeptoren* u. intrazellulären Effektorproteinen eine Signalverstärkung bewirkt; bisher sind cAMP, cGMP, Diacylglycerole, Inositoltrisphosphat, Ca^{2+} (im Komplex mit Calmodulin) u. Arachidonsäure bekannt. Vgl. Hormonrezeptoren.

Second-set-Re|aktion (engl. zweiter Satz) f: Zweitabstoßungsreaktion; s. Abstoßungsreaktion.

Se|cretin (INN) n: gastrointestinales Polypeptidormon (27 Aminosäurereste; MG 3050) mit hoher Sequenzhomologie zu Glucagon, VIP u. GIP; die S.-Biosynthese in der Schleimhaut des Duodenums wird stimuliert durch sauren pH, Peptide (aus hydrolysiertem Nahrungsprotein), Fett u. Alkohol (nicht durch Kohlenhydrate); das in das Blut abgegebene S. fördert die Bildung u. Sekretion von Bicarbonat-reichem Pankreassaft sowie Bicarbonat-reicher Galle u. hemmt die HCl-Produktion des Magens; diagn. **Verw.** im Pancreozymin*-Secretin-Test.

Se|cretin-Pan|creo|zymin-Test m: s. Pancreozymin-Secretin-Test.

Secretum (Sekret*) n: s. Sekret.

Sectio (lat. das Zerschneiden) f: Schnitt.

Sectio alta (↑) f: sog. hoher Blasenschnitt; extraperitoneale Eröffnung der Harnblase (Zystotomie) vom Bauch her, z. B. zur Entfernung von Blasensteinen. Vgl. Schnittführung.

Sectio caesarea (↑) f: Kaiserschnitt; s. Schnittentbindung.

Sectio legalis (↑) f: gerichtliche Sektion*.

Sectio parva ab|dominalis (↑) f: abdominale Hysterotomie* zum Schwangerschaftsabbruch*.

Sedativa (lat. sedativus beruhigend) n pl: (engl.) sedatives; sog. Beruhigungsmittel; Substanzen, die relativ unspezif. eine dämpfende Wirkung auf das ZNS haben; z. B. Tranquilizer* u. Schlafmittel*, die in niedriger Dosierung sedierend wirken.

Sediment (lat. sedimentum) n: Bodensatz; z. B. Harnsediment.

Sedo|heptulose f: s. Heptosen.

See|bad: (engl.) seaside resort; Kurort am Meer; Wirkung auf den Organismus durch Komb. der Schon- u. Reizfaktoren des Klimas (reine, allergenarme Luft, maritimes Aerosol, geringe Tagesschwankungen der Temp., Abkühlungsreize, Wind, Sonne) u. der mechan. u. Solereize der Bäder; **Heilanzeigen:** v. a. Allergien, Atemweg- u. Hauterkrankungen; vgl. Heilklima.

Seeds (engl. Samenkörner): kleine, radioisotopenhaltige Nadeln od. Körner (z. B. Gold* seeds) zur interstitiellen Strahlentherapie*.

See|krankheit: (engl.) motion sickness; durch Schiffsbewegungen verursachte Übelkeit u. Erbrechen inf. Reizung des N. vestibularis; s. Kinetosen.

Seele: (engl.) soul; Psyche; innere, trotz des Wechsels der Lebensvorgänge gleich bleibende Wesenseinheit des Menschen, die dem unmittelbaren Erleben u. der Gesamtheit der geistig-seelischen Funktionen (Fühlen, Denken, Wollen) zugrunde liegt. G. St.-I.

Seelen|blindheit: Bez. für visuelle Agnosie*.

Seelen|taubheit: Bez. für auditive Agnosie*.

Seemanns|haut: (engl.) sailor's skin; auch Landmannshaut; präsenile Hautatrophie; frühzeitige, ab dem 30. Lj. auftretende Keratosis* actinica, bes. an Gesicht, Handrücken, Unterarmen (Präkanzerose); vgl. Retikuloid, aktinisches.

Sée-Syn|drom (Georges S., zeitgen. Päd., Paris) n: s. Marie-Sée-Syndrom.

Segawa-Syn|drom n: syn. L-Dopa-sensitive Dystonie; autosomal-rezessiv erbl. Erkr. mit Beindystonie, häufig bei jungen Mädchen; **Ther.:** Levodopa; vgl. Torsionsdystonie.

Segel|klappen: (engl.) atrioventricular valves; Atrioventrikularklappen; die segelförmigen Klappen zw. den Vorhöfen u. Kammern des Herzens: Valva atrioventricularis dextra (tricuspidalis, dreisegelig) u. sinistra (bicuspidalis, mitralis, zweisegelig); s. Herz.

Segment (lat. segmentum) n: Abschnitt; z. B. Lungensegment.

Segmentation (↑) f: Segmentbildung; z. B. bei Leukozytenkernen; s. Segmentkernige.

Segment|dia|gnose (↑) f: s. Querschnittdiagnose.

Segment, inter|anuläres (↑) n: (engl.) internodal segment; Nervenfaserabschnitt zw. zwei Ranvier*-Schnürringen.

Segment|kernige (↑): (engl.) segmented granulocytes; Kurzbez. für reife Granulozyten*

(Ø 10–15 µm) mit einem segmentierten Kern, dessen 2–5 Kernsegmente durch Kernfäden miteinander verbunden sind; segmentkernige neutrophile Granulozyten sind die häufigsten Leukozyten im Blut (s. Blutbild). Vgl. Stabkernige.

Segmẹnt, spin<u>a</u>les (↑) n: (engl.) spinal segment; syn. neurales Segment, Nervensegment; gesamtes Areal, das ein einzelner Spinalnerv mit seinen Ästen versorgt; dazu gehören die segmentale Haut-, Muskel- u. Eingeweideinnervation (s. Abb.).

Segmẹnt|therapie (↑; Therapie*) f: (engl.) cutaneo-visceral reflex therapy; Reizbehandlung erkrankter innerer Organe über die Haut unter Nutzung kuti-viszeraler Reflexe, die sich aus der metamer-segmentalen Gliederung des Körpers ergeben; Innervationszonen der Haut, des Unterhautbindegewebes sowie des Periosts (Dermatome) u. der Skelettmuskeln (Myotome) sind mit inneren Organen (Viszerotome) auf den segmentalen Ebenen des Rückenmarks verschaltet (vgl. Head-Zonen). **Meth.:** Reflexzonenmassage (Bindegewebemassage*, Nervenpunktmassage*, Periostmassage), therm. u. elektrotherap. Reize, lokale Infiltrationen.

Se|gregati<u>o</u>n (lat. segreg<u>a</u>re entfernen, trennen) f: Aufspaltung; (genet.) Trennung der homologen Chromosomen in der Meiose* u. Verteilung auf die Gameten* (Aufspaltung von Genotypen in aufeinanderfolgenden Generationen), auch irreguläre Chromosomenverteilung auf die Tochterzellen bei gestörter Mitose* (sog. somatische Segregation). Vgl. Mendel-Gesetze.

Seh|bahn: (engl.) optic tract; Gesamtheit der an visueller Wahrnehmung u. deren Verarbeitung beteiligten neuronalen Strukturen; **Verlauf:** die Erregung wird in der Netzhaut von Stäbchen- u. Zapfenzellen über bipolare Zellen

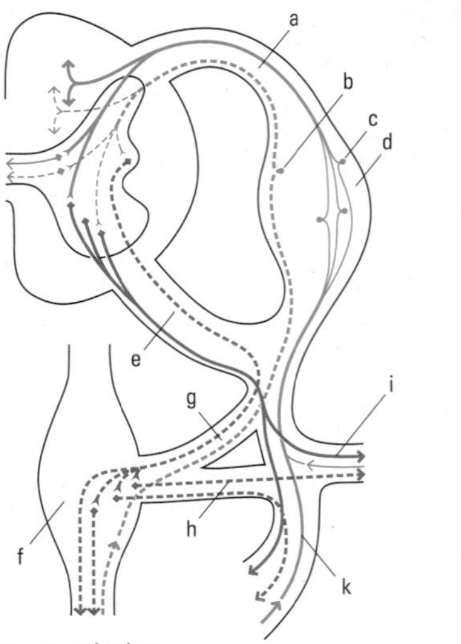

Segment, spinales:
a: Radix posterior; b: B-Zelle; c: A-Zelle; d: Ganglion sensorium n. spinalis; e: Radix anterior; f: Ganglion trunci sympathici; g: R. communicans albus; h: R. communicans griseus; i: R. posterior; k: R. anterior [532]

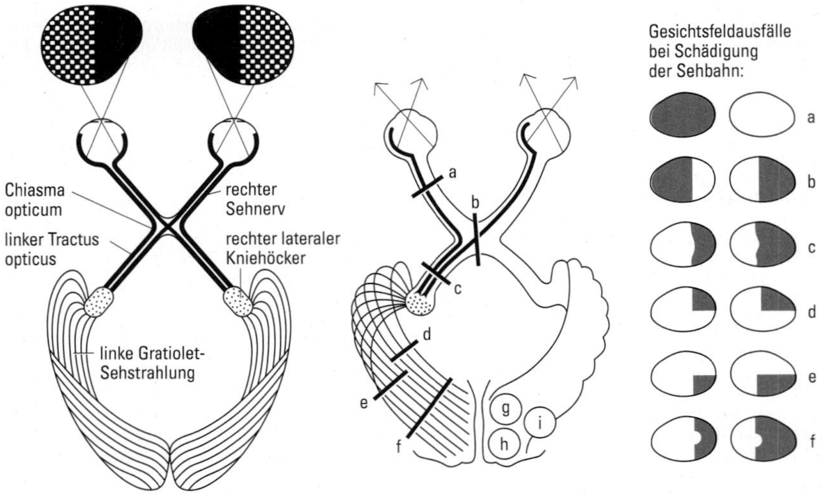

Sehbahn:
li.: schematische Darstellung des Sehbahnenverlaufs mit zugehörigen Gesichtsfeldern; Mitte u. re.: Schädigungen der Sehbahn mit entsprechenden Gesichtsfeldausfällen;
a: Blindheit eines Auges; b: bitemporale (heteronyme) Hemianopsie; c: bilaterale (homonyme) Hemianopsie; d: Schädigung der linken unteren Sehstrahlung mit Quadrantenanopsie oben rechts; e: Schädigung der linken oberen Sehstrahlung mit Quadrantenanopsie unten rechts; f: Schädigung des okzipitalen Kortex mit bilateraler Hemianopsie ohne Beteiligung der Makula; g: Area striata (Area 17, primäre Sehrinde); h: Area parastriata (sekundäre Sehrinde); i: Area peristriata (tertiäre Sehrinde)

zu den Optikusganglienzellen weitergeleitet; deren Neuriten verlaufen über die Sehnervenkreuzung* als Tractus opticus zu den subkortikalen Sehzentren (Corpus geniculatum laterale, Colliculus superior des Tectum mesencephali, Pulvinar thalami). Vom Corpus geniculatum laterale zieht die Gratiolet*-Sehstrahlung (Radiatio optica) zur Sehrinde* im Gebiet des Sulcus calcarinus im Hinterhauptlappen. Vgl. Sehzentren.

Von diesem opt. Anteil der S. kann ein energet. Anteil der S. unterschieden werden; im Bereich der Sehnervenkreuzung zweigen Nervenfasern ab u. vermitteln dem Zwischenhirn-Hypophysen-System Lichtreize. Diese können über das autonome Nervensystem nachweisbare Wirkungen auf Stoffwechsel, Hormonhaushalt, Blutbildung usw. entfalten (z. B. Tag-Nacht-Rhythmus).

Sehen, bin|okulares: (engl.) binocular vision; Binokularsehen, beidäugiges Sehen; Wahrnehmung eines Objekts als Einheit inf. simultaner Fixierung mit beiden Augen u. Fusion* der (geringgradig) differierenden Netzhautbilder im ZNS; bildet die Voraussetzung für stereoskopisches Sehen*; gestört z. B. bei Erkr. des optischen Apparats od. der Sehbahn eines Auges sowie bei Strabismus.

Sehen, plastisches: (engl.) spatial vision; auch räumliches Sehen, Tiefensehen; Fähigkeit, gesehene Objekte in ihrer Anordnung im Raum zueinander u. zum Betrachter einzuschätzen; abhängig vom stereoskopischen Sehen*, von der Wahrnehmung einer parallaktischen Verschiebung* u. von gegenseitigen Objektverdeckungen.

Sehen, stereo|skopisches: (engl.) stereoscopic vision; visuelle Wahrnehmung der versch. Entfernungen von Objekten eines Bildes inf. zentraler Bewertung der Disparation* beim binokularen Sehen*; vgl. Panum-Areale.

Seh|hügel: s. Thalamus.

Seh|leistung: (engl.) uncorrected visual acuity; Visus naturalis, Rohvisus; Sehvermögen ohne korrigierendes Glas; vgl. Sehschärfe.

Sehne: (engl.) tendon, sinew; (anat.) Tendo; aus parallelfaserigem kollagenem Bindegewebe aufgebautes, makroskop. weißl. glänzendes Verbindungsstück zw. Muskel u. Knochen; überträgt die Zugwirkung des Muskels.

Sehnen|fäden: (engl.) tendinous cords; **1.** Chordae tendineae; **2.** sog. falsche S.: quer durch die Herzkammern ziehende Fasern des Erregungsleitungssystems des Herzens.

Sehnen|fäden|abriss: (engl.) rupture of tendinous cords; Ruptur der Chordae* tendineae cordis; **Folge:** Papillarmuskeldysfunktion, Herzklappeninsuffizienz; **Diagn.:** Echokardiographie, Phonokardiographie; **Sympt.:** wie bei Mitralklappenprolapssyndrom* (DD).

Sehnen|flecke: (engl.) white patches; Maculae tendineae, Maculae lacteae; entzündl. bedingte Schwielen des Epikards.

Sehnen|naht: (engl.) tendon suture; chir. Verbindung spontan gerissener od. traumat. durchtrennter Sehnen unter Verw. von chirurgischem Nahtmaterial* od. Draht, um eine ausreichende mechan. Belastbarkeit zu erreichen; absolut atraumat. Vorgehen zur Wiedererlangung einer guten Gleitfähigkeit der Sehne (sonst später Tenolyse* erforderlich); **Formen:** s. Abb. Die glatt durchtrennte Sehne u. offene Sehnenverletzung wird i. d. R. primär genäht; bei entzündeter Wunde u. großer zusätzl. Weichteilverletzung (z. B. Defekt) erfolgt eine Sekundärversorgung.

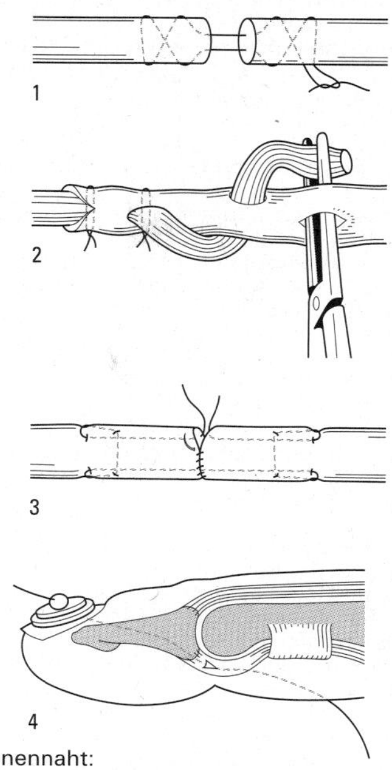

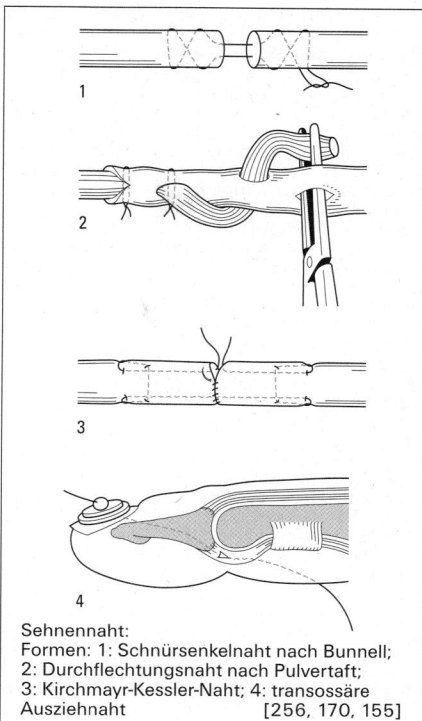

Sehnennaht:
Formen: 1: Schnürsenkelnaht nach Bunnell; 2: Durchflechtungsnaht nach Pulvertaft; 3: Kirchmayr-Kessler-Naht; 4: transossäre Ausziehnaht [256, 170, 155]

Bei Sehnendurchtrennung im Handbereich sind häufig spez. handchir. Behandlungen (z. B. Sehnentransplantation*) erforderlich.

Sehnen|plastik (-plastik*) f: (engl.) tendon grafting; ungenaue Bez. für Sehnenverlängerung u. Sehnentransplantation*.

Sehnen|re|flex (Reflekt-*) m: (engl.) tendon reflex; nicht korrekte Bez. für Muskeleigenreflex; s. Reflexe.

Sehnen|ruptur (Ruptur*) f: (engl.) tendon rupture; offene traumatische od. geschlossene durch Überbeanspruchung u. degen. Vorschädigung verursachte Zerreißung einer Sehne.

Sehnen|scheide: (engl.) tendon sheath, theca; Vagina tendinis; Gleitröhre der Sehnen an best. funkt. erforderl. Stellen (z. B. in Gelenknähe); besteht aus einer äußeren bindegewebigen Schicht (Stratum fibrosum), die mit dem Knochen einen osteofibrösen Kanal bildet, u. der inneren Synovialhaut (Stratum synoviale), die auch die Sehne überzieht. Im Gleitspalt befindet sich Synovia*. Vgl. Mesotendineum.

Sehnen|scheiden|entzündung: Tendovaginitis; s. Tendopathie.

Sehnen|trans|plantation (Transplantation*) f: (engl.) tendon grafting; sek. Rekonstruktionsverfahren bei Durchtrennen der Beugesehne des Fingers durch Transplantation* einer autologen Sehne (z. B. vom M. plantaris od. M. palmaris longus) nach Entfernen der verletzten Sehne; bei intaktem Gleitlager einzeitige sofortige S.; bei Gleitlagerläsion zweizeitig, durch Schaffung eines Gleitlagers mittels Platzhalter (Silastikstab) u. S. nach ca.

6–8 Wo.; Nachbehandlung mittels Kleinert*-Schiene.

Sehnen|verknöcherung: (engl.) tenostosis; Ossifikation in einer Sehne; vgl. Kalkaneussporn, Sesambeine.

Seh|nerv (Nervus*)**:** Nervus* opticus; vgl. Sehbahn.

Seh|nerven|a|trophie (↑; Atrophie*) **f:** s. Optikusatrophie.

Seh|nerven|entzündung (↑)**:** Neuritis* nervi optici.

Seh|nerven|kreuzung (↑)**:** (engl.) optic chiasm; Chiasma opticum; in der Gegend der Sella turcica vor dem Infundibulum gelegene Vereinigung der beiden Nn. optici, aus der nach hinten jeweils ein Tractus opticus hervorgeht; Teil der Sehbahn; nur die aus den nasalen Netzhauthälften stammenden Fasern werden gekreuzt, die aus den temporalen Netzhauthälften dagegen bleiben ungekreuzt. Vgl. Hemianopsie; s. Sehbahn (Abb.).

Seh|nerven|papille (↑; Papille*) **f:** Discus* nervi optici.

Seh|proben|tafeln: (engl.) eye chart; Texte in versch. Schriftgröße als Leseproben zur Prüfung der Sehschärfe* in der Nähe (z. B. Birkhäuser-Tafeln, Nieden-Tafeln); vgl. Optotypen.

Seh|purpur **m:** s. Rhodopsin.

Seh|rinde: (engl.) visual cortex; zusammenfassende Bez. des optischen Kortex in der Nähe des Sulcus calcarinus im Hinterhauptlappen des Gehirns, wo optische Wahrnehmungen zu bewussten Empfindungen werden; in der **Area striata** (Area 17) befindet sich das primäre Sehzentrum als Schalt- od. Assoziationssystem: oberh. des Sulcus calcarinus für die Fasern aus der oberen Netzhauthälfte, unterh. für die Fasern der unteren Netzhauthälfte; die Makulafasern (sog. makuläres Bündel) sollen nahe dem Okzipitalpol bikortikal repräsentiert sein. Die optischen Erinnerungsfelder liegen in der näheren Umgebung als **Area parastriata** (Area 18) für den Fixationsmechanismus u. als **Area peristriata** (Area 19) für die Assoziation zu anderen Hirnrindengebieten u. für das optische Erkennen. Vgl. Sehbahn, Rindenarchitektonik.

Seh|schärfe: (engl.) visual acuity; Visus; Auflösungs- od. Sehvermögen mit optimal korrigierendem Glas; beschreibt die Fähigkeit der Netzhaut, zwei Punkte eben noch als getrennt zu erkennen (Minimum* separabile); zur Bestimmung der S. dienen für die Ferne (in 5 m Entfernung projizierte) Optotypen*, für die Nähe Sehprobentafeln*. Vgl. Sehleistung.

Seh|schule: (engl.) eye school; Durchführung pleoptischer u. orthoptischer Übungen schielender od. sehschwacher Kinder unter augenärztl. Leitung; vgl. Orthoptik.

Seh|schwäche: s. Asthenopie.

Seh|schwindel: (engl.) visual vertigo; Schwindelgefühl inf. Diplopie*; vgl. Schwindel.

Seh|strahlung: syn. Gratiolet*-Sehstrahlung; s. Sehbahn.

Seh|vermögen: (engl.) visual function; Gesamtleistung des Sehorgans (Visus, Gesichtsfeld, Farben-, Dunkelsehen); vgl. Sehschärfe, Blindheit.

Seh|zentren **n pl:** (engl.) visual centres; diejenigen Hirnregionen, in denen die Fasern des Tractus opticus u. die Fasern der Gratiolet-Sehstrahlung enden; **1.** subkortikale S.: Corpus geniculatum laterale, Colliculus superior im Tectum mesencephali, Pulvinar thalami; **2.** kortikales Sehzentrum: in den optischen Rindenfeldern im Hinterhauptlappen des Großhirns. Vgl. Sehbahn, Sehrinde.

Seifen: (engl.) soaps; Alkalisalze langkettiger Fettsäuren*; z. B. feste Natron- u. dickflüssige Kaliseifen (Schmierseifen). S. werden aus Talg, Palmfett, Tran, die feinsten S. aus Olivenöl durch Kochen mit Laugen gewonnen (Verseifung*).

Seifen|abort (Abort*) **m:** (engl.) soap abortion; Abort, bei dem Seife als Abortivum benutzt wird; kann zu schwersten allg. Krankheitserscheinungen mit Todesfolge führen; nach Neuregelung des § 218 StGB (s. Schwangerschaftsabbruch) absolute Rarität.

Seifen|fehler: (engl.) inactivation in the presence of soap; Bez. für Aktivitätsverlust von Desinfektionsmitteln durch Seifen u. andere anionische Detergenzien*; einen hohen S. haben kationische quartäre Ammoniumbasen*. K. Fie.

Seifen|stuhl: s. Kalkseifenstuhl.

Seiten|ast|varikose (Varix*; -osis*) **f:** syn. Nebenastvarikose; Varikose* der Seitenäste der Vv. saphenae magna u. parva.

Seiten|ketten|theorie **f:** (engl.) sidechain theory; histor. Theorie zur Antikörperbildung von Paul Ehrlich; spezif. Seitenketten (haptophore Gruppen; heutige Bez. membranständige Antikörper als Antigenrezeptoren) auf der Zellmembran immunkompetenter Lymphozyten binden entspr. Antigene u. werden dann abgestoßen. Dadurch erfolgt eine Stimulierung zur überschießenden Bildung neuer Seitenketten, die in die Blut- bzw. Lymphbahn sezerniert werden (zirkulierende Antikörper). Vgl. Klonselektionstheorie.

Seiten|lagerung, stabile: (engl.) lateral recumbent position; syn. NATO-Lagerung; Lagerung* von spontan atmenden Bewusstlosen, um freie Atemwege zu sichern (s. Abb.) u. eine Aspiration* zu verhindern; der Kopf wird zum tiefsten Punkt, so dass Erbrochenes, Blut od. Schleim nach außen abfließen können; durch die spez. Lagerung von Armen u. Beinen wird die Körperposition stabilisiert.

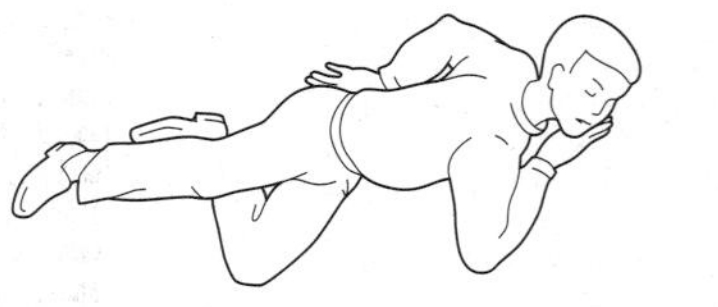

Seitenlagerung, stabile

Seiten|stechen: (engl.) stitch in the side; bei körperl. Belastung unvermutet auftretende stechende Schmerzen unterhalb des Rippenbogens (ein- od. beidseitig), die ggf. zur Einstellung der Tätigkeit zwingen können; **Urs.:** evtl. ungenügende Sauerstoffversorgung des Zwerchfells, mechanisch ausgelöste Mikrorisse im Bindegewebe od. Reizung von Schmerzrezeptoren in Milz- od. Leberkapsel durch blutumverteilungsbedingte Verkleinerung der Organe nach Belastungsbeginn; **Proph.:** wenig Nahrungsaufnahme 2–3 Stunden vor einem Wettkampf; **Ther.:** in vorwärtsgebeugter Haltung langsam weiterlaufen od. kurzfristig anhalten, bis der Schmerz verschwunden ist.

Seiten|stränge: **1.** Funiculi laterales; seitl. Bahnen in der weißen Substanz des Rückenmarks zw. Vorder- u. Hintersäule; **2.** lymphat. Stränge in der Plica salpingopharyngea (Falte im Pharynx, die vom Tubenwulst abwärts zieht).

Seiten|strang|angina (Angina*) f: Angina lateralis; Form der akuten bakteriellen Pharyngitis*, bes. häufig nach Tonsillektomie* auftretend; **Sympt.:** Schluckbeschwerden, Hustenreiz, in die Ohren ausstrahlende Schmerzen; Schwellung, Rötung u. evtl. gelbe Beläge im Bereich der Seitenstränge; **Ther.:** warme Halswickel, ölige Nasentropfen, Lutschtabletten, Alkohol- u. Nicotinkarenz; evtl. Antibiotika nach Antibiogramm. Vgl. Tonsillitis.

Seiten|ventrikel (Ventriculus*) m: Ventriculus lateralis; s. Hirnventrikel.

Seit-zu-Seit-Ana|stomose (Anastomose*) f: (engl.) side-to-side anastomosis; s. Anastomose.

Se|kret (lat. secretus abgesondert) n: Absonderungsprodukt von Zellen, i. e. S. von Drüsen*.

Se|kretin n: s. Secretin.

Se|kretion (lat. secretio) f: (engl.) secretion; Absonderung von Biomolekülen u./od. Flüssigkeit aus Zellen; **Formen: 1.** äußere od. exokrine S.: Abgabe der Produkte von Drüsen* (Sekrete) über einen Ausführungsgang nach außen (Haut, Schleimhaut); **2.** innere od. endokrine S. (syn. Inkretion): Abgabe des Sekrets ins Blut (z. B. Hormone*); **3.** parakrine S.: Abgabe des Sekrets an die Nachbarzellen (z. B. Mediatoren*); **4.** autokrine S.: extrazelluläre (Rück-)Wirkung des zellulären Produkts auf die produzierende Zelle; **5.** intrakrine S.: intrazelluläre Wirkung der in Zellorganellen entstehenden od. transportierten Produkte. Vgl. Gewebehormone, Wachstumsfaktoren.

Se|kretions|phase (↑) f: (engl.) secretory phase; (gyn.) zweite Phase des Menstruationszyklus*.

Se|kret|komponente (Sekret*) f: (engl.) secretory piece; auch Transportstück; von Epithelzellen synthetisierter Bestandteil des sekretorischen IgA* (sIgA) mit einem MG von etwa 70 000, das von dessen beiden Untereinheiten (über eine J*-Kette verbundene IgA-Monomere) im extrazellulären Raum aktiv gebunden wird, wenn IgA epitheliale Zellschichten durchdringt; erleichtert den Transport in seromuköse Sekrete u. schützt dort vor proteolytischem Abbau.

Se|kreto|lytika (↑; gr. λυτικός fähig zu lösen) n pl: s. Expektoranzien.

Se|kretor|system (↑) n: (engl.) secretor classification; Einteilung der Menschen nach ihrer (erbl.) Eigenschaft, lösliche ABH-Substanzen (Blutgruppenantigene) in Körperflüssigkeiten (z. B. Speichel, Tränenflüssigkeit, Sperma, Fruchtwasser) zu sezernieren od. nicht; wird durch das dominante Gen Se u. sein (rezessives) Allel se gesteuert u. unabhängig von den Genen für die ABH-Substanzen vererbt; **Häufigkeit:** ca. 75–78 % aller in Europa lebenden Menschen sind sog. Sekretoren (Ausscheider) mit dem Genotyp Se/Se od. Se/se; Individuen mit dem Genotyp se/se werden als Non-Sekretoren (Nicht-Ausscheider) bezeichnet. **Bedeutung:** u. a. zur Blutgruppenbestimmung bei Sekretoren mit schwacher od. fehlender Ausprägung von Blutgruppenantigenen der ABNull*-Blutgruppen auf ihren Erythrozyten.

Sektion (lat. sectio Einteilung, Zerschneiden) f: (engl.) autopsy; syn. Autopsie, Obduktion, innere Leichenschau, Nekropsie; **1.** gerichtliche S.: gesetzl. vorgesehen zur Feststellung der Todesursache bei Verdacht auf eine Straftat nach richterl. Anordnung im Beisein der Staatsanwaltschaft, ggf. auch des Richters (§§ 87 ff. StPO; Durchführung durch zwei Ärzte, von denen einer Gerichtsmediziner sein muss), zur Feststellung infektiöser Krkh. aus hygienischen Gründen (IfSG) u. zur Erteilung der Genehmigung zur Feuerbestattung (§ 3 Abs. 2 FeuerbestG); vgl. Sektion, forensische; **2.** klinische S. (gesetzl. geregelt in Berlin u. Hamburg) zur Feststellung von Todesursachen u. Krankheitszusammenhängen, zur Überprüfung der ärztl. Behandlung, i. R. der Unfallversicherung zur Klärung des Zus. zw. Tod u. Unfallereignis od. zu Forschungszwecken; **3.** anatomische S. i. R. von Lehre u. Ausbildung. Soweit eine S. nicht gesetzl. vorgesehen ist, darf die Leichenöffnung grundsätzl. nur mit zu Lebzeiten gegebener Einwilligung* des Verstorbenen bzw. bei fehlender Willensäußerung mit Zustimmung der nächsten Angehörigen durchgeführt werden; eine zu Lebzeiten getroffene Entscheidung des Verstorbenen geht dem Willen der Angehörigen grundsätzlich vor. Bei fehlender, vom Verstorbenen nicht ausdrückl. versagter Einwilligung kommt u. U. rechtfertigender Notstand nach § 34 StGB in Betracht; die eigenmächtige S. kann bei Verletzung von Gewahrsamsrechten nach § 168 StGB strafbar sein (s. Leiche).

Sektion, forensische (↑) f: (engl.) forensic autopsy; gerichtl. Sektion nach § 87 StPO mit Eröffnung aller drei Körperhöhlen; in einem vorläufigen Gutachten sind wesentl. pathol.-anat. Diagn. zusammengefasst, zu Todesursache u. Todesart* wird Stellung genommen; ggf. folgen feingewebl., toxikol., serol., bakteriol. Analysen. Die osteolog. Untersuchung dient zur Bestimmung der Schussrichtung od. Rekonstruktion eines Unfallgeschehens. V. Sch.

Sektio|syn|drom (↑) n: (engl.) cesarean section syndrome; Auffälligkeiten u. Störungen beim Neugeborenen, die in zeitlichem u. offensichtl. ursächlichem Zusammenhang mit einer Schnittentbindung* stehen; z. B. gehäuftes Auftreten von Saugschwäche*, Surfactantmangel*-Syndrom, Wet*-lung-Syndrom.

sekundär (lat. secundarius von der zweiten Sorte, der zweite): (engl.) secondary; an zweiter Stelle, nachfolgend, abhängig.

Sekundär|ef|floreszenz (↑; Effloreszenzen*) f: (engl.) secondary efflorescence; s. Effloreszenzen.

Sekundär|elektronen (↑; Elektro-*) n pl: (engl.) secondary electrons; Elektronen, die bei Wechselwirkungen direkt u. indirekt ionisierender Strahlung* mit Materie durch Ionisierung* aus Atomen herausgelöst werden.

Sekundär|elektronen|vervielfacher (↑; ↑): Abk. SEV; s. Photomultiplier.

Sekundär|erkrankung (↑): (engl.) secondary disease; zu der primären Erkrankung hinzutretende zweite Erkrankung; vgl. Komplikation.

Sekundär|follikel (↑; Follicul-*) m: (engl.) secondary follicle; **1.** (gyn.) s. Follikelreifung; **2.** mit Reaktionszentrum ausgestatteter Lymphfollikel, z. B. in Lymphknoten u. Milz.

Sekundär|glaukom (↑; gr. γλαυκός graublau; -om*) n: (engl.) secondary glaucoma; s. Glaukom.

Sekundär|heilung (↑): (engl.) healing by second intention; s. Wundheilung.

Sekundär|in|fektion (↑; Infekt-*) f: (engl.) secondary infection; Inf. eines bereits von einem

(Mikro-)Parasiten befallenen Organismus, wobei dem zweiten Erreger der Weg u. die Ansiedlungsmöglichkeit durch den ersten vorbereitet wurde. Vgl. Superinfektion, Reinfektion.

Sekundär|naht (↑): (engl.) secondary suture; s. Wundversorgung.

Sekundär|re|aktion (↑; Re-*; lat. agere tun, vollbringen) f: s. Graft-versus-host-Reaktion.

Sekundär|stoff|wechsel (↑): (engl.) secondary metabolism; Bez. für Stoffwechselprozesse, die in einigen Organismen, Geweben, Organen od. Zellen ablaufen, im Ggs. zum Primärstoffwechsel* aber nicht zum Überleben notwendig sind; sekundäre Stoffwechselprodukte sind z. B. Pigmente* u. Antibiotika* sowie sekundäre Pflanzenstoffe*.

Sekundär|struktur (↑) f: (engl.) secondary structure; s. Peptide.

Sekunde (lat. secundus der zweite) f: (engl.) second; Einheitenzeichen s; SI-Basiseinheit der Zeit*.

Sekunden|kapazität (↑) f: (engl.) forced expiratory volume per second (Abk. FEV_1); **1.** absolute S.: Gasvolumen (in Liter), das nach einer max. mögl. Inspiration in einer Sekunde max. ausgeatmet werden kann (sog. Tiffeneau-Test); **2.** relative S.: absolute S. im Verhältnis zur Vitalkapazität der Lunge; normal ca. 80 %; erniedrigt bei obstruktiven, evtl. erhöht bei restriktiven Ventilationsstörungen*.

Selbst: (engl.) self; **1.** reflexive psych. Struktur des Ich*, das von sich ein von den innerseelischen Bildern anderer Personen versch. Bild entwirft; **2.** (psychoanalyt.) Bez. für eine für die gesunde Entwicklung der Eigenliebe notwendige innerseelischer Instanz, deren pathol. Entwicklung sich in Selbstwert- u. Beziehungsstörungen widerspiegelt; **3.** falsches S.: aus Größenphantasien u. Übernahme fremder Erwartungen bestehende Persönlichkeitsfassade, unter deren Schutz das psych. Überleben möglich ist; z. B. bei psych. Trauma; **4.** in der analytischen Psychologie* zentraler steuernder Archetyp der seelischen Entwicklung. E. Fri.

Selbst|bestimmungs|recht: (engl.) right of self-determination; im Grundgesetz (Art. 1 u. 2) fundiertes Recht, das im Arzt-Patient-Verhältnis insbes. das Recht auf freie Arzt- u. Therapiewahl u. das Recht, zu diagn. od. therap. Eingriffen, zu Transplantatentnahmen (s. Organspender) u. ggf. zu einer nicht gesetzl. angeordneten Sektion* seine Einwilligung* zu geben od. zu verweigern, umfasst. Das S. bildet Rechtsgrund u. Maßstab der ärztl. Aufklärungspflicht*; die ärztl. Schweigepflicht*, das Einsichtsrecht* u. der datenschutzrechtl. Auskunftsanspruch* sichern das informationelle S. Vgl. Patiententestament, Organspenderausweis, Zwangsbehandlung.

S

Selbst|entwicklung: (engl.) spontaneous evolution; (gebh.) Spontangeburt einer Querlage* bei bes. günstigen Raumverhältnissen, sehr kräftigen Wehen u. unreifem Kind, indem sich Teile des abnorm verformten u. stark abgeknickten Kindskörpers an anderen, schon im kleinen Becken befindl. Teilen vorbeischieben; selten; **Formen: 1.** Douglas*-Selbstentwicklung; **2.** Denman*-Selbstentwicklung; **3.** Roederer-Selbstentwicklung (s. Conduplicato-corpore-Geburt).

Selbst|erfahrungs|gruppe: (engl.) self-experience group; **1.** Form der Gruppenpsychotherapie*, bei der durch Konfrontation des einzelnen Teilnehmers mit den Reaktionen der Gruppe selbstreflexive Prozesse initiiert werden sollen; **2.** Gruppe von psychotherap. od. med. tätigen Personen, die durch Erfahrungsaustausch Verständnis für Motivation u. evtl. unbewusste Mechanismen ihres eigenen Handelns (z. B. i. R. einer Psychotherapie) gewinnen; vgl. Balint-Gruppe, Interaktion, themenzentrierte.

Selbst|gefährdung: (engl.) self-endangerment; Gefährdung des eigenen Lebens od. der Gesundheit durch Suizidalität od. inf. von Verwirrtheit (z. B. mit erhöhter Gefährdung im Straßenverkehr, Nahrungsverweigerung od. Uneinsichtigkeit in die Erforderlichkeit einer med. Behandlung); S. gilt als hinreichende Voraussetzung für die Unterbringung* in einer psychiatr. Klinik. G. St.-I.

Selbst|hilfe|gruppe: (engl.) self-help group; aus eigener Initiative, meist ohne professionelle Unterstützung entstandener Zusammenschluss Betroffener, die in regelmäßigen Zusammenkünften durch Erfahrungsaustausch ihre bes. Lebenssituation zu bewältigen suchen (s. Coping). S. ermöglichen psychosoziale Unterstützung in Lebenskrisen, die Thematisierung von Tabuthemen u. Entlastung durch die Erfahrung, nicht mit der persönlichen Problematik alleine zu sein. S. gibt es u. a. für Krebs-, Rheuma- u. Infarktkranke, für Alkoholkranke (z. B. Anonyme Alkoholiker), neurotisch Erkrankte, psychotisch Erkrankte (sog. Psychiatrie-Erfahrene), Drogenabhängige, für Eltern behinderter Kinder, Angehörige von Alkoholkranken (Alanon, Alateen), für Menschen mit Essproblemen (Overeaters Anonymous). **Selbsthilfeinitiativen** als Zusammenschlüsse mehrerer S. verfolgen Ziele wie gemeinsame Lobby- u. Öffentlichkeitsarbeit u. finanzieren z. T. in erheblichem Umfang Forschung. Vgl. Angehörigengruppe.

Selbst|instruktions|training n: (engl.) self-instruction training; kognitives Verf. (Meichenbaum) zur Einübung von Selbstverbalisation, die erwünschte Verhaltens- u. Erlebensmuster wahrscheinlicher u. unerwünschte Reaktionsweisen seltener werden lassen; **Anw.:** bei Hyperaktivität, Sprech- u. Prüfungsangst, psych. Störungen, zur Stressprävention. J. Mar.

Selbst|konzept n: (engl.) self-concept; **1.** (psychol.) allgemeine Bez. für die Gesamtheit von Auffassungen u. Überzeugungen in Bezug auf die eigene Person; Veränderungen des S., bei denen eine Anpassung an eine neue Situation erforderlich ist, treten z. B. bei Erkr. od. krit. Lebensereignissen auf u. können zu psych. Konflikten führen. **2.** (sozialpsychol.) uneinheitlich verwendete Bez. für Selbstwertgefühl u. Selbsteinschätzung. Vgl. Ich-Bewusstsein.

Selbst|mord: Selbsttötung; s. Suizid.

Selbst|toleranz (lat. tolerantia Duldsamkeit) f: s. Immuntoleranz.

Selbst|verdauung: s. Autolyse.

Selbst|vergiftung: s. Autointoxikation.

Selbst|verletzung: (engl.) self-injury; Form der Autoaggression*, bei der es zu leichten (z. B. mit der flachen Hand schlagen, kratzen) bis schweren (z. B. Körperteile abbeißen, Krankheitssymptome erzeugen) Verletzungen kommen kann; **Einteilung: 1.** offene S.: die Verursachung der Verletzung wird vom Pat. während der Behandlung aufgeklärt; **2.** artifizielle Erkrankung: Verschweigen der Selbstbeibringung; **a)** artifizielle Krankheit; **b)** Münchhausen*-Syndrom; **c)** Münchhausen-Stellvertretersyndrom; **Urs.:** Störungen in der kindl. Entwicklung

(z. B. häufige Verlust- u. Trennungssituationen, Gewalterfahrungen); häufig Borderline-Symptomatik od. narzisstische Störung; für den Pat. kann die S. eine Möglichkeit der Selbstfürsorge, Ventil bei innerer Anspannung, Selbststimulation od. -bestrafung (intrapsychisch) od. interpersonell einen präverbalen Hilfsappell darstellen. Die Entwicklung zu suchtartigem Verhalten ist möglich. **Ther.:** Psychoanalyse zus. mit Verhaltens-, Körper- u. Gestaltungstherapie. S. Schm.

Selbst|wert|gefühl: (engl.) self-esteem; Einschätzung des Werts der eigenen Person; adäquates, positives S. ist wesentl. Bestandteil psych. Gesundheit. Vgl. Minderwertigkeitsgefühl.

Seldinger-Methode (Sven I. S., schwed. Radiol., geb. 1921) f: (engl.) Seldinger technique; ursprünglich für die Angiographie* der Aorta u. ihrer Äste entwickelte, auch z. B. für die Herzkatheterisierung* u. Einbringung eines Shaldon*-Katheters geeignete Methode zur retrograden Gefäßkatheterisierung; **Technik:** nach perkutaner Punktion eines größeren peripheren Gefäßes wird durch die liegengebliebene Kanüle eine elast. Führungssonde (Drahtspirale) in das Gefäß eingeführt, dann die Kanüle entfernt u. über die Führungssonde ein röntgenpositiver Katheter unter Röntgenkontrolle in das Gefäßsystem vorgeschoben, durch den (nach Entfernen der Führungssonde) z. B. Röntgenkontrastmittel injiziert, Blut entnommen od. eine Druckmessung vorgenommen werden kann.

Sele|gilin (INN) n: selektiver Monoaminoxidasehemmer*; **Verw.:** Antiparkinsonmittel (meist in Komb. mit Levodopa).

Se|lektine (Selektion*) n pl: (engl.) selectins; zu den Adhäsionsproteinen* gehörende Glykoproteine, die bei Säugern in der Zellmembran von Leukozyten, Thrombozyten u. Endothelzellen vorkommen; **Einteilung: 1.** Leukozytenselektin (Abk. L-Selektin; CD62L, LAM-1 für engl. leukocyte adhesion molecule): steuert u. a. die Einwanderung von T-Lymphozyten in periphere Lymphknoten; **2.** endotheliales Selektin (Abk. E-Selektin; ELAM-1 für engl. endothelial leukocyte adhesion molecule); verantwortl. für die Diapedese* von Leukozyten durch die Kapillarwand; **3.** P-Selektin der Thrombozyten (engl. platelets).

Se|lektion (lat. selectio Auswahl, Auslese) f: (engl.) selection; **1.** (bakt.) Auslese best. Genotypen od. Mutanten aus einer Population; z. B. Vermehrung von zur Streptomycinresistenz mutierten Escherichia coli unter dem Einfluss von Streptomycin mit der Folge der Entstehung einer streptomycinresistenten Population; ökologische S.: antibiotikabedingte Auslese resistenter Species aus polybakterieller Assoziation (z. B. bei Mischinfektionen) od. aus ursprünglich nichtinvasiver Flora (mit der Gefahr einer Superinfektion durch resistente Erreger); **2.** (statist.) Auswahl von Probanden nach best. Kriterien, kann zu Verzerrungen des Untersuchungsergebnisses führen.

Se|lektions|theorie, klonale (↑) f: s. Klonselektionstheorie.

se|lektiv (↑): (engl.) selective; auswählend, abtrennend, getrennt dargestellt; z. B. selektive Angiographie.

Se|lektiv|nähr|böden (↑): s. Elektivnährböden.

Selen (gr. σελήνη Mond, Mondschein) n: (engl.) selenium; Symbol Se, OZ 34, relative Atommasse 78,96; -2-, 2-, 4- u. 6-wertiges, zur Gruppe der Chalkogene gehörendes chem. Element; Vork. in zwei metastabilen, nichtmetallischen Formen u. als graues Metall (spezif. Gewicht 4,80); essentielles Spurenelement, das in Nahrungsmitteln (Fisch, Fleisch, Innereien, Nüssen, Sesam) u. Getreideprodukten enthalten ist; **biochem. Funktion:** Bestandteil der Glutathionperoxidase* (antioxidative u. antikanzerogene Wirkung); **Bedarf** (Erwachsene): 20–100 µg/d; **Referenzwert:** 0,8–1,8 µmol/l Serum; bei (alimentär bedingtem) **Mangel** erhöhte Lebertransaminasen u. Kreatinkinase, Nagelveränderungen (weiße Flecken), dünne u. blasse Haare, Myopathie, Kardiomyopathie; **Intox.:** alimentär nicht bekannt; bei Inhalation von Selenstaub Reizung der Atemwege, knoblauchartiger Atemgeruch, Leberzirrhose, Haarausfall, Herzinsuffizienz.

Seleno|cystein f: (engl.) selenocysteine; Cystein*, das anstelle des S-Atoms Selen* enthält; für S. existiert eine spez. tRNA; Vork. in einigen pro- u. eukaryont. Enzymen, beim Menschen in Glutathionperoxidase u. Thyroxin-5′-Deiodase (überführt Thyroxin in Triiodthyronin). G. Hüb.

Self demand feeding (engl. Ernährung nach eigenem Bedarf): s. Feeding on demand.

Seligmann-Krankheit: s. H-Ketten-Krankheit.

Sella (lat.) f: Sattel, Sessel.

Sella|brücke (↑): (engl.) sella bridge; Bez. für röntg. nachweisbare knöcherne Verbindung zw. einzelnen Abschnitten der Sella turcica; Normvariante.

Sella turcica (↑) f: Türkensattel; Vertiefung der Schädelhöhlenbasis, in der die Hypophyse liegt.

Sellick-Hand|griff (Brian S., zeitgen. Anästh., England): (engl.) Sellick maneuver; manuelle Aspirationsprophylaxe* durch Druck auf den Ringknorpel (Krikoiddruck) während der Narkoseeinleitung; führt zum Verschluss des Ösophagus.

Seltene-Erden-Folien: (engl.) rare earth filters; Verstärkerfolien* in der Röntgenaufnahmetechnik, bei denen das konventionelle Calciumwolframat durch Verbindungen von Elementen aus der Gruppe der Seltenen Erden ersetzt ist; wesentl. höherer Wirkungsgrad der Umwandlung von Röntgenstrahlen in Licht (ermöglichen daher Aufnahmen mit geringerer Strahlendosis).

Selye-Syn|drom (Hans S., Physiol., Montreal, 1907–1982) n: syn. allgemeines Anpassungssyndrom*.

Semélaigne-Syn|drom (Georges S., Päd., Paris, geb. 1892) n: (engl.) Debré-Semélaigne syndrome; syn. Kocher-Debré-Semélaigne-Syndrom, hypothyreote Muskelhypertrophie des Kindes; Myopathie u. Muskelhypertrophie bei angeb. (z. B. Athyreose, Iodfehlverwertung) od. frühkindlich erworbener Schilddrüsenfunktionsstörung mit Myxödem*.

Semen (lat.) n: Samen; s. Sperma.

Semi-: Wortteil mit der Bedeutung halb; von lat. semis.

Semi|canalis musculi tensoris tympani, tubae auditivae (↑; Canalis*) m: obere bzw. untere Abteilung des Canalis musculotubarius für den M. tensor tympani bzw. die Ohrtrompete.

Semi|carb|azid n: (engl.) semicarbazide; $H_2N—NH—CO—NH_2$; einsäurige Base, salzsaures Salz; formal aus Harnstoff durch Ersatz

S

einer Aminogruppe durch den Rest des Hydrazins; Reagens auf Ketone u. Aldehyde (Semicarbazone, schwer löslich).

Semi|kastration (Semi-*; lat. castrare entmannen) f: (engl.) semicastration; einseitige op. Entfernung der Gonaden*; vgl. Orchiektomie, Ovarektomie.

Semi|lunar|klappen (↑; lat. lunaris zum Mond gehörig): (engl.) semilunar valves; Valvulae semilunares, Taschenklappen; je drei halbmondförmige Klappen am Ursprung der Aorta (Valva aortae) u. des Truncus pulmonalis (Valva trunci pulmonalis). Vgl. Pulmonalklappe, Herz.

Semi|malignität (↑; lat. malignitas Bösartigkeit) f: (engl.) semimalignancy; s. Tumoreinteilung.

semi|membranosus (↑; lat. membrana dünnes Häutchen) m: halbhäutig, halbsehnig.

Seminom (lat. semen Samen; -om*) n: (engl.) seminoma; vom Keimgewebe ausgehender maligner Hodentumor (Germinom*); vgl. Hodentumoren, Keimzelltumoren.

Semio|logie (gr. σημεῖον Zeichen; -log*) f: syn. Semiotik.

Semiotik (↑) f: (engl.) semeiotics; (med.) Lehre von den Krankheitszeichen (Symptomatologie).

semi|per|meabel (Semi-*; lat. permeare hindurchgehen): (engl.) semipermeable; halbdurchlässig; vgl. Membran, semipermeable.

semi|tendinosus (↑; Tend-*): halbsehnig; z. B. Musculus semitendinosus, Halbsehnenmuskel.

SEM-Phase f: Kurzbez. für (engl.) **S**low-**E**ye-**M**ovements-Phase; s. Schlaf.

Sendai-Virus (Virus*) n: syn. Parainfluenza Typ 1; Paramyxovirus der Paramyxoviridae*; verursacht bei Laboratoriumsmäusen endemische Pneumonien.

Senear-Usher-Syn|drom (Francis E. S., Dermat., Chicago, 1889–1958; Barney U., kanad. Dermat., geb. 1899) n: syn. Pemphigus* erythematosus.

Senega|wurzel: (engl.) senega root; Wurzel von Polygala senega mit Saponinen (Gemisch aus Triterpenglykosiden); **Verw.:** als Expektorans bei entz. der oberen Atemwege; **NW:** evtl. Magen-Darm-Reizung.

Senf|gas: Lost*.

Senf|mehl: (engl.) mustard flour; gemahlene, entölte schwarze Senfsamen (Sinapis nigrae semen) von Brassica nigra; hyperämisierende Wirkung durch enthaltenes Senföl; **Verw.:** als starkes Hautreizmittel, z. B. in Form von Senfwickel od. Senfbad.

Senf|öle: (engl.) mustard oils; Alkyl- bzw. Arylderivate (R—N=C=S) der nicht frei vorkommenden Isothiocyansäure.

Sengstaken-Blakemore-Sonde (Robert W. S., Neurochir., Garden City, geb. 1923; Arthur H. B., Chir., New York, 1897–1970) f: s. Ballonsonde.

senil (lat. senilis greisenhaft): (engl.) senile; alt, gealtert.

Senilismus (↑) m: (engl.) senilism; syn. Progerie; vorzeitige Vergreisung.

Senilitas (↑) f: Greisenalter; s. Senium.

Senilitas prae|cox (↑; lat. praecox vorzeitig) f: vorzeitige Vergreisung; vgl. Alzheimer-Krankheit, Hutchinson-Gilford-Syndrom, Werner-Syndrom.

Senium (lat. Hinschwinden) n: Senilitas, Greisenalter; das höhere Alter mit erhebl. körperlichem u. geistigem Abbau u. Einschränkung in den Aktivitäten des täglichen Lebens (s. ADL); Beginn des S. in den Industrienationen jenseits des 70.–80. Lj. Vgl. Altern, Lebensabschnitte.

Senk|fuß: (engl.) flat foot; Plattfuß leichten Grades; vgl. Pes planus.

Senk|niere: syn. Nephroptose*.

Senkrecht|strahl: (engl.) vertical beam; (röntg.) lotrechte Verbindung zw. dem Fokus der Röntgenröhre u. der Bildebene; vgl. Zentralstrahl.

Senkung: (engl.) descent; Ptosis, Descensus.

Senkungs|ab|szess (Abszess*) m: (engl.) hypostatic abscess; syn. Kongestionsabszess; vom Entstehungsort entfernt auftretender, u. U. an die Körperoberfläche durchbrechender Abszess, der sich durch Abfließen des i. R. eines lokalen Entzündungsprozesses entstandenen Eiters entlang präformierter Bahnen (zw. Muskeln, Sehnen, Faszien, Gefäß- u. Nervensträngen) bildet; z. B. bei Mastoiditis* (sog. Bezold-Mastoiditis) od. Knochentuberkulose* der Wirbelsäule im Bereich der HWS als Retropharyngealabszess*, der LWS als Psoasabszess*.

Senkungs|hyper|ämie (Hyper-*; -ämie*) f: s. Hypostase.

Senkungs|re|aktion f: s. Blutkörperchensenkung.

Senk|waage: syn. Aräometer*.

Senk|wehen: (engl.) false labour; Wehen*, die das Kind in den Beckeneingang verlagern (Tiefertreten des Fundus uteri), meist in der vollendeten 36. SSW; vgl. Fundusstand.

Sennes|blätter: (engl.) senna leaves; Sennae folium; Fiederblättchen von Cassia senna (Alexandriner- od. Khartum-Senna) bzw. angustifolia (Tinnevelly-Senna); enthalten 1,8-Dihydroxyanthracen-Derivate (sog. Sennoside), die im Colon zu Anthronen oxidiert werden; diese induzieren die aktive Sekretion von Elektrolyten u. Wasser in das Darmlumen u. hemmen die Resorption von Elektrolyten u. Wasser durch Blockade der Na^+/K^+-ATPase. Durch die Volumenzunahme wird der Füllungsdruck im Darm verstärkt u. die Darmperistaltik angeregt. **Verw.:** bei Obstipation, Erkr., bei denen ein erleichterter Stuhlgang erwünscht ist (z. B. Analfissuren, Hämorrhoiden), zur Darmreinigung vor Röntgenuntersuchungen, vor u. nach rektal-analen u. Bauchoperationen; **Kontraind.:** Ileus, evtl. Schwangerschaft u. Stillzeit.

Sennetsu-Fieber: (engl.) sennetsu fever; durch Ehrlichia* sennetsu verursachte selbstlimitierende Infektionskrankheit in Japan u. Südostasien; **Übertragung** vermutl. durch Zecken u. Verzehr rohen Fisches; **Sympt.:** hohes Fieber, Kopfschmerz, Schüttelfrost, Lymphadenopathie v. a. der Nacken- u. Halslymphknoten; vgl. Ehrlichiose.

Seno|logie (frz. sein Mamma; -log*) f: (engl.) senology; Lehre von den Erkr. der weibl. Brust.

Sensation (frz. sensation das Empfinden) f: **1.** (allg.) subjektive körperliche Empfindung, starke Gefühlsempfindung; **2.** (neurol.) Sinneswahrnehmung ohne adäquaten Reiz (im Ggs. zum Sinnesreiz*).

sensibel (lat. sensibilis der Empfindung fähig): (engl.) sensitive, sensory; empfindlich, Empfindungen betreffend, aufnehmend, weiterleitend.

Sensibilisierung (↑): (engl.) sensitization; **1.** (immun.) durch Kontakt mit einem Antigen induzierte (primäre), bei erneutem Antigenkontakt verstärkte (sekundäre) Immunantwort*

S

Sensibilität
Prüfung der epikritischen und protopathischen Sensibilität

Empfindungsqualität	Untersuchungsmethode
Tastsinn	
Berührung	Bestreichen der Haut mit einem Wattebausch
Diskrimination (spitz-stumpf)	Applikation verschiedener Reize (z. B. mit dem spitzen und stumpfen Ende einer Sicherheitsnadel)
Zahlenerkennen	Schreiben von Zahlen auf die Haut
Zweipunktdiskrimination	Aufsetzen eines Zirkels oder Diskriminators auf die Haut
Lagesinn	
Positionsrezeption	passive Bewegung einer Extremität
Lokalisationsvermögen	seitenvergleichende Prüfung identischer Reize an verschiedenen Orten, simultan und sukzessiv
Stereognosie	Ertasten eines Gegenstands
Vibrationsempfindung (Pallästhesie)	Aufsetzen einer schwingenden Stimmgabel über oberflächlichen Knochen
Temperatursinn	Aufsetzen einer Peltier-Thermode, von Kunststoff- und Metallobjekten oder mit heißem Wasser bzw. Eiswasser gefüllten Reagenzgläsern auf die Haut
Schmerz	Berührung der Haut mit spitzem Gegenstand (z. B. Nadel) oder Kneifen

bzw. Überempfindlichkeitsreaktion (Allergie*) eines Organismus; vgl. Immunität; **2.** (serol.) Beladung von Zellen mit gegen sie gerichteten Antikörpern (z. B. von Erythrozyten mit Anti-Erythrozyten-Antikörpern), wodurch sie bei Einwirkung von Komplement* lysiert werden; vgl. Komplementbindungsreaktion.

Sensibilität (↑) **f:** (engl.) sensitivity; Fähigkeit zur Wahrnehmung versch. Reize, die durch Rezeptoren*, über afferente Nerven u. Rückenmarkbahnen zur sensiblen Hirnrinde (Sinneszentren*) vermittelt u. auf dieser Strecke moduliert werden; **Unterscheidung** nach H. Head in: **1.** epikritische S. mit Wahrnehmung feiner Reize (Berührung); **2.** protopathische S. mit Wahrnehmung von Schmerz- u. Temperaturreizen; **3.** propriozeptive S. (Tiefensensibilität); klin. unterscheid- u. untersuchbare Qualitäten der S.: s. Tab. Die Prüfung der S., bei der Intensität u. Qualität der Wahrnehmung eines adäquaten Reizes untersucht wird, ist abhängig von der Kooperation des Pat. u. schließt auch die orientierende Gesichtsfeld- u. Visusprüfung, Riechprüfung, Hörprüfungen u. Geschmacksprüfung ein. Vgl. Fechner-Gesetz, Sensibilitätsstörungen.

Sensibilität, multiple chemische (↑) **f:** (engl.) multiple chemical sensitivity; Abk. MCS; erworbene Erkr. mit unklarer Ätiol. (zu Beginn evtl. erhöhte Schadstoffbelastung bei Störung der lokalen Immunreaktion u. der neuroepithelialen Interaktion); **Sympt.:** Pat. reagieren auf unterschiedlichste, alltägliche u. geringgradige Fremdstoffeinflüsse mit unspezif. Sympt. im Bereich mehrerer Organsysteme; klin. Untersuchungen u. allergolog. Tests bleiben ohne Befund. Von der WHO statt MCS vorgeschlagener Begriff: idiopathische umweltbezogene Unverträglichkeiten*.

Sensibilitäts|störungen (↑): (engl.) sensory disturbances; veränderte Wahrnehmung von Sinnesreizen; **Formen: 1.** quantitative S.: völliges Fehlen (Anästhesie, Analgesie), Herabsetzung (Hypästhesie, Hypalgesie, Hypopathie) od. Steigerung (Hyperästhesie, Hyperalgesie, Hyperpathie) der Sensibilität; **2.** qualitative S. (Dysästhesie): andersartige Wahrnehmung, z. B. ungenaue Reizlokalisation (Allästhesie) od. dumpf brennende Schmerzwahrnehmung (s. Reflexdystrophie, sympathische); **3.** dissoziierte S.: Störung der Schmerz- u. Temperaturempfindung bei erhaltener Tiefensensibilität u. Berührungsempfindung durch Schädigung des Tractus spinothalamicus, z. B. beim Brown*-Séquard-Syndrom; **4.** dissoziative S.: syn. psychogene Anästhesie, Parästhesie; nicht objektivierbare Missempfindungen, die keiner definierten neurol. Läsion zuzuordnen sind (sondern durch Konversion* entstehen). Im Bereich des peripheren Nervensystems entspricht die Ausdehnung von S. bei Schädigung der Wurzeln der Spinalnerven dem betroffenen Dermatom, bei Schädigung eines peripheren Nervs dessen Innervationsgebiet; Verteilungsmuster von S. bei Schädigung im Bereich des ZNS: s. Hirnstammsyndrome, Hinterstrangsymptome, Hinterhornsyndrom, Syndrom, hirnlokales. Vgl. Funktionswandel.

sensitiv (lat. sensere empfinden, fühlen)**:** (engl.) sensitive; empfindlich, überempfindlich. Vgl. Beziehungswahn, sensitiver.

Sensitivität (↑) **f:** (engl.) sensitivity; (medizinstatist.) Fähigkeit eines diagn. Tests, Personen mit einer fragl. Erkrankung als Kranke zu erkennen; ist definiert als Quotient aus der Personenzahl mit positivem Testergebnis unter den Kranken u. der Gesamtzahl der Kranken. S. u. Spezifität* von Tests sind meist gegenläufig, d. h., je spezifischer ein Test ist, desto weniger sensitiv ist er, desto schlechter kann er also die tatsächlich Kranken erkennen u. umgekehrt. Vgl. Validität, Screening-Verfahren, falschnegativ.

Sensitivity-Test (engl. ↑) **m:** s. DST-Agar.

Sensorium (↑) **n:** Bewusstsein.

sensorius (↑)**:** der Empfindung dienend.

Sentinel-Lymph|knoten: (engl.) sentinel lymph node; sog. Wächterlymphknoten; erster abführender Lymphknoten des primären lymphat. Abflussgebietes bei Lymphknotenmetastasierung eines malignen Tumors (klin. relevant bisher bei Mammakarzinom* u. malignem Melanom*) vor einer weiteren Ausbreitung; mittels direkt präoperativer peritumoraler od. subdermaler Inj. von Farbstoff (z. B. Isosulfan-Blau) od. ^{99m}Technetium-markierten Kolloiden können die erstdrainierten Lymphknoten visuell bzw. sondengesteuert ermittelt, op. gezielt entnommen u. histol. begutachtet werden. Die Meth. erlaubt eine zuverlässige Vorhersage des Lymphknotenstatus mit geringer Irrtumswahrscheinlichkeit. Bei histol. negativem S.-L. liegt in 95 % der Fälle keine Lymphknotenmetastasierung vor. Auf eine systemat. Lymphonodektomie mit dem Risiko einer erhöhten Operationsmorbidität (z. B. Lymphödem, Serombildung, Schmerzen u. Beweglichkeitseinschränkung nach Op. eines Mammakarzinoms) kann in kontrollierten Studien verzichtet werden.

SEP: Abk. für **1.** **s**aure **E**rythrozyten**p**hosphatase*; **2.** **s**omatosensibel **e**vozierte **P**otentiale*.

Sepsis (gr. σῆψις Fäulnis) f: syn. Septikämie, sog. Blutvergiftung; Allgemeininfektion mit Krankheitserscheinungen, die inf. konstanter od. periodischer Aussaat von Mikroorganismen (meist Bakterien, seltener Pilze, Viren od. Parasiten) von einem Herd aus in die Blutbahn (Bakteriämie, Fungämie, Virämie, Parasitämie) auftreten; mögliche **Sepsisherde:** Nabel (bei Neugeborenen), häufig Urogenitaltrakt (Harnweginfektion, postpartale Infektion u. a.), Haut (Wundinfektion, Pyodermie u. a.), HNO-Bereich (z. B. Tonsillitis, Sinusitis, Otitis), Lunge (z. B. Pneumonie), Darm (z. B. Peritonitis), Gallenwege (z. B. Cholangitis). **Prädisponierende Faktoren** sind u. a. immunsuppressive u. Zytostatikatherapie, vorausgegangene Op., Implantate bzw. Verweilkatheter (z. B. in Harnblase, Venen), Diabetes mellitus, Malignome, Leberzirrhose. **Err:** vorwiegend gramnegative Bakterien wie Escherichia* coli u. andere Enterobacteriaceae* (Klebsiella, Proteus, Enterobacter), Pseudomonas aeruginosa, Neisseria meningitidis, Bacteroides; weniger häufig grampositive Bakterien wie Staphylococcus aureus, Streptococcus pneumoniae u. a. Streptokokken, wobei die Erregerwahrscheinlichkeit u. a. von Eintrittspforte u. Lebensalter abhängt (im Säuglingsalter gehäuft Haemophilus influenzae Typ b, im Kindesalter höherer Anteil an Neisseria meningitidis); bei Vorliegen von Nosokomialinfektionen* können auch sog. fakultativ pathogene Err. (z. B. Serratia, Hafnia u. Candida albicans) eine (u. U. therapieresistente) S. verursachen.

Klin.: typischerweise hohes, intermittierendes Fieber, Schüttelfrost, deutlich beeinträchtigtes Allgemeinbefinden bis zur Verwirrtheit, bei Kleinkindern u. U. Fieberkrämpfe; häufig graublasses Hautkolorit, ggf. petechiale Blutungen od. Exantheme, im weiteren Verlauf (weiche) Milz- u. Lebervergrößerung sowie infektiös-toxische Schädigungen an inneren Organen (Niere, Lunge, Herz); septische Metastasen können Meningitis od. Hirnabszess, Lungenabszess, Arthritis od. Osteomyelitis verursachen. Bei Säuglingen u. alten geschwächten Pat. kommen symptomarme Verläufe, evtl. ohne Fieber, vor.

Intermittierendes Fieber steigt rasch an, fällt innerhalb von 24 Stunden auf normale Temperaturen und steigt erneut an.

Diagn.: (mehrfache) Abnahme einer Blutkultur* u. Urinkultur, bei entspr. Verdacht auch von Sputum, Stuhl od. ggf. Wundsekreten zur Erregeridentifizierung mit Resistenzbestimmung vor Beginn der Antibiotikatherapie; im Blutbild anfangs auffällige Linksverschiebung der Granulozyten bei Leukopenie od. (später) Leukozytose, Thrombopenie, u. U. Entwicklung einer Anämie, erhöhte BKS, Gerinnungsstatus zur Erfassung einer Verbrauchskoagulopathie*, Säure-Basen-Status zur Abschätzung der metabol. (Laktat-)Azidose; Endotoxin-, Zytokinbe-

Mit einer wirkungsvollen antimikrobiellen Behandlung darf nicht gewartet werden. Vor Beginn der Chemotherapie müssen jedoch (mehrere) Blutkulturen angelegt werden.

stimmung; **Ther.:** unverzüglicher (evtl. auch schon bei klin. Verdacht, wobei eine negative Blutkultur eine S. nicht ausschließt) Beginn der antibiot. Behandlung; die Wahl des Antibiotikums (häufig Cephalosporine od. penicillinasefeste Penicilline in Komb. mit einem Aminoglykosid) richtet sich bei noch unbekanntem Err. nach der zu erwartenden Erregerhäufigkeit, bei bekanntem bakteriol. Ergebnis nach dem Antibiogramm*; zur Kreislaufstabilisierung Volumensubstitution, ggf. Vasopressoren, Sicherstellung der Atmung, Ausgleich der metabolischen Azidose, Proph. (Heparin, Antithrombin III) u. Ther. der Gerinnungsstörungen, anfänglich Glukokortikoide, Immunglobulin (nur bei Antikörpermangel); Herdlokalisation u. soweit möglich chir. Sanierung; **Kompl.:** eitrige Organmetastasen, septisch-toxischer Schock*, Stressläsion*; **Progn.:** trotz intensivmed. Maßnahmen ernst (Letalität ca. 50 %), bes. ungünstig bei spätem Therapiebeginn od. nicht lokalisierbarem Infektionsherd, konsumierender Grunderkrankung sowie Auftreten eines Multiorganversagens* im Verlauf der Behandlung. Vgl. Fokalinfektion.

Sepsis lenta (↑) f: alte Bez. der Endocarditis lenta; s. Endokarditis.

Sepsis, tonsillo|gene (↑) f: s. Tonsillitis.

Sepsis tuberculosa acutissima (↑) f: syn. Thyphobazillose Landouzy; foudroyant verlaufende Mykobakteriensepsis, häufig letale Form der Primärtuberkulose bei Immundefekten; meist mit Erregernachweis im Blut; schweres Krankheitsbild mit hohem Fieber, Milzschwellung, Kopfschmerz, röntg. meist keine Lungenbeteiligung nachweisbar.

Septik|ämie (↑; -ämie*) f: syn. Sepsis*.

Septula testis (Dim. pl von Septum*) n pl: vom Mediastinum testis ausstrahlende bindegewebige Scheidewände zw. den Hodenläppchen; s. Hoden.

Septum (lat. saeptum Zaun, Schranke) n: (anat.) Scheidewand.

Septum atrio|ventriculare (↑) n: über der Wurzel des septalen Segels der re. Atrioventrikularklappe gelegener Abschnitt des membranösen Teils der Kammerscheidewand.

Septum canalis musculo|tubarii (↑) n: knöcherne Trennwand zw. Semicanalis musculi tensoris tympani u. Semicanalis tubae auditivae.

Septum cervicale inter|medium (↑) n: von der Pia mater ausgehendes bindegewebiges Sep-

S

tum zw. Goll- u. Burdach-Strang des Rückenmarks.

Septum|defekt (↑) m: s. Vorhofseptumdefekt, Ventrikelseptumdefekt.

Septum|de|viation (↑; lat. devius abseits, abweichend) f: (engl.) deviated septum; seitl. Abweichung bzw. Verbiegung der Nasenscheidewand; **Urs.:** traumatisch od. wachstumsbedingt; **Sympt.:** bei geringer Verbiegung oft symptomlos, bei stärkerer Verbiegung meist einseitige Behinderung der Nasenatmung, Neigung zu Epistaxis, Sinusitis, Tubenkatarrh, Pharyngitis, Tonsillitis; **Ther.:** nur bei Symptomen od. nach Trauma op. Korrektur (Septumplastik*, submuköse Septumresektion*), evtl. mit gleichzeitiger Sanierung der Nasennebenhöhlen.

Septum femorale (↑) n: bindegewebiger Verschluss des Anulus* femoralis.

Septum|hämatom (↑; Häm-*; -om*) n: (engl.) hematoma of the nasal septum; Einblutung unter das inf. eines stumpfen Nasentraumas abgescherte Perichondrium des Nasenscheidewandknorpels; **Klin.:** stark behinderte Nasenatmung; **Kompl.:** Abszedierung u. Nekrose des Septums mit Ausbildung einer knorpeligen Sattelnase, aufsteigende Infektion (z. B. Meningitis); **Ther.:** sofortige Inzision u. Absaugen des Hämatoms, Antamponieren des Perichondriums an den Septumknorpel; ggf. antibiotische Spülungen. H. Ger.

Septum inter|alveolare (↑) n: **1.** Knochenscheidewand zw. den Zahnfächern; **2.** die zwei benachbarten Lungenbläschen gemeinsame Alveolarwand.

Septum inter|atriale (↑) n: Scheidewand zw. re. u. li. Vorhof.

Septum inter|musculare (↑) n: Bindegewebeseptum zw. einzelnen Muskelgruppen.

Septum inter|radiculare (↑) n: Knochenkamm innerh. einer Zahnalveole zw. den Zahnwurzeln.

Septum inter|ventriculare (↑) n: Kammerscheidewand; Grenze zw. re. u. li. Herzkammer; besteht aus einem oberen kl. bindegewebigen Anteil (Pars membranacea) u. einem dicken muskulären Anteil (Pars muscularis).

Septum linguae (↑) n: mediansagittales Bindegewebeseptum in der Zunge.

Septum nasi (↑) n: Nasenscheidewand; mit einem knöchernen, knorpeligen u. häutigen Anteil.

Septum orbitale (↑) n: den vorderen Abschluss der Augenhöhle bildende bindegewebige Platte, die von den Augenhöhlenrändern unter dem M. orbicularis oculi zu den äußeren Rändern der Tarsi zieht.

Septum pellucidum (↑) n: Scheidewand zw. den Vorderhörnern der Seitenventrikel des Gehirns.

Septum-pellucidum-Zyste (↑; lat. perlucidus durchsichtig; Kyst-*) f: (engl.) pellucid septum cyst; zyst. Erweiterung des Septum pellucidum (sog. 5. Ventrikel), evtl. mit Fortsetzung nach dorsal als Cavum vergae; ohne pathol. Bedeutung, meist Zufallsbefund bei kranialer Computertomographie bzw. Kernspintomographie; **DD:** Hirntumoren.

Septum penis (↑) n: unvollständige bindegewebige Trennwand zw. den beiden Corpora cavernosa penis.

Septum|per|foration (↑; lat. perforare durchbohren) f: (engl.) perforated septum; Perforation der Nasenscheidewand; **Urs.:** äußere Verletzung, mehrfache Ätzung wegen Epistaxis, Cocainmissbrauch; seltener Kompl. nach submuköser Septumresektion, Folge einer Rhinitis sicca anterior u. a.; **Sympt.:** Krustenbildung in der Nase, Foetor, Epistaxis, pfeifende Geräusche beim Atmen; **Ther.:** evtl. Salben, bei größerem Defekt op. Schließung mit Transplantat.

Septum|plastik (↑; -plastik*) f: (engl.) septoplasty; op. Verlagerung der Nasenscheidewand in die Mittelebene; als Ther. bei Septumdeviation* u. i. R. einer korrektiven Rhinoplastik*.

Septum recto|vaginale (↑) n: Bindegewebeplatte zw. Rektum u. hinterer Scheidenwand.

Septum recto|vesicale (↑) n: Bindegewebeplatte zw. Rektum u. Harnblase (beim Mann).

Septum|re|sektion, sub|muköse (↑; Resektion*) f: (engl.) submucosal septectomy; op. Verf. bei Septumdeviation*; nach Mobilisation der Nasenschleimhaut mit Perichondrium vom Knorpel werden abweichende Knorpel- u. Knochenteile unter Beibehalten eines Knorpelrahmens entfernt. **Kompl.:** Septumperforation. Vgl. Septumplastik.

Septum retinale con|genitale (↑) n: syn. Ablatio* falciformis congenita.

Septum scroti (↑) n: medianes Bindegewebeseptum im Hodensack.

Septum sinuum frontalium, spheno|idalium (↑) n: knöcherne Trennwand zwischen re. u. li. Stirnhöhle, bzw. re. u. li. Keilbeinhöhle.

Septum vesico|vaginale (↑) n: Bindegewebeschicht zw. Harnblase u. vorderer Scheidenwand.

Sequential|methode (lat. sequentia Folge) f: (engl.) sequential contraceptive; Einsatz von Kontrazeptiva mit unterschiedlich zusammengesetztem Hormongehalt in zeitlicher Abfolge; s. Kontrazeption, hormonale.

Sequenz (↑) f: (engl.) sequence; **1.** Aufeinanderfolge; z. B. Aminosäurensequenz, DNA-Sequenz; **2.** bei Krankheitsbildern Bez. für ein Syndrom* mit bekannter Pathogenese u. definiertem Phänotyp, z. B. Potter-Sequenz.

Sequenzierung (↑): (engl.) sequence analysis; Ermittlung der Primärstruktur von DNA* od. Peptiden*; **1.** DNA-S.: Feststellen der Basenfolge zur Identifizierung von Genen u. i. R. der DNA-Diagnostik best. Mutationen; **a)** Kettenabbruchmethode nach Sanger: Anlagerung eines kurzen komplementären DNA-Stücks (Primer) an den DNA-Einzelstrang, Kettenverlängerung durch DNA-Polymerase unter Zugabe von 2′,3′-Didesoxynukleotiden (mit versch. Fluoreszenzfarbstoffen markiert; führen zum Kettenabbruch); Trennung im Polyacrylamidgel u. automat. Lesen mittels Sequenzierer; alternativ radioaktive Markierung u. Filmbelichtung; **b)** Methode nach Maxam u. Gilbert für DNA mit max. 250 Nukleotiden: ^{32}P-Markierung des 5′-Endes, chem. Spaltung, Trennung u. Identifizierung der Fragmente; **2.** Protein-S.: durch automatisierten Edman-Abbau einzelner Aminosäuren; am N-terminalen Ende beginnend wird nach Reaktion mit Phenylisothiocyanat das entstandene Aminosäurederivat chromatographisch identifiziert.

Se|quester (lat. sequestrare absondern) n: (engl.) sequestrum; abgestorbenes Gewebe; z. B. Knochenstück, das vom gesunden Gewebe rundherum abgetrennt (demarkiert) ist. Vgl. Osteomyelitis.

Se|questration (↑) f: Dissektion, Demarkation; Ablösung toten Gewebes vom lebenden.

Serien|fraktur (Fraktur*) f: s. Rippenserienfraktur.

S

Serin n: (engl.) serine; Abk. Ser, S; L-α-Amino-β-hydroxypropionsäure; proteinogene u. glukogene Aminosäure; Ser wird u. a. zur Biosynthese von Sphingosin, Colamin, Cholin, u. der Kephaline benötigt; Abbau zu Pyruvat od. Umbau zu Glycin; s. Aminosäuren.

Sermo|relin (INN) n: synthet. Peptid aus den Aminosäuren 1–29 des humanen SRH*; diagn. **Verw.** bei Verdacht auf STH-Mangel.

Sero-: auch Serum-; Wortteil mit der Bedeutung Molke, Blutwasser; von lat. serum.

Sero|dia|gnostik (↑) f: (engl.) serodiagnostics; (serol.) Untersuchungen zum Nachweis von (physiol. od. pathol.) Serum- od. Liquorbestandteilen, insbes. zur Bestimmung der Konzentration (des Titers) von Antikörpern im (Blut-)Serum mit Hilfe physik.-chem. (z. B. Elektrophorese) od. immun. Verfahren (Prinzip: Antigen*-Antikörper-Reaktion); **Anw.**: v. a. in der Diagn. von Infektionskrankheiten (z. B. Rheumatests, Syphilis- u. Virusserologie, Widal-Reaktion) u. Autoimmunkrankheiten, auch zur Bestimmung von Blutgruppen (z. B. vor Bluttransfusion), i. R. einer Abstammungsbegutachtung u. a. forensischer, genetischer u. anthrop. Untersuchungen. Vgl. Enzymdiagnostik.

serös (↑): (engl.) serous; **1.** auf Serum bezogen; **2.** vorwiegend (od. ganz) aus Serum bestehend; z. B. Ergüsse, Punktate, Wundsekretion.

Sero|farb|test (↑) m: (engl.) dye test, Sabin-Feldman test; syn. Sabin-Feldman-Test (Abk. SFT); serol. Methode zum quant. Nachw. von Antikörpern gegen Toxoplasma* gondii; **Prinzip:** lebende Toxoplasmen können mit alkalischer Methylenblaulösung (pH 11) angefärbt werden; diese Anfärbung wird (bei Anwesenheit eines sog. Aktivator- od. Akzessorserums) durch Antikörper gegen Toxoplasmen gehemmt; als Titer wird diejenige Serumverdünnung angegeben, bei der 50 % der Toxoplasmen ungefärbt bleiben.

sero|fibrinös (↑; Fibr-*) : (engl.) serofibrinous; aus Serum u. Fibrin bestehend; vgl. Entzündung.

Sero|genetik (↑; Genetik*) f: (engl.) serogenetics; Vererbung von Merkmalen, die sich auf den Erythrozytenmembranen (Blutgruppen*) u. im Blutserum (Serumgruppen*) befinden; wichtig bei Abstammungsbegutachtung* u. forensischer Spurenuntersuchung.

Sero|kon|version (↑; lat. conversio Umwandlung, Umdrehung) f: (engl.) seroconversion; **1.** erstmaliges Auftreten von erregerspezifischen Antikörpern im Serum nach Infektion od. Schutzimpfung* (Umwandlung einer neg. in eine pos. Seroreaktion); **2.** Übergang von einer frühen (IgM) in eine späte (IgG) Immunantwort im Verlauf einer Infektionskrankheit. Vgl. Immunglobuline.

Sero|logie (↑; -log*) f: (engl.) serology; Teilgebiet der Immunologie*, das sich mit den physiol. Eigenschaften u. pathol. Veränderungen von Bestandteilen des Blutserums (i. w. S. auch anderer Körperflüssigkeiten, z. B. Liquor cerebrospinalis) befasst, die mit Hilfe von Antigen-Antikörper-Reaktionen in vitro nachgewiesen werden können. Vgl. Blutgruppenserologie, Serodiagnostik.

Serom (↑; -om*) n: (engl.) seroma; **1.** Ansammlung von Lymphe od. Blutflüssigkeit (nach weitgehender Resorption des Hämoglobins) in nicht präformierten Gewebehohlräumen; **2.** Verhaltung von Wundsekret im Bereich einer oberflächlich verschlossenen Wunde* (z. B. postoperativ).

Sero|muko|tympanon (↑; Myk-*; Tympanon*) n: (engl.) glue ear; sog. Leimohr; Füllung des Mittelohrs mit seromukösem Sekret bei chron. Otitis* media; vgl. Tubenkatarrh.

sero|negativ (↑): (engl.) seronegative; auch nichtreaktiv; Bez. für das negative Ergebnis einer Seroreaktion.

Sero|papel (↑; Papel*) f: (engl.) seropapule; kleine Quaddel mit zentralem, derbem Bläschen; vgl. Effloreszenzen.

Sero|pneumo|thorax (↑; Pneum-*; Thorax*) m: Pneumothorax* in Komb. mit serösem Pleuraerguss*; **Vork.**: u. U. nach diagn. Pleurapunktion; **Diagn.**: im Rö.-Thorax horizontaler bzw. entspr. der Körperlage veränderlicher Flüssigkeitsspiegel (im Ggs. zur reinen Pleuritis exsudativa mit parabelförmiger Ellis*-Damoiseau-Linie).

sero|positiv (↑): (engl.) seropositive; auch reaktiv; Bez. für das positive Ergebnis einer Seroreaktion.

sero|purulent (↑; lat. purulentus eitrig): serös-eitrig; s. Entzündung.

Serositis (↑; -itis*) f: Entzündung seröser Häute; z. B. Pleuritis*, Perikarditis*, Peritonitis*; s. Polyserositis.

serosus (↑): serös.

Sero|therapie (↑) f: syn. Serumtherapie*.

Sero|thorax (↑; Thorax*) m: Bez. für eiweiß- u. fibrinreichen Pleuraerguss* (Exsudat); meist inf. entzündl. od. tumoröser Erkr. der Pleura. Vgl. Hydrothorax.

Sero|tonin (↑; Ton-*) n: 5-Hydroxytryptamin (Abk. 5-HT); biogenes Amin, das als Mediator u. Neurotransmitter wirkt u. Vorläufer von Melatonin* ist; Biosynthese aus Tryptophan* durch Hydroxylierung u. anschl. Decarboxylierung; Abbau durch Monoaminoxidase u. Aldehydoxidase zu 5-Hydroxyindolessigsäure*, die im Harn ausgeschieden wird; **Vork.**: in enterochromaffinen Zellen der Darmschleimhaut, Thrombozyten, Granula der basophilen Granulozyten, im ZNS (v. a. Raphekerne); **Wirkungen:** (pharmak.) Arteriolenkonstriktion (Lunge, Niere), Arteriolendilatation (Skelettmuskulatur), pos. inotrop u. chronotrop (Herz), tonisierend u. detonisierend an der glatten Muskulatur von Magen-Darm-Trakt, Bronchien, Uterus (gering). Im ZNS nimmt S. durch komplexe Projektionen Einfluss auf Stimmung, Schlaf-Wach-Rhythmus, Nahrungsaufnahme, Schmerzwahrnehmung u. Körpertemperatur; Mangel an S. wird als pathogenet. Faktor bei der Entstehung von Depression diskutiert. Vgl. Serotoninwiederaufnahme-Hemmer, Karzinoidsyndrom.

Serotonin|freisetzungs|test (↑; ↑) m: (engl.) serotonin release assay; Verf. zum Nachweis einer Heparin-induzierten Thrombopenie* Typ II; **Prinzip:** präparierte gesunde Probandenthrombozyten, die radioaktiv ^{14}C-markiertes Serotonin enthalten, werden mit Patientenserum u. versch. Konzentrationen von Heparin inkubiert. Aktiviert das Patientenserum die Thrombozyten, wird radioaktives Serotonin freigesetzt u. im Szintillationszähler gemessen. Eine Serotoninfreisetzung von >20 % der eingesetzten Aktivität bei niedriger, jedoch nicht bei hoher Heparinkonzentration gilt als positives Ergebnis. M. Mes.

Sero|tonin|granula (↑; ↑; Granula*) n pl: (engl.) serotonin granules; serotoninhaltige Or-

S

ganellen in Thrombozyten*; Freisetzung aus gealterten Thrombozyten bzw. Thrombozyten bei Heparin-induzierter Thrombopenie*.

Serotonin|syn|drom (↑; ↑) n: selten auftretende, evtl. lebensgefährl. UAW von Serotoninwiederaufnahme*-Hemmern (bes. in Komb. mit Monoaminoxidasehemmern*) aufgrund einer exzessiven Stimulation der Serotoninrezeptoren; **Klin.**: zentrale Unruhe, Rigor, Hyperreflexie, Fieber; **Ther.**: Absetzen der Medikation; Kühlen, ggf. Muskelrelaxanzien. G. St.-I.

Sero|tonin|wieder|auf|nahme-Hemmer (↑; ↑): (engl.) selective serotonin reuptake inhibitors (Abk. SSRI); auch selektive S.-H.; Gruppe von antidepressiv wirkenden Substanzen mit aktivitätssteigernder Wirkung, z. B. Fluoxetin*, Fluvoxamin*, Paroxetin*; die Wiederaufnahme von Serotonin aus dem synaptischen Spalt der Nervenzellen im Gehirn wird gehemmt, wodurch es zu einer Erhöhung der bei Depression* möglicherweise erniedrigten Serotoninkonzentration kommt. Halbwertzeit von 15 Std. (Fluvoxamin) bis zu 7 Tagen (aktiver Metabolit von Fluoxetin); Wirkungseintritt erst nach 2–3 Wochen. Die gleichzeitige Einnahme von Monoaminoxidasehemmern* (Hemmung des Serotoninabbaus) ist kontraindiziert (vgl. Serotoninsyndrom). Vgl. Antidepressiva.

Sero|tympanon (↑; Tympanon*) n: s. Tubenkatarrh.

Sero|typen (↑; gr. τύπος Gepräge, Form): (engl.) serotypes; **1.** (mikrobiol.) syn. Serovare; antigenetisch unterschiedl. Entitäten innerh. einer Species von Mikroorganismen; z. B. Einteilung der Salmonellen nach dem Kauffmann-White-Schema; **2.** (serol.) s. Blutformel.

Sero|vakzination (↑; Vacci-*) f: s. Simultanimpfung.

Sero|vare (↑; lat. varietas Verschiedenheit) n pl: syn. Serotypen*.

Sero|zele (↑; -kele*) f: (engl.) serocele; Bez. für abgekapselte Ergüsse, die seröse Flüssigkeit enthalten; Vork. meist im Bauchraum.

serpens (lat. serpere kriechen, schleichen): kriechend, bogenförmig fortschreitend, serpiginös; z. B. Ulcus serpens corneae.

serpiginös (↑): (engl.) serpiginous; girlanden-, schlangenförmig.

Serra|peptase (INN) f: proteolytisches Enzym aus Serrata sp. E_{15}; **Verw.**: als Antiphlogistikum.

Serratia (nach Serafino Serrati, ital. Arzt, 18. Jahrhundert) f: Gattung gramnegativer, peritrich begeißelter, fakultativ anaerober Stäbchenbakterien der Fam. Enterobacteriaceae*; Voges*-Proskauer-Reaktion positiv; Desoxyribonuklease-, Bakteriozin- u. Endotoxinbildung; einige Stämme bilden rotes Pigment (Prodigiosin). **Vork.**: in Wasser, Boden u. Nahrungsmitteln; mehrere Species, med. wichtig: **S. marcescens** (syn. Bact. prodigiosum, Hostienpilz, Wunderbazillus), **S. liquefaciens**, **S. rubideae**; isoliert als wichtige Err. von Nosokomialinfektionen* u. opportunistische Erreger* bei Harn-, Atemweg- u. Wundinfektionen sowie bei Sepsis (durch Verabreichung kontaminierter Infusionslösungen, Dauerkatheter, Trachealkatheter).

Serratus|lähmung (lat. serratus gesägt, mit gezacktem Rand versehen): (engl.) paralysis of the serrate muscle; durch Schädigung des N. thoracicus longus (C_5-C_7) bedingte Lähmung des M. serratus ant.; **Urs.**: Drucklähmung (z. B. Rucksacklähmung*), Trauma, Neuritis; **Sympt.**: Arm kann nicht über die Horizontale angehoben werden, abstehendes Schulterblatt (Scapula alata); keine Sensibilitätsstörung; **DD**: progressive Muskeldystrophie, Sprengel-Deformität. Vgl. Schulteramyotrophie, neuralgische.

Serta|conazol (INN) n: Imidazolderivat; lokales Breitband-Antimykotikum; s. Antimykotika.

Sertoli-cell-only-Syn|drom (Enrico S., Physiol., Histol., Mailand, 1842–1910) n: s. Castillo-Syndrom.

Sertoli-Leydig-Zell|tumor (↑; Franz v. L., deutscher Anat., 1821–1908; Zelle*; Tumor*) m: syn. Androblastom*.

Sertoli-Zellen (↑; ↑): (engl.) Sertoli's cells; Fußzellen; breitbasig der Basalmembran der Hodenkanälchen (Tubuli seminiferi contorti) aufsitzende Stützzellen des Samenepithels, zw. denen die versch. Stadien der Keimzellen liegen; **Funktion**: Ernährung der reifenden Samenzellen.

Sertoli-Zell|tumor (↑; ↑; Tumor*) m: (engl.) Sertoli cell tumor; von Sertoli-Zellen ausgehender Tumor; in ca. 10 % maligne Entartung; vgl. Hodentumoren.

Sertralin (INN) n: selektiver Serotoninwiederaufnahme*-Hemmer; **Ind.**: Depression; **Kontraind.**: gleichzeitige Gabe von Monoaminoxidasehemmern od. serotonergen Substanzen, z. B. Tryptophan, Fenfluramin u. Serotoninagonisten; **UAW**: Übelkeit, Diarrhö, Tremor, Schlaflosigkeit, Somnolenz, Anorexie, beim Mann Ejakulationsverzögerung; vgl. Antidepressiva.

Serum (Sero-*) n: der durch Blutgerinnung von Fibrin* u. korpuskulären Bestandteilen (Blutkörperchen u. Thrombozyten) befreite (daher ungerinnbare), wässrige u. (v. a. durch Bilirubin u. vereinzelt hämolysierte Erythrozyten) leicht gelb gefärbte Bestandteil des Bluts* (Blutserum), i. w. S. auch des Liquor* cerebrospinalis. Vgl. Normalserum, Antiserum, Immunserum, Testserum.

Serum|ak|zelerator (↑; lat. accelerare beschleunigen) m: syn. Akzelerin*.

Serum|albumin, bovines (↑) n: Abk. BSA; hitzelabiles Molkeprotein; Verw. als Referenzprotein für Proteinbestimmungen; Schutzkolloidwirkung in Lösungen.

Serum|eisen (↑): (engl.) serum iron; s. Eisen, Eisenbindungskapazität.

Serum|elektro|phorese (↑; Elektro-*; -phor*) f: (engl.) serum electrophoresis; s. Elektrophorese.

Serum|en|zyme (↑; Enzyme*) n pl: (engl.) serum enzymes; im Serum normalerweise nachweisbare Enzyme; **1.** Sekretionsenzyme, werden von best. Organen gebildet u. sezerniert (exokrin: z. B. Amylasen, Lipasen; endokrin: z. B. Cholinesterasen, Proteasen des Gerinnungssystems); **2.** Zellenzyme: intrazellulär lokalisierte Enzyme, die im Serum meist nur eine geringe Aktivität aufweisen; eine erhöhte Aktivität im Serum spricht für eine Zellschädigung. Vgl. Enzymdiagnostik.

Serum-Glutamat-Oxal|acetat-Trans|aminase f: Abk. SGOT; neue Bez. Aspartataminotransferase*.

Serum-Glutamat-Pyruvat-Trans|aminase f: Abk. SGPT; neue Bez. Alaninaminotransferase*.

Serum|gruppen (Sero-*): (engl.) serum groups; Serumproteine mit genetischem Polymorphismus*; die Varianten (Allotypen) unterscheiden sich hinsichtl. Molekularmasse, Konfiguration, elektr. Ladung u. antigenen Eigen-

S

schaften u. werden in gruppenspezif. Systemen zusammengefasst. Der Erbgang bei ca. 20 S. ist bekannt. **Bestimmung** mit immun. Techniken, durch Elektrophorese od. Elektrofokussierung (ggf. in Komb.) bes. i. R. der Vaterschaftsbegutachtung u. bei anthrop. Untersuchungen.

Serum|harn|stoff (↑): (engl.) serum urea; s. Harnstoff, Harnstoffbestimmung.

Serum|iod (↑) n: (engl.) serum iodine; im Blut zirkulierendes Iodid, org. gebundenes (z. B. in Triiodthyronin u. Thyroxin) u. proteingebundenes Iod (s. PBI). Vgl. Schilddrüse.

Serum|kon|serve (↑) f: (engl.) banked serum; frisches od. gefriergetrocknetes (bes. lange haltbares) Blutserum; vgl. Frischplasma, gefrorenes.

Serum|krankheit (↑): (engl.) serum sickness; akute Immunkomplexkrankheit, die durch eine Überempfindlichkeitsreaktion vom Arthus-Typ (Typ III der Allergie*) v. a. gegenüber artfremden (Serum-)Proteinen, Arzneimitteln (z. B. Penicilline, Sulfonamide) u. a. antigenen Substanzen verursacht wird u. meist zw. dem 6. u. 12. Tag nach erstmaliger, v. a. aber nach wiederholter parenteraler Zufuhr insbes. hoher Antigendosen auftritt. Das klin. Bild wird durch entzündl. Gewebeschäden bestimmt, die durch Ablagerung zirkulierender Immunkomplexe mit Aktivierung von Komplement verursacht werden. **Sympt.:** Fieber, Lymphknotenschwellung, u. U. lokal (an der Injektionsstelle) Rötung, Ödem, Juckreiz u. evtl. Arthus-Reaktion, Vaskulitis, Arthritis, Glomerulonephritis, Polyserositis, durch Histaminfreisetzung aus Mastzellen generalisierte Urtikaria, evtl. anaphylaktische Reaktionen; Rückbildung der klin. Sympt. (meist innerh. einer Woche) mit Beseitigung der Antigene v. a. durch Phagozytose der Immunkomplexe; **Ther.:** symptomat. Antihistaminika, Glukokortikoide; **Proph.:** sorgfältige Anamnese, möglichst Anw. von humanen Serumpräparaten bei Serumtherapie*.

Serum|nähr|böden (↑): (engl.) serum cultures; Nährmedium (Bouillon u. Agar) mit Zusatz von Blutserum zur Anzucht best. Bakterien, z. B. von Streptokokken, Pneumokokken, Gonokokken u. Meningokokken.

Serum, pan|ag|glutinierendes (↑) n: s. Panagglutination.

Serum, poly|valentes (↑) n: s. Antiserum.

Serum|pro|phylaxe (↑; Prophylaxe*) f: (engl.) serum prophylaxis; Vorbeugung vor Infektionskrankheiten durch Applikation eines spezif. antiviralen, antibakt. od. antitoxischen Immunserums* bei infektionsgefährdeten Menschen (sog. passive Immunisierung); wiederholte Injektionen von Serum derselben Tierart können Anaphylaxie* auslösen. Heute werden möglichst nur noch menschl. Serumpräparate mit hohem Antikörpergehalt (Hyperimmunglobulin*) eingesetzt. Vgl. Schutzimpfung, Serumtherapie.

Serum|proteine (↑) n pl: s. Plasmaproteine.

Serum|säure|test (↑) m: syn. Säurehämolysetest*.

Serum|therapie (↑; Therapie*) f: (engl.) serum therapy; Behandlung infizierter od. vergifteter Pat. mit spezif. Immunserum* bzw. (Hyper-)Immunglobulinen (passive Immunisierung); im Vergleich zur aktiven Immunisierung (Schutzimpfung*) beginnt die Schutzwirkung sofort, hält aber nur 2–4 Wo. an. Die klin. Anwendung erfolgt häufig aus prophylakt. Gründen (Serumprophylaxe*). **Beispiele** für spezif. Immunseren bzw. (Hyper-)Immunglobuline: **1.** Anaerobierimmunserum (Pferdeserum gegen Clostridium perfringens, Clostridium septicum, Clostridium novyi, Clostridium histolyticum): lokale, i. m. od. i. v. Injektion; **2.** Anti-D-Immunglobulin (Humanpräparat): unmittelbar nach der Entbindung einer rhesusnegativen (d) Mutter von einem rhesuspositiven (D) Kind zur Immunprophylaxe einer Rhesus-Inkompatibilität (Anti*-D-Prophylaxe); **3.** Botulismusimmunserum (Tier-, meist Pferdeserum): i. m. od. i. v. Injektion, Wiederholung nach 12–14 Std.; evtl. lumbal nach Ablassen entspr. Liquormengen; **4.** Diphtherieimmunserum (Tierserum von Pferd, Rind od. Hammel); **5.** Gasbrandimmunserum (Pferdeserum): polyvalent od. monovalent gegen Clostridium perfringens; lokale u. i. v. Injektion; **6.** Hepatitis-A-Immunglobulin (Humanpräparat): 1 ml ≙ 160 mg Immunglobulin bzw. 200 I. E. Antikörper gegen Hepatitis-A-Virus (vgl. Hepatitis-A-Vakzine). **7.** Hepatitis-B-Immunglobulin (Humanpräparat): 1 ml des US-Standardpräparats bindet 80 000–100 000 ng Hepatitis-B-Antigen (vgl. Hepatitis-B-Vakzine). **8.** Masernimmunglobulin (Humanpräparat): zur Verhütung einer Inf. bis 5 Tage nach Kontakt; bei Masernlebendimpfung zur Verhütung von NW (i. m.); **9.** Milzbrandimmunserum ad usum humanum (Rinderserum): i. m. od. i. v.; Erfolg unsicher; **10.** Mumpsimmunglobulin (Humanpräparat): zur Verhütung einer Inf. (Infektionskomplikation) od. als Therapieversuch einer Enzephalitis (i. m.); **11.** Pertussisimmunglobulin (Humanpräparat): zur (unsicheren) Proph. sofort nach der Exposition i. m. injizieren; **12.** Poliomyelitisimmunserum (Rekonvaleszentenserum); **13.** Rötelnimmunglobulin (Humanpräparat): Sofortprophylaxe innerh. der ersten vier Tage nach Exposition bei seronegativen Schwangeren im 1. Trimenon od. Dauerprophylaxe bei seronegativen Schwangeren (i. m.); **14.** Rotlaufimmunserum ad usum humanum (antibakt. Pferdeserum): i. m. Injektion, u. U. wiederholen; **15.** mono- od. polyvalentes Schlangenimmunserum (Tier-, meist Pferdeserum): in der Bundesrepublik Deutschland wichtig: Kreuzotterserum (i. v. Infusion, i. m. Injektion, u. U. wiederholen); **16.** Tetanusimmunglobulin (Humanpräparat): sofort nach Infektion bzw. Infektionsverdacht bei nichtimmunisierten Verletzten u. in den darauf folgenden Tagen, i. d. R. als Simultanimpfung* (i. m.); **17.** Tollwutimmunglobulin (Humanpräparat): bei begründetem Infektionsverdacht Simultanimpfung; evtl. mit sofortiger Umspritzung der tollwutverdächtigen Wunde; **18.** Varicella-Zoster-Immunglobulin (Humanpräparat): zur Proph. gefährdeter Personen od. von nichtimmunen Schwangeren (i. m.). Weitere Serumpräparate zur Sofort-Schutzimpfung stehen für eine Reihe anderer Infektionskrankheiten (z. B. FSME, Zytomegalie) zur Verfügung.

Sesam|beine: (engl.) sesamoid bones; Ossa sesamoidea; in Sehnen, Bänder od. Gelenkkapseln eingefügte Schaltknochen; Beispiele: Patella, Fabella, am Metakarpophalangealgelenk des Daumens, am Metatarsophalangealgelenk der großen Zehe.

Setariose (-osis*) f: (engl.) setariosis; Enzephalomyelitis durch die Larve der Filarie Setaria digitata in Ostasien bei Haustieren; Übertragung auf den Menschen möglich.

Seuche: (engl.) epidemic; histor. Bez. für die plötzl. Erkr. zahlreicher Menschen an einer In-

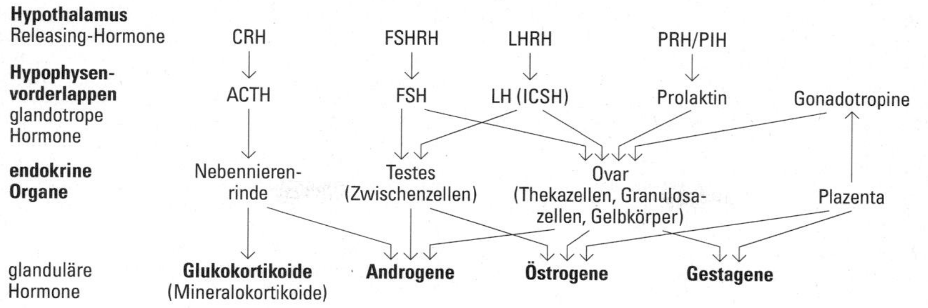

Sexualhormone: hormonelle Steuerung ihrer Synthese [40]

fektionskrankheit; **Einteilung** in Endemie*, Epidemie* u. Pandemie*. Vgl. Infektionsschutzgesetz.

Seufzer|atmung: (engl.) sigh respiration; physiol. 1–2-mal pro Min. auftretender tiefer Atemzug, der durch verbesserte Füllung schlecht ventilierter Lungenbezirke die Entstehung von Atelektasen* verhindert. In Analogie wird bei modernen Respiratoren in regelmäßigen Abständen das Hubvolumen vergrößert od. ein intermittierender positiver endexspiratorischer Druck (PEEP*) eingeschaltet (Seufzereinstellung). Vgl. Beatmung.

SEV: Abk. für **S**ekundär**e**lektronen**v**ervielfacher; s. Photomultiplier.

Sevelamer (INN) n: nichtresorbierbares Polymer; bindet Phosphat im Magen-Darm-Trakt; **Ind.:** Hyperphosphatämie bei Hämodialyse; **Kontraind.:** Hypophosphatämie, Ileus.

Sever-Krankheit (James W. S., orthop. Chir., Boston, 1878–1912): syn. Apophysitis* calcanei.

Seveso-Gift (Seveso, Stadt in Italien): sog. Dioxin; s. Dioxine, TCDD.

Seveso-Richt|linien (↑): s. Störfallverordnung.

Sevo|fluran (INN) n: halogenierter Ether; Verw.: s. Inhalationsanästhetika.

Sex|chromatin (lat. sexus Geschlecht; Chrom-*) n: s. Geschlechtschromatin.

Sex|duktion (↑; lat. ducere führen) f: (engl.) sexduction; Austausch genet. Materials; s. F-Faktor, Sexualpilus.

Sex|faktor (↑) m: syn. Konjugationsfaktor*; s. F-Faktor, Sexualpilus.

Sex|pheromon (↑; Pheromone*) n: (engl.) sex pheromone; schwer lösliches Oligopeptid, das unter Stressbedingungen von einzelnen Enterokokken* der Species Enterococcus faecalis abgegeben wird u. andere Enterococcus-faecalis-Zellen zur Ausbildung einer Aggregationssubstanz anregt; mit Hilfe dieser Substanz kommt es zur Konjugation* der Bakterienzellen u. zum Austausch von Plasmiden*.

Sextanten|bi|opsie (Bi-*; Op-*) f: (engl.) sextant biopsy; Biopsie* unter Ultraschallkontrolle zur transrektalen Entnahme von ca. 8–11 Stanzzylindern bei Verdacht auf Prostatakarzinom*.

Sexual-: Wortteil mit der Bedeutung das Geschlecht betreffend; von lat. sexualis.

Sexual|hormone (↑; Horm-*) n pl: (engl.) sex hormones; Geschlechtshormone; Steroidhormone*, die die Fortpflanzung regulieren u. die Ausbildung männl. u. weibl. Geschlechtsmerkmale* bewirken; **Einteilung: 1.** weibliche S.: Östrogene* u. Progesteron (s. Gestagene) werden v. a. in Ovar u. Plazenta, in geringer Menge in der Nebennierenrinde, im Hoden u. von der fetoplazentaren Einheit gebildet; **2.** männliche S.: Androgene* (bes. Testosteron) werden in den Leydig-Zwischenzellen im Hoden, in geringer Menge auch im Ovar u. in der Nebennierenrinde gebildet. **3.** S. i. w. S.: Gonadotropine* u. Releasing*-Hormone; Biosynthese u. Ausschüttung von S. werden durch Rückkopplung* im Hypothalamus*-Hypophysen-System gesteuert. Vgl. Hormonrezeptoren.

Sexual|pilus (↑; lat. pilus einzelnes Haar) m: (engl.) sex pilus; durch Konjugationsfaktoren gramnegativer Stäbchenbakterien gebildeter, aus Proteinen bestehender Fortsatz (Protoplasmaschlauch), der eine Konjugation* durch Einfangen eines kompetenten Partnerbakteriums unter Bildung einer Protoplasmabrücke einleitet; genet. Material wird über diese von der Spender- zur Empfängerzelle transferiert (sog. Sexduktion). Versch. Konjugationsfaktoren bilden unterschiedl. Sexualpili. Bakt., die Konjugationsfaktoren mit einem die Ausbildung der Sexualpili hemmenden Repressor enthalten, sind durch eine verminderte Konjugationshäufigkeit charakterisiert.

Sexual|störung (↑): s. Funktionsstörung, sexuelle.

Sexual|störung, funktionelle (↑): s. Funktionsstörung, sexuelle.

Sexual|therapie (↑; Therapie*) f: (engl.) sex therapy; Bez. für psychol.-therap. od. beratende Maßnahmen zur Beeinflussung einer sexuellen Funktionsstörung* (soweit diese von Betroffenen od. Partnern als behandlungsbedürftig erlebt wird) sowie von abweichendem Sexualverhalten* (sofern Leidensdruck, süchtige Entw. bzw. Gefährdung eines Beteiligten bestehen); typische sexualtherap. Techniken: Bearbeitung des Körperselbstbildes, selbsterkundende Masturbation, systemat. Desensibilisierung von Ängsten in der Partnerschaft, affektives Kommunikationstraining, zeitweises Koitusverbot, Trennungshilfen; u. U. psychotherap. Bearbeitung des zugrundeliegenden Konflikts; häufig in Form einer **Paartherapie**, da meist eine Beziehungsstörung zugrundeliegt.

Sexual|trieb (↑): (engl.) sex drive; Geschlechtstrieb, Nisus sexualis, Libido sexualis; auf die sexuelle Befriedigung gerichteter Trieb*, wegen der prinzipiellen Bisexualität* des Menschen nicht notwendig gegengeschlechtl. orientiert.

Sexual|verhalten (↑)**:** (engl.) sex behaviour; Begriff zur Beschreibung der sexuellen Aktivität von Menschen nach unterschiedl. (früher oft wertenden, heute zunehmend rein deskriptiven) Kriterien: **1.** nach der Ausrichtung am Objekt des sexuellen Interesses (z. B. als Heterosexualität*, Homosexualität*, Fetischismus*); **2.** nach der Art der gewählten Aktivität (s. Geschlechtsverkehr, Masturbation, Exhibitionismus, Voyeurismus); **3.** nach dem Prozess der sexuellen Einzelhandlung (s. Reaktionszyklus, sexueller; Funktionsstörung, sexuelle); **4.** nach dem Auftreten sexueller Aktivität (Frequenz; kumulatives Vork. in der sexuellen Biographie; vgl. Promiskuität); **5.** nach der individuellen Variationsbreite sexueller Möglichkeiten (s. Perversion); **6.** nach der Intensität sexueller Bedürfnisse (Sexualtrieb, Alibidinie, Hypersexualität); **7.** nach dem Grad der erreichten sexuellen Befriedigung. Ausgehend von einer statist. definierten Norm des S. werden best. Abweichungen von dieser Norm als psychopathol. relevant angesehen (s. Sexualverhalten, abweichendes).

Sexual|verhalten, ab|weichendes (↑)**:** (engl.) deviant sex behaviour; als Abweichung von einer definierten Norm bez. Sexualverhalten, das früher in Medizin u. Sexualwissenschaften häufig als psychopathol. relevant u. daher therapiebedürftig betrachtet od. mit wertenden u. moralisierenden Begriffen bezeichnet wurde (s. Perversion); mittlerweile wird a. S. als eine praktizierte Sexualität verstanden, in der Befriedigung (ausschl.) auf hochspezialisierten Wegen zustande kommt u. gängige sexuelle Signale ohne erregende Wirkung sind (z. B. Bevorzugung von sexuellem Verkehr mit Tieren od. sexuelle Befriedigung ausschl. unter Schmerz, Qual od. Demütigung; s. Masochismus). Demgegenüber wird die auf Partner gleichen Geschlechts spezialisierte Homosexualität* auch deshalb nicht mehr als a. S. gedeutet, weil kein Therapiebedürfnis besteht. A. S. stellt im Unterschied zur sexuellen Funktionsstörung* eine funktionierende, lediglich im Triebziel eingeengte Form der Sexualität dar. Vgl. Kontaktstörung.

Sexual|zentrum (↑) n**:** (engl.) sex-behaviour centre; im Hypothalamus* gelegenes, für die Steuerung der Sexualfunktionen wichtiges hypophysennahes Gebiet des Tuber cinereum; seine Nervenendigungen haben Kontakt mit dem Pfortadersystem der Hypophyse u. erhalten steuernde Signale u. a. aus dem übergeordneten limbischen System; Bildungsort von Releasing*-Hormonen, die die Gonadotropine* steuern. Vgl. Genitalzentren.

S

Sézary-Syn|drom (Albert S., Dermat., Paris, 1880–1956) n**:** seltenes, meist bei älteren Menschen auftretendes kutanes T-Zell-Lymphom unbekannter Ätiol. mit chron. Verlauf u. langfristig infauster Progn.; **Klin.:** generalisierte Erythrodermie mit Pigmentierungsneigung, Lymphadenopathie, diffuse Hyperkeratose (v. a. palmoplantar u. subungual), Alopezie, Onychodystrophie u. starker Pruritus; auffallend ist eine entzündl. ödematöse Infiltration der Gesichtshaut (ähnlich einer Facies leontina). **Diagn.:** histol. monomorphes Infiltrat der Haut mit großen u. kleinen Sézary- bzw. Lutzner*-Zellen; **Ther.:** wie bei Mycosis fungoides (weniger erfolgreich); **DD:** andere primäre u. sekundäre Erythrodermien. Vgl. T-Zell-Lymphome, kutane.

Sézary-Zellen (↑; Zelle*)**:** syn. Lutzner*-Zellen.

sezernieren (lat. secernere)**:** (engl.) to secrete; absondern.

sezieren (lat. secare schneiden)**:** (engl.) to dissect; kunstgerechtes Öffnen einer Leiche; vgl. Sektion.

SF-Nähr|boden: (engl.) Enterococcus faecalis medium; Kurzbez. für **S**treptococcus-**f**aecalis-Nährboden; Spezialmedium zur Differenzierung von Enterokokken*.

S-Form: 1. (bakteriol.) Glattform der Bakt. (engl. **s**mooth glatt); s. Antigenwechsel; **2.** (biochem.) Kurzbez. für **s**inister-Form; s. Isomerie.

SFT: Abk. für **S**abin-**F**eldman-**T**est; s. Serofarbtest.

SGB: Abk. für **S**ozial**g**esetz**b**uch*.

SGOT: Abk. für **S**erum-**G**lutamat-**O**xalacetat-**T**ransaminase; s. Aspartataminotransferase.

SGPT: Abk. für **S**erum-**G**lutamat-**P**yruvat-**T**ransaminase; s. Alaninaminotransferase.

Shaldon-Katheter (Katheter*) m**:** (engl.) Shaldon's catheter; Doppellumenkatheter (Länge ca. 35 cm) für die Hämodialyse*; wird nach der Seldinger*-Methode z. B. in die V. subclavia od. V. jugularis interna eingeführt u. bis zum rechten Vorhof vorgeschoben. Die Hämodialyse kann entspr. der Single*-needle-Methode durchgeführt werden. **Ind.:** akut erforderliche Hämodialyse, Funktionsausfall eines Shunts* zur Hämodialyse.

Sharpey-Fasern (William Sh., Anat., Edinburgh, London, 1802–1880)**:** (engl.) Sharpey's fibres; vom Periost in die Grundsubstanz des Knochens eintretende kollagene Bindegewebefasern; bes. am Ansatz von Bändern u. Sehnen. Der Zahn ist durch S.-F., die von der Alveolarwand in den Zement einstrahlen, federnd in der Alveole aufgehängt.

Sharp-Syn|drom (Gordon C. Sh., zeitgen. amerikan. Int.) n**:** (engl.) mixed connective tissue disease (Abk. MCTD); Überlappungssyndrom mit Sympt. versch. Kollagenosen*, v. a. Arthralgie, Arthritis, Hand- u. Fingerschwellung, sek. Raynaud-Syndrom, Sklerodaktylie, Hautveränderung, Schluckbeschwerden, proximale Myositis; in 80–90 % Lungenbeteiligung mit Pleuritis, diffusen interstitiellen Infiltraten, Vaskulitis u. pulmonaler Hypertonie; selten zerebrale u. renale Störungen; Gynäkotropie 9:1; **Diagn.:** (s. Tab.)

Sharp-Syndrom
Diagnosekriterien

1. Nachweis von Anti-U1-RNP-Antikörpern (Titer mind. 1:10 000)
2. klinische Manifestation mind. zweier Systemerkrankungen
3. mind. drei der folgenden Hauptsymptome:
   - Raynaud-Syndrom
   - Sklerodermie
   - geschwollene Hände
   - proximale Muskelschwäche
   - Synovitis

hoher Titer von antinukleären Antikörpern* (v. a. Anti-U1-RNP-Antikörper); **Ther.:** Glukokortikoide, Immunsuppressiva. T. Dör.

Sharp waves (engl. spitze Wellen)**:** s. Elektroenzephalographie.

SHBG: Abk. für (engl.) **s**ex **h**ormone **b**inding **g**lobuline, sexualhormonbindendes Globulin; syn. SP-2; in der Leber gebildetes Plasmaprotein der Betaglobulinfraktion (MG 52 000), das ca. 70–80 % der im Blut zirkulierenden Sexualhormone* bindet.

Sheehan-Syn|drom (Harold L. Sh., amerikan. Pathol., 1900–1988) n: Hypophysenvorderlappen*-Insuffizienz nach der Geburt inf. meist anämischer Hypoxie bei atonischen Nachblutungen od. nach exzessiver Oxytocinapplikation bei der Mutter.

SH-En|zyme (Enzyme*) n pl: (engl.) thiol enzymes; Enzyme* u. Enzymkomplexe, deren katalyt. Aktivität von freien Sulfhydryl-(SH)-Gruppen abhängt (vgl. Thiole), z. B. Dehydrogenasen, Hydrolasen, gruppenübertragende Enzyme; Inaktivierung von SH-E. durch SH-Reagenzien (Iodacetat, Disulfide, Arsen- u. Quecksilberverbindungen).

Sherman-Kriterien (Henry C. S., amerikan. Biochem., 1875–1955) n pl: (engl.) Sherman's criteria; Kriterien zur Identifizierung von Enterokokken (Enterococcus faecalis); bakt. Wachstum bei 10 °C u. 45 °C u. einem NaCl-Gehalt von 6,5 % u. in Bouillon mit pH 9,6; Resistenz gegen 40 % Galle, Wachstum bei Reduktion u. Gerinnung von Lackmus-Milch sowie Säurebildung aus Mannitol, Sorbitol u. Glycerol.

Sherren-Drei|eck (James Sh., brit. Chir., 1872–1945): (engl.) Sherren's triangle; von Nabel, Symphyse u. re. Spina iliaca ant. sup. gebildetes Dreieck, in dem diagn. wichtige Druckschmerzpunkte bei Appendizitis* lokalisiert sind.

Sherrington-Gesetz (Sir Charles S. S., Physiol., Oxford, 1857–1952): (engl.) Sherrington's law; **1.** jedes Dermatom* wird aus 2–3 benachbarten Rückenmarksegmenten innerviert, wobei sich die Innervationsbezirke der sensiblen Spinalnervenwurzeln teilweise überlagern. **2.** Gesetz der reziproken Innervation; Aktivierung der Motoneurone der Agonisten bei gleichzeitiger Hemmung der Motoneurone der Antagonisten.

SHI: Abk. für **s**emisynthetisches **H**uman**i**nsulin*.

Shigella (Kiyoshi Shiga, japan. Bakteriol., 1870–1957) f: Gattung gramnegativer, aerober, unbewegl. Stäbchenbakterien der Fam. Enterobacteriaceae* (vgl. Bakterienklassifikation); Err. von Shigellose (Dysenterie; s. Bakterienruhr); **Charakteristika:** plumpe, sporenlose Stäbchen; keine Milchzuckervergärung, Säurebildung ohne Gasbildung, Endotoxinbildung, einige Species bilden zusätzlich Exotoxine (Neurotoxin, Zytotoxin); keine H-Antigene; serol. **Unterteilung** in vier Species (Gruppen): **Gruppe A, S. dysenteriae:** 10 Serovarianten; verbreitet v. a. in Tropen u. Subtropen; Serovariante 1 (Shiga-Kruse-Bakterium) bildet Exotoxin (Neurotoxin) u. führt meist zu schweren Krankheitsbildern; Serovariante 2 (S. ambigua, Schmitz-Bakterium, ebenfalls Exotoxinbildner) führt zu leichteren Verläufen. **Gruppe B, S. flexneri** (S. paradysenteriae): weltweit verbreitet; sechs Serovarianten; kein Exotoxin; Erkr. verlaufen im Allg. leichter als die der Gruppe A. **Gruppe C, S. boydii:** Verbreitung v. a. in Vorderasien u. Nordafrika; 15 Serovarianten; Erkr. sind selten u. durch leichten Verlauf charakterisiert. **Gruppe D, S. sonnei** (Kruse-Sonne-Gruppe): in Mitteleuropa die (v. a. bei Kindern) am häufigsten vorkommenden Shigellen; zwei Serovarianten, die kein Exotoxin bilden; Err. der flüchtigen u. harmlosen sog. Sommerdiarrhö; **Epidemiol.:** der Mensch ist das einzige Erregerreservoir; Übertragung über fäkal-orale Kontaktinfektion, kontaminiertes Wasser bzw. Lebensmittel; Verbreitung durch Fliegen; epidemische Ausbreitung unter schlechten hygienischen Bedingungen; **Nachweis:** Kultivierung der Err. aus Stuhlproben in Elektivnährböden (z. B. MacConkey-Agar) nach Transport im Medium mit 30 % Glycerol in 0,6%iger Kochsalzlösung; Bunte* Reihe; Best. des Serovars mit spezif. Antiseren; serol. Antikörpernachweis von geringer Bedeutung. Eine überstandene Shigellose hinterlässt gegen Err. des gleichen Typs eine gewisse Immunität.

Shigellen (↑) f pl: s. Shigella.

Shigellose (↑; -osis*) f: syn. Bakterienruhr*.

Shirodkar-Operation (N. V. S., Gebh., Gyn., Indien, 1900–1971) f: s. Cerclage.

Shoemaker-Linie (Jan Sh., Chir., Den Haag, 1871–1940): (engl.) Shoemaker's line; Verbindung zw. Spina iliaca anterior superior u. oberem Rand des Trochanter major; in der Verlängerung normalerweise zum Nabel od. darüber zielend, bei Trochanterhochstand aber darunter (s. Abb.).

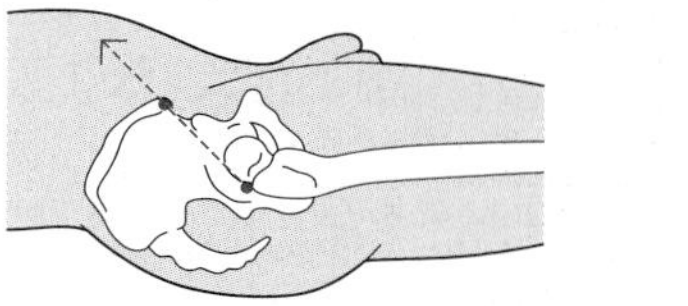
Shoemaker-Linie

Shôshin (jap.) n: Bez. für eine akute kardiovaskuläre Insuffizienz bei Beriberi*; meist tödlich.

Shouldice-Operation f: op. Standardverfahren zur Ther. einer Leistenhernie (s. Hernie) unter Doppelung der zuvor gespaltenen Aponeurose des M. transversus abdominis zur Verhinderung von Rezidiven; vgl. Bassini-Operation.

Shprintzen-Syn|drom (Robert J. S., zeitgen. amerikan. Genet.) n: syn. DiGeorge*-Syndrom.

Shrapnell-Membran (Henry J. Sh., Anat., Chir., London, 1761–1841; Membran*) f: (engl.) Shrapnell's membrane; syn. Pars flaccida membranae tympanicae; der kleine, schlaffere Teil des Trommelfells oberh. des Hammervorsprungs.

SHT: Abk. für **S**chädel**h**irn**t**rauma*.

Shulman-Syn|drom (Lawrence E. S., amerikan. Rheumatologe, geb. 1919) n: syn. eosinophile Fasziitis*.

Shunt (engl. Nebenschluss, Weiche) m: Kurzschlussverbindung zw. arteriellen u. venösen Blutgefäßen bzw. Gefäßsystemen (z. B. zw. großem u. kleinem Kreislauf); auch klin. Kurzbez. für Shuntvolumen*; **Einteilung: 1.** physiol. S. v. a. über Bronchialvenen, pulmonale arteriovenöse Anastomosen u. Vv. cardiacae minimae (anat. extraalveolärer S.), über die nicht arterialisiertes Blut als venöse Beimischung neben nur gering arterialisiertem Blut aus wenig belüfteten Lungenbezirken (intrapulmonaler alveolärer S.) in den großen Kreislauf gelangt (ca. 2–5 % des HZV); **2.** pathol. S., z. B. bei angeborenen Herzfehlern* (in Abhängigkeit von den Druckverhältnissen in den Herzkammern als Links-Rechts-, Rechts-Links-S. bzw. vorübergehend

S

Shunt, portosystemischer	
Shuntform	Anastomose zwischen
komplette Shunts	
transjugulärer intrahepatischer portosystemischer Shunt (TIPS)	Implantation eines Stents zw. Lebervene u. gestautem intrahepatischem portalvenösem Ast
portokavaler Shunt	Stamm der V. portae und V. cava inferior (End-zu-Seit, selten Seit-zu-Seit)
portokavaler Shunt mit Arterialisation der Leber	Stamm der V. portae und V. cava inferior; zusätzlich A. iliaca und Stumpf der abgesetzten V. portae durch Gefäßtransplantat
mesenterikokavaler Shunt (H-Shunt, Clatworthy-Operation)	V. mesenterica superior und V. cava inferior durch Interposition einer Gefäßprothese
zentraler splenorenaler Shunt (nach Linton oder Cooley)	V. splenica und V. renalis sinistra (End-zu-Seit oder Seit-zu-Seit)
inkomplette Shunts	
peripherer splenorenaler Shunt (Warren-Shunt)	V. splenica und V. renalis sinistra (End-zu-Seit, Ligatur der V. coronaria ventriculi)
koronariokavaler Shunt	V. coronaria ventriculi und V. cava inferior

als Pendelshunt) sowie bei arteriovenösem Aneurysma*; **3.** op. angelegter (gefäßchir.) S., z. B. als Shunt* zur Hämodialyse, portosystemischer Shunt*. Vgl. Anastomose, arteriovenöse; Fistel, arteriovenöse.

Shunt, arterio|venöser (↑) m**:** s. Shunt.

Shunt-Bili|rubin (↑; Bili-*; lat. ruber rot) n**:** s. Shunt-Hyperbilirubinämie.

Shunt-Hyper|bili|rubin|ämie (↑; Hyper-*; Bili-*; lat. ruber rot; -ämie*) f**:** (engl.) shunt hyperbilirubinemia; sehr seltene, fam. gehäuft auftretende vermehrte Bildung indirekten Bilirubins durch vorzeitigen Abbau von Erythrozytenvorstufen im Knochenmark; Vermehrung der Retikulozyten bei normaler Erythrozytenlebensdauer im Blut. Vgl. Bilirubin, Ikterus.

Shunt|in|fektion (↑; Infekt-*) f**:** (engl.) shunt infection; Entz. im Bereich einer Gefäßanastomose bzw. im Implantationsgebiet der Kunststoffteile eines Shunts* zur Hämodialyse; **Err.:** meist Staphylokokken (ca. 80 %); **Ther.:** lokal antiseptisch, systemisch Antibiotika; ggf. Entfernung des Kunststoffshunts; **Kompl.:** thrombotischer Shuntverschluss, Sepsis, Gefäßruptur.

Shunt, peri|toneo|venöser (↑) m**:** (engl.) peritoneovenous shunt; op. hergestellte Verbindung zw. Bauchraum u. V. cava superior zur Aszitesableitung; vgl. Denver-Ventil.

Shunt, porto|kavaler (↑) m**:** s. Shunt, portosystemischer (Tab.).

Shunt, porto|systemischer (↑) m**:** (engl.) portosystemic shunt; interventionell radiol. od. gefäßchir. angelegte Kurzschlussverbindung zw. V. portae hepatis u. ihren Ästen u. der V. cava; **Ind.:** Druckentlastung bei portaler Hypertension* u. Blutung aus Ösophagus- od. Fundusvarizen (s. Ösophagusvarizenblutung); therapierefraktärer Aszites; **Formen:** s. Tab.; **Kompl.:** hepatische Enzephalopathie, Shuntinsuffizienz, Rezidivblutungen; **Progn.:** abhängig vom Grad der Leberinsuffizienz.

Shunt, spleno|renaler (↑) m**:** s. Shunt, portosystemischer (Tab.).

Shunt, trans|jugulärer intra|hepatischer porto|systemischer (↑) m**:** (engl.) transjugular intrahepatic portosystemic shunt; Abk. TIPS; i. R. der interventionellen Radiologie angelegte Verbindung zw. portalem u. systemischem Kreislauf mittels eines Stents* zw. Lebervene u. gestautem intrahepatischem portalvenösem Ast; vgl. Shunt, portosystemischer.

Shunt|umkehr (↑)**:** (engl.) shunt reversal; Umkehrung der Strömungsrichtung innerh. eines Shunts* durch Änderung der Druckverhältnisse; z. B. bei Eisenmenger*-Reaktion.

Shunt, ventrikulo|atrialer (↑) m**:** s. Ventrikeldrainage.

Shunt, ventrikulo|peritonealer (↑) m**:** s. Ventrikeldrainage.

Shunt|volumen (↑) n**:** (engl.) shunt volume; Bez. für das Blutvolumen, das pro Zeiteinheit durch einen Shunt* fließt; Bestimmung i. R. einer Herzkatheterisierung*.

Shunt zur Hämo|dia|lyse (↑; Häm-*; Dia-*; Lys-*) m**:** (engl.) hemodialysis shunt; op. als subkutane arteriovenöse Fistel angelegte Kurzschlussverbindung zw. einer gut zugänglichen Extremitätenarterie u. -vene, die eine ausreichende Blutentnahme für den zur Durchführung einer Hämodialyse* erforderl. extrakorporalen Blutkreislauf ermöglicht; **Formen: 1.** Brescia-Cimino-Fistel: gefäßchir. Anastomosierung

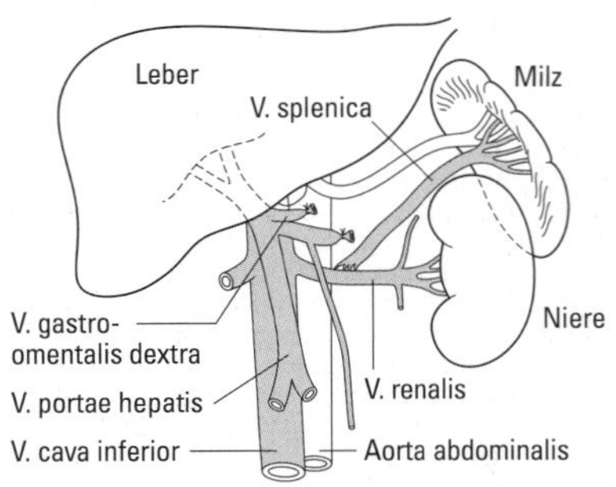

Shunt, portosystemischer:
distale splenorenale Anastomose nach Warren [439]

der. A. radialis mit der V. cephalica am distalen Unterarm; ein analoges op. Vorgehen ist in der Ellenbeuge (Vena-cephalica-, Vena-basilica-Fistel) u. am Oberschenkel möglich (Saphenaschlinge). **2.** Shuntanlage unter Verwendung von biol. (Gefäßtransplantation*) od. prothet. Material zur Gefäßüberbrückung bei schlecht ausgebildeten od. thrombosierten Gefäßen. Durch das stark erhöhte Stromzeitvolumen erfolgt innerh. von ca. 2–3 Wo. eine Aufdehnung der arterialisierten Vene bzw. des Transplantats mit guter Punktionsmöglichkeit. **Kompl.:** Blutung, thrombotischer Shuntverschluss, Shuntinfektion*, Aneurysmabildung. Vgl. Shaldon-Katheter, Nakayama-Gefäßnaht.

Shute-Zange: (engl.) Shute's forceps; eine Geburtszange*, sog. Parallelzange; zeichnet sich durch leichte Anpassung an jede Form u. Größe des Kopfs sowie durch verminderten biparietalen Druck aus.

Shwachman-Diamond-Syn|drom (Harry Sh., Päd., Boston, 1910–1986; Louis K. D., Hämatol., Päd., Boston, geb. 1902) n: seltene (mehr als 100 Fälle), autosomal-rezessiv vererbte Erkr. mit exogener Pankreasinsuffizienz, Neutropenie, Thrombozytopenie u. Anämie; ferner in über der Hälfte der Fälle Minderwuchs u. metaphysäre Dysostosen; Beginn der Erkr. meist bereits in der Säuglingszeit.

Shwartzman-Sanarelli-Phänomen (Gregory Sh., Bakteriol., New York, 1896–1965; Giuseppe S., Serol., Rom, 1864–1940) n: s. Sanarelli-Shwartzman-Phänomen.

Shy-Drager-Syn|drom (George M. Sh., Neurol., London, Montreal, 1919–1967; Glenn A. D., amerikan. Neurol., geb. 1917) n: veraltete Bez. für eine Verlaufsform der Multisystematrophie* mit v. a. vegetativen Störungen (orthostatische Hypotonie); stellt keine eigene Krankheitsentität dar.

Si: chem. Symbol für Silicium*.

SIADH: Abk. für **S**yndrom* der **i**nadäquaten **ADH**-Sekretion.

Sial-: Wortteil mit der Bedeutung Speichel; von gr. σίαλον.

Sial|adenitis (↑; Aden-*; -itis*) f: Speicheldrüsenentzündung.

Sial|adenom, pleo|morphes (↑; ↑; -om*) n: s. Speicheldrüsentumoren.

Sial|agoga (↑; -agoga*) n pl: Speichelfluss anregende Mittel.

Sialidasen f pl: syn. Neuraminidasen*.

Sialidose (Sial-*; -osis*) f: (engl.) cherry-red spot-myoclonus syndrome; syn. Neuraminidasemangel, Mukolipidose Typ I; autosomal-rezessiv erbl. Speicherkrankheit mit lysosomaler Anhäufung neuraminsäurehaltiger Oligosaccharide inf. defekter Neuraminidase (Genlokus 6p21.3); **Sympt.:** Hydrops fetalis (bei frühinfantiler Verlaufsform), Gesichtsveränderungen wie bei Mukopolysaccharid*-Speicherkrankheiten (bei spätinfantiler bzw. juveniler Verlaufsform), Hepatosplenomegalie, Dysostose, kirschroter Fleck am Augenhintergrund (Makuladegeneration bei juveniler u. adulter Verlaufsform), unterschiedl. ausgeprägter Intelligenzabbau (je nach Manifestationszeitpunkt); vgl. Neuraminsäure-Speicherkrankheit, Mukolipidosen.

Sialin|säuren f pl: (engl.) sialic acids; s. Neuraminsäure.

sialo|gen (Sial-*; -gen*): den Speichelfluss anregend.

Sialo|graphie (↑; -graphie*) f: (engl.) sialography; Röntgenkontrastdarstellung des Gangsystems einer Speicheldrüse durch retrograde Füllung (z. B. Glandula parotis, Glandula submandibularis); **Ind.:** Diagn. u. Verlaufskontrolle bei chron. Entz. mit Steinbildung, Fremdkörper, Tumor (Ausdehnung im Hinblick auf den N. facialis).

Sialo|lithen (↑; Lith-*) m pl: (engl.) sialoliths; Speichelsteine; meist aus Calciumphosphat od. -carbonat bestehende, am häufigsten in der Glandula submandibularis lokalisierte Konkremente, wahrscheinl. inf. Dyschylie*; **Sympt.** bei **Sialolithiasis** entstehen, wenn S. die Ausführungsgänge einer Speicheldrüse partiell od. vollständig verlegen; intermittierend, v. a. beim Essen auftretende Schmerzen u. Schwellung der Drüse, evtl. mit sek. Sialadenitis; **Diagn.:** enorale Palpation, Sondierung der Drüsenausführungsgänge, Röntgendiagnostik, evtl. Sialographie, Sonographie; **Ther.:** bei Lok. im vorderen Teil der Ausführungsgänge op. Schlitzinzision des Gangs, evtl. Lithotripsie; bei tieferliegenden S. u. Sialadenitis Exstirpation der Speicheldrüse.

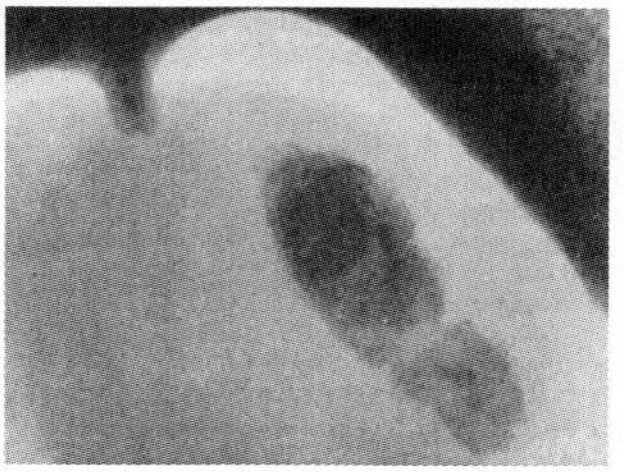

Sialolithen der Submandibulardrüse [540]

Sialome (↑; -om*) n pl: Speicheldrüsentumoren*.

Sialor|rhö (↑; -rhö*) f: syn. Ptyalismus*.

Sialose (↑; -osis*) f: (engl.) sialosis; syn. Sialadenose; Bez. für versch. Speicheldrüsenfunktionsstörungen mit schmerzloser, meist beidseitiger Schwellung der betroffenen Drüse (meist Parotis); **Urs.:** endokrin (Diabetes mellitus, Klimakterium, Nebennierenrindendysfunktion), dystrophisch-metabolisch (z. B. Fehl- od. Mangelernährung, Leberzirrhose), neurogen (Dysfunktion des vegetativen Nervensystems); **Diagn.:** Sialometrie, Sialographie; **Ther.:** Behandlung der jeweiligen Grunderkrankung, Vitamin- bzw. Proteinzufuhr; evtl. op. Drüsenentfernung. Vgl. Mikulicz-Krankheit I, Sjögren-Syndrom.

Sial|urie (↑; Ur-*) f: (engl.) sialuria; Glykoproteinose aufgrund einer fehlerhaften Hemmung der UDP-N-Acetylglukosamin-2-epimerase (Genlokus 9p12-p11) mit massiver Ausscheidung von N-Acetylneuraminsäure; Manifestation wenige Mon. nach der Geburt mit Hepatomegalie u. psychomotor. Retardierung; vgl. Neuraminsäure-Speicherkrankheit.

SI-Basis|einheit: s. Basiseinheiten.

sibilans (lat. sibilare pfeifen, zischen): pfeifend; z. B. Rhonchi sibilantes (Rasselgeräusche).

Sibson-Muskel (Musculus*) m: Musculus* scalenus minimus.

Sibutramin (INN) n: Appetitzügler (ursprüngl. Antidepressivum); hemmt Wiederaufnahme von Serotonin u. Noradrenalin; **UAW:** Mundtrockenheit, Hypertonie, Tachykardie,

S

Schlafstörungen, Kopfschmerz, Schwindel, Obstipation; vgl. Serotoninwiederaufnahme-Hemmer.

Sicca-Syn|drom n: Sjögren*-Syndrom.

siccus (lat.): trocken.

Sichel|band: Ligamentum* falciforme hepatis.

Sichel|fuß: s. Pes adductus.

Sichel|keim: (engl.) flagellated body; Bez. für den Sporozoiten der Plasmodien*.

Sichel|zellen|an|ämie (Zelle*; Anämie*) f: (engl.) sickle cell anemia; syn. Drepanozytose; autosomal-rezessiv erbl. Hämoglobinopathie; **Vork.:** fast ausschließl. bei Afrikanern u. Afroamerikanern; manifeste Erkr. bei Homozygotie od. doppelter Heterozygotie (s. Hämoglobin-S-C-Krankheit, Hämoglobin-S-Betathalassämie); **Urs.:** Punktmutation, die zum Austausch einer Aminosäure in Position 6 (Glu → Val) der Betakette von Hämoglobin führt; **Folgen:** Erythrozyten nehmen bei niedriger Sauerstoffspannung eine sichelförmige Form an (sog. Sichelzellen), was durch Erhöhung der Blutviskosität zu Stase des Bluts in den kleinen Gefäßen, Infarzierung (u. a. von Niere, Lunge, Knochen, Milz) u. a. Organschäden führt. Der Anteil an HbS beträgt bei Homozygotie ca. 70–99 %. Heterozygote sind meist symptomfrei (HbS <50 %, Sichelzellenbildung in vitro), nur gelegentl. tritt Hämaturie auf. **Klin.:** chron. hämolytische Anämie*, abdominale kolikartige Schmerzen, Knochen- u. Gelenkschmerzen, Ulcus cruris, Niereninfarkte, Fibrosierung u. Verkalkung der Milz, neurol. Ausfälle, fieberhafte Schmerzkrisen nach Anstrengung u. Infektion; **Diagn.:** starke Anisozytose, Polychromasie, Sichelzellen, Targetzellen u. Normoblasten, Erythrozyten meist ca. 2–3 Mill./mm^3, oft Leuko- u. Thrombozytose, charakterist. Hämoglobinelektrophorese; röntg. evtl. Bürstenschädel, Demineralisation im Bereich der Wirbelsäule; **Ther.:** allogene HLA-ident. Knochenmarktransplantation (Geschwister) als einzige kurative Möglichkeit (vgl. Stammzelltransplantation); symptomat.: Folsäure p. o. (verhindert megaloblastäre Reifungsstörung der Hämatopoese), Schmerztherapie, Vermeidung von Sauerstoffmangel, Transfusion von Erythrozytenkonzentrat; **Progn.:** Homozygote u. doppelt Heterozygote sterben unbehandelt im Kindesalter. Heterozygote haben fast normale Lebenserwartung u. den Selektionsvorteil, dass sie rel. resistent gegen Malaria* tropica (leichter Krankheitsverlauf) sind.

Sichel|zellen-Beta|thalass|ämie (↑; gr. θάλασσα Meer; -ämie*) f: syn. Hämoglobin*-S-Betathalassämie.

Sichel|zellen|hämo|globin (↑; Häm-*; Globus*) n: Abk. HbS; s. Sichelzellenanämie.

Sichel|zellen-HbC-Krankheit (↑): Hämoglobin*-S-C-Krankheit.

Sichel|zellen|retino|pathie (↑; Retina*; -pathie*) f: (engl.) sickle cell retinopathy; durch Sichelzellenanämie ausgelöste Mikrozirkulationsstörung der Retina mit Gefäßverschlüssen u. -neubildungen; führt zu Glaskörperblutungen u. neovaskulärem Glaukom; vgl. Retinopathia.

Sick-building-Syn|drom (engl. sick krank; building Gebäude) n: Abk. SBS; Bez. für gesundheitliche Schäden (z. B. Reizungen von Augen, Atemwegen, Haut), die einer schadstoffbelasteten Innenraumluft zugeschrieben werden; mögliche additive od. kumulative Wirkung durch die Langzeitexposition gegenüber niedrigen Dosen potentieller Schadstoffe. Vgl. Umwelttoxikologie.

Sick-Sinus-Syn|drom (↑) n: Abk. SSS; syn. Sinusknotensyndrom, Bradykardie-Tachykardie-Syndrom, Charcot-Weiss-Baker-Syndrom; Syndrom des kranken Sinusknotens; **Urs.:** degen. Erkrankungen (Koronarsklerose), Myokarditis; gelegentl. findet sich eine fibrinöse Umwandlung des Herzmuskels zw. Sinusknoten u. Erregungsleitungssystem; **Sympt.:** mangelnde Zunahme der in Ruhe normalen Sinusfrequenz nach (phys., psych., pharmak.) Belastung auf max. 80–90/min; persistierende, schwere Sinusbradykardie, intermittierende SA-Blockierungen od. Sinusstillstand, evtl. mit Ersatzrhythmen od. AV-Leitungsstörungen; Bradyarrhythmie inf. Vorhofflimmerns od. nach Kardioversion von Vorhofflimmern bzw. -flattern; regelloser Wechsel zwischen Sinusbradykardie u. Phasen supraventrikulärer Tachykardien od. Vorhofflattern bzw. -flimmern, evtl. mit Auslösung art. Embolien bei Rhythmuswechsel; u. U. Adams-Stokes-Syndrom; **Diagn.:** Ruhe-, Langzeit- u. Belastungs-EKG; verlängerte Sinusknotenerholungszeit bei Vorhofstimulation*; **Ther.:** bei symptomat. Bradykardie (Synkopen) Implantation eines künstl. Herzschrittmachers; bei zusätzl. tachykarden Phasen antiarrhythmische Pharmakotherapie. Die medikamentöse Therapie ausschl. bradykarder Formen z. B. mit Atropin od. Sympathomimetika allein ist ungenügend. **DD:** Karotissinus*-Syndrom.

Sidero|blasten (gr. σίδηρος Eisen; Blast-*) m pl: (engl.) sideroblasts; Erythroblasten mit einigen (1–4) Eisengranula im Protoplasma; Darstellung mittels **Eisenfärbung** (Berliner*-Blau-Reaktion) möglich; im normalen Knochenmarkausstrich enthalten 20–60 % der Erythroblasten Eisengranula. Die Zahl der S. ist vermehrt bei hämolyt. Anämien u. vermindert bei Eisenmangelanämien. Bei Eisenverwertungsstörung, bes. bei sideroachrestischen Anämien, findet man viele S. (bis zu 100 % der Erythroblasten), die dann zahlreiche u. grobe, ringförmig um den Kern der Zelle angeordnete Eisengranula enthalten (Ringsideroblasten). Vgl. Siderozyten.

Sidero|penie (↑; -penie*) f: (engl.) sideropenia; Eisenmangel; vgl. Eisenmangelanämie.

Sidero|phagen (↑; Phag-*) m pl: Herzfehlerzellen*.

Sidero|philie (↑; -phil*) f: s. Hämochromatose.

Siderose (↑; -osis*) f: (engl.) siderosis; Eisenablagerung.

Siderosis bulbi (↑; ↑) f: Ablagerung von Zersetzungsprodukten eisenhaltiger intraokulärer Fremdkörper in versch. Augengeweben; **Folgen:** Grünverfärbung der Iris (Heterochromie), Augeninnendrucksteigerung durch Schädigung des Trabekelwerks, pigmentierte Flecken unter der vorderen Linsenkapsel, Untergang der Photorezeptoren der Netzhaut.

Siderosis cutis (↑; ↑) f: durch Einsprengung von Eisenpartikelchen in die Haut entstandene ockergelbe Flecken, v. a. an Händen u. Unterarmen.

Siderosis pulmonum (↑; ↑) f: s. Lungensiderose.

Sidero|somen (↑; Soma*) n pl: (engl.) siderosomes; eisenhaltige Granula in Siderozyten* u. Thrombozyten*.

Sidero|zyten (↑; Zyt-*) m pl: (engl.) siderocytes; Erythro- u. Retikulozyten mit einigen (ca. 4–8) kleinen Eisengranula; es handelt sich dabei um nicht an Hämoglobin gebundene Eisenionen, die durch die Berliner*-Blau-Reaktion sichtbar gemacht werden können. Normal 0–3 ‰ der Erythrozyten. Beim Gesunden werden die eisenhaltigen Körner bei der Passage der S. durch die Milz aus den Erythrozyten entfernt; nach Splenektomie ist die Zahl der S. erhöht. Vgl. Sideroblasten.

SIDS: Abk. für (engl.) **s**udden **i**nfant **d**eath **s**yndrome; s. Tod, plötzlicher im Kindesalter.

Sieb|bein: Os* ethmoidale.

Sieb|bein|zellen (Zelle*)**:** Cellulae* ethmoidales; vgl. Bulla ethmoidalis.

Sieb|bein|zellen|entzündung: Ethmoiditis; s. Sinusitis.

Siebener|syn|drom n**:** Bez. für sieben fakultative, nacheinander auftretende u. meist spontan wieder zurückgehende leichte Krankheitszeichen des Bewegungsapparats im jungen Säuglingsalter; hieraus können sich in seltenen Fällen Haltungsschäden od. Körperdeformitäten des späteren Lebensalters entwickeln, daher möglichst frühe orthop. Beratung u. Betreuung; **1.** Hackenfüße; **2.** ovaläre Verformung des Kopfes mit Abflachung einer Hinterhauptseite (Plagiozephalie); **3.** gleichseitige Rückenabflachung mit Fixation der WS, wobei die Konvexität zur kontralateralen Seite gerichtet ist; **4.** gleichseitige Abflachung des Beckens; dabei erscheint die eine Hälfte weniger sagittal u. etwas höher gestellt. **5.** Schiefhaltung des Kopfes wie beim angeb. Schiefhals; **6.** Abspreizbehinderung der Beine inf. Kontraktur der Hüftadduktoren mit leichter Hüftdysplasie; **7.** fixierte lumbodorsale Kyphose der Wirbelsäule.

Sieben|tage|fieber: (engl.) 1. swineherds disease, 2. Dengue fever; **1.** australische Schweinehüterkrankheit; Err.: Leptospira* (Leptospira interrogans var. pomona u. var. mitis); **2.** Dengue*-Fieber.

Sieben|tage|fieber, japanisches: (engl.) nanukayami fever; syn. Nanukayami; durch Bakterien der Gattung Leptospira* (Leptospira hebdomadis) verursachte Leptospirose ähnlich dem Feldfieber*.

Sieb|haut: s. Dezidua.

Siegel|ring|zellen (Zelle*)**:** (engl.) signet-ring cells; (histol.) große schleimbildende Zellen mit randständigem sichelförmigem Kern u. Vakuolen im Zytoplasma, charakterist. für eine spez. Form des Adenokarzinoms*; s. Magenkarzinom, Krukenberg-Tumor.

Siegle-Ohr|trichter (Emil S., Otol., Stuttgart, 1833–1900)**:** (engl.) Siegle's otoscope; mit Lupe u. Gummiballon versehener sog. pneumat. Ohrtrichter zur Beurteilung der Trommelfellbewegungen u. Diagn. einer Trommelfellperforation.

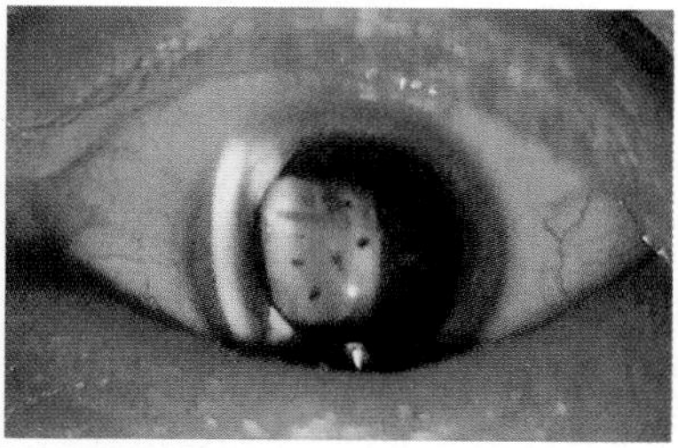

Siderosis bulbi:
rotbraune Niederschläge von Eisenderivaten auf Regenbogenhaut und Linse [362]

SI-Einheiten: (engl.) SI units; Kurzbez. für Einheiten nach dem **S**ystème **I**nternational d'Unités; s. Einheiten.

Siemens (Werner von S., Ingenieur, Berlin, 1816–1892) n**:** Einheit des elektrischen Leitwerts*; Einheitenzeichen S; 1 S = 1/Ω = 1 A/V; vgl. Ohm.

Siemens-Touraine-Syn|drom (Hermann W. S., Dermat., Berlin, Leiden, 1891–1969) n**:** s. Christ-Siemens-Touraine-Syndrom.

Sievert (Rolf S., Phys., Stockholm, 1896–1966) n**:** Einheit der Äquivalentdosis* (ersetzt Rem); Einheitenzeichen Sv; 1 Sv = 1 J/kg; vgl. Gray.

Sigg-Zeichen: (engl.) Sigg's sign; Schmerz in der Kniekehle bei Überstrecken des Kniegelenks; Zeichen einer Thrombose*.

Sigma (gr. σῖγμα S) n**:** **1.** Colon sigmoideum; s. Colon; **2.** Kurzzeichen (σ) für Standardabweichung* in der Grundgesamtheit.

Sigma-Conduit (↑; engl. conduit Röhre) n**:** syn. Sigmablase; Methode der endgültigen künstlichen Harnableitung* in den Darm; chir. **Vorgehen:** ein ca. 15 cm langes Sigmastück, in das die beiden Ureteren implantiert werden, wird aus der Darmkontinuität ausgeschaltet, oral blind verschlossen u. aboral durch die Bauchdecke nach außen geführt; zum Auffangen des Harns ist ein Plastikbeutel erforderlich. Vgl. Ileum-Conduit, Kolon-Conduit.

Sigmatismus (↑) m**:** (engl.) sigmatism; sog. Lispeln; häufigste Form der Dyslalie* mit Fehlbildung des S-Lautes u. a. Zischlaute; in Abhängigkeit von der Position der Zunge werden S. addentalis, S. interdentalis u. S. lateralis mit Austritt von Luft zw. den Molaren unterschieden.

sigmoideus (↑; gr. -ειδής Wortteil mit der Bedeutung aussehend wie)**:** S-förmig, S-ähnlich; Colon sigmoideum: S-förmig gekrümmter Teil des Dickdarms; vgl. Colon, Darm.

Sigmoiditis (↑; ↑; -itis*) f**:** Entzündung des Colon sigmoideum, evtl. mit umschriebener Peritonitis (Perisigmoiditis); s. Kolitis.

Sigmoido|skopie (↑; ↑; -skopie*) f**:** (engl.) sigmoidoscopy; endoskop. Untersuchung des Colon sigmoideum; erfolgt meist i. R. einer Proktorektosigmoidoskopie* od. Koloskopie*.

Signa mortis (lat. Todesanzeichen) n pl**:** die Todeszeichen*; vgl. Leiche.

Signi|fikanz (lat. significantia Bedeutung, Anschaulichkeit) f**:** (engl.) significance; (statist.) Ablehnung einer Nullhypothese (z. B. kein Unterschied zwischen Patientengruppen), wenn die Wahrscheinlichkeit* eines statistischen Testverfahrens* kleiner als die zuvor festgelegte Irrtumswahrscheinlichkeit* ist.

Signum (lat. Kennzeichen, Merkmal) n**:** Zeichen.

Signum mali ominis (↑) n**:** böses Zeichen, üble Vorbedeutung; z. B. Lymphozytensturz.

SIH: Abk. für (engl.) **s**omatotropin release **i**nhibiting **h**ormone (Somatostatin*).

Silben|stolpern: (engl.) stuttering; Störung des Sprechvorgangs mit Auslassen, Wiederholen od. Verwechseln von Silben; Vork. z. B. bei progressiver Paralyse. Vgl. Poltern, Stottern.

Silber n**:** (engl.) silver; chem. Element, Symbol Ag (Argentum), OZ 47, rel. Atommasse 107,87; zur Kupfergruppe gehörendes, 1- u. (selten) 2-wertiges, weißglänzendes Edelmetall (spezif. Gewicht 10,50 g/cm^3); Verw. in der Zahnmedizin als Bestandteil von Edelmetall-Dentallegierungen (vgl. Dentallegierung) auf Gold- od. Palladiumbasis.

Silber|draht|arterien (Arteri-*) f pl: (engl.) silver wire reflexes; s. Fundus arterioscleroticus.

Silber|nitrat n: Argentum* nitricum.

Sildenafil (INN) n: selektiver Hemmer der cGMP-spezifischen Phosphodiesterase Typ 5 (Abk. PDE5); S. verhindert die enzymat. Spaltung von cGMP u. damit die Wirkung des während der sexuellen Stimulation aus Nervenenden u. Endothelzellen im Corpus cavernosum penis freigesetzten Stickstoffmonoxids*, das bei erektiler Dysfunktion in zu geringer Konz. entsteht. **Kontraind.:** gleichzeitige Einnahme org. Nitrate o. a. NO-Donatoren, niedriger Blutdruck; erhöhtes Herzinfarktrisiko bei Pat. mit Arteriosklerose inf. gesteigerter sexueller Aktivität. J. Fel.

Silent period (engl. Schweigeperiode): in der Elektromyographie* nachweisbare kurzdauernde „Innervationsstille" im Muskel nach einer reflektor. od. elektr. induzierten Muskelkontraktion; fehlt z. B. bei Tetanus*.

Silfverskiöld-Syn|drom (Nils G. S., Orthop., Schweden, 1888–1957) n: epimetaphysäre Dysostose mit Veränderungen der Röhrenknochen (Mikromelie, pilzartige Deformierung der Epiphysen, Verbiegungen der Knochendiaphysen) u. disproportionierter Nanosomie (Platyspondylie, Wirbelsäulenverkrümmungen).

Sili|binin (INN) n: Antidot; Verw. bei tox. Leberschäden (z. B. Intoxikation durch Knollenblätterpilze).

Silicium (lat. silex Kiesel, Feuerstein) n: (engl.) silicon; chem. Element, Symbol Si, OZ 14, rel. Atommasse 28,086; zur Kohlenstoffgruppe gehörendes 2- u. 4-wertiges Halbmetall; nach dem Sauerstoff das meist verbreitete Element; Vork. in Sand, Quarz, Bergkristall; Halbleiter; wichtige Verbindung: Kieselsäure; Spurenelement (im Organismus v. a. in Lipoiden gebunden); Si-Mangel führt zu Wachstumsstörungen u. Hauterkrankungen (chron. Ekzeme, Pruritus u. a.).

Silikatose (↑; -osis*) f: (engl.) silicatosis; veraltete Bez. für Pneumokoniosen*, verursacht durch Stäube, die Salze der Kieselsäure (z. B. Asbest, Talkum, Kaolin) enthalten.

Siliko|arthritis (↑; Arthr-*; -itis*) f: (engl.) Caplan syndrome; syn. Caplan-Colinet-Petry-Syndrom; seltenes kombiniertes Auftreten von Silikose* u. rheumatoider Arthritis* (ohne pathogenet. Zusammenhang). Vgl. Pneumokoniose, rheumatische.

Siliko|arthrose (↑; ↑; -osis*) f: (engl.) silicoarthritis; seltenes gemeinsames Auftreten von Silikose* u. Arthrose*.

Silikon (↑) n: (engl.) silicone; syn. Polysiloxan; (zahnmed.) Abformmaterial auf der Basis von vernetzen Siliciumverbindungen; die Vernetzungsreaktion wird durch Katalysatoren gestartet. **Einteilung: 1.** additionsvernetztes S.: Vernetzung ohne Entstehung zusätzlicher Reaktionsprodukte; **2.** kondensationsvernetztes S.: Vernetzung mit zusätzlichen Reaktionsprodukten (i. d. R. mehrwertige Alkohole), die die Lagerungsfähigkeit u. Genauigkeit der Abformung* negativ beeinflussen können.

Silikose (↑; -osis*) f: (engl.) silicosis; syn. Quarzstaublunge; Form der progredienten, kollagenösen Pneumokoniosen* durch Inhalation alveolengängigen, kieselsäureanhydridhaltigen Staubs (kristallines SiO_2; Quarz-, Cristobalit- od. Tridymit-Partikel <5 µm; auch in silikatischem Material wie Talkum enthalten); Vork. v. a. bei Bergleuten, Steinmetzen, Porzellan- u. Glasarbeitern, Sandstrahlern, Gießereiarbeitern u. Industrieofenmaurern; meist chron. Verlauf in Abhängigkeit von fibrogener Potenz des inhalierten Staubs, Expositionsdauer- u. -intensität mit Entw. bindegewebiger Knötchen (Silikosegranulome) u. anderer fibrot. Veränderungen der Lunge, die terminal zum Cor* pulmonale führen; S. ist prädisponierend für die Entstehung von Tuberkulose; die Entw. eines Bronchialkarzinoms ist möglich; **Sympt.:** Reizhusten mit Auswurf, später zunehmende Atemnot mit Brustschmerz, Sympt. einer Rechtsherzinsuffizienz*; **Diagn.:** Rö.-Thorax (s. ILO-Klassifikation); zu Beginn netzförmige, feinfleckige Zeichnung des Hilumgebiets, dann Rundherde versch. Größe, Streifenschatten, schließl. Zeichen von Schrumpfungsprozessen u. kompensator. Emphysem, evtl. Verkalkungen; meist restriktive, häufig auch kombinierte Ventilationsstörungen*; BK Nr. 4101, 4102. Vgl. Silikoarthritis, Lungenfibrose.

Siliko|tuberkulose (↑; Tuberkel*; -osis*) f: (engl.) silicotuberculosis; gleichzeitiges Vork. von Silikose* u. aktiver Tuberkulose*; BK Nr. 4102.

Silverman-Syn|drom (Frederic S., Päd., New York, geb. 1917) n: Entwicklungsanomalie des Sternums; durch embryonale Synostose aller sternalen Knochenkerne sek. Ausbildung einer Kiel- bzw. Hühnerbrust, oft kombiniert mit angeb. Herzfehlbildungen.

Silver-Russell-Syn|drom (Henry K. S., Päd., Denver, geb. 1918; Alexander R., zeitgen. Päd., London) n: sporadisch auftretendes Fehlbildungssyndrom mit intrauteriner Dystrophie, reduzierter Körperlänge (Endgröße ca. 150 cm) u. rel. Makrozephalie, charakterist. Gesichtsform, Klinodaktylie der 5. Finger u. Asymmetrien; vgl. Minderwuchs.

Silvestrini-Corda-Syn|drom (R. S., zeitgen. ital. Arzt; L. C., zeitgen. ital. Arzt) n: Oberbegriff für beeinträchtigte endokrine u. geschlechtsspezif. Funktionen inf. Stoffwechselstörung der Sexualhormone* (v. a. verminderte Inaktivierung der Östrogene i. R. der Biotransformation) bei Leberzirrhose*, die bei der Frau zum hepatoovariellen Syndrom* u. beim Mann zum hepatotestikulären Syndrom führen.

Sily|marin n: Flavonoidkomplex aus den Früchten von Silybum marianum (Mariendistel); wirkt antagonistisch gegenüber versch. die Leber schädigenden Stoffen (z. B. Gifte des grünen Knollenblätterpilzes, Lanthanoide, Tetrachlorkohlenstoff, Galaktosamin, Thioacetamid, Kaltblütlervirus FV_3) durch Veränderung der Zellmembranstruktur der Hepatozyten u. Stimulierung der Polymerase-A-Aktivität mit gesteigerter Proteinsynthese; **Verw.:** bei Fettleber, Hepatitis, Leberzirrhose; in hoher Dosierung als Antidot bei Vergiftungen mit Knollenblätterpilzen.

Simethicon n: (engl.) simethicone; Dimeticon-Siliciumdioxid; aktiviertes Dimeticon*.

Simian-Virus (engl. simian Affe; Virus*) n: s. Polyomavirus.

Simmonds-Krankheit (Morris S., Pathol., Hamburg, 1855–1925): syn. Hypophysenvorderlappen*-Insuffizienz.

Simonart-Bänder (Pierre J. S., Gyn., Brüssel, 1817–1874): syn. amniotische Stränge*.

Simon-Herde (Georg S., Päd., Düsseldorf, 1882–1957): (engl.) Simon's foci; in der Primärperiode der Tuberkulose* meist beidseitig hämatogen entstandene, verkalkende (Spitzen-) Streuherde in apikodorsalen Oberlappensegmenten, selten auch im apikalen Unterlappensegment (röntg. kleine Rundschatten); meist stationär bleibend, bei Reaktivierung Ausgangspunkte der postprimären Lungentuberkulose, Entw. zum sog. Frühinfiltrat*.

simplex (lat.): einfach.

Sims-Huhner-Test (Harry M. S., Gyn., Boston; Max H., Urol., New York, 1873–1947) m: syn. Postkoitaltest; Form des Penetrationstests* zur orientierenden Beurteilung der männl. Zeugungsfähigkeit; nach Kohabitation in der präovulatorischen Phase erfolgt die Untersuchung von Zervixschleim hinsichtl. Quantität u. Qualität der Spermien. Bei reichl. vorhandenen normalen, bewegl. Spermien ist das Sperma des Mannes als wahrscheinl. fertil anzusehen (Test positiv). Bei mehrfach negativem Ausfall kann eine „Unverträglichkeit der Sekrete" (bei unauffälligem Spermiogramm u. normaler Ovarialfunktion) vorliegen; weitere Klärung mit Hilfe des gekreuzten Kurzrok*-Miller-Tests.

Sims-Spekulum (James M. S., Gyn., New York, 1813–1883; Spekulum*) n: (engl.) Sims' speculum; Doppelspekulum für die vaginale Untersuchung.

Sims-Uterus|sonde (↑; Uter-*) f: (engl.) Sims' uterus probe; Sonde mit Graduierung zur Messung der Länge des Uterus.

Simulation (lat. simulatio Verstellung, Täuschung) f: Verstellung, bewusste Vortäuschung von Krankheitszuständen; vgl. Dissimulation, Aggravation.

Simulator (lat. Nachahmer) m: (radiol.) in der Strahlentherapie* verwendetes Durchleuchtungsgerät zur genauen Lok. der Bestrahlungsfelder am Pat. unter Berücksichtigung aller geometrisch-physik. Daten des Bestrahlungsplans; die eingestellten Felder werden mit wasserfester Farbe auf der Haut markiert.

Simuliidae f pl: Kriebelmücken; s. Mücken.

simultan (lat. simul): (engl.) simultaneous; gleichzeitig.

Simultan|impfung (↑): (engl.) simultaneous immunization; Form der Schutzimpfung* als gleichzeitige Gabe von Antigenen u. Antikörpern (aktive bzw. passive Immunisierung) an verschiedenen Körperstellen zur Überbrückung des schutzlosen Intervalls von Infektion bis Antikörperproduktion; Verf. z. B. bei Tetanus-, Tollwut- u. Hepatitis-B-Impfung. Vgl. Kombinationsimpfstoff, Serumtherapie.

Simultan|in|fektion (↑; Infekt-*) f: (engl.) polyinfection; gleichzeitiges Vorliegen zweier Infektionskrankheiten; z. B. Virushepatitis u. Syphilis, HIV-Infektion u. Infektion mit opportunistischen Erregern.

Simultan|kontrast (↑) m: (engl.) simultaneous contrast; syn. Grenzkontrast; die bei opt. Wahrnehmung von Unterschieden der Leuchtdichte* auftretende, subjektiv verstärkte Kontrastierung von Hell-Dunkel-Grenzen; vgl. Kontrast, Mach-Effekt.

Simultan|schicht|aufnahmen (↑): (engl.) polytomography; (röntg.) Schichtaufnahmeverfahren, Mehrschichtdarstellung (Simultantomographie); Anfertigung mehrerer übereinander liegender Körperschichtbilder in einem Aufnahmevorgang; Vorteile: verminderte Strahlenbelastung der Pat., Röhrenschonung. Vgl. Tomographie.

SIMV: Abk. für (engl.) **s**ynchronized **i**ntermittent **m**andatory **v**entilation; s. IMV.

Sim|vastatin (INN) n: syn. Synvinolin; HMG-CoA-Reduktasehemmer; s. Lipidsenker.

Sin|ciput (lat.) n: Vorderkopf.

Sindbis-Fieber: (engl.) sindbis fever; akute Erkr. mit kurz andauerndem, heftigem Fieber, mitunter Arthralgien u. Exanthem; gute Prognose; **Err.**: Sindbis-Virus, ein Alphavirus* der Togaviridae*; **Übertragung:** Mücken (Culicinae); **Verbreitung:** Ägypten, Südafrika, Indien, Australien, Philippinen, Malaysia, Skandinavien (dort als Ockelbo*-Krankheit bezeichnet).

Sinding-Larsen-Krankheit (Christian M. F. S.-L., Arzt, Oslo, 1866–1930): s. Larsen-Johansson-Krankheit.

Singh-In|dex m: siebenstufiges Einteilungsschema, das auf der röntg. Beurteilung der Trabekelstruktur des Schenkelhalses beruht u. eine versch. starke Ausprägung einer Osteoporose* widerspiegelt; vgl. Osteodensitometrie.

Single-needle-Methode (engl. einzelne Nadel) f: sog. Einzelnadelmethode der Hämodialyse*; erlaubt den Anschluss an den extrakorporalen Kreislauf mit nur einer Punktionskanüle unter Verw.: **1.** eines Y-förmigen Ansatzstücks, wobei Blutentnahme u. Blutrückfluss über elektromagnet. Abklemmvorrichtungen gesteuert werden, **2.** von Doppelblutpumpen, die alternierend arbeiten od. **3.** von großkalibrigen Doppellumenkanülen, die in Richtung des Blutflusses in das Gefäß eingestochen werden müssen, um eine Rezirkulation zu vermeiden; vgl. Shaldon-Katheter.

Single-Photon-E|missions|computer|tomographie (engl. single einzeln; Phot-*; lat. emissio das Herausschleudern; -tom*; -graphie*) f: (engl.) single photon emission computed tomography; Abk. SPECT; Schnittbildverfahren, bei dem mittels einer Gammakamera mit 1–3 Detektorköpfen, die um den Pat. rotieren, der gammastrahlende Radiopharmaka* inkorporiert hat, aus versch. Winkelprojektionen planare Bilder aufgezeichnet werden, aus denen rechnergestützt Schnittbilder rekonstruiert werden; diese gestatten die Beurteilung der von der jeweiligen Funktion abhängigen räuml. Aktivitätsverteilung in Organen od. Körperabschnitten. Vgl. Emissionscomputertomographie.

singularis (lat.): einzeln, singulär.

Singultus (lat. Schluchzen, Röcheln) m: sog. Schluckauf; durch unwillkürl. schnelle Kontraktion des Zwerchfells verursachte tönende Inspiration mit nachfolgendem plötzlichem u. geräuschvollem Glottisschluss; **Vork.**: meist vorübergehend u. ohne pathol. Bedeutung (z. B. ausgelöst durch große Mahlzeit od. hastiges Trinken); selten org. **Urs.**: Erkr. im Verlauf des N. phrenicus, im ZNS (z. B. Hirntumor, Enzephalitis, Schädelhirntrauma) od. im Bereich des Zwerchfells (subphrenischer Abszess); **Ther.**: evtl. medikamentös (z. B. Triflupromazin, Chlorpromazin, Metoclopramid, Phenytoin), Phrenikusblockade, ggf. chir. Sanierung eines subphrenischen Abszesses.

sinister (lat.): links.

Sinistro|versio (↑; lat. vertere, versus drehen, wenden) f: s. Versio uteri.

S

Sinnes|reiz: (engl.) sensory stimulus; adäquater Reiz für ein Sinnesorgan; durch die Aktivierung von Rezeptoren* wird ein S. in eine Erregung umgewandelt. Die Integration von S. in Sinneszentren* ermöglicht deren Wahrnehmung. Vgl. Empfindung, Sensibilität, Sensation.

Sinnes|täuschung: (engl.) misperception, illusion; allg. Bez. für Trugwahrnehmung; Vork. z. B. als Halluzination*, Illusion*, Pareidolie*. Vgl. Wahrnehmung.

Sinnes|zentren n pl: (engl.) sensory centres; (neurophysiol.) Felder der Großhirnrinde zur Rezeption u. Integration spezif. Sinnesreize* (kortikale Repräsentation eines Sinnes); z. B. als Sehrinde* u. Hörzentrum* Endgebiete sensibler Bahnen (Sehbahn* bzw. Hörbahn*). Die Läsion von S., z. B. durch Trauma od. bei Schlaganfall, führt zu Agnosie*. Vgl. Rindenarchitektonik, Rindenblindheit.

Sino|skopie (Sinus*; -skopie*) f: s. Sinuskopie.

Sinterungs|fraktur (Fraktur*) f: s. Spontanverformung.

Sinu|bronchitis (Sinus*; Bronchi-*; -itis*) f: syn. sinubronchiales Syndrom; gleichzeitig od. in enger zeitlicher Folge auftretende Sinusitis* u. Bronchitis* mit absteigendem, seltener auch aufsteigendem Infektionsweg; begünstigt die Chronifizierung der jeweiligen Grunderkrankung.

Sinus (lat. Krümmung, Ausbuchtung) m (pl Sinus): Vertiefung, Höhle; (anat.) auch für geschlossene Kanäle, Erweiterungen von Venen u. Lymphgefäßen u. für lufthaltige Räume in Knochen.

Sinus anales (↑) m pl: Vertiefungen zw. den Columnae anales (im Canalis analis; vgl. Rektum).

Sinus aortae (↑) m pl: auch Sinus Valsalvae; Ausbuchtungen der Aortenwand hinter den Aortenklappen.

Sinus|ar|rhythmie (↑; A-*; gr. ῥυθμός gleichmäßige Bewegung, Takt) f: (engl.) sinus arrhythmia; unregelmäßige Folge von Herzaktionen inf. unregelmäßiger Erregungsbildung des Sinusknotens; physiol. als **respiratorische S.** (Zunahme der Herzfrequenz bei Inspiration durch den Bainbridge-Reflex, Abnahme bei Exspiration vagusbedingt), pathol. als **regellose S.** bei org. Herzerkrankungen; **EKG:** (atmungssynchron) wechselnde PP-Abstände.

Sinus|brady|kardie (↑; Brady-*; Kard-*) f: (engl.) sinus brachykardia; vom Sinusknoten ausgehende Bradykardie*; physiol. bei Sportherz, Vagotonie, im Schlaf; pathol. z. B. bei Intoxikationen, Hypothyreose, Hypothermie, Hirndrucksteigerung, i. R. des Sick-Sinus-Syndroms, Pharmakotherapie mit negativ chronotropen Substanzen (z. B. Betarezeptorenblocker, Antiarrhythmika, Herzglykoside); **EKG:** flache P-Welle, hoch positive T-Welle, ST-Strecke evtl. leicht angehoben.

Sinus caroticus (↑) m: Erweiterung an der Teilungsstelle der A. carotis comm.

Sinus cavernosus (↑) m: s. Sinus durae matris.

Sinus-cavernosus-Thrombose (↑; Thromb-*; -osis*) f: s. Kavernosusthrombose.

Sinus coronarius (↑) m: Sammelvene des Herzens; *ab dem Einfluss der V. obliqua atrii sin. in die V. cardiaca magna; - - - → an der Rückwand des li. Vorhofs in den Sulcus coronarius; ⊣ re. Herzhof; **S:** fast gesamtes Herzvenenblut (Ausnahme: Vv. cardiacae minimae).

Sinus dermalis (↑) m: syn. Dermalsinus; angeb. dysrhaphische Störung mit Bildung einer epithelausgekleideten Fistel; Lok. v. a. im Sakralbereich, oft mit abnormer Pigmentierung u. Behaarung. Vgl. Pilonidalsinus, Spina bifida.

Sinus durae matris (↑) m pl: inkompressible u. klappenlose venöse Blutleiter der harten Hirnhaut; - - - → zw. ursprüngl. Dura u. Schädelperiost; ⊣ V. jugularis int.; **S:** Gehirn, Hirnhäute; **1.** Sinus transversus; - - - → von Confluens sinuum entlang der okzipitalen Befestigung des Kleinhirnzelts zur Kante der Felsenbeinpyramide; ⊣ Fortsetzung in den Sinus sigmoideus; **2.** Confluens sinuum; - → Vereinigung der Sinus sagittalis sup., Sinus rectus, Sinus occipitalis u. Sinus transversus an der Protuberantia occipitalis int.; ⊣ Sinus transversus; **3.** Sinus marginalis; - - - → am Rand des Foramen magnum; ⊣ zu intrakranialen Blutleitern u. extrakranialen Venengeflechten des Wirbelkanals; **4.** Sinus occipitalis; - - - → am Ansatz des Kleinhirnzelts; ⊣ Confluens sinuum od. Sinus transversus; **5.** Plexus basilaris; - - - → Venengeflecht auf dem Clivus; ⊣ Sinus cavernosus, Sinus petrosus inf., Sinus occipitalis; **6.** Sinus petrosquamosus; **7.** Sinus sigmoideus; - - - → S-förmig vom Sinus transversus zum Foramen jugulare; **8.** Sinus sagittalis sup.; - - - → am Ansatz der Falx cerebri mit Lacunae latt.; ⊣ Confluens sinuum; **9.** Sinus sagittalis inf.; - - - → im freien Rand der Falx cerebri; ⊣ Sinus rectus; **10.** Sinus rectus; - - - → in der Verschmelzungslinie zw. Falx cerebri u. Tentorium cerebelli; ⊣ Confluens sinuum; **11.** Sinus petrosus inf.; - - - → an der hinteren Felsenbeinunterkante; - → Vv. labyrinthi; ⊣ V. jugularis int.; **12.** Sinus petrosus sup.; - - - → an der oberen Felsenbeinkante zum Sinus sigmoideus; **13.** Sinus cavernosus, bds. der Sella turcica, durch Sinus intercavernosus ant. u. post. miteinander verbunden; - → V. ophtalmica sup. (Verbindung über V. angularis mit Gesichtsvenen); ⊣ Sinus petrosus sup., inf.; **14.** Sinus sphenoparietalis; - - - → am kleinen Keilbeinflügel; ⊣ Sinus cavernosus.

Sinus epi|didymidis (↑) m: nach lateral offener seröser Spalt zw. Hoden u. Nebenhoden.

Sinus ethmoidalis (↑) m: neuere Bez. Labyrinthus* ethmoidalis.

Sinus frontalis (↑) m: Stirnhöhle; Nasennebenhöhle im Stirnbein, die unter der mittl. Nasenmuschel in die Nasenhöhle mündet.

Sinus inter|cavernosi (↑) m pl: s. Hirnsinus.

Sinusitis (↑; -itis*) f: Entz. eines Sinus; **1.** akute od. chronische Entz. der Nasennebenhöhlen* (im Kindesalter am häufigsten des Labyrinthus ethmoidalis, bei Erwachsenen der Sinus maxillares) mit Eiterung u. evtl. Empyembildung; **Urs.:** aus der Nasenhöhle fortgeleitete Inf. v. a. mit Viren, Streptococcus pneumoniae, Haemophilus influenzae, Strepto- u. Staphylokokken u. a. (häufig Mischinfektion); bei Sinusitis maxillaris auch dentogene Inf.; **Sympt.:** allg. Abgeschlagenheit, Gesichts- u. Kopfschmerzen, (einseitige) Behinderung der Nasenatmung; die chronische S. verläuft oft symptomarm. **Diagn.:** Rhinoskopie, Diaphanoskopie, Ultraschalldiagnostik, Röntgen (s. Abb.), Sinuskopie, Probepunktion, ggf. Beck-Bohrung (Stirnhöhlen) u. bakt. Untersuchung des Sekrets; **Ther.:** abschwellend wirkende Nasentropfen, Kamilledampfbad, Wärmeapplikation, Antibiotika, Sinuspunktion u. -spülung, ggf. op. Sanierung (vgl. Caldwell-Luc-Operation, Stirnhöhlenope-

S

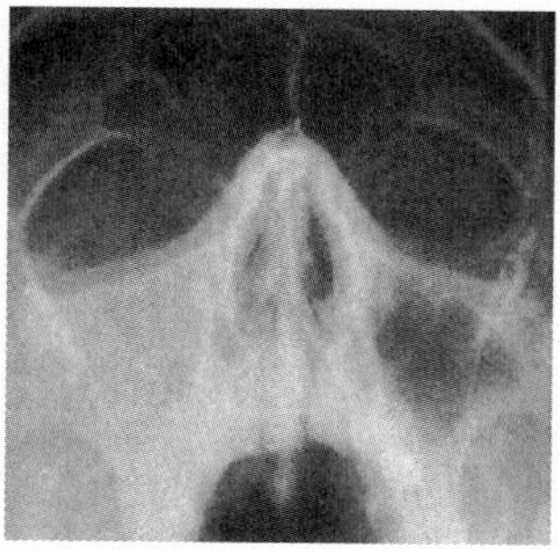

Sinusitis:
Verschattung des rechten Sinus maxillaris im Röntgenbild [502]

ration); **Kompl.:** Perforation in äußere Weichteile, in die Orbita od. Schädelhöhle (Meningitis, Stirnhöhlenabszess), Osteomyelitis (bei Kindern u. Jugendlichen); **2.** Entz. eines Hirnsinus (Sinusphlebitis); s. Sinusthrombose.

Sinus|katarrh (↑; Katarrh*) m: (engl.) sinus catarrh; unspezif. chron. Entzündung der Lymphsinus in den Lymphknoten* mit Proliferation von Retikulumzellen.

Sinus|knoten (↑): (engl.) sinu-atrial node; (anat.) Nodus sinuatrialis; syn. Sinuatrialknoten (Abk. SA-Knoten), Keith-Flack-Knoten; sog. Sinuszentrum, der physiol. Schrittmacher des Herzens; Anhäufung spezif. Herzmuskelgewebes am sog. Venensinus, im re. Vorhof zw. den beiden Vv. cavae; Entstehungsort der normalen Kontraktionsreize, von dem aus die sog. Sinuserregung über den Aschoff-Tawara-(AV-)Knoten dem His-Bündel zugeleitet wird. Vgl. Erregungsleitungssystem.

Sinus|knoten|erholungs|zeit (↑): (engl.) sinu-atrial node recovery time; Abk. SKEZ; s. Vorhofstimulation.

Sinus|knoten|syn|drom (↑) n: syn. Sick*-Sinus-Syndrom.

Sinu|skopie (↑; -skopie*) f: (engl.) sinoscopy; endoskop. Untersuchung der Nasennebenhöhlen*; meist Antroskopie zur Betrachtung der Kieferhöhle; S. der Stirnhöhle nach Beck*-Bohrung möglich; vgl. Endoskopie.

Sinus lacti|feri (↑) m pl: s. Ductus lactiferi.

Sinus marginalis (↑) m: s. Sinus durae matris.

Sinus maxillaris (↑) m: syn. Sinus Highmori, Kieferhöhle; Nasennebenhöhle im Oberkiefer, die unter der mittl. Nasenmuschel in die Nasenhöhle mündet.

Sinus|nerv (↑; Nervus*): syn. Karotissinus*-Nerv.

Sinus obliquus peri|cardii (↑) m: von den Umschlagsfalten des Herzbeutels zw. den linken Vv. pulmonales u. der V. cava inf. umfasste Bucht.

Sinus oc|cipitalis (↑) m: s. Sinus durae matris.

Sinusoide (↑; -id*) n pl: (engl.) sinusoids; weite Blutkapillaren, z. B. in der Leber.

Sinus para|nasales (↑) m pl: die Nasennebenhöhlen*: Cellulae ethmoidales, Sinus frontalis, maxillaris, sphenoidalis.

Sinus petro|squamosus (↑) m: s. Sinus durae matris.

Sinus petrosus inferior, superior (↑) m: s. Sinus durae matris.

Sinus-petrosus-Katheterisierung (↑) m: (engl.) petrosal sinus catheterization; Verf. zur Abklärung einer vermehrten Sekretion von ACTH*; nach Einführung des Katheters in einen od. beide Sinus petrosi wird mit CRH stimuliert u. die ACTH-Konz. im Sinus petrosus u. im peripheren Blut bestimmt. **Beurteilung:** bei fehlendem Gradienten hochgradige, v. a. ektope ACTH-Produktion; bei normalem od. erhöhtem Gradienten hypophysäres Adenom (Morbus Cushing; s. Cushing-Syndrom). J. Fel.

Sinus|phlebitis (↑; Phleb-*; -itis*) f: s. Sinusthrombose.

Sinus pilonidalis (↑) m: s. Pilonidalsinus.

Sinus|pleuritis (↑; Pleur-*; -itis*) f: (engl.) sinus pleurisy; Entz. der vorderen u. unteren seitl., selten der hinteren unteren Pleurasinus mit Sympt., die auf Magen- od. Herzerkrankung deuten: Schmerzen unter dem Processus xyphoideus (bes. bei tiefer Inspiration), Aufstoßen, Erbrechen, Herzklopfen, manchmal Schüttelfrost, kontinuierl. Fieber; auskultator. Reibegeräusch meist am li. Sternalrand in Höhe der 4.–5. Rippe, meist nur bei max. Inspiration.

Sinus posterior cavi tympani (↑) m: Grube am hinteren Teil der medialen Wand der Paukenhöhle.

Sinus pro|staticus (↑) m: Rinne zu beiden Seiten des Colliculus seminalis der männl. Harnröhre mit den Mündungen der Prostatadrüsen.

Sinus rectus (↑) m: s. Sinus durae matris.

Sinus|re|flex (↑; Reflekt-*) m: s. Karotissinus-Druckversuch.

Sinus renalis (↑) m: von Nierengewebe umfasster, vom Nierenhilum her zugänglicher, mit Fett u. Bindegewebe erfüllter Raum, in dem Nierenbecken u. Nierengefäße liegen. Vgl. Niere.

Sinus|rhythmus (↑) m: (engl.) sinus rhythm; der vom Sinusknoten* ausgelöste physiol. Herzrhythmus (Frequenz in Ruhe ca. 60/min).

Sinus sagittalis inferior, superior (↑) m: s. Sinus durae matris.

Sinus sigmoideus (↑) m: s. Sinus durae matris.

Sinus sphenoidalis (↑) m: Keilbeinhöhle; Nasennebenhöhle im Keilbeinkörper, die im Recessus sphenoethmoidalis in die Nasenhöhle mündet.

Sinus spheno|parietalis (↑) m: s. Sinus durae matris.

Sinus splenicus (↑) m: Milzsinus; s. Milz.

Sinus|tachy|kardie (↑; Tachy-*; Kard-*) f: (engl.) sinus tachycardia; vom Sinusknoten ausgehende Tachykardie*; physiol. im Kindes- u. Jugendalter sowie bei erhöhtem Sympathikotonus inf. körperl. Anstrengung, emotionaler Erregung, Blutdruckabfall; pathol. z. B. bei Intoxikationen, Hyperthyreose, Schock, Fieber, Anämie u. vielen Herzerkrankungen; **EKG:** kurze PQ-Zeit, verkürzte TP-Strecke od. verschmolzene TP-Welle bei hochgradiger S., evtl. träge aszendierende ST-Senkung. Vgl. Tachykardie, supraventrikuläre.

Sinus tarsi (↑) m: Grube lateral zw. Talushals u. Calcaneus.

Sinus|thrombose (↑; Thromb-*; -osis*) f: (engl.) sinus thrombosis; syn. Hirnvenenthrombose; Thrombose* eines venösen Hirnsinus; **Ätiol.: 1.** aseptische (blande) S. bei Hyperkoagulabilität des Bluts (Hormontherapie, Schwangerschaft, Hämoblastosen, Protein-S-Mangel,

S

Protein-C-Mangel als disponierende Faktoren); **2.** septische S. meist inf. fortgeleiteter Infektion bei Osteomyelitis des Schädels, Furunkel im Gesichtsbereich, Thrombophlebitis u. a.; **Sympt.:** Kopfschmerz, Bewusstseinsstörung, Epilepsie, zerebrale Herdstörungen, evtl. Stauungspapille, Fieber, meningeales Syndrom u. a.; **Diagn.:** zerebrale Angiographie, Kernspintomographie; **Ther.:** Antikoagulation, bei septischer S. chir. Herdsanierung. Vgl. Kavernosusthrombose, Hydrozephalus, otitischer.

Sinus trans|versus (↑) m: s. Sinus durae matris.

Sinus trans|versus peri|cardii (↑) m: Spaltraum des Herzbeutels (Perikard) zw. Aorta u. Truncus pulmonalis einerseits u. Lungenvenen u. V. cava sup. andererseits.

Sinus trunci pulmonalis (↑) m pl: Ausbuchtungen der Wand des Truncus pulmonalis hinter den Pulmonalklappen.

Sinus|tumor, endo|dermaler (↑; Tumor*) m: (engl.) endodermal sinus tumor; syn. Dottersacktumor; sehr maligner Keimzelltumor (des Ovars); **Pathol./Histol.:** makroskop. solider bis kleinzystischer, oft gallertiger Tu.; Lok. meist im Ovar, seltener extragonadal (Retroperitoneum, kleines Becken, Mediastinum, Gehirn, Leber); histol. mikrozystisch, myxomatös, solidzellig, alveolär-drüsig od. polyvesikulär-vitellin; **Vork.:** v. a. im Kindes- u. Jugendalter; metastasiert frühzeitig lympho- u. hämatogen u. bildet Alphafetoprotein*; **Ther.:** chir. Entfernung, meist in Komb. mit Zytostatika; **Progn.:** gut. Vgl. Ovarialtumoren.

Sinus tympani (↑) m: tiefe Grube hinter dem Promontorium u. der Fenestra cochleae in den Paukenhöhle.

Sinus unguis (↑) m: Nageltasche, in die sich die Nagelwurzel einschiebt.

Sinus uro|genitalis (↑) m: vorderer Abschnitt der embryonalen Kloake; Weiterentwicklung zur Harnblase, Urethra u. (beim weibl. Geschlecht) zum Vestibulum vaginae.

Sinus Valsalvae (↑; A. M. Valsalva, ital. Anat., 1666–1723) m: s. Sinus aortae.

Sinus-Valsalvae-An|eurysma (↑; ↑; Aneurysma*) n: Aneurysma der Aortenwand im Bereich des Sinus Valsalvae, das bei Ruptur zu einer Shuntfistel in den re. Vorhof od. in die re. Herzkammer führen kann; **Vork.:** meist als angeb. Fehlbildung, oft in Komb. mit Ventrikelseptumdefekt u. Aortenklappenanomalien, seltener nach Endokarditis; **Ther.:** Abtragung des Aneurysmas u. Verschluss der Lücke.

S

Sinus venarum cavarum (↑) m: Erweiterung an der Einmündung der Hohlvenen in den rechten Vorhof.

Sinus-venosus-Defekt (↑) m: s. Vorhofseptumdefekt.

Sinus venosus sclerae (↑) m: Schlemm-Kanal; - - - → ringförmiges Gefäß an der Innenseite des Reticulum trabeculare sclerae; ⊣ Vv. ciliares antt.; **S:** Kammerwasser.

Siphon|aptera (gr. σίφων Blutsauger; ἄπτερος ohne Flügel) f pl: s. Flöhe.

Sipple-Syn|drom (John H. S., Arzt, Syracuse, geb. 1930) n: syn. multiple endokrine Neoplasie (Abk. MEN) Typ IIa; zu den MEN*-Syndromen gehörende familiär-erbl. Erkr. mit autosomal-dominantem Vererbungsmodus, hoher Penetranz u. variabler Expressivität; kombiniertes Auftreten von Phäochromozytom (meist bilateral, histol. i. d. R. benigne), C-Zell-karzinom (meist bilateral mit rel. hoher Metastasierungsneigung) sowie fakultativ Adenomen der Nebenschilddrüse (mit primärem Hyperparathyroidismus); gelegentl. zusätzl. weitere Adenome, Hämangiome sowie endokrine Störungen (v. a. Diabetes mellitus u. Cushing-Syndrom); klin. Manifestation meist zw. 20. u. 60. Lebensjahr.

Sireno|melie (gr. Σειρήν Sirene, Fabelwesen aus Mensch u. Vogel; -melie*) f: (engl.) sirenomelus; Sonderform der kaudalen Regression* mit Fusion der Beine, Analatresie u. Nierenagenesie.

SIRS: Abk. für (engl.) **s**ystemic **i**nflammatory **r**esponse **s**yndrome; s. Entzündungssyndrom, systemisches.

SISI-Test m: Kurzbez. nach (engl.) **s**hort **i**ncrement **s**ensitivity **i**ndex; s. Audiometrie.

sistieren (lat. sistere aufhalten, stehen bleiben): (engl.) to cease; aufhören.

Sitis (lat.) f: Durst, Verlangen.

Sitkowski-Zeichen: s. Appendizitis.

Sito|sterol n: syn. β-Sitosterol; Cholesterolähnl. Phytosterol; **Verw.:** als Lipidsenker* u. bei Prostatahyperplasie.

Situs (lat.) m: Lage; z. B. der Organe im Körper od. des Feten im Uterus.

Situs inversus viscerum (↑) m: Heterotaxie; partielle (z. B. als Dextrokardie*) od. totale spiegelbildliche Umkehrung der Lage der Eingeweide (z. B. beim Kartagener*-Syndrom).

Sitz|bein: Os* ischii.

Sitz|höhe: (engl.) sitting height; Größe am aufrecht sitzenden Pat. vom Scheitel bis zur Sitzfläche.

Sitz|kyphose (gr. κυφός gebeugt, gebückt; -osis*) f: (engl.) rachitic humpback; rachitische Kyphose im dorsolumbalen Übergang der Wirbelsäule des Kleinkindes; sog. Skoliosenkeim. Vgl. Skoliose.

Sjögren-Larsson-Syn|drom (Karl G. T. S., Psychiater, Stockholm, geb. 1896; Tage K. L. L., Psychiater, Stockholm, geb. 1905) n: autosomal-rezessiv erbl., neuroektodermale Dysplasie (Genlokus 17p11.2) inf. einer reduzierten Aktivität des Langkettenalkohol-NAD-Oxidoreduktasekomplexes bzw. der zugehörigen Aldehyddehydrogenase; **Sympt.:** konnatale ichthyosiforme Erythrodermie u. später auftretende, meist schwere geistige Behinderung, spastische Di- od. Tetraplegie u. Netzhautdegenerationen; vgl. Ichthyosis congenita.

Sjögren-Syn|drom (Henrik S. C. S., Ophth., Jönköping, geb. 1899) n: syn. Dakryo-Sialo-Adenopathia atrophicans, Dakryo-Sialo-Cheilopathia; chron. progressive Autoimmunerkrankung des exokrinen Drüsengewebes; **Ätiol.:** unbekannt; **Formen:** **1.** primäres S.-S.; **2.** sekundäres S.-S. bei anderen Autoimmunkrankheiten* (z. B. rheumatoide Arthritis*, systemischer Lupus* erythematodes, Kollagenosen*, progressive systemische Sklerodermie*, primär biliäre Zirrhose, Hepatitis, Multiple* Sklerose, Thyroiditis); **Sympt.:** Keratoconjunctivitis* sicca u. Xerostomie*, Versiegen exokriner Sekretion (Speichel-, Tränen-, Talgdrüsen), Hypoazidität des Magens, exokrine Pankreasinsuffizienz (Pankreatitis), Parotitis, Karies, Dyspareunie; **Pathol./Anat.:** fokale lymphozytäre (v. a. $CD4^+$-T-Lymphozyten) u. plasmazelluläre Infiltration, azinärer u. periduktaler Verlust sekretorischen Epithels, azinäre Atrophie u. periduktale Fibrose; **Diagn.:** vier positive Kriterien (Tab.); beschleu-

Sjögren-Syndrom
Diagnosekriterien

1. subjektive Augensymptome
2. subjektive orale Symptome
3. objektive Augenbefunde:
   z. B. Schirmer-Test positiv
   (≤5 mm/5 Min.)
4. Histopathologie (Speicheldrüsenbiopsie)
5. Speicheldrüsenbefunde
   Speicheldrüsenszintigraphie
   Parotissialographie
   unstimulierter Speichelfluss
6. Autoantikörper gegen Ro(SS-A) od. La(SS-B)

nigte BKS, Hypergammaglobulinämie, oft Zytopenie, Nachw. von Rheumafaktoren u. Autoantikörpern*, z. B. antinukleäre Antikörper gegen Ro(SS-A) u. La(SS-B); **Ther.:** Ersatz von Tränen- u. Speichelflüssigkeit, Stimulation exokriner Aktivität mit Pilocarpin, Vgl. Mikulicz-Krankheit I. T. Dör.

Skabies (lat. scabies Krätze) f: s. Scabies.

Skala (lat. scalae Treppe, Stufen) f: Stufenleiter; Gradeinteilung.

Skalen (↑) f pl: (engl.) scales; Stufenfolgen; Messinstrumente zur (meist eindimensionalen) Abbildung von Messwerten; je nach gemessenem Sachverhalt werden versch. Formen unterschieden: **Nominalskalen** bilden Messwerte ab, die zueinander nicht in eine Reihenfolge hinsichtlich ihrer Größe gebracht werden können, sondern lediglich zu einheitlichen Gruppen klassifizierbar sind (z. B. nach Berufszugehörigkeit); als Mittelwert* bestimmt man bei Nominalskalen den häufigsten Wert (Modalwert). **Ordinalskalen** bilden die Rangposition von Messwerten zueinander ab (Rangskalen), ohne dass die Abstände zw. den Rangplätzen gleich sein müssen (z. B. Schulzensuren); als Mittelwert wird der Median berechnet. **Intervallskalen** bilden Messwerte ab, die definierte (in Zahlenwerten beschreibbare) Abstände voneinander haben, die aber über keinen (od. einen fiktiven) Nullpunkt verfügen (z. B. Temperaturskala nach Celsius); als Mittelwert wird das arithmetische Mittel gebildet. **Verhältnisskalen** bilden Messwerte ab, die über definierte Abstände zu einem absoluten Nullpunkt u. zueinander verfügen (Absolutskalen, z. B. Längenmaße, Gewichte u. a. physik. Messgrößen); als Mittelwert kann das geometrische Mittel gebildet werden.

Skalenus|bi|opsie (gr. σκαληνός schief, ungerade; Bio-*; Op-*) f: (engl.) supraclavicular lymph node biopsy; kaum noch durchgeführtes Entfernen von Lymphknoten bzw. Fettgewebe (Daniels*-Biopsie) aus der Fossa supraclavicularis (Lymphonodi cervicales profundi, infra- od. supraclaviculares) zur histol. Untersuchung bes. beim Bronchialkarzinom*.

Skalenus|lücke (↑): (engl.) scalenus gap; **1.** vordere S.: Lücke zw. dem M. scalenus ant. u. Rückfläche der Clavicula; Durchtritt der V. subclavia; **2.** hintere S.: Lücke zw. M. scalenus ant. u. M. scalenus medius, durch die A. subclavia u. Plexus brachialis hindurchtreten; vgl. Thoracic-outlet-Syndrom.

Skalenus|syn|drom (↑) n: s. Scalenus-anterior-Syndrom.

Skalierung (lat. scalae Treppe, Stufen): (engl.) scaling; (statist.) Verf., um beobachtete Eigenschaften quantitativ abgestuft messbar zu machen unter Verw. von Skalen* mit unterschiedl. Messgenauigkeit u. unterschiedl. Maßeinheiten.

Skalp (engl. scalp Kopfhaut) m: (engl.) scalp; Kopfschwarte (Galea aponeurotica) u. Kopfhaut.

Skalpell (lat. scalpellum) n: (engl.) scalpel; chir. Messer mit unterschiedl. Klingenformen; vgl. Instrumente, chirurgische.

skaphoideus (gr. σκάφη Wanne, Boot; -id*): kahnförmig.

Skaphoid|fraktur (↑; ↑; Fraktur*) f: (engl.) scaphoid fracture; Kahnbeinbruch, u. U. in Komb. mit perilunärer Luxation (Quervain-Luxationsfraktur); **Sympt.:** Druck- u. Stauchungsschmerz bei Längsstauchung des Daumens in der Tabatière; **Diagn.:** Rö. in vier Ebenen (sog. Kahnbeinquartett); bei nicht eindeutigem Frakturnachweis u. U. Röntgenkontrolle nach 10 Tagen od. Kernspintomographie; **Ther.:** für je 6 Wo. erst Ober-, dann Unterarmgips mit Einschluss des Daumengrundgelenks; Op. bei dislozierter Fraktur, verzögerter Knochenbruchheilung, Pseudarthrose.

Skapho|zephalus (↑; Keph-*) m: s. Stenozephalie.

Skapula|fraktur (Scapula*; Fraktur*) f: (engl.) fracture of the scapula; selten vorkommende Fraktur des Schulterblatts, auch Abrissfraktur des Processus coracoideus od. des Akromions; meist Teil einer Kombinationsverletzung durch direkte Gewalteinwirkung bei Sturz auf die Schulter; **Sympt.:** lokaler Druckschmerz u. Bewegungseinschränkung; **Diagn.:** Rö.; **Ther.:** Ruhigstellung, bei Dislokation od. Abrissfraktur op. Fixation.

Skapula|lappen (↑): (engl.) scapular flap; osteomyokutaner Gewebelappen aus der Schulterblattregion mit anat. definierter Gefäßversorgung; **Verw.:** Lappenplastik* bei komplexen Defekten in der plast. Gesichtschirurgie.

Skari|fikation (lat. scarificatio Ritzen, Schröpfen) f: (engl.) scarification; Hautritzung; z. B. beim Scratch*-Test.

Skari|fikations|test (↑) m: s. Scratch-Test.

SKAT: Abk. für **S**chwell**k**örper*-**A**utoinjektions**t**herapie.

Skatol (gr. σκῶρ, σκατός Kot) n: (engl.) skatole; β-Methylindol, C_9H_9N; bakt. Abbauprodukt im Darm nicht resorbierten Tryptophans; bedingt u. a. den Kotgeruch; bei Ileus od. Tryptophanstoffwechselstörung (Hartnup*-Krankheit) im Harn nachweisbar. Vgl. Eiweißfäulnis.

Skelett (gr. σκελετός ausgetrockneter Körper, Mumie) n: (engl.) skeleton; auch Skelet; Gerippe, Knochengerüst.

Skelett|hand (↑): (engl.) skeleton hand; skelettartige Hand durch Muskelatrophie, z. B. bei Syringomyelie*.

Skelettierung (↑): (engl.) skeletization; Freimachung, Freilegung; chir. Durchtrennung von Verbindungen eines Organs zu seinen Nachbarstrukturen, z. B. des Lig. gastrocolicum bei Magenresektion*.

Skelett|szinti|graphie (↑; Szinti-*; -graphie*) f: (engl.) total body bone scintigraphy; Szintigraphie* zur Untersuchung der Knochen bzw. des ganzen Skeletts nach Verabreichen eines osteotropen Radiopharmakons (bes. Technetium-99m-Phosphatverbindungen); dargestellt werden röntg. u. U. noch nicht nachweisbare Zonen

S

vermehrter Knochenstoffwechselaktivität u. Durchblutung; Beurteilung der Durchblutung mit den ersten zwei Phasen der **Dreiphasen-Skelettszintigraphie: 1**. Perfusionsphase (während der Injektion); **2.** Weichteilphase (wenige Minuten später); **3.** Skelettphase (entspricht der üblicherweise aufgezeichneten Knochenstoffwechselphase); **Ind.:** Suche nach Knochenmetastasen (v. a. bei Mamma-, Bronchial- u. Prostatakarzinom), primäre Knochentumoren*, Entzündungen (v. a. Osteomyelitis*).

Skene-Gänge (Alexander J. S., Gyn., Brooklyn, 1838–1900)**:** (engl.) Skene's tubules; Ductus paraurethrales; der Prostata entspr. drüsige Ausstülpungen beim weibl. Geschlecht, die neben der Urethra* liegen.

Skew deviation (engl. schräge Abweichung)**:** syn. Hertwig-Magendie-Syndrom; Fehlstellung der Augen mit vertikaler Bulbusdivergenz, oft verbunden mit Schrägstellung des Kopfs u. gerichteter Fallneigung; **Urs.:** Schädigung gravizeptiver (durch Einwirkung der Schwerkraft erregter) Bahnen zur Blickstabilisierung zw. Pons u. Zwischenhirn durch Hirnstamminfarkt (z. B. bei Wallenberg-Syndrom) u. a. Hirnstammläsionen (Blutung, Entz., Tumor); geringe S. d. auch bei akutem einseitigem Vestibularisausfall.

Skia|skopie (gr. σκιά Schatten; -skopie*) f**:** (engl.) skiascopy; Verf. zur Messung der Refraktion eines Auges u. qualitativen Beurteilung von Trübungen der optischen Medien.

Ski|daumen: (engl.) skier's thumb; Bez. für Bandruptur* od. knöchernen Abriss des ulnaren Kollateralbands am Daumengrundgelenk bei extremer Abspreizung des Daumens; typ. Skisportverletzung: der Daumen bleibt am Skistock hängen; **Ther.:** Bandnaht. Vgl. Stener-Läsion.

Skimming (engl. to skim abschöpfen)**:** s. Plasma skimming.

Skin expander (engl. skin Haut; expander Ausbreiter, Strecker)**:** Hautexpander; s. Mammaprothese.

Skip lesions (engl. Sprungverletzungen)**:** Bez. für prästenot. Dilatationen bei Enteritis* regionalis Crohn.

Skirrhus (gr. σκίρρος harte Schwellung, Tumor) m**:** Szirrhus, szirrhöses Karzinom*.

Skler-: auch Scler-; Wortteil mit der Bedeutung hart, trocken; von gr. σκληρός.

Sklera (↑) f**:** (engl.) sclera; Lederhaut des Auges; hinterer, größerer u. lichtundurchlässiger Teil der Tunica fibrosa bulbi aus kollagenem Bindegewebe; s. Auge.

Skler|adenitis (↑; Aden-*; -itis*) f**:** (engl.) scleradenitis; Lymphknotenverhärtung; s. Bubo.

Sklera|ruptur (↑; Ruptur*) f**:** (engl.) scleral rupture; meist traumat. bedingte offene od. subkonjunktivale Zerreißung der Sklera.

Skler|ek|tasie (↑; -ektasie*) f**:** (engl.) sclerectasia; umschriebene Ausbuchtung der verdünnten u. narbigen Sklera nach Entz. bzw. bei absolutem Glaukom; vgl. Staphyloma.

Skler|ek|tomie (↑; Ektomie*) f**:** (engl.) sclerectomy; Herausschneiden eines Streifens aus der Sklera bei Glaukom* zur Verbindung von Vorderkammer u. subkonjunktivalem Raum.

Skleren, blaue (↑) f pl**:** (engl.) blue sclerae; blaue Färbung der Skleren; **Vork.:** physiol. bei 20 % aller Neugeborenen bis zum 5. Lj.; persistierend z. B. bei Osteogenesis* imperfecta.

Skleren|ikterus (↑; Ikterus*) m**:** (engl.) scleral jaundice; Gelbfärbung der Skleren, z. B. bei akuter Hepatitis*.

Skleritis (↑; -itis*) f**:** (engl.) scleritis; diffuse od. lokalisierte Entz. der Sklera, oberflächlich (Episkleritis*) bzw. tief, anterior od. posterior gelegen; **Urs.:** Kollagenosen, rheumatoide Arthritis, Vasculitis allergica, Infektionen (Tuberkulose, Lues, Herpes), Sarkoidose, Gicht; vgl. Tenonitis.

Sklero|daktylie (↑; Daktyl-*) f**:** (engl.) sclerodactyly; dünne, blasse, verhärtete, haarlose Finger bei progressiver systemischer Sklerodermie* u. CREST*-Syndrom; vgl. Akrosklerodermie.

Sklero|dermie (↑; Derm-*) f**:** (engl.) scleroderma; Sammelbegriff für Autoimmunkrankheiten des Gefäß- u. Bindegewebesystems; **Einteilung: 1.** auf die Haut begrenzt: Sclerodermia* circumscripta; **2.** systemische S. bei Kollagenosen*, CREST*-Syndrom u. progressiver systemischer Sklerodermie*; vgl. Pseudosklerodermien.

Sklero|dermie, pro|gressive systemische (↑; ↑) f**:** (engl.) progressive systemic sclerosis; Abk. PSS; syn. Sclerodermia diffusa et progressiva, progressive Sklerose; systemische Form der Sklerodermie; chron.-entzündl. Erkrankung der Gefäße u. des Bindegewebes der Haut u. inneren Organe, die zu den Kollagenosen* gezählt wird; **Klin.:** zu Beginn Hand- u. Fingerödeme, Raynaud-Syndrom, Hyperpigmentierung, Teleangiektasien, mikroskop. Änderungen am Nagelfalz. Die Haut wird später wachsartig hart, die Finger werden dünn (sog. Madonnenfinger), unbeweglich u. in Beugestellung fixiert (Sklerodaktylie-Krallenhand); die Fingerkuppen zeigen „rattenbissartige" Nekrosen. Nach langsamer zentripetaler Ausdehnung dieser Veränderungen entwickelt sich das charakterist. sog. Maskengesicht mit Teleangiektasien u. Mikrostomie, perioraler Fältelung, schmalen Lippen, glatter Zungenoberfläche u. verkürztem Zungenbändchen; gelegentl. subkutane Ablagerung von Kalziumsalzen (Calcinosis cutis, Thibièrge-Weissenbach-Syndrom), bes. über Ellenbogen u. Kniegelenken; häufig assoziiert mit Sjögren*-Syndrom u. Hashimoto-Thyroiditis (s. Thyroiditis). Organbeteiligung entspr. der Verlaufsform: Ösophagus (Dysphagie, Reflux) bei fast allen Pat., Sklerosierung der Schleimhäute, pulmonale Gasaustauschstörungen bei Lungenfibrose (Dyspnoe) mit pulmonaler Hypertonie u. Rechtsherzbelastung, Malabsorptionssyndrom u. Motilitätsstörungen bei Magen- u. Dünndarmbeteiligung, Myokardfibrose, Koronar- u. Nierengefäßsklerose, evtl. Polymyositis, Polyarthritis, Arthropathie inf. Akroosteolyse, Tendopathie inf. Entz. u. Sklerose der Sehnenscheiden. **Verlaufsformen: Typ I:** akrosklerotische PSS mit Befall von Akren (Zehen selten) bis zum Handgelenk; Sonderform: CREST*-Syndrom; **Typ II:** proximal-aszendierende PSS mit Beginn an Akren u. Ausdehnung auf Extremitäten u. Rumpf; **Typ III:** diffuse PSS mit Beginn am Rumpf u. früher Organbeteiligung; **Diagn.:** Majorkriterium mit 2 Minorkriterien (s. Tab.); serol. Nachweis (>95 %) von antinukleären Antikörpern* (z. B. gegen Zentromere, Nukleolen, RNA-Polymerasen, Scl-70, Fibrillarin); Verlaufskontrolle der Organbeteiligung durch Lungenfunktionsprüfung, Ösophagusszintigraphie; Nachweis obliterativer Vaskulopathie durch Kapillarmikroskopie*; **Ther.:** Verbesserung der Mikrozirkulation (Calciumantagonisten, Prostacycline, Iloprost), Entzündungshemmung (nichtsteroidale Antiphlogistika, Glukokortikoide, evtl. Immunsuppressiva bei aktiver Alveolitis), Blut-

Sklerose, progressive systemische
Diagnosekriterien

Major-Kriterium:
sklerodermieartige Hautveränderung proximal der Fingergrundgelenke

Minor-Kriterien:
- Sklerodaktylie
- grübchenförmige Narben od. Substanzverlust der distalen Finger- od. Zehenweichteile
- bilaterale basale Lungenfibrose

druckeinstellung, UVA-Bestrahlung der Haut, Retinoide, Physiotherapie; **Progn.:** je nach Typ günstig (Typ I) bis rasch progredient u. infaust (Typ III).

Skler|ödem (↑; Ödem*) n: s. Sclerema oedematosum neonatorum, Scleroedema adultorum.

Sklero|kornea (↑; Cornea*) f: (engl.) sclerocornea; angeborene, nicht entzündl. Vaskularisation u. Vernarbung der Hornhaut, meist im Bereich der Hornhautperipherie, selten auch der gesamten Hornhaut.

Sklerom (↑; -om*) n: s. Rhinosklerom.

Sklero|malazie (↑; -malazie*) f: (engl.) scleromalacia; schwere Form einer schmerzlosen nekrotisierenden Skleritis* ohne Entzündungszeichen, mit umschriebener Skleraverdünnung bzw. -einschmelzung u. blau durchscheinender Uvea; Vork. bei älteren Pat. mit rheumatoider Arthritis*.

Sklero|myx|ödem (↑; Myx-*; Ödem*) n: (engl.) scleromyxedema; syn. Myxoedema lichenoides et papulosum, Lichen myxoedematosus, Mucinosis papulosa; Muzinablagerung in der Dermis mit unklarer Ätiol.; **Sympt.:** stecknadelkopf- bis erbsgroße, halbkugelige, pralle, derbe, hautfarbene bis rötliche Knötchen, v. a. an den Extremitätenstreckseiten, Juckreiz, monoklonale Gammopathie; später diffuse Verhärtung der gesamten Haut.

Skler|onychie (↑; Onych-*) f: (engl.) scleronychia; erhebl. Verdickung, Verhärtung u. Gelbfärbung der Nagelplatte mit Onycholyse u. verstärkter konvexer Verkrümmung; erworbene (Scleronychia acquisita) od. angeb. Nagelveränderung; vgl. Skleronychiesyndrom.

Skler|onychie|syn|drom (↑; ↑) n: syn. (engl.) yellow nail syndrome; syn. Syndrom der gelben Fingernägel; Skleronychie, verlangsamtes Nagelwachstum, Lymphödem, bronchit. u. asthmoide Erscheinungen inf. Hypoplasie der peripheren Lymphgefäße.

Sklerose (↑; -osis*) f: (engl.) sclerosis; krankhafte Verhärtung eines Organs; vgl. Fibrose, Arteriosklerose, Koronarsklerose.

Sklerose, dif|fuse (↑; ↑) f: s. Hirnsklerose, diffuse.

Sklerose, kon|zentrische (↑; ↑) f: syn. Baló*-Krankheit.

Sklerose, multiple (↑; ↑) f: s. Multiple Sklerose.

Sklerose, noduläre (↑; ↑) f: s. Lymphogranulomatose.

Sklerose, tuberöse (↑; ↑) f: (engl.) tuberous sclerosis; syn. Bourneville-Pringle-Syndrom, Epiloia; zu den Phakomatosen* gehörendes autosomal-dominant erbl. Fehlbildungssyndrom mit Mutation im TSC1-Gen (Genlokus 9q34 mit Hamartin als zugehörigem Genprodukt) od. TSC2-Gen (Genlokus 16p13.3 mit Tuberin als zugehörigem Genprodukt), bei denen es sich wahrscheinl. um Tumorsuppressorgene handelt; ca. 50 % der Fälle sind Neumutationen; Häufigkeit 1:20 000–1:40 000; sehr variable

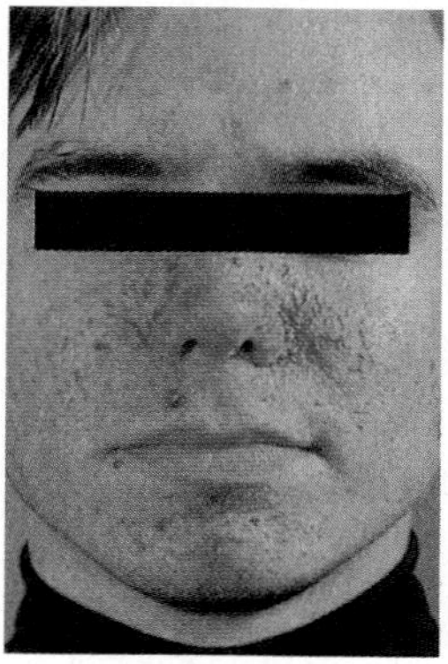

Sklerose, tuberöse:
Adenoma sebaceum des Gesichts [3]

Ausprägungen möglich; **Sympt.:** charakterist. Trias aus Adenoma sebaceum, Epilepsie u. progressiver geistiger Behinderung; multiple Angiofibrome im Gesicht u. subungual (Koenen-Tumoren), Hypopigmentierungen der Haut (sog. white spots), Bindegewebenävi; epileptiforme Anfälle bereits in den ersten Lebensjahren (West*-Syndrom); Hamartome des Herzens (Rhabdomyom), der Niere, Lunge, Leber u. Milz; Netzhauttumoren, Hirnventrikeltumoren, kortikale Dysplasien (Tuber; maligne Entartung mögl.), Knochenzysten; **Ther.:** symptomat. mit Antikonvulsiva u. Antiarrhythmika, Dermabrasion der Angiofibrome; **Progn.:** progredienter Verlauf, bei ausgeprägten Sympt. verkürzte Lebenserwartung.

Sklerosierung (↑; ↑): s. Sklerose, Sklerotherapie.

Sklero|therapie (↑; Therapie*) f: (engl.) sclerotherapy; Sklerosierung (Verödung) von Varizen* od. (oberflächl.) Venen durch Injektionsbehandlung mit spez. Venenverödungsmitteln (sog. Antivarikosa), die zur lokalen Endothelzellzerstörung mit nachfolgender Thrombose u. bindegewebigem Umbau führen; evtl. unter Vorspritzen von ca. 1 ml Luft (sog. Air-bloc-Technik) zur Verzögerung des Abflusses, Verminderung der erforderl. Menge u. zum besseren Kontakt des Medikaments mit der Venenwand; **Ind.:** Besenreiservarizen, Seitenastvarikose, Restvarikose nach Stripping, bei Hämorrhoiden* u. endoskop. Ösophagusvarizenblutung* bzw. als Blutungsprophylaxe.

Sklero|tome (↑; -tom*) n pl: (engl.) sclerotomes; aus den Ursegmenten hervorgehendes Anlagenmaterial (Zellkomplexe) der Wirbelsäule.

Sklero|tomie (↑; ↑) f: (engl.) sclerotomy; Eröffnung der Sklera bei Vitrektomie* über die Pars plana corporis ciliaris.

Skolex (gr. σκώληξ Wurm) m: Bandwurmkopf; vgl. Cestodes.

S

Skoliose (gr. σκολιός krumm, gebogen; -osis*) f: (engl.) scoliosis; fixierte, Wachstumsdeformität der Wirbelsäule mit fixierter seitl. Verbiegung, Drehung der einzelnen Wirbel u. Rotation der Wirbelsäule im Krümmungsbereich; **Formen:** totale od. C-förmige S. (Krümmung nach einer Seite ohne Gegenkrümmung), zusammengesetzte od. S-förmige S. (Krümmung mit Gegenkrümmung), Trippelskoliose (Krümmung mit kompensator. Gegenkrümmung nach kranial u. kaudal); **Einteilung** nach Schweregraden (entspr. dem röntg. ermittelten Skoliosewinkel nach Cobb; s. Abb.): S. **1. Grades**: Winkel bis 40° (leichte S.), **2. Grades**: 40–60° (mittelschwere S.), **3. Grades**: 60–80° (schwere S.), **4. Grades**: über 80° (sehr schwere S.); **Ätiol.: 1.** symptomat. S.: **a)** angeboren inf. Fehlbildung der Wirbelkörperanlagen, Rippen od. anderer statischer Elemente; **b)** nach metastatischen, traumatischen od. entzündl. Wirbeldeformierungen; **c)** bei Lähmungen, Muskel- u. Bindegewebeerkrankungen (z. B. Ehlers-Danlos-Syndrom); **d)** statisch bedingt durch Längendifferenz der unteren Extremitäten od. Veränderungen im Bereich des Beckens (Hüftluxation u. a.); **e)** inf. eines rachitischen Erweichungsherdes (sog. Skoliosekeim); **2.** idiopathische S.: häufigste (ca. 80 %), z. T. stark progrediente Form mit Manifestation vor der Pubertät, v. a. bei Mädchen (w:m = 3:1); **3.** Säuglingsskoliose: im 1. Lj. vorkommende, i. d. R. ohne strukturelle Veränderungen mit guter Rückbildungstendenz; **Diagn.:** Inspektion, bes. im Vornüberneigen erkennbarer Rippenbuckel bzw. Lendenwulst; Rö. (Achsenabweichung, Rotationsgrad, Rigidität, Skelettreife), bei schweren Formen Lungenfunktionsprüfung; **Ther.:** Haltungsverbesserung, Muskelkräftigung, Entlordosierung mit versch. Trainingsprogrammen, transkutane Elektrostimulation, Psychotherapie, manuelle Therapie; versch. op. Verfahren mit präoperativer vertikaler Haloextension*: mobilisierende Wirbelsäulenosteotomie, ventrale od. dorsale Spondylodese*, Rippenbuckelresektion; postop. wachstumslenkende Orthese (z. B. Milwaukee*-Korsett, Cheneau- od. Boston-Korsett) für 6 Mon. mit klin. u. radiol. Kontrollen; **Progn.:** ungünstig bei infantiler S., hoch gelegener Krümmung, starker Achsenkrümmung, nicht abgeschlossenem Wachstum; Erfolgsquote der op. Korrekturen 50–60 %.

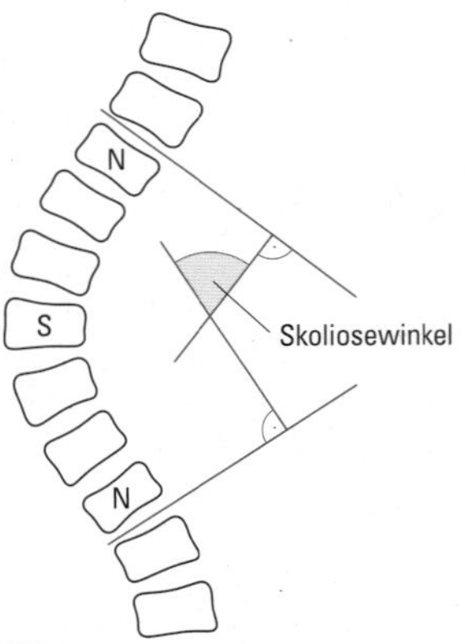

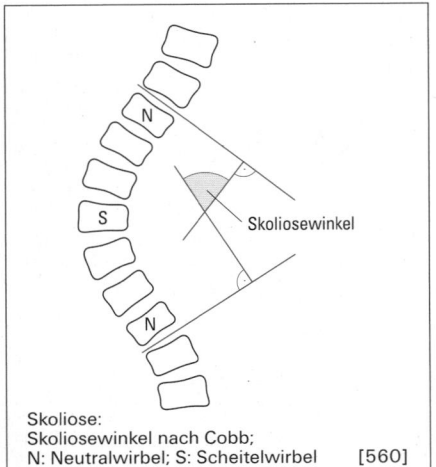

Skoliose:
Skoliosewinkel nach Cobb;
N: Neutralwirbel; S: Scheitelwirbel [560]

Skoliosen|keim (↑; ↑): s. Sitzkyphose.

Skombro|toxismus (gr. σκόμβρος Makrele; Tox-*) m: (engl.) scombroid poisoning; syn. Skombroidvergiftung; Histaminvergiftung nach Verzehr von Fischen der Familie Scombridae (Thunfisch, Makrele); nach Unterbrechung der Kühlkette bzw. bei Verzögerung der Zubereitung kann es zu einer Umwandlung von Histidin in Histamin durch mikrobielle (Enterobakterien, Clostridien, Lactobakterien) Decarboxylierung kommen; bei Thunfischen z. B. statt der normalen Konz. von 50 µg/g bis zu 5 mg/g; **Sympt.:** Fieber, Übelkeit, Erbrechen, Hautrötungen an Kopf u. Stamm, Lippenödem, Urtikaria, Herzklopfen, Bauchschmerzen, Harndrang; **Ther.:** Antihistaminika, Histamin-H_2-Rezeptorenblocker. Vgl. Massenvergiftung, Fischvergiftung.

Skop-: Wortteil mit der Bedeutung betrachten, untersuchen; von gr. σκοπεῖν.

-skopie: Wortteil mit der Bedeutung Umschau, Spähen; von gr. σκοπία.

Skopo|philie (Skop-*; -phil*) f: syn. Voyeurismus*.

Skorbut (mlat. scorbutus) m: (engl.) scurvy; Scharbock; eine der am längsten bekannten Avitaminosen; **Urs.:** Mangel an Ascorbinsäure*; **Klin.:** Frühsymptome sind verminderte Leistungsfähigkeit, Müdigkeit, Reizbarkeit, Gelenk- u. Gliederschmerzen, Infektanfälligkeit, hypochrome mikrozytäre Anämie. Inf. der gestörten Bindegewebesynthese kommt es zur Brüchigkeit der Blutgefäße mit allg. Blutungen, Ausfallen der Zähne u. Gingivitis sowie verzögerter Wundheilung; bei Säuglingen u. Kleinkindern außerdem Störungen des Knochenwachstums (Möller*-Barlow-Krankheit).

Skorpione (gr. σκορπίος): (engl.) scorpions; in warmen Ländern vorkommende, z. T. giftige Spinnentiere (s. Arthropoden); 650 Arten von 2–25 cm Größe mit einem Giftstachel an der Spitze des mehrgliedrigen Schwanzes. Durch den Stich kann es zu Schmerzen u. Parästhesien kommen, die nach wenigen Std. abklingen; selten, bes. bei Kindern u. Alten, Erregungszustände u. Koma mit tödlichem Ausgang. **Ther.:** Analgetika lokal u. systemisch; spez. Antiserum.

skoto|chromo|gen (gr. σκότος Dunkelheit; Chrom-*; -gen*): (engl.) scotochromogenic; Bez. für die Fähigkeit einiger Stämme atypischer Mykobakterien*, auch im Dunkeln einen Farbstoff (Orange) zu bilden; vgl. photochromogen.

Skotom (↑; -om*) n: (engl.) scotoma; umschriebener Gesichtsfeldausfall; Empfindlichkeitsherabsetzung an einer Stelle innerh. des Gesichtsfeldes*, z. B. zentrales S. (s. Abb.) od. peripheres halbmondförmiges S. bei erhaltenen Außengrenzen; **Formen: 1.** relatives S.: Objekte im Bereich des S. sind abgeschwächt. **2.** absolutes S.: Objekte werden nicht erkannt. **3.** positives od. subjektives S.: vom Pat. selbst wahrnehmbar; **4.** negatives od. objektives S.: nur durch ophth. Untersuchung feststellbar; **Sonderformen:** Bjerrum*-Zeichen bei Glaukom, Rot-Grün-S. bei Sehnervenerkrankungen, Zentralskotom bei Neuritis nervi optici. Vgl. Flimmerskotom, Gesichtsfeldeinengung, Hemianopsie, Kampimetrie.

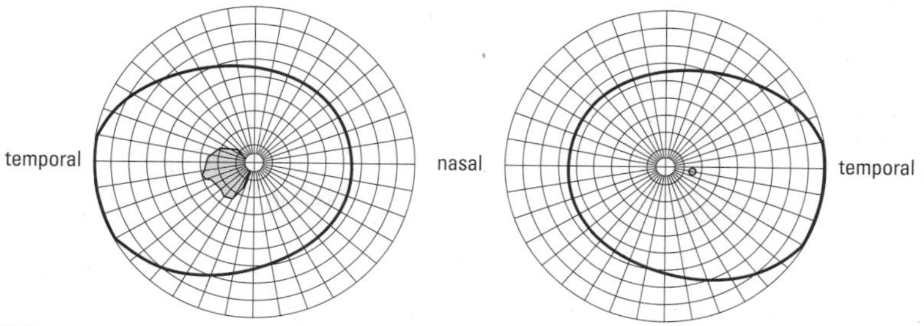

Skotom:
einseitiges parazentrales Skotom des linken Auges

Skrofulo|derm (lat. scrofulae Halsdrüsen, -geschwulst; Derm-*) n: s. Tuberculosis cutis.

Skrofulose (↑; -osis*) f: (engl.) scrofula; histor. Begriff, der früher mit der (Disposition zur) Tuberkulose* in Zus. gebracht wurde; nach heutiger Auffassung handelt es sich um eine sehr seltene Haut- u. Lymphknotenerkrankung im Kindesalter auf allerg. Grundlage. Die häufigsten **klin. Erscheinungen** sind chron.-katarrhal. Entzündungen, z. B. Rhinitis, Blepharitis, Konjunktivitis, Keratitis (Facies scrophulosa), Lymphadenitis. Vgl. Diathese, exsudative.

Skrotal|elephantiasis (lat. scrotum Hodensack; gr. ἐλέφας Elefant; -iasis*) f: (engl.) scrotal elephantiasis; chron. Lymphödem im Bereich des Skrotums; Vork. u. U. nach rezidiv. Erysipel, Ausräumen der inguinalen Lymphknoten, Filariosen; vgl. Elephantiasis.

Skrotal|hernie (↑; Hernie*) f: (engl.) scrotal hernia; sog. Hodenbruch (Hernia scrotalis), Form der Hernia inguinalis; s. Hernie.

Skrotal|re|flex (↑; Reflekt-*) m: (engl.) scrotal reflex; Zusammenziehung der Tunica dartos mit Runzelung der Hodensackhaut beim Berühren od. Bestreichen der Haut des Hodensacks od. der Umgebung; nicht identisch mit dem Kremasterreflex.

Skrotum (↑) n: (engl.) scrotum; Hodensack, Scrotum; enthält die beiden Hoden, zw. denen sich ein bindegewebiges Septum befindet.

Skrotum, akutes (↑) n: (engl.) acute scrotum; klin. Bez. für plötzliche, meist einseitige starke Skrotalschmerzen mit Ausstrahlung in Leiste u. Unterbauch; rasche Schwellung u. evtl. Rötung einer Hodensackhälfte; **Urs.:** Hodentorsion, Hydatidentorsion; bei Epididymitis u. Orchitis langsamer Verlauf. B. Sch.

Skybala (gr σκύβαλον Kot) n pl: (engl.) scybala; harte Kotballen; vgl. Koprom.

SLE: Abk. für **s**ystemischer **L**upus* **e**rythematodes.

SLE-Virus (Virus*) n: Abk. für **S**t.-**L**ouis-**E**ncephalitis-Virus; Flavivirus* der Fam. Flaviviridae; Vork. in Australien, Argentinien u. der Karibik; wird durch Mücken (Culex) übertragen u. verursacht akute Inf. des ZNS (milde Meningoenzephalitis bis letale Enzephalitis od. Enzephalomyelitis).

Slow reacting substances (engl. langsam reagierend; Substantia*): Abk. SRS; auch slow reacting substances of anaphylaxis (Abk. SRS-A); sog. langsam reagierende Substanzen der Anaphylaxie; i. R. IgE-vermittelter Überempfindlichkeitsreaktionen (Typ I der Allergie*) von aktivierten Mastzellen u. Monozyten gebildete, zu den Leukotrienen* gehörende Substanzgruppe aus dem Arachidonsäurestoffwechsel; an der frühen Phase der Entz. beteiligte, später als Histamin* wirksam werdende Mediatoren, die zu einer Erhöhung der Gefäßpermeabilität u. zu einer relativ langsam einsetzenden u. im Vergleich zur Histaminwirkung länger anhaltenden Bronchokonstriktion führen sowie chemotaktisch auf neutro- u. eosinophile Granulozyten u. Monozyten wirken. Histamin- u. Serotoninantagonisten können die durch SRS bedingte Kontraktion der glatten Muskulatur nicht unterdrücken.

Slow spikes and waves (engl. slow langsam; spike Spitze; wave Welle): s. Elektroenzephalographie.

Slow-virus-In|fektionen (↑; engl. Virus*; Infekt-*) f pl: Abk. SVI; Sammelbez. für eine Gruppe von Viruserkrankungen, die durch monate- bis jahrelange Inkubationszeit, langsam progredienten Krankheitsverlauf mit ungünstiger Prognose u. Beschränkung auf ein einzelnes Organsystem (meist das ZNS: subakute chron. Enzephalomyelitis) charakterisiert sind; **Urs.:** besondere Wirt-Virus-Wechselwirkung; verringerte Immunabwehr des Wirtsorganismus; Krankheitsbilder mit beschriebener Ätiologie: s. ums. Tab.; vgl. Prionkrankheiten.

Sluder-Neur|algie (Greenfield S., Laryngologe, St. Louis, 1865–1928; Neur-*; -algie*) f: (engl.) Sluder's neuralgia; syn. Sphenopalatinumsyndrom, Pterygopalatinumsyndrom; Gesichtsneuralgie* bei Affektion des Ganglion pterygopalatinum mit brennendem Schmerz in Nase u. innerem Augenwinkel, evtl. Tränensekretion; evtl. auch als Sonderform des Cluster*-Kopfschmerzes.

Sludge-Phänomen (engl. Schlamm, Matsch) n: (engl.) sludge phenomenon; Form der Mikrozirkulationsstörung mit reversibler (d. h. nicht durch Fibrin stabilisierter) Aggregation von Erythrozyten inf. Strömungsverlangsamung (z. B. im Schock*); kann zur Stase des Bluts u. damit zur erhebl. Beeinträchtigung der Sauerstoffversorgung in den Geweben führen; **Vork.:** bes. bei Hyperviskositätssyndrom*. Vgl. Plasma skimming.

Sly-Syn|drom (William S. S., amerikan. Arzt, geb. 1932) n: Typ VII der Mukopolysaccharid*-Speicherkrankheiten.

Small-lung-Syn|drom (engl. small klein; lung Lunge) n: Bez. für durch Schrumpfung verkleinertes Lungenvolumen (inf. Atelektase od. Lun-

Slow-virus-Infektionen
Wichtige zurzeit bekannte Krankheitsbilder

Krankheit	Erreger (Genus)	Wirt	Inkubationszeit	Anmerkungen
Visna/Maedi	Visna-Virus, Maedi-Virus (Lentivirinae)	Schaf		Enzephalomyelitis; chronisch progrediente Pneumonie
Staupeenzephalomyelitis	Staupe-Virus (Morbilli-Virus)	Hund u. a.		
subakute sklerosierende Panenzephalitis (SSPE)	Masern-Virus (Morbilli-Virus)	Mensch	2–20 J.	v. a. bei Kindern und Jugendlichen; 1 Fall pro 1 Mill. Masernerkrankungen
progressive Rötelnpanenzephalitis (PRP)	Röteln-Virus (Rubivirus)	Mensch		sehr selten; Fälle v. a. bei Kindern und Jugendlichen; ähnlicher Verlauf wie bei SSPE
progressive multifokale Leukenzephalopathie (PML)	JC-Virus (Polyomavirus)	Mensch	unbekannt	fast nur bei Immundefekten (Lymphome, Leukämie, AIDS)

genfibrose); z. B. bei rheumatischer Erkr. u. Kollagenosen.

Smallpox (engl. Pocken)**:** Variola major; s. Variola.

Small vessel disease (engl.)**:** Krankheit der kleinen Gefäße; (kardiol.) Bez. für die zu Koronarinsuffizienz* führende Mikroangiopathie* der kleinen intramuralen Koronararterienäste ohne Stenosen der großen epikardialen Koronararterien; **Urs.:** häufig Diabetes mellitus; vgl. Herzkrankheit, koronare.

Small-vessel-Vaskulitis (engl. kleines Gefäß; Dim. Vas*; -itis*) f**:** Abk. SVV; syn. Hypersensitivitätsvaskulitis; nekrotisierende Entz. der Haut u. kleiner Gefäße durch Ablagerung zirkulierender Immunkomplexe; vgl. Vasculitis allergica.

Sm-Anti|gen (Antigen*) n**:** Kurzbez. für Smith-Antigen; Glykoprotein im Zellkern zum Spleißen der Präkursor-mRNA; s. Autoantikörper, Lupus erythematodes, systemischer.

SMAS: Abk. für (engl.) **s**uperficial **m**usculo**a**poneurotic **s**ystem (oberflächliches muskulär-aponeurotisches System); fibromuskuläre Gewebeschicht des Kopfbereichs; beinhaltet oberflächliche mimische Muskeln, Galea aponeurotica u. im Gesichtsbereich eine faszienartige Bindegewebeplatte, die das subkutane Binde- u. Fettgewebe in eine oberflächliche u. eine tiefe, die Äste des N. facialis führende Schicht teilt. Das SMAS fixiert die Nervenäste an oberflächl. Knochenstrukturen (z. B. Jochbogen, seitl. Orbitarand), die hier bei chir. Eingriffen stärker verletzungsgefährdet sind.

Smear (engl. to smear schmieren)**:** s. Vaginalsmear.

Smectit n**:** (engl.) smectite; Aluminium-Magnesium-Silikat; Adsorbens; **Ind.:** Diarrhö u. funkt. Störungen im Ösophagus u. Magen-Darm-Trakt; **UAW:** selten Obstipation.

Smegma (gr. σμῆγμα Salbe, Seife) n**:** weißlich gelbe, talgige Absonderung der Eichel- u. Vorhautdrüsen beim Mann bzw. Sekretansammlung im Bereich von Klitoris u. kleinen Schamlippen bei der Frau; kann bei mangelnder Genitalhygiene zu bakt. Entz. u. Verbreitung von STD* führen; kanzerogene Wirkung (u. a. Zervixkarzinom) fraglich. Vgl. Zirkumzision, Peniskarzinom.

Smegma|bakterien (↑; Bakt-*) f pl**:** Mycobacterium smegmatis; s. Mykobakterien, atypische.

Smith-Fraktur (Sir Robert W. S., Chir., Dublin, 1807–1873; Fraktur*) f**:** (engl.) Smith's fracture; Radiusflexionsfraktur; s. Radiusfraktur an typischer Stelle.

Smith-Lemli-Opitz-Syn|drom (David W. S., Päd., Seattle, 1926–1981; Luc L., zeitgen. Päd., Madison; John M. O., Päd., Humangenet., Madison, geb. 1935) n**:** Fehlbildungssyndrom mit Beeinträchtigung der körperl. (Mangelgeburt, Minderwuchs, Muskelhypotonie) u. geistigen Entw. (Mikrozephalus, geistige Retardierung) sowie sichtbaren Anomalien, typischerweise Dystrophie u. Entwicklungsanomalien des Genitales; evtl. breite Nasenwurzel, hoher Gaumen, Mikrognathie, Ptosis, nach lateral fallende Schrägstellung der Lidspalten, tiefer Ohransatz, Vier-Finger-Furche, Syndaktylie zw. 2. u. 3. Zehe, Hypospadie u. Maldescensus testis; **Vork.** v. a. bei Jungen, fam. Häufung; **Ätiol.:** defekte Cholesterolbiosynthese mit erhöhtem 7-Dehydrocholesterol im Blut. Mutationen im Sterol-Delta-7-Reduktase-Gen; Genlokus 11q12-q13.

Smog (aus engl. **smo**ke Rauch u. f**og** Nebel) m**:** v. a. bei Inversionswetterlagen (bodennahe kalte Luft mit darüberliegender, den Luftaustausch verhindernder Warmluft) auftretender Nebel, der schädl. Stoffe aus Rauch u. Auspuffgasen enthält (Staub-, Ruß- u. Ascheteilchen, Schwefeldioxid aus schwefelhaltigen Brennstoffen, Kohlenwasserstoffe, Kohlenmonoxid u. nitrose Gase aus Auspuffgasen, Chlorwasserstoff aus Müllverbrennungsanlagen u. a.); bei S. können die MIK-Werte (s. MIK) um ein Mehrfaches überschritten werden mit der Folge von gesundheitl. Schädigungen, bei extremen Werten u. U. sogar Todesfällen.

SMON-Krankheit: (engl.) SMON disease; Kurzbez. für **s**ubakute **M**yelo**o**ptiko**n**europathie-Krankheit; v. a. in Japan nach hochdosierter Einnahme von halogenierten Hydroxychinolinen (z. B. Clioquinol*) aufgetretene akut bis subakut verlaufende Erkr.; **Pathol./Anat.:** Untergang von Spinalganglienzellen u. Vorderhornzellen, Degeneration der Hinterstränge u. spinozerebellaren Bahnen sowie peripherer Nerven u. des N. opticus; **Klin.:** Abdominalkoliken u. Diarrhö, Polyneuropathie an den unteren Extremitäten, Sehstörungen u. evtl. Erblindung, Grünfärbung der Zungenschleimhaut, des Urins u. Stuhls.

Sn: chem. Symbol für Zinn*.

Sneddon-Syn|drom (Ian B. S., Dermat., Sheffield, geb. 1915) **n:** generalisierte Livedo* racemosa mit zerebrovaskulären Störungen inf. subintimaler Hyperplasie der Arterien u. Lumeneinengung; meist sporadisch auftretend mit vorwiegend kutaner u. zerebraler Symptomatik (z. B. Hemiparesen, Hemianopsie, Sprachstörungen, Epilepsie); häufig können Antiphospholipid-Antikörper nachgewiesen werden (vgl. Antiphospholipid-Syndrom).

Sneddon-Wilkinson-Syn|drom (↑; Daryl S. W., zeitgen. Dermat., England) **n:** (engl.) Sneddon-Wilkinson syndrome; s. Pustulosis subcornealis Sneddon-Wilkinson.

Snellen-Seh|proben (Hermann S., Ophth., Utrecht, 1834–1908)**:** (engl.) Snellen's charts; gedruckte Buchstaben von best. Form in versch. Größen zur Sehprüfung; vgl. Optotypen.

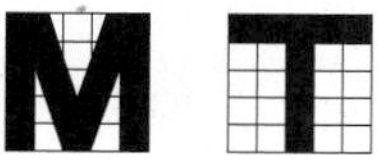
Snellen-Sehproben

S-Niere: (engl.) S-shaped kidney; S-förmige Verschmelzungsniere; s. Nierenfehlbildungen.

SNOMED: Abk. für (engl.) **S**ystematized **No**menclature of **Med**icine; den Prinzipien von SNOP* entspr. erweiterte umfangreiche (ca. 45 000 Begriffe) Nomenklatur der Medizin; vgl. Internationale Klassifikation der Krankheiten.

SNOP: Abk. für (engl.) **S**ystematized **No**menclature of **P**athology; vierstellige Nomenklatur für die Pathologie mit den Dimensionen Topographie (T), Morphologie (M), Ätiologie (E für etiology) u. Funktion (F). Jedem vierstelligen Code wird der Anfangsbuchstabe der Dimension vorangesetzt. Vgl. Internationale Klassifikation der Krankheiten, SNOMED.

Soda f: Natriumcarbonat*.

Soda|bad: (engl.) sodium carbonate bath; Vollbad mit 250–400 g Soda (Natriumcarbonat); Wassertemperatur u. Badedauer werden im Verlauf einer Badeserie langsam gesteigert; **Anw.:** bei Psoriasis.

Sod|brennen: (engl.) heart burn; brennende Empfindung in der Magengegend durch gastroösophagealen Reflux; vgl. Refluxösophagitis.

Sodium|dodecyl|sulfat n: (engl.) sodium dodecyl sulfate; Abk. SDS; anionisches Detergens, das zum Denaturieren* von Proteinen u. Nukleinsäuren benutzt wird; vgl. Polyacrylamidgel-Elektrophorese.

Sodoku: s. Rattenbisskrankheit.

Sodomie (nach der bibl. Stadt Sodom) **f:** (engl.) sodomy; s. Zoophilie.

Sölder-Linien (Friedrich von S., Neurol., Wien, 1867–1943)**:** (engl.) Sölder's lines; zwiebelschalenförmig um Mund- u. Nasenöffnung verlaufende Begrenzungslinien der Versorgungsbereiche der Trigeminuskerne; begrenzen entspr. Ausfallzonen.

Soemmering-Sub|stanz f: Substantia* nigra.

Sofort|re|aktion f: (engl.) immediate hypersensitivity reaction; s. Allergie.

Soja|nahrung: (engl.) soymilk diet; Form der milchfreien Säuglingsnahrung* aus Sojamehl als Eiweiß u. Olivenöl als Fett sowie Reismehl als Kohlenhydrat; eine Zerstörung des Trypsininhibitors der Sojabohnen (s. Proteasehemmer) durch Erhitzen ist erforderlich.

Sokolow-In|dex m: EKG-Kriterium für Herzhypertrophie*; ist die Summe aus R-Zacke in V_5 od. V_6 u. S-Zacke in V_1 od. V_2 >3,5 mV, liegt mit hoher Wahrscheinlichkeit eine Linksherzhypertrophie vor, bei der Summe aus R-Zacke in V_1 od. V_2 u. S-Zacke in V_5 od. V_6 >1,05 mV eine Rechtsherzhypertrophie.

Sol (lat. solutio Lösung) **n:** Kolloid* mit nicht zusammenhängenden, voneinander unabhängigen Teilchen; **1. lyophobes** u. **hydrophobes** (Dispersionsmittel Wasser) **S.:** die Affinität der Teilchen zum Dispersionsmittel ist gering, elektr. Kräfte halten sie in Lösung; **2. lyophiles** u. **hydrophiles S.:** inf. starker Affinität zw. disperser Phase u. Dispersionsmittel (Hydratation*) erhöhte Viskosität u. verminderte Oberflächenspannung (z. B. wässrige Lösung von Gelatine, Stärke, Eiweiß od. Seife). Vgl. Gel.

Solanin n: (engl.) solanine; giftiges Steroid-Alkaloid-Glykosid in versch. Solanumarten, bei der Kartoffel z. B. in Blättern, Blüten u. Beerenfrüchten; bes. hohe Konz. in Kartoffelkeimen u. ergrünten Teilen der Knollen; sachgerecht gelagerte Kartoffelknollen enthalten unter 0,01 % S. Durch Lichteinwirkung steigt der Gehalt an u. kann zur Solaninvergiftung führen.

Solanin|vergiftung: (engl.) solanine poisoning; syn. Solanismus; toxische Dosis für den Menschen ca. 25 mg, tödl. Dosis (bei Kindern) über 400 mg; beim Erwachsenen keine Todesfälle beschrieben; **Sympt.:** Brennen im Hals, Kopfschmerz, Mattigkeit, Bauchschmerzen, Erbrechen, Durchfälle usw.

Solanum n: Gattung aus der Familie der Solanaceae (Nachtschattengewächse) mit zahlreichen Arten, z. B. Kartoffel.

solaris (lat.)**:** Wortteil: Sonnen-; z. B. Plexus solaris.

Solar|plexus|schock (↑; Plexus*)**:** (engl.) solar plexus shock; Bez. für eine durch Druck auf den Plexus solaris (z. B. stumpfes Bauchtrauma) reflektor. ausgelöste vagovasale Synkope*.

Sole (lat. solutio Lösung) **f:** (engl.) brine; salzhaltiges Mineralwasser (mind. 1,4 % NaCl); schwache S. bis 3 %, mittelstarke S. bis 7 %, sehr starke S. bis 30 % Salzgehalt; vgl. Solebad.

Sole|bad: (engl.) brine spa; kochsalzreiche Mineralwasserquelle (mind. 1,4 % NaCl); Solbadekuren üben eine starke Reizwirkung auf die Haut u. auf die Grundeinstellung (parasympathikoton) des vegetativen Nervensystems aus; **Wirkung:** entschuppend, osmot. Anregung des Hautstoffwechsels, Wasserverlust der Haut, Zunahme der Transparenz der Hornschicht für UV-Strahlung; Anw. als Vollbad bei Psoriasis, Sklerodermie u. atopischem Ekzem. Vgl. Sole.

Soleus (lat. solea Sandale) **m:** Wadenmuskel; s. Musculus soleus.

Soleus|punkt (↑)**:** (engl.) soleus muscle point; Eintrittsstelle der Cockett-Vene III, die zw. M. soleus u. den tiefen Flexoren direkt in die Vv. tibiales posteriores übergeht; s. Venae perforantes (Abb.).

Solidago f: s. Goldrute.

Solidarprinzip (frz. solidaire wechselseitig, für das Ganze haftend) n: Bez. für die Grundlage der von den Sozialversicherten gebildeten Solidargemeinschaft zur kollektiven Selbsthilfe mit dem Ziel des Ausgleichs best. kalkulierbarer Risiken wie Krankheitsfall, Alter u. Unfall. Im Ggs. zu dem sonst bei Versicherungen übl. **Äquivalenzprinzip** (Beitragsbemessung entspr. dem eingebrachten Risiko u. Leistung nach der Beitragshöhe) richtet sich der Beitrag der Sozialversicherung nach der Leistungskraft (dem Arbeitseinkommen) der Versicherten. Sachleistungen werden unabhängig von der Höhe des Beitrags gewährt, d. h., Gruppen mit höherem Einkommen finanzieren Leistungen an Gruppen mit geringerem Einkommen mit. Vgl. Krankenversicherung, Rentenversicherung, Unfallversicherung.

solidus (lat.): fest.

solitär (lat. solitarius einzeln, allein): (engl.) solitary; vereinzelt, Einzel-.

Solitärbündel (↑): syn. Tractus* solitarius.

Solitärfollikel (↑; Follicul-*) m: s. Folliculi lymphoidei solitarii.

Solitärtuberkel (↑; Tuberkel*) m: (engl.) conglomerate tubercle; erbsen- bis apfelgroßes Konglomerattuberkel durch Zusammenballung u. Verschmelzung von Tuberkeln*; meist derb, von einer Kapsel umschlossen, mit Verkäsung u. Neigung zur Verkalkung; **Vork.:** bes. in Gehirn, Leber, Milz, Niere.

Sollgewicht: (engl.) desired weight; Körpergewicht*, das bei Kindern dem 50. Perzentil eines gegebenen Alters entspricht; vgl. Normalgewicht.

solubilis (lat.): löslich.

Solubilisierung (↑): (engl.) solubilization; Lösungsvermittlung ansonsten in Wasser schwer- od. unlöslicher Stoffe, z. B. durch Bildung von Mizellen* mit Emulgatoren*.

Solum (lat.) n: Boden, Grund.

Solutio (lat. Auflösung, Erschlaffung) f: Lösung*.

solutus (lat.): gelöst.

Solvenzien (lat. solvere auflösen) n pl: (engl.) solvents; schleimlösende Mittel.

Soma (gr. σῶμα) n: Körper.

Soman n: Methylfluorphosphorsäure-Pinalkolylester; Giftgas; s. Phosphorsäureester.

somatisch (Soma*): (engl.) somatic; körperlich.

Somatisierung (↑) f: (engl.) somatization; Verleiblichung; Wiederbelebung früher somatischer Reaktionsmuster durch eine psychosoziale Belastungssituation bzw. Auslösesituation*; der mit der körperl. Erregung verbundene Affekt (z. B. Angst bei Tachykardie) wird nicht als Gefühl, sondern als (bedrohl.) Organfunktionsstörung wahrgenommen. Vgl. Alexithymie, Konversion. E. Fri.

Somatisierungsstörung (↑): (engl.) somatization disorder; auch psychovegetatives Syndrom, vegetative Dystonie, vasoneurotisches Syndrom, Neurasthenie; **1.** i. w. S. körperl. Manifestation von Affekten durch den Mechanismus der Somatisierung*; **2.** Bez. (ICD-10) für somatoforme Störung* mit multiplen, wiederholt auftretenden u. häufig wechselnden körperl. Symptomen von mind. 2-jähriger Dauer; Diagn.: Suche nach einer Auslösesituation od. einem Krankheitsgewinn; Ther.: psychotherapeutische Entspannungsverfahren*, psychoanalytisch orientierte Psychotherapie od. Verhaltenstherapie; cave: Fehlindikationen für nicht notwendige Operation od. diagn. Eingriff. Vgl. Psychosomatose. E. Fri.

somatogen (↑; -gen*): (engl.) somatogenic; körperlich bedingt.

Somatogramm (↑; -gramm*) n: (engl.) somatogram, growth chart; Diagramm zur Beurteilung der Beziehung zw. Alter u. Körperlänge*

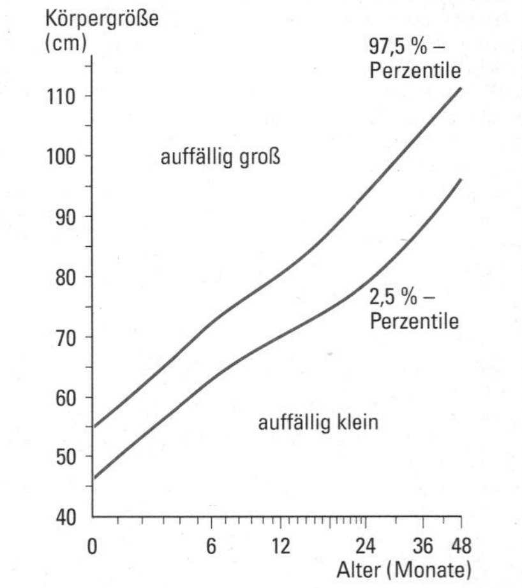

Somatogramm [335]

sowie zw. Alter u. Körpergewicht*; bes. in der kinderärztl. Praxis gebräuchlich.

Somatoliberin n: s. SRH.

Somatomedine n pl: s. IGF.

Somatometrie (Soma*; Metr-*) f: (engl.) somatometry; Messung des lebenden menschl. Körpers zw. anat. od. nach biomechan. Daten festgelegten Punkten im aufrechten Stand od. im Sitzen mit frei hängenden Beinen; vgl. Anthropometrie. E. Str.

Somatostatin (INN) n: (engl.) somatotropin release inhibiting hormone (Abk. SIH), growth hormone release inhibiting hormone (Abk. GH-RIH); in Hypothalamus u. D-Zellen der Langerhans-Inseln nachgewiesenes cycl. Peptid aus 14 Aminosäuren (MG 1638); Releasing-Hormon mit breitem Wirkungsspektrum, das die Ausschüttung von STH*, TSH*, ACTH*, Insulin*, Glucagon*, Gastrin* u. Cholecystokinin* hemmt; **Verw.:** Antihämorrhagikum bei schweren ösophagogastralen Blutungen; Akromegalie; **UAW:** initial passagerer Blutzuckerabfall, Blutzuckeranstieg nach 2–3 Std.; bei zu rascher Inj. Brechreiz u. Hitzegefühl. Vgl. Releasing-Hormone.

Somatostatinom (Soma*; statisch*; -om*) n: (engl.) somatostatinoma; sehr seltener, Somatostatin* u. ggf. weitere Hormone produzierender Tumor des Pankreas; häufig Lebermetastasen.

Somatotropin n: s. STH.

Somiten (Soma*) n pl: syn. Ursegmente*.

Sommerdiarrhö (Diarrhö*) f: (engl.) summer diarrhea; in den heißen Monaten bes. bei Säuglingen gehäuft vorkommende Durchfälle; s. Enteritis, Brechdurchfall des Säuglings.

Sommerenzephalitis (Enkephal-*; -itis*) f: s. FSME, Zeckenenzephalitis.

Sommer|en|zephalitis, japanische (↑; ↑) **f:** (engl.) Japanese B encephalitis; Enzephalitis* in östl. Teilen Asiens durch Enzephalitis-B-Virus; Übertragung durch Zecken von Nagetieren; vgl. FSME.

Sommer|grippe: (engl.) summer minor illness; durch Coxsackie*-Viren verursachte unspezif. fieberhafte Erkr., meist in Komb. mit Diarrhö u. Pharyngitis.

Sommer|sprossen: Ephelides*.

Somn|ambul|ismus (lat. somnus Schlaf; ambulare wandern) **m:** (engl.) somnambulism; syn. Noktambulismus, Lunatismus, Schlafwandeln, Nachtwandeln, Mondsüchtigkeit; Form der Parasomnie (s. Schlafstörung) mit schlafähnl. Zustand, in dem der Betroffene (meist Kinder u. Jugendliche) ähnl. handelt wie ein Wachender u. z. B. das Bett verläßt u. schlafend komplizierte Handlungen verrichtet, für die beim Erwachen eine retrograde Amnesie* besteht. Vgl. Dämmerzustand.

Somni|fera (↑; lat. ferre bringen) **n pl:** syn. Schlafmittel*.

Somni|loquie (↑; lat. loqui sprechen) **f:** (engl.) somniloquism; Sprechen im Schlaf.

Somno|lenz (lat. somnolentia Schläfrigkeit) **f:** (engl.) somnolence; Form der quant. Bewusstseinsstörung*; schläfriger Zustand, aus dem der Betroffene aber durch äußere Reize noch zu wecken ist; Vork. bei akuten hirnorganischen Störungen.

Somogyi-Ef|fekt (Michael S., Biochem., St. Louis, 1883–1971) **m:** (engl.) Somogyi effect; Auslösung von Hypoglykämie u. reaktiver Hyperglykämie durch eine zu hohe Insulindosis; Vork. bei Pat. mit schlecht eingestelltem Diabetes* mellitus; die zu hohe abendl. Insulindosis verursacht nachts (ca. 3–4 Uhr) Hypo- u. morgens Hyperglykämie. Vgl. Gegenregulation, diabetische.

Sonde f: (engl.) sound, tube; stab- od. röhrenförmiges, starres od. elast. Instrument aus Metall od. Kunststoffen zum Einführen in natürl. Hohlorgane (v. a. des Gastrointestinal- u. Urogenitaltrakts) zu diagn. od. therap. Zwecken bzw. zum Aufspüren, Austasten, Auffüllen od. Entleeren von pathol. Hohlräumen (Wundhöhlen, Fistelgänge u. a.); z. B. als Knopf-, Hohl-, Verweil-, Doppelballon-, Ernährungssonde. Vgl. Katheter.

Sonden|ernährung: (engl.) tube feeding; Form der künstlichen Ernährung* mit Einführung von dünnbreiiger od. flüssiger Nahrung (i. d. R. voll bilanzierte, stoffwechseladaptierte Formeldiäten unterschiedl. Zusammensetzung) durch eine Magensonde (v. a. bei kürzerer Verweildauer) od. Duodenal- bzw. Jejunalsonden (v. a. bei längerer Verweildauer), z. T. auch kontinuierliche Zufuhr durch Infusions- u. Pumpsysteme. Anw. bei unzureichender Nahrungsaufnahme (z. B. bei Frühgeborenen, Säuglingen), Nahrungsverweigerung (vgl. Zwangsernährung), Erkr. des Ösophagus, Schlucklähmungen u. a.

Sonden|phänomen n: (engl.) sound phenomenon; leichtes Eindringen einer Sonde in eine Hautläsion bei Tuberculosis* cutis aufgrund einer verkäsenden Nekrose; dd Kriterium zur Abgrenzung einer Sarkoidose*.

Sondierung: (engl.) probing; Einführen einer Sonde zur Untersuchung, z. B. S. eines Fistelgangs; vgl. Bougierung.

Sonnen|all|ergie (Allergie*) **f:** (engl.) sun allergy; s. Lichtdermatosen.

Sonnen|blumen|star: s. Chalkose.

Sonnen|brand: (engl.) sunburn; s. Lichtdermatosen.

Sonnenburg-Punkt (Eduard S., Chir., Berlin, 1848–1915)**:** (engl.) Sonnenburg's point; häufigste Abgangsstelle des Wurmfortsatzes am rechtsseitigen Drittelpunkt der Linie, die bd. Darmbeinstachel verbindet.

Sonnen|geflecht: (engl.) solar plexus; (anat.) Plexus solaris.

Sonnen|stich: (engl.) sunstroke; s. Hitzeschäden.

Sonnen|tau: (engl.) sundew; Drosera rotundifolia; fleischfressende Pflanze aus der Fam. der Sonnentaugewächse; ober- u. unterirdische Teile (Droserae herba) mit 1,4-Naphthochinonderivaten; bronchospasmolyt. u. antitussive Wirkung.

Sonnen|untergangs|phänomen n: (engl.) sunset phenomenon; (päd.) teilweises „Versinken“ unterer Korneaanteile hinter das Unterlid; physiol. bei Frühgeborenen mit Megazephalus, pathol. Frühzeichen bei kindl. Hydrozephalus als Ausdruck erhöhten Hirndrucks.

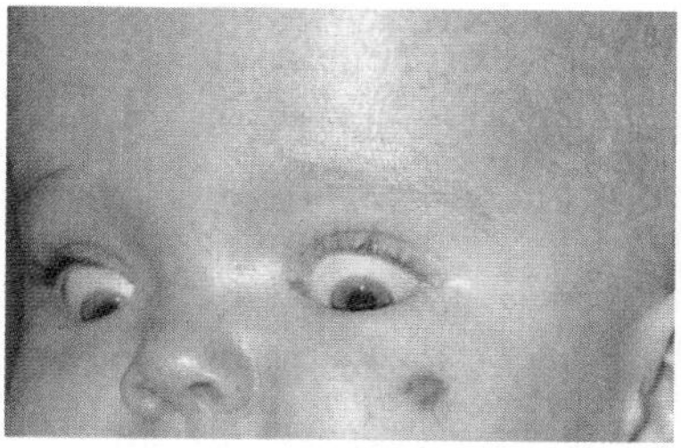

Sonnenuntergangsphänomen: bei Hydrozephalus (auf der linken Wange ein Hämangiom) [179]

Sonnen|urtikaria (lat. urtica Brennnessel, Juckreiz) **f:** s. Lichturtikaria.

Sono|graphie (lat. sonare tönen; -graphie*) **f:** (engl.) sonography; s. Ultraschalldiagnostik.

sonor (lat. sonor Ton, Geräusch)**:** (engl.) sonorous; volltönend; z. B. sonorer Schall; vgl. hypersonor.

Soor: Bez. für die Beläge auf den Schleimhäuten bei Candidosen*; auch als Synonym für Candidose gebraucht.

Soor|granulom (Granulum*; -om*) **n:** syn. Candida*-Granulom.

Soor|kolpitis (Kolp-*; -itis*) **f:** s. Vulvovaginitis candidomycetica.

Soor|mykose (Myk-*; -osis*) **f:** s. Candidosen.

Soor|öso|phagitis (Ösophagus*; -itis*) **f:** (engl.) candida oesophagitis; Ösophagitis* durch Candida* albicans; Vork. bes. bei immundefizienten Pat., v. a. bei HIV*-Erkrankung; **Ther.:** Azolderivate, z. B. Fluconazol; Ketoconazol; **Progn.:** häufig Rezidive bei HIV-Erkrankung; Indikatorkrankheit für AIDS.

Soor|pro|phylaxe (Prophylaxe*) **f:** s. Parotitisprophylaxe.

Soor|vulvitis (lat. vulva Gebärmutter, Scheide; -itis*) **f:** s. Vulvovaginitis candidomycetica.

Sopor (lat. tiefer Schlaf) **m:** auch Topor; Form der quant. Bewusstseinsstörung*; schlafähnlicher Zustand, aus dem der Pat. durch äußere

S

Reize nicht mehr voll erweckbar ist; nur stärkste Stimuli (z. B. Schmerzreize) können Reaktionen (z. B. Abwehrbewegungen) auslösen.

Sorbin|säure: (engl.) sorbic acid; Acidum sorbicum; in Pflanzen vorkommende 2,4-Hexadiensäure; Konservierungsmittel; vgl. Konservierung.

Sorbitol: syn. Sorbit; 6-wertiger Zuckeralkohol*, der Zwischenprodukt bei der Umwandlung von Fruktose in Glukose im Organismus ist; techn. Synthese durch Druckhydrierung von Glukose, u. a. Ausgangsprodukt für die Herstellung von Ascorbinsäure*. S. kann in der Leber durch die Sorbitoldehydrogenase* in Fruktose umgewandelt werden u. dadurch in den insulinunabhängigen Fruktosestoffwechsel gelangen. **Verw.:** pharmazeutischer Hilfsstoff, Geschmackskorrigens, Süßstoff für Diabetiker, zur parenteralen Ernährung, osmotischen Diurese*.

Sorbitol|de|hydro|genase f: Abk. SDH; Enzym (Oxidoreduktase), das NAD^+-abhängig Fruktose* zu Sorbitol* reduziert; **Vork.:** v. a. in der Leber; **Referenzbereich:** <1 U/l Serum; erhöht bei Lebererkrankungen. Vgl. Leberfunktionsproben.

Sorgfalts|pflicht: (engl.) diligence; s. Behandlungsfehler.

Sorgius-Lymph|knoten|gruppe (Lymph-*): (engl.) Sorgius' lymph nodes; Achsellymphknoten* am freien Rand des M. pectoralis major; nehmen v. a. die Lymphe der Brustdrüse auf; bei Mammakarzinom frühe Metastasierung in diese Lymphknoten.

Sotalol (INN) n: Betarezeptorenblocker* mit repolarisationsverlängernder Wirkung.

Sotos-Syn|drom (Juan F. S., amerikan. Päd., geb. 1927) n: syn. zerebraler Gigantismus; angeb. Makrosomie mit Makrozephalus, Vergrößerung der Extremitäten, Hydrocephalus internus, geistiger Retardierung; Manifestation durch erhöhtes Geburtsgewicht od. Beschleunigung des Wachstums in den ersten vier Lj.; **Urs.:** ungeklärt; STH-Produktion normal.

Southern-Blotting-Methode (Edwin S., Molekulargenet., Oxford, geb. 1938; engl. blot Fleck) f: Verf. der Gentechnologie*, bei dem DNA* nach elektrophoret. Auftrennung u. Aufschmelzen des Doppelstrangs auf flexible Membranen übertragen u. immobilisiert wird; anschließend Hybridisierung mit einer Gensonde*; **Anw.:** quantitativer Nachw. von strukturellen od. numerischen Chromosomenaberrationen; im Ggs. zur Polymerase*-Kettenreaktion auch große Mutationen nachweisbar, aber zeitaufwendiger u. größere Mengen DNA (3–10 μg) erforderlich.

Sowda (arab. dunkel, schwarz): (engl.) sowdah; hyperreaktive, lokalisierte Form der Onchozerkose*; Vork. bes. im Jemen, aber auch im Nordsudan, in Nigeria u. Guatemala; meist an den Gliedmaßen lokalisierte juckende, papulöse, hyperpigmentierte Dermatitis mit regionaler Lymphadenopathie; Nachw. von Mikrofilarien in der Haut selten, pos. Mazzotti*-Test.

Sozial|daten|schutz (lat. socialis die Gemeinschaft, Gesellschaft betreffend): (engl.) social data protection; Datenschutz* bei der Verarbeitung von Sozialdaten durch die Sozialleistungsträger nach § 35 SGB I u. §§ 67–85 a, 98–101 a SGB X sowie bereichsspezif. Vorschriften für die einzelnen Versicherungszweige (z. B. §§ 284 ff. SGB V, 199 ff. SGB VII, 93 ff. SGB XI); der Datenschutz bei der Verwendung der Versicherungsnummer ist in § 18 f u. g SGB IV geregelt. Als Sozialgeheimnis geschützt sind – im Ggs. zum Datengeheimnis nach den (für Sozialdaten nur subsidiär geltenden) Datenschutzgesetzen des Bundes u. der Länder – auch nichtpersonenbezogene Daten wie Betriebs- und Geschäftsgeheimnisse. Vgl. Schweigepflicht.

Sozial|forschung, em|pirische (↑): (engl.) empirical social research; Erforschung sozialer Wirklichkeit durch Datenerhebung; erfolgt qual. mit nicht standardisierten Erhebungsmethoden (Beobachtung*, Leitfaden- od. unstrukturiertes Interview*) od. quant. durch standardisierte Erhebungsmethoden (z. B. Fragenkataloge, zumeist geschlossene Fragen mit vorgegebenen Antwortmöglichkeiten).

Sozial|gesetz|buch (↑): Abk. SGB; geplante umfassende Codifikation des Sozialrechts, das zurzeit noch in etliche Einzelgesetze zersplittert ist. Bislang sind folgende Bücher (jeweils mit späteren Änderungen) realisiert: **SGB I** Allgemeiner Teil (11.12.1975 BGBl. I S. 3015), **SGB III** Arbeitsförderung (24.3.1997 BGBl. I S. 594, 595), **SGB IV** Gemeinsame Vorschriften für die Sozialversicherung 1., 2., 4. u. 5. Abschnitt (23.12.1976 BGBl. I S. 3845), 3. Abschnitt (20.12.1988 BGBl. I S. 2330), 6. u. 7. Abschnitt (6.10.1989 BGBl. I S. 1822), **SGB V** Gesetzliche Krankenversicherung (20.12.1988 BGBl. I S. 2477), **SGB VI** Gesetzliche Rentenversicherung (18.12.1989 BGBl. I S. 2261, berichtigt BGBl. I S. 1337), **SGB VII** Gesetzliche Unfallversicherung (7.8.1996 BGBl. I S. 1254), **SGB VIII** Kinder- u. Jugendhilfe (26.6.1990 BGBl. I S. 1163, in der Fassung der Neubekanntmachung vom 15.3.1996 BGBl. I S. 447), **SGB X** Verwaltungsverfahren, Schutz der Sozialdaten, Zusammenarbeit der Leistungsträger u. ihre Beziehungen zu Dritten 1. u. 2. Kapitel (18.8.1980 BGBl. I S. 1469), 3. Kapitel (4.11.1982 BGBl. I S. 1450) u. **SGB XI** Soziale Pflegeversicherung (26.5.1994 BGBl. I S. 1914). Die Einordnung der Ausbildungsförderung, der Rehabilitation, der Sozialhilfe, des Kinder-, Erziehungs- u. Wohngeldes sowie des sozialen Entschädigungsrechts stehen noch aus.

Sozialisation (↑) f: (engl.) socialization; (soziol.-psychol.) Prozess der Eingliederung eines Individuums in die bestehende gesellschaftl. Ordnung; in der primären S. werden dem Säugling u. Kleinkind die normativen Regelungen des umgebenden sozialen Milieus vermittelt. Die später in Schule u. Beruf einsetzenden Sozialisationsprozesse werden als sekundäre S. bezeichnet. Vgl. Schicht, soziale; Status, sozialer.

Sozial|medizin (↑; Medizin*) f: (engl.) social medicine; Teilgebiet der Medizin, das sich insbes. mit den durch die soziale Umwelt verursachten Gesundheitsstörungen u. deren Prävention befasst; vgl. Public Health.

Sozial|öko|logie (↑; gr. οἶκος Haus; -log*) f: (engl.) social ecology; Zweig der Sozialwissenschaften, der vor allem die regionalen Strukturen (meist der Städte) als Ausdruck u. historisch gewachsenes Ergebnis sozialer Differenzierungsprozesse betrachtet. Es werden v. a. Studien betrieben, in denen ein Zusammenhang zw. biol. Parametern (z. B. Mortalität*, Erkrankungshäufigkeit) u. sozialen Merkmalen (z. B. soziale Schicht, Nationalität) vermutet wird, wobei in erster Linie die Wohnregion als Indikator für den sozialen Status einer Person angesehen wird.

Sozial|päd|iatrie (↑; gr. παῖς Kind; -iatr*) f: (engl.) social pediatrics; interdisziplinäres Arbeitsgebiet der Kinderheilkunde unter Einbeziehung von Psychologie, Sozialpädagogik, Kinderkrankenpflege, Logopädie, Spieltherapie, Krankengymnastik u. a.

Sozial|phobie (↑; Phob-*) f: (engl.) social phobia; dauerhafte, unangemessene Furcht vor u. Vermeidung von Situationen, in denen Pat. mit anderen Menschen zu tun haben; das Spektrum reicht von der Furcht vor öffentl. Sprechen bis zur Aufgabe fast aller zwischenmenschl. Aktivitäten; **DD:** Agoraphobie, spezifische Phobie; **Ther.:** kognitive Therapie*. J. Mar.

Sozial|psych|iatrie (↑; Psych-*; -iatr*) f: (engl.) social psychiatry; Arbeitsrichtung der Psychiatrie, die in Zusammenarbeit mit Soziologie, Ökologie u. Sozialpsychologie den Einfluss sozialer Faktoren auf Entstehung u. Verlauf psychiatrischer Erkr. untersucht; Arbeitsgebiete sind Epidemiologie, Soziotherapie*, Herstellen eines flächendeckenden Netzes von Versorgungs- u. Rehabilitationseinrichtungen für psych. Kranke, Einführung sozialpsychiatrischer Dienste (Instanz für die gemeindepsychiatr. Pflichtversorgung; vgl. Gemeindepsychiatrie).

Sozial|psycho|logie (↑; ↑; -log*) f: (engl.) social psychology; Teilgebiet der Psychologie*, das die spez. sozialen Determinanten (z. B. kulturelle u. gesellschaftl. Normen) psych. Prozesse untersucht.

Sozial|verhaltens|störung (↑): (engl.) conduct disorder; abnormes aggressives od. aufsässiges Verhalten (z. B. Schlagen, Betrügen, Stehlen, Zerstören) bei Kindern od. Jugendlichen (v. a. bei Jungen), das wiederholt u. anhaltend auftritt; **Ätiol.:** Komb. aus konstitutionellen u. sozialen Faktoren; **Ther.:** kognitive Verhaltenstherapie, pädagog., sozialtherap. u. familienbezogene Intervention, Heimeinweisung; **Progn.:** bei frühem Beginn hohes Risiko für Entw. einer antisozialen Persönlichkeitsstörung*; **DD:** Aufmerksamkeitsdefizit-Hyperaktivitätsstörung, Manie, Anpassungsstörung. S. Sch.

Sozio|drama (↑) n: (engl.) sociodrama; Form des Psychodramas*, bei der die beteiligte Gruppe ein Thema wählt, spielerisch behandelt u. gemeinsam auswertet. E. Fri.

Sozio|genese (↑; -genese*) f: (engl.) sociogenesis; Bez. für die Verursachung versch. Phänomene durch soziale Bedingungen; z. B. Krankheitsverursachung durch Not, Hunger, Armut, entfremdete Arbeit, Isolierung, Ablehnung u. a.; ist v. a. Funktion von sozialer Abhängigkeit, von Zugehörigkeit zu einer sozialen Schicht od. zu einer isolierten u. unterprivilegierten Gruppe.

Sozio|gramm (↑; -gramm*) n: (engl.) sociogram; s. Soziometrie.

Sozio|logie (↑; -log*) f: (engl.) sociology; Wissenschaft, die sich mit Strukturen, Funktionen u. Entw. sozialer Institutionen befasst; im Mittelpunkt soziologischer Forschung steht der Verband, die Gruppe; deren Eigentümlichkeiten u. Systematik werden theoretisch od. empirisch (durch Beobachtung*, Interview* usw.) untersucht.

Sozio|logie, medizinische (↑; ↑) f: (engl.) medical sociology; syn. soziologische Medizin, Medizinsoziologie; interdisziplinäres Forschungsgebiet von Soziologie, Sozialpsychologie u. Medizin, das die Frage nach den Beziehungen zw. dem einzelnen Menschen u. der Gesellschaft sowie der Bedeutung dieser Interaktion für Krankheitsentstehung, -verlauf u. -häufigkeit in den Mittelpunkt stellt u. damit Krankheit als sozial mitbeeinflusstes Geschehen begreift. Bes. Bedeutung haben in diesem Zus. auch Fragen des Inanspruchnahmeverhaltens, des Krankheitsverständnisses u. des Gesundheitsverhaltens* sowie der Evaluation von Angeboten des Gesundheitssystems.

Sozio|metrie (↑; Metr-*) f: (engl.) sociometry; in der Sozialpsychologie* Bez. für ein von J. L. Moreno entwickeltes Verf. der Messung der sozialen Distanz zw. den Mitgliedern einer Gruppe; ursprüngl. für Gruppentherapien entwickelt, wurde das Verf. auf andere Situationen, z. B. Arbeitsgruppen, übertragen. Die Teilnehmer werden befragt, welche der anderen Gruppenmitglieder sie mögen bzw. nicht mögen od. mit welchen sie best. Aktivitäten durchführen möchten od. nicht. Die Ergebnisse werden in **Soziogrammen** dargestellt; die Verbindungslinien zw. den Personen spiegeln die positiven bzw. negativen Wahlen u. damit die Stellung des einzelnen in der Gruppe. Neuere Verf. sind Matrixanalyse u. Indexkonstruktionen.

Sozio|pathie (↑; -pathie*) f: (engl.) sociopathy; s. Persönlichkeitsstörung, dissoziale.

Sozio|therapie (↑; Therapie*) f: (engl.) sociotherapy; Bez. für alle Verfahren, mit denen eine Erkr. durch Veränderung des sozialen Kontexts des Pat. günstig beeinflusst werden soll; dazu gehört u. a. die Einbeziehung der Angehörigen in den therap. Prozess (vgl. Angehörigengruppe), die Schaffung eines Netzes sozialer Beziehungen u. Wohnungs- u. Arbeitsplatzsicherung bzw. -beschaffung. Bei der **Milieutherapie** als Form der S. wird durch Umgebungsveränderung eine positive Wirkung auf die Erkr. angestrebt.

SP: Abk. für **s**aure **P**hosphatase; s. Phosphatasen.

SP-1: Abk. für **S**chwangerschafts**p**rotein-1; Plasmaprotein (Glykoprotein, MG ca. 90 000), das elektrophoretisch mit der Beta-1-Globulinfraktion wandert u. in den Synzytiotrophoblasten der Plazenta gebildet wird; Verw. als Tumormarker* bei Tumoren mit trophoblast. Zellanteilen (z. B. Hodentumoren, Mammakarzinom, Blasenmole, malignes Chorionepitheliom); **Bestimmung:** Immunassay; **Referenzbereich** im Serum (nicht schwanger): <1 μg/l. Vgl. HCG, Alphafetoprotein.

SP-2: syn. SHBG*.

SP-3: Abk. für **S**chwangerschafts**p**rotein-3; syn. PAG, PZP (Abk. für engl. pregnancy zone protein); Plasmaprotein (Glykoprotein) der Alpha-2-Globulinfraktion mit möglicher immunsuppressiver Wirkung, das bei Schwangerschaft, Östrogenzufuhr u. chron. Erkr. im Blut nachweisbar ist.

Sp.: Abk. für **Sp**ecies* (Art).

Spät|abort (Abort*) m: (engl.) late abortion; Abort* von der vollendeten16.–24. SSW.

Spät|ab|szess, traumatischer (Abszess*) m: (engl.) delayed traumatic abscess; Hirnabszess* nach offener Hirnverletzung, der u. U. erst nach Jahren zu klin. Sympt. führt; vgl. Schädelhirntrauma.

Spät|de|zeleration (De-*; lat. celer schnell) f: (engl.) late deceleration; s. Dezeleration.

Spät|epi|lepsie (Epilepsie*) f: (engl.) tardy epilepsy; Epilepsia tarda; nach dem 30. Lj. erstmalig auftretende, meist symptomatische epileptische Anfälle; **Urs.:** v. a. Hirntumoren, zerebrovaskuläre Erkrankungen, Hirnatrophie, Intoxikationen od. Schädelhirntrauma (traumatische Sp.); vgl. Epilepsie.

Spät|geburt: Partus serotinus; s. Übertragung.

Spät|gestose (lat. gest**a**re tragen; -osis*) f: s. Gestose.

Spät|re|aktion f: (engl.) late reaction; **1.** s. Allergie; **2.** s. Lepromintest.

Spät|rezidiv (lat. recid**i**vus rückfällig) n: (engl.) late recurrence; nach längerem zeitl. Intervall auftretendes Rezidiv* einer Erkr.; in der Onkologie Bez. für einen nach klin. Remission eines Primärtumors frühestens nach 5 Jahren wiederauftretenden Tumor mit identischer Histologie.

Spät|schmerz: (engl.) late postprandial pain; epigastrische Schmerzen, die 2–4 Std. u. später nach dem Essen auftreten; rel. unspezifisch z. B. bei Ulcus duodeni; vgl. Hungerschmerz.

Spät|sterblichkeit: (engl.) late infant mortality; s. Säuglingssterblichkeit (Tab.).

Spät|syn|ov|ek|tomie (Syn-*; Ov-*; Ektomie*) f: (engl.) late synovectomy; s. Synovektomie.

Spät|tetanus (gr. τέτανος Spannung, Krampf) m: (engl.) delayed tetanus; Monate nach einer Inf. durch Aktivierung der Erreger auftretender Tetanus*; z. B. aufgrund einer Resistenzminderung.

Spät|tief: (engl.) late deceleration; s. Dezeleration.

Spalt|bildung: s. Gaumenspalte, Gesichtsspalten.

Spalt|blase: s. Blasenekstrophie.

Spalt|bruch: s. Fraktur, unvollständige.

Spalt|hand: (engl.) cleft hand; dominant erbl. longitudinale Fehlbildung der Hand (u./od. des Fußes); **Sympt.:** beginnend als zentraler Defekt mit Fehlen des Mittelfingers; radial fortschreitende Reduktion; Transversalknochen (s. Abb.),

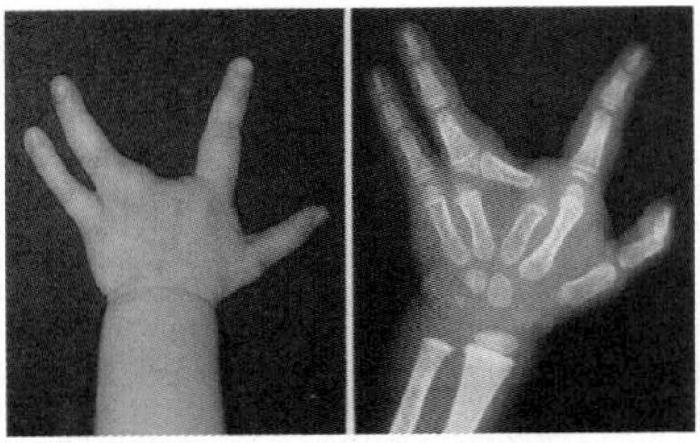

Spalthand [37]

Syndaktylie, Deltaknochen u. Beugekontrakturen von Mittelgelenken; selten in Komb. mit Lippen-Kiefer-Gaumenspalte; **Lok.:** fast immer beidseitig; **Ther.:** op. Spaltbeseitigung durch Transposition des Zeigefingers nach ulnar (Snow-Littler-Operation), Syndaktylietrennung, verlängernde Keilosteotomie des Deltaknochens. D. Buc.

Spalt|haut|trans|plantat (Transplantat*) n: (engl.) split-thickness skin graft; s. Hauttransplantat.

Spalt|impf|stoff: (engl.) split-protein vaccine; syn. Spaltvakzine; Impfstoff, der nur aus der durch (enzymat.) Spaltung gewonnenen immunogenen Untereinheit des Krankheitserregers od. dessen Toxinen besteht; vgl. Schutzimpfung (Influenza).

Spalt|lampe: (engl.) slit lamp; Lampe, die ein spaltförmig begrenztes parallelstrahliges Lichtbündel emittiert; **Anw.** in der Ophthalmologie zur mikroskop. Untersuchung der vorderen Abschnitte u. brechenden Medien des Auges sowie (mit Zusatzgeräten) von Kammerwinkel, Glaskörper, Netzhaut.

Spalt|pilze: (engl.) schizomycetes; sog. Schizomyzeten; historische Bez. für Bakterien*.

Spalt|pro|dukte (lat. prod**u**cere, prod**u**ctus hervorbringen) n pl: (engl.) fission products; Radionuklide*, die bei der Kernspaltung* von Atomen mit sehr hoher Ordnungszahl (z. B. $^{235}_{92}U$) entstehen; es handelt sich dabei um eine Fülle versch. radioaktiver Elemente u. Isotope mit sehr unterschiedl. Halbwertzeiten.

Spaltung: (engl.) split; **1.** (psychol.) Bez. für unvermittelt nebeneinander stehende u. die Einheit der Persönlichkeit bedrohende gegensätzliche Inhalte, Wünsche u. Erlebnisweisen; Vork. bei Schizophrenie u. dissoziativen Störungen; **2.** (psychoanalyt.) Bez. für eine komplexe Organisation auf niederem Strukturniveau* mit versch. Formen der Abwehr (vgl. Abwehrmechanismus), durch die ein schwaches Ich* unerträgliche Belastungen, Affekte, Triebspannungen od. Konflikte bewältigt; z. B. undifferenziert feindliches Erleben des Bildes des einen Menschen u. gleichzeitig Entwurf eines auschl. guten Bildes von einem anderen. E. Fri.

Spaltungs|irre|sein: veraltete Bez. für Schizophrenie*.

Spalt|zunge: (engl.) bifid tongue; Glossoschisis, Lingua bifida; angeb. Längsspaltung der Zunge als Hemmungsfehlbildung inf. fehlender Vereinigung beider Zungenhälften.

Spanischer Kragen: s. Paraphimose.

Spannung, ele**ktrische:** (engl.) voltage; Potentialdifferenz zw. zwei Punkten im elektr. Feld; Formelzeichen U, SI-Einheit Volt* (V); Quotient aus Arbeit* u. Ladung (U = W/Q); vgl. Potential.

Spannungs|kopf|schmerz: (engl.) tension headache; syn. Kopfschmerz vom Spannungstyp; häufige, episodisch od. chron. auftretende Kopfschmerzform; **Ätiol.:** multifaktoriell; bes. Stress, Verspannung der Nackenmuskulatur, Nicotin- u. Alkoholabusus; Vork. meist bei Frauen u. in Komb. mit Migräne* (sog. Kombinationskopfschmerz); **Klin.:** beidseitiger, vom Hinterkopf zur Stirn od. in die Schultern ausstrahlender, dumpf drückender Schmerz; vermehrte Anspannung der Kopf- u. Nackenmuskulatur. **DD:** s. Kopfschmerz (Tab.).

Spar|floxaci**n** (INN) n: Antibiotikum aus der Gruppe der Fluorchinolone; s. Chinolone.

Sparganose (gr. σπάργανον Windeln; -osis*) f: (engl.) sparganosis; Infektion mit Larven (Plerozerkoid) einiger, dem Fischbandwurm (Diphyllobothrium* latum) ähnl. Bandwürmer (Cestodes*) der Gattung Spirometra (z. B. Sparganum proliferum), die im Menschen als Fehlwirt an versch. Orten (Niere, Pleurahöhle, Subkutis, Auge) in Form von 1–30 cm langen Spargana parasitieren; Aufnahme durch Trinken von verseuchtem Wasser u. Verzehr roher Fische, Frösche u. Schlangen; **Sympt.:** Schwellung von Haut u. Bindehaut, Bildung von Granulomen, evtl. Elephantiasis; **Ther.:** chir. Exzision.

Sparganum proli|ferum (↑) n: Plerozerkoid einer Spirometra-Art (s. Cestodes); verursacht Sparganose* des Menschen in Südostasien.

Spas-: auch Spasm-, Spastik-; Wortteil mit der Bedeutung Krampf, Zuckung; von gr. σπασμός.

spasmo|gen (↑; -gen*): (engl.) spasmogenic; krampferzeugend.

Spasmo|lytika (↑; gr. λυτικός fähig zu lösen) n pl: (engl.) spasmolytics; Pharmaka, die den Tonus der glatten Muskulatur (Magen-Darm-Trakt, Gefäße, Bronchien u. a.) durch Rezeptorblockade (z. B. Parasympatholytika*) od. Rezeptoraktivierung (z. B. Betasympathomimetika*) bzw. über andere Mechanismen (myotrope S., z. B. Papaverin*, Nitroglycerol*) herabsetzen.

Spasmo|philie (↑; -phil*) f: syn. rachitogene Tetanie*.

Spasmus (↑) m: Krampf; unwillkürliche Muskelkontraktion; s. Krämpfe.

Spasmus facialis (↑) m: syn. tonischer Fazialiskrampf; einschießende tonische, synchrone Verkrampfung der vom N. facialis versorgten Muskeln (meist) einer Gesichtshälfte; **Urs.:** häufig Kompression des Nervs in unmittelbarer Nähe des Hirnstamms durch eine Arterie, Vene od. Gefäßfehlbildung bzw. einen Tumor, selten Multiple Sklerose; **Diagn.:** Elektroneurographie, Elektromyographie, Kernspintomographie; **DD:** Tic, Blepharospasmus; **Ther.:** Botulinumtoxin, vaskuläre Dekompression, Carbamazepin. K. Irl.

Spasmus glottidis (↑) m: Stimmritzenkrampf*.

Spasmus mobilis (↑) m: rascher Wechsel zw. Hypo- u. Hypertonie der Muskulatur; Vork. bei Erkr. des extrapyramidalen Systems, z. B. Athetose, Torsionsdystonie, Torticollis spasmodicus; vgl. Symptome, extrapyramidale.

Spasmus nutans (↑) m: s. Halsmuskelkrämpfe, Nystagmus.

Spasmus palatinus (↑) m: (engl.) spasm of the palatal velum; **1.** Gaumensegelkrampf; Krampf des Velum palatinum, z. B. bei Tetanus, Tollwut; **2.** Gaumensegeltremor; unwillkürliche schnelle, rhythmische Bewegungen des Velum palatinum; **a)** essentieller Sp. p.: ohne ersichtl. Urs.; mit auf Distanz hörbarem, klickendem Geräusch; **b)** symptomatischer Sp. p.: bei Läsionen im Bereich des Hirnstamms od. bei Hypertrophie des (unteren) Nucleus olivaris. K. Irl.

Spasmus rotatorius (↑) m: Drehkrampf; s. Halsmuskelkrämpfe.

Spastik (↑) f: (engl.) spasticity; krampfartig erhöhter Muskeltonus, der im Ggs. zum Rigor* proportional zur Geschwindigkeit einer passiven Dehnung des Muskels zunimmt od. bei fortgesetzter Dehnung plötzl. nachlassen kann (sog. Taschenmesserphänomen); meist gleichzeitig gesteigerte Muskeleigenreflexe, pathol. Mitbewegungen u. Pyramidenbahnzeichen; Vork. als Hemispastik (halbseitige Sp.), Paraspastik (Sp. zweier paariger Extremitäten) od. Tetraspastik (Sp. aller Extremitäten); **Urs.:** Schädigung des 1. motor. Neurons, z. B. durch frühkindl. Hirnschädigung, Trauma (Schädelhirntrauma, Querschnittläsion), Entz. (Meningitis, Enzephalitis, Myelitis, Multiple Sklerose), Hirndurchblutungsstörung (Infarkt, Blutung) od. Degeneration; **Ther.** entspr. der Schmerzstärke u. motor. Behinderung: **1.** medikamentös mit z. B. Baclofen, Tetrazepam, Diazepam, Tizanidin, Dantrolen od. Memantin; in schweren Fällen Injektion von Botulinimtoxin in die betroffenen Muskulatur; bei schwerster Sp. Baclofen als intrathekale Dauerapplikation; **2.** invasive neurochir. Verf. (Hirnwurzeldurchtrennung, chem. Rhizotomie) nur in Ausnahmefällen; **3.** evtl. Phenolinjektion in N. tibialis posterior (Spitzfuß) bzw. N. obturatorius (Adduktorenspasmus); **4.** Krankengymnastik, Ergotherapie, apparative Hilfsmittel. Vgl. Lähmung.

Spatia inter|ossea meta|carpi, meta|tarsi (lat. spatium Raum, Zwischenraum) n pl: Zwischenräume zw. Mittelhand- u. Mittelfußknochen.

Spatia zonularia (↑) n pl: von Kammerwasser durchflossene Spalträume zw. den Aufhängefasern der Linse.

Spatium (lat.) n (pl Spatia): Raum, Zwischenraum.

Spatium anguli irido|cornealis (↑) n: Lücke zw. den Faserbündeln des Reticulum trabeculare, über die das Kammerwasser in den Schlemm*-Kanal abfließt.

Spatium epi|durale (↑) n: s. Epiduralraum.

Spatium epi|sclerale (↑) n: Gleitraum zw. Augapfel u. Tenon*-Kapsel.

Spatium extra|peritoneale (↑) n: Extraperitonealraum; s. Cavitas abdominis.

Spatium inter|costale (↑) n: Zwischenrippenraum.

Spatium inter|vaginale (↑) n: s. Spatium episclerale.

Spatium latero|pharyngeum (↑) n: s. Spatium peripharyngeum.

Spatium peri|choroideum (↑) n: lymphat. Spalträume in der Lamina suprachoroidea der Aderhaut; vgl. Choroidea.

Spatium peri|lymphaticum (↑) n: Perilymphräume des Innenohrs.

Spatium peri|pharyngeum (↑) n: Bindegeweberaum hinter dem u. seitl. des Rachens: **1.** Spatium retropharyngeum: zw. Rachenhinterwand u. Lamina prevertebralis der Fascia cervicalis; **2.** Spatium lateropharyngeum (syn. Spatium pharyngeum lat., Spatium parapharyngeum): seitl. des Rachens mit N. glossopharyngeus, N. vagus, N. accessorius, N. hypoglossus, A. carotis int., V. jugularis int.

Spatium pro|fundum perinei (↑) n: s. Saccus profundus perinei.

Spatium retro|peritoneale (↑) n: s. Retroperitonealraum.

Spatium retro|pubicum (↑) n: syn. Cavum Retzii; mit lockerem Bindegewebe angefüllter extraperitonealer Verschiebespalt zw. Harnblase u. vorderer Bauchwand, durch den bei der klassischen Sectio alta die Blase extraperitoneal eröffnet werden kann.

Spatium sub|arachnoideum (↑) n: s. Subarachnoidalraum.

Spatium super|ficiale perinei (↑) n: s. Compartimentum superficiale perinei.

Spatz-Stiefler-Re|aktion (Hugo Sp., Neuropathol., Berlin, 1888–1969; Georg St., Neurol., Linz, Innsbruck, 1876–1939) f: (engl.) Spatz-Stiefler reaction; Nachweis von Eisenpigmentablagerungen in den Gliazellen des Gehirns bei progressiver Paralyse* durch Schwarzfärbung mit Ammoniumsulfid. Vgl. Berliner-Blau-Reaktion.

SPCA: Abk. für (engl.) serum **p**rothrombin **c**onversion **a**ccelerator; s. Prokonvertin.

Species (lat. Anblick, Erscheinung, Ideal) f: **1.** (biol.) Art; Begriff aus der Taxonomie*; setzt sich nach der internationalen Nomenklatur zus. aus dem allgemeineren Gattungsnamen (s. Genus) als Substantivum u. dem Speciesnamen als Attribut. Bei bisexueller Fortpflanzung: Gruppe von Individuen, die sich untereinander fortpflanzen; bei unisexueller Fortpflanzung: Gesamtheit der Individuen, die in ihren wesentl. Merkmalen übereinstimmen (vgl. Bakterienklassifikation). **2.** (pharmaz.) Kräuter als Teegemische, z. B. Sp. pectoralis (Brusttee), Sp. diureticae (harntreibender Tee).

Speck|haut|gerinnsel: (engl.) postmortem clot; Cruor phlogisticus; s. Blutgerinnsel.

Speck|leber: (engl.) amyloid liver; speckähnl. Aussehen der anämischen Leberquerschnittfläche bei Amyloidose.

Speck|milz: (engl.) bacon spleen; homogen glasiges, speckähnl. Aussehen der Milzschnittfläche bei Pulpaamyloidose u. gleichzeitig bestehender Anämie; bei Blutreichtum als Schinkenmilz* bezeichnet.

Speck|niere: (engl.) amyloid kidney; speckähnl. Aussehen der Nierenquerschnittfläche bei Amyloidose*.

SPECT: Abk. für **S**ingle-**P**hoton-**E**missions**c**omputer**t**omographie; s. Emissionscomputertomographie.

Spectino|mycin (INN) n: Aminoglykosid-Antibiotikum; **Verw.:** bei Gonorrhö u. Penicillin- bzw. Cephalosporinallergie; s. Aminoglykosid-Antibiotika.

Speculum n: Spekulum*.

Speiche: Radius*.

Speichel: (engl.) saliva; Saliva; Sekret der Speicheldrüsen (Glandula parotidea, Glandula submandibularis u. Glandula sublingualis) sowie zahlreicher kl. Drüsen in der Mundhöhle; **Menge:** 1–2 l/d; **Zusammensetzung** (variiert in Abhängigkeit vom Funktionszustand der Speicheldrüsen): v. a. K^+, Na^+ u. Ca^{2+}, Cl^-, PO_4^{3-} u. HCO_3^- sowie u. a. die Enzyme Lysozym*, Alpha-amylase (s. Amylasen) u. Aprotinin*, Muzine* u. Immunglobuline* (v. a. IgA); pH ca. 7. Mit der Speichelsekretion erfolgt Exkretion von körpereigenen (z. B. Blutgruppensubstanzen; s. Sekretorsystem) u. fremden Stoffen (z. B. Iod) sowie von Viren. **Funktion:** Schutz von Mundschleimhaut u. Zahnschmelz, mechan. Reinigung, immun. Abwehr, Lösungsmittel für die Geschmacksknospen stimulierende Moleküle, Beginn der enzymat. Aufspaltung von Stärke. Die **Regulation der Speichelsekretion** erfolgt reflektorisch u. kann durch bedingte Reflexe gesteigert werden. Erregung des Parasympathikus führt zu einer Sekretion (v. a. der Gl. parotidea), des Sympathikus zur Sekretion von mukösem Sp. (v. a. der Gl. submandibularis). **Störungen der Speichelsekretion** als verminderte (Oligosialie*, Asialie) od. gesteigerte Sekretion (Ptyalismus*).

Speichel|drüsen: (engl.) salivary glands; Glandulae salivariae majores: Gl. parotidea, Gl. sublingualis, Gl. submandibularis; Bauchspeicheldrüse: s. Pankreas.

Speichel|drüsen|tumoren (Tumor*) m pl: (engl.) tumors of the salivary glands; Tumoren der Speicheldrüsen (Sialome); häufigste Lok. ist die Glandula parotidea; **1. benigne Sp.:** langsames, schmerzloses Wachstum mit Induration der betroffenen Speicheldrüsen; meist keine Einschränkung der Funktion des N. facialis; **a)** pleomorphes Adenom: gynäkotroper Tu. mit Proliferation von Epithelgewebe u. mesenchym- u. knorpelähnlichen Anteilen (sog. Mischtumor); die Entw. eines Karzinoms innerh. des pleomorphen Adenoms ist möglich; **b)** monomorphes Adenom, meist Kystadenolymphom (syn. Warthin-Tumor): androtroper Tu. aus mit Flüssigkeit gefüllten Zysten in lymphoretikulärem Gewebe; **c)** Hämangiom, Lymphangiom: angeb. od. im 1.–2. Lj. auftretende Tu. mit spontaner Rückbildungstendenz; **2. maligne Sp.:** schnelles, infiltratives Wachstum, Schmerzen, Fazialislähmung; **a)** adenoidzystisches Karzinom (Adenomyoepitheliom): Proliferation von Epithelgewebe u. Myoepithelzellen entlang der Nervenscheiden; frühe lymphogene u. hämatogene Metastasierung in regionale Lymphknoten, Lunge, Skelett; **b)** Mukoepidermoidtumoren: histol. durch verhornende muköse Zellen charakterisierte, gut differenzierte Tu. von niedrigem (ca. 75 %) od. undifferenzierte Tu. von hohem Malignitätsgrad; **c)** andere maligne Sp. sind Azinuszelltumoren, Adenokarzinome u. Plattenepithelkarzinome. **Ther.:** bei benignen Sp. operatives Entfernen der betroffenen Speicheldrüse (z. B. Parotidektomie* unter Belassen des N. facialis); bei malignen Tu. zusätzlich Neck* dissection u. evtl. Strahlentherapie.

Speichel|fistel (Fistel*) f: (engl.) salivary fistula; angeb. od. traumat. bzw. entzündl. entstandene, äußere (Haut-) od. innere (intraoral mündende) Fistel, die von einer Speicheldrüse od. deren Ausführungsgängen ausgehen kann; Speicheldrüsenfisteln verschließen sich häufig von selbst, bei Speichelgangfisteln evtl. op. Exstirpation erforderlich.

Speichel|fluss: Salivation*.

Speichel|kerne: Nucleus salivatorius inferius u. superius.

Speichel|körperchen: (engl.) salivary corpuscles; kugelige Gebilde im Speichel; wahrscheinl. Reste zerfallener Leukozyten.

Speichel|steine: Sialolithen*.

Speichen|bruch: s. Radiusfraktur an typischer Stelle.

Speicher|krankheiten: s. Thesaurismosen.

Speicher|leucht|stoff: Substanz, die nach Energieabsorption (Bestrahlung) einen Teil dieser Energie speichert; durch spätere Energiezufuhr (z. B. Licht, Wärme) wird die gespeicherte Energie in Licht umgesetzt; **Verw.:** mit Sp. beschichtete Verstärkerfolien* bei der digitalen Radiographie* zur Bilddetektion; die gespeicherte Dosisverteilung auf der Folie wird zeilenweise mit einem Laserstrahl ausgelesen, die Lichtintensität dabei punktweise erfasst, digitalisiert u. in einem Computer gespeichert. Vgl. Lumineszenz.

Speicher|zellen (Zelle*): (engl.) storage cells; zur Speicherung von Glykogen, Fett, Proteinen u. a. befähigte Phagozyten*.

Speise|röhre: (anat.) Ösophagus*.

Speise|röhren|entzündung: Ösophagitis*.

Speise|röhren|erweiterung: s. Megaösophagus.

Speise|röhren|krampf: s. Ösophagospasmus, diffuser.

Speise|salz: (engl.) salt; NaCl; Sp. mit Iodidzusatz (ca. 5 mg KI/kg) gleicht langfristig Iodmangel in Wasser u. Nahrung aus u. dient der Proph. von Iodmangelkropf u. endemischen Kretinismus*. Sp. mit Flouridzusatz dient der Kariesprophylaxe*.

Spektral|ana|lyse f: (engl.) spectrum analysis; **1.** (physik.) Verf. zur qualitativen u. quantitativen Analyse von Substanzen anhand ihres

S

Sperma
Zusammensetzung

Spermien	etwa 3–5% des Gesamtvolumens; durchschnittlich 60 Mill./ml mit über 50% Beweglichkeit; im Akrosom Hyaluronidase und Akrosin; einzelne Spermatogonien, Spermatozyten
Sekret von	
Bläschendrüsen	60–70% des Gesamtvolumens; enthält Fruktose (1,2-6,5 mg/ml), Phosphorylcholin, Ergothionin, Ascorbinsäure, Prostaglandine, Proteine
Prostata	30–40% des Gesamtvolumens; enthält Spermin, saure Phosphatase, Zitronensäure, Cholesterol, Phospholipide, Fibrinolysin, Glutaminsäure, Zink
Nebenhoden	enthält Carnitin, Lecithin

Absorptionsspektrums* bzw. Emissionsspektrums*, wobei die zu untersuchende Probe auf hohe Temp. u. in gasförmigen Zustand gebracht wird; die Lage der Frequenzen (Wellenlängen) der Spektrallinien ist spezif. für ein best. chem. Element od. eine Verbindung, mit der Analyse der Intensität der Spektrallinien kann der Gehalt od. die Konz. bestimmt werden. Bei der Absorptionsspektralanalyse (auch Atomabsorptionsspektrometrie) wird ein Lichtstrahl mit engem variablem Spektralbereich durch das Gas geleitet, wobei an den den Spektrallinien entspr. Stellen Absorptionslinien entstehen. Bei der Emissionsspektralanalyse werden die Wellenlängen u. Intensitäten der einzelnen Spektrallinien des emittierten Lichts mit Hilfe eines Spektrometers ausgemessen. **2.** (neurol.) rechnergestützte quantifizierende EEG-Analyse, bei der eine EEG-Sequenz mit Hilfe der sog. Fast-Fourier-Transformation in ihre Frequenzkomponenten zerlegt wird (sog. Leistungs- od. Powerspektrum) sowie der Beitrag der einzelnen Frequenzkomponenten am Gesamtspektrum der Potentialschwankungen berechnet u. dargestellt wird; vgl. Elektroenzephalographie.

Spektral|filter n: (engl.) spectrum filter; Filter, der durch Absorption best. Wellenlängen (z. B. mit Hilfe farbiger Gläser od. Folien) od. Interferenz (s. Interferenzfilter) annähernd monochromat. Licht erzeugt.

Spektro|photo|metrie (Phot-*; Metr-*) f: (engl.) spectrophotometry; auch Spektrometrie, Spektralphotometrie; Komb. aus Photometrie* u. Spektralanalyse* monochromatischen Lichts beim Durchgang durch klin.-chem. Proben; **Anw.:** z. B. als Fruchtwasser*-Spektrophotometrie, Mikrospektrophotometrie*.

Spektrum (lat. spectrum Bild, Vorstellung) n: (engl.) spectrum; Bereich; **1.** (physik.) Intensitätsverteilung elektromagnetischer Wellen* in Abhängigkeit von ihrer Frequenz, Wellenlänge od. Energie bzw. bei Korpuskularstrahlen von ihrer Energie; ein kontinuierl. Sp. enthält alle, ein diskontinuierl. dagegen nur best. Frequenzen bzw. Energien (Linien- od. Bandenspektrum). Nach Art der Entstehung werden im Bereich des sichtbaren Lichts* das Absorptionsspektrum* u. Emissionsspektrum* unterschieden; weißes Licht setzt sich aus den Spektralfarben Rot, Orange, Gelb, Grün, Blau u. Violett zusammen, die z. B. nach Dispersion* od. Beugung* sichtbar werden. Vgl. Spektralanalyse. **2.** (pharmak.) Wirkungsspektrum eines Arzneimittels; **3.** (mikrobiol.) Erregerspektrum; Bez. für die Gesamtheit der Mikroorganismen, die als Err. einer Inf. in Frage kommen; **4.** Doppler-Frequenzspektrum: in einem Messintervall auftretende Frequenzen u. deren Häufigkeit; Anw. zur Analyse der Anzahl korpuskulärer Elemente in einem gemessenen Gefäßabschnitt, die einer entspr. Strömungsgeschwindigkeit zuzuordnen sind.

spekulativ (lat. speculari umherschauen): (engl.) speculative; auf Vermutungen beruhend.

Spekulum (lat. speculum Handspiegel) n: (engl.) speculum; Spiegel; trichter-, rinnen-, spatel- od. röhrenförmiges Instrument zur Einführung in natürl. Körperöffnungen für med. Untersuchungen; z. B. Nasen-, Ohren-, Mund-, Scheiden-, Mastdarmspekulum.

Spence-Fortsatz: (engl.) tail of Spence; Processus axillaris der Glandula* mammaria.

Sperm-: auch Spermato-, Spermio-, Spermati-; Wortteil mit der Bedeutung Samen; von gr. σπέρμα.

Sperma (↑) n: (engl.) sperm; Samen, Samenflüssigkeit, Semen; Ejakulat des Mannes, bestehend aus Spermien* u. Sekreten von Bläschendrüse, Prostata u. Nebenhoden; weißlich-opaleszierende Flüssigkeit (2–6 ml) mit klebriger Konsistenz u. charakterist. Geruch; Dichte 1,027–1,045 g/cm^3, pH 7–7,8; vgl. Sperma-Untersuchung.

Sperma-Anti|gene (↑; Antigen*) n pl: s. Spermienantigene.

Sperma-Anti|körper (↑; Anti-*): s. Spermienantigene.

Sperma-Konservierung (↑): (engl.) sperm conservation; Einfrieren u. Aufbewahren von Sperma in flüssigem Stickstoff (-196 °C) zum Zweck einer späteren Insemination*.

Sperma-Plasma (↑; -plasma*) n: (engl.) sperm plasma; zellfreier Anteil von Sperma*.

spermaticus (↑): zum Samen od. Samenstrang gehörig.

Spermatiden (↑; -id*) f pl: (engl.) spermatids; syn. Spermiden; Spermienvorstufe in der Spermatogenese*.

Spermatikus|neur|algie (↑; Neur-*; -algie*) f: s. Neuralgia spermatica.

Spermato|genese (↑; -genese*) f: (engl.) spermatogenesis; Entw. der Spermien*; während der Embryogenese u. bis zur Pubertät werden beim männl. Geschlecht die **Urkeimzellen** (s. Gametogenese) durch mitotische Teilung in **Spermatogonien** mit diploidem Chromosomensatz umgewandelt, aus denen sich danach lebenslang im Keimepithel der Tubuli seminiferi contorti der Hoden **primäre Spermatozyten** entwickeln. Nach einer ersten Reifeteilung werden

S

Sperma-Untersuchung

Parameter	Befunde und Terminologie (WHO-Klassifikation)			
	normal	nicht vorhanden	Verminderung	Vermehrung
Ejakulatvolumen	Normosemie 2–6 ml	Aspermie (Asemie)	Parvisemie <2 ml	Multisemie >6 ml
Spermiendichte	Normozoospermie ≥ 20 Mill./ml	Azoospermie	Kryptozoospermie <1 Mill./ml Oligozoospermie <20 Mill./ml	Hyperzoospermie >150 Mill./ml
Spermienmotilität	Normokinospermie ≥50 %	Nekrozoospermie	Asthenozoospermie <50 %	
Fehlformenrate	Normomorphospermie <70 %			Teratozoospermie ≥70 %

diese zu **sek. Spermatozyten** (Präspermatiden), aus denen sich durch eine zweite Reifeteilung zwei **Spermatiden** mit haploidem Chromosomensatz entwickeln. Anschließend erfolgt die Differenzierung zu reifen Spermien (Spermiogenese). Versch. Substanzen (z. B. Nitrofurane, Thiophene, Schwermetalle, Gossypol) können die Sp. i. S. einer pharmakotoxischen Wirkung unterdrücken.

Spermato|gonien (↑; gr. γονή Keim, Spross) f pl: (engl.) spermatogonia; Ursamenzellen; s. Spermatogenese.

Spermator|rhö (↑; -rhö*) f: (engl.) spermatorrhea; Samenausfluss aus der Harnröhre ohne sexuelle Erregung inf. Insuffizienz des Ductus ejaculatorius, bes. bei Stuhlgang u. Urinieren (Defäkations-, Miktionssyndrom); **Urs.:** psych. Störungen, chron. Gonorrhö, selten Querschnittläsion des Rückenmarks. Vgl. Prostatorrhö.

Spermato|zele (↑; -kele*) f: (engl.) spermatocele; Samenbruch; glatt begrenzte, von Hodengewebe abgrenzbare, i. d. R. asymptomatische intra- od. extravaginale Samenretentionszyste im Nebenhoden od. Samenstrang, gefüllt mit proteinreicher, spermienhaltiger Flüssigkeit; **Urs.:** Trauma od. Entz.; **DD:** Nebenhodentumor.

Spermato|zele, allo|plastische (↑; ↑) f: (engl.) spermatocele implant; dem Nebenhoden aufgenähtes Kunststoffreservoir, in dem sich Sperma sammelt, das durch Abpunktion zur homologen Insemination* verwendet werden kann; Anw. z. B. bei Agenesie od. langstreckigen Stenosen des Ductus deferens.

Spermato|zoon (↑; gr. ζῷον Lebewesen) n: Spermium, Samenfaden; s. Spermien.

Spermato|zyst|ek|tomie (↑; Kyst-*; Ektomie*) f: (engl.) spermatocystectomy; op. Entfernung der Bläschendrüse*.

Spermato|zystitis (↑; ↑; -itis*) f: (engl.) spermatocystitis; syn. Vesikulitis; Entzündung der Bläschendrüsen; hämatogene bzw. urogene Infektion inf. Gonorrhö, chron. Prostatitis, Urethritis posterior, Orchitis, Epididymitis.

Spermato|zyten (↑; Zyt-*) m pl: (engl.) spermatocytes; syn. Spermiozyten; Reifungsstadium der Spermien während der Spermatogenese*.

Spermat|urie (↑; Ur-*) f: (engl.) seminuria; Seminurie; Vorhandensein von Spermien im Harn inf. retrograder Ejakulation*.

Sperma-Untersuchung (↑): (engl.) sperm analysis; Untersuchung des nach 3- bis 5-tägiger sexueller Karenz durch Masturbation gewonnenen Ejakulats, z. B. für ein Fertilitätsgutachten; Bestimmung von Farbe (gelblich-grau), Transparenz (trüb), Geruch (kastanienblütenartig), pH-Wert (7,0–7,8; abweichend z. B. bei Prostatitis), Spermaverflüssigungszeit (10–20 Min.), Volumen, Spermiendichte (Anzahl/ml), -fehlformenrate (s. Tab.) u. -beweglichkeit 30 u. 120 Min. nach Ejakulation (anfangs sind >50 % sehr gut beweglich, nach 2 Std. soll der Beweglichkeitsverlust gering, d. h. <15 % sein); Messung der Eosinfärberate (abgestorbene Spermien färben sich, im Ggs. zu lebenden, rot an) u. der Konz. von Fruktose (<1,2 mg/ml bei Insuffizienz der Bläschendrüsen), Citrat (<2,5 mg/ml bei verminderter sekretor. Prostatafunktion, z. B. bei chron. Prostatitis), Carnitin (<0,04 mg/ml bei Samenwegverschluss u. Funktionseinschränkung des Nebenhodens) u. neutrale α-Glukosidase (<20 mU/ml bei Verschlussazoospermie); bakteriol. Ejakulatuntersuchung bei Verdacht auf Entz. der Genitalorgane; Nachw. von Spermienantikörpern bei Verdacht auf immun. u. autoimmun. bedingte Infertilität (vgl. Penetrationstest); Hodenbiopsie* (stets bds.) bei Azoospermie u. Oligozoospermie, ggf. zus. mit endokrin. u. genet. Untersuchung.

Sperma-Zervikal-Mukus-Kon|takt|test (↑; Cerv-*; Muc-*) m: (engl.) postcoital test; Penetrationstest* zum Nachw. von Spermienantikörpern im Sperma od. Zervikalsekret.

Spermiden (↑; -id*) f pl: syn. Spermatiden*.

Spermidin (↑) n: (engl.) spermidine; Vorstufe von Spermin*.

Spermien (↑) n pl: (engl.) spermia; reife Samenfäden, Spermatozoen; die im keimbildenden Epithel der Hodenkanälchen entstehenden männl. Samenzellen; Länge ca. 60 μm. 20 % der Sp. eines normalen Ejakulats sind unreif u. unbeweglich; weisen mehr als ein Viertel der Sp. Veränderungen am Kopfteil auf, ist die Spermatogenese* gestört. Referenzbereiche für die qual. u. quant. Beurteilung des Ejakulats: s. Sperma-Untersuchung (Tab.).

Spermien|anti|gene (↑; Antigen*) n pl: (engl.) sperm antigens; Antigene auf menschlichen Spermien, v. a. auf Kopf- u. Schwanzteil; dage-

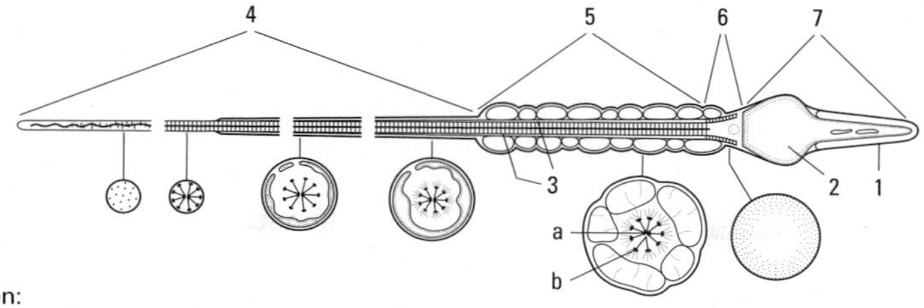

Spermien:
Morphologie des menschlichen Samenfadens:
1: Akrosom; 2: Zellkern; 3: Achsenfaden: vom Hals bis zum Schwanzende längs verlaufendes Fibrillensystem, das aus zwei Zentralfibrillen (a) besteht, die von einem Mantel aus neun Doppelfibrillen (b) umgeben sind; 4: Schwanz; 5: Mittelstück mit Mitochondrien; 6: Hals; 7: Kopf [532]

gen gebildete Antikörper (nachweisbar im Serum infertiler Männer u. Frauen bzw. im Zervixschleim) können bei Sterilität* eine Rolle spielen, indem sie Spermien verklumpen od. direkt immobilisieren. Vgl. Sperma, Sims-Huhner-Test.

Spermien|anti|körper (↑; Anti-*): (engl.) sperm antibodies; s. Spermienantigene.

Spermien|färbung (↑): (engl.) sperm stain; Eosin-Nigrosin-Färbung; ermöglicht die Differenzierung zw. lebenden (keine Anfärbung) u. abgestorbenen (rote Färbung) Spermien; vgl. Sperma-Untersuchung.

Spermien|in|jektion, intra|zyto|plasmatische (↑; lat. inicere, iniectus hineintun, einflößen) f: s. ICSI.

Spermien|in|vasions|test (↑; lat. invasio Angriff, Eindringen) m: syn. Penetrationstest*.

Spermien|motilität (↑; lat. motio Bewegung) f: (engl.) sperm motility; Bewegungsfähigkeit der Spermien*; Dauer der Sp. u. Anteil bewegl. Spermien sind Hauptkriterien für die Befruchtungsfähigkeit des Spermas*. Vgl. Sperma-Untersuchung.

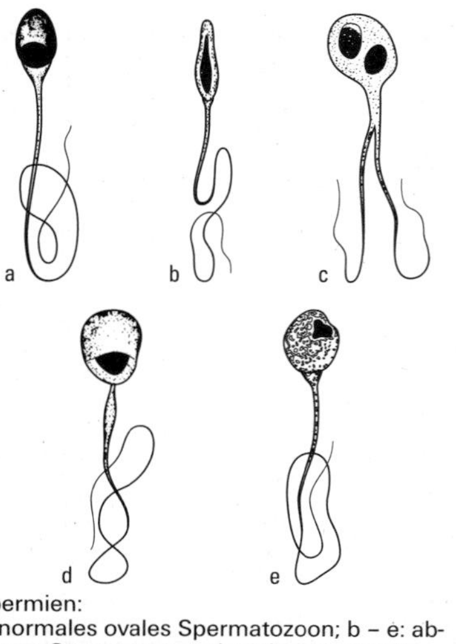

Spermien:
a: normales ovales Spermatozoon; b – e: abnorme Spermatozoen; b: spitz zulaufende Form; c: Doppelform; d: Riesenform; e: amorphe Form

Spermien|stoff|wechsel (↑): (engl.) sperm metabolism; s. Fruktolysetest.

Spermin n: (engl.) spermine; Diaminopropylputrescin; in allen Geweben (in Sperma bes. reichlich) enthaltenes Polyamin mit charakterist. Geruch, das an der Regulierung der Zellproliferation, Stimulation der DNA- u. RNA-Synthese u. Hemmung von Proteinkinasen beteiligt ist. G. Hüb.

Spermio|genese (Sperm-*; -genese*) f: s. Spermatogenese.

Spermio|gramm (↑; -gramm*) n: (engl.) spermiogram; Auflistung der bei der Sperma*-Untersuchung erhobenen Befunde.

Spermio|zyten (↑; Zyt-*) m pl: syn. Spermatozyten*.

Spermium (↑) n: Samenfaden; s. Spermien.

Spermi|zide (↑; -zid*) n pl: (engl.) spermicides; Spermien abtötende Substanzen zur Kontrazeption*; enthalten v. a. Nonoxinol* 9; allein (s. Schaumovulum) od. zus. mit mechan. Mitteln (s. Scheidendiaphragma) anwendbar; Zuverlässigkeit im unteren bis mittleren Bereich.

Sperr|arterien (Arteri-*) f pl: (engl.) contractile arteries; Arterien mit Längsmuskelzügen in der Intima, bei deren Kontraktion die Gefäßlichtung verengt wird; ermöglichen Regulierung der Organdurchblutung bei wechselndem Blutbedarf; Vork. z. B. in Schilddrüse, Lunge, Uterus, Nabelstrang, Schwellkörper.

Sperr|liquor (lat. liquor Flüssigkeit) m: (engl.) below-block cerebrospinal fluid; Liquor* cerebrospinalis mit deutlich erhöhtem Gesamtproteingehalt bei Liquorstopp*.

Sperrung: (engl.) blocking; **1.** Bez. für formale Denkstörung* mit Abreißen eines Gedankens u. Entstehung von Denkpausen ohne äußeren Anlass u. oft mitten im Satz od. Wort, v. a. bei Schizophrenie* (sog. schizophrene Denkstörung nach E. Bleuler). Die Sp. wird vom Pat. häufig als Gedankenentzug* erlebt. **2.** Bez. für Bewegungsstörung bei Katatonie; s. Stupor; **3.** sog. Blockierung: Störung des Denkablaufs in emotional bes. belastenden Situationen (z. B. Examen).

Sperr|venen (Vena*) f pl: (engl.) contractile veins; Venen mit zirkulären glatten Muskelfasern zur reversiblen Verminderung des venösen Abflusses; Vork. z. B. in Nebennierenmark, Schilddrüse, Uterus, Schwellkörpern, Samenstrang.

S

Spezialitäten f pl: Fertigarzneimittel*, die unter einer herstellerspezif. geschützten Warenbezeichnung in den Handel kommen, häufig Kombinationspräparate. Vgl. Generika.

Spezies (lat. species Anblick, Vorstellung, Gestalt) f: Species*.

spezifisch (mlat. specificus eigentümlich): (engl.) specific; artgemäß; vgl. Spezifität.

Spezifität (↑) f: (engl.) specificity; **1.** (immun.) selektive Reaktion eines Antikörpers od. immunkompetenter Zellen* mit einem best. Antigen; vgl. Kreuzreaktion; **2.** (medizinstatist.) Geeignetheit eines diagn. Tests, Personen ohne eine fragl. Erkrankung als Nichtkranke zu erkennen. Sp. ist definiert als Quotient aus der Personenzahl mit negativem Testergebnis unter den Nichtkranken u. der Gesamtzahl der Nichtkranken. Vgl. Sensitivität, falschpositiv.

Sphacelus (gr. σφάκελος Brand, Fäulnis) m: s. Sphakelus.

sphaericus (gr. σφαῖρα Kugel, Ball): (kugel-) rund.

Sphäroid|gelenk (↑; -id*): (engl.) spheroidal joint; Kugelgelenk, wobei die Pfanne weniger als die Hälfte des Gelenkkopfs umfasst; z. B. Schultergelenk; vgl. Gelenkformen.

Sphäro|phakie (↑; Phako-*) f: (engl.) spherophakia; kugelförmig gewölbte Linse der Augen; Vork. zus. mit Mikrophakie z. B. bei Marchesani*-Syndrom, mit defekter Zonula u. Linsenluxation bei Marfan*-Syndrom u. Homocystinurie*.

Sphaero|phorus-funduli|formis-Krankheit (↑; -phor*): s. Buday-Krankheit.

Sphäro|zyten (↑; Zyt-*) m pl: s. Kugelzellen.

Sphäro|zytose, hereditäre (↑; ↑; -osis*) f: (engl.) hereditary spherocytosis; Minkowski-Chauffard-Krankheit, sog. Kugelzellenanämie, Kugelzellenikterus, fam. hämolytischer Ikterus; autosomal-dominant erbl. hämolytische Anämie* inf. eines Defekts der Erythrozytenmembran. Durch Aufnahme von Natrium u. Wasser quellen die Erythrozyten u. nehmen Kugelform an (Sphärozyten); sie werden in der Milz vorzeitig abgebaut (sog. lienale Hämolyse*). **Klin.:** mikrozytäre, normochrome Anämie, Ikterus, Splenomegalie; bei schweren Krankheitsverläufen aplast. Krisen, Gallensteine, Ulcera cruris; durch vermehrte Osteoblastenaktivität Skelettveränderungen möglich (Turmschädel, breite Nasenwurzel, spitzer Gaumen); **Diagn.:** im Blutausstrich Sphärozyten, die eine verminderte osmotische Resistenz aufweisen (s. Resistenzbestimmung der Erythrozyten); **Ther.:** Splenektomie*; führt zu weitgehender klin. Normalisierung u. sollte auch bei leichter hämolyt. Anämie u. zur Vermeidung mögl. Kompl. evtl. schon im Kindesalter (5.–12. Lj.) vorgenommen werden.

Sphakelus (gr. σφάκελος Brand, Fäulnis) m: feuchter Brand, Gangrän*.

S-Phase f: Kurzbez. für **S**ynthese**phase** während des Zellzyklus*.

Spheno|palatinum|syn|drom (gr. σφήν Keil; Palatum*) n: syn. Sluder*-Neuralgie.

Spheno|zephalie (↑; Keph-*) f: s. Stenozephalie.

Sphingo|lipide (gr. σφίγγειν schnüren; Lip-*; -id*) n pl: (engl.) sphingolipids; hydrolysierbare komplexe Membranlipide, deren Grundkörper Ceramide* sind; **Einteilung: 1.** Sphingoglykolipide (s. Glykolipide); **2.** Sphingophospholipide: Phospholipide, bei denen Ceramid-1-phosphat über eine zweite Esterbindung mit einem polaren Alkohol verbunden ist, z. B. Sphingomyelin (verestert mit Cholin); S. kommen in großen Mengen im Gehirn u. Nervengewebe vor. Vgl. Sphingolipidosen.

Sphingo|lipidosen (↑; ↑; ↑; -osis*) f pl: (engl.) sphingolipodoses; meist autosomal-rezessiv erbl., lysosomale Enzymdefekte mit Speicherung von Ceramidtrihexosiden (Angiokeratoma* corporis diffusum), Glukosylceramiden (Gaucher*-Krankheit), Ceramiden (Ceramidasemangel*), Gangliosiden (Gangliosidosen*), Sulfatiden (metachromatische Leukodystrophie*), Galaktosylceramiden (Globoidzellen*-Leukodystrophie) u. Sphingomyelinen (Niemann*-Pick-Krankheit); vgl. Lipidosen.

Sphingo|myeline (↑; Myel-*) n: (engl.) sphingomyelins; Verbindungen aus Sphingosin*, das an der NH-Gruppe mit einer langkettigen Fettsäure (oft Lignocerin- od. Nervonsäure) u. an der OH-Gruppe mit Phosphatidylcholin verestert ist; vgl. Myelin, Sphingolipide, Niemann-Pick-Krankheit.

Sphingo|myelinose (↑; ↑; -osis*) f: syn. Niemann*-Pick-Krankheit.

Sphingo|phospho|lipide (↑; Lip-*; -id*) n pl: s. Sphingolipide.

Sphingosin n: (engl.) sphingosine; Δ^4-1,3-Dihydroxy-2-aminodeken; langkettiger, ungesättigter Aminoalkohol, der pyridoxalphosphatabhängig aus aktivierter Palmitinsäure (Palmityl-CoA) u. Serin biosynthetisiert wird; Bestandteil der Sphingolipide*.

Sphinkter (gr. σφιγκτήρ) m: Schließmuskel; z. B. Oddi-Sphinkter.

Sphinkter, arti|fizieller (↑) m: (engl.) artificial sphincter; implantierbares System aus Harnröhrenmanschette, Pumpe u. druckregulierendem Ballon zur Behandlung der Harninkontinenz* inf. myogener od. neurogener Sphinkterinsuffizienz. B. Sch.

Sphinkter|dehnung (↑): (engl.) anal dilation; Dehnung des Afterschließmuskels mit beiden Zeigefingern bei Sphinkterkrampf; vgl. Analfissur.

Sphinkter|ek|tomie (↑; Ektomie*) f: (engl.) sphincterectomy; zentrale Ausschneidung eines Irisstückchens mit Teilen des M. sphincter pupillae zur Erweiterung der Pupille.

Sphinkter|fibrose (↑; Fibr-*; -osis*) f: s. Papillenstenose.

Sphinkter|hyper|tonie (↑; Hyper-*; Ton-*) f: (engl.) hypertonic sphincter; konstante Hypertonie u. Hypertrophie des M. sphincter vesicae internus mit bindegewebiger Degeneration; **Urs.:** degen. Veränderungen im Sympathikus od. ZNS; z. B. bei Myelodysplasie; vgl. Sphinktersklerose.

Sphinktero|metrie (↑; Metr-*) f: veraltete Methode zur Messung des Öffnungsdrucks des inneren u. äußeren Harnröhrensphinkters; vgl. Urethradruckprofil.

Sphinktero|tomie (↑; -tom*) f: (engl.) sphincterotomy; op. Schließmuskeldurchtrennung; **1.** (chir.) S. des M. sphincter ani internus bei Hämorrhoiden mit Sphinkterspasmus od. bei Analfissur; **2.** (urol.) **a)** S. des Sphincter internus vesicae durch transurethrale Resektion* der hypertrophierten Plica interureterica od. transvesikale Keilexzision des Blasenhalses (Uvula) nach Marion bei Sphinktersklerose, Multipler Sklerose, diabet. Polyneuropathie; **b)** S. des Sphincter externus vesicae bei Reflexblase. Vgl. Pyloromyotomie, Kardiomyotomie.

S

Sphinktero|tomie, trans|duo|denale (↑; ↑) f: s. Papillotomie.

Sphinkter|plastik (↑; -plastik*) f: (engl.) sphincteroplasty; op. Verf. zur Wiederherstellung der Schließmuskelfunktion bei motorisch bedingter Stuhl- od. Harninkontinenz; **Meth.: 1.** Sphinkterrekonstruktion durch direkte Naht bei Verletzung; **2.** anteriore od. posteriore Sphinkterraffung (M. puborectalis, M. sphincter ani ext.); **3.** Muskeltransposition von z. B. M. gracilis od. M. sartorius (Grotte*-Operation); der präparierte Muskel wird durch eine perianale Inzision um den Analkanal geschlungen u. am kontralateralen Sitzbeinhöcker fixiert. Vgl. Sphinkter, artifizieller.

Sphinkter|sklerose (↑; Skler-*; -osis*) f: (engl.) sphincter sclerosis; **1.** (urol.) Starre des inneren Schließmuskelrings der Blase mit Blasenentleerungsstörung; Vork. v. a. bei Männern; **Urs.:** angeboren od. chron. Entz. von Prostata, Bläschendrüse u. Nebenhoden mit Hypertrophie des M. detrusor vesicae u. des Blasenhalses (innerer Sphinkter) sowie allmähl. Umwandlung in fibrös-sklerotisches Gewebe; **Sympt.:** Dysurie, Pollakisurie, erhebl. Restharnbildung; **Diagn.:** Zystoskopie, Urethroskopie; Prostata palpator. nicht vergrößert; **Ther.:** transurethrale Elektro- od. Laserresektion bzw. -inzision des Blasenhalses; **DD:** benigne Prostatahyperplasie; vgl. Blasenhalsstenose. **2.** (gastroenterol.) S. des Choledochus: s. Papillenstenose.

Sphinkter|tonus (↑; Ton-*) m: (engl.) sphincter tonus; Grad der Aktivität (Anspannung) von Schließmuskeln (z. B. in Blase u. Mastdarm).

Sphinx|gesicht (Σφίγξ Figur aus der gr. Mythologie): s. Facies myopathica.

Sphygmo|gramm (gr. σφυγμός Pulsschlag; -gramm*) n: (engl.) sphygmogram; durch Pulsschreiber (Sphygmograph) aufgezeichnete Pulskurve; z. B. Karotispulskurve*.

Spica (lat. Kornähre) f: Kornährenverband; kreuzförmiger Rollbindenverband für Gelenke, wird in Achtertouren auf- u. absteigend angelegt; z. B. Sp. humeri am Oberarm-Schultergelenk, Sp. manus am Handgelenk (s. Abb.), Sp. perinei in der Damm-Kreuzbein-Gegend.

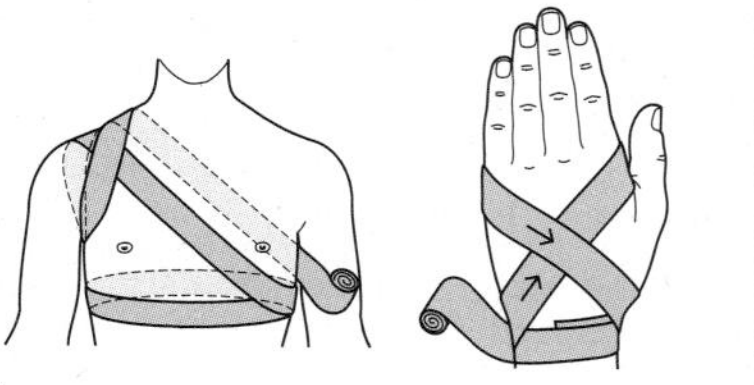

Spica:
Spica humeri (li.) und Spica manus (re.)

Spick|draht|osteo|synthese (Ost-*; gr. σύνθεσις Zusammensetzung) f: (engl.) pinning; Bez. für Osteosynthese* mittels Bohr- od. Kirschner-Draht.

Spick|methode f: (engl.) needle radiotherapy; Form der interstitiellen Strahlentherapie*.

Spiculae (lat. spiculum Spitze, Stachel) f pl: (röntg.) Bez. für **1.** feine Knochenzacken bei malignen Knochentumoren* u. am Schädel als reaktive Hyperostose bei Meningeom; **2.** feinzipfelige Ausziehungen der Darmschleimhaut im fortgeschrittenen Stadium der Colitis* ulcerosa.

Spider nevus (engl. spider Spinne; Naevus*) m: s. Naevus araneus.

Spiegel|bildung: (engl.) mirror imaging; (röntg.) waagerechte kontrastierende Linie an einer Flüssigkeitsluftgrenze; z. B. bei Seropneumothorax, Ileus.

Spiegel-Lappen: (engl.) Spiegelian lobe; Lobus caudatus hepatis.

Spiegel-Linie (↑): Linea* semilunaris.

Spieghel-Hernie (Adriaan van den Sp., genannt Spigelius, Anat., Botaniker, Venedig, Padua, 1578–1625; Hernie*) f: (engl.) hernia of Spieghel; Hernia ventralis lateralis; s. Hernie.

Spiegler-Tumor (Eduard Sp., Chem., Dermat., Wien, 1860–1908; Tumor*) m: syn. Zylindrom*.

Spiel|abhängigkeit: (engl.) gambling addiction; auch Spielsucht od. pathologisches Spielen (ICD-10); Zustand einer psychischen Abhängigkeit* von kommerziellen Glücksspielen od. Wetten mit intensivem u. kaum kontrollierbarem Drang zum Glücksspiel i. S. einer süchtigen Entwicklung; die länger dauernde Sp. geht i. d. R. mit erhebl. materiellen u. sozialen Konsequenzen einher. Betroffene haben sich z. T. in Selbsthilfegruppen (sog. Anonyme Spieler) zusammengeschlossen.

Spielmeyer-Vogt-Krankheit (Walter Sp., Psychiater, Neurol., München, 1879–1935; Heinrich V., Neurol., Bad Pyrmont, 1875–1936): (engl.) Spielmeyer-Vogt disease; juvenile Form der neuronalen Ceroidlipofuszinose*.

Spike (engl.): Spitze, Kurvenzacke; **1.** (virol.) syn. Pemplomer*; **2.** (neurol.) s. Elektroenzephalographie.

Spikes and waves (↑; engl. wave Welle): Spitzen-Wellen-Komplex; s. Elektroenzephalographie.

Spin (engl. Drall) m: Eigendrehimpuls von Elementarteilchen* u. Atomkernen (Kernspin), der für eine Teilchenart charakterist. ist; je nach Ladungsverteilung ist mit dem Sp. ein mehr od. weniger starkes magnet. Moment verknüpft. Elementarteilchen bzw. Atomkerne verhalten sich also wie kleine Magnete, die um ihre eigene Achse rotieren. Vgl. Magnetresonanz.

Spina (lat.) f: **1.** (anat.) Dorn, Stachel; Sp. iliaca anterior inferior, superior: vorderer unterer bzw. oberer Darmbeinstachel; Sp. iliaca posterior inf., sup.: hinterer unterer bzw. oberer Darmbeinstachel; Sp. ischiadica: Sitzbeinstachel, am hinteren Rand des Sitzbeins nach innen gerichteter Knochendorn; gebh. von großer Bedeutung; Sp. scapulae: Schulterblattgräte; Knochenkamm an der Hinterfläche der Skapula, läuft lateral in das Acromion aus. Vgl. Interspinallinie. **2.** (pathol.) Wirbelsäule, Rückenmark, z. B. Spina* bifida.

Spina bi|fida (↑) f: sog. Spaltwirbel, Wirbelspalt; angeb. Spaltbildung im hinteren (Sp. b. posterior) od. vorderen (Sp. b. anterior) Teil der Wirbelsäule, meist dorsal im Lumbal- od. Sakralbereich; Hemmungsfehlbildung mit unvollständigem Verschluss der Medullarrinne; **Urs.:** mechanische, infektiöse, alimentäre od. toxische intrauterine Schädigung; **Formen: 1.** Sp. b. totalis: vollständige Spaltung der Wirbelsäule (Rhachischisis) einschl. des Rückenmarks (Myeloschisis); mit dem Leben nicht vereinbar; **2.** Sp. b. partialis: Teilspaltung best. Abschnitte der knöchernen Wirbelsäule u. entspr. Rückenmarkan-

S

teile (vgl. Meningozele, Meningomyelozele); **a)** Sp. b. aperta: offene Form mit Freiliegen des Rückenmarks; **b)** Sp. b. cystica: geschlossene Form mit intakter Haut über dem Defekt; **3.** Sp. b. occulta: äußerlich nicht sichtbare Spaltung der Neuralbögen der Wirbel, meist im lumbosakralen Bereich, mit weitgehend normaler Anlage u. Funktion des Rückenmarks u. der Weichteile über dem Knochendefekt; oft mit abnormer Behaarung, Pigmentierung bzw. Grübchenbildung

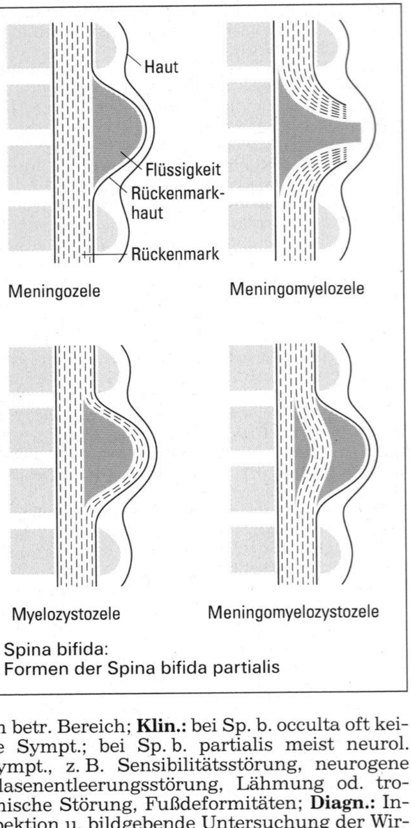

Spina bifida:
Formen der Spina bifida partialis

im betr. Bereich; **Klin.:** bei Sp. b. occulta oft keine Sympt.; bei Sp. b. partialis meist neurol. Sympt., z. B. Sensibilitätsstörung, neurogene Blasenentleerungsstörung, Lähmung od. trophische Störung, Fußdeformitäten; **Diagn.:** Inspektion u. bildgebende Untersuchung der Wirbelsäule (Ultraschalldiagnostik, Röntgen, Kernspin-, Computertomographie); **Ther.:** neurochir. Primärversorgung mit Verschluss des Defekts; orthop. Ther. zur Korrektur von Fußdeformitäten, Proph. von Kontrakturen u. Fehlstellungen; **Proph.:** Folsäure während (mind.) der ersten 12 Schwangerschaftswochen. Vgl. Dysrhaphiesyndrome.

spinal (lat. spinalis zum Rückgrat gehörig): zur Wirbelsäule, zum Rückenmark gehörend.

Spinal|an|ästhesie (↑; Anästhesie*) f: (engl.) spinal anesthesia; Form der Leitungsanästhesie*, bei der nach Lumbalpunktion* ein Lokalanästhetikum in den spinalen Subarachnoidalraum injiziert wird; bewirkt eine temporäre segmentale Nervenblockade (sympathisch, sensorisch, motorisch); **Anw.:** chir. Eingriffe im Abdomen unterh. des Nabels (v. a. in Gyn. u. Urol.) sowie Op. an den unteren Extremitäten; Vor- u. Nachteile: s. Periduralanästhesie (Tab.). Vgl. Hemispinalanästhesie, Sattelblock.

Spinal|erkrankung, funikuläre (↑): syn. funikuläre Myelose*.

Spinal|ganglion (↑; Gangl-*) n: (engl.) spinal ganglion; (anat.) Ganglion sensorium nervi cranialis, spinalis; im Bereich der Foramina intervertebralia gelegene spindelförmige Ansammlung pseudounipolarer, vorwiegend somatosensibler Nervenzellen, deren periphere (afferente Impulse aus der Körperperipherie leitende) Fortsätze über die Spinalnerven verlaufen u. deren zentrale Fortsätze durch die Hinterwurzeln in das Rückenmark* eintreten. Vgl. Ganglia craniospinalia sensoria, Segment, spinales.

Spinaliom (↑; -om*) n: syn. Plattenepithelkarzinom*.

Spinal|nerven (↑; Nervus*): (engl.) spinal nerves; Nervi spinales, sog. Rückenmarknerven; 31 segmentale Paare, davon acht zervikale Sp., 12 thorakale Sp., die segmental angeordnet bleiben (s. Innervation, segmentäre), fünf lumbale Sp. u. fünf sakrale Sp. sowie ein kokzygealer Spinalnerv. Vgl. Rückenmark, Segment, spinales.

Spinal|para|lyse, spastische (↑; Paralyse*) f: (engl.) spastic paraplegia; Abk. SSP; syn. spastische Paraplegie; seltene, zu den Systemerkrankungen* des Rückenmarks gehörende Erkr. inf. Degeneration des 1. motor. Neurons; **Formen: I.** hereditäre sp. Sp. (syn. familiäre spastische Paraplegie, Erb-Charcot-Krankheit, Strümpell-Lorrain-Krankheit): **1.** sog. reine Formen (spastische Lähmung als einziges Sympt.): **a)** autosomal-dominanter Erbgang mit Mutation an versch. Genorten: 2p24–21 (SSP4; häufigste Form), 8q23, 10q23, 14q11, 15q11.1, 19q13; **b)** autosomal-rezessiver Erbgang (20 % der Fälle) mit Mutation an den Genorten 3q, 8q12-q13, 15q13, 16q24; **c)** nur in Einzelfällen vorkommender X-chromosomal-rezessiver Erbgang mit Mutation an den Genorten Xq28 u. Xq21; **2.** sog. komplizierte Formen i. R. komplexer Syndrome (z. B. Sjögren-Larsson-Syndrom); **II.** erworbene sp. Sp.: als Symptom i. R. erworbener Krankheiten (z. B. Multiple Sklerose, Syphilis, Rückenmarktumor, traumatische Rückenmarkschädigung); **Sympt.:** Spastik* der Beine mit Hyperreflexie, Pyramidenbahnzeichen*; bei hereditärer Form bereits im Kindesalter einsetzend; **Ther.:** symptomatisch, v. a. Krankengymnastik (Bobath-Methode), orthopädische Hilfsmittel; ggf. chirurgisch. A. Moe.

Spina|punktion (Spina*; Punktion*) f: Beckenkammpunktion*.

Spina ventosa (↑) f: sog. Winddorn; (radiol.) Auftreibung u. Strukturumbau eines kleinen Röhrenknochens (Finger, Zehe) durch tuberkulöse, seltener syphilitische Osteomyelitis* od. Sarkoidose*.

Spindel|apparat: (engl.) spindle; syn. Kernspindel; Proteinstruktur (Mikrotubuli*) im Zytoplasma der Zelle* während der Mitose*; sog. polare Tubuli des Sp. werden (ausgehend von den Zentriolen*) an den beiden Zellpolen gebildet u. überlappen den Zelläquator; sog. chromosomale Tubuli reichen von den Zentromeren der Chromosomen* bis zum Zentroplasma*, ihre Verkürzung in der Anaphase bewirkt die Verlagerung der Chromosomen zu den Zentren der beiden entstehenden Zellen.

Spindel|gifte: (engl.) spindle poisons; Mitosehemmstoffe*, die die Zellteilung in der Metaphase durch Blockade des Spindelapparats (Zerstörung der Mikrotubuli) hemmen, z. B. Colchicinum, Vinca-Alkaloide, Paclitaxel; Verw. als Zytostatika*.

Spindel|haare: (engl.) moniliform hair; syn. Monilethrix; s. Haarveränderungen.

Spindel|zell|sarkom (Zelle*; Sark-*; -om*) n: (engl.) spindle cell sarcoma; s. Sarkom.

Spine sign (engl. spine Rückgrat; sign Zeichen): Kniekussphänomen*.

Spinnbarkeits|test m: (engl.) test of spinnbarkeit; s. Zervixschleim.

Spinnen: (engl.) spiders; (zool.) Araneae; Ordnung der Klasse Spinnentiere im Stamm Gliederfüßer (Arthropoden*) mit ca. 30 000 Arten; besitzen Beißwerkzeuge, die mit Giftdrüsen in Verbindung stehen. Der Biss einiger Arten kann dem Menschen, v. a. Kindern u. Älteren, gefährlich werden. Besonders giftig sind oft kleinere Spinnen wie die Schwarze Witwe (Latrodectus); viele der bis 25 cm großen sog. Vogelspinnen sind dagegen harmlos. Tödlich kann der Biss von Harpactisella (Südafrika), Trechona (Südamerika) u. v. a. Athrax (Australien) sein. Gefährlich sind Arten von Loxosceles (Amerika, Mittelmeerraum), Latrodectus (weltweit in warmen Ländern) u. Phoneutria (Brasilien). In der Bundesrepublik Deutschland ist Chiracanthium punctorium (Dornfingerspinne) die einzige auch für den Menschen giftige (aber ungefährliche) Spinne; im Mittelmeerraum als (ungefährliche) Giftspinne auch Lycosa tarantula (Tarantel). Sympt. des akzidentellen Bisses von weniger giftigen Arten (z. B. Tarantel) sind lokaler Juckreiz mit Rötung u. Schwellung (Histaminfreisetzung). Toxine von Loxosceles wirken zytotoxisch u. hämolytisch; kutane Form des Loxoscelismus als tiefe, schlecht heilende Wunde, systemische Form als intravaskuläre Hämolyse*. Hochwirksames Neurotoxin von Latrodectus (Alpha-Latrotoxin) setzt Neurotransmitter frei; Biss oft unbemerkt, nach 10–60 Min. beginnende, sich stetig steigernde, unerträgliche Schmerzen, Beklemmungsgefühl, Zittern, Muskelkontraktionen im Gesicht (Facies latrodectisma), Tränenfluss, Schwitzen; nur symptomatische Ther., keine Inzision, Antiveningabe nur bei Kindern u. älteren Menschen.

Spinnen|fingrigkeit: s. Arachnodaktylie.

Spinnen|gewebe|gerinnsel: (engl.) spiderweb clot; spinnengewebeähnliche Fäden bzw. Schleier (Fibringerinnsel), die sich v. a. bei tuberkulöser Meningitis* im abpunktierten, längere Zeit stehenden Liquor* cerebrospinalis bilden u. in denen (nach Lufttrocknung u. Ziehl*-Neelsen-Färbung) der direkte mikroskop. Nachweis von Mykobakterien mögl. ist.

Spinnen|nävus (Nävus*) m: Naevus* araneus.

Spinnen|zellen (Zelle*): (engl.) astrocytes, stellate cells; Bez. für **1.** Tumorzellen eines Rhabdomyoms; **2.** Astrozyten.

Spintherismus (gr. σπινθήρ Funke) m: (engl.) spintherism, photopsia; auch Spintheropie, Funkensehen (Photopsie), Lichtsehen.

Spiraea ulmaria f: Mädesüß*.

Spiral|arterien (gr. σπεῖρα Windung; Arteri-*) f pl: (engl.) spiral arteries; Bez. für die in der Sekretionsphase des Menstruationszyklus* stark erweiterten u. gefüllten Gefäße des Endometriums.

Spiral|computer|tomo|graphie (↑; Computer*; -tom*; -graphie*) f: (engl.) spiral computertomography; Form der Computertomographie*, bei der der Pat. während der kontinuierl. Drehbewegung des Röhre-Detektor-Systems durch Tischvorschub entlang der Z-Achse bewegt wird; dadurch Erfassung der Schwächungsverhältnisse eines Volumens in kurzer Zeit, Rekonstruktion der Computertomogramme an beliebiger Stelle sowie weitgehend artefaktfreie dreidimensionale Darstellung des Volumens. Vgl. CT-Angiographie.

Spirale (↑) f: s. Intrauterinpessar.

Spiral|fraktur (↑; Fraktur*) f: (engl.) spiral fracture; Torsionsfraktur an langen Röhrenknochen mit spiralig verlaufender Bruchlinie; s. Fraktur, vollständige.

Spira|mycin (INN) n: Makrolid-Antibiotikum mit dem Erythromycin vergleichbaren Wirkungsspektrum; s. Makrolid-Antibiotika.

Spira|pril (INN) n: Antihypertensivum; ACE*-Hemmer.

Spirem (gr. σπεῖρα Windung, Krümmung) n: (engl.) spireme; Chromosomenknäuel in der Prophase der Kernteilung; vgl. Dispirem.

Spirillen (Dim. ↑) f pl: (engl.) spirilla; Gattung gramnegativer, starrer, spiralförmiger Stäbchenbakterien (Spirillum; noch keiner Fam. zugeordnet; vgl. Bakterienklassifikation); amphitrich begeißelt, mikroaerophil, Oxidase-positiv, Katalase-negativ; Vork. in stagnierendem Frischwasser; Spirillum volutans nicht pathogen; Spirillum* minus nicht sicher dieser Species zugeordnet.

Spirillum minus (↑) n: syn. Spirochaeta muris; taxonomisch noch nicht eingeordnete, gramnegative, schraubenförmige Bakterienspecies; polar begeißelt; auf künstlichen Nährböden nicht züchtbar; Err. der Rattenbisskrankheit*, Vork. v. a. im Fernen Osten.

Spiritus (lat. Windhauch, Geist, Seele) m: Weingeist; s. Alkohol.

Spiritus camphoratus (↑) m: Kampferspiritus; Zusammensetzung: Campher crist. 1 Teil, Ethanol 90 % 7 Teile, Wasser 2 Teile; **Verw.:** traditionell zur Einreibung bei rheumatischen Beschwerden.

Spiritus di|lutus (↑) m: Sp. Vini rectificatus; verdünnter Weingeist, Ethanol 70 %; zur Hände- u. Gerätedesinfektion.

Spiritus Vini gallici (↑) m: Franzbranntwein; Zusammensetzung: aus unterschiedl. Anteilen von Ethanol, Wasser, Farb- u. Aromastoffen; Verw.: äußerlich traditionell zur Dekubitusprophylaxe.

Spiritus Vini recti|ficatissimus (↑) m: Ethanol 96 %.

Spiritus Vini rectificatus (↑) m: Spiritus* dilutus.

Spiro|chaetaceae (gr. σπεῖρα Windung; χαίτη langes Haar) f pl: Fam. flexibler Schraubenbakterien (keine starre, konstante Gestalt) mit ungewöhnlicher Länge (5–250 µm); Fortbewegung durch Fibrillen bzw. Fibrillenbündel; **Vork.:** stagnierende Gewässer, Intestinaltrakt von Mensch u. Tier; **vier Gattungen:** Cristispira, Spirochaeta u. die humanmed. wichtigen Genera Treponema* u. Borrelia*.

Spiro|chaetales (↑; ↑) f pl: Ordnung (vgl. Bakterienklassifikation) schlanker spiralförmiger Bakt. mit den Fam. Leptospiraceae (s. Leptospira) u. Spirochaetaceae*.

Spiro|chätosen (↑; ↑; -osis*) f pl: (engl.) spirochaetoses; Sammelbez. für Infektionen, die durch Bakterien der Ordnung Spirochaetales* verursacht werden.

S

Spiro|ergo|metrie (lat. spirare blasen, atmen; Erg-*; Metr-*) f: s. Ergospirometrie.

Spiro|graphie (↑; -graphie*) f: s. Spirometrie.

Spiro|metra (↑; gr. μέτρον Länge) n pl: Bandwurmgattung; **Entw.:** Prozerkoid in Cyclops; Plerozerkoid (Sparganum) bes. in Amphibien u. Reptilien; Übertragung auf Menschen führt nicht zu Weiterentwicklung, sondern verursacht durch Wanderung Sparganose*; nach oraler Aufnahme plerozerkoidhaltiger zweiter Zwischenwirte Adultwurm im Darm des Endwirts (Hund, Katze); Sp. mansoni in Ost- u. Südostasien, Sp. mansonoides in Nordamerika. Vgl. Cestodes.

Spiro|metrie (lat. spirare blasen, atmen; Metr-*) f: (engl.) spirometry; Messung u. Aufzeichnung (Spirographie) von Volumenänderungen inf. Atembewegungen des Probanden; ermöglicht Darstellung versch. Lungenvolumina* u. Ventilationsgrößen; vgl. Ergospirometrie, Lungenfunktionsprüfung.

Spirono|lacton (INN) n: mildes Diuretikum; als kompetitiver Aldosteronrezeptor-Antagonist (wirksamer Metabolit: Canrenon) nur in Gegenwart von Aldosteron* wirksam; **Ind.:** primärer u. sekundärer Hyperaldosteronismus*; **UAW:** Hyperkaliämie, Hyponatriämie, gastrointestinale Störungen, Exantheme, Exsikkose, hyperchlorämische Azidose; selten Gynäkomastie, Impotenz, (irreversible) Stimmveränderung, eingeschränktes Reaktionsvermögen u. Zyklusstörungen. Vgl. Diuretika.

Spitz|bauch: (engl.) pointed abdomen; am Ende der Schwangerschaft Hinweis auf enges Becken*, bes. bei einer Primipara.

Spitzen|stoß: s. Herzspitzenstoß.

Spitz|fuß: s. Pes equinus.

Spitz-Holter-Drainage (Drainage*) f: s. Ventrikeldrainage.

Spitz|sakrum n: s. Sacrum arcuatum.

Spitz-Tumor (Tumor*) m: (engl.) Spitz nevus; syn. Nävus Spitz; sog. juveniles Melanom; Spindelzellnävus, Variante des Nävuszellnävus*; meist bis erbsgroßer, benigner, rasch wachsender Tumor von rötl. Farbe mit glatter od. warziger Oberfläche, die Teleangiektasien aufweisen

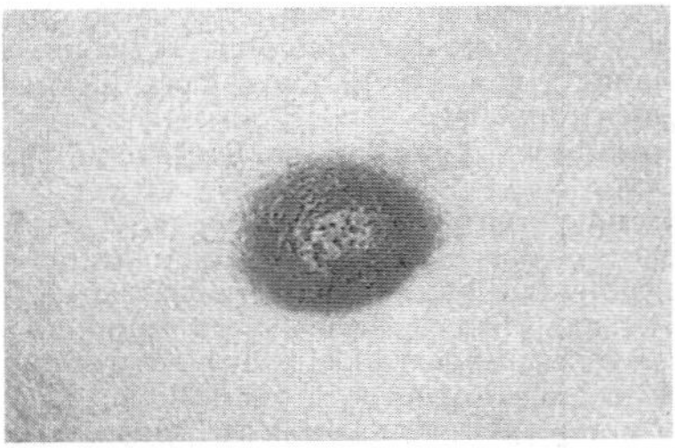

Spitz-Tumor [3]

kann; **Lok.:** meist im Gesicht, bes. Wangen; pigmentierter Sp.-T. bes. am Oberschenkel junger Frauen; histol. besteht z. T. große Ähnlichkeit mit dem malignen Melanom*; Auftreten i. d. R. vor dem 9. Lj., bei Erwachsenen selten; **Ther.:** Exzision u. Nachbeobachtung.

Spitzy-Operation (Hans Sp., Orthop., Wien, 1872–1956) f: Op. zur Beseitigung eines Nabelbruchs*; nach halbkreisförmiger Umschneidung des Nabels op. Ablösung des Bruchsacks vom Hautnabel, Lösung u. Reposition des Bruchinhalts u. Verschluss der Bruchpforte nach Abtragung des Bruchsacks.

Splanchnikus (gr. σπλάγχνον Eingeweide) m: (engl.) splanchnic nerve; Kurzbez. für Nervus splanchnicus; Eingeweidenerv, Teil des Sympathikus*.

Splanchnikus|blockade (↑) f: (engl.) splanchnic nerve block; Form der Sympathikusblockade* mit Leitungsanästhesie* des N. splanchnicus durch transkutane (von dorsolateral) bzw. intraoperative (von ventral) Inj. eines Lokalanästhetikums zur Schmerzausschaltung im Bereich des oberen Abdomens, auch als Vorstufe einer neurolytischen Nervenblockade*.

Splanchnikus|parese (↑; Parese*) f: (engl.) splanchnic nerve paralysis; Funktionsausfall der Nervi splanchnici mit Schocksymptomen, z. B. nach Bauchtrauma.

Splanchno|cranium (↑; gr. κρανίον Schädel) n: Gesichts- u. Eingeweideschädel; s. Cranium.

Splanchno|megalie (↑; Mega-*) f: syn. Viszeromegalie*.

Spleißen: (engl.) splicing; s. mRNA-Editierung.

Splen (gr. σπλήν) m: Lien, Milz*.

Splen|ek|tomie (↑; Ektomie*) f: (engl.) splenectomy; Milzexstirpation; op. Entfernung der Milz*; **Ind.: 1.** (chir.) v. a. Milzruptur*, Milzabszess, primäre Milztumoren; **2.** (hämat.) **a)** nachgewiesene lienale Hämolyse*, v. a. bei hereditärer Sphärozytose*, seltener bei anderen Formen der hämolytischen Anämie; **b)** Werlhof*-Krankheit (wenn Gkukokortikoide ohne Erfolg bleiben); **c)** Lymphogranulomatose* i. R. der Staging-Laparotomie (nicht bei Kindern); **d)** bes. Fälle der Osteomyelofibrose*; **e)** Hypersplenismus* mit Zytopenie (z. B. bei Felty*-Syndrom); **f)** evtl. mechan. bedingte Beschwerden inf. Splenomegalie*. **Hinweis:** Eine Sp. sollte elektiv wegen der Gefahr der Entw. eines OPSI*-Syndroms nicht ohne Impfung durchgeführt werden. Bes. im Kindesalter sollte Milzerhalt bzw. Teilresektion angestrebt werden (falls mögl Sp. nicht vor dem 5. Lj.). Eine langjährige postop. Infektionsprophylaxe ist notwendig.

Splenisation (↑) f: (engl.) splenization; milzartige Verdichtung von Lungengewebe; bei Lungenödem u. Atelektase.

Splenitis (↑; -itis*) f: Entzündung der Milz* mit Splenomegalie, u. U. Abszessbildung.

Splenium (gr. σπλήνιον) n: Wulst, Pflaster, Kompresse.

Splenium corporis callosi (↑) n: (anat.) hinteres freies verdicktes Ende des Balkens.

Spleno|graphie (gr. σπλήν Milz; -graphie*) f: (engl.) splenography; Röntgenkonstrastdarstellung der Milz; meist i. R. einer Splenoportographie*.

Spleno|hepato|megalie (↑; Hepat-*; Mega-*) f: (engl.) splenohepatomegaly; Milz- u. Leververgrößerung.

Splenom (↑; -om*) n: (engl.) splenoma; seltener, benigner Milztumor, bestehend aus Milzgewebe (Pulpa, lymphat. Gewebe).

Spleno|megalie (↑; Mega-*) f: (engl.) splenomegaly; Milzschwellung, sog. Milztumor; Vergrößerung der Milz; **Vork.: 1.** Blut- u. lymphat. Erkrankungen, z. B. Osteomyelofibrose, Leukämie, Lymphogranulomatose, malignes Lymphom, hereditäre Sphärozytose u. a. hämolyt. Anämien, Polycythaemia rubra vera; **2.** hepatolienale Erkrankungen, z. B. Cholangitis, akute Hepatitis, tox. Leberzellschaden, Leberzirrhose (Banti-Syndrom); **3.** mechan. bedingte Sp., z. B. bei portaler Hypertension, Stauungsmilz, Wandermilz; **4.** Kollagenosen u. rheumat. Erkrankungen, z. B. Felty-Syndrom, Still-Krankheit, Reiter-Krankheit, systemischem Lupus erythematodes; **5.** Speicherkrankheiten, z. B. Lipidosen, Glykogenosen, Hämochromatose, Wilson-Krankheit, Amyloidose; **6.** akute Inf., z. B. Typhus, Paratyphus, Brucellose, Leptospirose, Virushepatitis, infektiöse Mononukleose, Röteln, Viruspneumonie, Rickettsiose, Toxoplasmose, Kala-Azar, Bilharziose, Histoplasmose, Malaria; **7.** chron. Infektion, z. B. Endocarditis lenta, Sarkoidose, Miliartuberkulose, Malaria, sek. Syphilis; **8.** isolierte Sp., z. B. bei Milztumor (Sarkom, Lymphangiokavernom), Milzzyste, Echinokok-

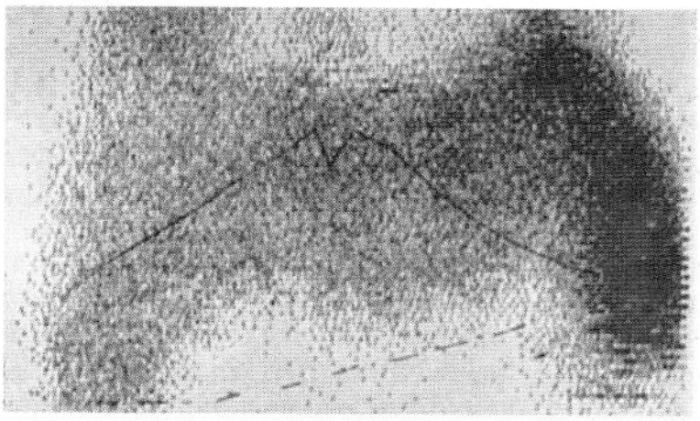

Splenomegalie:
Szintigramm bei stauungsbedingter Splenomegalie (z. B. bei Leberzirrhose) [535]

kuszysten, Milzabszess; **Nachweis** durch Palpation, Ultraschalldiagnostik u. radiol. Verfahren (Magen-Darm-Passage, Splenoportographie, Angiographie, Computertomographie, Szintigraphie u. a.); **DD:** Tumor der li. Niere u. Nebenniere, des Pankreasschwanzes, Magens, linken Leberlappens u. Colons.

Spleno|megalie, tropische (↑; ↑) f: (engl.) tropical splenomegaly; Splenomegalie unbekannter Ätiol.; Vork. bes. häufig in Regionen mit hoher Malariaverbreitung, oft mit IgM-Vermehrung, Panzytopenie, Hypovolämie, Hepatomegalie; weitere mögliche Urs.: viszerale Leishmaniase od. Schistosomiasis.

Spleno|pexie (↑; -pexie*) f: (engl.) splenopexy; nur noch selten ausgeführte op. Fixation einer Wandermilz* in Höhe der Normallage.

Spleno|porto|graphie (↑; Porta*; -graphie*) f: (engl.) splenoportography; Röntgenkontrastdarstellung der Milzvene u. Pfortader mit ihren intrahepat. Verzweigungen; **Technik:** Einbringen des Kontrastmittels vorzugsweise indirekt durch perkutane Punktion der A. femoralis od. A. axillaris u. Sondierung der A. coeliaca bzw. A. mesenterica sup.; seltener direkt laparoskop.; **Ind.:** Diagn. von Strombahnhindernissen, portaler Hypertension, Splenomegalie, Budd-Chiari-Syndrom. Vgl. Splenographie, Portographie.

Splenose, peri|toneale (↑; -osis*) f: (engl.) peritoneal splenosis; Auftreten zahlreicher, kleiner, benigner, aus Milzgewebe bestehenden Tumoren im Peritoneum u. Mesenterium; **Urs.:** Ansiedlung von Milzfragmenten nach Milzruptur; Zufallsbefund bei Laparotomie.

Split-brain-Operation (engl. split Spaltung; brain Gehirn) f: neurochir. Durchtrennung des Balkens (Corpus* callosum) u. a. Kommissurenbahnen; v. a. bei Epilepsie* zur Unterbrechung der Erregungsausbreitung von einer auf die andere Großhirnhemisphäre; vgl. Leukotomie.

Splitter|fraktur (Fraktur*) f: (engl.) splintered fracture; vollständige Fraktur* mit mehreren Bruchfragmenten.

Spondyl|arthritis (gr. σπόνδυλος Wirbel; Arthr-*; -itis*) f: s. Spondylarthropathien.

Spondyl|arthritis ankylo|poetica (↑; ↑; ↑) f: s. Spondylitis ankylosans.

Spondyl|arthro|pathien (↑; ↑; -pathie*) f pl: (engl.) spondyloarthropathies; entzündlich-rheumatische Erkr. mit Veränderungen vorwiegend der Wirbelsäule; **diagn. Kriterien:** kein Nachweis von Rheumafaktor u. antinukleären Antikörpern, asymmetrische Oligoarthritiden großer Körpergelenke (meist der unteren Extremitäten), fam. Häufung, oft Nachweis des HLA-B27-Antigens, extraartikuläre Manifestationen an Haut od. Auge; **Krankheitsbilder:** Spondylitis* ankylosans, Reiter*-Krankheit, Psoriasis*-Arthropathie, Arthritis bei Enteritis* regionalis Crohn u. Colitis* ulcerosa, reaktive Arthritis*, Behçet*-Krankheit.

Spondyl|arthrosis de|formans (↑; ↑; -osis*) f: degen. Gelenkerkrankung der kleinen Wirbelgelenke, oft in Komb. mit Spondylosis* deformans; **Kompl.:** inf. Verengung des Canalis vertebralis der HWS Einengung von A. vertebralis u. Nerven. Vgl. Arthrose. T. Dör.

Spondylitis (↑; -itis*) f: Wirbelentzündung; **Formen: 1.** lokale Sonderform der akuten unspezif. Osteomyelitis* mit hämatogener, selten exogener (durch Eingriffe an der Wirbelsäule) Absiedelung von Eitererregern (meist Staphylococcus aureus); Vork. vorwiegend zw. 20. u. 30. Lj. im Bereich der unteren BWS u. LWS; **2.** spezifische Sp.: **a)** Sp. tuberculosa, häufigste Form der Knochentuberkulose*; kann in allen Abschnitten der Wirbelsäule auftreten; **b)** Sp. brucellosa i. R. von Brucellosen*; **3.** Sp. bei entzündl.-rheumatischen Erkr., Psoriasis, Malignomen, Leukämie (bei Kindern); **Lok.: 1.** Sp. anterior superficialis: abszedierende, z. T. konfluierende kleine Herde an der Vorderseite der Wirbelkörper, u. U. Fistelbildung; **2.** Sp. posterior: an den Wirbelbögen mit Druckschmerz u. Abszessbildung im Bereich der Dornfortsätze; **3.** Malum suboccipitale: Sp. im Atlanto-Okzipitalbereich; bei Destruktion Dislokation des Kopfes gegen den Epistropheus; **Diagn.:** Blutkultur, ggf. Erregernachweis durch Punktion, Rö. (charakterist. keilförmige Deformierung mit Bandscheibenverschmälerung), Szintigraphie, u. U. CT u. Kernspintomographie; **Ther.:** Ruhigstellung der gesamten Wirbelsäule (Gipsliegeschale), evtl. op. durch Spondylodese*, bei infektiöser Genese Antibiotika; **Kompl.:** Senkungsabszess*. Vgl. Wirbelsäulenaffektionen.

Spondylitis ankylosans (↑; ↑) f: syn. Spondylarthritis ankylopoetica, Bechterew-Strümpell-Marie-Krankheit; chronische entzündlich-rheumatische Erkr. des Achsenskeletts (Wirbelsäule, Iliosakralgelenke, Schambeinfugen, kleine Wirbelgelenke), der Extremitätengelenke u. Sehnenansätze; **Ätiol.:** unklar; genetische Disposition, häufig assoziiert mit HLA-B27; Auftreten v. a. bei Männern (ca. 90 %) zw. dem 15. u. 30. Lj.; **Formen:** idiopathisch od. kombiniert mit chronisch-entzündlicher Darmerkrankung, Reiter-Krankheit, Psoriasis, selten als Spätfolge nach reaktiver Arthritis; **Pathol./Anat.:** an Kno-

Spondylitis ankylosans
Klinische Manifestationen

Artikulär	Extraartikulär
axiale Arthritis (Sakroiliitis, Spondylitis)	Herz u. Aorta ascendens
Arthritis in Becken- u. Schultergürtelgelenken	Lungen (apikale Fibrose)
periphere Arthritis	Augen (akute Iritis)
andere: Enthesitis, Wirbelfrakturen, Spondylodiszitis, Osteoporose	Amyloidose
	Cauda-equina-Syndrom

chenansätzen von Bändern u. Kapseln beginnende Entz.; chronisch-proliferierende Synovialitis mit Kapselfibrose u. Ankylose, am Bandapparat der Wirbelsäule Schrumpfungen u. Ossifikationen; extraartikuläre Manifestationen: Iritis, Mesaortitis, apikale Lungenfibrose, Erregungsleitungsstörung des Herzens, Amyloidose, Cauda-equina-Syndrom; **Klin.:** Beginn meist als Sakroiliitis mit morgendlicher Steifigkeit u. nächtlichen Schmerzen im Bereich der LWS, oft auch Arthritis der Gelenke der unteren Extremitäten; bei Beteiligung des Achillessehnenansatzes quälender Fersenschmerz, häufig Fersensporn; zunehmende Einschränkung der Beweglichkeit von Wirbelsäule (Schober*-Zeichen, Ott*-Zeichen) u. Thorax; Wirbelfrakturen, Spondylodiszitis, Osteoporose; im Endstadium völlig versteifte Wirbelsäule in thorakolumbaler Kyphose (s. Abb.); **Diagn.:** (labordiagn.) Blutkörperchensenkung im Schub beschleunigt, Rheumafaktor negativ, serol. Nachweis von HLA-B27 (90 % der Fälle); (röntg.) bilaterale Sklerosierung der Iliosakralgelenke (Stadium I), gelenknahe Usuren u. Erosionen (Stadium II), Usuren u. teilweiser Durchbau (Stadium III), Ankylose (Stadium IV); Ossifikation der Bandscheibenringe, Längsbänder u. Kantenausziehungen der Wirbelkörper (sog. Bambusstabwirbelsäule); **Ther.:** symptomat. mit Analgetika u. Antiphlogistika; lebenslang regelmäßige krankengymnastische Übungen; **Progn.:** sehr variabler Verlauf von Spontanremission bis zu akuter Exazerbation.

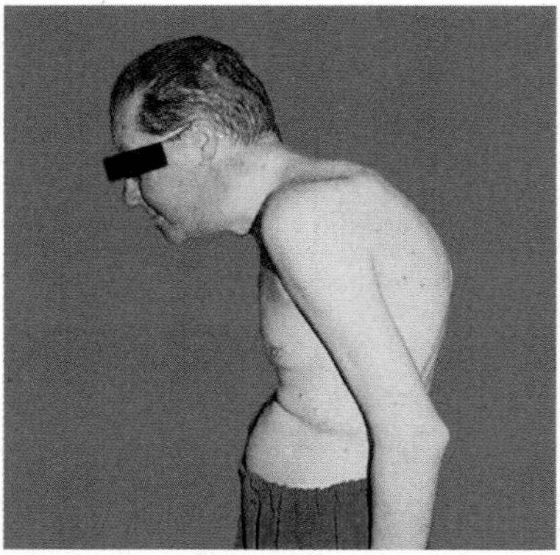

Spondylitis ankylosans [364]

Spondylo|dese (↑; gr. δέσις Bindung, Fesselung) f: (engl.) spondylodesis; op. Versteifung best. Wirbelsäulensegmente durch Anfrischen der kleinen Wirbelgelenke u. autoplast. Spongiosaanlagerung od. durch interne Fixation mit Metallstäben; **Ind.:** Wurzelkompressionssyndrom*, Spondylolisthesis*, progrediente Skoliose*.

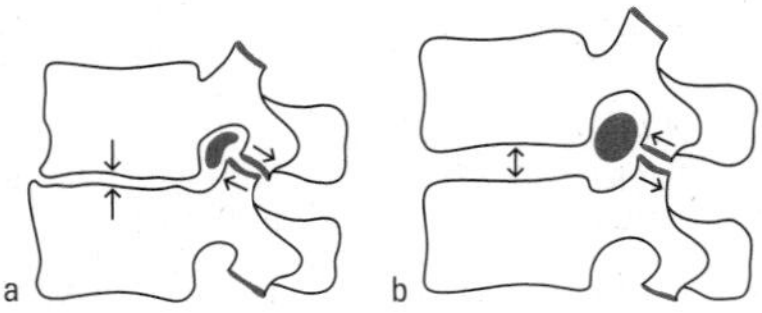

Spondylodese:
a: präoperative Verschmälerung des Bandscheibenraums mit drohender Wurzelkompression; b: postoperative Dekompression durch Aufrichtung [330]

Spondylo|diszitis (↑; Diskus*; -itis*) f: (engl.) spondylodiscitis; Entz. des Bandscheibenraums u. des angrenzenden Wirbelknochens; **Urs.:** meist bakterielle Inf. (Tuberkulose, aber auch Staphylokokken, selten Brucella-Species), entzündlich-rheumatische Erkr. (v. a. rheumatoide Arthritis u. Spondylitis ankylosans), chemische Noxen (z. B. nach enzymatischer Chemonukleolyse), selten nach Bandscheibenoperation. Vgl. Spondylitis.

Spondyl|olisthesis (↑; Olisthesis*) f: auch Olisthesis; Wirbelgleiten; bewegungsunabhängig fixierte Verschiebung od. Verkippung eines (meist lumbalen) Wirbelkörpers nach ventral,

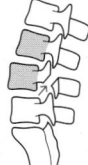

Spondylolisthesis:
Abgleiten eines Lendenwirbels, z. B. Verlagerung von LWK4 gegenüber LWK5 ventralwärts. Voraussetzung für die Spondylolisthesis ist die Spondylolyse (Pfeil). [67]

selten auch lateral; **Urs.:** genet. Prädisposition, mechan. Überbeanspruchung; dysplastisch, isthmisch, degenerativ, pathol. od. symptomatisch bei Tumor, Entz. od. Fraktur; **Klin.:** oft asymptomatisch, selten Wurzelkompressionssyndrom* inf. Einengung des Wirbelkanals u. der Foramina intervertebralia; **Diagn.:** röntg. im Seiten- od. Schrägbild (sog. Scotch-Terrier-Halsband); **Ther.:** kons. durch entlordosierende Wirbelsäulengymnastik, ggf. Korsett od. Überbrückungsmieder; bei persistierenden Schmerzen bzw. hochgradigem Abgleiten mit neurol. Ausfällen Verschraubung des Wirbelbogens od. intervertebrale Segmentspondylodese. Vgl. Retrolisthesis.

Spondylo|lyse (↑; Lys-*) **f:** (engl.) spondylolysis; degenerativ, entzündlich, tumorös, dysontogenetisch od. traumatisch bedingte Erkr. der Wirbelsäule mit Defektbildung im Bereich der Wirbelbögen; vgl. Wirbelsäulenaffektionen.

Spondylo|malazie (↑; -malazie*) **f:** (engl.) spondylomalacia; Spondylopathie inf. Osteomalazie*; traumat. Sp.: s. Kümmell-Verneuil-Krankheit.

Spondylo|phyt (↑; Phyt-*) **m:** (engl.) spondylophyte; knöcherne Randzacke am Wirbelkörper als Ausdruck degen. Prozesse; s. Osteophyt.

Spondylo|ptose (↑; -ptose*) **f:** (engl.) spondyloptosis; Ventralgleiten eines Wirbelkörpers, meist des 5. LWK auf dem Kreuzbeinplateau; vgl. Spondylolisthesis.

Spondylo|retr|olisthesis (↑; Retro-*; Olisthesis*) **f:** s. Retrolisthesis.

Spondylose (↑; -osis*) **f:** syn. Spondylosis* deformans.

Spondylosis de|formans (↑; ↑) **f:** Spondylose, Spondylopathie; degenerative Erkr. der Wirbelkörper (Arthrose*) u. Bandscheibenschaden; röntg. Erhebungen, Zacken (Osteophyten) u. Osteosklerose* an den Wirbelkörpern; **Sympt.:** ausstrahlende Schmerzen, Bewegungseinschränkung der Wirbelsäule. Vgl. Wirbelsäulenaffektionen.

Spondylosis hyper|ostotica (↑; ↑) **f:** auch ankylosierende Hyperostose* der Wirbelsäule; ausgeprägte Form degenerativer Wirbelsäulenaffektionen* mit breiten zuckergussartigen Knochenanlagerungen an den Vorderflächen der Wirbelkörper u. groben intervertebralen Knochenspangen mit Wirbelankylose; **Vork.:** z. B. bei Scheuermann*-Krankheit, Diabetes* mellitus, Gicht*; **DD:** Spondylitis ankylosans.

Spondylosis unco|vertebralis (↑; ↑) **f:** syn. Unkovertebralarthrose, Unkarthrose; degenerative Erkr. der Wirbelsäule (insbes. Halswirbelsäule) mit Einengung der Foramina intervertebralia durch Osteophyten*; **Sympt.:** Rückenschmerzen, evtl. Wurzelirritationssyndrom u. a. Vgl. Wirbelsäulenaffektionen, Spondylarthrosis deformans.

Spondylus (↑) **m:** Wirbel, Vertebra.

Spongio|blasten (gr. σπογγιά Schwamm; Blast-*) **m pl:** (engl.) spongioblasts; embryonale Gliazellen, die sich mit 2 langen Fortsätzen zw. Neuralrohrlumen u. äußerer Oberfläche ausspannen; **Funktion:** Leitschiene der Neuroblastenmigration; vgl. Glioblasten.

Spongio|blastom (↑; ↑; -om*) **n:** (engl.) spongioblastoma; veraltete Bez. für pilozytisches Astrozytom; s. Hirntumoren (Tab.).

Spongiosa (↑) **f:** Kurzbez. für Substantia spongiosa des Knochengewebes*.

Spongiosa|plastik (↑; -plastik*) **f:** (engl.) spongiosaplasty; Form der Knochentransplantation* mit Übertragung meist autogener Spongiosa in einen knöchernen Defekt; häufigster Entnahmeort ist der Beckenkamm (größtes Reservoir u. größte osteogenet. Potenz). Spongiosa wird im Vergleich zur Kortikalis* schneller revaskularisiert u. hat eine dreimal höhere Umbaurate; Stabilität wird häufig erst durch Osteosynthese* erreicht.

Spongiose (↑; -osis*) **f:** (engl.) spongiosis; (histol.) interzelluläres Ödem, durch das die Zellen eines Organs auseinandergedrängt werden; Vork. z. B. in der Epidermis bei Ekzem; vgl. Status spongiosus.

Spongiosierung (↑)**:** (engl.) spongiosis; Form der Knochenatrophie, wobei die Kompakta der Spongiosa ähnlich wird; typ. Phänomen an den Röhrenknochen bei Osteoporose*.

spongiosus (↑)**:** schwammig, spongiös.

spontan (lat. spontaneus)**:** (engl.) spontaneous; freiwillig, von selbst entstanden.

Spontan|ab|ort (↑; Abort*) **m:** (engl.) spontaneous abortion; nicht beabsichtigter Abort*.

Spontan|amputation (↑; lat. amputatio das Abschneiden) **f:** s. Ainhum.

Spontan|atmung (↑)**:** (engl.) spontaneous breathing; durch zentralnervöse Atemantriebe gesteuerte Ventilation; bei insuffizienter Sp. ist u. U. Beatmung* notwendig.

Spontan|bewegungen (↑)**:** (engl.) spontaneous movements; unwillkürl. Bewegungen; z. B. bei Erkr. des extrapyramidalen Systems; s. Symptome, extrapyramidale.

Spontan|fraktur (↑; Fraktur*) **f:** s. Fraktur, pathologische.

Spontan|keloid (↑; -kele*; -id*) **n:** s. Keloid.

Spontan|nystagmus (↑; Nystagmus*) **m:** s. Nystagmus.

Spontan|pneumo|thorax (↑; Pneum-*; Thorax*) **m:** s. Pneumothorax.

Spontan|rate (↑)**:** (engl.) spontaneous mutation rate; Häufigkeit des Auftretens eines best. pathol. Zustands (Inzidenz* von Tumoren, kongenitalen Fehlbildungen usw.) in einer Population; ein erheblicher Teil der spontan auftretenden Fälle beruht möglicherweise auf endogenen Ursachen (spontane Fehler im Organismus, die nicht repariert worden sind). Jeder exogen ausgelöste Effekt kann nur als zusätzlicher Effekt zu dieser Sp. beurteilt werden; dies setzt voraus, dass die Sp. in der betreffenden Population möglichst genau bekannt ist. Ist der postulierte zusätzliche, exogen bedingte Effekt klein, so fällt er in die Streubreite der Sp. u. ist nicht zu verifizieren; ein Kausalzusammenhang mit einer mögl. Exposition ist dann nicht herzustellen. Vgl. Schwellendosis.

Spontan|verformung (↑)**:** (engl.) spontaneous deformation; akut od. schleichend auftretende Verformung der Wirbelkörper (z. B. Sinterungsfraktur) u. Extremitätenknochen inf. Strukturveränderung ohne adäquates Trauma; **Urs.:** alimentär od. endokrin bedingte Stoffwechselstörungen (z. B. Osteoporose, Rachitis, Osteodystrophia deformans); Metastasen maligner Tumoren (z. B. Prostatakarzinom, Plasmozytom); medikamentös bedingt (z. B. nach Langzeittherapie mit Glukokortikoiden). Vgl. Osteomalazie; Fraktur, pathologische.

Spora (gr. σπόρος Samen, Saat, Keim) **f pl:** s. Sporen.

sporadisch (gr. σποράς zerstreut)**:** (engl.) sporadic; vereinzelt auftretend.

Spor|angien (Spora*; Angio-*) n pl**:** (engl.) sporangia; aus der Botanik übernommene allg. Bez. für spezialisierte Zellen bei Pilzen (s. Fungi), in denen durch mitotische Teilungen od. Meiose Sporen gebildet werden. Sp. sind häufig charakteristisch in Form, Öffnungs- u. Entleerungseinrichtung u. werden zur Taxonomie der Pilze herangezogen. Vgl. Asken, Basidien.

Sporen (↑) f pl**:** (engl.) spores; Dauerformen von Mikroorganismen; **1.** bakterielle Sp.; **a)** Endosporen bei Bacillus* u. Clostridium*; zentrale od. terminale Bildung nach inäqualer Zellteilung bei ungünstigen Lebensbedingungen; hohe Resistenz gegen physik. (v. a. Hitze) u. chem. Einflüsse; unter günstigen Bedingungen keimt die Spore aus u. teilt sich; Anw. zur Sterilisationsprüfung (Bacillus-Sporen). **b)** Exosporen bei Aktinomyzeten: Vermehrungs- u. Dauerform z. B. bei Actinomadura, Streptomyces, Thermoactinomyces; entstehen durch Zerfall od. Abschnürung; färben sich im Ggs. zu Endosporen mit Anilinfarben. **2.** Pilzsporen: im Sporangium (haploid; sexuell) od. aus Hyphen (z. B. durch Abschnürung; asexuell) gebildet; im Ggs. zu bakteriellen Sp. nicht hitzeresistent. Asexuell entstandene Sp. der Fungi imperfecti: Arthrosporen*, Blastosporen*, Chlamydosporen*, Konidiosporen* (Mikro- u. Makrokonidien); nach Plasmogamie, Karyogamie u. Meiose gebildete Sp.: Zygosporen (bei Zygomycetes), Askosporen (bei Askomycetes) u. Basidiosporen (bei Basidiomycetes). Vgl. Fungi, Asken, Basidien.

Sporen|bildner (↑)**:** (engl.) spore-forming organisms; Bez. für die Bakteriengattungen Bacillus* (aerobe Sp.) u. Clostridium* (anaerobe Sp.) aufgrund der genetisch verankerten Fähigkeit zur Bildung von Sporen*; der Vorgang selbst wird endogen gesteuert u. vor allem von best. Umweltbedingungen ausgelöst.

Sporen|färbung (↑)**:** (engl.) spore staining; Färbung hitzefixierter Präparate mit Karbolfuchsinlösung*, Natriumthiosulfat- u. Methylenblaulösung (Sporen leuchtend rot, Zellen blau) od. Ziehl*-Neelsen-Färbung für säurefeste Stäbchen.

Sporen|tierchen (↑)**:** Sporozoa; s. Protozoen.

Sporo|gonie (↑; gr. γονή Entstehung) f**:** (engl.) sporogony; Bildung der Sporozoiten bei den Sporozoa (z. B. Plasmodien, Toxoplasma gondii); schließt an die Gamogonie u. die Befruchtung (Zygotenbildung) an.

Sporo|thrix-Mykose (↑; Trich-*; Myk-*; -osis*) f**:** (engl.) sporotrichosis; Pilzinfektion von Mensch u. Tier (Pferd, Hund, Ratte) als Folge von Verletzungen, verursacht durch Sporothrix* schenckii, mit überwiegend chron. Krankheitsverlauf; **Formen: 1.** lymphokutane, granulomatöse Form: Bildung eines Primärherds, langsam aufsteigender Lymphangitis u. -adenitis mit schmerzlosen, harten Knoten in Cutis u. Subcutis entlang der Lymphbahnen, die erweichen u. spontan nach außen unter Entleerung schleimig-serösen Eiters aufbrechen; **2.** disseminiert-knotige Form: seltener vorkommende sekundäre Sp.-M. durch Ausbreitung auf dem Lymph-Blut-Weg in Lunge, Muskeln, Knochenhaut u. -mark, Gelenken, Hoden, Hirnhäuten, Brustdrüsen; Entw. exanthemartiger sog. Sporotrichoside mögl. (s. Mykid); **Vork.:** ubiquitär, bes. in den Tropen u. Subtropen; **Ther.:** Amphotericin B, Ketoconazol, Itraconazol. Vgl. Mykosen.

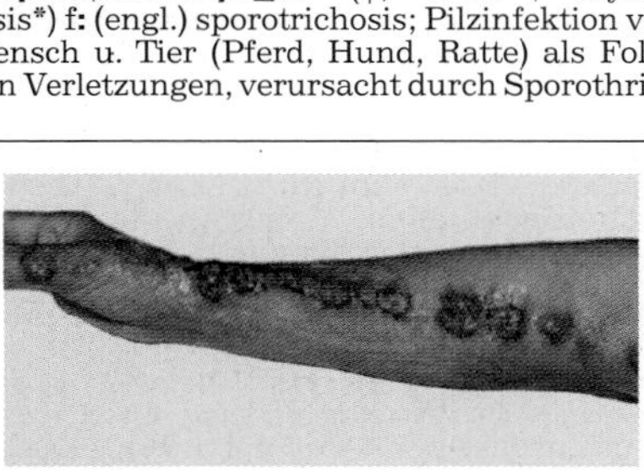

Sporothrix-Mykose:
kutane Form mit Befall von Hand und Unterarm [285]

Sporo|thrix schenckii (↑; ↑) f**:** syn. Rhinocladium schenckii; ubiquitärer, dimorpher Pilz, imperfektes Stadium des Askomyzeten Ceratocystis stenoceras; Err. von Verletzungsmykosen (Sporothrix*-Mykose) inf. von Hautverletzungen durch Dornen, Holzsplitter usw.; vgl. Mykosen.

Sporo|zoa (↑; gr. ζῷον Lebewesen) n pl**:** Sporentierchen; s. Protozoen.

Sporo|zoit (↑; ↑) m**:** (engl.) sporozoite; Infektionsstadium der Sporozoa; entsteht bei der Sporogonie aus der Zygote (in der Oozyste) im Überträger (z. B. Plasmodien) od. im Darmtrakt des spezif. Wirts bzw. nach Ausscheidung mit dem Stuhl (z. B. Isospora, Toxoplasma).

Sporo|zyste (↑; Kyst-*) f**:** (engl.) sporocyst; **1.** Keimschlauch; aus Mirazidium entstehendes Larvenstadium der Trematodes*, das parthenogenetisch Redien*, Zerkarien* od. weitere Sporozysten hervorbringt; **2.** Entwicklungsstadium von Sporozoen, in dem Sporozoiten gebildet werden (z. B. Plasmodium, Toxoplasma, Isospora).

Sport|hämo|globin|urie (Häm-*; Globus*; Ur-*) f**:** s. Marschhämoglobinurie.

Sport|herz: (engl.) athlete's heart; vergrößertes Herz inf. Beanspruchung durch allg. aerobes dynamisches Ausdauertraining; Vergrößerung von Herzvorhöfen u. -kammern sowie Verdickung der Herzwände mit Erhöhung der Leistungsfähigkeit des Herzens (maximale Auswurfleistung des untrainierten Herzens 20 l/min, bei Hochausdauertrainierten über 40 l/min); gleichzeitig kommt es zu einer Verbesserung der Herzmuskeldurchblutung mit Ökonomisierung der Herzarbeit, Abnahme der Herzfrequenz in Ruhe (extreme Ruhebradykardien bis ca. 30/min) u. auf submaximalen Belastungsstufen, Vergrößerung des Schlagvolumens, Verlängerung der Diastolendauer, Verringerung der Katecholaminfreisetzung, Zunahme der Herzmuskelkapillaren u. ggf. Kollateralenentwicklung. Rückbildung der physiol. trainingsbedingten Herzreaktion nach Einstellung des Wettkampftrainings; bei abruptem Abbruch körperl. Betätigung droht ein sog. Entlastungssyndrom*. Vgl. Leistungsherz.

Sport|medizin f**:** (engl.) sports medicine; interdisziplinärer Bereich der Medizin, der nach der offiziellen Definition des Weltverbandes für Sportmedizin theoretische u. praktische Medizin beinhaltet, welche den Einfluss von Bewegung, Training u. Sport sowie von Bewegungsmangel auf den gesunden u. kranken Menschen jeder Altersstufe untersucht, um die Befunde der Prävention, Therapie u. Rehabilitation sowie dem Sporttreibenden dienlich zu machen. Im Vordergrund stehen Forschung, Lehre u. Praxis

S

i. R. der präventiven Medizin, ferner Leistungsdiagnostik, Bewegungstherapie u. Rehabilitation mittels Training. Die Zusatzbezeichnung Sp. kann von einem approbierten Arzt nach entspr. Weiterbildung geführt werden (sog. Sportarzt).

Sport|schäden: (engl.) sports injuries; langsam u. zunächst unbemerkt eintretende Schäden des Stütz- u. Bewegungsapparats, die ihre Urs. in einer ständig wiederkehrenden Beanspruchung im Grenzbereich der Gewebetoleranz haben (Missverhältnis zw. Belastung u. Belastbarkeit) u. zu Degenerationen nach ständig sich wiederholenden Mikrotraumen führen; **Entstehung** durch: **1.** ungewöhnl. hohe Belastungen; **2.** normale Belastungen unter unphysiol. Bedingungen; **3.** unphysiol. Bewegungsabläufe; **4.** verminderte Belastbarkeit des Gewebes; **Beispiele:** Epikondylitis, Überanstrengungsperiostose, Peritendinitis der Achillessehne, Myogelose in der Laufmuskulatur, periostale Reaktionen am Kapselbandansatz, z. B. des oberen Sprunggelenks bei Springern u. Fußballspielern (sog. Talusnasen), Arthrose, z. B. der Fingergrundgelenke bei Kugelstoßern.

Sport|therapie (Therapie*) f: (engl.) sports therapy; Behandlungsmethode der Bewegungstherapie unter sportl. Aspekt zur Ther. u. Rehabilitation bei zahlreichen Erkr., insbes. Herz-Kreislauf-, Lungen- u. rheumatischen Erkrankungen, Schädigung des Bewegungsapparats, Osteoporose, Diabetes mellitus u. psychischer Erkrankung; vgl. Krankengymnastik.

Sporulation (Spora*) f: Sporenbildung; vgl. Sporen.

Spotted disease (engl. Fleckfieber): syn. Rocky Mountain spotted fever; s. Felsengebirgsfieber.

Spotting (engl. to spot mit Flecken versehen): s. Schmierblutung.

Sprach|audio|metrie (Audi-*; Metr-*) f: (engl.) speech audiometry; s. Audiometrie.

Sprache: (engl.) speech; allg. Bez. für verbale u. nonverbale Formen der Kommunikation (z. B. „Zeichensprache"), i. e. S. ein System von Wörtern, das best. Strukturregeln unterliegt u. auf einer Konvention von akustischen Bedeutungs- u. Ausdruckszeichen beruht; die Semantik betrifft die Wortbedeutung, die Grammatik die formale Struktur einer Sp. u. die Pragmatik ihren kommunikativen Aspekt. Sp. ermöglicht verbale Kommunikation, Information u. Abstraktion als Schriftsprache (graph. Umsetzung von Sp.) od. gesprochene Sp. (s. Sprechen). Die Fähigkeit zum Erlernen der Sp. u. damit zum Sprachverständnis ist beim Menschen angeboren. Vgl. Sprachentwicklung, Wortschatz.

Sprach|entwicklung: (engl.) speech development; nach best. Gesetzmäßigkeiten ablaufender Erwerb von Sprachstrukturen unterschiedl. Komplexität im Kindesalter; das Erlernen von Sprache* erfolgt u. a. durch Imitation des Sprachmodells, das dem Kind v. a. von Eltern u. a. Bezugspersonen als sprachl. Vorbild angeboten wird. Die Sprachentwicklung steht in engem Zus. mit psychischer, motorischer u. sensorischer Entw. u. kann in versch. **Phasen** unterteilt werden; im **1. Lj.:** beginnendes Sprachverständnis u. präverbale Phase (Lallen u. Imitation gehörter Sprachlaute), erste Wörter; ab **2. Lj.:** Verständnis kurzer Aufträge, Sprechen von Zwei-Wort-Sätzen, Wortschatzerweiterung; ab **3. Lj.:** Verständnis komplexerer Fragen u. Zusammenhänge, Sprechen von Fünf- bis Sechs-Wort-Sätzen; **4. Lj.:** schnelle Zunahme des Wortschatzes u. weitere Differenzierung der grammatischen Kompetenz; vgl. Lernen.

Sprach|entwicklung, verzögerte: (engl.) delayed speech development; Beeinträchtigung der normalen Sprachentwicklung, die als Rückstand gegenüber der Altersnorm od. als strukturell inhaltliche Störungen aufgefasst wird u. sich z. B. als Dyslalie, Dysgrammatismus, Sprachstörung, Sprachverständnisstörung (rezeptive Störung) u. durch Wortschatzdefizite manifestieren kann; **Urs.:** Hör- od. Sehstörungen, Anomalien des Sprechapparats, frühkindliche Hirnschäden, hirnlokale Syndrome, auditive Differenzierungsschwäche, allg. Entwicklungsverzögerung, familiäre Bedingungen od. genetische Faktoren; **Ther.:** möglichst früh logopädisch u. sprachheilpädagogisch unter Berücksichtigung der jeweiligen Ursachen; ein mögliches Verf. ist z. B. das corrective feedback als positives Sprachmodellverhalten, bei dem vom Kind fehlerhaft gesprochene Sätze od. Wörter fehlerfrei wiederholt werden, ohne die Fehler zu benennen.

Sprache, skandierende: (engl.) scanning speech; langsame, schleppende Sprechweise, bei der die einzelnen Silben abgehackt, durch Intervalle voneinander getrennt u. explosionsartig ausgesprochen werden; Vork. z. B. in Zus. mit zerebellaren Symptomen*, Dysarthrie*, Aphasie*.

Sprach|region f: (engl.) speech area; in der dominanten Hemisphäre des Gehirns* lokalisierte motor. (Broca*-Zentrum) u. sensor. Region (Wernicke*-Zentrum), deren Schädigung zu einer zentralen Sprachstörung* führt. Die Sp. stellt die kortikale Repräsentation von Sprache* u. Sprechen* dar.

Sprach|störung: (engl.) language disorder; Störung der Sprache*, z. B. bei verzögerter Sprachentwicklung* od. zentrale Sp. nach frühkindlichem Hirnschaden, bei Schädigung der Sprachregion (Aphasie) u. Taubstummheit*. Vgl. Sprechstörung, Legasthenie.

Sprach|störung, zentrale: (engl.) cerebral language disorder; durch eine zerebrale Schädigung verursachte Sprachstörung; **1.** Audimutitas, sog. Hörstummheit: vor Abschluss des Spracherwerbs auftretende Sprachentwicklungsstörung trotz ungestörten Hörvermögens, intakter peripherer Sprechwerkzeuge, altersentsprechendem Sprachverständnis u. normaler Intelligenz; häufig in Komb. mit anderen Entwicklungsstörungen (z. B. der Motorik, Sensibilität); Urs.: meist frühkindlicher Hirnschaden*; Sympt.: Dysgrammatismus, Wortschatzdefizit, Artikulationsstörungen, evtl. Verweigerung jeglicher sprachl. Äußerungen u. Verständigung über Gestik; häufige Folgen sind soziale Isolation u. Verhaltensstörungen. Ther.: frühzeitige logopädische Behandlung u. a. Förderungsmaßnahmen (z. B. Elternberatung, entspr. Betreuung im Kindergarten); Progn.: wesentlich günstiger als bei zentraler Hörstörung; DD: Hörstörung (insbes. Taubstummheit); **2.** nach Abschluss des Spracherwerbs v. a. als Aphasie*.

Sprach|zentrum n: s. Sprachregion.

Sprech|a|praxie (Apraxie*) f: (engl.) speech apraxia; schwere Sprechstörung ohne Beeinträchtigung von Sprachverständnis, Lesen u. Schreiben od. der sprechrelevanten Nerven u. Muskeln; **Urs.:** Schädigung des Cortex cerebri links anterior, im od. um den Gyrus precentralis, evtl. auch subkortikaler Regionen. Vgl. Aphasie, Dysarthrie.

Sprechen: (engl.) speaking; Artikulation von Sprache*, die durch eine koordinierte Leistung von motor. u. sensor. Sprachregion, Sprechapparat u. Stimme ermöglicht wird; die normale Sprechgeschwindigkeit beträgt 90 Wörter pro Minute, bei normaler „Sprechflüssigkeit" werden Sätze mit einer durchschnittlichen Länge von mehr als fünf Wörtern bei wenigen Unterbrechungen gebildet. Vgl. Sprechstörung.

Sprech|hilfen: (engl.) speaking aids; Geräte zur Erzeugung einer künstl. Ersatzstimme*, die nach totaler Laryngektomie das Sprechen wieder ermöglichen, falls die Ausbildung einer Ösophagusstimme* unmöglich ist; Erzeugung des zur Vokalbildung erforderlichen Grundtons im Gerät; man unterscheidet Halsgeräte mit elektrotechn. Tonerzeugung (sog. Elektrolarynx), Schlauchgeräte mit anzublasendem mechan. Vibrator (sog. Pipa di Ticchioni) u. intraorale Geräte (technisch nicht ausgereift).

Sprech|störung: (engl.) speech disorder; Störung des Sprechens*, die zu einer Beeinträchtigung der verbalen Verständigung führen kann; z. B. als Artikulationsstörung, Poltern, Silbenstolpern, Stottern, zentrale Sp. (s. Dysarthrie); Komb. mit Sprachstörung* (z. B. Aphasie) möglich.

Spreiz|apparate m pl: (engl.) spreading splints; orthop. Apparate zur Abspreizbehandlung bei kongenitaler Hüftgelenkluxation*; können im Ggs. zur Spreizhose* ständig getragen werden; **Formen:** z. B. Forrester*-Brown-Schiene, Hoffmann*-Daimler-Schiene, Pavlik*-Bandage.

Spreiz|fuß: s. Pes transversus.

Spreiz|hose: (engl.) abduction pant; über einer Windelhose anlegbares Trägerhöschen mit eingearbeiteten, gepolsterten, querverlaufenden Stahlstreben, die beide Oberschenkel in Lorenz*-Stellung halten; Verw. bei angeb. Hüftdysplasie* od. Hüftgelenkluxation*; vgl. Spreizapparate.

Sprengel-Deformität (Otto G. K. Sp., Chir., Braunschweig, 1852–1915; lat. deformitas Verunstaltung) f: (engl.) Sprengel's deformity; erbl. Fehlbildungssyndrom vorwiegend im Bereich des Schultergürtels mit Hemmung der Deszension (Abstieg) der Schulterblattanlage; **Klin.:** fixierter Schulterblatthochstand, ein- od. beidseitige Kyphoskoliose der BWS mit starker Bewegungseinschränkung im Schulterbereich; weitere fakultative Fehlbildungen am Skelettsystem möglich (Wirbelsäule, Rippen); **DD:** Skoliose (kein seitendifferenter Größenunterschied des Schulterblatts). Vgl. Klippel-Feil-Syndrom.

Sprengel-Schnitt (†): s. Wechselschnitt.

Spring|seuche: (engl.) louping ill; akute Inf. des ZNS mit Louping-ill-Virus (Flavivirus*), das durch Zecken (Ixodes) übertragen wird; Vork. in Irland, Wales u. England.

Sprinz-Nelson-Syn|drom (H. S., zeitgen. amerikan. Arzt; R. S. N., zeitgen. amerikan. Arzt) n: syn. Dubin*-Johnson-Syndrom.

Spritze: s. Injektionsspritze.

Spritzen|pumpe: (engl.) perfusor; sog. Perfusor; insbes. in der Intensivmedizin verwendetes elektr. Gerät, das über den exakt dosierten Druck auf den Stempel einer an der Sp. befestigten Injektionsspritze die kontinuierl. Infusion* definierter Mengen z. B. von Arzneimitteln od. Elektrolyten in einem vorgegebenen Zeitraum ermöglicht.

Spross|pilze: s. Hefen.

Sprue, einheimische f: (engl.) non-tropical sprue; das der Zöliakie* entspr. Krankheitsbild bei Erwachsenen.

Sprüh|des|in|fektion (De-*; Infekt-*) f: (engl.) spray disinfection; Desinfektion* von Oberflächen durch Aufsprühen von Desinfektionsmitteln; wirksam v. a. zus. mit Scheuerdesinfektion*.

Sprue, tropische f: (engl.) tropical sprue; allg. Malabsorptionssyndrom* in vielen trop. Ländern (v. a. in Südostasien u. in der Karibik) mit unklarer Ätiol.; enterotoxinproduzierende coliforme Bakt. werden für die pathol. Veränderungen in Jejunum u. Ileum verantwortlich gemacht. **Klin.:** voluminöse Stühle, Durchfälle, Psilosis linguae (Lackzunge), Sympt. der Protein*-Energie-Mangelsyndrome, Anämie (Folsäure-, Cobalaminmangel), dermat., endokrin. u. neurol. Störungen durch Elektrolyt- u. Vitaminmangel, Kachexie; chron. Verlauf; **Diagn.:** Ausschlussdiagnose; **Ther.:** Folsäure, Cobalamin, Tetracycline; **DD:** Zöliakie*, chronische Pankreatitis*, Whipple*-Krankheit, Enteritis*, intestinale Wurmerkrankungen (Strongyloidiasis*, Giardiasis*), Darmtuberkulose u. a.

Sprung|bein: Talus; s. Ossa tarsi.

Sprung|bereitschaft: Schaltenbrand-Reflex; s. Reflexe, frühkindliche.

Sprung|gelenk: (engl.) talocalcanean joint; **1.** oberes Sp.: Articulatio* talocruralis; **2.** hinterer Teil des unteren Sp.: Articulatio* subtalaris; vorderer Teil des unteren Sp.: Articulatio* talocalcaneonavicularis.

Sprung|gelenk|frakturen (Fraktur*) f pl: s. Knöchelfrakturen.

Sprung, nasaler: (engl.) nasal step; syn. Rönne-Sprung; für beginnende Schädigung durch Glaukom* typischer, umschriebener Gesichtsfeldausfall, bei dem sich die Empfindlichkeit im nasalen Gesichtsfeld* im Bereich des horizontalen Meridians sprunghaft ändert.

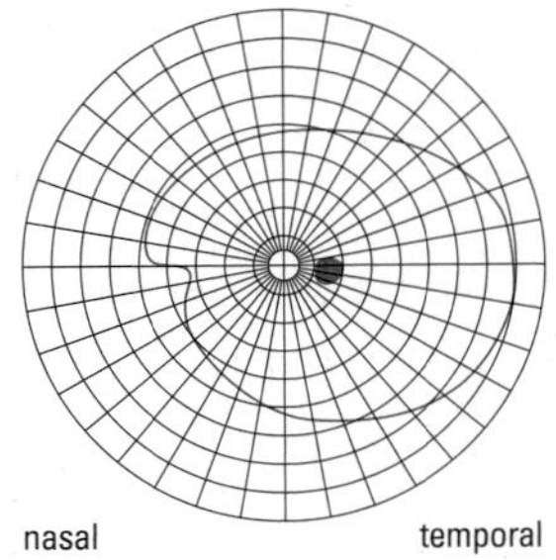

Sprung, nasaler: bei Perimetrie [550]

Spülung: (engl.) irrigation; (frz.) lavage; Durch- bzw. Ausspülen von (pathol.) Hohlräumen od. Hohlorganen mit einer Spülflüssigkeit (v. a. physiol. Kochsalzlösung); **1.** diagnostisch: z. B. Lavagezytologie* od. i. R. der kalorischen Gleichgewichtsprüfungen*; **2.** therapeutisch: evtl. unter Zusatz geeigneter Arzneimittel (Kamillenextrakt, Antiseptika, Chemotherapeutika u. a.); z. B. zum Entfernen von Fremd- u. Giftstoffen, Beseitigen von Sekreten, Ausschwemmen von Blut od. Blutgerinnseln, zur Infekttherapie; in der Chir. häufig in Komb. mit der Anla-

Spurenelemente
Essentielle Elemente des menschlichen Organismus (Auswahl)

Element	Körperbestand (g)	Tagesbedarf (mg)	Hauptsächliche Mangelerscheinungen
Eisen	3,5 –4,5	0,5–5[1]	mikrozytäre Anämie
Zink	1,4 –2,3	0,4–6[1]	Wachstumsstörungen, Haarausfall, verzögerte Wundheilung
Kupfer	0,08 –0,12	1 –2,5[1]	mikrozytäre Anämie, Wachstumsstörungen
Mangan	0,012–0,020	2 –5[1]	Sterilität, Knochenfehlbildungen (Chondrodystrophie)
Molybdän	≈0,020	≈0,4	bei Menschen keine bekannt
Iod	0,010–0,020	0,1–0,2	Hypothyreose, Kretinismus
Cobalt	≈0,005	<0,005	makrozytäre Anämie[2]
Chrom	<0,006	<0,005	bei Menschen keine bekannt
Selen	nicht bekannt	>0,05	Leber-, Muskel- u. Herzfunktionsstörungen, Verminderung der Aktivität des Immunsystems u. der Resistenz gegen Pathogene (z. B. Viren u. Umweltgifte)

[1] abhängig von Alter, Geschlecht u. Funktionszustand des Organismus (z. B. Schwangerschaft)
[2] Vitamin-B_{12}-Mangel

ge einer Drainage*. Vgl. Bronchiallavage, Peritoneallavage, Magenspülung, Darmreinigung.

Spul|wurm: Ascaris* lumbricoides.

Spuren|elemente n pl: (engl.) trace elements; Elemente, die in sehr geringen Mengen (unterschiedl. Kriterien: Anteil an der Körpermasse kleiner als 0,01 % bzw. geringer als der Eisenanteil, d. h. 0,1–0,001 %; Menge von 10^{-6}–10^{-12} g pro g Körpergewicht) im Organismus vorkommen; einige Sp. haben physiol. Bedeutung (essentielle Sp.), ein Entzug ruft Mangelerscheinungen hervor (s. Tab.). Sp. werden mit Trinkwasser, Nahrung u. Atemluft aufgenommen. Die übermäßige Zufuhr an sich physiol. nützlicher Sp. sowie die (z. B. inf. Umweltverschmutzung) vermehrte Aufnahme einiger Elemente (toxische Sp.) kann schädlich wirken.

spurius (lat. unehelich, falsch): falsch, unecht.

Sputum (lat.) n: Auswurf, Expektoration; expektoriertes Bronchialsekret, enthält normalerweise Leukozyten, Epithelzellen, Staubteilchen, Rauchpartikel u. evtl. Mikroorganismen; vermehrt u. makroskop. verändert bei Lungenerkrankungen, als weißlich-schleimiges Sp. z. B. bei Pertussis, rotbraunes Sp. u. a. bei Pneumonie, Bronchialkarzinom, Lungeninfarkt u. Tuberkulose, gelblich-grünliches (eitriges) Sp. bei akuter Bronchitis, Bronchopneumonie, Lungenabszess, Bronchiektasen u. a., bei Asthma bronchiale häufig sog. Ausgussanteile (z. B. Charcot-Leyden-Kristalle, Curshmann-Spiralen) enthaltend. Die allg. Sputumuntersuchung erfolgt makroskop., mikroskop. (s. Sputumzytologie) u. bakteriologisch. Vgl. Hämoptyse.

Sputum|zyto|logie (↑; Zyt-*; -log*) f: (engl.) sputum cytology; diagn. Methode bei Verdacht auf Bronchialkarzinom*; das Sputum wird u. a. durch bronchoalveoläre Lavage u. Kathetersaugbiopsie während der Bronchoskopie gewonnen.

SPV: Abk. für **s**elektive **p**roximale **V**agotomie*.

Squama (lat.) f: Schuppe; **1.** (anat.) z. B. S. frontalis (Stirnbeinschuppe), S. occipitalis (Hinterhauptschuppe); **2.** (dermat.) s. Schuppen.

squamosus (lat.): geschuppt, schuppenreich.

squarrosus (lat. mit Grind, Schorf überzogen): borkig.

Squatting (engl. to squat kauern, hocken): s. Hockerstellung.

Squeeze-Technik (engl. to squeeze quetschen) f: (engl.) squeeze method; Meth. zur Unterdrückung des Ejakulationsreflexes durch manuellen Druck auf die Glans penis; Anw. bei Ejaculatio* praecox; vgl. Reaktionszyklus, sexueller.

SQV: Abk. für **S**a**q**uina**v**ir*.

SR: Abk. für **S**inus**r**hythmus*.

Sr: chem. Symbol für Strontium*.

Srb-An|omalie (Anomalie*) f: (engl.) Srb anomaly; knöcherne Vereinigung der beiden oberen Rippen.

SREBP: Abk. für (engl.) **s**terol **re**gulatory **b**inding **p**rotein; spezif. Transkriptionsfaktor, der versch. Gene des Cholesterol- u. Fettstoffwechsels reguliert; bei niedriger intrazelluläre Cholesterolkonzentration wird SREBP aktiviert u. dadurch die Expression von LDL-Rezeptoren erhöht, so dass mehr Cholesterol* aus dem LDL* des Plasmas aufgenommen wird. Vgl. Transkriptionsfaktoren. G. Hüb.

SRH: Abk. für (engl.) **s**omatotropin **r**eleasing **h**ormone; syn. Somatoliberin; Peptidhormon des Hypothalamus, das Biosynthese u. Sekretion von STH* stimuliert. Vgl. Releasing-Hormone (Tab.).

SRS: Abk. für (engl.) **S**low* **r**eacting **s**ubstances.

ss: Abk. für (engl.) **s**ingle **s**tranded; einzelsträngig; bei Nukleinsäuren (z. B. ss-DNA).

SSM: Abk. für (engl.) **s**uperficial **s**preading **m**elanoma, oberflächlich spreitendes Melanom; s. Melanom, malignes.

SSPE: Abk. für **s**ubakute **s**klerosierende **P**an**e**nzephalitis*.

SSRI: Abk. für (engl.) **s**elective **s**erotonin **r**euptake **i**nhibitors (**s**elektive **S**erotonin**r**ückaufnahme-**I**nhibitoren); syn. Serotoninwiederaufnahme*-Hemmer.

S

SSSS: Abk. für (engl.) **s**taphylococcal **s**calded **s**kin **s**yndrome; syn. staphylogenes Lyell*-Syndrom; generalisierte Ablösung des Stratum corneum, verursacht durch Toxin von Staphylokokken der Phagengruppe II (bes. Typ 71); **Vork.:** bei Neugeborenen (Dermatitis exfoliativa neonatorum) u. Kleinkindern, Pat. unter Immunsuppression od. mit hochgradiger Niereninsuffizienz; **Klin.:** Blasen mit erregerfreier Flüssigkeit auf geröteter Haut (Nikolski-Phänomen positiv), Fieber; narbenfreie Rückbildung; **Ther.:** penicillinasefeste Penicilline; Lokaltherapie der Blasen wie bei Verbrennung; **Progn.:** Letalität unter 5 %. Vgl. Impetigo contagiosa.

Ss-System n: s. MNSs-Blutgruppen.

SSVO: Abk. für **S**trahlen**s**chutz**v**er**o**rdnung*; s. Strahlenschutz.

SSW: Abk. für **S**chwanger**s**chafts**w**oche.

Stab|dosi|meter (Dosis*; Metr-*) n: s. Füllhalterdosimeter.

Stabilisator (lat. stabilis fest) m: (engl.) stabilizing agent; **1.** (pharmaz.) Mittel zur Stabilisation von Arzneizubereitungen; **2.** gerinnungshemmende, die Bluteigenschaften nicht verändernde Substanz zur Blutkonservierung; als einfacher St. z. B. Natriumcitrat in 3,8%iger Lösung; als zusammengesetzter St. z. B. CPD*-Stabilisator.

Stab|kernige: (engl.) band neutrophils; Kurzbez. Stäbe; neutrophile Granulozyten* mit einem stabförmigen chromatindichten Kern, der zwar Einschnürungen, jedoch noch keine fadendünnen Brücken bzw. Kernsegmente wie bei Segmentkernigen* aufweist; bei Linksverschiebung* sind die St. vermehrt. Vgl. Blutbild.

Stab|kranz: Corona* radiata.

Stab|sichtigkeit: Astigmatismus*.

Stachel|zellen (Zelle*): (engl.) prickle cells; Epithelzellen mit stachligem Aussehen inf. der zw. ihnen bestehenden Interzellularbrücken (Desmosomen, Tonofibrillen); vgl. Epidermis.

Stachel|zellen|krebs (↑): syn. Plattenepithelkarzinom*.

Stacke-Operation (Ludwig St., Otol., Erfurt, 1859–1918) f: Radikaloperation* des Mittelohrs.

Stack-Schiene (H. Graham St., Orthop., London, 1915–1992): (engl.) Stack's splint; Hyperextensionsschiene zur Behandlung bei Fingerstrecksehnenabriss* an der Endphalanx.

Staderini-Kern (Rutilio St., ital. Neuroanatom, 19. Jh.): (engl.) Staderini's nucleus; Nucleus subhypoglossalis des Myelencephalons.

Stadien|einteilung: (engl.) staging; s. TNM-Klassifikation, Grading; vgl. Regressionsgrading.

S

Stäbchen: (engl.) rods; **1.** schlanke Fortsätze (mit Innen- u. Außengliedern) der Netzhautganglienzellen, die das Dämmerungssehen vermitteln; die Außenglieder enthalten Rhodopsin*. **2.** Kurzbez. für stäbchenförmige Bakterien*.

Stäbchen|per|kussion (Perkussion*) f: (engl.) pleximetric percussion; Beklopfen des Plessimeters* mit einem Stäbchen od. mit dem Hammerstiel; zum Nachw. des Metallklangs über lufthaltigen Hohlräumen in der Lunge. Vgl. Perkussion.

Stäbchen|saum: syn. Bürstensaum*.

Stärke: (engl.) starch; Amylum; hochpolymeres Polysaccharid aus D-Glukose (Homoglykan); das zu 20 % aus wasserlösl. Amylose* u. zu 80 % aus wasserunlösl. Amylopektin* besteht; wichtigster Reservestoff (neben Inulin) im pflanzl. Kohlenhydratstoffwechsel*; das Vork. in Knollen, Samen u. a. Speicherorganen deckt den Hauptteil des tier. Bedarfs an Kohlenhydraten; Abbau durch Amylasen*; **Amylum oryzae:** Reisstärke, **Amylum solani:** Kartoffelstärke, **Amylum tritici:** Weizenstärke, **Amylum maydis:** Maisstärke; vgl. Polysaccharide, Verdauung.

Stärke|in|toleranz (lat. intolerantia Unverträglichkeit) f: s. Saccharose-Isomaltose-Intoleranz.

Staging (engl. stage Stadium, Stufe) n: Bestimmung der Ausdehnung eines malignen Tumors durch operative Exploration bzw. Biopsie u. Zuordnung zu den Stadien der TNM*-Klassifikation, die für diesen Zweck als **pTNM-Stadien** (pathologische bzw. postoperative Stadien) notiert werden. Vgl. Grading.

Stagnation (lat. stagnare zum Stehen bringen) f: Stauung, Stockung.

Stagnations|hyp|oxie (↑; Hyp-*; Ox-*) f: (engl.) stagnant hypoxia; lokale od. generalisierte Hypoxie* als Folge von Durchblutungsstörungen bei mechan. Gefäßverschlüssen bzw. Stasis.

Stagnations|thrombus (↑; Thromb-*) m: (engl.) stagnant thrombus; bei vollständigem Stillstand der Blutströmung durch dann bes. rasch ablaufende Blutgerinnung* entstehender roter Gerinnungsthrombus; vgl. Thrombus, Thrombose.

Stakkato|husten (ital. staccato abgestoßen, abgerissen): (engl.) staccato cough; rasche Aufeinanderfolge mehr od. weniger schwerer Hustenstöße; typ. für Keuchhusten*.

Stamm: (engl.) 1. trunk, stem, 2. phylum; **1.** (anat.) Rumpf; **2.** (biol.) syn. Phylum, Abteilung; Kategorie in der Systematik der Botanik u. Zoologie; s. Taxon.

Stammeln: s. Dyslalie.

Stamm|ganglien (Gangl-*) n pl: (engl.) basal ganglia; syn. Basalganglien; subkortikale Kerne des Endhirns, i. e. S. Striatum mit Nucleus caudatus u. Putamen (Teil des Linsenkerns), Claustrum, Corpus amygdaloideum; i. w. S. auch Pallidum, Nucleus subthalamicus, Nucleus ruber, Substantia nigra, Formatio reticularis. Vgl. System, extrapyramidales.

Stamm|lösung: (engl.) primary solution; konzentrierte Lösung zur Herstellung von verdünnten Lösungen für den Gebrauch.

Stamm|zellen (Zelle*): (engl.) stem cells; undifferenzierte u. unbegrenzt teilungsfähige Zellen, aus denen durch Teilung jeweils wiederum eine Stammzelle u. eine zur Differenzierung fähige Zelle entstehen; St. sind gewebespezifisch determiniert u. stellen das Ausgangsmaterial der embryonalen Organentwicklung u. aller regenerationsfähigen Gewebe des Erwachsenen (u. a. Haut, Schleimhäute, blutbildende Zellen des Knochenmarks; vgl. Blutbildung) dar. **Formen: 1.** pluripotente St. können versch. ausdifferenzierte Zellen eines Gewebes bilden; **2.** monopotente St. bilden nur eine Zellart.

Stamm|zellen des Knochen|marks (↑): (engl.) bone marrow hematopoetic stem cells; Blutstammzellen, aus denen sich alle Blutkörperchen entwickeln; neben undeterminierten pluripotenten Stammzellen existieren determinierte unipotente Stammzellen, aus denen sich nur noch eine einzige Blutzellinie entwickeln kann; morphol. gleichen die Stammzellen den Lymphozyten. S. Blutbildung.

Stamm|zellen|leuk|ämie (↑; Leuk-*; -ämie*) f: (engl.) stem-cell leukemia; syn. akute undifferenzierte Leukämie (Abk. AUL); Form der akuten Leukämie* mit zytochem. u. morphol. undifferenzierten Zellen.

Stamm|zellen|speicher (↑): (engl.) stem cell pool; s. Blutbildung.

Stamm|zell|faktor (↑) m: (engl.) stem cell factor (Abk. SCF); syn. Mastzellwachstumsfaktor; zu den Zytokinen gehörendes membranständiges od. lösliches Glykoprotein (MG 28 000–30 000), das in T-Lymphozyten, Fibroblasten, der Leber u. dem Stroma des Knochenmarks gebildet wird; Ligand des Rezeptors c-kit; **Funktion:** durch Aktivierung von Stammzellen u. früher Progenitorzellen Einfluss auf die Hämatopoese, die Melanogenese u. Gametogenese; synergistische Wirkung mit Interleukinen, CSF u. Erythropoetin.

Stamm|zell|trans|plantation (↑; lat. transplantare verpflanzen) f: (engl.) stem cell transplantation; Abk. SZT; Übertragung hämatopoetischer Stammzellen* nach vorbereitender Chemotherapie, Bestrahlung od. Immunsuppression des Empfängers; Blutstammzellen werden aus Knochenmarkaspiraten (Knochenmarktransplantation, Abk. KMT) od. peripherem Blut (Blutstammzelltransplantation, Abk. BSZT) nach Stimulation mit G-CSF (s. CSF) gewonnen u. dem Empfänger i. v. appliziert. **Ind.:** Leukämie, myeloproliferatives u. myelodysplastisches Syndrom, Non-Hodgkin-Lymphom, Lymphogranulomatose, Myelom, aplastische Anämie, z. T. bei Tumor (z. B. Keimzelltumor), Multipler Sklerose u. Amyloidose; **Formen: 1.** autologe SZT; Rückführung vorher gewonnener u. kryokonservierter eigener Stammzellen nach Hochdosis-Chemotherapie; **2.** allogene SZT; Übertragung von HLA-identischen Stammzellen von Geschwistern od. Fremdspendern; **a)** syngene SZT: zw. eineiigen Zwillingen; **b)** haploidentische SZT: Übertragung von zur Hälfte HLA-ident. Stammzellen, meist von Eltern auf deren Kinder. Wesentl. Risiko allogener SZT ist die Graft*-versus-host-Reaktion, die durch Immunsuppressiva, Entfernung immun. aktiver Zellen aus dem Stammzellpräparat (z. B. durch pos. Selektion CD34-positiver hämatopoet. Vorläuferzellen) verhindert werden soll. J. Bec.

Standard|ableitungen: (engl.) standard leads; Bez. für die routinemäßig bei einer Elektrokardiographie* aufgezeichneten Aktionspotentiale; umfassen die bipolaren Extremitätenableitungen nach Einthoven (I, II, III), die unipolaren Extremitätenableitungen nach Goldberger (aVR, aVL, aVF) sowie die unipolaren Brustwandableitungen* nach Wilson (V_1-V_6).

Standard|abweichung: (engl.) standard deviation; (statist.) Abk. s; Maß für die Abweichung der Einzelwerte einer Messreihe von ihrem arithmet. Mittelwert* ($\bar{x}$); definiert als der positive Wert der Wurzel aus der Varianz*. Bei einer Normalverteilung liegen 68 % aller Werte zw. $\bar{x}$-s u. $\bar{x}$+s u. 95 % aller Werte zw. $\bar{x}$-2s u. $\bar{x}$+2s. Wenn keine Normalverteilung vorliegt, wird eine Verteilung besser durch Median u. geeignetes (z. B. 10. u. 90.) Perzentil beschrieben.

Standard|bi|carbonat n: (engl.) standard bicarbonate; Bez. für die Bicarbonatkonzentration des Bluts; Messgröße zur Beurteilung metabolischer Einflüsse auf den Säure*-Basen-Haushalt; ermittelt unter Standardbedingungen (volle Sauerstoffsättigung, 37 °C, CO_2-Partialdruck 5,3 kPa); **Referenzbereich:** ca. 24 mmol/l; erhöht bei metabolischer Alkalose, erniedrigt bei metabolischer Azidose; vgl. Basenabweichung, Blutgasanalyse.

Standard|zulassung: (engl.) standard registration; Zulassung von Arzneimitteln*, die best. Standardmonographien entsprechen u. vom Arzneimittel-Zulassungsverfahren nach dem Arzneimittelgesetz* freigestellt werden (Erleichterung der St. gemäß § 36 AMG).

Stand-by-Schritt|macher (engl. to stand by in Bereitschaft stehen): (engl.) stand-by pacemaker; Bez. für einen kammergesteuerten, von der R-Zacke getriggerten Herzschrittmacher* (Code VVT), dessen Impulse bei normaler Herzaktion in die Refraktärphase fallen u. erst bei Absinken der Eigenfrequenz unter die programmierte Grundfrequenz wirksam werden; heute kaum noch verwendet.

Standes|recht: s. Ärztekammer.

Standort|varietät (lat. varietas Verschiedenheit, Buntheit) f: s. Variation.

Stanger-Bad (Johann St., Gerbermeister, Ulm, 1843–1909; Heinrich St., Gerbermeister, Ulm, geb. 1854): (engl.) hydro-electric bath; hydroelektr. Vollbad zur galvan. Durchströmung des Körpers (längs od. quer) in auf- od. absteigender Stromrichtung mit komplexer **Wirkung** auf motor. (Tonusänderung der Muskeln), sensor. (Analgesie) u. vasomotor. (Hyperämie) Nervenfasern; dazu (elektrophoret.) Resorption antirheumat. Badezusätze u. muskuläre Entspannung durch Auftrieb u. Wärme im Bad; **Anw.:** bei rheumatischer Erkrankung, Nervenläsion (Lähmung, Schmerzen) u. peripherer arterieller Verschlusskrankheit; **Kontraindikationen:** Herzschrittmacher, metall. Endoprothesen.

Stansfeld-Webb-Verfahren: (engl.) Stansfeld-Webb method; Bestimmung der Zellkonzentration im Mittelstrahlurin durch Auszählung in einer Zählkammer*; Leukozyturie*: normal <10 Zellen/µl, Pyelonephritisverdacht bei 10–20 Zellen/µl, sicher pathol. >20 Zellen/µl; Hämaturie*: normal <5 Zellen/µl, pathol. >10 Zellen/µl. Vgl. Harnsediment.

Stanz|bi|opsie (Bio-*; Op-*) f: (engl.) punch biopsy; Biopsie* mit Entnahme eines Gewebezylinders unter Anw. einer Hohlnadelstanze; z. B. Prostatabiopsie*. Vgl. Knochenmarkbiopsie.

Staped|ek|tomie (mlat. stapes Steigbügel; Ektomie*) f: s. Stapesplastik.

Stapedius|re|flex|messung (↑; Reflekt-*): (engl.) stapedius reflex measurement; Untersuchungsmethode der Impedanzaudiometrie*; Schallreize, die mehr als 70 dB über der Hörschwelle liegen, führen zu einer Kontraktion des M. stapedius u. zu einer messbaren Änderung der akustischen Impedanz*. Pathol. Befunde z. B. bei Adhäsionen u. Unbeweglichkeit des Trommelfells, Trommelfellperforation, Otosklerose, Paukenhöhlenerguss, Schallempfindungsschwerhörigkeit; wichtige diagn. Methode in der Pädaudiologie*.

Stapes (↑) m: (anat.) Steigbügel; Gehörknöchelchen*.

Stapes|ankylose (↑; Anky-*; -osis*) f: s. Otosklerose.

Stapes|plastik (↑; -plastik*) f: (engl.) stapedioplasty; hörverbessernde Op. bei Otosklerose*; **1.** Platinektomie: Entfernung der Stapesfußplatte u. Verschluss des ovalen Fensters durch Faszientransplantat; Schallübertragung weiter über die erhaltenen Stapesschenkel; **2.** Stapedektomie: Extraktion des Stapes u. Ersatz durch Draht- bzw. Kunststoffprothese od. Knorpeltransplantat.

S

Staphylococcal scalded skin syndrome (engl.)**:** Staphylokokken-Schälsyndrom; Abk. SSSS*.

Staphylo|cọccus (gr. σταφυλή Weintraube; Kokken*) m**:** Gattung grampositiver, unbeweglicher, trauben- od. haufenförmig gelagerter Kugelbakterien der Fam. Micrococcaceae (vgl. Bakterienklassifikation); bilden Katalase; mehr als 30 Species u. Subspecies, med. wichtig: St. aureus, St. epidermidis, St. saprophyticus, St. haemolyticus.

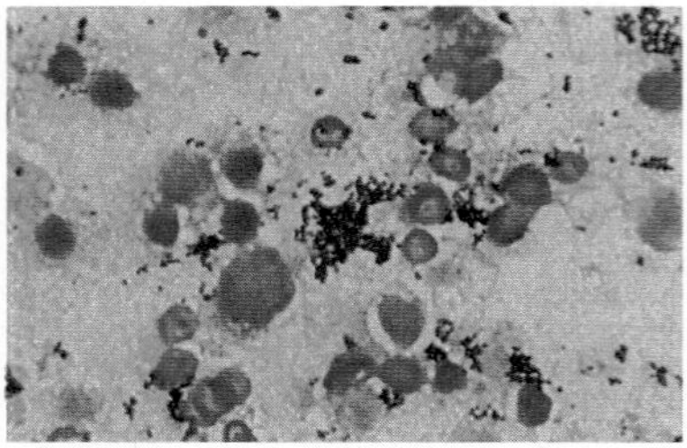

Staphylococcus:
Eiterausstrich; Gram-Färbung [547]

Staphylo|cọccus ạureus (↑; ↑) m**:** grampositive, unbewegl., kokkoide Bakterie; Lagerung meist in unregelmäßigen Haufen (sog. Traubenform); wichtige Virulenzfaktoren sind Oberflächenprotein A, Clumping-Faktor (Agglutination in Citratplasma), Hämolysine, Plasmakoagulase, versch. z. T. als Superantigene* wirkende Toxine (s. Staphylotoxine) u. mitunter eine Polysaccharidkapsel. **Kultur:** fakultativ anaerob; geringe Nährbodenansprüche; große, leicht gewölbte Kolonien, gelb od. weiß pigmentiert; Betahämolyse; **Vork.:** im menschl. oberen Nasen-Rachen-Raum kurz nach der Geburt (Keimträgerrate bei Erwachsenen 10–40 %, im Krankenhausbereich bis zu 80 %); verursacht häufig Nosokomialinfektionen* u. ist Err. von Abszess* (oft beginnend als Panaritium, Furunkel od. Karbunkel), Mastitis* puerperalis, Osteomyelitis*, postoperativen Wundinfektionen, Mischinfektionen mit Streptococcus pyogenes bei Impetigo* contagiosa, Endokarditis* (foudroyant, Klappenzerstörung), Pneumonie* (als Superinfektion bei pulmonalen Virusinfektionen), Sepsis*; Erkr. durch Enterotoxine: Lebensmittelvergiftung, toxisches Schocksyndrom*; durch epidermolytische Toxine (Exfoliatine A u. B): SSSS*; **Nachw.:** mikroskop. od. kulturell, Nachw. von Plasmakoagulase bzw. Clumping-Faktor, ggf. Enterotoxinen; Lysotypie*; St. a. ist sensitiv für Penicilline; bei Penicillinresistenz Oxacillin, Clindamycin, Erythromycin od. Cefalotin, bei Oxacillinresistenz (vgl. MRSA) Vancomycin, Teicoplanin, Linezolid.

Staphylo|cọccus epi|dẹrmidis (↑; ↑) m**:** Plasmakoagulase-negativer Saprophyt der Haut u. Schleimhaut; besiedelt Polymeroberflächen unter Bildung einer Schleimsubstanz; opportunistischer Err. von Endokarditis (v. a. nach Herzklappenersatz) u. Wundinfektionen (nach Endoprothesenoperation); Urs. septischer Krankheitssymptome (sog. Plastizitis) bei dauernd od. vorübergehend in den Körper eingebrachten Kunststoffen (Venenkatheter, Ventrikeldrainage); Hospitalkeim mit multipler Antibiotikaresistenz.

Staphylo|cọccus sapro|phy̲ticus (↑; ↑) m**:** Plasmakoagulase-negativer Saprophyt der Haut u. Schleimhäute; opportunistischer Err.; verursacht bei jungen Frauen 10–20 % der akuten Harnweginfektionen, v. a. Dysurie; Err. von unspezif. Urethritis bei sexuell aktiven Männern.

Staphylo|dermi̲en (↑; Derm-*) f pl**:** (engl.) staphylodermias; Sammelbez. für durch Staphylococcus* verursachte Pyodermien*; z. B. Furunkel, Karbunkel, Impetigo contagiosa, SSSS.

Staphylo|kina̲se (↑; kin-) f**:** s. Plasminogenaktivatoren.

Staphylo|kọkken (↑; Kokken*) f pl**:** s. Staphylococcus.

Staphylo|kọkken, hämo|lysi̲erende (↑; ↑) f pl**:** s. Staphylococcus aureus; vgl. Staphylotoxine.

Staphylo|lysi̲ne (↑; Lys-*) n pl**:** s. Staphylotoxine.

Staphylo̲ma (↑; -om*) n**:** sog. Beerengeschwulst; Vorwölbung am Augapfel inf. verdünnter Sklera od. Hornhaut; **Formen: 1.** St. posticum: Ausbuchtung des hinteren Pols bei exzessiver Myopie; **2.** interkalares St.: Vorwölbung zw. Iris u. Ziliarkörper nach Entz. (Skleritis, Hornhautnarbe), degen. Veränderungen od. bei Hydrophthalmus.

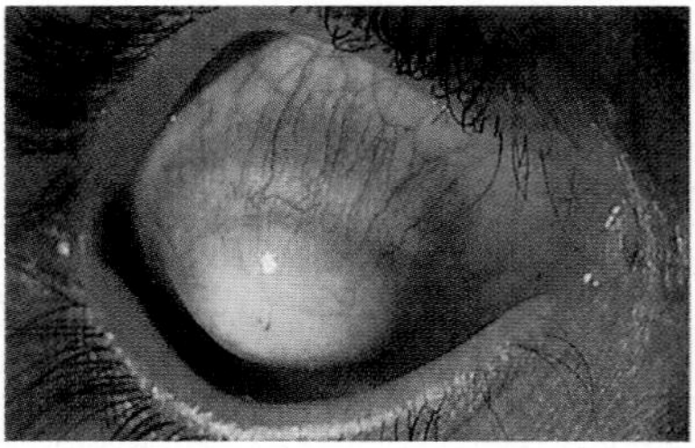

Staphyloma:
nach Keratoskleritis mit fettiger Degeneration der Hornhaut und „blauer Sklera" im Ziliarkörperbereich [362]

Staphylo|plạstik (↑; -plastik*) f**:** (engl.) staphyloplasty; plast. Deckung eines Defektes am weichen Gaumen; vgl. Uranoplastik.

Staphylo|schịsis (↑; gr. σχίσις Spaltung) f**:** unvollständige hintere Gaumenspalte*.

Staphylo|toxi̲ne (↑; Tox-*) n pl**:** (engl.) staphylotoxins; Sammelbez. für von Staphylococcus* aureus gebildete Toxine: **1.** Hämolysine (alpha, beta, gamma, delta): schädigen neben Erythrozyten auch andere humane Zellen; **2.** Leukozidin: schädigt selektiv Leukozyten u. Makrophagen; **3.** Epidermolysin: führt zu subkornealer Blasenbildung (s. SSSS); **4.** Enterotoxine A-E (sehr hitzeresistent, wirken als Superantigene*): Urs. der Staphylokokken-Lebensmittelvergiftung u. des toxischen Schocksyndroms*.

Stapler (engl.)**:** Bez. für Klammernahtgerät; s. Nähapparate.

Star|brille (mhd. starblint blind)**:** (engl.) cataract glasses; s. Aphakie.

Starck-Dilata̲tor (Hugo St., Internist, Karlsruhe, 1871–1956; lat. dilata̲re erweitern) m**:** (engl.) Starck's dilator; Instrument zur mechan.

Dehnung von Hohlorganen mit vierarmiger Spreizvorrichtung. H. Ger.

Stargardt-Syn|drom (Karl B. St., Ophth., Marburg, 1875–1927) n: (engl.) Stargardt's disease; syn. juvenile Makuladegeneration; vom retinalen Pigmentepithel ausgehende, autosomal-rezessiv (selten autosomal-dominant) erbl. Makuladystrophie* mit starker, in der Adoleszenz beginnender Sehschärfeminderung. Neben einer Makulopathie finden sich kleine, gelblich weiße Flecken am hinteren Augenpol (sog. Fundus flavimaculatus) sowie eine deutliche Abschattung der Aderhautgefäße (sog. dark choroid) in der Fluoreszenzangiographie.

Star|glas (mhd. starblint blind): (engl.) cataract lens; Korrekturlinse bei Aphakie* nach Staroperation*; starkes Sammelglas von meist +12 dpt; eine Anpassung ist wegen Aniseikonie* nur bei beidseitiger Aphakie möglich.

Star, grauer (↑): s. Katarakt.

Star, grüner (↑): s. Glaukom.

Stark|strom|verletzung: (engl.) high-voltage current lesion; Elektrounfall* durch Kontakt mit elektr. Spannung >42 V.

Starlinger-Syn|drom, vegetativ-endo|krines n: s. Schilddrüsentuberkulose.

Starling-Gesetz (Ernest H. St., Physiol., London, 1866–1927): s. Frank-Starling-Gesetz.

Starling-Kräfte (↑): (engl.) Starling's forces; Bez. für die den effektiven Filtrationsdruck* bestimmenden Faktoren (hydrostat. u. onkot. Druck).

Star|operation (mhd. starblint blind) f: (engl.) cataract operation; vollständige od. teilweise Entfernung der durch Katarakt* getrübten Augenlinse; **Formen: 1.** extrakapsuläre Kataraktextraktion unter Belassung der hinteren Linsenkapsel; Entfernung der weichen Rindenanteile im Saug-Spülverfahren nach Expression des harten Kerns od. Zertrümmerung durch Ultraschall (Phakoemulsifikation); Linsenimplantation* einer Hinterkammerlinse; häufig Ausbildung eines Nachstars* inf. Wiedereintrübung der Hinterkapsel; **2.** intrakapsuläre Kataraktextraktion (ggf. nach enzymatischer Zonulolyse*) unter Entfernung der Linse samt Kapsel mittels Kryostab od. Pinzette; kein Nachstar, jedoch nur Implantation von Vorderkammerlinsen möglich, die gehäuft zu Spätkomplikationen führen; **3.** Lentektomie (Phakektomie): Ausschneiden der gesamten Linse mit einem Vitrektomiegerät bei geschlossenem Auge über einen kleinen Zugang am Limbus corneae od. im Bereich der Pars plana; Anw. v. a. bei angeborenen, kindlichen, traumatischen bzw. komplizierten Katarakten; **4.** Diszision (Eröffnung der Linsenvorderkapsel) u. Absaugung (mit einer Spritze nach Quellung der Linsenfasern); heute nicht mehr gebräuchliches Verfahren; optische Korrektur: s. Aphakie, Starglas.

Starr-Edwards-Klappe (Albert St., Chir., Portland, geb. 1926): (engl.) Starr-Edwards prosthesis; künstl. Herzklappe in Form einer Kugelklappe; s. Herzklappen, künstliche (Abb.).

Starr|krampf: s. Tetanus.

Star, schwarzer (mhd. starblint blind): (engl.) black cataract; s. Cataracta brunescens.

-stase: auch -stasie; Wortteil mit der Bedeutung Stillstand, Stauung; von gr. στάσις.

Stasis (↑) f: Stockung, Stauung, Stase; z. B. des Bluts bei hämodynamischen Störungen.

Statine n pl: Release-inhibiting-Faktoren; s. Releasing-Hormone.

stationär (lat. statio Stillstehen): (engl.) stationary; bleibend, feststehend; eine Station einer Klinik betreffend.

statisch (gr. στατικός stehend, zum Stehen bringend): (engl.) static; auf das Stehen (od. Gleichgewicht) bezogen.

Statistik f: (engl.) statistics; Aufbereitung bzw. Bearbeitung von experimentell od. in Studien gewonnenen Daten u. deren Analyse mittels beschreibender u. schließender statist. Verfahren; durch die St. sind über die Beobachtung von Einzelfällen hinausgehende Regelhaftigkeiten zu erkennen u. Verallgemeinerungen möglich. Vgl. Epidemiologie, Wahrscheinlichkeit.

Stato|lithen (statisch*; Lith-*) m pl: (engl.) statoliths; syn. Statoconia, Otolithen; sog. Gleichgewichtssteinchen, Gehörsand; prismat. Kristalle aus Calciumcarbonat, die in die Statolithenmembran des Vestibularapparats* eingebettet sind u. durch ihre Trägheit bei Bewegungen die Zilien der Sinneszellen verschieben.

Status (lat.) m: Zustand.

Status anginosus (↑) m: schwerer, länger als 20 Min. andauernder Angina-pectoris-Anfall; kann in einen Herzinfarkt übergehen; vgl. Präinfarktsyndrom.

Status arthriticus (↑) m: Magen-Darm- u. nervöse Störungen vor einem Gichtanfall.

Status asthmaticus (↑) m: sehr häufige, akute, schwere od. lang anhaltende Asthma-bronchiale-Anfälle.

Status cribosus (↑) m: Auftreten von zahlreichen Kriblüren* im Bereich der Stammganglien.

Status dys|rhaphicus (↑) m: s. Dysrhaphiesyndrome.

Status epi|lepticus (↑) m: s. Epilepsie.

Status idem (↑) m: gleicher (i. S. von unveränderter) Befund.

Status|in|kon|sistenz (↑; In-*; lat. consistere zur Ruhe kommen, stehenbleiben) f: s. Status, sozialer.

Status lacunaris (↑) m: Bez. für multiple lakunäre Infarkte im Gehirn bei Arteriosklerose* u. Binswanger*-Krankheit.

Status marmoratus (↑) m: syn. Vogt-Syndrom; extrapyramidales Syndrom als Folgeerscheinung eines frühkindlichen Hirnschadens* (v. a. nach Hypoxie od. Entz.); **Pathol./Anat.:** multiple konfluierende Narben (fibrilläre Gliose, Verkalkung von Neuronen, Vermehrung myelinisierter Fasern) in Putamen, Nucleus caudatus, seltener im Thalamus; **Sympt.:** Choreoathetose* od. Athétose* double.

Status nascendi (↑) m: (engl.) nascent state; (chem.) bes. reaktiver Zustand zum Zeitpunkt des Entstehens od. des Freiwerdens eines Elements bzw. einer Verbindung im Verlauf einer chem. Reaktion; z. B. naszierender Wasserstoff.

Status praesens (↑) m: der gegenwärtige Zustand, klinischer (Untersuchungs-)Befund.

Status, sozialer (↑) m: (engl.) social status; Bez. für die soziale Position, die ein Gesellschaftsmitglied im Schichtengefüge einnimmt; im Ggs. zum zugeschriebenen Status (z. B. Adel in ständischen Gesellschaften) ist in modernen Industriegesellschaften der (z. B. durch Aus- u. Weiterbildung) erworbene Status vorherrschend. Häufig zu beobachten u. psychosomat. relevant ist das Phänomen der **Statusinkonsistenz**, die Zugehörigkeit einer Person hinsichtl. versch. Statusmerkmale (z. B. Einkommen, Berufsprestige, Bildung) zu versch. Ebenen (z. B.

hohe Schulbildung, niedriges Einkommen), die Urs. für psychosomat. Reaktionen sein kann. Liegen die Statusmerkmale auf einer Ebene, spricht man von Statuskristallisation od. Statuskonsistenz. Vgl. Sozialisation, Schicht, soziale.

Status spongiosus (↑) m**:** schwammige Struktur der Hirnrinde, kennzeichnend für Prionkrankheiten* (extrem ausgeprägte pathol. Veränderung in der Terminalphase).

Status typhosus (↑) m**:** der benommene Zustand bei Typhus* abdominalis.

Staub: (engl.) dust, powder; disperse Verteilung kleiner fester Teilchen in Gas (Luft); **Einteilung** nach Herkunft in: **1.** anorganischen St. (z. B. Sand-, Lehm-, Ruß- u. Aschepartikel) u. **2.** organischen St. (z. B. Pflanzenteile, Pollen, Pilzsporen, Mikroorganismen, Insektenpartikel, Säugetierepithelien). Staubteilchen mit einer Größe <5 µm sind lungengängig u. können bei Inhalation toxische, allergische, fibrosierende u. bösartige Erkr. v. a. der Lunge u. der Atemwege verursachen. Vgl. Aerosol, Pneumokoniosen, Alveolitis, exogen-allergische.

Staub|lungen|erkrankungen: Pneumokoniosen*.

Staub, siliko|gener: (engl.) silicogenic dust; Kieselsäureanhydrid-(SiO_2-)haltiger alveolengängiger Staub; vgl. Silikose.

Stauffer-Syn|drom (Maurice St., zeitgen. Int., Rochester) n**:** syn. hepatische paraneoplastische Dysfunktion; ätiol. ungeklärte Komb. von Leberfunktionsstörungen im Zus. mit dem Auftreten eines Nierenkarzinoms*; **Befunde:** Hepatomegalie, erhöhte Aktivität der alkal. Phosphatase, Verlängerung der Prothrombinzeit (hohe Konz. fibrinoider Spaltprodukte), Erhöhung der Gammaglutamyltransferase u. Dysproteinämie (erniedrigte Albumin- u. vermehrte Alpha-2-Globulinfraktion); nach einer Tumorentfernung kann es zum Rückgang der Befunde kommen, die bei Rezidiven wieder auftreten können.

Staupe-Körnchen: s. Staupe-Virus.

Staupe-Virus (Virus*) n**:** (engl.) distemper virus; RNA-Virus der Paramyxoviridae*, eng mit dem Masern-Virus verwandt; verursacht bei jungen Hunden (od. alten Hunden mit nachlassender Immunität) das Krankheitsbild der Hundestaupe.

Stauungs|a|trophie (A-*; Troph-*) f**:** (engl.) congestion atrophy; Schwund von Parenchym inf. chron. venöser Blutstauung.

Stauungs|bronchitis (Bronchi-*; -itis*) f**:** s. Stauungslunge.

Stauungs|erguss: (engl.) stasis effusion; meist bei Rechtsherzinsuffizienz auftretender Pleuraerguss*, häufiger rechtsseitig, bei schwerer globaler Herzinsuffizienz* auch beidseitig; vgl. Stauungslunge.

Stauungs|gallen|blase: syn. Gallenblasenhydrops*.

Stauungs|gastritis (Gastr-*; -itis*) f**:** Bez. für eine der Gastritis* ähnliche Symptomatik (Völlegefühl, Appetitlosigkeit, Meteorismus, Brechreiz, Übelkeit) inf. gestauter Magenvenen bei Rechtsherzinsuffizienz*.

Stauungs|hydr|ops (gr. ὕδρωψ Wassersucht) m**:** s. Ödem.

Stauungs|ikterus (Ikterus*) m**:** (engl.) cholestatic jaundice; s. Ikterus.

Stauungs|leber: (engl.) stasis liver; Veränderungen der Leber inf. Abflussbehinderung des Bluts (venöse Hyperämie); **Urs.:** Herzinsuffizienz, lokale Thrombose od. Kompression ableitender Lebervenen; **Stadien: 1.** akute St. (blutige Anschoppung): Leber blaurot u. vergrößert, schmerzhaft gespannte Kapsel; **2.** subakute St. (zyanotische Atrophie): Zellatrophie durch Druckerhöhung u. Hypoxie, beginnend im Zentrum der Leberläppchen; bei gleichzeitiger peripherer Verfettung entsteht die sog. Muskatnussleber*; Leber meist vergrößert. **3.** chron. St. (Induration): Ersatz zugrunde gegangener Leberzellen durch kollagenes Bindegewebe (Leberfibrose), daneben auch kompensator. Leberzellwucherungen; das gestaute Blut tritt aus den Bluträumen aus (Stauungsstraßen); Leber verkleinert u. von vermehrter Konsistenz, u. U. Aszites. Insbes. in Phasen nachlassender Stauung u. bei jüngeren Menschen kommt es zur sog. Cirrhose* cardiaque. Der Übergang in eine irreversible Leberzirrhose* ist selten u. erfolgt wahrscheinl. erst nach Einwirkung einer weiteren Noxe. **Sympt.:** Schmerzen im re. Oberbauch, Subikterus, Zyanose, Bilirubin u. Transaminasen erhöht, evtl. Splenomegalie u. beschleunigte BKS.

Stauungs|lunge: (engl.) congested lung; inf. chron. venöser Hyperämie u. pulmonaler Hypertonie* bei dekompensierter Linksherzinsuffizienz* (z. B. bei Mitralklappenfehler) veränderte Lunge; **Pathol./Anat.:** pralle Füllung der Blutkapillaren, bei längerem Bestehen Vermehrung des Bindegewebes, Blutaustritt u. Hämosiderinablagerung (braune Stauungsinduration, Herzfehlerlunge, Lungenstarre); Folge: Erschwerung der Sauerstoffdiffusion mit Hypoxämie; **Sympt.:** Stauungsbronchitis mit Dyspnoe, Husten u. Herzfehlerzellen* im Sputum, feuchte nichtklingende, bei Induration auch klingende Rasselgeräusche, Zyanose, evtl. Asthma cardiale, Lungenödem u. Stauungserguss.

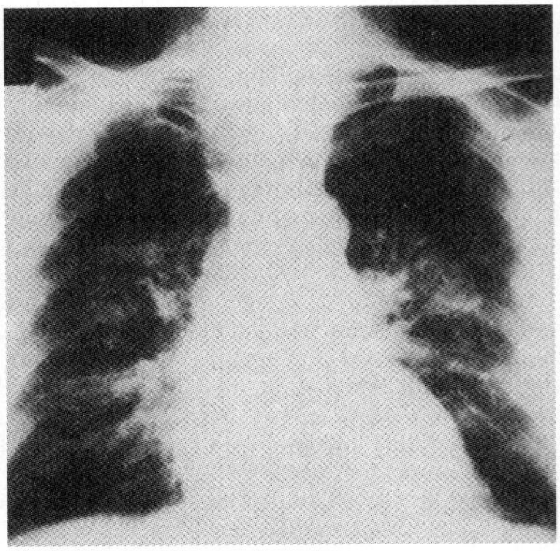

Stauungslunge [530]

Stauungs|milz: (engl.) congested spleen; Splenomegalie* mit zunehmend festerer Konsistenz u. bindegewebiger Induration der Milz inf. chron. venöser Hyperämie durch Abflussbehinderung; Vork. bei Herzinsuffizienz, portaler Hypertension.

Stauungs|niere: (engl.) 1. hydronephrosis, 2. congested kidney; **1.** Harnstauungsniere: s. Hydronephrose; **2.** Blutstauungsniere (häufiger) v. a. bei (Rechts-)Herzinsuffizienz u. Nierenvenenthrombose, führt zu Störungen der Nierenfunktion; **Pathol./Anat.:** Vergrößerung des Organs, festere Konsistenz, dunkelrote Farbe, Dilatation der Gefäße; **Klin.:** Proteinurie, Oligurie, Natriumretention bes. bei Rechtsherzdekompensation.

Stauungs|papille (Papilla*) f: (engl.) choked disk, papilledema; Veränderung des Augenhintergrunds mit Schwellung, knopfförmiger Vorwölbung (Bestimmung der Prominenz in Dioptrien) u. glasiger Trübung der Sehnervenpapille mit Verlust ihrer scharfen Begrenzung, Erweiterung u. Schlängelung der Venen u. Verengung der Arterien; **Ätiol.:** Fortpflanzung erhöhten intrakraniellen Drucks in die Sehnervenscheiden; anfangs Stauung des axonalen Transports, später auch Gefäßstauung u. Ödem; **Vork.:** bei Hirntumoren (in ca. 60 % der Fälle), abhängig von der Tumorlokalisation (bei Tumoren der Hirnbasis seltener als bei Tumoren der hinteren Schädelgrube), bei epi-, subduralen sowie subarachnoidalen Blutungen, Hydrozephalus, Pseudotumor cerebri u. maligner Hypertonie; **Sympt.:** bei frischer St. keine od. nur geringe Sehstörung (Vergrößerung des blinden Flecks), nach monatelangem Bestehen allmähliche Optikusatrophie* mit zunächst nur peripheren, später auch zentralen Gesichtsfeldausfällen; **Ther.:** rasche Druckentlastung durch Behandlung der Grunderkrankung; **DD:** anteriore Neuritis* nervi optici (meist einseitige Prominenz unter 3 dpt, frühzeitige Visusverschlechterung), anteriore ischämische Optikusneuropathie*, Drusenpapille.

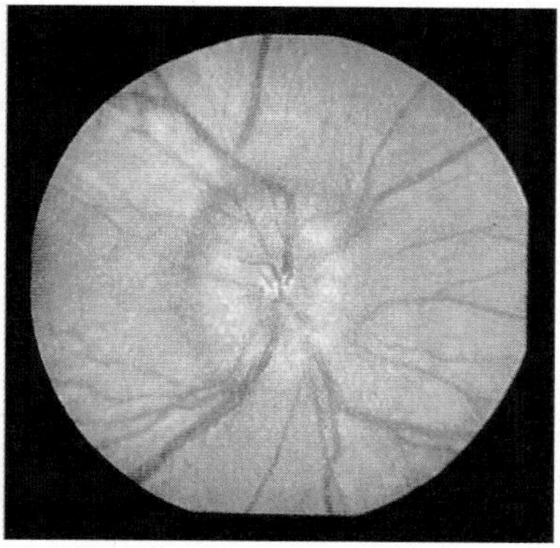

Stauungspapille [550]

Stavudin (INNv) n: syn. Didehydro-dideoxythymidin (Abk. d4T); Virostatikum (Nukleosidanalogon), hemmt kompetitiv die für die Replikation von HIV* erforderliche reverse Transkriptase*; **Ind.:** Infektion mit HIV als Teil einer antiviralen Kombinationstherapie*; **UAW:** dosisabhängige periphere Polyneuropathie, Pankreatitis, gastrointestinale Störungen, Laktatazidose, Exanthem; vgl. Virostatika.

STD: Abk. für (engl.) sexually transmitted diseases; WHO-Begriff für durch Sexualkontakt übertragene Krkh., zu denen außer den sog. klassischen Geschlechtskrankheiten* noch andere durch Bakt. (unspezif. Urogenitalentzündungen durch Chlamydia trachomatis, Mykoplasmen, Gardnerella vaginalis u. a.), Viren (Herpes genitalis, Zytomegalie, Hepatitis A u. B, Condylomata acuminata, HIV-Erkrankung), Pilze (Candidosen), Protozoen (Trichomoniasis, Amöbiasis, Giardiasis) u. Ektoparasiten (Scabies, Pediculosis pubis) verursachte Erkr. gehören.

Steady state (engl. gleichbleibender Zustand): Fließgleichgewicht*.

Steady-state-Arbeit (↑): (engl.) steady-state exercise; dynamische körperl. Arbeit, bei der unabhängig von der Belastungsdauer die Größenordnung der Sauerstoffaufnahme u. ggf. anderer Parameter (z. B. Atemminutenvolumen, Pulsfrequenz) konstant bleibt.

Steady-state-Blut|spiegel (↑): (engl.) steady state blood level; bei Dauerinfusion bzw. wiederholter Applikation sich einstellende, innerh. bestimmter Grenzen konstante Konz. einer Substanz im Blut; ist erreicht, wenn Geschwindigkeiten von Invasion* u. Elimination* gleich sind. Vgl. Fließgleichgewicht.

Steal, ileo-femoraler (engl. to steal stehlen, zuvorkommen) m: (engl.) ileo-femoral steal; Kollateralkreislauf* zw. A. mesenterica inferior u. A. iliaca interna mit Steal*-Phänomen bei Verschluss der A. iliaca communis od. Leriche-Syndrom; **Sympt.:** krampfartige Bauchschmerzen (Angina* abdominalis) unter Belastung der Beine; vgl. Mesenterialgefäßverschluss.

Steal-Phänomen (↑) n: (engl.) steal phenomenon; syn. Steal-Effekt, Entzugs- od. Anzapfsyndrom; Störung der Hämodynamik mit Umverteilung des Bluts, das einem Versorgungsgebiet zugunsten eines anderen Gefäßsystems entzogen wird; **Urs.:** Kollateralkreislauf, Stenose, Arterienverschluss. Das Auftreten klin. Symptome inf. St.-Ph. wird als Steal-Syndrom bezeichnet, z. B. Subclavian*-steal-Syndrom, diastolisches Aortenanzapfsyndrom*; auch iatrogen durch intraarterielle Infusion vasoaktiver Substanzen. Vgl. Verschlusskrankheiten, arterielle.

Steal-Phänomen
Beispiele für Steal-Syndrome

aortoiliakales Entzugssyndrom
Arteria-carotis-interna-Anzapfsyndrom
Arteria-coeliaca-Entzugssyndrom
Arteria-mesenterica-Entzugssyndrom
diastolisches Aortenanzapfsyndrom
Fistelanzapfsyndrom
Hepatica-Anzapfsyndrom
Interhemisphären-Anzapfsyndrom
Koronararterien-Entzugssyndrom
Mesenterialarterien-Anzapfsyndrom
Pulmonalarterien-Subclavia-Entzugssyndrom (kongenital)
Radialis-Anzapfsyndrom
Renalis-Anzapfsyndrom
Spinalarterien-Entzugssyndrom
splanchnorenales Entzugssyndrom
Subclavia-Anzapfsyndrom
thyreozervikales Entzugssyndrom
Vertebralis-Anzapfsyndrom
viszerales Anzapfsyndrom

Stear-: auch Steat-; Wortteil mit der Bedeutung festes Fett, Talg; von gr. στέαρ, στέατος.

Stearin n: bei der Spaltung der Fette* anfallendes Gemisch aus Stearinsäure, Palmitinsäure u. a.; pharmaz. Hilfsmittel.

Stearin|säure: (engl.) stearic acid; Oktadekansäure; $C_{17}H_{35}COOH$; gesättigte Fettsäure,

S

die v. a. zus. mit Palmitinsäure Bestandteil von Stearin ist u. in vielen natürl. Fetten vorkommt; Anw. als pharmaz. Hilfsstoff.

Stear|rhö (Stear-*; -rhö*) **f:** syn. Steatorrhö*.

Steato|kystom (↑; Kyst-*; -om*) **n:** (engl.) steatocystoma; syn. Ölzyste, Talgdrüsenzyste; bis zu 3 cm große Zyste in der Epidermis mit Talgdrüsenelementen u. öligem Inhalt; solitär od. multipel (Sebozystomatose) auftretend, bes. an Axillen, Hals, Skrotum u. ventralem Thorax. Vgl. Atherom.

Steatom (↑; -om*) **n:** s. Epidermalzyste, Lipom.

Steato|nekrose (↑; Nekr-*; -osis*) **f:** syn. Fettgewebenekrose*.

Steator|rhö (↑; -rhö*) **f:** (engl.) steatorrhea; Stuhlfettausscheidung über 7 g/d als Folge eines Missverhältnisses zw. oraler Fettaufnahme u. Fettverdauung; tritt auf als Fettdurchfall (sog. Butterstuhl, Salbenstuhl, Pankreasstuhl), bei dem ungespaltenes Fett in großen Mengen als flüssige, beim Abkühlen erstarrende Masse abgeschieden wird; **Urs.:** Maldigestion, Malabsorption, gestörter enterozytärer Fettstoffwechsel, gestörter Lymphabfluss, Zöliakie; **Nachw.:** gravimetrische od. titrimetrische Stuhlfettbestimmung; vgl. Pancreozymin-Secretin-Test.

Steatosis (↑; -osis*) **f:** Verfettung.

Steato|zele (↑; -kele*) **f:** s. Adipozele.

Stech|apfel: Datura stramonium; s. Datura.

Stech|apfel|form: (engl.) 1. crenocyte, burr cell, echinocyte, 2. thorn apple crystal; **1.** morgensternartige Form der Erythrozyten; Vork.:

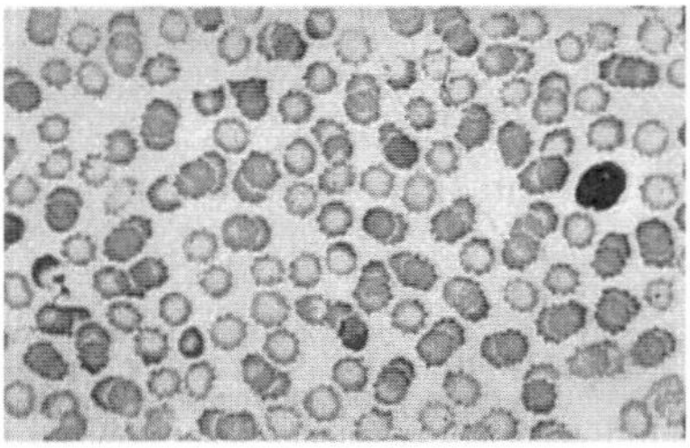

Stechapfelform [179]

z. B. als Akanthozyten* im Blut, im eintrocknenden mikroskop. Präparat; **2.** Kristallform von harnsaurem Ammoniak im Harnsediment.

Steele-Richardson-Olszewski-Syn|drom (John C. St., kanad. Neurol., 1951–1968; John C. R., kanad. Neurol., geb. 1919; Jerzy O., kanad. Neurol., 1913–1966) **n:** syn. progressive supranukleäre Blicklähmung; Multisystemdegeneration* des Zentralnervensystems, die sich zw. dem 40. u. 70. Lj. manifestiert; **Pathol./Anat.:** Nervenzellverlust u. Gliose in Basalganglien, Substantia nigra, zentralem Höhlengrau, Colliculus superior u. prätektalen Gebieten; die verbleibenden Neurone enthalten oft Alzheimer*-Degenerationsfibrillen; **Sympt.:** Parkinson*-Syndrom u. zusätzl. supranukleäre, vertikale Blicklähmung nach unten (Kardinalsymptom); frühe posturale Instabilität mit Fallneigung nach hinten; axiale Dystonie u. Rigidität; Pseudobulbärparalyse, Frontalhirnsymptome; geringes od. fehlendes Ansprechen auf Levodopa. A. Küh.

Steell-Geräusch (Graham St., Int., Manchester, 1851–1942)**:** (engl.) Steell murmur; auch Graham-Steell-Geräusch; auskultator. leises, hochfrequentes, frühdiastol. Decrescendogeräusch mit p. m. im 3. ICR links parasternal, das sich dem Pulmonalton P_2 anschließt (s. Herztöne); **Vork.:** häufig bei sog. relativer od. funkt. Pulmonalinsuffizienz* inf. pulmonaler Hypertension bei Mitralklappenfehlern, Eisenmenger-Syndrom (s. Eisenmenger-Komplex), Cor* pulmonale; vgl. Herzgeräusche.

Steh|feld|bestrahlung: (engl.) fixed field radiation; Form der Strahlentherapie* mit konstantem Bestrahlungsfeld u. -winkel bei unbewegter Strahlenquelle (im Ggs. zur Pendelbestrahlung).

Steh|re|aktion, tonische **f:** (engl.) attitudinal reflex; s. Reflexe, frühkindliche.

Steh|versuch: s. Schellong-Test.

Steig|bügel: (anat.) Stapes.

Steil|typ: (engl.) vertical heart; s. Lagetyp des Herzens.

Stein|auflösung, medikamentöse: syn. Chemolitholyse; s. Urolitholyse, Cholelitholyse.

Stein|bildung: (engl.) calculus formation; s. Konkrement, Nephrolithiasis, Cholelithiasis.

Steiner-Voerner-Syn|drom (Gabriel St., Psychiater, Heidelberg) **n:** s. Karzinoidsyndrom.

Stein|kohlen|teer: Pix Lithanthracis; s. Teer.

Stein|laus: (engl.) stone louse; syn. Petrophaga lorioti; kleinstes einheimisches Nagetier (Größe 0,3–3 mm) aus der Familie der Lapivora mit den Subspecies Nierensteinlaus (Petrophaga lorioti nephrotica), Blasensteinlaus (Petrophaga lorioti vesicae), Gallensteinlaus (Petrophaga lorioti cholerica), Großhirnrindensteinlaus (Petrophaga lorioti neurotica gigantissima) u. gemeine St. (Petrophaga lorioti communalis); Erstbe-

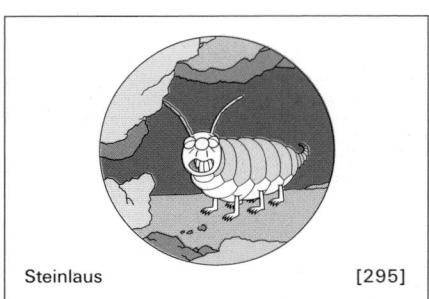

Steinlaus [295]

schreibung 1983; **Vork.:** versch. menschl. Organe, großstädtische Steinwüsten; **Nachw.:** histol. äußerst schwierig; evtl. molekulargenet. nach Polymerase*-Kettenreaktion. V. a. in Städten haben nitrose Gase* die St. aus ihrer ökolog. Nische fast völlig verdrängt. Vemutl. hemmt das im Abgas enthaltene Stickstoffmonoxid* das sexuelle Appetenzverhalten der St., saurer Regen schädigt ihre sensiblen Fresswerkzeuge. Zur Erforschung des komplizierten Fortpflanzungszyklus seltener Steinlausarten wird experimentell versucht, diese durch Klonierung* zu vermehren sowie deren Genom in einer Genbibliothek* der Nachwelt zu hinterlassen.

Stein-Leventhal-Syn|drom (Irving F. St., Gyn., Chicago, geb. 1887; Michael L. L., amerikan. Gyn., Gebh., 1901–1971) **n:** Sonderform des polyzystischen Ovarialsyndroms*.

Steinmann-Nagel|ex|tension (Fritz St., Chir., Bern, 1872–1932; Extension*) f: (engl.) Steinmann extension; Knochenextension mittels transossär eingebrachtem Nagel; vgl. Drahtextension, Extensionsmethoden.

Steinmann-Zeichen (↑): (engl.) Steinmann's sign; diagn. Zeichen bei Meniskusschaden; **Steinmann I:** Schmerzangabe an der Außenseite des Knies bei gebeugtem Kniegelenk u. kräftiger Einwärtsdrehung des Unterschenkels spricht für Schädigung des lateralen Meniskus; Schmerzen an der Innenseite bei Beugung u. Außendrehung sprechen für Schädigung des medialen Meniskus. **Steinmann II:** bei medialer Meniskusläsion wandert der Druckschmerz bei Kniebeugung von vorn nach hinten u. bei Streckung wieder nach vorn. Vgl. Meniskusriss.

Stein|mole (Mole*) f: s. Blutmole.

Stein|pro|phylaxe (Prophylaxe*) f: (engl.) lithoprophylaxis; diätetische u. medikamentöse Maßnahmen zur Verhinderung von Steinrezidiven bei (behandelter) Nephrolithiasis*; **1.** allg. St.: reichliche Flüssigkeitszufuhr (Trinkmenge 2 l/d, ggf. zus. mit Diuretika bei Herzinsuffizienz), körperl. Bewegung, Stuhlregulierung, ausgewogene Ernährung, Vermeiden starker Flüssigkeitsverluste (Sauna, Dauerbesonnung); **2.** spez. St. entspr. der chem. Steinanalyse; **a)** Harnsäuresteine: Alkalisierung des Harns, purinarme Kost (einschl. Verzicht auf Purinalkaloide), Arzneimittel (Allopurinol, Benzbromaron); **b)** Oxalatsteine: Einstellen einer schwach alkalischen bis neutralen Harnreaktion, Vermeiden oxalsäurehaltiger Nahrung (z. B. Kakao, Spinat, Rhabarber, schwarzer Tee) u. übermäßiger Zufuhr von Ascorbinsäure; **c)** Magnesiumammoniumphosphatsteine (sog. Infektsteine): Harnansäuerung mit Methionin, gezielte Antibiotikatherapie; **d)** Xanthinsteine: Harnalkalisierung, purinarme Kost (auch keine Purinalkaloide); **e)** Cystinsteine: Trinkmenge erhöhen, methionin- u. cystinarme Kost.

Stein|schnitt|lage: (engl.) lithotomy position; Rückenlage des Pat. mit gespreizten u. im Hüft- u. Kniegelenk gebeugten Beinen (Hervorziehen

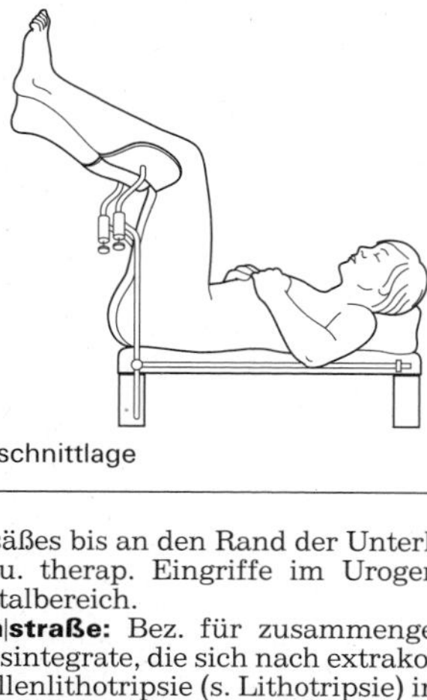

Steinschnittlage

des Gesäßes bis an den Rand der Unterlage) für diagn. u. therap. Eingriffe im Urogenital- u. Anorektalbereich.

Stein|straße: Bez. für zusammengesinterte Steindesintegrate, die sich nach extrakorporaler Stoßwellenlithotripsie (s. Lithotripsie) im Harnleiter befinden; **Kompl.:** Koliken, Harnstauungsniere, Pyelonephritis. B. Sch.

Steiß|bein: (anat.) Os* coccygis.

Steiß|bein|fistel (Fistel*) f: syn. Pilonidalsinus*.

Steiß|fuß|lage: (engl.) complete breech presentation; s. Beckenendlage.

Steiß|lage: (engl.) breech presentation; s. Beckenendlage.

Steiß|schmerz: s. Kokzygodynie.

Steiß|teratom (gr. τέρας, τέρατος Ungeheuer; -om*) n: (engl.) coccygeal teratoma; am Beckenende lokalisiertes Teratom*; häufigster solider Tumor im 1. Lj., meist benigne; ein angeborenes

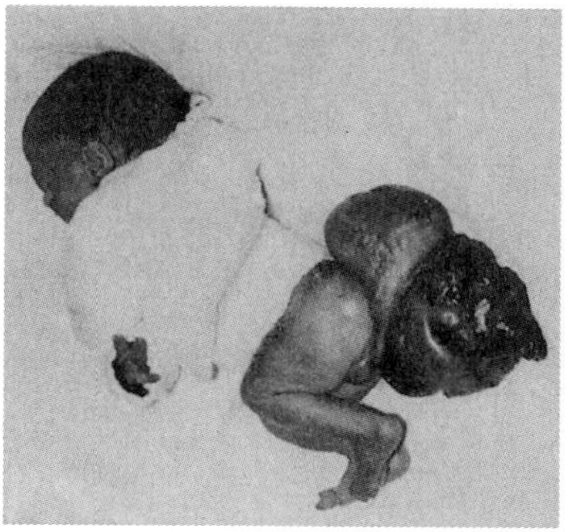

Steißteratom [540]

St. kann aufgrund seiner Größe ein Geburtshindernis darstellen. **Ther.:** chir. Entfernung.

Stella (lat. Stern) f: Stern- od. Kreuzverband, z. B. um Brust u. Schulter (St. pectoris).

Stellatum|blockade (stellatus*) f: (engl.) stellate block; Halsgrenzstrangblockade; Form der Sympathikusblockade* mit Ausschaltung des Ganglion cervicothoracicum (stellatum); **Ind.:**

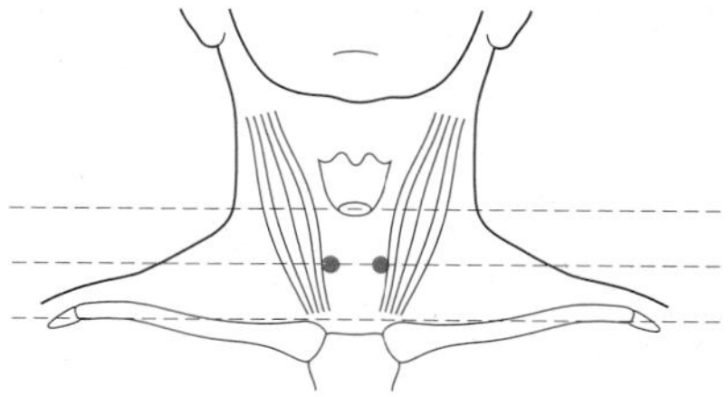

Stellatumblockade:
Die beiden Punkte markieren die Injektionsstellen.

Migräne, halbseitiger Kopfschmerz, postkommotionelle Beschwerden, Osteochondrose der HWS, Periarthritis humeroscapularis, Brachialgia nocturna, Hyperemesis gravidarum, Trigeminus- u. Zosterneuralgie. Als Zeichen des Wirkungseintritts kommt es zum Horner*-Syndrom.

stellatus (lat.): sternförmig.

Stell|knorpel: (engl.) arytenoid cartilage; Cartilago arytenoidea des Kehlkopfs; s. Larynx.

Stell|re|flexe (Reflekt-*) m pl: (engl.) statotonic reflexes; v. a. auf der Ebene des Hirnstamms integrierte Reflexe* bzw. Reflexketten, die der Aufrechterhaltung bzw. Wiederherstellung einer balancierten Körper- u. Kopfhaltung u. koordinierten Augenstellung dienen. Die Afferenzen stammen aus dem Vestibularapparat, von Rezeptoren (v. a. Druckrezeptoren der Körperoberfläche u. Propriorezeptoren) u. aus dem Sehorgan mit Integration in der Großhirnrinde. Als frühkindliche Reflexe* werden St. zur Beurteilung der kindlichen Reife herangezogen; pathol. Steigerung als sog. Streckkrämpfe v. a. bei apallischem Syndrom. Vgl. Haltungsreflexe.

Stellwag-Zeichen (Carl St. von Carion, Ophth., Wien, 1823–1904): (engl.) Stellwag's sign; seltener Lidschlag bei Hyperthyreose*.

Stell|wehen: (engl.) early labour; diejenigen Vorwehen, die den vorliegenden Kindsteil zur Einstellung* bringen.

Stemmer-Zeichen (Robert St., Phlebologe, Straßburg, geb. 1925): (engl.) Stemmer's sign; pathognomonisches Symptom für ein Lymphödem*; über dem Grundgelenk der 2. Zehe lässt sich die Haut nicht in Form einer Falte abheben.

Stener-Läsion (Bertil St., Orthop., Göteborg, 1920–1999) f: (engl.) Stener's lesion; spez. Form des Skidaumens*, bei der das distal ausgerissene ulnare Seitenband durch den proximalen Rand der Adduktoraponeurose nach proximal umgeklappt ist; **Ther.:** op. Kontinuitätswiederherstellung. D. Buc.

Stenger-Versuch (Hans-Heinrich St., Otol., Göttingen, geb. 1914): (engl.) Stenger test; s. Audiometrie.

Steno-: Wortteil mit der Bedeutung eng, schmal; von gr. στενός.

stenök (↑; gr. οἶκος Haus): (engl.) stenoecious; Bez. für Organismen, die nur unter streng definierten, nicht wechselnden Umweltbedingungen (auch bzgl. nur eines einzelnen Umweltfaktors) leben können; Ggs. euryök*.

Steno|kardie (↑; Kard-*) f: syn. Angina* pectoris.

Steno|korie (↑; gr. κόρη Pupille) f: s. Miosis.

Stenose (↑; -osis*) f: (engl.) stenosis; angeb. od. erworbene Verengung, Enge, Einengung von Hohlorganen od. Gefäßen.

Stenose|di|latation (↑; ↑; lat. dilatare ausbreiten, erweitern) f: s. Angioplastie, Bougierung.

Stenose|geräusch (↑; ↑): (engl.) stenosal murmur; s. Gefäßgeräusch, Herzgeräusche.

Stenose|kopf|schmerz (↑; ↑): (engl.) stenotic headache; Kopfschmerz* durch behinderten Abfluss von Nasensekret; z. B. bei Septumdeviation* od. Polyposis* nasi.

Stenose, tubuläre mit Hypo|kalz|ämie (↑; ↑) f: (engl.) Kenny-Caffey syndrome type 2; autosomal-dominant erbl. Skelettdysplasie mit Minderwuchs, hypokalzämischer Tetanie, Myopie bzw. Hyperopie, Hyperphosphatämie, verengten Knochenmarkkanälen sowie Verkalkungen von Basalganglien, Cornea, Retina u. a.

Steno|tropho|monas f: Gattung gramnegativer, aerober Stäbchenbakterien der Fam. Pseudomonadaceae; einige Species wurden früher der Gattung Xanthomonas zugeordnet; **Vork.:** ubiquitär in Feuchtbiotopen; St. maltophilia ist ein opportunistischer Err., der Nosokomialinfektionen* spez. bei Immunsupprimierten verursachen kann. Vgl. Bakterienklassifikation.

Steno|zephalie (Steno-*; Keph-*) f: (engl.) stenocephaly; syn. Kraniostenose; Form der Dyszephalie* mit pathol. Verkleinerung des Schädelumfangs bei meist normalem Rauminhalt (keine Mikrozephalie*); **Urs.:** verfrühte Synostose einer od. mehrerer Schädelnähte, wodurch es zu einer Deformierung des Schädels (Dyskranie) kommt; **Einteilung: 1.** Akrozephalus (Turmschädel) inf. primärer Hypoplasie der Schädelbasis mit vorzeitiger Verknöcherung der Sutura coronalis (Kranznaht); tritt in einer zylindrischen Form (Turrizephalus) od. in einer konischen Form (Pyrgozephalus) auf; **2.** Skaphozephalus (Kahnschädel) inf. vorzeitiger Verknöcherung der Sutura sagittalis (Pfeilnaht); **3.** Pachyzephalus mit kurzem breitem Schädel inf. vorzeitiger Verknöcherung der Sutura lambdoidea; **4.** Plagiozephalus (Schiefschädel) inf. (seltener) vorzeitiger Synostose nur eines Teils einer Naht (z. B. rechte Kranznaht); dadurch völlige Asymmetrie; **5.** Sphenozephalus (Trigonozephalus, Dreieckschädel) mit keil- bzw. eiförmiger Kopfform inf. vorzeitiger Synostose der Stirnbeine u. der Pfeilnaht; oft mit fehlender Mandibula u. Veränderungen an Maxilla u. Ohren verbunden; **6.** Kleeblattschädel*; vgl. Dysostosis craniofacialis.

Stensen-Gang (Niels St., Anat., Kopenhagen, 1638–1686): syn. Ductus* parotideus.

Stenson-Löcher: Foramina* incisiva.

Stent (1. engl. to stent ausdehnen; 2. Charles St., Zahnarzt, London, gest. 1885) m: **1.** (chir.) selbstexpandierende, scherengitterartige endoskopisch od. radiol. platzierbare Prothese aus versch. Materialien, die sich nach Implantation selbsttätig ausdehnt; Verw. zur Überbrückung bzw. Erhaltung des Lumens bei tumorbedingter Stenose u. Obstruktion von Hohlorganen (z. B. Trachea, Ösophagus) od. bei arteriosklerotisch bedingter kurzstreckiger Gefäßstenose; auch i. R. einer portalen Hypertension als transjugulärer intrahepatischer portosystemischer Shunt (Abk. TIPS). **2.** (zahnmed.) Bez. für einen vielseitig verwendbaren, thermoplastischen Hilfswerkstoff aus versch. Harzen zur Abformung, Kieferrelationsbestimmung u. a.

Stenvers-Aufnahme (Hendrik St., Neurol., Utrecht, 1889–1973): (engl.) Stenvers' projection; Felsenbeinaufnahme; sagittale röntg. Darstellung der Felsenbeinpyramide mit innerem Gehörgang, Labyrinth u. Processus mastoideus; der um 45° zur erkrankten Seite gedrehte Kopf liegt mit dem Orbitarand der Filmkassette an; Zentralstrahl um 12° nach unten abweichend. Zur Beurteilung erfolgt eine Vergleichsaufnahme der gesunden Seite. Vgl. Schüller-Aufnahme, Mayer-Aufnahme.

Stepper|gang (engl. to step schreiten, tanzen): (engl.) steppage gait; Gangbild bei Fallfuß (inf. Peroneuslähmung*).

Step-Test (↑) m: s. Master-Test.

Steran n: s. Steroide.

Sterbe|begleitung: Betreuung Sterbender i. R. der Palliativmedizin*; die „Grundsätze zur ärztlichen Sterbebegleitung" der Bundesärztekammer (11.9.1998) lehnen Sterbehilfe* strikt ab u. betonen die Stärkung des Patientenwillens.

Sterbe|hilfe: (engl.) euthanasia; Bez. für ein Handeln, das bestimmt u. geeignet ist, den erleichterten u. schmerzgelinderten Tod eines unheilbar schwerkranken Menschen zu ermöglichen. Dabei ist die Hilfe **beim** Sterben (sog. Leidhilfe) von der aktiven u. passiven Hilfe **zum** Sterben zu unterscheiden. Die ärztl. Hilfe beim Sterben durch bloße Schmerzlinderung ohne

S

Lebensverkürzung ist zulässig u. vielfach geboten; dies gilt auch, wenn die Medikation zu Bewusstseinsstörungen führt. Die **aktive St.** als gezielte Lebensverkürzung ist grundsätzl. unzulässig u. zwar selbst dann, wenn der zum Tod führende Eingriff einem ausdrückl. u. ernstl. Verlangen des Pat. folgt (§ 216 StGB). Straflos bleibt andererseits die Beihilfe zur Selbsttötung. Die jurist. Grenzen können allerdings im Einzelfall problematisch sein. Zulässig ist ferner ein Eingriff, der allein die Schmerzlinderung zum Ziel hat, als unbeabsichtigte Nebenfolge aber zugleich eine Lebensverkürzung bewirken kann (sog. **indirekte St.**). Vor schwierige Abwägungen stellt den Arzt die **passive St.**, das Sterbenlassen durch Verzicht auf lebensverlängernde Maßnahmen, wenn die Weiterbehandlung aussichtslos erscheint u. eine agonale Leidensverlängerung bewirkt, wenn sie also letztl. nicht eine weitere Lebensspanne eröffnet, sondern nur das Sterben protrahiert. Dem Wunsch des Kranken nach einem Fortgang der Behandlung soll sich der Arzt nicht verschließen, auch wenn diese nicht mehr indiziert erscheint. Andererseits ist nach sorgfältiger ärztl. Beratung u. Dokumentation stets zulässig (u. i. d. R. sogar geboten) der einverständliche, d. h. der auf einer frei verantwortlichen Entscheidung des Pat. od. dessen mutmaßlicher Einwilligung* beruhende Behandlungsverzicht. Fehlen eindeutige Anhaltspunkte für den Patientenwillen, so handelt mangels ärztl. Rechtspflicht, verlöschendes Leben um jeden Preis zu erhalten, der Arzt korrekt, der die sinnlos gewordene Ther. abbricht u. sich auf palliative Maßnahmen beschränkt. Eine Intensivbehandlung über den Zeitpunkt des Hirntodes* hinaus ist grundsätzl. unzulässig. Nach Auffassung des Bundesgerichtshofs besteht die Möglichkeit des straflosen Abbruchs lebensverlängernder Maßnahmen auch beim entscheidungsunfähigen, schwerkranken, aber noch nicht moribunden Pat., sofern dessen mutmaßlicher Wille nach strenger Prüfung den ärztl. Entschluss deckt; die Regeln des Betreuungsrechts (s. Betreuung) sind dabei grundsätzl. zu beachten. Die Deutsche Gesellschaft für Chirurgie hat eine Leitlinie zum Umfang u. zur Begrenzung der Behandlungspflicht in der Chirurgie (1996), die Bundesärztekammer Grundsätze zur ärztl. Sterbebegleitung (1998) veröffentlicht.

Sterbe|klinik f: s. Hospiz.

Sterben: (engl.) dying; Vorgang des Erlöschens der Lebensfunktionen; am Ende steht der Tod* als Zusammenbruch integrierender Organsysteme; vgl. Agonie, Hirntod, Nekrose, Todeszeitpunkt.

Sterbe|tafel, allgemeine: vom Statistischen Bundesamt regelmäßig veröffentlichte Tab., in der für jeden Geburtsjahrgang die statist. Wahrscheinlichkeit angegeben ist, das Ende des betreffenden Jahres zu erleben. Man kann sie heranziehen, um bei epidemiol. Studien zur Sterblichkeit an best. Krankheiten die beobachtete von der erwarteten Überlebensrate* unterscheiden zu können. Vgl. Lebenserwartung.

Sterblichkeit: s. Mortalität, Letalität, Säuglingssterblichkeit, Müttersterblichkeit.

Sterblichkeit, peri|natale: (engl.) perinatal mortality; Zahl der Totgeborenen u. in den ersten sieben Lebenstagen Gestorbenen je 1000 Lebend- u. Totgeborene; Parameter des gebh. Standards einer Gesellschaft; in der Bundesrepublik Deutschland 6,2 (1999); vgl. Säuglingssterblichkeit.

Sterc-: auch Sterko-; Wortteil mit der Bedeutung Kot; von lat. stercus.

Stercus (↑) n: Kot.

Stereo-: auch Stero-, -sterie; Wortteil mit der Bedeutung **1.** starr, fest, hart; **2.** massiv, einen Raum ausfüllend; von gr. στερεός.

Stereo|a|gnosie (↑; A-*; -gnos*) f: s. Agnosie.

Stereo|an|ästhesie (↑; Anästhesie*) f: (engl.) stereoanesthesia; Störung der epikritischen u. Tiefensensibilität mit der Unfähigkeit, Objekte durch Betasten zu erkennen; vgl. Sensibilitätsstörungen, Agnosie.

Stereo|elektro|en|zephalo|graphie (↑; Elektro-*; Enkephal-*; -graphie*) f: (engl.) stereoelectroencephalography; gleichzeitige Ableitung von Hirnstromwellen aus subkortikalen Strukturen mit Hilfe langer, dünner, in das Gehirn eingestochener Nadelelektroden u. von Oberflächenelektroden auf der Kopfhaut (Vergleich von Oberflächen- u. Tiefenaktivität); Anw. z. B. zur Lok. eines Herdes bei fokaler Epilepsie i. R. der einem epilepsiechirurgischen Eingriff vorausgehenden Diagnostik. Vgl. Elektroenzephalographie, Operation, stereotaktische.

Stereo|en|zephalo|tom (↑; Enkephal-*; -tom*) n: (engl.) stereo-encephalotome; i. R. einer stereotaktischen Operation* verwendetes, am Schädel des Pat. fixiertes Gerät, das die gezielte Sondierung von Hirnbereichen erlaubt.

Stereo|gnosie (↑; -gnos*) f: (engl.) stereognosis; Fähigkeit, Gegenstände nur durch Betasten zu erkennen; vgl. Sensibilität.

Stereo|iso|merie (↑; Iso-*; gr. μέρος Teil, Anteil) f: s. Isomerie.

Stereo|mikro|skop (↑; Mikr-*; Skop-*) n: (engl.) stereomicroscope; Gerät für stereoskop. Betrachtung u. Photoaufnahmen von mikroskop. Objekten (s. Stereoskop); am bekanntesten ist das Greenough-St., das aus zwei getrennten, vollständigen Mikroskopen besteht, deren optische Achsen gegeneinander geneigt sind.

Stere|opsis (↑; Op-*) f: stereoskopisches Sehen*.

Stereo|skop (↑; Skop-*) n: (engl.) stereoscope; optisches Gerät, mit dem gleichzeitig zwei unter versch. Blickwinkeln angefertigte Photographien od. Röntgenaufnahmen betrachtet werden, so dass ein räumlicher Eindruck entsteht.

Stereo|typ (↑; gr. τύπος Gepräge, Bild) n: (engl.) stereotype; (soziol.) Bez. für vereinfachende, häufig verzerrte u. zu Konformität neigende Beurteilung von gesellschaftl. Gruppen; als **Autostereotyp** wird das St. hinsichtl. der Beurteilung der eigenen Gruppe, als **Heterostereotyp** das St. hinsichtl. der Beurteilung anderer Gruppen bezeichnet. Vgl. Vorurteil, Stigmatisierung, soziale.

Stereo|typien (↑; ↑) f pl: (engl.) stereotypies; Bewegungen, Haltungen, Handlungen od. verbale Äußerungen, die oft über lange Zeit u. in immer gleicher Weise ohne einen der Situation angemessenen Sinn wiederholt bzw. beibehalten werden; St. können von Außenreizen abhängig sein u. als auf das eigene Empfinden bezogene Stimulation od. autoaggressives Verhalten auftreten. **Formen: 1.** Bewegungsstereotypien (z. B. Iterativbewegungen*, Jaktation*); **2.** Sprachstereotypien (z. B. Logoklonie*, Palilalie*, Verbigeration*, Recurring* utterances), DD: Stottern*; **3.** Haltungsstereotypien (z. B. Flexibilitas* cerea); **Vork.:** u. a. bei Schizophrenie, Demenz, geistiger Behinderung, Verhaltensstörung, Aphasie. Vgl. Automatismen, Perseveration, Iteration.

Stereo|zilien (↑; lat. cilium oberes Augenlid, Wimpern) n pl: (engl.) stereocilia; unbewegl. Fortsätze am freien Zellende, bes. lange Microvilli (Typ: Limbus penicillatus); stehen in Beziehung zur Sekretabsonderung u. Resorption; **Vork.:** Nebenhodengang, Amnionepithel.

steril (lat. sterilis unfruchtbar): (engl.) sterile; **1.** keimfrei, sterilisiert; **2.** infertil, unfruchtbar.

Sterilisation (↑) f: (engl.) sterilization; **I.** (chir.) Herbeiführung der Unfruchtbarkeit eines Menschen (Sterilität*) durch einen chir. Eingriff, bei dem die Ei- bzw. Samenleiter unterbrochen od. funktionsunfähig gemacht werden; im Unterschied zur Kastration* bleiben die Gonaden u. damit Libido u. Fähigkeit zum Geschlechtsverkehr erhalten; die Zeugungsfähigkeit erlischt erst nach Wochen. **Meth.: 1.** St. der Frau: Tubensterilisation*; **2.** St. des Mannes: Vasoresektion*; der Eingriff beim Mann ist wesentl. einfacher u. ungefährlicher als die St. der Frau. **Gesetzliche Vorschriften:** Eine Zwangssterilisation ist nach den Artikeln 1 u. 2 des Grundgesetzes unzulässig u. gilt nach § 225 StGB als beabsichtigte schwere Körperverletzung; die freiwillige St. ist nach Ansicht des Bundesgerichtshofs in der Bundesrepublik Deutschland durch keine Strafvorschrift bedroht; die Muster-Berufsordnung für die deutschen Ärzte hält die St. für zulässig, wenn sie aus med., genet. od. sozialen Gründen indiziert ist. Das Betreuungsgesetz* verbietet die St. Minderjähriger vollständig (§ 1631 c BGB) u. schließt für einwilligungsunfähige Betreute Zwangsmaßnahmen u. Gefälligkeitseingriffe aus (§ 1905 BGB; mit engen, den Erforderlichkeitsgrundsatz bes. betonenden Voraussetzungen zur St. u. strengen Verfahrensanforderungen). Nicht rechtswidrige St. fallen nach § 24 b SGB V unter die Leistungspflicht der GKV. **Aufklärungspflicht:** Vor einer St. muss der Arzt den Sterilisanden insbes. bzgl. des angestrebten Erfolgs u. der Reversibilitätschancen bes. sorgfältig u. eindringlich aufklären, auch hat er ihn auf die Notwendigkeit von Nachkontrollen (z. B. Anfertigung eines Spermiogramms) hinzuweisen; nach geltender Rechtsprechung braucht der Arzt sich bei Verheirateten nicht der Einwilligung auch des Ehepartners zu versichern.

II. (hyg.) Maßnahme, die eine völlige Keimfreiheit bezweckt; nach dem DAB heißt St. (Entkeimung): „Abtöten od. Entfernen aller lebensfähigen Vegetativ- u. Dauerformen von pathogenen u. apathogenen Mikroorganismen in Stoffen, Zubereitungen od. an Gegenständen"; s. Autoklav, Heißluftsterilisator, Formaldehyd-Wasserdampf-Sterilisation, Gassterilisation, Plasmasterilisation.

Sterilität (↑) f: (engl.) sterility; **I.** Zustand der Unfruchtbarkeit der Frau bzw. der Zeugungsunfähigkeit des Mannes; klinisch relevant als ungewollte Kinderlosigkeit eines Paares über (ein bis) zwei Jahre trotz regelmäßiger ungeschützter Kohabitationen; verantwortlich ist zu ca. 45 % eine St. der Frau, zu ca. 40 % eine St. des Mannes, der Rest bleibt ungeklärt. **Formen: 1.** St. der Frau: **a)** primäre St. ohne bisherige Konzeption; **b)** sekundäre (erworbene) St. nach bereits vorangegangener Schwangerschaft (vgl. Infertilität); zu berücksichtigen ist die mit dem Alter abnehmende Fertilität der Frau (s. Fruchtbarkeitsziffer). **Urs.** (funktionell od. organisch): ovariell bedingt (primäre od. sekundäre Ovarialinsuffizienz*), tubar bedingt (Tubenverschluss nach Salpingitis* od. Tubenverwachsungen, bei Endometriose*, Motilitätsstörungen), uterin bedingt (Uterusfehlbildung*, Uterusmyome, intrauterine Adhäsionen*, hormonal bedingte Nidationsstörung), zervikal bedingt (pathol. Zervixfaktor*, Zervizitis*, anat. Veränderungen, z. B. Konisation, Emmet-Riss, Spermienantikörper im Zervixschleim der Frau), vaginal bedingt (vaginale Fehlbildungen, Kolpitis*); extragenitale Urs.: Diabetes mellitus, Störungen der Schilddrüsenfunktion, Adipositas, Magersucht, hypophysäre Störungen, Genussgifte (z. B. Alkohol, Nicotin) u. a.; psychogene Urs.: Frigidität, Vaginismus, Neurosen, Dyspareunie; **Diagn.:** Sexualanamnese, gyn. Untersuchung, zytol. Abstrich, Kolposkopie, bakteriol. Abstrich; zur Prüfung der Ovarialfunktion Basaltemperaturmessung, Kolpozytologie, Bestimmung von Zervixfaktor u. Reinheitsgrad der Scheidenflora*, Penetrationstest*, Gestagentest* u. Östrogentest*, evtl. Endometriumbiopsie (Strichkürettage*), Hysterosalpingographie*, Pelviskopie* sowie Gonadotropinbestimmung (DD zw. primär ovariellen u. primär zentralen Störungen). Bei der Frau sollte keine invasive Untersuchung ausgeführt werden, bevor nicht die Zeugungsfähigkeit des Mannes festgestellt wurde. **2.** St. des Mannes (syn. Impotentia generandi): **Urs.:** gestörte Spermatogenese durch Maldescensus testis, Hodenhypoplasie, Zustand nach Hodenverletzung od. -infektion, Varikozele, hormonale Störungen (Hypothyreose, hormonaktive NNR-Tumoren, Hypopituitarismus); Verlegung der Samenwege, meist entzündl. bedingt inf. Epididymitis, Prostatitis, Urethritis, evtl. Hypospadie od. nach Vasoresektion; i. w. S. auch Kohabitationsstörungen (Impotentia* coeundi); **Diagn.:** Sperma*-Untersuchung, Bestimmung von FSH, LH, Testosteron zur Unterscheidung einer primären u. sek. Hodenschädigung, evtl. Hodenbiopsie*. In etwa einem Fünftel der ungeklärten Fälle spielen wahrscheinl. (Auto-)Antikörper eine ursächl. Rolle (vgl. Spermienantigene). Nach Ausschluss nicht beeinflussbarer Sterilitätsursachen (z. B. gonadal bedingt beim Ullrich-Turner- od. Klinefelter-Syndrom) sollte eine Beratung über das Konzeptionsoptimum* erfolgen sowie evtl. eine Insemination* bzw. In*-vitro-Fertilisation od. eine Adoption zur Erfüllung des Kinderwunsches in Erwägung gezogen werden. **II.** (mikrobiol.) Keimfreiheit; vgl. Sterilisation.

Sterilitäts|operation (↑) f: (engl.) infertility operation; (mikrochir.) op. Wiederherstellung der Fertilität nach erkrankungsbedingter od. op. erzielter Sterilität* (sog. Refertilisierung); **1.** bei der Frau: Wiederherstellung der Eileiterdurchgängigkeit z. B. durch Ovario-, Fimbrio- u. Salpingolyse, Salpingostomatoplastik*, End-zu-End-Anastomose, Tubenimplantation; Erfolg bei 35–40 %; allerdings deutlich erhöhtes Risiko für Extrauteringravidität*; **2.** beim Mann: Vasovasostomie* od. Vasoepididymostomie*.

Sterko|bilin (Sterc-*; Bili-*) n: s. Bilirubin.

Sterko|bilino|gen (↑; ↑; -gen*) n: (engl.) stercobilinogen; Abbauprodukt von Bilirubin*, das im Darm durch bakt. Reduktion aus Bilirubindiglukuronid od. Urobilinogen entsteht u. (zu Sterkobilin reduziert) mit dem Kot ausgeschieden wird.

Sterko|bilin|urie (↑; ↑; Ur-*) f: (engl.) stercobilinuria; pathol. Ausscheidung von Sterkobilin im Urin; **Urs.:** vermehrte Bilirubinbildung; vgl. Urobilin.

S

sternal (gr. στέρνον Brust, Brustbein): zum Brustbein gehörend.

Stern|algie (↑; -algie*) f: (engl.) sternalgia; Brustbeinschmerz; oft projiziert, z. B. bei Aneurysma der thorakalen Aorta, Angina pectoris.

Sternal|linie (↑): (engl.) sternal line; rechts bzw. links durch die Seitenränder des Brustbeins gezogene topograph. Linie.

Sternal|punktion (↑; Punktion*) f: (engl.) sternal puncture; Punktion des Brustbeins zur mikroskop. Untersuchung des Knochenmarks; wichtig für die Beurteilung u. Prognose zahlreicher Blutkrankheiten u. zum Nachw. von Tumorzellen im Knochenmark bei Neoplasmen. Vgl. Knochenmarkbiopsie.

Sternberg-Reed-Riesen|zellen (Karl von St., Pathol., Wien, 1872–1935; Dorothy R., amerikan. Pathol., 1874–1964; Zelle*): (engl.) Sternberg-Reed cells; auffällig große, immunoblastenähnliche, mehrkernige Zellen; Vork. bei Lymphogranulomatose*; vgl. Hodgkin-Zellen.

Sternheimer-Malbin-Zellen (Richard St., zeitgen. Arzt, Chicago; Barney M., zeitgen. Arzt, USA): (engl.) Sternheimer-Malbin cells; leukozytäre Zellen unterschiedl. Größe u. Form mit bewegl. Protoplasmagranula; Vork. im Harnsediment* bei Harnweginfektion; ohne diagn. Bedeutung.

Stern|himmel|zellen (↑): (engl.) starry sky cells; Makrophagen, die sich in den Lymphknotenkeimzentren entwickeln; **Vork.:** bei unspezif. Lymphknotenhyperplasien, Burkitt-Tumor.

Stern|nävus (Nävus*) m: syn. Naevus* araneus.

Sterno|tomie (Sternum*; -tom*) f: (engl.) sternotomy; op. Durchtrennung (Spaltung) des Brustbeins i. R. intrathorakaler Eingriffe. Vgl. Schnittführung.

Stern-Syn|drom n: s. Arthrogryposis-multiplex-congenita-Syndrome.

Sternum (gr. στέρνον) n: Brustbein; vorderer Bestandteil des Brustkorbs; Teile: Manubrium sterni (Handgriff), Angulus sternis (zw. Manubrium u. Corpus gelegener Winkel) von vorn als Kante fühlbar, Corpus sterni (Brustbeinkörper), Processus xiphoideus (Schwertfortsatz am unteren Ende), Incisurae costales (Einbuchtungen für die Rippenknorpel).

Sternum|spalte (↑): (engl.) sternoschisis; Hemmungsfehlbildung mit Spaltbildung im Brustbein; es treten vollständige u. unvollständige Spaltenbildungen auf, letztere können am oberen od. am unteren Ende lokalisiert sein.

Sternutatio (lat.) f: Niesen; s. Ptarmus.

Stern|zellen (Zelle*): (engl.) stellate cells; **1.** in der Leber Kupffer*-Sternzellen; **2.** im ZNS Interneurone* mit sternförmiger Fortsatzanordnung.

Steroid|dia|betes (Stereo-*; -id*; Diabet-*) m: Entw. von Glukosurie od. Diabetes mellitus während der therap. Behandlung mit Glukokortikoiden*; Häufigkeit zw. 1 % u. 23 %; stärker betroffen sind Pat. mit Lebererkrankung.

Steroide (↑; ↑) n pl: (engl.) steroids; org. Verbindungen aus 18–30 C-Atomen mit dem Grundgerüst des Cyclopentanoperhydrophenanthrens (Trivialname Gonan, früher Steran; s. Abb.); die C-Atome 10 u. 13 tragen je eine Methylgruppe, die die Aromatisierung des Ringsystems verhindern. Mehr als 20 000 St. sind bekannt, ca. 2 % davon haben med. Bedeutung. Ihre sehr versch. biol. Eigenschaften beruhen auf Länge u. Art der Seitenketten, funkt. Gruppen u./od. Doppelbindungen im Grundgerüst. **1.** natürliche St. sind Terpenoide, deren Biosynthese vom Isopren* ausgeht: Sterole*, Gallensäuren*, Steroidhormone*, Calciferole*, Digitalisglykoside*, Pheromone*, Steroidalkaloide, Herzglykoside*; **2.** synthetische St.: Anabolika* u. modifizierte Steroidhormone (z. B. zur hormonalen Kontrazeption).

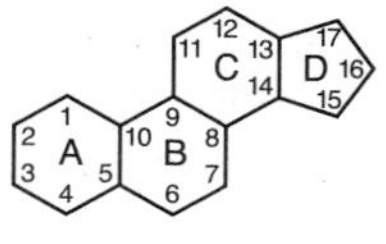

Steroide: Cyclopentanoperhydrophenantren (Gonan)

Chem. **Einteilung:** z. B. nach Anzahl der C-Atome: C17- (Gonan: Grundkörper), C18- (Estran; natürl. Östrogene*), C19- (Androstan; alle natürl. Androgene*), C21- (Pregnan; Glukokortikoide*, Mineralokortikoide*, Progesteron*), C24- (Cholan; Gallensäuren), C27- (Cholestan; viele Sterole). H-Atome od. OH-Gruppen oberhalb der Molekülebene werden als cis-(beta-), unterhalb stehende als trans-(alpha-)konfiguriert bezeichnet.

Steroid|glykoside (↑; ↑; Glyk-*; -id*) n pl: (engl.) steroid glycosides; Glykoside*, die neben einem od. mehreren Zuckern ein Aglykon mit Steroidstruktur besitzen; z. B. Digitalisglykoside*, Saponine.

Steroid|hormone (↑; ↑; Horm-*) n pl: (engl.) steroid hormones; Steroide*, die als Hormone* fungieren; zu den menschl. St. gehören Sexualhormone*, Nebennierenrindenhormone (Glukokortikoide*, Mineralokortikoide*) u. Calciferole*. Die **Biosynthese** (s. Nebenniere, Abb.) wird i. Allg. vom Hypothalamus*-Hypophysen-System durch pos. u. neg. Rückkopplung* reguliert. Hormonrezeptoren* der Zielzellen vermitteln die Wirkung. **Metabolismus:** St. werden in der Leber inaktiviert u. i. R. der Biotransformation* in eine wasserlösl. Form überführt. Die **Ausscheidung** erfolgt zu 30–60 % über die Niere u. zu 10 % über den Darm. Der Rest durchläuft den enterohepat. Kreislauf.

Steroid|kata|rakt (↑; ↑; gr. καταρράκτης Wasserfall, -sturz) f: (engl.) steroid cataract; Bez. für eine Katarakt*, die nach langdauernder system. od. lokaler Anw. von Glukokortikoiden* entstehen kann (hintere, subkapsuläre Linsentrübung).

Steroid|myo|pathie (↑; ↑; My-*; -pathie*) f: (engl.) steroid myopathy; nekrotisierende Myopathie (z. T. mit selektivem Verlust von Myosinfilamenten) als Kompl. einer Langzeittherapie mit Glukokortikoiden*; **Klin.:** progressive, proximal betonte Muskelschwäche; **Diagn.:** erhöhte Kreatinkinasekonzentration im Serum, Elektromyographie, Muskelbiopsie; **DD:** isolierte Atrophie von Typ-II-Muskelfasern als regelhafter Befund unter Langzeittherapie mit Glukokortikoiden. A. Moe.

Steroid|osteo|porose (↑; ↑; Ost-*; gr. πόρος Loch, Öffnung, Pore; -osis*) f: (engl.) steroid-induced osteoporosis; Osteoporose* nach hochdosierter Langzeittherapie mit Glukokortikoiden* mit schweren Veränderungen des Skeletts v. a. an Wirbelsäule, Rippen, Femur, Becken u. Schädel; führt gelegentl. zu akuter Epiphysennekrose

S

(Femurkopf); häufigste sog. sek. Form der Osteoporose.

Steroid|oxy|genasen (↑; ↑) f pl: (engl.) steroid oxygenases; Monooxygenasen* in der Biosynthese der Steroidhormone* u. Gallensäuren*, die das Gonangerüst streng spezif. bzgl. der Stellung, d. h. regio- u./od. stereospezif., hydroxylieren, z. B. 21-Monooxygenase (deren Fehlen Virilisierung verursacht) u. Steroid-11β-Monooxygenase.

Steroid|rosacea (↑; ↑; lat. rosaceus Rosen-, rosenartig) f: persistentes Gesichtserythem mit Teleangiektasien, Atrophie, evtl. Papeln u. Pusteln nach langdauernder Anw. von halogenierten Kortikoid-Externa, meist aufgrund einer milden Acne vulgaris, Rosacea od. eines seborrhoischen Ekzems; **Ther.:** feuchte blande od. tanninhaltige Umschläge, Tetracycline systemisch.

Steroid|ulkus (↑; ↑; Ulc-*) n: (engl.) steroid ulcer; Ulcus* ventriculi (meist im Antrum) unter Therapie mit Glukokortikoiden*.

Sterole n pl: (engl.) sterols; auch Sterine; polycyclische, hydroaromat. sek. 1-wertige Alkohole, die sich vom Cholestan (Gonan mit an C17 methylverzweigter Seitenkette aus 8 C-Atomen) ableiten; **Einteilung** nach Herkunft in Zoosterole*, Phytosterole* u. Mykosterole*; vgl. Steroide.

Stertor (lat. stertere schnarchen) m: rödelndes Atmen bei Ansammlung von Schleim, Auswurf u. Ä. in Bronchien u. Trachea; vgl. Stridor.

Stetho|skop (gr. στῆθος Brust; Skop-*) n: (engl.) stethoscope; Instrument zur Auskultation; vgl. Phonoskop.

Stevens-Johnson-Syn|drom (Albert M. St., amerikan. Päd., 1884–1945; Frank C. J., amerikan. Päd. 1894–1934) n: syn. Erythema exsudativum multiforme majus, Dermatostomatitis Baader, (frz.) Ectodermose érosive pluriorificielle Fiessinger-Rendu; Infekt- od. arzneimittelallergisch bedingte Hauterkrankung; **Klin.:** akuter Beginn mit schwerer Störung des Allgemeinbefindens u. hohen Temperaturen; Hautveränderungen wie bei Erythema* exsudativum multiforme, Schleimhautbeteiligung mit schmerzhafter Blasenbildung im Mund- u. Genitalbereich, erosive Konjunktivitis; **Ther.:** Glukokortikoide. Vgl. Lyell-Syndrom.

Stewart-Treves-Syn|drom (Fred W. St., amerikan. Pathol., geb. 1894; Norman T., amerikan. Chir., 1894–1964) n: sehr malignes angioplast. Sarkom inf. eines chron. Lymphödems* der Extremitäten (v. a. nach Mastektomie u. Bestrahlung wegen Mammakarzinom); **Klin.:** ca. 5–20 Jahre nach Op. Auftreten von rasch wachsenden (Ø bis 5 cm), lividroten Knötchen, die geschwürig zerfallen u. aus denen sich blutig-seröse Flüssigkeit entleert; petechiale Blutungen, Teleangiektasien; **Ther.:** Exartikulation (des Arms), Zytostatika; **Progn.:** infaust. Vgl. Elephantiasis.

STH: Abk. für **s**omato**t**ropes **H**ormon; Somatotropin, (engl.) human growth hormone (Abk. hGH), growth hormone (Abk. GH); Wachstumshormon; im Hypophysenvorderlappen gebildetes artspezif. Peptidhormon (190 Aminosäurereste, 2 Disulfidbrücken, MG ca. 22 000), dessen Bildung u. Sekretion die Releasing*-Hormone SRH u. Somatostatin* regulieren; Steigerung der Freisetzung bei Hypoglykämie, erhöhtem Aminosäure- u. Glucagonspiegel sowie im Schlaf, Verminderung durch Glukose u. Cortisol; **Wirkungen:** v. a. Steigerung der DNA-Synthese (Wachstumsimpuls) über IGF-I, Anregung der Proteinbiosynthese u. Hemmung der Lipidsynthese, Ausschüttung von Glucagon, Erhöhung der Blutzuckerkonzentration durch insulinantagonistische Wirkung, Steigerung der Glukoneogenese in der Leber. STH-Mangel führt zu Minderwuchs*, pathol. erhöhte STH-Serumkonzentration (meist inf. Hypophysenadenom) zu Akromegalie*. Therap. STH-Substitution (rekombinantes humanes STH) erhöht evtl. das Malignomrisiko.

Stich|kultur (lat. cultura Züchtung) f: (engl.) stab culture; Einbringen bakterienhaltigen Materials mittels Platinnadel bis auf den Boden eines Nähragar- bzw. Nährgelatineröhrchens (fester Nährboden in hoher Schicht); dient zur Fortzüchtung von Reinkulturen* (vgl. Dauerkulturen), zur Prüfung auf Beweglichkeit, auf Wachstumsform (z. B. bei aeroben Sporenbildnern) u. auf Wachstumsbedingungen (aerob-anaerob).

Stich|probe: (engl.) sample; (statist.) Auswahl von Individuen aus einer Population (Grundgesamtheit) od. von Elementen aus einer Menge mit dem Ziel, aus Messungen der St. Aussagen über die Grundgesamtheit od. die Menge zu treffen. Voraussetzung hierfür ist die Übereinstimmung der St. mit der Grundgesamtheit hinsichtlich möglichst vieler Merkmale, die die Verteilung der zu messenden Variablen beeinflussen könnten (**Repräsentativität**). St. können entw. als zufällige Auswahl zusammengestellt werden (**Zufallsstichprobe**), od. die Grundgesamtheit wird (nach vorher festgelegten Kriterien) statistisch verzerrt abgebildet (sog. **geschichtete St.**), z. B. um seltene Untergruppen der Population in der St. in hinreichender Anzahl vorzufinden.

Stich|verletzung: (engl.) stab injury; Eindringen eines scharfen Gegenstands in den Körper mit Durchtrennung der Haut inf. direkter od. indirekter Gewalt (Fremdeinwirkung, suizidale Absicht); **Einteilung:** Messerstich- u. -schnittverletzung, Pfählungs-, Glassplitter-, Nadelstichverletzung; op. **Ther.** entspr. Lok., Rö. u. sonograph. Kontrollen; bei abdominaler od. thorakaler St. evtl. explorative Laparotomie bzw. Thorakotomie; Psychotherapie bei St. in suizidaler Absicht.

Stickler-Syn|drom (Gunnar B. St., Päd., Minnesota, geb. 1925) n: syn. erbliche progressive Arthro*-Ophthalmopathie.

Stick|oxide n pl: syn. nitrose Gase*.

Stick|oxidul n: ältere Bez. für Lachgas* (N_2O).

Stick|stoff: (engl.) nitrogen; Symbol N (Nitrogenium), OZ 7, rel. Atommasse 14,007, -3- sowie 1- bis 5-wertiges chem. Element; farb-, geruch- u. geschmackloses, reaktionsträges (inertes), in der Luft zu 78,1 Vol.% vorkommendes Gas; reagiert mit Wasserstoff (bei 500 °C u. 20 MPa in Gegenwart von Katalysatoren) zu Ammoniak*. Vgl. Aminosäuren.

Stick|stoff|bakterien (Bakt-*) f pl: (engl.) nitrogen bacteria; Bakt., die am Stickstoffkreislauf der Natur beteiligt sind; einerseits durch Assimilation von freiem Luftstickstoff, andererseits durch Mineralisierung von org. gebundenem Stickstoff (Aminogruppen der Proteine) aus toter org. Substanz zu Nitriten u. Nitraten.

Stick|stoff|bilanz f: (engl.) nitrogen balance; Differenz von Stickstoffaufnahme (Proteine) u. Stickstoffausscheidung (v. a. Harnstoff); eine positive St. bezeichnet einen Nettogewinn (Vork. z. B. in der kindl. Wachstumsphase), eine negative St. einen Nettoverlust (Vork. z. B. beim Fasten) des Körpers an Stickstoff; vgl. Eiweißminimum.

Stick|stoff|di|oxid n: (engl.) nitrogen dioxide; NO_2 (bräunl. Gas), bei niedriger Temp. N_2O_4 (farblos); ätzende, giftige, gasförmige Verbindung, entsteht z. B. durch Einwirkung von Salpetersäure auf Metalle; Inhalation kann nach einigen Stunden zum Lungenödem führen.

Stick|stoff|lost m: N-Lost; s. Lost.

Stick|stoff|mon|oxid n: engl. nitric oxide, nitrogen monoxide; NO; (chem.) zu den nitrosen Gasen* gehörendes farbloses hoch reaktives Gas, das mit Sauerstoff NO_2 bildet; (biochem.) identisch mit EDRF*; **Wirkungen:** nach Aktivierung der Acetylcholinrezeptoren der Endothelzellen diffundiert NO in die benachbarte Muskelschicht u. relaxiert sie. NO zeigt außerdem antioxidative Wirkung (s. Antioxidanzien) u. ist an vielen Neurotransmissionsprozessen beteiligt. **Biosynthese** aus Arginin durch Stickstoffmonoxid*-Synthasen, die physiol. z. B. durch Bradykinin, pathol. durch bakt. Endotoxine aktiviert werden kann; pharmak. **Anw.**: NO-freisetzende organische Nitrate* u. Nitrite bzw. NO-Zusatz bei Beatmung, z. B. bei ARDS (wegen der sehr kurzen HWZ nur im Lungenkreislauf wirksam).

Stick|stoff|mon|oxid-Synthasen f pl: (engl.) nitrogen monoxide synthases; Abk. NOS; Ca^{2+}-abhängige Enzyme, die in Anwesenheit von NADPH in zwei Schritten L-Arginin zu Stickstoffmonoxid* u. Citrullin reduzieren (Übertragung von fünf Elektronen); **Isoformen:** **1.** neuronale konstitutive NOS (Abk. ncNOS); **2.** endotheliale konstitutive NOS (Abk. ecNOS); **3.** induzierbare NOS (Abk. iNOS). G. Hüb.

Stick|stoff|narkose (Narkose*) f: (engl.) nitrogen anesthesia; Bewusstlosigkeit, die bei Tieftauchern durch einen zu hohen Stickstoffpartialdruck in der komprimierten Atemluft hervorgerufen werden kann; Auftreten nach einem Übergangsstadium mit Euphorie (sog. Tiefenrausch*). Vgl. Caisson-Krankheit.

Stieda-Pellegrini-Schatten (Alfred St., Chir., Königsberg, 1869–1945; Augusto P., Chir., Florenz, 1877–1940): (engl.) Stieda-Pellegrini disease; (röntg.) schalenförmige Kalkschatten in Höhe des medialen Femurepikondylus des Kniegelenks im Bereich des Ansatzes des inneren Seitenbands; tritt posttraumatisch nach Verletzung des medialen Seitenbands auf (Ausbildung nach 18 Mon. abgeschlossen).

Stiel|drehung: (engl.) torsion; Torsion eines Gefäßstiels (z. B. als Hodentorsion*); führt u. U. zu Drosselung des venösen Rückflusses, Blutüberfüllung (Stauung) u. Nekrose; häufigste Kompl. bei gestielten Tumoren, bes. Ovarialtumoren*; bei Verwachsungen mit dem Darm Keimeinwanderung in den Tumor möglich (Akutes* Abdomen, Lebensgefahr); op. Revision erforderlich.

Stiff-man-Syn|drom (engl. stiff steif; man Mann) n: seltene androtrope Erkr., die sich meist im mittl. Lebensalter manifestiert; häufig assoziiert mit Autoimmunkrankheiten, einschl. Diabetes mellitus, od. Neoplasien; **Sympt.:** progrediente, anhaltende Steifigkeit v. a. der Nacken- u. Rückenmuskulatur, die auf die Extremitäten übergreift; keine Sensibilitätsstörungen. Nach exogenen Reizen treten evtl. schmerzhafte Muskelspasmen u. Hyperhidrose auf. **Ätiol.:** möglicherweise Autoimmunkrankheit mit Ausfall zentraler inhibitorischer Neurone; **Diagn.:** Elektromyographie (permanente Entladung normaler Aktionspotentiale, die im Schlaf, in Allgemeinnarkose, bei Spinalanästhesie u. nach Nervenblockade verschwindet), Nachw. von Autoantikörpern gegen Glutamatdecarboxylase (s. GABA). Vgl. Neuromyotonie.

Stift|aufbau: (engl.) post and core; Aufbau der Zahnkrone durch einen Stift, der bei wurzelbehandeltem Zahn im Wurzelkanal verankert wird; auf einem Kern kann dann eine Krone* aufzementiert werden.

Stift|gliose (Glia*; -osis*) f: (engl.) piloid gliosis; s. Syringomyelie.

Stigma (gr. στίγμα Stich, Punkt) n: Stippchen, Wundmal, Merkmal, Kennzeichen.

Stigmatisierung, soziale (↑): (engl.) social stigmatization; Zuschreibung einer allg. od. gruppenspezif. negativ bewerteten Eigenschaft durch die soziale Umgebung; stigmatisierende Kennzeichnungen (z. B. vorbestraft, nichtehelich, Alkoholiker, Schizophrener) führen zu sozialer Diskreditierung u. können auch die therap. Interaktion belasten.

Stilbene n pl: (engl.) stilbenes; Derivate des trans-α,α′-Diphenylethylens; nichtsteroidale org. Verbindungen (Polyketide), die wie Östrogene* wirken. Am bekanntesten ist das synthet. Stilben Diethylstilbestrol*.

Stilb|estrol-Syn|drom n: (engl.) stilbestrol syndrome; v. a. in den USA beobachtetes gleichzeitiges Vork. von Endometriose* u. sog. Clear-cell-Adenokarzinom der Scheide bei Mädchen, deren Mütter Diethylstilbestrol* eingenommen hatten; wegen der Strukturähnlichkeit könnte auch versehentl. in der Schwangerschaft eingenommenes Tamoxifen* zum St.-S. führen.

Stillen: (engl.) breast feeding; syn. Brusternährung; natürl. Säuglingsernährung* an der Brust der Mutter mit Muttermilch*; Voraussetzung für das St. ist die **Stillfähigkeit** der Mutter, die in über 98 % der Fälle vorhanden ist. In einigen Fällen wird das St. durch psychol. (Unsicherheit, fehlende Bereitschaft) od. physiol. **Stillhindernisse** (Flach-, Hohlwarzen, Rhagaden, Mastitis) behindert od. unmöglich gemacht (Einnahme milchgängiger Medikamente durch die Mutter); ein absolutes Stillhindernis ist die Erkr. der Mutter an Tuberkulose (Trennung von Mutter u. Kind für ca. 6 Wochen, bis das Kind wirkungsvollen BCG-Schutz hat), eine HIV-Erkrankung od. eine schwere konsumierende Erkrankung. Stillhindernisse von seiten des Kindes sind seltener (Frühgeborenes*, einige Erkr. des Neugeborenen). Bes. die Stillversuche in den ersten Lebenstagen erfordern Geduld, bis der Säugling mit dem Mund den ganzen Warzenhof erfasst u. kräftig saugt (s. Reflexe, frühkindliche). Vgl. Abstillen, Agalaktie, Hypogalaktie, Feeding on demand.

Still-Geräusch (Sir George F. St., Päd., London, 1868–1941): (engl.) Still's murmur; akzidentelles, niederfrequentes Herzgeräusch von musikal. Charakter mit p. m. über dem unteren li. Thorax; kaum von der Körperlage abhängig; vgl. Herzgeräusche.

Stilling-Clarke-Säule (Benedikt St., Anat., Chir., Kassel, 1810–1879; Jacob A. C., Neurol., Arzt, London, 1817–1880): s. Clarke-Säule.

Stilling-Kanal (↑): Stilling's canal; Canalis hyaloideus; Rest der Arteria* hyaloidea im Glaskörper des Auges.

Stilling-Tafeln (Jakob St., Ophth., Strasbourg, 1842–1915): (engl.) Stilling's color plates; pseudoisochromatische Tafeln zur Diagn. der Farbenfehlsichtigkeit*, basierend auf Mustern aus Verwechslungsfarben; vgl. Nagel-Farbtäfelchen.

Stilling-Türk-Duane-Syn|drom (↑; Siegmund T., schweizer. Ophth.; Alexander D., Ophth., New York, 1858–1926) n: angeborene Aplasie des N. abducens u. Fehlinnervation des M. rectus lateralis von Fasern des N. oculomotorius; **Urs.**: intrauterine Schädigung, selten autosomal-dominant erbl.; **Sympt.**: Abduktionseinschränkung, bei versuchter Adduktion kommt es zur Bulbusretraktion mit sekundärer Lidspaltenverengung (sog. Retraktionssyndrom); häufig anomale Kopfhaltung, um beidäugiges Sehen zu erreichen. Vgl. Augenmuskellähmung.

Still-Syn|drom (Sir George F. St., Päd., London, 1868–1941) n: (engl.) Still-Chauffard syndrome; juvenile chronische Arthritis* mit hoher systemischer entzündl. Aktivität u. extraartikulärer Organmanifestation; **Urs.**: unbekannt; **Klin.**: Beginn in früher Kindheit mit Maximum im 1.–3. Lj.; intermittierendes hohes Fieber (>39 °C) vom septischen Typ, lachsfarbenes Exanthem, schwere Allgemeinsymptomatik mit Myalgien u. Arthralgien, stark erhöhte BKS, Leukozytose (bis 50 000/ml), Dysproteinämie, Hepatosplenomegalie, generalisierte Lymphadenopathie, selten Pleuritis, Perikarditis; später häufig destruierende Arthritis; **Ther.**: wie bei juveniler chron. Arthritis; anfangs häufig hohe Glukokortikoiddosen erforderlich; Basistherapeutika (Sulfasalazin, Azathioprin, Methotrexat, Ciclosporin), Rezeptorblockade mit TNF-α; **Progn.**: nach dem 10. Krankheitsjahr Amyloidoserisiko ca. 15 %, Letalität 3,5 %. Vgl. Arthritis, rheumatoide; Still-Syndrom, adultes.

Still-Syn|drom, adultes (↑) n: (engl.) adult Still syndrome; im Erwachsenenalter beginnendes Still*-Syndrom (möglicherweise Beziehung zur Subsepsis* allergica Wissler); **Klin.**: ähnlich der juvenilen Form, jedoch i. d. R. keine Iridozyklitis u. Amyloidose; Beginn oft mit stark schmerzhafter Pharyngitis ohne adäquates klin. Korrelat; anfangs typischerweise keine Arthritis, die manchmal erst spät auftritt (nach bis zu einem Jahr); **Diagn.**: s. Tab.; mehr als fünf Kriterien einschl. zwei Hauptkriterien; **Ther.**: nichtsteroidale Antiphlogistika, Glukokortikoide; bei persistierender Arthritis u. U. lang wirkende Antirheumatika; **Progn.**: i. Allg. günstiger als bei der juvenilen Form, nur im Einzelfall letal. Vgl. Arthritis, rheumatoide. T. Dör.

Still-Syndrom, adultes
Diagnosekriterien

1. Hauptkriterien
   - Fieber von 39 °C, mind. eine Woche
   - Arthralgien, mind. zwei Wochen
   - Leukozytose (>10 000/µl, >80 % neutrophile Granulozyten)
   - makulöses lachsfarbenes Exanthem (flüchtig, z. T. nur nachts)
2. Nebenkriterien
   - Halsschmerzen
   - Lymphadenopathie mit od. ohne Splenomegalie
   - erhöhte Transaminasen u. LDH-Werte
   - Rheumafaktoren, ANA: negativ

Stimm|band: (engl.) vocal ligament; Ligamentum vocale; s. Stimmlippen.

Stimm|bruch: (engl.) change of voice; syn. Mutation; Stimmwechsel in der Pubertät* durch hormonell gesteuerte Stimmlippenverlängerung (bei Jungen ca. 1 cm, bei Mädchen 3–4 mm) u. -verbreiterung mit Änderung des Stimmregisters, Stimmumfangs* u. Absinken der mittleren Sprechstimmlage (bei Jungen ca. 1 Oktave, bei Mädchen 1 Terz). Vgl. Stimme, Mutationsfistelstimme.

Stimme: (engl.) voice; Lautbildung durch den Stimmapparat; Schwingungen der Stimmlippen* verursachen einen Primärklang, der aus Grund- u. Obertönen zusammengesetzt ist. Durch Resonanz in Pharynx, Mund- u. Nasenhöhle erfolgt eine Verstärkung von Teiltönen, von deren Intensität der Stimmklang abhängig ist. Stimmklänge gleicher Klangfarbe werden als Stimmregister bez.; man unterscheidet eine tiefe Bruststimme von einer hohen Kopfstimme mit wenigen Obertönen. Bei Männern kommt oberh. der Kopfstimme das sog. Falsett u. unterh. der Bruststimme die Bassstimme vor. Bei Frauen schließt sich oberh. der Bruststimme das sog. Flageolett an. Vgl. Stimmumfang, Dysphonie.

Stimmen|hören: (engl.) hearing of voices; s. Halluzination.

Stimm|fremitus (lat. fremitus Lärm, Rauschen, Schnauben) m: (engl.) vocal fremitus; s. Fremitus.

Stimm|gabel|prüfungen: (engl.) tuning fork tests; s. Hörprüfungen.

Stimm|lippen: (engl.) vocal folds; Stimmfalten, Plicae vocales; Bez. für die von der Rückfläche des Schildknorpels zum Proc. vocalis des Stellknorpels ziehenden Falten, die Stimmband (Lig. vocale) u. Stimmuskel (M. vocalis) enthalten. Sie dienen der Stimmbildung (Phonation); abhängig von Stellung u. Spannung der St. werden Töne mit unterschiedl. Frequenzen erzeugt.

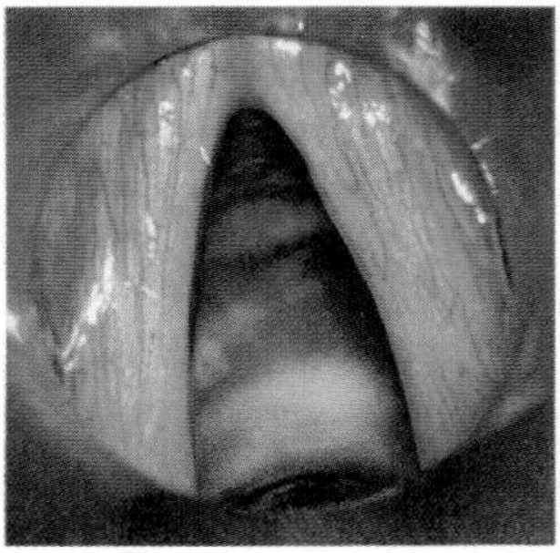

Stimmlippen: laryngoskopischer Normalbefund [279]

Stimm|lippen|knötchen: (engl.) vocal nodules; meist symmetr. bindegewebige Schleimhautverdickung am Übergang vom vorderen zum mittl. Drittel der Stimmlippen (s. Abb.); **Urs.**: chron. Stimmüberlastung bei berufl. die Stimme einsetzenden Personen (Sängerknötchen) od. laut schreienden Kindern (Schreiknötchen); **Sympt.**: Heiserkeit, verkürzte Tonhaltedauer; **Ther.**: Stimmschonung, logopädische

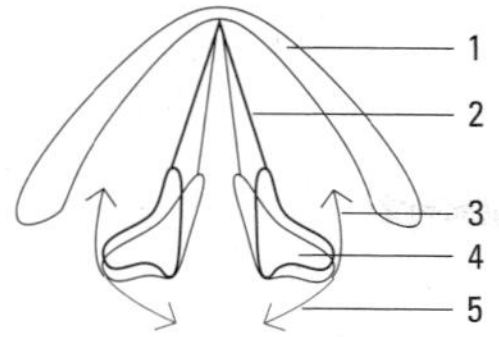

Stimmlippen:
Stellung der Aryknorpel und Stimmbänder bei Postikuswirkung (dick ausgezogene Linien) und Lateraliswirkung (dünne Linien);
1: Schildknorpel; 2: Stimmband; 3: M. cricoarytenoideus lateralis; 4: Aryknorpel;
5: M. cricoarytenoideus posterior [532]

Ther., bei größeren, fibrosierten St. mikrochir. Entfernung. Vgl. Kehlkopfpolypen.

Stimm|lippen|lähmung: s. Kehlkopflähmung.

Stimm|lippen|ödem (Ödem*) n: s. Reinke-Ödem.

Stimm|lippen|polyp (Polyp*) m: s. Kehlkopfpolypen.

Stimmlosigkeit: Aphonie*.

Stimm|ritze: (anat.) Rima* glottidis.

Stimm|ritzen|krampf: (engl.) laryngospasm; Laryngospasmus, Spasmus glottidis; krampfartige Kontraktion der Kehlkopfmuskulatur mit Einengung der Glottis; häufig psychogen mit Dysphonie* od., v. a. bei Tetanie* im Kindesalter, mit inspirator. Stridor u. Zyanose.

Stimm|störung: s. Dysphonie.

Stimm|umfang: (engl.) vocal range; der individuelle Stimmbereich eines Menschen; beträgt vor dem Stimmbruch* ca. 1½ Oktaven, bei Erwachsenen ca. 2 bis max. 3 Oktaven; vgl. Stimme.

Stimmung: (engl.) mood; alles Erleben prägende, länger anhaltende Gemütsverfassung, deren Urs. dem Betroffenen meist selbst nicht erklärbar ist; z. B. Heiterkeit, Traurigkeit, Fröhlichkeit, Gereiztheit; vgl. Affekt. G. St.-I.

Stimulanzien (lat. stimulare anstacheln, antreiben) n pl: (engl.) stimulants; anregende Pharmaka wie Analeptika, Psychotonika (s. Psychopharmaka), Halluzinogene (s. Psychodysleptika).

Stimulation (↑) f: Anregung, Reizung, Erregung.

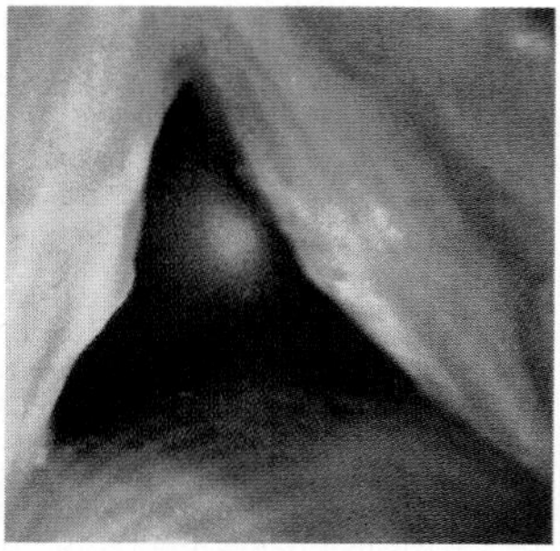

Stimmlippenknötchen [279]

Stimulations|elektro|myo|graphie (↑; Elektro-*; My-*; -graphie*) f: (engl.) stimulation electromyography; Form der Elektromyographie* zum Nachw. einer neuromuskulären Überleitungsstörung im Bereich der motor. Endplatten durch repetitive elektr. Stimulation eines Nervs mit Ableitung des resultierenden Muskelaktionspotentials; niederfrequente Stimulation führt bei Myasthenia* gravis pseudoparalytica, Lambert*-Eaton-Rooke-Syndrom u. Botulismus* zu einer signifikanten Amplitudenabnahme (Decrement), hochfrequente Stimulation bei den beiden letzten Erkr. zu einer Amplitudenzunahme (Increment).

Stimulus (lat. Stachel, Anreiz, Qual) m: Reiz*.

Stink|nase: s. Ozäna.

Stippchen|gallen|blase: (engl.) stippled gallbladder; syn. Erdbeergallenblase; Bez. für makroskop. sichtbare gelbe Flecken in der Gallenblasenschleimhaut bei Cholesteatose*.

Stippled epiphyses (engl. to stipple tüpfeln, stechen): intra- od. extraepiphysäre spritzerartige Verkalkungen; Vork. insbes. bei Chondrodysplasia*-punctata-Syndromen, auch bei Muko- u. Sphingolipidosen, Trisomie 13 u. 18, Antiepileptika-Embryofetopathie, Alkohol- u. Warfarin-Embryopathie.

Stirn: (anat.) Frons.

Stirn|bein: Os* frontale.

Stirn|hirn|ab|szess (Abszess*) m: (engl.) frontal lobe abscess; im Lobus frontalis lokalisierter Hirnabszess*; z. B. als Kompl. bei eitriger Sinusitis, Bronchiektasen, nach Schädelhirntrauma*.

Stirn|hirn|syn|drom n: (engl.) frontal lobe syndrome; s. Syndrom, hirnlokales.

Stirn|höhle: Stirnbeinhöhle, Sinus* frontalis; vgl. Nasennebenhöhlen, Sinusitis.

Stirn|höhlen|operation f: (engl.) frontal sinus surgery; chir. Eingriff am Sinus frontalis v. a. bei Sinusitis frontalis sowie i. R. der op. Versorgung frontobasaler Frakturen (s. Schädelbasisfrakturen); **Meth.: 1.** nach Jansen-Ritter: Abtragen des Stirnhöhlenbodens u. vollständiges Entfernen der Schleimhaut aus der erkrankten Höhle, breiten Zugang zur Nasenhaupthöhle schaffen; **2.** nach Killian: Wegnahme der Stirnhöhlenvorderwand bis auf eine Knochenspange in Höhe der Augenbraue (Konturerhaltung), Ausräumen der Schleimhaut, Schaffen eines Zugangs zur Nase im Bereich des medialen Stirnhöhlenbodens; **3.** nach Riedel: vollständiges Abtragen von Stirnhöhlenboden u. -vorderwand; **4.** osteoplast. Op.: temporären Knochendeckel bilden. H. Ger.

Stirn|lage: (engl.) brow presentation; Deflexionslage, sehr selten (1:2000–3000 Geburten), bei der die Stirn in Führung bleibt, bis der Kopf geboren ist; inf. des dabei größten Umfangs des Durchtrittsplanums (35–36 cm) u. des für einen Anpassungsvorgang (Asynklitismus*) wenig geeigneten Kopfabschnittes ist die St. die ungünstigste u. gefährlichste aller gebärfähigen Schädellagen bei vaginaler Entbindung. Vgl. Kindslage.

Stirn|naht: Sutura* frontalis persistens.

St.-Jude-Medical-Klappe: s. Herzklappen, künstliche (Abb.).

St.-Louis-En|zephalitis (Enkephal-*; -itis*) f: s. SLE-Virus.

stochastisch (gr. στοχαστικός im Vermuten geschickt, scharfsinnig): (engl.) stochastic; (statist.) von den Gesetzen des Zufalls abhängig; vgl. Prozesse, stochastische.

S

Stöchio|metrie (gr. στοιχεῖον Element, Urbestandteil, Zeiger der Sonnenuhr; Metr-*) f: (engl.) stoichiometry; die auf chem. Gleichungen (Reaktionsgleichungen) basierende Berechnung des Umsatzes von Materie (Massen- u. Volumenverhältnisse) bei chem. Reaktionen; z. B. zur Berechnung der erforderlichen Mengen der Ausgangssubstanzen u. der Mengen der entstehenden Reaktionsprodukte. Die Menge einer chem. einheitlichen Substanz (Element od. Verbindung) kann ausgedrückt werden als Masse m (in kg), Volumen V (in Liter) od. in Mol* (SI-Einheit).

Stoeckel-Syn|drom (Walter St., Gyn., Gebh., Marburg, 1871–1961) n: Erweiterung glattmuskulärer Hohlorgane (z. B. Uterus, Darm, Ureteren) in der Schwangerschaft inf. Progesteronwirkung; vgl. Pyelonephritis gravidarum.

Stör|fall|verordnung: umgangssprachl. Bez. Seveso-Richtlinien; nach der Seveso-Katastrophe (s. Dioxine) in Kraft getretene, zurzeit in der Fassung vom 26.4.2000 (BGBl. I S. 603) gültige 12. Verordnung zur Durchführung des Bundes-Immissionsschutzgesetzes; enthält eine Störfallmeldepflicht u. verlangt von den Betreibern genehmigungspflichtiger, mit gefährl. Chemikalien (z. B. Benzol, Phosgen, Chlor) arbeitender Anlagen eine Sicherheitsanalyse mit Angaben zu Schutzmaßnahmen gegen Störfälle u. vorgesehenen Maßnahmen bei Störfällen, insbes. müssen Dekontaminationspläne erarbeitet werden.

Stör|strahler: zum Teil genehmigungspflichtige Geräte, Anlagen od. Vorrichtungen, in denen Röntgenstrahlung* erzeugt wird, ohne dass sie zu diesem Zweck betrieben werden (z. B. Elektronenmikroskope, Hochspannungsgleichrichter, Kathodenstrahlenröhren in Fernseh- u. Datensichtgeräten). Der Anteil zur jährl. Strahlenexposition der Bevölkerung aufgrund von Fernseh- u. Datensichtgeräten wird auf weniger als 10 μSv (1 mrem) geschätzt.

Störung, affektive: (engl.) affective disorder; Bez. für Veränderungen in Stimmung u. Antrieb; Einteilung nach Häufigkeit u. Dauer in manische Episode*, depressive Episode*, bipolare affektive Störung* u. rezidivierende depressive Störung; vgl. Dysthymie, Zyklothymie.

Störung, bi|polare affektive: (engl.) bipolar affective disorder; syn. manisch-depressive Erkrankung, Psychose od. Störung; affektive Störung mit Wechsel zw. depressiven u. manischen Episoden, die oft durch psych. Trauma od. belastendes Lebensereignis ausgelöst werden; abrupter Beginn der man. Episoden (Dauer 2 Wo. bis 5 Mon.); länger dauernde depressive Episoden (durchschnittl. 6 Mon.); zwischenzeitl. komplette Remissionen; **Ther.:** Neuroleptika, Antidepressiva, Psycho- u. Soziotherapie; **Proph.:** durch Lithium, Carbamazepin, Valproinsäure u. a. Antiepileptika z. T. erhebl. Verringerung der Episodenhäufigkeit u. -dauer. Vgl. Zyklothymie, Syndrom, depressives.

Störungen, dis|soziative: (engl.) dissociative disorders; syn. Konversionsneurosen; zusammenfassende Bez. (ICD-10, DSM IV) für versch. Störungen der integrativen Funktionen von Bewusstsein, Gedächtnis u. Identität bzw. Wahrnehmung der Umwelt; z. B. dissoziative Amnesie*, dissoziative Fugue*, Ganser*-Syndrom, multiple Persönlichkeitsstörung*, Trance*, Amok*; vgl. Depersonalisation, Derealisation.

Störungen, funktionelle: s. Somatisierungsstörung.

Störungen, rheo|logische: (engl.) rheological disorders; (allg.) Veränderung der Fließbarkeit einer Flüssigkeit, i. e. S. der des Bluts; wichtige rh. St. des Bluts sind: **1.** hämodynamische Störungen (z. B. Wirbelbildung inf. von Störungen der laminaren Strömung, Abfall des lokalen Perfusionsdrucks); **2.** Veränderungen der Blutzellen (z. B. Aggregation u. erhöhte Rigidität der Erythrozyten, Sichelzellenanämie, Polyglobulie, Thrombozytenaggregation, Mikrothromben, Mikroembolie); **3.** plasmapathol. Störungen (z. B. Hyperglykämie, Hyperlipoproteinämien, Hyperfibrinogenämie, Bildung von Kältehämagglutininen, intravasale Mikrokoagulation). Vgl. Mikrozirkulationsstörungen.

Störung, hyper|kinetische: (engl.) hyperactivity disorder; s. Aufmerksamkeitsdefizit-Hyperaktivitätsstörung.

Störung, hypo|chondrische: s. Hypochondrie.

Störung, saisonal-affektive f: (engl.) seasonal affective disorder (Abk. SAD); meist zw. Herbst u. Frühjahr regelmäßig auftretende depressive Störung, die i. Allg. mit Vitalstörungen, übermäßigem Schlafbedürfnis u. Gewichtszunahme einhergeht; **Ther.:** Antidepressiva (v. a. Serotonin-wiederaufnahme-Hemmer, Monoaminoxidasehemmer), zusätzlich Lichttherapie. G. St.-I.

Störung, somato|forme: (engl.) somatoform disorder; **1.** Bez. (ICD-10) für eine psychogene Störung mit wiederholter Darbietung körperl. Sympt. in Verbindung mit hartnäckigen Forderungen nach med. Untersuchung trotz wiederholter negativer Ergebnisse u. ärztl. Versicherung, dass die Sympt. nicht körperl. begründbar sind; tatsächl. vorhandene somat. Störungen erklären nicht Art u. Ausmaß der Sympt. od. das Leiden des Pat. **Formen**: Somatisierungsstörung*, hypochondrische Störung (vgl. Hypochondrie), somatoforme autonome Funktionsstörung* u. a.; **2.** i. w. S. allg. Bez. für eine psychogene Störung mit überwiegend körperl. Symptomatik (im Ggs. zur Psychoneurose*), v. a. Somatisierungsstörung od. Konversionsneurose*.

Störung, wahnhafte: (engl.) paranoid disorder; auch Paranoia, paranoides Syndrom; Bez. für psych. Störung, bei der andauernder Wahn* als Sympt. vorherrscht u. die nicht auf eine org. Ursache zurückzuführen ist; Affektivität, Verhalten u. Antrieb sind i. d. R. ungestört, andere Sympt. der Schizophrenie* fehlen; begleitende olfaktor. od. taktile Halluzinationen sind möglich. Häufige **Wahninhalte** sind z. B. Verfolgungswahn*, hypochondrischer Wahn*, Größenwahn* bzw. Beziehungswahn*. Vgl. Persönlichkeitsstörung, paranoide.

Stoffe, amphotere: (engl.) amphoteric substances; Ampholyte; Elektrolyte*, die sowohl basisch als auch sauer reagieren können; z. B. H_2O, Aminosäuren u. Proteine (bas. Aminogruppe u. saure Carboxylgruppe). Vgl. Punkt, isoelektrischer.

Stoffe, an|organische: (engl.) anorganic substances; Substanzen, die keinen Kohlenstoff* enthalten (mit nur wenigen Ausnahmen: einfache C-haltige Verbindungen, z. B. Carbonate); bilden die Grundlage der unbelebten Natur.

Stoffe, organische: (engl.) organic substances; (chem.) nahezu alle Verbindungen des Kohlenstoffs*, in denen er stabile kovalente Bindungen eingeht; bilden die Grundlage der belebten Natur.

S

Stoff|menge: (engl.) amount of substance; Menge einer Substanz bezogen auf die Anzahl der Teilchen (z. B. Atome, Moleküle); SI-Basisgröße mit dem Formelzeichen ν; SI-Einheit Mol, Einheitenzeichen mol. Vgl. Avogadro-Zahl. G. Spr.

Stoff|mengen|kon|zentration f: (engl.) amount-of-substance concentration; Formelzeichen c; Quotient aus Stoffmenge eines gelösten Stoffs u. Volumen (c = ν/V); Einheiten: mol/m^3 u. mol/l.

Stoff|wechsel: (engl.) metabolism; syn. Metabolismus; Gesamtheit aller lebensnotwendigen chem. Reaktionen im Organismus; Bestandteile der aufgenommenen Nahrungsmittel werden entw. zur Assimilation* (anaboler St.) od. zur Dissimilation* (kataboler St.) verwendet. Viele Reaktionen des St. verlaufen in Zyklen (z. B. Citatzyklus, Harnstoffzyklus) u. werden auf versch. Ebenen reguliert. Der ständig in lebenden Organismen stattfindende Abbau- u. Resyntheseprozess wird **Stoffumsatz** genannt.

Stoff|wechsel|an|omalien (Anomalie*) f pl: (engl.) metabolic anomalies; auch Stoffwechselstörungen; pathol. Abweichungen der Stoffwechselvorgänge, die häufig durch genetisch bedingten Enzymmangel verursacht sind (s. Enzymopathien); sie können sich in jedem Alter (auch schon in utero) manifestieren. Die Krankheiten sind pathogenetisch gekennzeichnet durch: **1.** Erhöhung von Stoffwechselzwischenprodukten (z. B. Alkaptonurie*, Porphyrinurie*, Phenylketonurie*, Methylmalonazidurie*); **2.** Speicherung von Stoffwechselprodukten (Thesaurismosen*); **3.** Produktion von ungewöhnlichen Metaboliten (z. B. Dicarbonsäuren bei Fettsäurenoxidationsstörungen, Phenylbrenztraubensäure bei Phenylketonurie); **4.** Defekte des Transports von Substanzen (z. B. Cystinurie*, Hartnup*-Krankheit). St. ohne klin. Relevanz (z. B. hereditäre Form der Fruktosurie*, Iminoglycinurie*, Betaaminoisobuttersäure*-Ausscheidung) sind beschrieben worden.

Stoff|wechsel, inter|mediärer: syn. Primärstoffwechsel*.

Stoff|wechsel|störung, pyridoxin|abhängige: (engl.) pyridoxin-dependent metabolic disorder; autosomal-rezessiv vererbte Erkr. des Neugeborenen mit Krampfanfällen (Genlokus 2q31); **Urs.:** wahrscheinl. Defekt der Glutamatdecarboxylase im Gehirn mit Mangel an GABA*; auch als pyridoxinabhängige Homocystinurie*, Xanthurenazidurie*, Kynureninurie (s. Kynurenin) u. Cystathioninurie*, bei denen pyridoxalphosphatsensible Enzyme betroffen sind; **Ther.:** Besserung durch erhöhte Zufuhr von Pyridoxin (bis zum Hundertfachen des normalen Tagesbedarfs).

Stokes-Kragen (Sir William St., Chir., Dublin, 1839–1900): (engl.) collar of Stokes; Erweiterung der Hautvenen der oberen Körperhälfte mit Zyanose, Hautödem u. Dickenzunahme des Halses bei oberer Einflussstauung*.

Stoma (gr. στόμα Mund, Mündung, Öffnung, Gesicht) n: (chir.) op. hergestellte Öffnung eines Hohlorgans nach außen, z. B. Anus praeternaturalis, Gastrostoma, Tracheostoma.

Stomachika (gr. στόμαχος Magen) n pl: (engl.) stomachics; sog. Magenmittel; Arzneimittel bei Magenbeschwerden.

Stomachus (↑) m: (engl.) stomach; Magen.

Stomatika (Stoma*) n pl: Mund- u. Rachentherapeutika.

Stomatitis (↑; -itis*) f: Entz. der Mundschleimhaut, häufig in Verbindung mit einer Gingivitis* auftretend; **Urs.:** mangelnde Mundhygiene, reduzierter AZ, Immunsuppression, Infektionen u. a.; **Formen: 1.** St. simplex: im Anschluss an Inf. des Magen-Darm-Trakts auftretend; **2.** St. aphthosa: s. Gingivostomatitis herpetica; **3.** St. ulcerosa: St. mit Übergang in eine ulzerierende Entz.; Sympt.: starke Schmerzen, Fieber, Sialorrhö, Gewebedestruktion u. Foetor ex ore; Vork. insbes. bei Sepsis, Agranulozytose, Immunsuppression; **4.** St. allergica: St. als orale Manifestation einer Kontaktallergie; **5.** St. epidemica: St. bei Maul*- und Klauenseuche; **6.** St. gangraenosa: syn. Noma*; **7.** St. aphthosa recurrens: s. Aphthen; **8.** St. mycotica: s. Candidose der Mundschleimhaut; **9.** St. mercurialis: St. durch Quecksilbervergiftung*.

Stomato|logie (↑; -log*) f: (engl.) stomatology; Lehre von den Krankheiten der Mundhöhle.

Stomato|mykose (↑; Myk-*; -osis*) f: s. Candidose der Mundschleimhaut.

Stomato|plastik (↑; -plastik*) f: (engl.) stomatoplasty; **1.** (chir.) op. Erweiterung einer verengten Mundspalte; **2.** (gyn.) Salpingostomatoplastik*.

Stomato|schisis (↑; gr. σχίσις Spaltung) f: syn. Makrostoma; s. Gesichtsspalten.

Stomato|zyten (↑; Zyt-*) m pl: (engl.) stomatocytes; Erythrozyten*, die im gefärbten Ausstrich eine medial gelegene, schlitz- od. mundförmige Aufhellung zeigen; Vork. bei Stomatozytose*, Lebererkrankungen.

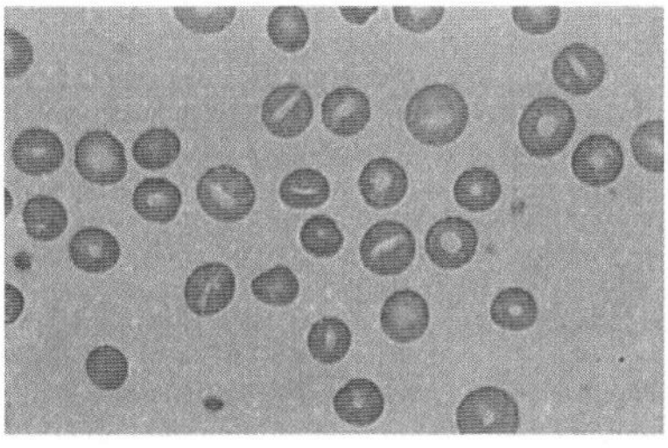

Stomatozyten: Pappenheim-Färbung [181]

Stomato|zytose (↑; ↑; -osis*) f: (engl.) stomatocytosis; sehr selten beobachtete erbl. Form der hämolytischen Anämie* mit zahlreichen Stomatozyten* im Blutausstrich; die Erythrozytenmembran weist eine erhöhte Permeabilität für Natrium auf.

-stomie: Wortteil mit der Bedeutung Öffnung, operative Bildung einer Einmündung; von gr. στόμα.

Stoppa-Operation f: Meth. zur Therapie der Hernia inguinalis (s. Hernie); über eine Medianlaparotomie am Unterbauch wird ein großes Netz (30 × 30 cm) platziert, das bds. alle inguinalen Bruchpforten abdeckt u. mittels einer einzelnen Naht an der Nabelfaszie fixiert wird. Vgl. Lichtenstein-Operation. J. Die.

Storchen|biss: s. Nävus Unna-Politzer.

Stoß|wellen|litho|tripsie (Lith-*; gr. τρῖψις Reibung, Härte) f: (engl.) shock wave lithotripsy; s. Lithotripsie.

S

Stottern: (engl.) stuttering; syn. Balbuties, Psellismus, Dysphemie; Störung des Redeflusses, die häufig situationsabhängig insbes. bei mitteilendem Sprechen auftritt u. bei emotionaler Beteiligung zunimmt; als Urs. werden genetische, psychologische, neurologische u. a. Faktoren sowie Entwicklungsstörungen diskutiert. St. kommt v. a. bei männl. Individuen (m:w = 5:1) vor. Als **Primärsymptome** treten Wiederholungen von Lauten, Silben od. Wörtern (Klonus), Verharren in der Artikulationsstellung (Blockierung) u. Lautdehnung (Tonus) auf, als **Sekundärsymptome** Dyskoordination zw. Atmung u. Stimmgebung, Sprechangst, Vermeidungsverhalten u. Mitbewegungen. Ein sog. **Entwicklungsstottern** bei Kindern im Vorschulalter wird als Ausdruck einer Entwicklungskrise, Störung der Interaktion od. Diskrepanz zw. Sprech- u. Sprachvermögen, Denkvermögen u. Mitteilungsbedürfnis interpretiert. **Ther.:** interdisziplinär u. individuell abgestimmte Komb. psychologischer, pädagogischer, med. u. logopädischer Verfahren, möglichst als gezielte Frühtherapie. Vgl. Poltern, Silbenstolpern.

STPD: Abk. für (engl.) **s**tandard **t**emperature **p**ressure, **d**ry; Standardbedingungen für die Bestimmung von Gasvolumina: T = 273 K, P = 100 kPa (760 mmHg), Wasserdampfpartialdruck = 0 Pa. Vgl. BTPS.

Strabismus (gr. στραβισμός) m: (engl.) squint; Schielen; Fehlstellung eines Auges; das fixierende Auge ist auf das Sehobjekt gerichtet, das nicht fixierende (schielende) Auge weicht ab; i. e. S. das nichtparetische Schielen (**St. concomitans**, Begleitschielen, Heterotropie), wobei das abweichende Auge dem Führungsauge bei Augenbewegungen in alle Richtungen folgt; als unilateraler St. (St. monocularis) bei Fixation mit immer dem gleichen Auge (im Kindesalter Gefahr der Ausbildung einer Amblyopie*), als alternierender St. bei abwechselnder Fixierung u. Schielstellung der Augen; **Vork.:** als frühkindliches Schielsyndrom* od. als erworbener St. (z. B. normosensorisches Spätschielen); **Urs.:** häufig unklar; erbl. Disposition, schlechteres Sehvermögen eines Auges (z. B. inf. unkorrigierter Fehlsichtigkeit, Linsentrübung, Entz. od. Verletzung), auch Kinderkrankheiten; **Formen: 1.** St. convergens (Einwärtsschielen, Esotropie): **a)** frühkindliches Schielsyndrom; **b)** normosensorisches Spätschielen; Auftreten erst in einem Alter (meist zw. 2. u. 4. Lj.), in dem sensorische Koordination beider Augen bereits erworben ist; ohne Ther. (baldige Augenmuskeloperation) Verlust des binokularen Sehens*; **c)** akkommodativer St.; Schielwinkel nimmt bei Akkommodation zu; kann durch Brillenkorrektion einer Hypermetropie verringert od. beseitigt werden; **2.** St. divergens (Auswärtsschielen, Exotropie): Abweichen des schielenden Auges nach außen; oft nur intermittierend; **3.** St. verticalis (Höhenschielen): Abweichen des nicht fixierenden Auges nach oben bzw. unten; oft gemeinsam mit Horizontalschielen; **a)** Hypertropie od. positive Vertikaldivergenz: Höherstand des rechten gegenüber dem linken Auge; **b)** Hypotropie od. negative Vertikaldivergenz: Tieferstand des rechten gegenüber dem linken Auge; **c)** St. sursoadductorius bzw. St. sursoabductorius (schräges Höhenschielen): Höherstand des nicht fixierenden Auges in Ad- bzw. Abduktion sowie St. deorsoadductorius bzw. St. deorsoabductorius: Tieferstand des nicht fixierenden Auges in Ad- bzw. Abduktion; **d)** dissoziierte Vertikaldivergenz (divergente Vertikaldeviation, Abk. DVD): Abweichung des nicht fixierenden Auges nach oben (Höherstand des linken Auges bei Rechtsfixation u. umgekehrt); **4.** Zyklotropie (Verrollungsschielen): nasale (Inzyklotropie) od. temporale (Exzyklotropie) Verrollungsabweichung des oberen Augenpols; **Sonderformen: 1.** Mikrostrabismus: Schielwinkel unter 5°; inf. Unauffälligkeit meist spät diagnostiziert (dann mit hoher Amblyopie); **2.** latenter St.: s. Heterophorie; **3.** intermittierender St.; **4.** St. paralyticus: s. Augenmuskellähmung; **Diagn.:** möglichst frühzeitige Abklärung (ab dem dritten Lebensmonat) durch Abdecktest*, Motilitätsprüfung, Korrespondenzprüfung u. Schielwinkelbestimmung (z. B. mittels Prismen); **Ther.:** Korrektur von Refraktionsanomalien durch Brille (bes. bei akkommodativem St. inf. Hypermetropie), Behandlung bzw. Vermeidung einer Amblyopie durch Okklusionstherapie*, Penalisation*, Pleoptik (z. B. Euthyskopie*), später aktive Schulungsbehandlung (Orthoptik*); ggf. Schieloperation mit Muskelrückverlagerung, -verkürzung u./od. -verlängerung; Botulinumtoxin i. m. bei akuter Abduzenslähmung des Erwachsenen. Vgl. Pseudostrabismus.

Stränge, amniotische: (engl.) amniotic bands; syn. Simonart-Bänder; Verwachsung des Amnions* mit der Haut des Feten; vgl. Schnürringsyndrom.

Strahl: (engl.) ray; (anat.) zusammenfassende Bez. für einen Finger u. den zugehörigen Mittelhandknochen bzw. Zeh- u. Mittelfußknochen; Numerierung erfolgt von radial nach ulnar bzw. medial nach lateral, z. B.: 1. Strahl: Daumen mit Os metacarpale I.

Strahl|de|fekte m pl: (engl.) ray defects; Fehlbildung einzelner Unterarm- bzw. Unterschenkelknochen sowie Finger u. Zehen; vgl. Dysmelie.

Strahlen: s. Strahlung.

Strahlen-: s. a. Radio-.

Strahlen|belastung: (engl.) radiation exposure; diejenige Dosis an ionisierender Strahlung*, die ein Mensch durch die versch. natürlichen u. zivilisationsbedingten (künstl.) Strahlungsquellen erhält; setzt sich zusammen aus: **1.** der natürlichen St. aufgrund der natürlichen Strahlenexposition* (ca. 2,4 mSv/a); **2.** der St. inf. med.-radiol. Strahlenanwendungen (ca. 1,5 mSv/a); **3.** der St. aus zivilisator. u. techn. Strahlenquellen durch Kontamination* von Umwelt u. Lebensmitteln (ca. 0,06 mSv/a). Vgl. Strahlenexposition, Strahlenschutz.

Strahlen|blase: (engl.) radiation bladder; funktionell u. morphol. veränderte Harnblase nach perkutaner od. intrakavitärer Strahlentherapie* des kl. Beckens mit Schädigung der Schleimhaut (Ulzera u. Nekrosen mit Hämaturie), fibrot. Veränderung der muskulären Anteile der Blasenwand (Entstehung einer Schrumpfblase*); u. U. Fistelbildung (Blasenfistel, Urogenitalfistel).

Strahlen|dermatitis (Derm-*; -itis*) f: (engl.) radiation dermatitis; syn. Radiodermatitis acuta; nach Einwirkung ionisierender Strahlung* auf die Haut auftretende Strahlenreaktion, deren Sympt. sich nach unterschiedl. Latenzzeiten entwickeln; bes. gefährdet sind Radiologen, Zahnärzte, Unfallchirurgen, radiol.-techn. Assistenten u. Arbeiter in Röntgenröhrenfabriken.

In Abhängigkeit von der Höhe der verabfolgten Strahlendosis unterscheidet man klin. drei Schweregrade: **St. 1. Grades:** bei 3–4 Gy tritt nach wenigen Std. ein reversibles **Früherythem** auf, das bei Strahlendosen ab 6 Gy in ein düsterrotes Erythem (Maximum nach 2 Wo.) mit vorübergehender Blockierung der Talgdrüsenfunktion übergeht; bereits ab 3,8 Gy (380 rd) kommt es zu passagerem Haarausfall (4–8 Wo.). Nach ca. 6 Wo. resultiert eine fleckige od. diffuse, über Jahre bestehende Hyperpigmentierung der bestrahlten Haut. **St. 2. Grades:** Bei Strahlendosen von 8–10 Gy tritt eine schwere Hautreaktion mit entzündl. Rötung, Ödem- u. Bläschenbildung (feuchte Desquamation) auf. Als Folge einer Schädigung der Hautkapillaren kommt es 3–4 Wo. nach Strahlenexposition zum sog. **Haupterythem**, im weiteren Verlauf zur Hautatrophie mit Teleangiektasien u. bleibendem Verlust der Haare, Talgdrüsen u. Nägel. **St. 3. Grades:** Bei noch höheren Strahlendosen kommt es nach wenigen Std. zu einer tox. Strahlenschädigung der Haut mit Flüssigkeitsabsonderungen (Dermatitis exsudativa) sowie tiefer primärer Gewebenekrotisierung (akutes Strahlenulkus) mit schlechter Heilungstendenz. Es resultieren zusätzlich irreparable Schäden der Haarbälge (ab 16 Gy) u. der Schweißdrüsen (ab 25 Gy). Im Abheilungszustand ist die Haut trocken, dünn, unelastisch, leicht verletzlich u. weist Teleangiektasien* auf; auf dem Boden chron. Hautveränderungen (z. B. Ulkus) können sich nach Jahren maligne Hauttumoren (Plattenepithelkarzinome, Basaliome u. a.) entwickeln. Es bestehen additive Effekte von Röntgen- u. UV-Strahlen. S. Strahlenulkus, Strahlenkrebs, Strahlenschäden.

Strahlen|dosis (Dosis*) f: (engl.) radiation dose; (radiol.) Dosis an ionisierender Strahlung*; vgl. Dosisgrenzwerte.

Strahlen|dosis|mess|gerät (↑): syn. Dosimeter; s. Dosimetrie.

Strahlen|ex|position (lat. expositus offen daliegend) f: (engl.) radiation exposure; allg. Bez. für die Aussetzung gegenüber ionisierender Strahlung*; i. e. S.: Strahlenbelastung*. Berufliche St. besteht nach der Strahlenschutzverordnung* u. Röntgenverordnung* dann, wenn Personen bei der Berufsausübung od. -ausbildung einer Strahlung ausgesetzt sind, bei der best. Dosisgrenzwerte überschritten werden können. Berufliche St. erfordert Dokumentation, Vorsorgeuntersuchungen u. versch. Verfahren zur Überwachung (vgl. Dosimetrie).

Strahlen|ex|position, natürliche (↑) f: (engl.) natural radiation exposure; das Ausgesetztsein der auf den Menschen einwirkenden ionisierenden Strahlung* aus natürl. Quellen; besteht aus der kosmischen, der terrestrischen u. der durch den Zerfall von radioaktiven Stoffen entstehenden Strahlung, die mit Trinkwasser, Nahrung u. Atemluft in den Körper aufgenommen werden. Es sind z. B. im menschl. Organismus ständig ca. 4000 Bq Kalium-40 enthalten. In der Luft befinden sich die Radionuklide Tritium, Kohlenstoff-14 u. die Edelgase Radon-222 u. Radon-220 mit kurzlebigen Tochternukliden. Entsprechend dem effektiven Dosiskonzept, in dem auch die relativ hohe Lungendosis berücksichtigt wird, ergibt sich für die n. St. eine mittlere effektive Dosis* von ca. 2,4 mSv/a, wobei die angegebenen Dosiswerte einer großen regionalen Schwankungsbreite unterliegen (Beeinflussung der kosmischen Strahlung durch Höhenlage eines Orts, terrestrische Strahlung sowie Radionuklidgehalt von Nahrung u. Trinkwasser aufgrund der jeweiligen geolog. Verhältnisse). Auch zivilisator. Einflüsse wie die Verw. von Baumaterial mit unterschiedl. Radionuklidgehalt tragen zur Schwankung der n. St. bei. Vgl. Gonadendosis.

Strahlen|fibrose (Fibr-*; -osis*) f: (engl.) radiation fibrosis; Gewebefibrosierung nach Einwirkung ionisierender Strahlung* i. S. eines irreparablen Strahlenspätschadens; s. Lungenfibrose, Strahlenpneumonitis, Strahlenblase, Strahlenschäden.

Strahlen|genetik (Genetik*) f: (engl.) radiation genetics; Forschungsrichtung innerh. der Genetik, die sich mit der Wirkung ionisierender Strahlung* auf die Erbanlagen befasst. Vgl. Strahlenschäden.

Strahlen|härte: syn. Strahlenqualität*.

Strahlen|hygiene (Hygiene*) f: (engl.) radiation hygiene; Lehre von der Gefährdung des Menschen u. der Umwelt durch ionisierende Strahlung* sowie von den gebotenen Schutzmaßnahmen; vgl. Strahlenschutz, Strahlenschutzverordnung.

Strahlen|karies (lat. caries Fäulnis) f: (engl.) radiation caries; erhöhte Zunahme von Zahnkaries* nach Strahlentherapie inf. Xerostomie u. Schädigung des org. Dentinanteils; teilweise kompensierbar durch Kariesprophylaxe*.

Strahlen|kastration (Kastration*) f: s. Röntgenkastration.

Strahlen|kata|rakt (gr. καταρράκτης Wasserfall, -sturz) f: (engl.) radiation cataract; syn. Strahlenstar; Katarakt* als Strahlenspätschaden der Augenlinse (empfindlichster Teil des Auges) nach Einwirken ionisierender Strahlung* (>3–4 Gy) mit dosisabhängiger Latenz von ca. 2 Jahren bzw. von Infrarotstrahlung* (s. Feuerstar); am empfindlichsten ist die jugendl. Linse (St. nach Anw. von Röntgenstrahlung* bereits ab 200 Röntgen mögl.). **Sympt.:** subkapsuläre Vakuolenbildung u. später scheibenförmige hintere Poltrübung; **Proph.:** bei med. Strahlenanwendungen im Kopfbereich Augen mit strahlenabsorbierendem Material abdecken; zum Arbeitsschutz Brillen mit Bleiglas verwenden.

Strahlen|kater: (engl.) radiation sickness; auch Strahlenintoxikation; umgangssprachl. Bez. für ein geringgradig ausgeprägtes Strahlensyndrom* (sog. Fatigue-Syndrom), wie es (meist frühzeitig) i. R. einer Strahlentherapie* od. bereits wenige Stunden nach einer Ganzkörperbestrahlung mit Dosen auch unterh. 0,5 Gy beobachtet werden kann; **Sympt.:** Störungen des Appetits, Übelkeit, Erbrechen, Kopfschmerz, Schwindelgefühl.

Strahlen|körper: Corpus ciliare; s. Ziliarkörper.

Strahlen|krankheit: syn. Strahlensyndrom*.

Strahlen|krebs: (engl.) radiation carcinoma; allg. Bez. für alle beim Menschen auftretenden Formen maligner Neoplasien, deren Entstehung ursächl. mit der Einwirkung ionisierender Strahlung* in Zus. gebracht wird (wichtigster Strahlenspätschaden) u. die sich klin. mit unterschiedl. langer Latenz nach Strahlenexposition manifestieren. Die biol. Mechanismen der onkogenen Strahlenwirkung* u. genaue Dosis/Wirkungsbeziehungen sind für den Menschen nicht ausreichend bekannt. Vgl. Strahlenrisiko, Strahlenschäden.

Strahlen|meno|lyse (gr. μήν Monat; Lys-*) f: s. Menolyse.

Strahlen|myelo|pathie (Myel-*; -pathie*) f: (engl.) radiation myelopathy; durch ionisierende Strahlung verursachte Rückenmarkschädigung, z. B. als Folge einer Strahlentherapie (insbes. im Hals- u. Mediastinalbereich); **Sympt.:** (unvollständige) Querschnittläsion* mit Sensibilitätsstörungen, evtl. progrediente Para- od. Tetraparese.

Strahlen|nephritis (Nephr-*; -itis*) f: (engl.) radiation nephritis; interstitielle Nephritis* durch Einwirkung ionisierender Strahlung* auf die Nieren (kritische Dosis 23 Gy), meist inf. einer Strahlentherapie* retroperitonealer Tumoren; als Spätfolge kann eine renale Hypertonie u. Niereninsuffizienz auftreten.

Strahlen|pilze: (engl.) ray fungi; historische Bez. für Fadenbakterien mit echten Verzweigungen; s. Actinomycetales.

Strahlen|pneumonitis (Pneum-*; -itis*) f: (engl.) radiation pneumonitis; Bez. für eine nach großvolumiger Lungenbestrahlung (kritische Dosis 18 Gy) mit ionisierender Strahlung* bzw. Röntgenstrahlung* auftretende interstitielle Pneumonie*; **Sympt.:** Kurzatmigkeit, Husten, geringer Auswurf u. mäßiges Fieber; im weiteren Verlauf kommt es inf. fortschreitender Fibrosierung u. Gefäßsklerosierung meist zur Lungenfibrose*. **Ther.:** Kortikosteroide. Vgl. Strahlenfibrose.

Strahlen|qualität f: (engl.) quality of ionizing radiation; syn. Strahlenhärte; allg. strahlenphysik. Bez. zur Charakterisierung ionisierender Strahlung* hinsichtlich ihrer Durchdringungsfähigkeit u. damit ihrer biol. Wirkung; vgl. Strahlenwirkung.

Strahlen|re|aktion f: (engl.) radiation reaction; Bez. für die nach Einwirkung ionisierender Strahlung* auf den menschl. Organismus auftretenden Sympt. als Ausdruck komplexer biol. Reaktionen auf zellulärer Ebene; die unmittelbar nach Strahlenexposition klin. zu beobachtenden Sympt. sind v. a. Folge struktureller Veränderungen an Zellorganellen od. Zellmembran (Frühreaktion), während Veränderungen am Zellkern erst i. R. folgender Zellteilungen erkennbar werden; vgl. Strahlenschäden, Strahlensyndrom.

Strahlen|risiko n: (engl.) radiation hazard; Wahrscheinlichkeit des Eintretens einer nachteiligen Strahlenwirkung* bei bestrahlten Individuen od. Populationen; Schätzungen des St. auf Bevölkerungsebene sind in ihrer Gültigkeit umstritten, da sie auf Extrapolationen von höheren auf niedrigste Dosen beruhen. International weitestgehend anerkannt ist die Vermutung, dass im Bereich kleiner Dosen u. Dosisleistungen das gesamte Strahlenkrebsrisiko 500 Fälle beträgt, wenn 100 000 Personen jeweils einer Strahlendosis von 0,1 Sv ausgesetzt waren (individuelles Risiko 5 %/Sv). Vgl. Kollektivdosis.

Strahlen|schäden: (engl.) radiation damages; pathol. Folgeerscheinungen nach Einwirkung ionisierender Strahlung* auf den menschl. Organismus; zu unterscheiden sind schon durch kleinste Strahlendosen induzierbare onkogene u. mutagene Effekte u. die von einem best. Dosisschwellenwert an nachweisbaren somatischen St.; **Klin.:** unmittelbar nach einem Strahleninsult (sub-)akut auftretende Frühschäden (Strahlenkater*, insbes. Strahlensyndrom*, akute Strahlendermatitis*, akute Strahlenpneumonitis* u. a.) u./od. nach monate- bis jahrelanger Latenzzeit auftretende chron. Strahlenspätschäden i. S. einer Degeneration, Atrophie, Fibrosierung od. Nekrose (Röntgenoderm*, Strahlenfibrose*, Strahlenulkus*, Radioosteonekrose* u. a.). Wichtigster Strahlenspätschaden ist der inf. onkogener Effekte entstehende, sich jedoch erst nach Jahren manifestierende sog. Strahlenkrebs*. Vgl. Strahlenrisiko.

Strahlen|schutz: (engl.) radiation protection; Schutz von Personen, Sachgütern u. Umwelt vor schädigender Einwirkung radioaktiver Stoffe u. ionisierender Strahlung*; Schutz vor externer Bestrahlung erfolgt durch Abschirmung* der Strahlenquelle u. Beschränkung des Zugangs, Einhaltung ausreichenden Abstands (s. Abstandsquadratgesetz) sowie Begrenzung der Expositionsdauer; Schutz vor interner Bestrahlung erfolgt durch Einschluss der Stoffe in dichte Transport-, Lagerungs- od. Arbeitssysteme od. die Verw. geeigneter Schutzkleidung. Die med. Anw. ionisierender Strahlung muss therap. gerechtfertigt sein u. erfolgt nach dem Minimierungsprinzip (die verwendete Dosis ist so gering wie möglich zu halten bzw. bei gleichwertigen Maßnahmen ist der weniger belastenden der Vorzug zu geben). Den rechtl. Rahmen des Strahlenschutzes in der Bundesrepublik Deutschland bilden das Atomgesetz*, die Strahlenschutzverordnung*, die Röntgenverordnung* u. das Strahlenschutzvorsorgegesetz*. Vgl. Dosisgrenzwerte.

Strahlen|schutz|kleidung: (engl.) radioprotective clothing; bleihaltige Gummikleidung (Schürzen, Handschuhe, Gonadenschutzschilde), die das Personal sowie die nicht untersuchten Körperteile des Pat. vor Röntgenstrahlung*, v. a. der Streustrahlung* schützen sollen; vgl. Bleigleichwert.

Strahlen|schutz|plakette f: (engl.) film badge; s. Filmdosimeter.

Strahlen|schutz|verordnung: Abk. StrlSchV; „Verordnung über den Schutz vor Schäden durch ionisierende Strahlen" in der Fassung vom 30.6.1989 (BGBl. I S. 1321), zuletzt geändert durch Verordnung vom 18.8.1997 (BGBl. I S. 2113); Rechtsverordnung, die aufgrund des Atomgesetzes* erlassen wurde; regelt alle notwendigen Maßnahmen zum Schutz von Personen, Sachgütern u. der Umwelt vor den Gefahren durch ionisierende Strahlung* (Ausnahme: Röntgenstrahlung; hier gilt die Röntgenverordnung*; ferner findet auf Bestrahlungseinrichtungen, die zugleich Medizinprodukte sind, überwiegend das Medizinproduktegesetz* Anwendung; vgl. § 49 MPG). Ziel aller Schutzmaßnahmen ist die Einhaltung bzw. Unterschreitung von Dosisgrenzwerten*, die in der StrlSchV festgelegt sind. Die StrlSchV ordnet u. a. die ärztl. Überwachung strahlenexponierter Personen an u. zieht insbes. auch dem Einsatz radioaktiver Stoffe in der med. Forschung Grenzen u. macht ihn genehmigungspflichtig. Keiner bes. behördl. Genehmigung bedürfen allein solche diagn. Maßnahmen, die in jedem Einzelfall u. ohne Rücksicht auf die klin. Studie voll indiziert sind.

Strahlen|schutz|vorsorge|gesetz: Abk. StrVG; „Gesetz zum Schutz der Bevölkerung gegen Strahlenbelastung" vom 19.12.1986 (BGBl. I S. 2610, mit späteren Änderungen); ordnet an, zum Schutz der Bevölkerung die Radioaktivität in der Umwelt zu überwachen u. die Strahlenexposition* der Menschen u. die Kontamination der Umwelt so gering wie möglich zu halten.

Strahlen|sensibilität (sensibel*) f: (engl.) radiosensitivity; Empfindlichkeit von Zellen u. Geweben gegenüber der Einwirkung ionisierender Strahlung*; in der Strahlenbiologie gilt als Maß der St. die Teilungsfähigkeit der Zellen, die diese (unabhängig von ihrer tatsächl. Teilungsaktivität) potentiell besitzen u. unter Strahlenexposition dosisabhängig verlieren. Die Möglichkeiten der Strahlentherapie* von Tumoren beruhen weitgehend auf den Unterschieden der Manifestation von Strahlenschäden, da Tumorgewebe in vielen Fällen eine höhere Proliferationsrate u. in diesem Sinn eine höhere St. aufweist als gesundes Gewebe. Vgl. Bergonié-Tribondeau-Gesetz.

Strahlen|syn|drom n: (engl.) radiation syndrome; auch Strahlenkrankheit, Strahleninsult; als Folge einer Ganzkörper- (od. großvolumigen Teilkörper-)Bestrahlung bereits mit rel. kleinen Strahlendosen (sub-)akut auftretende Sympt. als Zeichen eines somat. Frühschadens, deren Schweregrad, klin. Verlauf, Progn. u. Letalität von Art u. Dosis der ionisierenden Strahlung* abhängig ist; **Sympt.:** anfangs allg. Schwäche- u. Krankheitsgefühl, Appetitlosigkeit, Übelkeit, Erbrechen (Prodromalphase), gefolgt von einer Periode rel. Wohlbefindens (Latenzphase) mit unterschiedl., der Strahlenexposition indirekt proportionaler Dauer; im Verlauf der dann folgenden Tage bis Wo. kann es nach Auftreten von Fieber, Inf., Durchfällen u. Blutungen, Haarausfall, oropharyngealen Ulzerationen u. Hirnödem entw. zum Tod der Pat. od. zu einer langen Rekonvaleszenz mit graduellem Rückgang u. schrittweisem Verschwinden der Sympt. kommen. **Ther.:** symptomatisch; wird das St. überlebt, können sich nach einem mehrmonatigen od. jahre- bis jahrzehntelangen Intervall chron. Strahlenschäden* manifestieren. Vgl. Strahlenwirkung.

Strahlen|therapie (Therapie*) f: (engl.) radiotherapy; **I.** i. e. S. Anwendung ionisierender Strahlung* zur (kurativen od. palliativen) Behandlung maligner (selten auch benigner) Neoplasien, allein od. kombiniert mit chir. od. chemotherap. Maßnahmen; **Ziele:** maximale Schädigung des Tumorgewebes bei gleichzeitiger maximaler Schonung des umgebenden gesunden Gewebes; hierzu muss entw. das Tumorgewebe eine höhere Strahlensensibilität* aufweisen als gesundes Gewebe (dies ist v. a. bei schnell wachsenden, entdifferenzierten Tumoren der Fall), od. die Strahlendosis im Tumor muss durch Wahl einer geeigneten Bestrahlungsgeometrie selektiv erhöht werden: z. B. interne od. externe Bestrahlung; Verwendung von Strahlung unterschiedl. Reichweite*, Gewebe*-Eindringtiefe u. Strahlenqualität* sowie von fixen od. beweglichen Strahlenquellen. Bei der sog. Bewegungs- od. Pendelbestrahlung treffen sich z. B. die von einer beweglichen Strahlenquelle emittierten Strahlenbündel im Tumorgebiet, während das umgebende Gewebe geschont wird; bei der sog. Gegenfeldbestrahlung erfolgt die Bestrahlung von zwei gegenüberliegenden Feldern, was eine homogenere Dosisverteilung im Tumorgebiet ermöglicht. Die sog. Stehfeldbestrahlung wird mit unverändertem Einstrahlfeld durchgeführt u. ist daher v. a. zur St. oberflächlicher Tumoren geeignet. Schließlich kann durch Wahl der zeitlichen Dosisverteilung (z. B. Fraktionierung*, Protrahierung) eine höhere Schädigung des Tumorgewebes erreicht werden. Für die Bestrahlungsplanung sollte computergestützt ein präziser Isodosenplan* erstellt werden. Die **perkutane St.** wird meist mit hochenergetischer Photonen- od. Elektronenstrahlung durchgeführt (sog. Hochenergie-, Hochvolt- bzw. Supervolt-St.): **1. Photonenstrahlung:** ultraharte Röntgenstrahlung od. Gammastrahlen (z. B. Cobalt-60); ermöglicht eine hohe relative Tiefendosis bei verminderter Hautbelastung u. wenig Streustrahlung außerhalb des Nutzstrahlbündels; ihre Maximalenergie liegt meist bei 20 MeV. **2. Elektronenstrahlung** bietet den Vorteil einer mit der Energie regelbaren Gewebe-Eindringtiefe (z. B. 5 cm bei 10 MeV, 10 cm bei 20 MeV) u. eines steilen Dosisabfalls hinter der therap. Reichweite; ihre Maximalenergie liegt bei ca. 50 MeV. Daneben werden auch Neutronen-, Pi-Mesonen- u. Protonenstrahlung eingesetzt, in best. Bereichen auch Alphastrahler. Zu den **NW** der St.: vgl. Strahlenwirkung; s. a. Telegammatherapie, Afterloading-Verfahren, Kontaktbestrahlung, Tiefendosis; **II.** i. w. S. jede Anwendung elektromagnetischer Wellen* zu therap. Zwecken (z. B. Mikrowellen, Infrarotstrahlung, sichtbares Licht); vgl. Lichttherapie.

Strahlen|therapie, inter|stitiẹlle (↑) f: (engl.) interstitial radiotherapy; Form der Strahlentherapie; Durchführung als Spickmethode mit Implantation von radionuklidhaltigen Nadeln od. Körnern in das Gewebe, z. B. mit Gold* seeds. Vgl. Kontaktbestrahlung.

Strahlen|therapie, intra|kavitä̲re (↑) f: (engl.) intracavitary radiotherapy; Bestrahlung durch in Körperhöhlen eingebrachte Radionuklide; s. Afterloading-Verfahren.

Strahlen|ulkus (Ulc-*) n: (engl.) radiation ulcer; nach Einwirkung ionisierender Strahlung* akut auftretende Gewebenekrotisierung (s. Strahlendermatitis) od. auf dem Boden chron. Strahlenschäden* der Haut entstehende Ulzeration (kritische Dosis 6–8 Gy); s. Röntgenoderm.

Strahlen, ụltra|harte: (engl.) ultrahard radiation; Röntgenstrahlung* mit einer Photonengrenzenergie oberh. 1000 keV; wird zur Anwendung in der Strahlentherapie* mit Teilchenbeschleunigern* erzeugt.

Strahlen|wirkung: (engl.) radiation effect; Bez. für die Wirkung ionisierender Strahlung* beim Durchgang durch Materie; **1. direkte St.:** Hydroxylierung, Decarboxylierung, Reduktion od. Oxidation der Moleküle führt durch Abspaltung von Teilen zur Zerstörung des Moleküls od. durch Veränderung der Sekundär- od. Tertiärstruktur von Makromolekülen (z. B. von Enzymen od. Hormonen) zum Verlust der biol. Funktion; **2. indirekte St.:** Ionisierung intrazellulärer Wassermoleküle (70–80 % der Zellsubstanz) führt zu freien Hydroxyl- u. Sauerstoffradikalen, die als Freie* Radikale od. als stabilere (also über weitere Distanz in der Zelle wirksame) reaktive Produkte (z. B. Wasserstoffperoxid) zu den gleichen chem. Veränderungen an org. Molekülen (inf. Verlusts von Bindungselektronen) führen können wie direkt absorbierte Strahlungsenergie. Der größte Teil der biol. St. ist Folge indirekt ausgelöster chem. Reaktionen. **St. auf zellulärer Ebene: 1.** Schäden der DNA (Basenschäden, Einzelstrang- u. Doppelstrangbrüche) können in Körperzellen mit onkogenen Effekten verbunden sein (Kanzerogenese), zu zellulären Funktionsstörungen führen (Mutagenese), den

Untergang der Zelle bewirken (Apoptose) u. in Keimzellen genet. Schäden bei den Nachkommen zur Folge haben; vgl. Reparatursysteme. **2.** Veränderungen der Struktur u. Funktion aller anderen Zellbestandteile (sog. somat. Strahlenschäden) führen zu Störungen bis zum Zelltod u. machen sich v. a. bei der nächstfolgenden Zellteilung bemerkbar. Daher sind Zellen mit schnellem Wachstum u. hoher Teilungsrate strahlungsempfindlicher als Zellen mit langsamer Proliferation u. hohem Differenzierungsgrad. Vgl. Äquivalentdosis.

Strahler: (engl.) radiator; (radiol.) Vorrichtung zur Abgabe von Energie in Form von Wärme, Licht u. ionisierender Strahlung*; z. B. Röntgenstrahler* (Röntgenröhre mit Schutzgehäuse), Radionuklide* (offen od. in umschlossener Form, d. h. mit inaktiver Umhüllung), Teilchenbeschleuniger* (zur Erzeugung von ultraharter Röntgenstrahlung od. Elektronenstrahlung), Neutronengenerator; vgl. Störstrahler.

Strahlung: (engl.) radiation; (physik.) Form der Energieausbreitung; in der Medizin unterscheidet man wegen der verschiedenartigen Mechanismen der Energieübertragung auf Gewebe u. der damit verbundenen biol. Strahlenwirkung* zw. nichtionisierender u. ionisierender Strahlung*. Bei der nichtionisierenden St. handelt es sich um langwellige elektromagnet. St. (s. Wellen, elektromagnetische) bis einschl. des Wellenlängenbereichs des sichtbaren Lichts*. Wichtige med. Anwendungsgebiete sind die Thermographie* (Infrarotstrahlung*) u. Kernspintomographie* (Spektralbereich der Rundfunkwellen). Schall* u. Ultraschall* benötigen einen materiellen Träger zur Ausbreitung; med. Anw. in der Ultraschalldiagnostik*.

Strahlung, ionisierende: (engl.) ionizing radiation; elektromagnetische Wellen- bzw. Korpuskularstrahlung, die so energiereich ist, dass beim Durchgang durch Materie eine Ionisierung* der Moleküle stattfindet. **Direkt** i. St. besteht aus geladenen Korpuskeln (Betateilchen, Alphateilchen usw.), die wegen ihrer Ladung beim Durchgang durch Materie mit den Atomen direkt in Wechselwirkung treten können u. über Anregungs- u. Ionisierungsprozesse Energie abgeben. **Indirekt** i. St. besteht aus Photonen* (Gammastrahlung*, Röntgenstrahlung*) od. ungeladenen Korpuskeln (Neutronen*); diese können wegen ihrer fehlenden Ladung nicht direkt mit den Atomen des Absorbermaterials in Wechselwirkung treten. Sie ionisieren vielmehr über die Bildung eines geladenen Sekundärteilchens (Sekundärelektronen* bei Photonenstrahlung). **Locker** bzw. **dicht** i. St. unterscheiden sich im räuml. Abstand der Ionisierungsvorgänge; diese liegen bei dicht i. St. (Alphastrahlung, Neutronen) wesentl. enger als bei locker i. St. (Gammastrahlung, Röntgenstrahlung, Betastrahlung). Mit dieser unterschiedl. Ionisationsdichte ist eine unterschiedl. biol. Wirksamkeit verknüpft. Vgl. Wirksamkeit, relative biologische.

Strahlung, kosmische: s. Strahlenexposition, natürliche.

Strahlungs|de|tektoren (lat. detegere, detectus entdecken) m pl: (engl.) radiation detectors; Vorrichtungen zum Nachweis ionisierender Strahlung*; enthalten Substanzen, in denen ionisierende Teilchen inf. Energieübertragung nachweisbare Effekte verursachen, z. B. Lichtimpulse im Szintillatorkristall eines Szintillationszählers*, die Ionisierung von Luft in einer Ionisationskammer*, strahleninduzierte chem. Umsetzungen im Fricke*-Dosimeter, die Sichtbarmachung der Bahnspuren energiereicher Teilchen in der Nebelkammer. St. dienen u. a. zur Teilchenregistrierung u. zur Ermittlung von Teilcheneigenschaften (Energie, Masse, Ladung). Viele St. liefern elektrische Impulse, die in nachgeschalteten Strahlungsmessgeräten* weiterverarbeitet werden können.

Strahlungs|mess|geräte: (engl.) radiation measurement devices; Apparate zur Teilchenzählung (z. B. Messung der Aktivität*, Halbwertzeit*) u. zur Bestimmung der Energie von Teilchen ionisierender Strahlung* auf der Basis der Ionisations- od. Szintillationsmessung; meist handelt es sich um Strahlungsdetektoren* u. nachgeschaltete elektron. Einrichtungen, die eine Registrierung u. Weiterverarbeitung der vom Detektor gelieferten elektrischen Impulse gestatten, z. B. Ionisationskammer*, Zählrohr*, Szintillationszähler*, Impulshöhenanalysator*, Ganzkörperzähler*. Vgl. Dosimetrie.

Strahlungs|mess|größen: (engl.) radiation parameters; **1.** Aktivität* eines Radionuklids in Becquerel*, früher in Curie; **2.** Energiedosis* in Gray, früher in Rad bzw. Röntgen; **3.** Äquivalentdosis* in Sievert, früher in Rem.

Strahlungs|wichtungs|faktor m: (engl.) radiation weighing factor; Formelzeichen W_R; im Strahlenschutz verwendete Größe, die die biol. Wirksamkeit versch. Strahlenqualitäten bei der Ermittlung der Organäquivalentdosis* nach IRCP 60 (1990) berücksichtigt.

Strahlung, terrestrische: s. Strahlenexposition, natürliche.

Strahlung, weiche: (engl.) soft radiation; Bez. für Röntgenstrahlung* mit niedriger Erzeugungsspannung; vgl. Strahlenqualität.

Strang, kom|plementärer: (engl.) complementary strand; durch spezif. Basenpaarung* zu einem DNA- od. RNA-Strang passender Gegenstrang; die In-vitro-Synthese erfolgt u. a. zur Herstellung markierter Transkripte, z. B. für Hybridisierungen (sog. cDNA od. cRNA). Vgl. Reduplikation, Transkription.

Strangulation (lat. strangulare würgen, erdrosseln) f: **1.** innere Einklemmung von Organen od. Organteilen; s. Ileus; **2.** Kompression der Halsweichteile durch Erhängen, Erdrosseln* od. Erwürgen.

Strangulations|marke (†): (engl.) mark of strangulation; braunrote Vertrocknung (Schürfung) bzw. Druckmarken am Hals nach Erhängen (Abdruckspur ansteigend zum gedachten Knotenpunkt), Erdrosseln (s. Drosselmarke) od. Erwürgen.

Strang|urie (gr. στραγγουρία) f: (engl.) strangury; schmerzhafte, nicht zu unterdrückende Miktion, v. a. bei Entz. von Blase u. Harnröhre; vgl. Dysurie.

Strang|zellen (Zelle*): (engl.) cord cells; dendritenreiche Zellen der grauen Substanz, deren Neuriten in die weiße Substanz gelangen, in Strängen auf- od. absteigen u. so Kerngebiete verbinden.

Strassmann-Operation (Paul F. St., Gyn., Berlin, 1866–1938) f: Variante der Metroplastik*; Anw. v. a. bei Uterus duplex (s. Uterusfehlbildung).

Strassmann-Zeichen (†): (engl.) Strassmann's phenomenon; s. Nabelschnurzeichen.

S

Stratum (lat. stratus ausgestreckt) n: (engl.) layer; Schicht, Lage; z. B. Schichten der Epidermis, der Dermis, der Kleinhirnrinde.

Stratum pigmentosum retinae (↑) n: (engl.) pigmented layer of retina; Pigmentschicht der Retina*; **Funktion:** verhindert Lichtreflexion, phagozytiert Membranscheibchen der Außenglieder von Stäbchen- u. Zapfenzellen u. leitet die Regeneration von Rhodopsin* ein. W. Ric.

Streck|krämpfe: (engl.) extension spasms; tonische Krämpfe* v. a. der Streckmuskulatur (Extensoren); **Urs.:** Dezerebration, Hirndrucksteigerung, Schädelhirntrauma, Enzephalitis, toxische Enzephalopathie.

Streckung: (engl.) 1. growth spurt, 2. extension; **1.** (päd.) wenig gebräuchl. Bez. für Wachstumsperioden*, in denen das Längenwachstum rel. zur Zunahme des Körpergewichts überwiegt; **2.** (orthop.) s. Extension.

Streck|verband: (engl.) extension bandage; s. Extensionsmethoden.

Streifen|hügel: s. Corpus striatum.

Streifen|plastik (-plastik*) f: s. Patch-Plastik.

Strepitus coriarius (lat. strepitus Lärm, Geräusch) m: syn. Strepitus coriaceus; Lederknarren*.

Strept-: auch Strepto-; Wortteil mit der Bedeutung gewunden, geflochten, gedreht; von gr. στρεπτός.

Strepto|bacillus (↑; Bacill-*) m: Gattung gramnegativer, fakultativ anaerober, unbeweglicher, pleomorpher Stäbchenbakterien (vgl. Bakterienklassifikation); spontane Bildung von L*-Formen; med. relevante Species ist **St. moniliformis**: Bestandteil der Mundhöhlenflora von Ratte, Maus u. Katze; verursacht nach Rattenbiss beim Menschen eine Form der Rattenbisskrankheit* (sog. Haverhill-Fieber), evtl. mit Endokarditis, Hirnabszess, Amnionitis, Bronchitis, Pneumonie, chron. Arthritis; empfindlich gegenüber Penicillin, Streptomycin.

Strepto|coccus (↑; Kokken*) m: Gattung grampositiver, i. d. R. unbeweglicher Kugelbakterien der Fam. Streptococcaceae (vgl. Bakterienklassifikation); **Morphol.:** runde bis länglich ovale Kokken in Paaren od. Ketten; keine Sporenbildung; **Kultur:** fakultativ anaerobes Wachstum; hohe Nährbodenansprüche (Proteinzusatz in Form von Blut od. Serum); Katalase-negativ auf hämfreien Nährböden; Unterteilung der versch. Species in vergrünende (Alphahämolyse), hämolysierende (Betahämolyse) u. nichthämolysierende (Gammahämolyse) Streptokokken, sowie aufgrund gruppen- u. typenspezif. Zellwand- bzw. Oberflächenantigene in Sero-Gruppen A-Q (nach Lancefield).

Gruppe A (St. pyogenes): Kettenkokken; Betahämolyse; Bildung von Hämolysinen (Streptolysin-O u. -S; s. Streptolysine), Enzymen (Hyaluronidase, Streptokinase, Desoxyribonuklease) u. von erythrogenen (pyrogenen), als Superantigene* wirkenden Exotoxinen; verursachen akute Inf. des oberen Respirationstrakts (Pharyngitis, Otitis media, Scharlach) u. der Haut (Pyodermie, Erysipel), Sepsis; Folgeerkrankungen: akutes rheumatisches Fieber* (nur nach Inf. des Respirationstrakts), akute Poststreptokokkennephritis (auch nach Hautinfektionen; vgl. Glomerulopathie); mikroskop. u. kultureller Erregernachweis, versch. Antikörpernachweise; sensitiv gegenüber Penicillin G od. V, Cephalosporinen u. Makrolid-Antibiotika.

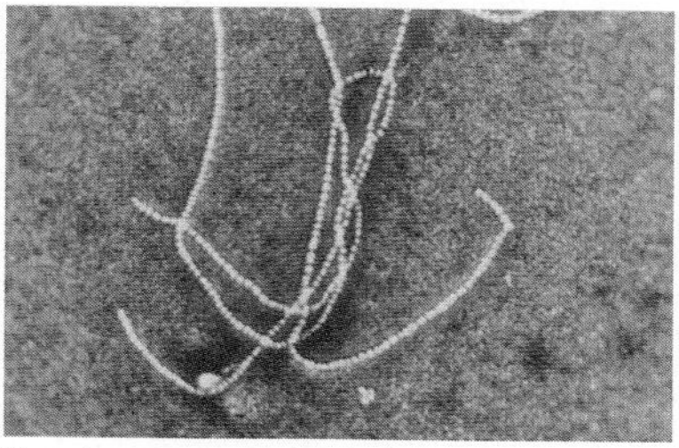

Streptococcus:
Darstellung im Tuschepräparat [547]

Gruppe B (St. agalactiae): tierpathogen (gelber Galt bei Kühen); pathogene Bedeutung für den Menschen: Inf. des Urogenitaltrakts, der Mund- u. Rachenhöhle, Meningitis, Wundinfektionen, Sepsis (v. a. bei abwehrgeschwächten Pat.) sowie perinatal erworbene Neugeborenen-infektionen (Early-onset-Typ): Sepsis innerh. der ersten Lebenswoche mit foudroyantem, häufig letalem Verlauf; Late-onset-Typ (ab der 2. Lebenswoche) meist als Meningitis mit relativ guter Progn.; immun. Nachweis von B-Streptokokken-Gruppenantigenen im Urin od. Liquor des Neugeborenen; sensitiv gegenüber Komb. von Penicillin G u. Gentamicin, ggf. Austauschtransfusion.

Gruppe C (St. equisimilis): Betahämolyse; Morphol., Kultur u. Nachw. ähnlich den Species der Serogruppe A; isoliert bei Pharyngitis u. Wundinfektionen, fragl. Beteiligung an der Genese von Scharlach u. akutem rheumatischem Fieber; septische Inf. bei abwehrgeschwächten Patienten.

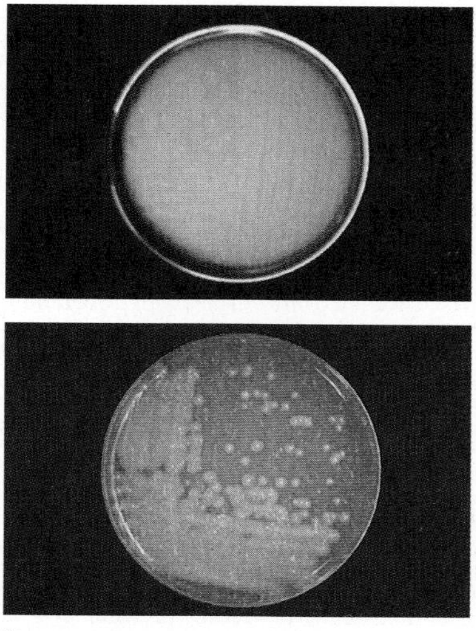

Streptococcus:
„vergrünende" Streptokokken (oben) und betahämolysierende Streptokokken (unten) auf Blutagar [547]

S

Gruppe D: med. relevant ist die früher zu den Streptokokken gerechnete Gattung Enterococcus der Fam. der Streptococcaceae; Darmsaprophyten von Mensch u. Tier, die außerh. ihres natürlichen Standorts (aerobe Dünndarmflora) pathogen sein können; Nachw. des nichthämolysierenden Enterococcus faecalis u. (seltener) des vergrünenden Enterococcus faecium bei ca. 4 % aller Harnweginfekte u. ca. 10 % aller ulzerösen Endokarditiden; gelegentl. beteiligt an eitrigen Wundinfektionen (gemeinsam mit Species der Enterobacteriaceae) v. a. im Bauchbereich; hohe Resistenz gegenüber Antibiotika sowie chem. u. physik. Einflüssen; sensitiv gegenüber kombinierter Anw. von Ampicillin u. Gentamicin, bei Penicillinallergie od. Resistenz Vancomycin (evtl. auch dagegen Resistenzen).

Gruppe F u. **G:** St. anginosus kann Inf. des Respirationstrakts verursachen (selten primär atypische Pneumonie).

Streptokokken **ohne Gruppenantigen:** vergrünend (alte Bez. Viridansgruppe) od. nichthämolysierend (vgl. Streptococcus pneumoniae); natürlicher Standort ist die Mundhöhle. V. a. die dextranbildenden Species (St. bovis, St. mutans, St. sanguis u. St. mitior) sind an der Pathogenese von Karies beteiligt sowie Urs. von ca. 40 % aller Endokarditiden (Inf. meist rheumatisch vorgeschädigter Herzklappen; s. Endokarditis); Nachw.: Blutkultur, Abszessmaterial-Kultur in CO_2-angereicherter Atmosphäre; sensitiv gegenüber Komb. von Penicillin u. Gentamicin.

Strepto|coccus a|galactiae (↑; ↑) **m:** β-hämolysierende Streptokokke der Gruppe B (s. Streptococcus), die durch Besiedlung des Genitaltrakts der Frau zu Inf. des Neugeborenen führen kann; verursacht in den ersten acht Lebenstagen als Frühform (Early-onset) bei sehr unreifen Neugeborenen Sepsis, bei reifen Neugeborenen Pneumonie; in der 2.–6. Lebenswoche oft durch Nosokomialinfektionen* als Spätform (Late-onset) Meningitis; gelegentl. bei Immunsupprimierten Inf. von Haut u. Bindegewebe, Harnweginfektion, Pneumonie u. Sepsis; **Nachw.:** kulturell in Blut od. Urin; empfindl. gegenüber Penicillin G od. Ampicillin in Komb. mit Gentamicin.

Strepto|coccus-faecalis-Nähr|boden (↑; ↑): s. SF-Nährboden.

Strepto|coccus mutans (↑; ↑) **m:** s. Mutans-Streptokokken.

Strepto|coccus pneumoniae (↑; ↑; Pneum-*) **m:** syn. Diplococcus pneumoniae; in der Mehrzahl auch als Pneumokokken bezeichnet; **Morphol.:** ovale bis lanzettförmige, unbewegliche Einzelkokken; Lagerung meist in Paaren, gelegentl. in kurzen Ketten; pleomorphe Kapselbildung (mehr als 80 Typen); **Kultur:** Serum od. Blut enthaltende Nährböden; Wachstumsoptimum bei 37 °C; Kolonien auf Blutagarplatten mittelgroß, glattrandig; bei älteren Kulturen zentrale Delle; Alphahämolyse, H_2O_2-Bildung; fakultativ anaerob; **Epidemiol.:** ca. 50 % der gesunden Bevölkerung sind St.-p.-Keimträger (Rachenabstrich); Übertragung durch Tröpfcheninfektion; Err. von Lobärpneumonie (v. a. bei Pat. mit Malignom, Leukämie, Sichelzellenanämie, nephrotischem Syndrom od. nach Milzexstirpation); Ulcus* corneae (serpens), Peritonitis (v. a. bei weibl. Kindern), Bronchopneumonie, Otitis media, Sinusitis u. Meningitis; **Nachw.:** mikroskop. u. kulturell; Nachw. des Kapselpolysaccharids; Blutkultur; Unterscheidung von anderen vergrünenden (Alphahämolyse) Streptokokken anhand Gallelöslichkeit u. größerer Empfindlichkeit gegen Optochin im Disk-Test; sensitiv gegenüber Penicillin, vereinzelt Resistenzen.

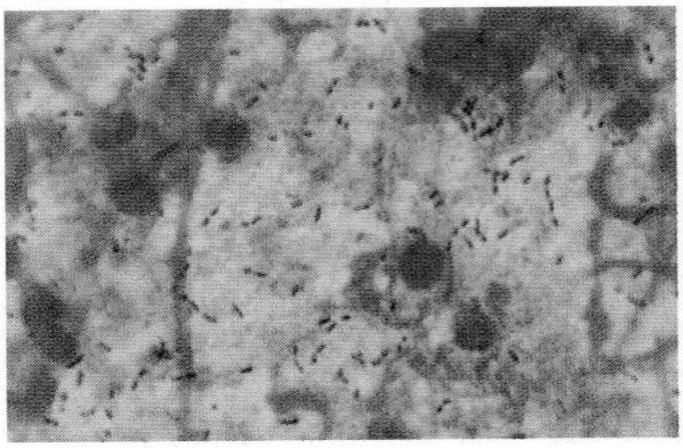
Streptococcus pneumoniae: Sputumausstrich [156]

Strepto|dermien (↑; Derm-*) **f pl:** (engl.) streptodermias; Sammelbez. für durch Streptococcus* verursachte Pyodermien*; z. B. Ecthyma*, Erysipel*.

Strepto|dornase (INN) **f:** Desoxyribonuklease; von betahämolysierenden Streptokokken synthetisiertes Enzym, das zus. mit Streptokinase* zur lokalen Fibrinolyse* bei entzündl. Prozessen eingesetzt wird.

Strepto|kinase (INN) **f:** Protein aus betahämolysierenden Streptokokken; bildet im Plasma einen Komplex mit Plasminogen, der seinerseits die Umwandlung von Plasminogen in Plasmin induziert; **Verw.:** zur lokalen u. system. Fibrinolyse* (nach Streptokinaseresistenztest*); **UAW:** Blutung, anaphylakt. Reaktion, Kopfschmerz, passagere Temperaturerhöhung. Vgl. Fibrinolytika, Streptodornase.

Strepto|kinase|re|sistenz|test (Strept-*; Kin-*; lat. resistere Widerstand leisten) **m:** (engl.) streptokinase resistance test; Test auf Streptokinaseantikörper vor Beginn einer thrombolyt. Ther. mit Streptokinase* (Abk. SK); Antikörper gegen SK können z. B. nach vorausgegangenen Streptokokkenerkrankungen od. Behandlungen mit SK vorhanden sein. **Prinzip:** Citratplasma wird nach Zusatz steigender SK-Mengen mit Thrombin zur Gerinnung gebracht. SK führt über Aktivierung der Fibrinolyse* zur Auflösung des Gerinnsels; die kleinste, innerhalb 10 Min. zur Lyse führende Dosis (abhängig vom Gehalt an SK-Antikörpern) wird als Grenzdosis bezeichnet u. dient zur Berechnung der therap. notwendigen Dosierung; i. d. R. 5–40 E SK/ml Blut.

Strepto|kokken (↑; Kokken*) **f pl:** s. Streptococcus.

Strepto|kokken, hämo|lysierende (↑; ↑) **f pl:** s. Streptococcus, Streptolysine.

Strepto|kokken, vergrünende (↑; ↑) **f pl:** s. Streptococcus.

Strepto|lysine (↑; Lys-*) **n pl:** (engl.) streptolysins; von Bakt. der Gattung Streptococcus* gebildete Hämolysine*: **Streptolysin-O** (gebildet v. a. von Streptococcus pyogenes, Streptococcus equisimilis u. Streptococcus pneumoniae) bewirkt als Vollantigen (Bildung spezif. O-Antistreptolysine) eine Schädigung von Erythrozyten- (Hämolyse) u. a. Zellmembranen. **Streptolysin-S** (gebildet von Streptococcus pyogenes, nicht antigen wirksam) führt zur Schädigung von Zellmembranen.

Strepto|myces (↑; Myk-*) m pl: Gattung grampositiver, nicht säurefester, aerober, zur Verzweigung neigender Bakt. der Fam. Streptomycetaceae (Ordnung Actinomycetales; vgl. Bakterienklassifikation); Myzelbildung ohne Zerfall in Stäbchen; Luftsporen durch Abschnürung; **Vork.:** ubiquitär in Erde, Staub, Getreide; über 460 Species (einige humanpathogen; s. Aktinomyzetom); Bildung wichtiger Antibiotika (z. B. Aureomycin, Tetracyclin, Erythromycin, Streptomycin, Nystatin, Chloramphenicol).

Strepto|mycin (INN) n: bakterizid wirkendes Aminoglykosid-Antibiotikum aus Streptomyces griseus; **Wirkungsspektrum:** Mycobacterium tuberculosis, Brucellen, Haemophilus ducreyi, z. T. atypische Mykobakterien, Streptokokken, Enterokokken, Staphylokokken, E. coli, Klebsiellen, Proteus-Species, Pseudomonas pyocyanea u. Actinomyces israeli; resistent sind Clostridien, Bacteroides u. Rickettsien, häufig sekundäre Resistenzentwicklung. **Verw.:** beschränkt auf die Kombinationsbehandlung der Tuberkulose sowie der Endocarditis lenta (bes. durch Enterokokken), Tularämie, Brucellosen; **Kontraind.:** schwere Niereninsuffizienz, Schwangerschaft, Schädigung des Vestibular- od. Cochlearorgans; **UAW:** v. a. Oto- u. Nephrotoxizität, allerg. Reaktionen, Neurotoxizität; vgl. Aminoglykosid-Antibiotika.

Stress (engl. stress Druck, Belastung, Spannung) m: Bez. für Reaktionen des Organismus (erhöhte Sympathikusaktivität, vermehrte Ausschüttung von Katecholaminen, Blutdrucksteigerung u. a.) auf versch. unspezif. Reize (Infektion, Verletzung, Verbrennung, Strahleneinwirkung, emotionale Belastung u. a. Stressfaktoren); **Formen: 1.** Eustress: kurzdauernde physiol. Anpassung an alltägl. Anforderungen, die (geistig u. körperl.) anregend u. leistungssteigernd wirkt; **2.** Disstress: Entstehung durch ungenügende Adaptation des Körpers an Belastungen od. inf. Diskrepanz zw. Anforderungen u. subjektivem Bewältigungsverhalten (bes. bei psych. St.; vgl. Coping*). Andauernder St. kann zu Allgemeinreaktionen i. S. eines allgemeinen Anpassungssyndroms* führen.

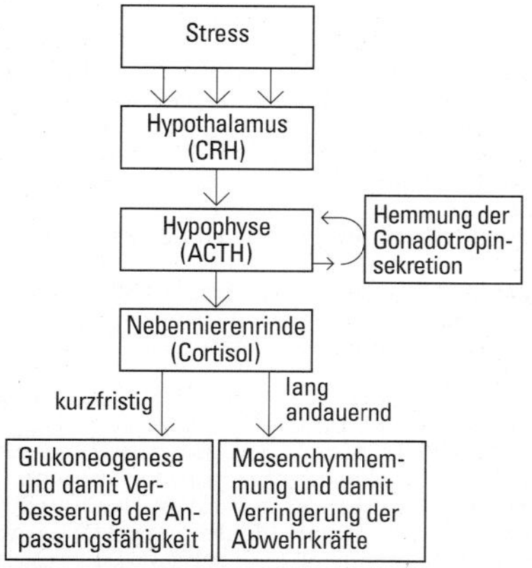

Vorgänge bei Stress [164]

Stress|faktoren (↑) m pl: (engl.) stress factors; syn. Stressoren; Bez. für seelische od. körperliche Belastungen (Umwelteinflüsse, Krankheiten, lebensgeschichtl. Ereignisse u. a.), die Stress auslösen können.

Stress|hormone (↑; Horm-*) n pl: s. Glukokortikoide.

Stress|in|kontinenz (↑; Inkontinenz*) f: (engl.) stress incontinence; auch Belastungsinkontinenz, Sphinkterinkompetenz; unwillkürlicher Urinabgang bei intraabdominaler Druckerhöhung; häufigste Form der weibl. Harninkontinenz*; **Urs.:** Versagen des Verschlussmechanismus der Urethra inf. intrinsischer Muskelschwäche, Hormonmangels bzw. Insuffizienz der Beckenbodenmuskulatur; klin. **Einteilung:** Harnverlust bei schwerer Belastung, z. B. Husten u. Niesen (Grad I), bei leichter Belastung, z. B. Aufstehen u. Gehen (Grad II), in Ruhe (Grad III); **Ther.:** Beckenbodentraining, lokale od. system. Östrogentherapie, Alphasympathomimetika; Elektrostimulation, evtl. operative Rekonstruktion (s. TVT, Kolposuspension). Vgl. Descensus uteri et vaginae.

Stress|läsion (↑) f: (engl.) stress lesion; i. d. R. auf dem Boden einer schweren Grundkrankheit (Polytrauma, Verbrennung, Sepsis, Schock u. a.) akut entstandene Erosion bzw. Ulkus im Duodenum od. Magen (meist im Corpus ventriculi); **Path.:** Schwächung der protektiven Faktoren (z. B. Verminderung der Prostaglandin-, Bicarbonat- u. Schleimproduktion) inf. einer Mikrozirkulationsstörung; **Kompl.:** gastrointestinale Blutung*; **Proph.:** z. B. Pirenzepin, Histamin-H_2-Rezeptorenblocker.

Stressoren (↑) m pl: syn. Stressfaktoren*.

Stress|proteine (↑; Prot-*) n pl: (engl.) stress proteins; als Abwehrreaktion auf plötzliche Milieuänderung (z. B. Temperaturerhöhung) von Zellen aller Organismen schnell u. koordiniert verstärkt exprimierte Proteine mit einem hohen Grad an Sequenzhomologie bei Pro- u. Eukaryonten; **Einteilung** in Hitzeschockproteine (Abk. hsp) u. glukoseregulierte Proteine (Abk. grp); **Funktion** i. R. der Immunantwort* z. B. bei der Antigenpräsentation, Immunglobulin-Assembly, bei der Zellproliferation u. Proteintranslokation sowie bei Autoimmunkrankheiten (molekulares Mimikry* zw. bakteriellen u. körpereigenen St.). Vgl. Chaperone.

Stress|syn|drom, post|traumatisch-psychoreaktives (↑) n: (engl.) posttraumatic-psychoreactive stress syndrome; s. Belastungsstörung, posttraumatische.

Streu|strahlen|raster n: (engl.) scattered radiation grid; aus vertikal in gleichen Abständen angeordneten (Blei-)Lamellen bestehender Raster zw. Pat. u. Röntgenfilm; dient bei Röntgenaufnahmen zur Verminderung der auf die Bildebene fallenden Streustrahlung* (Parallelraster) bzw. zur Fokussierung der Röntgenstrahlung (Fokussierraster) u. damit zur Erhöhung des Bildkontrasts.

Streu|strahlung: (engl.) scattered radiation; durch Wechselwirkung der primären Röntgenquanten im durchstrahlten Objekt entstehende Röntgenstrahlung, verbunden mit Richtungsänderung u. evtl. Energieverlust (s. Streuung); spielt bei bildgebenden Verfahren u. im Strahlenschutz eine wichtige Rolle, wirkt kontrastverschlechternd u. muss deshalb möglichst weitgehend eliminiert werden (z. B. durch Streustrahlenraster*). Sie bewirkt daneben eine Strahlenbelastung des Pat. außerhalb des Nutzstrahlenbündels u. macht in Patientennähe Strahlenschutzmaßnahmen beim Personal erforderlich (z. B. Strahlenschutzkleidung*).

Streuung: (engl.) 1. dispersion, 2. diffraction, scattering; **1.** (statist.) Variabilität von Messwerten in einer Serie, z. B. ausgedrückt durch die Varianz*; **2.** (radiol.) Richtungsänderung eines Teils der Primärstrahlung durch Wechselwirkungsprozesse beim Durchgang durch Materie. Die St. kann elastisch (ohne Energieverlust) od. inelastisch (mit Energieübertragung an die Materie) erfolgen. Vgl. Streustrahlung.

Stria (lat.) f (pl Striae): Streifen.

Striae cutis a|trophicae (↑) f pl: syn. Striae distensae, sog. Hautdehnungsstreifen; zunächst blaurötliche, später gelblichweiße Streifen bes. an Bauch, Hüften, Mammae; **Urs.:** Schädigung der elastischen Fasern, meist unter dem Ein-

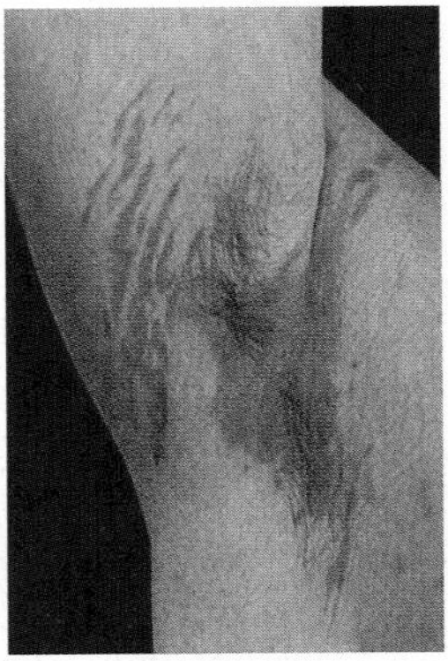

Striae cutis atrophicae:
typische Streifen nach Steroidbehandlung [3]

fluss von Glukokortikoiden; **Vork.:** nach Kortikoidbehandlung, bei Cushing-Syndrom, Infektionskrankheiten, Op., Adipositas, in der Pubertät u. Schwangerschaft (Striae gravidarum); eine Ther. ist nicht möglich.

Striae distensae (↑) f pl: syn. Striae* cutis atrophicae.

Striae gravidarum (↑) f pl: Schwangerschaftsstreifen; s. Striae cutis atrophicae.

Striae medullares ventriculi quarti (↑) f pl: markhaltige, querverlaufende, zum Kleinhirn führende Faserzüge an der breitesten Stelle der Rautengrube.

Striae olfactoriae (↑) f pl: fächerförmig am Trigonum olfactorium ausstrahlende Faserzüge des Tractus olfactorius.

Stria mallearis (↑) f: heller Streifen auf der Außenseite des Trommelfells; entspricht dem durchschimmernden, mit dem Trommelfell verwachsenen Hammergriff.

Stria medullaris thalami (↑) f: markhaltiges Faserbündel auf dem Thalamus, das sich in die Habenulae der Epiphyse fortsetzt.

Stria terminalis (↑) f: Längsstreifen markhaltiger Fasern im Winkel zw. Thalamus u. Nucleus caudatus.

Striatum (lat. striatus gestreift, gefaltet) n: Kurzbez. für Corpus* striatum.

Stria vascularis ductus cochlearis (Stria*) f: reich vaskularisiertes, hohes, mehrreihiges Epithel an der äußeren Wand des Schneckengangs (Ductus cochlearis), dem die Bildung der Endolymphe zugeschrieben wird; vgl. Innenohr.

Strich|ab|rasio (lat. abrasio Ausscheren, Auskratzen) f: syn. Strichkürettage*.

Strich|kürettage (Kürettage*) f: (engl.) sample curettage; syn. Endometriumbiopsie, Strichabrasio; Entnahme je einer Gewebeprobe von Schleimhaut der Vorder- u. Hinterwand des Uterus mittels spez. Kürette zur histol. Beurteilung von Östrogen- u. Gestagenwirkung im Endometrium. Vgl. Kürettage, fraktionierte.

Strich|kultur (lat. cultura Züchtung) f: (engl.) streak culture; bakt. Kultur durch Abstreifen des Materials auf einem festen Nährboden.

Strictura (lat. das Zusammenziehen) f: Striktur*.

Strictura urethrae (↑) f: Harnröhrenverengung*.

Stridor (lat. Zischen, Pfeifen) m: inspiratorisches, pfeifendes Atemgeräusch bei Verengung od. Verlegung der oberen Luftwege; Symptom z. B. der sog. Säbelscheidentrachea durch Struma* od. bei Pseudokrupp*. Vgl. Stertor.

Stridor con|natus (↑) m: syn. Stridor congenitus; von Geburt an bestehender inspirator. Stridor z. B. inf. abnormer Weichheit des Knorpelgerüsts des unreifen Larynx (bildet sich i. d. R. bis zum 2. Lj. zurück); auch als Sympt. bei Struma neonatorum, Tracheomalazie, doppeltem Aortenbogen, Arteria lusoria u. Stimmlippenlähmung.

Striktur (lat. strictura das Zusammenziehen) f: (engl.) stricture; hochgradige Verengung eines Hohlorgans; z. B. der Harnröhre nach traumatisierenden Eingriffen od. Gonorrhö, des Ösophagus nach Verätzung, des Pylorus durch Ulkusnarben od. Karzinom; auch als funkt. bedingte spastische St.

Stripping (engl. to strip abstreifen) n: s. Varizenstripping.

StrlSchV: Abk. für **Str**ahlen**sch**utzverordnung*.

Strobo|skopie (gr. στρόβος Wirbel, Drehung; -skopie*) f: (engl.) stroboscopy; Methode zum Sichtbarmachen schneller period. Bewegungsabläufe mit Hilfe eines **Stroboskops**, das in regelmäßigen Abständen kurze Lichtblitze erzeugt, deren Frequenz variiert werden kann; med. Anwendung z. B. als **Laryngostroboskopie** zur laryngoskop. Beurteilung der Stimmlippenschwingungen; dabei wird die Frequenz der Lichtblitze mit den bei Intonation eines Tons auftretenden regelmäßigen Stimmlippenschwingungen über ein Kehlkopfmikrophon synchronisiert, wobei der Eindruck eines scheinbaren Stillstands, bei Änderung der Blitzfrequenz der eines stark verlangsamten Schwingungsablaufs entsteht. **Ind.:** funkt. Untersuchung der Stimmlippen (z. B. bei Dysphonie, zum Ausschluss einer entzündl. od. tumorös bedingten Infiltration).

Strömung: (engl.) flow, current; Bewegung von Flüssigkeiten od. Gasen; als **laminare** St. ohne Vermischung von Flüssigkeits- bzw. Gasschichten od. als **turbulente**, durch Wirbelbildung u. Turbulenzen charakterisierte St.; turbulente St. tritt bei Durchströmung eines Rohrs ab einer kritischen Strömungsgeschwindigkeit auf u. führt inf. einer Zunahme der inneren Reibung zur Erhöhung des Strömungswiderstands. Der

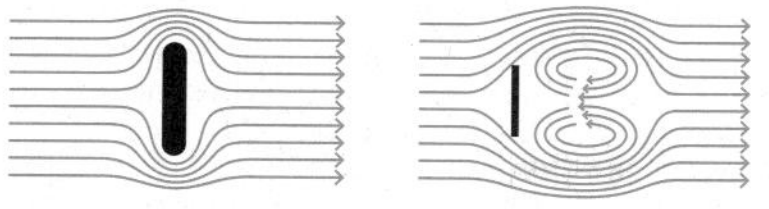

Strömung:
li.: laminare Strömung; re.: turbulente Strömung [516]

Zustand der St. einer Flüssigkeit (zw. laminar u. turbulent) wird durch die Reynolds*-Zahl beschrieben. Vgl. Hagen-Poiseuille-Gesetz, Viskosität.

Stroke (engl. Schlag): Schlaganfall*.

Stroke unit (↑; engl. unit Einheit): Behandlungseinrichtung (meist Intensivstation) in einem Krankenhaus, die räuml., personell u. materiell auf die Diagnostik u. Therapie von Pat. mit Schlaganfall* in der Akutphase spezialisiert ist.

Stroma (gr. στρῶμα das Ausgebreitete, Decke, Lager) n: Gerüst, bindegewebiges Stützgewebe eines Organs bzw. eines Tumors.

Stroma|hyper|plasie (↑; Hyper-*; -plasie*) f: (engl.) stromahyperplasia; **1.** selten vorkommende, einseitige Zunahme der Stromazellen des Endometriums mit Auseinanderdrängen der endometrialen Drüsen; prämaligne Form der adenomatösen Hyperplasie*; **2.** diffuse Verteilung von Thekazellen im hyperplastischen Ovarialstroma; Vork. in der Postmenopause*.

Stroma|sarkom (↑; Sark-*; -om*) n: s. Uterussarkome.

Stromatose (↑; -osis*) f: (engl.) stromatosis; (gyn.) **1.** syn. Stromaadenomyose; Herde von Endometriumstroma ohne Drüsenanteile im Myometrium, u. U. mit Übergreifen auf die Serosa; sehr selten (DD: Stromasarkom); **2.** Bez. für das verdichtete Ovarialstroma bei polyzystischen Ovarien*.

Strom|bahn, terminale: s. Endstrombahn.

Strom, dia|dynamischer: (engl.) diadynamic current; Komb. von Gleichstrom (Basisstrom) u. versch. Impulsstromkomponenten (gleich gerichtete, frequenzmodulierte Wechselströme mit einer Frequenz von 50 od. 100 Hz u. einer Impulsdauer von 10 ms); s. Niederfrequenztherapie.

Strom, faradischer: (engl.) faradic current; histor. Bez. für Wechselstrom* mit einer Frequenz von 50 Hz. Vgl. Impulsstromtherapie.

Strom, galvanischer: (engl.) galvanic current; in der Elektrodiagnostik* bzw. Elektrotherapie* gebräuchl. Bez. für Gleichstrom*.

Strom|marke: (engl.) electric burn; Hautveränderung an der Kontaktstelle mit elektr. Spannung; porzellanartige grau-weiße bis gelbl. Hautstelle mit zentral eingesunkener graubräunl. Nekrose; bei Hochspannung ausgedehnte Verbrennungen; mikroskopisch Hitzewaben bzw. Dampfblasen in den oberen Hautschichten, Metallisation, Zellkernausziehungen in der Epidermis, Zusammensinterung der Kollagenfasern der Dermis; **Urs.:** meist Unfall, selten Selbsttötung, gelegentl. Tötung; bei breitflächigem Kontakt (z. B. Tod in der Badewanne) können Strommarken fehlen. Vgl. Elektrounfall, Starkstromverletzung. V. Sch.

Strom, neo|faradischer: (engl.) neo-faradic current; s. Impulsstromtherapie.

Strom|stärke, elektrische: (engl.) amperage; Kurzbez. Strom; Formelzeichen I; SI-Basisgröße für die pro Zeit bewegte elektr. Ladung* ($I = Q/t$); SI-Einheit Ampere* (A). Vgl. Ohm-Gesetz.

Strongyloides stercoralis (gr. στρογγύλος rund, bauchig; -id*) m: Zwergfadenwurm, Kotälchen (vgl. Nematodes); Err. der Strongyloidiasis*; **Entw.:** Larven (bis 0,7 mm lang) dringen perkutan in den Wirt ein; auf dem Blutweg gelangen sie in die Lunge u. über Alveolen, Bronchien, Trachea u. Pharynx in den Darm. Hier entwickeln sich Weibchen, die wahrscheinlich parthenogenetisch Eier produzieren. Die geschlüpften Larven werden mit dem Stuhl ausgeschieden u. entwickeln sich nach zwei Häutungen zu infektiösen Drittlarven. Durch Endo- (Durchdringen der Darmwand) od. Exoautoinfektion (Durchdringen der perianalen Haut od. Ingestion) kann es zu starker Verseuchung kommen; Präpatenz* mind. 17 Tage.

Strongyloidiasis (↑; ↑; -iasis*) f: syn. Strongyloides-stercoralis-Infektion; durch den Befall des Darms mit Strongyloides* stercoralis verursachte Erkrankung; **Vork.:** v. a. in tropischen Ländern; in Europa bei Grubenarbeitern (BK Nr. 3103) u. HIV-Infizierten; **Klin.:** juckende papulo-pustulöse Dermatitis (sog. Bodenkrätze) inf. sekundärer bakt. Verunreinigung der von den Larven durchbohrten Hautstellen; akute Pneumonie bei Migration der Larven durch die Lunge; Eosinophilie, gastrointestinale Sympt. (Erbrechen, Diarrhö); bei massivem Befall Abmagerung, Anämie, Ileus; **Diagn.:** Nachweis der Wurmlarven in Stuhl, Duodenalsaft od. Sputum; **Ther.:** Albendazol, Mebendazol, Tiabendazol.

Strontium n: chem. Element, Symbol Sr, OZ 38, rel. Atommasse 87,62; 2-wertiges Erdalkalimetall; biol. Halbwertzeit* bezogen auf Knochen $1{,}8 \times 10^4$ u. auf den ganzen Körper durchschnittlich $1{,}3 \times 10^4$ Tage; vgl. Elemente, knochenaffine.

Stroph|an|thin n: Herzglykosid zur parenteralen Anw. aus Strophanthus gratus (g-Strophanthin) bzw. Strophanthus kombe (k-Strophanthin); s. Herzglykoside.

Strophulus (Dim. von gr. στρόφος Strick, Band) m: s. Prurigo simplex acuta, Prurigo simplex subacuta.

Stroud-Kamm: (engl.) Stroud's pecten; Pecten analis; Streifen zw. Valvulae* anales u. Linea anocutanea.

Strümpell-Lorrain-Krankheit: s. Spinalparalyse, spastische.

Strümpell-Zeichen (Adolf G. von St., Int., Wien, Leipzig, 1853–1925): (engl.) Strümpell's sign; s. Pyramidenbahnzeichen (Tab.).

Struktur (lat. structura Zusammenfügung, Ordnung, Aufbau) f: (engl.) structure; gegliederter Aufbau.

Struktur|gen (↑; Gen*) n: (engl.) structural gene; das Gen* eines Operons*, das die Primärstruktur eines Peptids (z. B. eines Enzyms) codiert.

Struktur|iso|merie (↑; Iso-*; gr. μέρος Teil, Anteil) f: (engl.) structural isomerism; s. Isomerie.

Struktur|niveau (↑) n: (engl.) structural level; psychoanalyt. Stufeneinteilung der Persönlichkeit, die unter Belastung zu charakterist. Symptomenbildung neigt; **Einteilung** (nach M. Ermann): **1.** niederes St., gekennzeichnet durch erschwerte, aber im Ggs. zur Psychose erhaltene Realitätsprüfung, Spaltungsabwehr, Instabilität von Erleben u. Bezügen sowie Impulsivität; disponierend für das Borderline*-Syndrom; **2.** mittleres St., gekennzeichnet durch Kränkbarkeit bis hin zur schweren suizidalen Selbstwertkrise; disponierend für Narzissmus*; **3.** höheres St., bei dem vernetzte Mehrpersonenbeziehungen mögl. sind; disponierend für eine reifere Neurose* (z. B. Konversionsneurose*, Zwangsstörung*, Phobie*). E. Fri.

Struktur|proteine (↑; Prot-*) n pl: (engl.) scleroproteins; syn. Gerüstproteine; Proteine mit meist typ. Aminosäurenzusammensetzung, die aufgrund ihrer Sekundärstruktur (Betafaltblatt, Alphahelix, Triplehelix) Fasern u. Filamente von großer mechan. Stabilität u. chem. Resistenz ausbilden, z. B. Elastin, Keratine, Kollagen; **Vork.:** extrazelluläre Matrix*, Zytoskelett. Vgl. Adhäsionsproteine.

Struma (lat. Drüsenschwellung am Hals, Geschwulst) f: (engl.) struma, goiter; auch Kropf; Bez. für jede Vergrößerung der gesamten Schilddrüse* od. von Teilen des Organs unabhängig von Pathogenese, Funktionslage u. Dignität; eine St. kann sowohl mit euthyreoter Stoffwechsellage als auch mit Hypothyreose* bzw. Hyperthyreose* einhergehen, dabei histol. benigne sein od. von maligne entarteten Schilddrüsenzellen ausgehen (St. maligna). Die Bez. **blande** St. für eine benigne St. bei klin. Euthyreose umfasst eine morphol. u. pathogenetisch heterogene Krankheitsgruppe u. ist daher problematisch. **Klassifikation** der St. (nach der „Sektion Schilddrüse der Deutschen Gesellschaft für Endokrinologie"): **1. Befunddeskription** (Topographie u. Morphologie): **a)** eutope Lok. (im Halsbereich, substernal); diffus vergrößert (α), einknotig (β) od. mehrknotig (γ); **b)** dystope Lok. intrathorakal (α) od. als Zungengrundstruma* (β); **2. Path.: a)** inf. Iodmangels; **b)** durch strumigene Substanzen; **c)** bei Autonomie des Schilddrüsengewebes; **d)** bei Zystenbildung (St. cystica), z. B. inf. Blutung, posttraumatisch; **e)** bei Immunthyreopathien (s. Thyroiditis); **f)** bei anderen Entz.; **g)** bei benignen od. malignen Schilddrüsentumoren; **h)** inf. Produktion von TSH* bzw. TSH-ähnl. Substanzen (bei Hypophysentumor, paraneoplast. z. B. bei Blasenmole); **i)** bei Akromegalie; **k)** bei Enzymdefekten (Iodfehlverwertung*); **l)** bei peripherer Hormonresistenz; **m)** (sek.) bei extrathyroidalen bzw. systemischen Erkr. (z. B. Karzinommetastasen, Lymphome, Sarkoidose, Befall mit Parasiten); **n)** andere Ursachen; **Diagn.:** s. Schilddrüsendiagnostik; bei Pat. <30 Jahren mit palpatorisch u. sonographisch sicher diffusen homogenen Strumen (Größenstadium I, evtl. auch II) kann auf die szintigraph. Untersuchung verzichtet werden. Palpatorisch, sonographisch bzw. szintigraphisch malignomverdächtige Bezirke (derbe, echoarme u. szintigraphisch kalte Schilddrüsenknoten*) müssen nach gezielter Feinnadelbiopsie zytol. untersucht werden (Punktionszytologie, Zytodiagnostik). Lässt sich der Verdacht auf St. maligna nicht ausräumen, so ist die op. Strumektomie* mit histol. Untersuchung des Operationspräparats, ggf. die totale Thyroidektomie* indiziert. Bei Verdacht auf Autonomie diagn. Vorgehen wie bei autonomem Adenom* der Schilddrüse; bei lokalen Kompressionserscheinungen (obere Einflussstauung, Stridor*) Röntgendiagnostik (Thorax, Trachea, Ösophagus); ggf. Lungenfunktionsprüfung mit Fluss/Volumen-Kurve u. Ganzkörperplethysmographie mit Bestimmung des Atemwegwiderstands; Radioiodtest* nur vor Einleitung einer Radioiodtherapie*. **Langzeitüberwachung:** neben regelmäßiger körperl. Untersuchung insbes. lokaler Tastbefund, sonograph. Volumetrie u. Kontrolle der Schilddrüsenfunktion (euthyreote Strumen können autonom werden), ggf. Suppressionsszintigraphie*; **Ther.: 1.** bei euthyreoter benigner St. zur Gewebeverkleinerung u. Proph. gegen Knotenbildung u. Autonomie Iodid u./od. L-Thyroxin; nach 1- bis 1½-jähriger Schilddrüsen-

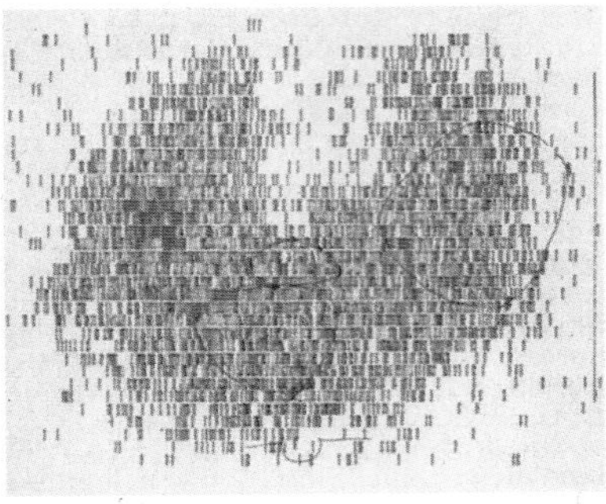

Struma:
szintigraphischer Befund bei mehrknotiger Struma mit kalten Knoten (Kreise) [518]

Struma
Größenklassifikation (nach WHO)

Stadium		Größe
0		keine Struma
I		tastbare Struma
	Ia	tastbare, auch bei Reklination des Kopfes nicht sichtbare Struma od. kleiner Strumaknoten
	Ib	tastbare, nur bei Reklination des Kopfes sichtbare Struma
II		auch ohne Reklination des Kopfes sichtbare Struma
III		sehr große Struma, bereits aus größerer Entfernung sichtbar, mit lokalen Komplikationen (Behinderung von Blutzirkulation u. Atmung) od. substernalem Strumaanteil

Das Symptom „Struma" bedarf grundsätzlich der umfassenden differentialdiagnostischen Abklärung.

S

hormon-Suppressionsbehandlung ist mit keiner weiteren Strumaverkleinerung mehr zu rechnen, danach nur noch medikamentöse Behandlung mit Iodid bzw. reduzierte Schilddrüsenhormongabe zur Rezidivprophylaxe; **2.** bei sehr großer St. mit lokalen Kompl. (Einengung von Trachea, Ösophagus, Halsgefäßen) subtotale Strumektomie od. Radioiodtherapie; danach Rezidivprophylaxe.

Struma adolescentium sive juvenilis (↑) f: s. Pubertätsstruma.

Struma basedowiana (↑) f: auch Struma basedowificata; diffus-parenchymatöse Struma mit reichl. Gefäßentwicklung, flüssigem Kolloid u. Epithelwucherung, charakterist. für Basedow-Krankheit; s. Thyroiditis.

Struma, blande (↑) f: s. Struma.

Struma colloides (↑) f: Struma mit deutl. Kolloidvermehrung in großen (St. c. macrofollicularis) od. kleinen (St. c. microfollicularis) Follikeln; als Struma diffusa parenchymatosa od. Struma nodosa.

Struma con|nata (↑) f: syn. Struma* neonatorum.

Struma dif|fusa par|en|chymatosa (↑) f: nicht abgrenzbare Vergrößerung der Schilddrüse, histol. mit gleichmäßiger Drüsenwucherung; z. B. Struma adolescentium sive juvenilis, Struma basedowiana, best. Formen der Struma colloides. Vgl. Struma nodosa.

Struma, eu|thyreote (↑) f: (engl.) euthyroid goiter; Struma mit normaler Schilddrüsenfunktion.

Struma fibrosa (↑) f: histol. hauptsächlich aus Bindegewebe bestehende Struma.

Struma intra|trachealis (↑) f: Struma mit Lok. im unteren Larynx u. in der oberen Trachea; s. Schilddrüsendystopie.

Struma lymphomatosa Hashimoto (↑; Hakaru H., Pathol., Chir., Japan, 1881–1934) f: s. Thyroiditis.

Struma maligna (↑) f: Strumabildung durch invasiv wachsendes, evtl. metastasierendes autonomes Schilddrüsengewebe; entw. bindegewebiger (St. m. sarcomatosa, meist spindel- od. polymorphzellig), häufiger aber epithelialer (St. m. carcinomatosa; s. Schilddrüsenkarzinom) Herkunft; vgl. Schilddrüsentumoren, Schilddrüsenknoten.

Struma mollis (↑) f: weiche Struma; histol. v. a. aus Schilddrüsenparenchymzellen bestehend.

Struma neo|natorum (↑) f: syn. Struma connata; sog. Neugeborenenstruma; Schilddrüsenvergrößerung beim Neugeborenen; **Vork.: 1.** endem. in Iodmangelgebieten (s. Kretinismus); **2.** nicht endemisch inf. erhöhter Iodaufnahme während der Schwangerschaft (z. B. Medikamente, Röntgenkontrastmittel); selten inf. Hypothyreose* od. thyreostatischer Behandlung der Mutter, Hyperthyreose des Neugeborenen od. kongenitalem Enzymdefekt (Iodfehlverwertung). Bei ca. 50 % der Neugeborenen mit Struma liegt eine hypothyreot. Stoffwechsellage vor. **Ther.:** Iodid bei Iodmangel, sonst L-Thyroxin; ggf. Iodid-Prophylaxe in der Schwangerschaft.

Struma nodosa (↑) f: knotige Struma, Knotenstruma; anfangs meist euthyreot, im weiteren Verlauf (häufig nach Jahren) klin. u. labordiagn. Zeichen einer Hyperthyreose*, dabei histol. oft Zysten (St. n. colloides cystica), Blutungen (St. n. haemorrhagica) od. Verkalkung (St. n. calcificata); häufigste Kropfform. Vgl. Schilddrüsenknoten, Struma diffusa parenchymatosa.

Struma ovarii (↑) f: einkeimblättriges Teratom* aus Schilddrüsengewebe im Ovar; evtl. thyroxinproduzierend mit thyreotoxischen Symptomen (s. Hyperthyreose).

Struma post|branchialis (↑) f: syn. Hürthle*-Tumor.

Struma retro|sternalis (↑) f: hinter dem Brustbein bzw. den Schlüsselbeinen lokalisierte Struma; vgl. Tauchkropf.

Struma vasculosa (↑) f: sehr gefäßreiche, meist hyperthyreote Struma, evtl. mit pulsierenden od. mit varikös erweiterten Gefäßen (Struma varicosa).

Strum|ek|tomie (↑; Ektomie*) f: (engl.) strumectomy; auch Strumaresektion; morphologie- u. funktionsgerechte Resektion des pathol. veränderten Schilddrüsengewebes bei vergrößerter Schilddrüse (Struma*); **Formen: 1.** selektive od. subtotale Resektion: Verbleib des knotenfreien Gewebes (oberer Polrest, dorsaler Rest); **2.** fast totale Resektion: Verbleib eines nur kleinen Restes Normalgewebe; **3.** Hemithyroidektomie: totale Entf. des gesamten Schilddrüsenlappens (Lobektomie) mit Entfernung des Isthmus (Isthmektomie); **4.** Thyroidektomie: totale Entf. der gesamten Schilddrüse, **5.** Knotenexzision: Entf. eines Knotens mit gesundem Randsaum; **Kompl.:** je nach Ausmaß der Resektion Nachblutung (0,3-5 %), permanente Rekurrensparese (0,2-2 %), permanente Unterfunktion der Nebenschilddrüsen (<1 %), postop. Tetanie*. J. Die.

Strumitis (↑; -itis*) f: Entz. einer vergrößerten Schilddrüse; vgl. Thyroiditis.

Strumitis Hashimoto (↑; ↑; Hakaru H., Pathol., Chir., Japan, 1881–1934) f: syn. Struma lymphomatosa Hashimoto; s. Thyroiditis.

Struvit n: (engl.) struvite; kristallines Magnesiumammoniumphosphat*; vgl. Ausgussstein, Nephrolithiasis.

StrVG: Abk. für **Str**ahlenschutz**v**orsorge**g**esetz*.

Strychnin n: (engl.) strychnine; Alkaloid aus dem Samen von Strychnos nux vomica (Brechnuss); Reflexkrampfgift durch Lähmung hemmender Synapsen. Vgl. Interneuronengifte.

Strychnismus m: (engl.) strychnism; Vergiftung mit Strychnin od. mit Brechnuss; **Sympt.:** Krämpfe wie bei Tetanus, evtl. Tod an Erstickung inf. Beteiligung der Atemmuskulatur.

ST-Strecke: (engl.) S-T segment; Segment zw. dem Ende des QRS-Komplexes u. dem Beginn der T-Welle im EKG; s. Elektrokardiographie.

Stuart-Medium (Med-*) n: halbfestes Transportmedium für bakterienhaltiges Untersuchungsmaterial, das aus 0,3 % Agar, Natriumthioglykolat, Calciumchlorid, Natriumglycerolphosphat u. einem Methylenblauzusatz besteht.

Stuart-Prower-De|fekt m: (engl.) factor X deficiency; sehr seltene, hämophilieähnliche Erkr. inf. autosomal-rezessiv erbl. Mangels an Faktor X der Blutgerinnung* (Stuart-Prower-Faktor); s. Hämophilie.

Stuben|fliege: Musca u. Fannia; s. Fliegen.

Stucco|keratosis (ital. stucco Stuck, Gipsverzierung; Kerat-*; -osis*) f: syn. Keratoelastoidosis verrucosa; Sonderform der Verrucae* seborrhoicae mit leicht erhabenen, bis linsengroßen, mit rauen Schuppen bedeckten (an Stuck erinnernden) Papeln; die Schuppen lassen sich leicht ablösen, ohne dass eine Blutung auftritt.

Lok.: bes. Fuß-, Handrücken, Unterarme, Unterschenkel bei älteren Menschen.

Studie, epi|demio|logische f: (engl.) epidemiological study; bevölkerungsbezogene Untersuchung der Epidemiologie*; z. B. als Survey*, Screening*-Verfahren, retrospektive Studie (z. B. als Querschnittstudie* u. Fallkontrollstudie*), prospektive Studie (s. Longitudinalstudie), Kohortenstudie*, Interventionsstudie*.

Stütz|gewebe: (engl.) supporting tissue; Sammelbez. für die Körperform erhaltende Strukturen; Teil der Bindegewebe* mit halbfester (Knorpel) od. fester (Knochengewebe) Grundsubstanz.

Stütz|re|aktion f: (engl.) supporting reaction; Schaltenbrand-Reflex; s. Reflexe, frühkindliche.

Stufen|test m: s. Master-Test, Kletterstufentest.

Stuhl: Faeces, Kot*.

Stuhl|in|kon|tinenz (Inkontinenz*) f: (engl.) fecal incontinence; Incontinentia alvi, anorektale Inkontinenz; Unvermögen, den Stuhl willkürl. bzw. reflektorisch zurückzuhalten; **Stadien: 1.** Teilinkontinenz 1. Grades (Stuhlschmieren bei Belastung u. Diarrhö); **2.** Teilinkontinenz 2. Grades (Inkontinenz für Winde u. dünnen Stuhl); **3.** Totalinkontinenz (völliger Kontrollverlust); **Formen: 1.** primäre St. (sog. Neuralinkontinenz): angeb. bei Spina bifida, Myelomeningozele od. kongenitalem Megakolon; traumat. bei Bandscheibenvorfall od. Wirbelkörperfraktur mit Querschnittlähmung; zerebral z. B. bei Demenz u. Hirntumor, spinal durch Multiple Sklerose, Diabetes mellitus u. a.; **2.** sensorische St.: Dysfunktion bzw. Verlust der Rezeptoren im Analkanal u. Rektum mit fehlendem Stuhldrang z. B. durch Hämorrhoiden, Analprolaps, Analatresie, nach gyn. u. anorektalen Operationen; **3.** muskuläre bzw. motorische St. durch Schädigung des Sphinkters (Phählungsverletzung, Dammriss, Rektumprolaps, Tumor, Analfistel, gyn. u. proktologische Operationen) od. Sphinkterschwäche im Alter; **4.** reservoirbedingte St. bei Kurzdarmsyndrom, tiefer Rektumresektion, ileoanaler Anastomose; **5.** psychische St. inf. Kriegstrauma, Psychose, Enkopresis*; **Ther.:** Behebung der Urs.; ggf. rekonstruktive op. Verf. zur Wiederherstellung der sensorischen bzw. motorischen Kontinenz mit postop. ausgiebigem Sphinktertraining (Biofeedback, Beckenbodengymnastik u. a.); evtl. Anus* praeternaturalis.

Stuhl|untersuchungen: (engl.) scatoscopies; klin. u. labormed. Untersuchung u. Beurteilung von Eigenschaften u. Bestandteilen des Stuhlgangs; **1.** Konsistenz: geformt od. ungeformt, flüssig v. a. bei Diarrhö, schafskotähnlich-bröckelig v. a. bei Obstipation, bleistiftförmig z. B. bei tiefsitzender Kolonstenose; **2.** Farbe: grau bei vermehrter Fettausscheidung, schwarz bei Teerstuhl*, weiß inf. von Acholie*; **3.** Masse: normal zw. 100–200 g/24 Std., erhöht u. a. bei Malabsorption, Zöliakie, Steatorrhö; **4.** Geruch: übel, faulig z. B. bei Fäulnisdyspepsie*, scharf z. B. bei Gärungsdyspepsie*; **5.** pathol. Beimengungen: **a)** makroskop. erkennbares Blut (s. Blutstuhl) od. okkultes Blut* im Stuhl; **b)** Schleimauflagerungen z. B. bei Reizkolon, Enteritis; **c)** Eiterbeimengungen; **d)** Nahrungsmittelbestandteile (z. B. Fleischfasern bei Maldigestion od. Malabsorption); **6.** quant. Nachweis von Ausscheidungen: **a)** Fettbestimmung nach van de Kamer; eine Stuhlprobe wird mit Kaliumhydroxid verseift, mit Salzsäure hydrolysiert u. freie Fettsäuren u. Fettsäureester nach Extraktion u. Lösung in Ethanol titrimetrisch bestimmt; erhöhte Werte (>7 g/24 Std.) v. a. bei Malassimilation. **b)** Proteinausscheidung; nach i. v. Injektion von ^{131}I-PVP (Gordon-Test) od. ^{51}Cr-Albumin u. Messung der Aktivität im Stuhl; erhöhte Werte z. B. bei exsudativer Enteropathie*; **c)** Ausscheidung von Enzymen; z. B. Bestimmung von Elastase* bei exokriner Pankreasinsuffizienz; **7.** mikrobiol. Untersuchungen: z. B. Stuhlkultur, elektronenmikroskop. od. fluoreszenzmikroskop. Nachweis von Err., Analabstrich, Wurmeiernachweis.

Stuhl|zäpfchen: (engl.) laxative suppository; Suppositorium* mit abführender Wirkung.

Stummheit: (engl.) dumbness; syn. Mutitas; Unfähigkeit zur artikulierten Lautbildung, schwere Form der Sprachstörung*; **Vork.:** als Folge von Taubheit* (s. Taubstummheit), kortikaler Läsionen (z. B. bei best. Formen u. Schweregraden der Aphasie) od. psych. Störungen (s. Mutismus).

Stumpf|schmerz: (engl.) stump pain; lokales Schmerzsyndrom im Stumpfbereich nach Amputation; provoziert evtl. Phantomempfinden*; **Urs.:** Prothesendruck, Neurom, Durchblutungsstörung.

Stupor (lat. Erstarrung) m: Bez. für Zustand der Reglosigkeit ohne äußerl. erkennbare psych. u. körperl. Aktivität mit Akinese, Amimie, Mutismus bei wachem Bewusstsein u. u. U. extremer innerer Anspannung; **Vork.:** z. B. bei Katatonie (sog. Sperrung), psychotischer Depression, Epilepsie od. Intoxikationen; **Ther.:** Versuch der Beziehungsaufnahme, Neuroleptika, u. U. kurzfristig Benzodiazepine. Vgl. Antriebsstörung, Emotionsstupor.

Sturge-Weber-Krabbe-Syndrom (William A. St., Arzt, London, 1850–1919; Frederick P. W., Arzt, London, 1863–1962; Knud K., Neurol., Kopenhagen, 1885–1961) n: (engl.) Sturge-Weber syndrome; syn. Angiomatosis encephalofacialis; meist sporadisch auftretende Phakomatose mit kavernösem Angiom* im Bereich der Meningen (v. a. über dem Parietallappen) u. einem Naevus* flammeus meist im Bereich des 1. u. 2. Trigeminusasts der ipsilateralen Gesichtshälfte (s. Abb.; Lok. zusätzl. auch an Stamm od. Extremitäten mögl.), evtl. kombiniert mit Glaukom, Hydrophthalmus, Hypertrophie des Plexus choroideus u. Fehlbildungen anderer Organe;

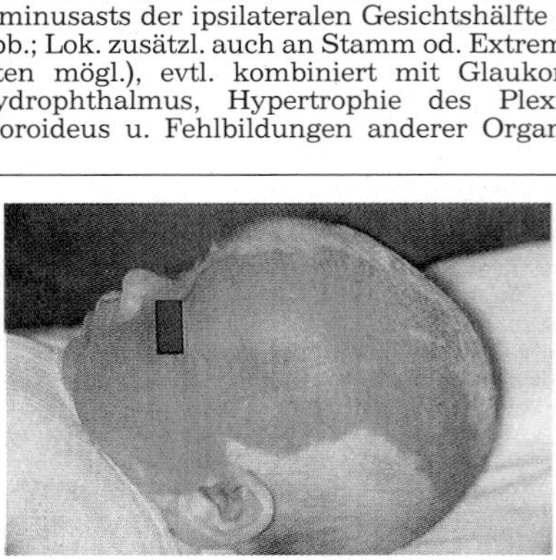

Sturge-Weber-Krabbe-Syndrom: Naevus flammeus im Bereich aller drei Trigeminusäste [179]

Häufigkeit ca. 1:50 000; **Sympt.:** fokale epilept. Anfälle, evtl. Hemiparese, Hemianopsie, Hirnatrophie mit geistiger Behinderung inf. zerebraler Durchblutungsstörung durch Verkalkung der Angiome; **Diagn.:** Rö.-Schädel (Doppelkonturierung der verkalkten Gefäße), kraniale Computer- od. Kernspintomographie (Hirnatrophie); **Ther.:** symptomat. Antikonvulsiva, kosmet. Besserung des Hautbefundes durch Lasertherapie; **DD:** Epilepsie, Hirntumoren, andere Phakomatosen.

Sturmdorf-Bonney-Plastik (Arnold St., amerikan. Gyn., 1861–1934; William F. B., Gyn., London, 1872–1953; -plastik*) f: (engl.) Sturmdorf's operation; bes. Operationstechnik zur Zervixrekonstruktion, z. B. nach Konisation* bzw. Portioamputation.

Sturz|geburt: Geburt, bei der das Kind inf. einer ungünstigen Stellung der Mutter aus dem Geburtskanal heraus zu Boden stürzt; forensisch relevant, da häufig Schutzbehauptung bei Kindestötung*. Vgl. Geburt, überstürzte.

Sturz|krankheit: ungenaue Bez. für das insbes. im hohen Alter vorkommende Hinfallen aus äußerlich nur geringfügigen Anlässen; häufiger Grund für Frakturen u. Krankenhauseinweisung im Alter; **Urs.:** häufig nicht zu ermitteln; Vestibularisschädigung, Drop attack, Parkinson-Syndrom u. Demenz sowie orthostatische Hypotonie, Karotissinus-Syndrom, Herzrhythmusstörungen, Herzinfarkt, Aortenstenose u. Synkope; evtl. auch Erkr. des Stütz- u. Bewegungsapparats, Wirkungen von Alkohol u. Medikamenten, Hypoglykämie, Sehstörungen sowie psychogene Faktoren.

Stuttgarter Hunde|seuche: s. Kanikolafieber.

Styli (gr. στῦλος Säule, Pfeiler, Stütze) m pl: Stifte.

Styloiditis radii (↑; -id*; -itis*) f: Entzündung des Processus styloideus radii mit Sympt. ähnlich der Epikondylitis*.

Stypsis (gr. στῦψις Zusammenziehung, Verdichtung) f: Blutstillung*; vgl. Hämostatika.

Styptika (gr. στυπτικός verstopfend, verdickend) n pl: (engl.) styptics; **1.** Hämostyptika; s. Hämostatika; **2.** Antidiarrhoika*.

Sub-: Wortteil mit der Bedeutung unter, unterhalb, nahe bei; von lat. sub.

sub|akut (↑; lat. acutus spitz, scharf, gefährlich): (engl.) subacute; nicht ganz akut, weniger akut, weniger heftig verlaufend.

Sub|aorten|stenose, idio|pathische hypertrophische (↑; Aorta*; Steno-*; -osis*) f: syn. hypertrophische obstruktive Kardiomyopathie; s. Kardiomyopathie.

sub|arachnoidal (↑; gr. ἀράχνη Spinne; -id*): (engl.) subarachnoid; unter der Arachnoidea encephali bzw. A. mater spinalis liegend; vgl. Arachnoidea mater.

Sub|arachnoidal|blutung (↑; ↑; ↑): (engl.) subarachnoid hemorrhage; akute Blutung in den Subarachnoidalraum, fast immer aus einem basalen Aneurysma* (bes. der A. communicans ant.), seltener aus einem Angiom*; **Sympt.:** spontanes Auftreten (im Schlaf od. nach körperl. Anstrengung); meningeales Syndrom* ohne Fieber; heftiger, meist okzipitaler Kopfschmerz, zerebrale Herdstörungen, Hirndrucksteigerung inf. Massenverschiebung, Bewusstseinsstörung; **Kompl.:** zerebraler Vasospasmus, Hydrozephalus, Rezidiv (häufig letal); **Diagn.:** kraniale Computertomographie, im Zweifel Lumbalpunktion (blutiger Liquor; pos. Befund noch vor der CCT), zerebrale Angiographie (zum Nachweis der Blutungsquelle); **Ther.:** um Kompl. zu vermeiden, möglichst baldige neurochir. Ausschaltung eines Aneurysmas durch Metallclips, ggf. Embolisation eines Angioms; Calciumantagonisten (Proph. zerebraler Vasospasmen); bei Hydrozephalus Ventrikeldrainage; ggf. hypervolämisch-hypertensive Therapie. Vgl. Hämatom, subdurales.

Subarachnoidalblutung
Einteilung in Schweregrade

Grad I	leichter Kopfschmerz, leichte Nackensteifigkeit
Grad II	Kopfschmerz, Nackensteifigkeit, Hirnnervenausfälle, keine Bewusstseinsstörung
Grad III	Bewusstseinstrübung, noch ansprechbar, neurol. Herdsymptome
Grad IV	Somnolenz od. Sopor, Hemiparese, evtl. Streckkrämpfe
Grad V	Koma, Streckkrämpfe, gestörte vitale Funktionen

Sub|arachnoidal|raum (↑; ↑; ↑): (engl.) subarachnoid space; (anat.) Spatium subarachnoideum; Liquorraum zw. Arachnoidea mater u. Pia mater.

Sub|arachnoidal|zyste (↑; ↑; ↑; Kyst-*) f: syn. Arachnoidalzyste*.

Sub|azidität (↑; Azid-*) f: (engl.) subacidity; verminderter Gehalt des Magensafts* an (freier) Salzsäure; vgl. Anazidität, Achylia gastrica.

Sub|clavia (↑; lat. clavis Schlüssel) f: Kurzbez. für Arteria* subclavia.

Subclavian-steal-Syn|drom (engl. ↑; ↑; to steal stehlen) n: Anzapfsyndrom der A. subclavia; intermittierende Mangeldurchblutung des Gehirns, bes. bei Belastung der Arme, durch proximale Stenose od. Verschluss der A. subclavia mit Strömungsumkehr in die ipsilaterale A. vertebralis zugunsten des ipsilateralen Arms; **Sympt.:** Schwindel, plötzliches Hinfallen ohne Bewusstlosigkeit (Drop attack), Ataxie, schmerzhafte Bewegungseinschränkung der Armmuskulatur, zentrale Parästhesien; **Diagn.:** Pulsabschwächung auf der betroffenen Seite, seitendifferente Blutdruckwerte, Stenosegeräusch bei Auskultation der A. subclavia, positive Faustschlussprobe; Ultraschalldiagnostik (Doppler-Sonographie), Angiographie; **Ther.:** Bypass*-Operation, evtl. Angioplastie*; **DD:** Aortenbogensyndrom. Vgl. Durchblutungsstörung, vertebrobasiläre; Verschlusskrankheiten, arterielle; Steal-Phänomen.

sub|dia|phragmatisch (↑; gr. διάφραγμα Zwischenwand, -haut): (engl.) subdiaphragmatic; s. subphrenisch.

sub|dural (↑; lat. durus hart): unter der Dura* mater (zw. Dura u. Arachnoidea* mater) gelegen.

Sub|dural|hämatom (↑; lat. durus hart; Häm-*, -om*) n: s. Hämatom, subdurales.

Suber|ose (lat. suber Korkeiche; -osis*) f: (engl.) suberosis; syn. Korkstaublunge; Form der exogen-allergischen Alveolitis* durch Sensibilisierung gegen Penicillium frequentans in Korkeichenrinde; Vork. bisher nur in Portugal.

sub|febril (Sub-*; lat. febris Fieber): (engl.) subfebrile; leicht fieberhaft; subfebrile Temperaturen* von 37,1–38,0 °C (axillar gemessen).

Sub|hämo|philie (↑; Häm-*; -phil*) f: (engl.) subhemophilia; milde Form der Hämophilie* mit 5–25 % Restaktivität von Faktor VIII bzw. IX; klin. Manifestation meist erst im Erwachsenenalter.

Sub|ileus (↑; Ileus*) m: syn. Präileus; beginnender, inkompletter Ileus*.

Sub|in|volutio uteri (↑; lat. involutio Windung) f: mangelhafte Rückbildung der Gebärmutter (Involutio* uteri) im Wochenbett.

Sub|klavia (↑; lat. clavis Schlüssel) f: Arteria (Vena) subclavia; die unter dem Schlüsselbein verlaufende Arterie bzw. Vene.

Sub|klavia|punktion (↑; ↑; Punktion*): (engl.) puncture of the subclavian artery; perkutane, supra- od. infraklavikuläre Punktion der V. subclavia zum Einführen eines zentralen Venenkatheters*; **Ind.: 1.** Unmöglichkeit der Punktion einer peripheren Vene (z. B. bei Kreislaufzentralisation); **2.** parenterale Ernährung insbes. mit hyperosmolaren Lösungen; **3.** Messung des zentralen Venendrucks*; **Kompl.:** Luftembolie, lokales Hämatom, Verletzungen der Pleura, Pneumothorax. Bei vergeblichem Punktionsversuch ist eine erneute S. auf der Gegenseite kontraindiziert. Vgl. Jugularispunktion, Pulmonaliskatheter.

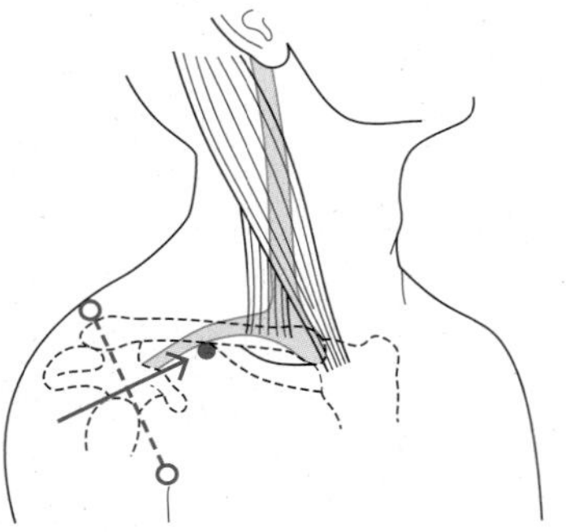

Subklaviapunktion: Orientierungslinien zur infraklavikulären Punktion: die Punktionsrichtung verläuft senkrecht zur Mitte einer gedachten Linie von der vorderen Achselfalte zum lateralen Ende des Schlüsselbeins; der Punktionspunkt liegt vor der Kreuzung von Schlüsselbein und erster Rippe. [122]

Sub|klavikular|geräusch (↑; Clavicula*): (engl.) subclavicular murmur; **1.** über der A. subclavia auskultierbares Gefäßgeräusch*; Vork. bei Aneurysma od. fortgeleitet bei Herzklappenfehler; **2.** blasendes Geräusch, das bei tiefer Ein- u. Ausatmung in der Gegend des Schlüsselbeins auskultierbar ist (Verdacht auf Lungentuberkulose).

Sub|korakoid-Pectoralis-minor-Syn|drom (↑; gr. κόραξ Rabe; -id*, Pectus*; lat. minor der Kleinere) n: veraltete Bez. für Hyperabduktionssyndrom*.

sub|kortikal (↑; Cortex*): (engl.) subcortical; unterh. der Gehirnrinde, im Marklager od. Hirnstamm gelegen.

Sub|kultur (↑; lat. cultura Züchtung) f: (engl.) subculture; von einer Bakterien- od. Pilzkultur abgeimpfte u. in weiteren Kulturpassagen fortgezüchtete Mikroorganismen; vgl. Kulturverfahren.

sub|kutan (↑; Cut-*): (engl.) subcutaneous; Abk. s. c.; unter der Haut.

Sub|kutan|naht (↑; ↑): s. Nahtmethoden.

Sub|kutis (↑; Cut-*) f: (engl.) subcutis; syn. Hypodermis; (anat.) Tela subcutanea; Unterhaut; fast den gesamten Fettanteil der Haut* enthaltende Gewebeschicht mit Bindegewebesepten, in die traubenförmige Fettzellhaufen, Blutgefäße u. Nerven eingelagert sind.

sub|leuk|ämisch (↑; Leuk-*; -ämie*): (engl.) subleukemic; Bez. für das Vork. von Leukämiezellen (z. B. Myeloblasten) im Blut bei normaler Gesamtleukozytenzahl.

Sub|limat (lat. sublimis in der Luft befindlich, schwebend, erhaben) n: (engl.) sublimate; Hydrargyrum bichloratum (corrosivum); Quecksilber(II)-chlorid, ($HgCl_2$); früher Anw. als Desinfiziens u. Ätzmittel; s. Sublimatvergiftung.

Sub|limation (↑) f: **1.** (chem.) direkter Übergang fester Stoffe in Gasform, ohne den flüssigen Aggregatzustand zu bilden; **2.** (psychoanalyt.) s. Sublimierung.

Sub|limat|vergiftung (↑): (engl.) sublimate intoxication; Intoxikation mit Sublimat (toxische Dosis 0,1–0,2 g, tödl. Dosis ca. 0,5 g); akute Quecksilbervergiftung* mit heftigen, brennenden Schmerzen in Ösophagus u. Magen, Erbrechen schleimiger, blutiger Massen, Sublimatnephrose, Urämie.

Sub|limierung (↑): (engl.) sublimation; syn. Sublimation; psychoanalyt. Abwehrmechanismus*, durch den ein ursprünglich auf ein sexuelles Ziel gerichteter Trieb auf ein „höheres", nicht sexuelles Ziel (z. B. sozial od. kulturell anerkannte, nach Freud künstlerische od. intellektuelle Arbeit) umgelenkt wird.

sub|limis (↑): oberflächlich, erhaben.

sub|lingual (Sub-*; lat. lingua Zunge, Sprache): unter der Zunge liegend.

Sub|lingual|tablette (↑; ↑; frz. tablette Täfelchen) f: (engl.) sublingual tablet; kleine Tablette, die man unter der Zunge zergehen lässt zur Ausnutzung der Resorption in der Mundhöhle unter Umgehung des Magen-Darm-Trakts; z. B. bei der Anfallsbehandlung der Angina pectoris.

Sub|luxatio lentis (↑; Luxation*;) f: Lageveränderung der Linse, ohne dass diese ganz aus dem Halteapparat gelöst ist; (Zonulafasern teilweise zerrissen); Vork. bei Marfan-Syndrom, Marchesani-Syndrom, Ehlers-Danlos-Syndrom, Homocystinurie od. nach Trauma bzw. Entz.; vgl. Linsenektopie.

Sub|luxation (↑; ↑) f: unvollständige Verrenkung, bei der die Gelenkflächen z. T. in Berührung bleiben; vgl. Luxation.

Sub|luxatio radii peri|anularis (↑; ↑) f: syn. Chassaignac*-Lähmung.

Sub|mersion (↑; lat. mergere, mersus ein-, untertauchen) f: Untertauchen eines Objekts unter Wasser, z. B. zur Volumenbestimmung; auch Bez. für die ausschließlich externe Bestrahlung von Organismen durch ionisierende Strahlung bzw. Radionuklide in Erde u. Luft (Ggs. Inkorporation*).

Sub|mers|kultur (↑; ↑; lat. cultura Züchtung) f: (engl.) submersed culture; sog. Tiefenkultur, bei der die Mikroorganismen noch vor dem Gießen der Agarplatte in den noch flüssigen Nähr-

S

boden gemischt werden u. anschl. im gesamten Nährmedium wachsen; vgl. Oberflächenkultur.

sub|mucosus (↑; Muc-*): unter einer Schleimhaut liegend.

Sub|ok|zipital|punktion (↑; lat. occiput Hinterkopf; Punktion*) f: (engl.) cisternal puncture; Zisternenpunktion; nur noch selten durchgeführte Punktion der Cisterna cerebellomedullaris zur Gewinnung von Liquor cerebrospinalis; Einstich in der Mitte der Verbindungslinie zw. Protuberantia occipitalis ext. u. dem Dornfortsatz des Axis in Richtung Nasenwurzel; **Kompl.:** Verletzung der Medulla oblongata u. aberrierender Gefäße. Vgl. Lumbalpunktion.

sub partu (lat.): unter (während) der Geburt.

Sub|pektoral|phlegmone (Sub-*; Pectus*; Phlegmone*) f: (engl.) subpectoral phlegmon; zwischen bzw. unter den Pektoralismuskeln gelegene, meist von Kopf, Hals, Brustdrüse od. oberen Extremitäten fortgeleitete Phlegmone*.

sub|peri|toneal (↑; Peritoneum*): besser retroperitoneal*.

sub|phrenisch (↑; gr. φρήν Zwerchfell): (engl.) subphrenic; unter dem Zwerchfell gelegen.

Sub|sepsis all|ergica Wissler (↑; Sepsis*; Allergie*; Hans W., Päd., Zürich, 1906–1983) f: syn. Wissler-Fanconi-Syndrom, Subsepsis hyperergica; Sonderform des Still*-Syndroms mit rezidiv., polymorphen, makulösen u. urtikariellen Exanthemen, nur wenige Std., evtl. aber auch monatelang anhaltendem intermittierendem Fieber bis über 40 °C, flüchtigen Gelenkschwellungen u. -schmerzen; Vork. bes. zw. 2. u. 10. Lebensjahr.

sub|serosus (↑; Sero-*): unter der Tunica serosa befindlich, subserös.

Sub|stantia (lat. Wesen, Beschaffenheit, Stoff) f: Substanz.

Sub|stantia alba (↑) f: weiße Substanz; Marksubstanz* des Gehirns u. Rückenmarks.

Sub|stantia com|pacta (↑) f: Kompakta; s. Knochengewebe.

Sub|stantia grisea (↑) f: die aus Nervenzellen aufgebaute graue Substanz des Gehirns u. Rückenmarks; vgl. Höhlengrau, zentrales.

Sub|stantia nigra (↑) f: melaninhaltige Nervenzellen enthaltender Kern zw. Crus cerebri u. Tegmentum des Mittelhirns; vgl. Mesencephalon, System, extrapyramidales.

Sub|stantia reticulo-granulo-filamentosa (↑) f: s. Retikulozyten.

Sub|stantia spongiosa (↑) f: Spongiosa; s. Knochengewebe.

Sub|stanzen, anti|keto|plastische (↑) f pl: (engl.) antiketoplastic substances; Stoffe, die die Bildung von Ketonkörpern* in der Leber verhindern; v. a. Glykogen, Glukose u. einige Aminosäuren (z. B. Methionin).

Sub|stanzen, gluko|plastische (↑) f pl: (engl.) glucoplastic substances; org. Verbindungen (z. B. glukoplast. Aminosäuren, Ethanol, Glycerol, Laktat), die zur Glukoneogenese* verwendet werden können; vgl. Kohlenhydratstoffwechsel, Proteinstoffwechsel.

Sub|stanzen, harn|pflichtige (↑) f pl: (engl.) urinary substances; endogen gebildete Stoffwechselprodukte u. anorgan. Substanzen, die obligatorisch über die Nieren ausgeschieden werden (s. Tab.) u. deren Serumkonzentration bei Störungen bzw. Ausfall der exkretorischen Nierenfunktion in unterschiedl. Ausmaß ansteigen; i. e. S. die Endprodukte des Stoffwechsels der Proteine (Harnstoff*), der Purine (Harnsäure*) sowie der Muskulatur (Kreatinin*); vgl. Harn, Niereninsuffizienz, Clearance.

Substanzen, harnpflichtige

Substanz	Renaler Anteil an der Gesamtausscheidung in %
Ammoniumionen	100
Calciumionen	30
Chlorid	95
Harnsäure	65
Harnstoff	80
Kaliumionen	92
Kreatinin	95
Magnesiumionen	40
Natriumionen	95
Phosphat	65
Wasser	60
Wasserstoffionen	100

Sub|stanzen, kanzero|gene (↑) f pl: s. Kanzerogene.

Sub|stanzen, keto|plastische (↑) f pl: (engl.) ketoplastic substances; chem. Verbindungen, deren Abbau Acetyl-Coenzym A liefert (v. a. Fettsäuren u. ketoplastische Aminosäuren*), aus dem Ketonkörper* gebildet werden können.

Sub|stanzen, lipo|trope (↑) f pl: (engl.) lipotropic substances; Stoffe, bei deren tierexperimenteller Anw. eine Prävention bzw. Besserung einer Leberverfettung nachgewiesen wurde; hierzu zählen Cholin*, versch. sog. Methyldonatoren, z. B. Methionin*, sowie Cobalamin* in Komb. mit Folsäure*. In der Ther. der Fettleber keine klin. Bedeutung.

Sub|stanz P (↑) f: (engl.) substance P; zu den Neurotransmittern* gehörendes Peptid (11 Aminosäuren); Wirkung: Stimulation der glatten Muskulatur des Darms, Blutdrucksenkung durch Vasodilatation der Gefäße, Erhöhung der Kapillarpermeabilität, speichelflusserregend; neben anderen Transmittern Botenstoff des ersten afferenten Neurons (v. a. der Schmerzleitung); Vork. auch im ZNS, z. T. gemeinsam mit Serotonin*.

Sub|stitution (lat. substituere ersetzen) f: (chem.) Ersatz von Atomen od. Atomgruppen einer Verbindung durch andere Atome od. Atomgruppen, die sog. Substituenten; vgl. Kondensation.

Sub|stitutions|therapie (↑) f: (engl.) replacement therapy; Behandlung einer Krankheit durch Verabreichung von fehlenden, normalerweise im Organismus vorkommenden Substanzen, z. B. bestimmten Hormonen; auch Bez. für den Einsatz von Drogenersatzstoffen (vgl. Levomethadon).

Sub|strat (lat. substernere, substratus unterbreiten, unterlegen) n: (engl.) substrate; Grundlage, wesentl. Bestandteil; (biochem.) alle durch Enzyme* umsetzbare Verbindungen.

Sub|strat|bestimmungen (↑): (engl.) substrate assays; Bestimmung der Konz. von Substraten, z. B. mit Hilfe von Enzymen entspr. Substratspezifität im optischen Test*.

Sub|strate, chromo|gene (↑) n pl: (engl.) chromogenic substrates; synthetische Moleküle mit farbstoffbildendem Anteil zur Bestimmung der Aktivität von Enzymen* (z. B. Gerinnungsfaktoren, Antithrombin III, Protein C); der durch

S

enzymatische Abspaltung entstandene Farbstoff (z. B. p-Nitroanilin) wird photometrisch od. nach Augenmaß bestimmt. Vgl. Kolorimetrie.

Sub|strat|spezifität (↑; mlat. specificus eigentümlich) **f:** (engl.) substrate specificity; strukturell bedingte Eigenschaft eines Enzyms, Substrate katalytisch zu verändern; ein Enzym mit hoher S. setzt ein od. wenige, ein Enzym mit niedriger S. mehrere, strukturanaloge Substrate um. Vgl. Enzyme.

Sub|thalamus m: Teil des Zwischenhirns, besteht aus: Nucleus subthalamicus, Nuclei campi perizonalis, Zona incerta.

sub|tilis (lat.)**:** fein.

Sub|tilisin (↑) **n:** unspezif. Protease aus Bakterien (Bacillus subtilis), die aufgrund der Unempfindlichkeit gegenüber Detergenzien gelegentlich Waschmitteln zugesetzt wird u. zu einer Allergie* führen kann.

Sub|traktions|angio|graphie, digitale (lat. subtractio das Abweichen; Angio-*; -graphie*) **f:** (engl.) digital subtraction angiography; Abk. DSA; Röntgenkontrastdarstellung von Gefäßen (Arterien, Venen, Lymphgefäße) unter Anw. der digitalen Subtraktionsmethode; **Formen: 1.** intraarterielle DSA: Punktion zentraler od. auch peripherer Arterien mit kleinen Kathetern bzw. Feinnadeln; im Vergleich zur Angiographie* kontrastreichere Bilder bei geringerem Kontrastmittelverbrauch; **2.** intravenöse DSA: wenig invasive Methode mit Kontrastmittelapplikation (Bolus) zentralvenös od. in den rechten Herzvorhof; nach Lungenpassage des Bolus Darstellung von Körper- u. proximalen Extremitätenarterien; bei Myokardinsuffizienz bzw. Lungenperfusionsstörungen eingeschränkte Aussage durch geringe Kontrastierung.

Sub|traktions|azidose (↑; Azid-*; -osis*) **f:** (engl.) bicarbonate depletion acidosis; s. Azidose.

Sub|traktions|methode (↑) **f:** (engl.) subtraction method; (röntg.) Verf. zur isolierten Darstellung des unterschiedl. Informationsanteils zweier deckungsgleicher Aufnahmen durch Addition der Helligkeitswerte des Negativs der einen u. des Positivs der anderen Aufnahme; z. B. Röntgenleeraufnahme u. Angiographie der gleichen Körperregion, wobei als Ergebnis nur noch die kontrastmittelgefüllten Gefäße zur Darstellung kommen; **Verfahren: 1.** photographische Subtraktion; Vorteil: hohes Auflösungsvermögen, z. B. zur Darstellung bes. kleiner kontrastarmer Gefäße; **2.** Videosubtraktion: deckungsgleiche Bilder werden mit zwei Kameras aufgenommen, die Videosignale voneinander subtrahiert u. das Differenzsignal auf einem Monitor wiedergegeben. **3.** digitale Subtraktion: durch Anw. spezieller Rechenoperationen wird überflüssige Information auf digital aufgezeichneten Bildern beseitigt; z. B. digitale Subtraktionsangiographie*.

sub|trochantär (Sub-*; gr. τροχαντήρ Rollhügel, Knochenfortsatz)**:** (engl.) subtrochanteric; unterh. des Trochanters gelegen.

Succinat|de|hydro|genase f: (engl.) succinate dehydrogenase; an der mitochondrialen Membran lokalisierte FAD-haltige Oxidoreduktase mit Eisen/Schwefel-Zentren, die im Citratzyklus*; Bernsteinsäure zu Fumarsäure oxidiert u. Reduktionsäquivalente von FAD auf Ubichinon od. Zytochrom b überträgt (vgl. Atmungskette); kompetitiv hemmbar durch Malonsäure.

Succinimid|derivate n pl: (engl.) succinimides; als Antiepileptika* verwendete Substanzen, z. B. Ethosuximid*.

Succinyl|cholin|chlorid n: syn. Suxamethoniumchlorid*.

Succus Liquiritiae (Sucus*) **m:** eingedickter, wässriger Süßholzsaft (Lakritze); s. Süßholz.

Suc|cussio Hippocratis (lat. succussio Erschütterung) **f:** Auskultationsbefund bei Seropneumothorax*; Plätschergeräusch nach Erschütterung des Thorax.

Such|re|aktionen f pl: (engl.) nontreponemal antigen tests; Sammelbez. für unspezif. Verf. der Syphilisserologie zum Nachweis von IgE-Antikörpern; z. B. TPHA-Test, FTA-ABS-Test; reaktiver Ausfall erfordert weitere spez. Untersuchungen zur Beurteilung der Aktivität bzw. Behandlungsbedürftigkeit der Syphilis*.

Sucht: (engl.) addiction; umgangssprachl. Bez. für Abhängigkeit*.

Sucralfat (INN) **n:** basisches Aluminiumsaccharosesulfat; nicht resorbierbares Ulkustherapeutikum, das einen an der gastroduodenalen Schleimhaut haftenden Überzug bildet; **UAW:** gelegentl. Obstipation.

suculent (lat. suculentus)**:** (engl.) succulent; saftig.

Sucus (lat.) **m:** auch Succus; Saft.

Sudamina (lat. sudare schwitzen) **n pl:** syn. Miliaria*.

Sudan-Blindheit: s. Onchozerkose.

Sudan|färbung: (engl.) Sudan staining; Fettfärbung, meist unter Verw. von Sudan III (Sudan-Rot + Sudan-Orange + Sudan-Gelb). Vgl. Färbung.

Sudden death in infancy (engl.)**:** plötzlicher Tod* im Kindesalter.

Sudeck-Syn|drom (Paul H. S., Chir., Hamburg, 1866–1945) **n:** syn. sympathische Reflexdystrophie*.

Sudor (lat.) **m:** Schweiß*.

Sudori|fera (↑; lat. ferre bringen) **n pl:** (engl.) sudorifics; Diaphoretika; schweißtreibende Mittel.

Süß|holz: (engl.) licorice; Glycyrrhiza glabra; Strauch aus der Fam. der Schmetterlingsblütler; Wurzel u. Ausläufer (Liquiritiae radix) enthalten Glycyrrhinsäure, Flavonoide, Phytosterole u. Cumarine; **Verw.:** als Expektorans, Geschmackskorrigens, bei chron. Gastritis u. gastroduodenalem Ulkus; **NW:** bei längerer Anw. u. hoher Dosierung mineralokortikoide Effekte, selten Myoglobinurie.

Süß|stoffe: (engl.) sweeteners; natürliche od. synthetische Verbindungen mit wesentl. stärkerer Süßkraft als Saccharose, die keinen od. nur einen zu vernachlässigenden Nährwert* besitzen (z. B. Acesulfam*, Aspartam*, Saccharin*, Cyclamate*); Verw. insbes. in der Diätkost für Diabetiker u. Übergewichtige als Ersatzstoffe für Zucker. Lebensmittelrechtlich zählen S. zu den Lebensmittelzusatzstoffen. Vgl. Sorbitol.

Sufentanil (INN) **n:** synthetisches Opioid; kurzwirkendes, starkes Analgetikum zur intravenösen u. epiduralen Anw. i. R. der Narkose*.

suf|fizient (lat. sufficere hinreichen, genügen, unterbauen)**:** (engl.) sufficient; genügend; z. B. in Bezug auf die Funktion eines Organs od. Organsystems.

Suf|focatio (lat.) **f:** Erstickung*.

Suf|fusion (lat. suffundere, suffusus unter etwas gießen, strömen) **f:** s. Hautblutungen.

Sug|gestion (lat. suggestio Eingebung, Einflüsterung) **f:** Übertragbarkeit der Affekte; **Autosuggestion:** Wirkung der Affektivität auf die eigene Logik u. auf Körperfunktionen; damit z. B.

therap. nutzbar. **Fremd-** od. **Heterosuggestion:** Beeinflussung des Seelenlebens durch andere Personen, z. B. in Form der Hypnose*; **posthypnotische S.:** S. einer erst nach dem Erwachen aus der Hypnose auszuführenden Handlung.

Sugillation (lat. sugillare braun u. blau schlagen) f: s. Hautblutungen.

Sui|zid (lat. sui seiner, gegen sich; -zid*) m: (engl.) suicide; sog. Selbstmord, Freitod, absichtliche Selbsttötung; psychodynamisch zu verstehen als Reaktion auf eine Lebenskrise (vgl. Bilanzsuizid) od. als Ausdruck von Autoaggression, Sehnsucht nach Ruhe, Zuwendung bzw. als Appell an die Umwelt; häufig auf dem Boden psych. Störungen (v. a. depressive Störungen u. Schizophrenie); multifaktorielle Genese. Bei **erweitertem Suizid** (syn. Mitnahmeselbstmord) geht die Tötung anderer Personen (v. a. naher Angehöriger) voran. **Methoden:** Erschießen, Erhängen, Ertränken, Sprung aus großer Höhe als sog. harte Methoden (bei Männern häufiger als bei Frauen); Vergiften mit Arzneimitteln od. Kohlenmonoxid als sog. weiche Methode; bizarre Methoden (z. B. Abhacken einer Extremität) v. a. bei akuten Psychosen. Das Risiko für einen S. nimmt mit steigendem Alter (v. a. bei Männern) zu; bes. hoch ist es bei nicht-organischen Psychosen*, bei rassisch, politisch bzw. religiös Verfolgten, Suchtmittelabhängigen, Arbeitslosen od. verwitweten, geschiedenen bzw. sozial isolierten Menschen (Auslösesituation ist oft ein Trennungs- od. Verlusterlebnis). **Häufigkeit:** nach Schätzungen der WHO jährlich weltweit ca. 0,5 Mill. mit starken regionalen u. kulturellen Unterschieden; in Deutschland ca. 14 000; im Ggs. zum Suizidversuch* höhere Rate an S. bei Männern als bei Frauen. Vgl. Parasuizid, Suizidprophylaxe, Syndrom, präsuizidales. G. St.-I.

Sui|zidalität (↑; ↑) f: (engl.) suicidal tendency; Neigung zum Suizid*; vgl. Syndrom, präsuizidales.

Suizid|hemmung (↑): (engl.) suicide inhibition; (biochem.) Enzymhemmung, bei der ein Analogon des natürl. Substrats gebunden u. z. T. umgesetzt wird; das entstehende (Zwischen-) Produkt löst sich jedoch nicht vom Enzym-Substrat-Komplex u. blockiert das Enzym; **Beispiel:** Allopurinol ist Suizidsubstrat der Xanthinoxidase. G. Hüb.

Sui|zid|pro|phylaxe (↑; ↑; Prophylaxe*) f: (engl.) suicide prevention; Maßnahmen zur Verhinderung eines Suizids u. Betreuung von Suizidgefährdeten; v. a. in Form möglichst ununterbrochen erreichbarer Ansprech- u. Anlaufstellen (z. B. Telefonseelsorge, Beratungsstellen, Kriseninterventionsdienste). Für die S. ist von Bedeutung, dass in den meisten Fällen eine ernsthafte Selbsttötungsabsicht vorher in irgendeiner Form geäußert wird; s. Syndrom, präsuizidales.

Sui|zid|versuch (↑; ↑): (engl.) tempted suicide; Selbsttötungsversuch ohne tödlichen Ausgang; Häufigkeit in der Bundesrepublik Deutschland über 100 000/Jahr, v. a. bei Frauen (w:m = 2:1); ca. 10-mal so viele S. wie Suizide; **Formen: 1.** S. mit Selbstmordgesten ohne Selbsttötungsabsicht; **2.** S. mit ausgeprägter Ambivalenz, sog. Nicht-Leben- u. Nicht-Sterben-Können; **3.** überlegter S., der auf Selbsttötung abzielt, aber nur zufällig nicht tödl. ausgeht. Der Bundesgerichtshof sieht im S. einen Unglücksfall i. S. des § 323 c StGB (unterlassene Hilfeleistung) mit daraus abzuleitender allg. Hilfspflicht (vgl. Behandlungspflicht, Zwangsbehandlung). Nach einem S. ist eine vorübergehende Unterbringung* des Suizidenten wegen Selbstgefährdung indiziert. Auch der scheinbar „demonstrative" S. ist ernstzunehmen. Vgl. Syndrom, präsuizidales, Suizidprophylaxe.

Suk|zessiv|reize (lat. successivus nachfolgend): (engl.) successive stimuli; schnell aufeinander folgende Reize (z. B. mit einer Nadel) an einem Ort der Haut; verschmelzen bei Funktionswandel* zu einem Dauerreiz; vgl. Sensibilität.

Sukzinyl-: s. a. Succinyl-.

Sul|bactam (INN) n: s. Betalaktamaseninhibitoren.

Sulci arteriosi (lat. sulcus Furche, Rinne) m pl: Rinnen an der Innenwand des Schädels für die Aa. meningeae.

Sulci cerebri (↑) m pl: die Furchen zw. den Hirnwindungen.

Sulci para|colici (↑) m pl: inkonstante flache Bauchfellnischen lateral von Colon ascendens u. descendens.

Sulcus (lat.) m (pl Sulci): Furche, Rinne.

Sulcus calcarinus (↑) m: tiefe Furche, die vom Pol des Hinterhauptlappens nach vorn verläuft u. in deren Umgebung die Sehrinde* lokalisiert ist.

Sulcus carpi (↑) m: Rinne zw. den Tubercula des Os scaphoideum u. trapezium auf der radialen u. dem Hamulus des Os hamatum u. dem Os pisiforme auf der ulnaren Seite der Handwurzel; wird durch das Retinaculum musculorum flexorum zum Canalis carpi geschlossen.

Sulcus centralis cerebri (↑) m: Furche zw. Gyrus pre- u. postcentralis, Grenze zw. Stirn- u. Scheitellappen des Gehirns.

Sulcus coronarius (↑) m: Kranzfurche des Herzens an der Vorhof-Kammergrenze.

Sulcus hypo|thalamicus (↑) m: Furche zw. den medialen Flächen von Thalamus u. Hypothalamus.

Sulcus inter|tubercularis (↑) m: Rinne zw. Tuberculum majus u. minus des Humerus, in der die lange Bizepssehne gleitet.

Sulcus inter|ventricularis anterior, posterior (↑) m: an d. Vorder- bzw. Hinterfläche des Herzens gelegene Rinne mit dem R. interventricularis ant. bzw. post. der Aa. coronariae.

Sulcus lateralis cerebri (↑) m: Fissura Sylvii; tiefe Furche zw. Schläfenlappen sowie Stirn- u. Scheitellappen des Gehirns.

Sulcus naso|labialis (↑) m: Nasolabialfurche.

Sulcus nervi radialis (↑) m: Rinne an der Hinterseite des Humerus für den N. radialis.

Sulcus nervi ulnaris (↑) m: Rinne für den N. ulnaris an der Rückseite des Epicondylus medialis des Humerus.

Sulcus-nervi-ulnaris-Syn|drom (↑) n: Symptomenkomplex inf. Druckschädigung des N. ulnaris in der Knochenrinne am Epikondylus medialis humeri durch Fraktur (auch als Spätfolge), Arthrose, Cubitus valgus, Subluxationstendenz des Nervs, Druckschädigung (z. B. inf. falscher Lagerung des Ellenbogens bei lang dauernder Op. od. Arbeiten mit aufgestütztem Ellenbogen) od. andere mechan. Belastung (z. B. häufige Flexion-Extensionsbewegung im Ellenbogengelenk); **Sympt.:** motor. Schwäche od. Lähmung (s. Ulnarislähmung) der vom N. ulnaris versorgten Unterarm- u. Handmuskeln, Sensibilitätsstörung in der ulnaren Unterarm- u. Handhälfte, Druckschmerz am Epikondylus medialis mit Auslösen von Parästhesien (s. Hoffmann-Tinel-Zeichen). D. Buc.

Sulcus parieto|oc|cipitalis (↑) m: tiefe Furche zw. Hinterhaupt- u. Scheitellappen des Gehirns.

Sulcus post|centralis, pre|centralis (↑) m: die die entspr. Hirnwindungen abgrenzenden Furchen.

Sulf|acet|amid (INN) n: schnell resorbierbares Kurzzeit-Sulfonamid zur topischen Anw.; **Verw.:** bei Infektionen am Auge mit Chlamydia trachomatis, wenn Tetracyclin od. Erythromycin nicht anwendbar sind; s. Sulfonamide.

Sulfa|diazin (INN) n: mittellangwirkendes Sulfonamid; **Verw.:** in Komb. mit Pyrimethamin* bei Toxoplasmose, in Komb. mit Tetroxoprim* v. a. bei Infektionen der Atem- u. Harnwege; vgl. Sulfonamide.

Sulfalen (INNv) n: Langzeit-Sulfonamid; **Verw.:** zur Malariaprophylaxe* in Komb. mit Pyrimethamin* bei Chloroquin-Resistenz von Plasmodium falciparum.

Sulfa|methox|azol (INN) n: Mittelzeit-Sulfonamid; **Verw.:** in Komb. mit Trimethoprim (Cotrimoxazol*); vgl. Sulfonamide.

Sulfa|metrol (INN) n: Kurzzeit-Sulfonamid; **Verw.:** in Komb. mit Trimethoprim*; vgl. Sulfonamide.

Sulfa|moxol (INN) n: Mittelzeit-Sulfonamid; **Verw.:** in Komb. mit Trimethoprim*; vgl. Sulfonamide.

Sulfanil|säure: (engl.) sulfanilic acid; p-Aminobenzolsulfosäure; Grundsubstanz aller Sulfonamide*.

Sulfa|pyridin (INN) n: Kurzzeit-Sulfonamid; vgl. Sulfasalazin, Sulfonamide.

Sulfa|salazin (INN) n: Verbindung aus 5-Aminosalicylsäure (Mesalazin*) u. Sulfapyridin*; **Verw.:** v. a. bei Colitis ulcerosa, Enteritis regionalis Crohn; **UAW:** u. a. gastrointestinale Störungen, selten Blutbildveränderungen, allerg. Reaktionen, Sulfonamid-Fieber, Infertilität u. Oligospermie beim Mann.

Sulfate (lat. sulfur Schwefel) n pl: (engl.) sulfates; Salze der Schwefelsäure*.

Sulfatide n pl: (engl.) sulfatides; komplexe Glykolipide*; Schwefelsäureester der Cerebroside* (Ester zwischen Schwefelsäure u. C3-Hydroxylgruppe der Galaktose); Vork. v. a. in der (weißen) Marksubstanz des Gehirns.

Sulfat|kristalle m pl: (engl.) sulfate crystals; farblose, lange Nadeln od. Prismen (Rosetten) aus Calciumsulfat; sehr selten im Harnsediment* bei stark saurem Harn.

Sulfat|wasser: (engl.) sulfate water; nach seinen metall. Kationen (Na-, Mg-, Ca-, Fe-, Al-Sulfat) u. weiteren charakterisierenden Ionen (z. B. Chlorid-, Hydrogencarbonationen) der Mineralquelle benanntes Wasser; **Heilanzeigen:** Leber-, Gallenblasen-, Darmstörungen, Diabetes mellitus.

Sulf|hämo|globin (lat. sulfur Schwefel; Häm-*; Globus*) n: (engl.) sulfhemoglobin; s. Hämoglobin.

Sulf|hämo|globin|ämie (↑; ↑; ↑; -ämie*) f: (engl.) sulfhemoglobinemia; Vork. von Sulfhämoglobin (s. Hämoglobin) im Blut; entsteht durch Einatmung von Schwefelwasserstoff u. nach langer Anw. von Sulfonamiden.

Sulf|hydryl|gruppe: (engl.) sulfhydryl group; s. Thiole.

Sulfide n pl: (engl.) sulfides; Salze des Schwefelwasserstoffs*; z. B. Natriumsulfid (Na_2S).

Sulfin|pyrazon (INN) n: Pyrazolderivat, das über Sulfidmetaboliten die Cyclooxygenase* hemmt; **Verw.:** als Thrombozytenaggregationshemmer; **UAW:** gastrointestinale Störungen, Exanthem, Urtikaria, Ödem, selten Leuko- bzw. Thrombopenie; **cave:** akkumuliert bei Nierenversagen.

Sulfite n pl: (engl.) sulfites; Salze der schwefligen Säure*; z. B. Natriumsulfit (Na_2SO_3).

Sulfit|oxidase f: (engl.) sulfite oxidase; dimere Oxidoreduktase mit Pterin-Molybdän-Cofaktor u. Zytochrom b_5, die in der Leber exogen zugeführtes (z. B. aus geschwefelten Weinfässern u. Früchten) u. beim Abbau schwefelhaltiger Aminosäuren entstehendes Sulfit zu Sulfat oxidiert u. damit entgiftet.

Sulfit|oxidase|mangel: (engl.) sulfit oxidase deficiency; autosomal-rezessiv erbl. Mangel an Sulfitoxidase mit erhöhter Ausscheidung von Sulfit, S-Sulfocystein u. Thiosulfat im Harn; Vork. meist in Komb. mit Xanthindehydrogenase- u. Aldehydoxidasemangel als sog. Molybdän-Cofaktormangel; **Sympt.:** schwere geistige Retardierung, Linsenektopie; **DD:** Homocystinurie*.

Sulfo|gaiacol (INN) n: syn. Guajakolsulfonsäure, Kaliumsalz; Phenolderivat; **Verw.:** als Expektorans bei Asthma, Bronchitis, Raucherhusten.

Sulfon|amide n pl: (engl.) sulfonamides; Sammelbez. für Amide aromatischer Sulfonsäuren; werden v. a. als antibakt. Chemotherapeutika* (Sulfanilamidtyp, S. i. e. S.), orale Antidiabetika (Sulfonylharnstoffe*), Diuretika* u. Carboanhydrasehemmer* therap. eingesetzt; **Wirkung:** bakteriostat. Wirkung auf proliferative Bakt. durch Hemmung der Folsäuresynthetase (bakt. Enzym, das die Bildung von Folsäure aus p-Aminobenzoesäure katalysiert), z. T. auch durch Inaktivierung anderer Enzyme mit nachfolgender Hemmung des Bakterienstoffwechsels; **Wirkungsspektrum:** rel. breite Wirkung gegen grampos. u. gramneg. Bakterien (bei zunehmender Resistenzentwicklung), ferner gegen best. Protozoen; frühere Einteilung der system. verfügbaren S. nach der Halbwertzeit in Kurzzeit-, Mittelzeit-, Langzeit- u. Ultralangzeit-S.; **Verw.:** Kurzzeit-S. nur in topisch wirksamen Zubereitungen; Mittelzeit-S. (z. B. Sulfadiazin) bei Nokardiosen u. Trachom; schwer resorbierbare S. z. B. bei Colitis ulcerosa (vgl. Sulfasalazin); in Komb. mit Pyrimethamin* bei Toxoplasmose u. Malaria; in Komb. mit Trimethoprim* od. Tetroxoprim u. a. bei Harn- od. Atemweginfektionen (vgl. Cotrimoxazol); **Kontraind.:** Sulfonamidallergie, schwere Leber- u. Nierenfunktionsstörungen, Schäden des blutbildenden Systems einschl. Hämoglobinanomalien, Schwangerschaft (3. Trimenon), Neugeborenenperiode (Kernikterus); **UAW:** gastrointestinale Störungen, lokale (selten generalisierte) allerg. Reaktionen, selten Neuro-, Hepato- bzw. Hämatotoxizität; indirekt: Superinfektionen.

Sulfone n pl: (engl.) sulfones; chem. Verbindungen mit einer Sulfongruppe ($—SO_2—$).

Sulfonyl|harn|stoffe: (engl.) sulfonyl ureas; orale Antidiabetika* mit der Grundstruktur $R^1—SO_2—NH—CO—NH—R^2$, z. B. Glibenclamid, Tolbutamid, Glimepirid; S. fördern die Freisetzung endogenen Insulins* durch Stimulation der B-Zellen der Langerhans-Inseln. **Verw.** bei insulinunabhängigem Diabetes mellitus Typ 2, wenn Diät u. Gewichtsreduktion nicht zur Stoffwechseleinstellung ausreichen. S. ersetzen weder diätische Maßnahmen noch die ggf. erforderl. Insulintherapie. **UAW:** Hypoglykämie, gastrointestinale Störungen, selten allerg. Reaktionen u. Blutbildveränderungen.

Sulfur (lat.) m: Schwefel*.

Sulpirid (INN) n: substituiertes Benzamid, das als selektiver Dopamin-D_2-Rezeptorantagonist fungiert; **Ind.:** Psychosen u. Menière-Krankheit; s. Neuroleptika, Antidepressiva.

Sul|proston (INN) n: Prostaglandin-E_2-Derivat; s. Prostaglandine.

Sultami|cillin (INN) n: Komb. von Sulbactam* mit Ampicillin* im Verhältnis 1:2.

Suma|triptan (INN) n: Serotonin-5-HT-Rezeptoragonist; **Ind.:** akuter Migräneanfall (oral, rektal, nasal) u. Cluster-Kopfschmerz (subkutan); s. Triptane.

Summations|gifte (lat. summa Ansammlung, Summe): (engl.) cumulative poisons; Sammelbez. für Schadstoffe, die sich aufgrund bes. schlechter Abbaubarkeit bzw. ungenügender Ausscheidung in Organismen in immer höheren Konz. anreichern; z. B. DDT, Cadmium-, Blei-, Quecksilberverbindungen, chlorierte Kohlenwasserstoffe (z. B. PCB). Vgl. Nahrungskette.

Sumpf|fieber: (engl.) swamp fever; Bez. für durch Fieber gekennzeichnete Erkr., deren Err. od. Überträger v. a. in Sümpfen leben; z. B. Malaria* (Plasmodien), Gelbfieber* (Viren), Leptospirosen* (Spirochäten).

Super-: Wortteil mit der Bedeutung über (hinaus), oben; von lat. super.

Super|anti|gene (↑; Antigen*) n pl: (engl.) superantigens; unspezif., bakterielle od. virale Proteine (z. B. Enterotoxine von Staphylococcus aureus, erythrogene Toxine A u. C von Streptokokken der Gruppe A). S. binden an eine spezif. Domäne der Klasse-II-Moleküle des HLA*-Systems von Monozyten/Makrophagen, B-Lymphozyten u. an T-Zell-Rezeptoren u. induzieren eine starke Sekretion von Zytokinen. Die Freisetzung von Lymphokinen (insbes. TNF-α u. Il-1) kann ein toxisches Schocksyndrom* auslösen. Der initialen T-Zell-Stimulation folgt die Suppression der mit den S. reagierenden Klone (Anergie). Vgl. Immunantwort.

Super|azidität (↑; Azid-*) f: s. Hyperchlorhydrie.

Super|cilium (lat.) n: Augenbraue.

Super|fecundatio (Super-*; lat. fecundare befruchten) f: (engl.) superfecundation; Befruchtung eines zweiten Eis im gleichen Menstruationszyklus aus versch. Begattungsakten, führt zu zweieiigen Zwillingen*; vgl. Superfetatio.

Super female syndrome (↑; engl. female Frau): Triplo*-X-Syndrom.

Super|fetatio (↑; lat. fetare befruchten) f: (engl.) superfetation; Überbefruchtung, Befruchtung eines zweiten Eis nach Follikelsprung bei bereits bestehender Schwangerschaft; aufgrund der Undurchdringlichkeit des Zervixschleims in der Schwangerschaft ist die S. beim Menschen extrem selten. Vgl. Superfecundatio.

super|ficialis (lat.): oberflächlich, superfiziell.

Superficial spreading melanoma (engl. ↑; to spread ausbreiten; Melan-*; -om*): oberflächlich spreitendes Melanom; s. Melanom, malignes.

Super|ficies (lat.) f: Oberfläche.

Super|helix (Super-*; gr. ἕλιξ alles Gewundene) f: (engl.) supertwist, supercoil; **1.** syn. Tripelhelix; aus drei einzelnen Helices bestehende Struktur; Vork. in Keratinen*, Kollagen* u. Myosin*; **2.** syn. Superspirale; in sich verdrillte Doppelhelix der DNA*.

Super|in|fektion (↑; Infekt-*) f: (engl.) superinfection; bei noch bestehendem Primärinfekt u. unvollständiger Immunität neuerliche Inf. mit dem gleichen Erreger; vgl. Sekundärinfektion, Tuberkulose.

Super|in|volution (↑; lat. involutio Windung) f: im Vergleich zur physiol. Involution übermäßige Zurückbildung eines Organs; z. B. Superinvolutio uteri.

superior (lat.): der, die, das weiter oben Gelegene.

Super|oxid|dis|mutase f: (engl.) superoxide dismutase; Abk. SOD; Sammelbez. für Oxidoreduktasen (Metalloproteine mit Kupfer-, Mangan- od. Zinkionen), die das tox. Superoxidanion umsetzen: $2O_2^- + 2H^+ \rightarrow O_2 + H_2O_2$ (vgl. Dismutation); Vork. in allen aeroben Organismen, in eukaryont. Geweben in Mitochondrien u. Zytoplasma; Mutation im SOD-Gen führt zu amyotrophischer Lateralsklerose*. G. Hüb.

Super|position (Super-*; lat. positio Stellung, Lage) f: **1.** (allg.) Überlagerung; **2.** (röntg.) Darstellung dreidimensionaler Objekte als zweidimensionales Schattenbild (Summationsbild); dabei kommt es zu Überlagerungen von Strukturen aus versch. Objekttiefen (sog. Superpositionsbilder). Vgl. Tomographie.

Super|vision (↑; lat. visio Sehen, Blicken, Ansicht) f: Beobachtung u. Analyse des Verhaltens eines Therapeuten durch einen Supervisor zur Aufdeckung u. Korrektur von method. Fehlern u. Behandlungsstörungen u. zur Beurteilung der Kompetenz des Therapeuten; Anw. v. a. in der Ausbildung i. R. der Psychotherapie; vgl. Balint-Gruppe.

Supination (lat. supinare rückwarts-, nach oben beugen) f: Auswärtsdrehung; z. B. der Hand u. des Vorderarms bzw. Hebung des inneren Fußrands.

Supinations|fraktur (↑; Fraktur*) f: (engl.) supination fracture; s. Knöchelfrakturen.

Supinator (↑) m: Auswärtsdreher.

Supinator|re|flex (↑; Reflekt-*) m: syn. Brachioradialisreflex; s. Reflexe (Tab.).

Supinator|syn|drom (↑) n: s. Radialiskompressionssyndrom.

Supp.: Abk. für Suppositorium*.

Supplement|test (lat. supplementum Ergänzung, Verstärkung) m: s. Kolloidtest.

Sup|positorium (lat. etwas, das von unten eingeschoben wird) n: (engl.) suppository; Abk. Supp.; Zäpfchen; kegel-, walzen- od. torpedoförmige Arzneiform aus bei Körpertemperatur schmelzenden Substanzen (z. B. Kakaobutter, Glycerolgelatine); als Arzneiträger zur rektalen Applikation, z. B. bei proktol. Erkr., als Vaginalzäpfchen u. Stuhlzäpfchen.

Sup|pression (lat. suppressio) f: Unterdrückung; **1.** (immun.) s. Immunsuppression; **2.** (ophth.) zentrale Unterdrückung der visuellen Information eines Auges, z. B. bei Amblyopie*; **3.** (genet.) Unterdrückung der phänotypischen Auswirkungen einer Mutation* durch eine sog. Suppressormutation desselben (intra-) od. eines anderen Genlokus (intergenetische S.); vgl. Rückmutation.

Sup|pressions|szinti|graphie (↑; Szinti-*; -graphie*) f: suppression scintigraphy; nuklearmed. Verf. zur Untersuchung der Schilddrüsenfunktion; **Ind.:** **1.** qual. Nachweis einer funkt. nicht relevanten Autonomie; nach oraler Applikation von Liothyronin (1 Woche) od. Levothyroxin (2 Wochen) stellt sich das durch die Hor-

S

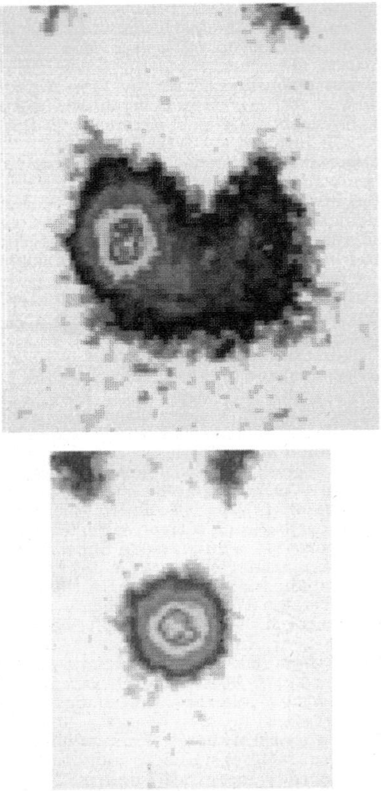

Suppressionsszintigraphie:
Autonomes Adenom der Schilddrüse vor (oben) und nach Suppression (unten) [105]

mongabe supprimierte normale Schilddrüsengewebe in der Schilddrüsenszintigraphie* nicht od. nur angedeutet, die Autonomie(n) dagegen deutlich dar. **2.** Quantifizierung des Ausmaßes einer funkt. relevanten Autonomie; v. a. in Vorbereitung auf eine Radioiodtherapie* Langzeitsuppression (4 Wochen) vor der Szintigraphie, bei der der Technetium-Thyroid-Uptake (Abk. TcTU; s. Schilddrüsenszintigraphie) bestimmt wird. Vgl. Schilddrüsendiagnostik.

Sup|pressor|gene (↑; Gen*) n pl: (engl.) suppressor genes; Gene, die die phänotyp. Manifestierung anderer, nicht alleler Gene unterdrücken.

Sup|pressor|zellen (↑; Zelle*): (engl.) suppressor cells; auch T_s-Lymphozyten; T*-Lymphozyten der $CD8^+/CD4^-$-Subklasse, deren CD8-Zellmarker (ein 32-kD-Glykoprotein) Rezeptor für Histokompatibilitätsantigene der Klasse I ist (s. HLA-System); **Funktion:** Unterdrückung der Immunantwort anderer T- (v. a. Helfer-) u. B-Lymphozyten, entweder über direkten Zellkontakt od., nach Stimulation durch ein Antigen, über Sekretion von Lymphokinen* (sog. Suppressorfaktoren), die auf die Antigen-präsentierenden Zellen* übertragen werden u. die Aktivität entspr. T-Lymphozyten-Klone hemmen; möglicherweise Bedeutung für die immun. Kontrolle der HIV-Infektion (zunächst Anstieg, dann Abfall im Verlauf der HIV*-Erkrankung). Vgl. Immunantwort, Helferzellen, Killerzellen.

Sup|puranzien (lat. suppurare forteitern, zum Eitern bringen) n pl: (engl.) suppurantia; eiterableitende Mittel; Anw. obsolet.

Sup|puration (↑) f: Eiterung; suppurativ: eitrig.

Supra-: Wortteil mit der Bedeutung oberhalb, über; von lat. supra.

Supra|inguinal|schnitt (↑; Inguen*): (engl.) suprainguinal incision; s. Schnittführung (Abb.).

Supra|klavikular|grube (↑; Clavicula*): Fossa supraclavicularis.

supra|kondylär (↑; Kondyl-*): (engl.) supracondylar; oberh. der Kondylen; z. B. suprakondyläre Fraktur.

Supra|leitung (↑): (engl.) supraconductivity; (physik.) Eigenschaft einiger chem. Elemente, Verbindungen u. Legierungen (z. B. Zink, Zinn, Quecksilber, Niob-Titan), unterh. einer kritischen Temperatur sprunghaft ihren elektr. Widerstand zu verlieren; in einem geschlossenen Leiterkreis aus supraleitendem Material kann ein einmal eingespeister Strom ohne weitere Energiezufuhr von außen beliebig lange fließen; Verw. in der Medizin v. a. zur Erzeugung starker Magnetfelder (z. B. für die Kernspintomographie*), wobei die erforderl. extrem niedrigen Temperaturen (ca. 5 bis 20 K ≙ -268 bis -253 °C) durch Kühlung mit Helium erreicht werden.

supra|renal (↑; Ren-*): über der Niere gelegen, die Nebenniere betreffend; z. B. Glandula suprarenalis (Nebenniere*).

Supra|spinatus|sehnen|syn|drom (↑; Spina*) n: s. Periarthropathia humeroscapularis.

Supra|spinatus|syn|drom (↑; ↑) n: Symptomenkomplex bei meist ansatznahem Riss der Sehnenplatte des M. supraspinatus mit plötzl. in den M. deltoideus ausstrahlendem Schmerz; bei vollständiger Ruptur ist die aktive Abduktion* schmerzbedingt nicht mehr, die passive fast schmerzfrei möglich; vgl. Rotatorenmanschettenruptur.

supra|vital (↑; lat. vitalis lebensfähig): überlebend, über den Tod hinaus; vgl. Leben, intermediäres.

Supra|vital|färbung (↑; ↑): (engl.) supravital staining; Anfärbung von nach Lösung aus dem Zellverband noch lebenden Zellen.

Sura (lat.) f: Wade.

Suralis|bi|opsie (↑; Bio-*; Op-*) f: (engl.) sural biopsy; Biopsie* des N. suralis zur Ursachenklärung einer Polyneuropathie*.

Suramin (INN) n: organisches Polyanion mit Wirkung insbes. gegen Trypanosoma brucei gambiense (u. rhodesiense) u. Onchocerca volvulus (adulte Form); **Verw.:** bei afrikanischer Trypanosomiasis* u. Onchozerkose*; **UAW:** u. a. gastrointestinale Störungen, Fieber, Kopf- u. Gliederschmerz, Kreislaufkollaps.

Surditas (lat.) f: Taubheit*.

Surditas psychica (↑) f: Seelentaubheit; auditive Agnosie*.

Surditas verbalis (↑) f: Worttaubheit; sensorische Aphasie*.

Surdo|mutitas (lat. surdus taub; mutus stumm) f: Taubstummheit*.

Surface (engl.): Oberfläche, Hülle.

Surface-Ag (↑): HBs-Antigen; s. Hepatitis-Viren.

S

Surfactant n: aus (engl.) **surf**ace **act**ive **a**ge**nt** (oberflächenaktive Substanz) zusammengesetzte Bez.; **1.** (chem.) syn. Tensid (s. Detergenzien); **2.** (biochem.) syn. Antiatelektasefaktor; Gemisch aus Phospholipiden, v. a. dem Lecithin* Dipalmitoylphosphatidylcholin (ca. 90 %) u. Protein (z. B. die Surfactantproteine SP-A u. SP-D); natürl. Bildung i. R. der fetalen Lungenreifung* ab 35. SSW in den Pneumozyten II (vgl. Alveole); pränatal induzierbar durch Cortison. Filmartige Ausbreitung auf der Alveolaroberfläche; nachweisbar auch im Bronchialsekret u. Fruchtwasser. **Funktion:** Erleichterung der Entfaltung der kollabierten Alveolen des Neugeborenen; Teil des Schutz- u. Selbstreinigungsmechanismus des Bronchialsystems (vgl. Clearance, mukoziliäre), Verhinderung des exspirator. Kollapses von Alveolen u. terminalen Bronchiolen durch Minderung der Oberflächenspannung, Schutz vor Austrocknung, Aktivitätssteigerung der Makrophagen in der Lunge (durch Surfactantproteine), Erleichterung der Phagozytose (SP-D agglutiniert Bakterien) sowie der Schichtung u. des adoralen Transports des Bronchialsekrets; therap. **Verw.:** bei Surfactantmangel*-Syndrom; rekombinante Sufactantproteine bei zystischer Fibrose*.

Surfactant|mangel-Syn|drom n: (engl.) surfactant deficiency syndrome; syn. Membransyndrom, Krankheit der hyalinen Membranen; Lungenfunktionsstörung des Neugeborenen, die **pathol.-anat**. durch intraalveoläre hyaline Membranen (Mukopolysaccharide u. Muko- bzw. Glykoproteine aus dem Blutplasma) u. **klin.** durch eine zunehmende Atemnot mit inspirator. Einziehungen der Interkostalräume gekennzeichnet ist; **Path.:** Entfaltungsstörung der Mehrzahl der Alveolen inf. eines Mangels an Surfactant*, der aus einer mangelnden fetalen Lungenreifung* (z. B. bei Frühgeborenen) od. durch eine Zellschädigung bei pulmonaler Minderdurchblutung (z. B. als Folge von Hypoxie u. Azidose) resultiert; **Ther.:** Instillation von Surfactant in das Bronchialsystem, Beatmung mit PEEP; **Proph.:** pränatale Lungenreifediagnostik*, medikamentöse Lungenreifeförderung* u. Intensivüberwachung des Fetus in der Schwangerschaft u. unter der Geburt (s. Pränataldiagnostik, Mikroblutuntersuchung des Fetus). Vgl. Atemnotsyndrom des Neugeborenen.

Sur|rogat (lat. surrogatus an die Stelle eines anderen gewählt, ergänzt) n: (engl.) surrogate; Ersatzstoff.

Survey (engl. Überblick, Gutachten, Besichtigung): epidemiol. Überblickstudie, in der zu best. Fragekomplexen Einstellungen u. Verhaltensweisen definierter Bevölkerungsgruppen erfasst werden.

Sus|pension (lat. suspendere, suspensus aufhängen, in die Höhe heben, schweben lassen) f: **1.** Aufhängung in der Schwebe, z. B. einzelner Glieder zur Entlastung; s. Extensionsmethoden; **2.** Flüssigkeit mit grobdispers verteilten, >0,1 µm großen Teilchen (Mikronen), die im Ggs. zum Kolloid* u. zur echten Lösung* z. T. makroskopisch sichtbar sind, z. B. Tierkohle in Wasser (kurz nach dem Schütteln).

Sus|pensorium (lat.) n: (engl.) suspensory; Tragbeutel, Tragvorrichtung; z. B. für Hodensack od. Mamma.

Sus|tentaculum (lat.) n: Stütze; z. B. S. tali (Knochenvorsprung an der Innenseite des Calcaneus, sog. Talusstütze).

Susurrus aurium (lat.) m: Ohrensausen; s. Ohrgeräusche.

Sutton-Nävus (Richard L. S., amerikan. Dermat., 1878–1952; Nävus*) m: syn. Halonävus*.

Sutura (lat.) f: Naht; unbewegl. Knochenverbindung, wobei zwei nahe Knochenränder durch schmale Bindegewebeplatten während des Wachstums miteinander verbunden sind; bes. an den Knochen des Schädeldachs.

Sutura coronalis (↑) f: Kranznaht zw. Stirn- u. beiden Scheitelbeinen.

Sutura frontalis persistens (↑) f: Stirnnaht zw. beiden Stirnbeinhälften, verwächst meist frühzeitig.

Sutura lambdoidea (↑) f: Lambdanaht zw. Hinterhauptbein u. beiden Scheitelbeinen.

Sutura plana (↑) f: ebenflächige Naht.

Sutura sagittalis (↑) f: Pfeilnaht zw. re. u. li. Scheitelbein.

Sutura serrata (↑) f: Sägenaht.

Sutura squamosa (↑) f: Schuppennaht.

Suxa|methonium|chlorid (INNv) n: syn. Succinylcholinchlorid; depolarisierendes, peripheres Muskelrelaxans; s. Muskelrelaxanzien, periphere.

Sv: Einheitenzeichen für Sievert*.

Svedberg-Einheit (Theodor S., Chem., Uppsala, 1884–1971): (engl.) Svedberg unit; Einheitenzeichen S; Maß für die Sedimentationsgeschwindigkeit in der Ultrazentrifuge*; abhängig von Form, Größe u. Dichte; Anw. zur Charakterisierung von Partikeln u. Biomolekülen (z. B. Ribosomen);1 S = 10^{-13} s.

SVES: Abk. für **s**upra**v**entrikuläre **E**xtra**s**ystole; s. Extrasystolen.

SVI: Abk. für **S**low*-**v**irus-**I**nfektionen.

SW: Abk. für **S**akral**w**irbel (Os sacrum).

Swan-Ganz-Katheter (Harold J. C. S., amerikan. Kardiol., geb. 1922; William G., amerikan. Kardiol., geb. 1919; Katheter*) m: s. Pulmonaliskatheter.

Swanson-Syn|drom n: Typ IV der hereditären sensiblen Neuropathie*.

Sweet-Syn|drom (Robert D. S., zeitgen. Dermat., Plymouth) n: syn. akute febrile neutrophile Dermatose; bes. bei Frauen im mittleren Lebensalter auftretende Erkr. mit Fieber, neutrophiler Leukozytose u. einzelnen od. multiplen, scheibenförmigen, gelegentl. vesikulösen u. pustulösen exanthematischen Plaques v. a. an Gesicht u. Oberarmstreckseiten; bei 50 % der Pat. treten Arthralgien u. asymmetrische, nichterosive Polyarthritis größerer Gelenke auf; in 10 % der Fälle Assoziation mit myeloproliferativen Erkr., v. a. akuter myeloischer u. myelomonozytärer Leukämie; selten Rezidive; **Diagn.:** (histol.) ausgeprägtes Ödem u. dichte Infiltration der Dermis mit polymorphkernigen neutrophilen Granulozyten; **Ther.:** systemisch Glukokortikoide.

Swimmer's itch (engl. to swim schwimmen; itch Juckreiz): syn. Zerkariendermatitis*.

Swyer-James-Syn|drom (Paul R. S., kanad. Päd., geb. 1921; G. C. J., zeitgen. Arzt, USA) n: syn. McLeod-Syndrom, Syndrom der einseitig hellen Lunge, unilaterales bzw. unilobäres Emphysem; Emphysem* eines Lungenlappens od. -flügels, meist inf. einer in der Kindheit durchgemachten Bronchiolitis obliterans (s. Bronchiolitis); **Sympt.:** häufig gering, evtl. Dyspnoe u. rezidiv. respirator. Infekte; **Diagn.:** (röntg.) vermehrte Transparenz u. Gefäßrarefizierung in dem betr. Lungenabschnitt, exspirator. keine Volumenverminderung, Nachweis von zylindrischen Bronchiektasen* in der Bronchographie, stark verminderte bis aufgehobene Durchblutung in der Lungenperfusionsszintigraphie*; **DD:** Pulmonalishypoplasie, kongenitales Lobäremphysem.

Swyer-Syn|drom (G. J. S., zeitgen. Endokrinol., Großbritannien) n: (engl.) pure gonadal dysgenesis; syn. XY-Gonadendysgenesie; Gonadendysgenesie* bei phänotypisch weibl. Pat. mit männl. Karyotyp (46,XY); **Klin.:** Manifestation in der Pubertät mit Ausbleiben der Sexualentwicklung (genitaler Infantilismus), primärer Amenorrhö u. Sterilität; meist Normwuchs, im Einzelfall eunuchoidaler Hochwuchs; trotz vorhandener, zu maligner Entartung neigender Keimleisten nicht nachweisbare Gonaden; **Diagn.:** endokrin. Befunde entspr. dem hypergonadotropen Hypogonadismus*.

Sycosis (gr. σῦκον Feige; -osis*) f: nicht mehr gebräuchl. Bez. für Follikulitis*.

Sydenham-Chorea (Thomas S., Arzt, London, 1624–1689) f: s. Chorea.

Sylvius-Arterie (Franciscus S. de la Boe, niederländ. Anat., 1614–1672; Arteria*) f: Arteria* cerebri media.

Sylvius-Furche (↑): Sulcus* lateralis cerebri.

Sylvius-Leitung (↑): Aqueductus* mesencephali.

Sym|biose (gr. συμβίωσις Zusammenleben) f: (engl.) symbiosis; Zusammenleben artverschiedener Organismen zu gegenseitigem Nutzen; z. B. Mensch-Darmflora (Nahrung bereitstellen gegen Synthese von Vitamin K). Vgl. Kommensalismus, Parasiten.

Sym|blepharon (Syn-*; Blephar-*) n: Lidverwachsung mit dem Augapfel; Synechie der Lid- u. Sklerabindehaut; **Vork.:** bei Trachom, Verbrennungen, Hornhautverätzung u. a.; **DD:** Ankyloblepharon. Vgl. Pterygium.

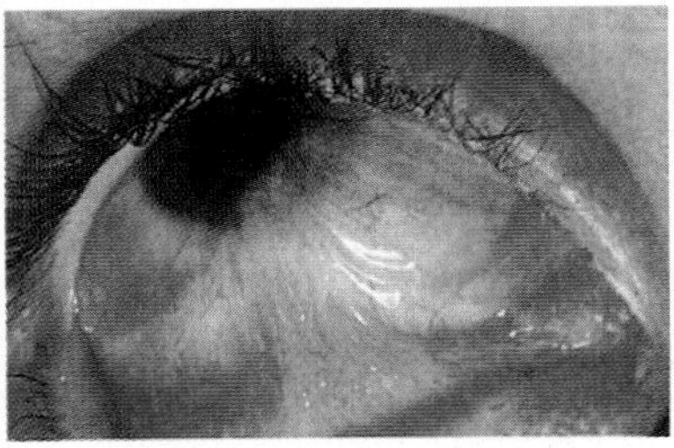

Symblepharon:
Zustand nach Verätzung; Verwachsung und Narbenstränge zwischen Conjunctiva bulbi und Conjunctiva tarsi des Unterlids [362]

Sym|bol (gr. σύμβολον) n: Merkmal, Abzeichen, Sinnbild.

Symbol|drama (↑) n: s. Psychotherapie, katathym-imaginative.

Sym|brachy|daktylie (Syn-*; Brachy-*; Daktyl-*) f: (engl.) symbrachydactyly; angeb. (nicht erbl.) einseitige Fehlbildung an Händen u. Füßen mit sehr unterschiedl. Ausprägungen: Komb. von Brachydaktylie* u. partieller Syndaktylie* bis zum Fehlen ganzer Fingerstrahlen; rudimentäre Finger- bzw. Zehennägel u. -bürzel immer vorhanden (s. Abb.). D. Buc.

Sympath-: Wortteil mit der Bedeutung mitempfinden, in Wechselwirkung stehen; von gr. συμπαθεῖν.

Sym|path|ek|tomie (↑; Ektomie*) f: (engl.) sympathectomy; syn. Grenzstrangresektion; partielle od. vollständige chir. Durchtrennung des Sympathikus* als offene od. endoskop. (thorakoskop.) thorakale S. in Höhe Th_{2-3} (Kux-Operation), lumbale S. in Höhe L_{3-5} od. periarterielle S. (Leriche-Brüning-Operation); **Ind.:** bei arteriellen Verschlusskrankheiten*, auch als zusätzliche Maßnahme i. R. einer Gefäßrekonstruktion (sog. Triadenoperation mit aortofemoralem Bypass, Profundaplastik u. S.); evtl. bei Raynaud-Syndrom, Hyperhidrosis u. als Schmerztherapie bei sympathischer Reflexdystrophie. Durch die S. wird eine Weitstellung der kleinsten Arterien, Senkung des peripheren Widerstands u. Erhöhung der Hautdurchblutung erreicht; die präoperativ durchgeführte pharmak. Grenzstrangblockade* erlaubt Aussagen über deren Effektivität.

Sym|pathiko|lyse (↑; Lys-*) f: (engl.) sympathicolysis; pharmak. Hemmung der Wirkungen des Sympathikus* durch Sympatholytika*.

Sym|pathiko|tomie (↑; -tom*) f: syn. Sympathektomie*.

Sym|pathiko|tonie (↑; Ton-*) f: (engl.) sympathicotonia; klin. Bez. für das Überwiegen od. eine erhöhte Erregbarkeit des Sympathikus*, führt u. a. zu Tachykardie, Mydriasis, Hyperhidrose bzw. Verringerung der Peristaltik. Vgl. Vagotonie.

Sym|pathikus (gr. συμπαθεῖν mitleiden, mitempfinden) m: (engl.) sympathetic nervous system; syn. Orthosympathikus; Pars sympathica des vegetativen Nervensystems*, die morphol. aus dem Truncus* sympathicus mit den zugehörigen sympath. Nerven, Geflechten u. peripheren (prävertebralen) Ganglien besteht. Die Neurone des S. liegen in den Seitenhörnern (Nucleus intermediolateralis) der Rückenmarksegmente C_8-L_3 (thorakolumbales System des vegetativen Nervensystems). Die markhaltigen Neuriten verlaufen als präganglionäre Fasern über die ventralen Wurzeln u. weiter über die Rami communicantes albi zum Grenzstrang. In den Grenzstrangganglien erfolgt Umschaltung eines Teils der Fasern. Die postganglionären Fasern erreichen über die Rami communicantes grisei u. die Spinalnerven das Erfolgsorgan, ein Teil

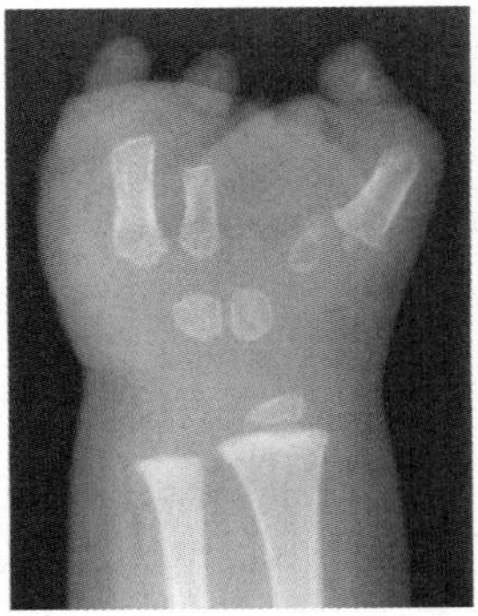

Symbrachydaktylie [37]

S

wird weiter peripher in den prävertebralen Ganglien (Ganglion coeliacum, mesentericum sup. u. inf.) od. in den intramuralen Ganglien auf das postganglionäre Neuron umgeschaltet. Der S. enthält afferente viszerosensible Fasern für die Schmerzempfindung der Eingeweide. Die Erregung des S. führt zu Blutdruckanstieg, Tachykardie, Tachypnoe, Mydriasis, Piloarrektion, Hyperhidrose sowie zu einer Herabsetzung der Motilität des Magen-Darm-Trakts u. der Sekretion innerer Drüsen. **Pharmak.** Wirkungen auf den S.: **1.** erregend: Adrenalin, Noradrenalin, Ephedrin u. a. Sympathomimetika*; **2.** hemmend: Ergotoxin, Ergotamin, Yohimbin (Nicotin) u. a. Sympatholytika*. Vgl. Halssympathikus, Parasympathikus.

Sym|pathikus|blockade (↑) f: (engl.) sympathetic block; vegetative Nervenblockade; Leitungsanästhesie* des Grenzstrangs (Grenzstrangblockade*) od. seiner Gangliengeflechte (z. B. Splanchnikusblockade*) mittels Lokalanästhetika, meist i. R. der Schmerztherapie; vor neurolytischer Nervenblockade* (selten) bzw. chir. Sympathektomie* sollte unbedingt eine prognostische S. zur Überprüfung des erwünschten Effekts ausgeführt werden. **Ind.:** ischämische Schmerzen inf. arterieller Verschlusskrankheit, sympathische Reflexdystrophie, Spasmen glatter Muskulatur (Hohlorgane), Neuralgien bei Zoster, Tumorschmerzen (Pankreas- u. Retroperitonealregion) u. a.; eine funktionelle S. wird i. R. einer Spinal- od. Periduralanästhesie erzielt.

Sym|patho|blastom (↑; Blast-*; -om*) n: veraltete Bez. für Neuroblastom*.

Sym|patho|lytika (↑; gr. λυτικός fähig zu lösen) n pl: (engl.) sympatholytics; auch Sympathikolytika, Adrenolytika, Adrenozeptorantagonisten; Substanzen, die durch Blockade adrenerger Rezeptoren* die Erregungsübertragung von den sympathischen Nervenendigungen auf die sympathischen Effektorzellen hemmen; s. Alpharezeptorenblocker, Betarezeptorenblocker, Antisympathotonika.

Sym|patho|mimetika (↑; mimetisch*) n pl: (engl.) sympathomimetics; syn. Sympathikomimetika, Adrenozeptoragonisten; Substanzen, die die Wirkung des Sympathikus* nachahmen; **1.** direkt wirkende S.: erregen (wie Adrenalin* u. Noradrenalin*) postsynaptisch die adrenergen Rezeptoren*; **2.** indirekt wirkende S.: führen zu einer Freisetzung von Noradrenalin aus den Vesikeln präsynaptischer adrenerger Neurone; bei wiederholter Anw. Tachyphylaxie*; **Verw.:** s. Alphasympathomimetika, Betasympathomimetika, Appetitzügler; **UAW:** (system.) u. a. Hyperglykämie (bei alphaadrenerger Stimulation), ventrikuläre Herzrhythmusstörungen (bei Stimulation von Beta-1-Rezeptoren), hypertone Reaktionen, z. T. mit Kopfschmerz u. Tremor, Schwitzen sowie zusätzl. bei indirekt wirkenden S. zentrale Erregung, Unruhe, psychot. Reaktionen; **Kontraind.:** (system.) Hypertonie, schwere Hyperthyreose, Phäochromozytom, Engwinkelglaukom, Blasenentleerungsstörungen, tachykarde Arrhythmien, schwere Nieren- u. Herzerkrankungen, Cor pulmonale, sklerot. Gefäßveränderungen.

Sym|physe (gr. συμφύεσθαι zusammenwachsen) f: (engl.) symphysis; Verwachsung; Knochenverbindung durch Faserknorpel, i. e. S. Symphysis pubica, Scham(bein)fuge. Vgl. Synarthrose.

Sym|physen|sprengung (↑): (engl.) disruption of symphysis; Symphysenruptur; unter der Geburt od. bei Beckenringbruch vorkommende Zerreißung der Schambeinfuge; s. Beckenfrakturen.

Sym|physis pubica (↑) f: s. Symphyse, Discus interpubicus.

Symphytum officinale n: Beinwell*.

Sym|plasma (Syn-*; -plasma*) n: (engl.) symplasm; Protoplasma* mit vielen Kernen als Folge von Kernteilungen ohne anschl. Zellteilung; Vork. z. B. bei Fremdkörperriesenzelle*.

Sym|port (↑) m: s. Transport.

Sym|ptom (gr. σύμπτωμα Begleiterscheinung) n: Beschwerde, fassbares od. angegebenes Erkrankungszeichen; vgl. Klassifizierung.

Sym|ptom|atologie (↑; -log*) f: (engl.) symptomatology; Lehre von den Krankheitszeichen.

Sym|ptome, ak|zessorische (↑) n pl: (engl.) accessory symptoms; Bez. (E. Bleuler) für Symptome, die bei Schizophrenie nur gelegentl. auftreten (im Ggs. zu den Grundsymptomen*) u. auch bei anderen psych. Störungen vorkommen können; z. B. Sinnestäuschungen, Wahn, Gedächtnisstörungen, Stereotypien, Echopraxie, Automatismen.

Sym|ptome, extra|pyramidale (↑) n pl: (engl.) extrapyramidal symptoms; Symptome, die bei Erkr. des extrapyramidalen Systems* auftreten u. mit einer Störung automat. Bewegungsabläufe u. der Regulation des Muskeltonus einhergehen; **Urs.:** degen. Systemerkrankungen des ZNS, pathol. Ablagerung von Substanzen (z. B. bei Mukolipidosen, Ceroidlipofuszinose), zerebrovaskuläre Insuffizienz, gestörter Metabolismus od. Fehlen von Neurotransmittern, Intoxikationen (z. B. Mangan- od. Kohlenmonoxidvergiftung), als UAW von Medikamenten (z. B. Neuroleptika) u. a.; **Einteilung** nach klin. Sympt. in: **1.** hyperkinetisch-hypotone Form mit Hyperkinesen, Tremor, Spasmus mobilis, Hypotonie der Muskulatur; Vork.: z. B. als Athetose*, Chorea* (z. B. bei Status* marmoratus), Akathisie*, Ballismus*, Torsionsdystonie*; **2.** hypokinetisch-rigide Form mit Hypokinesen, evtl. Akinese, Verminderung der Spontanaktivität, Erhöhung des Muskeltonus bis zum Rigor, unwillkürlichen Bewegungen u. Dyskinesen; Vork.: z. B. bei Parkinson*-Syndrom, Hallervorden*-Spatz-Erkrankung, als Dyskinesia* tarda od. dystones Syndrom*.

Sym|ptomen|kom|plex (↑) m: (engl.) symptom complex; **1.** definiertes Kranheitsbild mit unbekannter Ätiologie u. Pathogenese; vgl. Syndrom; **2.** in der Allgemeinmedizin Bez. für versch. Gruppen von Krankheitszeichen, die sich keiner Krankheit überzeugend zuordnen lassen u. erfahrungsgemäß meist rasch u. komplikationslos abklingen; s. Behandlung, exspektative.

Sym|ptomen|kom|plex, analer (↑) m: (engl.) anal symptom complex; zusammenfassende Bez. für versch. Symptome u. Erkr. im Analbereich, z. B. Pruritus* ani, Analekzem*, Analprolaps*, Analfistel*, Analfissur*, Analthrombose*, perianaler Abszess*; häufig Übergang zw. od. Komb. von versch. Formen; meist fam. Disposition; Vork. oft in Zus. mit Hämorrhoiden*; **Diagn.:** rektale Untersuchung, Rektoskopie, ggf. Koloskopie u. röntg. Doppelkontrastuntersuchung; **DD:** Anal- od. Rektumkarzinom.

Sym|ptomen|kom|plex, gastro|kardialer (↑) m: syn. Roemheld*-Syndrom.

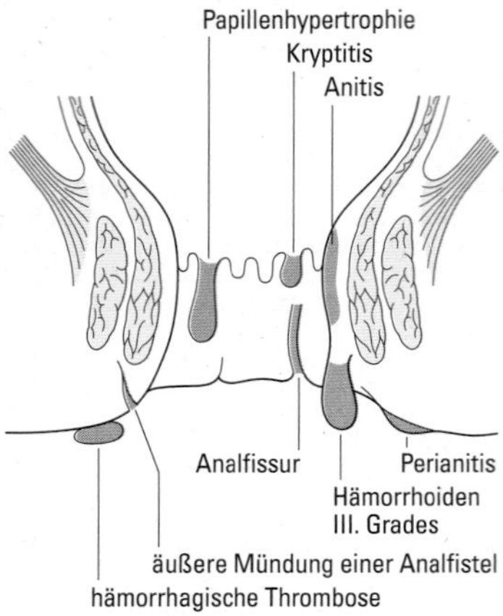

Symptomenkomplex, analer [349]

Sym|ptomen|kom|plex, okulo|vertebraler (↑) m: (engl.) oculovertebral symptom complex; frühembryonale Entwicklungsstörung mit Bulbushypoplasie u. anderen Augenfehlbildungen, die zus. mit Wirbelsäulenanomalien auftreten; vgl. Goldenhar-Symptomenkomplex, Aicardi-Syndrom.

Sym|ptomen|kom|plex, spastischer (↑) m: (engl.) spastic symptom complex; Sammelbez. für Erkr. des ZNS mit spastischer Lähmung*; z. B. traumatisch, vaskulär od. neoplastisch bedingte Läsionen, frühkindlicher Hirnschaden, Multiple Sklerose.

Sym|ptomen|kom|plex, variköser (↑) m: (engl.) varicose symptom complex; klin. Bez. für Symptome u. mögl. Folgeerkrankungen einer Varikose* der unteren Extremitäten; s. Insuffizienz, chronisch-venöse.

Sym|ptome, zerebellare (↑) n pl: (engl.) cerebellar symptoms; Symptome, die bei Schädigungen des Kleinhirns* od. dessen afferenten u. efferenten Leitungsbahnen (z. B. Tractus cerebellothalamicus, Tractus olivocerebellaris) auftreten; **Urs.:** hereditäre od. idiopathische Kleinhirnatrophie, ischämischer u. hämorrhagischer Kleinhirninsult, Kleinhirntumoren, Kleinhirnbrückenwinkeltumoren, Intoxikationen (z. B. Alkohol, Hydantoine), Kleinhirnabszess u. a. Entz. im Bereich des Kleinhirns (z. B. Multiple Sklerose), Phakomatosen (z. B. Ataxia teleangiectatica), paraneoplastische zerebellare Degeneration; **Sympt.:** Störungen der Koordination* von Bewegungen (s. Ataxie), bei akuter Kleinhirnschädigung pathol. Rebound-Phänomen, Hypotonie der Muskulatur mit Überstreckbarkeit der Gelenke, leichte Muskelschwäche, Reflexabschwächung.

Sym|ptom|verschiebung (↑): (engl.) shift of symptoms; (psychol.) Bez. für das Auftreten eines neuen Problems nach Linderung bisheriger Beschwerden als Folge einer symptomreduzierenden Ther. ohne Lösung des zugrunde liegenden Konflikts.

Syn-: auch Sym-; Wortteil mit der Bedeutung mit, zusammen, zugleich; von gr. σύν.

Syn|ästhesie (Syn-*; -ästhesie*) f: (engl.) synesthesia; **1.** (neurol.) Mitempfindung in einem Sinnesorgan bei Reizung eines anderen; z. B. Farbempfindung bei best. Hörempfindungen; **2.** (psychiatr.) trughafte Wahrnehmung mit mehreren Sinnen zugleich (bei Halluzination*).

Syn|algie (↑; -algie*) f: (engl.) synalgia; Mitempfindung von Schmerzen in einem nicht erkrankten Körperteil fern vom Krankheitsherd.

Syn|apse (gr. σύναψις Verbindung) f: Umschaltstelle für die diskontinuierl. Erregungsübertragung von einem Neuron* auf ein anderes od. auf das Erfolgsorgan (z. B. Muskelzelle). Die Erregungsübertragung erfolgt beim Menschen v. a. biochemisch mit Hilfe von Überträgersubstanzen (sog. Neurotransmitter*), die durch den Erregungsimpuls aus den Endigungen des präsynaptischen Axons freigesetzt werden u. die Permeabilität der postsynaptischen Membran verändern. An einigen S. erfolgt sie elektrisch durch Depolarisation od. Stabilisation der postsynaptischen Membran, die zur Modulation der neuronalen bzw. zellulären Aktivität führt. S. sind die Wirkorte vieler Pharmaka.

Syn|apse, neuro|muskuläre (↑) f: syn. motorische Endplatte*.

Syn|arthrose (Syn-*; Arthr-*; -osis*) f: (engl.) synarthrosis; sog. Fuge, Haft; die ununterbrochene u. unbewegl. Verbindung zweier Knochen ohne Gelenkhöhle (Ggs. Diarthrose, Articulatio, Gelenk); man unterscheidet nach der Art des die Verbindung herstellenden Gewebes: Synchondrosen, Symphysen (Knorpelfuge, -haft), Syndesmosen (Syndesmosis tibiofibularis, die Nähte zw. den Schädelknochen, Suturae) u. Synostosen (Verbindung zweier Skeletteile durch Knochen, z. B. Kreuzbein).

Syn|chilia (gr. συγχειλίαι Verbindungspunkte der Lippen) f: angeb. Verwachsung der Lippen.

Syn|chisis albescens nivea (gr. συγχεῖν zusammengießen, mischen) f: im Alter auftretende, perlschnurartig aneinander gereihte, weißleuchtende, aus Kalkseifen bestehende Kügelchen u. Scheibchen im Glaskörper des Auges, die an Schneeflocken erinnern.

Syn|chisis corporis vitrei (↑) f: Glaskörperverflüssigung bei Glaskörperdestruktion*.

Syn|chisis scintillans (↑) f: Glaskörperglitzern; meist kaum bemerktes (vorwiegend bilaterales) Auftreten zahlreicher glitzernder Cholesterolkristalle unklarer Ätiol. im Glaskörper.

Syn|chondrose (Syn-*; Chondr-*; -osis*) f: (engl.) synchondrosis; Verbindung zweier Knochen durch hyalinen Knorpel (z. B. Rippenknorpel od. Epiphysenknorpel); vgl. Synarthrose.

syn|chron (gr. σύγχρονος): (engl.) synchronous; gleichzeitig.

Syn|chronismus (↑) m: (engl.) synchronism; gleichzeitige, stundengenaue Entwicklung der Malariaplasmodien im menschl. Blut; Folge davon ist der charakterist. Wechselfiebertyp; vgl. Malaria.

Syn|cretio (Syn-*; lat. crescere, cretus wachsen) f: syn. Concretio; Zusammenwachsen, z. B. Syncretio pericardii (Perikardverwachsung).

Syn|cytium (↑; Zyt-*) n: s. Synzytium.

Syn|daktylie (↑; Daktyl-*) f: (engl.) syndactyly; angeb. Entwicklungsstörung mit partieller od. totaler Nichttrennung von Finger- u. Zehenanlagen u. kutaner bzw. ossärer Verwachsung; **Formen: 1.** einfache S. von zwei normalen Fingern od. Zehen; **2.** komplexe S. von zwei od. mehr fehlgebildeten Fingern od. Zehen; **Ther.:** op. Trennung (meist vor dem 3. Lj.).

Syn|desmo|phyten (↑; gr. δεσμός Band, Fessel; Phyt-*) m pl: (engl.) syndesmophytes; Verknöcherungen hauptsächl. im Bereich des Anulus fibrosus der Bandscheibe; Vork. z. B. bei Spondylitis ankylosans; vgl. Wirbelsäulenaffektionen (Abb.).

Syn|desmose (↑; ↑) f: (engl.) syndesmosis; bandhafte Verbindung zweier Knochen durch kollagenes od. elast. Bindegewebe; z. B. Syndesmosis tibiofibularis (zw. den distalen Enden von Tibia u. Fibula), Ligg. flava; vgl. Synarthrose.

Syn|drom (gr. σύνδρομος mitlaufend, begleitend) n: (engl.) syndrome; Gruppe von Krankheitszeichen, die für ein best. Krankheitsbild (Phänotypus) mit meist einheitl. Ätiologie, aber unbekannter Pathogenese charakterist. sind; vgl. Sequenz, Symptomenkomplex.

Syn|drom, ad|reno|genitales (↑) n: (engl.) adrenogenital syndrome; Abk. AGS; Oberbegriff für versch., meist autosomal-rezessiv erbl. Enzymopathien inf. gestörter Steroidbiosynthese mit vermehrter Bildung von Androgenen* in der NNR; mutierte Oxidoreduktasen sind meist die 21-, seltener die 11β- u. 17α-Monooxygenase od. die 3β-Steroiddehydrogenase; **Formen: 1.** kongenitales AGS: Häufigkeit ca. 1:10 000; klassische Form mit verminderter Cortisolbildung bei 21-Monooxygenasedefekt, vermehrter ACTH-Ausschüttung mit nachfolgender NNR-Hyperplasie u. vermehrter Bildung von Cortisolvorstufen u. Androgenen; Sympt.: bei Mädchen Pseudohermaphroditismus femininus, bei Jungen Pseudopubertas praecox; schnelles Wachstum mit verminderter Körperendlänge inf. beschleunigter Knochenreifung, stark ausgebildete Muskulatur; unbehandelt wird die Keimdrüsenentwicklung gehemmt (durch verminderte Gonadotropinbildung inf. hohen Androgenspiegels) u. führt zu primärer Amenorrhö bzw. Hodenatrophie mit Azoospermie; im Harn hohe Konz. von 17-Ketosteroiden*, geringe Konz. von 17-Hydroxysteroiden, im Serum erhöhte Konz. von 17α-Hydroxyprogesteron. Bei nichtklassischer, gering ausgeprägter Form (spätmanifestes od. Late-onset-AGS) od. erworbenem AGS (z. B. postpuberal) kommt es zu prämaturer Pubarche, beschleunigtem Längenwachstum mit verfrühtem Epiphysenschluss, bei Frauen zu unterschiedl. Ausprägung von Hirsutismus u. Zyklusstörung (Amenorrhö, anovulator. Zyklen), bei Männern Oligo- bis Azoospermie; krypt. Form bei asymptomat. Genträgern. Diagn.: molekulargenet. Nachweis der Mutation; Ther.: Hydrocortison, bei Erwachsenen Prednison od. Dexamethason (zur Normalisierung der ACTH-Ausschüttung u. somit zur Reduzierung der Androgenüberproduktion der NNR); **2.** erworbenes AGS: fast immer verursacht durch androgenbildenden NNR- od. Gonadentumor; rasche Entw. der Sympt., keine ACTH-Erhöhung, keine od. geringe 17-Ketosteroiderniedrigung durch Kortikoide (vgl. Dexamethason-Hemmtest); Ther.: operativ; **3.** adrenogenitales Salzverlustsyndrom: kongenitales AGS mit gleichzeitiger Störung der Mineralokortikoidbiosynthese; Sympt.: Krisen, die an Addison*-Krankheit erinnern, bei Neugeborenen od. jungen Säuglingen mit renalem Natriumverlust u. Kaliumretention (Gefahr von Herzrhythmusstörungen); Ther.: noch vor Abschluss der Diagn. Cortisol- u. Aldosterongabe; **4.** adrenogenitales Hypertoniesyndrom bei 11β- u. 17α-Monooxygenasemangel mit Hypertonie u. Kaliumverlust; bei 11β-Monooxygenasemangel Virilisierung wie beim klassischen AGS, bei 17α-Monooxygenasemangel fehlende Virilisierung* auch bei männl. Feten.

Syn|drom, a|gastrisches (↑) n: (engl.) postgastrectomy syndrome; syn. Postgastrektomiesyndrom; durch Gastrektomie* (selten auch partielle Magenresektion*) bedingte klin. Sympt. unterschiedl. Ausprägung, v. a. Hypoproteinämie, Anämie, Wasserretention, Steatorrhö, Neigung zu Hypoglykämie, alimentäre Glukosurie, Gewichtsverlust, Inappetenz; **Urs.:** Maldigestion u. Malabsorption, v. a. inf. ungenügender Reservoirfunktion, ausgeschlossener Duodenalpassage u. zu rascher Dünndarmpassage; **Proph.:** postoperativ häufige kleine Mahlzeiten, eiweißreiche, kohlenhydratarme Diät, Pankreasenzyme, Substitutionstherapie zur Vermeidung eines Eisen- u. Cobalaminmangels inf. gestörter Resorption. Vgl. Magenoperationsfolgen.

Syn|drom, a|kinetisch-a|bulisches (↑) n: (engl.) akinetic-abulic syndrome; nach längerfristiger Einnahme von Neuroleptika* u. U. (trotz Besserung der eigentl. Psychose) auftretende Sympt. mit Amimie, Gleichgültigkeit, Antriebsschwäche, Hypo- u. evtl. Hyperkinese. Vgl. Abulie, Syndrom, malignes neuroleptisches.

Syn|drom, akro|kallosales (↑) n: (engl.) acrocallosal syndrome; autosomal-rezessiv vererbter Corpus-callosum-Mangel (Genlokus 12p13.3-p11.2) mit schwerer psychomotor. Retardierung sowie Polydaktylie, kraniofazialer Dysmorphie, Makrozephalie, Schädeldachdefekt u. Hypospadie.

Syn|drom, akutes cholin|erges (↑) n: s. Irinotecan.

Syn|drom, a|mentielles (↑) n: (engl.) amentia; syn. Amentia; Form der akuten organischen Psychose* mit Bewusstseinstrübung, Desorientiertheit, Denkstörungen (Inkohärenz), Ratlosigkeit, Ängstlichkeit u. motorischer Unruhe bis zu ausgeprägten Erregungszuständen; Vork. z. B. bei vaskulären Hirnerkrankungen, Schädelhirntrauma; vgl. Demenz.

Syn|drom, angio|dys|plastisches (↑) n: (engl.) angiodysplasia; Erweiterung u. Dehnung der Gefäße in Mukosa u. Submukosa insbes. des Colons, seltener des Dünndarms od. Magens, die zu massiven Blutungen od. chron. Blutverlust mit Eisenmangelanämie führen können; **Formen: Typ I:** Lok. im proximalen Colon, nicht sicht- od. tastbare Angioplasien (∅ <5 mm), Altersgipfel jenseits des 55. Lj.; **Typ II:** Lok. im Dünndarm, teilweise sichtbare Angioplasien (∅ bis 10 mm), ohne Altersgipfel; **Typ III:** Osler*-Rendu-Weber-Krankheit; **Diagn.:** Ausschluss anderer Urs. der Blutungen durch Endoskopie u. Kontrastmitteldarstellung; Erythrozytenszintigraphie u. Angiographie mit abnormen art. Gefäßformationen, früher venöser Gefäßfüllung, erweiterten zuführenden Gefäßen; **Ther.:** Resektion des betr. Organs.

Syn|drom, angio-osteo|hyper|trophisches (↑) n: syn. Klippel*-Trénaunay-Weber-Syndrom.

Syn|drom, anti|cholin|erges zentrales (↑) n: (engl.) anticholinergic syndrome; durch Blockade zentraler cholinerger Synapsen ausgelöstes Syndrom mit Bewusstseinsstörung, Verwirrtheit, Halluzinationen, verlängertem postnarkotischem Nachschlaf; **Urs.:** UAW v. a. von Anticholinergika*, Narkotika*, best. Antihistaminika* u. tricyclischen Antidepressiva*; Antidot: Physostigmin.

S

Syn|drom, apallisches (↑) n: (engl.) apallic syndrome, persistent vegetative state; sog. Coma vigile, auch Wachkoma; zu den Dezerebrationssyndromen* zählendes Krankheitsbild mit Funktionsausfall der Großhirnrinde, meist inf. Anoxie des Gehirns (z. B. nach Schädelhirntrauma*, Intoxikation, Schock, Reanimation) u. Störung des aufsteigenden retikulären aktivierenden Systems* bei erhaltener Hirnstammfunktion; **Sympt.:** im Anschluss an ein Koma* auftretende Bewusstseinsstörung*, bei der der Pat. wach ist u. die Augen geöffnet hat, jedoch keine Spontan- u. Reaktivbewegungen, Blickfixierung od. Spontanäußerungen erfolgen; pathol. Reflexe*, z. B. Greifreflexe, Stellreflexe, Pyramidenbahnzeichen*, Rigor u. Hypertonie der Muskulatur; Spontanatmung u. Kreislaufregulation sind intakt, **Progn.:** Bei traumat. od. infektiöser Urs. ist eine funktionelle Erholung noch nach Monaten mögl., ansonsten nach mehr als 3 Mon. unwahrscheinlich. Bei ausbleibender Remission kommt es meist nach 2–5 Jahren zum Exitus letalis (inf. Kompl. wie Pneumonie, Harnweginfektion, Dekubitus). **DD:** Locked*-in-Syndrom, akinetischer Mutismus*.

Syn|drom, a|plastisches (↑) n: (engl.) panmyelophthisis; syn. Panmyelophthise, Panmyelopathie, Panzytopenie; Knochenmarkinsuffizienz mit Störung aller drei Zellreihen der Hämopoese (Blutbildung*) u. hoher Letalität (um 50 %); **Ätiol.: 1.** idiopathische Formen, angeboren (Fanconi*-Anämie) od. erworben (bei etwa der Hälfte aller Pat. sog. leere Anamnese); **2.** toxische (sekundäre) Formen inf. Exposition gegenüber exogenen Noxen, insbes. Chemikalien (z. B. Benzol), Medikamenten (Chloramphenicol, Phenylbutazon, Goldpräparate sowie viele andere, die potentiell zu einer Knochenmarkschädigung führen können), seltener i. R. von immun. Erkrankungen (Evans-Syndrom, chronischer diskoider Lupus erythematodes), Infektionskrankheiten (Virushepatitis, Miliartuberkulose), Pankreaserkrankungen, inf. neoplastischer Knochenmarkinfiltrationen (malignes Lymphom, Plasmozytom, Karzinommetastasen) u. bei Schwangerschaft; die Markschädigung nach Verabreichung von Zytostatika od. Einwirkung ionisierender Strahlung* ist dosisabhängig. **Path.:** Schädigung der pluripotenten hämopoetischen Stammzellen od. des Markstromas; **Klin.:** Blässe von Haut u. Schleimhäuten, Leistungsschwäche, Dyspnoe, Tachykardie (Anämiesymptomatik), Neigung zu lokalen u. septischen Inf. (Granulozytopenie), hämorrhagische Diathese* (Thrombozytopenie); die Sympt. sind Folge der Panzytopenie u. abhängig von deren Ausmaß. Akute (oft tödliche) Krankheitsverläufe kommen vor, monate- od. jahrelange Verläufe sind jedoch typischer; der Übergang in eine akute Leukämie ist möglich. **Diagn.:** (hämat.) Knochenmarkbiopsie*; typischerweise zellarmes Knochenmark (Fettmark) mit wenigen Retikulum-, Plasmazellen u. Lymphozyten. Trotz einer gelegentlich zu beobachtenden herdförmig verteilten Hyperplasie von hämopoetischem Markgewebe ist die Erythropoese immer ineffektiv. Es resultiert eine normochrome, normo- od. makrozytäre Anämie mit verkürzter Erythrozytenlebensdauer* u. niedriger Retikulozytenzahl im peripheren Blutbild. Der Eisenumsatz ist i. d. R. erniedrigt; (laborchem.) erhöhte Serumwerte für Eisen u. Ferritin, Erythropoetin charakteristischerweise in Serum u. Urin stark erhöht. **Ther.:** symptomatisch; Versuch der Stimulierung der Blutbildung mit Testosteronderivaten, Antithymozytenglobulin, Ciclosporin A u. Glukokortikoiden (mind. vier Monate), bei schwerer Panzytopenie Substitution der zellulären Blutbestandteile (Erythro-, Granulo- bzw. Thrombozytenkonzentrate) möglichst HLA-identischer Spender, bei Infektionen frühzeitig Antibiotika bzw. Antimykotika; in manchen Fällen Heilung durch Stammzelltransplantation* möglich; **Progn.:** ernst; häufig therapierefraktär; Spontanremissionen kommen nur in etwa 10 % der Fälle vor. Weitere **DD:** aplastische, perniziöse od. Folsäuremangelanämie, Leukämie, paroxysmale nächtliche Hämoglobinurie, Hypersplenismus.

Syn|drom, aurikulo|temporales (↑) n: (engl.) auriculotemporal syndrome; syn. Frey-Syndrom; gustatorisches Schwitzen, Kauschwitzen, Hyperhidrosis parotidea masticatoria; inf. gustatorischer od. Kaureizung auftretende, evtl. von Hautrötung begleitete Schweißabsonderung über der hinteren Wange, selten mit Kribbelparästhesien bis zu brennenden Schmerzen; **Urs.:** Fehlinnervation der Schweißdrüsen durch regenerierende sektorische Nervenfasern nach Verletzung od. Op. an der Glandula parotidea; **Ther.: 1.** konservativ: 3%ige Scopolamin-Salbe, Inj. von Botulinumtoxin unter den betroffenen Hautbereich; Versuch mit Carbamazepin od. tricyclischen Antidepressiva; **2.** chir.: **a)** Durchtrennen des N. auriculotemporalis; **b)** Resektion des Plexus tympanicus, evtl. mit Durchtrennen der Chorda tympani; **c)** Fascia-lata-Implantation unter die betroffene Hautregion. H. Ger.

Syn|drom, de|pressives (↑) n: (engl.) depressive syndrome; Gesamtheit der Sympt. bei versch. Formen der Depression*, von denen während einer depressiven Episode* mind. zwei der Haupt- u. zwei weitere Sympt. vorliegen u. mind. zwei Wochen anhalten (chron. bei Dysthymie*); **Hauptsymptome:** gedrückte Stimmung, Interessen- u. Freudlosigkeit, Antriebsstörung; **weitere Sympt.:** Denk- u. Konzentrationsstörung, vermindertes Selbstwertgefühl, Schuldgefühl, motor. Hemmung od. Unruhe, Suizididee od. suizidales Verhalten, Schlafstörung, Appetitminderung od. -steigerung. E. Bec.

Syn|drom der abführenden Schlinge (↑) n: (engl.) efferent loop syndrome; nach Magenresektion* u. Rekonstruktion der Magen-Darm-Passage durch Gastrojejunostomie u. terminolateraler Duodenojejunostomie auftretende Sympt. eines Ileus*; **Urs.:** Obstruktion der abführenden Schlinge durch entzündl. od. narbige Stenose der Anastomose, Verwachsungen od. Tumoren.

Syn|drom der blinden Schlinge (↑) n: (engl.) blind loop syndrome; syn. Blindsacksyndrom; Malassimilation u. Malabsorption von Fetten, Kohlenhydraten, Vitaminen u. Mineralien bei ausgeschalteten od. ausgesackten Darmabschnitten (z. B. interenterische Fistel bei Enteritis regionalis Crohn, Divertikel, prästenotische Dilatation, Seit-zu-Seit-Anastomose); **Pathophysiol.:** Dekonjugation von Gallensäuren u. Konsumption von Cobalamin inf. stasebedingter Keimbesiedlung; **Klin.:** Bauchschmerzen, Übelkeit; (chologene) Diarrhö, Steatorrhö sowie Hypokalzämie u. perniziöse Anämie; **Ther.:** Blindsackabtragung, ggf. Umwandlung in End-zu-End-Anastomose od. Antibiotikatherapie.

Syn|drom der dünnen Basal|membranen (↑) n: (engl.) thin basement membrane nephropathy; Bez. für elektronenmikroskopisch sichtbare Verschmälerungen der Basalmembranen der glomerulären Kapillarschlingen; **Sympt.:** Mikrohämaturie bei normaler Nierenfunktion, keine Progredienz zur Niereninsuffizienz; Ther. nicht erforderlich; vgl. Glomerulopathie.

Syn|drom der eingedickten Galle (↑) **n:** syn. Gallepfropfsyndrom*.

Syn|drom der einseitig hellen Lunge (↑) **n:** syn. Swyer*-James-Syndrom.

Syn|drom der ersten Rippe (↑) **n:** s. Thoracic-outlet-Syndrom (Tab.).

Syn|drom der in|adäquaten ADH-Se|kretion (↑) **n:** (engl.) syndrome of inappropriate ADH secretion; Abk. SIADH; syn. Schwartz-Bartter-Syndrom; vermehrte Sekretion von ADH* od. ADH-ähnl. Peptiden mit hypotoner Hyperhydratation*, Natriurese, inadäquat erhöhter Urinosmolalität (>300 mosmol/kg KG) trotz erniedrigter Serumosmolalität u. Hyponatriämie; **Urs.:** **1.** zerebral: Tumor, Aneurysma, Meningitis, Enzephalitis, Schädelhirntrauma; **2.** paraneoplastisch: v. a. bei (kleinzelligem) Bronchialkarzinom, ferner Pankreas- u. Prostatakarzinom; **3.** pulmonal: Tuberkulose, Pneumonie, hohe Beatmungsdrücke bei Frühgeborenen; **4.** medikamentös: Vincristin, Cyclophosphamid, Morphin, Barbiturate, Indometacin; **Ther.:** Behandlung der Grunderkrankung, forcierte Diurese (Furosemid), NaCl-Infusionen, Wasserrestriktion. Vgl. Syndrom, paraneoplastisches; Salzverlustsyndrom, renales.

Syn|drom der kaudalen Re|gression (↑) **n:** s. Regression, kaudale.

Syn|drom der mammo|renalen Über|zahl (↑) **n:** s. Syndrom, mammorenales.

Syndrom der verbrühten Haut (↑) **n:** (engl.) scalded skin syndrome; syn. Lyell-Syndrom.

Syn|drom der zuführenden Schlinge (↑) **n:** (engl.) afferent loop syndrome; Krankheitsbild nach nicht mehr gebräuchl. Magenresektion* nach Billroth II ohne Anlage einer Enteroanastomose nach Braun; **Formen: Typ I:** zu tief angelegte zuführende Schlinge; Sympt.: Völlegefühl, Bauchschmerzen u. Erbrechen durch Fehlleitung u. Aufstau des Speisebreis; **Typ II:** iatrogen od. durch Verwachsungen bedingte Stase von Duodenalsaft; Sympt.: akut mit Schmerzen, Erbrechen, ggf. Perforation, Schock; chron. mit Bauchschmerzen, Ikterus, Zeichen des Syndroms* der blinden Schlinge; **Ther.:** Enteroanastomose zw. gestautem Duodenum u. abführender Schlinge. Vgl. Magenoperationsfolgen. J. Die.

Syn|drom des fragilen X-Chromo|soms (↑) **n:** (engl.) fragile X syndrome; syn. Marker-X-Syndrom, Martin-Bell-Syndrom; überwiegend beim männl. Geschlecht vorkommende Erbkrankheit mit auffälliger Facies (langes ovales Gesicht, große prominente Ohren, Progenie), Hodenvergrößerung, Hyperaktivität u. Verzögerung der motor. u. geistigen Entw. unterschiedl. Ausmaßes (Sprachentwicklungsstörungen, Aggressivität, Autismus) sowie Epilepsie; Häufigkeit 1:2000 männl. Neugeborene. Gesunde Männer mit fragilem X-Chromosom übertragen das Gen ohne Krankheitsrisiko an ihre Kinder; Töchter werden aber Risikoüberträgerinnen. Frauen mit einer Prämutation sind immer symptomfrei, mit einer Vollmutation können sie unterschiedl. Intelligenzminderungen aufweisen. **Ätiol.:** Mutation im FMR1-Gen am Genlokus Xq27.3 mit mögl. genetischer Antizipation*; **Diagn.:** Nachw. der brüchigen Stelle am X-Chromosom (fra(X)(q)) im Karyogramm od. durch molekulargenetischen Nachw. einer Triplettexpansion der Cytosin-Guanin-Guanin-Basen im fraX-Gen (Normalpersonen 6- bis 54-mal, symptomlose Überträger 55- bis 200-mal, Erkrankte >200-mal); Pränataldiagnostik durch Amniozentese od. Chorionzottenbiopsie möglich; **Ther.:** symptomatisch.

Syn|drom des kleinen Magens (↑) **n:** (engl.) small stomach syndrome; zu kleiner Restmagen nach Magenresektion* mit Druck- u. Völlegefühl, ggf. Schmerzen nach den Mahlzeiten; vgl. Magenoperationsfolgen.

Syn|drom des pfeifenden Gesichts (↑) **n:** s. Dysplasia cranio-carpo-tarsalis.

Syn|drom des toxischen Schocks (↑) **n:** s. Schocksyndrom, toxisches.

Syn|drom, dys|tones (↑) **n:** (engl.) tardive dyskinesia; extrapyramidale Bewegungsstörung mit langanhaltenden, unwillkürl. tonischen Muskelkontraktionen, die fokal, segmental od. generalisiert auftreten können u. im Schlaf u. bei Narkose verschwinden; z. B. Blepharospasmus*, Meige*-Syndrom, Torticollis* spasmodicus. Vgl. Torsionsdystonie.

Syndrome-shift (engl ↑; shift Wechsel)**:** Syndromwechsel*.

Syn|drom, ex|pansiv-kon|fabulatorisches (↑) **n:** (engl.) expansion-confabulation disorder; Form der org. Psychose* mit Neigung zu Selbstüberschätzung u. Konfabulation*.

Syn|drom, extra|pyramidales (↑) **n:** (engl.) extrapyramidal syndrome; Sammelbez. für Erkr. des extrapyramidalen Systems; s. Symptome, extrapyramidale.

Syn|drom, hämo|lytisch-ur|ämisches (↑) **n:** s. Mikroangiopathie, thrombotische.

Syn|drom, hepato|genitales (↑) **n:** (engl.) hepatogenital syndrome; Pseudopubertas* praecox im Kindesalter bei primärem Leberzellkarzinom* inf. Bildung von Gonadotropinen od. ähnl. Peptiden; vgl. Syndrom, paraneoplastisches.

Syn|drom, hepato|ovarielles (↑) **n:** (engl.) hepato-ovarian syndrome; Sammelbez. für Menstruationsstörungen inf. eines Hyperöstrogenismus bei Leberfunktionsstörungen; **Path.:** gestörter Metabolismus der Östrogene* in der Leber; **Sympt.:** Manifestation im Präklimakterium od. Klimakterium mit Dysmenorrhö od. Hypermenorrhö, verspäteter Menopause; Veränderung der Uterusschleimhaut, insbes. in Form einer glandulär-zystischen Hyperplasie*, manifeste od. latente Leberfunktionsstörungen (anamnest. oft Hepatitis, Cholezystopathie).

Syn|drom, hepato|renales (↑) **n:** (engl.) hepatorenal syndrome; rasch progrediente Niereninsuffizienz* i. R. schwerer, primärer Lebererkrankungen (z. B. dekompensierte Leberzirrhose, Hepatitis) bzw. nach Op. im Bereich der Leber u. Gallenwege; **Urs.:** möglicherweise Sequestration von extrazellulärer Flüssigkeit in den Bauchraum od. mangelnde Aldosteroninaktivierung in der Leber; **Sympt.:** Zeichen der Leberinsuffizienz, Ödeme, arterielle Hypotonie, Hyponatriämie u. mangelnde Natriumausscheidung; **Ther.:** Behandlung der Grundkrankheit, strikte Kochsalzrestriktion, u. U. peritoneovenöser Shunt (Le Veen); **Progn.:** bei Fortbestehen des Leberversagens letaler Ausgang.

Syn|drom, hirn|lokales (↑) **n:** (engl.) organic brain syndrome; Sammelbez. für versch. Kombinationen von Sympt., die aus einer umschriebenen Schädigung des Gehirns resultieren, wobei unterschiedliche Urs. zugrunde liegen, z. B. Hirntumoren, Hirnabszess, Hirnatrophie, intrazerebrale Blutung, zerebrale Durchblutungsstörung; **Formen: 1.** Frontalhirnsyndrom (Stirnhirnsyndrom): **a)** Schädigung der frontalen Konvexität: Antriebsminderung, die sich auf alle Lebensbereiche erstreckt, Perseveration, Echolalie, Echopraxie, Greifautomatismen, frontale Ataxie, Abasie, Astasie, motorische Aphasie (sofern die dominante Hemisphäre betroffen ist), epileptische Anfälle; **b)** Schädigung des orbitalen Frontalhirns: Anosmie, Affektlabilität, Witzelsucht, gelegentlich Steigerung (seltener Hemmung) des Antriebs; **2.** Temporalhirnsyndrom: sensorische Aphasie (sofern die dominante Hemisphäre betroffen ist), epileptische Anfälle (insbes. psychomotor. Anfälle), homonyme Hemianopsie zur kontralateralen Seite, evtl. diskrete kontralaterale Hemiparese, Gedächtnisstörungen, depressiv-hypochondrische Verstimmung (s. Depression, hypochondrische) evtl. mit Enthemmung; **3.** Parietallappensyndrom: sensible u. motorische kontralaterale Ausfälle, Apraxie, Störungen der räumlichen Orientierung (bei Lok. in der nicht dominanten Hemisphäre), Neglect, homonyme Hemianopsie zur Gegenseite, epilept. Anfälle (Jackson-Anfälle); **4.** Okzipitallappensyndrom: kontralaterale homonyme Hemianopsie, z. T. mit Photopsien sowie visuellen Illusionen u. Halluzinationen; bei Läsion der dominanten Hemisphäre u. Beteiligung von Corpus-callosum-Fasern Farbbenennungsstörung u. Alexie ohne Agraphie (sog. hinteres Diskonnektionssyndrom), selten epilept. Anfälle. Vgl. Psychosyndrom, hirnlokales.

Syn|drom, hirn|organisches (↑) n: syn. organisches Psychosyndrom, chronische organische Psychose*.

Syn|drom, hyper|aktives (↑) n: s. Aufmerksamkeitsdefizit-Hyperaktivitätsstörung.

Syn|drom, hyper|kinetisch-hypo|tonisches (↑) n: (engl.) hyperkinetic-hypotonic syndrome; Kombination von Hyperkinesen u. muskulärer Hypotonie; v. a. bei Chorea*.

Syn|drom, hyper|osmolares (↑) n: s. Dehydratation, Säuglingstoxikose.

Syn|drom, hypo|thalamisches (↑) n: syn. Fröhlich*-Syndrom.

Syn|drom, kardio|auditives (↑) n: syn. Jervell*-Lange-Nielsen-Syndrom.

Syn|drom, kosto|zervikales (↑) n: Halsrippensyndrom*.

Syn|drom, lympho|proliferatives (↑) n: syn. Purtilo*-Syndrom.

Syn|drom, malignes neuro|leptisches (↑) n: (engl.) malignant neuroleptic syndrome; als schwere UAW von Neuroleptika* vorkommender, u. U. lebensbedrohl. Symptomenkomplex mit Rigor, Stupor, Fieber, Kreislauf- u. Bewusstseinsstörungen sowie mäßiger Leukozytose u. Erhöhung der Kreatinkinase; **DD:** Katatonie*; **Ther.:** sofortiges Absetzen der Neuroleptika; Dantrolen i. v.

Syn|drom, mammo|renales (↑) n: (engl.) mammorenal syndrome; Sammelbez. für versch. kongenitale Syndrome mit Anomalien von Mamma, Brustwarze u. Niere (Nierendysplasie); die überzufällige Komb. deutet auf eine gemeinsame Entwicklungsstörung hin, deren Genese jedoch nicht näher bekannt ist; **Formen** nach der Anzahl der Mamillen (medial od. im Bereich der Medioklavikularlinie lokalisiert) u. deren Abstand voneinander: **1.** ein- od. beidseitige Polythelie* od. akzessorische Mamma* mit homo- od. bilateralen Doppelnieren (Syndrom der mammorenalen Überzahl); **2.** Poland*-Symptomenkomplex; **3.** mammorenale Dysplasie bei versch. Chromosomenaberrationen (z. B. Komb. von überweitem Mamillenabstand u. Hufeisennieren bei Ullrich*-Turner-Syndrom). Vgl. Mammaanomalien.

Syn|drom, manisches (↑) n: (engl.) maniac syndrome; Bez. für Zustand gehobener od. reizbarer Stimmung, oft mit Überaktivität, Ideenflucht, unkritischem od. gesteigertem Selbstwertgefühl, vermindertem Schlafbedürfnis u. Ablenkbarkeit; **Vork.:** z. B. in der manischen Phase einer manisch-depressiven Erkrankung*. Vgl. Manie, Hypomanie.

Syn|drom, meningeales (↑) n: (engl.) meningeal syndrome; Komb. von Sympt., die durch eine Erkr. der Meningen (s. Meninges) verursacht werden; insbes. Kopfschmerz, Lichtempfindlichkeit, Opisthotonus, Brudzinski-Nackenzeichen u. Kernig-Zeichen, vegetative Störungen (z. B. Bradykardie, Erbrechen), Hyperpathie der Haut, evtl. psych. Veränderungen; **Formen: 1.** akutes m. S. bei Meningitis* od. Meningoenzephalitis, i. R. einer Subarachnoidalblutung, als aseptische entzündl. Begleitreaktion bei akuten Allgemeininfektionen, bei Entz. in der Nachbarschaft der Meningen (sympathische Meningitis), nach Lumbalpunktion, starker Sonneneinstrahlung (Insolation); **2.** chronisches m. S. bei chron. Meningitiden, Lues cerebrospinalis, Meningeosis carcinomatosa u. a.

Syn|drom, meta|bolisches (↑) n: (engl.) metabolic syndrome, syndrome x; syn. Syndrom X; Symptomenkomplex aus androider Adipositas, gestörtem Kohlenhydratstoffwechsel (Insulinresistenz, pathol. oraler Glukose-Toleranztest od. Diabetes mellitus), Hypertriglyceridämie u. art. Hypertonie; hohe Atherogenität bei Komb. der vier Hauptsymptome (sog. tödliches Quartett). Vgl. Arteriosklerose.

Syn|drom, myelo|dys|plastisches (↑) n: (engl.) myelodysplastic syndrome; potentiell maligne Veränderung der Blutbildung* mit Knochenmarkhyperplasie u. morphol. Veränderungen von einer, zwei od. drei Zellreihen; **Klassifikation:** s. Tab.; **Klin.:** langsam progrediente Erkr.; bei 50 % der Pat. nach zwei Jahren Übergang in eine myeloische od. myelomonozytäre Leukämie; **DD:** Panmyelopathie, megaloblastäre Anämie.

Syn|drom, myelo|proli|feratives (↑) n: (engl.) myeloproliferative syndrome; zusammenfassende Bez. für chron. verlaufende Erkr. des Blut bildenden Gewebes mit möglicherweise ähnl. Pathogenese u. fließenden Übergängen zw. den zu diesem Syndrom zählenden Formen: Polycythaemia* rubra vera, Osteomyelofibrose*, chronisch-myeloische Leukämie*, essentielle Thrombozythämie*.

Syn|drom, myo|tonisches (↑) n: s. Myotonia congenita, Paramyotonia congenita, Dystrophie, myotonische.

Syn|drom, nephrotisches (↑) n: (engl.) nephrotic syndrome; Bez. für einen bei primären u. sekundären Nierenerkrankungen auftretenden Symptomenkomplex aus: **1.** großer Proteinurie* (>3,5 g/24 Std.); **2.** Hypo- u. Dysproteinämie* mit Abnahme der Plasmaalbumine (<2,5 g/dl) u. Anstieg der Alpha-2- u. Betaglobuline; **3.** Hyperlipi-

S

Syndrom, myelodysplastisches
FAB-Klassifikation

	Knochenmark-Kriterien	Blut-Kriterien
refraktäre Anämie (RA)	Blasten <5%	Blasten ≤1%
refraktäre Anämie mit Ringsideroblasten (RARS)	Blasten <5% Ringsideroblasten >15%	Blasten ≥1%
refraktäre Anämie mit Exzess an Blasten (RAEB)	Blasten 5–20%	Blasten <5%
chronische myeolomonozytäre Leukämie (CMML)	Blasten <20% vermehrt Promonozyten	Monozyten >1×10⁹/l Blasten <5%
RAEB in Transformation (RAEB-T)	Blasten 21–30% Auer-Stäbchen	Blasten >5%

dämie* u. Hypercholesterolämie* mit Lipidurie (Fetttröpfchen od. -zylinder im Urin; Cholesterolester stellen sich im polarisierten Licht als sog. Malteserkreuze dar); **4.** ausgeprägten Ödemen (Leitsymptom); bei Erwachsenen treten zuerst Unterschenkelödeme auf, bei schwerer Hypoproteinämie auch Aszites u. Pleuraergüsse; bei Kindern anfangs meist Lidödeme; **5.** Hyperkoagulabilität mit Neigung zu Thrombosen durch Verlust von antikoagulatorischen Substanzen (AT III, Protein C) über die Nieren; **Path.:** erhöhte Durchlässigkeit der glomerulären Basalmembran für normale (od. auch pathol.) Proteine; **Urs.:** immunpathol. induzierte lokale Komplementaktivierung mit Bildung des sog. späten Komplementkomplexes C5–C9 (membrane attack complex), der Löcher in der glomerulären Basalmembran erzeugt; außerdem nichtentzündl. Degeneration der Basalmembran; **Vork.:** bei entzündl. u. nichtentzündl. Glomerulopathien, Nierenvenenthrombose, Inf., Intoxikationen (z. B. mit Quecksilber); **Ther.:** entspr. der Grunderkrankung; hochwirksame Diuretika, Glukokortikoide, Ciclosporin A u. kurzfristig Albuminsubstitution.

Syn|drom, neur|asthenisches (↑) n: veraltete Bez. für Somatisierungsstörung*.

Syn|drom, okulo-aurikulo-vertebrales (↑) n: s. Goldenhar-Symptomenkomplex.

Syn|drom, okulo|glanduläres (↑) n: s. Parinaud-Konjunktivitis.

Syn|drom, okulo-zerebro-renales (↑) n: (engl.) oculocerebrorenal syndrome; syn. Lowe-Syndrom; X-chromosomal-rezessiv vererbte Stoffwechselanomalie, an der nur männl. Individuen erkranken; Genort Xq24–q26; **Sympt.:** Hyperaminoazidurie* bei normalem Aminosäurespiegel im Blut mit Albuminurie wahrscheinl. inf. Tubulopathie der Nieren; zusätzl. regelmäßig Augenfehlbildungen (Katarakt, angeb. Glaukom mit Hydrophthalmus), muskuläre Hypotonie mit Areflexie u. geistige Behinderung; **Progn.:** meist letaler Ausgang vor dem 10. Lebensjahr.

Syn|drom, olfakto|genitales (↑) n: (engl.) olfactogenital syndrome; syn. Morsier-Syndrom, Kallmann-Syndrom; dysrhaphische olfaktoethmoido-hypothalamische Fehlbildung bes. bei Männern mit **Sympt.** des hypogonadotropen Hypogonadismus* inf. Gonadotropinmangels, Anosmie inf. Aplasie des Bulbus olfactorius, Schädeldysplasie, Epilepsie u. geistige Behinderung; **Diagn.:** verminderte Testosteron- bzw. Östrogen- u. fehlende Gonadotropinsekretion.

Syn|drom, oro-fazio-digitales (↑) n: (engl.) orofaciodigital syndrome; Kurzbez. OFD-Syndrom; angeb. Fehlbildungskomplex mit Fehlbildungen des Mundes (Zungenlappung, verdicktes Frenulum, Spaltung der Alveolarkämme u. des Gaumens), der Zähne, des Gesichts (Oberlippenspalte, Hypoplasie der Nasenknorpel) sowie der Finger bzw. Zehen (Syn-, Brachy-, Klinodaktylie), Alopezie u. geistiger Behinderung; weitere Fehlbildungen möglich (polyzystische Fehlbildungen der Nieren u. a.); **Formen: Typ I** (syn. Papillon-Léage-Psaume-Syndrom): X-chromosomal-dominanter Erbgang mit stark variabler Expressivität im weibl. u. Letalität im männl. Geschlecht; Genlokus p22.2-p22.3; **Typ II** (syn. Mohr-Syndrom): autosomal-rezessiver Erbgang; zusätzlich Polydaktylie; **Typ III–VIII** mit weiteren Fehlbildungen des Skeletts, Genitaltrakts u. Zentralnervensystems.

Syn|drom, oto-palato-digitales (↑) n: (engl.) otopalatodigital syndrome; Kurzbez. OPD-Syndrom; X-chromosomal vererbte, androtrope Erkr. mit variabler klin. Symptomatik; **Formen: Typ I:** Minderwuchs, geistige Retardierung, Schallleitungsschwerhörigkeit, faziale Dysmorphien, Gaumenspalte, verbreiterte Endphalangen u. Sandalenfurche; Genlokus Xq28; **Typ II:** syn. Pseudotrisomie 18; der Trisomie* 18 ähnliche Erkr. mit Mikrozephalie, Mikrostomie, antimongoloider Lidachse, Gaumenspalte, Flexionskontrakturen der Finger, postaxialer Polydaktylie u. hypoplastischen Daumen sowie gebogenen unteren Extremitäten.

Syn|drom, para|neo|plastisches (↑) n: (engl.) paraneoplastic syndrome; syn. Paraneoplasie; Sammelbez. für Funktionsstörungen od. Erkr. im Zus. mit Neoplasien, die weder metastat. noch durch direkte Tumorinvasion zustande kommen; können einem klin. nachweisbaren Tu. vorausgehen. Eine Untergruppe sind die **paraendokrinen Syndrome**, bei denen Substanzen frei werden, die als Antigene (z. B. Alphafetoprotein*, CEA*) od. Hormone wirken u. Störungen des Nervensystems (Fieber, Myopathien, degenerative Störung), der Haut (Dermatomyositis, Acanthosis nigricans), des Bluts (aplast. Anämie, Betaglobulin-Synthesestörung) od. der Kreislauforgane (Thrombophlebitis, abakterielle Endokarditis) auslösen. Vgl. Lambert-Eaton-Rooke-Syndrom; Syndrom der inadäquaten ADH-Sekretion; Syndrom, hepatogenitales; Tumormarker.

Syn|drom, para|noides (↑) n: (engl.) paranoid syndrome; Syndrom, bei dem Wahnphänomene im Vordergrund stehen; nosologisch nicht einer best. Erkr. zuzuordnen; vgl. Wahn.

Syn|drom, post|en|zephalitisches (↑) n: (engl.) postencephalitic syndrome; nach Enzephalitis* auftretendes neurol.-psychiatr. Syndrom, das als körperl. Funktionsstörung (z. B. Bewegungsstörungen wie Rigor, Tremor, Gangstörung) od. als org. Psychose* (z. B. mit Reizbarkeit, Gedächtnisstörung, Affektstörung, Wesensveränderung od. epilept. Anfällen) in Erscheinung tritt; nach Encephalitis* lethargica auch als Parkinson*-Syndrom.

Syn|drom, post|kom|motionelles (↑) n: (engl.) postconcussional syndrome; Bez. für Allgemeinbeschwerden nach Commotio* cerebri, die einige Wochen anhalten können u. sich allmählich zurückbilden; **Sympt.:** Apathie, diffuser Kopfschmerz, Schwindel, Übelkeit, rasche Ermüdbarkeit, vermehrtes Schwitzen, Reizbarkeit; Persistenz der Sympt. möglicherweise durch neurot. Fehlverarbeitung (sog. Kommotionsneurose) od. bewusste Ausgestaltung.

Syn|drom, post|punktionelles (↑) n: s. Liquorunterdrucksyndrom.

Syn|drom, post|thrombotisches (↑) n: (engl.) postthrombotic syndrome; Stauungssyndrom als Spätfolge einer Thrombose* der Bein- bzw. Beckenvenen mit Schwellung, Schmerzen, Stauungsdermatitis, Pigmentierung, Capillaritis alba, im Endstadium Ulcus* cruris; vgl. Insuffizienz, chronisch-venöse.

Syn|drom, post|traumatisches (↑) n: s. Postaggressionssyndrom.

Syn|drom, prä|menstruelles (↑) n: (engl.) premenstrual syndrome; Abk. PMS; charakterist. körperliche u. psychische Veränderungen von individuell unterschiedl. Intensität, die meist einige Tage nach Zyklusmitte (Eisprung) auftreten u. mit Beginn der Menstruation* nachlassen; **Sympt.:** Nervosität, Affektlabilität, seelische Verstimmung, schmerzhafte Spannungen u. Schwellungen der Brust, Völlegefühl, Verdauungsbeschwerden, Kopf- u. Rückenschmerzen, Hautveränderungen, Hitzewallungen, Gewichtszunahme durch Flüssigkeitseinlagerung, Gelenkschwellungen; **Urs.:** weitgehend ungeklärt, vermutlich psychovegetative u. endokrine Faktoren; **Ther.:** Abschirmung vor äußeren Belastungen, evtl. diätetische u. psychotherap. Maßnahmen; ergänzend hormonale (Prolactinhemmer) sowie symptomat. (Serotoninwiederaufnahme-Hemmer, Tranquilizer) Therapie.

Syn|drom, prä|sui|zidales (↑) n: (engl.) presuicidal syndrome; Bez. für Sympt., die einem Suizid* od. Suizidversuch* vorausgehen (E. Ringel); z. B. Einengung des Denkens auf Todeswünsche, Aggressionshemmung u. spätere Aggressionsumkehr, Ankündigung des Suizids bzw. konkrete Suizidphantasien; direkt vor dem Suizid fehlen die Sympt. häufig. Vgl. Suizidprophylaxe.

Syn|drom, pseudo|my|asthenisches (↑) n: syn. Lambert*-Eaton-Rooke-Syndrom.

Syn|drom, pseudo|neur|asthenisches (↑) n: (engl.) pseudoneurasthenic syndrome; Symptomenkomplex mit gesteigerter Erregbarkeit, leichter Erschöpfbarkeit, Konzentrationsschwäche u. Schlafstörungen bei org. Erkrankungen; **Vork.:** bei posttraumatischen od. postenzephalitischen Hirnschäden, bei vaskulären Hirnerkrankungen, aber auch i. R. schwerer Allgemeinerkrankungen; die Abgrenzung zu neurot. Entwicklungen ist oft problematisch. Vgl. Somatisierungsstörung.

Syn|drom, psycho|vegetatives (↑) n: veraltete Bez. für Somatisierungsstörung*.

Syn|drom, stylo-kerato-hyoidales (↑) n: (engl.) styloid syndrome; angeborene, u. U. als derbe Resistenz oberh. des Kehlkopfs palpable, einseitige Verknöcherung des Lig. stylohyoideum; **Klin.:** Globusgefühl u. Schmerzen beim Schlucken, neuralgiforme Beschwerden sowie durch Kopfbewegungen auslösbare Sympt. wie Schweißausbrüche, Schwindel u. Bewusstseinsstörungen; **Diagn.:** Rö.; **Ther.:** op. Resektion.

Syn|drom, toxisch-em|bolisches (↑) n: syn. Hoigné*-Syndrom.

Syn|drom, toxisch-epi|demisches (↑) n: (engl.) toxic-epidemic syndrome; Abk. TES; Bez. für ein 1981 in Spanien anlässlich einer Massenerkrankung beschriebenes Syndrom mit mehr als 19 000 Erkrankten u. über 300 Todesfällen. Ein Kausalzusammenhang mit der Ingestion von mit Anilinzusätzen denaturiertem Rapsöl wird als wahrscheinlich angenommen, die pathogenet. Rolle der Oleoanilide* ist jedoch nicht endgültig geklärt (toxische Wirkung, allergische Vaskulitis, immunsuppressive Wirkung u. Inf. mit Mycoplasma pneumoniae). **Klin.** sind zwei Phasen der Erkr. zu unterscheiden: **1.** wenige Tage dauernde Akuterkrankung mit pneumonischen Symptomen, Exanthem, gastrointestinalen Beschwerden, Myalgien usw.; **2.** Späterkrankung nach 2–3 Mon. mit v. a. neuromuskulären Sympt., Muskelkrämpfen, Myalgien, Muskelatrophien und Lähmungen. Die Ther. ist ausschließlich symptomatisch.

Syn|drom, urethro-okulo-syn|oviales (↑) n: s. Reiter-Krankheit.

Syn|drom, vaso|neurotisches (↑) n: s. Somatisierungsstörung.

Syn|drom, vegetatives (↑) n: s. Somatisierungsstörung.

Syn|drom, velo|kardio|faziales (↑) n: syn. DiGeorge*-Syndrom.

Syn|drom|wechsel (↑): syn. (engl.) syndrome-shift; Bez. für den Übergang von einer Erkr. in eine andere; z. B. Übergang von einer somatischen in eine psychische Erkr. od. umgekehrt, von einer psychischen bzw. psychosomatischen in eine andere psychische bzw. psychosomatische Erkrankung.

Syn|drom X (↑) n: **1.** Auftreten pektanginöser Beschwerden bei unauffälligem Befund in der Koronarangiographie u. normaler Herzfunktion in Ruhe; vgl. Angina pectoris; **2.** syn. metabolisches Syndrom*.

Syn|drom, zerebro-hepato-renales (↑) n: syn. Zellweger*-Syndrom.

Syn|echie (gr. συνέχεια das Zusammenhängen) f: (engl.) synechia; Verwachsung; **1.** (ophth.) Verwachsung der Iris mit der Hornhauthinterfläche (vordere S.), z. B. nach perforierender Verletzung od. perforiertem Hornhautulkus, bzw. mit der Linse (hintere S.) inf. Iritis*; führt bei Pupillenerweiterung zur Entrundung; medikamentöse Sprengung meist nur kurzzeitig möglich; **2.** (gyn.) **a)** S. des Cavitas uteri: Verklebung der Uteruswände u. Verwachsung bis hin zum kompletten Verschluss; Vork. bei Genitaltuberkulose, intrauterinen Adhäsionen*, Verätzungen; **b)** S. der Labien mit Verlegung des Introitus vaginae bei Hormonmangelatrophie in Adoleszenz u. Senium od. bei Vulvitis.

Syn|ergie (Syn-*; Erg-*) f: (engl.) synergy; Zusammenwirken, z. B. von Muskeln od. innersekretorischen Drüsen; vgl. Asynergie, Antagonismus.

Syn|ergismus (↑; ↑) m: (engl.) synergism; **1.** (pharmak.) gegenseitige Beeinflussung mehrerer Arzneimittel i. S. einer additiven od. potenzierten, u. U. auch neuartigen Wirkung; **2.** (bakteriol.) Bez. für die bei Antibiotika-Kombinationstherapie u. U. bereits bei 25 % od. weniger der in der Einzeltestung benötigten Konz. eintretende Wirkung; Nachw. in der sog. Checkerboard-Technik der Kombinationstestung.

syn|gen (↑; -gen*)**:** (engl.) syngenetic; syn. isogen; s. Transplantation (Tab.).

Syn|kanzero|genese (↑; Cancer-*; -genese*) **f:** (engl.) syncancerogenesis; Entstehung maligner Tumoren durch Zusammenwirken versch. Faktoren, deren jeder für sich kanzerogen wirkt (im Ggs. zur Kokanzerogenese*). Vgl. Kanzerogenese.

Syn|kinese (↑; Kin-*) **f:** (engl.) synkinesis; Mitbewegung.

Syn|klitismus (gr. συγκλίνεσθαι gleichermaßen beugen, sich neigen) **m:** (engl.) synclitism; (gebh.) achsengerechte Einstellung des kindlichen Kopfs; bei dem im Beckeneingang stehenden od. schon mit einem kleinen Segment eingetretenen Kopf findet man die quer verlaufende Pfeilnaht in der Führungslinie des Beckens. Vgl. Asynklitismus.

Syn|kope (gr. συγκοπή plötzlicher Kräfteverlust) **f:** (engl.) syncope; sog. Ohnmacht; kurze Bewusstlosigkeit (Sek. bis Min.) aus unterschiedlichen **Urs.: 1.** kardial bedingt bei Herzrhythmusstörungen, Herzinsuffizienz, Cor pulmonale, Herzinfarkt, Karotissinus-Syndrom, hypertrophischer obstruktiver Kardiomyopathie, Herzfehlern u. Herztumoren (Vorhoftumoren); **2.** vaskulär bedingt inf. peripherer Vasodilatation (sog. Vasomotorenkollaps), als vagovasale (vasodepressorische) S. (s. Kreislaufstörungen, funktionelle), bei orthostatischer u. konstitutioneller Hypotonie, als pressorisch-postpressorische S. (Husten, Lachen, Niesen, Pressen bei der Defäkation u. Miktion, Heben schwerer Gewichte) insbes. bei Vorliegen eines Lungenemphysems; **3.** zerebrovaskulär bedingt als Sympt. einer TIA (s. Durchblutungsstörung, zerebrale), inf. arterioarterieller Mikroembolien, bei Stenosen u. Aneurysmen zerebraler Gefäße (A. carotis, A. vertebralis, A. basilaris), Aortenbogensyndrom, Subclavian-steal-Syndrom, dissezierendem thorakalem Aortenaneurysma; **4.** zerebral bedingt bei Epilepsie, Narkolepsie, Hysterie, Eklampsie; **DD:** metabolisch od. toxisch verursachte (komatöse) Bewusstseinsstörung*, psychogene Anfälle. Vgl. Kollaps, Koma, Schock.

Syn|ophrys (Syn-*; gr. ὀφρύς Augenbraue) **f:** zusammengewachsene Augenbrauen als anlagebedingte Besonderheit ohne pathognomonische Bedeutung od. bei versch. Fehlbildungssyndromen (Chromosom-9p⁻-Syndrom, Lange-Syndrom, Waardenburg-Syndrom).

Syn|ophthalmus (↑; Ophthalm-*) **m:** s. Zyklopie.

Syn|opsis (gr. σύνοψις Übersicht, Betrachtung) **f:** zusammenfassende bzw. vergleichende Übersicht.

Syn|opto|phor (Syn-*; Op-*; -phor*) **m:** (engl.) synoptophore; haploskop. Gerät zur Bestimmung des subjektiven u. objektiven Schielwinkels, der Fusionsbreite, der Netzhautkorrespondenz u. des räuml. Sehens sowie zur Übungsbehandlung bei Strabismus*.

Syn|orchidie (↑; Orch-*) **f:** (engl.) synorchism; angeb. Verschmelzung beider Hoden.

Syn|ostose (↑; Ost-*; -osis*) **f:** (engl.) synostosis; knöcherne Verbindung zw. zwei od. mehreren Knochen; **1.** angeboren: z. B. Kreuzwirbel, häufig Hand- u. Fußwurzelknochen, selten Radius u. Ulna im proximalen Drittel; **2.** posttraumatisch od. -infektiös inf. starker Kallusbildung; s. Brückenkallus; vgl. Synarthrose. D. Buc.

Syn|ov|ek|tomie (↑; Ov-*; Ektomie*) **f:** (engl.) synovectomy; syn. Synovialektomie; radikale Entfernung der erkrankten Synovialhaut eines Gelenks (Artikulosynovektomie), meist des Kniegelenks, bzw. der Sehnenscheiden (Tenosynovektomie); Durchführung arthroskopisch (schonend, schmerzarm) od. offen chirurgisch; wichtige **Ind.: 1.** rheumatoide Arthritis*; präventiv als Frühsynovektomie (Hinauszögern der arthritischen Gelenkdestruktion) vor radiol. Nachweis erosiver Veränderungen; symptomatisch als Spätsynovektomie zur Schmerzminderung bei fortgeschrittener Erkr. mit hoher, durch sonstige Therapiemaßnahmen unbeeinflussbarer lokaler entzündl. Aktivität; **2.** bakterielle Arthritis, die nicht innerh. von 3–5 Tagen auf kons. Maßnahmen (Gelenkpunktion, systemische Antibiotikatherapie) anspricht. Vgl. Synoviorthese.

Syn|ov|ek|tomie, chemische (↑; ↑; ↑) **f:** ungenaue Bez. für chem. Synoviorthese*.

Syn|ovia (↑; ↑) **f:** (engl.) synovial fluid; Gelenkschmiere; von der Membrana* synovialis der Gelenkkapsel gebildete fadenziehende Flüssigkeit, die Fetttröpfchen, Eiweiß, Hyaluronsäure u. Zelltrümmer enthält.

Syn|ovial|hernie (↑; ↑; Hernie*) **f:** s. Baker-Zyste.

Syn|ovialis (↑; ↑) **f:** (engl.) synovial membrane; Kurzbez. für Stratum synoviale; aus lockerem, zellreichem Bindegewebe aufgebaute Innenschicht der Gelenkkapsel, die stellenweise einen Belag epitheloider Synoviazellen aufweist; besitzt zottenartige Erhebungen (Synovialzotten), die reich an Blutgefäßen, sensiblen Nerven u. freien Bindegewebezellen sind; sondert die Gelenkschmiere (Synovia*) ab. Vgl. Gelenk.

Syn|ovialitis (↑; ↑; -itis*) **f:** (↑; ↑; -itis*) **f:** syn. Synoviitis, Synovitis; Entz. der Synovialmembran; **Formen: 1.** akute S.: vorwiegend granulozytäre Infiltration des Stratum synoviale u. subsynoviale, Hyperämie, gesteigerte Gefäßpermeabilität mit Ödem der Synovialmembran u. nachfolgendem Gelenkerguss, Exsudation von Fibrin; **2.** chronische S.: vorwiegend lymphomonozytäre u. plasmazelluläre Infiltration, „palisadenförmige", z. T. zottige (villöse) Proliferation der synovialen Deckzellen, Ausbildung von Pannusgewebe (v. a. bei rheumatoider Arthritis*); **Path.:** Freisetzung von Zytokinen (v. a. Tumor-Nekrose-Faktor-α) aus neutrophilen Leukozyten, die zu tumorartiger Proliferation der Synoviozyten führen. Vgl. Arthritis.

Syn|ovialom (↑; ↑; -om*) **n:** (engl.) synovioma; von der Synovialis ausgehender Tumor; **Lok.:** v. a. am Kniegelenk; **Formen: 1.** benignes S.: xanthomatöser Riesenzelltumor mit Xanthomzellen, Riesenzellen u. Spindelzellen; **2.** malignes S.: meist Entartung eines benignen S. mit frühzeitiger Metastasierung, z. B. als Synovialsarkom; **Diagn.:** Arthrographie, ggf. Angiographie, Szintigraphie; **Ther.:** Synovektomie, bei Knochenbeteiligung Resektion (u. U. Amputation) in Komb. mit Zytostatika- u. Strahlentherapie. Vgl. Weichteiltumoren.

Syn|ovial|sarkom (↑; ↑; Sark-*; -om*) **n:** s. Synovialom.

Syn|ovi|orthese (↑; ↑; Ortho-*) **f:** (engl.) synoviorthesis; intraartikuläre Inj. von Osmiumtetroxid, Natriummorrhuat-Benzylalkohol-Mischung (chemische S.) od. von Radionukliden (Radiosynoviorthese) bei chron. Synovialitis* zur therap. Entfernung bzw. Zerstörung der entzündeten Synovialis. Vgl. Synovektomie.

Syn|ovitis (↑; ↑; -itis*) **f:** s. Synovialitis.

Syn|ovitis fungosa (↑; ↑; ↑) **f:** synoviale Gelenktuberkulose; s. Arthritis tuberculosa.

Syn|these (gr. σύνθεσις) **f:** (engl.) synthesis; Zusammensetzung, Aufbau; (chem.) künstl. Darstellung einer Verbindung aus Elementen od. einfacheren Bausteinen. Vgl. Osteosynthese.

Syn|thetasen f pl**:** syn. Ligasen*.

syn|thetisch (gr. σύνθεσις Zusammensetzung)**:** (engl.) synthetic; vereinigt; bei Arzneimitteln: künstl. hergestellt.

Syn|thymie (Syn-*; gr. θυμός Gemüt) **f:** (engl.) synthymia; **1.** Ausgeglichenheit der Stimmung ohne Neigung zu Schizothymie od. Zyklothymie*; **2.** einer Grundstimmung entspr. Tönung eines Affekts; **3.** als synthymer Wahn* i. S. einer der affektiven Grundstimmung entspr. Wahnentwicklung; z. B. Auftreten eines ängstl. Beziehungswahns bei zugrunde liegender starker Angst, eines Schuldwahns bei Depression od. eines Größenwahns bei Manie.

syn|ton (↑; Ton-*)**:** (engl.) syntonic; Bez. für ruhige, gütige, offene Charakterstruktur mit tatkräftigem u. einheitl. Fühlen, Denken u. Handeln in gefühlsmäßiger Harmonie mit der mitmenschl. Umwelt bzw. der eigenen Wesensart (Ich-synton).

Syn|tropie (Syn-*; -trop*) **f:** (engl.) syntropy; überzufälliges gemeinsames Vork. von versch. Erkrankungen.

Syn|zytio|tropho|blast (↑; Zyt-*; Troph-*; Blast-*) **m:** s. Trophoblast.

Syn|zytium (↑; ↑) **n:** (engl.) syncytium; mehrkerniger Zellverband, der durch Verschmelzen von Einzelzellen od. durch Endomitose* entstanden ist u. keine Zellgrenzen aufweist; im menschl. Organismus z. B. in Form des Synzytiotrophoblasten der Plazenta.

Syphilid n: Bez. für verschiedenartigste Haut- u. Schleimhauterscheinungen bei Syphilis*.

Syphilis f: syn. Lues (venerea), sog. harter Schanker; eine der meldepflichtigen Geschlechtskrankheiten*; **Err.:** Treponema* pallidum; **Übertragung** i. d. R. beim Geschlechtsverkehr, nur ausnahmsweise indirekt.

I. S. acquisita (erworbene S.)**:** Einteilung in Früh- u. Spätsyphilis; die typ. Symptome der unbehandelten S. sind selten (inf. antibiotischer Vorbehandlung) vorhanden. **1. Frühsyphilis:** Schon wenige Std. nach Inf. finden sich Err. im Blut. Nach einer Inkubationszeit von ca. 3 Wo. entwickelt sich an der Eintrittstelle aus einer schnell zerfallenden Papel das typischerweise etwa münzgroße, indurierte (harter Schanker), schmerzlose Primärulkus, der syphilitische Primäraffekt (Abk. PA). Der PA (selten mehrere) kann an jeder Körperstelle ohne od. mit Begleitödem auftreten, ist jedoch meist an den Genitalien od. im Mundbereich lokalisiert. Ca. 6 Wo. p. i. kommt es zum Anschwellen regionaler Lymphknoten (derb, schmerzlos, beweglich, deutlich voneinander abgrenzbar): syphilitischer Primärkomplex. Ab der 8. bis 12. Wo. p. i. Allgemeinerscheinungen (Kopf- u. Gliederschmerzen, BKS-Beschleunigung, Fieber, allg. Krankheitsgefühl); generalisierte Lymphknotenschwellung (Polyskleradenitis); makulöses, nicht juckendes Exanthem (Roseola); seltener Arteriitis, Meningoenzephalitis (dem Sekundärstadium zugehörige Form der Lues cerebrospinalis), Periostitis, Iritis u. a. Augenerscheinungen, Icterus syphiliticus praecox; Sympt. der späten Frühsyphilis (bis ca. zwei Jahre p. i.): anfangs generalisierte, später eher umschriebene makulo-papulöse (seltener -squamöse od. -pustulöse) Hautausschläge; Palmoplantarsyphilid (fleckenförmiger psoriasiformer Ausschlag an Handtellern u. Fußsohlen); nässende, breitbasig aufsitzende, wuchernde, treponemenreiche Papeln perianal u. -genital, die hochinfektiösen Condylomata* lata u. Schleimhauteffloreszenzen (Plaques muqueuses); Angina syphilitica, Alopecia specifica, syphilitisches Leukoderm (v. a. am Hals: sog. Collier de Venus); **spez. Formen der späten Frühsyphilis:** S. decapitata od. S. d'emblée: z. B. durch Bluttransfusion übertragene S. ohne PA; S. latens (seropositiva): ca. zwei Jahre p. i. klingen alle klin. Erscheinungen i. d. R. folgenlos ab, die S. ist nur noch serol. nachweisbar. Rezidive sind allerdings möglich (meist spärliche Hauterscheinungen, dabei aber große Einzelherde, Ringformen u. a.). Es muss wahrscheinlich nur bei einem Teil der Pat. mit S. latens (ca. 30 %) u. Spätmanifestationen gerechnet werden. **2. Spätsyphilis:** Beginn ca. fünf Jahre p. i.; sehr selten (Zufallsbefund); i. d. R. stark positive serol. Reaktionen (Hyperergie); obwohl Treponemen z. T. in den granulomatösen Veränderungen nachweisbar bleiben, sind die Pat. nicht kontagiös. Haut-, Schleimhaut- u. Organsymptome: Knotensyphilide an Haut, seltener Schleimhäuten (kutane bzw. subkutane Syphilide) mit Tendenz zu Ulzeration u. narbiger Abheilung, können als sog. Gummen (zu Einschmelzung u. Defektbildung neigende Granulome) prinzipiell jedes innere Organ, v. a. Knochen (Periostitis gummosa), Nasenseptum, harten u. weichen Gaumen, befallen (DD: Tuberculosis* cutis); interstitielle fibröse Entz. (Glossitis, Orchitis u. a.); mannigfaltige Erscheinungsbilder der Lues* cerebrospinalis mit positiver Liquorserologie u. abnormen neuropsychiatrischen Befunden od. asymptomat. als sog. latente Neurosyphilis. Viele Jahre od. Jahrzehnte p. i. können insbes. andere Formen der Neurosyphilis* auftreten, die u. a. durch das Argyll-Robertson-Zeichen der Pupille symptomat. werden: Tabes* dorsalis (syphilitischer Befall des Rückenmarks) u. progressive Paralyse* (Untergang grauer Hirnsubstanz); als späte Manifestationen der Lues cerebrospinalis treten syphilitische Hirngefäßerkrankungen (zerebrospinale bzw. meningovaskuläre S.) u. gummöse Hirnsyphilis mit sehr unterschiedl. Symptomatik auf. Eine Spätkomplikation nach ca. 30 Jahre p. i. ist die Mesaortitis luica (histol.: Wandnekrosen im Bereich von Adventitia u. Media mit Zerstörung der glatten Muskel- u. der elastischen Fasern), die v. a. am aufsteigenden Ast der Aorta mit sich allmählich ausbildender Aortenektasie (Aneurysma*) lokalisiert ist; tödliche Kompl.: Ruptur!

II. S. connata (angeborene S.)**:** intrauterin, ab dem 5. Schwangerschaftsmonat erworbene, d. h. diaplazentar auf den Fetus durch die erkrankte od. unzureichend behandelte Mutter übertragene S. (Fetopathia syphilitica); erfolgt die Inf. bei florider Frühsyphilis der Mutter früher (fetale S.), kommt es zur Frühtotgeburt im 6.–7. Monat (Frucht, Fruchtwasser u. Plazenta sehr treponemenreich). Aborte in den ersten Schwangerschaftsmonaten beruhen nie auf einer S. Sympt.

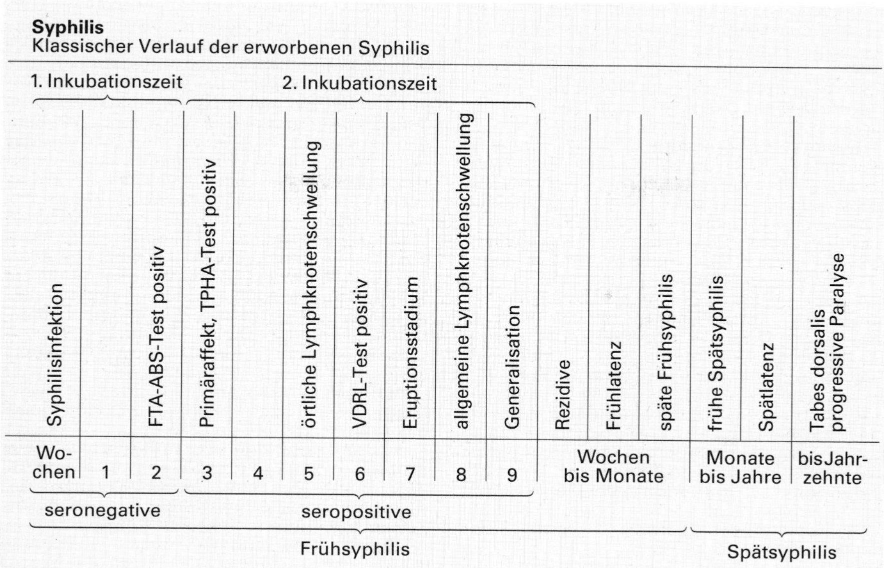

der Säuglingssyphilis: Pemphigus syphiliticus (bullöse u. ulzeröse Exantheme bes. an Handflächen u. Fußsohlen); Parrot-Furchen durch narbige Abheilung krustöser Papeln u. radiärer Einrisse um den Mund; Coryza syphilitica (eitriger, blutiger, sog. schnarchender Schnupfen durch Nasenschleimhautbefall); Leber- u. Milzvergrößerung, Anämie, Osteochondritis* syphilitica, Pneumonia alba. Sympt. der S. connata tarda (bei Manifestation der S. im späten Kindesalter): Hutchinson-Trias mit Innenohrschwerhörigkeit*, Keratitis* parenchymatosa u. Hutchinson*-Zähnen; Säbelscheidentibia u. Sattelnase durch Knochenbeteiligung; selten Mesaortitis luica od. Spätmanifestationen einer Neurosyphilis.

Syphilis
Klassischer Verlauf der erworbenen Syphilis
1. Inkubationszeit
2. Inkubationszeit
Syphilisinfektion
FTA-ABS-Test positiv
Primäraffekt, TPHA-Test positiv
örtliche Lymphknotenschwellung
VDRL-Test positiv
Eruptionsstadium
allgemeine Lymphknotenschwellung
Generalisation
Rezidive
Frühlatenz
späte Frühsyphilis
frühe Spätsyphilis
Spätlatenz
Tabes dorsalis progressive Paralyse
Wochen
1
2
3
4
5
6
7
8
9
Wochen bis Monate
Monate bis Jahre
bis Jahrzehnte
seronegative
seropositive
Frühsyphilis
Spätsyphilis

Diagn.: mikroskopischer Direktnachweis von Treponema pallidum im Reizserum des Primäraffekts bzw. im Lymphknotenpunktat mittels Dunkelfelduntersuchung*; **Serol.: 1.** TPHA-Test: wird ca. 3 Wo. p. i. reaktiv; Prinzip: im pos. Fall makroskopisch sichtbare Agglutination der mit dem Patientenserum (bzw. -liquor) zusammengebrachten Testerythrozyten (angelagerte Treponemen); i. Allg. zur Routinediagnose ausreichend; **2.** FTA-ABS-Test: wird 2 Wo. p. i. reaktiv; Prinzip: abgetötete Treponemen werden auf einem Objektträger mit Patientenserum zusammengebracht, die Reaktion mit ggf. vorhandenen Antikörpern wird durch fluoreszenzmarkiertes Antihumanglobulin erkennbar. Beide Tests haben eine hohe Spezifität u. bleiben auch nach Ausheilung oft lebenslang reaktiv, so dass sie nur zum Nachweis von Treponematosen* u. nicht zur Beurteilung des Therapieerfolgs geeignet sind. Falschpos. Ergebnisse (ca. 0,1–0,2 %) u. a. bei Autoimmunkrankheiten (Lupus erythematodes, rheumatoide Arthritis) u. Mononucleosis infectiosa. **Beurteilung der Aktivität** einer S. (Behandlungsbedürftigkeit) mittels: **1.** VDRL-Test (in den Veneral Disease Research Laboratories, USA, entwickelt): wird etwa ab der 5. Woche reaktiv; Nachw. unspezifischer Antikörper mittels standardisiertem (Rinderherz-)Kardiolipinantigen (Mikroflockungsreaktion); falschpos. Ergebnisse v. a. bei Erkr., die mit starken Veränderungen der Plasmaproteine einhergehen u. bei Schwangerschaft; **2.** Kardiolipin-Komplementbindungsreaktion (Abk. KBR) nach Kolmer zur Beurteilung des Therapieerfolges (Titer fällt bei erfolgreicher Ther. nach einigen Mon. ab, wird jedoch nicht immer negativ); **3.** IgM-FTA-Test modifiziert als 19S-IgM-FTA-ABS-Test zum Nachweis treponemenspezifischer IgM-Antikörper im Zweifelsfall u. grundsätzlich zur Abgrenzung einer S. connata; bei der eher atypisch verlaufenden Neurosyphilis u. bei Verdacht auf Neurosyphilis Luesserologie mit Liquor* cerebrospinalis, außerdem klin.-neurol., HNO-ärztlichen u. ophth. Untersuchung; zusätzlich Nachw. u. Bewertung lokaler Antikörperproduktion im ZNS mittels TPHA-Index (Verhältnis aus Liquor-Serum-Quotient der Treponema-pallidum-Hämagglutination u. Liquor-Serum-Quotient von Albumin) sowie ggf. Kernspintomographie. Bei Verdacht auf S. connata serol. Untersuchung von Venenblut (nicht Nabelschnurblut) u. Liquor sowie Rö. zum Nachweis von Knochenveränderungen (bei 50–90 % der Kinder).

Ther.: Antibiotikum der Wahl ist Penicillin. **1.** Frühsyphilis: tägliche i. m. Injektionen eines Mittelzeitdepotpräparats (z. B. Benzylpenicillin-Clemizol) über 14 Tage od. ausreichend hoch dosierte einzeitige i. m. Injektion eines Langzeitdepotpräparats (z. B. Benzylpenicillin-Benzathin); Kompl.: Jarisch*-Herxheimer-Reaktion od. Hoigné*-Syndrom; **2.** S. latens u. Spätsyphilis: Verlängerung der Behandlung auf 3–4 Wo. (bzw. dreimalige i. m. Injektion eines Langzeitdepotpräparats in wöchentl. Abstand); **3.** Neurosyphilis: hochdosierte Penicillininfusionen für ca. 10 Tage u. anschl. Injektionsbehandlung; alternative Antibiotika (z. B. bei Penicillinallergie): Ce-

S

phalosporine, Tetracycline, Erythromycin (wegen ihrer geringeren Wirksamkeit Verlängerung der Behandlungsdauer auf 3–4 Wochen); Kontrolle des Therapieerfolgs: serologisch (VDRL-Test). Bei S. connata ist Benzylpenicillin-Benzathin ungeeignet (keine ausreichende Konz. im Liquor).

Syphilis, en|demische f: (engl.) endemic syphilis; syn. Bejel; durch Treponema* pallidum (Typ II od. Treponema endemicum) verursachte, nichtvenerische chron. Infektionskrankheit; **Vork.:** Trockengebiete des Vorderen Orients, Afrikas, Zentralasiens; Kinder erkranken gehäuft. **Sympt.:** meist keine Primärläsionen, Schleimhautläsionen am Mund, feuchte Effloreszenzen der Haut, später in der Anogenitalregion; Sekundär- u. Tertiärläsionen ähnlich wie bei Frambösie*; **Ther.:** Penicillin; vgl. Treponematosen, tropische.

Syphiloid (-id*) n: abgeschwächte Form der endemischen Syphilis*.

Syphilom (-om*) n: syn. Gumma*.

Syring|ek|tomie (gr. σῦριγξ Hirtenflöte; Ektomie*) f: (engl.) syringectomy; op. Entfernung einer Fistel.

Syringitis (↑; -itis*) f: Entz. der Ohrtrompete; vgl. Tubenkatarrh.

Syringo|bulbie (↑; gr. βολβός Zwiebel) f: s. Syringomyelie.

Syringom (↑; -om*) n: (engl.) syringoma; syn. eruptives Hidradenom; gutartige Fehlbildung der Schweißdrüsenausführungsgänge; gruppiert stehende, hautfarbene Papeln bes. an Un-

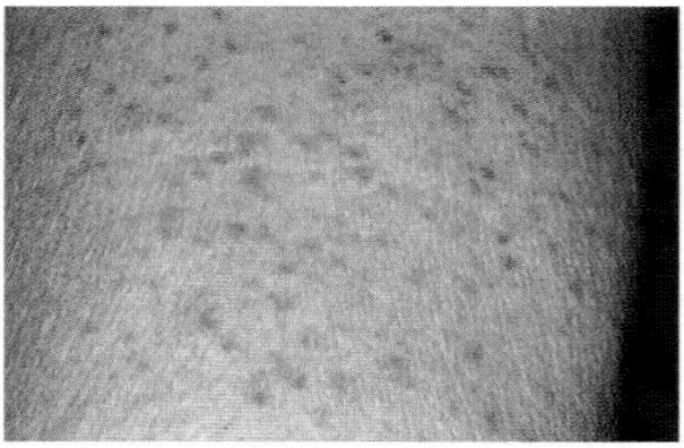

Syringom [3]

terlidern u. Hals, selten auch in den Axillen sowie im Brust- u. Genitalbereich; Entstehung im 2. Lebensjahrzehnt, bes. bei Frauen; **Ther.:** Laser, Exzision. Vgl. Naevus syringo-cystadenomatosus papilliferus.

Syringo|myelie (↑; Myel-*) f: (engl.) syringomyelia; Dysrhaphiesyndrom mit Höhlenbildung innerh. der grauen Substanz insbes. zervikaler u. thorakaler Abschnitte des Rückenmarks, evtl. im Bereich der Medulla oblongata u. Pons (Syringobulbie), sowie Hydromyelie* u. degen. Veränderungen der Neuroglia*; evtl. Überwiegen stiftförmiger Wucherungen der Neuroglia (Gliosis spinalis, sog. Stiftgliose) im Bereich des Canalis centralis; Vork. bei Männern etwa doppelt so häufig wie bei Frauen; Manifestation zw. 20. u. 40. Lj.; **Sympt.:** diffuser Schulter-Arm-Schmerz, dissoziierte Sensibilitätsstörungen* inf. Läsion des Tractus spinothalamicus, trophische Störungen der Haut, Schwellung der Hand (sog. Tatzenhand, main succulente), Entkalkung der Knochen, Arthropathie, Frakturen, Thoraxdeformität (Kahnthorax), Kyphoskoliose; Horner*-Syndrom, Anhidrose u. Morvan*-Syndrom inf. Läsion des Sympathikus im Seitenhorn des Rückenmarks, Lähmungen u. Inaktivitätsatrophie der Muskulatur inf. Läsion der Vorderhörner; bei **Syringobulbie** Nystagmus, dissoziierte Sensibilitätsstörungen des Gesichts u. Lähmungen der Hirnnerven; **Diagn.:** Rö. (Erweiterung des Spinalkanals der Wirbelsäule), Computertomographie u. Kernspintomographie (Lok. u. Ausdehnung der Höhlenbildung); **Ther.:** evtl. neurochir. Drainage von Hohlräumen; **DD:** Zervikobrachialsyndrom, Rückenmarktumoren, Systemerkrankungen des Rückenmarks, Wirbelsäulenaffektionen; Vork. morphol. ähnlicher Veränderungen auch in Verbindung mit intramedullären Rückenmarktumoren, Arnold-Chiari-Syndrom u. Dandy-Walker-Krankheit.

Syringo|tomie (↑; -tom*) f: (engl.) syringotomy; op. Spaltung einer Fistel.

Syringo|zyst|adenom (↑; Kyst-*; Aden-*; -om*) n: syn. Naevus* syringo-cystadenomatosus papilliferus.

System, aufsteigendes retikuläres aktivierendes n: (engl.) reticular activating system; Abk. ARAS; in der Formatio* reticularis des Hirnstamms gelegenes System, das von versch. sensorischen (afferenten) Erregungen unspezif. angeregt wird u. daraufhin über seine Impulse die Großhirnrinde aktiviert. Ausdruck hierfür ist u. a. das Verschwinden des Ruherhythmus (Alpharhythmus) bei Augenöffnen in der Elektroenzephalographie.

Système International d'Unités (frz.): internationales System der Einheiten; s. Einheiten.

System|erkrankungen des Rücken|marks: (engl.) system diseases of the spinal cord; auf best. Fasersysteme od. einen Abschnitt der grauen Substanz des Rückenmarks beschränkt bleibende degen. Veränderungen des Nervengewebes; **Urs.:** unbekannt, evtl. hereditäre Erkr.; als Systemerkrankungen mit überwiegendem Befall: **1.** der Vorderhörner des Rückenmarks: amyotrophische Lateralsklerose*, spinale Muskelatrophie*; **2.** der Hinterstränge: Friedreich*-Ataxie; **3.** der Pyramidenbahn: spastische Spinalparalyse*. Vgl. Rückenmarkschädigungen.

System|erkrankungen, zerebellare: (engl.) cerebellar syndromes; hereditäre, idiopathische od. symptomatische Degeneration insbes. zerebellarer Strukturen, evtl. unter Einbeziehung auch anderer Teile des Nervensystems von Anfang an od. im Verlauf hinzutretend (s. Multisystemdegeneration); **Pathol.:** unterschiedl. stark ausgeprägte Kleinhirnatrophie*; **Sympt.:** Ataxie. Vgl. Ataxie, autosomal-dominante zerebellare; Ataxie, idiopathische zerebellare.

System, extra|pyramidales n: (engl.) extrapyramidal system; Bez. für alle motor. Kerngebiete in kortikalen u. subkortikalen Bereichen des ZNS mit den zugehörigen Bahnen, die nicht der Pyramidenbahn* angehören; **anat. Kerngebiete:** Corpus striatum (Nucleus caudatus u. Putamen), Globus pallidus, Claustrum, Corpus amygdaloideum, Nucleus subthalamicus (Luysi), Substantia nigra, Nucleus ruber, Nuclei tegmenti (Formatio reticularis), Nucleus vestibularis lat., Nucleus dentatus (Kleinhirn), Nucleus olivaris principalis. Von allen diesen Kernen entspringen Bahnen, die im Vorderseitenstrang des Rückenmarks absteigen u. an den motor. Vorderhornzellen enden. **Funktion:** Regulierung des Muskeltonus, der unwillkürl. u. Koordinationsbewegungen, der Körperhaltung, der Ausdrucks- u. Abwehrbewegungen, des Gleichgewichts. Vgl. Symptome, extrapyramidale.

System, extrinsisches (engl. extrinsic äußerlich, von außen) n: s. Blutgerinnung.

System, hämo|lytisches n: (engl.) hemolytic system; s. Komplementbindungsreaktion.

System, intrinsisches n: s. Blutgerinnung.

systemisch: (engl.) systemic; ein ganzes Organsystem (z. B. Blut, Muskulatur, ZNS), i. w. S. den ges. Organismus betreffend; auch i. S. von generalisiert.

System, limbisches n: (engl.) limbic system; phylogenetisch altes funkt. System des ZNS; umfasst den limb. Cortex (Hippocampus, Indusium griseum, Gyrus parahippocampalis u. Gyrus cinguli, Corpus amygdaloideum, Corpus mammillare, Nucleus habenularis), das limb. Mittelhirn u. extra- u. intramurale limb. Fasern; empfängt Erregungen vom Thalamus, von der Formatio reticularis u. indirekt vom Neokortex. Die efferenten Bahnen laufen über den Fornix u. bilden größtenteils Rückmeldekreise mit den zuführenden Fasern. **Funktionen:** Das l. S. ist die dem Hypothalamus direkt übergeordnete Zentrale des endokrinen u. vegetativ-nervösen Regulationssystems. Vom limb. Cortex können angeb. Trieb- u. Instinkthandlungen ausgelöst u. beeinflusst werden. Das gesamte l. S. ist wesentl. für die affektive Tönung des Gesamtverhaltens, für emotionelle Reaktionen (Wut, Furcht, Zuneigung) u. spielt wahrscheinl. auch eine Rolle für die Gedächtnis- u. Lernfunktion des Gehirns.

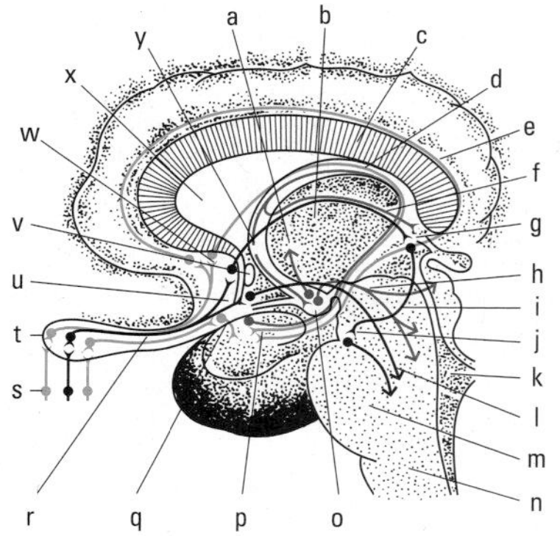

System, limbisches:
Schema wichtiger Bahnen des olfaktorischen und limbischen Systems;
a: Fasciculus mamillothalamicus; b: Ventriculus III; c: Corpus callosum; d: Crus fornicis; e: Stria longitudinalis; f: Stria medullaris thalami; g: Nucleus habenularis; h: Fasciculus mamillotegmentalis; i: Tr. habenulointerpeduncularis; j: Nucleus interpeduncularis; k: Ventriculus IV; l: Tr. olfactomesencephalicus; m: Pons; n: Medulla oblongata; o: Corpus mammillare; p: Uncus; q: Stria olfactoria lat.; r: Tr. olfactorius; s: Riechzellen; t: Bulbus olfactorius; u: Trigonum olfactorium; v: Commissura anterior; w: Gyrus paraterminalis; x: Septum pellucidum; y: Tr. Olfactohabenularis [532]

System, lymphatisches n: (engl.) lymphatic system; Bez. für die am Immunsystem* beteiligten, in Gewebeverbänden (Anhäufungen von diffusem lymphatischem Gewebe) u. Organen mit bindegewebiger Kapsel zusammengefassten Zellen (Lymphozyten, Epithel- u. Stromazellen); in den **primären** (zentralen) lymphoepithelialen Organen (Knochenmark, Thymus, Äquivalent der Bursa Fabricii) findet die Lymphozytopoese*, in den **sekundären** (peripheren) lymphatischen Organen (Milz, Lymphknoten, Tonsillen u. Adenoide, MALT*) die Reaktion der Lymphozyten* mit den Antigenen u. der Kontakt zw. versch. Lymphozytenpopulationen u. Phagozyten* statt.

System|mykosen (Myk-*; -osis*) f pl: (engl.) systemic mycoses; Mykosen*, die im Unterschied zu Dermatomykosen, Vaginalmykosen u. subkutanen Mykosen innere Organe befallen, i. d. R. nach Dissemination der Err. aus den Atemwegen (insbes. der Lunge) od. aus dem Verdauungstrakt; häufigste S.: Candidosen*, verursacht durch opportunistische Hefen der Gattung Candida bei immunsupprimierten Pat., seltener Aspergillus-Mykose durch opportunistische Aspergillus-Arten od. Mucor*-Mykosen durch Mucorales. In Nord- u. Südamerika sowie in weiteren subtropischen u. tropischen Gebieten sind dimorphe Err. von S. endemisch, die je nach (inhalierter) Infektionsdosis u. Funktion des Immunsystems asymptomat. Lungeninfiltrate bis lebensbedrohliche S. verursachen können: **1.** Histoplasma*-Mykose; **2.** Coccidioides*-Mykose; **3.** nordamerikanische Blastomykose; **4.** südamerikanische Blastomykose (s. Blastomykosen). Lebensbedrohliche S., verursacht durch dimorphe Pilze od. Cryptococcus neoformans, treten gehäuft bei Pat. mit HIV-Erkrankung auf (s. Kryptokokkose). Vgl. Mykosen, Pilzdiagnostik.

> Viele Systemmykosen bleiben zu Lebzeiten der Patienten undiagnostiziert. Daher sind bei Verdacht intensive diagnostische Bemühungen erforderlich.

System, retikulo|endo|theliales n: Abk. RES; veraltete Bez. für Monozyten*-Makrophagen-System.

System, retikulo|histio|zytäres n: Abk. RHS; veraltete Bez. für Monozyten*-Makrophagen-System.

System, stomato|gnathes n: (engl.) orofunctional system; funkt. u. anat. Zusammenwirken von Zähnen, Kieferknochen, Kaumuskulatur, Zunge u. Kiefergelenken untereinander u. als regionale Teilfunktion des Körpers; Störungen können sich in spez. Fehlfunktionen der Einzelkomponenten u. allg. in Schmerzen auswirken.

System, striäres n: syn. striopallidäres System*.

System, strio|pallidäres n: (engl.) striatopallidal system; zusammenfassende Bez. für Corpus* striatum u. Globus* pallidus des extrapyramidalen Systems*.

Sy|stole (gr. συστολή das Zusammenziehen) f: Kontraktion eines muskulären Hohlorgans; i. e. S. die nach der Diastole* erfolgende Kontraktion der Herzkammern (sog. hämodynamische S.); die Vorhofsystole fällt in die Füllungsphase der Diastole; **Phasen: 1.** Anspannungsphase mit isovolumetrischer Kontraktion; dauert vom Schluss der Segelklappen bis zur Öffnung der Semilunarklappen u. entspricht im EKG etwa dem QRS-Komplex (Dauer 0,05–0,1 Sek.); **2.** Austreibungsphase nach Öffnen der Semilunarklappen bis zu deren Schluss mit Auswurf des Schlagvolumens* (Dauer 0,2–0,3 Sek.).

Sy|stolia alternans (↑) f: syn. Hemisystolie*.

S-Zacke: (engl.) S wave; Teil des QRS-Komplexes im EKG; s. Elektrokardiographie.

Szent-Györgyi-Quotient (Albert S.-G. von Nagyrapolt, Biochem., Szeged, 1893–1986) m: Quotient, der die Wechselwirkungen der für die neuromuskuläre Erregbarkeit bedeutenden Elektrolyte abbildet:

$$\frac{K^+ \cdot HPO_4^{2-} \cdot HCO_3^-}{Ca^{2+} \cdot Mg^{2+} \cdot H^+}$$

Eine Zunahme des S.-G.-Q. bedeutet Übererregbarkeit (u. U. Tetanie*), eine Abnahme Untererregbarkeit des Nervensystems (u. U. Lähmung).

Szinti-: Wortteil mit der Bedeutung funkeln, glimmen; von lat. scintillare.

Szinti|gramm (↑; -gramm*) n: (engl.) scintiscan, scintigram; Bilddarstellung als Punkte (Pixel) in 256 Grau- od. Farbstufen i. d. R in einer Matrix* von 64 × 64, 128 × 128 od. 256 × 256 Bildpunkten von i. R. einer Szintigraphie* applizierten Radionukliden u. ihrer Verteilung im Körper.

Szinti|graphie (↑; -graphie*) f: (engl.) scintigraphy; nuklearmed. bildgebendes Verfahren zur Aufzeichnung der räuml. u./od. zeitl. Verteilung von Radiopharmaka* im Körper od. in Organen. Die Radiopharmaka reichern sich nach Inkorporation (parenteral, oral, per inhalationem) in den zu untersuchenden Organen od. Geweben (z. B. Tumoren) entweder relativ selektiv an od. werden nicht gespeichert (z. B. heiße od. kalte Schilddrüseknoten). Die räumliche Aktivitätsverteilung der aus dem Körper austretenden emittierten Strahlung kann in Verbindung mit einer Gammakamera* od. einem PET-Scanner (s. Positronenemissionstomographie) rechnergestützt als zwei- od. seltener dreidimensionales Szintigramm* registriert werden. **Formen: 1.** statische S.: statisches Einzelbild od. Ganzkörperbild v. a. zur Lokalisationsdiagnostik sog. eingefrorener Funktions- od. Stoffwechselzustände ohne Veränderung zur Zeit der Aufnahme (z. B. Schilddrüsen-, Skelettszintigramm od. SPECT bzw. PET des Gehirns); **2.** Sequenz- od. dynamische S.: Serie von Szintigrammen zum Erfassen von Aktivitätveränderungen innerhalb einer funktionsspezifischen Zeit mit der Möglichkeit zur Erstellung von Funktionskurven mittels ROI-Technik (engl. für region(s) of interest), z. B. Radioisotopennephrographie*.

Szintillations|kamera (↑; lat. camera Raum) f: syn. Gammakamera*.

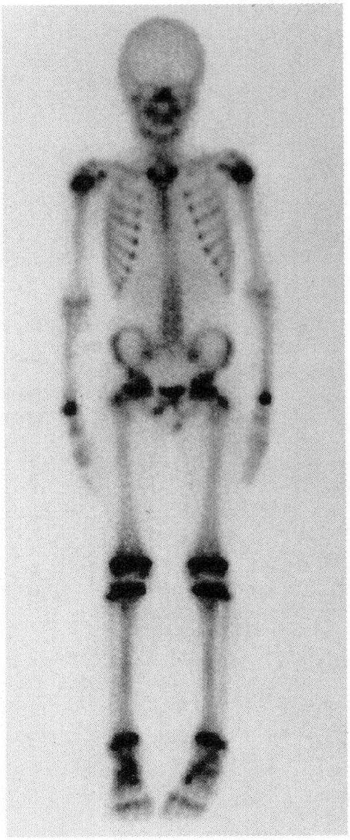

Szintigraphie: Skelettszintigramm [403]

Szintillations|zähler (↑): (engl.) scintillation counter; Nachweis- u. Messgerät für ionisierende Strahlung*; besteht aus einem luftdicht verschlossenen Szintillator (z. B. NaI-Kristall), einem nachgeschalteten Photomultiplier* u. einer Registrierelektronik. Die von der einfallenden ionisierenden Photonenstrahlung durch Energieabgabe an den Kristall im S. freigesetzten Lichtquanten werden von dem Photomultiplier in elektrische Impulse umgewandelt und auf das 10^6–10^8fache verstärkt; mit Hilfe der Registrierelektronik können diese verstärkten Signale weiterverarbeitet werden. Da die Impulshöhe dieser Signale der absorbierten Energie proportional ist, sind S. zur Spektrometrie (Energiebestimmung) geeignet. **Med. Anw.** v. a. in der Nuklearmedizin* (u. a. zur Szintigraphie*, Emissionscomputertomographie*). Vgl. Scanner, Gammakamera.

Szirrhus (gr. σκίρρος harte Schwellung, Tumor) m: szirrhöses Karzinom*.

SZT: Abk. für Stammzelltransplantation*.

S

T

T: Abk. für **1.** Thymin* u. Thymidin*; **2.** Threonin*; **3.** Formelzeichen für die in Kelvin gemessene Temperatur*; **4.** Vorsatzzeichen für Tera- (Faktor 10^{12}).

t: (physik.) Formelzeichen für **1.** Zeit*; **2.** die in °C gemessene Temperatur*.

T_3: Abk. für Triiodthyronin*.

T_4: Abk. für Tetraiodthyronin (Thyroxin*).

2,4,5-T: Abk. für 2,4,5-Trichlorphenoxyessigsäure; aus Trichlorphenol hergestelltes Herbizid; enthält geringe Mengen (max. 0,1 ppm durch Rechtsvorschrift) des 2,3,7,8-TCDD (sog. Dioxin), das vorwiegend die schädigenden Wirkungen des 2,4,5-T ausmachen soll; unterliegt in Deutschland einer Anwendungs- u. Zulassungsbeschränkung; 2,4,5-T ist Bestandteil des im Vietnam-Krieg zur Entlaubung eingesetzten u. zu schweren Umwelt- u. Gesundheitsschäden führenden Herbizids **Agent orange.** Die **akute Toxizität** des 2,4,5-T liegt bei einigen 100 mg/kg KG; es werden motor. Störungen wie Lethargie, Schluckstörungen, allg. Muskelschwäche, Inaktivität, Reizung des Verdauungstrakts mit Erbrechen sowie Nasen-, Augen- u. Rachenreizungen beobachtet; bei **chron. Exposition** kommt es zu Haut- u. Schleimhautreizungen, Konjunktivitis, Chlorakne, chron. Bronchitis, Leberzellfunktionsstörungen durch Pigmenteinlagerungen in die Leber, schmerzhaften Veränderungen des Muskelstoffwechsels mit Schwächen u. Paresen, auch Herzmuskelschäden; ferner wurden Veränderungen der Psyche u. des vegetativen Nervensystems beobachtet. 2,4,5-T gilt als im Tierversuch nicht kanzerogen, jedoch als fetotoxisch u. teratogen. Vgl. TCDD.

Ta: chem. Symbol für Tantal*.

TA: Abk. für **T**erminologia* **A**natomica.

Tabak: (engl.) tobacco; getrocknete Blätter der Tabakpflanze (Nicotiana tabacum); im Tabakrauch sind N-Nitrosoverbindungen, polycyclische u. aromatische Kohlenwasserstoffverbindungen wie Formaldehyd, Blausäure, Cadmium u. a. Schwermetalle, Nicotin* u. Kohlenmonoxid enthalten. Versch. **Karzinogene** im Tabakteer können mit einer Latenzzeit von 15–20 Jahren Karzinome in Mundhöhle, an Larynx u. Bronchien sowie in Lunge, Ösophagus, Magen, Darm u. Harnblase erzeugen, **schleimhautreizende Substanzen** (Aldehyde, Phenole, Säuren u. Ammoniak) verursachen bei chron. Einwirkung chron. Bronchitis (Raucherhusten) u. chron. Gastritis, **Kohlenmonoxid** (im Rauch von Zigaretten 1–3 %, Pfeife 2 % u. Zigarre bis 6 %, im Blut bei mäßigem Rauchen ca. 5 % CO-Hb, bei starkem Rauchen bis zu 15 %) führt zu einer Herabsetzung der körperl. Leistungsfähigkeit. Rauchen in der Schwangerschaft erhöht das Risiko für Frühgeburten u. ein vermindertes Geburtsgewicht des Neugeborenen. Beim Mann ist eine Schädigung der Spermiogenese möglich.

Tabak|beutel|gesäß: s. Dystrophie.

Tabak|beutel|naht: (engl.) pursestring suture; s. Nahtmethoden.

Tabak|mosaik-Virus (Virus*) n: (engl.) tobacco mosaic virus; Abk. TMV; RNA-haltiges pflanzenpathogenes Virus mit helikaler Struktur u. Größe von 15 × 300 nm; Err. der Blattfleckkrankheit des Tabaks u. a. Pflanzen. Beim Studium des TMV gewonnene Erkenntnisse erwiesen sich als wegbereitend für die virologische Forschung. 1892 bewies Iwanowski die Filtrierbarkeit des TMV. Aufgrund der am TMV untersuchten Eigenschaften u. Wirkungen schlug Beijerinck 1898 für diese „neuen" Err. die Bez. Virus vor. Ebenfalls am TMV erkannte Iwanowski 1902 die korpuskuläre Natur des Err. u. beschrieb erstmalig sog. Viruskristalle. Durch den Einsatz der Röntgenstrukturanalyse wurde schließl. die Struktur des TMV aufgeklärt (Watson, 1954; Franklin, 1957). Damit war das allg. Bauprinzip für helikal strukturierte Viren aufgeklärt worden. Vgl. Viren.

Tabanidae (lat. tabanus Pferdebremse; Idio-*) f pl: Bremsen; s. Fliegen.

Tabardillo|fieber (span. tabardillo rotes Mäntelchen): (engl.) tabardillo; syn. endemisches Fleckfieber; in Mittelamerika vorkommende Form des epidemischen Fleckfiebers*; **Err.:** Rickettsia typhi.

Tabatière (frz. Schnupftabakdose) f: (engl.) snuff box; bei gestrecktem u. abduziertem Daumen distal des Processus styloideus des Radius auftretende Vertiefung; begrenzt durch die Sehnen des M. abductor pollicis longus, M. extensor pollicis brevis u. die Sehne des M. extensor pollicis longus. Den Boden der Grube bilden Processus styloideus des Radius u. Os scaphoideum, wo auch der Puls der A. radialis tastbar ist.

Tabes (lat. Auszehrung, Schwinden, Schwindsucht) f: veraltete Bez. für Schwindsucht (Tuberkulose).

Tabes dorsalis (↑) f: sog. Rückenmarkschwindsucht; parenchymatöse Form der Neurosyphilis* im Spätstadium der Syphilis mit Degeneration der Hinterstränge des Rückenmarks u. granulomatöser Entz. der Wurzeln der Rückenmarknerven sowie Degeneration von Hirnnerven; Auftreten in ca. 2–3 % mit einer Latenzzeit von ca. 8–20 Jahren; **Sympt.:** Pupillenstörungen (z. B. Anisokorie, fehlende Pupillenreaktion, Miosis, in ca. 80 % positives Argyll-Robertson-Zeichen), Augenmuskellähmungen, Optikusatrophie, Sensibilitätsstörungen (v. a. Analgesie u. Hypästhesie) mit Bildung trophischer Ulzerationen bes. an den Fußsohlen (Malum perforans pedis), Parästhesien, anfallartig auftretende, plötzlich einschießende, sog. lanzinierende Schmerzen u. schmerzhafte tabische Organkrisen*, Areflexie, Hypotonie der Muskulatur mit pathol. überstreckbaren Gelenken (z. B. Genu recurvatum), tabische Arthropathie, Hinterstrangsymptome* mit Ataxie u. Gangstörungen, Blasen- u. Mastdarmstörungen, Erektionsstörung; **Diagn.** u. **Ther.:** s. Syphilis; **DD:** Adie-Syndrom, Polyneuropathie.

Tabo|para|lyse (↑; gr. παραλύειν auf einer Seite lähmen, schwächen) **f:** (engl.) taboparesis; gemeinsames Vork. von Tabes* dorsalis u. progressiver Paralyse*.

Tabula (lat.) **f:** Tafel; T. externa u. interna: die beiden Platten des Schädeldachs; die innere wird wegen ihrer glasartig springenden Beschaffenheit auch als T. vitrea (gläserne Tafel) bez.; vgl. Teevan-Fraktur.

Tabun n: Dimethylaminocyan-Phosphorsäureethylester; s. Phosphorsäureester.

TAC: Abk. für (engl.) **t**ransient **a**plastic **c**risis; vorübergehende aplastische Anämie*, meist verursacht durch ein mit Parvovirus* B19 infiziertes Blutprodukt. J. Thü.

Tacalcitol (INN) **n:** Vitamin-D_3-Analogon (vgl. Calciferole); hemmt die epidermale Hyperproliferation u. fördert die normale Keratinisierung; **Anw.:** lokal bei Psoriasis vom Plaque-Typ; **Kontraind.:** schwere Leber-, Nieren- od. Herzerkrankung; Veränderungen des Calciumstoffwechsels; keine Anw. bei Kindern u. auf >10 % der Gesamthautfläche; **UAW:** Juckreiz, Brennen.

Tacaribe-Viren (Viren*) **n pl:** (engl.) tacaribe viruses; Gruppe von RNA-Viren, die zu den „Neuweltviren“ der Fam. Arenaviridae* klassifiziert wird; **Übertragung:** Exkremente infizierter Nager u. Fledermäuse (natürliche Wirte); bekannte **Vertreter:** Tacaribe- (Jamaica), Machupo- (Bolivien), Junin- (Argentinien), Ampari- (Brasilien), Latino- (Bolivien), Parana- (Panama), Bichinde- (Kolumbien) u. Tamiani-Virus (Florida); Junin- u. Machupo-Virus werden häufig bei Pat. mit argentinischem bzw. bolivianischem hämorrhagischem Fieber isoliert.

Tache mère (frz. tache Fleck; mère Mutter)**:** Primärmedaillon bei Pityriasis* rosea.

Taches bleues (↑; frz. bleu blau)**:** syn. Maculae caeruleae; blaue Flecken an den Stichstellen von Filzläusen; entstehen durch enzymat. Umwandlung des Hämoglobins in einen blaugrünen Farbstoff; s. Pedikulose.

Taches laiteuses (↑; frz. laiteux milchig)**:** (engl.) milky spots; Milchflecken; hauptsächl. aus Histiozyten u. Lymphozyten bestehende, makroskop. sichtbare, kapillarreiche Zellhaufen im Omentum majus; wichtig für die Abwehr peritonealer Inf., können sich nach Auswanderung der freien Zellen in Fettorgane umwandeln.

Taches vierges (↑; frz. vierge jungfräulich)**:** sterile Flecken auf festen Bakterienrasen bei Anwesenheit von Bakteriophagen*.

Tachisto|skopie (gr. τάχιστος sehr schnell; -skopie*) **f:** (engl.) tachistoscopy; Beurteilung von visuellem Gedächtnis, Perzeptions- u. Reaktionsfähigkeit durch kurze Darbietung visueller Reize mit einem Projektionsgerät (sog. Tachistoskop).

Tachy-: Wortteil mit der Bedeutung schnell, plötzlich; von gr. ταχύς.

Tachy|ar|rhythmie (↑; A-*; gr. ῥυθμός Gleichmaß, Takt) **f:** (engl.) tachyarrhythmia; arrhythmische Tachykardie*; meist als Tachyarrhythmia absoluta (völlig regellose Abstände zw. den einzelnen QRS-Komplexen im EKG) bei Vorhofflattern* od. Vorhofflimmern* mit wechselnder AV-Überleitung.

Tachy|kardie (↑; Kard-*) **f:** (engl.) tachycardia; Herzrhythmusstörung mit einem Anstieg der Herzfrequenz auf über 100/min; **Einteilung** nach dem Entstehungsort: **1.** Sinustachykardie*; **2.** supraventrikuläre Tachykardie* mit Erregungsursprung in den Vorhöfen u. im AV-Knoten; Vorhofflattern u. Vorhofflimmern zählen nicht zu den supraventrikulären T. i. e. S., da eine T. nur fakultativ bei entspr. AV-Überleitung

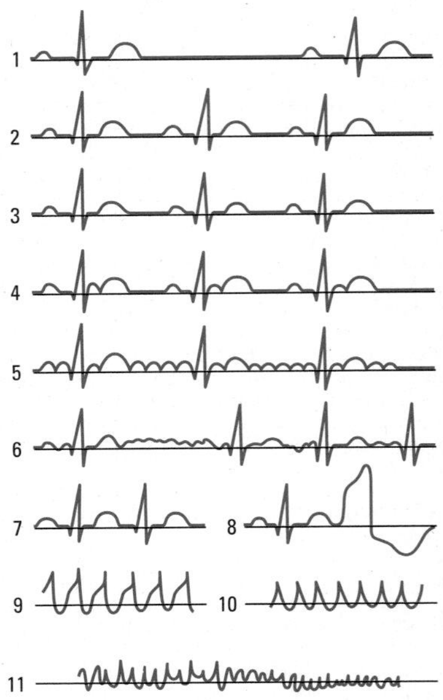

Tachykardie:
Synopsis tachykarder Herzrhythmusstörungen:
1: normaler Sinusrhythmus; 2: Sinustachykardie; 3: Vorhoftachykardie; 4: Vorhoftachykardie mit AV-Block II. Grades (2 : 1-Überleitung); 5: Vorhofflattern; 6: Vorhofflimmern; 7: supraventrikuläre Extrasystole oder Tachykardie; 8: ventrikuläre Extrasystole; 9: ventrikuläre Tachykardie; 10: Kammerflattern; 11: Kammerflimmern [531]

resultiert. **3.** T. bei Präexzitationssyndrom*; **4.** ventrikuläre Tachykardie* mit Erregungsursprung in den Herzkammern; eine T. mit unregelmäßiger Schlagfolge wird als Tachyarrhythmie*, eine anfallartig auftretende als paroxysmale T. bezeichnet.

Tachy|kardie, fetale (↑; ↑) **f:** (engl.) fetal tachycardia; mittels Kardiotokographie* nachweisbarer Anstieg der fetalen Herzfrequenz >160/min von mehr als 10 Min. Dauer; Warnzeichen für fetale Hypoxie bes. bei Einschränkung der Bandbreite der Herzfrequenzvariation u. Akzelerationsverlust; **Urs.:** Amnioninfektionssyndrom, mütterl. Fieber, langsam ansteigende intrauterine Hypoxie, fetale Hyperaktivität. W. Str.

Tachy|kardie, supra|ventrikuläre (↑; ↑) **f:** (engl.) supraventricular tachycardia; Abk. SVT; aktive heterotope Herzrhythmusstörung mit Ursprung der Erregungsbildung im Vorhof od. AV-Knoten; **Klin.:** Tachykardie* (Frequenz unter Ruhebedingungen meist 130–220/min), oft in

Anfällen (Min. bis Tage); Angina-pectoris-Symptomatik, Dyspnoe, Schwäche, Schwindel u. Synkopen, Schock; **Einteilung: 1.** nach Ursprung: **a)** Sinustachykardie*: Ther. im akuten Anfall mit Betarezeptorenblockern (z. B. Metoprolol); Behandlung der Grunderkrankung (z. B. Herzinsuffizienz, Volumenmangel, Lungenarterienembolie); **b)** AV-Knoten-Reentry-Tachykardie: Ther. mit Calciumantagonisten (z. B. Diltiazem); **c)** AV-Reentry-Tachykardie: akut Ajmalin; evtl. Langzeittherapie mit Prajmaliumbitartrat; **d)** Vorhofflattern* u. Vorhofflimmern*; **2.** nach Anfallbeginn: **a)** Typ Bouveret-Hoffmann (essentielle SVT) mit völlig überraschendem Beginn, vermutl. durch Reentry*-Mechanismus (häufig); **b)** Typ Gallaverdin (extrasystol. SVT) mit Einleitung durch einzelne Extrasystolen (selten). Vgl. AV-Knotentachykardie, Präexzitationssyndrom, Vorhoftachykardie.

Tachy|kardie, ventrikuläre (↑; ↑) f: (engl.) ventricular tachycardia; Abk. VT; syn. Kammertachykardie; heterotope, lebensbedrohliche Herzrhythmusstörung mit anfallsweisen, rhythmischen Kammerextrasystolen bei normaler Sinusaktivität; kann in Kammerflattern od. -flimmern übergehen u. verursacht häufig ein ausgeprägtes Posttachykardiesyndrom*; pathogenet. meist Typ Gallaverdin (s. Tachykardie,

Tachykardie, ventrikuläre
EKG-Befunde

Frequenz: 150–200/min; meist regelmäßig, geringe Unregelmäßigkeit möglich
Nachweis einer AV-Dissoziation (ein fehlender Nachweis schließt eine ventrikuläre Tachykardie aber nicht aus)
Capture beats
Fusionssystolen
QRS-Komplex breiter als 0,14 Sekunden
Linkstyp oder überdrehter Linkstyp
konkordantes Bild in den Brustwandableitungen V_1–V_6
bei Rechtsschenkelblock: in V_1 mono- oder biphasischer QRS-Komplex
triphasischer QRS-Komplex in V_1

supraventrikuläre); **Formen:** monomorphe VT, Tachykardie bei akutem Herzinfarkt u. Torsade* de pointes; **Urs.:** Koronarinsuffizienz, Myokarditis, Kardiomyopathie, WPW-Syndrom, Digitalisintoxikation*; **EKG:** Kammerfrequenz 150–200/min, deformierte, breite QRS-Komplexe (Schenkelblockbild), P-Wellen mit langsamerer Frequenz u. unabhängig von QRS-Komplexen (s. Tachykardie, Abb.), evtl. eingestreute normale QRS-Komplexe inf. durchgedrungener Sinuserregung (sog. capture beats) od. Fusionssystolen (mit einer Extrasystole verschmolzene capture beats); **Ther.:** Ajmalin u. Sotalol bei monomorpher VT; Lidocain u. Amiodaron bei akutem Herzinfarkt; evtl. op. (implantierbarer Kardioverter*-Defibrillator, EEV*, Katheterablation, Herztransplantation); **Proph.:** Antiarrhythmika nach programmierter Ventrikelstimulation*. Vgl. Adams-Stokes-Syndrom.

Tachy|phylaxie (↑; gr. φύλαξις Bewachen, Beobachtung) f: (engl.) tachyphylaxis; (pharmak.) rasch einsetzende Wirkungsminderung eines Pharmakons i. S. einer Toleranz* bei mehrfacher Applikation in kurzen Zeitabständen.

Tachy|pnoe (↑; -pnoe*) f: (engl.) tachypnea; beschleunigtes Atmen; **Urs.:** erhöhter Sauerstoffbedarf (Fieber, körperl. Belastung) od. erniedrigtes Sauerstoffangebot; vgl. Atemfrequenz, Atmungstypen.

Tachy|sterol (↑; Stear-*) n: Nebenprodukt bei Ultraviolettbestrahlung von Ergosterol; wirkt partiell wie Calciferole*.

Tacrin (INN) n: reversibler Cholinesterasehemmer*; **Ind.:** Alzheimer-Krankheit; **Kontraind.:** hepatische Erkr., Magen- u. Duodenalulzera; **UAW:** Anstieg der Transaminasen, alkal. Phosphatase, Bilirubinwerte u. evtl. Ikterus, häufig Übelkeit, Diarrhö, Anorexie u. Myalgie; vgl. Nootropika.

Tacrolimus (INN) n: aus Streptomyces tsubaenses gewonnenes Makrolid mit immunsuppressiver Wirkung; hemmt die Bildung zytotox. T-Lymphozyten, von Interleukin-2 u. -3 sowie Interferon-γ; **Verw.:** in Komb. mit Glukokortikoiden zur Prophylaxe u. Therapie der Transplantatabstoßung bei Leber- u. Nierentransplantation; **Kontraind.:** Behandlung mit Ciclosporin, Schwangerschaft u. Stillzeit; **UAW:** häufig Tremor, Kopfschmerz, Schlaflosigkeit, Parästhesien, depressive Verstimmung, Störung des Sehvermögens.

Tactus (lat. Berührung, Wirkung, Einfluss) m: Gefühl, Tastsinn.

Taenia (gr. ταινία Band) f: Gattung der Cestodes* (Fam. Taeniidae); Darmparasiten von Säugetieren; zwei Arten ausschl. im Menschen: T. saginata (Rinderbandwurm) u. T. solium (Schweinebandwurm); Inf. durch Verzehr von rohem, finnenhaltigem Fleisch; Finnen (Zystizerkus*) nur in Säugetieren (Zwischenwirte); **Entw.:** s. Cestodes; **Vork.:** kosmopolitisch; v. a. T. solium in der Bundesrepublik Deutschland durch gesetzl. Fleischbeschau u. Hygiene selten geworden; **Nachw.:** Proglottiden* im Stuhl, Eier selten (s. Taeniasis). Vgl. Zystizerkose.

Taenia choroidea (↑) f: Anheftungslinie des Plexus choroideus des Seitenventrikels an den Thalamus.

Taeniae coli (↑) f pl: die in drei Streifen angeordnete Längsmuskelschicht des Colons; **1.** Taenia libera: an der freien Oberfläche; **2.** Taenia mesocolica: dem Ansatz des Mesokolons (am Colon transversum) entsprechend; **3.** Taenia omentalis: der Anheftung des Omentum majus (am Colon transversum) entsprechend.

Taenia fornicis (↑) f: Anheftungslinie des Plexus choroideus des Seitenventrikels am Rand des Fornix.

Taenia saginata (↑) f: Rinderbandwurm (besser Rinderfinnenbandwurm); Länge 5–10 m, Skolex ∅ 1–2 mm, vier Saugnäpfe, kein Hakenkranz; gravide Proglottiden* 5–10 mm × 15–20 mm, Uterus beidseitig mit 20 u. mehr Seitenästen; tägl. werden ca. fünf mit Eiern gefüllte Proglottiden abgestoßen (s. ums. Abb.). **Verbreitung:** kosmopolit.; häufigster Bandwurm des Menschen in der Bundesrepublik Deutschland. Inf. durch finnenhaltiges Rindfleisch; Finne (Cysticercus bovis) nur beim Rind (nicht im Menschen; vgl. Taenia solium) in der gesamten Skelettmuskulatur, bes. in den Kaumuskeln.

Taeniasis (↑; -iasis*) f: syn. Bandwurmbefall, Tänienbefall; Befall des Menschen durch den Rinderbandwurm Taenia* saginata od. den Schweinebandwurm Taenia* solium; Mensch ist einziger Endwirt; Inf. durch Verzehr rohen, finnenhaltigen Fleischs; die Finne entwickelt sich

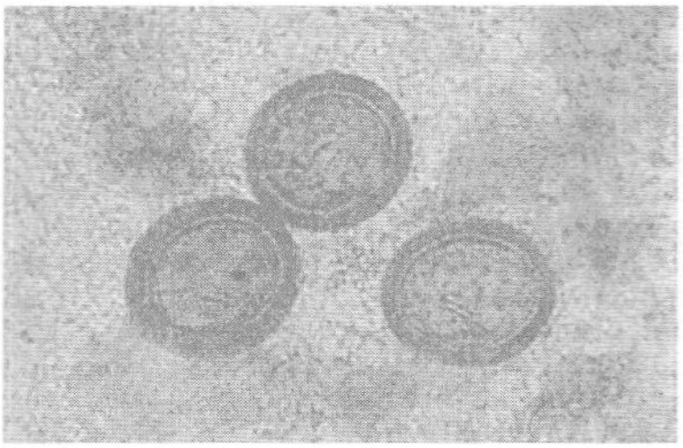

Taenia saginata:
Eier [547]

im menschl. Darm zum adulten Wurm. **Sympt.** (fehlen meist): Bauchschmerz, Gewichtsverlust, Schwäche, Abgang aktiver Proglottiden*, mäßige Eosinophilie; **Diagn.:** Proglottiden im Stuhl, bei mikroskop. Untersuchung meist keine Wurmeier; **Ther.:** Niclosamid, Praziquantel; **Proph.:** Fleischbeschau, Vermeidung rohen Fleischs. Die akzidentelle Aufnahme von Schweinebandwurmeiern führt zur Zystizerkose* des Menschen.

Taenia solium (↑) f: Schweinebandwurm (besser Schweinefinnenbandwurm); Länge 3–5 m, Skolex Ø ca. 1 mm, vier Saugnäpfe u. doppelter Hakenkranz; gravide Proglottiden* 5–8 mm × 10–15 mm, Uterus beidseitig mit 5–12 Seitenästen; Abstoßen der graviden Proglottiden einzeln od. zu mehreren (Kette), nur wenig beweglich; **Vork.:** kosmopolit.; Hauptendemiegebiete in Osteuropa, China, Madagaskar, Südafrika, Mexiko bis Südamerika; Inf. des Menschen durch finnenhaltiges Schweinefleisch; Finnen (Cysticercus cellulosae) v. a. in Skelettmuskulatur, ferner in Gehirn, Leber u. Lunge; Mensch kann ebenfalls Träger von Finnen werden, also zugleich Zwischen- u. Endwirt für T. s. sein. Vgl. Zystizerkose, Taeniasis.

Taenia thalami (↑) f: Anheftungsstelle des Dachs des 3. Hirnventrikels am Thalamus.

Taeni|fuga (↑; lat. fugare in die Flucht schlagen) n pl: syn. Taenicida; bandwurmabtreibende Mittel.

Tätowierung: (engl.) tattooing; auch Tatauierung; Einbringen von Pigmenten in die Haut; **Formen: 1.** Schmucktätowierung; Einstichelung von Farbstoffen aus kosmet. Gründen; **2.** Schmutztätowierung; Verbleib von Schmutzpartikeln nach Verletzungen; **3.** Pulvertätowierung; Einsprengung von Rußteilchen durch Schussverletzungen od. explodierende Feuerwerkskörper; Entfernen durch Farbstofflaser, Wasserdruckstrahl-Dissektion, Exzision, hochtouriges Abschleifen od. Hauttransplantation.

Tafeln, pseudo|iso|chromatische: s. Stilling-Tafeln, Ishihara-Tafeln.

Tag|blindheit: s. Hemeralopie.

Tage, fruchtbare: s. Konzeptionsoptimum.

Tages|druck|kurve: (engl.) diurnal pressure curve; (ophth.) graph. Darstellung des Augeninnendrucks* im Verlauf von 24 Std. zur Frühdiagnose u. Verlaufskontrolle des Glaukoms*; vgl. Tonometrie.

Tages|klinik f: (engl.) day hospital; teilstationäre Einrichtung zur Betreuung von Pat. mit neurol., psychiatr. u. geriatr. Krankheitbildern (vgl. Memory-Klinik) sowie zur Nachsorge bei ambulant durchgeführten Operationen.

Tages|pflege: (engl.) day care; professionelle Tagesbetreuung Pflegebedürftiger in einer Pflegeeinrichtung zur Entlastung von Angehörigen u. Vermeidung stationärer Pflege. C. Luc.

Tages|profil n: (engl.) diurnal profile; graph. Darstellung der Konz. von best. Substanzen in Blut od. Harn im Verlauf von 24 Std.; z. B. des Blutzuckers (wichtig zur Stoffwechseleinstellung bei Diabetes mellitus).

Tages|rhythmus m: s. Rhythmus, zirkadianer.

T-Ag|glutinine (Agglutination*) n pl: s. T-Antigen.

Tag|larven|filarie (lat. larva Hülle, Maske; Filarien*) f: Loa* loa.

Tag|traum|technik f: s. Psychotherapie, katathym-imaginative.

TAH: Abk. für **T**hrombozyten**a**ggregations**h**emmung*.

Tahyňa-Virus (Virus*) n: von der Stechmückengattung Aedes* übertragenes Bunyavirus der Bunyaviridae*; benannt nach der slowak. Ortschaft Tahyňa (dort 1958 erstmals isoliert); Inf. verursacht Fieber, Kopfschmerz, Erbrechen, Pharyngitis, seltener interstitielle Pneumonie.

Takahara-Krankheit (Shigeo T., zeitgen. Otolaryngologe, Okayama): syn. Akatalasämie*.

Takayasu-Arteriitis (Mikito T., japan. Arzt, 1860–1939; Arterie*; -itis*) f: (engl.) pulseless disease; granulomatöse Vaskulitis* mit Befall der Aorta u. ihrer abzweigenden Arterienstämme; **Vork.** v. a. bei Frauen vor dem 40. Lj. (w:m = 9:1); **Urs.:** Autoimmunprozess unklarer Genese mit zellulären Infiltraten in der Aortenwand; **Klin.:** Beteiligung der Arm- u./od. Beinarterien führt zu reduzierter Kraft, Belastungs- u. Ruheschmerz (Claudicatio); abgeschwächte od. fehlende periphere Pulse, Blutdruckdifferenz zw. beiden Armen, Stenosegeräusche, zerebral ischämische Sympt. (z. B. Kopfschmerz, Schwindel, Sehstörung), unspezif. Sympt. (Fieber, Nachtschweiß, verminderte Leistungsfähigkeit); **Kompl.:** Schlaganfall, Herzinfarkt, Nierenarterienstenose mit Hypertonie, Nierenversagen, Retinopathie, Blutung bei Gefäßruptur; **Diagn.:** Angiographie der Aorta u. abzweigender Gefäße; Angio-CT od. -MRT; **Ther.:** Glukokortikoide, Immunsuppressiva (Methotrexat, Azathioprin, Cyclophosphamid); evtl. Revaskularisation mit PTCA, gefäßchir. Endoprothese od. Bypass. Vgl. Aortenbogensyndrom. E. Fei.

taktil (lat. tactus Berührung): (engl.) tactile; tactilis; das Tasten, die Berührung, den Tastsinn betreffend.

Tal|algie (lat. talus Ferse, Knöchel; -algie*) f: (engl.) talalgia; Sprungbeinschmerz; Sympt., das zu funkt. Störungen führen kann; **Urs.:** statische Störungen (Senkfuß, Varus- od. Valgusstellung des Fußes); arthrot. Veränderungen (s. Arthrose); entzündl. rheumatische Erkr. mit peripherem Gelenkbefall (s. Spondylarthropathien), Lyme-Borreliose, Gicht. Vgl. Fersenschmerz.

Talg|drüsen: (engl.) sebaceous glands; Glandulae sebaceae; holokrin sezernierende Drüsen, die in die Haarfollikel bzw. in die Haarbälge der Augenwimpern (Zeis*-Drüsen) od. frei auf Epitheloberflächen (Lippenrot, Glans penis, Labium minus u. a.) münden u. Talg (Gemisch aus Fetten, Zellen, freien Säuren u. a.) absondern; **Funktion:** Schutz der Haut gegen Austrocknung; vgl. Meibom-Drüsen.

T

Talg|drüsen|adenom (Aden-*; -om*) n: s. Adenoma sebaceum.

Talg|drüsen, hetero|tope: (engl.) heterotopic sebaceous glands; freie, nicht an Haare gebundene Talgdrüsen; s. Fordyce-Drüsen.

Talg|drüsen|hyper|plasie, senile (Hyper-*; -plasie*) f: (engl.) senile sebaceous gland hyperplasia; für die Altershaut* typische Hautveränderung mit meist isolierten, gelblichen, zentral

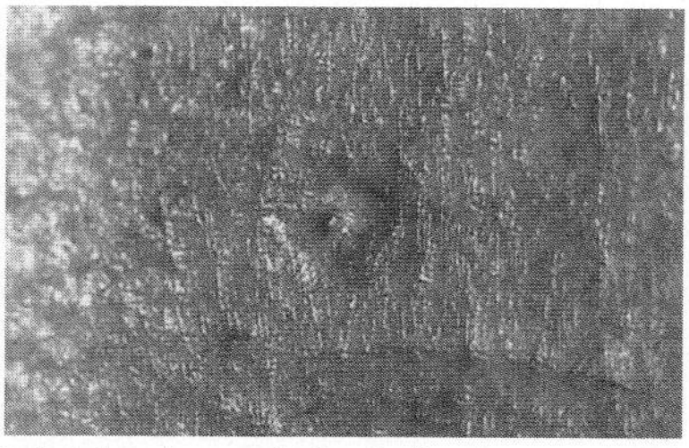

Talgdrüsenhyperplasie, senile [3]

gedellten Knötchen, v. a. an Stirn u. Wangen, meist bei Männern mit starker Seborrhö*; **Ther.:** Exzision, Isotretinoin.

Talg|drüsen|nävus (Nävus*) m: Naevus* sebaceus.

Talg|re|tentions|zyste (Retentio*; Kyst-*) f: s. Atherom.

Talinolol (INN) n: (relativer) beta-1-selektiver Betarezeptorenblocker*.

Talkose (arab. talk Speckstein; -osis*) f: (engl.) pulmonary talcosis; syn. Talkumlunge; Form der progredienten Pneumokoniosen* inf. Staubinhalation von Talkum od. seinem Brennprodukt Steatit; Verunreinigungen des Staubs durch Quarz od. Asbestfasern führen zu unterschiedl. **Formen: 1.** knötchenförmige T. (Silikosetyp); **2.** diffus interstitielle T. mit Pleurabeteiligung (Asbestosetyp); BK Nr. 4103.

Talkum (↑) n: (engl.) talc; Magnesiumsilikat, Speckstein; Grundlage für Puder.

Talkum|granulom (↑; Granulum*; -om*) n: (engl.) talc granuloma; (histol.) tuberkuloides Fremdkörpergranulom* um Talkumpartikel bei Talkose*; selten auch postop. im Wundbereich durch (unübliche) gepuderte Operationshandschuhe.

Talkum|lunge (↑): syn. Talkose*.

Talma-Operation (Sape T., Chir., Utrecht, 1847–1918) f: syn. Omentopexie; selten angewandtes op. Verfahren zum Induzieren kollateraler Gefäßverbindungen zw. Pfortader- u. großem Kreislauf bei Ösophagusvarizen u. Aszites (v. a. durch Leberzirrhose); breitflächige Anheftung des Omentum majus an das Peritoneum der Bauchwand.

Talus (lat. Ferse, Knöchel) m: Sprungbein; s. Ossa tarsi.

Tamarinden|mus: (engl.) tamarind pulp; Pulpa Tamarindorum; Fruchtfleisch der Früchte von Tamarindus indica mit freien org. Säuren, Invertzucker u. Pektin; Verw. als mildes Laxans.

Tamm-Horsfall-Muko|protein (Igor T., amerikan. Virol., 1922–1971; Frank L. H., amerikan. Virol., 1906–1971; Muc-*; Prot-*) n: (engl.) Tamm-Horsefall protein; syn. Uromodulin; Glykoprotein, das im distalen Tubulus sezerniert wird u. gelbildend bei saurer Harnreaktion ist; mengenmäßig wichtigstes physiol. Urinprotein (Ausscheidung 20–200 mg/24 Std.); Bestandteil hyaliner Zylinder; wirkt vermutl. immunmodulatorisch u. regulierend auf Zytokine (IL-1, IL-2, TNF). Vgl. Harnsediment, Proteinurie.

Tamoxifen (INN) n: synthet., nichtsteroidales Antiöstrogen mit östrogenen Partialwirkungen; bewirkt eine kompetitive Hemmung von Östrogenrezeptoren u. eine Stimulation von Progesteronrezeptoren; **Verw.:** bei Mammakarzinom; s. Antiöstrogene, Zytostatika.

Tampon (frz. Stöpsel) m: Bausch aus Watte, Gaze u. ä. zur Menstruationshygiene der Frau, auch zur vaginalen od. analen Applikation von Medikamenten.

Tamponade (↑) f: (engl.) tamponage; **1.** (chir.) dichte Gaze- od. Verbandfüllung von Körperhohlräumen, Hohlorganen, Wundhöhlen od. Wundkanälen, z. B. zur Blutstillung od. offenen Wundbehandlung bei sekundärer Wundheilung*; **2.** (kardiol.) s. Perikardtamponade.

Tamsulosin (INN) n: selektiver α_1-Adrenozeptorantagonist (s. Alpharezeptorenblocker); **Verw.:** zur Behandlung funktioneller Sympt. (Harndrang, Blasenentleerungsstörung) bei benigner Prostatahyperplasie; **Kontraind.:** orthostat. Dysregulation, schwere Leberinsuffizienz; **UAW:** Schwindel, retrograde Ejakulation, Hypotonie u. a.

Tanacetum vulgare n: Rainfarn*.

Tandem-Massen|spektro|metrie (Metr-*) f: (engl.) tandem mass spectometry; Abk. MS-MS; analyt. Technik, die zwei gekoppelte Massenspektrometer (s. Massenspektrometrie) nutzt u. ggf. in Komb. mit Gaschromatographie* auch für rel. große Biomoleküle (z. B. Prostaglandine) geeignet ist; nach Trennung im ersten Massenspektrometer kollidieren typ. Fragmentionen in einer sog. Stoßzelle mit Edelgasatomen u. zerfallen in charakterist. Fragmente (CID; Abk. für engl. collision induced dissociation), die im zweiten Massenspektrometer analysiert werden; **Anw.** zur quant. Analyse von Aminosäuren in Serum, Urin u. Liquor (z. B. bei Aminoazidopathien u. Störungen im Harnstoffzyklus) sowie von Carnitin u. Acylcarnitinen (z. B. bei Fettstoffwechselstörungen). E. Mön.

Tangier-Krankheit (nach der Insel Tangier vor der amerikan. Ostküste): syn. Analpha*-Lipoproteinämie.

Tanner-Stadien n pl: (engl.) Tanner's stages; Stadieneinteilung der Brustentwicklung u. Schambehaarung des heranwachsenden Mädchens; vgl. Thelarche, Pubarche.

Tannin n: Acidum tannicum, Gerbsäure; Gemisch aus Estern der D-Glukose mit Gallussäure; wird aus Galläpfeln gewonnen; Verw.: s. Gerbstoffe.

Tannin|beize: (engl.) tannin stain; Gemisch aus Tannin u. Chromsäure zur Geißelfärbung od. aus Tannin u. Carbolsäure zur Spirochätenfärbung.

Tantal n: (engl.) tantalum; chem. Element, Symbol Ta, OZ 73, Atomgewicht 180,95; zur Vanadiumgruppe gehörendes, gegen Säuren sehr widerstandsfähiges Schwermetall (spezif. Gewicht 16,69, Schmelzpunkt 3030 °C); **Verw.:** in Legierungen zur Herstellung med. Instrumente, als alloplast. Material in der Chirurgie u. Zahnheilkunde. Das Isotop Ta-182 wird in der Strahlentherapie verwendet.

T-Anti|gen (Antigen*) n: Kurzbez. für Thomsen-Friedenreich-Antigen, sog. T-Rezeptor; durch enzymat. Abspaltung endständiger Neuraminsäure (v. a. unter Einfluss bakt. od. viraler Neuraminidasen) auf der Oberfläche von Erythrozyten freigelegtes heterophiles Kryptantigen (subterminale Betagalaktose od. N-Acetyl-D-galaktosamin); kann in vivo zur Polyagglutinabilität* durch regelmäßig im Erwachsenenserum vorkommendes heterophiles Anti-T (agglutinierende IgM-Antikörper), in vitro zur Panagglutination* führen (Hübener-Thomsen-Friedenreich-Phänomen). Die Agglutination der Erythrozyten mit best. Lektinen* ist möglich. Vgl. Kryptantigene.

tapeto|retinal (lat. tapetum Decke, Wandbehang; Retina*): die Pigmentschicht der Netzhaut des Auges betreffend; vgl. Degeneration, tapetoretinale.

Tapetum (↑) n: zusammenhängendes Blatt nach lateral u. unten ziehender Fasern des Corpus callosum, das Teile der Wandbegrenzung der Seitenventrikel bildet .

Tapetum lucidum (↑) n: lichtreflektierende Schicht in der Choroidea* der Augen vieler Säugetiere (z. B. Katze) mit eingelagerten feinen Kristalle.

Tapetum nigrum (↑) n: veraltete Bez. für Stratum* pigmentosum retinae.

Tape-Verband (engl. tape Band): (engl.) tape dressing; sog. funktioneller Verband; Stützverband aus klebenden Binden u. Pflastern zur Prophylaxe bzw. Therapie von Kontusion, Distorsion (z. B. im Hand-, Knie-, oberen Sprunggelenk) od. Muskelfaserriss; selektive Ruhigstellung bei Erhalt anderer Bewegungsfunktionen.

Tapezier|nagel|phänomen n: (engl.) tack phenomenon; s. Lupus erythematodes, chronischer diskoider.

Tapia-Syn|drom (Antonio G. T., Otolaryngologe, Madrid, 1875–1950) n: Form der Hirnstammsyndrome* bei Läsion der lateralen Medulla oblongata; **Sympt.:** ipsilaterale Parese von Gaumensegel, Rachenhinterwand, Stimmlippe u. Zunge, kontralateral motor. Hemiparese u. Hemihypästhesie.

Tapir|lippe: (engl.) tapir mouth; Bez. für die Vorstülpung der Lippen als Sympt. bei progressiven Muskeldystrophien*.

Tarantel f: s. Spinnen.

Tardieu-Flecken (Auguste A. T., Gerichtsmed., Paris, 1818–1879): (engl.) Tardieu spots; (pathol.) petechiale Blutungen in der Serosa z. B. von Lunge, Herz, im Bereich von Thymus u. Mediastinum bei Tod durch Ersticken.

tardus (lat. langsam): syn. tardivus; langsam od. später eintretend; z. B. Rachitis tarda.

Target (engl. Ziel, Treffbereich): (radiol.) Bez. für einen Bereich, der mit ionisierender Strahlung bestrahlt wird, um dort best. (Kern-)Reaktionen auszulösen; Anw. bei der Erzeugung ultraharter Röntgenstrahlung* im Linearbeschleuniger* od. bei der Erzeugung von Radionukliden mit einem Zyklotron* für die Nuklearmedizin; z. B. wird beim Beschuss eines Xenon-124-T. mit Protonen über weitere Zwischenstufen das Radionuklid Iod-123 erzeugt.

Target|zellen (↑; Zelle*): (engl.) target cells; **1.** (hämat.) dünne hypochrome Erythrozyten mit erhöhter osmot. Resistenz u. abnormer Hämoglobinverteilung im Zentrum u. Randbereich mit dazwischenliegendem blassem Ring (sog. Schießscheibenzellen, Kokardenzellen); Vork.: v. a. bei Thalassämie, auch bei anderen Hämoglobinopathien, schwerer Eisenmangelanämie, best. Formen der hämolyt. Anämie; **2.** (immun.) Zielzellen; Zellen versch. Gewebe (bes. virusinfizierte u. Tumorzellen), die durch aktivierte immunkompetente Zellen (v. a. zytotox. T-Lymphozyten, Makrophagen u. natürliche Killerzellen) zerstört werden.

tarsal (gr. ταρσός Fußsohle): zum Lidknorpel gehörend; zur Fußwurzel gehörend.

Tars|algie (↑; -algie*) f: Fersenschmerz*.

Tarsal|tunnel|syn|drom (↑) n: (engl.) tarsal tunnel syndrome; Kompression des N. tibialis unter dem Retinaculum musculi flexorum nach Fraktur, Distorsion od. ohne spezif. Ursache; **Sympt.:** nächtl. Dysästhesie im Fußsohlenbereich, Paresen der Fußmuskulatur, Druckschmerz im distalen Verlauf des N. tibialis; **Diagn.:** EMG; **Ther.:** Dekompression des N. tibialis durch Spaltung des Retinaculums.

tarseus (↑): syn. tarsalis, tarsal; **1.** zur Platte des Augenlids gehörend; **2.** (i. e. S.) zur Fußwurzel gehörend.

Tarsitis (↑; -itis*) f: Entz. des Lidknorpels.

Tarsor|rhaphie (↑; gr. ῥαφή Naht) f: syn. Blepharorrhaphie*.

Tarsus (↑) m: **1.** Bindegewebeplatte des Augenlids; **2.** Fußwurzel.

TAR-Syn|drom n: Kurzbez. nach (engl.) **t**hrombocytopenia-**a**bsent **r**adius-syndrome; syn. Radiusaplasie-Thrombozytopenie-Syndrom; autosomal-rezessiv erbl. Fehlbildungssyndrom; mehr als 100 Fälle bekannt; **Sympt.:** bilaterale Radiusaplasie* (Daumen vorhanden), Ulna- u. Humerusfehlbildungen, Thrombopenie* inf. verminderter Megakaryozytenproduktion mit starker Blutungsneigung in den ersten Lebensmonaten, leukämoide Reaktionen u. Eosinophilie, Kuhmilchunverträglichkeit im Kleinkindesalter; fakultativ Fehlbildungen der unteren Extremitäten (in über 50 %) u. angeborene Herzfehler (in ca. 30 %).

Tart-Zellen (Zelle*): (engl.) tart cells; Monozyten* mit phagozytiertem, meist von Lymphozyten stammendem Kernmaterial; **Vork.:** v. a. bei Lupus erythematodes, aber auch bei anderen Erkr. (ohne diagn. Bedeutung).

Taschen|band: (engl.) vestibular fold, false vocal cord; (anat.) Plica vestibularis, falsche Stimmlippe oberh. des eigentl. Stimmbandes; Schleimhautfalte, die Fett, Drüsen u. Muskelfasern enthält.

Taschen|klappen: s. Semilunarklappen.

Taschen|messer|phänomen n: (engl.) claspknife phenomenon; **1.** (neurol.) im Verlauf der passiven Beugung einer Extremität nach anfängl. zunehmendem Widerstand plötzl. nachlassende spastische Tonusvermehrung; Vork. bei spastischer (zentraler) Lähmung* u. als Pyramidenbahnzeichen*; **2.** (orthop.) abnorme Beugefähigkeit, z. B. des gestreckten Beins im Hüftgelenk beim liegenden Pat., so dass die Extremität an die Klinge eines geschlossenen Taschenmessers erinnert; Vork. bei Hypotonie* der Muskulatur, Distorsion* u. a.

Tasi|kinesie (gr. τάσις Spannung, Schwungkraft; Kin-*) f: (engl.) tasikinesia; Bez. für unstillbaren Bewegungsdrang, der v. a. als UAW nach Langzeitbehandlung mit Neuroleptika vorkommt. Vgl. Akathisie, Hyperkinese.

Tasonermin n: rekombinanter Tumor*-Nekrose-Faktor TNF-α-1a; **Anw.:** in Komb. mit Melphalan bei nicht resezierbarem Weichteilsarkom der Extremitäten (über isolierte Extremitätenperfusion; cave: nicht systemisch); **UAW:** Fieber, Übelkeit, Herzrhythmusstörungen, Lebertoxizität. M. Her.

Tast|blindheit: (engl.) anaphia; Unvermögen, Gegenstände nur durch Tasten zu erkennen; s. Agnosie, Stereoanästhesie.

Tast|körperchen: (engl.) tactile corpuscles; Tastrezeptoren der Haut; s. Meissner-Tastkörperchen.

Tast|lähmung: taktile Agnosie*.

Tast|leisten: s. Hautleisten.

Tast|sinn: (engl.) tactile sense; durch Mechanorezeptoren vermittelte Fähigkeit der Haut zur Wahrnehmung von Berührungen; vgl. Sensibilität.

TAT-Kom|plex m: (engl.) TAT complex; Kurzbez. für **T**hrombin-**A**nti**t**hrombin-III-Komplex; Komplex aus Thrombin* u. seinem physiol. Inhibitor Antithrombin III (s. Antithrombine); Thrombin liegt im Blut fast ausschließl. als TAT-K. vor; erhöhte Konz. bei Zuständen mit gesteigerter Thrombinbildung (Thrombose, Thromboembolie, Verbrauchskoagulopathie, Herzinfarkt u. a.); Nachw. durch ELISA. J. Har.

Tatzen|hand: (engl.) Marinesco's succulent hand; s. Syringomyelie.

Tauben|milben|krätze: s. Gamasidiose.

Tauben|zecken|dermatitis (Derm-*; -itis*) f: (engl.) pigeon tick dermatitis; erysipelartiges, schmerzhaftes Erythem evtl. mit Lymphangitis u. Lymphadenitis nach Biss der Taubenzecke (Argas reflexus).

Tauben|züchter|krankheit: s. Vogelzüchterlunge.

Taubheit: (engl.) deafness; **1.** (neurol.) Sensibilitätsstörung i. S. einer Hyp- od. Anästhesie; **2.** (otol.) Kophosis, Surditas, Anakusis: fehlendes Hörvermögen (absolute T.) od. Sprachverständnis bei Wahrnehmung einzelner Töne od. Geräusche (praktische T.); **Urs.:** Ausfall der Sinneszellen im Corti-Organ der Schnecke od. Teilen der aufsteigenden Hörbahn; **Formen: 1.** erworbene T.: pränatal (z. B. durch Rötelninfektion der Mutter, Arzneimittel mit Ototoxizität*, Syphilis connata, Toxoplasmose), perinatal (z. B. durch Hypoxie, mechan. Geburtsschaden, Kernikterus) od. postnatal (z. B. durch Meningitis, in das Innenohr übergehende Inf., Masern, Parotitis epidemica); bei Erwachsenen durch Vergiftung mit Aminoglykosid-Antibiotika, Diuretika (Etacrynsäure, Furosemid), Zytostatika (Bleomycin, Cisplatin), Schädelbasisfraktur od. vaskulärem Schaden; **2.** erbl. T.: sporadisch (rezessiv) bei der Geburt od. dominant bei progredienter Schwerhörigkeit* (Manifestation nach dem Kindesalter; häufig in Komb. mit anderen Fehlbildungen); **Einteilung** bzgl. Zeitraum des Spracherwerbs in prä-, peri- u. postlinguale T.; **Ther.:** Hörgerät, Cochlear implant, Rehabilitation. Vgl. Altersschwerhörigkeit, Cockayne-Syndrom, Cogan-Syndrom I, DIDMOAD-Syndrom, Dysostosis mandibulofacialis, Hörsturz, Hörzentrum, Hyperprolinämie, Labyrinthitis, LEOPARD-Syndrom, Otosklerose, Pendred-Syndrom.

Taub|stummheit: (engl.) deaf-mutism; Surdomutitas; Stummheit* bei intaktem Sprechapparat inf. prä- od. perilingualer Taubheit* (vor dem 7. Lj.); vgl. Sprachstörung.

Taucher|krankheit: syn. Caisson*-Krankheit.

Tauch|kropf: (engl.) diving goiter; bewegl. Struma*, die bei der Einatmung vorübergehend in den Brustkorb herabtritt.

Tauglichkeit: (engl.) fitness; Vorhandensein von physischen u. psychischen Mindestvoraussetzungen, um eine konkrete Aufgabe, Anforderung od. Belastung mit akzeptablem qualitativem u. quantitativem Ergebnis ohne Gesundheitsrisiko zu bewältigen; vgl. Eignung. E. Str.

Taurin n: (engl.) taurine; Aminoethansulfonsäure; $H_2N-(CH_2)_2-SO_3H$; Abbauprodukt von Cystein; wird amidartig an primäre Gallensäuren* gebunden u. ausgeschieden.

Tauro|chol|säure: (engl.) taurocholic acid; s. Gallensäuren, Taurin.

Taussig-Bing-Syn|drom (Helen B. T., Päd., Kardiol., Boston, Baltimore, 1898–1986; Richard J. B., amerikan. Chir., Physiol., geb. 1909) **n:** seltener angeb. Herzfehler mit inkompletter Transposition* der großen Arterien; vgl. Double-outlet-Ventrikel.

Tauto|merie (gr. ταὐτά auf dieselbe Weise; μέρος Teil, Anteil) **f:** (engl.) tautomerism; Form der Isomerie*, die dadurch gekennzeichnet ist, dass eine Verbindung in mind. zwei im Gleichgewicht stehenden, reversibel ineinander umlagerbaren Formen vorliegen kann; meist betrifft es ein Wasserstoffatom, das zw. zwei (benachbarten) Bindungen wechseln kann; z. B. Keto-Enol-T.:

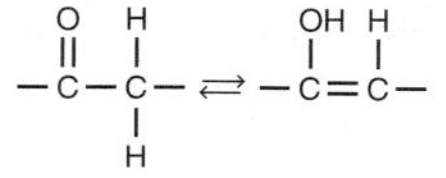

od. Lactam-Lactim-T. bei Purinen u. Pyrimidinen im Ring:

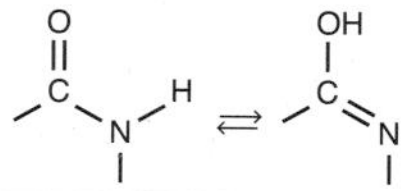

tauto|morph (↑; -morph*)**:** (engl.) congruent; kongruent, größenrichtig.

Tawara-Knoten (Sunao T., Pathol., Tokio, Marburg, 1873–1952)**:** s. Erregungsleitungssystem.

Taxis (gr. τάξις Aufstellung, Anordnung) **f: 1.** gezielte Bewegung auf einen Reiz hin (z. B. Chemotaxis*); vgl. Tropismus; **2.** s. Reposition.

Taxoide n pl: (engl.) taxoids; semisynthetisch hergestellte Alkaloide aus der kalifornischen Eibe (Taxus brevifolia) mit zytostatischer Wirkung; s. Paclitaxel, Docetaxel.

Taxol n: syn. Paclitaxel*.

Taxon (Taxis*) **n:** pl Taxa; Gruppe von Organismen im phylogenetischen System; zur Gruppierung wird ein hierarchisches System von künstl. Kategorien (z. B. Art, Gattung, Ordnung) verwendet, denen aufgrund ähnlicher Merkmale (i. e. S. aufgrund ihres daraus abgeleiteten natürl. Verwandtschaftsgrads) zusammengefasste Organismen zugeordnet werden. Ein T. der Kategorie Art wird binomisch mit Gattung u. Artname benannt, z. B. Homo sapiens; ein T. höherer Kategorie uninomisch, z. B. Hominidae. Vgl. Species, Taxonomie.

Taxo|nomie (↑; gr. νόμος Gesetz) **f:** (engl.) taxonomy; Systematik der Biologie zur Beschreibung des phylogenetischen Systems u. der Verwandtschaftsbeziehungen innerhalb der leben-

T

den Natur; davon begrifflich zu trennen ist die **Klassifikation** als formale, subjektive u. auf Konventionen beruhende Zuweisung von Kategorien (Gattung, Überfamilie, Stamm u. a.), die für praktische Zwecke (in der Bakteriologie z. B. nach den Regeln des International Code of Nomenclature of Bacteria) nach phänotypischen, zunehmend jedoch auch genotypischen Merkmalen vorgenommen wird u. nicht notwendigerweise die phylogenetische Verwandtschaft widerspiegelt. Vgl. Bakterienklassifikation, Taxon, Virusklassifikation.

Tay-Sachs-Syn|drom (Warren T., Ophth., London, 1843–1927; Bernard S., Neurol., New York, 1858–1944) n: Typ I der G_{M2}-Gangliosidosen; s. Gangliosidosen (Tab.).

Tazaroten (INN) n: Retinoid; **Ind.**: Psoriasis vom Plaque-Typ; **Kontraind.**: Schwangerschaft u. Stillzeit; **UAW:** Pruritus, Hautbrennen, Erythem, gelegentl. Desquamation u. Kontaktdermatitis; vgl. Retinoide.

Tazo|bactam (INN) n: Betalaktamaseninhibitor; s. Betalaktamaseninhibitoren.

Tb: chem. Symbol für Terbium*.

Tbc: auch Tb., Tbk.; Abk. für Tuberkulose*.

TBG: Abk. für **t**hyroxin**b**indendes **G**lobulin; s. Schilddrüse, Schilddrüsendiagnostik.

TBPA: Abk. für **t**hyroxin**b**indendes **Pr**ä**a**lbumin; s. Schilddrüse.

Tc: chem. Symbol für Technetium*.

TC: Abk. für **T**rans**c**obalamin*.

3TC: Abk. für **3**′-**T**hia**c**ytidin, s. Lamivudin.

TCDD: Abk. für **t**etra**c**hlorierte **D**ibenzo-p-**d**ioxine (eigentl. CDDs); toxische Stoffgruppe von 22 Isomeren; extrem toxisch u. hoch persistent ist das 2,3,7,8-substituierte TCDD (2,3,7,8-TCDD; sog. Dioxin, Seveso-Gift); diese Substanz besitzt eine extrem hohe **akute Toxizität** (giftigste bisher synthetisierte Substanz); toxische Effekte treten bereits im ng/kg-Bereich auf; das erste Sympt. einer Vergiftung ist die Chlorakne*; kennzeichnend sind ferner verzögert auftretende Vergiftungssymptome; selbst nach hohen Dosen tritt im Tierversuch der Tod erst nach 2–4 Wo. ein, meist mit recht unspezif. Sympt. (sog. Wasting-Syndrom) u. mit wesentl. Beeinträchtigungen der Allgemeinfunktion. Bei **chron. Exposition** zeigen sich neben einer Beeinträchtigung des Allgemeinzustands Chlorakne, Leberschäden u. Erhöhung der Leberenzymwerte, Thymusatrophie, Veränderungen hämatol. Parameter, Störung des Fettstoffwechsels, Schädigung des Atemwegsystems, der Bauchspeicheldrüse, Herzkranzgefäße, Harnwege, sensorische Störungen, Depression u. a.; 2,3,7,8-TCDD ist im Tierversuch eindeutig kanzerogen u. embryotoxisch, es gilt als schwach mutagen. Vgl. Dioxine.

TCGF: Abk. für (engl.) **T**-**c**ell **g**rowth **f**actor; syn. Interleukin-2; s. Interleukine.

TCP: Abk. für **Tri**c**alcium**p**hosphat; weitgehend resorbierbares Keramikgranulat als Knochenersatzmaterial; Anw. in der Kieferchirurgie zum Auffüllen von Defekten u. Hohlräumen.

TDI: Abk. für (engl.) **t**olerable **d**aily **i**ntake; s. ADI.

TDP: Abk. für **1.** **T**hymidin**di**p**hosphat; s. Thymidin; **2.** **T**hiamin**dip**hosphat*.

T-Drain (frz. drain Abfluss) m: T-förmiges Gummirohr; z. B. zur postop. Drainage des Ductus choledochus nach Gallengangrevision bei Choledocholithiasis.

Te: chem. Symbol für Tellur*.

TEA: Abk. für **1.** **T**hromb**e**nd**a**rteriektomie*; **2.** **T**etra**e**thyl**a**mmonium*; **3.** **T**ri**e**thanol**a**min (Puffersubstanz); **4.** **t**horakale **e**pidurale **A**nalgesie (s. Periduralanästhesie).

TEBK: Abk. für **t**otale **E**isen**b**indungs**k**apazität; s. Eisenbindungskapazität.

Technetium (gr. τεχνητός künstlich) n: chem. Element, Symbol Tc, OZ 43, rel. Atommasse 98 (stabiles Isotop); zur Mangangruppe gehörendes 4-, 6- u. 7-wertiges, künstlich erzeugtes Metall; biol. Halbwertzeit* in einzelnen Organen (z. B. Leber) bis zu 30 Tage, bezogen auf den ganzen Körper ca. 1 Tag.

Technetium-99m (↑) n: chem. Element, Symbol ^{99m}Tc, Tc-99m; **m**etastabiles, unter Emission von Gammastrahlung in den Grundzustand (Technetium-99) übergehendes Isotop des Technetiums; Entstehung durch radioaktiven Zerfall des Mutternuklids Molybdän-99 (vgl. Radionuklidgenerator); wegen der kurzen physik. Halbwertzeit (6 Std.) u. des für den Nachweis mit einer Gammakamera* bes. geeigneten Energiespektrums von 140 keV vielfältige Anw. in der Nuklearmedizin; dabei wird Tc-99m, je nach den untersuchungstechn. Erfordernissen, an versch. Trägermoleküle gekoppelt. Die meisten nuklearmed. Untersuchungen werden mit Tc-99m-markierten Radiopharmaka* durchgeführt. Vgl. Gammastrahler.

Tectum mes|en|cephali (lat. tectum Dach) n: dorsaler Teil des Mittelhirns u. a. mit Colliculus sup. u. inf., die die Lamina tecti bilden.

Tee|pause: (engl.) tea break; Absetzen der Nahrung bei Brechdurchfall* des Säuglings; stattdessen für maximal 24 Std. Tee mit Traubenzucker.

Teer: (engl.) tar; Pix; durch trockene Destillation von Holz od. Steinkohle gewonnenes Gemisch aus homo- u. heterozykl. Aromaten, die z. T. Kanzerogene sind; wirkt juckreizstillend, wundepithelisierend, resorbierend, austrocknend; med. **Verw.** von Steinkohlenteer als Externum (max. 20%ig) bes. bei chron. Ekzem, Psoriasis u. Prurigo.

Teer|akne (Akne*) f: s. Acne venenata.

Teer|krebs: (engl.) tar cancer; syn. Teerkarzinom; Plattenepithelkarzinom* im Bereich von Skrotum, Lippen, Atemwegen u. evtl. Harnblase bei Teerarbeitern inf. chron. Hautreizung u. langjährigem Kontakt mit im Teer enthaltenen Karzinogenen; BK Nr. 4110 u. 5102. Vgl. Schornsteinfegerkrebs, Paraffinkrebs.

Teer|sonnen|dermatitis (Derm-*; -itis*) f: s. Lichtdermatosen.

Teer|stuhl: (engl.) tarry stool; schwärzlich gefärbter, evtl. teerartig-klebriger Stuhl bei Blutungen meist aus dem Magen od. aus oberen Darmabschnitten (ab ca. 100 ml); die dunkle Verfärbung kommt v. a. durch Abbau des Hämoglobins zustande. Bei Blutung im Bereich unterer Abschnitte des Magen-Darm-Trakts ist das Blut dem Stuhl meist dunkel- od. hellrot beigemischt (sog. Blutstuhl*), kann aber auch bei langer Passagezeit teerstuhlartig aussehen. Vgl. Blutung, gastrointestinale.

Teer|zyste (Kyst-*) f: syn. Schokoladenzyste*.

Teevan-Fraktur (William F. T., Chir., London, 1834–1887; Fraktur*) f: (engl.) Teevan's fracture; Splitterfraktur der Tabula interna des Schädeldachs bei intakter Tabula externa, oft mit Duraverletzung; meist Folge direkter Gewalteinwirkung. Vgl. Schädelfrakturen.

TEF: Abk. für (engl.) toxic equivalency factor; Toxizitätsäquivalentfaktor; Maßzahl zur Abschätzung der Giftigkeit von Substanzgemischen (mit vergleichbaren Wirkungen) im Verhältnis zu einer gut untersuchten Leitsubstanz (z. B. bei den Dioxinen* 2,3,7,8-TCDD mit TEF = 1). C. Fle.

TEG: Abk. für Thrombelastographie*.

Tegmentum mes|en|cephali (lat. tegmentum Decke) n: Mittelhirnhaube; mittlerer Teil des Mittelhirns, im Querschnitt zw. Substantia nigra u. der Höhe des Aqueductus mesencephali; enthält u. a. Hirnnervenkerne (III, IV, z. T. V), Nucleus ruber, Nuclei raphes.

Tegmentum pontis (↑) n: s. Pons.

Tegmen tympani (↑) n: knöchernes Dach der Paukenhöhle.

Tegmen ventriculi quarti (↑) n: Dach des 4. Hirnventrikels.

Teichmann-Kristalle (Ludwig C. T.-Stawiarski, Anat., Histol., Krakau, Göttingen, 1823–1895) m pl: (engl.) Teichmann's crystals; aus Chlorhämin (s. Hämin) bestehende, rhombische, gelb-rote Kristalle unterschiedl. Größe, die beim Erwärmen von Hämoglobin mit Kochsalz u. Eisessig (Teichmann-Häminprobe) entstehen u. zum mikroskop. Blutnachweis* geeignet sind.

Teichon|säuren (gr. τεῖχος Wand): (engl.) teichoic acids; Bestandteile der Bakterienzellwand; über Phosphodiesterbindungen sind Ribitol* od. Glycerol* zu Polymeren verbunden. An den freien Hydroxylgruppen dieser Alkohole sind N-Acetylglukosamin (glykosidisch) u. D-Alanin (esterartig) gebunden.

Teich|opsie (↑; Op-*) f: (engl.) teichopsia, scintillating scotoma; syn. Teichoskopie; Zackensehen; s. Flimmerskotom.

Teico|planin (INN) n: dem Vancomycin* ähnl. Glykopeptid-Antibiotikum; **Verw.:** bei schweren Inf. durch grampositive Err. (z. B. Endokarditis, Peritonitis).

Teilchen|beschleuniger: (engl.) particle accelerator; Anlagen zur Beschleunigung von Elementarteilchen* auf hohe Geschwindigkeiten u. damit hohe Energien; die Beschleunigung erfolgt im Vakuum auf geraden (Linearbeschleuniger*) od. kreisförmigen (Betatron*, Zyklotron*, Synchrotron) Teilchenbahnen. **Anw.** in der physik. sowie med.-biol. Forschung, in der Strahlentherapie* u. zur Erzeugung von Radionukliden für die Nuklearmedizin.

Teilchen|strahlung: (engl.) particle radiation; Oberbegriff für ionisierende Strahlung*, die aus Korpuskeln* od. Photonen* bestehen kann.

Teil|körper|dosis (Dosis*) f: s. Organdosis.

Teil|krone: (engl.) partial crown; s. Krone.

Teil|pro|these (Prothese*) f: (engl.) partial denture; herausnehmbare Prothese für das Lückengebiss*; vgl. Totalprothese.

Teil|re|mission (lat. remissio Nachlassen) f: s. Remission.

Tela (lat.) f (pl Telae): Gewebe, Bindegewebe.

Telae choroideae (↑) f pl: aus dem Dach des 3. u. 4. Hirnventrikels u. der Pia mater gebildete Grundlage der Plexus choroidei.

Tela sub|mucosa (↑) f: Bindegewebeschicht zw. Lamina muscularis mucosae u. Tunica muscularis; z. B. im Magen-Darm-Trakt.

Tela sub|serosa (↑) f: Bindegewebeschicht unter dem Peritonealüberzug der Bauchorgane.

Tele-: auch Tel-; Wortteil mit der Bedeutung Ende, Ziel; von gr. τέλος.

Tele|angi|ek|tasia hereditaria haemor|rhagica (↑; Angio-*; -ektasie*) f: syn. Osler*-Rendu-Weber-Krankheit.

Tele|angi|ek|tasien (↑; ↑; ↑) f pl: (engl.) teleangiectases; bleibende Erweiterung kleiner, oberflächl. Hautgefäße; selten angeb. (z. B. bei Bloom-Syndrom u. Osler-Rendu-Weber-Krankheit), meist erworben, z. B. im Gesicht (witterungsbedingt), in der Nase (Locus Kiesselbachii, Nasenbluten), auch bei Rosacea, Sklerodermie sowie nach mehrwöchiger Anw. von halogenierten Kortikoidexterna; entlang dem Rippenbogen bei Lungen- u. Herzerkrankungen, an den Unterschenkeln bei chronisch-venöser Insuffizienz u. a.; vgl. Poikilodermie.

Tele|cobalt|therapie (gr. τῆλε fern) f: s. Telegammatherapie.

Tele|gamma|therapie (↑) f: (engl.) telegammatherapy; Sammelbez. von (nur noch selten angewendeten) Verf. der Strahlentherapie*, bei denen der Abstand zw. Strahler u. Haut mind. 50–80 cm beträgt; verwendet wird v. a. Cobalt-60 (sog. Telecobalttherapie); Vorteile liegen in der Möglichkeit zur Bewegungsbestrahlung (Schonung des gesunden Gewebes) u. (durch Verw. energiereicher Strahlen) einem geringen Energieverlust bei zunehmender Tiefe im Gewebe mit gleichzeitig geringerer Streustrahlung (dadurch niedrige Hautdosis).

Tele|gramm|stil (↑; -gramm*): s. Agrammatismus.

Tele|medizin (↑) f: (engl.) telemedicine; Kommunikationsform mit Bildübertragung zur Teilnahme an invasiven Maßnahmen über Distanzen u. zur Auswertung digital gespeicherter Daten (z. B. Langzeit-EKG); Anw. z. B. in der Chirurgie (bes. Neurochirurgie) u. Notfallmedizin.

Tele|metrie (↑; Metr-*) f: (engl.) telemetry; Fernübertragung von Messgrößen.

Tel|en|cephalon (↑; Enkephal-*) n: syn. Cerebrum; Endhirn, besteht aus den beiden Hemisphären, deren Oberfläche durch Furchen (Sulci) u. Windungen (Gyri) geprägt wird, die durch die Fissura longitudinalis cerebri getrennt werden u. jeweils aus dem Polus frontalis, parietalis, occipitalis u. temporalis sowie der Insula bestehen. In der Tiefe liegen die beiden Seitenventrikel sowie Endhirnkerne: Corpus amygdaloideum, Claustrum, Nucleus caudatus, Nucleus lentiformis (z. T. dienzephal), Corpus striatum.

Tel|en|zephalisation (↑; Enkephal-*) f: (engl.) telencephalization; Ausbildung des Endhirns beim Kind (Beginn der willkürl. Bewegungen, vorher sog. Thalamuswesen).

Teleo|logie (↑; -log*) f: (engl.) teleology; Zwecklehre, Zweckbegriff, Zwecksinnigkeit.

Tele|opsie (gr. τῆλε fern; Op-*) f: s. Metamorphopsie.

Tele|skop|krone (↑; -skopie*): s. Doppelkrone.

Tele|strahlen|therapie (↑) f: (engl.) teleroentgen therapy; alle Formen der Strahlentherapie*, bei denen der Fokus-Haut-Abstand größer als 10 cm ist, wie z. B. bei der Tiefentherapie*; vgl. Telegammatherapie.

Tele|thermo|graphie (↑; Therm-*; -graphie*) f: s. Thermographie.

Tellur (lat. tellus, telluris Erde) n: (engl.) tellurium; chem. Element, Symbol Te, OZ 52, rel. Atommasse 127,6; zur Gruppe der Chalkogene* gehörendes Halbmetall.

Tellur-Nähr|böden (↑): s. Clauberg-Nährböden.

Telmisartan (INN) n: Antihypertonikum; Angiotensin*-II-Blocker zur Ther. der essentiellen Hypertonie; **Kontraind.:** schwere Leberschädigung u./od. Cholestase, stark eingeschränkte Nierenfunktion, Schwangerschaft, Stillzeit.

Telo|dendron (Tele-*; gr. δένδρον Baum) n: markscheidenfreie Endverzweigung des Axons einer Nervenfaser*.

Telo|mere n pl: (engl.) telomeres; Endstücke der Chromosomen* mit repetitiven DNA-Sequenzen (5′-TTAGG-3′), die sich bei jeder Zellteilung verkürzen; da v. a. bei Krebszellen RNA-haltige Telomerase die T. verlängert, sollen Telomerasehemmer ihre Teilung verhindern (sog. Telomertherapie).

Telo|phase (↑) f: s. Mitose.

TEM: Abk. für **t**ransanale **e**ndoskopische **M**ikrochirurgie*.

Tema|zepam (INN) n: Benzodiazepinderivat mit mittellanger Halbwertzeit; **Verw.:** als Schlafmittel*; vgl. Benzodiazepinderivate.

Temo|cillin (INN) n: betalaktamasestabiles Breitspektrum-Penicillin; s. Penicilline.

Temozolomid (INN) n: Zytostatikum (Alkylans); **Ind.:** rezidivierendes od. progredientes Glioblastom; passiert die Blut-Hirn-Schranke; **Kontraind.:** schwere Knochenmarkdepression; **UAW:** Hemmung der Blutbildung (immunsupprimierend), gastrointestinale Störungen (Übelkeit, Erbrechen, Bauchschmerzen, Diarrhö), Kopfschmerz, Schwindel, Alopezie; vgl. Alkylanzien. R. Leh.

Temperament (lat. temperamentum richtiges Maß, gute Mischung, Mäßigung) n: individueller, an die Persönlichkeitsstruktur gebundener Ablauf seelischer Vorgänge; nach Hippokrates u. Galen wurden je nach Mischung der Körpersäfte (Säftelehre) vier Temperamente unterschieden: der Choleriker (heftig, leicht aufbrausend, jähzornig), der Melancholiker (trübsinnige Gemütsverfassung, Grübelneigung, Verstimmung, Gehemmtheit), der Phlegmatiker (langsam, zäh) u. der Sanguiniker (gesteigerte Erregbarkeit, Heiterkeit, Gereiztheit, reaktionsschnell).

Temperatur (lat. temperatura Wärme, Wärmemischung) f: (engl.) temperature; Wärmezustand eines Körpers; SI-Basisgröße mit dem Formelzeichen t, wenn sie in Grad Celsius (°C) bzw. T, wenn sie in Kelvin (K) gemessen wird (t = T – 273; T = t + 273). Bei Normalluftdruck ist der Schmelzpunkt von Eis 0 °C, der Siedepunkt von Wasser 100 °C. 0 K entspr. dem absoluten Nullpunkt* (–273 °C). Die Angabe der T. kann ferner in Fahrenheit (°F) erfolgen; Umrechnung: n °F = 5(n–32) : 9 °C bzw. n °C = 9(n+32) : 5 °F. Vgl. Körpertemperatur. G. Spr.

Temperatur|methode (↑) f: (engl.) temperature method; Meth. der natürlichen Kontrazeption* (Pearl-Index: 1–3) durch Eigenbeobachtung der Basaltemperatur* der Frau zur Bestimmung der fruchtbaren u. unfruchtbaren Tage innerh. des Menstruationszyklus*.

Temperatur|sinn (↑): (engl.) temperature sense; durch Thermorezeptoren* vermittelte Fähigkeit der Haut zur Temperaturunterscheidung; vgl. Sensibilität.

Temperatur|zentrum (↑) n: s. Wärmezentren.

temperent (lat. temperare eine richtige Begrenzung vornehmen): (engl.) temperate; Bez. für Bakteriophagen*, die nicht allein einem virulenten Zyklus unterstehen, sondern sich auch für best. Zeit in das Chromosom der Wirtsbakterien eingliedern u. als dessen Teil vermehrt werden.

temporär (lat. temporarius den Umständen angepasst, kurzzeitig): (engl.) temporary; nur eine gewisse Zeit dauernd, vorübergehend, zeitweise.

temporal (lat. tempus, temporis Lebenszeit, Schläfe): temporalis; **1.** Schläfen-, zur Schläfe gehörend; **2.** (zahnmed.) schläfenwärts.

Temporal|hirn|syn|drom (↑) n: (engl.) temporal lobe syndrome; s. Syndrom, hirnlokales.

Temporal|lappen|epi|lepsie (↑; Epilepsie*) f: (engl.) temporal lobe epilepsy; Epilepsie* mit epileptogenem Herd im Temporalhirn.

Ten|algia crepitans (Teno-*; -algie*) f: schmerzhaftes Sehnenknarren; s. Tendovaginitis crepitans.

Tenazität (lat. tenacitas Festhalten) f: (engl.) tenacity; **1.** (mikrobiol.) Widerstandsfähigkeit bzw. Haftvermögen von Mikroorganismen; **2.** (psychiatr.) Fähigkeit, die Aufmerksamkeit kontinuierlich auf einen Gegenstand od. ein Ziel zu richten, bzw. Fähigkeit, eine durchgehende Sprechintention zu verfolgen; vgl. Konzentration, Vigilität.

Tenckhoff-Katheter (H. T., zeitgen. Nephrologe, USA; Katheter*) m: (engl.) Tenckhoff's catheter; spez. für die Peritonealdialyse* entwickelter Bauchhöhlen-Verweilkatheter aus gewebeverträglichem Kunststoff.

Tend-: auch Tendo-, Tens-; Wortteil mit der Bedeutung spannen, ausdehnen; von lat. tendere.

tendineus (↑): sehnig, Sehnen-.

Tendinitis (↑; -itis*) f: Sehnenentzündung; s. Tendopathie.

Tendinose (↑; -osis*) f: s. Tendopathie.

tendinosus (↑): sehnenreich.

Tendo (nlat.) m: Sehne, Tenon; s. a. Teno-.

Tendo calcaneus (↑) m: auch T. c. Achilles; s. Achillessehne.

Tendo|myo|pathie (↑; My-*; -pathie*) f: s. Fibromyalgiesyndrom.

Tendo|pathie (↑; -pathie*) f: (engl.) tendopathy; syn. Insertionstendopathie, Enthesiopathie; zusammenfassende Bez. für abakterielle Entz. der Sehnen bzw. Sehnenscheiden in Ansatznähe (Tendovaginitis) od. degen. Veränderungen an Sehnenursprüngen u. -ansätzen (Tendinose), oft kombiniert mit Epikondylitis*; **Urs.:** chron. Überlastung, Mikrotraumen, Stoffwechsel- od. Durchblutungsstörungen; **Ther.:** physikalische (Wärme- od. Kälte-)Anwendungen, Antiphlogistika, evtl. Ruhigstellung im Gips, ggf. op. Spaltung des Sehnengleitgewebes.

Tendo|vaginitis (↑; Vagina*; -itis*) f: abakterielle Entz. der Sehnen bzw. Sehnenscheiden am Sehnenansatz; s. Tendopathie.

Tendo|vaginitis crepitans (↑; ↑; ↑) f: akut od. chron. auftretende Tendovaginitis mit schmerzhaftem Knirschen od. Reiben der Sehne nach Überlastung od. stumpfem Trauma; histol. ödematöse Verquellung, Infiltration mit Leukozyten u. Plasmazellen sowie Kapillarsprossung u. Fibrinauflagerung; **Ther.:** Ruhigstellung, Wärme, NSAR.

Tendo|vaginitits hyper|trophicans (↑; ↑; ↑) f: knotige Anschwellungen der Strecksehnen am Vorderarm bei Radialislähmung (sog. Klavierspielerkrampf).

Tendo|vaginitis purulenta (↑; ↑; ↑) f: infektiöse Sehnenscheidenentzündung, Panaritium tendinosum; s. Panaritium.

Tendo|vaginitis stenosans (↑; ↑; ↑) f: Bez. für versch. Veränderungen der Sehnen u. Sehnenscheiden; **Formen: 1.** T. st. de Quervain: schmerzhafter entzündl. Reizzustand des Sehnengleitgewebes im ersten Strecksehnenfach durch ungewohnt intensive Belastung des Daumens mit schmerzhafter Hemmung der Gleitfähigkeit der Sehnen des M. abductor pollicis longus u. M. extensor pollicis brevis; Ther.: im Anfangsstadium Ruhigstellung u. Antiphlogistika; im chron. Stadium op. Spaltung des ersten Strecksehnenfaches; **2.** T. st. der Beugesehnen: typ. Schnappen od. Schnellen inf. knötchenartiger Verdickung der Beugesehnen in Höhe des ersten Ringbandes mit Behinderung der Sehnengleitfähigkeit; Ther.: op. Spaltung des Sehnenscheidenringbandes. D. Buc.

Tenesmus (gr. τεινεσμός vergeblicher Harndrang) m: beständiger schmerzhafter Stuhl- od. Harndrang.

Tenesmus ani (↑) m: syn. Tenesmus alvi; schmerzhafter Stuhldrang bei sehr geringer od. fehlender Entleerung; **Urs.:** Krampf der Verschlussmuskeln bei entzündl. Reizung, Blasenkatarrh, Proktitis, Ruhr usw.

Tenesmus vesicae (↑) m: Krampf der Blasenmuskulatur bei Zystitis* od. intravesikalen Fremdkörpern* mit schmerzhaftem Harndrang.

Ten-Horn-Zeichen (C. ten H., zeitgen. Chir., Niederlande) **:** (engl.) ten Horn's sign; s. Appendizitis.

Teni|posid (INN) n: Zytostatikum, (Mitosehemmstoff); **Verw.:** bei malignen Lymphomen, Lymphogranulomatose, Lymphosarkom u. a.; vgl. Zytostatika.

Tennis|ellen|bogen: (engl.) tennis elbow; umgangssprachl. Bez. für eine Epicondylitis humeri radialis bei Tennisspielern; s. Epikondylitis.

Tennis|ferse: syn. Black* heel.

Teno-: Wortteil mit der Bedeutung Sehne; von gr. τένων; vgl. Tend-.

Teno|dese (↑; gr. δέσις Bindung, Fesselung) f: (engl.) tenodesis; Sehnenfesselung; op. Fixation von Sehnen am Knochen zur teilweisen od. völligen Aufhebung der Gelenkbeweglichkeit, bes. bei schlaffer Lähmung zur Funktionsverbesserung (v. a. an der oberen Extremität); am Bein besser als belastungsfähigere Arthrodese*.

Teno|lyse (↑; Lys-*) f: (engl.) tenolysis; op. Lösung von Verklebungen od. Verwachsungen zw. einer Sehne u. dem sie umgebenden Gewebe zur Wiedererlangung der Gleitfähigkeit.

Tenon (gr. τένων) m: Sehne, Tendo.

Tenonitis (Jacques R. Tenon, Ophth., Paris, 1724–1816; -itis*) f: **1.** Entz. der Tenon-Kapsel, meist sekundär bei Skleritis*; **2.** syn. Tendonitis; s. Tendopathie.

Tenon-Kapsel (↑): (engl.) Tenon's capsule; Vagina bulbi; Bindegewebehülle des Augapfels.

Tenon-Raum (↑): (engl.) Tenon's space; Spatium episclerale; Gleitraum zw. Vagina bulbi u. Sklera.

Teno|syn|ovitis (Tenon*; Syn-*; Ov-*; -itis*) f: syn. Tendovaginitis; s. Tendopathie.

Teno|tomie (↑; -tom*) f: (engl.) tenotomy; op. Sehnendurchtrennung; s. Achillotenotomie, Adduktorentenotomie.

Ten|oxi|cam (INN) n: zur Gruppe der Oxicame* gehörendes nichtsteroidales Antiphlogistikum.

TENS: Abk. für **t**ranskutane **e**lektrische **N**ervenstimulation; s. Elektrostimulationsanalgesie.

Tenside n pl: (engl.) tensides; syn. Detergenzien*.

Tensio (lat.) f: Spannung.

Tension (↑) f: Spannung, Druck; (ophth.) Augeninnendruck*.

Tension headache (engl. ↑; headache Kopfschmerz): Spannungskopfschmerz*.

Tensor (↑) m: Spanner.

Tentamen (lat.) n: Versuch.

Tentamen sui|cidii (↑) n: Selbsttötungsversuch; s. Suizidversuch.

Tentorium cerebelli (lat. tentorium Zelt) n: Kleinhirnzelt; zw. oberer Kante der Felsenbeinpyramide u. Sinus transversus über dem Kleinhirn ausgespanntes Durablatt.

Tentorium|riss (↑): (engl.) tentorial tear; Einriss des Tentorium cerebelli od. der Falx cerebri durch Verschiebung der Schädelknochen unter der Geburt; Vork. v. a. bei Frühgeborenen (intrakranielle Blutungen!).

Tentorium|schlitz (↑): (engl.) tentorial notch; rundl. Öffnung im Tentorium für den Hirnstamm.

Tentorium|schlitz|einklemmung (↑): (engl.) incarceration in the tentorial notch; s. Einklemmung.

tenuis (lat.): dünn, zart.

TEP: Abk. für **1. T**otal**e**ndo**p**rothese*; **2. t**otal **e**xtra**p**eritoneale Hernioplastik*.

Terato|genese (gr. τέρας, τέρατος Ungeheuer; -genese*) f: (engl.) teratogenesis; Entstehungsvorgang für Fehlbildungen.

Terato|genität (↑; -gen*) f: (engl.) teratogenicity; Fähigkeit eines Agens, eine strukturelle (aber auch funktionelle) Abnormität auszulösen; s. Embryotoxizität, Fehlbildung, kongenitale.

Terato|karzinom (↑; Karz-*; -om*) n: (engl.) teratocarcinoma; syn. Carcinoma embryonale; malignes, entdifferenziertes Teratom v. a. des Hodens; s. Hodentumoren.

Teratom (↑; -om*) n: (engl.) teratoma; angeb., von pluripotenten Zellen ausgehende u. daher aus versch. Geweben bestehende Geschwulst; das reife T. (Teratoma adultum) besteht aus ausdifferenzierten Geweben aller drei Keimblätter, das unreife T. (Teratoma embryonale) aus wenig differenzierten, embryonalen, epithelialen od. mesenchymalen Strukturen; T. mit maligner Transformation enthalten Anteile eines malignen Tumors. **Lok.: 1.** gonadales T.: Hoden u. Ovar (vgl. Struma ovarii); **2.** extragonadales T.: z. B. Retroperitoneum, Mediastinum, Nasopharynx, Orbita, sakrokokzygeal (vgl. Steißteratom) od. Gehirn (s. Hirntumoren, Tab.).

Terato|zoo|spermie (↑; gr. ζῷον Lebewesen; Sperm-*) f: (engl.) teratozoospermia; Bez. für erhöhte Fehlformenrate der Spermien (≥70 %); s. Sperma-Untersuchung.

Tera|zosin (INN) n: Derivat des Prazosins*; selektiver Alpha-1-Rezeptorenblocker; **Verw.:** als Antihypertensivum u. bei Prostatahyperplasie.

Terbinafin (INN) n: Antimykotikum zur oralen Anw. insbes. gegen Dermatophyten; **Verw.:** bei schweren Dermatophytosen, die einer externen Behandlung nicht ausreichend zugänglich sind; nicht wirksam bei durch Candida, Malassezia furfur u. a. Hefen verursachte Erkr.; vgl. Antimykotika.

Terbium n: Symbol Tb, OZ 65, rel. Atommasse 158,93; zur Gruppe der Lanthanoide* gehörendes chem. Element.

Ter|butalin (INN) n: Beta-2-Sympathomimetikum; **Verw.:** Bronchospasmolytikum; **UAW:** s. Sympathomimetika.

T

teres (lat.): länglich rund.

Teres|plastik (↑; -plastik*) f: (engl.) ligamentum teres cardiopexy; op. Verf. bei Refluxösophagitis*; durch eine Fixierung des Magens mit Hilfe des Lig. teres hepatis wird ein Hochgleiten durch den Hiatus oesophageus verhindert.

Ter|fenadin (INN) n: Histamin-H_1-Rezeptorenblocker; **Verw.** u. **UAW:** s. Antihistaminika.

Terizidon (INN) n: Derivat des Cycloserins; Antituberkulotikum der 2. Wahl (wegen neurotox. UAW).

Terli|pressin (INN) n: ADH-Analogon mit v. a. vasokonstriktorischer Wirkung; **Ind.:** Ösophagusvarizenblutung. Vgl. ADH.

terminal (lat. terminus Grenze, Ende, Schluss): auch terminalis; das Ende bzw. eine Grenze betreffend, endgültig, final.

Terminal|haare (↑): (engl.) terminal hair; s. Haare.

Terminal|schlaf (↑): (engl.) terminal sleep; Nachschlafphase nach großem Anfall bei Epilepsie*.

Termination (lat. terminare bestimmen, festsetzen) f: Kettenabbruch bei Transkription* od. Translation*.

Terminator|codon (↑; engl. code Chiffrierung, Verschlüsselung) n: s. Code, genetischer.

Terminologia Anatomica (Terminus*; -log*) f: Abk. TA; Benennung jeder anat. Struktur des menschl. Körpers mit einem eigenen Namen; die TA ersetzt die früheren anat. Begriffslisten (Baseler Nomina Anatomica, BNA, 1895, Jenaer Nomina Anatomica, JNA, 1935, Pariser Nomina Anatomica, PNA, 1955).

Terminus (lat.) m: Grenze, Bezeichnung; z. B. Terminus technicus (Fachausdruck).

Terni|dens de|minutus (lat. terni dreifach; dens Zahn) m: Fadenwurm (Nematodes*) im Dickdarm von Affen; in Afrika (bes. Simbabwe) Inf. des Menschen durch larvenhaltige Nahrungsmittel.

Terpene n pl: syn. Isoprenoide; s. Isopren.

Terpentin n: (engl.) turpentine; Terebinthina; Sammelbez. für die Harzbalsame der Koniferen; Gemisch aus Harzsäuren u. Terpenen; **Verw.:** lokal in Pflastern u. Salben als Hautreizmittel; häufiges berufl. Allergen bei Malern (Lösungsmittel für Lacke u. Farben).

Terrain-Kur (frz. terrain Gebiet, Gelände; Kur*) f: (engl.) terrain cure; kurmäßige Anw. der am Kurort herrschenden klimatischen Einflüsse zus. mit systemat. Training der körperl. Leistungsfähigkeit v. a. durch Spaziergänge auf nach Belastungsstufen genormten Wegen; vgl. Klimatherapie, Thalassotherapie, Heilklima.

Terry-Linien: (engl.) Terry's lines; helle Linien auf den Fingernägeln; Form der Leukonychie*; unspezif. Hinweis auf Proteinmangel.

Terson-Syn|drom (Albert T., frz. Ophth., 1867–1935) n: intraokuläre Blutung i. R. einer Subarachnoidalblutung*.

Tert|atolol (INN) n: nichtselektiver Betarezeptorenblocker*.

tertiär (lat. tertius der dritte): (engl.) tertiary; an dritter Stelle.

Tertiär|follikel (↑; Follicul-*) m: (engl.) tertiary follicle; s. Follikelreifung.

Tertiär|struktur (↑) f: (engl.) tertiary structure; s. Peptide.

Tertiana (lat. tertianus am dritten Tag) f: Kurzbez. für Malaria* tertiana.

TES: Abk. für **t**oxisch-**e**pidemisches **S**yndrom*.

TESE: Abk. für **te**stikuläre **S**permien**e**xtraktion; Samengewinnung durch Hodenbiopsie für ICSI*.

Test|bakterien (Bakt-*) f pl: s. Testkeime.

Test|erythro|zyten (Erythr-*; Zyt-*) m pl: (engl.) test red blood cells; gewaschene u. in geeigneten Stabilisatorlösungen (z. B. Rous*-Lösung) konservierte, evtl. spez. präparierte (mit best. Antigenen od. Antikörpern beladene, „sensibilisierte") tierische od. menschl. Erythrozyten, die als Indikatorzellen bei immun.-serol. Tests verwendet werden; u. a. zur Suche nach irregulären Blutgruppenantikörpern (T. mit möglichst allen transfusionsmed. relevanten, genotypisch am besten homozygoten Antigenen), bei der Blutgruppenbestimmung (Nachw. von Hämagglutininen u. Hämolysinen im Serum), im Rosettentest u. in der Komplementbindungsreaktion.

Testes|a|genesie (lat. testes Hoden; A-*; -genese*) f: (engl.) testicular agenesis; angeb. Gonadendysgenesie* bei chromosomal männl. Geschlecht; Sonderform: **Testesaplasie** (sog. vanishing testes syndrome) bei normalem männl. Phänotyp, weil in der frühen Entw. eine Gonadenanlage die männl. Differenzierung gesteuert haben muss. Vgl. Anorchie.

Testiculus (lat.) m: Testikel, Hoden*.

Testier|fähigkeit (lat. testari versichern, bekunden): (engl.) capacity to make a will; Fähigkeit, ein rechtsgültiges Testament zu errichten; nach § 2229 BGB kann kein Testament errichten, wer wegen krankhafter Störung der Geistestätigkeit, wegen Geistesschwäche od. Bewusstseinsstörung nicht in der Lage ist, die Bedeutung einer von ihm abgegebenen Willenserklärung einzusehen u. nach dieser Einsicht zu handeln. Vgl. Patiententestament.

Testis (lat.) m: syn. Orchis; Hoden*.

Testis mobilis (↑; lat. mobilis beweglich) m: s. Gleithoden.

Test|keime: (engl.) test agents; Bakt. zur Prüfung der Wirkung von antibakt. Substanzen (Antibiotika, Chemotherapeutika, Desinfektionsmittel) od. Maßnahmen (Desinfektion, Sterilisation); zur Standardisierung der Resistenzbestimmung empfiehlt die DIN 58948 entspr. dem Verfahren z. B. Bacillus subtilis od. Bacillus stearothermophilus.

Test, klinisch-psycho|logischer m: (engl.) clinical psychological test; nach psychometr. Kriterien entwickeltes Verf. zur Erfassung therapierelevanter Information (z. B. interpersonelle Beziehungen) u. Evaluation von Therapieverläufen (z. B. Erfolgskontrolle); **Anw.** bei fast allen psych. Störungen, v. a. affektive, schizophrene, neurotische, somatoforme u. Belastungsstörungen. R. Sti.

Testo|lacton (INN) n: Derivat des Testosterons mit geringer androgener Aktivität (Aromatasehemmer*); **Ind.:** fortgeschrittenes Mammakarzinom.

Test, optischer m: (engl.) optical test; einfache u. genaue laborchem. Methode zur Bestimmung von Enzymaktivitäten u. Substratkonzentrationen; **Prinzip:** bei enzymat. Reaktionen, bei denen NAD (bzw NADP) zu NADH (bzw. NADPH) reduziert od. umgekehrt oxidiert wird, kann die Änderung der Extinktion* bei 340 nm (bzw. 365 nm) photometrisch bestimmt u. mit Hilfe des Lambert*-Beer-Gesetzes die Enzymaktivität, der Substratumsatz bzw. die Substratkonzentration berechnet werden. Enzymreaktionen, bei denen kein NADH (bzw. NADPH) entsteht od. verbraucht wird, können mit einer entspr. Indikatorreaktion gekoppelt werden (zusammengesetzter o. T.). Mit dem o. T. können sehr geringe Enzymmengen od. Substratkonzentrationen bestimmt werden; es genügen Probenvolumina von wenigen µl bis ml.

Testo|steron (INN) n: stärkstes der natürlichen männl. Sexualhormone*; vgl. Androgene.

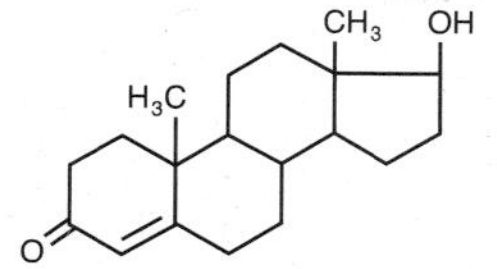

Testosteron

Test|ovar (lat. testis Hoden; mlat. ovarium Eierstock) n: syn. Ovotestis*.

Test, pro|jektiver m: (engl.) projective test; psychodiagn. Untersuchung mit möglichst wenig gestaltetem Reizmaterial zur Provokation von Gestaltungen des Probanden, die dessen unbewusste Projektionen, Stimmungen u. Konflikte deutlich werden lassen sollen; z. B. Rorschach-Test, Baum-Zeichentest. G. St.-I.

Test, psycho|ana|lytischer m: s. Testverfahren, psychologische.

Test, sequentieller m: (engl.) sequential test; Bez. für einen Test, der im Ggs. zu statist. Tests mit zuvor festgelegter Stichprobengröße die Möglichkeit bietet, den Umfang der Testpopulation flexibel zu halten u. während der Durchführung des Tests jederzeit über Fortsetzung od. Beendigung des Versuchs zu entscheiden. Vor Untersuchungsbeginn werden Grenzwerte für eindeutige Annahme od. Ablehnung der Ausgangshypothese festgelegt. Solange die Untersuchungsergebnisse innerh. des durch die beiden Grenzwerte markierten Bereichs bleiben, wird der Test fortgesetzt; sobald die Summe der Einzelergebnisse einen Wert außerh. eines der bd. Grenzwerte ergibt, gilt er als entschieden. S. T. sollten immer dann angewendet werden, wenn ein wichtiges Ziel die Minimierung des Umfangs der Testpopulation ist (z. B. Tierversuche, klin. Medikamentenprüfung).

Test|serum (Sero-*) n: monospezif. od. polyvalentes, homo- od. heterologes Antiserum mit bekanntem Gehalt (Titer) an spezif. Antikörpern*; wird bei serol. (Serodiagnostik, z. B. Blutgruppenbestimmung), immun. (z. B. Gewebetypisierung mit Antilymphozytenserum), bakt. u. virol. Untersuchungen (z. B. Bakterienagglutination, Komplementbindungsreaktion, Neutralisationstest) verwendet. Vgl. Alloantiserum, Heteroserum, Immunserum.

Test|streifen: s. Schnelltestverfahren.

Testudo (lat. Schildkröte) f: Schildkrötenverband; dachziegelartiger Rollbindenverband für winklig stehende Gelenke (z. B. T. cubiti am Ellenbogen).

Testut-Arterie (Arteria*) f: Arteria* pancreatica inferior.

Test|verfahren, psycho|logische: (engl.) psychological tests; Verf. zur wissenschaftl. Ermittlung von individuell variierenden Leistungen, Fähigkeiten od. Eigenschaften von Personen im Vergleich zu einer normierten Population mit bekannter Testleistung (sog. Eich- od. Normstichprobe). Die meisten p. T. erfassen eine komplexe Eigenschaft durch Messung mehrerer beitragender Einzelleistungen mit Aufgaben od. Fragen (sog. Items). Das Gesamttestergebnis (z. B. Intelligenz) ergibt sich aus der Gesamtheit der Ergebnisse der Einzelleistungen (z. B. Raumvorstellung, schlussfolgerndes Denken, Merkfähigkeit, Sprachflüssigkeit). Methodisch leistungsfähige p. T. sind vorwiegend standardisiert u. erfüllen die Gütekriterien Objektivität, Reliabilität u. Validität; z. B. versch. Intelligenztests (HAWIE, HAWIK, IST), Konzentrationstests (Test d2), Gedächtnistests (Wechsler-Gedächtnis-Test); Persönlichkeitstests (Freiburger Persönlichkeitsinventar, Gießen-Test). Auch klin. Untersuchungsverfahren (Selbst- u. Fremdbeurteilungsverfahren) berücksichtigen Gütekriterien bei der Testentwicklung. P. T., die eine umfangreiche Interpretation durch Experten erfordern u. nicht alle Gütekriterien erfüllen (z. B. sog. projektive p. T. wie Rorschach-Test, thematischer Apperzeptionstest od. Picture-frustation-Test) dienen eher der Hypothesenbildung u. sollten zurückhaltend angewendet werden. Vgl. Psychodiagnostik.

Test|verfahren, statistisches: (engl.) statistical test; Entscheidungsverfahren zw. Beibehaltung der Nullhypothese (z. B. kein Unterschied zwischen zwei Therapiegruppen) od. Annahme einer Alternativhypothese (z. B. Unterschied vorhanden); erfolgt als Berechnung der Wahrscheinlichkeit* p der Gültigkeit einer Nullhypothese. Liegt p unter der zuvor festgelegten Irrtumswahrscheinlichkeit* α, so lautet die Testentscheidung: Annahme der Alternativhypothese mit der Irrtumswahrscheinlichkeit α; die Wahl des st. T. hängt von der zu prüfenden Fragestellung u. den vorhandenen Daten ab (Skalen, Verteilungsform); häufig verwendete st. T. sind t-Test, U-Test von Wilcoxon, Kontingenztafeltest, Varianzanalyse.

Tetanie (gr. τέτανος Spannung, Krampf) f: (engl.) tetany; anfallartige Störung der Motorik u. Sensibilität als Zeichen einer neuromuskulären Übererregbarkeit; pathogenetische **Einteilung** nach der Gesamtcalciumkonzentration im Blut in normo- u. hypokalzämische T.; **Urs.:** s. ums. Tab.; **Formen: 1.** manifeste T. mit schmerzhaften tonischen Krämpfen der Muskulatur, evtl. Pfötchenstellung der Hand (s. Abb.), Karpopedalspasmen od. Equinovarusstellung der Füße, Kontraktion der mimischen Muskulatur (sog. Tetaniegesicht mit gespitzten Lippen), idiomuskulärer Kontraktion*, Parästhesien insbes. im Bereich der Arme, evtl. Sensibilitätsstörungen (v. a. Anästhesie u. Hypopathie); **2.** latente T. mit uncharakterist. psych. Störungen, Antriebs-

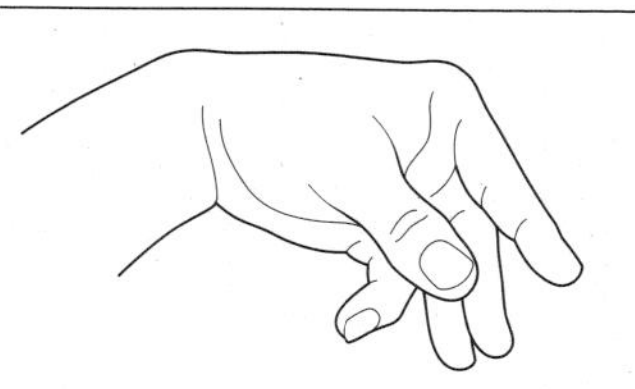
Tetanie:
Geburtshelfer- oder Pfötchenstellung der Hand (Trousseau-Zeichen)

T

Tetanie
Pathogenetische Einteilung

hypokalzämische Tetanie
Hypoparathyroidismus
Rachitis
Cystinose
chronische Niereninsuffizienz
Calciumresorptionsstörung
Malabsorptionssyndrom
Oxalatinjektion
Citratinjektion
Pankreatitis

normokalzämische Tetanie
Magnesium-Mangelsyndrom
Hyperventilationstetanie
idiopathische Tetanie
Hypochlorämie
Erbrechen
Schädelhirntrauma
Hirntumor

störung* (Minderung), evtl. Parästhesien u. Sensibilitätsstörungen; **3.** chronische T.: zusätzl. zu den Sympt. der manifesten T. Katarakt, Migräne, Konjunktivitis u. Lichtscheu, Candidosen der Haut, Onychomykosen, evtl. intrakranielle Verkalkungen; **Diagn.:** Chvostek-Zeichen, Fibularisphänomen, Pool-Schlesinger-Zeichen, Trousseau-Zeichen u. Zungenphänomen nachweisbar; Bestimmung des Szent-Györgyi-Quotienten u. von Calcium, Magnesium, Kalium, Phosphat u. Chlorid im Serum, evtl. der Calcium- u. Phosphatausscheidung im Urin (Ellsworth-Howard-Test), Blutgasanalyse; im EKG bei hypokalzämischer T. evtl. Verlängerung der QT-Dauer; in der Elektromyographie evtl. repetitive Entladungen (Doubletten od. Tripletten); **Ther.:** im akuten Anfall bei Hypokalzämie i. v. Injektion einer Calciumlösung (cave: bei digitalisierten Pat. kontraindiziert!); **DD:** Epilepsie, Krämpfe, psych. Erkrankungen. Vgl. Neugeborenentetanie.

Tetanie, rachito|gene (↑) f: (engl.) rickets-induced tetany; syn. Spasmophilie; i. R. der Rachitis* auftretende hypokalzämische Tetanie* im Kindesalter, bes. in der spontanen Heilungsphase im Frühjahr (sog. Heilungskrise). Durch die Frühjahrssonne od. auch durch kleine Dosen von Calciferolen* wird offenbar die Calciumaufnahme des wachsenden Skeletts stärker als die Calciumresorption im Darm stimuliert, wodurch es zu einer Hypokalzämie* kommt. Die r. T. kann aber auch im Anfangsstadium eines Calciferolmangels auftreten, wenn der gegenregulator. sek. Hyperparathyroidismus* noch nicht genügend wirksam ist (z. B. bei Säuglingen im ersten Trimenon). Außerdem führt ein schwerer Calciferolmangel durch Überwiegen des Parathormons gelegentl. zu einer Balancestörung des Ca/P-Haushalts mit stärkerer Hypokalzämie.

tetani|form (↑; -formis*): tetanoid, tetanusähnlich.

Tetanus (gr. τέτανος Spannung, Krampf) m: Wundstarrkrampf; akute schwere Infektionskrankheit, die verursacht wird durch das Toxin von Clostridium* tetani, das meist mit verunreinigter Erde von Gärten u. Feldern in die Wunden u. damit in den Körper gelangt; **Inkubationszeit:** 3–21 Tage, selten mehrere Monate; **Sympt.:** tonischer Krampf zunächst der Kiefer- u. Zungenmuskeln (Trismus, Risus sardonicus) u. der Nacken-, dann auch der Rücken- (Opisthotonus) u. Bauchmuskeln; zwischendurch schmerzhafte klon. Muskelkrämpfe; seltener ist der Rumpf nach der Seite (Pleurothotonus), nach vorn (Emprosthotonus) od. gerade (Orthotonus) gestreckt. Die Extremitäten bleiben meist unbeteiligt (im Ggs. zum Strychnintetanus nach Strychninvergiftung, bei dem zw. den Anfällen auch Trismus

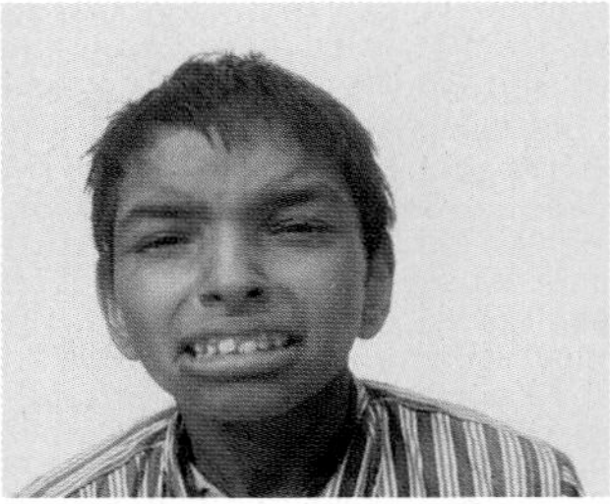

Tetanus:
Risus sardonicus [490]

Tetanus
Prophylaxe bei Verletzung nach den Empfehlungen der Ständigen Impfkommission am Robert-Koch-Institut (STIKO); Stand: Januar 2000

Anzahl der Vorimpfungen	saubere, geringfügige Wunden Td oder DT[1]	alle anderen Wunden Td oder DT	TIG[5]
unbekannt	ja	ja	ja
0–1	ja	ja	ja
2	ja	ja	nein[2]
3 oder mehr	nein[3]	nein[4]	nein

[1] Kinder unter 6 Jahren DT, ältere Personen Td (d. h. Tetanus-Diphtherie-Impfstoff mit gegenüber dem DT-Impfstoff verringertem Diphtherietoxoidgehalt)
[2] ja, wenn die Verletzung länger als 24 Stunden zurückliegt
[3] ja (eine Dosis), wenn seit der letzten Impfung mehr als 10 Jahre vergangen sind
[4] ja (eine Dosis), wenn seit der letzten Impfung mehr als 5 Jahre vergangen sind
[5] Tetanus-Immunglobulin (i. Allg. 250 I. E.)

u. Nackenstarre aufhören). **Ther.:** Impfprophylaxe bei Verletzung: s. Tab.; chir. Sanierung der Eintrittspforte; Antibiotika zur Bekämpfung von Sekundärinfektionen; **Proph.:** aktive Immunisierung mit T.-Toxoid-Adsorbatimpfstoff schon im Kindesalter (Immunschutz für 5–10 Jahre; s. Impfkalender).

Tetanus|bazillus (↑; Bacill-*) m: s. Clostridium tetani.

Tetanus neo|natorum (↑) m: Wundstarrkrampf des Neugeborenen, Nabeltetanus; durch Inf. des Nabels mit Clostridium tetani verursachte Form des Tetanus*; **Klin.:** Beginn mit Allgemeinsymptomen wie Unruhe, Trinkunlust, gefolgt von typischen Sympt. des Tetanus; sehr hohe Letalität. Ein ausreichender Impfstatus der Mutter schützt das Kind bis zur eigenen Immunisierung. Vgl. Impfkalender.

Tetanus uteri (↑) m: s. Wehen.

Tethered cord (engl. to tether anbinden; cord Schnur, Band): tiefstehender Conus medullaris mit gestörter Rückenmarkaszension durch Adhäsion des Filum terminale an der Durawand; **Vork.:** primär bei 20 % aller Pat. mit Meningomyelozele*, z. T. assoziiert mit anderen spinalen Fehlbildungen (Lipom, erweiterter Spinalkanal); sekundär nach Op. einer Meningomyelozele, insbes. inf. Narbenbildung; **Sympt.:** Pes equinovarus, motorische u. sensible Störungen im Bereich der unteren Extremitäten, von Blase u. Rektum; Skoliose; **Diagn.:** Ultraschalldiagnostik, Computertomographie mit Myelographie, Kernspintomographie; **Ther.:** op. Durchtrennung des Filum terminale. Vgl. Dysrhaphiesyndrome.

Tetra-: Wortteil mit der Bedeutung vier; von gr. τετράς.

Tetra|cain (INN) n: top. Lokalanästhetikum.

Tetra|chlor|ethylen n: Perchlorethylen*.

Tetra|chlor|kohlen|stoff: (engl.) carbon tetrachloride; Tetrachlormethan (CCl_4); farblose Flüssigkeit (Halogenkohlenwasserstoff) mit chloroformähnl. Geruch, Lösungsmittel mit leber- u. nierentoxischer Wirkung; LD 20–25 ml p. o.; u. U. kanzerogen; MAK: 0,5 ppm (3,2 mg/m^3); BAT: 70 µg/l Blut (am Ende einer Arbeitsschicht); T.-Vergiftung: BK Nr. 1302.

Tetra|cos|actid (INN) n: synthet. ACTH*, das die ersten 24 (von 39) Aminosäuren des physiol. ACTH enthält; **Verw.:** zur Funktionsdiagnostik der Nebennierenrinde (s. ACTH-Test).

Tetra|cyclin (INN) n: Antibiotikum aus der Gruppe der Tetracycline*.

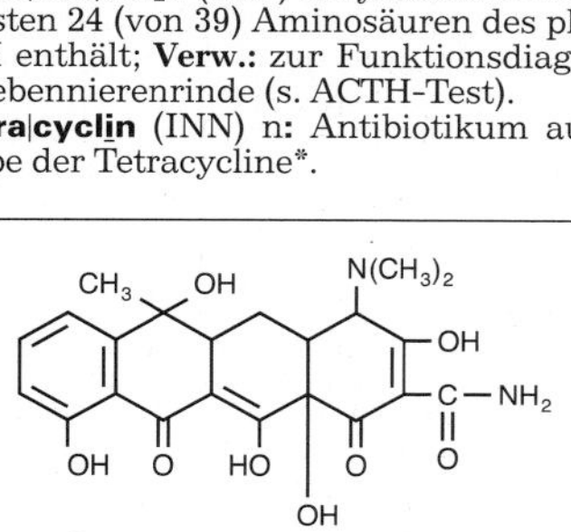

Tetracyclin

Tetra|cycline (Tetra-*; Zykl-*) n pl: (engl.) tetracyclines; Sammelbez. für Breitband*-Antibiotika mit einem Naphthacen-Ringsystem; die Derivate Tetracyclin, Oxytetracyclin u. Chlortetracyclin (T. der ersten Generation), Demeclocyclin, Rolitetracyclin (T. der zweiten Generation), Minocyclin u. Doxycyclin (T. der dritten Generation) unterscheiden sich in Bezug auf ihre pharmakokinet. Eigenschaften, haben jedoch ein nahezu gleiches Wirkungsspektrum. **Wirkung:** bakteriostat. Wirkung durch Hemmung der Translation in der Proteinbiosynthese*; **Wirkungsspektrum:** rel. breite Wirkung gegen grampositive u. gramnegative Bakt., ferner gegen Chlamydien, Rickettsien, Mykoplasmen, Brucellen, Propionibacterium acnes; **Verw.:** Infektionen von Mund, Rachen, Intestinal- (Cholera, Ruhr u. a.) u. Urogenitaltrakt (Inf. durch Chlamydien u. a.), ferner der Haut (Acne vulgaris, Lyme-Borreliose) sowie u. a. bei Brucellosen, Leptospirosen, Pest, Rickettsiosen, Melioidose; **Kontraind.:** Schwangerschaft, Stillzeit, Alter unter acht Jahren, Leberschaden, Niereninsuffizienz; **cave:** keine Komb. mit potentiell lebertoxischen Medikamenten; **UAW** (system.)**:** gastrointestinale Störungen, Photodermatosen, sehr selten intrakranielle Drucksteigerung, allerg. Reaktionen; bei Kindern: selten Zahnverfärbung, Störungen der Zahnbildung, Knochenwachstumsverzögerung.

Tetraden (gr. τετράς Vierzahl) f pl: (engl.) tetrades; die vor der ersten meiotischen Teilung in je zwei Schwesterchromatiden längs gespaltenen, nebeneinander liegenden homologen Chromosomen. Vgl. Meiose.

Tetra|ethyl|ammonium n: quartäre Ammoniumbase; ganglienblockierende Substanz, führt (experimentell) u. a. zu Blutdrucksenkung, Verbesserung der peripheren Durchblutung, Atonie von Darm u. Harnblase, Mydriasis; s. Ganglienblocker.

Tetra|hydro|bio|pterin n: Abk. BH_4; vierfach hydriertes Biopterin; Redoxcofaktor bei der Hydroxylierung aromatischer Aminosäuren*; s. Tetrahydrobiopterin-Mangel.

Tetra|hydro|bi|opterin-Mangel: (engl.) tetrahydrobiopterin deficiency; syn. maligne Phenylketonurie; Sammelbez. für mehrere autosomal-rezessiv erbl. Stoffwechselerkrankungen mit Störungen der Tetrahydrobiopterin-Synthese mit Anstieg der Phenylalanin-Konzentration im Blut u. Mangel an Neurotransmittern (Dopamin, Noradrenalin, Serotonin); **Sympt.** entsprechen denen bei Phenylketonurie* mit zusätzl. neurol. Ausfällen (z. B. Schluckstörungen, Choreoathetose); **Diagn.:** positiver Guthrie*-Test (dd Abgrenzung zur Phenylketonurie durch Bestimmung der Phenylalanin-Konzentration nach Tetrahydrobiopterin-Gabe); **Ther.:** Substitution von Tetrahydrobiopterin u. Neurotransmittern (DOPA), evtl. phenylalaninarme Diät.

Tetra|hydro|fol|säure f: (engl.) tetrahydrofolic acid; Abk. FH4; biol. aktive Form der Folsäure*.

Tetra|iod|thyronin n: syn. Thyroxin*.

Tetra|logie (Tetra-*; -log*) f: s. Fallot-Tetralogie.

Tetra|methyl|thiuram|di|sulfid n: (engl.) thiram; Abk. TMTD*.

Tetra|odon|toxin n: syn. Tetrodotoxin*.

Tetra|para|lyse (Tetra-*; Para-*; Lys-*) f: syn. Tetraplegie*.

Tetra|parese (↑; Parese*) f: (engl.) tetraparesis; inkomplette Lähmung* aller vier Extremitäten.

Tetra|plegie (↑; -plegie*) f: (engl.) tetraplegia; komplette Lähmung* aller vier Extremitäten.

Tetra|ploidie (↑; -ploid*) f: s. Ploidiegrad.

Tetra|somie 12p (↑; Soma*) f: (engl.) tetrasomy 12p; syn. Pallister-Teschler-Nicola-Killian-

T

Syndrom; Chromosomenaberration mit überzähligem Isochromosom des kurzen Arms von Chromosom 12 als Mosaik; nur in Fibroblasten nachweisbar; **Sympt.:** schwere geistige Retardierung, Epilepsie, faziale Dysmorphie mit betonter Stirn, kutane Pigmentanomalien, urogenitale Fehlbildungen, Brachymelie.

Tetra|vakzine (↑; Vacci-*) n pl: (engl.) tetravaccine; Kombinationsimpfstoff gegen Cholera, Typhus, Paratyphus B u. C bzw. A u. B; vgl. Schutzimpfung.

Tetra|zepam (INNv) n: Benzodiazepinderivat; **Verw.:** Myotonolytikum; vgl. Muskelrelaxanzien, zentrale.

Tetrele (Tetra-*) n pl: (engl.) tetrels; Gruppenbez. für die Elemente Kohlenstoff, Silicium, Germanium, Zinn u. Blei (Kohlenstoffgruppe, IV. Hauptgruppe des Periodensystems* der Elemente).

Tetr|odo|toxin n: Toxin des japanischen Puffer- od. Kugelfischs (Sphaeroides rubripes), kommt auch in der Haut u. den Eiern kalifornischer Molche (Taricha torosa) vor; blockiert selektiv den spannungsabhängigen Natriumtransport durch die Zellmembran u. führt bei Intoxikation v. a. zu motor. u. sensiblen Lähmungen. Letaldosis etwa 10µg/kg Körpergewicht; spezif. Ther. nicht bekannt.

Tetrosen f pl: (engl.) tetroses; Monosaccharide* mit vier C-Atomen; z. B. Threose, Erythrose (Aldose) u. Erythrulose (Ketose).

Tetr|oxo|prim (INN) n: Chemotherapeutikum (in Komb. mit Sulfadiazin*).

Tetry|zolin (INN) n: Alphasympathomimetikum; **Verw.:** lokaler Vasokonstriktor (Augen- u. Nasentropfen).

Teufels|kralle, süd|afrikanische: (engl.) South African devil's claw; Pflanze aus der Familie der Sesamgewächse; Speicherwurzel (Harpagophyti radix) enthält Harpagosid u. a. Bitterstoffe mit appetitanregender, choleretischer, antiphlogistischer u. schwach analgetischer Wirkung; **Verw.:** bei Appetitlosigkeit, dyspeptischen Beschwerden u. degenerativen Erkr. des Bewegungsapparats; **Kontraind.:** gastroduodenales Ulkus.

Teutschländer-Krankheit (Otto T., Pathol., Heidelberg, 1874–1950): syn. Lipokalzinogranulomatose*.

TEWL: Abk. für (engl.) **t**rans**e**pidermal **w**ater **l**oss; s. Wasserverlust, transepidermaler.

Textus (lat. textus Gewebe) m: Gewebe*.

TF: Abk. für **T**ranskriptions**f**aktoren*.

Tf: Abk. für **T**rans**f**errin*.

TFG: Abk. für **T**rans**f**usions**g**esetz*.

Tf-System n: autosomal-kodominant erbl. Serumgruppe des Serumproteins **T**rans**f**errin*, inf. eines genet. Polymorphismus* mit versch. phänotypischen Molekülvarianten, die sich durch jeweils eine einzelne Aminosäure unterscheiden (in Mitteleuropa Haupttyp Tf C mit mehreren Subtypen); als Merkmal v. a. für anthropologische Untersuchungen, für die Abstammungsbegutachtung nur bei Differenzierung von Subtypen geeignet. Vgl. Serumgruppen.

TGA: Abk. für (kardiol.) **T**ransposition* der **g**roßen **A**rterien.

TG-AK: Abk. für **T**hyreo**g**lobulin-**A**nti**k**örper; s. Schilddrüsenantikörper.

TGF: Abk. für (engl.) **t**ransforming **g**rowth **f**actor; zu den Zytokinen zählender Wachstumsfaktor; **Formen: TGF-α:** wird v. a. in Tumorzellen autokrin sezerniert; stimuliert Zellproliferation u. Neovaskularisierung; **TGF-β:** Vork. in zahlreichen Geweben, v. a. in Thrombozyten u. Helferzellen; moduliert Zellwachstum u. -phänotyp sowie Immunantwort*, verstärkt Bindegewebeneubildung u. Wachstum neoplastischer Zellen; Nachw. einer Überexpression z. B. bei Lymphogranulomatose, Glioblastom, T-Zell-Leukämie, AIDS u. chron. Polyarthritis.

Th: chem. Symbol für Thorium*.

TH$_n$: Abk. für thorakales spinales Segment* (Th_1-Th_{12}).

Thalam|en|cephalon (gr. θάλαμος Kammer; Enkephal-*) n: Teil des Zwischenhirns, wo Thalamus, Sub-, Epi- u. Metathalamus gemeinsam dem Hypothalamus gegenüberstehen.

Thalamo|tomie (↑; -tom*) f: (engl.) thalamotomy; stereotaktische Operation* mit Koagulation von Kerngebieten des Thalamus bei anders nicht beeinflussbaren Schmerzen, v. a. Anaesthesia dolorosa, Zoster-Neuralgie, Phantomschmerzen, sympathischer Reflexdystrophie, Tumorschmerzen; **Kompl.:** Schädigung der Pyramidenbahn, Dysästhesie, Ataxie, Apathie.

Thalamus (↑) m: früher Th. opticus, Sehhügel; größte graue Kernmasse des Zwischenhirns, die durch Marklamellen in vordere, mediale u. laterale Kerngruppen unterteilbar ist u. die über entspr. Fasersysteme mit anderen Teilen des ZNS, v. a. Großhirnrinde, extrapyramidalem System, Kleinhirn u. Rückenmark, in Verbindung steht; zudem dient der Th. als Umschaltstation für opt. u. akust. Bahnen. **Begrenzung:** ventral Hypothalamus, lateral Capsula interna; die mediale Sehhügelfläche bildet den oberen Teil der Seitenwand des 3. Ventrikels, die dorsale Fläche (Pulvinar) liegt frei; hier schließt sich der Metathalamus mit den Corpora geniculata an. **Funktionen:** zentrale subkortikale Sammel- u. Umschaltstelle für alle der Großhirnrinde zufließenden sensibel-sensor. Erregungen aus Umwelt u. Innenwelt u. ein wichtiges selbstständiges Koordinationszentrum, in dem die exterozeptiven (Berührungs-, Schmerz-, Temperatur-) Empfindungen eine somatotopische Gliederung in spezif. Kernen aufweisen. Die propriozeptiven (Geschmacks-, Eingeweide-, Gleichgewichts-)Empfindungen werden in nichtspezifischen Thalamuskernen miteinander verknüpft u. können so affektbetont erscheinen (Lust, Unlust). In Verbindung mit dem extrapyramidalen System ist der Th. außerdem am Zustandekommen von Ausdrucksbewegungen od. Psychoreflexen beteiligt, die als motor. Reaktionen (Abwehr-, Fluchtreflexe u. Schmerzäußerungen) bei schmerzhaften od. affektbetonten Impulsen auftreten.

Thalamus|hand (↑): (engl.) thalamic hand; Haltungsanomalie der Hand bei Thalamussyndrom* mit Pronation des Unterarms, Beugung der Hand u. der Finger im Grundgelenk, Streckung der Finger in den übrigen Gelenken bei unwillkürlicher Bewegungsunruhe inf. Herabsetzung der Tiefensensibilität.

Thalamus|syn|drom (↑) n: (engl.) thalamic syndrome; Krankheitsbild bei Schädigung des Thalamus; **Sympt.:** heftige, auf Analgetika nicht ansprechende Schmerzen in der kontralateralen Körperhälfte mit Sensibilitätsstörungen* (Hemianaesthesia dolorosa), Hyperkinesen, Hemiparese, evtl. Thalamushand* u. Hemianopsie; **Urs.:** v. a. zerebrale Durchblutungsstörung*, seltener Hirntumoren* (Astrozytom, Oligodendrogliom).

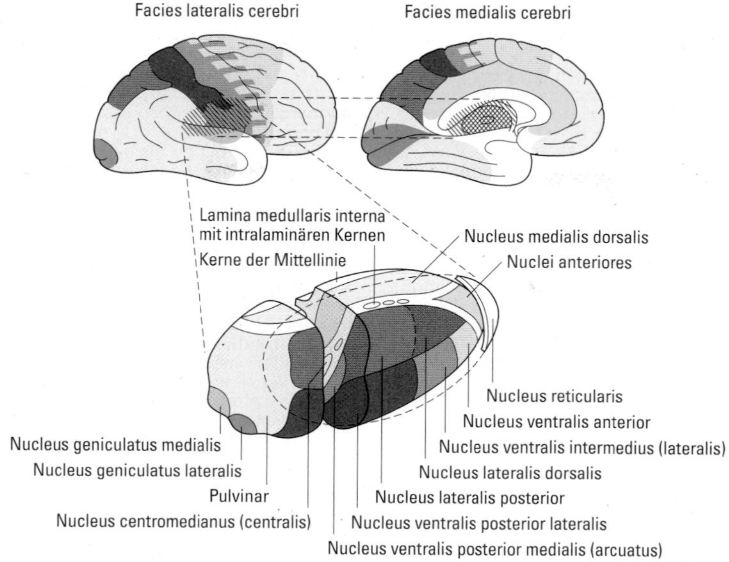

Thalamus:
Schema der wichtigsten Kerne und ihrer Projektion auf die Großhirnrinde; gestrichelt: Anteile des Nucleus reticularis. Nicht dargestellt sind die Projektionen des Nucleus centromedianus, der intralaminären Kerne und des Nucleus reticularis. [546]

Thalass|aemia major (gr. θάλασσα Meer; -ämie*) f: syn. Cooley-Anämie; klin. Manifestation der Thalassämie bei Homozygotie; **Sympt.:** schwere chron. hämolytische Anämie mit Hepatosplenomegalie, Bürstenschädel u. Wachstumsverzögerung; im Blutausstrich Anisozytose, Hypochromie der Erythrozyten, basophil punktierte Erythrozyten, Targetzellen* u. Normoblasten, erhöhte osmotische Resistenz der Erythrozyten.

Thalass|aemia minor (↑; ↑) f: syn. Rietti-Greppi-Micheli-Syndrom; klin. Manifestation der Thalassämie bei Heterozygotie; **Sympt.:** gesteigerte Hämolyse mit meist leichter hypochromer Anämie, z. T. kompensierte Hämolyse, häufig geringe Splenomegalie; im Blutausstrich Veränderungen weniger ausgeprägt als bei Thalassaemia major.

Thalass|ämie (↑; ↑) f: (engl.) thalassemia; sog. Mittelmeeranämie; autosomal-rezessiv erbl. hämolytische Anämie*, die bei Homozygotie der Anlage einen schweren Verlauf (Thalassaemia* major) nimmt u. bei heterozygoten Merkmalträgern in einer milden Form (Thalassaemia* minor) auftritt; **Vork.:** bes. verbreitet bei der Bevölkerung des Mittelmeerraums, aber auch in Vorderasien, wo nicht selten auch erbl. bedingte Komb. mit versch. Hämoglobinopathien* (Hb S, C, E u. a.) vorkommen. Der Th. liegt eine quant. Störung der Globinsynthese zugrunde, wobei entw. die Alpha- od. die Betakette in ungenügender Menge produziert wird; am häufigsten ist die Betakette betroffen (Betathalassämie). In diesen Fällen findet man bei der Hämoglobinelektrophorese eine Verminderung von Hb A $(\alpha_2\beta_2)$ u. eine Vermehrung von Hb A_2 $(\alpha_2\delta_2)$ u. Hb F $(\alpha_2\gamma_2)$. **Ther.:** bei Thalassaemia minor nicht erforderlich, bei Thalassaemia major möglichst frühzeitig allogene Stammzelltransplantation* von HLA-identischen Geschwistern (Umwandlung in Heterozygotenstatus); Versuch mit Deferoxamin, um der Siderose entgegenzuwirken; bei steigendem Transfusionsbedarf evtl. Splenektomie; **Progn.:** nach Knochenmarktransplantation deutliche Besserung bei ca. 90 %; bes. bei Betathalassämie multiple Insuffizienz endokriner Organe (verzögerte Pubertät, Diabetes mellitus) u. Tod inf. der Organsiderose (Herz) im frühen Erwachsenenalter.

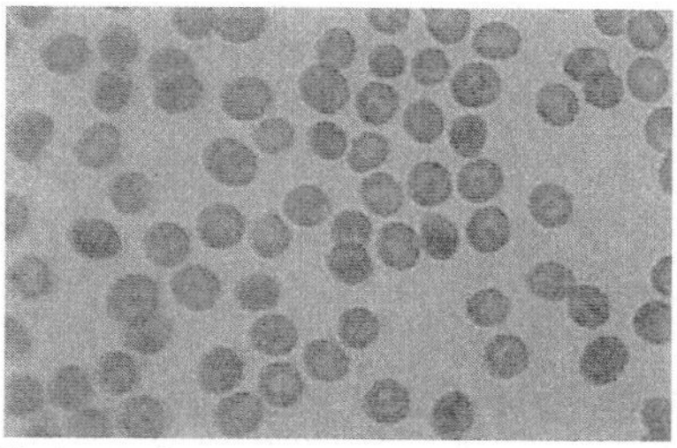

Thalassämie:
Thalassaemia minor, Blutausstrich (Pappenheim-Färbung) mit zahlreichen Targetzellen [181]

Thalasso|therapie (↑; Therapie*) f: (engl.) thalossotherapy; kurgemäße Nutzung der den Meeresküsten eigenen Reizfaktoren: Klima (Strahlung, Aerosol), Bäder (Sole, Brandung) u. Allergenfreiheit; vgl. Balneotherapie.

Thali|domid (INN) n: Glutaminsäurederivat mit zentral dämpfenden, immunsuppressiven u. entzündungshemmenden Wirkungen; **Verw.:** bei Lepra* (Leprareaktion Typ 2); **Kontraind.:** gebärfähiges Alter bei Frauen (embryotox. Wirkung; vgl. Thalidomid-Embryopathie).

Thali|domid-Embryo|pathie (Embryo-*; -pathie*) f: (engl.) thalidomide embryopathy; syn. Wiedemann-Dysmeliesyndrom, Wiedemann-Lenz-Syndrom, Contergan-Syndrom; embryopath. Fehlbildungssyndrom mit im Vordergrund stehenden schweren Extremitätenanomalien nach Einnahme von Thalidomid (das Schlafmittel Alphaphthalimidoglutarimid, Handelsname Contergan) in der Frühschwangerschaft; trat zw. 1958 u. 1963 häufig auf, wurde nach Verbot thalidomidhaltiger Pharmaka nur noch selten beobachtet; **Ätiol./Path.:** teratogene Wirkung von Thalidomid in der 4. bis 6. Embryonalwoche; **Sympt.:** Dysmelie* insbes. im Bereich der oberen Extremitäten unterschiedl. Lokalisation u. Ausprägung (isolierte minimale Hypoplasie bis Amelie); Fehlbildungen im Kopfbereich: Dysotie bis Anotie (häufig mit Taubheit), Mikrophthalmie, Kolobom, multiple Hirnnervenstörungen (III., IV., VI., VII.); Naevus flammeus im Mittelgesicht; Fehlbildungen innerer Organe; geistige Entwicklung i. d. R. unbeeinträchtigt; **Progn.:** hohe Letalität in der frühen Kindheit. Vgl. Roberts-Syndrom.

Thallium (gr. θάλλειν blühen) n: chem. Element, Symbol Tl, OZ 81, rel. Atommasse 204,37; zur Borgruppe gehörendes 1- u. 3-wertiges Metall; das Radionuklid Thallium-201 wird als Thalliumchlorid v. a. in der Myokardszintigraphie* verwendet.

Thallium|vergiftung (↑): (engl.) thallium poisoning; Intoxikation durch meist perorale Aufnahme von thalliumhaltigem Staub (selten gewerbl. Th. in der opt. u. pyrotechn. Industrie; BK Nr. 1106) od. Rattengift (mit Thalliumsulfat); **Sympt.:** akut Diarrhö, Erbrechen, Blutdruckanstieg, aufsteigende Polyneuropathie, Schlaflosigkeit, Lähmungen, nach ca. zwei Wochen vollständiger Haarausfall, Mees-Streifen; bei chron. Exposition Inappetenz, Gewichtsabnahme, Stomatitis, Gastritis, Sehstörungen; **Diagn.:** Nachw. von Thallium in Urin, Haaren u. Nägeln mittels Atomabsorptionsspektrometrie; **Ther.:** bei akuter Th. provoziertes Erbrechen, Magenspülung, Berliner Blau.

THAM: Abk. für **T**ris-**h**ydroxymethyl-**a**mino**m**ethan; s. Tris-Puffer.

Thanato|logie (gr. θάνατος Tod; -log*) f: (engl.) thanatology; Wissenschaft von den Ursachen u. Umständen des Todes.

Thayer-Martin-Medium (William S. Th., amerikan. Arzt, 1864–1932) n: Elektivnährboden; Schokoladenagar mit Zusatz von Antibiotika u. Antimykotika, die das Wachstum anderer Bakt. als Neisseria* gonorrhoeae u. Neisseria* meningitidis hemmen; bes. geeignet zur Anzucht von Gonokokken.

Thebain n: (engl.) thebaine; Hauptalkaloid in Papaver bracteatum; Paramorphin; Opiumalkaloid ohne analget. Wirkung; Krampfgift.

Thebesius-Klappe (Adam Ch. Th., Anat., Hirschberg, 1686–1732): (engl.) Thebesian valve; Valvula sinus coronarii.

Thebesius-Venen (Adam C. Th., deutscher Arzt, 1686–1732) f pl: s. Venae cardiacae minimae.

Theca folliculi (gr. θήκη Behälter, Kiste; Follicul-*) f: das Follikelepithel der Ovarialfollikel umgebendes Bindegewebe; während der Follikelreifung* Differenzierung in eine innere, zellreiche, östrogenproduzierende Schicht (Theca interna) u. eine äußere, in das Ovarialstroma übergehende, fibröse Schicht (Theca externa).

Thein n: s. Coffein.

Theka|zellen (gr. θήκη Behälter, Kiste; Zelle*): (engl.) theca cells; Bindegewebezellen der Theca* folliculi.

Theka|zell|tumor (↑; ↑; Tumor*) m: (engl.) theca cell tumor; syn. Thekom; seltener (Östrogen bildender) Keimstrangtumor des Ovariums (s. Ovarialtumoren); histol. aus gewucherten, oft lipoidreichen Thekazellen u. Fibroblasten bestehend (bei Überwiegen der Fibroblasten **Thekofibrom**, bei Komb. mit proliferierten Granulosazellen **Granulosa-T.**), selten maligne Entartung; **Vork.:** überwiegend in der Postmenopause, nie vor der Pubertät; die klin. Sympt. entsprechen denen bei Granulosazelltumor*. **DD:** Hyperthecosis* ovarii. Vgl. Luteom.

Thek|odontie (↑; Odont-*) f: (engl.) thecodontia; Zahnbefestigung durch Verankerung der Zahnwurzeln in den Alveolen mittels Sharpey*-Fasern; Vork. bei Krokodilen, Säugetieren u. Menschen.

Theko|matose (↑; -om*; -osis*) f: syn. Hyperthecosis* ovarii.

Thel|algie (gr. θηλή Brustwarze; -algie*) f: (engl.) thelalgia; Schmerzen in der Brustwarze.

Thel|arche (↑; gr. ἀρχή Beginn) f: allmähliche Entw. der weibl. Brustwarze (u. Brustdrüse) in der Pubertät* unter zunehmender Östrogeneinwirkung; vgl. Pubarche, Menarche, Tanner-Stadien.

Thelor|rhagie (↑; gr. ῥαγάς Riss) f: (engl.) thelorrhagia; Blutung aus der Brustwarze; s. Mamma, blutende.

Thenar (gr. θέναρ Handfläche) n: Daumenballen.

Thenar|a|trophie (↑; Atrophie*) f: (engl.) thenar atrophy; Daumenballenatrophie; s. Abductor-opponens-Atrophie, Affenhand, Karpaltunnelsyndrom.

Theo|bromin n: (engl.) theobromine; 3,7-Dimethylxanthin; Purinderivat, coffeinähnl. Alkaloid der Kakaobohne (Theobroma cacao), wirkt diuretisch, positiv inotrop. Vgl. Theophyllin.

Theo|drenalin (INN) n: Antihypotensivum.

Theo|phyllin n: (engl.) theophylline; Purinderivat (1,3-Dimethylxanthin), im Tee in geringer Menge vorkommend; **Wirkungen:** positiv inotrope u. diuret. Wirkung, Relaxation der glatten Muskulatur (Vasodilatation, Bronchodilatation), Senkung des pulmonalen Gefäßwiderstands, Steigerung des Atemantriebs, Stimulation der mukoziliären Klärfunktion, Hemmung der Freisetzung von Mediatoren*; **Verw.:** bei chron. obstruktiven Atemwegerkrankungen.

Theo|phyllin-Ethylen|di|amin n: (engl.) theophylline ethylendiamine; syn. Aminophyllin; Additionsverbindung von Theophyllin* mit Ethylendiamin (2:1).

Theo|phyllin-Natrium|glycinat n: (engl.) theophylline sodium glycinate; Gemisch von Theophyllin-Natrium u. Glycin; **Verw.:** s. Theophyllin.

Theo|phyllin|vergiftung: (engl.) theophylline poisoning; **1.** akute Th. (Plasmakonzentration >50 mg/l) mit Erbrechen, Zittern, Tachykardie, Unruhezuständen; vital bedrohl. bei Hypotonie,

T

ventrikulärer Arrhythmie, Krämpfen; selten Rhabdomyolyse; **2.** chronische Th. (Plasmakonzentration >40 mg/l) mit v. a. Tachykardie u. Krämpfen; **Ther.:** Intensivüberwachung; bei Tachykardie Betarezeptorenblocker (z. B. Propranolol); bei Krämpfen Benzodiazepinderivate od. Barbiturate; bei Therapieresistenz od. Plasmakonzentration >100 mg/l evtl. Hämoperfusion; bei Hypotonie Volumenersatz, ggf. Noradrenalin.

Therapeutic drug monitoring: Abk. TDM; Dosierung von Arzneimitteln unter Kontrolle der Konz. im Blut od. Plasma (selten Liquor) zur Einstellung des therap. Bereichs u. Risikominimierung von Über- u. Unterdosierung sowie UAW; **Anw.** z. B. bei Immunsuppressiva, Aminoglykosid-Antibiotika, Glykopeptid-Antibiotika, Antiepileptika, Digitalisglykosiden u. Theophyllin; **Ind.:** immunsupprimierte Pat., Intensivtherapie, Multiorganversagen, eingeschränkte Nierenfunktion, variables Verteilungsvolumen, lange Therapiedauer, Verdacht auf Therapieversagen, UAW, Prüfung der Compliance.

therapeutisch (Therapie*): (engl.) therapeutic; die Behandlung betreffend, Behandlungs-.

Therapie (gr. θεραπεία Pflege, Heilung) f: (engl.) therapy; Behandlung von Krankheiten, Heilverfahren.

Therapie, aktivierende (↑) f: (engl.) activating therapy; in der physikalischen Therapie* u. der Naturheilkunde* gebräuchl. Bez. für eine anregende körperl. Behandlung (z. B. Bewegungstherapie) mit psych. u. sozialen Wirkungen, die Möglichkeit zu Eigenbehandlung u. Förderung der Persönlichkeit des Pat. bietet.

Therapie, anti|obstruktive (↑) f: (engl.) antiobstructive therapy; Behandlung einer reversiblen Bronchialobstruktion bei obstruktiver Atemwegerkrankung, Glottisödem, Pseudokrupp, Status asmathicus; **Wirkstoffe:** Betasympathomimetika*, Adrenalin*, Parasympatholytika* (evtl. im Komb. mit Betasympathomimetika, Theophyllin*, Glukokortikoide*, Derivate der Cromoglicinsäure* (zur Anfallprophylaxe bei allerg. Asthma).

Therapie, kognitive (↑) f: (engl.) cognitive therapy; Sammelbez. für Verf., die den Einfluss der Wahrnehmung auf das emotionale Befinden u. Verhalten betonen; **Formen:** kognitive Verhaltenstherapie nach Beck, rational-emotive Verhaltenstherapie nach Ellis, Selbstinstruktionstraining nach Meichenbaum u. a. Psych. Probleme begünstigende Gedanken, Erwartungen, Wahrnehmungsstile, Vor- u. Einstellungen, Überzeugungen u. Schlussfolgerungen sollen verändert u. neue, der Realität angemessene Gedanken, Einstellungen u. Selbstverbalisationen sollen erarbeitet werden. **Anw.** bei Depression, Ess-, Persönlichkeits- u. Angststörung. Vgl. Verhaltenstherapie. J. Marg.

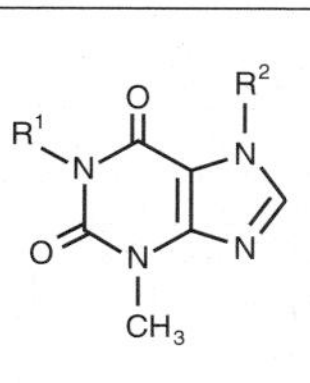

	R^1	R^2
Theophyllin	CH_3	H
Theobromin	H	CH_3
Coffein	CH_3	CH_3

Theophyllin

Therapie, kontra|hormonale (↑) f: (engl.) contrahormonal therapy; Behandlung von Frauen mit Androgenen od. Antiöstrogenen* bzw. von Männern mit Östrogenen, Gestagenen od. Antiandrogenen*; **Anw.** meist als zusätzl. od. palliative Ther. eines hormonsensiblen malignen Tumors, bei Transsexualität od. zur sog. chem. Kastration von Straftätern. Vgl. Hormonrezeptoren.

Therapie, palliativ-kausale (↑) f: (engl.) palliative-causal therapy; Ther. insbes. einer Tumorkrankheit ohne den Anspruch, die Erkr. zu heilen; aus der Linderung u. Besserung tumorbedingter Sympt. kann ein erhebl. Zuwachs an Lebensqualität u. -dauer resultieren. Vgl. Palliativmedizin, Palliativoperation, Schmerztherapie. T. Sch.

Therapie, physikalische (↑) f: (engl.) physical therapy; auch Physiotherapie; allg. Anregung od. gezielte Behandlung gestörter physiol. Funktionen (Reiz-Reaktions-, Regulations-Adaptationstherapie) mit physik., naturgegebenen Mitteln; z. B. Wasser (Hydrotherapie*), Wärme u. Kälte (Thermotherapie), Licht (Lichttherapie*), Luft (Klimatherapie), statisch-mechan. (Massage*), mit dynamischen Kräften (Krankengymnastik*, Ergotherapie*), Heilquellen (Balneotherapie*), Elektrizität (Elektrotherapie*).

Therapie|studie (↑) f: (engl.) drug trial; Bez. für die klin. Wirksamkeitsprüfung von Medikamenten i. R. der Arzneimittelprüfung*.

Therapie, supportive (↑) f: (engl.) supportive therapy; med. Maßnahmen zur Vermeidung u./od. Ther. von Nebenwirkungen einer Tumortherapie.

Therm-: auch Thermo-; Wortteil mit der Bedeutung Wärme, Hitze; von gr. θερμός.

Therm|an|ästhesie (↑; Anästhesie*) f: (engl.) thermanesthesia; Verlust der Temperaturempfindung; vgl. Sensibilitätsstörungen.

Therme (↑) f: (engl.) thermal spring; Heilquelle (zu Bädern u. Trinkkuren) mit einer konstanten Wassertemperatur von mind. 20 °C; vgl. Heilwasser.

Thermistor (↑) m: Temperaturfühler.

Thermo|aktino|myzeten (↑; gr. ἀκτίς, ἀκτῖνος Strahl; Myk-*) m pl: (engl.) thermoactinomyces; thermophile, sporenbildende Untergruppe der Gattung Actinomyces*, deren Sporen eine exogen-allergische Alveolitis* verursachen können.

Thermo|di|lution (↑; lat. diluere, dilutus verdünnen, ausspülen) f: sog. Kälteverdünnungsmethode; zu den Indikatorverdünnungsmethoden* gehörendes Verf. zur Bestimmung des Herzminutenvolumens (Abk. HMV); nach Bolusinjektion einer gekühlten Infusionslösung über einen Pulmonaliskatheter* u. kontinuierl. Temperaturmessung distal des Injektionsorts wird aus dem Integral der Temperaturänderung das HMV berechnet.

Thermo|genin n: Entkopplerprotein (Homodimer; MG 64 000) in der inneren Mitochondrienmembran des braunen Fettgewebes; erhöht die Membrandurchlässigkeit für Protonen u. verhindert damit in der Atmungskette* die Nutzung des Protonengradienten zur ATP-Synthese, so dass thermische Energie entsteht (Thermoregulation); Aktivierung durch Fettsäuren u. Purinnukleotide; Induktion der Th.-Biosynthese über Beta-3-Rezeptoren durch Noradrenalin unter permissiver Wirkung von Triiodthyronin. G. Hüb.

Thermo|graphie (Therm-*; -graphie*) f: (engl.) thermography; Wärmebild; bildgebendes Verfahren, das die Wärmestrahlung von Körpern sichtbar macht; **Prinzip:** die Absoluttemperatur u. die Temperaturverteilung auf der Hautoberfläche werden bis zu geringsten Differenzen (von ca. 0,08 °C) erfasst u. registriert. Bei der **Telethermographie** wird die von der Körperoberfläche emittierte Infrarotstrahlung* mit einer spez. Infrarotkamera aufgezeichnet, was insbes. die Erkennung von Temperaturdifferenzen u. sog. hot spots (heißer Flecke) im Rechts-Links-Vergleich ermöglicht. Die **Plattenthermographie** (Kontaktthermographie) beruht darauf, dass best. Flüssigkristalle (z. B. Cholesterolkristalle) innerh. eines engen Bereichs bei versch. Temperaturen unterschiedl. Farben annehmen. Eine mit Flüssigkristallen gefüllte Platte bzw. Folie wird auf die betreffende Körperregion aufgelegt u. zur Dokumentation abphotographiert. Zur Darstellung kommen v. a. pathol. Gefäßmuster sowie hot spots. Die Temperaturunterschiede kommen durch unterschiedl. Gefäßdurchblutung z. B. inf. arterieller Durchblutungsstörungen, entzündl. Knochenprozesse od. maligner Tumoren zustande.

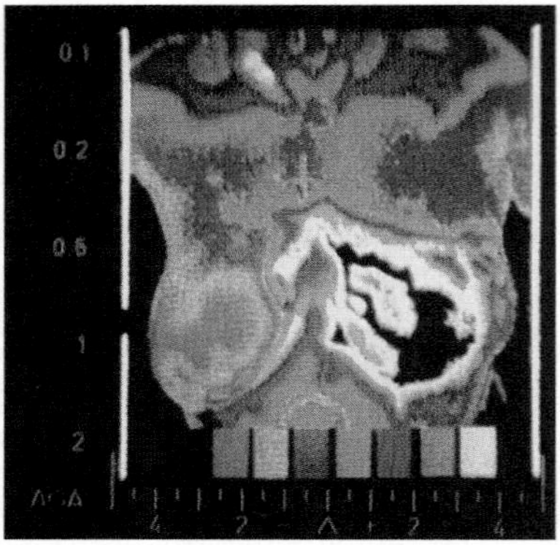

Thermographie:
Farb-Infrarot-Thermographie bei Entzündung und Abszessbildung der linken Mamma. Die Skalierung der Farben ist unten im Bild angegeben. Zwei benachbarte Farben bilden jeweils eine Temperaturdifferenz von ca. 1 C ab. [551]

Thermo|kauter (↑; gr. καυτήρ Brenner, Brenneisen) m: (engl.) thermocauter; Elektrokauter; meist schlingenförmiges Instrument für die Elektrochirurgie*, bei dem durch niederfrequenten Strom ein Widerstand erhitzt u. die Hitze auf den aktiven Teil des Instruments übertragen wird; Verw. zur Durchtrennung von Gewebe mit gleichzeitiger Blutstillung.

Thermo|ko|agulation (↑; Koagul-*) f: (engl.) thermocoagulation; Zerstörung von Gewebe mittels Thermosonde durch kontrollierte Temperaturerhöhung (75–85 °C); **Anw.:** bei Trigeminusneuralgie*, bei Bewegungsstörungen i. R. der stereotaktischen Operation*, zur zentralen Schmerztherapie*, i. R. der Foerster*-Operation. Vgl. Elektrokoagulation. M. Gaa.

thermo|labil (↑; lat. labi ausgleiten, stürzen): (engl.) thermolabile; nicht wärmebeständig; Ggs. thermostabil.

Thermo|lumineszenz (↑; Lumen*) f: (engl.) thermoluminescence; Fähigkeit best. Kristalle (z. B. Lithiumfluorid), sichtbares Licht zu emittieren, wenn man sie ionisierender Strahlung* aussetzt u. nachfolgend erhitzt. Das emittierte Licht kann mit einem Photomultiplier gemessen werden, die emittierte Lichtmenge ist ein Maß für die von der ionisierenden Strahlung verursachte Dosis. Anw. z. B. beim Thermolumineszenzdosimeter im Strahlenschutz. Vgl. Dosimetrie, Lumineszenz.

Thermo|meter (↑; Metr-*) n: Temperaturmessgerät.

Thermo|prä|zipitation (↑; lat. praecipitare herabstürzen) f: (engl.) thermoprecipitation; serol. Untersuchungsmethode zum Nachw. von Milzbrandantigenen.

Thermo|re|zeptoren (↑; Rezeptoren*) m pl: (engl.) thermoreceptors; Rezeptoren*, die die Temperatur bzw. Temperaturänderungen (Wärme, Kälte) registrieren; z. B. Ruffini-Körperchen u. Krause-Endkolben in der Haut sowie Neuronen im Hypothalamus zur Überwachung der Bluttemperatur.

Thermo|rhizo|lyse, per|kutane (↑; gr. ῥίζα Wurzel; Lys-*) f: s. Thermokoagulation.

thermo|stabil (↑; lat. stabilis feststehend): (engl.) thermostabile; wärmebeständig; Ggs. thermolabil.

Thermo|taxis (↑; gr. τάξις Aufstellung, Anordnung) f: durch Wärme verursachte Bewegung.

Thesaurismosen (gr. θησαύρισμα Vorrat, Schatz; -osis*) f pl: (engl.) thesaurismoses; durch Stoffwechselanomalien* u. Anhäufung von Stoffwechselprodukten bedingte Speicherkrankheiten; z. B. Mukopolysaccharid*-Speicherkrankheiten, Lipidosen*, Glykogenosen*, Amyloidose*, Hämochromatose*, Leukodystrophie*, hepatolentikuläre Degeneration*, Cystinose*.

Theta|wellen (gr. θῆτα Th): s. Elektroenzephalographie.

Thevetin n: Herzglykosid aus den Nüssen von Thevetia neriifolia Jussieu; vgl. Digitaloide.

Thia|butazid n: syn. Butizid*.

Thia|mazol (INN) n: syn. Methimazol; Thioharnstoffderivat; s. Thyreostatika.

Thi|amin (INN) n: (engl.) thiamine; syn. Aneurin, Vitamin B_1; wasserlösliches Vitamin, das aus einem Pyrimidinring besteht, der über eine Methylengruppe mit einem Thiazolring verbunden ist; biol. aktiv als Coenzym od. prosthetische Gruppe ist Thiamindiphosphat (Abk. TPP); Thiamintriphosphat spielt evtl. im Nervensystem eine noch unbekannte Rolle. **Biochem. Funktion:** TPP reagiert mit den Substraten zu einem aktiven Aldehyd u. nimmt Elektronen in sein Ringsystem auf, z. B. bei oxidativer Decarboxylierung von Alphaketosäuren u. der Reaktion der Transketolase*. **Vork.** in fast allen tierischen u. pflanzl. Lebensmitteln, bes. in Vollkorngetreide, Hefe, Hülsenfrüchten, Kartoffeln, Sonnenblumenkernen, Schweinefleisch, Innereien u.

Fisch; **Bedarf** für Erwachsene: Männer 1,3 mg/d, Frauen 1,1 mg/d; **Mangelerscheinungen:** Th. zählt für alle Altersgruppen zu den kritischen Nährstoffen; Gewichtsverlust, Appetitlosigkeit, Herabsetzung der Magensaftproduktion, Herz-Kreislauf-Versagen, Muskelschwäche, Muskellähmungen, Wadenkrämpfe, psychische Veränderungen (Müdigkeit, Depressionen, Angstzustände, Reizbarkeit) durch Mangel- u. Fehlernährung (z. B. Alkoholkranke), Malabsorption bzw. erhöhten Bedarf (z. B. Schwangerschaft, Laktation, chron. Hämodialyse); Beriberi*, Wernicke*-Enzephalopathie; **Hypervitaminose:** alimentär nicht bekannt; bei langdauernder oraler Ther. selten Magenbeschwerden, Kopfschmerz, Schweißausbrüche, Tachykardie, Hautreaktionen mit Juckreiz u. Urtikaria; **cave:** i. v. Injektion kann tödl. anaphylakt. Schock auslösen.

Thi|aminasen|krankheit: Auftreten von Bacillus thiaminolyticus Matsukawa et Misawa im Darm, welches das Enzym Thiaminase bildet u. Thiamin* vor dessen Resorption aufspaltet u. unwirksam macht; **Klin.:** Zeichen eines Thiaminmangels, der sich bis zu einer Avitaminose (s. Beriberi) steigern kann.

Thi|amin|di|phosphat n: (engl.) thiamine diphosphate; Abk. TDP, TPP; Cocarboxylase (INN); alte Bez. Thiaminpyrophosphat; biol. aktive Form von Thiamin*, die v. a. in der Leber entsteht.

Thi|amin|hydro|chlorid (INN) n: Thiaminderivat; s. Thiamin.

Thi|amin|nitrat (INN) n: Thiaminderivat; s. Thiamin.

Thi|azide n pl: (engl.) thiazides; syn. Thiaziddiuretika; s. Diuretika.

Thiazin n: 6-Ringheterocyclus mit je einem S- u. N-Atom, von dem sich versch. Farbstoffe (z. B. Methylenblau*) ableiten; vgl. Phenothiazinderivate.

Thiazolidin|dione n pl: (engl.) thiazolidinediones; syn. Glitazone; orale Antidiabetika*, die als Insulinsensitizer wirken; z. B. Pioglitazon, Rosiglitazon; **Wirkungsmechanismus:** Erhöhung der insulinstimulierten Insulinrezeptorkinaseaktivität (verbesserte insulinabhängige Glukoseaufnahme), Interaktion mit Transkriptionsfaktoren (Stimulation von Glukosetransporter GLUT-4 u. Lipoproteinlipase), Hemmung der Insulinresistenzfaktoren Leptin u. TNF-α. J. Fel.

Thibièrge-Weißenbach-Syn|drom (Georges Th., Dermat., Paris, 1856–1926; Raymond J. E. W., frz. Arzt, 1885–1963) n: progressive systemische Sklerodermie* mit subkutanen Calciumcarbonateinlagerungen.

Thiele-Kanal: (engl.) Thiele's canal; Sinus transversus pericardii.

Thiele-Muskel (Musculus*) m: Musculus* transversus perinei superficialis.

Thiemann-Krankheit (H. Th., zeitgen. deutscher Chir.): (engl.) Thiemann epiphyseal disease; auch familiäre Osteoarthropathie der Finger; autosomal-dominant erbl. Erkr. mit Beginn im 2. Lebensjahrzehnt; aseptische Knochennekrosen im Bereich der Phalangen von Finger u. Zehen mit Deformierung der angrenzenden Gelenkflächen sowie Verbreiterung u. Abflachung der mittleren u. proximalen Phalangen, u. U. Früharthrose. Vgl. Knochennekrosen, aseptische.

Thi|ethyl|perazin (INN) n: Phenothiazinderivat; **Verw.:** als Antiemetikum, bei Schwindel; vgl. Phenothiazinderivate.

Thio-: Wortteil: Schwefel-.

Thio|bacillus (Bacill-*) m: Gruppe nicht eindeutig klassifizierter, gramneg., polar begeißelter Bakt. in Boden u. Wasser; oxidieren meist reduzierte Schwefelverbindungen (S, H_2S, $H_2S_2O_3$) zu Sulfat od. Schwefelsäure (H_2SO_4). Einige Th.-Species oxidieren Eisen (Fe^{2+} zu Fe^{3+}), z. B. Th. ferrooxidans.

Thio|bacterium (Bakt-*) n: Gruppe stäbchenförmiger Schwefelbakterien; im Ggs. zur Gruppe Thiobacillus* unbewegliche, in gelatinöser Masse eingebettete Stäbchen; noch nicht in Reinkultur züchtbar.

Thio|barbiturate n pl: (engl.) thiobarbiturates; kurzwirksame Injektionsnarkotika*.

Thi|oct|säure: syn. Liponsäure*.

Thio|glykolat-Nähr|medium n: (engl.) thioglycolate culture medium; Nährmedium zur Züchtung fakultativer u. obligater Anaerobier. Vgl. Nährböden.

Thio|guanin n: Tioguanin*.

Thio|harn|stoff: (engl.) thiourea; $H_2N—CS—NH_2$; wichtiges Derivat: Thiouracil*.

Thiole m pl: (engl.) thiols; syn. Thioalkohole; allg. Formel R—SH; biol. aktive Th. sind z. B. Cystein, Coenzym A, Mercaptopurin, Glutathion, SH-Enzyme.

Thionin n: basischer Farbstoff, Phenothiazinderivat (Redoxindikator).

Thio|pental-Natrium (INN) n: Injektionsnarkotikum (wird langsamer eliminiert als andere zur i. v. Kurznarkose verwendeten Barbiturate*).

Thio|ridazin (INN) n: Phenothiazinderivat mit geringer antiemetischer Wirkung u. antimuscarinartigen Eigenschaften; **Verw.:** s. Neuroleptika; vgl. Phenothiazinderivate.

Thio|säuren: (engl.) thioacids; anorg. Säuren, die sich von den entspr. Sauerstoffsäuren durch Ersatz des Sauerstoffs durch Schwefel ableiten.

Thio|tepa (INN) n: Zytostatikum (Alkylans); **Verw.:** bei Ovarialkarzinom, chron. Leukämie u. a.; vgl. Zytostatika, Alkylanzien.

Thio|uracil n: cyclisches Thioharnstoffderivat; therap. Anw.: s. Thyreostatika.

Third space (engl. dritter Raum): transzellulärer Flüssigkeitsraum, der Körperflüssigkeit enthält, die sich den Regulationsmechanismen des Elektrolyt- u. Wasserhaushalts entziehen kann (sog. Flüssigkeitssequestration); gehört daher i. e. S. weder zum intrazellulären noch zum extrazellulären Raum. Zu den Flüssigkeiten des Th. sp. gehören z. B. Sekrete des Magen-Darm-Trakts, Urin, Liquor, Augenkammerwasser; pathol. Vermehrung nach Verbrennungen, bei Ödemen, Ileus, Aszites, Peritonitis u. a.; Verdacht auf Flüssigkeitsansammlungen im Th. sp. bei pos. Wasser- u. Natriumbilanz u. gleichzeitig auftretenden Zeichen des Volumenmangels. Vgl. Wasserhaushalt.

Thixo|tropie (gr. θίξις Berührung; -trop*) f: (engl.) thixotropy; mechan. verursachte Verflüssigung von Gelen; entgegengesetze Erscheinung: Rheopexie.

Thomas-Hand|griff (Hugh Owen Th., Orthop., Liverpool, 1834–1891): (engl.) Thomas test; orthop. Untersuchungsmethode zum Ausschluss von Beugekontrakturen im Hüftgelenk; am liegenden Pat. führt die max. passive Beugung eines Beins im Hüftgelenk zum Ausgleich der Lendenlordose; normalerweise kann das andere Bein in der Hüfte gestreckt werden.

Thomas|mehl|lunge: (engl.) steel worker's lung; akute Tracheobronchitis*, lobuläre Pneu-

T

Thoracic-outlet-Syndrom

Ort der Kompression	Syndrom	Neurovaskulärer Provokationstest
hintere Skalenuslücke	Halsrippensyndrom Syndrom der 1. Rippe Scalenus-anterior-Syndrom	Adson-Test: Der sitzende Patient neigt den Kopf nach hinten u. zur erkrankten Seite bei gleichzeitig tiefer Inspiration.
Kostoklavikularspalt	Kostoklavikular-syndrom	Am stehenden Patienten werden Schulter u. gestreckter Arm passiv nach dorsal bewegt („Military exercise").
Korakopektoralraum	Hyperabduktions-syndrom	Adduktion gegen Widerstand des über den Kopf gehobenen Arms; Faustschlussprobe bei über den Kopf gehobenem Arm

monie od. Lobärpneumonie bzw. chron. Bronchopneumonie (vgl. Pneumonie) durch Inhalation von Thomasschlackenmehl (Abfallprodukt bei Thomasstahlerzeugung, Verw. als Düngemittel; enthält Kalk, Eisenoxide, Mangan- u. Vanadiumoxide sowie Phosphate, Schwefel u. Magnesiumverbindungen); BK Nr. 4108.

Thomas-Schiene: (engl.) Thomas splint; entlastender Schienenschellenapparat mit Tuberaufsitz (Abstützungsfläche für das Tuber ischiadicum); freischwebender Fuß u. Längenausgleich durch Absatzerhöhung am anderen Schuh; Anw. bei Perthes*-Calvé-Legg-Krankheit zur Entlastung der Hüftkopfepiphyse; s. Orthese.

Thomayer-Zeichen (Josef Th., Int., Prag, 1853–1927)**:** (engl.) Thomayer's sign; Schrumpfung des Mesenteriums mit Rechtsverlagerung des Dünndarms u. Tympanie inf. Peritonitis tuberculosa.

Thoma-Zeiss-Zähl|kammer (Richard Th., Pathol., Heidelberg, Dorpat, Magdeburg, 1847–1923; Carl Z., Optiker, Jena, 1816–1888)**:** s. Zählkammer.

Thompson-Test (Sir Henry T., Chir., Großbritannien, 1820–1904) m**:** Untersuchung zur Abklärung bei Verdacht auf Achillessehnenruptur*; durch Zusammendrücken der Wadenmuskulatur des knieenden od. auf dem Bauch liegenden Pat. wird über eine intakte Achillessehne mechan. eine Plantarflexion des Fußes ausgelöst, die bei Kontinuitätsunterbrechung der Sehne nicht provoziert werden kann (Th.-T. positiv).

Thompson-Tubus (Tubus*) m**:** s. Endobronchialtubus.

Thomsen-Phänomen (Oluf Th., Bakteriol., Kopenhagen, 1878–1940) n**:** s. T-Antigen.

Thomsen-Schiene (Wilhelm Th., Orthop., Bad Homburg, Frankfurt a. M., 1901–1974)**:** s. Hallux-valgus-Nachtschiene.

Thomsen-Syn|drom (Asmus J. T. Th., Arzt, Kappeln, 1815–1896) n**:** s. Myotonia congenita.

Thomsen-Zeichen (Wilhelm Th., Orthop., Bad Homburg, Frankfurt a. M., 1901–1974)**:** (engl.) Thomsen's sign; **1.** das Anzupfen des bei passiver Beugung des Beins (90° im Hüftgelenk u. stark im Kniegelenk) in der Kniekehle tastbaren N. ischiadicus verursacht bei Ischiassyndrom* starke Schmerzen mit typ. Ausstrahlung; **2.** die passive Dorsalextension der Hand bzw. Palmarflexion der geschlossenen Faust gegen den Widerstand des Patienten führt bei Epicondylitis humeri radialis (s. Epikondylitis) zur Schmerzverstärkung am ulnaren bzw. radialen Epicondylus humeri.

Thomson-Syn|drom (Matthew S. Th., Dermat., London, 1894–1969) n**:** s. Rothmund-Thomson-Syndrom.

Thoracic-outlet-Syn|drom (engl. Thorax; outlet Auslass, Abfluss) n**:** Oberbegriff für versch. neurovaskuläre Kompressionssyndrome im Bereich der oberen Thoraxapertur; **Sympt.:** Schmerzen, Funktionseinschränkung, Thrombose, Gefäßveränderung; **Einteilung**: s. Tab.; op. **Ther.:** transaxilläre Resektion der 1. Rippe, evtl. der 7. Halsrippe od. atyp. fibröser Bänder u. Muskeln; ggf. gefäßchir. Rekonstruktion (z. B. Veneninterposition, Bypass).

thoracicus (Thorax*)**:** thorakal, zum Brustkorb gehörend.

Thorako|plastik (↑; -plastik*) f**:** (engl.) thoracoplasty; nur noch selten angewandte, kosmetisch entstellende Methode zur op. Behandlung einer Pleuraempyemresthöhle; Rippen(teil)resektion u. teilweise Ausfüllung des Defekts mit Weichteilen der Thoraxwand; postoperativ kardiorespiratorische Dysfunktion möglich; **Formen: 1.** extrapleurale Resektion mehrerer Rippen paravertebral (Pfeilerresektion) nach Estlander mit Erhalten der Weichteile; **2.** intrapleurale Rippenresektion nach Heller (sog. Jalousieplastik) mit Entfernung von parietaler Pleuraschwarte u. Interkostalmuskeln. Vgl. Dekortikation.

Thorako|schisis (↑; gr. σχίσις Spaltung) f**:** (engl.) thoracoschisis; angeb. Spaltbildung im Bereich der vorderen Thoraxwand; vgl. Ektopia cordis.

Thorako|skopie (↑; -skopie*) f**:** (engl.) thoracoscopy; endoskop. Untersuchung der Pleurahöhle mit einem Spezialendoskop (Thorakoskop) u. der Möglichkeit zur Entnahme von Gewebe (Biopsie) für histol., zytol. u. bakteriol. Untersuchungen u. zur Durchführung kleinerer Operationen an Lunge u. Pleura; vgl. Endoskopie, Laparoskopie, Mediastinoskopie.

Thorako|tomie (↑; -tom*) f**:** (engl.) thoracotomy; chir. Eröffnung der Brusthöhle zu diagn. u. therap. Zwecken durch dorsolateralen Zugang od. mediane Sternotomie; vgl. Schnittführung.

Thorako|zentese (↑; Kent-*) f**:** (engl.) thoracocentesis; Bruststich; Punktion der Brusthöhle, z. B. als Pleurapunktion.

Thorax (gr. θώραξ Rumpf, Brustraum) m**:** Brustkorb; **fassförmiger Th.** bei Lungenemphysem, inf. starrer Erweiterung durch Rippenknorpelveränderungen u. a. Vgl. Pectus.

T

Thorax-Diadem|gips|verband (↑; gr. διάδημα Stirnbinde): (engl.) thorax-halo plaster; Rumpf, Hals u. Kopf einschließender Gipsverband* mit Stirnring zur Ruhigstellung des Kopfs in einer best. Stellung (z. B. bei Schiefhals- u. nach Halswirbeloperation).

Thorax|drainage (↑; Drainage*) f: s. Pleuradrainage.

Thorax|hals-Gips|verband (↑): (engl.) thoraxneck plaster; syn. Minerva-Gips; Gipsverband* zur Anschlussbehandlung einer instabilen Wirbelkörperfraktur od. Spondylitis im Bereich der HWS unter Einbeziehung des Unterkiefers, der Hinterhauptschuppe u. des Thorax.

Thorax|in|stabilität (↑; In-*; lat. stabilis feststehend) f: (engl.) flail chest; abnorme Beweglichkeit des (knöchernen) Thorax, v. a. nach Rippenserienfraktur*; führt zu paradoxer Atmung* mit respiratorischer Insuffizienz* u. erfordert u. U. eine intensivmed. Behandlung mit Beatmung.

Thorax|magen (↑): s. Hiatushernie.

Thorax|pumpe (↑): (engl.) respiratory pump; Bez. für Saug- bzw. Pumpwirkung der respirator. Druckschwankungen im Thorax auf die Venen im Mediastinum (Förderung des Blutrückflusses zum Herzen). Die atemabhängigen Veränderungen der Blutfüllung des Herzens bewirken reflektorisch eine Abnahme der Herzfrequenz während Exspiration u. deren Anstieg während Inspiration (sog. Pooling von Blut in den Lungengefäßen); vgl. Bainbridge-Reflex, Sinusarrhythmie.

Thorax|trauma (↑; Trauma*) n: (engl.) chest trauma; stumpfe od. offene Verletzung des Brustkorbs meist als (Verkehrs-)Unfallfolge; häufig Polytrauma* mit Brustkorbprellung od. -quetschung, Rippenserienfraktur*, Sternumfraktur, Verletzung des Tracheobronchialsystems (z. B. Bronchusriss), Pneumothorax*, Hämatothorax*, Lungenkontusion*, Herzkontusion*. Vgl. Dashboard injury.

Thorium (nach dem altnord. Gott Thor) n: chem. Element, Symbol Th, OZ 90, rel. Atommasse 232,04; zur Gruppe der Actinoide* gehörendes radioaktives Metall; in der Natur vorkommend als Isotop Thorium*-232, daneben sind weitere 24 instabile Isotope bekannt.

Thorium-232 n: ^{232}Th; instabiles, unter Bildung des Tochternuklids Radium-228 u. Emission von Alphastrahlung zerfallendes Isotop des Thoriums*; physik. Halbwertzeit $1{,}4 \times 10^{10}$ Jahre; s. Thorotrastose.

Thorotrastose (-osis*) f: (engl.) Thorotrast disease; Bez. für nach mehrjähriger Latenz auftretende Spätschäden durch Speicherung des seit 1955 nicht mehr verwendeten Röntgenkontrastmittels $^{232}ThO_2$ (Warenzeichen Thorotrast; vgl. Thorium-232) vorwiegend in Leber u. Milz; Gewebeindurationen, chron. Entz., Abszedierungen u. Fistelbildungen durch paravasale Ablagerungen, myeloproliferative Erkr., primäres Leberzellkarzinom, aplastische Anämie, Thrombopenie u. a.

Threonin n: (engl.) threonine; Abk. Thr, T; L-threo-α-Amino-β-hydroxybuttersäure, (2S, 3R)-2-Aminohydroxybutansäure; essentielle proteinogene Aminosäure mit zwei asymmetr. C-Atomen; Abbau zu CoA-aktivierter Propionsäure* od. zu Glycin u. Acetaldehyd; s. Aminosäuren.

Thromb-: auch Thrombo-; Wortteil mit der Bedeutung dicker Tropfen, Blutpfropf; von gr. θρόμβος.

Thromb|ag|glutination (↑; Agglutination*) f: syn. Thrombozytenagglutination*.

Thromb|angiitis ob|literans (↑; Angi-*; -itis*) f: syn. Thrombendangiitis obliterans, Endangiitis obliterans, Buerger-Syndrom, Winiwarter-Buerger-Krankheit; akute Vaskulitis* in Komb. mit einer sek. okklusiven Thrombophlebitis* bes. peripherer Gefäße; betroffen sind meist Männer (m : w = 10 : 1) zw. dem 20. u. 40. Lj. u. starke Raucher; **Ätiol.:** autoimmune Genese, die durch Nicotinkonsum initiiert wird; **Sympt.:** Schmerzen u. Zyanose bei schwerer akraler Minderdurchblutung; typ. ist eine Claudicatio intermittens der unteren u./od. oberen Extremitäten; bei Befall der Digitalarterien sek. Raynaud*-Syndrom; schubartiger Verlauf; **Kompl.:** Nekrose, Gangrän; **Diagn.:** Nachweis multipler distaler, fokalsegmentaler Gefäßstenosen (Angiographie od. Doppler-Sonographie); **DD:** Arteriosklerose, Embolie, Kollagenosen, Thrombophlebitis, Antiphospholipid-Syndrom, Ergotismus; **Ther.:** Verzicht auf Tabakkonsum; Mittel der Wahl sind Prostaglandin-E_1-Analoga (i. v.). E. Fei.

Thromb|arteriitis (↑; Arteri-*; -itis*) f: (engl.) thrombarteritis; zu einer Thrombose* führende od. als deren Folge auftretende Entz. einer Arterie; vgl. Thrombangiitis obliterans, Aortenbogensyndrom.

Thromb|a|sthenie (↑; Asthenie*) f: (engl.) thrombasthenia; syn. Glanzmann-Naegeli-Syndrom, Purpura thrombasthenica Glanzmann; autosomal-rezessiv vererbte Erkr. (Genlokus 17q21.32) mit hämorrhagischer Diathese* inf. gestörter Thrombozytenfunktion bei normaler Thrombozytenzahl; Ausbreitung u. Aggregation der Thrombozyten sind gestört, die Blutungszeit ist verlängert, die Blutgerinnselretraktion vermindert. **Urs.:** Defekt der Glykoprotein-IIb/IIIa-Rezeptoren auf der Thrombozytenmembran, dadurch verminderte Bindung von Fibrinogen, Willebrand-Faktor, Fibronektin u. Thrombospondin an die Thrombozytenoberfläche; Verminderung von Thrombasthenin*; **Klin.:** petechiale bis flächenhafte Haut- u. Schleimhautblutungen, spontane Hämatome; **Diagn.:** mangelnde Auslösbarkeit der Thrombozytenaggregation durch ADP, Kollagen od. Epinephrin (bei normaler Auslösung durch Ristocetin), positiver Rumpel-Leede-Test; **Ther.:** symptomatisch; bei schweren Blutungen Gabe von Thrombozytenkonzentrat.

Thromb|a|sthenin (↑; ↑) n: syn. Plättchenaktomyosin; Komplex kontraktiler Glykoproteine der Thrombozytenmembran, der für die Blutgerinnselretraktion* verantwortl. ist; vermindert bei Thrombasthenie*. Vgl. Blutgerinnung.

Thromb|ek|tomie (↑; Ektomie*) f: (engl.) thrombectomy; op. Entfernung eines arteriellen od. venösen Thrombus mit einem intraluminalen Ballonkatheter; **Prinzip** (bei Bein- bzw. Beckenvenenthrombose): Freilegung der V. femoralis communis in der Leiste, Entfernung der Thromben durch Auswicklung des Beins in zentripetaler Richtung sowie mit Hilfe des Fogarty*-Ballonkatheters, bei Beckenvenenthrombose evtl. Anlage eines Korbhenkelshunts (s. Palma-Operation); zur Proph. einer Lungenembolie* Anti-Trendelenburg-Lagerung (erhöhter Oberkörper), Überdruckbeatmung, evtl. Blockade der V. cava inf.; postop. Bandagierung des Beins, Frühmobilisation, Antikoagulanzientherapie. Vgl. Embolektomie, Thrombendarteriektomie.

Thromb|elasto|graphie (↑; gr. ἐλαστός biegsam; -graphie*) f: (engl.) thrombelastography; Methode zur Beurteilung des Ablaufs von Blutgerinnung* u. Fibrinolyse* mit graph. Darstellung (s. Abb.) von Reaktionszeit bis zum Gerinnungseintritt (r; verlängert bei Hämophilie, Willebrand-Jürgens-Syndrom, durch Heparin od.

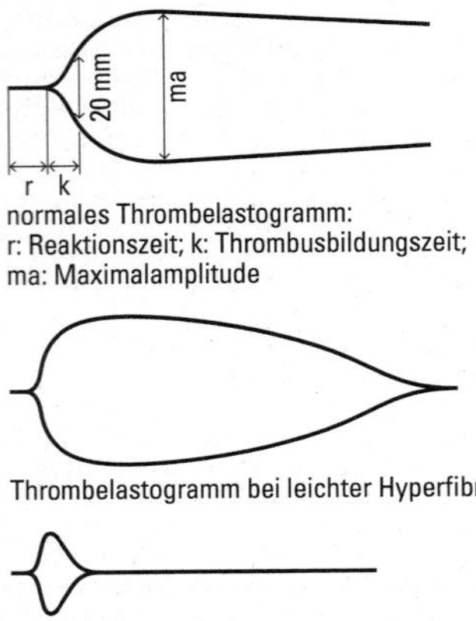

normales Thrombelastogramm:
r: Reaktionszeit; k: Thrombusbildungszeit;
ma: Maximalamplitude

Thrombelastogramm bei leichter Hyperfibrinolyse

Thrombelastogramm bei schwerer Hyperfibrinolyse

Thrombelastographie

Fibrinspaltprodukte), Bildungszeit (Geschwindigkeit der Gerinnung, k; verlängert bei Mangel anderer Gerinnungsfaktoren od. durch Heparin) u. Elastizität des Thrombus* (Maximalamplitude, ma; vermindert inf. Störung der Thrombozytenfunktion od. der Blutgerinnung).

Thromb|end|arteri|ek|tomie (↑; End-*; Arteri-*; Ektomie*) f: (engl.) thrombo-endarterectomy; Abk. TEA; syn. Endarteriektomie, Intimektomie, sog. Ausschälplastik; intramurale Desobliteration* zur Ausschälung arteriosklerot. Plaques unter Mitnahme der anhaftenden Gefäßinnenwand, als **direkte** (offene) TEA nach Arteriotomie mit Fixierung der entstandenen Intimastufe durch Naht u. Verschluss der eröffneten Arterie meist durch Patch*-Plastik od. als **indirekte** (halbgeschlossene) TEA unter Verw. von Spezialinstrumenten (z. B. Ringstripper*, Fogarty*-Ballonkatheter); zur Vermeidung einer Rethrombosierung anschließende Antikoagulanzientherapie; **Ind.:** chron. arterielle Verschlusskrankheiten (v. a. Arteriosklerose). Vgl. Thrombektomie.

T

Thrombin (↑) n: Faktor IIa der Blutgerinnung*; MG ca. 33 580; aus Prothrombin* im Blutplasma durch Prothrombinaktivator* entstehende Endopeptidase, die lösl. Fibrinogen in Fibrin überführt; löst Thrombozytenaggregation u. Freisetzung von Plättchenfaktoren aus. Th. liegt im Blut fast ausschl. in inhibierter Form als TAT*-Komplex vor.

Thrombin|ak|zelerator (↑; lat. accelerare beschleunigen) m: s. Plättchenfaktoren (Tab.).

Thrombin-Anti|thrombin-III-Kom|plex (↑) m: s. TAT-Komplex.

Thrombin|hämo|lyse|test (↑; Häm-*; Lys-*) m: (engl.) thrombin hemolysis test; syn. Crosby-Test; diagn. Test zum Nachweis der paroxysmalen nächtlichen Hämoglobinurie*; **Prinzip:** zu einer angesäuerten Erythrozyten-Serum-Suspension wird Thrombin gegeben; der Test ist pos., wenn eine Hämolyse auftritt (wenig spezif. Reaktion).

Thrombin|in|hibitoren (↑; lat. inhibere verhindern) m pl: (engl.) thrombin inhibitors; Substanzen, die die Bildung bzw. Wirkung von Thrombin im Blutplasma hemmen; **Formen: 1.** physiol. Th.: s. Antithrombine; **2.** pathol. Th.: Proteoglykane bei Myelom od. akuter Monoblastenleukämie, IgG bei Leberzirrhose; **3.** sog. direkte Th.: therap. eingesetzte Th., z. B. Hirudin*.

Thrombin|ko|agulase|zeit (↑; Koagul-*): (engl.) thrombin-coagulase time; Parameter zur Differenzierung der Antithrombine* u. zum schnellen Nachweis gerinnungshemmender Fibrinopeptide*; **Bestimmung** durch Umwandlung von Fibrinogen in Fibrin nach Zugabe einer thrombinähnl. Substanz (z. B. Staphylokokkenkoagulase), die sich mit Prothrombin zur sog. Thrombinkoagulase verbindet; **Referenzbereich:** 15–24 s; verlängert bei Dys- od. Afibrinogenämie sowie bei Auftreten von Fibrinspaltprodukten bei Hyperfibrinolyse od. Ther. mit Fibrinolytika.

Thrombin|zeit (↑): (engl.) thrombin time; Abk. TZ; syn. Plasmathrombinzeit (Abk. PTZ); Bez. für die 2. Phase der Blutgerinnung*, deren Dauer von der Plasmakonzentration an Fibrinogen, Antithrombin III u. Heparin abhängt; **Bestimmung:** Messung der Gerinnungszeit im Citratplasma nach Zugabe einer definierten Thrombinlösung; **Ind.:** zur Überwachung einer Heparin- od. Fibrinolytikatherapie od. Erfassung von Fibrinsynthese- u. -polymerisationsstörungen; Referenzbereich: s. Blutgerinnung (Tab. 2); vgl. Fibrinolyse, Thromboplastinzeit.

Thrombo|em|bolie (↑; Embolie*) f: (engl.) thromboembolism; akuter venöser od. arterieller Gefäßverschluss durch einen verschleppten Thrombus*; häufigste Form der Embolie*. Vgl. Thrombose, Lungenembolie.

Thrombo|globulin (↑; Globuline*) n: s. Betathromboglobulin.

Thrombo|kinase (↑) f: syn. Prothrombinaktivator*.

Thrombo|lyse (↑; Lys-*) f: (engl.) thrombolysis; therap. intravasale Auflösung eines Thrombus* od. Embolus* durch Fibrinolytika*, die entweder systemisch od. mittels Gefäßkatheter direkt an der Verschlussstelle appliziert werden; evtl. in Komb. mit Angioplastie*. An die meist nur kurzzeitige Th. schließt sich eine Therapie

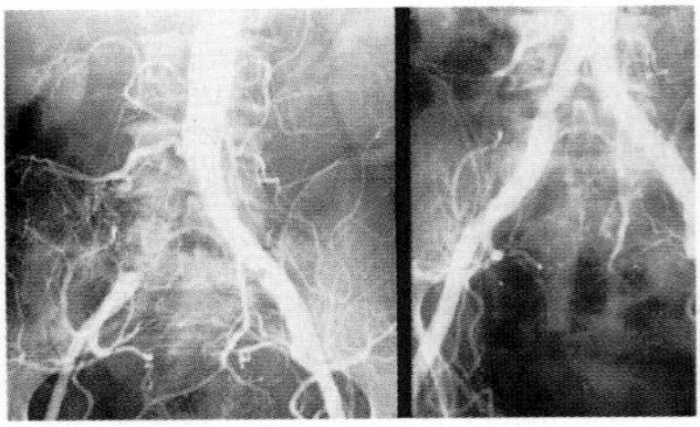

Thrombolyse:
kompletter Beckenarterienverschluss (links) und Zustand nach systemischer Thrombolysetherapie mit Streptokinase (rechts) [69]

mit Antikoagulanzien* an. **Ind.:** arterielle u. venöse Thromboembolien (Myokardinfarkt, Lungenembolie), arterielle Verschlusskrankheiten; **Kontraind.:** hämorrhagische Diathese, Schwangerschaft (bis 18. Woche), Hypertonus, Schlaganfall, Gefahr von Blutungen aus Ulzera, Tumoren, großen Wunden; vorausgegangene Operationen u. intramuskuläre Injektionen.

Thrombo|lyse, koronare (↑; ↑) f: (engl.) coronary thrombolysis; intravenöse Infusion von Fibrinolytika* zur Rekanalisierung einer durch Thrombose akut verschlossenen Koronararterie als Urs. eines Herzinfarkts*, der möglichst nicht länger als 6 Std. zurückliegen sollte; die Rekanalisierung kann bei intrakoronarer Lyse i. R. einer Herzkatheterisierung* auch zusätzl. mechanisch (s. Angioplastie) unterstützt werden. **Ziel** der k. Th. ist es, die Ausdehnung des infarzierten Myokardgewebes möglichst klein zu halten, da Kurz- u. Langzeitprognose von Infarktpatienten wesentl. von der Größe der Myokardnekrose abhängig sind. Nach Wiedereröffnung des Gefäßes (z. B. durch frühzeitige Kurzzeitinfusion von 500 000 I. E. Streptokinase über 30 Min.) kommt es klin. neben einer subjektiven Besserung u. a. zur schnelleren Rückbildung typ. EKG-Befunde (ST-Hebungen), bei der seriellen Aktivitätsbestimmung der herzspezif. Kreatinkinase (CK-MB) zum vorzeitigen Auftreten des Maximalwerts (vgl. Enzymdiagnostik). Vgl. Bypass, aortokoronarer.

Thrombo|modulin (↑; lat. modulari rhythmisch abmessen) n: spezif. Thrombinrezeptor am Gefäßendothel; aktiviert als Cofaktor im Thrombin-Thrombomodulin-Komplex in Gegenwart von Ca^{2+} u. Phospholipiden Protein C zu Protein Ca; gleichzeitig wird Thrombin inaktiviert. Vgl. Fibrinolyseinhibitoren.

Thrombo|pathie (↑; -pathie*) f: (engl.) thrombopathy; syn. Thrombozytopathie; i. w. S. jede Veränderung der Thrombozyten*, i. e. S. Störung der Plättchenfunktion bei normaler Thrombozytenzahl; **Urs.:** hereditär bedingt: **1.** Thrombasthenie*; **2.** makrothrombozytäre Thrombopathie*; **3.** May*-Hegglin-Anomalie. Eine erworbene Th. kommt vor bei chron. Niereninsuffizienz, Makroglobulinämie u. nach Einnahme best. Medikamente, die die Thrombozytenaggregation* hemmen (z. B. Salicylsäurederivate). Vgl. Diathese, hämorrhagische.

Thrombo|pathie, makro|thrombo|zytäre (↑; ↑) f: (engl.) giant platelet syndrome; syn. Bernard-Soulier-Syndrom; sehr seltene, autosomal-rezessiv vererbte Erkr. (Genlokus 22q11.2 u. 17pter-p12) mit großen Thrombozyten (Ø >4,3 µm bei 80 % aller Thrombozyten) bei gleichzeitig bestehender Thrombopenie; bei Homozygotie Neigung zu petechialen Blutungen; **Path.:** Defekt bzw. Defizit an Glykoprotein-Ib-V-IX-Komplex auf der Thrombozytenoberfläche; dadurch Beeinträchtigung der Bindung von Willebrand*-Faktor; **Ther.:** Thrombozytenkonzentrat; evtl. Desmopressin od. lokal Fibrinolyseinhibitoren. Vgl. Willebrand-Jürgens-Syndrom. J. Har.

Thrombo|penie (↑; -penie*) f: (engl.) thrombopenia; syn. Thrombozytopenie; verminderte Zahl der Thrombozyten* (<150 000/mm^3); **Urs.:** **1.** Bildungsstörung im Knochenmark: **a)** angeb.: Wiskott*-Aldrich-Syndrom, Th. mit Radiusaplasie (s. TAR-Syndrom), Fanconi*-Anämie, May*-Hegglin-Anomalie; **b)** erworben: Panmyelopathie, proliferierende Knochenmarkerkrankungen (z. B. Leukämie, Plasmozytom), medikamentös-toxische (z. B. durch Zytostatika) od. physik. Knochenmarkschädigung (durch ionisierende Strahlung), Reifungsstörung der Thrombozyten (mit ineffektiver Thrombozytopoese) bei Cobalamin- u. Folsäuremangel, akute Alkoholintoxikation; **2.** verkürzte Thrombozytenlebensdauer durch Antikörper (Immunthrombozytopenien): **a)** Alloantikörper (nach Bluttransfusion, u. U. bei Schwangerschaft); **b)** allergisch induzierte Antikörper (Medikamente, z. B. Diuretika, Goldpräparate, Streptomycin, Penicilline); **c)** Autoantikörper (bei Werlhof*-Krankheit, als Begleiterscheinung ggf. bei chronisch-lymphatischer Leukämie, systemischem Lupus erythematodes); **3.** verkürzte Thrombozytenlebensdauer durch verstärkte intravasale Blutgerinnung (Verbrauchskoagulopathie, Riesenhämangiome) od. mechanische Thrombozytenschädigung (künstl. Herzklappen); **4.** Verteilungsstörung: vergrößerter Thrombozytenmilzpool bei Splenomegalie (s. Hypersplenismus); **5.** autoimmun. Phänomene bei HIV*-Erkrankung (häufig in frühen Stadien); **Sympt.:** bei Thrombozytenzahlen >30 000/mm^3 im Allg. keine manifeste hämorrhagische Diathese*, bei niedrigeren Werten Petechien, Verletzungsblutungen, kleine Hämatome u. Schleimhautblutungen.

Thrombo|penie-Häm|angiom-Syn|drom (↑; ↑; Häm-*; Angio-*; -om*) n: syn. Kasabach*-Merritt-Syndrom.

Thrombo|penie, Heparin-in|duzierte (↑; ↑) f: (engl.) Heparin-induced thrombopenia; Abk. HIT; auch Heparin-assoziierte Thrombopenie (Abk. HAT); **Typen: I:** 1–5 Tage nach Beginn der Gabe von Heparin* kommt es in 5–30 % der Fälle zu mäßiger Thrombopenie (selten <100/nl), die sich innerh. weniger Tage nach Absetzen von Heparin wieder zurückbildet; Urs.: Hemmung der Adenylatcyclase der Thrombozyten mit nachfolgender Konzentrationssenkung des cyclischen Adenosinmonophosphats (Abk. cAMP); als Folge können Thrombozyten leichter aktiviert werden (keine Krankheitserscheinungen); **II:** 5–20 Tage nach Beginn der Heparingabe (bei Reexposition auch früher) fällt die Thrombozytenzahl in 0,5–3 % der Fälle um mehr als 50 % (auf oft <100/nl); Urs.: Antikörper-vermittelte Thrombozytenaktivierung; Kompl.: ggf. thromboembolische Gefäßverschlüsse; **Diagn.:** v. a. Heparin-induzierter Plättchenaktivierungstest*, auch Plättchenaggregationstest, Serotoninfreisetzungstest, Immunassay; **Ther.:** Heparin absetzen, ggf. Ersatz durch Hirudin od. Danaparoid. M. Mes.

Thrombo|philie (↑; -phil*) f: (engl.) thrombophilia; Neigung zur Thrombose* inf. Hyperkoagulabilität*; vgl. Antithrombin-III-Mangel, Nygaard-Brown-Syndrom.

Thrombo|phlebitis (↑; Phleb-*; -itis*) f: akute Thrombose* oberflächl. Venen mit entzündl. Reaktion der Gefäßwand, häufig im Bereich variköser Veränderungen (Varikophlebitis).

Thrombo|phlebitis migrans (↑; ↑; ↑) f: oberflächliche Thrombophlebitis, die sich langsam entlang von Venen ausbreitet; münzgroße, nicht varikös veränderte, lokale Rötungen.

Thrombo|phlebitis migrans sive saltans (↑; ↑; ↑) f: multifokale Thrombophlebitis ohne Varikose, über Monate u. Jahre rezidivierend; Vork. v. a. bei jungen Männern; **Urs.:** idiopathisch, i. R. von Infektionen sowie als Frühsymptom einer Thrombangiitis* obliterans od. Behçet*-Krankheit.

T

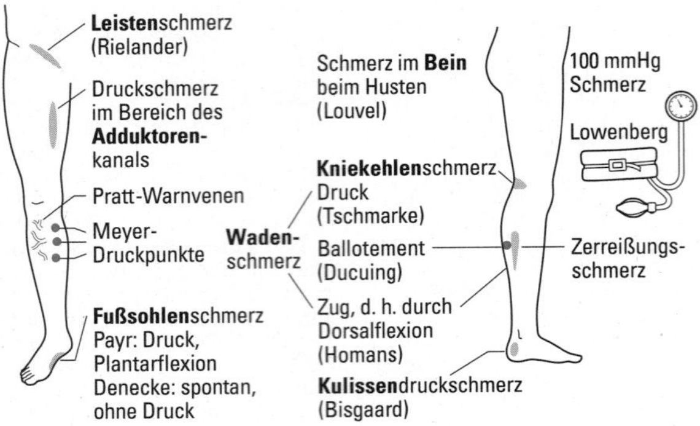

Thrombose:
Schmerzpunkte und Früherkennungszeichen bei Phlebothrombose

Thrombo|phlebitis saltans (↑; ↑; ↑) f: sog. springende Form der Thrombophlebitis, hervorgerufen v. a. durch allergisch-hyperergische Venenwandreaktionen; **Urs.:** paraneoplastisch, Thrombangiitis obliterans, Kollagenosen (Lupus erythematodes, Panarteriitis nodosa).

Thrombo|plastin (↑) n: Sammelbez. für versch. Intermediärprodukte während der Blutgerinnung*; **1.** Gewebethromboplastin, syn. Gewebefaktor*; **2.** Plasmathromboplastin: Komplex aus Faktor VIIIa, IXa, Ca^{2+} u. Plättchenfaktor 3; aktiviert im intrinsischen System Faktor X zu Xa; vgl. Thromboplastinzeit; **3.** partielles Th.: prokoagulatorisch wirkendes Phospholipid aus Thrombozyten u. a. Zellen, die auf der Zellmembran große Komplexe bilden, an die sich Gerinnungsfaktoren anlagern können.

Thrombo|plastin|zeit (↑): (engl.) prothrombin time; Abk. TPZ, syn. Prothrombinzeit; Parameter zum Nachweis von Störungen im exogenen System der Blutgerinnung* (Faktor II, V, VII, X); **Bestimmung** durch Messung der Gerinnungszeit nach Inkubation von Citratplasma mit Gewebefaktor u. Calcium-Ionen (sog. **Quick-Test**); Angabe in Prozent der Gerinnungszeit eines Referenznormalplasmas (sog. Quick-Wert) od. besser (da methodenunabhängig) als sog. International normalized ratio (Abk. INR), die einen Korrekturfaktor (international sensitivity index, Abk. ISI) beinhaltet, der die Empfindlichkeit des verwendeten Thromboplastins in Bezug zu einem WHO-Referenzthromboplastin setzt (ISI muss für jede Charge des Referenznormalplasma neu bestimmt werden). **Ind.:** bei Therapie mit Cumarinderivaten, Leberparenchymschäden, Vitamin-K-Mangel u. -Resorptionsstörungen, Fibrinogenopenie; **Referenzbereich:** s. Blutgerinnung (Tab.). Vgl. Thrombotest, Thrombinzeit.

Thrombo|plastin|zeit, partielle (↑): (engl.) partial thromboplastin time (Abk. PTT); Parameter zum Nachweis von Störungen im endogenen System der Blutgerinnung* (Faktor I, II, V, VIII, IX, X, XI, XII); **Bestimmung:** Messung der Gerinnungszeit nach Inkubation von Citratplasma mit einem Aktivator (Kaolin) u. Phospholipid (partielles Thromboplastin); **Ind.:** bei Verdacht auf Hämophilie* od. andere angeborene od. erworbene Blutgerinnungsstörungen, zur Überwachung einer Heparin- od. Fibrinolytikatherapie od. Suche nach pathol. Inhibitoren; **Referenzbereich:** s. Blutgerinnung (Tab.).

Thrombo|poese (↑; -poese*) f: syn. Thrombozytopoese*.

Thrombo|poetin (↑; ↑) n: (engl.) thrombopoietin; Abk. TPO; auch c-Mpl-Ligand od. thrombozytopoesestimulierender Faktor (Abk. TSF); im Blut zirkulierendes Glykoprotein, das die Bildung u. Reifung von Megakaryozyten* u. frühen hämatopoetischen Vorläuferzellen fördert. Vgl. Thrombozytopoese.

Thrombose (↑; -osis*) f: (engl.) thrombosis; vollständiger od. teilweiser Verschluss von Arterien u. Venen sowie der Herzhöhlen durch intravasale Blutgerinnung* mit Bildung von Blutkoageln aus Thrombozytenaggregaten u. Fibrin; **Path.:** drei wesentliche Faktoren (Virchow-Trias): **1.** Gefäßwandschaden (durch Entz., Arteriosklerose, Trauma); **2.** herabgesetzte Blutströmungsgeschwindigkeit (Stase u. verminderte Zirkulation z. B. bei Varizen, Operation, Herzinsuffizienz); **3.** veränderte Blutzusammensetzung (Hyperkoagulabilität, verstärkte Thrombozytenaggregation); **Lok.:** meist im Bereich der unteren Extremitäten; Th. der Armvenen: s. Paget-Schroetter-Syndrom; **Formen: 1. arterielle Th.:** akuter Arterienverschluss bei vorbestehender Arteriosklerose meist im Bereich der unteren Extremitäten; Sympt.: subakut einsetzende Schmerzen u. häufig inkomplettes Ischämiesyndrom; Ther.: Heparinisierung, evtl. Fibrinolyse, elektive Thrombendarteriektomie od. Bypass-Operation; bei kompletter Ischämie sofortige Op.; **2. venöse Th.:** Thromboseentstehung im oberflächl. (Thrombophlebitis) bzw. tiefen (Phlebothrombose) Venensystem; gehäuftes Vork. bei Protein-C- u. Protein-S-Mangel, APC-Resistenz, Antithrombin-III-Mangel, bei Frauen >40. Lj., bestehender Varikose, Adipositas, hormonellen Veränderungen (Kontrazeptiva, Schwangerschaft, Cushing-Syndrom), Diabetes mellitus, Vena-cava-inferior-Syndrom, Polytrauma u. längeren Op. sowie als paraneoplastisches Syndrom; Klin.: Allgemeinsymptome wie Fieber, BKS-Anstieg, Leukozytose, Tachykardie; lokale Sympt.: bei Thrombophlebitis im Bereich des verhärtet tastbaren Venenstrangs Entzündungszeichen, kein Ödem der Extremität; bei Phlebothrombose (Verlauf: s. Tab.) Überwärmung, Schwellung (Umfangsdifferenz >1,5 cm),

Thrombose
Verlauf bei Phlebothrombose

1.–3. (5.) Tag	Thrombosebeginn; Stadium der größten Emboliegefahr, höchste Thrombusmobilität
3. (5.)–14. Tag	erste klinische Symptome; geringe Emboliegefahr, herabgesetzte Thrombusmobilität
ab 14. Tag	vollständige Thrombusorganisation; keine Emboliegefahr

livide Verfärbung des herabhängenden Beins, oberflächliche Kollateralvenen (sog. Warnvenen), u. U. spontane Schmerzen im Bereich des Venenverlaufs, bei Husten zunehmend; Ther.: bei Thrombophlebitis kühlende Umschläge mit Alkohol od. Heparinsalbe, Kompressionsverband, Pat. darf umhergehen; bei Phlebothrombose strenge Bettruhe, zunächst Antikoagulation mit (hoch- od. niedermolekularem) Heparin*, dann Umstellung auf Cumarinderivate; u. U. Thrombolyse* od. Thrombektomie*; **Diagn.:** Untersuchung der Druckschmerzpunkte (s. Abb.), farbcodierte Duplexsonographie, Phlebographie, Nachw. von D-Dimeren, selten Radiofibrinogentest; **Kompl.:** Lungenembolie* (ggf. auch paradoxe Embolie*), Defektheilung (chronisch-venöse Insuffizienz*). Vgl. Beckenvenenthrombose, Sinusthrombose, Phlegmasia coerulea dolens, Thromboseprophylaxe.

Thrombose, peri|anale (↑; ↑) f: syn. Analthrombose*.

Thrombose|pro|phylaxe (↑; ↑; Prophylaxe*) f: (engl.) thrombosis prophylaxis; vorbeugende Maßnahmen zur Verhinderung einer (im Allg. venösen) Thrombose* nach Op., Geburt, Traumen, bei Immobilisation sowie bei chron.-venöser Insuffizienz u. nach Lungenembolie; **1.** physik.: u. a. durch Kompressionsbehandlung* (Gummistrümpfe, elast. Binde), Hochlagerung der Beine, frühe Mobilisation*, aktive Atem- u. Beingymnastik; **2.** medikamentös: durch Hämodilution, Low-dose-Heparinisierung, orale Antikoagulanzien, Hirudin (bei Prophylaxe einer arteriellen Thrombose auch Thrombozytenaggregationshemmer od. Heparinisierung in höherer Dosierung); **3.** Prävention durch Gewichtsreduktion. Vgl. Embolieprophylaxe.

Thrombo|spondin (↑) n: Abk. TSP; zu den Adhäsionsproteinen* zählendes Glykoprotein (MG 45 000) insbes. in Thrombozyten, Endothel- u. Bindegewebezellen, das an Bestandteile der extrazellulären Matrix* (Kollagene, Integrine, Heparansulfat) sowie an Fibrinogen bindet u. die t-PA-katalysierte Plasminogenaktivierung in Abwesenheit von Fibrin beschleunigt.

Thrombo|test (↑) m: Abk. TT; modifizierte Bestimmung der Thromboplastinzeit* unter Verw. von spez. aufbereitetem Thromboplastin; zusätzl. Erfassung von Faktor IX der Blutgerinnung u. einem ggf. vorhandenen gerinnungsinaktiven Prothrombinkomplex (PIVKA*); Durchführung häufig mit Kapillarblut; **Anw.:** bei Antikoagulanzientherapie mit Cumarinderivaten; **Referenzbereich:** 70–130 %; bei Cumarinmedikation: 5–12 %.

Thromboxane (↑) n pl: (engl.) thromboxanes; Abk. TX; cyclische Derivate der Prostaglandine*; Bildung v. a. in Thrombozyten*, aber auch in Mastzellen aus PGH_2; **Wirkung:** TX induzieren Thrombozytenenaggregation u. Kontraktion glatter Muskelzellen. Das kurzlebige TX A_2 ist aktiver als das daraus entstehende TX B_2. Als physiol. Antagonist der Prostacycline* hemmt TX A_2 (aber nicht TX B_2) den Anstieg der cAMP-Konz. in den Thrombozyten; Hemmung der Synthese von TX A_2 durch Acetylsalicylsäure*.

Thrombo|zyten (↑; Zyt-*) m pl: (engl.) thrombocytes, platelets; Blutplättchen; von Megakaryozyten im Knochenmark gebildete kernlose, scheibenförmige, korpuskuläre Blutbestandteile mit einem Durchmesser von 2–3,5 µm u. einer Dicke von 0,5–0,75 µm; werden von einer Zellmembran umschlossen, die vom endoplasmat. Retikulum der Megakaryozyten abstammt; vom Hyalomer umgeben liegt zentral ein Granulomer, in dem Alpha- (Lysosomen?), Beta- (Mitochondrien), Gamma- (Tubuli u. Mikrobläschen), Delta- (Siderosomen) u. Epsilongranula (Glykogen) unterschieden werden. Die Plättchenfaktoren* 1 u. 3 befinden sich membrangebunden in der Granulomerfraktion, 2 u. 4 im Hyalomer. Th. enthalten Enzyme der Glykolyse, des Pentosephosphatzyklus, des Zitronensäurezyklus u. der Atmungskette sowie mehrere ATPasen, im Hyalomer biogene Amine (Serotonin). Th. können kolloidale Partikel phagozytieren. Durch Einwirken versch. Substanzen (Kollagen, Thrombin, Immunkomplexe u. a.) sezernieren Th. in Granula gespeicherte Plättchenfaktoren (Degranulation), die u. a. die Aktivierung des endogenen Systems der Blutgerinnung* bewirken, u. bilden einen Thrombus*, der sich durch Aktivierung von Thrombasthenin* kontrahiert (vgl. Hämostase). Abbau der Th. in der Milz; Lebensdauer 7–12 Tage; Referenzbereich: s. Blutbild (Tab.). Vgl. Thrombopenie.

Thrombo|zyten|ag|glutination (↑; ↑; Agglutination*) f: (engl.) platelet agglutination; syn. Thrombagglutination; Verklumpung von Thrombozyten durch agglutinierende, gegen Thrombozytenantigene gerichtete Antikörper; z. B. durch Immunisierung nach Thrombozytentransfusion od. i. R. von Allergie od. Anaphylaxie. Vgl. Thrombozytenaggregation.

Thrombo|zyten|ag|gregation (↑; ↑; Aggregation*) f: (engl.) platelet aggregation; intravasale Zusammenballung von Thrombozyten; **physiol. Th.** wichtiges Element der Hämostase*; Ablauf in zwei Phasen: **1.** reversible Phase: verstärkte Thrombozytenadhäsion durch Kontakt mit freien Kollagenfasern (verletzte Gefäßwand) u. ADP od. Immunkomplexen; die entstehenden Thrombozytenaggregate können wieder zerfallen; **2.** irreversible Phase: Beginn intrazellulärer Prostaglandinsynthese, Freisetzung von vasoaktiven Substanzen (Serotonin, Adrenalin, Thromboxane), Phospholipiden u. Plättchenfaktoren; Membranverschmelzungen u. Bildung eines Thrombus*. **Pathol. Th.** i. R. einer Thrombose*.

Thrombo|zyten|ag|gregations|hemmung (↑; ↑; ↑): (engl.) platelet aggregation inhibition; Abk. TAH; Hemmung der irreversiblen Thrombozytenaggregation; medikamentös durch Acetylsalicylsäure, Thienopyridine (Ticlopidin, Clopidogrel), Glykoprotein-IIb/IIIa-Rezeptor-Antagonisten (Abciximab), Sulfinpyrazon, Dipyridamol, Iloprost u. a.; **Verw:** zur Prophylaxe arterieller

T

Thrombosen, z. T. auch zur Langzeitprophylaxe; vgl. Plättchenaggregationstest, Thromboseprophylaxe, Antikoagulanzien.

Thrombo|zyten|anti|gene (↑; ↑; Antigen*) n pl: (engl.) platelet antigens; auf Thrombozyten sowie z. T. auch auf anderen Zellen vorkommende antigene Determinanten (z. B. des ABNull- u. HLA-Systems), die autosomal-kodominant vererbt werden; **Bedeutung:** Antikörper gegen Th. können die Lebensdauer transfundierter Thrombozyten erheblich verkürzen, diaplazentar auf den Feten übertragene mütterl. Thrombozytenantikörper postnatal eine passagere Thrombopenie beim Neugeborenen verursachen. Vgl. Blutgruppenantigene, Leukozytenantigene.

Thrombo|zyten|faktoren (↑; ↑) m pl: (engl.) platelet factor; syn. Plättchenfaktoren*.

Thrombo|zyten-Kom|plement|fixations|test (↑; ↑) m: nicht mehr gebräuchl. Verf. zur Gewebetypisierung*, bei dem Thrombozyten mit Antiserum u. Komplement* inkubiert werden; wird durch eine Ag/Ak-Reaktion Komplement verbraucht, tritt im hinzugegebenen hämolyt. System keine od. abgeschwächte Hämolyse auf (positiver Test); vgl. Komplementbindungsreaktion.

Thrombo|zyten|kon|zentrat (↑; ↑) n: (engl.) platelet concentrate; aus Frischblut gewonnene, durch Volumeneinengung thrombozytenreichen Plasmas hergestellte Blutkonserve*; Lagerungsfähigkeit 3–5 Tage (bei Raumtemperatur u. ständiger Agitation); das Th. eines Spenders (mind. 50 ml) enthält ca. $5–8 \times 10^{10}$ Thrombozyten. Zellseparation mit Rückführung nicht benötigter Blutbestandteile (Thrombapherese) ermöglicht die Gewinnung von $2–4 \times 10^{11}$ Thrombozyten von nur einem Spender, wodurch die Gefahr einer Immunisierung des Empfängers (gegen Thrombozyten- bzw. HLA-Antigene mehrerer Spender) vermindert wird. Sind wiederholte Transfusionen nötig, müssen u. U. histokompatible Spender gesucht werden. **Ind.:** schwerste Thrombopenie* mit manifester Blutung bei Störungen der Thrombozytopoese (aplastische Anämie, Leukämie, Knochenmarkinsuffizienz), i. R. von Massivtransfusionen u. zur Blutungsprophylaxe bei intensiver Zytostatikatherapie.

Thrombo|zyten|lebens|dauer (↑; ↑): (engl.) platelet lifespan; Zeitspanne zw. Synthese u. Abbau der Thrombozyten*; normal 7–12 Tage; Verkürzung der Th. durch antithrombozytäre Antikörper, Vergrößerung des Milzpools (reversible Speicherung), beschleunigte Thrombozytolyse; Bestimmung durch Markierung mit Chrom-51. Vgl. Werlhof-Krankheit.

Thrombo|zyten-Release-Proteine (↑; ↑; engl. to release freilassen; Prot-*) n pl: (engl.) platelet release proteins; Bez. für Betathromboglobulin* u. Plättchenfaktor 4, deren Konz. im Serum inf. vermehrten Thrombozytenzerfalls i. R. thrombembolischer Erkrankungen erhöht ist.

Thrombo|zyten|zählung (↑; ↑): (engl.) platelet count; Bestimmung der Thrombozytenzahl mit dem Phasenkontrastmikroskop in der Zählkammer* od. mit einem Blutkörperchenzählgerät*; Referenzbereich: s. Blutbild (Tab.).

Thrombo|zyt|hämie (↑; ↑; -ämie*) f: (engl.) thrombocythemia; dauernde Erhöhung der Thrombozytenkonzentration über 600 000/µl; **Formen: 1.** essentielle Th.: myeloproliferative Erkr. unbekannter Ätiol. inf. klonaler Proliferation pathol. Megakaryozyten; **Klin.:** Blutungen, Thrombosen, Mikrozirkulationsstörungen, Milzatrophie, geringradige Splenomegalie, fleckförmige Osteomyelofibrose, Anämie; **Kompl.:** Übergang in sek. Osteomyelofibrose, Polycythaemia rubra vera, Blastenkrise; **Ther.:** Acetylsalicylsäure zur Thromboseprophylaxe, Interferon, Hydroxycarbamid, evtl. im Einzelfall Zytostatika (Busulfan, Chlorambucil) od. 32-Phosphor; **2.** sekundäre Th., z. B. bei metastasierendem Karzinom. Vgl. Thrombozytose.

Thrombo|zyto|lyse (↑; ↑; Lys-*) f: (engl.) thrombocytolysis; Abbau von Thrombozyten*.

Thrombo|zyto|pathie (↑; ↑; -pathie*) f: s. Thrombopathie, Diathese, hämorrhagische.

Thrombo|zyto|penie (↑; ↑; -penie*) f: syn. Thrombopenie*.

Thrombo|zyto|penie, essentielle (↑; ↑; ↑) f: syn. Werlhof*-Krankheit.

Thrombo|zyto|poese (↑; ↑; -poese*) f: (engl.) thrombocytopoiesis; syn. Thrombopoese; Bildung u. Entwicklung der Thrombozyten*; durch Differenzierung aus pluripotenten Knochenmarkstammzellen entstehen zunächst Megakaryoblasten*, dann durch mitotische Teilung Promegakaryozyten u. schließlich die reifen Megakaryozyten, die in den Knochenmarksinus durch Abschnürung von Zytoplasmaausläufern Thrombozyten an das Blut abgeben. Die Regulation der Th. wird durch stimulierende Faktoren (Thrombopoetin*, megakaryocytic stimulating factor, CSF-m) beeinflusst.

Thrombo|zytose (↑; ↑; -osis*) f: (engl.) thrombocytosis; reaktive, vorübergehende Vermehrung der Thrombozytenzahl im Blut (i. Allg. nicht über 1 Mill./mm³); **Vork.:** nach Splenektomie*, größeren Blutverlusten u. Op., in der Regenerationsphase des Knochenmarks nach Ther. einer perniziösen Anämie od. akuten Leukämie, auch nach Entbindung u. Infektionskrankheit; bei länger als 2–4 Wo. anhaltender Th. Thrombozytenaggregationshemmung* mit Acetylsalicylsäure. Vgl. Thrombozythämie.

Thrombus (↑) m: durch Blutgerinnung in Gefäßen u. an der Herzwand (z. B. als Vorhofthrombus*) intravital entstandenes Blutgerinnsel; **Formen: 1.** Abscheidungsthrombus (weißer Th.): entsteht durch Anlagerung von Thrombozyten an einen Endotheldefekt; besteht aus einem Gerüst von Thrombozytenbalken, die von Fibrin umgeben sind (durch den pulsierenden Blutstrom geriffeltes Aussehen der Oberfläche), sitzt der Gefäßwand fest an, kommt selten isoliert vor; **2.** Gerinnungsthrombus (roter Th., Schwanzthrombus): entsteht durch Blutgerinnung bei zu langsam fließendem Blut bzw. Stase; zw. den dem Gefäß parallel verlaufenden Fibrinlamellen finden sich Erythrozyten u. Leukozyten in derselben Verteilung wie im Blut. Der Gerinnungsthrombus füllt das Gefäßvolumen vollständig aus (Gefäßverschluss, Gefäßobliteration), haftet aber der Gefäßwand nicht an, daher können sich Stücke von ihm leicht ablösen (Emboliegefahr). **3.** gemischter Th.: kombinierter Th., besteht aus einem Kopfteil (Abscheidungsthrombus) u. einem Schwanzteil (Gerinnungsthrombus). Vgl. Thrombose, Thrombolyse.

Thulium n: Symbol Tm, OZ 69, rel. Atommasse 168,93; zur Gruppe der Lanthanoide* gehörendes chem. Element.

Thym|ek|tomie (Thymus*; Ektomie*) f: (engl.) thymectomy; op. Entfernung des Thymus*, z. B. bei Thymom*.

Thym|eretika (gr. θυμός Gemüt; ἐρεθίζειν reizen, anreizen) n pl: seltene Bez. für eine Gruppe antriebssteigernder Antidepressiva*.

Thymian: (engl.) thyme; Halbstrauch aus der Fam. der Lippenblütler; Laubblätter mit Blüten, Kraut (Thymi herba) u. etherisches Öl enthalten Thymol u. Carvacrol; Verw.: äußerlich u. innerlich bei chron. Bronchitis u. Keuchhusten.

Thymidilat|synthase f: (engl.) thymidilate synthase; Enzym der Biosynthese von dTMP (s. Thymidin), das Uracil methyliert; Suizidhemmung durch Fluoruracil*.

Thymidin n: (engl.) thymidine; Abk. T; Nukleosid aus Thymin* u. Desoxyribose (Desoxythymidin); Phosphatester sind die Desoxynukleotide **dTMP** (Thymidinmonophosphat), **dTDP** (Thymidindiphosphat) u. **dTTP** (Thymidintriphosphat); **Biosynthese** von dTMP durch Methylierung des Desoxyribomononukleotids von Uracil* mit Tetrahydrofolsäure als Coenzym. 5'-dTTP (5'-Desoxythymidintriphosphat) ist Substrat bei der Synthese von DNA*.

Thymin n: (engl.) thymine; Abk. T; 2,4-Dioxo-5-methylpyrimidin, 5-Methyluracil; Pyrimidinbase, die mit Ribose das Nukleosid Thymidin* bildet; Bestandteil der DNA*; die sich bei UV-Bestrahlung bildenden T-Dimere beseitigt die Photoreparatur (vgl. Reparatursysteme); vgl. Pyrimidinbasen.

Thymol n: 3-Methyl-6-isopropylphenol; Hauptbestandteil des etherischen Öls aus Thymian*.

Thymo|leptika (gr. θυμός Gemüt; ἀναλαμβάνειν wiederherstellen, sich erholen lassen) n pl: veraltete Bez. für Antidepressiva* mit vorwiegend stimmungsaufhellender Wirkung.

thymo|leptisch (↑; ↑): (engl.) thymoleptic; stimmungshebend.

Thymom (Thymus*; -om*) n: (engl.) thymoma; vom Thymus ausgehender Tumor, der selten vor dem 20. Lj. (häufiger bei Frauen) auftritt; histol. meist Mischbild aus malignen, epithelialen (Übergang zum Thymuskarzinom) u. benignen, lymphozytären Zellen; **Sympt.:** inspirator. Stridor, Dyspnoe u. Dysphagie durch Kompression intrathorakaler Organe, in ca. 20 % Myasthenia* gravis pseudoparalytica; **Diagn.:** Röntgen, Computertomographie; **Ther.:** chir. Entfernung; **Progn.:** abhängig von der Dignität u. Ausbreitung; **DD:** Thymushyperplasie (auch bei Neugeborenen), malignes Lymphom des Thymus (bes. bei Jungen im Kindesalter). Vgl. Mediastinaltumoren.

Thymo|poietin (↑; gr. ποιητός gemacht, hergestellt) n: s. Thymusfaktoren.

Thymosin n: zu den Thymusfaktoren* gehörendes Gemisch niedermolekularer (synthetisch herstellbarer) Polypeptide; Immunmodulator, der im Tierexperiment die Reifung des Immunsystems gesunder Mäuse in den ersten Lebenswochen beschleunigt, die Proliferation von lymphatischem Gewebe bei keimfrei aufgezogenen Tieren, die Ausdifferenzierung der sonst undifferenzierten T-Lymphozyten nach Thymektomie u. die Aktivität der Suppressorzellen fördert. Der Nachweis einer therap. nutzbaren Wirksamkeit von Th. ist noch nicht erbracht.

Thymo|stimulin (INN) n: Polypeptid aus der Thymusdrüse von Säugetieren; **Verw.:** sog. Umstimmungsmittel, Immunstimulans; **UAW:** allerg. Reaktionen.

Thymo|zyten (Thymus*; Zyt-*) m pl: (engl.) thymocytes; Bez. für im Thymus vorkommende, von pluripotenten Stammzellen des Knochenmarks abstammende lymphoide Zellen (Prothymozyten, funktionell unreife Th.), die sich unter dem Einfluss von Thymusfaktoren* auf dem Weg von Thymusrinde zu Thymusmark zu immunkompetenten T-Lymphozyten-Subpopulationen (s. T-Lymphozyten) differenzieren.

Thymus (gr. θύμος Brustdrüse) m: Bries; im vorderen Mediastinum hinter dem Sternum gelegenes, aus zwei versch. geformten Lappen bestehendes lymphoepitheliales Organ; geht am Ende des 1. Embryonalmonats aus dem Epithel der 2. u. 3. Kiemenspalte (Entoderm) hervor; Wachstum im Kindesalter u. der Pubertät bis zum Eintritt der Geschlechtsreife, dann Rückbildung (physiol. Involution) u. teilweise Umwandlung in Fettgewebe. Das funktionstüchtige Organ ist in Läppchen gegliedert, die von einem

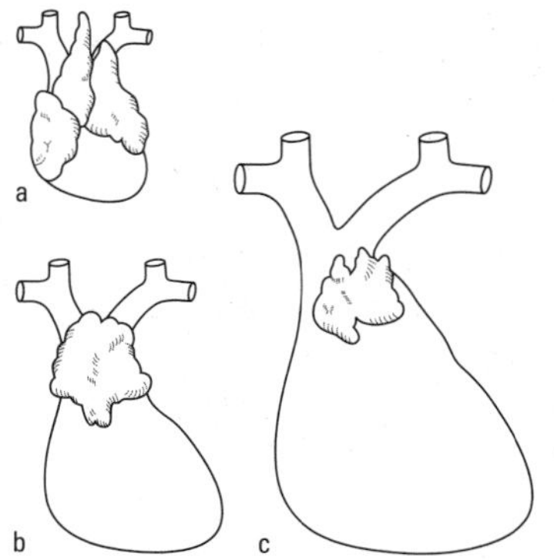

Thymus:
Größe des Thymus im Verhältnis zum Herzen nach dem Alter;
a: beim Neugeborenen; b: beim 2-jährigen Kind; c: beim Erwachsenen

zentralen Markstrang durchzogen werden u. eine Rindenzone besitzen. Das Grundgerüst bildet ein Netz aus sternförmig verzweigten u. über Zytoplasmafortsätze miteinander in Verbindung stehenden epitheliogenen Retikulumzellen, die in der Markzone kugelige, zwiebelschalenartig geschichtete Zellhaufen (Hassall*-Körperchen) bilden. In der Rindenzone sind zahlreiche kleine Lymphozyten (Thymozyten*) dicht gedrängt eingelagert, in der Markzone kommen neben wenigen Lymphozyten eosinophile Granulozyten u. Mastzellen vor. **Funktion:** als ein primäres Organ des lymphatischen Systems* von grundlegender Bedeutung für immun. Prägung der für die zellvermittelte Immunität* verantwortlichen (thymusabhängigen) T*-Lymphozyten (u. a. durch endokrin. Bildung von Thymusfaktoren*).

Thymus anularis (↑) m: Fehlbildung des Thymus mit ringförmiger Umklammerung der V. cava superior.

Thymus|a|plasie (↑; A-*; -plasie*) f: (engl.) thymus aplasia; fehlende Thymusentwicklung; Vork. z. B. beim DiGeorge-Syndrom u. anderen Chromosomopathien, bei Retinoid-Embryopathie, Ataxia teleangiectasia, Wiskott-Aldrich-Syndrom sowie beim schweren kombinierten Immundefekt.

Thymus|faktoren (↑) m pl: (engl.) thymic factors; sog. Thymushormone; von retikulären od.

T

epithelialen Zellen des Thymus gebildete Polypeptide (z. B. Thymopoietin I u. II, Thymosin*), die wahrscheinl. die Differenzierung von Thymozyten* zu T*-Lymphozyten stimulieren; Nachweis z. B. mittels Radio*-Immunassay. Der Mangel od. das Fehlen von Th. führt zu Immundefizienz; bei Kindern mit schwerem kombiniertem Immundefekt* wird z. B. die Substitution mit synthet. Thymuspräparaten therap. erprobt.

Thymus|hyper|plasie (↑; Hyper-*; -plasie*) **f:** (engl.) thymus hyperplasia; bes. im frühen Säuglingsalter auftretende, meist spontan zurückgehende (partielle) hyperplastische Vergrößerung des Thymus; kann zu mechan. Verdrängungserscheinungen an benachbarten Organen (v. a. an Trachea u. Bronchien mit Atemnot, Stridor) führen. Ein früher vermuteter Zus. mit dem plötzlichen Tod* im Kindesalter besteht nicht. Vgl. Thymussyndrom.

Thymus|karzinom (↑; Karz-*; -om*) **n:** s. Thymom.

Thymus|lympho|zyten (↑; Lymph-*; Zyt-*) **m pl:** syn. T*-Lymphozyten.

Thymus|syn|drom (↑) **n:** (engl.) thymoprivous syndrome; Oberbegriff für das kombinierte Auftreten von (primären) pathol. Veränderungen des Thymus (Hyper-, Aplasie, Thymom) mit best. Begleiterkrankungen, z. B. Myasthenia gravis pseudoparalytica, Pure red cell aplasia, DiGeorge-Syndrom, Agammaglobulinämie, systemischer Lupus erythematodes.

Thymus|trans|plantation (↑; Transplantation*) **f:** Transplantation* von fetalem od. kindl. Thymus (nach Gewebetypisierung); wird u. U. bei Kleinkindern ausgeführt, bei denen keine Thymusfaktoren* nachweisbar sind u. kein Defekt der Stammzellen des Knochenmarks vorliegt, sowie bei Kindern mit DiGeorge*-Syndrom. Vgl. Stammzelltransplantation.

Thymus|tumoren (↑; Tumor*) **m pl:** s. Thymom.

Thyreo-: Wortteil mit der Bedeutung Schild, Schilddrüse; von gr. θυρεός.

Thyreo|calci|tonin (↑; Calc-*) **n:** syn. Calcitonin*.

Thyreo|chondro|tomie (↑; Chondr-*; -tom*) **f:** s. Thyreotomie.

Thyreo|globulin (↑; Globuline*) **n:** (engl.) thyroglobulin; Abk. Tg; Glykoprotein (MG 660 000) der Schilddrüse*, aus dem die Hormone Thyroxin*, Triiodthyronin* u. biol. inaktive Iodthyronine durch Proteolyse frei werden u. ins Blut gelangen; Tg liegt kolloidal in den Schilddrüsenfollikeln vor u. trägt mit ca. 75 % zum Schilddrüsengewicht bei. **Pathol. Bedeutung:** Tg-Serumkonzentration als Tumormarker i. R. der Nachsorge des differenzierten Schilddrüsenkarzinoms*.

Thyreoidea (↑; -id*) **f:** s. Thyroidea.

Thyreo|statika (↑; statisch*) **n pl:** (engl.) antithyroid drugs; Substanzen, die Schilddrüsenhormonbiosynthese, -sekretion, Iodidoxidation od. Iodeinbau in biosynthet. Zwischenprodukte hemmen; **Einteilung** (s. Abb.): **1.** Thioharnstoffderivate (syn. Thioamide), z. B. Carbimazol, Propylthiouracil, Thiamazol, hemmen kompetitiv die Schilddrüsenperoxidase* (vgl. Peroxidasen); Verw.: bei Basedow-Krankheit, vor u. nach Radioiodtherapie*, präoperativ, bei thyreotoxischer Krise; UAW: u. a. Überempfindlichkeitsreaktionen (Urtikaria, Fieber, selten Agranulozytose), Struma, Hypothyreose; **2.** Perchlorat, hemmt den Iodidtransport in die Schilddrüse; geringe therap. Breite, Verw. zur Iodidblockade* der Schilddrüse; **3.** Iodide (u. Lithium*), hemmen in hohen Dosen die Hormonsekretion; Verw.: Iodide nur präoperativ in Komb. mit Thioharnstoffderivaten, Lithium nur bei thyreotox. Krise nach Versagen anderer Maßnahmen.

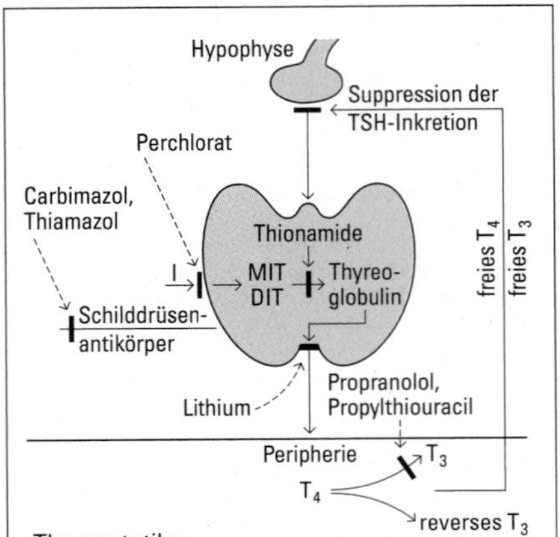

Thyreostatika: Angriffspunkte; MIT: Monoiodtyrosin; DIT: Diiodtyrosin [382]

Thyreo|tomie (↑; -tom*) **f:** (engl.) thyrotomy; auch Thyreochondrotomie; Spaltung des Schildknorpels zur Herstellung eines op. Zugangs zum Kehlkopfinneren; vgl. Kehlkopfoperationen.

Thyreo|toxikose (↑; Toxikose*) **f:** veraltete Bez. für Hyperthyreose*.

Thyreo|tropin (INN) **n:** s. TSH.

Thyreo|tropinom **n:** (engl.) TSH secreting pituitary adenoma; seltener Tumor des Hypophysenvorderlappens, der TSH* produziert u. Hyperthyreose* verursacht.

Thyroidea (Thyreo-*; -id*) **f:** auch Thyreoidea; Kurzbez. für Glandula thyroidea; Schilddrüse*.

Thyroid|ek|tomie (↑; ↑; Ektomie*) **f:** (engl.) thyroidectomy; op. Entfernung der gesamten Schilddrüse, meist bei Schilddrüsenkarzinom*; **Kompl.:** Parese des N. laryngeus recurrens, Hypoparathyroidismus; vgl. Strumektomie.

thyroideus (↑; ↑)**:** schildförmig.

Thyroiditis (↑; ↑; -itis*) **f:** Entz. der Schilddrüse*; nach Empfehlung der „Sektion Schilddrüse der Deutschen Gesellschaft für Endokrinologie" werden folgende **Formen** unterschieden: **1. akute Th.:** eitrig od. nichteitrig, z. B. nach Strahlenexposition od. bei viraler Inf. (z. B. mit HIV); **2. subakute Th. de Quervain** (syn. granulomatöse Th.): wahrscheinl. viral bedingte seltene Form; Sympt.: Fieber, Halsschmerzen, Abgeschlagenheit, initial Zeichen der Hyperthyreose* (inf. Apoptose); nach Abklingen der Entz. hypothyreote Phase, Spontanremission nach einigen Wo.; Diagn.: palpatorisch druckschmerzhafte Schilddrüse; beschleunigte BKS, passagere Erhöhung von Thyroxin* u. Triiodthyronin* mit erniedrigtem TSH, Schilddrüsenantikörper meist nicht nachweisbar; verminderte Nuklidspeicherung in der Schilddrüsenszintigraphie*, in der Punktionszytologie* Riesenzellen; Ther.: rein symptomatisch, z. B. mit Acetylsalicylsäure, in schweren Fällen Glukokortikoide; Progn.: häufig Rezidive; **3. chronische Th.: 3. 1.** Immunthyroiditiden; **3. 1. 1.** Struma lymphomatosa Hashimoto (Hashimoto-Th., Strumitis Hashimoto): mit den Jahren zunehmende fokale od. diffuse lymphozytäre u. plasmazelluläre Infiltration der Schild-

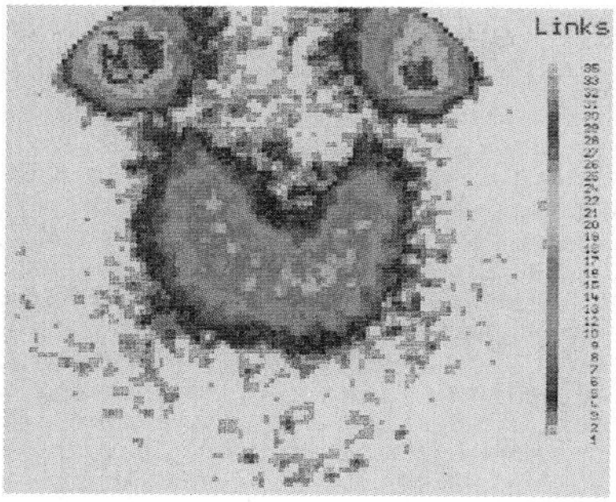

Thyroiditis:
Schilddrüsenszintigramm bei Hashimoto-Thyroiditis; deutlich herabgesetzte Technetiumspeicherung in der Schilddrüse im Vergleich zu den Speicheldrüsen [390]

drüse unter Ausbildung von Lymphfollikeln u. Keimzentren, die mittels Punktionszytologie nachgewiesen werden u. für diese Form typ. sind. Dabei zunehmende Fibrosierung bis zum Verschwinden des Schilddrüsenparenchyms unter gleichzeitiger Ausbildung einer derben Struma* ohne Knoten; häufig in Komb. mit anderen Autoimmunkrankheiten* (z. B. Myasthenie, perniziöse Anämie, atrophische Gastritis); Klin.: unauffälliger Verlauf mit mehr od. minder ausgeprägter Hypothyreose*, evtl. Lymphozytose u. Immunglobulinvermehrung; Diagn.: Nachweis von Schilddrüsenantikörpern (TPO-AK, TG-AK initial erhöht), Zytodiagnostik*; Ther.: Substitutionsbehandlung mit Schilddrüsenhormonen; DD: Struma anderer Urs.; insbes. Struma* maligna ausschließen; **3. 1. 2.** Morbus Basedow (sog. Basedow-Hyperthyreose, Basedow-Krankheit): Autoimmunthyroiditis mit klin. Zeichen der Hyperthyreose bei unterschiedl. ausgeprägter Struma* diffusa parenchymatosa, häufig in Komb. mit endokriner Ophthalmopathie* u. Tachykardie (sog. Merseburger Trias); neigt bei chron. Verlauf zu Spontanremissionen u. häufigen Rezidiven (Langzeitremissionen bis zu 50 %). Assoziation mit anderen Autoimmunkrankheiten (z. B. Vitiligo, rheumatoide Arthritis, Enteritis regionalis Crohn, Diabetes mellitus Typ 1) mögl.; Diagn.: Nachweis von Schilddrüsenantikörpern (TRAK) bei ca. 60–80 % der unbehandelten Pat., oft auch von TPO-AK u. TGAK; Ther.: Thyreostatika, bei Rezidivhyperthyreosen ggf. ablative Therapie (op., Radioiodtherapie). Gelegentlich geht der Morbus Basedow in eine Struma lymphomatosa Hashimoto mit Hypothyreose über (sog. Hashitoxikose); die Übergänge zw. den einzelnen Immunthyreopathien sind z. T. fließend. **3. 1. 3.** Post-partum-Th.: Autoimmunthyroiditis bei Frauen im ersten Jahr nach Entbindung (Nachw. von Schilddrüsenantikörpern mögl.) mit oft subklin. Hypo- od. Hyperthyreose u. meist spontaner Remission, gelegentlich Übergang in Morbus Basedow od. Struma lymphomatosa Hashimoto; **3. 1. 4.** atrophische Th. (Immunthyroiditis ohne Struma), Th. nach Zytokintherapie, Th. i. R. anderer Autoimmunkrankheiten (vgl. Autoimmunsyndrom, polyglanduläres); **3. 2.** invasiv-sklerosierende Th. (sog. Riedel-Struma, eisenharte Struma): Fibrosierung der Schilddrüse, geht über das Organ hinaus u. schließt umliegende Muskeln u. a. Gewebe mit ein (perithyroidale Th.); Ätiol. unklar; **3. 3.** spezifische Th., z. B. bei Tuberkulose od. Sarkoidose.

Thyro|liberin n: s. TRH.

Thyro|tropin n: s. TSH.

Thyroxin n: (engl.) thyroxine; syn. Tetraiodthyronin, Abk. T_4; Hormon der Schilddrüse*, biol. weniger wirksam als Triiodthyronin*; **Verw.:** allein (Levothyroxin*-Natrium) od. zus. mit Triiodthyronin zur Ther. der Hypothyreose*.

Ti: chem. Symbol für Titan*.

TIA: Abk. für **1.** **t**ransitorische **i**schämische **A**ttacke; Stadium IIa der zerebralen Durchblutungsstörung*; **2.** **t**urbidimetrischer **I**mmun**as**say*.

Tia|gabin (INN) n: Antiepileptikum; erhöht die Konz. von GABA* im synapt. Spalt; **Verw.:** zur Zusatzbehandlung von partiellen epileptischen Anfällen; **Kontraind.:** schwere Leberfunktionsstörung; **UAW:** Schwindel, Asthenie; vgl. Antiepileptika.

Tia|prid (INN) n: Benzamidderivat; **Ind.:** Dyskinesien unterschiedl. Ätiologie; s. Neuroleptika.

Tia|profen|säure (INN): s. Antiphlogistika, nichtsteroidale.

Tibia (lat.) f: Schienbein; stärkerer Unterschenkelknochen; Teile: Condylus medialis et lateralis mit der nach proximal aufgelagerten Facies articularis superior (Kniegelenkfläche), Corpus tibiae (Tibiaschaft, dessen Facies medialis breitflächig direkt unter der Haut liegt), Malleolus medialis (innerer Knöchel) am distalen Ende. Vgl. Fibula.

Tibia|fraktur (↑; Fraktur*) f: (engl.) tibial fracture; Bruch des Schienbeins; **Formen: 1.** stabile T. (Quer-, kurze Schrägfraktur): Ther.: i. d. R. konservativ durch geschlossene Reposition u. Gipsverband; **2.** instabile T. (z. B. Trümmerfraktur, gleichzeitige Frakturierung der Fibula): Ther.: Streckverband bzw. Fixateur externe od. op. Reposition, ggf. mit Osteosynthese*; wegen der geringen Weichteildeckung der Tibia sind offene T. (osteosynthet. Versorgung) nicht selten. **3.** Tibiagelenkfraktur: s. Knöchelfrakturen, Pilonfraktur.

Tibialis-anterior-Syn|drom (lat. tibialis zum Schienbein gehörig; anterior der Vordere) n: (engl.) anterior tibial syndrome; Muskelkompressionssyndrom mit Ischämie der prätibialen Muskulatur (Extensorengruppe) durch Kompression der A. tibialis ant. innerh. der Faszienloge nach Überanstrengung, Kontusion od. Fraktur des Unterschenkels; **Ther.:** frühzeitige Faszienspaltung. Vgl. Kompartmentsyndrom.

Tibialis|lähmung (↑): (engl.) tibial nerve paralysis; Lähmung der Waden- u. Fußmuskulatur sowie Sensibilitätsstörung an distaler Unterschenkelbeugeseite u. Fußsohle inf. Schädigung des N. tibialis (L_4-S_3); **Urs.:** Trauma (v. a. dislozierte Tibiafraktur*).

Tibialis|phänomen (↑) n: (engl.) tibialis sign; syn. Strümpell-Zeichen; s. Pyramidenbahnzeichen.

Tibialis-posterior-Re|flex (↑; lat. posterior der Hintere; Reflekt-*) m: s. Reflexe (Tab.).

Tibia|pseud|arthrose (Tibia*; Pseud-*; Arthr-*; -osis*) f: (engl.) tibial pseudarthrosis; s. Crus curvatum.

Tibia vara (↑) f: s. Blount-Krankheit.

Tibio|fibular|gelenk (↑; Fibula*): (engl.) tibiofibular joint; oberes T. proximal zw. Schien- u. Wadenbein (Articulatio tibiofibularis), unteres T. distal zw. Tibia u. Fibula (Syndesmosis tibiofibularis).

Tibolon (INN) n: synthet. Steroid mit schwach östrogener, gestagener u. androgener Partialwirkung; **Ind.:** menopausale u. postmenopausale Beschwerden.

Tic (frz. Gesichts-, Nervenzucken) m: Tick; meist automat., gelegentlich willkürlich beeinflussbare, plötzl. einsetzende, rasche Muskelzuckungen i. S. von Stereotypien* mit zwanghaften Ausdrucks-, Abwehr- od. Reflexbewegungen; **Urs.:** in Zus. mit Erkr. des extrapyramidalen Systems (z. B. Gilles*-de-la-Tourette-Syndrom od. als Blepharospasmus*) od. psychogen; bei Kindern auch als passagere Erscheinung; **DD:** plötzlich einschießende Bewegungen bei Chorea* (minor). Vgl. Symptome, extrapyramidale.

Ticar|cillin (INNv) n: Breitband-Penicillin zur oralen Anw.; **Verw.:** v. a. bei Inf. mit Pseudomonas aeruginosa (oft in Komb. mit einem Aminoglykosid-Antibiotikum); s. Penicilline.

Tic convulsif (Tic*): (engl.) convulsive tic; syn. Tic facial; krampfartige Zuckungen der mimischen Muskulatur; **Vork.:** bei psychogenen Störungen, Läsionen des Corpus* striatum, Gilles*-de-la-Tourette-Syndrom. Vgl. Blickkrampf, Chorea, Spasmus facialis.

Tic douloureux (↑) m: s. Trigeminusneuralgie.

Tic impulsif (↑) m: syn. Gilles*-de-la-Tourette-Syndrom.

Ticlo|pidin (INN) n: Thrombozytenaggregationshemmer; **Verw.:** zur Hirninfarktprophylaxe u. bei Dialysepatienten mit Shuntkomplikation (u. Unverträglichkeit gegenüber Acetylsalicylsäure); **UAW:** Hautausschlag, Diarrhö, Blutbildveränderungen, Leberfunktionsstörungen, Hepatitis, Blutungen.

Tiedemann-Drüse: syn. Duverney-Drüse; Glandula* vestibularis major.

Tiefen|blende: (engl.) depth diaphragm; s. Blende.

Tiefen|dosis (Dosis*) f: (engl.) depth dose; v. a. in der Strahlentherapie* verwendeter Dosisbegriff; gibt die Energiedosis* in einer anzugebenden Tiefe des bestrahlten Objekts auf der Achse des Nutzstrahlenbündels (Zentralstrahl) an u. wird für die Bestrahlungsplanung benötigt. Häufig wird die prozentuale bzw. relative Tiefendosis* angegeben.

Tiefen|dosis, re|lative (↑) f: (engl.) relative depth dose; Verhältnis der Tiefendosis an einer anzugebenden Stelle in dem bestrahlten Objekt zur Oberflächen- bzw. Maximaldosis im Nutzstrahlenbündel.

Tiefen|psycho|logie (Psych-*; -log*) f: (engl.) depth psychology; Sammelbez. für auf der Psychoanalyse* beruhende psychotherap. Schulrichtungen, die die Wirksamkeit des Unbewussten untersuchen u. therapeutisch zu beeinflussen suchen. Aus der T. abgeleitete psychotherap. Verfahren zielen darauf ab, das Verhältnis bewusster u. unbewusster Persönlichkeitsanteile so zu gestalten, dass eine Nachreifung der Gesamtpersönlichkeit möglich wird. Vgl. Psychologie, analytische. E. Fri.

Tiefen|rausch: (engl.) rapture of the deep; euphorische, dem Alkoholrausch ähnl. Verstimmung beim Tauchen mit Presslufttauchgerät in Tiefen >30 m als zentralnervöse Stickstoffwirkung unter Überdruck (ab 400–500 kPa); mit Gefahr lebensgefährl. Fehlhandlungen verbunden; bei kontrolliertem Auftauchen vollkommen reversibel; ggf. in Stickstoffnarkose* übergehend.

Tiefen|sensibilität (lat. sensibilitas Fähigkeit zu empfinden) f: syn. Propriozeption*.

Tiefen|therapie (Therapie*) f: (engl.) deep therapy; (röntg.) Form der Strahlentherapie* mit Verwendung von ionisierender Strahlung von einer Gewebe*-Halbwerttiefe von 7 cm u. mehr, bei der das Dosismaximum in die Körpertiefe verlagert wird; Anw. z. B. zur Strahlentherapie intrakorporaler Tumoren; vgl. Tiefendosis.

Tiegel-Ventil (Max T., Chir., Trier, geb. 1877) n: (engl.) Tiegel's valve; Ventil zur Entlastung eines Spannungspneumothorax; ermöglicht den freien Austritt von Luft aus dem Pleuraraum, ohne dass Luft von außen eindringen kann. Vgl. Heimlich-Ventil, Pneumothorax.

Tiemann-Katheter (Georg T., Instrumentenmacher, New York; Katheter*) m: s. Blasenkatheter.

Tier|fell|nävus (Nävus*) m: s. Naevus pigmentosus et pilosus.

Tier|kohle: Carbo animalis; vgl. Aktivkohle.

Tier|passage (frz. passage Übergang) f: (engl.) animal passage; künstliche Übertragung infektiösen Materials von einem Tier auf ein anderes zur Kultivierung od. Attenuierung* des Erregers; vgl. Tierversuch.

Tier|pocken: s. Poxviridae.

Tier|versuch: (engl.) animal experiment; experimenteller Einsatz von lebenden Tieren in Pharmak., Physiol. u. a. Disziplinen; **1.** zur Prüfung von Wirkungen u. Sicherheit neuer Arzneimittel; **2.** zur Diagn. best. Infektionskrankheiten (Anzucht von isolierten Bakt. od. Viren, Nachweis von Toxinen, DD nahe verwandter Erreger); **3.** zur Produktion diagn. od. therap. Seren; **4.** zur Darstellung physiol. od. pathol. Vorgänge (Grundlagenforschung); **5.** für biochem. Zwecke (z. B. zur Analyse von Stoffwechselwegen). Der Einsatz von lebenden Tieren zu Versuchszwecken ist nur unter Beachtung der Vorschriften des Tierschutzgesetzes zulässig.

Tietze-Syn|drom (Alexander T., Chir., Breslau, 1864–1927) n: Chondropathia tuberosa; schmerzhafte Verdickung der Rippenknorpel am Sternalansatz (insbes. der 2. u. 3. Rippe) mit unklarer Ursache; **Ther.:** nichtsteroidale Antiphlogistika, ggf. Infiltrationen mit Lokalanästhetika.

Tiffeneau-Test (Robert T., Arzt, Paris) m: syn. Atemstoßtest; Lungenfunktionsprüfung zur Bestimmung der Sekundenkapazität*.

Tiger|herz: (engl.) tiger heart; (pathol.) tigerfellartige Zeichnung des Myokards durch quer zur Muskelfaserrichtung verlaufende gelbe (verfettete) Streifen, die sich mit roten (nicht verfetteten) Streifen abwechseln; bes. gut sichtbar an den Papillarmuskeln; Folge eines postkapillären Sauerstoffmangels; vgl. Lipomatosis cordis.

Tiger|moskito m: s. Mücken.

Tight junction (engl. enge Verbindung): Zellkontakt mit Verschmelzung der jeweils äußersten Schichten der Zellmembranen; der Raum zw. zwei Zellen ist verschlossen u. stellt eine Permeationsschranke dar; vgl. Gap junction.

Tilia f: Linde*.

Tilidin (INNv) n: entfernt mit Morphin* verwandtes Opioidanalgetikum (im Handel in Komb. mit Naloxon*); s. Opioide.

Tilt-Test (engl. tilt Neigung, Kippe) m: sog. Kipptischtest als orientierende Untersuchungsmethode bei funktionellen Kreislaufstörungen* u. orthostatischer Hypotonie* mit Beurteilung des Pulsfrequenzanstiegs bei passivem Aufrichten des Pat. aus dem Liegen um 45°.

Tilundron|säure (INN) f: Bisphosphonat; **Ind.**: Osteodystrophia deformans; **Kontraind.**: schwere Niereninsuffizienz, Schwangerschaft u. Stillzeit; **UAW:** gastrointestinale Störungen, Schwindel, Kopfschmerz, allerg. Hautreaktionen; vgl. Bisphosphonate.

Time-motion-Verfahren (engl. Zeit-Bewegung): (engl.) time-motion scan; syn. TM-Scan, M-Scan; spez. Verfahren der Ultraschalldiagnostik*, bei dem die Abstandsänderung pulsierender Grenzflächen durch zeitl. Verschiebung in der x-Achse als Wellenlinie aufgezeichnet wird.

Timolol (INN) n: Betarezeptorenblocker*; **Verw.:** bei Glaukom.

TIN: Abk. für **t**estikuläre **i**ntraepitheliale **N**eoplasie; Präkanzerose germinativer Hodentumoren*, die meist nach Probeexzision aus einem nicht erkrankten Hoden entdeckt wird; **Ther.:** Bestrahlung. B. Sch.

Tinctura (lat. das Färben) f: Tinktur; durch Mazeration od. Perkolation hergestellter Auszug aus getrockneten Arzneipflanzen mit Ethanol (meist 70 %); Bez. auch für Lösung von Trockenextrakten in Ethanol-Wasser-Gemischen mit entspr. Konzentration.

Tinea (lat. Motte, Holzwurm) f: i. e. S. durch Dermatophyten* verursachte oberflächliche, d. h. auf die Epidermis beschränkte, Dermato-

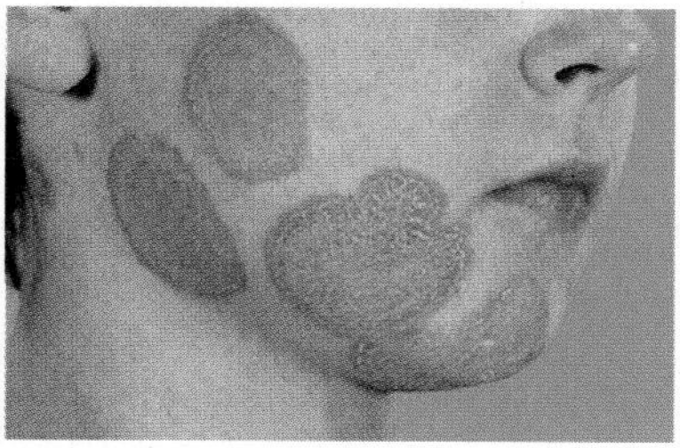

Tinea:
typische Tinea faciei [3]

mykose* u. Onychomykose*; Benennung unter zusätzl. Angabe der jeweiligen Körperregion (T. barbae, capitis, corporis, faciei, inguinalis, manuum, pedis, unguium); i. w. S. auch Bez. für Hefe- u. Schimmelpilz-Mykosen.

Tinea amiantacea (↑) f: syn. Pityriasis* amiantacea.

Tinea cruris follicularis (↑) f: follikuläre Trichophytie* der Unterschenkel mit follikulären, roten, bis erbsgroßen, schuppenden, juckenden Knötchen; Err.: v. a. Trichophyton rubrum u. mentagrophytes; Vork.: meist bei Frauen mit Tinea pedis.

Tinea favosa (↑) f: syn. Favus*.

Tinea imbricata (↑) f: oberflächl. tropische Mykose; Sympt.: juckende, bes. am Rumpf sich konzentrisch ausbreitende Ringe ohne Entzündungsreaktion; Err.: Trichophyton concentricum; vgl. Trichophytie.

Tinea nigra (↑) f: tropische Mykose durch Exophilia* werneckii mit schwärzlicher Verfärbung der Haut bes. an den Handinnenflächen; vgl. Chromomykose.

Tinel-Hoffmann-Zeichen (Jules T., Neurol., Paris, 1879–1952): s. Hoffmann-Tinel-Zeichen.

Tine-Test m: s. Tuberkulintest.

tingiert (lat. tingere färben): (engl.) tinged; gefärbt; z. B. blutig tingiert: mit geringer Blutbeimengung.

Tini|dazol (INN) n: Nitroimidazol-Chemotherapeutikum (zur oralen Anw.) gegen Trichomonaden, Lamblien, Amöben sowie Anaerobier; vgl. Metronidazol.

Tinktur (lat. tinctura das Färben) f: Tinctura*.

Tinnitus aurium (lat. tinnitus Geklingel; aures Ohren) m: s. Ohrgeräusche.

Tinzaparin-Natrium (INN) n: niedermolekulares Heparin* zur prä- u. postop. Thromboseprophylaxe.

Tio|guanin (INN) n: syn. Thioguanin; Zytostatikum (purinanaloger Antimetabolit); **Verw.:** bei Leukämie; vgl. Zytostatika, Antimetaboliten.

Tio|pronin (INN) n: Antidot bei Metallintoxikationen, Lebertherapeutikum.

Tio|tixen (INN) n: Neuroleptikum; s. Neuroleptika.

TIPS: Abk. für **t**ransjugulärer **i**ntrahepatischer **p**ortosystemischer **S**hunt*.

Tirofiban (INN) n: nicht-peptidischer Thrombozytenaggregationshemmer; bindet spezifisch an die Glykoprotein-IIb/IIIa-Rezeptoren der Thrombozyten; **Ind.:** instabile Angina pectoris u. Non-Q-wave-Infarkt (zusätzl. zu unfraktioniertem Heparin u. ggf. Acetylsalicylsäure); **Kontraind.:** Thrombopenie bei früherer Anw. von Glykoprotein-IIb/IIIa-Rezeptor-Antagonisten, intrakranielle Erkr., maligne Hypertonie; **UAW:** Blutungen, Übelkeit, Fieber, Kopfschmerz.

TISS: Abk. für (engl.) **t**herapeutic **i**ntervention **s**coring **s**ystem; Bewertungssystem zur Abschätzung des Krankheitsverlaufs u. der Prognose bei intensivmed. Behandlung anhand der erforderlichen therap. Maßnahmen; vgl. APACHE.

Tissue factor (engl. tissue Gewebe): Abk. TF; Gewebefaktor*.

Tissue polypeptide antigen (↑; Antigen*): Abk. TPA*.

Titan n: (engl.) titanium; chem. Symbol Ti, OZ 22, rel. Atommasse 47,90; zur Titangruppe gehörendes 2-, 3- u. 4-wertiges Metall; Reintitan wird als Werkstoff für Zahnersatz u. Dentalimplantate benutzt.

Titer (frz. titre Feingehalt des Goldes) m: **1.** (chem.) Konz. einer zur Titration verwendeten Lösung an einem gelösten Reagens (in mol/l); s. Maßanalyse; **2.** (serol.) Menge eines Antikörpers bzw. Antigens (meist bezogen auf die Verdünnungsstufe der zu untersuchenden Lösung), die noch eine deutlich positive Reaktion mit dem Reaktionspartner bewirkt (z. B. Agglutination, Präzipitation, Komplementbindung, Farbsignal beim Enzym*-Immunassay).

T

Titin n: akzessorisches Muskelprotein (MG 2 993 000), das von der Z- bis zur M-Linie reicht u. bei der Muskelrelaxation mitwirkt; vgl. Muskelproteine. G. Hüb.

Titration (Titer*) f: **1.** (chem.) s. Maßanalyse; **2.** (immun.) quant. Bestimmung des Titers von Antikörpern (seltener Antigenen), z. B. durch stufenweise Komb. einer Verdünnungsreihe des einen mit einer konstanten Konz. des anderen Partners od. als Kreuztitration*.

TIVA: Abk. für (engl.) **t**otal **i**ntra**v**enous **a**nesthesia; Form der intravenösen Narkose*, bei der Injektionsnarkotika* u. Opioide (od. Ketamin) zum Ausschalten von Schmerzempfindung u. Bewusstsein sowie periphere Muskelrelaxanzien (meist mittels Spritzenpumpe) zur Anw. kommen; die Beatmung des Pat. erfolgt mit einem Gasgemisch aus Raumluft u. Sauerstoff. Vgl. Narkose.

Ti|zanidin (INN) n: s. Muskelrelaxanzien, zentrale.

Tj^a: mit den P*-Blutgruppen in Beziehung stehendes Blutgruppenantigen; Individuen mit Anti-Tj^a-Antikörpern besitzen keine P-Antigene (Anti-Tj^a entspricht Anti-P, Anti-P_1 u. Anti-P^k). Anti-Tj^a wird als mögliche Urs. für habituelle Aborte angesehen.

TK: Abk. für **T**otal**k**apazität der Lungen; s. Lungenvolumina.

Tl: chem. Symbol für Thallium*.

TLC: Abk. für (engl.) **t**hin **l**ayer **c**hromatography; s. Dünnschichtchromatographie.

T-Lympho|zyten (Lymph-*; Zyt-*) m pl: (engl.) T lymphocytes; **t**hymusabhängige Lymphozyten, kurz T-Zellen; Population der Lymphozyten* (ca. 35 % der Blutlymphozyten) mit dem Leukozytenantigen CD3 auf der Zellmembran, deren Reifung u. immun. Differenzierung (u. a. die Fähigkeit zur Erkennung von körpereigenen Strukturen als sog. Selbst) unter dem Einfluss des Thymus* in der Perinatalperiode u. Kindheit geprägt (durch Thymusfaktoren gefördert) werden u. die sich nach ihrer Ausdifferenzierung während der sog. Thymuspassage als Träger der zellvermittelten Immunität* größtenteils in den sek. Organen des lymphatischen Systems (Milz u. Lymphknoten) ansiedeln. T-L. werden in vivo v. a. durch Interleukine* u. bei Kontakt mit Antigenen bzw. Antigen-präsentierenden Zellen*, in vitro durch Phythämagglutinine u. a. Mitogene unter Transformation zu Immunoblasten* aktiviert. Neben den immun. aktiven zytotoxischen T-L. (Effektorzellen: Killerzellen*, natürliche Killerzellen*) u. den funkt. inaktiven T-Gedächtniszellen (Memory* cells) werden zwei Subklassen der T-L., die sog. Helferzellen* u. Suppressorzellen* (auch T-Regulatorlymphozyten), unterschieden, die für die Regulation der Immunantwort* wichtig sind u. deren Anzahl als immun. Verlaufsparameter bei HIV*-Erkrankung u. a. Immundefekten* eine Rolle spielt.

Tm: chem. Symbol für Thulium*.

TMD: Abk. für **t**ägliche **M**aximal**d**osis; maximale Arzneidosis pro Tag; vgl. Dosis.

TMP: Abk. für **T**hymidin**m**ono**p**hosphat; s. Thymidin.

TMTD: Abk. für **T**etra**m**ethyl**t**hiuram**d**isulfid; org., antiseptische u. fungizide Schwefelverbindung, die als Inhaltsstoff in Gummiartikeln (Vulkanisationsbeschleuniger) u. Pflanzenschutzmitteln ein Ekzem* auslösen kann; MAK: 5 mg/m^3.

TNF: Abk. für **T**umor*-**N**ekrose-**F**aktor.

TNM-Klassifikation f: (engl.) TNM staging; von der Union internationale contre le cancer (Abk. UICC) vorgeschlagene Stadieneinteilung von malignen Tumoren; dabei beschreibt **T** (Tumor) die Ausdehnung des Primärtumors, **N** (Nodulus) das Fehlen bzw. Vorhandensein von (juxta-)regionären Lymphknotenmetastasen u. **M** (Metastase) das von Fernmetastasen. Durch Hinzufügen von Zahlen (z. B. T1, T2 ..., N0, N1 ..., M0, M1) wird die anat. Ausdehnung des malignen Prozesses angegeben. **Formen: 1.** prätherap. klin. TNM-K. unter Zugrundelegung der Ergebnisse der klin., radiol., endoskop. u. a. relevanten Untersuchungen, ggf. einer chir. Exploration. Der Grad der Befundsicherung kann zusätzl. durch die Kategorie C (für engl. certainty) angegeben werden (s. Tab. 2). **2.** Postoperative histopathol. Klassifikation (pTNM-Klassifikation) unter Ergänzung od. Abänderung der prätherap. TNM-K. durch die bei einem definitiven chir. Eingriff u. bei der histopathol. Untersuchung des Resektionspräparats gewonnenen Erkenntnisse (s. Tab. 1); z. B. durch die Kategorie P (histol. Stadienbestimmung am Operationspräparat) u. die Kategorie G (histol. Best. des Malignitätsgrades); **Beispiel** für die TNM-K. eines 2–5 cm großen, leicht mit der Haut bzw. dem M. pectoralis verwachsenen Mammakarzinoms bei ausgedehnten u. verwachsenen Lymphknotenmetastasen u. mit Fernmetastasen: T2 N3 M1. Die auf gyn. Tumoren anzuwendenden TNM-Kategorien wurden so definiert, dass sie mit den von der FIGO* anerkannten Stadien übereinstimmen. Vgl. Tumoreinteilung.

TNM-Klassifikation Tab. 1
Postoperative histopathologische Klassifikation (pTNM)[1]

pT	Primärtumor (pTis, pT0–pT4, pTX)
G	histopathologisches Grading (G1–G3, GX)
L	Einbruch in das Lymphsystem (L0–L2, LX)
V	Einbruch in die Venen (V0–V2, VX)
pN	regionäre Lymphknoten (pN0–pN4, pNX)
pM	Fernmetastasen (pM0, pM1[2], pMX)
Präfix y	Dem definitiven chirurgischen Eingriff ging eine andere Therapiemethode voraus.
Präfix r	Rezidive (können auch nach dem TNM-System klassifiziert werden)

[1] Die Kategorien pT, pN und pM werden grundsätzlich, die übrigen optional angewendet.
[2] pM1 kann wie M1 des TNM-Systems spezifiziert werden.

Tobra|mycin (INN) n: Aminoglykosid-Antibiotikum; Wirkungsspektrum ähnl. Gentamicin*; vgl. Aminoglykosid-Antibiotika.

Tob|sucht: veraltete Bez. für psych. Erkr. mit hochgradigem Erregungszustand.

TNM-Klassifikation
Prätherapeutische klinische Klassifikation (TNM)[1] Tab. 2

T	**Primärtumor**
Tis	präinvasives Karzinom (Carcinoma in situ)
T0	keine Evidenz für einen Primärtumor
T1, T2, T3, T4	Evidenz zunehmender Größe u./od. lokaler Ausdehnung des Primärtumors
TX	Die Minimalerfordernisse zur Bestimmung des Sitzes oder Ausbreitungsgrades des Primärtumors liegen nicht vor.
N	**regionäre Lymphknoten**
N0	keine Evidenz für einen Befall regionärer Lymphknoten
N1, N2, N3	Evidenz zunehmenden Befalls regionärer Lymphknoten
N4	Evidenz des Befalls juxtaregionärer Lymphknoten (wo anwendbar)
NX	Die Minimalerfordernisse zur Beurteilung der regionären Lymphknoten liegen nicht vor.
M	**Fernmetastasen**
M0	keine Evidenz für Fernmetastasen
M1	Evidenz für Fernmetastasen[2]
MX	Die Minimalerfordernisse zur Beurteilung des Vorhandenseins von Fernmetastasen liegen nicht vor.
C	**Befundsicherung[3] (Certainty)**
C1	Evidenz allein aufgrund klinischer Untersuchung
C2	Evidenz unter Zuhilfenahme spezieller diagnostischer Hilfsmittel
C3	Evidenz allein aufgrund chirurgischer Exploration
C4	Evidenz der Krankheitsausdehnung nach erfolgter definitiver chirurgischer Behandlung einschließlich der vollständigen Untersuchung des therapeutisch gewonnenen Resektionspräparats
C5	Evidenz aufgrund der Autopsie
Präfix r	**Rezidive** (können auch nach dem pTNM-System erfasst werden)

[1] Die Kategorien T, N und M werden grundsätzlich, die übrigen optional angewendet.
[2] Die Kategorie M1 kann wie folgt spezifiziert werden:

Lunge:	PUL	Knochenmark:	MAR
Knochen:	OSS	Pleura:	PLE
Leber:	HEP	Haut:	SKI
Hirn:	BRA	Augen:	EYE
Lymphknoten:	LYM	Andere:	OTH

[3] Der Parameter C kann hinter die Kategorien T, N und M gesetzt werden. C4 entspricht der pTNM-Klassifikation.

To|cain̲id (INN) **n:** Antiarrhythmikum vom Lidocaintyp.

Tochter|geschwulst: s. Metastase.

Toco-: s. a. Toko-.

Toco|pher<u>o</u>l|acetat **n:** (engl.) tocopherol acetate; Tocopherolderivat; s. Tocopherole.

Toco|pher<u>o</u>le **n pl:** (engl.) tocopherols; syn. Vitamin E; acht natürl. fettlösliche Vitamine (α-, β-, γ-, δ-Tocopherol bzw. -Tocotrienol), die aus Chromanring u. Isoprenoidseitenkette bestehen; thermostabil u. leicht oxidierbar; biol. am wichtigsten ist RRR-α-Tocopherol; **biochem. Funktion:** T. sind Antioxidanzien* u. haben Einfluss auf Proteinsynthese u. neuromuskuläres System. **Vork.** in pflanzl. u. tier. Lebensmitteln (Öle, Nüsse, Getreidekeimlinge, Gemüse, Milch, Butter); **Bedarf** für Erwachsene: 12 mg RRR-α-Tocopheroläquivalent/Tag; 1 mg RRR-α-Tocopheroläquivalent ≙ 1 mg (od. 1,49 I. E.) RRR-α-Tocopherol; die Bedarfsdeckung ist bei durchschnittl. Ernährung gewährleistet. **Mangelerscheinungen:** alimentär selten; Risikogruppen sind Säuglinge u. Kleinkinder, die mehrere Monate mit Kuhmilchmischungen ernährt werden. Durch pathol. Veränderungen der Verdauungs- u. Absorptionsprozesse od. totale parenterale Ernährung kann es zu Störungen im Bereich der Reproduktion, Muskulatur, des Nervensystems, des Gehirns, des kardiovaskulären Systems, der Erythrozyten u. Leber kommen. **Hypervitaminosen:** nicht bekannt. Vgl. Vitamin-E-Mangelataxie.

Toco|pher<u>o</u>l|nicotinat **n:** (engl.) tocopherol nicotinate; Tocopherolderivat; **Verw.:** wie Tocopherole*, Lipidsenker*; vgl. Nicotinsäure.

Toco|trien<u>o</u>le **n pl:** (engl.) tocotrienols; Tocopherole* mit dreifach ungesättigter Isoprenoidseitenkette; biol. wirksam ist nur RRR-α-Tocotrienol.

Tod: (engl.) death; Ende des Lebens eines Individuums; med. beschrieben als irreversibler Funktionsverlust des Atmungs-, Kreislauf- u. Zentralnervensystems; **Phasen: 1.** klinischer T.: völliger Kreislaufstillstand (Fehlen von Karotispuls u. Atmung, max. Pupillenerweiterung, zyanot. Verfärbung von Haut u. Schleimhäuten) mit potentiell reversibler (durch Reanimation*) Aufhebung jeder Großhirnaktivität (s. Wiederbelebungszeit); **2.** Hirntod*; **3.** biologischer T.: Ende aller Organ- u. Zellfunktionen. Vgl. Scheintod; Sterben; Syndrom, apallisches; Todeszeichen.

Todd-Lähmung (Robert B. T., engl. Arzt, 1809–1860): s. Anfall, fokal-motorischer.

Todes|art: (engl.) cause of death; Angabe über die Todesumstände i. R. der Leichenschau*; **Einteilung: 1.** natürlicher Tod aus inneren Urs., d. h. krankheits- od. altersbedingt eingetretener Tod; **2.** nichtnatürlicher Tod: i. e. S. Tötungsdelikt,

T

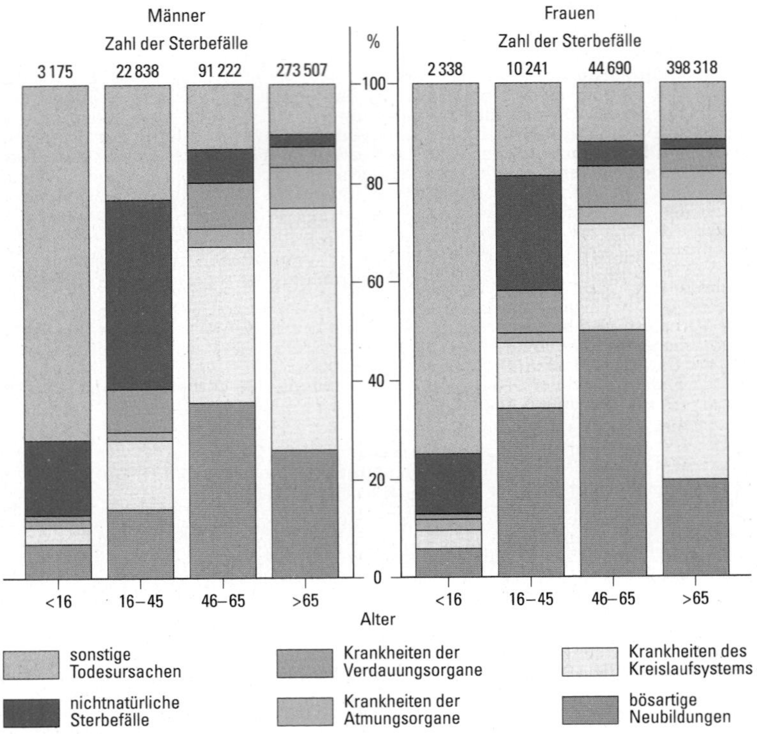

Todesursachenstatistik:
Anteil ausgewählter Todesursachen in der Bundesrepublik Deutschland (1999) [44]

aber auch Selbsttötung, tödl. Unfall u. unerwarteter Tod nach med. Maßnahmen (z. B. tödl. Pneumonie nach Schenkelhalsfraktur als Folge eines Verkehrsunfalls); der Arzt muss für das Todesermittlungsverfahren unverzüglich die Polizei benachrichtigen (auch bei ungeklärter T.). Sektionsergebnisse zeigen, dass in der Bundesrepublik Deutschland jährlich ca. 1300 Tötungsdelikte unerkannt bleiben u. die Todesursachenstatistik ca. 11 000 nichtnatürliche Todesfälle als natürliche führt. V. Sch.

Todes|bescheinigung: (engl.) certificate of death; landesrechtlich, meist aufgrund der Bestattungsgesetze geregeltes Dokument, das nach ärztl. Leichenschau* ausgestellt wird u. Angaben zum Todeszeitpunkt, zur Todesursache u. -art enthält; in einigen Bundesländern ist die Leichenschau von der Todesfeststellung, z. B. durch den Notarzt (vorläufige Todesbescheinigung), abgekoppelt. I. Allg. besteht die T. aus einem **offenen Teil** mit Daten für ordnungsbehördliche Verwaltungszwecke u. einem für das Gesundheitsamt bestimmten **vertraulichen Teil** (Leichenschauschein) mit med. Angaben zur Todesursache als Grundlage der amtl. Todesursachenstatistik*. V. Sch.

Todes|ursachen|statistik f: (engl.) cause of death statistics; in der Bundesrepublik Deutschland auf der Basis der Todesbescheinigungen unikausal aufbereitete Statistik über Todesfälle u. ihre Ursachen; macht neben Aussagen über die Mortalität auch Aussagen über das Krankheitsgeschehen bei letal verlaufenden Krankheiten. Vgl. Morbidität.

Todes|zeichen: (engl.) signs of death; **1. sichere T.:** kräftig ausgebildete konfluierende Totenflecke*, Totenstarre* u. Fäulnis; **2. unsichere T.:** Blässe der Haut, Abkühlung bes. der Extremitäten, Areflexie, keine erkennbare Atmung, Radialispuls nicht tastbar, Herztöne auskultator. nicht wahrnehmbar. Vgl. Leichenerscheinungen, Todeszeitpunkt, Scheintod.

Todes|zeit|punkt: (engl.) time of death; med. definiert als Zeitpunkt des Hirntodes*, der u. U. vor dem Aufhören von Atmung u. Herzaktion (klinischer Tod) liegt; zeitliche Abfolge der Todeszeichen*: s. Tab.; bei Abschätzung des T. sind temperaturabhängige Leichenveränderungen bes. zu berücksichtigen (s. Casper-Regel). In der frühen Leichenzeit wird die Auskühlung u. a. von Strahlung, Leitung, Verdunstung u. Konvektion bestimmt. Anhand von Nomogrammen kann Umgebungstemperatur u. rektal gemessene Körperkerntemperatur sowie Körpergewicht u. Bekleidung in die Berechnung einbezogen werden. Vgl. Reanimation. V. Sch.

Tod, plötzlicher im Kindes|alter: (engl.) sudden infant death syndrome (Abk. SIDS); sog. Krippentod; plötzlicher Tod im 1. Lj. ohne ursächl. hinreichende Erklärung trotz sorgfältiger

Untersuchung (komplette Autopsie, Untersuchung der Todesumstände, Nachbewertung der klin. Vorgeschichte); häufigste Todesursache des Säuglings nach der ersten Lebenswoche mit Gipfel zw. 1. u. 5. Lebensmonat u. Häufung im Winter; in ca. 60 % der Fälle sterben die Kinder während des Nachtschlafs (die meisten in den frühen Morgenstunden). **Häufigkeit:** 1–1,5:1000 Lebendgeborene; **Risikofaktoren: 1.** der Mutter: Alter <20 Jahre, urol. od. vener. Infektionen; **2.** des Kindes: Schlafen in Bauchlage (80 % der Fälle in Bauchlage), Überwärmung, prä- u. postnatale Tabakrauch-Exposition; Stillen u. Gummisauger senken das Risiko. **DD:** Kindesmisshandlung*. Vgl. Säuglingssterblichkeit. V. Sch.

Tötungs|hemmung: (engl.) inhibition to kill; (biol.) während der Phylogenese entstandenes instinktives Verhalten, das bei Aggression* die Tötung der eigenen Species verhindert.

Toga|viridae (lat. toga Mantel, Umhang; Virus*; -id*) f pl: Fam. kubischer RNA-Viren mit Hüllmembran (⌀ 40–70 nm) u. einsträngiger RNA; **Unterteilung** in zwei Genera: Alphavirus* u. den nicht durch Arthropoden übertragenen Genus Rubivirus (einziger Vertreter Röteln*-Virus). T. verursachen weltweit, vornehml. in trop., wasserreichen Gebieten, aber auch in Steppen, Savannen u. Vorgebirgsbiotopen, endem. u. epidem. fiebrige Infekte, z. T. mit Exanthem, Polyarthritis, Enzephalitis u. hämorrhag. Fieber. **Übertragung:** durch Arthropoden (Mücken, Zecken), aber auch nosokomial u. über Blutkontakt von Mensch zu Mensch. Vgl. Arboviren.

Token-Test m: s. Aphasie.

Toko-: auch Toco-; Wortteil mit der Bedeutung das Gebären, Geburt; von gr. τόκος.

Todeszeitpunkt

Erscheinung	Eintritt nach
unsichere Todeszeichen	
Trübung der Cornea	
– bei offenem Auge	ca. 1 Std.
– bei geschlossenem Auge	ca. 24 Std.
spürbare Abkühlung	
– unbedeckte Körperteile	ca. 1–2 Std.
– bedeckte Körperteile	ca. 4–5 Std.
Leichenerscheinungen	
Totenflecke	
– an abhängigen Partien	ab ca. 30 Min.
– am übrigen Körper	ca. 1 Std.
– deutlich konfluierend	ca. 2 Std.
– voll ausgeprägt und konfluiert	ca. 4 Std.
– wegdrückbar (Fingerdruck)	bis 10 Std.
– nicht wegdrückbar	12 Std.
– bei Umlagerung wandernd	bis 4 Std.
– bei Umlagerung unvollständig wandernd	6–12 Std.
Totenstarre	
– am Kiefergelenk	ca. 2–3 Std.
– am ganzen Körper	ca. 8–10 Std.
– nach gewaltsamer Lösung wieder auftretend	ca. 7–8 Std.
– Beginn der spontanen Lösung	ca. 2 Tagen
– vollständige Lösung	ca. 1–6 Tagen

Toko|graphie (↑; -graphie*) f: (engl.) tocometry; Darstellung des Wehenablaufs; Registrierung der Tonusänderungen des Uterus, entw. als **externe T.** von den mütterl. Bauchdecken (rel. Druckwertänderung) od. als **interne T.** aus dem Uterusinnenraum (absolute Druckwerte). Beurteilt werden die Wehen* nach Wehenstärke, -dauer, -pause u. -frequenz; man unterscheidet **drei physiol. Wehentypen: Typ I** mit allmählichem Druckanstieg u. steilem Druckabfall (überwiegt bei den Eröffnungswehen); **Typ II** mit gleichförmigem Druckanstieg u. -abfall (kommt in der Eröffnungs- u. Austreibungsperiode vor); **Typ III** mit steilem Druckanstieg u. langsamem Druckabfall (überwiegt in der Austreibungsperiode). Vgl. Kardiotokographie.

Toko|lyse (↑; Lys-*) f: (engl.) tocolysis; Wehenhemmung bei vorzeitiger od. übermäßiger Wehentätigkeit; **1.** Langzeitmedikation mit Beta-2-Sympathomimetika (Fenoterol) od. Oxytocinantagonisten (Atosiban) i. v. als Bolustokolyse in Intervallen od. kontinuierlich; evtl. zusätzlich Magnesiumsulfat i. v. (kardioprotektive u. tokolytische Wirkung); Ind.: v. a. vorzeitige Wehen u. drohende Frühgeburt zur Schwangerschaftsverlängerung um einige Tage; Op. am Uterus (z. B. Cerclage, fetale Bluttransfusion); **2.** Kurzzeitmedikation mit Beta-2-Sympathomimetika v. a. bei Geburtskomplikationen durch Wehendystokie* u. intrauteriner Reanimation*; **Kontraind.:** Herzkrankheiten (EKG obligat), Hypertonie u. hypertensive Schwangerschaftserkrankung, Hyperthyreose, Diabetes mellitus, Hypokalzämie (bei T. mit Magnesiumsulfat), Pneumonie, Nierenerkrankung, nach der 38. SSW; keine langfristige T. bei Plazentainsuffizienz u. fetaler Hypoxie; **Kompl.:** Tachykardie, Arrhythmie, Blutdruckabfall, Hyperglykämie, Abfall des Serumkaliums, myokardiale Ischämie; beim Fetus Hirnventrikelblutungen.

Toko|lytika (↑; gr. λυτικός fähig zu lösen) n pl: (engl.) tocolytic agents; Arzneimittel, die wehenhemmend wirken; s. Tokolyse.

Tol|azolin (INN) n: peripherer Vasodilatator, mäßiger Alpharezeptorenblocker*; **Ind.:** periphere Gefäßerkrankungen, Durchblutungsstörungen am Auge.

Tolbut|amid (INN) n: orales Antidiabetikum; s. Sulfonylharnstoffe.

Tolbut|amid|test m: (engl.) tolbutamide tolerance test; Provokationstest zur Diagn. eines Insulinoms*, bei dem dem nüchternen Pat. Tolbutamid infundiert wird; bei Insulinom übernormale Insulinsekretion u. Hypoglykämie; wegen der Gefahr eines hypoglykämischen Schocks* obsolet u. durch Hungerversuch* ersetzt.

Tol|ciclat (INN) n: top. Antimykotikum.

Toleranz (lat. tolerantia Duldung) f: (engl.) tolerance; **1.** (pharmak.) vermindertes Ansprechen auf die Wirkung eines Pharmakons, das eine Dosissteigerung erforderl. macht, um die gleiche Wirkung zu erzielen od. unter Beibehaltung der Dosis eine abnehmende Wirkung zur Folge hat; **Urs.:** beschleunigter metabol. Abbau inf. Enzyminduktion* (pharmakokinet. T.), herabgesetzte Ansprechbarkeit des Erfolgsorgans (pharmakodynam. T.), Entw. einer Resistenz*. Eine bestehende T. ist grundsätzl. reversibel, d. h. nach einem ausreichend langen einnahmefreien Intervall kehrt die ursprüngl. Empfindlichkeit zurück. **2.** (immun.) s. Immuntoleranz; **3.** (psychiatr.) s. Abhängigkeit. Vgl. Kreuztoleranz, Tachyphylaxie.

T

Toleranz|dosis (↑; Dosis*) f: (engl.) tolerance dose; Begriff aus der Strahlentherapie über die Wahrscheinlichkeit des Auftretens bestrahlungsbedingter Spätschäden; angegeben wird die Energiedosis, bei der best. Organe bei 5 % (5/5) bzw. 50 % (5/50) der exponierten Personen nach fünf Jahren bei einer Standardfraktionierung geschädigt sein können; so beträgt z. B. die T. (5/5) der Niere 23 Gy (fünf Jahre nach Bestrahlung mit 23 Gy kann bei 5 % der Pat. eine Nierennekrose auftreten); die T. (5/50) ist 28 Gy. Die entspr. Werte für die Haut sind 55 bzw. 70 Gy. Vgl. Strahlenschäden.

Toll|kirsche: Atropa* belladonna.

Toll|wut: (engl.) rabies; syn. Hundswut, Lyssa, Rabies, Hydrophobie; durch Hundebiss, selten durch Biss von Wolf, Fuchs, Katze übertragene Infektionskrankheit; **Err.:** Tollwut*-Virus, gelangt von der Bisswunde auf dem Weg der endoneuralen Lymphbahnen in die graue Substanz des Zentralnervensystems; **Klin.:** Inkubationszeit 3–8 Wo., selten bis zu 1 Jahr; Beginn mit Rötung der Bissnarbe (lokale Virusvermehrung), Kopfschmerz; dann ton. Krämpfe der Schlund-, Kehlkopf- u. Atemmuskulatur mit Erstickungsgefühl, Atemnot, starkem Speichelfluss bei qualvollem Durst, ohne schlucken zu können (Wasserscheu); Herzlähmung (im Ggs. zu Tetanus Fehlen von Trismus u. Fazialislähmung); **Diagn.: 1.** Nachweis von Negri-Körpern (bes. im Ammonshorn auftretende eosinophile, zytoplasmat. Einschlusskörperchen durch Ablagerung viraler Nukleokapside) durch histol. Färbungen od. Immunfluoreszenztechnik; **2.** Virusnachweis aus Hirngewebe, Liquor, Speichel od. Tränenflüssigkeit im Tierversuch od. in Zellkulturen; **3.** spezif. Nukleinsäurenachweis mittels PCR. Vgl. Schutzimpfung.

Toll|wut-Virus (Virus*) n: (engl.) rabies virus; syn. Rabies-Virus; zur Fam. der Rhabdoviridae* gehörendes RNA-Virus des Genus Lyssa-Virus (Größe 175 nm × 70 nm, Form eines einseitig abgerundeten Stabes, sog. Geschossform, etherempfindlich aufgrund der Lipidhülle des spiralig angeordneten Nukleokapsids), bei Warmblütern, insbes. Carnivoren (silvat. Tollwut) u. Haustieren (urbane Tollwut) vorkommend; Err. der Tollwut*; häufigste **Übertragung** durch Biss; hohe Affinität zum Nervensystem (Ausbreitung entlang der Nervenbahnen, Zielorgan ZNS), frühzeitige Ausscheidung mit dem Speichel. Als Straßenvirus (virus des rues) werden die von natürl. infizierten Wirtstieren angezüchteten Virusstämme bezeichnet, als virus fixe ein nach fortgesetzter Passage im Kaninchengehirn erhaltenes Virus, das als Vakzinevirus verwendet wird. Zur Immunisierung des Menschen dienen inaktivierte T.-V., die auf humanen diploiden Zellkulturen vermehrt wurden; versch. synthet. Impfstoffe sind in der Erprobung.

Tol|naftat (INN) n: top. Antimykotikum.

Tolonium|chlorid (INN) n: Phenothiazinfarbstoff; **Verw.:** Antidot bei Vergiftungen durch Methämoglobinbildner; als Toluidinblau z. B. bei der Toluidinblau*-Probe.

Tolosa-Hunt-Syn|drom (Eduardo S. T., zeitgen. Neurochir., Barcelona; William E. H., Neurol., Neurochir., Minneapolis, geb. 1921) n: entzündl. Prozess unklarer Genese in Sinus cavernosus od. Fissura orbitalis superior; **Klin.:** episodische, einseitige orbitale Schmerzen, Augenmuskellähmungen (Hirnnerven III, IV, VI), selten Ausfall des ersten Trigeminusasts u. des N. opticus; **Diagn.:** Ausschluss anderer Urs. (Metastase, Lymphom, arteriovenöse Fistel, Aneurysma, Sarkoidose, Kollagenose, Entz. anderer Urs.); **Ther.:** Glukokortikoide (Schmerzen sistieren innerhalb von 3 Tagen; in 20–40 % der Fälle kommt es zum Rezidiv). M. Bre.

Tolterodin (INN) n: Muscarinrezeptorantagonist zur Ther. von imperativem Harndrang, Pollakisurie u. Dranginkontinenz inf. instabiler Harnblase; vgl. Parasympatholytika.

Toluidin|blau-Probe: (engl.) toluidine blue test; syn. Collins-Test; gyn. Nativfärbemethode zur klin. Lok. von Veränderungen der Vulvaoberfläche für die nachfolgende Probeexzision u. histol. Untersuchung sowie zur Verlaufskontrolle; **Durchführung:** Auftragen einer 2%igen Toluidinblau-Lösung u. Abwaschen der Lösung nach 2–3 Min. Einwirkzeit mit verdünnter Essigsäure; positive Reaktion (Blaufärbung) als unspezif. Hinweis auf Dyskeratose u. a. Atypien des Epithels.

Toluidin|methode f: s. Blutzucker-Bestimmungsmethoden.

Toluol n: (engl.) toluene; Methylbenzol, $C_6H_5CH_3$; Rohstoff in der chem. Industrie, Lösungsmittel für Farben, Lacke, Klebstoffe, Gummi u. Kunststoffe, Treibstoffzusatz; häufig mit Benzol* verunreinigt; MAK: 190 mg/m^3 (50 ppm); BAT: 1 mg/l Blut od. 3 mg o-Kresol/l Urin (am Ende einer Arbeitsschicht); gewerbl. Vergiftung mit T.: BK Nr. 1303.

-tom: auch -tomie, Tomo-; Wortteil mit der Bedeutung Schnitt, Abschnitt; von gr. τομή.

Tomes-Fasern (Sir John T., Kieferchir., London, 1815–1895): (engl.) Tomes' fibres; in die Tubuli dentinales eingelagerte Fortsätze der Odontoblasten* im Dentin.

Tomo|graphie (-tom*; -graphie*) f: (engl.) tomography; Schichtaufnahmeverfahren der Röntgendiagnostik; **Prinzip:** von drei Teilen des Systems Röhre-Objekt-Film erfolgt eine gekoppelte Bewegung entw. gegenläufig von Röhre u. Film bei unbewegtem Pat. od. gleichsinnig von Pat. u. Film bei stehender Röhre. Dadurch gelangt ein bestimmter vorgewählter Tiefenbereich des Objekts auf derselben Stelle des Films zur Darstellung, während die höher u. tiefer gelegenen Objektteile auf ständig wechselnde Punkte projiziert, d. h. verwischt werden. Der Schichtwinkel ist das Ausmaß der Bewegung von Röhre u. Film u. bestimmt die Schichtdicke (großer Winkel = dünne Schicht, kleiner Winkel = dicke Schicht). Es ist möglich, mit einem einzigen Schichtablauf des Geräts mehrere Schichtbilder (Tomogramme) von Körperschichten verschiedener Tiefe herzustellen (Simultanschichtverfahren). Die T., heute durch die Computertomographie* weitgehend ersetzt, hat den Wert einer ergänzenden Untersuchung; im thorakalen Bereich Darstellung von Kavernen u. kl. Tumoren; bei der Infusionscholegraphie überlagerungsfreie Darstellung aller Abschnitte der extrahepat. Gallengänge; i. R. der Ausscheidungsurographie eindeutige Beurteilbarkeit des Nierenhohlraumsystems; in der Skelettdiagnostik Darstellung destruierender Prozesse.

Ton-: auch Tono-; Wortteil mit der Bedeutung Spannung, von gr. τόνος.

Ton|audio|metrie (Audi-*; Metr-*) f: (engl.) tone audiometry; s. Audiometrie.

Ton|erde: (engl.) alumina; Aluminiumoxid; essigsaure Tonerdelösung: Liquor aluminii acetici; vgl. Adsorbenzien, Heilerde.

T

Tonika (gr. τονικός dehnbar, dehnend) n pl: (engl.) tonics; kräftigende Mittel (Roboranzien).

tonisch (Ton-*): (engl.) tonic; **1.** (pharmak.) stärkend; **2.** (physiol.) den Tonus betreffend.

Tonnen|karzinom (Karz-*; -om*) n: (engl.) barrel cervix; s. Zervixhöhlenkarzinom.

Tono|fibrillen (Ton-*; Fibrilla*) f pl: (engl.) tonofibrils; intrazelluläre, aus Tonofilamenten aggregierte Fibrillen, bes. der Zellen des Stratum spinosum der Epidermis, mit Verankerung in den Desmosomen; vgl. Epithelgewebe.

Tono|meter (↑; Metr-*) n: Druckmesser: **1.** für den Augeninnendruck* (Ophthalmotonometer), z. B. zur Diagnostik des Glaukoms; **2.** für den Blutdruck*; vgl. Riva-Rocci-Apparat; **3.** Gerät zur Äquilibrierung* bei der Blutgasanalyse*.

Tono|metrie (↑; ↑) f: (engl.) tonometry; Spannungs- od. Druckmessung; **1.** (ophth.) Messung bzw. fortlaufende Registrierung (Tonographie) des Augeninnendrucks* durch Aufsetzen eines Tonometers (z. B. Schiötz*-Tonometer, Applanationstonometer*); vgl. Tagesdruckkurve; **2.** T. i. w. S. auch Blutdruckmessung u. Messung des Spannungszustands von Muskeln; periphere arterielle T. zur Messung der peripheren Vasokonstriktion i. R. der Polysomnographie (z. B. bei Schlafapnoesyndrom); Magenmukosa-T. zur Abschätzung der Gewebeoxygenierung durch Messung des p_iCO_2 (z. B. nach Extubation beatmeter Pat. zur Früherkennung von Multiorganversagen).

Ton|schwellen|audio|metrie (Audi-*; Metr-*) f: s. Audiometrie.

Tonsilla (lat.) f (pl Tonsillae): (anat.) Tonsille, Mandel; lymphoretikuläres Gewebe im Bereich des Übergangs der Mund- u. Nasenhöhle in den Pharynx; vgl. Rachenring, lymphatischer.

Tonsilla cerebelli (↑) f: Kleinhirntonsille*.

Tonsilla lingualis (↑) f: Zungenmandel*.

Tonsilla palatina (↑) f: Gaumenmandel*.

Tonsilla pharyngea (↑) f: Rachenmandel*.

Tonsilla tubaria (↑) f: lymphat. Gewebe in der Umgebung der pharyngealen Öffnung der Tuba auditiva.

Tonsill|ek|tomie (↑; Ektomie*) f: (engl.) tonsillectomy; op. Entfernung der Gaumenmandeln u. ihrer Kapsel in Lokalanästhesie am halb sitzenden Erwachsenen od. in Intubationsnarkose am mit rekliniertem Kopf liegenden Pat.; wegen der immun. Funktion der Tonsillen sollte eine T. i. d. R. erst nach dem 4. Lj. durchgeführt werden. **Ind.:** rezidiv. eitrige Tonsillitis*, bei lokalen Kompl. einer Tonsillitis (z. B. Peritonsillarabszess, tonsillogene Sepsis, erhebliche Hyperplasie mit Beeinträchtigung von Atmung u. Nahrungsaufnahme), als platzschaffende Maßnahme bei Verschluss einer Gaumenspalte; **Kontraind.:** Agranulozytose, Immundefektzustände; als relative Kontraind. gelten eine offene Gaumenspalte u. Pharyngitis sicca. **Kompl.:** postop. Nachblutung (bis zu 14 Tagen), passagere Geschmacksstörungen (Dysgeusie); später evtl. Auftreten einer Seitenstrangangina*.

Tonsillitis (↑; -itis*) f: syn. Angina, Tonsillopharyngitis, sog. Mandelentzündung; Entz. der lymphoepithelialen Gewebe des lymphatischen Rachenrings, insbes. der Gaumenmandeln; **Formen: 1. T. acuta:** wird meist durch Viren (ca. 80 %; Adeno-, Parainfluenzaviren) u. betahämolysierende Streptokokken der Gruppe A (s. Streptococcus), seltener durch Staphylo- u. Pneumokokken verursacht; pathol.-anat. Infiltration der Tonsillen mit Leukozyten, Mikroabszesse in Parenchym u. Krypten, Austritt von fibrinösem Exsudat; **Klin.:** meist plötzl. Beginn mit hohem Fieber (evtl. Schüttelfrost), Halsschmerzen (bes. beim Schlucken), kloßige Sprache, Druckschmerzhaftigkeit u. Schwellung der submandibulären Lymphknoten, dabei Rötung u. Schwellung der Tonsillen (Angina catarrhalis), häufig einzelne Beläge (sog. Stippchen) an den Kryptenmündungen (Angina lacunaris) od. über Lymphfollikeln (Angina follicularis), selten konfluierende Beläge, die u. U. über die Tonsillen hinausreichen (bei Pneumokokkenangina); **Ther.:** Bettruhe, lokal Analgetika u. Desinfizienzien, feuchte Halswickel, bei Streptokokkennachweis systemisch Antibiotika; **DD:** T. bei Scharlach, Syphilis, Tuberkulose u. Diphtherie, Herpangina, Angina agranulocytotica, Plaut-Vincent-Angina, Mononucleosis infectiosa, orale Candidose; **2. T. chronica:** wird meist durch eine Mischinfektion mit anaeroben u. aeroben Err. unter Beteiligung betahämolysierender Streptokokken der Gruppe A (durch versch. Serotypen eigentlich Neuinfektionen) verursacht; pathol.-anat. Retention von Zelldetritus, Kryptenabszesse, Fibrosierung u. Nekrose des Parenchyms; Beteiligung des peritonsillären Gewebes; **Klin.:** anamnest. häufig rezidiv. Anginen; geringe Beschwerden (sog. Halskratzen), vergrößerte submandibuläre Lymphknoten, Foetor ex ore, dabei gerötete Tonsillen mit narbiger u. zerklüfteter Oberfläche, peritonsillärer Druckschmerz, bei Spateldruck auf den vorderen Gaumenbogen Entleerung von Eiter u. Zelldetritus aus den Krypten; **Ther.:** kons. Behandlung unwirksam; bei od. nach Kompl. u. Folgeerkrankungen Tonsillektomie*; **Kompl.: 1.** Begleiterkrankungen: Dyspnoe, Kehlkopfödem, Otitis media; **2.** lokale Kompl.: **a)** Peritonsillarabszess; Peritonsillitis mit fortgeleiteter Entz. u. Abszedierung im Bereich der Halsweichteile, die nach einem symptomfreien Intervall auftritt; Sympt.: hohes Fieber, starke Halsschmerzen u. Schluckbeschwerden, peritonsillärer Druckschmerz, Schwellung u. Vorwölbung der geröteten Tonsillen u. des Gaumensegels, evtl. Kieferklemme; Ther.: bei beginnender Abszedierung Antibiotika, bei fluktuierendem Abszess Abszessspaltung od. Tonsillektomie; **b)** Angina* Ludovici; **3.** Folgeerkrankungen: v. a. bei bakterieller T. Sepsis durch hämatogene, lymphogene od. kontinuierl. Fortleitung in die Halsweichteile mit Beteiligung der V. jugularis interna, rheumatisches Fieber, Endo-, Myo- u. Perikarditis, Glomerulonephritis, Pustulosis palmaris et plantaris, Urtikaria, Thrombangiitis obliterans, Vaskulitis.

Tonsillitis lingualis acuta (↑; ↑) f: akute Entz. der Zungenmandel mit Schluckbeschwerden, Fieber u. allg. Krankheitsgefühl; **Vork.:** meist nach Tonsillektomie*; **Kompl.:** Abszessbildung u. sek. Kehlkopfödem.

Tonus (Ton-*) m: Grad der Anspannung eines Organs od. Organteils, z. B. von Muskeln, Gefäßen od. Nerven; vgl. Hypotonie, Hypertonie, Sympathikotonie, Vagotonie.

Tonus|dif|ferenz, vestibuläre (↑) f: (engl.) vestibular tonus difference; Überwiegen des Nystagmus* zu einer Seite bei vergleichender therm. Gleichgewichtsprüfung u. bei Drehprüfung; **Urs.:** Störung des Vestibularapparats, des N. vestibulocochlearis od. zentraler vestibulärer Strukturen in Pons u. Kleinhirn.

Tonus|verlust, af|fektiver (↑): syn. Kataplexie*.

Tonus|vermehrung, spastische (↑): (engl.) spastic hypertonicity; s. Spastik.

Tophus (gr. τοφιών Tuffstein) m: Knoten; z. B. Tophus arthriticus (Gichtknoten).

Topiramat (INN) n: Antiepileptikum; **Anw.**: als Zusatztherapeutikum bei partiellen epileptischen Anfällen, tonisch-klonischen u. epileptischen Anfällen i. R. des Lennox-Gastaut-Syndroms; **UAW:** Müdigkeit, Ataxie, Nervosität; vgl. Antiepileptika.

topisch (gr. τόπος Ort): (engl.) topical; örtlich, lokal; z. B. topische Anw. eines Heilmittels.

Topo|iso|merase-I-Hemmer: (engl.) topoisomerase I inhibitor; Derivate von Camptothecin, einem pflanzl. Alkaloid (aus Camptotheca acuminata Decne) mit zytostat. Wirkung; z. B. Irinotecan, Topotecan; vgl. Zytostatika. R. Leh.

Topo|isomerasen f pl: (engl.) topoisomerases; Enzyme, die die Tertiärstruktur der DNA bestimmen, indem sie in einem dreistufigen Prozess die Veränderung der DNA-Verwindungszahl (s. Superhelix) katalysieren: **1.** Spaltung eines od. beider DNA-Stränge; **2.** Durchtreten eines DNA-Abschnitts durch den entstandenen Strangbruch; **3.** Wiederverknüpfung der DNA-Bruchstelle; **Typen: I:** spalten nur einen DNA-Strang, ATP-unabhängig; **II:** spalten beide DNA-Stränge, ATP-abhängig; vgl. Gyrase.

Topor (lat. sopor Todesschlaf, Betäubung) m: s. Sopor.

Topo|tecan (INN) n: Zytostatikum (Topoisomerase*-I-Hemmer); **Ind.**: metastasierendes Ovarialkarzinom; **Kontraind.**: schwere Knochenmarkdepression, Leber- od. Nierenfunktionsstörung; vgl. Zytostatika. R. Leh.

TORCH-Komplex m: (engl.) TORCH complex; Abk. für die wichtigsten pränatalen Inf. des Menschen: **T**oxoplasmose*, **o**ther (andere wie Syphilis*, Listeriose*), **R**öteln*, **C**ytomegalie (Zytomegalie*), **H**erpes* simplex; s. Pränatalinfektion, Perinatalinfektion.

Toremifen (INN) n: Zytostatikum (Antiöstrogen); **Ind.**: hormonabhängiges, metastasierendes Mammakarzinom; **UAW:** Hitzewallung, Schwitzen, Leukorrhö, Übelkeit, Schwindel, Hyperkalzämie; vgl. Zytostatika. M. Her.

Torin-Loch: (engl.) Torin's hole; Hiatus canalis n. petrosi majoris des Schläfenbeins.

torisch (lat. torus Wulst, Knoten): (engl.) toric; Bez. für zylindrische Brillengläser* mit zwei zueinander im Winkel stehenden Krümmungen von versch. Radius; Verw. zum Ausgleichen eines Astigmatismus*.

Torkildsen-Drainage (Arne T., Neurochir., Oslo, geb. 1899; Drainage*) f: s. Ventrikeldrainage.

Tormentillae rhizoma f: Wurzelstock von Potentilla erecta (Blutwurz) mit Gerbstoffen vom Catechin- u. Ellagitannintyp; **Verw.**: als Adstringens bei unspezifischer, akuter Diarrhö u. leichter Entz. der Mund- u. Rachenschleimhaut; **NW:** evtl. Magenbeschwerden.

Tornwaldt-Krankheit (Gustav L. T., Arzt, Danzig, 1843–1910): syn. Bursitis* pharyngealis.

torpid (lat. torpidus erstarrt, betäubt): schlaff, träge, langsam.

Torr: nach E. **Torr**icelli (ital. Naturforscher, 1608–1647) benannte, nicht mehr gebräuchliche Einheit des Drucks* (1 Torr = 133,322 Pa).

Torsade de pointes (frz. Zopf aus Spitzen): sog. Kammeranarchie; Sonderform einer ventrikulären Tachykardie* mit passagerem Kammerflimmern* u. typischen spindelförmigen EKG-Veränderungen (sog. Spindeltachykardie, s. Abb.); **Urs.**: z. B. Elektrolytstörungen, Intoxikationen, QT-Syndrom; **Klin.** u. **Ther.** wie bei Kammerflattern u. -flimmern.

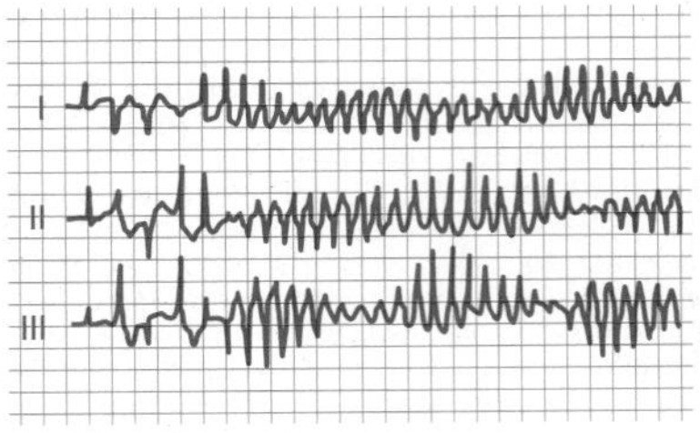

Torsade de pointes:
Das EKG zeigt unterschiedliche QRS-Komplexe, polymorphe ventrikuläre Extrasystolen und typische Spindelform. [466]

Torsion (lat. torsio) f: Drehung, Achsendrehung; z. B. Hodentorsion.

Torsions|dys|tonie (↑; Dys-*; Ton-*) f: (engl.) torsion dystonia; syn. Dystonie, Dystonia musculorum deformans; extrapyramidale Erkr. mit unwillkürl. Muskelkontraktionen u. grotesker Verdrehung von einzelnen Gliedern (fokale Dystonie) bzw. des ganzen Körpers (generalisierte Dystonie); **Urs.**: wahrscheinl. Störung des Dopaminstoffwechsels in den Stammganglien; pathol.-anat. mit unterschiedl. morphol. Veränderungen im Putamen u. a. Kerngebieten; **Formen: 1.** autosomal-dominant od. -rezessiv erbl. T. (syn. Ziehen-Schwalbe-Oppenheim-Syndrom); Manifestation meist zw. dem 10. u. 20. Lj.; Beginn häufig als fokale Dystonie; **2.** X-chromosomal-rezessiv erbl. T. (syn. Philippino-Typ); Manifestation um das 35. Lj.; häufig kraniozervikale Dystonie, in ca. 35 % einhergehend mit Parkinson-Syndrom; **3.** idiopathische T.; **4.** (selten) symptomat. T. in Zus. mit anderen Erkr. (z. B. hepatolentikuläre Degeneration, Chorea Huntington, Hallervorden-Spatz-Erkrankung, bei Hirntumoren od. postenzephalitischem Syndrom); **Sympt.**: rotierende Bewegungen von Kopf u. Rumpf, athetotische Fingerbewegungen mit Schreibkrampf, evtl. Torticollis spasmodicus u. Gangstörungen; oligosymptomat. bzw. fokale Verlaufsformen, bei denen nur Tremor, Tic, Blepharospasmus, oromandibuläre Dystonie o. Ä. auftreten, kommen relativ häufig vor; **Ther.**: Versuch mit Levodopa, Anticholinergika, Haloperidol, Baclofen, Diazepam, Biofeedback, evtl. stereotaktische Operation; **DD:** paroxysmale Dyskinesien*, Segawa*-Syndrom. Vgl. Syndrom, dystones.

Torsions|fraktur (↑; Fraktur*) f: (engl.) spiral fracture; s. Fraktur, vollständige.

Torti|collis (lat. tortus gedreht, gekrümmt; collum Hals) m: syn. Caput obstipum, muskulärer Schiefhals; fixierte Fehlstellung des Kopfs in Seitenneigung zur kranken Seite mit leichter Drehung zur Gegenseite; **Vork.** bei 0,5 % der Neugeborenen, oft zus. mit Pes equinovarus od. Hüftdysplasie; **Urs.**: einseitig verkürzter M. sternocleidomastoideus inf. intrauteriner Fehlhaltung, Steißlage, Zangengeburt, evtl. genet. bedingte Anlagestörung des Muskels; **Ther.**: konservativ im 1. Lj.; später op. mit Tenotomie, evtl. Totalexstirpation des M. sternocleidomastoideus; bei akutem T. nichtsteroidale Antiphlogistika, Muskelrelaxanzien, evtl. Infiltration von Lokalanästhetika. Vgl. Akzessoriuslähmung, Torticollis spasmodicus, Trochlearislähmung.

Torti|collis ocularis (↑; ↑) m: Schiefhalten des Kopfs zur Vermeidung von Doppelbildern v. a. bei Trochlearislähmung* (Ausfall des M. obliquus sup.). Vgl. Kopfzwangshaltung, okuläre.

Torti|collis spasmodicus (↑; ↑) m: syn. segmentale zervikale Dystonie; auch Torticollis spasticus, spastischer Schiefhals; Form der Torsionsdystonie* i. S. eines extrapyramidalen Syndroms mit tonischen, klonischen, tremolierenden od. myokloniformen Innervationsstörungen der Hals- u. Nackenmuskulatur; typischerweise mit einem entspr. Hilfsgriff („geste antagoniste") abzumildern; **Formen: 1.** rotatorischer T. sp.: Drehung des Kopfs zu einer Seite, Neigung zur Gegenseite sowie Hebung der gleichseitigen Schulter; **2.** Antecollis: Nackenbeugung; **3.** Retrocollis: Nackenstreckung; **4.** Laterocollis: Kopfneigung zu einer Seite; **Vork.: 1.** als hereditäre Erkr. (z. B. autosomal-dominant, Genlokus 9q34); **2.** idiopathisch; **3.** assoziiert mit anderen Torsionsdystonien, hereditärem essentiellem Tremor od. Schilddrüsenerkrankungen; **4.** symptomatisch bei hepatolentikulärer Degeneration u. anderen Basalganglienläsionen od. bei postenzephalitischem Syndrom; **Ther.:** lokale Injektion von Botulinumtoxin; Anticholinergika, Haloperidol; Diazepam, Baclofen; **DD:** hereditärer essentieller Kopftremor, Trochlearislähmung (mit kompensator. Kopfhaltung), Tic, Sandifer-Syndrom, Torticollis* anderer Genese. K. Irl.

Tortuositas vasorum (lat. tortuosus gewunden) f: ophthalmoskopisch auffallende Schlängelung der Netzhautgefäße; meist ohne Krankheitswert; Vork. z. B. bei Hyperviskositätssyndromen, Retinopathia praematurorum, Hypertonie u. beginnendem Zentralvenenverschluss.

Torus (lat.) m: Wulst.

Torus levatorius (↑) m: durch den M. levator veli palatini bedingte Wulst unter der pharyngealen Tubenöffnung.

Torus mandibularis (↑) m: Knochenwulst oberhalb der Linea mylohyoidea; mögl. Prothesenhindernis.

Torus palatinus (↑) m: inkonstanter Längswulst in der Mittellinie des harten Gaumens.

Torus tubarius (↑) m: Tubenwulst; hervorgerufen durch die dorsomediale Lippe des Tubenknorpels.

Tossy-Einteilung: (engl.) Tossy's classification; s. Luxatio acromioclavicularis (Abb.).

Tosyl|chlor|amid-Natrium (INN) n: Antiseptikum, Desinfektionsmittel*; aufgrund des Wirkungsverlustes bei Blutkontakt nicht zur Wundantiseptik geeignet.

total (lat. totus ganz, Gesamt-): gänzlich.

Total|endo|pro|these (↑; End-*; gr. προτιθέναι davorsetzen) f: (engl.) total endoprosthesis; Abk. TEP; alloplastische Endoprothese* zum Ersatz eines Gelenks, v. a des Hüftgelenks (s. Abb.), auch des Knie-, Fuß-, Finger- u. Schultergelenks. Beide Gelenkteile werden im Knochen mit Knochenzement* fixiert od. zementfrei verankert (sog. Hybridprothese bei kombiniertem Vorgehen). **Kompl.** bei T. des Hüftgelenks: tiefe Beinvenenthrombose, Lungenembolie, Läsion des N. femoralis od. N. ischiadicus, Hüftluxation, septische Lockerung, Fraktur, heterotope Ossifikation des Gelenks.

Total|ex|stirpation (↑; lat. exstirpare ausrotten) f: (engl.) total extirpation; op. Entfernung eines ganzen Organs od. Organsystems.

Total|kapazität (↑) f: (engl.) total capacity; Abk. TK; i. e. S. T. der Lungen; s. Lungenvolumina.

Total|pro|laps (↑; Prolaps*) m: s. Prolapsus uteri et vaginae.

Total|pro|these (Prothese*) f: (engl.) total denture; herausnehmbare, der Schleimhaut nur aufliegende Prothese bei vollständiger Zahnlosigkeit; die Prothesenbasen erhalten ihre größtmögliche Ausdehnung durch die Funktionsabformung (s. Abformung). Der Biss der T. wird über eine Kieferrelationsbestimmung sowohl in der Horizontalen als auch in der Vertikalen ermittelt. Durch Einzelimplantante im unteren Frontzahnbereich kann die Funktion der T. erheblich verbessert werden.

Toten|flecke: (engl.) postmortem lividity; Leichenflecke, Livores mortis; sicheres Todes-

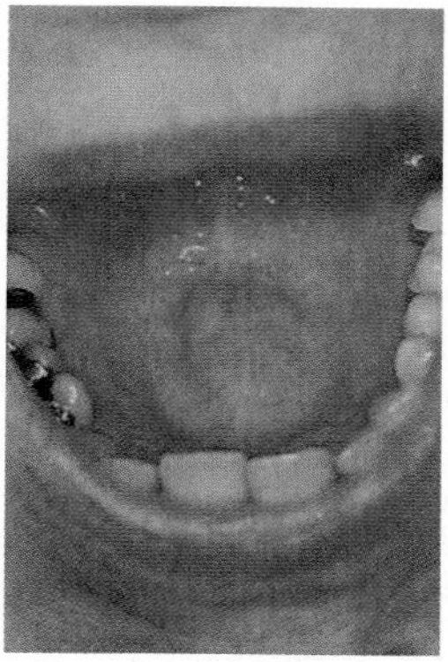

Torus palatinus [257]

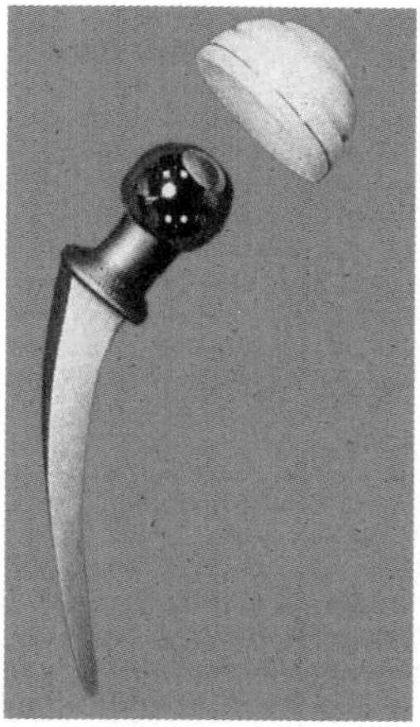

Totalendoprothese zur intramedullären Verankerung; die Pfanne besteht aus Polyethylen, der Kopf aus Metall. [177]

T

zeichen*; inf. Absinken des Bluts in die tiefer gelegenen Teile (Hypostase) der Leiche (mit Ausnahme der Aufliegestellen) auftretende rötl.-zyanot. Flecke; entstehen meist ½–1 Std. nach Todeseintritt u. sind häufig bereits während der Agonie zu sehen; konfluieren innerh. der ersten 12 Std. nach Todeseintritt; wegdrückbar in den ersten 6 Std.; abweichende Farbe bei Vergiftungen (z. B. hellrot bei CO-Vergiftung), bei Tod mit erheblichem Blutverlust evtl. nur spärlich ausgeprägt.

Toten|kranz: s. Corona mortis.

Toten|lade: die bei Nekrose eines Knochenstücks im Periost entstehende Aussparung, die den Sequester* aufnimmt.

Toten|starre: (engl.) postmortem rigidity; Rigor mortis, Leichenstarre; nach dem Tod einsetzendes allmähl. Starrwerden der quergestreiften u. glatten Muskulatur nach vorheriger völliger Erschlaffung; zeitl. Ablauf temperaturabhängig; **Urs.:** postmortaler Abbau von ATP; Beginn der T. 2 Std. nach Eintritt des Todes an den Kiefergelenken; Ausbreitung absteigend (Nysten-Regel); völlige T. nach 6–8 Std.; Lösung durchschnittl. nach 76 Std. mit Eintritt der Fäulnis in derselben Reihenfolge; bei Hypothermie (Kältestarre) u. extremem Wasserverlust kann T. vorgetäuscht sein. **Sonderform:** kataleptische Totenstarre*. Vgl. Todeszeichen. V. Sch.

Toten|starre, kata|leptische: (engl.) cataleptic postmortem rigidity; Auftreten der Totenstarre im Moment des Todes, meist nach vorheriger extremer Erschöpfung (ATP-Mangel) od. nach Gehirn- u. Rückenmarkschädigungen (bes. bei Läsionen der Umgebung des Nucleus ruber). Vgl. Totenstarre.

Tot|geburt: (engl.) stillbirth; ein Kind gilt in der Bundesrepublik Deutschland als tot geboren, wenn es nach der Trennung vom Mutterleib keines der für eine Lebendgeburt* maßgebl. Zeichen (Herzschlag, natürl. Lungenatmung, Pulsation der Nabelschnur) u. ein Gewicht von mind. 500 g aufweist. Für Totgeborene besteht standesamtl. Meldepflicht (Eintragung in die Personenstandsbücher).

Toti-Operation (Addeo T., Ophth., Florenz, 1861–1935) f: syn. Dakryocystorhinostomia externa; Form der Dakryorhinostomie* mit dem Zugang von außen; Resektion eines Knochenstücks der lateralen Nasenwand u. teilweise Vernähung von Nasen- u. Tränensackschleimhaut.

Tot|raum: (engl.) dead space; (physiol.) Teil des Respirationstrakts, der am Gasaustausch nicht beteiligt ist; **Einteilung: 1.** anatomischer T. des oberen Respirationstrakts vom Mund bis zu den Bronchiolen (ca. 150 ml); dient der Reinigung, Erwärmung u. Anfeuchtung der Atemluft sowie der Sprachbildung; entspricht beim Gesunden i. d. R. dem **2.** funktionellen T. (auch totaler, physiologischer T.), der bei best. Erkrankungen (z. B. Emphysem, Lungenfibrose) den **3.** sog. alveolären T. mit umfasst: Alveolargebiete, die inf. Minderbelüftung, -durchblutung bzw. Membranschädigung am Gasaustausch nicht teilnehmen. Vgl. Clearance, mukoziliäre.

Tot|raum|ventilation (lat. ventilare Luft zufächeln) f: (engl.) dead-space ventilation; Differenz zw. Atemminutenvolumen (Abk. AMV) u. alveolärer Ventilation (funktioneller Totraum × Atemfrequenz); Berechnung nach der Enghoff-Gleichung: Totraumventilation/Atemminutenvolumen = arterieller pCO_2 - mittlerer pCO_2 in der Ausatemluft/arterieller pCO_2; bei Atemtherapie* vermehrte T. durch künstliche Totraumvergrößerung (z. B. mittels Giebel*-Rohr) zur Stimulation der Atemantriebe*.

Tot|vakzine (Vacci-*) f: (engl.) dead vaccine; syn. Totimpfstoff; Impfstoff, der aus abgetöteten Krankheitserregern (Bakt., Viren) besteht; vgl. Schutzimpfung.

Touchieren (frz. toucher berühren): (engl.) 1. digital examination, 2. to cauterize; **1.** mit dem Finger untersuchen; **2.** mit dem Ätzstift ätzen.

Touraine-Solente-Golé-Syn|drom (Albert T., Dermat., Paris, 1883–1961; G. S., zeitgen. Arzt, Frankreich; L. G., zeitgen. Arzt, Frankreich) n: syn. Pachydermoperiostose*.

Tourette-Syn|drom (Georges Gilles de la T., Neurol., Paris, 1857–1904) n: s. Gilles-de-la-Tourette-Syndrom.

Tourniquet (frz. Drehkreuz): **1.** Gummizügel- od. Fadenumschlingung kleiner einmündender Gefäße zur temporären Kompression bei Gefäßoperation; **2.** Abschnüren einer Extremität mit einer Druckmanschette zur provisorischen Blutstillung* bei Gefäßverletzung od. zur Aufrechterhaltung einer Esmarch*-Blutleere bzw. Blutsperre* bei Operation.

Tourniquet-Syn|drom (↑) n: syn. Reperfusionssyndrom; Auftreten von Muskelödem, Hyperkaliämie, Azidose, u. U. Schock u. Verbrauchskoagulopathie nach rascher Aufhebung einer länger bestehenden Ischämie* (z. B. nach Embolektomie) inf. Einschwemmung angestauter tox. Metabolite nach Wiederfreigabe des Blutstroms.

Touton-Riesen|zelle (Karl T., Dermat., Breslau, Wiesbaden, 1858–1934; Zelle*): (engl.) Touton giant cell; (histol.) mehrkernige Xanthomzelle; **Vork.:** bei Hand-Schüller-Christian-Krankheit u. xanthomatösen Entzündungen (Fremdkörperriesenzelle*).

Towey-Krankheit: syn. Ahornrindenschälerkrankheit*.

Tox-: auch Toxo-, Toxiko-; Wortteil mit der Bedeutung Gift (eigentl. Pfeilgift); von gr. τοξικὸν φάρμακον.

Tox|ämie (↑; -ämie*) f: (engl.) toxemia; Toxikämie; **1.** Toxinämie; Auftreten von Bakterientoxinen im Blut, z. B. bei Diphtherie; **2.** toxisch bedingte Blutbildveränderungen.

Tox|ascaris leonina (↑; gr. ἀσκαρίς Eingeweidewurm) f: im Dünndarm von Hund, Katze u. a. Raubtieren parasitierender Spulwurm (s. Nematodes); Larven gehören zu den Erregern der Larva* migrans (visceralis) des Menschen.

Toxi|dermie (↑; Derm-*) f: nicht mehr gebräuchl. Bez. für toxisch bedingte Arzneimittelexantheme*.

Toxiko|dynamik (Tox-*; gr. δύναμις Kraft) f: (engl.) toxicodynamics; Teilgebiet der Toxikologie, das sich mit den durch Giftwirkung hervorgerufenen Veränderungen des Organismus beschäftigt; vgl. Toxikokinetik. C. Fle.

Toxiko|kinetik (↑; Kin-*) f: (engl.) toxicokinetics; Teilgebiet der Toxikologie; untersucht werden Resorption, Distribution, Metabolisation u. Elimination von Giftstoffen im Organismus; vgl. Toxikodynamik. C. Fle.

Toxiko|logie (↑; -log*) f: (engl.) toxicology; Lehre von den Giften, d. h. die Lehre von den schädl. Wirkungen chem. Substanzen auf lebende Organismen.

Toxiko|manie (↑; gr. μανία Wut) f: veraltete Bez. für Abhängigkeit* von Drogen od. Medikamenten.

Toxikose (gr. τοξικόν φάρμακον Gift; -osis*) f: (engl.) toxicosis; durch exogene od. endogen gebildete toxische Substanzen verursachte Erkrankung i. S. einer Intoxikation (Vergiftung*) bzw. Autointoxikation*; z. B. Schwangerschaftstoxikose (s. Gestose), Säuglingstoxikose* u. Neurotoxikose*, Thyreotoxikose (s. Hyperthyreose).

Toxikum (↑) n: Gift; s. Gifte.

Toxin|ämie (↑; -ämie*) f: s. Toxämie.

Toxine (↑) n pl: (engl.) toxins; Giftstoffe von Mikroorganismen, Pflanzen od. Tieren mit nach unterschiedl. Inkubationszeiten auftretender spezif. Wirkung; bei den Bakterien unterscheidet man **Exotoxine:** meist komplex zusammengesetzte thermolabile (bis max. 60 °C stabile) Polypeptide od. Proteine, die von lebenden Bakt. sezerniert werden; Exotoxine können auf Plasmiden od. dem Kernäquivalent lokalisiert sein. Sie sind immunogen, von ihnen ausgelöste Erkr. hinterlassen aber oft keine lang anhaltende Immunität; durch Wärme- od. Formalineinwirkung überführbar in Toxoide*; **Endotoxine** stammen aus der äußeren Zellmembran gramnegativer Bakterien, bestehen aus Lipopolysacchariden u. sind thermostabil; toxische Komponente ist das Lipid* A. Antikörper gegen Endotoxine reagieren spezifisch mit der Polysaccharidseitenkette. Größere Mengen von Endotoxin werden beim Absterben von gramnegativen Bakt. frei (s. Schock, septisch-toxischer; Jarisch-Herxheimer-Reaktion). Vgl. Antitoxine, Enterotoxine, Gifte, Superantigene.

Toxino|logie (↑; -log*) f: (engl.) toxinology; Teilgebiet der Toxikologie, das sich speziell mit den Toxinen* beschäftigt.

Toxin|schock|syn|drom (↑) n: s. Schocksyndrom, toxisches.

toxisch (↑): (engl.) toxic; giftig.

Toxizität (↑) f: (engl.) toxicity; giftige, u. U. gesundheitsschädigende, grundsätzlich von der Dosis abhängige Eigenschaft u. Wirkung von chem. Substanzen u. physik. Faktoren; angegeben wird die T. bezogen auf Körpergewicht od. Körperoberfläche; unterschieden werden u. a. Organtoxizität*, Kanzerogenität (s. Kanzerogene), Mutagenität*, Embryotoxizität* u. Teratogenität*. Vgl. Risikoabschätzung, toxikologische.

Toxizitäts|test (↑) m: (engl.) toxicity test; Tierversuchsreihe, bei der versch. Dosen eines Stoffes über jeweils einen definierten Zeitraum verabreicht werden, um seine Giftigkeit zeit- u. dosisabhängig zu ermitteln; **Einteilung:** nach Versuchsdauer (u. Applikationshäufigkeit) in akuten (5–14 Tage, einmalige Gabe), subakuten (14–90 Tage, wiederholte Gabe) u. chronischen (>3 Mon., wiederholte Gabe) T. Vgl. Dosis. C. Fle.

Toxizitäts|äqui|valent|faktor (↑; Aequi-*; lat. valere wert sein) m: s. TEF.

Toxo|cara (↑; lat. carus lieb, wert) f: Spulwurmgattung (Nematodes*); Larven des Hunde- (T. canis) u. Katzenspulwurms (T. cati) können beim Menschen als Larva* migrans (visceralis) auftreten od. eine Toxocariasis* auslösen.

Toxo|cariasis (↑; ↑; -iasis*) f: Invasion mit Larven von Toxocara* aus oral aufgenommenen Eiern, die sich bis zu einem gewissen Stadium auch im menschl. Organismus entwickeln u. Entz. bzw. Nekrosen im Peritoneum, in Leber, Pleura u. Lunge verursachen können; **Klin.:** meist symptomlos, gelegentlich Bauchschmerzen, Leukozytose mit Eosinophilie (Anteil bis 66 %), eosinophile Lungeninfiltrate, asthmaartige Beschwerden, granulomatöse Hepatitis, bei Beteiligung des Auges Chororetinitis u. a. Augensymptome, u. U. zur Erblindung führend (Toxocara-Ophthalmie); **Diagn.:** Immunfluoreszenztest, ELISA; **Ther.:** Tiabendazol. Vgl. Larva migrans.

Toxoide (↑; -id*) n pl: (engl.) toxoids; durch Formaldehyd u. Erwärmung entgiftete Ektotoxine; behalten ihre immunisierenden Eigenschaften (erhalten gebliebene haptophore Gruppe, zerstörte toxophore Gruppe) u. finden, an ein Adjuvans* adsorbiert (z. B. Aluminiumhydroxid), Anw. bei der aktiven Schutzimpfung* gegen Diphtherie u. Tetanus.

Toxo|plasma gondii (↑; -plasma*) n: länglich ovale, sichelförmige Sporozoen mit meist exzentr. gelegenem Kern; Größe 3 × 5 µm; Err. der Toxoplasmose*; **Vork.:** weltweit bei warmblütigen Vertebraten; Vermehrung durch Endodyogenie od. Endopolygenie; **zyklische Entw.** mit Schizogonie (Agamogonie) u. Gamogonie im Dünndarmepithel des Endwirts (nur Katzen); Ausscheidung von Oozysten mit dem Kot, Sporogonie (Reduktionsteilung) im Freien; **azyklische Entw.** mit proliferativer Phase (Tachyzoiten: Pseudozysten) u. Zystenphase (Bradyzoiten) im Zwischenwirt (Mensch, Hund, omni- u. herbivore Säuger u. Vögel); **Inf.** des Menschen durch: **1.** Aufnahme von Zysten mit Nahrungsmitteln (rohes od. ungenügend gekochtes Fleisch); **2.** Oozysteninfektion mit Katzenkot; **3.** pränatal (diaplazentar) bei Erstinfektion während der Schwangerschaft; **Nachw.:** Antikörpernachweis mittels Serofarbtest, indirektem Immunfluoreszenztest, KBR, ELISA, direkter Agglutination; Nachw. von IgM mit niedriger Avidität zur Feststellung einer akut erworbenen Inf.; Erregernachweis in Liquorsediment, Sternalpunktat od. Lymphknotenbiopsie selten möglich (mikroskop. Ausstrichpräparat); empfindlicher ist der Tierversuch (weiße Mäuse, Hamster); histol. Nachweis in Sektionsmaterial (z. B. bei Totgeburt) von Gehirn, Augen, Leber, Milz, Lunge.

Toxo|plasmin (↑; ↑) n: Toxoplasmaantigen für nicht mehr gebräuchl. Intrakutantest auf Toxoplasmose*.

Toxo|plasmose (↑; ↑; -osis*) f: (engl.) toxoplasmosis; durch Inf. mit Toxoplasma* gondii verursachte Zoonose; eine hochgradige Durchseuchung der Bevölkerung mit starken regionalen Schwankungen ist serol. nachgewiesen. Die angeb. Form ist meldepflichtig. **Pathol./Anat.:** Der Err. lebt intrazellulär. Neben Einzelparasiten gibt es Parasitenanhäufungen in parasitophoren Vakuolen (Pseudozysten), die umschriebene herdförmige Entz. u. Nekrosen verursachen. Es besteht eine Affinität zum ZNS (zerebrale Form), bes. in der Fetogenese u. im Kindesalter. Gehirnläsionen des Fetus können mit röntg. nachweisbaren Verkalkungen ausheilen. **Klin.:** Die Mehrzahl der Inf. verläuft asymptomatisch; bei **akutem** u. **subakutem Verlauf** Lymphknotenschwellung u. Lymphadenitis, bes. am Hals; uncharakterist. Fieber, Angina, grippeähnl. Symptome; bei schweren Fällen Kopfschmerz, Meningismus u. Meningoenzephalitis; bei **chron. Verlauf** (sehr selten) Fieber (schubweise), evtl. mit Gelenkbeschwerden u. Kopfschmerz; psych. Alteration, Organmanifestation in Lymphknoten, Leber, Milz, Auge (Iridozyklitis, Chororetinitis, s. ums. Abb.), ZNS.

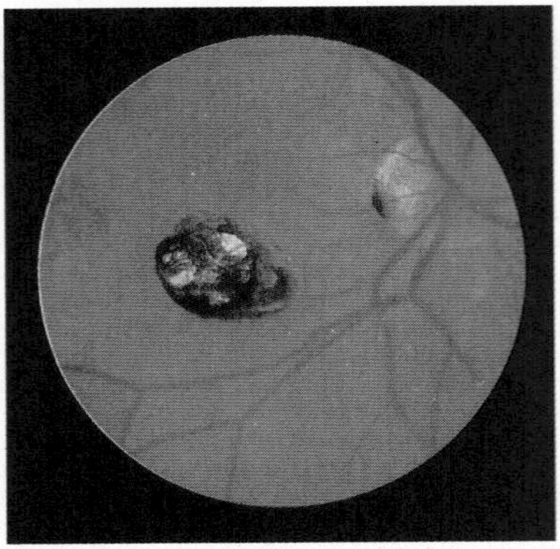

Toxoplasmose:
parazentraler chororetinaler Narbenherd
[362]

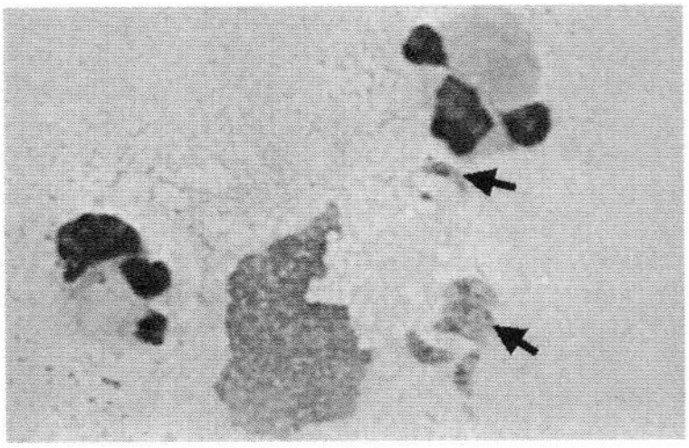

Toxoplasmose:
Tachyzoiten von Toxoplasma gondii (Pfeile) in einem Sedimentpräparat des Liquor cerebrospinalis; May-Grünwald-Giemsa-Färbung [89]

T. u. **Schwangerschaft:** Nur bei einer Erstinfektion während der Schwangerschaft können die Err. über Plazenta u. Nabelschnur in den kindl. Organismus gelangen. Der Erregerübertritt, der vorwiegend im 2. u. 3. Trimenon stattfindet, kann zu Fetopathia toxoplasmotica (mit Früh- od. Totgeburt) führen. **Sympt.: 1.** konnatale T.: Hydrozephalus, Chororetinitis, Verkalkungen im Gehirn, Ikterus, Vergrößerung der Leber u. Milz; **2.** sog. latente konnatale T.: anhaltend hoher serol. Titer über längere Zeit ohne Sympt. bei der Geburt. Erst nach Wochen u. Monaten können typ. Erscheinungen auftreten: Chororetinitis, leichter Hydrozephalus, Krampfneigung, Nystagmus, Rigidität der Extremitäten, Athetosen, Trinkfaulheit u. retardierte geistige Entwicklung. Mit einer erstmaligen Inf. der Schwangeren ist zu rechnen, wenn während der Schwangerschaft eine Serokonversion auftritt od. spezif. IgM-Antikörper mit niedriger Avidität nachgewiesen werden. **Ther.:** zur Vermeidung der Inf. des Fetus bis Ende der 15. SSW Spiramycin, ab der 16. SSW Sulfadiazin, Pyrimethamin (zus. mit Calciumfolinat) über 4 Wochen; danach PCR-Test des Fruchtwassers auf Toxoplasma gondii; **Proph.:** Aufnahme von rohem od. ungenügend gekochtem Fleisch (Vorsicht auch bei der Zubereitung) u. Umgang mit Katzen, v. a. Katzenkot, vermeiden.

T. u. **Immunsuppression:** Bei Immundefekten (z. B. HIV-Infektion, nach zytostatischer Behandlung) kann es zur Reaktivierung einer latenten T. kommen, meist als Enzephalitis, seltener als generalisierte T. mit Erregernachweis in Leber, Lunge, Nebenniere u. a. Organen; **Diagn.:** ringförmige Kontrastmittelanreicherungen in der CCT; **DD:** Lymphom; **Ther.:** Pyrimethamin in Komb. mit Sulfadiazin od. Clindamycin, evtl. Atovaquon; zusätzl. Dexamethason beschleunigt die Symptomregression; nach Abheilung Dauerbehandlung mit Pyrimethamin (evtl. in Komb. mit Clindamycin), um ein erneutes Auftreten der Läsionen zu verhindern.

t-PA: Abk. für (engl.) **t**issue-type **p**lasminogen **a**ctivator; zu den Plasminogenaktivatoren* zählendes Enzym (Endopeptidase), das physiol. durch vasoaktive Substanzen u. Thrombin aus Blutgefäßendothelien freigesetzt wird; **therap. Anw.** in Form von rekombinantem humanem t-PA (rt*-PA) zur Thrombolyse; durch direkte Bindung an Fibrin höhere Spezifität als Streptokinase od. Urokinase; vgl. Fibrinolyse, Blutgerinnung.

TPA: Abk. für (engl.) **t**issue **p**olypeptide **a**ntigen; Keratinantigen, das auf der Zellmembran best. Tumorzellen u. als zirkulierendes Antigen im Serum nachweisbar ist; Marker für gesteigerte Zellproliferation; erhöhte TPA-Konzentration findet sich bei vielen Karzinomen, aber auch bei entzündl. Erkr.; labordiagn. Bestimmung zur Verlaufsbeurteilung; s. Tumorantigene.

TPE-Gruppe: (engl.) TPE group; Abk. für **T**yphus-**P**aratyphus-**E**nteritis-Gruppe; veraltete Bez. für Salmonella*.

TPG: Abk. für **T**rans**p**lantations**g**esetz*.

TPHA-Test m: **T**reponema-**p**allidum-**H**äm**a**gglutinationstest; s. Syphilis.

TPO: Abk. für **T**hrombo**po**etin*.

T-P-Phänomen n: (engl.) TP phenomenon; EKG-Veränderung mit rel. Verlängerung der ST-Strecke bei Sinustachykardie, so dass die P-Welle unmittelbar im Anschluss an die T-Welle der vorhergehenden Herzaktion folgt, u. U. auch in den abfallenden T-Schenkel fällt; Vork. bei metabolischer od. respiratorischer Alkalose bei Alkoholkrankheit*.

TPR: Abk. für (engl.) **t**otal **p**eripheral **r**esistance; s. Widerstand, peripherer.

TPZ: Abk. für **T**hrombo**p**lastin**z**eit*.

Trabecula (lat.) f (pl Trabeculae)**:** Bälkchen, Trabekel.

Trabeculae carneae (↑) f pl**:** in das Herzlumen vorspringende Muskelbälkchen; vgl. Musculi pectinati atrii.

Trabeculae corporum cavernosorum, corporis spongiosi (↑) f pl**:** von glatter Muskulatur durchsetztes Bindegewebegerüst der Penisschwellkörper.

Trabeculae splenicae (↑) f pl: von der Kapsel u. vom Hilum aus in die Milz einstrahlende Bindegewebebalken.

Trabecula septo|marginalis (↑) f**:** von der Wurzel des vorderen Papillarmuskels der Trikuspidalklappe zum Kammerseptum des Herzens ziehende Muskelleiste; enthält den re. Schenkel des His-Bündels des Erregungsleitungssystems.

Trabeculum corneo|sclerale (↑) n**:** Trabekelwerk; bindegewebiger Verdichtungsring im Bereich des Limbus corneae.

Trabekel|blase (↑): syn. Balkenblase*.

Trabekul|ek|tomie (↑; Ektomie*) f: (engl.) trabeculectomy; Herausschneiden eines Streifens der Sklera zus. mit dem Schlemm-Kanal, um eine Verbindung zw. Vorderkammer u. subkonjunktivalem Raum herzustellen (fistulierende Glaukomoperation). Vgl. Goniotomie.

Tracer (engl. trace Spur) m: radioaktive od. radioaktiv markierte physiol. Substanz, die in vitro od. im lebenden Organismus (Radiopharmaka*) über die von dem Radionuklid ausgehende Strahlung verfolgt werden kann; **1.** In-vitro-Verfahren (z. B. Radio*-Immunassay) mit radioaktiv markierten Substanzen (Antigen bzw. Antikörper), die eine Detektion ermöglichen; **2.** In-vivo-Verfahren: Nach Inkorporation eines T. im subphysiol. Konzentrationsbereich wird dessen Bioverteilung gemessen. Wegen der geringen Menge sind dabei keine pharmakodynamischen Wirkungen zu erwarten, die die natürl. Körperfunktionen beeinflussen. Vgl. Marker, Markierung, Radionuklide.

Trachea (gr. τραχύς, τραχεῖα rau, uneben, zottig) f: Luftröhre; 10–12 cm langer Abschnitt der Atemwege, beginnt unterh. des Ringknorpels u. endet mit der Aufzweigung in die beiden Stammbronchien (Bifurcatio tracheae); ist aufgebaut aus 16–20 hufeisenförmigen, nach hinten offenen hyalinen Knorpelspangen (Cartilagines tracheales), deren Enden durch eine Bindegewebemembran (Paries membranaceus) mit vorwiegend querverlaufenden glatten Muskelzügen verbunden sind; zw. den einzelnen Knorpelspangen sind die Ligg. anularia ausgespannt.

Tracheal|kanüle (↑; Kanüle*) f: (engl.) tracheostomy tube; nach Tracheotomie* in die Trachea eingeführte Kanüle zum Offenhalten des Tracheostomas; zur Beatmung* werden meist T. aus Kunststoff mit aufblasbarem Cuff* (zur Blockung), vergleichbar dem Endotrachealtubus*, verwendet; spezielle T. erlauben spontan atmenden tracheotomierten Pat. das Sprechen (Sprechkanülen).

Tracheal|rasseln (↑): (engl.) tracheal rale; aus der Entfernung hörbares, grobblasiges Atemgeräusch bei Schwerstkranken od. Sterbenden; durch retiniertes Trachealsekret bedingt.

Tracheal|ruptur (↑; Ruptur*) f: (engl.) tracheal rupture; Einriss od. Abriss der Luftröhre, häufig zus. mit Knorpelfrakturen, durch stumpfes (bei Kindern u. Jugendlichen) od. penetrierendes Trauma, auch iatrogen bei Intubation; **Sympt.**: je nach Lok. Mediastinalemphysem, Pneumothorax, Atelektase, Bronchusstenose; **Diagn.**: Bronchoskopie; **Ther.**: bronchoskopische Intubation, sofortige Operation.

Tracheal|stenose (↑; Steno-*; -osis*) f: (engl.) tracheal stenosis; Einengung der Luftröhre; **Urs.**: angeboren (Knorpelfehlbildungen, Schleimhautfalten) od. erworben durch Druck von außen (Schilddrüsenvergrößerung, Tumor), intraluminales Tumorwachstum (Chondrom, Papillom, Adenom), Fremdkörper, endotracheale Membranbildung, nach Verletzung od. als Intubationsfolge; **Sympt.**: Reizhusten, Dyspnoe, inspirator. bzw. (bei intrathorakaler Stenose) exspirator. Stridor; **Diagn.**: Tracheaschichtaufnahmen, Bronchoskopie, Lungenfunktionsprüfung; **Ther.**: op. od. endoskop. Beseitigung der Stenose.

Tracheal|ton (↑): (engl.) William's sign; tympanischer Klang bei Perkussion* des 1.–2. ICR paratracheal; Vork. bei Infiltration od. Kompression der Lungenspitzen.

Tracheal|tubus (↑; Tubus*) m: Endotrachealtubus*; vgl. Trachealkanüle.

Tracheata (↑) f pl: syn. Antennata; durch Tracheen atmende Arthropoden* (z. B. Insekten).

Tracheitis (↑; -itis*) f: infektiös, allergisch od. chemisch-irritativ bedingte Entz. der Luftröhre; **Vork.**: selten isoliert, meist in Komb. mit Rhinitis*, Laryngitis*, Bronchitis*; **Formen: 1.** akute T.: häufig durch Virusinfektion verursacht; Sympt.: Heiserkeit, Husten, retrosternales Brennen; vgl. Grippe; **2.** chronische T.: länger als drei Mon. bestehende T. mit Reizhusten; Urs.: chron. Inhalationsschäden (Raucher), mechan. Hindernisse, Stenosen, Tracheomalazie*.

Trachel|ek|tomie (gr. τράχηλος Hals, Nacken; Ek-*; -tom*) f: (engl.) trachelectomy; Entfernung eines Teils der Cervix uteri mit Halteapparat über einen vaginalen Zugang u. laparoskopischer Lymphadenektomie; bei Zervixkarzinom* im Frühstadium; durch Belassen von Corpus uteri u. Portio wird die Gebärfähigkeit erhalten. Vgl. Hysterektomie.

Tracheo|bronchitis (↑; Bronchi-*; -itis*) f: Entz. von Luftröhre u. großen Bronchien, meist i. R. eines grippalen Infekts; vgl. Grippe, Tracheitis, Bronchitis.

Tracheo|broncho|megalie (↑; ↑; Mega-*) f: syn. Mounier*-Kuhn-Syndrom.

Tracheo|broncho|pathia chondro|osteo|plastica (↑; ↑; -pathie*) f: Bildung von knöchernen od. knorpeligen Plaques auf der Schleimhaut der Luftröhre u. der großen Bronchien; Vork. bei Männern mittleren u. höheren Alters; kann zu Stridor u. Dyspnoe führen; u. U. endoskop. Abtragung der Plaques.

Tracheo|laryngo|tomie (↑; Laryng-*; -tom*) f: s. Laryngotracheotomie.

Tracheo|malazie (↑; -malazie*) f: (engl.) tracheomalacia; angeb. od. erworbener Stabilitätsverlust der Luftröhre durch Erweichung der Knorpelringe (Panchondritis), Druck von außen (Struma, Gefäße) od. Entz. der Trachealwand (z. B. als Beatmungsfolge); **Sympt.**: v. a. Stridor, bitonaler Husten, evtl. Synkopen; **Diagn.**: Rö., Bronchoskopie, Lungenfunktionsprüfung (Fluss/Volumen-Kurve); **Ther.**: u. U. Trachealplastik.

Tracheo|öso|phageal|fistel (↑; Ösophagus*; Fistel*) f: s. Ösophagotrachealfistel.

Tracheo|skopie (↑; -skopie*) f: (engl.) tracheoscopy; Inspektion der Trachea*; als **direkte T.** i. R. einer Bronchoskopie* od. als **indirekte T.** der oberen Anteile der Luftröhre bei indirekter Laryngoskopie*.

Tracheo|stoma (↑; Stoma*) n: (engl.) tracheostoma; von außen op. angelegte Öffnung der Luftröhre, i. d. R. zum Einlegen einer Trachealkanüle*; vgl. Tracheotomie.

Tracheo|stomie (↑; ↑) f: (engl.) tracheostomie; Eröffnung der Trachea ohne Wandresektion mit Bildung von einem od. zwei Vorderwandlappen, die mit dem oberen u. unteren Wundrand des horizontalen Zugangsschnitts vernäht werden; im Ggs. zur Tracheotomie* kein Wandverlust, keine Stenose im Bereich des Stomas nach späterer Rücknähung der Wandteile; **Ind.**: Langzeitintubation u. -beatmung, mechan. Behinderung der Atmung im Bereich des Kehlkopfs od. in der oberen Trachea; vgl. Koniotomie. H. Ger.

T

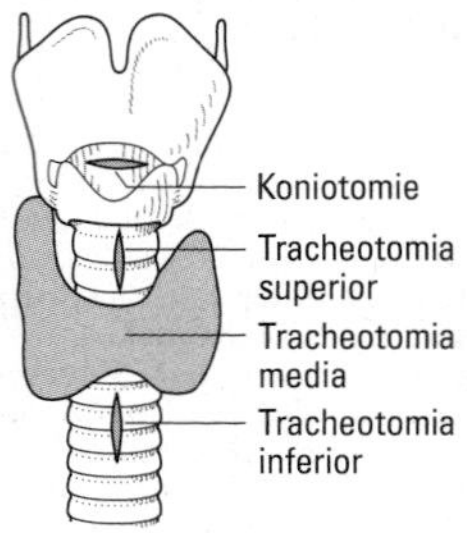

Tracheotomie [420]

Tracheo|tomie (↑; -tom*) f: (engl.) tracheotomy; Luftröhrenschnitt; op. Eröffnung der Trachea, meist als obere T. zum Einbringen einer Trachealkanüle*; heute meist ersetzt durch Tracheostomie*; vgl. Koniotomie.

Tracheo|zele (↑; -kele*) f: (engl.) tracheocele; Luftröhrenbruch; Vorwölbung der Trachea am Hals bei starkem Husten inf. Divertikel.

Trachom (gr. τραχύς rau; -om*) n: (engl.) trachoma; Körnerkrankheit, Conjunctivitis (granulosa) trachomatosa, trachomatöse Einschlusskonjunktivitis; durch Chlamydia* trachomatis (Serotyp A-C) verursachte chron. Keratokonjunktivitis, die durch sehr langsamen Verlauf, follikuläre, papilläre Hyperplasie, kornealen Pannus u. spätere Vernarbung gekennzeichnet ist; im Endstadium Erblindung durch Übergreifen auf die Hornhaut; **Vork.**: verbreitet in allen trop. u. subtrop. Regionen mit mangelhafter Hygiene; insgesamt sind 400–500 Millionen Menschen auf der Erde erkrankt. Das T. ist die häufigste Urs. der Erblindung. **Progn.**: bei Frühbehandlung gut; **Ther.**: Tetracycline u. Sulfonamid-Augensalbe, ggf. chir. Therapie; **Proph.**: Verbesserung der hygienischen Verhältnisse.

Tractus (lat.) m (pl Tractus): Zug, Strang, Bahn, bes. die Nervenbahnen des Gehirns u. Rückenmarks; vgl. Fasciculus, Rückenmark.

Tractus bulbo|thalamicus (↑) m: s. Lemniscus medialis.

Tractus cortico|pontinus (↑) m: Großhirnbrückenkleinhirnbahn mit Fibrae frontopontinae, occipitopontinae, parietopontinae, temporopontinae; von der Rinde des Stirn-, Scheitel-, Schläfen- u. Hinterhauptlappens (v. a. über die Capsula* interna) kommende Fasern zu den Brückenkernen. Außerdem Bahnen des Mittelhirns zur Brücke. Das 2. Neuron kreuzt als Brückenfaserung (Fibrae pontis transversae) zur Gegenseite u. geht als Pedunculus cerebellaris medius zur Kleinhirnrinde (Tractus pontocerebellaris).

Tractus cortico|spinalis anterior, lateralis (↑) m: syn. Tractus pyramidalis; s. Pyramidenbahn.

Tractus ilio|tibialis (↑) m: syn. Maissiat-Streifen; sehniger Verstärkungszug der Fascia lata an der Außenseite des Oberschenkels vom Darmbeinkamm bis zum Condylus lateralis des Schienbeins, in den der M. tensor fasciae latae u. M. gluteus maximus einstrahlen.

Tractus mes|encephalicus nervi tri|gemini (↑) m: Trigeminusfasern zum Nucleus mesencephalicus nervi trigemini im Mittelhirn.

Tractus olfactorius (↑) m: vom Bulbus olfactorius ausgehender Abschnitt der Riechbahn.

Tractus olivo|cerebellaris (↑) m: durch den Pedunculus cerebellaris inferior ziehende Bahn von der Olive zum Kleinhirn*.

Tractus opticus (↑) m: Abschnitt der Sehbahn zw. Chiasma opticum u. Corpus geniculatum laterale.

Tractus pyramidalis (↑) m: syn. Tractus corticospinalis; s. Pyramidenbahn.

Tractus reticulo|spinalis anterior (↑) m: im Vorderstrang des Rückenmarks* verlaufende Fasern aus der Formatio* reticularis der Brücke u. der Medulla* oblongata zu den Vorderhornzellen.

Tractus rubro|spinalis (↑) m: Monakow-Bündel, im Seitenstrang des Rückenmarks verlaufende Fasern vom Nucleus ruber zu den Vorderhornzellen.

Tractus solitarius (↑) m: Solitärbündel; Geschmacksfasern der Hirnnerven VII, IX u. X zum Nucleus solitarius im Rautenhirn.

Tractus spinalis nervi tri|gemini (↑) m: Trigeminusfasern zum Nucleus spinalis nervi trigemini in der Medulla oblongata u. im Halsmark.

Tractus spino|cerebellaris anterior, posterior (↑) m: s. Gowers-Bündel, Flechsig-Bahn.

Tractus spino|olivaris (↑) m: im Bereich des Halsmarks im Vorderseitenstrang zur Olive aufsteigende Bahn.

Tractus spino|tectalis (↑) m: im Tractus spinothalamicus anterior zu den Colliculi superiores verlaufende Reflexbahn.

Tractus spino|thalamicus anterior, lateralis (↑) m: von den Zellen des Hinterhorns ausgehende u. im Vorderseitenstrang aufsteigende Bahnen für Druck-, Berührungs-, Schmerz- u. Temperaturempfindung.

Tractus supra|optico|hypo|physialis (↑) m: von den Nuclei supraopticus, paraventricularis u. tuberalis in den Hypophysenhinterlappen ziehende Nervenfasern; vgl. Neurosekretion.

Tractus tecto|spinalis (↑) m: im Vorderseitenstrang verlaufende Bahn aus dem Mittelhirndach, die optisch u. akustisch ausgelöste Flucht- u. Abwehrreflexe leitet.

Tractus tegmentalis centralis (↑) m: zentrale Haubenbahn; hauptsächl. im Nucleus ruber u. den Nuclei tegmenti entspringende Fasern; übertragen die efferenten Impulse der höheren extrapyramidalen Zentren auf die motor. Wurzelzellen der Gehirn- u. Rückenmarknerven.

Tractus vestibulo|spinalis (↑) m: Held-Bündel; im Nucleus vestibularis lat. entspringende u. im Vorderstrang zu den Vorderwurzelzellen verlaufende Fasern.

Träger|elektro|phorese (Elektro-*; -phor*) f: (engl.) carrier electrophoresis; s. Elektrophorese.

Träger|gas: (engl.) carrier gas; Gas als Vehikel für einen anderen Stoff; bei der Inhalationsnarkose* wird z. B. Sauerstoff od. Luft als T. für Inhalationsanästhetika* eingesetzt.

Tränen|apparat: s. Apparatus lacrimalis.

Tränen|bein: Os* lacrimale.

Tränen|drüse: (engl.) lacrimal gland; Glandula lacrimalis; azinöse, seröse Drüse in der Fossa glandulae lacrimalis des Stirnbeins mit ca. 10 Ausführungsgängen; wird durch die Sehne des M. levator palpebrae superioris in zwei Anteile (Pars orbitalis u. Pars palpebralis) untergliedert; bildet die Tränenflüssigkeit für den präkornealen Tränenfilm; vgl. Epiphora.

Tränen|flüssigkeit: (engl.) tear fluid; klare, alkalische, leicht salzig schmeckende Flüssigkeit mit geringem Proteingehalt; Produktion in den Tränendrüsen u. Ableitung über Tränenkanäle in die Nase; dient der Befeuchtung u. Reinigung der Konjunktiven u. Cornea u. hält die physiol. Quellung des Corneaepithels aufrecht; bakterizide Wirkung durch Lysozym*.

Tränen|gas: (engl.) tear gas; s. Augenreizstoffe.

Tränen, par|oxysmale: s. Krokodilstränenphänomen.

Tränen|se|kretion, verminderte (Sekretion*) **f:** (engl.) diminished lacrimation; s. Auge, trockenes.

Tränen|wege: (engl.) tear passages; Abflusswege der Tränenflüssigkeit; von den 6–12 Ausführungsgängen der Tränendrüse in den Bindehautsack u. durch den Lidschlag zum medialen Lidwinkel in den Tränensee (Lacus lacrimalis). Durch die beiden Tränenpunkte des Ober- u. Unterlids wird das Sekret von den Tränenkanälchen (Canaliculi lacrimales) angesaugt u. in den (durch Bindegewebezüge stets offen gehaltenen) Tränensack (Saccus lacrimalis) hinter dem Lig. palpebrale mediale geleitet; Abfluss durch den Tränen-Nasen-Gang (Ductus nasolacrimalis) in den unteren Nasengang. Vgl. Dakryostenose.

Tränen|weg|entzündung: s. Dakryozystitis.

Tragi (gr. τράγος Ohrecke) **m pl:** Haare im äußeren Gehörgang; vgl. Haare.

Tragus (↑) **m:** knorpelige Erhebung vor dem Gehörgang; s. Ohr, äußeres (Abb.).

Tragus|druck|schmerz (↑)**:** (engl.) tragus pain; Schmerz bei Druck auf den Tragus; z. B. bei Ohrfurunkel* u. Otitis* externa diffusa.

Training n: Summe der mit planmäßig steigender Belastung verbundenen Maßnahmen zur Verbesserung der anatomisch-morphologischen u. funktionellen Leistungsvoraussetzungen; vgl. Übertraining, Beanspruchungsformen, motorische.

Trainings|gruppe, ambulante: (engl.) ambulant training group; ambulante Patientengruppe, die unter ärztl. od. Sportlehreraufsicht ein körperl. Training als therap. od. rehabilitative Maßnahme durchführt; Teilnahme v. a. von Pat. mit koronarer Herzkrankheit, Hypertonie, Diabetes mellitus, Asthma bronchiale, Adipositas, rheumatischen Erkr., Osteoporose u. Krebsleiden.

Train of four (engl. Viererfolge, Viererreihe)**:** (anästh.) Serie von vier Einzelreizen i. R. der Relaxometrie*, die beim Nichtdepolarisationsblock empfindlicher als die niederfrequente Einzelreizung, aber nicht schmerzhaft wie die tetanische Reizung ist u. deshalb klin. am häufigsten zur Anw. kommt.

Trajektorien (lat. traicere, traiectus über etwas hinziehen) **f pl:** (engl.) trajectories; graphisch darstellbare Linien des größten Drucks u. Zugs; die Spongiosabälkchen des Knochens sind diesen Hauptspannungslinien entspr. angeordnet, die bei Belastung des Knochens entstehen.

Traktions|di|vertikel (lat. tractus Zug, Strang; Divertikel*) **n:** (engl.) traction diverticulum; s. Ösophagusdivertikel.

Traktions|re|aktion (↑) **f:** (engl.) traction response; syn. Aufziehreaktion; Lagereaktion zur Prüfung der Koordination* bei Säuglingen; ab der 6. Lebenswoche hält der Säugling seinen Kopf (relativ) stabil, wenn er (in Rückenlage) an seinen Händen hochgezogen wird.

Trakto|tomie (↑; -tom*) **f:** (engl.) tractotomy; offene od. perkutane Durchtrennung des Tractus* spinalis nervi trigemini bei sonst therapieresistenten Schmerzen im Versorgungsgebiet des N. trigeminus (z. B. inf. Trigeminusneuralgie od. Karzinom); führt zur unilateralen Aufhebung der Schmerz- u. Temperaturempfindung; **Kompl.:** in ca. 30 % der Fälle Rezidive inf. unvollständiger T., evtl. Ataxie, Hemiparese, Anaesthesia dolorosa. Vgl. Neurotomie.

Tra|madol (INN) **n:** synthet. Morphinderivat (Opioidanalgetikum) mit schwächerer analget. Wirkung als Morphin*; s. Opioide.

Trama|zolin (INN) **n:** Alphasympathomimetikum; **Verw.:** lokaler Vasokonstriktor (in Augen- u. Nasentropfen).

TRAM-Lappen: (engl.) TRAM flap; Kurzbez. für **T**ransversus-**r**ectus **a**bdominis-**M**uskellappen; s. Mammaplastik.

Trance (frz.)**: 1.** Bez. für einen durch Hypnose* od. ähnl. Methoden herbeigeführten Zustand; **2.** syn. Besessenheitszustand (nach ICD-10); Form der dissoziativen Störungen*, bei der ein zeitweiliger Verlust der persönlichen Identität u. der vollständigen Umgebungswahrnehmung auftritt. E. Fri.

Tranexam|säure (INN)**:** Plasminogenaktivatorinhibitor; **Verw.:** bei Blutungen mit primär gesteigerter Fibrinolyse; vgl. Fibrinolyseinhibitoren.

Tranquilizer (engl. to tranquilize beruhigen) **m pl:** syn. Tranquillanzien, Anxiolytika, Ataraktika; chem. heterogene Gruppe von Substanzen, die je nach Wirkstoff od. Dosierung eine beruhigende, anxiolytische, schlaffördernde, zentral muskelrelaxierende od. antikonvulsive Wirkung haben. Häufig verwendete Substanzklassen sind insbes. Benzodiazepinderivate*, seltener Carbaminsäurederivate (z. B. Meprobamat) bzw. Diphenylmethanderivate (z. B. Hydroxyzin). **Verw.:** zeitl. begrenzt bei Angst- u. Spannungszuständen (möglichst unter begleitender Aufarbeitung der zugrunde liegenden psych. Störungen bzw. um die Grundlage für einen psychotherap. Zugang zum Pat. erst herzustellen); **cave:** Gefahr der Entw. von Toleranz* u. Abhängigkeit* sowie Verstärkung der Wirkung von Alkohol, Hypnotika, Psychostimulanzien, Analgetika u. a.; restriktiver Umgang mit T. ist daher zu empfehlen.

Tranquilli-Leali-Plastik (-plastik*) **f:** s. V-Y-Plastik.

Trans-: Wortteil mit der Bedeutung hinüber, hindurch; von lat. trans.

Trans|aktions|ana|lyse (↑; lat. actio Handlung) **f:** (engl.) transaction analysis; Form der Psychotherapie*, bei der das Selbsterleben des Klienten u. sein Verhalten gegenüber anderen analysiert wird; Ziel ist die Selbstakzeptanz („Ich bin o. k.").

Trans|aldolase f: Transferase* im Pentosephosphatzyklus*, die reversibel eine Glyceron-Einheit von Seduheptulose-7-phosphat auf Glyceral-3-phosphat überträgt, so dass Erythrose-4-phosphat u. Fruktose-6-phosphat entstehen; vgl. Transketolase.

Trans|aminasen f pl: (engl.) transaminases; syn. Aminotransferasen; zu den Transferasen* gehörende Enzyme mit der prosthetischen Gruppe Pyridoxalphosphat, die Aminogruppen übertragen (Transaminierung*); z. B. Aspartataminotransferase* od. Alaninaminotransfera-

T

se*; vgl. Ritis-Quotient, Enzymdiagnostik, Aminosäurestoffwechsel.

Trans|aminierung f: (engl.) transamination; reversible, von Transaminasen* katalysierte Übertragung der Aminogruppe einer Aminosäure auf eine Alphaketosäure; vgl. Aminosäurestoffwechsel, Desaminierung.

Trans|cobal|amin n: (engl.) transcobalamine; Abk. TC; Gruppe von Plasmaproteinen (Alpha-1- bis Beta-Fraktion), die Cobalamin* binden u. im Plasma transportieren; TC I u. TC III werden von Granulozyten, TC II von Gefäßendothelzellen gebildet. Der größte Teil des plasmat. Cobalamins liegt gebunden an TC I u. TC III vor; nur an TC II gebundenes Cobalamin wird vom Gewebe aufgenommen. Der seltene kongenitale TC-II-Mangel führt zu Cobalamin-Mangelanämie mit Panzytopenie, Agammaglobulinämie u. daraus folgender Infektanfälligkeit. M. Mes.

Trans|cortin n: syn. Corticosteroid-binding-Globulin (Abk. CBG); Alpha-1-Globulin mit hoher Affinität zu Cortisol* (unter physiol. Bedingungen Bindung von 90 %; kongenitaler Transcortinmangel (Genlokus 14q32.1) ist beschrieben.

trans|dermal (Trans-*; Derm-*): durch die Haut hindurch; z. B. transdermale Medikamentenapplikation durch wirkstoffabgebende Pflaster.

Trans|duktion (↑; lat. ducere, ductus führen) f: (engl.) transduction; Übertragung eines Bruchstücks des genet. Materials des Bakterienwirts durch Bakteriophagen*; dieses DNA-Segment kann durch Rekombination* in das Genom der neuen Bakterienzelle eingebaut werden u. zum Gewinn einer neuen Eigenschaft führen. T. spielt bei der Übertragung von Resistenzgenen (z. B. bei Staphylokokken) eine große Rolle u. wird zum Transfer von Bakterien- u. Eukaryontengenen in der Gentechnologie* genutzt.

Trans|fer (lat. transferre hinübertragen) m: **1.** Übertragung; z. B. Embryonentransfer*; **2.** (genet.) s. Transformation.

Trans|ferasen (↑) f pl: (engl.) transferases; zweite Hauptklasse der Enzyme*; katalysieren die Übertragung von Gruppen (z. B. Methyl-, Phosphat-, Aminogruppen).

Trans|fer|faktoren (↑) m pl: (engl.) transfer factors; (ökolog.) empirisch ermittelte Rechengrößen zur Beschreibung der Austauschvorgänge in Bezug auf chem. Substanzen zw. Kompartimenten* der Umwelt; i. e. S. (radioökolog.) dimensionslose Wichtungsfaktoren zur Bewertung des Übergangs von Radionukliden* aus dem Boden in Pflanzen u. die nachfolgenden Glieder der Nahrungskette*; vgl. Dosisfaktoren.

Trans|ferrin n: Abk. Tf; in der Leber gebildetes Glykoprotein (MG ca. 90 000), das im Serum freies Eisen transportiert (bindet zwei Fe^{3+}), bakteriostat. wirkt u. elektrophoretisch mit der Betaglobulinfraktion wandert; Tf gelangt durch rezeptorvermittelte Endozytose in die Zielzellen u. gibt in den Endosomen die Eisenionen ab. Durch Exozytose wird das eisenfreie Tf (Apotransferrin) in die extrazelluläre Flüssigkeit befördert. **Referenzbereich:** 2–4 g/l; unter physiol. Bedingungen ist nur ca. ⅓ der Bindungskapazität des Gesamt-Tf ausgenutzt, der Rest wird als freie Eisenbindungskapazität* bezeichnet. Erhöhung u. a. bei Eisenmangel, in der Schwangerschaft; Verminderung u. a. bei Infekt, neoplastischer u. Lebererkrankung. Eine Mutation im für das Regulatorprotein des Tf-Rezeptors codierenden Gen scheint für die erhöhte Eisenaufnahme bei Hämochromatose* verantwortl. zu sein. Vgl. Tf-System.

Trans|ferrin, kohlen|hydrat|de|fizientes n: syn. Desialotransferrin*.

Trans|fer-RNA (Transfer*) f: kurz tRNA; RNA-Species mit geringem MG (23 000–30 000, speciesabhängig 73–85 Nukleotide), hohem Anteil an seltenen Nukleinsäurebestandteilen* u. kleeblattförmiger Sekundärstruktur (s. Abb.); in

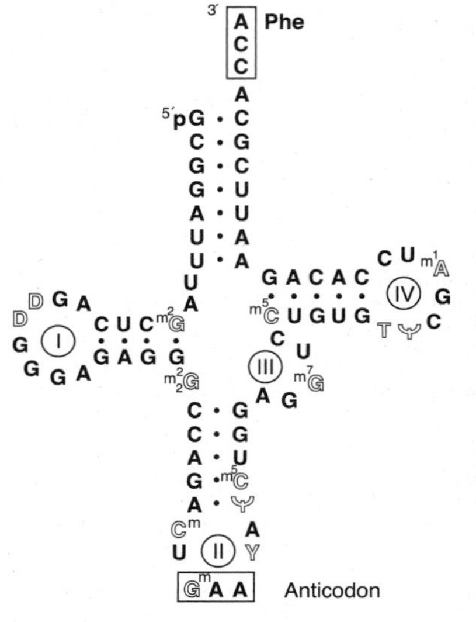

Transfer-RNA:
„Kleeblatt"-Modell der Phenylalanin-spezifischen tRNA aus Hefe; seltene Nukleoside sind durch „leere" Symbole bezeichnet.
[101]

der Proteinbiosynthese* gibt es für jede der 20 proteinogenen Aminosäuren mind. eine spezif. tRNA, meist jedoch mehrere (isoakzeptierende) tRNAs. Die Aminosäure wird am freien 3'-OH-Ende der tRNA an Adenosin gebunden; diese Reaktion wird (unabhängig von der Proteinbiosynthese) von einer zugehörigen Aminoacyl-tRNA-Synthetase (tRNA-Ligase) katalysiert. Die drei Basen des Anticodons der tRNA sind bei der Translation die Leseeinheit für das Codon der Messenger*-RNA.

Trans|formation (lat. transformatio Umbildung, Verwandlung) f: **1.** (genet.) natürl. od. künstl. Übertragung von DNA auf Bakterien; vgl. Gentechnologie; **2.** (pathol.) maligne Entartung von eukaryontischen Zellen (in vitro u. in vivo) durch chem. od. physik. Noxen sowie onkogene Viren* mit unkontrolliertem Wachstum, Entdifferenzierung, Ablösen aus dem Zellverband bzw. Untergrund u. Eindringen in andere Gewebe; **3.** (gyn.) Umwandlung des durch Östrogene proliferierten Endometriums in der Sekretionsphase durch Gestagenwirkung; **4.** (psychoanalyt.) Abwehrmechanismus* mit Umsetzung sexueller Triebregung in andere seelische Er-

T

scheinungen, z. B. Angst; **5.** (immun.) s. Lymphozytentransformationstest.

Trans|formations|zone (↑; gr. ζώνη Streifen, Gürtel)**:** s. Umwandlungszone.

Trans|fusion (lat. transfusio das Hinübergießen) **f:** Bluttransfusion*.

Trans|fusion, auto|loge (↑) **f:** (engl.) autologous transfusion; Bluttransfusion* von Eigenblut bzw. (aufbereiteten) Eigenblutbestandteilen; z. B. intra- bzw. postoperative Retransfusion von Blut, das dem Pat. vor einem geplanten op. Eingriff (mit Transfusionswahrscheinlichkeit >10 %) abgenommen wurde, od. intraoperative Retransfusion von gewaschenen Erythrozyten, die aus dem während der Op. in einem Reservoir (unter Zusatz von Antikoagulanzien) gesammelten Patientenblut mit Hilfe eines Zellseparators gewonnen wurden (v. a. zur Kompensation größerer Blutverluste); **Vorteile:** keine immun. bedingten Transfusionszwischenfälle*, keine Übertragung von Krankheitserregern. Bei entspr. Behandlungsindikation ist der Arzt zur Aufklärung über die Möglichkeit der a. T. verpflichtet. Vgl. Autotransfusion, Hämodilution.

Trans|fusion, feto|maternale (↑) **f:** (engl.) fetomaternal transfusion; auf einem Plazentadefekt beruhender Übertritt von kindl. Blut in den mütterl. Kreislauf während der Schwangerschaft od. Geburt; kann zu lebensgefährl. Anämie des Kindes sowie bei entspr. Konstellation (u. nicht durchgeführter Anti*-D-Prophylaxe) zu einer Sensibilisierung der Mutter gegen fetale Blutgruppenantigene (insbes. Rhesus-Antigen D; vgl. Rhesus-Blutgruppen) führen. Vgl. Mikrotransfusion.

Trans|fusion, intra|uterine (↑) **f:** s. Bluttransfusion, fetale.

Trans|fusions|gesetz (↑)**:** Abk. TFG; Gesetz zur Regelung des Transfusionswesens vom 1.7.1998 (BGBl I S. 1752); umfasst Vorschriften u. Bestimmungen im Interesse der gesicherten u. sicheren Versorgung der Bevölkerung zu: **1.** Gewinnung von Blut* u. Blutbestandteilen vom Menschen; **2.** Verfahren der Anw. von Blutprodukten*; **3.** Rückverfolgung (sog. Look-back-Verfahren) bei begründetem Verdacht auf Inf. mit HIV, Hepatitis-Viren o. a. Erregern, die zu schwerwiegenden Krankheitsverläufen führen können; Pflicht zur sofortigen Aussonderung von Blutspenden einer infektionsverdächtigen Person sowie zur Klärung des Verbleibs vorangegangener Spenden u. des tatsächl. Infektionsstatus des Spenders; Pflicht zur unverzügl. Ursachenklärung einer Inf. nach Transfusion; **4.** Anforderungen an die Spendeentnahme: schriftl. bestätigte Aufklärung u. Einwilligung der spendenden Person, die vor Freigabe der Spende auf Infektionsmarker (mind. HIV, HBV, HCV) zu untersuchen ist. Die Dokumentation über Spendeentnahme u. der damit verbundenen Maßnahmen ist mind. 15 Jahre, im Falle der Spenderimmunisierung od. der Vorbehandlung zur Blutstammzellenseparation mind. 20 Jahre aufzubewahren. **5.** Förderung der Selbstversorgung mit Blut u. Plasma. A. Pru., E. Rei.

Trans|fusions|hämo|lyse (↑; Häm-*; Lys-*) **f:** s. Transfusionszwischenfälle.

Trans|fusions|hämo|siderose (↑; ↑; gr. σίδηρος Eisen; -osis*) **f:** s. Transfusionssiderose.

Trans|fusions|hepatitis (↑; Hepat-*; -itis*) **f:** (engl.) transfusion hepatitis; durch Transfusion von mit Hepatitis-C-Viren infiziertem Blut verursachte akute Hepatitis* mit häufig chron. Verlauf.

Trans|fusions|medizin (↑) **f:** (engl.) transfusion medicine; Fachgebiet der Medizin, das sich mit allen med. Maßnahmen befasst, die direkt od. indirekt mit Bereitstellung, Lagerung, Konservierung u. Übertragung menschl. Bluts* u. seiner Bestandteile (einschl. Vor- u. Nachuntersuchungen bei Spendern u. Empfängern) in Zusammenhang stehen. A. Pru.

Trans|fusions|siderose (↑; gr. σίδηρος Eisen; -osis*) **f:** (engl.) transfusion siderosis; syn. Transfusionshämosiderose; Erhöhung des Eisenbestandes des Organismus als Folge zahlreicher Bluttransfusionen (>100 Erythrozytenkonzentrate) bei Pat. mit gestörter Erythrozytenbildung. Die Eisenspeicherung findet v. a. im retikuloendothelialen System, bes. der Milz, statt u. unterscheidet sich so vom Speicherungsmuster bei Hämochromatose*; **Ther.:** Deferoxamin.

Trans|fusions|syn|drom, feto|fetales (↑) **n:** (engl.) fetal-fetal transfusion syndrome; Abk. FFTS; syn. Zwillingstransfusionssyndrom; intrauteriner Blutaustausch bei eineiigen monochorischen Zwillingen über arteriovenöse bzw. arterioarterielle Gefäßanastomosen; **Formen: 1.** chronisch: **a)** frühembryonal mit der Ausbildung eines Acardius*; **b)** spätembryonal od. frühfetal mit der Folge eines Fetus* papyraceus bzw. fetaler Hypotrophie beim sog. Donator u. Herzinsuffizienz beim sog. Akzeptor; **2.** subchronisch mit Anämie u. Oligohydramnion bzw. Anhydramnie beim Donator sowie Polyglobulie u. Polyhydramnion beim Akzeptor; **3.** akut mit (u. U. letalem) Blutungsschock beim Donator u. art. Hypertonie beim Akzeptor; **Ther.:** Amniozentese u. Fruchtwasserentlastung, Laserkoagulation der Gefäßanastomosen, selektiver Fetozid*. Vgl. Zwillingsschwangerschaft.

Trans|fusions|zwischen|fälle (↑)**:** (engl.) transfusion reactions; durch eine Bluttransfusion* beim Empfänger verursachte akute bis subakute pathophysiol. Reaktionen; **1.** immun. bedingte T.: **a)** durch Blutgruppenantikörper* im Empfängerblut; bei AB0-Inkompatibilität als sofort einsetzende Hämolyse* mit anaphylaktischem Schock, Herz- u. Kreislaufstörungen inf. Hyperkaliämie, evtl. akutem Nierenversagen u. Verbrauchskoagulopathie; bei Vorliegen von inkompletten Antikörpern gegen Rhesus- u. a. Blutgruppen verzögert (nach Std. bis Tagen) auftretende larvierte Hämolyse mit Fieber, Hämoglobinämie u. -urie, leichtem Ikterus, evtl. akutem Nierenversagen; **b)** durch Alloantikörper des Empfängers gegen Leukozyten (Fieber, evtl. Schüttelfrost), Thrombozyten (evtl. lebensbedrohl. hämorrhagische Diathese) od. Plasmabestandteile (als anaphylaktische Reaktion); **c)** Graft*-versus-host-Reaktion bei immunsupprimierten od. immundefizienten Pat. durch Lymphozyten des Spenderbluts; **2.** nicht immun. bedingte T.: **a)** hohes Fieber u. ggf. Schock (Verbrauchskoagulopathie, akutes Nierenversagen) durch Pyrogene (v. a. bakt. Lipopolysaccharide), bakt. Endotoxine od. Bakt. im Spenderblut; **b)** Übertragung von bakt. od. viralen Infektionen (insbes. HIV-, Hepatitis-C-, Hepatitis-B-Infektion); **c)** Hypervolämie durch zu rasche Transfusion zu großer Volumina mit Herzinsuffizienz, Lungenödem; **d)** Luftembolie*; **e)** physik. od. chem. bedingte Hämolyse von Spendererythrozyten vor der Transfusion mit Gefahr des Auftretens einer Verbrauchskoagulopathie*; **f)** Citrat- (u. Natrium-)Intoxikation mit Störungen des Säure-Basen-Haushalts (Azidose).

Trans|fusion, trans|abdominale (↑) f: s. Bluttransfusion, fetale.

Trans|glykosidase f: (engl.) transglycosidase; s. Branching-Enzym.

trans|ient (lat. transire hinübergehen, vorübergehen): kurzdauernd, vorübergehend, flüchtig.

Trans|illumination (Trans-*; lat. illuminare erleuchten) f: s. Diaphanoskopie.

Trans|ition (lat. transitio Übergang) f: s. Mutation.

trans|itorisch (↑): (engl.) transitory; vorübergehend (auftretend).

Trans|ketolase f: Transferase mit TPP (s. Thiamin) als prosthetischer Gruppe, die im Pentosephosphatzyklus* reversibel aktivierten Acetaldehyd von Xylulose-5-phosphat auf Erythrose-4-phosphat überträgt u. somit die Synthese von Glyceral-3-phosphat u. Fruktose-6-phosphat katalysiert; vgl. Transaldolase.

trans-Kon|figuration (Trans-*; Konfiguration*) f: s. Isomerie.

Trans|konio|skopie (↑; Konus*; -skopie*) f: (engl.) transconioscopy; endoskop. Inspektion der Glottis u. des subglottischen Raums mit Zugang durch das Lig. cricothyroideum (Lig. conicum); **Ind.:** v. a. zur Beurteilung der Ausdehnung von Kehlkopftumoren. Vgl. Endoskopie.

trans|kortikal (↑; Cortex*): (engl.) transcortical; die Verbindung zw. den einzelnen Feldern der Gehirnrinde betreffend.

Tran|skriptase (lat. transcriptio Übertragung, Überschreibung) f: s. RNA-Polymerase.

Tran|skriptase, reverse (↑) f: (engl.) reverse transcriptase; syn. RNA-abhängige DNA-Polymerase; Enzym der Retroviren, das die Synthese komplementärer DNA (cDNA) an der (viralen) RNA-Matrize katalysiert; die entstandene einzelsträngige cDNA wird von der DNA-abhängigen DNA-Polymerase repliziert u. als Doppelstrang (Provirus) in die (von viralen Endonukleasen geschnittene) Wirts-DNA integriert; vgl. Retroviridae.

Tran|skription (↑) f: (engl.) transcription; Übertragung der in der DNA* gespeicherten genetischen Information in RNA*, die von RNA*-Polymerasen katalysiert wird; bei Eukaryonten findet die T. im Zellkern statt u. das entstehende primäre Transkript ist der DNA-Matrize komplementär; vgl. mRNA-Editierung; Transkriptase, reverse; Translation.

Tran|skriptions|faktoren (↑) m pl: (engl.) transcription factors; Abk. TF; Proteine (selten RNA), die durch Interaktion mit Regulatorsequenzen (z. B. Promotor, Enhancer) die Transkription* beeinflussen u. somit die differentielle Genaktivität steuern; **1.** allg. TF regulieren den Zellzyklus*; **2.** spezif. TF werden i. R. der Signalübertragung phosphoryliert u. damit in ihrer Aktivität verändert; z. B. reguliert SREBP* die intrazelluläre Cholesterolkonzentration. G. Hüb.

trans|kutan (Trans-*; Cut-*): (engl.) transcutaneous; perkutan, transdermal; durch die Haut hindurch.

Trans|lation (lat. translatio Übertragung, Versetzung, Verpflanzung) f: Übersetzung der genetischen Information einer Messenger*-RNA in eine Polypeptidkette; findet i. R. der Proteinbiosynthese* an den Ribosomen* statt; jedes Codon (s. Code, genetischer) der reifen mRNA wird dabei mit Hilfe von Transfer*-RNA in eine der 20 proteinogenen Aminosäuren übersetzt.

Trans|lokation (Trans-*; lat. locare stellen, setzen, legen) f: (engl.) translocation; **1.** (genet.) Umlagerung eines Bruchstücks eines Chromosoms an ein anderes Chromosom (s. Abb.); s. Chromosomenaberrationen; **2.** (biochem.) s. Proteinbiosynthese.

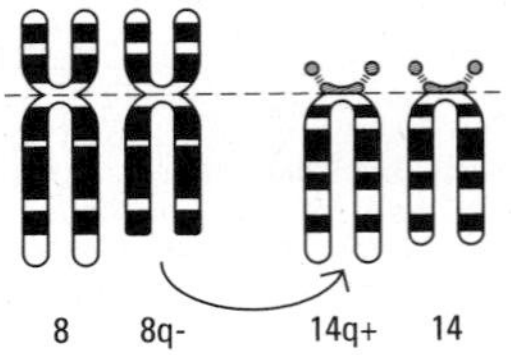

Translokation:
schematische Darstellung der Translokation eines Stücks des langen Arms (q) eines Chromosoms 8 an das Ende des langen Arms eines Chromosoms 14 und daraus resultierende Marker-Chromosomen 14q+ und 8q− [110]

Trans|lokations|tri|somie 21 (↑; ↑; Tri-*; Soma*) f: (engl.) translocation trisomy 21; pathogenetische Sonderform des Down*-Syndroms; das überzählige Chromosom ist mit einem anderen (meist Chromosom 14, aber auch 21 od. 22) verbunden.

trans|luminal (↑; lat. lumen Licht, lichter Raum): durch das Lumen hindurch.

Trans|mamillar|schnitt (↑; Mamilla*): (engl.) transmamillary incision; s. Schnittführung.

Trans|migration (lat. transmigrare hinüber-, wegziehen) f: Auswandern von Blutzellen, bes. von Granulozyten, aus den Gefäßen.

Trans|mineralisation (Trans-*; lat. aes minerale Grubenerz) f: (engl.) transmineralization; Austausch mineral. Stoffe im Organismus durch Aufnahme neuer u. gleichzeitiger Ausscheidung anderer Mineralien.

Trans|mission (lat. transmissio Übersendung) f: Übertragung; z. B. von Krankheitserregern.

Trans|mitter (lat. transmittere hinüberschicken) m pl: Überträgersubstanzen; i. e. S. Neurotransmitter*.

trans|mural (Trans-*; lat. murus Mauer): durch die Wand hindurch, die ganze Wand erfassend; z. B. transmuraler Herzinfarkt*.

Trans|parenz (↑; lat. parere erscheinen) f: (engl.) transparency; (physik.) Verhältnis der durchgelassenen zur einfallenden Lichtmenge; reziproker Wert der Opazität*; vgl. Kinedensitometrie, Dichte, optische.

Tran|spiration (↑; lat. spirare atmen) f: Schwitzen; s. Schweißsekretion.

Trans|plantat (lat. transplantare verpflanzen) n: (engl.) transplant, graft; transplantiertes od. zu transplantierendes Organ od. Gewebe; vgl. Implantate.

Trans|plantation (↑) f: Übertragung von Zellen, Geweben od. Organen auf ein anderes Individuum od. an eine andere Körperstelle (s. Tab.) zu therap. Zwecken; z. B. Bluttransfusion*, T. von Cornea (s. Keratoplastik), Gefäßen, Haut, Niere, Leber, Knochenmark, Herz, Lunge, endokrinen Organen (z. B. Inselzell- od. Pankreastransplantation), Knochen, Thymus, Dünn-

T

Transplantation
Nomenklatorische Übersicht

Übereinstimmung zwischen Spender u. Empfänger	
Empfänger u. Spender identisch	**autogen** od. autochthon
genetisch identische Individuen (z. B. eineiige Zwillinge od. Tiere eines Klons)	**syngen**
genetisch differente Individuen derselben Species	**allogen**
Individuen verschiedener Species	**xenogen**
Übereinstimmung zwischen Explantations- u. Transplantationsort	
örtliche u. gewebliche Übereinstimmung	**isotop**
örtliche Übereinstimmung	**orthotop**
keine örtliche Übereinstimmung	**heterotop**
Funktion des Transplantats	
volle Funktionstüchtigkeit u. Vitalität soll erhalten bleiben	**allovital**
mechanische od. zeitlich begrenzte Funktion wird angestrebt	**allostatisch**
Unterstützung eines funktionskranken Organs	**auxiliär**
Ersatz eines funktionsunfähigen Organs	**substitutiv**

darm; **immun. Grundlagen:** der Erfolg einer T. wird von Art u. Umfang der Immunreaktion des Empfängers bestimmt. Diese wird induziert durch (genetisch determinierte) Histokompatibilitätsantigene (s. HLA-System) des Spendergewebes. Unterschiede im Antigenmuster bei Spender u. Empfänger rufen eine Immunantwort* gegen das Transplantat hervor, da im Spendergewebe Antigene vorhanden sind, die vom Empfänger als fremd erkannt werden. Die Immunantwort besteht in der Bildung spezif. sensibilisierter Lymphozyten* (zellvermittelte Immunität), die auf das Transplantat zytotoxisch wirken, u. dem Auftreten von Antikörpern* (humorale Immunität). Dabei können u. a. zytotox. Antikörper, jedoch auch sog. enhancing antibodies, die die Überlebenszeit des Transplantats (immun. Enhancement*) verlängern, auftreten. In welchem Ausmaß eine Abstoßungsreaktion* bei einer best. Spender-Empfänger-Kombination zu erwarten ist, kann durch entspr. Testverfahren (Gewebetypisierung*, Lymphozytenmischkultur*) nur teilweise geprüft werden. Sie kann (postop.) durch (medikamentöse) Immunsuppression* gehemmt werden. Mit ihrem Ausbleiben ist nur bei genet. Identität von Spender u. Empfänger zu rechnen (bei Autotransplantation od. T. zw. eineiigen Zwillingen; vgl. Verwandtentransplantation) od. auch, wenn eine T. in einem Bereich des Organismus erfolgt, in dem durch das Fehlen von Blutgefäßen der Kontakt zw. Transplantat u. Immunsystem des Empfängers erschwert ist (z. B. in der vorderen Augenkammer). Werden immunkompetente Zellen von einem genet. nicht ident. Individuum übertragen (z. B. auf Pat., der eine hohe Dosis ionisierender Strahlung zur Tumorbehandlung erhalten hat, od. ein Kind mit angeb. Immundefekten*), so kommt es zur Immunreaktion der Spenderzellen gegen den Empfängerorganismus (Graft*-versus-host-Reaktion). **Chir. Vorgehen:** Explantation*, ggf. mit Konservierung u. Transport (in kalter Ischämie) des Spenderorgans nach Zuweisung eines geeigneten Empfängers (u. U. durch supranationale Organaustauschorganisationen); op. Einbringen in den Empfängerorganismus, bei substitutiver orthotoper T. nach Explantation des zu ersetzenden Organs.

Trans|plantations|anti|gene (↑; Antigen*) n pl: Histokompatibilitätsantigene; s. HLA-System.

Trans|plantations|gesetz (↑): Abk. TPB; „Gesetz über die Spende, Entnahme u. Übertragung von Organen" vom 5.11.1997 (BGBl. I S. 2361); seit langem diskutierte Regelung; unterschiedl. Vorstellungen existierten insbes. hinsichtl. der Todesfrage (Hirntod* nur als Entnahme- od. auch als Todeskriterium) u. der (am grundgesetzl. Persönlichkeitsschutz zu messenden) Anforderungen an die die Organentnahme von Toten gestattende Erklärung, für die im wesentl. drei Modelle vertreten wurden: **1. Widerspruchslösung:** eine Organentnahme ist zulässig, wenn kein ausdrücklicher, zu Lebzeiten formulierter Widerspruch des Spenders vorliegt; die Angehörigen haben kein Einwirkungsrecht. **2. Informationslösung:** Wenn keine Willensäußerung des Verstorbenen vorliegt, werden die Angehörigen über die beabsichtigte Organentnahme informiert u. können innerhalb einer angemessenen Frist widersprechen. **3. Zustimmungslösung:** Voraussetzung für eine Organentnahme ist die ausdrückl. Zustimmung des Verstorbenen (z. B. mittels Organspenderausweis*; enge Zustimmungslösung) od. ersatzweise die Zustimmung der Angehörigen (erweiterte Zustimmungslösung).

Erst nachdem (aufgrund des Streits um die Fortgeltung der einem krassen Widerspruchsmodell folgenden DDR-„Verordnung über die Durchführung von Organtransplantationen" vom 4.7.1975 - DDR-GBl. I S. 597 - in den neuen Bundesländern gemäß Art. 9 Abs. 1 des Einigungsvertrages) durch eine Änderung des Grundgesetzes eine Kompetenz für eine bundesgesetzl. Regelung geschaffen worden ist, kam es zu drei Entwürfen (Hirntodkonzept mit enger u. erweiterter Zustimmungslösung, enge Zustimmungslösung mit Hirntoddiagnose als ledigl. formellem Entnahmekriterium) für ein T., von denen die erweiterte Zustimmungslösung Gesetz wurde. Das T. gilt für alle menschl. Organe, Organteile od. Gewebe, nicht aber für Blut, Knochenmark sowie embryonale u. fetale Organe u. Gewebe. Die Organentnahme beim Hirntoten ist nach dem T. zulässig mit dessen zu Lebzeiten erteilter schriftl. Einwilligung. Fehlt diese u. liegt auch kein schriftl. Widerspruch des

Verstorbenen vor, bedarf sie der Zustimmung der Person, der der mögl. Spender die Entscheidung über die Entnahme übertragen hat, u. wenn eine solche fehlt, derjenigen der nächsten Angehörigen. Bei der Entscheidung über die Zustimmung ist der mutmaßl. Wille des Verstorbenen zu beachten. Dem Arzt, der eine Organentnahme beabsichtigt, ist von den zuvor behandelnden Ärzten auf Verlangen Auskunft zu erteilen, ob eine solche in Betracht kommt. Die Lebendspende ist gegenüber der Organentnahme vom Toten subsidiär (s. Organspender).

Die Übertragung von Herz, Niere, Leber, Lunge, Bauchspeicheldrüse u. Darm bedürfen bei der Entnahme vom toten Spender der Vermittlung durch eine Vermittlungsstelle u. bleiben dafür zugelassenen Transplantationszentren, an denen Wartelisten der zur Transplantation angenommenen Pat. zu führen sind, vorbehalten. An der Übertragung hat weiter eine Koordinierungsstelle mitzuwirken, der von den Krankenhäusern der irreversible Ausfall der Hirnfunktionen von einem als Spender in Betracht kommenden Pat. mitzuteilen ist. Gegen den kommerziellen Organhandel enthält das T. Strafbestimmungen. Vgl. Explantation, Transplantation. E. Rei.

trans|plazentar (Trans-*; Plazenta*): (engl.) transplacental; durch die Plazenta* hindurch; vgl. Plazentaschranke.

Trans|port (lat. transportare hinüberschaffen) m: Vorgang des Stoffaustauschs durch Zellmembranen, trans- u. parazellulär durch Epithelien, interzellulär in Zellverbänden u. intrazellulär zw. Zellorganellen einer Zelle; **Formen: 1.** passiver T.: Wanderung einer Substanz durch eine Zellmembran mittels Diffusion* (v. a. H_2O u. lipophile Substanzen); treibende Kraft ist ein Konzentrations- bzw. Ladungsgradient; **erleichterter T.** (erleichterte Diffusion) unterscheidet sich von einfacher Diffusion durch das Vorhandensein eines meist spezif. Kanalproteins, das einen schnelleren Durchtritt durch die Membran bis zum Konzentrationsausgleich ermöglicht (z. B. Glukosetransporter*); evtl. Beeinflussung durch Hormone (z. B. Insulin) od. Hemmung durch Strukturanaloga; **2.** aktiver T. durch Membranen unter Verbrauch von Energie (meist in Form von ATP) mit einem spezif. Carrier* auch entgegen einem elektrochem. Gradienten; T. z. B. geladener Ionen (vorwiegend Kationen) u. Aminosäuren, in den Darmmukosa- u. Nierentubuluszellen auch von Glukose. Der T. einzelner Moleküle wird als **Uniport**, der gleichgerichtete gleichzeitige T. mehrerer Moleküle als **Symport** u. der entgegengerichtete gleichzeitige T. mehrerer Moleküle als **Antiport** bezeichnet. Vgl. ATPase, Konvektion, Membranpotential, Zellmembran (Tab.).

T

Trans|port|maximum, tubuläres (↑; lat. maximus der Größte) n: (engl.) tubular transportation maximum; größtmögliche Menge einer Substanz, die pro Zeiteinheit von den Nierentubuluszellen rückresorbiert bzw. sezerniert werden kann; wird beeinflusst von Glomerulusfiltration u. Nierendurchblutung; beträgt z. B. für Glukose 300 mg/min, für p-Aminohippursäure 77,5 mg/min. Vgl. Clearance.

Trans|port|stück (↑): s. Sekretkomponente.

Trans|port|wirt (↑): (engl.) transport host; syn. Zwischenwirt*.

Trans|position (lat. transponere, transpositus hinüberbringen, versetzen) f: (genet.) Umstellung von genetischem Material* innerh. eines Chromosoms, Übertragung auf andere Chromosomen, von Plasmid zu Plasmid od. von Plasmid auf Chromosom; Bakterien besitzen transponierbare DNA-Elemente (sog. Transposons), die das häufige Auftreten neuartiger Resistenzkombinationen gegen Antibiotika bewirken.

Trans|position der großen Arterien (↑) f: (engl.) transposition of the great vessels; Abk. TGA; auch Transposition der großen Gefäße; Angiokardiopathie inf. embryonaler Rotationsstörung mit Ursprung der Aorta aus dem re. u. der Pulmonalarterie aus dem li. Ventrikel; **Vork.**: im Säuglingsalter häufigster zyanotischer Herzfehler (insgesamt über 5 % aller angeborenen Herzfehler*, m : w = 2–3 : 1); **Formen: 1.** komplette TGA (auch dextro-TGA bzw. d-TGA): Parallelschaltung von Lungen- u. Körperkreislauf, wobei die aus dem re. Ventrikel entspringende Aorta vor der dorsal aus der li. Herzkammer abgehenden Pulmonalarterie liegt; Klin.: unterschiedl. ausgeprägte Zyanose, abhängig von (lebensnotwendigen) Shuntverbindungen in Form von Septumdefekten bzw. eines Ductus arteriosus apertus sowie einer u. U. zusätzl. vorliegenden Pulmonalstenose; Tachykardie mit stark hebenden präkardialen Pulsationen, ggf. globale Herzinsuffizienz mit Dyspnoe, Azidose u. Schock in den ersten Lebenstagen; Diagn.: Echokardiographie, Herzkatheterisierung (evtl. mit palliativer Ballonatrioseptostomie*), Angiokardiographie; im Rö.-Thorax meist Kardiomegalie mit verstärkter Lungengefäßzeichnung; EKG anfangs normal, später Zeichen der Rechtsherzhypertrophie; Ther.: op. Korrektur durch „arterial switch" (nach Jatene) od. Vorhofumkehr (nach Mustard od. Senning); Progn.: Letalität ohne Op. 50 % im 1. Lebensmonat, 70 % innerh. des ersten Halbjahres, nur 10 % überleben das 1. Lj.; nach Op. ca. 85 % Überlebensrate; **2.** korrigierte TGA (auch laevo-TGA bzw. l-TGA): inf. zusätzlicher Ventrikelinversion kommt es neben der ventrikulo-arteriellen Diskordanz auch zu einer atrioventrikulären Diskordanz; der re. Vorhof ist mit dem anat. li. Ventrikel u. der Pulmonalarterie, der li. Vorhof mit dem anat. re. Ventrikel u. der Aorta verbunden, wodurch es zu hämodynamisch normalen Verhältnissen kommt; immer auch Inversion der AV-Klappen u. des Reizleitungssystems, häufig in Komb. mit weiteren Herzfehlern (v. a. Ventrikelseptumdefekt, Pulmonalstenose); Klin.: keine Zyanose; Sympt. abhängig von zusätzl. Anomalien; Diagn.: im EKG Linkstyp mit tiefem Q in Ableitung III sowie in V_1, V_2 u. fehlendem Q in V_6, häufig Herzrhythmusstörungen (auch totaler AV-Block); im Rö.-Thorax typische Silhouette durch die anstelle des Pulmonalbogens aszendierende Aorta; **3.** inkomplette Formen immer in Komb. mit weiteren Herzfehlern; **a)** Ursprung beider großer Gefäße aus dem re. Ventrikel bei Hypoplasie od. Fehlen des li. Ventrikels (sog. Double outlet right ventricle); **b)** umgekehrte Form wesentl. seltener (sog. Double outlet left ventricle); **c)** Ursprung der Aorta aus dem re. Ventrikel u. unvollständige Verlagerung der über einem Ventrikelseptumdefekt reitenden Pulmonalarterie (Taussig-Bing-Syndrom).

Trans|positio viscerum (↑) f: s. Situs inversus viscerum.

Trans|poson (engl. to transpose umstellen, versetzen) n: (genet.) DNA-Abschnitt eines

Chromosoms, z. B. bei Bakterien, der herausgelöst u. an anderer Stelle des Genoms eingefügt, auch z. B. auf Plasmide od. Phagengenome übertragen werden kann; s. Transposition.

Trans|rektal|schnitt (Trans-*; Rect-*): (engl.) transrectus incision; s. Schnittführung (Abb.).

Trans|sexualität (↑; Sexual-*) f: (engl.) transsexuality; auch Transidentität; Entw. einer Geschlechtsidentität, die zum somat. Geschlecht* im Widerspruch steht. Transsexuelle sind somat. eindeutig männlichen bzw. weiblichen Geschlechts (vgl. Intersexualität), fühlen sich jedoch psych. in jeder Hinsicht dem anderen Geschlecht zugehörig. T. kommt bei beiden Geschlechtern vor u. ist streng zu trennen von Homosexualität* u. Transvestismus*; Transsexuelle empfinden sich i. d. R. als heterosexuell, häufig besteht ein erhebl. Leidensdruck. **Diagn.** u. **Ther.**: interdisziplinär durch erfahrene Arbeitsgruppen; Hormonbehandlungen u. op. Techniken der plast. Chirurgie dienen zu einer von vielen Transsexuellen angestrebten **Geschlechtsangleichung***, die aber langfristig nicht immer zu befriedigenden Ergebnissen führt. Durch das Transsexuellengesetz* wird den personenstandsrechtl. Implikationen der T. Rechnung getragen.

Trans|sexuẹllen|gesetz (↑; ↑): Abk. TSG; „Gesetz über die Änderung der Vornamen u. die Feststellung der Geschlechtszugehörigkeit in besonderen Fällen" vom 10.9.1980 (BGBl. I S. 1654), zuletzt geändert durch Gesetz vom 4.5.1998 (BGBl. I S. 833); bei Vorliegen best. Voraussetzungen kann ein Transsexueller, ohne dass bereits eine op. Geschlechtsangleichung erfolgt ist u. trotz einer ggf. bestehenden Ehe, den Vornamen ändern (§ 1; die Altersgrenze von 25 Jahren in § 1 Abs. 1 Nr. 3 ist durch bundesverfassungsgerichtlichen Beschluss vom 26.1.1993 für nichtig erklärt worden); nach einer Operation u. nach Auflösung einer ggf. bestehenden Ehe kann eine Personenstandsänderung u. damit eine Geschlechtsänderung im Geburtenbuch beantragt werden (§ 8).

Trans|sudat (↑; lat. sudare schwitzen) n: (engl.) transsudate; nicht entzündl. Erguss in Körperhöhlen u. Gewebe; entsteht aufgrund allg. od. lokaler Stauungen inf. abnormer Durchlässigkeit der Kapillaren od. pathol. Zusammensetzung des Bluts u. der Körperkolloide; zeichnet sich aus durch Zellarmut u. geringen Eiweißgehalt (unter 3 %) u. ist meist serös, selten (z. B. bei hämorrhag. Diathese) bluthaltig. Das spezif. Gewicht, das vornehml. vom Eiweißgehalt abhängt, liegt zw. 1,005 u. 1,015. Ggs. Exsudat*. Vgl. Aszites, Hydrops.

Trans|sudation (↑; ↑) f: **1.** s. Transsudat; **2.** (gyn.) physiol. Ausscheidung von Gleitsubstanz durch das Vaginalepithel (Lubrikation*); neben der Sekretion der Bartholin*-Drüsen für die Gleitfähigkeit im Introitus vaginae verantwortlich u. damit für den Vollzug des Koitus von Bedeutung; vgl. Algopareunie.

Trans|urane n pl: (engl.) transuranes; syn. Uranoide; Bez. für die im Periodensystem* der Elemente hinter dem Uran stehenden künstl., radioaktiven Elemente mit Kernladungszahlen größer als 92; vgl. Actinoide.

Trans|uretero|uretero|stomie (↑; Ureter*; -stomie*) f: s. Ureterostomie.

Trans|versal|ebene (lat. transvẹrsus quer liegend): (engl.) transverse plane; horizontale Ebene durch den Körper; vgl. Ebenen des Körpers.

Trans|vers|ek|tomie (↑; Ektomie*) f: (engl.) transversectomy; op. Entfernung des Proc. transversus eines Wirbels.

Trans|version (lat. transvẹrtere, transvẹrsus umwandeln) f: s. Mutation.

Trans|verso|sigmoideo|stomie (lat. transvẹrsus quer liegend; sigmoideus*; -stomie*) f: (engl.) transverso-sigmoidostomy; End-zu-End-Anastomosierung von Colon transversum u. Colon sigmoideum nach Hemikolektomie links (Colon descendens); vgl. Kolonresektion.

trans|vẹrsus (↑): auch transversarius, transversalis; quer verlaufend.

Trans|vẹrsus|lähmung (↑): s. Kehlkopflähmung.

Trans|vestịsmus (Trans-*; lat. vẹstis Kleidungsstück) m: (engl.) transvestism; Tragen von Kleidung des anderen Geschlechts; i. e. S. das mit sexueller Erregung verbundene Bedürfnis danach; T. ist von Transsexualität* u. Homosexualität* zu unterscheiden u. weitaus häufiger bei Männern als bei Frauen; die meisten Transvestiten verhalten sich heterosexuell. Vgl. Fetischismus.

Tranyl|cypromin (INN) n: nicht-selektiver Monoaminoxidasehemmer*; **Verw.**: als Antidepressivum; **cave**: keine gleichzeitige Gabe von Clomipramin u. tyraminhaltigen Lebensmitteln.

trapezius (gr. τραπέζιον schmale Fläche, Trapez): trapezförmig; z. B. Musculus trapezius, der sog. Kappenmuskel.

Trapezius|lähmung (↑): (engl.) trapezius muscle paralysis; Lähmung des M. trapezius inf. Akzessoriuslähmung*.

Trash foot (engl. unnützer Fuß): syn. distale Mikroembolie; Bez. für Embolie* im Bereich der unteren Extremität durch Cholesterolkristalle, die spontan od. traumatisch bedingt von atheromatösen Plaques freigesetzt werden; Auftreten nach gefäßchir. Eingriff od. Angioplastie bzw. bei Beginn einer Ther. mit Antikoagulanzien; **Sympt.**: Cutis* marmorata, Blue*-toe-Phänomen, Schmerzen. C. Die.

Trastuzumab (INN) n: humanisierter Antikörper (IgG1) gegen den menschl. epidermalen Wachstumsfaktorrezeptor HER2/neu; **Verw.**: Ther. des metastasierenden Mammakarzinoms* bei HER2/neu-pos. Tumor; als Monother. od. in Komb. mit Paclitaxel; **Kontraind.**: Herzinsuffizienz; schwere Ruhedyspnoe; **UAW**: kardiotoxische Wirkung, Schüttelfrost, Fieber, lokale Reizungen.

Traube-Doppel|ton (Ludwig T., Int., Berlin, 1818–1876): (engl.) Traube's murmur; Auskultationsphänomen bei Aortenklappeninsuffizienz*, das durch die schnelle Querschnittverkleinerung der Aorta in der Diastole u. erneute Schwingungen der Aortenwand ausgelöst wird; vgl. Duroziez-Doppelgeräusch.

Trauben|an|eurysma (Aneurysma*) n: (engl.) racemose aneurysm; s. Aneurysma.

Trauben|kokken (Kokken*) f pl: s. Staphylococcus.

Trauben|zelle (Zelle*): (engl.) grape cell; Plasmazelle, deren Zytoplasma angefüllt ist mit kugeligen Einschlüssen, die aus neutralen Mukoproteinen bestehen u. sich bei Giemsa-Färbung tiefblau anfärben.

Trauben|zucker: syn. Glukose*.

Trauer|re|aktion f: (engl.) mourning sorrow; Reaktion auf den Verlust einer Person od. eines Objekts; **1.** normale T. mit Niedergeschlagenheit (Depression), unwillkürl. Erinnerungen (Intrusionen) u. körperl. Beschwerden (Atembeschwerden, Essstörung, Erschöpfung); **2.** pathol. od. komplizierte T.: u. U. nach Monaten od. Jahren mit psych. Fixierung auf Verlust u. Erinnerung, Fehlanpassung an die Realität od. scheinbar fehlender Betroffenheit. Vgl. Anpassungsstörung; Belastungsstörung, posttraumatische; Persönlichkeitsstörung, posttraumatische.

Traum: (engl.) dream; **1.** (physiol.) Erlebnisse während der REM-Phasen des Schlafs*, an die evtl. Erinnerung besteht; **2.** (psychoanalyt.) im Schlaf erlebter u. durch Traumarbeit umgeformter (symbolischer) Ausdruck der unbewussten Phantasie od. (infantilen) Triebregung. Die Psychoanalyse* sucht durch Traumdeutung u. Interpretation von Träumen den Zugang zum Unbewussten. **3.** (analyt. Psychologie) Vorwegnahme einer zukünftigen Leistung u. kompensatorische psych. Funktion, durch die (unbewusste) Gegensätze zu bewussten Einstellungen zum Ausdruck kommen.

Trauma (gr. τραῦμα) **n:** Verletzung; **1.** körperl.; z. B. Wunde*, Polytrauma*; **2.** psych.; bei erheblicher seelischer Belastung u./od. unzureichender Bewältigungsmöglichkeit; vgl. Belastungsstörung, posttraumatische; Persönlichkeitsstörung, posttraumatische; Vulnerabilität. E. Fri.

Trauma, akustisches (↑) **n:** (engl.) acoustic trauma; Schädigung der Sinneszellen des Corti-Organs; **Formen: 1.** akutes a. T.: s. Knalltrauma; **2.** chron. Lärmtrauma des Innenohrs durch länger dauernde Einwirkung von hohem Schalldruck (>90 dB); je nach Dauer der Einwirkung, Höhe der Schalldruckspitzen u. individueller Lärmempfindlichkeit kommt es zu irreversiblen Gehörschäden; Sympt.: subjektiv Druckgefühl in Kopf u. Ohren, Ohrgeräusche, Hörminderung; audiometrisch objektivierbar breitet sich der Hörverlust nach anfänglicher Hochtonschwerhörigkeit im c^5-Bereich bei weiterer Lärmexposition auf höhere Frequenzen, erst später auch auf die tieferen, einschl. der Hauptsprachfrequenzen (500–2000 Hz) aus; in längeren Lärmpausen besteht zunächst Rückbildungstendenz, die bei weiterer Exposition deutlich abnimmt. **Proph. u. Ther.:** techn. Lärmverminderung, individueller Gehörschutz, zeitl. Begrenzung der Lärmexposition, regelmäßige ärztl. Gehöruntersuchungen; ggf. Versorgung mit einem Hörgerät. H. Ger.

Traumato|logie (↑; -log*) **f:** (engl.) traumatology; sog. Unfallmedizin; Schwerpunkt innerhalb der Chirurgie*, der sich mit Auswirkung, Behandlung (u. Verhütung) von Traumen befasst.

Traum|phase f: (engl.) dreaming period; s. Schlaf, Traum.

Trazodon (INN) **n:** Serotoninwiederaufnahme*-Hemmer; nicht tricyclisches Antidepressivum mit sedierender Wirkkomponente; s. Antidepressiva.

Treacher-Collins-Syn|drom (Edward Treacher C., Chir., London, 1862–1932) **n:** syn. Dysostosis* mandibulofacialis.

T-Regulator|lympho|zyten (lat. regula Norm, Maßstab; Lymph-*; Zyt-*) **m pl:** (engl.) T-regulator lymphocytes; zusammenfassende Bez. für Helferzellen* u. Suppressorzellen*; regulieren den Umfang einer Immunantwort.

Treitz-Band (Wenzel T., Pathol., Krakau, Prag, 1819–1872)**:** s. Plica duodenojejunalis.

Treitz-Hernie (↑; Hernie*) **f:** (engl.) Treitz hernia; sog. innere Hernie (Hernia retroperitonealis) mit Verlagerung von Darmschlingen od. Netz in eine vergrößerte Bauchfelltasche im Bereich der Flexura duodenojejunalis. Vgl. Hernie.

Trema (gr. τρῆμα Loch, Öffnung, Lücke) **n: 1.** (zahnmed.) Zahnlücke zw. den oberen mittleren Schneidezähnen; vgl. Diastema; **2.** (psychiatr.) Bez. (K. Conrad) für Erlebensweise in der Initialphase der akuten Schizophrenie* mit Stimmung des Verändertseins, Angst, Unruhe, evtl. Depersonalisation od. Derealisation; vgl. Apophänie.

Trematoden|in|fektionen (gr. τρηματώδης eine Öffnung habend für einen Kanal zu den Eingeweiden; Infekt-*) **f pl:** (engl.) trematodiases; Befall durch Trematodes* (Saugwürmer, Egel); Inf. meist durch Verzehr roher tier. od. pflanzl. Nahrungsmittel, die Zwischenwirte od. Träger der Metazerkarien sind; Eier werden meist mit dem Stuhl ausgeschieden, die Verbreitung der T. hängt daher vom Stand der allg. Hygiene u. Lebensmittelhygiene ab. **Diagn.:** Nachw. der Eier im Stuhl od. Sputum (Paragonimiasis); einzelne T.: Schistosomiasis, Opisthorchiasis, Fasziolopsiasis, Fasziolіasis, Echinostomiasis, Heterophyiasis, Paragonimiasis.

Trematodes (↑) **f pl:** Saugwürmer; parasit. Plathelminthes* (s. a. Helminthes) mit zwei Saugnäpfen; Zwitter (Ausnahme: Schistosoma); Fortpflanzung über Generationswechsel (Heterogonie) u. Wirtswechsel*; med. wichtige **Gattungen:** Pärchenegel: Schistosoma; Leberegel: Fasciola, Dicrocoelium, Opisthorchis, Clonorchis; Darmegel: Fasciolopsis, Gastrodiscoides, Heterophyes, Metagonimus, Echinostoma; Lungenegel: Paragonimus; **Adultwürmer** (Endwirt: Mensch, Säugetiere, Vögel) legen **Eier**, die ins Freie gelangen; im Wasser (od. nach oraler Aufnahme im Darm des Schnecken-Zwischenwirts) Ausschlüpfen von Wimpernlarven (Mirazidien*), Eindringen in den ersten Zwischenwirt (Schnecken) u. Umwandlung zum **Keimschlauch** (Sporozyste*; ohne Darm), Bildung weiterer Sporozystengenerationen od. von **Stablarven** (Redien* mit Darm), Bildung weiterer Rediengenerationen od. von **Schwanzlarven** (Zerkarien*, die auch direkt aus Sporozysten hervorgehen können); nach Verlassen des 1. Zwischenwirts entw. aktives Einbohren durch die Haut des Endwirts (Gattung Schistosoma) od. Weiterentwicklung zur **Metazerkarie*** im od. am 2. Zwischenwirt u. deren passive orale Aufnahme durch den Endwirt; zweite Zwischenwirte: Wasserpflanzen (bei den Gattungen Fasciola, Fasciolopsis, Gastrodiscoides), Schnecken u. Muscheln (Echinostoma), Krebse (Paragonimus), Fische (Opisthorchis, Heterophyes, Metagonimus). Vgl. Hirudinea.

Tremor (lat.) **m:** Zittern; unwillkürl. auftretende, weitgehend rhythmisch aufeinander folgende Kontraktionen antagonistisch wirkender Muskeln, bezogen auf die Amplitude des Ausschlags als grob-, mittel- od. feinschlägiger T.; **Formen: 1.** physiol. T.: normalerweise nicht sichtbarer u. nur in der Elektromyographie* nachweisbarer T., der jede Willkürbewegung begleitet (Frequenz altersabhängig abnehmend, 5–15/s); **2.** pathol. T.: **a)** Ruhetremor: häufigster extrapyramidaler T. mit einer Frequenz von 4–6/s, der kurzfristig willkürlich unterdrückt werden u. bei aktiver Innervation od. Intentionsbewegungen abnehmen kann; Beginn i. d. R. an den distalen Abschnitten der oberen Extremitäten, evtl. Ausdehnung auf Gesichts-, Hals-,

Schluck-, Rumpf- u. Beinmuskulatur; typisch ist der sog. Pillendrehertremor od. Münzenzählertremor (T. der antagonistischen Beuge- u. Streckmuskeln von Daumen u. Zeigefinger); Vork. v. a. bei Parkinson*-Syndrom; **b)** seniler, im Alter auftretender T., meist als Ruhetremor, evtl. kombiniert mit Halte- od. Intentionstremor, v. a. an Kopf- (sog. „Ja"- od. „Nein"-T.) u. Gesichtsmuskulatur; **c)** Haltetremor bei tonischer Innervation der betroffenen Muskeln (z. B. bei vorgehaltenen Händen), verschwindet bei völliger Entspannung der Muskulatur; als orthostatischer T. (Frequenz: 13–18/s) auf die unteren Extremitäten beschränkt u. nur im Stand auftretend mit der Folge ausgeprägter Standunsicherheit u. häufiger Stürze; Vork. als verstärkter physiol. T. (Angst- od. Ermüdungszittern), bei Intoxikationen, Hyperthyreose, Alkoholkrankheit, als UAW von Neuroleptika, bei zerebellaren Erkr., als seniler od. hereditärer essentieller T. u. a.; **d)** Aktionstremor: tritt bei allg., nicht gezielten Bewegungen auf; Vork. z. B. bei Parkinson-Syndrom, als hereditärer essentieller T. od. in Zus. mit zerebellaren Symptomen; **e)** Intentionstremor: tritt v. a. bei Zielbewegungen mit der größten Amplitude unmittelbar vor dem Ziel auf u. ist typisch für Erkr. des zerebellaren Systems (vgl. Symptome, zerebellare); **f)** hereditärer essentieller T.: meist autosomal-dominant erbl. Erkrankung mit Manifestation im Kindesalter bis ins Erwachsenenalter, gekennzeichnet durch eine Mischform aus Halte- u. (in geringerer Ausprägung) Aktions- sowie Ruhetremor; Besserung durch Alkohol in geringer Menge; **g)** sog. rubraler T.: syn. Myorhythmie; langsamer Ruhe-, Halte- u. Aktionstremor (Frequenz: 1–5/s) bei Läsion von Nucleus ruber od. Thalamus; **h)** sog. Rabitt-Syndrom: Tremor der perioralen Muskulatur beim medikamentös induzierten akinetisch-rigiden Syndrom od. isoliert bei älteren Menschen; **i)** beschäftigungsabhängiger T., z. B. als Schreib- od. Stimmtremor; **k)** psychogener T.: Vork. in versch. Formen, z. B. als gesteigerter physiol. T. od. bei Simulation. Vgl. Asterixis.

Trénaunay-Weber-Syn|drom (Paul T., Neurol., Paris, geb. 1875; Frederick P. W., Arzt, London, 1863–1962) **n:** s. Klippel-Trénaunay-Weber-Syndrom.

Trench-Fieber: s. Fieber, wolhynisches.

Trendelenburg-Lagerung (Friedrich T., Chir., Rostock, Bonn, Leipzig, 1844–1924)**:** (engl.) Trendelenburg's position; syn. Kopftieflagerung, Schocklagerung; Schräglagerung des Pat. (ca. 20–30°), wobei Kopf u. Oberkörper nach unten, die Beine nach oben gelagert werden; Anw. z. B. zur besseren Venenfüllung bei Vena-jugularis- od. -subclavia-Punktion; vgl. Anti-Trendelenburg-Lagerung, Lagerung.

Trendelenburg-Operation (↑) **f:** pulmonale Embolektomie* bei schwerer Lungenembolie*; wird heute i. d. R. unter Anw. der Herz*-Lungen-Maschine insbes. bei bestehender Kontraindikation für eine Thrombolyse* durchgeführt.

Trendelenburg-Zeichen (↑)**:** (engl.) Trendelenburg's sign; Absinken des Beckens (mit konsekutiver Beugung des Beins in Hüfte u. Knie) auf der gesunden Seite (beim Gehen) inf. Lähmung der Mm. glutei od. angeb. Hüftgelenkluxation*.

Trennungs|angst: (engl.) separation anxiety; anhaltende u. übermäßige Angst des Kindes, von Eltern od. einer anderen Bezugsperson getrennt zu sein; **Sympt.:** unrealist. Sorgen vor einem Unheil (z. B. Unfall, Entführung); somat. Beschwerden (Übelkeit, Bauch-, Kopfschmerzen) vor u. während der Trennung, häufig Abneigung od. Verweigerung des Schulbesuchs (DD: Schulangst, Entwicklungsstörung); **Ther.:** Verhaltenstherapie; **Progn.:** ohne Intervention chron. Verlauf. S. Sch.

Treo|sulfan (INN) **n:** Zytostatikum (Alkylans); **Verw.:** bei Ovarialtumoren; vgl. Zytostatika, Alkylanzien.

Trepan (frz. trépan) **m:** Bohrer; chir. Instrument zur Trepanation (Zylinder mit Sägezähnen am unteren Ende, rotierende Kreissäge od. Kugelfräse).

Trepanation (↑) **f: 1.** neurochir. Verfahren zur Eröffnung des Schädels; bei der **osteoplastischen** T. wird der ausgesägte Knochendeckel replantiert, während bei der **osteoklastischen** T. der knöcherne Defekt durch Muskelgewebe, Galea od. Kunststoffimplantate gedeckt wird; bei der **sellaren** T. wird der Boden der Sella turcica von der Nase (Keilbeinhöhle) bzw. von der Augenhöhle (Siebbein) aus eröffnet. **Ind.:** als Zugang bei intrakraniellen Eingriffen od. als sog. Entlastungstrepanation bei Hirndrucksteigerung*; **2.** (zahnmed.) Eröffnung des Cavitas dentis bei irreversibler Pulpitis* od. zur Wurzelbehandlung; **3.** (ophth.) s. Elliot-Trepanation.

Trepo|nema (gr. τρέπειν drehen; νῆμα Garn, Faden) **n:** Gattung gramnegativer, spiralförmiger, anaerober (mikroaerophiler) Stäbchenbakterien der Fam. Spirochaetaceae* (vgl. Bakterienklassifikation); Vork. im Oral-, Intestinal- u. Genitaltrakt von Mensch u. Tier; humanpathogene Species: T. pallidum mit den Subspecies T. pallidum pallidum (Err. der Syphilis*) u. T. pallidum pertenue (Err. der Frambösie*), T. carateum (Err. der Pinta*) u. T. vincentii (gemeinsam mit Species der Gattung Fusobacterium* Err. der Plaut*-Vincent-Angina); nicht humanpathogen: T. phagedenis (Reiter*-Spirochäte), T. denticola; **Übertragung:** direkter Kontakt von Mensch zu Mensch.

Trepo|nema carateum (↑; ↑) **n:** syn. Treponema pinta; Err. der heute seltenen tropischen Treponematose Pinta*; ist von Treponema pallidum morphol. u. serol. nicht zu unterscheiden.

Trepo|nema macro|dentium (↑; ↑) **n:** morphol. Treponema pallidum ähnliche, jedoch apathogene, bisher unklassifizierte Spirochäte der Mundhöhle.

Trepo|nema pallidum (↑; ↑) **n:** historisch syn. Spirochaeta pallida, sog. Syphilisspirochäte, in der neuen Nomenklatur als T. p. subspec. pallidum (vgl. Treponema pertenue) klassifiziert; Err. der Syphilis*; **Morphol.:** 6–24 regelmäßige steile Windungen (wie Zähne einer Säge), typ. rotierende Bewegungen um die Längsachse (s. ums. Abb.); **Nachw.:** im Reizserum* durch mikroskop. Dunkelfelduntersuchung*, direkte Immunfluoreszenz; serol. Nachweis: s. Syphilis; nicht kultivierbar; **Epidemiol.:** Infektionsquelle ist der Mensch, Übertragung ganz überwiegend durch Geschlechtsverkehr.

Trepo|nema per|tenue (↑; ↑) **n:** syn. Treponema pallidum subspec. pertenue; Err. der Frambösie*; morphol. u. serol. Abgrenzung geg. Treponema pallidum subspec. pallidum nicht möglich.

Trepo|nema phagedenis (↑; ↑) **n:** s. Reiter-Spirochäte.

Trepo|nematosen, tropische (↑; ↑; -osis*) **f pl:** (engl.) tropical treponematoses; in feucht-

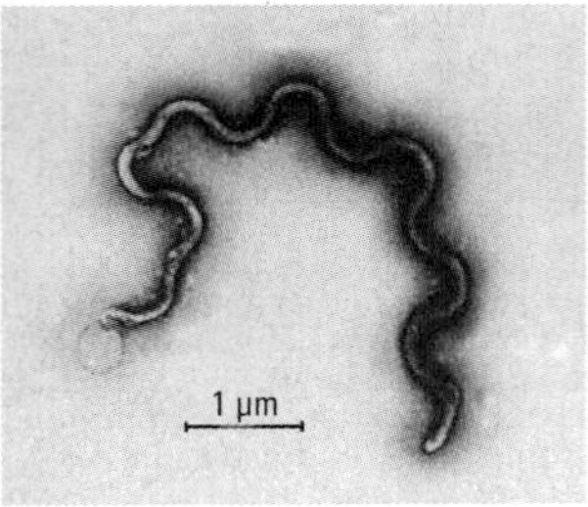

Treponema pallidum: elektronenmikroskopische Aufnahme (267]

warmen Regionen häufige, nicht venerische Treponematosen: Frambösie*, Pinta*, endemische Syphilis*; alle Treponematosen sprechen gut auf Penicillin-Behandlung an; serol. sind sie nicht voneinander zu unterscheiden.

Tre|tinoin (INN) **n:** syn. Vitamin-A(A_1)-säure; **Verw.:** topisch bei Acne* vulgaris; **UAW:** Hautreizungen u. a.; vgl. Retionoide.

Tret|versuch: s. Unterberger-Tretversuch.

Treves-Fleck: Plica* ileocaecalis.

Trevor-Syn|drom (David T., orthop. Chir., London, 1906–1988) **n:** syn. Dysplasia* epiphysealis hemimelica.

TRH: Abk. für (engl.) **t**hyrotropin **r**eleasing **h**ormone; syn. Thyroliberin; Pyroglutamyl-L-histidyl-L-prolinamid; Releasing-Hormon, das v. a. die Freisetzung von TSH* aus dem Hypophysenvorderlappen stimuliert; Neurotransmitter regulieren die TRH-Sekretion (Noradrenalin stimuliert, Serotonin hemmt), Thyroxin u. Triiodthyronin wirken durch negativen Feedback-Mechanismus auf sie ein. Vgl. Releasing-Hormone.

TRH-Test **m:** Kurzbez. für (engl.) **t**hyrotropin **r**eleasing **h**ormone stimulation test; Bestimmung der TSH- u. ggf. Prolaktinkonzentration im Blut mittels Immunassay vor u. 30 Min. nach i. v. Applikation von 200 µg TRH*, selten nach oraler (40 mg) od. nasaler (2 mg) Gabe; **Auswertung:** normal (TRH-Test positiv): Anstieg der TSH-Konz. um mind. 2,5 mU/l auf max. 25 mU/l; pathol. (TRH-Test negativ): TSH-Anstieg <2,5 mU/l, bei supprimierter Hypophyse i. R. einer klin. manifesten od. latenten Hyperthyreose* od. bei Hypophysenvorderlappen*-Insuffizienz. Bei Hypothyreose* ist der basale TSH-Wert erhöht u. die TRH-Antwort überschießend (>25 mU/l). Vgl. Schilddrüsendiagnostik.

Tri: Abk. für **Tri**chlorethylen*.

Tri-: Wortteil mit der Bedeutung drei; von gr. τρεῖς, τρία.

Tri|acyl|glycerole (↑) **n pl:** syn. Triglyceride*.

Tri|acyl|glycerol|lipasen **f pl:** (engl.) triacylglycerol lipases; syn. Triglyceridlipasen; Esterasen*, die Triglyceride in Glycerol u. freie Fettsäuren spalten; **1.** Verdauungsenzyme: Magenlipase, Pankreaslipase; **2.** Enzyme des Fettgewebes: spezif. hormonsensitive Tri-, Di- u. Monoacylglycerollipasen; **3.** Lipoproteinlipase*. Vgl. Lipolyse, Verdauung.

Triaden|operation **f:** s. Sympathektomie.

Triage (frz. Auslese)**:** Zuordnung zu Gruppen, Auswahl; i. e. S. Einteilen von Verletzten (unter Kriegs- u. a. Katastrophenbedingungen, d. h. bei nicht hinreichend gewährleisteter med. Versorgung) nach zunehmender Verletzungsschwere mit dem Ziel, verfügbare Behandlungskapazität denjenigen Pat. bevorzugt zukommen zu lassen, deren Überlebenschancen durch die Behandlung am wahrscheinlichsten verbessert werden.

Tri|am|cinolon (INN) **n:** fluoriertes Glukokortikoid; **Verw.:** s. Glukokortikoide; vgl. Dexamethason (Abb.).

Tri|amteren (INN) **n:** kaliumsparendes Diuretikum; s. Diuretika.

Tri|angulum (lat.) **n:** Dreieck, Trigonum.

Trias (gr. τρίας Dreizahl, dreifache Erscheinung) **f:** (engl.) triad; drei Symptome, die eine Krankheit bzw. ein Syndrom kennzeichnen; z. B. Merseburger* Trias.

Triatominae (↑; -tom*) **f pl:** Unterfamilie der Raubwanzen (Reduviidae) mit den Species Triatoma, Panstrongylus u. Rhodnius; vgl. Wanzen.

Tri|azolam (INN) **n:** Benzodiazepinderivat mit kurzer Halbwertzeit; **Verw.:** als Schlafmittel*; s. Benzodiazepinderivate.

Tri|basilar|syn|ostose (Tri-*; Bas-*; Syn-*; Ost-*; -osis*) **f:** (engl.) tribasilar synostosis; vorzeitige Verschmelzung der drei Schädelbasisknochen mit Verkürzung der Basis; führt zu mangelhafter Gehirnentwicklung; vgl. Stenozephalie.

Tribo|lumineszenz (Lumen*) **f:** s. Lumineszenz.

Tribus (lat. Bezirk) **m:** (engl.) tribe; Hilfskategorie der Taxonomie*, die mehrere Gattungen (s. Genus) meist als Unterfamilie zusammenfasst.

Tri|calcium|phosphat **n:** Abk. TCP*.

Tri|carbon|säuren: (engl.) tricarboxylic acids; Carbonsäuren*, die drei Carboxylgruppen besitzen; z. B. Aconitsäure*, Zitronensäure*.

Tri|carbon|säure|zyklus **m:** syn. Citratzyklus*.

tri|ceps (lat.)**:** dreiköpfig, z. B. Muskeln.

Tri|ceps-brachii-Re|flex (↑; Reflekt-*) **m:** s. Reflexe (Tab.).

Tri|ceps-surae-Re|flex (↑; ↑) **m:** s. Reflexe (Tab.).

TRIC-Erreger: (engl.) TRIC agents; Erreger der (engl.) **tr**achoma **i**nclusion **c**onjunctivitis; s. Trachom.

Trich-: auch Tricho-, -thrix; Wortteil mit der Bedeutung Haar; von gr. θρίξ, θριχός.

Trichiasis (↑; -iasis*) **f:** Einwärtskehrung der Wimpern u. Reiben auf der Cornea; meist durch Entropium* od. bei Distichiasis*.

Trichi|lemmal|zyste (↑; λέμμα Schale, Rinde; Kyst-*) **f:** (engl.) trichilemmal cyst; syn. Steatocystoma multiplex; vom infraseboglandulären Anteil des Haarfollikels ausgehende Zyste, fast ausschl. an der behaarten Kopfhaut u. im Gesicht; histol. Aufbau der Zystenwand entspr. der äußeren Haarwurzelscheide ohne Stratum granulosum; der Zysteninhalt besteht aus Keratinmassen. In 75 % der Fälle autosomal-dominant vererbt (Mutationen im Keratin-17-Gen, Genlokus 17q12-q21) mit Leukonychia totalis, Koilonychie u. maligner Transformation der T.; **Ther.:** Exzision. Vgl. Epidermalzyste.

Trichinella spiralis (Dim. ↑) **f:** Trichine; parasitärer Fadenwurm (Nematodes*); ♂ 1,5 mm, ♀ 4 mm lang, ⌀ 0,04–0,06 mm; **Entw.** über Wirts- u. Organwechsel; adulte **Darmtrichine** (Inkubationsstadium) im Dünndarm von Mensch u. Tier (Haus-, Wildschwein, Dachs, Fuchs, Ratte, Maus, Hund, Katze, Bär, Nerz); begattete ♀ bohren sich ab 7. Tag p. i. in die Darmschleimhaut u.

gebären 1000–2000 Jungtrichinen (Larven); Letztere gelangen mit dem Lymphstrom od. hämatogen über Herz u. Lungenkreislauf in den Körperkreislauf; befallen quergestreifte Muskelfasern (Ausnahme Herzmuskel) u. rollen sich unter Längenzunahme u. Einkapselung (Gewe-

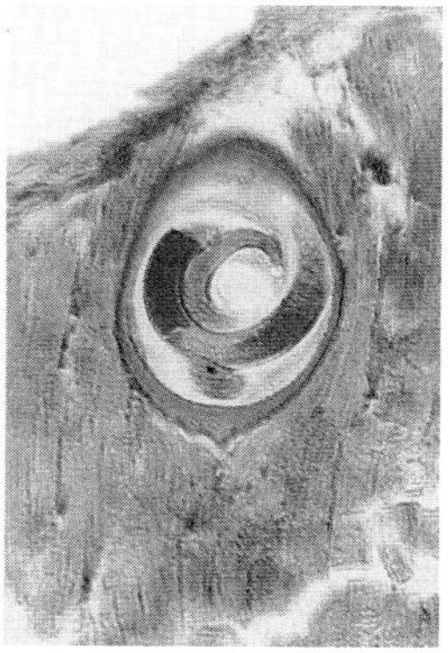

Trichinella spiralis: Muskeltrichine [194]

bereaktion des Körpers) zu **Muskeltrichinen** zusammen (0,25 mm × 0,4 mm, s. Abb.). Verkalkung der Trichinenkapseln ab 6. Mon., Dauer 1–2 Jahre (Ruhestadium; Lebensdauer der Trichinen 10–30 Jahre, auch in verkalkten Kapseln); **Vork.:** bei Carnivoren kosmopolit.; Befall des Menschen führt zur **Trichinose***; in der Bundesrepublik Deutschland jetzt selten wegen obligator. Trichinenschau; **Nachw.: 1.** Trichinen: mikroskop. in **a)** Blut (ab 7. bis ca. 28. Krankheitstag), gelingt selten; **b)** exzidierten Muskelstückchen (M. deltoideus, M. pectoralis in der vorderen Axillarlinie, M. biceps, frühestens ab 10. Krankheitstag); **c)** entspr. von Tieren bei der Fleischbeschau (Quetschpräparat, Trichinoskop); **d)** durch Tierversuch; **2.** Antikörper (Nachw. ab 3. Krankheitswoche mögl.): ELISA, Präzipitation, Immunfluoreszenztest, Latextest.

Trichinose (↑; -osis*) f: (engl.) trichinosis; syn. Trichinellose, Trichinelliasis; Trichinenbefall, Wurmerkrankung des Menschen; **Err.:** zu den Nematodes* zählende Trichinella* spiralis, die sich (als Larven oral aufgenommen) in der Dünndarmschleimhaut zu Adultwürmern entwickeln u. deren Larven in die Muskelgewebe wandern; Infektion durch Verzehr von nicht ausreichend erhitztem, Larven enthaltendem (Schweine-)Fleisch; **Inkubationszeit** (ggf. mit gastrointestinalen Symptomen): 5–10 Tage (bis 46 Tage); **Klin.:** anfangs allergische Sympt. (die ggf. zu schweren Verläufen mit Herz-Kreislauf- u. Nebenniereninsuffizienz führen können), gefolgt von Lid- u. Gesichtsödem, später auch Hand- u. Fußrückenödem, hohem Fieber, extremer Eosinophilie, Muskelverhärtung, -schmerzen u. -schwellungen; hohe Letalität bei Befall der Interkostal- u. Zwerchfellmuskulatur, Myokarditis; **Diagn.:** Anamnese, Muskelbiopsie, serol. (IFT, ELISA); **Ther.:** Albendazol u. Mebendazol als Anthelminthika in den ersten Tagen nach Inf. schwächen den weiteren Verlauf ab; **Proph.:** Kochen bzw. Durchbraten des Fleisches, Fleischbeschau.

Tri|chlor|essig|säure: (engl.) trichloroacetic acid; Acidum trichloraceticum (CCl_3COOH); Eiweißfällungsmittel, Ätzmittel*.

Tri|chlor|ethylen n: (engl.) trichloroethylene; Abk. Tri; Trichlorethen ($Cl_2C{=}CHCl$); nicht brennbare Flüssigkeit mit chloroformähnl. Geruch; durch Einwirkung von Hitze, Luft u. Licht Bildung von Phosgen*; **Verw.:** Lösungsmittel in der Industrie; früher auch als Inhalationsanästhetikum; wegen Auslösung rauschartiger Zustände als Suchtmittel missbraucht (sog. Tri-Sucht); kanzerogen (verursacht Nierenkarzinom); BAT: 5 mg/l Trichlorethanol im Blut bzw. 100 mg/l Trichloressigsäure im Harn (am Ende einer Arbeitsschicht). Vgl. Halogenkohlenwasserstoffe.

Tri|chlor|ethylen|vergiftung: (engl.) trichloroethylene poisoning; Intoxikation durch Einatmen von Trichlorethylen; **Sympt.:** bei akuter T. Rausch, Narkose, Tod durch Atemlähmung; bei chronischer T. Kopfschmerz, Benommenheit, Alkoholintoleranz, tox. Herz-, Leber-, Nierenschäden u. Enzephalopathie, kanzerogene Wirkung; berufl. T.: BK Nr. 1302.

Tri|chlor|methan n: Chloroform*.

Tri|chlor|methiazid (INN) n: Thiaziddiuretikum; s. Diuretika.

Tri|chlor|phen|oxy|essig|säure: s. 2,4,5-T.

Tricho|adenom (Trich-*; Aden-*; -om*) n: (engl.) trichoadenoma; syn. Trichom; seltener solitärer, rot-gelblicher, benigner Tumor (∅ 3–15 mm), der sich aus den infundibulären Epithelzellen des Haarfollikels entwickelt.

Tricho|bezoar (↑) m: s. Bezoar.

Tricho|bilharzia (↑) f: Gattung v. a. Wasservögel befallender Trematodes* (Schistosomatidae), die u. U. Menschen infizieren können (Fehlzwischenwirt); vgl. Zerkariendermatitis.

Tricho|epi|theliom (↑; Epithel*; -om*) n: (engl.) trichoepithelioma; sog. Haarbalgfehlknötchen; hautfarbener, bis zu 5 mm großer, benigner Tumor der Haarwurzelscheide mit Hornzysten; solitäres od. multiples Auftreten bes. im Gesicht; s. Epithelioma adenoides cysticum Brooke.

Tricho|epi|thelioma papulosum multi|plex Jarisch (↑; ↑; ↑; Adolf J., Physiol., Wien, Innsbruck, 1891–1965) **n:** syn. Epithelioma* adenoides cysticum Brooke.

Tricho|gramm (↑; -gramm*) n: s. Haarwurzelstatus.

Tricho|kinesis (↑; Kin-*) f: s. Haarveränderungen.

Tricho|klasie (↑; gr. κλάσις Zerbrechen, Bruch) f: s. Haarveränderungen.

Trichom (↑; -om*) n: syn. Trichoadenom*.

Tricho|malazie (↑; -malazie*) f: s. Haarveränderungen.

Tricho|monas (↑; gr. μονάς einzeln) f: Gattung mehrgeißeliger birnenförmiger Flagellaten (s. ums. Abb.); versch. Arten, kommen in den Körperhöhlen des Menschen vor; vgl. Protozoen.

Tricho|monas hominis (↑; ↑) f: syn. Trichomonas intestinalis; 2–5 × 15 μm mit Achsenstab u. 3–5 freien Geißeln; keine Zysten; apathogener Kommensale im Dickdarm von Mensch u. Haustieren; gelegentl. stark vermehrt bei Diarrhö bzw. Achlorhydrie im Magensaft (z. B. bei Magenkarzinom); **Nachw.:** mikroskop. im frischen Stuhl, im Hängenden* Tropfen od. Giemsa-Ausstrichpräparat.

T

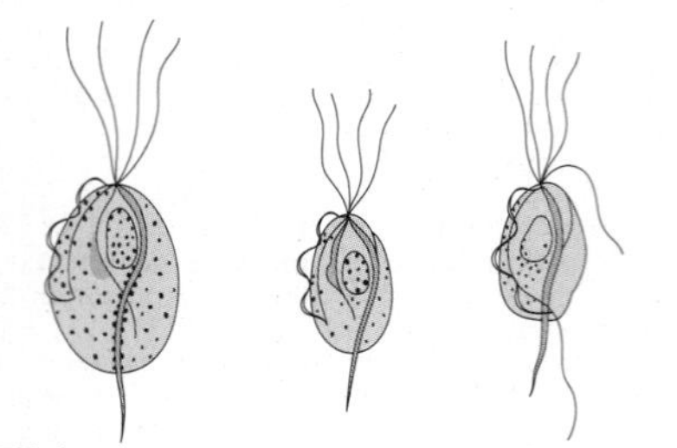

Trichomonas:
Trichomonaden des Menschen: links: T. vaginalis; Mitte: T. tenax; rechts: T. hominis [255]

Tricho|monas tenax (↑; ↑) f: syn. Trichomonas buccalis, Trichomonas elongata; vermutl. apathogener Parasit ähnl. Trichomonas hominis; Kommensale der Mundhöhle; vermehrt z. B. in kariösen Zähnen u. bei Stomatitis ulcerosa.

Tricho|monas vaginalis (↑; ↑) f: syn. Trichomonas urogenitalis; 8–12 × 15–30 µm großer Flagellat; Err. der Trichomoniasis*; Übertragung v. a. beim Geschlechtsverkehr; **Nachw.: 1.** mikroskop. Untersuchung von Vaginal- u. Urethralabstrichen (nativ od. nach Giemsa-Färbung); **2.** serologisch: KBR, IFT; **3.** kulturell.

Tricho|moniasis (↑; ↑; -iasis*) f: v. a. durch Geschlechtsverkehr übertragene urogenitale Erkr. durch Infektion v. a. von Harnblase u. Vagina mit Trichomonas* vaginalis; **Sympt.:** beim Mann Zystitis, Urethritis, Prostatitis (häufig blander Verlauf), bei der Frau v. a. Kolpitis* mit eitrigem, schaumigem, übelriechendem Fluor* genitalis u. quälendem Juckreiz; **Ther.:** Imidazolderivate (v. a. Metronidazol); Partnerbehandlung. Vgl. STD.

Tricho|mycosis nodosa (↑; Myk-*; -osis*) f: syn. Piedra*.

Tricho|mycosis palmellina (↑; ↑; ↑) f: auch Trichomycosis axillaris; knotige gelbe, rote od. schwarze, aus Nocardia tenuis u. Pigment bildenden Mikrokokken bestehende, die Haare umscheidende Auflagerungen, bes. bei Blonden u. Rotblonden mit Hyperhidrosis; **Lok.:** Axillen, selten Schamgegend; **DD:** Chromhidrose, Nissen, Trichorrhexis nodosa. Vgl. Piedra.

Tricho|nodose (↑; Nodus*; ↑) f: s. Haarveränderungen.

Tricho|phytid (↑; Phyt-*; -id*) n: allergische Hautreaktion durch Resorption von Pilzantigenen bei Trichophytie; s. Mykid.

Tricho|phytie (↑; ↑) f: (engl.) trichophytosis; Infektionskrankheiten der Haut durch Pilze der Gattung Trichophyton*; **Formen: 1.** oberflächl. T.: kann überall am Körper, insbes. auf der vellusbehaarten Haut auftreten; es bilden sich ringförmige entzündl. Herde (engl. ringworm lesions). Das Haar wird ekto-endotrich befallen (Lanugo-, Bart- u. Kopfhaar). **2.** tiefe T.: kommt vorwiegend auf dem behaarten Kopf u. im Bartbereich (Tinea barbae) vor u. führt zu Knoten u. Abszessen. **Nachweis:** kulturell nur in Hautschuppen von den Rändern der Herde u. in Haarstümpfen. Vgl. Tinea, Mykosen, Onychomykose.

Tricho|phyton (↑; ↑) n: Gattung von Fungi* imperfecti, die mit den Askomyzeten verwandt ist; häufigste Err. der Dermatophytose*; verursacht Trichophytie*; bildet in der parasitären Phase nur Hyphen* u. Arthrosporen*, in der saprophytären auch Luftmyzel, Mikro- u. Makrokonidien sowie Pigmente. Morphol. Merkmal der Gattung T. sind mehrkammerige, meist spindelförmige, glattwandige Makrokonidien u. rundliche od. birnenförmige Mikrokonidien. Wichtigste Species: T. mentagrophytes, T. rubrum, T. schoenleinii, T. tonsurans. Vgl. Dermatophyten.

Tricho|polio|dys|trophie (↑; gr. πολιός grau; Dys-*; Troph-*) f: (engl.) steely hair syndrome; syn. Menkes*-Syndrom.

Tricho|ptilose (↑; gr. πτίλωσις eine Erkrankung der Augenlider) f: syn. Trichoschisis; s. Haarveränderungen.

Trichor|rhexis in|vaginata (↑; gr. ῥῆξις Brechen, Platzen) f: s. Haarveränderungen.

Trichor|rhexis nodosa (↑; ↑) f: s. Haarveränderungen.

Tricho|schisis (↑; gr. σχίσις Spaltung, Trennung) f: s. Haarveränderungen.

Trichose (↑; -osis*) f: (engl.) 1. trichiasis; 2. trichosis; **1.** (ophth.) Trichiasis*; **2.** (dermat.) Bez. für Veränderung der Haardichte (Hyper-, Hypotrichose, Atrichie); vgl. Haarveränderungen.

Tricho|sporon (↑; Spora*) n: Gattung ubiquitärer Sprosspilze aus der Gruppe der Fungi imperfecti, verwandt mit den Basidiomycota (vgl. Fungi); bildet Pseudomyzel u. Myzel, das leicht in Arthrosporen zerfällt; **T. cutaneum:** Err. der weißen Piedra* am Barthaar; vgl. Mykosen.

Tricho|stasis spinulosa (↑; -stase*) f: s. Haarveränderungen.

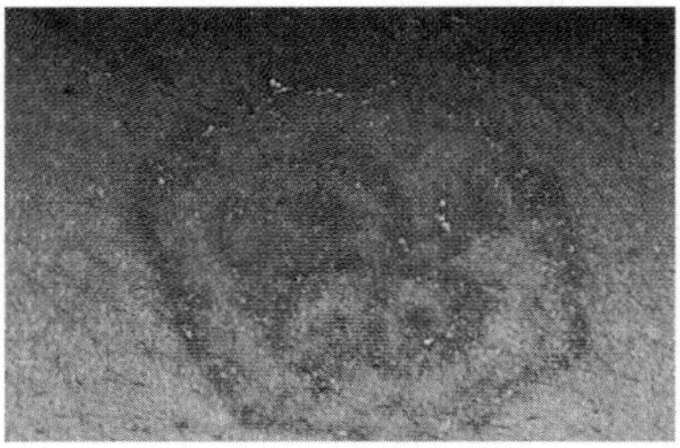

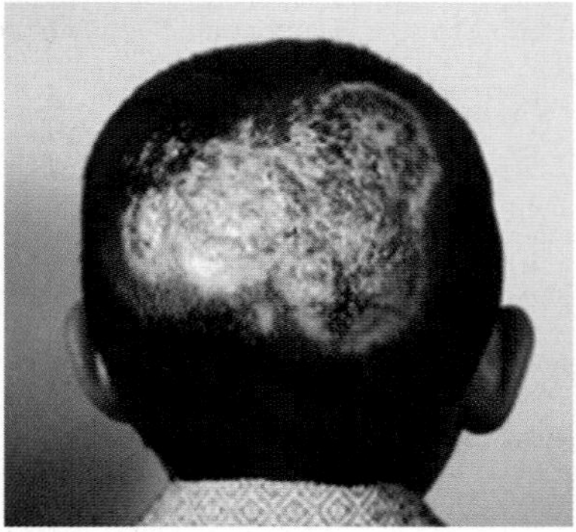

Trichophytie:
Tinea mit typischer sog. Ringworm-Struktur (oben) und tiefe Trichophytie der behaarten Kopfhaut (unten) [12, 60]

T

Tricho|strongyliasis (↑; gr. στρογγύλος rund; -iasis*) **f:** durch Fadenwürmer der Gattung Trichostrongylus* verursachte Darminfektion; meist milder Verlauf, selten Anämie u. Abmagerung; **Ther.:** Tiabendazol.

Tricho|strongylus (↑; ↑) **m:** Gattung der Nematodes*; 5–10 mm lange Parasiten in Duodenum u. Jejunum von Wiederkäuern; mehrere Arten auch beim Menschen (T. colubriformis, T. orientalis); Err. der Trichostrongyliasis*.

Tricho|tillo|manie (↑; gr. τίλλειν Haare zupfen, ausreißen; -manie*) **f:** syn. Haarausreißen*.

Tri|chromasie (Tri-*; Chrom-*) **f:** s. Farbensehen.

Trichter: (anat.) Infundibulum.

Trichter|becken: (engl.) funnel pelvis; hohes Becken, querer Durchmesser des Beckenausgangs stark verkürzt (ähnlich dem männl. Becken); vgl. Beckenformen.

Trichter|brust: s. Pectus excavatum.

Trich|uriasis (Trich-*; gr. οὐρά Schwanz; -iasis*) **f:** Peitschenwurminfektion; Inf. des Darms mit Trichuris* trichiura nach oraler Aufnahme der an rohen, kontaminierten Nahrungsmittel haftenden Eier; Kinder erkranken häufiger als Erwachsene; **Sympt.:** häufig symptomlos, bei starkem Befall Diarrhö, Tenesmen, Rektokolitis, Analprolaps; **Ther.:** Tiabendazol, Mebendazol. Vgl. Nematodeninfektion.

Trich|uris trichi|ura (↑; ↑) **f:** syn. Trichocephalus dispar, Peitschenwurm; Parasit (s. Nematodes) in Blinddarm u. Wurmfortsatz, Dickdarm,

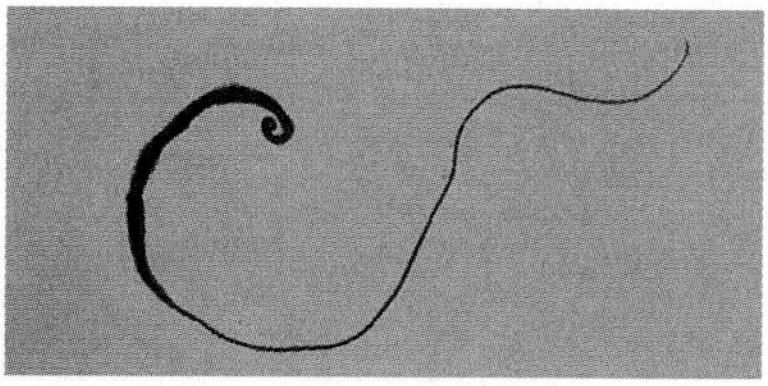

Trichuris trichiura:
männlicher Peitschenwurm [442]

sehr selten auch Dünndarm des Menschen; ♂ 35–45 mm lang, Hinterende eingerollt, ♀ 40–50 mm lang, ⌀ 1 mm; Körper im hinteren

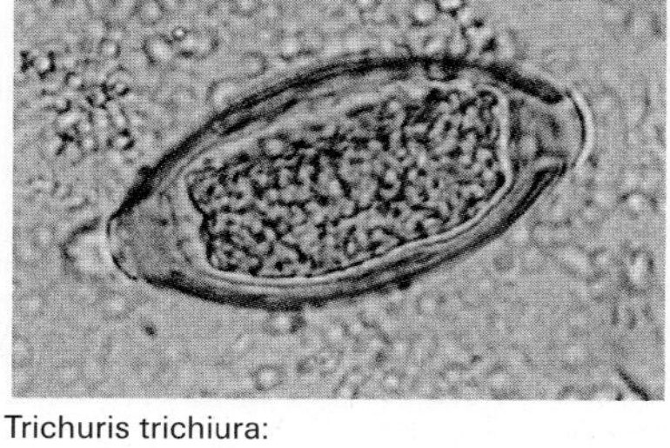

Trichuris trichiura:
Ei [547]

Drittel verdickt, vordere zwei Drittel dünn u. fadenförmig (Abb.); **Entw.** ähnlich Ascaris, jedoch ohne Organwechsel (Larvenwanderung): **Eier** gelangen mit dem Kot ins Freie, Entw. zu infektionsfähigen **Larven** bei Luftzutritt u. ausreichender Feuchtigkeit (bei 26 °C ca. 3–4 Wo.); **Inf.** des Menschen peroral durch larvenhaltige Eier; innerhalb 1–3 Mon. Heranwachsen zu Adultwürmern; Massenbefall des Menschen führt zur Trichuriasis*. **Nachw.:** Wurmeiernachweis*.

Tricula f: Wasserschneckenart, gehört zur Unterfamilie Triculinae der Hydrobiidae; Neotricula aperta (2–4 mm) ist Zwischenwirt für Schistosoma* mekongi.

tri|cuspidalis (lat. tricuspis drei Spitzen habend, dreizackig)**:** dreizipflig; z. B. Valvula tricuspidalis (jetzt: Valva atrioventricularis dextra): Segelklappe zw. der re. Herzkammer u. dem re. Vorhof.

Trieb: (engl.) drive; **1.** (psychol.) syn. primäres Motiv; Bez. für Strebung, die der Befriedigung vitaler Bedürfnisse u. der Erhaltung sowie dem Schutz des Individuums dient; z. B. Hunger, Durst, Brutpflege; z. T. auch Sexualität u. Bedürfnis nach Schlaf; **2.** (psychoanalyt.) energet. besetzte Strebung, die eine Triebspannung erzeugt u. ihren Ausdruck in einer körperl. Erregung findet; Einteilung in Lebenstrieb (Eros) mit Tendenz zur Selbsterhaltung u. Todestrieb (Thanatos) mit Selbstzerstörungstendenz.

Trieb|entwicklung: (engl.) drive development; s. Entwicklungsphasen.

Trief|auge: syn. Lippitudo*.

Triele (Tri-*) **n pl:** (engl.) triels; Gruppenbez. für die Elemente Bor, Aluminium, Gallium, Indium u. Thallium (Borgruppe, III. Hauptgruppe des Periodensystems* der Elemente).

Tri|fluo|perazin (INN) **n:** Phenothiazinderivat; **Verw.:** s. Neuroleptika; vgl. Phenothiazinderivate.

Tri|fluor|thymidin n: syn. Trifluridin*

Tri|flu|peridol (INN) **n:** Butyrophenon; s. Neuroleptika.

Tri|flu|promazin (INN) **n:** syn. Fluopromazin; Phenothiazinderivat; **Verw.:** als Antiemetikum u. Neuroleptikum; vgl. Neuroleptika, Phenothiazinderivate.

Tri|fluridin (INN) **n:** syn. Trifluorthymidin; Virostatikum (Nukleosidanalogon) zur topischen Behandlung von Herpes* corneae; vgl. Virostatika.

Tri|folii fibrini folium n: s. Menyanthes trifoliata.

Tri|geminie (lat. trigeminus dreifach) **f:** (engl.) trigeminy; Herzrhythmusstörung, bei der mehrmals hintereinander auf eine normale Herzaktion zwei Extrasystolen* folgen; vgl. Bigeminie.

Tri|geminus (↑) **m:** (engl.) trigeminal nerve; Kurzbez. f. Nervus trigeminus (V. Hirnnerv).

Tri|geminus|neur|algie (↑; Neur-*; -algie*) **f:** (engl.) trigeminal neuralgia; anfallartig, meist einseitig auftretende Schmerzen im Versorgungsgebiet des N. trigeminus, evtl. mit Kontraktionen der mimischen Muskulatur (Tic douloureux), Rötung des Gesichts, Tränen- u. Schweißsekretion; **Formen: 1.** idiopath. od. essentielle T.: Auftreten meist nach dem 50. Lj., bes. bei Frauen; betroffen sind v. a. der N. maxillaris u. N. mandibularis (2. u. 3. Ast des N. trigeminus); Sympt.: spontan auftretende sekundenlange Schmerzattacken; Auslösung durch versch. Reize (Kälte, Sprechen, Niesen, Berührung best. Hautareale, sog. Trigger-Zonen); schmerzfreie Intervalle zw. den Anfällen; Hyperpathie u. evtl. Hyperästhesie, Druckschmerzhaftigkeit der Nervenaustrittpunkte; Ther.: medikamentös, v. a. mit Carbamazepin*, evtl. Analgetika od. Psychopharmaka; bei Versagen der konservativen Ther. evtl. Thermokoagulation des Ganglion Gasseri (vgl. Kirschner-Operation) od. op. Dekompression des N. trigeminus in der hinteren Schädelgrube (nach Jannetta); vgl. Neurotomie; **2.** symptomat. T.: Auftreten meist vor dem 40. Lj. bei Erkr. der Augen (z. B. Glaukom) od. Zähne, Sinusitis, Kollagenosen, Stoffwechselkrankheiten, Intoxikationen, bei mechan. Schädigung des Nervs durch Fraktur, Kompression, Hirntumoren, i. R. von Infektionen (z. B. Gradenigo*-Syndrom); möglicherweise in Zus. mit vaskulären Erkr. u. Multipler Sklerose; Sympt.: Schmerzanfälle u. U. beidseitig u. v. a. auch im Bereich des N. ophthalmicus; meist Dauerschmerz nach deren Abklingen; evtl. Sensibilitätsstörungen u. neurol. Ausfälle; **DD:** s. Gesichtsneuralgie, Kopfschmerz (Tab.).

Trigger (engl.): Auslöser.

Trigger-Faktoren (↑) m pl: (engl.) trigger factors; Faktoren, die eine Reaktion od. einen Anfall (z. B. bei Epilepsie, Migräne od. Trigeminusneuralgie) auslösen.

Trigger-Finger (↑): sog. schnellender Finger; s. Tendovaginitis stenosans.

Trigger-Punkt (↑): (engl.) trigger point; Reizpunkt, dessen Berührung od. Druckbelastung Schmerzen (auch vom T.-P. entfernt) auslöst od. zu Muskelverspannung führt; z. B. bei Gesichtsneuralgien, myofaszialem Schmerzsyndrom*, Fibromyalgiesyndrom* (typ. T.-P. an Muskel- u. Sehnenansatzpunkten); i. R. der Elektrostimulationsanalgesie* u. Massage werden T.-P. als Stimulationspunkte therap. genutzt. Vgl. Head-Zonen.

Trigger-Zone (↑): von einem sensiblen Nerv innerviertes Hautareal, dessen Berührung eine schmerzhafte Reaktion auslösen kann; z. B. bei Trigeminusneuralgie*.

Tri|glyceride n pl: (engl.) triglycerides; syn. Triacylglycerole, Neutralfette; mit drei Fettsäuren* verestertes Glycerol*; T. werden mit der Nahrung aufgenommen u. im Darm in Monoacylglycerole u. freie Fettsäuren gespalten; nach Resorption u. anschl. Resynthese im Blut werden sie in Chylomikronen* transportiert. Endogene T. werden v. a. in Leber, Niere u. Herzmuskel aus Glycerol-3-phosphat über die Zwischenstufen Phosphatidsäuren* u. Diacylglycerole* synthetisiert u. im Blut in VLDL* transportiert. Physiol. Bedeutung v. a. als Energielieferant, Speicherung in Form von Depotfett*; pathol. erhöhte T.: s. Hypertriglyceridämie, Hyperlipoproteinämien (Typ IV); verminderte Konz. an T.: s. Hypotriglyceridämie. Vgl. Fette, Fettstoffwechsel, Lipolyse, Referenzbereiche, Verdauung.

T

Tri|glyceride, mittel|kettige n pl: (engl.) middle chain triglycerides (Abk. MCT); Sammelbez. für Triglyceride* vorwiegend aus Fettsäuren mit einer Länge von 12–18 Kohlenstoffatomen; Anw. i. R. der oralen od. parenteralen hochkalorischen Ernährungstherapie aufgrund der leichten Resorption im Darm (z. T. ohne Wirkung von Gallensäure) u. schnellen Mobilisation innerhalb des Fettstoffwechsels*. Vgl. Fibrose, zystische. M. Rad.

Tri|glycerid|lipasen f pl: syn. Triacylglycerollipasen*.

Tri|glycerid-Trans|fer|protein n: (engl.) triglyceride transfer protein; heterodimeres Protein, das v. a. in Leber u. Darm vorkommt u. die im endoplasmatischen Retikulum synthetisierten Triglyceride, Cholesterolester u. Phospholipide zum Golgi*-Apparat transportiert; nach Zusammenlagerung mit Apolipoprotein B_{48} entstehen in den Mukosazellen Chylomikronen*. Vgl. Apolipoproteine. G. Hüb.

Tri|gono|zephalie (gr. τρίγωνος dreieckig; Keph-*) f: s. Stenozephalie*.

Tri|gonum auscultationis (↑) n: Feld zw. lateralem Rand des M. trapezius, medialem Rand des M. rhomboideus major u. oberer Kante des M. latissimus dorsi; größte Fläche des Dreiecks bei auf den Kopf gelegten Armen; es können obere Segmente der unteren Lungenlappen sowie (li.) der Durchgang von Speisen aus dem Ösophagus durch die Kardia in den Magen abgehört werden.

Tri|gonum caroticum (↑) n (pl Trigona): Karotisdreieck, begrenzt von M. sternocleidomastoideus, hinterem Bauch des M. digastricus u. oberem Bauch des M. omohyoideus.

Tri|gonum cervicale laterale (↑) n: syn. Trigonum colli laterale; seitl. Halsdreieck, begrenzt durch Clavicula, Hinterrand des M. sternocleidomastoideus u. Vorderrand des M. trapezius.

Tri|gonum delto|pectorale (↑) n: syn. Trigonum clavipectorale; s. Mohrenheim-Grube.

Tri|gonum femorale (↑) n: auch T. f. scarpae; von M. sartorius, M. adductor longus u. Leistenband begrenzte Region am Oberschenkel*.

Tri|gonum fibrosum dextrum, sinistrum cordis (↑) n: zwei bindegewebige Zwickel des Herzskeletts zw. den Faserringen der Aortenklappe u. den bd. Atrioventrikularklappen.

Tri|gonum habenulare (↑) n: dreieckiges Feld bds. der Habenulae der Zirbeldrüse.

Tri|gonum inguinale (↑) n: zw. lateralem Rand des M. rectus abdominis, Leistenband u. Plica umbilicalis lateralis.

Tri|gonum lumbale inferius (↑) n: syn. Trigonum lumbale Petiti, Petit-Dreieck; Lendendreieck; begrenzt von den Rändern des M. obliquus ext. abdominis u. des M. latissimus dorsi sowie dem Darmbeinkamm.

Tri|gonum lumbo|costale (↑) n: s. Bochdalek-Dreieck.

Tri|gonum musculare (↑) n: Dreieck zw. Medianlinie, Zungenbeinkörper u. M. omohyoideus sowie Vorderrand des M. sternocleidomastoideus.

Tri|gonum olfactorium (↑) n: Verbreiterung am Ende des Tractus olfactorius.

Tri|gonum omo|claviculare (↑) n: vom unteren Bauch des M. omohyoideus, Clavicula u. M. sternocleidomastoideus begrenzte Region.

Tri|gonum sub|mandibulare (↑) n: von den beiden Bäuchen des M. digastricus u. dem Unterkieferrand begrenzte Region; enthält Gl. submandibularis, Nll. submandibulares, N. lingualis, N. hypoglossus, Ganglion submandibulare, A. facialis u. V. facialis.

Tri|gonum sub|mentale (↑) n: Dreieck zw. den vorderen Bäuchen des M. digastricus u. dem Os hyoideum.

Tri|gonum vesicae (↑) n: syn. Lieutaud-Dreieck; dreieckiges Feld am Blasengrund zw. den Einmündungen der Harnleiter u. dem Abgang der Harnröhre, in dem die Schleimhaut fest mit der Muskulatur verbunden ist u. daher keine Falten aufweist.

Tri|hexy|phenidyl (INN) n: Antiparkinsonmittel mit zentralen anticholinergen Eigenschaften (wirksam v. a. gegen Rigor); s. Parasympatholytika.

Tri|hydroxy|propan n: syn. Glycerol*.

Tri|iod|thyronin n: (engl.) triiodothyronine; Abk. T_3; Liothyronin (INN), L-Triiodthyronin; Hormon der Schilddrüse*, das zu ca. 80 % extrathyroidal (v. a. in Leber u. Niere) inf. Deiodierung von Thyroxin* durch die Thyroxindehalogenase entsteht; T. wirkt schneller u. stärker als Thyroxin, wird im Thyreoglobulin* in den Schilddrüsenfollikeln gespeichert u. im Blut z. T. frei, z. T. gebunden an Präalbumin od. Glykoprotein transportiert (HWZ ca. ein Tag); therap. Verw. bei Hypothyreose (in Komb. mit Thyroxin).

Tri|iod|thyronin|test m: (engl.) triiodothyronine test; syn. T_3-Test; nicht mehr gebräuchl. radioimmun. Bestimmung von Triiodthyronin* (T_3-RIA); vgl. Schilddrüsendiagnostik.

Tri|kresyl|phosphat n: s. Phosphorsäureester.

Tri|kresyl|phosphat-Vergiftung: (engl.) tricresyl phosphate poisoning; häufig durch Verw. von Trikresylphosphat als Speiseöl od. durch Gebrauch von Gegenständen (z. B. Schläuche) aus trikresylphosphathaltigem Kunststoff verursachte Intoxikation; **Sympt.:** anfangs gastrointestinale Störungen (Erbrechen, Durchfall), nach 3 bis 30 Tagen Polyneuritis mit vorwiegend motor. Ausfällen, im weiteren Verlauf Rückenmarksympt. (Spasmus, Babinski-Reflex usw.); tödl. Ausgang durch Bulbärparalyse möglich. Auch die Apiolvergiftung u. die sog. Ginger-Polyneuritis entstehen durch Verunreinigung mit Trikresylphosphat.

tri|krot (Tri-*; gr. κρότος Geräusch): (engl.) tricrotic; dreischlägig.

Tri|kuspidal|a|tresie (lat. tricuspis drei Spitzen habend; Atresie*) f: (engl.) tricuspid valve atresia; Form der Angiokardiopathie (1–2 % aller angeborenen Herzfehler*) mit Agenesie der Trikuspidalklappe u. persistierendem Foramen ovale, seltener echtem Vorhofseptumdefekt; **Klassifizierung** nach immer vorhandenen zusätzlichen Anomalien ohne od. mit Transposition* der großen Arterien (Abk. TGA), fast immer mit Ventrikelseptumdefekt (Abk. VSD); in der Hälfte der Fälle ist der VSD mit einer Pulmonalhypoplasie u. Infundibulumstenose kombiniert, in einem Drittel mit TGA mit od. ohne Pulmonalstenose; **Hämodynamik:** interatrialer Rechts-Links-Shunt, führt im li. Vorhof zu arteriovenösem Mischblut, das über den li. Ventrikel in Aorta u. Pulmonalarterie gelangt; meist deutlich reduzierte Lungendurchblutung; nur bei TGA ohne Pulmonalstenose verstärkte Lungendurchblutung; **Klin.:** Zyanose (i. d. R. sofort nach der Geburt auftretend), frühzeitig Entw. von Trommelschlägelfingern u. Uhrglasnägeln, verminderte Leistungsfähigkeit inf. Hypoxämie; **Diagn.:** häufig systolische Herzgeräusche*; im EKG typischerweise überdrehter Linkstyp mit Linksherzhypertrophie u. P-dextrocardiale, im Rö.-Thorax u. U. eingezogene Herztaille u. verminderte Lungendurchblutung; Echokardiographie, Herzkatheterisierung, Angiokardiographie; **Ther.:** bei verminderter Lungendurchblutung im Neugeborenenalter Offenhalten des Ductus arteriosus durch Prostaglandininfusion, palliative Blalock*-Taussig-Operation od. Glenn*-Operation; bei älteren Kindern endgültige Palliation mit Fontan*-Operation.

Tri|kuspidal|in|suf|fizienz (↑; Insuffizienz*) f: (engl.) tricuspid valve insufficiency; mangelhafter Schluss der Trikuspidalklappe; **Vork.:** sehr selten angeboren, häufiger erworben, meist in Komb. mit anderen Herzklappenfehlern* (vgl. Ebstein-Anomalie) auftretend; als relative T. bei Dekompensation des re. Ventrikels mit Dilatation des AV-Klappenrings inf. chron. Rechtsherzüberlastung (z. B. als Kompl. einer schweren Mitralstenose* mit konsekutiver pulmonaler Hypertension); **Sympt.:** venöse Einflussstauung mit positivem Jugularvenenpuls u. Leberpuls, Hepatomegalie; **Diagn.:** auskultator. blasendes holosystolisches Herzgeräusch mit p. m. über dem 4. ICR re. parasternal, im EKG P-pulmonale u. pos. Sokolow-Index für Rechtsherzhypertrophie; Nachweis durch Echokardiographie* mit Doppler-Technik, evtl. Herzkatheterisierung u. Dextrokardiographie; **Ther.:** konservativ, evtl. klappenerhaltende op. Korrektur.

Tri|kuspidal|klappe (↑): (engl.) tricuspid valve; Valva atrioventricularis dextra; dreizipfelige Segelklappe zwischen re. Vorhof u. re. Herzkammer; s. Herz.

Tri|kuspidal|öffnungs|ton (↑): (engl.) tricuspid opening snap; frühdiastol. Extraton bei Trikuspidalstenose*, dessen Lautstärke inspiratorisch zunimmt.

Tri|kuspidal|stenose (↑; Steno-*; -osis*) f: (engl.) tricuspid valve stenosis; Verengung der Trikuspidalklappe; **Formen: 1.** angeborene T.: Vork. als isolierte T. extrem selten, meist in Komb. mit Pulmonalatresie u. Hypoplasie des re. Ventrikels o. a. angeborenen Herzfehlern*; bei offenem Foramen ovale u. U. dd Abgrenzung von der Trikuspidalatresie* schwierig; Klin.: häufig rasche Entw. einer Rechtsherzinsuffizienz mit venöser Einflussstauung u. Zyanose; Diagn.: Echokardiographie, Herzkatheterisierung u. Angiokardiographie; Ther.: wie bei Trikuspidalatresie; **2.** erworbene T.: Vork. sehr selten isoliert nach abgelaufener rheumatischer od. bakterieller Endokarditis*; Klin.: venöse Einflussstauung mit peripherer Zyanose, Ödemen, Aszites u. Hepatomegalie; auskultator. proto- bis mesodiastolisches u. präsystolisches Crescendogeräusch (s. Herzgeräusche) am li. unteren Sternalrand (zunehmende Intensität bei tiefer Inspiration); Diagn.: im EKG P-pulmonale, im Rö.-Thorax Dilatation des re. Vorhofs; Nachw. u. Quantifizierung durch Echokardiographie mit Doppler-Technik; **3.** relative T. durch Zunahme des Schlagvolumens bei Vorhofseptumdefekt* mit großem Links-Rechts-Shunt. Vgl. Herzklappenfehler.

Tri|menon (Tri-*; gr. μήν Monat) n: Zeitraum von drei Monaten; vgl. Schwangerschaftsdauer.

Tri|menon|koliken (↑; ↑; Kolik*) f pl: syn. Dreimonatskoliken*.

Tri|metho|prim (INN) n: bakteriostat. wirkendes Chemotherapeutikum, das kompetitiv in den Bakterienstoffwechsel (Hemmung der bakt. Folsäuresynthese) eingreift; breites Wirkungsspektrum; **Verw.:** bei Harnweginfektionen meist in Komb. mit einem Sulfonamid (Cotrimoxazol*).

Tri|methyl|amin|urie (Ur-*) f: (engl.) trimethylaminuria; sog. Fischgeruch-Syndrom; vermehrte Ausscheidung von Trimethylamin (tertiäres Amin, farbloses Gas) über den Harn u. Schweiß aufgrund eines autosomal-rezessiv erbl. Mangels an Trimethylaminoxidase; über den Darm aufgenommenes Trimethylamin kann nicht abgebaut werden.

Tri|mipr|amin (INN) n: tricyclisches Antidepressivum mit ausgeprägten sedierenden Eigenschaften; s. Antidepressiva.

T

Trink|wasser: (engl.) potable water; für den menschlichen Genuss u. Gebrauch geeignetes Wasser, das best., in Gesetzen u. anderen Rechtsnormen (s. Trinkwasserverordnung) festgelegte, Güteeigenschaften erfüllen muss; Grundanforderungen an ein einwandfreies Trinkwasser sind (DIN 2000): frei von Krankheitserregern, keimarm, ohne gesundheitsschädigende Eigenschaften, appetitlich (klar, farblos, geruchlos, geschmacklich einwandfrei); es soll in ausreichender Menge zur Verfügung stehen u. keine übermäßigen Korrosionsschäden in den Leitungen hervorrufen. K. Fie.

Trink|wasser|fluoridierung: (engl.) fluoridation of water supply; s. Kariesprophylaxe.

Trink|wasser|verordnung: vom 12.12.1990; legt Grenz- u. Richtwerte für die zulässige Belastung des Trinkwassers* mit Mikroorganismen, Schwermetallen u. a. gesundheitsschädlichen Stoffen fest; regelt die physik. u. sensorische (Geruch, Trübung) Qualität des Trinkwassers u. enthält Vorschriften für die Überwachung durch das Gesundheitsamt. Vgl. Kolititer. K. Fie.

Triosen f pl: (engl.) trioses; mit drei C-Atomen die einfachsten, vom Glycerol abgeleiteten Monosaccaride* Glyceral* u. Glyceron*; Triosephosphate: vgl. Glykolyse.

Triose|phosphat|iso|merase f: (engl.) triosephosphate isomerase; Isomerase, die bei Glykolyse* u. Glukoneogenese reversibel Glyceral-3-phosphat in Glyceron-3-phosphat überführt; vgl. Isomerie; Mangel: s. Erythrozytenenzymopathien.

Tripel|arthro|dese (lat. triplex dreifach; Arthr-*; gr. δεσις das Binden) f: (engl.) triple arthrodesis; op. Versteifung von unterem Sprunggelenk, Kalkaneokuboid- u. Talonavikulargelenk bei schmerzhaften arthrot. Veränderungen in diesem Bereich (z. B. bei angeb. Plattfuß im Erwachsenenalter od. posttraumat. nach Fersenbeinfraktur) u. bei schlaffen Lähmungen (z. B. nach Poliomyelitis).

Tri|pelenn|amin (INN) n: Histamin-H_1-Rezeptorenblocker; **Verw.:** s. Antihistaminika.

Tri|peptidasen f pl: s. Proteasen.

Tri|phalangie (Tri-*; gr. φάλαγξ, φάλαγγος Reihe) f: (engl.) triphalangia; Dreigliedrigkeit eines normalerweise nur zweigliedrigen Fingers (Daumen) od. Zehs; seltene isolierte Fehlbildung mit autosomal-dominanter Vererbung; Vork. auch i. R. versch. genetischer Syndrome.

Triple-Test (engl. triple dreifach) m: s. Alphafetoprotein.

Triple-Therapie f: (engl.) triple therapy; s. Eradikationstherapie.

Triplett (frz.-lat. triplus dreifach) n: Basentriplett; s. Codon.

Tri|ploidie (Tri-*; -ploid*) f: (engl.) triploidy; Zustand von Zellen od. Individuen mit drei haploiden Chromosomensätzen; vgl. Polyploidie, Ploidiegrad.

Triplo-X-Syn|drom (↑; ↑) n: (engl.) triple-X syndrome, super female syndrome; zu den Trisomiesyndromen* gehörende Genommutation mit dreifachem X-Chromosom inf. Non*-disjunction; **Sympt.:** Frauen mit weibl. Phänotyp (oft fertil, aber auch mit Hypogonadismus u. Hypogenitalismus) u. meist normaler bis grenzwertiger Intelligenz; oft Verhaltensstörung u. psychiatrische Erkr., z. B. Psychosen; u. U. epileptiforme Anfälle u. weitere Organfehlbildungen; männliche Nachkommen fertiler Pat. haben oft ein Klinefelter*-Syndrom.

Tripper (ndt. drippen tropfen): umgangssprachliche Bez. für Gonorrhö*.

Tri|prolidin (INN) n: Histamin-H_1-Rezeptorenblocker; **Verw.:** s. Antihistaminika.

Triptane n pl: (engl.) triptans; Serotonin-5-$HT_{1B/1D}$-Rezeptoragonisten; Substanzen zur spezif. Ther. der Migräne*, die Kopfschmerz u. typ. Begleiterscheinungen (z. B. Übelkeit) bessern; z. B Naratriptan, Rizatriptan, Sumatriptan, Zolmitriptan; **Wirkungsmechanismus:** T. hemmen wahrscheinl. (neben einer vasokonstriktor. Wirkung) die perivaskuläre Entz. der Hirnarterien. **Kontraind.:** ischäm. Herzerkrankung, vorausgegangener Herzinfarkt, Hypertonie, Prinzmetal-Angina, koronare Vasospasmen, Raynaud-Syndrom, Schwangerschaft u. Stillzeit; **UAW:** Druck- u. Engegefühl im Hals u. Brustbereich, Parästhesien der Extremitäten, Müdigkeit, Muskelbeschwerden, selten pektanginöse Beschwerden, Übelkeit, Erbrechen. I. Gei.

Tripto|relin (INN) n: GnRH-Analogon; s. GnRH-Agonisten; **Ind.:** hormonabhängiges Prostatakarzinom.

Tri|pus Halleri (Albrecht v. Haller, schweiz. Physiol., 1709–1777; Tri-*; gr. πούς Fuß) m: Aufteilungsstelle des Truncus coeliacus in seine drei Äste: A. gastrica sinistra, A. hepatica communis, A. splenica.

tri|quetrus (lat.): dreieckig; z. B. Os triquetrum, das sog. Dreieckbein.

Trismus (gr. τρίζειν knirschen) m: (engl.) lockjaw; tonischer Krampf der Kaumuskeln mit Kieferklemme*; **Vork.:** z. B. bei Kälte, als Sympt. bei Allgemeinerkrankungen (z. B. Tetanus, Tetanie) od. selten reflektor., z. B. bei Entz. im Bereich des Kiefergelenks (Periostitis, Parotitis u. a.). Vgl. Krämpfe, Bisssperre.

Tri|somie (Tri-*; Soma*) f: (engl.) trisomy; Genommutation, bei der im normalen diploiden Chromosomensatz ein (**einfache** T.) od. mehrere (**doppelte** T. usw.) Chromosomen dreifach vorhanden sind; **Ätiol.:** durch fehlerhafte Reifeteilung der Eizelle od. des Spermiums (Non*-disjunction) resultieren neben Gameten mit hypohaploider Chromosomenzahl (22) Tochterzellen mit hyperhaploider (24), bei deren Vereinigung mit einer normalen haploiden Gamete (23) des anderen Geschlechts das betroffene Chromosom dreifach vertreten ist. Vgl. Trisomiesyndrome.

Tri|somie 3q (↑; ↑) f: (engl.) trisomy 3q; Chromosomenaberration mit dreifachem Vorhandensein des distalen Abschnitts des langen Arms von Chromosom 3; **Sympt.:** pränatale Dystrophie, Minderwuchs, geistige Retardierung, Trigonozephalie, Synophrys, mongoloider Lidachsenverlauf, Glaukom, Kolobom, Genitalanomalien, postaxiale Polydaktylie.

Tri|somie 9p (↑; ↑) f: (engl.) trisomy 9p; Chromosomenaberration mit dreifachem Vorhandensein des kurzen Arms von Chromosom 9; **Sympt.:** Wachstums- u. psychomotor. Retardierung (verzögerte Sprachentwicklung), faziale Dysmorphien, Brachydaktylie u. assoziierte Fehlbildungen.

Tri|somie 10p (↑; ↑) f: (engl.) trisomy 10p; numerische Chromosomenaberration mit dreifachem Vorhandensein des kurzen Arms von Chromosom 10; **Sympt.:** intrauterine Wachstumsverzögerung, Minderwuchs, Dolichozephalie, faziale Dysmorphien mit schmalem Gesicht u. hoher Stirn, verminderte Fingerbeweglichkeit, Hüftluxation, Klumpfüße, Lippenkiefergaumenspalte, angeb. Herzfehler.

Tri|somie 12p (↑; ↑) f: (engl.) trisomy 12p; numerische Chromosomenaberration mit dreifachem Vorhandensein des distalen Anteils vom kurzen Arm von Chromosom 12; **Sympt.:** Mittelgesichtshypoplasie, Brachydaktylie u. -tarsie, Linksherzhypoplasie-Syndrom, psychomotor. Retardierung.

Tri|somie 13 (↑; ↑) f: (engl.) trisomy 13; syn. Pätau-Syndrom; komplexes Fehlbildungssyndrom inf. einer numerischen Aberration des Chromosoms 13 durch Teilungsfehler in der Meiose; **Häufigkeit:** ca. 1:10 000 Lebendgeborene; **Sympt.:** multiple Hirnfehlbildungen (Arhinenzephalie), Gesichtsdysmorphien, Lippenkiefergaumenspalte, Mikrophthalmie, Iriskolobom, Ohrmuscheldeformitäten, postaxiale Hexadaktylie, Herzfehler, Zystenniere; **Progn.:** bis zum 5. Lj. sterben alle männl. Kinder, Mädchen überleben zu 30 %, mit 10 Jahren leben noch 10 %.

Tri|somie 18 (↑; ↑) f: (engl.) trisomy 18; syn. Edwards-Syndrom; komplexes Fehlbildungssyndrom inf. einer autosomalen Trisomie der Chromosomengruppe F (Chromosom 18); **Häufigkeit:** ca. 1:5000 Lebendgeborene; **Sympt.:** Die Variabilität u. Komplexität der Anomalien ist außerordentl. groß, so dass konstante diagn. Kriterien nicht festzulegen sind; hervorzuheben sind primordialer Minderwuchs, typ. Gesichtsdysmorphien u. eine eigenartige Fingerhaltung mit Beugekontrakturen der Fingergelenke, wobei Daumen u. Kleinfinger die anderen Finger kreuzen; schwere psychomotor. Retardierung. **Progn.:** infaust; Letalität im 1. Lj. ca. 90 %, mit 5 Jahren leben noch 15 % der weibl. Kinder. Vgl. Syndrom, oto-palato-digitales.

Tri|somie 21 (↑; ↑) f: syn. Down*-Syndrom.

Tri|somie|syn|drome (↑; ↑) n pl: (engl.) trisomy syndromes; Sammelbez. für Krankheitsbilder, denen eine chromosomale Trisomie* zugrunde liegt; eine autosomale Trisomie wirkt i. d. R. als Letalfaktor u. ist nur in Einzelfällen mit dem Leben vereinbar; zu den klin. wichtigsten **autosomalen** T. zählen das Pätau-Syndrom (Trisomie* 13), Edwards-Syndrom (Trisomie* 18) u. Down*-Syndrom (Trisomie 21). Klinisch wichtige **gonosomale** T. sind das Klinefelter*-Syndrom (Trisomie XXY), das Triplo*-X-Syndrom u. das XYY*-Syndrom. **Sympt.:** Während Down- u. Klinefelter-Syndrom durch eine rel. spezif. Symptomatik charakterisiert sind, weisen die anderen T. ein wenig charakterist., vielgestaltiges Bild auf u. gehen fakultativ mit sehr variablen Begleitanomalien einher. Die gemeinsame Grundsymptomatik der T. umfasst - allerdings in variabler Ausprägung - Anomalien des Gehirns (geistige Behinderung, epilept. Anfälle u. Tonusstörungen der Muskulatur), des Herzens (mit od. ohne Zyanose), der Nieren, der Genitalorgane, der Augen, des Skeletts, der Hände u. Füße (insbes. Hexadaktylie); u. U. Vierfingerfurche, kraniofaziale Dysplasie u. Ohrmuscheldysplasie.

Tris-Puffer: (engl.) TRIS buffer; syn. Trishydroxymethyl-aminomethan (Abk. THAM), Trometamol (INN); bei Azidose* therap. verwendete Pufferlösung; meist gleichzeitige Zufuhr von Glukose, da T.-P. eine Hypoglykämie verursachen kann.

Trit|an|omalie (gr. τρίτος dritter; Anomalie*) f: s. Farbenfehlsichtigkeit.

Trit|an|opie (↑; An-*; Op-*) f: s. Farbenfehlsichtigkeit.

Tritium (↑) n: chem. Element, Symbol T od. ^{3}H, OZ 1, rel. Atommasse 3,016; überschwerer Wasserstoff; schwerstes, einziges radioaktives Isotop des Wasserstoffs*, dessen Atomkern neben dem Proton zwei Neutronen enthält; physik. Halbwertzeit 12,26 Jahre; effektive Halbwertzeit bei einmaliger Aufnahme ca. 10 Tage. T. kann bei allen Stoffwechselprozessen Wasserstoff ersetzen; keine Anreicherung über die Nahrungskette*. Entstehung durch Einwirkung von kosmischer Strahlung u. in kerntechnischen Anlagen; **Verw.:** insbes. zur radioaktiven Markierung* von Arzneimitteln u. Testsubstanzen in der biochem. Forschung, zur Zellmarkierung u. In-vitro-Diagnostik; vgl. Deuterium.

Tri|toqualin (INN) n: Antiallergikum (hemmt Histidindecarboxylase).

Tri|zeps|sehnen|re|flex (lat. triceps dreiköpfig; Reflekt-*) m: (engl.) triceps reflex; Triceps-brachii-Reflex, s. Reflexe (Tab.).

TRK: Abk. für **t**echnische **R**icht**k**onzentration; Grenzwert für die in der Luft am Arbeitsplatz nach dem aktuellen Stand der Technik erreichbare Konz. eines kanzerogenen Arbeitsstoffes (als Gas, Dampf od. Schwebstoff), der im Arbeitsprozess (noch) nicht durch einen weniger gesundheitsschädl. Stoff ersetzbar ist; vgl. MAK, BAT.

tRNA: Abk. für Transfer*-RNA.

Trochanter (gr. τροχαντήρ Rollhügel, Knochenvorsprung) m: Rollhügel; am Oberschenkelknochen als T. major (außen-) u. T. minor (einwärtsliegend); vgl. Roser-Nélaton-Linie.

Trochlea (gr.-lat. τροχιλεία Winde, Seilzug) f: Rolle; (anat.) rollenförmiges Gebilde; z. B. T. humeri: Gelenkwalze am distalen Humerusende für die Ulna; T. musculi obliqui superioris bulbi: rinnenförmiges Knorpelstückchen an der medialen Augenhöhlenwand zur Umlenkung der Sehne des Muskels; T. tali: Talusrolle, für die Artikulation mit dem Unterschenkel.

Trochlea musculi obliqui superioris bulbi (↑) f: faserknorpelige Röhre an der medialen Augenhöhlenwand, befestigt Sehne des M. obliquus sup., die innerhalb der Vagina tendinis m. obliqui sup. mechanisch geschützt liegt.

Trochlearis|lähmung (↑): (engl.) trochlear nerve palsy; Lähmung des vom N. trochlearis (IV. Hirnnerv) versorgten M. obliquus superior; **Formen: 1.** einseitige T.: Abweichung des paretischen Auges nach oben bei Adduktion, Verrollungsabweichung nach außen (Exzyklotropie), V-Inkomitanz, vertikale Doppelbilder, kompensator. Kopfneigung zur Gegenseite (Torticollis* ocularis; Bielschowsky*-Zeichen positiv); **2.** beidseitige T.: alternierende Abweichung eines Auges nach oben (in Abhängigkeit von der horizontalen Blickposition), starke Exzyklotropie u. V-Inkomitanz, Bevorzugung des Aufblicks mit Neigung des Kopfes nach vorn; **Urs.:** bei isolierter T. v. a. Trauma, ischäm. Neuropathie (v. a. bei Diabetes mellitus, Hypertonie); T. in Komb. mit anderen Hirnnervenlähmungen bei Erkr. der Schädelbasis u. des Hirnstamms, z. B. Kavernosussyndrom, Fissura-orbitalis-superior-Syndrom, Tumor, Meningitis, Meningeosis carcinomatosa.

Trocken|eis: (engl.) dry ice; Kohlensäureschnee; s. Kohlendioxid.

Trocken|nähr|böden: (engl.) dry culture media; syn. Fertignährböden; industriell hergestellte bakteriol. Nährböden*, die nach Auflösen mit Wasser, anschl. Sterilisation u. evtl. Zusatz best. Stoffe (z. B. Blut) gebrauchsfertig sind.

T

Trocken|pinselung: (engl.) treatment with shake lotion; Auftragen einer Schüttelmixtur (s. Lotion) auf die Haut; nach Verdunsten der Flüssigkeit bleibt ein fein verteilter Puderbelag zurück, der nässende Hautläsionen austrocknet.

Trocken|prä|parate (lat. praeparare zubereiten) n pl: (engl.) dry preparations; auf dem Deckglas durch Erwärmen evtl. mit Alkohol aufgetrocknete Bakterien-, Blut- u. a. Präparate, werden anschließend gefärbt u. mit Kanadabalsam auf dem Objektträger befestigt.

Trocken|sub|stanz (lat. substantia Beschaffenheit, Wesen) f: (engl.) dry substance; Masse einer Substanz, die nach Entfernung des gesamten nicht chem. gebundenen Wassers zurückbleibt; Messung in Gewichtsteilen.

Troell-Junet-Syn|drom (Nils A. T., Arzt, Stockholm, 1881–1954; Robert J., Int., Genf, geb. 1907) n: toxisches Schilddrüsenadenom mit Akromegalie, Diabetes mellitus u. Schädelhyperostose.

Trömner-Re|flex (Ernest L. O. T., deutscher Neurol., 1868–1949; Reflekt-*) m: (engl.) Trömner's reflex; s. Reflexe (Tab.).

Tröpfchen|in|fektion (Infekt-*) f: (engl.) aerosol infection; durch erregerhaltige, von Infizierten beim Husten od. Niesen ausgestoßene kleinste Tropfen übertragene Infektion*.

Tro|fosf|amid (INN) n: Zytostatikum (Alkylans); **Verw.:** i. R. einer Erhaltungstherapie bei lymphoretikulären Tumoren u. Hämoblastosen u. a.; vgl. Zytostatika, Alkylanzien.

Trokar (frz. trois quarts dreikantig) m: (engl.) trocar; auch Troicart; in einer Hülse steckender, runder, konisch zulaufender Dorn aus Stahl; häufig als sog. Sicherheitstrokar, bei dem sich zur Vermeidung von Verletzungen nach Einstechen in eine Körperhöhle sofort eine stumpfe Hülse über die messerscharfe Spitze schiebt; Verw. der Trokarhülse als Kanal zum Vorschieben einer Kamera od. von Instrumenten. Vgl. Veress-Nadel, Laparoskopie, Thorakoskopie, Arthroskopie, Chirurgie, minimal-invasive. J. Die.

Trokar|nadel (↑): (engl.) trocar needle; syn. Troicartnadel; Punktionskanüle*, die auf dem Prinzip des Trokars beruht.

Trolard-Vene (Paulin T., Anat., Algier, Paris, 1842–1910; Vena*) f: s. Vena media superficialis cerebri.

Tro|mantadin (INN) n: Virostatikum zur lokalen Anw. bei beginnendem Herpes simplex od. Zoster; **UAW:** Überempfindlichkeitsreaktion der Haut; vgl. Virostatika.

Trombiculidae f: s. Milben.

Trombidiose (-osis*) f: (engl.) trombidiosis; auch Trombikulose; Ernte-, Heukrätze, Beiß, Erythema autumnale; bes. an den Anliegeflächen enger Kleidung auftretende, heftig juckende Quaddeln u. Papeln, verursacht durch Milbenlarven mehrerer Arten der Gattung Neotrombicula; **Ther.:** Vermeiden der Milbenquelle; symptomatisch mit Antihistaminika u. Glukokortikoiden. Vgl. Milben.

Tro|metamol (INN) n: syn. Tris*-Puffer.

Trommel|bauch: (engl.) drum belly; umgangssprachl. Bez. für ein (z. B. infolge von Meteorismus*) geblähtes Abdomen mit erhöhter Bauchdeckenspannung u. tympanischem Klopfschall.

Trommel|fell: (engl.) eardrum; Membrana* tympanica.

Trommel|fell|entzündung: Myringitis*.

Trommel|fell|per|foration (lat. perforare durchbohren) f: (engl.) eardrum perforation; punkt- bis nierenförmiger, zentraler Trommelfelldefekt (s. Abb.) bei akuter od. chron. Otitis*

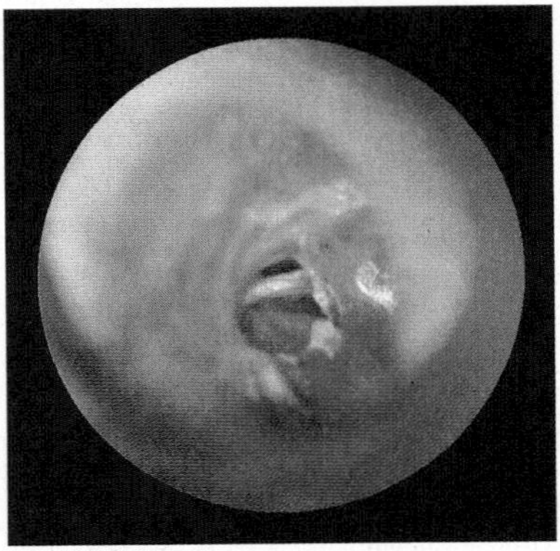

Trommelfellperforation:
Durch die zentrale Perforation ist die Sehne des M. stapedius sichtbar. [85]

media; randständig bei Cholesteatom*; **Sympt.:** Schallleitungsschwerhörigkeit; evtl. (eitrige) Otorrhö, meist keine Schmerzen; **Ther.:** bei akuten Entz. Nasentropfen, Antibiotika; nach Ab-

Bei Verdacht auf Trommelfelldefekt ist Ohrspülung kontraindiziert.

heilung der Entz. Tympanoplastik, wenn kein spontaner Verschluss der Perforation erfolgt. Vgl. Trommelfellruptur, Parazentese.

Trommel|fell|re|flex (Reflekt-*) m: (engl.) eardrum reflex; bei der Otoskopie* sichtbarer heller Lichtreflex im vorderen unteren Quadranten des normal differenzierten Trommelfells.

Trommel|fell|ruptur (Ruptur*) f: (engl.) eardrum rupture; traumat. Trommelfellperforation*; **Urs.: 1.** Barotrauma durch Explosion (Druckimpulse von 1,5–4 ms; bei Knall höherer Frequenz Innenohrschaden), Tauchen, Kopfsprung ins Wasser, Ohrfeige; **2.** direktes mechan. Trauma: eingespießter Fremdkörper, Ohrspülung, Reinigungsversuch des Gehörgangs; Kompl.: Luxation der Gehörknöchelchen, Impression des Steigbügels in das Labyrinth; **3.** (selten) T. durch glühende Schleifpartikel, Schweißperlen, Verbrühung od. Verätzung; Kompl.: Labyrinthnekrose, Schädigung des N. facialis; **Sympt.:** leichte Ohrblutung, Schmerzen, Schallleitungsschwerhörigkeit, gezackter Trommelfelldefekt mit Einblutung; **Ther.:** bei kleiner T. sterile Abdeckung (Ohrenklappe) bis zum Spontanverschluss, bei Mittelohrinfektion durch Badewasser prophylakt. Propicillin od. Amoxicillin u. Clavulansäure; op. bei großem reizlosem Defekt (Schienung mit Silikonfolie in Lokalanästhesie); Tympanoskopie zum Entfernen eines Fremdkörpers (z. B. Schweißperle); bei Inf., Verbrennung od. Verätzung: Antibiotika entspr. Antibiogramm, evtl. Tympanoplastik*.

Trommel|schlägel|finger: (engl.) clubbed finger, drumstick finger; auch Kolbenfinger, Digiti hippocratici; hyperostot. Auftreibung der Fingerendphalangen bei gleichzeitiger hochgradiger Weichteilverdickung (vgl. Osteoarthropathie, hypertrophe), häufig mit Uhrglasnägeln*;

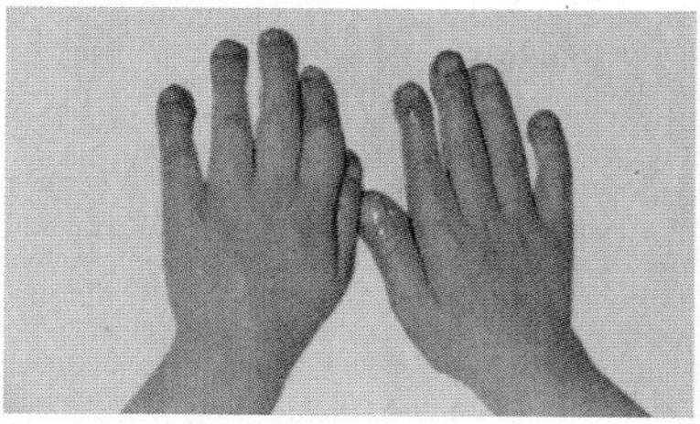

Trommelschlägelfinger: bei Herzfehler (vierjähriges Kind) [179]

Vork. v. a. bei chron. Hypoxie inf. von Herz- u. Lungenerkrankungen, z. B. bei Bronchiektasen; einseitige T. bei Aneurysma* der großen Armarterien od. arteriovenösen Aneurysmen an der betr. Extremität; Pathogenese unklar.

Trommel|schlägel|form: (engl.) drumstick form; durch Ausbildung endständiger Sporen* entstehende Form der Bakterienzelle; s. Clostridium tetani (Abb.); vgl. Plectridiumform.

Trommler|lähmung: (engl.) drummer's palsy; Ausfall der Daumenendgliedextension nach Ruptur der Sehne des M. extensor pollicis longus (sog. Trommlersehne) inf. distaler Radiusfraktur od. degen. Veränderung; vgl. Radialislähmung.

-trop: auch -tropie; Wortteil mit der Bedeutung auf etwas gerichtet, auf etwas wirkend, bevorzugt auftretend; von gr. τρέπειν.

Tropen|klima n: (engl.) tropical climate; Klima innerh. der 20 °C-Jahresisotherme; die Tagesschwankungen der Temp. sind größer als die jahreszeitl. Schwankungen; Trocken- u. Regenzeit wechseln sich ab. Von den drei Klimatypen tropisch-humid, tropisch-arid u. dem trop. Höhenklima ist das tropisch-humide T. für den Organismus bes. belastend (Wärmestau). Vgl. Tropentauglichkeit.

Tropen|krankheiten: (engl.) tropical diseases; Krankheiten, deren Erreger od. Überträger an best. trop. od. subtrop. Klimabedingungen bzw. an Umwelt- od. sozioökonom. Bedingungen gebunden sind, die charakterist. für trop. Entwicklungsländer sind; z. B. Schlafkrankheit, Leishmaniasen*, Onchozerkose*, Filariosen*, Schistosomiasis*. Einige der heute als T. bezeichneten Erkrankungen kamen früher auch in Europa bzw. kosmopolitisch vor (z. B. Pest*, Cholera*, Lepra*, Malaria*). Für einen großen Teil der Morbidität u. Frühmortalität in trop. Entwicklungsländern sind Lebensbedingungen u. Erkr. verantwortl., die in gemäßigten, entwickelten Zonen selten geworden sind (Mangelernährung, Kinderkrankheiten, Tuberkulose, best. Atemwegerkrankungen, Poliomyelitis).

Tropen|medizin f: (engl.) tropical medicine; Fachgebiet der Medizin, das sich mit Tropenkrankheiten* u. mit in den Tropen gehäuft vorkommenden ubiquitären Krankheiten beschäftigt; versch. Spezialgebiete wie z. B. trop. Parasitologie, med. Entomologie, Tropenhygiene u. trop. Veterinärmedizin.

Tropen|tauglichkeit: (engl.) fitness for tropical climate; Eignung eines Menschen aus gemäßigten Klimazonen, sich den zusätzl. Gesundheitsbelastungen in den Tropen ohne größeres Risiko auszusetzen; da es eine spezif. T. nicht gibt, müssen bei der Beurteilung sowohl die individuelle Verfassung des Ausreisenden (körperl. u. seelische Gesundheit, Grund der Ausreise) als auch die ihn erwartenden Lebensumstände in den Tropen berücksichtigt werden (Klima, ärztl. Versorgung, Art der Tätigkeit, Lebensstandard, u. U. Trennung von der Familie, Möglichkeit u. Fähigkeit zu sozialen Kontakten, Dauer des Aufenthalts). Je nach Schwierigkeiten der Umweltbedingungen lassen sich die Anforderungen an die T. nach vier Belastungsgruppen unterscheiden: **Gruppe I:** ungünstige klimat. Bedingungen, unzugängl. Gebiet, Isolierung (z. B. Entwicklungshelfer, Missionare); **Gruppe II:** ungünstige klimat. Bedingungen, aber gute Kommunikationsmöglichkeiten u. ärztl. Versorgung (reisende Experten, Angehörige internationaler Organisationen mit Aufenthalt in ländl. Regionen usw.); **Gruppe III:** trop. Klima mit vorhandenen Einrichtungen der Hygiene u. Zivilisation (Aufenthalt in Großstädten); **Gruppe IV:** kurzfristige Reisen unter komfortablen Bedingungen (Geschäftsreisen, Tourismus).

Tropfen, dicker: s. Dicker Tropfen.

Tropfen, hängender: s. Hängender Tropfen.

Tropfen|herz: (engl.) suspended heart; (röntg.) tropfenförmiges kleines Herz, das nicht wie normalerweise schräg, sondern senkrecht u. in der Mittellinie gelagert u. leicht verschiebl. ist (sog. Cor pendulum); Vork. z. B. bei asthenischem Körperbau (sog. Cor asthenicum) od. bei abnormem Zwerchfelltiefstand, z. B. bei Lungenemphysem*.

Tropf|glas: (engl.) medicine glass; Vitrum patentatum; Flasche mit Tropfstopfen.

Troph-: auch -troph, -trophie; Wortteil mit der Bedeutung das Ernähren, Nahrung; von gr. τροφή.

Tropheryma whippelii f: grampositives, filamentöses, aerobes Stäbchenbakterium mit genet. Verwandtschaft (16 sRNA) zu Actinomycetaceae*; nicht kultivierbar; Err. der Whipple*-Krankheit; **Vork.:** vermutl. als meist apathogener oraler Komensale; **Nachw.:** mikroskop. od. mittels spezif. DNA-Nachweis (PCR) aus peripherem Blut, Gewebeprobe od. Liquor; T. wh. ist sensitiv gegenüber Cotrimoxazol. E. Stra.

Trophik (Troph-*) f: (engl.) trophic state; Ernährungszustand eines Gewebes od. Organs; Stoffwechselzustand.

Tropho|blast (↑; Blast-*) m: (embryol.) Blastoderm; zellige Außenwand der Blastozyste*, die bei der Nidation* in das Uterusendometrium eindringt u. sich in zwei Schichten differenziert: Synzytiotrophoblast als äußere vielkernige Schicht u. Zytotrophoblast* als innere Schicht einkerniger Zellen. Durch Umwandlung der Kapillargefäße des Endometriums entsteht im T. am 11.–12. Tag nach Befruchtung der uteroplazentare Kreislauf. Vgl. Langhans-Zellen.

Tropho|blast|tumoren (↑; ↑; Tumor*) m pl: (engl.) trophoblast tumors; aus Zellen des Synzytio- od. Zytotrophoblasten (Trophoblast*) der Plazenta od. i. w. S. (bei Frauen u. Männern) aus den Keimzellen hervorgehende Tumoren (Dottersacktumoren); **Formen:** Blasenmole*, Chorioadenoma* destruens, malignes Chorionepitheliom*.

Tropho|dermato|neurose (↑; Derm-*; Neur-*; -osis*) f: s. Akrodynie.

Tropho|neurose (↑; Neur-*; -osis*) f: veraltete Bez. für trophische Störungen, die inf. einer neurol. Erkr. auftreten, z. B. bei Syringomyelie*.

tropho|trop (↑; -trop*): (engl.) trophotropic; auf die Ernährung (Nahrung) gerichtet, wirkend; vgl. ergotrop.

Tropho|zoit (↑; gr. ζῷον Lebewesen) m: (engl.) trophozoite; Bez. für die vegetative Form bei Protozoen*.

Tropic|amid (INN) n: Parasympatholytikum; **Verw.:** Mydriatikum.

Tropismus (-trop*) m: (engl.) tropism; Orientierungs- bzw. Wachstumsbewegung auf einen äußeren Reiz (Licht, Schwerkraft) hin; vgl. Taxis.

Tropo|kolla|gen n: (engl.) tropocollagen; s. Kollagen.

Tropo|myosin n: dimeres alphahelikales Strukturprotein (MG 66 000), das im Muskel u. Zytoskelett mit Aktin* assoziiert ist; polymerisierte T.-Moleküle sind Bestandteil der dünnen Filamente der Myofibrillen* u. liegen (neben Troponin*) zw. den Ketten von F-Aktin. Vgl. Muskelproteine.

Troponin n: Abk. TN; regulator. Muskelprotein (MG 80 000) der quergestreiften Muskulatur aus drei funktionell versch. Komponenten: TN-1 (MG 24 000) hemmt die ATPase u. damit die Aktin-Myosin-Wechselwirkung. TN-T (MG 37 000) bindet Tropomyosin*. TN-C (MG 18 000) bindet Ca^{2+}-Ionen u. leitet die Muskelkontraktion ein, indem es die hemmende Wirkung auf Aktin aufhebt.

Trospium|chlorid (INN) n: Parasympatholytikum; **Verw.:** neurotropes Spasmolytikum v. a. bei Spasmen im Bereich des Gastrointestinaltrakts, bei Harninkontinenz.

Trousseau-Zeichen (Armand T., Int., Paris, 1801–1867): (engl.) Trousseau's sign; sog. Pfötchen- od. Geburtshelferstellung der Hand bei Tetanie*.

Troxe|rutin (INN) n: Antihämorrhagikum; **Verw.:** bei Venenerkrankungen, bei Netzhautschädigungen; s. Rutosid.

Trübungs|messung: (engl.) turbidimetry; s. Turbidimetrie, Photometrie.

Trübungs|re|aktionen f pl: s. Flockungsreaktionen.

Trübungs|test, kinetischer m: s. Fibrinogen.

Trümmer|fraktur (Fraktur*) f: (engl.) comminuted fracture; s. Fraktur, vollständige.

Trug|wahrnehmung: s. Sinnestäuschung.

Trunci lymphatici intestinales (lat. truncus Stamm, Rumpf) m pl: Lymphstämme, die die Lymphe der unpaaren Bauchorgane aufnehmen; münden in die Cisterna* chyli.

Truncus (↑) m (pl Trunci): Stamm, Rumpf; gemeinsamer Gefäß-, Lymph- od. Nervenstamm.

Truncus arteriosus com|munis (↑) m: seltene Form der Angiokardiopathie (ca. 1 % der angeborenen Herzfehler*), bei der aus den beiden Herzkammern nur ein gemeinsames Gefäß mit vier od. mehr Taschenklappen über einem großen Ventrikelseptumdefekt entspringt; der Abgang der Pulmonalarterien erfolgt als Stamm von der Hinterwand des Truncus (Typ I) od. mit getrennten Ästen dorsal (Typ II) bzw. lateral (Typ III) vom Truncus, bei Typ IV sind nur aortopulmonale Kollateralen vorhanden (von der Fallot*-Tetralogie mit Pulmonalatresie dd kaum zu unterscheiden). Palliative u. korrektive op. Ther. ist möglich.

Truncus brachio|cephalicus (↑) m: gemeinsamer Arterienstamm für rechten Kopf, Hals u. obere Extremität, *Arcus aortae; - - - → Mediastinum sup.; - → re.: A. subclavia, A. carotis communis.

Truncus cerebri (↑) m: s. Hirnstamm.

Truncus coeliacus (↑) m: gemeinsamer Arterienstamm für die Oberbauchorgane in Höhe des 12. Brustwirbelkörpers; * Pars abdominalis aortae; - → A. gastrica sin., A. hepatica comm., A. splenica.

Truncus-coeliacus-Kom|pressions|syn|drom (↑) n: (engl.) celiac artery compression syndrome; Angina* abdominalis durch eine isolierte Stenose des Truncus coeliacus inf. Kompression des Lig. arcuatum od. von Anteilen des Zwerchfellschenkels; **Diagn.:** evtl. Strömungsgeräusch im Oberbauch, farbcodierte Duplexsonographie, Angiographie; **Ther.:** Durchtrennung der komprimierenden Strukturen; **DD:** Stenose durch Arteriosklerose*. J. Die.

Truncus corporis callosi (↑) m: s. Corpus callosum.

Truncus costo|cervicalis (↑) m: gemeinsamer Stamm für Hals u. obere Interkostalarterien; *A. subclavia; - - - → hinter dem M. scalenus ant.; - → A. cervicalis prof., A. intercostalis suprema; **V:** tiefe Halsmuskeln, obere zwei Interkostalräume.

Truncus en|cephali (↑) m: s. Hirnstamm.

Truncus inferior, medius, superior plexus brachialis (↑) m: die von einem od. zwei ventralen Spinalnervenästen gebildeten drei Primärstränge des Armnervengeflechts; Truncus superior aus C_5 u. C_6, Truncus medius aus C_7, Truncus inferior aus C_8 u. Th_1.

Truncus linguo|facialis (↑) m: kurzer, gemeinsamer Stamm von A. lingualis u. A. facialis (inkonstant); *A. carotis ext., - - - → im Trigonum caroticum.

Truncus lumbo|sacralis (↑) m: Nervenstamm aus L_5 u. (teilweise) L_4, verbindet die Plexus lumbalis u. sacralis zur Plexus lubosacralis.

Truncus lymphaticus broncho|mediastinalis (↑) m: Lymphstamm, der Lymphe aus der Lunge u. dem Mediastinum aufnimmt u. transportiert; mündet re. in den Ductus* lymphaticus dexter, li. in den Ductus* thoracicus.

Truncus lymphaticus jugularis (↑) m: Lymphstamm, der entlang der V. jugularis int. zum Venenwinkel verläuft u. die Lymphe aus dem Hals- u. Kopfbereich sammelt.

Truncus lymphaticus lumbalis (↑) m: paariger Lymphstamm, der die Lymphe der unteren Extremitäten, des Beckens, des Retroperitonealraums u. der unteren Rumpfwand zur Cisterna chyli bringt.

Truncus lymphaticus sub|clavius (↑) m: die Lymphe des Arms sammelnder Lymphstamm; mündet re. in den Ductus lymphaticus dexter, li. in den Venenwinkel.

Truncus pulmonalis (↑) m: gemeinsamer Stamm der Lungenarterien; *rechte Herzkammer, - - - → bis Bifurcatio trunci pulmonalis unterhalb des Arcus aortae, - →A. pulmonalis dextra, sinistra.

Truncus sym|pathicus (↑) m: Grenzstrang, Bestandteil der Pars sympathica des peripheren Nervensystems, Umschaltstelle für einen Teil der aus den Rückenmarksegmenten C_8-L_3 über

Rr. communicantes albi (markhaltig) der Spinalnerven zugeführten, sog. präganglionären auf postganglionäre Neuronen, diese können über Rr. communicantes grisei (marklos) wieder zu den Spinalnerven zurückgeführt werden, zu Gefäßen ziehen, in deren Wand sie Plexus vasculares bilden u. mit denen sie in die Gegend der Zielorgange gelangen od. eigenständige vegetative Nerven bilden; - - - → durch Ganglia trunci sympathici u. Rr. interganglionеs gebildete Ganglienkette bds. der Wirbelsäule zw. Schädelbasis u. Steißbein, Ganglia intermedia sind zusätzliche, z. T. in Rr. communicantes eingestreute Nevenzellansammlungen; **Ganglien: 1.** Ganglion cervicale sup.: oberstes, 2 cm langes Ganglion unter der Schädelbasis im Spatium lateropharyngeum; - → N. jugularis, N. caroticus internus (m. N. pinealis), Nn. carotici externi, Rr. laryngopharyngei, N. cardiacus cervicalis sup; **2.** Ganglion cervicale medium: klein, in Höhe des 6. Halswirbels in der tiefen Halsfaszie gelegen, häufig mit zusätzlichem Ganglion vertebrale auf der A. verebralis; - → N. cardiacus cervicalis medius; **3.** Ganglion cervicothoracicum (syn. Ganglion stellatum): durch Verschmelzung des inkonstanten Ganglion cervicale inf. mit dem 1. (2.) Ganglion thoracicum; - → N. cardiacus cervicalis inf., N. vertebralis; **4.** Ganglia thoracica: 11–12 Ganglien segmental neben der Brustwirbelsäule; - → Rr. cardiaci thoracici, Rr. pulmonales thoracici, Rr. oesophageales, Nn. splanchnicus major, minor, imus, R. renalis; **5.** Ganglia lumbalia: meist vier neben der Lendenwirbelsäule; - → Nn. splanchnici lumbales; **6.** Ganglia sacralia: meist vier, auf dem Kreuzbein; - → Nn. splanchnici sacrales; **7.** Ganglion impar: das letzte, unpaare Ganglion vor dem Steißbein.

Truncus thyro|cervicalis (↑) **m:** gemeinsamer Stamm für Hals- u. Schultergürtelarterien, *A. subclavia; - - - → am med. Rand des M. scalenus ant., - → A. thyroidea inf., A. cervicalis asc., A. suprascap., A. transversa colli (syn. A. transversa cervicis), A. dorsalis scapulae (inkonstant); **V:** Schilddrüse, Halsmuskeln, Schultergürtelmuskeln.

Truncus vagalis anterior (↑) m: *Plexus oesophageus; - - - → schwaches Nervengeflecht auf der Vorderseite des unteren Ösophagus, im Hiatus oesophageus des Zwerchfells, setzt sich auf die Magenvorderfläche fort; - → Rr. gastrici antt. (mit N. curvaturae minoris ant.), Rr. hepatici (mit R. pyloricus); **V:** sensorisch, parasympathisch: Magenvorderwand, Leber, Gallenwege, Duodenum.

Truncus vagalis posterior (↑) m: *Plexus oesophageus; - - - → stärkeres Nervengeflecht auf der Rückseite des unteren Ösophagus, im Hiatus oesophgeus des Zwerchfells, strahlt in den Plexus nervosus coeliacus ein; - → Rr. gastrici postt. (mit N. curvaturae minoris post.), Rr. coeliaci; **V:** sensorisch, parasympathisch: Magenhinterwand, Darm bis in die Gegend der li. Kolonflexur, Pankreas.

TRUS: Abk. für **t**ransrektaler **U**ltra**s**chall; s. Prostatasonographie, transrektale.

Trypan|farb|stoffe (gr. τρύπανον Bohrer)**:** (engl.) trypan dyes; Gruppe der Azofarbstoffe*, z. B. Trypanrot, Trypanblau.

Trypanid (-id*) n: s. Mikrobid.

Trypano|soma (gr. τρύπανον Bohrer; Soma*) **n:** Gattung schlanker eingeißeliger Flagellaten; Größe 2–3 × 15–30 µm mit Kinetoplast* (vgl. Protozoen); liegen extrazellulär (im Blut u. Liquor cerebrospinalis) als **trypomastigote Form** (Trypanosomaform) vor (Kinetoplast am Hinterende, Geißel mit langer undulierender Membran), nach Eindringen in Zellen Verlust der Geißel: **amastigote Form** (Leishmaniaform bei T. cruzi); im Überträger (Insekt) Umwandlung in die **promastigote Form** (Leptomonasform), dann Verlagerung des Kinetoplasten unmittelbar vor den Kern: **epimastigote Form** (Crithidiaform); Entw. mit Wirtswechsel (Insekten-Warmblüter bzw. auch Kaltblüter; Ausnahme: T. equiperdum); Vermehrung durch Längs- u. Mehrfachteilung. T. entzieht sich der Immunabwehr durch Wechsel der Oberflächenantigene, dadurch Tendenz zu rezidiv. Krankheitsverlauf; humanpathogen als Err. der Chagas*-Krankheit u. afrikanischen Trypanosomiasis*.

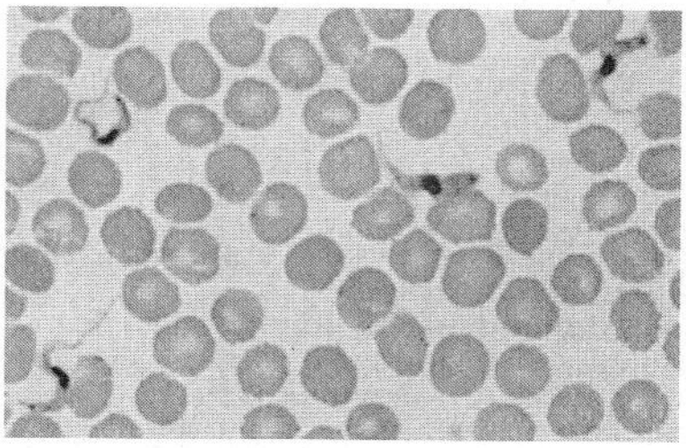

Trypanosoma:
Blutausstrich (Pappenheim-Färbung); zwischen den Erythrozyten liegen Trypanosomen. [181]

Trypano|soma brucei brucei (↑; ↑) n: Erreger einer Nagana genannten Erkr. der Wiederkäuer u. Pferde in Afrika; **Übertragung** durch blutsaugende Tsetsefliegen (Glossinidae; s. Fliegen); Erregerreservoir: Antilopen.

Trypano|soma brucei gambiense (↑; ↑) **n:** Erreger der westafrikan. Schlafkrankheit (s. Trypanosomiasis, afrikanische) des Menschen; ähnl. Trypanosoma brucei brucei; **Übertragung:** durch waldbewohnende Fliegen der Gattung Glossinidae (Tsetsefliegen, bes. Glossina palpalis); Entwicklungsdauer in den Fliegen ca. 1 Mon.; vermehrt sich beim Menschen v. a. im peripheren Blut u. entsprechend des Stadiums auch in Lymphknoten u. Liquor; **Nachw.: 1.** mikroskop. Erregernachweis im Gewebesaft des Primäraffekts (Glossinidenstich) als Frühdiagnose; Dicker* Tropfen von Patientenblut nach Giemsa-Färbung, Nativ-Präparat, Blutausstrich; Lymphknotenpunktat; Sternalpunktat; Liquor (in Spätfällen mit Beteiligung des ZNS); im Tierversuch pathogen für die übl. Labortiere; **2.** Antikörper: IFT u. ELISA pos., u. U. noch Mon. nach erfolgreicher Behandlung.

Trypano|soma brucei rhodesiense (↑; ↑) **n:** Erreger der ostafrikan. Schlafkrankheit (s. Trypanosomiasis, afrikanische) des Menschen; Übertragung durch Savanne-bewohnende Glossinida-Arten, z. B. Glossina morsitans (vgl. Fliegen); Tierreservoir: Hausrind, Kuhantilope; **Nachw.:** s. Trypanosoma brucei gambiense.

Trypano|soma cruzi (↑; ↑; Osvaldo Cruz, Bakteriol., Rio de Janeiro, 1872–1917) **n:** Err. der Chagas*-Krankheit in Mittel- u. Südamerika; Übertragung durch Kot von geflügelten Blut

T

saugenden Raubwanzen (bes. Gattung Triatoma, Panstrongylus u. Rhodnius; vgl. Wanzen); Erregerreservoir: Gürteltier, Hund u. a. Säugetiere; **Nachw.: 1.** mikroskop. Erregernachweis im Blut, Dicker* Tropfen u. Anreicherung im Zentrifugierverfahren; meist nur im akuten Frühstadium; Tierversuch durch Inj. größerer Mengen Patientenserum ist bei chron. Fällen sicherer; Xenodiagnose: Aufnahme von Patientenblut durch flagellatenfreie Wanzen; Nachw. der Trypanosomen nach 3 Wo. im Wanzendarm; Liquor; Sektionsmaterial: Herzmuskel; **2.** Antikörper: ELISA, IFT, Präzipitation, KBR; **3.** Intrakutanreaktion mit Antigen aus Kulturen von T. c. (sog. Cruzin); pos. nach 24–48 Std. bei einer Papel von 2–4 cm ⌀; Frühreaktion nach wenigen Min. (Quaddel mit rotem Hof); Kreuzreaktion nur bei Leishmania* zu erwarten.

Trypano|somatidae (↑; ↑; -id*) f pl: Familie der Flagellaten (s. Protozoen); charakterist. Merkmale: Besitz eines Kinetoplasten* sowie bei einigen Vertretern Formwechsel inf. Verlagerung von Kinetoplast u. Geißelansatz; wichtigste Gattungen: Leishmania*, Trypanosoma*.

Trypano|somiasis, afrikanische (↑; ↑; -iasis*) f: (engl.) African trypanosomiasis; syn. afrikanische Schlafkrankheit; Klinik u. Epidemiologie werden durch das Wirt-Erreger-Überträger-Verhältnis bestimmt. **Formen: 1.** Westafrikanische Form: **Err.:** Trypanosoma* brucei gambiense; Überträger: Glossina-palpalis-Gruppe; **Klin.:** 1. Phase: 2–3 Wochen nach infizierendem Stich Primäraffekt an der Stichstelle (Trypanosomenschanker) mit Erregervermehrung; allmähl. Beginn eines uncharakterist., unregelmäßig rezidiv. Fiebers, Lymphknotenschwellung bes. nuchaler Lymphknoten; geringe bis mäßige Parasitämie, Pruritus, Hepatosplenomegalie, Tachykardie; 2. Phase: Eindringen der Erreger ins ZNS, selten vor dem 6. Monat; meist zwei u. mehr Jahre nach Beginn der 1. Phase schleichend beginnende diffuse Meningoenzephalitis od. Meningomyelitis mit sehr variablen neurol. u. psychischen Sympt. wie Kopfschmerz, Schlafstörungen, Narkolepsie, Apathie, Anorexie, Kachexie; **Diagn.:** Parasitennachweis im Primäraffekt, Lymphknotenpunktat, Liquor u. Blut; ELISA, IgM-Erhöhung im Serum; **Ther.:** s. u.; **Progn.:** unbehandelt infaust, Dauer 9 Monate bis mehrere Jahre.

2. Ostafrikanische Form: **Err.:** Trypanosoma* brucei rhodesiense; Überträger: Glossina-morsitans-Gruppe (klin. Verlauf beim Menschen rasch) od. Glossina-palpalis-Gruppe (klin. Verlauf beim Menschen protrahiert); unterschiedl. Überträger modifizieren die Virulenz des Erregers. **Klin.:** 1. Phase: Primäraffekt ausgeprägt u. häufiger als bei Trypanosoma gambiense; Inkubationszeit kürzer, Beginn plötzl. mit hohem Fieber, oft starke Parasitämie, akute Myokarditis, Polyserositis; 2. Phase: ZNS-Befall mit Nachweis der Erreger im Liquor cerebrospinalis schon nach Wochen, doch stehen ZNS-Sympt. nicht im Vordergrund; kurzer Verlauf (3–9 Mon.), häufige Todesursache ist Herzversagen. **Diagn.:** Parasitennachweis im Primäraffekt u. Blut; ELISA, im Serum IgM-Erhöhung; **Ther.:** in der 1. Phase Suramin, evtl. Pentamidin, ggf. kombiniert (nicht liquorgängig) od. Diminazen; in der 2. (liquorpositiven) Phase Melarsoprol, Nitrofural, Eflornithin; bei Rückfällen nach Ther. ebenfalls Melarsoprol (evtl. Kombination mit Nitrofural), da überlebende Trypanosomen wahrscheinl. aus intrazellulären Formen (Ependymzellen der Plexus choroidei) stammen; **Proph.:** Chemoprophylaxe mit Pentamidin zur Massenprophylaxe empfehlenswert; zur Individualprophylaxe weniger empfehlenswert, da die Initialsymptomatik verschleiert, der Liquorbefall aber nicht sicher verhindert wird; Insect repellents u. ökolog. Insektenbekämpfung.

Trypano|somiasis, süd|amerikanische (↑; ↑; ↑) f: syn. Chagas*-Krankheit.

Trypsin (gr. θρύψις Erweichung) n: Endopeptidase (s. Proteasen) mit katalytisch aktivem Serinrest; T. wird als Proenzym (Trypsinogen; MG 24 000) in den exokrinen Acinuszellen des Pankreas gebildet u. in den Dünndarm abgegeben; Enteropeptidase* u. T.-Spuren katalysieren hier während der Verdauung* in Gegenwart von Ca^{2+} die Aktivierung von Trypsinogen, durch Abspaltung eines Hexapeptids entsteht T (MG 23 800). Es hydrolysiert Peptide substratspezif. nach Arginin- u. Lysinresten (pH-Optimum 7,5–8,5). Außerdem kann es bei der Freisetzung von Kininen* mitwirken.

Trypsin|in|hibitoren (↑; lat. inhibere, inhibitus hemmen, hindern) m pl: (engl.) trypsin inhibitors; auch Antitrypsine; Hemmstoffe von Trypsin*; natürl. T. sind physiol. in Sekret bildenden Zellen des Pankreas, im Blutplasma u. a. Organen, z. B. Alpha*-1-Antitrypsin, Aprotinin*; pflanzl. T. sind z. B. in Sojabohnen enthalten (vgl. Proteasehemmer). Synthet. T. sind Diisopropylfluorphosphat u. Tosyl-L-lysylchlormethylketon.

Trypt|amin n: (engl.) tryptamine; β-Indolylethylamin; biogenes Amin, das durch Decarboxylierung aus Tryptophan* entsteht; stimuliert die Kontraktion der glatten Gefäß- u. Uterusmuskulatur; T. ist auch bakt. Abbauprodukt u. kann zu Serotonin* hydroxyliert werden.

Trypto|phan (INN) n: Abk. Trp, W; essentielle, proteinogene, aromatische Aminosäure; Ausgangssubstanz für die Biosynthese von Serotonin*, Melatonin*, Nicotinsäure*; Abbau durch Kynureninase (abhängig von Pyridoxalphosphat); bakt. Abbau (Darmflora) zu Tryptamin, Skatol u. Indol (s. Eiweißfäulnis); Resorptionsstörung bei Hartnup*-Krankheit u. Blue*-diaper-Syndrom; therap. **Verw.:** zur Aminosäuresubstitution, als Antidepressivum u. Schlafmittel; nach Einnahme von verunreinigtem Trp (produktionstechn. bedingt) trat das Eosinophilie*-Myalgie-Syndroms auf. Vgl. Aminosäuren, Indikan.

Trypto|phan|belastungs|test m: (engl.) tryptophan tolerance test; Untersuchung zur Diagn. einer Ariboflavinose* bzw. eines Pyridoxinmangels (z. B. bei sideroachrestischer Anämie*); **Prinzip:** orale Gabe von 10 g Tryptophan führt bei Riboflavinmangel zu erhöhter Ausscheidung von Kynurenin u. Anthranilsäure, bei Pyridoxinmangel von Xanthurensäure, Hydroxykynurenin u. B-Hydroxychinaldinsäure im Urin.

Tsai-Area f: (engl.) tegmenmtal area of Tsai; Nucleus subbrachialis des Tegmentum mesencephali.

Tschernobyl-Kata|strophe f: (engl.) Chernobyl catastrophe; nicht beherrschter Störfall (sog. Super-GAU; s. GAU) in einem sowjetischen Atomreaktor bei Tschernobyl (Ukraine) im April 1986 mit Freisetzung von vermutlich 3–4 % des Kerninventars. Die freigewordene Aktivität wird offiziell auf $3{,}6 \times 10^{18}$ Bq ± 50 % (50–200 Millionen Ci, davon etwa die Hälfte als Edel-

T

gase) geschätzt. In der Folge sind weite Landstriche in der Umgebung des Reaktors als langfristig verseucht zu betrachten.

Tsetse|fliegen: (engl.) tsetse flies; Glossinidae; s. Fliegen.

TSH: Abk. für **t**hyroidea**s**timulierendes **H**ormon (syn. Thyreotropin, Thyrotropin); von den basophilen Betazellen des Hypophysenvorderlappens sezerniertes Glykoproteinhormon, dessen Ausschüttung durch negative Rückkopplung mit T_4 u. durch TRH* reguliert wird. TSH stimuliert über einen spezif. Rezeptor, an dem auch Schilddrüsenantikörper* mit TSH-agonistischer Wirkung bei Immunthyreopathien binden können, die Funktion der Schilddrüse* (Iodeinbau, Hormonsynthese u. -sekretion, Follikelwachstum). **Bestimmung:** Radio-, Enzym-, Fluoreszenz- od. Lumineszenz-Immunassay; **Referenzbereich:** 0,3–3,5 mU/l; ein normaler basaler TSH-Wert (d. h. ohne Stimulation wie z. B. im TRH*-Test) schließt eine Hyperthyreose u. eine primäre Hypothyreose prakt. aus; erhöhte Werte bei primärer (thyreogener) Hypothyreose, erniedrigte Werte bei Hyperthyreose, Hypophysenvorderlappen-Insuffizienz, Medikation (z. B. Dopamin, Kortikoide, Acetylsalicylsäure); TSH-Bestimmung bei Neugeborenen als Screening-Verfahren zur frühzeitigen Diagn. u. Ther. der angeborenen Hypothyreose; ther. **Anw.:** rekombinantes humanes TSH (Abk. rhTSH) wird i. R. der Radioiodtherapie* genutzt, um die Aufnahme von ^{131}I in Schilddrüsenkarzinomgewebe zu erhöhen. Vgl. Schilddrüsendiagnostik.

TSI-Agar m: Kurzbez. für (engl.) **t**riple **s**ugar **i**ron Agar; Fertignährboden zur Differenzierung von Enterobacteriaceae* (Weiterentwicklung des Kligler*-Agar).

Ts-Mutanten (lat. mutare verändern, umwandeln) f pl: (engl.) ts mutants; Kurzbez. für **t**emperatur**s**ensitive Mutanten; s. Mutation.

TSR: Abk. für **T**rizeps**s**ehnen**r**eflex; Ticepsbrachii-Reflex; s. Reflexe (Tab.).

TSS: Abk. für (engl.) **t**oxic **s**hock **s**yndrome; s. Schocksyndrom, toxisches.

Tsutsugamushi-Krankheit: (engl.) tsutsugamushi disease; syn. Tsutsugamushi-Fieber, Milbenfleckfieber, Scrub typhus (Buschfleckfieber); durch Rickettsia tsutsugamushi (Rickettsia orientalis) verursachte u. durch Milben (Leptotrombidium akamushi, Leptotrombidium deliensis) übertragene akute Infektionskrankheit mit hohem Fieber, Myalgie, Photophobie, Husten; **Vork.:** Asien, Pazifik; **Ther.:** Tetracycline. Vgl. Rickettsiosen.

TT: Abk. für **T**hrombo**t**est*.

TT_3: Abk. für Gesamt-(**T**otal-)Triiodthyronin (**T_3**); s. Schilddrüsendiagnostik.

TT_4: Abk. für Gesamt-(**T**otal-)Thyroxin (**T_4**); s. Schilddrüsendiagnostik.

TTD: Abk. für (engl.) **t**hreshold **t**one **d**ecay; s. Hörermüdung.

T_3-Test m: syn. Triiodthyronintest*.

TTP: Abk. für **T**hymidin**t**ri**p**hosphat; s. Thymidin.

T_4/T_8-Quotient m: s. CD4/CD8-Quotient.

TTS: Abk. für **t**ransdermales **t**herapeutisches **S**ystem; selbstklebendes Pflaster, das ein (lipidlösliches) Pharmakon in einer Speichermatrix enthält u. kontinuierlich (über 24 Std. od. länger) über die Haut in den Körper abgibt (z. B. Nitroglycerol, Nicotin).

T_3/T_4-Test m: nicht mehr gebräuchl. Verf. zur Messung des Iodstoffwechsels der Schilddrüse (Bindung von Triiodthyronin bzw. Thyroxin an das thyroxinbindende Globulin); vgl. Schilddrüsendiagnostik.

Tu.: Abk. für Tumor*.

Tuamino|heptan (INN) n: Sympathomimetikum; **Verw.:** lokaler Vasokonstriktor; bei Rhinitis, Sinusitis.

Tuba auditiva (lat. tuba Trompete) f: auch T. a. Eustachii, Ohrtrompete.

Tubar|ab|ort (↑; Abort*) m: (engl.) tubal abortion; s. Tubargravidität.

Tubar|gravidität (↑; lat. graviditas Schwangerschaft) f: (engl.) tubal pregnancy; Eileiter- od. Tubenschwangerschaft; häufigste Form der Extrauteringravidität* (ca. 95 %); **Urs.:** Funktions- od. Strukturstörung der Eileiter meist inf. Salpingitis, Endometriose od. chir. Eingriff im Bauchraum. Bei der Nidation* des befruchteten Eis im ampullären Teil des Eileiters kommt es nach wenigen Wochen zum **Tubarabort** mit Ausstoßung der Frucht in die Bauchhöhle (Hämatozele peritubar u. im Douglas*-Raum, meist schwache Blutung nach außen); bei der selteneren Implantation im isthmischen od. intramuralen Teil (interstitielle Schwangerschaft) kommt es zur **Tubarruptur** mit Perforation des Eileiters u. starker (u. U. lebensbedrohlicher) Blutung in die Bauchhöhle inf. proteolytischer Andauung der Tubenwand mit Arrosion von Ästen der A. ovarica u. A. uterina; **Sympt.:** plötzliche Schmerzen (peritoneale Reizung), hämorrhagischer Schock, Akutes Abdomen; **Ther.:** möglichst tubenerhaltende laparoskopische Op.; system. Gabe von Methotrexat; bei Schock Laparotomie, Salpingektomie.

Tubar|ruptur (↑; Ruptur*) f: (engl.) tubal rupture; s. Tubargravidität.

Tuba uterina (↑) f: syn. Salpinx; auch T. u. Fallopii; s. Eileiter.

Tube (lat. tuba Trompete) f: Kurzform für **1.** Tuba uterina, Eileiter*; **2.** Ohrtrompete*.

Tuben|chirurgie (≠; Chirurgie*) f: (engl.) tubal surgery; mikrochir. Rekonstruktion der Tubendurchgängigkeit zur Behandlung tubarer Sterilität od. Tubargravidität* od. zur Refertilisierung nach Tubensterilisation; **1.** Adhäsiolyse (Ovariolyse, Salpingolyse): Durchtrennung bindegewebiger Verwachsungen; **2.** Salpingostomatoplastik*; **3.** Salpingo(neo)stomie: Eröffnung des Eileiters u. Rekonstruktion eines Fimbrientrichters; **4.** Tubenanastomose nach Resektion des verschlossenen Tubenabschnitts od. Tubenimplantation; **5.** bei Tubargravidität laparoskop. Zugang zum Entfernen des Trophoblasten.

Tuben|durchspülung (↑): Pertubation*.

Tuben|entzündung (↑): Salpingitis*.

Tuben|im|plantation (↑; In-*; lat. plantare pflanzen) f: (engl.) tubal implantation; Wiedereinpflanzung des Eileiters ins Uteruskavum nach Resektion eines verschlossenen od. verengten Tubenanteils; vgl. Sterilitätsoperation.

Tuben|katarrh (↑; Katarrh*) m: (engl.) inflammation of the auditory tube; Tubenfunktionsstörung mit Verschluss der Ohrtrompete v. a. durch adenoide Vegetationen* bei Klein- u. Schulkindern, auch durch Tu. des Nasenrachenraums bzw. Schleimhautschwellung inf. Allergie od. fortgeleiteter Entz. (z. B. bei Rhinitis, Sinusitis, Tonsillitis, Pharyngitis); **Formen: 1.** akuter T. (Serotympanon): i. R. von Erkältungskrankheiten auftretend mit Druckgefühl im Ohr, evtl. Schwerhörigkeit, Schmerzen u. Ohrgeräuschen; in der Otoskopie* Retraktion des

Trommelfells, bei Paukenhöhlenerguss Flüssigkeitsspiegel durch das Trommelfell sichtbar, in der Tympanometrie* veränderte Impedanzkurve; **2.** chron. T. (Mukotympanon): Eindicken des Sekrets u. Umwandlung der Mittelohrschleimhaut mit Vermehrung von Becherzellen; **Ther.:** abschwellende Nasentropfen, Adenotomie, Parazentese, Paukendrainage über mehrere Monate. Vgl. Otitis media.

Tuben|sterilisation (↑; lat. sterilis unfruchtbar) f: (engl.) tubal sterilization; op. Unterbrechung der Eileiter nach Laparotomie od. unter Pelviskopie* durch Ligatur, Anbringen von Metall- od. Plastikklemmen, Elektrokoagulation, Teilexzision, Fimbriektomie* od. Totalexstirpation der Eileiter (Salpingektomie); s. Sterilisation.

Tuber (lat.) n: **1.** (anat.) Höcker, (knöcherner) Vorsprung; **2.** (dermat.) oberflächl. Knoten; vgl. Effloreszenzen; **3.** (pharmaz.) Wurzelknolle.

Tuber|aufsitz (↑): s. Thomas-Schiene.

Tuber calcanei (↑) n: Fersenbeinhöcker.

Tuber cinereum (↑) n: hinter dem Infundibulum hypophysis am Boden des 3. Hirnventrikels gelegener grauer Höcker des Hypothalamus; vgl. Zwischenhirn.

Tubercula Montgomery (lat. tuberculum kleiner Höcker; William Fetherstone M., Gebh., Irland, 1797–1859) n pl: s. Areola mammae.

Tuberculosis cutis (Tuberkel*; -osis*) f: primär erworbene od. hämatogen, lymphogen bzw. per continuitatem (über Fistelgänge) hervorgerufene Tuberkulose* der Haut; **Err.:** Mycobacterium tuberculosis, seltener Mycobacterium bovis; **Formen: 1.** bei nichtsensibilisierten Personen nach dem ersten Kontakt (neg. Tuberkulintest): **a)** T. c. primaria (tuberkulärer Primärkomplex): etwa 3 Wo. p. i. Entwicklung von Papeln, Ulzerationen u. regionärer Lymphadenitis; Vork. bes. bei Kleinkindern, die noch keinen Kontakt mit Tuberkelbakterien hatten; **b)** T. c. miliaris (akute Miliartuberkulose der Haut): stecknadelkopfgroße, z. T. hämorrhag. Papeln bei disseminierter Miliartuberkulose; **c)** T. c. ulcerosa: Ulzerationen an Lippen, Zunge, Vulva, Anus, Orificium urethrae durch tuberkelbakterienhaltige Ausscheidungen; **2.** bei sensibilisierten Personen: **a)** T. c. colliquativa (Skrofuloderm): blaurote, von den Lymphknoten ausgehende, subkutane Knoten, die einschmelzen, nach außen aufbrechen u. unter Narben- u. Fistelbildung abheilen; Vork. bes. an Hals u. Extremitäten bei jungen u. alten abwehrgeschwächten Pat.; **b)** T. c. luposa (Lupus vulgaris): zunächst bräunl.-rötl., kaum erhabene u. zur Verhornung neigende Granulomknötchen, die im weiteren Verlauf meist konfluieren u. durch Zerfall umfangreiche ulzeröse Läsionen, später Narbenfelder u. schwere Mutilationen verursachen können (Lupus mutilans); Lok.: v. a. Gesicht (einschl. Schleimhäute) u. Extremitäten. Massive Hyperkeratosen sind als Präkanzerosen anzusehen (Bowen*-Krankheit, Basaliom*, Plattenepithelkarzinom*). DD: Sarkoidose, tertiäre Syphilis, chronischer diskoider Lupus erythematodes; **c)** T. c. verrucosa: warzenartige Veränderungen, bes. an den Händen von Tierärzten u. Metzgern durch Inf. mit Mycobacterium bovis sowie von Sektionsgehilfen (Verruca necrogenica, Leichentuberkel) u. Pat. mit Lungentuberkulose durch Inf. mit dem eigenen Sputum; **3.** bei hypererg. Reaktionslage: s. Tuberkulid. **Ther.:** Tuberkulostatika (Isoniazid, Rifampicin, Ethambutol), meist als Dreifachtherapie über 9–12 Monate.

Tuberculosis lupoides miliaris dis|seminata faciei (↑; ↑) f: syn. Lupus miliaris disseminatus faciei; bis hanfkorngroße, blaurote, vorwiegend follikuläre Knötchen; **Lok.:** meist Gesicht; **Urs.:** wahrscheinl. polyätiol. Hautreaktion ohne Beziehung zur Tuberkulose*; **Ther.:** Versuch mit Tetracyclinen od. Glukokortikoiden.

Tuberculosis uro|genitalis (↑; ↑) f: s. Genitaltuberkulose, Nierentuberkulose.

Tuberculum (lat.) n (pl Tubercula): kleiner Höcker, Knötchen, kleine Geschwulst.

Tuberculum a|nomale dentis (↑) n: syn. Carabelli-Formation; zusätzlicher Höcker der oberen 1. u. 2. (seltener) Molaren u. Milchmolaren.

Tuberculum anterius atlantis (↑) n: vorderer Atlashöcker.

Tuberculum anterius vertebrae cervicalis (↑) n: vorderer Muskelansatzhöcker des 2.–7. Halswirbelquerfortsatzes.

Tuberculum articulare ossis temporalis (↑) n: vor der Fossa mandibularis gelegener Gelenkhöcker des Schläfenbeins für das Kiefergelenk.

Tuberculum caroticum (↑) n: bes. ausgeprägtes Tuberculum anterius des 6. Halswirbels.

Tuberculum corniculatum (↑) n: Höckerchen in der Plica aryepiglottica über der Cartilago corniculata.

Tuberculum costae (↑) n: Rippenhöcker an der Außenfläche zw. Rippenhals u. -körper; trägt bei den oberen zehn Rippen eine Gelenkfläche für die Verbindung mit dem Brustwirbelquerfortsatz.

Tuberculum cuneatum, gracile (↑) n: durch den lateralen bzw. medialen Hinterstrangkern bedingte Vorwölbung an der dorsalen Fläche der Medulla oblongata.

Tuberculum cunei|forme (↑) n: Höckerchen in der Plica aryepiglottica über der Cartilago cuneiformis.

Tuberculum epi|glotticum (↑) n: Vorwölbung der Schleimhaut des Vestibulum laryngis über den Petiolus der Epiglottis.

Tuberculum infra|glenoidale (↑) n: Höcker für den Ansatz des langen Kopfs des M. triceps unterh. der Cavitas glenoidalis.

Tuberculum majus, minus (↑) n: größerer bzw. kleinerer Muskelansatzhöcker seitl. bzw. vorn am proximalen Humerusende.

Tuberculum pharyngeum (↑) n: Höckerchen an der Unterseite der Pars basilaris des Hinterhauptbeins zur Anheftung der Raphe pharyngis.

Tuberculum posterius atlantis (↑) n: hinterer Atlashöcker, Rudiment des Dornfortsatzes.

Tuberculum posterius vertebrae cervicalis (↑) n: hinterer Muskelansatzhöcker des 2.–7. Halswirbelquerfortsatzes.

Tuberculum pubicum (↑) n: Schambeinhöcker seitl. der Symphyse.

Tuberculum supra|glenoidale (↑) n: Höcker für den Ansatz des langen Kopfs des M. biceps oberh. der Cavitas glenoidalis.

Tuber frontale (lat. tuber Höcker, Schwellung) n: Stirnhöcker.

Tuber|gelenk|winkel (↑): (engl.) tuber angle; Winkel zw. Tuber calcanei u. der Gelenkfläche des unteren Sprunggelenks im seitl. Röntgenbild; normalerweise 30–40°, bei Fersenbeinfraktur* verkleinert.

Tuber ischiadicum (↑) n: Sitzbeinhöcker.

Tuberkel (lat. tuberculum kleiner Höcker, kleine Schwellung) m: (engl.) tubercle; **1.** (anat.)

syn. Tuberculum*; **2.** (pathol.) knötchenförmige Gewebeveränderung (s. Granulom); i. e. S. tuberkulöses Granulom, typ. histol. Befund bei Tuberkulose*.

Tuberkel|bakterien (↑; Bakt-*) f pl: s. Mycobacterium tuberculosis.

Tuberkulid (↑; -id*) n: (engl.) tuberculid; Reaktion der Haut auf antigenes Material von Tuberkelbakterien bei allergisch-hyperergischer Reaktionslage des Organismus ohne Erregernachweis in den Läsionen; **Formen: 1.** Tuberculosis cutis indurativa (syn. Erythema induratum Bazin): plattenartige, oft ulzerierende Indurationen an den Waden, bes. bei jungen Frauen; **2.** Tuberculosis cutis lichenoides (syn. Lichen scrofulosorum, sog. Schwindknötchen): 1–2 mm große, gruppen- od. ringförmig angeordnete, blassgelbe bis blassrote, Schüppchen tragende, häufig follikuläre Knötchen bes. am Rumpf bei Kindern; meist narbenlose Abheilung; **3.** Tuberculosis cutis papulonecrotica (sog. Schwindpocken): blaurote, bis erbsgroße, mit einer Kruste bedeckte Knötchen, die zentral nekrotisch zerfallen u. mit runden, näpfchenförmigen Narben abheilen; Vork. bes. bei Jugendlichen an den Streckseiten der Extremitäten. **Ther.:** Versuch mit Isoniazid bzw. Glukokortikoiden. Vgl. Mikrobid.

Tuberkuline (↑) n pl: (engl.) tuberculins; gelöste Proteine aus der Zellwand von Mycobacterium* tuberculosis; **Alttuberkuline** (Tuberkulin-Original-Alt, Abk. TOA): Stoffwechselprodukte u. lösl. Extrakte von Tuberkelbakterien; **Neutuberkuline**: in Kugelmühle pulverisierte Tuberkelbakterien, 3 mg Bakterienpulver in 1 ml Glycerol-Kochsalzlösung aufgeschwemmt; gereinigte T. (engl. purified protein derivates, Abk. PPD): Proteinfraktion, die durch Ausfällung mit Trichloressigsäure od. Ammoniumsulfat aus einem synthet. Medium gewonnen wird, in dem Mycobacterium tuberculosis gezüchtet wurde; **Anw.:** s. Tuberkulintest.

Tuberkulin|re|aktion (↑) f: (engl.) tuberculin reaction; die bei spezif. sensibilisierten (BCG-geimpften od. an Tuberkulose* erkrankten) Personen ca. 24 Std. nach (subkutaner) Injektion von Tuberkulinen* auftretende u. 48–72 Std. nach Tuberkulinapplikation max. ausgeprägte Hautreaktion (Schwellung u. Verhärtung durch starke Infiltration mit mononukleären Zellen), evtl. mit Allgemeinreaktion (Krankheitsgefühl u. Fieber), u. U. Herdreaktion (Reaktivierung bzw. Verstärkung einer lokalen tuberkulösen Infektion, z. B. eines Lungenherdes), als Form der zellvermittelten Überempfindlichkeitsreaktion vom verzögerten Typ (Typ IV der Allergie*); vgl. Tuberkulintest.

Tuberkulin|test (↑) m: (engl.) tuberculin test; Hautreaktion nach Applikation von Tuberkulinen*; klass. Beispiel einer immun. Spätreaktion, beruht auf einer zellulären Immunität gegenüber Tuberkuloprotein; **Histol.:** perivaskuläre, mononukleäre Zellinfiltration mit ca. 80 % Lymphozyten u. 20 % Makrophagen; **klin. Anw.:** Tuberkulinapplikation: kann kutan eingebohrt (v. Pirquet), perkutan eingerieben (Moro) od. mittels Pflaster aufgetragen (Hamburger) werden. Heute i. d. R. entw. mit einem Multipunkturstempel intrakutan appliziert (Tine-Test; Standardwirkungsdosis von 5 I. E. gereinigtem Tuberkulin) od. zur genaueren Austestung der Tuberkulinreizschwelle intrakutan injiziert (Mendel-Mantoux; 1 Tuberkulineinheit entspricht 0,1 ml Tuberkulin der Stärke 1). Als pos. Ausfall gilt die deutl. tastbare Infiltration (meist mit Rötung) über 6 mm Durchmesser. Nach einigen Std. setzt sie ein, erreicht ein Maximum nach 48 Std. u. bildet sich innerh. weniger Tage wieder zurück (Ablesen nach 72 Std.). **Bewertung:** Nach Tuberkuloseschutzimpfung ist in 90 % mit einem pos. T. zu rechnen, der in 3–5 Jahren allmähl. neg. wird. Tbc-Infektionsverdacht bei sehr starker Testreaktion (z. B. über 13 mm), bei Testkonversion (bei Ersttestung neg., bei Wiederholungstestung innerhalb von 2 Jahren pos.) u. bei nichtgeimpften Kindern <5 Jahre mit pos. Test; Kreuzreaktivität mit aytpischen Mykobakterien.

Tuberkulom (↑; -om*) n: (engl.) tuberculoma; **1.** (pathol.) tuberkulöses Granulom*; s. Tuberkulose (Abb.); **2.** (röntg.) Rundherd* (∅ 1–5 cm) aus tuberkulösem Gewebe meist mit Verkalkung; selten Einschmelzung u. Vergrößerung (käsiger Kern, bindegewebiger Mantel).

Tuberkulose (↑; -osis*) f: (engl.) tuberculosis; Abk. Tb., Tbk., Tbc; weltweit verbreitete bakt. Infektionskrankheit, die chron. verläuft u. v. a. in den Atemorganen lokalisiert ist, jedoch grundsätzl. alle Organe befallen kann. Es besteht Meldepflicht* bei Erkr. u. Tod.

Die Tuberkulose ist in Europa immer noch eine der häufigsten bakteriellen Infektionskrankheiten.

Epidemiol.: Die Häufigkeit ist wesentl. von sozialen Faktoren abhängig. In einigen Entwicklungsländern (Afrika, Asien, Ozeanien) schwankt die Inzidenz um 200:100 000 Einwohner. In Westeuropa hat die Tbc ihren ernsten, lebensbedrohl. Charakter verloren; die durchschnittl. Inzidenz liegt trotzdem immer noch bei 30:100 000 Einwohner, in der Bundesrepublik Deutschland bei 12,7 (1998). **Err.:** Mycobacterium* tuberculosis, sehr selten Mycobacterium bovis; **Infektionsquelle** ist v. a. der erkrankte Mensch; erkrankte Rinder (Milch) od. infizierte Haustiere (Hund, Katze, Geflügel) sind epidemiol. nicht von Bedeutung. **Übertragung:** durch Tröpfcheninfektion über die Atemwege, seltener oral (Milch), noch seltener über Haut u. Augen. Die **Ausbreitung** einer Inf. kann grundsätzl. hämatogen, lymphogen od. kanalikulär (z. B. bronchogen) erfolgen.

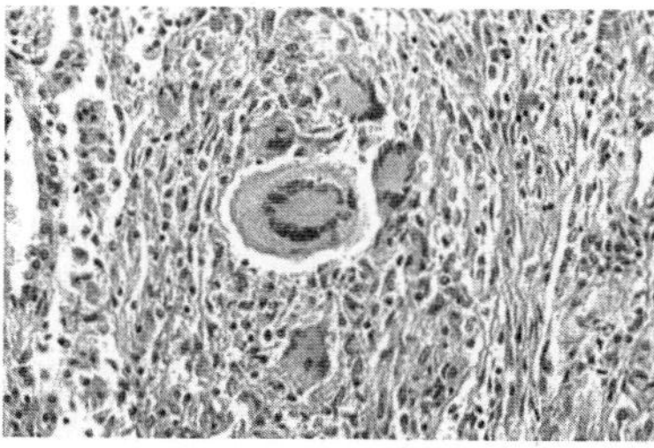

Tuberkulose:
histologischer Befund eines Tuberkels [156]

Pathol./Anat.: Typisch ist der Tuberkel; im Zentrum ist dieser nekrotisch (sog. tuberkulöser Käse), ringsum befinden sich Epitheloidzellen*, die von Riesenzellen (Langhans*-Zellen) ergänzt werden; außen ist der Tuberkel von Bindegewebe umgeben, das mit Lymphozyten durchsetzt ist; Plasmazellen u. Gefäße fehlen. Im Abheilungsstadium beginnt nach ca. 8–9 Mon. die Verkalkung im Zentrum; darin können Tbc-Bakterien über Jahre

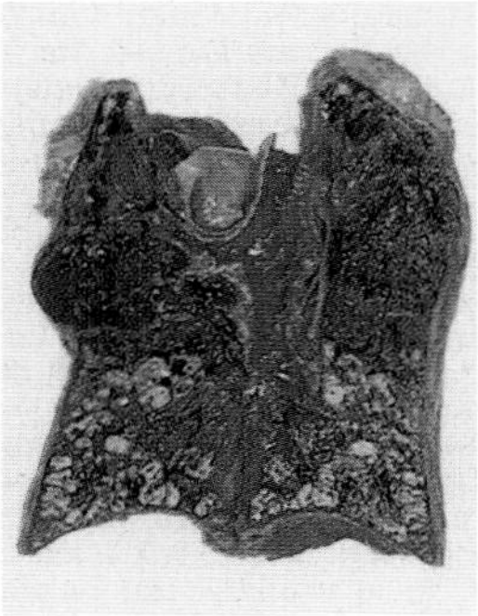

Tuberkulose: aufgeschnittene Lunge mit großem verzweigtem Bronchus; im oberen Anteil sichtbare Kavernen, Drainagebronchus, pleurale Verwachsungsschwiele und zahlreiche azinös-nodöse tuberkulöse Gruppenstreuherde im Unterlappen (inf. bronchogener Streuung) [471]

lebensfähig bleiben. **Inkubationszeit** (vom Eindringen der Bakt. bis zur Tuberkulinkonversion): 4–12 Wochen; **Klin.:** Der Verlauf wird von der Menge u. Virulenz der Err. sowie bes. von der Widerstandskraft (Resistenz, Immunität, Allergie) des Organismus bestimmt. Die sehr unterschiedl. klin. Verläufe der Tbc machen eine exakte Beschreibung des Krankheitszustands erforderlich; hierzu gehören Aussagen über die Pathogenese (primär od. postprimär), Immunsituation (Tuberkulinreaktion u. evtl. -konversion), Aktivitätsgrad (aktiv, unbestimmt, zum Stillstand neigend, inaktiv), Entwicklungstendenz (in Rückbildung, stationär, fortschreitend), bakteriol. Status (offen, geschlossen) u. Röntgenbefunde mit Art u. Lok. des Prozesses.

Formen: 1. Primär-Tbc: häufigste Form im Kindesalter; Lok. meist in der Lunge (Lungentuberkulose*), seltener in Halslymphknoten, Darm, Haut (extrapulmonale Tbc); Beginn mit dem Primärkomplex (Primärherd, Lymphbahn u. regionärer Lymphknoten). Der Verlauf einer Primär-Tbc ist symptomarm mit über 3–4 Wo. bestehenden subfebrilen Temp., manchmal Erythema nodosum, Ermüdbarkeit, Appetitlosigkeit, Gewichtsabnahme, Schwitzneigung; BKS mittelmäßig beschleunigt. **2. postprimäre Tbc:** entsteht durch Streuung von Tuberkelbakterien im Organismus, die entw. aus einem frischen Primärkomplex od. alten Herdbildungen stammen (vgl. Simon-Herde). Unter ungünstigen Abwehrbedingungen kann eine starke Streuung (Generalisation), bes. bei Erstinfektion, auftreten. Beispiele für **Frühformen:** Miliartuberkulose* mit miliaren Herden im ganzen Organismus; dabei meist hohes, langanhaltendes Fieber, schweres Krankheitsgefühl, Milzvergrößerung; gelegentl. Hauttuberkulide; Diagn.: Rö.-Thorax (zahlreiche kleinste Fleckschatten), Augenhintergrunduntersuchung (Choroideatuberkel). In ca. 50 % der Fälle kommt es zu einer **Meningitis tuberculosa** meist mit hohem Fieber, Erbrechen, Kopfschmerz, manchmal Wesensveränderungen. Diagn. durch Lumbalpunktion (Proteinvermehrung, Spinngewebegerinnsel, mittl. Zellzahlvermehrung von einigen hundert Drittelzellen, stark erniedrigte Zuckerwerte). Cave: nur frühzeitige, intensive Ther. ist lebensret-

Ca. 90 % aller Primärtuberkulosen laufen pulmonal ab.

tend. Eine **Pleuritis tuberculosa** entwickelt sich aus pleuranahen Herden, gelegentl. aber auch hämatogen; Sympt.: plötzl. Fieber, Schmerzen beim Luftholen, Reizhusten. Diagn. durch Pleurapunktion*. Eine **Peritonitis tuberculosa** ist fast stets eine Durchwanderungsperitonitis u. verläuft mit Fieber, Bauchschmerzen, Anschwellung des Abdomens, Aszites; Diagn. durch Aszitespunktion. Hauttuberkulose: s. Tuberculosis cutis, Tuberkulid. Beispiele für **Spätformen** (zw. Erstinfektion u. Spätmanifestation können Jahre liegen): Knochentuberkulose* u. Gelenktuberkulose (Arthritis* tuberculosa), v. a. im Bereich der Wirbelsäule, Hüft- u. Kniegelenke, bei Kindern nicht selten kleinere Herde an Hand- u. Fußknochen (Spina ventosa); Sympt.: Schwellung, Schmerzen, Bewegungseinschränkung, häufig Spätschäden; Urogenitaltuberkulose: schleichender, symptomarmer Verlauf, der unbehandelt über eine Pyelonephritis zur Niereninsuffizienz* sowie beim Mann durch Epididymitis u. (seltener) bei der Frau durch Adnexitis zur Sterilität* führen kann.

Diagn.: 1. Tbc-spezif. Immunreaktionen (s. Tuberkulinreaktion); **2.** bildgebene Verfahren, z. B. Rö.-Thorax, Ausscheidungsurographie; **3.** direkter mikroskop. Erregernachweis (Ziehl-Neelsen-Färbung, Fluoreszenzmikroskopie);

Die klinische Symptomatik der Lungentuberkulose ist meist uncharakteristisch; für den Patienten ist entscheidend, dass der Arzt an die Möglichkeit einer spezifischen Erkrankung denkt.

4. kultureller Erregernachweis aus Sputum (mind. drei Sputumproben an möglichst aufeinanderfolgenden Tagen), Bronchialsekret, Magensaft, Urin, Liquor u. a.; **5.** Nukleinsäurenachweis mittels PCR; **6.** histol. (u. bakteriol.) Untersuchung von Biopsiematerial (z. B. Halslymph-

Der sicherste Nachweis einer tuberkulösen Erkrankung ist der positive Erregernachweis in Kultur („offene" Tbc). Ein negativer Befund schließt sie jedoch nicht aus (evtl. „geschlossene" Tbc).

knoten). **Ther.:** ambulante (bei geschlossener Tbc) bzw. stationäre (bei offener Tbc od. Kompl. durch Nebenerkrankungen) Behandlung mit einer Komb. von Antituberkulotika* der ersten

Wahl (i. d. R. über 6 Mon.); u. U. auch primärer Einsatz von Chinolonen; bei Unverträglichkeiten, Kompl., Begleiterkrankungen od. Resistenzentwicklung verlängert sich die Therapiedauer auf 8, 12 od. ggf. 24 Mon.; regelmäßige Überwachung der Ther. ist erforderlich. **Proph.:** Expositionsprophylaxe durch Vermeidung von Kontakt mit Tbc-Kranken u. anderen mögl. Infektionsquellen; Dispositionsprophylaxe durch hyg. Lebensbedingungen u. Förderung der allg. Abwehrlage (Ernährung); Chemoprophylaxe mit Isoniazid über mind. 3 Mon. bei Kindern, die noch nicht infiziert, aber einer Inf. ausgesetzt sind, od. bei Personen, bei denen ohne eigentliche Erkr. eine Tuberkulinkonversion beobachtet wurde. Schutzimpfung mit BCG wird nicht mehr empfohlen; vgl. Schutzimpfung.

Tuberkulo|statika (↑; statisch*) n pl: s. Antituberkulotika.

Tuber maxillae (lat. tuber Höcker, Schwellung) n: Vorwölbung an der hinteren Fläche des Oberkieferknochens.

Tuber omentale hepatis (↑) n: Vorwölbung am li. Leberlappen.

Tuber omentale pan|creatis (↑) n: auf der Höhe der Wirbelsäule vorspringender Teil des Pankreaskörpers.

Tuberositas (↑) f: (engl.) tuberosity; Rauigkeit, (knöcherner) Vorsprung mit rauer Fläche, häufig Muskelansatz.

Tuber parietale (↑) n: Scheitelhöcker.

Tuber vermis (↑) n: Teil des Kleinhirns*.

Tubo|curarin|chlorid (INN) n: nichtdepolarisierendes, peripheres Muskelrelaxans; s. Muskelrelaxanzien, periphere.

Tubo|ovarial|ab|szess (Tube*; mlat. ovarium Eierstock; Abszess*) m: (engl.) tubo-ovarian abscess; (gyn.) kombinierter Abszess von Ovar u. Eileiter; entsteht inf. Durcheiterung der trennenden Wandschichten bei umfassendem od. chron. Krankheitsgeschehen u. bei unzureichender Therapie einer Infektion des unteren weiblichen Genitaltrakts. Vgl. Ovarialabszess.

Tubo|ovarial|zyste (↑; ↑; Kyst-*) f: (engl.) tubo-ovarian cyst; Verschmelzung einer Ovarialzyste mit dem entzündeten u. meist verschlossenen Eileiter unter Bildung eines gemeinsamen zyst. Hohlraums; **Urs.:** meist chron. Adnexitis*.

tubulär (Dim. ↑): (engl.) tubular; tubulös; schlauch- bzw. röhrenförmig.

Tubuli dentinales (lat. tubulus Röhrchen) m pl: Dentinkanälchen; annähernd parallel zueinander verlaufende, das Dentin* radiär zur Schmelz-Dentin-Grenze hin durchziehende Kanälchen; enthalten die Tomes*-Fasern u. vereinzelt Nervenfasern.

Tubuli mitochondriales (↑) m pl: s. Mitochondrien.

Tubuline (Dim. ↑) n pl: (engl.) tubulins; globuläre, meist dimere Proteine mit GTPase-Aktivität; Bestandteile der Mikrotubuli*; Colchicinum, Vinca-Alkaloide u. Paclitaxel binden spezif. an T. u. hemmen so die Mitose. G. Hüb.

Tubuli renales contorti, recti (↑) m pl: gewundene bzw. gerade Nierenkanälchen; s. Niere, Nephron.

Tubuli semini|feri con|torti, recti (↑) m pl: gewundene bzw. gerade Hodenkanälchen; vgl. Hodenatrophie.

Tubulo|pathie (Dim. ↑; -pathie*) f: (engl.) tubulopathy; angeb. od. erworbene Störung einzelner od. mehrerer tubulärer Partialfunktionen der Nieren, die ohne primäre Störung der glomerulären Filtration einhergeht; klin. Bilder reichen von harmlosen Verläufen bis zu schweren Veränderungen der Homöostase, z. B. Diabetes insipidus renalis, Debré-Toni-Fanconi-Syndrom, renale tubuläre Azidose.

Tubulus (lat.) m (pl Tubuli): Röhrchen.

Tubulus attenuatus (↑) m: Überleitungsstück*.

Tubus (lat. Röhre) m: (engl.) tube; **1.** (radiol.) feste, nicht verstellbare Blende* zur Erzeugung einer vorgegebenen Feldgröße in einem best. Abstand von der Strahlenquelle; **2.** (anästh.) anat. angepasstes, relativ starres (Beatmungs-)Rohr zum Einführen in Mund, Nase od. Tracheostoma; Formen: Pharyngealtubus*, Endotrachealtubus*, Endobronchialtubus*, Doppellumentubus*, Trachealkanüle*; je nach Alter u. Konstitution des Pat. werden Tuben unterschiedl. Größe (Angabe des Durchmessers in Charrière*) verwendet. **3.** (chir.) bes. im Ösophagus verwendete, endoskop. platzierte Kunststoffprothese zur Überbrückung von Tumoren, Fisteln u. a.; vgl. Celestin-Tubus, Häring-Tubus, Stent.

Tüpfel|nägel: (engl.) pitted nails; syn. Grübchennägel; Finger- u. Zehennägel mit 1–2 mm großen Substanzdefekten durch Verhornungsstörungen in der Nagelmatrix; Vork. v. a. bei Psoriasis* u. Alopecia* areata.

Tüpfelung der Erythro|zyten, baso|phile (Erythr-*; Zyt-*): (engl.) basophilic stippling of erythrocytes; in Erythrozyten punktförmig angeordnete, basophil anfärbbare Substanz; wahrscheinl. Ansammlung von Ribosomen; normale Anzahl basophil punktierter Erythrozyten: 0–4/10 000; vermehrt bei gesteigerter Erythrozytenbildung, aber auch bei chron. Nephritis, toxisch bedingten Anämien (z. B. bei Gold-Therapie), Leukämien u. a.; oft recht ausgeprägt bei chron. Bleivergiftung*.

Türck-Bündel (Ludwig T., Neurol., Laryngologe, Wien, 1810–1868): (anat.) Fibrae temporopontinae; s. Tractus corticopontinus.

Türck-Säule (↑): (anat.) Tractus corticospinalis ant.

Türken|sattel: (anat.) Sella* turcica.

Türk-Reiz|formen (Wilhelm T., Int., Wien, 1871–1919): (engl.) Türk's irritation leukocytes; s. Lymphoidzellen.

Tuftsin n: ein von der Milz produziertes u. im Serum zirkulierendes Tetrapeptid (Thr-Lys-Pro-Arg), das die Phagozytosetätigkeit von Leukozyten* u. Makrophagen* fördert.

Tular|ämie (-ämie*) f: (engl.) tularemia, deer fly fever; Hasenpest, Ohara-Krankheit, Lemming-Fieber; Nagetierseuche, die auch beim Menschen auftreten kann; Vork. bes. bei Kaninchenjägern in Russland u. Nordamerika; kann auch von infizierten Hauskatzen durch Beißen od. Kratzen übertragen werden; endem. Herde in der Bundesrepublik Deutschland; meldepflichtige Erkrankung; **Err.:** Francisella* tularensis; **Klin.:** Inkubationszeit 2–10 Tage; je nach Eintrittsort der Err. werden unterschieden: **1. äußere Formen** nach Eintritt der Err. durch Haut- u. Schleimhautläsionen mit anschl. Lymphknotenschwellung od. -vereiterung: **a)** kutan-glanduläre Form (ausgestanzte Geschwüre od. blaurote Knoten bes. an den Händen, Lymphangitis, Lymphadenitis; evtl. Fieber); **b)** okulo-glanduläre Form mit Konjunktivitis; **c)** oral-glanduläre Form mit aphthenähnlichem Primäraffekt; **2. innere Formen** durch hämatogene Streuung od. Inhalation der Err.:

a) abdominale, typhusähnl. Form; **b)** thorakale bzw. pulmonale Form; **Diagn.:** mikroskop. u. kultureller Erregernachweis, serol. mittels Mikroagglutination od. ELISA; **Ther.:** Streptomycin, Gentamicin, Tetracycline.

Tullio-Phänomen n: (engl.) Tullio's phenomenon; durch Lärm ausgelöste Gleichgewichtsstörungen* mit Schwindel, Erbrechen, Nystagmus i. R. einer Syphilis* od. Lyme*-Borreliose mit Innenohrbeteiligung. Urs. können u. a. Verwachsung zw. Steigbügel-Fußplatte u. Utriculus, Stapesluxation od. Bogengangfistel sein.

Tulo|buterol (INN) n: Beta-2-Sympathomimetikum; **Verw.:** Bronchospasmolytikum.

Tumbu|fliege: (engl.) tumbu fly; Cordylobia anthropophaga; Err. einer furunkulären Myiasis*; s. Fliegen.

Tumeszenz (lat. tumescere anschwellen) f: (engl.) tumescence; diffuse Anschwellung.

Tumor (lat.) m: (engl.) tumor, tumour; Geschwulst; örtliche umschriebene Zunahme des Gewebevolumens; i. w. S. jede lokalisierte Anschwellung durch Ödem, akute u. chron. Entzündung, aneurysmatische Erweiterung (pulsierender T.) u. a., auch entzündl. bedingte Organschwellung (z. B. als sog. Milztumor); i. e. S. gewebl. Neubildung (Gewächs, Blastom*, Neoplasie*) in Form eines spontanen, verschiedengradig enthemmten, autonomen u. irreversiblen Überschusswachstums von körpereigenem Gewebe, das i. d. R. mit unterschiedl. ausgeprägtem Verlust spezif. Zell- u. Gewebefunktionen verbunden ist. Vgl. Tumoreinteilung.

Tumor albus (↑) m: diffuse Gelenkapselschwellung bei Arthritis* tuberculosa mit darüber liegender blasser Haut.

Tumor|an|ämie (↑; Anämie*) f: (engl.) tumor associated anemia; bei Pat. mit malignen Tumoren vorkommende, meist leichte (4,3–6,8 mmol/l bzw. 7–11 g/dl Hämoglobin), normo- od. gering hypochrome Anämie*; **Urs.:** v. a. mäßig gesteigerter Erythrozytenabbau bei fehlender Erhöhung der Erythrozytenproduktion durch Störung der Wiederverwertung des beim Erythrozytenabbau freiwerdenden Eisens. Die Retikulumzellen des Knochenmarks enthalten reichl. Eisen, die Anzahl der Sideroblasten ist dagegen erniedrigt; die Serumkonzentration von Eisen ist vermindert, die Eisenbindungskapazität liegt im unteren Referenzbereich od. ist vermindert. Eine der T. entsprechende Anämieform kommt in Zus. mit chron. Infektionen u. Entzündungen vor u. wird als Infektanämie bezeichnet.

Tumor|anti|gene (↑; Antigen*) n pl: (engl.) tumor antigens; tumorassoziierte od. tumorspezifische Antigene*; Antigene, die im Zellkern, Zytoplasma od. auf der Oberfläche von Tumorzellen* neu auftreten u. häufig auch im Serum von Tumorpatienten nachweisbar sind; können von Tumorviren (z. B. Epstein-Barr-Virus bei Burkitt-Lymphom u. Nasopharynxkarzinom) induziert od. vom Zellgenom codiert werden (als sog. onkofetale Antigene, die während der Embryonal- u. Fetalperiode, normalerweise jedoch nicht im Erwachsenenorganismus exprimiert werden, z. B. CEA, CALLA bei akuter lymphoblastischer Leukämie), z. T. ist ihre genet. Entstehung unklar (sog. individuell distinkte T., u. a. auf chem. od. physik. induzierten Tumoren). **Nachweis:** v. a. mit Immunassays, z. T. mit Hilfe monoklonaler Antikörper. Das Auftreten von T. an der Oberfläche von Tumorzellen kann immun. Reaktionen hervorrufen, deren Steuerung u. Verstärkung Ziel der Immuntherapie von Tumoren ist. Antikörper u. immunkompetente Zellen können nur mit zellmembranständigen T. reagieren; im Serum auftretende T. können als Tumormarker* diagnostisch genutzt werden.

Tumor|bestrahlung, prä|operative (↑): (engl.) preoperative tumor radiation; Vorbestrahlung, adjuvante Strahlentherapie, die einer geplanten Op. von malignen Tumoren vorausgeht; **Ind.:** **1.** Verkleinerung des Tu., u. U. dadurch erst Erreichen einer Operationsindikation (Down-Staging); auch notfallmäßige Bestrahlung eines Bronchialkarzinoms bei Vena*-cava-superior-Syndrom; **2.** Devitalisierung der Tumorzellen zur Minderung des Risikos intraoperativer Zellverschleppung. Vgl. Pancoast-Tumor.

Tumor, brauner (↑) m: juvenile Knochenzyste*.

Tumor, dys|embryo|plastischer neuro|epi-thelialer (↑) m: (engl.) dysembryoplastic neuroepithelial tumor; Abk. DNT; s. Hirntumoren (Tab.).

Tumor|einteilung (↑): (engl.) tumor classification; Klassifikation von Tumoren; **I. nach biol. Verhalten:** **1.** benigne Tu. mit differenzierten Zellen u. langsamem, lokal verdrängendem Wachstum; **2.** maligne Tu. mit Zellkernpolymorphie, Zellatypie, Anaplasie u. infiltrierendem, meist raschem, destruierendem Wachstum u. Metastasierung; **3.** semimaligne Tu. mit den histol. Kennzeichen maligner Tu. u. lokal infiltrierendem Wachstum, jedoch i. d. R. keine Metastasierung; **II. histogenet. Systematik** mit Bez. der Tu. nach dem Gewebe, aus dem sie entwicklungsgeschichtlich hervorgegangen sind: **1.** epitheliale Tu. aus Ektoderm* u. Entoderm*; **a)** benigne Tu.: z. B. Adenom, Papillom, Polypen; **b)** maligne Tu.: Karzinome; **2.** mesenchymale T. aus dem Mesoderm*; **a)** benigne Tu.: z. B. Lipom, Fibrom, Osteom, Myom, Leiomyom, Rhabdomyom, Chondrom; **b)** maligne Tu.: Sarkome; **3.** embryonale Tu. aus undifferenziertem Gewebe: z. B. Nephroblastom, Neuroblastom, Medulloblastom, Retinoblastom, embryonales Rhabdomyosarkom, Teratom; **III. nach klin.** u. **pathol. Befund:** u. a. TNM*-Klassifikation, Grading*, Laurén-Klassifikation (s. Magenkarzinom), Dukes*-Klassifikation, REAL*-Klassifikation. Vgl. Malignitätsgrad, Neoplasma, Zytohistologie.

Tumoren, HCG-bildende (↑) m pl: (engl.) HCG producing tumors; endokrin aktive Tumoren, die HCG* bilden; z. B. Trophoblasttumoren* u. germinative Hodentumoren*; diagn. u. zur Therapiekontrolle dient HCG als Tumormarker*; die szintigraph. Darstellung von HCG-bildenden Tumorgewebe ist mit Hilfe markierter monoklonaler Antikörper möglich.

Tumoren, primitive neuro|ekto|dermale (↑) m pl: (engl.) primitive neuroectodermal tumors; Abk. PNET; Bez. für eine Gruppe undifferenzierter, embryonaler Tumoren, die im zentralen Nervensystem z. B. als Ependymoblastom, Pineoblastom, zerebrales Neurozytom, Medulloblastom bzw. außerhalb des ZNS als Neuroblastom, Ewing-Sarkom, Rhabdomyosarkom od. Lymphom vorkommen; vgl. Hirntumoren (Tab.). S. Rör.

Tumor|im|muno|logie (↑; immun*; -log*) f: (engl.) tumor immunology; Teilgebiet der Immunologie*, das sich mit den immun. Vorgängen befasst, die an Entstehung (z. B. primäre od. se-

Tumormarker
Einige Tumormarker i. e. S. Tab. 1

Tumormarker	**Vorkommen**	**Bemerkung**
Alphafetoprotein	primäres Leberzellkarzinom	bei chronischer Hepatitis/Leberzirrhose 2-mal jährlich kontrollieren
	Keimzelltumoren	AFP + β-HCG bei Verdacht auf Hodentumor diagnostisch einsetzen
CA 15-3	Mammakarzinom	in Kombination mit CEA
CA 19-9	Pankreaskarzinom Gallengangkarzinom kolorektale Karzinome	auch bei Ösophagus- u. Magentumoren
CA 72-4	Magenkarzinom Ovarialkarzinom	in Kombination mit CEA in Kombination mit CA 125
CA 125	Ovarialkarzinom gastrointestinale Tumoren Bronchial- u. Mammakarzinom	auch bei benignen gynäkologischen Tumoren z. T. erhöhte Werte
CA 549	Mammakarzinom	kombinatorischer Einsatz mit CA 15-3 und MCA wegen fehlender Komplementarität sinnlos
CASA	Ovarialkarzinom	in Kombination mit CA 125
CEA	kolorektale Karzinome, Magen-, Mamma-, Bronchial-, Blasen- u. Schilddrüsenkarzinome	erhöhte Werte auch bei Rauchern, Leberzirrhose, entzündlichen Erkrankungen des Gastrointestinaltrakts u. der Lunge
CYFRA 21-1	Bronchialkarzinome (Plattenepithel- u. Adenokarzinom) Blasenkarzinom	
5-S-Cysteinyl-DOPA	Melanom	
MCA	Mammakarzinom	in Kombination mit CEA
M2 – PK (Pyruvatkinase Tumor M2)	Nierenkarzinom Seminom Pankreaskarzinom	 in Kombination mit NSE in Kombination mit CA 19-9
NMP 22 im Urin	Blasenkarzinom	
NSE	kleinzelliges Bronchialkarzinom, neuroendokrine Tumoren	in Kombination mit CEA
PLAP	Seminome	
p53-Autoantikörper	malignes Wachstum	
PSA (gesamt u. freies)	Prostatakarzinom	zur DD von maligner u. benigner Prostatahypertrophie
S 100	Melanom	
SCC	Plattenepithelkarzinom des Uterus, der Lunge u. im HNO-Bereich	
Sialinsäure	Melanom	
Thymidinkinase	lymphatische u. myeloische Leukämien	
Thyreoglobin	Schilddrüsenkarzinom	
TPA TPS	Blasen- u. Bronchialkarzinom	geringe Spezifität, allgemeine Proliferationsmarker

CA: cancer antigen; CASA: cancer associated serum antigen; MCA: mucin-like carcinoma associated antigen; NMP: nuclear matrix protein; NSE: neuronspezifische Enolase; PLAP: Plazenta-Isoenzym der alkalischen Phosphatase; SCC: squamous cell carcinoma antigen; TPA: tissue-polypeptide antigen; TPS: tissue-polypeptide specific antigen

T

Tumormarker Tab. 2
Allgemeine Marker bei malignem Wachstum

Tumormarker	Vorkommen	Bemerkung
Ferritin	Lymphogranulomatose, Leukämie, Lymphom, Pankreas-, Mamma-, Nierenkarzinom	erhöht auch bei Eisenüberladung, Hepatopathie, ggf. bei Infektion, Still-Syndrom
Fibronektin	Differenzierung benigner/maligner Aszites	
leichte Ketten der Immunglobuline	Plasmozytom mit Bence-Jones-Proteinurie	
Beta-2-Mikroglobulin	Lymphom, multiples Myelom, lymphatische Leukämien	erhöht auch bei HIV-Infektion, viraler Erkrankung
Neopterin	Lymphom, Leukämie, Ovarialkarzinom, Hypernephrom	erhöht auch bei HIV-Infektion, viraler Erkrankung
alkalische Phosphatase	Knochensarkom Knochenmetastasen	

kundäre Immundefekte), Verlauf (z. B. paraneoplastische Syndrome) u. Abwehr bzw. Bekämpfung von bösartigen Erkr. (Tumoren) beteiligt sind; klin. als Immundiagnostik (Erfassung des sog. Immunstatus von Tumorpatienten), Immunprophylaxe u. Immuntherapie (v. a. unter Anw. spezif. Antikörper gegen Tumorantigene* sowie Immunstimulanzien*).

Tumor, intra|kranieller (↑) m: s. Hirntumoren.

Tumor|klassi|fikation, inter|nationale (↑) f: s. TNM-Klassifikation.

Tumor|marker (↑; engl. to mark kennzeichnen) m pl: (engl.) tumor markers; Bez. für Substanzen u. zelluläre Veränderungen, deren qualitative od. quantitative Analyse eine Aussage über Vorliegen, Verlauf od. Prognose von bösartigen Erkr. ermöglichen können; **Einteilung: 1.** zelluläre T.: u. a. zellmembranständige Tumorantigene*, Rezeptoren (z. B. Hormonrezeptoren*, Rezeptoren für wachstumsfördernde Substanzen bei Leukämie) u. Zellmarker*, die auf eine vermehrte Expression von Onkogenen* u. ein monoklonales Zellwachstum hindeuten, sowie molekulargenetische zelluläre Veränderungen, v. a. Genmutationen u. Chromosomenaberrationen (z. B. Philadelphia*-Chromosom bei CML); **2.** humorale T.: gegenüber physiol. Bedingungen in Serum, Urin u. a. Körperflüssigkeiten in erhöhten Konz. nachweisbare (meist physiol. vorkommende) Substanzen, die vom Tumorgewebe synthetisiert u. sezerniert, durch Tumorzerfall freigesetzt od. als Reaktion des Organismus auf einen Tumor gebildet werden; **Übersicht:** s. ums. Tab. 1, Tab. 2 u. 3. Die physiol. Bedeutung von T. ist nur unzureichend bekannt; im menschl. Organismus wirken sie i. d. R. nicht immunogen. Die klin. (diagn.) Bedeutung ist abhängig von ihrer Spezifität u. Sensitivität; der Nachweis von T. ist als Screening-Verfahren zur Erfassung bösartiger Erkr. nicht geeignet (Ausnahme: Beta-HCG bei Hodentumoren, Bence-Jones-Proteine bei Plasmozytom), die sequentielle Bestimmung i. R. der Verlaufskontrolle versch. Tumoren jedoch therap. bzw. prognostisch relevant (z. B. zur postop. Rezidivkontrolle, Kontrolle unter zytostat. Therapie).

Tumor-Nekrose-Faktor (↑; Nekr-*; -osis*) m: (engl.) tumor necrosis factor; Abk. TNF; **Formen: 1.** TNF-α (syn. Kachektin): von Makrophagen/Monozyten, Lymphozyten u. Mastzellen gebildetes Zytokin mit Einfluss auf Entz., Sepsis, Lipid- u. Proteinstoffwechsel, Blutbildung, Angiogenese, Wundheilung u. Immunabwehr sowie zytolyt. bzw. zytostat. Wirkung auf Tumorzellen; rekombinantes humanes TNF u. TNF-Rezeptor (Etanercept, Infliximab) sind verfügbar; **2.** TNF-β (syn. Lymphotoxin): wirkt zytotoxisch auf einige Tumorzellinien.

Tumor, spinaler (↑) m: s. Rückenmarktumoren.

Tumor|sup|pressor|gene (↑) n pl: (engl.) tumor suppressor genes; Gene, die mittels ihrer Genprodukte eine Hemmung des Zellzyklus* in der G_1-Phase bewirken u. damit die Entstehung unkontrolliert wachsender Tumorzellen verhindern; z. B. p53-Gen, Retinoblastomgen Rb; Verlust, Mutation od. Beeinträchtigung der Expression der T. führt zu maligner Transformation* der betroffenen Zellen, wobei i. d. R. beide Allele involviert sind; der ererbte Gendefekt eines Allels stellt oft eine starke Disposition für Tumoren dar. Vgl. Onkogene. F. Nol.

Tumor|viren (↑; Viren*) n pl: s. Viren, onkogene.

Tumor|volumen-Verdoppelungs|zeit (↑): (engl.) tumor doubling time; Zeitraum, in dem sich das Tumorvolumen verdoppelt; ein Tumor, der klin. nachweisbar ist, hat i. d. R. bereits zwei Drittel seiner Gesamtwachstumszeit erreicht. Für das Mammakarzinom wird z. B. eine durchschnittliche T.-V. von 200 Tagen angenommen, ein tastbarer Knoten (sog. Frühdiagnose) benötigt für seine Entw. also mehr als 15 Jahre; daher sind in ca. 20 % dieser Fälle bereits Metastasen nachweisbar.

Tumor|zell|assay, klonaler (↑; Zelle*; engl. assay Probe, Untersuchung) m: (engl.) cloned tumor-cell assay; syn. Antionkogramm; Anzüchtung von Tumoreinzelzellen in der Gewebekultur mit Bildung von Zellkolonien zur prätherap. Sensibilitätstestung von Zytostatika*; noch in Entw.; bisher v. a. Voraussage eines zytostatikaresistenten Mamma- od. Mundhöhlenkarzinoms möglich.

Tumor|zellen (↑; ↑): (engl.) tumour cells; durch maligne Entartung körpereigener, normaler Zellen entstehende Zellen maligner Tumoren; allg. zytodiagnostische Merkmale sind: **1.** Zellpolymorphie* u. Anisozytose*; **2.** Kernpo-

Tumormarker Tab. 3
Überproduktion von Hormonen bei Tumoren des endokrinen Systems (Tumormarker i. w. S.)

Hormon	Vorkommen	Bemerkung
ACTH	Tumoren in Hypophysenvorderlappen, Lunge	erhöht auch bei Addison-Krankheit, adrenogenitalem Syndrom
Calcitonin	medulläres Schilddrüsenkarzinom	
Cortisol	Tumoren in Hypophyse, Nebennierenrinde	
C-Peptid	Insulinom	aufgrund längerer HWZ besser geeignet als Insulin
DHEA-Sulfat	Tumoren in Hypophyse, Nebennierenrinde	
Gastrin	Gastrinom (Zollinger-Ellison-Syndrom)	
β-HCG	Keimzelltumoren, Blasenmole, Chorionepitheliom	erhöht bei normaler Schwangerschaft, DD nach Geburt für Blasenmole
5-HIES (5-Hydroxyindolessigsäure)	Karzinoid-Syndrom	erhöht auch nach Genuss von Bananen u. Walnüssen
Insulin	Insulinom	
Katecholamine	Phäochromozytom	
Prolaktin	Prolaktinom	mäßige Erhöhungen auch bei Hypothyreose
Serotonin	Karzinoid-Syndrom	erhöht auch nach Genuss von Bananen u. Walnüssen
Vanillinmandelsäure	Tumoren in Nebennierenmark	
STH	Akromegalie	

lymorphie* od. Kernatypie*; **3.** Polychromasie* od. Hyperchromasie*; **4.** gestörte Kern*-Plasma-Relation; **5.** Aneuploidie*. Vgl. Atypie, Entdifferenzierung, Kanzerogenese, Zytodiagnostik.

Tumor|zentrum (↑) n: (engl.) oncologic center; regionaler Zusammenschluss klin. u. forschender Einrichtungen des universitären u. nicht universitären Bereichs zur Koordinierung von Krebsforschung u. -bekämpfung; in der Bundesrepublik Deutschland gibt es über 20 Tumorzentren. Vgl. Krebsregister.

Tumor|zerfall|syn|drom (↑) n: (engl.) tumor lysis syndrome; Stoffwechselveränderung inf. Zerfall von Tumoren mit meist großer Masse od. Zellzahl nach Chemotherapie; Vork. v. a. bei Pat. mit akuter u. chron. Leukämie, Lymphomen u. myeloproliferativen Erkr.; **Sympt.:** erhöhte Harnsäure-, Kalium-, Phosphatkonzentration, Abfall der Calciumkonzentration im Serum, Laktatazidose; als Folge akute Niereninsuffizienz, Arrhythmie, Muskelkrämpfe u. Tetanie; **Ther.:** Hydratation, Allopurinol, Natriumbicarbonat.

Tunga penetrans f: Sandfloh; s. Flöhe.

Tunica (lat.) f: Hülle, Haut, Gewebeschicht.

Tunica adventitia (↑) f: s. Adventitia.

Tunica albuginea (↑) f: Kurzform Albuginea; derbe, weißliche, kaum dehnbare Hülle aus straffem kollagenem Bindegewebe; **Vork.:** Hoden, Corpora cavernosa, schwach ausgebildet bei Eierstock u. Corpus spongiosum.

Tunica con|junctiva (↑) f: Bindehaut des Auges; s. Conjunctiva.

Tunica dartos (↑) f: Muskelhaut des Hodensacks.

Tunica fibrosa bulbi (↑) f: äußere Augenhaut: **1.** Sklera*; **2.** Cornea*.

Tunica interna bulbi (↑) f: innere Augenhaut; Retina*.

Tunica intima (↑) f: s. Intima.

Tunica media (↑) f: s. Media.

Tunica mucosa (↑) f: s. Schleimhaut.

Tunica muscularis (↑) f: Muskelschicht der Hohlorgane; z. B. Ring- u. Längsmuskulatur des Magen-Darm-Trakts.

Tunica serosa (↑) f: s. Haut, seröse.

Tunica vaginalis testis (↑) f: seröse Hülle des Hodens u. Nebenhodens; Rest des Processus vaginalis peritonei; besteht aus Lamina visceralis (Epiorchium) u. Lamina parietalis (Periorchium).

Tunica vasculosa bulbi (↑) f: mittlere Augenhaut: **1.** Choroidea*; **2.** Corpus ciliare; **3.** Iris*.

Tuohy-Kanüle (Kanüle*) f: (engl.) Tuohy's needle; spez. Periduralkanüle mit leicht gebogener Spitze; durch die Kanüle lässt sich ein dünner Kunststoffkatheter zur kontinuierl. Periduralanästhesie* einführen.

Tupf|prä|parat (lat. praeparare zubereiten) n: (engl.) swab; durch Abtupfen von Geweben gewonnenes, auf einen Objektträger übertragenes Zellmaterial mit nachfolgendem dünnem Ausstrich; schnelle Beurteilung möglich.

TUR: Abk. für **t**rans**u**rethrale **R**esektion*.

Turban|tumor (Tumor*) m: s. Zylindrom.

Turbidi|metrie (lat. turbidus trübe; Metr-*) f: (engl.) turbidimetry; Trübungsmessung; Form der Photometrie* zur quant. Bestimmung kolloidal gelöster Teilchen in Flüssigkeiten; vgl. Nephelometrie.

Turcot-Syn|drom (James T., Chir., Quebec, geb. 1914) n: seltene, autosomal-rezessiv erbl. Erkr. mit Mutation im APC-Gen (Genlokus 7p22) od. in den Mismatch-Reparatur-Genen MLH1 (Genlokus 5q21-q22) bzw. PMS2 (Genlokus 3p21.3); **Sympt.:** Adenome im Magen-Darm-Trakt, Hirntumoren (Medulloblastome, Glioblastome); vgl. Polypose, familiäre adenomatöse.

Turgeszenz (lat. turgescere anschwellen) f: (engl.) turgescence; Schwellung, Blutreichtum.

Turgor (lat. turgere geschwollen sein, anschwellen) m: vom Flüssigkeitsgehalt abhängiger Spannungszustand des Gewebes, z. B. der Haut; vgl. Tonus.

Turm|schädel: s. Stenozephalie.

Turnbull-Operation f: s. No-touch-isolation-Technik.

Turnbull-Re|aktion f: s. Berliner-Blau-Reaktion.

Turner-Kieser-Syn|drom (John W. T., zeitgen. Arzt, Oklahoma; Willibald K., zeitgen. Arzt, Deutschland) n: syn. Nagel*-Patella-Syndrom.

Turner-Syn|drom (Henry H. T., Endokrin., Oklahoma City, 1892–1970) n: syn. Ullrich*-Turner-Syndrom.

Turri|zephalus (lat. turris Turm; Keph-*) m: Turmschädel; s. Stenozephalie.

Tusche|verfahren: (engl.) India ink stain; Methode zur Negativdarstellung von Bakterien, die in Tuscheverdünnung als Ausstrich auf Objektträger gebracht u. zusätzlich gefärbt werden; s. Streptococcus (Abb.).

Tussis (lat.) f: Husten.

Tussis con|vulsiva (↑) f: syn. Keuchhusten*.

Tussis hepatica (↑) f: Hustenattacken bei Chilaiditi*-Syndrom.

T_3U-Test m: (engl.) T_3-uptake test; nicht mehr gebräuchl. Bestimmung der Thyroxinbindungskapazität von thyroxinbindendem Globulin (Abk. TBG) im Blut, gemessen mit markiertem Triiodthyronin* (T_3); vgl. Schilddrüsendiagnostik.

Tutor (lat. Beschützer) m: **1.** Hülsenverband aus Gips od. Kunststoff zur Ruhigstellung des Kniegelenks in Funktionsstellung; vgl. Gipsverband; **2.** Unterrichtshelfer.

TVT: Abk. für (engl.) **t**ensionfree **v**aginal **t**ape; spannungslos um die mittlere Harnröhre gelegtes Netzband aus Kunststoff (Prolene) zur op. Behandlung weibl. Stressinkontinenz*. B. Sch.

T-Welle: (engl.) T wave; finale od. terminale Welle im EKG; entspricht der Erregungsrückbildung in den Herzkammern (s. Elektrokardiographie); pathol. Formen: **1.** Erstickungs-T: hohe positive T-W. im Stadium 0 bei Herzinfarkt; **2.** koronares T: gleichschenklig terminal negative T-W. der Stadien II u. III bei Herzinfarkt; **3.** domförmiges T: gleichschenklig hochpositive T-W. bei Vagotonie, Bradykardie u. anderen Zuständen vermehrter linksventrikulärer Füllung (z. B. Aorteninsuffizienz); **4.** zeltförmiges T: spitzsymmetrisch hohe T-W. mit knickförmigem Übergang zur Nulllinie bei Hyperkaliämie (>6 mmol/l); **5.** biphasisch präterminal neg. T: v. a. bei Koronarinsuffizienz (unter Belastung) u. Linksherzhypertrophie sowie unter Digitalisglykosiden.

Tyl|ek|tomie (gr. τύλος Wulst, Schwiele, Knoten; Ektomie*) f: syn. Lumpektomie*.

Tyloma (↑; -om*) n: Schwiele*.

Tylosis palmaris et plantaris (↑; -osis*) f: Palmoplantarkeratose; s. Palmoplantarkeratosen, hereditäre.

Tyloxa|pol (INN) n: pharmaz. Hilfsstoff, oberflächenaktive Substanz; Verw. als Expektorans.

Tympano|metrie (gr. τύμπανον Pauke; Metr-*) f: (engl.) tympanometry; Untersuchungsmethode der Impedanzaudiometrie*; Messung der akustischen Impedanz* des Trommelfells während einer Druckänderung im äußeren Gehörgang zur Beurteilung der Trommelfellbeweglichkeit (z. B. bei Adhäsivprozessen u. Trommelfellnarben), Tubenfunktion (z. B. bei Tubenkatarrh), des Mittelohrdrucks (z. B. bei Paukenhöhlenerguss) u. der Funktion der Gehörknöchelchen (z. B. bei Otosklerose). Die T. ist unabhängig von der Kooperation des Pat. u. wird deshalb auch in der Pädaudiologie* eingesetzt.

Tympano|plastik (↑; -plastik*) f: (engl.) tympanoplasty; op. Verfahren zur Beseitigung von Defekten des Trommelfells od. der Gehörknöchelchenkette bzw. zur Wiederherstellung der Schallleitung zum Innenohr; Voraussetzungen für den Eingriff sind ein funktionstüchtiges Innenohr u. eine durchgängige Tube. Durchführung meist in Lokalanästhesie; Zugang zum Mittelohr entw. über den äußeren Gehörgang od. von retroaurikulär. Nach Wullstein werden fünf **Typen** unterschieden: **Typ I:** Myringoplastik: Verschluss eines Trommelfelldefekts durch ein Transpantat aus Fascia temporalis od. Perichondrium; **Typ II:** Schaffung einer direkten Verbindung vom Trommelfell zum langen Ambossschenkel bei Hammergriffverlust; **Typ III:** Herstellung der Voraussetzung für die direkte Übertragung der Schallwellen vom Trommelfell auf den Steigbügel; evtl. Erhöhung des Steigbügels durch Interposition eines allogenen od. autogenen Transplantats (Typ IIIc: Columellaeffekt); **Typ IV:** direkte Schallübertragung zum ovalen Fenster bei defekten Gehörknöchelchen mit Schallprotektion des runden Fensters unter Ausbildung einer sog. kleinen Pauke; **Typ V:** Fensterung des horizontalen Bogengangs bei Verschluss des ovalen Fensters, heute ersetzt durch Stapesplastik*.

Tympanum (↑) n: Paukenhöhle* des Ohrs.

Tyndall-Ef|fekt (John T., Phys., London, 1820–1893) m: (engl.) Tyndall effect; Lichtstreuung beim Lichtdurchtritt durch kolloidale Lösungen (s. Kolloid); (ophth.) positiver T.-E. (sichtbarer Lichtweg in der Spaltlampenuntersuchung) durch im Kammerwasser vorhandene Proteine, z. B. bei Iritis.

Tyndallisation (↑) f: (engl.) tyndallization; schonendes Verf. zur Keimfreimachung; fraktioniertes Erhitzen auf 70–100 °C an drei aufeinander folgenden Tagen tötet zwischenzeitl. ausgekeimte vegetative Stadien der hitzeresistenten Dauerformen von Bakterien. K. Fie.

Tyndallo|metrie (↑; Metr-*) f: syn. Nephelometrie*.

Typ (gr. τύπος Gepräge, Bild, Erscheinung) m: (biol.) syn. Varietas*.

Tympano|sklerose (↑; Skler-*; -osis*) f: syn. Paukensklerose*.

Typ-C-Viren (↑; Viren*) n pl: s. Oncovirinae.

Typhlitis (gr. τυφλόν ἔντερον Blinddarm; -itis*) f: Entz. des Caecums* mit Druckgefühl u. Schmerz in der re. Ileozökalgegend; häufig in Komb. mit Appendizitis*; diagn. meist nicht zu unterscheiden.

T

Typhlon (↑) n: Blinddarm; s. Caecum.

Typho|bazillose Landouzy (Typhus*; Bacill-*; Louis Th. J. L., Arzt, Paris, 1845–1917) f: syn. Sepsis* tuberculosa acutissima.

typhoid (↑; -id*): typhusähnlich.

Typhoid, biliöses (↑; ↑) n: s. Weil-Krankheit.

Typhom (↑; -om*) n: (engl.) typhoid nodule; syn. Typhusgranulom; für Typhus* abdominalis charakterist. Granulom*, v. a. im Leberparenchym, in Milz, Lymphknoten, Gefäßwänden u. Roseolen; enthält die sog. Typhuszellen (histiozytäre u. vakuolisierte Makrophagen*, sog. Rindfleischzellen) als typ., aber unspezif. Reaktionsformen von Zellen des Monozyten-Makrophagen-Systems.

Typhus (gr. τῦφος Bez. versch. Fiebererkrankungen) m: s. Typhus abdominalis.

Typhus abdominalis (↑) m: syn. Unterleibtyphus, Febris typhoides; melde- u. isolierpflichtige zyklische Infektionskrankheit mit Generalisationsstadium (Bakteriämie) u. Organmanifestationen (insbes. charakterist. Veränderungen am lymphat. Apparat des Dünndarms); **Err.:** Salmonella enterica Serovar Typhi (s. Salmonella); **Übertragung** durch orale Aufnahme der Err. mit Nahrungsmitteln, Wasser, Milch usw., v. a. in Ländern der Dritten Welt; **Inkubationszeit:** 3–60 (Ø 10) Tage, u. a. abhängig von der Infektionsdosis; **Klin.:** Beginn mit Mattigkeit, Kopfschmerz; langsamer treppenförmiger Fieberanstieg, nach ca. 8 Tagen Continua (Febris continua), die evtl. wochenlang anhalten kann (40–41 °C), dabei starke Beeinträchtigung des Sensoriums; sog. Typhuszunge (grau-gelb belegt), relative Bradykardie, Leukopenie (2000–4000/mm^3), Linksverschiebung, Roseolen (Roseola* typhosa) auf der Bauchhaut, Milzschwellung, sog. Erbsbreistühle im Wechsel mit Obstipation, Haarausfall, Dekubitus. Nach morgendl. Fieberremissionen (sog. amphiboles Stadium) stufenweise Entfieberung, langdauernde Rekonvaleszenz. Das Krankheitsbild verläuft seit der Einführung des Chloramphenicols in die Typhustherapie oft atypisch (z. B. Fehlen der Roseolen, der Splenomegalie, der relativen Bradykardie od. der Febris continua); außerdem kommen bei Pat. mit Impfschutz sehr leichte Verlaufsformen (Typhus* levissimus) vor. **Diagn.:** klin. Bild u. bakteriol. Erregernachweis, während der 1.–2. Krankheitswoche im Blut bzw. Sternalpunktat, ab der 2. Krankheitswoche aus Stuhl sowie evtl. Urin u. Duodenalgalle; serol. Antikörpernachweis (Widal*-Reaktion) etwa ab 10. Krankheitstag möglich (Titer >1:200 gelten als beweisend); abweichend davon u. U. pos. Blutkultur schon am Ende der Inkubationszeit, Persistieren der Err. (trotz Chemotherapie) während mehrerer Wochen im Blut, Konversion bereits neg. gewordener Blutkulturen anlässl. Rezidivs od. Salmonella-typhi-Nachweis im Sputum (selten); **Ther.:** **1.** symptomatisch, u. a. Herz- u. Kreislaufstützung, Flüssigkeits- u. Elektrolytersatz, Kortikosteroide bei tox. Verlaufsformen, Diät, gute Lagerung, Hautpflege; **2.** Chemotherapie: Chinolone gelten aktuell als wirksamste Substanzen; alternativ evtl. Cephalosporine (z. B. Ceftriaxon); Kontrolle der Chemotherapie (Resistenzentwicklung während Behandlung, UAW) erforderlich; **Kompl.:** Darmblutung, Darmgeschwüre evtl. mit Perforation durch Invasion der Peyer*-Plaques, Peritonitis, Myokarditis, Bronchopneumonie, Milzruptur, Thrombosen, Meningitis, Cholangitis, Cholezystitis; 1–3 Wo. nach Beendigung der antibakt. Ther. kommt es bei ca. 15–20 % der Pat. zu einem Rezidiv mit milderer Symptomatik u. i. d. R. gutem Ansprechen auf erneute Chemotherapie; als seltene Spätkomplikation Osteomyelitis typhosa. **Progn.:** Letalität ca. 1 %, 2–5 % der Erkrankten werden Dauerausscheider*. **Immunität:** nach überstandener Krkh. meist lebenslang; **Proph.:** s. Schutzimpfung; Erkrankungsverdächtige u. Erkrankte müssen im Krankenhaus isoliert werden, Quarantäne ist jedoch nicht erforderlich. Bei Dauerausscheidern ist eine medikamentöse Sanierung häufig mögl., bei gleichzeitiger Cholelithiasis ist wegen Erregerpersistenz in Gallenkonkrementen u. U. eine Cholezystektomie zu erwägen. **DD:** Paratyphus*, Miliartuberkulose*, Sepsis*, Pneumonie*, Brucellosen*, Malaria*, Appendizitis*, Meningitis*, Enzephalitis*.

Typhus|bakterien (↑; Bakt-*) f pl: (engl.) typhoid bacteria; Salmonella enterica Serovare Typhi u. Paratyphi A-C; s. Salmonella.

Typhus ex|anthematicus (↑) m: syn. epidemisches Fleckfieber*.

Typhus levissimus (↑) m: syn. Typhus ambulatorius; sehr milde Verlaufsform des Typhus* abdominalis bei Pat. mit Impfschutz; meist nur leichter Durchfall. Die Pat. können unerkannte Dauerausscheider* werden u. Antikörper gegen Salmonella typhi entwickeln.

Typus in|versus (gr. τύπος Gepräge; lat. invertere, inversus umdrehen, -wenden) m: umgekehrter Verlauf des Fiebers: morgens höher als abends.

Typ-V-Zellen (↑; Zelle*): s. Pankreas.

Tyr|amin n: (engl.) tyramine; p-Hydroxyphenylethylamin; biogenes Amin von Tyrosin*, das die glatte Muskulatur von Blutgefäßen u. Uterus kontrahiert; Vork. als bakt. Abbauprodukt (s. Eiweißfäulnis) im Darm, in Secale cornutum, Viscum album u. als Gewebehormon.

Tyr|amin|test m: (engl.) tyramine test; Provokationstest bei Verdacht auf Phäochromozytom*, ähnl. dem Glucagontest*.

Tyrode-Lösung (Maurice V. T., Pharmak., Cambridge, Massachusetts, 1878–1930): (engl.) Tyrode's solution; Elektrolytlösung zur Gewebezüchtung u. -konservierung.

Tyro|phagus casei (gr. τυρός Käse; Phag-*; lat. caseus Käse) m: Käsemilbe; s. Milben.

Tyrosin n: (engl.) tyrosine; Abk. Tyr, Y; aromat., ketogene u. proteinogene Aminosäure; entsteht durch Hydroxylierung von Phenylalanin* u. ist Vorstufe der Biosynthese von DOPA, Dopamin*, Adrenalin*, Thyroxin* u. der Melanine*; Abbau durch Tyrosintransaminase zu 4-Hydroxyphenylbrenztraubensäure u. über Homogentisinsäure zu Maleylacetoacetat; Abbau i. R. der Eiweißfäulnis* zu Kresol u. Phenol; therap. Anw. bei Schilddrüsenerkrankungen. Vgl. Tyramin, Alkaptonurie, Aminosäuren.

Tyrosin|ämie (-ämie*) f: (engl.) tyrosinemia; Erhöhung der Konz. an Tyrosin in Blut, Plasma od. Serum (Hypertyrosinämie) durch mangelhaften Tyrosinabbau; **Formen:** **1.** transitorische T. des Neugeborenen, bedingt durch allg. Leberunreife, rel. Ascorbinsäuremangel od. durch Komb. beider Urs. in Abhängigkeit vom Proteingehalt der Nahrung; Klin.: evtl. Trinkunlust, Apathie; **2.** T. im Erwachsenenalter bei erworbener Leberstoffwechselstörung (z. B. Leberzirrhose); **3.** Tyrosinose*.

Tyrosinase f: Phenoloxidase mit Cu^{2+}-Cofaktor, die Tyrosin zu DOPA* oxidiert; erbl. Fehlen führt zu Albinismus*; vgl. Melanine.

Tyrosin|hydr|oxylase f: (engl.) tyrosine hydroxylase; syn. Tyrosin-3-monooxygenase; Fe^{2+}-abhängige Monooxygenase, die mit Tetrahydrobiopterin u. Sauerstoff Tyrosin zu DOPA* hydroxyliert; Schlüsselenzym der Biosynthese der Katecholamine*.

Tyrosinose (-osis*) f: (engl.) tyrosinosis; vererbte Stoffwechselanomalie im Abbau des Tyrosins; **Formen: 1.** Typ I: autosomal-rezessiv erbl. Störung der Fumarylacetoacetase (Genlokus 15q23–q25); Klin.: bei akuter Form Leberversagen (Gerinnungsstörungen) u. tubuläre Nierenschädigung (ähnlich der Cystinose*) innerh. der frühen Säuglingszeit; bei chron. Form Leberzirrhose (u. U. Hepatome), Aszites, Hämorrhagien, Vitamin-D-resistente Rachitis; sek. Störungen im Porphyrinstoffwechsel mit porphyrieähnlichen Krisen; Diagn.: Enzymnachweis aus Fibroblasten, Messung der Ausscheidung von Succinylacetoacetat, Succinylaceton u. Deltaaminolävulinsäure im Harn, Tyrosinämie, Hyperphenylalaninämie; pränatale Diagn. ist möglich. Ther.: phenylalanin-, tyrosin-, evtl. auch methioninarme Diät, Gabe von 2-(2-nitro-4-trifluoromethylbenzoyl)-1,3-Cyclohexandion (Abk. NTBC, Hemmer der 4-Hydroxyphenylpyruvatoxidase); ggf. Lebertransplantation; **2.** Typ II: syn. Richner*-Hanhart-Syndrom; **3.** Typ III: 4-Hydroxyphenylpyruvatoxidase-Mangel (Genlokus 12q24–qter); Klin.: Ataxie; Ther.: Ascorbinsäure u. Eiweißreduktion.

Tyrosis (gr. τυρός Käse; -osis*) f: Verkäsung.

Tyro|thricin (INN) n: aus Gramicidin* u. Tyrocidin zusammengesetztes Polypeptid-Antibiotikum zur lokalen Anw. gegen grampositive Bakterien.

TZ: Abk. für **T**hrombin**z**eit*.

Tzanck-Test (Arnault T., Dermat., Hämat., Paris, 1886–1954) m: mikroskop. Nachw. einer Akantholyse bei Pemphigus* vulgaris im Blasengrundausstrich nach May*-Grünwald-Färbung; inf. des Verlusts der Interzellularbrücken sieht man zahlreiche voneinander getrennt liegende Epithelzellen mit runden, hyperchromat. Kernen, perinukleärer Aufhellungszone u. Verdichtung des Zytoplasmas im Bereich der Zellmembran; bei Dermatitis herpetiformis u. bullösem Pemphigoid neg. T.-T. mit nur wenigen Epithelzellen u. vielen Leukozyten.

T-Zellen (Zelle*): Kurzbez. für T*-Lymphozyten.

T-Zell-Lymphom, angio|immuno|blastisches (↑; Lymph-*; -om*) n: syn. Lymphogranulomatosis* X.

T-Zell-Lymphome, kutane (↑; ↑; ↑) n pl: (engl.) cutaneous T-cell lymphomas; Non-Hodgkin-Lymphome mit niedrigem bis intermediärem Malignitätsgrad, die durch eine Proliferation gut differenzierter lymphozytischer bzw. lymphozytoider Zellen mit T-Lymphozyteneigenschaften gekennzeichnet sind u. sich im wesentlichen an der Haut manifestieren; hierzu gehören die Mycosis* fungoides, das Sézary*-Syndrom, das Lennert*-Lymphom u. die pagetoide Retikulose*. Vgl. Lymphom, malignes.

T-Zell-Lymphom, un|spezifiziertes peripheres (↑; ↑; ↑) n: (engl.) unspecified peripheral T-cell lymphoma; Sammelbez. für Neoplasie peripherer T-Lymphozyten mit nodaler u. extranodaler Manifestation, die nicht eindeutig als klin. Entität eines malignen Lymphoms* definiert wird, z. B. Lennert-Lymphom, T-Zonenlymphom.

T-Zonen|lymphom (Lymph-*; -om*) n: (engl.) lymphocytic lymphoma; lymphozytisches malignes Lymphom* niedriger Malignität mit Proliferation anaplastischer T-Lymphozyten.

T

U

U: **1.** (chem.) Symbol für Uran*; **2.** (physik.) Formelzeichen für elektrische Spannung*; Abk. für **3.** (biochem.) **U**nit*, **U**racil*, **U**ridin*; **4.** (gyn.) **U**mwandlungszone*; **5.** (päd.) Kinderfrüherkennungs**u**ntersuchungen*.

UAW: Abk. für **u**nerwünschte **A**rzneimittel**w**irkung*.

Ub: Abk. für **U**ro**b**ilin*.

Ubg: Abk. für **U**ro**b**ilino**g**en*.

Ubi|chinon n: (engl.) ubiquinone; syn. Coenzym Q; Sammelbez. für ubiquitär verbreitete 2,3-Dimethoxy-5-methylbenzochinone mit variablen Seitenketten von 6–10 Isopreneinheiten an C6; übertragen als Coenzyme* der Atmungskette* Protonen u. Elektronen.

ubiquitär (lat. ubique überall): (engl.) ubiquitous; überall verbreitet, allgegenwärtig.

Ubi|quitin n: syn. ATP-abhängiger Proteolysefaktor 1 (Abk. APF-1); in allen eukaryoten Zellen vorkommendes Polypeptid (MG 8500); nach kovalenter Bindung an Lysinreste von Proteinen (Isopeptidbindung) werden diese gezielt durch intrazelluläre Proteasen* ATP-abhängig abgebaut.

UCTD: Abk. für (engl.) **u**ndifferentiated **c**onnective **t**issue **d**isease; undifferenzierte entzündliche Bindegewebeerkrankung; Bez. für entzündliche Bindegewebeerkrankungen, die symptomatisch an systemischem Lupus erythematodes, Poly- u. Dermatomyositis, Sklerodermie, Sjörgen-Syndrom od. rheumatoide Arthritis erinnern, die diagnostischen Kriterien aber (noch) nicht erfüllen; **Klin.:** Raynaud-Syndrom, Polyarthritis, interstitielle Lungenerkrankung, Pleuritis, Perikarditis, Vaskulitis; serologisch hohe Titer von ANA u. Anti-U1-RNP-Antikörper; **Ther.:** symptomatisch, im Einzelfall immunsuppressiv; **Progn.:** spontane Rückbildung od. Entwicklung einer Kollagenose (s. Kollagenosen). T. Dör.

UDP: Abk. für **U**ridin**d**i**p**hosphat; s. Uridin.

UDP-Galaktose (Galakt-*) f: (engl.) UDP-galactose; sog. aktive Galaktose; die Aktivierung von Galaktose-1-phosphat mit Uridindiphosphat in der Leber ist Voraussetzung für die Epimerisierung an C4 zu UDP-Glukose, die als Glukose-1-phosphat der Glykolyse* unterliegt. Die Reaktion ist i. R. der Biosynthese von Galaktose* umkehrbar. Vgl. Kohlenhydratstoffwechsel.

UDP-Glukose (Glyk-*) f: (engl.) UDP-glucose; sog. aktive Glukose; s. Glykogenese, Glukuronsäure.

UDP-Glukuronyl|trans|ferase f: (engl.) UDP-glucuronyl transferase; Enzym, das durch Konjugation mit aktivierter Glukuronsäure* die Glykosilierung von Phenolen, Alkoholen, Aminen, Carbonsäuren, Bilirubin* u. Xenobiotika (z. B. Sulfonamiden) in der Leber i. R. der Biotransformation* katalysiert; fehlende od. verminderte Aktivität bei Crigler*-Najjar-Syndrom, Lucey*-Driscoll-Syndrom u. Meulengracht*-Krankheit. Vgl. Glukuronide.

UDS-Test: Kurzbez. für (engl.) **u**nscheduled **D**NA **s**ynthesis test; In-vitro-Verfahren zum Nachweis der DNA-Reparatur (i. Allg. an Hepatozytenkulturen); Anw. zur Prüfung der Genotoxizität von Substanzen nach dem Chemikalien- u. Arzneimittelgesetz. Vgl. Ames-Test. J. Thü.

Über|befruchtung: Superfetatio*.

Über|bein: s. Ganglion.

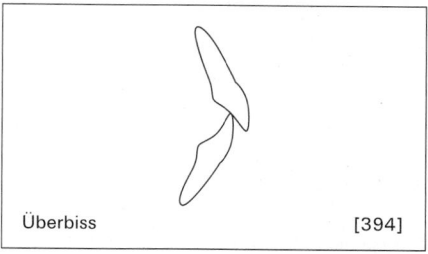

Über|biss: (engl.) overbite; vertikales Überlappen der Schneidekanten der Frontzähne des Oberkiefers über die Schneidekanten der Frontzähne des Unterkiefers (s. Abb.); normales Ausmaß 2–3 mm.

Überbiss [394]

Über|brückungs|trans|plantation (Transplantation*) f: s. Gefäßtransplantation, Bypass-Operation.

Über|druck|beatmung: (engl.) positive pressure ventilation; Standardverfahren der Beatmung*.

Über|druck|kammer: (engl.) hyperbaric chamber; gasdichte Druckkammer zur Anw. der Sauerstoff*-Überdrucktherapie.

Über|empfindlichkeits|re|aktion f: (engl.) hypersensitivity reaction; s. Allergie.

Über|fütterungs|dys|pepsie (Dys-*; -pepsie*) f: (engl.) overfeeding gastroenteritis; Brechdurchfall* des Säuglings durch zu reichl. od. konzentrierte Nahrung.

Über|gang, ok|zipito|zervikaler: (engl.) occipitocervical junction; (röntg.) Bez. für den Übergang von Atlas, Axis u. benachbarter Schädelbasis zum dritten Halswirbel.

Über|gangs|epi|thel (Epithel*) n: (engl.) transitional epithelium; s. Epithelgewebe.

Über|gangs|wirbel: (engl.) transitional vertebra; Wirbelkörper, die an den Grenzen der einzelnen Wirbelsäulenabschnitte (HWS-BWS-LWS-Sakrum) Übergangscharakter zeigen; am häufigsten im Bereich des lumbosakralen Übergangs: Isolierung des ersten Sakralwirbels aus dem Kreuzbeinmassiv (Lumbalisation) od. Verschmelzung des fünften Lendenwirbelkörpers mit dem Kreuzbein (Sakralisation).

Über|gewicht: (engl.) overweight; Körpergewicht mit einem Body*-mass-Index von 26–30; evtl. Übergang in Adipositas* u. Entw. von Begleiterkrankungen (Hypercholesterolämie, Hypertonie, Diabetes mellitus) bei entspr. disponierten Personen. S. Mun.

Über-Ich: (engl.) superego; (psychoanalyt.) psychische Instanz, die die Gesamtheit der erworbenen Wertvorstellungen, Gebote u. Verbote u. das Ich-Ideal umfasst; als Vertreter moral. Vorschriften (sog. Zensor) veranlasst das Ü.-I. das Ich* zur Abwehr gegen primitive Triebansprüche aus dem Es*. Vgl. Psychodynamik.

Überlappungs|syn|drom n: (engl.) overlap syndrome; syn. Mischkollagenose; Erkr. mit Symptomen versch. Kollagenosen* (z. B. systemischer Lupus erythematodes, Sklerodermie, Sjögren-Syndrom, autoimmune Myositis) u. z. T. der rheumatoiden Arthritis, so dass ein Mischbild entsteht, das nicht der klass. Definition der einzelnen Erkr. entspricht; z. B. Sharp-Syndrom, Anti-Jo1-Syndrom. T. Dör.

Über|lauf|in|kontinenz (Inkontinenz*) f: (engl.) 1. overflow incontinence; **1.** Harnverlust, bei dem der Blasendruck den Harnröhrenverschlussdruck (ohne Kontraktion des M. detrusor vesicae) übersteigt; Vork. bei Areflexie des M. detrusor vesicae u. Verlegung der Harnröhre (Ischuria* paradoxa); **2.** unwillkürliche Kotentleerung bei hartnäckiger Obstipation*; vgl. Stuhlinkontinenz.

Über|lebens|rate: (engl.) survival rate; (statist.) der prozentuale Anteil von Pat. mit einer schweren Erkr., der ein best. Zeitintervall (z. B. 5 od. 10 Jahre) nach einer Ther. überlebt; kann als Maß für die Wirksamkeit therap. Strategien verwendet werden. Zur Berechnung der krankheitsspezif. Verringerung der Überlebenszeit wird die allgemeine Sterbetafel* verwendet u. die Überlebenszeit eines Jahres berechnet als Quotient aus beobachteter Überlebensrate u. erwarteter Überlebensrate. Die **Überlebensquote** ist der Anteil der eine best. Zeit überlebenden (Krebs-)Patienten an allen (Krebs-)Patienten. Vgl. Lebenserwartung.

Über|lebens|syn|dromn: syn. KZ*-Syndrom.

Über|lebens|zeit: (engl.) survival time; **1.** Zeitspanne vom Beginn einer Ischämie bis zum völligen Erlöschen der Organfunktion; vgl. Wiederbelebungszeit; **2.** s. Überlebensrate.

Über|leitungs|störung: s. AV-Block.

Über|leitungs|stück: (engl.) thin limb of Henle's loop; Tubulus attenuatus; dünner Teil der Henle-Schleife der Nierenkanälchen; s. Niere.

Über|leitungs|zeit, atrio|ventrikul<u>ä</u>re: Kurzbez. AV*-Überleitungszeit.

Über|pelger: s. Pelger-Huët-Kernanomalie.

Übersichtigkeit: s. Hypermetropie.

Über|sprungs|handlung: (engl.) displacement activity; (psychol.) unter Konfliktspannung vollzogene Handlung, die der Situation inadäquat ist; vgl. Leerlaufhandlung.

Über|stimulati<u>o</u>ns|syn|drom (Stimulus*) n: (engl.) ovarian hyperstimulation syndrome; i. R. assistierter Reproduktion* durch HCG induzierte Kompl. einer ovariellen Stimulation mit Pleuraerguss, Thromboembolie u. Ausbildung zyst. Ovarialtumoren*. W. Str.

Übertragung: (engl.) 1. postmaturity, 2. transferance; **1.** (gebh.) Überschreitung des Geburtstermins; Ü. wurde früher angenommen, wenn der Geburtstermin um sieben Tage u. mehr überschritten war, ohne dass die Geburt begonnen hatte; heute werden eine echte Ü. (tatsächliche Verlängerung der Schwangerschaftsdauer*) u. eine relative Ü. (in Bezug auf eine vorzeitig eingeschränkte Plazentafunktion zu lange Schwangerschaftsdauer) unterschieden. Urs. der (seltenen) echten Ü. ist eine mangelhafte Erregbarkeit der Uterusmuskulatur. Bei echter u. relativer Ü. sind die Kinder inf. Plazentainsuffizienz* mit Entw. eines latenten kindl. Sauerstoffmangels ernsthaft gefährdet (Anstieg der perinatalen Mortalität mit zunehmender Überschreitung des Geburtstermins). **Proph.:** pränatale Überwachung v. a. mit Amnioskopie* u. Kardiotokographie*; bei Gefährdungshinweisen evtl. Geburtseinleitung*. Ein übertragenes Neugeborenes gilt als Risikoneugeborenes*; vgl. Runge-Zeichen, Clifford-Syndrom. **2.** (psychoanalyt./psychol.) i. R. einer Psychoanalyse* od. Psychotherapie vom Pat. ausgehende Ü. unbewusster, positiver od. negativer Wünsche, die ursprüngl. an andere Objekte gebunden sind, auf den Analytiker bzw. Therapeuten. Als **Gegenübertragung** werden (komplementäre) emotionale Reaktion u. Einfluss unbewusster Konflikte u. Wünsche des Analytikers bzw. Therapeuten auf den Klienten bezeichnet.

Über|tragungs|zeichen: s. Runge-Zeichen.

Über|training: (engl.) overtraining; Rückgang der Leistungsfähigkeit trotz unvermindert hoher Trainingsbelastung; **Urs.:** Störung der Neurotransmitter- bzw. Hormonsteuerung; bei Auftreten von Ü. Überprüfung der Lebensumstände u. Absenkung des Belastungsniveaus. W. Hol.

Über|wanderungs|elektro|phorese (Elektro-*; -phor*) f: s. Elektroimmundiffusion.

Übung: (engl.) practice; planmäßig wiederholte Tätigkeit mit dem Ziel der Verbesserung der funkt. Leistungsvoraussetzungen; vgl. Training, Beanspruchungsformen, motorische.

Übungs|therapie f: (engl.) therapeutic exercises; krankengymnast. Behandlungsmethode in Form von passiven u. aktiven Bewegungsübungen u. als Koordinationsgymnastik (Ziel-, Geh- u. Gleichgewichtsübungen); Anw. u. a. bei neurol. Erkrankungen sowie in der Traumatologie als sog. funkt. Behandlung.

UET-Test m: Kurzbez. für **U**rin**e**xkretions**t**est*.

Ufer|zellen (Zelle*): (engl.) reticular cells; zum Monozyten*-Makrophagen-System gehörende Zellen, die Lymphsinus auskleiden u. sich durch ihre Phagozytose- u. Speicherungsfähigkeit von gewöhnl. Gefäßendothelien unterscheiden.

Uhlenhuth-Verfahren (Paul Th. U., Bakteriol., Freiburg, 1870–1957): (engl.) Uhlenhuth's method; Präzipitationsreaktion zur Unterscheidung zw. menschl. u. tier. Protein (bzw. Blut) mittels spezif. heterologer Immunseren; vgl. Ringtest.

Uhr|glas|nägel: (engl.) clubbing of the fingers; sog. hippokratische Nägel; große, gewölbte Nägel, oft in Komb. mit Trommelschlägelfingern*; **Vork.:** z. B. bei Lungenfibrose, Bronchiektasen, Lungentuberkulose, Bronchialkarzinom, zyanotischen Herzfehlern. Vgl. Osteoarthropathie, hypertrophe.

Uhr|glas|verband: (engl.) protective glass; luftdicht abschließender Augenverband mit einer durchsichtigen Kunststoffscheibe zur Verhinderung einer Austrocknung der Hornhaut, z. B. bei inkomplettem Lidschluss (Prinzip der Feuchten Kammer).

Uhr|macher|krampf: (engl.) watchmaker's cramp; Krampf des M. orbicularis oculi durch Einklemmen der Lupe als Beschäftigungskrampf bei Uhrmachern.

UICC: Abk. für (lat.) Unio internationalis contra cancrum (internationale Union gegen den Krebs). Vgl. TNM-Klassifikation.

Ulc-: auch Ulz-, Ulk-; Wortteil mit der Bedeutung Geschwür; von lat. ulcus.

Ulcus (lat.) n: (engl.) ulcer; Geschwür; s. Ulkus.

Ulcus callosum (↑) n: derbes, bindegewebig organisiertes, chron. Ulcus* ventriculi od. Ulcus* duodeni mit narbiger Degeneration des Ulkuswalls u. ggf. Störung der Motilität.

Ulcus corneae (↑) n: Hornhautgeschwür; **Formen: 1.** Hornhautrandgeschwür: evtl. Hypersensibilitätsreaktion auf Staphylokokkenexotoxine, die bei Lidrandentzündung vermehrt auftreten; **2.** Ulcus rodens corneae: wahrscheinlich inf. einer Vaskulitis der Limbusgefäße; Beginn peripher, Zerstörung der gesamten Hornhaut; **3.** U. c. in der Hornhautmitte: Vork. bei Keratitis neuroparalytica nach Durchtrennung des N. trigeminus, bei unvollständigem Lidschluss (Keratitis e lagophthalmo) z. B. durch Fazialislähmung; **4.** Hornhautgeschwür inf. Infektion mit Bakterien, Viren, Pilzen od. Protozoen ohne typische Lok. auf der Hornhaut; vgl. Keratitis, Hypopyon.

Ulcus cruris (↑) n: Unterschenkelgeschwür; Substanzdefekt der Haut, meist über den Innenknöcheln; **Urs.:** v. a. chronisch-venöse Insuffizienz* (U. c. venosum, s. Abb.), seltener arterielle Verschlusskrankheiten* (U. c. arteriosum, s. Tab.), exulzerierende Tumoren (U. c. neoplasticum, z. B. Basaliom, Plattenepithelkarzinom), Pyodermien* (U. c. infectiosum) u. a.; **Ther.:** Sanierung der Grunderkrankung; lokale Stimulierung der Granulation, evtl. chir. Deckung.

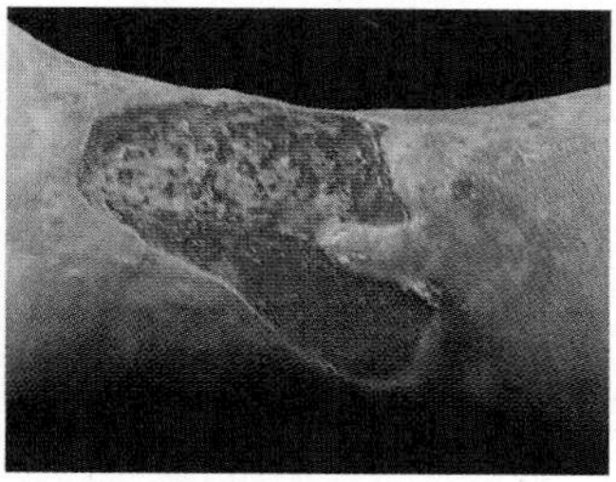

Ulcus cruris venosum [3]

Ulcus cruris Ursachen des Ulcus cruris arteriosum
chronische arterielle Verschlusskrankheit (Endangiitis obliterans oder Arteriosclerosis obliterans)
Periarteriitis nodosa
diabetische Makroangiopathie
diabetische Mikroangiopathie
Vaskulitiden
Necrobiosis lipoidica (diabeticorum)
Perniones
Hypertonie (Martorell-Syndrom)
arteriovenöse Anastomosen
Aneurysmen

Ulcus cruris hypertonicum Martorell (↑; Fernando M., Angiologe, Barcelona, 1906–1984) n: seltene, meist bei 40–60-jährigen Frauen mit systol. u. diastol. Hypertonie auftretende Form des Ulcus* cruris; sehr schmerzhaft u. therapieresistent.

Ulcus Dieulafoy (↑; Georges D., Arzt, Paris, 1839–1911) n: s. Exulceratio simplex.

Ulcus duodeni (↑) n: Zwölffingerdarmgeschwür; im Duodenum (meist Bulbus duodeni, Vorder- u. Hinterwand) lokalisiertes Geschwür; s. Ulkus, gastroduodenales.

Ulcus durum (↑) n: sog. harter Schanker, Primäraffekt der Syphilis*.

Ulcus jejuni pepticum (↑) n: s. Anastomosenulkus.

Ulcus mixtum (↑) n: Ulcus* molle bei gleichzeitig bestehendem Primäraffekt der Syphilis*.

Ulcus molle (↑) n: sog. weicher Schanker; fast ausschließlich durch Geschlechtsverkehr übertragene Erkr.; **Vork.:** v. a. in Afrika, Südostasien u. Lateinamerika, sporadisch auch in Europa; **Err.:** Haemophilus ducreyi; **Klin.:** nach einer Inkubationszeit von 3–5 Tagen entstehen an der Eintrittsstelle (bes. große u. kleine Labien bzw. Glans, Frenulum, Preputium clitoridis, penis) mehrere (selten einzelne) rundl.-ovale, schmerzhafte, weiche bis markstückgroße Geschwüre mit zackigen, unterminierten Rändern; Wochen p. i. schmerzhafte Schwellung u. Abszedierung der Leistenlymphknoten, die durch die gerötete Haut brechen; **Diagn.:** Abstrich aus dem unterminierten Geschwürsrand, Färbung nach Gram od. Giemsa, im mikroskop. Präparat fischzugartige Anordnung der Erreger; Kultur; **Ther.:** Sulfonamide mit Langzeitwirkung, Cotrimoxazol; **DD:** Syphilis, Herpes genitalis, bei Frauen Ulcus vulvae acutum Lipschütz.

Ulcus pepticum (↑) n: gutartiges, durch Einwirkung von Salzsäure u. Pepsin entstandenes unspezif. Geschwür in Abschnitten des Verdauungstrakts, die mit Magensaft* in Berührung kommen; häufig als pylorusnahes Ulcus* ventriculi od. Ulcus* duodeni, auch als pept. Erosionen bei Refluxösophagitis* od. als Anastomosenulkus*. Vgl. Zollinger-Ellison-Syndrom.

Ulcus perforans (↑) n: s. Ulkusperforation.

Ulcus rodens (↑) n: s. Basaliom.

Ulcus simplex vesicae (↑) n: kleines, bis in die Blasenmuskulatur reichendes Geschwür in der sonst unveränderten Harnblase; Vork. v. a. bei Frauen; Ätiol. unklar; **Klin.:** Pollakisurie, Strangurie; Übergang in interstitielle Zystitis* möglich; **Ther.:** Elektrokoagulation; bei Rezidiven u. heftigen Beschwerden evtl. Zystektomie od. Versuch mit Glukokortikoiden.

Ulcus terebrans (↑) n: s. Basaliom.

Ulcus tropicum (↑) n: syn. phagedänisches Geschwür; in feuchten Tropen vorkommendes chron. Hautgeschwür; **Err.:** wahrscheinl. Borrelia vincenti u. fusiforme Bakt., häufig Mischinfektion mit grampos. u. gramneg. Keimen; Lok. meist am Unterschenkel; **Vork.:** v. a. bei Personen, die im Freien arbeiten u. deren Unterschenkel Verletzungen u. Insektenstichen ausgesetzt sind; schlechte Heilungstendenz; Muskel- u. Knochengewebe können mitbefallen werden. **Ther.:** Ruhigstellung, Wundreinigung, Antibiotika, Verbesserung der Durchblutung, Hauttransplantation. Vgl. Phagedänismus, tropischer.

Ulcus varicosum (↑) n: Ulcus* cruris inf. einer chronisch-venösen Insuffizienz.

U

Ulcus ventriculi (↑) n: Magengeschwür; Läsion der Magenschleimhaut, bei der im Ggs. zur Magenschleimhauterosion* die Muscularis mucosae durchbrochen ist; **Lok.:** meist im distalen Corpus u. Antrum an der kleinen Kurvatur; s. Ulkus, gastroduodenales; Verner-Morrison-Syndrom; Exulceratio simplex. J. Die.

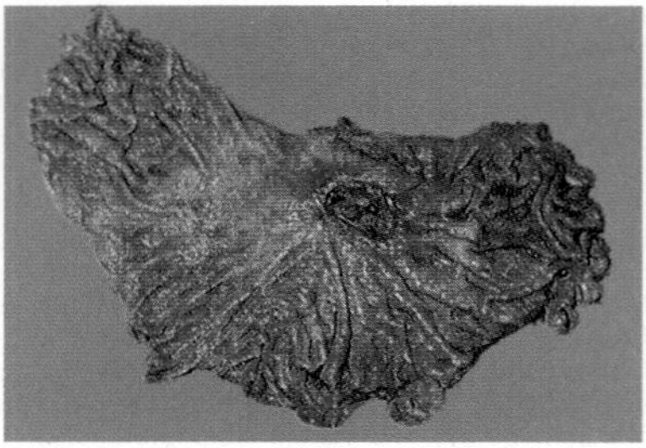

Ulcus ventriculi: Operationspräparat [153]

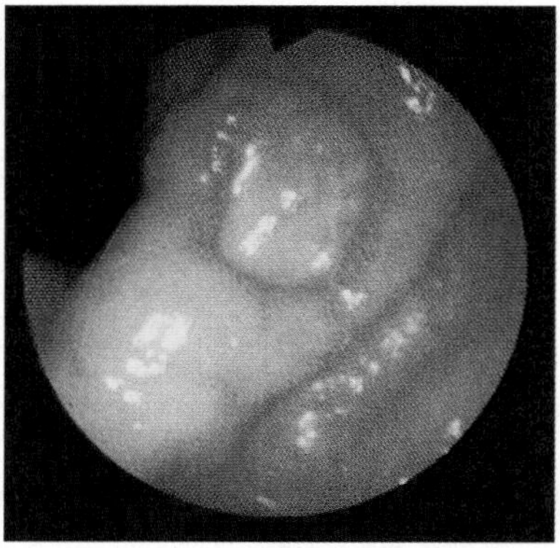

Ulcus ventriculi: gastroskopischer Befund [62]

Ulcus vesicae (↑) n: Harnblasengeschwür i. R. einer Tuberkulose od. als Ulcus* simplex vesicae.

Ulcus vulvae acutum Lipschütz (↑; Benjamin L., Dermat., Wien, 1878–1931) n: solitär od. multipel, meist vor dem 25. Lj. auftretendes, sehr schmerzhaftes Geschwür v. a. an der Innenseite der kl. Labien; dabei oft Schüttelfrost, Fieber; rezidiv. Verlauf; **Ätiol.:** ungeklärt, evtl. Form einer Aphthenkrankheit od. Herpesinfektion.

Ule (gr. οὐλή) f: Narbe*.

Ule|gyrie (↑; gr. γυρός rund) f: (engl.) ulegyria; frühkindlicher Hirnschaden* mit Narbenbildung an der Hirnrinde, die zu sek. Gewebeuntergang führt; vgl. Mikrogyrie.

Ul|erythema ophryo|genes (↑; gr. ἐρύθημα Rötung) n: s. Keratosis pilaris rubra atrophicans faciei.

Ul|erythema sycosi|forme (↑; ↑) n: syn. Folliculitis* sycosiformis atrophicans.

Ulkus (Ulc-*) n: (engl.) ulcer; Geschwür, Ulcus; Substanzdefekt der Haut od. Schleimhaut (u. darüberhinausgehender Schichten); vgl. Erosion, Effloreszenzen.

Ulkus, gastro|duo|denales (↑) n: (engl.) gastroduodenal ulcer; Magen- u. Zwölffingerdarmgeschwür; zusammenfassende Bez. für Ulcus ventriculi u. Ulcus duodeni; **Epidemiol.:** Inzidenz bei Ulcus ventriculi 50/100 000, bei Ulcus duodeni 150/100 000 Personen u. Jahr; Geschlechtsverteilung 1:1 (m:w) bzw. 3:1; **Path.: 1.** Helicobacter pylori (Abk. HP) assoziiert: Keimbesiedlung bei Ulcus duodeni in 95 -99 %, bei Ulcus ventriculi in 75 % der Fälle; Folge der chron. HP-Gastritis mit Ungleichgewicht zw. aggressiven u. defensiven Schleimhautfaktoren; oft erhöhte Säure-, Pepsin- u. verminderte duodenale Bicarbonatsekretion mit verminderter Säureneutralisation; gehäuftes Vork. bei Personen mit Blutgruppe 0 u. HLA-B5, evtl. mit beschleunigter Magenentleerung; **2.** HP-negativ: meist Einnahme von nichtsteroidalen Antiphlogistika* (Prostaglandinhemmung; Risiko bei gleichzeitiger Einnahme von Steroiden um das 15fache erhöht), Nicotinkonsum; selten Zollinger*-Ellison-Syndrom, Hyperparathyroidismus; **3.** akutes Stressulkus: Kompl. nach Polytrauma, Verbrennung od. Operation mit langer intensivmed. Betreuung; vgl. Stressläsion; **Klin.: 1.** Ulcus ventriculi: epigastrische Schmerzen, sowohl nüchtern als auch postprandial; **2.** Ulcus duodeni: oft epigastrische (Nüchternschmerz) od. periumbilikale Schmerzen; **Kompl.:** Blutung, Penetration (Ausstrahlung des Schmerzes in den Rücken), Ulkusperforation, Magenausgangsstenose; **Diagn.:** Endoskopie (Gastroduodenoskopie) mit Biopsie aus Antrum u. Corpus zum Nachweis von HP u. Gastritis; Gastrinbestimmung bei Verdacht auf Zollinger-Ellison-Syndrom; **Ther.:** Protonenpumpenhemmer; Eradikationstherapie* bei HP-Nachweis; bei HP-negativem g. U. zusätzl. Noxen meiden; chir. Ther. nur bei unklarer Dignität bzw. Vorliegen von Kompl. durch Ulkusübernähung od. Resektion; **DD:** Refluxkrankheit, funktionelle Dyspepsie, Magentumoren, Cholelithiasis, Pankreatitis, Pankreaskarzinom u. alle Erkr., die mit Oberbauchschmerzen einhergehen können. J. Die.

Ulkus|karzinom (↑; Karz-*; -om*) n: (engl.) ulcer carcinoma; auf dem Boden eines Geschwürs entstandenes Karzinom, z. B. Magenkarzinom*.

Ulkus|krankheit (↑): (engl.) peptic ulcer disease; Bez. für rezidiv., zyklisches Auftreten eines gastroduodenalen Ulkus*; häufiges Krankheitsbild mit sinkender Inzidenz (Ulcus ventriculi 50, Ulcus duodeni 150/100 000 Personen u. Jahr); vgl. Dyspepsie, funktionelle.

Ulkus|nische (↑): s. En-face-Nische, Ulcus ventriculi.

Ulkus|per|foration (↑; lat. perforare durchbohren) f: (engl.) ulcer perforation; Durchbruch einer die gesamten Wandschichten durchsetzenden peptischen Ulzeration mit Eröffnung des Lumens als Kompl. der Ulkuskrankheit*; **Formen: 1.** gedeckte U.: durch entzündl. Reaktion mit dem umliegenden Gewebe (Leber, Netz) od. umgebende Hohlorgane (Colon, Gallenblase) bewirkte Abdeckelung mit häufig geringer Sympt.; **2.** freie U. mit Austritt von Intestinalinhalt in die freie Bauchhöhle; **Sympt.:** Akutes Abdomen, plötzl. einsetzender heftiger Schmerz mit Ausstrahlung in die li. Schulter, ggf. auch re. Unter-

U

bauch, evtl. schmerzfreies Intervall; Schock; **Diagn.:** sonograph. u. radiol. Nachweis von freier Luft im Oberbauch; **Ther.:** absolute Operationsindikation; je nach Schweregrad Ulkusexzision u. Übernähung, u. U. Magenresektion*; **DD:** akute Form der Pankreatitis, Cholezystitis, Appendizitis, Boerhaave-Syndrom, Hinterwandinfarkt.

Ulkus, prä|pylorisches (↑) n: (engl.) prepyloric ulcer; Form des peptischen Ulkus im Bereich des Pyloruskanals, klin. nicht dem Ulcus duodeni gleichzusetzen.

Ulkus|schmerz (↑): (engl.) ulcer pain; s. Ulcus duodeni, Ulcus ventriculi.

Ullrich-Scheie-Syn|drom (Otto U., Päd., Bonn, 1894–1957; Harold Sch., Ophth., Pittsburgh, 1909–1990) n: auch Scheie-Krankheit; s. Mukopolysaccharid-Speicherkrankheiten (Tab.).

Ullrich-Turner-Syn|drom (↑; Henry H. T., Endokrin., Oklahoma City, 1892–1970) n: syn. Turner-Syndrom; Infantilismus* inf. Gonadendysgenesie* mit hypergonadotropem Hypogonadismus*; **Formen: 1.** typ. U.-T.-S. mit weibl. Phänotyp; Urs.: meist gonosomale Monosomie* (45,X0), Chromosomenmosaik (45,X0/46,XX) od. andere Chromosomenaberration; **2.** Noonan*-Syndrom; **3.** U.-T.-S. mit männl. Phänotyp; sehr selten bei entspr. Chromosomenmosaiken (45,X0/46,XY od. 45,X0/47,XYY), da das Y-Chromosom für männl. Geschlechtsmerkmale prägend ist (weitgehend normale Penisentwicklung bei „leerem“ Skrotum). 95 % der 45,X0-Feten sterben intrauterin. **Häufigkeit:** 1:2500–2700 Geburten; **Sympt.:** frühzeitig auftretende Lymphödeme (Hand- u. Fußrücken), Minderwuchs mit primärer Amenorrhö, Pterygium colli, Schildthorax mit weit auseinander liegenden Mamillen u. a. fakultative Fehlbildungen (z. B. Herzfehler, bes. Aortenisthmusstenose). Bei Vorhandensein von Ovarien kommt es zu deren fortschreitender Involution, meist sind jedoch von Anfang an nur bindegewebige Stränge (sog. gonadal streaks) vorhanden. **Diagn.:** Chromosomenanalyse (Karyogramm*); das Geschlechtschromatin* ist nur bei X0-Pat. negativ. **Ther.:** Substitution der Sexualhormone, symptomat. Behandlung von Minderwuchs mit STH in Komb. mit Oxandrolon; ggf. op. Korrektur des Pterygium colli.

Ulna (lat.) f: Elle; kleinfingerseitiger Unterarmknochen; Teile: Olecranon (Ellenbogen), Corpus ulnae (Ulnaschaft), Caput ulnae (distaler Ulnakopf). Vgl. Radius.

Ulna|fraktur (↑; Fraktur*) f: (engl.) ulnar fracture; Bruch der Elle; meist inf. direkter Gewalteinwirkung (Parierfraktur) od. Aufschlagen des Arms gegen eine scharfe Kante; **Ther.:** Oberarmgips (einschl. Handgelenk); op. bei Knickbildung (offene Reposition, Plattenosteosynthese). Vgl. Unterarmfraktur.

Ulnar|de|viation (↑; lat. devius vom Weg abweichend) f: Abweichung der Finger zur Ellenseite bei rheumatoider Arthritis* der Hand mit Streck- u. Greifinsuffizienz.

Ulnaris|kom|pressions|syn|drom (↑) n: (engl.) ulnar nerve compression syndrome; Druckschädigung des N. ulnaris; **Formen: 1.** proximales U.: Sulcus*-nervi-ulnaris-Syndrom; **2.** distales U.: Guyon*-Logensyndrom. D. Buc.

Ulnaris|lähmung (↑): (engl.) paralysis of the ulnar nerve; Ulnarisparese; Lähmung inf. Schädigung des N. ulnaris (C_8–Th_1); häufigste Parese eines peripheren Nervs; **Urs.:** Trauma (offene Verletzung an Handgelenk od. distalem Unterarm, geschlossene Verletzung durch Humerus- od. Ellenbogenfraktur), posttraumat. od. arthrot. Veränderung des Ellenbogengelenks, Kompressionssyndrom (Sulcus*-nervi-ulnaris-Syndrom, Guyon*-Logensyndrom); **Sympt.:** Lähmung u. Atrophie von Kleinfingerballenmuskeln, Mm. interossei u. lumbricales IV u. V; An- u. Abspreizen der Finger, Streckung in Mittel- u. Endgelenken von Ring- u. Kleinfinger sowie Daumenadduktion nicht möglich; bei hoher U. auch keine Endgliedbeugung des IV. u. V. Fingers; positives Froment*-Zeichen; Sensibilitätsstörungen (Kleinfinger, ulnare Seite des IV. Fingers, Hohlhand, bei hoher Läsion am ulnaren Handrücken); typ. Krallenhand* nur bei gleichzeitiger Lähmung von N. ulnaris u. N. medianus; **Ther.:** mikrochir. Nervennaht od. -transplantation, op. Dekompression, evtl. Volarverlagerung des Nervs aus dem Sulcus nervi ulnaris od. motorische Ersatzoperation*; **DD:** untere Armplexuslähmung, Syringomyelie, Wurzelschädigung C_8–Th_1, spinale Muskelatrophie, amyotrophische Lateralsklerose.

Ulnar|tunnel|syndrom (↑) n: syn. Guyon*-Logensyndrom.

Ultra-: Wortteil mit der Bedeutung **1.** jenseits, das Normale überschreitend; **2.** länger, weiterhin, dahinterliegend; von lat. ultra.

Ultra|filter (↑) n: feinporiges Filter*, das ultramikroskop. Teilchen (Viren, grobdisperse Proteinmoleküle) zurückhält.

Ultra|filtration (↑) f: Filtration, bedingt durch die hydrostatische, osmotische bzw. onkotische Druckdifferenz zweier, durch eine semipermeable Membran* voneinander getrennter Flüssigkeiten; Lösungsmitteltransport in Richtung des Flüssigkeitskompartiments mit dem niedrigeren hydrostatischen Druck (z. B. bei der renalen Bildung des Glomerulusfiltrats*, bei versch. Blutreinigungsverfahren, insbes. bei Hämofiltration*). In Abhängigkeit vom Grad der Membrandurchlässigkeit können neben dem Lösungsmittel auch gelöste Substanzen (konvektiv) transportiert werden. Bei Zunahme der treibenden Kräfte kommt es zur Plateaubildung der Filtrationsraten. Vgl. Dialyse.

Ultra|kurz|wellen (↑): (engl.) ultrashort waves; elektromagnetische Wellen* mit Wellenlängen zw. ca. 1 u. 10 m; s. Hochfrequenztherapie.

Ultra|rot|ab|sorptions|schreiber (↑; Absorption*): (engl.) infrared spectrophotometer; Abk. URAS*.

Ultra|rot|strahlung (↑): syn. Infrarotstrahlung*.

Ultra|schall (↑): (engl.) ultrasound; Schwingungen mit einer Frequenz von 20 kHz bis 10 GHz (oberh. der menschl. Hörgrenze); **Anw. 1.** diagn. zur Sichtbarmachung von Körperstrukturen unterschiedl. Dichte mit Hilfe des umgekehrten piezoelektrischen Effekts* (s. Ultraschalldiagnostik); **2.** therap. bei Erkr. des Bewegungsapparats, insbes. posttraumat. Veränderung (Fraktur, Luxation) u. rheumat. Erkr.; analgetische, hyperämisierende u. muskelrelaxierende Wirkung; **cave:** bei zu hoher Dosierung Gewebeschäden inf. Wärmeentwicklung. Vgl. Schall.

Ultra|schall|dia|gnostik (↑) f: (engl.) ultrasound diagnostics; diagn. Verfahren mit Anw. von Ultraschall, als Impulsecho- od. Dauerschallverfahren; **1. Impulsechoverfahren** (Sonographie): ein piezoelektr. Quarzkristall (Schallkopf, Transducer) wird mit elektr. Hochfrequenzspannungen zum Aussenden mechan. gleichfrequenter Schwingungen angeregt (Sendefunktion) bzw. erzeugt selbst elektr. Wechselspannungen, wenn er von einer (reflektierten) Schallwelle getroffen wird (Aufnahmefunktion); die Zeitdifferenz zw. ausgesandtem Impuls u. den empfangenen reflektierten Schallwellen (Echos) ist proportional der Tiefenlage einer reflektierenden Schicht. Die Echoimpulse werden verstärkt u. auf einem Bildschirm dargestellt: **a)** oszillographisch mit der **A-Bild-Methode** (A-Scan, Amplituden-Scan); aus dem Abstand der Amplituden kann auf die Tiefe der reflektierenden Flächen geschlossen werden; **b)** bei der **B-Bild-Methode** (B-Scan, Brightness-Scan, Helligkeits-Scan, Ultraschalltomographie) wird der ausgesandte Schallstrahl entlang einer Linie hin u. her bewegt, d. h., es wird eine Schnittfläche abgetastet (**Schnittbildmethode**) u. auf dem Bildschirm wiedergegeben, wobei die Echos an der entspr. Stelle als Lichtpunkte dargestellt werden. Dabei ist der erzeugte Lichtpunkt um so heller, je stärker das Echo ist (**Grauwert-Skala**). Bei periodischem Abtasten mit einer Frequenz oberh. der Flimmergrenze des Auges (schnelles B-Bild) können Bewegungsabläufe sichtbar gemacht werden. Das **Time-Motion-Verfahren** (M-Scan, M-Mode) ist die eindimensionale Form der B-Bild-Methode; dabei registriert ein ortsfester Schallkopf die Echos von sich bewegenden Grenzflächen im Körper u. bildet diese Echos über eine Grenzwert-Skala als Bildpunkte auf einem Monitor ab. **Anw.:** v. a. zur Darstellung der Beweglichkeit von Herzwandabschnitten u. Herzklappen i. R. der Echokardiographie*; **2. Dauerschallverfahren** (Doppler-Verfahren): ein piezoelektr. Kristall sendet kontinuierl. Ultraschallwellen von konstanter Frequenz (Dauerschall) aus; trifft das Schallwellenbündel auf eine sich bewegende Grenzfläche, so wird ein Teil der Wellen mit geänderter Frequenz (Doppler-Effekt) reflektiert. Die gemessene Interferenz der Frequenzen des einfallenden u. des reflektierten Strahls kann als niederfrequenter Ton hörbar gemacht werden bzw. erlaubt die Berechnung von Geschwindigkeit u. Richtung (bezogen auf die Schallkopfposition) des bewegten Objekts, die im B-Bild durch Farbcodierung dargestellt werden können (farbcodierte Duplexsonographie*, sog. Farb-Doppler; Power-Doppler für die Erfassung langsamer Strömungen). **Anw.:** z. B. in der Geburtshilfe zum Nachw. der kindl. Herztöne in der Frühschwangerschaft (ab der 10.–12. SSW), Überwachung der Herzaktionen in der Schwangerschaft u. während der Geburt, zur Nabelschnur- u. Plazentalokalisation; in der Angiologie u. Gefäßchirurgie zur Diagn. venöser u. art. Gefäßerkrankungen (Beurteilung der Strömungsverhältnisse), bei der Tumordiagnostik zur Beurteilung der Tumordurchblutung, Gefäßarchitektur u. Tumorausbreitung sowie intraoperativ zum Nachweis der Durchblutung. **3. Gepulste Doppler-Sonographie** (Puls-Doppler-Verfahren): Im Ggs. zum Dauerschallverfahren werden bei gepulster Schallemission einzelne Impulspakete ausgesandt, wobei ein Piezokristall gleichzeitig als Sender u. Empfänger wirkt. Nach Vorgabe einer Empfangszeit werden nur die Signale ausgewertet, die einer best. Entfernung im Gewebe entsprechen. Dies ermöglicht eine Tiefenzuordnung des empfangenen Echosignals. Die gepulste Schallemission wird auch bei der B-Bild-Methode, Duplex- u. Farbduplexsonographie eingesetzt. Vgl. Endosonographie, Echoenzephalographie, Echoophthalmographie, Hüftgelenksonographie.

Ultra|schall|echo|verfahren (↑): Impulsechoverfahren der Ultraschalldiagnostik*.

Ultra|schall|vernebler (↑): (engl.) ultrasonic nebulizer; s. Aerosoltherapie.

Ultra|violett|licht (↑): s. Ultraviolettstrahlung.

Ultra|violett|mikro|skop (↑; Mikr-*; Skop-*) n: (engl.) ultraviolet microscope; mit ultraviolettem Licht arbeitendes Mikroskop*, das mit Wellenlängen von ca. 200 nm noch eine Auflösung von 0,1 µm (100 nm) großen Partikeln erlaubt; **Anw.:** z. B. zur lichtopt. Darstellung (über Quarzlinsen u. photograph. System) von Paramyxo- od. Herpes-Viren u. kleineren Erregern; in der Histol. hauptsächl. in der Fluoreszenzmikroskopie*.

Ultra|violett|photo|therapie, selektive (↑; Phot-*) f: (engl.) selective ultraviolet phototherapy; Form der Lichttherapie* mit Ultraviolettstrahlung* im UV-A- u. UV-B-Bereich; Anw. bei der Behandlung der Psoriasis, polymorphen Lichtdermatose u. Acne vulgaris; s. UV-A1-Therapie, UV-B-Therapie, PUVA.

Ultra|violett|strahlung (↑): (engl.) ultraviolet radiation; Kurzbez. UV-Strahlung; auch Ultraviolettlicht (UV-Licht); Spektralbereich der elektromagnetischen Wellen*, der sich in Richtung kleinerer Wellenlängen (höherer Frequenzen) an den blau-violetten Bereich des sichtbaren Lichts anschließt; **Einteilung: UV-A-** (315–400 nm, sog. Bräunungsstrahlung), **UV-B-** (280–315 nm, sog. Dorno-Strahlung; erythemerzeugend, bewirkt Photosynthese der Calciferole) u. **UV-C-Strahlung** (100–280 nm, bewirkt Erythem, Konjunktivitis u. a., wird weitgehend in der Atmosphäre absorbiert). UV-Strahlung wird nicht mehr als Licht wahrgenommen. Sie hat biol. u. med. eine große Bedeutung, da die Energie der UV-Quanten (einige eV) bereits imstande ist, biochem. Veränderungen u. damit biol. Wirkungen hervorzurufen, insbes. UV*-Schäden. Vgl. Rachitis, Xeroderma pigmentosum, PUVA.

Ultra|viol|glas (↑): für Ultraviolettstrahlung* vermehrt durchlässiges Spezialglas.

Ultra|zentri|fuge (↑; Centr-*; lat. fugare zum Fliehen bringen) f: (engl.) ultracentrifuge; Abk. UZ; Zentrifuge*, in der durch extrem hohe Rotordrehzahlen (ca. 70 000–100 000/min) die Auftrennung von Teilchen einer Dispersion (z. B. Lipoproteine) bzw. eines Homogenisats (z. B. Zellbestandteile, sog. Differentialzentrifugation) bei wesentl. Verkürzung der Sedimentationszeit möglich ist. Die Sedimentationsgeschwindigkeit ist der Masse der Teilchen proportional u. kann bei der analytischen Ultrazentrifugation optisch registriert werden. Mit einem **Dichtegradienten** aus Sucrose od. Cäsiumchlorid (mit größer Dichte am Boden des Zentrifugenröhrchens) können Partikel u.a. gemäß ihrer Dichte ohne Vermischung fraktioniert werden.

Ultzmann-Katheter (Robert U., Urol., Wien, 1842–1889; Katheter*) m: (engl.) Ultzmann's catheter; bes. für Spülungen geeigneter Blasenkatheter* mit mehreren Öffnungen.

Ulzeration (Ulc-*) f: (engl.) ulceration; Geschwürbildung; s. Ulkus.

Umbau|zonen: s. Looser-Umbauzonen.

Umbilicus (lat. Nabel) m: syn. Umbo, Nabel*.

Umbo membranae tympanicae (lat. umbo Nabel) m: Trommelfellnabel; durch die Spitze des Hammerstiels bewirkte Einziehung des Trommelfells.

Umgehungs|plastik (-plastik*) f: s. Bypass-Operation.

Umkehr|extra|sy|stole (Extra-*; Systole*) f: (engl.) return extrasystole; sog. Echophänomen; Extrasystole inf. kreisender Erregung durch Reentry*-Mechanismus entlang einer anat. Kreisbahn bei sehr langsamem Grundrhythmus; entsteht meist dadurch, dass ein AV-Reiz zuerst zu einer Erregung der Kammern, danach zu einer retrograden Erregung der Vorhöfe u. von dort zu einer erneuten Kammererregung führt; im EKG i. d. R. AV-Rhythmus, bei dem kurz hinter einer QRS-Gruppe eine neg. P-Welle erscheint, der in einem Abstand, der einer normalen AV-Überleitung entspricht, ein QRS-Komplex folgt. Vgl. Extrasystolen.

Umklammerungs|re|flex (Reflekt-*) m: (engl.) embrace reflex; s. Reflexe, frühkindliche.

Umlauf: s. Bulla rodens, Paronychie.

UMP: Abk. für **U**ridin**m**ono**p**hosphat; s. Uridin.

Umsatz|rate: (engl.) turnover rate; (nuklearmed.) wichtiger Parameter zur quant. Erfassung der Dynamik biol. Vorgänge mit Hilfe von Radiopharmaka*; Masse dividiert durch die Zeit, z. B. die Masse eines Radiopharmakons, die pro Zeiteinheit von einem Kompartiment* zum anderen transportiert wird od. in einem Verteilungsraum metabolisiert, abgesondert od. ausgeschieden wird. Da Verteilungsräume meist nicht streng u. exakt definiert werden können, wird in der Nuklearmedizin häufig nur der Relativwert der U. benutzt, d. h. der Prozentsatz der umgesetzten Nuklidmenge pro Zeit, angegeben als Zeit/Aktivitätskurve.

Umschlag: s. Wickel.

Umschlag|punkt, oberer: (engl.) intrinsicoid deflection; Abk. OUP; im EKG sog. Beginn der endgültigen Negativitätsbewegung; Zeit von Q-Beginn bis R-Spitze; Normalwerte in den Brustwandableitungen: in V_1 <0,03 s, in V_6 <0,055 s. Die Bestimmung des OUP dient zur Erfassung von intraventrikulären Erregungsleitungsstörungen (Linksverspätung*, Rechtsverspätung*). Vgl. Elektrokardiographie.

Umstellungs|osteo|tomie (Ost-*; -tom*) f: (engl.) displacement osteotomy; s. Osteotomie.

Umwandlungs|operation f: (engl.) sex change surgery; s. Geschlechtsangleichung.

Umwandlungs|zone: (engl.) transformation zone; Transformationszone; Bereich der Portio, in dem eine ständige Umwandlung von Zylinderepithel der ektropionierten Zervixschleimhaut in nicht verhornendes Plattenepithel stattfindet; als **offene** od. bei Überwachsen u. Verschluss der Ausführungsgänge der Zervixdrüsen **geschlossene** U. mit Ausbildung von Retentionszysten (Ovula Nabothi). Als abklärungspflichtiger kolposkop. Befund ist die **atypische** U. mit iodnegativen Arealen, Epithelverdickung, verschlossenen Drüsenausführungsgängen u. unregelmäßigen Kapillarsprossen anzusehen. Vgl. Epithelgrenze, Ektopia cervicis, Kolposkopie.

Umwelt|medizin f: (engl.) environmental medicine; interdisziplinäres Fachgebiet der Medizin, das sich mit der Erforschung, Behandlung u. Prävention umweltbedingter Gesundheitsrisiken u. Gesundheitsstörungen befasst; Unterteilung in **präventive** U. mit umwelthygienischen, epidemiol. u. präventivmedizinischen Schwerpunkten sowie **klinische** U. mit individualmedizinischer Ausrichtung; vgl. Medizin, ökologische.

Umwelt|schutz: (engl.) environmental protection; Verhinderung bzw. Beseitigung von Störungen der Ökosysteme (s. Ökologie, Umwelttoxikologie) durch gesellschaftl. u. individuelle ökolog. Maßnahmen u. Lebensgestaltung; z. B. durch Schaffung eines Umweltbewusstseins durch Aufklärung, Kennzeichnung umweltfreundl. Produkte, Festlegung u. Einhaltung von Schadstoff- u. Lärmgrenzwerten im Produktionsbereich bzw. von Verboten für bes. schädl. Stoffe (z. B. Asbest, DDT), Kennzeichnungspflicht (z. B. Formaldehyd), Recycling, Verbot bzw. Einschränkung von Einwegverpackungen, Verminderung des Energie- u. Wasserverbrauchs, umweltschonende Abwasser- u. Abfallbeseitigung, Einschränkung des motorisierten Individualverkehrs u. Geschwindigkeitsbeschränkungen.

Umwelt|toxiko|logie (Tox-*; -log*) f: (engl.) environmental toxicology; auch Ökotoxikologie; Wissenschaftszweig zur Beschreibung u. Erforschung der Wirkungen schädl. Stoffe (Schadstoffe) in Luft, Gewässer u. Erde, die das ökolog. Gleichgewicht stören u. Menschen, Tiere od. Pflanzen bedrohen. Die Schadstoffe in der Außenluft stammen v. a. aus Rauch, Auspuffgasen u. von Industrieanlagen (s. Smog), in der Innenluft u. a. von Zigarettenrauch, Ausdünstungen schadstoffbelasteter Baustoffe od. Einrichtungsgegenstände (vgl. Sick-building-Syndrom). In die Gewässer gelangen Schadstoffe durch Anw. von Pestiziden* in der Landwirtschaft, aus Industrieabwässern, aus Mülldeponien, inf. Grundwasserverschmutzung durch Heizöl od. der Meere durch Rohöl u. Hochseeverklappung giftiger Abfälle. Von Bedeutung ist die Anreicherung der Schadstoffe in der Nahrungskette*. Die Abgabe von Schadstoffen z. B. aus dem Schornstein wird als Emission*, die Verunreinigung außerh. des Emittenten als Immission* bezeichnet (s. MIK). Vgl. Umweltmedizin, Umweltschutz.

Unbewusstes: (engl.) unconscious; **1.** (psychoanalyt.) von S. Freud eingeführte Bez. für den nicht erkennbaren, im Vergleich zum Bewusstsein überwiegenden Persönlichkeitsteil; **2.** (lerntheoret./neurobiol.) mentale Inhalte, die nicht als verbale Information, sondern als Bilder, Sinneseindrücke u. nicht gewusste Handlungsintentionen gespeichert u. wirksam sind (z. B. in Tagtraum, Traum, Spiel). Vgl. Psychologie, analytische. E. Fri.

Uncinariasis (lat. uncinus Widerhaken; -iasis*) f: Hakenwurmerkrankung in Amerika, deren Erreger, Uncinaria americana, mit Ankylostoma duodenale nahe verwandt ist.

Uncus (lat. Haken) m: vorderes, hakenförmiges Ende des Gyrus parahippocampalis.

Undecylen|säure: (engl.) undecylenic acid; top. Antimykotikum, Antihidrotikum, Substanz in Desinfektionsmitteln.

Undine-Syn|drom (Undine: Nymphe, die sich an ihrem untreuen Liebhaber rächt, indem sie seine Atmung lähmt) n: (engl.) Ondine's syndrome; syn. primäre idiopathische Hypoventilation; durch Ausfall der zentralen Atemregulation, periodische Atmung*, Zyanose, Hypoxämie

u. Somnolenz charakterisiertes Syndrom; Urs. unbekannt; evtl. Ausfall der Chemorezeptoren im Atemzentrum. Vgl. Schlafapnoesyndrom.

undulierend (lat. unda Welle): (engl.) undulating; wogend; z. B. undulierendes Fieber bei Maltafieber.

Unfall: (engl.) accident; plötzlich auftretende, zeitl. begrenzte, exogene, schädigende Einwirkung, die Gesundheit u. Leben eines Menschen gefährdet; der U. ist die häufigste Todesursache im Kindesalter; an der Spitze steht der Verkehrsunfall, gefolgt von Sturzverletzungen, Verbrennungen, Verbrühungen, Ertrinken usw. Vgl. Trauma, Elektrounfall, Arbeitsschutz.

Unfall|chirurgie (Chirurgie*) f: s. Traumatologie.

Unfall, größter an|zunehmender: (engl.) maximum credible accident (Abk. MCA); Abk. GAU*.

Unfall|verhütung: (engl.) accident prevention; alle informationellen, techn., rechtl., psychol. u. med. Maßnahmen zur Verhütung von Unfällen in allen Lebensbereichen, insbes. am Arbeitsplatz; vgl. Arbeitssicherheitsgesetz, Arbeitsschutzgesetz.

Unfall|verhütungs|vorschriften: (engl.) safety rules; Abk. UVV; Arbeitsschutzvorschriften der Unfallversicherungsträger (z. B. Berufsgenossenschaften); beinhalten u. a. Regelungen zu arbeitsmed. Vorsorgeuntersuchungen, Erster Hilfe am Arbeitsplatz, Einsatzzeiten von Betriebsärzten.

Unfall|versicherung: (engl.) accident insurance; **1.** gesetzliche U. (Abk. GUV): bislang in der RVO geregelter, zum 1.1.1997 in das Sozialgesetzbuch* VII eingegliederter Zweig der Sozialversicherung mit den Aufgaben der Verhütung von Arbeitsunfällen, Berufskrankheiten u. arbeitsbedingten Gesundheitsgefahren sowie (nach deren Eintritt) der Rehabilitation* u. der Entschädigung. Zu den Rehabilitationsleistungen zählen insbes. Heilbehandlung, berufsfördernde u. soziale Hilfen, Pflegegeld sowie Verletzten- od. Übergangsgeld; die Entschädigungsleistungen aufgrund geminderter Erwerbsfähigkeit* umfassen neben Renten (auch an Hinterbliebene) Sterbegeld, Beihilfen u. Abfindungen. Ein Arbeitsunfall liegt vor, wenn der Versicherte (Arbeitnehmer, Auszubildende, Kinder an Tageseinrichtungen, Schüler, Studenten u. a.) im Zus. mit einer der nach §§ 2, 3 od. 6 SGB VII versicherten Tätigkeiten einen Körperschaden erleidet; als Arbeitsunfall gilt außerdem der Versicherungsfall auf dem Weg nach od. von dem Ort der versicherten Tätigkeit (§ 8 Abs. 2 SGB VII); Berufskrankheiten* sind die in der Berufskrankheitenverordnung* aufgeführten Erkrankungen, die inf. einer versicherten Tätigkeit eingetreten sind. Träger der GUV sind nach § 114 SGB VII die gewerbl. u. landwirtschaftl. Berufsgenossenschaften, Gemeinden, Städte, Länder u. Bund sowie die Unfallkassen von Eisenbahn, Feuerwehr, Post u. Telekom; vgl. Solidarprinzip; **2.** private U.: der GUV ähnliche, jedoch alle Arten von Unfällen umfassende, an die dauernde Beeinträchtigung der körperlichen u. geistigen Leistungsfähigkeit (Invalidität) anknüpfende Versicherung; die Einstufung der Verletzungsfolgen richtet sich in den meisten Fällen nach der sog. Gliedertaxe*.

Unfruchtbarkeit: s. Sterilität, Infertilität.

Ungeziefer|bekämpfung: syn. Desinsektion, Desinfestation; s. Entwesung.

U

Unguentum (lat.) n: (pharmaz.) Salbe*.

Unguis (lat. Fingernagel) m: Nagel*.

Unguis hippo|craticus (↑) m: hippokratischer Nagel; s. Uhrglasnägel.

Unguis in|carnatus (↑) m: eingewachsener Nagel*.

Unhappy triad (engl.): s. Kniegelenkbandruptur.

Uni|cuspidatus (lat. unus ein; cuspidatus mit einer Spitze versehen) m: Zahn mit nur einem Höcker (Eckzahn); s. Cuspis.

uni|di|rektional (↑; lat. dirigere, directus richten, ausrichten): (engl.) unidirectional; in einer Richtung.

U-Niere: s. Nierenfehlbildungen.

uni|lateral (↑; Lateral-*): unilateralis; einseitig.

uni|polar (↑; gr. πόλος Drehpunkt, Achsenende): mit einem Pol, einpolig.

Uni|port (↑) m: s. Transport.

Unit (engl. Einheit): Abk. U; (biochem.) internationale Einheit (I. E.) der Enzymaktivität; 1 U ist die Enzymmenge, die unter Standardbedingungen 1 μmol Substrat/min umsetzt; heute ersetzt durch die SI-Einheit Katal*.

Universal|empfänger (lat. universalis das Ganze umfassend): (engl.) universal recipient; Individuen mit der Blutgruppe AB, denen in akuten lebensbedrohlichen Notfällen Spenderblut der Blutgruppen A, B od. 0 transfundiert werden kann, da in ihrem Serum keine „natürlichen" Alloagglutinine* vorkommen; ihre Erythrozyten, die die Blutgruppenantigene A u. B tragen, können jedoch durch im Spenderserum vorhandene Blutgruppenantikörper* agglutiniert od. hämolysiert werden (daher i. d. R. Transfusion von plasmaarmem Erythrozytensediment bzw. gewaschenen Erythrozyten). Vgl. Universalspender.

Universal|spender (↑): (engl.) universal donor; Blutspender mit der Blutgruppe 0 cde/cde, deren Blut nur niedrige Titer an Alloagglutininen* u. keine hämolysierenden irregulären Blutgruppenantikörper enthält; ihr Blut kann in akuten lebensbedrohl. Notfällen zur Bluttransfusion* für Empfänger aller ABNull*-Blutgruppen verwendet werden, insbes. als plasmaarmes Erythrozytensediment (Erythrozytenkonzentrat) od. nach Zusatz von Plasma der Blutgruppe AB od. dem des Empfängers zu den (gewaschenen) Erythrozyten. Vgl. Universalempfänger.

Unk|arthrose (lat. uncus Haken; Arthr-*; -osis*) f: syn. Spondylosis* uncovertebralis.

Unko|vertebral|gelenke (↑; Vertebra*): (engl.) uncovertebral joints; (röntg.) sog. Halbgelenke zw. der unteren Abschlussplatte des einen u. dem Processus uncinatus der Deckplatte des kaudal angrenzenden Halswirbelkörpers.

Unktion (lat. unguere, unctus salben) f: (engl.) unction; Einreibung, Einsalbung.

Unkus|druck|furche (lat. uncus Haken): (engl.) uncal impression; oberflächl. Druckfurchen am Uncus gyri parahippocampalis bei Hirndrucksteigerung*.

un|spezifisch (lat. specialis eigentümlich, besonders): (engl.) unspecific; uncharakteristisch, untypisch, nicht spezifisch; z. B. unspezifische Entzündung: nicht für einen bestimmten Erreger typ. Entzündung.

Unter|arm: (engl.) forearm; (anat.) Antebrachium.

Unter|arm|fraktur (Fraktur*) f: (engl.) forearm fracture; kombinierte Fraktur von Ulna u.

Radius; **Diagn.:** Rö.; **Ther.:** op., außer beim Kind; **DD:** isolierte Ulnafraktur (z. B. als Parierfraktur*) bzw. Monteggia*-Luxationsfraktur, isolierte Radiusfraktur* an typischer Stelle od. Galeazzi*-Luxationsfraktur.

Unter|arm|knochen: s. Radius, Ulna.

Unterberger-Tret|versuch (Siegfried U., Otol., Graz, Wien, 1893–1978)**:** (engl.) Unterberger's test; (neurol.) Prüfung der Koordination* u. des Gleichgewichts; der Pat. tritt mit geschlossenen Augen ca. 1 Min. lang auf der Stelle; pathol. bei Richtungsabweichung (Drehung) >45°.

Unter|bindung: (chir.) Ligatur*.

Unter|bringung: (engl.) institutionalization; Einweisung eines Menschen gegen od. ohne seinen Willen in eine geschlossene psychiatr. od. therap. Einrichtung aufgrund richterlicher Anordnung od. Genehmigung nach ärztl. Begutachtung zur Vermeidung einer Gefährdung anderer od. einer Selbstgefährdung od. zur Beobachtung (z. B. für die forensisch-psychiatrische Begutachtung bei dringendem Tatverdacht od. zur Beurteilung der strafrechtl. Verantwortlichkeit von Jugendlichen); Rechtsgrundlagen für eine U. können sein: Strafrecht (Maßregeln der Besserung u. Sicherung nach §§ 61 ff. StGB), Strafprozessordnung (§§ 81, 126 a, 246 a StPO, 73 JGG), Zivilrecht (U. von Minderjährigen nach §§ 1631 b, 1705, 1800, 1915 BGB, von - volljährigen - Betreuten nach § 1906 BGB; das Verfahren bestimmt sich nach §§ 70–70 n FGG) sowie Infektionsschutzgesetz (§ 30), Geschlechtskrankheitengesetz u. landesrechtl. Unterbringungsgesetze für psychisch Kranke u. Suchtkranke. Vgl. Selbstbestimmungsrecht.

Unter|ernährung: s. Malnutrition.

Unter|haut: (anat.) Subkutis*.

Unter|kiefer: Mandibula*.

Unter|kiefer|drüse: s. Glandula submandibularis

Unter|kiefer|osteo|tomie (Ost-*; -tom*) **f:** (engl.) mandibular osteotomy; Umstellungsosteotomie mit Vor- od. Rückverlagerung (auch Seitenverlagerung) des zahntragenden Unterkiefers im Verhältnis zum Oberkiefer; Durchführung oft zus. mit Oberkieferosteotomie* (bimaxilläre Osteotomie); Schnittführung meist als retromolare, sagittale Osteotomie.

Unter|kühlung: s. Hypothermie.

Unter|leib|typhus (Typhus*) **m:** s. Typhus abdominalis.

Unter|schenkel: (engl.) lower leg; (anat.) Crus.

Unter|schenkel|fraktur (Fraktur*) **f:** (engl.) leg fracture; s. Tibiafraktur, Pilonfraktur, Knöchelfrakturen.

Unter|schenkel|geschwür: Ulcus* cruris.

Unter|schenkel|knochen: s. Fibula, Tibia.

Untersuchung, bi|manuelle: (engl.) bimanual examination; kombinierte manuelle Untersuchung zur Beurteilung der weibl. Geschlechtsorgane bzw. des Urogenitalbereichs; **Prinzip:** Palpation gleichzeitig mit innerer (erst vaginal, anschl. rektal) u. äußerer Hand (auf der Bauchdecke).

Untersuchung, psych|iatrische: (engl.) psychiatric examination; Untersuchung der psychischen u. kognitiven Funktionen, die Beurteilung von Antrieb, Stimmung, Affekt, Bewusstseinszustand, Gedächtnisfunktion, Wahrnehmung, Aufmerksamkeit, Orientierung, Persönlichkeitsstruktur, Intelligenz u. Denken umfasst (unter Berücksichtigung der Subjektivität von Pat. u. Untersucher). Vgl. Testverfahren, psychologische.

Untersuchung, rektale: (engl.) rectal examination; syn. digitale rektale Untersuchung (Abk. DRU); Abtasten des Rektums am liegenden, stehenden od. in Knie-Ellenbogen-Lage befindl. Pat. nach Einführen des Fingers unter Verw. von Gleitmittel; dabei ist zunächst auf äußerliche Veränderungen im Analbereich (z. B. Analekzem, Hämorrhoiden) zu achten; bei der eigentlichen r. U. werden Sphinktertonus, Wandbeschaffenheit, Lumen des Rektums, bei der Frau Douglas-Raum, (bei bimanueller Untersuchung) Ovarien u. Uterus, beim Mann die Prostata palpatorisch beurteilt; die r. U. wird in der Bundesrepublik Deutschland Männern ab dem 45. Lj. als Vorsorgeuntersuchung zur Früherkennung des Prostatakarzinoms* empfohlen.

Untersuchungs|methoden, bakterio|logische f pl: (engl.) bacteriological examination methods; für die Erregerbestimmung finden Verwendung: **1.** Mikroskopie: **a)** Lichtmikroskopie: Hellfelduntersuchung, ungefärbtes (natives) Präparat, Hängender* Tropfen, gefärbtes Präparat (Ausstrichpräparat, Klatschpräparat), Dunkelfelduntersuchung*, Phasenkontrastverfahren*, Fluoreszenzmikroskopie*; **b)** Elektronenmikroskopie; **2.** Kulturverfahren: **a)** übliche Nährböden (Nähragar, Blutagar, Laktose-Indikator-Nährboden, Gelatine, Bouillon, Leberbouillon); **b)** Spezialnährböden (z. B. Sondernährboden für Typhus-Koli-Diagnostik, Anaerobier-Nährboden, Clauberg-Nährboden für Diphtheriediagnostik, Eiernährboden für Tbc-Diagnostik); **c)** Zellkultur (Chlamydia, Bartonella); **d)** embryoniertes Hühnerei (Rickettsia); **3.** Antigennachweis (Agglutination, Präzipitation, ELISA); **4.** Nachweis erregerspezif. Nukleinsäuren (Gensonden, PCR, LCR, DNA-/RNA-Sequenzierung); **5.** Serologie: Antikörpernachweis, z. B. durch **a)** Präzipitations-, Flockungs- u. Agglutinationsreaktionen; **b)** Komplementbindungsreaktion u. Lysinreaktion; **c)** Hämagglutination-Hemmtest, ELISA u. a.; **6.** Tierversuch; vgl. Xenodiagnose; **7.** Nachweis der Toxine*; **8.** andere b. U.: z. B. Hautproben, Lysotypie.

Untersuchungs|methoden, myko|logische f pl: s. Pilzdiagnostik.

Unter|temperatur f: s. Hypothermie; Hibernation, artifizielle.

Unter|wasser|massage f: (engl.) underwater massage; Massage im Vollbad zur Ausnutzung der reflektor. Muskelentspannung durch den Auftrieb u. die Wärme des Wassers; wird mit der fühlenden Hand des Masseurs (Unterwasserhandmassage) od. apparativ mit einem von ihm geführten Wasserstrahl einstellbaren Drucks (Unterwasser-Druckstrahlmassage) ausgeführt.

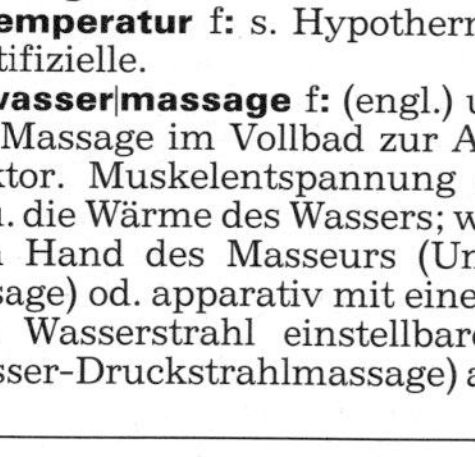

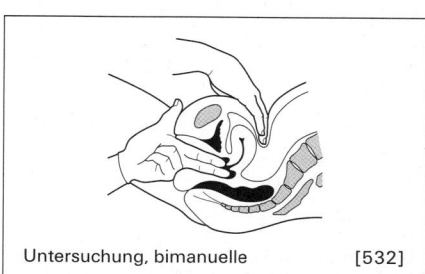

Untersuchung, bimanuelle [532]

Unter|zungen|drüse: (anat.) Glandula* sublingualis.

Unverricht-Lundborg-Syn|drom (Heinrich U., Int., Jena, 1853–1912; Hermann L., Psychiater, Uppsala, 1868–1943) n: autosomal-rezessiv erbl. Stoffwechselerkrankung mit Myoklonusepilepsie, zerebellaren Symptomen u. Entw. einer Demenz (Genlokus 21q22.3); Beginn zw. 10. u. 15. Lj. Vgl. Dyssynergia cerebellaris myoclonica; Myoklonusepilepsiesyndrome, progressive.

Unverträglichkeiten, idio|pathische umwelt|bezogene: (engl.) idiopathic environmental intolerances, Abk. IEI; Bez. für rezidiv. Symptome mehrerer Organsysteme, bei denen ein Zusammenhang zu Umweltnoxen angenommen wird, deren tatsächl. Ursache u./od. Pathogenese aber unklar ist; von der WHO anstelle der multiplen chemischen Sensibilität* empfohlener Begriff. E. Str.

Unzinatus|anfall (lat. uncinus Widerhaken): (engl.) uncinate epilepsy; fokaler Anfall bei Temporallappenepilepsie mit Geschmacks- bzw. Geruchshalluzinationen; s. Epilepsie.

Unzurechnungs|fähigkeit: (engl.) diminished responsibility; veraltete Bez. für Schuldunfähigkeit; vgl. Schuldfähigkeit.

u-PA: Abk. für (engl.) **u**rokinase-like **p**lasminogen **a**ctivator; s. Urokinase.

Upside-down stomach (engl. upside-down verkehrt herum; stomach Magen): s. Hiatushernie.

Uptake (engl. Aufnahme): (nuklearmed.) Aufnahme eines Radionuklids (Inkorporation*) u. dessen Anreicherung in best. Organen od. Kompartimenten; wichtige Messgröße der nuklearmed. Funktionsdiagnostik, die die relative Aktivitätsanreicherung in einem Organ(abschnitt) im Vergleich zu einer Referenzregion od. zur applizierten Aktivität anzeigt (z. B. Technetium-U. der Schilddrüse).

Ur-: auch Uro-, -urie; Wortteil mit der Bedeutung Harn, Harnausscheidung; von lat. urina bzw. gr. οὖρον.

Ur|achus (gr. οὐραχός) m: Harngang; leitet sich vom embryonalen Allantoisgang ab, der die Allantois mit der Kloake verbindet; reicht vom Scheitel der späteren Harnblase bis zum Nabel; verödet bald zum Lig. umbilicale medianum.

Ur|achus|fistel (↑; Fistel*) f: s. Vesikoumbilikalfistel.

Uracil n: Abk. Ura, U; 2,4-Dioxopyrimidin; Pyrimidinbase, die mit D-Ribose u. D-Desoxyribose die Nukleoside Uridin* bzw. Desoxyuridin bildet.

Ur|ämie (Ur-*; -ämie*) f: (engl.) uremia; syn. terminale Niereninsuffizienz, Harnvergiftung; klin. Syndrom, das sämtliche, durch eine fortgeschrittene Niereninsuffizienz* verursachten Sympt. umfasst; **Formen: 1.** akute U.: entsteht 5–10 Tage nach akutem Nierenversagen*; **2.** chron. U.: Folgezustand jahrelanger präurämischer Phasen bei chron. progredienten Nierenerkrankungen; **Sympt.: 1.** Magen-Darm-Trakt: Anorexie, Nausea, Erbrechen, Durchfälle; Foetor uraemicus, Kachexie; **2.** Serum: Azotämie*, starke Erhöhung von Harnstoff, Kreatinin, Harnsäure, org. Säuren, K^+, Mg^{++}, Phosphat, Urämiegiften wie Guanidinderivaten, Phenolen, Indolen u. sog. Mittelmolekülen; metabol. Azidose; Verminderung von Na^+, HCO_3^-, Ca^{++}; **3.** hämat.: Anämie, Thrombozytopenie mit Blutungsneigung; **4.** kardiovaskuläres System: Hypertonie, Überwässerung (evtl. Entw. einer Flüssigkeitslunge od. Perikarditis); **5.** Skelettsystem: renale Osteopathie; **6.** Nervensystem: periphere Polyneuropathie, Konzentrationsschwäche, Wesensveränderung, Verwirrtheitszustände, Krampfneigung, Bewusstlosigkeit bis zum urämischen Koma; **7.** andere Organsysteme: Störung des intermediären Stoffwechsels, Polyendokrinopathie u. a.; **Ther.:** Dialyse*-Behandlung, Diät mit strenger Bilanzierung von Wasser, Na^+, K^+, Cl^-, Phosphat u. Substitution von Aminosäuren, Calcitriol u. Erythropoetin; evtl. Nierentransplantation*. Vgl. Glomerulopathie.

Uran (gr. οὐρανός Himmelsgewölbe) n: (engl.) uranium; chem. Element, Symbol U, OZ 92, rel. Atommasse 238,029; 4- u. 6-, selten 2-, 3- u. 5-wertiges, zur Gruppe der Actinoide* gehörendes radioaktives Schwermetall; natürliches Vork. in der Pechblende (darin zu 0,7 % das spaltbare Isotop U-235); biol. Halbwertzeit* bezogen auf Knochen 300, auf versch. andere kritische Organe 15 u. auf den ganzen Körper durchschnittlich 100 Tage; durch Neutronenbeschuss von U-235 kann eine Kettenreaktion* ausgelöst werden; ferner kann aus nicht spaltbarem U-238 durch Neutronenbeschuss Plutonium* erzeugt werden.

Uranitis glandularis (↑; -itis*) f: Entz. der Gaumenschleimhaut u. der Mündungen der Speicheldrüsen; bis linsengroße, weißl. Papeln mit einem zentralen roten Pünktchen, aus dem bei Druck ein Tropfen klarer Flüssigkeit hervorquillt; **Urs.:** Tabak- od. Mentholabusus zus. mit mangelhafter Mundhygiene; vgl. Leukokeratosis nicotina palati.

Uranitis granulomatosa (↑; ↑) f: Gaumenschwellung bei Melkersson*-Rosenthal-Syndrom.

Urano|plastik (↑; -plastik*) f: (engl.) uranoplasty; plast. Deckung eines Defekts des harten Gaumens; vgl. Gaumenspalte.

Urano|schisis (↑; gr. σχίσις Spaltung) f: Gaumenspalte*.

Ura|pidil (INN) n: Alpha-1-Rezeptorenblocker mit agonist. Wirkung auf medulläre Serotonin-Typ-1A-Rezeptoren; **Verw.:** Antihypertensivum.

URAS: Abk. für **U**ltra**r**ot**a**bsorptions**s**chreiber; Gerät zur Bestimmung des CO_2-Partialdrucks* in Gasgemischen.

Urat|ablagerungen: (engl.) urate deposition; Tophi; s. Gicht.

Urate n pl: (engl.) urates; Salze der Harnsäure*; Endprodukt des Purinstoffwechsels; Vork. im Harn als Mono- u. Heminatriumurat neben freier Harnsäure; Fällung der Harnsäure in Form von meist gelben Kristallen (Wetzstein-, Tafel- od. Tonnenform) aus stark saurem Urin (pH <5,5); Lösung der Kristalle durch Wärme u. Zusatz von Kalilauge. Vgl. Harnsediment, Ziegelmehlsediment.

Urat|nephro|pathie (Nephr-*; -pathie*) f: syn. Gichtnephropathie*.

Urat|oxidase f: syn. Uricase; Enzym (Oxidase), das Harnsäure* in Allantoin* u. CO_2 spaltet; **Vork.:** v. a. in tierischen Peroxisomen (außer bei Vögeln, Menschen u. Primaten); diagn. Anw. bei der Harnsäurebestimmung.

Urbach-Wiethe-Syn|drom (Erich U., Dermat., Wien, Philadelphia, 1893–1946; Camillo W., Otol., Wien, 1888–1949) n: syn. Hyalinosis* cutis et mucosae.

Ur|darm: (engl.) primitive gut; Coelenteron; Gastrocoelon; die bei der Gastrulation* entstehende Gastrulahöhle (Darmleibeshöhle).

Urea f: syn. Harnstoff*.

U

Urea|plasma (-plasma*) n: s. Mycoplasma.

Urease f: Enzym (Hydrolase), das die Spaltung von Harnstoff* in Ammoniak u. Kohlendioxid katalysiert; Vork. in Pflanzen u. Bakt.; stellt z. B. bei Helicobacter* pylori, Proteus* ssp. u. Staphylococcus* saprophyticus einen wichtigen Virulenzfaktor dar; vgl. Urease-Schnelltest, Harnstoffbestimmung, Harnstoffspaltung.

Urease-Schnell|test m: (engl.) urease test; Verf. zum Nachw. von Helicobacter* pylori in Biopsiematerial der Magenschleimhaut; Verfärbung eines Indikators bei Anwesenheit von Urease*.

Ureide n pl: (engl.) ureides; veraltete Bez. für N-Acylharnstoffe; Kondensationsprodukte von Harnstoff mit Carbonsäuren; z. B. Malonylharnstoff (Barbitursäure*).

Urese (gr. οὔρησις Wasserlassen) f: (engl.) uresis; Ausscheidung von Harn*.

Ureter (gr. οὐρητήρ Uringang) m: Harnleiter, ca. 4 mm dicker u. ca. 30 cm langer muskulöser Schlauch zw. Nierenbecken, aus dem er unter konischer Verjüngung hervorgeht (erste physiol. Enge), u. Harnblase; weist häufig Varianten u. Fehlbildungen auf; Abschnitte: Pars abdominalis, retroperitoneal im Relief der hinteren Bauchwand auf dem M. psoas gelegen; der rechte U. liegt weiter lateral, überkreuzt die A. iliaca externa u. unterläuft die Radix mesenterii, der linke U. läuft unter dem Ursprung des Mesocolon sigmoideum u. über die A. iliaca communis hinweg. Diese bzw. die A. iliaca externa verursachen die zweite Enge. Pars pelvica: von der Linea terminalis (s. Becken) an entlang der seitl. Beckenwand, beim Mann den Ductus deferens, bei der Frau in ca. 2 cm Entfernung vom Uterus die Arteria* uterina unterkreuzend; mündet in die Blase mit dem Ostium* ureteris, der dritten physiol. Enge, an der, wie an den oberen auch, Nierensteine hängen bleiben können.

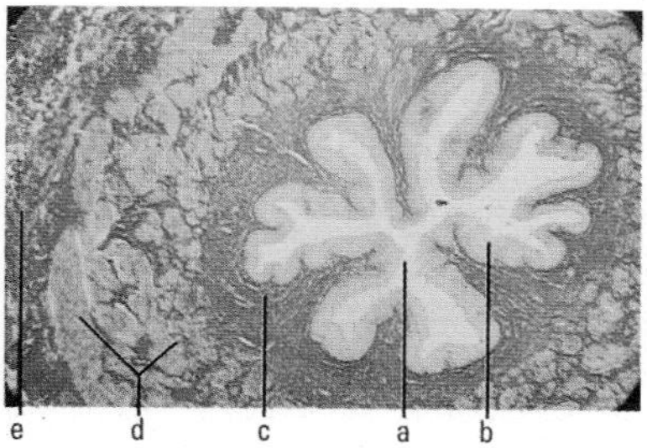

Ureter:
histologischer Schnitt durch den Ureter (Gieson-Färbung);
a: Lumen; b: gefaltetes Übergangsepithel;
c: Propriabindegewebe; d: spiralig verlaufende glatte Muskulatur; e: kollagene Adventitia mit vegetativen Nerven und Gefäßen [134]

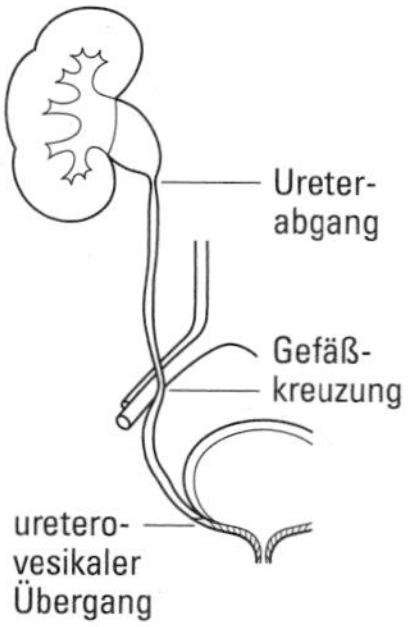

Ureter:
physiologische Engen [281]

Ureter|a|tonie (↑; A-*; Ton-*) f: (engl.) atonic ureter; nachlassende Ureterperistaltik u. Weitstellung eines Teils od. des gesamten Harnleiters; **Urs.: 1.** infektiös: meist beidseitig mit Beteiligung des Nierenbeckenkelchsystems; **2.** neurogen/myogen: z. B. Megaureter* bei kongenitalem Defekt der Ureterwand; vgl. Prune-belly-Syndrom; **3.** hormonell: s. Stoeckel-Syndrom; **4.** mechanisch: Überdehnung inf. chron. Ureterobstruktion.

Ureter bi|fidus (↑; lat. bifidus gespalten) m: syn. Ureter fissus; s. Ureterfehlbildungen.

Ureter|bürsten|bi|opsie (↑; Bio-*; Op-*) f: (engl.) brush biopsy of the ureter; Verf. zur Gewinnung von Zellmaterial für die histol. u. zytol. Diagnostik aus röntg. tumorverdächtigen Arealen im Harnleiter mittels einer (durch einen Ureterkatheter vorgeschobenen) kleinen Kunststoff- od. Stahlbürste. Vgl. Uretertumor.

Ureter|dauer|katheter (↑; Katheter*) m: s. Ureterschiene.

Ureter duplex (↑; lat. duplex doppelt) m: s. Ureterfehlbildungen.

Ureter|ek|tasie (↑; -ektasie*) f: (engl.) ureterectasia; Erweiterung des Harnleiters inf. distaler Harnabflussbehinderung*.

Ureter|ek|tomie (↑; Ektomie*) f: (engl.) ureterectomy; op. Entfernung des Harnleiters einschl. seines Einmündungsgebiets in die Blase (sog. Blasenwandmanschette); vgl. Ureteronephrektomie.

Ureteren|katheterisierung (↑; Katheter*): (engl.) catheterization of the ureter; Einführen eines Ureterkatheters in einen od. beide Harnleiter i. R. einer retrograden Pyelographie od. zur temporären künstlichen Harnableitung*; vgl. Ureterschiene.

Ureter|fehl|bildungen (↑): (engl.) malformations of the ureter; **1.** Agenesie od. inkompletter (blinder) Ureter; **2.** Ureterdoppelung; komplett (Ureter duplex) mit zwei Ureterostien auf der betroffenen Seite od. (häufiger) inkomplett, auf den oberen Teil des Ureters beschränkt (Ureter fissus) mit nur einem Ostium; **3.** Ektopie der Mündung mit zahlreichen Varianten; beim Mann Mündung in die hintere Harnröhre, Bläschendrüse, Vas deferens, Ductus ejaculatorius, bei der Frau in Vestibulum, Urethra, Vagina, Uterus mit mögl. Obliteration od. Stenose; zugehörige Niere meist pathol. verändert; **4.** Ureterzyste (auch Ureterphimose) inf. Persistenz der fetalen Verschlussmembran (s. Ureterozele); erworben durch Entz.; **5.** Megaureter*; **6.** retrokavaler Ureter*; **Ther.:** op. Vorgehen bei Harnabflussbehinderung* mit Folgen für die oberen Harnwege. Vgl. Megaureter-Megazystis-Syndrom.

Ureter fissus (↑) m: s. Ureterfehlbildungen.

Ureter|fistel (↑; Fistel*) f: s. Urogenitalfistel.

Ureter|im|plantation (↑; In-*; lat. plantare verpflanzen) f: (engl.) ureter implantation; Ein-

U

pflanzung des Harnleiters in Blase, Darm od. Haut. Vgl. Harnableitung, künstliche.

Ureteritis (↑; -itis*) f: infektiöse (z. B. bei Zystitis* od. Pyelonephritis*) od. reaktive Harnleiterentzündung; eine umschriebene U. nach Manipulation im Harnleiter (z. B. Steinextraktion) klingt meist spontan wieder ab.

Ureteritis cystica (↑; ↑) f: seltene Form der Harnleiterentzündung mit multiplen kleinen Schleimhautzysten, die sich bei Urographie als perlschnurartige Kontrastmittelaussparungen darstellen; Vork. bei chron. Pyelonephritis*.

Ureter|katheter (↑; Katheter*) m: (engl.) ureteral catheter; dünner Kunststoffkatheter (Länge ca. 80 cm; Ø 3–10 Charr) mit gerader od. gebogener Spitze u. meist metall. Mandrin zur Ureterenkatheterisierung; z. B. Chevassu*-Katheter, Pflaumer*-Katheter.

Ureter|mündungs|de|fekt (↑) m: (engl.) ureteral orifice defect; angeb. ein- od. beidseitige Fehlbildung des Ureterostiums; Insuffizienz od. Stenose (u. U. auch komb. Defekt) mit leichter Ureterektasie od. Megaureter*, evtl. Harnstauungsniere bzw. Hydronephrose u. Schrumpfblase; durch vesikoureteralen Reflux* sind hydrodynam. Nierenschädigung od. rezidiv. Pyelonephritis möglich. Vgl. Ureterfehlbildungen.

Ureter|mündungs|di|vertikel (↑; Divertikel*) n: s. Blasendivertikel.

Uretero|entero|ana|stomose (↑; Enter-*; Anastomose*) f: (engl.) ureteroenteroanastomosis; Anastomose zw. Ureter u. Darm; s. Harnableitung, künstliche.

Uretero|kutaneo|stomie (↑; Cut-*; -stomie*) f: (engl.) ureterocutaneostomy; Ureterhautfistel zur temporären od. definitiven künstlichen Harnableitung*; s. Ureterostomie.

Uretero|litho|tomie (↑; Lith-*; -tom*) f: s. Ureterotomie.

Uretero|lyse (↑; Lys-*) f: (engl.) ureterolysis; op. Freilegen des Harnleiters aus umgebendem Gewebe, um Harnabflussbehinderungen zu beheben, z. B. bei Retroperitonealfibrose*.

Uretero|nephr|ek|tomie (↑; Nephr-*; Ektomie*) f: (engl.) ureteronephrectomy; gleichzeitiges Entfernen von Ureter u. Niere, z. B. bei Ureterkarzinom.

Uretero|pyelo|neo|stomie (↑; Pyel-*; Neo-*; -stomie*) f: (engl.) ureteropyeloneostomy; End-zu-End-Anastomosierung von Harnleiter u. Nierenbecken nach Ureterteilresektion; Anw. meist bei pelviureteraler Obstruktion mit Harnstauungsniere*.

Uretero|pyelo|stomie (↑; ↑; -stomie*) f: (engl.) ureteropyelostomy; Seit-zu-Seit-Anastomosierung von Ureter u. Nierenbecken bei Ureter duplex u. Harnabflussbehinderung mit Hydronephrose des oberen Anteils.

Uretero|reno|skopie (↑; Ren-*; Skop-*) f: (engl.) ureterorenoscopy; Spiegelung des Harnleiters u. des Nierenbeckens mit einem dünnen Endoskop (Länge 70–80 cm, Ø 6–11 Charr) zu diagn. (DD: Stein, Tumor) od. therap. Zwecken (Steinentfernung, Endopyelotomie). B. Sch.

Uretero|stomie (↑; -stomie*) f: (engl.) ureterostomy; op. Implantation des Harnleiters in die Haut nach Mobilisation u. Einlegen eines Ureterkatheters (s. Ureterokutaneostomie) od. als Transureteroureterostomie (Verbindung des mobilisierten Harnleiters mit dem der Gegenseite). B. Sch.

Uretero|tomie (↑; -tom*) f: (engl.) ureterotomy; endoskop. Schlitzung einer Ureterenge od. offene chir. Inzision der Harnleiterwand zur Steinentfernung (Ureterolithotomie); vgl. Endopyelotomie, Fenger-Plastik. B. Sch.

Uretero|zele (↑; -kele*) f: (engl.) ureterocele; ballonförmige intravesikale Auftreibung der Schleimhaut des Ostiumdachs bei Ostiumstenose, oft in Komb. mit Doppelniere* u. Harnstauungsniere*; röntg. als sog. Schlangenkopfphänomen darstellbar.

Uretero|zysto|stomie (↑; Kyst-*; -stomie*) f: (engl.) ureterocystostomy; (Neu-)Implantation des Ureters in die Harnblase; **Ind.:** Verletzung u. Stenose des Ureters, Harnleiterfistel, Mündungsektopie, Blasenresektion mit Entfernen der Uretermündung, Exstirpation von Uretermündungsdivertikeln od. Insuffizienz des Ureterostiums (s. Reflux, vesikorenaler). Vgl. Boari-Plastik.

Ureter, retro|kavaler (↑) m: (engl.) circumcaval ureter; atyp. Harnleiterverlauf mit unterschiedl. stark ausgeprägter Harntransportstörung inf. Druck der V. cava inf. auf den dorsal kreuzenden Ureter. B. Sch.

Ureter|schiene (↑): (engl.) ureteral stent; gekrümmter Harnleiterverweilkatheter (Pigtail- od. Doppel-J-Katheter); Monopigtail-Katheter mit einem geraden Ende zur transkutanen od. transurethralen Herausleitung. B. Sch.

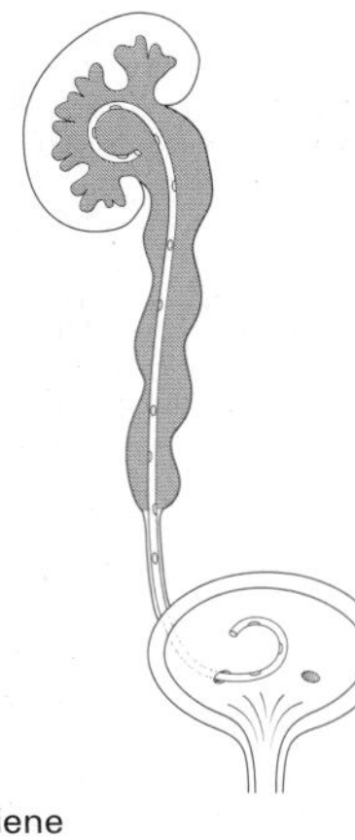

Ureterschiene [443]

Ureter|stein (↑): (engl.) ureteral calculus; Harnleiterstein; meist aus der Niere stammendes Konkrement im Ureter, zu 80 % im pelvinen Anteil; **Ther.:** extrakorporale Stoßwellenlithotripsie, Schlingenextraktion od. endoskop. Lithotripsie, selten Ureterotomie; **Kompl.:** Nierenschädigung inf. intermittierender od. konstanter Harnstauung, Fremdkörperreaktion nach lang dauernder Fixation im Ureter. Vgl. Nephrolithiasis, Fornixruptur.

Ureter|stenose (↑; Steno-*; -osis*) f: (engl.) ureteral stenosis; Verengung eines Harnleiters, v. a. inf. Entz., Tumor, Strahlentherapie, Retroperitonealfibrose, instrumenteller Manipulation od. Op. im kleinen Becken.

Ureter|tumor (↑; Tumor*) m: (engl.) ureteral tumor; Tumor im Bereich der Harnleiter; **Vork.:** als primäres Ureterkarzinom (ca. 1 % aller urogenitalen Malignome) od. als sekundärer U.,

z. B. Metastase eines Nierenbecken- (Abtropfmetastase) od. Blasentumors; **Sympt.:** Hämaturie, Harnabflussbehinderung, evtl. kolikartige Schmerzen; **Diagn.:** Urinzytologie, Urographie, Ureterorenoskopie; **Ther.:** Ureteronephrektomie mit Lymphadenektomie; **DD:** Ureterstein*.

Ureter|zyste (↑; Kyst-*) f: s. Ureterozele, Ureteritis cystica.

Urethra (gr. οὐρήθρα) f: Harnröhre; Ausscheidungsweg bei der Blasenentleerung; beginnt in beiden Geschlechtern mit dem Ostium urethrae int., das in gefülltem Zustand in der Blasenwandebene liegt (Ostium urethrae int. accipiens), bei der Entleerung jedoch trichterförmig aufgeweitet wird, so dass der Harnröhrenbeginn (Ostium urethrae int. evacuans) in dieser Funktionsphase bei der Frau ca. 20 % näher der äußeren Öffnung, beim Mann an der Basis der Prostata zu liegen kommt. **1.** U. masculina: die ca. 24 cm lange männl. Harnröhre dient ab der Einmündung der Ductus ejaculatorii gleichzeitig als Samenweg; Abschnitte: Pars intramuralis in der Blasenwand, Pars prostatica in der Vorsteherdrüse, Pars intermedia beim Durchtritt durch die Ebene des M. transversus perinei prof., Pars spongiosa im gleichnamigen Penisschwellkörper mit dem Ostium urethrae externum an der Glans penis; **2.** U. feminina: die 2,5–5 cm lange weibl. Harnröhre verläuft vor der Scheidenvorderwand, wird von den Mm. compressor urethrae u. sphincter urethrovaginalis umgeben u. mündet 2–3 cm hinter der Glans clitoridis u. vor dem Ostium vaginae in das Vestibulum vaginae.

Urethra|druck|profil (↑) n: (engl.) urethral pressure profile; Bestimmung des Urethraverschlussdrucks (Differenz aus Urethra- u. Blasendruck) unter Ruhe- u. Stressbedingungen (Ruhe- u. Stressprofil) durch simultane Messung von Blasen- u. Harnröhrendruck mit Mehrkanalkathetern, die mit Flüssigkeit perfundiert, langsam durch die Urethra gezogen werden; Anw. v. a. bei Stressinkontinenz* der Frau. B. Sch.

Urethra|fehl|bildungen (↑): s. Harnröhrenfehlbildungen.

Urethral|fieber (↑): (engl.) urethral fever; s. Katheterfieber.

Urethral|karzinom (↑; Karz-*; -om*) n: (engl.) urethral carcinoma; Karzinom der Harnröhre; histol. meist Plattenepithelkarzinom, oft Entw. in Divertikeln; Vork. selten, meist nach dem 50. Lj., v. a. bei Frauen; **Sympt.:** Harnröhrenverengung, Urethritis, Hämaturie; im fortgeschrittenen Stadium kann der Tumor durch das Ostium urethrae externum prolabieren. **Diagn.:** Urethroskopie, Urin- u. Lavagezytologie; **Ther.:** bei Männern Penisteilamputation, bei Frauen partielle od. komplette Urethrektomie, evtl. zus. mit Strahlen- u. Chemotherapie.

Urethral|klappe (↑): (engl.) urethral valve; angeb. Fehlbildung der Urethra masculina; **1.** hintere U.: klappenähnliches gefenstertes Diaphragma in der prostatischen Urethra mit Megazystis, Megaureter u. oft Nierendysplasie; bereits im Säuglingsalter klin. Sympt. (Urosepsis, Gedeihstörung, Niereninsuffizienz); vgl. Potter-Sequenz; **2.** vordere U.: angeb. Schleimhautfalte in der penilen Urethra (Miktionshindernis). B. Sch.

Urethral|polyp (↑; Polyp*) m: Harnröhrenpolyp*.

Urethral|syn|drom (↑) n: (engl.) urethral syndrome; auch Urethrasyndrom; Krankheitsbild unklarer Ätiol. mit Harndrang, Pollakisurie, Dysurie u. retropubischen Schmerzen ohne Erregernachweis; Vork. v. a. bei Frauen; **DD:** Urethritis, Zystitis, interstitielle Zystitis.

Urethral|verletzung (↑): s. Harnröhrenverletzung.

Urethritis (↑; -itis*) f: Entz. der Harnröhrenschleimhaut, ggf. auch der tieferen Schichten (Periurethritis, Kavernitis); **Formen: 1.** gonorrhoische (sog. spezifische) U.: s. Gonorrhö; **2.** nichtgonorrhoische (sog. unspezifische) U.: s. Urethritis non gonorrhoica.

Urethritis anterior (↑; ↑) f: auf die vorderen Harnröhrenabschnitte begrenzte Urethritis.

Urethritis gonor|rhoica (↑; ↑) f: s. Gonorrhö.

Urethritis non gonor|rhoica (↑; ↑) f: nichtgonorrhoische unspezif. Urethritis* insbes. des Mannes; häufigste sexuell übertragbare Erkr. in den Industrieländern; **Err.:** überwiegend Chlamydien (Chlamydia* trachomatis), Mycoplasma hominis u. Ureaplasma urealyticum (s. Mycoplasma), auch Trichomonas, Pilze (z. B. Candidose* der männl. Urethra), Viren, Streptokokken (Serogruppe A u. B) u. gramnegative Bakt. (Pseudogonokokken, Enterobacteriaceae, Mimeae); auch i. R. von Allgemeinerkrankungen (Diabetes mellitus, Reiter-Krankheit, Typhus abdominalis u. a.) u. bei Allergie gegen best. Nahrungs- od. Genussmittel auftretend; **Sympt.:** Dysurie, Pollakisurie, gesteigerte Urethralsekretion; **Diagn.:** durch Erregernachweis, Antigennachweis od. Polymerase/Ligase-Kettenreaktion; **Ther.:** Chemotherapeutika entspr. der Erregerbestimmung.

Urethritis posterior (↑; ↑) f: v. a. die hinteren Harnröhrenabschnitte betreffende Urethritis, z. B. bei Prostatitis*, Gonorrhö*.

Urethro|graphie (↑; -graphie*) f: (engl.) urethrography; Röntgenkontrastdarstellung der Urethra durch vorsichtige retrograde Injektion eines wasserlösl. Röntgenkontrastmittels in die Harnröhre (cave: leichter Übertritt in die Venen od. das Corpus cavernosum); zuvor erfolgt eine Rö.-Leeraufnahme in zwei Ebenen zur Darstellung von Steinen u. Fremdkörpern; **Ind.:** Abklärung von Harnröhrenstrikturen, -verletzungen, -fehlbildungen, -tumoren, Blasenentleerungsstörungen, bei der Frau bei Verdacht auf Des-

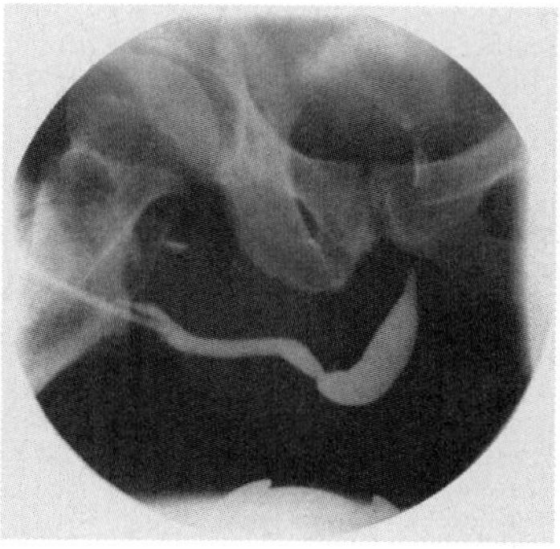

Urethrographie:
retrograde Urethrographie bei einem Mann mit Harnröhrenstriktur [443]

census uteri et vaginae bei Harninkontinenz. Vgl. Urographie, Miktionszystourethrographie, Zystographie.

Urethro|plastik (↑; -plastik*) f: (engl.) urethroplasty; chir.-plastischer Verschluss einer Harnröhrenfistel od. angeb. Fehlbildung bzw. Beseitigung einer Striktur od. eines Harnröhrendivertikels; ein- od. zweizeitiges Vorgehen unter Verw. von gestielten u. freien Haut- bzw. Schleimhauttransplantaten. B. Sch.

Urethro|skopie (↑; -skopie*) f: (engl.) urethroscopy; Endoskopie* der Harnröhre; v. a. zur Diagnosesicherung bei mechan. Obstruktion u. Biopsie bei Harnröhrentumor; vgl. Zystoskopie.

Urethro|stomie (↑; -stomie*) f: (engl.) urethrostomy; meist an der Pars perinealis urethrae op. angelegte Harnröhrenfistel zur temporären od. dauernden künstlichen Harnableitung* bei Harnröhrenfehlbildungen, Harnröhrenstriktur, plast. Eingriffen.

Urethro|tomia in|terna (↑; -tom*) f: endourethrale Schlitzung zur Beseitigung einer Harnröhrenverengung*.

Urethro|zysto|graphie (↑; Kyst-*; -graphie*) f: (engl.) urethrocystography; Röntgenkontrastdarstellung von Harnblase u. Harnröhre; s. Miktionszystourethrographie, Urethrographie, Zystographie.

Urethro|zysto|skopie (↑; ↑; -skopie*) f: s. Zystoskopie.

Urge-In|kontinenz (engl. urge Drang; Inkontinenz*) f: Dranginkontinenz*.

Ur|hidrosis (Ur-*; gr. ἱδρώς Schweiß; -osis*) f: (engl.) uridrosis; Ausscheidung von harnpflichtigen Substanzen* durch den Schweiß bei Urämie*.

Uricase f: syn. Uratoxidase*.

Uridin n: (engl.) uridine; Abk. U, Urd; Nukleosid aus Uracil* u. D-Ribose, das Baustein der RNA ist; DNA enthält statt Desoxyuridin sein methyliertes Derivat Desoxythymidin (s. Thymidin); die von U abgeleiteten Nukleotide* sind Uridinmonophosphat (Abk. UMP), Uridindiphosphat (Abk. UDP) u. Uridintriphosphat (Abk. UTP); die analogen Desoxynukleotide sind dUMP, dUDP u. dUTP. UTP aktiviert Hexosen im intermediären Stoffwechsel zu UDP-Hexose (sog. aktive Hexose). Vgl. Galaktosämie, UDP-Galaktose.

Urikos|urika (Ur-*) n pl: (engl.) uricosuric agents; Arzneimittel, die die renale Harnsäureausscheidung durch Hemmung der Reabsorption steigern; z. B. Benzbromaron; einschleichende Dosierung, ausreichende Flüssigkeitszufuhr u. (insbes. initial) ausreichende Zufuhr alkalisierender Salze (bis zur Harnneutralisierung) sind wegen der Gefahr tubulärer Harnsäureausfällungen zu beachten.

Urin-: s. a. Harn-.

Urina (lat.) f: Urin; s. Harn.

Urinal (frz.) n: externer Urinableiter bestehend aus Kondom mit Schlauch u. Auffangbehälter, der am Bein getragen od. am Bett befestigt wird; Verw. v. a. bei Harninkontinenz* des Mannes. B. Sch.

Urina spastica (Ur-*) f: massenhaft entleerter, wasserheller Harn nach einer vorangegangenen Harnsperre (z. B. inf. eines Angina-pectoris-Anfalls od. einer Nierenkolik).

Urin|ex|kretions|test (↑; lat. excernere, excretus aus-, absondern) m: (engl.) Schilling test; Abk. UET; syn. Schilling-Test; Test zur Überprüfung der Resorption von Cobalamin*; **UET I**: Pat. erhält Cobalt-58-Cobalamin u. 2 Std. später 1000 µg kristallines, nicht markiertes Cobalamin i. m. (sog. Ausschwemmungsdosis, mit der die Ablagerung des markierten Cobalamins in der Leber verhindert u. die Ausscheidung mit dem Urin provoziert wird). Auswertung: normalerweise erscheint >10 % der oral zugeführten Radioaktivität im 24-Std.-Harn, bei atroph. Gastritis u. Malabsorptionssyndrom ca. 5–10 %, bei perniziöser Anämie od. Gastrektomie <2 %. **UET II:** Pat. erhält Cobalt-58-Cobalamin zus. mit an Intrinsic*-Faktor gebundenem Cobalt-57-Cobalamin; beide Radioaktivitäten werden im Harn getrennt bestimmt. Ein Quotient Co-57/Co-58 >1,2 spricht für einen Intrinsic-Factor-Mangel.

Urin|in|filtration (↑; lat. infiltrare einsickern, durchtränken) f: s. Harninfiltration.

Urin|phlegmone (↑; Phlegmone*) f: s. Harnphlegmone.

Urin|status (↑; lat. status Stand, Zustand) m: s. Harnuntersuchung, klinische.

Ur|keim|zellen (Zelle*): (engl.) primordial germ cells; s. Gametogenese.

Ur|niere: (engl.) wolffian body; Mesonephros; während der Embryogenese* angelegte Niere, die gegen Ende des 2. Mon. wieder verschwindet u. durch die Nachniere ersetzt wird; aus ihren Resten entstehen beim männl. Geschlecht Epi- u. Paradidymis, beim weibl. Ep- u. Paroophoron.

Ur|nieren|gang: s. Wolff-Gang.

Uro|bilin (Ur-*; Bili-*) n: Abk. Ub; Abbauprodukt von Bilirubin*, das aus Urobilinogen im Darm od. nach längerem Stehenlassen des Urins durch Oxidation entsteht; **Nachweis: 1.** Schnelltestverfahren mit Teststreifen durch Diazoreaktion; **2.** Ehrlich-Probe (sog. Aldehydprobe) mit Rotfärbung des frischen Urins durch Zugabe von Ehrlich*-Reagens, kaum noch angewendet; **3.** Schlesinger-Probe mit Zinkacetat, das zur Bildung eines grün fluoreszierenden Zinksalzes führt; erhöhte Ausscheidung bei Lebererkrankungen, z. B. bei Hepatitis, Leberzirrhose, Stauungsleber, primärem Leberzellkarzinom, toxischer od. infektiöser Leberparenchymschädigung. Vgl. Leberfunktionsproben.

Uro|bilinogen (↑; ↑; -gen*) n: Abk. Ubg; Abbauprodukt von Bilirubin*, das im Darm durch bakt. Reduktion aus Mesobilirubin entsteht, zu ca. 70 % dem enterohepatischen Kreislauf* unterliegt u. im Urin ausgeschieden wird (ca. 2–4 mg/d). Vgl. Gallenfarbstoffe.

Uro|bilino|gen|urie (↑; ↑; ↑; Ur-*) f: (engl.) urobilinogenuria; Ausscheidung von Urobilinogen mit dem Harn; vgl. Urobilin.

Uro|bilin|quotient (↑; ↑) m: (engl.) urobilin quotient; normal ca. 1; Erhöhung weist auf Leberfunktionsstörung od. Galleabflussbehinderung hin.

$$\frac{\text{Harnbilirubin/24 h in mg} \cdot 100}{\text{Stuhlurobilin/24 h in mg}}$$

Uro|bilin|urie (↑; ↑; Ur-*) f: (engl.) urobilinuria; Ausscheidung von Urobilin* mit dem Harn.

Uro|chrome (↑; Chrom-*) n pl: (engl.) urochromes; natürl. N-haltige gelbe Harnfarbstoffe, v. a. das mit Ammoniumsulfat nicht fällbare Urochrom A u. das fällbare Urochrom B (vermehrt bei erhöhtem Hämoglobinabbau).

Uro|flow|metrie (↑; engl. flow Fluss; Metr-*) f: (engl.) uroflowmetry; diagn. Verfahren zur Objektivierung u. DD von Blasenentleerungsstörungen; **Prinzip:** ein Uroflowmeter erfasst den Harnausfluss während der Miktion u. stellt die Flusskurve graph. dar (einschl. mittlerer u. max.

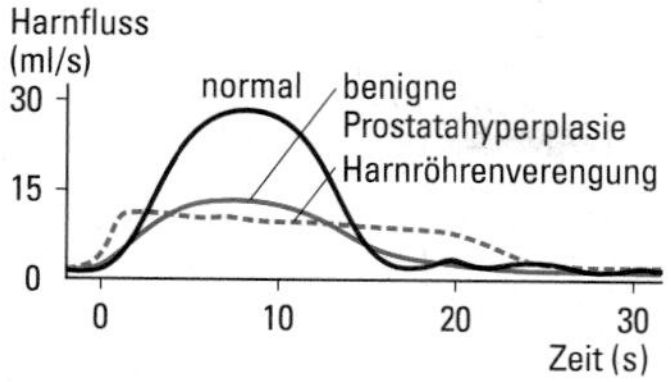

Uroflowmetrie: typische Kurven [281]

Harnflussrate, Harnfluss- u. Miktionszeit); Referenzbereich für den max. Harnfluss: 20–50 ml/s. B. Sch.

Uro|folli|tropin (INN) n: aus menschl. Urin extrahiertes FSH*; Herstellung erfolgt über HMG*; **Verw.:** zur Stimulation der Follikelentwicklung bei Oligomenorrhö od. Amenorrhö; bei Infertilität inf. Follikelreifungsstörung; zur Stimulation der Spermatogenese bei Männern mit hypogonadotropem Hypogonadismus bei gleichzeitiger Gabe von HCG.

uro|genital (Ur-*; Genitale*): Harn- u. Geschlechtsorgane betreffend.

Uro|genital|fistel (↑; ↑; Fistel*) f: (engl.) urogenital fistula; meist erworbene Verbindung zw. Harn- u. Genitaltrakt bei Frauen; klin. **Formen: 1.** vesikovaginale Fistel: Urs.: traumatisch (z. B. Beckenfrakturen, Pfählungsverletzungen*), op. (typische Kompl. der Hysterektomie*), infektiös bzw. entzündlich (Tuberkulose, Bilharziose, Abszessperforation), intrakavitäre Strahlentherapie, Tumornekrose, Drucknekrose durch Scheidenpessar; **2.** urethrovaginale Fistel mit (transsphinktär) od. ohne Harninkontinenz* (Fistel distal des Sphincter externus urethrae); Urs.: chron. Entzündung (Perforation eines Harnröhrendivertikels), Verletzung (z. B. Harnröhrenabriss bei Beckenfraktur) sowie transurethrale u. plast. Eingriffe an der Vagina; **3.** uretero- bzw. vesikovaginale Fistel; Urs.: überwiegend op. Eingriffe im kl. Becken, selten Tumoreinbruch od. nach Einrissen bei der Geburt; **4.** vesikozervikale od. -uterine Fistel; s. Youssef-Syndrom. Vgl. Darmfistel, Blasenfistel.

Uro|genital|tuberkulose (↑; ↑; Tuberkel*; -osis*) f: s. Genitaltuberkulose, Nierentuberkulose.

Uro|gonado|tropin n: s. HMG.

Uro|graphie (Ur-*; -graphie*) f: (engl.) urography; Röntgenkontrastdarstellung der Nierenkelche, des Nierenbeckens, der Harnleiter u. der Blase nach Abdomenübersichtsaufnahme (Leeraufnahme); **Meth.: 1.** Ausscheidungsurographie (intravenöse U.): röntg. Darstellung der Harnwege nach i. v. Injektion eines iodhaltigen Röntgenkontrastmittels, das von den Nieren ausgeschieden wird u. die Harnwege füllt. Bei genügend konzentrierter Ausscheidung des Kontrastmittels kann eine Aussage über die Konfiguration des Nierenhohlraumsystems, die Abflussverhältnisse über die Ureteren in die Harnblase u. über in der Harnblase zurückbleibenden Restharn erfolgen; erste sichtbare Ausscheidung des Kontrastharns ca. 3 Min. nach der Inj.; anschließend werden mehrere Aufnahmen in versch. Zeitabständen angefertigt (i. d. R. 5, 10 u. 20 Min. nach Injektionsbeginn). Die Untersuchung mit Kompression der Ureteren (Kompressionsurographie) in Höhe der Sakroiliakalgelenke bewirkt eine Rückstauung des Kontrastharns zur besseren Beurteilung der anat. Details des Nierenbeckenkelchsystems. Die Frühaufnahme (Frühurographie, 1, 2 u. 3 Min. nach Inj. des Kontrastmittels) dient der Erfassung seitenunterschiedl. Ausscheidung der Nieren; vgl. Frühnephrographie. Spätkontrollen (Späturographie, Aufnahmen bis 24 Std. nach der Inj.) sind bei verzögerter Kontrastmittelausscheidung u. bei einem Abflusshindernis erforderlich. **2.** Infusionsurographie: Modifikation der Ausscheidungsurographie mit i. v. Infusion größerer Kontrastmittelmengen; Ind.: z. B. Differenzierung von Nierentumoren u. -zysten, herabgesetzte Ausscheidungsfunktion der Niere; **3.** retrograde U.: röntg. Darstellung der Harnleiter u. des Nierenbeckenkelchsystems von der Blase aus; Auffüllung mit einem wasserlösl. Kontrastmittel unter Durchleuchtungskontrolle; Gefahr der iatrogenen Inf., Ausführung daher stets unter asept. Bedingungen; eine retrograde U. ist nur indiziert, wenn mit der Ausscheidungsurographie od. deren Modifikation keine diagn. verwertbaren Ergebnisse zu erhalten sind. **4.** Miktionszystourethrographie*; vgl. Urethrographie.

Uro|kinase (INN) f: in der Niere gebildetes u. aus Zellkulturen gewonnenes od. gentechnolog. hergestelltes Enzym; direkter Aktivator der Umwandlung von Plasminogen in Plasmin; **Verw.:** zur lokalen u. system. Fibrinolyse*; vgl. Fibrinolytika.

Uro|lith (Ur-*; Lith-*) m: Harnstein; s. Blasenstein, Ureterstein, Nephrolithiasis.

Uro|lithiasis (↑; ↑; -iasis*) f: s. Nephrolithiasis.

Uro|litho|lyse (↑; ↑; Lys-*) f: (engl.) urolitholysis; Auflösung von Harnsteinen; **Formen: 1.** orale U. durch Einnahme von Arzneimitteln (z. B. Citrate, Ascorbinsäure), die Harnalkalisierung bewirken u. in 5–12 Wo. v. a. Harnsäure- u. Cystinsteine auflösen können. Ind.: kl., gut umflossene Steine; **2.** perkutane U. durch Dauerspülung nach perkutaner Nephrostomie* können Calciumphosphat-, Magnesiumammoniumphosphat- od. Cystinsteinen chem. gelöst werden. Ind.: rel. große od. schlecht umflossene Steine. Vgl. Steinprophylaxe, Lithotripsie, Nephrolithiasis.

Uro|logie (↑; -log*) f: (engl.) urology; med. Fachgebiet, das sich mit Erforschung, Diagn. u. Ther. von Fehl- u. Steinbildungen, Harntransportstörungen, Tumoren, Verletzungen u. Entz. von Nieren u. ableitenden Harnwegen sowie mit Anomalien u. Erkr. des männl. Genitales befasst; **Spezialgebiete:** Andrologie*, Kinder- u. Neurourologie, Nierentransplantationsmedizin. B. Sch.

Uro|meter (↑; Metr-*) n: Harnwaage; Spindelaräometer (s. Aräometer) zur Bestimmung der Dichte des Harns.

Uro|modulin n: syn. Tamm*-Horsfall-Mukoprotein.

Uron|säuren: (engl.) uronic acids; Aldehydcarbonsäuren, entstehen aus Aldosen durch Oxidation der primären Alkoholgruppe (—CH_2OH) an C6; z. B. Glukuronsäure* (aus

U

Glukose) u. Galakturonsäure* (aus Galaktose), Iduronsäure* (aus L-Idose). Vgl. Glukuronide.

Uro|pathie, ob|struktive (Ur-*; -pathie*) f: (engl.) obstructive uropathy; Sammelbez. für Veränderungen an ableitenden Harnwegen inf. Harnabflussbehinderung*; vgl. Harnstauungsniere, Hydronephrose, Hydroureter, Megaureter, Nephropathie, obstruktive. B. Sch.

Uro|poese (↑; -poese*) f: (engl.) uropoiesis; Harnbildung.

Uro|porphyrine (↑; gr. πορφύρεος purpurn) n pl: (engl.) uroporphyrins; s. Porphyrie, Porphyrine, Porphyrinurie.

Uro|sepsis (↑; Sepsis*) f: auch septisches Harnfieber; von den Harnwegen ausgehende Sepsis* (Err. häufig E. coli); **Urs.:** Harnabflussbehinderung* mit sek. Harnweginfektion u. urogener od. hämatogener bakt. Inf. des Nierenparenchyms (z. B. abszedierende Pyelonephritis, Pyonephrose); Vork. auch bei Harnwegverletzung, z. B. nach instrumentellem Eingriff; **Klin.:** Schüttelfrost, Blutdruckabfall, Ateminsuffizienz, Bewusstseinstrübung, Oligo- od. Anurie, Verbrauchskoagulopathie; lebensbedrohl. **Kompl.:** Multiorganversagen. Vgl. Harnphlegmone. B. Sch.

Uro|stomie (↑; -stomie*) f: künstliche Harnableitung*.

Uro|thel (↑; gr. θηλεῖν wachsen, blühen lassen) n: (engl.) urothelium; Bez. für das Übergangsepithel, das den gesamten ableitenden Harnweg zw. Nierenbecken u. der äußeren Harnröhrenmündung innen auskleidet.

Uro|tuberkulose (↑; Tuberkel*; -osis*) f: s. Nierentuberkulose, Genitaltuberkulose.

Ur|segmente (lat. segmentum Abschnitt, Schnitt) n pl: (engl.) somites; Somiten; Gliederungen des embryonalen paraxialen Mesoderms, die sich ab dem 20. Tag der Embryonalentwicklung paarig um das Neuralrohr lagern (42–44 Paare); differenzieren sich in Sklerotome (pluripotentes Bindegewebe, sog. Mesenchym; Weiterentwicklung zur Wirbelsäule), Dermatome (Anlagen von Dermis u. Subcutis) u. Myotome (Anlagen der segmentalen Rumpfmuskulatur).

Ur|segment|stiele (↑): (engl.) gononephrotomes; Gononephrotome; verbinden die Ursegmente des paraxialen Mesoderms mit dem lateralen unsegmentierten Mesoderm (Seitenplatten) u. sind an der Bildung von Harnapparat u. Keimdrüsen beteiligt.

Urso|de|oxy|chol|säure (INN): (engl.) ursodeoxycholic acid; Analogon der Chenodeoxycholsäure*; **Verw.:** Auflösung cholesterolhaltiger Gallensteine bei funktionsfähiger Gallenblase, symptomat. Behandlung primärer biliärer Zirrhose im Frühstadium; **Kontraind.:** Leber- u. Gallenerkrankung, Schwangerschaft u. Stillzeit; **UAW:** Verkalkung von Gallensteinen, Diarrhö, Erhöhung der Transaminasen; vgl. Gallensäuren.

U

Ursol|asthma (Asthma*) n: (engl.) p-phenylenediamine asthma; allergisches Asthma der Pelzfärber durch Arbeiten mit aromat. Diaminen, z. B. p-Phenylendiamin (Ursol D; Zusammenhang nicht vollständig gesichert); BK Nr. 4301; vgl. Anilinvergiftung.

Urtica (lat. Brennessel) f: (engl.) wheal; Quaddel; zu den primären Effloreszenzen* gehörendes akutes, meist flüchtiges Ödem im Bereich der Dermis inf. Änderung der Kapillarpermeabilität mit umgebendem Reflexerythem (durch Axonreflex u. Substanz P vermittelt); morphol. juckende, rote (U. rubra) od. weißl.-anämische (U. anaemica sive porcellanea) Erhebung der Haut von unterschiedl. Größe, selten blasig (U. bullosa). Die typ. Quaddel verschwindet innerhalb von Min. bis wenigen Std. (Ausnahme: z. B. verzögerte Druckurtikaria*, Urtikariavaskulitis*).

Urticaria e calore (↑) f: Wärmeurtikaria*.

Urticaria e frigore (↑) f: Kälteurtikaria*.

Urticaria factitia (↑) f: symptomatischer urtikarieller Dermographismus* mit Bildung von Quaddeln u. Erythemen zus. mit Juckreiz inf.

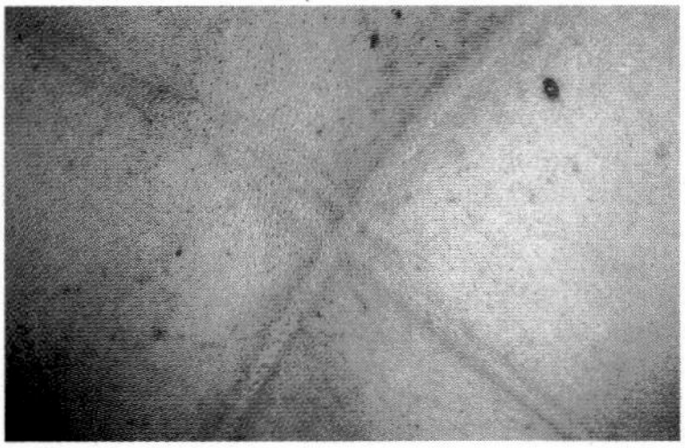

Urticaria factitia [580]

mechan. ausgelöster Freisetzung von Histamin; Vork. bei Mastozytose, Penicillinallergie u. parasitären Erkrankungen; vgl. Druckurtikaria.

Urticaria papulosa chronica (↑) f: syn. Prurigo* simplex subacuta.

Urticaria pigmentosa (↑) f: Bez. für die Hauterscheinungen bei Mastozytose*; bei mehr als 50 % der Pat. ist ein Befall des Knochenmarks nachweisbar.

Urticaria solaris (↑) f: s. Lichturtikaria.

Ur|tierchen: s. Protozoen.

Urtikaria (lat. urtica Brennessel) f: (engl.) urticaria; sog. Nesselsucht, Quaddelsucht; flüchtige, stark juckende, schubweise aufschießende (exanthematische) Quaddeleruption, die sich ringförmig, blasig, großflächig, flächenhaft teigig darstellen kann; häufig in Komb. mit einem

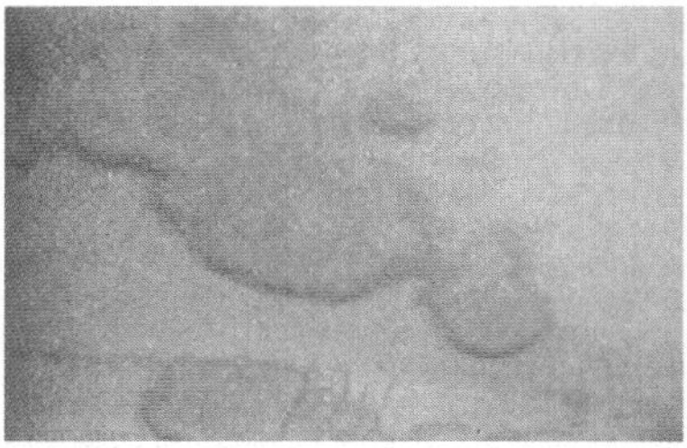

Urtikaria [60]

Angioödem*; **Ätiol./Path.:** durch Freisetzung von Histamin* u. ähnl. Substanzen kommt es zu Erweiterung der postkapillären Venolen u. erhöhter Durchlässigkeit der Kapillaren mit daraus resultierendem Ödem. Die Histaminfreisetzung aus den Mastzellen wird durch physik. Einflüsse (sog. physikalische U.), allergische

Mechanismen (IgE-vermittelter anaphylaktischer Reaktionstyp der Allergie*) sowie durch andere nichtallerg. Einflüsse (sog. Intoleranzphänomene, z. B. gegenüber Acetylsalicylsäure u. anderen Arzneimitteln, Farbstoffen, Konservierungsstoffen) ausgelöst. Bei massiver U. besteht Schockgefahr! **Ther.:** Beseitigung der Ursachen; symptomatisch Antihistaminika, evtl. kurzfristig Glukokortikoide.

Urtikaria, akute (↑) **f:** (engl.) acute urticaria; nicht länger als ca. 6 Wo. anhaltende Urtikaria; **Urs.: 1.** IgE-vermittelte Allergie auf Arzneimittel, Nahrungs- u. Genussmittel, Inhalationsantigene, Insektenstiche o. Ä.; **2.** Intoleranzreaktion auf Arzneimittel; **3.** idiopathisch (ca. 50 %), oft assoziiert mit grippalen Infekten.

Urtikaria, aqua|gene (↑) **f:** (engl.) aquagenic urticaria; durch Einwirkung von Wasser (unabhängig von Temperatur od. sonstiger Beschaffenheit) ausgelöste seltene Form der Urtikaria mit typ. kleinen, flüchtigen Quaddeln (bes. am Oberkörper) wie bei cholinergischer Urtikaria*; **Urs.:** wahrscheinlich Sensibilisierung gegen ein epidermales, wasserlösliches Antigen; **Ther.:** Desensibilisierung gegen Wasser, symptomatisch Antihistaminika.

Urtikaria, cholin|ergische (↑) **f:** (engl.) cholinergic urticaria; sog. Anstrengungsurtikaria; bei Stress*, Steigerung der Körpertemperatur od. Schwitzen nach körperl. Anstrengung auftretende stecknadelkopfgroße Quaddeln an Oberkörper, Oberarmen u. Hals, die bisweilen konfluieren; Vork. bes. zw. dem 20. u. 30. Lj.; **Urs.:** unbekannt; **Diagn.:** Provokationstest mit körperl. Übung in warmer Umgebung; **Ther.:** Toleranzinduktion; bei schwerer Sympt. prophylakt. Antihistaminika (z. B. Cetirizin) in hoher Dosierung.

Urtikaria, chronische (↑) **f:** (engl.) chronic urticaria; länger als 6 Wo. anhaltende Urtikaria mit intermittierendem od. kontinuierl. Verlauf u. häufig assoziiertem Angioödem*; **Urs.: 1.** in bis zu 70 % der Fälle Intoleranzreaktion auf Arzneimittel (z. B. Acetylsalicylsäure) od. Nahrungsmittelzusatzstoffe (z. B. Tartrazin, Benzoesäure, Aromastoffe); **2.** IgE-vermittelte Allergie z. B. auf mikrobielle Antigene, Nahrungs- u. Arzneimittel, körpereigene Hormone; **3.** i. R. von Autoimmunkrankheiten; **4.** idiopathisch; **DD:** physikalische Urtikaria, Urtikariavaskulitis.

Urtikaria, physikalische (↑) **f:** (engl.) physical urticaria; durch physik. Einflüsse (Druck, Licht, Kälte, Wärme, i. w. S. auch Vibration) verursachte, meist chronisch-rezidivierende Form der Urtikaria mit unbekannter Ätiologie.

Urtikaria|vaskulitis (↑; lat. vasculum kleines Gefäß; -itis*) **f:** (engl.) urticarial vasculitis; Variante der Vasculitis* allergica mit über Tage bestehen bleibenden Quaddeln, Fieber, Arthralgien, beschleunigter BKS u. Leukozytose; **Vork.:** idiopathisch od. symptomatisch z. B. bei Lupus erythematodes u. a. Autoimmunkrankheiten*; **Diagn.:** histol. Nachweis einer leukozytoklastischen Vaskulitis; **Ther.:** Versuch mit Chloroquin, Interferon-α, Dapson, evtl. kombiniert mit Pentoxifyllin od. Glukokortikoiden.

Ur|vertrauen: (engl.) primordial trust; Bez. (H. Erikson) für das sich im Säuglingsalter entwickelnde Vertrauen gegenüber dem sozialen Umfeld. Vgl. Entwicklungsphasen.

Usher-Syn|drom (Charles H. U., Ophth., London, 1865–1942) **n:** autosomal-rezessiv erbl. Erkr. mit Retinopathia* pigmentosa, progredienter Schwerhörigkeit, Vestibularisausfall u. evtl. epileptischen Anfällen; je nach Manifestationsalter u. Ausprägung der Sympt. werden zurzeit neun Subtypen mit jeweils versch. Genlokus unterschieden.

Usnin|säure: (engl.) usnic acid; aus Flechten (Lichenes) der Gattung Usnea isolierte, antibakt. u. antimykotisch wirkende Verbindung (Dibenzofuranderivat).

Usur (lat. usura Benutzung, Gebrauch, Genuss) **f:** (engl.) usure; Abnutzung, Schwund; z. B. geringer Konturdefekt an artikulierenden Knochen; röntg. Direktzeichen der Arthritis*.

Usus (lat.) **m:** (engl.) use; Gebrauch; ad usum proprium (Rez.): zu eigenem Gebrauch des Arztes.

Uta: kutane südamerikan. Leishmaniase; **Err.:** Leishmania brasiliensis peruviana; s. Leishmaniasen.

ut aliquid fiat (lat.): Abk. u. a. f.; damit etwas geschehe; auch ut aliquid fieri videatur; therap. Maßnahme zur Beruhigung des Pat., z. B. Gabe eines Plazebos*.

Uter-: auch Utero-; Wortteil mit der Bedeutung Gebärmutter, Unterleib; von lat. uterus.

Uterin|segment, unteres (↑; lat. segmentum Abschnitt, Schnitt) **n:** (engl.) lower uterus segment; Isthmus uteri; s. Uterus.

Utero|ferrin n: purpurrote eisenhaltige saure Phosphatase (Abk. PAP für engl. purple acid phosphatase), die von der Uterusschleimhaut sezerniert wird; Biosynthese wird von Progesteron* induziert; **Funktion:** vermutl. Eisentransport vom Uterus zum Fetus; Stimulation von Teilung u. Differenzierung blutbildender Knochenmarkzellen; vgl. Phosphatasen. G. Hüb.

Utero|vesikal|fistel (Uter-*; lat. vesica Harnblase; Fistel*) **f:** (engl.) uterovesical fistula; Fistel zw. Uterus u. Harnblase; vgl. Youssef-Syndrom, Urogenitalfistel.

Uterus (lat.) **m:** Gebärmutter; muskelstarkes, birnenförmiges Organ zw. Blase u. Rektum; in nicht gravidem Zustand max. 7–9 cm lang. Der Uteruskörper (**Corpus uteri**) mit seiner die beidseitigen Eileiterabgänge überragenden Kuppel (**Fundus uteri**) ist gegen den Uterushals (**Cervix uteri**) nach ventral abgeknickt (Anteflexio). Das 0,6–1 cm lange Verbindungsstück (**Isthmus uteri**) scheint anat. der Zervix zuzugehören, trägt jedoch Korpusschleimhaut u. wird ab dem 3. Schwangerschaftsmonat in den „Brutraum" einbezogen (sog. unteres Uterinsegment). Die gegen die Achse der Vagina ebenfalls nach ventral geneigte Cervix* uteri (Anteversio) ragt mit ihrem kaudalen Abschnitt (**Portio vaginalis**) zapfenartig in die Scheide hinein; vgl. Vagina. Das flache, dreieckige, über die Eileiter mit der Bauchhöhle kommunizierende Lumen des U. (**Cavitas uteri**) geht unter Verengung mit dem inneren Muttermund (Ostium histologicum uteri internum) in den Canalis isthmi über. Der sich anschl. Canalis cervicis mündet auf der Portio vaginalis mit dem bei der Nullipara* grübchenförmigen äußeren Muttermund (**Ostium uteri**). **Histol.:** Die Uterusschleimhaut (Endometrium*) trägt ein einschichtiges säulenförmiges, stellen- u. zeitweise flimmerbesetztes Epithel. Das faserarme, zell- u. gefäßreiche Schleimhautbindegewebe lässt ein am Menstruationszyklus* hauptsächlich beteiligtes wechselnd hohes Stratum functionale von einem 1 mm hohen, der Regeneration dienenden Stratum basale unterscheiden, das ohne zwischengeschaltete Submukosa der

Muskelschicht aufsitzt. In der stark ausgebildeten Tunica muscularis (Myometrium) sind die Bündel glatter Muskelzellen in drei unscharf abgrenzbaren Schichten so angeordnet, dass die außerordentliche Vergrößerung des Organs während der Schwangerschaft (Fruchthalter), die Austreibung der Frucht (Gebärmutter) u. die postnatale Retrahierung (Involutio* uteri) ermöglicht wird. Der Bauchfellüberzug (Serosa, Perimetrium) reicht an der auf der Harnblase ruhenden Vorderfläche (Facies vesicalis) abwärts bis zum Isthmus uteri u. schlägt sich von diesem unter Bildung der Excavatio vesico-uterina auf die Harnblase um. Auf der Rückseite (Facies intestinalis uteri) zieht das Peritoneum zur Zervix hinab u. von dieser auf das hintere Scheidengewölbe (s. Douglas-Raum).

Ụterus|apo|plexie (↑; Apo-*; -plexie*) **f:** s. Couvelaire-Syndrom.

Ụterus|fehl|bildung (↑)**:** (engl.) malformation of the uterus; durch mangelhafte Aneinanderlagerung der Müller-Gänge entstandene Doppelbildungen des Uterus; gelegentl. mit vaginaler Fehlbildung* u. a. Anomalien (z. B. von Harnorganen) kombiniert.

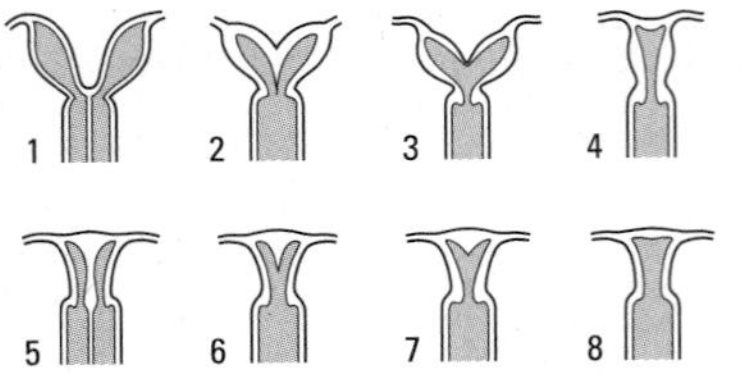

Uterusfehlbildung:
1: Uterus didelphys (duplex) separatus et vagina duplex; 2: U. bicornis duplex (auch mit Vagina duplex); 3: U. bicornis unicollis; 4: U. arcuatus, schwache Andeutung von Bikornität; 5: U. septus duplex cum vagina septa; 6: U. septus duplex; 7: U. subseptus; 8: U. biforis

Ụterus|hypo|plasie (↑; Hyp-*; -plasie*) **f:** (engl.) uterus hypoplasia; unterentwickelter kleiner, derber, hyperanteflektierter Uterus mit langer Zervix; auffälligster Tastbefund bei kongenitaler Ovarialinsuffizienz* u. Hypogenitalismus*. Vgl. Chiari-Frommel-Syndrom.

Ụterus|karzinom (↑; Karz-*; -om*) **n:** (engl.) uterus carcinoma; Carcinoma uteri, Gebärmutterkrebs epithelialer Herkunft; Einteilung nach der Lok. in Zervixkarzinom* u. Korpuskarzinom*. Vgl. Uterussarkome.

Ụterus|lagen (↑)**:** (engl.) positions of the uterus; (gyn.) Lagebeschreibung des Uterus nach folgenden Kriterien: **1.** Stellung des Uterus im Becken (Positio* uteri); **2.** Kippung des Uterus (Versio* uteri); **3.** Abknickung des Korpus gegenüber der Zervix (Flexio* uteri). Physiol. besteht eine Anteversio u. Anteflexio, als Normvariante bei 10–20 % aller Frauen jedoch eine Retroflexio od. Retroversio.

Ụterus|myom (↑; My-*; -om*) **n:** Myoma* uteri.

Ụterus|polyp (↑; Polyp*) **m:** s. Korpuspolyp, Zervixpolyp.

Ụterus|ruptur (↑; Ruptur*) **f:** (engl.) uterus rupture; Gebärmutterriss, -zerreissung; **Formen: 1.** komplette U.: Zerreißung von Uterus u. Peritoneum; **2.** inkomplette U.: U. mit intakt bleibendem Peritoneum; **3.** stille U.: schleichender Verlauf ohne typische Sympt.; **4.** spontane U.: ohne äußere Gewaltanwendung; **5.** violente U.: durch gebh. od. gyn. Operation verursacht; **Urs.:** Narbenrupturen (z. B. nach vorausgegangener Schnittentbindung), enges Becken, geburtsunmögl. Kindslage, abnorme Größe des vorangehenden Teils (z. B. Hydrozephalus), Uterusfehlbildung u. a.; **Sympt. der drohenden U.:** Emporsteigen des Bandl*-Kontraktionsrings, Spannung u. Druckschmerz am unteren Uterinsegment, Krampfwehen, Hypoxie des Fetus. **Proph.:** Tokolyse u. Schnittentbindung. Vgl. Zervixriss.

Ụterus|sarkome (↑; Sark-*; -om*) **n pl:** (engl.) uterus sarcomas; hauptsächl. vom Corpus uteri, selten von der Zervix ausgehende Sarkome; **Einteilung: 1.** Leiomyosarkom; entsteht aus entartetem Myom; niedrig bis hoch maligne; **2.** Müller-Mischtumor; meist sehr hohe Malignität mit schlechter Progn.; **3.** Adenosarkom; **4.** endometriales Stromasarkom (hoch maligne) u. endolymphatische maligne Stromatose (niedrig maligne); **5.** Sonderformen: maligner Gefäßtumor (z. B. Hämangioendotheliom), Lympho- u. Retikulosarkom. Vgl. Weichteilsarkom. W. Str.

Ụterus|vorfall (↑)**:** s. Prolapsus uteri et vaginae.

UTP: Abk. für **U**ridin**tri**phosphat; s. Uridin.

Utriculus (lat. kleiner Beutel, Schlauch) **m:** (engl.) utricle; kleiner Schlauch; Teil des Innenohrs*; Ansatz- u. Endpunkt der Bogengänge.

Utriculus pro|staticus (↑) **m:** im Colliculus seminalis zw. den Einmündungen der Ductus ejaculatorii in die männl. Harnröhre gelegener Blindsack; Rudiment des Müller*-Gangs, Homolog der weibl. Scheide.

Utrikulus|zyste (↑; Kyst-*) **f:** (engl.) large prostatic utricle; syn. Müller-Gang-Zyste; Zyste des Utriculus prostaticus; Vork. evtl. zus. mit Hypospadie u. Maldescensus testis bei männl. Pseudohermaphroditismus*; op. Entfernung bei rezidiv. Harnweginfektion.

UV: Abk. für **U**ltra**v**iolett; s. Ultraviolettstrahlung.

Uvae ụrsi fọlium **n pl:** s. Bärentraube.

UV-A1-Therapie **f:** (engl.) UV-A1 irradiation; hochdosierte Lichttherapie* mit UV-Strahlen im Wellenlängenbereich von 340–400 nm; Anw. bei atopischem Ekzem* u. Urticaria* pigmentosa.

UV-B-Therapie **f:** (engl.) UV-B irradiation; Lichttherapie* mit UV-Strahlen im Wellenlängenbereich von 290–320 nm; Anw. über 4–5 Wo. zur Behandlung eines atopischen Ekzems* u. a. juckender u. entzündl. Hauterkrankungen, oft in Komb. mit UV-A, Dithranol, Colecalciferol-Derivaten u. Solebädern; auch zur Toleranzinduktion bei Lichturtikaria*; bei Langzeittherapie erhöhtes Risiko bzgl. der Entw. von Basaliomen u. Plattenepithelkarzinomen; Augen u. Hodenschutz erforderlich.

Uvea (lat. uva Traube, traubenförmiges Gebilde) **f:** mittlere Augenhaut, umfasst Choroidea, Corpus ciliare u. Iris.

Uveal|staphylom (↑; gr. σταφύλωμα Augenfehler hinter der Hornhaut) **n:** (engl.) uveal staphyloma; Vorwölbung der Uvea inf. Verdünnung der darüber liegenden Sklera; vgl. Staphyloma.

Uveitis (↑; -itis*) **f:** Entz. der Uvea*; klin. **Einteilung** nach Lok.: **1.** anteriore U. (Iritis*, Iridozyklitis*); **2.** intermediäre U. mit Beteiligung der Pars plana corporis ciliaris, der peripheren Retina u. der Glaskörperbasis (Pars*-planitis); **3.** posteriore U. (Choroiditis*, Chororetinitis*); **4.** Panuveitis.

Uveitis, phako|gene (↑; ↑) f: s. Endophthalmitis.

Uvo|morulin n: zu den Cadherinen* gehörendes Zelladhäsionsmolekül.

UV-Schäden: (engl.) UV damages; durch Einwirkung von **U**ltra**v**iolettstrahlung* induzierte Veränderungen zellulärer Moleküle (Proteine u. Nukleinsäuren) inf. Absorption* der Energie der UV-Quanten (einige eV) in best. Chromophoren. Im Ggs. zu ionisierender Strahlung* besitzt UV-Strahlung keine indirekte Strahlenwirkung*; biol. relevante UV-Dosen führen nicht zu Strangbrüchen der DNA*. Hinsichtlich der Auslösung biol. Effekte am wichtigsten ist die UV-induzierte Bildung von stabilen Dimeren der Pyrimidinbasen* durch Verschmelzung benachbarter Pyrimidinreste (am häufigsten Thymin-Thymin-Dimere), wodurch es zur Behinderung der Transkription*, später auch der Reduplikation*, kommen kann. Zur Behebung dieser UV-Schäden verfügen Zellen über besondere enzymat. Reparatursysteme*. Bei Xeroderma* pigmentosum ist wahrscheinl. die sog. Ausschnittreparatur durch Funktionsstörung der Endonuklease beeinträchtigt; bei Albinismus* kann sich der DNA-Reparaturmechanismus nicht der durch fehlende Pigmentierung erhöhten Strahlenbelastung anpassen. In beiden Fällen kommt es zu vermehrtem Auftreten von Plattenepithelkarzinomen, Basaliomen u. malignen Melanomen. Vgl. Lichtdermatosen.

Uvula (Dim. von lat. uva Traube) f: syn. Staphyle; Zäpfchen am Gaumen.

Uvula bifida (↑) f: gespaltenes Zäpfchen.

Uvula|ödem (↑; Ödem*) n: (engl.) uvular edema; Ödem* der Uvula, z. B. bei Pharyngitis od. Allergie.

Uvula palatina (↑) f: Zäpfchen des weichen Gaumens.

Uvula vermis (↑) f: Teil des Kleinhirnwurms.

Uvula vesicae (↑) f: Schleimhautwulst in der Harnblase hinter dem Harnröhrenabgang u. über dem Prostatamittellappen.

UVV: Abk. für **U**nfall**v**erhütungs**v**orschriften*.

UV/Vis-Spektro|skopie: (engl.) UV/Vis spectroscopy; Kurzbez. für (engl.) **u**ltra**v**iolett/**vis**ible spectroscopy; Elektronenspektroskopie im Wellenlängenbereich von 180–800 nm zur qual. u. quant. Bestimmung von Substanzen, die in diesem Wellenlängenbereich absorbieren; vgl. Photometrie. G. Hüb.

U-Welle: s. Elektrokardiographie.

UZ: Abk. für **U**ltra**z**entrifuge*.

U

V

V: **1.** (ophth.) Abk. für **V**isus (Sehschärfe*); **2.** (physik.) Einheitenzeichen für Volt*; **3.** Formelzeichen für Volumen; **4.** (chem.) Symbol für Vanadium*.

V.: (anat.) Abk. für Vena; Vene.

V_{CF}: Formelzeichen für zirkumferentielle Faserverkürzungsgeschwindigkeit; s. Herzkatheterisierung.

Vaal-Seynhaeve-Syn|drom (O. M. de V., Päd., Amsterdam) n**:** syn. retikuläre Dysgenesie*.

Vacci-: auch Vakzi-, Vakzin-; Wortteil mit der Bedeutung Kuh; von lat. vacca bzw. vaccinus (von der Kuh).

Vaccinia|virus (↑; Virus*) n**:** (engl.) vaccinia virus; syn. Vakzinevirus, Poxvirus officinale, Orthopoxvirus vaccinia; wurde bis 1979 zur Pockenschutzimpfung verwendet. Die verfügbaren Stämme gehen vermutl. auf ein Kuhpockenvirus (Orthopoxvirus bovis) des 19. Jahrhunderts zurück, unterscheiden sich aber deutl. von diesem sowie anderen Vertretern des Genus Orthopoxvirus*. Heute wird V. als Vektor zur Expression von Fremdgenen eingesetzt. Zudem gibt es Untersuchungen, mit rekombinanten Vacciniaviren einen Impfschutz vor best. infektiösen Err. zu erzeugen (z. B. durch Transfer von Genen, die für eine neutralisierende Immunantwort auslösende HIV-Membranproteine codieren). Vgl. Impfschaden, Poxviridae, Schutzimpfung, Variolation.

vagal (Vagus*)**:** den Nervus vagus betreffend.

Vagina (lat.) f (pl Vaginae)**:** Scheide; i. e. S. Teil der inneren weibl. Geschlechtsorgane; 8–10 cm langer, ventrodorsal abgeplatteter, dehnbarer muskulös-bindegewebiger Schlauch; beginnt mit dem nach außen in das Vestibulum* vaginae mündenden Ostium vaginae; das obere Ende umfasst so die Portio vaginalis cervicis des Uterus, dass ein größeres hinteres, kleineres seitl. u. ein vorderes Scheidengewölbe (Fornix vaginae) entstehen. Die Vorderwand der V. ist fest mit Harnblase u. Urethra*, die Hinterwand durch das Septum rectovaginale mit dem Rektum verbunden. Das hintere Scheidengewölbe reicht an den Douglas*-Raum heran. Funktion der V.: Schutzorgan für die höher gelegenen Genitalorgane, Begattungsorgan, Geburtskanal. Vgl. Vaginalepithel, Paracolpium, Müller-Epithelzyste.

Vagina bulbi (↑) f**:** s. Tenon-Kapsel.

Vagina carotica (↑) f**:** s. Fascia cervicalis.

Vaginae fibrosae digitorum manus, pedis (↑) f pl**:** bindegewebige Verstärkung der Sehnenscheiden der Beugersehnen der Finger bzw. Zehen.

Vaginae synoviales digitorum manus, pedis (↑) f pl**:** Sehnenscheiden der Beugersehnen der Finger bzw. Zehen.

Vagina, künstliche (↑) f**:** (engl.) artificial vagina; s. Kolpopoese.

vaginal (↑)**:** die Scheide (Vagina) betreffend, im Bereich der Scheide gelegen.

Vaginal|abstrich (↑) f**:** s. Vaginalsmear.

Vaginal|epi|thel (↑; Epithel*) n**:** (engl.) vaginal epithelium; Teil der Tunica mucosa vaginae, Scheidenschleimhaut; mehrschichtiges, unverhorntes, glykogenreiches Plattenepithel, unterlagert von einer aus elast. Fasern u. venösen Blutgefäßen bestehenden Lamina propria; die Reifung des V. erfolgt unter Einfluss von Sexualhormonen. Vgl. Vagina, Kolpozytologie.

Vaginal|karzinom (↑; Karz-*; -om*) n**:** (engl.) vaginal carcinoma; Scheidenkarzinom; ca. 2 % aller weibl. Genitalkarzinome; Präkanzerose ist die vaginale intraepitheliale Neoplasie; **Einteilung: 1.** Plattenepithelkarzinom (85–95 %); **2.** Adenokarzinom; **3.** metastatisches Karzinom, ausgehend von Karzinomen des Uterus, des Ovars, der Vulva, des Urethers u. der Harnblase; meist Lok. im oberen Vaginadrittel; **Ther.:** op. u. Strahlentherapie; Fünf-Jahres-Heilungsrate ca. 39 %. Vgl. Vaginaltumoren. W. Str.

Vaginal|polyp (↑; Polyp*) m**:** (engl.) vaginal polyp; von geschichtetem Vaginalepithel überzogener gutartiger Polyp mit ödematös aufgelockertem od. faserreichem Stroma; **Vork.:** z. B. am Vaginalstumpf nach Uterusexstirpation.

Vaginal|smear (↑; engl. to smear auftragen, beschmieren)**:** (engl.) vaginal smear; Abstrich von der Seitenwand des hinteren Drittels der Scheide zur Beurteilung von Form u. Färbbarkeit der Epithelzellen u. zur Bestimmung von Zyklusphase u. hormonaler Aktivität; s. Kolpozytologie.

Vaginal|spülung (↑)**:** s. Scheidenspülung.

Vaginal|tumoren (↑; Tumor*) m pl**:** (engl.) vaginal tumors; von der Vagina* ausgehende Tumoren, Vork. insgesamt selten; zu den **benignen** V. gehören meist viral bedingte epitheliale (Condylomata acuminata, seltener Papillome) u. bindegewebige Tumoren (Fibrome, Fibromyome). Der wichtigste **maligne** V. ist das Vaginalkarzinom*. Maligne mesenchymale V. treten meist im Kindesalter als Sarkoma* botryoides auf. Das seltene maligne Melanom* der Scheidenhaut (vorwiegend im unteren Drittel lokalisiert) hat wegen der frühzeitigen lymphogenen u. hämatogenen Metastasierung eine äußerst schlechte Prognose.

Vaginal|zyto|logie (↑; Zyt-*; -log*) f**:** s. Kolpozytologie.

Vagina musculi recti abdominis (↑) f**:** s. Rektusscheide.

Vagina syn|ovialis tendinis (↑) f**:** Sehnenscheide*.

Vagina tendinis (↑) f**:** Sehnenscheide*.

Vagina tendinis inter|tubercularis (↑) f**:** röhrenförmige Aussackung der Synovialschicht der Schultergelenkkapsel um die Ursprungssehne des langen Bizepskopfs.

Vaginismus (↑) m**:** (engl.) vaginism; Scheidenkrampf; starke Empfindlichkeit des Scheideneingangs gegenüber Berührung od. Einführen des Fingers, des Penis beim Koitus od. des Spekulums; reflektorisch-muskulärer Abwehrvorgang mit Kontraktion des M. bulbo-cavernosus u. des M. levator ani sowie Innenrotation der Oberschenkel. Die Urs. sind fast stets psychogen. **Ther.:** (Paar-)Beratung, evtl. Psychotherapie, unterstützend körperl. Übungen (z. B. Einführen von Dilatatoren).

Vaginitis (↑; -itis*) **f:** syn. Kolpitis*.

Vaginose, bakterielle (↑; -osis*) **f:** (engl.) bacterial vaginosis; atypische Besiedlung der Scheide mit Anaerobiern (v. a. Gardnerella* vaginalis), häufig in Komb. mit Staphylococcus aureus, Streptokokken, Escherichia coli, Bacteroides u. a.; **Sympt.:** grau-weißlicher Fluor* vaginalis; fischig, süßlich, übelriechend aufgrund Aminfreisetzung (sog. Aminkolpitis); **Diagn.:** Phasenkontrastmikroskopie, Dunkelfelduntersuchung; pH des Sekrets >4,5; Nachweis von Schlüsselzellen*; **Ther.:** Aufbau des physiol. Vaginalmilieus durch Lactobacillusstäbchen; evtl. oral Metronidazol (Partnermitbehandlung), Amoxycillin bei einer ausschließlich durch Gardnerella vaginalis verursachten Infektion. Vgl. Kolpitis.

Vagitus uterinus (lat. vagitus Kindergeschrei) **m:** „Schreien" des Kindes innerh. der Geburtswege inf. Eindringens von Luft (lang dauernde Geburten); i. d. R. wohl eher auf eine hörbare Blut- u. Fruchtwasseraspiration* zurückzuführen.

Vago|lytika (Vagus*; gr. λυτικός fähig zu lösen) **n pl:** syn. Parasympatholytika*.

Vago|tomie (↑; -tom*) **f:** (engl.) vagotomy; nur noch selten indiziertes, nicht resezierendes op. Verf. zur Behandlung eines gastroduodenalen Ulkus* mittels teilweiser od. vollständiger Durchtrennung der den Magen versorgenden Äste des Nervus* vagus, wodurch die Stimulation der Magensekretion gehemmt u. damit die HCl-Produktion vermindert wird; **Formen: 1.** selektive proximale V. (Abk. SPV): Denervierung der säurebildenden Fundus- u. Korpusabschnitte (sog. Parietalzellvagotomie) unter Belassung der zum Antrum ziehenden Vagusäste; bei verzögerter Nahrungspassage inf. verengten Magenausgangs Pyloroplastik*, evtl. in Komb. mit segmentärer Resektion des Ulkus (Antrektomie); **2.** selektive totale V. (Abk. STV, auch gastrale V.): Unterbrechung der zum Magen ziehenden Vagusfasern einschl. der Antrumäste mit zusätzl. Drainageoperation bzw. Antrumresektion; **3.** trunkuläre V.: Durchtrennung des dorsalen u. ventralen Vagushauptasts; wegen des häufigen Auftretens eines Postvagotomiesyndroms* nur Notfalleingriff bei Blutung od. Perforation; ggf. thorakale trunkuläre V. bei Rezidivulkus nach Magenresektion (sog. Dragstedt-Operation).

Vago|tonie (↑; Ton-*) **f:** (engl.) vagotonia; Parasympathikotonie; klin. Bez. für das Überwiegen od. eine erhöhte Erregbarkeit des Parasympathikus*, führt u. a. zu Bradykardie, Hypotonie mit kleiner Blutdruckamplitude, Bronchokonstriktion, Zunahme der Darmperistaltik. Vgl. Sympathikotonie.

vago|trop (↑; -trop*)**:** (engl.) vagotropic; auf den Vagus wirkend, den Vagus steuernd.

Vagus (lat. nervus vagus umherschweifender Nerv) **m:** Kurzbez. für Nervus* vagus.

Vagus|druck|versuch (↑)**:** s. Karotissinus-Druckversuch.

Vagus|lähmung (↑)**:** (engl.) paralysis of the vagal nerve; Ausfall des Nervus* vagus inf. Schädigung durch Neuritis (insbes. bei Diphtherie), Polyneuropathie, Frakturen u. Tu. im Bereich der Schädelbasis, basale Impression u. a.; **Sympt.:** Gaumensegelschiefstand mit nasaler Sprache, leichtgradige Schluckstörung, selten Tachykardie; Heiserkeit u. evtl. Luftnot bei beidseitiger V.; **DD:** Myasthenia gravis pseudoparalytica, Botulismus. Vgl. Hirnstammsyndrome.

Vagus|puls (↑; Puls*) **m:** (engl.) vagal pulse; langsamer Puls bei Bradykardie* inf. Vagotonie* (neg. chronotrope Wirkung der parasympath. Fasern des N. vagus); z. B. bei Hirndrucksteigerung*.

Vagus|stimulation (↑) **f:** (engl.) vagal stimulation; neurochir. Methode bei therapieresistenter Epilepsie*, bes. generalisierten motor. Anfällen ohne resezierbaren Fokus; Stimulation des li. N. vagus durch einen über dem M. temporalis subkutan implantierten Schrittmacher; Wirkung wahrscheinl. durch die Suppression der Anfallspropagation. M. Gaa.

VaIN: Abk. für **va**ginale **i**ntraepitheliale **N**eoplasie*.

Vakat|wucherung (lat. vacare, vacatus entleeren)**:** (engl.) fatty atrophy; syn. Adipositas ex vacuo, Fettatrophie; Fettgewebedurchsetzung u. -wucherung als Ersatz für atrophiertes Parenchym, z. B. in einem atrophierten Muskel (sog. Pseudohypertrophie).

Vakuole (lat. vacuus leer) **f:** (engl.) vacuole; Hohlraum in Zellen, mit flüssigem Inhalt (z. B. Eiweiß, Fett) gefüllt.

Vakuum (↑) **n:** (engl.) vacuum; luftleerer od. luftverdünnter Raum.

Vakuum|ex|traktion (↑; lat. extrahere, extractus entziehen, herausziehen) **f:** (engl.) vacuum extraction; Form der operativen Entbindung* zur Entw. des kindl. Kopfes mittels einer **Saugglocke**, die auf die Kopfschwarte des kindl. Schädels gesetzt wird u. durch Erzeugung eines Unterdrucks fest haftet; Anw. alternativ zur Geburtszange*; beim Kind findet sich i. d. R. eine entsprechend geformte Geburtsgeschwulst*; es kann zu intrakraniellen u. Retinablutungen kommen.

Vakuum|kürettage (↑; Kürettage*) **f:** syn. Saugkürettage*.

Vakuum|phänomen (↑) **n:** (engl.) vacuum phenomenon; syn. Fick-Zeichen; (röntg.) Aufhellung im Bandscheibenfach bei Chondrosis* intervertebralis u. in Gelenkbereichen bei Stellungen mit inkongruenten Gelenkflächen; **Urs.:** Gasansammlung (Stickstoff) inf. Unterdruckentwicklung.

Vakzi-: s. a. Vacci-.

Vakzination (Vacci-*) **f:** (engl.) vaccination; ursprünglich Bez. für Kuhpockenimpfung (Edward Jenner, 1796); seit Pasteur (1881) Bez. für Impfung mit lebenden od. inaktivierten Erregern bzw. Toxoiden od. Teilstücken der Oberflächenstruktur von Erregern (sog. Subunit-Impfstoffe); vgl. Schutzimpfung.

Vakzine (↑) **f:** (engl.) vaccine; Impfstoff aus lebenden, attenuierten (d. h. in ihrer Virulenz abgeschwächten) bzw. inaktivierten Krankheitserregern od. aus inaktivierten (entgifteten) Toxinen bzw. Toxoiden von Erregern od. Teilstücken der Oberflächenstruktur von Erregern.

Vakzine|knoten (↑)**:** syn. Melkerknoten*.

Vakzine|therapie (↑) **f:** (engl.) vaccine therapy; wiederholte Einspritzung abgetöteter od. abgeschwächter Err. in den erkrankten Organismus zur Anregung der natürl. Immunkörperbildung (vgl. Schutzimpfung); bei Verw. krankheitseigener gezüchteter Err. spricht man von

Autovakzinen, bei Verw. von Err. aus anderen Kranken von Heterovakzinen (Fremdimpfstoff; alle Handelsvakzine sind Heterovakzine).

Val|aciclo|vir (INN) n: Virostatikum (Vorstufe von Aciclovir*); **Ind.:** Infektionen mit Herpes*-simplex-Virus od. Varicella*-Zoster-Virus; **UAW:** Kopfschmerz, Hautausschlag, Magen-Darm-Störungen; vgl. Virostatika.

Valenz (lat. valere wert sein, gelten) f: s. Wertigkeit.

Valenz|elektronen (↑; Elektro-*) n pl: (engl.) valence electrons; Elektronen, deren Zahl die Wertigkeit (u. damit die Anzahl der Bindungen) eines Atoms bestimmt; i. Allg. die sog. Außenelektronen.

Valenz|wechsel (↑): (engl.) valence change; durch Elektronenabgabe (Oxidation*) bzw. -aufnahme (Reduktion*) verursachter Wertigkeitswechsel eines Elements.

Valerianae radix (↑) f: Baldrianwurzel; s. Baldrian.

Valgisierung (valgus*): (engl.) valgus osteotomy; op. Herstellung einer Valgusstellung* des Schenkelhalses.

valgus (lat.): krumm, nach innen gewölbt.

Valgus|stellung (↑): (engl.) valgus deformity; (orthop.) nach lateral konkave Stellung von Knochen u. Gelenken (X-Stellung); V. der Hüfte (Coxa valga) bei einem CCD*-Winkel über 130°.

Validität (lat. validitas körperliche Gesundheit, Kraft) f: (engl.) validity; Gültigkeit; Gütekriterium für Testverfahren, das beschreibt, wie geeignet ein Verf. zur Abbildung eines zu messenden Sachverhalts ist; zur Prüfung der V. dienen u. a. Vergleiche mit Messungen anderer Merkmale am gleichen Individuum (kriteriumsbezogene V.) od. die Prüfung der Vereinbarkeit der Messergebnisse mit dem zugrunde liegenden theoretischen Konstrukt (Konstruktvalidität); die V. wird anhand von Sensitivität* u. Spezifität* des Tests beurteilt. Vgl. Reliabilität.

Valin n: (engl.) valine; Abk. Val, V; essentielle Aminosäure; Vork. in fast allen Proteinen; Abbau über CoA-aktivierte Methylmalonsäure* zu Succinyl-CoA; s. Aminosäuren; vgl. Ahornsirupkrankheit.

Vallecula cerebelli (vallecula Dim. von lat. vallis Tal) f: mediane Furche an der Unterfläche des Kleinhirns zw. rechter u. linker Kleinhirnhemisphäre.

Vallecula epi|glottica (↑) f: durch die vom Zungengrund zum Kehldeckel ziehenden Plicae glossoepiglotticae laterales u. die Plica glossoepiglottica mediana begrenzte Gruben.

Valleix-Punkte (François L. V., Päd., Paris, 1807–1855): (engl.) Valleix's points; Nervendruckpunkte zur Prüfung der Druckschmerzhaftigkeit des N. ischiadicus bei Ischiassyndrom*.

Vallen-Zeichen: (engl.) Vallen's sign; Entz. u. Perforation im Bereich des Nabels bei tuberkulöser Peritonitis.

Valproat-Embryo|pathie (Embryo-*; -pathie*) f: s. Antiepileptika-Embryofetopathie.

Valproin|säure (INN): syn. Dipropylessigsäure; **Verw.:** Antiepileptikum (soll die Hemmwirkung von GABA* steigern); vgl. Antiepileptika, Antiepileptika-Embryofetopathie.

Valsalva-Knötchen (Antonio M. V., Anat., Chir., Bologna, 1666–1723): (engl.) nodules of Valsalva; syn. Arantius-Knötchen; Noduli valvularum semilunarium der Valva* aortae.

Valsalva-Sinus (↑) m: Sinus* aortae.

Valsalva-Versuch (↑): (engl.) Valsalva's maneuver; syn. Pressdruckversuch; **1.** (kardiol.) einfaches Verf. zur Prüfung der Herz-Kreislauf-Funktion, insbes. der Blutdruckregelung*; **Durchführung:** max. Bauchpresse u. Anspannung der Exspirationsmuskulatur für ca. 10 Sek. bei geschlossener Glottis nach tiefer Inspiration; Blutdruckmessungen zu Beginn, am Ende u. danach; **Prinzip:** durch die intraabdominale u. -thorakale Druckerhöhung kommt es nahezu zu einer Aufhebung des venösen Rückflusses zum re. Herz, wodurch das Schlagvolumen reduziert wird u. der Blutdruck etwas absinkt; nach Beendigung des V.-V. durch vermehrten Zustrom vergrößertes Schlagvolumen u. Blutdruckanstieg. **Beurteilung:** Während bei normaler Blutdruckregelung der Blutdruck nur unwesentl. absinkt (5–10 mmHg) u. danach über den Ausgangswert ansteigt, kommt es bei latenter Herzinsuffizienz od. einer Störung des am Reflexbogen beteiligten Teils des vegetativen Nervensystems zu einem stärkeren Druckabfall während des Pressens u. danach zum Ausbleiben des reaktiven Druckanstiegs. **2.** (otol.) Tubenfunktionsprüfung: der Pat. erzeugt nach tiefer Inspiration bei geschlossenem Mund u. zugehaltener Nase einen Überdruck im Nasen-Rachen-Raum. Bei normaler Tubendurchgängigkeit entweicht i. d. R. Luft über die Ohrtrompete in die Paukenhöhle, was bei gleichzeitiger Otoskopie als Verwölbung des Trommelfells zu sehen ist. Ein neg. V.-V. ist ohne pathol. Bedeutung u. erfordert Durchführen einer anderen Funktionsprobe (z. B. Politzer*-Verfahren).

Valsartan (INN) n: Angiotensin*-II-Blocker; blockiert selektiv den Angriff von Angiotensin II am Rezeptorsubtyp AT1; **Ind.:** essentielle Hypertonie.

Valva aortae (lat. Türflügel, Klappe) f: Aortenklappe.

Valva atrio|ven|tricularis dextra, sinistra (↑) f: re. bzw. li. Atrioventrikularklappe; Segelklappen zw. Herzkammer u. Vorhof; re.: Valva tricuspidalis, li.: Valva mitralis (bicuspidalis).

Valva bi|cuspidalis (↑) f: syn. Valva* mitralis.

Valva ileo|caecalis (↑) f: Bauhin*-Klappe.

Valva mitralis (↑) f: Mitralklappe; zweizipfelige Segelklappe zw. li. Vorhof u. li. Herzkammer.

Valva tri|cuspidalis (↑) f: Trikuspidalklappe; dreizipfelige Segelklappe zw. re. Vorhof u. re. Herzkammer.

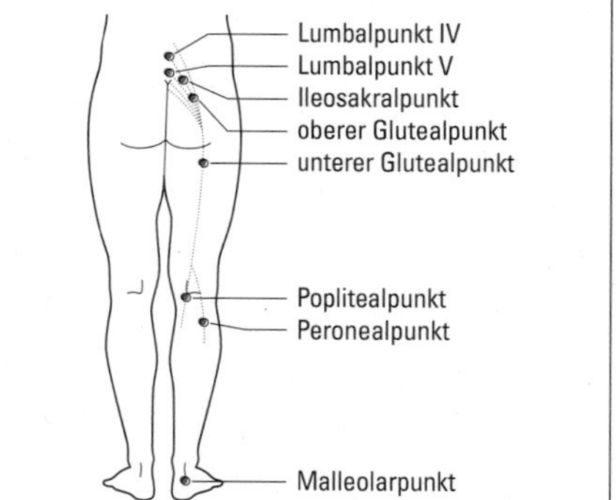

Valleix-Punkte

Valva trunci pulmonalis (↑) f: Pulmonalklappe*.

Valvula (lat.) f (pl Valvulae): kleine Klappe.

Valvulae anales (↑) f pl: Querfalten, die die Sinus anales im Canalis analis (s. Rektum) nach unten begrenzen.

valvulär (↑): (engl.) valvular; die Klappe betreffend, auch valvär.

Valvulae venosae (↑) f pl: Venenklappen*.

Valvula lym|phatica (↑) f: Lymphgefäßklappe.

Valvula sinus coronarii (↑) f: auch Valvula Thebesii; halbmondförmige Falte an der Einmündung des Sinus coronarius in den re. Vorhof des Herzens.

Valvula spiralis (↑) f: auch Plica spiralis, Valva Eustachii; leitet im fetalen Blutkreislauf* von der V. cava inf. über das offene Foramen ovale in den linken Vorhof.

Valvulo|plastie (↑; -plastik*) f: (engl.) valvuloplasty; Sprengung meist sklerotisch (degenerativ) verengter Herzklappen (z. B. bei Mitralstenose*) mittels eines transvenös od. -arteriell ins Herz vorgeschobenen Ballonkatheters; vgl. Herzkatheterisierung.

Valvulo|plastik (↑; ↑) f: (engl.) valvuloplasty; op. Korrektur einer Herzklappeninsuffizienz durch Plastik mit org. Gewebe od. Kunststoff.

Valvulo|tomie (↑; -tom*) f: (engl.) valvulotomy; op. Spaltung einer Herzklappe meist mit einem Spezialinstrument (Valvulotom); vgl. Kommissurotomie.

Vanadium (nach Vanadis, Beiname der altnord. Göttin Freya) n: chem. Element, Symbol V, OZ 23, rel. Atommasse 50,94; zur Vanadiumgruppe gehörendes Metall; essentielles Spurenelement; Vork. als Beimengung in Eisen-, Kupfer- u. Titanerzen sowie in Erdöl; **Verw.**: in der Stahlindustrie, in Katalysatoren; Vanadiumverbindungen (bes. Vanadiumpentoxid) sind starke Reizgifte.

Vanadium|vergiftung (↑): (engl.) vanadium poisoning; Vergiftung durch Einatmen od. perorale Aufnahme von Vanadium bzw. Vanadiumverbindungen; **Sympt.**: bei akuter V. Augenbrennen, Rhinitis, Laryngitis; bei chron. V. Bronchitis, Bronchopneumonien; BK Nr. 1107.

Vanco|mycin (INN) n: amphoteres Glykopeptid-Antibiotikum, das von Streptomyces orientalis produziert wird; **Wirkung:** Hemmung des Zellwandaufbaus grampositiver Bakt.; keine Resorption nach oraler Gabe; **Verw.**: Reserveantibiotikum zur i. v. Kurzinfusion bei schweren Inf. bzw. Sepsis, z. B. Staphylokokkeninfektionen bei Penicillin- od. Cephalosporinallergie, sowie p. o. bei durch Clostridium perfringens verursachten Enterokolitiden; **UAW:** Nephro- u. Ototoxizität, Blutdruckabfall nach zu rascher Infusion, selten anaphylaktoide Reaktionen.

Van-der-Waals-Kräfte (Johannes D. van der W., Phys., Amsterdam, 1837–1923): (engl.) van der Waals forces; s. Bindung, chemische.

Vanillin|mandel|säure: (engl.) vanillylmandelic acid; Abk. VMS; 3-Methoxy-4-hydroxymandelsäure; Hauptabbauprodukt der Katecholamine* Adrenalin u. Noradrenalin, das im Urin ausgeschieden wird; die VMS-Bestimmung ist ein Suchtest in der Hypertoniediagnostik. **Referenzbereiche:** Konz. im Urin 17–33 µmol/l, Ausscheidung 3,3–6,5 mg/24 h; erhöhte Ausscheidung v. a. bei hormonell aktivem Phäochromozytom*, u. U. bei Neuroblastom, schwerer Herzinsuffizienz, Stress. Falsch positive Resultate durch Medikamente, die entw. Katecholamine freisetzen (z. B. Theophyllin, Alphamethyldopa, Monoaminoxidasehemmer, Phenothiazine) od. Eigenfluoreszenz zeigen (Tetracyclin, Ampicillin, Erythromycin). Vgl. Homovanillinsäure.

Vanishing lung (engl. dahinschwindende Lunge): **1.** Bez. für sehr schnell fortschreitenden zystisch-blasigen Gewebeumbau der Lunge aufgrund unterschiedl. inhalativer Noxen; vgl. Lungenemphysem; **2.** s. Lungendystrophie, progressive.

Van't-Hoff-Gesetz (Jacobus H. Van't H., Chem., Amsterdam, Berlin, 1852–1911): s. Osmose.

Van't-Hoff-Regel (↑): (engl.) van't Hoff's rule; Beobachtung, dass die Reaktionsgeschwindigkeit chem. Prozesse um das zwei- bis dreifache zunimmt, wenn die Temperatur um 10 °C gesteigert wird.

Vanzetti-Zeichen (Tito V., Chir., Charkow, Padua, 1809–1888): (engl.) Vanzetti's sign; Bez. für die reflektor. Skoliose bei Ischiassyndrom*.

Vapor (lat.) m: Dampf.

Vaporizer (engl.): Verdampfer*.

Vaquez-Osler-Krankheit (Louis-Henri V., Int., Paris, 1860–1936; Sir William O., Int., Oxford, Baltimore, 1849–1919): s. Polycythaemia rubra vera.

Var.: (bakteriol.) Abk. für Varietas*.

Variabilität (lat. variabilis veränderbar, auswechselbar) f: s. Variation.

Variabilitäts|ko|ef|fizient (↑; Co-*; lat. efficere bewirken, vollenden) m: (engl.) coefficient of variability; Abk. VK; syn. Variationskoeffizient; Quotient aus Standardabweichung* u. Mittelwert* als vom Mittelwert unabhängiges Maß für die Streuung* von Verteilungen.

Variante (lat. variare verändern, wechseln) f: syn. Varietas*.

Varianz (lat. variantia Verschiedenheit, Unterschied) f: (engl.) variance; (statist.) rechnerisch ermittelte Größe zur Charakterisierung der Streuung* der Einzelwerte einer Messreihe um ihren Mittelwert; sie ist definiert als:

$$s^2 = \frac{\sum_{i=1}^{n} (x_i - \bar{x})^2}{n-1}$$

Der positive Wert ihrer Wurzel wird als Standardabweichung* bezeichnet.

Variation (lat. variatio Abwechslung, Verschiedenheit) f: (mikrobiol.) durch Umwelteinflüsse bedingte (dann u. U. reversible) od. durch Mutation* u. a. (dann meist konstante) Veränderung von Organismen; die entstandene Variante heißt auch Modifikation, Dissoziation, Standortvarietät (Varietas*); vgl. Antigenwechsel.

Variations|ko|ef|fizient (↑; Co-*; lat. efficere bewirken, vollenden) m: syn. Variabilitätskoeffizient*.

Varicella (Dim. von lat. varus Gesichtsausschlag) f: s. Varizellen.

Varicella-Zoster-Virus (↑; gr. ζωστήρ Gürtel, Streifen; Virus*) n: DNA-Virus aus der Alphasubfamilie der Herpesviridae*; Err. der Varizellen* (Erstinfektion nicht immuner Personen) u. des Zosters* (Reinfektion bei Teilimmunität od. Reaktivierung des in Gliazellen persistierenden Virus bei Resistenzminderung); **Übertragung:**

Tröpfchen- u. Schmierinfektion; **Nachw.:** elektronenmikroskop. im Negativkontrast aus Gewebe der Basis frischer Bläschen; serol.; **Schutzimpfung:** Lebendimpfstoff aus attenuierten Viren, v. a. für an Leukämie erkrankte Kinder; passive Schutzimpfung in der Perinatalperiode.

Varietas (lat. Verschiedenheit) f: (engl.) variety; Varietät; Abk. var.; syn. Typ; taxonomischer Begriff unterh. der Art (Species*) zur Zuordnung von Organismen, die sich von einer Species durch geringe, aber weitgehend konstante Merkmale (z. B. Mycobacterium tuberculosis var. hominis) unterscheiden.

Varik|ek|tomie (lat. varix Krampfader; Ektomie*) f: (engl.) varicectomy; chir. Exstirpation von Varizen*; vgl. Varizenstripping.

varikös (↑): (engl.) varicose; in Zusammenhang mit Krampfadern stehend.

Variko|phlebitis (↑; Phleb-*; -itis*) f: (engl.) varicophlebitis; Entzündung einer Krampfader; s. Thrombophlebitis, Thrombose.

Varikose (↑; -osis*) f: (engl.) varicosis; ausgedehnte Bildung von Varizen*, i. e. S. die V. der Beine (sog. Krampfaderleiden); **Formen: 1.** primäre (idiopath.) V. mit Neigung zur Thrombose* (Varikothrombose) insbes. bei verlangsamter Zirkulation (z. B. bei längerer Bettruhe); Urs.: meist konstitutionell bedingt als Folge einer allg. angeborenen (fam.) Bindegewebeschwäche (manifestiert sich mit zunehmendem Alter häufiger); im Kindes- u. Jugendalter häufig durch angeb. Venenklappeninsuffizienz bzw. -agenesie od. Gefäßfehlbildungen verursacht (z. B. bei Klippel-Trénaunay-Syndrom, inf. arteriovenöser Fisteln); prädisponierende Faktoren: stehende Tätigkeit, Adipositas, Schwangerschaft; **2.** sekundäre V. als Folge anderer Venenerkrankungen, die zu einer Obliteration bzw. zur lokalen Insuff. von Venenklappen der betroffenen Vene (meist Phlebothrombose, Insuff. der Vv. perforantes) führen; bei Klappeninsuffizienz tiefer Beinvenen erfolgt der hauptsächl. durch die sog. Muskelpumpe* bewirkte venöse Rückstrom

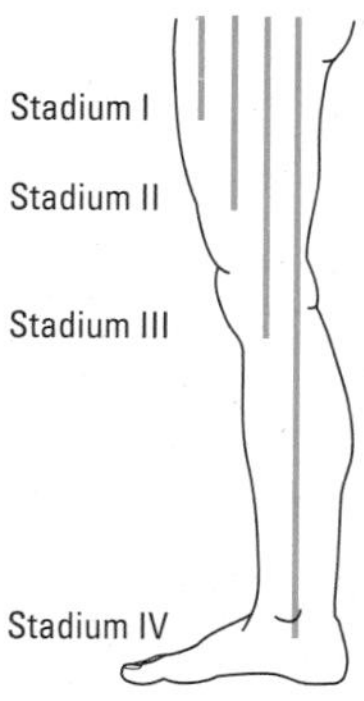

Varikose:
schematische Darstellung der Stadien einer Stammvarikose der V. saphena magna [69]

(entgegen der physiol. Strömungsrichtung) vermehrt über die durch Crossen u. Vv. perforantes (perforieren die Muskelfaszie) mit den tiefen Beinvenen in Verbindung stehenden oberflächl. Venen (Kollateralkreislauf über die Vv. saphenae). **Lok.: 1.** Venenhauptstämme, v. a. Vena saphena magna u. Vena saphena parva (sog. Stammvarikose); **2.** Nebenäste (sog. Nebenastvarikose); **3.** intrakutane (retikuläre V.) u. subkutane Venengeflechte (sog. Besenreiservarizen*); **Klin.:** durch die mechan. Behinderung des venösen Blutrückstroms u. den dadurch erhöhten peripheren Venendruck kommt es zur Ausbildung oberflächlicher u. tiefer Varizen mit Stauungserscheinungen (chronisch-venöse Insuffizienz*); klin. handelt es sich häufig um Kombinationstypen von primärer u. sekundärer Varikose. **Diagn.:** bei Untersuchung am stehenden Pat. als klin. Zeichen einer Insuff. der Vv. perforantes bis daumenkuppengroße blasige Vorwölbung einer oberflächl. Vene (sog. Blow out; s. Varizen, Abb.) mit darunterliegender palpator. rundl.-ovaler Faszienlücke; Mahorner-Ochsner-, Perthes- u. Pratt-Test zum klin. Nachw. einer Venenklappeninsuffizienz; evtl. zusätzl. Ultraschalldiagnostik (Doppler- u. Duplexsonographie) u. Phlebographie; **Ther.:** s. Insuffizienz, chronisch-venöse.

Varikose, spinale (↑; ↑) f: (engl.) spinal thrombophlebitis; s. Foix-Alajouanine-Syndrom.

Varikosität (↑; ↑) f: (engl.) varicosity; Bez. für Auftreibungen in den Endverzweigungen eines adrenergen Neurons, die Anhäufungen Noradrenalin speichernder Vesikel enthalten. Ihnen stehen durch den synapt. Spalt getrennt die sympath. Effektorzellen gegenüber. Auf einen Sympathikusreiz hin wird aus den Vesikeln Noradrenalin freigesetzt. Dieses diffundiert zu den Rezeptoren der Effektorzellen u. löst damit die Reaktion des Erfolgsorgans aus. Anschließend wird das Noradrenalin wieder in die Vesikel eingelagert.

Variko|zele (↑; -kele*) f: (engl.) varicocele; Krampfaderbruch; variköse Veränderungen (s. Varizen) der den Plexus pampiniformis bildenden Vv. testiculares; häufigstes Auftreten zw. 15. u. 25. Lj., meist links, da hier die V. testicularis rechtwinklig in die V. renalis einmündet (die re. V. testicularis mündet spitzwinklig in die V. cava inf.). Bei Kindern vor der Pubertät u. älteren Männern muss dd an eine **symptomatische V.** inf. einer Einflussstauung durch einen retroperitonealen Tumor (Wilms-Tumor bzw. Nierenzellkarzinom) gedacht werden. Zur Entstehung:

Varikozele
Hypothetische Faktoren zur Entstehung

- langer, freier Verlauf im retroperitonealen Raum ohne Muskelpumpe
- ungünstige Einstrombahn in die linke V. renalis
- erhöhter hydrostatischer Druck (besonders links)
- angeborene Gefäßwandschwäche
- Insuffizienz od. Fehlen von Venenklappen
- Kremasterschwäche, Atonie des Skrotums
- Kompression der V. testicularis

s. Tab.; **Ind. zur Op.:** Oligozoospermie od. OAT*-Syndrom bei Infertilität (Kinderwunsch), Schmerzen; **Ther.:** Unterbindung der V. testicularis nach Pararektal-, Inguinal- od. Lumbalschnitt mit anschließender Sklerosierung.

Variola (lat. varius scheckig, bunt, verschieden) f: (engl.) smallpox, variola; Pocken, Blattern; hochkontagiöse Infektionskrankheit; **Formen: 1.** V. major (Letalität 20–50 %, Err.: Orthopoxvirus variola; s. Variolavirus); **2.** V. minor (syn. Alastrim; Letalität 1–5 %, Err.: Orthopoxvirus alastrim); **Verbreitung:** ursprünglich kosmopolitisch; die weltweite Pockenimpfkampagne der WHO bewirkte, dass seit 1977 V. als ausgerottet betrachtet werden kann; weltweit besteht keine Impfpflicht mehr. **Übertragung:** Tröpfchen-, Schmier- u. Staubinfektion; **Inkubationszeit:** 7–11 Tage; **Klin.:** Initialstadium (2–4 Tage) mit hohem Fieber, Kopf-, Rücken- u. Lendenschmerzen; im Eruptionsstadium (6–10 Tage) treppenförmiger Temperaturabfall, zentrifugales Exanthem (Macula-Papel-Pustel-Schorf; Pusteln mehrkammerig, trüber Inhalt); Abfall der noch infektiösen Krusten nach 1–3 Wochen; Narben v. a. im Gesicht. Bei Geimpften kam es zur Blockierung der weiteren Entw. der Effloreszenzen, so dass ein generell buntes Bild entstand (Variolois*, DD Varizellen). **Diagn.:** Klinik, Anamnese, Erregernachweis; **Proph.:** Vacciniavirus*.

Variolation (↑) f: künstl. erzeugte, milde Erkr. an Pocken nach Einimpfung von Pockenvirushaltigem Krankheitsmaterial (Borken, Pustelinhalt) in die Haut des Oberarms (Indien vor 2000 Jahren) od. durch Einbringen in die Nase (China, seit ca. 1500 Jahren); nach Westeuropa eingeführt über Konstantinopel 1721 durch den schottischen Arzt Maitland; abgelöst durch die Pockenimpfung mit Vacciniavirus* (Vakzination*); vgl. Schutzimpfung.

Variola|virus (↑; Virus*) n: syn. Borreliota variolae, Strongyloplasma variolae, Pocken-Virus, Blattern-Virus, Paschen-Körperchen; Orthopoxvirus variola (Ø 230–300 nm) aus der Fam. der Poxviridae*; Err. der Pocken (Variola*); **Übertragung:** v. a. Tröpfcheninfektion, seltener Schmier- u. Staubinfektion; Fliegen; Virusausscheidung schon vor dem Exanthem, u. U. auch durch gesunde Virus-Träger mit ausreichendem Impfschutz; **Nachw.:** Elektronenmikroskopie; Anzucht in embryonierten Hühnereiern, Zellkultur; serologisch mittels Hämagglutination-Hemmtest (positiv vier Tage nach Infektion), ELISA, Neutralisationstest (positiv nach zwei Wochen); Tierversuch: Intrakutantest bei Kaninchen, Erregerinokulation an Mäusepfoten. Vgl. Schutzimpfung.

Variolois (↑) f: (engl.) varioloid; Variola mitigata; (histor.) Pockeninfektion der Schutzgeimpften; progn. wesentl. günstiger als Pocken, war aber Infektionsquelle für echte Pocken (s. Variola); Abheilung begann schon am 5.–7. Krankheitstag, vielfach ohne Hinterlassen von Narben.

Varisierung (lat. varus gestreckt, nach innen gekrümmt): (engl.) varus osteotomy; op. Herstellung einer Varusstellung* des Schenkelhalses (sog. Varisierungsosteotomie).

Varix (lat. Krampfader) f: s. Varizen.

Varizellen (Dim. von lat. varus Gesichtsausschlag) f pl: (engl.) varicella, chicken pox; syn. Windpocken; exanthemat. Infektionskrankheit durch Erstinfektion nichtimmuner Personen mit Varicella*-Zoster-Virus; Kinderkrankheit, selten auch Erstinfektion im Erwachsenenalter (Varicellae adultorum); **Infektionsquelle:** Nasen- u. Rachensekret Varizellen- od. (seltener) Zoster-Erkrankter; **Übertragung:** Tröpfchen- u. Schmierinfektion; hohe Kontagiosität 2 Tage vor bis 5 Tage nach Auftreten des Exanthems. Die Erkr. hinterlässt i. d. R. lebenslängliche Immunität; vgl. Zoster. **Inkubationszeit:** 14–16 Tage; **Klin.:** Prodromi fehlen meist; mäßiges Fieber u. schubweise auftretendes, juckendes Exanthem mit zentripetaler Verbreitung im Gesicht, an Kopfhaut u. Rumpf; Schleimhäute sind regelmäßig beteiligt, Hände u. Füße nicht betroffen; polymorphes Bild (sog. Heubner-Sternenkarte): stecknadelkopfgroße Flecken werden innerh. von Std. zu Papeln u. Bläschen, später zu Pusteln mit gelb-bräunl., fest an der Haut haftenden u. nach 2–3 Wo. abfallenden Krusten. **Diagn.:** klin., Virus- u. Antikörpernachweis; **Ther.:** symptomat., Juckreizlinderung; bei Impetiginisierung örtl. Antibiotika; bei Immunsupprimierten Aciclovir, Valaciclovir, Famciclovir; **Progn.:** im Allg. günstig; narbenfreie Abheilung; **Kompl.:** Narbenbildung bei Impetiginisierung; Otitis media, Fasciitis necroticans, toxisches Schock-Syndrom, atypische Pneumonie, Meningoenzephalitis, akute Myelitis, Myositis, Nephritis. Bei Erkr. v. a. zw. der 8. u. 21. SSW kommt es selten (ca. 1 %) zu Fehlbildungen des ungeborenen Kindes (z. B. Hautnarben, Gliedmaßenhypoplasie, Muskelatrophie, Katarakt, Chororetinitis), bei mütterl. Erkr. 5 Tage vor bis 2 Tage nach der Geburt zu schweren Verläufen bei den Neugeborenen. **Proph.:** bei Schwangeren u. abwehrgeschwächten Pat. mit Exposition zu Varizellen-Erkrankten Zosterimmunglobulin*, bei gefährdeten Neugeborenen zusätzl. Aciclovir; Schutzimp-

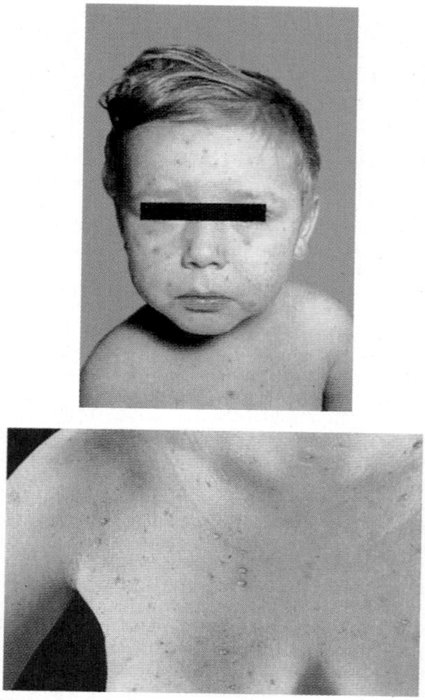

Varizellen: Windpockenexantheme [179, 3]

V

fung* für seronegative Kinder mit schweren Erkr.; **DD:** Prurigo simplex acuta, Herpangina, Zoster generalisatus, pustulöses Syphilid.

Varizen (lat. varix Krampfader) f pl: (engl.) varices; sog. Krampfadern; unregelmäßig schlauchförmig od. ampullär-knotenförmig erweiterte u. geschlängelte (oberflächl.) Venen;

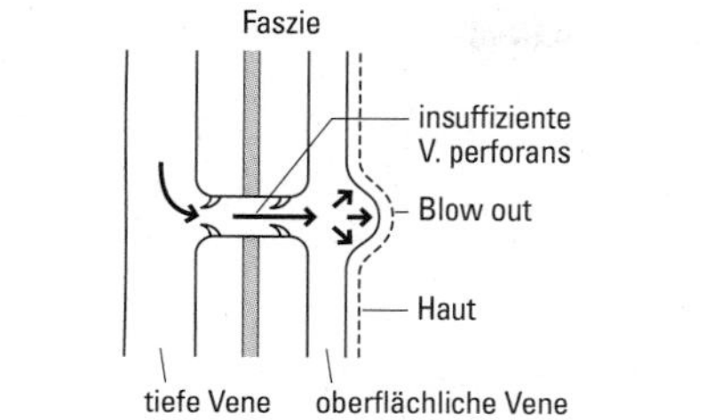

Varizen: Klappeninsuffizienz mit Blow out [249]

Urs.: Venenwandschwäche bzw. intravasale Druckerhöhung od. Venenklappeninsuffizienz; **Vork.:** primär (angeboren) od. sekundär (z. B. nach Thrombose, bei Volumenüberlastung inf. Beteiligung an einem Kollateralkreislauf); v. a. multipel auftretend an den unteren Extremitäten (Varikose* der Beine), im Bereich des Ösophagus (Ösophagusvarizen*, Downhill*-Varizen) u. der Bauchdecken (Caput* medusae). Vgl. Hämorrhoiden.

Varizen|stripping (↑; engl. to strip abstreifen) n: (engl.) varicose vein stripping; op. Extraktion einer varikös veränderten Vene mit einer flexiblen Spezialsonde (sog. Venenstripper), z. B. extraluminal mittels Ringstripper, intraluminal mittels Babcock-Sonde (Babcock-Methode); **Ind.:** vollständige Entfernung von varikösen Subkutanvenen unter gleichzeitiger Ausschaltung von insuffizienten Venae perforantes bei primären Varizen, insbes. bei Stammvarikose; bei sekundären Varizen strenge Ind. (ein ausreichender venöser Rückstrom über das tiefe Venensystem muss gewährleistet sein). Vgl. Varikose.

Varizen|verödung (↑): s. Sklerotherapie.

Varolius-Brücke (Constantinus Varolio, Anat., Arzt, Italien, 1543–1575): Pons* Varoli.

Varus|stellung (lat. varus gestreckt, nach innen gekrümmt): (engl.) varus deformity; (orthop.) nach lateral konvexe Stellung von Knochen u. Gelenken (O-Stellung); V. der Hüfte (Coxa vara) bei einem CCD*-Winkel unter 125°.

Vas (lat.) n (pl Vasa): Gefäß.

Vasa ab|errantia (↑) n pl: atypisch verlaufende Gefäße.

Vas af|ferens (↑) n: **1.** syn. Arteriola* glomerularis afferens renis; **2.** zuführendes Lymphgefäß an der Konvexität eines Lymphknotens.

Vasa lymphatica (↑) n pl: Lymphgefäße.

Vasa nervorum (↑) n pl: im Epineurium verlaufende, der Stoffwechselversorgung der Nerven dienende kleine Blutgefäße.

Vasa vasorum (↑) n pl: „Gefäße der Gefäße"; die in der Adventitia größerer Blutgefäße verlaufenden, sie ernährenden Arterien.

Vasculitis all|ergica (Dim. ↑; -itis*) f: syn. Immunvaskulitis, Immunkomplexvaskulitis; entzündliche Erkr. kleinerer Arterien u. Venen auf allergisch-hyperergischer Basis; z. B. Thrombangiitis obliterans, Arteriitis temporalis, Periarteriitis nodosa, Bredt-Krankheit, Purpura Schoenlein-Henoch; vgl. Small-vessel-Vaskulitis.

Vasculitis all|ergica pro|funda (↑; ↑) f: syn. Vasculitis nodosa; Vaskulitis bes. der in der Subcutis gelegenen Arterien, die größere Gebiete versorgen; die Hautveränderungen sind ausgedehnter als bei der Vasculitis* allergica superficialis, asymmetrisch u. monomorph; meist einzelne, knoten- od. plattenförmige, hautfarbene bis blaurote, selten ulzerierende Infiltrate mit torpidem Verlauf. **Ätiol.:** vaskuläre Reaktionen gegen zirkulierende virale, bakt. od. chem. (bes. Arzneimittel-)Antigene.

Vasculitis all|ergica super|ficialis (↑; ↑) f: allerg. Vaskulitis von Hautgefäßen mit symmetr. ausgebreiteten u. polymorphen Effloreszenzen: urtikarielle, erythematopapulöse u. vesikulöse Hautveränderungen, Hämorrhagien, Nekrosen bes. an den Beinen; vgl. Purpura anaphylactoides, Urtikariavaskulitis.

Vas de|ferens (lat. vas Gefäß) n: syn. Ductus* deferens.

Vas ef|ferens (↑) n: **1.** syn. Arteriola* glomerularis efferens renis; **2.** am Lymphknotenhilum austretendes, abführendes Lymphgefäß.

Vas|ek|tomie (↑; Ektomie*) f: syn. Vasoresektion*.

Vaseline (aus: Wasser; gr. ἔλαιον Öl) f: Vaselinum, Axungia mineralis, Auszug aus Mineralöl; Salbengrundlage.

Vaselino|derm (↑; ↑; Derm-*) n: (engl.) petrolatum dermatosis; Hautveränderungen inf. längerer Anw. von Vaseline; Akanthose u. Hyperkeratose (planen Warzen ähnliche, konfluierende Knötchen) sowie Erscheinungen, die einem Chloasma, einer Teerakne u. bei Sonnenexposition einer Teersonnendermatitis mit nachfolgender Melanose entsprechen (Photodermatitis vaselinogenica).

Vaskularisation (lat. vasculum kleines Gefäß) f: (engl.) vascularization; (physiol.) Gefäßbildung, Gefäßversorgung, Neubildung von Gefäßen; vgl. Revaskularisation.

Vaskulitis (↑; -itis*) f: (engl.) vasculitis; auch Angiitis; Bez. für entzündl. Reaktionen, die von der Wand der Blutgefäße ihren Ausgang nehmen (Arteriitis, Phlebitis) u. zu Nekrosen an den Gefäßwänden führen können; **Sympt.:** variabel entspr. dem Ausmaß u. der Lok. der betroffenen Gefäße; evtl. Ischämie u. system. Entzündungszeichen mit Fieber u. Gewichtsverlust. Immunkomplexbildung typisch bei sekundärer systemische V., z. B. bei Inf. (häufig Streptokokken, Salmonella, Spirochäten, Mykobakterien, HBV, HIV, EBV), Malignomen (z. B. Lymphogranulomatose, Haarzell-Leukämie), Kollagenosen, rheumatoider Arthritis od. medikamenteninduziert (v. a. Antibiotika, Gold, Penicillamin). Vgl. Angiitis, kutane leukozytoklastische; Arteriitis temporalis; Behçet-Krankheit; Churg-Strauss-Syndrom; Kawasaki-Syndrom; Kryoglobulinämie; Panarteriitis nodosa; Polyangiitis, mikroskopische; Polymyalgia rheumatica; Purpura Schoenlein-Henoch; Takayasu-Arteriitis; Thrombangiitis obliterans; Vasculitis allergica; Wegener-Granulomatose. E. Fei.

vaso|aktiv (lat. vas Gefäß; activus tätig): (engl.) vasoactive; auf Gefäße (z. B. kontrahierend) od. auf rheolog. Parameter (z. B. Viskosität) einwirkend.

Vaso|dilatanzien (↑; lat. dilatator Erweiterer, Ausdehner) n pl: (engl.) vasodilative agents; auch Vasodilatatoren; Sammelbez. für gefäßerweiternde Arzneimittel, die über versch. Mechanismen eine Erschlaffung der glatten Gefäßmuskulatur mit nachfolgender Abnahme des peripheren (Gefäß-)Widerstands u. eine Senkung des art. Blutdrucks bewirken; z. B. Alpharezeptorenblocker*, ACE*-Hemmer, Calciumantagonisten*, Kalium*-Kanalöffner.

Vaso|di|latation (↑; lat. dilatatio Erweiterung, Ausdehnung) f: (engl.) vasodilation; auch Vasodilation; Erweiterung der Blutgefäße, aktiv z. B. bei Erschlaffung der Gefäßmuskulatur, passiv durch vermehrtes Blutvolumen; vgl. Vasomotoren.

Vaso|epi|didymo|stomie (↑; Ep-*; -stomie*) f: (engl.) vasoepididymostomy; mikrochirurgischer Anschluss des Samenleiters an einen Samen tragenden Nebenhodentubulus bei Verschlussazoospermie*.

vaso|gen (↑; -gen*): (engl.) vasogenic; im Gefäß(system) entstanden.

Vaso|graphie (↑; -graphie*) f: **1.** s. Angiographie; **2.** s. Vasovesikulographie.

Vaso|kon|striktion (↑; lat. constrictio das Zusammenziehen, -binden) f: (engl.) vasoconstriction; Engstellung der Gefäße; vgl. Hypertonie, Bayliss-Effekt.

Vaso|kon|stringenzien (↑; lat. constringere zusammenziehen, -binden) n pl: (engl.) vasoconstrictors; syn. Vasokonstriktoren; gefäßverengende (blutdrucksteigernde) Arzneimittel; vgl. Vasomotoren.

Vaso|ligatur (↑; lat. ligatura Band, Verbindung) f: (engl.) vasoligature; Ligatur* eines Gefäßes; (urol.) Unterbinden des Ductus deferens; s. Vasoresektion.

Vaso|motoren (↑; lat. motor Beweger) m pl: (engl.) vasomotor nerves; Gefäßnerven; Nerven des vegetativen Nervensystems, die eine Verengung (Vasokonstriktoren) bzw. Erweiterung (Vasodilatatoren) der Gefäße vermitteln; vgl. Kreislaufzentren.

Vaso|motoren|kol|laps (↑; ↑; Kollaps*) m: (engl.) vasomotor collapse; peripheres Kreislaufversagen durch Gefäßerweiterung mit plötzl. Blutdruckabfall; Vork. u. a. bei Infektionskrankheiten, Intoxikation, Schock, Allergie.

Vaso|pathie (↑; -pathie*) f: (engl.) vasopathy; hämorrhagische Diathese* inf. umschriebener (z. B. bei Osler-Rendu-Weber-Krankheit) od. diffuser (z. B. bei Purpura Schoenlein-Henoch) Gefäßwandschädigungen; **Sympt.:** Petechien an Haut u. Schleimhäuten; **Diagn.:** Rumpel*-Leede-Test positiv.

Vaso|pressin n: s. ADH.

Vaso|re|sektion (lat. vas Gefäß; Resektion*) f: (engl.) vasoresection; syn. Vasektomie; Resektion eines 2–3 cm langen Stücks des Ductus deferens zur Sterilisation*; **cave:** völlige Abwesenheit von Spermien im Ejakulat nach bis zu 9 Mon.; Spermiennachweis nach längerer Zeit bei Spermagranulom mit spontaner Rekanalisierung.

Vaso|spasmus (↑; Spas-*) m: (engl.) vasospasm; Gefäßkrampf, Angiospasmus; funktionell-reflektorisch od. durch lokale Einflüsse ausgelöste, anfallartig auftretende (maximale) Vasokonstriktion (v. a. der Arteriolen); **Vork.:** z. B. bei Prinzmetal*-Angina, Raynaud*-Syndrom, Migräne* u. iatrogen (Katheter, Medikamente, Kontrastmittel).

Vaso|tomie (↑; -tom*) f: (engl.) vasotomy; op. Eröffnung od. Durchtrennung eines Blutgefäßes (z. B. Venae* sectio, Arteriotomie) od. des Samenleiters (s. Vasoresektion).

Vaso|vagal|syn|drom (↑; Vagus*) n: gehäuft auftretende vagovasale Synkopen; s. Kreislaufstörungen, funktionelle.

Vaso|vaso|stomie (↑; -stomie*) f: (engl.) vasovasostomy; op. Refertilisierung nach Vasoresektion* durch Zusammennähen beider Ductus-deferens-Stümpfe; die Chance zur Rekanalisation ist rel. gut, u. U. wirken gegen Spermien gerichtete Autoantikörper fertilitätseinschränkend. Vgl. Vasoepididymostomie.

Vaso|vesikulo|graphie (↑; lat. vesicula Bläschen; -graphie*) f: (engl.) vasovesiculography; röntg. Darstellung der ableitenden Samenwege (Ductus deferens, Ampulla ductus deferentis, Vesicula seminalis, Ductus ejaculatorius), meist i. R. von Fertilitätsuntersuchungen zum Nachw. eines Samenwegverschlusses.

Vas pro|minens ductus cochlearis (↑) n: das in der Prominentia spiralis des Schneckengangs verlaufende Blutgefäß.

Vas spirale (↑) n: Blutgefäß in der tympanalen Belegschicht der Lamina basilaris des Corti-Organs; vgl. Innenohr.

vastus (lat.): sehr groß; z. B. Musculus vastus (Schenkelmuskel).

Vater-Ampulle (Abraham V., Anat., Wittenberg, 1684–1751) f: (anat.) Ampulla* hepatopancreatica.

Vater-Pacini-Lamellen|körperchen (↑; Filippo P., Anat., Florenz, 1812–1883): Corpuscula lamellosa; große lamellöse Endkörperchen von Nervenfasern in der Unterhaut für die Wahrnehmung von Vibrationen; **Lok.:** Handteller, Fußsohle, Faszien, Periost, Endsehnen, Blutgefäße, Mesenterium, äußeres Genitale.

Vater-Papille (↑) f: s. Papilla duodeni major.

Vaterschafts|bestimmung: Bestimmung des Vaters eines Kindes nach § 1592 BGB; **Kriterien: 1.** Zum Zeitpunkt der Geburt ist der Mann mit der Mutter des Kindes verheiratet. **2.** Die Vaterschaft wird anerkannt. **3.** Wenn nach 1. u. 2. keine Vaterschaft besteht, wird sie nach § 1600d BGB gerichtl. festgestellt (s. Vaterschaftsfeststellung). V. Sch.

Vaterschafts|feststellung: (engl.) determination of paternity; Feststellung bzw. Ausschluss der biol. Vaterschaft durch Abstammungsbegutachtung* mit Ermittlung der Vaterschaftswahrscheinlichkeit; bei Nichtanerkennung nichtehelicher Kinder durch den vermuteten Vater kann das Kind bzw. sein Vormund nach § 1600 BGB auf V. klagen.

VATER-Syn|drom n: komplexes schweres Fehlbildungssyndrom, dessen Bez. die häufigs-

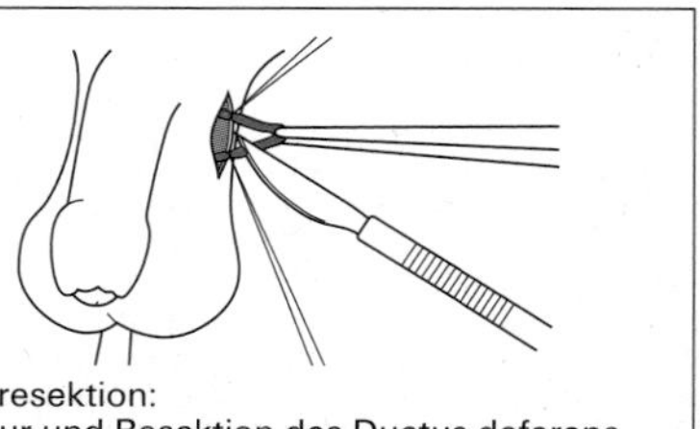

Vasoresektion:
Ligatur und Resektion des Ductus deferens
[390]

ten Anomalien in einem mnemotechn. Ausdruck zusammenfasst: **v**ertebral defects (Wirbelsäulendefekte), **a**nal atresia (Analatresie), **t**racheo**e**sophageal fistula and atresia (Ösophagotrachealfistel u. Ösophagusatresie), **r**enal and radial defects (Fehlbildungen der Niere u. des Radius); Assoziation mit zusätzl. Fehlbildungen des Herzens, der Gefäße u. Extremitäten möglich; normale Intelligenz; keine Chromosomenanomalie. Obwohl für die Einzelanomalien dominante Erbmodi bekannt sind, finden sich bislang keine Hinweise auf Heredität des Gesamtkomplexes. Für die diagn. Zuordnung wird das Vorliegen von mind. drei Symptomgruppen gefordert.

vCJD: Abk. für (engl.) **v**ariant **C**reutzfeldt-**J**akob **d**isease; s. Creutzfeldt-Jakob-Krankheit.

VDBP: Abk. für **V**itamin-**D**-**b**indendes **P**rotein; s. Gc-System.

VDRL-Test m: Kurzbez. für Test nach den **V**enereal **D**iseases **R**esearch **L**aboratories; s. Syphilis.

Veau-Rosenthal-Plastik (Victor V., frz. Chir., 1871–1949; Wolfgang R., Kieferchir., Leipzig, Berlin, 1882–1971; -plastik*) f: (engl.) Veau's operation; zweizeitige Lippenplastik*, bei der durch Verlagerung von Wangenmuskulatur eine doppelseitige Lippenspalte* verschlossen wird.

Vecuronium|bromid (INNv) n: nichtdepolarisierendes, peripheres Muskelrelaxans; s. Muskelrelaxanzien, periphere.

VEE-Virus (Virus*) n: Kurzbez. für (engl.) **V**enezuela **e**quine **e**ncephalitis virus; s. Pferdeenzephalitis.

Vegetarier (lat. vegetabilis pflanzlich) m: (engl.) vegetarian; sich vorwiegend od. ausschl. von vegetabiler Nahrung Ernährender.

Vegetationen, adenoide (lat. vegetatio Belebung) f pl: (engl.) adenoids; sog. Polypen; meist im Kindesalter auftretende Hyperplasie der Rachenmandel*; **Ätiol.:** multifaktoriell; hereditäre Disposition, evtl. Beteiligung weiterer Faktoren (endokrine u. konstitutionelle, Ernährung, rezidiv. Infekte); **Sympt.:** Behinderung der Nasenatmung u. in deren Folge chron. Rhinitis, Laryngitis, Tracheitis, evtl. Bronchitis u. Tubenkatarrh mit Sinusitis od. Otitis* media; Rhinolalia clausa u. Schnarchen. Der typ. Gesichtsausdruck (Facies adenoidea) mit geöffnetem Mund, Spitzbogengaumen u. Zahnstellungsanomalien; **Diagn.:** hintere Rhinoskopie*; Tympanometrie*; selten Rö.-Schädel erforderlich; **Ther.:** chir. Adenotomie* (i. d. R. nach dem 2. Lj.).

vegetativ (lat. vegetare beleben, anreizen): (engl.) vegetative; die Funktion des vegetativen Nervensystems betreffend.

Vegetativum (↑) n: syn. vegetatives Nervensystem*.

Vehiculum (lat. Fahrzeug) n: Vehikel; (pharmaz.) Trägersubstanz.

Veillonella f: Gattung gramnegativer, unbeweglicher, anaerober Kugelbakterien der Fam. Veillonellaceae (vgl. Bakterienklassifikation); Lagerung in Haufen, Ketten od. als Diplokokken; Oxidase-negativ, Katalase-negativ; 13 Species u. Subspecies; **Vork.:** Oral- u. Intestinaltrakt von Mensch u. Tier; med. relevant: V. parvula u. V. dispar; Bestandteil der Zahnplaque, auch beteiligt an typischen Anaerobierinfektionen der Mundhöhle u. des oberen Respirationstrakts; sensitiv gegenüber Penicillin, Clindamycin, Metronidazol.

Veit-Smellie-Hand|griff (Gustav von V., Gyn., Bonn, 1824–1903; William S., Gyn., London, 1697–1763): (engl.) Veit-Smellie-Mauriceau maneuver; gebh. Handgriff zur Entwicklung des nachfolgenden Kopfes bei Beckenendlage*; eine Hand greift über die Schultern des Kindes (cave: Armplexuslähmung*). Den Zeigefinger der anderen Hand führt man in den Mund des Kindes ein u. senkt das Kinn auf die Brust, wobei der Rumpf bäuchlings auf dem Unterarm liegt. Vgl. Manualhilfe.

Veits|tanz: s. Chorea.

Vektion (lat. vectio das Fahren, Reiten) f: (engl.) vection; Eigenbewegungsillusion, die durch großflächige bewegte visuelle Reize (z. B. in Flugsimulatoren) ausgelöst wird; physiol. Reizschwindel mit elektrophysiol. nachweisbarer neuronaler Erregung im Vestibulariskerngebiet; vgl. Schwindel.

Vektor (lat. vector einer, der zieht, trägt, befördert) m: (engl.) vector; **1.** (physik.) gerichtete Größe; symbolische Darstellung durch einen Pfeil (z. B. £x); **2.** (mikrobiol.) aktiver Krankheitsüberträger*; **3.** (genet.) Vehikel für den Gentransfer, z. B. Viren, Cosmide, sog. artefizielle Chromosomen, Plasmide; **4.** (kardiol.) Herzvektor; s. Vektorkardiographie.

Vektor|kardio|graphie (↑; Kard-*; -graphie*) f: (engl.) vectorcardiography; Abk. VKG; das EKG ergänzendes Verfahren zur Darstellung des Erregungsablaufs im Herzen, wobei ein Integralvektor aus den Vektoren der elektr. Aktivität der einzelnen Muskelfasern (z. B. aus Frank*-Ableitungen) errechnet u. seine Richtungsänderung auf die Transversal- (s. Abb.), Frontal- u. Sagittalebene als schleifenförmige Erregungsbewegung projiziert wird; die Darstellung der VKG erfolgt meist auf einem Monitor. Vgl. Elektrokardiographie, Lagetyp des Herzens.

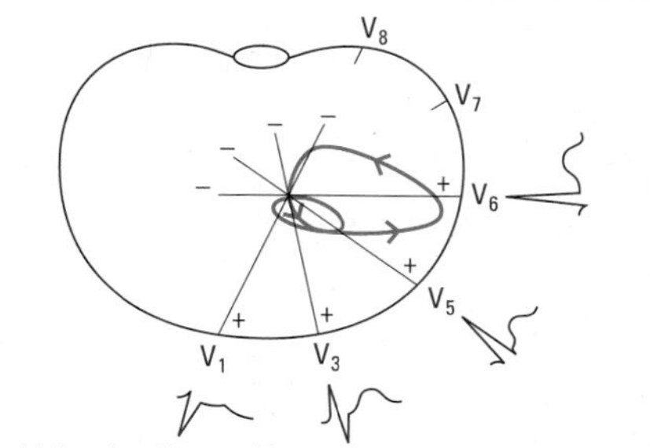

Vektorkardiographie [138]

Velamentum (lat.) n: Hülle.

Vel-Blut|gruppe: (engl.) Vel blood group; Symbol Vel; ubiquitär vorkommende Blutgruppe mit den Phänotypen Vel 1,-2 (Häufigkeit 0,05 %), Vel -1,2 (0,025 %) u. Vel 1,2 (99,925 %); s. Antigene, ubiquitäre.

Vellus|haar (lat. vellus Fließ, geschorene Wolle): (engl.) vellus; Wollhaar; s. Lanugo.

Velo|tractio (lat. velum Segel; trahere, tractum ziehen) f: Vorziehen des Gaumensegels mittels nasal eingeführter Gummischläuche i. R. der hinteren Rhinoskopie*.

Velpeau-Verband (Alfred A. V., Chir., Paris, 1795–1867): (engl.) Velpeau bandage; Binden- od. Schlauchverband zur Ruhigstellung des

Schulter-Arm-Bereichs bei Schultergelenkluxation od. Skapulafraktur; wegen Gefahr der Schultergelenkversteifung Anw. max. 3 Wochen; vgl. Desault-Verband, Gilchrist-Verband.

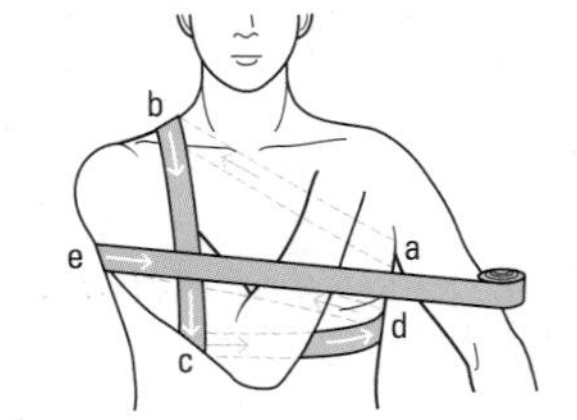

Velpeau-Verband: Buchstaben weisen auf den Verlauf der Bindentouren hin. [544]

Velum medullare inferius, superius (lat. velum Segel) n: unteres bzw. oberes Marksegel des Kleinhirns.

Velum palatinum (↑) n: Gaumensegel.

Velum|spalte (↑): (engl.) cleft of the soft palate; s. Gaumenspalte.

Vena (lat. vena Röhrchen, Kanal) f (pl Venae): Abk. V. (pl Vv.); Vene. **Vv. ad|umbilicales** (JNA; ↑) f pl: s. Venae paraumbilicales. **V. ana|stomotica inferior** (↑) f: s. Vena media superficialis cerebri. **V. ana|stomotica superior** (↑) f: s. Vena media superficialis cerebri. **V. angularis** (↑) f: - - - → medialer Augenwinkel; ⊣ V. facialis, V. ophtalmica sup.; **S:** Stirn, Oberlid, Nasenrücken, Sinus cavernosus. **Vv. anteriores cerebri** (↑) f pl: - - - → auf den Balken zw. den Stirnlappen zur Basis des Sulcus lat. cerebri; ⊣ V. basalis; **S:** Balken, mediale Teile von Scheitel- u. Stirnlappen. **V. anterior, posterior septi pellucidi** (↑) f: s. Vena thalamostriata superior. **V. ap|pendicularis** (↑) f: - - - → im Mesoappendix; ⊣ V. ileocolica; **S:** Wurmfortsatz. **V. aque|ductus cochleae** (↑) f: - - - → im Canaliculus cochleae; ⊣ V. jugularis int., Sinus petrosus inf.; **S:** Cochlea. **V. aque|ductus vestibuli** (↑) f: - - - → im Canaliculus cochleae; ⊣ Bulbus sup. venae jugularis, Sinus petrosus inf.; **S:** basale Schneckenwindung. **Vv. arcuatae renis** (↑) f pl: - - - → bogenförmig an der Mark-Rinden-Grenze der Niere; - → Vv. interlobulares, rectae; ⊣ Vv. interlobares; **S:** Nierenrinde u. -mark. **Vv. articulares** (↑) f pl: ⊣ Plexus pterygoideus; **S:** Kiefergelenk. **Vv. atriales** (↑) f pl: Vorhofvenen; kleine Venen aus den Vorhofwänden; ⊣ Venen des Sulcus coronarius. **Vv. atriales dextrae, sinistrae** (↑) f: s. Venae cardiacae minimae. **Vv. atrio|ventriculares** (↑) f pl: kleine Venenäste aus den Vorhof-Kammergrenzen; ⊣ Sinus coronarius, Vena cordis magna bzw. parva. **Vv. auriculares anteriores** (↑) f pl: ⊣ Plexus venosus pterygoideus; **S:** Gehörgang, Ohrmuschel. **V. auricularis posterior** (↑) f: - - - → oberflächlich hinter dem Ohr; ⊣ V. jugularis ext.; **S:** Ohrmuschel, Kopfschwarte. **V. axillaris** (↑) f: - - - → aus den Vv. brachiales; vom Unterrand des M. pectoralis major bis zur 1. Rippe; - → V. subscapularis, V. circumflexa scapulae, V. thoracica lat., Vv. thoracoepigastricae, V. cephalica; ⊣ V. jugularis; **S:** Arm, seitl. Brustwand, Schulter. **V. a|zygos** (↑) f: *geht aus V. lumbalis asc. dext. nach Einmündung der V. subcostalis dext. hervor; - - - → im Mediastinum re. vor den Wirbelkörpern nach oben; - → V. intercostalis sup. dext., V. hemiazygos, V. hemiazygos accessoria, (alle folgenden Venen von re.), Vv. oesophageae, Vv. bronchiales, Vv. pericardiacae, Vv. mediastinales, Vv. phrenicae supp., V. lumbalis asc., V. subcostalis, Vv. intercostales postt., Vv. columnae vertebralis; ⊣ V. cava sup.; **S:** Mediastinum, Brustorgane, Wirbelsäule, Wirbelkanal u. Inhalt, hintere Rumpfwand, Kollateralkreislauf zw. oberer u. unterer Hohlvene. **V. basalis** (↑) f: - - - → von der Hirnbasis um die Hirnschenkel; - → Vv. antt. cerebri, V. media prof. cerebri, Vv. thalamostriatae inff., V. gyri olfactorii, V. ventricularis inf., V. choroidea inf., Vv. pedunculares; ⊣ evtl. V. magna cerebri; **S:** basale Teile von Mittel- u. Zwischenhirn, Unterfläche von Stirnlappen, Insel, Gyrus parahippocampalis, Temporallappen, Plexus choroideus, Seitenventrikel. **V. basalis com|munis** (↑) f: gemeinsamer Stamm der Venen aus den basalen Lungensegmenten; ⊣ V. pulmonalis inferior (dextra bzw. sinistra). **V. basalis inferior** (↑) f: Vene aus dem Segmentum basale posterius der Lunge; ⊣ V. basalis communis. **V. basalis superior** (↑) f: führt Blut aus dem vorderen, lateralen u. (links-)medialen basalen Lungensegment; ⊣ V. basalis communis. **V. basilica** (↑) f: *Rete venosum dorsale manus, Arcus venosus palmaris superf.; - - - → als V. basilica antebrachii an der Ulnarseite im Sulcus bicipitalis med. subfaszial; - → über Vv. mediana antebrachii, cubiti Anastomosen mit V. cephalica; ⊣ Vv. brachiales; **S:** Oberfläche der Ulnarseite von Hand u. Arm. **Vv. basi|vertebrales** (↑) f pl: s. Venae columnae vertebralis. **Vv. brachiales** (↑) f pl: - - - → zwei Begleitvenen der A. brachialis; - → Vv. ulnares, Vv. radiales; ⊣ V. axillaris; **S:** Arm. **V. brachio|cephalica** (↑) f: *V. jugularis int., V. subclavia; - - - → im Mediastinum sup., vor den drei Ästen des Aortenbogens, hinter dem Thymus; - → V. thyroidea inf., V. laryngea inf., Vv. bronchiales, Vv. tracheales, Vv. oesophageales, V. vertebralis, V. cervicalis prof., Vv. thoracicae int., V. intercostalis suprema, V. intercostalis sup. sin.; ⊣ V. brachiocephalica dext. u. sin. vereinigen sich hinter dem ersten re. Rippenknorpel zur V. cava sup.; **S.:** Kopf, Hals, Arme, Brustorgane, vordere Brust- u. vordere obere Bauchwand. **Vv. Breschet** (↑; Gilbert B., frz. Anat., 1783–1845) f pl: Venae* diploicae. **Vv. bronchiales** (↑) f pl: ⊣ Vv. azygos, hemiazygos, brachiocephalicae, Plexus venosus thyroideus impar; **S:** Luftröhre. **V. bulbi penis** (↑) f: *Bulbus penis; ⊣ V. pudenda int.; **S:** Corpus spongiosum penis. **V. bulbi vestibuli** (↑) f: *Bulbus vestibuli; ⊣ V. pudenda int. **V. canalis pterygoidei** (↑) f: - - - → im Canalis pterygoideus; ⊣ Plexus venosus pterygoideus; **S:** Tuba auditiva, obere Gaumen- u. Rachenmuskeln. **Vv. capsulares** (↑) f pl: *Venennetz der Nierenfettkapsel; ⊣ V. renalis. **Vv. cardiacae anteriores** (↑) f pl: - - - → in der Vorderwand der rechten Herzkammer; ⊣ rechter Vorhof; **S:** Vorderwand der rechten Kammer. **V. cardiaca magna** (↑) f: syn. V. cordis magna; *V. interventricularis ant., V. marginalis sin.; - - - → in der li. Kranzfurche; ⊣ Sinus coronarius; **S:** Vorderfläche der Herzkammern, vorderer Teile der Herzscheidewand, li. Herzvorhof. **V. cardiaca media** (↑) f: syn. V. cordis media, V. interventricularis post.; - - - → im Sulcus interventricularis post.; ⊣ Sinus coronarius; **S:** Hinterfläche der Herzkammern. **Vv. cardiacae minimae** (↑) f pl: syn. Vv. cordis minimae;

- - - → Wand vornehmlich der re. Herzhälfte, nach Lok.: Vv. atriales et ventriculares dextt., Vv. atriales et ventriculares sinn. (inkonstant); ⊣ meist re. Vorhof, auch in die anderen Herzräume. **V. cardiaca parva** (↑) **f:** - - - → im rechten Sulcus coronarius; ⊣ Sinus coronarius; **S:** Hinterwand der rechten Herzhälfte.

Vena-cava-Blockade (↑; lat. cavus hohl, gewölbt) **f:** (engl.) vena cava block; auch Kavasperroperation; Blockade der infrarenalen V. cava als mechan. Schutz bei rezidivierender Lungenembolie* inf. Bein- od. Beckenvenenthrombose; **Meth.:** Verschluss mit einem gezahnten Teflon-Clip od. intraluminales Einbringen eines Schirmfilters.Vgl. Embolieprophylaxe.

Vena cava inferior (↑) **f:** untere Hohlvene; *Vv. iliacae comm.; - - - → vor der Wirbelsäule re. neben der Aorta, durch das Foramen v. cavae des Zwerchfells; - → Vv. phrenicae inff., Vv. lumbales, Vv. hepaticae, V. renalis, V. ovarica bzw. testicularis dext.; ⊣ Herzvorhof; **S:** untere Extremitäten, Eingeweide des Beckens u. Retroperitonealraums, Leber, Bauchhöhlenwand, untere Wirbelsäule einschl. Inhalt.

Vena-cava-inferior-Syn|drom (↑) **n:** (engl.) inferior vena cava syndrome, supine position syndrome; **1.** Rückenlage-Schock-Syndrom, aortokavales Kompressionssyndrom; Schocksymptome (Blässe, Schwitzen, Atemnot, reduziertes Herzminutenvolumen) in der Schwangerschaft inf. Kompression der V. cava inferior

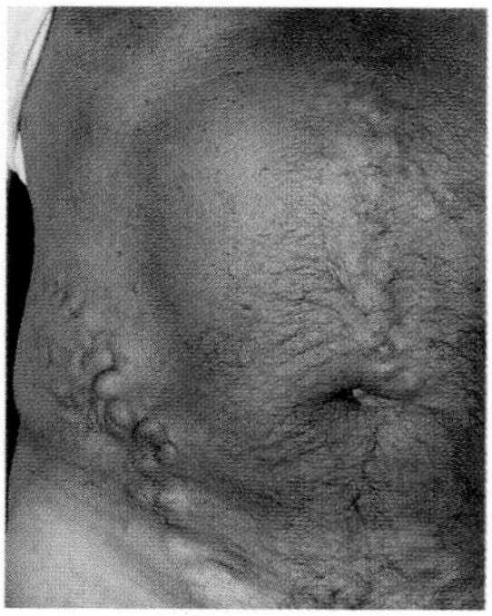

Vena-cava-inferior-Syndrom: Kollateralvenen der vorderen Bauchwand [69]

durch den Uterus (bes. in Rückenlage) mit Reduzierung des venösen Blutrückstroms zum Herzen u. Verminderung des Herzminutenvolumens; dabei nimmt u. a. die Uterusdurchblutung, bei Unterschreiten krit. Grenzwerte auch die Sauerstoffversorgung des Fetus ab (Abnahme der fetalen Herzfrequenz). Leichte Formen des V.-c.-i.-S. treten bei 30–40 % der Schwangeren im letzten Trimenon in Rückenlage auf. Ther.: linke Seitenlage; **2.** Thrombose* der V. cava inferior als Kompl. bei beidseitiger Becken- u. Beinvenenthrombose; Sympt.: in Abhängigkeit von der Ausdehnung u. a. Schmerzen in der Lendengegend, Ödem der unteren Körperhälfte, Anurie.

Vena-cava-Katheter (↑) **m:** s. Venenkatheter, zentraler.

Vena-cava-Kom|pressions|syn|drom (↑) **n:** s. Vena-cava-inferior-Syndrom.

Vena cava superior (↑) **f:** obere Hohlvene; *Vv. brachiocephalicae; - - - → im Mediastinum sup. am re. Sternalrand in Höhe des 1. Rippenknorpels, re. neben der Pars asc. aortae; - → V. azygos; ⊣ re. Herzhof; **S:** Kopf, Hals, Arme, obere Teile von Rumpfwand u. Rückenmark.

Vena-cava-superior-Syn|drom (↑) **n:** (engl.) superior vena cava syndrome; starke venöse Stauung im Bereich des Kopfs, Halses u. der oberen Extremitäten (obere Einflussstauung) mit prall gefüllten Venen, Ödem u. Zyanose; **Urs.:** mechan. Kompression der V. cava sup. od. deren Äste durch intrathorakale Tu. (v. a. Bronchialkarzinom) bzw. Lymphknotenmetastasen, Mediastinaltumoren od. Aortenaneurysma, evtl. Thrombose; **Diagn.:** Kavographie, farbcodierte Duplexsonographie.

Vena centralis glandulae supra|renalis (↑) **f:** - - - → im Nebennierenmark; - → Blutkapillaren der Nebennierenrinde; ⊣ V. suprarenalis; **S:** Nebennierenrinde u. -mark. **Vv. centrales hepatis** (↑) **f pl:** im Zentrum der Leberläppchen gelegene Zentralvenen; - → Leberblutkapillaren; ⊣ Vv. sublobulares; **S:** Leberläppchen. **V. centralis retinae** (↑) **f:** - - - → im Sehnerv; Teile: Pars intraocularis, Pars extraocularis; ⊣ V. ophthalmica sup.; **S:** Netzhaut. **V. cephalica** (↑) **f:** Rete venosum dorsale manus, Arcus venosus palmaris superf.; - - - → als V. cephalica antebrachii am radialen Rand der Unterarmbeugeseite im Sulcus bicipitalis lat., zw. M. deltoideus u. M. pectoralis major, durch die Fascia clavipectoralis; - → über Vv. mediana antebrachii, cubiti Anastomosen mit V. basilica; ⊣ V. axillaris; **S:** Oberfläche der Radialseite von Hand u. Arm. **V. cephalica ac|cessoria** (↑) **f:** inkonstant; - - - → von der Unterarmstreckseite; ⊣ V. cephalica od. V. axillaris. **Vv. cerebelli** (↑) **f pl:** Kleinhirnvenen; - - - →, ⊣: **1.** V. sup. vermis: aus dem oberen Wurm; V. magna od. interna cerebri; **2.** V. inf. vermis: aus dem unteren Wurm; Sinus rectus; **3.** Vv. supp. cerebelli: medianwärts an der oberen Kleinhirnfläche; V. magna cerebri; Sinus rectus od. transversus; **4.** Vv. inff. cerebelli: Kleinhirnunterseite; Sinus transversus, petrosus sup., inf.; **5.** V. precentralis cerebelli: von Lingula u. Lobulus centralis; V. magna cerebri; **6.** V. petrosa: von Flocculus; Sinus petrosus sup., inf. **Vv. cerebri** (↑) **f pl:** syn. Venae* encephali. **V. cervicalis pro|funda** (↑) **f:** *Plexus venosus suboccipitalis; - - - → unter dem M. semispinalis capitis u. cervicis, begleitet gleichnamige Arterie; ⊣ V. vertebralis, V. brachiocephalica; **S:** tiefe Nacken- u. Halsmuskeln. **V. choroidea inferior** (↑) **f:** - - - → aus dem Plexus choroideus ventriculi lat.; ⊣ V. basalis; **S:** Hippocampus, Gyrus dentatus, Plexus choroideus. **V. choroidea superior** (↑) **f:** - - - → Plexus choroideus des Seitenventrikels zum Foramen interventriculare; ⊣ Vv. internae cerebri; **S:** Plexus choroideus, Hippocampus, Fornix, Balken. **Vv. ciliares** (↑) **f pl:** - - - → aus dem Corpus ciliare in der mittleren u. an der äußeren Augenhaut; ⊣ Vv. vorticosae, Augenmuskelvenen, V. ophtalmica sup.; **S:** Corpus ciliare, Bindehaut. **Vv. ciliares anteriores** (↑) **f pl:** - - - → begleiten gleichnamige Arterien; - → Sinus venosus sclerae, Vv. sclerales; ⊣ V. ophthalmica sup.; **S:** Corpus ciliare. **Vv. circum|flexae femoris laterales** (↑) **f pl:** begleiten A. circumflexa femoris lat.; ⊣ V. profunda femoris; **S:** Strecker des Oberschenkels. **Vv. circum|flexae fe-**

moris mediales (†) f pl: - - - → begleiten A. circumflexa femoris med.; ⊣ V. prof. femoris; **S:** Strecker u. Adduktoren des Oberschenkels, Hüftgelenk. **V. circum|flexa humeri anterior** (†) f: - - - → begleitet A. circumflexa humeri ant.; ⊣ V. circumflexa scapulae. **V. circum|flexa humeri posterior** (†) f: - - - → begleitet A. circumflexa humeri post.; ⊣ V. circumflexa scapulae. **V. circum|flexa ilium profunda** (†) f: - - - → begleitet A. circumflexa ilium prof.; ⊣ V. iliaca ext.; **S:** seitl. Bauchwand. **V. circum|flexa ilium super|ficialis** (†) f: ⊣ V. saphena magna; **S:** Haut der Leistengegend. **V. circum|flexa scapulae** (†) f: - - - → begleitet A. circumflexa scapulae; - → V. thoracodorsalis, V. circumflexa humeri ant., post.; ⊣ V. axillaris. **V. cisternae cerebello|medullaris** (†) f: ⊣ Sinus marginalis; **S:** verlängertes Mark. **V. colica dextra** (†) f: ⊣ V. mesenterica sup.; **S:** Colon ascendens. **V. colica media** (†) f: ⊣ V. mesenterica sup.; **S:** Colon transversum. **V. colica sinistra** (†) f: ⊣ V. mesenterica inf.; **S:** Colon descendens. **Vv. columnae vertebralis** (†) f pl: Wirbelsäulenvenen; **1.** Plexus venosus vertebralis ext. ant., Venengeflecht vor den Wirbelkörpern; **2.** Plexus venosus vertebralis ext. post., hinter den Wirbelbögen; **3.** Plexus venosus vertebralis int. ant., hinter den Wirbelkörpern zw. Dura mater spinalis u. Periost; - → Vv. basisvertebrales: aus dem Wirbelkörper nach hinten, Vv. medullae spinalis: aus dem Subarchnoidalraum, Vv. spinales antt., postt.: Längsvenen vor bzw. hinter dem Rückenmark; **4.** Plexus venosus vertebralis int. post., vor den Wirbelbögen zw. Dura u. Periost; ⊣ Vv. intercostales postt.; **S:** Rückenmark, -häute, Wirbelkanal. **V. com|itans** (†) f: Begleitvene, bei größeren Arterien eine, bei kleineren meist zwei. **V. comitans nervi hypo|glossi** (†) f: - - - → begleitet N. hypoglossus; ⊣ V. lingualis. **Vv. communicantes** (†) f pl: Verbindungsäste oberflächl. Venen, die die Faszien des Ober- bzw. Unterschenkels nicht durchbohren; vgl. Venae perforantes. **Vv. con|junctivales** (†) f pl: ⊣ Vv. episclerales; S: Augenbindehaut. **Vv. cordis** (†) f pl: Herznerven. **V. cordis magna** (†) f: s. Vena cardiaca magna. **V. cordis media** (†) f: s. Vena cardiaca media. **V. cordis parva** (†) f: s. Vena cardiaca parva. **V. cutanea** (†) f: Hautvene. **V. cystica** (†) f: - - - → Ramus dexter der V. portae hepatis; **S:** Gallenblase. **Vv. digitales dorsales pedis** (†) f pl: - - - → Venen der Zehenrücken; ⊣ Vv. metatarsales dorsales; **S:** Zehen. **Vv. digitales palmares** (†) f pl: - - - → Palmarflächen der Finger; ⊣ Arcus venosus palmaris superf., Rete venosum dors. manus. **Vv. digitales plantares** (†) f pl: - - - → Venen an der Zehenbeugeseite; ⊣ Vv. metatarsales plant.; **S.** Plantarfläche der Zehen. **Vv. diploicae** (†) f pl: Venen in der Diploe des Schädeldachs mit Verbindungen über Vv. emissariae zu Sinus durae matris u. zu oberflächlichen Kopfvenen; **1.** V. diploica frontalis zw. V. supraorbitalis u. Sinus sagittalis sup.; **2.** V. diploica temporalis ant. zw. V. temporalis profunda u. Sinus sphenoparietalis; **3.** V. diploica temporalis post. zw. V. auricualaris post. u. Sinus transversus; **4.** V. diploica occipitalis zw. V. occipitalis u. Sinus transversus. **V. diploica frontalis** (†) f: - - - → im Stirnbein: ⊣ Sinus sagittalis sup.; **S:** Stirnbein. **V. diploica oc|cipitalis** (†) f: - - - → im Hinterhaupt- u. Scheitelbein; ⊣ V. occipitalis; Sinus transversus; **S:** hinterer Bereich der Schädelbasis. **V. diploica temporalis anterior, posterior** (†) f: - - - → im Schläfen- u. Scheitelbein; ⊣ Vv. temporales profundae bzw. V. auricularis posterior, Sinus sphenoparietalis bzw. transversus; **S:** seitl. Bereich der Schädelbasis. **Vv. directae laterales** (†) f pl: ⊣ Vv. internae cerebri od. V. thalamostriata sup.; **S:** mediale Wand des Seitenventrikels. **V. dorsalis** (†) f: syn. Ramus dorsalis; - - - → segmental von Rückenmuskeln u. -haut kommend; ⊣ Vv. intercostales postt. **Vv. dorsales linguae** (†) f pl: - - - → vom Zungenrückenrand kommend; ⊣ V. lingualis. **V. dorsalis, posterior corporis callosi** (†) f: zwei unter u. um das Splenium corporis callosi ziehende Äste zur V. magna cerebri. **V. dorsalis profunda clitoridis** (†) f: - - - → Klitorisrücken; ⊣ Plexus venosus vesicalis; **S:** Klitoris. **V. dorsalis pro|funda penis** (†) f: - - - → subfaszial auf dem Penisrücken zw. Lig. transversum perinei u. Symphyse; ⊣ Plexus venosus prostaticus; **S:** Penisschwellkörper. **V. dorsalis scapulae** (†) f: s. Vena scapularis dorsalis. **Vv. dorsales super|ficiales clitoridis** (†) f pl: - - - → auf dem Klitorisrücken; ⊣ Vv. saphena magna, V. femoralis od. V. dors. prof. clitoridis; **S:** Klitorishaut. **Vv. dorsales super|ficiales penis** (†) f: - - - → auf dem Penisrücken; ⊣ Vv. saphena magna, V. femoralis od. V. dors. prof. penis; **S:** Penishaut.

Venae e|missariae (†) f pl: Venen zw. einem Sinus durae matris über eine V. diploica mit einer oberflächlichen Kopfvene; **1.** V. emissaria parietalis; - - - → Foramen parietale ossis parietalis zw. Sinus sagittalis sup. u. Vv. temporales superf.; **2.** V. emissaria mastoidea; - - - → Foramen mastoideum ossis temporalis, zw. Sinus tranversus u. V. occipitalis; **3.** V. emissaria condylaris; - - - → Canalis condylaris, zw. Sinus sigmoideus u. Plexus venosus vertebralis ext. post.; **4.** V. emissaria occipitalis; - - - → unbenannte Öffnung neben der Protuberantia occipitalis ext., zw. Confluens sinuum u. V. occipitalis; **5.** Plexus venosus canalis n. hypoglossi; - - - → Canalis n. hypoglossi, zw. Sinus marginalis u. V. jugularis int.; **6.** Plexus venosus foraminis ovalis; - - - → Foramen ovale, zw. Sinus cavernosus u. Plexus venosus pterygoideus; **7.** Plexus venosus caroticus internus; - - - → Canalis caroticus, zw. Sinus cavernosus u. Plexus venosus pterygoideus; **8.** Vv. portales hypophysiales, Venenverbindung zw. Kapillarnetzen der Adenohypophyse u. dem Sinus cavernosus über 6., 7. in den Plexus venosus pterygoideus.

Vena e|missaria condylaris (†) f: - - - → durch den Canalis condylaris des Hinterhauptbeins; verbindet den Sinus sigmoideus mit dem Plexus venosus vertebralis externus post.; inkonstant. **V. e|missaria mastoidea** (†) f: - - - → durch das Foramen mastoideum des Warzenfortsatzes; verbindet den Sinus transversus mit der V. occipitalis. **V. e|missaria oc|cipitalis** (†) f: - - - → durch ein Emissarium neben der Protuberantia occipitalis externa; verbindet Confluens sinuum mit der V. occipitalis; inkonstant. **V. e|missaria parietalis** (†) f: - - - → durch das Foramen parietale des Scheitelbeins; verbindet den Sinus sagittalis sup. mit den Vv. temporales superficiales. **Vv. encephali** (†) f pl: Hirnvenen; **1.** Vv. superff. cerebri; **2.** Vv. proff. cerebri; **3.** Vv. trunci encephali; **4.** Vv. cerebelli; - - - → vorwiegend im Subarachnoidealraum, klappenlos; ⊣ Sinus durae matris. **V. epi|gastrica inferior** (†) f: - - - → begleitet A. epigastrica inf. in der Rektusscheide hinter dem M. tectus aabdominis; - → V. pubica; ⊣ V. iliaca ext.; **S:** M. rectus abdominis, Samenstrang u. Hodensack bzw. rundes Mutterband u. gr. Schamlippen. **V. epi|gastrica superficialis** (†) f: ⊣ V. saphena magna; **S:** Haut der vorderen Bauchwand. **Vv. epi|gastricae superiores** (†) f pl: - - - → in der Rektusscheide hinter dem M. rectus abdominis; ⊣ Vv. thoracicae intt.; **S:** M. rectus abdominis, Bauchwand, Zwerchfell. **Vv. epi|sclerales** (†) f pl: - - - → äußere Skleraoberfläche; - → palpebrales, Vv. conjunctivales; ⊣ Vv. ophthalmicae sup. (inf.); **S:** Lederhaut. **Vv. ethmoidales** (†) f pl: - - - → durch Foramen ethmoidalia ant. bzw. post.; ⊣ V. ophthalmica sup.; **S:** Dura mater, Siebbeinzellen, Stirnhöhle, Nasenscheide- u. -seitenwand. **V. facialis** (†) f: Gesichtsvene; *V. angularis; - - - → medialer Augenwinkel, dorsal der A. facialis zum Vorderrand des M. masseter, Trigonum submandibulare; - → V. angularis, Vv. supratrochleares, V. supraorbitalis, Vv. palpebrales supp., Vv. nasales extt., Vv. palpebrales inff., V. labialis sup., Vv. labiales inff., V. prof. faciei, Vv. parotideae, V. palatina ext., V. submentalis; ⊣ V. jugularis int.; **S:** Gesicht, Gaumenbögen, Kiefergelenk, Ohrspeicheldrüse, Orbita, Mundboden. **Vena femoralis** (†) f: *V. poplitea; - - - → begleitet A. femoralis vom Hiatus adductorius durch den Canalis adductorius u. das Trig. femorale bis zum Leistenband; - → V. profunda femoris, V. saphena magna; ⊣ V. iliaca ext.; **S:** Bein. **Vv. fibulares** (†) f pl: syn. Vv. peroneae; - - - → begleiten A. fibularis; ⊣ Vv. tibiales postt.; **S:** tiefe Beugemuskeln des Unterschenkels, laterale Knöchel, Fersenbein. **Vv. frontales** (†) f pl: s. Venae superiores cerebri. **V. Galeni** (†; Claudius Galen, gr. Med., Wissenschaftler, Rom, 130–201 A. D.) f: s. Vena magna cerebri. **Vv. gastricae breves** (†) f pl: - - - → im Lig. gastrosplenicum; ⊣ V. splenica; **S:** Magenfundus. **V. gastrica dextra** (†) f: - - - → begleitet A. gastrica dextra; ⊣ V. portae hepatis; **S:** kleine Magenkurvatur. **V. gastrica sinistra** (†) f: - - - → begleitet A. gastrica sinistra; ⊣ V. portae hepatis; **S:** kleine Magenkurvatur. **V. gastro|epiploica dextra** (†) f: s. Vena gastroomentalis dextra. **V. gastro|epi|ploica sinistra** (†) f: s. Vena gastroomentalis sinistra. **V. gastro|omentalis dextra** (†) f: - - - → an der großen Magenkurvatur; ⊣ V. mesenterica sup.; **S:** große Magenkurvatur, großes Netz. **V. gastro|omentalis sinistra** (†) f: syn. V. gastroepiploica sinistra; - - - → an der großen Magenkurvatur; ⊣ V. splenica; **S:** große Magenkurvatur, großes Netz. **Vv. geniculares** (†) f pl: - - - → meist fünf, vom Knie kommend; ⊣ V. poplitea. **Vv. genus** (†) f pl: syn. Venae* geniculares. **Vv. gluteae inferiores** (†) f pl: - - - → unter dem M. piriformis durch das Foramen ischiadicum majus ins kleine Becken; ⊣ V. iliaca int.; **S:** M. gluteus maximus, unterer Teil der Gesäßgegend. **Vv. gluteae superiores** (†) f pl: - - - → über dem M. piriformis durch das Foramen ischiadicum majus ins kleine Becken; ⊣ V. iliaca int.; **S:** oberer Teil der Gesäßgegend. **V. gyri olfactorii** (†) f: ⊣ V. basalis; **S:** Gyrus olfactorius. **Vv. haemor|rhoidales** (†) f pl: s. Venae rectales inferiores, Venae rectales mediae, Vena rectalis superior. **V. hemi|a|zygos** (†) f: *geht aus V. lumbalis asc. sin. nach Einmündung der V. subcostalis sin. hervor; - - - → im Mediastinum post. li. neben den Brustwirbelkörpern, in Höhe des 7.–10. Brustwirbels hinter der Aorta u. Ductus thoracicus nach re.; - → V. hemiazygos accessoria, (alle folgenden Venen von li.), Vv. oesophageales, Vv. bronchiales, Vv. perciardiacae, Vv. mediastinales, Vv. phrenicae supp., V. lumbalis asc., V. subcostalis, Vv. intercostales postt., Vv. columnae vertebralis; ⊣ V. azygos; **S:** Mediastinum post., Brustorgane, Wirbelkanal u. Inhalt, hintere Rumpfwand. **V. hemi|a|zygos ac|cessoria** (†) f: - - - → links neben den Brustwirbelkörpern als Fortsetzung der V. hemiazygos nach oben; - → Vv. intercostales sin. der 4.–9. Interkostalräume, obere Vv. mediastinales; ⊣ V. hemiazygos, V. brachiocephalica sin.; **S:** obere Interkostalräume, li. Teil des Mediastinum sup. **Vv. hepaticae** (†) f pl: - - - → zw. Lebergewebe u. V. cava inf. im Sulcus cavae: Vv. hepatica dext., intermedia, sin.; ⊣ V. cava inf.; **S:** Leber. **Vv. ileales** (†) f pl: - - - → Venen des Krummdarms; ⊣ V. mesenterica sup.; **S:** Ileum. **V. ileo|colica** (†) f: ⊣ V. mesenterica sup.; - → V. appendicularis; **S:** terminales Ileum, Blinddarm, Wurmfortsatz, unterster Teil des Colon ascendens. **V. iliaca com|munis** (†) f: *Vereinigung von V. iliaca ext. u. int.; - - - → von der Articulatio sacroiliaca bis zum 4. Lendenwirbel, re. hinter, links medial der Arterie; - → V. sacralis mediana, V. iliolumbalis; ⊣ V. cava inf.; **S:** Bein, Becken, Gesäß- u. Lendengegend. **V. iliaca ex|terna** (†) f: *V. femoralis; - - - → vom Lig. inguinale bis zur Articulatio sacroiliaca; - → V. epigastrica inf., V. circumflexa iliaca prof.; ⊣ V. iliaca comm.; **S:** Bein, Bauchdecke, Lendengegend. **V. iliaca in|terna** (†) f: - - - → kurzer Stamm vor der Art. sacroiliaca; - → Vv. gluteae supp., inff., Vv. obturatoriae, Vv. sacrales latt., Vv. vesicales, Vv. uterinae, Vv. rectales mediae, V. pudeda interna; ⊣ V. iliaca int.; **S:** Beckeneingeweide, Gesäß- u. Lendengegend. **V. ilio|lumbalis** (†) f: - - - → begleitet A. iliolumbalis; ⊣ V. iliaca comm.; **S:** Fossa iliaca, Lendengegend. **Vv. inferiores cerebelli** (†) f pl: s. Venae cerebelli. **Vv. inferiores cerebri** (†) f pl: - - - → Unterfläche von Schläfen- u. Hinterhauptlappen des Endhirns; - → V. unci, Vv. orbitae, Vv. temporales; ⊣ Sinus transversus, cavernosus, petrosus sup., inf.; **S:** untere u. seitl. Teile der Endhirnlappen. **V. inferior vermis** (†) f: s. Venae cerebelli. **Vv. insulares** (†) f pl: - - - → Tiefe des Sulcus lat. cerebri; ⊣ V. media prof. cerebri; **S:** Insel. **Vv. inter|capitulares manus** (†) f pl: - - - → zw. den Köpfen der Mittelhandknochen, verbinden dorsale u. palmare Handvenen. **Vv. inter|capitulares pedis** (†) f pl: - - - → zw. den Köpfen der Mittelfußknochen, verbinden Arcus venosus plantaris mit Arcus venosus dors. pedis; ⊣ V. saphena magna, parva. **V. inter|collicularis** (†) f: - - - → an der Dorsalseite des Mittelhirns; ⊣ V. basalis, Vv. internae cerebri; **S:** Colliculi supp. inf. **Vv. inter|costales anteriores** (†) f pl: - - - → vorderer Abfluss der Interkostalnerven; ⊣ Vv. thoracicae intt.; **S:** vordere Brustwand, Interkostalräume. **Vv. inter|costales posteriores** (†) f pl: - - - → oberh. der gleichnamigen Arterien im Sulcus costae, hinterer Abfluss der Interkostalvenen; - → V. dorsalis, V. intervertebralis, V. spinalis; ⊣ Vv. azygos (re.), hemiazygos, hemiazygos acc. (li.); **S:** hintere u. seitl. Brustwand, Rücken, Brustteil vom Wirbelkanal einschl. Inhalt. **V. inter|costalis superior dextra** (†) f: - - - → Vereinigung der re. 2., 3. (4.) Interkostalvene; ⊣ V. azygos; **S:** Zwischenrippenräume. **V. inter|costalis superior sinistra** (†) f: *2., 3. (4.) Interkostalvene; ⊣ V. brachiocephalica sinistra; **S:** obere Interkostalräume. **V. inter|costalis suprema** (†) f: - - - → im obersten Interkostalraum; ⊣ V. brachiocephalica od. V. vertebralis; **S:** oberster Interkostalraum. **Vv. inter|lobares renis** (†) f pl: *Vv. arcuatae; - - - → zw.

den Nierenpyramiden; ⊣ Vv. renales; **S:** Nierenrinde u. -mark. **Vv. inter|lobulares hepatis** (↑) **f pl:** *V. portae; - - - → im Bindegewebe zw. den Leberläppchen; ⊣ Leberblutkapillaren, V. centralis; **S:** Leber. **Vv. inter|lobulares renis** (↑) **f pl:** *Vas efferens, Venulae stellatae; - - - → mit den entspr. Arterien in der Nierenrinde; ⊣ Vv. arcuatae; **S:** Nierenrinde. **Vv. internae cerebri** (↑) **f pl:** - - - → zw. Fornix u. Thalamus unter dem Dach des 3. Ventrikels, beginnen am Foramen interventriculare; - → V. choroidea sup.; ⊣ Vereinigung zur unpaaren V. magna cerebri; **S:** Stirn- u. Scheitellappen, Basalganglien, Plexus choroideus des Seitenventrikels. **Vv. inter|osseae anteriores** (↑) **f pl:** - - - → begleiten A. interossea ant.; ⊣ Vv. ulnares; **S:** Handwurzel, tiefe Schicht der Unterarmbeugeseite. **Vv. inter|osseae posteriores** (↑) **f pl:** - - - → begleiten A. interossea post.; ⊣ Vv. ulnares; **S:** Handwurzel, tiefe Schicht der Unterarmstreckseite. **Vv. inter|pedunculares** (↑) **f pl:** ⊣ V. basalis; **S:** Pedunculus cerebri, Tegmentum mesencephali. **V. inter|ventricularis anterior** (↑) **f:** - - - → im Sulcus interventricularis ant.; ⊣ V. cardiaca magna; **S:** Vorderfläche der Herzkammern, vorderer Teil der Herzscheidewand. **V. inter|ventricularis posterior** (↑) **f:** s. Vena cardiaca media. **V. inter|vertebralis** (↑) **f:** - - - → aus dem Plexus venosus vertebralis int.; durch das Foramen intervertebrale; ⊣ Vv. intercostales post.; **S:** Rückenmark, -häute, Wirbelkanal. **Venae jejunales** (↑) **f pl:** - - - → im Mesenterium; ⊣ V. mesenterica sup.; **S:** Jejunum. **V. jugularis anterior** (↑) **f:** vordere Drosselvene; - - - → unter dem Platysma, vor dem Vorderrand des M. sternocleidomastoideus; ⊣ Arcus venosus jugularis; - → V. jugularis ext.; **S:** Haut vom Kinn u. vorderer Halsbereich. **V. jugularis ex|terna** (↑) **f:** äußere Drosselvene; - - - → zw. Platysma u. oberflächlicher Halsfaszie; - → V. auricularis post., V. jugularis ant., V. suprascapularis, Vv. transversae cervicis; ⊣ V. subclavia od. V. jugularis int.; **S:** Sinus transversus durae matris (inkonstant), Hinterkopf, seitl. Hals, Schultergegend. **V. jugularis in|terna** (↑) **f:** innere Drosselvene; *Sinus sigmoideus, Sinus petrosus inf.; - - - → vom Beginn in der hinteren Abteilung des Foramen jugulare bis zum Venenwinkel, im Spatium lateropharyngeum, in der Vagina carotica; - → V. aqueductus cochleae, Vv. pharyngeae, Vv. meningeae, V. lingualis, V. thyroidea sup., Vv. thyroideae mediae, V. sternocleidomastoidea, V. laryngea sup.; ⊣ V. brachiocephalica; **S:** Schädelhöhle, Gehirn, Gesicht, Pharynx, Zunge, Kehlkopf, Schilddrüse. **Vv. labiales anteriores** (↑) **f pl:** ⊣ V. saphena magna od. V. pudendae extt.; **S:** gr. Schamlippen. **Vv. labiales inferiores** (↑) **f pl:** ⊣ V. facialis; **S:** Unterlippe. **Vv. labiales posteriores** (↑) **f pl:** ⊣ V. pudenda int.; **S:** Schamlippen. **V. labialis superior** (↑) **f:** ⊣ V. facialis; **S:** Oberlippe. **Vv. labyrinthi** (↑) **f pl:** - - - → Meatus acusticus int.; ⊣ Sinus petrosus inf. od. V. jugularis int.; **S:** Innenohr. **V. lacrimalis** (↑) **f:** - - - → am oberen Rand des M. rectus lateralis; ⊣ V. ophthalmica sup.; **S:** Tränendrüse, M. rectus lat. **V. laryngea inferior** (↑) **f:** ⊣ Plexus thyroideus impar; **S:** Kehlkopf. **V. laryngea superior** (↑) **f:** - - - → durch die Membrana thyrohyoidea; ⊣ V. jugularis int. od. V. thyroidea sup.; **S:** Kehlkopf. **V. lateralis ventriculi lateralis** (↑) **f:** Vene aus dem Mark des Parietal- u. Okzipitallappens des Gehirns; verläuft in der lateralen Wand des Seitenventrikels; ⊣ V. interna cerebri; vgl. Vena thalamostriata superior. **V. lienalis** (↑) **f:** s. Vena splenica. **V. lingualis** (↑) **f:** - - - → mit der gleichnamigen Arterie; - → Vv. dorss. linguae, V. comitans n. hypoglossi, V. sublingualis, V. prof. linguae; ⊣ V. jugularis int.; **S:** Zunge. **Vv. lumbales** (↑) **f pl:** - - - → segmental zw. M. psoas u. Wirbelsäule, li. hinter der Aorta; ⊣ 1, 2: V. lumbalis asc., 3, 4: V. cava inf.; **S:** Rückenmuskeln, seitl. Bauchwand, Wirbelkanal einschl. Inhalt . **V. lumbalis as|cendens** (↑) **f:** - - - → vor den Proc. costiformes der Lendenwirbel; - → Vv. lumbales 1, 2; ⊣ re. Vv. azygos, li. V. hemiazygos; **S:** hintere Bauchwand; vgl. Anastomosen, interkavale. **V. magna cerebri** (↑) **f:** unpaarer Venenabschnitt zw. Vereinigung der beiden Vv. internae cerebri u. Einmündung in den Sinus rectus; - → Vv. internae cerebri, V. thalamostriata sup., Vv. directae latt., V. post. corporis callosi; - - - → unter dem Splenium corporis callosi; **S:** Basalganglien, Frontal-, Parietal-, Temporallappen, Plexus choroideus. **V. marginalis dextra** (↑) **f:** - - - → Außenrand des re. Ventrikels; ⊣ V. cardiaca parva; **S:** re. Kammerwand. **V. marginalis lateralis** (↑) **f:** - - - → Anastomose zw. Arcus venosus plantaris u. Arcus venosus dors. pedis, lateral des 5. Mittelfußknochenköpfchens; ⊣ V. saphena magna, parva. **V. marginalis medialis** (↑) **f:** - - - → Anastomose zw. Arcus venosus plantaris u. Arcus venosus dors. pedis, med. des 1. Mittelfußknochenköpfchens; ⊣ V. saphena magna, parva. **V. marginalis sinistra** (↑) **f:** - - - → am Außenrand des li. Ventrikels; ⊣ V. cardiaca magna; **S:** Seitenfläche des li. Ventrikels. **Vv. maxillares** (↑) **f pl:** *Plexus venosus pterygoideus; ⊣ V. retromandibularis; **S:** Schädel, Dura mater, Ober- u. Unterkiefer, Zähne, Kiefer- u. Nasenhöhle, Kaumuskeln, Gaumen, Tonsillen. **V. medialis ventriculi lateralis** (↑) **f:** Vene aus dem Mark des Parietal- u. Okzipitallappens des Gehirns; verläuft in der medialen Wand des Seitenventrikels; ⊣ V. interna cerebri; vgl. Vena thalamostriata superior. **V. mediana ante|brachii** (↑) **f:** Anastomosen zw. V. basilica u. V. cephalica auf der Palmarseite des Unterarms. **V. mediana basilica** (↑) **f:** Verbindung zw. V. mediana cubiti u. V. basilica in der Ellenbeuge. **V. mediana cephalica** (↑) **f:** Verbindung zw. V. mediana cubiti u. V. cephalica. **V. mediana cubiti** (↑) **f:** Anastomosen zw. V. basilica u. V. cephalica in der Ellenbeuge. **V. media pro|funda cerebri** (↑) **f:** - - - → in der Tiefe des Sulcus lat. cerebri; - → Vv. insulares; ⊣ V. basalis; **S:** Insel, Opercula anliegender Hirnlappen. **Vv. mediastinales** (↑) **f pl:** ⊣ Vv. azygos, hemiazygos, brachiocephalicae, cava sup.; **S:** Mediastinum. **V. media super|ficialis cerebri** (↑) **f:** - - - → im Ramus posterior des Sulcus lat. cerebri; ⊣ Sinus cavernosus, Sinus sphenoparietalis, über V. anastomotica inf. in den Sinus transversus, über V. anastomotica sup. in den Sinus sagittalis sup.; **S:** Inselrinde. **Vv. medullae ob|longatae** (↑) **f pl:** - - - → untere Fortsetzung der V. pontomesencephalica; - → Vv. medullaris anteromediana, anterolateralis, transversae, dorsales, posteromediana; ⊣ Plexus basilaris; **S:** verlängertes Mark. **Vv. medullae spinalis** (↑) **f:** s. Venae columnae vertebralis. **Vv. membri inferioris** (↑) **f pl:** Venenstämme des Beins: Vv. superf. membri inf. (epifasziale Hautvenen) sind V. saphena magna u. V. saphena parva mit jeweiligen Zuflüssen; Vv. prof. membri inf. (subfasziale Begleitvenen der Arterienstämme) sind V. femoralis, V. profunda femoris, V. poplitea m. jeweiligen Zuflüssen. **Vv. membri superioris** (↑) **f pl:** Venen des

Arms: V. subclavia, V. axillaris, Vv. superficiales membri sup. (epifasziale Hautvenen), Vv. profundae membri sup. (subfasziale Begleitvenen der Arterienstämme). **Vv. meningeae** (↑) f pl: Venen der Dura mater; - - - → über Venengeflechte aller Schädelbasisöffnungen; ⊣ V. jugularis int; **S:** harte Hirnhaut. **Vv. meningeae mediae** (↑) f pl: - - - → begleiten A. meningea med. durch das Foramen spinosum; ⊣ Plexus venosus pterygoideus; **S:** Dura mater. **V. mesencephalica lateralis** (↑) f: ⊣ V. basalis; **S:** Mittelhirn. **V. mes|enterica inferior** (↑) f: ⊣ V. splenica; - → V. colica sinistra, Vv. sigmoideae, V. rectalis sup.; **S:** Colon descendens u. sigmoideum, oberes Rektum; s. Anastomosen, portokavale. **V. mes|enterica superior** (↑) f: - - - → zw. Pars ascendens duodeni u. Pankreas; - → Vv. jejunales, Vv. ileales, V. gastroomentalis dext., Vv. pancreaticae, Vv. pancreaticoduodenales, V. ileocolica, V. colica dext., V. colica media; ⊣ V. portae hepatis; **S:** Dünndarm, Dickdarm bis zur rechten Kolonflexur, Pankreas, rechter Teil der großen Magenkurvatur. **Vv. meta|carpales dorsales** (↑) f pl: - - - → auf dem Handrücken; ⊣ Rete venosum dorsale manus; **S:** Dorsalflächen der Finger. **Vv. meta|carpales palmares** (↑) f: - - - → begleiten Aa. metacarpales palmares; ⊣ Arcus venosus palmaris prof., Rete venosum dorsale manus; **S:** Handwurzel. **Vv. meta|tarsales dorsales** (↑) f pl: - - - → begleiten Aa. metatarsales dorss.; - → Vv. digitales dorss prdis; ⊣ Arcus venosus dors. pedis; **S:** Zehen. **Vv. meta|tarsales plantares** (↑) f pl: - - - → begleiten Aa. metatarsales plantt.; - → Vv. digitales plantt.; ⊣ Arcus venosus plantaris; **S:** Plantarflächen der Zehen. **Vv. musculo|phrenicae** (↑) f pl: Begleitvenen der geichnamigen Arterien; ⊣ Vv. thoracicae intt.; **S:** Zwerchfell, Herzbeutel. **Vv. nasales ex|ternae** (↑) f pl: - - - → Nasenrücken; ⊣ V. facialis; **S:** äußere Nase. **V. naso|frontalis** (↑) f: Verbindung zw. V. ophtalmica sup. u. V. angularis; - - - → Incisura frontalis, Foramen frontale ossis frontalis; **S:** med. Augenwinkel. **Vv. nuclei caudati** (↑) f pl: s. Vena thalamostriata superior. **V. obliqua atrii sinistri** (↑) f: Rest des li. Sinushorns; - - - → Rückwand des li. Vorhofs; ⊣ Sinus coronarius; **S:** Hinterwand des li. Vorhofs. **Vv. ob|turatoriae** (↑) f pl: - - - → durch den Canalis obturatorius ins kleine Becken; ⊣ V. iliaca int.; **S:** Adduktoren des Oberschenkels, Hüftgelenk. **V. obturatoria ac|cessoria** (↑) f: s. Vena pubica. **Vv. oc|cipitales** (↑) f pl: s. Venae superiores cerebri. **V. oc|cipitalis** (↑) f: *Venennetz der Kopfschwarte; ⊣ V. vertebralis, V. jugularis int. od. ext.; **S:** Haut u. Muskeln von Hinterhaupt u. Nacken, Dura mater der hinteren Schädelgrube. **Vv. oeso|phageales** (↑) f pl: ⊣ Vv. azygos, hemiazygos, brachiocephalicae, Plexus venosus thyroideus impar; **S:** Speiseröhre. **V. ophthalmica inferior** (↑) f: * evtl. V. lacrimalis, Vv. palpebrales inff.; - - - → lateral am Boden der Augenhöhle zw. Mm. rectus inf. u. lat.; - → evtl. Vv. ciliares, Rr. musculares; Verbindungen zum Plexus pterygoideus; ⊣ V. ophthalmica sup. od. Sinus cavernosus; **S:** unteres Augenlid, Tränendrüse, Augenmuskeln. **V. ophthalmica superior** (↑) f: *V. nasofrontalis; - - - → Hauptgefäß an der medialen Wand der Augenhöhle, über den N. opticus nach lateral, Fissura orbitalis inf., - → Vv. ethmoidales, palpebrales, V. lacrimalis, Vv. conjunctivales, vorticosae, ciliares, V. centralis retinae (V. ophthalmica inf.); ⊣ Sinus cavernosus; **S:** Auge, Lider, Tränendrüse, Muskeln u. Fettkörper der Augenhöhle, Schleimhaut der Siebbeinzellen, Nasenhöhle. **Vv. orbitae** (↑) f pl: Augenhöhlenvenen. **V. ovarica** (↑) f: ⊣ re. V. cava inf., li. V. renalis; **S:** Eierstock.

Vena-ovarica-Thrombose (↑; Thromb-*; -osis*) f: (engl.) ovarian vein thrombosis; im Puerperium auftretende Thrombose der Vena ovarica, ein- od. beidseitig; **Urs.:** wahrscheinl. hämatogen fortgeleitete Infektion; **Klin.:** subakutes bis akutes Abdomen; **Kompl.:** Fortschreiten der Thrombose in die Vena cava inferior möglich, Emboliegefahr; **Ther.:** chir. Intervention. W. Str.

Vena palatina ex|terna (↑) f: - - - → Pharynxwand; ⊣ V. facialis; **S:** Rachen, Gaumenmandel, weicher Gaumen. **Vv. palpebrales** (↑) f pl: - - - → im oberen Augenlid; ⊣ Vv. episclerales. **Vv. palpebrales inferiores** (↑) f pl: - - - → im unteren Augenlid; ⊣ V. facialis. **Vv. palpebrales superiores** (↑) f pl: - - - → im oberen Augenwinkel; ⊣ V. facialis. **Vv. pan|creaticae** (↑) f pl: ⊣ V. mesenterica sup., V. splenica; **S:** Pankreaskörper u. -schwanz. **Vv. pancreatico|duodenales** (↑) f pl: ⊣ V. mesenterica sup., V. portae hepatis; **S:** Pankreaskopf, Duodenum. **V. pancreatico|duodenalis superior posterior** (↑) f: ⊣ V. portae hepatis; **S:** Hinterfläche des oberen Teils des Pankreaskopfs, Duodenum. **Vv. para|umbilicales** (↑) f pl: - - - → im Lig. falciforme hepatis; ⊣ Anastomosen zw. V. Portae hepatis u. subkutanen Bauchvenen um den Nabel; **S:** s. Caput medusae, Anastomosen, portokavale. **Vv. parietales** (↑) f pl: s. Venae superficiales cerebri. **Vv. parotideae** (↑) f pl: ⊣ V. facialis, Plexus venosus pterygoideus; **S:** Ohrspeicheldrüse. **Vv. pectorales** (↑) f pl: ⊣ V. subclavia; **S:** Mm. pectoralis major, minor. **Vv. pedunculares** (↑) f pl: ⊣ V. basalis; **S:** Hirnstiel.

Venae per|forantes (↑) f pl: syn. transfasziale Venen, Perforansvenen; Bez. für die Venen, die das oberflächliche mit dem tiefen Venensystem der Beine verbinden (s. ums. Abb.); - - - → von den ischiokruralen Muskeln, die Adduktoren durchbohrend; ⊣ V. profunda femoris; **S:** ischiokrurale Muskeln; vgl. Venae communicantes.

Venae peri|cardiacae (↑) f pl: ⊣ Vv. azygos, brachiocephalicae; **S:** Herzbeutel. **Vv. peri|cardiaco|phrenicae** (↑) f pl: ⊣ V. brachiocephalica; **S:** obere Zwerchfellfläche, Herzbeutel. **Vv. peroneae** (↑) f pl: s. Venae fibulares. **V. petrosa** (↑) f: s. Venae cerebelli. **Vv. pharyngeae** (↑) f pl: - - - → dorsale u. laterale Seite des Rachens; ⊣ V. jugularis int.; **S:** Pharynx, Tuba auditiva, Gaumenbögen. **Vv. phrenicae inferiores** (↑) f pl: ⊣ V. cava inf.; **S:** untere Zwerchfellfläche. **Vv. phrenicae superiores** (↑) f pl: ⊣ Vv. azygos, hemiazygos, brachiocephalicae, **S:** obere Zwerchfellfläche. **Vv. pontis** (↑) f pl: - - - → auf der basalen Brückenfläche; - → Vv. pontis anteromediana, anterolat., transversae lat.; ⊣ V. pontomesencephalica, V. basalis; **S:** Brücke. **V. ponto|mesencephalica** (↑) f: - - - → basal an der Brücke zur Fossa interpeduncularis; ⊣ V. basalis; **S:** Brücke, verlängertes Mark. **V. poplitea** (↑) f: - - - → von der Vereinigung der Vv. tibiales ant. u. post. bis zum Hiatus adductorius, zw. A. poplitea u. N. ischiadicus; - → Vv. surales, Vv. geniculares, Vv. tibiales ant., post.; ⊣ V. femoralis; **S:** Fuß, Unterschenkel, Kniegelenk. **V. portae hepatis** (↑) f: Pfortader der Leber; *Vereinigung von V. mesenterica sup. u. V. splenica; - - - → hinter dem Pankreaskopf, im Lig. hepatoduodenale zur Leberpforte, teilt sich an der Leberpfor-

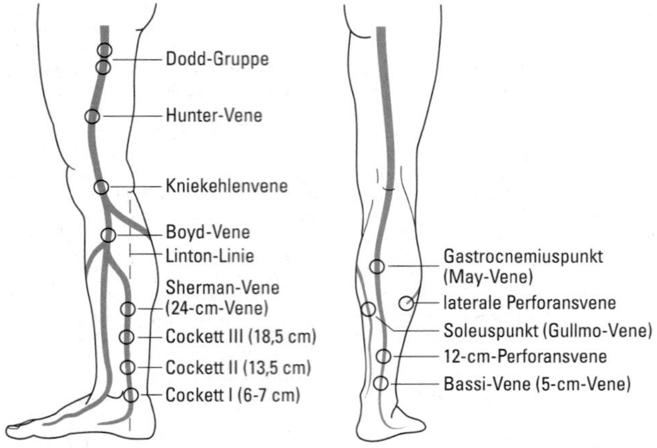

Venae perforantes:
Lokalisation klinisch besonders wichtiger Venae perforantes [492]

te in Ramus dexter (mit R. ant., post.) u. Ramus sinister (mit Pars traversa: Rr. lobi caudatici; Pars umbilicalis: Rr. med., lat., Lig. venosum, Lig. teres hepatis); - → V. cystica, Vv. paraumbilicales, V. pancreaticoduodenalis sup. post., V. gastrica sin. u. dext., V. prepylorica; **S:** Magen, Darm (Ausnahme Analkanal), Bauchspeicheldrüse, Milz; s. Anastomosen, portokavale. **V. portalis** (↑) **f:** syn. Vena* portae hepatis. **Vv. portales hypo|physiales** (↑) f pl: s. Venae emissariae. **V. posterior corporis callosi** (↑) **f:** syn. V. dorsalis corporis callosi; - - - → unter das Splenium corporis callosi; - → Vv. thalamostriata sup. od. Vv. intt. cerebri; **S:** Balken. **V. pre|centralis cerebelli** (↑) **f:** s. Venae cerebelli. **Vv. pre|frontales** (↑) f pl: s. Venae superiores cerebri. **V. pre|pylorica** (↑) f: - - - → auf der Pylorusseite; ⊣ V. portae hepatis od. V. gastrica dexter; **S:** Magenpförtner. **Vv. pro|fundae** (↑) f pl: tiefe, unter der Faszie liegende Venen. **Vv. pro|fundae cerebri** (↑) f pl: tiefe, verdeckt liegende Hirnvenen; ⊣ V. basalis, V. magna cerebri. **Vv. pro|fundae clitoridis** (↑) f pl: ⊣ V. pudenda int.; **S:** Klitoris. **Vv. profundae membri inferioris** (↑) f pl: s. Venae membri inferioris. **Vv. profundae membri superioris** (↑) f pl: subfasziale Begleitvenen von Armarterien: Vv. brachiales, Vv. ulnares, Vv. radiales, Vv. interosseae ant. u. post., Arcus venosus palmaris profundus. **V. pro|funda faciei** (↑) **f:** *Plexus venosus pterygoideus; - - - → auf der Maxilla; ⊣ V. facialis. **V. pro|funda femoris** (↑) **f:** - - - → begleitet A. prof. femoris; - → Vv. circumflexae femoris med., lat., Vv. perforantes; ⊣ V. femoralis; **S:** Oberschenkelmuskeln, Hüftgelenk. **V. pro|funda linguae** (↑) **f:** Venengeflecht um die gleichnamige Arterie; ⊣ V. lingualis; **S:** Zungenmuskulatur. **Vv. pro|fundae penis** (↑) **f pl:** - - - → aus den Corpora cavernosa u. dem Corpus spongiosum; ⊣ V. pudenda int., Plexus v. prostaticus; **S:** Schwellkörper. **V. pubica** (↑) **f:** syn. Ramus pubicus, V. obturatoria accessoria; Anastomosen zw. V. iliaca ext. u. Vv. obturatoriae an der Innenfläche des Schambeins. **Vv. pudendae ex|ternae** (↑) f pl: ⊣ V. saphena magna; **S:** Haut der äußeren Geschlechtsorgane. **V. pudenda in|terna** (↑) **f:** - - - → im Canalis pudendalis, in der Wand der Fossa ischiorectalis, durch das Foramen ischiadicum minus u. unter dem M. piriformis durch das Foramen ischiadicum majus ins kleine Becken; - → Vv. proff. clitoridis bzw. penis, Vv. rectales inff., Vv. labiales bzw. scrotales postt., V. bulbi vestibuli bzw. penis; ⊣ V. pudenda int.; **S:** Damm, äußere Genitalien, Analregion. **Vv. pulmonales** (↑) **f pl:** vier Lungenvenen; - - - → vom Lungenhilum in den li. Herzhof; aus den Lungensegmenten entstehen: V. pulmonalis dext. sup. aus V. apicalis, V. ant., V. post., V. lobi medii; V. pulmonalis dext. inf. aus V. sup., V. basalis comm., V. basalis inf.; V. pulmonalis sin. sup. aus V. apicopost., V. ant., V. lingularis; V. pulmonalis sin. inf. aus V. sup., V. basalis comm., V. basalis sup., V. basalis inf. **Vv. pulmonales dextrae, sinistrae** (↑) f pl: Lungenvenen; - - - → vom Lungenhilum zum li. Herzvorhof; **S:** führen das in der Lunge arterialisierte Blut dem li. Vorhof zu. **Vv. radiales** (↑) f pl: *Arcus venosus palmaris prof.; - - - → begleiten A. radialis; ⊣ Vv. brachiales; **S:** Hand, radiale Unterarmseite. **V. recessus lateralis ventriculi quarti** (↑) **f:** - - - → aus dem Recessus lat. des 4. Ventrikel; ⊣ Sinus petrosus inf. **Vv. rectales inferiores** (↑) f pl: *Plexus venosus rectalis, ⊣ V. pudenda int.; **S:** Analkanal. **Vv. rectales mediae** (↑) f pl: *Plexus venosus rectalis; ⊣ V. iliaca int.; **S:** Mastdarm; s. Anastomosen, portokavale. **V. rectalis superior** (↑) **f:** ⊣ V. mesenterica inf.; **S:** oberer Teil des Rektums; s. Anastomosen, portokavale. **Vv. renales** (↑) **f pl:** *Vv. interlobares; - - - → meist kaudal u. etwas ventral der Arterie, li. vor der Aorta; - → li.: V. suprarenalis sin., testicularis bzw. ovarica sin.; ⊣ V. cava inf.; **S:** Niere, li. Nebennieren, li. Hoden bzw. Eierstock. **V. retro|mandibularis** (↑) **f:** - - - → in der Ohrspeicheldrüse (Fossa retromandibularis); - → Vv. temporales superf., V. temporalis media, V. transversa faciei, Vv. maxillares; ⊣ V. jugularis int.; **S:** laterale Kopf- u. Gesichtsgegend, Ober- u. Unterkiefer, Dura mater, Ohrspreicheldrüse. **Vv. sacrales laterales** (↑) f pl: *Plexus venosus sacralis; ⊣ V. iliaca int.; **S:** Vorderfläche des Kreuzbeins. **V. sacralis mediana** (↑) **f:** unpaar; ⊣ V. iliaca comm. sin.; **S:** Vorderfläche des

Kreuzbeins. **V. saphena ac|cessoria** (†) **f:** syn. Giacomini-Vene; - - - → medial am Oberschenkel, teils parallel z. V. saphena magna, teils anastomosierend zw. V. saphena magna u. parva; ⊣ V. saphena magna; **S:** Haut der med. Oberschenkelseite; bei Insuffizienz der V. s. a. u. ihrer Anastomose entsteht eine inkomplette Stammvarikose der V. saphena magna. **V. saphena magna** (†) **f:** *Arcus venosus dors. u. Rete venosum dors. pedis; - - - → mediale Fußrückenseite vor dem medialen Knöchel, an der Innenseite von Unter- u. Oberschenkel; - → Vv. pudendae extt., V. circumflexa ilium superf., V. epigastrica superf., V. saphena accessoria, Vv. dors. superf. clitoridis bzw. penis, Vv. labiales bzw. scrotales antt.; ⊣ V. femoralis; **S:** medialer Fußrand, Innenseite von Unter- u. Oberschenkel. **V. saphena parva** (†) **f:** *Arcus venosus dors. u. Rete venosum dors. pedis; - - - → lateraler Fußrand, Unterschenkelrückseite; ⊣ V. poplitea; **S:** Haut von lateraler u. dorsaler Unterschenkelseite. **V. scapularis dorsalis** (†) **f:** - - - → begleitet A. dorsalis scapulae; ⊣ V. subclavia od. V. jugularis ext.; **S:** Schulterblattmuskeln. **Vv. sclerales** (†) **f pl:** - - - → in der vorderen Sklera; ⊣ Vv. ciliares antt. **Vv. scrotales anteriores** (†) **f pl:** ⊣ V. saphena magna od. Vv. pudendae extt.; **S:** Haut des Hodensacks. **Vv. scrotales posteriores** (†) **f pl:** ⊣ V. pudenda int.; **S:** Hodensack. **Venae sectio** (†; lat. sectio Schnitt) **f:** syn. Phlebotomie; chir. Freilegung u. Eröffnung einer subkutanen Vene mit Einlegen eines Katheters als venösem Gefäßzugang (z. B. zur Infusion, Transfusion); heute meist ersetzt durch Jugularispunktion* od. Subklaviapunktion*. **Vv. sigmoideae** (†) **f pl:** ⊣ V. mesenterica inf.; **S:** Colon sigmoideum. **V. spinalis** (†) **f:** syn. Ramus spinalis; - - - → segmental aus dem Rückenmark u. -häuten; ⊣ Vv. intercostales post. **Vv. spinales anteriores** (†) **f pl:** s. Venae columnae vertebralis. **Vv. spinales posteriores** (†) **f pl:** s. Venae columnae vertebralis. **V. spiralis modioli** (†) **f:** - - - → in der Schneckenachse; ⊣ V. labyrinthi; **S:** Schnecke. **V. splenica** (†) **f:** syn. V. lienalis; - - - → im Lig. phrenicosplenicum, an der Dorsalfläche des Pankreas; - → Vv. pancreaticae, Vv. gastricae breves, V. gastroomentalis sinistra; V. mesenterica inf.; ⊣ V. portae hepatis; **S:** Milz, Teile des Magens u. des Pankreas, großes Netz, Dickdarm zw. li. Kolonflexur u. Analkanal. **Vv. stellatae renis** (†) **f pl:** - - - → in der äußersten Schicht der Nierenrinde; ⊣ Vv. interlobulares; **S:** Nierenkapsel u. angrenzender Rindenbereich. **V. sterno|cleido|mastoidea** (†) **f:** ⊣ V. jugularis int.; **S:** M. sternocleidomastoideus. **V. striata** (†) **f:** ⊣ V. basalis od. V. media prof. cerebri; **S:** Substantia perforata ant. **V. stylo|mastoidea** (†) **f:** - - - → im Canalis facialis; ⊣ Plexus venosus pterygoideus od. V. retromandibularis; **S:** Paukenhöhle, Cellulae mastoideae, M. stapedius, Dura mater. **V. sub|clavia** (†) **f:** *Fortsetzung der V. axillaris vom Seitenrand der 1. Rippe bis zum Venenwinkel in der vorderen Skalenuslücke; - → Vv. pectorales, V. scapularis dors.; ⊣ V. brachiocephalica; **S:** Arm, Schulter, seitl. Brustwand. **V. sub|costalis** (†) **f:** - - - → unterh. der 12. Rippe; ⊣ Vv. azygos (re.), hemiazygos (li.); **S:** hintere u. seitl. Rumpfwand, Wirbelkanal einschl. Inhalt. **Vv. sub|cutaneae abdominis** (†) **f pl:** Hautvenen der Bauchwand; ⊣ Vv. thoracicae int. **V. sub|lingualis** (†) **f:** - - - → zw. Glandula sublingualis u. M. mylohyoideus; ⊣ V. lingualis; **S:** Glandula sublingualis, Schleimhaut des Mundhöhlenbodens. **V. sub|mentalis** (†) **f:** - - - → begleitet A. submentalis; ⊣ V. facialis; **S:** Mundboden, Glandula submandibularis. **V. sub|scapularis** (†) **f:** - - - → begleitet A. subscapularis; ⊣ V. axillaris. **Vv. super|ficiales cerebri** (†) **f pl:** oberflächliche Hirnvenen; ⊣ Vv. superiores cerebri, V. media superficiales cerebri, Vv. inferiores cerebri. **Vv. superficiales membri inferioris** (†) **f:** s. Venae membri inferioris. **Vv. superficiales membri superioris** (†) **f pl:** epifasziale Venenstämme des Arms: V. cephalica, V. basilica, V. mediana cubiti, V. mediana antebrachii, Rete vonosum dorsale manus, Arcus venosus palmaris superficialis. **Vv. superiores cerebelli** (†) **f pl:** s. Venae cerebelli. **Vv. superiores cerebri** (†) **f pl:** - - - → konvexe Endhirnhemisphärenflächen, medianwärts; - → Vv. prefrontales, Vv. frontales, Vv. parietales, Vv. temporales, Vv. occipitales; ⊣ Sinus sagittalis sup.; **S:** Außenfläche der Endhirnhemisphären. **V. superior vermis** (†) **f:** s. Venae cerebelli. **V. supra|orbitalis** (†) **f:** ⊣ V. facialis; **S:** Stirn. **Vv. supra|renales** (†) **f pl:** *V. centralis; ⊣ re.: V. cava inf., li.: V. renalis; **S:** Nebenniere. **V. supra|scapularis** (†) **f:** - - - → begleitet A. suprascapularis; ⊣ V. jugularis ext.; **S:** Schulterblattgegend. **Vv. supra|trochleares** (†) **f pl:** ⊣ V. facialis; **S:** medialer Augenwinkel. **Vv. surales:** - - - → begleiten Aa. surales; ⊣ A. poplitea; **S:** Wadenmuskeln. **Vv. temporales:** s. Venae superiores cerebri, Venae inferiores cerebri. **V. temporalis media** (†) **f:** - - - → im M. temporalis; ⊣ V. retromandibularis; **S:** M. temporalis. **Vv. temporales pro|fundae** (†) **f pl:** - - - → im M. temporalis; ⊣ Plexus venosus pterygoideus; **S:** M. temporalis, laterale Orbitawand. **Vv. temporales super|ficiales** (†) **f pl:** - - - → auf der Fascia temporalis; ⊣ V. retromandibularis; **S:** Schläfe. **V. terminalis** (†) **f:** s. Vena thalamostriata superior. **V. testicularis** (†) **f:** ⊣ rechts V. cava inf., links V. renalis; **S:** Hoden. **Vv. thalamo|striatae inferiores** (†) **f pl:** - - - → durch die Substantia perforata ant.; ⊣ V. basalis; **S:** Nucleus caudatus, Nucleus lentiformis, Thalamus. **V. thalamo|striata superior** (†) **f:** syn. V. terminalis; - - - → zw. Thalamus u. Nucleus caudatus; - → V. ant. u. post. septi pellucidi, V. med. u. lat. ventriculi lat., Vv. nuclei caudati; ⊣ Vv. intt. cerebri, V. magna cerebri; **S:** Stirn-, Scheitellappen, Nucleus caudatus, Septum pellucidum. **Vv. Thebesii** (†; Adam C. Thebesius, deutscher Arzt, 1686–1732) **f pl:** s. Venae cardiacae minimae. **Vv. thoracicae in|ternae** (†) **f pl:** - - - → begleiten gleichnamige Arterien; - → Vv. epigastricae supp., Vv. subcutaneae abdominis, Vv. musculophrenicae, Vv. intercostales antt.; ⊣ V. brachiocephalica; **S:** vordere Bauch- u. Brustwand. **V. thoracica lateralis** (†) **f:** - - - → begleitet A. thoracica lat.; ⊣ V. axillaris. **V. thoraco|acromialis** (†) **f:** - - - → begleitet A. thoracoacromialis; ⊣ V. cephalica od. V. axillaris. **V. thoraco|dorsalis** (†) **f:** - - - → begleitet A. thoracodorsalis; ⊣ V. circumflexa scapulae. **Vv. thoraco|epi|gastricae** (†) **f pl:** - - - → Hautvenen der seitl. Brustwand; - → Plexus venosus areolaris; ⊣ V. axillaris; vgl. Anastomosen, interkavale; Anastomosen, portokavale. **Vv. thymicae** (†) **f pl:** ⊣ Vv. brachiocephalicae; **S:** Thymus. **V. thyroidea inferior** (†) **f:** *Plexus thyroideus impar; - - - → vor der Luftröhre; - → V. brachiocephalica sin.; **S:** Schilddrüse, Trachea, Kehlkopf. **Vv. thyroideae mediae** (†) **f pl:** ⊣ V. jugularis int.; **S:** Schilddrüse. **V. thyroidea superior** (†) **f:** - - - → vom oberen Schilddrüsenpol mit der gleichnamigen Arterie; ⊣ V. jugularis int.; **S:** Schilddrüse. **Vv. tibiales ante-**

riores (↑) f pl: - - - → begleiten A. tibialis ant.; ⊣ V. poplitea; **S:** Fußrücken, Vorderseite des Unterschenkels. **Vv. tibiales posteriores** (↑) f pl: - - - → begleiten A. tibiales post.; - → Vv. fibulares; ⊣ V. poplitea; **S:** Fußsohle, Wadenseite des Unterschenkels. **Vv. tracheales** (↑) f pl: ⊣ V. brachiocephalica; **S:** Trachea. **Vv. transversae cervicis** (↑) f pl: syn. Vv. transversae colli; - - - → begleiten A. transversa cervicis; ⊣ V. jugularis ext.; **S:** Rücken- u. Nackenmuskeln. **Vv. trans|versae colli** (↑) f pl: s. Venae transversae cervicis. **V. trans|versa faciei** (↑) f: - - - → unterh. des Jochbogens; ⊣ V. retromandibularis; **S:** laterale Gesichtsgegend. **Vv. trunci encephali** (↑) f pl: Hirnstammvenen. **Vv. tympanicae** (↑) f pl: - - - → begleiten A. tympanica ant. durch die Fissura sphenopetrosa; ⊣ Plexus venosus pterygoideus; **S:** Paukenhöhle, Trommelfell. **Vv. ulnares** (↑) f pl: *Arcus venosus palmaris superf.; - - - → begleiten A. ulnaris; - → Vv. interosseae ant., post.; ⊣ Vv. brachiales; **S:** Hand, ulnare Unterarmseite. **V. umbilicalis** (↑) **f:** Nabelvene; verödet nach der Geburt zum Lig. teres hepatis; - - - → im freien Rand des Lig. falciforme hepatis vom Nabel zur Leberpforte; ⊣ verbindet Ramus sin. der V. portae hapatis mit der V. cava inf.; **S:** das in der Plazenta arterialisierte Blut zum Fetus unter teilweiser Umgehung der Leber. **V. unci** (↑) **f:** vom Uncus kommende Vene; s. Venae inferiores cerebri. **Vv. uterinae** (↑) f pl: *Plexus venosus uterinus; ⊣ V. iliaca int.; **S:** Uterus, Scheide. **Vv. ventriculares dextrae, sinistrae** (↑) f pl: s. Venae cardiacae minimae. **V. ventricularis inferior** (↑) f: - - - → in der Höhe der Hirnschenkel durch die Fissura choroidea ventriculi lat.; ⊣ V. basalis; **S:** weiße Substanz des Schläfenlappens. **V. ventriculi dextri anterior** (↑) f: syn. V. cardiaca ant., V. cordis ant.; - - - → eine od. mehrere Venen an der Vorderwand des re. Ventrikels; ⊣ V. cardiaca parva; **S:** Vorderwand des re. Ventrikels. **V. ventriculi sinistri posterior** (↑) f: - - - → Hinterseite des li. Ventrikels; ⊣ Sinus coronarius od. V. cardiaca magna; **S:** Hinterwand des li. Ventrikels. **V. vertebralis** (↑) f: - - - → meist als Geflecht die A. vertebralis begleitend; - → V. occipitalis, V. vertebralis ant., V. vertebralis accessoria (inkonstant), Plexus venosus suboccipitalis; ⊣ V. brachiocephalica; **S:** Rückenmark, -kanal, -häute, tiefe Halsmuskeln. **V. vertebralis ac|cessoria** (↑) f: inkonstant; - - - → Fortsetzung der V. vertebralis durch Foramen transversarium des 7. Halswirbels; **S:** s. Vena vertebralis. **V. vertebralis anterior** (↑) f: - - - → Begleitvene der A. cervicalis asc.; ⊣ V. vertebralis; **S:** tiefe Halsmuskeln, Halswirbel. **Vv. vesicales** (↑) f pl: *Plexus venosus vesicalis, prostataticus; ⊣ V. iliaca int.; **S:** Harnblase, Prostata. **V. vestibularis anterior, posterior** (↑) f: ⊣ Vv. labyrinthi; **S:** Bogengänge. **Vv. vorticosae** (↑) f pl: - - - → aus der Choroidea, 4 Stämme durchbohren schräg die Sklera; ⊣ V. ophthalmica sup.; **S:** Choroidea, Corpus ciliare, Iris.

V

Ven|ek|tasie (↑; -ektasie*) f: syn. Phlebektasie*.

Venen (↑) f pl: (engl.) veins; Venae, Blutadern; Blutgefäße mit zum Herzen führender Strömungsrichtung des Bluts; Wandaufbau: Tunica interna (Intima) mit reichl. elast. Fasern (jedoch keine Elastica interna), Tunica media (Media) mit locker gefügten Bündeln glatter Muskulatur, Tunica externa (Adventitia). Im Ggs. zu den Arterien ist die Begrenzung der Schichten unscharf.

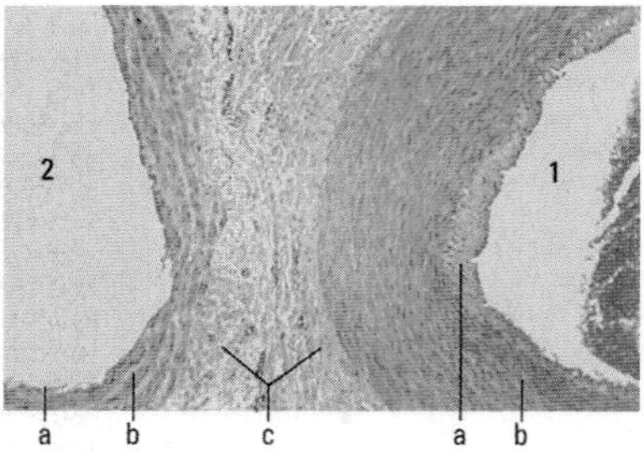

Venen:
histologischer Schnitt durch die dickwandige Arteria radialis (1) mit deutlichem Dreischichtenbau und die dünnwandige Vena radialis (2) mit undeutlichem Dreischichtenbau;
a: Tunica interna; b: Tunica media; c: Tunica externa (Tunica adventitia) [134]

Venen|bypass (↑; engl. bypass Umgehung) **m:** (engl.) venous bypass; s. Gefäßtransplantation.

Venen|druck, peri|pherer (↑)**:** (engl.) peripheral venous pressure; hydrostat. Druck in peripheren (herzfernen) Venen, z. B. Arm- u. Beinvenen; in Ruhe beim Liegenden ca. 3–7 cm H_2O über dem zentralen Venendruck*; stark abhän-

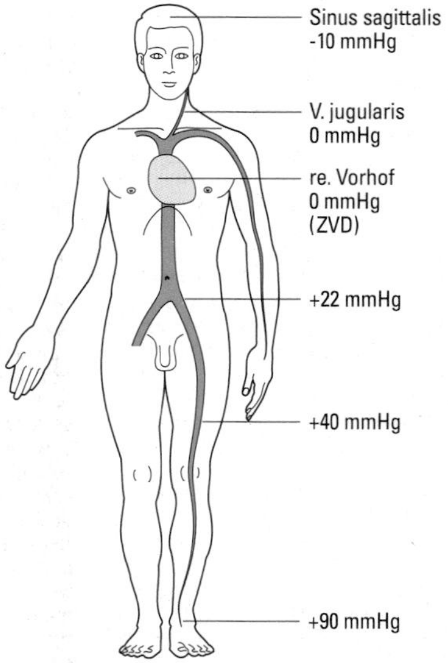

Venendruck:
peripherer und zentraler Venendruck im Stehen [233]

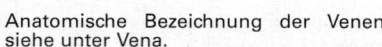

Anatomische Bezeichnung der Venen siehe unter Vena.

gig von z. B. hydrostatischen Einflüssen, Muskelarbeit u. Temperaturänderungen.

Venen|druck, zentraler (↑)**:** (engl.) central venous pressure; Abk. ZVD; intravasaler Druck im intrathorakal gelegenen (zentralen) Hohlvenensystem; entspricht in etwa dem Füllungsdruck

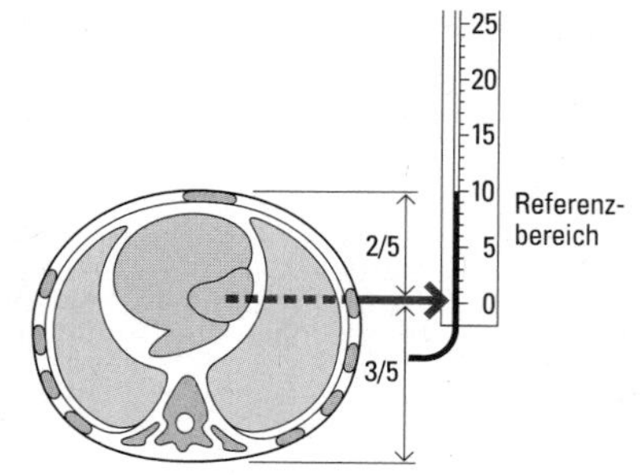

Venendruck, zentraler:
Schema zur Ermittlung der Höhe des rechten Vorhofs bei liegendem Patienten

der re. Herzkammer; die **Messung** erfolgt mittels Flüssigkeitsmanometrie od. Elektromanometrie über einen zentralen Venenkatheter*; angenommener Nullpunkt (Lage der Katheterspitze) am liegenden Pat. zw. vorderem u. mittlerem Thoraxdrittel in Höhe von drei Fünfteln des Thoraxdurchmessers über der Unterlage (s. Abb.). Der ZVD erlaubt Rückschlüsse auf den Füllungszustand des Kreislaufs (Volumendefizit bzw. Volumenüberlastung), z. B. zur Kontrolle einer Infusionstherapie. **Referenzbereich:** 4–12 cm H_2O; normale od. erhöhte Werte bei intrathorakaler Druckerhöhung (z. B. bei Pneumothorax) trotz Hypovolämie! Vgl. Venendruck, peripherer.

Venen|entzündung (↑)**:** syn. Phlebitis; s. Thrombophlebitis.

Venen|funktions|prüfungen (↑)**:** (engl.) examinations of venous competence; Verf. zur Untersuchung der Venen-, insbes. der Venenklappenfunktion; z. B. Mahorner*-Ochsner-Test, Perkussionsversuch*, Perthes*-Test, Pratt*-Test sowie mittels Doppler- u. Duplexsonographie*, Phlebographie*, Phlebodynamometrie* u. Venenverschlussplethysmographie*.

Venen|in|suf|fizienz, chronische (↑; Insuffizienz*) f**:** s. Insuffizienz, chronisch-venöse.

Venen|katheter, zentraler (↑; Katheter*) m**:** (engl.) central venous catheter; Abk. ZVK; auch Cavakatheter, Vena-cava-Katheter; Kunststoffkatheter, der meist nach Punktion einer Vene im Bereich der oberen Körperhälfte (V. mediana cubiti, V. cephalica, V. basilica, V. jugularis ext. u. V. jugularis int., V. subclavia) in das venöse Gefäßsystem eingeführt u. in die V. cava superior herznah vorgeschoben wird; selten Zugang über die untere Körperhälfte (V. saphena, V. femoralis) mit Lage in der V. cava inferior; zum getrennten Verabreichen z. B. nicht kompatibler Infusionslösungen kann der z. V. über mehrere Lumina verfügen (sog. Mehrlumenkatheter); die Lage der Katheterspitze wird röntg. kontrolliert; bei Katheterwechsel Aufbewahren der Katheterspitze für mikrobiol. Untersuchungen; **Ind.:** parenterale Ernährung (hochkalorische Infusionslösungen), Messung des zentralen Venendrucks, wiederholte parenterale Medikamentenapplikation; **Kompl.:** Thrombophlebitis, Infektion (sog. Kathetersepsis), selten Pneumothorax (v. a. bei Subklaviapunktion*), Blutung (nach Fehlpunktion od. Gefäßperforation), Herzrhythmusstörungen (bei Lage der Katheterspitze im re. Ventrikel), Luftembolie. Vgl. Venae sectio, Pulmonaliskatheter.

Venen|klappen (↑)**:** (engl.) valves of veins; Valvulae venosae; taschenförmige Klappen der Tunica interna (Intima) v. a. in den Venen der unteren u. oberen Extremitäten, bes. distal der Einmündung anderer Venen; dienen der Rückflusshemmung; vgl. Muskelpumpe, Koppelung, arteriovenöse.

Venen|patch (↑; engl. patch Flicken, Pflaster)**:** s. Patch-Plastik.

Venen|puls (↑; Puls*) m**:** (engl.) venous pulse; in intra- u. extrathorakale Venen fortgeleitete, herzschlagsynchrone Druck- u. Volumenschwankungen, die insbes. im re. Herzvorhof entstehen; sichtbar an der V. jugularis externa als physiol., sog. negativer V. (im Ggs. zum pathol. positiven V., z. B. bei Trikuspidalinsuffizienz, Shuntumkehr u. arteriovenöser Fistel); bei direkter (photoelektr.) Aufzeichnung u. graph. Darstellung der **Venenpulskurve** verläuft der Jugularvenenpuls mit drei positiven (a-, c- u. v-)Wellen u. zwei negativen (x- u. y-)Wellen. Vgl. Karotispulskurve.

Venen|puls, penetrierender (↑; ↑) m**:** s. Pulsus penetrans.

Venen|punktion (↑; Punktion*) f**:** (engl.) venous puncture; Schaffung eines peripher-venösen Zugangs zur Blutentnahme u. Verabreichung von Arzneimitteln od. Infusionen; **Grundsätze** zur Wahl der Punktionsstelle: **1.** nichtdominante vor dominanter oberer Extremität; **2.** erster Versuch so distal wie mögl. (Handrücken, Unterarm, Ellenbeuge); **3.** körperstammnah (z. B. V. jugularis externa) bei instabilem Kreislauf od. Reanimation; **4.** untere Extemität punktieren (z. B. V. saphena magna), falls obere unzugängl.; **5.** V. an vorgeschädigter od. verletzter Extremität sowie in Gelenknähe vermeiden; **cave:** Infusion von Lösungen mit unphysiol. niedrigem od. hohem pH od. Osmolarität >600 mosmol/l nur über zentralen Venenkatheter*.

Venen|sperre (↑)**:** (engl.) venous obstruction; anat. bedingte venöse Abflussbehinderung; z. B. der V. subclavia bei Halsrippe; vgl. Thoracic-outlet-Syndrom.

Venen|stein (↑)**:** Phlebolith*.

Venen|stripping (↑; engl. to strip abstreifen) n**:** s. Varizenstripping.

Venen|thrombose (↑; Thromb-*; -osis*) f**:** s. Thrombose.

Venenum (lat.) n**:** Gift; s. Gifte.

Venen|verödung (Vena*)**:** s. Sklerotherapie.

Venen|verschluss|plethysmo|graphie (↑; gr. πληθυσμός Vermehrung; -graphie*) f**:** (engl.) venous occlusion plethysmography; quant. Verf. (Aufzeichnung der Volumenzunahme) zur Diagnostik u. Beurteilung von Durchblutungsstörungen an den Extremitäten sowie zur Qualitätskontrolle gefäßchirurgischer Eingriffe.

Venen|winkel (↑)**:** Angulus* venosus.

Venero|logie (lat. Venus röm. Liebesgöttin; -log*) f**:** (engl.) venerology; Lehre von den venerischen, d. h. sexuell übertragbaren Krankheiten; vgl. STD, Geschlechtskrankheiten.

Venlafaxin (INN) n**:** Phenylethylamin; Antidepressivum; hemmt die Wiederaufnahme von

Serotonin, Noradrenalin u. in geringem Maße auch Dopamin; **Kontraind.:** gleichzeitige Gabe von Monoaminoxidasehemmern, Schwangerschaft u. Stillzeit; **UAW:** Magen-Darm-Beschwerden, Erhöhung der Leberenzymwerte, Hyponatriämie, Tachykardie, Kopfschmerz u. a.; vgl. Serotoninwiederaufnahme-Hemmer, Antidepressiva.

Veno|graphie (Vena*; -graphie*) f: (engl.) venography; syn. Phlebographie; s. Angiographie.

venosus (lat.): venenreich, Venen-.

Venter (lat.) m: Bauch, auch für Muskelbauch; V. propendens, V. pendulus: Hängebauch.

Ventilation (lat. ventilatio Lüftung, Belüftung) f: s. Atmung.

Ventilation, alveoläre (↑) f: (engl.) alveolar ventilation; effektive Ventilation des Alveolarraums, normal ca. 4000 ml/min; entspricht bei homogener Belüftung der Lungen dem Atemzugvolumen* minus dem (anatomischen) Totraum* multipliziert mit der Atemfrequenz*. Bei Ventilationsstörungen ist die Ermittlung der a. V. nur unter Bezug auf den art. CO_2*-Partialdruck möglich.

Ventilation, forcierte (↑) f: (engl.) hyperventilation therapy; Verf. zur sek. Entgiftung mit induzierter Hyperventilation*; geeignet für Gifte, die abgeatmet werden können (z. B. flüchtige Halogenkohlenwasserstoffe).

Ventilation/Per|fusions|verhältnis (↑; lat. perfundere, perfusus über-, durchströmen): (engl.) ventilation-perfusion ratio; (physiol.) die Arterialisation* beeinflussende Beziehung zw. (regionärer) alveolärer Ventilation* u. Lungendurchblutung; weist regionale Inhomogenitäten auf u. nimmt im Stehen i. d. R. von der Lungenspitze zur Lungenbasis hin ab; beträgt in Ruhe beim Gesunden 0,8–1. Vgl. Euler-Liljestrand-Reflex, Verteilungsstörungen, pulmonale.

Ventilations|äqui|valent (↑; lat. aequivalere ebenso stark sein, ebensoviel Gewicht haben) n: syn. Atemäquivalent*.

Ventilations|größen (↑): (engl.) lung capacities and volumes; s. Lungenfunktionsprüfung.

Ventilations|ko|ef|fizient (↑; Co-*; lat. efficere bewirken, vollenden) m: (engl.) ventilation coefficient; Abk. VK; Zahlenwert, der das Verhältnis von Frischluftzufuhr zum nicht ventilierten Luftvolumen im Alveolarraum angibt; abhängig von Atemzugvolumen, anat. Totraum u. funkt. Residualkapazität.

Ventilation, spezifische (↑) f: (engl.) specific ventilation; Verhältnis des Atemminutenvolumens (in ml) zum O_2-Verbrauch/min (in ml). Das Atemvolumen, aus dem 1 ml O_2 entnommen wird, beträgt in Ruhe normal 23–33 ml. Vgl. Atemäquivalent.

Ventilations|störungen (↑): (engl.) ventilation disorders; Störungen der Lungenbelüftung; **1. obstruktive V.:** Folge von obstruktiven Atemwegerkrankungen* mit Erhöhung des endobronchialen Strömungswiderstands; kennzeichnend sind inhomogene Belüftung der Alveolen u. zunehmende Lungenüberblähung; in fortgeschrittenen Stadien Gasaustauschstörungen; **Funktionsdiagnose:** erhöhter Atemwegwiderstand*, erniedrigte absolute u. rel. Sekundenkapazität*, Zunahme der funktionellen Residualkapazität u. des Residualvolumens*. Vergrößerung des Quotienten aus Residualvolumen u. Totalkapazität. Verminderung der Vitalkapazität bei zunehmender mechan. Schädigung des bronchopulmonalen Systems; **2. restriktive V.:** Behinderung der Lungenausdehnung durch Thoraxdeformitäten (Kyphoskoliose, nach Op. u. a.) od. verminderte Dehnbarkeit des Lungengewebes (Lungenfibrose*); verminderte Alveolenbelüftung (evtl. mit Verteilungsstörungen) u. Beeinträchtigung des Gasaustauschs; **Funktionsdiagnose:** Abnahme der Vitalkapazität, der funktionellen Residualkapazität u. des Residualvolumens, normale rel. Sekundenkapazität, normale Resistance, erniedrigte pulmonale Compliance*.

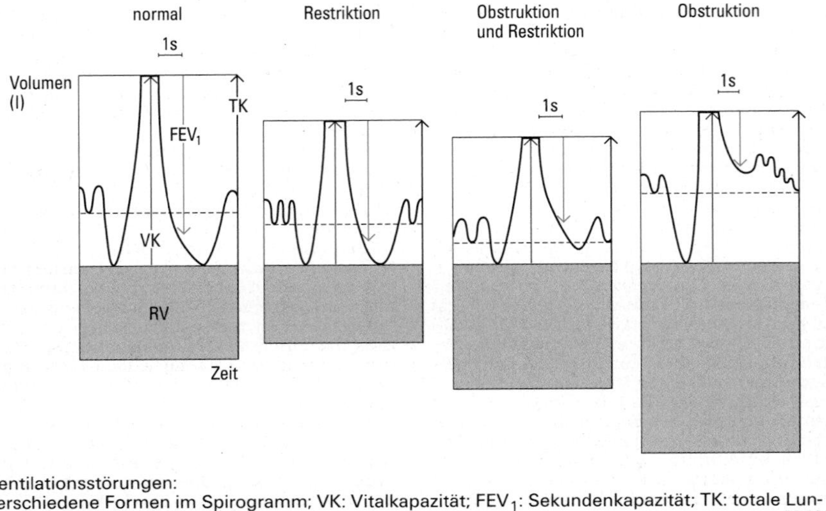

Ventilationsstörungen:
verschiedene Formen im Spirogramm; VK: Vitalkapazität; FEV_1: Sekundenkapazität; TK: totale Lungenkapazität; RV: Residualvolumen [310]

V

Ventilationsszintigraphie (↑; Szinti-*; -graphie*) f: s. Lungenventilationsszintigraphie.

Ventilationszahl (↑): (engl.) ventilation number; zum Abatmen von 1 ml Kohlensäure ventiliertes Luftvolumen (normal 30–45 ml).

Ventilpneumothorax (lat. ventile Schleusentor; Pneum-*; Thorax*) m: (engl.) valvular pneumothorax; s. Pneumothorax.

Ventilstenose (↑; Steno-*; -osis*) f: (engl.) ventilatory stenosis; bes. bei Exspiration auftretende Verlegung des Tracheobronchiallumens durch Tumoren, Lymphknoten od. Fremdkörper.

ventralis (lat.): bauchwärts, zum Bauch gehörend, ventral.

ventricularis (lat.): den Ventrikel betreffend, ventrikulär.

Ventriculus (lat.) m: **1.** kleiner Magen; **2.** Kammer.

Ventriculus cerebri (↑) m: Hirnkammer; s. Hirnventrikel.

Ventriculus cordis (↑) m: Herzkammer.

Ventriculus laryngis (↑) m: syn. Morgagni-Ventrikel; seitl. Ausbuchtung des Kehlkopfraums zw. Taschenband u. Stimmlippe; vgl. Laryngozele.

Ventriculus lateralis (↑) m: Seitenventrikel, (1. u. 2.) Hirnventrikel*.

Ventriculus quartus (↑) m: 4. Hirnventrikel*.

Ventriculus tertius (↑) m: 3. Hirnventrikel*.

Ventrikel (↑) m: Ventriculus*.

Ventrikelblutung (↑): (engl.) intraventricular hemorrhage; hyperton. Massenblutung mit Durchbruch der Blutung in das Ventrikelsystem des ZNS; **Ther.:** Ventrikeldrainage u./od. endoskop. Ausräumung; vgl. Schlaganfall.

Ventrikeldrainage (↑; Drainage*) f: (engl.) ventricular drainage; Ableitung des Liquors aus den Hirnventrikeln, i. Allg. kontrolliert durch versch. Ventilsysteme (z. B. mit definierter, extern regulierbarer Druckstufe); **Ind.:** v. a. Hydrozephalus*; **Formen: 1.** offene V. über ein Scheitelbohrloch in ein äußeres Reservoir; temporär bei Blutung, Meningitis, Verschlusshydrozephalus; **2.** V. nach Torkildsen (Ventrikulozisternostomie): Ableitung aus dem Seitenventrikel in die Cisterna magna od. aus dem 3. Ventrikel in die Cisterna interpeduncularis; **3.** V. nach Spitz-Holter (ventrikuloatriale Drainage): Schlauchverbindung zw. Seitenventrikel u. re. Herzen unter Verw. von Ventilen (z. B. Pudenz-Heyer-Ventil); **4.** ventrikuloperitoneale Ableitung (günstiger bei Größenzunahme des Kindes).

Ventrikeldruck (↑): (engl.) ventricular pressure; Blutdruck in den Herzkammern; s. Herzkatheterisierung.

Ventrikelpunktion (↑; Punktion*) f: (engl.) ventricular puncture; Punktion der Hirnventrikel zur Druckentlastung bei Hirndrucksteigerung*; vgl. Ventrikeldrainage.

Ventrikelseptumdefekt (↑; Septum*) m: (engl.) ventricular septal defect; Abk. VSD; auch Kammerscheidewand- od. Kammerseptumdefekt; häufigste Form der Angiokardiopathie (als isolierte Anomalie ca. 25 % aller angeborenen Herzfehler*); **Lok.: 1.** tief sitzende, oft multiple Defekte im muskulären Septum; **2.** höher (in der Pars membranacea) gelegene VSD; **3.** in weniger als 10 % infundibulär bzw. bulbär oberh. der Crista supraventricularis lokalisierte VSD; **Einteilung** nach der **Pathophysiologie: 1.** VSD mit kleinem Links-Rechts-Shunt u. normalem Pulmonalarteriendruck; **2.** mittelgroßer VSD mit Volumenbelastung des Lungenkreislaufs u. mäßiger pulmonaler Hypertonie; **3.** großer VSD mit interventrikulärem Druckausgleich bei reinem Links-Rechts-Shunt; **4.** großer VSD mit zunehmender pulmonaler Widerstandserhöhung u. gekreuztem Shunt bzw. Shuntumkehr (sog. Eisenmenger*-Reaktion); **Klin.:** bei größeren Shuntvolumina Gedeihstörungen der Säuglinge, Bronchitiden u. Pneumonien sowie frühzeitiges Auftreten einer Herzinsuffizienz durch Abnahme des hohen Lungengefäßwiderstands in den ersten Lebenswochen bei paralleler Zunahme eines Links-Rechts-Shunts; häufig sog. Herzbuckel*; **Diagn.:** bei kleinen Defekten auskultator. systol. Pressstrahlgeräusch am li. unteren Sternalrand bzw. über der Herzspitze bei VSD im muskulären Septum (kann vor dem 2. Herzton enden, wenn sich der Defekt in der späten Systole schließt); bei großen Rezirkulationsvolumina ist neben dem holosystol. Herzgeräusch Grad 4–5/6 (häufig von Schwirren begleitet) auch ein proto-mesodiastol. Geräusch über der Herzspitze (inf. relativer Mitralstenose) vorhanden; EKG bei kleinem VSD normal, bei größerem Links-Rechts-Shunt zunächst Zeichen der Linksherzhypertrophie u. (mit zunehmender pulmonaler Druckerhöhung) auch der Rechtsherzhypertrophie (überwiegt nach Shuntumkehr); Echokardiographie mit Doppler-Technik, bei Verdacht auf pulmonale Hypertonie frühzeitige u. ggf. wiederholte Herzkatheterisierung mit Angiokardiographie; **Ther.:** bei allen VSD Endokarditisprophylaxe; bei großem VSD medikamentöse Behandlung der Herzinsuffizienz u. Defektverschluss in offener Op. durch Einzelnähte od. durch Einnähen eines Kunststoff- bzw. Perikardstücks. Abgesehen von kleinen (hämodynam. unbedeutenden) Ventrikelseptumdefekten (Roger*-Syndrom) ist der op. Verschluss so frühzeitig wie möglich indiziert. **Progn.:** Spontanverschluss innerh. der ersten 2 Lj. bei kleinem VSD in über 50 % der Fälle, bei größeren Defekten in 5–10 %; bei großem VSD mit interventrikulärem Druckausgleich Gefahr einer Eisenmenger-Reaktion (u. damit Inoperabilität) bereits im 1. bzw. 2. Lebensjahr.

Ventrikel, singulärer (↑) m: (engl.) single ventricle; syn. Cor triloculare biatriatum, univentrikuläres Herz, gemeinsamer Ventrikel; seltene Herzfehlbildung (1–2 % der angeborenen Herzfehler*) mit fehlender od. rudimentärer Anlage des Ventrikelseptums, die fast immer in Komb. mit einer Transposition* der großen Arterien u. häufig einer Pulmonalstenose* sowie anderen kardialen Anomalien (z. B. Vorhofseptumdefekt, Aortenisthmusstenose, Ductus arteriosus apertus) vorkommt; bei fehlendem Vorhofseptum u. nicht septiertem Ostium atrioventriculare entsteht ein Cor biloculare. **Hämodynamik:** gekreuzter Shunt mit (wegen der Hyperzirkulation im Lungenkreislauf) relativ geringer Zyanose; bei Pulmonalstenose mit Drosselung der Lungendurchblutung jedoch stark ausgeprägte Zyanose. **Ther.:** bei stark verminderter Lungendurchblutung evtl. palliative Anastomosenoperation; op. Korrektur kaum mögl.; bei niedrigem pulmonal-arteriellem Druck bzw. Widerstand evtl. Fontan*-Operation (oft vorher Muller*-Dammann-Operation); **Progn.:** geringe Lebenserwartung.

Ventrikelstimulation (↑; Stimulation*) f: (engl.) ventricular stimulation; syn. Kammerstimulation; auch programmierte Stimulation; elektr. Stimulation der Herzkammer i. R. einer Herzkatheterisierung* zur Beurteilung der Reproduzierbarkeit einer klin. aufgetretenen ventrikulären Tachykardie* unter kontrollierten Bedingungen bzw. zur dd Abklärung tachykarder Herzrhythmusstörungen*; häufig in Komb. mit His-Bündel-Elektrokardiographie u. intrakardialem Mapping*. Vgl. Vorhofstimulation.

Ventrikel|wand|an|eurysma (↑; Aneurysma*) n: s. Herzwandaneurysma.

Ventrikulitis (↑; -itis*) f: (engl.) ventriculitis; meist bakteriell bedingte Entz. der Hirnventrikel bzw. des sie auskleidenden Ependyms (vgl. Ependymitis); Vork. v. a. bei Pat. mit Ventrikelkatheter zur Ableitung des Liquor cerebrospinalis. E. Sch.

Ventrikulo|aurikulo|stomie (↑; lat. auricula Außenohr, Ohrläppchen; -stomie*) f: Ventrikeldrainage* nach Spitz-Holter.

Ventrikulo|graphie (↑; -graphie*) f: (engl.) ventriculography; Darstellung der Herzventrikel; s. Angiokardiographie, Radionuklidventrikulographie.

Ventrikulo|stomie (↑; -stomie*) f: (engl.) ventriculostomy; endoskop. kontrollierte Öffnung der Lamina terminalis (meist des 3. Hirnventrikels) vor den Mamillenkörpern u. Schaffung eines Umgehungskreislaufs des Liquor cerebrospinalis vom Ventrikel zur basalen Zisterne; **Ind.:** Verschlusshydrozephalus; Vorteil gegenüber der Ventrikeldrainage*: normale Liquordynamik ohne Unterdruckgefahr. M. Gaa.

Ventrikulo|tomie (↑; -tom*) f: s. EEV.

Ventrikulo|zisterno|stomie (↑; lat. cisterna Behälter; -stomie*) f: Ventrikeldrainage* nach Torkildsen.

Venüle (lat.-frz. venula kleines Röhrchen) f: (engl.) venule; Röhrchen mit eingeschmolzener Kanüle, in dem Unterdruck besteht u. Rindergalle, Nährbouillon, Natriumcitrat o. a. enthalten ist; zur sterilen Blutentnahme (Blutkultur*).

Venulae rectae renis (↑) f pl: Venen in der Marksubstanz der Niere, die in die Vv. arcuatae einmünden.

Venulae stellatae (↑) f pl: sternförmig zu den Vv. interlobulares zusammenlaufende Venen unter der Nierenkapsel.

Venulen (↑) f pl: (engl.) venules; Venulae; kleinste venöse Gefäße.

Venus|hügel (lat. Venus röm. Liebesgöttin): Mons* pubis.

VEP: Abk. für **v**isuell **e**vozierte **P**otentiale*.

Verätzung: (engl.) chemical burn; Gewebezerstörung von Haut od. Schleimhaut, v. a. durch Säuren (Koagulationsnekrose), Laugen (Kolliquationsnekrose) o. a. ätzende Chemikalien (z. B. in Haushaltsreinigern); vgl. Ösophagusverätzung, Magenverätzung, Hornhautverätzung.

Vera|pamil (INN) n: Phenylalkylamin; **Verw.:** s. Calciumantagonisten.

Veratmungs|pyelo|gramm (Pyel-*; -gramm*) n: (engl.) respiration pyelogram; in maximaler Inspiration u. Exspiration aufgezeichnetes, auf demselben Röntgenbild dargestelltes Pyelogramm zur Beurteilung der atemabhängigen Verschieblichkeit der Nieren; z. B. bei Verdacht auf Para- od. Perinephritis. Vgl. Urographie.

Verbände: (engl.) bandages; therap. u. prophylakt. bzw. zur äußerlichen Applikation von Wirkstoffen genutztes Verbandsmaterial; **Formen: 1.** Wundauflage; **2.** Pflasterverband (Wundschnellverband) od. (Plastik-)Sprühverband; **3.** Kompressionsverband*; **4.** Okklusivverband*; **5.** ruhig stellender V. (z. B. Desault*-Verband, Cuff*-and-collar-Verband, Gipsverband*, Hartschaumverband*, Schienenverband); **6.** funktioneller V. (z. B. Tape*-Verband); **7.** Streckverband: s. Extensionsmethoden.

Verbal|sug|gestion (lat. verbalis aus Wörtern bestehend, auf sprachlichem Weg; suggestio Unterlegung, Beeinflussung) f: Suggestion* durch Worte.

Verband|linse: (engl.) occlusive lens; therap. Kontaktlinse zur Abdeckung der Hornhaut, z. B. bei best. epithelialen Hornhauterkrankungen od. kleinen perforierenden Verletzungen. Vgl. Kontaktlinsen, Uhrglasverband.

Verband|watte: (engl.) purified cotton; Gossypium depuratum; gereinigte Baumwolle zu Verbandszwecken.

Verbascum densi|florum m: Königskerze*.

Verbi|geration (lat. verbigerare reden, sprechen) f: Sprachstereotypie (s. Stereotypien) mit mechanischer Wiederholung von Wörtern, Satzbruchstücken, Sätzen u. unverständlichen sprachl. Lautgebilden ohne Bindung an eine Stimmung od. kommunikative Bedeutung; dient oft zur Selbstversicherung eines innerlich isolierten Menschen; **Vork.:** z. B. bei Schizophrenie, Verhaltensstörung, geistiger Behinderung. Vgl. Iteration.

Verbindung: (engl.) compound; (chem.) einheitlicher, aus mind. zwei chem. Elementen in best. gesetzmäßigen Mengenverhältnissen bestehender Stoff; vgl. Stöchiometrie.

Verbindungen, aliphatische: (engl.) aliphatic compounds; Kohlenwasserstoffverbindungen mit offener od. geschlossener (Cycloaliphate) Kette; leiten sich von Methan (CH_4) ab.

Verbindungen, alkylierende: syn. Alkylanzien*.

Verbindungen, aromatische: (engl.) aromatic compounds; neben Benzol* u. seinen Derivaten alle cyclischen Verbindungen mit konjugierten Doppelbindungen.

Verbindungen, cyclische: (engl.) cyclic compounds; ringförmige chem. Verbindungen; Einteilung nach der Ringzahl in mono-, bi-, tri-, polycyclische, nach den beteiligten Atomen in **carbocyclische** (nur C-Atome; z. B. Cycloalkane, Aromaten) u. **heterocyclische** (auch mit N-, O-, S-Atomen) Verbindungen.

Verblend|krone: (engl.) veneer crown; s. Facette, Krone.

Verblitzung: s. Keratoconjunctivitis photoelectrica.

Verblutung: (engl.) fatal hemorrhage; Exsanguinatio; hämorrhagischer Schock* mit letalem Ausgang inf. massiver äußerer od. innerer Blutung*.

Verbrauchs|ko|agulo|pathie (Koagul-*; -pathie*) f: (engl.) disseminated intravascular coagulation (Abk. DIC); syn. disseminierte intravasale Gerinnung, Defibrinationssyndrom; erworbene Blutgerinnungsstörung als Folge einer Umsatzsteigerung von Thrombozyten* u. plasmat. Gerinnungsfaktoren mit Sympt. einer plasmatisch-thrombozytär bedingten hämorrhagischen Diathese*; **Path.:** erhöhte Gerinnungsbereitschaft durch Aktivierung der Blutgerinnung* mit intravasaler Bildung von Mikrothromben (Hyperkoagulabilität*), die bei einem Missverhältnis zw. Verbrauch u. Produktion von Thrombozyten u. Gerinnungsfaktoren in eine gesteigerte Blutungsneigung (Hypokoagulabilität*) übergeht. Als sek. Folge einer V. tritt regelmäßig eine Hyperfibrinolyse* auf, die zwar die Mikrozirkulationsstörung günstig beeinflussen kann, andererseits aber durch Freisetzung von Fibrinspaltprodukten* zu einer Verschlimmerung der V. führt. **Urs.:** Aktivierung der Gerinnung insbes. bei stärkeren (v. a. gebh.) Blutungen (z. B. vorzeitige Plazentalösung, retroplazentares Hämatom) sowie bei Fruchtwasserembolie, Dead-fetus-Syndrom u. septischem Abort od. als Endzustand einer schockbedingten Mikrozirkulationsstörung mit Mikrothrombosierung der terminalen Endstrombahn (z. B. bei hämorrhagischem od. septisch-toxischem Schock*, thrombotischer Mikroangiopathie*); Vork. u. a. auch (als im Vordergrund stehende Störung) bei Purpura* anaphylactoides, in Zus. mit Waterhouse*-Friderichsen-Syndrom u. Kasabach*-Merritt-Syndrom, bei Karzinomen (Lunge, Prostata), akuter Pankreatitis, akuter Leukämie, dekompensierter Leberzirrhose sowie bei hämolyt. Transfusionszwischenfällen* u. als Kompl. bei therap. Fibrinolyse*; **Diagn.:** (labordiagn.) Thrombopenie, Fibrinogenopenie u. Verminderung des Faktors XIII der Blutgerinnung, bei sek. Hyperfibrinolyse Verlängerung der Thrombinzeit* u. Reptilasezeit*, bei der Thrombelastographie* Spindelform; **Ther.:** Beseitigung der auslösenden Ursache, Antithrombin III, evtl. Substitution von Thrombozyten u. Gerinnungsfaktoren (Thrombozyten- u. Faktorenkonzentrate; cave: Fortsetzung der Hyperkoagulabilität) u. Heparinisierung, bei sekundärer Hyperfibrinolyse Fibrinolyseinhibitoren.

Verbrennung: (engl.) combustion, burn injury; syn. Brandverletzung, Combustio; thermische Gewebeschädigung inf. externer (z. B. direkte Flamme) od. interner (z. B. Elektrounfall) Hitzeeinwirkung; **Einteilung** entspr. der Tiefenausdehnung in der Haut: **Grad 1:** Verletzung der Epidermis mit Rötung, Schwellung, Schmerz; narbenlose Heilung; **Grad 2a:** Abheben der Epidermis von der Dermis mit Blasenbildung; narbenlose Heilung; **Grad 2b:** schmerzhafte Teilzerstörung der Dermis mit oberflächl. Koagulation od. intrakutaner Thrombose; Heilung mit Narbe; **Grad 3:** Totalzerstörung von Haut u. Hautanhangsgebilden, ggf. Fortschreiten in tiefere Schichten mit schrumpfender Koagulationsnekrose; Narben, häufig Keloidbildung u. Kontraktur; **Ausdehnung:** betroffene Körperoberfläche nach der Neunerregel beim Erwachsenen abschätzen (s. Abb.); **Klin.:** neben lokaler Sympt. ist das Auftreten einer **Verbrennungskrankheit** mit Allgemeinsymptomen bei V. von >15 % der Haut möglich: anfangs v. a. hypovolämischer Schock durch hohen Plasmaverlust über Wundflächen u. ins Interstitium, ggf. akutes Nierenversagen, reflektor. Ileus, ARDS* od. Bronchopneumonie inf. Rauchgasvergiftung; Katabolie durch Reparationsvorgänge sowie Gefahr der Wundinfektion bei fehlender Schutzfunktion der Haut; **Ther.:** initial Kaltwasserbehandlung bei V. <20 % (ca. 15 Min.; bei Frösteln beenden), Abdecken offener Flächen mit steriler (metallbeschichteter) Folie (keine Salben!), Infusionstherapie (s. Parkland-Formel); Pat. mit V. 2. Grades von >15 % (Kinder >10 %) od. V. 3. Grades von >10 % (Kinder >5%) der Körperoberfläche sollen in Zentren für Brandverletzte behandelt werden. V. 3. Grades erfordern sukzessive Nekroseabtragung u. Hauttransplantation. **Progn.:** stark abhängig vom Grad der V. u. Lebensalter.

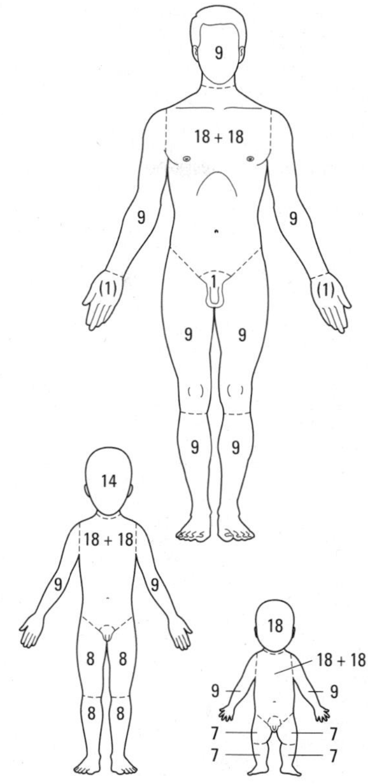

Verbrennung:
Berechnung der Fläche verbrannter Haut in Prozent nach der sog. Neunerregel für Erwachsene, Kinder (5 Jahre) und Säuglinge

Verbrennungs|schock: (engl.) burn shock; hypovolämischer Schock* bei großflächiger Verbrennung*.

Verbrühung: (engl.) scald; Gewebeschädigung durch heiße Flüssigkeit od. heißen Dampf; Sympt. u. Ther. wie bei Verbrennung*.

Verdampfer: (engl.) vaporizer; auch Verdunster; Apparat zur Überführung von Flüssigkeiten in dampfförmigen Zustand v. a. durch Wärmezufuhr, Oberflächenvergrößerung, vorbeistreichenden Luftzug; klin. Verwendung als: **1.** Teil des Narkoseapparats* zur Verdunstung flüssiger Inhalationsanästhetika* u. zu deren dosierbarer Zufuhr in die Inspirationsluft des Pat. (z. B. als sog. Draw-over-Verdampfer) unter Ausgleich von Druck- u. Temperaturschwankungen; **2.** Vorrichtung zum Verdunsten von Wasser als Atemluftbefeuchter* (Sprudler). Vgl. Vernebler.

Verdauung: (engl.) digestion; syn. Digestion; Abbau der Nahrungsbestandteile im Verdauungstrakt in resorptionsfähige Verbindungen zur Aufnahme in Blut bzw. Lymphe; nach mechan. Zerkleinerung (Zähne), Verflüssigung (Speichel), Ansäuerung (Magensaft), Fettemulgierung (Galle) u. hydrolytischer Spaltung durch Verdauungsenzyme erfolgt die Resorption durch die Dünndarmschleimhaut durch aktiven Transport* od. passive Diffusion. Unverdaute Reste werden im Dickdarm bakteriell weiter abgebaut od. unverändert mit dem Kot ausgeschieden (Ballaststoffe*). Die Peristaltik der glatten Muskulatur befördert den Speisebrei (Chymus) durch den Verdauungstrakt.

1. **Kohlenhydrate:** Resorption nur als Monosaccharide; der Abbau von Polysacchariden (Stärke, Glykogen) beginnt durch Alphaamylase des Speichels, die im sauren Magenmilieu inaktiviert wird. Das entstandene Gemisch wasserlösl. Dextrine* wird durch die Alphaamylase des Pankreas in Disaccharide zerlegt. Diese werden von den Disaccharidasen* im Bürstensaum der Dünndarmmukosa zu Monosacchariden hydrolysiert u. durch aktiven Na^+-Cotransport (Symport) resorbiert. Steigerung der Resorption durch Schilddrüsenhormone, Hemmung durch Biguanide* (orale Antidiabetika); Störungen des Kohlenhydratabbaus: s. Kohlenhydratmalabsorption; vgl. Acarbose.

2. **Proteine:** Bei Erwachsenen werden v. a. freie Aminosäuren sowie z. T. Di-, Tri- u. evtl. Tetrapeptide resorbiert. In der frühen postnatalen Phase werden in sehr geringem Maß durch Pinozytose* auch ganze Proteine aufgenommen. Deshalb kann sich in diesem Alter eine Nahrungsmittelallergie (z. B. Milchschorf) entwickeln, später i. d. R. nur bei pathol. erhöhter Permeabilität der Darmschranke (z. B. bei Zöliakie). Die Resorption von Antikörpern, die mit der Muttermilch aufgenommen wurden, ist beim Menschen jedoch fraglich (erfolgt z. B. beim Kalb). Die Proteinspaltung beginnt im Magen nach Denaturierung durch Salzsäure durch Pepsin* u. wird im Dünndarm von den Proteasen* des Pankreassekrets (Trypsin*, Chymotrypsin*, Carboxypeptidasen, Elastase*) fortgesetzt. Di-, Tri- u. Tetrapeptide werden direkt resorbiert od. durch Peptidasen z. T. im Darmlumen (durch Enzyme aus abgeschilferten Zellen), z. T. in den Mukosazellen gespalten. Die Resorption freier Aminosäuren erfolgt durch aktiven Na^+-Cotransport. Genetische Defekte im Aminosäuretransportsystem z. B. bei Hartnup*-Krankheit, Cystinurie*, Methioninmalabsorption*.

3. **Neutralfette:** Der Abbau setzt durch die Triacylglycerollipase des Magensafts ein, die bis zu 15 % der Esterbindungen spaltet; nach Emulgierung durch Gallensäuren* u. Phospholipide erfolgt die weitere Hydrolyse durch Pankreaslipasen (s. Lipasen). Die freien Fettsäuren u. β-Monoacylglycerole diffundieren als lipophile Substanzen passiv in die Mukosazellen u. werden hier wieder zu Triacylglycerolen verestert. An Apolipoproteine* nichtkovalent gebunden gelangen sie als Chylomikronen* in die Lymphe (vgl. Lipoproteine) u. über den Ductus thoracicus ins Blut. Nach sehr fettreicher Mahlzeit können sie eine Trübung des Serums bzw. Hyperlipidämie* bewirken. Störung: Abeta*-Lipoproteinämie.

4. **Fettlösl. Vitamine u. Cholesterol** werden im Darm zus. mit Fettsäuren u. Monoacylglycerolen unter Vermittlung der Gallensäuren resorbiert (Mizellenbildung).

5. **Wasser** aus Sekreten u. Nahrung (ca. 9 l/d) wird überwiegend im Jejunum passiv, z. T. gekoppelt mit Elektrolyten rückresorbiert. Bei oraler Aufnahme von Wasser wird Na^+ im Magen abgegeben, bis eine isotone Lösung entsteht; Resorption der Elektrolyte (z. B. Na^+, K^+, Ca^{2+}) durch aktiven Transport.

Bei Pflanzenfressern wird Zellulose (z. B. im Pansen) bakteriell abgebaut. Beim Menschen spielt die Darmflora eine Rolle für die Versorgung mit Vitaminen (z. B. K, B_{12}). Die **Regulation** der Verdauung erfolgt durch nervöse Steuerung (Plexus myentericus u. submucosus) u. gastrointestinale Hormone*.

Verdauungs|en|zyme (Enzyme*) n pl: (engl.) digestive enzymes; s. Verdauung.

Verdauungs|in|suf|fizienz (Insuffizienz*) f: s. Maldigestion, Malabsorption.

Verdauungs|leuko|zytose (Leuk-*; Zyt-*; -osis*) f: (engl.) digestive leucocytosis; physiol., vorübergehende Vermehrung der Leukozyten kurz nach der Nahrungsaufnahme.

Verdauungs|störung: s. Dyspepsie.

Verdin|ikterus (lat. viridis grün; Ikterus*) m: (engl.) green jaundice; grüner Ikterus, bedingt durch Biliverdin, das sich in den ableitenden Gallenwegen bei Stauungen (mechan. bedingter Ikterus*), bes. bei Pankreaskarzinom, bildet; vgl. Rubinikterus.

Verdo|globin (↑; Globus*) n: syn. Choleglobin; Abbauprodukt von Häm*, Vorstufe von Biliverdin; vgl. Bilirubin, Gallenfarbstoffe.

Verdoppelungs|dosis (Dosis*) f: (engl.) doubling dose; diejenige Dosis ionisierender Strahlung, die (z. B. im Tierexperiment) zu einer Verdoppelung der beobachteten Gesamt- od. Einzelmutationsrate gegenüber der Spontanrate* führt.

Verdoppelungs|zeit: s. Tumorvolumen-Verdoppelungszeit.

Verdrängung: (engl.) repression; **1.** (psychoanalyt.) Abwehrmechanismus* (auf meist höherem Strukturniveau*), durch den unlustbetonte Erinnerungen u. verpönte Wunschregungen an der Bewusstwerdung gehindert werden. Bei unvollständiger V. kann es nach Freud zur Entw. einer Neurose* kommen. Vgl. Verleugnung. **2.** (biochem.) V. eines Substrats von einem Enzym od. Rezeptor; s. Hemmung, kompetitive.

Verdünnungs|ana|lyse f: (engl.) dilution analysis; Verfahren der Nuklearmedizin, insbes. zur Volumenbestimmung (z. B. Blutvolumen); nach Injektion einer radioaktiven Substanzmenge bekannter Aktivität* u. völliger Durchmischung ist die Aktivität einer entnommenen Probe umgekehrt proportional dem Verhältnis der Volumina (ggf. mit Korrektur des Aktivitätsabfalls während der Mischungszeit).

Verdünnungs|test m: (engl.) dilution test; s. Antibiogramm.

Verdunster: s. Verdampfer.

Vereisung: s. Kälteanästhesie, Kryochirurgie.

Vererbung: (engl.) heredity; die bei allen Lebewesen ablaufenden genet. Vorgänge, die eine Weitergabe der besonderen Merkmale ihrer Art (Species*) u. ihres Typus (s. Varietas) entw. ungeschlechtlich durch Zellteilung bzw. Knospung (somatogene vegetative V.) od. durch geschlechtliche Fortpflanzung (generative V.) an alle od. einen Teil der Nachkommen ermöglichen (Chromosomentheorie der Vererbung). Bei der sexuellen Fortpflanzung bilden die Keimzellen (Gameten*) das Bindeglied zw. den Generationen. Die Gesamtheit aller (homozygoten bzw. heterozygoten) Erbanlagen (Genom*) bez. man als Genotypus*. Neben erbl. (idiopathischen) besitzt jedes Individuum nichterbl. (paratypische) Merkmale; ihre Gesamtheit wird als Phänotypus* bezeichnet. Extrachromosomale V.: s. Plasmide. Vgl. Mendel-Gesetze, Krankheitsanlage, Krankheiten, genetische.

Vererbung, geschlechts|gebundene: (engl.) sex-linked heredity; rezessiver bzw. dominanter Erbgang eines Merkmals, dessen bestimmende Gene auf den Geschlechtschromosomen lokalisiert sind; als X-chromosomaler Erbgang*

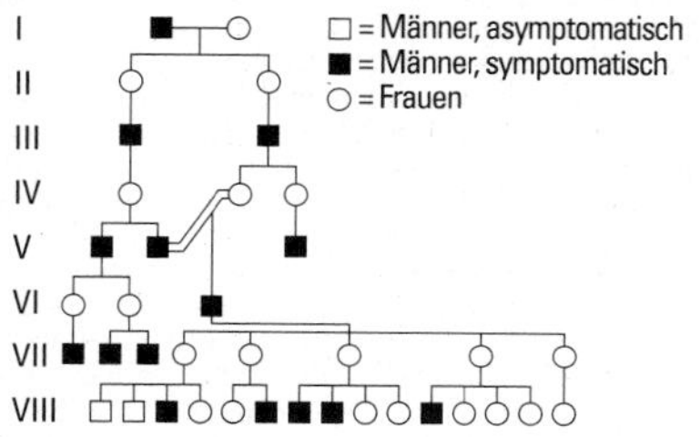

Vererbung, geschlechtsgebundene: X-chromosomal-rezessiver Erbgang; Stammbaum einer Familie mit Rotgrünblindheit. Die Vater-Sohn-Übertragung (V-2 u. VI-3) widerspricht nicht dem Erbgang, weil IV-2 obligat heterozygot ist. [373]

(weibl. Individuen homozygot bzw. heterozygot; männl. Individuen hemizygot) od. Y-chromosomaler Erbgang*.

Veress-Nadel: (engl.) Veress' needle; Spezialkanüle zur Insufflation von Gas od. Flüssigkeit in die Bauchhöhle (z. B. bei Laparoskopie*); nach Durchstoßen der Bauchdecken schiebt sich

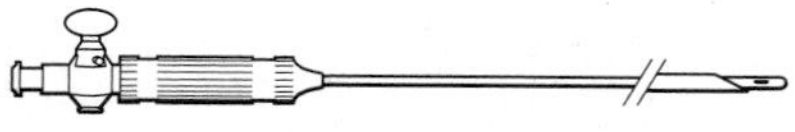

Veress-Nadel

automatisch ein stumpfer Mandrin aus der spitzen Kanüle vor, um Verletzungen der Bauchorgane zu vermeiden. Vgl. Trokar.

Veresterung: (engl.) esterification; Bildung eines Esters* aus Alkohol u. Säure unter Wasserabspaltung.

Verfahren, bild|gebende: (engl.) imaging techniques; Bez. für apparative Untersuchungsverfahren, mit deren Hilfe Strukturen des menschl. Organismus dargestellt werden können u. die v. a. in der Diagnostik krankheitsbedingter morphol. Veränderungen angewendet werden; z. B. Ultraschall- u. Röntgendiagnostik, Thermographie, Xerographie, Szintigraphie, Positronenemissionstomographie, Kernspintomographie, Computertomographie.

Verfahren, im|muno|logische: s. Immunassay.

Verfolgungs|wahn: (engl.) persecution complex; häufigste Form von Wahn* mit der Überzeugung, verfolgt zu werden; u. U. mit der Folge einer Klaustrophilie*; **Vork.:** z. B. bei Schizophrenie, wahnhafter Störung, bei Persönlichkeitsstörungen od. bei Intoxikationen (z. B. Alkoholpsychose).

Vergällen: s. Denaturieren.

Vergenz (lat. vergere sich erstrecken, sich nähern) f: (engl.) vergence; (ophth.) gegensinnige Bewegung beider Augen nach nasal (Konvergenz) od. temporal (Divergenz).

Vergewaltigung: (engl.) rape; Straftat gegen die sexuelle Selbstbestimmung mit Eindringen in den Körper des Opfers; wegen V. od. sexueller Nötigung wird bestraft (§ 177 StGB), wer eine andere Person mit Gewalt, durch Drohung mit gegenwärtiger Gefahr für Leib od. Leben od. unter Ausnutzen einer Lage, in der das Opfer der Einwirkung des Täters schutzlos ausgeliefert ist, nötigt, sexuelle Handlungen des Täters od. eines Dritten an sich zu dulden od. an diesen vorzunehmen. § 177 erstreckt sich auch auf den ehelichen Verkehr. Vgl. Missbrauch, sexueller.

Vergiftung: (engl.) poisoning, intoxication; Intoxikation; schädliche Wirkung von Giften*, die in ihrem Ausmaß v. a. von der Art der chem. Substanz, ihrer Toxizität* u. Dosis*, der Einwirkungshäufigkeit u. -dauer sowie von Merkmalen des Pat. (Alter, Vorerkrankungen u. a.) bestimmt wird, sowie das daraus resultierende Krank-

Bei Vergiftungen an das Asservieren von Giftproben und Untersuchungsmaterial (auch Sammelurin) denken.

heitsbild (auch Toxikose); **Formen: 1. akute V.:** v. a. durch akzidentelle od. beabsichtigte (z. B. suizidale) Aufnahme von Arzneimitteln, Haushalts- u. Arbeitsstoffen, Nahrungs- u. Genussmitteln (Lebensmittelvergiftung*), Pflanzen, tierischen Giften u. a.; **2. chronische V.:** entsteht i. d. R. durch lang dauernde Exposition gegenüber Umweltchemikalien od. Nahrungsgiften bzw. durch chron. Überdosierung von Medika-

Für das Giftinformationszentrum sind neben Angaben zur Symptomatik folgende Informationen wichtig:

Was?	Welcher Giftstoff wurde aufgenommen?
Wieviel?	In welcher Menge?
Wer?	Von wem? (Alter, Vorerkrankungen u. a.)
Wie?	In welcher Form? Auf welchem Wege?
Wann?	Vor wie langer Zeit?

menten; **Ther.:** Der Rat eines Giftinformationszentrums (s. ums. Tab.) sollte eingeholt werden. Allg. gilt: **1.** bei akuter V. Aufrechterhaltung der Vitalfunktionen, ggf. Reanimation* (cave: Selbstschutzmaßnahmen u. U. erforderlich, z. B. bei Kontaktgiften: Handschuhe, Beatmung über Safar-Tubus); **2.** unspezif. Giftentfernung, entw. durch ausgiebiges Spülen mit Wasser (Augen, Haut), durch Verdünnung oral aufgenommener Substanzen mit Wasser u. anschl. induziertem Erbrechen mit Ipecacuanha, Kochsalzlösungen, Apomorphin (Ausnahmen bilden hier ätzende Substanzen, org. Lösungsmittel, oberflächenaktive Substanzen, Krampfgifte u. antiemetisch wirksame Substanzen; nicht bei Bewusstlosigkeit, Kreislaufinsuffizienz od. Schwangerschaft) od. durch Magenspülung u. nachfolgende Verabreichung von Aktivkohle, ggf. von Laxanzien

Vergiftung
Giftberatungszentren

Virchow-Klinikum, Humboldt-Universität Berlin, Abt. Innere Medizin mit Schwerpunkt Nephrologie und Intensivmedizin
Augustenburger Platz 1
13353 Berlin
Tel.: (030) 45053555

Landesberatungsstelle für Vergiftungserscheinungen und Embryonaltoxikologie
Spandauer Damm 130, Haus X
14050 Berlin
Tel.: (030) 19240

Informationszentrale gegen Vergiftungen
Zentrum für Kinderheilkunde der Rheinischen Friedrich-Wilhelms-Universität Bonn
Adenauerallee 119
53113 Bonn
Tel.: (0228) 19240

Gemeinsames Giftinformationszentrum der Länder Mecklenburg-Vorpommern, Sachsen, Sachsen-Anhalt, Thüringen
Nordhäuser Str. 74
99089 Erfurt
Tel.: (0361) 730730

Universitätskinderklinik Freiburg
Informationszentrum für Vergiftungen
Mathildenstr. 1
79106 Freiburg
Tel.: (0761) 19240 (Notruf)
(0761) 2704300 (Zentrale)

Giftinformationszentrum Nord
Zentrum Pharmakologie und Toxikologie
Universität Göttingen
Robert-Koch-Str. 40
37075 Göttingen
Tel.: (0551) 19240

Universitätskliniken, Klinik für Kinder- und Jugendmedizin
Informations- und Beratungszentrum für Vergiftungsfälle
66421 Homburg
Tel.: (06841) 19240

Beratungsstelle bei Vergiftungen
II. Medizinische Universitätsklinik und Poliklinik der Universität
Langenbeckstr. 1
55131 Mainz
Tel.: (06131) 19240

Giftnotruf München
Toxikologische Abteilung der II. Medizinischen Klinik rechts der Isar
Technische Universität München
Ismaninger Str. 22
81675 München
Tel.: (089) 19240

Giftinformationszentrale Nürnberg
Klinikum Nürnberg Nord
Prof.-Ernst-Nathan Str. 1
90419 Nürnberg
Tel.: (0911) 3982451

Vergiftungsinformationszentrale
Allgemeines Krankenhaus
Währinger Gürtel 18–20
A-1090 Wien
Tel.: +43 (1) 4064343

Tox-Zentrum
(Schweizerisches Toxikologisches Informationszentrum)
Freie Str. 16
CH-8028 Zürich
Tel.: +41 (1) 2515151

u. lokal wirksamen Antidoten; **3.** soweit mögl. spezifische Pharmakotherapie; vgl. Antidot (Tab.); **4.** Beschleunigung der Giftelimination mittels forcierter Diurese*, Blutreinigungsverfahren (Hämodialyse*, Hämoperfusion*, Plasmapherese*) od. forcierter Ventilation*; ggf. Unterbrechung des enterohepatischen Kreislaufs (z. B. durch Colestyramin). Vgl. Autointoxikation.

Verhalten: (engl.) behaviour; der äußeren Beobachtung zugängl. Aktionen u. Reaktionen eines Organismus, die im Allg. durch Reize ausgelöst u. durch Erfahrungen bzw. Umfeldbedingungen in komplexer Weise modifiziert sind. Vgl. Lernen, Konditionierung.

Verhalten, ab|weichendes: s. Devianz, Verhaltensstörung.

Verhaltens|änderung: (engl.) change in behaviour; Veränderung des Verhaltens, z. B. durch Lernen, Prägung, Reifung od. auch nach körperl. (z. B. Hirnläsionen) bzw. psych. Erkr. (z. B. chron. Schizophrenie).

Verhaltens|forschung: s. Ethologie.

Verhaltens|medizin f: (engl.) behavioural medicine; interdisziplinäres Forschungsgebiet, das Verhaltenspsychologie u. Medizin zur Erklärung u. Ther. von Krankheiten u. Krankheitsverhalten* verbindet.

Verhaltens|störung: (engl.) behaviour disorder; **1.** Bez. für eine auffällige, von Normen, Erwartungen u. Maßstäben abweichende Handlungsweise, die in ihrem Entstehungszusammenhang meist als psychische Reaktion auf schwierige Situationen u. Konflikte od. als Notsignal interpretiert werden kann; Vork.: z. B. als Verstoß gegen Lern- u. Leistungsanforderungen od. gegen Regeln im Umgang mit anderen Personen u. gesetzl. Vorschriften; Urs.: i. d. R. multifaktoriell, z. B. inf. von psychosozialen Milieuschäden, geistiger Behinderung*, psychosomat. Erkr. mit u. ohne hirnorg. od. körperl. Benachteiligungen; **2.** krankhafte Beeinträchtigung von Handlungsvollzügen; Vork.: z. B. bei Essstörungen, Sucht, Autoaggression.

Verhaltens|therapie (Therapie*) f: (engl.) behaviour therapy; Abk. VT; auf empirische Psychologie (Verhaltensforschung u. Lerntheorien) basierendes psychotherap. Verf.; Verhalten u. Erleben werden durch störungsspezifische u. -übergreifende Verf. konkret u. operationalisiert modifiziert. Nach Störungsdiagnostik u. individueller Verhaltens- bzw. Problemanalyse setzt

V. an prädisponierenden, auslösenden u./od. aufrechterhaltenden Störungsbedingungen an. V. ist stark handlungsorientiert, interveniert häufig auch ausserhalb von Praxis od. Klinik, bemüht sich um Transparenz gegenüber Pat. u. ein Selbstverständnis als Hilfe zur Selbsthilfe. **Techniken:** z. B. Desensibilisierung*, Expositionsbehandlung (vgl. Reizüberflutung), Konditionierung*, Konfrontation*, Reattribution (vgl. Attribution), kognitive Therapie*; **Anw.: 1.** spezif. V. z. B. bei Angst- u. Essstörungen, affektiven u. somatischen Störungen, Sucht, Schizophrenie, Partnerproblemen, psych. Störungen im Kindes- u. Jugendalter; **2.** allg V. in der Ehe- u. Familientherapie sowie Verhaltensmedizin. J. Marg.

Verhornungs|störungen: (engl.) cornification disorders; Bez. für angeborene od. erworbene Veränderungen der Keratinisation der Epidermis mit ihren Anhangsgebilden; s. Hyperkeratose, Parakeratose.

Verifikation f: (engl.) verification; wissenschaftsmethodisches Vorgehen zur Überprüfung einer Hypothese od. einer Gegebenheit der Realität mit logischem u. empirischem Beleg- u. Beweischarakter; mit einer einzigen V. kann nicht auf alle vergleichbaren Situationen geschlossen werden. Vgl. Falsifikation.

Verkäsung: (engl.) caseation; Tyrosis; käsige Umwandlung nekrot. Gewebes, bes. bei Tuberkulose; vgl. Nekrose.

Verkalkung: s. Kalkinfiltration, Arteriosklerose, Verkreidung, Mikroverkalkungen.

Verkehrs|medizin f: (engl.) traffic medicine; Teilgebiet der Medizin (vertreten durch die Deutsche Gesellschaft für Verkehrsmedizin); beschäftigt sich mit Krankheiten u. Körperschäden (z. B. Hypertonie, Sehstörungen) sowie mit durch Arzneimittel, Alkohol o. a. Drogen verursachten Veränderungen des Bewusstseins u. a. körperl. Funktionen, die die Verkehrstüchtigkeit beeinträchtigen od. aufheben können. Die vom Bundesministerium für Verkehr, Bau- u. Wohnungswesen herausgegebenen Leitlinien zur Kraftfahrereignung sind zur Begutachtung wichtig. Vgl. Alkoholdelikt, Schuldfähigkeit.

Verkehrs|tüchtigkeit: (engl.) fitness to drive; s. Verkehrsmedizin.

Verkehrt|sehen: s. Metamorphopsie.

Verknöcherung: s. Ossifikation.

Verkohlung: (engl.) carbonization; Grad 3 der Verbrennung*, meist mit ausgedehnter Weichteilzerstörung u. evtl. Knochenbeteiligung.

Verkreidung: (engl.) calcification; leichte u. aufgelockerte Verkalkung, oft in Herden der Lungentuberkulose.

Verlauf, abwendbar gefährlicher: (allgemeinmed.) Bez. für einen gesundheitsgefährdenden, evtl. lebensbedrohenden Verlauf von Erkr., die bei sachgemäßem Eingreifen des Arztes in gewissem Umfang od. gänzlich abwendbar sind; bei den häufigen, leicht erscheinenden Gesundheitsstörungen müssen insbes. atypisch beginnende Krankheiten (z. B. maligner Tumor, Appendizitis, Glaukom, Depression) in die diagn. Überlegungen einbezogen werden. Vgl. Behandlung, exspektative.

Verletzung: s. Trauma, Wunde.

Verleugnung: (engl.) denial; (psychoanalyt.) Abwehrmechanismus* (meist auf mittlerem od. niederem Strukturniveau*), der dadurch gekennzeichnet ist, dass der Betroffene best. Aspekte der Wirklichkeit zwar wahrnimmt, aber nicht wahrhaben will u. daher als unwahr hinstellt; z. B. als erste Reaktion auf die Mitteilung einer Diagnose. Vgl. Verdrängung.

Vermännlichung: s. Virilisierung.

Vermi|fuga (lat. vermis Wurm; fugare vertreiben) n pl: syn. Vermicida, Vermizide; wurmabtreibende Mittel; s. Wurmmittel.

Vermis (lat.) m: Wurm.

Vermis cerebelli (↑) m: Kleinhirnwurm; unpaarer Mittelteil des Kleinhirns* (Paleocerebellum); bei Schädigung: Dysarthrie, lokomotor. Ataxie, Hypotonus der Muskulatur, Hypermetrie.

Vernebler: (engl.) atomizer, nebulizer; Gerät zur Erzeugung von Aerosolen durch elektr. Kompression, Druckluft od. Ultraschall; vgl. Aerosoltherapie, Nebel.

Verner-Morrison-Syn|drom (John V. V., Arzt, Durham, North Carolina, geb. 1927; Ashton B. M., Pathol., Philadelphia, geb. 1922) n: sog. pankreatische Cholera; durch einen hormonbildenden, meist malignen Pankreastumor (Vipom) verursachte Erkr. mit choleraähnlichen, wässrigen **D**iarrhöen, schwerer **H**ypokaliämie, **H**ypo- bzw. **A**chlorhydrie (WDHH- od. WDHA-Syndrom) u. Azidose; das wirksame Hormon ist das vasoaktive intestinale Polypeptid (Abk. VIP), das die intestinale u. pankreatische Adenylzyklase stimuliert. **Diagn.:** erhöhte VIP-Konz. im Plasma; **Ther.:** Octreotid (Somatostatinanalogon). Vgl. Apudom (Tab.)

Vernet-Syn|drom (Maurice V., Neurol., Paris, geb. 1887) n: s. Hirnstammsyndrome (Tab.).

Vernichtungs|strahlung: (engl.) annihilation radiation; syn. Annihilationsstrahlung; elektromagnetische Wellenstrahlung (Gammastrahlung*), die bei der Paarvernichtung* entsteht; dabei wandelt sich die gesamte Ruhemasse m der beiden Korpuskeln gemäß der Einstein-Gleichung $E = m \times c^2$ in Energie um. Bei der Paarvernichtung eines positiven u. negativen Elektrons beträgt die Energie der entstehenden γ-Quanten insgesamt 1,022 MeV.

Vernix caseosa (nlat. von frz. vernis Lack, Glasur; lat. caseus Käse) f: sog. Fruchtschmiere, Käseschmiere; die Schmiere auf der Haut des Neugeborenen* (Talgdrüsensekret, Epithelzellen, Wollhaare, Cholesterol), erleichtert das Gleiten unter der Geburt u. schützt vor Wärmeverlust; Fehlen der V. c. spricht für Übertragung*.

Verödung: s. Obliteration, Sklerotherapie.

Verrenkung: Luxation*.

Verriegelungs|nagelung: (engl.) interlocking nailing; s. Marknagelung.

Verruca (lat.) f (pl Verrucae): Warze; benigne infektiöse Epithelhyperplasie mit Akanthose, Hyperkeratose u. Papillomatose; Err. sind versch. Typen des humanen Papillomavirus*.

Verrucae fili|formes (↑) f pl: Pinselwarzen; Sonderform der Verrucae* vulgares mit fadenförmigen Hyperkeratosen (s. ums. Abb.), bes. im Gesicht u. am Hals.

Verrucae planae juveniles (↑) f pl: flache, epidermale, durch Papillomavirus* ausgelöste Papeln von 3–4 mm Durchmesser, oft in großer Zahl bei Jugendlichen, v. a. im Gesicht u. an den Handrücken; **Ther.:** bei Kindern spontane Rückbildung abwarten; Tretinoin, Kryotherapie, Elektrokoagulation.

Verrucae plantares (↑) f pl: Verrucae* vulgares an den Fußsohlen; **Formen: 1.** Dornwarzen: bes. an Druckstellen vorkommende Warzen, die dornartig in die Tiefe wachsen u. oft von einer

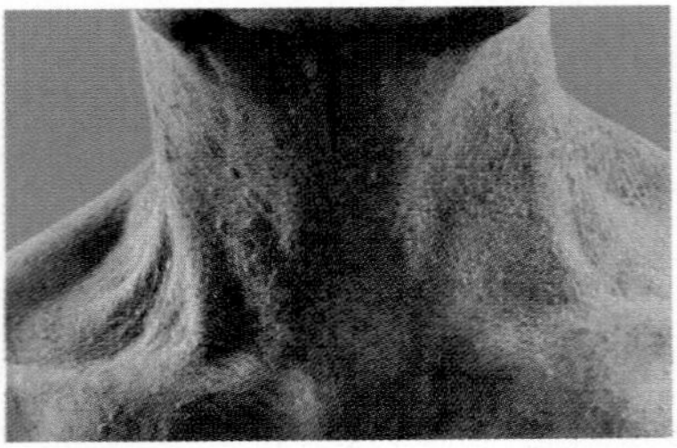

Verrucae filiformes [3]

Schwiele bedeckt sind; sind druckschmerzhaft u. bestehen aus einer körnigen, weißl. Masse, die von einem hyperkeratot.Ring eingefasst wird. **2.** Mosaikwarzen: oberflächliche, meist im Hautniveau liegende, multipel vorkommende symptomlose Warzen. **Ther.:** langwierige Keratolyse mit Salicylsäure, evtl. zus. mit Dithranol od. Fluoruracil.

Verrucae sebor|rhoicae (↑) f pl: syn. seborrhoische Keratose, Verrucae seniles (Alterswarzen); meist erst ab dem 5. Dezennium entstehende hellbraune bis braunschwarze, papilläre, fettige, wie auf die Haut aufgesteckte, rundl. bis ovale, meist in großer Zahl auftretende Neubil-

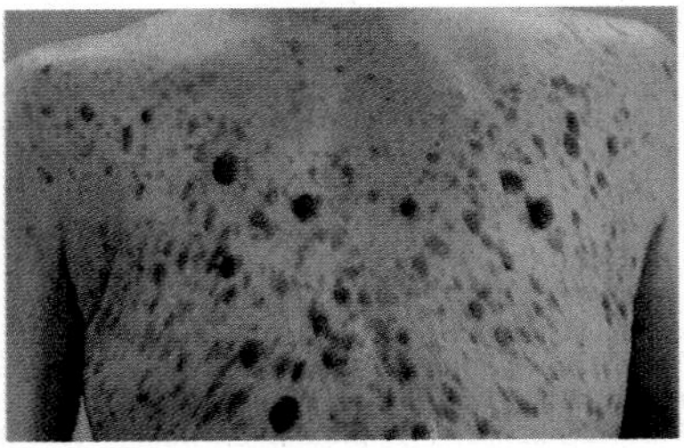

Verrucae seborrhoicae [3]

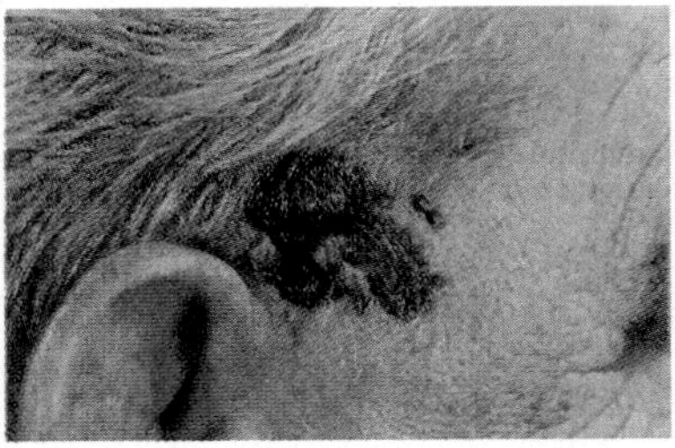

Verrucae seborrhoicae: morphologische Ähnlichkeit mit einem malignen Melanom [3]

dungen, linsen- bis bohnengroß, gelegentl. auch größer, evtl. leichter Juckreiz. Am Stamm liegt ihr größter Durchmesser i. d. R. parallel zu den Hautspaltlinien. **Ther.:** Abtragung mit dem scharfen Löffel.

Verrucae seniles (↑) f pl: syn. Verrucae* seborrhoicae.

Verrucae vulgares (↑) f pl: gewöhnliche Warzen, sog. Stachelwarzen; v. a. an den Händen vorkommende bis erbsengroße, halbkugelige, harte Knötchen mit rauer Oberfläche; an den Fußsohlen als Dornwarzen od. Mosaikwarzen (s. Verrucae plantares); auf zarter Haut (Gesicht,

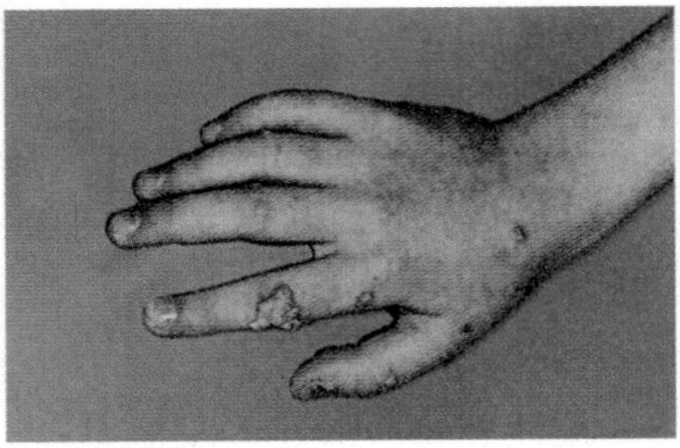

Verrucae vulgares [3]

Hals) fadenförmig (Verrucae filiformes). **Err.:** Papillomavirus*; Inkubationszeit: 6 Wo. bis 20 Mon.; Vork. insbes. bei Kindern u. Jugendlichen; Akrozyanose, kleine Verletzungen u. Ekzeme fördern die Entstehung. **Ther.:** Salicylsäurepflaster, Abtragung mit scharfem Löffel, Elektrokoagulation, Kryo- u. Laserchirurgie; bes. therapieresistent bei immunsupprimierten Patienten.

Verruca necro|genica (↑) f: s. Tuberculosis cutis.

Verrucosis generalisata (↑; -osis*) f: syn. Epidermodysplasia* verruciformis.

verrucosus (lat.): warzenförmig, verrukös.

Verruga peruana (span. Verruca*) f: Peru-Warze; Krankheitsbild, das dem Oroyafieber* Monate später folgen kann; noduloverruköse, teleangiektatischen Granulome an Gesicht, Extremitäten u. Schleimhaut; spontane Abheilung in Wo. bis Mon.; **Diagn.** u. **Ther.:** s. Bartonellosen.

Verschiebung, par|allaktische: (engl.) parallax shift; scheinbare Änderung der Lage u. des optischen Winkels von zwei in unterschiedl. Entfernung befindl. Beobachtungspunkten bei abwechselnder Betrachtung mit dem rechten u. linken Auge, aber auch bei ständiger ein- od. beidäugiger Betrachtung mit zusätzl. Bewegung des Kopfes; vgl. Sehen, stereoskopisches.

Verschluss|a|zoo|spermie (A-*; gr. ζῷον Lebewesen; Sperm-*) f: (engl.) occlusive azoospermia; vollständiges Fehlen reifer Spermien u. Zellen der Spermatogenese im Ejakulat bei angeb. Samenwegverschlüssen od. entzündl. Vernarbungen der Nebenhodengänge od. Samenleiter; **Diagn.:** Sperma-Untersuchung, Hodenbiopsie (Nachweis einer normalen Spermatogenese), evtl. Vasovesikulographie*; **Ther.:** operativ (Vasostomie, alloplastische Spermatozele).

Verschluss|ikterus (Ikterus*) m: (engl.) obstructive icterus; s. Ikterus.

Verschluss|krankheiten: (engl.) occlusive diseases; klin. Oberbegriff für Erkr., die durch obliterierende Gefäßprozesse verursacht werden u. sich klin. durch die funkt. Auswirkungen bzw. organischen Folgezustände der resultierenden art. Durchblutungsstörungen od. venösen Rückflussstauungen manifestieren; im **arteriellen**

Gefäßsystem arterielle Verschlusskrankheiten*, im **venösen** System Thrombophlebitis* u. Phlebothrombose (s. Thrombose).

Verschluss|krankheiten, arteriẹlle: (engl.) occlusive arterial **d**iseases; Abk. AVK; Erkr., die durch stenosierende bzw. obliterierende Veränderungen an Arterien verursacht werden u. zu Durchblutungsstörungen mit Ischämie* in versorgungsabhängigen Geweben od. Organen führen; Verschlüsse zentraler Arterien treten meist singulär u. auf ein Segment begrenzt auf, Verschlüsse peripherer Arterien sind dagegen oft multipel u. langstreckig. **Urs.: 1.** akut: s. Arterienverschluss, akuter; **2.** chronisch: Arteriosklerose*, Angiopathien u. Angioneuropathien (z. B. bei Diabetes mellitus, Raynaud-Syndrom), Thrombangiitis* obliterans u. a. Angitiden (v. a.

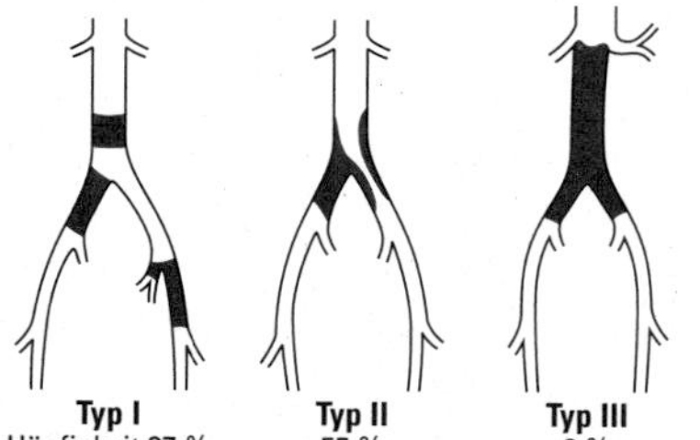

Verschlusskrankheiten, arterielle: morphologische Klassifizierung und Häufigkeit von aortoiliakalen Arterienverschlüssen [522]

Kollagenosen); **Lok.: 1.** periphere AVK (Abk. pAVK) betreffen meist Arterien der unteren Extremität (ca. 80 %): **a)** Beckentyp (Aorta abdominalis, A. iliaca communis, A. iliaca externa u. A. iliaca interna) mit segmentären aortoiliakalen Verschlüssen (Typ I), als Aortenbifurkationstyp (Typ II, Leriche*-Syndrom) u. hohe Aortenthrombose mit proximalem Verschluss bis zum Abgang der Nierenarterien (Typ III), u. U. Weiterentwicklung zum totalen abdominalen Aortenverschluss (s. Abb.); **b)** Oberschenkeltyp (A. femoralis) u. sog. Popliteatyp (A. poplitea); **c)** Unterschenkeltyp (A. tibialis anterior u. A. tibialis posterior, Fuß- u. Digitalarterien); **d)** Schultergürteltyp: Aortenbogen (s. Aortenbogensyndrom) u. supraaortale Stammarterien (s. Subclavian-steal-Syndrom); **e)** Armtyp (A. axillaris, A. brachialis), peripherer Typ (A. ulnaris, A. radialis) u. peripher-digitaler (sog. akraler) Typ (Metatarsal-, Metakarpal- u. Interdigitalarterien); **2.** Gehirn (s. Durchblutungsstörung, zerebrale), v. a. im Bereich des Karotis- (z. B. Arteria-carotis-interna-Stenose) u. des vertebrobasilären Gefäßsystems (s. Durchblutungsstörung, vertebrobasiläre); **3.** innere Organe: s. Nierenarterienstenose, Mesenterialgefäßverschluss; **4.** Herz: s. Herzkrankheit, koronare; **Klin.:** Ausmaß u. Folgen hängen v. a. von der Lok. u. Entw. des Verschlussprozesses, der (Möglichkeit zur) Ausbildung eines ausreichenden Kollateralkreislaufs* über anastomosierende Gefäße sowie von der allg. Kreislaufsituation ab. **Diagn.:** Der Schweregrad der Durchblutungsinsuffizienz der pAVK wird mit Hilfe der Fontaine*-Stadien beurteilt. Verschlüsse der Extremitätenarterien u. der supraaortalen Stammarterien lassen sich meist durch Anamnese u. klin. Untersuchung, v. a. Inspektion (Hautblässe od. -rötung, Ulzerationen, Nekrosen), Palpation (sog. Pulsstatus) u. Auskultation der erreichbaren Arterien (Gefäßgeräusche), sowie einfache klin. Funktionsprüfungen (Gehtest*, Ratschow*-Lagerungsprobe, Allen*-Test, Faustschlussprobe*) od. Ergometrie* erkennen; apparative Methoden: v. a. Ultraschalldiagnostik (Doppler- u. Duplexsonographie), elektron. Oszillographie, Rheographie, Licht- u. Venenverschlussplethysmographie u. Angiographie (zur Klärung der Operabilität);

Verschlusskrankheiten, arterielle
Kriterien für rekonstruktive Eingriffe im Gliedmaßenbereich

1. klinische Indikation

Schweregrad:		Indikation:
I	asymptomatisch	keine
II	Claudicatio intermittens	relativ
III	Ruheschmerz	absolut
IV	distale Nekrosen	absolut

2. angiographische Indikation
lokale Operabilität
Kriterien: Lokalisation und Ausdehnung des Verschlusses, freie Ein- und Ausflussbahn, Gefäßkaliber, Verkalkungen

3. allgemeine Operabilität
Kriterium: Fehlen von erheblichen koronaren, zerebralen oder renalen Durchblutungsstörungen bzw. anderen konsumierenden Erkrankungen (Karzinom, schwerer Diabetes mellitus u. a.)

Ther.: entspr. den Fontaine-Stadien mit Acetylsalicylsäure in allen Stadien: Stadium I: Verlaufskontrolle; Stadium II: v. a. Gehtraining (bei nicht erkrankter A. profunda femoris); zusätzl. Naftidrofuryl, Pentoxifyllin, Buflomedil od. Prostaglandin E; Stadien III u. IV: Angioplastie u. Gefäßrekonstruktion; Prostaglandin E vor Amputation.

Verschmelzungs|niere: (engl.) fused kidney; syn. Fusionsniere; s. Nierenfehlbildungen.

Verschwartung: (engl.) callosity; Abheilung eines Pleuraergusses od. Pleuraempyems unter Bildung einer Schwarte*.

Verseifung: (engl.) saponification; (chem.) Esterspaltung; i. e. S. alkalische Hydrolyse von Fetten mit starken Basen, wobei Alkalisalze höherer Carbonsäuren* (Seifen*) u. freies Glycerol* entstehen; i. w. S. Bez. für jede Hydrolyse org. Moleküle; biol. katalysiert durch Enzyme, z. B. im Fettstoffwechsel*.

Verseifungs|zahl: (engl.) saponification number; Menge einer Base in mg, die zur Verseifung* von 1 g Fett erforderl. ist; je höhermolekular die Fettsäuren, desto niedriger die V.; vgl. Säurezahl, Iodzahl.

Versiegelung: s. Fissurenversiegelung.

Versio̱n (lat. vẹrtere, vẹrsus drehen) f: (ophth.) gleichsinnige Bewegung beider Augen nach rechts (Dextroversion) bzw. links (Lävoversion) od. nach oben (Supraversion) bzw. unten (Infraversion).

Versio uteri (↑) f: Neigung des Uterus, definiert durch den Winkel zw. Uterus- u. Scheidenachse od. (bei flektiertem Uterus) zw. Zervix- u. Scheidenachse; physiol. Neigung nach vorn (Anteversio), selten nach hinten (Retroversio) od. zur Seite (Lateroversio, Dextro- bzw. Sinistroversio). Vgl. Uteruslagen.

Versiv|anfall (lat. versus gegen, nach): (engl.) versive epilepsy; einfach-partieller epilept. Anfall mit Wendebewegung von Kopf bzw. Augen (evtl. auch Rumpfdrehung) bei erhaltenem Bewusstsein; Entstehungsort meist im kontralateralen Frontalhirn; s. Epilepsie.

Verstärker: (engl.) reinforcer, amplifier; (psychol.) Reiz als Grundlage der operanten Konditionierung*; **Einteilung: 1.** positive V. erhöhen die Wahrscheinlichkeit des Auftretens einer best. Handlung bzw. Verhaltensweise; negative V. wirken durch Fortfall eines aversiven Reizes od. Zustands; **2.** verbale u. nonverbale V.; **3.** primäre V. dienen der Befriedigung eines primären Motivs; sekundäre V. befriedigen ein sekundäres Bedürfnis (z. B. nach sozialer Anerkennung).

Verstärker|folien (lat. folium Blatt) f pl: (engl.) intensifying screens; einseitig mit einer fluoreszierenden Substanz beschichtete Folien aus Kunststoff od. Pappe; anstelle der früher $CaWO_4$-beschichteten werden heute Seltene*-Erden-Folien verwendet; auftreffende Röntgenstrahlung* wird in Fluoreszenzlicht umgewandelt, das im Wesentlichen zur Schwärzung (optische Dichte*) des Röntgenfilms führt. Der Röntgenfilm (beidseitig beschichtet) befindet sich bei der Röntgenaufnahme zw. zwei Verstärkerfolien in der Röntgenfilmkassette. Durch die Ausnutzung des Fluoreszenzlichts zur Belichtung des Röntgenfilms wird die erforderliche Strahlendosis im Vergleich zum folienlosen Film stark reduziert; gleichzeitig sinkt jedoch die Zeichenschärfe.

Verstärker|phänomen n: s. Booster-Effekt.

Verstärkung: (engl.) reinforcement; (psychol.) Mechanismus auf Grundlage der operanten Konditionierung*, der durch Verstärker Verhaltensweisen beeinflusst u. zu Aufbau u. Stabilisierung des individuellen Verhaltensrepertoires beiträgt; negative V. durch Angstreduktion ist bei Vermeidungsverhalten (z. B. Phobie, Zwangsstörung) eine wesentl. aufrechterhaltende Störungsbedingung. Therap. **Anw.** i. R. der Verhaltenstherapie* als kontinuierliche od. intermittierende (besser u. nachhaltiger) V. zum Abbau von Fehlverhalten u. Aufbau erwünschten Verhaltens.

Verstauchung: s. Distorsion.

Verstopfung: s. Obstipation.

Versündigungs|wahn: (engl.) delusion of guilt; syn. Schuldwahn; Wahn* mit schweren Schuldgefühlen u. der Überzeugung, wegen der eigenen Verhaltensweise bestraft werden zu müssen; Vork. z. B. bei wahnhafter Depression*.

Vertebra (lat.) f: Wirbel; knöcherner Grundbaustein der Wirbelsäule*; allg. **Aufbau:** Corpus vertebrae (Wirbelkörper), Arcus vertebrae (Wirbelbogen), Foramen vertebrale (Wirbelloch, durch Corpus u. Arcus begrenzt), Processus spinosus (nach hinten weisender Dornfortsatz), Processus transversus (zur Seite weisender, paariger Querfortsatz), Processus articularis sup. u. inf. mit Flächen für den gelenkigen Kontakt zu den Nachbarwirbeln; die Incisurae vertebrales sup. u. inf. zweier übereinander liegender Wirbel begrenzen das Foramen intervertebrale (Zwischenwirbelloch) für den Durchtritt eines Spinalnervs.

Vertebrae cervicales (↑) f pl: Halswirbel (C I-VII); Besonderheiten: Uncus corporis: prominenter, nach oben gezogener Seitenrand des Wirbelkörpers; Foramen tranversarium: Loch im Querfortsatz für den Durchtritt der A. u. V. vertebralis; s. Vertebra, Atlas, Axis, Vertebra prominens.

Vertebrae lumbales (↑) f pl: fünf Lendenwirbel (L I-V); Besonderheiten: Processus accessorius (rudimentärer ursprünglicher Querfortsatz), Processus costiformis (Querfortssatz, der einer rudimentären Rippe entspricht), Processus mammillaris (Fortsatz an der Außenfläche des oberen Gelenkfortsatzes); s. Vertebra.

Vertebrae thoracicae (↑) f pl: 12 Brustwirbel (T I-XII), hintere Bestandteile des Brustkorbs; Besonderheiten: Gelenkflächen für den Kontakt mit den Rippen (Fovea costalis sup., inf., processus transversi); s. Vertebra.

vertebralis (↑): Wirbel-; z. B. Columna vertebralis: Wirbelsäule.

Vertebral|syn|drom, lumbales (↑) n: (engl.) lumbal vertebral syndrome; syn. Putti-Syndrom; wenig gebräuchl. Bez. für Ischiassyndrom* bei Spondylarthrosis* deformans der Lendenwirbelsäule.

Vertebral|syn|drom, zervikales (↑) n: syn. Zervikobrachialsyndrom*.

Vertebra plana (↑) f: (röntg.) auffällige Verdichtung eines hochgradig zusammengesunkenen, abgeplatteten Wirbelkörpers bei erhaltener Bandscheibe, meist im BWS-LWS-Übergang lokalisiert; seltene Erkr. des Kindesalters (4.–7. Lj.), wird den aseptischen Knochennekrosen* zugerechnet; **DD:** Langerhans-Zellhistiozytose, spez. eosinophiles Granulom*.

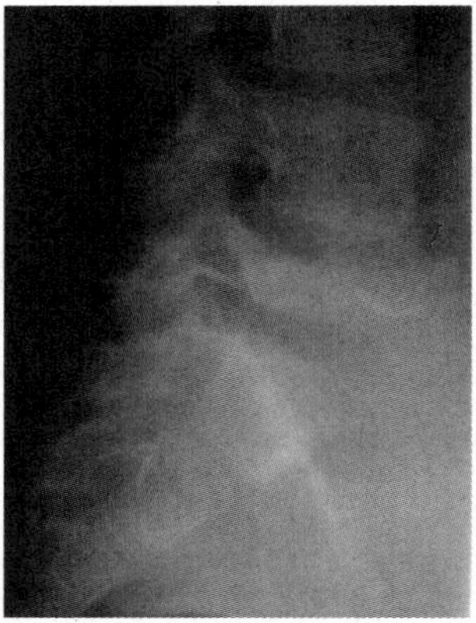

Vertebra plana [480]

Vertebra pro|minens (↑) f: unterster Halswirbel (C VII) mit häufig (70 %) am weitesten nach hinten weisendem Dornfortsatz; s. Vertebra.

Vertebraten (↑) m pl: (engl.) Vertebrata; Wirbeltiere; Unterstamm der Chordata* mit ca. 54 000 Arten (Fische, Amphibien, Reptilien, Vögel, Säugetiere).

Verteilung: (engl.) distribution; (pharmakokinet.) Übergang von Arzneistoff aus einem

Kompartiment* (z. B. Blut, extrazelluläre Flüssigkeit) in ein anderes (z. B. Fettgewebe) i. R. der Gleichgewichtseinstellung.

Verteilungs|azidose (Azid-*; -osis*) f: (engl.) distribution acidosis; s. Azidose.

Verteilungs|ko|ef|fizient m: (engl.) partition coefficient; Abk. VK; auch Partitionskoeffizient; pharmakokinet. charakteristisches Maß bei Diffusion eines Stoffs zw. zwei nicht mischbaren Phasen (z. B. Öl/Wasser); erlaubt Rückschlüsse auf (lipophile) Eigenschaften des Stoffs u. damit sein Verhalten im Körper (z. B. Passieren der Blut-Hirn-Schranke); von Bedeutung v. a. bei der klin. Anw. von Inhalationsanästhetika* (auch als Blut/Gas-Verteilungskoeffizient).

Verteilungs|raum: (engl.) distribution space; Bez. für ein Kompartiment*, in dem ein Arzneistoff sich verteilen kann.

Verteilungs|störungen, pulmonale: (engl.) ventilation perfusion mismatches; inadäquates Verhältnis zw. alveolärer Ventilation* bzw. pulmonaler Diffusionskapazität* u. der Lungendurchblutung; führt zur Abnahme des art. pO_2, bei ausgeprägten p. V. zum Anstieg des art. pCO_2.

Verteilungs|volumen n: (engl.) volume of distribution; (pharmak.) (Körper-)Volumen, in dem z. B. ein Arzneistoff sich verteilen kann; wird ausgedrückt durch eine Verhältniszahl, die eine Arzneistoffmenge (M) zur ermittelten Plasmakonzentration (c) im V. (V) in Beziehung setzt: $M = c \times V$.

Verte|porfin (INN) n: Photosensibilisator; löst inf. spezif. Lichtaktivierung die Bildung von zellschädigendem Singulett-Sauerstoff aus, der Gefäßwucherungen zerstört; **Verw.:** zur Phototherapie der altersbedingten Makuladegeneration*; **Kontraind.:** Porphyrie, schwere Leberfunktionsstörung; **UAW:** Sehstörungen, lokale Reaktionen, Nausea, Photosensibilität, Rückenschmerz, Pruritus, Hypercholesterolämie.

Vertex (lat.) m: Scheitel.

verticalis (↑): vertikal, senkrecht.

vertiginös (lat. vertiginosus an Schwindel leidend): (engl.) vertiginous; schwindlig, vertiginosus.

Vertigo (lat.) f: Schwindel*.

Vertigo auralis (↑) f: syn. Vertigo ab aure laesa; otogener Schwindel i. R. einer akuten Otitis* media od. einer Menière*-Krankheit.

Vertigo epi|leptica (↑) f: syn. vestibulärer epileptischer Anfall; Gefühl des Fallens od. Sich-Drehens zur Gegenseite ohne Übelkeit, Brechreiz od. Nystagmus; **Urs.:** epileptische Entladungen in den hinteren Anteilen des Gyrus temporalis sup. (als einer zentralen vestibulären Struktur) i. R. von einfach- od. komplex-partiellen Anfällen; s. Epilepsie.

Vertigo ocularis (↑) f: sog. Augen- od. Sehschwindel bei Augenmuskellähmung*.

Vertikal|stativ n: syn. Rasterwandgerät*.

Verträglichkeit: s. Breite, therapeutische.

Verträglichkeits|probe, sero|logische: s. Kreuzprobe.

Vertrags|arzt: an Stelle der Bez. Kassenarzt getretene einheitl. Bez. für den zur vertragsärztl. Versorgung in der GKV zugelassenen, freiberufl. in eigener Praxis niedergelassenen, an der haus- od. fachärztl. Versorgung teilnehmenden Arzt*. Zulassungsvoraussetzungen bilden in subjektiver Hinsicht neben einer grundsätzl. Altersgrenze von 55 Jahren die von der Approbation u. der Ableistung einer allgemeinmedizinischen Weiterbildung od. der Facharztanerkennung in einem anderen Gebiet abhängige Eintragung in das von der Kassenärztlichen* Vereinigung (Abk. KV) für jeden Zulassungsbezirk geführte Arztregister, in objektiver Hinsicht die Erfüllung der Maßgaben der Bedarfsplanung bei Überversorgung nach §§ 99 ff. SGB V (mit Ersetzung durch eine verfassungsrechtl. umstrittene Bedarfszulassung ab 1.1.2003 gemäß § 102 SGB V). Die vertragsärztl. Zulassung erfolgt durch paritätisch mit Vertretern der KV u. der Krankenkassen besetzte Zulassungsausschüsse u. berechtigt u. verpflichtet zur Behandlung von Pat. der GKV. Die Rechte des V. gegenüber den Krankenkassen werden von der KV wahrgenommen. Seit 1.1.1999 können auch Psychotherapeuten zur vertragsärztl. Versorgung in der GKV zugelassen werden.

Vertrauens|arzt: (engl.) medical examiner; nach früherem Recht Bez. insbes. für den im Auftrag des vertrauensärztl. Dienstes tätigen Arzt* mit der Hauptaufgabe der Untersuchung arbeitsunfähiger Versicherter i. R. der Gewährung von Krankengeld; das Gesundheits-Reformgesetz vom 20.12.1988 (BGBl. I S. 2077) hat den bei den Landesversicherungsanstalten angesiedelten vertrauensärztl. Dienst unter beträchtl. Aufgabenerweiterung in den von der GKV getragenen medizinischen Dienst* gewandelt.

Veru|montanum n: Colliculus* seminalis.

verus (lat.): echt, wahr.

Verwandten|trans|plantation (Transplantation*) f: (engl.) related transplantation; Transplantation* von Organen zw. engen Blutsverwandten (zw. Eltern u. Kind, zw. Geschwistern); v. a. Nierentransplantation*, Stammzelltransplantation*, sehr selten Pankreastransplantation* (Pankreasschwanzsegment) od. Lebertransplantation* (einzelne Segmente). Die Organentnahme von lebenden Spendern wird hier ausnahmsweise (wegen der aus genet. Gründen besseren Transplantationsergebnisse) als gerechtfertigt angesehen. Vgl. Organspender.

Verweil|katheter (Katheter*) m: (engl.) indwelling catheter; syn. Dauerkatheter; s. Blasenkatheter.

Verweil|sonde f: (engl.) indwelling tube; in den Magen-Darm-Trakt eingeführte u. längere Zeit liegende Sonde*, z. B. zur Sondenernährung od. Magenausheberung bei Magensaftuntersuchung, auch als nasobiliäre V. zur Cholelitholyse.

Verwesung: (engl.) putrefaction; nach dem Tod eintretender Zerfall der komplex gebauten Stoffe des Tier- u. Pflanzenkörpers (zum größten Teil bakteriell bedingt) in einfachste chem. Verbindungen (v. a. durch Oxidation u. Nitrifikation). Vgl. Leiche, Fäulnis.

Verwirrtheit: (engl.) confusion; qual. Bewusstseinsstörung* i. S. einer Bewusstseinstrübung mit Denkstörung*, Erinnerungsverfälschung* u. Desorientiertheit; u. a. Sympt. der akuten org. Psychose*. Vgl. Syndrom, amentielles.

Verwirrtheits|psychose (Psych-*; -osis*) f: (engl.) confusion psychosis; Form der zykloiden Randpsychose* mit beschleunigtem Denken u. Logorrhö bzw. Denkhemmung u. Ratlosigkeit.

Very low density lipoproteins (engl. sehr niedrige Dichte; Lip-*; Prot-*): Abk. VLDL*.

Verzweigungs|block: (engl.) arborization block; syn. Arborisationsblock, Astblock; Form der intraventrikulären Erregungsleitungsstörungen*, die durch eine vollständige Blockierung in der Peripherie der Faszikel (z. B. bei Herzinfarkt) gekennzeichnet ist; **EKG:** in den Extremitätenableitungen Niedervoltage* u. breit gesplitterte QRS-Komplexe (≥0,12 s); in den Brustwandableitungen meist das Bild eines kompletten Rechts- od. Linksschenkelblocks.

VES: Abk. für **v**entrikuläre **E**xtra**s**ystole; s. Extrasystolen.

Vesalius-Band (Andreas V., flämischer Anat., 1514–1564): (anat.) Ligamentum* inguinale.

Vesalius-Loch (↑): (engl.) foramen of Vesalius; Foramen venosum der Ala major ossis sphenoidalis; inkonstant.

Vesica (lat.) f: **1.** (anat.) Blase; **2.** (dermat.) Blase, Bulla; vgl. Effloreszenzen.

Vesica biliaris (↑) f: syn. Vesica fellea; Gallenblase*.

Vesica urinaria (↑) f: Harnblase*.

Vesicula (lat. vesicula Bläschen) f: mit Flüssigkeit gefülltes Bläschen; im Hautniveau liegende od. erhabene Primäreffloreszenz; s. Effloreszenzen.

Vesicula optica (↑) f: Augenbläschen; embryonale Ausstülpung des Zwischenhirns, Anlage des Sehorgans.

Vesicula seminalis (↑) f: s. Bläschendrüse.

Vesiko|rektal|fistel (lat. vesica Blase; Rect-*; Fistel*) f: (engl.) vesicorectal fistula; Blasenmastdarmfistel; vgl. Darmfistel, Urogenitalfistel.

Vesiko|umbilikal|fistel (↑; lat. umbilicus Nabel; Fistel*) f: (engl.) vesicoumbilical fistula; Blasennabelfistel, Urachusfistel; angeb. Offenbleiben des Urachus; evtl. Urs. einer hartnäckigen Nabelentzündung* im Säuglingsalter.

Vesiko|vaginal|fistel (↑; Vagina*; Fistel*) f: (engl.) vesicovaginal fistula; Blasenscheidenfistel; s. Urogenitalfistel.

Vesikulär|atmen (lat. vesicula Bläschen): (engl.) vesicular breathing; vesikuläres Atemgeräusch, Bläschenatmen; s. Atmungsgeräusche.

Vesikular|trans|port (↑): syn. Zytopempsis*.

Vesikulitis (↑; -itis*) f: syn. Spermatozystitis*.

Vesikulo|graphie (↑; -graphie*) f: (engl.) vesiculography; s. Vasovesikulographie.

vestibulär (lat. vestibulum Vorhof): (engl.) vestibular; **1.** (otol.) zum Vestibularapparat* gehörig; **2.** (zahnmed.) dem Mundvorhof zugewandt.

Vestibular|ap|parat (↑) m: (engl.) vestibular organ; Teil des inneren Ohrs; statisches Organ, Gleichgewichtsorgan (drei Bogengänge, Sacculus u. Utriculus); auch Beeinflussung vegetativer Funktionen, z. B. Blutdruck, Gerinnungszeit, Differentialblutbild, Eiweißkörper. Vgl. Vestibularisausfall, akuter.

vestibularis (↑): zum Vorhof gehörend.

Vestibularis|ausfall, akuter (↑): (engl.) acute vestibular failure; sog. Neuronitis vestibularis; akuter einseitiger Ausfall des Vestibularapparats*; **Urs.:** unklar, u. U. Störungen der Mikrozirkulation, Autoimmunkrankheiten, direkte (entzündl.) Schädigung von Anteilen des Gleichgewichtsorgans bei Inf. im Kopfbereich; **Sympt.:** akut einsetzender Drehschwindel, der in einen durch Bewegung verstärkten, Tage bis Wochen anhaltenden Dauerschwindel übergehen kann, Übelkeit, Erbrechen, Nystagmus; keine Hörstörungen; **Diagn.:** herabgesetzte bis erloschene therm. Erregbarkeit (s. Gleichgewichtsprüfungen); **Ther.:** symptomatisch Sedativa, Antivertiginosa, Hämodilution*. Vgl. Hörsturz, Menière-Krankheit.

Vestibularis|schädigung (↑): (engl.) vestibular damage; **1.** periphere V.: Störung des Vestibularapparats* od. des Nervus* vestibulocochlearis; **Urs.:** Labyrinthitis*, Meningitis, Schädelbasisfraktur, Kleinhirnbrückenwinkeltumor, toxische Schädigung (Aminoglykoside, Cisplatin), Sarkoidose, Cogan-Syndrom I, Vaskulitis, bei bilateraler V. auch idiopathisch; **2.** zentrale V.: Störung zentraler vestibulärer Strukturen in Pons (Vestibulariskerne) u. Kleinhirn (v. a. Flocculus u. Nodulus); **Sympt.:** Nystagmus, Schwindel, Gangstörungen, Übelkeit u. Erbrechen. M. Bre.

Vestibularis|schwindel (↑): (engl.) vestibular vertigo; s. Schwindel.

Vestibulo|pathie, akute (↑; -pathie*) f: s. Vestibularisausfall, akuter.

Vestibulo|rektal|fistel (↑; Rect-*; Fistel*) f: (engl.) vestibulorectal fistula; durch unvollständige Ausbildung des Kloakenseptums angeborene Verbindung zw. Vestibulum vaginae u. Mastdarm.

Vestibulum (↑) n: Vorhof, Eingang.

Vestibulum bursae omentalis (↑) n: Vorraum der Bursa* omentalis hinter dem Foramen omentale (epiploicum); durch die Plica gastropancreatica (mit der A. gastrica sinistra) vom übrigen Netzbeutel getrennt.

Vestibulum labyrinthi (↑) n: Teil des knöchernen Labyrinths, der den Utriculus u. Sacculus enthält.

Vestibulum laryngis (↑) n: Vorhof des Kehlkopfs, vom Aditus laryngis bis zu den Taschenfalten.

Vestibulum nasi (↑) n: Nasenvorhof; von äußerer Haut ausgekleideter vorderster Abschnitt der Nasenhöhle.

Vestibulum oris (↑) n: Raum zw. Zahnreihen u. Lippen bzw. Wangen.

Vestibulum|plastik (↑; -plastik*) f: (engl.) vestibulum extension; chir. Eingriff zur Erweiterung des Vestibulum oris u. Verbesserung der Kiefermorphologie vor zahnprothetischer Versorgung.

Vestibulum vaginae (↑) n: Scheidenvorhof; von den kleinen Schamlippen umfasster Raum.

Veteranen|krankheit (lat. veteranus ausgedienter Soldat): syn. Legionärskrankheit*.

Veterinär (lat. veterinarius zu Lasttieren gehörig) m: (engl.) veterinarian; Tierarzt.

Vetra|butin (INN) n: Spasmolytikum, Uterusrelaxans.

Via naturalis (lat.) f: der natürl. Weg; per vias naturales: auf den natürlichen Wegen, z. B. Abgehen eines verschluckten Fremdkörpers mit dem Stuhl.

Vibices (lat. vibex, vibicis Striemen) f pl: s. Hautblutungen.

Vibrations|empfindung (lat. vibratio Schwingung, Schwingen): (engl.) vibratory sensibility; Pallästhesie; durch Geschwindigkeitsänderungen von rhythmischen mechanischen Reizen hervorgerufener Sinneseindruck, vermittelt durch spez. Mechanorezeptoren v. a. der Haut; Prüfung mittels Stimmgabel (Schwingungsfrequenz 128 Hz). Vgl. Sensibilität.

Vibrations|schaden (↑): s. Lunatummalazie, Presslufterkrankung, Weißfingerkrankheit.

Vibrio m: Gattung gramnegativer, beweglicher, gerader od. gekrümmter Stäbchenbakterien der Fam. Vibrionaceae (vgl. Bakterienklassifikation); überwiegend polar monotrich begeißelt; mehr als 20 Species; **Vork.:** Saprophyten in Küstengewässern od. im Oberflächenwasser des Binnenlands; nur fakultativ pathogen; med. wichtigster pathogener Vertreter: Vibrio* cholerae.

Vibrio cholerae m: gramnegatives, kommaförmig gebogenes, monotrich begeißeltes Stäbchen; anhand unterschiedl. O-Antigene Unterteilung in über 100 Serovarianten. Das klin. Vollbild der Cholera* wird durch das Choleratoxin verursacht, das von **V. ch. cholerae** (klassischer Koch-Kommabazillus, sehr virulent) u. **V. ch. Biovar eltor** (weniger virulent) gebildet wird. Ihnen gemeinsam sind das somatische Lipopolysaccharid-Antigen O1, sowie drei somatische Partialantigene (a, b, c): **Inaba-Variante** (Verlust des Partialantigens a), **Ogawa-Variante** (wenig Antigen c) u. **Hikojima-Variante** (besitzt alle drei Partialantigene). Daneben können Stämme aus dem Serovar O139 auch Choleratoxin bilden. Die übrigen Serovarianten lassen sich i. d. R. nicht mit Antiserum gegen O1- od. O139-Gruppenantigene agglutinieren u. werden als NAG (Abk. für engl. non agglutinable germs) bzw. NC-(non-cholera-)Vibrionen bezeichnet. Sie rufen nur selten choleraartige Durchfallerkrankungen hervor. **Epidemiol.:** V. ch. (endemisch im Ganges-Delta) tritt seit 1817 pandemisch auf; natürliches Erregerreservoir ist der Mensch. **Übertragung:** fäkal-oral durch verunreinigtes Trinkwasser od. kontaminierte Lebensmittel; nach Magenpassage Vermehrung im alkal. Dünndarm-Milieu u. Exotoxinbildung; wichtigster Virulenzfaktor ist das Choleratoxin. **Nachw.** aus Stuhlprobe od. Erbrochenem nach selektiver Anzucht im Medium mit pH 9 (alkal. Peptonwasser od. Taurocholat-Gelatine-Agar). Vgl. Schutzimpfung.

Vibrio fetus m: veraltete Bez. für Campylobacter fetus; s. Campylobacter.

Vibrio para|haemo|lyticus m: halophile, weltweit in flachen, warmen Küstengewässern der Ozeane verbreitete, bedingt pathogene Vibrionenart; verursacht bes. in Japan (Meerestiere) Enteritiden u. Nahrungsmittelvergiftung. Die Abgrenzung gegen andere Vibrionen erfolgt biochem. u. serologisch.

Vibrio vulni|ficus m: marines Bakt.; kann schwere Wundinfektionen auslösen u. für Pat. mit geschwächtem Immunsystem lebensgefährl. werden; **Vork.** in rohen Muscheln (bes. Austern).

Vibrissae (lat.) f pl: die Haare im Naseneingang.

Vicq-d'Azyr-Bündel (Félix V.-d'A., Anat., Paris, 1748–1794): (anat.) Fasciculus mammillothalamicus.

Vicq-d'Azyr-Loch (↑): (engl.) Vicq d'Azyr's foramen; (anat.) Foramen caecum medullae oblongatae; oberes Ende der Fissura mediana ant. der Medulla* oblongata.

Vicq-d'Azyr-Streifen (↑): (engl.) Vicq d'Azyr's band; syn. Gennari-Streifen; Stria occipitalis; in das Grau der Sehrinde (im Bereich des Sulcus calcarinus des Hinterhauptlappens) eingelagerter weißer Streifen markhaltiger Nervenfasern, der diesem Rindenbezirk die Bez. Area* striata gegeben hat.

Vidal-Einteilung (Emile V., Int., Dermat., Paris, 1825–1893): (engl.) Vidal's classification; s. Fersenbeinfraktur.

Vid|arabin (INN) n: syn. Adeninarabinosid; Virostatikum (Nukleosidanalogon); **Verw.:** topisch bei Infektion mit Herpes*-simplex-Virus od. Varicella*-Zoster-Virus; **UAW:** Überempfindlichkeitsreaktion der Haut; vgl. Virostatika.

Video|densito|metrie (lat. videre sehen; densitas Dichte; Metr-*) f: (engl.) video-densitometry; syn. Fernsehkymographie; Verfahren zur Messung der Röntgenstrahlentransparenz best. abgegrenzter Körperbereiche bei Röntgendurchleuchtung* mit fernsehtechn. Mitteln. Videodensitometriemessungen erlauben die Bestimmung von Durchflussmenge u. -geschwindigkeit in kontrastmittelgefüllten Gefäßen u. von dynam. Größen der Herzaktion, z. B. zur Untersuchung des Hirnkreislaufs, der Koronardurchblutung u. des Lungenkreislaufs.

Video|uro|dynamik (↑; Ur-*) f: (engl.) videourodynamics; simultane Ausführung von Zystomanometrie* u. Miktionszystourethrographie*.

Vidianus-Arterie (Guido V., Anat., Arzt, Paris, Florenz, 1500–1569; Arteria*) f: Arteria* canalis pterygoidei.

Vidianus-Kanal (↑): Canalis* pterygoideus.

Vidianus-Nerv (↑; Nervus*): Nervus* canalis pterygoidei.

Vidianus-Venen (↑; Vena*) f pl: Vena* canalis pterygoidei.

Vieh|bremse: Tabanus; s. Fliegen.

Viel|eck|bein, großes: Os trapezium; s. Ossa carpi.

Viel|eck|bein, kleines: Os trapezoideum; s. Ossa carpi.

Vier|felder|tafel: (engl.) fourfold table, two-by-two table; Kontingenztafel mit vier mögl. Faktorenkombinationen (s. Tab.); enthält die zweidimensionalen Häufigkeiten qualitativer Merkmale; Auswertung z. B. für die Odd*-Ratio (a × d):(c × b). J. Thü.

Exposition	Kranke	Kontrollen
ja	a	b
nein	c	d

Vierfeldertafel:
a, b, c, d: Fallzahlen [505]

Vier|finger|furche: (engl.) four-finger crease, simian crease; durchgehende Querfurche der Handinnenfläche, gebildet aus der distalen (Linea mensalis) u. mittleren (Linea cephalica) Querfalte der Palma manus; Vork. einseitig bei ca. 4 % der Normalbevölkerung, beidseitig bei ca. 1 % der gesunden kaukasischen Bevölkerung ohne pathol. Bedeutung; bei Down*-Syndrom findet sich die einseitige V. in ca. 40 % der Fälle; eine Kombination der V. mit einer Einzelfurche des 5. Fingers (sog. single crease) deutet in hohem Maß auf Chromosomenaberrationen* hin.

Vier|gläser|probe: (engl.) four-glass test; fraktionierte Harngewinnung*; Fraktionen: erster Spontanurin, Mittelstrahlurin, Prostataexprimat u. exprimathaltiger Urin; **Anw.** zur DD von Urethritis u. Prostatitis; bei rel. geringer Keimzahl im Spontan- u. Mittelstrahlurin u. rel. hoher im Prostataexprimat u. Exprimaturin liegt Prostatitis* vor. Vgl. Dreigläserprobe.

Vier|hügel|platte: (anat.) Lamina quadrigemina; s. Tectum mesencephali.

Vierlinge: (engl.) quadruplets; s. Mehrlinge.

Vieussens-Schlinge: Ansa* subclavia des Truncus sympathicus.

Viga|batrin (INN) n: Antiepileptikum; führt zu erhöhter Konz. an GABA* durch Hemmung der GABA-Aminotransferase; **Verw.:** zur Kombinationstherapie mit anderen Antiepileptika* bei epilept. Anfällen, die mit der konventionellen Ther. nicht ausreichend behandelbar sind.

Vigilanz (lat. vigilantia Wachsamkeit) f: (engl.) vigilance; Wachheit, Aufmerksamkeit; vgl. Bewusstsein.

Vigilität (lat. vigilare wachsam sein) f: (engl.) vigility of attention; Fähigkeit, die Aufmerksamkeit auf etwas Neues zu richten; vgl. Tenazität.

vikariierend (lat. vicarius Stellvertreter): (engl.) vicarious; vicarius, stellvertretend.

Villi intestinales intestini tenuis (lat. villus zottiges Haar) m pl: (engl.) intestinal villi; Dünndarmzotten; finger- od. blattförmige Fortsätze der Tunica mucosa, wodurch die Resorptionsfläche des Dünndarms um das Fünffache vergrö-

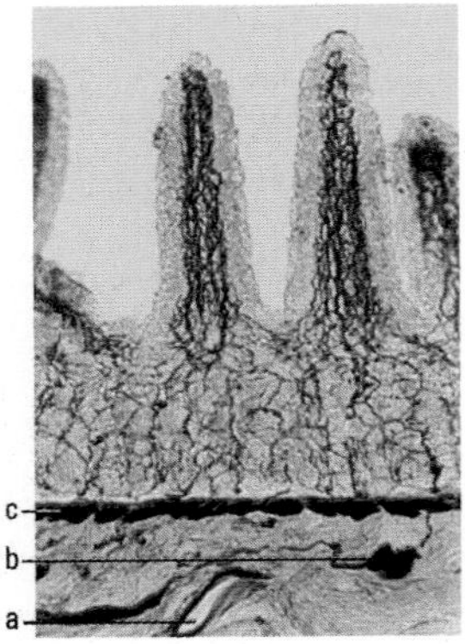

Villi intestinales intestini tenuis: starke Vaskularisation und zahlreiche Nervenfasern, die aus dem Meissner-Plexus aufsteigen;
a: Gefäße; b: Meissner-Ganglion; c: Lamina muscularis mucosae (Acetylcholinesterase-Reaktion) [395]

ßert wird (s. Abb.). Zusätzlich besteht das Oberflächenepithel überwiegend aus Saumzellen mit dicht stehenden Microvilli zur Resorption.

Villi|kinin (↑; Kin-*) n: (engl.) villikinine; Darmhormon, das sich in der gesamten Darmmukosa, bes. im Duodenum, findet u. eine vermehrte Zottenmotorik bewirkt; vgl. Hormone, gastrointestinale.

villös (lat. villosus zottenreich, mit zottigem Haar): (engl.) villous; villosus, zottenreich.

Villus (lat. zottiges Haar) m (pl Villi): Zotte.

Vil|oxazin (INN) n: nicht tricyclisches Antidepressivum mit hemmender Wirkung auf die Aufnahme biogener Amine im ZNS; s. Antidepressiva.

Vimentin (lat. vimentum Flechtwerk) n: filamentartiges Protein (MG 53 000) des Zytoskeletts* von Bindegewebezellen.

VIN: Abk. für **v**ulväre **i**ntraepitheliale **N**eoplasie; epitheliale Dysplasie* u. Präkanzerose* des Vulvakarzinoms*.

Vin|blastin (INN) n: syn. Vincaleukoblastin; Zytostatikum (Vinca-Alkaloid, Mitosehemmstoff); **Ind.:** Lymphogranulomatose, fortgeschrittenes Hodenkarzinom, Kaposi-Sarkom, Chorionkarzinom u. a.; **Kontraind.:** nicht tumorbedingte Leukopenie, bakt. Infektion; **UAW:** Neurotoxizität, Lungentoxizität u. a.; cave: intrathekale Anw. hat letale Folgen; vgl. Zytostatika.

Vinca-Alkaloide n pl: (engl.) vinca alkaloids; Gruppe von ca. 60 Indolalkaloiden aus dem Madagaskar-Immergrün (Catharanthus roseus, syn. Vinca rosea); z. T. Kernspindelgifte, die zur Mitosehemmung in der Metaphase führen; therap. Verw. v. a. von Vinblastin, Vincristin u. Vindesin als Zytostatika*.

Vinc|amin (INN) n: Vinca-Alkaloid; **Verw.:** zerebraler Vasodilatator.

Vincent-Angina (Henri V., Bakteriol., Epidemiol., Paris, 1862–1950; Angina*) f: s. Plaut-Vincent-Angina.

Vincent-Sym|ptom (B. V., Arzt, Algier) n: Anästhesie im Unterlippenbereich durch Lähmung des N. alveolaris inferior bei Unterkieferosteomyelitis.

Vin|cristin (INN) n: Zytostatikum (Vinca-Alkaloid, Mitosehemmstoff); **Ind.:** Leukämie, Lymphogranulomatose, Bronchialkarzinom u. therapierefraktäre idiopathische Thrombopenie; **Kontraind.:** neuromuskuläre Erkr., ausgeprägte Knochenmarkdepression; **UAW:** Neurotoxizität, Lungentoxizität, Dysurie u. a.; cave: intrathekale Anw. hat letale Folgen. Vgl. Zytostatika.

Vinculum (lat.) n: Band, Fessel.

Vin|desin (INN) n: Zytostatikum (Vinca-Alkaloid, Mitosehemmstoff); **Ind.:** lymphat. Leukämie, malignes Lymphom u. Melanom; **Kontraind.:** neuromuskuläre Erk., ausgeprägte Granulozytopenie od. Thrombopenie, bakt. Infektion; **UAW:** Neurotoxizität, Dysurie u. a.; cave: intrathekale Anw. hat letale Folgen. Vgl. Zytostatika.

Vinorelbin (INN) n: Zytostatikum (halbsynthet. Vinca-Alkaloid, Mitosehemmstoff); **Ind.:** fortgeschrittenes Bronchial- u. Mammakarzinom; **Kontraind.:** Leberinsuffizienz, Neutropenie, Thrombopenie, akute Infektion; **UAW:** Neurotoxizität, Lungentoxizität, Obstipation, Phlebitis u. a.; vgl. Zytostatika.

Vinyl|chlorid n: (engl.) vinyl chloride; Abk. VC; Chlorethylen ($CH_2{=}CHCl$); toxisches u. kanzerogenes Gas mit Kp. bei -13 °C, v. a. zur Herstellung des polymeren (nichttoxischen) Kunststoffs Polyvinylchlorid (Abk. PVC) verwendet; VC verursacht bei Langzeiteinwirkung (Chemiearbeiter) Akroosteolysen der Fingerendphalangen, sklerodermieartige Hautinfiltrate, sek. Raynaud-Syndrom, zystische Knochenveränderungen, Osteoporose, Thrombopenien, fibrotische Leberschäden, Angiosarkome der Leber u. a. TRK: 3 ppm für Altanlagen, sonst 2 ppm; BK Nr. 1302.

VIP: Abk. für **v**asoaktives **i**ntestinales **P**olypeptid; gastrointestinales Neuropeptid, das in Dünndarm u. exokrinem Pankreas von den Zellen des APUD*-Systems gebildet wird; **Wirkungen:** Relaxation der glatten Gefäßmuskulatur, Hemmung der Magensaft- u. HCl-Sekretion sowie der Magen-Darm-Motilität, Steigerung des Gallenflusses u. der Hydrogencarbonatsekretion des exokrinen Pankreas; vgl. Hormone, gastrointestinale; Verner-Morrison-Syndrom.

Vipom (aus VIP*; -om*) n: s. Verner-Morrison-Syndrom, Apudom (Tab.).

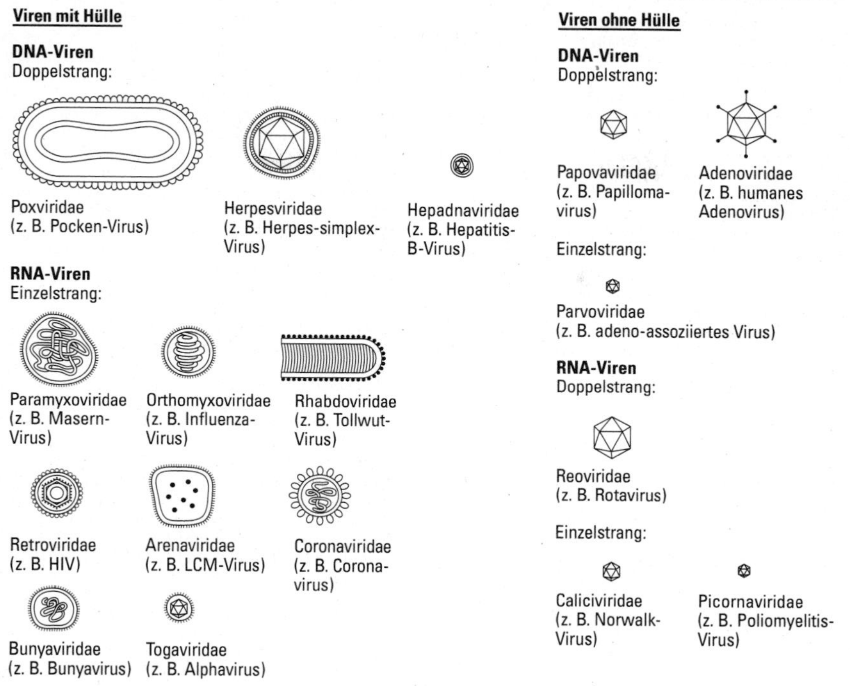

Viren:
schematische Darstellung einiger tier- u. humanpathogener Viren [104]

Viqui|dil (INN) n**:** zerebraler Vasodilatator.

Vir|ämie (Virus*; -ämie*) f**:** (engl.) viremia; Vorhandensein von Viren im Blut; vgl. Sepsis.

viral (↑)**:** durch Viren* bedingt, in Bezug auf Viren.

Virchow-Drüse (Rudolf L. V., Pathol., Berlin, Würzburg, 1821–1902)**:** (engl.) Virchow's node; Lymphknoten hinter dem Schlüsselbeinansatz des li. M. sternocleidomastoideus; vergrößert bei Malignomen der Bauchhöhle, insbes. bei weit fortgeschrittenem Magenkarzinom*.

Virchow-Hassall-Körperchen (↑; Arthur H. H., Arzt, Chem., London, 1817–1894)**:** (engl.) Hassall's corpuscles; konzentrisch geschichtete Körper des Thymus*.

Virchow-Robin-Raum (↑; Charles P. R., Anat., Histol., Paris, 1821–1885)**:** (engl.) Virchow-Robin space; perivaskulärer Lymphraum zw. den Blutgefäßen des ZNS u. der Membrana gliae limitans perivascularis; steht mit dem Subarachnoidalraum in Verbindung.

Virchow-Trias (↑; Trias*) f**:** s. Thrombose.

Viren (lat. virus Schleim, Gift) n pl (sing Virus)**:** (engl.) viruses; Sammelbez. für biol. Strukturen (in den bekannten Fällen meist Krankheitserreger) mit folgenden gemeinsamen Merkmalen: **1.** enthalten als genetische Information nur entw. DNA od. RNA; **2.** verfügen nicht über die für Wachstum u. Teilung erforderl. Enzyme, sondern bedürfen dazu (meist spezif.) Wirtszellen (Pflanzenzellen, best. tierische u. menschl. Zellen), auf die sie häufig pathogen wirken. Bakterienspezifische V. werden als Bakteriophagen* bezeichnet.

Morphol.: extrazelluläre (infektiöse) Viren (sog. Virions*) messen 20–300 nm in Länge od. Durchmesser (passieren also Bakterienfilter) u. bestehen aus: **1.** Nukleinsäuresequenz (ein- od. doppelsträngig; DNA od. RNA; linear, ringförmig od. segmentiert; einsträngig in unterschiedl. Polarität; MG $1{,}5–200 \times 10^6$); **2.** Proteinmantel (Core, Kapsid; Kapsid u. Nukleinsäure werden zusammen auch als Nukleokapsid bez.); **3.** komplexe Virions sind von einer Hülle aus einer Lipiddoppelschicht umgeben (Envelope). Kapside haben meist einfache geometrische Formen (ikosaedrisch od. helikal), die Virushülle stammt z. T. aus der Zellmembran der Wirtszelle, wobei viruseigene u./od. zelluläre Glykoproteine aus ihr herausragen (sog. Spikes), die für die Infektiosität des Virions (u. für immun. Reaktionen des Wirtsorganismus) eine wichtige Rolle spielen. Zw. der Hüllmembran u. dem Kapsid kann sich eine Tegumentschicht mit viralen Proteinen befinden (z. B. bei Herpesviridae).

Die **Klassifikation** von V. erfolgte historisch v. a. nach klin. Kriterien, heute v. a. nach ihrer Struktur u. dem Aufbau der Nukleinsäuresequenz (genet. Ähnlichkeit) u. nur ausnahmsweise nach klin. od. epidemiol. Merkmalen (z. B. Arboviren*, Hepatitis*-Viren); vgl. Virusklassifikation. **Untersuchungsverfahren:** kulturell nur auf lebenden Zellen (Zellkultur, embryoniertes Hühnerei, Tierversuch); morphol. meist mittels

Elektronenmikroskopie; Erregernachweis u. Genomanalyse durch gentechn. Verfahren. **Vermehrungszyklus: 1. Adsorption:** V. sind obligate Zellparasiten, das Virion wird daher zunächst auf der Zellmembran der Wirtszelle an best. Rezeptorstrukturen auf der Zelloberfläche angeheftet. **2. Penetration:** Entw. verschmilzt die Virushülle mit der Membran der Wirtszelle od. das Virion wird durch rezeptorvermittelte Endozytose (Viropexis) aufgenommen, d. h. von der Zellmembran umschlossen u. als sog. Coated vesicle ins Zellinnere geschleust, das dann durch lysosomale Enzyme aufgelöst wird, so dass das Nukleokapsid freigesetzt wird (sog. Uncoating). Bakteriophagen verfügen für Adsorption u. Penetration über spezialisierte Strukturen (s. Bakteriophagen). **3. Replikation:** Entsprechend der Art u. Struktur der Nukleinsäure erfolgt deren Replikation nach unterschiedl. Mechanismen. Während die für die Replikation von DNA-Viren erforderl. Enzyme aus der Wirtszelle stammen, sind diese Enzyme bei RNA-Viren viruscodiert. Virus-DNA wird i. d. R. intranukleär repliziert, während bei RNA-Viren zunächst eine DNA-Kopie des Genoms als Zwischenprodukt synthetisiert werden muss (z. B. mittels reverser Transkriptase*). **4. Maturation** u. **Liberation:** Die in der Wirtszelle synthetisierten Nukleinsäuren u. Polypeptide werden in der Virusmorphogenese zu infektiösen Virions zusammengesetzt (bei V. ohne Hüllmembran), od. die Nukleokapside verlassen die Wirtszelle durch Ausstülpung der Zellmembran (bei V. mit Hüllmembran, sog. Knospung od. Budding) u. Transformation der Membran in eine Virushülle mit Spikes. **Folgen der Virusinfektion:** versch. Formen der zytopathol. Wirkung werden unterschieden: **1.** Die Virusreplikation blockiert die übrigen Synthesevorgänge der Zelle, es tritt der Zelltod ein (zytozide Infektion, u. U. mit Bildung von Synzytien od. Einschlusskörperchen). **2.** Die Zelle überlebt, ist chron. infiziert u. produziert kontinuierl. geringe Virusmengen. **3.** Das Virusgenom führt zu ungehemmter Teilung der Wirtszelle (Expression von Onkogenen*, sog. Transformation). **4.** Das Virusgenom wird in das Genom der Wirtszelle eingebaut, ohne dass dies zunächst eine pathol. Wirkung hat, u. wird auf Tochterzellen weitervererbt (temperente Infektion). Die der sog. Slow*-virus-Infektionen zugrundeliegenden Mechanismen sind bisher nur z. T. geklärt (Replikation defekter Virions?). Neben den V. werden sog. **unkonventionelle V.** beschrieben, die meist erhebl. kleiner sind u. über deren Biozyklus wenig bekannt ist (vgl. Viroid). Historisch bedingt werden auch Prionen* in das Fachgebiet der Virologie eingeschlossen.

Viren, onko|gene (↑) n pl: (engl.) oncogenic viruses; Viren mit der Fähigkeit, in vivo od. in vitro menschl. u. tier. Zellen neoplastisch zu transformieren; onkogene Eigenschaften der Viren wurden erstmals 1911 beim Rous-Sarkom des Huhns nachgewiesen. Bisher sind über 100 versch. Viren mit onkogenem Potential bekannt; sie sind alle Mitglieder der Virusfamilien mit doppelsträngiger DNA od. der Retroviridae (vgl. Virusklassifikation). Neoplasien durch Viren entstehen nur bei immuninkompetenten Organismen; die Transformation erfolgt möglicherweise durch Dysregulation zellulärer Onkogene* od. durch Einschleusung fremder Onkogene in die Zelle. Mit der menschlichen Tumorpathogenese werden u. a. folgende Viren in Verbindung gebracht: humane Papillomaviren (Zervixkarzinom), Hepatitis-B-Virus (primäres Leberzellkarzinom), Retroviren (HTLV 1, 2; humane T-Zell-Lymphome), Epstein-Barr-Virus (Burkitt-Lymphom, Nasopharyngealkarzinom), Adenoviren; eine onkogene Wirkung von Herpes-simplex-Virus u. Zytomegalievirus ist nicht sicher erwiesen.

Virginität (lat. virginitas) f: (engl.) virginity; Jungfräulichkeit; koitale Unerfahrenheit bei Frauen (sog. anatomische V.); i. w. S. auch Zustand nach nichtkoitaler Defloration* (sog. technische V.).

Virgo (lat.) f: Jungfrau.

Viridans-Strepto|kokken (lat. viridare grün machen; Strept-*; Kokken*) f pl: s. Streptococcus.

virilis (lat.): männlich.

Virilisierung (↑): (engl.) virilization; Bez. für nicht physiol. Merkmalausprägungen des männl. Geschlechts; **Vork.: 1.** bei Frauen Sammelbez. für Sympt. der Vermännlichung: Ausbildung männl. sek. Geschlechtsmerkmale (mit Hirsutismus, Klitorishypertrophie, Seborrhö, Akne, Alopezie, Tieferwerden der Stimmlage), evtl. Regression der weibl. Geschlechtsmerkmale (Defeminisierung*) als Ausdruck einer Androgenisierung*; bei weibl. Neugeborenen Sympt. des Pseudohermaphroditismus femininus; Urs.: adrenogenitales Syndrom*, Medikamentenwirkung, Gonadendysgenesie*, Androblastom, Sertoli-Leydig-Zelltumoren, polyzystisches Ovarialsyndrom*; **2.** bei männl. Individuen als prämature V. bei Pubertas* praecox. Vgl. Feminisierung, testikuläre.

Virion (Virus*; gr. ἰών gehend, laufend) n: vollständiges, aus Nukleokapsid u. ggf. Envelope (Virushülle) bestehendes, für die jeweilige Wirtszelle infektiöses Virus; vgl. Viren.

Viroid (↑; -id*) n: syn. nacktes Mini-Virus; infektiöses Agens, bisher nur bei Pflanzen beobachtet; Viroide sind um den Faktor 10^3–10^6 kleiner als bisher bekannte Viren; sie sind stäbchenförmig, ihr Genom besteht aus einer zirkulären einsträngigen RNA mit einem MG von 70 000–120 000 u. codiert nicht für Proteine; es fehlen Kapsid u. Hülle; mehrere Pflanzenkrankheiten werden auf Viroide zurückgeführt. Vgl. Prionen, Plasmide.

Viro|logie (↑; -log*) f: (engl.) virology; Lehre von den Viren*; vgl. Mikrobiologie.

Viro|pexis (↑; -pexie*) f: s. Viren.

Virosen (↑; -osis*) f pl: (engl.) viroses; Viruskrankheiten.

Viro|statika (↑; statisch*) n pl: (engl.) virostatic agents; auch Virustatika; chem. Verbindungen zur Ther. virusbedingter Infektionen; **Wirkungsprinzipien: 1.** Penetration u. Freisetzung der Nukleinsäure, z. B. durch Amantadin verhindern; **2.** Virusreplikation (Genom bzw. Hüllproteine), z. B. durch Hemmung von erforderl. viruscodierten Enzymen (DNA-Polymerase, reverse Transkriptase, Protease) verhindern; **3.** Virusreifung u. Ausschleusung verhindern; **Substanzgruppen: 1.** Nukleosidanaloga*, z. B. Aciclovir, Idoxuridin, Trifluridin, Vidarabin, Zidovudin; **2.** cyclische Amine*, z. B. Amantadin, Rimantadin, Tromantadin; **3.** Neuraminidasehemmer*, z. B. Zanamivir; **4.** Proteasehemmer*, z. B. Indinavir, Ritonavir, Nelfinavir; **5.** nichtnukleosidische Reverse*-Transkriptase-Hemmer, z. B. Nevirapin, Efavirenz; **6.** Pyrophosphatanaloga, z. B. Foscarnet-Natrium; **7.** Zytokine*, z. B. Interferone* (IFN-α) od. Tumor*-Nekrose-Faktor; **Verw.:** wegen der UAW (entsprechen z. T. denen der Zytostatika*) u. der Heterogenität der Viren bisher auf ausgewählte Virusgruppen beschränkt, z. B. Varicella-Zoster- u. Herpes-simplex-Virus (Aciclovir u. a.), Influenza-Virus (Amantadin, Zanamivir u. a.), Zytomegalie-Virus (Foscarnet-Natrium, Ganciclovir u. a.), HIV (Zidovudin, Didanosin u. a.), Hepatitis-Viren (Interferone, Ribavirin u. a.); aus Risikoerwägungen nur topisch anwendbare V.: Edoxudin, Idoxuridin, Trifluridin, Tromantadin, Vidarabin; **Kontraind.:** Schwangerschaft, Stillzeit, Niereninsuffizienz, Allergien u. a.; **UAW:** je nach Substanz z. B. Nephro-, Hämato-, Neurotoxizität, gastrointestinale Störungen, lokale Reaktion an der Infusionsstelle (Thrombophlebitis), Überempfindlichkeitsreaktionen.

Viro|zyten (↑; Zyt-*) m pl: syn. Lymphoidzellen*.

Virulenz (lat. virulentus voller Gift) f: (engl.) virulence; sog. Giftigkeit; Grad der Aggressivität von Mikroorganismen im Makroorganismus als quantitative Eigenschaft im Ggs. zu Pathogenität*.

Virus (lat. Gift, Schleim) n: s. Viren.

Virus|enteritis (↑; Enter-*; -itis*) f: (engl.) viral enteritis; Entz. des Magen-Darm-Trakts v. a. durch Viren des Genus Rotavirus* sowie Caliciviridae* (z. B. Norwalk-Agens), seltener durch Adenoviren od. Coronaviren. Vgl. Enteritis.

Virus|en|zephalitis (↑; Enkephal-*; -itis*) f: (engl.) viral encephalitis; s. Enzephalitis.

Virus fixe (frz. ↑): s. Tollwut-Virus.

Virus|grippe (↑): s. Grippe.

Virus|hepatitis (↑; Hepat-*; -itis*) f: s. Hepatitis, akute.

Virusid (↑; -id*) n: s. Mikrobid.

Virus|in|fektion (↑; Infekt-*) f: (engl.) viral infection; durch Viren* verursachte Infektion.

Virus|inter|ferenz (↑; Inter-*; lat. ferre tragen) f: (engl.) virus interference; Phänomen der Abschwächung od. Verhinderung der Inf. od. Immunisierung durch ein Virus bei nachfolgender od. vorheriger Infektion od. Schutzimpfung mit einem anderen (interferierenden) Virus. Für die V. werden Interferone* verantwortlich gemacht.

Virus|keratitis (↑; Kerat-*; -itis*) f: s. Keratoconjunctivitis epidemica.

Virus|klassi|fikation (↑) f: (engl.) virus classification; Einteilung von Viren* nach versch. Gesichtspunkten, z. B. nach dem Typ der Nukleinsäure (DNA, RNA), nach der Größe, nach dem Bauprinzip, nach dem Wirtsorganismus, in dem sie pathogen wirken können (Mensch, Tier, Pflanze, Bakterium), od. auf der Grundlage des Tropismus gegenüber Geweben od. Organsystemen (neurotrop, pneumotrop, enterotrop, hepatotrop u. a.). Die heutige **Klassifikation nach einheitl. Regeln** (internationale Bez., Virus-Familie mit Endung -idae als Gruppierung von Genera mit ähnl. Aufbau, Genus mit Endung -virus usw.) gelang mit Hilfe exakter chem.-physik. u. genet. Analysen (s. ums. Tab.).

Virus|last (↑): (engl.) viral load; Bez. für die Konz. von Viren im Serum (Kopien/ml od. Äquivalente/ml); bei HIV*-Erkrankung mit wesentl. prognostischer Bedeutung; darüber hinaus Verw. zur Abschätzung des Übertragungsrisikos, z. B. von der Mutter auf das Kind; Bestimmung der viralen Nukleinsäuren mittels Polymerase-Kettenreaktion, Branched-DNA-Signalamplifikation od. nukleinsäuresequenzbasierter Amplifikation (Abk. NASBA).

Virus|meningitis (↑; Mening-*; -itis*) f: (engl.) viral meningitis; s. Meningitis.

Virus|myo|karditis (↑; My-*; Kard-*; -itis*) f: (engl.) viral myocarditis; Myokarditis* nach Inf. mit Coxsackie-B- od. anderen Viren; **Klin.:** im Kindesalter fulminanter, fiebriger Verlauf, Atemnot, Bronchospasmus, Zyanose, (extremer) Tachykardie od. Kreislaufschock u. hohe Letalität; im Erwachsenenalter i. d. R. weniger dramatisch mit Pleuraschmerzen, Arrhythmien, Herzinsuffizienz, auch Pericarditis exsudativa; meist folgenlose Ausheilung, evtl. Übergang in dilatative Kardiomyopathie*; **Diagn.:** serol. Erregernachweis im Rachenspülwasser, Stuhl, ggf. auch im Liquor; **Ther.:** Bettruhe, symptomat. Ther. der Herzinsuffizienz u. Herzrhythmusstörung.

Virusoid (↑; -id*) n: kleines RNA- od. DNA-Molekül, das für ein Protein codiert, mit dem es einen Komplex bildet u. dessen Replikation von der Präsenz eines Virus (meist eines Pflanzenvirus) abhängig ist; Vork. beim Menschen z. B. als Hepatitis-D-Virus; s. Hepatitis-Viren.

Virus|pneumonie (↑; Pneum-*) f: (engl.) viral pneumonia; s. Pneumonie, atypische.

Viru|statika (↑; statisch*) n pl: s. Virostatika.

viru|zid (↑; -zid*): (engl.) virucidal; Viren* abtötend.

Vis (lat.) f: Kraft.

Viscera (lat.) n pl: Eingeweide.

Visceral brain (engl. ↑; brain Gehirn): s. System, limbisches.

Viscum album (lat.) n: Mistel; parasitär wachsende Pflanze versch. Wirtsbäume; Mistelkraut (Visci albi herba), bestehend aus frischen od. getrockneten Zweigen mit Blättern, Blüten u. Früchten, wird zur palliativen Behandlung von malignen Tumoren, bei Grenzwerthypertonie u. in Form von Injektionslösung zur Segmenttherapie* bei entzündl.-degen. Gelenkerkrankungen verwendet.

Viscus (lat.) n (pl Viscera): Eingeweide.

Visier|lappen|plastik (-plastik*) f: (engl.) visor flap operation; op. Verfahren der Nahlappen-Hautplastik mit Hilfe eines doppelt gestielten Brückenhautlappens; **Anw.:** bei Lippenplastik (nach Morgan), Stumpfplastik (nach Samter-Klapp). Vgl. Hautplastik.

Vision (lat. visio Sehen, Sicht) f: (engl.) visual hallucination; optische Halluzination* mit vorwiegend religiösen Inhalten (z. B. als Marien- od. Christuserscheinung); Vork. u. a. beim Delir. Vgl. Sinnestäuschung.

Viskosität (lat. viscosus klebrig) f: (engl.) viscosity; Zähigkeit; temperaturabhängige Materialkonstante; Maß für die innere Reibung einer homogenen Flüssigkeit bei laminarer Strömung*; **Formen: 1.** dynamische (od. absolute) V.; abgeleitete SI-Einheit: Pa × s; für Blut bei 37 °C 2,30–2,72 $\times 10^{-3}$ Pa × s; **2.** kinematische V.: Quotient aus dynamischer V. u. Dichte*; abgeleitete SI-Einheit: m^2/s; **3.** relative V.: dimensionslose Zahl, die angibt, um welchen Faktor die V. einer best. Flüssigkeit größer ist als die V. von Wasser. Die relative V. für Blut bei 18 °C beträgt 4,75 u. ist abhängig von Erythrozytenzahl u. -volumen, Proteinkonzentration des Serums u. Strömungsgeschwindigkeit; erhöht z. B. bei Polycythaemia rubra vera, Makroglobulinämie u. Plasmozytom, erniedrigt bei Anämie. Vgl. Fåhraeus-Lindqvist-Effekt.

Viskosität des Bluts (↑) f: (engl.) blood viscosity; Zähflüssigkeit des Bluts; abhängig von

Virusklassifikation
Auswahl human- und tierpathogener Viren

Familie	Genom	Hülle	Medizinisch wichtige Gattungen	Medizinisch wichtige Arten
Parvoviridae	ss-DNA[1]	–[2]	Parvovirus	Kilham rat virus
			Erythrovirus	Parvovirus B19
			Dependovirus	adeno-assoziiertes Virus
Papovaviridae	ds-DNA	–	Papillomavirus	HPV
			Polyomavirus	JC-Virus, BK-Virus, SV40-Virus
Adenoviridae	ds-DNA	–	Mastadenovirus	humane Adenoviren
Herpesviridae	ds-DNA	+	Simplexvirus	Herpes-simplex-Virus
			Varicellavirus	Varicella-Zoster-Virus
			Lymphocryptovirus	Epstein-Barr-Virus
			Cytomegalovirus	Zytomegalie-Virus
			Roseolovirus	humanes Herpesvirus 6
				humanes Herpesvirus 7
			Rhadinovirus	humanes Herpesvirus 8
Poxviridae	ds-DNA	+	Orthopoxvirus	Vaccinia-Virus
				Pocken-Viren
			Parapoxvirus	Paravaccinia-Virus
Hepadnaviridae	ds-DNA	+	Hepadnavirus	Hepatitis-B-Virus
Picornaviridae	ss-RNA	–	Enterovirus	Poliomyelitis-Viren
				ECHO-Viren
				Coxsackie-Viren
			Rhinovirus	Rhinoviren
			Cardiovirus	EMC-Virus der Maus
			Aphthovirus	Maul- u. Klauenseuche-Virus
			Hepatovirus	Hepatitis-A-Virus
Caliciviridae	ss-RNA	–	Calicivirus	Norwalk-Virus
			Hepatitis-E-Virus	Hepatitis-E-Virus
Reoviridae	ds-RNA	–	Orthoreovirus	versch. Reoviren
			Rotavirus	versch. Rotaviren
			Orbivirus	Colorado-tick-Virus
Togaviridae	ss-RNA	+	Alphavirus	s. Arbovirosen (Tab.)
			Rubivirus	Röteln-Virus
Orthomyxoviridae	ss-RNA	+	Influenza-Virus A+B	Influenza-Viren
			Influenza-Virus C	
Paramyxoviridae	ss-RNA	+	Paramyxovirus	Parainfluenza-Virus Typ 1 u. 3
			Rubulavirus	Parainfluenza-Virus Typ 2 u. 4
				Mumps-Virus
				Newcastle-Disease-Virus
			Morbillivirus	Masern-Virus
			Pneumovirus	Respiratory-Syncytial-Virus
Rhabdoviridae	ss-RNA	+	Lyssavirus	Tollwut-Virus
			Vesiculovirus	Vesikuläre-Stomatitis-Virus
Coronaviridae	ss-RNA	+	Coronavirus	Respiratorisches Corona-Virus
Bunyaviridae	ss-RNA	+	Bunyavirus	→ s. Arbovirosen (Tab.)
			Phlebovirus	
			Nairovirus	
			Hantavirus	
Retroviridae	ss-RNA	+	Oncovirus	Rous-Sarkom-Virus, HTLV
			Lentivirus	Maedi/Visna-Virus,HIV
Arenaviridae	ss-RNA	+	Arenavirus	LCM-Virus, Lassa-Virus
Filoviridae	ss-RNA	+	Filovirus	Marburg-Virus
				Ebola-Virus
Bornaviridae	ss-RNA	+	Bornavirus	
Flaviviridae	ss-RNA	+	Flavivirus	Gelbfieber-Virus
				Dengue-Virus
				FSME-Virus
			Pestivirus	Schweinepest-Virus
			Hepatitis-C-Virus	Hepatitis-C-Virus

[1] ss-: single-stranded (Einzelstrang-), ds-: double-stranded (Doppelstrang-) DNA bzw. RNA
[2] –: fehlt; +: vorhanden

Erythrozytenzahl u. -volumen sowie der Eiweißkonzentration des Blutserums; erhöht z. B. bei Polycythaemia rubra vera, Makroglobulinämie u. Plasmozytom, erniedrigt bei Anämie.

visuell (lat. visualis mit den Augen wahrgenommen, wahrnehmbar)**:** (engl.) visual; das Sehen betreffend, für das Auge sichtbar.

Visus (lat.) m**:** Abk. V; das Sehen, der Gesichtssinn, die Sehschärfe*; vgl. Sehleistung.

viszeral (lat. viscera Eingeweide)**:** (engl.) visceral; visceralis, die Eingeweide betreffend, Eingeweide-.

Viszeral|bögen (↑)**:** s. Kiemenbögen.

Viszeral|chirurgie (↑) f**:** (engl.) visceral surgery; Spezialgebiet der Chir., das die Prävention, Diagn., operative Ther. u. Nachbehandlung von Erkr., Verletzungen u. Fehlbildungen der inneren Organe umfasst; spez. Berücksichtigung findet die Chir. der Bauchorgane einschl. Ösophagus, der endokrinen Drüsen (Schilddrüse, Nebenschilddrüsen, Nebenniere, Pankreas) u. der Weichteile einschl. Krebs- u. Transplantationschirurgie mit Anw. operativ-instrumenteller (z. T. mikrochir.) Verf. zur Wiederherstellung erkrankter od. verletzter Organe. J. Die.

Viszeral|gicht (↑)**:** (engl.) visceral gout; irreguläre Gicht*.

Viszeral|knochen (↑)**:** (engl.) visceral bones; **1.** die aus den Kiemenbögen* hervorgehenden Knochen (v. a. Gehörknöchelchen, Zungenbein); **2.** knöcherner od. knorpeliger Körper über angeb. Halsfisteln; vgl. Halszyste.

Viszeral|spalten (↑)**:** s. Kiemenspalten.

Viszero|megalie (↑; Mega-*) f**:** (engl.) visceromegaly; syn. Splanchnomegalie; abnorme Vergrößerung der inneren Organe (bes. von Herz u. Leber); **Urs.:** erhöhte Sekretion des Wachstumshormons STH* (z. B. bei Akromegalie*).

Viszero|ptose (↑; gr. πτῶσις Fall) f**:** (engl.) visceroptosis; Senkung der Baucheingeweide; vgl. Enteroptose.

Viszero|tom (↑; -tom*) n**:** (engl.) viscerotome; Leberstichel zur perkutanen Gewinnung von Lebergewebe ohne Sektion (sog. Blindpunktion).

Vita (lat.) f**:** Leben.

vital (lat. vitalis Lebens-)**:** das Leben betreffend, lebenstüchtig.

Vital|färbung (↑)**:** (engl.) vital staining; Anfärbung von lebenden Zellen (z. B. Zellkulturen) od. Geweben (tierexperimentell) mit Farbstoffen, die die Vitalprozesse nicht schädigen; z. B. mit Evans*-Blau.

Vital|funktionen (↑) f pl**:** (engl.) vital functions; Körperfunktionen zur Sicherung der Lebensvorgänge des Organismus; i. e. S. Atmung u. Herz-Kreislauf-Funktion; i. w. S. auch die Hirnfunktion (Bewusstsein) u. als sog. V. zweiter Ordnung Wärme-, Wasser-Elektrolyt- u. Säure-Basen-Haushalt, Nierenfunktion u. a.

Vital|in|dikation (↑; lat. indicare anzeigen) f**:** (engl.) vital indication; s. Indikation.

Vitalität (lat. vitalitas Lebenskraft) f**:** (engl.) vitality; Lebenstüchtigkeit, Vermehrungsvermögen.

Vital|kapazität (lat. vitalis Lebens-) f**:** (engl.) vital capacity; Abk. VK; s. Lungenvolumina.

Vital|mikro|skopie (↑; Mikr-*; -skopie*) f**:** syn. Kapillarmikroskopie*.

Vit|amin A n**:** Sammelbez. für natürliche u. synthetische Verbindungen mit Retinoid-Struktur; aus biol., pharmak. u. ernährungsphysiol. Sicht nur Substanzen mit voller V.-A-Aktivität, d. h. Retinol (Vitamin A_1), Retinal u. Retinsäure; fettlösliches Vitamin, das auch als Provitamin (Carotinoide*, z. B. Alpha-, Beta-, Gammacarotin) aufgenommen wird; **biochem. Funktion:** insbes. beteiligt am Sehvorgang (11-cis- od. all-trans-Retinal bildet zus. mit dem Protein Opsin das Sehpigment Rhodopsin*), an Wachstum, Entwicklung u. Differenzierung von Epithelgewebe, Reproduktion (Spermatogenese, Entwicklung der Plazenta, Fetalentwicklung) sowie Testosteronproduktion; Retinylphosphat besitzt Coenzymfunktion bei der Übertragung von Monosacchariden zur Bildung von Glykoproteinen. Retinsäure unterdrückt in Zellkulturen die Überexpression von Genen (z. B. in malignen Zellen). **Vork.** in Nahrungsmitteln: als Retinol in tierischen Produkten (z. B. Fischleberöl, Leber, Eier, Milch u. Milchprodukte), als 3,4-Didehydroretinol (Vitamin A_2) in Salzwasserfischen sowie als Carotinoide in Gemüse u. Obst; **Bedarf** für Erwachsene: 0,8 mg (Frau) –1,0 mg (Mann) Retinoläquivalente (Abk. RE)/Tag; 1 mg RE entspricht 1 mg (od. 3300 I. E.) Retinol, 6 mg all-trans-β-Carotin od. 12 mg Provitamin-A-Carotinoide; **Mangelerscheinungen:** V.-A-Mangel ist weltweit der häufigste Vitaminmangelzustand; in Industriestaaten eher selten; Risikogruppen sind Frühgeborene, junge Frauen u. Männer >65 Jahre. Folgen langer Mangel- u. Fehlernährung, Maldigestion od. Malabsorption (z. B. Enteritis regionalis Crohn u. Sprue), totaler parenteraler Ernährung, Pankreaserkrankung od. Alkoholkrankheit sind Störung der Dunkeladaptation bis Nyktalopie als Frühsymptom, Wachstumsstörungen, Differenzierung epithelialer Gewebe (Keratomalazie), Xerophthalmie, Talgdrüsenverhornung, Schleimhautatrophie, Störungen der Knochenbildung, der Fortpflanzung (Atrophie der Testes u. Ovarien) u. Fehlbildungen beim Fetus. **Hypervitaminose:** bei lang dauernder Einnahme von >30 mg/Tag Übelkeit, Erbrechen, Kopfschmerz, trockene Haut u. Schleimhäute, später auch Schwellungen des Periosts, Hämorrhagien, Haarausfall, Reizbarkeit, Spontanfrakturen; teratogene Wirkung. Vgl. Retinoide.

Vit|amin A_1 n**:** syn. all-trans-Retinol; s. Vitamin A.

Vit|amin A_2 n**:** syn. 3,4-Didehydroretinol; s. Vitamin A.

Vit|amin|ant|agonisten (gr. ἀνταγωνιστής Widersacher, Gegner) m pl**:** (engl.) antivitamins; syn. Antivitamine; natürl. od. synthetische chem. Verbindungen, die meist aufgrund ihrer strukturellen Ähnlichkeit mit Vitaminen diese aus ihrer Funktion im Stoffwechsel verdrängen können; z. B. Vitamin-K-Antagonisten als Antikoagulanzien*.

Vit|amin-A-Säure: syn. Tretinoin*.

Vit|amin B_1 n**:** syn. Thiamin*.

Vit|amin B_2 n**:** syn. Riboflavin*.

Vit|amin B_6 n**:** syn. Pyridoxin*.

Vit|amin B_{12} n**:** syn. Cobalamin*.

Vit|amin-B-Kom|plex m**:** (engl.) vitamin B complex; Bez. für die wasserlöslichen Vitamine Thiamin*, Riboflavin*, Pyridoxin*, Cobalamin*, Biotin*, Folsäure*, Pantothensäure* u. Niacin*.

Vit|amin C n**:** syn. Ascorbinsäure*.

Vit|amin D n**:** syn. Calciferole*.

Vit|amin E n**:** syn. Tocopherole*.

Vit|amine n pl**:** (engl.) vitamins; org. Verbindungen, die der Organismus für lebenswichtige Funktionen benötigt, die aber von ihm selbst nicht od. nicht ausreichend biosynthetisiert werden können u. regelmäßig mit der Nahrung zugeführt werden müssen; neben spezif. Funktionen (z. B. Vitamin A für den Sehvorgang) sind viele V. Bestandteile von Coenzymen. Es gibt fett- u. wasserlösliche V. (s. Tab.). Nur fettlösliche V. können

Vitamine

Name	Abk.	Biologisch aktive Form
fettlösliche Vitamine		
Retinol, Retinal, Retinsäure	A	Retinol, Retinal, Retinsäure z. T.
Calciferole	D	1α,25-Dihydroxycolecalciferol
Tocopherole	E	Alpha-, Beta-, Gammatocopherol
Phyllochinon	K_1	Difarnesylnaphthochinon
Menachinon, Farnochinon	K_2	Difarnesylnaphthochinon
wasserlösliche Vitamine		
Ascorbinsäure	C	Ascorbinsäure
Thiamin	B_1	Thiaminpyrophosphat
Riboflavin	B_2	FMN, FAD
Nicotinsäure	–	NAD, NADP
Pyridoxin	B_6	Pyridoxalphosphat
Pantothensäure	–	Coenzym A
Biotin	–	Carboxybiotin
Folsäure	–	Tetrahydrofolsäure
Cobalamin	B_{12}	5-Desoxy-adenosylcobalamin

überdosiert werden (Hypervitaminose), da sie im Ggs. zu den wasserlöslichen gespeichert werden. Synthetisiert werden V. von Pflanzen u. Mikroorganismen. In tier. Organismen gelangen sie mit der Nahrung u. durch Darmbakterien. Z. T. kann der Organismus Vitaminvorstufen (Provitamine) in die Wirkform umsetzen (z. B. Vitamin A u. Calciferole). Beim Menschen entstehen Mangelerscheinungen (Hypo-, Avitaminose) inf. falscher od. ungenügender Ernährung (z. B. Beriberi), ungenügender intestinaler Resorption (z. B. perniziöse Anämie), gestörter Darmflora (z. B. durch Antibiotika) od. Zufuhr von Vitaminantagonisten. Vitaminmangel kann mit Leberschaden (Störung des Stoffwechsels, Depotverlust), Alkoholkrankheit (Leberschaden u. Mangelernährung), Schwangerschaft u. Stillperiode (erhöhter Bedarf) assoziiert sein. Ernährungsbedingter Mangel ist bei ausreichendem Nahrungsmittelangebot sehr selten. Der tägl. Bedarf nimmt allg. bei Krankheit, Stress, Schwangerschaft u. Stillperiode zu. Therap. wirksam sind V. nur bei Mangelzustand. **Nomenklatur:** Seit der Aufklärung der chem. Struktur sollte statt der Bez. mit Buchstaben der Name der Wirksubstanz verwendet werden. Ausnahmen sind Vitamin A u. K, da unter diesen Bez. mehrere Substanzen zusammengefasst sind.

V

Vit|amin-E-Mangel|a|taxie (Ataxie*) **f:** (engl.) ataxia due to vitamin E deficiency; seltene, autosomal-rezessiv erbl. Ataxie* aufgrund einer Mutation im Gen, das für das α-Tocopherol-Transferprotein TTPA codiert (Genlokus 8q13.1–q13.3); **Sympt.:** spinozerebellare Ataxie, Areflexie, Xanthelasmen; Serumkonzentration der Tocopherole* stark erniedrigt, von Cholesterol, Triglyceriden u. Betalipoprotein erhöht; **Ther.:** Tocopherolsubstitution in hoher Dosierung. J. Kun.

Vita minima (lat. vita Leben; minimus der Kleinste, Geringste, Wenigste) **f: 1.** Aufrechterhalten der Körperfunktionen auf niedrigster Stufe bei schwerer Dystrophie*; **2.** Scheintod*.

Vit|amin K n: Bez. für fettlösliche Vitamine mit 2-Methyl-1,4-naphthochinon-Grundgerüst; Vitamin K_1 (Phyllochinon) besitzt in Position 3 eine Phytyl-, Vitamin K_2 (Farnochinon) eine Farnesylseitenkette. Pflanzen produzieren Vitamin K_1 u. K_2 v. a. in grünen Blättern, Bakterien bilden Vitamin K_2. Synthetisches 2-Methyl-1,4-naphthochinon (Vitamin K_3) ohne Seitenkette wirkt wie natürl. Vitamin K; die Seitenkette wird vom menschl. Organismus komplettiert. **Biochem. Funktion: 1.** Beteiligung an der Aktivierung versch. Blutgerinnungsfaktoren (Prothrombin*, Faktor VII, IX u. X) in der Leber (Wirkung als Coenzym bei der γ-Carboxylierung von Glutamylresten in Proteinen, die dann Ca^{2+} komplexieren können); Antagonisierung der Wirkung von Cumarinderivaten*; **2.** evtl. Wirkungen in der Atmungskette; **Vork.** in Nahrungsmitteln: bes. in Gemüse, weniger in Obst, Getreide, Milch u. Fleisch; **Bedarf** für Erwachsene: Mann ca. 80 µg/d, Frau ca. 65 µg/d; für Säuglinge wird eine V.-K-Prophylaxe empfohlen; als Antidot von Cumarinderivaten (bei Blutungskomplikationen) einmalig 5–10 mg (Wirkung mit einer Latenz von 2–3 Tagen, daher ggf. Kombination mit PPSB*). **Mangelerscheinungen:** alimentär selten; verlängerte Blutgerinnungszeit, Blutungen in Gewebe u. Organen sowie Hämorrhagie bei geschädigter Darmflora (z. B. durch Antibiotika, Sulfonamide), Malabsorption, chron. Lebererkrankung u. Anwesenheit von V.-K-Antagonisten; bei Säuglingen Hirnblutungen. **Hypervitaminose:** sehr selten; evtl. Überempfindlichkeitsreaktion.

Vit|amin-K-Ant|agonisten (gr. ἀνταγωνιστής Gegner) **m pl:** s. Cumarinderivate.

Vit|amin-K-Pro|phylaxe (Prophylaxe*) **f:** (engl.) vitamin K prophylaxis; s. Morbus haemorrhagicus neonatorum.

Vit|amin-K-Test m: syn. Koller-Test; Leberfunktionsprüfung bei Verlängerung der Thromboplastinzeit*; **Prinzip:** Ausbleiben eines Anstiegs von Prothrombin* im Serum nach parenteraler Verabreichung von Vitamin* K als Hinweis auf eine Leberparenchymschädigung bzw. bei Anstieg Hinweis auf eine Vitamin-K-Resorptionsstörung.

Vit|amin-K-Zyklus (Zykl-*) **m:** (engl.) vitamin K cycle; Redoxreaktionen zur Regeneration von Vitamin* K zu seinem Hydrochinonderivat; das bei γ-Carboxylierung von Glutamylresten entstandene Epoxid wird zum Chinon oxidiert u. zum Hydrochinon reduziert. Antikoagulanzien vom Dicumarol-Typ (vgl. Cumarinderivate) hemmen die Oxidation des Epoxids. G. Hüb.

Vit|aminoide n pl: (engl.) vitaminoids; vitaminähnliche Wirkstoffe, die essentiell für Zellstruktur u. -funktion sind, jedoch keine Coenzymfunktion besitzen: Carnitin*, essentielle Fettsäuren*, myo-Inositol (s. Inositol), Flavonoide* u. p-Aminobenzoesäure*. G. Hüb.

Vita re|ducta (lat. vita Leben; reductus zurückgezogen, eingeschränkt) **f:** Scheintod*.

Vitellus (lat.) **m:** Eidotter.

Vitex agnus castus m: Mönchspfeffer*.

Vitiligo (lat. Hautkrankheit) **f:** syn. Leucopathia acquisita; weiße, pigmentfreie, meist langsam größer werdende Flecke an Haut, seltener Schleimhaut u. Capillitium (Poliosis circumscripta); **Urs.:** ätiol. unklarer Untergang der Melanozyten (evtl. Autoimmunkrankheit); **Vork.:** familiär gehäuft in ca. 30 % der Fälle; bei Diabetes mellitus, Lupus erythematodes, Hyperthyreose, Hypothyreose, Hypoparathyroidismus;

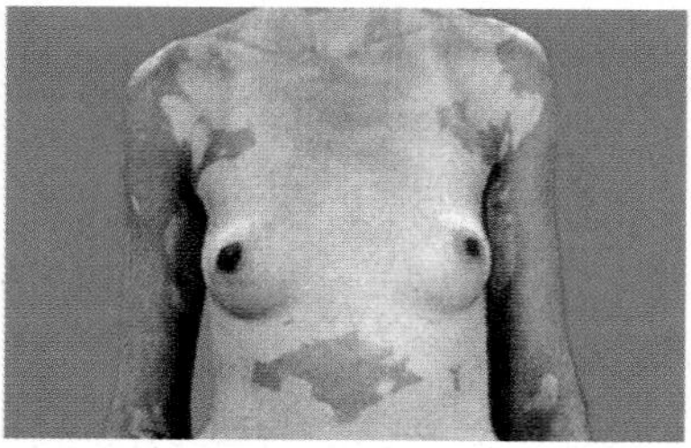

Vitiligo:
weitgehende Depigmentierung [3]

Ther.: lokal Glukokortikoide; PUVA-Therapie mit Ammoidin u. UV-A-Licht, UV-B-Licht; evtl. autologe Epidermistransplantation; kosmetische Abdeckung; **DD:** Leukoderm*, Pityriasis* versicolor.

Vitium (lat.) **n:** Fehler.

Vitium cordis (↑) **n:** Herzfehler*.

Vitr|ek|tomie (lat. vitrum Glas; Ektomie*) **f:** (engl.) vitrectomy; (ophth.) mikrochir. teilweise bis fast vollständige Entfernung des Glaskörpers; **Formen: 1.** vordere V. bei Glaskörpervorfall in die Vorderkammer i. R. einer Staroperation* od. nach Trauma; **2.** Pars-plana-V. bei starker, sich nicht resorbierender Glaskörpertrübung (Blutung, Uveitis), Riesenrissen der Netzhaut, proliferativer Vitreoretinopathie* od. zur Entfernung zentraler epiretinaler bzw. subfovealer Membranen; Ersatz des Glaskörpers durch modifizierte Ringer-Lösung bzw. vorübergehend durch inerte Gase od. Silikonöl zur Tamponade.

Vitreo|retino|pathie (↑; Retina*; -pathie*) **f:** (engl.) vitreoretinopathy; Erkr. des Glaskörpers u. der Retina; **Formen: 1.** proliferative V. (Abk. PVR): sog. Narbenreaktion des Glaskörpers bei komplizierter Ablatio* retinae mit periretinaler Membranbildung; Ther.: Vitrektomie; **2.** selten vorkommende hereditäre V. (z. B. bei juveniler Retinoschisis, erblicher progressiver Arthro-Ophthalmopathie, Wagner-Syndrom).

vitreus (lat.)**:** gläsern, glasig.

Vivi|sektion (lat. vivus lebend; sectio Schneiden, Schnitt) **f:** (engl.) vivisection; Tierversuch; op. Eingriff am lebenden Tier zu wissenschaftl. Zwecken unter Einhaltung der Tierschutzbestimmungen.

VK: Abk. für **1. V**ital**k**apazität der Lunge; s. Lungenvolumina; **2. V**ariabilitäts**k**oeffizient*; **3. V**entilations**k**oeffizient*.

VKG: Abk. für **V**ektor**k**ardio**g**raphie*.

VLDL: Abk. für (engl.) **v**ery **l**ow **d**ensity **l**ipoproteins; Lipoproteine* sehr niedriger Dichte (0,950–1,006 g/ml), die in der Leber gebildet werden u. zu 85–90 % aus Lipiden, zu 10–15 % aus Apolipoproteinen* bestehen; entspr. den Präbetalipoproteinen*; **Funktion:** Transport der endogenen Triglyceride*; nach Abgabe von Fettsäuren Übergang in IDL* u. LDL*. Vgl. Hyperlipoproteinämien, Hypolipoproteinämien.

VMS: Abk. für **V**anillin**m**andel**s**äure*.

VNS: Abk. für **v**egetatives **N**erven**s**ystem*.

Vogel|milben|krätze: Gamasidiose*.

Vogel|züchter|lunge: (engl.) bird-breeder's lung; auch Taubenzüchterkrankheit, Wellensittichhalterlunge; Form der exogen-allergischen Alveolitis* durch Sensibilisierung gegen Kot- u. Federstaub von Vögeln (v. a. Tauben u. Wellensittiche).

Voges-Proskauer-Re|aktion (Otto V., Arzt, Berlin, geb. 1867; Bernhard P., Hyg., Berlin, 1851–1915) **f:** (engl.) Voges-Proskauer test; Abk. VPR; biochem. Test zum Nachweis der Acetoinbildung der Enterobacteriaceae*; Bestandteil der Bunten* Reihe.

Vogt-Koyanagi-Harada-Syn|drom (Alfred V., Ophth., Zürich, 1879–1943; Yoshizo K., japan. Ophth., 1880–1954; Einosuke H., japan. Ophth., Chir., 1892–1947) **n:** Symptomenkomplex mit Beteiligung der Augen, der Haut u. des ZNS; **Ätiol.:** unbekannt, möglicherweise Autoimmunreaktion auf Melanozytenantigen; **Klin.:** Beginn meist zw. dem 30. u. 50. Lj. mit unspezif. Allgemeinsymptomen (Fieber, Gewichtsabnahme); symmetrische Vitiligo, Poliose, Alopecia areata, Uveitis, Glaskörpertrübung, Chororetinitis, Lähmung der Hirnnerven, Meningoenzephalitis u. a.; nach 1–4 Jahren Ausheilung mit Defekten.

Vogt-Syn|drom (Cécile V., deutsch-frz. Neuropathol., Neustadt, Berlin 1875–1962; Oskar V., Neurol., Berlin 1870–1959) **n:** syn. Status* marmoratus.

Vojta-Methode (Václav V., Kinderneurol., Prag, München, geb. 1917) **f:** (engl.) Vojta's method; Form des Bewegungstrainings, bei dem versucht wird, durch Auslösen von versch. Reflexen best. Bewegungen hervorzurufen u. einzuüben. Die V.-M. wird bei Kindern mit infantiler Zerebralparese* eingesetzt.

Vokal|sprache (lat. vocalis tönend)**:** (engl.) vocal speech; schwerste Form der Dyslalie*, bei der die gesprochene Sprache nur aus Vokalen besteht.

Vol|ämie (aus **Vol**umen; -ämie*) **f:** (engl.) volemia; Verhältnis des Gesamtblutvolumens zum Körpergewicht; normal ca. 75 ml/kg KG. Vgl. Isovolämie.

Vola manus (lat.) **f:** Hohlhand, Handfläche.

volar (lat. vola Handfläche)**:** zur Hohlhand gehörend; auf der Hohlhandseite liegend, volaris.

Volar|flexion (↑; lat. flexio Beugung, Krümmung) **f:** (engl.) volar flexion; auch Palmarflexion; Beugung der Hand.

volatil (lat. volatilis flüchtig, fliegend)**:** (engl.) volatile; gasförmig.

Volhard-Versuch (Franz V., Int., Halle, Frankfurt a. M., 1872–1950)**:** (engl.) Volhard's test; nicht mehr übliches Verfahren zur Prüfung der Nierenfunktion; Konzentrationsversuch (Abnahme der Urinmenge u. Anstieg der Urinosmolalität nach 12–18 Std. Durst) bzw. Verdünnungsversuch (Abnahme der Urinosmolalität nach Wasserzufuhr). Vgl. Durstversuch, Nierendiagnostik.

Volkmann-Drei|eck (Richard von V., Chir., Halle, Greifswald, 1830–1889)**:** (engl.) Volkmann's triangle; s. Knöchelfrakturen (Abb.).

Volkmann-Kanäle (Alfred W. V., Physiol., Halle, 1800–1877; Kanal*)**:** (engl.) Volkmann's canals; das Knochengewebe* in querer od. schräger Richtung durchsetzende Gefäßkanälchen, münden in die Havers*-Kanäle u. verbinden diese untereinander; vgl. Hahn-Spalten.

Volkmann-Kon|traktur (↑; Kontrakt-*) f: s. Kontraktur, ischämische.

Volkmann-Schiene (↑): (engl.) Volkmann's splint; Lagerungsschiene für das Bein mit aufrechtem Blatt für den Fuß; Lagerung bei gestrecktem Kniegelenk; vgl. Braun-Schiene.

Voll|bild: (engl.) complete picture; Bez. für eine lehrbuchmäßige (klassische) Ausprägung von Symptomen einer Krankheit.

Voll|elektro|lyt|lösung (Elektro-*; gr. λυτικός fähig zu lösen): (engl.) isotonic electrolyte solution; Infusionslösung mit annähernd gleicher Elektrolytkonzentration (Na^+ >120 mmol/l) wie die des Extrazellulärraums (isotone Lösung).

Voll|haut|transplantat (Transplantat*) n: (engl.) full-thickness skin graft; s. Hauttransplantat.

Voll|krone: s. Krone.

Voll|narkose (Narkose*) f: s. Narkose.

Voll|pipette (Dim. von frz. pipe Pfeife) f: (engl.) full pipette; s. Pipette.

Voll|re|mission (Remission*) f: s. Remission.

Voll|wirk|dosis (Dosis*) f: (engl.) effective pharmacologic dose; (pharmak.) Tagesdosis zur Erreichung optimaler therap. Effekte; z. B. Menge eines herzwirksamen Glykosids, die bei mittelschwerer Herzinsuffizienz innerh. eines Tages die volle Glykosidwirkung erreicht.

Volt (Alessandro Volta, ital. Phys., Physiol., 1745–1827) n: Einheitenzeichen V; abgeleitete SI-Einheit der elektrischen Spannung*; 1 V entspricht der elektr. Spannung zw. zwei Punkten eines Leiters, in dem bei kontinuierlich fließendem Strom der Stärke 1 Ampere* (A) eine Leistung von 1 Watt* (W) umgesetzt wird: 1 V = 1 W/ 1 A. Vgl. Einheiten.

Volumen (lat. Rolle, Buchrolle, Buchband) n: (engl.) volume; Rauminhalt; Formelzeichen V; SI-Einheit m^3; weitere Einheit: Liter (l); 1 l = 1 dm^3. Vgl. Dichte.

Volumen|dosis (↑; Dosis*) f: syn. Integraldosis*.

Volumen|elastizitäts|ko|ef|fizient (↑; gr. ἐλαστός dehnbar, nachgiebig; Co-*; lat. efficere bewirken, vollenden) m: (engl.) volume-elasticity coefficient; Abk. E'; Größe zur Bestimmung der elast. Dehnbarkeit der Blutgefäße; abhängig von Druckdifferenz (Δ P) u. Volumenänderung (Δ V): E' = Δ P/Δ V; vgl. Druck-Volumen-Diagramm.

Volumen|ersatz (↑): (engl.) volume replacement; therap. Maßnahme bei Hypovolämie* od. manifestem Schock*; Zufuhr von Blut od. Blutderivaten (s. Hämotherapie), Plasmaersatzstoffen* bzw. kristalloiden Lösungen (s. Elektrolyttherapie).

Volumen|leitung (↑): (engl.) volume conduction; passive Fortleitung der elektr. Aktivität erregbarer Gewebe (Nerven, Muskeln) in umgebenden, elektr. leitenden Geweben u. Körperflüssigkeiten; ermöglicht z. B. die extrazelluläre Ableitung von Aktionspotentialen in der Elektroneurographie* u. Elektromyographie*.

Volumen|mangel (↑): s. Hypovolämie.

Volumen pulmonum auctum (↑) n: akute (reversible) Lungenüberblähung* mit Zwerchfelltiefstand u. Atemmittellage in Inspirationsstellung; Vork. v. a. bei Asthma* bronchiale. Durch die stärkere inspirator. Vordehnung des Lungengewebes mit Erhöhung der elast. Rückstellkräfte werden dabei die erhöhten exspirator. Strömungswiderstände vermindert.

Volutin n: syn. Babes-Ernst-Körperchen, metachromatische Körperchen, Polkörnchen; mit essigsaurem Methylenblau* od. Neisser*-Polkörnchenfärbung darstellbare Nukleoproteide in Bakt., die nach der erstmaligen Beschreibung in Spirillum volutans benannt sind.

Volvulus (lat. volvere drehen) m: Stiel- od. Achsendrehung eines Organs; i. e. S. **V. ventriculi** (Magenvolvulus*) u. **V. intestini** (sog. Darmverschlingung mit Gefahr der Entwicklung eines Strangulationsileus), meist als Dünndarm-

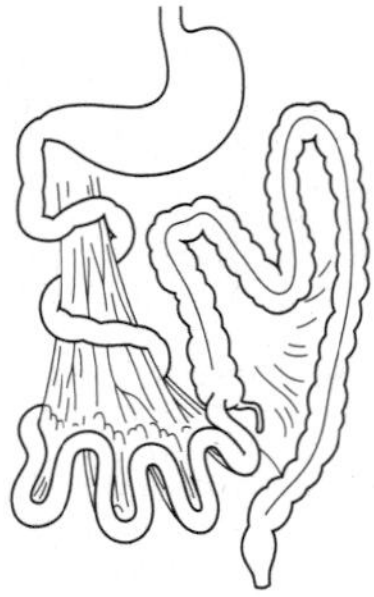

Volvulus:
Dünndarmvolvulus beim Neugeborenen
[178]

volvulus bei Säuglingen (häufig in Komb. mit Darmlageanomalien, z. B. Malrotation), selten bei Kleinkindern inf. Dickdarmtorsion.

Vomer (lat. Pflugschar) m: Pflugscharbein; Schädelknochen, Teil des Nasenseptums.

Vomitiva (lat. vomitus Erbrechen) n pl: syn. Brechmittel, Emetika*.

Vomitus (lat.) m: syn. Emesis, Erbrechen*; nach Art des Erbrochenen: V. faeculentus: Koterbrechen, V. biliosus: Galleerbrechen, V. cruentus: Bluterbrechen; vgl. Hämatemesis.

Vomitus gravidarum (↑) m: s. Hyperemesis gravidarum.

Vomitus marinus (↑) m: Seekrankheit*.

Vorder|arm|zeichen: (engl.) Léri's sign; Léri-Vorderarmzeichen; s. Pyramidenbahnzeichen.

Vorder|haupt|lage: (engl.) brow presentation; (gebh.) Deflexions- od. Strecklage; geringster Grad der Streckhaltung des Kopfs, verläuft so gut wie immer als dorsoposteriore Geburt (Rücken nach hinten gerichtet). Der führende Teil ist das Vorderhaupt, genauer die große Fontanelle. Evtl. Hinterhauptlage erreichbar durch Seitenlagerung, sonst verzögerter Geburtsverlauf, starke Gefährdung des Damms. Vgl. Kindslage (Abb.), Dammriss.

Vorder|hörner des Rücken|marks: (engl.) anterior column of the spinal cord; die ventralen Anteile der grauen Substanz des Rückenmarks* (bilden die Columna anterior), aus denen die vorderen Wurzeln* der Spinalnerven hervorgehen (Beginn des 2. motor. Neurons).

Vorder|horn|syn|drom n: (engl.) anterior horn syndrome; durch Störungen der Vorderhörner* des Rückenmarks verursachte Sympt. mit schlaffer Lähmung der Muskulatur, Areflexie,

V

faszikulären Zuckungen u. Muskelatrophie; **Vork.:** u. a. bei amyotrophischer Lateralsklerose*, Friedreich*-Ataxie, Poliomyelitis*, spinaler Muskelatrophie*.

Vorder|kammer|blutung: s. Hyphaema.

Vorder|kammer|linse: (engl.) anterior chamber lens; s. Linsenimplantation.

Vorder|scheitel|bein|einstellung: s. Asynklitismus.

Vorder|seiten|strang: (engl.) anterolateral column; Funiculus anterior u. Funiculus lateralis des Rückenmarks*.

Vorder|seiten|strang|bahn: (engl.) anterior spinothalamic tract; zusammenfassende Bez. für mehrere Tractus (Leitungsbahnen) des Rückenmarks*, deren Fasern aus Hinterhornzellen entspringen, zum größten Teil in der Commissura alba zur Gegenseite kreuzen, dort im Vorderseitenstrang aufsteigen u. in der grauen Substanz des Rückenmarks, der Formatio reticularis des Rauten- u. Mittelhirns, im Mittelhirndach u. im Thalamus enden. Leiten elementare Schmerz-, Temperatur-, Druck- u. Berührungsempfindungen (protopathische Sensibilität*). Bei isolierter Unterbrechung der V. entsteht die sog. Empfindungsdissoziation.

Vorder|seiten|strang|durch|schneidung: s. Chordotomie.

Vorder|wand|in|farkt (Infarkt*) **m:** (engl.) anterior myocardial infarction; Infarkt der Herzvorderwand; s. Herzinfarkt.

Vor|ex|anthem (Exanthem*) **n:** syn. Rash*.

Vor|haut: (anat.) Preputium* clitoridis, penis.

Vor|hof: (anat.) Atrium, Vestibulum.

Vor|hof|flattern: (engl.) atrial flutter; aktive heterotope Herzrhythmusstörung mit regelmäßigen Vorhofkontraktionen (Frequenz 220–350/min), meist in Komb. mit inkomplettem AV*-Block; häufig Übergangsstadium vom Sinusrhythmus zum Vorhofflimmern*; **Urs.:** vermutl. kreisende Erregungen inf. Reentry-Mechanismus bei org. Herzerkrankungen, Hyperthyreose; **EKG:** regelmäßige P-Wellen mit sägezahnförmigem, steilem Anstieg u. flachem Abfall, meist konstanter inkompletter AV-Block mit 2:1-, 3:1- od. 4:1-Überleitung (oft Sympt. einer Digitalisintoxikation); selten 1:1-Überleitung mit schneller Kammertachykardie (ca. 250/min) u. Adams-Stokes-Syndrom; bei wechselnder AV-Überleitung resultiert Tachyarrhythmie od. (seltener) Bradyarrhythmie; kann auch anfallsweise auftreten; **Diagn.:** Ruhe-EKG; **Ther.** u. **Proph.:** s. Vorhofflimmern. Vgl. Tachykardie.

Vor|hof|flimmern: (engl.) atrial fibrillation; häufige Herzrhythmusstörung inf. einer heterotopen Erregungsbildungsstörung mit ungeordneten hochfrequenten Vorhofaktionen (350–600/min) ohne hämodynam. wirksame Vorhofkontraktionen, die bei unregelmäßiger AV-Überleitung zu absoluter Arrhythmie der Kammeraktion (meist Tachyarrhythmie) führt; **Urs.:** kreisende Erregungen inf. Reentry*-Mechanismus bei akutem Herzinfarkt, Mitralklappenfehlern, Koronarinsuffizienz, hypertensiver Herzkrankheit, Kardiomyopathie, Sick-Sinus-Syndrom, WPW-Syndrom, Digitalisintoxikation, Hyperthyreose (häufig bei jüngeren Pat.); Vork. meist konstant (chron.), bei Gesunden auch paroxysmale Anfälle; **Klin.:** meist asymptomat., bei paroxysmalem V. Palpitatio cordis, evtl. Schwindel, Beklemmungsgefühl, Synkope bei hochfrequenter Tachyarrhythmie; **Diagn.:** EKG: fehlende P-Wellen, flimmerförmige Oszillationen der isoelektr. Linie (s. Tachykardie, Abb.), am deutlichsten in der Brustwandableitung V_1, Tachyarrhythmie, peripheres Pulsdefizit; **Kompl.:** Bildung von Vorhofthromben mit hohem Embolierisiko, v. a. bei chron. V. mit vergrößertem Vorhof; akute Linksherzinsuffizienz inf. Tachyarrhythmie; **Ther.:** als Akutmaßnahme medikamentöse Senkung der Kammerfrequenz (Herzglykoside u. Verapamil od. Betarezeptorenblocker i. v.); bei Vorliegen der Voraussetzungen (kurze Dauer, kein Mitralklappenfehler, Grundkrankheit behandelt, Thromboembolieprophylaxe mit Antikoagulanzien) Versuch der Wiederherstellung eines Sinusrhythmus mit elektr. od. medikamentöser Kardioversion* bzw. Vorhofstimulation; **Proph.:** bei fortbestehendem V. u. hohem Embolierisiko Gabe von Antikoagulanzien.

Vor|hof|kammer|block: (engl.) atrioventricular block; syn. atrioventrikulärer Block; s. AV-Block.

Vor|hof|pfropfung: (engl.) atrioventricular fusion; **1.** elektrische V.: Verschmelzung von P- u. T-Welle inf. erheblicher Verlängerung der Überleitungszeit od. der QT-Zeit bei gleichzeitiger Tachykardie; **2.** hämodynamische V.: gänzliches od. teilweises Zusammenfallen der Vorhof- u. Kammersystole bei sehr kurzer Diastole; **Vork.:** bei Tachykardien mit Überschreitung der krit. Frequenz von 180/min (bei Verlängerung der Überleitungszeit schon bei langsamerem Rhythmus), mittl. Atrioventrikularrhythmus u. vereinzelt beim totalen AV-Block (vgl. Kanonenschlag). Dabei werden ein pos. Jugularvenenpuls u. eine venöse Einflussstauung beobachtet.

Vor|hof|septum|de|fekt (Septum*) **m:** (engl.) atrial septal defect; syn. Atriumseptumdefekt (Abk. ASD), Vorhofscheidewanddefekt; häufige Form der Angiokardiopathie (ca. 15 % der angeborenen Herzfehler*); Einteilung entspr. der **Lok.: 1.** Ostium-secundum-Defekt (ASD II) im zentralen Bereich des Vorhofseptums; häufigste Form (>80 %), in ca. 10 % der Fälle zusätzl. partielle Lungenvenenfehlmündung*; **2.** Sinus-venosus-Defekt im obersten Teil des Vorhofseptums (Häufigkeit unter 10 %), fast immer in Komb. mit partieller Lungenvenenfehlmündung; **3.** Ostium-primum-Defekt (ASD I) im untersten Anteil der Vorhofseptums (Häufigkeit 10–15 %), häufig mit einem Mitralklappenspalt kombiniert; wird auch als partieller od. inkompletter, bei direktem Übergang in einen Ventrikelseptumdefekt* als totaler AV-Kanal bzw. AV-Septumdefekt bezeichnet (vgl. Canalis atrioventricularis); **Hämodynamik:** durch die unterschiedl. Dehnbarkeit der Ventrikel beim diastol. Bluteinstrom aus den Vorhöfen hervorgerufener Links-Rechts-Shunt, dessen Volumen weitgehend von der Größe des ASD abhängig ist; führt zu Volumenbelastung des re. Ventrikels u. des Lungenkreislaufs ohne gleichzeitige Druckbelastung; sekundäre Gefäßveränderungen i. S. einer Eisenmenger*-Reaktion mit Shuntumkehr i. d. R. nur bei großen Shuntvolumina u. erst im Erwachsenenalter; **Sympt.:** pulmonale Infekte inf. Lungenstauung, u. U. Zeichen der Rechtsherzinsuffizienz, häufig sog. Herzbuckel* mit hebenden rechtsventrikulären Pulsationen; selbst große ASD können im Kindesalter völlig asymptomat. sein. **Diagn.:** auskultator. raues, holosystol. Herzgeräusch im 2.–3. ICR links parasternal (relative Pulmonalstenose), 2. Herzton breit u. fixiert gespalten mit lautem Pulmonalklappenschlusston, ggf. Steell*-Geräusch (funkt. Pulmonalinsuffizienz) bzw. proto-mesodiastol. u. präsystol. Herzgeräusche (relative Trikuspidalstenose bei sehr großem Links-Rechts-Shunt); im EKG bei allen Formen AV-Überleitungsverzögerung u. Zeichen der Vorhofbelastung, bei ASD II Steiltyp mit ausgeprägtem inkomplettem Rechtsschenkelblock, bei ASD I überdrehter Linkstyp (links-anteriorer Hemiblock,

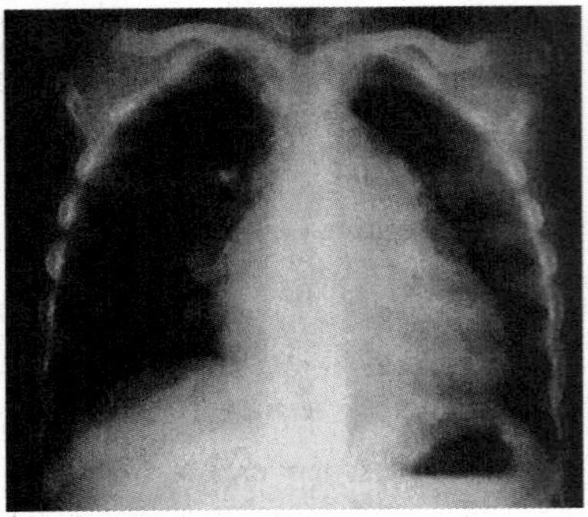

Vorhofseptumdefekt:
Röntgenbild des Thorax [79]

LAHB) mit inkomplettem Rechtsschenkelblock, im Rö.-Thorax Kardiomegalie mit vorgewölbtem Pulmonalisbogen u. verstärkter Lungengefäßzeichnung; Echokardiographie, präoperative Herzkatheterisierung, Angiokardiographie; **Ther.:** bei Shuntvolumina über 30 % op. Defektverschluss im Kleinkindesalter, intravasal-endoprothetischer Verschluss.

Vor|hof|stimulation (lat. stimulatio Anstachelung) f: (engl.) atrial stimulation; elektr. Stimulation i. R. einer Herzkatheterisierung* mit vorzeitigen Einzelreizen zur Untersuchung der Induzierbarkeit einer supraventrikulären Tachykardie* u. Bestimmung der sinuatrialen Leitungszeit u. Refraktärzeiten sowie Stimulation mit supraphysiol. Frequenz (ca. 200/min, sog. Overdrive- od. Burst-Pacing) zur Messung der AV*-Überleitungszeit u. der Sinusknotenerholungszeit (Zeit bis zum Beginn der nächsten normalen Sinuserregung nach Ende der hochfrequenten Stimulierung); pathol. verlängert beim Sick*-sinus-Syndrom. Vgl. Ventrikelstimulation.

Vor|hof|tachy|kardie (Tachy-*; Kard-*) f: (engl.) atrial tachycardia; supraventrikuläre Tachykardie* mit Ursprung in einem ektopen Erregungsbildungszentrum im Vorhof; **Vork.:** häufig bei Herzgesunden; bei Digitalisintoxikation*, Herzinsuffizienz, Cor pulmonale; **EKG:** Frequenz 150–200/min, leicht deformierte P-Wellen, oft (v. a. bei Digitalisintoxikation) in Komb. mit AV-Block II. Grades mit 2:1- od. 3:1-Überleitung; **Ther.** u. **Proph.:** s. AV-Knotentachykardie.

Vor|hof|thrombus (Thromb-*) m: (engl.) atrial thrombus; im li. Vorhof gebildeter wandständiger Thrombus, der häufig vom Herzohr ausgeht; **Urs.:** v. a. Mitralstenose* mit Erweiterung des li. Vorhofs u. Vorhofflimmern; Folge: Strömungsverlangsamung bis zur Stase; **Kompl.:** arterielle Embolie, Hirninfarkt.

Vor|last: (engl.) preload; mechan. Vorbelastung des Herzens, d. h. Dehnungszustand bzw. Länge der Herzmuskelfasern des li. Ventrikels unmittelbar vor Beginn der Ventrikelkontraktion (Systole); steht in direktem Zus. mit dem enddiastol. Druck (sog. Füllungsdruck), der mittels Herzkatheterisierung bestimmt werden kann. Von der V. abhängig ist das enddiastol. Volumen. Das Ausmaß der Muskelfaserverkürzung in der nachfolgenden Systole wird von V. u. Nachlast* des Ventrikels bestimmt. Vgl. Frank-Starling-Gesetz.

Vor|milch: Kolostrum*.

Vormundschaft: (engl.) guardianship; s. Entmündigung, Betreuung, Betreuungsgesetz.

Vor|niere: (engl.) forekidney; Pronephros; vgl. Urniere.

Vorschalt|dia|gnostik f: s. Diagnostik.

Vor|sorge: (engl.) prevention; Maßnahmen zur Verhütung von Erkrankungen u. Unfällen; s. Prävention, Präventivmedizin, Prophylaxe.

Vor|sorge|medizin f: s. Präventivmedizin.

Vor|sorge|untersuchungen: (engl.) preventive examinations; der Verhütung u. Früherkennung von Krankheiten dienende Untersuchungen, die Maßnahmen gegen Krankheitserreger u. -ursachen, Erkr. u. Krankheitsverschlimmerungen einleiten. Zu den V. der GKV gehören die Schwangerenvorsorge nach § 196 RVO (s. Mutterschaftsrichtlinien) sowie die Leistungen nach §§ 25, 26 SGB V (s. Früherkennungsuntersuchungen, Kinderfrüherkennungsuntersuchungen, Jugendgesundheitsuntersuchung). Nach § 11 des Arbeitsschutzgesetzes* sind Arbeitgeber grundsätzl. zur Ermöglichung arbeitsmed. V. verpflichtet; daneben sind für best. berufliche Risikogruppen (Gefahrstoffverordnung, Druckluftverordnung, Strahlenschutzverordnung, Arbeitszeitgesetz u. a.) arbeitsmed. u. für jugendl. Arbeitnehmer (Jugendarbeitsschutzgesetz) ärztl. V. gesetzlich vorgeschrieben. Vgl. Arbeitssicherheitsgesetz, Pränataldiagnostik, Screening-Verfahren.

Vor|steher|drüse: Prostata*.

Vortex (lat.) m: Wirbel.

Vor|urteil: (engl.) prejudice; (psychol.) auf vorgefassten Meinungen u. kaum auf Erfahrungen beruhende, oft generalisierende u. persistierende Einstellung*; häufig als Gruppenurteil über Angehörige fremder Gruppen; vgl. Stereotyp.

Vor|wasser: (engl.) forewaters; Teil des Fruchtwassers*, das während der Wehen* in den unteren Eipol gedrückt wird u. bei Blasensprung* getrennt abfließt, während dem größten Teil des Fruchtwassers durch den engen Kontakt des kindl. Kopfs mit der Uteruswand der Abfluss versperrt ist.

Vor|wehen: (engl.) false pains; s. Wehen.

Vorzugs|haltungs|syn|drom, kon|natales n: syn. konnatales Prädilektionssyndrom*.

Vossius-Ring|trübung (Adolf V., Ophth., Gießen, 1855–1925): (engl.) Vossius lenticular ring; pigmentierte Ringtrübung auf der Linsenvorderfläche nach Prellung des Augapfels inf. Abklatsches der Pupillarsaumrückfläche.

Voussure cardiaque (frz. Bogenrundung): s. Herzbuckel.

Vox (lat.) f: Stimme.

Voyeurismus m: (engl.) voyeurism; syn. Skopophilie; das mit sexueller Erregung verbundene, oft zwanghafte heiml. Betrachten von Nacktheit u. sexuellen Handlungen bei fremden Menschen; Motiv u. Quelle der erreichten sexuellen Erregung ist die Komb. von Anonymität u.

Fremdheit des sexuellen Objekts u. die Gefahr der Entdeckung u. Bestrafung; auch als **Autoskopophilie** bei Orientierung auf den eigenen Körper. Vgl. Exhibitionismus.

V-Phlegmone (gr. φλεγμονή Entzündung) **f:** s. Panaritium.

Vrolik-Krankheit (William V., Anat., Groningen, 1801–1863)**:** (engl.) Vrolik **d**isease; Typ II der Osteogenesis* imperfecta.

VSD: Abk. für **V**entrikel**s**eptum**d**efekt*.

Vulnerabilität (lat. vulnus, vulneris Wunde, Verletzung) **f:** (engl.) vulnerability; Anfälligkeit, Verletzbarkeit; (psychol.) durch genetische, organische, biochemische, psychische u. soziale Faktoren bedingte individuelle Disposition, auf Belastung überdurchschnittl. stark mit Spannung, Angst, Verwirrung bis hin zu psychot. Dekompensation zu reagieren; wesentl. für die V. für Schizophrenie* scheint z. B. eine reduzierte affektiv-kognitive Belastbarkeit i. S. einer Störung der Fähigkeit zu adäquater Informationsverarbeitung zu sein. Psychische Störungen werden durch das Zusammenwirken von V. u. Stress* (Vulnerabilität-Stress-Modell) u. aufrechterhaltenden Störungsbedingungen (Drei-Faktoren-Modell) erklärt. Vgl. Beziehungswahn, sensitiver.

Vulnus (lat.) **n:** Wunde*, z. B. V. incisivum: Schnittwunde, V. contusum: Quetschwunde, V. morsum: Bisswunde.

Vulva (lat. volva Scheide, Gebärmutter) **f:** die äußeren weibl. Geschlechtsteile; s. Genitale.

Vulva|dys|trophie (↑; Dys-*; Troph-*) **f:** (engl.) vulvar dystrophy; syn. Craurosis vulvae; Dystrophie der Übergangsschleimhaut der Vulva; histopathol. **Einteilung: 1.** hyperplastische Dystrophie mit starker Verhornung (Leukoplakie); **2.** atrophische Dystrophie (Lichen sclerosus) mit regressiven Veränderungen des äußeren Genitales; häufig in der Postmenopause auftretend; **3.** gemischte Dystrophie (mit hyperplastischen u. atrophischen Anteilen); für die Einstufung als Präkanzerose des Vulvakarzinoms* ist der Nachw. von Epithelatypien erforderlich (vgl. VIN); **DD:** Dysplasien des Vulvabereichs (Bowen-Krankheit, Erythroplasie Queyrat).

Vulva|karzinom (↑; Karz-*; -om*) **n:** (engl.) vulvar cancer; vorwiegend zw. dem 60. u. 80. Lj. auftretendes, histol. meist verhornendes Plattenepithelkarzinom im Bereich der Vulva* (ca. 4 % aller weibl. Genitalkarzinome), meist an den großen Schamlippen lokalisiert; aufgrund der außerordentl. reichen Versorgung der Vulva mit Lymphgefäßen kommt es schon frühzeitig zur lymphogenen Metastasierung, bes. in die inguinalen Lymphknoten. TNM-Klassifikation u. FIGO-Stadien: s. Tab. Als Präkanzerose* gelten die Formen der Vulvadystrophie*, die Zellatypien aufweisen. **Ther.:** radikale Vulvektomie*, evtl. Nachbestrahlung.

Vulvakarzinom
TNM-Klassifikation und FIGO-Stadien (Kurzfassung)

UICC		FIGO
T1	≤2 cm	I
T2	>2 cm	II
T3	Urethra, Vagina, Perineum, Anus	III
T4	Blasenschleimhaut, Schleimhaut der oberen Urethra, Rektumschleimhaut, Beckenknochen	IV
N1	palpabel, klinisch kein Tumorverdacht	I oder II
N2	palpabel, klinisch Tumorverdacht	III
N3	fixiert oder ulzeriert	IV
M1a	palpable tiefe Beckenlymphknoten	IV
M1b	andere Fernmetastasen	IV

Vulv|ek|tomie (↑; Ektomie*) **f:** (engl.) vulvectomy; op. Entfernung der großen u. kleinen Schamlippen; Durchführung v. a. bei Vulvakarzinom*, meist als sog. radikale V. mit Entfernung der inguinalen, ggf. zusätzl. der pelvinen Lymphknoten; evtl. auch bei älteren Pat. mit höhergradiger Vulvadystrophie*.

Vulvitis (↑; -itis*) **f:** entzündl. Veränderungen der Vulva* unterschiedl. Ätiol.; **Formen: 1.** primäre (exogene) V.: allergisch (Seifen u. Waschmittel, synthet. Fasern, Arzneimittel u. a.) od. infektiös (Herpes genitalis, Condylomata acuminata u. a.) bedingt; selten; **2.** häufiger sekundäre (fortgeleitete od. endogene) V.: entweder als Folge anderer, mit Fluor* genitalis einhergehender genitaler Erkr. (v. a. Kolpitis*) od. als Teilmanifestation hormonaler Veränderungen (z. B. aufgrund eines Östrogenmangels in der Postmenopause) sowie dermat. (z. B. Psoriasis vulgaris), infektiöser (Syphilis, bei Mädchen evtl. Enterobiasis) od. stoffwechselbedingter Allgemeinerkrankungen (z. B. Diabetes mellitus); **Sympt.:** Rötung, Schwellung, Pruritus vulvae, brennende Schmerzen; u. U. Schwellung der inguinalen Lymphknoten. Vgl. Vulvovaginitis, Bartholinitis, Ulcus vulvae acutum Lipschütz.

Vulvo|vaginitis (↑; Vagina*; -itis*) **f:** akute od. chronische Entz. von Vulva (s. Vulvitis) u. Vagina (s. Kolpitis).

Vulvo|vaginitis candido|mycetica (↑; ↑; ↑) **f:** meist durch Candida* albicans, aber auch durch andere Hefen der Candidagruppe verursachte Vulvovaginitis; **Klin.:** starke entzündl. Rötung u. typischerweise (jedoch nicht immer) rasenartigen grauweißl. Belägen im Bereich von Vulva u. Vaginalwand einschl. Portio, bei deren Entfernung Blutungen auftreten können; Vork. gehäuft im Säuglingsalter, bei Schwangeren u. bei Pat. mit Diabetes mellitus, Immunsuppression, Leukämie u. a. konsumierenden Erkr. sowie nach therapeutischer Anw. von Antibiotika, Glukokortikoiden, Hormonpräparaten (hormonale Kontrazeption) u. Zytostatika; **Diagn.:** Nativpräparat (s. ums. Abb.), selten kultureller Nachweis; **Ther.:** lokal Antimykotika (ggf. Partnerbehandlung), bei Schwangeren frühzeitige Behandlung, um eine Infektion des Neugeborenen i. R. der Geburt zu vermeiden. Vgl. Candidosen.

Vulvo|vaginitis gonor|rhoica (↑; ↑; ↑) **f:** Infektion der Vaginalschleimhaut mit Neisseria* gonorrhoeae u. sek. Beteiligung der Vulva; begünstigt entw. durch die noch fehlende Östrogenstimulierung des Vaginalepithels bei Mädchen vor der Pubertät (V. g. infantum) od. durch die altersbedingte Atrophie mit Verlust des Säureschutzes der Scheide (V. g. senilis); vgl. Gonorrhö.

Vulvo|vaginitis herpetica (↑; ↑; ↑) **f:** durch Inf. mit Herpes genitalis (s. Herpes simplex) hervorgerufene Vulvovaginitis* mit gruppenförmig

V

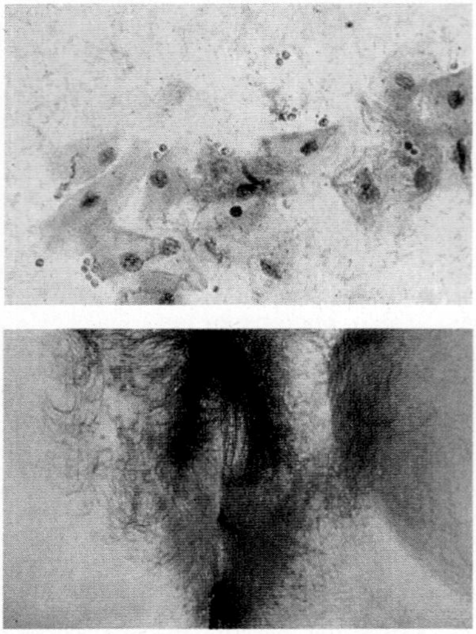

Vulvovaginitis candidomycetica:
oben: kolpozytologischer Befund mit kleinen, rundlichen, scharf berandeten Sprosszellen;
unten: klinischer Befund einer Candida-Vulvitis, die auf die Leistenbeugen und die Perianalregion übergreift [444,12]

angeordneten Bläschen, Erosionen u. Ulzerationen an Vulva, Vagina u. Portio; häufig rezidivierend. Bei Schwangeren mit V. h. besteht die Gefahr der Inf. des Kindes bei der Geburt, daher Schnittentbindung angezeigt. Vgl. Herpessepsis des Neugeborenen.

Vulvo|vaginitis infantum (↑; ↑; ↑) f: fast ausschließlich bakt. verursachte Vulvovaginitis* bei Mädchen vor der Pubertät; wird begünstigt durch die noch fehlende Östrogenstimulierung des Vaginalepithels bei gleichzeitig neutralem oder alkal. Scheidenmilieu.

Vulvo|vaginitis neo|natorum (↑; ↑; ↑) f: auf dem Boden des Desquamativkatarrhs* durch Bakterien, seltener durch Trichomonaden od. Hefen der Candidagruppe verursachte Vulvovaginitis bei weibl. Neugeborenen; die Inf. erfolgt wahrscheinl. unter der Geburt bzw. durch Verschleppung von Keimen aus der Analregion.

Vv.: Abk. für Venae (Venen).

Vx: Kampfstoff (Acetylcholinesterase-Hemmer) mit hoher Lipidlöslichkeit (dreifach wirksamer als Sarin*).

V-Y-Plastik (-plastik*) f: (engl.) V-Y advancement flap; Methode zur plast. Deckung kleiner Hautdefekte; **Prinzip:** V-förmige Lappenbildung, Defektdeckung durch Vorschieben u. Y-förmiges Einnähen, bei Fingerspitzenverletzung

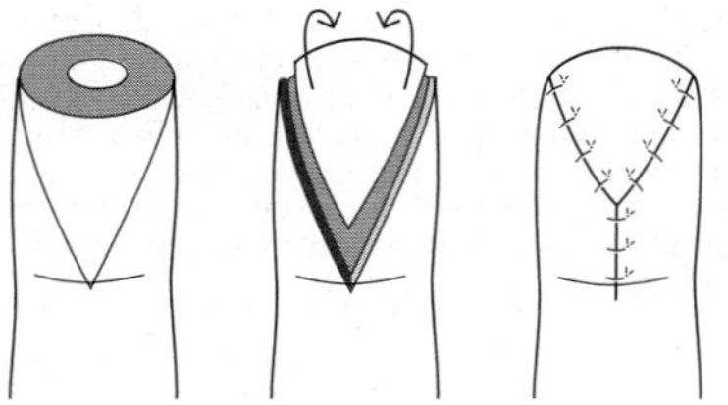

V-Y-Plastik:
bei Fingerkuppenverlust mit frei liegendem Knochen [154]

(Tranquilli-Leali-Plastik) unter Erhalt von Gefäß- u. Nervenanteil (s. Abb.). Vgl. Hautlappen.
D. Buc.

V-Zellen (Zelle*): s. Pankreas.

VZV: Abk. für Varicella*-Zoster-Virus; vgl. Herpesviridae.

W

W: 1. (physik.) Formelzeichen für Arbeit*; **2.** Einheitenzeichen für Watt*; **3.** (chem.) Symbol für Wolfram*.

Waage|balken|phänomen n: (engl.) paradoxical diaphragm sign; Absenkung der gesunden u. Aufwärtsbewegung der gelähmten Zwerchfellhälfte bei Inspiration als (röntg.) Zeichen für Phrenikuslähmung*.

Waardenburg-Syn|drom (Petrus J. von W., Ophth., Arnheim, 1886–1979) n: autosomal-dominant erbl. Erkr. mit variabler Expressivität; **Häufigkeit:** 1:30 000; 3 % der tauben Kinder; **Typ I:** syn. Klein-W.-S.; Mutationen im PAX3-Gen (Genlokus 2q35); Innenohrschwerhörigkeit, knollenförmig verdickte Nase, Piebaldismus, okuläre Anomalien (Lateralverlagerung der inneren Augenwinkel u. Tränenpünktchen bei normalem Pupillenabstand, Heterochromie der Iris) u. weitere Dysplasien; **Typ II:** entspricht Typ I mit geringerer Sympt. u. ohne Verlagerung der Augenwinkel; bei Typ IIA Mutation im MITF-Gen, das für den Mikrophthalmie-assoziierten Transkriptionsfaktor kodiert (Genlokus 3p14.1–p12.3); bei Typ IIB Mutation eines unbekannten Gens am Genlokus 1p21–p13.3. Vgl. Ektodermaldysplasie-Syndrome.

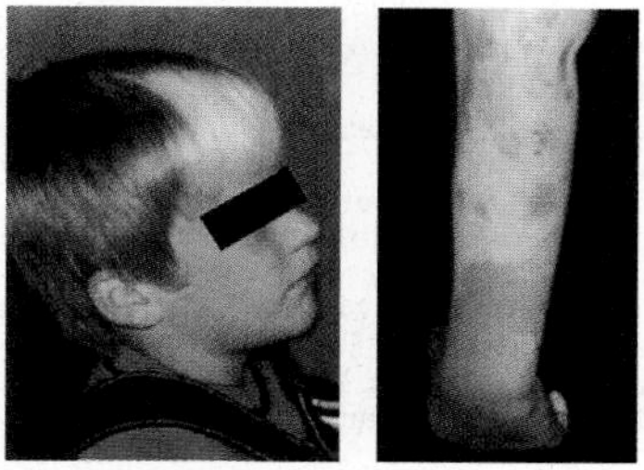

Waardenburg-Syndrom: weiße Haarsträhne über der Stirnmitte und Pigmentanomalien [4]

Waben|lunge: (engl.) honeycomb lung; syn. Zystenlunge; Ersatz normalen Lungengewebes durch dünnwandige Hohlräume (einkammerige u. multiple Zysten); **Urs.:** kongenitale Anomalie, häufiger auch Folgezustand versch. interstitieller Lungenerkrankungen (vgl. Lungenfibrose, Lymphangioleiomyomatose). Sekundärinfektionen führen zu narbiger Schrumpfung des Lungengewebes mit Überlastung des re. Herzens u. den entspr. Folgezuständen (Cor* pulmonale). Einzelzysten ohne klin. Sympt. (oft röntg. Zufallsbefund). **Diagn.:** charakterist. Ringschatten im Schichtaufnahmeverfahren bzw. in der Computertomographie. Vgl. Lungenzysten.

Wach|anfälle: (engl.) sleep paralyses; Tonusverlust während des Erwachens od. Einschlafens bei Narkolepsie*.

Wacholder: (engl.) common juniper; Juniperus communis; Strauch aus der Fam. der Zypressengewächse; Beerenzapfen (Juniperi fructus) enthalten etherisches Öl (Alpha- u. Betapinen, Myrcen, Sabinen, Thujen, Limonen, Caryophyllen, Cadinen, Elemen, Terpinen-4-ol), Flavonglykoside, Gerbstoffe, Zucker, harz- u. wachsartige Bestandteile; **Verw.:** als Diuretikum bei Entz. der ableitenden Harnwege, als Karminativum bei dyspeptischen Beschwerden; **NW:** Nierenschäden bei langdauernder Anw. od. Überdosierung; **Kontraind.:** Schwangerschaft, entzündl. Nierenerkrankungen.

Wachse: (engl.) waxes; Cera; zu den Lipiden* gehörende fettartige, leicht schmelzbare Verbindungen; (chem.) Ester langkettiger, 1-wertiger Alkohole mit höheren Fettsäuren; neben chem. synthetisierten u. teilsynthetisierten W. gibt es mineral. (Ceresin), pflanzl. (Carnauba) u. tier. W., z. B. Bienenwachs (Cera flava) u. Wollwachs (Adeps lanae); letztere werden zur Salbenherstellung verwendet.

Wach|station f: (engl.) intermediate care unit; Bettenstation für Pat. (z. B. Frischoperierte), die einer bes. Überwachung u. Behandlung bedürfen, die eine Normalpflegestation nicht bietet, aber das Ausmaß einer Intensivstation* nicht erreichen muss; vgl. Aufwachraum.

Wachstum: (engl.) growth; Vermehrung u. Vergrößerung der Körperzellen mit Zunahme der Knorpel- u. Knochensubstanz im Kindes- u. Jugendalter, verbunden mit einer Zunahme des Körpergewichts* u. der Körperlänge*; vgl. Lebensabschnitte, Wachstumsperioden; (pathol.) W. von Tumoren: s. Tumorvolumen-Verdoppelungszeit.

Wachstum, ex|pansives: (engl.) expansive growth; in sich geschlossenes, allseitig gut abgrenzbares Wachstum als Wachstumsform benigner Tumoren im Ggs. zum infiltrierenden Wachstum.

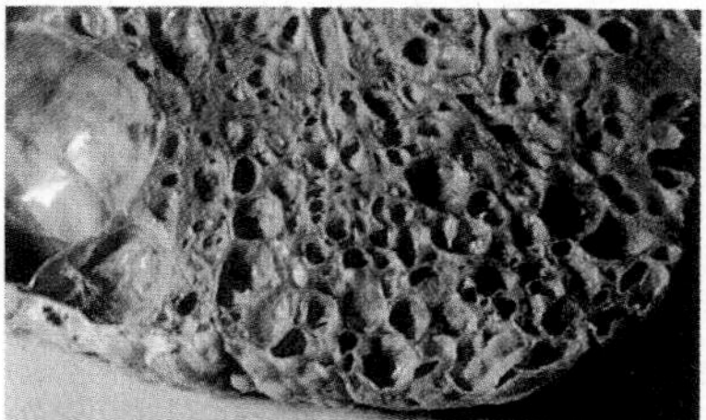

Wabenlunge

Wachstum, in|filtrierendes: (engl.) infiltrative growth; auch invasives Wachstum; Wachstum eines Neoplasmas* (meist eines malignen Tumors*) über Gewebe- u. Organgrenzen hinaus in Interzellularräume u. Gewebespalten, i. e. S. Durchtritt von Tumorzellen* in Blut- u. Lymphgefäße; führt häufig zur Destruktion lokalen Gewebes. Vgl. Metastasierung.

Wachstum, in|vasives: s. Wachstum, infiltrierendes.

Wachstums|beschleunigung: (engl.) growth acceleration; individuell verstärktes Wachstum während best. Wachstumsperioden* (z. B. in der Pubertät) od. als Folge therap. Maßnahmen; kollektive W.: s. Akzeleration.

Wachstums|faktoren m pl: (engl.) growth factors; körpereigene Peptide od. Proteine, die das Zell- bzw. Körperwachstum stimulieren; z. B. Hormone (STH*), mitogene Polypeptide od. Proteine (Zytokine), deren Wirkung über Bindung an spezif. Zellmembranrezeptoren vermittelt wird (CSF*, PDGF*, TGF*, IGF*, Tumor*-Nekrose-Faktor, Lymphokine*). Vgl. Chalone, Sekretion.

Wachstums|faktor, epi|dermaler m: (engl.) epidermal growth factor; s. EGF.

Wachstums|hormon (Horm-*) n: s. STH.

Wachstums|hormon|mangel (Horm-*): (engl.) growth hormone deficiency; ungenügende Bildung von STH* (<10 ng/ml Serum), die bei Kindern zu proportioniertem Minderwuchs* führt.

Wachstums|perioden f pl: (engl.) growth periods; Lebensabschnitte des Kindes mit im Vordergrund stehender Zunahme des Körpergewichts od. der Körperlänge i. R. des Wachstums: 1.–4. Jahr Massenwachstum (sog. erste Fülle), 5.–7. Jahr Längenwachstum (erste Streckung), 8.–10. Jahr zweite Fülle, 11.–15. Jahr zweite Streckung, 15.–20. Jahr Reifung (Längen- u. Massenwachstum gleichzeitig, bei Mädchen früher als bei Jungen).

Wachstums|pro|gnose (gr. πρόγνωσις Vorherwissen, Voraussage) f: (engl.) height prediction; syn. Endgrößenprognose; annähernd zutreffende Voraussage der Erwachsenengröße aus Knochenalter* u. Körperlänge* nach dem 6. Lj. unter Benutzung von Prognosetabellen.

Wachstums|retardierung, intra|uterine: (engl.) intrauterine growth retardation; Abk. IUWR; pränatale Dystrophie, fetale Hypotrophie; verzögerte pränatale Entw., die Früh- u. Reifgeborene betreffen kann; **Formen: 1.** symmetr. Hypotrophie (Gewicht u. Länge unter dem 10. Perzentil); **2.** asymmetr. Hypotrophie (Gewicht unter dem 10. Perzentil, Länge normal; IUWR meist erst in den letzten SSW); **3.** IUWR bei Übertragung*, führt meist zum Clifford*-Syndrom; **Urs.: 1.** intrauterine Ernährungsstörungen (z. B. bei Plazentainsuffizienz, hypertensiver Schwangerschaftserkrankung, Mehrlingen, Drogenabusus, Raucherinnen); **2.** pränatale Erkrankungen* (z. B. Infektionen); **3.** genetisch od. konstitutionell bedingt. Wegen der erhöhten Spätmorbidität (neurol. Störungen) kommt der Erkennung von Risikofaktoren bes. Bedeutung zu.

Wachstums|schmerzen: (engl.) growing pains; ziehende (nächtliche) Schmerzen v. a. an den unteren Extremitäten inf. Periostspannung bei Kindern u. Jugendlichen; da Wachstum i. Allg. schmerzlos ist, muss immer nach anderen Urs. gesucht werden, z. B. Chondropathia* patellae, aseptische Knochennekrosen*, rheumat. od. bösartige Erkrankungen (Leukämie, Plasmozytom).

Wachstums|störungen: (engl.) growth disturbances; auffällige Abweichungen von der Normalverteilung der altersgemäßen Körperlänge* bei Kindern u. Jugendlichen; die verwandten Begriffe wie Hochwuchs*, Großwuchs, Gigantismus* u. Minderwuchs* werden z. T. nicht einheitl. verwendet; i. Allg. werden jedoch Abweichungen von 2–3 Standardabweichungen (d. h. Körperlänge über dem 97. bzw. unter dem 3. Perzentil) als weiter beobachtungsbedürftig u. Abweichungen von mehr als drei Standardabweichungen als diagn. abklärungsbedürftig erachtet.

Wachs|zylinder m: (engl.) waxy cast; s. Harnsediment.

Wach|träume: (engl.) day dreams; sog. Tagträume; traumähnl. Spielen der Einbildungskraft in wachem, in sich versenktem Zustand; vgl. Psychotherapie, katathym-imaginative.

Wackel|gelenk: (engl.) amphiarthrodial joint; **1.** Amphiarthrosis; s. Gelenkformen; **2.** Schlottergelenk*.

Waden|bein: Fibula*.

Waden|krampf: (engl.) cramp in the calf muscles; s. Krampussyndrom.

Waden|schmerz: (engl.) calf pain; häufig krampfartiger Schmerz im Bereich der Wadenmuskulatur; z. B. bei Thrombose der tiefen Beinvenen, Thrombophlebitis, arteriellen Verschlusskrankheiten, Polyneuropathie, Thrombangiitis obliterans, Natriumverlustsyndrom, Hypokalzämie, epidemischer Pleurodynie, McArdle-Krankheit, Weil-Krankheit, Cholera. Vgl. Myalgie, Krampussyndrom.

Wächter|lymph|knoten: s. Sentinel-Lymphknoten.

Wärme: (engl.) warmth, thermal quantity; auch Wärmemenge; Formelzeichen Q; SI-Einheit Joule* (J).

Wärme|äqui|valent (lat. aequivalere ebenso groß, stark sein) n: s. Äquivalent, energetisches.

Wärme|ag|glutination (Agglutination*) f: (engl.) warm agglutination; Agglutination* von Partikeln bei Körpertemperatur; z. B. von Erythrozyten durch sog. Wärmeantikörper* (Wärmehämagglutination).

Wärme|anti|körper (Anti-*): (engl.) warm antibodies; Bez. für Antikörper*, deren Wirkungsoptimum oberh. von +10°C liegt; z. B. die meisten durch Immunisierung gebildeten Antikörper u. Wärmeautoantikörper als Ursache für autoimmunhämolytische Anämie. Vgl. Kältehämagglutinine, Kältehämolysine.

Wärme|bildung: (engl.) heat production; s. Wärmeregulation.

Wärme|empfindung: (engl.) heat sensation; s. Thermorezeptoren.

Wärme|häm|ag|glutination (Häm-*; Agglutination*) f: s. Wärmeagglutination.

Wärme|haushalt: s. Wärmeregulation.

Wärme|in|toleranz (lat. intolerantia Nicht-Duldung) f: (engl.) heat intolerance; Überempfindlichkeit gegen warme Umgebungstemperaturen; Vork. z. B. bei Hyperthyreose.

Wärme|regulation (lat. regula Maß, Norm) f: (engl.) thermoregulation; durch zentrale Wärmezentren* vermittelte Steuerung des Wärmehaushalts zur Erhaltung der normalen Körpertemperatur (Isothermie); **Wärmebildung:** durch biochem. Reaktionen (z. B. kalorigener Effekt der Schilddrüsenhormone), mechan. durch Muskelaktivität (Kältezittern); **Wärmeabgabe:** physik. durch Strahlung, Leitung u. Konvektion sowie Verdunstung von Schweiß über die Haut.

Wärme|stauung: (engl.) heat accumulation; Dekompensation der Wärmeregulation* (im Ggs. zu Fieber*) im normalen, aber angespannten Regelkreis; bei hoher Umgebungstemperatur, behinderter Wärmeabgabe des Körpers aus äußeren Gründen (Kleidung, Überwärmungsbad) od. endogen bei fehlender Schweißsekretion (z. B. bei Christ*-Siemens-Touraine-Syndrom od. nach pharmak. Hemmung durch Parasympatholytika als sog. Atropin-Fieber), auch bei überschießender Wärmebildung inf. exzessiver Muskelarbeit (Schwerarbeit, Leistungssport); klin. Bild der unkompensierten W.: Hitzschlag; vgl. Hitzeschäden, Hyperthermie.

Wärme|therapie f: (engl.) thermotherapy; syn. Thermotherapie; Anw. von Wärme i. R. der physikalischen Therapie* als Sauna*, Überwärmungsbad, Packung*, Wickel, Infrarotlicht, Hochfrequenztherapie* u. a.; neben einer verbesserten Durchblutung, Muskelrelaxierung u. einer analget. Wirkung wird v. a. in Verbindung mit Kaltanwendungen eine Stimulation des Immunsystems angenommen. Vgl. Hyperthermie, künstliche.

Wärme|urtikaria (Urtika*) f: (engl.) heat urticaria; Urticaria e calore; seltene, durch direkte Wärmeeinwirkung auf die Haut ausgelöste physikalische Urtikaria*; **Ther.:** Antihistaminika (bei ca. 50 % der Pat. erfolgreich).

Wärme|wert: s. Äquivalent, energetisches; Brennwert, physiologischer.

Wärme|zentren n pl: (engl.) heat centres; insbes. im vorderen Hypothalamus* lokalisierte Areale, deren Aufgabe die Koordination der Wärmeregulation* ist; beeinflussen nicht nur Wärmebildung u. -abgabe, sondern auch alle Verhaltensweisen, die für den Energiehaushalt relevant sein können (z. B. Nahrungsaufnahme, Körperhaltung). Vgl. Fieber.

Wagner-Syn|drom (Hans W. W., Ophth., Zürich, 1905–1989) n: syn. hyaloideoretinale Degeneration; Genlokus 5q13-q14; autosomal-dominant erbl. Glaskörperdegeneration durch Verflüssigung mit Entw. filamentärer, avaskulärer Membranen; chororetinale Pigmentverschiebungen, Myopie, sek. Katarakt, Ablatio retinae, Glaukom; **DD:** erbliche progressive Arthro*-Ophthalmopathie, Norrie*-Warburg-Syndrom.

Wagner-Unverricht-Syn|drom (Ernst L. W., Pathol., Leipzig, 1829–1888; Heinrich U., Int., Jena, Dorpat, 1853–1912) n: syn. Dermatomyositis*.

WAGR-Syn|drom n: syn. Chromosom-$11p^-$-Syndrom; Kurzbez. für einen Symptomenkomplex mit **W**ilms-Tumor, **A**niridie, **G**onadoblastom u. **R**etardierung durch Stückverlust am kurzen Arm von Chromosom 11; Manifestation zw. 1. u. 4. Lj.; Ätiol.: Contiguous*-gene-Syndrom.

Wahl-Zeichen (↑): (engl.) Wahl's sign; Meteorismus u. sichtbare Darmsteifung als Zeichen eines mechan. bedingten Ileus*.

Wahn: (engl.) delusion; syn. Wahngedanke, Wahnidee; inhaltliche Denkstörung* i. S. einer eigenen Überzeugung von der Lebenswirklichkeit, die im Ggs. zur allgemein akzeptierten Realität steht u. aufgrund subjektiver Gewissheit unkorrigierbar ist; der W. kann von anderen nicht geteilt werden (Ausnahme: induzierter Wahn*); der Wahninhalt (sog. Wahnthema) ist i. d. R. kulturell u. sozial bedingt u. kann durch sog. Wahnarbeit (subjektive Beweisführung) u. U. bis zu einem in sich selbst logischen Wahnsystem ausgestaltet werden. **Formen:** z. B. Beziehungswahn*, Eifersuchtswahn*, Größenwahn*, Verfolgungswahn*, Versündigungswahn*; **Vork.:** bei Schizophrenie, wahnhafter Depression, org. Psychose, wahnhafter Störung, progressiver Paralyse sowie in Zus. mit Angst u. Isolation; **Ther.:** Neuroleptika, Psychotherapie (in Abhängigkeit von der Grunderkrankung).

Wahn, systematisierter: (engl.) systematized delusion; Wahn*, bei dem die Betroffenen Verknüpfungen zw. einzelnen Wahnphänomenen, Sinnestäuschungen, Ich-Erlebensstörungen u. nicht krankhaft veränderten Beobachtungen u. Erlebnissen herstellen, die als Beweis u. Bestätigung des Wahninhalts angesehen werden (z. B. Versuch, Verfolgungsideen zu begründen u. auf Ursachen zurückzuführen). G. St.-I.

Wahn, de|pressiver: (engl.) depressive delusion; Wahn* mit depressiven Inhalten, v. a. als Idee u. Gefühl von Schuld, Versündigung, Verarmung, Insuffizienz u. Hypochondrie; Vork. z. B. bei wahnhafter Depression*. Vgl. Syndrom, depressives.

Wahn, hypo|chondrischer: (engl.) hypochondric delusion; sog. Krankheitswahn; wahnhafte Überzeugung, an einer (schweren, unheilbaren) Erkr. zu leiden; u. U. als Steigerung einer Hypochondrie* od. hypochondrischen Depression*.

Wahn, in|duzierter: (engl.) induced insanity; (frz.) folie à deux; Bez. für Übertragung u. kritiklose Übernahme von psychot. Sympt. (z. B. Wahnideen, Halluzinationen) eines Pat. mit psych. Erkr. durch eine nahestehende Person.

Wahn, nihilistischer: s. Cotard-Syndrom.

Wahn|sinn: (engl.) lunacy, insanity, madness; Insania; veraltete Bez. für psych. Störungen, die mit Störungen der kognitiven u. affektiven Funktionen, Wahn* u./od. Halluzinationen einhergehen.

Wahn|wahrnehmung: (engl.) delusional perception; Bez. für eine als tatsächlich erlebte Wahrnehmung, die von allgemein akzeptierten Wahrnehmungen abweicht u. der durch eine eigene Logik eine best. Bedeutung beigemessen wird; Vork. z. B. bei Schizophrenie*.

Wahrnehmung: (engl.) perception; allg. Bez. für den komplexen Vorgang von Sinneswahrnehmung, Sensibilität u. integrativer Verarbeitung von Umwelt- u. Körperreizen. Störungen der W. können durch eine Beeinträchtigung der Funktion von Sinnesorganen, durch Sensibilitätsstörungen od. Veränderungen im Wahrnehmungsfeld sowie eine Störung der Wahrnehmungsverarbeitung (z. B. bei Halluzination od. Illusion) verursacht werden. Vgl. Sinnestäuschung.

Wahrnehmung, ent|optische: (engl.) entoptic phenomenon; Wahrnehmung von opt. Phänomenen, die sich im eigenen Auge befinden u. als Schatten nach außen lokalisiert werden können (Gesichtstäuschungen, opt. Täuschungen); z. B. bei Trübungen der brechenden Medien (Hornhaut, Linse, Glaskörper; s. Mouches volantes); e. W. der Netzhautgefäße als Schattenfigur (Aderfigur) bei seitl. Beleuchtung.

Wahrnehmungs|feld: (engl.) auditopsychic centre; **1.** (neurophysiol.) kortikales Areal mit der Funktion der Integration von Sinneswahrnehmungen, z. B. Sehrinde*, Hörzentrum*; **2.** (psychol.) Umfeld eines wahrgenommenen Objekts, von dem u. a. dessen Beurteilung abhängig ist. Vgl. Gesichtsfeld.

Wahrscheinlichkeit: (engl.) probability (Abk. p); (statist.) ein für ein best. zufallsabhängiges Ereignis (sog. Zufallsvariable) charakteristischer, i. Allg. unbekannter, d. h. theoretischer Wert für die Häufigkeit, mit der bei Beobachtung gleichartiger Elemente einer Gesamtheit od. bei wiederholter Beobachtung eines Elements dieses Ereignis auftritt; je mehr Elemente beobachtet werden bzw. je mehr Beobachtungen stattfinden, desto geringer wird die Abweichung der tatsächl. beobachteten Häufigkeit von diesem theoret. Wert. Die Wahrscheinlichkeitstheorie befasst sich mit der Berechnung von W. für Ereignisse. Vgl. Statistik.

Wahrscheinlichkeits|verteilung: (engl.) probability distribution; (statist.) formelhafte od. graph. Darstellung der Wahrscheinlichkeiten, mit denen eine Zufallsvariable best. Werte annimmt; vgl. Statistik.

Waldenström-Krankheit (Jan G. W., Int., Lund, geb. 1906)**:** syn. **1.** Makroglobulinämie*; **2.** Purpura* hyperglobulinaemica.

Walden-Umkehr (Paul W., Chem., Riga, Tübingen, 1863–1957)**:** veraltete Bez. für Epimerisierung an einem asymmetr. C-Atom (s. Isomerie), durch die sich die opt. Drehrichtung ändert.

Waldeyer-Faszie (Heinrich W. G. v. W.-Hartz, Anat., Breslau, Berlin, 1836–1921; Fasc-*) **f:** (anat.) Fascia inf. diaphragmatis pelvis.

Waldeyer-Organ (↑) **n:** (anat.) Paradidymis*.

Waldeyer-Rachen|ring (↑)**:** (anat.) Anulus lymphoideus pharyngis; s. Rachenring, lymphatischer.

Wald- und Wiesen|mücke: s. Aedes.

Walker-Warburg-Syn|drom n: s. Muskeldystrophien, kongenitale.

Walk-through-Phänomen n: (engl.) walk through phenomenon; Durchgeh-Phänomen; typische belastungsabhängige Erscheinung bei Pat. mit Claudicatio* intermittens; im Stadium II (nach Fontaine) der peripheren arteriellen Verschlusskrankheiten* der unteren Extremität kommt es unter Belastung zu Schmerzen, die beim Weitergehen wieder verschwinden; die betroffenen Pat. können „durch den Schmerz hindurchgehen".

Wallenberg-Syn|drom (Adolf W., Int., Danzig, 1862–1949) **n:** s. Hirnstammsyndrome.

Waller-De|generation (Augustus V. W., Physiol., Birmingham, 1816–1870; Degeneratio*)**:** Degeneration des distal gelegenen Anteils eines Nervs nach Durchtrennung (Neurotmesis) mit Verlust von Erregbarkeit u. Leitfähigkeit. Vgl. Hanken-Büngner-Bänder.

Wallerström-Test m: Verf. zur Differenzierung der A-Streptokokken von anderen Streptokokken; Blutplatte mit drei Plättchen: Bacitracin, A-Streptokokken-empfindlich; Dextrose, hebt die Hämolysefähigkeit der A-Streptokokken auf; Natriumnukleinat, verstärkt die Hämolyse.

Wallungen: (engl.) hot flushes; Kongestionen, aufsteigende Hitze; s. Klimakterium.

Walnuss, echte: Juglans* regia.

Wal|rat m: (engl.) cetaceum; Cetaceum*.

Walthard-Zell|inseln (Max W., Gyn., Frankfurt, Zürich, 1867–1933; Zelle*)**:** (engl.) Walthard's cell islets; versprengte Epithelnester im Bereich des Mesovars, der Mesosalpinx od. unter der Tubenserosa; entstehen aus Resten des Wolff- od. Müller-Gangs; meist klin. bedeutungsloser Nebenbefund, evtl. Ausgangspunkt des Brenner*-Tumors.

Wander|drang: syn. Poriomanie*.

Wander|filarie (Filarien*) **f:** Loa* loa.

Wander|hoden: syn. Pendelhoden*.

Wander|milz: (engl.) ectopic spleen; angeborene od. erworbene Abwärtsverlagerung der Milz inf. Dehnung der Aufhängebänder, z. B. bei Enteroptose, Splenomegalie, Aszites, selten inf. Trauma; **Kompl.:** Stieldrehung, Thrombose, Nekrose; **Ther.:** evtl. Splenopexie.

Wander|niere: syn. Nephroptose*.

Wander|röte: (engl.) erythema chronicum migrans; s. Erythema migrans.

Wander|zellen (Zelle*)**:** (engl.) wandering cells; amöboid bewegliche Zellen, v. a. Leukozyten*, Monozyten* u. Zellen des Monozyten*-Makrophagen-Systems.

Wander|zellen, ruhende (↑)**:** (engl.) resting wandering cells; s. Histiozyten.

Wange: Bucca*.

Wangen|bändchen: (engl.) cheek ligaments; s. Lippenbändchen.

Wangen|brand: s. Noma.

Wangen|fett|pfropf: syn. Bichat-Fettpfropf; s. Corpus adiposum buccae.

Wangen|plastik (-plastik*) **f:** (engl.) meloplasty; Meloplastik; Ersatz der Wangenhaut durch gestielten Lappen aus Hals- od. Stirnhaut; zur Deckung gleichzeitiger Schleimhautdefekte wird die Zungenschleimhaut, der harte Gaumen od. die noch erhaltene Wangenschleimhaut herangezogen; vgl. Hautplastik.

Wangen|spalte: (engl.) meloschisis; s. Gesichtsspalten.

Wanner-Sym|ptom (Friedrich W., Otol., München, 1870–1944) **n:** Bez. für verschlechterte Knochenleitung* ohne vorhandene Innenohrerkrankung bei pathol. intrakraniellen Prozessen od. Veränderungen der Schädeldecke.

Wantz-Operation (G. E. W., zeitgen. Chir., USA) **f:** Verf. zur Versorgung einer Hernia inguinalis (s. Hernie); ein 15 cm großes Kunststoffnetz wird durch eine quere Hautinzision oberhalb der Leistenregion so auf dem Peritoneum u. hinter dem vorderen Schambeinast platziert, dass alle Bruchlücken abgedeckt sind; sicherste konventionelle Meth. beim Rezidiv einer Hernia femoralis. Vgl. Hernioplastik, Stoppa-Operation.
J. Die.

Wanzen: (engl.) bugs; Heteroptera; Insekten (vgl. Arthropoden) mit stechend-saugenden Mundwerkzeugen; Parasiten* des Menschen u. z. T. Krankheitsüberträger; **Entw.:** meist fünf

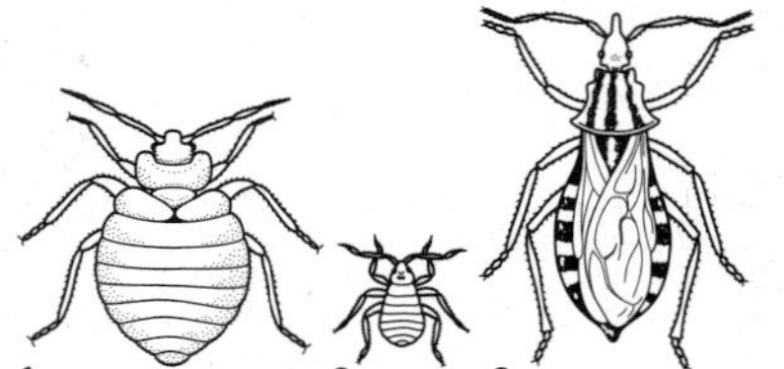

Wanzen:
Cimex lectularius: 1: weibliche Wanze;
2: Larve; 3: Panstrongylus megistus

W

Larvenstadien; Larven der Imago ähnlich (hemimetabole Entw.) u. ebenfalls Blutsauger; ektoparasit. W. müssen vor jeder Häutung Blut aufnehmen; Lebensdauer der Imago je nach Klima Wo. bis Mon.; **Einteilung: 1.** Bettwanzen (Cimicidae): bis 5 mm lange, braunrote, dorsoventral abgeplattete, flügellose Insekten; evtl. Überträger des Hepatitis-B-Virus; gemeine Bettwanze (Cimex lectularius), Vork. kosmopolitisch, v. a. gemäßigte Zonen; trop. Bettwanze (Cimex hemipterus) v. a. in den feuchten Tropen; **2.** Raubwanzen (Reduviidae): 2–4 cm lange, geflügelte, verschiedenfarbige dorsoventral abgeplattete Insekten; Blutsauger bei Mensch u. Tier in Amerika; Unterfamilie Triatominae: Überträger (infektiöser Kot) des Err. der Chagas*-Krankheit, Trypanosoma* cruzi u. des apathogenen Trypanosoma rangeli; brasilian. Raubwanze (Panstrongylus megistus): ca. 4 cm lange, rot gezeichnete Wanze; venezolan. Raubwanze (Rhodnius prolixus): ca. 2 cm lange, gräulich gezeichnete W.; weitere wichtige Arten: Triatoma dimidiata, Triatoma infestans, Triatoma sordida u. Triatoma brasiliensis.

Wanzen|zecken: (engl.) soft ticks; syn. Lederzecken; s. Zecken.

Warburg-Atmungs|ferment (Otto H. W., Physiol., Chem., Berlin, 1883–1970; Fermente*) n: veraltete Bez. für Zytochromoxidase*.

Warburg-Dickens-Horecker-Abbau|weg (↑): s. Pentosephosphatzyklus.

Warfarin (INN) n: synthet. Cumarinderivat; s. Cumarinderivate.

Warfarin-Em|bryo|pathie (Embryo-*; -pathie*) f: (engl.) warfarin embryopathy; Vork. von Skelettdeformitäten u. u. U. geistiger Retardierung bei Kindern, deren Mütter in der Frühschwangerschaft (4.–6. SSW) Cumarinderivate* eingenommen haben.

Waring-Blendor-Syn|drom n: mechanische Schädigung der Erythrozyten an mit Kunststoffen op. korrigierten Herzseptumdefekten; dadurch verkürzte Lebensdauer der Erythrozyten, die im Blutausstrich als Fragmentozyten erscheinen.

Warren-Shunt (Dean W., amerikan. Chir., 1924–1989; engl. shunt Nebenschluss, Weiche) m: peripherer splenorenaler Shunt; s. Shunt, portosystemischer (Tab.).

Wartenberg-Syn|drom n: s. Radialiskompressionssyndrom.

Wartenberg-Zeichen (Robert W., Neurol., Freiburg i. Br., San Francisco, 1887–1956): (engl.) Wartenberg's symptom; s. Pyramidenbahnzeichen (Tab.).

Warthin-Tumor (Alfred Scott W., Pathol., Ann Arbor, 1866–1931; Tumor*) m: syn. Kystadenolymphoma papilliferum; s. Speicheldrüsentumoren.

Warze: (engl.) wart; Verruca*.

Warzen|fort|satz: Processus* mastoideus.

Warzen|hof: s. Areola mammae.

Warzen|virus (Virus*) n: s. Papillomavirus.

Wasch|frauen|hände: s. Waschhaut.

Wasch|haut: 1. (dermat.) inf. Entfettung od. Alkalisierung (z. B. durch übermäßiges Waschen) aufgequollene, weiße, gewellte Epidermis an Händen u. Füßen; **2.** (gebh.) trockene u. faltige Haut als Zeichen für Übertragung* bei Neugeborenen; s. Runge-Zeichen; **3.** (pathol.) faltige u. gequollene Haut bei einer Wasserleiche*.

Waschung: (engl.) ablution; hydrotherap. Maßnahme mit einem in kaltes (10–15 °C) Wasser getauchten Tuch; mildeste Form großflächiger Kaltanwendung zur Fiebersenkung u. Kreislaufanregung durch reaktive Hyperämie* insbes. bei bettlägerigen Pat. bzw. in der Kneipp*-Therapie.

Wasch|zwang: (engl.) compulsion to wash; Zwangshandlung* mit unüberwindlichem Reinigungstrieb, der aus Furcht vor Verunreinigung od. Ansteckung dazu zwingt, sich sofort nach jeder Berührung eines Menschen od. Gegenstandes (z. B. Türklinken) gründl. zu waschen.

Wasser: (engl.) water; Hydrogeniumoxid (H_2O); Vork.: Dreiviertel der Erdoberfläche (Meere), in der Atmosphäre bis zu 4 Vol.% (als Wasserdampf), im menschl. Körper zu ca. 40–70 % (altersabhängig); chem. rein nur als destilliertes Wasser*, erstarrt bei 0 °C (u. 101 kPa bzw. 760 mmHg) zu Eis u. siedet bei 100 °C, größte Dichte bei +4 °C; MG 18,02; natürl. vorkommendes W.: **1. Regenwasser:** ähnlich dem destillierten W., enthält aber Staubteilchen u. die Luftgase in gelöster Form; **2. Flusswasser:** enthält 0,01 bis 0,2 % „feste" Stoffe (Calcium- u. Magnesiumsalze) in gelöster Form; **3. Quellwasser:** enthält ebenfalls gelöste Salze, bei höheren Konz. spricht man von Mineralwässern. **4. Meerwasser:** enthält bis zu 3,5 % Salze (hauptsächl. Kochsalz). Trinkwasser* ist durch Filtern u. andere Reinigungsprozesse (Enteisenung) gereinigtes u. (weitgehend) entkeimtes Grund- (Quell-) od. Flusswasser. **Härte** des W. wird durch gelöste Salze bedingt; vorübergehende Härte durch Carbonate u. Bicarbonate kann durch Kochen beseitigt werden (Carbonate fallen aus), während die bleibende Härte überwiegend durch Sulfate (Gipshärte) bedingt ist, die auch beim Kochen in Lösung bleiben; die Summe beider ergibt die Gesamthärte (meist Ca- u. Mg-Verbindungen). **Bestimmung** mit Clark-Seifenlösung u. Messung in deutschen Härtegraden; vgl. Härtegrade des Wassers.

Wasser|bedarf: (engl.) water requirement; Wassermenge, die tägl. zur Erhaltung der homöostat. Elektrolytkonzentrationen in den einzelnen Flüssigkeitskompartimenten* des Körpers aufgenommen werden muss; ergibt sich aus Wasserverlusten durch Perspiratio, Harn u. Fäzes. Vgl. Wasserhaushalt, Durst, Wasserbilanz.

Wasser|bilanz f: (engl.) water balance; Gegenüberstellung der Wassereinfuhr (Getränke, Flüssigkeit aus fester Nahrung, Oxidationswasser, evtl. Infusionen) u. Wasserausfuhr (Harn, Flüssigkeit des Stuhlgangs, Feuchtigkeit der Ausatemluft, Schweiß, evtl. Magensaft u. a. Körperflüssigkeiten); s. Wasserhaushalt.

Wasser|blau-Dextrose|agar m: (engl.) waterblue dextrose agar; Nährmedium zur quant. Bakteriophagendiagnostik.

Wasser|bruch: s. Hydrozele.

Wasser, de|stilliertes: (engl.) distilled water; durch einfache (Aqua destillata) od. mehrfache (Aqua bidestillata, tridestillata) Destillation* gereinigtes Wasser; nicht steril!

Wasser|di|urese (Dia-*; Ur-*) f: (engl.) water diuresis; Ausscheidung von in Bezug auf Plasma hypoosmolarem Urin durch die Niere (Urinosmolalität 30–100 mosmol/kg) bei Fehlen von antidiuretischem Hormon; s. ADH.

Wasser|epi|demie (gr. ἐπίδημος im Volk verbreitet) f: (engl.) water-borne epidemic; durch Aufnahme kontaminierten Trinkwassers* (z. B. mit Salmonellen, Shigellen, Choleravibrionen,

Leptospiren, Poliomyelitis- u. Hepatitis-Viren) entstehende Infektionskrankheit; explosionsartiges Ansteigen der Erkrankungszahl durch etwa gleichzeitige Infektion eines Kollektivs, dann schnelles Absinken mit vereinzelten Kontaktinfektionen (je nach Erreger); **Proph.:** sorgfältige Aufbereitung des Trinkwassers (Reinigung, Desinfektion) u. hyg. einwandfreie Verteilung bis zum Verbrauch.

Wasser|fieber: syn. Feldfieber*.

Wasser|floh|all|ergie (Allergie*) f: (engl.) water flea allergy; syn. Daphnien-Allergie; IgE-vermittelte Allergie* vom Soforttyp gegenüber Blattfußkrebsen bei Zierfischhaltern, Fischzüchtern u. Arbeitern in Fischfutterfabriken; Kreuzallergie* zu Milbenallergenen möglich.

Wasser, freies: (engl.) free water; (biochem.) osmotisch nicht gebundenes Wasser.

Wasser|geburt: (engl.) water birth; Geburt unter Wasser in spez. Gebärwanne; erleichtert Entspannung u. Beweglichkeit der Gebärenden; Ziel ist die schmerzarme, rasche Geburt* ohne Dammverletzung; Überwachung des Fetus mittels Kardiotokographie* sollte gewährleistet sein. W. Str.

Wasser|hammer|puls (Puls*) m: (engl.) water-hammer pulse; Puls mit raschem Druckanstieg u. hoher Druckamplitude (Pulsus celer et altus) bei Aortenklappeninsuffizienz*.

Wasser|haushalt: (engl.) water balance; Bez. für die Vorgänge der Wasseraufnahme, Wasserverteilung u. Wasserabgabe des Organismus; der W. ist mit dem Elektrolythaushalt* funkt. eng verknüpft, da das chem. nicht gebundene Körperwasser als isoton. Lösung mit rel. konstantem Gehalt an Elektrolyten u. variablem Gehalt an org. Stoffen vorliegt.

Wasseraufnahme: Unter normalen Bedingungen setzt sich die aufgenommene Flüssigkeitsmenge (gesamt ca. 2000 ml/d) aus dem Wassergehalt der flüssigen (1000 ml/d) u. festen Nahrungsmittel (700 ml/d) sowie dem im intermediären Stoffwechsel gebildeten sog. Oxidationswasser (300 ml/d) zusammen. Der Wasserbedarf reguliert durch das Durstgefühl die Wasseraufnahme; dieses wird durch den Wassergehalt der Zellen, das Plasmavolumen u. a. hervorgerufen. **Wasserverteilung:** Das Gesamtwasser beträgt beim Erwachsenen ca. 55–60 % des Körpergewichts u. ist damit Hauptbestandteil des menschl. Körpers. Es nimmt mit zunehmendem Alter ab. Ca. 63 % des Gesamtwassers befindet sich im Intrazellularraum u. ca. 37 % im Extrazellularraum (s. Extrazellularflüssigkeit). Aufteilung des Extrazellularwassers in interstitielles Wasser (27 %), Plasmawasser (7 %) u. transzelluläres Wasser (3 %); der Wassergehalt des Kleinkindes ist beträchtlich größer. Wassergehalt u. -verteilung stehen in engerer Beziehung zur Körperoberfläche als zum Körpergewicht. Die Meth., mit denen die Wasserverteilung gemessen werden kann, sind für die Klinik zu aufwendig (vgl. Körperwasser). Zur klin. Beurteilung wird meist der Natriumgehalt des Serums, die Osmolarität* bzw. Osmolalität*, der Blutdruck, das spezif. Gewicht des Harns, der Hämatokrit, die Erythrozytenzahl u. Elastizität der Haut u. des subkutanen Gewebes herangezogen. Für die Wasserverteilung zw. den versch. Räumen sind die osmot. Konzentrationsverhältnisse u. der onkot. Druck des Plasmas u. des Gewebes von Bedeutung. **Wasserabgabe:** Gesamtwasserabgabe 2000 ml/d; besteht aus der Wasserabgabe im Harn (1000 ml/d), im Stuhl (100 ml/d) u. durch sog. unmerkliche Verluste (Perspiratio* insensibilis: Haut 500 ml/d, Lunge 400 ml/d). Der Wasserverlust über die Haut kann bei schwerer körperl. Betätigung bei hohen Temperaturen bis auf das 20–25fache ansteigen (s. Schweißsekretion).

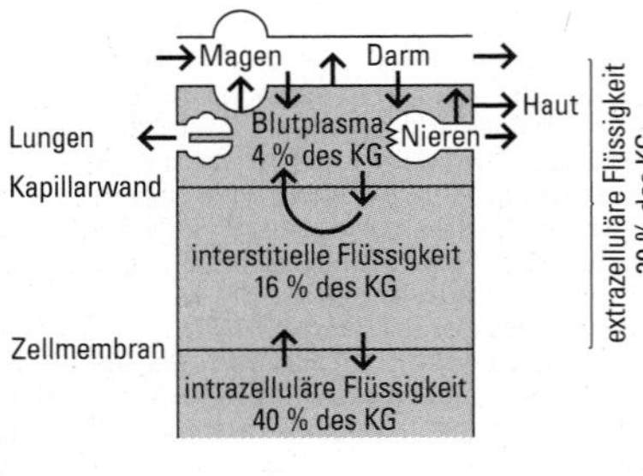

Wasserhaushalt: Flüssigkeitsräume und Wasseraustausch im Organismus; KG: Körpergewicht [123]

Hormonale Regulation des W. v. a. durch: **1.** Mineralokortikoide der Nebenniere*; **2.** STH, durch dessen Einfluss der Wassergehalt der Gewebe ansteigt; **3.** antidiuretisches Hormon (ADH*). **Störungen des W.: 1.** Wasserüberschuss durch eine primär renale (akutes Nierenversagen, Harnwegverschluss) od. prärenale Insuffizienz (extrazellulärer Volumenverlust, Schock*) od. durch eine pathol. erhöhte Aktivität des ADH (bei Herzinsuffizienz, Leberinsuffizienz, best. Karzinomen, Hirnerkrankungen u. a.); **2.** Wassermangel durch ungenügende Zufuhr (Entzug, Unmöglichkeit der Aufnahme), bes. bei gleichzeitig erhöhtem Wasserverlust (inf. von Fieber, Hitze, Hyperventilation, Diabetes insipidus, Diabetes mellitus, Durchfall, Hypokaliämie u. a.). Vgl. Dehydratation, Hyperhydratation, Exsikkose, Hydrämie, Ödem, Wasserintoxikation, Flüssigkeitskompartimente.

Wasser|haut: s. Amnion.

Wasser|in|toxikation (Intoxikation*) f: (engl.) water intoxication; Wasservergiftung; lebensgefährl. Krankheitszustand, der bei schneller Aufnahme von zuviel Wasser auftritt (Überwässerung des Körpers); Vork. bei übermäßiger bzw. inadäquat zusammengesetzter Infusionsbehandlung, zu ausgedehnter Magenspülung u. ä.; **Sympt.:** Übelkeit, Erbrechen, Lungenödem mit Dyspnoe, akute Herzinsuffizienz (Volumenüberlastung), Oligo- bis Anurie, komatöser Zustand. Vgl. Hyperhydratation, Hyponatriämie.

Wasser|kopf: veraltete Bez. für Hydrozephalus*.

Wasser|krebs: s. Noma.

Wasser|leiche: (engl.) waterlogged corpse; im Wasser (meist in Bauchlage) gefundene Leiche nach Tod durch Ertrinken*, Badetod* od. Tötung außerhalb des Wassers; postmortale Treibverletzungen u. Verletzungen durch Schiffsschrauben sind gegenüber defensiver Leichenzerstückelung, Verletzung durch Wassertiere u. Bergungverletzung abzugrenzen. Kriterien zur Abschätzung der **Wasserliegezeit**: Adipocire*, Waschhautbildung an Händen u. Füßen, Ablösung der Oberhaut einschl. Hautanhangsgebilde, Mazerationserscheinungen u. Fäulnis (s. Casper-Regel). V. Sch.

Wasser|re|sorption (lat. resorbere wiederaufsaugen) f: (engl.) water resorption; **1.** Aufnahme von Wasser aus dem Magen-Darm-Trakt, insbes. im Dünndarm (maximal ca. 15 ml/min); **2.** Rücktransport von Wasser im Tubulusapparat der Nieren zur Harnkonzentrierung. Vgl. Resorption.

Wasser|sack|niere: s. Hydronephrose.

Wasser|speier|gesicht: (engl.) hurloid facies; s. Gargoylismus.

Wasser|stoff: (engl.) hydrogen; chem. Element, Symbol H (Hydrogenium), OZ 1, rel. Atommasse 1,0081, 1-wertig, das leichteste Element; als Molekül (H_2) das leichteste Gas, in der Luft zu 5×10^{-5} Vol.% enthalten; farb-, geruch- u. geschmacklos, verbrennt an der Luft zu Wasser; Wasserstoff gemischt mit Sauerstoff ist Knallgas. Beim katabolen Abbau von Nährstoffen (v. a. Monosaccharide, Neutralfette, Aminosäuren) entstehen bei Enzymreaktionen (z. B. Glykolyse) Reduktionsäquivalente, die durch Enzyme (Dehydrogenasen, Oxidasen; Coenzyme* NAD, NADP, FMN, FAD) übertragen u. in der sog. Atmungskette* unter ATP-Gewinn zu Wasser oxidiert werden. **Schwerer W.:** Deuterium*; vgl. Tritium.

Wasser|stoff|bindung: (engl.) hydrogen bond; s. Bindung, chemische.

Wasser|stoff-Ex|halations|test (Exhalatio*) m: (engl.) hydrogen breath test; auch H_2-Atemtest; gaschromatograph. Messung der Wasserstoffkonzentration in der Ausatmungsluft nach Aufnahme von Laktose, die im Dünndarm in Galaktose u. Glukose gespalten u. resorbiert wird; bei Laktasemangel gelangt sie in den Dickdarm u. wird bakt. vergoren, wobei Wasserstoff entsteht, der über das Blut in die Ausatmungsluft gelangt u. als Anteil der Atemgase analysiert werden kann. Die H_2-Konz. ist ein Maß für die Schwere des Laktasemangels. Nach dem gleichen Prinzip kann durch Gabe von nicht resorbierbarer Laktulose die orozökale Passagezeit gemessen bzw. durch Gabe von z. B. Glukose eine bakt. Fehlbesiedlung des Dünndarms erfasst werden.

Wasser|stoff|ionen|kon|zentration (gr. ἰών gehend; Co-*; Centr-*) f: (engl.) hydrogen ion concentration; Symbol $[H^+]$, korrekter $[H_3O^+]$; Stoffmengenkonzentration der Wasserstoffkationen; Messungen der elektr. Leitfähigkeit von reinem Wasser ergaben, dass bei 22 °C in 10 Mill. (10^7) Liter Wasser 1 Mol* Wasser als Ionen enthalten ist, d. h. in reinem H_2O beträgt die Konz. der Wasserstoffkationen bei **neutraler Reaktion** 10^{-7} u. die der Hydroxidionen $[OH^-]$ ebenfalls. Die Gesamtkonzentration der Wasser(kat- u. an-)ionen ist bei 22 °C konstant 10^{-14} (Ionenprodukt des Wassers). Bei **saurer Reaktion** ist die W. erhöht (u. die Hydroxidionenkonzentration entspr. dem Ionenprodukt des Wassers erniedrigt); bei **alkalischer Reaktion** ist die W. erniedrigt (u. die Konz der OH^- entspr. erhöht).

Aus prakt. Gründen führte Sörensen den **Wasserstoffexponenten** pH* ein (vgl. Henderson-Hasselbalch-Gleichung), der die **aktuelle W.**, d. h. die tatsächlich in der Lösung vorhandenen H^+-Ionenkonzentration angibt. Die **potentielle W.** ist die H^+-Ionenkonzentration, die unter geeigneten Bedingungen zusätzlich gebildet werden kann. Die ungefähre **Bestimmung** der W. erfolgt kolorimetrisch mit Hilfe von pH-Indikatoren, die genaue durch Messung mit einem pH-Meter.

H^+-Ionen reagieren mit einem Wassermolekül zu $(H_2OH)^+$, also H_3O^+ (Hydroniumion od. Hydroxoniumion), z. B. Salzsäure: $HCl + H_2O \rightarrow H_3O^+ + Cl^-$. Vgl. Ionen, Pufferung.

Wasser|stoff|per|oxid n: (engl.) hydrogen peroxide; auch Wasserstoffsuperoxid (H_2O_2); wegen ausgeprägter Oxidationsfähigkeit Verw. als Bleichmittel (meist in 3%iger wässriger Lösung) u. als Komponente in Desinfektionsmitteln, Haut- u. Schleimhautantiseptika.

Wasser|stoff, schwerer: Deuterium*.

Wasser|sucht: Hydrops*, Ödem*.

Wasser|vergiftung: Wasserintoxikation*.

Wasser|verlust: s. Dehydratation.

Wasser|verlust, trans|epi|dermaler: (engl.) transepidermal water loss (Abk. TEWL); mittels Evaporimetrie* bestimmbarer Indikator für Funktionseinbußen der Hornschichtbarriere der Haut, z. B. bei atopischem Ekzem, Kontaktekzem; vgl. Hautfeuchtigkeit, relative.

Wasting-Syn|drom (engl. to waste abnehmen, schwinden) n: s. HIV-Kachexiesyndrom, TCDD.

Waterhouse-Friderichsen-Syn|drom (Rupert W., Arzt, Bath, 1873–1958; Carl F., Päd., Kopenhagen, 1886–1961) n: Schockzustand bei Kleinkindern (weniger häufig bei älteren Kindern u. selten bei Erwachsenen) mit hämorrhagischer Nekrose bd. Nebennieren inf. einer Sepsis* (meist durch Meningokokken, seltener durch andere Err. wie Haemophilus influenzae bedingt); **Klin.:** schlagartiger Beginn unter raschem Fieberanstieg mit Kollapszeichen (Blässe, Erbrechen, Durchfall), foudroyanter Verlauf; bei Meningokokkensepsis zahlreiche Hautblutungen (Petechien, Sugillationen) inf. Verbrauchskoagulopathie*; hohe Letalität.

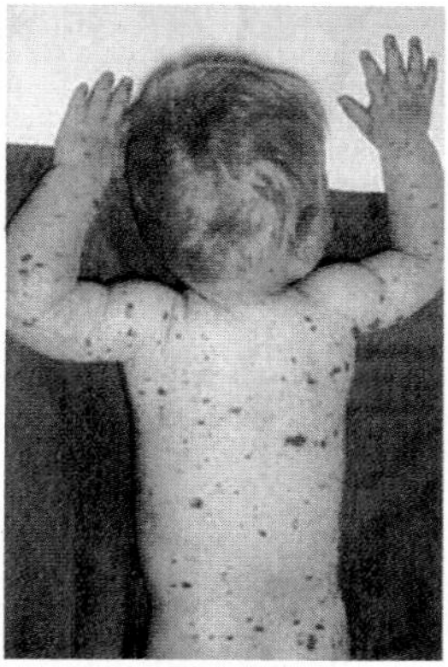

Waterhouse-Friderichsen-Syndrom: Hautblutungen bei Meningokokkensepsis [179]

Waterston-Cooley-Operation (David J. W., brit. Thorax- u. Kinderchir., geb. 1910; Denton C., zeitgen. Herzchir., Houston, Texas) f: nicht mehr gebräuchl. Palliativoperation bei Fallot*-Tetralogie; Anastomosierung zw. rechter A. pulmonalis u. Aorta ascendens; ersetzt durch modifizierte Blalock*-Taussig-Operation bzw. Stent-Implantation in den Ductus arteriosus.

Watschel|gang: (engl.) waddle; s. Gangstörungen.

Watson-Crick-Form: Konfiguration doppelsträngiger DNA*.

Watsonius watsoni (nach Malcolm Watson., brit. Arzt, 1873–1955) m: Darmegel* von Affen, selten beim Menschen (Afrika).

Watson-Jones-Krankheit (Sir Reginald W.-J., Orthop., Liverpool, 1902–1972): syn. Grisel*-Syndrom.

Watson-Kapsel: (engl.) Watson capsule; spez. Kapsel, die in Verbindung mit einer orogastralen Sonde zur Saugbiopsie von Schleimhaut aus dem Dünndarm dient; vgl. Zöliakie. M. Rad.

Watson-Schwartz-Test (Cecil J. W., Arzt, Minneapolis, geb. 1901; Samuel Sch., amerikan. Arzt, 1916–1983) m: Test zum Nachweis von Porphobilinogen* im Harn mit Ehrlich*-Reagens durch Rotfärbung der Harnprobe, die auch nach Ausschütteln mit Chloroform od. Ether in der wässrigen Phase bestehen bleibt; positiv bei akuter intermittierender Porphyrie*.

Watt (James W., Ingenieur, Birmingham, Glasgow, 1736–1819) n: Einheitenzeichen W; abgeleitete SI-Einheit der (elektr. u. mechan.) Leistung*; $1\ W = 1\ J/s = 1\ V \times A = 1\ N \times m/s$; vgl. Einheiten.

WDHA-Syn|drom n: Kurzbez. nach (engl.) **w**ater **d**iarrhea **h**ypokalemia **a**chlorhydria syndrome; s. Verner-Morrison-Syndrom.

weak D: s. Rhesus-Blutgruppen.

Weaning (engl. to wean entwöhnen): **1.** (intensivmed.) Entwöhnen vom Respirator* (s. Beatmung); **2.** (päd.) Abstillen*.

Weber-Bock: (engl.) Weber's apparatus; konservative Meth. zur Behandlung kindl. (3–12 Jahre) Oberschenkelschaftfrakturen mit Femurkondylenextension bei 90° Beugung im Knie- u. Hüftgelenk; vgl. Drahtextension.

Weber-Christian-Krankheit (Frederick P. W., Arzt, London, 1863–1962; Henry A. C., amerikan. Arzt, 1876–1951): s. Panniculitis nodularis non suppurativa febrilis et recidivans.

Weber-Deen-Probe (Hermann W., Int., Berlin, geb. 1865; Izaak A. van D., Physiol., Groningen, 1804–1869): syn. Guajakprobe*.

Weber-Einteilung (Wilhelm W., Chir., 1872–1928): (engl.) Weber's classification; s. Knöchelfrakturen (Abb.).

Weber-Gesetz (Ernst H. W., Anat., Physiol., Leipzig, 1795–1878): (engl.) Weber's law; s. Reizschwelle.

Weber|husten: s. Byssinose.

Weber-Krankheit (Frederick P. W., Arzt, London, 1863–1962): s. Osler-Rendu-Weber-Krankheit.

Weber-Ramstedt-Operation (Wilhelm W., Chir., 1872–1928; Conrad R., Chir., Münster, 1867–1963) f: syn. Pyloromyotomie*.

Weber-Syn|drom I (Sir Hermann D. W., Arzt, London, 1823–1918) n: s. Hirnstammsyndrome.

Weber-Syn|drom II (Frederick P. W., Arzt, London, 1863–1962) n: s. Klippel-Trénaunay-Weber-Syndrom.

Weber-Versuch (Ernst H. W., Anat., Physiol., Leipzig, 1795–1878): (engl.) Weber's test; s. Hörprüfungen.

Wechsel|belichtungs|test m: s. Pupillen-Wechselbelichtungstest.

Wechsel|druck|beatmung: s. PNPV.

Wechsel|fieber: s. Malaria.

Wechsel|gebiss: (engl.) mixed dentition; Gebiss im Übergang von den Milchzähnen* zum bleibenden Gebiss.

Wechsel|jahre: s. Klimakterium.

Wechsel|schnitt: (engl.) McBurney's incision; auch Sprengel-Schnitt; (chir.) v. a. bei Appendektomie* angewandter, schräger od. querer Bauchschnitt mit schichtweise wechselnder Durchtrennung (der Haut entlang der Langer-Linien, der schrägen Bauchmuskeln u. Aponeurosen entspr. ihrem Faserverlauf).

Wechsel|strom: (engl.) alternating current; elektr. Strom, bei dem die Ladungsträger (Elektronen od. Ionen) ihre Bewegungsrichtung periodisch ändern; Ggs.: Gleichstrom*.

Wechsel|wirkungen: (engl.) interactions; **1.** (pharmaz.) physik.-chem. Reaktionen zw. Arzneistoffen untereinander od. diesen u. pharmaz. Grund- u. Hilfsstoffen u. a. Chemikalien; z. B. Fällungen, Bindung von Arzneistoffen an Polymere (können gezielt in der Arzneiformung eingesetzt werden); **2.** (pharmak.) gegenseitige pharmakodynamische Beeinflussung von Arzneistoffen.

Wechsel|zahl: (engl.) turnover number; (biochem.) Messgröße für die Umsatzgeschwindigkeit von Enzymen*.

Weck|amine n pl: (engl.) sympathomimetic amines; zu den Psychostimulanzien* gehörende Substanzen mit sympathomimetischer Wirkung.

Wedge-Druck: Kurzbez. nach (engl.) pulmonary capillary wedge pressure (Abk. PCWP), Lungenkapillaren-Verschlussdruck; pulmonaler Kapillardruck, der mit einem Pulmonaliskatheter* gemessen wird; Referenzbereich: 5–12 mmHg; ist unter best. Voraussetzungen repräsentativ für den linksventrikulären enddiastol. Druck u. ermöglicht somit eine Aussage über die Pumpfunktion der li. Herzkammer; erhöht z. B. bei Linksherzinsuffizienz*.

Weeks-Bazillus (John E. W., Ophth., New York, 1853–1949; Bacill-*) m: s. Haemophilus aegypticus.

WEE-Virus (Virus*) n: s. Pferdeenzephalitis.

Wegener-Granulomatose (Friedrich W., Pathol., Berlin, Lübeck, 1907–1990; Granulum*; -om*; -osis*) f: (engl.) Wegener's granulomatosis;

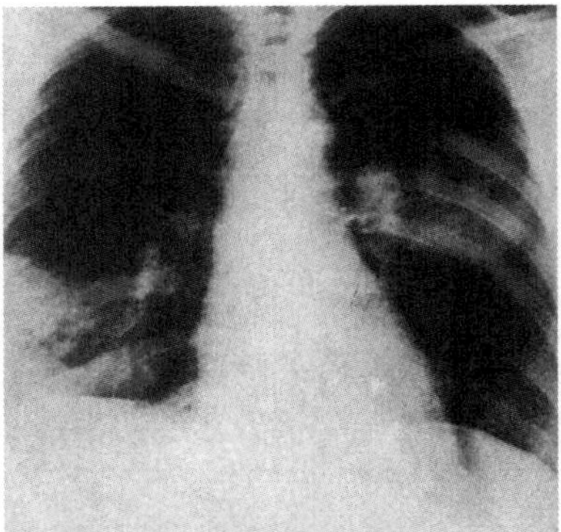

Wegener-Granulomatose:
zwei große intrapulmonale Infiltrationen im apikalen Segment des linken Lungenunterlappens und im rechten Lungenmittellappen [278]

W

auch Wegener-Klinger-Granulomatose; granulomatöse Entz. des Respirationstraktes u. nekrotisierende Vaskulitis* kleiner bis mittelgroßer Gefäße, meist nekrotisierende Glomerulonephritis; betroffen sind v. a. Männer zw. dem 30. u. 50. Lj.; **Sympt.:** Initialstadium mit Beschwerden im Nasen-Rachen-Raum (Rhinitis, granulomatös-ulzeröse Prozesse, Pansinusitis, Otitis media, Laryngotracheitis), Übergang in ein Generalisationsstadium, insbes. mit Beteiligung von Lungen u. Nieren (Glomerulonephritis, renale Vaskulitis); **Diagn.:** Biopsie, Nachw. von cANCA (s. ANCA), Urinsediment, Rö. (pulmonale Veränderungen mit Infiltrationen u. Granulomen); **Ther.:** Glukokortikoide, Cyclophosphamid; Trimethoprim-Sulfonamid bei milder Manifestation im HNO-Bereich. T. Dör.

Wege|unfall: (engl.) accident on the way to or from work; s. Unfallversicherung.

Wegner-Krankheit (Friedrich R. W., Pathol., Berlin, 1843–1917): s. Osteochondritis syphilitica.

Wegner-Zeichen (↑): (engl.) Wegner's sign; im Rö.-Bild welliger od. gezackter Verlauf der sonst geraden, weißen Grenzlinie zw. Epi- u. Diaphyse des Femurs bei Osteochondritis* syphilitica.

Wehen: (engl.) labour, contractions; schmerzhafte Kontraktionen der Gebärmuttermuskulatur während der Schwangerschaft u. unter der Geburt von 20 bis 60 Sek. Dauer (s. Abb.); nach dem zeitl. Auftreten unterscheidet

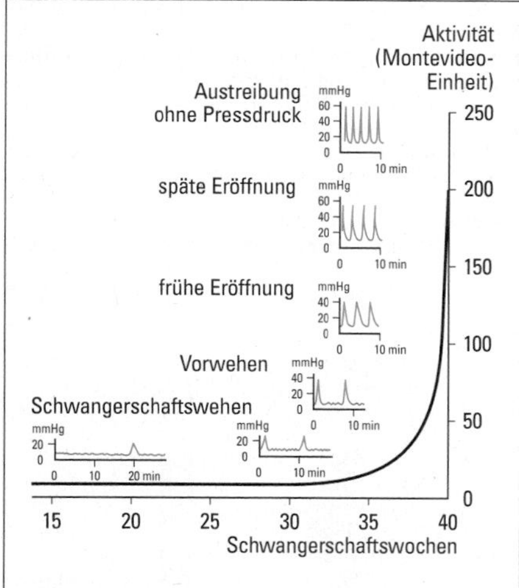

Schema physiologischer Wehen [50]

man Schwangerschaftswehen*, Vorwehen (unregelmäßige W. in den letzten Wochen u. Tagen der Schwangerschaft bis kurz vor Beginn der Geburt, nach ihrer Funktion Senkwehen* bzw. Stellwehen*), Eröffnungswehen (rhythmische W. in der Eröffnungsperiode), Austreibungswehen (W. in der Austreibungsperiode) mit Presswehen*, Nachgeburtswehen (zur Austreibung der Plazenta*), Nachwehen* (W. im Wochenbett) u. Stillwehen (durch Saugreiz bedingt, fördern die Uterusrückbildung). Als Krampfwehen (Gefahr für das Kind!) bez. man einheitl. Dauerkontraktionen (Tetanus uteri) bzw. sehr rasch aufeinander folgende Einzelkontraktionen (Clonus uteri). W. werden palpator. u. mit externer od. interner Tokographie* beurteilt.

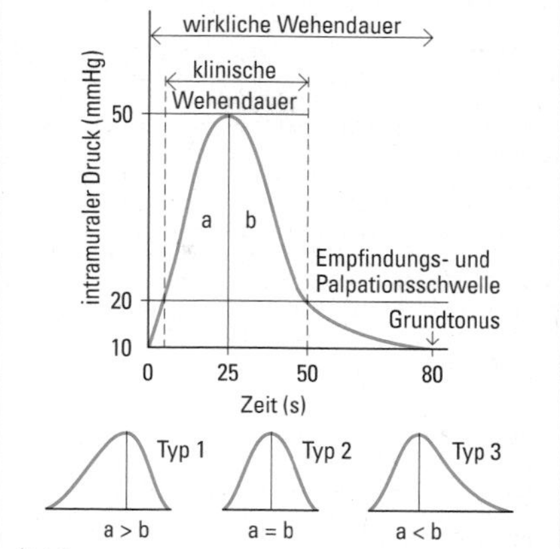

Wehen:
Schema physiologischer Wehen [50]

Wehen|dys|tokie (Dys-*; Toko-*) f: (engl.) contraction anomalies; sog. Wehenanomalien; verschiedenartige Abweichungen von der normalen Wehentätigkeit (pathol. Wehenformen); **Formen: 1.** Wehenschwäche*; **2.** hyperaktive Wehenformen (zu stark, zu häufig), wobei der intraamniale Druck 80–90 mmHg überschreitet bzw. mehr als 4 Wehen pro Min. registriert werden (Tachysystolie), z. B. bei Zervixdystokie; **3.** hypertone Wehenform, wobei der Ruhetonus der Uterusmuskulatur bzw. der intrauterine Druck in der Wehenpause größer als 12 mmHg ist, z. B. bei passiver Überdehnung, bei muskulärem uterinem Hypertonus sowie bei sekundärem Hypertonus inf. Tachysystolie; **4.** unkoordinierte Wehentätigkeit (inf. dystoper Erregungsbildung), die u. U. in einen Tetanus uteri übergehen kann. Vgl. Wehenmittel, Tokolyse.

Wehen|hemmung: s. Tokolyse.

Wehen|mittel: (engl.) oxytocics, uterotonics; **1.** Arzneimittel, die die rhythm. Kontraktionen der Uterusmuskulatur fördern u. die Frequenz der Kontraktionen steigern (z. B. Oxytocin*); **2.** Arzneimittel, die eine Dauerkontraktion der Uterusmuskulatur bewirken (z. B. Ergotalkaloide*). Vgl. Prostaglandine.

Wehen|schwäche: (engl.) inertia; Inertia uteri, Form der Wehendystokie*; zu schwache, zu kurze, zu seltene Wehen*, als **primäre** W. von der Eröffnungsperiode an z. B. infolge Hypoplasia uteri, Adipositas, Diabetes mellitus, Überdehnung des Uterus, als **sekundäre** W. (sog. Ermüdungswehen) z. B. bei engem Becken, Zervixdystokie. Vgl. Wehenmittel.

Weiber|knoten: (engl.) granny knot; s. Knotentechnik (Abb.).

Weich|teile: (engl.) soft tissues; Bez. für alle nichtepithelialen, extraskelettären Gewebe* mit Ausnahme des Monozyten-Makrophagen-Systems, der Glia u. der Stützgewebe spezif. Organe u. Eingeweide (WHO-Definition); vgl. Bindegewebe.

Weich|teil|rheumatismus (Rheumatismus*) m: (engl.) soft tissue rheumatism; nichtentzündl. Erkr. mit Beschwerden im Bewegungsapparat; **Vork.:** bei Fibromyalgiesyndrom* od. i. R. chron. Erkr.; **Ther.:** Physiotherapie, Psychotherapie, Analgetika. Vgl. Erkrankungen, rheumatische.

Weich|teil|sarkom (Sark-*; -om*) n: (engl.) soft tissue sarcoma; vom nichtepithelialen extraskelettären Weichteilgewebe ausgehender hochmaligner Tumor mit großer biol. u. histol. Heterogenität u. frühzeitiger hämatogener Metastasierung; **Lok.:** zu 50 % an den Extremitäten; **Pathol.:** **1.** inkonstante Korrelation zw. Differenzierungsgrad u. biol. Verhalten; **2.** histol. unterschiedl. Gewebe in einem Tumor; **3.** trotz makroskop. Abkapselung infiltrierendes Wachstum; **4.** hohe Rezidivrate (20–30 %); Tumortypen: s.

Weichteilsarkom

Tumortyp	Häufigkeit (%)
Liposarkom	25
malignes Fibrohistiozytom	15–20
Fibrosarkom	10–15
Rhabdomyosarkom	10
Synovialsarkom	5
malignes Neurinom	3
Leiomyosarkom	3
Hämangiosarkom	3
unklassifizierte Sarkome	10
sonstige Tumoren	10

Tab.; **Sympt.:** häufig asympt., Schmerzen durch Druck auf Nerven; **Diagn.:** CT, Kernspintomographie, selektive Angiographie, chir. Inzisionsbiopsie (falls mögl. Entfernen des gesamten W. mit Sicherheitsabstand); **Ther.:** radikale Resektion; adjuvante od. palliative periop. Zusatztherapie: Bestrahlung, systemische bzw. regionale Chemotherapie (ggf. in Form der hyperthermen Extremitätenperfusion); **Progn.:** bei regelmäßiger Nachsorge Fünf-Jahres-Überlebensrate 70–75 %, bei Tumorlokalrezidiv 35–50 %, bei Fernmetastasen <5 %. J. Die.

Weich|teil|tumoren (Tumor*) m pl: (engl.) soft tissue tumors; Bez. für alle Tumoren, die von nichtepithelialen, extraskelettären Geweben

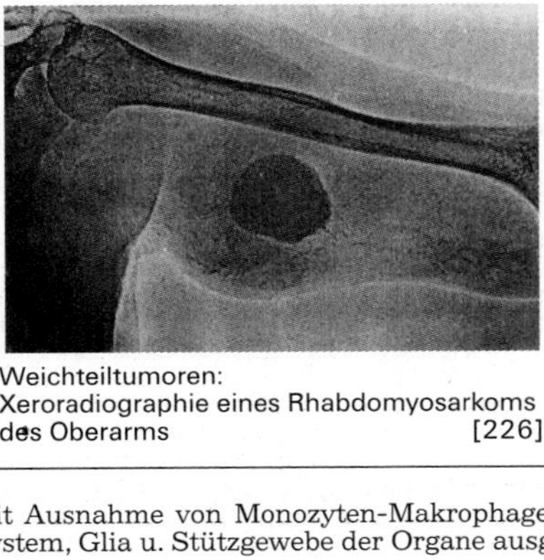

Weichteiltumoren:
Xeroradiographie eines Rhabdomyosarkoms des Oberarms [226]

mit Ausnahme von Monozyten-Makrophagen-System, Glia u. Stützgewebe der Organe ausgehen (WHO-Klassifikation); **Formen: 1.** benigne W.: z. B. Fibrom, Leiomyom, Rhabdomyom, Neurofibrom, Mesenchymom; **2.** maligne W.: s. Weichteilsarkom.

Weiden|rinde: Salicis* cortex.

Weigert-Färbung (Carl W., Pathol., Histol., Leipzig, Frankfurt a. M., 1845–1904): (engl.) Weigert's fibrin stain; bes. Färbung von Schnitten (Lithiokarmin u. Anilinwassergentianaviolett mit Iodiodkalilösung): Fibrin blau, Bakt. violettblau, Bindegewebe rot.

Weil-Felix-Re|aktion (Edmund W., Arzt, Prag, 1880–1922; Arthur F., Bakteriol., Prag, 1887–1956) f: (engl.) Weil-Felix reaction; Agglutination* von Proteus-X-Stämmen (vgl. X-Bakterien) mit Antikörpern im Serum Fleckfieberkranker; **Urs.:** partielle Antigengemeinschaft der für Fleckfieber ursächlichen Rickettsien mit Proteusbakterien, z. B. des Stamms OX 19. Die W.-F.-R. entspricht im Aufbau der Widal*-Reaktion; sie ist weniger spezif. als Agglutination mit homologen Rickettsienantigenen. Vgl. Rickettsien-Agglutinationsreaktion.

Weil-Krankheit (Adolf W., Int., Dorpat, Wiesbaden, 1848–1916): (engl.) Weil's disease; meldepflichtige, akute Infektionskrankheit; **Err.:** Leptospira interrogans, Serovar icterohaemorrhagiae (s. Leptospira); **Inkubationszeit:** 7–14 Tage; **Klin.:** plötzlicher, heftiger Beginn; zwei Krankheitsphasen: septikämische Phase (Schüttelfrost, Fieber, Gelenkschmerzen, Myalgien bes. in den Waden) u. Phase der Organschädigung (hepatogener Ikterus, interstitielle Nephritis, seröse Meningitis); **Ther.:** intensivmed. Überwachung; Penicillin G (evtl. Tetracycline od. Erythromycin) bei Krankheitsbeginn i. v., nach eingetretener Besserung oral; **Progn.:** ernst; im Ggs. zu anderen Leptospirosen* hohe Letalität; **Epidemiol. u. Proph.:** s. Leptospira.

Weill-Marchesani-Syn|drom (Georges W., Ophth., Straßburg, 1866–1952) n: syn. Marchesani*-Syndrom.

Wein|säure: (engl.) tartaric acid; Acidum tartaricum; Dihydroxybernsteinsäure (HOOC—CHOH—CHOH—COOH); Verw. in der Lebensmittelindustrie; Salze: Tartrate, z. B. Kalium-Natrium-Tartrat (sog. Seignettesalz als Diuretikum u. Laxans).

Weir-Mitchell-Krankheit (Silas Weir M., Neurol., Philadelphia, 1829–1914): syn. Erythromelalgie*.

Weisheits|zähne: (engl.) wisdom teeth; syn. Dentes serotini; die dritten Molaren*, die letzten (hintersten) Zähne des menschl. Gebisses; erst nach dem 16. Lj. durchbrechend, oft jedoch um Jahrzehnte später; im Unterkiefer häufig mit starken Durchbruchbeschwerden verbunden (Dentitio difficilis). Die W. sind inkonstant u. zeigen von allen Zähnen die meisten Unregelmäßigkeiten sowohl in der Kronen- u. Wurzelform als auch in ihrer Lage im Kiefer.

Weiß|dorn: s. Crataegus oxyacantha.

Weissenbacher-Zweymüller-Phäno|typ (G. W., zeitgen. Päd., Wien; Ernst Z., zeitgen. Päd., Wien; Phän*; gr. τύπος Gepräge, Bild) m: (engl.) Weissenbacher-Zweymüller syndrome; syn. otospondylo-megaepiphysäre Dysplasie (Abk. OSMED); Bez. für bei mehreren erbl. Skeletterkrankungen vorkommenden Symptomenkomplex aus intrauteriner Wachstumsretardierung, Robin-Syndrom u. (röntg.) kurzen, plumpen Röhrenknochen (v. a. im proximalen Femurbereich); **Ätiol.:** Mutation im Gen für die Kollagenuntereinheit COL11A2 (Genlokus 6p21.3); diese Mutation ist ebenfalls für den nichtokulären Stickler-Phänotyp verantwortlich. Vgl. Arthro-Ophthalmopathie, erbliche progressive; Kniest-Dysplasie.

Weiß|finger|krankheit: (engl.) white finger disease; Form des sekundären Raynaud*-Syndroms; **Urs.:** Schädigung der nervalen Versorgung von Blutgefäßen der Hand nach jahrelanger Arbeit mit Vibrationswerkzeugen (Motorsäge, Presslufthammer); BK Nr. 2104. Vgl. Presslufterkrankung. E. Str.

Weiß|flecken|krankheit: (engl.) white-spot disease; i. e. S. Bez. für Vitiligo* od. Piebaldismus*, i. w. S. auch für Sclerodermia* circumscripta u. Lichen* sclerosus et atrophicus; vgl. Depigmentierung, Hypomelanosen.

Weiß|nägel: s. Leukonychie.

Weiß|schwielen: s. Leukoplakie.

Weit|sichtigkeit: (engl.) far-sightedness; altersbedingte W. inf. physiol. Elastizitätsverlusts der Linse (s. Presbyopie); abzugrenzen von der Übersichtigkeit (Hypermetropie*).

Weit|winkel|glaukom (Glaukom*) n: (engl.) wide-angle glaucoma; s. Glaukom.

Weizen|knorpel: Cartilago* triticea.

Welch-Bazillus (William H. W., Pathol., Baltimore, 1850–1934; Bacill-*) m: s. Clostridium perfringens.

Wellen: (engl.) waves; (physik.) zeitlich u. räumlich period. Ausbreitungsform von Energie*; es gibt u. a. mechanische u. elektromagnetische Wellen; zu den mechanischen W. gehören z. B. Schall* u. Ultraschall*. Eine Welle wird charakterisiert durch ihre Amplitude, Frequenz (ν), Wellenlänge (λ) sowie ihre Ausbreitungsgeschwindigkeit (c). Es gilt:

$$c = \lambda \cdot \nu$$

Wellen, elektro|magnetische: (engl.) electromagnetic waves; syn. elektromagnetische Strahlung, Quanten- bzw. Photonenstrahlung; bei den e. W. breitet sich Energie über miteinander gekoppelte elektr. u. magnet. Felder im Raum aus. Hierzu ist kein materieller Träger erforderlich (im Ggs. zu mechanischen Wellen). Alle e. W. besitzen im Vakuum die gleiche Ausbreitungsgeschwindigkeit von ca. 300 000 km/s (Lichtgeschwindigkeit). Die e. W. umfassen einen großen Bereich mit sehr unterschiedl. Eigenschaften; sie lassen sich nach ihrer Wellenlänge bzw. Frequenz einteilen u. umfassen so unterschiedl. Bereiche wie Rundfunkwellen, Wärmestrahlen, Licht, Röntgen- u. Gammastrahlung*. Vgl. Spektrum

Wellen|länge: (engl.) wavelength; Symbol λ; räumliche Periodizität (Abstand zw. zwei benachbarten gleichphasischen Schwingungszuständen) von Wellen*.

Welt|gesundheits|organisation f: (engl.) World Health Organization, Abk. WHO; internationale Föderation mit Sitz in Genf zur Zusammenarbeit auf dem Gebiet des Gesundheitswesens, insbes. bei Prävention u. Bekämpfung von Volkskrankheiten u. Seuchen sowie bei der Impfstoffherstellung.

Wenckebach-Peri|odik (Karel F. W., Int., Groningen, Wien, 1864–1940) f: (engl.) Wenckebach's heart block; (kardiol.) Störung des Erregungsleitungssystems, bei der das PQ-Intervall so lange zunimmt, bis ein QRS-Komplex ausfällt. Das folgende PQ-Intervall ist dann zunächst wieder kurz, um sich anschließend erneut zu verlängern; dieser Zyklus wiederholt sich in period. Abständen. Vgl. AV-Block.

Wendl-Tubus (Tubus*) m: s. Pharyngealtubus.

Wendung: (engl.) version; (gebh.) künstl. Veränderung der Kindslage* (v. a. Quer-, Schädel- u. Beckenendlage), um die Geburt* zu ermöglichen od. zu erleichtern ; **Formen: 1.** äußere W. durch Handgriffe von den Bauchdecken aus; **2.** innere W. mit in die Gebärmutter eingeführter Hand; **3.** kombinierte W.; **4.** alternative Meth. (z. B. Moxibustion, Zilgrei-Methode, Indische Brücke). Vgl. Extraktion, manuelle. W. Str.

Werbe|verbot: (engl.) ban on advertising; dem Arzt* standesrechtl. (s. Ärztekammer) auferlegtes Verbot, für sich od. andere Ärzte auf berufswidrige Weise zu werben od. eine ihm untersagte Werbung durch andere zu veranlassen od. zu dulden; ausdrückl. erlaubt bleiben aber die gebotene Information unter Ärzten über das Leistungsangebot, die sachl. notwendige u. objektive Unterrichtung der Öffentlichkeit (u. U. mit der Pflicht zur Vereinbarung eines Korrekturvorbehalts bei Publikationen od. Interviews), ferner best. Hinweise im Schriftverkehr u. auf Praxisschildern u. a.; für ärztl. Sanatoriums- u. Klinikbetreiber sind weitergehende Lockerungen anerkannt. Verstöße gegen das W. gelten grundsätzl. zugleich als unlauter i. S. des allg. Wettbewerbsrechts (vgl. § 1 UWG); W. für Arznei- u. Heilmittel enthält das „Gesetz über die Werbung auf dem Gebiet des Heilwesens“ (Heilmittelwerbegesetz, Abk. HWG) in der Fassung vom 19.10.1994 (BGBl. I S. 3068 mit späteren Änderungen).

Werdnig-Hoffmann-Krankheit (Guido W., Neurol., Graz, 1844–1919; Johann H., Neurol., Heidelberg, 1857–1919): s. Muskelatrophie, spinale (Tab.).

Werfer|ellen|bogen: (engl.) baseball pitcher's elbow; Bez. für eine Epicondylitis humeri ulnaris z. B. bei Speerwerfern; s. Epikondylitis.

Werk|zeug|störung: (engl.) impairment of higher cortical functions; Bez. für die Störung der auch als höhere Hirnleistungen bezeichneten neuropsychol. Funktionen; s. Apraxie, Agnosie, Akalkulie, Neglect, Sprachstörung.

Werlhof-Krankheit (Paul G. W., Arzt, Hannover, 1699–1767): (engl.) Werlhof's disease; syn. idiopathische thrombozytopenische Purpura (Abk. ITP), essentielle Thrombozytopenie; isolierte Thrombopenie* inf. verkürzter Thrombozytenlebensdauer durch antithrombozytäre Autoantikörper; **Formen: 1.** akute passagere W.-K.: plötzlicher Beginn, meist nach Virusinfekt (bes. bei Kindern), seltener nach Einnahme von Medikamenten (z. B. Antibiotika, Chinin, Chinidin, Digitoxin, Barbiturate); kurzer Verlauf, spontane Besserung; **2.** chronische W.-K.: Autoimmunkrankheit ohne erkennbare Urs.; verläuft schubweise über Mon. bis Jahre; Frauen sind häufiger betroffen. **Klin.:** bei Thrombozytenzahlen unter 30 000/µl Blutungsneigung (Petechien, Hämaturie, gastrointestinale Blutungen), keine Anämie od. Leukopenie; im Knochenmark gesteigerte Megakaryozytopoese, fehlende, allenfalls geringe Splenomegalie; **Ther.:** Absetzen aller Medikamente; Kortikoide, Immunglobuline, Zytostatika, evtl. Splenektomie; **Progn.:** 1–4 % der Pat. sterben an akuten intrakraniellen Blutungen.

Wermer-Syn|drom (Paul W., amerikan. Humangenet., Int., 1898–1975) n: syn. multiple endokrine Neoplasie (Abk. MEN) Typ I; autosomal-dominant erbl. Endokrinopathie mit multiplen (z. T. endokrin aktiven) Adenomen v. a. in Nebenniere, Pankreas, Hypophyse, Nebenschilddrüse u. Schilddrüse in Komb. mit multiplen Lipomen; Genlokus 11q13; **Klin.:** Manifestation meist im Erwachsenenalter mit vielfältigen Sympt., v. a. Hyperkalzämie (primärer Hyperparathyroidismus), Magen-Darm-Ulzera (Hypergastrinämie, Zollinger-Ellison-Syndrom), Hypoglykämie (Insulinom), häufig zusätzlich Entw. eines sekundären Hypogonadismus* u. Sympt. wie bei Ménétrier*-Syndrom; **Kompl.:** rezidiv. Magen-Darm-Blutungen, hypoglykämischer Schock, Nephrolithiasis od. Nephrokalzinose u. Entw. einer Niereninsuffizienz; eine maligne Entartung der Adenome ist möglich. Vgl. MEN-Syndrome.

Wermut: s. Artemisia absinthium.

Wernekink-Kreuzung: (anat.) Decussatio* pedunculorum cerebellarium superiorum.

Werner-His-Krankheit (Heinrich W., Int., Berlin, 1874–1947; Wilhelm H. Jr., Int., Anat., Berlin, 1863–1934): Fünftagefieber; s. Fieber, wolhynisches; s. a. Rickettsiosen (Tab.).

Werner-Syn|drom (C. W. Otto W., Arzt, Kiel, Eddelak, 1879–1936) n: syn. Progeria* adultorum; nach der Pubertät einsetzende, autosomal-rezessiv erbl. Vergreisung mit Schwund des Fettpolsters, Atrophie u. Sklerosierung der Haut (sog. Vogelgesicht), Alopezie, Poliose, Hypogonadismus, frühzeitiger Arteriosklerose (Herzinfarkt), Katarakt u. 10 % erhöhtem Risiko einer Tumorentwicklung (Sarkome, Meningeome); keine Veränderungen des ZNS; verminderte Lebenserwartung (ca. 50 Jahre); Genlokus 8p12-p11.2; vgl. Hutchinson-Gilford-Syndrom.

Wernicke-A|phasie (Carl W., Neurol., Psychiater, Berlin, Halle, 1848–1905; A*-; gr. φάσις Sprechen) f: sensorische Aphasie*.

Wernicke-En|zephalo|pathie (↑; Enkephal-*; -pathie*) f: (engl.) Wernicke's encephalopathy; syn. Wernicke-Korsakow-Syndrom, Polioencephalopathia haemorrhagica superior; Enzephalopathie* im Erwachsenenalter; **Ätiol.:** Thiaminmangel durch verminderte Zufuhr od. Malabsorption bei Alkoholkrankheit, Magenkarzinom, nach Magenresektion; **Pathol.:** punktförmige Blutungen u. Wucherung der Gefäßwandzellen ohne entzündl. Infiltrationen (Pseudoenzephalitis), bes. im Bereich des Aqueductus cerebri, des 3. u. 4. Ventrikels u. im Augenmuskelkerngebiet; **Sympt.:** zentrale Augenbewegungsstörungen (Diplopie*), Areflexie, Bewusstseinsstörungen, zerebellare Ataxie*, vegetative Störungen, org. Psychose* u. a.; **Ther.:** parenterale Gabe von Thiamin*; **Progn.:** schlecht; **DD:** zerebrale Durchblutungsstörung*. Vgl. Beriberi, Korsakow-Syndrom, Leigh-Syndrom.

Wernicke-Mann-Prä|di|lektions|typ (↑; Ludwig M., Neuropathol., Breslau, 1866–1936; Prä-*; lat. diligere, dilectus schätzen, lieben): (engl.) Wernicke-Mann hemiplegia; durch Kontrakturen fixierte Haltungsanomalie der gelähmten Extremitäten bei schwerer spast. Hemiplegie*; der Arm wird bei Beugestellung des Unterarms, der Hand u. der Finger adduziert gehalten, das im Kniegelenk gestreckte Bein mit plantarflektiertem Fuß wird beim Gehen seitl. zirkumduziert.

Wernicke-Re|aktion (↑) f: s. Pupillenreaktion, hemianopische.

Wernicke-Zentrum (↑) n: Wernicke's area; sensor. Sprachregion* im hinteren Bereich des Gyrus temporalis superior der dominanten Hemisphäre des Gehirns.

Wertheim-Meigs-Operation (Ernst W., Gyn., Wien, 1864–1920; Joe V. M., Gyn., Boston, 1892–1963) f: (engl.) Wertheim's operation; abdominale Radikaloperation des Zervixkarzinoms*; **Technik:** nach Freilegung der Ureteren Exstirpation des Uterus sowie Entfernung des parametranen u. paravaginalen Gewebes, der Ligg. sacrouterina u. einer größeren Scheidenmanschette; zusätzl. Ausräumung des regionären Lymphknotenfettgewebes im kl. Becken u. ggf. paraaortal. Vgl. Schauta-Stoeckel-Operation.

Wertigkeit: (engl.) valency; syn. Valenz; pos. ganze Zahl, die die Bindungsfähigkeit von Atomen charakterisiert, d. h. angibt, wieviel 1-wertige Atome od. Gruppen das betreffende Atom binden kann.

Wertigkeit, bio|logische: (engl.) biological value; Maß für die Qualität proteinhaltiger Lebensmittel; abhängig vom Gehalt an essentiellen Aminosäuren*; **1.** Verhältnis von retiniertem zu resorbiertem Stickstoff; ein Wert von 100 (z. B. Hühnerei) bedeutet die vollständige Umsetzung der Proteine; **2.** Menge an Körperprotein, die im Vergleich zu Hühnerei (Referenz mit b. W. = 100) aus einem Lebensmittel gebildet wird; durch den sog. Aufwertungseffekt von Lebensmittelkombinationen sind Werte >100 möglich (z. B. Kartoffel-Ei-Diät: b. W. = 136).

Wespen|gift: (engl.) wasp venom; Gift der Fam. der Vespidae (Hautflügler; Gattungen Vespa, Paravespula u. Polistes); enthält Proteine (Phospholipasen, Hyaluronidasen, Antigen 5, Proteasen u. a.), Peptide (Mastoparan, Kinine) u. Mediatoren (Histamin, Serotonin, Leukotriene B_4 u. C_4, Dopamin, Acetylcholin); kann eine Allergie* vom Typ I auslösen (Hyposensibilisierung* mit gereinigtem W.); toxische Reaktionen bei nicht allergisch reagierenden Personen erst ab 50 (Kinder) od. 100 (Erwachsene) Stichen. Vgl. Bienengift.

Westergren-Methode (Alf W., Int., Stockholm, geb. 1891) f: s. Blutkörperchensenkung.

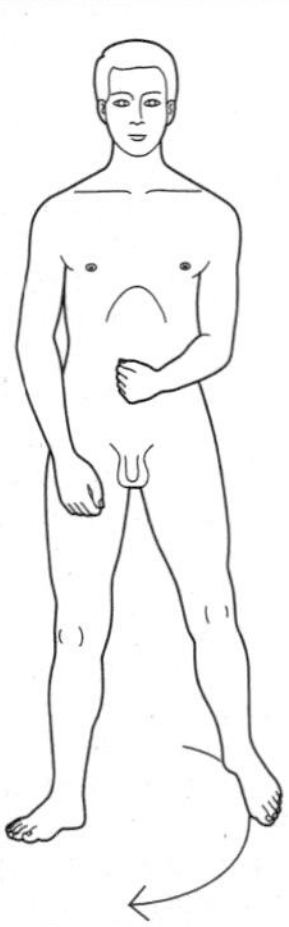

Wernicke-Mann-Prädilektionstyp [332]

Western-Blotting-Methode (engl. blot Fleck) f: der Southern*-Blotting-Methode analoges Verf. zum differentiellen Nachw. von Proteinen nach elektrophoret. Auftrennung, Transfer auf Membranen u. spezif. Antigen-Antikörper-Reaktion; vgl. Immunoblot.

West-Nil-Fieber: (engl.) West Nile fever; häufig inapparente Viruserkrankung, endemisch in Afrika u. dem Nahen Osten; **Err.:** West-Nil-Virus, ein Flavivirus* der Flaviviridae; Übertragung durch Mücken (Culex); **Klin.:** dem Dengue*-Fieber ähnliche Sympt., mitunter makulopapulöses Exanthem u. Lymphadenitis, selten ZNS-Beteiligung; günstige Prognose.

West-Operation (John M. W., amerikan. Otolaryngologe, geb. 1876) f: syn. Dakryocystorhinostomia interna; s. Dakryorhinostomie.

Westphal-Bernhard-Syn|drom (Alexander K. O. W., Neurol., Psychiater, Bonn, Greifswald, 1863–1941) n: primäre Entz. der Papilla duodeni major; vgl. Papillitis.

Westphal-Pilcz-Zeichen (↑; Jan P., polnischer Neurol., 1870–1931): syn. Lidschlussreaktion*.

Westphal-Strümpell-Pseudo|sklerose (Carl F. O. W., Neurol., Psychiater, Berlin, 1833–1890; Ernst Adolf G. G. v. S., Int., Wien, Leipzig, 1853–1925) Pseud-*; Skler-*; -osis*) f: s. Degeneration, hepatolentikuläre.

Westphal-Syn|drom (Karl W., Int., Hannover) n: syn. periodische hypokaliämische Lähmung*.

Westphal-Zeichen (Carl F. O. W., Neurol., Psychiater, Berlin, 1833–1890): s. Erb-Westphal-Zeichen.

West-Syn|drom (W. J. W., Päd., Turnbridge, 1816–1898) n: syn. Blitz-Nick-Salaam-Krämpfe, Propulsiv-petit-mal; Form der Epilepsie* im Säuglings- u. Kleinkindesalter (Erstmanifestation meist im 2.–8. Lebensmonat), die durch generalisierte kleine Anfälle fokaler u. multifokaler Genese gekennzeichnet ist; **Urs.:** exogene Hirnschädigung in der Schwangerschaft, während der Geburt od. der frühen Säuglingszeit; Hirnfehlbildung, metabolische od. degenerative Erkr., tuberöse Sklerose; **Klin.:** Komb. von blitzartigen, Bruchteile von Sek. andauernden Krämpfen mit heftigen Myoklonien der Extremitäten, Nickkrämpfen mit Beugebewegungen des Kopfes sowie tonischen Beugungen des Rumpfes u. der Extremitäten nach Art eines orientalischen Grußes (sog. Blitz-Nick-Salaam-Anfall); psychomotor. Entwicklungsstörungen in ca. 90 % der Fälle; **Diagn.:** unregelmäßiges Kurvenbild mit hochgespannten Paroxysmen (Hypsarrhythmie) im EEG; **Progn.:** in Abhängigkeit von der zugrundeliegenden Hirnschädigung meist ungünstig; häufig Übergang in eine andere Form der Epilepsie (z. B. Lennox*-Gastaut-Syndrom); normale geistige Entw. in ca. 10 % der Fälle (v. a. bei fehlender Risikoanamnese).

Wet-lung-Syn|drom (engl. feuchte Lunge) n: **1.** (päd.) durch intraalveoläre Flüssigkeitsretention verursachtes Atemnotsyndrom* des Neugeborenen; die fetale Lunge enthält in ihren Hohlräumen ca. 30 ml/kg KG einer plasmaähnl. Flüssigkeit. Ein beträchtl. Teil wird bei vaginaler Spontangeburt aus Schädellage ausgepresst u. passiv durch Luft ersetzt. Die verbleibende Flüssigkeit wird rasch resorbiert, wenn der onkot. Druck in den Kapillaren den hydrostat. Druck übersteigt; dieser Abtransport ist v. a. bei Frühgeborenen u. Kindern nach Schnittentbindung verzögert. **2.** (intensivmed.) s. Fluid lung.

Wetter|fühligkeit: (engl.) meteorosensitivity; Meteoropathie; gesteigerte Reaktionsbereitschaft auf die Veränderung atmosphär. Einflüsse wie Luftdruck, Temp., Feuchtigkeit bzw. auf bes. Klimasituationen; **Sympt.:** Konzentrationsstörungen, Stimmungslabilität, allg. Unwohlsein, Müdigkeit, Schlafstörungen, Kopfschmerz, Angst; geschätzte **Häufigkeit:** bei ca. 30 % der mitteleuropäischen Bevölkerung auftretend; bes. betroffen sind Personen mit Kreislaufstörungen.

Wetz|stein|kristalle m pl: (engl.) whetter crystals; Harnsäurekristalle im Harnsediment* von saurem u. auf Zimmertemperatur abgekühltem Harn; vgl. Sargdeckelkristalle.

Weyers-Syn|drom I (Helmut W., Päd., Stade, 1920–1986) n: s. Dysostosis acrofacialis.

Weyers-Syn|drom II (↑) n: syn. Oligodaktyliesyndrom*.

Wharton-Gang (Thomas W., Anat., London, 1614–1673): (anat.) Ductus* submandibularis.

Wharton-Sulze (↑): (engl.) Wharton's jelly; gallertiges, aus wenigen mesenchymalen Zellen u. vielen Mukopolysacchariden bestehendes Grundgewebe der Nabelschnur*, umgibt die Nabelgefäße als prallelast. Schutzschicht.

Whiplash-Syn|drom (engl. whiplash Peitschenschnur) n: s. Schleudertrauma.

Whipple-Krankheit (George H. W., Pathol., Rochester, 1878–1976): (engl.) Whipple's disease; syn. intestinale Lipodystrophie; seltene, v. a. bei Männern mittleren Alters auftretende Multisystemerkrankung; **Ätiol./Path.:** bakterielle Inf. von Makrophagen der Dünndarmschleimhaut (selten der Lymphknoten) mit Tropheryma* whippelii, wahrscheinl. inf. defekter zellulärer Immunität; **Sympt.:** Fieber, Malabsorption mit Durchfall, Steatorrhö u. Gewichtsverlust, Gelenkschmerzen, Hautpigmentierung, Lymphknotenschwellung (vergrößerte Mesenteriallymphknoten), morphol. Veränderungen ähnlich der Zöliakie*, polyartikuläre Arthritis (selten chron. Verlauf), Lymphangiopathie, Uveitis, Serositis, Leukozytose, Thrombozytose, Endo- u. Perikarditis, selten neurol. Störungen (Augenmuskellähmung, Ataxie); **Diagn.:** Erregernachweis in Darmschleimhaut u. Makrophagen (PAS-Reaktion pos.), Nachw. erregerspezif. Nukleinsäure im Blut; **Ther.:** Cotrimoxazol für ca. 1 Jahr (Dauerremissionen); ohne Ther. letaler Verlauf.

Whipple-Operation (Allen O. W., Chir., New York, 1881–1963) f: s. Duodenopankreatektomie.

Whipple-Trias (↑; Trias*) f: s. Insulinom.

Whistling face syndrome (engl.): Syndrom des pfeifenden Gesichts; s. Dysplasia cranio-carpo-tarsalis.

White-graft-Re|aktion (engl. white weiß; graft Übertragung) f: sog. weiße Transplantatabstoßung; s. Abstoßungsreaktion.

Whitehead-Operation (Walter W., Chir., Manchester, 1840–1913) f: aufgrund möglicher postop. sensorischer Stuhlinkontinenz* (sog. Whitehead-Anus) obsoletes Verfahren zur Hämorrhoidenexzision; vgl. Hämorrhoiden.

White-Schema n: (engl.) White's classification; Schema zur Klassifikation diabetischer Stoffwechselstörungen bei Schwangeren u. Einschätzung der fetalen Überlebenserwartung; s. Gestationsdiabetes.

White-Tubus (Tubus*) m: s. Doppellumentubus.

Whitmore-Krankheit (Major Alfred W., Militärpathol., Burma, 1876–1946): syn. Melioidose*.

Whitnall-Höckerchen: Tuberculum marginale am Processus frontalis ossis zygomatici (inkonstant).

WHO: Abk. für (engl.) **W**orld **H**ealth **O**rganization; s. Weltgesundheitsorganisation.

Wiberg-Winkel (Gunnar W., Orthop., Schweden)**:** s. CE-Winkel.

Wiberg-Zeichen (↑)**:** (röntg.) **1.** periostale Knochenapposition am unteren Rand des Femurhalses als sek. Röntgenzeichen einer Koxarthrose*; **2.** auch Bez. für Fehlstellungen der Patella (4 Typen) als Urs. einer Chondropathia* patellae.

Wickel: (engl.) pack; auch Kompresse; hydrotherap. Maßnahme in Form von Ganz- od. Teilwickeln mit heißen, warmen od. kalten nassfeuchten Tüchern, die mit einem Zwischen- u. einem Wolltuch umwickelt werden; auch mit Zusatz von Kräutern (z. B. Heublume, Kamille), Essig, Senfmehl, Peloiden od. Alkohol; je nach Anwendungsdauer u. Zusatz wirken W. wärmeentziehend, -stauend od. schweißtreibend; **Anw.:** bei Erkr. der Atemwege, Erkr. des Oberbauchs, entzündl.-degen. Gelenkveränderungen, zur Fiebersenkung, bei Myogelosen; vgl. Packung.

Wickham-Streifen (Louis-Frédéric W., Dermat., Paris, 1861–1913)**:** (engl.) Wickham's striae; s. Lichen ruber planus.

Widal-Re|aktion (Georges F. I. W., Int., Pathol., Paris, 1862–1929) **f:** (engl.) Widal's reaction; syn. Gruber-Widal-Reaktion; Agglutination mit bekannten Bakterienstämmen (Antigenen*) zum Nachw. von Antikörpern (Agglutininen*) im Patientenserum. Die W.-R. dient hauptsächl. der indirekten Bestätigung von Salmonellosen* (v. a. Typhus abdominalis, Paratyphus) u. Brucellosen*, aber auch zur Diagnostik anderer Inf., wie z. B. Rickettsiosen, Shigellosen, Yersiniosen u. Tularämie.

Wider|stand: (engl.) resistance; (psychol.) Bez. für Verhaltensweisen u. Einstellungen des Pat., die sich bewusst od. unbewusst gegen das Fortschreiten der Psychotherapie richten; in der Psychoanalyse ist mit W. die Abwehr des Bewusstwerdens verdrängter Wünsche gemeint. Vgl. Reaktanz. A. Mae.

Widerstand, elektrischer: (engl.) electrical resistance; Formelzeichen R; Quotient aus elektr. Spannung u. Stromstärke (R = U/I); abgeleitete SI-Einheit: Ohm (Ω); 1 Ω = 1 V/A; vgl. Ohm-Gesetz.

Widerstand, peri|pherer: (engl.) total peripheral resistance (Abk. TPR); Summe der Einzelwiderstände aller Gefäßgebiete; Quotient aus arteriovenöser Druckdifferenz u. Herzminutenvolumen; v. a. durch den Zustand der präkapillaren Widerstandsgefäße beeinflusst.

Widerstands|hoch|druck: (engl.) resistance hypertension; s. Hypertonie.

Widerstands|stadium **n:** (engl.) resistance stage; s. Anpassungssyndrom, allgemeines.

Widmark-Formel (Erik M. P. W., Chem., Lund, 1889–1945)**:** (engl.) Widmark's formula; Formel zur Berechnung der Alkoholmenge (A) im Körper:

$$A = c \cdot p \cdot r$$

c: Konzentration im Blut in ‰; p: Körpergewicht in kg; r: Verteilungsfaktor (Männer: r = 0,7; Frauen: r = 0,6).

Wiedemann-Dys|melie|syn|drom (↑; Dys-*; -melie*) **n:** syn. Thalidomid*-Embryopathie.

Wiedemann-Lenz-Syn|drom (↑; Widukind D. L., Humangenet., Münster, 1919–1996) **n:** syn. Thalidomid*-Embryopathie.

Wiedemann-Spranger-Syn|drom (↑; Jürgen Sp., Päd., Kiel, Mainz, geb. 1931) **n:** syn. Dysplasia* spondyloepiphysaria congenita.

Wieder|belebung: Reanimation*.

Wieder|belebungs|zeit: (engl.) resuscitation time; Zeitintervall zw. Herz*-Kreislauf-Stillstand u. Eintritt irreversibler Organschädigung inf. Sauerstoffmangels; einer frühen Phase mit möglicher vollständiger Restitution (nach einer gewissen Erholungszeit) bei sofortiger, erfolgreicher Reanimation* folgt eine Phase zunehmender Zellschädigung in den Organen, nach der nur eine partielle Restitution möglich ist, u. schließlich der irreversible Organausfall; kritisches Organ ist das Gehirn (vgl. Hirntod) mit einer W. von ca. 4–6 Min., gefolgt vom Herzen mit 15–30 Min.; bei Kindern, Säuglingen u. Unterkühlten (vgl. Hypothermie) kann von einer verlängerten W. ausgegangen werden. Vgl. Scheintod.

Wieder|holungs|zwang: (engl.) perseveration, repetition compulsion; **1.** Bez. für den Zwang zur Wiederholung best. Handlungen; s. Zwangshandlung; **2.** (psychoanalyt.) Bez. für zwanghafte u. wiederholte Exposition gegenüber einer psych. traumatisierenden Situation; Vork. z. B. bei Neurose.

Wiesen|gräser|dermatitis (Derm-*; -itis*) **f:** (engl.) meadow-grass dermatitis; s. Lichtdermatosen.

Wigand-Martin-Winckel-Hand|griff (J. H. W., Gebh., Mannheim, 1769–1817; August E. M., Gyn., Berlin, 1847–1933; Franz v. W., Gyn., München, 1837–1911)**:** (engl.) Wigand's maneuver; gebh. Handgriff bei Beckenendlage* u. halb geborenem Kind zur Verlagerung des nachfolgenden (großen) Kopfes in das (enge) Becken; nach seitlichem Einführen der Hand des Geburtshelfers an der Bauch-Brustseite des Kindes in die Vagina wird der über dem Beckeneingang stehende kindl. Kopf mit Hilfe des in den Mund eingeführten Mittelfingers in den queren Durchmesser gedreht. Bei allgemein verengtem Becken wird der kindl. Kopf (unter Druck des 2. u. 4. Fingers auf die Jochbeine) maximal gebeugt, bei geradverengtem Becken (od. normalem Becken u. großem Kopf) soweit gestreckt, dass er im bitemporalen Durchmesser die Beckenenge überwinden kann. Steht der Kopf auf dem Beckenboden, wird er durch die Anwendung des Veit*-Smellie-Handgriffs entwickelt.

Wild|typ **m:** (engl.) wild type; Bez. für die als normal klassifizierte Ausprägung eines Gens, die in der Mehrzahl der Individuen einer Art (Species*) vorkommt; Abweichungen von der Norm (sog. Mutanten) entstehen durch Mutation*. Vgl. Allelie, multiple.

Wild|wasser: s. Heilwasser.

Wilkie-Arterie (Arteria*) **f:** (anat.) Arteria* supraduodenalis.

Willebrand-Faktor (Erik A. von W., Int., Helsinki, 1870–1949) **m:** (engl.) Willebrand factor; syn. Faktor-VIII-assoziiertes Antigen, Ristocetin-Cofaktor; Untereinheit des Faktors VIII der Blutgerinnung*, der über spezif. Rezeptorbindung die Thrombozytenadhäsion am Gefäßendothel beschleunigt; Mangel an W.-F. führt zum Willebrand*-Jürgens-Syndrom. Vgl. Ristocetin.

Willebrand-Jürgens-Syn|drom (↑; Rudolf J., Hämat., Berlin, Basel, 1898–1961) n: (engl.) Willebrand's disease; syn. Angiohämophilie; häufigste, autosomal-dominant vererbte hämorrhagische Diathese* (Genlokus 12p13.3) mit stark variierender Penetranz u. Expressivität (Typen I-III); **Urs.:** Verminderung od. Strukturdefekt des Faktor-VIII-Trägerproteins (Willebrand*-Faktor), dadurch mangelnde Thrombozytenadhäsion am Subendothel, verminderte ADP-induzierte Thrombozytenaggregation u. verlängerte Blutungszeit; **Sympt.:** verstärkte Haut- u. Schleimhautblutungen, kleinere subkutane Hämatome, Petechien, Nachblutungen bei kleineren Verletzungen, Hämaturie, Menorrhagie; **Ther.:** Desmopressin; bei schweren Blutungen u. präoperativ Faktor-VIII-Konzentrat.

Williams-Beuren-Syn|drom (J. C. P. W., zeitgen. Kardiol., Neuseeland; Alois J. B., Kardiol., Göttingen, 1919–1984) n: (engl.) elfin face syndrome; syn. idiopathische infantile Hyperkalzämie; kongenitales Fehlbildungssyndrom mit versch. Anomalien des Herzens u. multiplen dysmorphen Stigmata; **Häufigkeit:** 1:10 000 Neugeborene, **Ätiol.:** sporadisch auftretend inf. Mikrodeletion des Elastin-Gens auf Chromosom 7q11.23 (Nachweis mit Fluoreszenz-in-situ-Hybridisierung); führt schon intrauterin zu Störungen im Calcium- u. Calciferolstoffwechsel; **Sympt.:** supravalvuläre Aortenstenose (Leitsymptom), periphere Pulmonalstenosen u. a. Herzfehler; kraniofaziale Dysmorphie (sog. Gnomen- od. Faunsgesicht), evertierte Unterlippe, tiefer Ohransatz, Mandelaugen, Iris stellata, Epikanthus, langes Philtrum bei nach vorn gerichteten Nasenöffnungen, breiter Mund mit vollen Lippen; Dentitionsanomalien, Kleinwuchs, Maldescensus testis, psychomotor. Retardierung; **Ther.:** Herzchirurgie.

Williams-Campbell-Syn|drom (Howard W., zeitgen. Päd., Melbourne; Peter E. C., zeitgen. Päd., Melbourne) n: kongenitale Bronchiektasen* inf. Knorpeldysplasie des Bronchialsystems; **Sympt.:** chron. Husten, Dyspnoe nach (Virus-)Infektionen des Atemtrakts, Pectus carinatum bzw. excavatum, Trommelschlägelfinger; evtl. Entw. einer Lungenfibrose mit Cor pulmonale; **Ther.:** Lagerungsdrainage, Antibiotika; **DD:** zystische Fibrose, Kartagener-Syndrom.

Willis-Nerv (Thomas W., engl. Arzt, 1621–1675; Nervus*): Nervus* accessorius.

Willis-Ring (↑): (anat.) Circulus* arteriosus cerebri.

Wilms-Kopf|höcker (Max W., Chir., Leipzig, Heidelberg, 1867–1918): (engl.) Wilms' villi; Zapfen bzw. Höcker an der Innenwand von Dermoidzysten u. Teratomen, in denen verschiedene Organgewebe liegen.

Wilms-Tumor (↑; Tumor*) m: syn. Nephroblastom, embryonales Adenomyosarkom; meist einseitig auftretender, zunächst verdrängend wachsender, maligner Mischtumor der kindlichen Niere, bestehend aus epitheloiden u. mesenchymalen Anteilen; Metastasierung häufig hämatogen in Lunge, Leber, Gehirn, regionale Lymphknoten; **Vork.:** gehäuft zw. dem 3. u. 5. Lj. (7,5 % aller Tumoren im Kindesalter); **Sympt.:** s. Tab.; **Diagn.:** Palpation, Ultraschalldiagnostik (Sonographie), Abdomenleeraufnahme, CT, Kernspintomographie, Angiographie, Urographie; **Ther.:** präoperative Chemotherapie (Vincristin, Dactinomycin, Doxorubicin), En-bloc-Resektion von Tumor u. Niere sowie regionäre Lymphknotendissektion; Strahlentherapie selten erforderlich, evtl. präop. bei Riesentumor, postop. bei eingeschränkter Radikalität; **Progn.:** abhängig vom histol. Subtyp; Heilung bis zu 90 % bei frühzeitiger Diagnose.

Wilms-Tumor
Erstsymptom bei Kindern

Tumormasse im Bauch	50–60%
Mikrohämaturie	10–25%
Bauchschmerzen (mit und ohne Fieber)	20–25%
Gewichtsverlust	10–15%
Magen-Darm-Störungen (mit und ohne Fieber, Erbrechen, Durchfall)	5–25%

Wilson-Ableitungen (Frank N. W., Kardiol., New York, 1890–1952): s. Brustwandableitungen (Abb.).

Wilson-Block (↑): Bez. für eine häufige Form des Rechtsschenkelblocks* mit M-förmigem QRS-Komplex, schlanker R- u. breiter plumper S-Zacke im EKG.

Wilson-Brocq-Krankheit (Sir William J. W., Dermat., London, 1809–1884; Louis A. B., Dermat., Paris, 1856–1928): s. Dermatitis exfoliativa generalisata.

Wilson-Erb|gang (Edmund W., Zool., New York, 1856–1928): nicht mehr gebräuchliche Bez. für die rezessive Form des X-chromosomalen Erbgangs*.

Wilson-Krankheit (Sir William J. W., Dermat., London, 1809–1884): **1.** Dermatitis* exfoliativa generalisata; **2.** Lichen* ruber planus.

Wilson-Krankheit (Samuel A. K. W., Neurol., London, 1878–1937): syn. hepatolentikuläre Degeneration*.

Wilson-Mikity-Syn|drom (Miriam Geisendorfer W., Päd., Los Angeles, geb. 1922; Viktor G. M., Radiol., Los Angeles, geb. 1919) n: syn. Blasenlungensyndrom, interstitielle mononukleäre, herdförmig fibrosierende Pneumonie; sehr selten v. a. bei Frühgeborenen, gelegentl. aber auch bei reifen Neugeborenen in den ersten Lebenswochen auftretendes Atemnotsyndrom unklarer Ätiol.; **Pathol./Anat.:** Septenfibrose durch Vermehrung des interstitiellen Bindegewebes, Schrumpfung, Verdickung u. Aufsplitterung elast. Fasern, manchmal monozytäre Infiltration; keine hyalinen Membranen; **Sympt.:** progrediente Dyspnoe, Zyanose, häufig apnoische Anfälle, selten Husten; kein Fieber; **Diagn.:** negativer od. nur geringfügiger Auskultationsbefund (leichte Rasselgeräusche); (röntg.) hilifugale, netzförmig verstärkte Lungenzeichnung, Lungenemphysem v. a. basal u. retrosternal; (hämat.) passagere Eosinophilie; **Ther.:** oft Sauerstoffbeatmung notwendig; **Progn.:** unsicher; bei Überleben der Neugeborenenperiode entwickelt sich häufig eine zunächst progrediente Ateminsuffizienz mit schwerer Tachypnoe (60–100/min); ca. 60 % der Kinder sterben inf. Atem- u. Rechtsherzinsuffizienz od. pulmonaler Infektionen.

Wilson-Syn|drom (Clifford W., Int., London, geb. 1906) n: Kimmelstiel-Wilson-Syndrom; s. Glomerulosklerose, diabetische.

Wimpern: (engl.) eyelashes; Ciliae.

Wimpern|larve: s. Korazidium, Mirazidien.

Wimpern|tierchen: Ciliata; s. Protozoen.

W

Wimpern|verlust: s. Madarosis.

Wind|dorn: s. Spina ventosa.

Wind|ei: s. Abortivei.

Windel|dermatitis (Derm-*; -itis*) f: (engl.) diaper dermatitis; syn. Dermatitis ammoniacalis, Dermatitis glutaealis, Windelausschlag; Entz. der Haut mit erosiver Rötung, Schwellung u. evtl. erodierten Papeln bes. an Gesäß, Genitalien u. Oberschenkeln von Säuglingen u. Kleinkindern; **Urs.:** Wärmestauung (Gummiunterlagen, Plastikhöschen), Mazeration u. Alkalischädigung (Diarrhö, Ammoniakbildung inf. alkal. Zersetzung des Urins, Seifenrückstände); sek. Besiedlung mit Candida, Staphylokokken, Streptokokken u. a. Erregern; **Ther.** u. **Proph.:** häufiges Windelwechseln, Waschen u. Trocknen (Föhn); evtl. lokale Antimykotika.

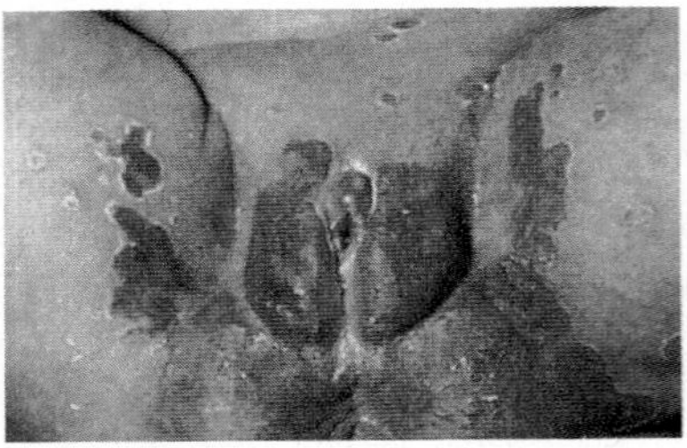

Windeldermatitis:
Infektion mit Candida albicans [12]

Windel|test m: (engl.) pad test, nappy test; **1.** Verf. zur Objektivierung u. Quantifizierung der Harninkontinenz*; **a)** Kurzzeittest (20–60 Min.) mit definierter Blasenfüllung; **b)** Langzeittest (24–48 Std.) mit Wägung der Windeln in Verbindung mit einem Miktionstagebuch; **2.** Screening*-Verfahren bei Leukozyturie*; aus dem aromat. Amin 2,7-Diaminofluoren entsteht in Anwesenheit von H_2O_2 durch Leukozytenperoxidase ein blauer Farbkomplex. B. Sch.

Wind|kessel|funktion f: (engl.) windkessel function; Zurückhalten eines Teils des vom linken Ventrikel ausgeworfenen Blutvolumens während der Systole in den elastischen zentralen Arterien (v. a. Aorta) u. dessen kontinuierliche Abgabe während der Diastole; bewirkt einen kontinuierl. arteriellen Blutfluss in der Kreislaufperipherie; Abnahme der W. im Alter, bei Aortensklerose* u. allg. Arteriosklerose*.

Wind|pocken: syn. Varizellen*.

Winiwarter-Buerger-Krankheit (Felix v. W., Chir., Wien, Lüttich, 1848–1917; Leo B., Int., New York, 1879–1943): s. Thrombangiitis obliterans.

Winkel|blockung: (engl.) angle-closure glaucoma; Glaukomanfall bei verschlossenem Kammerwinkel; vgl. Pupillarblock, Glaukom.

Winkelmann-Operatio̲n (Karl W., Chir., Barmen, 1863–1925) f: s. Jaboulay-Winkelmann-Operation.

Winkler-Schulze-Re|aktio̲n (Ferdinand W., Dermat., Hämat., Wien, 1870–1936; Walter H. Sch., Pathol., Göttingen, 1880–1964) f: s. Oxidasereaktion.

Winslow-Band (Jacob B. W., Anat., Paris, 1669–1760): syn. Bourgery-Band; (anat.) Ligamentum* popliteum obliquum.

Winslow-Loch (↑): syn. Foramen* omentale.

Winslow-Pa̩n|kreas (↑) n: Processus uncinatus des Pankreaskopfs.

Winter|füße: s. Dermatitis plantaris sicca.

Winter|schlaf, künstlicher: s. Hibernation, artifizielle.

Winterstein-Fraktu̲r (Fraktur*) f: (engl.) Winterstein's fracture; basisnahe Querfraktur des Metacarpale I ohne Gelenkbeteiligung; vgl. Mittelhandfraktur.

Wintrich-Schall|wechsel (Anton W., Int., Erlangen, 1812–1882): (engl.) Wintrich sign; Wechsel der Höhe des Perkussionsschalls über Kavernen beim Öffnen u. Schließen des Mundes.

Wirbel: Vertebra*.

Wirbel|ankylose (Anky-*; -osis*) f: (engl.) ankylosing spondylitis; knöcherne Versteifung der Wirbelsäule; s. Spondylosis hyperostotica, Spondylitis ankylosans.

Wirbel|bi|opsie (Bio-*; Op-*) f: (engl.) vertebral biopsy; Biopsie* eines Wirbels in paravertebraler Anästhesie für diagn. od. therap. Zwecke.

Wirbel|bogen|re|sektion (Resektion*) f: s. Laminektomie.

Wirbel|entzündung: syn. Spondylitis*.

Wirbel|gleiten: syn. Spondylolisthesis*.

Wirbel|häm|angiom (Häm-*; Angio-*; -om*) n: (engl.) vertebral hemangioma; angeb. Hämangiom des Wirbelkörpers; häufigste Lok. in der mittleren BWS u. oberen LWS, multiples Vork. möglich; **Sympt.:** evtl. lokale od. radikuläre Schmerzen, Rückenmarkkompression; **Diagn.:** röntg. grobmaschige Auflockerung der Spongiosa des Wirbelkörpers; **Ther.:** Strahlentherapie, ggf. Korsett od. op. Stabilisierung der WS; **Kompl.:** Hämatomyelie*.

Wirbel|karies (Karies*) f: (engl.) tuberculous spondylitis; Bez. für Knochentuberkulose* eines Wirbels.

Wirbel|körper|fraktur (Fraktur*) f: (engl.) vertebral fracture; **Formen: 1.** traumatisch bedingte W. bes. am Übergang von BWS u. LWS: **a)** Vorderkantenabbruch; **b)** Wirbelkörperkompressionsfraktur (engl. crush fracture) meist inf. Längsstauchung mit Hyperflexion (selten Hyperextension); bei Beteiligung der Hinterkante Gefahr der Rückenmarkverletzung; **c)** Chance-Fraktur mit horizontalem Frakturspalt durch den Wirbel od. Bandscheibenraum; **2.** pathologische Fraktur* u. a. bei Plasmozytom, Knochenmetastasen, Osteoporose. Vgl. Wirbelsäulenverletzungen.

Wirbel|säule: (engl.) spinal column, vertebral column; Columna vertebralis; bewegliches Achsenskelett des Körpers; besteht aus den Wirbeln, den Zwischenwirbel- od. Bandscheiben sowie den Bändern; unterschieden werden sieben Halswirbel (Vertebrae cervicales) der Halswirbelsäule (Abk. HWS), 12 Brustwirbel (Vertebrae thoracicae) der Brustwirbelsäule (Abk. BWS), fünf Lendenwirbel (Vertebrae lumbales) der Lendenwirbelsäule (Abk. LWS), fünf Kreuzwirbel (Vertebrae sacrales) u. etwa vier Steißwirbel (Vertebrae coccygeae). Die Kreuz- u. Steißwirbel verschmelzen mit den entspr. Bandscheibenanteilen zwischen dem 20. u. 25. Lj. zum Kreuzbein (Os sacrum) u. zum Steißbein (Os coccygis). Die W. trägt den Kopf, den Rumpf u. die oberen Gliedmaßen, ihre umfangreiche Beweglichkeit erfolgt um die Frontal-, Sagittal- u. Longitudinalachse; sie ist physiol. gekrümmt (Hals- u. Lendenlordose, Brustkyphose; s. Abb.) u. bildet den Wirbelkanal für das Rückenmark.

Wirbel|säulen|af|fektionen (lat. affi̧cere, affe̩ctus antun, zufügen) f pl: (engl.) spondylo-

W

pathies; Sammelbez. für Wirbelsäulenveränderungen u. -erkrankungen; **Urs.:** am häufigsten altersbedingte Degeneration (in der 5. Dekade bei ca. 60 % der Frauen u. 80 % der Männer), selten Differenzierungsstörungen der Bandscheiben- u. Wirbelanlagen (Wirbelanomalien) sowie lokale od. allgemeine Erkr. unterschiedlicher Ätiol. u. Pathogenese.

Wirbel|säulen|spalt|bildungen: (engl.) rachischises; **1.** fehlender Zusammenschluss der Wirbelkörperanlage als Hemmungsfehlbildung,

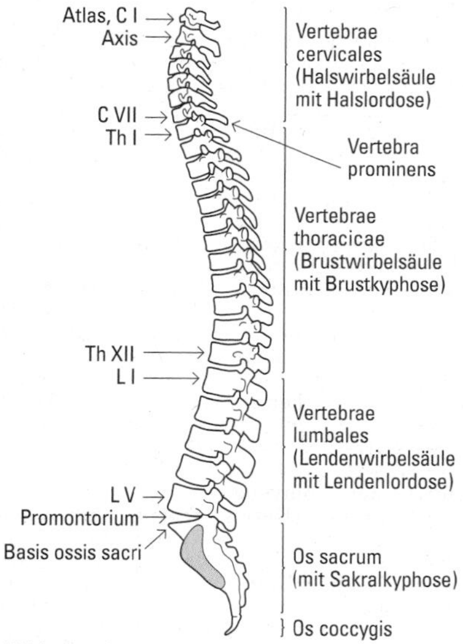

Wirbelsäule: Anatomie des Skeletts

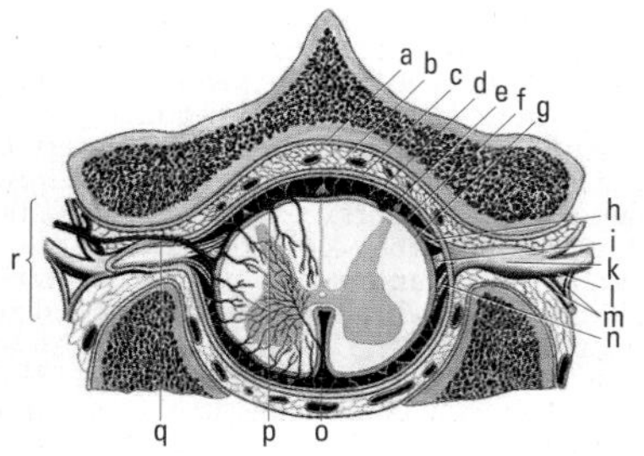

Wirbelsäule: Querschnitt durch den Wirbelkanal in Höhe des 2. Brustwirbels; a: Periost; b: Spatium epidurale; c: Dura mater; d: Spatium subdurale; e: Arachnoidea mater; f: Spatium subarachnoideum; g: Pia mater; h: Radix posterior; i: Lig. denticulatum; k: Ganglion sensorium n. spinalis; l: N. spinalis; m: Rami communicantes; n: Radix anterior; o: A. spinalis ant.; p: A. spinalis post.; q: Ramus spinalis arteriae intercostalis; r: Foramen intervertebrale [532]

z. B. Halbwirbel, Schaltwirbel, Blockwirbel, Schmetterlingswirbel; bei Beteiligung mehrerer Wirbelkörper evtl. funkt. Störungen; s. Klippel-Feil-Syndrom; **2.** fehlender Zusammenschluss von Wirbelbogenabschnitten: s. Spina bifida; bei Mitbeteiligung des Myelons: Meningozele*, Meningomyelozele*; bei seitl. Bogenschlussstörungen, bes. im Zwischengelenk: Spondylolyse*.

Wirbel|säulen|verkrümmung: s. Skoliose.

Wirbel|säulen|verletzungen: (engl.) spinal column injuries; **1.** Bänder- u. Bandscheibenverletzungen; s. Bandscheibenschaden; **2.** Wirbelkörperfraktur*; **3.** Wirbelbogen- u. Gelenkfortsatzfrakturen; **4.** Quer- u. Dornfortsatzfrakturen; **5.** Wirbelluxationen (selten, fast ausschl. an der HWS); **6.** kombinierte Verletzungen, Luxationsfrakturen; **Einteilung: 1.** stabile W. inf. Bandscheibenverletzung, Wirbelkörperbruchs, einseitigen Wirbelbogen- od. Gelenkfortsatzbruchs; **2.** instabile W. bei Verletzung der Wirbelkörperhinterkante, Diskuswand, Gelenkfortsätze, des Wirbelbogens u. hinteren Bandkomplexes; **Diagn.:** neurol. Status, Rö., CT; **Ther.:** bei stabilem Bruch funkt. Behandlung, v. a. bei neurol. Kompl. operative Stabilisierung der Wirbelsäule (z. B. durch Spondylodese*, Fixateur* interne). Vgl. Schleudertrauma.

Wirbel|säulen|versteifung: (engl.) vertebral ankylosis; s. Spondylitis ankylosans, Spondylosis hyperostotica.

Wirbel|spalt: s. Wirbelsäulenspaltbildungen.

Wirbel|syn|chondrose (Syn-*; Chondr-*; -osis*) **f:** (engl.) intervertebral fibrocartilage; s. Bandscheibe.

Wirbel|tumoren (Tumor*) m pl**:** (engl.) vertebral tumors; im Bereich der Wirbelsäule vorkommende Tumoren; **Formen: 1.** benigne W., z. B. Chondrom, Osteochondrom, Chordom, Osteom, Osteoklastom, Osteoblastom, i. w. S. auch Wirbelhämangiom; **2.** maligne W., z. B. Metastasen extravertebraler maligner Tumoren, Plasmozytom, Sarkom, i. w. S. auch tumorartige Absiedelungen in der Wirbelsäule bei Lymphogranulomatose od. Leukämie. Vgl. Knochentumoren, Rückenmarktumoren.

Wirk|dosis (Dosis*) f**:** (pharmak.) s. Dosis.

Wirksamkeit, re|lative bio|logische: (engl.) relative biological effectiveness (Abk. RBE); Abk. RBW; experimentell ermittelte Größe zur Beschreibung der Wirkung ionisierender Strahlung* in biol. Systemen; sie hängt ab von der Art u. Energie der absorbierten Strahlung, von allen weiteren Bedingungen der jeweils beobachteten Bestrahlung (äußere od. innere Bestrahlung, bestrahlte Organe u. Gewebe, Zeitdauer der Bestrahlung usw.) u. gilt nur für den jeweils untersuchten biol. Effekt. Die RBW ist definiert als Quotient aus den Energiedosen (s. Energiedosis) D_0 einer Vergleichsstrahlung u. D der zu charakterisierenden ionisierenden Strahlung, bei denen es unter sonst gleichen Versuchsbedingungen zu den gleichen biol. Wirkungen kommt. Als Vergleichsstrahlung dient meist Cobalt-60-Gammastrahlung, gelegentlich auch eine 200 kV-Röntgenstrahlung. Dicht ionisierende Strahlung (Alphastrahlung, Neutronenstrahlung) besitzt eine höhere RBW als locker ionisierende Strahlung (Photonenstrahlung, Betastrahlung).

Wirk|stoff: (engl.) active agent, active substance; körpereigener od. -fremder Stoff, der die Vitalfunktionen von Zellgewebe, Organen od. Organismen in erwünschter od. unerwünschter

Weise beeinflusst; z. B. Vitamine*, Enzyme*, Hormone*, Pheromone*, Arzneimittel*, Toxine* u. a. Xenobiotika.

Wirkung, ad|ditive: (engl.) additive effect; (pharmak.) gegenseitige Verstärkung der Wirkung zweier Arzneimittel i. S. einer einfachen, algebraischen Summation; vgl. Wirkung, potenzierte.

Wirkung, potenzierte: (engl.) potentiated activity; (pharmak.) Wirkung zweier verabreichter Arzneimittel, die über die Addition ihrer Einzeleffekte hinausgeht.

Wirkung, spezifisch-dynamische: (engl.) specific dynamic effect; die zur Assimilation eines Nährstoffs notwendige Stoffwechselsteigerung, angegeben als Teil des physiologischen Brennwerts*; bei Proteinen bes. hoch (30 % des Brennwerts), bei Kohlenhydraten 6 %, bei Fetten 4 %.

Wirkungs|quantum n: s. Planck-Wirkungsquantum.

Wirkungs|verlängerung: (engl.) extension of effect; (pharmak.) Verlängerung der Wirkung eines Arzneimittels bei Depotpräparaten*.

Wirsung-Gang: (Johann G. W., Anat., Augsburg, Padua, 1600–1643): Ductus* pancreaticus.

Wirt, para|tenischer: (engl.) paratenic host; Tierspecies, in der Helminthenlarven überleben u. infektiös bleiben, ohne sich weiterzuentwickeln; z. B. Raubfische, die sich mit Plerozerkoiden (Finne von Diphyllobothrium* latum) durch Verzehr von anderen Fischen infiziert haben.

Wirts|wechsel: (engl.) host change; Entw. bzw. Fortpflanzung von Parasiten* durch Wechsel zw. **Endwirt** (nicht korrekt auch Hauptwirt), der die geschlechtsreife Form beherbergt, u. **Zwischenwirt** (1., 2. usw. Zwischenwirt), in dem jüngere Entwicklungsstufen bzw. asexuelle Fortpflanzungsformen leben.

Wiskott-Aldrich-Syn|drom (Alfred W., Päd., Marburg, München, 1898–1978; Robert A. A., Päd., Portland, geb. 1917) n: X-chromosomal-rezessiv erbl. Erkrankung mit Gerinnungsstörung u. Immundefekt; Genlokalisation Xp11.23-p11.22; **Häufigkeit:** 1:250 000 männl. Lebendgeborene; **Path.:** möglicherweise Entwicklungsstörung der hämatopoetischen Stammzellen; **Sympt.:** Manifestation nur beim männl. Geschlecht bereits im Säuglingsalter; vermehrt Hautblutungen (Thrombopenie, Größen- u. Strukturveränderungen der Megakaryozyten u. Thrombozyten), Infektanfälligkeit bes. des Mittelohrs u. der Lunge (erniedrigtes IgM, erhöhtes IgA u. IgE, Isoagglutinine fehlen), ekzematöse Hautveränderungen u. Neigung zu allergischen Reaktionen, später Auftreten von überwiegend lymphoretikulären Neoplasien; **Diagn.:** molekulargenetisch, auch pränatal; **Ther.:** Antibiotika, evtl. Splenektomie, Knochenmarktransplantation; Versuch mit Transferfaktor; **Progn.:** Lebenserwartung i. Allg. nicht über 10 Jahre; Todesursache meist Infektionen, seltener Blutungen od. Tumoren.

Wismut n: Bismut*.

Wismut|saum: (engl.) bismuth line; s. Stomatitis.

W

Wissler-Fanconi-Syn|drom (Hans W., Päd., Zürich, 1906–1983; Guido F., Päd., Zürich, 1892–1979) n: syn. Subsepsis* allergica Wissler.

Witebsky-Substanzen (Ernst W., Serol., Heidelberg, 1901–1969) f pl: (engl.) Witebsky's substances; aus Pferde- od. Schweinemagen gewonnene (extrahierte) AB0-blutgruppenspezifische Substanzen (handelsübliche ABH-Substanzen); **Verw.:** zur künstl. Immunisierung (z. B. Gewinnung heterologen Immunserums*), evtl. als Zusatz zu Blut von sog. Universalspendern der Blutgruppe 0 zur Bindung von Anti-A, Anti-B u. Anti-H u. bei Austauschtransfusion.

Wittmaack-Ekbom-Syn|drom (Theodor W., deutscher Arzt, 19. Jahrhundert; Karl A. E., schwed. Neurol., geb. 1907) n: syn. Restless* legs.

Witzel-Fistel (Friedrich O. W., Chir., Düsseldorf, 1856–1925; Fistel*) f: (engl.) Witzel's gastrostomy; nur noch selten indizierte op. angelegte äußere Magenfistel unter Einnähen eines Katheters in zwei kardiawärts aufgestellte Falten der Magenvorderwand u. Ableitung durch die Bauchwand nach außen; Palliativoperation zur Ernährung z. B. bei Ösophaguskarzinom; vgl. Gastrostomie.

Witzel|sucht: s. Moria.

WK: Abk. für **W**irbel**k**örper.

Woakes-Syn|drom n: syn. Polyposis* nasi.

Wochen|bett: Puerperium*.

Wochen|bett|de|pression (Depression*) f: (engl.) postpartum depression; syn. postpartale Depression; **Formen: 1.** nichtpsychotische depressive Verstimmung nach der Geburt: sog. Heultag (s. Puerperium); **2.** psychotische Depression: Prodrome bereits während der sog. Heultage möglich, häufiger aber erst in der zweiten Woche p. p.; **Sympt.:** ausgeprägtes depressives Syndrom* mit schweren Schlafstörungen, Angstgefühlen, Unruhe od. Apathie; **Urs.:** unklar, evtl. Disposition sowie hormonelle Umstellung. Vgl. Depression.

Wochen|bett|fieber: Puerperalfieber*.

Wochen|bett|psychose (Psych-*; -osis*) f: (engl.) postpartum psychosis; syn. Puerperalpsychose, Post-partum-Psychose; nicht einheitlich verwendete Bez. für psychot. Störungen, die im Puerperium* auftreten; **Häufigkeit:** ca. 1–2 Fälle auf 1000 Geburten; **Urs.:** wahrscheinlich Komb. aus Disposition, endokriner Umstellung u. psychodynam. Aspekten; **Klin.:** Beginn i. d. R. bis 6 Wo. (meist innerhalb der ersten 2 Wo.) nach der Geburt; oft rascher Wechsel der Symptomatik, z. B. abrupter Beginn mit manischen od. depressiven Sympt., starke Unruhe, Verwirrtheit, Schlafstörungen, Angst, Halluzinationen u. Wahn; **Ther.:** s. Psychose; **Progn.:** kurzfristig gut; evtl. unabhängig vom Wochenbett auftretende Rezidive.

Wochen|fluss: Lochien*.

Wohlfahrtia: Schmeißfliegen; s. Fliegen.

Wolf: umgangssprachl. Bez. für Intertrigo*.

Wolfe-Krause-Transplantat (John Reissberg W., Ophth., Glasgow, 1824–1904; Fedor K., Chir., Berlin, 1857–1937; Transplantat*): (engl.) Wolfe-Krause graft; Vollhauttransplantat (s. Hauttransplantat).

Wolff-Gang (Caspar F. W., Anat., Embryol., Physiol., Berlin, St. Petersburg, 1733–1794): (engl.) wolffian duct; Urnierengang; entsteht aus der Vereinigung der Vornierenkanälchen (Vornierengang, primitiver Harnleiter) u. wächst dann selbstständig bis zur Kloake vor; nach Verschwinden der Vorniere wird er zum Urnierengang. Beim männl. Geschlecht entwickelt sich der W.-G. zu Nebenhodengang, Samenleiter u. Bläschendrüse; beim weibl. Geschlecht bleibt der Anfangsteil als Längsgang des Epoophoron erhalten, der Rest wird zu rudimentärem Gartner*-Gang zurückgebildet.

Wolff-Gesetz (Julius D.W., Orthop., Berlin, 1836–1902)**:** (engl.) Wolff's law; Gesetz der Transformation der Knochen, wonach Knochenmasse dort aufgebaut wird, wo sie gebraucht wird, u. dort resorbiert wird, wo sie nicht in Anspruch genommen wird; vgl. Knochengeweberemodellierung, Ossifikation.

Wolff-Parkinson-White-Syn|drom (Louis Wo., Kardiol., Boston, 1898–1972; Sir John P., Kardiol., London, 1885–1976; Paul D. W., Kardiol., Boston, 1886–1973) n: Kurzbez. WPW*-Syndrom.

Wolfram n: chem. Element, Symbol W, OZ 74, rel. Atommasse 183,85; Metall aus der Chromgruppe (Dichte 19,3 kg/dm^3, Schmelzpunkt 3370 °C); techn. **Verw.** als Legierungswerkstoff (Wolframstahl), Glühdraht in Lampen, Anodenmaterial in Röntgenröhren.

Wolfram-Syn|drom (D. J. W., zeitgen. amerikan. Arzt) n: syn. DIDMOAD*-Syndrom.

Wolfring-Drüsen: (anat.) Glandulae* lacrimales accessoriae.

Wolfs|rachen: Lippenkiefergaumenspalte; s. Gaumenspalte.

Wolf-Syn|drom (Ulrich W., Humangenet., Freiburg i. B., geb. 1933) n: syn. Chromosom-$4p^-$-Syndrom; Fehlbildungskomplex aufgrund einer partiellen Deletion des kurzen Arms eines Chromosoms 4; **Klin.:** multiple Dysmorphien im Bereich des Gesichts (Hypertelorismus, Exophthalmus, Epikanthus, Lippen- u. Gaumenspalte) u. der Ohren; Fehlbildungen der Augen, Genitalien, Nieren; Herzfehler, Mikrozephalie u. a.; ein Drittel der Betroffenen sterben im 1. Lj., zwei Drittel der Überlebenden sind Mädchen; **Diagn.:** Fluoreszenz-in-situ-Hybridisierung.

Wolken|schädel: (engl.) cloudy skull; röntg. Bez. für Schädelveränderungen mit verstärkter Vertiefung der Impressiones* digitatae inf. Kraniosynostosis od. Hirndrucksteigerung.

Woll|haar: (engl.) lanugo hair; s. Lanugo.

Woll|wachs: Adeps* lanae anhydricus.

Wolman-Krankheit (Moshe W., Pathol., Tel Aviv, geb. 1914)**:** (engl.) Wolman's disease; autosomal-rezessiv erbl. Mangel an lysosomaler saurer Lipase mit Speicherung von Cholesterol u. Cholesterolestern in den meisten Organen (Genlokus 10q24-q25); **Sympt.:** bereits im Säuglingsalter Durchfall, Erbrechen, Gedeihstörung, Hepatosplenomegalie, papulovesikuläres Exanthem (Gesicht u. obere Körperhälfte); röntg. Nebennierenverkalkungen, generalisierte Osteoporose; im Blutbild Schaumzellen mit Cholesterolspeicherung; **Progn.:** Tod meist im ersten Lebensjahr. Vgl. Lipidosen.

Woodbridge-Tubus (Philipp D. W., Anästh., Boston, 1895–1978; Tubus*) m: s. Endotrachealtubus.

Wood-Licht (Robert W. W., Phys., Baltimore, 1868–1955)**:** (engl.) Wood's light; durch Nickeloxid-Filter gefiltertes ultraviolettes Licht (Wellenlängenbereich um 365 nm) aus einer Quecksilberhochdrucklampe; führt bei best. oberflächlichen Infektionskrankheiten der Haut (Erythrasma*, Mikrosporie*, Pityriasis* versicolor) zu fluoreszierendem Aufleuchten.

Wood-Muskel (Musculus*) m**:** (engl.) Wood's musle; Musculus abductor metatarsi quinti; inkonstante Abspaltung des Musculus* abductor digiti minimi pedis.

Woringer-Krankheit (Frédéric W., Dermat., Straßburg, 1903–1964)**:** (engl.) Woringer's syndrome; **1.** Pautrier-Woringer-Krankheit; s. Lymphadenitis, dermopathische; **2.** Woringer-Kolopp-Krankheit; s. Retikulose, pagetoide.

Wormius-Knochen: (anat.) Os suturale.

Wort|findungs|störung: (engl.) anomia; Störung der Fähigkeit, ein best. Wort zur Bez. von Objekten, Ereignissen, Eigenschaften od. Tätigkeiten zur Verfügung zu haben. Eine W. kann durch sog. Umwegstrategien kompensiert werden, wobei anstelle des spez. Begriffs Umschreibungen, allg. Floskeln, Gestik u. a. verwendet werden. Vork. bei Sprachstörung*, v. a. bei Aphasie*.

Wort|neu|bildung: Neologismus*.

Wort|schatz: (engl.) vocabulary; Gesamtmenge der Wörter (freie Morpheme) eines Sprechers od. einer Sprache*; als aktiver (expressiver) W. wird die Menge der verwendeten Wörter, als passiver (rezeptiver) W. die Menge der verstandenen Wörter bezeichnet.

Wort|schatz|de|fizit n: (engl.) limited vocabulary; Bez. für einen im Verhältnis zum Lebensalter geringen Wortschatz; Vork. z. B. bei Aphasie, zentraler Sprachstörung, Sprachentwicklungsverzögerung.

W-Plastik (-plastik*) f**:** (engl.) W plasty; Bez. für mehrfache V*-Y-Plastik; s. Hautplastik.

WPW-Syn|drom n: Kurzbez. für **W**olff-**P**arkinson-**W**hite-Syndrom; Präexzitationssyndrom* bei Vorliegen einer akzessor. Leitungsbahn (meist Kent-Bündel; s. ums. Abb.); **EKG:** verkürzte PQ-Zeit (<0,12 s) u. im Anfangsteil verbreiterter QRS-Komplex (sog. Delta-Welle); **Klin.:** meist asymptomatisch; **Kompl.:** AV*-Knotentachykardie od. ventrikuläre Tachykardie bis zum Kammerflimmern inf. Vorhofflimmerns bei kurzer Refraktärzeit der akzessor. Leitungsbahn; **Ther.:** akut zur Beendigung tachykarder Herzrhythmusstörungen Ajmalin od. Flecainid i. v. od. Versuch der elektr. Kardioversion; bei lebensbedrohl. Tachyarrhythmien Katheterablation* des akzessor. Bündels. Vgl. LGL-Syndrom.

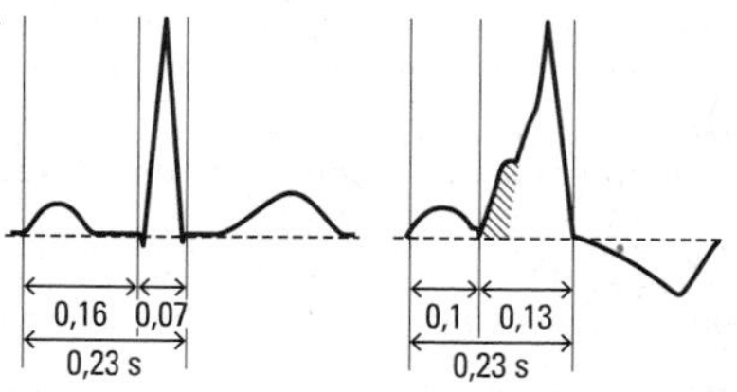

WPW-Syndrom:
zeitliche Beziehungen zwischen Vorhofteil und Kammeranfangsschwankung;
li.: Normalbefund, re.: WPW-Syndrom mit Delta-Welle [174]

Wr: (serol.) Symbol der Wright*-Blutgruppen.

Wright-Blut|gruppen: (engl.) Wright blood groups; Symbol Wr; seit 1953 bekanntes Blutgruppensystem; die Vererbung der Allele Wr^a u. Wr^b erfolgt autosomal-kodominant; das Wr^a-Antigen ist selten (0,03–0,1 %), Wr^b-Ag ein hochfrequentes Antigen; Anti-Wr^b kann häufig während Schwangerschaften passager nachgewiesen werden. **Bedeutung:** Wr-Antikörper können Transfusionszwischenfälle u. einen Morbus haemolyticus neonatorum verursachen, Wr^b-Autoantikörper wurden bei erworbenen hämolytischen Anämien beschrieben. Vgl. Blutgruppen.

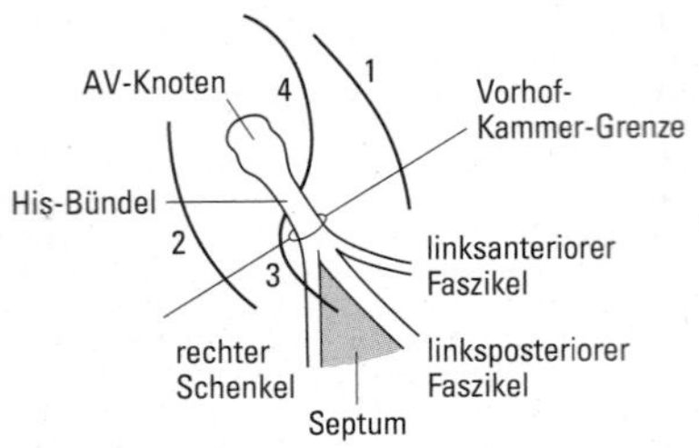

WPW-Syndrom:
1: WPW-Syndrom Typ A (Kent-Bündel), Verbindung li. Vorhof li. Kammer (Delta-Welle positiv in V1)
2: WPW-Syndrom Typ B (Kent-Bündel), Verbindung re. Vorhof re. Kammer (Delta-Welle negativ in V1)
3: WPW-Syndrom mit Maheim-Bündel, Verbindung von His-Bündel und/oder Schenkeln zum Kammerseptum
4: LGL-Syndrom (LGL: Lown-Ganong-Levine-Syndrom; ohne Delta-Welle); Verbindung Vorhof zum His-Bündel (AV-Knoten-Umgehung z. B. durch James-Bündel) [131]

Wrisberg-Band (Heinrich A. W., Anat., Göttingen, 1739–1808): syn. Robert-Band; (anat.) Ligamentum* meniscofemorale posterius Roberti.

Wrisberg-Ganglion (↑; Gangl-*) n: Plexus* nervosus cardiacus der Pars thoracica des autonomen Nervensystems.

Wrisberg-Knorpel (↑): syn. Morgagni-Knorpel; (anat.) Cartilago* cuneiformis.

Wrisberg-Nerv (↑; Nervus*): **1.** Nervus* facialis; **2.** Nervus* cutaneus brachii medialis.

WS: Abk. für **1. W**irbel**s**äule; **2. W**asser**s**äule; vgl. Druck.

Wuchereria bancrofti (Otto Wucherer, Arzt, Brasilien, 1820–1873; Joseph Bancroft, Arzt, Australien, 1836–1894) **f:** syn. Filaria bancrofti; parasitärer Fadenwurm (Nematodes*) im Lymphsystem des Menschen; ♂ bis 40 mm lang, ⌀ 0,1 mm, ♀ 50–100 mm lang, ⌀ 0,2–0,3 mm (s. Abb.); Err. von Filariosen; **Entw.:** s. Filarien; gescheidete Mikrofilarien* nachts im peripheren Blut (Microfilaria nocturna); **Überträger** (Zwischenwirt): Mücken der Gattung Culex, Aedes, Anopheles; **Inf.** durch Stich u. aktives Eindringen der Larven in die Haut durch den Stichkanal; Lebensdauer der Adultwürmer mehrere Jahre; **Nachw.: 1.** Mikrofilarien: **a)** Kapillarblut (max. bei Entnahme zw. 22 u. 2 Uhr), Nativpräparat; bei spärl. Befund Dicker* Tropfen, gefärbt nach Giemsa; Hydrozelenflüssigkeit, chylöser Urin; **b)** Venenblut (zwecks Anreicherung zentrifugieren); **2.** verkalkte Filarien röntg. als einige mm große Schatten darstellbar; **3.** bei klin. Verdacht u. neg. Befund: **a)** Probeexzision tastbarer Lymphknoten der Inguinalgegend u. histol. Untersuchung; **b)** KBR, IFT, ELISA, PHA; **c)** Intrakutantest.

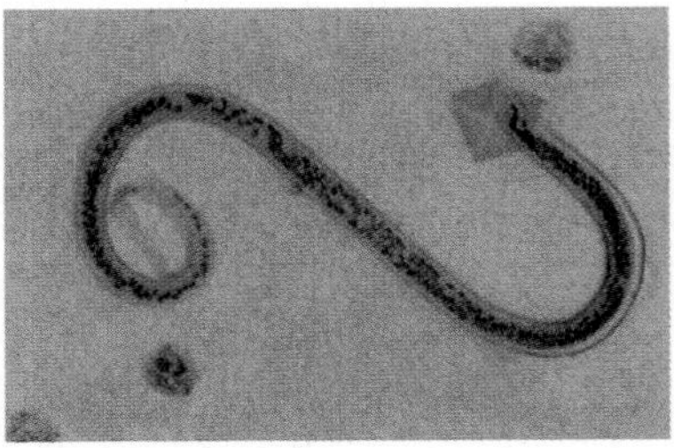

Wuchereria bancrofti:
Mikrofilarie im dicken Tropfen; Hämatoxylin-Färbung [455]

Wuchereria malayi (↑) **f:** syn. Brugia* malayi.

Würfel|bein: Os cuboideum; s. Ossa tarsi.

Würg|re|flex (Reflekt-*) **m:** (engl.) retching reflex; s. Reflexe (Tab.).

Würmer: (engl.) worms; Vermes; Sammelbez. für Metazoen mit wurmförmigem Habitus; i. e. S. Helminthes* (parasitische Würmer wie Trematodes*, Cestodes*, Nematodes*, Acanthocephala*).

Wullstein-Apparat (August L. W., Chir., Bochum, Essen, 1864–1930) **m:** (engl.) Wullstein's apparatus; Gerät zur Extensionsbehandlung von Skoliosen mittels Glisson*-Schlinge.

Wund|diphtherie (gr. διφθέρα Haut, Leder) **f:** (engl.) wound diphtheria; seltene, durch Corynebacterium* diphtheriae bedingte Gangrän* an Wunden.

Wunde: (engl.) wound; Vulnus; Unterbrechung des Zusammenhangs von Körpergeweben mit od. ohne Substanzverlust; **Formen: 1.** mechanische W. durch äußere Gewalt, v. a. als Schnitt- u. Stichwunde (scharf schneidend bzw. spitz), Quetsch-, Platz-, Riss- u. Schürfwunde (stumpf), Kratz- u. Bisswunde (kombiniert scharf-stumpf) u. als Schusswunde*; **2.** thermische W. durch Hitze (Verbrennung*) od. Kälte (Erfrierung*); **3.** strahlenbedingte W. durch Ultraviolettstrahlung od. ionisierende Strahlung; **4.** chemische W., v. a. durch Verätzung*. Vgl. Wundversorgung.

Wunder|netz: Rete* mirabile.

Wund|ex|zision (lat. excisio das Ausschneiden) **f:** (engl.) surgical débridement; syn. Débridement, Wundausschneidung nach Friedrich; Wundanfrischung i. R. der primären Wundversorgung*; keilförmiges Ausschneiden der Wundränder u. des Wundgrunds im gesunden, gut durchbluteten Gewebe verhindert eine Wundinfektion* u. dient bei primärer Wundnaht der optimalen Adaptation der Wundränder.

Wund|haken: (engl.) retractor, surgical hook; chir. Instrument zur Wundspreizung.

Wund|heilung: (engl.) wound healing; physiol. Vorgänge zur Regeneration zerstörten Gewebes, die insbes. durch Neubildung von Bindegewebe u. Kapillaren den Verschluss einer Wunde* bewirken; **primäre** W. (Sanatio per primam intentionem, Abk. p. p.) mit raschem u. komplikationslosem Verschluss u. weitgehender Restitutio ad integrum inf. minimaler Bindegewebeneubildung zw. gut durchbluteten u. ggf. adaptierten Wundrändern einer sauberen Wunde. Bei einer Wunde mit weit auseinander liegenden (gequetschten od. nekrotischen) Wundrändern bzw. Wundinfektion* erfolgt eine verzögerte **sekundäre** W. (Sanatio per secundam intentionem, Abk. p. s.), bei der es inf. (a)bakterieller Entz. zur Auffüllung des Gewebedefekts mit Granulationsgewebe* u. ausgedehnter Narbenbildung

W

kommt. Die Epithelisierung* vom Rand her beendet die Wundheilung. **Phasen: 1.** Latenzphase: **a)** exsudative Phase mit Schorfbildung (in den ersten Stunden); **b)** resorptive Phase mit kataboler Autolyse (1.–3. Tag); **2.** Proliferationsphase: anabole Reparation mit Bildung von Kollagen (4.–7. Tag); **3.** Reparationsphase: Umwandlung des Granulationsgewebes in eine Narbe* (ab dem 8. Tag).

Wund|in|fektion (Infekt-*) **f:** (engl.) wound infection; bakt. Infektion* einer Wunde* mit den klass. Zeichen einer lokalen Entzündung*; bei phlegmonöser Ausbreitung evtl. Allgemeininfektion (Sepsis*) mit hohem Fieber u. Schüttelfrost; **Ther.:** Wundrevision, Abstrich zur mikrobiol. Untersuchung, Wundreinigung mit Entfernung von Nekrosen, Fremdkörpern usw., Spülung u. Wunddrainage (Abfluss von Eiter u. Wundsekret), tägl. Wechsel antiseptischer Verbände; Antibiotika (systemisch) nur bei phlegmonöser Wundinfektion; **Sonderformen:** Puerperalfieber*, Gangrän*.

Wund|liegen: s. Dekubitus.

Wund|re|vision f: (engl.) wound examination; erneute Eröffnung einer bereits op. geschlossenen Wunde bzw. Inspektion einer Wunde u. Durchführung der erforderl. Wundversorgung*.

Wund|rose: Erysipel*.

Wund|starr|krampf: s. Tetanus.

Wund|versorgung: (engl.) wound care; chir. Wundbehandlung mit dem Ziel, eine Wundinfektion* zu verhindern u. rasche u. funktionsgerechte Wundheilung* zu gewährleisten; **Formen: 1.** primäre W.: primärer Wundverschluss (sog. Primärnaht) meist nach Wundexzision* bei unkomplizierter Wunde*, die max. 6–8 Std. alt (u. keine Biss-, tiefe Stich- od. Schusswunde) ist; **2.** aufgeschobene Primärversorgung bei Wunde mit schwerer Weichteilverletzung; nach sorgfältiger Wundexzision offene W. mit desinfizierendem bzw. Vakuumverband u. anschl. Wundverschluss zw. 4. u. 7. Tag (verzögerte Primärnaht); **3.** sekundäre W. bei stark verschmutzter bzw. infizierter od. >8 Std. alter Wunde; Wundreinigung u. offene W. bzw. Vakuumverband, Wundverschluss der granulierten Wunde ab dem 8. Tag in der Reparationsphase (sog. Sekundärnaht); wegen reduzierter Gewebeverschieblichkeit inf. Retraktion der Wundränder ist meist eine Mobilisation der Haut od. eine Hautplastik* erforderlich. **Cave:** Tetanus (Prophylaxe!).

Wurm|eier|nachweis: (engl.) worm egg determination; in den Faeces zur Diagn. von Wurmkrankheiten; **1.** Nativpräparat: mikroskop. Nachweis, bei starkem Helminthenbefall möglich; **2.** Anreicherungsverfahren nach versch. Techniken, meist mit mikroskop. Nachweis im Sediment (vgl. MIFC); **3.** quant. Nachweis: Wurmeierzählung mittels Zählkammer*; **4.** Kultur: s. Koprokultur.

Wurm|erkrankung: (engl.) worm disease; Helminthiasis; durch parasitäre Würmer (Helminthes*) verursachte Erkr.; z. B. Askariasis, Enterobiasis, Filariosen, Taeniasis, Echinokokkose, Onchozerkose, Trichinose; vgl. Wurmnachweis, Wurmeiernachweis, Wurmmittel.

Wurm|fort|satz: (anat.) Appendix* vermiformis.

Wurm|mittel: (engl.) anthelmintics; Anthelminthika; **1.** Mittel gegen Cestodes*: Niclosamid, Praziquantel, Mebendazol (Echinococcus); **2.** Mittel gegen Nematodes*: Albendazol, Mebendazol, Pyrantel (v. a. Ascaris lumbricoides, Enterobius vermicularis), Diethylcarbamazin (Filarien); **3.** Mittel gegen Trematodes*: Praziquantel.

Wurm|nachweis: (engl.) examination for worms; Nachweis parasit. Würmer (Helminthes*); **1.** makroskop. mittels Boas-Stuhlsieb: bei größeren Arten 1 mm Porenweite, 34 mm Ø, bei kleineren Arten 0,5 mm Porenweite, 20,5 mm Ø; mit starkem Wasserstrahl feinere Kotbestandteile im Sieb fortspülen, so dass Würmer u. gröbere Nahrungsmittelreste leichter erkennbar werden; od. Kot in größerem Glasgefäß mit viel Wasser verdünnen, 5 Min. absetzen lassen, abgießen, erneut verdünnen usw., bis Abgusswasser klar ist; Parasiten über schwarzer Glas- od. Porzellanplatte differenzieren; **2.** mikroskop.: s. Wurmeiernachweis; **3.** Kultur: s. Koprokultur; **4.** serol.: indirekte Nachweismethoden mit begrenzter Spezifität (Immunfluoreszenztest, ELISA).

Wurzel|durch|schneidung: s. Foerster-Operation.

Wurzel|füllung: (engl.) root filling; syn. endodontische Behandlung; besteht aus mehreren Behandlungsabschnitten, die zeitgleich, aber auch getrennt durchgeführt werden können; **1.** Entfernung der vitalen, entzündeten od. gangränösen Pulpa; **2.** instrumentelle Aufbereitung u. Reinigung des Wurzelkanals, um Keimfreiheit zu erzielen; **3.** Füllung des aufbereiteten Wurzelkanals mit spez. Füllungsmaterialien, um den Wurzelkanal hermetisch zu verschließen u. eine Reinfektion zu vermeiden. Das Wurzelfüllmaterial darf keine tox. Wirkung auf das periradikuläre Gewebe ausüben. Am häufigsten werden Guttaperchastifte zusammen mit versch. Wurzelzementen verwendet. Füllmittel mit desinfizierender Dauerwirkung sind grundsätzlich abzulehnen. Die Wurzelfüllung sollte idealerweise bis zum Foramen physiologicum reichen, das ca. 1 mm vom anat. Apex entfernt ist.

Wurzel|füßer: Rhizopoda; s. Protozoen.

Wurzel|granulom (Granulum*; -om*) **n:** s. Zahngranulom.

Wurzel|haut: (engl.) periodontal ligament; syn. Desmodont; bindegewebiges Geflecht, das zw. Zahnwurzeloberfläche u. Alveolarknochen gelagert ist u. eine Pufferfunktion ausübt; Kaudruck wird in Zug umgewandelt. W. besteht ähnl. dem Periost aus Sharpey*-Fasern, deren Anordnung durch die Funktion bestimmt wird, sowie Zellen, Nerven, Gefäßen u. Grundsubstanz.

Wurzel|irritatio̲ns|syn|drom (lat. irrita̲tio Verwirrung, Erregung) **n:** (engl.) root irritation syndrome; Reizung der Wurzeln der Spinalnerven; als zervikales od. lumbales W. v. a. durch Bandscheibenvorfall*, als thorakales W. v. a. durch Rückenmarktumoren* verursacht; **Sympt.:** Schmerzen, Parästhesien, Sensibilitätsstörungen in einem od. mehreren Dermatomen. Vgl. Ischiassyndrom, Zervikobrachialsyndrom.

Wurzel|kanal|behandlung: (engl.) root canal treatment; Meth. der Zahnerhaltung mit mechan. Aufbereitung der Wurzelkanäle, Desinfektion, bakteriendichter Füllung des Wurzelkanalsystems u. koronalem Verschluss; **Ind.:** irreversible Schädigung der Pulpa dentis inf. Zahnkaries* od. traumat. Einwirkung.

Wurzel|kom|pressio̲ns|syn|drom (lat. compressio das Zusammendrücken) **n:** (engl.) root compression syndrome; durch Kompression bedingte Schädigung von Spinalnervenwurzeln mit neurol. Ausfallserscheinungen; vgl. Wurzelirritationssyndrom.

Wurzeln der Spinal|nerven: (engl.) roots of the spinal nerves; Radix anterior u. Radix posterior der paarigen Spinalnerven eines spinalen Segments* des Rückenmarks.

Wurzel|neuritis (Neur-*; -itis*) f: Radikulitis*.

Wurzeln, motorische: (engl.) motor roots; vordere Wurzeln der Spinalnerven, mit denen die peripheren motor. Nervenfasern aus dem Rückenmark austreten; vgl. Vorderhörner des Rückenmarks.

Wurzel|spitzen|re|sektion (Resektion*) f: (engl.) apicectomy; Abtragung der Zahnwurzelspitze bei periapikalen Prozessen (z. B. Zahngranulom*, Parodontitis* apicalis, radikuläre Kieferzyste*); **Meth.:** prä- u. intraoperative Reinigung, Desinfektion u. randdichte Füllung des Zahnwurzelkanals; nach Inzidierung wird das Mukoperiost vom Knochen über der Wurzelspitze abgeklappt u. der Apex mit der pathol. periapikalen Veränderung entfernt. Nach Rückverlagerung des deckenden Mukoperiostlappens kommt es zu einer knöchernen Konsolidierung innerhalb von Monaten.

Wurzel|zyste (Kyst-*) f: (engl.) radicular cyst; radikuläre Kieferzyste*.

Wut|anfall: (engl.) tantrum; überdurchschnittl. Erregung mit Schreien, Toben u. Zerstörungsdrang bei Kindern; **Ther.:** Elternberatung: keine Bestrafung, Vermeiden der auslösenden Situation, ruhiges Abwarten im Anfall ohne Ignorierung; vgl. Affektkrämpfe, respiratorische.

W

Xanth-: auch Xantho-; Wortteil mit der Bedeutung gelb; von gr. ξανθός.

Xanth|elasma (↑; gr. ἔλασμα Platte) n: hellgelbe Platten im Bereich der Augenlider (s. Abb.), durch Cholesterolablagerungen in Speicherzellen bedingt; in jungem Alter praktisch immer Folge einer Hyperlipoproteinämie vom Typ II, in höherem Alter häufig unabhängig von einer Fettstoffwechselstörung (harmlos); **Ther.:** nur geringe Rückbildung bei Behandlung der Fettstoffwechselstörung; zeitweise Besserung durch Laserchirurgie.

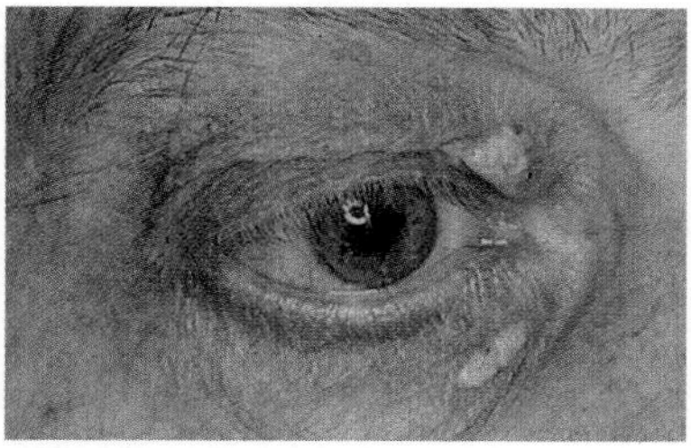

Xanthelasma [3]

Xanthin n: (engl.) xanthine; 2,6-Dihydroxypurin; physiol. Abbauprodukt der Purinbasen*, das durch Xanthinoxidase* zu Harnsäure* oxidiert wird; erhöhte Serumkonzentration u. a. bei Nierenerkrankungen, akuter Lebernekrose u. Leukämie (Zellzerfall).

Xanthin|oxidase f: Abk. XOD; Molybdän(VI)-, Eisen/Schwefel- u. FAD-haltiges Enzym (Oxidoreduktase), das Hypoxanthin zu Xanthin u. Xanthin zu Harnsäure* oxidiert; in der Leber v. a. am Abbau der Purinbasen* beteiligt; erhöhte Enzymaktivität führt zu Gicht* u. Hyperurikämie*; Allopurinol*, das zu Alloxanthin umgesetzt wird, ist das sog. suizidale Substrat der X., da es sich nicht mehr vom Enzym löst. X. kommt auch in Milch vor (sog. Schardinger-Enzym).

Xanthin|oxidase|mangel: (engl.) xanthinoxidase deficiency; Sammelbez. für zwei autosomal-rezessiv vererbte Stoffwechselstörungen: **1.** Xanthinurie aufgrund eines isolierten X. (Genlokus 2p23–p22); Klin.: häufig asymptomatisch, z. T. Xanthinsteine in den ableitenden Harnwegen; bei einigen Pat. Myopathie bzw. Polyarthritis inf. kristalliner Ablagerungen von Hypoxanthin u. Xanthin; vgl. Myopathien, hereditäre metabolische; **2.** Komb. von Mangel an Xanthin- u. Sulfitoxidase (sog. Molybdän-Cofaktormangel; Genorte 6p21.3, 5q11); Klin.: in den ersten Lebenstagen meist Erbrechen mit Krämpfen, später spast. Tetraplegie u. ausgeprägte psychomotor. Retardierung; oft Hirnatrophie durch Kernspintomographie nachweisbar; im Kindesalter häufig Linsenektopie.

Xanthin|stein (Xanth-*): (engl.) xanthic calculus; harter, bräunl. Nierenstein aus Xanthin; s. Nephrolithiasis, Steinprophylaxe.

Xanthin|urie (↑; Ur-*) f: (engl.) xanthinuria; vermehrte Ausscheidung von Xanthin u. Hypoxanthin im Urin bei angeb. Mangel an Xanthinoxidase*, Pterin*-Molybdän-Cofaktor od. Hemmung der Xanthinoxidase durch Allopurinol*.

Xantho|chromie (↑; Chrom-*) f: (engl.) xanthochromia; **1.** Gelbfärbung des (zentrifugierten) Liquor* cerebrospinalis, z. B. nach intrakranieller Blutung, bei exzessiver Erhöhung des Liquoreiweißes od. Störung der Blut*-Liquor-Schranke mit Übertritt von Gallenfarbstoffen in den Liquor; **2.** syn. Xanthosis, Xanthodermie; Gelbfärbung der Haut, z. B. bei Ikterus* u. Carotinikterus*.

Xantho|granulom, juveniles (↑; Granulum*; -om*) n: (engl.) juvenile xanthogranuloma; bei Säuglingen u. Kleinkindern isoliert od. multipel auftretende gelbe Knötchen, zuweilen Knoten, dem Dermatofibrom* ähnlich; **Lok.:** Haut, selten innere Organe (Lungen, Augen u. a.); meist spontane, narbenlose Rückbildung nach ca. einem Jahr.

Xanthom (↑; -om*) n: (engl.) xanthoma; gelber Knoten an der Haut, durch lokale Lipideinlagerungen bedingt; spezif. Sympt. von Hyperlipoproteinämien*; z. T. spontane Rückbildung mit der Normalisierung der Serumlipide; **Histol.:** bei Hypertriglyceridämien interstitielle Lipidablagerung mit entzündl. Reaktionen (wahrscheinl. durch Di- u. Monoacylglycerole bedingt), bei Hypercholesterolämien intrazelluläre Lipidablagerung in Speicherzellen (z. T. Schaumzellen), keine entzündl. Reaktion; **Formen: 1.** eruptives X.: rasches Aufschießen, Prädilektionsstellen am Stamm, Nates; **2.** tuberöses X. (s. Abb.): bes. an Knie, Ellenbogen; **3.** planes X.: bes. an der Handinnenfläche; **4.** Sehnenxanthom (tendinö-

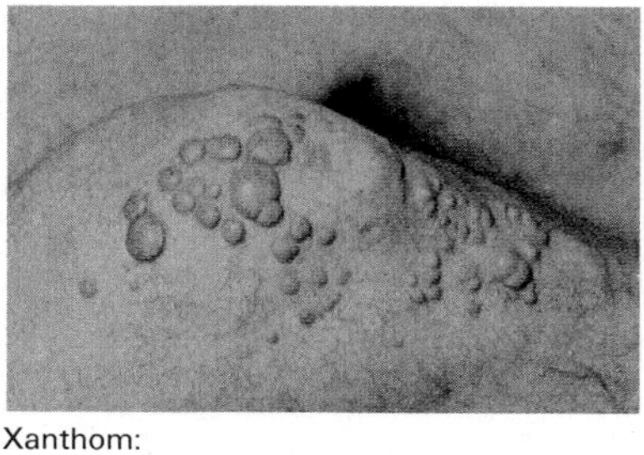

Xanthom:
tuberöse Xanthome am Knie bei Diabetes mellitus [26]

ses X.): bes. an der Achillessehne; **5.** subperiostales X.; **6.** gelbe Handlinien, spezif. bei der primären Hyperlipoproteinämie vom Typ III; **Diagn.:** Biopsie, Labordiagnose; **DD:** juveniles Xanthogranulom, Hand-Schüller-Christian-Krankheit, Urticaria pigmentosa xanthelasmoidea, Hyalinose, Amyloidose, Gicht. Vgl. Xanthelasma.

Xanthomatosen (↑; ↑; -osis*) f pl: (engl.) xanthomatoses; Ausbildung multipler Xanthome; entstehen durch Einlagerung von Lipiden in den Bindegewebezellen der Haut u. der Sehnen, aber auch in den Gefäßen (frühzeitige Arteriosklerose), insbes. den Herzkranzgefäßen (Infarkt schon bei Jugendl.) u. in der Cornea (Arcus lipoides corneae); **Urs.:** Lipidstoffwechselstörungen (s. Hyperlipoproteinämien).

Xanthomatose, zerebro|tendinöse (↑; ↑; ↑) f: (engl.) cerebrotendinous xanthomatosis; syn. Bogaert-Scherer-Epstein-Krankheit; autosomal-rezessiv erbl. Fettstoffwechselstörung inf. eines Defekts der Steroid-27-Monooxygenase (Genlokus 2q33-qter; CYP27-Gen); Speicherung von Cholestanol u. Cholesterol in Sehnen, Lungen u. Gehirn (v. a. in der weißen Substanz des Kleinhirns); Apoptose zerebellarer Neuronen; **Klin.:** Xanthome in den Sehnen u. neurol. Symptome (spastische Lähmungen, zerebellare Ataxie, axonale Polyneuropathie, progressive Demenz) meist schon im Kindesalter; jugendl. Katarakt u. Osteoporose; **Diagn.:** im Liquor cerebrospinalis erhöhte Konz. von Cholestanol u. Apolipoproteinen bei erniedrigtem Cholestanol/Cholesterol-Quotient; in der kranialen Kernspintomographie bilateral Hyperintensität in periventrikulärer u. zerebellarer Marksubstanz.

Xantho|monas (↑; gr. μονάς allein, Einheit) f: Gattung gramnegativer, aerober, monotrich begeißelter, pflanzenpathogener Stäbchenbakterien der Fam. Pseudomonadaceae; einige Species sind jetzt der Gattung Stenotrophomonas zugeordnet; ubiquitär vorkommend; Err. von Nosokomialinfektionen*, bes. bei Pat. mit Krebsleiden. Vgl. Bakterienklassifikation.

Xanthom|zellen (↑; -om*; Zelle*): (engl.) xanthoma cells; Schaumzellen; in Xanthomen, Xanthelasmen, bei Lipoidspeicherkrankheiten u. chron. Gewebeuntergang vorkommende Zellform (Makrophagen) mit wabigem Plasma u. fein verteilten Fetten bzw. Lipiden.

Xantho|phyll (↑; gr. φύλλον Pflanze) n: Sammelbez. für gelbe Farbstoffe aus der Gruppe der Carotinoide*, die neben Chlorophyll* in grünen Pflanzen vorkommen; vgl. Lutein.

Xanth|opsie (↑; Op-*) f: (engl.) xanthopsia; Gelbsehen; Form der Chromopsie*; bei Ikterus, Digitalisüberdosierung, Vergiftung mit Phenacetin, Santonin, Chromsäure u. Schlangengiften.

Xanthosis dia|betica (↑; -osis*) f: s. Carotinikterus.

Xanth|uren|azid|urie (↑; Ur-*; Azid-*) f: (engl.) xanthurenic aciduria; pyridoxinabhängige Stoffwechselstörung* mit vermehrter Ausscheidung von Xanthurensäure inf. eines autosomal-rezessiv erbl. Mangels an Kynureninase.

Xanth|uren|säure (↑; ↑): (engl.) xanthurenic acid; Metabolit beim Abbau von Tryptophan*, der nach Transaminierung u. spontanem Ringschluss aus 3-Hydroxykynurenin entsteht; vgl. Xanthurenazidurie.

Xantinol|nicotinat (INN) n: Lipidsenker*; vgl. Nicotinsäure.

X-Bakterien (Bakt-*) f pl: (engl.) OX strains; best. geißellose Proteusstämme (OX-2, OX-19 u. OX-K) mit einer O-Antigenstruktur, die partiell gemeinsam ist mit der von Rickettsiaspecies. Vgl. Proteus, Rickettsiosen, Weil-Felix-Reaktion.

X-Bein: Genu* valgum.

X-Chromatin (Chrom-*) n: s. Geschlechtschromatin, Kerngeschlecht.

X-Chromo|som (↑; Soma*) n: s. Gonosomen.

Xe: chem. Symbol für Xenon*.

Xeno-: Wortteil mit der Bedeutung fremd; von gr. ξένος.

Xeno|anti|körper (↑; Anti-*): s. Antikörper, heterologe.

Xeno|biotika (↑; gr. βιοτικός lebendig, lebensfähig) n pl: (engl.) xenobiotics; **1.** Substanzen, die den Körper zu Abwehrreaktionen veranlassen (Antigene, Toxine u. a.); **2.** für ein ökolog. System fremde Substanzen, z. B. die Umwelt verunreinigende Stoffe; vgl. Ökologie.

Xeno|dia|gnose (↑) f: (engl.) xenodiagnosis; veralteter mikrobiol. Nachweis von Rickettsien, insbes. Rickettsia quintana, mit Läusen (sog. Läusetest*); in ähnl. Form auch Nachw. von Trypanosomen (Vermehrung in Wanzen) u. Borrelia recurrentis (in Läusen).

xeno|gen (↑; -gen*): (engl.) xenogenous; s. Transplantation (Tab.).

Xenon (↑) n: chem. Element, Symbol Xe, OZ 54, rel. Atommasse 131,30; Edelgas; **Verw.:** (kernphysik.) als inertes Schutzgas in kerntechn. Geräten u. Anlagen; (techn.) v. a. als Füllgas von Leuchtstoffröhren; (nuklearmed.) als Radionuklid Xe-133 v. a. zur Untersuchung der Lungenventilation (s. Lungenventilationsszintigraphie), seltener zur Messung der Organdurchblutung.

Xeno|plastik (↑) f: (engl.) xenotransplantation; syn. Heteroplastik; s. Plastik.

Xeno|psylla cheopis (↑; gr. ψύλλα Floh) f: tropischer (oriental.) Rattenfloh; s. Flöhe.

Xeno|trans|plantation (↑; Transplantation*) f: syn. Heterotransplantation; s. Transplantation (Tab.).

Xerasie (gr. ξηρασία Austrocknung) f: (engl.) xerasia; einfache trockene od. atroph. Rhinitis bei Tuberkulose neben echten tuberkulösen Veränderungen.

Xero|derma pigmentosum (gr. ξηρός trocken, dürr; Derm-*) n: syn. Melanosis lenticularis progressiva, sog. Lichtschrumpfhaut; meist vor dem Schulalter tödl. endende, autosomal-rezessiv erbl. Lichtüberempfindlichkeit; Unterteilung in sieben versch. Typen (A-G bzw. I-VII); **Häufigkeit:** 1:40 000 in Japan, 1:250 000 in den USA; **Urs.:** fehlerhafte Reparatur von UV*-Schäden inf. angeb. Mangels an DNA-Endonuklease; Genlokalisationen: A: 9q22.3, B: 2q21, C: 3p25, D: 19p13.2-p13.3, E: 11p12-p11, F: 16p13.3-p13.13, G: 13q33; **Sympt.:** in den ersten Lj. auf belichteten Hautstellen entstehende Entz. durch Sonnenbestrahlung, die in bräunlich-rote Flecken, später sommersprossenähnl. Pigmentflecken u. Teleangiektasien übergehen; Entstehung von malignen Hauttumoren (Basaliom, Keratoakanthom, malignes Melanom, Sarkom); neurol. Störungen bei Typ A, B, D u. G.

Xero|dermie (↑; ↑) f: (engl.) xerodermia; trockene Haut; **Vork.:** z. B. im Alter, bei atopischem Ekzem u. als schwächste Form der Ichthyose.

Xero|graphie (↑; -graphie*) f: (engl.) xerography; photoelektrisches Trockendruckverfahren mit großem Kontrastumfang u. gutem Auflösungsvermögen; **Prinzip:** eine mit einem elektr. Halbleiter (amorphes Selen) beschichtete Metallplatte (Aluminium) wird homogen elektrostat. aufgeladen; während ihrer Belichtung, z. B. mit Röntgenstrahlen (Xeroradiographie), findet auf der Plattenoberfläche eine Entladung statt, die der Absorption des durchstrahlten Objekts entspricht. Dieses elektrostat. „Ladungsbild" wird durch ein aufgestäubtes farbiges (meist blaues) Kunstharzpulver (Toner) sichtbar gemacht u. anschl. auf ein Spezialpapier im Abklatschverfahren übertragen. Durch dessen Erhitzen sinken die Tonerpartikel in die Schicht ein u. werden fixiert. Med. Anwendung obsolet, da eine zu hohe Dosis erforderlich ist.

Xer|ophthalmie (↑; Ophthalm-*) **f:** (engl.) xerophthalmia; durch Vitamin-A-Mangel verursachte Augenveränderungen; **Urs.:** Störung der Regeneration von Rhodopsin u. Untergang von Photorezeptoren, Epithelstörungen an Bindehaut u. Hornhaut; **Vork.:** v. a. bei Kindern bis zum 6. Lj. mit Protein-Energie-Mangelsyndromen, in allen Altersstufen bei Resorptionsstörungen (z. B. Zöliakie, zystische Fibrose, alkohol. Leberzirrhose); **Klin.:** Nyktalopie, verdickte u. trockene Bindehaut, Bitot*-Flecke, später oberflächl. Epithelläsionen, Hornhautgeschwüre, u. U. mit Einschmelzung bei fast reaktionslosem Auge (Keratomalazie); **Ther.:** Vitamin-A-Zufuhr, auch lokal als Augensalbe. Vgl. Avitaminosen, tropische.

Xero|radio|graphie (↑; Radio-*; -graphie*) **f:** syn. Elektroradiographie, Röntgenphotographie; s. Xerographie.

Xerose|bakterien (↑; -osis*; Bakt-*) f pl**:** s. Corynebacterium xerosis.

Xerosis (↑; ↑) **f:** Austrocknung oberflächl. Gewebe; **1.** X. conjunctivae; s. Xerophthalmie; **2.** Trockenheit von Haut od. Schleimhaut; s. Xerodermie, Xerostomie.

Xero|stomie (↑; -stomie*) **f:** (engl.) xerostomia; Trockenheit der Mundhöhle, z. B. inf. Oligo- od. Asialie bei Atropin-, Diuretika- u. Psychopharmakamedikation, Sialadenitis*, Sjögren*-Syndrom (Sicca-Syndrom), Heerfordt*-Syndrom, nach Entfernung von Speicheldrüsentumoren od. Strahlentherapie (vgl. Strahlenkaries), i. R. fieberhafter Allgemeinerkrankungen.

X-Fuß: Pes* valgus.

Xg-Blut|gruppe: (engl.) Xg blood group; Blutgruppe, die im Ggs. zu den anderen bekannten Blutgruppen* X-chromosomal vererbt wird; **Bedeutung:** v. a. in der Abstammungsbegutachtung, für genet. Untersuchungen (u. a. zur Klärung gonosomaler Chromosomenaberrationen) sowie als „Chromosomenmarker" (Koppelung bzw. enge Nachbarschaft des Gens Xg^a mit den Genen für X-chromosomal bedingte Ichthyose u. okulären Albinismus); Genlokus Xpter–p22.32.

X-Hüfte: s. Coxa valga.

Xip|amid (INN) **n:** mit den Benzothiadiazinderivaten wirkungsverwandtes Diuretikum; s. Diuretika.

X-Strahlen: (engl.) x-rays; ursprünglich von W. C. Röntgen gewählte, in vielen Ländern noch übliche Bez. für die von ihm entdeckte u. später nach ihm benannte Röntgenstrahlung*.

XX-Männer: (engl.) double-X men; Personen mit 46,XX-Karyotyp aber männl. Phänotyp, psychosexuell männl.; **Ätiol.:** Translokation eines Y-chromosomalen Segments in den kurzen Arm des X-Chromosoms; damit Vorhandensein des Testes-determinierenden Faktors; **Sympt.:** hypergonadotroper Hypogonadismus (kleine Testes, Aspermie, Gynäkomastie), normale Intelligenz.

XXY-Syn|drom **n:** s. Klinefelter-Syndrom.

XY-Gonaden|dys|genesie (Gonaden*; Dys-*; -genese*) **f:** syn. Swyer*-Syndrom.

Xylane n pl**:** s. Hemizellulosen.

Xylitol (gr. ξύλον Holz) **n:** syn. Xylit; von Xylose abgeleiteter Zuckeralkohol; Anw. als Zuckerersatz für Diabetiker u. nicht kariogenes Süßungsmittel; nur geringe Erhöhung des Blutzuckerspiegels bei parenteraler Zufuhr.

Xylo|glukane (↑) n pl**:** s. Hemizellulosen.

Xylol (↑) **n:** Dimethylbenzol, $C_6H_4(CH_3)_2$; drei Isomere (o-, m- u. p-Xylol); Lösungsmittel, chem. Syntheserohstoff.

Xylo|meta|zolin (INN) **n:** Alphasympathomimetikum; **Verw.:** lokaler Vasokonstriktor (in Augen- u. Nasentropfen).

Xylose (gr. ξύλον Holz) **f:** D-Xylose; Holzzucker; eine Aldopentose (s. Monosaccharide); Baustein von Polysacchariden (Xylanen) in pflanzl. Zellwänden, der vom Menschen nicht verwertbar ist.

Xylose|belastungs|test (↑)**:** (engl.) xylose tolerance test; Test zur Beurteilung der intestinalen Absorption von Kohlenhydraten; Orientierungsprobe bei Verdacht auf enterale Resorptionsstörungen, z. B. bei Zöliakie u. a. Malabsorptionssyndromen; **Prinzip:** orale Verabreichung von 25 g D-Xylose mit nachfolgender Messung der Fünf-Stunden-Urinausscheidung u. ergänzender Blutanalyse innerh. der ersten 2 Stunden.

Xylulos|urie (↑; Ur-*) **f:** s. Pentosurie.

XYY-Syn|drom **n:** häufige (1:1000 männl. Neugeborene) Chromosomenaberration mit Hochwuchs, grenzwertig verminderter bis normaler Intelligenz, psycholabiler Persönlichkeit, normaler bis gering reduzierter Fertilität; Neigung zu Varikosis u. Ulcera crurum; **Ätiol.:** Non*-disjunction der Chromatiden des Y-Chromosoms in der Meiose (2. Reifeteilung).

X-Zone: s. Zone X.

Y

Y: chem. Symbol für Yttrium*.

YAG-Laser: Kurzbez. für **Y**ttrium-**A**luminium-**G**ranat-Laser; s. Laser.

Yaws: syn. Frambösie*.

Yb: chem. Symbol für Ytterbium*.

Y-Bypass m: s. Bypass-Operation.

Y-Chromatin (Chrom-*) n: in den Ruhekernen von Individuen mit einem Y-Chromosom nach Fluoreszenzmarkierung hell aufleuchtender Fleck, der das morphol. Substrat des Y-Chromosoms darstellt; vgl. Geschlechtschromatin, Kerngeschlecht (Abb.).

Y-Chromo|som (↑; Soma*) n: s. Gonosomen.

Yellow nail syndrome (engl. gelbe Fingernägel): Syndrom der gelben Fingernägel; s. Sklerонychiesyndrom.

Yergason-Test (Robert M. Y., Chir., Hartford, geb. 1885) m: s. Schultergelenkuntersuchungen, funktionelle.

Yersinia (Alexander E. J. Yersin, schweizer. Bakteriol., Tropenarzt, Paris, Vietnam, 1863–1943) f: Gattung gramnegativer Stäbchenbakterien der Fam. Enterobacteriaceae* (vgl. Bakterienklassifikation); elf Species; Err. von Yersiniosen: **1. Y. pestis** (syn. Pasteurella pestis), Err. der Pest*; unbegeißeltes, bekapseltes, sporenloses, pleomorphes Stäbchen; monatelanges Überleben in Sputum, Kot u. Eiter, in Ektoparasiten eingetrocknet bzw. im Mikroklima von Nagerhöhlen; empfindlich gegenüber Schimmelpilzen; Abtötung durch Sonnenlicht in wenigen Stunden; Virulenz durch Exotoxin, Endotoxin- u. Kapselbildung; **2. Y. pseudotuberculosis**: peritrich begeißeltes, pleomorphes, fakultativ anaerobes Kurzstäbchen, Err. enteraler Infektionen mit Beteiligung mediastinaler Lymphknoten (s. Pseudotuberkulose); **3. Y. enterocolitica**: Err. akuter fieberhafter Enteritiden od. Enterokolitiden; u. U. mit Folgeerscheinungen wie Arthritis, Erythema nodosum od. Reiter-Krankheit; Y. ist sensitiv gegenüber Tetracyclinen, Cotrimoxazol, Chinolonen, Cephalosporinen der 3. Generation.

Yersinia-Arthritis (↑; Arthr-*; -itis*) f: akute Mono- od. Oligoarthritis, die sich als reaktive Arthritis* nach fieberhafter enteraler Yersiniose entwickelt; **Klin.:** Auftreten häufig zus. mit Pharyngitis, Konjunktivitis u. leicht verändertem EKG; **Diagn.:** Nachweis des Err. im Gelenkpunktat od. serol. in Blut bzw. Gelenkflüssigkeit; **DD:** rheumatisches Fieber*; der häufig mögl. Nachw. von HLA-B27 weist auf eine genet. Disposition hin. **Progn.:** günstig.

Yersiniosen (↑; -osis*) f pl: (engl.) yersinioses; Sammelbez. für durch Yersinia-Species verursachte Krankheiten.

Yersiniosen, enterale (↑; ↑) f pl: (engl.) enteral yersinioses; Darminfektion mit Yersinia enterocolitica (bes. Serotyp 03 u. 09) bzw. Yersinia pseudotuberculosis (s. Yersinia); gelangen auch in die intestinalen Lymphknoten; Infektionsquellen sind Nahrung, Trinkwasser u. Haustiere; **Sympt.:** Diarrhö, krampfartige Bauchbeschwerden, bes. im rechten Unterbauch (Pseudoappendizitis), Arthritis, Erythema nodosum, Fieber; **Diagn.:** Stuhluntersuchung, Serologie, evtl. Immunhistologie; **Ther.:** Chinolone, Tetracycline. Vgl. Enteritis.

Yohimbin n: (engl.) yohimbine; Alkaloid aus der Rinde von Pausinystalia johimbe; Sympatholytikum, Alpharezeptorenblocker; **Wirkung:** Gefäßerweiterung u. Blutdrucksenkung; **Verw.:** bei Klimakterium virile, erektiler Dysfunktion, auch als Aphrodisiakum (Erweiterung der Blutgefäße des Penis sowie Erregbarkeitssteigerung der spinalen Zentren der Genitalorgane); Harninkontinenz; **Kontraind.:** Hypotonie; **UAW:** bei höheren Dosen Erregungszustände u. Krämpfe.

Yohimbin|säure (INN): s. Yohimbin.

Young-Helmholtz-Drei|farben|theorie (Thomas Y., Arzt, Phys., London, 1773–1829; Hermann L. F. von H., Physiol., Phys., Königsberg, Berlin, 1821–1894) f: (engl.) Young-Helmholtz theory; s. Farbensehen.

Youssef-Syn|drom (Abdel Fattah Y., Gyn., Kairo) n: vesikouterine Fistel inf. Schädigung der supraisthmischen Uteruswand bei Schnittentbindung*; **Sympt.:** Manifestation nach einigen Wo. mit periodisch-zykl. Hämaturie ohne sonstige Beschwerden (Scheinamenorrhö); i. d. R. keine Harninkontinenz; **Diagn.:** röntg. Darstellung der Fistel durch Kontrastmittelinstillation in das Cavum uteri.

Y-Schlinge: (engl.) Roux-en-Y anastomosis; s. Roux-Operation.

Yt: (serol.) Symbol der Cartwright*-Blutgruppen.

Ytterbium n: Symbol Yb, OZ 70, rel. Atommasse 173,04; zur Gruppe der Lanthanoide* gehörendes chem. Element.

Yttrium n: chem. Element, Symbol Y, OZ 39, rel. Atommasse 88,91; zur Scandiumgruppe gehörendes 3-wertiges Leichtmetall; Verw. des Radionuklids zur Ther. von Skelettmetastasen.

Yusho-Krankheit: (engl.) Yusho disease; in Japan vorgekommene Vergiftung mit polychlorierten Biphenylen*; **Sympt.:** in Abhängigkeit von der Schwere der Erkr. Hautveränderungen, Chlorakne*, Dunkelfärbung der Haut, Leber-, Milz- u. Nierenschäden od. Ausbildung maligner Tumoren; ca. 90 % der Kinder von vergifteten Müttern wurden mit starken Hautveränderungen als sog. schwarze Babys geboren. Vgl. Dioxine.

Yvin-Syn|drom n: Komb. von Platyspondylie u. Osteopoikilie als isolierte, auf den Femur beschränkte Fehlbildung.

Y-V-Plastik (-plastik*) f: (engl.) YV plasty; Operationsmethode zur Narbenkorrektur; früher auch zur Erweiterung des kindl. Blasenhalses bei Blasenhalsstenose od. des pelviureteralen Segmentes bei Ureterabgangstenose (Foley-Plastik).

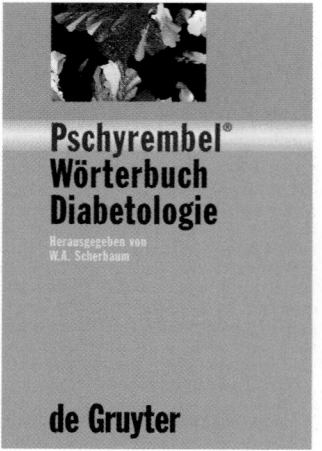

Z: (physik.) Formelzeichen für Kernladungszahl*.

Zähigkeit: s. Viskosität.

Zähl|kammer: (engl.) counting chamber; Laborgerät zur mikroskop. Zählung zellulärer Elemente in Flüssigkeiten (Blut, Liquor); besteht aus einer starken Glasplatte von Objektträgergröße, in deren Mitte sich zw. zwei tiefen Querrillen Zählnetze (nach Thoma, Bürker, Türk, Neubauer, Schilling u. a.) befinden, die 0,1 mm tiefer als die beiden Seitenstege liegen. Durch ein fest auf die Seitenstege angepresstes, planparallel geschliffenes Deckglas entsteht über dem mittl. Streifen ein Raum von 0,1 mm Höhe. **Netzteilung:** Die heute gebräuchlichste Netzteilung ist die nach Neubauer; die Seitenlänge beträgt 3 mm, es entsteht also eine Fläche von 9 mm^2, wobei jedes der neun großen Quadrate eine Größe von 1 mm^2 hat. Das mittl. Quadrat ist unterteilt in 16 Gruppenquadrate zu je 0,04 (1/25) mm^2 u. diese wieder in 16 Kleinstquadrate zu je 0,0025 (1/400) mm^2. Die Zählung von Erythrozyten u. Leukozyten in Blutproben erfolgt heute im klin.-chem. Labor elektron. u. automatisiert (s. Durchflusszytometrie).

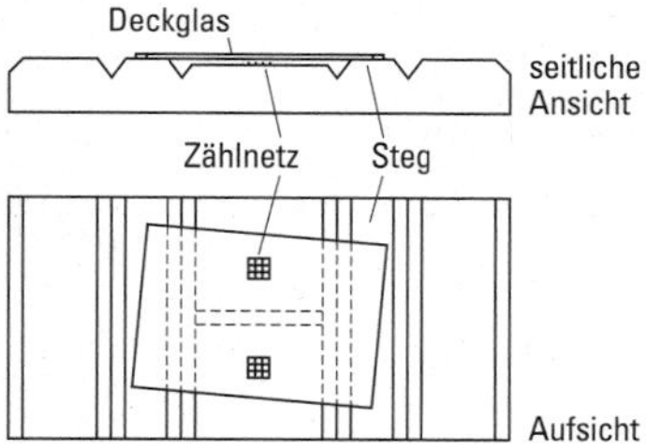

Zählkammer:
schematische Darstellung in seitlicher Ansicht und in Aufsicht mit aufgesetztem Deckglas

Zähl|rohr: (engl.) counter tube; Detektor für den Nachweis u. die Analyse von ionisierender Strahlung*, v. a. angewendet in der Strahlenschutz-Messtechnik; in der nuklearmed. Messtechnik ersetzt durch den Szintillationszähler*; **Prinzip:** In einem gasgefüllten Behälter mit einem elektrischen Feld zw. zwei Elektroden werden die durch primäre od. sekundäre Ionisation beim Teilchen- od. Gammastrahleneinfall entstehenden Elektron-Ion-Paare gesammelt u. ergeben Ladungsimpulse, die elektronisch registriert werden. Vgl. Ionisationskammer, Geiger-Müller-Zählrohr.

Zähl|zwang: (engl.) counting compulsion; zwanghaftes Zählen od. Rechnen i. S. einer Zwangshandlung*.

Zähne|knirschen: s. Bruxismus.

Zäkum (Caec-*) **n:** s. Caecum.

Zärulo|plasmin (lat. caeruleus dunkelblau; -plasma*) **n:** Caeruloplasmin*.

Zahn: (engl.) tooth; (anat.) Dens; knochenartiges Gebilde, das symmetrisch in einem Zahnfach (Alveole*) der Alveolarfortsätze des Ober- u. Unterkiefers befestigt ist; beim Menschen kommen die Z. in zwei Generationen (Diphyodontie; 20 Milchzähne, 32 bleibende Zähne) u. in verschiedenartiger Form (Heterodontie) vor. Im bleibenden Gebiss finden sich pro Kieferhälfte von mesial nach distal folgend zwei Schneidezähne*, ein Eckzahn, zwei Prämolaren* u. drei Molaren*. Der dritte Molar wird aufgrund seiner späten Durchbruchzeit als Weisheitszahn bezeichnet. Der einzelne Z. besteht morphologisch aus Zahnhartgeweben, welche die Zahnhöhle (Cavitas dentis), die die Pulpa* dentis enthält, umgeben. Zahnhartgewebe sind das Dentin*, das im Kronenbereich vom Zahnschmelz* u. im Wurzelbereich vom Zahnzement* überzogen wird. Der Übergangsbereich zw. Krone u. Wurzel wird als Zahnhals bezeichnet. Die Wurzel endet an der Wurzelspitze, die eine Öffnung für die Gefäße u. Nerven der Pulpa enthält.

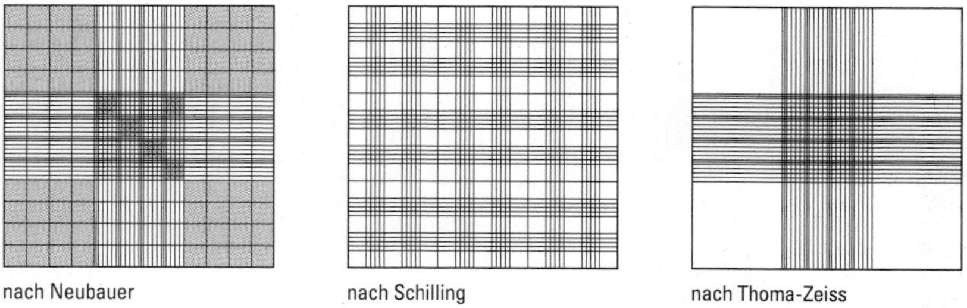

Zählkammer

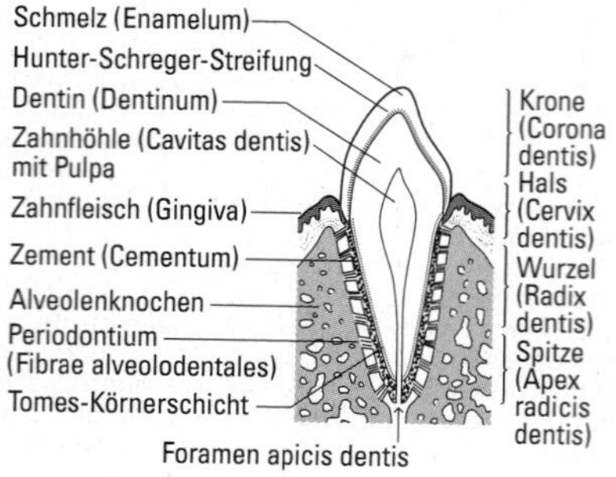

Zahn:
schematisierter Längsschnitt durch einen Schneidezahn mit Halteapparat [532]

Die Summe der Z. bildet das Gebiss, dessen individuelle Anordnung u. Status im Gebissschema* fixiert werden.

Zahn|bein|bildner: Odontoblasten*.

Zahn|belag: s. Plaque, Zahnstein.

Zahnen: Dentition*.

Zahn|fieber: (engl.) dentition fever; mit Unruhe u. Essunlust einhergehendes Fieber, das während des Zahndurchbruchs beim Kleinkind auftreten kann; Ätiol. umstritten (vgl. Dentitio difficilis); dd Abklärung der Urs. des Fiebers (v. a. Erkr. der Atemwege).

Zahn|fleisch: Gingiva*.

Zahn|fleisch|entzündung: Gingivitis*.

Zahn|fleisch|tasche: (engl.) gingival pocket; entzündlich bedingte Vertiefung des anat. Sulcus durch Tiefenproliferation u. Umwandlung des Saumepithels (gingivale Tasche); bei der echten parodontalen Tasche kommt es gleichzeitig zum Kieferknochenabbau mit Attachmentverlust u. z. T. Gingivarezession; Pseudotaschen ohne Attachmentverlust entstehen bei Gingivahyperplasie.

Zahn|formel: syn. Gebissformel*.

Zahn|granulom (Granulum*; -om*) n: (engl.) dental granuloma; syn. apikales Granulom, Wurzelgranulom; reaktive Bildung von Granu-

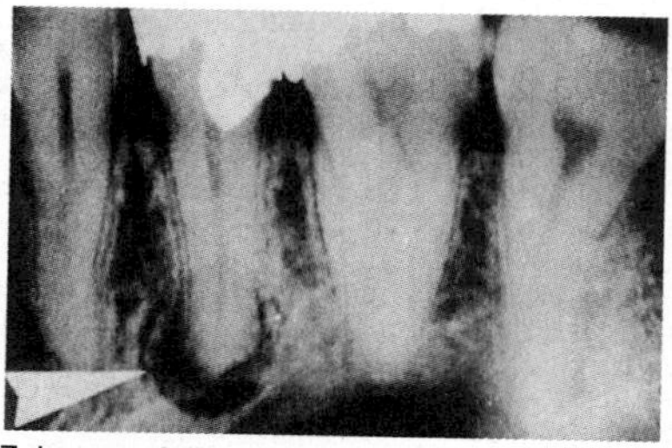

Zahngranulom [540]

lationsgewebe an der Wurzelspitze von Zähnen, deren gangränös zerfallene Pulpa durch das Foramen apicale eine chron. Entzündung des Kieferknochens unterhält u. zu einer radikulären Kieferzyste* führen kann; im Röntgenbild als eine meist linsen- bis erbsengroße Aufhellung zu erkennen; **Ther.:** medikamentöse Wurzelbehandlung od. chir. durch Extraktion des Zahns bzw. Wurzelspitzenresektion*. Vgl. Parodontitis apicalis.

Zahn|hals: (engl.) dental neck; Collum dentis, Cervix dentis; Übergangsstelle vom Schmelz der Zahnkrone zum Zement der Zahnwurzel; normalerweise vom Zahnfleisch bedeckt; s. Zahn.

Zahn|halte|apparat m: (engl.) periodontium; Parodontium, Periodontium, Zahnbett; funktionelle Einheit, die Gingiva*, Zahnzement*, Alveole* u. Wurzelhaut* umfasst u. für die feste Verankerung des Zahnes im Gebiss sorgt.

Zahn|im|plantat (In-*; lat. plantatus gepflanzt) n: (engl.) dental implant; meist zylinder- od. schraubenförmiger Zahnwurzelersatz vorwiegend aus Titan; **Ind.:** Ersatz einzelner od. mehrerer Zähne; Haltepfosten für herausnehmbaren od. festsitzenden Zahnersatz bes. bei fortgeschrittener Atrophie des Alveolarfortsatzes u. nach Kieferknochenresektion; Voraussetzung für einen Langzeiterfolg ist die Osseointegration* des Implantats.

Zahn-In|farkt (Friedrich W. Z., Pathol., Genf, 1845–1904; Infarkt*) m: (engl.) Zahn's infarct; nicht korrekte Bez. für eine dunkelbraune, scharf vom normalen Lebergewebe abgegrenzte Zone bei intrahepatischer Pfortaderthrombose (Hyperämie des Lebergewebes).

Zahn|karies (Karies*) f: (engl.) dental caries, tooth decay; Caries dentium; häufigste Zahnerkrankung inf. Störung des lokalen Gleichgewichts zw. entkalkenden, sauren u. neutralisierenden, (re-)mineralisierenden Komponenten

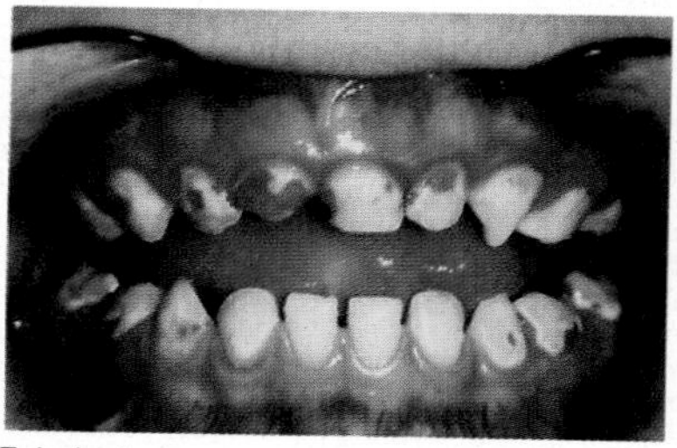

Zahnkaries [467]

im Speichel; als reversibles Frühstadium teilweise (poröse) Entkalkung des kristallinen Zahnschmelzes (Initialkaries*) durch Säuren, die aus Zuckern im bakt. Zahnbelag (Plaque*) gebildet werden. Eine Einschränkung der Zuckerzufuhr vermindert das Entkalkungsrisiko, regelmäßige Fluoridanwendung, z. B. mit Zahnpasten, kann zur Wiederverkalkung (Remineralisation) führen; bei anhaltend schlechter Mundhygiene u. häufiger Zuckeraufnahme bei fehlendem Fluoridangebot Fortschreiten der anfangs reversiblen Entkalkung bis zum Einbruch der Zahnhartsubstanzen u. damit Bildung kariöser Defekte (Kavitäten, „Löcher"); Vork. auch bei Speichelsekretionsstörungen u. bereits im Kleinkindesalter durch Dauernuckeln an Saugerflaschen mit zuckerhaltigen Getränken (s. Abb.); **Ther.:** Verbesserung des lokalen Mineralgleichgewichts durch verstärkte Kariesprophylaxe*, Remineralisation von Initialläsionen sowie Ausbohren von entkalktem Schmelz u. Den-

Z

tin mit anschließender Füllung (Amalgam, Silikate, Gold, Kunststoffkomposite); bei nicht rechtzeitiger zahnärztl. Versorgung ist eine Inf. der Zahnpulpa (Pulpitis) mit dem Risiko chron. Spätfolgen bzw. die Wurzelbehandlung od. Entfernung des Zahns (Extraktion) unvermeidlich.

Zahn|leiste: (engl.) dental ridge; im 2. Embryonalmonat entstehende leistenförmige Verdickung des ektodermalen Mundepithels, aus der je 10 klöppelförmige Zapfen (Schmelzorgane) für die Anlage der Milchzähne, später je 16 Anlagen für das bleibende Gebiss herauswachsen; ihnen wächst die mesenchymale Zahnpapille entgegen, aus der sich Odontoblasten u. Zahnpulpa entwickeln.

Zahn-Linien (Friedrich W. Z., Pathol., Genf, 1845–1904)**:** (engl.) Zahn's lines; Bez. für die geriffelte Oberfläche der intravital in den Gefäßen entstandenen Thromben; wichtig zur DD von Leichengerinnseln*.

Zahn|luxation (Luxation*) **f:** (engl.) dental luxation; traumatische Lageveränderung eines Zahns im Bereich der Alveole; **Ther.:** Reposition u. Schienung.

Zahn|ober|häutchen: s. Schmelzoberhäutchen.

Zahn|pan|orama|aufnahme (Pan-*; gr. ὁρᾶν sehen)**:** s. Orthopantomographie.

Zahn|pro|these (Prothese*) **f:** s. Teilprothese, Totalprothese.

Zahn|pulpa (lat. pụlpa Fleisch, fleischiger Teil) **f:** Pulpa* dentis.

Zahn|rad|phänomen n: (engl.) cogwheel phenomenon; s. Rigor.

Zahn|re|plantation (Re-*; lat. planta̱re pflanzen) **f:** (engl.) dental replantation; Einsetzen eines traumatisch vollständig luxierten Zahns in seine Alveole; **Meth.:** sofortige posttraumatische Reposition des von intakter Wurzelhaut umgebenden Zahns, ggf. nach vorangegangener extrakorporaler Wurzelfüllung; eine kurzfristiges Aufbewahren des Zahns in physiol. Kochsalzlösung od. ersatzweise im Mund des Pat. vor der Z. ist möglich.

Zahn|re|tention (Retentio*) **f:** (engl.) dental retention; Persistieren eines Zahns im Kiefer in annähernd normaler Position über den üblichen Zahndurchbruchtermin hinaus; **Urs.:** Zahnfehlbildung, Platzmangel, Osteopathie; **Ther.:** Zahnfreilegung durch Osteotomie u. kieferorthopädische Einordnung od. operative Zahnentfernung.

Zahn|säckchen: (engl.) dental sac; verdichtetes Bindegewebe um die Zahnanlage, differenziert sich zum Parodontium; vgl. Zahnleiste.

Zahn|schäden, berufliche: (engl.) occupational tooth damages; Zahnschäden **1.** durch mechan. Einwirkung: **a)** als Abrasion od. Usur inf. Benutzung der Zähne als Arbeitshilfe; **b)** als Abrasion durch mehrjährige quarzstaubbelastete Tätigkeit (BK Nr. 2111); **c)** durch Arbeitsunfall; **2.** durch chem. Einwirkung: **a)** durch Mineralsäuren (z. B. Salzsäure od. Schwefelsäure) in Form von Aerosolen (BK Nr. 1312); **b)** als Karies durch in der Mundhöhle aus Arbeitsstoffstäuben gebildete org. Säuren (s. Bäckerkaries); **c)** i. R. einer Stomatitis inf. Quecksilbervergiftung* od. Thalliumvergiftung*; **d)** als Dentalfluorose* bei chron. Fluorvergiftung (BK Nr. 1308). E. Str.

Zahn|schema n: syn. Gebissschema*.

Zahn|schmelz: (engl.) dental enamel; Enamelum; der glasurartige Überzug der Zahnkrone; härteste Substanz des menschl. Organismus, besteht v. a. aus phosphorsaurem Kalk in Form von Hydroxylapatit u. wird von epithelialen Enameloblasten* des Schmelzorgans gebildet.

Zahn|status (Status*) **m:** (engl.) dental chart; Feststellung des Zustands von Zähnen u. Gebiss mit Angaben über Zahnbestand, Füllungen, Kronen, Stiftzähne, Brücken, Zahnstein, Karies u. a.; Dokumentation des Z. im Gebissschema*.

Zahn|status|aufnahme (↑)**:** s. Orthopantomographie.

Zahn|stein: (engl.) dental calculus, tartar; Ablagerung mineral. Substanzen, v. a. von Calciumphosphat aus dem Speichel, vermischt mit org. Geweberesten u. Mikroorganismen an Zähnen; Prädilektionsstellen von supragingivalem Z. sind die lingualen Flächen der unteren Frontzähne u. die bukkalen Flächen der oberen Molaren wegen ihrer Nachbarschaft zu den Ausführungsgängen der großen Kopfspeicheldrüsen. Z. wirkt selbst nicht entzündlich, führt jedoch wegen seiner rauen Oberfläche zur Ablagerung bakt. Zahnbelags (Plaque*). Subgingivaler Z. (Konkremente) lagert sich an allen Zähnen auf der Wurzeloberfläche an u. ist durch Einlagerung von Blutbestandteilen bräunlich gefärbt. **Ther.:** Scaling*.

Zahn-Tasche (Friedrich W. Z., Pathol., Genf, 1845–1904)**:** (engl.) Zahn's pocket; mechan. bedingte, taschenartige Vertiefung des parietalen Endokards mit verdicktem Band (fibrös-hyaline Endokardverdickung) auf der Wand des li. Ventrikels unterh. der Aortenklappe; entsteht durch das bei Aortenklappeninsuffizienz in der Diastole unter hohem Druck auf die Wand des li. Ventrikels zurückströmende Blut.

Zahn|trans|plantation (Transplantation*) **f:** (engl.) dental transplantation; Verpflanzung eines Zahns in eine vorbereitete Alveole; **Meth.:** nach schonender Entfernung eines Zahns mit möglichst noch nicht abgeschlossenem Wurzelwachstum erfolgt die Umsetzung in ein optimal passendes neues Zahnfach zus. mit dem Zahnsäckchen.

Zahnungs|störung: s. Dentitio difficilis, Dentitio tarda.

Zahn|zement n: (engl.) dental cement; Cementum; Zahnhartgewebe, das das Dentin* im Wurzelbereich der Zähne überzieht u. gleichzeitig Bestandteil des Zahnhalteapparates ist; besteht aus einer mineralisierten, kollagene Fasern enthaltenden, bzgl. ihrer chem. Zusammensetzung dem Knochen ähnelnden Grundsubstanz u. Zementozyten. Kollagene Fasern verlaufen in Längsrichtung der Zahnwurzel od. strahlen als Sharpey-Fasern radiär aus dem Periodontalligament ein. Vgl. Zahn.

Zahn|zyste (Kyst-*) **f:** s. Kieferzyste.

Zahorsky-Krankheit (John Z., amerikan. Päd., 1871–1963)**:** syn. Herpangina*.

Zalci|tabi̱n (INN) **n:** syn. Dideoxycytidin (Abk. DDC, ddC); Virostatikum (Nukleosidanalogon); hemmt kompetitiv die für die Replikation von Retroviren erforderl. reverse Transkriptase*; **Verw.:** bei Infektion mit HIV* als Teil einer antiviralen Kombinationstherapie*; **UAW:** periphere Polyneuropathie, Stomatitis, selten Pankreatitis, Exanthem, Laktatazidose, Magen-Darm-Störung u. a.; vgl. Virostatika.

Zaleplo̱n (INN) **n:** Schlafmittel; Benzodiazepin-Rezeptoragonist mit sehr kurzer HWZ (1 Std.); **Ind.:** Einschlafstörungen; **UAW:** Kopfschmerz.

Zanami|vi̱r (INN) **n:** Virostatikum (Neuraminidasehemmer); **Verw.:** zur frühzeitigen Behandlung der Grippe* (Influenza-Virus Typ A u. B); **UAW:** selten Bronchospasmus, oropharyngeales Ödem, Exanthem; vgl. Virostatika. R. Leh.

Zanca-Syn|drom (Peter Z., zeitgen. Arzt, San Francisco) **n:** Form der familiären adenomatösen Polypose* mit Komb. von im Verdauungstrakt auftretenden Adenomen u. knorpeligen Exostosen.

Zange: s. Geburtszange.

Zangemeister-Hand|griff (Wilhelm Z., Gyn., Königsberg, Marburg, 1871–1930)**:** (engl.) Zangemeister's maneuver; gebh. Handgriff, Ergänzung der Leopold*-Handgriffe (sog. 5. Leopold-Handgriff); eine Hand wird auf die Symphyse gelegt, die andere auf den Bereich des oberh. der Symphyse stehenden kindl. Kopfs; liegt letztere mit der ersteren gleich hoch od. überragt sie diese, besteht Verdacht auf Missverhältnis* zw. Kopf u. Becken; sichere Aussage erst nach Beginn regelmäßiger Wehentätigkeit möglich.

Zangen|bi|opsie, trans|bronchiale (Bio-*; Op-*) **f:** (engl.) transbronchial forceps biopsy; Biopsie* der Lunge i. R. einer Bronchoskopie* mit Entnahme von Lungengewebe durch die Bronchuswand unter Verw. einer speziellen Zange, meist unter Röntgenkontrolle u. in Lokal-, seltener in Allgemeinanästhesie; **Ind.:** zur histol. Diagnostik insbes. bei diffusen Lungenerkrankungen (z. B. Sarkoidose, interstitielle Pneumonie, Lymphangiosis carcinomatosa); **Kontraind.:** pulmonale Hypertonie, schwere Lungenfunktionsstörungen, Blutgerinnungsstörungen; **Kompl.:** Blutungen, Pneumothorax (t. Z. deshalb nicht gleichzeitig in beiden Lungenflügeln). Vgl. Lungenbiopsie.

Zangen|biss: s. Kopfbiss.

Zangen|ex|traktion (lat. extrahere, extractus herausziehen) **f:** (engl.) forceps extraction; operative Entbindung*, wobei das Kind mit einer an den Kopf gelegten Geburtszange* extrahiert wird; man unterscheidet Z. aus Beckenmitte, Beckenboden u. Beckenausgang. Z. aus Beckeneingang (hohe Z.) ist gefährl. für Mutter u. Kind u. heute durch die Schnittentbindung* ersetzt; der Z. aus Beckenmitte wird häufig die Vakuumextraktion* vorgezogen.

Zapfen: (engl.) retinal cones; (anat.) flaschenförmige Fortsätze der Zapfenzellen der Netzhaut (Neuroepithelschicht), die das Farbensehen* u. Tagessehen vermitteln; stehen bes. dicht in der Macula* lutea u. nehmen an Zahl zur Peripherie der Netzhaut hin ab. Vgl. Retina (Abb.).

Zapfen|dys|trophie (Dys-*; Troph-*) **f:** (engl.) cone cell dystrophy; seltene, meist autosomal-rezessiv erbl. Störung des Farbensehens (Achromatopsie) u. der Sehschärfe mit selektivem Untergang der Zapfen; **Sympt.:** Hemeralopie*, Sehschärfenminderung.

Zapfen|zahn: s. Dens emboliformis.

Zecken: (engl.) ticks; Spinnentiere der Ordnung Acari (Milben*) mit Chitinskelett, Beißwerkzeugen u. Saugrüssel (Hypostom); Blut saugende Parasiten* u. wichtige Krankheitsüberträger bei Warmblüter u. Mensch (meist aktive Übertragung beim Biss, selten passiv durch Zeckenkot u. Koxaldrüsensekret); **Entw.** in Mon. bis Jahren, häufig mit Wirtswechsel: Eier – sechsbeinige Larve – achtbeinige Nymphe – geschlechtsreife männl. u. weibl. Zecken;

I. Schildzecken (Ixodidae, Haftzecken, Holzböcke): schildförmiger Chitinrücken; Überträger von Francisella tularensis (1), versch. Rickettsien (2), Borreliaarten (3), Enzephalitis- u. hämorrhag. Fieber-Viren (4), Babesia (5) u. Theileria (6); Gattungen: **Ixodes** (wichtigste Gattung in Mitteleuropa, Überträger von 1–5); häufigste Art Ixodes ricinus (Holzbock), lauert an Grashalmen u. Gebüsch, um sich an Säuger zu klammern, sich mit dem Hypostom an dünnhäutigen Körperstellen fest zu verankern

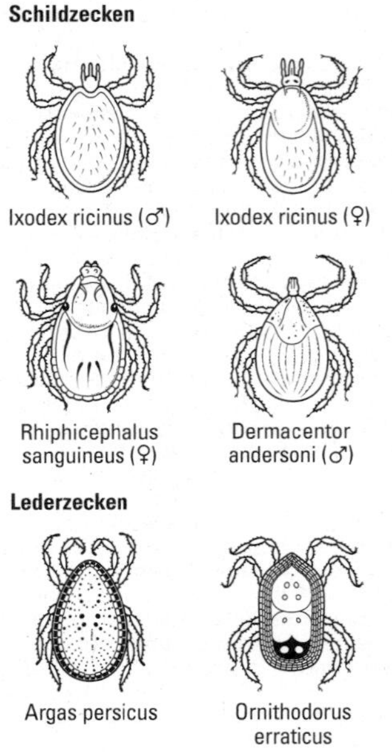

Zecken:
Schild- und Lederzecken

u. tagelang Blut zu saugen; dabei werden u. U. auch Viren (z. B. das FSME-Virus) od. Bakterien (z. B. Borrelia burgdorferi, Err. der Lyme-Borreliose) übertragen; daher schnellstmögliche Entfernung der Zecke, z. B. Extraktion mit tief angesetzter Pinzette (od. Zeckenzange). **Rhipicephalus** (Überträger von 1, 2, 5 u. 6); **Dermacentor** (Überträger von 1, 2, 4–6); **Haemaphysalis** (Überträger von 1, 2, 4–6); **Amblyomma** (Überträger von 2).

II. Lederzecken (Argasidae, Laufzecken, Wanzenzecken): kein Rückenschild; med. wichtige Gattungen: **Argas** (Geflügelzecken bei Tauben, Hühnern u. a. Vögeln); Biss kann zu lokaler Entz. u. allg. Intoxikation mit Pulsbeschleunigung, Atemnot, Erbrechen führen. **Ornithodorus:** Überträger von Borrelien durch Biss u. heraussträufelnde Koxalflüssigkeit (vgl. Borrelia). Vgl. Arthropoden.

Zecken|biss|fieber: (engl.) tick-borne fever; von Bakt. der Gattung Rickettsia* verursachte u. durch Zecken* übertragene akute Infektionskrankheit; z. T. schwerer Verlauf. Vgl. Rickettsiosen (Tab.), Boutonneuse-Fieber, Queensland-Zeckenfieber, Felsengebirgsfieber.

Zecken|borreliosen (-osis*) **f pl:** (engl.) tick borrelioses; Sammelbez. für durch Zecken übertragene Borreliosen; s. Lyme-Borreliose, Rückfallfieber.

Zecken|en|zephalitis (Enkephal-*; -itis*) f: (engl.) tick-borne encephalitis; durch Zecken (Ixodes, Dermacentor) übertragene Enzephalitis*; saisonal gehäuftes Auftreten; **Err.:** Flavivirus*; **Beispiele:** Louping-ill-Enzephalitis (Springseuche in Nordengland, Schottland, Wales, Irland), Powassan-Enzephalitis (Kanada, USA), RSSE (Abk. für Russian-spring-summer-Enzephalitis); die in Europa bekannteste Form der Z. ist die Frühsommer-Meningoenzephalitis (Abk. FSME*).

Zecken|en|zephalitis, russische (↑; ↑) f: s. RSSE-Virus.

Zecken|fleck|fieber: syn. Zeckenbissfieber*.

Zecken|rück|fall|fieber: s. Rückfallfieber.

Zedern|holz|öl: (engl.) cedar oil; Öl von Juniperus virginiana; **Verw.:** zur Ölimmersion* u. als Bestandteil in Kosmetika.

Zehen|beuger|re|flex (Reflekt-*) m: (engl.) Rossolimo's sign; s. Reflexe (Tab.).

Zehen|fraktur (Fraktur*) f: (engl.) toe fracture; Bruch der Groß- bzw. Kleinzehenknochen durch direkte Gewalt- od. Stoßeinwirkung (Anpralltrauma); **Sympt.:** Schwellung, Hämatom, Druckschmerz, Funktionseinschränkung; **Ther.:** i. d. R. konservativ mit nichtsteroidalen Antiphlogistika, Kühlung, Dachziegelverband; bei nicht dislozierter Großzehenfraktur Unterschenkelgehgips; bei dislozierter Fraktur op. Osteosynthese od. Kirschner-Drahtspickung, bei artikulärer Z. evtl. Gelenkresektion.

Zehen|knochen: Ossa* digitorum pedis.

Zeichen, digito-okuläres: (engl.) digito-ocular sign; Augenbohren bei blindgeborenen Kindern, möglicherweise um Lichterscheinungen (sog. Sternesehen) zu provozieren.

Zeis-Drüsen (Eduard Z., Chir., Ophth., Dresden, Marburg, 1807–1868): (engl.) glands of Zeis; Gll. sebaceae der Lider; vgl. Moll-Drüsen, Meibom-Drüsen.

Z-E-Iso|merie f: s. Isomerie.

Zeiss-Schlinge (Ludwig Z., Urol., Bad Wildungen, 1900–1958): (engl.) Zeiss' loop; Harnleiterkatheter mit Kunststofffaden, der nach Zug die Katheterspitze zur Schlinge formt, die sich dann um einen Stein schließen lässt; nur noch seltene **Anw.** zur Schlingenextraktion* von Ureter- u. Nierenbeckensteinen; durch Ureterorenoskopie* ersetzt. Vgl. Dormia-Schlinge. B. Sch.

Zeit: (engl.) time; (physik.) Formelzeichen t; SI-Basisgröße mit der SI-Einheit Sekunde (s); weitere Einheiten: Minute (min), Stunde (h), Tag (d); 1 min = 60 s; 1 h = 3600 s; 1 d = 24 h.

Zeit/Aktivitäts|kurve (lat. activus tätig): (engl.) time-activity curve; (nuklearmed.) graphische Darstellung der in einem Organ od. Verteilungsraum gemessenen zeitl. Änderung der Konz. (Aktivität*) von Radiopharmaka*; u. a. bei kardiol. Untersuchungen der Hämodynamik (Kreislaufzeiten, Herzminutenvolumen), in der Nierendiagnostik (Radioisotopennephrographie*).

Zele (-kele*) f: (engl.) cele; Kele, Bruch.

Zell|atmung (Zelle*): syn. innere Atmung*.

Zell|a|typie (↑, gr. ἄτυπος mit einem bestimmten Muster nicht übereinstimmend) f: s. Atypie, Kernatypie.

Zelle (lat. cella Kammer, Raum, Speisekammer): (engl.) cell; kleinste Bau- u. (isoliert noch lebensfähige) Funktionseinheit von Organismen mit Fähigkeit zu Stoffwechselleistungen, Reizbeantwortung, Motilität u. Reduplikation; die meisten menschl. u. tierischen Z. haben eine Größe von 20–30 μm; extreme Größen erreichen Bakterien u. a. Prokaryonten (1 μm), Erythrozyten (7,4 μm) sowie Eizellen von Menschen (200 μm) u. Vögeln (mehrere cm). **Aufbau:** Die Z. von Eukaryonten enthält immer einen Zellkern* u. den Zellkörper (Zytoplasma*) mit einer unterschiedl.

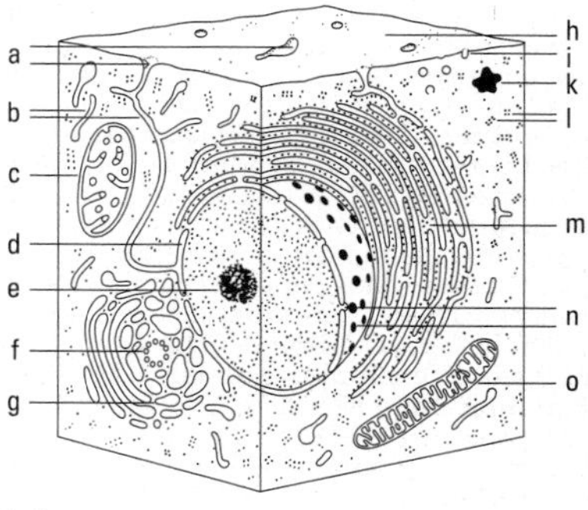

Zelle:
Feinstruktur: a: Einstülpungen der Zellmembran in das Zellinnere; b: Kanalsystem des glatten endoplasmatischen Retikulums; c: Mitochondrium vom Tubulus-Typ; d: die beiden Membranen der Kernhülle; e: Nukleolus; f: Zentralkörperchen; g: Golgi-Komplex; h: Zelloberfläche; i: Pinozytose-Bläschen; k: Liposomen; l: Ribosomen; m: granuläres (= raues) endoplasmatisches Retikulum; n: Poren der Kernhülle; o: Mitochondrium vom Crista-Typ [553]

Zelle

Struktur	Elemente
Protoplasma	gesamte Zellsubstanz innerhalb der Zellmembran
Karyoplasma	Zellkernsubstanz innerhalb der Zellkernmembran mit Karyolymphe, Chromosomen, Nukleolus
Zytoplasma	sog. Zellleib; kolloidales Medium außerhalb des Zellkerns
Zellorganellen	membranöse: endoplasmatisches Retikulum, Golgi-Apparat, Lysosomen, Peroxisomen, Mitochondrien
	nichtmembranöse: Filamente, Mikrotubuli, Ribosomen, Zentriol
Paraplasma	zytoplasmatische Ablagerung von Proteinen, Kohlenhydraten (v. a. Glykogen), Lipiden u. a.
Metaplasma	Myofibrillen, Tonofibrillen, Neurofibrillen

Menge an Zellorganellen*; äußere Begrenzung der Z. ist die Zellmembran*.

Zellen, a|makr|ine (↑): (engl.) amacrine cells; Assoziationszellen im Bereich der inneren Körnerschicht der Retina*.

Zellen, Anti|gen-präsentierende (↑): (engl.) antigen presenting cells (Abk. APC); spezialisierte Zellen mit der Funktion, T-Lymphozyten Antigene zu präsentieren, wodurch diese aktiviert werden u. sich zu Helferzellen entwickeln; zu den APC gehören v. a. Monozyten/Makrophagen, B-Lymphozyten, sog. interdigitierende follikuläre Zellen im Thymusmark, nicht phagozytierende, sog. follikuläre dendritische Zellen in Sekundärfollikeln von Lymphknoten u. Milz u. sog. dendritische Zellen in Blut, Lymphe u. versch. Geweben, phagozytoseaktive Zellen des Gefäßendothels u. Langerhans-Zellen in der Haut. APC aktivieren die T-Lymphozyten hauptsächlich in lymphatischen Organen durch die Präsentation phagozytierter u. prozessierter Antigene auf HLA-Klasse-II-Molekülen zus. mit kostimulatorischen Proteinen auf ihrer Oberfläche. Vgl. HLA-System.

Zellen, argent|af|fine (↑): syn. enterochromaffine Zellen*.

Zellen|bad (↑): (engl.) cell bath; syn. Zwei- u. Vierzellenbad; hydrogalvan. Teilbad für Arme u. Beine in getrennten Wannen, bei dem Gleichstrom durch den Körper von einer Extremität zur anderen fließt; **Wirkungen:** Analgesie, Hyperämie, Tonusänderung der durchflossenen Muskulatur; **Anw.:** bei pathol. Spannungsänderung der Muskeln, rheumat. Erkrankung (Polyarthrose, rheumatoider Arthritis), Polyneuropathie; **Kontraind.:** Herzschrittmacher, Metallendoprothesen; **cave:** Verbrennung.

Zellen, basal|gekörnte (↑): (engl.) basal granular cells; s. Zellen, enterochromaffine.

Zellen, entero|chrom|af|fine (↑): (engl.) enterochromaffin cells; syn. argentaffine Zellen, gelbe Zellen; basalgekörnte Zellen des Magen-Darm-Trakts, enthalten u. a. Serotonin*.

Zellen, helle (↑): (engl.) clear cells; Zellen des APUD*-Systems; vgl. Gangorgan.

Zellen, im|mun|kompetente (↑): (engl.) immunocompetent cells; auch Immunzellen, Immunozyten; allg. Bez. für Zellen, die die spezif. Funktionen des Immunsystems* wahrnehmen (v. a. Lymphozyten*); vgl. Killerzellen, Monozyten-Makrophagen-System.

Zellen, parietale (↑): (engl.) parietal cells; Protonen (als Vorstufen der Salzsäure) sezernierende Belegzellen des Magens* mit dreieckigem, azidophilem Plasma.

Zellen, pluri|potente (↑): (engl.) pluripotential cells; Zellen, die fähig sind, sich in vivo unter dem gleichzeitigen Einfluss äußerer Wachstumsfaktoren* aufgrund versch. innerer Faktoren in unterschiedl. Richtungen zu differenzieren; vgl. Stammzellen.

Zellen, pyronino|phile (↑): (engl.) pyroninophilic cells; Zellen, die sich mit Methylgrün-Pyronin anfärben; typ. Kennzeichen von Immunoblasten*.

Zellen, wasser|helle (↑): (engl.) water-clear cells; einer von drei Zelltypen der Nebenschilddrüsen*, hormonaktiv; wahrscheinl. Vorstufen der dunkleren Hauptzellen.

Zellen, zentro|azinäre (↑): (engl.) centroacinar cells; s. Pankreas.

Zell|hybriden (↑; lat. hybrida Bastard, Mischling) f pl: (engl.) cell hybrids; syn. Hybridzellen; Zellen, die durch Membranfusion zweier od. mehrerer somat. (od. auch geschlechtl.) Parentalzellen mit unterschiedl. Genotyp entstehen; können in spez. Nährmedien selektiert werden, wenn als Parentalzellen Mangelmutanten* verwendet wurden. Der anfängl. doppelte Chromosomensatz wird durch spontanen Chromosomenverlust reduziert. **Anw.:** nach Klonierung zur Produktion monoklonaler Antikörper* (s. Hybridom), früher zur Lok. von Genen auf best. Chromosomen.

Zell|kern (↑): (engl.) cell nucleus; größte lichtmikroskop. wahrnehmbare Zellorganelle, die von einer Doppelmembran (Kernmembran*) umgeben ist u. im Karyoplasma Chromatin* u. Nukleolen* enthält; in eukaryonten Zellen i. d. R. einmal vorhanden. Normale Erythrozyten haben keine Z., in Hepatozyten, Osteoklasten, Fremdkörper-Riesenzellen u. Tumorzellen können zwei od. mehrere Z. enthalten sein. Vgl. Polykaryozyt.

Zell|klon (↑; gr. κλών Zweig, Schößling) m: s. Klon.

Zell|kultur (↑; lat. cultura Züchtung) f: (engl.) cell culture; Verfahren zur Züchtung von Zellen in Nährmedien; **Formen: 1.** primäre Z.: Kultur von direkt aus dem Organismus präparierten Zellen; **2.** sekundäre Z.: Kultur unter Verw. von Zellen aus primärer Z. nach der ersten Passage in neues Medium; **Verw.: 1.** zur Züchtung von intrazellulär sich vermehrenden Viren u. einigen Bakterien (z. B. Chlamydien); **2.** zu Forschungszwecken; **3.** zur Herstellung von Transplantaten, z. B. Expansion hämatopoet. Stammzellen od. Chondrozyten. Vgl. Gewebekultur, Zelllinie.

Zell|linie (↑): (engl.) cell line; Bez. für Zellen, die spontan od. induziert unbegrenzte Lebensfähigkeit (Immortalität) erlangt haben u. kloniert wurden (z. B. He*-La-Zellen); vgl. Klon, Zellkultur.

Zell|marker (↑; engl. to mark kennzeichnen) m pl: (engl.) cell markers; für best. Zellen u. versch. Subtypen einer Zellart spezif. antigene Oberflächenstrukturen; z. B. membranständige Immunglobuline, Rezeptoren u. a. antigene Determinanten (v. a. Glykoproteine) auf der Zellmembran von Lymphozyten, die mit Hilfe von monoklonalen Antikörpern (vgl. Immunzytometrie) nachgewiesen werden können u. eine Differenzierung von Lymphoblasten, B- u. T-Lymphozyten sowie deren Subpopulationen ermöglichen (u. a. in der Diagn. von Immundefekten u. Leukämien sowie für die Therapieplanung best. immun. Erkrankungen wichtig). Vgl. CD-Nomenklatur.

Zell|membran (↑; lat. membrana dünnes Häutchen) f: (engl.) cell membrane; syn. Plasmalemm; in sich geschlossene, selektiv permeable äußere Begrenzung aller Zellen; dient der Gewährleistung des Kontakts zu anderen Zellen (Stoffaustausch, Reizbeantwortung), der Oberflächenspannung u. von Zellbewegungen; **Aufbau:** ca. 8 nm dicke Struktur, die (nach dem sog. Flüssigkeitsmosaikmodell) aus zwei Lipidmolekülschichten besteht, der Proteine mit unterschiedl. Struktur eingefügt od. aufgelagert sind (s. Abb.); **Funktion: 1.** Stoffwechsel durch aktiven Transmembrantransport (Ionen, kleine Moleküle) unter Verbrauch von ATP*, Bläschentransport (große Moleküle, Partikel) sowie kontrollierten (in gesteuerten Membrankanälen) od. unkontrollierten (Osmose, Diffusion) passiven

Austausch; **2.** Struktur zur Gewährleistung der Spezifität von Zellen; gleichartig differenzierte Zellen erkennen sich durch Glykoproteine u. -lipide auf der Außenschicht der Z. (sog. Glykokalyx); Voraussetzung zur Entstehung von Geweben u. zur Hemmung unkontrollierten Zellwachstums. **3.** Träger der Antigeneigenschaften der Zelle; **4.** Träger von Rezeptoren*; **5.** Struktur für Zellkontakte u. Zellkommunikation, z. B. in Form der Macula adhaerens (s. Desmosomen) als Verbindung v. a. von Epithelzellen, der Zona occludens als Verschmelzung benachbarter Zellmembranen (Tight* junctions) u. der Nexus (Gap* junctions), die den interzellulären Austausch über Tunnelproteine ermöglichen.

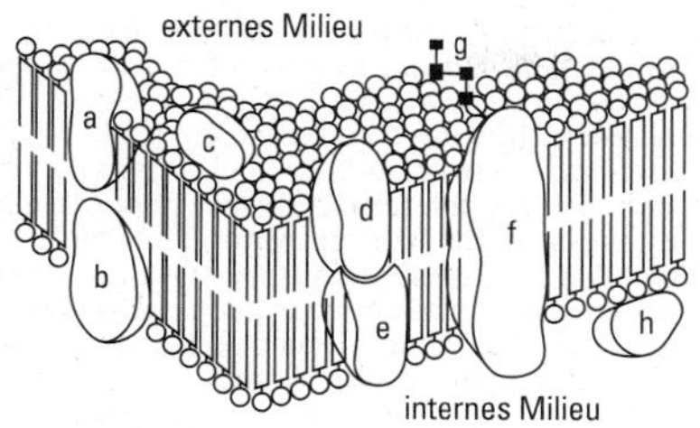

Zellmembran:
Modellvorstellung über die Plasmamembran im Querschnitt; a, b: intrinsische Membranproteine; c, h: extrinsische Membranproteine; d, e: die Membran durchdringende Proteine mit hydrophoben Wechselwirkungen im Inneren der Membran; f: die Membran durchspannendes Glykoprotein; g: Oligosaccharid

Zell|migration (↑; lat. migratio Aus-, Wanderung) f: (engl.) migration of cells; Wanderung von Zellen, z. B. bedingt durch Chemotaxis*.

Zell|mosaik (↑) n: s. Mosaik.

Zello|biose f: (engl.) cellobiose; Disaccharid aus β-1,4-glykosidisch verknüpfter D-Glukose; Baustein der Zellulose*.

Zell|organellen (Zelle*; Dim. von gr. ὄργανον Werkzeug, Hilfsmittel) f pl: (engl.) organelles; i. e. S. aus Membranen aufgebaute intrazytoplasmatische Strukturen der Zelle* als Kompartimente für spezif. Stoffwechselleistungen, die nach ihrem spezif. Gewicht mittels Ultrazentrifuge isoliert u. chemisch u. funktionell analysiert werden können; **Formen:** Zellkern*, endoplasmatisches Retikulum*, Golgi*-Apparat, Lysosomen*, Peroxisomen*, Mitochondrien*, i. w. S. auch die Zellmembran*. Daneben können auch nichtmembranöse Zellpartikel zu den Z. gezählt werden (Ribosomen*, Zentriol*, Mikrotubuli*, Zilien*, Filamente; s. Filamentum).

Zell|plasma (↑; -plasma*) n: s. Protoplasma, Zytoplasma.

Zell|poly|morphie (↑; Poly-*; -morph*) f: (engl.) polymorphism of cells; (histol.) ausgeprägte Variation von Zellgröße u. Zellform in einem Gewebe; Vork. insbes. bei Tumorzellen*.

Zell|re|aktion (↑) f: (engl.) cell reaction; (forens.) zelluläre Veränderungen im Gewebe als Zeichen innerh. des Lebens abgelaufener Vorgänge, z. B. bei Leukozyten intravasale Randstellung, Durch- u. Auswanderung sowie demarkierende Entzündung; vgl. Reaktion, vitale.

Zell|stoff (↑): (engl.) cellulose; Faserprodukt aus Zellulose*; Anw. v. a. zur Produktion von Papier, Textilien, Kunstseide, Verbandzellstoff.

Zell|stoff|wechsel (↑): s. Primärstoffwechsel.

Zell|teilung (↑): (engl.) cell division; s. Mitose, Zellzyklus; vgl. Meiose.

Zell|teilung, direkte (↑): s. Amitose.

Zell|teilung, in|direkte (↑): s. Mitose.

Zell|teilungs|in|dex (↑) m: s. Mitoseindex.

Zell|tod (↑): s. Nekrose.

Zell|tod, pro|grammierter (↑): s. Apoptose.

Zellular|patho|logie (Dim. ↑; Patho-*; -log*) f: (engl.) cellular pathology; die Auffassung der Krankheiten als Störungen der physiol. Lebensvorgänge der Zelle (Virchow).

Zellulasen f pl: (engl.) cellulases; Glykosidasen*, die Zellulose bis zu Zellobiose abbauen; Vork. in Bakterien (z. B. im Darm, bei Wiederkäuern im Pansen).

Zellulitis (Dim. von Zelle*; -itis*) f: (engl.) 1. cellulite, 2. cellulitis; **1.** auch Cellulite; umgangssprachl. Bez. für eine nichtentzündl., konstitutionell bedingte umschriebene Degeneration der kollagenen u. elastischen Fasern des subkutanen Bindegewebes bes. bei Frauen in der Oberschenkel- u. Glutäalregion; **Sympt.:** Matratzenphänomen (durch die Bindegewebesepten netzartig eingezogene Oberfläche) u. Orangenschalenhaut (trichterförmige Follikeleinziehungen); **Ther.:** nicht möglich; prophylakt. Gewichtsreduktion u. körperl. Training; **2.** (päd.) akute bakterielle (meist Haemophilus influenzae, hämolysierende Streptokokken der Gruppe B od. Pneumokokken), nicht eitrige Entzündung des Unterhautzellgewebes, bes. im Gesicht; **Ther.:** Antibiotika.

Zellulose f: (engl.) cellulose; lineares Homoglykan (s. Glykane) aus 2000 bis >15 000 β-1,4-verknüpften Glukoseeinheiten; die durch Verknüpfung von Zellobiose entstehenden Zellulosemoleküle lagern sich unter Ausbildung von Wasserstoffbrücken zu Fibrillen zusammen, die durch Hemizellulosen* u. Pektine* verfestigt werden; Vork. v. a. als Strukturpolysaccharid mit hoher mechan. Stabilität in pflanzl. Zellwänden; der bakterielle Abbau zu Glukose erfolgt beim Menschen (im Ggs. zu Wiederkäuern) erst im Dickdarm, so dass es zu sehr geringer Resorption kommt. Vgl. Ballaststoffe.

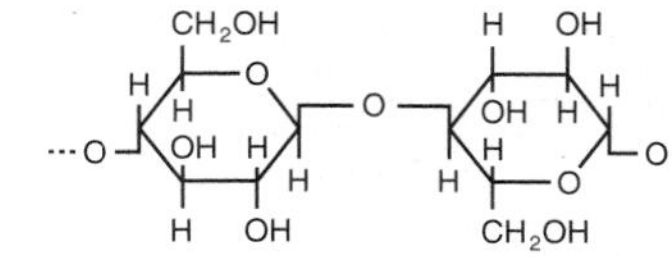

Zellulose

Zell|wand (Zelle*): (engl.) cell wall; zellulosehaltige Hülle der Pflanzenzellen bzw. mureinhaltige Hülle der Bakterien; vgl. Zellmembran.

Zellweger-Syn|drom (Hans-Ulrich Z., Päd., Zürich, Beirut, Iowa City, 1909–1990) n: syn. zerebro-hepato-renales Syndrom; **Ätiol.:** autosomal-rezessiv vererbtes Fehlbildungssyndrom mit Fehlen von Peroxisomen in Leber u. Nieren (Genorte 2p15, Chromosom 1, 7q21-q22); **Klin.:** extreme allg. Muskelhypotonie im Neugeborenenalter mit Fehlen der Muskeleigenreflexe, Krampfanfälle, schwere psychomotor. Retardie-

Z

rung, Gesichtsanomalien mit rechteckigem Gesicht, Hypoplasie der Orbitabögen, breiter Nasenwurzel, Epikanthus, Mikrognathie, hohem Gaumen, tief stehenden Ohren, Ohrknorpeldysplasie; **Diagn.:** erhöhte Konz. langkettiger Fettsäuren (C_{24}-C_{30}) im Blut, vermehrte Ausscheidung von Phytan-, Pipecol- u. Pipecolinsäure im Urin; pränatale Diagn. ist möglich. **Progn.:** infaust; das Säuglingsalter wird selten überlebt.

Zell|zählung (Zelle*): (engl.) cell count; s. Durchflusszytometrie, Zählkammer.

Zell|zyklus (↑; Zykl-*) m: (engl.) cell cycle; Abfolge von Phasen der Zellreifung u. -teilung; **1. G_1-Phase:** postmitot. Wachstumsphase, Präsynthesephase; Zeitraum nach der Mitose* mit kontinuierl. Erhöhung der RNA- u. Proteinsynthese u. Verdoppelung der Zentriolen. Eine G_1-Phase ohne nachfolgende S-Phase wird als G_0- od. Ruhephase bezeichnet, die Zellen nehmen am Z. nicht mehr teil, bleiben aber unter best. Voraussetzungen zu erneuter Proliferation fähig. **2. S-Phase:** DNA-Synthesephase (Reduplikation*); die DNA wird verdoppelt; aus einem Chromatinfaden werden zwei (sog. Schwesterchromatiden), die am Zentromer zusammenhängen. **3. G_2-Phase:** prämitot. Vorbereitungsphase, Postsynthesephase; rel. kurze Periode vor der nachfolgenden Teilung; **4. M-Phase:** in der Mitose halbiert die Zelle ihren Chromatingehalt, es entstehen wieder zwei diploide Tochterzellen mit Einchromatidchromosomen. Die Dauer eines Z. wird als **Generationszeit** bezeichnet. Für best. Formen der Tumortherapie ist die Synchronisation der Zellzyklen (insbes. der Tumorzellen) von Bedeutung.

Zenker-Di|vertikel (Friedrich A. Ritter von Z., Pathol., Erlangen, Dresden, 1825–1898; Divertikel*) n: s. Ösophagusdivertikel.

Zenker-Muskel|de|generation (↑; Musculus*; lat. degenerare entarten) f: (engl.) Zenker's degeneration; wachsige Degeneration der kontraktilen Anteile einer Muskelfaser (die selbst erhalten bleibt); **Vork.:** bei Infektionskrankheiten, z. B. bei Weil-Krankheit, Tetanus, Grippe, Typhus.

Zenti-: Abk. c; Dezimalvorsatz zur Kennzeichnung des Faktors 10^{-2} einer Einheit; vgl. Einheiten (Tab.).

Zentr-: s. a. Centr-.

zentral (gr. κέντρον Punkt, Mittelpunkt): (engl.) central; den Mittelpunkt bildend.

Zentral|arterien|verschluss (↑; Arteri-*): (engl.) central retinal artery occlusion; plötzl. auftretende, einseitige, schmerzlose Sehverschlechterung bis Erblindung durch Verschluss der A. centralis retinae; **Urs.:** meist Embolie bei arteriosklerot. Karotis; **Sympt.:** amaurot. Pupillenstarre, ophthalmoskop. grauweiße Netzhaut durch ischämisches Ödem mit kirschrotem Fleck in der Fovea; **Ther.:** notfallmäßige Augendrucksenkung durch Bulbusmassage u. Betarezeptorenblocker; wenn möglich lokale Fibrinolyse, evtl. isovolämische Hämodilution.

Zentral|fibrillen|myo|pathie (↑; ↑; My-*; -pathie*) f: syn. Central* core disease.

Zentral|furche (↑): Sulcus* centralis cerebri.

Zentral|ganglien (↑; Gangl-*) n pl: syn. Stammganglien*.

Zentral|grübchen (↑): s. Fovea centralis.

Zentralisation (↑) f: s. Kreislaufzentralisation, Schock.

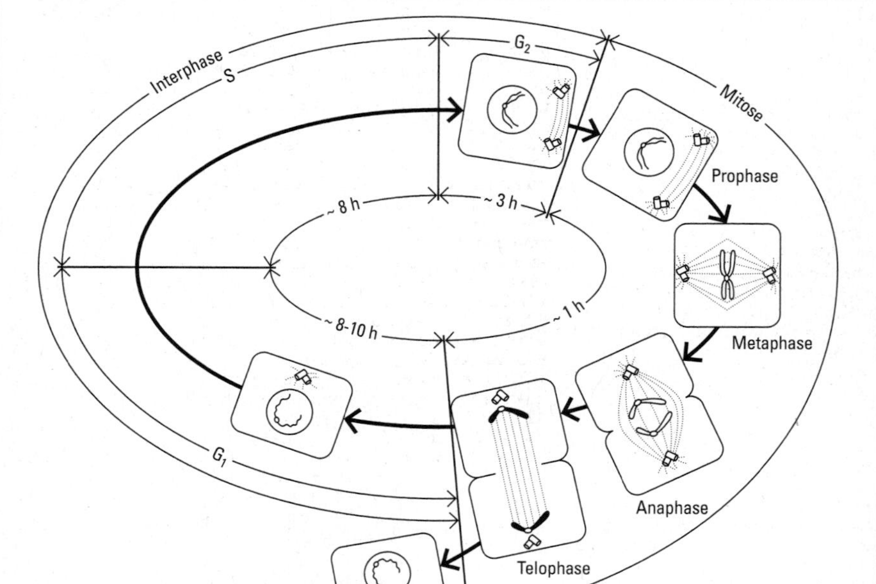

Zellzyklus:
Nach der Mitose (M-Phase) treten die Zellen entweder in eine neue G_1-Phase ein oder bleiben in der G_0-Phase. [470]

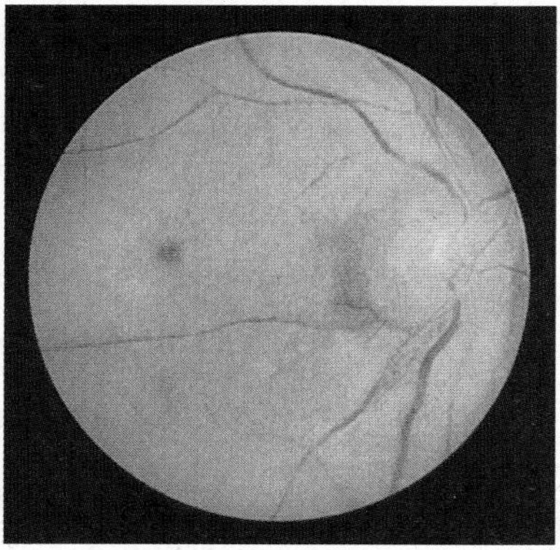

Zentralarterienverschluss: inkompletter Verschluss der A. centralis retinae, ischämisches Netzhautödem mit „kirschrotem Fleck" der Macula [362]

Zentral|kanal (↑; Kanal*): Canalis* centralis medullae spinalis.

Zentral|körperchen (↑): syn. Zentriol*.

Zentral|nerven|system (↑; Nervus*) n: (engl.) central nervous system; Abk. ZNS; Systema nervosum centrale; Gehirn* u. Rückenmark*.

Zentral|skotom (↑; Skotom*) n: (engl.) central scotoma; s. Skotom.

Zentral|star (↑; mhd. starblint blind): (engl.) central cataract; angeb. Katarakt* mit Trübung des Linsenkerns.

Zentral|strahl (↑): (engl.) central ray; vom Fokus der Röntgenröhre ausgehender, durch die Mitte des Strahlenaustrittfensters verlaufender Strahl; vgl. Senkrechtstrahl.

Zentral|tubuli (↑; Tubulus*) m pl: (engl.) microtubular cores; Microtuluspaar im Achsenfaden der Spermien*.

Zentral|venen (↑; Vena*) f pl: (engl.) central veins; Vv. centrales hepatis u. V. centralis retinae.

Zentral|venen|verschluss (↑; ↑): (engl.) central vein occlusion; inkompletter Verschluss der V. centralis retinae mit Sehverschlechterung; bei Ischämie Ausbildung eines neovaskulären Glaukoms* mit Gefahr der Erblindung; **Ther.:** isovolämische Hämodilution, panretinale Photokoagulation.

Zentral|wert (↑): (statist.) s. Mittelwert.

Zentral|windungen (↑): (engl.) central gyri; Gyrus precentralis u. Gyrus postcentralis des Gehirns.

zentri|fugal (↑; lat. fugere fliehen): (engl.) centrifugal; vom Zentrum, Mittelpunkt fortgehend.

Zentri|fuge (↑; ↑) f: (engl.) centrifuge; sog. Trennschleuder; Gerät zur Auftrennung von Partikelflüssigkeitsgemischen durch Sedimentation inf. zentrifugal wirkender Kräfte, die in einem Rotor (mit Behältnis zur Aufnahme des Gemisches) durch Drehbeschleunigung erzeugt werden; die Sedimentationsgeschwindigkeit der Partikel hängt v. a. von der Teilchenform, -masse u. -konzentration sowie von der Flüssigkeitsdichte u. -viskosität ab. Je nach Drehzahl des Rotors beträgt die Zentrifugalkraft bis zu einem Vielfachen der Erdbeschleunigung. Vgl. Ultrazentrifuge.

Zentrik (↑) f: syn. zentrische Okklusion*.

Zentriol (↑) n: (engl.) centriole; syn. Zentrosom, Zentralkörperchen; in Zellen meist doppelt vorhandene Zellorganelle (sog. Diplosom) mit steuernder Funktion für die Zellteilung u. die Ausbildung von Kinozilien*; Hohlzylinder aus neun Bündeln von je drei schräg gestellten Mikrotubuli, der sich in der Interphase des Zellzyklus* verdoppelt; in der anschl. Mitose* verlagern sich die beiden Zentriole (bzw. Zentriolenpaare) zu zwei entgegengesetzten Zellpolen u. induzieren die Bildung der polaren Tubuli des Spindelapparats*.

zentri|petal (↑; lat. petere erstreben): (engl.) centripetal; zum Zentrum hinführend.

Zentro|blasten (↑; Blast-*) m pl: (engl.) centroblasts; unreife Vorstufe der B-Lymphozyten; rel. große Zellen (Ø 10–12 μm) mit deutlichen (multiplen) Nukleolen in einem hellen runden Kern u. schmalem, stark basophilem Zytoplasmasaum; **Vork.:** in den Keimzentren der Lymphknoten, bei best. Formen des malignen Lymphoms*.

Zentro|blastom (↑; ↑; -om*) n: (engl.) centroblastic lymphoma; zentroblastisch-zentrozytisches malignes Lymphom* hoher Malignität mit Proliferation von Zentroblasten u. Immunoblasten.

Zentro|mer (↑; gr. μέρος Teil; Anteil) n: (engl.) centromere; syn. Kinetochor; zentrale primäre Einschnürung u. Ansatzstelle des Spindelapparats* am Chromosom während der Mitose; vgl. Chromatiden, Isochromosomen, Satelliten.

Zentro|plasma (↑; -plasma*) n: (engl.) centroplasm; syn. Zytozentrum; Plasmazone, in deren Mittelpunkt das Zentriol* liegt.

Zentro|som (↑; Soma*) n: syn. Zentriol*.

Zentro|sphäre (↑) f: (engl.) centrosphere; obligater, bes. färbbarer Zellraum, der Zentriol* u. Golgi*-Apparat enthält u. in dem die Stoffwechselarbeit stattfindet; z. B. bei Normoblasten.

Zentro|zyten (↑; Zyt-*) m pl: (engl.) centrocytes; die aus den Zentroblasten* hervorgehenden B-Lymphozyten mit eingekerbtem Zellkern in den Keimzentren der Lymphknoten.

Zeph|algie (Keph-*; -algie*) f: Kopfschmerz*.

Zephalo-: s. a. Cephalo-, Kephalo-.

Zephalo|poly|syn|daktylie (Keph-*; Poly-*; Syn-*; Daktyl-*) f: syn. Greig*-Syndrom I.

Zeramide n pl: Ceramide*.

Zerealien (lat. Ceres röm. Göttin des Ackerbaus) f pl: (engl.) cereals; Getreidefrüchte; enthalten hauptsächlich Kohlenhydrate (v. a. als Stärke), daneben auch Proteine (Gliadin u. Glutelin in Weizen u. Roggen, Zein im Mais, Hordenin in Gerste).

Zerebellitis (Cerebellum*; -itis*) f: (engl.) cerebellitis; Entz. des Kleinhirns*.

Zerebellum (↑) n: (anat.) Cerebellum; s. Kleinhirn.

Zerebr-: Wortteil mit der Bedeutung Gehirn, von lat. cerebrum; s. a. Cerebr-.

Zerebral|parese, infantile (↑; Parese*) f: (engl.) infantile cerebral palsy; syn. zerebrale Kinderlähmung; allg. Bez. für Folgen eines frühkindlichen Hirnschadens*, **pathol.-anat.** in Abhängigkeit von der Schädigung mit Narbenbildung durch Gliawucherung, Porenzephalie, Hypoplasie od. Aplasie, evtl. Mikrozephalie; **Klin.:** nicht progrediente spastische Lähmungen als Hemi-, Di- od. Paraplegie, pathol. Mitbewegungen, Synergien, Athetose (nach Kernikterus evtl. Athétose double), Ataxie, evtl. Intelligenz-

Z

minderung, Sprachentwicklungsverzögerung, Seh- u. Sensibilitätsstörungen, Erethismus, Epilepsie (sog. Residualepilepsie) u. a; **Diagn.:** pathol. frühkindliche Reflexe*, Nachweis der zerebralen Schäden durch Kernspintomographie. **Ther.:** Krankengymnastik (z. B. nach Bobath od. Vojta), Ergotherapie, Logopädie; evtl. antispastische Medikamente (z. B. Baclofen), ggf. lokale Injektion von Botulinumtoxin; Anpassung orthop. Hilfen.

zerebro|spinal (↑; Spina*): (engl.) cerebrospinal; Gehirn u. Rückenmark betreffend.

Zerebrum (↑) n: Gehirn*.

Zerfahrenheit: (engl.) disordered consciousness; syn. Inkohärenz*.

Zerfalls|gesetz: (engl.) decay law; Gesetz der radioaktiven Umwandlung; die Abnahme der Aktivität* einer radioaktiven Substanz wird durch eine e-Funktion (e = Eulerzahl = 2,718...) beschrieben. Sind A(0) bzw. A(t) die Aktivitäten zum Anfangszeitpunkt 0 bzw. zu einem späteren Zeitpunkt t, so gilt mit der nuklidspezif. Halbwertzeit T für den zeitlichen Zusammenhang:

$$A(t) = A(0) \cdot e^{-\frac{\ln 2}{T} \cdot t}$$

Zerfalls|kon|stante (lat. constare feststehen) f: (engl.) decay constant; Formelzeichen λ; (physik.) reziproker Wert der mittleren Lebensdauer eines radioaktiven Elements; die mittlere Lebensdauer entspricht der Zeit, in der die Anzahl der ursprünglich vorhandenen Atome inf. der radioaktiven Umwandlung der Kerne auf den Bruchteil 1:e = 1:2,718... ≈ 0,37 abgenommen hat. Die Z. hängt mit der physikalischen Halbwertzeit* T_{phys} wie folgt zusammen:

$$\lambda = \frac{\ln 2}{T_{phys}}$$

Zerfalls|reihe: (engl.) decay sequence; die sich ergebende Folge von Radionukliden*, die durch radioaktiven Zerfall einer langlebigen Muttersubstanz (Mutternuklid) schrittweise nacheinander entstehen (radioaktive Familie). Alle natürl. Z. enden bei einem stabilen Blei- bzw. Wismut-Isotop. Die einzelnen Radionuklide der Z. können unterschiedl. Zerfallsarten u. Halbwertzeiten besitzen. Es gibt drei große **natürliche Z.:** **1.** die Uran-Radium-Z.; **2.** die Uran-Actinium-Z.; **3.** die Thorium-Z. Daneben ist die **künstliche** Plutonium-Neptunium-Z. von Bedeutung. Vgl. Radionuklidgenerator.

Zerkarien (gr. κέρκος Schwanz) f pl: (engl.) cercaria; Schwanzlarven; aus Sporozysten* od. Redien* im 1. Zwischenwirt (Schnecke) entstehendes Larvenstadium der Trematodes*; dringt perkutan in den Endwirt ein (Schistosoma*) u. entwickelt sich dort zum Adultwurm od. enzystiert sich an od. im 2. Zwischenwirt zur Metazerkarie*.

Zerkarien|dermatitis (↑; Derm-*; -itis*) f: (engl.) swimmer's itch; syn. Badedermatitis; akute Dermatitis durch Infektion mit freischwimmenden Zerkarien versch. tierpathogener Trematodenarten (z. B. Trichobilharzia*), für die Wasserschnecken Zwischenwirte sind u. der Mensch Fehlwirt* ist; **Vork.:** weltweit in warmem Klima, in heißen Perioden auch in Mitteleuropa; **Sympt.:** Zerkarien dringen durch die feuchte Haut ein u. verursachen innerh. einer Std. eine heftige Lokalreaktion (stark juckende urtikarielle od. papulöse Effloreszenzen), evtl. mit Allgemeinreaktionen (Erbrechen); wiederholte Exposition führt zu Sensibilisierung, so dass erneuter Kontakt u. U. generalisierte Exantheme auslöst. **Ther.:** symptomatisch (Antihistaminika lokal, ggf. systemisch); die Zerkarien sterben in kurzer Zeit intrakutan ab. Vgl. Schistosomiasis.

Zerklage (frz. cerclage Umreifung, Fassbinden) f: Cerclage*.

Zeroid (lat. cera Wachs; -id*) n: s. Ceroid.

Zerrung: s. Distorsion.

Zerstreuungs|linse: (engl.) diverging lens; sog. negative Linse, Konkavlinse; s. Linse.

Zertation (lat. certatio Wettkampf) f: (engl.) certation; sog. Spermienwettbewerb nach erfolgter Ejakulation; die kleineren Y-Spermien erreichen aufgrund ihrer besseren Beweglichkeit das Ei leichter.

Zerumen (lat. cera Wachs) n: (engl.) earwax; Cerumen, sog. Ohrenschmalz; gelblich-bräunliches Sekret der Talg- u. Schweißdrüsen (Glandulae ceruminosae) des äußeren Gehörgangs mit der Aufgabe, abgeschilferte Epithelien, Haare u. Schmutzpartikel einzuhüllen u. nach außen zu transportieren; kann als Zeruminalpfropf (Cerumen obturans) den Gehörgang völlig verlegen; **Sympt.:** dumpfes Gefühl im Ohr, Schwerhörigkeit; **Ther.:** bei intaktem Trommelfell Spülung des äußeren Gehörgangs mit 37 °C warmem Wasser, evtl. instrumentelle Reinigung unter Sicht.

Zervikal|ganglien (lat. cervix Hals, Nacken; Gangl-*) n pl: (engl.) cervical ganglia; Ganglion cervicale superius, medium u. cervicothoracicum (stellatum); Ganglien des Halsgrenzstrangs.

Zervikal|kanal (↑; Kanal*): (engl.) cervical canal (of uterus); (anat.) Canalis cervicis uteri; Gebärmutterhalskanal.

Zerviko|brachial|syn|drom (↑; Brachi-*) n: (engl.) cervicobrachial syndrome; syn. Schulter-Arm-Syndrom, zervikales Vertebralsyndrom, Halswirbelsäulensyndrom; Bez. für sensible, motorische u. vegetativ-trophische Störungen im Bereich des Halses, des Schultergürtels u. der oberen Extremitäten inf. Irritationen des peripheren Nervensystems bei degenerativen Veränderungen der Halswirbelsäule.

Zervix (lat. cervix Hals, Nacken) f: (engl.) cervix; (anat.) Hals(teil), i. e. S. der Gebärmutterhals, Cervix* uteri.

Zervix|dys|tokie (↑; Dys-*; Toko-*) f: (engl.) cervical dystocia; (gebh.) ungenügende u. verzögerte Dilatation der Zervix mit entspr. Geburtsverzögerung; **Urs.:** **1.** funktionell (z. B. Spasmus des unteren Uterinsegments, hyperaktive Wehentätigkeit); **2.** organisch (z. B. narbige Veränderungen des Muttermunds nach Konisation*).

Zervix|faktor (↑) m: (engl.) cervical factor; zusammenfassende Bez. für die Gesamtheit der funktionellen zykl. Veränderungen an der Zervix u. am Zervixschleim*; als **pathologischen** Z. bezeichnet man das Vorliegen **1.** endokriner bzw. immun. Störungen (z. B. fehlende Kapazitation, Bildung von Sperma-Antikörpern) als konzeptionserschwerende Faktoren bei Sterilität* od. **2.** morphol.-pathol. Veränderungen als austragungserschwerende Faktoren bei Infertilität*. Vgl. Cervix score.

Z

Zervix|höhlen|karzinom (↑; Karz-*; -om*) n: (engl.) endocervical carcinoma; Sonderform des Zervixkarzinoms*, das sich inf. seiner intrazervikalen Entw. oft der Frühdiagnose entzieht (Portio makroskopisch unauffällig, kein pathol. Portioabstrich); in fortgeschrittenem Stadium evtl. tonnenförmige Auftreibung der Cervix (sog. Tonnenkarzinom); histol. häufig Adenokarzinom; Auftreten meist in höherem Lebensalter.

Zervix|in|suf|fizienz (↑; Insuffizienz*) f: (engl.) incompetent cervix; auch isthmozervikale Insuffizienz; Verkürzung (<3 cm), Verbreiterung (>3 cm) u. Erweichung der Cervix uteri, oft mit Vorwölbung der Fruchtblase in den inneren Muttermund u. klaffendem äußerem Muttermund; kann bes. zw. 15. u. 37. SSW zu Spätaborten bzw. Frühgeburten führen; **Urs.**: lokale Inf., Uterusüberdehnung od. -operation; **Ther.**: Sanierung der Inf., Cerclage* bzw. Muttermundverschluss, Teilimmobilisierung der Schwangeren.

Zervix|karzinom (↑; Karz-*; -om*) n: (engl.) cervical carcinoma; syn. Kollumkarzinom, auch Gebärmutterhalskrebs; Karzinom der Cervix uteri; **klin. Einteilung** in Portiokarzinom u. Zervixhöhlenkarzinom; Stadieneinteilung: s. Tab.;

Zervixkarzinom
TNM-Klassifikation und FIGO-Stadien (Kurzfassung)

UICC		FIGO
Tis	Carcinoma in situ	0
T1	begrenzt auf Uterus	I
T1a	Diagnose nur durch Mikroskopie	Ia
T1a1	minimale Stromainvasion	Ia1
T1a2	Tiefe ≤5 mm, horizontale Ausbreitung ≤7 mm	Ia2
T1b	Läsionen größer als T1a2	Ib
T2	Ausdehnung jenseits Uterus, aber nicht zur Beckenwand und nicht zur Vagina (unteres Drittel)	II
T2a	Parametrium frei	IIa
T2b	Parametrium befallen	IIb
T3	Ausdehnung zur Vagina (unteres Drittel), Beckenwand, Hydronephrose	III
T3a	Vagina (unteres Drittel)	IIIa
T3b	Beckenwand, Hydronephrose	IIIb
T4	Schleimhaut von Harnblase, Rektum, jenseits kleines Becken	IVa
M1	Fernmetastasen	IVb

Vork.: nach dem Korpuskarzinom* zweithäufigstes Genitalkarzinom der Frau; ätiol. sind versch. Typen des Papillomavirus* von Bedeutung; **Histopathol.**: meist Plattenepithelkarzinom (ca. 90 %), selten Adenokarzinom (ca. 5 %), Mischformen u. vom Gartner-Gang ausgehende Karzinome (ca. 5 %); **Klin.**: jedem Z. geht ein asymptomat. Vorstadium (epitheliale Dysplasie, Präkanzerose) voraus; Sympt. treten erst ab einer gewissen Größe u. v. a. bei Ulzeration des Primärtumors auf: unregelmäßige Blutabgänge, fleischwasserfarben-blutiger Fluor* genitalis, Kontaktblutung; Schmerzen i. d. R. erst bei Überschreiten der Organgrenzen u. Einbruch in Nachbarorgane (Blase, Rektum, Ureteren, Beckengefäße u. -nerven). Rel. frühzeitig kommt es zur lymphogenen **Metastasierung** (Parametrium, Beckenlymphknoten) oft mit Ummauerung u. Stenosierung der Ureteren, Hydronephrose, chron. Niereninsuffizienz u. Urämie (häufige Todesursache); hämatogene Metastasen treten hingegen rel. spät u. selten auf (Leber, Lungen, Becken, Wirbelsäule). **Diagn.**: Früherkennung durch regelmäßige Krebsfrüherkennungsuntersuchungen* (vaginale Untersuchung, Kolposkopie*, Zytodiagnostik*, evtl. Knipsbiopsie* bzw. diagn. Konisation*), bei Verdacht auf Zervixhöhlenkarzinom fraktionierte Kürettage* u. his-

Jede Frau über 20 Jahre sollte einmal jährlich gynäkologisch untersucht werden, wobei ein Abstrich zur zytologischen Untersuchung gemacht werden muss.

tol. Beurteilung; **Ther.**: bei Kinderwunsch u. Stadium Ia1 ohne Lymphbahneinbruch Konisation, sonst Hysterektomie, ab Stadium Ib mit Entfernung von Parametrien u. einer Scheidenmanschette (Wertheim*-Meigs-Operation), evtl. präop. Chemotherapie bzw. Radiochemotherapie zur Tumorreduktion (sog. Down-Staging); bei ausgedehnten Tumoren u. Rezidiven ggf. vordere, hintere od. totale Exenteration; alternativ (bes. bei fortgeschrittener Erkr.) od. adjuvant lokale u. perkutane Strahlentherapie; **Progn.**: Fünf-Jahres-Überlebensraten von fast 100 % (Stadium I) bis 8 % (Stadium IV).

Zervix|konisation (↑; gr. κῶνος Kegel) f: s. Konisation.

Zervix|plazenta (↑; Plazenta*) f: (engl.) cervical placenta; Placenta praevia cervicalis; seltene Form der Placenta* praevia, wobei die Plazenta im Halskanal der Gebärmutter inseriert.

Zervix|polyp (↑; Polyp*) m: (engl.) cervical polyp; meist benigne Hyperplasie der Zervixschleimhaut, die in Aufbau u. Entstehung dem Korpuspolyp* entspricht; **Sympt.**: schleimiger, evtl. eitriger Fluor* genitalis, Schmierblutungen. Bei Lok. im unteren Zervikalkanal od. im Bereich ektropionierter Zervixschleimhaut gelangt der Z. teilweise od. ganz auf die Portiooberfläche, wird sekundär von geschichtetem Plattenepithel überhäutet u. dann als **Portiopolyp** bezeichnet. **Ther.**: Abtragung u. histol. Untersuchung, ab der Postmenopause (oft Koinzidenz mit Korpuspolyp) zusätzl. Hysteroskopie u. ggf. fraktionierte Kürettage. Vgl. Polyp.

Zervix|riss (↑): (engl.) cervical laceration; Einreißen der Zervix meist unter der Geburt, z. B. wenn der Muttermund noch nicht vollständig eröffnet ist od. bei zu schneller Erweiterung des Zervikalkanals durch Dilatatoren; vgl. Emmet-Riss.

Zervix|sarkom (↑; Sark-*; -om*) n: (engl.) cervical sarcoma; im Erwachsenenalter extrem seltener maligner mesenchymaler Tumor (Leiomyosarkom, endozervikales Stromasarkom, maligner mesodermaler Mischtumor, entsprechen weitgehend den gleichnamigen Uterussarkomen*); eine im Kindesalter vorkommende Variante ist das Sarkoma* botryoides.

Zervix|schleim (↑): (engl.) cervical mucus; von den Zervixdrüsen abgesondertes, leicht alkal. Sekret, dessen Konsistenz u. Menge sich entsprechend den hormonalen Veränderungen während des Menstruationszyklus* verändert; enthält u. a. das Glykoproteid Muzin*, Aminosäuren, Zucker, Enzyme u. Elektrolyte; hoher Wassergehalt (bis zu 90 %). Der überwiegend hochvisköse Z. wirkt als Barriere gegen das Eindringen von Keimen u. Spermien in den Uterus. Unter Östrogeneinfluss wird der Z. dünnflüssig, lässt sich zu einem Faden ausziehen u. wird spinnbar. Kurz vor der Ovulation ist die Spinnbarkeit am größten (6–15 cm Fadenlänge), der Z. ist für die Spermien maximal durchgängig; das Farnkrautphänomen* ist positiv. Unter Gestageneinfluss in der zweiten Zyklusphase erfolgt eine verminderte Bildung von nicht fadenziehendem Sekret (Farnkrautphänomen negativ), die Penetrationsfähigkeit der Spermien ist stark herabgesetzt bzw. aufgehoben. Funktionelle Diagnostik: s. Cervix score. Vgl. Konzeptionsoptimum.

Zervix|schleim|methode (↑) **f:** syn. Billings*-Ovulationsmethode.

Zervix|sekret (↑; Sekret*) **n:** s. Zervixschleim.

Zervix|umschlingung (↑)**:** Cerclage*.

Zervizitis (↑; -itis*) **f:** (engl.) cervicitis; syn. Endometritis cervicis uteri; mit zervikalem Fluor* genitalis einhergehende Entz. der Schleimhaut des Zervikalkanals, z. B. bei Gonorrhö, Chlamydieninfektion, als aszendierte Kolpitis, nach Entbindung, Abort od. durch Intrauterinpessare verursacht; häufig Ausgangspunkt einer weiterreichenden Inf. u. Keimreservoir für rezidiv. Krankheitsgeschehen, mögliche Ursache für Zervixinsuffizienz u. vorzeitige Wehentätigkeit in der Schwangerschaft; s. Endometritis.

Zestoden (gr. κεστός Band; -id*) **f pl:** Bandwürmer; s. Cestodes.

Zestoden|in|fektion (↑; ↑; Infekt-*) **f pl:** (engl.) cestodiasis; Befall des Magen-Darm-Trakts mit meist einem adulten Bandwurm (s. Cestodes) od. von Leber, Muskeln, Lungen, Gehirn u. Augen mit Larven; vgl. Diphyllobothriose, Echinokokkose, Hymenolepiasis, Sparganose, Taeniasis, Zystizerkose.

Zeugungs|unfähigkeit: (engl.) impotence; Fortpflanzungsunfähigkeit (Impotentia generandi) des Mannes; vgl. Sterilität, Infertilität.

-zid: Wortteil mit der Bedeutung tötend; von lat. caedere.

Zido|vudin (INN) **n:** syn. Azidothymidin (Abk. AZT); Virostatikum (Nukleosidanalogon); hemmt kompetitiv die für die Replikation von Retroviren erforderl. reverse Transkriptase*; **Verw.:** bei Infektion mit HIV* als Teil einer antiviralen Kombinationstherapie*; bei HIV-Enzephalopathie monotherapeutisch zugelassen; **Kontraind.:** schwere Neutropenie, schwere Anämie; **UAW:** gastrointestinale Störungen, Anämie, Neutropenie, Kopfschmerz, Laktatazidose; **cave:** Wechselwirkungen mit Acetylsalicylsäure, Morphin, Oxazepam u. a.; vgl. Virostatika.

Ziegel|mehl|sediment (lat. sedimentum Bodensatz) **n:** (engl.) latericeous sediment; Sedimentum lateritium; im Harnsediment* bei saurem Harn vorkommende gelbrote amorphe Körnchen aus Heminatriumurat, meist in Drusen zusammengebacken; vgl. Urate.

Ziegen|milch|an|ämie (Anämie*) **f:** (engl.) goat's milk anemia; syn. Jaksch-Hayem-Syndrom; bei ausschl. mit Ziegenmilch ernährten Säuglingen auftretende megaloblastäre Anämie* (wahrscheinl. durch Mangel an Cobalamin u. Folsäure); häufig in Komb. mit Splenomegalie; **Ther.:** Umstellung auf Kuhmilchernährung, orale Zufuhr von Cobalamin, Folsäure u. evtl. Ascorbinsäure.

Ziegen|peter: s. Parotitis epidemica.

Ziehen-Schwalbe-Oppenheim-Syn|drom (Georg Th. Z., Neurol., Psychiater, Halle, 1862–1950; Gustav A. S., Anat., Leipzig, Jena, Königsberg, Straßburg, 1844–1916; Hermann O., Neurol., Berlin, 1858–1919) **n:** erbl. Form der Torsionsdystonie*.

Ziehl-Neelsen-Färbung (Franz H. Z., Neurol., Lübeck, 1857–1926; Friedrich K. N., Pathol., Rostock, Dresden, 1854–1894)**:** (engl.) Ziehl-Neelsen staining; Kontrastfärbung für säurefeste Bakterien, z. B. Mycobacterium tuberculosis; Präp. lufttrocknen u. hitzefixieren, anschl. mit Karbolfuchsinlösung* bedecken, erhitzen u. mit HCl-Alkohol entfärben; mit Methylenblau nachfärben; **Ergebnis:** „säurefeste" Bakt. erscheinen rot auf zartblauem Untergrund, Begleitbakterien blau.

Zielke-Operation (K. Z., zeitgen. orthop. Chir.) **f:** Form der Spondylodese*.

Ziel|volumen (Volumen*) **n:** (engl.) planning volume; früher Herdgebiet; Bez. für das zu bestrahlende Gewebevolumen im Pat., das eine möglichst homogene Dosis erhalten soll; vgl. Strahlentherapie.

Zieve-Syn|drom (Leslie Z., amerikan. Int., geb. 1915) **n:** Trias aus Fettleber, akuter hämolyt. Anämie u. Hyperlipoproteinämie (Typ V) bei Alkoholkrankheit, evtl. mit Leberzirrhose u. akuter Pankreatitis; **Klin.:** akute Oberbauchsymptome mit Schmerzen, Übelkeit, Erbrechen, Diarrhö; **Diagn.:** (labordiagn.) erhöhte Transaminasen u. Triglyceride, erhöhte alkal. Phosphatase (Cholestase), Hämolyse, Bilirubin (indirekt); bei Pankreatitis evtl. erhöhte Alphaamylase; Schaumzellen im Sternalpunktat.

Ziffer: (engl.) figure; syn. Rate; (statist.) Kenngröße; Verhältnis zweier Mengen, die nicht zu derselben Gesamtheit gehören; z. B. Geburtenziffer: Anzahl der Geburten/Einwohnerzahl; vgl. Quote, Inzidenz.

ZIFT: Abk. (engl.) **z**ygote **i**ntra**f**allopian (tube) **t**ransfer; Verf. der Reproduktionsmedizin zum Einbringen der Zygote in den Eileiter; vgl. GIFT, In-vitro-Fertilisation.

Ziliar|drüse (lat. cilium Oberlid, Wimpern)**:** (engl.) ciliary body epithelium; Epithelschicht des Ziliarkörpers; Funktion: Kammerwasserbildung.

Ziliaris|neur|algie (↑; Neur-*; -algie*) **f:** s. Nasoziliarisneuralgie.

Ziliar|körper (↑)**:** (engl.) ciliary body; Corpus ciliare, Strahlenkörper; mittl. Abschnitt der Tunica vasculosa bulbi; enthält u. a. den M. ciliaris, dessen Kontraktions-/Dilatationszustand über die Zonula ciliaris die Krümmung der Linse variiert u. somit Nah- u. Fernakkomodation ermöglicht.

Ziliar|körper|entzündung (↑)**:** s. Zyklitis.

Ziliar|muskel (↑; Musculus*)**:** Musculus* ciliaris.

Ziliar|nerven (↑; Nervus*): (engl.) ciliary nerves; Nn. ciliares breves, longae; Nerven des Ziliarkörpers; versorgen auch Regenbogenhaut u. Hornhaut.

Ziliaten (↑) n pl: Ciliata; Wimperntierchen; s. Protozoen.

Zilien (↑) f pl: (engl.) 1. eyelashes, 2. u. 3. cilia; Wimpern, Wimperhärchen; **1.** Augenwimpern: Haare an den Lidrändern; **2.** Flimmerhaare: Zellorganellen des Flimmerepithels*; vgl. Kinozilien, Stereozilien; **3.** der Fortbewegung dienende Zellfortsätze best. Protozoen*; vgl. Geißeln.

Zimmer|pflege: Prinzip der stationären Krankenpflege*, bei dem eine od. mehrere Krankenpflegepersonen die Pat. in einer kleinen Anzahl von Zimmern betreuen; Vorteil: individuelle Pflege durch wenige Personen; erfolgt v. a. in Sonderstationen (z. B. Intensiv-, Dialyse- u. Isolierstationen; hoher Personalbedarf). Vgl. Funktionspflege, Gruppenpflege.

Zimt|öl: (engl.) cinnamon oil; Cinnamomi aetheroleum; etherisches Öl aus der Rinde von Ceylon-Zimt (Cinnamomum verum) mit Zimtaldehyd; **Verw.:** bei Appetitlosigkeit, dyspeptischen Beschwerden, Völlegefühl, Blähungen; **Kontraind.:** Überempfindlichkeit gegen Zimt od. Peru-Balsam, Schwangerschaft, gastroduodenales Ulkus; **NW:** allerg. Reaktionen.

Zingiber officinale n: Ingwer*.

Zink n: (engl.) zinc; chem. Element, Symbol Zn, OZ 30, rel. Atommasse 65,38; zur Zinkgruppe gehörendes 2-wertiges Metall, essentielles Spurenelement; Tagesbedarf ca. 15 mg; Bestandteil vieler Enzyme (z. B. Insulin, Carboanhydrase); **Referenzbereich** im Blutplasma: 11–17 µmol/l (70–110 µg/dl) bei normalem Albuminspiegel. **Verw.: 1.** in der Metallurgie als Rostschutz; **2.** in der Zahnmedizin als Bestandteil von Edelmetall-Dentallegierungen u. Befestigungszementen; **3.** Zinksulfid (ZnS) zeigt Phosphoreszenz u. wird zum Sichtbarmachen von Röntgenstrahlung verwendet; **4.** top. Anw. von Zinksalzen in der Ophthalmologie (als Adstringens bei unspezif. Konjunktivitis) u. von Zinkoxid enthaltenden Substanzen in der Dermatologie (v. a. aufgrund adstringierender, austrockender, abdeckender Eigenschaften); **5.** system. Anw. von Zinksulfat bei klin. gesichertem Zinkmangelzustand; **UAW** bei system. Anw.: Metallgeschmack, Kopfschmerz, Erbrechen (bei Überdosierung).

Zink|leim|verband: (engl.) Unna's boot; Verband aus mit Zinkleim (Zinci gelatina) bestrichenen, gut haftenden u. stabilisierenden Mullbinden; z. B. als Kompressionsverband, bei Extensionen, nach Entfernung von Gipsverbänden.

Zink|mangel|dermatitis (Derm-*; -itis*) f: (engl.) zinc deficiency dermatitis; nässende Entz. der Haut inf. ungenügender Zufuhr (parenterale Ernährung, Fehlernährung) od. verminderter Resorption (Darmresektion, Colitis ulcerosa, Enteritis regionalis Crohn) von Zink; **Sympt.:** Krustenbildung in Gesicht u. Genitoanalbereich, Blasenbildung u. Paronychie an Fingern u. Zehen, diffuse Alopezie; vgl. Akrodermatitis enteropathica.

Zinn n: (engl.) tin; chem. Element, Symbol Sn (Stannum), OZ 50, rel. Atommasse 118,70; zur Kohlenstoffgruppe gehörendes 2- u. 4-wertiges, silberweiß glänzendes, bei 232 °C schmelzendes, dehnbares (Zinnfolie, Stanniol) Schwermetall (spezifisches Gewicht 7,28 g/cm^3); Verw. in der Zahnmedizin als Bestandteil von Edelmetall-Dentallegierungen.

Zinn-Arterie (Johann G. Z., Anat., Botaniker, Göttingen, 1727–1759; Arteria*) f: Arteria* centralis retinae.

Zinn-Ring (↑): (anat.) Anulus tendineus communis.

Zinn-Zonula (↑; Zona*): syn. Haller*-Gefäßring; vgl. Fibrae zonulares.

Zinsser-Cole-Engman-Syn|drom (Ferdinand Z., Dermat., Leipzig, Köln, Bern, 1865–1952; H. N. C., zeitgen. Dermat., Cleveland; Martin F. E., Dermat., St. Louis, 1869–1953) n: syn. Dyskeratosis* congenita.

Zirbel|drüse: s. Epiphyse.

Zirconium n: chem. Symbol Zr, OZ 40, rel. Atommasse 91,22; 2-, 3- u. 4-wertiges Metall; Verw. von Zirconiumphosphat als Bestandteil der sog. REDY*-Niere; in versch. Verbindungen adsorbiert Zr u. a. Ammoniak, Calcium, Magnesium- u. Kaliumsalze sowie Fluoride.

zirka|dian (lat. circa ringsum, umher; dies Tag): (engl.) circadian; tagesrhythmisch, über den ganzen Tag verteilt; vgl. Rhythmus, zirkadianer.

Zirkel|schnitt: (engl.) circular cut; (chir.) kreisförmige Schnittführung* um den gesamten Umfang der Extremität bei Amputation* als Quer- od. Schrägschnitt; wegen ungünstiger Narbenverhältnisse Durchführung nur bei Notfalleingriffen.

zirkulär (lat. circularis rund, rund um): (engl.) circular; **1.** (allg.) kreisförmig; **2.** (psychiatr.) i. R. einer Psychose* zw. manischer u. depressiver Phase ohne symptomfreies Intervall wechselnd.

Zirkulation, extra|korporale (lat. circulare umrunden, eine kreisförmige Bewegung machen) f: s. Kreislauf, extrakorporaler.

Zirkulations|störungen (↑): s. Durchblutungsstörung; Kreislaufstörungen, funktionelle; Mikrozirkulationsstörungen; Störungen, rheologische.

Zirkum-: s. a. Circum-.

Zirkum|zision (lat. circumcidere beschneiden) f: (engl.) circumcision; sog. Beschneidung des Mannes; op. zirkuläre Entfernung beider Vorhautblätter des Penis, z. B. durch Resektion mit Gomco-Klemme od. mit Plastic*-bell-Methode; **Ind.:** nach der Pubertät persistierende Phimose*; Z. als Routinemaßnahme zur (zweifelhaften) Proph. von Penis- u. Zervixkarzinom ist v. a. in den USA inzwischen stark umstritten.

Zirrhose (gr. σκίρρος harte Schwellung, Tumor; -osis*) f: (engl.) cirrhosis; Umwandlung von Gewebe mit Verhärtung u. Aufhebung der normalen Struktur des Organs; kann zur Atrophie führen; pathol.-anat. drei Teilvorgänge: **1.** chron. interstitielle Entzündung od. Nekrose; **2.** Bindegewebewucherung; **3.** nachfolgende narbige Schrumpfung. Vgl. Leberzirrhose.

Zirrhose, biliäre (↑; ↑) f: (engl.) biliary cirrhosis; von den Gallengängen* ausgehende Leberzirrhose*, die nur selten u. erst spät zur Dekompensation des Pfortaderkreislaufs mit Ausbildung einer portalen Hypertension* führt; **Formen: 1. primäre b. Z.:** wahrscheinl. autoimmun. bedingte, fast ausschl. bei Frauen im mittleren Alter (35.–70. Lj.) auftretende nichteitrige, chron.-destruierende Entz. im Bereich der kleinen Gallengänge mit intrahepat. Cholestase; die großen Gallengänge bleiben (im Ggs. zur sekundären b. Z.) unbeteiligt. Die primäre b. Z. ist pathol.-anat. identisch mit der hypertrophischen

Leberzirrhose; steht eine Lipoidvermehrung im Vordergrund, spricht man von biliärer xanthomatöser Zirrhose (primäre b. Z. mit Hypercholesterolämie u. Hautxanthomatose). Klin.: frühzeitig hartnäckiger Pruritus, Melanose der lichtexponierten Haut, Arthralgien; labordiagn. Erhöhung der alkalischen Phosphatase, von LAP, Bilirubin u. Blutlipiden (insbes. Cholesterol); Erhöhung von IgM u. häufig Nachweis antimitochondrialer Antikörper (in ca. 95 % der Fälle); **2. sekundäre b. Z.: a)** durch extrahepatische Cholestase mit Übertritt von Galle ins Leberparenchym bedingte cholestatische Leberzirrhose bei Verschluss der großen Gallenwege; Klin.: Ikterus* (Verschlussikterus); labordiagn. alkalische Phosphatase im Serum stark erhöht, laparoskopisch große, grüne, meist glatte Leber; **b)** cholangitische Leberzirrhose: Entw. einer b. Z. auf dem Boden einer chron.-rezidivierenden Cholangitis*; Klin.: Ikterus, Fieberschübe, Schüttelfrost, Hautjucken; labordiagn. alkal. Phosphatase im Serum erhöht, beschleunigte BKS; vgl. Cholestasesyndrom, Phosphatasen.

Zisternen|punktion (lat. cisterna Wasserbehälter; Punktion*) **f:** s. Subokzipitalpunktion.

Zisterno|graphie (↑; -graphie*) **f:** (engl.) cisternography; (röntg.) Darstellung der Zisternen nach intrathekaler Injektion von Röntgenkontrastmittel; heute weitgehend durch die Computertomographie ersetztes Verf.; **Ind.:** Diagnostik des Hydrozephalus*. Vgl. Myelographie.

Zistron n: Cistron*.

Zitr-: s. a. Citr-.

Zitronen|öl: (engl.) lemon oil; Citri aetheroleum; etherisches Öl aus Citrus lemon mit (+)-Limonen; Geschmackskorrigens.

Zitronen|säure (↑): (engl.) citric acid; Acidum citricum; Monohydroxytricarbonsäure; Salze: Citrate; Produkt des Intermediärstoffwechsels, das die Citratsynthase aus Oxalessigsäure u.

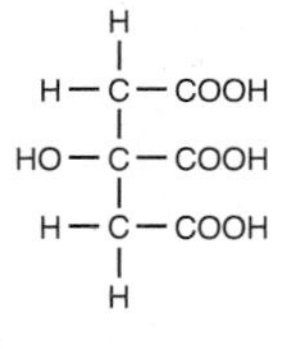

Zitronensäure

Acetyl-CoA bildet (s. Citratzyklus); Konz. im Blutserum 1,7–2,7 mg/dl; erhöht bei Leberkrankheiten, erniedrigt postoperativ u. bei endokrinen Störungen.

Zitronen|säure|zyklus (↑; Zykl-*) **m:** syn. Citratzyklus*.

Zittern: s. Tremor.

Zittern, fibrilläres: s. Fibrillation.

Zitwer|blüten: (engl.) wormwood flowers; Cinae flos; Blüten von Artemisia cina (Wurmkraut); früher Verw. als Wurmmittel gegen Ascaris lumbricoides.

Zn: chem. Symbol für Zink*.

ZNS: Abk. für **Z**entral**n**erven**s**ystem*.

Zökum (Caec-*) **n:** Caecum*.

Zöliakie (gr. κοιλιακός an der Verdauung leidend) **f:** (engl.) celiac disease; gluteninduzierte bzw. glutensensitive Enteropathie (Erkr. der Dünndarmschleimhaut) im Säuglings- u. Kindesalter mit genet. Disposition (HLA-B8); das entspr. Krankheitsbild des Erwachsenen heißt einheimische Sprue*. **Ätiol./Path.:** Das in vielen Getreidearten (Weizen, Roggen, Gerste, Hafer u. a.) vorkommende Kleberprotein Gluten mit seiner pathogenet. bedeutsamen glutamin- u. prolinreichen Gliadinfraktion führt aufgrund einer immun. Reaktion (Antikörperbildung) zu schweren Veränderungen der Dünndarmschleimhaut bis zur vollständigen Zottenatrophie (Schädigung der Zytoarchitektur). Der Mangel an schleimhautgebundenen Verdauungsenzymen u. die Reduktion der Dünndarmoberfläche führt zum Verlust der digestiven u. absorptiven Funktion des Dünndarms für die meisten Nährstoffe, einschließlich Mineralien u. Vitamine. Bei langjährigem Verlauf besteht erhöhtes Karzinomrisiko; gehäuftes Auftreten mit Diabetes mellitus Typ 1. **Sympt.:** mit Beginn der Zufütterung von Beikost aus Getreide (2. Lebenshalbjahr) chron.-rezidiv. Durchfall mit Steatorrhö, Dystrophie*, Vitamin- u. Eisenmangel (vgl. Eisenmangelanämie, Rachitis); vorgewölbtes Abdomen aufgrund massiv gefüllter Darmschlingen (sog. Pseudoaszites); psychomotor. Entwicklungs- u. Wachstumsrückstand mit Verlust bereits erworbener Fähigkeiten (Infantilismus*) u. psych. Labilität; mono- od. oligosymptomat. Verläufe durch langfristige Stillperioden u. späte Einführung glutenhaltiger Beikost; unbehandelt bzw. bei Diätfehlern können sog. Zöliakiekrisen mit massiven wässrigen Durchfällen u. nachfolgender Exsikkose u. Azidose ausgelöst werden. **Diagn.:** histol. (Zottenatrophie) nach Biospie mit Watson*-Kapsel; Bestimmung von Antikörpern (IgG, IgA) gegen Gliadin u. Strukturen der Dünndarmschleimhaut (Retikulin-, Endomysium-, Gewebetransglutaminase-Antikörper) v. a. zur Verlaufskontrolle; Xylosebelastungstest od. Wasserstoff-Exhalationstest sind zur Prüfung der Dünndarmfunktion wenig aussagekräftig. **Ther.:** glutenfreie Kost auf Kartoffel, Reis- od. Maisbasis; **DD:** nicht gluteninduzierte Formen der Zöliakiesyndrome*. M. Rad.

Zöliakie|syn|drome (↑) **n pl:** (engl.) celiac diseases; zusammenfassende Bez. für verschiedene chron. Enteropathien im Kindesalter mit Malabsorptionssyndrom; Einteilung in zwei Hauptgruppen: **1.** gluteninduzierte Enteropathie: Zöliakie*; **2.** nicht gluteninduzierte Enteropathien: **a)** zystische Fibrose*; **b)** exsudative Enteropathien mit enteralem Eiweißverlust u. Steatorrhö; **c)** Abeta*-Lipoproteinämie; **d)** infektiöse Enteropathien (Enteritis*, Giardiasis* u. a.).

Zöliako|graphie (↑; -graphie*) **f:** (engl.) celiacography; Röntgenkontrastdarstellung des Truncus coeliacus u. der von dort ausgehenden Gefäße (meist auch der A. mesenterica sup.); v. a. zum Nachweis von Verschlüssen der Mesenterialgefäße od. i. R. einer (präoperativen) Angiographie der Lebergefäße.

Zölom (gr. κοίλωμα Höhle, Vertiefung) **n:** (engl.) celoma; sekundäre embryonale Leibeshöhle, aus der später Pleura-, Perikardial- u. Peritonealhöhle hervorgehen.

Zön|ästhesie (gr. ζωή Leben; -ästhesie*) **f:** (engl.) cenesthesia; **1.** vitales Leibempfinden als Gefühl für den eigenen Leib, das durch unbewusst registrierte Propriozeption* entsteht; **2.** qualitativ abnorme, diffuse Leibempfindung i. S. einer Sinnestäuschung, bei der der Körper als fremd u. anders wahrgenommen wird; vgl. Schizophrenie, zönästhetische. G. St.-I.

Zönurus m: (engl.) cenurus; Finne der Bandwurmgattung Multiceps*; modifizierter Zystizerkus* mit zahlreichen Skolexanlagen.

Zörulo|plasmin (lat. caeruleus dunkelblau; -plasma*) n: s. Caeruloplasmin.

Zohlen-Zeichen: Auslösung eines Druckschmerzes bei Anspannung des M. quadriceps im Bereich der kaudal fixierten Patella; hinweisend auf eine Chondropathia* patellae.

Zollinger-Ellison-Syn|drom (Robert M. Z., Chir., Ohio, 1903–1992; Edwin H. E., Chir., Ohio, 1918–1970) n: endokrine Erkr. des Magen-Darm-Trakts, verursacht durch benigne od. maligne gastrinbildende Tumoren (Gastrinome); ca. 75 % der Tumoren liegen solitär im Pankreas, 25 % treten multipel i. R. des Wermer*-Syndroms auf (meist in der Duodenalwand); sehr selten in Magen u. Leber; bei mehr als 60 % der Fälle bestehen bei Diagnosestellung bereits Metastasen. **Path.:** Durch eine unkontrolliert gesteigerte Gastrinbildung u. -freisetzung wird die Magensäuresekretion inf. Dauerstimulation der Magenschleimhaut mit Belegzellenhyperplasie stark angeregt (Hypersekretion bis zu 10 l/Tag, Hyperazidität); Folge sind im oberen Verdauungstrakt auftretende multiple peptische Ulzera, evtl. mit Kompl. (Blutung, Perforation). **Sympt.:** Bauchschmerzen, Diarrhö u. Steatorrhö; **Diagn.:** Messung der Gastrinkonzentration basal u. nach Stimulation, Gastroskopie; zur Lok. Ultraschalldiagnostik, Endosonogaphie, Computertomographie, Kernspintomographie, Somatostatinrezeptor-Szintigraphie, selektive Arteriographie, ggf. Operation mit Tumorsuche u. selektiver Blutentnahme aus den Pankreasvenen; **Ther.:** kurative Tumorentfernung bei 30–40 % der Pat.; symptomatisch mit Protonenpumpenhemmern, antiproliferativ mit Somatostatinanaloga (Octreotid), Interferon-α, Chemotherapie. Vgl. Polak-Syndrom, Polyadenomatose-Syndrome.

Zolmi|triptan (INN) n: Serotonin-5-HT-Rezeptoragonist; **Ind.:** akuter Migräneanfall; s. Triptane.

Zolpi|dem (INN) n: Schlafmittel* mit gleichem Wirkungsprinzip wie Benzodiazepinderivate*.

Zona (gr. ζώνη Gürtel, Streifen) f: Gürtel, Bezirk.

Zon|ästhesie (↑; -ästhesie*) f: (engl.) zonesthesia; Gürtelgefühl*.

Zona fasciculata (↑) f: s. Nebenniere.

Zona glomerulosa (↑) f: s. Nebenniere.

Zona haemor|rhoidalis (↑) f: den Plexus venosus rectalis enthaltender Bereich des Analkanals (s. Rektum, Abb.); Füllung des venösen Plexus verstärkt den muskulären Verschlussapparat des Anus.

Zona in|certa (↑) f: schmale graue Masse ventral des Thalamus, zum Hypothalamus gehörend.

Zona orbicularis articulationis coxae (↑) f: den Femurhals ringförmig umgreifendes Verstärkungsband der Hüftgelenkkapsel.

Zona pellucida (↑) f: zw. der Eizelle u. dem Follikelepithel befindl. Glashaut; enthält Glykoproteine aus den Granulosazellen u. deren Mikrovilli-ähnlichen Zellfortsätzen, die bis zur Eizelle reichen.

Zona reticularis (↑) f: s. Nebenniere.

Zona terminalis (↑) f: Lissauer*-Zone des Rückenmarks.

Zonen, ero|gene (↑): (engl.) erogenous zones; lokalisierte Bereiche der Körperoberfläche, deren Reizung zu sexueller Erregung führen kann u. deren Ansprechbarkeit individuell unterschiedl. ausgeprägt ist; insbes. Genital- u. Analregion, Brust u. Brustwarzen, Gesäß, Oberschenkelinnenseiten, Rücken, Hals, Mund, Lippen, Ohren, Zunge.

Zonen, hyper|algetische (↑): s. Head-Zonen.

Zonen|phänomen (↑) n: s. Prozonenphänomen.

Zone X (↑): Gewebebereich der Nebennierenrinde, in dem die Androgene als 17-Ketosteroide* gebildet werden.

Zono|graphie (↑; -graphie*) f: (engl.) zonography; Tomographie* mit kleinem Schichtwinkel (zw. 4° u. 8°) u. geringer Verwischung.

Zonula ad|haerens (lat. Dim. ↑) f: s. Schlussleisten.

Zonula ciliaris (↑) f: s. Fibrae zonulares.

Zonula oc|cludens (↑) f: s. Schlussleisten.

Zonulo|lyse, en|zymatische (↑; Lys-*) f: (engl.) enzymatic zonulolysis; Einspritzen von Alphachymotrypsin in die Hinterkammer des Auges i. R. einer intrakapsulären Kataraktextraktion (s. Staroperation) zur enzymat. Andauung der Zonulafasern; erleichtert die Linsenextraktion bes. bei jüngeren Pat. mit noch fester Zonula.

Zoo|anthropo|nosen (gr. ζῷον Lebewesen; ἄνθρωπος Mensch; Noso-*) f pl: s. Zoonosen.

Zoon-Krankheit (Johannes J. Z., Dermat., Holland, geb. 1902): (engl.) balanitis of Zoon; s. Balanitis plasmacellularis Zoon.

Zoo|nosen (gr. ζῷον Lebewesen; Noso-*) f pl: (engl.) zoonoses; Krankheiten u. Infektionen, die natürlicherweise bei Wirbeltieren vorkommen, aber auf den Menschen übertragen werden können; die in Mitteleuropa zurzeit wichtigsten Z. sind: Brucellosen, Enteritis-Salmonellosen, Leptospirosen, Milzbrand, Q-Fieber, Tollwut, Toxoplasmose u. Yersiniosen.

Zoo|philie (↑; -phil*) f: (engl.) zoophilia; **1.** krankhaft übersteigerte Tierliebe; **2.** syn. Sodomie, auch Zooerastie; sexuelle Neigung zu u. sexuelle Handlungen an Tieren. G. St.-I.

Zoo|sterole (↑; Stear-*) n pl: (engl.) zoosterols; tierische u. menschl. Sterole*, zu denen u. a. Cholesterol*, Gallensäuren*, Sexualhormone* u. Nebennierenrindensteroide (Kortikoide*) gehören. Vgl. Steroide.

Zoo|toxine (↑; Tox-*) n pl: tierische Gifte*.

Zopi|clon (INN) n: Schlafmittel* mit gleichem Wirkungsprinzip wie Benzodiazepinderivate*.

Zoster (gr. ζωστήρ Gürtel, Band) m: (engl.) shingles; syn. Herpes zoster, Gürtelrose; neurotrope Viruskrankheit durch Reaktivierung des

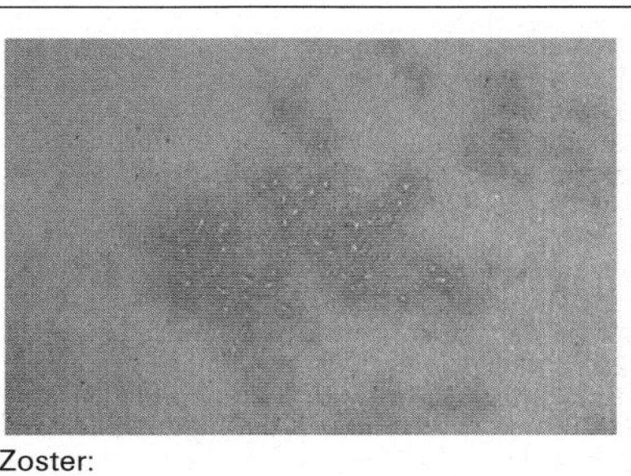

Zoster:
Eruptionen [3]

in den Gliazellen der Spinalganglien persistierenden Varicella*-Zoster-Virus bei Resistenzminderung des Organismus, z. B. durch örtl. Provokation (Z. traumaticus), Röntgen- u. UV-Strahlung, tox. Substanzen (Kohlenoxid, Arsen u. a.), Inf. od. Abwehrschwäche (z. B. HIV-Erkrankung, immunsuppressive Ther.); Altersgip-

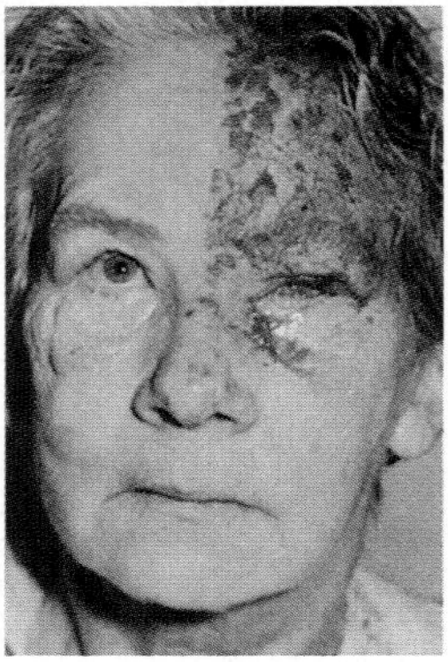

Zoster:
Befall im Versorgungsgebiet des N. ophthalmicus [26]

fel zw. 60. u. 70. Lj.; **Klin.:** nach einem Prodromalstadium mit Abgeschlagenheit u. leichtem Fieber akutes Auftreten eines i. d. R. halbseitig, selten bilateral lokalisierten, bandförmigen, zunächst makulo-papulösen, später vesikulär-pustulösen Exanthems im Innervationsgebiet eines (Z. segmentalis) od. mehrerer (Z. multiplex unilateralis bzw. Z. multiplex bilateralis) sensor. Spinalganglien bzw. deren Homologen im Kopf-

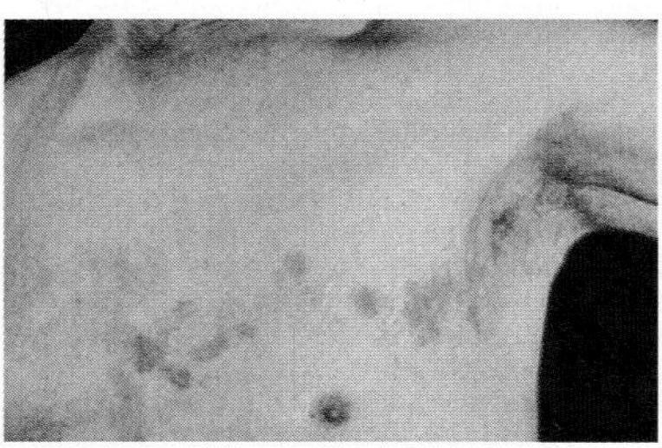

Zoster:
Befall der Segmente Th_2 und Th_3 [3]

bereich (Zoster* oticus, Zoster* ophthalmicus). Die z. T. sehr heftigen, brennenden Schmerzen können dem Exanthem vorausgehen, es begleiten od. längere Zeit überdauern (postzosterische Neuralgie). Die regionalen Lymphknoten sind regelmäßig beteiligt. In ca. der Hälfte der Fälle sind thorakale Segmente betroffen (Z. intercostalis). Treten keine Hämorrhagien, Ulzerationen od. Nekrosen auf, heilt der Z. innerhalb 2–3 Wo. ab. I. d. R. lebenslange Immunität; Rezidive kommen jedoch vor. **Diagn.:** klin., Virusnachweis (Tzanck-Test, Elektronenmikroskopie); Nachw. viraler Antigene u. Nukleinsäure; serol. Antikörpernachweis; **Ther.:** austrocknende, desinfizierende Lokalbehandlung; Analgetika; ggf. Virostatika (z. B. Aciclovir, Valaciclovir); **Proph.:** Zosterimmunglobulin*; **Kompl.:** Hyperästhesien, Neuralgien u. Lähmungserscheinungen bei Beteiligung des N. oculomotorius u. des N. facialis; Eruptionen im Bereich der Mundschleimhaut beim Z. des 2. u. 3. Trigeminusastes; Organschädigung bei Z. ophthalmicus u. Z. oticus; Meningitis (Z. meningealis); Zosterenzephalitis; Zoster* generalisatus; **DD:** Erysipel, Herpes simplex, Impetigo, epidemische Pleurodynie, Otalgie. Vgl. Varizellen.

Zoster generalisatus (↑) m: schwere Form des Zosters* mit Bläschen unterschiedl. Ausprägung am ganzen Körper, varizellenähnliches Bild; **Vork.:** bes. bei Immunsuppression u. Immundefizienz (z. B. bei Immundefekten*, HIV*-Erkrankung), Schwangeren u. Neugeborenen; **Ther.:** Aciclovir, Famciclovir, Valaciclovir.

Zoster|im|mun|globulin (↑; immun*; Globuline*) n: (engl.) zoster immune globulin; hochspezif. Immunglobulin; kann bei Immungeschwächten u. Schwangeren (bis zur 22. SSW u. um den Geburtstermin) den Ausbruch der Varizellen* verhindern, wenn es innerh. von 72 Std. nach Exposition i. m. injiziert wird.

Zoster ophthalmicus (↑) m: Zoster* im Bereich des 1. Trigeminusastes; bei Augenbeteiligung Konjunktivitis, Keratitis mit Ulkusbildung, Iritis, Sekundärglaukom, selten Augenmuskellähmung.

Zoster oticus (↑) m: Zoster* im Versorgungsgebiet des N. facialis u. insbes. des N. vestibulocochlearis mit Beteiligung der Ohrmuschel, des äußeren Gehörgangs u. mögl. Innenohrbefall; **Sympt.:** Ohrenschmerzen, Rötung u. Bläschenbildung, Schwerhörigkeit bis Ertaubung sowie Schwindel, Labyrinthausfall mit Nystagmus zur Gegenseite in 40 % der Fälle, Fazialislähmung (oft mit inkompletter Rückbildung) in 60–90 %; evtl. Beteiligung des N. trigeminus u. N. glossopharyngeus mit meist starken neuralgiformen Schmerzen, Schluckbeschwerden u. Bläschen im Rachen.

Zoster-Virus (↑; Virus*) n: veraltete Bez. für Varicella*-Zoster-Virus.

Zotepin (INN) n: Neuroleptikum; s. Neuroleptika.

Zotten: (engl.) villi; Ausstülpungen; (anat.) Villi* intestinales intestini tenuis.

Zotten|a|trophie (Atrophie*) f: (engl.) villous atrophy; Atrophie der Dünndarmzotten bei Zöliakie*.

Zotten|gelenk: (engl.) villonodular joint; Verlängerung u. Ausziehung der Gelenkzotten bei chron. Entzündung od. Arthrosis deformans.

Zotten|haut: Chorion*.

Zotten|herz: Cor villosum; s. Perikarditis.

Zotten|polyp (Polyp*) m: (engl.) villous polyp; villöser Darmpolyp; s. Polyp.

Zotten|tumor (Tumor*) m: (engl.) villous tumor; Bez. für villösen Darmpolyp u. Papillom*.

Z-Plastik (-plastik*) f: (engl.) Z plasty; Form der Hautplastik; durch Z-förmige Schnittführung gebildete Hautlappen* werden so umgelagert, dass dies eine Verlängerung auf Kosten der Breite od. das Aufbrechen eines Kontraktur-verursachenden Längsschnitts bewirkt. D. Buc.

Zr: chem. Symbol für Zirconium*.

Z

Zucker: (engl.) sugar; **1.** Saccharum; Kurzbez. für Rohr- od. Rübenzucker (Saccharose*); **2.** allg. Bez. für Kohlenhydrate*. Vgl. Blutzucker.

Zucker|alkohole m pl: (engl.) sugar alcohols; durch Reduktion von Monosacchariden* entstehende mehrwertige Alkohole; Bez. durch Anhängen der Endung -itol an den Wortstamm des Monosaccharids; z. B. die Hexitole (6-wertige Z.) Mannitol* u. Sorbitol*, das cycl. Hexitol Inositol* sowie die Pentitole (5-wertige Z.) Ribitol* u. Xylitol*.

Zucker|guss|darm: (engl.) iced intestine; zuckergussartige Auflagerungen auf Darm u. Peritoneum inf. chron. Entzündung.

Zucker|guss|leber: (engl.) frosted liver; zuckergussartige Verdickung der Leberkapsel; Form der chron. Perihepatitis; vgl. Polyserositis.

Zucker|guss|milz: (engl.) iced spleen; weißl. Verdickung der Milzkapsel bei chron. Entzündung.

Zucker|guss|wirbel|säule: (engl.) sugar-icing spine; Bez. für den Röntgenbefund der Wirbelsäule (HWS, BWS) bei Spondylosis* hyperostotica mit Knochenbrücken, die von den Vorder- u. Seitenflächen der Wirbelkörper über die unveränderten Zwischenwirbelscheiben nach kaudal reichen.

Zucker-In|dikator-Nähr|böden (lat. indicator jemand, der etwas anzeigt): (engl.) sugar-indicator-culture media; Nährmedien zur biochem. Differenzierung von Bakterien u. Pilzen, die Mono- u. Oligosaccharide unter Säurebildung abbauen.

Zuckerkandl-Faszie (Otto Z., Anat., Chir., Wien, Graz, 1849–1910; Fasc-*) f: (anat.) Fascia* renalis.

Zuckerkandl-Körper (↑) n: Corpora* paraaortica.

Zuckerkandl-Operation (↑) f: perineale Prostatektomie*.

Zucker|krankheit: Diabetes* mellitus.

Zucker|nähr|böden: (engl.) sugar culture media; Nährmedien zum Nachw. der Vergärung best. Kohlenhydrate (Säuerung bzw. Säure- u. Gasbildung) durch Bakterien.

Zucker|pepton|agar (gr. πεπτός gekocht, gar) m: (engl.) sugar-peptone agar; Sabouraud-Pilzagar; s. Pilznährböden.

Zucker|proben: s. Blutzucker-Bestimmungsmethoden.

Zucker|rohr|fieber: (engl.) cane-field fever; durch Leptospira pyrogenes u. Leptospira australis verursachte Leptospirose; vgl. Feldfieber.

Zucker|rohr|lunge: syn. Bagassose*.

Zucker|vergärung: (engl.) sugar fermentation; s. Gärung, Bunte Reihe, Zucker-Indikator-Nährböden, Zuckernährböden.

Zucker|wasser|test m: (engl.) sugarwater test; hämat. Untersuchung bei Verdacht auf paroxysmale nächtliche Hämoglobinurie*; Messung der Hämolyse nach Inkubation der Erythrozyten mit 10%iger Rohrzuckerlösung; vgl. Säurehämolysetest.

Zuckungen, faszikuläre: s. Faszikulation.

Zuckungs|gesetz: s. Pflüger-Gesetz.

Zuclo|penthixol (INN) n: Thioxanthenderivat; s. Neuroleptika.

Zuelzer-Wilson-Syn|drom (Wolf Z., Päd., Detroit, geb. 1909) n: auch Jirasek-Zuelzer-Wilson-Syndrom; Sonderform des kongenitalen Megakolons* mit Aganglionose* des gesamten Colons.

Züngel|krampf: (engl.) glossospasm; rhythmisches Herausstrecken u. Zurücknehmen der Zunge bei extrapyramidalen Störungen, v. a. bei postenzephalitischem Parkinson*-Syndrom; vgl. Glossospasmus.

Zug|gurtung: (engl.) tension banding; (chir.) Methode der Osteosynthese* z. B. bei Olekranon- od. Patellafraktur; über eine achtförmige Drahtschlinge um zwei parallele Kirschner-Drähte üben die Zugkräfte der Trizeps- bzw. Quadrizepssehne bei aktiver Beugung Druck auf den Frakturspalt aus.

Zunge: (engl.) tongue; (anat.) Lingua, Glossa; von Schleimhaut überzogener Muskelkörper; gegliedert in die frei bewegl. Zungenspitze (Apex linguae), den Zungenkörper (Corpus linguae) u. den vom Sulcus terminalis bis zur Epiglottis reichenden Zungengrund (Radix linguae). Die Schleimhaut des Zungenrückens ist durch die Zungenpapillen, die des Zungengrunds durch

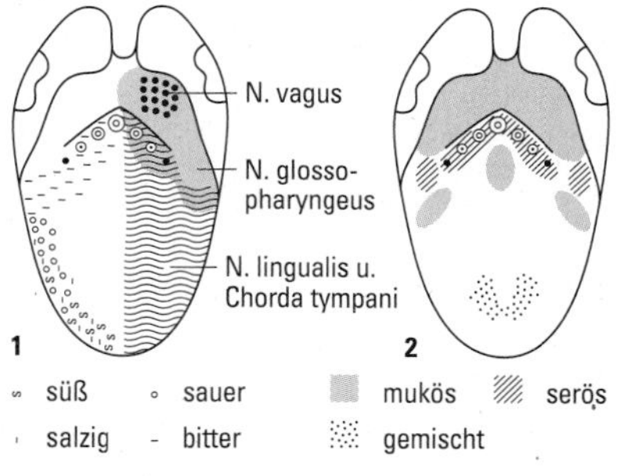

Zunge:
1: Geschmacksempfindung (re.) und sensible Versorgung (li.); 2: Verteilung der Drüsenarten [532]

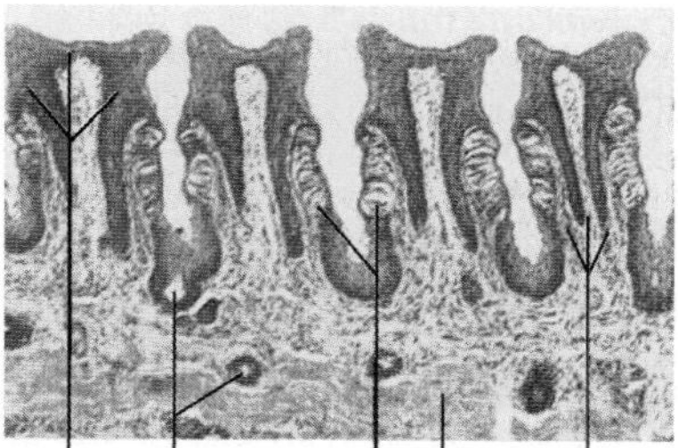

Zunge:
histologischer Schnitt durch den Zungenrücken (Hämatoxylin-Eosin-Färbung) mit Papillae foliatae;
a: mehrschichtiges unverhorntes Plattenepithel der Papillae foliatae; b: Geschmacksknospen; c: Querschnitte von Epitheleinsenkungen; d: primäre und sekundäre Bindegewebepapillen; e: angeschnittene, quer gestreifte Zungenmuskulatur [134]

die Zungenbälge gekennzeichnet. Pathol. **Veränderungen: 1.** atroph. od. Lackzunge: Abflachung der Papillen u. Verlust der Sekundärpapillen z. B. bei perniziöser Anämie, Achylia gastrica u.

Sprue; **2.** hypertroph. Erdbeer- od. Himbeerzunge: erst weiße, später stark gerötete Zunge mit hervortretenden Papillen bei Scharlach, Kawasaki-Syndrom u. a. akut-fieberhaften Erkr.; **3.** schwarze Haarzunge: s. Lingua villosa nigra. Vgl. Lingua geographica.

Zungen|bälge: (engl.) lingual follicles; allseitig von Lymphknötchen umgebene grubenförmige Epitheleinsenkungen am Zungengrund; die Gesamtheit der Z. wird als Zungenmandel* bezeichnet.

Zungen|bändchen: (engl.) frenulum of the tongue; Frenulum linguae; mediane Schleimhautfalte unterh. der Zungenspitze in Richtung auf den Mundboden; vgl. Ankyloglosson.

Zungen|bein: Os* hyoideum.

Zungen|bein|muskeln: s. Musculi suprahyoidei, Musculi infrahyoidei.

Zungen|belag: (engl.) coating of the tongue; Belag aus verhornten Plattenepithelien, Papillenspitzen, Speiseresten, Mikroorganismen, Schleim u. a.; für die Entstehung spielen v. a. mechan. Faktoren eine Rolle. Reinigung erfolgt

> Eine belegte Zunge ist für keine spezielle Erkrankung pathognomonisch.

insbes. durch die Reibung beim Kauen fester Nahrung, daher stärkerer Belag bei flüssiger Ernährung u. hastigem Schlingen. Vgl. Candidose der Mundschleimhaut, Lingua villosa nigra.

Zungen|biss: (engl.) tongue bite; als meist seitlicher Z. bei Grand mal; s. Epilepsie.

Zungen|brennen: (engl.) burning sensation in the tongue; brennendes Gefühl auf der Zunge inf. degenerativer Veränderungen; häufig auch psychogen; vgl. Plummer-Vinson-Syndrom.

Zungen|fliegen: Glossinidae; s. Fliegen.

Zungen|grund|struma (Struma*) f: (engl.) lingual goiter; Form der Schilddrüsendystopie* mit versprengtem Schilddrüsengewebe an der Zungenbasis in der Gegend des Foramen caecum linguae, vom Ductus* thyroglossalis ausgehend; Vork. oft in Komb. mit partieller od. totaler Schilddrüsenaplasie. Eine Z. kann die gleichen Krankheitsbilder verursachen wie die Schilddrüse* selbst u. führt (sofern alleiniges Schilddrüsengewebe) häufig bereits beim Neugeborenen inf. ungenügender Produktion von Schilddrüsenhormonen zu Hypothyreose*.

Zungen|karzinom (Karz-*; -om*) n: (engl.) carcinoma of the tongue; Plattenepithelkarzinom* der Zunge, meist exulzerierend mit wallartigem Rand; **Vork.:** überwiegend bei Männern (m:w ≐ 7:3) mit Altersgipfel in der 6.–7. Lebensdekade; **Ätiol.:** starker Nicotinabusus u. zusätzl. Konsum hochprozentiger Alkoholika; mangelnde Mundpflege u. chron. mechan. Läsionen (durch Gebissschäden) als synkanzerogene Faktoren; **Klin.:** anfangs keine Schmerzen, später Schluckbeschwerden, Zungen- u. Mundbrennen, Otalgie (bei Läsion des N. lingualis); **Ther.:** chir. Resektion (bei regionären Lymphknotenmetastasen zusätzl. Neck* dissection), meist kombiniert mit Strahlentherapie; palliativ Chemotherapie. H. Ger.

Zungen|krampf: s. Glossospasmus, Züngelkrampf.

Zungen|lähmung: Glossoplegie; s. Hypoglossuslähmung.

Zungen|mandel: (engl.) lingual tonsil; Tonsilla lingualis; am Zungengrund gelegen; Teil des lymphat. Rachenrings.

Zungen|phänomen n: (engl.) tongue phenomenon; myotonische Reaktion* der Zungenmuskulatur mit umschriebener Dellenbildung nach Perkussion der Zunge; Vork. bei Tetanie* u. Myotonia* congenita.

Zungen|varizen (Varix*) f pl: (engl.) tongue varices; gewundene, erweiterte Venen auf der Zungenunterseite bei älteren Menschen; auch bei hohem Blutdruck, bei Stauung; **Sympt.:** evtl. Zungenbrennen u. Schweregefühl, die beim Kauen inf. Entleerung der Varizen aufhören.

Zungen|würmer: s. Pentastomida.

Zusatz|blutungen: (engl.) intermenstrual bleedings; Bez. für alle Blutungen, die im Ver-

> Zusatzblutungen sind oft das erste klinische Zeichen eines Karzinoms.

lauf eines Zyklus außerh. der Menstruation* auftreten; s. Zyklusstörungen.

Zusatz|stoff-Zulassungs|verordnung: vom 29.1.1998 (BGBl. I S. 230, 231) mit Änderungen, regelt z. B. die Verw. von chem. Konservierungsstoffen in Lebensmitteln; vgl. Konservierung.

Zustands|dia|gnostik des Neugeborenen: (engl.) neonatal assessment; Erfassung des Zustands des Neugeborenen* unmittelbar nach der Geburt v. a. mittels APGAR*-Schema, Saling*-Schema u. Beurteilung der Reifezeichen* des Neugeborenen.

ZVD: Abk. für zentraler **V**enen**d**ruck*.

ZVK: Abk. für zentraler **V**enen**k**atheter*.

Zwangs|af|fekte (lat. afficere, affectus zufügen, antun) m pl: (engl.) compulsive affections; Störung der Mimik u. des Ausdrucks, bei der scheinbar affektive Äußerungen ohne zugrunde liegenden Affekt auftreten; Vork. z. B. als Zwangslachen u. Zwangsweinen bei org. Hirnerkrankungen.

Zwangs|behandlung: (engl.) compulsory treatment; ärztliche Maßnahmen, die aufgrund bes. gesetzl. Bestimmungen ausnahmsweise entgegen dem individuellen Selbstbestimmungsrecht u. somit gegen den Willen od. ohne Einwilligung des Betroffenen im Interesse der Allgemeinheit zulässig sind, z. B. diagn. Maßnahmen zur Bekämpfung übertragbarer Krankheiten (nach § 26 Infektionsschutzgesetz), Entnahme einer Blutprobe (nach § 81 a u. c StPO od. § 372 a ZPO), Untersuchung od. Behandlung Untergebrachter entspr. den landesrechtl. Unterbringungsvorschriften (s. Unterbringung), diagn. u. therap. Eingriffe sowie Zwangsernährung nach dem Strafvollzugsgesetz. Voraussetzung einer Z. ist stets, dass die ärztl. Maßnahmen erforderlich, zumutbar u. weder mit einer erhebl. Gesundheits- noch Lebensgefahr verbunden sind. Vgl. Duldungspflicht, Behandlungspflicht.

Zwangs|ernährung: (engl.) force-feeding; ohne od. gegen den Willen des Betroffenen durchgeführte künstliche Ernährung* mittels Sonde od. parenteral, z. B. bei hungerstreikenden Häftlingen od. Suizidpatienten, die nicht mehr selbst verantwortlich sind, d. h. die Herrschaft über das Geschehen durch ihre eigene Handlungsweise verloren haben. Seit In-Kraft-Treten des Gesetzes zur Änderung des Strafvollzugsgesetzes vom 27.2.1985 (BGBl. I S. 461) besteht keine Verpflichtung der Strafvollzugsbehörden mehr, hungerstreikende Häftlinge zwangsweise zu ernähren, solange von einer freien Willensbestimmung des Gefangenen ausgegangen werden kann (§ 101 StVollzG). Das gilt selbst dann, wenn bei dem Häftling akute Lebensgefahr besteht. Die Z. von Widerstand leistenden Pat. wird von den ärztlichen Organisationen aus ethischen Gründen heute mehrheitlich abgelehnt. Vgl. Suizid, Zwangsbehandlung.

Zwangs|gedanken: (engl.) compulsive ideas; zwanghaft sich aufdrängende Gedanken od. Impulse, die fast immer als quälend u. sinnlos erlebt werden; im Ggs. zur Gedankeneingebung* werden Z. stets als eigene Gedanken empfunden. **Vork.** z. B. bei Zwangsstörung*, Schizophrenie*, depressivem Syndrom*; **Ther.:** Verhaltenstherapie (Konfrontation* mit Reaktionsverhinderung), ggf. Serotoninwiederaufnahme-Hemmer.

Zwangs|handlung: (engl.) compulsive act; zwanghafte, ohne bzw. gegen den eigenen Willen impulsartig ausgeführte Handlung, die als Ich-fremd erlebt wird u. bei deren versuchter Unterlassung starke Anspannung u. Angst auftreten; z. B. Waschzwang, Zählzwang od. Poriomanie; **Vork.:** u. a. bei Zwangsstörung, wahnhafter Depression u. Schizophrenie. Vgl. Stereotypien.

Zwangs|lachen: (engl.) compulsive laughter; unfreiwilliges, vom Betroffenen selbst als unpassend u. wesensfremd empfundenes pathol. Lachen; Vork. bei org. Hirnerkrankungen, z. B. postenzephalitischem Syndrom*.

Zwangs|poly|urie (Poly-*; Ur-*) f: (engl.) forced polyuria; zwanghafte, vermehrte Harnentleerung durch aufgehobene zirkadiane Rhythmik bei Isosthenurie*; z. B. bei einer Tagesharnmenge von 2400 ml Miktion ca. alle 3 Std. (physiol. Blasenkapazität 300 ml); vgl. Polyurie.

Zwangs|störung f: (engl.) obsessive-compulsive disorder; Handlung u.-/od. Gedanken betreffende Zwangsphänomene, bei denen der Pat. versucht, Zwangsgedanken zu ignorieren od. durch Rituale zu neutralisieren; Zwangsverhalten wird als Ich-fremd u. nicht lustvoll erlebt; bei dem Versuch, es zu unterbinden, entsteht i. d. R. Angst od. Ekel. Häufige Inhalte der Z. sind Säubern, Kontrollieren, Aggression. Typisch ist, dass das Zwangsverhalten sehr zeitraubend (mind. 2 Std./Tag) ist. **Formen: 1.** Zwangshandlung: wiederholte, absichtl. u. nach festen Regeln bzw. stereotyp ausgeführte Verhaltensweise, meist in der Absicht, Unannehmlichkeiten od. Katastrophen zu verhindern (z. B. häufiges Händewaschen gegen Krebs; sog. gute Gedanken, damit der Ehemann keinen Autounfall hat); **2.** Obsession: Zwangsgedanken, die massive Angst* od. Unbehagen auslösen; **3.** Kompulsion: Verhaltensweise (auch mentale), die Angst od. Unbehagen verhindert od. reduziert. **Diagn.** u. **DD:** Obwohl adäquater Realitätskontakt u. mangelnde Einsicht in die Irrationalität der Zwangserscheinungen kontinuierl. ineinander übergehen, ist die dd Abgrenzung zur Psychose* bes. wichtig. **Ther.:** v. a. Konfrontation* mit Reaktionsverhinderung als verhaltenstherap. Verfahren. J. Marg.

Zwangs|weinen: (engl.) compulsive crying; unfreiwilliges, ohne Anlass auftretendes pathol. Weinen; Vork. bei org. Hirnschädigung, z. B. bei Pseudobulbärparalyse*.

Zweifel-Hand|griff (Paul Z., Gyn., Gebh., Leipzig, Erlangen, 1848–1927): (engl.) Zweifel's maneuver; (gebh.) beidhändiges Zusammen- u. Gegeneinanderdrücken des Corpus u. der Cervix uteri (durch die Bauchdecken von oben) zur Stillung einer atonischen Nachblutung*.

Zwei|gläser|probe: (engl.) two-glass test; fraktionierte Harngewinnung* zur orientierenden Lok. einer Gonorrhö o. a. Harnweginfektion; Trübung der im ersten Glas aufgefangenen Harnportion (10 ml) weist auf Urethritis anterior hin, Trübung im zweiten Glas (ca. 200 ml Harn) auf Zystitis*. Vgl. Dreigläserprobe.

Zwei|kom|partiment|modell (ital. compartimento Abteilung, Abschnitt) n: (engl.) two-compartment model; für pharmakokinet. Berechnungen verwendetes hypothet. offenes Modell, das aufgrund von Perfusionsunterschieden einen zentralen u. einen peripheren Verteilungsraum für das zugeführte Arzneimittel annimmt; die Elimination erfolgt aus dem zentralen Kompartiment*. Vgl. Einkompartimentmodell.

Zwei|phasen|präparate (lat. praeparare zubereiten) n pl: (engl.) phased contraceptive; s. Kontrazeption, hormonale.

Zwei|stufen|test m: (engl.) two-step test; methodische Variante des blutgruppenserol. Enzymtests*, bei der die enzymat. Behandlung der Erythrozyten u. die Inkubation mit dem Probanden- od. Testserum in zwei getrennten Arbeitsgängen nacheinander erfolgt; **Anw.:** v. a. zum Nachw. irregulärer Antikörper* gegen best. Blutgruppenantigene.

Zweit|abstoßungs|re|aktion f: (engl.) secondary rejection reaction; s. Abstoßungsreaktion.

Zwerch|fell: (engl.) diaphragm; (anat.) Diaphragma; muskulöse Scheidewand zw. Brust- u. Bauchraum mit zwei kuppelförmigen Vorwölbungen in den Brustraum; Muskelansätze: **1.** Pars. lumbalis (Crus dext. rechts, Crus sin. links der Wirbelsäule): von den Lendenwirbelkörpern, Zwischenwirbelscheiben u. Sehnenbögen; **a)** Lig. arcuatum med. od. Psoasarkade: zw. Körper

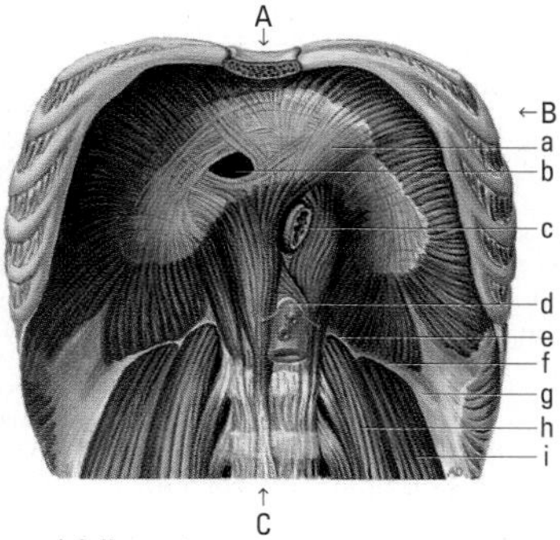

Zwerchfell:
A: Pars sternalis; B: Pars costalis; C: Pars lumbalis.
a: Centrum tendineum; b: Foramen venae cavae; c: Ösophagus (Hiatus oesophageus); d: Aorta (Hiatus aorticus); e: Lig. arcuatum mediale; f: Lig. arcuatum laterale; g: Costa XII; h: M. psoas major; i: M. quadratus lumborum [532]

u. Querfortsatz des 1. od. 2. Lendenwirbels, Durchtritt des M. psoas major; **b)** Lig. arcuatum lat. od. Quadratusarkade: zw. 1. od. 2. Lendenwirbelquerfortsatz u. 12. Rippe, Durchtritt des M. quadratus lumborum; **c)** Lig. arcuatum medianum od. Aortenarkade: Sehnenbogen über der Aorta; **2.** Pars costalis: von den jeweils untersten Rippen (7.–12.); **3.** Pars sternalis: vom Brustbein ←- - -→ Centrum tendineum (Zentralsehne); Lücken: Trigonum sternocostale (s. Larrey-Spalte, Morgagni-Spalte), Trigonum lumbocostale (s. Bochdalek-Dreieck); Öffnungen: Hiatus aorticus, Hiatus oesophageus, Foramen venae cavae sowie kleinere Lücken.

Zwerch|fell|atmung: (engl.) diaphragmatic breathing; syn. Abdominalatmung (Bauchatmung); s. Atmungstypen.

Zwerch|fell|bewegung, para|doxe: (engl.) Kienböck's phenomenon; syn. Kienböck-Zeichen; Emporsteigen des Zwerchfells bei Inspiration, Senkung bei Exspiration; **Vork.:** u. a. bei einseitigen Lungen- u. Pleuraerkrankungen, Pyo- u. Seropneumothorax, Tumorinfiltration des N. phrenicus, geburtstraumatisch (Kofferath*-Syndrom) od. op. bedingte Phrenikuslähmung*, auch bei Enteroptose u. Thorax piriformis; vgl. Atmung, paradoxe, Waagebalkenphänomen.

Zwerch|fell|furchen: (engl.) diaphragmatic impressions; sagittale Furchen der Leberoberfläche, entstehen durch Druck des hypertrophierten Zwerchfells.

Zwerch|fell|hernie (Hernie*) f: (engl.) diaphragmatic hernia; Hernia diaphragmatica; angeb., erworbene od. traumatisch bedingte Verlagerung von Baucheingeweide in den Brustraum inf. des Durchtritts durch echte Defekte od. muskuläre bzw. bindegewebige Schwachstellen des Zwerchfells mit Ausstülpung des Peritoneums (echte innere Z.) od. (häufiger) ohne peritonealen Bruchsack (falsche Z., Prolaps); **Vork.:** bei Erwachsenen v. a. als Hiatushernie*, bei Kindern meist durch einen pleuroperitonealen Defekt (Aplasie des Zwerchfells, 65 %), als Bochdalek*-Hernie (25 %), Larrey*-Hernie u. Morgagni*-Hernie (zus. 5 %).

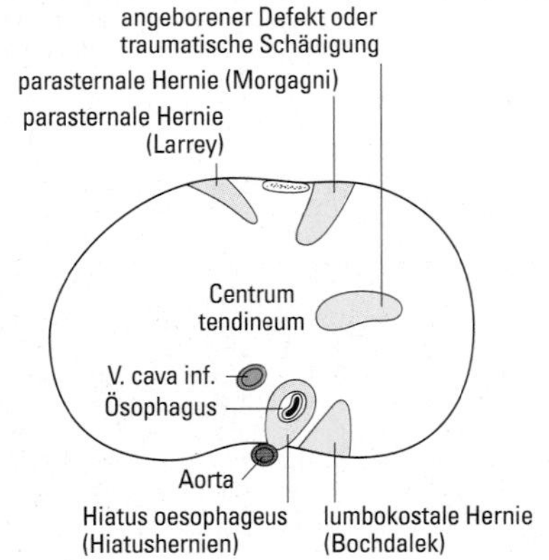

Zwerchfellhernie:
angeborene und erworbene Lücken im Zwerchfell, die zu Hernien führen können
[154]

Zwerch|fell|hoch|stand: (engl.) diaphragmatic elevation; ein- od. beidseitige Anhebung des Zwerchfells; einseitig bei Erkr. der Lunge (Pneumonie, Infarkt, Atelektase) od. der Pleura (Pleuritis, Zwerchfellrelaxation, -parese, -paralyse); rechtsseitig bei Lebervergrößerung (Zirrhose, Abszess, Metastasen), Chilaiditi-Syndrom; linksseitig bei Gasblähung des Magens bzw. der linken Kolonflexur, Milzvergrößerung (Leukämie, Zyste); bds. bei intraabdominaler Raumforderung (Aszites, große Tumoren, Schwangerschaft), Meteorismus, Zöliakie.

Zwerch|fell|krampf, klonischer: s. Singultus.

Zwerch|fell|lähmung: s. Phrenikuslähmung.

Zwerch|fell|ruptur (Ruptur*) f: (engl.) diaphragmatic rupture; meist durch stumpfes Bauchtrauma bedingter Riss des Zwerchfells (in ca. 90 % linksseitig); **cave:** bei nicht rechtzeitiger op. Versorgung hohe Letalität; ein unauffälliger Röntgenbefund sofort nach einem Trauma schließt eine Z. nicht aus.

Zwerch|fell|spalten: vgl. Zwerchfell, Larrey-Spalte.

Zwerch|fell|tief|stand: (engl.) phrenoptosis; pathol. Verlagerung des Zwerchfells nach unten; einseitig bei Spannungspneumothorax (s. Pneumothorax), inf. funktionell exspirator. Ventilstenose im Bereich eines großen Bronchialasts (z. B. nach Fremdkörperaspiration, bei Bronchialkarzinom), bds. bei Enteroptose, Asthma bronchiale, obstruktivem Lungenemphysem.

Zwerch|sack|hygrom (Hygr-*; -om*) n: (engl.) bilocular hygroma; Hygrom* der Sehnenscheiden an Hand u. Vorderarm, wird durch das Retinaculum flexorum taillenartig eingeschnürt; **Vork.:** meist bei Tuberkulose.

Zwerg|band|wurm: Hymenolepis* nana.

Zwerg|darm|egel: s. Heterophyes heterophyes, Metagonimus yokogawai.

Zwerg|faden|wurm: Strongyloides* stercoralis.

Zwiebel: s. Allium cepa.

Zwie|milch|ernährung: (engl.) supplemental feeding; Säuglingsernährung* mit Muttermilch* unter Zufütterung künstl. Säuglingsnahrung (Anfangs- od. Folgemilch).

Zwillinge: (engl.) twins; Gemini, Gemelli; zwei gleichzeitig entwickelte u. kurz nacheinander geborene Kinder (ca. 1:80–90 Geburten); man unterscheidet eineiige (EZ) erbgleiche u. zweieiige (ZZ, häufiger) erbungleiche, d. h. aus der Befruchtung zweier Eizellen hervorgegangene Zwillinge. EZ entstehen, indem sich ein befruchtetes Ei in zwei gleiche Embryonalanlagen teilt, sie können demnach nur gleichgeschlechtl., ZZ dagegen auch verschiedengeschlechtlich sein. Gebh. Unterscheidung: **1.** Z. mit einem gemeinsamen Chorion u. Gefäßverbindungen der Plazenta sind stets eineiig. **2.** Z. mit zwei Chorien u. ungleichem Geschlecht sind zweieiig. **3.** Z. mit zwei Chorien u. gleichem Geschlecht können ein- od. zweieiig sein; Differenzierung durch Untersuchung der Blutgruppen (-antigene), Ähnlichkeitsdiagnose u. biostatistische Berechnung der Monozygotiewahrscheinlichkeit; eindeutige Identifizierung molekulargenetisch möglich (DNA-Fingerprint-Methode).

Zwillinge, mono|zygote: (engl.) enzygotic twins; syn. ident(isch)e od. eineiige Zwillinge*.

Zwillinge, siamesische: (engl.) Siamese twins; s. Doppelfehlbildung.

Zwillings|dis|ruptions|sequenz (lat. disrumpere zerreißen; sequentia Folge) f: (engl.) twin disruption sequence; i. R. einer Zwillingsschwangerschaft* mit gemeinsamer Plazenta auftretende Embolien in das Kreislaufsystem eines Fetus nach intrauterinem Fruchttod* des Zwillingpartners; **Sympt.:** Verschluss einzelner Arterien mit Nekrose abhängiger Körperteile, Mikrozephalie (ggf. Porenzephalie) mit Tetraplegien u. meist schwerer geistiger Behinderung, Dünndarmatresie, Nieren-, Leber- u. Milzzysten.

Zwillings|methode f: (engl.) twin research; (humangenet.) Arbeitsmethode zur Klärung der Frage, ob u. in welchem Grad ein Merkmal durch die Erbanlagen festgelegt bzw. durch Umweltfaktoren modifiziert ist; beruht auf dem Vergleich der Ähnlichkeit bzw. Konkordanz- u. Diskordanzhäufigkeit des Merkmals bei (erbgleichen) eineiigen Zwillingen, gegenüber (z. T. erbverschiedenen) zweieiigen Zwillingen. Hohe Konkordanz u. große Ähnlichkeit eines Merkmals bei eineiigen Zwillingen gegenüber großer Variationsbreite bei zweieiigen Zwillingen u. in der Gesamtbevölkerung spricht für genet. Determinierung dieses Merkmals. Vgl. Anlage/Umwelt-Problem.

Zwillings|schwangerschaft: (engl.) twin pregnancy; Risikoschwangerschaft* mit charakterist. Risiken: fetale Hypotrophie ab 28. SSW inf. intrauteriner Wachstumsretardierung*; Frühgeburt* (Häufigkeit 40–65 %); Gestose* in ca. 30 % der Fälle; fetofetales Transfusionssyndrom* bei monochorialer Plazentaanlage (ca. 20 %) v. a. mit Blutvolumenverschiebungen unter der Geburt; Gefahr einer vorzeitigen Plazentalösung des zweiten Zwillings (bei dichorialer Plazentaanlage). Die perinatale Mortalität (s. Säuglingssterblichkeit) ist insges. auf 10–15 % erhöht; in der Nachgeburtsperiode oft atonische Nachblutung* inf. starker Uterusüberdehnung. **Hinweise** auf eine Z.: Ultraschalldiagnostik; fetale Elektrokardiographie* (Nachweis fetaler Herztöne von ungleicher Frequenz); Vgl. Zwillinge.

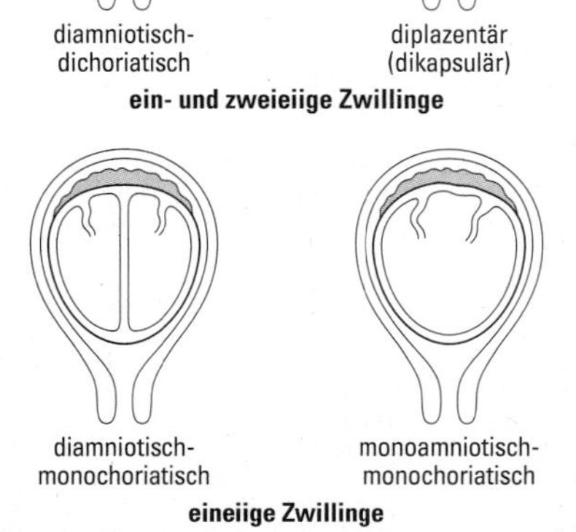

Zwillinge [386]

Zwillings|trans|fusions|syn|drom (Transfusion*) n: s. Transfusionssyndrom, fetofetales.

Zwillings|zellen (Zelle*): s. Riesenzellen.

Zwischen|blutungen: (engl.) mid-cycle bleedings; zw. zwei Regelblutungen gelegene Zusatzblutungen* außer denen, die direkt vor od. nach der Menstruation auftreten; Sonderform: Ovulationsblutung*; vgl. Zyklusstörungen.

Zwischen|hirn: (engl.) interbrain; Diencephalon; umschließt den 3. Hirnventrikel, besteht anat. aus: **1.** Epithalamus; **2.** Thalamus; **3.** Subthalamus; **4.** Metathalamus; **5.** Hypothalamus; lebenswichtiger Teil des Gehirns* mit Funktion für zahlreiche Lebensvorgänge; **vegetative Zentren** zur Steuerung aller wichtigen Stoffwechselvorgänge: Wärme-, Wasserhaushalt, Kohlenhydrat-, Fett-, Proteinstoffwechsel; zentralnervöse Regulierung des Vasomotorenapparats (Änderung des Blutdrucks, Kollaps), der blutbildenden Organe u. der Schweißsekretion; außerdem mehrere, dem **extrapyramidalmotorischen System** zugehörige Kerne, deren wichtigster das Pallidum ist (Ausfall führt zu einer Hypertonie der Muskulatur (Rigor) u. Hypokinese bei Parkinson*-Syndrom). Die nervösen Impulse zur Steuerung vegetativer Funktionen gelangen z. T. direkt über das vegetative Nervensystem* an die Erfolgsorgane (endokrine u. nichtendokrine innere Organe, glatte Muskulatur u. a.), werden insbes. aber über das Hypothalamus*-Hypophysen-System endokrin (Neurosekretion*) vermittelt u. koordiniert (s. Regelkreis, Rückkopplung). Das **Zwischenhirn-Hypophysen-System** beeinflusst über die durch die Releasing*-Hormone freigesetzten HVL-Hormone u. die direkt in den Körperkreislauf abgegebenen HHL-Hormone (s. Hypophyse) alle wichtigen Stoffwechselfunktionen sowie die Gonaden. Vgl. Kette, neurovaskuläre; Pfortadergefäße der Hypophyse (Abb.).

Zwischen|kiefer: Os* incisivum.

Zwischen|wirbel|scheibe: Discus intervertebralis; s. Bandscheibe.

Zwischen|wirt: (engl.) intermediate host; syn. Transportwirt (nicht korrekt auch Nebenwirt); Lebewesen (Tiere, Menschen), die best. Jugendstadien von Parasiten* beherbergen; ohne sie kann der Entwicklungszyklus der Parasiten nicht ablaufen; man unterscheidet den **aktiven** Z. (syn. Krankheitsüberträger; blutsaugende Arthropoden*, auf den Endwirt übertragende Parasiten) vom **passiven** Z. (Säugetiere, Fische, Schnecken, Krebse; infizieren den Endwirt, wenn dieser den Z. od. Teile dessen verzehrt). Vgl. Hauptwirt, Reservewirt, Wirtswechsel.

Zwitter: s. Hermaphroditismus.

Zwölf|finger|darm: (anat.) Duodenum*.

Zwölf|finger|darm|geschwür: Ulcus* duodeni.

Zyan-: auch Cyan-; Wortteil mit der Bedeutung schwarzblau, schwärzlich; von gr. κυάνεος.

Zyan|kali (↑) n: Cyankalium*.

Zyan|opsie (↑; Op-*) f: (engl.) cyanopsia; Blausehen; Form der Chromopsie*; oft nach Staroperation.

Zyanose (↑; -osis*) f: (engl.) cyanosis; Cyanosis; blau-rote Färbung von Haut u. Schleimhäuten inf. Abnahme des Sauerstoffgehalts im Blut (reduziertes Hämoglobin im Kapillarblut über 30–50 g/l); Vork. als generalisierte Z. od. Akrozyanose* (beschränkt auf Hände, Füße, Nase u. Ohren); **Einteilung** nach der **Ätiol.: 1.** zentrale Z. mit Reduktion der art. O_2-Sättigung: **a)** kardial bedingt bei angeborenen Herzfehlern mit primärem od. sekundärem Rechts-Links-Shunt, bei Neugeborenen auch inf. persistierender fetaler Kreislaufverhältnisse (vgl. Mischungszyanose); **b)** pulmonal bedingt inf. Behinderung des alveolären Gasaustauschs durch Lungenerkrankungen od. Hypoventilation* (bei zentralnervöser Schädigung); **2.** periphere Z. mit normaler art. O_2-Sättigung, jedoch vergrößerter arteriovenöser Sauerstoffdifferenz*; Vork. bei erhöhtem peripherem O_2-Verbrauch od. verlangsamter Zirkulation (z. B. bei Herzklappenstenosen mit verringertem Schlagvolumen, Herzinsuffizienz, Schock, Kälte); **3.** Z. inf. von Hämoglobinveränderungen (unabhängig vom reduzierten Hämoglobin), z. B. bei Methämoglobinämie u. Sulfhämoglobinämie.

Zyg-: auch Zygo-; Wortteil mit der Bedeutung Joch, Paar, Glied; von gr. ζυγόν.

Zygoma (gr. ζύγωμα) n: Arcus* zygomaticus; Jochbogen.

Zygo|matizitis (↑; -itis*) f: (engl.) zygomaticitis; Entz. des Jochbogens, meist als Kompl. bei Mastoiditis* od. Otitis* media; **Sympt.:** schmerzhafte Schwellung im Bereich des Ohrs u. der Schläfengegend, Lidödem; evtl. mit Einschmelzungen als eitrig-abszedierende Z. (Jochbogenabszess).

Zygo|mycetes (Zyg-*; Myk-*) m pl: sog. Jochpilze, bezeichnet nach der jochförmigen Sporangienbildung; in der Ordnung Mucorales innerh. der Z. sind vier fakultativ humanpathogene Gattungen von Schimmelpilzen zu finden: Mucor, Rhizopus, Rhizomucor, Absidia. Die Ordnung Entomophthorales beinhaltet u. a die Gattungen Basidiobolus u. Entomophthora. Vgl. Zygomykosen.

Zygo|mykosen (↑; ↑; -osis*) f pl: (engl.) zygomycoses; Gruppe von system. Pilzinfektionen, die durch Mucorales- u. Entomophthorales-Arten verursacht werden; s. Mucor-Mykosen, Entomophthoro-Mykosen.

Zygotän (↑) n: (engl.) zygotene; Stadium in der Prophase der ersten meiot. Teilung; die homologen Chromosomen beginnen, sich in Paaren anzuordnen. Vgl. Meiose.

Zygote (gr. ζυγωτός zweispännig) f: Keim; befruchtete Eizelle* mit diploidem Chromosomensatz, die sich durch Furchung* weiterentwickelt; s. Blastogenese, Embryogenese.

Zygotie (↑) f: **1.** Verwandtschaftsgrad von Mehrlingen* auf Grundlage der Zahl der ursprünglich befruchteten Eizellen (Zygoten), z. B. monozygot (eineiig) od. dizygot (zweieiig); **2.** Besetzung eines Genortes durch gleichartige (homozygot, reinerbig) od. versch. Allele* (heterozygot, mischerbig).

Zykl-: auch Cycl-; Wortteil mit der Bedeutung Kreis, Ring, Zeit; von gr. κύκλος.

zyklisch (↑): (engl.) cyclic; kreisförmig, in Perioden auftretend.

Zyklitis (↑; -itis*) f: (engl.) cyclitis; Entz. des Ziliarkörpers, meist als Iridozyklitis*.

Zyklo|dia|lyse (↑; gr. διάλυσις Trennung) f: (engl.) cyclodialysis; **1.** selten durchgeführte Glaukomoperation mit op. Ablösung des Ziliarkörpers u. der Iriswurzel zur Herstellung einer Verbindung zw. der vorderen Augenkammer u. dem Perichoroidalraum (vgl. Iridektomie); **2.** traumat. Ablösung des Ziliarkörpers von der Sklera mit evtl. erheblicher Erniedrigung des Augeninnendrucks u. Phthisis bulbi.

Zyklo|dia|thermie (↑; Dia-*; Therm-*) f: (engl.) cyclodiathermy; Schädigung des Ziliarkörpers durch Diathermiekoagulation mit dem Ziel, die Kammerwasserproduktion zu vermindern; weitgehend verlassene Methode zur Behandlung schwerer Glaukome.

Zyklo|phorie (↑; -phor*) f: s. Heterophorie.

Zykl|opie (gr. Κύκλωψ Rundäugiger) f: (engl.) cyclopia; Zyklozephalie; Gesichtsfehlbildung, gekennzeichnet durch eine gemeinsame Orbita mit zwei nahe beieinanderliegenden, verwachsenen Augäpfeln (Synophthalmus), verbunden mit Fehlbildung des Siebbeins u. Fehlen des Riechhirns, Proboskis (rüsselartigem Fortsatz) bzw. Arhinie od. Nase mit nur einer Öffnung; vgl. Holoprosenzephalie.

Zyklo|plegie (Zykl-*; -plegie*) f: (engl.) cycloplegia; zu Akkommodationslähmung* u. Mydriasis* führende Lähmung des Ziliarmuskels.

Zyklo|thymie (↑; gr. θυμός Gemüt) f: (engl.) cyclothymia; syn. affektive od. zyklothyme Persönlichkeitsstörung; andauernde instabile Stimmung mit häufigem Wechsel zw. leichter Depression u. Hypomanie (leicht gehobene Stimmung); vgl. Dysthymie, Störung, bipolare affektive.

Zyklotron (aus Zykl-* u. Elek**tron**) n: (engl.) cyclotron; Anlage zur Beschleunigung von Ionen* auf sehr hohe Energie; die aus einer Ionenquelle stammenden Ionen werden durch ein homogenes Magnetfeld innerhalb zweier halbkreisförmiger hochevakuierter flacher Metallkästen auf spiralförmiger Bahn geführt u. durch ein hochfrequentes elektr. Feld zw. den Kästen bei jedem Umlauf beschleunigt. Die dadurch erzielbare Energie kann die angelegte Spannung um ein Vielfaches übersteigen. Sog. **Kompaktzyklotrone** mit niedrigerer Teilchenenergie werden in der Medizin u. a. angewendet zur Erzeugung kurzlebiger Radionuklide*, bei Durchführung der inaktiven Tracertechnik mit anschl. Aktivierung (metabolische, toxikol. u. pharmak. Untersuchungen), In-vivo-Aktivierungsanalysen (induzierte Gammaaktivität lässt Aussagen über Organfunktionen zu) sowie zur Strahlentherapie, wobei die hohe Dosisleistung von 30–50 Gy/min genutzt wird. Vgl. Teilchenbeschleuniger.

Zyklus, an|ovulatorischer (Zykl-*) m: (engl.) anovulatory cycle; syn. monophasischer Zyklus; Menstruationszyklus* ohne Ovulation u. Gelbkörperbildung; Ausbleiben der zweiten Zyklusphase u. Auftreten periodischer Abbruchblutungen bei kurz dauernder Follikelpersistenz;

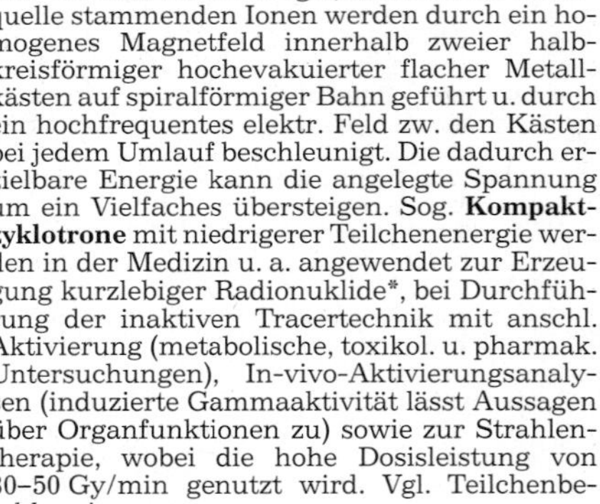

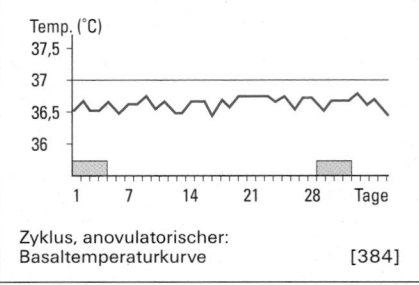

Zyklus, anovulatorischer: Basaltemperaturkurve [384]

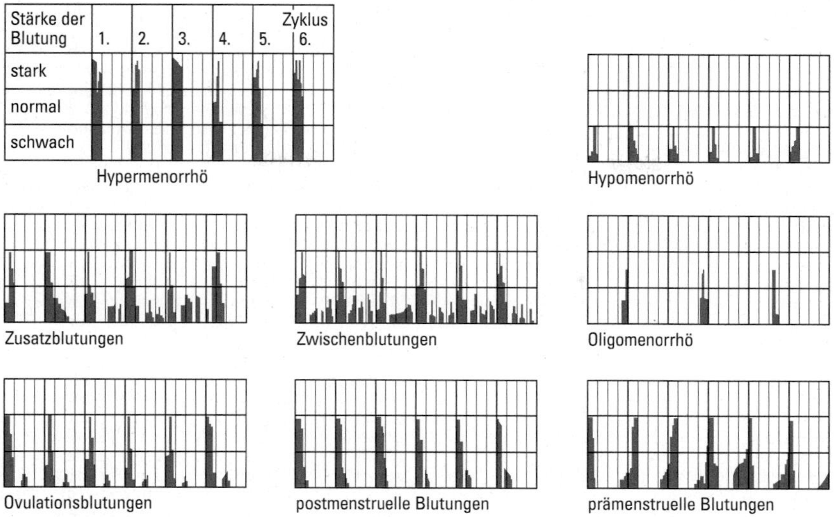

Zyklusstörungen:
Formen (Kaltenbach-Schemata)

Vork.: bei Sterilität*, in den ersten Jahren nach der Menarche*, beim ersten Zyklus post partum u. den letzten Regelblutungen im Klimakterium*; **Diagn.:** monophasisch verlaufende Basaltemperaturkurve, fehlende Pregnandiolausscheidung im Harn; **Kompl.:** bei verkürztem a. Z. evtl. Polymenorrhö*.

Zyklus, bi|phasischer (↑) m: (engl.) biphasic cycle; normaler, ovulatorischer Menstruationszyklus*.

Zyklus, genetischer (↑) m: s. Zellzyklus.

Zyklus, mono|phasischer (↑) m: syn. anovulatorischer Zyklus*.

Zyklus|störungen (↑): (engl.) menstruation disorders; Anomalien des Menstruationszyklus*; **Formen: 1.** Rhythmusstörungen (Anomalien der Blutungshäufigkeit, sog. Tempoanomalien): Oligomenorrhö*, Polymenorrhö*; meist hormonal bedingt; **2.** Typusstörungen (Anomalien der Blutungsstärke): Hypomenorrhö*, Hypermenorrhö*; meist org. bedingt; **3.** Veränderungen der Blutungsdauer: Menorrhagie*, Brachymenorrhö*; **4.** Zusatzblutungen im biphas. Zyklus: prämenstruelle Blutung*, postmenstruelle Blutung*, Zwischenblutungen* (Sonderform: Ovulationsblutung*); hormonal od. organisch bedingt; **5.** Aufhebung des zyklischen Auftretens, evtl. mit Dauerblutung, z. B. bei Follikelpersistenz*; **6.** Amenorrhö*.

Zylinder (gr. κύλινδρος Rolle, Walze) m: (engl.) cast; Harnzylinder; Tubulusausgüsse, die aus präzipitierten Proteinen (Tamm*-Horsfall-Mukoprotein, Paraproteine), Zellaggregaten (Erythrozyten, Leukozyten) u./od. abgestoßenen Tubulusepithelzellen bestehen; s. Harnsediment.

Zylinder|gläser (↑): (engl.) cylindrical lenses; bes. geschliffene Linsen, die die Lichtstrahlen nur in einer Achse brechen, während die darauf senkrechte Achse die Strahlen ungebrochen durchlässt; zur Korrektur des regelmäßigen Astigmatismus*. Vgl. Brillengläser.

Zylindroide (↑; -id*) n pl: (engl.) cylindroids; auch Pseudozylinder; Schleimzylinder u. zylinderähnl. Zusammenballungen von Leukozyten im Harnsediment*.

Zylindrom (↑; -om*) n: (engl.) cylindroma; **1.** syn. Spiegler-Tumor; Tumor aus netzig verzweigten Epithelsträngen, basaloiden Zellnestern u. Ablagerungen von PAS-reaktivem Hyalin mit infiltrierendem Wachstum; kann maligne entarten; **Vork.:** als Z. der Haut, insbes. am behaarten Kopf (sog. Turbantumor); **Ther.:** chir. Exstirpation; **DD:** Neurofibrom, Atherom. **2.** veraltete Bez. für adenoidzystisches Karzinom der Mundspeicheldrüsen (s. Speicheldrüsentumoren).

Zylindr|urie (↑; Ur-*) f: (engl.) cylindruria; Auftreten von Zylindern im Harn; s. Harnsediment.

Zymo|gene (gr. ζύμη Hefe; -gen*) n pl: (engl.) zymogens; syn. Proenzyme*.

Zymo|gen|körnchen (↑; ↑): (engl.) zymogen granules; Granula in exkretor. Drüsenzellen des Pankreas (enthalten Proenzyme*).

Zymo|gramm (↑; -gramm*) n: (engl.) zymogram; Sammelbefund der Enzymaktivitäten einer biol. Probe, z. B. das durch Färbung dargestellte Enzymmuster einer durch Elektrophorese* aufgetrennten Serumprobe.

Zymo|nema dermatitidis (↑; gr. νέμειν weiden, ernähren; Derm-*; -id*; -itis*) f: s. Blastomyces dermatitidis.

Zymo|san (↑) n: Hefe-Polysaccharid, das die Komplementbindungsreaktion* auslösen kann.

Zyst-: s. a. Cyst-, Kyst-.

Zyst|algie (Kyst-*; -algie*) f: (engl.) cystalgia; heftige, von der Miktion unabhängige Schmerzen in der Harnblase.

Zyste (↑) f: (engl.) cyst; Cyste, Kyste, Kystom; ein- od. mehrkammeriger, durch eine Kapsel abgeschlossener sackartiger Tumor mit dünn- od. dickflüssigem Inhalt; **Einteilung: 1.** echte Z. (mit

Zystennieren
Einteilung nach Osathanondh und Potter

Typ	Bezeichnung	Erbgang (Genlokus)	Histologie	Manifestation (Komorbidität)
I	infantile polyzystische Nierenerkrankung	autosomal-rezessiv (6p21, 13q21.1)	Sammelrohrerweiterung	frühes Kindesalter (Leberfibrose)
II	multizystische Nierendysplasie	oft unbekannt, in einzelnen Familien autosomal-dominant (19q13.1)	Erweiterung embryonaler Nierenstrukturen und -gänge	beidseitig: nicht lebensfähiges Kind; einseitig: meist asymptomatisch (Potter-Sequenz)
III	adulte polyzystische Nierenerkrankung	autosomal-dominant (16q13.31–p13.12 4q22–q23)	Nephron- und Sammelrohrerweiterung	meist 30.–50. Lebensjahr (Leberzysten)
IV	bilaterale multizystische Dysplasie	autosomal-dominant (6p)	minderentwickelte Markpyramiden, Distension der Sammelrohre	(hintere Harnröhrenklappe, andere Obstruktionen)

Epithel ausgekleidet): **a)** Exsudations- u. Extravasationszyste (Hydro-, Hämatozele, Hygrom, Blut- u. Lymphzyste); **b)** Retentionszyste (Zystenbildung inf. Abflussbehinderung von flüssigkeitserzeugenden od. -enthaltenden Hohlräumen; Atherom*, Follikelzyste, Mukozele, Ranula, Bohn-Knötchen, Spermatozele u. a.); **2.** Pseudozyste (nur von Bindegewebe umgeben): **a)** Erweichungszyste (Zystenbildung nach ischäm. Gehirnerweichung, Ganglion u. a.); **b)** parasitäre Z. im Entwicklungszyklus von Amöben, Echinokokkus, Zystizerkus; **3.** Hautzyste: Atherom, Epithelzyste, Follikel- od. Talgzyste, Hidrozystom, Milien. Vgl. Halszyste, Knochenzyste, Ependymzyste, Nierenzyste, Kieferzyste.

Zyst|ek|tasie (↑; -ektasie*) f: (engl.) cystectasia; Erweiterung einer Blase; z. B. der Harnblase od. Gallenblase.

Zyst|ek|tomie (↑; Ektomie*) f: (engl.) cystectomy; op. Entfernung einer Zyste, i. e. S. der Harnblase; **totale Z.:** op. Entfernung der ganzen Harnblase mit Umpflanzung der Ureteren in den Darm od. die Haut bei malignen Tumoren der Blase; **erweiterte Z.:** zusätzliche Entfernung von Prostata, Bläschendrüsen beim Mann, bei der Frau Uterus, zwei Drittel der Urethra mit anliegendem Abschnitt der vorderen Vaginalwand.

Zyste, naso|palatinale (↑) f: Oberkieferzyste; s. Kieferzyste.

Zysten|hygrom (↑; Hygr-*; -om*) n: (engl.) cystic hygroma; angeborenes zyst. Hygrom* des Halses; vgl. Halszyste.

Zysten|leber (↑): (engl.) cystic liver; Hepar cysticum congenitum; angeb. polyzystische Fehlbildung der Leber, oft zus. mit kongenitalen Zysten in anderen Organen; vgl. Leberzysten.

Zysten|lunge (↑): syn. Wabenlunge*.

Zysten|mamma (↑; Mamma*) f: (engl.) cystic disease of the breast; **1.** seltene kongenitale Fehlbildung; **2.** Bez. für eine zyst. Mastopathie*.

Zysten|nieren (↑): (engl.) renal cystic disease; angeb. od. erworbene Nierenerkrankung mit zyst. Veränderung embryonaler Strukturen, ausgereifter Nierentubuli u. Sammelrohre; Klassifikation: s. Tab.; weitere Formen: Markschwammniere*, hereditäre idiopathische Nephronophthise* u. erworbene kortikale Zysten inf. tubulärer Divertikel, Tubulusobstruktionen od. Mikroinfarkten (im Allg. nach dem 40. Lj. u. nach Dialyse*-Behandlung, asymmetr., selten mit Hämaturie, Ruptur, Inf.). Vgl. Nierenkarzinom, Nierenzyste, Potter-Sequenz. B. Sch.

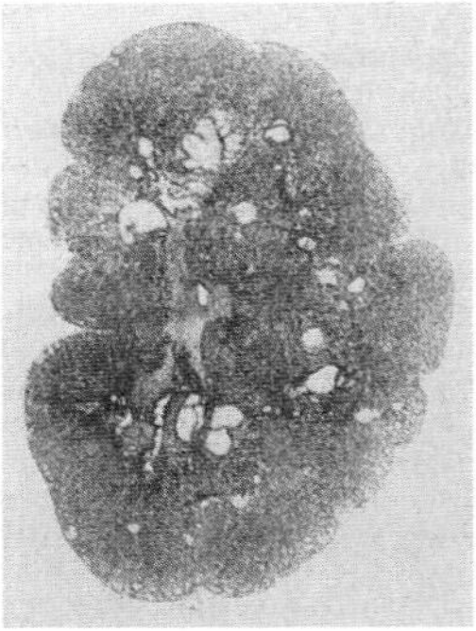

Zystennieren:
Großflächenschnitt durch eine Zystenniere mit multiplen Zysten [471]

Zystikus|stein (↑): (engl.) calculus in the cystic duct; Gallenstein im Ductus cysticus, meist mit Ektasie (Hydrops, Empyem) der Gallenblase; vgl. Cholelithiasis.

Zystitis (↑; -itis*) f: (engl.) cystitis; Harnblasenentzündung; Entz. der Blasenschleimhaut, in schweren Fällen auch der ganzen Blasenwand; **Entstehung: 1.** meist aszendierende Inf. durch die Harnröhre, v. a. verursacht durch gramnegative Stäbchen (E. coli in 80 % der Fälle), auch grampositive Kokken, Mykoplasmen, Ureaplasmen, Hefen, Chlamydien, Viren u. durch chem. oder mechan. Reize (Katheter, Geschlechtsverkehr, Zytostatika, Strahlentherapie); Vork. häufiger bei Frauen; **2.** von den Nieren u. oberen ableitenden Harnwegen deszendierende Inf. (z. B. bei Pyelonephritis*); **Sympt.:** Pollakisurie, Dysurie, Nykturie, Strangurie, Harninkontinenz, retropubischer Druckschmerz; **Diagn.:** klin. Bild, Leukozyturie, signifikante Bakteriurie; **DD:** Vulvovaginitis, Urethralsyndrom, Pyelonephritis; bei chron. Verlauf Reizblase, Blasenkarzinom (Zystoskopie!); **Ther.:** vermehrte Flüssigkeitszufuhr, bei bakt. Z. Antibiotika (Cotrimoxazol, Amoxicillin, Chinolone); bei häufigen Rezidiven (>4/Jahr) medikamentöse Langzeitprophylaxe (z. B. mit Nitrofurantoin) od. Immunkonditionierung mit abgetöteten, standardisierten E.-coli-Fragmenten. Vgl. Harnweginfektion.

Zystitis, inter|stitielle (↑; ↑) **f:** (engl.) interstitial cystitis (Abk. IC); syn. Hunner-Zystitis; Sonderform der abakteriellen Zystitis mit unklarer Ätiol., evtl. Autoimmunreaktion; **Vork.** bes. bei Frauen zw. 30. u. 50. Lj.; **Sympt.:** imperativer Harndrang, Algurie, Pollakisurie, suprapubische Schmerzen, depressive Verstimmung; **Diagn.:** reduzierte Blasenkapazität, Schleimhautrupturen u. Blutungen bei Blasenfüllung, sog. Hunner-Ulkus, Schrumpfblase; **Ther.:** Blasendehnung, Antidepressiva, Natriumpentosanpolysulfat, lokal Dimethylsulfoxid u. Heparin, Laserchirurgie, Blasenerweiterungsplastik od. orthotoper Blasenersatz. Vgl. Ulcus simplex vesicae. B. Sch.

Zysti|zerkoid (↑; gr. κέρκος Schwanz; -id*) **n:** (engl.) cysticercoid; dem Zystizerkus* entspr. Entwicklungsstadium bei Bandwürmern (Cestodes*) der Gattungen Hymenolepis, Dipylidium, Raillietina; Skolex nicht eingestülpt, von einer Blase ohne Flüssigkeit umgeben, mit Schwanzanhang; Vork. in Evertebraten.

Zysti|zerkose (↑; ↑; -osis*) **f:** (engl.) cysticercosis; auch Cysticercose; Befall des Menschen mit Larven (Zystizerken) des Schweinebandwurms (Taenia* solium) nach oraler Aufnahme von Eiern (Schmutzinfektion durch infizierten Kot des Endwirts); bei Bandwurmträgern Exo-Autoinfektion möglich (Endo-Autoinfektion nicht nachgewiesen); **Diagn.:** klin. Bild, serol. indirekte Hämagglutination, Immunfluoreszenztest, Immunoblot; **Kompl.** treten gelegentl. durch Befall des Auges (okuläre Z.) od. des ZNS (Neurozystizerkose; vgl. Enzephalitis) auf. **Ther.:** Praziquantel in Komb. mit Kortikoiden od. Albendazol.

Zysti|zerkus (↑; ↑) **m:** (engl.) cysticercus; Blasenwurm, auch Blasenlarve, Blasenfinne; Jugendstadium von Bandwürmern (Cestodes) der Gattung Taenia*, bestehend aus einer mit Flüssigkeit gefüllten Blase u. einem eingestülpten, entwicklungsfähigen Skolex; Vork. nur in Wirbeltieren. Vgl. Finne, Zystizerkoid.

Zysto|graphie (↑; -graphie*) **f:** (engl.) cystography; Röntgenkontrastdarstellung der zuvor entleerten Harnblase; **Ind.:** Tumoren, Divertikel, Schrumpfblase* u. a.; vgl. Miktionszystourethrographie, Urethrographie, Urographie.

Zysto|jejuno|stomie (↑; jejunalis*; -stomie*) **f:** s. Pankreatojejunostomie, Pankreaszyste.

Zystom (↑; -om*) **n:** s. Kystadenom.

Zysto|mano|metrie (↑; gr. μανός gasförmig; Metr-*) **f:** (engl.) cystometrography; auch Zystometrie; simultane Messung von Blasendruck* u. Abdominaldruck während der Blasenfüllung (Auffüllzystometrie) u. beim Urinieren (Miktiometrie) zur Beurteilung der Reservoir- u. Entleerungsfunktion der Harnblase; die Differenz zw. Blasen- u. Abdominaldruck entspricht dem Detrusordruck; Anw. auch in Komb. mit Uroflowmetrie* u. Beckenboden-EMG od. Miktionszystourethrographie*. B. Sch.

Zysto|pyelitis (↑; Pyel-*; -itis*) **f:** (engl.) cystopyelitis; veraltete Bez. für Harnweginfektion* mit Entz. von Blase u. Nierenbecken (aszendierende Inf.).

Zysto|pyelo|nephritis (↑; ↑; Nephr-*; -itis*) **f:** (engl.) cystopyelonephritis; Entz. der Blase, des Nierenbeckens u. der Niere; vgl. Zystitis, Pyelonephritis.

Zysto|skopie (↑; -skopie*) **f:** (engl.) cystoscopy; sog. Blasenspiegelung; endoskop. Untersuchung der mit steriler Flüssigkeit gefüllten Harnblase mit einem starren od. flexiblen Endoskop (Zystoskop) mit der Möglichkeit zur Biopsie*; Anw. meist als Urethrozystoskopie (unterschiedl. Optik mit versch. Blickwinkeln) zu diagn. od. therap. Eingriffen an Blase u./od. Harnröhre; **Ind.:** dd Abklärung von Erkr. der Harnblase (z. B. entzündl. Veränderung, Blasentumor), Katheterisierung der Ureteren unter Sichtkontrolle (z. B. zur Gewinnung von Nierenbeckenurin, zum Einbringen von Röntgenkontrastmittel); unter Verw. von sog. Operationszystoskopen größeren Durchmessers endovesikale Koagulation von Tumoren, Lithotripsie von Blasensteinen, transurethrale Resektion* von Blasen- u. Prostatatumoren. Vgl. Endoskopie.

Zysto|spasmus (↑; Spas-*) **m:** (engl.) cystospasm; Krampf der Harnblasenmuskulatur.

Zysto|stomie (↑; -stomie*) **f:** (engl.) cystostomy; **1.** (urol.) op. Anlage einer suprapubischen Blasenfistel zur künstlichen Harnableitung*; **2.** (zahnmed.) Eröffnung einer Kieferzyste* zur Mundhöhle; der Eingang zum Zystenhohlraum wird mit einem Obturator* offengehalten bis durch Knochenregeneration eine Verkleinerung u. Abflachung der Zyste eingetreten ist.

Zysto|tomie (↑; -tom*) **f:** (engl.) cystotomy; op. Eröffnung einer Zyste od. der Harnblase; s. Sectio alta.

Zysto|tono|metrie (↑; Ton-*; Metr-*) **f:** s. Zystomanometrie.

Zysto|urethro|graphie (↑; Urethra*; -graphie*) **f:** (engl.) cystourethrography; s. Miktionszystourethrographie.

Zysto|zele (↑; -kele*) **f:** (engl.) cystocele; Senkung des durch perivesikales Gewebe mit dem Scheidengewölbe verbundenen Blasenbodens bei Descensus vaginae; Zeichen allg. Bindegewebeschwäche; vgl. Descensus uteri et vaginae.

Zyt-: auch Cyt-; Wortteil mit der Bedeutung Zelle, Höhlung; von gr. κύτος.

Zytisismus (gr. κύτισος Bez. einer Pflanze mit gelben Blüten) **m:** (engl.) cytisism; Vergiftung durch Goldregen (Laburnum anagyroides, alte Bez. Cytisus laburnum); Cytisin, eines der Hauptalkaloide, wirkt ganglionär nicotinartig, hohe Dosen verursachen eine zentrale Atemlähmung (tritt jedoch selten auf, da meist frühzeitig nach oraler Aufnahme Erbrechen erfolgt). Die Letaldosis für Kinder ist in 3–20 Samen enthalten. **Ther.:** Erbrechen induzieren (Emetika), Magenspülung, Analeptika, Beatmung.

Zyto|blastom (Zyt-*; Blast-*; -om*) **n:** (engl.) cytoblastoma; syn. Meristom; maligner Tumor aus unreifen Zellen, kann histol. weder den Sarkomen noch den Karzinomen zugeordnet werden.

Zyto|chrome (↑; Chrom-*) **n pl:** (engl.) cytochromes; Hämoproteine* der inneren Mitochondrienmembran, die in der Atmungskette* Elektronen transportieren; prosthetische Gruppe ist Häm*; **Einteilung** nach der langwelligsten Absorptionsbande (α-Bande) im Bereich des sichtbaren Lichts: **1.** Zytochrom a (600 nm)**:** zus.

Zytodiagnostik
Einteilung und Bewertung zytologisch-gynäkologischer Befunde nach Papanicolaou und empfohlene diagnostisch-therapeutische Maßnahmen am Beispiel der Zervixzytologie

Gruppe	Zellbild	Klinische Bewertung und empfohlene Maßnahme bezüglich der Zervix
Pap I	regelrechtes Zellbild	**negativ**; keine Maßnahmen erforderlich
Pap II	normales Zellbild mit mehr oder minder ausgeprägten entzündlichen (Beimengungen von Leukozyten und Mikroorganismen) sowie metaplastischen, degenerativen bzw. regenerativen Veränderungen	**negativ**; möglichst Kontrolle (evtl. nach Behandlung der Entzündung oder hormonaler Aufhellung)
Pap III	unklares, zweifelhaftes Zellbild, bedingt durch schwere entzündliche, atrophische oder degenerative Veränderungen bzw. schwer regressiv veränderte Zellen	**suspekt**; Abstrichkontrolle(n) innerhalb von 3 Monaten nach Therapie (Fluorbehandlung, Hormone); bei Endometriumzellen nach der Menopause: Abrasio
III D	leichte bis mittelgradige Dysplasie	bei Persistenz über ein Jahr bzw. Progredienz therapeutische Konisation und Abrasio
Pap IVa	pathologische Zellen (schwere Dysplasie, zelluläre Atypie); Verdacht auf Karzinom (Carcinoma in situ)	**positiv**; Histologie (Biopsie!), diagnostische od. therapeutische Konisation, Abrasio oder ggf. Hysterektomie
IV b	Verdacht auf Mikrokarzinom; fraglich beginnende Invasion	
Pap V	massenhaft eindeutig maligne Tumorzellen; hochgradig verdächtig auf invasives Karzinom	**positiv**; histologische Abklärung dringend erforderlich! Bei gesichertem Karzinom entsprechende operative, nuklearmedizinische bzw. Chemotherapie
–	technisch unbrauchbares Präparat	Wiederholung des Abstrichs innerhalb von 14 Tagen

mit Zytochrom a_3 Bestandteil der Zytochromoxidase*; **2.** Zytochrom b (560 nm)**:** in der Ubichinon-Zytochrom-c-Reduktase u. Zytochrom*-P-450-Isoenzymen (mit CO bildet Zytochrom P 450 einen Komplex mit charakterist. Absorptionsspektrum, Maximum bei 450 nm); **3.** Zytochrom c (550 nm)**:** überträgt in der Zytochrom-c-Reduktase Elektronen von Ubichinon auf molekularen Sauerstoff.

Zyto|chrom|oxidase (↑; ↑) f**:** (engl.) cytochrome oxidase; syn. Indophenoloxidase, Zytochrom-c-Oxidase, Endoxidase der Atmungskette; alte Bez. Warburg-Atmungsferment; Hämoprotein aus 8–13 Untereinheiten, MG ca. 200 000; Enzym (Komplex IV) der Atmungskette*, das als Redoxzentren neben den Zytochromen* a u. a_3 zwei Kupferionen enthält u. Elektronen von Zytochrom c auf molekularen Sauerstoff überträgt. **Atemgifte** wie Blausäure* od. Kohlenmonoxid* binden an Häm* u. blockieren damit Z. u. innere Atmung.

Zyto|chrom-P-450-Iso|en|zyme (↑; ↑) n pl**:** (engl.) cytochrome P_{450} isoenzymes; ca. 20 versch. Hämoproteine* mit Zytochrom P 450 (vgl. Zytochrome); konstitutionelle od. induzierbare Monooxygenasen*, die mit $NADPH + H^+$ aliphatische u. aromatische Substrate sowie Amine hydroxylieren, Doppelbindungen epoxidieren, N-, O- u. S-Alkyle oxidativ desalkylieren, Amine oxidativ desaminieren u. Thioether zu Sulfoxiden oxidieren; **Bedeutung:** v. a. Biotransformation* von Pharmaka u. a. Xenobiotika.

Zyto|dia|gnostik (↑) f**:** (engl.) cytodiagnostics; Herstellung gefärbter Ausstriche u. mikroskop. Untersuchung von aus dem Gewebeverband gelösten Einzelzellen zur Früherkennung von Krankheiten, insbes. Tumoren u. Entzündungen; mit Hilfe der Z. ist es u. a. möglich, schon im Vorstadium bzw. Frühstadium der Karzinomentstehung auftretende Zelldysplasien zu erfassen. **Materialgewinnung** mittels Feinnadelbiopsie (Punktionszytologie*) bei Raumforderungen in Speicheldrüse, Schilddrüse, Lunge, Mediastinum, Prostata, durch Sammlung von Oberflächen abgelöster (Exfoliativzytologie*), in spontan entleerten Sekreten (Sputum, Harn u. a.), Körperhöhlenflüssigkeiten (z. B. Liquor cerebrospinalis, Synovialflüssigkeit) od. Spülflüssigkeiten (Lavagezytologie*) vorhandener Zellen, evtl. nach Zellanreicherung (Zentrifugation, Mikrofilterung) od. durch direkte Abstrichentnahme von Schleimhautoberflächen (Zervix, Portio, Vagina, oberer Respirationstrakt u. a.), auch durch Bürstenbiopsie* (sog. Abrasionszytologie). Die **Beurteilung gyn. Abstriche** des weibl. Genitaltrakts erfolgt entsprechend einer von Papanicolaou angegebenen Skala von Pap I (regelrechtes Zellbild) bis Pap V (eindeutig maligne Tumorzellen) od. gemäß den Empfehlungen der Deutschen Gesellschaft für Zytologie (Münchener Nomenklatur). Vgl. Kolpozytologie, Harnzytologie, Methoden, zytochemische.

Zyto|fluoro|metrie (↑; lat. fluor das Fließen; Metr-*) f**:** (engl.) cytofluorometry; Methode zur Zellzählung u. -differenzierung bzw. Bestimmung intrazellulärer Substanzen mittels Fluoreszenzphotometrie*; vgl. Immunzytometrie.

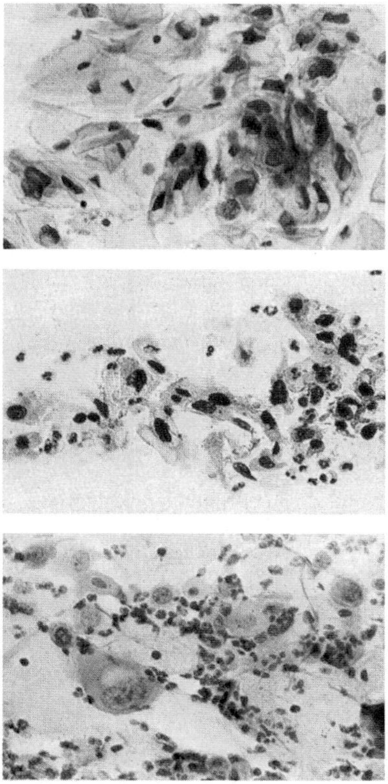

Zytodiagnostik:
Pap III D (oben), Pap IV a (Mitte), Pap V (unten) [444]

Zyto|genetik (↑; Genetik*) f: (engl.) cytogenetics; Forschungsrichtung, die die Veränderungen des genet. Materials u. deren Auswirkungen auf die Zellen untersucht. Bei zytogenet. Untersuchungen werden sich teilende Zellen in der Metaphase durch ein Spindelgift (z. B. Colchizin) arretiert, die Chromosomen auf unterschiedl. Weise angefärbt u. nach ihrer Größe, Anfärbbarkeit (Bandenmuster) u. Lage des Zentromers entspr. der Denver*-Klassifikation u. der Nomenklatur von Paris (1971) geordnet u. analysiert. Vgl. Karyogramm.

Zyto|histo|logie (↑; Hist-*; -log*) f: (engl.) cytohistology; mikroskop. Untersuchung von Zellen aus Gewebegeschabsel nach den Methoden der Histologie; nach Entnahme des Untersuchungsmaterials wird das zentrifugierte Zellsediment mit Formalin fixiert, eingebettet u. wie bei Geweben geschnitten u. gefärbt.

Zyto|kine (↑; Kin-*) n pl: (engl.) cytokines; von vielen Zellarten gebildete u. sezernierte Proteine, die das Verhalten od. die Eigenschaften anderer Zellen ändern; s. Interleukine, Chemokine, Lymphokine, Monokine, Wachstumsfaktoren.

Zyto|kinetik (↑; ↑) f: (engl.) cytokinetics; Wachstumsverhalten einer Zellpopulation, die sich aus proliferierenden u. ruhenden, sog. G_0-Zellen, zusammensetzt (s. Zellzyklus); die Verdoppelungszeit einer best. Zellzahl resultiert aus der Generationszeit u. dem Prozentsatz der proliferierenden Zellen sowie der Zellverlustrate. Der Mitoseindex* u. bes. der ^{3}H-Thymidin-Markierungsindex geben Hinweise auf das zytokinetische Verhalten.

Zyto|logie (↑; -log*) f: (engl.) cytology; Lehre vom Bau u. den Funktionen der Zellen; häufig auch gleichbedeutend verwendet mit Zytodiagnostik*.

Zyto|lysin (↑; Lys-*) n: syn. Perforin*.

Zyto|megalie (↑; Mega-*) f: (engl.) cytomegaly; syn. CMV-Infektion, Speicheldrüsen-Viruskrankheit, Einschlusskörperchenkrankheit; Inf. mit dem Zytomegalie*-Virus; häufigste prä- u. perinatale Virusinfektion; **Klin.:** Verlauf bei Immunkompetenten i. d. R. inapparent, selten mit lokalisierter Symptomatik; bei Neugeborenen u. abwehrgeschwächten Personen können schwere (z. T. letale) generalisierte Krankheitsverläufe auftreten. Die Primärinfektion (Inkubationszeit 20–60 Tage) verläuft klin. eher schwerer als eine reaktivierte Infektion. **Neugeborene:** 0,1–0,5 % aller Neugeborenen werden **pränatal** infiziert. Von diesen zeigen ca. 10 % bei der Geburt od. Jahre danach Manifestationen eines Zytomegalie-Virus-Syndroms (Abk. CCS): Innenohrschwerhörigkeit, Sprachstörungen, neurol. Zeichen eines frühkindlichen Hirnschadens* mit geistiger Retardierung u. a. IgM-Antikörper sind auch bei schwerer Symptomatik nur in 50 % der Fälle nachweisbar. Bei ca. 10 % aller Neugeborenen kommt es zu einer **postnatalen** Inf., v. a. durch Muttermilch u. Speichel. Von diesen entwickeln wiederum 10 % das charakterist. Krankheitsbild der postnatalen Zytomegalie u. a. mit interstitieller Pneumonie u. Blutbildveränderungen. Sehr selten führen peri- od. postnatale Inf. zu dann meist lokalisierter Symptomatik; die Abgrenzung zur pränatalen Inf. ist schwierig, wenn die Erstuntersuchung nach der 4. Lebenswoche erfolgt. Inapparente, leichte, aber auch schwere Verläufe (v. a. mit Beteiligung von Leber, Lunge u. ZNS) können bei **abwehrgeschwächten** Personen auftreten; dies betrifft v. a. Patienten mit malignen Tumoren, Immundefizienz (z. B. HIV*-Erkrankung), Pat. unter immunsuppressiver Ther. sowie Transfusions- u. Transplantatempfänger. Bei infizierten Organempfängern kann sich nach 1–2 Mon. eine generalisierte, häufig letale Symptomatik (Transplantatabstoßung, Pneumonie) entwickeln (s. ums. Tab.).

Diagn.: ophth. Beurteilung der Retina (überwiegend bei HIV-Infizierten); Virusanzucht in Gewebekulturen; Zytologie (Urin, bei Säuglingen auch Speichel: Einschlusskörperchen in Epithelzellen, sog. Eulenaugenzellen); Nachweis viraler Antigene (pp65) mittels monklonaler Antikörper; Nachweis viraler Nukleinsäure mittels PCR; serol. Antikörpernachweis; **DD:** bei Embryopathie: Toxoplasmose, Röteln, Listeriose, Morbus haemolyticus neonatorum, Syphilis; peri- u. postnatal: Mononucleosis infectiosa; Posttransfusionssyndrom, akute Hepatitis. **Proph.** u. **Ther.:** Seronegative Pat. sollen nur Blut u. Organe seronegativer Spender erhalten; ggf. Abschwächung des klin. Verlaufs u. Reduzierung der Mortalität durch hochdosierte spezif. Immunglobuline*; bei Knochenmarktransplantation prophylakt. Gabe von Ganciclovir; bei Retinitis, od. gastrointesti-

Zytomegalie
Symptomatik

Pränatale Infektion (CCS)	Peri- und postnatale Infektion	Infektion bei Abwehrschwäche	Infektion bei Immunkompetenz
Mangelgeburt, Unreife, Muskelhypotonie	mononukleoseähnliche Symptome, Fieber	Fieber, Myalgie, Arthralgie, Allgemeinsymptome	mononukleaseähnliche Symptome
Pneumonie	Pneumonie	Pneumonie, Ösophagitis	selten Pneumonie
Hepatitis, Ikterus, Splenomegalie	Hepatitis	Hepatitis, selten Pankreatitis, Enterokolitis	selten Hepatitis
(Chorio-)Retinitis	Retinitis	Retinitis	
Mikrozephalie, Hydrozephalus, Enzephalitis mit zerebralen Verkalkungen, Labyrinthitis (Taubheit), permanente ZNS-Schädigung ohne strukturelle Defekte, geistige Retardierung	Guillain-Barré-Syndrom	Enzephalitis, neurologische Symptome	
		Immunkomplex-Glomerulonephritis	
Prädisposition für Infekte, juveniler Diabetes?	Prädisposition für Infekte, Alzheimer-Krankheit?, Chorea Huntington?	Prädisposition für Infekte, Transplantatabstoßung	

naler Manifestation Ganciclovir, Cidofovir od. Foscarnet-Natrium; Resistenztestung bei Langzeittherapie mit Virostatika.

Zyto|megali̲e-Retini̲tis (↑; ↑; Retina*; -itis*) f: (engl.) cytomegalovirus retinitis; unbehandelt zur Erblindung führende, schwere progressive Entz. der Netzhaut durch Zytomegalie*-Virus;

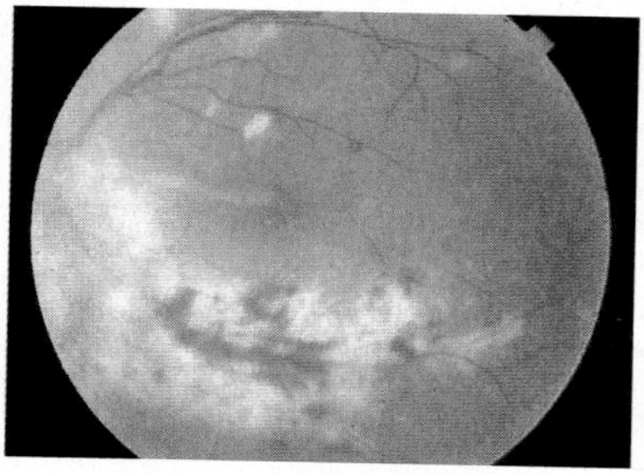

Zytomegalie-Retinitis bei AIDS [550]

Vork.: bei immunsupprimierten Pat. sowie häufig bei HIV*-Erkrankung; **Ther.:** Ganciclovir, Foscarnet. Vgl. Retinanekrose, akute.

Zyto|megali̲e-Vi̲rus (↑; ↑; Virus*) n: (engl.) cytomegalovirus; syn. Cytomegalovirus, Abk. CMV; DNA-Virus aus der Betasubfamilie der Herpesviridae*; human- u. tierpathogene Zytomegalie-Viren sind weltweit verbreitet u. sehr wirtsspezifisch; in den Industrieländern ist der Antikörpernachweis bei 10–50 %, in Ländern der Dritten Welt bei fast 100 % aller Erwachsenen positiv; **Übertragung:** meist durch infizierte Zellen im Speichel, seltener durch Muttermilch od. Schmierkontamination (v. a. peri- u. postnatal); diaplazentar; Geschlechtsverkehr; iatrogen (Transplantation, Bluttransfusion); Virusvermehrung verursacht in fast allen Organen eine lymphozytäre-plasmazelluläre interstitielle Entz. mit Riesenzellbildung in Kern u. Zytoplasma; Aktivierung der humoralen Immunität mit Antikörperbildung bei gleichzeitiger Depression der zellulären Immunität, die sich in der Rekonvaleszenz zurückbildet. Das Virus persistiert lebenslang in den Zellen des Monozyten-Makrophagen-Systems u. kann bei Resistenzminderung reaktiviert werden. **Nachw.:** Virusnachweis in Körpersekreten durch Zellkultur, Zytologie, Nachweis viraler Nukleinsäure, serol. Antikörpernachweis; **Schutzimpfung:** zurzeit verfügbare Lebendimpfstoffe konnten sich bisher nicht für den klin. Gebrauch durchsetzen; Immunglobuline bei Verdacht auf perinatale Infektion.

Zyto|metri̲e (↑; Metr-*) f: (engl.) cytometry; **1.** Messung der Zellgröße mit einem Messokular, das mit einer Skaleneinteilung versehen ist; **2.** Messung von Zellbestandteilen od. -inhaltstoffen; vgl. Durchflusszytometrie, Zytophotometrie.

Zyto|pe̲mpsis (↑; gr. πέμψις Aussendung, Schicken) f: (engl.) cytopempsis; syn. Vesikulartransport; Durchschleusung in Bläschen eingeschlossener gelöster Stoffe durch die Zelle (z. B. durch Kapillarendothel, Schilddrüsenepithel); vgl. Endozytose, Exozytose.

Z

Zyto|penie (↑; -penie*) f: (engl.) cytopenia; Verminderung der Zellzahl; im Blut z. B. als Erythro-, Leuko-, Thrombozytopenie; vgl. Panzytopenie.

Zyto|photo|metrie (↑; Phot-*; Metr-*) f: (engl.) cytophotometry; Analyse von Zellen u. Zellinhaltsstoffen mit Hilfe der Mikrospektrophotometrie*; vgl. DNA-Zytophotometrie, Zytofluorometrie, Durchflusszytometrie.

Zyto|plasma (↑; -plasma*) n: (engl.) cytoplasm; von einer Zellmembran* umschlossenes Plasma der Zelle*, das in Wasser (75–95 %) gelöste Proteine, Lipide, Kohlenhydrate, Mineralsalze u. Spurenelemente sowie eine Vielzahl kleinerer (Granula, Vesikel) u. größerer (Zellorganellen*) Einschlüsse enthält. Vgl. Karyoplasma, Protoplasma.

Zyto|skelett (↑; Skelett*) n: (engl.) cytoskeleton; dreidimensionales Gerüst von Filamenten (s. Filamentum) im Zytoplasma eukaryont. Zellen; Bestandteile: **1.** Mikrofilamente, die aus Aktin* bestehen; **2.** Intermediärfilamente (Tonofibrillen, Neurofibrillen, Gliafilamente), deren Bausteine versch. Proteinfamilien angehören (z. B. Zytokeratine, Desmin, Vimentin); **3.** Mikrotubuli*.

Zyto|sol (↑; lat. solvere, solutus auflösen) n: (engl.) cytosol; syn. Hyaloplasma; Grundplasma der Zelle mit lösl. Bestandteilen ohne Zytoskelett u. Zellorganellen; vgl. Zytoplasma.

Zyto|somen (↑; Soma*) n pl: (engl.) cytosomes; zytoplasmatische, membranumgrenzte Einschlüsse, die versch. Enzyme enthalten können; z. B. Lysosomen, Mikrosomen; vgl. Zellorganellen.

Zyto|statika (↑; statisch*) n pl: (engl.) cytostatic agents; chem. heterogene Gruppe zytotox. Substanzen, die das Zellwachstum, insbes. die Zellteilung verhindern od. verzögern; Z. wirken nur auf proliferierende Zellen, d. h. in den Phasen des Zellzyklus* u. nicht in der G_0-Phase (Ruhephase). Z. werden in der **Tumortherapie** eingesetzt, da Tumorzellen nicht der physiol. Wachstumsregulation unterliegen u. eine höhere Zellteilungsrate aufweisen als normale Körperzellen. Die unspezifisch wirkenden Z. sollen in kombinierter bzw. sequentieller Anw. (Polychemotherapie) den Zellzyklus in versch. Phasen stoppen u. dabei bessere Ergebnisse erzielen u. weniger UAW haben als bei Monotherapie. **Einteilung** nach dem Wirkungsmechanismus: **1.** Alkylanzien*: Cisplatin, Cyclophosphamid, Dacarbazin, Mitomycin, Procarbazin u. a.; **2.** Antimetaboliten*: z. B. Folsäureantagonisten (Methotrexat u. a.), Pyrimidinanaloga (Fluoruracil u. a.), Purinanaloga (Azathioprin, Mercaptopurin u. a.); **3.** Mitosehemmstoffe*: Taxoide, Vinca-Alkaloide; **4.** Antibiotika mit hemmender Wirkung auf die DNA-abhängige RNA-Polymerase: Anthrazykline* (Bleomycin, Daunorubicin, Doxorubicin, Mitomycin u. a.); **5.** Enzyme: z. B. Asparaginase; **6.** Topoisomerase*-I-Hemmer: Irinotecan, Topotecan; **7.** Aromatasehemmer*: Aminoglutethimid, Formestan, Letrozol, Testolacton; **8.** andere Z.: Hydroxycarbamid; Hormone zur Tumortherapie, z. B. Antiöstrogene* (Tamoxifen u. a.), Androgene* (Testolacton u. a.); GnRH*-Agonisten (Leuprorelin u. a.); **Verw.: 1.** zur primären Behandlung insbes. generalisierter bösartiger Erkr. (Hämoblastosen); **2.** zur adjuvanten Ther. bei radikal operierten soliden Malignomen ohne Metastasen; **3.** zur palliativen Ther. bei Metastasen, inoperablem Tumor, Tumorrezidiv; **4.** zur Immunsuppression* bei chronischen, nicht bösartigen Krankheiten (z. B. rheumatoide Arthritis; strenge Indikation); **5.** zur Unterdrückung von Abstoßungsreaktionen nach Transplantation* von Organen; **Kontraind.:** u. a. Schwangerschaft u. Stillzeit; **UAW:** Schäden an rasch proliferierenden Geweben, sodass insbes. die Gewebe der Erythro-, Leuko- u. Thrombopoese, die Epithelien der Schleimhäute (v. a. gastrointestinale Störungen), Gonaden (u. U. irreversible Störung der Spermatogenese bzw. Anovulation, teratogene Wirkung) sowie Haut u. Hautanhangsgebilde (Haarausfall) betroffen sind; häufig Hyperurikämie (u. U. akutes Nierenversagen) u. toxische, rel. substanzspezifische Wirkung v. a. auf Herz, Lungen, Leber, Nervensystem; selten Überempfindlichkeitsreaktionen; inf. immunsuppressiver Wirkung häufig Infekte. Z. sind mutagen u. damit potentiell kanzerogen u. teratogen. Engmaschige Therapiekontrolle (körperl. Untersuchung, Organfunktionen, Blutbild) ist unerlässlich. Vgl. Instillationszytostatikatherapie; Hormonrezeptoren; Tumorzellassay, klonaler; Antikörper, monoklonale.

zyto|toxisch (↑; Tox-*): (engl.) cytotoxic; zellschädigend.

Zyto|tropho|blast (↑; Troph-*; Blast-*) m: (engl.) cytotrophoblast; teilungsaktive Zellschicht des Trophoblasten*, bildet am 9. Tag nach Befruchtung eine innere Schicht flacher Zellen (Heuser-Membran), die sich mit dem Ektoderm der zweiblättrigen Keimscheibe* verbindet; sie bildet die Auskleidung des primären Dottersacks.

Zyto|tropismus (↑; -trop*) m: (engl.) cytotropism; Eigenschaft von Bakterien der Ordnungen Rickettsiales u. Chlamydiales, Treponema pallidum, Mycobacterium leprae, Spirillum minus u. a. sowie Viren, sich nicht in künstl. Nährmedien, sondern nur in bestimmten lebenden Zellen bzw. Zellkulturen zu vermehren.

Zyto|zentrum (↑) n: syn. Zentroplasma*.

zyto|zid (↑; -zid*): (engl.) cytocide; zelltötend; z. B. versch. Antibiotika u. Chemotherapeutika (bakterizide, fungizide, viruzide Verbindungen) od. allg. Zellgifte (z. B. Schwermetalle); vgl. Zytostatika.

Pschyrembel Klinisches Wörterbuch

CD-ROM-Version 2002

2002. ISBN 3-11-016523-6

Inhaltlich basiert die CD-ROM auf der aktuellen Buchausgabe, der 259. Auflage, für die das Werk komplett überarbeitet, erweitert und aktualisiert wurde.

Die wichtigsten Neuerungen im Überblick

- ca. 3000 neue Fachbegriffe
- neue Terminologia anatomica
- neue deutsche Rechtschreibung
- neueste Erkenntnisse zu Prionkrankheiten
- neue Begriffe zu Molekularmedizin und -biologie, Gentherapie, Genomprojekt, genetischen Erkrankungen
- alle neuen Substanzen (Arzneimittel)
- neues Infektionsschutzgesetz
- besondere Berücksichtigung der rasanten Entwicklung in der Neurologie und Gynäkologie
- Ausweitung der Zahnmedizin.

Die CD-ROM enthält zusätzlich

- ein englisch-deutsches/deutsch-englisches Glossar mit rund 38000 Begriffen
- rund 22000 Abkürzungen und Akronyme
- rund 120 Videos.

Eine fehlertolerante Volltextsuche, zahlreiche Filteroptionen und andere Navigationshilfen garantieren eine optimale Funktionalität.

Programmentwicklung: Porta Coeli Software GmbH, Hamburg

Systemvoraussetzungen: IBM-kompatibler PC mit mindestens CPU Pentium (100 MHz); 8 MB freier Arbeitsspeicher; 8 MB freier Festplattenspeicher; 4 × CD-ROM-Laufwerk; MS Windows 95/98, 2000, ME, NT 4.0; VGA-Truecolour-Karte empfohlen; Soundkarte empfohlen.

Netzwerkfähigkeit: Für die Nutzung im Netz ist ein Freischaltcode erforderlich, Preise auf Anfrage.

W DE G **de Gruyter**

Quellenhinweise zu den Abbildungen

Die Redaktion dankt den nachfolgend aufgeführten Wissenschaftlerinnen und Wissenschaftlern, Institutionen und Verlagen für die freundliche Überlassung von Abbildungsvorlagen und weist gleichzeitig darauf hin, dass die Angabe der Quelle jeweils ausschließlich die Abbildungen und nicht die dazugehörigen Stichworttexte betrifft. Soweit Abbildungen aus früheren Auflagen des Klinischen Wörterbuchs übernommen oder geringfügig verändert wurden, erfolgt die Angabe der Quelle meist in der früher üblichen, abgekürzten Form unter ausschließlicher Nennung der Autorennamen.

[2] Ahnefeld und Kilian
[3] G. Albrecht, Berlin
[4] F. Aksu, Lübeck
[5] C.-F. Alken bzw. Alken, C.-F.; Sökeland, J.: Urologie, Leitfaden für Studium und Praxis. Stuttgart: Thieme, 1983
[6] Amelung
[10] H. von Baeyer, Berlin
[12] Institut für Chemotherapie der Bayer AG, Wuppertal
[14] Bangerter
[15] D. Banzer, Berlin
[16] W. Bargmann
[19] Beck, Terinde und Freundl
[24] Bielschowsky
[25] W. Bircks
[26] Bloom, A.; Ireland, J.: Farbatlas Diabetes. Berlin: de Gruyter, 1984
[27] H. W. Bauer, München
[28] V. Blüm, Bochum
[32] H. Breter, Berlin
[34] Bretscher
[35] Boenninghaus, H. G.: Hals-Nasen-Ohrenheilkunde. 5. Aufl. Berlin: Springer, 1980
[36] Brosch
[37] D. Buck-Gramcko, Hamburg
[39] Buchborn
[40] Buddecke, E.: Grundriß der Biochemie. 9. Aufl. Berlin: de Gruyter, 1994
[41] Benzer, H. et al. (Hrsg.): Anästhesiologie, Intensivmedizin und Reanimatologie. 5. Aufl. Berlin: Springer, 1982
[42] Bünte
[44] Statistisches Bundesamt Deutschland
[46] H. Buettner, Rochester, Minnesota
[48] S. Bungart, Bochum
[50] Caldeyro-Barcia
[51] J. Cervós-Navarro, Berlin
[52] H.-J. Christen, Göttingen
[53] Clara: Das Nervensystem des Menschen. Leipzig: Barth, 1959
[55] Concise Encyclopedia Biochemistry and Molecular Biology. 3rd ed. Berlin: de Gruyter, 1997
[56] Converse
[60] B. M. Henz, Berlin
[61] Cotta, H.: Orthopädie. 4. Aufl. Stuttgart: Thieme, 1984
[62] H. Dancygier, Offenbach
[63] Dahlin
[65] G. Dallenbach-Hellweg, Mannheim
[67] Dehlmann
[68] teilweise nach Debrunner, A.: Orthopädie. 2. Aufl. Bern: Huber, 1985
[69] C. Diehm, Karlsbad
[73] Doeglas
[75] Döring, G. K.: Empfängnisverhütung. 8. Aufl. Stuttgart: Thieme, 1981
[79] F. Dressler, Berlin
[80] Dudziak, R.: Lehrbuch der Anästhesiologie. Stuttgart: Schattauer, 1980
[81] modifiziert nach Droste, C.; Planta, M.: Memorix. 2. Aufl. Weinheim: VCH, 1989
[85] Eeckhaut, J. v. d.: Atlas d'otoscopies. Cadempino, Inpharzam Medical Publications, 1983 (mit freundl. Genehmigung der Fa. Inpharzam)
[89] A. Engelhardt, Oldenburg
[90] Engelhardt, G. H. (Hrsg.): Unfallheilkunde für die Praxis. Berlin: de Gruyter, 1984
[99] Fanconi und Wallgreen
[100] J. Fanghänel, Greifswald
[101] Feldmann
[102] R. Felix, Berlin
[103] R. Felix und B. Ramm, Berlin
[104] Fenner und White, zit. in: Braude, A. I. et al.: Infectious Diseases and Medical Microbiology. Philadelphia: Saunders, 1986
[105] J. Feldkamp, Düsseldorf
[110] Fonatsch, Ch. et al.: Zytogenetik der malignen Lymphome. DMW 107:468-471 (1982)
[112] Forth, W.; Henschler, D.; Rummel, W. (Hrsg.): Allgemeine und spezielle Pharmakologie und Toxikologie. 2. Aufl. Mannheim: Bibliographisches Institut, 1977
[115] G. Friedmann, Köln
[117] H. Frost, München
[119] Freye
[121] Fröscher, W. (Hrsg.): Neurologie mit Repetitorium. Berlin: de Gruyter, 1991
[122] J. Gabka bzw. Gabka, J.: Injektions- und Infusionstechnik. 4. Aufl. Berlin: de Gruyter, 1988
[123] Gamble
[124] Ganong, W. F.: Lehrbuch der Medizinischen Physiologie. 4. Aufl. Berlin: Springer, 1979
[125] Gasteiger, H.: Augenheilkunde. Leitfaden für Studium und Praxis. 3. Aufl. Berlin: de Gruyter, 1980

[126] E. Gerstenberg
[127] Geßler
[128] H. J. Gerhardt, Berlin
[129] Giese
[130] Ganz, H. (Hrsg.): Hals-, Nasen-, Ohrenheilkunde mit Repetitorium. Berlin: de Gruyter, 1990
[131] H. Gillmann
[134] R. Gossrau und J. Merker, Berlin
[135] G. Goerz, Düsseldorf
[138] Grishman und Scherlis
[139] Gross, R.; Schölmerich, P. (Hrsg.): Lehrbuch der Inneren Medizin. 3. Aufl. Stuttgart: Schattauer, 1973
[143] Gsell
[144] Günther, O.: Umschau 116 (1966)
[146] modifiziert nach Gauer
[148] Gros, R.: Die weibliche Brust. Berlin: de Gruyter, 1987
[150] H. Guski, Berlin
[153] R. Häring
[154] Häring, R.; Zilch, H. (Hrsg.): Chirurgie mit Repetitorium. 2. Aufl. Berlin: de Gruyter, 1988
[155] Häring, R.; Zilch, H. (Hrsg.): Chirurgie mit Repetitorium. 4. Aufl. Berlin: de Gruyter, 1997
[156] H. Hahn, Berlin
[159] O. Hallen
[160] Hallen, O.: Klinische Neurologie. 2. Aufl. Berlin: Springer, 1973
[162] Hamperl
[163] F. Hanefeld, Göttingen
[164] modifiziert nach Hanke
[165] modifiziert nach Hanson
[170] nach Heberer, G.; Köle, W.; Tscherne, H.: Chirurgie. 3. Aufl. Berlin: Springer, 1980
[172] S. Heil, München
[174] R. Heinecker
[175] F. Heinrich
[176] St. Heinrich
[177] W. Heipertz
[178] Helbig
[179] Kinderklinik und Poliklinik Kaiserin-Auguste-Victoria-Haus, Berlin
[180] modifiziert nach Hellner, Nissen, Voßschulte und Hemsendorf
[181] K.-P. Hellriegel, Berlin
[184] Herden H.-N.; Lawin, P.: Anästhesie-Fibel. Stuttgart: Thieme, 1973
[185] Herfarth, Ch. et al.: Die Ösophagus-Myoplicatur in der Behandlung der dekompensierten Achalasie. Chirurg 50:681-685 (1979)
[188] K. Heyne, Kiel
[191] nach Hipp und Trometer
[192] Hirner, A.; Häring, R.: Gefäßchirurgie. In: Häring, R.; Zilch, H.: Chirurgie mit Repetitorium. 2. Aufl. Berlin: de Gruyter, 1988
[194] W. Höfler, Tübingen
[197] Hövels und Albrecht-Bellingrath
[202] Hohmann et al.
[204] modifiziert nach Holldack, K.: Lehrbuch der Auskultation und Perkussion. 8. Aufl. Stuttgart: Thieme, 1974
[205] Holle
[206] F. Hollwich, München
[209] Hopf
[211] E. Hoppe-Wolfram, Berlin, und D. Hoppe
[218] Hunnius Pharmazeutisches Wörterbuch. 8. Aufl. Berlin: de Gruyter, 1998
[223] Janik, B.: Frakturen und Luxationen. Berlin: de Gruyter, 1953
[226] Jost et al.
[233] G. Kaczmarczyk, Berlin
[235] E. Kanz
[237] Kasper, H.: Ernährungsmedizin und Diätetik. 7. Aufl. München: Urban & Schwarzenberg, 1991
[239] Keith et al.
[242] P. Kern, Ulm
[244] Kessel, L.; Boundy, U.: Farbatlas Klinische Orthopädie. Berlin: de Gruyter, 1984
[246] Kiefergelenk und Artikulator. Lernheft zum Film Nr. 239 der Universität Göttingen. 2. Aufl., 1984
[249] N. Klüken
[250] Knick, A.; Eigler, G.: Ohren-, Nasen-, Rachen- und Kehlkopfkrankheiten. 35. u. 36. Aufl. Berlin: de Gruyter, 1966
[251] D. Koch
[252] Knörr, K. et al. (Hrsg.): Lehrbuch der Geburtshilfe und Gynäkologie. 2. Aufl. Berlin: Springer, 1982
[253] R. Koester
[254] Th. Kocher, Greifswald
[255] Korte
[256] Koslowski, L.; Irmer, W.; Bushe, K.-A. (Hrsg.): Lehrbuch der Chirurgie. 2. Aufl. Stuttgart: Schattauer, 1982
[257] D. Knöbber, Homburg
[258] R. Krause, Blankenburg
[259] Konietzko, J.; Dupuis, H. (Hrsg.): Handbuch der Arbeitsmedizin. Grundwerk Kap. IV-6.9. Landsberg: ecomed, 1989
[262] H. Kress, Berlin
[263] F. Kubli
[264] J. Kunze, Berlin
[266] Kühnel, W.: Taschenatlas der Zytologie und mikroskopischen Anatomie. 4. Aufl. Stuttgart: Thieme, 1978
[267] G. Klingmüller, Bonn
[273] Lanksch et al.
[278] Lehmann et al.
[279] Lehmann, W.; Pidoux, J.-M.; Widmann, J.-J.: Larynx. Cadempino, Inpharzam Medical Publications, 1981 (mit freundl. Genehmigung der Fa. Inpharzam)
[281] W. Leistenschneider
[284] Lieber und Kasper
[285] H. Lieske, Hamburg
[289] G. Lohmoeller et al.
[290] Look
[295] Loriot: Möpse und Menschen. Eine Art Biographie. Zürich: Diogenes, 1983
[301] modifiziert nach Maier, K.-P.: Hepatitis - Hepatitisfolgen. Stuttgart: Thieme, 1995
[302] W. Maier, Bonn
[305] Malchin
[306] Markoff, N. G. et al.: Innere Medizin in Praxis u. Klinik, Bd. IV. 2. Aufl. Stuttgart: Thieme, 1978
[310] Matthys, H.: Pneumologie. 2. Aufl. Berlin: Springer, 1988
[314] modifiziert nach H. Mehnert
[319] Meschan, Farrer und Peisker
[328] H. Moecke, Hamburg
[329] E. Mönch, Berlin
[330] E. Miederer und Stadelmann
[331] Münch, G.; Reitz, J. (Hrsg.): Lehrbuch der Krankenpflege. Berlin: de Gruyter, 1994
[332] modifiziert nach Mumenthaler
[333] K. Morgenroth, Bochum
[334] Müller-Plathe
[335] Mutterpaß, hrsg. vom Bundesausschuß der Ärzte und Krankenkassen, 1979

[347] Nasemann, Th.; Sauerbrey, W.: Hautkrankheiten und venerische Infektionen. 2. Aufl. Berlin: Springer, 1977
[349] Neiger
[351] B. Neundörfer, Erlangen und Fischer
[354] F. Noll, Berlin
[359] Ocklitz et al.
[362] O. Oppel, Wuppertal
[364] Orthopädische Klinik und Poliklinik der Freien Universität, Berlin
[365] Otte
[370] modifiziert nach Abt. für Physikalische Therapie des Universitätsklinikums Benjamin Franklin, Berlin
[372] Papassotiriou, Berlin
[373] Passarge
[374] H.-J. Pesch, Erlangen
[375] Penfield/Rasmussen, zit. in: Matthes, A.: Epilepsien. 4. Aufl. Stuttgart: Thieme, 1982
[376] Pfleiderer, A.; Breckwoldt, M.; Martius, G.: Gynäkologie und Geburtshilfe. 3. Aufl. Stuttgart: Thieme, 2000
[377] D. Petzoldt, Heidelberg
[378] Pitts
[379] Pitzen
[380] Poeck, K.: Neurologie. 5. Aufl. Berlin: Springer, 1978 (1982)
[381] Porter
[382] Pfannenstiel, P.: Schilddrüsenkrankheiten. Berlin: Grosse, 1985
[383] Price et al.: Ann. N. Y. Ac. Sci. 121:460 (1964) und Canalco (1966)
[384] Pschyrembel, W.: Praktische Geburtshilfe. 14. Aufl. Berlin: de Gruyter, 1973
[385] Pschyrembel, W.; Dudenhausen, J. W.: Praktische Geburtshilfe. 19. Aufl. Berlin: de Gruyter, 2001
[386] Pschyrembel, W.; Dudenhausen, J. W.: Praktische Geburtshilfe. 15. Aufl. Berlin: de Gruyter, 1986
[388] Pschyrembel, W.; Strauß, G.: Praktische Gynäkologie. 5. Aufl. Berlin: de Gruyter, 1990
[390] Pschyrembel Therapeutisches Wörterbuch. 2. Aufl. Berlin: de Gruyter, 2001
[393] M. Radke, Potsdam
[394] R. J. Radlanski, Berlin
[395] R. Radke, Berlin, z. T. auch W. Stach, Rostock
[396] R. Rahmanzadeh, Berlin
[397] B. Ramm, Berlin
[400] M. Reifferscheid
[401] Reis
[402] Rettig
[403] I. Reisinger, Berlin
[404] modifiziert nach Riederer, P. in: Fischer, P. A.; Frieling, P.: Morbus Parkinson - neue Möglichkeiten mit Lisurid. Berlin: de Gruyter, 1988
[405] B. Riffel, Augsburg
[406] J. D. Ringe, Leverkusen
[407] Rob, C.G.; D'Abreu, A. L.; Vollmer, J. F.: Coarctatio aortae abdominalis. Langenbecks Arch. Klin. Chir. 292:285 (1959)
[409] Römer, Th.; Straube, W. (Hrsg.): Pschyrembel Wörterbuch Gynäkologie und Geburtshilfe. 2. Aufl. Berlin: de Gruyter, 1999
[411] Rostock, P.: Lehrbuch der speziellen Chirurgie. 3. Aufl. Berlin: de Gruyter, 1957
[413] Rouvière, in: Waldeyer, A.; Mayet, A.: Anatomie des Menschen. Bd. 1 (15. Aufl., 1987) und Bd. 2 (15. Aufl., 1986). Berlin: de Gruyter
[414] Ruckelshausen und Heipertz
[419] J. Spona, Wien
[420] Saegesser
[427] M. Schaldach
[429] Schaudig und Borst
[430] Schauf, Ch. L.; Moffett, D. F.; Moffett, St. B. (Hrsg.): Medizinische Physiologie (nach der amerikan. Orig.-Ausg. hrsg. von E. Schubert). Berlin: de Gruyter, 1993
[433] Schindler und May
[436] modifiziert nach H. Schmidt, Berlin
[437] Schmidt, R. F.; Thews, G. (Hrsg.): Physiologie des Menschen. 23. Aufl. Berlin: Springer, 1987 u. 24. Aufl. Berlin: Springer, 1990
[438] Schmidt, R. F. (Hrsg.): Grundriß der Sinnesphysiologie. Berlin: Springer, 1973
[439] H.-D. Schmidt und H. Brünner
[440] H. Schmidt-Matthiesen
[441] B. Schneeweiß, Berlin
[442] School of Tropical Medicine, Bangkok, Thailand (mit freundl. Unterstützung durch P. Schelp, Berlin)
[443] B. Schönberger, Berlin
[444] R. Schrage, Tübingen
[445] modifiziert nach F. Schubert, Düsseldorf
[447] Schulte-Steinberg
[448] Schumpelick, V.; Bleese, N.; Mommsen, U.: Chirurgie. Stuttgart: Enke, 1986
[450] N. Schwenzer, Tübingen
[454] Seifert und Wustrow
[455] H. M. Seitz, Bonn
[457] K. Semm
[459] de Sèze-Djian
[460] modifiziert nach Smythe
[461] Siegenthaler, W. et al.: Lehrbuch der Inneren Medizin. Stuttgart: Thieme, 1984
[464] Simon, C.: Pädiatrie. 6. Aufl. Stuttgart: Schattauer, 1991
[465] modifiziert nach I. S. Smilie
[466] Späth, G.: Torsade de pointes. Wien: Ueberreuter Wissenschaft, 1988
[467] Ch. Splieth, Greifswald
[469] Spaet
[470] J. Staudt, Berlin
[471] F. Stein, Berlin
[474] Stöcker, L.: Narkose. 4. Aufl. Stuttgart: Thieme, 1977
[477] B. Steinmann, Zürich
[478] E. Struck
[480] B. Stöver, Berlin
[483] Scheid, W.: Lehrbuch der Neurologie. 5. Aufl. Stuttgart: Thieme, 1983
[487] Stimpel, M.: Hypertonie. Berlin: de Gruyter, 1990
[488] E. Straube, Jena
[489] W. Straube, Greifswald
[490] B. Stück, Berlin
[491] Stryer, L.: Biochemie. 4. Aufl. Heidelberg: Spektrum, 1996
[492] Sulyma, M. G.; Wormer, E. J. (Hrsg.): Zyma Lexikon Angiologie/Phlebologie. München: Medicon, 1992
[502] Terrier, G.: L'endoscopie rhinosinusale moderne. Cadempino, Inpharzam Medical Publications, 1978 (mit freundl. Genehmigung der Fa. Inpharzam)
[504] Thiel
[505] J. Thürauf, Stuttgart
[508] Treves-Keith, zit. in: Waldeyer, A.; Mayet, A.: Anatomie des Menschen. Bd. 1 (15. Aufl. 1987) und Bd. 2 (15. Aufl. 1986). Berlin: de Gruyter
[516] Ulrichs, H.-C.: Physik. Freiburg: Herder, 1976

[518] K.-H. Usadel, Mannheim
[521] Vandereycken, W.; Meermann, R.: Anorexia nervosa. Berlin: de Gruyter, 1984
[522] Vollmar, J. et al: Rekonstruktive Chirurgie der Arterien. 2. Aufl. Stuttgart: Thieme, 1975; Thoraxchir. 13:453 (1965)
[523] Museum Unterlinden, Colmar (Frankreich), Bildrechte bei Verlag am Eschbach (Eschbach)/Photographie von W. Lücking, Berlin
[524] J. Voelker, Hamburg
[529] P. Wagener, Hannover
[530] J. Wagner, Berlin
[531] Wagner, J.: Praktische Kardiologie. Berlin: de Gruyter, 1985
[532] Waldeyer, A.; Mayet. A.: Anatomie des Menschen. Band 1 (15. Aufl. 1987) und Band 2 (15. Aufl. 1986). Berlin: de Gruyter
[533] Waldeyer, A.; Mayet, A.: Anatomie des Menschen. 16. Aufl. Berlin: de Gruyter, 1993
[535] A. Weimann
[538] H. Wenker
[539] Wetterauer, U.; Rutishauser, G.; Sommerkamp (Hrsg.): Urologie mit Repetitorium. Berlin: de Gruyter, 1995
[540] H. Weyers
[540a] H. Weyers; übernommen von G. Klingmüller, Bonn
[543] Wiedemann
[544] Willetal, G. H.: Definitive chirurgische Erstversorgung. München: Urban & Schwarzenberg, 1989
[545] Willert und Horrig
[546] Williams, P. L.; Warwick, R.: Functional neuroanatomy of man. Edinburgh: Churchill Livingstone, 1975. Zit. in: Waldeyer, A.; Mayet. A.: Anatomie des Menschen. Berlin: de Gruyter, 1986/87
[547] H. Winkler, Photographie J. Albus, Tübingen
[549] K. Winkler
[550] H. Witschel, Freiburg
[551] H. Witt und Mitarbeiter, Berlin
[552] Woerdemann
[553] Wohlfarth-Bottermann
[555] modifiziert nach D. Wolf
[560] Zilch, H.; Weber, U.: Orthopädie mit Repetitorium. Berlin: de Gruyter, 1989
[564] modifiziert nach Zittel
[580] Hautklinik der Medizinischen Universität, Lübeck
[585] H. Groß, Berlin
[590] C. Kölbel, Trier
[600] K. Wessel, Lübeck

Quellenhinweise zu den Tabellen

Akute-Phase-Proteine
modifiziert nach Thomas, L.: Labor und Diagnose. 5. erw. Aufl. Frankfurt: Th-Books GmbH, 2000
Albuminurie
H. von Baeyer, Berlin
Alkoholkrankheit
E. M. Jellinek
Allergie
R. Rudolph, Norderney
Amenorrhö
Schmidt-Matthiesen, H.: Gynäkologie und Geburtshilfe. 6. Aufl. Stuttgart: Schattauer, 1985
Amine, biogene
Buddecke, E.: Grundriß der Biochemie. 9. Aufl. Berlin: de Gruyter, 1994
Aminosäuren
Buddecke, E.: Grundriß der Biochemie. 9. Aufl. Berlin: de Gruyter, 1994
Amyloidose
E. Langer
Anämie
modifiziert nach MSD-Manual der Diagnostik und Therapie. 4. Aufl. München: Urban & Schwarzenberg, 1988
Androgene
J. Spona, Wien
Antetorsion
Zippel, H.: Orthopädie. 3. Aufl. Berlin: Volk und Gesundheit, 1989
Antiarrhythmika
I. Geisler, Berlin
Antidot
Ch. Fleck, Jena
Antihypertensiva
I. Geisler, Berlin
Antiphospholipid-Syndrom
Th. Dörner, Berlin
Arthritis, rheumatoide
Tab. 1: Arthritis Rheumatism 31:315-324 (1988)
Tab. 2: E. Langer
Beatmung
H. Moecke, Hamburg
Berufskrankheitenverordnung
Bundesgesetzblatt Jahrgang 1997, Teil 1 Nr.73
Blasenkarzinom
UICC, Intern. Union against Cancer: TNM-Klassifikation maligner Tumoren. 4. Aufl. Berlin: Springer, 1987
Blutbild
Schettler, G.: Innere Medizin. 5. Aufl. Stuttgart: Thieme, 1980
Blutgerinnung
Neuhaus, G. A. (Hrsg.): F. Müller, O. Seifert, Taschenbuch der medizinisch-klinischen Diagnostik. 71. Aufl. München: J. F. Bergmann, 1985 (Referenzwerte)
Blutgruppen
B. Schneeweiß, Berlin
Blutkonserve
A. Pruß, Berlin
Bronchialkarzinom
UICC, Intern. Union against Cancer: TNM-Klassifikation maligner Tumoren. 4. Aufl. Berlin: Springer, 1987
CCD-Winkel
modifiziert nach Zippel, H.: Orthopädie. 3. Aufl. Berlin: Volk und Gesundheit, 1989
Ceroidlipofuszinose, neuronale
A. von Moers, Berlin
Chelatbildner
modifiziert nach Wirth, Hecht und Gloxhuber; aus: Mutschler, E.: Arneimittelwirkungen. 7. Aufl. Stuttgart: Wissenschaftliche Verlagsgesellschaft, 1996
Chinolone
Pschyrembel Therapeutisches Wörterbuch. 2. Aufl. Berlin: de Gruyter, 2001
Chondrokalzinose
E. Langer
Chromosomenaberrationen
J. Kunze, Berlin
Clearance
H. von Baeyer, Berlin
DeBakey-Klassifikation
C. Diehm, Karlsbad
Dermatomyositis-Polymyositis-Komplex
Th. Dörner, Berlin
Diabetes mellitus
E. Mönch, Berlin
Durchblutungsstörung, zerebrale
Tab. 1: modifiziert nach H. Gänsehirt
Tab. 2: modifiziert nach Hirner, A.; Häring, R.: Gefäßchirurgie. In: Häring, R.; Zilch, H. (Hrsg.): Lehrbuch Chirurgie mit Repetitorium. 2. Aufl. Berlin: de Gruyter, 1988
Elementarteilchen
M. Krämer, Berlin
Enzymgruppen
modifiziert nach B. Schneeweiß, Berlin
Epidermolysis bullosa hereditaria
B. M. Henz, Berlin
Epilepsie
H. Stefan, Erlangen
Erkrankungen, rheumatische
E. Langer
Fieber, rheumatisches
Th. Dörner, Berlin
Gallensteine
modifiziert nach Leuschner und Baumgärtel
Gastritis
H. Dancygier, Offenbach
Gelenkerguss
modifiziert nach Krämer, K.-L.; Stock, M.; Winter, M.: Klinikleitfaden Orthopädie. Stuttgart: Jungjohann, 1992
Gestagene
J. Spona, Wien
Gestose
Goecke
Glasgow-Komaskala
Kazner, E.: Kopf, Gehirn, Rückenmark und periphere Nerven. In: Häring, R.; Zilch, H.

(Hrsg.): Lehrbuch Chirurgie mit Repetitorium. 2. Aufl. Berlin: de Gruyter, 1988

Gliedergürteldystrophien
A. von Moers, Berlin

Glomerulopathie
H. von Baeyer, Berlin

Glukokortikoide
J. Spona, Wien

Glukose-Toleranztest
M. Messinger, Frankfurt

Glykogenosen
E. Mönch, Berlin

Gonadendysgenesie
modifiziert nach Leiber, B.; Olbrich, G.: Die klinischen Syndrome. 6. Aufl. München: Urban & Schwarzenberg, 1981

Hämophilie
Landbeck

Harn
H. von Baeyer, Berlin

Harnabflussbehinderungen
B. Schönberger, Berlin

Harnsediment
modifiziert nach Neuhaus, G. A. (Hrsg.): F. Müller, O. Seifert, Taschenbuch der medizinisch-klinischen Diagnostik. 71. Aufl. München: J. F. Bergmann, 1985

Herzfehler, angeborene
F. Dressler, Berlin

Herzgeräusche
Levine

Herzkrankheiten, Schweregrade der
modifiziert nach Schettler, G.: Innere Medizin. 5. Aufl. Stuttgart: Thieme, 1980

Herzkrankheit, koronare
Wagner, J.: Praktische Kardiologie. Berlin: de Gruyter, 1986

Herztumoren
McAllister und Fenoglio

Hirnstammsyndrome
modifiziert nach Scheid, W.: Lehrbuch der Neurologie. 5. Aufl. Stuttgart: Thieme, 1983

Hirntumoren
S. Röricht, Berlin

Hormone
G. Hübner, Greifswald

Hüftgelenksonographie
Zapfe, E.: Hüftgelenk. In: Zilch, H.; Weber, U.: Lehrbuch Orthopädie mit Repetitorium. Berlin: de Gruyter, 1989

Hyperaminoazidurie
modifiziert nach Brodehl und Bickel

Hypertonie
M. Stimpel, Damp

Hypoglykämie
E. Mönch, Berlin

Immundefekte
Ch. P. Speer, Göttingen

Immunglobuline
Tab. 1: modifiziert nach Gally

Immunsuppressiva
G. Offermann, Berlin

Impfkalender
Impfempfehlungen der Ständigen Impfkommission am Robert Koch-Institut (STIKO); Januar 2000

Intersexualität
Nieschlag

Karzinom, kolorektales
UICC, Intern. Union against Cancer: TNM-Klassifikation maligner Tumoren. 4. Aufl. Berlin: Springer, 1987

Komplement
Th. Hebell, Baltimore

Kontrazeption, hormonale
I. Geisler, Berlin

Kopfschmerz
modifiziert nach Pongratz, D. E. (Hrsg.): Klinische Neurologie. München: Urban & Schwarzenberg, 1992

Korpuskarzinom
UICC, Intern. Union against Cancer: TNM-Klassifikation maligner Tumoren. 4. Aufl. Berlin: Springer, 1987

Kortikoide
modifiziert nach Deck

Kraft
Mumenthaler, M.: Neurologie. 8. Aufl. Stuttgart: Thieme, 1986

Krankenhaus
Statistisches Bundesamt Deutschland; aus: Statistisches Taschenbuch Gesundheit 2000, Bundesministerium für Gesundheit (Hrsg.), Bonn, 2000

Langerhans-Inseln
R. Radke, Berlin

Lipoproteine
Concise Encyclopedia Biochemistry and Molecular Biology. 3rd ed. Berlin: de Gruyter, 1997

Liquordiagnostik
A. Engelhardt, Oldenburg

Lückengebiss
R. Biffar, Greifswald

Lungenfunktionsprüfung
modifiziert nach Bouchier, I. A. D.; Morris, J. S. (eds.): Clinical Skills. 2nd ed. London: Saunders, 1982

Lupus erythematodes
Th. Dörner, Berlin

Lupus erythematodes, systemischer
Th. Dörner, Berlin

Lupusnephritis
Th. Dörner, Berlin

Lymphogranulomatose
modifiziert nach Harrison's Principles of Internal Medicine. 11th ed. New York: McGraw-Hill, 1987

Magenkarzinom
UICC, Intern. Union against Cancer: TNM-Klassifikation maligner Tumoren. 4. Aufl. Berlin: Springer, 1987

Laurén-Klassifikation des Magenkarzinoms
J. Diermann, Nordenham

Mediastinaltumoren
Ch. Witting

Melanom, malignes
B. M. Henz, Berlin

Migräne
Ch. Lang, Erlangen

Mukopolysaccharid-Speicherkrankheiten
modifiziert nach A. Dorfmann

Muskelatrophie, spinale
A. von Moers, Berlin

Muskeldystrophien, kongenitale
A. von Moers, Berlin

Muskeldystrophien, progressive
Moser, H.: Klinik der Muskelkrankheiten. In: Hornbostel, H.; Kaufmann, W.; Siegenthaler, W. (Hrsg.): Innere Medizin in Praxis und Klinik. 3. Aufl. Stuttgart, Thieme, 1985

Myopathien, kongenitale
A. von Moers, Berlin

Muttermilch
Tab. 2: modifiziert nach Knörr, K.: Medikamen-

te während der Schwangerschaft und Stillzeit. Frauenarzt 25 (3):31-48 (1983)
Mykosen
K. Schaller, Wuppertal
Nahtmaterial, chirurgisches
Siewert, J.-R.: Chirurgische Gastroenterologie. 2. Aufl. Berlin: Springer, 1990
Narkoserisiko
Larsen, R.: Anästhesie. München: Urban & Schwarzenberg, 1985
Nebenniere
Deck
Nephritis, interstitielle
H. von Baeyer, Berlin
Nephrolithiasis
H. von Baeyer, Berlin
Nervenleitungsgeschwindigkeit
Schauf, Ch. L.; Moffett, D. F.; Moffett, St. B. (Hrsg.): Medizinische Physiologie (nach der amerikan. Orig.-Ausg. hrsg. von E. Schubert). Berlin: de Gruyter, 1993
Neuroleptika
Haase, H.-J.: Möglichkeiten und Grenzen der Psychopharmakotherapie mit Tranquilizern und Neuroleptika. DMW 88:505-514 (1963) und Mutschler, E.: Arzneimittelwirkungen. 6. Aufl. Stuttgart: Wissenschaftliche Verlagsgesellschaft, 1991
Niereninsuffizienz
H. von Baeyer, Berlin
Nierenkarzinom
UICC, Intern. Union against Cancer: TNM-Klassifikation maligner Tumoren. 4. Aufl. Berlin: Springer, 1987
Nukleotide
Concise Encyclopedia. Biochemistry and Molecular Biology. 3rd ed. Berlin: de Gruyter, 1997
Östrogene
modifiziert nach J. Spona, Wien
Onkogene
G. Hübner, Greifswald
Osteoporose
J.-D. Ringe, Leverkusen
Palmoplantarkeratosen, hereditäre
Traupe, H.; Hamm, H. (Hrsg.): Pädiatrische Dermatologie. Berlin: Springer, 1999
Papillomavirus
modifiziert nach Czarnetzki, B.; Kerl, H.; Sterry, W. (Hrsg.): Dermatologie und Venerologie mit Repetitorium. Berlin: de Gruyter, 1992
Peniskarzinom
B. Schönberger, Berlin
Periarthropathia humeroscapularis
modifiziert nach Wagenhäuser
Periduralanästhesie
modifiziert nach Larsen, R.: Anästhesie. München: Urban & Schwarzenberg, 1985
Plättchenfaktoren
F. Noll, Berlin
Plasmozytom
Harrison's Principles of Internal Medicine. 11th ed. New York: McGraw-Hill, 1987
Pleuraerguss
Bouchier, I. A. D.; Morris, J. S. (eds): Clinical Skills. 2nd ed. London: Saunders, 1982
Polychondritis, rezidivierende
Th. Dörner, Berlin
Polyp
Ch. Kölbel, Trier
Postcholezystektomiesyndrom
J. Diermann, Nordenham
Prostatakarzinom
B. Schönberger, Berlin
Reflexe
Tab. 3: Abbildungen nach Hallen
Refluxösophagitis
Rösch, W.: Diagnostische Maßnahmen bei Ösophagitis. DMW 107: 368-388 (1982)
Releasing-Hormone
modifiziert nach Bösel, R.: Physiologische Psychologie. Berlin: de Gruyter, 1981
Replantation
modifiziert nach Rudigier, J.; Walde, H. J.: Replantation peripherer Gliedmaßen. DMW 106: 1509-1513 (1981)
Rickettsiosen
Germer, W. D.; Stickl, H. (Hrsg.): Infektions- und Tropenkrankheiten, Schutzimpfungen. 2. Aufl. Berlin: Springer, 1982
Rundherd
Irmer und Schulte-Brinckmann
Schilddrüsenkarzinom
UICC, Intern. Union against Cancer: TNM-Klassifikation maligner Tumoren. 4. Aufl. Berlin: Springer, 1987
Schock
Tab. 1: modifiziert nach Siegenthaler, W. et al. (Hrsg.): Lehrbuch der Inneren Medizin. Stuttgart: Thieme, 1984
Tab. 2: Larsen, R.: Anästhesie. München: Urban & Schwarzenberg, 1985
Schockindex
Allgöwer
Schwindel
modifiziert nach D. Kömpf, Lübeck
Sharp-Syndrom
Th. Dörner, Berlin
Shunt, portosystemischer
J. Diermann, Nordenham
Sjögren-Syndrom
Th. Dörner, Berlin
Sklerose, progressive systemische
Th. Dörner, Berlin
Sperma
modifiziert nach Ganong, W. F.: Lehrbuch der Medizinischen Physiologie. 3. Aufl. Berlin: Springer, 1974
Sperma-Untersuchung
U. Wetterauer, Freiburg
Spondylitis ankylosans
Th. Dörner, Berlin
Spurenelemente
Forth, W.; Henschler, D.; Rummel, W. (Hrsg.): Allgemeine und spezielle Pharmakologie und Toxikologie. 5. Aufl. Mannheim: BI-Wissenschaftsverlag, 1987
Steal-Phänomen
C. Diehm, Karlsbad
Still-Syndrom, adultes
Th. Dörner, Berlin
Struma
modifiziert nach Krüskemper, H. L.: Klassifikation der Schilddrüsenkrankheiten. Intern. Welt 8:47-49 (1985)
Subarachnoidalblutung
Kazner, E.: Kopf, Gehirn, Rückenmark und periphere Nerven. In: Häring, R.; Zilch, H. (Hrsg.): Lehrbuch Chirurgie mit Repetitorium. 2. Aufl. Berlin: de Gruyter, 1988
Substanzen, harnpflichtige
H. von Baeyer, Berlin
Syndrom, myelodysplastisches
A. Raghavachar, Berlin, modifiziert nach Bennett
Tachykardie, ventrikuläre
modifiziert nach W. Maurer

TNM-Klassifikation
Tab. 1: modifiziert nach UICC, Intern. Union against Cancer: TNM-Klassifikation maligner Tumoren. 4. Aufl. Berlin: Springer, 1987
Todeszeitpunkt
Hansen
Tumormarker
F. Noll, Berlin
Ulcus cruris
modifiziert nach N. Klüken
Varikozele
Wagenknecht und Becker
Vergiftung
modifiziert nach Pschyrembel Therapeutisches Wörterbuch. 2. Aufl. Berlin: de Gruyter, 2001
Verschlusskrankheiten, arterielle
J. Vollmar
Vulvakarzinom
UICC, Intern. Union against Cancer: TNM-Klassifikation maligner Tumoren. 4. Aufl. Berlin: Springer, 1987
Weichteilsarkom
J. Diermann, Nordenham
Wilms-Tumor
Goldtschmidt, Bachmann und Kuffer
Zervixkarzinom
UICC, Intern. Union against Cancer: TNM-Klassifikation maligner Tumoren. 4. Aufl. Berlin: Springer, 1987
Zystennieren
B. Schönberger, Berlin
Zytomegalie
modifiziert nach Lennartz, H.; Piesbergen, H.: Klinik und Diagnostik der Zytomegalie des Erwachsenen. DMW 108:1403-1405 (1983)